FISIOTERAPIA ORTOPÉDICA

Aviso

A medicina é uma ciência em constante transformação. À medida que novas pesquisas e experiências clínicas ampliam nosso conhecimento, mudanças no tratamento e na terapia medicamentosa são necessárias. Os autores e o editor deste livro consultaram fontes consideradas confiáveis a fim de fornecer informação completa e de acordo com os padrões aceitos no momento da publicação. Contudo, considerando a possibilidade de mudanças na área, recomenda-se que os leitores verifiquem a bula inclusa na embalagem de cada medicamento antes de sua administração. Essa recomendação é de particular importância em relação a fármacos novos ou usados raramente.

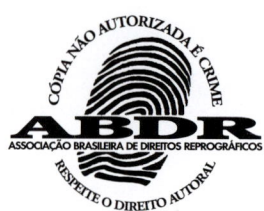

D981f   Dutton, Mark.
         Fisioterapia ortopédica : exame, avaliação e intervenção / Mark Dutton ; tradução: Maria da Graça Figueiró da Silva e Paulo Henrique Machado. – 2. ed. – Porto Alegre : Artmed, 2010.
         1720 p. : il. ; 28 cm + 1 DVD-ROM.

         ISBN 978-85-363-2271-1

         1. Fisioterapia ortopédica. I. Título.

         CDU 615.8:616-089.23

Catalogação na publicação: Renata de Souza Borges CRB-10/1922

Mark Dutton, PT

Allegheny General Hospital
West Penn Allegheny Health System (WPAHS)
Adjunt Clinical Instructor, Duquesne University
School of Health Sciences
Pittsburgh, Pennsylvania

FISIOTERAPIA ORTOPÉDICA

EXAME, AVALIAÇÃO E INTERVENÇÃO

2ª Edição

Tradução:
Paulo Henrique Machado
Maria da Graça Figueiró da Silva

Consultoria, supervisão e revisão técnica desta edição:
Débora Grace Schnarhdorf
Fisioterapeuta em Ortopedia e Traumatologia. Especialista em Cinesiologia pela Universidade Federal do Rio Grande do Sul, com formação em Osteopatia, Método Kabat, Terapia Manual e Pilates.

Silviane Machado Vezzani
Fisioterapeuta pelo Centro Universitário Metodista – IPA. Especialista em Ciência do Movimento pela Universidade Federal do Rio Grande do Sul. Fisioterapeuta Esportiva pela SONAFE, com formação em Terapia Manual e Estabilização Central.

Reimpressão 2015

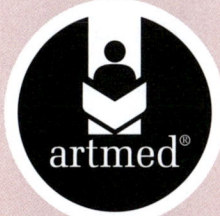

2010

Obra originalmente publicada sob o título *Orthopedic Assesment, Evaluation & Intervention, 2E with DVD*

ISBN 9780071474016

Copyright © 2008, The McGraw-Hill Companies, Inc.

All rights reserved.

Portuguese-language translation copyright © 2010, Artmed Editora. All rights reserved.

Capa:
Mário Röhnelt

Preparação do original:
Ivaniza O. de Souza e Lisandra Pedruzzi Picon

Leitura final:
Ariadne Leal Wetman,
Janaína Pinto Soares e
Luana Diehl Severo

Editora sênior – Biociências:
Cláudia Bittencourt

Assistente editorial:
Dieimi Lopes Deitos

Editoração eletrônica:
AGE – Assessoria Gráfica e Editorial Ltda.

Reservados todos os direitos de publicação, em língua portuguesa, à
ARTMED® EDITORA S.A.
Av. Jerônimo de Ornelas, 670 - Santana
90040-340 Porto Alegre RS
Fone (51) 3027-7000 Fax (51) 3027-7070

É proibida a duplicação ou reprodução deste volume, no todo ou em parte, sob quaisquer formas ou por quaisquer meios (eletrônico, mecânico, gravação, fotocópia, distribuição na Web e outros), sem permissão expressa da Editora.

SÃO PAULO
Av. Embaixador Macedo Soares, 10.735 - Pavilhão 5 - Cond. Espace Center
Vila Anastácio 05095-035 São Paulo SP
Fone (11) 3665-1100 Fax (11) 3667-1333

SAC 0800 703-3444

IMPRESSO NO BRASIL
PRINTED IN BRAZIL

Para meus pais,
Ron e Brenda, que sempre me ajudaram, me orientaram e me inspiraram, e para minhas duas filhas, Leah e Lauren, que me dão tanta alegria.

I have hands,
Watch me clap.
I have feet,
Watch me stamp.
I have arms,
Watch me swing.
I have legs,
They can bend and stretch.
I have a spine,
It can twist and bend.
Oh, what a miracle I am!

Oh, what a miracle,
Oh, what a miracle,
Every little part of me.
I'm something special,
So very special, there's nobody quite like me.

Adaptação de "What a Miracle", de Hap Palmer

PREFÁCIO

A meta da primeira edição deste livro era preencher uma lacuna na literatura e agregar valores tanto a estudantes como a profissionais experientes. A segunda edição fornece uma informação atualizada da edição anterior, bem como revisões importantes para quase todos os capítulos, além de dois novos capítulos: "Farmacologia para o fisioterapeuta ortopédico" e "Estudos de imagem em ortopedia". Meu objetivo é que esta edição continue expondo, em um único volume, o que os estudantes e os fisioterapeutas precisam para fornecer um exame, uma avaliação e uma intervenção abrangentes ao paciente ortopédico.

Nesta edição, o leitor encontrará uma ênfase maior na prática baseada em evidências no que diz respeito a técnicas de exame e intervenção. Também foram incluídas referências atualizadas em todos os capítulos, muitas fotografias e desenhos novos, além de um DVD com material adicional, incluindo videoclipes de técnicas e exercícios com pacientes.

Espero que este livro seja considerado o melhor livro-texto, guia, texto de revisão e de referência para estudantes e fisioterapeutas envolvidos na assistência à população ortopédica. Gostaria de agradecer a todos que me contataram sobre a edição anterior, teceram comentários e deram ideias, muitos deles incluídos aqui.

Mark Dutton

Comentários sobre este livro podem ser enviados para pt@mcgraw-hill.com.

AGRADECIMENTOS

Foi necessária quase uma década para iniciar e terminar este livro. Todo o esforço teria sido inócuo sem o auxílio dos vários colaboradores que participaram deste trabalho. Aproveito esta oportunidade para expressar meus agradecimentos:

- ▶ À faculdade do North American Institute of Manual and Manipulative Therapy (NAIOMT) e, de maneira especial, a Jim Meadows, Erl Pettman, Cliff Fowler, Diane Lee e postumamente a Dave Lamb.
- ▶ À excepcional equipe da McGraw-Hill, por sua excelente orientação. Agradecimentos especiais a Mike Brown por seu conselho e apoio, a outros membros da equipe inicial e também ao pessoal que possibilitou a realização deste livro: Catherine Johnson e Christie Naglieri.
- ▶ À equipe do Manchester United Football Club, incluindo o médico do clube, Dr. Mike Stone, MRCP, Dip. SportsMed., FFSEM (I); os fisioterapeutas Neil Hough, MCSP (Deputy Head Physiotherapist); John Davin, MSc, MMACP, MCSP Fisioterapeuta; Richard Merron, MSc, MCSP; Mandy Johnson M. Phil, MCSP; Gail Stephenson – Ortóptico/Cientista da Visão; Trevor Lea, BSc, SRDm MMedSci – Cientista do Esporte e Dietista; e Steve Lyons, MSc, DPodM – Podiatra. Agradecimentos especiais para Rob Swire, MSc, MCSP – Fisioterapeuta-chefe, por providenciar a visita e atuar como meu guia durante minha estada.
- ▶ À equipe de produção de Aptara, especialmente a Sandhya Joshi.
- ▶ A Bob Davis, pela visão criativa e pela excelente fotografia.
- ▶ A Phil e Sherri Vislosky, por terem concordado em ser os modelos fotográficos.
- ▶ A Edward Snell, M.D., por seu auxílio com o Capítulo 31 e pelo fornecimento das imagens radiográficas.
- ▶ À equipe do Human Motion Rehabilitation, do Allegheny General Hospital, incluindo Duke Rupert, Rachel Berg, Mark Orsi, Dan Norkiewicz, Dave e Krissy Hahn, Dean Hnaras, John Karp, Marie, Lombardi, Melissa Willis, Shawna Sutherland, Fred Lutz, Urvisha Desai, Amanda Martz, Leslie Fisher, Amy Tretinik, Joe Witt, CJ Eberley, Randi Marshak, Bruce Jacobs, Missy Bauer, Karen Richards, Diane Ferianc, Keith Galloway, Dan McCool, Rocco Palladini, Jodie Weiher e Judy Hice.
- ▶ A Tadeusz Laska, pela amizade e pelos conselhos.
- ▶ À Athletic Training Solutions, LLC, cuja propriedade e operação é de Eric Cardwell, MS, ATC; Craig Castor, ATC; e Todd Tomczyk, MS, ATC, PES, CSCS, pelo fornecimento da maioria dos videoclipes que estão no DVD.
- ▶ Aos incontáveis fisioterapeutas em todo o mundo que lutam continuamente para aprimorar seu conhecimento e suas habilidades clínicas.

SUMÁRIO

SEÇÃO I — FUNDAMENTOS DA ORTOPEDIA

1. Sistema Musculoesquelético 17
2. Sistema Nervoso 41
3. Cinesiologia do Sistema Musculoesquelético 107
4. Resposta dos Tecidos Biológicos aos Efeitos da Tensão 119
5. Processo de Cicatrização 134
6. Controle do Desempenho de Músculos Deficientes 145
7. Conceito de Função 174
8. Exame e Avaliação 194
9. Diagnóstico Diferencial 253
10. Princípios de Intervenção 339
11. Técnicas Manuais 375
12. Mobilizações Neurodinâmicas 409
13. Análise da Marcha e Postura 426

SEÇÃO IIA — ARTICULAÇÕES PERIFÉRICAS: AS EXTREMIDADES SUPERIORES

14. O Complexo do Ombro 469
15. O Complexo do Cotovelo 624
16. O Antebraço, o Punho e a Mão 700

SEÇÃO IIB — ARTICULAÇÕES PERIFÉRICAS: AS EXTREMIDADES INFERIORES

17. A Articulação do Quadril 801
18. O Complexo da Articulação do Joelho 886
19. O Tornozelo e o Pé 1006

SEÇÃO III — INTRODUÇÃO À COLUNA VERTEBRAL

20. O Disco Intervertebral 1134
21. A Artéria Vertebral 1167
22. A Articulação Craniovertebral 1180
23. A Coluna Cervical 1225
24. A Articulação Temporomandibular 1306
25. A Coluna e a Caixa Torácicas 1353
26. A Coluna Lombar 1415
27. A Articulação Sacroilíaca 1525

SEÇÃO IV — REABILITAÇÃO PÓS-CIRÚRGICA

28. Reabilitação Pós-cirúrgica da Extremidade Superior 1580
29. Reabilitação Pós-cirúrgica da Extremidade Inferior 1603

SEÇÃO V	FARMACOLOGIA E GERAÇÃO DE IMAGENS MÉDICAS

30. Farmacologia para o Fisioterapeuta Ortopédico 1641
31. Estudos de Imagem em Ortopedia 1672

Soluções para as Questões de Revisão 1695

Índice 1700

INTRODUÇÃO

"O primeiro passo para o sucesso em qualquer profissão é se interessar por ela." Sir William Osler (1849-1919)

Até o início do século XX, os conhecimentos sobre o mecanismo de cicatrização e os métodos para aliviar a dor e o sofrimento eram extremamente limitados. Ainda que os vários tipos de intervenção praticados no passado remoto possam ser motivo de chacota, muitos dos usados hoje, apesar de menos drásticos, ainda têm o que melhorar em termos de eficácia. Em um futuro bastante próximo, esse conceito poderá mudar, devido à ênfase que vem sendo dada a muitas profissões relacionadas aos tratamentos de saúde, fundamentada na prática clínica baseada em evidências. O processo da prática clínica baseada em evidências é apresentado na Tabela I-1. Ao combinar experiência clínica com a melhor evidência clínica externa disponível, os fisioterapeutas podem tomar decisões informadas quanto ao tratamento do paciente, incluindo a seleção e a interpretação dos procedimentos de avaliação mais apropriados. Além disso, estratégias de intervenção baseadas na melhor evidência disponível terão maior probabilidade de sucesso com menor risco associado.[1,2]

TABELA I-1 O processo da prática baseada em evidências

1. Identificar o problema do paciente. Fazer uma pergunta específica.
2. Pesquisar a literatura.
3. Avaliar a literatura.
4. Integrar a avaliação da literatura com sua experiência clínica, os valores dos pacientes e circunstâncias especiais.
5. Implementar os achados.
6. Avaliar e reavaliar o resultado.

Dados de Sackett DL, Strauss SE, Richardson WS, et al.: *Evidence Based Medicine: How to Practice and Teach EBM,* 2nd edn. Edinburgh, Scotland: Churchill Livingstone, 2000.

O objetivo de cada fisioterapeuta deve ser o aumento da eficácia e da satisfação do paciente e a diminuição das abordagens de tratamento injustificadas.[2] O manejo do paciente é um processo complexo que envolve uma complicada mistura de experiência, conhecimento e habilidades interpessoais. Obter o diagnóstico preciso requer abordagem lógica e sistemática. Tal abordagem deve ser eclética, porque nenhuma abordagem simples funciona o tempo todo. Para que qualquer intervenção seja bem-sucedida, o diagnóstico preciso deve ser seguido de um programa de reabilitação específico e cuidadosamente planejado para a área afetada e as estruturas relacionadas. Neste livro, grande ênfase é dada ao uso adequado de técnicas manuais e exercício terapêutico com base nessas considerações. Modalidades eletroterapêuticas e térmicas/crioterapêuticas devem ser vistas como suplementos para o processo de reabilitação. O DVD que acompanha este livro contém vários videoclipes de técnicas manuais e de exercícios terapêuticos, que o leitor é estimulado a assistir. O seguinte ícone é usado durante todo o texto para indicar quando esses recursos estão disponíveis: *vídeo.*

REFERÊNCIAS

1. Sackett DL, Rosenberg WM, Gray JA, et al.: Evidence based medicine: What it is and what it isn't. *BMJ* 312:71, 1996.
2. Schroder JA: Manual therapy and neural mobilization: Our approach and personal observations. *Orthopaedic Pract* 16:23, 2004.

SEÇÃO I
FUNDAMENTOS DA ORTOPEDIA

SEÇÃO I

FUNDAMENTOS DA ORTOPEDIA

CAPÍTULO 1

SISTEMA MUSCULOESQUELÉTICO

OBJETIVOS DO CAPÍTULO

▶ *Ao concluir o capítulo, o leitor será capaz de:*

1. Descrever os vários tipos de tecidos biológicos do sistema musculoesquelético.
2. Descrever os tipos de tecido conjuntivo.
3. Resumir a função do colágeno e da elastina.
4. Descrever as semelhanças e as diferenças estruturais entre fáscia, tendões e ligamentos.
5. Descrever a estrutura e a função dos ossos.
6. Classificar os diferentes tipos de tecido cartilagíneo.
7. Enumerar os componentes sinoviais.
8. Descrever os componentes celulares do músculo esquelético.
9. Resumir a sequência de fatos envolvidos nas contrações musculares.
10. Descrever os vários processos de produção de energia usados pelo corpo.
11. Listar os vários tipos de fibras musculares e indicar o papel que desempenham na função muscular.
12. Descrever algumas das patologias comuns envolvendo os vários tipos de tecido conjuntivo.

VISÃO GERAL

O conhecimento do trabalho do sistema musculoesquelético é a base dos exames, das avaliações e das intervenções ortopédicas. Um dos princípios básicos do estudo da anatomia e da biomecânica afirma que a morfologia está relacionada à função, considerando-se que a função de uma estrutura costuma ser determinada por meio de seu desenho. Com base na morfologia e na função, os tecidos do corpo humano são classificados em quatro grupos básicos: epitelial, nervoso, conjuntivo e muscular.[1]

▶ *Tecido epitelial.* É encontrado em todo o corpo humano sob duas formas: membranoso e glandular. O epitélio membranoso forma estruturas como a camada externa da pele, o revestimento interno das cavidades e do lúmen do corpo, bem como o revestimento dos órgãos viscerais. O epitélio glandular é um tecido especial que forma a parte secretora das glândulas.

▶ *Tecido nervoso.* Este tecido, descrito no Capítulo 2, auxilia a coordenação dos movimentos por meio de um complexo sistema de controle motor dos programas motores pré-estruturados e de uma rede distribuída de vias reflexivas intermediárias localizadas em todo o sistema nervoso central.[2]

▶ *Tecido conjuntivo.* É encontrado em todo o corpo humano. Divide-se em subtipos de acordo com a matriz de ligação das células. O tecido conjuntivo serve de apoio estrutural e metabólico para outros tecidos e órgãos do corpo. Ele inclui os ossos, a cartilagem, os tendões, os ligamentos e o tecido sanguíneo. Suas propriedades são descritas a seguir, neste capítulo.

▶ *Tecido muscular.* É responsável pelo movimento de substâncias em todo o corpo, pelo movimento de uma parte em relação a outra e pela locomoção. Há três tipos de tecido muscular: liso, cardíaco e esquelético. Os tecidos musculares humanos esqueléticos e respiratórios são descritos a seguir, neste capítulo.

O tecido conjuntivo e o tecido muscular esquelético formam, juntos, o sistema musculoesquelético. Esse sistema trabalha intimamente com o tecido nervoso para produzir movimentos coordenados, a fim de dar estabilização e retroalimentação adequada às articulações durante posições sustentadas e movimentos intencionais.

Tecido conjuntivo

Os principais tipos de células que compõem o tecido conjuntivo são os macrófagos, que funcionam como fagócitos para limpar impurezas; os mastócitos, cuja função é liberar os produtos químicos associados a inflamações (ver Cap. 5); e os fibroblastos, que são as principais células do tecido conjuntivo.[3] Eles são diferenciados de acordo com a matriz extracelular que liga as células, como segue:[1]

1. Tecido conjuntivo embrionário
2. Tecido conjuntivo propriamente dito
    a. Tecido conjuntivo frouxo
    b. Tecido conjuntivo denso regular
    c. Tecido conjuntivo denso irregular
    d. Tecido conjuntivo elástico
    e. Tecido conjuntivo reticular
    f. Tecido conjuntivo adiposo
3. Tecido ósseo e cartilagíneo
    a. Cartilagem hialina
    b. Fibrocartilagem
    c. Cartilagem elástica
4. Tecido sanguíneo (vascular)

As características anatômicas e funcionais dos quatro tipos de tecido conjuntivo que predominam nas articulações do sistema musculoesquelético são resumidas na Tabela 1-1.

Tecido conjuntivo propriamente dito

O tecido conjuntivo propriamente dito possui matriz flexível e frouxa, denominada *substância fundamental*. As células mais comuns nesse tipo de tecido são os fibroblastos, que produzem fibras de colágeno, elastina e reticulina. O colágeno e a elastina são componentes vitais do sistema musculoesquelético.

Colágeno

Os colágenos são uma família de proteínas de matriz extracelular que desempenham papel extremamente importante na manutenção da integridade estrutural dos vários tecidos e, além disso, são responsáveis pela resistência à tensão. Sua formação apresenta quatro etapas:

1. Formação intracelular de uma cadeia de protocolágenos.
2. Conversão de protocolágenos em cadeias de procolágenos (α), transformando-se em metades com forma helicoidal.
3. Secreção de procolágeno a partir dos fibroblastos, na matriz, formando conjuntos de fibrilas de colágeno.
4. Organização de fibrilas de colágeno em fibras de colágeno contendo, classicamente, um quarto do seu arranjo de forma irregular. Essa rede tridimensional atua como um esqueleto estrutural para dar suporte mecânico aos tecidos, funcionando, ainda, como superfície de ligação entre as moléculas envolvidas na mediação das interações matriz-matriz ou célula-matriz.

Entre os mais de 20 tipos de colágeno identificados até a presente data, os tipos de I a III, V, VI, IX, XI, XII e XIV podem ser encontrados principalmente no tecido conjuntivo propriamente dito.[4] A Tabela 1-2 apresenta os principais tipos de colágeno.[5]

Elastina

As fibras elásticas são compostas de uma proteína denominada *elastina*. A elastina é sintetizada como uma unidade monomérica discreta e secretada a partir de vários tipos de células, incluindo condroblastos, miofibroblastos e células musculares lisas e mesoteliais.[6] Como o próprio nome indica, a elastina é a responsável pelas propriedades elásticas dos tecidos. As fibras de elastina se alongam e tendem a retornar à forma original, com a liberação da tensão. Elas determinam os padrões de distensão e recuam na maioria dos órgãos, entre os quais, a pele, os pulmões, os vasos sanguíneos e os tecidos conjuntivos.

Arranjo de colágeno e elastina

As fibras colagenosas e elásticas são organizadas de maneira esparsa e irregular em tecidos conjuntivos frouxos, embora sejam compactadas em tecido conjuntivo denso.[7] A fáscia é um exemplo de tecido conjuntivo frouxo (Fig. 1-1). Os tendões e ligamentos (Fig. 1-1) são exemplos de tecido conjuntivo denso regular.[8]

Fáscia. É considerada um tecido conjuntivo que serve de suporte e de proteção para as articulações e atua como interconexão entre tendões, aponeuroses, ligamentos, cápsulas, nervos e componentes intrínsecos do músculo.[9,10] Esse tipo de tecido conjuntivo pode ser classificado como fibroso ou não fibroso, sendo que os componentes fibrosos consistem principalmente em colágeno e fibras de elastina, e a parte não fibrosa, em substância amorfa, com as características de um gel viscoso composto de cadeias longas de moléculas de carboidrato (GAG) ligadas a uma proteína e à água.[11]

Tendões e ligamentos. Do ponto de vista histológico, a composição dos tendões e dos ligamentos é idêntica, ou seja, são estruturas de tecido conjuntivo densamente compactadas, consistindo, em sua maioria, em colágeno de alta resistência à tensão e com orientação direcional.[12] Considerando-se sua função de cabos de apoio em ambientes de forças de alta tensão, os ligamentos e os tendões devem ser relativamente inextensíveis, para minimizar a transmissão de perda de energia.

A organização estrutural do colágeno, dos tendões e dos ligamentos é semelhante – os tendões constituem-se de 86% (peso na base seca) de colágeno, e os ligamentos consistem em 70% (peso na base seca) de colágeno.[13] O colágeno é composto de fibras orientadas em arranjos de quatro partes, que são responsáveis pela característica de padrão em bandas, o que resulta em alta resistência e estabilidade.[14] Os feixes de fibrilas de colágeno são circundados por uma matriz de tecido conjuntivo frouxo. Os feixes de colágeno e de elastina combinam-se para formar uma matriz de fascículos de tecido conjuntivo. Essa matriz é organizada dentro dos feixes primários de colágeno e entre os feixes localizados ao seu redor.[15]

Tendões

Os tendões são estruturas em forma de cordão, cujo objetivo é ligar o músculo aos ossos. Os tendões são feitos de feixes de colá-

TABELA 1-1 Tipos de tecido conjuntivo que formam a estrutura das articulações

Tipo de articulação	Localização anatômica	Fibras	Substância fundamental (GAGs + água + solutos)	Células	Especialização mecânica	Correlação clínica
Tecido conjuntivo denso irregular	Compõe a camada fibrosa externa da cápsula articular. Forma ligamentos, fáscia e tendões	Conteúdo de fibras colágenas do Tipo I alto	Conteúdo de substância fundamental baixo	Células localizadas de maneira esparsa firmemente envolvidas entre as fibras	Ligamento: une os ossos e impede o movimento indesejado nas articulações; resiste à tensão em várias direções. Tendão: insere o músculo no osso	Ruptura do complexo do ligamento colateral lateral do tornozelo pode levar à instabilidade médio-lateral da articulação talocrural
Cartilagem articular	Cobre as extremidades dos ossos articulados nas articulações sinoviais	Conteúdo de fibras colágenas do Tipo II alto; as fibras ajudam a ancorar a cartilagem ao osso subcondral e reter a substância fundamental	Conteúdo de substância fundamental alto	Número moderado de células; achatadas próximo da superfície articular e arredondadas em camadas mais profundas da cartilagem	Resiste e distribui forças compressivas (carga articular) e forças de cisalhamento (deslizamento da superfície); coeficiente de fricção muito baixo	Durante o estágio inicial de osteoartrite, GAGs são liberados da parte profunda do tecido, reduzindo a capacidade de distribuição de força; o osso adjacente engrossa para absorver a força aumentada, muitas vezes causando a formação de osteófitos (esporões ósseos)
Fibrocartilagem	Compõe os discos intervertebrais e o disco dentro da sínfise púbica. Forma os discos intra-articulares (meniscos) das articulações tibiofemoral, esternoclavicular, acromioclavicular e radioulnar distal. Forma o lábio da fossa glenóidea e do acetábulo	Feixes multidirecionais de colágeno do Tipo I	Substância fundamental moderada	Número moderado de células que são arredondadas e se situam nas lacunas celulares	Fornece algum apoio e estabilização às articulações; a função principal é fornecer "absorção de choque" resistindo e distribuindo forças compressivas e de cisalhamento	Ruptura do disco intervertebral permite que o núcleo pulposo central escape (forme uma hérnia) e pressione em um nervo espinal ou raiz nervosa
Osso	Forma as alavancas internas do sistema musculoesquelético	Arranjo especializado de colágeno do Tipo I para formar lamelas e ósteons e fornecer uma estrutura para sais minerais sólidos (p. ex., cristais de cálcio)	Conteúdo de GAG baixo	Número moderado de células; achatadas próximo da superfície articular e arredondadas nas camadas mais profundas da cartilagem	Resiste à deformação; resistência mais forte é aplicada contra forças compressivas devido ao peso corporal e à força muscular. Fornece uma alavanca rígida a fim de transmitir força muscular para mover e estabilizar o corpo	Osteoporose da coluna produz perda de trabéculas ósseas e conteúdo mineral no corpo vertebral da coluna; pode resultar em fraturas do corpo vertebral durante a caminhada ou até durante a tosse

GAGs = Glicosaminoglicanos.
Threlkeld AJ: Basic structure and function of the joints. In: Neumann DA, ed. *Kinesiology of the Musculoskeletal System: Foundations for Physical Rehabilitation*. St. Louis, MO: Mosby, 2002: 25-40. Com permissão de Mosby.

TABELA 1-2 Principais tipos de colágeno

Tipo	Localização
I	Ossos, pele, ligamentos e tendões
II	Cartilagem, núcleo pulposo
III	Vasos sanguíneos, trato gastrintestinal
IV	Membranas de base

geno orientados em paralelo densamente envoltos, compostos, sobretudo, de Tipos I e III por peso na base seca (86% e 5%, respectivamente).[16] A espessura de cada tendão varia, sendo proporcional ao tamanho do músculo a partir do qual ele se origina. Os tendões se deformam menos que os ligamentos sob uma carga aplicada e são capazes de transmitir a carga do músculo para o osso.[15] Contudo, transmitem forças do músculo para o osso e estão sujeitos a maiores estresses de tensão. Embora resistam bem a altas forças de tensão, resistem bem menos a forças de cisalhamento e fornecem pouca resistência à força de compressão (ver Cap. 4).

Os componentes do colágeno são orientados unidirecionalmente dentro dos fascículos de tendões. Os fascículos são presos pelo tecido conjuntivo frouxo, denominado *endotendão*. Este possui vasos sanguíneos, vasos linfáticos e nervos que permitem a execução de movimentos longitudinais nos fascículos individuais, quando são aplicadas forças tênseis na estrutura. O tecido conjuntivo, que circunda os grupos de fascículos, ou toda a estrutura, é denominado *epitendão*. Com base no tipo de tecido circundante, os tendões podem ser classificados em:

▶ *Tendões deslizantes.* São envoltos por uma bainha tendínea com discretas camadas sinoviais parietais (dentro da superfície da bainha) e viscerais (epitendão ou camada externa do tendão). Esses tendões recebem acesso vascular somente através dos vínculos – tiras flexíveis, pequenas e frouxas de tecido conjuntivo, que fazem a conexão entre o mesotendão e o paratendão, ou seja, os tecidos conjuntivos frouxos localizados ao redor da bainha.[15] Um exemplo é o tendão flexor da mão.

▶ *Tendões vascularizados.* São circundados por um tecido conjuntivo peritendíneo: o paratendão, que é ligado ao epitendão. Se houver fluido sinovial entre essas duas camadas, o paratendão recebe a denominação de *tenossinovial*, caso contrário, é denominado *tenovágio*.[15] Um exemplo é o tendão do calcâneo.

Quando os tendões unem o músculo, tornam-se uma estrutura mais larga e mais fina. O local de encontro entre o músculo e o tendão denomina-se *junção miotendínea* (JMT). Apesar das características mecânicas viscoelásticas, a JMT é muito vulnerável a falhas de tensão.[17,18] Na realidade, esse é o local em que ocorre a maioria das lesões musculares comuns, causadas por forças tênseis em unidades miotendíneas normais.[15,19] De maneira particular, a predominância de rupturas nas proximidades da JMT foi registrada no bíceps e no tríceps, nos músculos do manguito rotador, no flexor longo do polegar, no fibular longo, na cabeça medial do gastrocnêmio, no reto femoral, no adutor longo, no iliopsoas, no peitoral maior, no semimembráceo e em todo o grupo dos isquiotibiais.[20-22]

Lesões de tendão. As lesões de tendão estão entre as lesões mais comuns por esforço repetitivo. Três tipos principais são reconhecidos:

▶ *Tendinite.* Inflamação do tendão, que, apesar da popularidade do rótulo diagnóstico, raramente foi provada de forma histológica. Locais comuns de tendinite incluem o manguito rotador do ombro (i. e., tendões do supraespinal, do bíceps), a inserção dos extensores do punho (i. e., epicondilite lateral, cotovelo-de-tenista) e flexores (i. e., epicondilite medial) no cotovelo, tendões patelar e poplíteo e trato iliotibial no joelho, inserção do tendão tibial posterior na perna (i. e., estiramento do músculo flexor longo dos dedos) e o tendão do calcâneo no calcanhar. A tendinite é mais comumente causada por esforço repetitivo. Mudanças patológicas consistentes com inflamação crônica costumam estar presentes. Degeneração de tecido, caracterizada por atrofia celular, também pode ser observada. Cálcio pode se depositar ao longo do tendão (i. e., tendinite calcificada).

▶ *Tendinose.* Alteração degenerativa e crônica do tendão acompanhada de dor e muitas vezes associada a espessamento do tendão (ver Cap. 4).[23]

▶ *Paratendinite.* Termo que inclui peritendinite, tenossinovite e tenovaginite para descrever um distúrbio inflamatório dos tecidos que circundam o tendão, tais como a bainha tendínea. Em muitos casos, essas condições parecem resultar da fricção repetitiva do tendão e de sua bainha.[24]

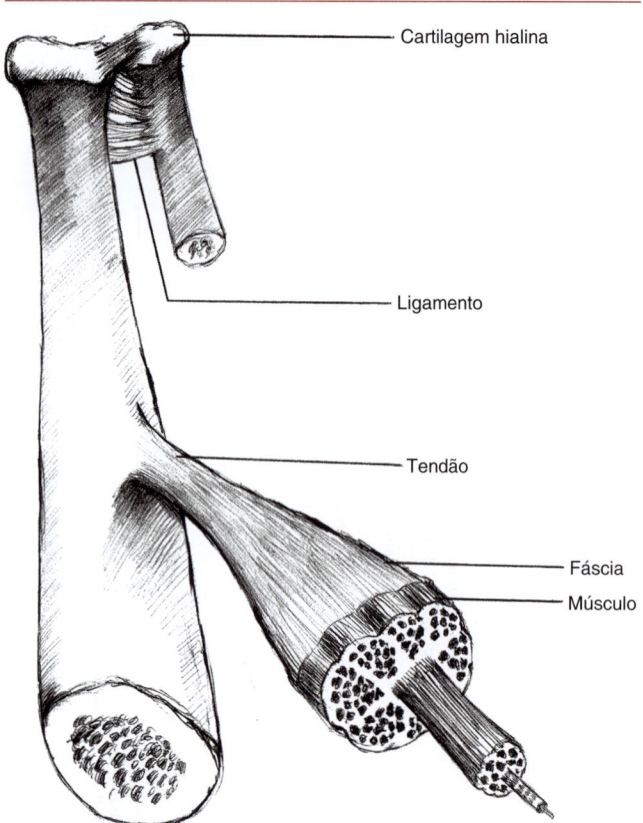

FIGURA 1-1 Ilustração da relação entre músculo, tendão, ligamento, fáscia e cartilagem hialina.

Ligamentos

Os ligamentos do esqueleto são bandas fibrosas de tecido conjuntivo denso que servem de conexão entre os ossos e as articulações. A estrutura ampla dos ligamentos varia com sua localização (intra-articular ou extra-articular, capsular) e função.[16] Os ligamentos são compostos principalmente de água, com colágeno (em grande parte colágeno do Tipo I com pequenas quantidades do Tipo III) formando a maior parte do peso na base seca. O colágeno do Tipo III é muitas vezes encontrado em ligamentos lesionados. O colágeno apresenta ligação menos unidirecional nos ligamentos do que nos tendões, mas seu esqueleto estrutural ainda fornece rigidez (resistência à deformação).[13] Pequenas quantidades de elastina (1% do peso na base seca) estão presentes nos ligamentos, com exceção do ligamento amarelo e do ligamento nucal da coluna. A organização celular dos ligamentos os torna ideais para sustentar carga de tensão.[25] Os ligamentos contribuem para a estabilidade da função articular, pois evitam movimentos excessivos,[26] agem como guias no movimento direto e fornecem informações proprioceptivas para a função das articulações (Tabs. 1-3 e 1-4).[27,28] Segundo Inman,[29] os ligamentos são mais importantes como limitadores do que como provedores de estabilidade durante o movimento. Em um período extenso, os ligamentos respondem à carga com um aumento total na massa, na rigidez e na resistência à falha (ver Cap. 4).[16] Além das mudanças estruturais, as propriedades materiais mostram um aumento na tensão e deformação máxima para ruptura (falha).[16] Imobilização e inatividade comprometem drasticamente as propriedades materiais estruturais dos ligamentos (ver Cap. 4), resultando em diminuição significativa na capacidade das cicatrizes de resistirem à deformação; diminuição na resistência máxima; falha na absorção de energia e rigidez (complacência aumentada).[16]

Patologia dos ligamentos. As lesões em ligamentos são classificadas de acordo com a gravidade (Tab. 1-5).

Osso

O osso é uma forma altamente vascular de tecido conjuntivo composto de colágeno, fosfato de cálcio, água, proteínas amorfas e células. É o mais rígido dos tecidos conjuntivos. Apesar de sua rigidez, é um tecido dinâmico, que permanece em metabolismo e modelagem constantes. O colágeno do osso é produzido da mesma maneira que o dos ligamentos e dos tendões, embora a fonte produtiva seja uma célula diferente, o osteoblasto.[7] Em nível anatômico total, cada osso possui morfologia diferente, incluindo o osso cortical e o esponjoso. O osso cortical é encontrado na camada externa e o esponjoso dentro das regiões epifisária e metafisária dos ossos longos, bem como em toda a parte interna dos ossos curtos (Tab. 1-6).[17]

A função de um osso é servir de apoio, reforçar a alavancagem, proteger estruturas vitais, servir de união entre tendões e ligamentos e, por fim, estocar minerais, principalmente o cálcio. Os ossos também são pontos de referência úteis durante a fase de palpação dos exames. A resistência de um osso está diretamente relacionada a sua densidade.

Fraturas ósseas ocorrem devido a trauma direto, como uma pancada, ou trauma indireto, como uma queda sobre a mão estendida (lesão OSME) ou uma lesão por rotação. As fraturas podem ser fechadas ou abertas (compostas), em que o fragmento ósseo perfura a pele. As fraturas são classificadas como transversa, oblíqua, espiral ou cominutiva (Fig. 1-2). As fraturas por estresse são descritas no Capítulo 4. Outro tipo de fratura, a fratura por avulsão, que é vista em atletas e em crianças, ocorre quando um pedaço de osso preso a um tendão ou ligamento é arrancado. Fraturas da placa de crescimento (fraturas da fise) são definidas como a ruptura na fise cartilagínea dos ossos longos, que pode ou não envolver o osso epifisário ou metafisário. Lesões nas fises são mais prováveis de ocorrer em uma população pediátrica ativa, em parte devido à maior força estrutural e integridade dos ligamentos e das cápsulas articulares do que das placas de crescimento (Fig. 1-3). A classificação de Salter e Harris é preferida e o padrão aceito na América do Norte para diagnosticar fraturas fisárias (Tab. 1-7).

As possíveis complicações de uma fratura incluem:

- infecção
- consolidação viciosa
- consolidação retardada/pseudoartrose
- lesão associada (p. ex., nervo, vaso)

TABELA 1-3 Ligamentos principais do quadrante superior

Articulação	Ligamento	Função
Complexo do ombro	Coracoclavicular	Fixa a clavícula ao processo coracoide
	Costoclavicular	Fixa a clavícula à cartilagem costal da primeira costela
Glenoumeral	Coracoumeral	Reforça a porção superior da cápsula articular
	Glenoumeral ("Z")	Reforça as regiões anterior e inferior da cápsula articular
	Coracoacromial	Protege a região superior da articulação
Cotovelo	Anular	Mantém a relação entre a cabeça do rádio e o úmero e a ulna
	Ulnar (medial) colateral	Proporciona estabilidade contra estresse em valgo (medial), principalmente na amplitude de 20 a 130° de flexão e extensão
	Radial (lateral) colateral	Fornece estabilidade contra estresse em varo (lateral) e funciona para manter as articulações umeroulnar e radioumeral em uma posição reduzida quando o cotovelo é mantido em supinação
Punho	Palmar extrínseco	Fornece a maior parte da estabilidade do punho
	Intrínseco	Serve como limitações rotacionais, ligando a linha carpal proximal em uma unidade de estabilidade rotacional
	Interósseo	Une os ossos carpais
Dedos	Interfalângico volar e colateral	Previne luxação das articulações interfalângicas

TABELA 1-4 Ligamentos principais do quadrante inferior

Articulação	Ligamento	Função
Coluna	Ligamento longitudinal anterior	Funciona como assistente menor na limitação da translação anterior e da separação vertical do corpo vertebral
	Ligamento longitudinal posterior	Resiste à distração do corpo vertebral
		Resiste ao cisalhamento posterior do corpo vertebral
		Age para limitar a flexão sobre vários segmentos
		Fornece alguma proteção contra protrusão de disco intervertebral
	Ligamento amarelo	Resiste à separação da lâmina durante a flexão
	Interespinal	Resiste à separação dos processos espinhosos durante a flexão
	Iliolombar (lombar inferior)	Resiste a flexão, extensão, rotação axial e inclinação lateral de LV sobre SI
Sacroilíaca	Sacroespinal	Cria forame isquiático maior
		Resiste à inclinação anterior do sacro sobre o osso do quadril durante a sustentação de peso da coluna vertebral
		Cria forame isquiático menor
	Sacrotuberal	Resiste à inclinação anterior do sacro sobre o osso do quadril durante a sustentação de peso da coluna vertebral
	Interósseo	Resiste aos movimentos anterior e inferior do sacro
	Sacroilíaco (longo) posterior (dorsal)	Resiste à inclinação do sacro para trás sobre o osso do quadril durante a sustentação de peso da coluna vertebral
Quadril	Ligamento redondo	Transporta vasos nutrientes para a cabeça do fêmur
	Iliofemoral	Limita a extensão do quadril
	Isquiofemoral	Limita a luxação anterior da cabeça do fêmur
	Pubofemoral	Limita a extensão do quadril
Joelho	Colateral medial	Estabiliza a região medial da articulação tibiofemoral contra estresse em valgo
	Colateral lateral	Estabiliza a região lateral da articulação tibiofemoral contra estresse em varo
	Cruzado anterior	Resiste à translação anterior da tíbia e à translação posterior do fêmur
	Cruzado posterior	Resiste à translação posterior da tíbia e à translação anterior do fêmur
Tornozelo	Colaterais mediais (deltoide)	Proporciona estabilidade entre o maléolo medial, o navicular, o tálus e o calcâneo contra eversão
	Colaterais laterais	Estabilizadores estáticos da parte lateral do tornozelo especialmente contra inversão
Pé	Plantar longo	Fornece suporte plantar indireto para a articulação calcaneocubóidea limitando a quantidade de achatamento do arco longitudinal lateral do pé
	Bifurcado	Suporta as regiões medial e lateral do pé quando sustenta peso em posição plantar flexionada
	Calcaneocubóideo	Fornece suporte plantar para a articulação calcaneocubóidea e, possivelmente, ajuda a limitar o achatamento do arco longitudinal lateral

▶ trombose venosa profunda/embolismo pulmonar
▶ síndrome compartimental aguda

Patologia do osso

Osteoporose. Osteoporose é um distúrbio esquelético sistêmico caracterizado por diminuição de massa óssea e deterioração da microarquitetura óssea. A osteoporose resulta da combinação de fatores genéticos e ambientais que afetam a massa óssea máxima e a taxa de perda óssea. Esses fatores incluem medicamentos, dieta, raça, sexo, estilo de vida e atividade física. A osteoporose pode ser primária ou secundária.

▶ A osteoporose primária é subdividida em Tipos 1 e 2.

- O Tipo 1, ou pós-menopausa, resulta de deficiência gonadal (i. e., estrogênio, testosterona). Deficiência de estrogênio ou de testosterona, independentemente da idade de ocorrência, resulta em perda óssea acelerada. Os mecanismos exatos dessa perda óssea potencial são numerosos; entretanto, basicamente ocorrem recrutamento e responsividade aumentados dos precursores de osteoclastos, bem como aumento na reabsorção óssea, que ultrapassa a sua formação. Após a menopausa, as mulheres apresentam perda óssea acelerada de 1 a 5% por ano nos primeiros 5 a 7 anos. O resultado final é a diminuição no osso trabecular e risco aumentado de fraturas de Colles e vertebrais.

- O Tipo 2, ou senil, ocorre em mulheres e homens devido à formação diminuída de osso e produção renal diminuída de 1,25 $(OH)_2 D_3$ que ocorre mais tarde na vida. A consequência é a perda de osso cortical e trabecular e risco aumentado para fraturas do quadril, de ossos longos e de vértebras.

▶ A osteoporose secundária, também chamada de osteoporose do Tipo 3, ocorre de forma secundária a medicamentos, especialmente glicocorticoides ou outras condições que causam aumento da perda óssea por vários mecanismos.

Osteomalacia. Osteomalacia (também conhecida como raquitismo, quando ocorre em crianças) é caracterizada por minerali-

TABELA 1-5 Lesões ligamentares

Grau	Sinais	Implicações
Primeiro grau (leve)	Perda mínima de integridade estrutural Sem movimento anormal Pouco ou nenhum edema Sensibilidade localizada Contusão mínima	Perda funcional mínima Retorno precoce ao treinamento – alguma proteção pode ser necessária
Segundo grau (moderado)	Enfraquecimento estrutural significativo Algum movimento anormal Sensação de final do movimento dura ao estresse Contusão significativa e edema Muitas vezes hemartrose associada e efusão	Tendência à recidiva Precisa de proteção do risco de lesão adicional Pode precisar de imobilização modificada Pode alongar mais com o tempo
Terceiro grau (completo)	Perda de integridade estrutural Movimento anormal acentuado Contusão significativa Hemartrose	Precisa de proteção prolongada Cirurgia pode ser necessária Muitas vezes acarreta instabilidade funcional permanente

TABELA 1-6 Estrutura geral do osso[17]

Localização	Comentários	Condições	Resultado
Epífise	Desenvolvem-se principalmente sob pressão Formação de apófise sob tração Formação das extremidades ósseas Suporte para superfícies articulares	Displasias epifisárias Trauma na superfície das articulações Lesões por esforço repetitivo Problemas no suprimento vascular	Articulações deformadas Mudanças degenerativas Desenvolvimento fragmentado Necrose avascular
Fise	Epifisária ou placa de crescimento Receptiva ao crescimento e aos hormônios sexuais Vulnerável antes do estirão de crescimento Mecanicamente fraca	Displasia fisária Trauma Deslizamento epifisário	Baixa estatura Crescimento deformado ou angulado, interferência no crescimento
Metáfise	Remodelagem da extremidade óssea expandida O osso esponjoso cicatriza rapidamente Vulnerável à osteomielite Permite inserção dos ligamentos	Osteomielite Tumores Displasia metafisária	Formação de sequestro Forma óssea alterada Crescimento deformado
Diáfise	Forma um eixo ósseo Superfície grande para a origem muscular Osso cortical compacto significativo Forte na compressão	Fraturas Displasias diafisárias Cicatrização mais lenta do que na metáfise	Capaz de remodelar a angulação Não consegue remodelar a rotação Invólucro com infecção A displasia altera a densidade e a forma

Reproduzida, com permissão, de Reid DC: *Sports Injury Assessment and Rehabilitation*. New York: Churchill Livingstone, 1992.

zação incompleta de tecido osteoide normal após o fechamento das placas de crescimento. A mineralização óssea normal depende de fatores interdependentes que fornecem cálcio e fosfato adequados para os ossos. A vitamina D mantém a homeostase de cálcio e de fosfato por meio de sua ação sobre o osso, o trato gastrintestinal (GI), os rins e as glândulas paratireoides. A vitamina D pode ser fornecida na dieta ou produzida a partir de um precursor de esterol na pele após exposição à luz ultravioleta. Hidroxilação sequencial é, então, requerida para produzir a forma metabolicamente ativa de vitamina D. A manifestação clínica da osteomalacia é representada por dor óssea generalizada progressiva, fraqueza muscular, hipocalcemia e pseudofraturas. Nos seus estágios mais tardios, a osteomalacia é caracterizada por marcha oscilante.[30]

Osteomielite. A osteomielite é um processo inflamatório agudo ou crônico do osso e sua medula, secundária à infecção com organismos piogênicos ou outras fontes de infecção, tais como tuberculose ou infecções fúngicas específicas (osteomielite micótica), infecções por parasitas (doença hidática), infecções virais ou infecções sifilíticas (artropatia de Charcot). A seguir são apresentadas as duas categorias primárias de osteomielite aguda:

▶ *Osteomielite hematógena.* É uma infecção causada por semeadura bacteriana do sangue. O local mais comum é a metáfise altamente vascular e de crescimento rápido dos ossos em crescimento.

▶ *Inoculação direta ou contígua.* Esse tipo de osteomielite é causado por contato direto do tecido e das bactérias durante a cirurgia, uma ferida penetrante ou como resultado de higiene dental insuficiente.

Os estados de doença conhecidos por predispor pacientes à osteomielite incluem diabete melito, doença da célula falciforme, sín-

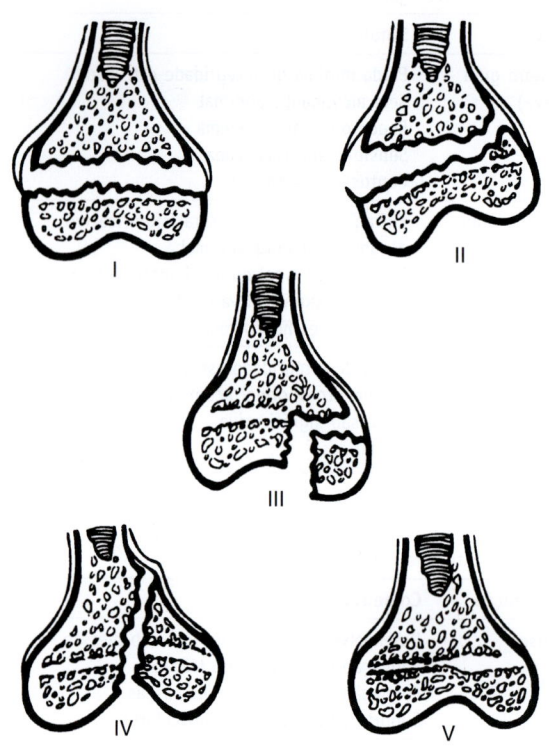

FIGURA 1-3 Classificação de Salter-Harris das fraturas de placa de crescimento. (Reproduzida, com permissão, de Brukner P e Khan K: *Clinical Sports Medicine,* 3rd edn. Sydney, Australia: McGraw-Hill, 2007:730.)

drome da imunodeficiência adquirida, abuso de drogas intravenosas (IV), alcoolismo, uso crônico de esteroide, imunossupressão e doença articular crônica. Sinais e sintomas clínicos associados com osteomielite incluem febre (cerca de 50% dos casos), fadiga, edema, eritema, sensibilidade e redução no uso da extremidade.

> **Curiosidade Clínica**
>
> O achado clínico mais comum em pacientes com osteomielite é dor constante com sensibilidade acentuada sobre o osso envolvido.

Doença de Paget. A doença de Paget (osteíte deformante) do osso é um distúrbio osteometabólico. A doença é descrita como um distúrbio focal de remodelagem esquelética acelerada que pode afetar um ou mais ossos, produzindo um aumento lentamente progressivo e deformidade de múltiplos ossos. Apesar de estudos intensos e interesse difundido, sua etiologia permanece obscura. O processo patológico consiste em três fases:

▶ Fase I – fase osteolítica, caracterizada por reabsorção óssea proeminente e hipervascularização.

▶ Fase II – fase esclerótica, que reflete formação óssea previamente aumentada, mas geralmente atividade celular e vascularidade diminuídas.

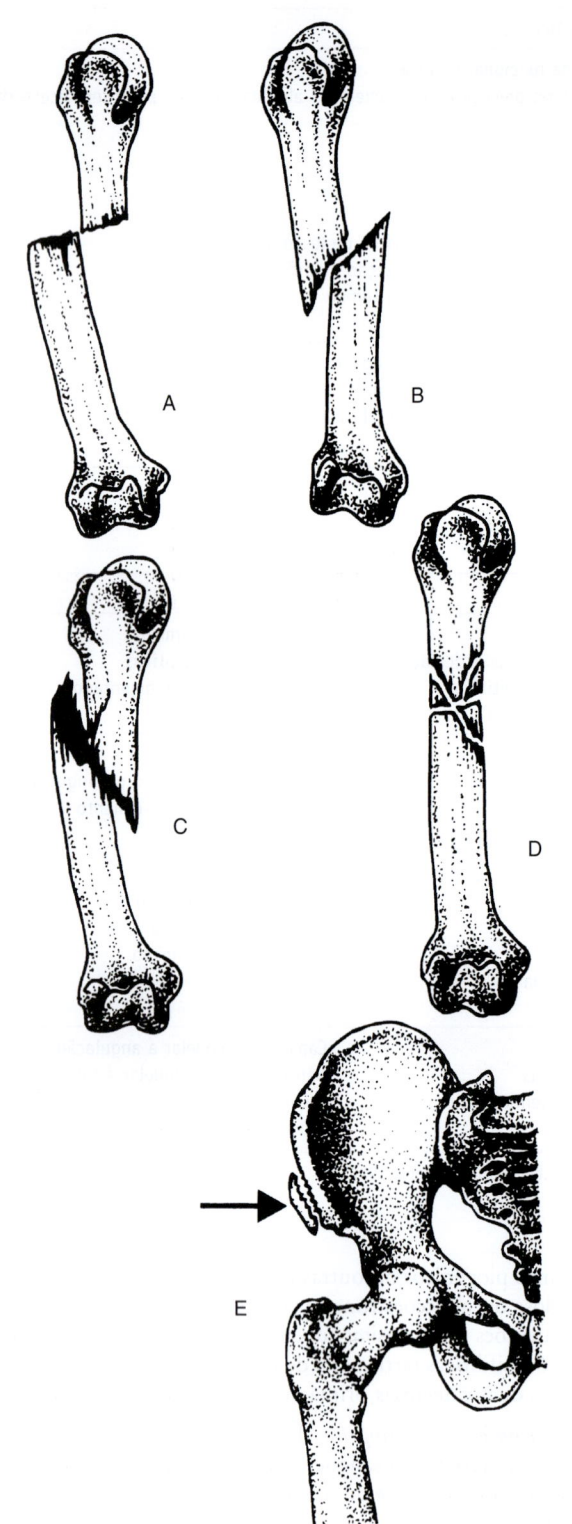

FIGURA 1-2 Tipos de fraturas. (A) Transversa. (B) Oblíqua. (C) Espiral. (D) Cominutiva. (E) Avulsão. (Reproduzida, com permissão, de Brukner P and Khan K: *Clinical Sports Medicine,* 3rd edn. Sydney, Australia: McGraw-Hill, 2007: 9.)

TABELA 1-7 Classificação de Salter e Harris (SH) de fraturas fisárias

Salter e Harris-Tipo	Descrição
I	Em geral, essa fratura atravessa a zona hipertrófica da fise cartilagínea, deslizando-a longitudinalmente e separando a epífise da metáfise. Quando essas fraturas não são deslocadas, elas podem não estar logo evidentes nas radiografias devido à falta de envolvimento ósseo. Em muitos casos, apenas edema leve a moderado de tecido mole é observado radiograficamente. Em geral, o prognóstico para esse tipo de fratura é excelente. Normalmente, apenas redução fechada é necessária para fraturas deslocadas; contudo, redução aberta e fixação interna podem ser requeridas se uma redução satisfatória estável não puder ser mantida.
II	A fratura desliza parcialmente através da fise e induz um fragmento ósseo triangular de metáfise de tamanho variável. Esse padrão de fratura particular ocorre em cerca de 75% de todas as fraturas fisárias, sendo a mais comum dentre estas.
III	Esse padrão de fratura combina lesão fisária com descontinuidade articular. Essa fratura envolve parcialmente a fise e estende-se através da epífise na articulação. Ela tem o potencial de romper a superfície articular. Essa lesão é menos comum e muitas vezes requer redução aberta e fixação interna para assegurar o realinhamento anatômico adequado da fise e da superfície articular.
IV	Essa fratura percorre obliquamente através da metáfise, atravessa a fise e a epífise e entra na articulação. Bons resultados de tratamento para essa fratura estão relacionados à quantidade de energia associada à lesão e à adequação da redução.
V	Essas lesões envolvem compressão ou lesões por esmagamento da fise e são quase impossíveis de diagnosticar de modo definitivo no momento em que ocorrem. O conhecimento do mecanismo da lesão apenas torna a pessoa mais ou menos suspeita dessa lesão. Nenhuma linha de fratura é evidente nas radiografias iniciais, mas elas podem estar associadas com fraturas diafisárias. Fraturas de SH V em geral são muito raras; contudo, os membros da família devem ser avisados do potencial distúrbio no crescimento e que, se este ocorrer, o tratamento ainda é possível (dependendo da idade da criança e do potencial de crescimento remanescente).
VI	Uma classificação adicional de fraturas fisárias não consideradas na classificação original de SH, mas agora ocasionalmente incluída, é a SH VI, que descreve uma lesão na porção periférica da fise e uma formação de ponte óssea resultante que pode produzir deformidade angular considerável.

▶ Fase III – fase mista, com reabsorção óssea ativa e formação óssea compensatória, resultando em uma arquitetura esquelética desorganizada. Os ossos tornam-se como esponjas, enfraquecidos e deformados.

As complicações incluem fraturas patológicas, consolidação retardada, deformidades esqueléticas progressivas, dor óssea crônica, comprometimento neurológico dos sistemas nervosos periférico e central com compressão do nervo facial ou ocular e estenose espinal e artrite pagética. Embora esse distúrbio possa ser assintomático, quando os sintomas ocorrem, surgem de forma insidiosa. A doença de Paget é tratada clínica ou cirurgicamente.

Tecido cartilagíneo

O desenvolvimento do osso costuma ser precedido pela formação do tecido cartilagíneo articular. A cartilagem articular é um material viscoelástico altamente organizado composto de células cartilagíneas chamadas *condrócitos*, água e uma matriz extracelular. A matriz extracelular contém proteoglicanos, lipídeos, água e eletrólitos dissolvidos. A cartilagem articular é destituída de quaisquer vasos sanguíneos, linfáticos e de nervos.[31,32]

> **Curiosidade Clínica**
>
> Os condrócitos são células especializadas responsáveis pelo desenvolvimento de cartilagem e pela manutenção da matriz extracelular.[33] Os condrócitos produzem agrecanas, proteína de ligação, e hialurônicos, que, por sua vez, são extrudados na matriz extracelular, em que se agregam de forma espontânea.[34] As agrecanas formam um material composto forte, poroso, permeável e reforçado com fibras de colágeno. Os condrócitos percebem mudanças mecânicas na sua matriz circundante através de filamentos intracitoplásmicos e cílios curtos na superfície das células.[16]

Os proteoglicanos são macromoléculas que consistem em uma coluna vertebral proteica na qual são presas várias unidades de polissacarídeos denominadas *glicosaminoglicanos*, que se apresentam sob duas formas: condroitinossulfato e sulfato de queratina.[34,35] Uma forma simples de visualizar a molécula de proteoglicano é usar uma escova de tubo de ensaio, com a haste representando o núcleo da proteína e os glicosaminoglicanos as cerdas.[31,32] É a concentração de proteoglicanos em solução que influencia as propriedades mecânicas do tecido, incluindo a rigidez à compressão, a rigidez absoluta, a pressão osmótica e a regulagem da hidratação.

O tecido cartilagíneo apresenta-se de três formas: hialina, elástica e fibrocartilagínea.

▶ A cartilagem hialina, comumente denominada *cartilagem*, cobre as extremidades dos ossos longos e, juntamente com o fluido sinovial, forma uma superfície articular lisa. A cartilagem articular desempenha um papel importante na função do sistema musculoesquelético, possibilitando a ocorrência de quase todos os movimentos, sem atrito entre as superfícies articulares das articulações diartrósicas (sinoviais) (ver Cap. 4).[37] A cartilagem articular adulta é uma estrutura avascular sem inervação. A cartilagem hialina é a mais abundante das cartilagens no corpo humano. A maioria dos ossos é, primeiramente, formada por cartilagem hialina e, em seguida, transformada em osso por meio de um processo denominado *ossificação endocondral*. A cartilagem articular distribui as forças articulares sobre uma grande área de contato, dissipando as forças associadas com a carga. A espessura normal da cartilagem articular é determinada pelas pressões de contato através da articulação – quanto mais altas as pressões máximas, mais espessa a cartilagem.[16] Essa distribuição de forças permite que a cartilagem articular permaneça saudável e completamente funcional durante décadas de vida.

> **Curiosidade Clínica**
> A patela tem a cartilagem articular mais espessa do corpo.

A cartilagem articular pode ser resumidamente subdividida em quatro zonas distintas com morfologia celular, composição biomecânica, orientações de colágeno e propriedades estruturais diferentes (Fig. 1-4), como segue:

- *A camada superficial (zona I).* Na zona superficial, que fica adjacente à cavidade articular, as fibrilas de colágeno uniformes são arranjadas em paralelo e tangencialmente à superfície em 1 a 3 camadas. A zona I compreende cerca de 5 a 10% do volume da matriz.

- *A camada média (zona II).* Na zona média, a orientação da fibrila de colágeno é menos organizada. A zona II compreende 40 a 45% do volume da matriz.

- *A camada profunda ou radial (zona III).* A camada profunda compreende 40 a 45% do volume da matriz. Ela é caracterizada por fibras de colágeno alinhadas radialmente que são perpendiculares à superfície da articulação e têm alto conteúdo de proteoglicanos.

- *A linha superior.* O limite superior da zona IV é a linha superior. A linha superior delineia o limite entre as zonas III e IV. O limite inferior da zona IV pode marcar a linha da rotação óssea mais recente do tecido calcificado, porque ele tende a migrar para cima com a idade.[38]

- *A zona calcificada (zona IV).* A zona calcificada previne a difusão de nutrientes do tecido ósseo para dentro da cartilagem.

▶ A cartilagem elástica é um tecido conjuntivo muito especial, encontrado sobretudo em locais como a parte externa das orelhas e partes da laringe.

▶ A fibrocartilagem funciona como amortecedor nas articulações que suportam e nas que não suportam peso. Seu forte componente fibroso, reforçado com várias fibras de colágeno, a torna ideal para suportar grandes tensões em todas as direções. Exemplos de fibrocartilagem incluem a sínfise púbica, o disco intervertebral e os meniscos dos joelhos.

Menisco
O menisco é uma estrutura fibrocartilagínea viscoelástica especial capaz de transmissão de carga, absorção de choque, estabilidade, lubrificação da cartilagem articular e propriocepção (ver Cap. 18).[16] O tecido meniscal é composto de células alongadas

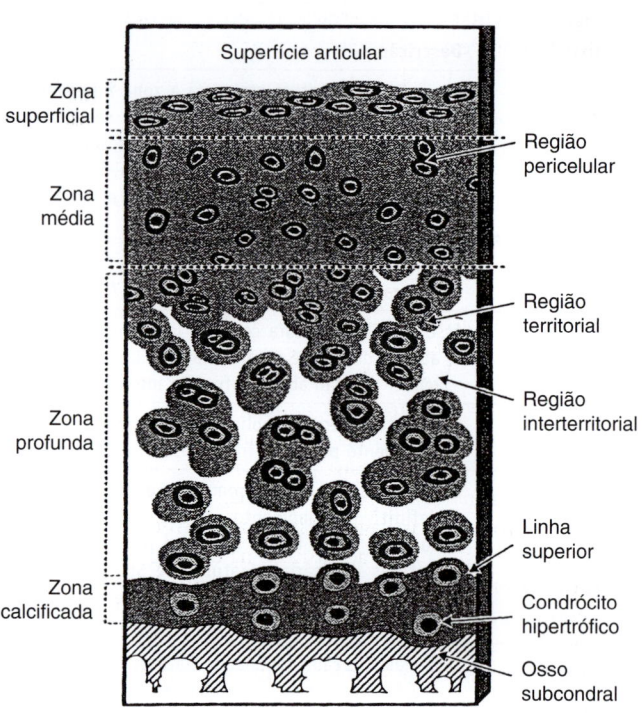

FIGURA 1-4 Organização regional da cartilagem articular. (Reproduzida, com permissão, de Pool AR: Cartilage in health and disease. In: McCarty DJ, Koopman WJ, eds. *Arthritis and Allied Conditions*, Vol 1, 12th edn. Philadelphia, PA: Lea and Febiger, 1993: 282.)

na superfície e células ovoides nas camadas mais profundas, que são equipadas com poucas mitocôndrias, sugerindo metabolismo anaeróbio.[39] O menisco é composto de 74% de água por peso e fibras de colágeno (mais de 90% do Tipo I; quantidades menores dos Tipos II, III, V e VI), proteínas sem colágeno e fibrocondrócitos.[40] Elastina, fibronectina e tromboplastina ajudam na organização da matriz unindo as moléculas.[41] As fibras de colágeno dos meniscos são organizadas em paralelo à borda periférica nas áreas mais profundas e orientadas mais radialmente na região superficial. As fibras orientadas de forma radial fornecem rigidez estrutural, e as fibras profundas resistem à tensão.

Os meniscos, em geral, são encontrados em articulações não congruentes, como o joelho. A patologia do menisco é descrita no Capítulo 18.

Patologia de cartilagem
As lesões na cartilagem articular podem ser divididas em três tipos distintos:

▶ Lesões do Tipo 1 (superficiais) envolvem dano microscópico aos condrócitos e à matriz extracelular (lesão celular).

▶ Lesões do Tipo 2 (espessura parcial) envolvem ruptura microscópica da superfície da cartilagem articular (fraturas ou fissuras condrais).[16] Esse tipo de lesão tem tido, tradicionalmente, um prognóstico muito ruim, pois ela não penetra no osso subcondral e, portanto, não provoca uma resposta inflamatória (ver Cap. 5).[16]

▶ Lesões do Tipo 3 (espessura total) envolvem ruptura da cartilagem articular com penetração no osso subcondral, que produz um processo inflamatório importante.[16]

A capacidade de reparo intrínseca desses defeitos permanece limitada à produção de fibrocartilagem. Quando sintomáticas, as lesões pequenas de espessura total podem ser tratadas de forma bem-sucedida com técnicas minimamente invasivas projetadas para permitir o efluxo de elementos da medula para dentro do defeito, resultando em formação de fibrocartilagem.[42] Contudo, grandes defeitos podem responder de forma insatisfatória a tais técnicas e, portanto, requerer estratégias mais sofisticadas, incluindo lavagem e debridamento artroscópico, microfratura, implantação de condrócito autólogo ou enxerto osteocondral.[42]

Osteoartrite. Osteoartrite (OA), também conhecida como doença articular degenerativa, é uma condição clínica das articulações sinoviais. A OA é caracterizada por desenvolvimento de fissuras, rachaduras e afinamento geral da cartilagem articular; dano ósseo; e hipertrofia da cartilagem e inflamação sinovial. As mudanças degenerativas são mais acentuadas na cartilagem articular em áreas de sustentação de peso das grandes articulações. Na OA, a concentração e o peso molecular de hialuronan no líquido sinovial são diminuídos como resultado de diluição e fragmentação. A sinovite é mínima nos estágios iniciais da doença, mas pode contribuir para dano articular na doença avançada.

As mudanças degenerativas associadas a OA podem resultar em dor e rigidez das articulações afetadas. OA primária e secundária são os dois tipos comumente reconhecidos.

▶ OA primária, a forma mais comum, não apresenta causa conhecida, embora pareça estar relacionada com o envelhecimento e a hereditariedade.[43] Muitos pesquisadores acreditam que alterações degenerativas comecem na cartilagem articular como resultado de carga excessiva de uma articulação saudável ou carga relativamente normal de uma articulação previamente danificada. Forças externas aceleram os efeitos catabólicos dos condrócitos e rompem a matriz cartilagínea. A destruição enzimática aumenta a degradação da cartilagem, que é acompanhada por proteoglicanos diminuídos e síntese de colágeno. Mudanças nos proteoglicanos tornam a cartilagem menos resistente às forças de compressão na articulação e mais suscetível aos efeitos do estresse. A força diminuída da cartilagem é composta por alterações adversas do colágeno. Níveis elevados de degradação de colágeno colocam estresses excessivos nas fibras remanescentes, levando à falha mecânica. O retorno elástico diminuído e a área de contato reduzida da cartilagem, juntamente com a natureza cíclica da carga articular, fazem com que a situação piore com o tempo. Do ponto de vista microscópico, escamações e fibrilações se desenvolvem ao longo da superfície da cartilagem articular normalmente lisa. A perda de cartilagem resulta na perda do espaço articular. Erosão progressiva da cartilagem danificada ocorre até que o osso adjacente seja exposto. O osso desnudo de sua cartilagem protetora continua articulando-se com a superfície oposta. Por fim, os estresses crescentes excedem a força de rendimento biomecânico do osso. O osso subcondral responde com invasão vascular e celularidade aumentada, tornando-se mais espesso e denso (eburnação) em áreas de pressão. Além disso, o osso subcondral traumatizado pode sofrer degeneração cística, devido a necrose óssea secundária à impactação crônica ou à intrusão de líquido sinovial. Em áreas sem pressão ao longo da margem articular, a vascularização da medula subcondral, a metaplasia óssea de tecido conjuntivo sinovial e a ossificação de protrusões cartilagíneas levam a supercrescimento irregular do novo osso (osteófitos). A fragmentação desses osteófitos ou da própria cartilagem articular resulta em corpos livres intra-articulares.

A OA primária costuma ocorrer nas mãos, sobretudo nas articulações interfalângicas distais (IFD), articulações interfalângicas proximais (IFP) e primeiras articulações carpometacarpais. Dor articular intensa, profunda, exacerbada por esforço repetitivo é o sintoma primário. Além disso, amplitude de movimento reduzida e crepitação estão presentes com frequência. Mau alinhamento articular pode ser visível. Nodos de Heberden, que representam osteófitos palpáveis nas articulações IFD, são característicos nas mulheres, mas não em homens. (Os nodos de Heberden são característicos de OA, não de artrite reumatoide [ver Cap. 9].) Os nodos de Bouchard, embora menos comuns, podem estar presentes nas articulações IFP. Mudanças inflamatórias estão ausentes ou, pelo menos, não acentuadas.

▶ OA secundária pode ocorrer em qualquer articulação como resultado de lesão articular. Essas lesões incluem fratura, uso articular repetitivo, obesidade ou doença metabólica (osteoporose, osteomalacia). OA secundária pode ocorrer em qualquer idade. OA do quadril e OA do joelho representam duas das causas mais importantes de dor e de incapacidade física no adulto.[44] Estima-se que 70 a 85% das pessoas com mais de 55 anos sofram de OA, que se caracteriza como a oitava causa de incapacidade no mundo inteiro.[45]

A patogênese da OA primária é multifatorial. Embora os seus fatores de risco específicos variem de acordo com a região anatômica da articulação, a idade foi identificada como o maior indicador de risco demográfico consistente para todos os locais articulares.[43] Antes dos 50 anos de idade, os homens têm maior predominância e incidência dessa doença, embora, depois dessa idade, estas recaiam sobre as mulheres.[46] Entretanto, o avanço da faixa etária não é um fator de risco absoluto para seu desenvolvimento, levando-se em consideração que nem todas as pessoas idosas são portadoras de OA. O aumento da predominância e da incidência de OA com a idade provavelmente é consequência de várias mudanças biológicas que ocorrem durante o processo de envelhecimento, incluindo:

▶ Redução na capacidade de resposta dos condrócitos aos fatores de crescimento que estimulam reparos.

▶ Aumento na flacidez dos ligamentos ao redor das articulações, tornando as articulações mais velhas relativamente instáveis e, portanto, mais suscetíveis a lesões.

▶ Falhas nos amortecedores ou protetores das articulações com o avanço da idade, incluindo uma redução gradativa da resistência e a diminuição das respostas neurológicas periféricas,[47] que funcionam como dispositivos de proteção das articulações.[48]

A OA não é um processo passivo de laceração e de desgaste das articulações. Ao contrário, trata-se de um processo metabolicamente ativo.[49] Considera-se que seu desenvolvimento depende de vários fatores, como segue:[44]

▶ *Terapia de reposição hormonal.* As mulheres que se submetem à terapia de reposição hormonal têm menor predominância de OA do que aquelas que não realizam esse tipo de terapia.

▶ *Obesidade.* Vários estudos confirmaram a relação da OA com o índice de massa corporal. A obesidade está associada a maior frequência da OA progressiva nos joelhos do que no quadril.[49-51]

▶ *História familiar e genética.* Há evidências abundantes que confirmam a importância dos fatores genéticos em alguns subgrupos da doença.[51-53]

▶ *Nível de atividade.* Algumas formas de exercícios aumentam de modo significativo a densidade óssea (índice de massa óssea) em áreas específicas do corpo. O índice de massa óssea pode aumentar em até 26% em algumas partes do corpo, sobrecarregando o esqueleto com exercícios físicos.[54] Os exercícios extenuantes, de alta intensidade e repetitivos, esportivos e ocupacionais, têm sido associados ao desenvolvimento da OA, embora, aparentemente, não haja aumento em sua incidência com a prática de exercícios moderados.

▶ *Ocupação.* É possível que haja correlação entre as atividades laborais que envolvem ações repetitivas e o aumento nas taxas de osteoartrite no quadril, nos joelhos e em outras articulações. Os agricultores, por exemplo, apresentam taxas elevadas de osteoartrite no quadril,[55] e estudos epidemiológicos revelaram que bombeiros, agricultores, trabalhadores da construção e mineiros têm maior predominância de osteoartrite nos joelhos do que a população em geral.[56,57] De fato, aqueles trabalhadores cujas atividades exigem flexionar os joelhos, bem como elevar ou carregar regularmente pesos de 12 kg ou mais, apresentam maior evidência radiológica de osteoartrite nos joelhos, em comparação com aqueles que não executam esse tipo de atividade.[58] Essa tendência também é aplicada às extremidades superiores. Por exemplo, os operadores de britadeiras manifestam aumento na predominância de osteoartrite nas extremidades superiores, em comparação com a população em geral.[59]

▶ *Perda muscular.* A presença de OA causa atrofia proximal das articulações envolvidas devido à fraqueza progressiva e à falta de uso.[49] A perda do músculo de suporte aumenta a carga nas articulações, resultando em lesão na cartilagem, em especial nas articulações que sustentam peso.

▶ *Trauma.* Histórias de trauma são um importante fator de risco no desenvolvimento de OA em articulações lesionadas por instabilidade ligamentar ou ruptura do menisco do joelho.

Os achados clínicos associados à OA incluem:

▶ *Dor.* Trata-se da queixa mais comum. Na fase inicial da doença, a dor é de difícil localização, assimétrica e episódica. Suas principais características são o incômodo e a dor contínua e localizada. A gravidade e a frequência dos sintomas aumentam à medida que a doença progride. As dores mais graves concentram-se na articulação envolvida, embora possam, também, ser reflexas.[44]

▶ *Rigidez.* Na fase inicial da doença, o paciente sente alguma rigidez nas articulações afetadas, após o retorno à atividade depois de um período de repouso. Com a progressão da doença, pedaços de cartilagem degenerada desprendem-se, produzindo corpos livres que podem travar ou falsear a articulação.[49]

▶ *Crepitação, edema, inflamação, sinovite e efusão articular.* Todos esses incômodos podem ocorrer simultaneamente. O edema e a efusão das articulações aparecem nos estágios mais avançados da OA.

▶ *Sensibilidade.* Mesmo sendo comum, a sensibilidade à palpação nas articulações pode ser leve ou estar totalmente ausente.

▶ *Função prejudicada.* Sempre que houver envolvimento do quadril ou dos joelhos, a marcha pode ser afetada. No caso de envolvimento dos dedos, a função das mãos é prejudicada. O Western Ontario and McMaster Universities Osteoarthrites Index (WOMAC) (ver Cap. 18) é o instrumento específico de doença mais amplamente usado para a avaliação de pacientes com OA no quadril e nos joelhos.[60,61]

Restaurações espontâneas acentuadas do espaço das articulações são raras na osteoartrite, embora seja comum a ocorrência de reparos fibrocartilagíneos limitados. A regeneração dos espaços articulares parece estar associada à formação de osteófitos periféricos na margem das articulações. Estes consistem em cartilagem nova e em osso novo e se formam em resposta a tensões anormais na margem das articulações, ainda que sua formação possa, também, fazer parte do processo de envelhecimento. Há evidências experimentais que indicam que a formação de osteófitos está relacionada à instabilidade das articulações, sendo que seu crescimento foi definido como parte da tentativa de uma articulação sinovial de adaptar-se a lesões, limitando o excesso de movimentos e auxiliando a recriar uma superfície articular viável.[62]

Osteocondrite dissecante. Osteocondrite dissecante (OCD) é um termo para fratura osteocondral. Um fragmento osteocondral pode estar presente no local, incompleta ou completamente separado. O fragmento completamente separado é um corpo livre. A patologia da OCD pode ser descrita em três estágios.

▶ *Primeiro estágio (lesão aguda).* São observados tecidos moles intra-articulares e periarticulares espessos e edematosos. Muitas vezes a metáfise adjacente revela osteoporose leve, resultando de hiperemia ativa da metáfise.

▶ *Segundo estágio.* A epífise revela um contorno irregular e um estreitamento da zona de rarefação subcortical. Na radiografia, a epífise pode demonstrar fragmentação. Os vasos sanguíneos dentro da epífise são incompetentes por causa da trombose ou de microfraturas das trabéculas, que resulta em cicatrização difícil.

▶ *Terceiro estágio.* Período de reparo em que o tecido de granulação substitui gradativamente o tecido necrótico. O osso necrótico pode perder seu suporte estrutural, resultando em compressão e achatamento da superfície articular.

Articulações

Uma articulação representa a junção entre dois ou mais ossos. As articulações são regiões em que os ossos são cobertos e circundados por tecidos conjuntivos que os mantêm juntos e determinam o tipo e o grau de movimento entre eles.[63] Artrologia é o estudo da classificação, da estrutura e da função das articulações. De acordo com o movimento potencial, as articulações podem ser classificadas como *diartrose, anfiartrose* e *sinartrose*.

Diartrose. Esse tipo de articulação em geral serve de elo entre os ossos longos e permite livre movimentação entre os ossos e grande mobilidade. Essas articulações são caracterizadas pela presença de uma cápsula articular fibroelástica que, por sua vez, é preenchida com uma substância lubrificante denominada *fluido sinovial*. Como consequência, essas articulações são conhecidas como articulações sinoviais (ver mais adiante). Os exemplos incluem, mas não se limitam a, articulações do quadril, dos joelhos, dos ombros e dos cotovelos.

Sinartrose. Há três grandes tipos de sinartrose, classificados de acordo com o tecido que une as superfícies ósseas:[63]

▶ As articulações sinostóticas são unidas por tecidos ósseos, incluindo suturas e gonfoses.

▶ As articulações sincondrais são unidas por cartilagens hialinas ou fibrocartilagem. Os exemplos mais comuns incluem placas epifisárias de ossos em fase de crescimento e das articulações localizadas entre a primeira costela e o esterno.

▶ As articulações sindesmóticas, originalmente chamadas de anfiartrósicas, são unidas por uma membrana interóssea e incluem articulações como a sínfise púbica e as articulações manubrioesternais.

Articulações sinoviais

As articulações sinoviais são classificadas em cinco categorias distintas: cavidade articular, cartilagem articular, fluido sinovial, membrana sinovial e uma cápsula fibrosa. As articulações sinoviais são classificadas, de acordo com a estrutura ou analogia (Fig. 1-5), nas seguintes categorias:[1]

▶ *Esferoidais.* Como o próprio nome indica, as articulações esferoidais (bola e soquete) se movimentam livremente. A esfera, ou cabeça de um osso, se encaixa na cavidade arredondada de outro. Essas articulações possibilitam a execução de movimentos em três planos (ver Cap. 3). Exemplos da superfície de articulações esferoidais incluem a cabeça do fêmur e do úmero.

▶ *Trocoides.* Essas articulações são caracterizadas pelo processo de girar como um pivô dentro de um anel ou de um anel em um pivô. O anel é parte osso e parte ligamento. Esse tipo de articulação permite somente a execução de rotações. Exemplos incluem a articulação umerorradial e a articulação atlantoaxial.

▶ *Condilares.* Esse tipo de articulação tem como característica uma superfície articular oval ou côndilo. Um osso pode se articular com outro através de uma superfície ou duas, mas

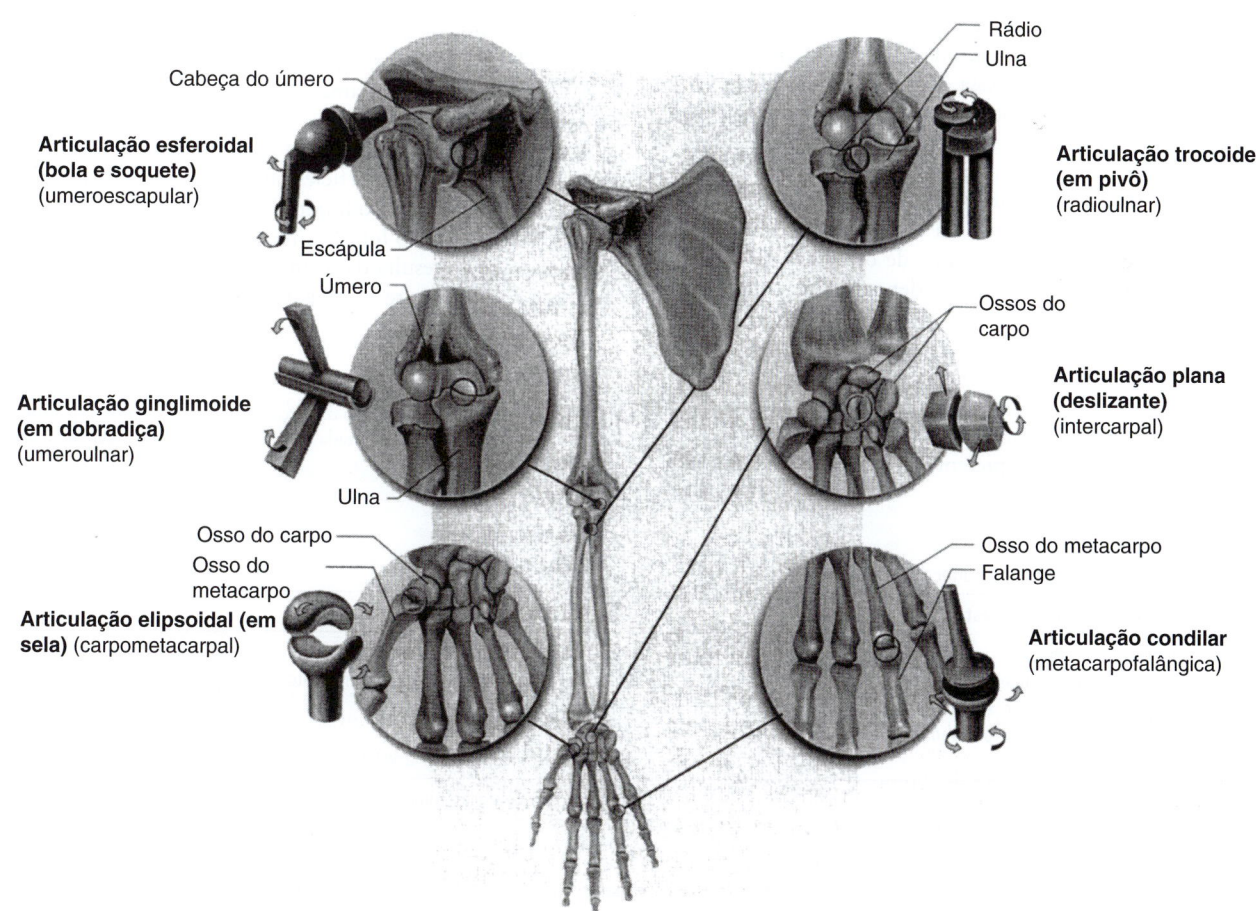

FIGURA 1-5 Tipos de articulações diartrósicas ou sinoviais. (Reproduzida, com permissão, de Floyd RT, Thompson CW: *Manual of Structural Kinesiology*, 14th edn. McGraw-Hill, 2001: 11.)

nunca mais de duas. Se duas superfícies distintas estiverem presentes, a articulação é chamada de condilar ou bicondilar. A cavidade elíptica da articulação é projetada de tal maneira que permite a execução de movimentos de flexão, alongamento, adução, abdução e circundução. Entretanto, não permite a execução de rotações axiais (ver Cap. 3). A articulação do punho é um exemplo de articulação condilar.

▶ *Ginglimoides.* As ginglimoides são articulações em gínglimo (dobradiça). Caracterizam-se por superfícies na forma de carretel e côncavas. A articulação umeroulnar é um exemplo dessa articulação.

▶ *Elipsoidais.* As articulações elipsoidais são semelhantes às esferoidais, levando-se em consideração que permitem a execução do mesmo tipo de movimento, ainda que em magnitude inferior. As articulações elipsoidais permitem a execução de movimentos em dois planos (flexão, extensão; abdução, adução) e são biaxiais (ver Cap. 3). Exemplos podem ser encontrados na articulação radiocarpal do punho e na articulação metacarpofalângica das falanges.

▶ *Planas.* Como o próprio nome indica, essas articulações se caracterizam por duas superfícies planas que deslizam entre si. Seus movimentos não ocorrem ao redor de um eixo e, por essa razão, são denominadas não axiais. São exemplos de articulações planas as intermetatarsais e algumas articulações intercarpais.

Ainda que as categorias mencionadas apresentem descrições amplas da estrutura articular, essa classificação não descreve de forma suficiente as articulações ou os respectivos movimentos. Na realidade, nenhuma articulação é plana ou se assemelha a uma forma geométrica real. Ao contrário, as superfícies articulares são convexas ou côncavas em todas as direções. Por essa razão, lembram a superfície interna ou externa de um pedaço de casca de ovo.[2] Considerando-se que uma casca de ovo varia de ponto a ponto, essas superfícies articulares são denominadas *ovais*. Outro tipo importante de superfície articular é aquela *em sela*,[2] caracterizada por superfícies convexas em um plano transversal e por superfícies côncavas em um plano perpendicular. Exemplos incluem as articulações interfalângicas, a articulação carpometacarpal do dedo polegar, a articulação umeroulnar e as articulações calcaneocubóideas. Os ossos presentes nas articulações sinoviais são revestidos com uma fina camada de cartilagem hialina, denominada *cartilagem articular*. Todas as articulações sinoviais do corpo possuem uma série de terminações receptoras corpusculares (mecanorreceptores) e não corpusculares (nociceptores) (Tab. 1-8) incrustada em estruturas articulares, musculares e cutâneas com comportamentos e distribuições característicos variáveis, dependendo do tecido articular (ver a seção Controle neuromuscular, no Cap. 2).

Fluido sinovial

A cartilagem articular está sujeita a uma grande variedade de condições de carga (ver Cap. 4), portanto, a lubrificação feita pelo fluido sinovial é necessária para minimizar a resistência de atrito das superfícies de carga. Felizmente, as articulações sinoviais possuem um sistema de lubrificação muito eficaz, que permite interações sem atrito entre as superfícies articulares. As interfaces cartilagíneas lubrificadas apresentam coeficiente de atrito* de 0,002.[64] A título de comparação, o atrito do gelo sobre o gelo possui um coeficiente de atrito de 0,03.[64]

A composição do fluido sinovial é quase a mesma do plasma sanguíneo, com teor proteico total menor e maior concentração de hialurônicos.[65] Na realidade, o fluido sinovial é um dialisado de plasma, ao qual o hialurônico foi adicionado.[66] Este é um glicosaminoglicano, sintetizado de maneira contínua e liberado sob a forma de fluido sinovial por sinoviócitos especiais.[67] Trata-se de um componente essencial da constituição do fluido sinovial normal e um participante importante para a homeostase articular.[68] O hialurônico participa dos fluidos sinoviais normais com suas propriedades anti-inflamatórias e antinociceptivas e contribui para a lubrificação das articulações. Também é responsável pelas propriedades viscoelásticas do fluido sinovial[65] e contribui para a lubrificação das superfícies cartilagíneas articulares.[66,67] As propriedades mecânicas do fluido sinovial permitem que ele atue como proteção e como lubrificante das articulações.

A lubrificação resulta da formação e da manutenção de uma camada do fluido entre as duas superfícies durante a execução

---

* Coeficiente de atrito é uma razão da força necessária para fazer um corpo deslizar sobre uma superfície, comparada com o peso, ou a força exercida por duas superfícies em contato.

TABELA 1-8 Características de mecanorreceptores e nociceptores

Tipo de receptor	Tipo de estímulo e exemplo	Tipo de receptor e localização
Mecanorreceptores	Pressão	
	Movimento do cabelo em um folículo capilar	Fibra nervosa aferente (base dos folículos capilares)
	Pressão leve	Corpúsculo de Meissner (pele)
	Pressão profunda	Corpúsculo de Pacini (pele)
	Toque	Corpúsculo de toque de Merkel (pele)
Nociceptores	Dor (alongamento)	Terminações nervosas livres (parede do trato gastrintestinal, pele)
Proprioceptores	Distensão	Corpúsculos de Ruffini (pele e cápsulas nas articulações e nos ligamentos)
	Mudanças de comprimento	Fusos musculares (músculos esqueléticos)
	Mudanças de tensão	Órgãos tendinosos de Golgi (entre os músculos e os tendões)
Termorreceptores	Mudanças de temperatura	
	Frio	Bulbos terminais de Krause (pele)
	Calor	Corpúsculos de Ruffini (pele e cápsulas nas articulações e nos ligamentos)

dos movimentos. Há várias teorias sobre a lubrificação das articulações. Duas delas bastante reconhecidas: a lubrificação por limite[69] e a lubrificação por película fluida.[70]

▶ *Lubrificação por limite.* Ocorre através de uma única camada de moléculas de hialuronato aderidas à superfície articular e que mantêm uma película muito fina de fluido entre as duas superfícies móveis. Essas camadas conduzem cargas e são bastante eficazes na redução do atrito.[69]

▶ *Lubrificação por película fluida.* Como o próprio nome indica, esse tipo de lubrificação articular é o resultado de uma fina camada de lubrificante, tendo como consequência a maior separação da superfície de apoio (Fig. 1-6). A espessura, a extensão e as propriedades de suportar pesos da camada de fluido dependem das respectivas propriedades físicas,[70] as quais incluem a viscosidade do fluido articular e o funcionamento semelhante ao de uma mola biomecânica. A capacidade dos fluidos lubrificantes em modificar a viscosidade de acordo com a demanda é da mais alta relevância. Por exemplo, em velocidades muito rápidas, é preferível uma camada de fluido mais fina e de menor viscosidade.[71]

Em geral, as cargas da superfície articular são sustentadas por lubrificação por película fluida nas áreas sem contato e por lubrificação por limite nas áreas de contato.[70] Doenças como a osteoartrite afetam as propriedades tixotrópicas do fluido sinovial (tixotropia é a propriedade de vários géis se tornarem fluidos, p. ex., ao serem agitados), resultantes da redução na lubrificação, com o subsequente desgaste da cartilagem e das superfícies articulares (ver Cap. 4).[48,72] Evidências sugerem que cartilagens articulares danificadas em adultos possuem potencial muito limitado de cicatrização, por não apresentarem suprimento de sangue nem de drenagem linfática.[73]

Bolsas

São estruturas em forma de saco e achatadas, intimamente associadas a algumas articulações sinoviais que são alinhadas com uma membrana sinovial e repletas de fluido sinovial. As bolsas produzem pequenas quantidades de fluido, que permitem a execução de movimentos suaves, quase sem atrito entre músculos adjacentes, tendões, ossos, ligamentos e pele.[74-76] As bainhas de tendão são uma bolsa modificada.

Patologia da bolsa. Bursite é definida como inflamação de uma bolsa e ocorre quando o fluido sinovial é infectado por bactérias ou sofre irritação devido a movimento excessivo. Quando inflamadas, as células sinoviais aumentam em espessura e podem apresentar hiperplasia vilosa. Os sintomas da bursite incluem inflamação, sensibilidade localizada, aquecimento, edema, eritema da pele (se superficial) e perda de função. A lista de bolsas que podem se tornar inflamadas é extensa:

▶ Bursite subacromial (subdeltoide)
▶ Bursite do olécrano
▶ Bursite do iliopsoas
▶ Bursite trocantérica
▶ Bursite do ísquio
▶ Bursite infrapatelar
▶ Bursite da pata-de-ganso

Tecido musculoesquelético

Os músculos são classificados de forma funcional, em voluntários ou involuntários, e de forma estrutural, como lisos, estriados (esqueléticos) ou cardíaco (Tab. 1-9). Existem cerca de 430 músculos esqueléticos no corpo, cada um podendo ser considerado anatomicamente como um órgão separado. Desses 430 músculos, cerca de 75 pares fornecem a maioria dos movimentos e posturas do corpo.[77] A terminologia empregada para descrever as várias funções desses músculos pareados inclui o seguinte:

▶ *Músculo agonista.* Um músculo agonista se contrai para produzir o movimento desejado.

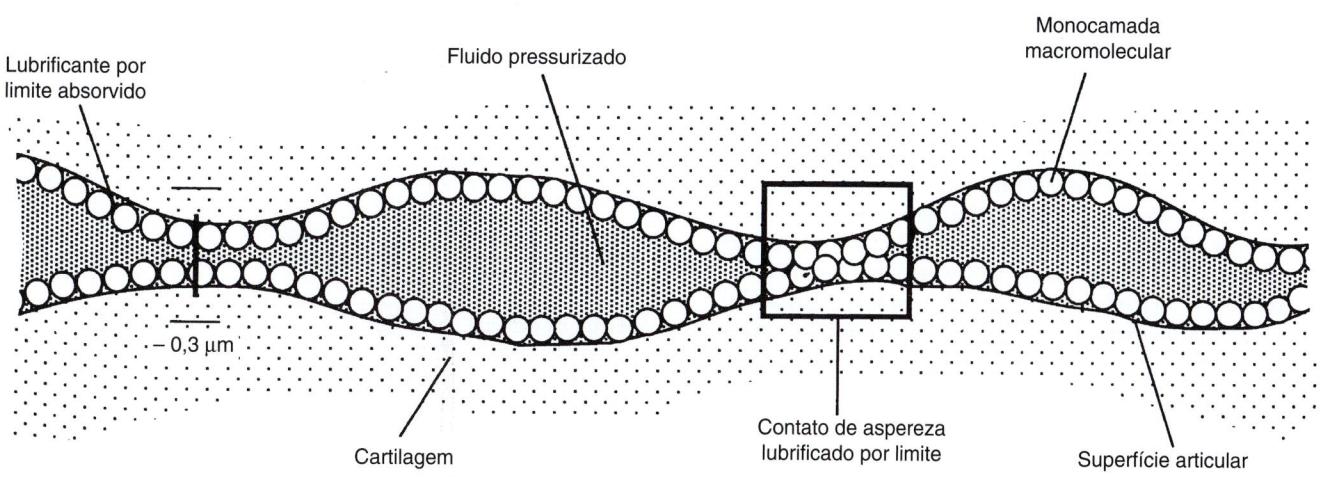

FIGURA 1-6 Esquema de vários aspectos da lubrificação da cartilagem articular. (Reproduzida, com permissão, de Spivak JM et al.: *Orthopaedics: A Study Guide,* New York: McGraw-Hill; 1999: 37.)

TABELA 1-9 Tipos de estrutura muscular

Tipo de músculo	Exemplo
Estriados (esqueléticos)	Unem as articulações e são inseridos nos ossos via tendões
Lisos	Paredes de órgãos ocos internos
Cardíaco	Músculo do coração

▶ *Músculo sinergista.* Os músculos sinergistas são grupos musculares que trabalham juntos para produzir o movimento desejado.[78] Basicamente, os músculos sinergistas são vistos como os músculos ajudantes dos agonistas, uma vez que a força gerada pelos sinergistas trabalha na mesma direção que a do agonista.

▶ *Músculo antagonista.* O músculo antagonista opõe-se ao movimento desejado. Os antagonistas resistem ao movimento agonista relaxando e alongando-se de maneira gradual para assegurar que o movimento desejado ocorra e que seja feito de maneira coordenada e controlada.

A postura estável resulta de um equilíbrio de forças concorrentes, ao passo que o movimento ocorre quando as forças concorrentes estão desequilibradas.[79] Muitos músculos esqueléticos abrangem apenas uma articulação. Contudo, outros músculos esqueléticos atravessam duas ou mais articulações (Tab. 1-10). Um músculo de duas articulações é mais propenso ao encurtamento adaptativo do que o músculo de uma articulação.

A microestrutura e a composição do músculo esquelético vêm sendo objeto de estudos extensivos. O tipo de tecido classificado como *musculoesquelético* consiste em fibras ou em células musculares individuais. Uma única célula muscular é denominada *fibra muscular* ou *miofibra* (Fig. 1-7). As fibras musculares individuais são armazenadas em um invólucro de tecido conjuntivo chamado *endomísio*. Os feixes de miofibras, que formam um músculo completo (fascículo), encaixam-se no perimísio. O perimísio é contínuo com a fáscia profunda. Os grupos de fascículos são circundados por uma bainha de tecido conjuntivo chamada epimísio. Com o auxílio de um microscópio eletrônico, é possível verificar que cada uma das miofibras consiste em milhares de *miofibrilas*, localizadas ao longo de seu comprimento. As miofibrilas são compostas de sarcômeros organizados em série.[80]

Curiosidade Clínica

As contrações classificadas dos músculos completos ocorrem porque o número de fibras que participam da contração varia. O aumento na força de movimento é atingido pelo recrutamento de mais células em ação cooperativa. Os conhecimentos sobre as características contráteis dos músculos e sobre os componentes motores e sensoriais dos nervos remontam ao século III a.C.[81] Já no primeiro século d.C., Galeno descreveu a origem, a inserção e a função dos músculos. Ele agrupou os músculos em sistemas e descreveu as contrações musculares tônicas agonistas e antagonistas,[82] bem como sua relação com os movimentos da coluna e com a mecânica das articulações.[83] No ano de 1740, o achado de von Haller (1708-1777) e Whytt (1714-1766), envolvendo a associação das contrações musculares com a eletricidade,[83] foi um grande avanço nessa área.

Mecânica do movimento

Um dos papéis mais importantes do tecido conjuntivo é realizar a transmissão mecânica das forças geradas pelas células do músculo esquelético, cuja finalidade é a execução de movimentos. Cada célula contém várias fibras denominadas *miofilamentos*, que se organizam paralelamente ao eixo das miofibrilas (ver Fig. 1-7). Os miofilamentos são constituídos por dois filamentos proteicos: a actina (fina) e a miosina (grossa). A característica mais importante das fibras do músculo esquelético é a aparência estriada. Essas estrias transversais resultam do arranjo ordenado entre as estruturas denominadas sarcômeros e miofibrilas.[84] O sarcômero (Fig. 1-7) é a mecânica contrátil do músculo. As estriações são produzidas pela alternância de bandas escuras (A) e claras (I), que aparentemente aumentam a largura das fibras musculares (Fig. 1-7). As bandas A são compostas de filamentos de miosina, e as bandas I, de filamentos de actina. Estes últimos se sobrepõem na banda A, dando uma aparência mais escura às bordas da banda A do que à região central (banda H), que contém apenas miosina. Há uma linha Z escura no centro de cada banda I (Fig. 1-7). Os sarcômeros representam a distância entre as linhas Z. Cada fibra muscular é limitada por uma membrana celular chamada *sarcolema*. A distrofina proteica desempenha um papel essencial na força mecânica e na estabilidade do sarcolema.[85] Pacientes com distrofia muscular de Duchenne apresentam deficiência de distrofina.

Sempre que um músculo contrai isotonicamente, há redução na distância entre as linhas Z. As bandas I e H desaparecem. Entretanto, a largura da banda A permanece inalterada.[84] Esse encurtamento dos sarcômeros não é produzido pelo encurtamento dos filamentos de actina e de miosina, ou seja, ele é o resultado do deslizamento dos filamentos de actina sobre os filamentos de miosina, unindo as linhas Z.

As estruturas chamadas *pontes transversais de miosina* servem para ligar os filamentos de actina e miosina (Fig. 1-7). Os filamentos de miosina contêm duas regiões flexíveis em forma de articulação que permitem prender e soltar as pontes transversais do filamento de actina. Durante a contração, as pontes transversais prendem e sofrem a ação de forças motoras, que geram a força contrátil. Durante o relaxamento, as pontes transversais se soltam. O processo de prender e de soltar é assíncrono, de maneira que, enquanto algumas pontes transversais prendem-se, outras soltam-se. Assim, em qualquer momento, algumas pontes transversais contraem-se e outras soltam-se.

A regulação da inserção e do descolamento de pontes transversais é uma função de duas proteínas encontradas nos filamentos de actina: a tropomiosina e a troponina (Fig. 1-7). A primeira insere-se diretamente no filamento de actina, enquanto a segun-

TABELA 1-10 Exemplos de músculos esqueléticos que atravessam duas ou mais articulações

Eretor da espinha
Bíceps braquial
Cabeça longa do tríceps braquial
Músculos isquiotibiais
Iliopsoas
Reto femoral
Gastrocnêmio
Vários músculos que atravessam o punho/dedo e articulações do pé/tornozelo

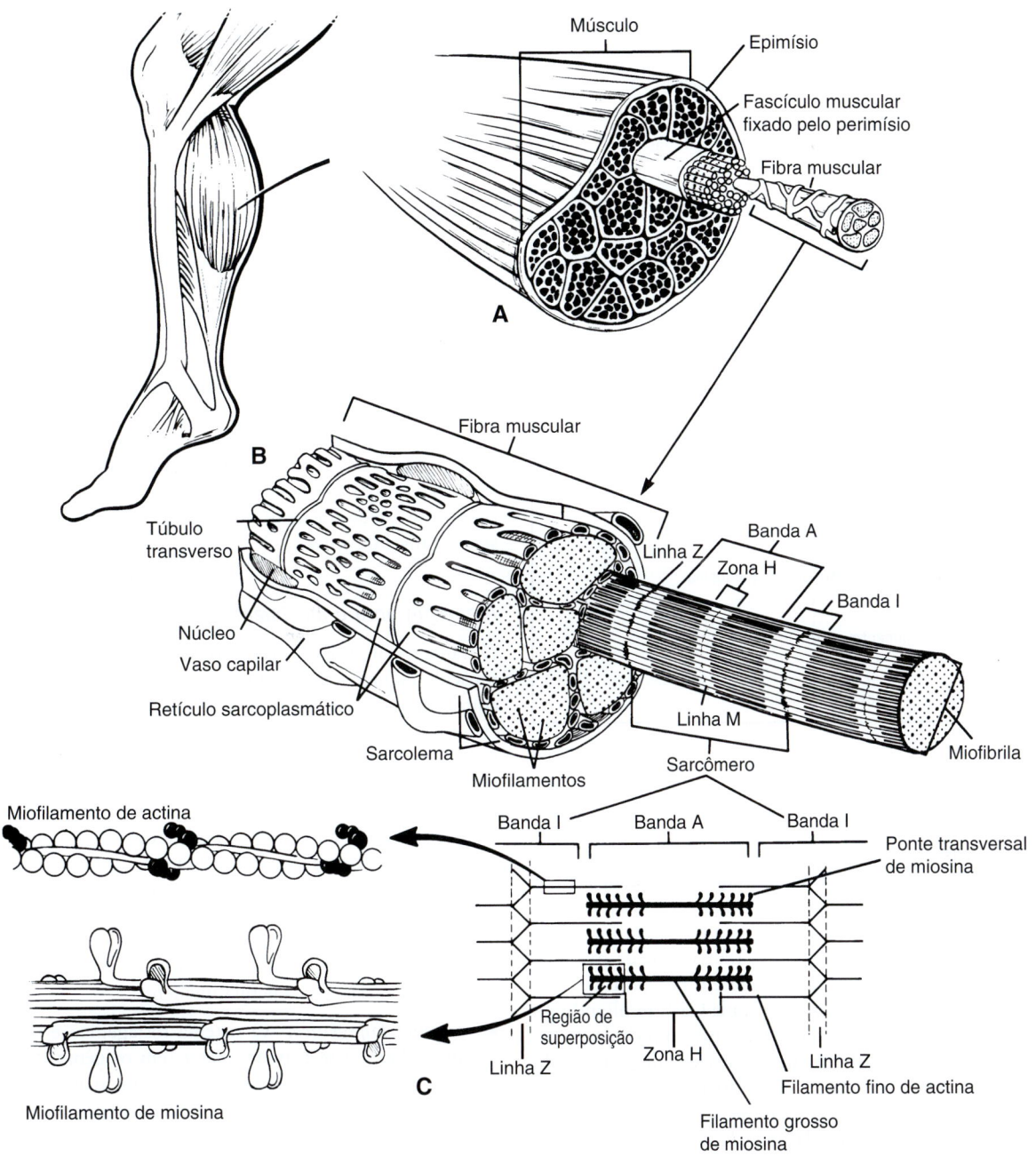

FIGURA 1-7 Componentes de um músculo. (Reproduzida, com permissão, de Prentice WE, Voight ML: *Techniques in Musculoskeletal Rehabilitation*. New York: McGraw-Hill, 2001: 31.)

da introduze-se na tropomiosina, em vez de fazê-lo no filamento de actina. Ambas atuam como chaves para a contração e o relaxamento muscular. No estado de relaxamento, a tropomiosina bloqueia as pontes transversais, evitando que se liguem à actina. É necessário mover a tropomiosina para possibilitar a contração.

Cada fibra muscular é inervada por um neurônio motor somático. As unidades motoras, ou unidades funcionais dos músculos, são formadas por neurônios e por fibras musculares inervadas. Os neurônios motores se ramificam à medida que penetram no músculo, a fim de inervar determinada quantidade de fibras musculares. A área de contato entre uma fibra muscular e um nervo denomina-se placa terminal motora ou junção neuromuscular. A liberação de acetilcolina química a partir dos terminais axônicos provoca a ativação elétrica das fibras do músculo esquelético (Fig. 1-8). Durante a propagação de uma ação potencial no sistema de túbulos transversais (túneis membranosos estreitos formados a partir do sarcolema), os sensores de tensão, localizados na membrana do túbulo transversal, sinalizam a libe-

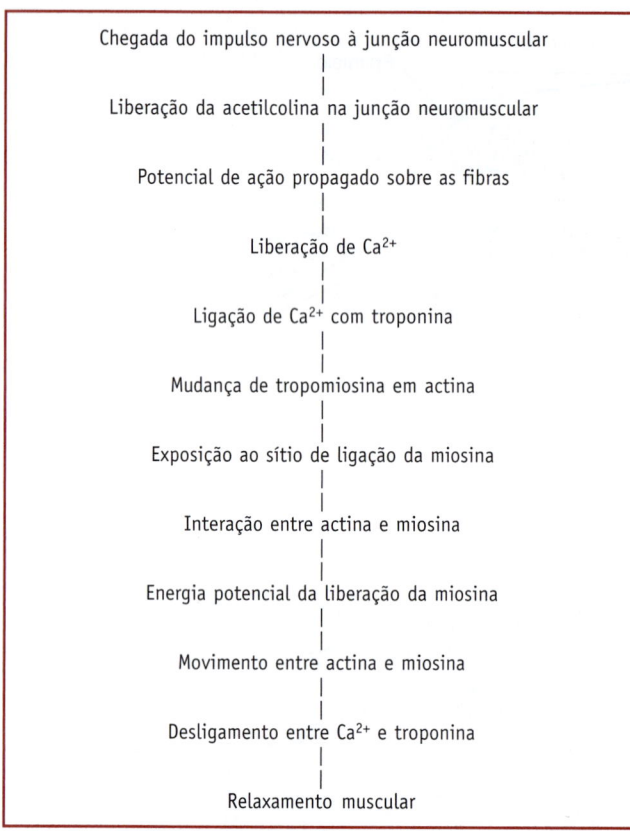

FIGURA 1-8 Etapas da contração muscular.

ração de Ca^{2+} das cisternas terminais do retículo sarcoplasmático (série de sacos interconectados e de tubos que circundam as miofibrilas).[62] Nesse momento, o Ca^{2+} liberado se difunde pelos sarcômeros e liga-se à troponina, deslocando a tropomiosina e permitindo a ligação na actina nas pontes transversais da miosina. No final da contração (a atividade neural e o potencial de ação cessam), o retículo sarcoplasmático acumula Ca^{2+}, resultando no relaxamento muscular. O retorno de Ca^{2+} para o retículo sarcoplasmático envolve o transporte ativo e exige a degradação do trifosfato de adenosina (ATP) em difosfato de adenosina (ADP)*.[84] Considerando-se que a função do retículo sarcoplasmático está intimamente associada à contração e ao relaxamento, qualquer alteração em sua capacidade de liberar ou de sequestrar Ca^{2+} afeta bastante o tempo e a magnitude da saída de força pela fibra muscular.[86]

A ativação de um número variado de neurônios motores resulta em graduações na resistência da contração muscular. Quanto mais forte o impulso elétrico, mais intensa é a contração espasmódica. Sempre que um neurônio motor somático é ativado, todas as fibras musculares inervadas por ele são estimuladas e respondem com todas as contrações musculares ou com nenhuma contração. Ainda que as fibras musculares produzam todas ou nenhuma contração, os músculos são capazes de produzir grande variedade de respostas, desde atividades que exigem elevado nível de precisão até atividades que exigem alta tensão (ver Cap. 3).

> **Curiosidade Clínica**
>
> As contrações graduadas de um músculo estão relacionadas à variação do número de fibras que participam do movimento contrátil. Para aumentar a força de movimentação, basta recrutar mais células para a ação de colaboração.

A agregação de impulsos ocorre quando uma fibra muscular tensionada é ativada por impulsos sucessivos e rápidos, elevando a tensão de forma progressiva, até atingir o valor máximo daquela fibra.[77] As fibras são ativadas repetidamente, de maneira que seu nível máximo de tensão seja mantido, entrando em estado *tetânico*. Se esse estado for mantido, a fadiga causa o declínio progressivo do nível de tensão.

A energia para o movimento

Durante a realização de exercícios físicos, a energia processada no músculo esquelético aumenta em até 400 vezes, em comparação com o músculo em repouso, e o consumo de oxigênio aumenta em mais de 100 vezes.[87] A hidrólise do trifosfato de adenosina (ATP), formando o difosfato de adenosina (ADP) e o fosfato inorgânico (P_i), produz a energia necessária para gerar a atividade muscular. Apesar da grande oscilação na demanda de energia mencionada, o ATP mantém-se praticamente constante e demonstra a precisão meticulosa do sistema em ajustar o ATP que gera processos para o atendimento da demanda.[88] Há três sistemas de energia para a ressintetização do ATP por meio da refosforilação do ADP. A contribuição relativa desses sistemas de energia para tanto depende da intensidade e do tempo de duração do exercício.[89] Esses sistemas de energia incluem:

▶ *Sistema fosfagênico.* O sistema fosfagênico é um processo anaeróbio, ou seja, pode operar sem oxigênio (O_2). Dentro da célula do músculo esquelético, no início da contração muscular, a fosfocreatina (FCr) representa a reserva mais imediata para ser usada na refosforilação do trifosfato de adenosina (ATP). O sistema fosfagênico fornece ATP para atividades de alta intensidade e de curto prazo de duração (i. e., corridas de curta distância e de alta velocidade) e permanece ativo no início de todos os exercícios, independentemente da intensidade.[90] Uma desvantagem do sistema é que, devido a sua contribuição significativa na produção de energia no início do exercício, próximo do esforço máximo, a concentração da FCr pode ser reduzida para menos de 40% do nível em estado de repouso dentro de 10 segundos após o início de exercícios intensos.[91]

▶ *Sistema glicolítico.* O sistema glicolítico é um processo anaeróbio que envolve a decomposição de carboidratos, o glicogênio armazenado no músculo ou a glicose liberada no sangue, para produzir ATP. Considerando-se que esse

---

* A energia mais prontamente disponível para as células musculares esqueléticas é armazenada na forma de ATP e fosfocreatina (ver a seção "A energia para o movimento"). Por meio da atividade da enzima ATPase, o ATP imediatamente libera energia quando requerido pela célula para realizar qualquer tipo de trabalho, seja elétrico, químico ou mecânico.

sistema se baseia em uma série de nove reações químicas diferentes, é mais lento para tornar-se totalmente ativo. Entretanto, a glicogenólise tem maior capacidade de fornecer energia do que a FCr, complementando-a durante o exercício máximo e prosseguindo a refosforilação do ADP depois que as reservas de FCr tiverem se exaurido.[90] O processo de glicólise é realizado de duas maneiras, a glicólise rápida e a lenta, dependendo da demanda de energia dentro da célula. Se a taxa de suprimento de energia for elevada, a glicólise rápida é usada em primeiro lugar. Se não for muito alta, a glicólise lenta é ativada. A principal desvantagem do sistema de glicólise rápida é que, durante a execução de exercícios intensos, os íons de hidrogênio se dissociam do produto glicogenolítico final, produzindo o ácido lático.[88] O aumento na concentração do íon de hidrogênio inibe reações glicolíticas e interfere no acoplamento e na contração-excitação do músculo, que tem potencial para diminuir a força contrátil durante o exercício.[90]

▶ *Sistema oxidativo.* Como o próprio nome indica, esse sistema precisa de O_2, sendo, então, conhecido por sistema "aeróbio". O sistema oxidativo é a fonte primária de ATP durante o repouso e na execução de atividades de baixa intensidade. É importante observar que, durante o repouso ou o exercício, nenhum sistema energético atende plenamente a demanda de energia. Apesar da incapacidade de produzir ATP a uma taxa equivalente à da decomposição da FCr e da glicogenólise, o sistema oxidativo é capaz de sustentar exercícios de baixa intensidade durante várias horas.[90] Entretanto, devido a uma complexidade elevada, o intervalo entre o início do exercício e o momento em que o sistema está em operação com força total é de cerca de 45 segundos.[92]

Tipos de fibras musculares

A função básica de um músculo é a contração. Com base nas suas propriedades contráteis, quatro tipos diferentes de fibras musculares foram reconhecidas no músculo esquelético: Tipo I (oxidativo vermelho com contração espasmódica lenta), Tipo IIa (oxidativo vermelho com contração espasmódica rápida), Tipo IIb (glicolítico branco com contração espasmódica rápida) e Tipo IIc (contração espasmódica rápida intermediária)[93] (Tab. 1-11).

As células musculares associadas às unidades motoras de grande porte são em geral fibras do Tipo II, adequadas para o metabolismo anaeróbio e para a produção de ácido lático. Essas fibras contêm concentrações maiores de fosfogênios do que as fibras do Tipo I.

As fibras de contração lenta são ricamente dotadas de mitocôndrias e têm grande capacidade para receber oxigênio. Portanto, são adequadas para atividades de longo tempo de duração ou de grande resistência física, incluindo a postura. Em contrapartida, as fibras de contração rápida são próprias para ações rápidas e explosivas, incluindo atividades como corridas de curta distância e de alta velocidade. As fibras de contração rápida podem ser separadas em outros tipos de fibra com alto complemento de mitocôndrias (Tipo IIa) e em outros com baixo conteúdo de mitocôndrias (Tipo IIb). As fibras Tipo IIc apresentam características estruturais nas fibras vermelhas e brancas, tendo, assim, tempos de contração mais rápidos e boa resistência à fadiga.

> ### Curiosidade Clínica
> Nas fibras de contração rápida, o retículo sarcoplasmático envolve cada uma das miofibrilas. Nas fibras de contração lenta, pode haver grande multiplicidade de miofibrilas.[94]

Estudos mostram que músculos com grande percentual de área transversal total ocupada por fibras de contração lenta Tipo I devem ser mais resistentes à fadiga do que aqueles nos quais as fibras de contração rápida Tipo II sejam predominantes.

As demandas sobre um músculo variam de acordo com as diferentes atividades (Tab. 1-12). As atividades de movimento envolvem a predominância de recrutamento de fibras de contração rápida. As atividades posturais e as que exigem estabilização apresentam maior envolvimento das fibras de contração lenta. Em humanos, a maioria dos músculos dos membros contém distribuição relativamente igual de cada tipo de fibra muscular, enquanto o dorso e o tronco demonstram a predominância de fibras de contração lenta. Ainda que seja possível converter fibras de contração lenta para fibras de contração rápida, ou vice-versa, mediante treinamento físico, esse fato ainda não foi comprovado.[95] Entretanto, observou-se que a conversão de fibras do Tipo Ia para o Tipo IIb, ou o contrário, é possível durante o treinamento.[96] O Capítulo 6 apresenta uma descrição dos vários tipos de contração muscular e as respectivas relações para o desempenho muscular.

Como outros tecidos do corpo, o músculo esquelético sofre mudanças com o envelhecimento. A massa muscular diminui, assim como o diâmetro das fibras musculares; por sua vez, a rigidez e o conteúdo de colágeno aumentam com o envelhecimento.[16] O músculo perde força de contração e massa com a inatividade ou com a imobilização (ver Cap. 4). O tecido muscular é capaz de adaptações significativas. O treinamento muscular pode

TABELA 1-11 Comparação entre os tipos de fibras musculares

Características	Tipo I	Tipo IIa	Tipo IIb
Diâmetro	Pequeno	Intermediário	Grande
Capilares	Muitos	Muitos	Poucos
Resistência à fadiga	Alta	Intermediária	Baixa
Teor de glicogênio	Baixo	Intermediário	Alto
Respiração	Aeróbia	Aeróbia	Anaeróbia
Taxa de contração espasmódica	Lenta	Rápida	Rápida
Teor de miosina ATPase	Baixo	Alto	Alto

ATP, trifostato de adenosina.

TABELA 1-12 Divisão funcional dos grupos musculares[94]

Grupo de movimentação	Grupo de estabilização
Principalmente o Tipo IIa	Principalmente o Tipo I
Com propensão a desenvolver contratura	Com propensão a desenvolver fraqueza
Com propensão a desenvolver hipertonicidade	Com propensão à inibição muscular
Dominante em fadiga e novas situações de movimento	Provoca fadiga facilmente
Em geral, atravessa duas articulações	Primariamente, atravessa uma articulação
Exemplos	*Exemplos*
Gastrocnêmio/Sóleo	Fibular
Tibial posterior	Tibial anterior
Adutores curtos dos quadris	Vasto medial e vasto lateral
Isquiotibiais	Glúteo máximo, médio e mínimo
Reto femoral	Serrátil anterior
Tensor da fáscia lata	Romboides
Eretor da espinha	Parte inferior do trapézio
Quadrado lombar	Flexores cervicais curtos/ profundos
Peitoral maior	Extensores dos membros superiores
Parte superior do trapézio	Reto do abdome
Elevador da escápula	
Esternocleidomastóideo	
Escalenos	
Flexores dos membros superiores	

Dados de Jull GA, Janda V: Muscle and motor control in low back pain. In: Twomey LT, Taylor JR, eds. *Physical Therapy of the Low Back: Clinics in Physical Therapy*. New York: Churchill Livingstone, 1987: 258.

envolver exercícios que objetivem aumentar a força, a resistência e o condicionamento anaeróbio.

> ### *Curiosidade Clínica*
>
> Para a realização de exames ortopédicos, Cyriax subdividiu os tecidos musculoesqueléticos em "contráteis" e "inertes" (não contráteis).[97]
>
> - *Tecido contrátil.* De acordo com a definição de Cyriax, o tecido contrátil é parte de um equívoco, pois o único tecido realmente contrátil do corpo é a fibra muscular. Entretanto, sob essa denominação, enquadram-se os ventres dos músculos, os tendões, a junção tenoperióstea, a bolsa tendínea/submuscular e o osso (junção osteotendínea), porque todos apresentam algum grau de tensão durante a contração muscular.
> - *Tecido inerte.* De acordo com Cyriax, o grupo de tecidos inertes inclui cápsulas articulares, ligamentos, bolsas, superfícies articulares, sinóvia, dura-máter, ossos e fáscia.
>
> A junção osteotendínea e as bolsas são classificadas em cada uma das subdivisões de acordo com sua proximidade com o tecido contrátil e com sua capacidade de comprimirem-se ou estenderem-se durante a execução dos movimentos.

Músculos respiratórios

Apesar de os músculos respiratórios terem as mesmas propriedades mecânicas que os esqueléticos, são distintos em vários aspectos, como é possível observar a seguir:[98,99]

▶ Enquanto os músculos esqueléticos dos membros suportam cargas inertes, os músculos respiratórios suportam principalmente cargas resistentes e elásticas.

▶ Os músculos respiratórios estão sob controle voluntário e involuntário.

▶ Os músculos respiratórios são semelhantes ao músculo cardíaco, pois ambos contraem de forma rítmica e produzem as forças necessárias para ventilação ao longo da vida dos indivíduos. Entretanto, os músculos respiratórios não contêm células marcapasso e são controlados por estímulos químicos e mecânicos que, por sua vez, precisam de entrada neural de centros mais elevados para iniciar e coordenar a contração.

▶ O comprimento de repouso dos músculos respiratórios constitui uma relação entre as forças internas de recuo do pulmão e as forças externas de recuo das paredes do tórax. Qualquer mudança no equilíbrio das forças de recuo resultará em alterações no comprimento de repouso dos músculos respiratórios. Dessa maneira, ocorrências diárias e simples, como mudanças na postura, podem afetar o comprimento operacional e a resistência contrátil dos músculos respiratórios.[73] Se não forem compensadas, essas alterações de comprimento podem gerar reduções na produtividade dos músculos e, como consequência, a redução na capacidade de gerar mudanças de volume.[73] Entretanto, os músculos esqueléticos dos membros não são compelidos a operar em determinado comprimento de repouso.

> ### *Curiosidade Clínica*
>
> Os principais músculos respiratórios primários do corpo incluem o diafragma; os intercostais, o interno, o externo e o transversal; o levantador costal e o serrátil posterior, inferior e superior (ver Cap. 25).

Patologia do músculo

As distensões musculares podem ser classificadas de acordo com a sua gravidade como segue:[17,101]

▶ *Distensão leve (Grau I).* Esse tipo de distensão envolve a ruptura de algumas fibras musculares com edema e desconforto menores. As lesões de Grau I são associadas a perda mínima ou nenhuma de força e restrição de movimento. Sensibilidade local pode estar presente, e aumenta quando o estresse é aplicado à estrutura. Os pacientes com distensão de Grau I em geral podem continuar as atividades normais tanto quanto possível, mas devem ser monitorados para evitar exacerbação da lesão.

▶ *Distensão moderada (Grau II).* Esse tipo de distensão envolve maior dano ao músculo e perda visível de força. Pacientes com lesão de Grau II frequentemente evitam exercer a atividade que provoca a dor. Dor moderada a grave está presente, ao lado de alguma perda de função e de estabilidade articular. As distensões de Grau II em geral requerem 3 a 28 dias de reabilitação.[102]

▶ *Distensão grave (Grau III).* Esse tipo de distensão envolve ruptura que se estende sobre todo o ventre muscular. As distensões de Grau III são caracterizadas por dor grave ou perda de função. Se a dor aumenta quando o estresse é aplicado à estrutura, há comprometimento da integridade resultante do tecido. Embora as distensões musculares de Grau I e II sejam tratadas de maneira conservadora, a intervenção cirúrgica muitas vezes é necessária para lesões de Grau III.[103] A cura das distensões de Grau III pode requerer de três semanas a três meses de reabilitação.

Miosite ossificante. Miosite ossificante (o termo *fibrodisplasia ossificante progressiva* é às vezes preferido) é um processo reparador anormal que causa ossificação heterotópica benigna (i. e., extraesquelética) no tecido mole. A miosite ossificante manifesta-se de duas formas:

▶ *Miosite ossificante circunscrita* – pode desenvolver-se em resposta à lesão de tecido mole (p. ex., trauma por instrumento de corte, ferimento puntiforme, fratura/luxação, incisão cirúrgica) ou ocorrer sem lesão conhecida. Os mecanismos propostos para miosite ossificante atraumática incluem trauma não documentado, pequenas lesões mecânicas repetidas e lesões não mecânicas causadas por isquemia ou inflamação.

• Muitas ossificações (i. e., 80%) surgem na coxa ou no braço. Outros locais incluem espaços intercostais, eretor da espinha, músculos peitorais, glúteos e tórax.

▶ *Miosite ossificante progressiva* – distúrbio genético autossômico dominante com penetrância completa e expressão variável. Ocorre superexpressão de proteína 4 morfogenética óssea e seu ácido ribonucleico mensageiro. Enquanto a miosite ossificante progressiva não apresentar terapia médica comprovada, os pacientes com essa condição podem tomar cortisona e adrenocosticotropina durante os episódios agudos.

Não existe terapia médica estabelecida para essa condição. Se diagnosticada, a parte do corpo, em geral, é imediatamente imobilizada por cerca de 2 a 4 semanas. Após a imobilização, um regime de exercícios com aumento gradual é iniciado para promover uma amplitude de movimento maior. Medicamentos para dor podem ser indicados, bem como outras medidas de suporte, especialmente terapia ocupacional, para facilitar o funcionamento.

QUESTÕES DE REVISÃO*

1. Quais são os três tipos de células associadas ao tecido conjuntivo?
2. Quais são os três tipos de cartilagem e de tecido ósseo?
3. Cite um exemplo de tecido conjuntivo frouxo.
4. Qual é o tipo principal de colágeno que forma os tendões e os ligamentos?
5. Qual é o nome do tecido conjuntivo que circunda grupos de fascículos e/ou toda a estrutura dos tendões?
6. Descreva duas patologias de tendões e como elas diferem uma da outra.
7. Cite dois exemplos de patologia de cartilagem articular.
8. O que é bursite?
9. Descreva os vários tipos de fibras musculares.
10. O que é miosite, ossificante?

REFERÊNCIAS

1. Van de Graaff KM, Fox SI: Histology. In: Van de Graaff KM, Fox SI, eds. *Concepts of Human Anatomy and Physiology*. New York: WCB/McGraw-Hill, 1999:130–158.
2. Williams GR, Chmielewski T, Rudolph KS, et al.: Dynamic knee stability: Current theory and implications for clinicians and sci-entists. *J Orthop Sports Phys Ther* 31:546–566, 2001.
3. Prentice WE: Understanding and managing the healing process. In: Prentice WE, Voight ML, eds. *Techniques in Musculoskeletal Rehabilitation*. New York: McGraw-Hill, 2001:17–41.
4. Myllyharju J, Kivirikko KI: Collagens and collagen-related diseases. *Ann Med* 33:7–21, 2001.
5. Burgeson RE: New collagens new concepts. *Ann Rev Cell Biol* 4:551–577, 1988.
6. Starcher BC: Lung elastin and matrix. *Chest* 117(5 Suppl 1):229S–234S, 2000.
7. Engles M: Tissue Response. In: Donatelli R, Wooden MJ, eds. *Orthopaedic Physical Therapy*, 3rd edn. Philadelphia, PA: Churchill Livingstone, 2001:1–24.
8. Ham AW, Cormack DH: *Histology*, 8th edn. Philadelphia, PA: Lippincott, 1979.
9. Barnes J: Myofascial Release: A Comprehensive Evaluatory and Treatment Approach. Paoli, PA: MFR Seminars, 1990.
10. Smolders JJ: Myofascial pain and dysfunction syndromes. In: Hammer WI, ed. *Functional Soft Tissue Examination and Treatment by Manual Methods—The Extremities*. Gaithersburg, MD: Aspen, 1991:215–234.
11. Ellis JJ, Johnson GS: Myofascial considerations in somatic dysfunction of the thorax. In: Flynn TW, ed. *The Thoracic Spine and Rib Cage: Musculoskeletal Evaluation and Treatment*. Boston, MA: Butterworth-Heinemann, 1996:211–262.
12. Clancy WG, Jr.: Tendon trauma and overuse injuries. In: Leadbetter WB, Buckwalter JA, Gordon SL, eds. *Sports-Induced Inflammation*. Park Ridge, IL: The American Academy of Orthopaedic Surgeons, 1990:609–618.
13. Amiel D, Kleiner JB: Biochemistry of tendon and ligament. In: Nimni ME, ed. *Collagen*. Boca Raton, FL: CRC Press, 1988:223–251.
14. Amiel D, Woo SL-Y, Harwood FL: The effect of immobilization on collagen turnover in connective tissue: A biochemical-biomechanical correlation. *Acta Orthop Scand* 53:325–332, 1982.
15. Teitz CC, Garrett WE, Jr., Miniaci A, et al.: Tendon problems in athletic individuals. *J Bone Joint Surg* 79-A:138–152, 1997.
16. Vereeke West R, Fu F: *Soft Tissue Physiology and Repair, Orthopaedic Knowledge Update 8: Home Study Syllabus*. Rosemont, IL: American Academy of Orthopaedic Surgeons, 2005:15–27.

---

*Questões adicionais para testar seu conhecimento deste capítulo podem ser encontradas (em inglês) em Online Learning Center para *Orthopaedic Assessment, Evaluation, and Intervention*, em www.duttononline.net. As respostas para as questões anteriores são apresentadas no final deste livro.

17. Reid DC: *Sports Injury Assessment and Rehabilitation*. New York: Churchill Livingstone, 1992.
18. Garrett W, Tidball J: Myotendinous junction: Structure, function, and failure. In: Woo SL-Y, Buckwalter JA, eds. *Injury and Repair of the Musculoskeletal Soft Tissues*. Rosemont, IL: AAOS, 1988:38–57.
19. Garrett WE, Jr.: Muscle strain injuries: clinical and basic aspects. *Med Sci Sports Exerc* 22:436–443, 1990.
20. Garrett WE: Muscle strain injuries. *Am J Sports Med* 24:S2–S8, 1996.
21. Safran MR, Seaber AV, Garrett WE: Warm-up and muscular injury prevention: An update. *Sports Med* 8:239–249, 1989.
22. Huijbregts PA: Muscle injury, regeneration, and repair. *J Man Manip Ther* 9:9–16, 2001.
23. Peers KH, Lysens RJ: Patellar tendinopathy in athletes: Current diagnostic and therapeutic recommendations. *Sports Med* 35:71–87, 2005.
24. Backman C, Boquist L, Friden J, et al.: Chronic Achilles paratenonitis with tendinosis: An experimental model in the rabbit. *J Orthop Res* 8:541–547, 1990.
25. Woo SL-Y, An K-N, Arnoczky SP, et al.: Anatomy, biology, and biomechanics of tendon, ligament, and meniscus. In: Simon S, ed. *Orthopaedic Basic Science*. Rosemont, IL: The American Academy of Orthopaedic Surgeons, 1994:45–87.
26. Safran MR, Benedetti RS, Bartolozzi AR, III, et al.: Lateral ankle sprains: A comprehensive review. Part 1: Etiology, pathoanatomy, histopathogenesis, and diagnosis. *Med Sci Sports Exerc* 31:S429–S437, 1999.
27. Smith RL, Brunolli J: Shoulder kinesthesia after anterior gleno-humeral dislocation. *Phys Ther* 69:106–112, 1989.
28. McGaw WT: The effect of tension on collagen remodelling by fibroblasts: A stereological ultrastructural study. *Connect Tissue Res* 14:229, 1986.
29. Inman VT: Sprains of the ankle. In: Chapman MW, ed. *Aaos Instructional Course Lectures*, 1975:294–308.
30. Basha B, Rao DS, Han ZH, et al.: Osteomalacia due to vitamin D depletion: A neglected consequence of intestinal malabsorption. *Am J Med* 108:296–300, 2000.
31. Junqueira LC, Carneciro J, Kelley RO: *Basic Histology*. Norwalk, CT: Appleton and Lange, 1995.
32. Lundon K, Bolton K: Structure and function of the lumbar intervertebral disk in health, aging, and pathological conditions. *J Orthop Sports Phys Ther* 31:291–306, 2001.
33. Mankin HJ, Mow VC, Buckwalter JA, et al.: Form and function of articular cartilage. In: Simon SR, ed. *Orthopaedic Basic Science*. Rosemont, IL: American Academy of Orthopaedic Surgeons, 1994:1–44.
34. Muir H: Proteoglycans as organizers of the extracellular matrix. *Biochem Soc Trans* 11:613–622, 1983.
35. Buckwalter JA, Mankin HJ: Articular cartilage. Part I: Tissue design and chondrocyte-matrix interactions. *J Bone Joint Surg* 79A:600–611, 1997.
36. Woo SL-Y, Buckwalter JA: *Injury and Repair of the Musculoskeletal Tissue*. Park Ridge, IL: American Academy of Orthopaedic Surgeons, 1988.
37. Cohen NP, Foster RJ, Mow VC: Composition and dynamics of articular cartilage: Structure, function, and maintaining healthy state. *J Orthop Sports Phys Ther* 28:203–215, 1998.
38. Oegema TR, Jr., Thompson RC, Jr.: Metabolism of chondrocytes derived from normal and osteoarthritic human cartilage. In: Kuettner KE, Schleyerbach R, Hascall VC, eds. *Articular Cartilage Biochemistry*. New York: Raven Press, 1986:257–272.
39. Seedhom BB: Loadbearing function of the menisci. *Physiotherapy* 62:223, 1976.
40. Barber FA, Click SD: Meniscus repair rehabilitation with concurrent anterior cruciate reconstruction. *Arthoscopy* 13:433, 1997.
41. Alford W, Cole BJ: The indications and technique for meniscal transplant. *Orthop Clin North Am* 36:469–84, 2005.
42. Lewis PB, McCarty LP, 3rd, Kang RW, et al.: Basic science and treatment options for articular cartilage injuries. *J Orthop Sports Phys Ther* 36:717–727, 2006.
43. Lawrence RC, Hochberg MC, Kelsey JL, et al.: Estimates of the prevalence of selected arthritic and musculoskeletal diseases in the United States. *J Rheumatol* 16:427–441, 1989.
44. Birchfield PC: Osteoarthritis overview. *Geriatric Nursing* 22:124–30 (quiz 130–131, 2001).
45. Kee CK: Osteoarthritis: Manageable scourge of aging. *Rheumatology* 35:199–208, 2000.
46. Van Saase JLCM, van Romunde LKJ, Cats A, et al.: Epidemiology of osteoarthritis: Zoetermeer survey. Comparison of radiological osteoarthritis in a Dutch population with that in 10 other populations. *Ann Rheum Dis* 48:271–280, 1989.
47. Sharma L, Pai Y-C, Holtkamp K, et al.: Is knee joint proprioception worse in the arthritic knee versus the unaffected knee in unilateral knee osteoarthritis? *Arthritis Rheum* 40:1518–1525, 1997.
48. O'Driscoll SW: The healing and regeneration of articular cartilage. *J Bone Joint Surg* 80A:1795–1812, 1998.
49. Townes AS: Osteoarthritis. In: Barker LR, Burton JR, Zieve PD, eds. *Principles of Ambulatory Medicine*, 5th edn. Baltimore, MD: Williams & Wilkins, 1999:960–973.
50. Birchfield PC: Arthritis: Osteoarthritis and rheumatoid arthritis. In: Robinson D, Kidd P, Rogers KM, eds. *Primary Care Across the Lifespan*. St. Louis, MO: Mosby, 2000:89–95.
51. Cardone DA, Tallia AF: Osteoarthritis. In: Singleton JK, Sandowski SA, Green-Hernandez C, et al., eds. *Primary Care*. Philadelphia, PA: Lippincott, 1999:543–548.
52. Huang J, Ushiyama KI, Kawasaki T, et al.: Vitamin D receptor gene polymorphisms and osteoarthritis of the hand, hip, and knee: A case control study in Japan. *Rheumatology* 39:79–84, 2000.
53. Mustafa Z, Chapman CI, Carr AJ, et al.: Linkage analysis of candidate genes as susceptibility loci for arthritis-suggestive linkage of Col9a1 to female hip osteoarthritis. *Rheumatology* 39:299–306, 2000.
54. Sharkey NA, Williams NI, Guerin JB: The role of exercise in the prevention and treatment of osteoporosis and osteoarthritis. *Rheumatology* 35:209–219, 2000.
55. Croft P, Coggon D, Cruddas M, et al.: Osteoarthritis of the hip: An occupational disease in farmers. *Br Med J* 304:1272, 1992.

56. Felson DT: The epidemiology of knee osteoarthritis: Results from the framingham osteoarthritis study. *Semin Arthritis Rheum* 20:42–50, 1990.
57. Felson DT, Hannan MT, Naimark A: Occupational physical demands, knee bending and knee osteoarthritis: Results from the framingham study. *J Rheumatol* 18:1587–1592, 1991.
58. Anderson JJ, Felson DT: Factors associated with osteoarthritis of the knee in the first national health and nutrition examination survey. *Am J Epidemiol* 128:179–189, 1988.
59. Felson DT: The epidemiology of osteoarthritis: Prevalence and risk factors. In: Keuttner KE, Goldberg VM, eds. *Osteoarthritic Disorders*. Rosemont, IL: American Academy of Orthopaedic Surgeons, 1995:13–24.
60. Brazier JE, Harper R, Munro J, et al.: Generic and condition-specific outcome measures for people with osteoarthritis of the knee. *Rheumatology (Oxford)* 38:870–877, 1999.
61. Anderson JG, Wixson RL, Tsai D, et al.: Functional outcome and patient satisfaction in total knee patients over the age of 75. *J Arthroplasty* 11:831–840, 1996.
62. Bullough P, Vigorta V: *Atlas of Orthopaedic Pathology*. London: Gower, 1984.
63. Junqueira LC, Carneciro J: Bone. In: Junqueira LC, Carneciro J, eds. *Basic Histology*, 10th edn. New York: McGraw-Hill, 2003:141–159.
64. Chaffin D, Andersson G: *Occupational Biomechanics*. Hoboken, NJ: Wiley Interscience 53:103–107, 1985.
65. Dahl LB, Dahl IMS, Engstrom-Laurent A, et al.: Concentration and molecular weight of sodium hyaluronate in synovial fluid from patients with rheumatoid arthritis and other arthropathies. *Ann Rheum Dis* 44:817–822, 1985.
66. Namba RS, Shuster S, Tucker P, et al.: Localization of hyaluronan in pseudocapsule from total hip arthroplasty. *Clin Orthop* 363:158–162, 1999.
67. Marshall KW: Intra-articular hyaluronan therapy. *Curr Opin Rheumatol* 12:468–474, 2000.
68. Laurent TC, Fraser JRE: Hyaluronan. *FASEB J* 6:2397–2404, 1992.
69. Swanson SA: Lubrication of synovial joints. *J Physiol (Lond.)* 223:22, 1972.
70. Mow VC, Flatow EL, Ateshian GA: Biomechanics. In: Buckwalter JA, Einhorn TA, Simon SR, eds. *Orthopaedic Basic Science*, 2nd edn. Rosemont, IL: American Academy of Orthopaedic Surgeons, 2000:142.
71. Nordin M, Frankel VH: *Basic Biomechanics of the Musculoskeletal System*, 2nd edn. Philadelphia, PA: Lea & Febiger, 1989.
72. Dieppe P: The classification and diagnosis of osteoarthritis. In: Kuettner KE, Goldberg WM, eds. *Osteoarthritic Disorders*. Rosemont, IL: American Academy of Orthopaedic Surgeons, 1995:5–12.
73. Mankin HJ: Current concepts review. The response of articular cartilage to mechanical injury. *J Bone Joint Surg* 64A:460–466, 1982.
74. Ho G, Jr., Tice AD, Kaplan SR: Septic bursitis in the prepatellar and olecranon bursae: An analysis of 25 cases. *Ann Intern Med.* 89:21–27, 1978.
75. Buckingham RB: Bursitis and tendinitis. *Compr Ther* 7:52–57, 1981.
76. Reilly J, Nicholas JA: The chronically inflamed bursa. *Clin Sports Med* 6:345–370, 1987.
77. Hall SJ: The biomechanics of human skeletal muscle. In: Hall SJ, ed. *Basic Biomechanics*. New York: McGraw-Hill, 1999:146–185.
78. MacConnail MA, Basmajian JV: *Muscles and Movements: A Basis for Human Kinesiology*. New York: Robert Krieger, 1977.
79. Brown DA: Muscle: The ultimate force generator in the body. In: Neumann DA, ed. *Kinesiology of the Musculoskeletal System: Foundations for Physical Rehabilitation*. St. Louis, MO: Mosby, 2002:41–55.
80. Jones D, Round D: *Skeletal Muscle in Health and Disease*. Manchester: Manchester Univ. Press, 1990.
81. Weinstein R, Ehni G, Wilson CB: Lumbar spondylosis. *Diagnosis, Management and Surgical Treatment*. Chicago, IL: Year Book Medical, 1977:127–199.
82. Bick EM: *Source Book of Orthopaedics*, 2nd edn. Baltimore, MD: Williams & Wilkins, 1948.
83. Rasch PJ, Burke RK: *Kinesiology and Applied Anatomy*. Philadelphia, PA: Lea and Febiger, 1971.
84. Van de Graaff KM, Fox SI: Muscle tissue and muscle physiology. In: Van de Graaff KM, Fox SI, eds. *Concepts of Human Anatomy and Physiology*. New York: WCB/McGraw-Hill, 1999:280–305.
85. Armstrong RB, Warren GL, Warren JA: Mechanisms of exercise-induced muscle fibre injury. *Med Sci Sports Exerc* 24:436–443, 1990.
86. Williams JH, Klug GA: Calcium exchange hypothesis of skeletal muscle fatigue. A brief review. *Muscle Nerve* 18:421, 1995.
87. Tonkonogi M, Sahlin K: Physical exercise and mitochondrial function in human skeletal muscle. *Exerc Sport Sci Rev* 30:129–137, 2002.
88. Sahlin K, Tonkonogi M, Soderlund K: Energy supply and muscle fatigue in humans. *Acta Physiol Scand* 162:261–266, 1998.
89. Sahlin K, Ren JM: Relationship of contraction capacity to metabolic changes during recovery from a fatiguing contraction. *J Appl Physiol* 67:648–654, 1989.
90. McMahon S, Jenkins D: Factors affecting the rate of phosphocreatine resynthesis following intense exercise. *Sports Med* 32:761–784, 2002.
91. Walter G, Vandenborne K, McCully KK, et al.: Noninvasive measurement of phosphocreatine recovery kinetics in single human muscles. *Am J Physiol* 272:C525–C534, 1997.
92. Bangsbo J: Muscle oxygen uptake in humans at onset and during intense exercise. *Acta Physiol Scand* 168:457–464, 2000.
93. Brooke MH, Kaiser KK: The use and abuse of muscle histochemistry. *Ann N Y Acad Sci* 228:121, 1974.
94. Jull GA, Janda V: Muscle and motor control in low back pain. In: Twomey LT, Taylor JR, eds. *Physical Therapy of the Low Back: Clinics in Physical Therapy*. New York: Churchill Livingstone, 1987:258.
95. Fitts RH, Widrick JJ: Muscle mechanics: Adaptations with exercise training. *Exerc Sport Sci Rev* 24:427, 1996.
96. Allemeier CA, Fry AC, Johnson P, et al.: Effects of spring cycle training on human skeletal muscle. *J Appl Physiol* 77:2385, 1994.

97. Cyriax J: *Textbook of Orthopaedic Medicine, Diagnosis of Soft Tissue Lesions,* 8th edn. London: Bailliere Tindall, 1982.
98. Aubier M, Farkas G, Troyer AD, et al.: Detection of diaphragmatic fatigue in man by phrenic stimulation. *J Appl Physiol* 50:538–544, 1981.
99. Fenn WO: A comparison of respiratory and skeletal muscles. In: Cori CF, Foglia VG, Leloir LF, et al., eds. *Perspectives in Biology Houssay Memorial Paper*s. Amsterdam, The Netherlands: Elsevier, 1963:293–300.
100. Lewit K: Relation of faulty respiration to posture, with clinical implications. *J Am Osteopath Assoc* 79:525–529, 1980.
101. Jarvinen TA, Kaariainen M, Jarvinen M, et al.: Muscle strain injuries. *Curr Opin Rheumatol* 12:155–161, 2000.
102. Watrous BG, Ho G, Jr.: Elbowpain. *Prim Care* 15:725–735, 1988.
103. Glick JM: Muscle Strains: Prevention and treatment. *Phys Sports Med* 8:73–77, 1980.
104. Greathouse DG, Halle JS, Dalley AF: Terminologia Anatomica: Revised anatomical terminology. *J Orthop Sports Phys Ther* 34:363–367, 2004.
105. Federative Committee on Anatomical Terminology: *Terminologia Anatomica.* Stuttgart, Germany: Georg Thieme Verlag, 1998.

CAPÍTULO 2

SISTEMA NERVOSO

OBJETIVOS DO CAPÍTULO

▶ Ao concluir o capítulo, o leitor será capaz de:

1. Descrever os vários componentes dos sistemas nervosos central e periférico.
2. Descrever a organização anatômica e funcional do sistema nervoso.
3. Descrever os vários componentes e distribuições dos plexos cervical, braquial e lombossacral.
4. Descrever as diferenças entre equilíbrio e propriocepção.
5. Definir propriocepção e o papel que ela desempenha na função.
6. Descrever e fazer a diferenciação entre os vários mecanorreceptores articulares.
7. Reconhecer as características de uma lesão no sistema nervoso central.
8. Listar os achados e os danos associados às lesões nervosas periféricas mais comuns.
9. Executar um exame minucioso do sistema neurológico.
10. Descrever algumas das patologias comuns do sistema nervoso.

VISÃO GERAL

O sistema nervoso humano pode ser subdividido em duas divisões anatômicas: o sistema nervoso central, compreendendo o cérebro e a medula espinal, e o sistema nervoso periférico, formado pelos nervos craniano e espinal. O sistema nervoso periférico é ainda subdividido em somático e autônomo. A divisão somática supre a pele, os músculos e as articulações, enquanto o sistema autônomo inerva as glândulas e o músculo liso das vísceras e dos vasos sanguíneos.[1]

Anatomia básica

A célula nervosa, ou neurônio, que armazena e processa informações, é a unidade funcional do sistema nervoso. O outro constituinte celular é a célula neuroglial, ou glia, que trabalha para fornecer suporte estrutural e metabólico aos neurônios.[2]

Embora os neurônios apareçam em uma variedade de tamanhos e formas, existem quatro partes funcionais para cada nervo (Fig. 2-1):

▶ *Dendritos.* Os dendritos enviam funções receptivas e recebem informações de outras células nervosas ou do ambiente.

▶ *Axônios.* Conduzem informações para outras células nervosas. Muitos axônios são cobertos por mielina, membrana rica em lipídeos. Essa membrana está dividida em segmentos de cerca de 1 mm de comprimento, separados por pequenos espaços, chamados nodos de Ranvier, nos quais a mielina está ausente.[3] A mielina tem alta resistência elétrica e baixa capacitância, tendo como função aumentar a velocidade da condução nervosa das transmissões neurais, por meio de um processo chamado *condução saltatória*.

▶ *Corpo celular.* Contém o núcleo da célula e executa importantes funções integradoras.

▶ *Axônio terminal.* É o local em que se realiza a transmissão de ações potenciais, ou seja, os mensageiros da célula nervosa.

A comunicação de informações de uma célula nervosa para outra ocorre em junções denominadas sinapses, em que um agente químico é liberado sob a forma de neurotransmissor.

Sistema nervoso central

O sistema nervoso central (SNC) é formado pelo cérebro e pela medula espinal longa. A medula espinal participa diretamente do controle dos movimentos do corpo, do processamento e da transmissão das informações sensoriais do tronco e dos membros e, ainda, da regulação das funções viscerais.[1]

A medula espinal proporciona, também, um conduto de duas vias para a transmissão de mensagens entre o cérebro e o corpo. Essas mensagens percorrem longas trajetórias, ou tratos, que são

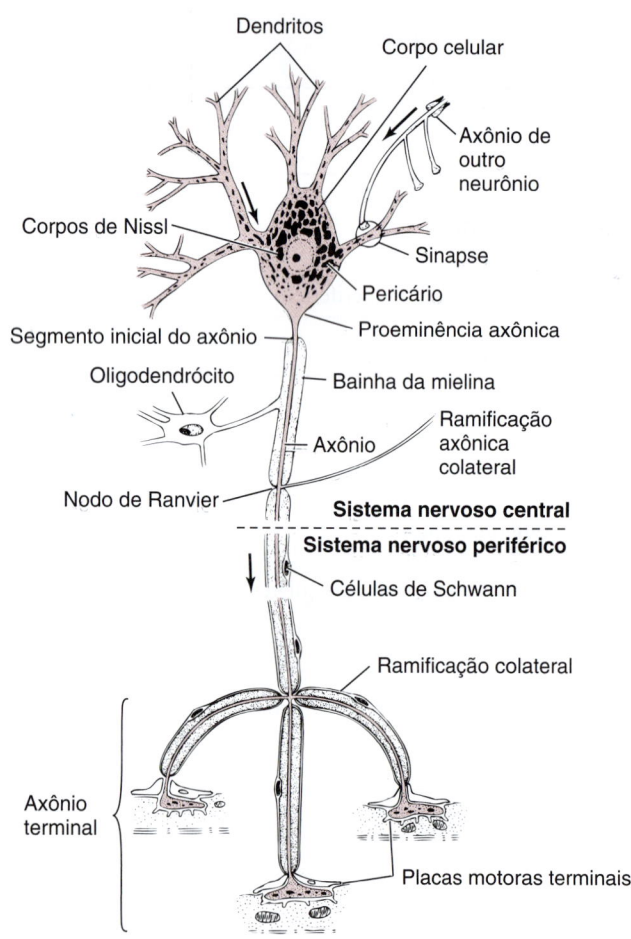

FIGURA 2-1 Desenho esquemático de um neurônio.

feixes de fibra ou grupos semelhantes de neurônios. Os tratos podem ser descendentes ou ascendentes.

> **Curiosidade Clínica**
>
> Os agregados de tratos são conhecidos como colunas ou lemniscos.

A medula espinal varia entre 42 a 45 cm de comprimento em adultos e é contínua, com a medula e o tronco cerebral na extremidade superior (Fig. 2-2).[3] O cone medular é a extremidade distal da medula e, em adultos, termina no nível LI ou LII da coluna vertebral. Uma série de especializações, o filamento terminal e o ligamento coccígeo, fixam a medula espinal e o saco dural inferiormente e asseguram que as forças aplicadas à medula espinal sejam distribuídas por todo o seu comprimento.[4]

Três membranas, ou meninges, cobrem as estruturas do SNC: dura-máter, aracnoide e pia-máter (Fig. 2-3). As meninges e os respectivos espaços são importantes para nutrir e proteger a medula espinal. O líquido cerebrospinal que flui através dos espaços meníngeos e na parte interna dos ventrículos do cérebro proporciona um revestimento para a medula espinal. As meninges também formam barreiras que resistem à entrada de vários organismos nocivos (Cap. 9).

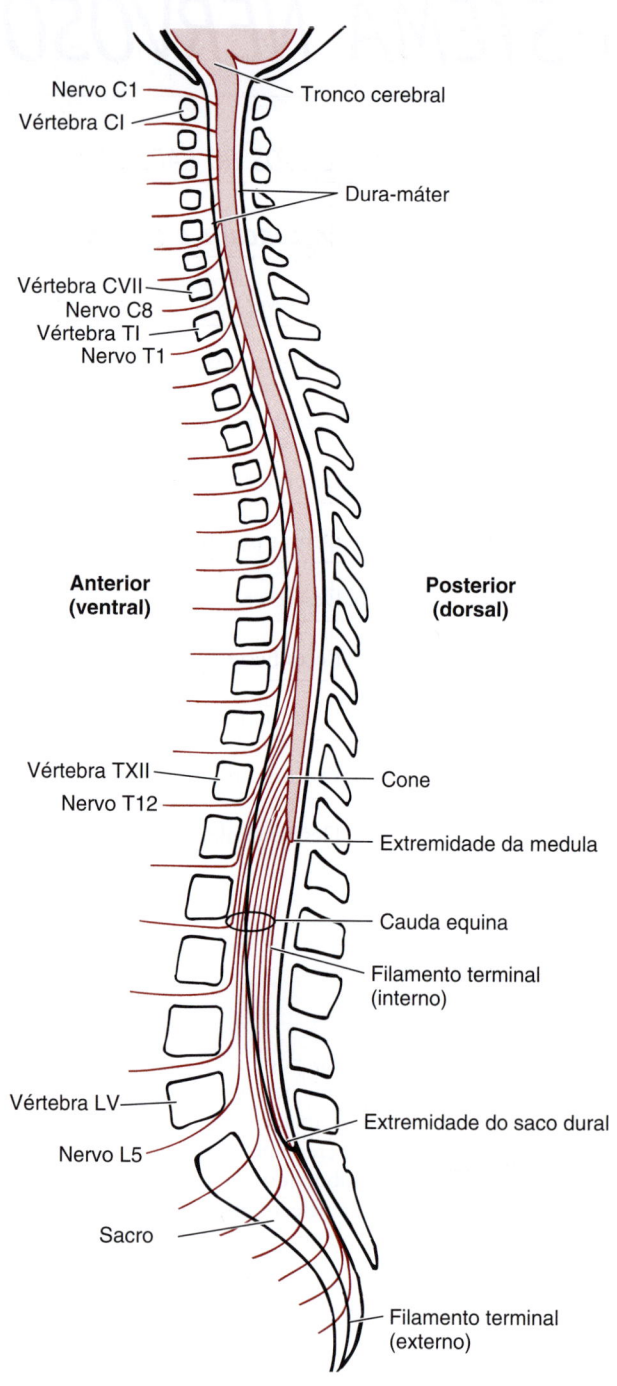

FIGURA 2-2 Ilustração esquemática da medula espinal. (Reproduzida, com permissão, de Waxman SG: *Correlative Neuroanatomy*, 24th edn. New York:McGraw-Hill, 2000: 70.)

Dura-máter

A dura-máter (do termo em latim que significa "mãe severa") é a mais externa e mais forte das membranas, sendo composta de uma camada meníngea interna e outra camada perióstea mais externa. Ela se estende, ininterrupta, da parte interior do crânio através do forame magno e circunda a medula espinal por toda a

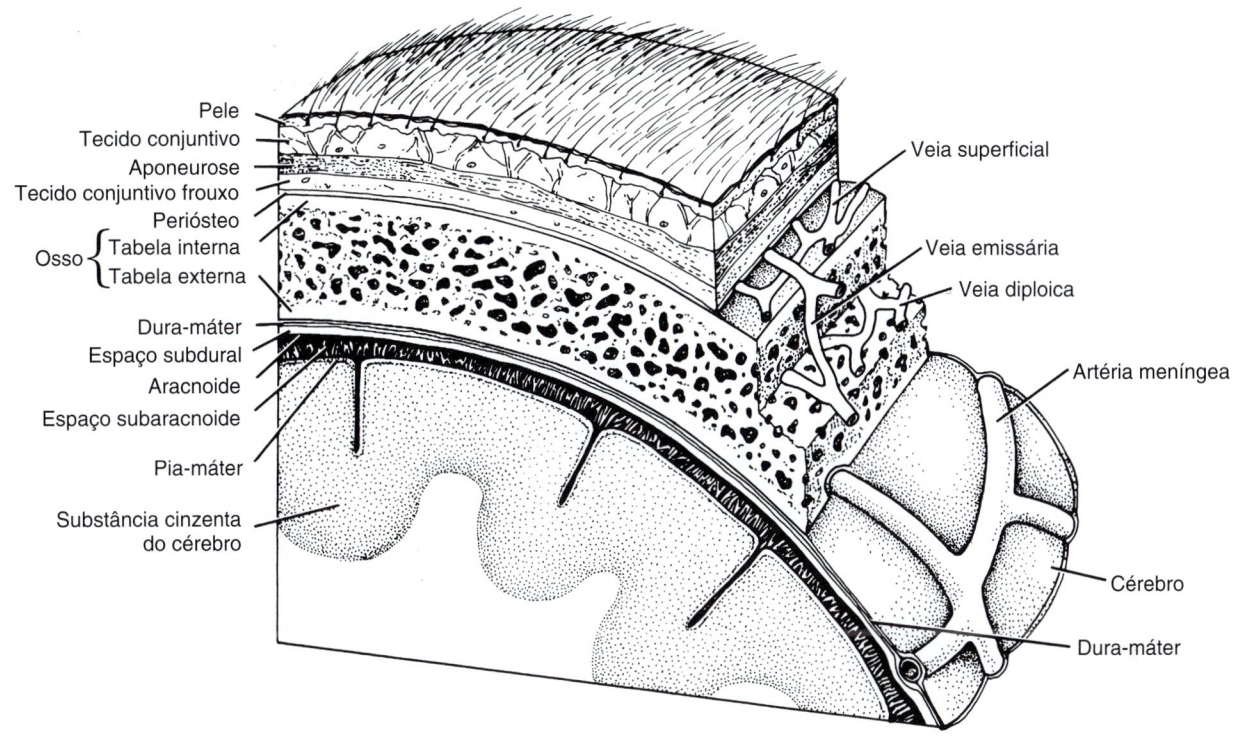

FIGURA 2-3 Ilustração esquemática da relação entre dura-máter, aracnoide e pia-máter. (Reproduzida, com permissão, de Booher JM, Thibodeau GA: *Athletic Injury Assessment*. New York:McGraw-Hill, 2000: 174.)

sua extensão, do crânio ao cóccix, no segundo nível sacral (SII).[4] A dura-máter também está inserida nas superfícies posteriores de CII e CIII.[5]

A dura-máter forma um saco vertical (saco dural) ao redor da medula espinal, e suas projeções laterais curtas fundem-se com o epineuro dos nervos espinais. Ela está separada dos ossos e dos ligamentos que formam as paredes do canal vertebral por um espaço epidural, que pode calcificar parcialmente ou até mesmo ossificar com a idade.[3]

Aracnoide

A aracnoide é uma camada avascular fina e delicada, coextensiva com a dura-máter e a pia-máter. Embora a aracnoide e a pia-máter estejam ligadas pelos trabéculos, existe um espaço entre elas, conhecido como espaço subaracnoide, que contém o líquido cerebrospinal. O fluxo aparentemente rítmico do líquido cerebrospinal é a análise racional utilizada pelos terapeutas craniossacris para explicar suas técnicas (ver Cap. 11), embora não haja evidência desse achado na literatura.

Pia-máter

A pia-máter é a camada mais profunda. Está intimamente relacionada e inserida com firmeza, via tecido conjuntivo, a superfície externa da medula espinal e raízes nervosas. Ela conduz os vasos sanguíneos que suprem a medula espinal e apresenta várias especializações laterais, os ligamentos denticulados (denteados),

que fixam a medula espinal à dura-máter.[4] Esses ligamentos, cujo nome tem origem em sua aparência igual à de um dente, estendem-se para todo o comprimento da medula espinal.

Não há componentes de tecido conjuntivo nos nervos espinais comparáveis ao epineuro e ao perineuro do nervo periférico (ver discussão mais adiante); no mínimo, eles não apresentam o mesmo grau de desenvolvimento.[6] Como resultado, as raízes do nervo espinal são mais sensíveis à tensão e à compressão. As raízes do nervo espinal são também desprovidas de vasos linfáticos e, desse modo, mais predispostas a inflamações prolongadas.[7]

A medula espinal apresenta uma organização segmentar externa. Cada um dos 31 pares de nervos espinais que saem da medula espinal possui uma raiz ventral e uma raiz dorsal. Cada raiz é composta de 1 a 8 radículas que consistem em feixes de fibras nervosas.[3] Em geral, na raiz dorsal de um nervo espinal há um gânglio (sensorial) (gânglio de raiz [dorsal] posterior), uma tumefação contendo corpos de células nervosas.[3]

Sistema nervoso periférico: nervos somáticos

O sistema nervoso periférico consiste em nervos cranianos (NCs) e em nervos espinais.

Nervos cranianos

Em geral, os NCs são descritos compreendendo 12 pares, que são referidos pelos números romanos I a XII (Fig. 2-4). As raízes do

NC entram e saem do tronco cerebral para fornecer inervação sensorial e motora para a cabeça e músculos da face. O NC I (olfatório) e NC II (óptico) não são os verdadeiros nervos, mas sim tratos de fibras do cérebro. O exame do sistema do NC é descrito posteriormente neste capítulo (ver Seção "Teste neurológico").

NC I (olfatório)
O trato olfativo surge a partir do bulbo olfatório, localizado na região inferior do lobo frontal, logo acima da placa cribriforme. A partir desse ponto, ele avança na direção posterior da mesma forma como trato olfatório e termina lateral ao quiasma óptico.

O nervo olfatório é responsável pela sensação olfativa.

NC II (óptico)
As fibras do nervo óptico têm origem na camada interna da retina e avançam posteriormente, para, em seguida, entrar na cavidade craniana via forame óptico, para formar o quiasma óptico. As fibras da porção nasal da retina ficam decussadas dentro do quiasma óptico, não ocorrendo o mesmo com as fibras da metade lateral.

O nervo óptico é responsável pela visão.

NC III (oculomotor)
O nervo oculomotor origina-se no núcleo oculomotor e deixa o cérebro na região medial do pedúnculo cerebral. Estende-se a partir da fossa interpeduncular e realiza um trajeto entre a artéria cerebral posterior e a artéria cerebelar superior, antes de sair da cavidade craniana e entrar no seio cavernoso através da fissura orbital superior.

A porção somática do nervo oculomotor supre o músculo levantador da pálpebra superior, os músculos reto inferior, superior e medial e os músculos oblíquos inferiores, responsáveis por alguns movimentos dos olhos. A parte eferente visceral desse nervo supre dois músculos intraoculares lisos: o ciliar e o constritor das pupilas, responsáveis pela constrição pupilar.

NC IV (troclear)
O nervo troclear origina-se no núcleo troclear, caudal ao núcleo oculomotor na borda anterior da substância cinzenta periaquedutal (CPA). As fibras cruzam dentro do mesencéfalo e emergem de maneira contralateral sobre a superfície posterior do tronco cerebral, antes de penetrar na órbita, através da fissura orbital superior, para suprir o músculo oblíquo inferior.

Observação: Como os nervos cranianos III, IV e VI costumam ser examinados em conjunto, o NC V é descrito após o NC VI.

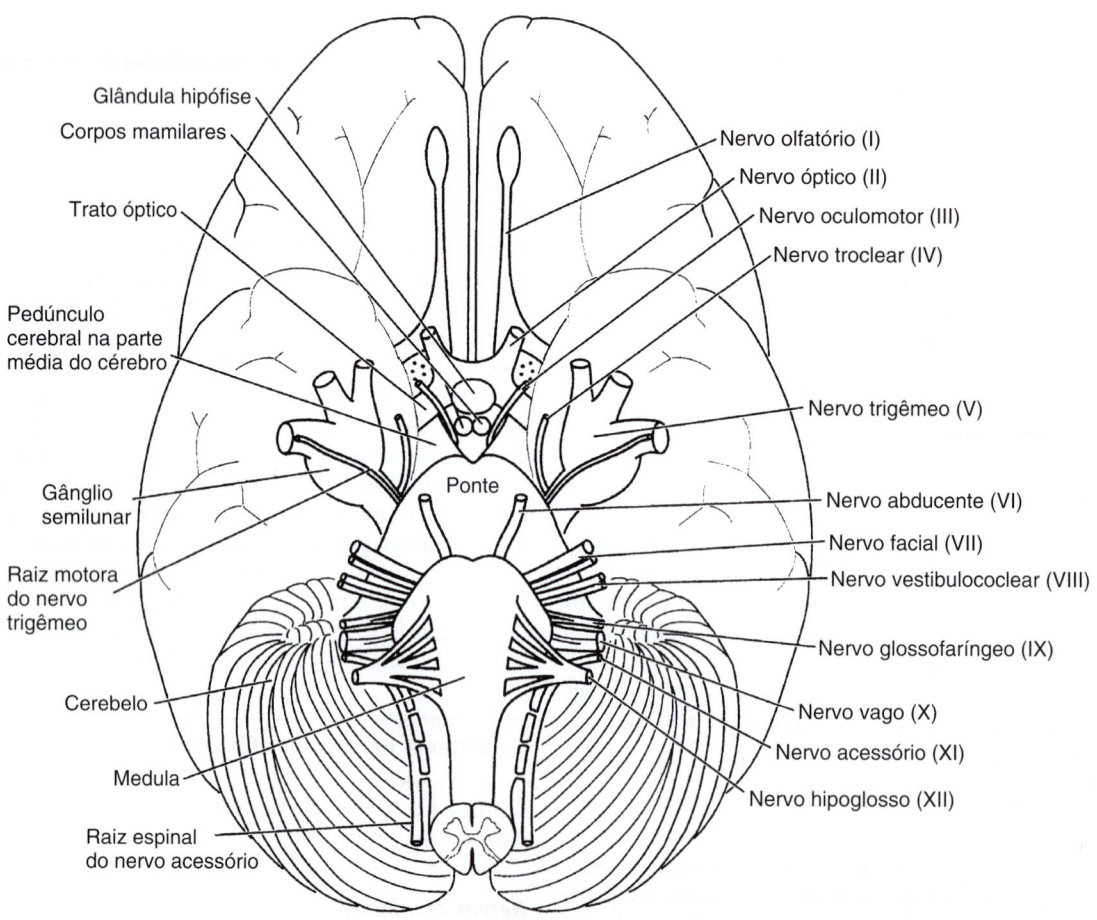

FIGURA 2-4 Visão anterior (ventral) do tronco cerebral mostrando os nervos cranianos. (Reproduzida, com permissão, de Waxman SG: *Correlative Neuroanatomy*, 23th edn. New York: McGraw-Hill, 1996: 83.)

NC VI (abducente)

O nervo abducente origina-se a partir do núcleo abducente, localizado na região inferior da ponte. O seu longo curso intracraniano em direção à fissura orbital superior torna-o vulnerável a patologias nas fossas cranianas posterior e média. Ele inerva o músculo reto lateral.

NC V (trigêmeo)

O nervo trigêmeo é assim denominado por causa de sua divisão tripartite nos ramos maxilar, oftálmico e mandibular. Todas essas ramificações contêm células sensoriais, mas a oftálmica e a maxilar são exclusivamente sensoriais, a última suprindo os palatos duro e mole, os seios maxilares, os dentes e o lábio superiores e a membrana mucosa da faringe. A ramificação mandibular carrega informação sensorial, mas representa, também, o componente motor do nervo, suprindo os músculos da mastigação, ambos os pterigoides, o ventre anterior do digástrico, o tensor da membrana timpânica, o tensor do palato mole e o milo-hióideo.

O núcleo espinal e o trato do nervo trigêmeo não podem ser distinguidos histologicamente ou com base na recepção aferente dos nervos cervicais. Consequentemente, toda a coluna pode ser considerada um núcleo único e, de forma correta, ser denominada de núcleo trigeminocervical.

NC VII (facial)

O nervo facial é composto de uma raiz sensorial (intermediária), que supre o paladar, e de uma raiz motora, o próprio nervo facial, que inerva os músculos da expressão facial, o platisma e o estapédio, da parte interna do ouvido. A raiz intermediária, juntamente com o nervo motor e o NC VIII, percorre o meato acústico interno para entrar no canal facial do osso temporal. A partir desse ponto, o nervo intermediário aumenta para formar o gânglio geniculado e dar origem ao nervo petroso superficial maior que, por fim, inerva as glândulas lacrimais e salivares via gânglio pterigopalatino e nervo da corda do tímpano, respectivamente. O nervo facial sai do crânio através do forame estilomastoide.

NC VIII (vestibulococlear)

O nervo vestibulococlear organiza dois sentidos diferentes: o equilíbrio e a audição. A sua porção coclear surge a partir dos gânglios espirais, e a parte vestibular, a partir dos gânglios vestibulares, no labirinto da orelha interna. A parte coclear está relacionada ao sentido da audição, enquanto a vestibular é parte do sistema do equilíbrio, isto é, o sistema vestibular.

O sistema vestibular inclui o aparelho vestibular da orelha interna, os núcleos vestibulares e suas projeções neurais e os exterorreceptores por todo o corpo, em especial na coluna cervical superior e nos olhos.[8]

A estrutura da orelha interna consiste no labirinto estático, que compreende três canais semicirculares (Fig. 2-5), cada um orientado em relação aos demais ângulos retos. O labirinto inclui áreas sensoriais especiais localizadas no utrículo e no sáculo (Fig. 2-6), dentro dos quais se encontram os otólitos. (Fig. 2-7).

Uma série de filamentos alinha a membrana basal dos canais semicirculares, projetando-se na endolinfa, que os deforma quando ocorrem movimentos da cabeça. Essa deformação é registrada pelas células receptoras, e, sempre que perturbações súbitas ocorrem, a frequência dos impulsos nervosos ao longo do suprimento nervoso aferente do corpo celular é alterada.

Ao contrário do que ocorre com os filamentos dos canais semicirculares, os filamentos do utrículo e do sáculo não projetam para a endolinfa, mas se inserem em uma massa gelatinosa, dentro da qual está o otólito. A deformação desses filamentos é produzida pelo peso do otólito contra os cílios, à medida que a massa gelatinosa é deslocada durante o movimento da cabeça.

Os otólitos são responsáveis pelo fornecimento de informação sobre as forças gravitacionais, bem como sobre movimentos verticais e horizontais: os filamentos do sáculo também fornecem informações sobre o movimento vertical. Em repouso, o líquido endolinfático, ou membrana gelatinosa, permanece estacionário. Quando ocorre o movimento da cabeça, o líquido endolinfático permanece inicialmente estacionário por causa de sua inércia, enquanto o canal se move. Esse movimento relativo produz um efeito de arrasto sobre os filamentos, aumentando ou diminuindo a taxa de descarga, o que depende da direção do cisalhamento. No final do movimento da cabeça, o líquido e a membrana continuam a mover-se e os cílios são arrastados na direção oposta, antes de entrar em repouso. Em resumo, os receptores do canal semicircular transmitem um sinal positivo quando inicia o movimento, nenhum sinal quando o movimento terminou e um nível normal após as células sensoriais terem retornado à sua posição original. À medida que isso ocorre, outras células sensoriais orientadas na direção oposta reagem de maneira inversa.

> ### Curiosidade Clínica
>
> Os detectores do canal semicircular são tão sensíveis que podem identificar as acelerações angulares de até 0,2° por segundo,[9] uma taxa de aceleração que pode virar a cabeça em 90° em 30 segundos e produzir uma velocidade terminal de 6° por segundo: tão rápido quanto o movimento dos ponteiros dos segundos de um relógio.[10]

NC IX (glossofaríngeo)

O nervo glossofaríngeo contém fibras motoras somáticas, eferentes viscerais, sensoriais viscerais e sensoriais somáticas. As fibras motoras originam-se no núcleo ambíguo, saindo da medula lateral para juntar-se ao nervo sensorial, que nasce a partir das células nos gânglios petroso e superior. O nervo glossofaríngeo deixa o cérebro através do forame jugular e exerce uma série de funções, incluindo o suprimento das fibras do paladar para o terço posterior da língua.

NC X (vago)

O nervo vago contém fibras motoras somáticas, eferentes viscerais, sensoriais viscerais e sensoriais somáticas. Ele executa uma grande variedade de funções (Fig. 2-8).

NC XI (acessório)

O nervo acessório consiste em um componente craniano e em um componente espinal. A raiz craniana origina-se no núcleo ambíguo. Ela é muitas vezes considerada uma porção aberrante do nervo vago. A porção espinal do nervo nasce a partir das partes laterais dos cornos anteriores dos primeiros 5 ou 6 segmentos do ramo cervical e através do forame magno. A porção espinal do nervo acessório supre os músculos esternocleidomastóideo e trapézio.

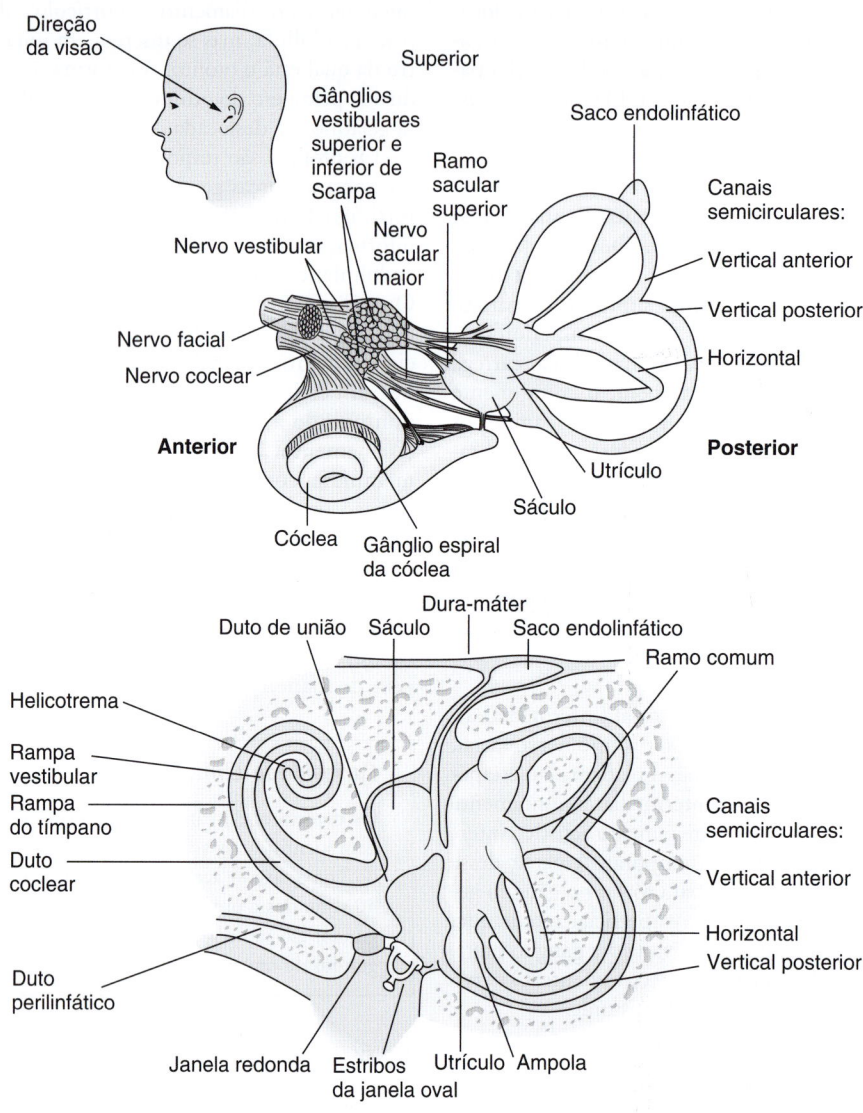

FIGURA 2-5 Os canais semicirculares. (Reproduzida, com permissão, de Gardner EP, Martin JH, Jessell TM: The bodily senses. In: Kandel ER, Schwartz JH, Jessell TM (eds.): *Principles of Neural Science.* New York: McGraw-Hill, 2000: 802.)

NC XII (hipoglosso)

O nervo hipoglosso é o nervo motor da língua. Ele é responsável pela inervação do lado ipsilateral da língua e pela formação da descendente hipoglóssica, que produz anastomose com outros ramos cervicais para formar a alça hipoglóssica, a qual, por sua vez, inerva os músculos infra-hióideos.

Nervos espinais

Há um total de 31 pares simetricamente dispostos de nervos espinais, cada um derivado da medula espinal.[11] Os nervos espinais são divididos topograficamente em oito pares cervicais (C1-8), 12 pares torácicos (T1-12), cinco pares lombares (L1-5), cinco pares sacrais (S1-5) e um par coccígeo (Fig. 2-9).

As raízes posterior (dorsal) e anterior (ventral) dos nervos espinais estão localizadas dentro do canal vertebral. A porção do nervo espinal que não se encontra dentro do canal vertebral e que geralmente ocupa o forame intervertebral é referida como nervo periférico. À medida que a raiz nervosa começa a sair do canal vertebral, deve penetrar a dura-máter antes de atravessar as mangas durais, dentro do forame intervertebral. As mangas durais são a continuação do epineuro dos nervos. Há quatro ramos de nervos espinais:[3]

1. *Posterior primário (dorsal).* Este tipo de nervo espinal em geral consiste em um ramo sensorial medial e um ramo motor lateral.

2. *Anterior primário (ventral).* A divisão anterior (ventral) primária forma os plexos cervical, braquial e lombossacral.

3. *Ramo de comunicação.* Os ramos fazem conexão entre os nervos espinais e o tronco simpático. Apenas os nervos lom-

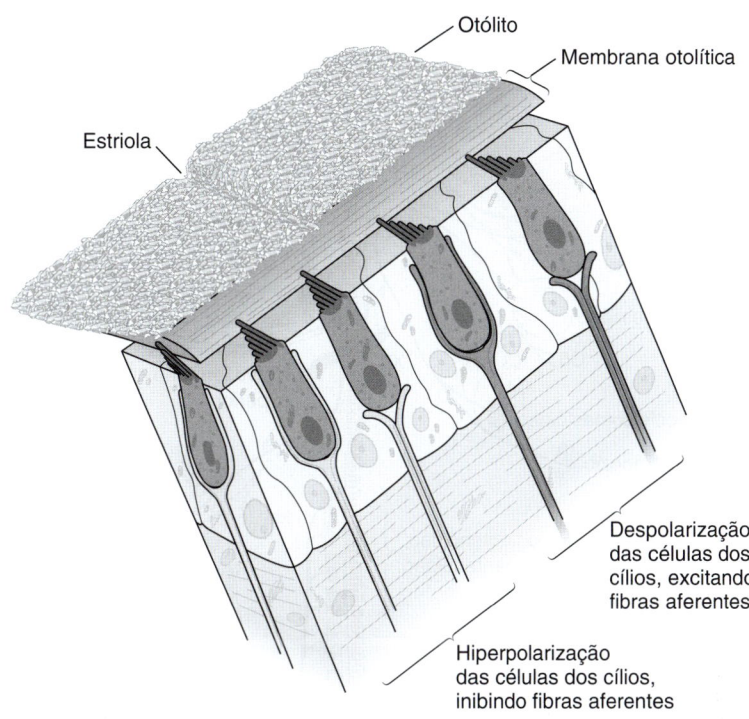

FIGURA 2-6 O utrículo. (Reproduzida, com permissão, de Kandel ER, Schwartz JH, Jessell TM. *Principles of Neural Science*. New York: McGraw-Hill; 2000: 804.)

bares superiores e torácicos apresentam um ramo comunicante, mas o ramo cinzento está presente em todos os nervos espinais.

4. *Meníngeo ou meníngeo recorrente (também conhecido como seio vertebral).* Esses nervos conduzem inervações sensoriais e vasomotoras para as meninges.

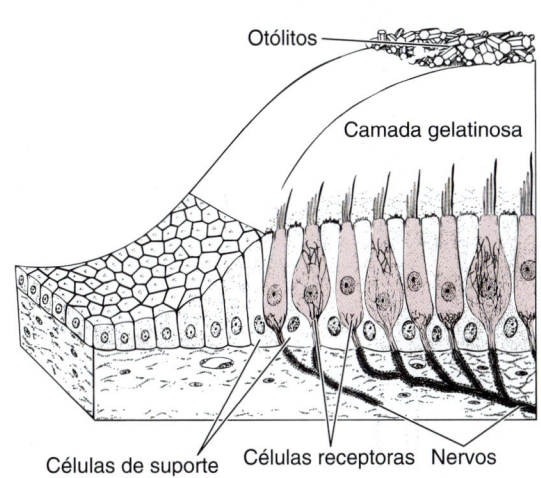

FIGURA 2-7 Estrutura macular. (Reproduzida, com permissão, de Waxman SG: *Correlative Neuroanatomy*, 24th edn. New York: McGraw-Hill, 1996.)

As fibras nervosas são classificadas, de acordo com a função, em: sensoriais, motoras ou mistas.

▶ *Nervos sensoriais.* Os nervos sensoriais conduzem aferências (condução de impulsos periféricos para o SNC) de uma porção da pele. Eles também transportam eferências (condução de impulsos do SNC para a periferia) para as estruturas da pele. Quando um nervo sensorial é comprimido, os sintomas ocorrem na área da distribuição nervosa. Essa área de distribuição, chamada de dermátomo, é uma porção segmentar bem-definida da pele (Fig. 2-10) e geralmente acompanha a distribuição segmentar da inervação muscular subjacente.[3] Os nervos sensoriais do corpo são o cutâneo lateral (femoral) (NCL) na coxa, o safeno e os interdigitais (ver mais adiante).

Curiosidade Clínica

A maioria dos indivíduos não possui raiz posterior C1 (dorsal); portanto, não existe dermátomo C1. Quando presente, o dermátomo C1 cobre uma pequena área na parte central do pescoço, proximamente ao occipúcio.[3]

▶ *Nervos motores.* Os nervos motores transportam eferências para os músculos e retornam a sensação dos músculos e das estruturas ligamentares associadas. Qualquer nervo que inerve um músculo também é mediador da sensação proveniente da articulação acima da qual ele age. Exemplos de nervo motor incluem o supraescapular e o escapular (dorsal) posterior.

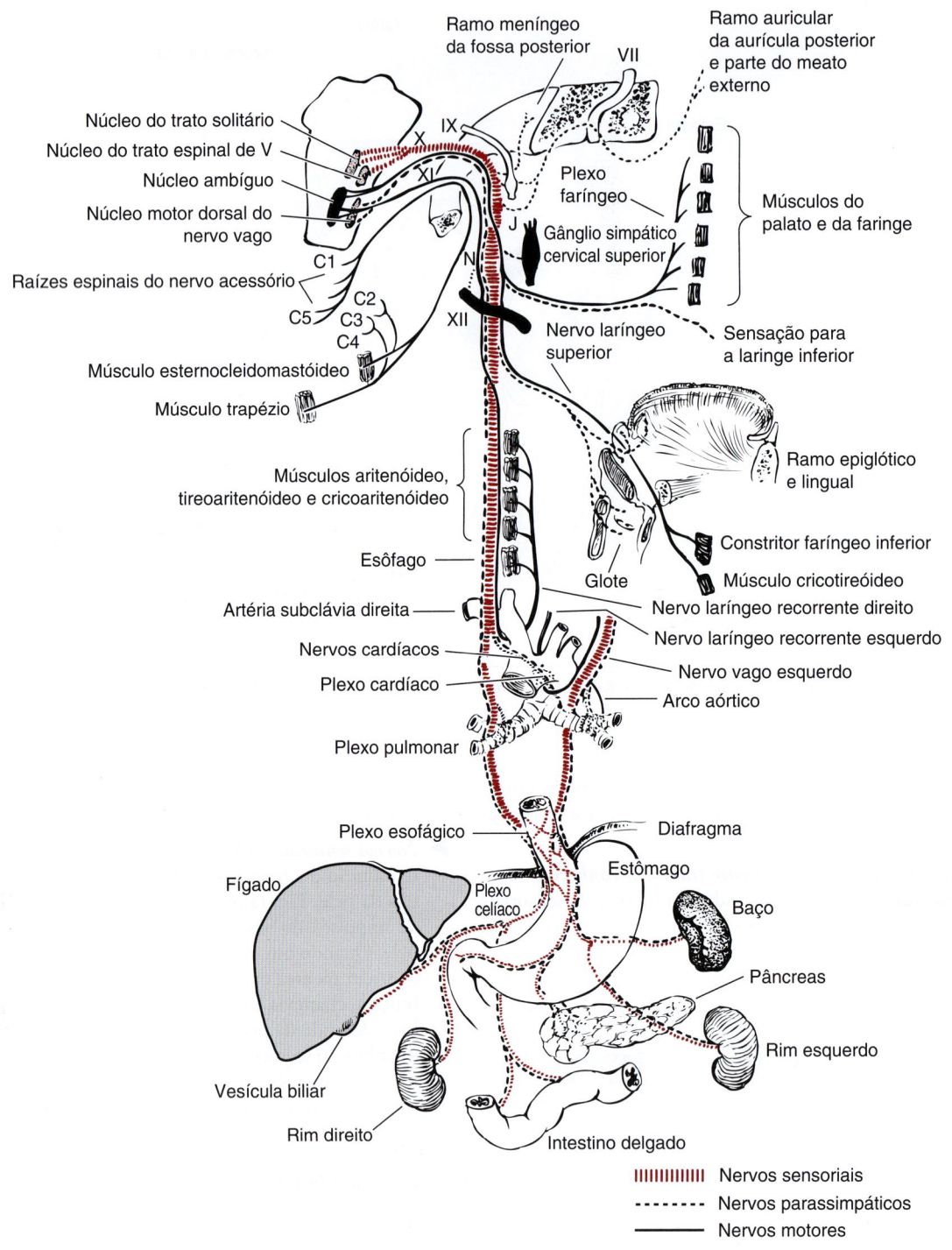

FIGURA 2-8 O nervo vago. (Reproduzida, com permissão, de Waxman SG: *Correlative Neuroanatomy*, 24th edn. New York: McGraw-Hill, 2000: 119.)

Existe um padrão de recrutamento hierárquico no sistema nervoso para o recrutamento muscular, chamado de *lei de parcimônia*.[12] A lei de parcimônia afirma que o sistema nervoso tende a ativar os menores músculos ou fibras musculares possíveis para o controle de uma determinada ação articular. Esse padrão hierárquico de recrutamento muscular é acionado a partir de uma perspectiva de energia.[12]

▶ *Nervos mistos.* Os nervos mistos são a combinação de pele e de fibras sensoriais e motoras de um tronco. Alguns exemplos de nervos mistos são o mediano; o ulnar, no cotovelo, quando penetra no túnel de Guyon; o fibular, no joelho; e o ilioinguinal.

Os nervos periféricos se encaixam em três camadas de tecido com características diferentes. Do mais interno ao mais externo:

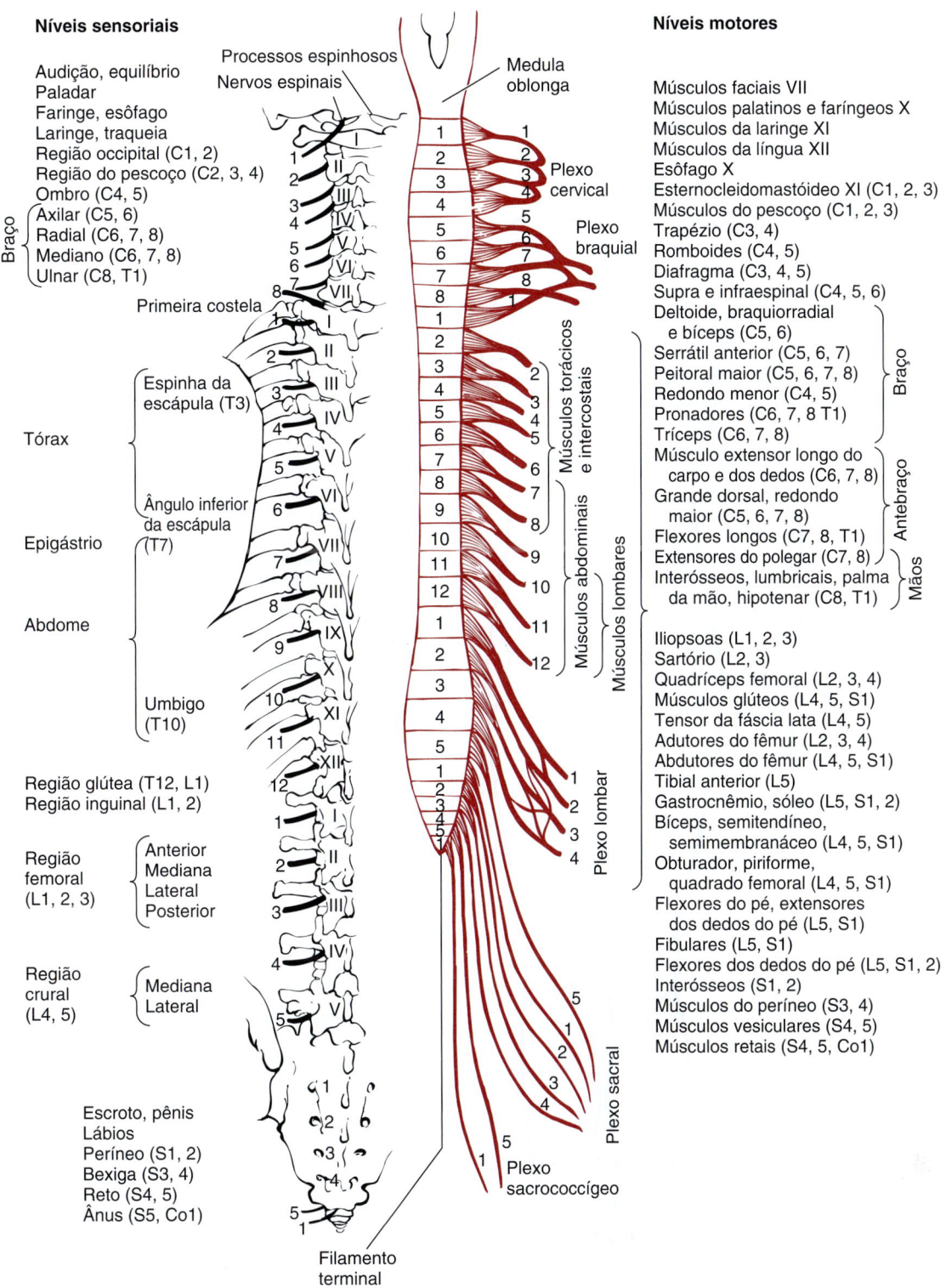

FIGURA 2-9 Níveis sensoriais e motores da medula espinal. (Reproduzida, com permissão, de Waxman SG: *Correlative Neuroanatomy*, 24th edn. New York: McGraw-Hill, 2000: 356.)

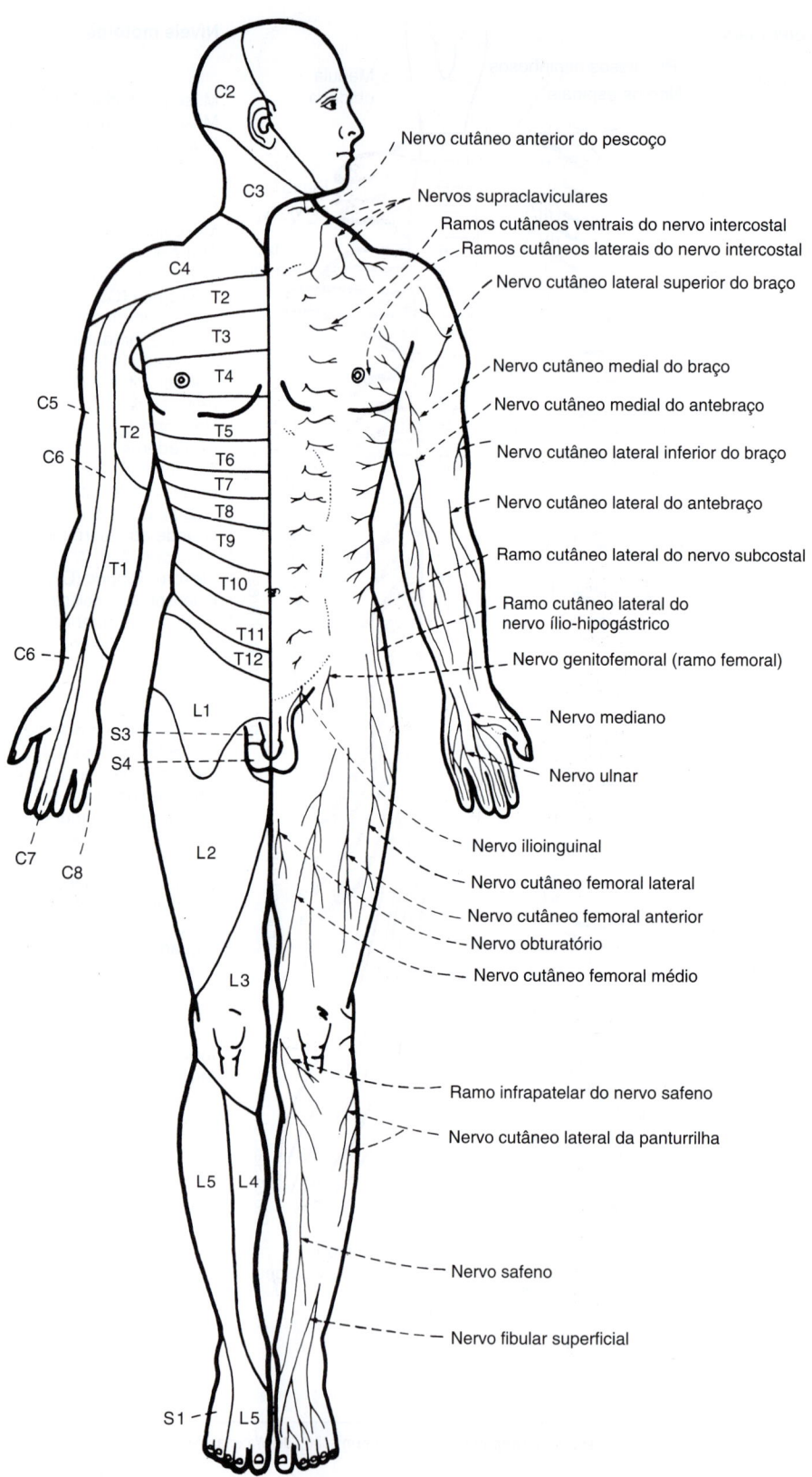

FIGURA 2-10 Distribuição segmentar do corpo. (Reproduzida, com a permissão, de Wilkins RH, Rengachary SS, eds. *Neurosurgery*. New York: McGraw-Hill, 1996: 152-153.)

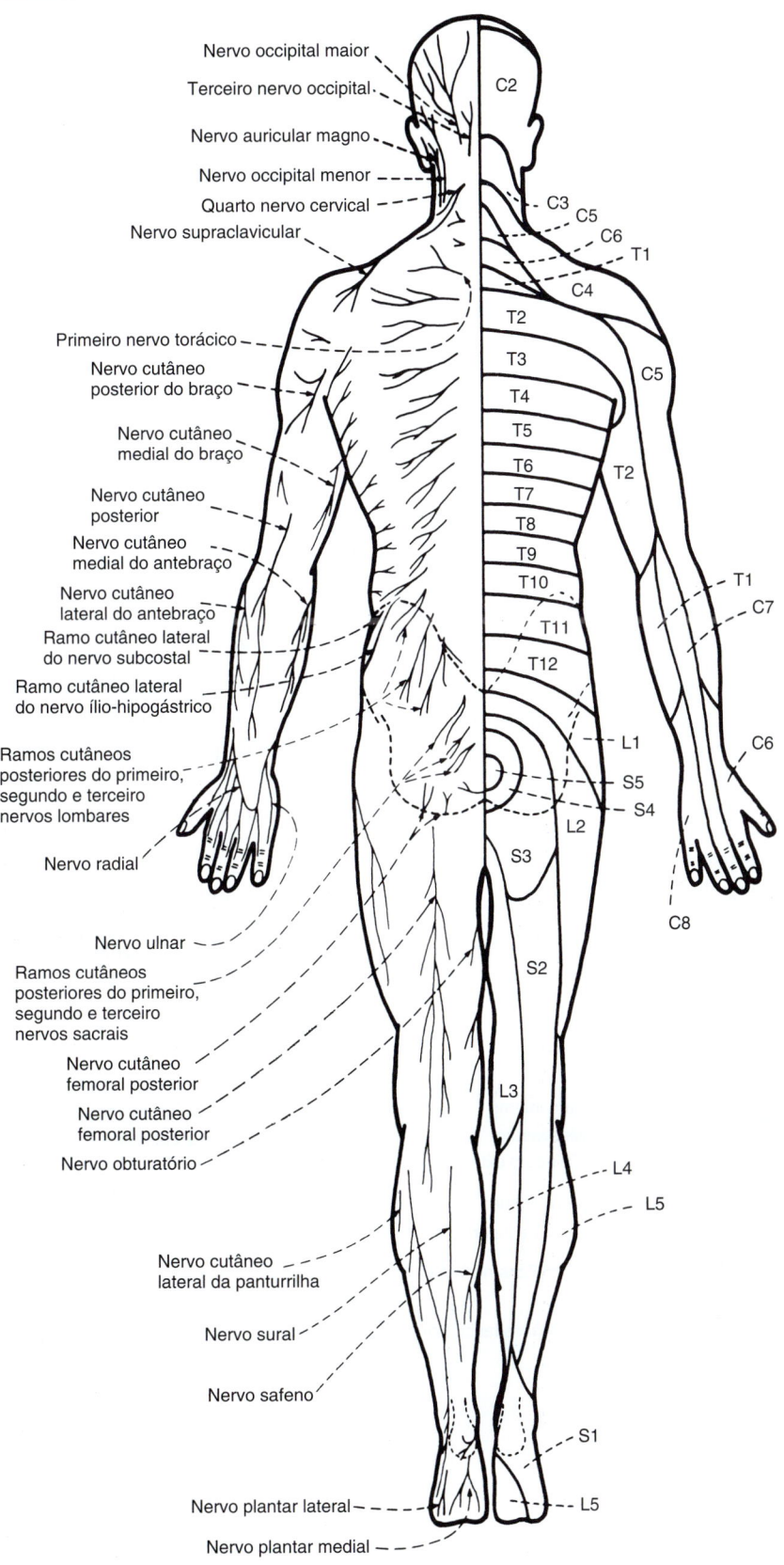

FIGURA 2-10 (*continuação*)

endoneuro, perineuro e epineuro (Fig. 2-11).[2] As fibras nervosas encaixadas no endoneuro formam um funículo circundado pelo perineuro, uma bainha fina, porém forte, de tecido conjuntivo. Os feixes nervosos são encaixados em uma estrutura de tecido conjuntivo areolar frouxo, chamada de epineuro (ver Fig. 2-11). O epineuro que se estende entre os fascículos é chamado de epineuro interno ou interfascicular.[13] O tecido conjuntivo fora do epineuro é referido como adventícia do nervo ou tecido epineural.[13] Embora o epineuro seja contínuo ao tecido conjuntivo circundante, sua inserção é frouxa, de modo que os troncos nervosos se apresentem relativamente móveis, exceto onde os pontos são amarrados pelos vasos que estão penetrando ou pelos ramos nervosos que estão saindo.[14]

Nervos cervicais

Os oito pares de nervos cervicais são derivados dos segmentos da medula entre o nível do forame magno e o meio da sétima vértebra cervical.[15] Os nervos espinais de C3 a C7, saindo do forame intervertebral, dividem-se em um ramo ventral maior e um ramo dorsal menor. O ramo ventral do nervo espinal cervical percorre sobre o processo transverso em direção ântero-lateral para formar os plexos cervical e braquial. O ramo dorsal do nervo espinal passa posteriormente ao redor do processo articular superior, suprindo a articulação de faceta, os ligamentos, os músculos profundos e a pele da região posterior do pescoço.[4]

Cada nervo une-se com um ramo comunicante cinzento do tronco simpático e envia uma ramificação meníngea pequena, retornando para o canal espinal para suprir a dura-máter com inervação sensorial e vasomotora. Eles se ramificam, também, em divisões primárias anteriores e posteriores, que são nervos mistos que passam para suas respectivas distribuições periféricas. Os ramos motores carregam algumas fibras sensoriais que conduzem impulsos proprioceptivos dos músculos do pescoço.

> **Curiosidade Clínica**
>
> Dois estudos[16,17] que analisaram imagens de ressonância magnética e imagens de tomografia computadorizada dos forames intervertebrais cervicais revelaram que a raiz nervosa cervical está localizada na parte inferior do forame interpedicular e ocupa a parte inferior principal do forame intertransversal. Na região anterior, a compressão das raízes nervosas é, provavelmente, causada por discos proeminentes e osteófitos na região uncovertebral, enquanto o processo articular superior, o ligamento amarelo e os tecidos fibrosos perirradiculares afetam o nervo de maneira posterior.[18-21]

Divisões primárias posteriores. O nervo C1 (suboccipital) é a única ramificação das primeiras divisões primárias posteriores. Trata-se de um nervo motor que supre os músculos do triângulo suboccipital e possui poucas fibras sensoriais.[15]

Divisões primárias anteriores. As divisões primárias anteriores dos primeiros quatro nervos cervicais (C1-4) formam o plexo cervical (Fig. 2-12).

Plexo cervical (C1-4)

Ramos sensoriais (ver Fig. 2-12)

▶ *Pequeno nervo occipital (C2, 3).* Esse nervo supre a pele da porção occipital lateral do escalpo, a parte mediana superior da aurícula e a área sobre o processo mastoide.[15]

▶ *Grande nervo auricular (C2, 3).* Esse nervo fornece sensação para o ouvido e face sobre o ramo ascendente da mandíbula. O nervo situa-se sobre a camada profunda da fáscia de revestimento do pescoço ou logo abaixo dela. Ele surge a partir dos ramos anteriores dos segundo e terceiro nervos cervicais e emerge na parte posterior do músculo esternocleidomastóideo, antes de passar sobre ele, cruzando, em seguida, a glândula parótida.

▶ *Nervo cutâneo cervical (pescoço cutâneo) (C2, 3).* Esse nervo supre a pele sobre a porção anterior do pescoço.

▶ *Ramos supraclaviculares (C3, 4).* Esses ramos suprem a pele sobre a clavícula e regiões deltoide superior e peitoral, na altura da terceira costela.

Ramos de comunicação. O nervo da alça cervical (ver Fig. 2-12) é formado pela união de duas raízes nervosas principais, derivada inteiramente dos ramos cervicais anteriores (ventrais). Uma alça é formada no ponto de sua anastomose e as fibras sensoriais são conduzidas para a dura-máter da fossa posterior do crânio via ramo meníngeo recorrente do nervo hipoglosso. A comunicação com o nervo vago e C1 é de função indeterminada.

Ramos musculares. A comunicação com o nervo hipoglosso de C1 a C2 conduz fibras motoras para os músculos gênio-hióideos e para os músculos esterno-hióideo e esternotireóideo por meio da raiz superior (ver Fig. 2-12). O nervo dos ramos tireo-hióideos do nervo hipoglosso atravessa obliquamente sobre o osso hioide para inervar o tireo-hióideo. O nervo do ventre superior dos ramos omo-hióideos da raiz superior (ver Fig. 2-12) entra no músculo em um nível entre a incisura da tireoide e um plano horizontal, que se localiza 2 cm inferior à incisura. Os nervos do es-

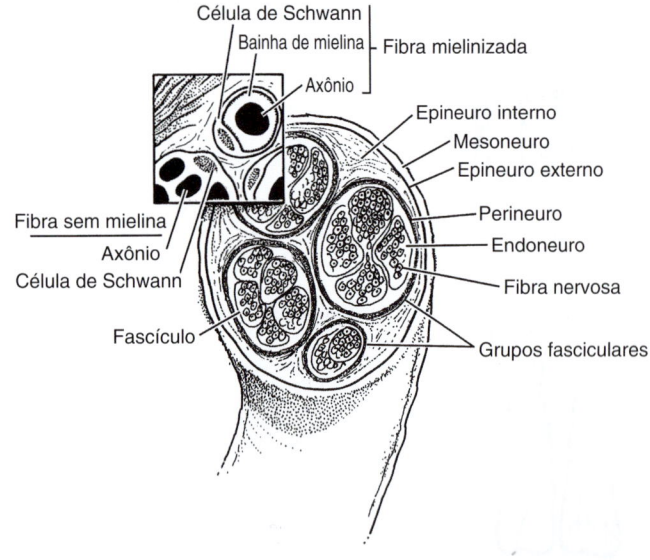

FIGURA 2-11 Epineuro, perineuro e endoneuro. (Reproduzida, com permissão, de Dee R. Hurst LC, Gruber MA, Kottmeier AS, et al., eds. *Principles of Orthopaedic Practice.* New York: McGraw-Hill, 1997: 1.208.)

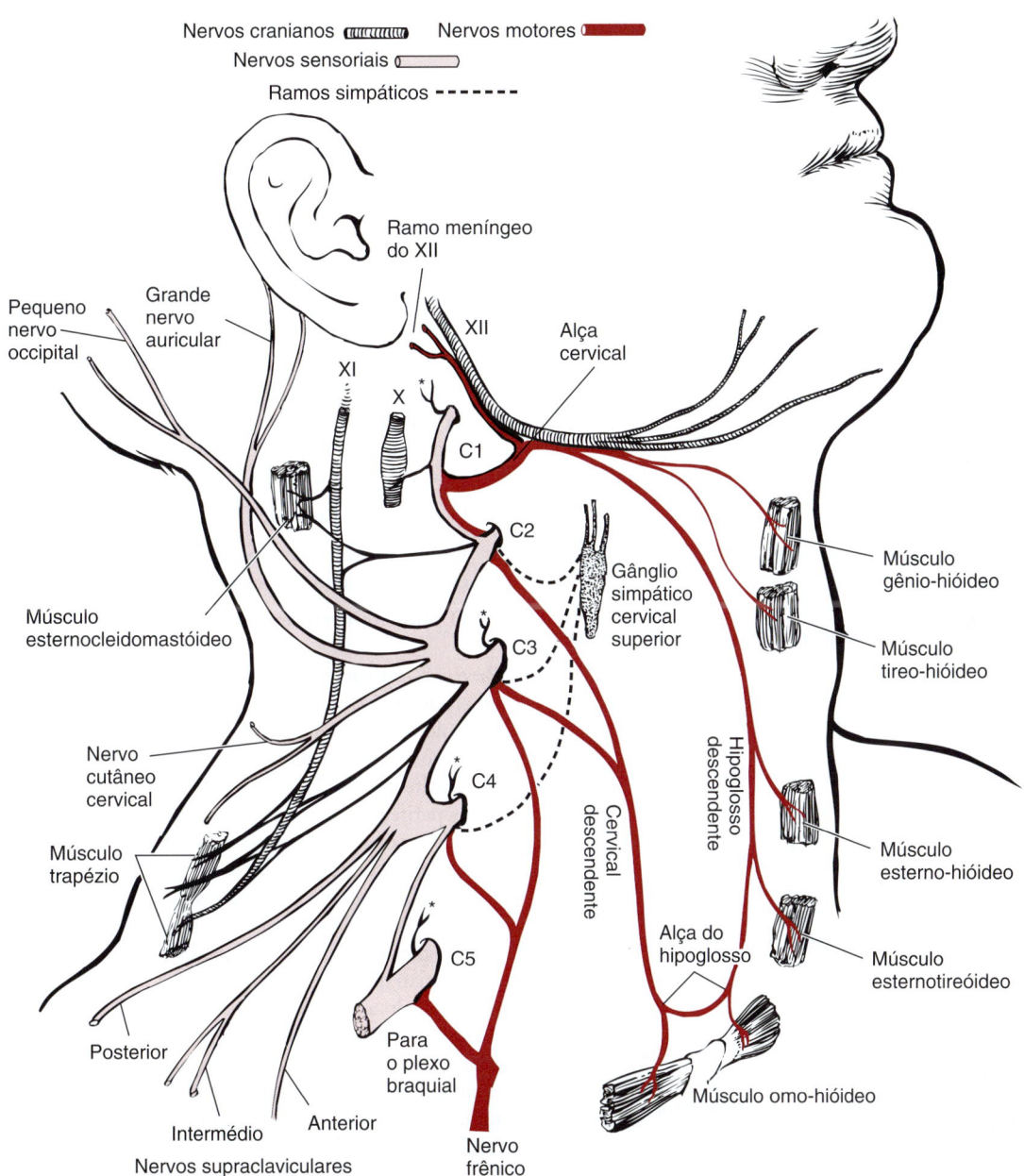

FIGURA 2-12 O plexo cervical. (Reproduzida, com permissão, de Waxman SG: *Correlative Neuroanatomy,* 24th edn. New York: McGraw-Hill, 2000: 357).

terno-hióideo e esternotireóideo partilham um tronco comum, que se ramifica a partir da alça (ver Fig. 2-12). O nervo do ventre inferior do omo-hióideo ramifica-se também a partir da alça (Fig. 2-12). A alça é frequentemente localizada na parte mais profunda do local, onde o ventre superior (ou tendão) do músculo omo-hióideo atravessa a veia jugular interna. Existe um ramo para o músculo esternocleidomastóideo de C2 e também ramos para os músculos trapézio (C3-4), via plexo subtrapezial.

Ramos menores para a musculatura vertebral adjacente suprem o reto lateral da cabeça e o reto anterior da cabeça (C1), o longo da cabeça (C2, 4) e o longo do pescoço (C1-4), o escaleno médio (C3, 4) e o escaleno anterior (C4) e o levantador da escápula (C3-5).

O nervo frênico (C3-5) passa obliquamente sobre o músculo escaleno anterior e entre a artéria e a veia subclávia para entrar no tórax atrás da articulação esternoclavicular, onde desce verticalmente através do mediastino superior e médio para o diafragma (ver Fig. 2-12).[15] Os ramos motores suprem o diafragma. Os ramos sensoriais inervam o pericárdio, o diafragma e parte das pleuras costal e mediastinal.

> **Curiosidade Clínica**
>
> O nervo frênico é o maior ramo do plexo cervical e desempenha um papel fundamental na respiração.

O envolvimento do nervo frênico tem sido descrito em várias neuropatias, incluindo doenças graves, polineuropatia, síndrome de Guillain-Barré, neurite braquial e neuropatias hereditárias do Tipo 1, sensoriais e motoras.[22,23] Os sintomas dependem, em grande parte, do grau de envolvimento ou de se o envolvimento se aplica a um ou aos dois nervos.[15]

▶ A paralisia unilateral do diafragma causa alguns ou nenhum sintoma, exceto com esforços vigorosos.

▶ A paralisia bilateral do diafragma é caracterizada pela dispneia ao esforço mais leve e dificuldade em tossir e espirrar.[22,23]

▶ A neuralgia frênica, que resulta de tumores no pescoço, aneurisma aórtico e infecções pericárdicas ou outras mediastínicas, é caracterizada pela dor próxima da borda livre das costelas, embaixo da clavícula e profundamente no pescoço.[22,23]

Plexo braquial

O plexo braquial (Fig. 2-13) surge a partir das divisões primárias anteriores da quinta cervical, mediante as primeiras raízes nervosas torácicas, com contribuições ocasionais da quarta raiz cervical e segunda raiz torácica. As raízes do plexo, que consistem em C5 e C6, unem-se para formar o tronco superior; C7 torna-se o tronco intermediário; e C8 e T1 unem-se para formar os troncos inferiores. Cada um dos troncos divide-se em anterior e posterior, que, então, formam os ramos (ver Fig. 2-13). As divisões anteriores do tronco superior e intermediário formam o ramo lateral, a divisão anterior do tronco inferior constitui o ramo medial e todas as três divisões posteriores unem-se para formar o ramo posterior. Os três ramos, nomeados por sua relação com a artéria axilar, separam-se para formar os ramos principais do plexo, os quais dão origem aos nervos periféricos: musculocutâneo (ramo lateral), axilar e radial (ramo posterior), ulnar (ramo medial) e mediano (ramos medial e lateral).[24] Vários dos nervos menores têm sua origem a partir das raízes, dos troncos e ramos do plexo. A localização da lesão nervosa periférica e os achados da extremidade superior estão listados na Tabela 2-1.

Partindo das raízes

1. A origem do nervo escapular posterior (dorsal) (C5) partilha, frequentemente, um tronco comum com o nervo torácico longo (ver Fig. 2-13). O nervo escapular dorsal passa pelo escaleno médio anterior internamente e pelo posterior lateralmente, com a presença de alguns tecidos tendíneos. Ao deixar o nervo torácico longo, fornece ramos para os ombros e a região subaxilar, antes que estes unam-se outra vez ao nervo torácico longo. O nervo escapular dorsal posterior supre os músculos romboides e levantadores da escápula.

2. O nervo torácico longo (C5-7) é um nervo com funções motoras que se origina dos ramos ventrais da quinta, sexta e sétima raízes cervicais (ver Fig. 2-13). Ele é a única inervação para o músculo serrátil anterior. A quinta e a sexta raízes cervicais, assim como o nervo escapular dorsal, passam pelo músculo escaleno médio, enquanto a sétima raiz cervical passa anteriormente a ele.[25] O nervo passa sob o plexo braquial e a clavícula para atingir a primeira costela. A partir desse ponto, ele desce junto à região lateral da parede torácica, onde inerva o músculo serrátil anterior. O nervo torácico longo estende-se até a oitava ou nona costela. Esse percurso relativamente longo e superficial o torna suscetível a lesões por qualquer uma das seguintes causas:[5,26-28]

   a. Aprisionamento da quinta e sexta raízes cervicais, onde elas atravessam o músculo escaleno médio.

   b. Compressão do nervo durante a tração para a extremidade superior pela superfície inferior da escápula, enquanto o nervo cruza sobre a segunda costela.

   c. Compressão e tração para o nervo através do ângulo inferior da escápula durante a anestesia geral ou com a abdução passiva do braço.

   As lesões no nervo torácico longo podem resultar em escápula alada, isto é, a escápula assume uma posição de translação medial e rotação ascendente do ângulo inferior (ver Cap. 14).[29,30]

3. Um pequeno ramo de C5 passa pelo nervo frênico.

4. Ramos menores de C6 a C8 estendem-se para os músculos escaleno e longo do pescoço.

5. O primeiro nervo intercostal estende-se a partir de T1.

Partindo dos troncos. Um dos nervos estende-se para o músculo subclávio (C5-6) a partir do tronco superior, ou quinta raiz. O músculo subclávio age principalmente sobre a estabilidade da articulação esternoclavicular, com maior ou menor intensidade, dependendo do grau da interação clavicular com os movimentos das partes periféricas do membro superior, e, também, como um substituto para os ligamentos da articulação esternoclavicular.[31]

O nervo supraescapular origina-se do tronco superior do plexo braquial formado pelas raízes de C5 e C6 (ver Fig. 2-13) no ponto de Erb. O nervo percorre para baixo e lateralmente por trás do plexo braquial e em paralelo com o músculo omo-hióideo, abaixo do trapézio, em direção à borda superior da escápula, atravessando a incisura supraescapular. O teto da incisura supraescapular é formado pelo ligamento escapular transverso. A artéria e a veia supraescapulares acompanham, inicialmente, o nervo e, então, passam acima do ligamento supraescapular sobre a incisura. Depois disso, o nervo supre o músculo supraescapular e os ramos das articulações glenoumeral e acromioclavicular. Além disso, fornece fibras sensoriais e simpáticas a dois terços da cápsula do ombro e às articulações glenoumeral e acromioclavicular. Após, o nervo circunda a borda lateral da coluna escapular a fim de inervar o infraespinal.

Em geral, afirma-se que o nervo supraescapular fornece suprimento motor aos músculos supraespinal e infraespinal e inervação sensorial à articulação do ombro, sem possuir representação cutânea. Contudo, os ramos cutâneos estão presentes no terço proximal do braço,[32-34] e sua distribuição sobrepõe-se àquela dos nervos supraclavicular e axilar.

> **Curiosidade Clínica**
>
> Dor relacionada ao aprisionamento do nervo supraescapular pode irradiar-se para a região lateral do pescoço ou para a região póstero-lateral da cápsula glenoumeral.

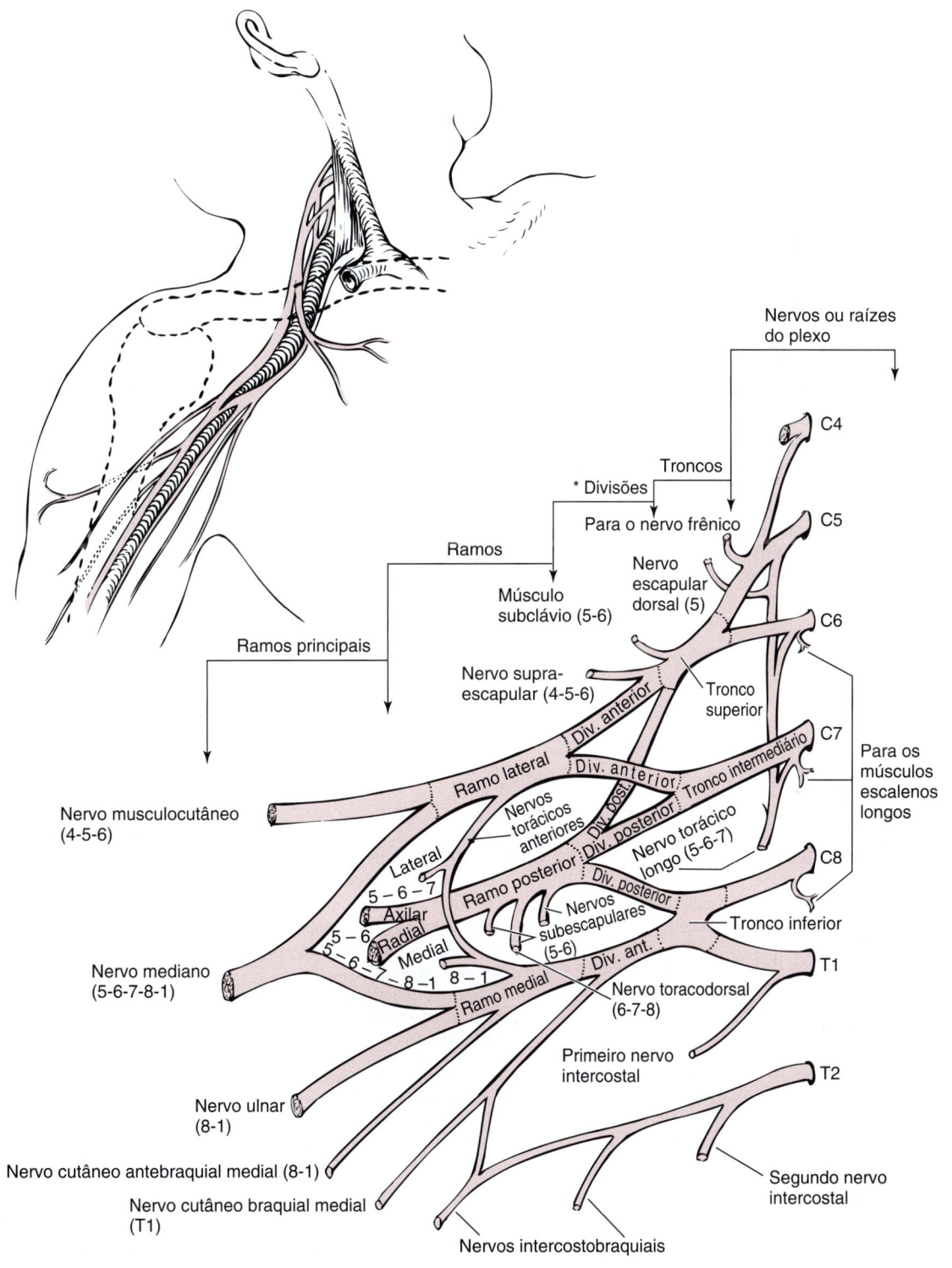

* A segmentação do plexo em divisão anterior e posterior é uma das características mais importantes da redistribuição das fibras nervosas, pois é nesse ponto que ocorre a separação das fibras que fazem o suprimento dos grupos flexores e extensores dos músculos da extremidade superior. Esse mesmo tipo de segmentação pode ser observado nos plexos lombar e sacral para o suprimento dos músculos da extremidade inferior.

FIGURA 2-13 O plexo braquial. (Reproduzida, com a permissão, de Waxmann SG: *Correlative Neuroanatomy*, 24th edn. New York: McGraw-Hill, 2000: 358.)

TABELA 2-1 Localização da lesão nervosa periférica e achados da extremidade superior

Ramo e nervo	Nível de lesão	Perda motora	Perda cutânea
Ramo posterior: radial (C5-T1)	Plexo – proximal ao nervo axilar	Todos os músculos inervados pelo nervo radial Todos os músculos inervados pelo nervo axilar	Por toda a distribuição radial e axilar
	Axila (ângulo braquioaxilar)	Tríceps (cabeças medial e lateral) e ancôneo	Cutâneo braquial posterior
	Sulco espiral	Todos os músculos inervados pelo nervo radial, com exceção da cabeça medial do tríceps	Cutâneo antebraquial posterior
	Proximal ao epicôndilo lateral	Braquial, braquiorradial, ELRC e ECRC	
	Arcada de Frohse	Supinador, todos os músculos inervados pelo nervo interósseo posterior	Radial superficial (síndrome de Wartenberg)
Ramo posterior: nervo axilar (C5-6)	Axila (espaço quadrangular)	Redondo menor e deltoide	Parte lateral do braço
Ramo medial e lateral: nervo mediano (C5-T1)	Plexo (proximal à união dos ramos medial e lateral) – síndrome do desfiladeiro torácico	Todos os músculos inervados pelos nervos mediano, musculocutâneo e ulnar	Pelas distribuições mediana, musculocutânea e ulnar
	Ligamento de Struthers – proximal ao epicôndilo medial	Pronador redondo	
	Saída da fossa cubital – entre as duas cabeças do pronador redondo	Pronador redondo, FRC, FSD, PL e lumbricais I e II	
	Antebraço	Interósseo anterior: FPD (I e II), FLP e PQ Ramo muscular mediano: músculos tenares (ACP, FCP e OP) e lumbricais I e II	Ramificação palmar: porção radial do polegar Ramificação digital: pontas posteriores (dorsais) dos dedos polegar, indicador e médio e porção radial do dedo anular
Lateral: nervo musculocutâneo (C5-7)	Coracobraquial	Coracobraquial Bíceps Braquial	
	Cotovelo		Nervo cutâneo antebraquial lateral: antebraço lateral
	Túnel cubital	FUC, FCP, adutor do polegar, lumbricais e interósseos	Região posterior e anterior sobre o lado ulnar da mão
	Entre as duas cabeças do FUP	FPD, FUC	
	Proximal ao punho	Ramificação profunda: todos os músculos da mão inervados pelo nervo ulnar Ramificação superficial: palmar curto	Medial: nervo ulnar (C8-T1)
	Canal de Guyon	Músculos da eminência hipotenar (mão de abençoar) e interósseos	Região ulnar da mão

Extensor longo radial do carpo (ELRC), extensor curto radial do carpo (ECRC), flexor radial do carpo (FRC), flexor superficial dos dedos (FSD), palmar longo (PL), flexor profundo dos dedos (FPD), flexor longo do polegar (FLP), pronador quadrado (PQ), abdutor curto do polegar (ACP), flexor curto do polegar (FCP), oponente do polegar (OP), flexor ulnar do carpo (FUC), distal interfalângico (DIF), proximal interfalângico (PIF).

Partindo dos ramos

1. Os nervos peitorais laterais e mediais estendem-se a partir dos ramos mediais e laterais, respectivamente (ver Fig. 2-13). Eles suprem os músculos peitoral maior e menor. O músculo peitoral maior possui inervação dupla.[35] O nervo peitoral lateral (C5-7) é, na realidade, mais medial no músculo, percorre com os vasos toracoacromiais e inerva as cabeças clavicular e esternal. O nervo peitoral medial (C8-T1) partilha um percurso com os vasos torácicos laterais e fornece inervação às cabeças esternal e costal.[36] O tronco principal desses nervos encontra-se próximo da origem do suprimento vascular do músculo.

2. Os três nervos subescapulares a partir do ramo superior consistem em:

   a. O nervo subescapular superior (C5-6), que supre o músculo subescapular (ver Fig. 2-13).

   b. O nervo toracodorsal, ou nervo subescapular médio, que nasce a partir do ramo superior do plexo braquial, com suas contribuições de fibras motoras desde C6, C7 e C8 (ver Fig. 2-13). Esse nervo percorre a parede torácica póstero-lateral, junto da superfície do serrátil anterior e profundo no subescapular, dando origem aos ramos que suprem o grande dorsal.

c. O nervo subescapular inferior (C5-6) para o músculo redondo maior e parte do músculo subescapular (ver Fig. 2-13).

3. As ramificações sensoriais do ramo medial (C8-T1[37,38] ou apenas T1) compreendem o nervo cutâneo (antebraquial) medial para a superfície medial do antebraço e o nervo cutâneo (braquial) medial para a superfície medial do braço (ver Fig. 2-13).

Lesões no plexo braquial obstétrico

O espectro morfopatológico dos danos ocorridos no plexo braquial traumático inclui combinações de vários tipos de lesões: compressão dos nervos espinais, lesões de tração das raízes e nervos espinais e avulsões das raízes espinais.[39] Se as radículas estão traumaticamente desconectadas da medula espinal, elas saem do espaço intradural; em casos raros, contudo, elas permanecem dentro do espaço dural.

As lesões do plexo braquial são vistas com mais frequência em crianças e na maioria das vezes são causadas por lesões durante o nascimento. O alongamento (neurapraxia ou axoniotmese) e a ruptura incompleta são mais comuns na paralisia do plexo braquial obstétrico do que a ruptura completa ou a avulsão.

A paralisia do plexo braquial obstétrico é classificada em paralisias dos plexos superior (envolvendo as raízes C5, C6 e muitas vezes C7), inferior (predominantemente C8 e T1) e total (C5-C8 e T1).[40,41] A paralisia do plexo braquial superior, embora descrita por Duchenne,[42] leva o nome de paralisia de Erb.[43] A maioria dos casos de paralisia do plexo braquial obstétrico envolve paralisa de Erb, e a lesão é sempre supraclavicular. A paralisia do plexo braquial inferior é extremamente rara em lesões no nascimento,[44] sendo referida como paralisia de Klumpke.[45]

Crianças com paralisia de Erb costumam apresentar a postura clássica de "gorjeta de garçom" do membro paralisado.[46,47] O braço permanece rodado internamente ao lado do tórax, o cotovelo é estendido (paralisia de C5-6) ou ligeiramente flexionado (paralisia de C5-7), o antebraço é pronado e o punho e os dedos flexionados. Essa postura ocorre devido à paralisia e à atrofia dos músculos deltoide, braquial e braquiorradial.[48]

A paralisia de Klumpke é caracterizada por paralisia e atrofia dos pequenos músculos da mão e flexores do punho (a conhecida mão em forma de garra). O prognóstico dessa paralisia é mais favorável. Se os ramos simpáticos de T1 estiverem envolvidos, ocorre a síndrome de Horner.

Nervos periféricos do quadrante superior

Nervo musculocutâneo (C5-6)

O nervo musculocutâneo (Fig. 2-14) é a ramificação terminal do ramo lateral, o qual, por sua vez, é derivado da divisão anterior dos troncos superior e médio desde a quinta até a sétima raiz nervosa cervical.[49,50]

O nervo surge a partir do ramo lateral do plexo braquial, no nível da inserção do peitoral menor,[50,51] e avança em direção caudal e lateral, produzindo um ou mais ramos para o músculo coracobraquial, antes de penetrar nele a uma distância de 3 a 8 cm abaixo do processo coracoide.[50,52] O nervo atravessa e supre os músculos bíceps e braquial, antes de emergir entre o bíceps e o braquiorradial a uma distância de 2 a 5 cm acima do cotovelo (ver Fig. 2-14). Nesse nível, passa a ser chamado de nervo cutâneo antebraquial lateral e separa-se em divisões anterior e posterior para inervar a região lateral anterior do antebraço (Fig. 2-14).[50]

As neuropatias musculocutâneas atraumáticas isoladas são raras. Os casos relatados foram associados ao posicionamento durante anestesia geral,[53] tumores nervosos periféricos e exercícios extenuantes das extremidades superiores sem doença subjacente aparente.[54-57] Os mecanismos propostos para esses casos relacionados ao exercício incluem aprisionamento dentro do coracobraquial,[54-56] bem como tração entre um ponto de fixação proximal no coracobraquial e um ponto de fixação distal na fáscia profunda no cotovelo.[50]

> **Curiosidade Clínica**
>
> Embora as lesões do musculocutâneo possam demonstrar fraqueza da flexão do cotovelo, não é esperada fraqueza em todos os movimentos do ombro se houver uma lesão isolada no nervo musculocutâneo proximal.

O coracobraquial e as cabeças longa e curta do bíceps braquial atravessam a articulação do ombro. Esses músculos são ativados com flexão e abdução dos ombros e pouco ativados com adução e rotação interna do ombro.[58-60] Esses músculos auxiliam, também, na estabilização da articulação do ombro[50] e na manutenção da posição estática dos braços.[61]

Outros aspectos clínicos do envolvimento musculocutâneo incluem perda de reflexo do bíceps, atrofia muscular e perda de sensação na superfície lateral anterior do antebraço.

Nervo axilar (C5-6)

O axilar é o último nervo do ramo posterior do plexo braquial antes de se transformar em nervo radial (ver Fig. 2-14). O nervo axilar surge como uma das ramificações terminais do ramo posterior do plexo braquial, com sua origem neural na quinta e sexta raízes nervosas cervicais. Ele atravessa a região ântero-inferior do músculo subescapular, onde passa posteriormente através do espaço quadrilateral e divide-se em dois troncos principais. Ao longo de seu trajeto sobre o músculo subescapular, o nervo axilar libera sua primeira ramificação para a cápsula da articulação glenoumeral ínfero-anterior. O seu tronco posterior cria um ramo para os músculos redondo menor e deltoide posterior, antes de terminar como o nervo cutâneo (braquial) lateral superior do braço (ver Fig. 2-14). O tronco anterior continua criando ramos para suprir o músculo deltoide médio e anterior.

O nervo axilar é suscetível a lesões em vários locais, incluindo a origem do nervo no ramo posterior, a região ântero-inferior do músculo subescapular e da cápsula do ombro, o espaço quadrilateral e dentro da superfície subfascial do músculo deltoide.

A paralisia no deltoide causa a incapacidade de protrair ou retrair o braço ou elevá-lo à posição horizontal, embora, após algum tempo, movimentos suplementares possam executar de forma parcial essas funções. A paralisia no redondo menor causa fraqueza da rotação externa do ombro. Há perda de sensação sobre a proeminência deltoide (ver Fig. 2-14).

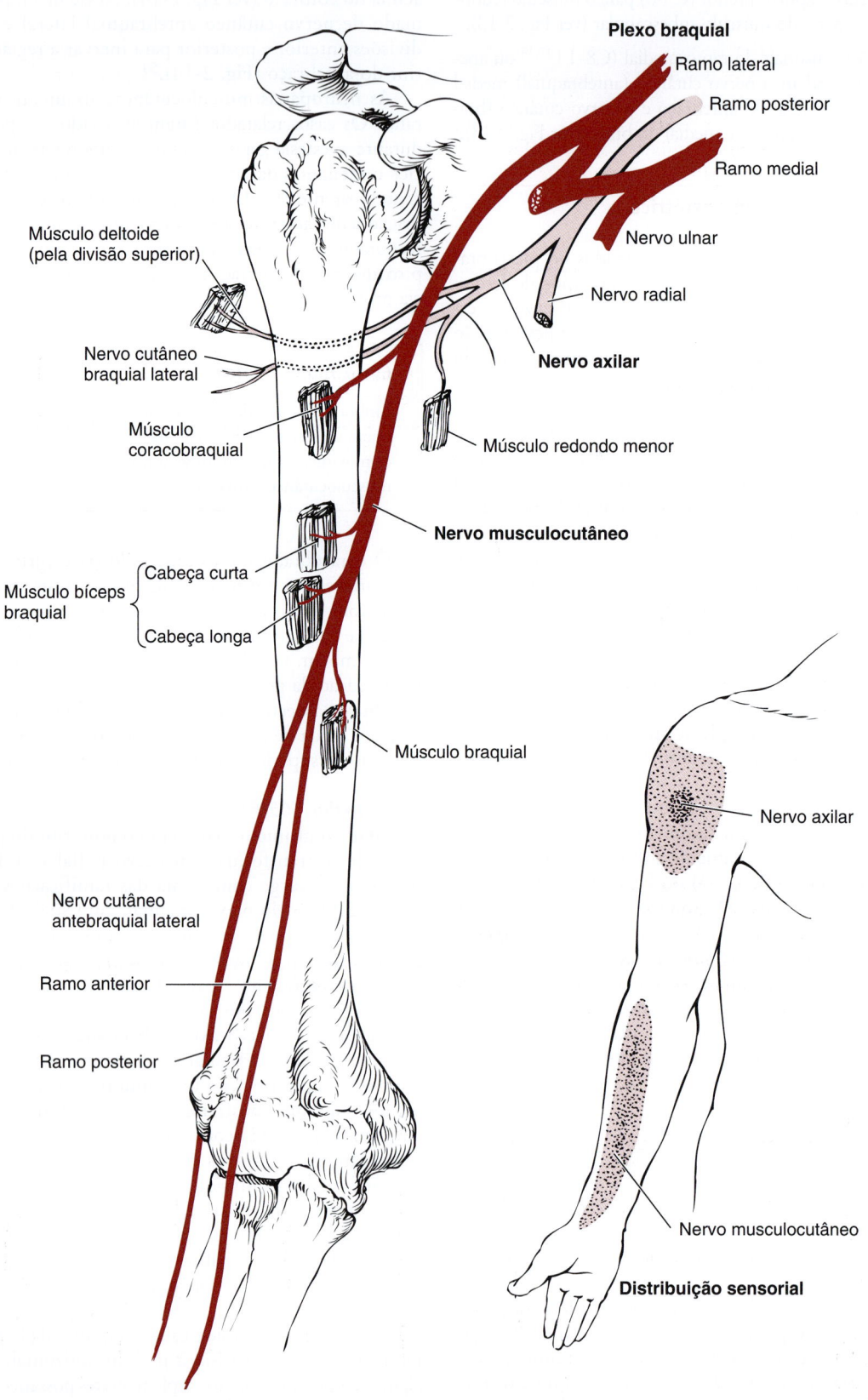

FIGURA 2-14 Os nervos musculocutâneos (C5-6) e axilares (C5-6). (Reproduzida, com permissão, de Waxman SG. *Correlative Neuroanatomy*. 24th edn. New York: McGraw-Hill; 1996.)

Nervo radial (C6-8, T1)

O nervo radial (Fig. 2-15) é o maior ramo do plexo braquial. Com origem na borda inferior do peitoral menor, como continuação direta do ramo posterior, forma-se a partir de fibras dos últimos três segmentos cervicais e do primeiro segmento torácico da medula espinal. Ao longo do braço, o nervo radial acompanha a artéria profunda posteriormente ao úmero e ao redor deste e no sulco musculoespinal. Penetra o septo intermuscular lateral e atinge o lado anterior inferior do antebraço, onde têm origem seus ramos terminais.

> **Curiosidade Clínica**
>
> O nervo radial é aprisionado com frequência em sua bifurcação na região do cotovelo, onde se torna o ramo sensorial e um ramo interósseo profundo ou posterior.

O nervo radial atravessa o cotovelo imediatamente anterior à cabeça do rádio, logo abaixo das cabeças da origem extensora do músculo extensor radial curto do carpo, dividindo-se em seguida. O ramo profundo percorre o corpo do músculo supinador para a região posterior do antebraço.

O nervo radial no braço supre o tríceps, o ancôneo e a porção superior do grupo extensor-supinador dos músculos do antebraço. No antebraço, o nervo interósseo posterior inerva os músculos dos seis compartimentos extensores do punho, com exceção dos músculos extensores radiais curto e longo.

As áreas da pele supridas pelo nervo radial incluem o nervo cutâneo braquial posterior, na região dorsal do braço, o nervo cutâneo antebraquial posterior, na superfície dorsal do antebraço e o nervo radial superficial, na região dorsal da porção radial da mão (ver Fig. 2-15). A área isolada de suprimento é uma pequena placa de pele sobre a região posterior do primeiro espaço interósseo (ver Fig. 2-15).

A principal incapacidade associada a lesões do nervo radial é uma pegada fraca, causada pela estabilização inadequada das articulações do punho e dos dedos. Além disso, o paciente demonstra incapacidade de estender o polegar, o punho e o cotovelo, bem como as falanges proximais. A pronação do antebraço e a adução do polegar também são afetadas, e o punho e os dedos adotam a posição chamada de "queda dos punhos". O tríceps e outros reflexos radiais estão ausentes, embora a perda sensorial seja pequena, devido à sobreposição da inervação.

O local de aprisionamento do nervo radial pode, muitas vezes, ser determinado pelos seguintes achados clínicos:

▶ Se o dano ocorrer em um ponto abaixo da inervação do tríceps, a força muscular permanece intacta.

▶ Se o dano ocorrer em um ponto abaixo da ramificação braquiorradial, ocorre alguma diminuição da supinação.

▶ Se o dano ocorrer em um ponto abaixo do antebraço, os ramos de grupos musculares pequenos, dos extensores do polegar, dos extensores do dedo indicador, dos extensores dos demais dedos e do extensor ulnar do carpo podem ser afetados.

▶ Se o dano ocorrer em um ponto sobre a região posterior do carpo, apenas a perda sensorial na mão é afetada.

Nervo mediano (C5-T1)

As fibras do tronco do nervo mediano derivam dos três segmentos cervicais inferiores (às vezes quatro) e do primeiro segmento torácico da medula espinal. Embora não tenha ramos na parte superior do braço, o tronco nervoso acompanha o curso descendente da artéria braquial, passando sobre a região anterior do antebraço, onde ele dá origem aos ramos musculares, incluindo o nervo interósseo anterior. Em seguida, penetra na mão até as ramificações muscular e cutânea (Fig. 2-16). Os ramos sensoriais do nervo mediano suprem a pele da região palmar do polegar, do indicador e do médio e da metade do anular, bem como as extremidades distais dos mesmos dedos (ver Fig. 2-16).

O nervo interósseo anterior surge a partir da região posterior do nervo mediano, 5 cm distal ao epicôndilo umeral medial e segue com o tronco principal do nervo mediano entre as duas cabeças do pronador redondo.[24] Ele continua ao longo da região palmar do flexor profundo dos dedos e passa entre o flexor profundo dos dedos e o flexor longo do polegar, percorrendo em aposição próxima à membrana interóssea, para penetrar no pronador quadrado.[24] Ele proporciona inervação motora para o flexor longo do polegar; para a parte medial do flexor profundo dos dedos, envolvendo os dedos indicador e, algumas vezes, o médio; e para o pronador quadrado. Ele também envia fibras sensoriais para as articulações distais radioulnar, radiocarpal, intercarpal e carpometacarpal.[62] Foram observadas variações na distribuição do nervo, que pode suprir todo o flexor profundo e parte do flexor superficial dos dedos.[63]

Os aspectos clínicos das lesões do nervo mediano, dependendo do seu nível, incluem:

1. Paralisia nos músculos pronadores-flexores do antebraço, em todos os músculos palmares superficiais, com exceção do flexor ulnar do carpo, e nos músculos palmares profundos, com exceção da porção ulnar do flexor profundo dos dedos e dos músculos tenares, que permanecem na superfície do flexor longo do polegar.

2. Enfraquecimento ou perda da pronação no antebraço.

3. No punho, há flexão fraca e desvio radial. A mão inclina-se para o lado ulnar.

4. Na mão, é possível uma deformidade do tipo "pata-de-macaco" (ver Fig. 2-16). Essa deformidade está associada a:

    a. Incapacidade de opor ou flexionar o polegar ou abduzi-lo em seu próprio plano;

    b. Aperto de mão fraco, especialmente nos dedos polegar e indicador, com tendência para esses dedos ficarem hiperestendidos e o polegar aduzido;

    c. Incapacidade de flexionar a falange distal dos dedos polegar e indicador;

    d. Fraqueza da flexão do dedo médio;

    e. Atrofia dos músculos tenares.

5. Perda de sensação em grau variado na distribuição cutânea do nervo mediano, com mais frequência sobre as falanges distais dos dois primeiros dedos.

6. A dor está presente em muitas lesões do nervo mediano.

7. Atrofia da eminência tenar é vista precocemente. A atrofia dos grupos flexor-pronador dos músculos no antebraço é observada após alguns meses.

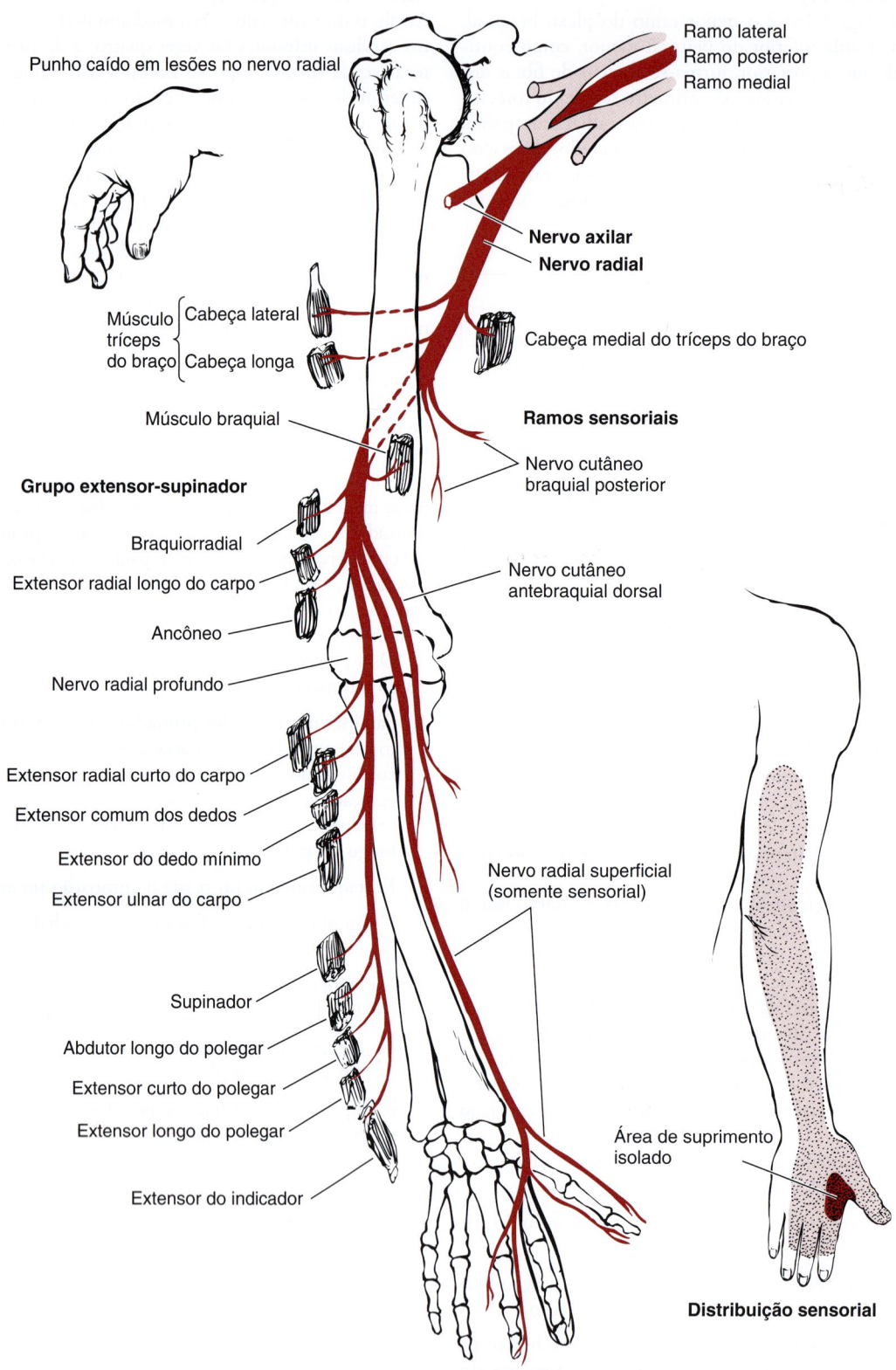

FIGURA 2-15 O nervo radial (C6-8; T1). (Reproduzida, com permissão, de Waxman SG: *Correlative Neuroanatomy*, 24th edn. New York: McGraw-Hill, 2000: 361.)

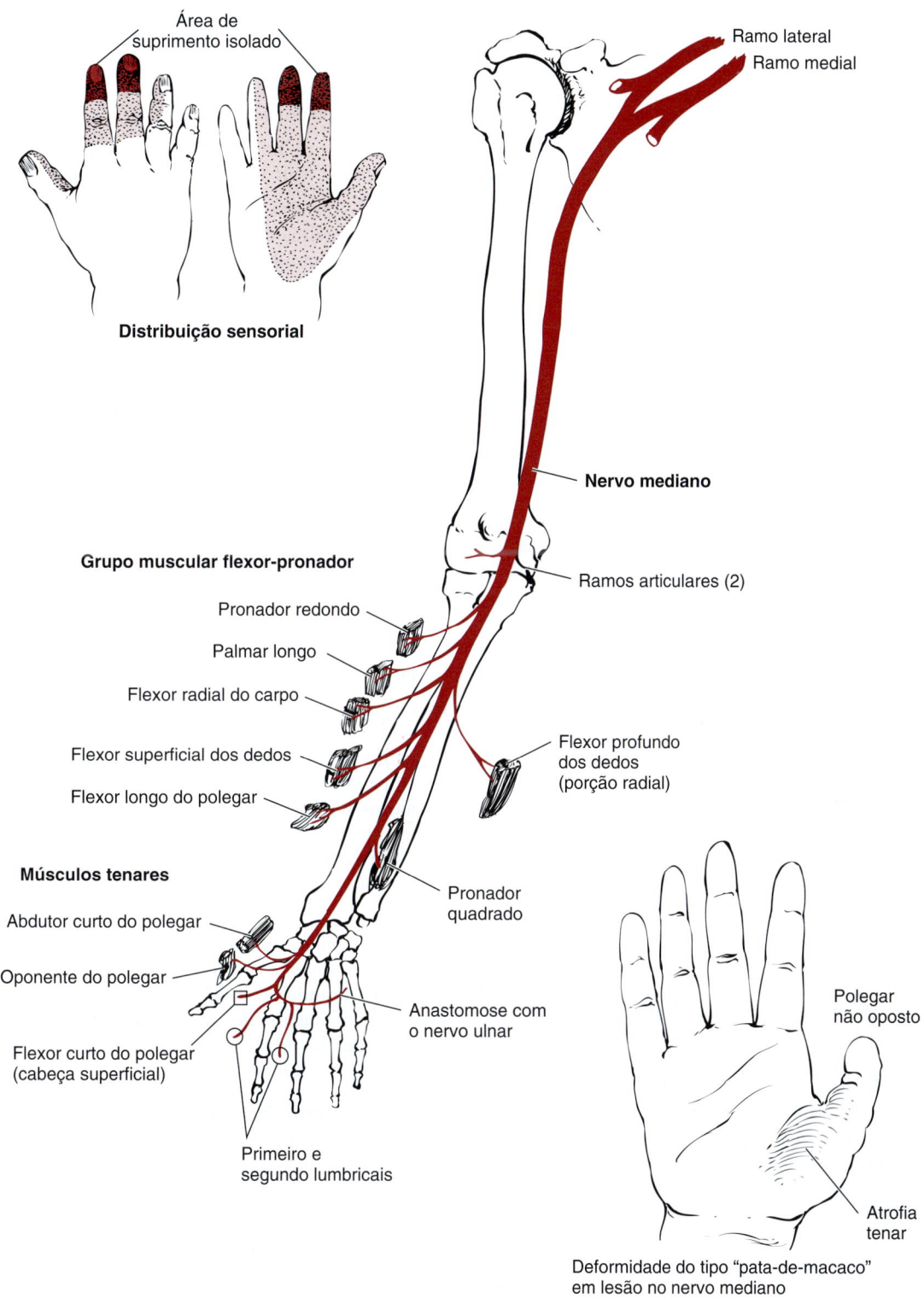

FIGURA 2-16 O nervo mediano (C6-8; T1). (Reproduzida, com permissão, de Waxman SG: *Correlative Neuroanatomy*, 24th edn. New York: McGraw-Hill, 2000: 362.)

8. A pele da palma da mão costuma ser seca, fria, descolorida, rachada e, às vezes, ceratósica.

Nervo ulnar (C8, T1)

O nervo ulnar é o maior ramo do plexo braquial. Ele nasce a partir do ramo medial do plexo braquial e contém fibras das raízes nervosas de C8 e T1, embora C7 possa contribuir com algumas fibras (Fig. 2-17). O nervo ulnar acompanha o compartimento anterior do braço e passa pelo septo intermuscular no nível da inserção coracobraquial. Quando o nervo ulnar passa pelo compartimento posterior do braço, segue pela arcada de Struthers, local de grande potencial para sua compressão (ver Cap. 15).

No nível do cotovelo, o nervo ulnar segue um trajeto posterior ao epicôndilo medial, onde atravessa o túnel cubital. A partir desse ponto, ele passa entre as duas cabeças do flexor ulnar do carpo e atravessa a aponeurose profunda do flexor pronador. Essa aponeurose é superficial ao flexor profundo dos dedos, mas profunda para os músculos flexor ulnar do carpo e flexor superficial dos dedos.[64,65]

> **Curiosidade Clínica**
>
> A topografia intraneural do nervo ulnar difere em vários níveis do braço. No epicôndilo medial, as fibras sensoriais da mão e as fibras motoras dos músculos intrínsecos são superficiais, enquanto as fibras motoras do flexor ulnar do carpo e do flexor profundo dos dedos são profundas.[66] Isso explica o achado comum na "síndrome do túnel cubital" (ver Cap. 15) da perda e fraqueza sensorial dos músculos intrínsecos com inervação ulnar, mas uma preservação relativa da força do flexor ulnar do carpo e do flexor profundo dos dedos.[67]

O nervo ulnar penetra no antebraço percorrendo um trajeto posterior ao côndilo umeral medial e passando entre as cabeças do flexor ulnar do carpo, antes de repousar no flexor profundo dos dedos[68] (ver Fig. 2-17). Ele prossegue distalmente para o punho, passando entre os músculos flexor ulnar do carpo e o flexor profundo dos dedos, os quais ele supre. Proximal ao punho, o ramo cutâneo palmar do nervo ulnar surge. Esse ramo percorre a região palmar do antebraço e do punho, fora do túnel de Guyon, para suprir a parte proximal do lado ulnar da palma da mão. Poucos centímetros mais distalmente ao túnel, um ramo cutâneo posterior (dorsal) nasce e supre o lado ulnar do dorso da mão, a parte dorsal do dedo mínimo e a metade ulnar do dedo indicador. O nervo ulnar supre o flexor ulnar do carpo, a cabeça ulnar do flexor profundo dos dedos e todos os pequenos músculos localizados de forma profunda e medial ao tendão do flexor longo do polegar, com exceção dos dois primeiros lumbricais (ver Fig. 2-17, indicado pelas ramificações terminais na mão). Sua distribuição sensorial inclui a pele do dedo mínimo e a porção medial da mão e o dedo anular (ver Fig. 2-17).

Os aspectos clínicos das lesões do nervo ulnar incluem os seguintes:[15]

▶ Mão em garra (ver Fig. 2-17), resultando da ação sem oposição do extensor comum do quarto e quinto dedos.

▶ A incapacidade de estender a segunda falange e a falange distal de qualquer um dos dedos.

▶ A incapacidade de aduzir ou abduzir os dedos, ou de opor todas as pontas dos dedos, ao fazer um cone com os dedos e o polegar.

▶ A incapacidade de aduzir o polegar.

▶ No punho, a flexão é fraca e não há desvio ulnar. Ausência de reflexo ulnar.

▶ Atrofia dos espaços interósseos (em especial o primeiro) e da eminência hipotenar.

▶ Perda da sensibilidade no lado ulnar da mão e no dedo anular e, de forma mais acentuada, em todo o dedo mínimo.

As lesões parciais do nervo ulnar podem produzir fraqueza motora ou paralisia de alguns músculos supridos por ele. As lesões que ocorrem no antebraço distal ou no punho preservam os flexores profundos e o flexor ulnar do carpo.

Nervos torácicos

Ramos posteriores (dorsais)

Os ramos posteriores (dorsais) torácicos (Fig. 2-18) percorrem um caminho posterior, próximo às articulações zigoapofisiárias vertebrais, antes de dividirem-se em ramificações mediais e laterais.

▶ Os ramos mediais suprem os músculos posteriores curtos (músculos iliocostal do tórax, espinal do tórax, semiespinal do tórax, multífido do tórax, rotadores do tórax e intertransversários), localizados em posição medial, e também a pele das costas, até a linha escapular média. Os ramos mediais dos seis ramos dorsais torácicos superiores penetram no romboide e no trapézio, alcançando a pele nas proximidades das espinhas vertebrais, que eles suprem algumas vezes.

▶ Os ramos laterais suprem as ramificações menores dos músculos sacroespinais. Essas ramificações laterais aumentam de tamanho quanto mais inferior for sua posição. Elas penetram, ou passam, o músculo longo do tórax no espaço entre ele e o iliocostal cervical, suprindo esses dois músculos, bem como o levantador da costela. O décimo segundo ramo torácico lateral envia um filamento, em direção medial, junto à crista ilíaca, que, em seguida, passa para a pele glútea anterior.

Como mencionado, o nervo sinovertebral ou meníngeo recorrente é também um ramo funcional do nervo espinal. Ele percorre posteriormente ao canal vertebral através do forame intervertebral, suprindo a região anterior da dura-máter, o terço externo das fibras anulares dos discos intervertebrais, o corpo vertebral e as paredes dos vasos sanguíneos epidurais, assim como o ligamento longitudinal posterior.[69]

Ramos anteriores (ventrais)

Há 12 pares de ramos torácicos anteriores (ventrais), sendo que todos, exceto o décimo segundo, se localizam entre as costelas, atuando como nervos intercostais. O décimo segundo ramo anterior (vertebral), o nervo subcostal, localiza-se abaixo da última costela. O nervo intercostal apresenta uma ramificação lateral, que fornece distribuição sensorial para a pele da região lateral do tronco, e uma ramificação anterior, que supre os músculos intercostais, a pleura parietal e a pele que cobre a parte anterior do tórax e do abdome. Todos os nervos intercostais suprem sobretudo as paredes torácica e abdominal, sendo que os dois superiores inervam o membro superior. Os ramos torácicos anteriores (ventrais) de T3-6 suprem apenas a parede torácica, enquanto os cinco ramos inferiores suprem tanto as paredes torácicas como as abdominais. O nervo subcostal supre a parede abdominal e a pele glútea.

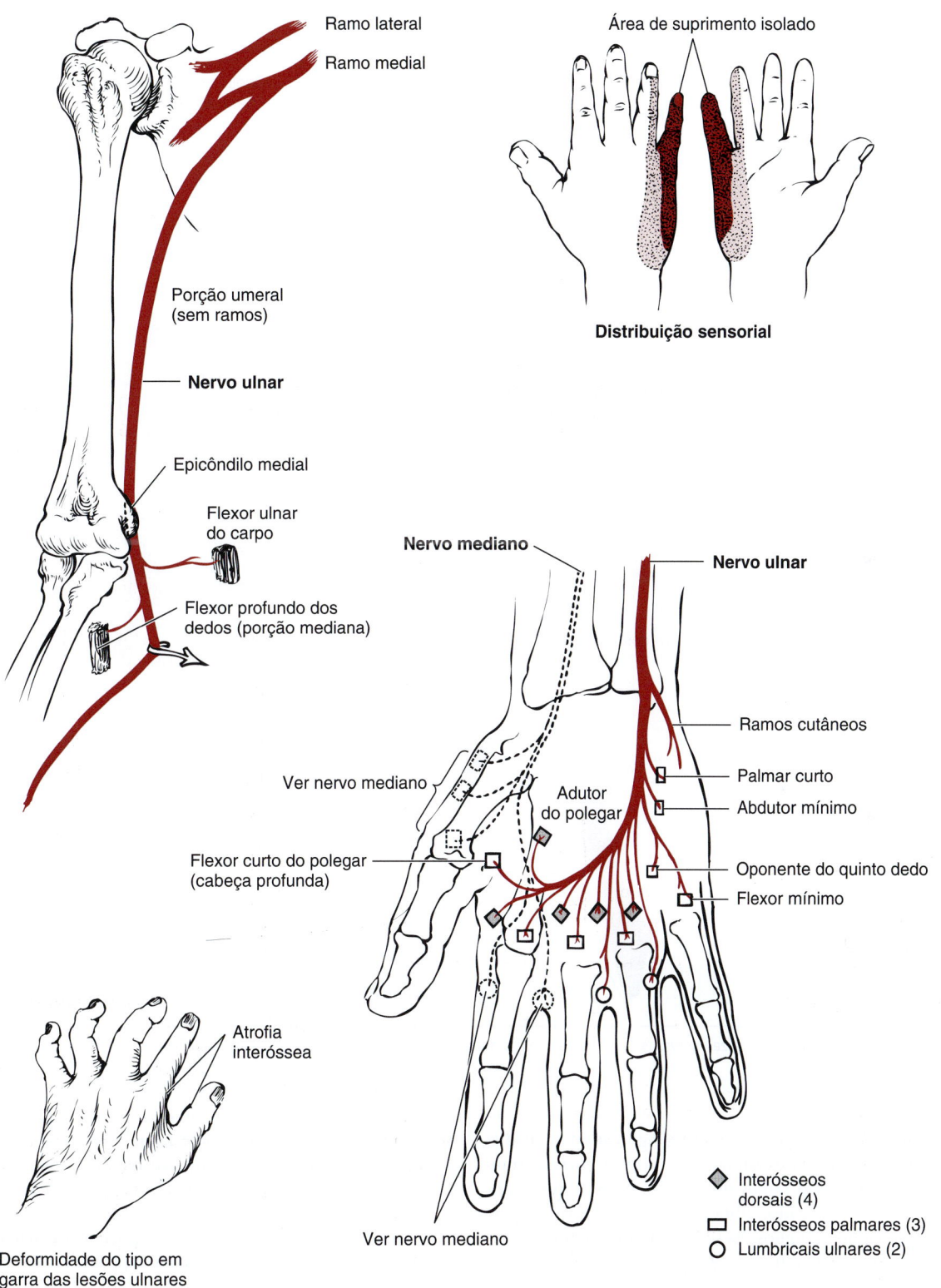

FIGURA 2-17 O nervo ulnar (C8; T1). (Reproduzida, com permissão, de Waxman SG: *Correlative Neuroanatomy*, 24th edn. New York: McGraw-Hill, 2000: 363.)

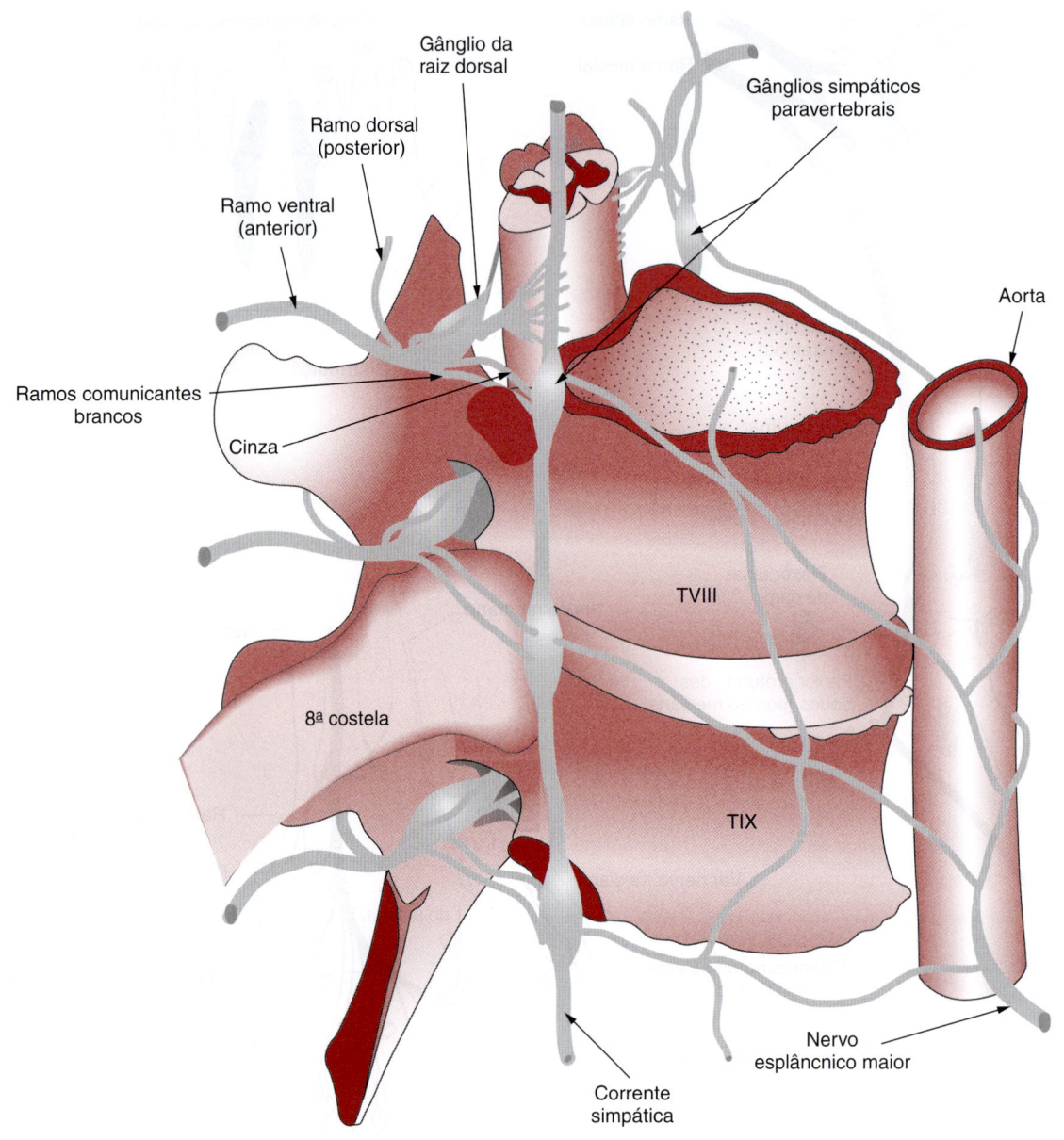

FIGURA 2-18 Ramo torácico espinal, raízes nervosas, gânglios espinais, nervos espinais e gânglios da corrente simpática paravertebral.

Cada ramo anterior conecta-se a um gânglio simpático adjacente (Fig. 2-18) por meio dos ramos comunicantes cinzas e brancos. Os comunicantes são ramos dos nervos espinais que transmitem, para ambos os sentidos, fibras autônomas simpáticas para a cadeia simpática dos gânglios. As fibras se transferem do nervo espinal para a corrente ganglionar pelo ramo branco e, na direção inversa, através do cinza. Nos níveis cervical, lombar inferior e sacral, apenas os ramos cinzas estão presentes e transportam fibras da cadeia para os nervos espinais, um mecanismo que garante que todos os nervos espinais contenham fibras simpáticas.

A partir de cada nervo intercostal, um ramo cutâneo colateral e lateral surge antes que o nervo principal atinja o ângulo costal. O nervo intercostobraquial nasce no ramo colateral lateral do segundo nervo intercostal, penetra os músculos intercostais da linha média maxilar e, a seguir, atravessa a porção central da axila, onde um ramo axilar posterior transmite sensação para a dobra axilar posterior. A partir desse ponto, o nervo percorre o braço superior junto da borda póstero-medial tanto para suprir a pele dessa região[70] quanto para conectar-se com o ramo cutâneo posterior do nervo radial.

Os nervos torácicos podem sofrer os mesmos tipos de lesões que afetam outros nervos periféricos. A perda funcional de um ou mais nervos torácicos pode produzir paralisia total ou parcial dos músculos abdominais e perda dos reflexos abdominais nos quadrantes afetados. No caso de lesões unilaterais do nervo, o umbigo costuma ser deslocado em direção ao lado não afetado, quando o abdome é tensionado (sinal de Beevor), indicando paralisia dos músculos abdominais inferiores como resultado de uma lesão no nível do décimo segmento torácico.

Foi comprovado que uma síndrome específica, chamada de síndrome T4[71-73], causa dor vaga, dormência e parestesia na extremidade superior e dor generalizada no pescoço e na região posterior da cabeça (ver Cap. 25).

Plexo lombar

O plexo lombar (Fig. 2-19) é formado pelas raízes nervosas anteriores (ventrais) dos segundo, terceiro e quarto nervos lombares (em cerca de 50% dos casos, o plexo recebe também contribuição do último nervo torácico), quando posicionados entre os músculos quadrado do lombo e psoas. Ele, então, percorre em posição anterior, com relação ao ventre do músculo psoas, para formar os nervos cutâneos femoral lateral, femoral e obturatório.

L1, L2 e L4 dividem-se em ramos superiores e inferiores (ver Fig. 2-19). O ramo superior de L1 forma os nervos ilio-hipogástrico e ilioinguinal. O ramo inferior de L1 se une ao ramo superior de L2 para formar o nervo genitofemoral (ver Fig. 2-19). O ramo inferior de L4 junta-se a L5 para constituir o tronco lombossacral. As síndromes de compressão nervosa periférico da extremidade inferior são listadas na Tabela 2-2.

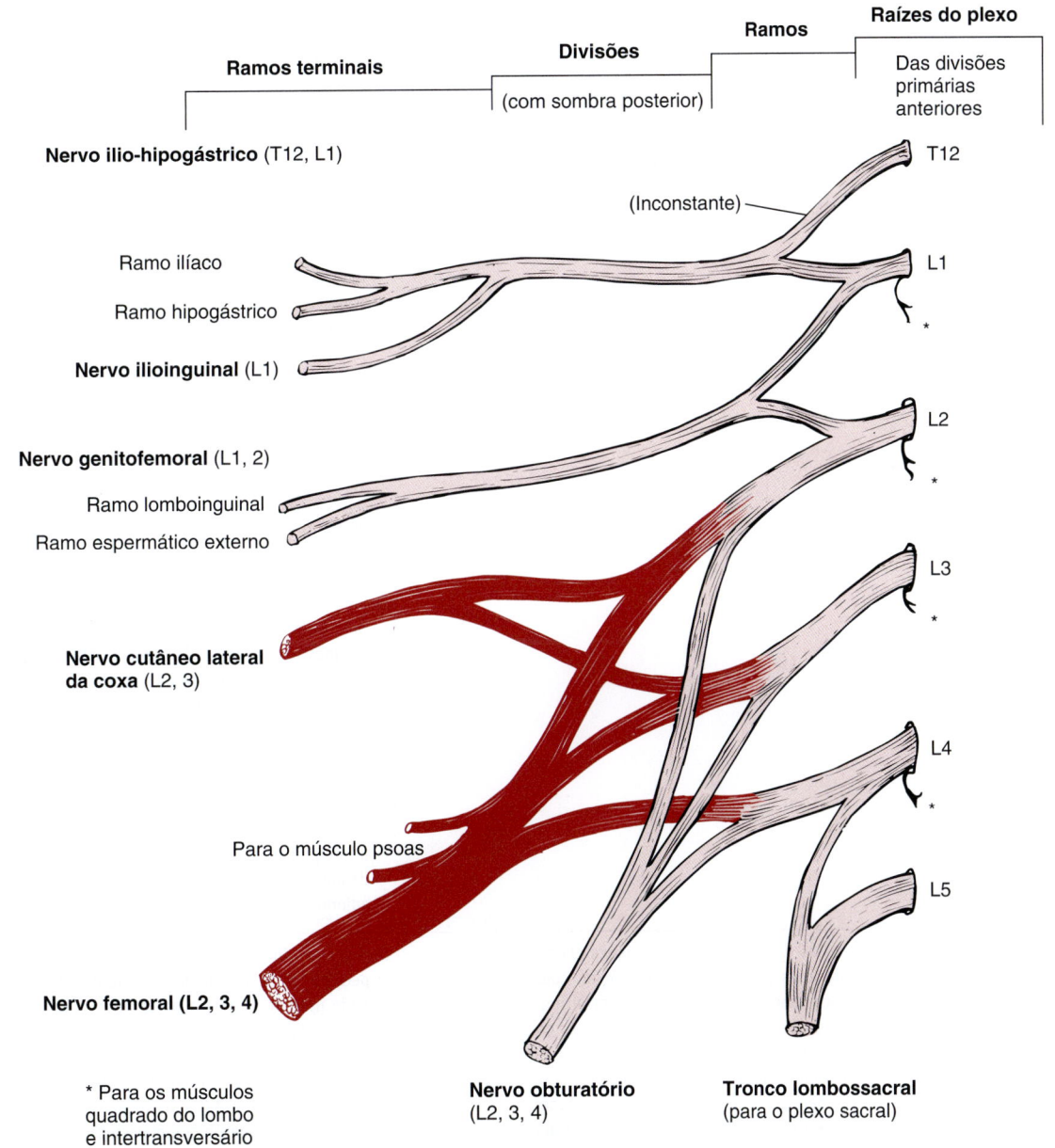

FIGURA 2-19 O plexo lombar. (Reproduzida, com permissão, de Waxman SG: *Correlative Neuroanatomy*, 24th edn. New York: McGraw-Hill, 2000: 364.)

TABELA 2-2 Síndromes de aprisionamento do nervo periférico da extremidade inferior

Extremidade inferior			
Nervo ilio-hipogástrico	O nervo ilio-hipogástrico poucas vezes sofre lesões de forma isolada. As causas mais comuns de lesão são os procedimentos cirúrgicos. Estes incluem incisões abdominais inferiores transversais, como nas histerectomias, ou lesões causadas por procedimentos como herniorrafia e apendicectomia. As lesões ocorrem sobretudo se a incisão estender-se além da margem lateral das fibras do reto do abdome. O dano pode resultar do trauma cirúrgico direto como atravessar uma sutura ao redor do nervo e incorporá-la no reparo fascial, ou o aprisionamento pós-operatório no tecido cicatrizado ou a formação de neuroma. Lesões esportivas, como trauma ou rupturas dos músculos abdominais inferiores, também podem resultar em lesão do nervo. Além disso, o dano pode ocorrer durante a gestação, devido ao abdome que se expande com rapidez no terceiro trimestre; trata-se da síndrome ilio-hipogástrica idiopática, porém rara.		Os sintomas incluem dor ardente ou lancinante imediatamente após a cirurgia abdominal. A dor estende-se a partir da incisão cirúrgica, lateralmente, para a região inguinal e suprapúbica. O desconforto pode ocorrer logo após ou até mesmo vários anos após o procedimento e durar de meses a anos. Esse desconforto possivelmente tem como causa a formação de cicatriz na região. Algumas vezes, a dor estende-se para a genitália devido à sobreposição significativa com outros nervos cutâneos. A perda de sensibilidade é geralmente mínima e não problemática. Também foi relatado o aprisionamento do nervo ilio-hipogástrico causando sintomas similares à bursite trocantérica e resistente à terapia convencional.
			Durante o exame, a dor e a sensibilidade costumam estar presentes na área de cicatrização ou do aprisionamento. Hiperestesia ou hipoestesia podem ocorrer na área suprida por esse nervo. O diagnóstico é difícil devido à pequena área cutânea suprida por ele. É possível haver sobreposição no suprimento sensorial com os nervos genitofemoral e ilioinguinal. Três critérios principais são usados para diagnosticar essa lesão nervosa. O primeiro é uma história de procedimento cirúrgico na área abdominal inferior, embora possa ocorrer o aprisionamento espontâneo. A dor em geral é sentida palpando-se lateralmente sobre a margem da cicatriz e a dor irradia-se de modo ínfero-medial em direção à região inguinal e para o interior da área suprapúbica e genital proximal. Segundo, uma área de hipoestesia ou hiperestesia deve ser identificada na região do suprimento do nervo ilio-hipogástrico. Terceiro, a infiltração de um anestésico local na região onde os nervos ilio-hipogástrico e ilioinguinal partem do músculo oblíquo interno e onde os sintomas são reproduzidos no exame físico pela palpação fornecem um alívio dos sintomas.
			Se nenhum alívio for obtido com a infiltração, deve ser procurada uma etiologia diferente para o desconforto. Diagnósticos diferenciais incluem patologia do nervo torácico lombar superior ou inferior ou etiologia discogênica da dor. Se o nervo ilio-hipogástrico for claramente identificado como a fonte da dor e a resposta favorável não for obtida com a infiltração local de anestésico, então a exploração e ressecção cirúrgica do nervo devem ser consideradas. Nenhuma técnica eletrodiagnóstica confiável está disponível para definir a integridade desse nervo, embora uma agulha de EMG da musculatura abdominal inferior possa servir como adjunto ao diagnóstico.
Nervo ilioinguinal	As causas de lesão incluem incisões abdominais inferiores (Pfannenstiel), gestação, coleta do osso ilíaco, apendicectomia, herniorrafia inguinal, dissecção do nodo linfático inguinal, colocação de cateter femoral, orquiectomia, histerectomia abdominal total e abdominoplastia. A lesão nervosa também pode ocorrer de maneira idiopática. A predominância da lesão com cirurgia declinou com o uso de procedimentos de laparoscopia. A ruptura da		Os sintomas incluem hiperestesia ou hipoestesia da pele ao longo do ligamento inguinal. A sensação pode irradiar-se para a parte inferior do abdome. A dor localiza-se na virilha medial, nos lábios maiores ou no escroto e na parte interna da coxa. As características da dor são bastante variáveis. Os pacientes estão aptos a associar sua dor de forma clara com um evento traumático ou com o procedimento cirúrgico.

(continua)

TABELA 2-2 Síndromes de aprisionamento do nervo periférico da extremidade inferior (*continuação*)

Extremidade inferior		
	aponeurose oblíqua externa inferior pode causar lesão nesse nervo. Esse tipo de lesão tem sido relatado em jogadores de hóquei.	A dor e a sensibilidade podem manifestar-se com a aplicação de pressão onde o nervo deixa o canal inguinal em até 75% dos pacientes. O impedimento sensorial é comum na distribuição do suprimento nervoso observada anteriormente. Os sintomas aumentam com a extensão do quadril (os pacientes caminham com o tronco em uma postura flexionada para a frente). A dor também pode ser reproduzida com palpação medial na EIAS. O diagnóstico pode ser feito com infiltração local de anestésico com ou sem esteroides e deve resultar em alívio dentro de 10 minutos. Infelizmente, nenhuma técnica eletrodiagnóstica está disponível para testar prontamente esse nervo. Uma agulha de EMG abdominal pode ser útil para determinar a gravidade da lesão nervosa, mas a EMG não é sensível ou específica.
Nervo genitofemoral	A lesão nervosa pode resultar do reparo de hérnia, apendicectomia, biópsias e parto de cesariana. A lesão também ocorre devido ao trauma intrapélvico à parede abdominal posterior, hematoma retroperitoneal, gestação ou trauma no ligamento inguinal. A lesão nesse nervo é rara, mesmo com herniorrafia aberta.	A hipoestesia sobre a região anterior da coxa, abaixo do ligamento inguinal, é o modo como ele é distinguido dos nervos ilio-hipogástrico e ilioinguinal. A dor na virilha é uma apresentação comum de neuralgia por lesão ou aprisionamento do nervo. A dor pode ser agravada com rotação interna ou externa do quadril, marcha prolongada ou mesmo com um leve toque. Diagnósticos diferenciais incluem lesão nos nervos ilioinguinal e genitofemoral, bem como radiculopatias de L1-2. Pode existir alguma sobreposição anatômica com o suprimento dos nervos ilioinguinal e genitofemoral, o que torna o diagnóstico um tanto quanto difícil de ser estabelecido.
Nervo cutâneo lateral (cutâneo femoral lateral) do NCL da coxa (meralgia parestésica)	O aprisionamento costuma ocorrer no ligamento inguinal. O auge da incidência para essa condição é na meia-idade. Diagnósticos diferenciais incluem radiculopatias lombares e problemas com raiz discogênica ou do nervo em L2 e L3. O aprisionamento pode ter causas intrapélvicas, extrapélvicas ou mecânicas. As causas intrapélvicas incluem gestação, tumores abdominais, fibroides uterinas, diverticulite ou apendicite. A lesão tem sido descrita em casos de aneurisma aórtico abdominal. Exemplos de causas extrapélvicas incluem trauma na região da EIAS (p. ex., cinto de segurança em um acidente automobilístico), roupas, cintos, cintos apertados ou aumento abdominal devido a obesidade e ascite. Os fatores mecânicos incluem sentar ou posicionar-se de pé por tempo prolongado e inclinação pélvica da discrepância no comprimento da perna. O diabete também provoca essa neuropatia isolada ou no ambiente clínico de uma polineuropatia.	Um abdome projetado, pendular, como visto na obesidade e na gestação, pressiona o ligamento inguinal para a frente e para baixo e traciona o nervo consigo sobre a dobra. A angulação do nervo é excessiva com a extensão da coxa e relaxada com a flexão. A extensão tensiona a fáscia lata e pode somar-se à compressão da região anterior. Portanto, é comum encontrar meralgia parestésica em indivíduos que são obesos e em mulheres durante o último trimestre de gestação. Os sintomas são muitas vezes acentuados ao caminhar em declives e escadas, posicionar-se de pé e ereto por muito tempo e, às vezes, deitar de costas na cama. Os pacientes aprendem a aliviar os sintomas colocando um travesseiro sob as coxas e assumindo uma postura ligeiramente curvada, quando estiverem de pé. Os principais sintomas são dormência desconfortável, formigamento e hipersensibilidade dolorosa na distribuição do NCL, em geral na região ântero-lateral da coxa, descendo para a região da patela superior. A irritação é diminuída, em conjunto com uma reação hiperpática ao toque e mesmo um fenômeno de aumento do formigamento, persistente e espontâneo, após o toque. A pressão digital profunda medial na EIAS pode retrair a parestesia dolorida na coxa lateral. O diagnóstico de bloqueio do nervo é confirmado usando 0,5% de bupivacaína infiltrada na largura de

(*continua*)

TABELA 2-2 Síndromes de aprisionamento do nervo periférico da extremidade inferior (*continuação*)

Extremidade inferior		
		um dedo medial à EIAS. A anestesia resultante sobre o território sensorial do NCL deve ser concomitante com o cessar completo da dor e do formigamento. O diagnóstico diferencial inclui hérnia do disco lombar nos níveis LI-II ou LII-III, o que pode requerer uma IRM.
Síndrome do piriforme	Múltiplas etiologias tem sido propostas para explicar a compressão ou a irritação do nervo isquiático que ocorre com a síndrome do piriforme: • *Hipertrofia do músculo piriforme.* • *Trauma.* Trauma, direto ou indireto, na região sacroilíaca ou glútea pode causar a síndrome do piriforme, como resultado da formação de hematoma e subsequente cicatrização entre o nervo isquiático e os rotadores externos curtos. • *Contratura de flexão do quadril.* A contratura de flexão no quadril tem sido associada à síndrome do piriforme. Essa contratura de flexão aumenta a lordose lombar, elevando a tensão nos músculos pélvico-femorais, quando estes tentam estabilizar a pelve e a coluna na nova posição. Esse aumento de tensão leva os músculos envolvidos à hipertrofia sem o aumento correspondente no tamanho dos forames ósseos, resultando em sinais neurológicos de compressão isquiática. • *Gênero.* As mulheres são mais afetadas pela síndrome do piriforme, com uma razão de incidência de mulheres para homens de 6 para 1. • *Bursite isquiática.* • *Pseudoaneurisma da artéria glútea inferior.* • *Exercício excessivo nos músculos isquiotibiais.* • *Inflamação e espasmo do músculo piriforme.* Isso está muitas vezes associado a trauma, infecção e variações anatômicas do músculo. • *Anomalias anatômicas.* Anomalias anatômicas locais contribuem para a probabilidade de desenvolvimento dos sintomas.	Seis achados clássicos: 1. História de trauma nas regiões sacroilíaca e glútea. 2. Dor na região da articulação sacroilíaca, incisura isquiática maior e músculo piriforme que, em geral, causa dificuldade para deambular. 3. Exacerbação aguda da dor causada pela inclinação do tronco ou levantamento de peso (e alívio moderado da dor pela tração da extremidade afetada, com o paciente na posição supina). 4. Um feixe muscular denso, sensível à palpação, sobre o músculo piriforme no lado afetado. 5. Elevação de perna reta positiva. 6. Atrofia glútea, dependendo da duração da condição. Outros sinais clínicos incluem dor e fraqueza em associação a abdução resistida e rotação externa da coxa envolvida, espasmo muscular local e palpável (palpável no obturador interno ou, menos comumente, no músculo piriforme). O exame neurológico costuma ser normal. O exame do quadril e da perna inferior muitas vezes demonstra rotação externa restrita do quadril e rigidez do músculo lombossacral.
Nervo femoral	A amiotrofia diabética é a causa mais comum de neuropatia do nervo femoral. Lesões abertas como consequência de tiros de revólver, facadas, vidros ou perfuração de agulhas em alguns procedimentos médicos. A complicação mais preocupante de trauma na região do triângulo femoral é lesão associada da artéria femoral. A maioria das neuropatias de aprisionamento ocorre abaixo do ligamento inguinal. O calor desenvolvido pelo metilmetacrilato em uma artroplastia total do quadril pode lesionar o nervo femoral. Os procedimentos pélvicos que requerem que a extremidade inferior seja colocada em posição agudamente flexionada, abduzida e externamente rodada por longos períodos podem causar compressão ao angular o nervo femoral sob o ligamento inguinal. O nervo pode ficar comprometido pela pressão exercida pelo feto em um parto difícil. Fraturas pélvicas e hiperextensão aguda da coxa também causam lesão isolada no nervo femoral.	Os sintomas de neuropatia femoral incluem dor na região inguinal, que é parcialmente aliviada pela flexão e rotação externa do quadril e disestesia sobre a região anterior e ântero-medial da coxa. Os pacientes queixam-se de dificuldades para deambular ou flexionar o joelho, dependendo da gravidade da lesão. O nervo origina o nervo safeno na coxa; portanto, é possível haver dormência nessa distribuição. A dor na região anterior do joelho também pode estar presente devido ao suprimento do nervo safeno para a patela. No exame, os pacientes apresentam-se com flexão do quadril e extensão do joelho enfraquecidas, reflexo do tendão do quadríceps prejudicado e deficiência sensorial na região ântero-medial da coxa. A dor aumenta durante a extensão e alivia com rotação externa do quadril. Se a compressão ocorrer na região inguinal, nenhuma fraqueza na flexão do quadril se faz presente. A perda sensorial pode manifestar-se ao longo da região medial da perna abaixo do joelho (distribuição safena).

(*continua*)

TABELA 2-2 Síndromes de aprisionamento do nervo periférico da extremidade inferior (*continuação*)

Extremidade inferior		
	Radiação pélvica, abscessos do apêndice ou renais e tumores também causam lesões no nervo femoral. Além disso, o nervo pode ser lesionado por uma compressão compartimental decorrente de uma hemorragia por distúrbios hemorrágicos ou pelo uso de anticoagulantes.	O teste eletrodiagnóstico não apenas é executado para confirmar o diagnóstico, mas também é importante para verificar a extensão da lesão e para determinar o prognóstico da recuperação. Com esse teste, os eletrodos de superfície ou de agulha laterais à artéria femoral na região inguinal são empregados para gerar um estímulo. A estimulação pode ser executada tanto acima como abaixo do ligamento inguinal. Eletrodos de discos a partir do vasto medial são utilizados para registrar a estimulação. Um estudo sensorial do nervo safeno pode ser executado (continuação da porção sensorial do nervo sensorial sobre a região medial da perna e do tornozelo). O exame com agulha deve ser concluído para os músculos paraespinais, bem como para o iliopsoas (também L2-3) e adutores do quadril supridos pelo nervo obturatório para determinar a presença de lesão na raiz ou plexo *versus* a lesão do nervo periférico. A agulha de EMG é a parte mais reveladora do teste eletrodiagnóstico. O examinador deve estar atento não apenas para potenciais desnervações, mas também para quaisquer unidades motoras ativas.
Nervo safeno	O nervo safeno pode ficar aprisionado quando ele penetra o tecido conjuntivo no teto do canal de Hunter, resultando em inflamação de uma angulação afiada do nervo através da estrutura e das forças dinâmicas dos músculos dessa região. Isso resulta em contração e relaxamento do tecido fibroso que pinça o nervo. Ele também pode ser lesionado pela proteção inadequada do joelho ou pelo suporte de perna durante uma cirurgia. Há probabilidade de ser lesionado devido a neurilemoma, aprisionamento pelos vasos femorais, trauma direto, bursite da pata-de-ganso, operações de veias varicosas e artrotomias e reparos meniscais do joelho medial.	Os sintomas de aprisionamento incluem sensação dolorosa profunda na coxa, dor no joelho e, possivelmente, parestesia cutânea na distribuição safena na perna e no pé. O ramo infrapatelar também pode ficar aprisionado de modo isolado. Isso ocorre porque ele passa por um forame específico no tendão do músculo sartório ou atravessa horizontalmente sobre a proeminência do epicôndilo femoral medial, onde permanece exposto ao trauma. Os pacientes relatam parestesias e dormências sobre a região infrapatelar que se torna acentuada com a flexão do joelho ou a compressão de roupas e suportes. O aprisionamento do nervo safeno é uma causa frequentemente omitida de dor persistente na região medial do joelho que ocorre em pacientes que sofreram trauma ou golpes diretos nessa região. Sendo esse um nervo apenas sensorial, a debilidade não é observada com lesões isoladas. Se a fraqueza estiver presente, procure por uma lesão do nervo femoral ou, possivelmente, uma radiculopatia lombar superior, de forma especial se houver adução da coxa envolvida (nervo obturatório). A palpação profunda proximal ao epicôndilo medial do fêmur reproduz a dor e as queixas. Alguma debilidade pode estar presente devido a autoproteção ou atrofia por inatividade proveniente da dor, mas nenhuma fraqueza direta resulta do aprimoramento do nervo. A perda sensorial na distribuição safena pode ser perceptível no exame. Nenhuma fraqueza deve estar presente nos músculos do quadríceps ou nos adutores do quadril. O diagnóstico é realizado com base na infiltração de anestésico local ao longo do percurso do nervo e proximal ao lado do provável aprisionamento. Técnicas de condução nervosa estão disponíveis para avaliar a condução neural no ramo principal do nervo safeno ou nos ramos terminais. Os testes de rotina

(*continua*)

TABELA 2-2 Síndromes de aprisionamento do nervo periférico da extremidade inferior (*continuação*)

Extremidade inferior		
		podem ser desapontadores em pessoas com tecido adiposo subcutâneo ou edema. A comparação lateral do nervo pode ser feita e deve demonstrar uma lesão consistente com as queixas do paciente. Um teste somatossensorial com potencial evocado também pode ser executado comparando os resultados contralaterais para o diagnóstico, embora esse teste possa ser incômodo e demorado. Nenhum achado deve estar presente no exame de agulha do músculo durante a EMG. O exame de agulha inclui os músculos do quadríceps e o adutor longo para avaliar a lesão tanto no nervo obturatório como no femoral. Se os achados estiverem presentes em ambos os músculos, então os músculos paraespinais devem ser examinados para eliminar a radiculopatia.
Fossa poplítea (nervo tibial)	Compressão do nervo tibial quando ele passa pela fossa poplítea, em geral, causada por um cisto de Baker aumentado (que também pode comprimir os nervos fibular comum e sural). Outras causas incluem proliferação do tecido sinovial em pacientes com artrite reumatoide.	Dor atrás do joelho ou nos músculos da panturrilha quando o pé está dorsiflexionado, hiperestesia ou anestesia de toda a superfície plantar do pé. Flexão incompleta da articulação do joelho. Fraqueza dos músculos gastrocnêmio, tibial posterior, flexor longo do hálux, flexor longo dos dedos e intrínsecos do pé (com exceção do extensor curto dos dedos).
Túnel do tarso	A compressão do nervo tibial posterior, atrás do maléolo medial, ou síndrome do túnel do tarso, é uma neuropatia de aprisionamento incomum. O teto do túnel é formado pelo flexor do retináculo, alongado entre o maléolo medial e o calcâneo. Os ossos tarsais são o chão. Numerosos septos fibrosos entre o teto e o chão subdividem o túnel em compartimentos separados em vários pontos. Os conteúdos do túnel do tarso em sua extremidade proximal são, da frente para trás, (1) o tendão flexor longo dos dedos, (2) o tendão tibial posterior, (3) a artéria e a veia tibial posterior, (4) o nervo tibial posterior e (5) o tendão flexor longo do hálux. O nervo possui três ramos terminais. Ele se bifurca nos nervos plantares medial e lateral dentro de 1 cm do eixo maleolar-calcâneo em 90% dos casos; os outros 10% são de 2 a 3 cm proximais ao maléolo. O ramo calcâneo geralmente sai dos fascículos plantares laterais, mas cerca de 30% deixa o tronco nervoso principal proximal ao túnel. Distalmente, os nervos plantares medial e lateral seguem em componentes fasciais separados. A ramificação medial supre os flexores instrísecos do grande artelho e a sensação sobre a superfície plantar medial do pé, inclusive dos três primeiros dedos. O ramo lateral supre todos os intrínsecos que fazem extensão das articulações interfalângicas, bem como a sensibilidade sobre a superfície plantar lateral do pé. A ramificação calcânea fornece sensação para o calcanhar.	Os sintomas iniciais são ardência, formigamento e dor disestésica sobre a superfície plantar do pé. A dor é obtida pela pressão ou fricção sobre a pele plantar, às vezes ocorrendo após a alta hospitalar. O sinal de Tinel costuma ser evidente sobre o percurso do nervo principal ou suas ramificações, e a dor é agravada pela eversão e dorsiflexão forçadas do tornozelo. Em casos avançados, os flexores intrínsecos do hálux são fracos e atrofiados, produzindo concavidade no dorso do pé. Os artelhos laterais podem, também, estar em garra devido à paralisia dos flexores intrínsecos do artelho e os extensores digitais posteriores (dorsais). A ramificação calcânea é poupada, por causa de sua passagem rápida pelo solo.

EMG, eletromiografia; EIAS, espinha ilíaca ântero-superior; NCL, nervo cutâneo lateral da coxa. Modificada, com permissão, de Hollis MH, Lemay DE: *Nerve Entrapment Syndromes of the Lower Extremity;* 2005. Disponível em: http://www.emedicine.com/orthoped/topic422htm; e de Pang D. *Nerve Entrapment Syndromes;* 2004. Disponível em: http://www.emedicine.com/med/topic2909.htm.

▶ *Nervo ilio-hipogástrico (T12, L1) (ver Fig. 2-19).* Este nervo emerge a partir da borda lateral superior do grande psoas, passando, em seguida, em posição lateral ao redor da crista ilíaca, entre os músculos transversal do abdome e oblíquo interno, antes de dividir-se em ramos cutâneos lateral e anterior. O ramo lateral (ilíaco) supre a pele da parte lateral superior da coxa, enquanto o ramo anterior (hipogástrico) desce anteriormente para inervar a pele sobre a sínfise.

▶ *Nervo ilioinguinal (L1) (ver Fig. 2-19).* Esse nervo é menor do que o ilio-hipogástrico. Ele emerge da borda lateral do grande psoas para seguir um trajeto ligeiramente inferior àquele do ilio-hipogástrico, com o qual pode-se anastomosar. Ele perfura e inerva o oblíquo interno, antes de emergir, a partir do anel inguinal superficial, para suprir a pele da parte medial superior da coxa e a raiz do pênis e escroto ou o monte pubiano e dos lábios maiores. O aprisionamento desse nervo causa dores na região da virilha, em geral com irradiação para baixo na superfície proximal da coxa, algumas vezes agravadas pelo aumento da tensão na parede abdominal ao posicionar-se de pé.

▶ *Nervo genitofemoral (L1, 2) (ver Fig. 2-19).* Esse nervo desce oblíqua e anteriormente pelo grande psoas, antes de emergir a partir da sua superfície anterior e dividir-se em ramificações genitais e femorais. O ramo genital supre o músculo cremastérico e a pele do escroto ou dos lábios, enquanto a ramificação femoral inerva a pele da parte superior média da coxa e a artéria femoral.

Os ramos musculares colaterais suprem os músculos quadrado do lombo e intertransversário de L1 e L4 e o psoas de L2 e L3. O ramo anterior de L2, todos os de L3 e o ramo superior de L4 separam-se em uma divisão anterior pequena e uma posterior grande (ver Fig. 2-19). As três divisões anteriores unem-se para formar o nervo obturatório; as três divisões posteriores unem-se para formar o nervo femoral e o NCL da coxa (ver Fig. 2-19).

Nervo femoral (L2-4)

O nervo femoral, o maior ramo do plexo lombar, emerge a partir da borda lateral do psoas, logo acima do ligamento inguinal. O nervo desce por debaixo desse ligamento para entrar no triângulo femoral da porção lateral da artéria femoral, onde se divide em ramos terminais. Acima do ligamento inguinal, o nervo femoral supre o músculo iliopsoas e, na coxa, os músculos sartório, pectíneo e quadrado femoral.

A distribuição sensorial do nervo femoral inclui as superfícies anterior e medial da coxa, via nervo cutâneo femoral anterior, e a região medial do joelho, a região proximal da perna e os ramos articulares do joelho, via nervo safeno (Fig. 2-20).

A paralisia do nervo femoral tem sido relatada após fratura acetabular, cateterização cardíaca, artroplastia total quadril ou fusão espinal lombar anterior e como manifestação espontânea da hemofilia.[74-76]

> **Curiosidade Clínica**
>
> O aprisionamento do nervo femoral por um hematoma do iliopsoas é a causa mais provável de paralisia do nervo femoral.[77] Golpes diretos no abdome ou uma hiperextensão no quadril, que rompa o músculo ilíaco, podem produzir hematomas ilíacos.

Nervo obturatório (L2-4)

O nervo obturatório (ver Fig. 2-20) origina-se a partir das segunda, terceira e quarta divisões do plexo lombar e emerge a partir da borda medial do psoas, próximo da borda da pelve. Passa, a seguir, por trás dos vasos ilíacos comuns na porção lateral dos vasos hipogástricos e uretra e desce através do canal obturatório na parte superior do forame obturador para a porção medial da coxa. Enquanto está no forame, o nervo obturatório divide-se em ramos anteriores e posteriores.

▶ A divisão anterior do nervo obturatório origina um ramo articular para a articulação do quadril, próximo de sua origem. Ele desce anterior ao obturador externo e adutor curto, aprofunda-se no pectíneo e no adutor longo e supre os ramos musculares para adutores longo e curto, ao grácil e, raras vezes, ao pectíneo.[70] A porção anterior se divide em vários ramos com nomes e sem nomes, incluindo os ramos cutâneos no plexo subsartorial e diretamente para uma pequena área de pele sobre a parte interna média da coxa, ramos vasculares para a artéria femoral e ramos comunicantes para os nervos obturatórios cutâneo e acessório.

▶ A divisão posterior do nervo obturatório penetra a parte anterior do obturador externo, suprido por ele, e desce até o adutor curto. Essa divisão supre também os adutores longo e curto (caso não tenham recebido suprimento da divisão anterior) e produz um ramo articular para o joelho (ver Fig. 2-20).

O nervo obturatório pode ser envolvido pelos mesmos processos patológicos que afetam o nervo femoral. A incapacidade é geralmente mínima, embora a rotação externa e a adução da coxa sejam prejudicadas e o cruzar de pernas dificultado. O paciente pode também queixar-se de dor grave, irradiada da virilha para a região interna da coxa (ver Fig. 2-20).[78,79]

Nervo cutâneo lateral (NCL) da coxa

O NCL da coxa (Fig. 2-21) é apenas sensorial, derivado primariamente da segunda e terceira raízes do nervo lombar, com contribuições ocasionais da primeira raiz do nervo lombar.[80,81] Esse nervo apresenta fibras simpáticas aferentes e eferentes.[82] Ele deixa o plexo lombar e aparece, normalmente, na borda lateral do psoas, proximal à crista ilíaca. A partir desse ponto, prossegue em direção lateral sobre a superfície anterior do ilíaco (coberta pela fáscia ilíaca), e sua porção lateral aproxima-se do ligamento inguinal posterior à artéria ilíaca circunflexa profunda. O nervo cruza por baixo do ligamento inguinal, ínfero-medial à espinha ilíaca anterior superior.[83] O local pelo qual o NCL sai da pelve é bastante variável. A meralgia parestésica (ver Cap. 9 e 17 e Tab. 2-2) tem sido relatada com cada uma das cinco variantes descritas a seguir:[84]

▶ A inserção lateral do ligamento inguinal está dividida. Sempre que se curvar na direção medial ou inferior, ao redor da espinha ilíaca ântero-superior, o nervo poderá ser submetido a traumas repetitivos no túnel osteofibroso.[85]

▶ O nervo pode percorrer um trajeto posterior ao ligamento inguinal e anterior à borda afiada da fáscia ilíaca, o que pode causar deformidade do tipo "corda de arco" no nervo, quando o paciente estiver na posição supina.[86]

72 SEÇÃO I • FUNDAMENTOS DA ORTOPEDIA

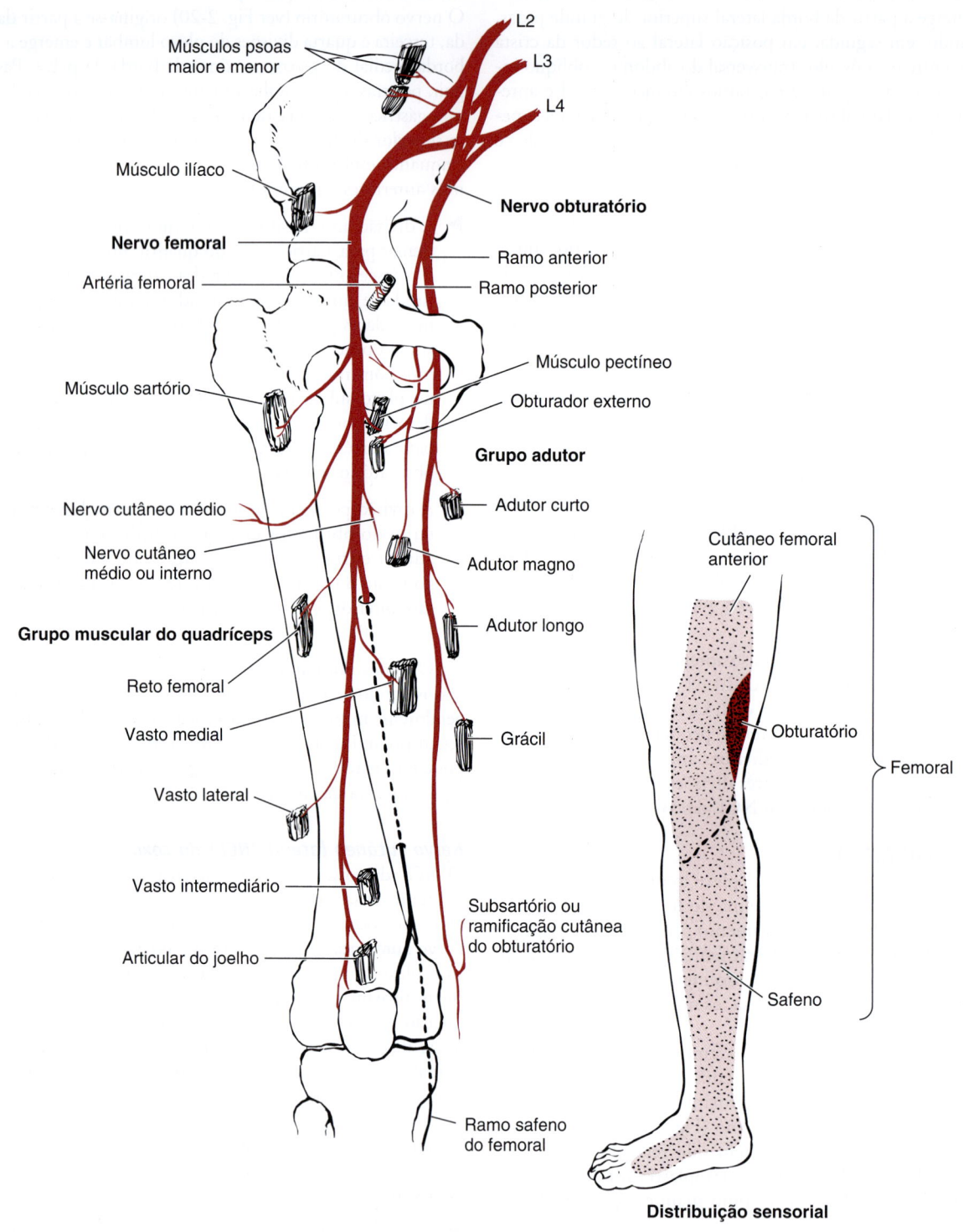

FIGURA 2-20 Nervos femoral (L2-4) e obturatório (L2-4). (Reproduzida, com permissão, de Waxman SG: *Correlative Neuroanatomy*, 24th edn. New York: McGraw-Hill: 2000: 365.)

▶ Ocasionalmente, o NCL entra, na coxa, dentro ou abaixo da substância do músculo sartório.[87]

▶ Têm sido relatados diversos casos, nos quais o NCL atravessa por cima da crista ilíaca, lateral e posterior à espinha ilíaca ântero-superior. O nervo tipicamente se situa em uma cavidade no ílio e fica sujeito à pressão de roupas ou cintos apertados.[86,87]

▶ O nervo pode sair da pelve em múltiplos ramos, com aprisionamento de um único ramo.[88]

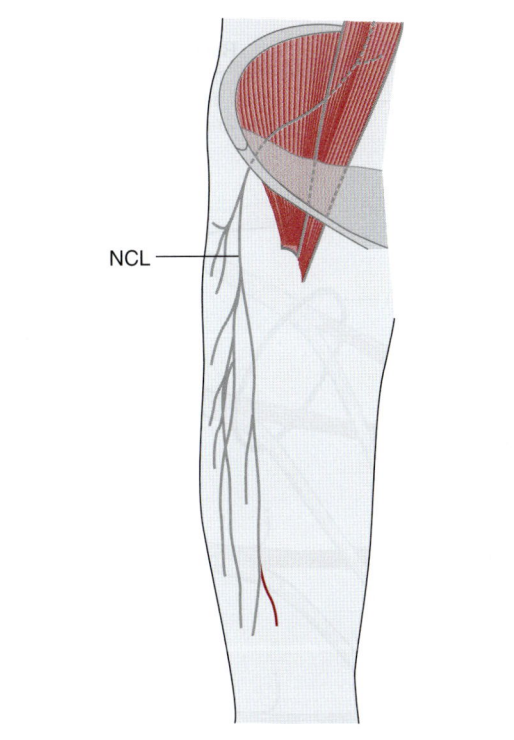

FIGURA 2-21 Distribuição do nervo cutâneo lateral (femoral) da coxa, NCL.

É possível, também, que o nervo esteja ausente, com um ramo do nervo femoral emergindo abaixo do ligamento inguinal, ou que ele seja substituído pelo nervo ilioinguinal.[89]

Plexo sacral

O tronco lombossacral (L4, 5) desce para a pelve, onde participa na formação do plexo sacral. O plexo sacral (Fig. 2-22) é formado pelos ramos anteriores (ventrais) de L4 e L5 e pelos nervos S1 até S4. Encontra-se na parede posterior da pelve, anterior ao piriforme e posterior ao colo sigmoide e em frente a uretra e vasos hipogástricos. Os nervos L4 e L5 unem-se mediais ao promontório sacral, se transformando em tronco lombossacral (Fig. 2-22). Os nervos S1 até S4 convergem com o tronco lombossacral em frente ao músculo piriforme, formando a banda triangular ampla do plexo sacral (ver Fig. 2-22). Os três nervos superiores do plexo dividem-se em duas séries de ramos: os mediais, que são distribuídos nos músculos multífidos, e os laterais, que se tornam os nervos clúnios mediais. Estes suprem a pele sobre a parte medial do glúteo máximo. As duas divisões primárias posteriores inferiores, com a divisão posterior do nervo coccígeo, suprem a pele sobre o cóccix.

Ramificações colaterais da divisão posterior

Nervo glúteo superior. As raízes do nervo glúteo superior (L4, 5; S1) nascem dentro da pelve a partir do plexo sacral (ver Fig. 2-22) e entram na nádega através do forame isquiático maior, acima do piriforme. O nervo segue lateralmente entre os glúteos médio e mínimo, que são inervados antes de terminarem no tensor da fáscia lata, cujo suprimento é feito também por esse mesmo nervo. Considerando-se que passa por entre os músculos glúteos, esse nervo sempre é colocado em situações de risco em cirurgias no quadril.[90]

Nervo glúteo inferior. O nervo glúteo inferior (L5; S1, 2) passa sob o músculo piriforme através do forame isquiático maior e percorre, em seguida, em direção ao músculo glúteo máximo (ver Fig. 2-22). Os nervos do piriforme consistem em ramos menores e mais curtos de S1 e S2.

Nervo clúnio superior. A ramificação medial do nervo clúnio superior (ver Fig. 2-22) passa superficialmente sobre a crista ilíaca, onde ela é coberta por duas camadas de fáscia fibrosa densa. Quando a ramificação medial do nervo clúnio superior passa pela fáscia contra a crista ilíaca posterior e o túnel osteofibroso (consistindo de duas camadas da fáscia e borda superior da crista ilíaca), a possibilidade de irritação ou trauma ao nervo é aumentada, fazendo desse um potencial local de compressão ou constrição do nervo.[91]

Nervo cutâneo femoral posterior. O nervo cutâneo femoral posterior constitui-se de uma ramificação lateral, com raízes de ambas as divisões anterior e posterior de S1 e S2 e as divisões anteriores de S2 e S3. Os ramos períneos passam para a pele do escroto ou lábio maior. Apesar de sua proximidade com o nervo isquiático, a lesão do nervo cutâneo femoral posterior da coxa é extremamente rara.

Ramos colaterais da divisão anterior

Os ramos colaterais das divisões anteriores estendem-se para os músculos quadrado femoral e gêmeo inferior (de L4, L5 e S1) para os músculos obturador interno e gêmeo superior (de L5, S1 e S2) (ver Fig. 2-22).

Nervo isquiático. O isquiático (Fig. 2-23) é o maior nervo do corpo humano. Ele nasce a partir das raízes dos nervos L4, L5 e S1 até S3 como continuação dos plexos lombossacrais. O nervo isquiático é composto por duas divisões independentes, tibial (medial) e fibular comum (lateral), que são geralmente unidas como um nervo simples para a região inferior da coxa. A tibial é a maior delas. Embora unidas, os padrões funiculares das divisões fibular comum e tibial são distintos, e não há troca de feixes entre eles. O nervo fibular comum é formado pelas quatro divisões posteriores superiores (L4, 5; S1, 2) do plexo sacral e o nervo tibial é constituído de todas as cinco divisões anteriores (L4, 5; S1-3).

O nervo isquiático sai na pelve através do terço anterior do forame isquiático maior.[92] A artéria gluteal superior também percorre o forame isquiático maior, a maior ramificação da artéria ilíaca interna e sua veia acompanhante.

Foram descritas inúmeras variações para o trajeto do nervo isquiático, incluindo casos nos quais ele passa pelo piriforme e casos nos quais a divisão tibial passa sob o piriforme, enquanto o fibular comum passa acima ou através dele. Aparentemente a divisão tibial sempre entra na região glútea abaixo do piriforme, e a variabilidade está no trajeto da divisão fibular comum. Em geral, o nervo isquiático desce ao longo da superfície posterior da coxa para o espaço poplíteo, onde costuma terminar dividindo-se em nervos fibulares comum e tibial (ver Fig. 2-23). A inervação da cabeça curta do bíceps femoral provém da divisão fibular comum, o único músculo inervado por essa divisão acima do joelho. Os ramos do tronco tibial passam para os músculos semitendíneos e semimembranáceos, pela cabeça longa do bíceps femoral e pelo adutor magno.

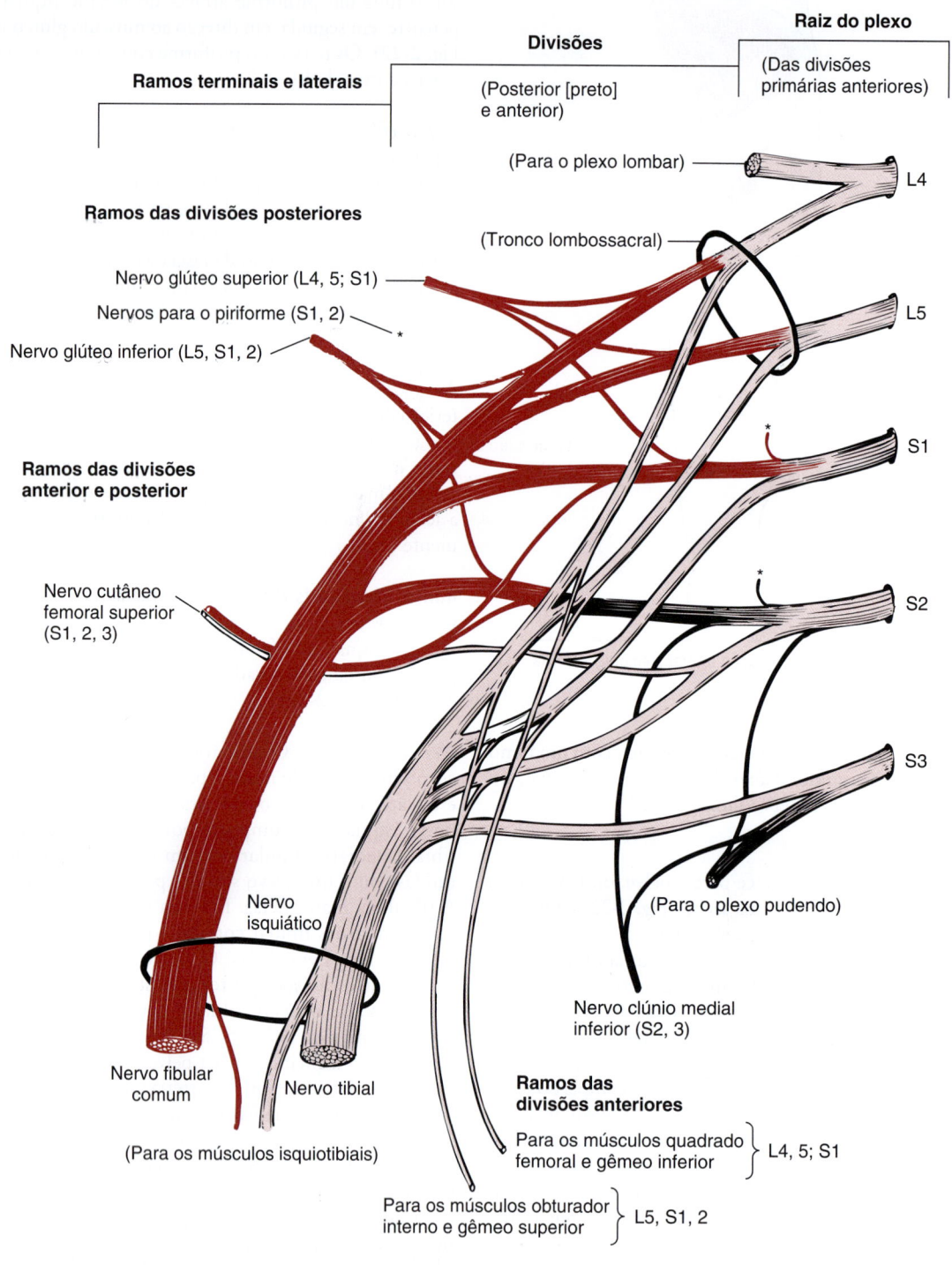

FIGURA 2-22 Plexo sacral. (Reproduzida, com permissão, de Waxman SG: *Correlative Neuroanatomy*, 24th edn. New York: McGraw-Hill, 2000: 366.)

Na maioria dos relatos de lesão do nervo isquiático, independentemente da causa, a divisão fibular comum está envolvida com maior frequência e muitas vezes sofre danos de maior grau do que a divisão tibial; sua suscetibilidade à lesão está relacionada a várias características anatômicas.

As lesões, no nervo isquiático, podem ser o resultado de uma hérnia de disco intervertebral (núcleo pulposo protruído) ou, de forma mais direta, da luxação do quadril, aneurisma local ou traumas externos diretos na incisura isquiática, sendo que esta última pode ser confundida com uma radiculopatia compressiva da raiz

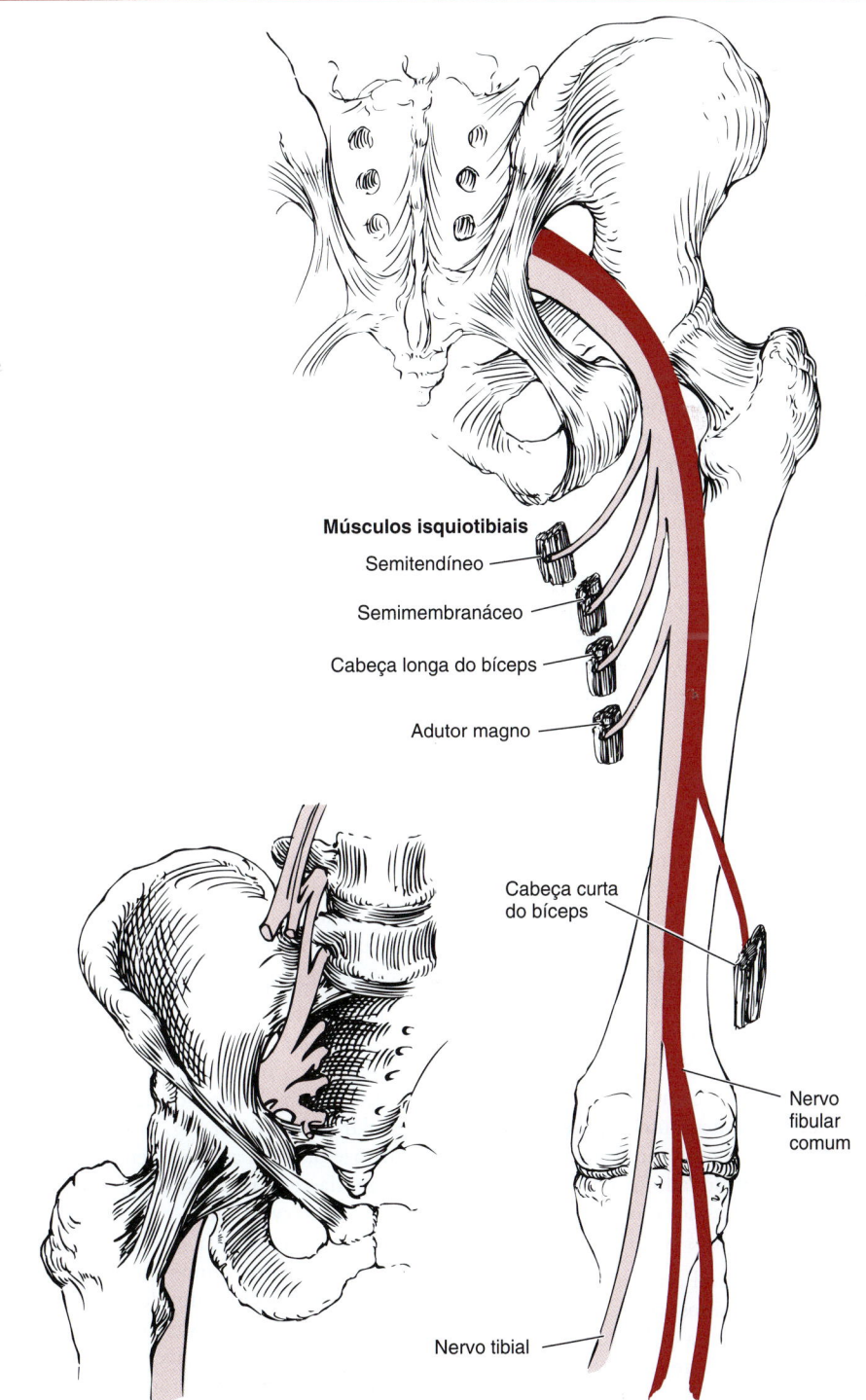

FIGURA 2-23 O nervo isquiático (L4, 5; S1-3). (Reproduzida, com permissão, de Waxman SG: *Correlative Neuroanatomy*, 24th edn. New York: McGraw-Hill, 2000: 368.)

do nervo sacral ou lombar.[93] A seguir estão algumas dicas para ajudar a distinguir as duas condições:

1. A dor de uma raiz do nervo espinal lombar irritado (radiculopatia) não muda de forma significativa com a introdução da rotação do quadril durante o teste de levantamento de perna reta (ver Cap. 12). Se há aprisionamento do nervo isquiático pelo músculo piriforme, a dor será acentuada pela introdução da rotação interna do quadril, que alonga as fibras musculares, e aliviada movendo o quadril em rotação externa.

2. A neuropatia isquiática produz mudanças sensoriais na sola do pé, mas a radiculopatia em geral não o faz, a menos que haja envolvimento predominante de S1.
3. Radiculopatia compressiva abaixo do nível L4 causa atrofia perceptível dos músculos glúteos, enquanto o aprisionamento isquiático poupa esses músculos.
4. O tronco isquiático é com frequência sensível quando há compressão da raiz no nível do forame, porém ele não costuma ser afetado em um aprisionamento do nervo isquiático.[94]

Relatos de casos individuais de tumores ósseos e do tecido mole ao longo do percurso do nervo isquiático foram descritos como uma causa rara de dor ciática.[95,96]

Nervo tibial. O nervo tibial (L4, 5; S1-3) é formado pelas cinco divisões anteriores do plexo sacral, recebendo, assim, fibras provenientes dos dois segmentos inferiores do ramo lombar e dos três segmentos superiores do ramo sacral. Inferiormente, o nervo inicia seu próprio percurso na parte superior do espaço poplíteo, antes de descer verticalmente através desse espaço e passar entre as cabeças do músculo gastrocnêmio, atingindo, por fim, o dorso da perna. A parte do tronco do nervo tibial localizada abaixo do espaço poplíteo é chamada de *nervo tibial posterior*; a parte localizada dentro do espaço é chamada de *nervo poplíteo interno* (Fig. 2-24). O nervo tibial supre os músculos gastrocnêmio, plantar, sóleo, poplíteo, tibial posterior, flexor longo dos dedos e flexor longo do hálux (ver Fig. 2-24).

Nervo sural. O nervo sural (ver Fig. 2-24) é um ramo sensorial do nervo tibial. É formado pelo nervo cutâneo sural lateral do nervo fibular comum e pelo nervo calcâneo medial do nervo tibial. O nervo sural supre a pele da região póstero-lateral do terço inferior da perna e da parte lateral do pé.

Ramos terminais do nervo tibial. Na região distal da perna, o nervo tibial situa-se em posição lateral em relação aos vasos tibiais posteriores e supre os ramos articulares das articulações dos tornozelos e a respectiva região póstero-medial. A partir desse ponto, os ramos terminais do nervo tibial incluem:

▶ *Nervo plantar medial* (comparável com o nervo mediano nas mãos). Esse nervo supre os seguintes músculos: flexor curto dos dedos, abdutor do hálux, flexor curto do hálux e primeiro lumbrical e os ramos sensoriais do lado medial da planta do pé, as superfícies mediais plantares dos três dedos e meio e as falanges ungueais dos mesmos dedos (ver Fig. 2-24).

▶ *Nervo plantar lateral* (comparável ao nervo ulnar das mãos). Esse nervo supre os pequenos músculos dos pés, exceto aqueles cuja inervação é feita pelo nervo plantar medial, e os ramos sensoriais das partes laterais da planta do pé, da superfície lateral de um dedo e meio das respectivas falanges distais (ver Fig. 2-24). Os nervos interdigitais costumam ser aprisionados entre o segundo e o terceiro e entre o terceiro e o quarto espaços membranosos, bem como entre os ligamentos intermetatarsais, como resultado da hiperextensão forçada dos dedos, provocando, assim, neuromas interdigitais.

▶ *Nervo medial calcâneo.* Durante sua passagem pelo retináculo flexor, o nervo tibial distribui ramos calcâneos mediais para a pele do calcanhar. Irritações desse nervo podem resultar em dor no calcanhar.

Nervos fibulares comuns. Os nervos fibulares comuns (L4,5; S1-2) são formados pela fusão das quatro divisões posteriores do plexo sacral, dando origem às fibras dos dois segmentos lombares inferiores e dos dois segmentos do ramo sacral (ver Fig. 2-25). Na altura da coxa, esses nervos são componentes do nervo isquiático até a parte superior do espaço poplíteo, onde distribuem seus ramos sensoriais. Estes incluem os ramos superior e inferior da articulação do joelho e o nervo cutâneo sural lateral (ver Fig. 2-24 e 2-25).

No ápice da fossa poplítea, o nervo fibular comum inicia sua descida independente ao longo da borda posterior do bíceps femoral e, em seguida, atravessa o dorso da articulação do joelho, na parte externa superior da perna, próximo da cabeça da fíbula. O nervo se curva ao redor da região lateral da fíbula, na direção da região anterior do osso, antes de passar pela parte profunda das duas cabeças do músculo fibular longo, onde se divide em três ramos terminais: os nervos articular recorrente, superficial e fibular profundo.

▶ O nervo articular recorrente acompanha a artéria recorrente tibial anterior, suprindo as articulações tibiofibulares e dos joelhos, bem como um ramo do músculo tibial anterior.

▶ O nervo fibular superficial nasce no local profundo do fibular longo (ver Fig. 2-25). A partir daí, segue em direção anterior e descendente, entre os músculos fibular e extensor longo dos dedos, para suprir os fibulares longo e curto e bem como a distribuição sensorial da parte frontal inferior da perna, o dorso do pé, parte do hálux e os lados adjacentes do segundo ao quinto dedos, até a segunda falange. Sempre que esse nervo for aprisionado, considerando-se que causa dores na região distal lateral da perna e do tornozelo, é comum ser confundido com uma hérnia de disco envolvendo a raiz do nervo L5.

▶ O nervo fibular profundo percorre um caminho anterior e lateral em relação ao músculo tibial anterior, entre os músculos fibular longo e extensor longo dos dedos, e em frente à membrana interóssea, suprindo os músculos tibial anterior, extensor longo dos dedos, extensor longo do hálux e fibular terceiro (ver Fig. 2-25). No nível da articulação do tornozelo, passa atrás do tendão dos extensores do hálux, e acomoda-se entre eles, e do tendão do extensor longo do dedo. O nervo fibular profundo divide-se em ramos laterais e mediais, cerca de 1,5 cm acima da articulação do tornozelo. Esses ramos terminais estendem-se até a pele dos lados adjacentes dos dois dedos mediais (ramo medial), até o músculo extensor curto dos dedos (ramo lateral) e até as articulações adjacentes (ver Fig. 2-25). Sempre que o nervo fibular profundo for aprisionado, há queixas de dores no hálux, que podem ser confundidas com distrofia simpática pós-traumática.

> **Curiosidade Clínica**
>
> Em comparação com a divisão tibial, a divisão fibular comum é relativamente ligada à incisura isquiática e ao colo da fíbula, podendo, portanto, ser menos tolerante à tensão ou à distribuição de tensão, como costuma ocorrer em distensões agudas ou com mudanças na posição ou no comprimento do membro.

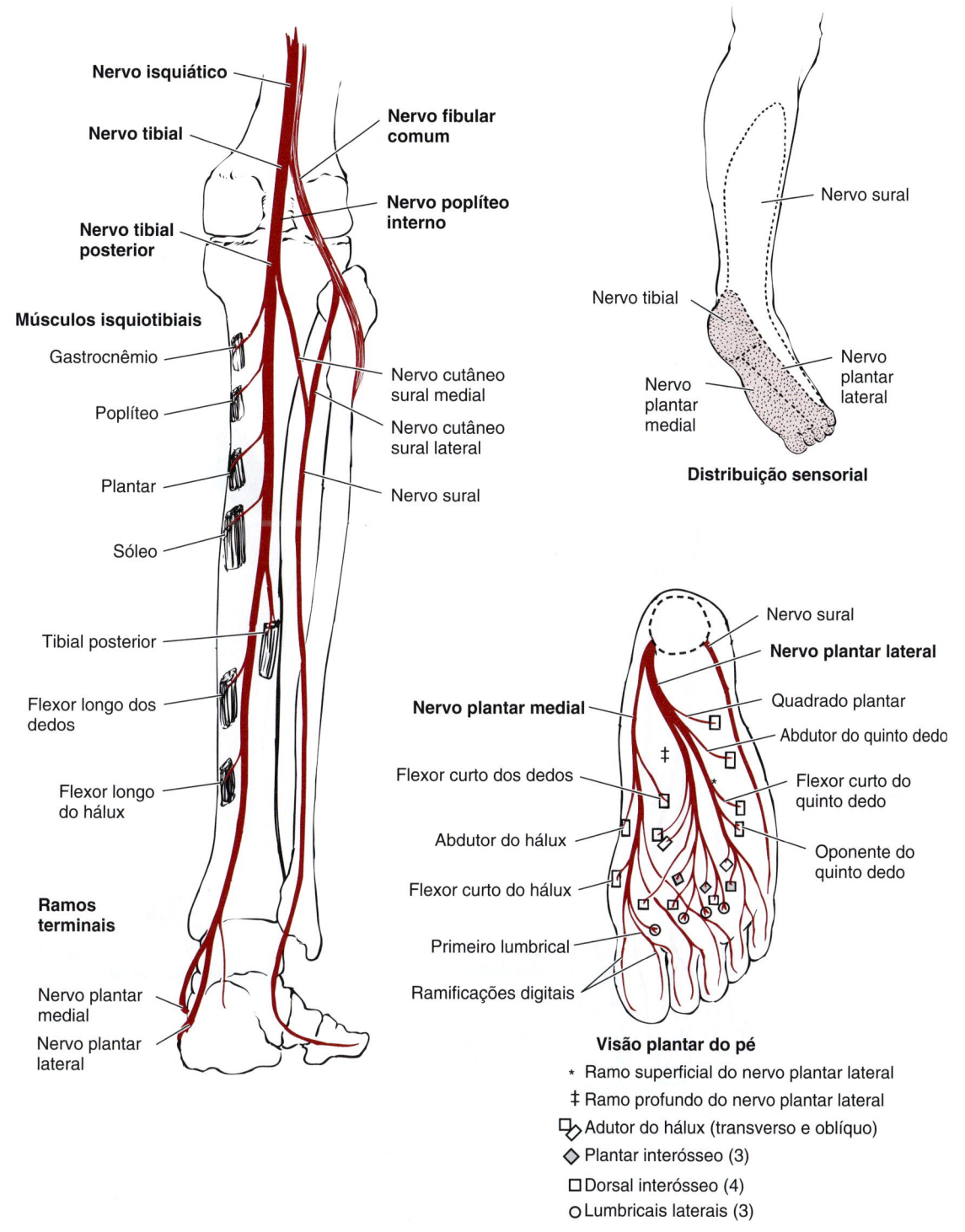

FIGURA 2-24 O nervo tibial (L4, 5; S1-3). (Reproduzida, com permissão, de Waxman SG: *Correlative Neuroanatomy*. 24th edn. New York: McGraw-Hill, 2000: 370.)

O aprisionamento insidioso do nervo fibular comum (por ser muito vulnerável, em especial no colo da fíbula) pode ser confundido com sintomas de disco herniado, tendinite no tendão poplíteo, mononeurite, paralisia fibular idiopática, tumores nervosos intrínsecos e extrínsecos e compressão extraneural causada por cisto sinovial, cisto no gânglio, tumor de tecidos moles, massa óssea ou um grande fabela.[97] Lesões traumáticas nesse nervo tendem a ocorrer após fraturas, luxações, procedi-

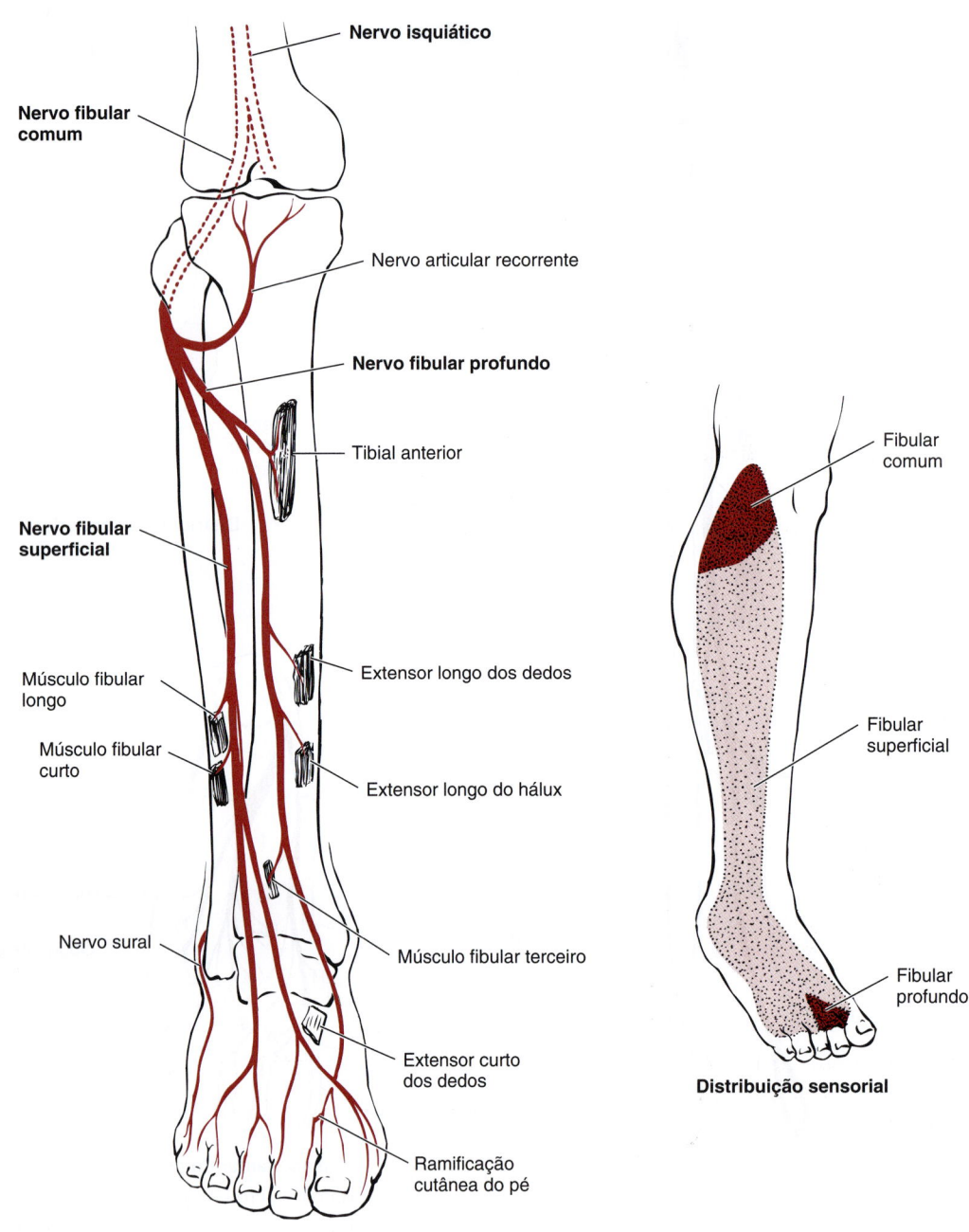

FIGURA 2-25 O nervo fibular comum (L4, 5; S1, 2). (Reproduzida, com permissão, de Waxman SG: *Correlative Neuroanatomy*, 24th edn. New York: McGraw-Hill, 2000: 369.)

mentos cirúrgicos, aplicação de tração esquelética ou uso de gessos apertados.[97]

O aprisionamento pode causar dores na superfície lateral do joelho, da perna e do pé. As dores na parte lateral do joelho são comuns entre pacientes que buscam ajuda médica, e o aprisionamento do nervo fibular, muitas vezes, comum passa despercebido nas considerações de diagnósticos diferenciais, sobretudo na ausência de trauma ou na presença de massa palpável no colo da fíbula.

Plexos pudendo e coccígeo

Os plexos pudendo e coccígeo são as partes mais caudais do plexo lombossacral e suprem os nervos para as estruturas do períneo (Fig. 2-26).

1. O plexo pudendo supre os músculos coccígeo, levantador do ânus e esfíncter externo do ânus. O pudendo é um nervo misto, e qualquer lesão que o afete ou interfira nas suas vias ascen-

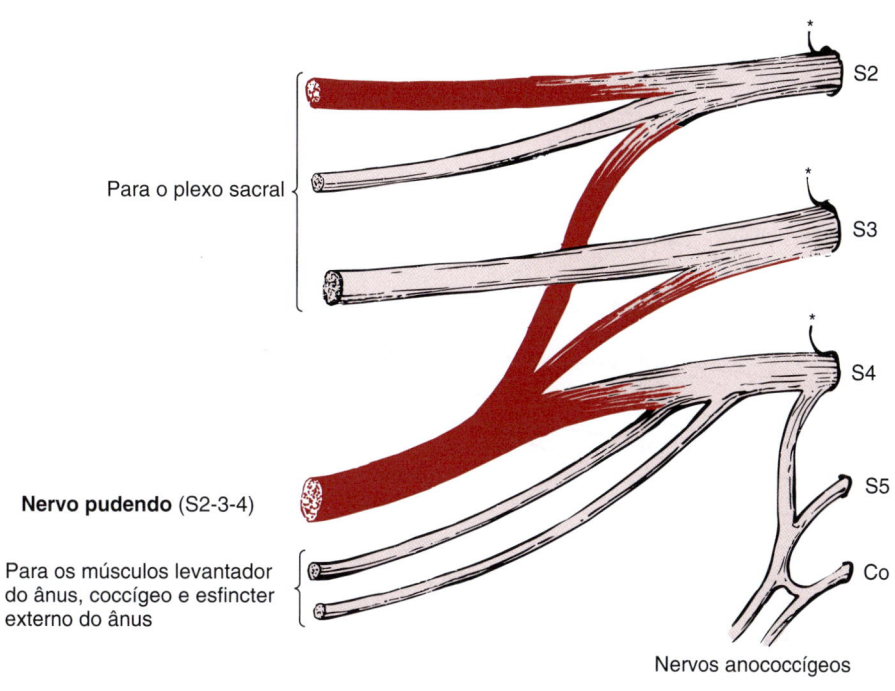

FIGURA 2-26 Os plexos pudendo e coccígeo. (Reproduzida, com permissão, de Waxman SG: *Correlative Neuroanatomy*. 24th edn. New York: McGraw-Hill, 2000: 371.)

dentes possivelmente resulta em disfunções de evacuação e eréteis.[98] Lesões nas vias aferentes do nervo pudendo são, em geral, reveladas pela história do paciente, incluindo doença neurológica orgânica ou trauma neurológico. Há também indícios de lesão quando um exame físico neurológico realizado para avaliar a função de sinal dos segmentos S2, S3 e S4 é anormal. O nervo pudendo divide-se em:

a. Nervos hemorroidários inferiores para o esfincter externo do ânus e pele adjacente.
b. Nervo perineal.
c. Nervo dorsal do pênis.

2. Os nervos do plexo coccígeo são pequenos nervos sensoriais anococcígeos derivados dos três últimos segmentos (S4, 5; C). Eles penetram no ligamento sacrotuberal e suprem a pele na região do cóccix.

Sistema nervoso autônomo

O sistema nervoso autônomo é a divisão do sistema nervoso periférico responsável pela inervação dos músculos liso, cardíaco e glândulas do corpo. Ele funciona, primariamente, em nível subconsciente.

O sistema nervoso autônomo possui dois componentes: simpático (Fig. 2-27) e parassimpático (Fig. 2-28). Cada um deles diferenciado por seu tamanho de origem, bem como pelos transmissores que libera (Tab. 2-3).[99] Em geral, esses dois sistemas têm efeitos antagônicos sobre seus respectivos órgãos terminais.

O sistema simpático está envolvido na modulação da dor, embora, sob circunstâncias normais, o sistema simpático tenha pouco ou nenhum efeito sobre a atividade dos receptores aferentes periféricos. De acordo com Blumberg e Janig,[100] os neurônios aferentes se tornam hipersensíveis como resultado do trauma direto, produzindo alodinia, causalgia (síndrome da dor regional complexa do Tipo 1) e hiperalgesia.[101] Os neurônios sensíveis do corno dorsal aumentam seus campos de recepção e começam a responder aos limites inferiores e superiores dos estímulos periféricos.[101,102]

As lesões no sistema simpático também estão relacionadas à síndrome de Horner (ver discussão posterior) e à doença de Raynaud, um distúrbio no sistema vascular periférico (ver Cap. 9).

Controle neuromuscular

Acredita-se que existem determinados programas para padrões de movimento que são inerentes ao SNC e que estes se desenvolvem naturalmente durante o processo de maturação do SNC. Por exemplo, a marcha é um programa motor inerente. Outras atividades requerem aprendizado por meio da repetição exitosa e da formação de um programa dentro do SNC. Uma vez que esse programa é formado, o indivíduo não precisa mais concentrar-se em executar a atividade, e pode realizá-la

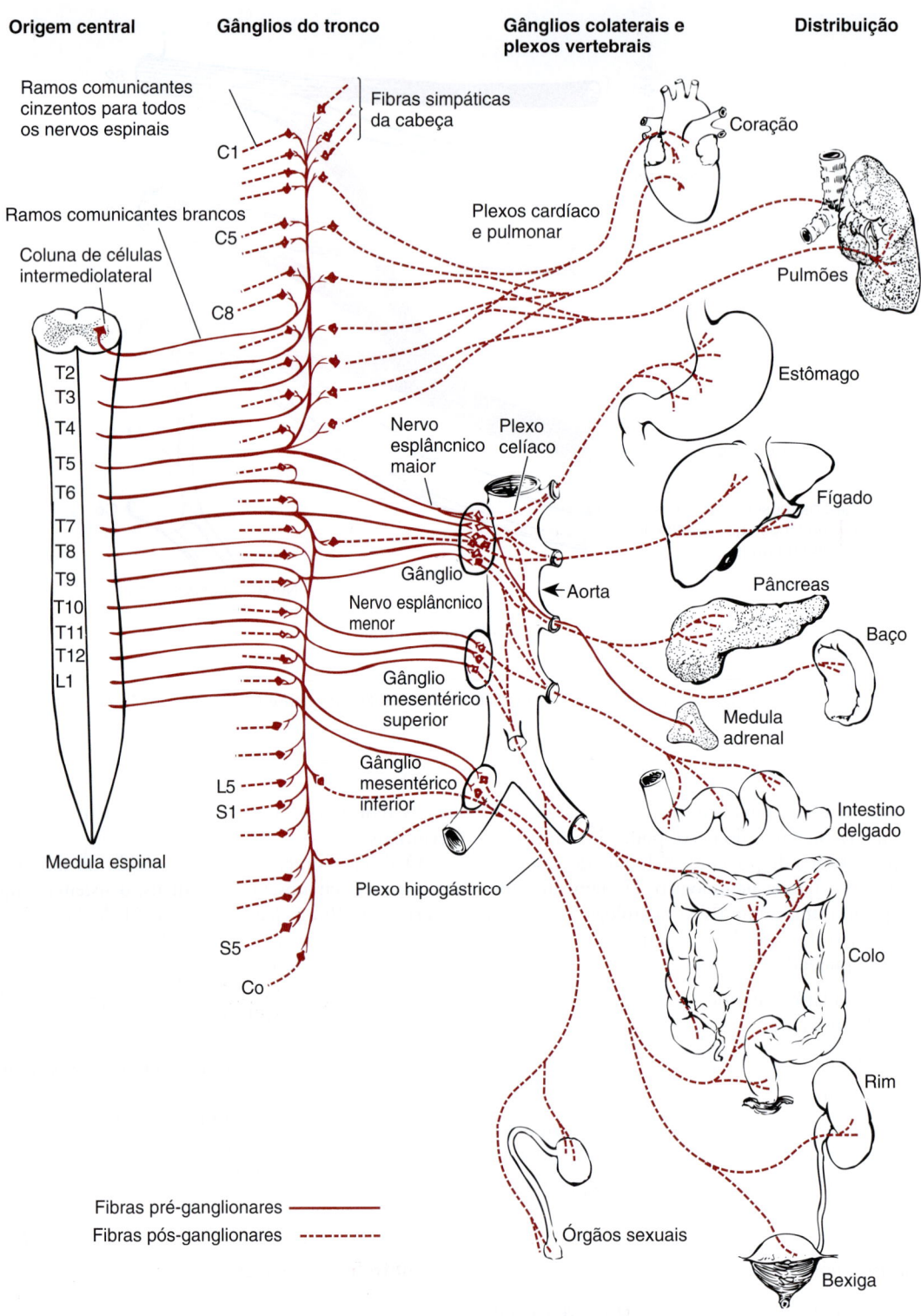

FIGURA 2-27 Divisão simpática do sistema nervoso autônomo (*metade esquerda*). (Reproduzida, com permissão, de Waxman SG: *Correlative Neuroanatomy*, 24th edn. New York: McGraw-Hill, 2000: 250.)

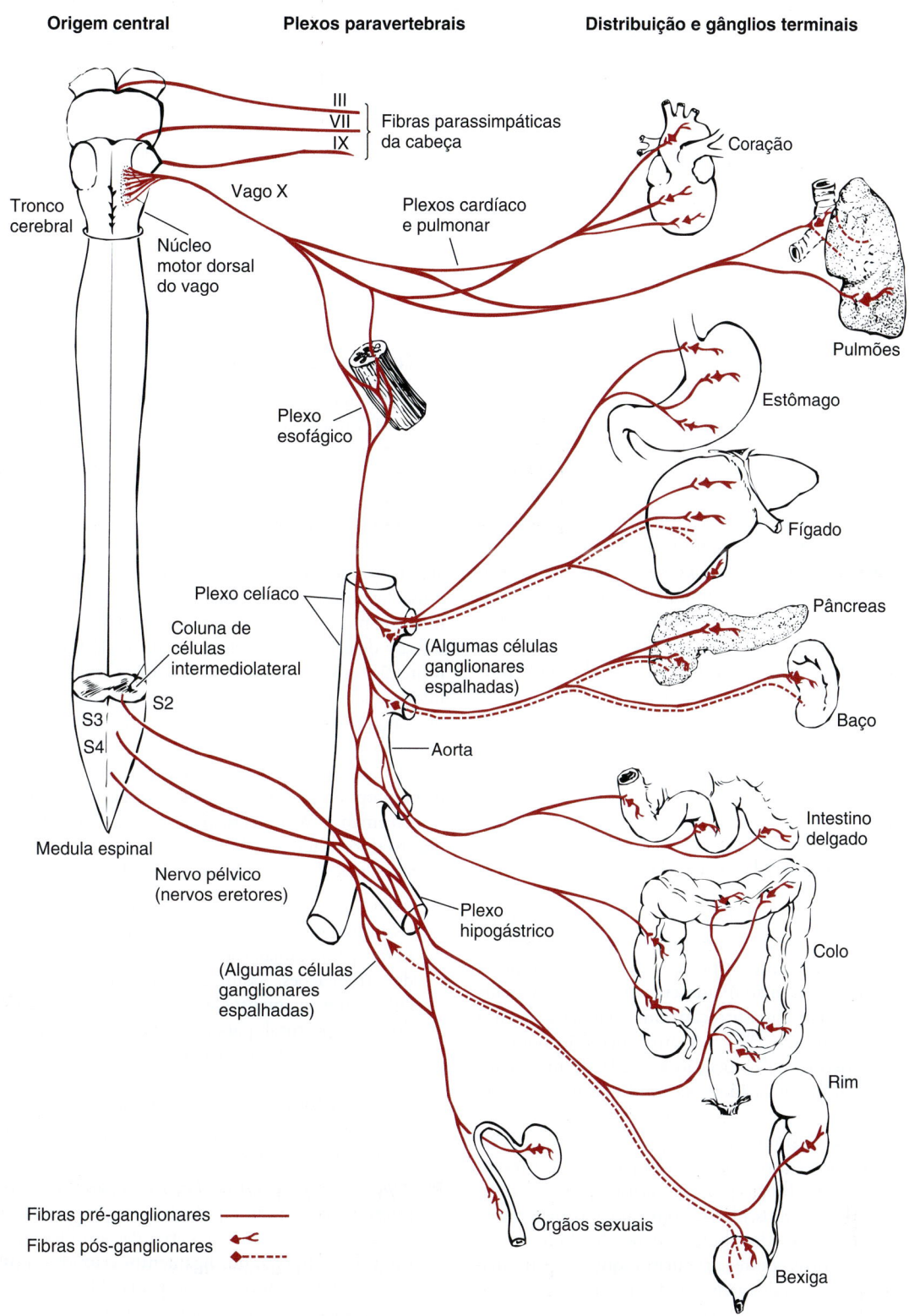

FIGURA 2-28 Divisão parassimpática do sistema nervoso autônomo (*metade esquerda*). (Reproduzida, com permissão, de Waxman SG: *Correlative Neuroanatomy*, 24th edn. New York: McGraw-Hill, 2000: 253.)

TABELA 2-3 Divisões do sistema nervoso autônomo

	Simpático	Parassimpático
Localização geral	Toracolombar	Craniossacral
Localizações específicas	Substância cinzenta medial e intermediolateral, T1-L2	Nervos cranianos III, VII, IX, X e segmentos sacrais S2-4
Características dos caminhos	Fibras pré-ganglionares curtas Fibras pós-ganglionares longas	Fibras pré-ganglionares longas Fibras pós-ganglionares curtas
Neurotransmissores principais	Noradrenalina (exceto as glândulas sudoríparas)	Acetilcolina

Morgenlander JC: The Autonomic nervous system. In: Gilman S, ed. *Clinical Examination of the Nervous System.* New York: McGraw-Hill, 2000: 213-225. Com a permissão de McGraw-Hill.

com muito pouco envolvimento cortical. O programa motor para cada uma das atividades é salvo em um *engrama* (uma maneira hipotética pela qual uma resposta padronizada foi estabelecida no nível da competência inconsciente) dentro do córtex cerebral.[103-105] Milhares de repetições são necessárias para começar a formação de um engrama e milhões para aperfeiçoá-la.[105] O desempenho excelente é desenvolvido na proporção do número de repetições de um engrama praticado abaixo do nível máximo da capacidade de desempenhá-lo.[106,107] Um paciente não obtém sucesso em atividades funcionais e recreacionais se o seu sistema neuromuscular não estiver preparado para satisfazer as demandas proprioceptivas e de equilíbrio das atividades específicas.[108] Um programa motor que é particularmente importante é o da estabilidade postural – a capacidade de manter a postura ereta estável contra perturbações internas e externas. Dois componentes-chave envolvidos na estabilidade postural são a propriocepção e o equilíbrio.

Propriocepção

A propriocepção é considerada uma variação especializada da modalidade sensorial do toque, que desempenha importante papel na coordenação da atividade muscular e envolve a integração de entradas sensoriais relacionadas à posição estática das articulações (sensibilidade da posição articular), ao movimento das articulações (sensibilidade cinestésica), velocidade dos movimentos e força da contração muscular da pele, dos músculos e das articulações.[109, 110] A propriocepção pode ser consciente, como ocorre na colocação acurada de um membro, ou inconsciente, como ocorre na modulação da função do músculo.[110,111]

Todas as articulações sinoviais do corpo são constituídas de um arranjo de receptores corpusculares terminais (mecanorreceptores) e não corpusculares (nociceptores) incrustados em estruturas cutâneas, articulares e musculares, com características variáveis de comportamento e de distribuição, dependendo do tecido articular. Esses mecanorreceptores articulares, que são estimulados pelas forças mecânicas (alongamento dos tecidos moles, relaxamento, compressão e tensão fluida) e que mediam a propriocepção, incluem os corpúsculos de Pacini, as terminações de Ruffini, o fuso muscular e as terminações em forma do órgão tendinoso de Golgi (OTG).[15,112,113] O termo *cinestesia musculotendínea* refere-se à capacidade das estruturas musculotendíneas de contribuir com entradas proprioceptivas para a ativação dos fusos musculares e do OTG.

Curiosidade Clínica

O fuso muscular age como receptor de estiramento, enquanto o OTG funciona como monitor do grau de tensão dentro dos músculos e dos tendões (Quadro 2-1).

Com base no extenso trabalho de Voss,[119] Peck e colaboradores[120] sugerem que, nas extremidades, os músculos menores e com altas concentrações de fusos musculares, dispostos em paralelo com músculos maiores, com fusos menos densos, funcionam primariamente como monitores cinestésicos.[121] Os mecanorreceptores modificam deformação mecânica em sinais elétricos que fornecem informação sobre movimentos e posições articulares.[110,114,122-124] A informação sensorial proporcionada pelos receptores percorre caminhos aferentes para o SNC, onde ela é integrada com informações de outros níveis do sistema nervoso.[125] O SNC, por sua vez, evoca respostas motoras eferentes (controle neuromuscular) vitais para mediar a propriocepção e influenciar o tônus e a função muscular.

Freeman e Wyke classificaram esses mecanorreceptores em quatro tipos diferentes.[112,126] Os tipos I, II e III são mecanorreceptores articulares, enquanto o tipo IV é um nociceptor.[113]

▶ *Tipo I: pequenas terminações de Ruffini.* Esses receptores de estiramento, de limite inferior e adaptação lenta, são importantes para assinalar a real posição ou mudanças na posição das articulações. Assim, eles estão localizados na cápsula articular e nos ligamentos. Contribuem para a regulação reflexa do tônus postural, para a coordenação da atividade muscular e para indicar a consciência perceptiva da posição articular. Qualquer aumento na tensão da cápsula articular pelos movimentos ativos ou passivos, pela postura, pela mobilização ou manipulação faz com que esses receptores descarreguem em frequência mais elevada.[113,127]

▶ *Tipo II: corpúsculos de Pacini.* Esses receptores, de limite inferior e adaptação rápida, funcionam, primariamente, para perceber o movimento das articulações. Eles estão localizados no tecido adiposo, nos ligamentos cruzados, nos anéis fibrosos, nos ligamentos e nas cápsulas fibrosas. Seu comportamento sugere sua importância como mecanismo de controle da atividade da unidade motora dos motores primários das articulações. Os receptores do Tipo II são totalmente inativos nas articulações imóveis, tornando-se ativos por breves períodos na fase inicial dos movimentos e durante mudanças rápidas de tensão. Eles disparam durante mobilização articular ativa ou passiva ou com a aplicação de tração.

▶ *Tipo III: grandes terminações de Ruffini.* Esses receptores, de limite superior e adaptação lenta, funcionam para detectar grandes quantidades de tensão. Mostram-se ativos apenas nos extremos de movimento ou quando técnicas manuais vigorosas são aplicadas na articulação.

▶ *Tipo IV: nociceptores.* Esses receptores, de limite inferior, adaptação lenta e terminações nervosas livres, formam uma rede de fibras nervosas não mielinizadas.[128,129] Os receptores do Tipo IV permanecem inativos em condições normais, tornando-se ativos com deformações mecânicas acentuadas ou sob tensão. Eles podem, também, tornarem-se ativos em resposta a irritações químicas ou mecânicas diretas.

Além de proporcionar restrição aos extremos da amplitude de movimento das articulações, as estruturas capsuloligamentares têm a função de orientar e direcionar os movimentos normais (ver Cap. 1).[122] Contudo, os ligamentos sozinhos são incapazes de exercer o controle total em situações de altas demandas de carga, por isso, precisam da ajuda ativa do músculo.[130,131] Movimento articular extremo ativa os mecanorreceptores dos ligamentos, iniciando um reflexo espinal com contração dos músculos que antagonizam o movimento por intermédio de um reflexo ligamento-muscular.[132,133] Essas contrações ocorrem para evitar danos ao ligamento e à cartilagem (reflexo protetor articular).

Curiosidade Clínica

A propriocepção desempenha um papel de dispositivo protetor na lesão aguda, por meio de um aparelho muscular reflexo, com o estímulo dos fusos musculares.[134]

Essas ações reflexas incluem os ajustes posturais preparatórios[135] e movimentos de reação. Os ajustes são mecanismos neurais pré-programados. Os movimentos de reação não ocorrem de forma muito rápida para as alças de *feedback* do SNC, de modo que eles são automáticos e ocorrem de maneira subconsciente (ver seção "Reflexos supraespinais", mais adiante). Assim, a propriocepção pode ser considerada a precursora do bom equilíbrio e da função adequada.[134]

Após uma lesão, ocorrem alterações no padrão de recrutamento normal e na temporização das contrações musculares.[136] Acredita-se que esse fato seja o resultado da alteração na razão dos fusos musculares em relação à atividade do OTG e da ruptura do trajeto proprioceptivo.[137-139] Qualquer retardo no tempo de resposta a uma carga inesperada colocada nas restrições dinâmicas expõe as estruturas restritivas estáticas a forças excessivas, aumentando a possibilidade de lesões.[140]

A fadiga também desempenha um papel importante na lesão, em especial se houver predominância de agonistas sobre antagonistas, ou vice-versa.[138] A fadiga reduz a capacidade de um músculo de absorver ou dissipar cargas. Parece plausível que alguma forma de dessensibilização do fuso muscular, ou talvez o relaxamento de ligamentos e dessensibilização do OTG, ocorra em condições de fadiga excessiva.[141] Esse fato pode, então, provocar uma redução na resposta eferente do músculo e reduzir a capacidade de manter o equilíbrio.

Os déficits proprioceptivos também podem ocorrer com o envelhecimento,[142] artrose,[143] e instabilidade da articulação.[111,134,136,137,144-147]

QUADRO 2-1 FUSO MUSCULAR E ÓRGÃOS TENDINOSOS DE GOLGI

Fuso muscular

Em essência, o propósito do fuso muscular é comparar o seu comprimento com o do músculo que o circunda. Dentro de cada fuso muscular existem 2 a 12 fibras musculares esqueléticas, longas, finas e especializadas, chamadas *fibras intrafusais*. A porção central das fibras intrafusais é desprovida de actina ou miosina e, desse modo, é incapaz de contrair-se. Como resultado, essas fibras exercem tensão somente sobre o fuso. As fibras intrafusais são de dois tipos: fibras do saco nuclear e fibras da cadeia nuclear. As fibras do saco nuclear servem, primariamente, como medidoras de sensibilidade para a alteração no comprimento do músculo.[114,115] As fibras da cadeia nuclear contêm, cada uma, fila ou cadeia simples de núcleos e suas terminações estão inseridas nas fibras do saco nuclear. Uma vez que os músculos são inervados pelos neurônios motores alfa, os fusos musculares têm o seu próprio suprimento motor, chamado de neurônios motores gama.

O fuso muscular pode ser estimulado de duas maneiras diferentes:

▶ Alongando todo o músculo, é alongada a porção média do fuso e excitado o receptor.

▶ Contraindo apenas a porção terminal das fibras intrafusais, é excitado o receptor (mesmo que o comprimento muscular não seja alterado).

Se o comprimento dos músculos que circundam o fuso for menos da metade daquele do fuso, ocorre a diminuição na atividade aferente da fibra intrafusal. Por exemplo, um rápido alongamento aplicado ao músculo produz, de maneira reflexa, a rápida contração das fibras musculares agonistas e sinergistas (extrafusais). Isso produz uma leve contração e relaxamento do músculo e elimina qualquer espasmo durante o movimento. O disparo das fibras nervosas fásicas do Tipo Ia é influenciado pelo índice de alongamento: quanto mais rápido e maior o estímulo, maior será o efeito da fibras extrafusais associadas.[115,116]

Órgãos tendinosos de Golgi

Ao contrário do fuso muscular, os órgãos tendinosos de Golgi (OTGs) são receptores sensoriais relativamente simples, que têm a função de proteger as inserções musculares da tensão ou da avulsão, usando uma sinapse inibitória pós-sináptica do músculo no qual ele está localizado.[117] Os receptores do OTG estão dispostos em série com as fibras musculares extrafusais e, portanto, ativam-se com o alongamento. Os sinais do OTG podem ir tanto para áreas localizadas dentro da medula espinal quanto pelos tratos cerebelares espinais para o cerebelo.[118] Os sinais locais resultam em excitação dos interneurônios que, por sua vez, inibem os neurônios motores α anteriores do próprio músculo do OTG e do sinergista, enquanto facilitam os antagonistas.[118] Pressupõe-se que isso previna a contração ou alongamento excessivos dos músculos.[117]

Equilíbrio

O equilíbrio é o processo pelo qual o centro da massa do corpo é controlado em relação à sua base de apoio, quer ela esteja estacionária quer em movimento.[147] O sistema visual, que envolve os NCs II, III, IV e VI, auxilia no controle do equilíbrio, proporcionando informações sobre a posição da cabeça ou do corpo no espaço (ver seção "Reflexo supraespinal", mais adiante). Através de entradas vestíbulo-oculares, os sinais dos fusos musculares para os músculos extraoculares, a posição do globo ocular é controlada, de modo que uma percepção visual seja mantida na fóvea. A coordenação dos movimentos dos olhos durante o olhar fixo é um fator complexo, controlado pelos sinais eferentes dos núcleos troclear, abducente e oculomotor através do quarto, sexto e terceiro NCs, respectivamente (ver discussão dos reflexos cérvico-oculares e vestibulares na parte final deste capítulo).[10] A coordenação desses núcleos é feita por centros do olhar fixo na formação reticular, no cérebro médio e córtex e pelo cerebelo, cujas fibras projetam-se nos três núcleos do músculo ocular e controlam os movimentos orbitais relacionados aos movimentos lentos e rápidos dos olhos.[10]

A propriocepção é consciente ou inconsciente, enquanto o equilíbrio é consciente. De acordo com Berg,[148] o equilíbrio pode ser definido como a capacidade de:

▶ Manter uma posição.
▶ Mover-se de forma voluntária.
▶ Reagir a perturbações.

Percepção de movimento e de posição

A cinestesia refere-se à percepção de movimento e de posição. Embora os receptores articulares desempenhem claramente um papel muito ativo, os outros dois sensores, o fuso muscular e o OTG, são igualmente importantes. As informações sobre a percepção de movimento e de posição percorrem o trato espinocerebelar (Quadro 2-2).

> ### Curiosidade Clínica
>
> Durante a contração muscular concêntrica, a saída do fuso muscular é reduzida, pois as fibras musculares encurtam-se ou tentam encurtar-se, enquanto, durante as contrações excêntricas, o reflexo do estiramento muscular gera mais tensão no músculo em processo de alongamento.[116,149,150]

Neurofisiologia da dor

A dor é sentida por todos os indivíduos em qualquer parte do corpo. Ela não é mais considerada apenas uma sensação e o sintoma de várias doenças, mas uma experiência emocional altamente individualizada, cuja avaliação é bastante difícil. A dor aguda pode ser definida como "resposta fisiológica normal e previsível a estímulos químicos adversos, estímulos térmicos ou mecânicos, associados a cirurgias, traumas e doenças agudas".[151]

QUADRO 2-2 TRATO ESPINOCEREBELAR

O trato espinocerebelar conduz ao cerebelo os impulsos relacionados à posição e ao movimento dos músculos. Essas informações permitem que o cerebelo adicione suavidade e precisão a padrões de movimento iniciados nos hemisférios cerebrais. Os impulsos espinocerebelares não atingem o cérebro de forma direta e, portanto, não têm nenhuma representação consciente. O caminho espinocerebelar é constituído de quatro tratos: espinocerebelar posterior, cuneocerebelar e espinocerebelar anterior e rostral.

O trato espinocerebelar posterior conduz impulsos relacionados aos fusos musculares – ou órgão tendinoso – provenientes da metade inferior do corpo (abaixo do nível do segmento TVI da medula espinal). O trato cuneocerebelar está relacionado aos impulsos do corpo acima de TVI. O *grânulo* de informações transmitido nesses dois tratos é fino, em geral envolvendo células musculares únicas ou parte de um complexo musculotendíneo. Representações mais amplas são conduzidas pelas fibras individuais dos tratos espinocerebelar anterior e rostral.

Os axônios que conduzem impulsos provenientes dos fusos musculares, dos órgãos tendinosos e da pele à metade inferior do corpo são fibras grandes dos Tipos Ia, Ib e II, cujos corpos celulares estão localizados nos gânglios espinais dos nervos espinais T6 e abaixo dele.

Os neurônios primários abaixo de LIII enviam os respectivos processos às colunas posteriores. Esses processos ascendem nas colunas até atingirem o nível LIII. De LIII a TVI, os processos centrais que entram, bem como os processos das colunas posteriores, projetam-se para a parte medial da lâmina VII, onde há uma coluna bem demarcada de células, denominada coluna de Clarke. Limitada em grande parte à medula torácica, essa coluna pode ser vista a partir dos segmentos L3 a C8 da medula. Nesse ponto, os processos centrais fazem a sinapse dos neurônios primários com os neurônios secundários, cujos axônios são direcionados para o funículo lateral, como os tratos espinocerebelares posteriores.

> ### Curiosidade Clínica
>
> As atitudes, as crenças e a personalidade dos pacientes podem exercer forte influência em sua experiência imediata em relação à dor aguda.

Nossos conhecimentos sobre a dor foram aperfeiçoados de forma significativa nos últimos anos, com estudos que ampliaram o entendimento acerca do papel desempenhado pelos nociceptores, bem como do processamento das informações nociceptivas. Além disso, novos achados demonstram os conhecimentos sobre as vias descendentes que modulam a atividade nociceptiva.

Transmissão da dor

O sistema nociceptivo é, em geral, um sistema inerte que requer estimulação forte, intensa e potencialmente prejudicial antes de tornar-se ativado.[152] Qualquer tecido que contenha terminações nervosas livres, envolvidas com a nocicepção, é fonte potencial de dor. Os receptores de dor (nociceptores), diferentemente de outros receptores, são de natureza não adaptativa, isto é, eles continuam disparando enquanto o estímulo estiver presente. É notório que muitos nociceptores periféricos são polimodais. A estimulação dos nociceptores apenas pode ocorrer de uma dessas três maneiras:[153]

1. Deformação mecânica como resultado da aplicação de forças mecânicas suficientes para estressar, deformar ou danificar uma estrutura.
2. Calor ou frio excessivo.
3. A presença de irritantes químicos em quantidades ou concentrações suficientes. Os principais mediadores que foram identificados incluem bradicinina, serotonina, histamina, íons de potássio, trifosfato de adenosina, prótons, prostaglandinas, óxido nítrico, leucotrienos, citocinas e fatores de crescimento.[154] Os efeitos desses mediadores envolvem ligação a receptores específicos, ativação dos canais de íon para despolarização, ativação do sistema de segundo mensageiro intracelular, liberação de uma quantidade suficiente de neuropeptídeos para promover inflamação neurogênica e alteração de propriedades neuronais modificando a transcrição do gene.[152,154]

Uma das influências mais importantes sobre a sensibilidade dos nociceptores é o pH do tecido adjacente.[152] Altas concentrações de prótons locais ocorrem em muitos estados inflamatórios e a redução consequente no pH contribui para a sensibilização e ativação de nociceptores polimodais.[152,155]

A transmissão da dor para o SNC ocorre através de duas vias distintas, que correspondem a dois tipos diferentes de dor: fibras A-delta rápidas e fibras C lentas (Tab. 2-4), embora nem todas sejam, necessariamente, nociceptoras. Cada um desses tipos de fibra apresenta características diferentes de dor: as fibras A-delta geram reação rápida, aguda e lancinante; as fibras C causam dor lenta, monótona e formigante.

Dor rápida

Os sinais de dor rápida ou dermatômica são transmitidos nos nervos periféricos por pequenas fibras A mielinizadas, em velocidades que variam entre 6 e 30 m por segundo. O impulso da dor rápida é um sinal que informa ao indivíduo que há uma ameaça, gerando resposta reflexa quase instantânea. Alguns segundos, ou mais, após a emissão desses sinais, é sentida uma dor mais monótona, resultante de danos nos tecidos ou de estímulo persistente.

Dor lenta

A dor lenta ou esclerotomal é transmitida por fibras nervosas C, menores e não mielinizadas, em velocidades bem mais lentas, isto é, entre 0,5 e 2 m por segundo. Ao penetrar no corno dorsal da medula espinal, os sinais da dor provenientes dos tecidos viscerais e somáticos se comportam como segue:

TABELA 2-4 Classificação dos neurônios aferentes

Tipo de receptor	Categoria da fibra (diâmetro e velocidade de condução entre parênteses)	Nomenclatura da fibra	Modalidade
Mecanorreceptores cutâneos e subcutâneos			*Toque*
Corpúsculos de Meissner	Aα (12-20 μm; 70-120 m/s), β		Golpe, vibração
Receptores de disco de Merkel	Aα (12-20 μm; 70-120 m/s), β		Pressão, textura
Corpúsculo de Pacini	Aα (12-20 μm; 70-120 m/s), β		Vibração
Terminações de Ruffini	Aα (12-20 μm; 70-120 m/s), β		Estiramento da pele
Receptores térmicos			*Temperatura*
Receptores de frio	Aδ (1-6 μm; 4-36 m/s)	III	Resfriamento da pele
Receptores de calor	C (0,2-1,5 μm; 0,4-2,0 m/s)	IV	Aquecimento da pele
Nociceptores de calor	Aδ (1-6 μm; 4-36 m/s)	III	Temperaturas quentes
Nociceptores de frio	C (0,2-1,5 μm; 0,4-2,0 m/s)	IV	Temperaturas frias
Nociceptores			*Dor*
Mecânicos	Aδ (1-6 μm; 4-36 m/s)	III	Aguda, picada
Termomecânicos	Aδ (1-6 μm; 4-36 m/s)	III	Queimadura
Termomecânicos	C (0,2-1,5 μm; 0,4-2,0 m/s)	IV	Congelante
Polimodais	C (0,2-1,5 μm; 0,4-2,0 m/s)	IV	Lenta, queimadura
Mecanorreceptores musculares e esqueléticos			*Propriocepção do membro*
Fuso muscular primário	Aα (12-20 μm; 70-120 m/s)	Ia	Comprimento muscular e velocidade
Fuso muscular secundário	Aβ (6-12 μm; 36-72 m/s)	II	Alongamento muscular
Órgão tendinoso de Golgi	Aα (12-20 μm; 70-120 m/s)	Ib	Contração muscular
Mecanorreceptores da cápsula articular	Aβ (6-12 μm; 36-72 m/s)	II	Ângulo articular
Terminações livres sensíveis de estiramento	Aδ (1-6 μm; 4-36 m/s)	III	Alongamento ou força em excesso

Dados de Gardner EP, Martin JH, Jessell TM: The Bodily Senses, in Kandel ER, Schwartz JH, Jessell TM (eds): Principles of Neural Science. New York, McGraw-Hill, 2000:430-450.

1. Sinapse direta dos interneurônios com os nervos motores, produzindo movimentos reflexos.
2. Sinapse com fibras autônomas dos sistemas simpático e parassimpático, produzindo reflexos autônomos.
3. Sinapse com interneurônios que percorrem os centros mais altos do cérebro.
   a. Os sinais rápidos das fibras C terminam nas lâminas I e V do corno dorsal (ver Fig. 2-29). Nesse ponto, excitam os neurônios (neurônio internuncial, neurônios motores segmentares e flexor aferente reflexo), que enviam fibras longas para o lado oposto da medula e, em seguida, para cima, na direção do cérebro, na divisão lateral da via sensorial ântero-lateral (trato espinotalâmico: Fig. 2-30 e Quadro 2-3).
   b. Os sinais lentos das fibras C terminam nas lâminas II e III do corno dorsal (Fig. 2-29). A maioria dos sinais atravessa outro neurônio de fibra curta, terminando na lâmina V. Nesse ponto, o neurônio é formado por um longo axônio, cuja maior parte se junta aos axônios de sinal rápido, para atravessar a medula espinal e continuar no sentido ascendente do cérebro, no mesmo trato espinal. Entre 75 e 90% de todas as fibras de dor terminam na formação reticular da medula, na ponte e no mesencéfalo. A partir desse ponto, outros neurônios transmitem o sinal para o tálamo, hipotálamo (hipófise), sistema límbico e córtex cerebral.

Curiosidade Clínica

Dor e entrada nociceptiva exercem forte influência na função motora e no estado emocional.[152]

As vias centrais para o processamento de informações nociceptivas iniciam no nível do corno dorsal da medula espinal. Da mesma maneira como ocorre na periferia, o corno dorsal da medula espinal possui muitos transmissores e receptores, todos identificados e putativos, incluindo vários peptídeos (substância P, peptídeo relacionado à calcitonina, somatostatina, neuropeptídeo Y e galanina), aminoácidos excitadores (aspartato e glutamato), aminoácidos inibidores (ácido aminobutírico-γ e glicina), óxido nítrico, metabólitos do ácido araquidônico, opioides endógenos, adenosina e monoaminas (serotonina e noradrenalina).[167] Essa lista indica que há diversas possibilidades terapêuticas para controlar a transmissão de informações nociceptivas para o cérebro.

As redes interneuronais do corno dorsal são responsáveis não apenas pela transmissão de informações nociceptivas para os neurônios que se projetam na direção do cérebro, mas também pela modulação dessas informações que são transmitidas para outros neurônios da medula espinal, incluindo os motoneurônios flexores e os neurônios de projeção nociceptiva (p. ex., alguns padrões de estímulos reforçam as ações reflexas, sensibilizam os neurônios de projeção e aumentam a transmissão nociceptiva). As demais entradas inibem os neurônios de projeção.

Uma pequena quantidade de fibras rápidas passa diretamente para o tálamo e, em seguida, para o córtex, desviando-se do tronco cerebral. Acredita-se que esses sinais sejam importantes para o reconhecimento e a localização da dor, embora não sejam suficientes para analisá-la com detalhes. Nenhum sinal lento, ou apenas parte deles, evita o sistema reticular. Considerando-se que a maioria dos sinais rápidos e todos os sinais lentos de dor se dirigem à formação reticular, eles causam impactos amplos em quase todo o sistema nervoso.

A lâmina V é a área de convergência, agregação e projeção. A resposta das células nessa região depende, em grande parte, da intensidade do estímulo. Estímulos de alta intensidade resultam na facili-

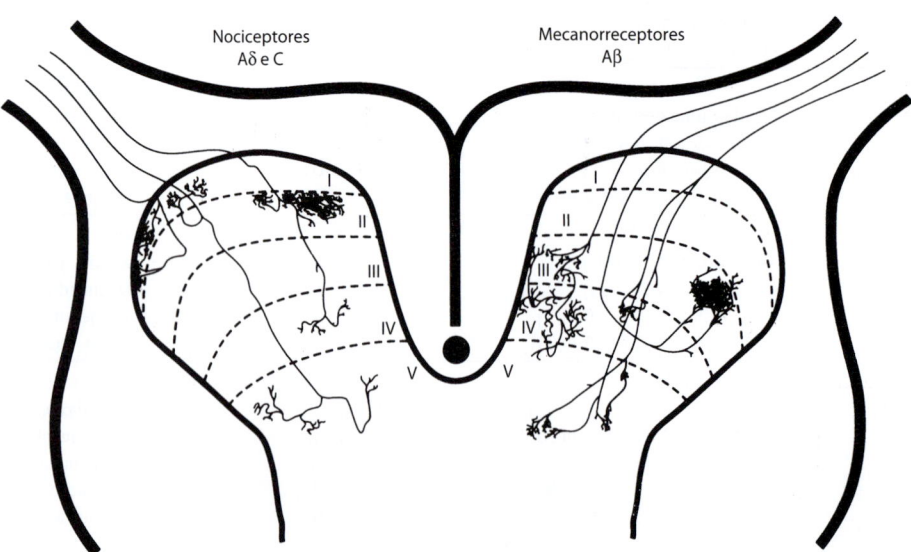

FIGURA 2-29 Terminação de uma entrada sensorial no corno dorsal. (Reproduzida, com permissão, de Haldeman S, ed. *Principles and Practice of Chiropractic*. Norwalk, CT: Appleton and Lange, 1992:172.)

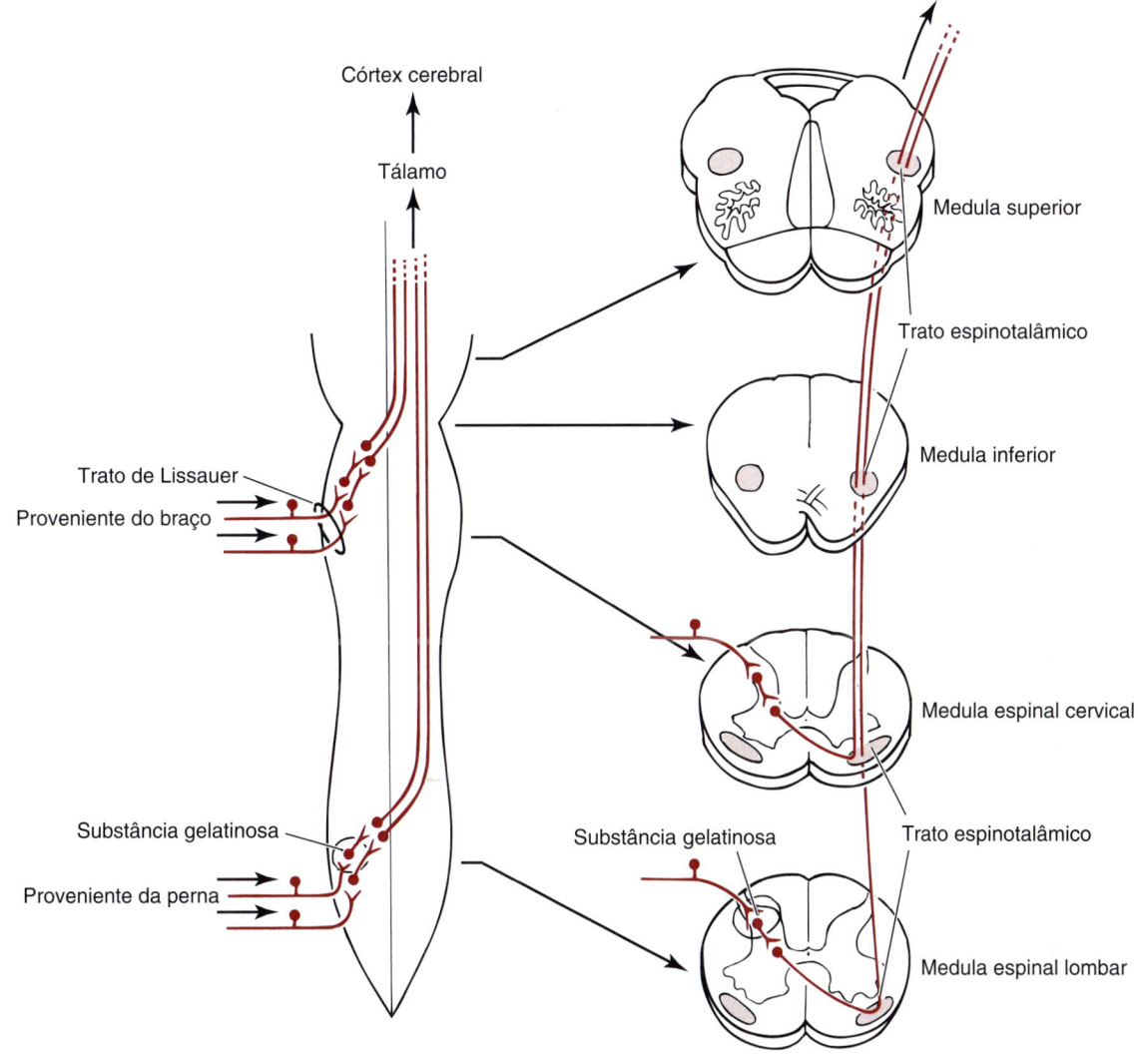

FIGURA 2-30 Trato espinotalâmico. (Reproduzida, com permissão, de Waxman SG: *Correlative Neuroanatomy*, 24th edn. New York: McGraw-Hill, 2000:253.)

tação da célula e na sua transmissão relativamente fácil através do ramo, para o outro lado, e, a partir desse ponto, no sentido ascendente. Estímulos mais suaves inibem esse tipo de transmissão. De acordo com a teoria, a inibição resulta dos efeitos pré e pós-sinápticos produzidos pelas células das lâminas II e III. Como consequência, o efeito total na lâmina V determinará se o sinal da dor será retransmitido na direção ascendente. Se predominarem entradas mecanorreceptoras suaves, o sinal da dor para nesse ponto. Se, entretanto, predominar a entrada da dor, ou se a entrada do mecanorreceptor for muito forte, ocorre a transmissão do sinal da dor.

Durante a última década, os pesquisadores começaram a investigar a influência da dor nos padrões de ativação e de controle neuromuscular.[152] Foi sugerido que a presença de dor leva à inibição ou à ativação retardada dos músculos ou dos grupos musculares que realizam funções sinergísticas principais para limitar o movimento indesejado.[168] Essa inibição geralmente ocorre em músculos profundos, locais à articulação envolvida, que realizam uma função sinergística a fim de controlar a estabilidade articular.[169-171] Hoje se sabe que, além de serem influenciados pela dor,

a atividade motora e o estado emocional podem, respectivamente, influenciar a percepção de dor.[152,172]

Controle da dor

Melzack e Wall[173] postularam que os interneurônios da substância gelatinosa atuam como um portão para modular as entradas sensoriais (Fig. 2-31). Segundo eles, o interneurônio da substância gelatinosa se projeta para o neurônio de segundo plano da via da dor-temperatura, localizada na lâmina V, que eles denominaram de célula de transmissão. Acreditava-se que a despolarização do interneurônio da substância gelatinosa pudesse inibir o aquecimento da célula de transmissão e, assim, diminuir as transmissões adicionais de entradas, no sentido ascendente do trato espinotalâmico. O grau de modulação parecia depender da proporção de entradas provenientes das grandes fibras A e das pequenas fibras C, de forma que o portal pudesse ser fechado diminuindo-se a entrada de fibras C ou aumentando a entrada de fibras A ou de entradas mecanorreceptoras (ver Fig. 2-31).

QUADRO 2-3 TRATO ESPINOTALÂMICO

O trato espinotalâmico auxilia na mediação de sensações de dor, frio, calor e toque a partir dos receptores de todo o corpo (exceto da face) para o cérebro.[129,156-158] Os neurônios espinotalâmicos com projeção lateral estão localizados nas lâminas I e V. As células de projeção medial localizam-se no corno dorsal profundo e no corno ventral. A maioria delas se projeta na direção do tálamo contralateral, embora uma pequena fração se projete ipsilateralmente.[159] Os axônios espinotalâmicos do quadrante ântero-lateral da medula espinal estão ordenados de maneira somatotópica. Nos níveis cervicais, os axônios espinotalâmicos, representando a extremidade inferior e o corpo caudal, estão posicionados mais lateralmente, enquanto aqueles que representam a extremidade superior e o corpo rostral estão situados em posição mais ântero-medial.[160,161]

A maioria dos neurônios apresenta as melhores respostas quando a pele é estimulada mecanicamente em intensidade nociva. Entretanto, muitas células do trato espinotalâmico também respondem, embora de forma menos efetiva, a estímulos mecânicos inócuos, e algumas respondem melhor a esse tipo de estímulo.[162] Uma grande parte das células do trato espinotalâmico também reage a aquecimentos nocivos da pele, enquanto outras células respondem a estímulos dos receptores dos músculos,[163] das articulações ou das vísceras.[128]

As células do trato espinotalâmico podem ser inibidas pelo estímulo elétrico repetitivo dos nervos periféricos,[164] e a inibição dura de 20 a 30 minutos após o estímulo. Alguma inibição pode ser gerada pelo estímulo de grandes axônios mielinizados de um nervo periférico. Tal inibição é mais intensa se pequenos aferentes mielinizados ou não mielinizados forem incluídos nas descargas.[165] O melhor tipo de inibição é produzido por estímulos de nervos periféricos do mesmo membro, como o campo receptivo excitatório, ainda que possa ocorrer inibição quando os nervos de outros membros são estimulados. Inibições semelhantes ocorrem quando são aplicados estímulos de alta intensidade na pele por meio de neuroestimulação elétrica transcutânea (TENS), em vez de estímulo direto de um nervo periférico.[166]

Em sua via ascendente, o trato espinotalâmico migra de posição lateral para posição póstero-lateral. No cérebro médio, o trato se situa em posição adjacente ao lemnisco medial. Os axônios dos neurônios secundários terminam em um dos centros do tálamo.

Melzack e Wall também acreditavam que o portal pudesse ser modificado por meio de uma via inibidora descendente, proveniente do cérebro ou do tronco cerebral,[174] sugerindo que o sistema nervoso central desempenha algum tipo de influência nessa modulação, por intermédio de um mecanismo denominado inclinação central. A teoria do portal foi, e continua sendo, apoiada pela evidência prática, embora seja carente de evidência experimental. Os pesquisadores identificaram vários estados da dor clínica que não podem ser totalmente explicados à luz da teoria do controle do portal.[175] Um de seus problemas é que há evidências para sugerir que as fibras A-beta, provenientes dos mecanorreceptores, não fazem sinapse na substância gelatinosa. Nessa hipótese, a modulação no nível da medula espinal deve ocorrer na lâmina V, onde há uma simples agregação de sinais das fibras da dor e das fibras mecanorreceptoras. Entretanto, dores graves ou prolongadas apresentam a tendência de terem um segmento que identifica todas as entradas como sendo dolorosas e, dessa forma, a modulação da agregação não causa nenhum efeito. A probabilidade é que a realidade sobre a percepção da dor seja muito mais complexa, mesmo no nível da medula espinal. Essa percepção poderá ser alterada em pesquisas futuras.

Foram realizadas diversas investigações sobre os sistemas analgésicos descendentes. O tálamo representa o elo final na transmissão de impulsos para o córtex cerebral, processando quase todas as informações sensoriais e motoras antes da sua transferência para as áreas corticais. Os principais locais do cérebro envolvidos na percepção da dor incluem o córtex cingulado anterior, o córtex insular anterior, o córtex somatossensorial primário, o córtex somatossensorial secundário, várias regiões do tálamo e do cerebelo e áreas como o córtex pré-motor, que costumam estar ligadas à função motora.[152,176] Entretanto, está claro que os dois gânglios basais (associados a ações planejadas) e a área periaquedutal cinzenta (APC) recebem entradas nociceptivas, bem como aspectos importantes de coordenação de movimento e controle motor.[152,177,178]

A área periaquedutal cinzenta (APC) da ponte superior envia sinais ao grande núcleo da rafe, na ponte inferior e na medula superior. Esse núcleo retransmite o sinal para baixo, na direção da medula espinal, para um complexo inibidor da dor localizado no corno dorsal da medula espinal (ver Fig. 2-32). Acredita-se que a APC esteja envolvida nas respostas comportamentais complexas em situações estressantes ou de perigo de vida, ou na promoção de comportamentos de recuperação após uma reação de defesa.

As fibras nervosas derivadas da área cinzenta secretam encefalina e serotonina, enquanto a grande rafe libera apenas encefalina.

É possível que a encefalina produza a inibição pré-sináptica dos sinais de dor que entram nas lâminas de I a V, bloqueando os sinais de dor nos respectivos pontos de entrada da medula espinal.[179] Além disso, as liberações químicas na extremidade superior da via possivelmente inibem a transmissão de sinais de dor na formação reticular e no tálamo. A inibição desse sistema é bastante eficaz tanto na dor lenta como na rápida.

No córtex, uma alça de retroalimentação negativa, conhecida por sistema corticofugal, origina-se no ponto de terminação de várias vias sensoriais.[180] Estímulos excessivos nessa alça resultam na transmissão de um sinal, do córtex sensorial para o corno dorsal do nível que deu origem à entrada. Essa resposta produz inibição lateral ou recorrente das células adjacentes para a célula estimulada, evitando, assim, a disseminação do sinal. Trata-se de um sistema de controle automático de ganho para evitar sobrecargas no sistema sensorial.

Lesões do sistema nervoso

Lesão do neurônio motor superior

O neurônio motor superior (NMS) está localizado nas colunas brancas da medula espinal e dos hemisférios cerebrais. A

CAPÍTULO 2 • SISTEMA NERVOSO 89

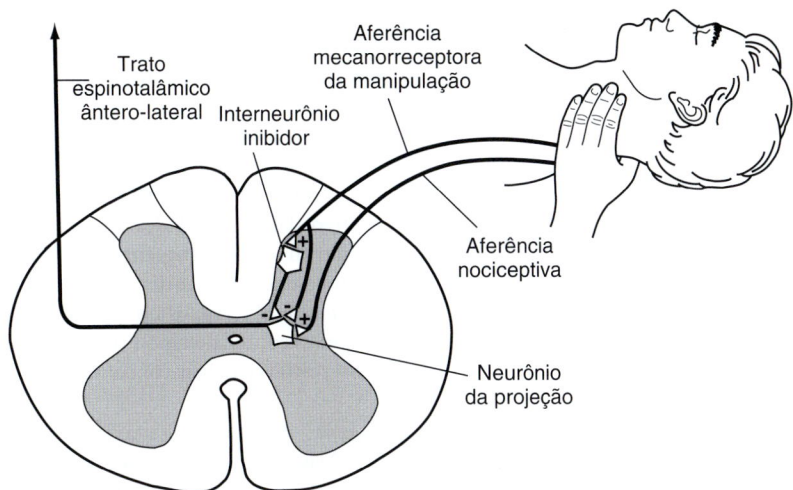

FIGURA 2-31 Representação esquemática do portal de controle da dor. (Reproduzida, com permissão, de Murphy DR: *Conservative Management of Cervical Spine Syndromes*. New York: McGraw-Hill, 2000:469.)

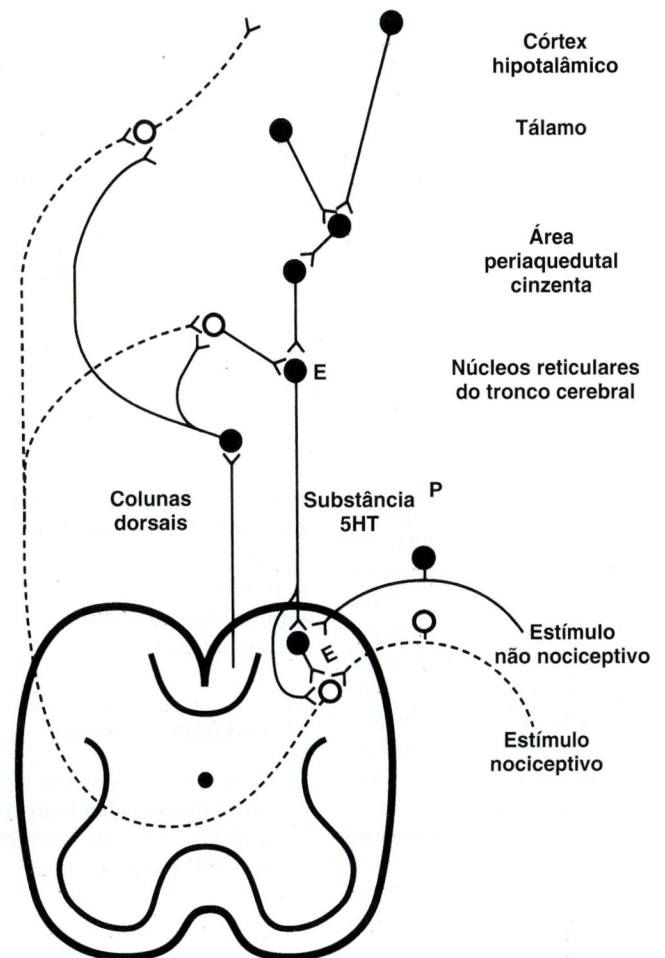

FIGURA 2-32 Vias primárias associadas ao mecanismo de controle central da dor. (Reproduzida, com permissão, de Haldeman S, ed. *Principles and Practice of Chiropractic*. Norwalk, CT: Appleton and Lange, 1992: 178.)

lesão nesse neurônio é também conhecida por paralisia central. Os sinais e sintomas associados às lesões são apresentados a seguir.

> **Curiosidade Clínica**
>
> As lesões no neurônio motor superior são caracterizadas pela paralisia espástica ou paresia, pequena ou nenhuma atrofia muscular, reflexos tendíneos hiper-reflexivos profundos em distribuição não segmentar e presença de sinais e reflexos patológicos.

Nistagmo. O nistagmo é caracterizado pela perda involuntária do movimento conjugado dos olhos (um ou mais eixos), associado ao movimento ocular de rastreio lento ou ao movimento sacádico. O movimento oscilatório dos olhos, como uma onda sinusoide, denomina-se *nistagmo pendular*. Se o nistagmo consistir em deslocamentos em determinada direção, com fases corretivas rápidas, passa a ser denominado *nistagmo rítmico*.

De maneira geral, é classificado em uma de três categorias. Em primeiro lugar, pode ser induzido fisiologicamente (optocinético, vestibular e de posição terminal). Em segundo, pode estar presente durante o nascimento ou imediatamente após o parto, sendo, nesse caso, conhecido por nistagmo congênito ou infantil. Em terceiro, pode ser adquirido (doenças neurológicas ou toxicidade de medicamentos).[181,182] O nistagmo ocorre durante a autorrotação para manter as imagens do mundo visual firmes na retina, bem como para manter a visão nítida. Duas formas são induzidas pela autorrotação: optocinética e vestibular.[183] O nistagmo optocinético é rítmico, involuntário e conjugado, podendo ser percebido quando o indivíduo fixa o olhar em um grande campo em movimento. A forma vestibular de nistagmo ocorre com a autorrotação.

Muitas formas de nistagmo adquirido são atribuídas a distúrbios dos três mecanismos que em geral garantem a firmeza do olhar fixo: fixação visual, reflexo vestíbulo-ocular e mecanismos que permitem manter os olhos em posição excêntrica.[183] As doenças que afetam o *sistema visual*, tais como distúrbios na retina que causam a perda de visão, provocam o nistagmo porque não é possível manter a fixação visual. As doenças que afetam o *órgão vestibular* na parte interna do ouvido geram desequilíbrios que produzem um nistagmo misto horizontal-torsional, que costuma estar associado a vertigens. O nistagmo posicional tem sido reconhecido há muito tempo como um sinal de doença vestibular.[184,185] Sua forma mais comum é o nistagmo posicional paroxístico benigno, cuja origem é uma lesão labiríntica (ver Cap. 22).[186] As doenças que afetam as conexões centrais do sistema vestibular, incluindo o cerebelo, podem causar várias formas de nistagmo. Nisso, inclui-se o nistagmo de batimento descendente, torsional, com alternação periódica e do tipo gangorra. Nenhum desses tipos é, por si mesmo, patognomônico de doenças do sistema nervoso central.[183]

As causas mais graves de nistagmo incluem lesões no tronco cerebral ou no cerebelo, embora os mecanismos pelos quais o cerebelo influencia os movimentos dos olhos ainda estejam em fase de estudos. Essa condição também pode ser um sinal característico de comprometimento vertebrobasilar (ver Cap. 21).

Disfasia. A disfasia é definida como um problema relacionado ao vocabulário e resulta de uma lesão cerebral nas áreas da fala dos lobos frontal ou temporal. O lobo temporal recebe a maior parte do suprimento de sangue do ramo temporal da artéria cortical do sistema vertebrobasilar, podendo tornar-se isquêmico periodicamente, o que gera o emprego inadequado das palavras.

Síndrome de Wallenberg. Esse tipo de síndrome é o resultado de um infarto medular lateral.[187] Classicamente, as disfunções sensoriais no infarto medular lateral caracterizam-se pelo envolvimento seletivo das modalidades sensoriais espinotalâmicas, com distribuição dissociada (trigeminal ipsilateral e hemicorpo/membros contralaterais).[188] Entretanto, vários padrões de distúrbios sensoriais foram observados no infarto medular lateral, incluindo danos sensoriais contralaterais ou trigeminais bilaterais, envolvimento sensorial restrito e déficit concomitante de sensações lemniscais.[189,190]

Ataxia. As marcas da ataxia em geral aparecem nas extremidades. Nas extremidades inferiores, é caracterizada por um padrão do tipo "andar de marinheiro bêbado", com o paciente cambaleando de um lado para outro, com a tendência de cair para o lado da lesão (ver "Ataxia", na seção "Teste neurológico ortopédico"). Nas extremidades superiores, caracteriza-se pela perda de precisão em alcançar um objeto ou em colocá-lo em determinado lugar. Embora a ataxia possa ter inúmeras etiologias, distúrbios no sistema nervoso central costumam ser a causa principal, em especial os distúrbios cerebelares ou lesões na coluna posterior.[191-193]

Espasticidade.[194-196] A espasticidade é definida como um distúrbio motor caracterizado por um aumento dependente da velocidade (a resistência aumenta com a velocidade) nos reflexos de estiramento tônicos com contrações exageradas do tendão, resultante da hiperexcitabilidade do reflexo de estiramento. A medula espinal sofre choques após qualquer trauma, causando tetraplegia ou paraplegia, o que resulta na perda de reflexos inervados pela parte da medula localizada abaixo do local onde ocorreu a lesão. A consequência direta desse choque espinal é que os músculos inervados pela parte traumatizada da medula, ou seja, a porção logo abaixo da lesão, bem como a bexiga, torna-se flácida. O choque espinal que dura entre 24 horas e três meses depois da lesão pode ser substituído pela espasticidade em alguns desses músculos, ou em todos eles.

A espasticidade ocorre porque o arco-reflexo do músculo permanece anatomicamente intacto, a despeito da perda de inervação cerebral e do controle por meio dos tratos longos. Durante o choque espinal o arco não funciona, mas, à medida que a medula se recupera, o arco-reflexo começa a funcionar sem impulsos inibitórios ou regulatórios, provenientes do cérebro, gerando clono ou espasticidade local.

> **Curiosidade Clínica**
>
> Etiologias médicas para espasticidade aumentada incluem uma nova ou maior lesão no SNC, disfunção do trato geniturinário (infecção, obstrução, etc.), distúrbios gastrintestinais (impactação do intestino, hemorroidas, etc.), trombose venosa, fratura, distensão muscular e úlceras de pressão.

Episódio de queda. Episódio de queda é definido como uma perda de equilíbrio que provoca a queda, sem perda de consciência. Como se trata de perda de controle da extremidade inferior, esse episódio nunca é um sinal benigno. O paciente, em geral o mais idoso, cai para a frente, sendo a extensão da cabeça o fator precipitante. A recuperação costuma ser imediata. As causas incluem:

- Danos no sistema vestibular;[197]
- Danos neoplásicos ou outros danos no cerebelo;[198]
- Comprometimento vertebrobasilar[199] (ver Cap. 21);
- Compressão repentina da medula espinal;
- Cistos no terceiro ventrículo;
- Epilepsia;
- Malformação do Tipo 1 de Chiari.[200]

Encefalopatia de Wernicke. Esse é um tipo de lesão localizada na parte dorsal do mesencéfalo,[201] que produz a tríade clássica de estado mental anormal, oftalmoplegia e marcha atáxica.[202]

Diplopia vertical. Histórias de "visão dupla" devem alertar o médico sobre a existência dessa condição. Pacientes com diplopia vertical se queixam de ver duas imagens, uma por cima ou deslocada diagonalmente em relação à outra.[203]

Disfonia. A disfonia apresenta-se como rouquidão na voz. Em geral não há registros de dor. A disfonia indolor é um sintoma comum da síndrome de Wallenberg.[189]

Hemianopia. Essa descoberta, definida como a perda da metade do campo visual, é sempre bilateral. Os defeitos atêm-se à perda sensorial restrita ao campo visual e originam-se em danos ocorridos nas vias visuais primárias, que ligam o trato óptico e o córtex estriado (ver adiante "Reflexos supraespinais").

Ptose. A ptose é definida como a depressão patológica da pálpebra superior, cobrindo parte da pupila. A condição resulta da paralisia do músculo levantador da pálpebra e do músculo de Müller.

Miose. A miose é definida como a incapacidade de dilatar a pupila (lesão nos gânglios simpáticos). Representa um dos sintomas da síndrome de Horner.

Síndrome de Horner. Essa síndrome é causada por interferências no fluxo simpático cervicotorácico resultantes de uma lesão: (1) na formação reticular, (2) no sistema simpático descendente e (3) no nervo oculomotor. A causa dessa lesão é uma paralisia simpática.[204] Os demais sinais clínicos da síndrome de Horner são a ptose, a enoftalmia, a vermelhidão facial e a anidrose. Sempre que houver suspeita da síndrome de Horner, o paciente deve voltar imediatamente ao médico ou ser encaminhado a um especialista para fazer exames adicionais. O doente não deve ser tratado até ficar evidente que a causa é benigna.

Disartria. A disartria é definida como uma mudança não diagnosticada na articulação. Isquemias hemisféricas dominantes ou não dominantes, assim como danos cerebelares e no tronco encefálico, podem resultar em mudanças articulares.

Lesão no neurônio motor inferior

Esse tipo de lesão inicia no neurônio motor e inclui as raízes ventral e dorsal, o nervo espinal, o nervo periférico, a junção neuromuscular e o complexo músculo-fibra.[205] O neurônio motor inferior consiste em um corpo celular localizado na coluna cinzenta anterior e em respectivo axônio, que se dirige para um músculo por meio do nervo craniano ou do nervo periférico. As lesões que ocorrem no neurônio motor inferior podem localizar-se no corpo da célula ou em qualquer ponto do axônio. Esse tipo de lesão é também conhecido por paralisia periférica e pode ser o resultado de trauma direto, toxinas, infecções, isquemia ou compressão.

> ### *Curiosidade Clínica*
> As lesões no neurônio motor inferior se caracterizam por hipotonia e atrofia muscular, por redução ou ausência de reflexo nos tendões profundos das áreas supridas por uma raiz nervosa espinal ou por um nervo periférico e pela ausência de reflexos ou sinais patológicos.

Os sintomas que diferenciam lesões no neurônio motor superior e no neurônio motor inferior são o resultado de lesões em locais diferentes do sistema nervoso. Os danos ocorridos no neurônio motor inferior envolvem disfunção em uma estrutura neurológica distal em relação à célula do corno anterior, enquanto os danos ocorridos no neurônio motor superior envolvem disfunção em uma estrutura neurológica proximal em relação à célula do corno anterior, principalmente a medula espinal ou o sistema nervoso central.

Reflexos

O reflexo é uma unidade programada e subconsciente de comportamento, na qual determinado tipo de estímulo proveniente de um receptor resulta, automaticamente, na resposta de um efetor. A resposta pode ser um simples comportamento, um movimento ou uma atividade. De fato, muitas atividades somáticas e viscerais são essencialmente reflexivas. A complexidade do circuito que gera esses padrões é bastante variável, dependendo da natureza do reflexo.

Há uma hierarquia de mecanismos de controle nesses reflexos. Estes podem ser controlados pelas vias espinais e supraespinais (tronco encefálico).

Reflexos espinais

Os reflexos espinais são a forma mais simples de reflexo e estão inseridos por completo na medula espinal. O reflexo de estiramento (miotático ou tendão profundo) é um exemplo de reflexo espinal. É um dos mais simples conhecidos, pois depende apenas de dois neurônios e de uma sinapse,[206] sendo influenciado por entradas corticais e subcorticais, bem como pelo estímulo de dois tipos de receptores: o órgão tendinoso de Golgi e o fuso muscular. Sempre que o músculo é estirado, as fibras intrafusais e extrafusais são estiradas em conjunto.[206] Os receptores sensoriais do fuso são excitados e disparam, causando contração reflexa do músculo, que retira o estiramento do fuso. Os impulsos subsequentes atingem a medula espinal, sobre o grande processo periférico e o processo central dos neurônios sensoriais.[206] Mesmo que alguns impulsos possam atingir a medula por meio dos ramos ascendentes, a maioria atinge a sinapse juntamente com os neurônios motores ipsilaterais do corno anterior, controlando o músculo que foi alongado no seu comprimento.

Teste neurológico ortopédico

É o exame da capacidade de transmissão do sistema nervoso realizado para detectar a presença de lesões no NMS ou no NMI.

Teste reflexo

A avaliação dos reflexos é extremamente importante no diagnóstico e na localização de lesões neurológicas.[3]

Reflexo miotático

O golpe leve de um martelo de reflexo no tendão do músculo quadríceps femoral, enquanto estiver passando pela articulação do joelho (Fig. 2-33), causa leve estiramento no tendão e no ventre do músculo, onde ocorre o estímulo do OTG e do fuso muscular.

Os impulsos são conduzidos ao longo dos axônios desses neurônios motores até as juntas neuromusculares, excitando os efetores (músculo quadríceps femoral), produzindo, ao mesmo tempo, uma breve e rápida contração, que resulta na extensão momentânea da perna (movimento abrupto do joelho).[206] O reflexo do estiramento pode ser dividido em:

1. Reflexo de estiramento dinâmico, no qual os terminais primários e as fibras do Tipo Ia são excitados por uma mudança rápida no comprimento (ver Fig. 2-33). A velocidade de condução ao longo dessas fibras e da conexão monossináptica da medula asseguram que as contrações musculares muito rápidas controlem o estiramento rápido e potencialmente perigoso do músculo. O reflexo do estiramento dinâmico dura cerca de uma fração de segundo, embora o reflexo estático secundário continue a partir das fibras nervosas do nervo aferente secundário.

2. Reflexo de estiramento estático. Durante a aplicação de estiramento em um músculo, os terminais primários e secundários da corrente nuclear continuam sendo estimulados, causando contração muscular prolongada enquanto o comprimento excessivo do músculo for mantido, permitindo, assim, um mecanismo para oposição mais extensivo ao estiramento prolongado.

Quando uma carga for retirada de forma repentina de um músculo em contração, o encurtamento das fibras intrafusais inverte os reflexos dinâmico e estático, o que causa a inibição abrupta e prolongada do músculo, evitando a ocorrência de reações.

Reflexos patológicos

Consultar Tabela 2-5.

Babinski. Nesse teste, o fisioterapeuta aplica o estímulo nocivo na sola do pé do paciente, percorrendo-o com um objeto pontiagudo ao longo da região plantar (Fig. 2-34).[207] Um teste positivo, demonstrado pela extensão do hálux e pelo afastamento (abdução) dos outros dedos, é a indicação de lesão no trato corticoespinal.[208-210] Babinski observou[208] que os tratos piramidais não são bem-desenvolvidos em crianças, e esses sinais, que são anormais depois dos três anos de idade, costumam estar presentes.

Oppenheim. O estímulo nocivo é aplicado com a unha na crista da tíbia do paciente. O teste positivo, demonstrado pelo sinal de Babinski, é indicação de que há danos no NMS.

Clono. Uma dorsiflexão repentina é aplicada de forma passiva no tornozelo do paciente e o estiramento é mantido durante o teste. O fisioterapeuta observa o aumento gradativo no tônus, seguido pela ocorrência transitória de clono no tornozelo. Em alguns pacientes, o clono é mais sustentado; em outros, houve apenas um achado muito breve. Durante o teste, o paciente não deve flexionar o pescoço, pois pode aumentar o número de contrações. Um teste positivo, demonstrado por quatro ou cinco contrações espasmódicas dos flexores plantares (duas ou três contrações são consideradas normais), é a indicação de danos no NMS.

Hoffmann. O sinal de Hoffmann é o equivalente ao sinal de Babinski no membro superior. Entretanto, ao contrário deste, alguns indivíduos normais podem apresentar o sinal de Hoffmann.[211] O fisioterapeuta segura o dedo médio do paciente e pressiona bruscamente a falange distal, aplicando um estímulo nocivo na unha do dedo médio (Fig. 2-35).[211] Denno e Meadows[212] delinearam uma versão dinâmica desse teste, na qual o paciente deve executar flexões e extensões repetidas da cabeça antes do teste para verificar a existência do sinal. A resposta positiva para tal teste é a presença do sinal de Hoffmann.

Reflexos supraespinais

Os reflexos supraespinais geram padrões de movimento que podem ser modulados por vias descendentes e pelo córtex. Vários

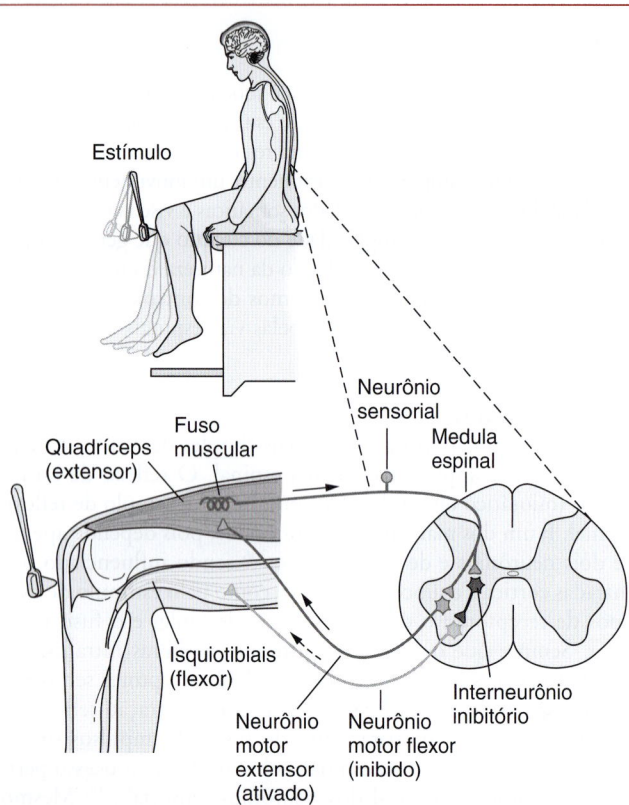

FIGURA 2-33 Reflexo miotático. (Reproduzida, com permissão, de Kandel ER, Schwartz JH, Jessell TM: *Principles of Neural Science,* New York: McGraw-Hill, 2000: 25.)

CAPÍTULO 2 • SISTEMA NERVOSO

TABELA 2-5 Reflexos patológicos

Reflexo	Estímulos provocados	Resposta positiva	Patologia
Babinski	Estímulo na região lateral do pé	Extensão do hálux e abertura em leque dos quatro dedos menores; reação normal em recém-nascidos	Lesão no trato piramidal; hemiplegia orgânica
Chaddock	Estímulo na parte lateral do pé, abaixo do maléolo lateral	Mesma resposta que o anterior	Lesão no trato piramidal
Oppenheim	Estímulo na superfície tibial ântero-medial	Mesma resposta que o anterior	Lesão no trato piramidal
Gordon	Pressão firme nos músculos da panturrilha	Mesma resposta que o anterior	Lesão no trato piramidal
Brudzinski	Flexão passiva de um membro inferior	Ocorre movimento semelhante no membro contralateral	Meningite
Hoffmann	"Estímulo" na falange distal dos dedos indicador, médio ou anular	Flexão reflexa da falange distal do polegar e da falange distal do indicador ou do dedo médio (o que não recebeu "estímulo")	Aumento na irritabilidade dos nervos sensoriais na tetania; lesão no trato piramidal
Lhermitte	Flexão no pescoço	Sensação semelhante a um choque elétrico que irradia para baixo na coluna espinal, nos membros superiores ou inferiores	Anormalidades (desmielinização) na parte posterior da medula espinal cervical

processos envolvidos na função locomotora são orientados em torno desses reflexos e conhecidos como reflexos posturais, os quais ajudam a manter o equilíbrio postural e a estabilidade durante os movimentos da cabeça, do tronco e das extremidades e reagem em situações com potencial para causar lesões graves. Os reflexos posturais são subcategorizados da seguinte maneira: reflexos de endireitamento visual, labirínticos, do pescoço, do corpo sobre a cabeça e do corpo sobre o corpo. O objetivo primário desses reflexos é manter uma postura constante em relação a um ambiente externo dinâmico. Para reagir constantemente e compensar essas mudanças, são requeridas entradas dos sistemas somatossensorial, vestibular e visual.

A cabeça e o pescoço são áreas de atividade reflexa intensa. Os movimentos da cabeça, que ocorrem de forma quase constante, devem ser regulados para manter normais as relações entre olhos, cabeça, pescoço e tronco, assim como para permitir a fixação visual durante seus movimentos (Tab. 2-6). O campo e a via visual são reguladores importantes do controle postural. A entrada visual para controle postural ajuda a fixar a posição da cabeça e a parte superior do tronco no espaço, primariamente para que o centro de massa do tronco mantenha o equilíbrio sobre os limites bem-definidos da base de apoio. Além do próprio campo visual, que fornece uma importante fonte de controle postural, os músculos extraoculares também contribuem com informações pro-

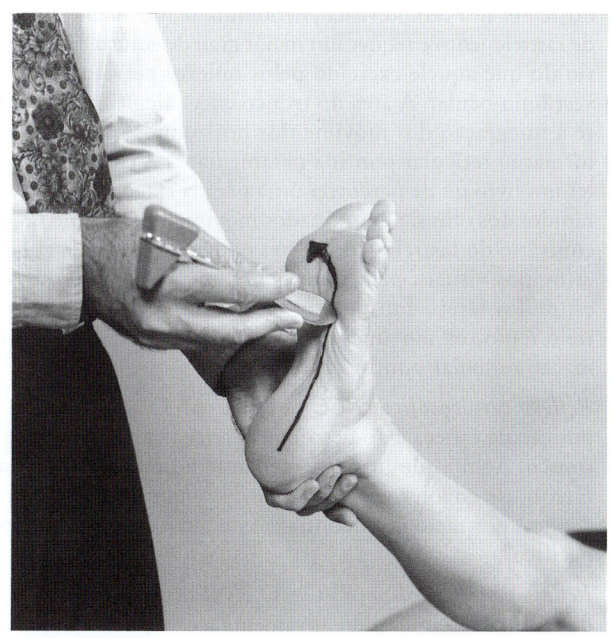

FIGURA 2-34 Reflexo de Babinski.

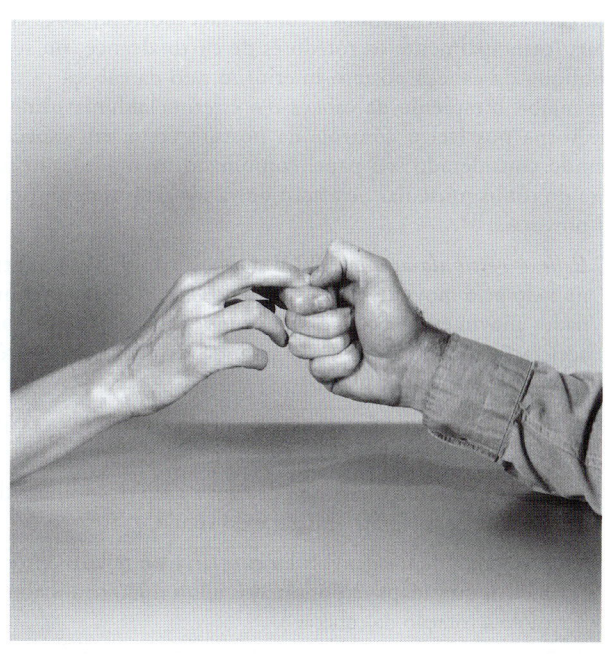

FIGURA 2-35 Sinal de Hoffmann.

TABELA 2-6 Atividades reflexas envolvendo a coluna cervical

Reflexo	Estímulos produzidos	Resposta motora	Objetivo
Reflexo tônico do pescoço	Movimento do pescoço produz estiramento nos fusos musculares	Alteração no tônus muscular do tronco e das extremidades	Auxilia a estabilidade postural e reforça a coordenação
Reflexo cervicocólico	Movimento do pescoço produz estiramento nos fusos musculares	Contração excêntrica dos músculos cervicais que se opõem ao movimento inicial	Mantém o movimento cervical controlado e suave
Reflexo cervicorrespiratório	Movimento do pescoço produz estiramento nos fusos musculares	Alteração no ritmo respiratório	Auxilia o ajuste da respiração com mudanças de postura
Reflexo cervicossimpático	Movimento do pescoço produz estiramento nos fusos musculares	Alteração na pressão arterial	Auxilia na prevenção de hipotensão ortostática com mudanças na postura
Reflexo trigeminocervical	Estímulos com toque na face	Retração da cabeça	Protege contra golpes na face
Reflexo cérvico-ocular	Movimento do pescoço produz estiramento nos fusos musculares	Movimento dos olhos na direção oposta ao movimento do pescoço	Mantém o olhar fixo durante os movimentos da cabeça
Reflexo vestíbulo-ocular	Movimento da cabeça que estimula os canais semicirculares	Movimento dos olhos na direção oposta ao movimento do pescoço	Mantém o olhar fixo durante os movimentos da cabeça
Rastreio lento	Alvo visual movimentando-se no campo da retina	Movimento dos olhos na direção em que o alvo estiver se movimentando	Mantém o olhar fixo no alvo em movimento
Sacádico	Novo alvo visual no campo da retina	Movimento dos olhos na direção do novo alvo	Fixa os olhos no novo alvo
Reflexo optocinético	Alvo visual movimentando-se no campo da retina, causando movimento perceptível da cabeça	Movimento dos olhos na direção oposta do movimento percebido da cabeça	Mantém o olhar fixo no alvo em movimento

Murphy DR: *Conservative Management of Cervical Spine Disorders*. New York: McGraw-Hill, 2000. Com permissão de McGraw-Hill.

prioceptivas por meio de duas vias distintas nos núcleos oculomotores, uma gera rotações dos olhos, enquanto a outra proporciona informação sensorial quanto ao alinhamento e à estabilização dos olhos.[213,214]

Enquanto os sistemas visual e vestibular são, individualmente, dois dos mais importantes reflexos posturais, é a interação constante entre ambos e com os mecanorreceptores cervicais (principalmente os rotadores de curto alcance, ou seja, o oblíquo da cabeça póstero-inferior, o reto da cabeça posterior maior, o esplênio da cabeça e o esternocleidomastóideo) que torna possível o controle da postura ereta, em especial quando considerado seu papel combinado na modulação reflexa do tônus muscular pela ação de vários grupos de músculos posturais:[215]

▶ *Reflexo vestíbulo-ocular (RVO)* (Tab. 2-6). O RVO é estimulado pelo movimento da cabeça no espaço e cria determinados movimentos oculares que compensam as rotações ou acelerações da cabeça. O RVO pode ser subdividido em três componentes principais:

- O RVO rotacional, que detecta a rotação da cabeça pelos canais semicirculares.
- O RVO translacional, que detecta a aceleração linear da cabeça por meio do utrículo e do sáculo.
- A resposta de rolagem ocular contrária, ou reflexo optocinético, que adapta a posição dos olhos durante a inclinação e a rotação da cabeça.

▶ *Reflexo cérvico-ocular* (Tab. 2-6). O reflexo cérvico-ocular orienta o movimento dos olhos para mudanças na posição do pescoço e do tronco. A fixação visual em altas velocidades requer a contração dos músculos extraoculares para possibilitar os movimentos dos olhos em contraposição ao efeito dos movimentos da cabeça, mesmo que ela esteja movimentando-se na direção oposta. A capacidade de rastrear e de focalizar um alvo em movimento, que esteja deslocando-se em um campo visual, denomina-se movimento ocular de rastreio lento e requer um maior grau de controle voluntário do que aquele exercido pelos reflexos cérvico-ocular e vestíbulo-ocular. A área do tronco encefálico em que ocorre a integração dos movimentos horizontais dos olhos é a formação reticular pontina paramediana. A capacidade de ler um livro ou de percorrer uma página exige movimentos rápidos dos olhos, denominados movimentos sacádicos. Ao contrário do rastreio lento, estes podem ocorrer a partir de estímulos visuais, pelo som, pelo comando verbal ou por estímulos táteis. Entretanto, da mesma forma que o rastreio lento, os movimentos sacádicos são gerados na formação reticular pontina paramediana.

▶ *Reflexo cervicocólico (RCC)* (Tab. 2-6). O RCC orienta a posição da cabeça e do pescoço em relação à má postura do tronco. Agindo de forma semelhante ao reflexo de estiramento, ele envolve correção reflexiva da posição da coluna cervical por meio de cocontração de músculos cervicais específicos.

▶ *Reflexo vestibulocólico (RVC)*. O RVC mantém a estabilidade postural, estabilizando ativamente a cabeça em relação ao espaço, por meio de contração reflexiva dos músculos cervicais opostos à direção da perturbação da coluna cervical. Deve-

-se observar que esse reflexo é distinto e, de modo geral, dissociado do reflexo vestíbulo-espinal, que orienta as extremidades para a posição da cabeça e do pescoço.[215]

Os reflexos RCC e RVC parecem perfeitamente adequados, por suas características dinâmicas e somatotópicas, para compensar distúrbios posicionais da cabeça e do pescoço em relação ao tronco.[216-218] O reflexo cérvico-ocular pode ser testado da seguinte maneira:

▶ *Fixação visual.* A fixação visual de um objeto estacionário pode ser testada usando a ponta de um lápis. Ao paciente sentado, é solicitado olhar para a frente e focar-se na ponta do lápis, que é mantido pelo examinador a uma distância de um braço do paciente. O teste é repetido, com os olhos do paciente virados para pontos extremos do olhar fixo na horizontal e vertical e a ponta do lápis posicionada de acordo.

O RVO pode ser testado de diversas maneiras:

▶ *Acuidade visual dinâmica.*[219] Após ser estabelecida uma acuidade visual básica com um gráfico de Snellen, esse teste mede a acuidade visual com o movimento simultâneo da cabeça. A cabeça do paciente é movida de lado a lado a uma frequência de 1 Hz enquanto o paciente lê o gráfico de Snellen. O decréscimo de duas linhas demontra possibilidade de lesão e três ou mais é indicativo de um RVO anormal.

▶ *Teste da cabeça de Doll.*[219] O paciente mira fixamente o nariz do examinador. Este oscila a cabeça do paciente em 30° de lado a lado em 0,5-1 Hz. Se movimentos dos olhos não forem suaves e, sim, interrompidos pelos movimentos rápidos dos olhos em direção ao alvo fixado, há indicação de lesões vestibulares laterais.

▶ *Teste de nistagmo de sacudir a cabeça.*[219] O fisioterapeuta segura firmemente a cabeça do paciente, com as palmas das mãos contra as suas bochechas e produz uma série de viradas de cabeça horizontais rápidas, porém curtas, por cerca de 30 segundos, com os olhos do paciente fechados. No fechamento dos olhos, o nistagmo se afastará do lado da lesão vestibular periférica unilateral ou em direção ao lado lesionado em pacientes com a doença de Ménière.

▶ *Teste do impulso da cabeça.*[219] O paciente olha fixamente para o nariz do examinador. Este move a cabeça do paciente em um plano horizontal de maneira rápida, passiva, com temporização e direção imprevistas. Indivíduos com perda vestibular têm dificuldades em manter o olhar fixo, precisando de um movimento de correção sacádico (movimento rápido dos olhos) para manter o olhar fixo no nariz. Se o movimento reflexo dos olhos foi inadequado (muito grande ou muito pequeno), o movimento anormal dos olhos será seguido de um movimento de correção (movimentos sacádicos). A presença dessa ação corretiva pode indicar lesão do nervo vestibular.[220]

O rastreio lento pode ser testado pedindo que o paciente fixe o olhar sobre um objeto colocado diretamente na sua frente. O objeto é movido para a direita, enquanto o paciente o segue com os olhos. O examinador procura a presença de movimentos sacádicos corretivos, o que indica que a busca não é fixar o olhar no alvo em movimento. O objeto é colocado de volta em sua posição inicial antes de ser movido para a esquerda, enquanto o paciente segue-o novamente com os olhos. O objeto pode ser movido em uma variedade de direções, combinando movimentos horizontais, verticais e diagonais, para testar se o paciente pode seguir o objeto com os olhos sem movimentos sacádicos. A dificuldade com o rastreio lento indica lesão do cerebelo, da formação reticular, do córtex cerebral ou lesão do NC (oculomotor, troclear ou abducente).[220]

O teste de seguimento vestibuloespinal em geral tem precisão diagnóstica baixa ou não testada, mas pode ser útil para conduzir um exame adicional ao indicar a presença de instabilidade postural e ao implicar o sistema vestibular *versus* o sistema somatossensorial.[219]

▶ *Postura de pé em apenas uma perna.*[219] A postura de pé em apenas uma perna – com os olhos abertos ou fechados – é usada para avaliar a diminuição do controle postural. No estágio agudo da perda vestibular, o paciente será incapaz de executar o teste;[221] contudo, pacientes com perda vestibular compensada podem apresentar resultados normais.[221] Esse teste de triagem não é específico para a perda vestibular, uma vez que pacientes com outros distúrbios de equilíbrio podem ter dificuldade em executar a postura de pé com apenas uma perna.[221] Contudo, um teste de postura de pé em apenas uma perna normal (em especial com os olhos fechados) impossibilita um teste vestibuloespinal adicional.

▶ *Romberg e Romberg sensibilizado.*[219] O teste de Romberg desafia o equilíbrio ao diminuir de forma progressiva a base de apoio. O paciente é solicitado a posicionar-se de pé com os pés juntos (um tocando o outro) e os braços junto ao corpo. O examinador permanece próximo, para ajudar caso o paciente se desequilibre ou caia. Este é solicitado a fechar os olhos. Com os olhos abertos, os sistemas de visão, propriocepção e vestibulares fornecem entrada para o cerebelo, a fim de manter a estabilidade do tronco. Se há uma leve lesão nos sistemas vestibular ou de propriocepção, o paciente está, em geral, apto a compensar com os olhos abertos. Quando o paciente os fecha, contudo, a entrada visual é removida e a instabilidade torna-se aparente (sinal de Romberg positivo). Pacientes com lesão vestibular tendem a cair na direção da lesão.[222] Se houver lesão proprioceptiva ou vestibular mais grave, ou se houver dano cerebelar de linha média, que causa a instabilidade do tronco, o paciente não consegue manter essa posição mesmo com os olhos abertos.[222] Porém, a instabilidade também pode ser observada com lesões em outras partes do sistema nervoso, tais como NMSs ou NMIs ou os gânglios basais, assim, estes devem ser testados de forma separada em outras partes do exame. Um teste de Romberg sensibilizado envolve solicitar ao paciente para ficar de pé com uma base de apoio diminuída quando comparada à da posição inicial do teste de Romberg, geralmente com um pé em frente ao outro. O paciente atáxico prefere posicionar-se de pé com uma base mais ampla de apoio e mostra relutância quando solicitado a permanecer posicionado de pé com os pés juntos. O teste de Romberg tem validade preditiva em relação a quedas recorrentes em um período de seis meses em pacientes com o mal de Parkinson: a sensibilidade foi de 65% e a especificidade acima de 90%.[223]

▶ *Teste clínico modificado da integração sensorial do equilíbrio (TCISE).*[219] O TCISE avalia a contribuição dos sistemas visual, vestibular e somatossensorial para o controle da postura.

Pacientes com vestibulopatia têm dificuldades para manter a postura ereta.[221] O teste possui quatro componentes, que são aplicados com o paciente em posição de pé:

a. Sobre uma superfície nivelada, mantendo os olhos abertos. Nessa posição, o paciente apresenta todos os sistemas sensoriais disponíveis para manter o equilíbrio.

b. Sobre uma superfície nivelada, mantendo os olhos fechados. Essa posição elimina a contribuição visual, colocando uma demanda aumentada sobre os sistemas somatossensorial e vestibular.

c. Sobre uma almofada, com os olhos abertos. Essa posição altera a entrada somatossensorial; desse modo, o paciente emprega quase que exclusivamente as entradas visuais e vestibulares.

d. Sobre uma almofada, com os olhos fechados. Manter-se de pé sobre uma almofada com os olhos fechados altera a entrada somatossensorial e elimina a entrada visual; desse modo, o paciente utiliza quase que exclusivamente as entradas vestibulares.

▸ *Teste do passo de Fukuda.*[219] O teste do passo de Fukuda avalia a estabilidade durante o movimento autoiniciado ao solicitar ao paciente para marchar 50 a 100 passos no mesmo lugar, com os braços levantados à frente, em 90°, e os olhos fechados. O paciente com lesão vestibular unilateral demonstra a tendência de girar mais de 30° em direção ao lado envolvido.[221] O deslocamento à frente de mais de 50 cm é também considerado positivo. Contudo, pode haver muitos falso-positivos e falso-negativos com esse teste.[221]

Testes sensoriais

As raízes posteriores (dorsais) dos nervos espinais são representadas por regiões sensoriais periféricas restritas chamadas dermátomos (ver Fig. 2-10). Os nervos sensoriais periféricos são representados por áreas mais distintas e circunscritas (ver Fig. 2-10).

A parestesia é um sintoma de envolvimento direto da raiz nervosa. Ela pode ser definida como a sensação anormal de formigamento, dormência ou comichões. A irritação e a destruição adicionais das fibras neurais interferem na condução, resultando em deficiência motora ou sensorial, ou na combinação de ambas. É, portanto, possível que a compressão da raiz nervosa cause paresia motora pura, deficiência sensorial pura, ou ambas, dependendo de qual ponto da raiz nervosa está sendo comprimido.[8] Se a pressão for exercida de cima da raiz nervosa, o resultado pode ser o impedimento sensorial, enquanto a compressão originária de baixo dela induz a uma paresia motora. O resultado será dor, se houver irritação das fibras neurais. Em geral, se o paciente apresenta deficiência sensorial envolvendo um nervo periférico, ele está apto a localizar de forma precisa a área da anestesia.[224]

O teste sensorial é executado em todas as áreas dermatomais (ver Fig. 2-10). A inervação segmentária da pele possui alto grau de sobreposição, em especial na coluna torácica, sendo necessário que o examinador teste toda a área do dermátomo. Isso é realizado para demarcar a área de sensibilidade, a área autógena, que é uma pequena região do dermátomo sem sobreposição, além de ser única área dentro dele exclusivamente suprida por um nível segmentário simples.[225]

Existem duas variantes dos testes dermatômicos:

1. *Toque suave.* As informações sobre o toque suave, discriminação de dois pontos, vibração e propriocepção são transmitidas pelo trato lemniscal da coluna medial posterior (dorsal). O toque suave testa a hipoestesia em todo o dermátomo. Em se tratando de perda de sensação, o toque suave é o mais sensível e o primeiro a ser afetado pela paralisia. Se o teste do toque suave for positivo, as áreas de sensação reduzida são mapeadas para a área autógena e o teste da alfinetada é executado para mapear toda a área autógena.[8] O uso de um diapasão vibrante foi considerado um teste válido e confiável da integridade funcional das fibras nervosas mielinizadas grandes.[226]

2. *Alfinetada.* O teste da alfinetada examina uma anestesia próxima, na área autônoma, sem sobreposição. Essa é a maneira mais comum de determinar o "nível" sensorial debilitado por uma lesão na medula espinal, pois a informação sobre a dor, temperatura e toque áspero são transmitidas pelo trato espinotalâmico.[227] A sensação de alfinetada é difícil de testar por causa das variações naturais na pressão colocadas no pino e a sensibilidade das diferentes regiões da pele.

O exame completo do sistema sensorial envolve teste específico de dor, temperatura, pressão, vibração, posição e sensações discriminatórias. Para pacientes sem nenhum sintoma ou sinal neurológico aparente, é possível realizar apenas um exame abreviado.

Testes específicos[228]
Dor

▸ *Origem:* trato espinotalâmico lateral (ver Quadro 2-2).

▸ *Teste:* teste da alfinetada. Esse teste é realizado com um alfinete de ponta afiada, alternando, ocasionalmente, a extremidade pontiaguda pelo ponto como estímulo. Quando estiver sendo investigada uma área de perda sensorial, recomenda-se que o examinador inicie o teste na área de anestesia e trabalhe em torno dela até que a borda de sensação normal seja localizada. O examinador estimula os padrões antes mencionados e pergunta ao paciente: "É aguda ou indistinta?", ou quando fizer comparações usando o estímulo afiado: "Isto parece a mesma coisa que isso?". (*Observação:* é importante que o examinador use um toque bem suave que o paciente possa perceber e não, sob quaisquer circunstâncias, pressão com força suficiente para sangrar.)

Temperatura

▸ *Origem:* trato espinotalâmico lateral.

▸ *Teste:* usando dois tubos de ensaio, um deles contendo água quente e o outro água fria, o examinador toca a pele e pede ao paciente para identificar "quente" ou "frio". Os impulsos para a sensação de temperatura percorrem o trato espinotalâmico lateral juntamente com a sensação de dor. O teste da temperatura da pele também auxilia o examinador a diferenciar entre insuficiência arterial e venosa. No caso de insuficiência venosa, o aumento na temperatura da pele é observado na área de oclusão e a área apresenta cor azulada. Podem estar presentes também edema, principalmente ao redor dos tornozelos, sacro e mãos. Contudo, se o edema profundo estiver presente e a temperatura da pele apresentar-se normal, o sistema linfático talvez esteja comprometido. Se houver insuficiência arterial, a redução na temperatura da pele costuma ser observada na área de oclusão, cuja área aparenta ser mais branca. Essa condição é, também, extremamente dolorosa.

Pressão
- *Origem:* trato espinotalâmico.
- *Teste:* pressão firme é aplicada no ventre do músculo do paciente.

Vibração
- *Origem:* coluna dorsal/trato lemniscal medial (Quadro 2-4).
- *Teste:* com o auxílio de um diapasão de tom relativamente baixo, de preferência de 128 Hz, o examinador toca no diapasão e coloca-o firmemente sobre o processo ósseo do paciente, como os processos maleolar, patelar, epicondilar, espinhoso vertebral e crista ilíaca. O paciente relata o que sente e, para não haver dúvidas, deve informar ao examinador quando a vibração parar. O examinador toca novamente no diapasão para interromper a vibração. Nesse ponto, o paciente deve informar que a vibração parou. Se o sentido de vibração estiver ausente, o examinador deve repetir o teste com movimentos proximais ao longo da extremidade.

Percepção de posição (propriocepção)
- *Origem:* coluna dorsal/trato lemniscal medial (Quadro 2-4).
- *Teste:* o paciente é testado para sua capacidade de percepção dos movimentos passivos das extremidades, em especial nas porções distais. A propriocepção aqui se refere à consciência da posição articular em repouso. O examinador prende o hálux do paciente, segurando-o pelas laterais entre os dedos polegar e indicador e afasta-o dos demais dedos para evitar atrito e impedir que a estimulação tátil estranha indique a mudança de posição. As posições "para baixo" e "para cima" são relatadas pelo paciente quando o examinador move o hálux nessas direções. Em seguida, de olhos fechados, o paciente é solicitado a responder "para cima" ou "para baixo", enquanto o examinador move o dedo em um pequeno arco. Esse movimento deve ser repetido várias vezes em cada lado, evitando a simples alternação dos estímulos. Se o senso de posição estiver debilitado, o teste deve ser refeito, fazendo movimentos na região proximal ao longo da extremidade. Como alternativa, o paciente pode duplicar a posição com a extremidade oposta.

Percepção de movimento (cinestesia)
- *Origem:* coluna posterior (dorsal)/trato lemniscal medial (Quadro 2-4).
- *Teste:* o paciente indica verbalmente a direção do movimento enquanto a extremidade estiver sendo movimentada. O examinador segura a extremidade do paciente sobre as bordas neutras.

Estereognose
- *Origem:* coluna posterior (dorsal)/trato lemniscal medial (Quadro 2-4).
- *Teste:* o paciente deve reconhecer, apenas mediante o toque, uma grande variedade de pequenos objetos, tais como um

QUADRO 2-4 TRATO LEMNISCAL DORSAL MEDIAL

O trato lemniscal dorsal medial transporta impulsos relacionados com toques bem-localizados e com a percepção de movimento e de posição (cinestesia). Ele é muito importante na discriminação momento a momento (temporal) e ponto a ponto (espacial), permitindo que o indivíduo coloque uma chave na fechadura da porta com a luz apagada ou visualize mentalmente a posição de qualquer parte de seu corpo sem olhar. As lesões nesse trato, causadas por tumores, hemorragia, tecido cicatricial, edema, infecções e traumas diretos, entre outros, interrompem ou diminuem as sensações táteis a percepção de movimento ou de posição. Os corpos celulares dos neurônios primários na via da coluna dorsal estão localizados no gânglio espinal. Os processos periféricos desses neurônios iniciam nos receptores da cápsula articular, dos músculos e da pele (receptores táteis e de pressão).

pente, algumas moedas, lápis e pinos de segurança colocados em sua mão.

Grafestesia
- *Origem:* coluna posterior (dorsal)/ trato lemniscal medial (Quadro 2-4).
- *Teste:* o paciente deve reconhecer letras, números ou desenhos traçados na pele. Usando um objeto pontiagudo, o examinador desenha uma imagem na palma da mão do paciente, solicitando que este identifique o número, a letra ou o desenho.

Discriminação de dois pontos
- *Origem:* coluna posterior (dorsal)/trato lemniscal medial (Quadro 2-4).
- *Teste:* é obtida a medida da menor distância entre dois estímulos que podem ser percebidos pelo paciente como dois estímulos distintos.

Reações de equilíbrio. Capacidade do indivíduo de permanecer em equilíbrio em resposta a alterações no centro de gravidade do corpo. O teste é realizado na base de apoio.

Reações protetoras. Capacidade de estabilizar e apoiar o corpo em resposta a um estímulo de deslocamento, no qual o centro de gravidade excede a base de apoio (p. ex., extensão dos braços para proteger-se de uma queda).

Exames de anormalidades do tônus[228]

Espasticidade
A espasticidade é definida como a resistência aumentada a um estiramento passivo repentino.
- *Fenômeno canivete.* Esse fenômeno é refletido por uma soltura repentina do paciente quando houver alguma resistência.
- *Clono.* Exagero do reflexo de estiramento.

Rigidez

A rigidez é definida como a resistência aumentada a todos os movimentos, deixando as partes do corpo enrijecidas e imóveis.

▶ *Posicionamento descorticado.* As extremidades superiores permanecem flexionadas e as extremidades inferiores em extensão (Fig. 2-36).

▶ *Posicionamento descerebrado.* As extremidades superiores e inferiores permanecem em extensão (ver Fig. 2-36).

▶ *Fenômeno da roda denteada.* Essa é uma resposta do tipo catraca ao movimento passivo, caracterizada por resistir ou aumentar a resistência ao movimento.

▶ *Rigidez em cano de chumbo.* Caracterizada pela rigidez constante, esse achado é comum em pacientes com o mal de Parkinson.

Ataxia

Os testes de ataxia de membros incluem uma variedade de tarefas simples de coordenação.

▶ *Teste do dedo no nariz.*[219] No teste do dedo no nariz, o paciente move o dedo indicador até a ponta do nariz ou do queixo com os olhos abertos, enquanto o examinador observa a qualidade do movimento do braço. Fechar os olhos elimina a substituição visual. A ataxia cerebelar branda resulta em um tremor próximo do início ou final do movimento com a possível ultrapassagem do alvo.[222]

▶ *Teste do dedo no dedo.*[219] Com esse teste, o paciente toca com o seu dedo o dedo do examinador. Uma ultrapassagem horizontal implica lesão unilateral do labirinto; a ultrapassagem vertical ocorre em pacientes com comprometimento na linha média em relação à medula oblonga ou ao flóculo cerebelar lateral.

▶ *Teste do calcanhar na canela.*[219] Esse teste, que verifica a ataxia da perna, envolve posicionar o paciente em supina movendo suavemente o calcâneo para cima e para baixo na canela contralateral. De maneira alternativa, o paciente pode ser posicionado sentado e ser solicitado a tocar com o hálux o dedo do examinador.

Exame dos nervos cranianos

Com a prática, o exame dos nervos cranianos pode ser feito em aproximadamente 5 minutos (Tab. 2-7).[224] O seguinte verso pode ser usado para ajudar a lembrar a ordem dos testes para o exame dos nervos cranianos:[229]

*Cheire e veja
E olhe ao redor
Pupilas dilatadas e menores.
Sorria, ouça!
Então diga ah...
E veja se consegue engolir.
Se você tem qualquer dúvida,
Encolha os ombros e bote a língua para fora.*

NC I (olfatório)

O sentido do olfato é testado fazendo o paciente identificar odores familiares (p. ex., café, lavanda e baunilha) com cada uma das

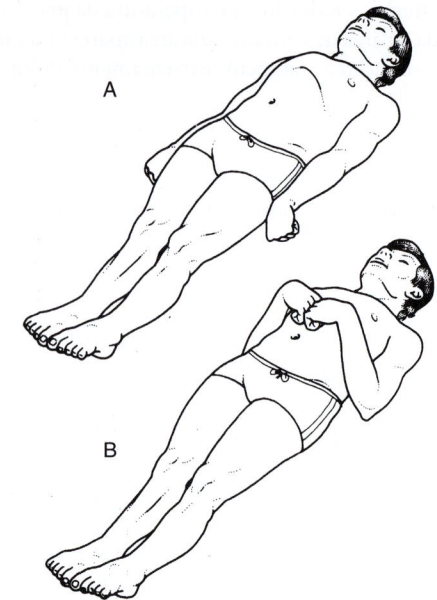

FIGURA 2-36 Postura das extremidades. **A.** Rigidez de descerebração. **B.** Rigidez de descorticação. (Reproduzida, com permissão, de Booher JM, Thibodeau GA: *Athletic Injury Assessment.* New York: McGraw-Hill, 2000: 169.)

narinas. O examinador deve evitar odores irritantes que possam estimular o nervo trigêmeo.

NC II (óptico)

O nervo óptico é testado examinando-se a acuidade e a confronto visual. Embora o teste formal da acuidade visual seja apresentado aqui, na realidade, ele é suficiente para verificar esse aspecto do NC II, ao mesmo tempo em que os NC III, IV e V são testados.

Acuidade visual. Esse é um teste de visão central. Se possível, o examinador deve usar um gráfico óptico de Snellen. O paciente é posicionado a seis metros do gráfico. Aqueles que utilizam lentes de contato devem ser instruídos sobre como usá-las da forma adequada. Devem cobrir um olho e ler a menor linha possível. Aqueles que não conseguirem ler a maior letra devem ser posicionados próximo ao gráfico, e a nova distância deve ser anotada. O examinador determina a menor linha de impressão que o paciente possa identificar mais da metade das letras. A acuidade visual deve ser registrada ao lado dessa linha, e o uso de óculos, se precisar, é registrada.

A acuidade visual é expressada em forma de fração (p. ex., 20/20), na qual o numerador indica a distância entre o paciente e o gráfico e o denominador, a distância a qual um olho normal pode ler as letras.

Teste de confrontação. Esse é um teste clínico amplo de visão periférica que realça também a perda de visão em um dos campos visuais. O paciente e o examinador sentam um de frente para o outro, com seus olhos nivelados. Os campos visuais lateral e medial são testados. O teste de todo o campo lateral é realizado com ambos os olhos abertos e o medial é testado cobrindo um dos olhos. Ao testar o campo de visão medial, o examinador cobre o

TABELA 2-7 Nervos cranianos e métodos de teste

Nervos	Função Aferente (sensorial)	Função Eferente (motor)	Testes
I – Olfatório	Cheiro	—	Identificação unilateral de odores familiares (p. ex., chocolate e café)
II – Óptico	Visão	—	Acuidade visual, visão periférica, reflexo pupilar à luz
III – Oculomotor	—	*Motor voluntário:* levantador da pálpebra; reto superior, medial e inferior e músculo oblíquo inferior do globo ocular *Autônomo:* músculo liso do globo ocular	Olhar fixo para cima, para baixo e medial; reação à luz
IV – Troclear	—	*Motor voluntário:* músculo oblíquo superior do globo ocular	Movimentos do olho extraoculares: olhar fixo para baixo e lateral
V – Trigêmeo	Toque, dor: pele da face, membranas mucosas do nariz, dos seios da face, da boca e região anterior da língua	*Motor voluntário:* músculos da mastigação	Reflexo da córnea: sensação acima do olho, entre o olho e a boca, abaixo da boca no ângulo da mandíbula; dentes cerrados, força o mento para baixo, para separar as mandíbulas
VI – Abducente	—	*Motor voluntário:* músculo reto lateral do globo ocular	Olhar fixo lateral (abdução do olho)
VII – Facial	Gosto: dois terços anteriores da língua	*Motor voluntário:* músculos faciais *Autônomo:* glândulas lacrimais, submandibulares e sublinguais	Expressões faciais (fechar os olhos, sorrir e mostrar os dentes, assobiar e inflar as bochechas) e identificação de paladares familiares (p. ex., doce e amargo, etc.)
VIII – Vestibulococlear (nervo acústico)	Audição/equilíbrio	—	Testes de audição e de equilíbrio e testes de coordenação
IX – Glossofaríngeo	Sensibilidade visceral (faringe, língua e amígdalas); gosto	*Motor voluntário:* músculo sem importância da faringe *Autônomo:* glândula parótida	Reflexo do vômito, capacidade de engolir e fonação
X – Vago	Toque, dor; faringe, laringe, traqueia, brônquios e pulmões Gosto: língua e epiglote	*Motor voluntário:* músculos do palato, faringe e laringe *Autônomo:* músculo involuntário e controle glandular	Reflexo do vômito, capacidade de engolir e fala (fonação)
XI – Acessório	—	*Motor voluntário:* movimento da cabeça e ombros – músculos esternocleidomastóideo e trapézio	Resistência para encolher os ombros e a cabeça
XII – Hipoglosso	—	*Motor voluntário:* movimento da língua	Protrusão da língua (em caso de lesão, a língua desvia para o lado afetado) e inspeção da língua para atrofia.

olho do paciente que estiver diretamente oposto ao seu próprio (não oposto em diagonal).

Com os braços abertos e segurando um objeto pequeno, como um lápis, o examinador lentamente traz o objeto para o campo periférico de visão do paciente. Tal teste é realizado em oito direções diferentes. O paciente deve dizer "agora" toda vez que enxergar o objeto. Durante o exame, o examinador mantém o objeto equidistante entre seus próprios olhos e os do paciente, de modo que os seus respectivos campos visuais possam ser comparados.

NC III (oculomotor), NC IV (troclear) e NC V (abducente)

Os três testes são realizados juntos. O examinador deve:

1. Inspecionar o tamanho e a forma de cada pupila para verificar a simetria.
2. Testar a resposta pupilar consensual à luz. Esse tipo de teste é realizado cobrindo-se um dos olhos do paciente enquanto o examinador observa o olho descoberto. Este deve sofrer as mesmas mudanças que o olho coberto, fazendo a dilatação

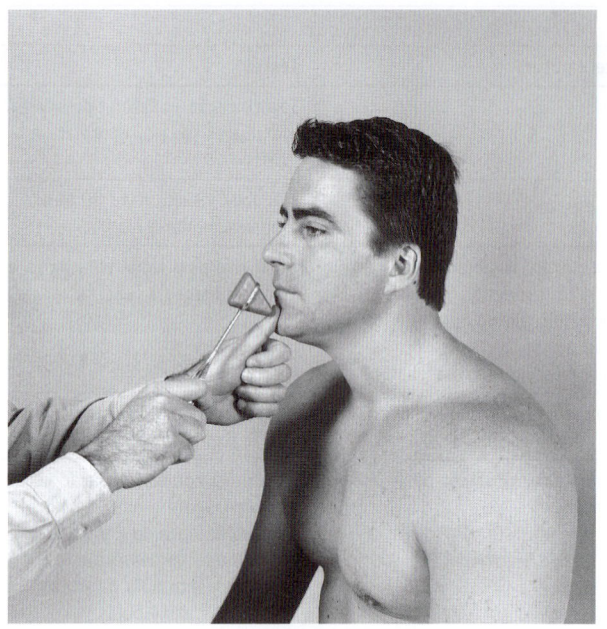

FIGURA 2-37 O reflexo do tendão da mandíbula.

em primeiro lugar e, logo em seguida, a constrição, quando estiver descoberto.

3. Verificar a capacidade dos olhos de rastrear movimentos em seis campos do olhar fixo. O teste-padrão é mover de forma suave um alvo com uma configuração "H" e, em seguida, na linha média logo acima do nível do olho, na direção da base do nariz (convergência).[9] O paciente deve ser capaz de rastrear com suavidade o alvo em velocidade moderada, sem evidência de nistagmo.
4. Verificar ptose nas pálpebras superiores.

NC V (trigêmeo)
Pede-se ao paciente para cerrar os dentes enquanto o examinador palpa os músculos temporal e masseter. As três ramificações sensoriais do nervo trigêmeo são testadas com um alfinete nas proximidades da linha média da face, pois a pele que está em posição mais lateral é sobreposta pelos nervos da face.[9] O reflexo do tendão da mandíbula é avaliado para a presença de hiper-reflexia (Fig. 2-37).

NC VII (facial)
O examinador inspeciona a face em repouso durante suas conversas com o paciente e observa se há qualquer tipo de assimetria. O paciente deve sorrir. Em caso de assimetria, o paciente é solicitado a franzir ou enrugar a testa. A perda ou a redução da capacidade de sorrir e de franzir a testa é causada por paralisia periférica, enquanto a perda do sorriso é causada por lesão supranuclear.[9]

NC VIII (vestibulococlear)
O nervo vestibular pode ser testado de várias maneiras, dependendo do objetivo. O teste de equilíbrio avalia o reflexo vestibuloespinal. A estimulação calórica pode ser usada para avaliar o RVO, que também é testado pela capacidade dos olhos de seguir um objeto em movimento.

O médico avalia a função do componente coclear do nervo – ouvindo – ou fazendo uma leve massagem com dois dedos, que devem permanecer equidistantes de cada orelha, ou usando um diapasão de 256 Hz e solicitando ao paciente para identificar em qual ouvido o ruído parece ser mais alto.

Há três tipos básicos de perda de audição:[229]

1. *Condutiva.* Esse tipo de perda de audição aplica-se a qualquer distúrbio na condução do impulso de som durante sua passagem pelo canal do ouvido, pela membrana timpânica, no ouvido médio e na cadeia ossicular na base dos estribos, que se localiza na janela oval. Como regra, indivíduos com perda de condução auditiva têm a fala macia, ouvem bem ao telefone e ouvem melhor em ambientes ruidosos.
2. *Sensorioneural.* Esse tipo de perda auditiva aplica-se a quaisquer distúrbios desde a cóclea até o nervo auditivo e no centro auditivo do córtex cerebral. Como regra, indivíduos com perda de audição perceptiva falam alto, ouvem melhor em ambientes silenciosos e ouvem muito mal em multidões e ao telefone.
3. *Mista.* Esse tipo de perda auditiva é a combinação de perda condutiva e sensorioneural.

Sempre que houver perda de audição, o examianador deve testar a lateralização e comparar a condução aérea e óssea.

Lateralização. O examinador coloca o diapasão sobre o vértex, no meio da fronte ou dos dentes frontais. O paciente é solicitado a informar se a vibração é ouvida mais em um ouvido do que no outro (teste de Weber). Indivíduos normais não conseguem lateralizar a vibração em nenhum dos ouvidos. Na surdez por condução (causada por doença no ouvido médio), a vibração é sentida com maior intensidade no ouvido afetado. Na surdez sensorioneural, a vibração é mais perceptível no ouvido normal.

Condução aérea e óssea. A condução aérea é avaliada colocando-se o diapasão em frente ao meato auditivo externo, enquanto a condução óssea é avaliada colocando-se o diapasão sobre o processo mastoide (teste de Rinne). Em indivíduos normais, o diapasão é ouvido mais alto e de forma mais prolongada pela condução aérea do que pela óssea. Na surdez por condução, a audição da condução óssea é melhor. Na surdez sensorioneural, tanto a condução aérea como a óssea são reduzidas, embora aquela seja a melhor das duas.

NC IX (glossofaríngeo)
O reflexo do vômito é usado para testar esse nervo, mas o teste é reservado somente para paciente gravemente afetados.

NC (vago)
O examinador ouve a voz do paciente e registra qualquer rouquidão ou a qualidade nasal. O paciente abre a boca e diz "Ah", enquanto são observados os movimentos do palato mole e da faringe. O palato mole deve elevar-se de maneira simétrica, a úvula deve permanecer na linha média e cada lado da faringe posterior deve se mover na direção medial.

NC XI (acessório espinal)
Observando o paciente por trás, o examinador verifica qualquer atrofia ou fasciculação no músculo trapézio e compara ambos os

lados. O paciente é solicitado a encolher ambos os ombros para cima apoiando-se nas mãos do examinador. A força da contração deve ser registrada.

O paciente é solicitado a tentar rodar a cabeça para os dois lados contra a mão do examinador. A contração do esternocleidomastóideo do lado oposto e a força da contração devem ser registradas.

NC XII (hipoglosso)

O examinador deve inspecionar a língua enquanto ela estiver repousando no assoalho da boca e tentar localizar alguma fasciculação. Pede-se ao paciente que coloque a língua para fora. É importante procurar por assimetria, atrofia ou desvio da linha média. O paciente deve movê-la para os dois lados, enquanto o examinador observa a simetria do movimento.

QUESTÕES DE REVISÃO*

1. As lesões no nervo radial do sulco espinal podem resultar em:
   a. Fraqueza da flexão do cotovelo.
   b. Incapacidade de iniciar abdução.
   c. Incapacidade de controlar a rotação durante a abdução.
   d. Incapacidade dos músculos do manguito rotator para manter a cabeça do úmero em sua cavidade.
   e. Nenhuma das respostas anteriores.
2. Um paciente com lesão no nervo musculocutâneo ainda é capaz de flexionar o cotovelo. O principal músculo que possibilita a flexão do cotovelo é:
   a. Braquiorradial
   b. Flexor ulnar do carpo
   c. Pronador quadrado
   d. Extensor ulnar do carpo
   e. Peitoral maior
3. Qual dos seguintes músculos *não* é inervado pelo nervo mediano?
   a. Abdutor curto do polegar
   b. Flexor longo do polegar
   c. Cabeças mediais do flexor profundo dos dedos
   d. Cabeça superficial do flexor curto do polegar
   e. Pronador quadrado
4. O nervo que supre o primeiro músculo lumbrical da mão é o:
   a. Nervo mediano
   b. Nervo ulnar
   c. Nervo radial
   d. Nervo interósseo anterior
   e. Nervo cutâneo lateral da mão
5. Após uma lesão no nervo, a regeneração ocorre primeiramente na posição proximal e, então, avança para a posição distal a uma taxa de cerca de 1 mm por dia. Depois de uma lesão do nervo radial na axila, qual músculo é o último a recuperar-se?
   a. Cabeça longa do tríceps
   b. Ancôneo
   c. Extensor do indicador
   d. Extensor do dedo mínimo
   e. Supinador

---

*Questões adicionais para testar seu conhecimento deste capítulo podem ser encontradas (em inglês) em Online Learning Center para *Orthopaedic Assessment, Evaluation, and Intervention*, em www.duttononline.net. As respostas para as questões anteriores são apresentadas no final deste livro.

REFERÊNCIAS

1. Martin J: Introduction to the central nervous system. In: Martin J, ed. *Neuroanatomy: Text and Atlas*, 2nd edn. New York: McGraw-Hill, 1996:1–32.
2. Fawcett DW: The nervous tissue. In: Fawcett DW, ed. *Bloom and Fawcett: A Textbook of Histology*. New York: Chapman & Hall, 1984:336–339.
3. Waxman SG: *Correlative Neuroanatomy*, 24th edn. New York: McGraw-Hill, 1996.
4. Pratt N: *Anatomy of the Cervical Spine*. La Crosse, WI: Orthopaedic Section, APTA, 1996.
5. Sunderland S: Anatomical perivertebral influences on the intervertebral foramen. In: Goldstein MN, ed. *The Research Status of Spinal Manipulative Therapy*. Bethesda, MD: HEW Publication No (NIH), 1975:76–998.
6. Sunderland S: *Nerves and Nerve Injuries*. Edinburgh: E &S Livingstone, Ltd, 1968.
7. Rydevik B, Garfin SR: Spinal nerve root compression. In: Szabo RM, ed. *Nerve Compression Syndromes: Diagnosis and Treatment*. Thorofare, NJ: Slack, 1989:247–261.
8. Meadows J: *Orthopedic Differential Diagnosis in Physical Therapy*. New York: McGraw-Hill, 1999.
9. Durrant JD, Freeman AR: Concepts in vestibular physiology. In: Finestone AJ, ed. *Dizziness and Vertigo*. Boston: John Wright PSG, 1982:13–43.
10. Meadows J: *A Rationale and Complete Approach to the Sub-Acute Post-Mva Cervical Patient*. Calgary, AB: Swodeam Consulting, 1995.
11. Bogduk N: Innervation and pain patterns of the cervical spine. In: Grant R, ed. *Physical Therapy of the Cervical and Thoracic Spine*. New York: Churchill Livingstone, 1988.
12. Neumann DA: Elbow and forearm complex. In: Neumann DA, ed. *Kinesiology of the Musculoskeletal System: Foundations for Physical Rehabilitation*. St. Louis: Mosby, 2002:133–171.
13. Millesi H, Terzis JK: Nomenclature in peripheral nerve surgery. In: Terzis JK, ed. *Microreconstruction of Nerve Injuries*. Philadelphia, PA: WB Saunders, 1987:3–13.
14. Thomas PK, Olsson Y: Microscopic anatomy and function of the connective tissue components of peripheral nerve. In: Dyck PJ, Thomas PK, Lambert EH, et al., eds. *Peripheral Neuropathy*. Philadelphia, PA: WB Saunders, 1984:97–120.
15. Chusid JG: *Correlative Neuroanatomy & Functional Neurology*, 19th edn. Norwalk, CT: Appleton-Century-Crofts, 1985:144–148.
16. Daniels DL, Hyde JS, Kneeland JB, et al.: The cervical nerves and foramina: Local-coil MRI imaging. *AJNR* 7:129–133, 1986.
17. Pech P, Daniels DL, Williams AL, et al.: The cervical neural foramina: Correlation of microtomy and CT anatomy. *Radiology* 155:143–146, 1985.
18. Tanaka N, Fujimoto Y, An HS, et al.: The anatomic relation among the nerve roots, intervertebral foramina, and intervertebral disks of the cervical spine. *Spine* 25:286–291, 2000.
19. Goodman BW: Neck pain. *Prim Care* 15:689–707, 1988.
20. Brooker AEW, Barter RW: Cervical spondylosis: A clinical study with comparative radiology. *Brain* 88:925–936, 1965.
21. Gore DR, Sepic SB, Gardner GM, et al.: Roentgenographic findings in the cervical spine of asymptomatic people. *Spine* 6:521–526, 1987.
22. Carter GT, Kilmer DD, Bonekat HW, et al.: Evaluation of phrenic nerve and pulmonary function in hereditary motor and sensory neuropathy type 1. *Muscle Nerve* 15:459–456, 1992.
23. Bolton CF: Clinical neurophysiology of the respiratory system. *Muscle Nerve* 16:809–818, 1993.
24. Jenkins DB: *Hollinshead's Functional Anatomy of the Limbs and Back*, 7th edn. Philadelphia, PA: WB Saunders, 1998.

25. Dumestre G: Long thoracic nerve palsy. *J Man Manip Ther* 3:44–49, 1995.
26. Gozna ER, Harris WR: Traumatic winging of the scapula. *J Bone Joint Surg* 61A:1230–1233, 1979.
27. Kauppila LI: The long thoracic nerve: Possible mechanisms of injury based on autopsy study. *J Shoulder Elbow Surg* 2:244–248, 1993.
28. Kauppila LI, Vastamaki M: Iatrogenic serratus anterior paralysis: Long-term outcome in 26 patients. *Chest* 109:31–34, 1996.
29. Post M: Orthopaedic management of neuromuscular disorders. In: Post M, Bigliani LU, Flatow EL, et al., eds. *The Shoulder: Operative Technique*. Baltimore, MD: Williams and Wilkins, 1998:201– 234.
30. Kuhn JE, Plancher KD, Hawkins RJ: Scapular winging. *J Am Acad Orthop Surgeons* 3:319–325, 1995.
31. Reis FP, de Camargo AM, Vitti M, et al.: Electromyographic study of the subclavius muscle. *Acta Anat* 105:284–290, 1979.
32. Ajmani ML: The cutaneous branch of the human suprascapular nerve. *J Anat* 185:439–442, 1994.
33. Horiguchi M: The cutaneous branch of some human suprascapular nerves. *J Anat* 130:191–195, 1980.
34. Murakami T, Ohtani O, Outi H: Suprascapular nerve with cutaneous branch to the upper arm [in Japanese]. *Acta Anat Nippon* 52:96, 1977.
35. Hoffman GW, Elliott LF: The anatomy of the pectoral nerves and its significance to the general and plastic surgeon. *Ann Surg* 205:504, 1987.
36. Strauch B, Yu HL: *Atlas of Microvascular Surgery: Anatomy and Operative Approaches*. New York: Thieme Medical Publishers, 1993.
37. Kerr A: The brachial plexus of nerves in man, the variations in its formation and branches. *Am J Anat* 23:285–376, 1918.
38. Kerr AT. *The brachial plexus of nerves in man, the variations in its formation and branches*, Am J Anat 23:285–376, 1918.
39. Beghi E, Kurland LT, Mulder DW, et al.: Brachial plexus neuropathy in the population of Rochester, Minnesota, 1970–1981. *Ann Neurol* 18:320–323, 1985.
40. Terzis JK, Liberson WT, Levine R: Obstetric brachial plexus palsy. *Hand Clin* 2:773, 1986.
41. Terzis JK, Liberson WT, Levine R: Our experience in obstetrical brachial plexus palsy. In: Terzis JK, ed. *Microreconstruction of Nerve Injuries*. Philadelphia, PA: Saunders, 1987:513.
42. Duchenne GBA: *De l'électrisation localisée et de son application à la pathologie et à la thérapeutique par courants induits et par courants galvaniques interrompus et continus*, 3rd edn. Paris: Librairie J. B. Baillière et fils, 1872.
43. Erb W: Uber Eine Eigenthümliche Localisation Von Lahmungen Im Plexus Brachialis. *Naturhist Med Ver Heidelberg Verh* 2:130, 1874.
44. Al-Qattan MM, Clarke HM, Curtis CG: Klumpke's birth palsy: Does it really exist? *J Hand Surg* 20B:19, 1995.
45. Klumpke A: Contribution à l'étude des paralysies radiculaires du plexus brachial. *Rev Med* 5:739, 1885.
46. Brown KLB: Review of obstetrical palsies: Nonoperative treatment. In: Terzis JK, ed. *Microreconstruction of Nerve Injuries*. Philadelphia, PA: Saunders, 1987:499.
47. Brown KLB: Review of obstetrical palsies: Nonoperative treatment. *Clin Plast Surg* 11:181, 1984.
48. Gilbert A, Tassin J-L: Obstetrical palsy: A clinical, pathologic, and surgical review. In: Terzis JK, ed. *Microreconstruction of Nerve Injuries*. Philadelphia, PA: Saunders, 1987:529.
49. Delagi EF, Perotto A: Arm. In: Delagi EF, Perotto A, eds. *Anatomic Guide for the Electromyographer*, 2nd edn. Springfield: Charles C Thomas, 1981:66–71.
50. Sunderland S: The musculocutaneous nerve. In: Sunderland S, ed. *Nerves and Nerve Injuries*, 2nd edn. Edinburgh: Churchill Livingstone, 1978:796–801.
51. de Moura WG, Jr.: Surgical anatomy of the musculocutaneous nerve: A photographic essay. *J Reconstr Microsurg* 1:291–297, 1985.
52. Flatow EL, Bigliani LU, April EW: An anatomic study of the musculocutaneous nerve and its relationship to the coracoid process. *Clin Orthop* 244:166–171, 1989.
53. Dundore DE, DeLisa JA: Musculocutaneous nerve palsy: An isolated complication of surgery. *Arch Phys Med Rehabil* 60:130–133, 1979.
54. Braddom RL, Wolf C: Musculocutaneous nerve injury after heavy exercise. *Arch Phys Med Rehabil* 59:290–293, 1978.
55. Sander HW, Quinto CM, Elinzano H, et al.: Carpet carrier's palsy: Musculocutaneous neuropathy. *Neurology* 48:1731–1732, 1997.
56. Mastaglia FL: Musculocutaneous neuropathy after strenuous physical activity. *Med J Aust* 145:153–154, 1986.
57. Kim SM, Goodrich JA: Isolated proximal musculocutaneous nerve palsy. *Arch Phys Med Rehabil* 65:735–736, 1984.
58. Blackburn TA, McLeod WD, White B, et al.: EMG analysis of posterior rotator cuff exercises. *Athlet Train* 25:40–45, 1990.
59. Blackburn TA, Jr.: Rehabilitation of the shoulder and elbow after arthroscopy. *Clin Sports Med* 3:587–606, 1987.
60. Townsend J, Jobe FW, Pink M, et al.: Electromyographic analysis of the glenohumeral muscles during a baseball rehabilitation program. *Am J Sports Med* 3:264–272, 1991.
61. Bierman W, Yamshon LJ: Electromyography in kinesiologic evaluations. *Arch Phys Med Rehabil* 29:206–211, 1948.
62. Stern PJ, Kutz JE: An unusual variant of the anterior interosseous nerve syndrome: A case report and review of the literature. *J Hand Surg* 5:32–34, 1980.
63. Hope PG: Anterior interosseous nerve palsy following internal fixation of the proximal radius. *J Bone Joint Surg* 70B:280–282, 1988.
64. Amadio PC, Beckenbaugh RD: Entrapment of the ulnar nerve by the deep flexor-pronator aponeurosis. *J Hand Surg Am* 11A:83–87, 1986.
65. Hirasawa Y, Sawamura H, Sakakida K: Entrapment neuropathy due to bilateral epitrochlearis muscles: A case report. *J Hand Surg Am* 4:181–184, 1979.
66. Sunderland S: *The Ulnar Nerve, Nerves and Nerve Injuries*. Edinburgh: Churchill Livingstone, 1968:816–828.
67. Apfelberg DB, Larson SJ: Dynamic anatomy of the ulnar nerve at the elbow. *Plast Reconstr Surg* 51:76–81, 1973.
68. Chen FS, Rokito AS, Jobe FW: Medial elbow problems in the overhead-throwing athlete. *J Am Acad Orthop Surgeons* 9:99–113, 2001.
69. Mannheimer JS, Lampe GN: *Clinical Transcutaneous Electrical Nerve Stimulation*. Philadelphia, PA: F.A. Davis, 1984:440–445.
70. Williams PL, Warwick R, Dyson M, et al.: *Gray's Anatomy*, 37th edn. London: Churchill Livingstone, 1989.
71. McGuckin N: The T 4 syndrome. In: Grieve GP, ed. *Modern Manual Therapy of the Vertebral Column*. New York: Churchill Livingstone, 1986:370–376.
72. DeFranca GG, Levine LJ: The T 4 syndrome. *J Manip Physiol Ther* 18:34–37, 1995.
73. Grieve GP: Thoracic musculoskeletal problems. In: Boyling JD, Palastanga N, eds. *Grieve's Modern Manual Therapy of the Vertebral Column*, 2nd edn. Edinburgh: Churchill Livingstone, 1994:401–428.
74. Warfel BS, Marini SG, Lachmann EA, et al.: Delayed femoral nerve palsy following femoral vessel catheterization. *Arch Phys Med Rehabil* 74:1211–1215, 1993.
75. Hardy SL: Femoral nerve palsy associated with an associated posterior wall transverse acetabular fracture. *J Orthop Trauma* 11:40–42, 1997.
76. Papastefanou SL, Stevens K, Mulholland RC: Femoral nerve palsy: An unusual complication of anterior lumbar interbody fusion. *Spine* 19:2842–2844, 1994.

77. Fealy S, Paletta GA, Jr.: Femoral nerve palsy secondary to traumatic iliacus muscle hematoma: Course after nonoperative management. *J Trauma Injury Infect Crit Care* 47:1150–1152, 1999.
78. Bradshaw C, McCrory P, Bell S, et al.: Obturator neuropathy a cause of chronic groin pain in athletes. *Am J Sports Med* 25:402–408, 1997.
79. Harvey G, Bell S: Obturator neuropathy. An anatomic perspective. *Clin Orthop Relat Res* 363:203–211, 1999.
80. Ecker AD, Woltman HW: Meralgia paresthetica: A report of one hundred and fifty cases. *J Am Med Assoc* 110:1650–1652, 1938.
81. Keegan JJ, Holyoke EA: Meralgia paresthetica: An anatomical and surgical study. *J Neurosurg* 19:341–345, 1962.
82. Reichert FL: Meralgia paresthetica; a form of causalgia relieved by interruption of the sympathetic fibers. *Surg Clin North Am* 13:1443, 1933.
83. Edelson JG, Nathan H: Meralgia paresthetica. *Clin Orthop* 122:255–262, 1977.
84. Ivins GK: Meralgia paresthetica, the elusive diagnosis: Clinical experience with 14 adult patients. *Ann Surg* 232:281–286, 2000.
85. Nathan H: Gangliform enlargement on the lateral cutaneous nerve of the thigh. *J Neurosurg* 17:843, 1960.
86. Ghent WR: Further studies on meralgia paresthetica. *Can Med J* 85:871, 1961.
87. Stookey B: Meralgia paresthetica: Etiology and surgical treatment. *JAMA* 90:1705, 1928.
88. Williams PH, Trzil KP: Management of meralgia paresthetica. *J Neurosurg* 74:76, 1991.
89. Sunderland S: Traumatized nerves, roots and ganglia: Musculoskeletal factors and neuropathological consequences. In: Knorr IM, Huntwork EH, eds. *The Neurobiologic Mechanisms in Manipulative Therapy*. New York: Plenum Press, 1978:137–166.
90. Kenny P, O'Brien CP, Synnott K, et al.: Damage to the superior gluteal nerve after two different approaches to the hip. *J Bone Joint Surg* 81B:979–981, 1999.
91. Lu J, Ebraheim NA, Huntoon M, et al. Anatomic considerations of superior cluneal nerve at posterior iliac crest region. *Clin Orthop Relat Res* 347:224–228, 1998.
92. Netter FH: *Lumbar, Sacral, and Coccygeal Plexuses (the Ciba Collection of Medical Illustrations), Nervous System*, Pt I. West Caldwell, NJ: Ciba, 1991:122–123.
93. Sogaard I: Sciatic nerve entrapment: Case report. *J Neurosurg* 58:275–276, 1983.
94. Robinson DR: Pyriformis syndrome in relation to sciatic pain. *Am J Surg* 73:355–358, 1947.
95. Benyahya E, Etaouil N, Janani S, et al.: Sciatica as the first manifestation of leiomyosarcoma of the buttock. *Rev Rheum* 64:135–137, 1997.
96. Lamki N, Hutton L, Wall WJ, et al.: Computed tomography in pelvic liposarcoma: A case report. *J Comput Tomogr* 8:249–251, 1984.
97. Resnick D: *Diagnosis of Bone and Joint Disorders*. Philadelphia, PA: Saunders, 1995.
98. Ohsawa K, Nishida T, Kurohmaru M, et al.: Distribution pattern of pudendal nerve plexus for the phallus retractor muscles in the cock. *Okajimas Folia Anat Jap* 67:439–441, 1991.
99. Morgenlander JC: The autonomic nervous system. In: Gilman S, ed. *Clinical Examination of the Nervous System*. New York: McGraw-Hill, 2000:213–225.
100. Blumberg H, Janig W: Clinic manifestations of reflex sympathetic dystrophy and sympathetically maintained pain. In: Wall PD, Melzack R, eds. *Textbook of Pain*. London: Churchill Livingstone, 1994:685–698.
101. Woolf CJ: The posterior (dorsal) horn: State-dependent sensory processing and the generation of pain. In: Wall PD, Melzack R, eds. *Textbook of Pain*. London: Churchill Lvingstone, 1994:201–220.
102. Walker SM, Cousins MJ: Complex regional pain syndromes: Including 'reflex sympathetic dystrophy' and 'causalgia'. *Anaesth Intens Care* 25:113–125, 1997.
103. Agnati LF, Franzen O, Ferre S, et al.: Possible role of intramembrane receptor–receptor interactions in memory and learning via formation of long-lived heteromeric complexes: Focus on motor learning in the basal ganglia. *J Neural Transm Suppl* 65:1–28, 2003.
104. Agnati LF, Fuxe K, Ferri M, et al.: A new hypothesis on memory—A possible role of local circuits in the formation of the memory trace. *Med Biol* 59:224–229, 1981.
105. Morris C, Chaitow L, Janda V: Functional examination for low back syndromes. In: Morris C, ed. *Low Back Syndromes: Integrated Clinical Management*. New York: McGraw-Hill, 2006:333–416.
106. Kottke FJ: From reflex to skill: The training of coordination. *Arch Phys Med Rehabil* 61:551–561, 1980.
107. Kottke FJ, Halpern D, Easton JK, et al.: The training of coordination. *Arch Phys Med Rehabil* 59:567–572, 1978.
108. Voight ML, Cook G, Blackburn TA: Functional lower quarter exercises through reactive neuromuscular training. In: Bandy WD, ed. *Current Trends for the Rehabilitation of the Athlete—Home Study Course*. La Crosse, WI: Sports Physical Therapy Section, APTA, 1997.
109. McCloskey DI: Kinesthetic sensibility. *Physiol Rev* 58:763–820, 1978.
110. Borsa PA, Lephart SM, Kocher MS, et al.: Functional assessment and rehabilitation of shoulder proprioception for glenohumeral instability. *J Sport Rehabil* 3:84–104, 1994.
111. Lephart SM, Warner JJP, Borsa PA, et al.: Proprioception of the shoulder joint in healthy, unstable and surgically repaired shoulders. *J Shoulder Elbow Surg* 3:371–380, 1994.
112. Freeman MAR, Wyke BD: An experimental study of articular neurology. *J Bone Joint Surg* 49B:185, 1967.
113. Wyke BD: The neurology of joints: A review of general principles. *Clin Rheum Dis* 7:223–239, 1981.
114. Grigg P: Peripheral neural mechanisms in proprioception. *J Sport Rehabil* 3:1–17, 1994.
115. Swash M, Fox K: Muscle spindle innervation in man. *J Anat* 112:61–80, 1972.
116. Wilk KE, Voight ML, Keirns MA, et al.: Stretch-shortening drills for the upper extremities: Theory and clinical application. *J Orthop Sports Phys Ther* 17:225–239, 1993.
117. de Jarnette B: *Sacro-occipital Technique*. Nebraska City: Major Bertrand de Jarnette, DC, 1972.
118. Pollard H, Ward G: A study of two stretching techniques for improving hip flexion range of motion. *J Man Physiol Ther* 20:443–447, 1997.
119. Voss H: Tabulation of the absolute and relative muscular spindle numbers in human skeletal musculature. *Anat Anz* 129:562–572, 1971.
120. Peck D, Buxton DF, Nitz A: A comparison of spindle concentrations in large and small muscles acting in parallel combinations. *J Morphol* 180:243–252, 1984.
121. Nyland J, Lachman N, Kocabey Y, et al.: Anatomy, function, and rehabilitation of the popliteus musculotendinous complex. *J Orthop Sports Phys Ther* 35:165–179, 2005.
122. Grigg P, Hoffmann AH: Properties of Ruffini afferents revealed by stress analysis of isolated sections of cat knee capsule. *J Neurophysiol* 47:41–54, 1982.
123. Clark R, Wyke BD: Contributions of temporomandibular articular mechanoreceptors to the control of mandibular posture: An experimental study. *J Dent Assoc S Africa* 2:121–129, 1974.
124. Skaggs CD: Diagnosis and treatment of temporomandibular disorders. In: Murphy DR, ed. *Cervical Spine Syndromes*. New York: McGraw-Hill, 2000:579–592.
125. Lephart SM, Pincivero DM, Giraldo JL, et al. The role of proprioception in the management and rehabilitation of athletic injuries. *Am J Sports Med* 25:130–137, 1997.
126. Wyke BD: The neurology of joints. *Ann R Coll Surg Engl* 41:25–50, 1967.

127. Wyke BD: Articular neurology and manipulative therapy. In: Glasgow EF, Twomey LT, Scull ER, et al., eds. *Aspects of Manipulative Therapy*, 2nd edn. New York: Churchill Livingstone, 1985:72–77.
128. Milne RJ, Foreman RD, Giesler GJ, et al. Convergence of cutaneous and pelvic visceral nociceptive inputs onto primate spinothalamic neurons. *Pain* 11:163–183, 1981.
129. Vierck CJ, Greenspan JD, Ritz LA: Long-term changes in purposive and reflexive responses to nociceptive stimulation following anterior–lateral chordotomy. *J Neurosci* 10:2077–2095, 1990.
130. Wojtys EM, Wylie BB, Huston LJ: The effects of muscle fatigue on neuromuscular function and anterior tibial translation in healthy knees. *Am J Sports* 24:615, 1996.
131. Abbott LC, Saunders JBDM, Bost FC, et al.: Injuries to the ligaments of the knee joint. *J Bone Joint Surg* 26:503–521, 1944.
132. Gardner E: Reflex muscular responses to stimulation of articular nerves in cat. *Am J Physiol* 161:133–141, 1950.
133. Palmer I: On injuries to ligaments of knee joint; clinical study. *Acta Chir Scand Suppl* 53, 1938.
134. Lephart SM, Henry TJ: Functional rehabilitation for the upper and lower extremity. *Orthop Clin North Am* 26:579–592, 1995.
135. Lee WA: Anticipatory control of postural and task muscles during rapid arm flexion. *J Mot Behav* 12:185–196, 1980.
136. Barrett DS: Proprioception and function after anterior cruciate ligament reconstruction. *J Bone Joint Surg* 73B:833–837, 1991.
137. Barrack RL, Skinner HB, Buckley SL: Proprioception in the anterior cruciate deficient knee. *Am J Sports Med* 17:1–6, 1989.
138. Skinner HB, Wyatt MP, Hodgdon JA, et al.: Effect of fatigue on joint position sense of the knee. *J Orthop Res* 4:112–118, 1986.
139. Williams GR, Chmielewski T, Rudolph KS, et al.: Dynamic knee stability: Current theory and implications for clinicians and scientists. *J Orthop Sports Phys Ther* 31:546–566, 2001.
140. Voight ML, Cook G: Impaired neuromuscular control: Reactive neuromuscular training. In: Prentice WE, Voight ML, eds. *Techniques in Musculoskeletal Rehabilitation*. New York: McGraw-Hill, 2001:93–124.
141. Johnston RB, III, Howard ME, Cawley PW, et al.: Effect of lower extremity muscular fatigue on motor control performance. *Med Sci Sports Exerc* 30:1703–1707, 1998.
142. Skinner HB, Barrack RL, Cook SD: Age-related decline in proprioception. *Clin Orthop* 184:208–211, 1984.
143. Barrett DS, Cobb AG, Bentley G: Joint proprioception in normal, osteoarthritic and replaced knees. *J Bone Joint Surg* 73-B:53–56, 1991.
144. Beard DJ, Kyberd PJ, Fergusson CM, et al.: Proprioception after rupture of the anterior cruciate ligament. An objective indication of the need for surgery? *J Bone Joint Surg* 75-B:311–315, 1993.
145. Corrigan JP, Cashman WF, Brady MP: Proprioception in the cruciate deficient knee. *J Bone Joint Surg* 74-B:247–250, 1992.
146. Fremerey RW, Lobenhoffer P, Zeichen J, et al.: Proprioception after rehabilitation and reconstruction in knees with deficiency of the anterior cruciate ligament: A prospective, longitudinal study. *J Bone Joint Surg Br* 82:801–806, 2000.
147. Voight M, Blackburn T: Proprioception and balance training and testing following injury. In: Ellenbecker TS, ed. *Knee Ligament Rehabilitation*. Philadelphia, PA: Churchill Livingstone, 2000:361–385.
148. Berg K: Balance and its measure in the elderly: A review. *Physiother Can* 41:240–246, 1989.
149. Komi PV, Buskirk E: Effects of eccentric and concentric muscle conditioning on tension and electrical activity of human muscle. *Ergonomics* 15:417, 1972.
150. Komi PV: The stretch-shortening cycle and human power output. In: Jones NL, McCartney N, McComas AJ, eds. *Human Muscle Power*. Champlain, IL: Human Kinetics, 1986:27.
151. Federation of State Medical Boards of the United States: *Model Guidelines for the Use of Controlled Substances for the Treatment of Pain*. Euless, TX: The Federation, 1998.
152. Wright A, Zusman M: Neurophysiology of pain and pain modulation. In: Boyling JD, Jull GA, eds. *Grieve's Modern Manual Therapy: The Vertebral Column*. Philadelphia, PA: Churchill Livingstone, 2004:155–171.
153. Bogduk N: The anatomy and physiology of nociception. In: Crosbie J, McConnell J, eds. *Key Issues in Physiotherapy*. Oxford: Butterworth-Heinemann, 1993:48–87.
154. Dray A: Inflammatory mediators of pain. *Br J Anaesth* 75:125–131, 1995.
155. Steen KH, Reeh PW, Anton F, et al.: Protons selectively induce lasting excitation and sensitization to mechanical stimulation of nociceptors in rat skin, in vitro. *J Neurosci* 12:86–95, 1992.
156. Willis WD: *The Pain System*. Basel: Karger, 1985.
157. Spiller WG, Martin E: The treatment of persistent pain of organic origin in the lower part of the body by division of the anterior–lateral column of the spinal cord. *JAMA* 58:1489–1490, 1912.
158. Gowers WR: A case of unilateral gunshot injury to the spinal cord. *Trans Clin Lond* 11:24–32, 1878.
159. Willis WD, Coggeshall RE: *Sensory Mechanisms of the Spinal Cord*, 2nd edn. New York: Plenum Press, 1991.
160. Willis WD, Trevino DL, Coulter JD, et al.: Responses of primate spinothalamic tract neurons to natural stimulation of hindlimb. *J Neurophysiol* 37:358–372, 1974.
161. Hyndman OR, Van Epps C: Possibility of differential section of the spinothalamic tract. *Arch Surg* 38:1036–1053, 1939.
162. Ferrington DG, Sorkin LS, Willis WD: Responses of spinothalamic tract cells in the superficial posterior (dorsal) horn of the primate lumbar spinal cord. *J Physiol* 388:681–703, 1987.
163. Kenshalo DR, Leonard RB, Chung JM, et al.: Responses of primate spinothalamic neurons to graded and to repeated noxious heat stimuli. *J Neurophysiol* 42:1370–1389, 1979.
164. Chung JM, Fang ZR, Hori Y, et al.: Prolonged inhibition of primate spinothalamic tract cells by peripheral nerve stimulation. *Pain* 19:259–275, 1984.
165. Chung JM, Lee KH, Hori Y, et al.: Factors influencing peripheral nerve stimulation produced inhibition of primate spinothalamic tract cells. *Pain* 19:277–293, 1984.
166. Lee KH, Chung JM, Willis WD: Inhibition of primate spinothalamic tract cells by tens. *J Neurosurg* 62:276–287, 1985
167. Besson JM: The neurobiology of pain. *Lancet* 353:1610–1615, 1999.
168. Sterling M, Jull G, Wright A: The effect of musculoskeletal pain on motor activity and control. *J Pain* 2:135–145, 2001.
169. Hides JA, Richardson CA, Jull GA: Multifidus muscle recovery is not automatic after resolution of acute, first-episode low back pain. *Spine* 21:2763–2769, 1996.
170. Hodges P, Richardson C: Inefficient muscular stabilisation of the lumbar spine associated with low back pain: A motor control evaluation of transversus abdominis. *Spine* 21:2540–2650, 1996.
171. Voight M, Weider D: Comparative reflex response times of the vastus medialis and the vastus lateralis in normal subjects and subjects with extensor mechanism dysfunction. *Am J Sports Med* 10:131–137, 1991.
172. Dubner R, Ren K: Endogenous mechanisms of sensory modulation. *Pain* 6(Suppl):S45–S53, 1999.
173. Melzack R, Wall PD: On the nature of cutaneous sensory mechanisms. *Brain* 85:331–356, 1962.
174. Melzack R: The gate theory revisited. In: LeRoy PL, ed. *Current Concepts in the Management of Chronic Pain*. Miami: Symposia Specialists, 1977.
175. Nathan PW: The gate-control theory of pain—A critical review. *Brain* 99:123–158, 1976.

176. Casey KL: Forebrain mechanisms of nociception and pain: Analysis through imaging. *Proc Natl Acad Sci USA* 96:7668–7674, 1999.
177. Chudler EH, Dong WK: The role of the basal ganglia in nociception and pain. *Pain* 60:3–38, 1995.
178. Lovick TA: The periaqueductal gray-rostral medulla connection in the defence reaction: Efferent pathways and descending control mechanisms. *Behav Brain Res* 58:19–25, 1993.
179. Mayer DJ, Price DD: Central nervous system mechanisms of analgesia. *Pain* 2:379–404, 1976.
180. Fields HL, Anderson SD: Evidence that raphe-spinal neurons mediate opiate and midbrain stimulation-produced analgesias. *Pain* 5:333–349, 1978.
181. Dell'Osso LF, Daroff RB: Nystagmus and saccadic intrusions and oscillations. In: Glaser JS, ed. *Neuro-Ophthalmology*. Baltimore, MD: Lippincott, Williams & Wilkins, 1999:369–401l.
182. Harris C: Nystagmus and eye movement disorders. In: Taylor D, ed. *Paediatric Ophthalmology*. Oxford: Blackwell, 1997: 869–96l.
183. Abadi RV: Mechanisms underlying nystagmus. *J R Soc Med* 95:231–234, 2002.
184. Nylen CO: The otoneurological diagnosis of tumours of the brain. *Acta Otolaryngol Suppl (Stockh)* 33:5–149, 1939.
185. Barany R: Diagnose Von Krankheitserscheinungen Im Bereiche Des Otolithenapparates. *Acta Otolaryngol* 2:434–437, 1921.
186. Dix MR, Hallpike CS: The pathology, symptomatology and diagnosis of certain common disorders of the vestibular system. *Ann Otol Rhinol Laryngol* 61:987–1016, 1952.
187. Rigueiro-Veloso MT, et al.: Wallenberg's syndrome: A review of 25 cases. *Rev Neurol* 25:1561, 1997.
188. Norrving B, Cronqvist S: Lateral medullary infarction: prognosis in an unselected series. *Neurology* 41:244–248, 1991.
189. Chia L-G, Shen W-C: Wallenberg's lateral medullary syndrome with loss of pain and temperature sensation on the contralateral face: Clinical, MRI and electrophysiological studies. *J Neurol* 240:462–467, 1993.
190. Kim JS, Lee JH, Suh DC, et al.: Spectrum of lateral medullary syndrome: Correlation between clinical findings and magnetic resonance imaging in 33 subjects. *Stroke* 25:1405–1410, 1994.
191. Jenkins IH, Frackowiak RSJ: Functional studies of the human cerebellum with positron emission tomography. *Rev Neurol* 149:647–653, 1993.
192. Molinari M, Leggio MG, Solida A, et al. Cerebellum and procedural learning: Evidence from focal cerebellar lesions. *Brain* 120:1753–1762, 1997.
193. Kim SG, Ugurbil K, Strick PL: Activation of a cerebellar output nucleus during cognitive processing. *Science* 265:949–951, 1994.
194. Pierrot-Deseilligny E, Mazieres L: Spinal mechanisms underlying spasticity. In: Delwaide PJ, Young RR, eds. *Clinical Neurophysiology in Spasticity: Contribution to Assessment and Pathophysiology*. Amsterdam: Elsevier BV, 1985:63–76.
195. Hoppenfeld S: *Orthopedic Neurology—a Diagnostic Guide to Neurological Levels*. JB Lippincott, 1977.
196. Ashby P, McCrea D: Neurophysiology of spinal spasticity. In: Davidoff RA, ed. *Handbook of the Spinal Cord*. NewYork: Marcel Decker, 1987:119–143.
197. Meissner I, Wiebers DO, Swanson JW, et al.: The natural history of drop attacks. *Neurology* 36:1029–1034, 1986.
198. Zeiler K, Zeitlhofer J: Syncopal consciousness disorders and drop attacks from the neurologic viewpoint. *Wiener Klinische Wochenschrift* 100:93–99, 1988.
199. Kameyama M: Vertigo and drop attack. With special reference to cerebrovascular disorders and atherosclerosis of the vertebral-basilar system. *Geriatrics* 20:892–900, 1965.
200. Bardella L, Maleci A, Di Lorenzo N: Drop attack as the only symptom of type 1 chiari malformation. Illustration by a case [in Italian]. *Rivista di Patologia Nervosa e Mentale* 105:217–222, 1984.
201. Schochet SS, Jr.: Intoxications and metabolic diseases of the central nervous system. In: Nelson JS, Parisi JE, Schochet SS, Jr., eds. *Principles and Practice of Neuropathology*. St. Louis: Mosby, 1993:302–343.
202. Harper CG, Giles M, Finlay-Jones R: Clinical signs in the Wernicke–Korsakoff complex: A retrospective analysis of 131 cases diagnosed at necropsy. *J Neurol Neurosurg Psychiatry* 49:341–345, 1986.
203. Brazis PW, Lee AG: Binocular vertical diplopia. *Mayo Clin Proc* 73:55–66, 1998.
204. Giles CL, Henderson JW: Horner's syndrome: An analysis of 216 cases. *Am J Ophthalmol* 46:289–296, 1958.
205. Jermyn RT: A nonsurgical approach to low back pain. *JAOA* 101(Suppl):S6–S11, 2001.
206. Diamond MC, Scheibel AB, Elson LM: *The Human Brain Coloring Book*. New York: Harper & Row, 1985.
207. Dommisse GF, Grobler L: Arteries and veins of the lumbar nerve roots and cauda equina. *Clin Orthop* 115:22–29, 1976.
208. Babinski J: *Réflexes Tendineux & Réflexes Osseux*. Paris: Im-primerie Typographique R. Tancrede, 1912.
209. Babinski J: Du Phénomène Des Orteils Et De Sa Valeur Sémiologique. *Semaine Méd* 18:321–322, 1898.
210. Babinski J: De L'abduction Des Orteils. *Rev Neurol* 11:728–729, 1903.
211. Gilman S: The physical and neurologic examination. In: Gilman S, ed. *Clinical Examination of the Nervous System*. New York: McGraw-Hill, 2000:15–34.
212. Denno JJ, Meadows GR: Early diagnosis of cervical spondylotic myelopathy: A useful clinical sign. *Spine* 16:1353–1355, 1991.
213. Buttner-Enever JA, Horn AKE: The neuroanatomical basis of oculomotor disorders: The dual motor control of extraocular muscles and its possible role in proprioception. *Curr Opin Neurol* 15:35–43, 2002.
214. Buttner-Enever JA, Cohen B, Horn AKE, et al.: Efferent pathways of the nucleus of the optic tract in monkey and their role in eye movements. *J Comp Neurol* 373:90–107, 1996.
215. Morningstar MW, Pettibon BR, Schlappi H, et al.: Reflex control of the spine and posture: A review of the literature from a chiropractic perspective. *Chiropr Osteopat* 13:16, 2005.
216. Dutia MB: Interaction between vestibulocollic and cervicocollic reflexes: Automatic compensation of reflex gain by muscle afferents. *Prog Brain Res* 76:173–180, 1988.
217. Dutia MB, Price RF: Interaction between the vestibulo-collic reflex and the cervico-collic stretch reflex in the decerebrate cat. *J Physiol* 387:19–30, 1987.
218. Keshner EA: Motor control of the cervical spine. In: Boyling JD, Jull GA, eds. *Grieve's Modern Manual Therapy: The Vertebral Column*. Philadelphia, PA: Churchill Livingstone, 2004:105–117.
219. Huijbregts P, Vidal P: Dizziness in orthopedic physical therapy practice: History and physical examination. *J Man Manip Ther* 13:221–250, 2005.
220. Kori AA, Leigh JL: The cranial nerve examination. In: Gilman S, ed. *Clinical Examination of the Nervous System*. New York: McGraw-Hill, 2000:65–111.
221. Herdman SJ, Whitney SL: Physical therapy assessment of vestibular hypofunction. In: Herdman SJ, ed. *Vestibular Rehabilitation*, 2nd edn.. Philadelphia, PA: FA Davis, 2000.
222. Simon RP, Aminoff MJ, Greenberg DA: *Clinical Neurology*, 4th edn. Stanford, CT: Appleton and Lange, 1999.
223. Bloem BR, Grimbergen YA, Cramer M, et al.: Prospective assessment of falls in Parkinson's disease. *J Neurol* 248:950–958, 2001
224. Goldberg S: *The Four Minute Neurological Examination*. Miami: Medmaster Inc., 1992.
225. Dutton M: *Manual Therapy of the Spine: An Integrated Approach*. New York: McGraw-Hill, 2002.

226. Dellon AL: Clinical use of vibratory stimuli to evaluate peripheral nerve injury and compression neuropathy. *Plast Reconstr Surg* 65:466–476, 1980.
227. Currier RD, Fitzgerald FT: Nervous system. In: Judge RD, Zuidema GD, Fitzgerald FT, eds. *Clinical Diagnosis*, 4th edn. Boston: Little, Brown and Company, 1982:405–445.
228. Meadows JTS: *Manual Therapy: Biomechanical Assessment and Treatment, Advanced Technique.* Calgary: Swodeam Consulting, Inc., 1995.
229. Judge RD, Zuidema GD, Fitzgerald FT: Head. In: Judge RD, Zuidema GD, Fitzgerald FT, eds. *Clinical Diagnosis*, 4th edn. Boston: Little, Brown and Company, 1982:123–151.

CAPÍTULO 3

CINESIOLOGIA DO SISTEMA MUSCULOESQUELÉTICO

OBJETIVOS DO CAPÍTULO

▶ *Ao concluir o capítulo, o leitor será capaz de:*

1. Definir os termos mais comuns usados em biomecânica.

2. Descrever os diferentes planos do corpo humano.

3. Descrever os diferentes eixos do corpo e os movimentos que ocorrem ao seu redor.

4. Definir os termos osteocinemático e artrocinemático.

5. Diferenciar os tipos de movimento que ocorrem nas superfícies articulares.

6. Descrever a biomecânica básica dos movimentos articulares em termos de relações côncavo-convexas.

7. Descrever os componentes dos movimentos normais e anormais.

8. Definir os termos posição com espaço articular e posição de atrito articular.

VISÃO GERAL

A cinesiologia envolve a aplicação de princípios mecânicos no estudo da estrutura e da função do movimento. A palavra *cinesiologia* é derivada do grego *kinesia*, mover-se, e *logia*, estudar. A cinemática é uma ramificação da mecânica que descreve o movimento de um corpo. As interações das estruturas musculoesqueléticas são um bom exemplo de sistema mecânico. As funções primárias do sistema musculoesquelético são transmitir forças de uma parte do corpo para outra e proteger determinados órgãos (como o cérebro) de forças mecânicas que possam resultar em dano.[1] As estruturas envolvidas no movimento humano incluem os músculos e tendões. e as articulações, a partir dos quais o movimento ocorre. A maioria das articulações é capaz de executar movimentos fisiológicos, sendo que as articulações sinoviais têm a maior amplitude movimento. Para o fisioterapeuta projetar e supervisionar programas de reabilitação, o conhecimento prático da cinesiologia é essencial: uma habilidade fundamental do fisioterapeuta é identificar, analisar e resolver problemas relacionados ao movimento humano.

Terminologia

Na descrição dos movimentos, é necessário determinar a posição inicial como ponto de referência, que é referida como *posição de referência anatômica*. A posição de referência anatômica do corpo humano é descrita na posição de pé, com postura ereta e os pés ligeiramente separados, os braços pendentes, os cotovelos retos e as palmas das mãos voltadas para a frente (Fig. 3-1).

Termos direcionais

Termos direcionais são utilizados para descrever a relação das partes do corpo ou a localização de um objeto externo em relação a ele.[2] A seguir, encontram-se termos direcionais mais usados:

▶ *Superior ou craniano.* Mais perto da cabeça.

▶ *Inferior ou caudal.* Mais perto dos pés.

▶ *Anterior ou ventral.* Na direção da parte frontal do corpo.

▶ *Posterior ou dorsal.* Na direção da parte de trás do corpo.

▶ *Medial.* Na direção da linha média do corpo.

▶ *Lateral.* Afastado da linha média do corpo.

▶ *Proximal.* Mais perto do tronco.

▶ *Distal.* Afastado do tronco.

▶ *Superficial.* Na direção da superfície do corpo.

▶ *Profundo.* Afastado da superfície do corpo em direção à sua parte interna.

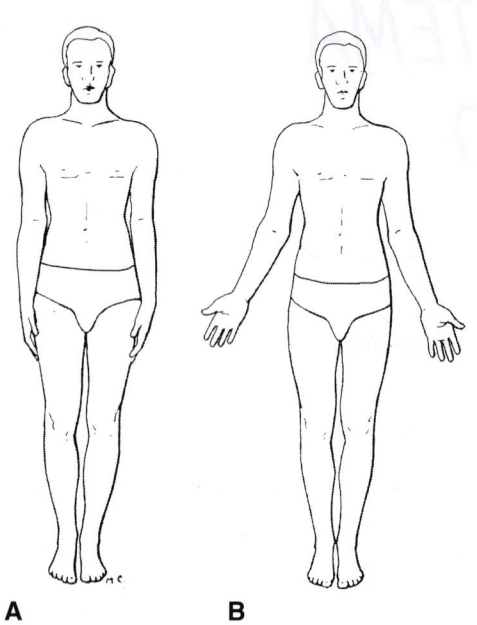

FIGURA 3-1 A. Posição de pé fundamental. **B** Posição de referência anatômica do corpo.

Movimentos dos segmentos corporais

Em geral, existem dois tipos de movimentos: translação, que ocorre em uma linha reta ou curvada, e rotação, que envolve um movimento circular ao redor da articulação-pivô. Os movimentos dos segmentos corporais ocorrem em três dimensões ao longo de *planos* imaginários e ao redor dos vários *eixos* do corpo.

Planos do corpo

A osteocinemática descreve o movimento dos ossos relativo aos planos do corpo. Há três planos tradicionais do corpo correspondendo às três dimensões do espaço: sagital, frontal e transversal[2] (Fig. 3-2).

▶ *Sagital.* O plano sagital, também conhecido como *plano ântero-posterior ou médio*, divide o corpo verticalmente em metades direita e esquerda.

▶ *Frontal.* O plano frontal, também conhecido como *plano lateral ou coronal*, divide o corpo em metades anterior e posterior.

▶ *Transversal.* O plano transverso, também conhecido como *plano horizontal*, divide o corpo em metades superior e inferior.

Levando-se em consideração que cada um desses planos bisseciona o corpo, compreende-se que todos devem passar pelo centro de gravidade.* Se o movimento descrito ocorrer em um plano que passe pelo centro de gravidade, esse movimento é julgado

---

*O centro de gravidade é definido como o ponto no qual os três planos do corpo se cruzam. A linha de gravidade representa a linha vertical em que os planos verticais se cruzam.

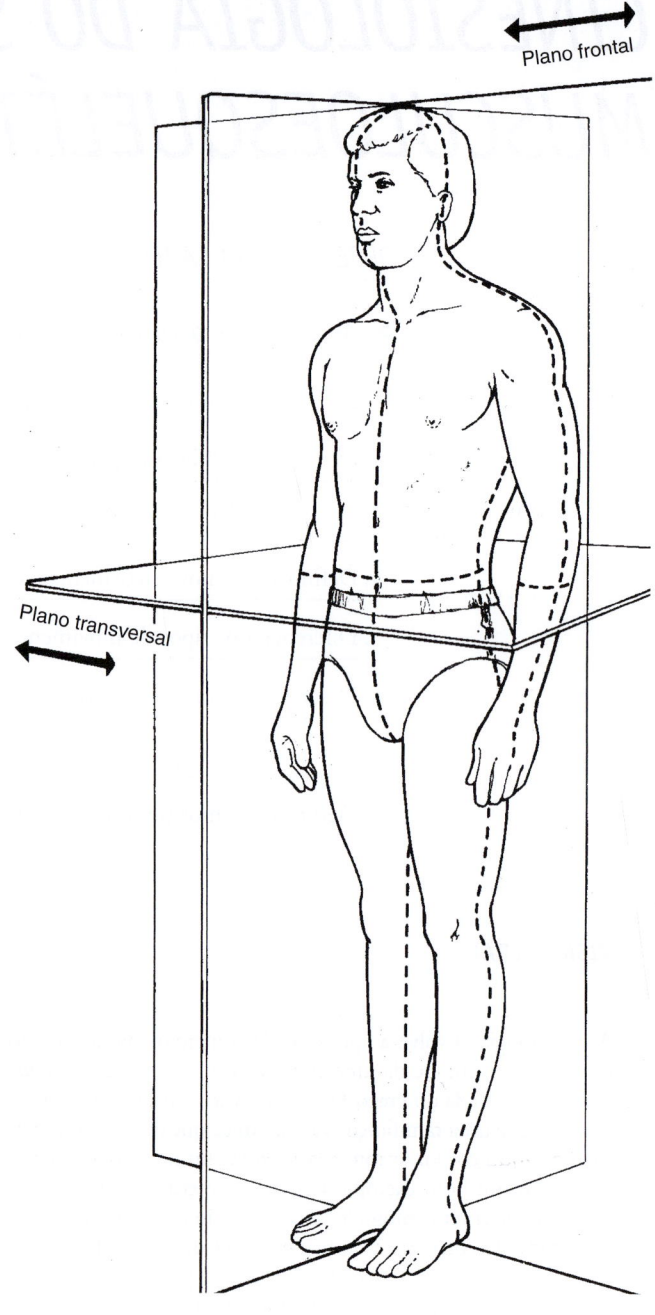

FIGURA 3-2 Planos do corpo.

como tendo ocorrido em um plano *cardinal*. Um *arco de movimento* representa o número total de graus traçados entre as duas posições extremas do movimento em um plano de movimento específico.[3] Se uma articulação apresentar mais de um plano de movimento, cada tipo de movimento é referido como sendo uma *unidade de movimento*. Por exemplo, o punho tem duas unidades de movimento: flexão-extensão (plano ântero-posterior) e desvio ulnar-radial (plano lateral).[3]

Poucos movimentos envolvidos com atividades funcionais ocorrem nos planos cardinais. Ao contrário, a maioria dos movimentos ocorre em um número infinito de planos vertical e horizontal paralelos aos planos cardinais (ver discussão a seguir).

Eixos do corpo

Três eixos de referência são usados para descrever o movimento humano: frontal, sagital e longitudinal. O eixo ao redor do qual o movimento é produzido sempre é perpendicular ao plano no qual ele ocorre.

▶ *Frontal.* O eixo frontal, também conhecido como *eixo transversal,* é perpendicular ao plano sagital.

▶ *Sagital.* O eixo sagital é perpendicular ao plano frontal.

▶ *Longitudinal.* O eixo longitudinal, também conhecido como o *eixo vertical*, é perpendicular ao plano transversal.

A maioria dos movimentos ocorre *nos* planos e *ao redor* dos eixos localizados em algum lugar entre os planos e os eixos tradicionais. Entretanto, na prática, não é possível fazer a identificação nominal de cada plano e eixo. A estrutura da articulação determina os possíveis eixos de movimento disponíveis. Por exemplo, o gínglimo (dobradiça) possui apenas o eixo frontal-horizontal. As articulações condilares (ovais) (ver Cap. 1) têm eixo frontal-horizontal e sagital-horizontal. As articulações esferoidais têm eixo frontal, sagital-horizontal e vertical. O eixo de rotação permanece estacionário somente se o membro convexo de uma articulação for uma esfera perfeita que se articula com um membro reciprocamente côncavo. Os planos e eixos dos movimentos planares mais comuns (Fig. 3-3) são os seguintes:

▶ Flexão, extensão, hiperextensão, dorsiflexão e flexão plantar ocorrem no plano sagital ao redor do eixo frontal-horizontal.

▶ Abdução e adução, flexão lateral do tronco; rotação interna e externa do braço ou perna; adução e abdução horizontal do braço ou da coxa; e pronação e supinação do antebraço ocorrem no plano transversal ao redor do eixo longitudinal.

▶ Movimentos circulares do braço, da perna e do tronco são exemplos de *circundução*. A circundução envolve a sequência disciplinada de movimentos circulares que ocorrem nos planos oblíquos sagital, frontal e intermediário, tais como o segmento como um todo incorpora a combinação de flexão, extensão, abdução e adução. Os movimentos de circundução podem ocorrer nas articulações biaxiais e triaxiais. Exemplos dessas articulações incluem as articulações tibiofemoral, radioumeral, do quadril, glenoumeral e intervertebral.

Tanto a configuração das articulações como a linha de tração do músculo que atua nas articulações determinam o movimento:

▶ O músculo cuja linha de tração é lateral à articulação é um abdutor em potencial.

▶ O músculo cuja linha de tração é medial à articulação é um adutor em potencial.

▶ O músculo cuja linha de tração é anterior a uma articulação tem o potencial para estendê-la ou flexioná-la. No joelho, uma linha de tração anterior leva o joelho a estender-se, enquanto na articulação do cotovelo, uma linha anterior de tração causa flexão do cotovelo.

▶ O músculo cuja linha de tração é posterior à articulação tem o potencial para estendê-la ou flexioná-la (ver o exemplo precedente).

Graus de liberdade

A quantidade de métodos independentes de movimento em uma articulação denomina-se *graus de liberdade* (GDLs). Uma articulação pode ter até 3 GDLs, correspondendo às três dimensões do espaço.[4] Se uma articulação oscila em uma direção ou somente gira diz-se que ela tem 1 GDL.[5-8] A articulação interfalângica proximal é um exemplo de articulação com 1 GDL. Se uma articulação girar e oscilar apenas de uma maneira ou oscilar de duas maneiras completamente distintas, mas não girar, diz-se que ela tem 2 GDLs.[5-8] A articulação tibiofemoral, a articulação temporomandibular, as articulações radioulnar distal e proximal, a articulação subtalar e a articulação talocalcânea são exemplos de articulações com 2 GDLs. Se o osso pode girar e também oscilar em duas direções distintas, então diz-se que ele tem 3 GDLs.[5-8] Articulações bola e soquete (esferoidais), como a do ombro e a do quadril, têm 3 GDLs.

> **Curiosidade Clínica**
>
> O movimento articular que ocorre em um plano é designado como 1 GDL; em dois planos, 2 GDLs, e em três planos, 3 GDLs.

Devido ao arranjo das superfícies articulares – ligamentos e cápsulas articulares localizadas nas proximidades – a maioria dos movimentos ao redor de uma articulação não ocorre em planos retos ou ao longo de linhas retas. Ao contrário, os ossos de qualquer tipo de articulação se movimentam no espaço em trajetos diversificados. Isso pode ser mais bem demonstrado empregando o *paradoxo de Codman*.

1. Posicione-se de pé com os braços ao lado do corpo, as palmas das mãos voltadas para o tronco e os polegares estendidos. Observe que os polegares estão apontando para a frente.

2. Flexione um braço em 90º em relação ao ombro, de maneira que o polegar aponte para cima.

3. A partir dessa posição, estenda os braços no sentido horizontal, de maneira que o polegar permaneça apontando para cima, mas o braço permaneça em posição de 90º de abdução glenoumeral.

4. A partir dessa posição, sem rodar seu braço, retorne-o para o seu lado e observe que o seu polegar está agora apontando para fora de sua coxa.

Referindo-se à posição inicial e utilizando o polegar como referência, percebe-se que o braço sofreu uma rotação externa de 90º. Mas onde e quando a rotação ocorreu? Sem dúvida, ela ocorreu durante os três movimentos de plano reto, separados ou com *oscilações* que desenharam um triângulo no espaço. O que ocorreu é um exemplo de rotação conjunta – uma rotação que é o resultado de formas de superfície articular – e o efeito dos tecidos inertes em vez dos tecidos contráteis. As rotações conjuntas ocorrem apenas em articulações que rodam interna ou externamente. A maioria das articulações podem rodar, embora isso não seja evidente. Considere, por exemplo, os movimentos de flexão e extensão do cotovelo. Enquanto flexiona e estende completamente o seu cotovelo uma série de vezes, observe o osso pisiforme e o antebraço. Se você observar cuidadosamente, poderá notar que o pisiforme e o antebraço movem-se em uma direção de supinação

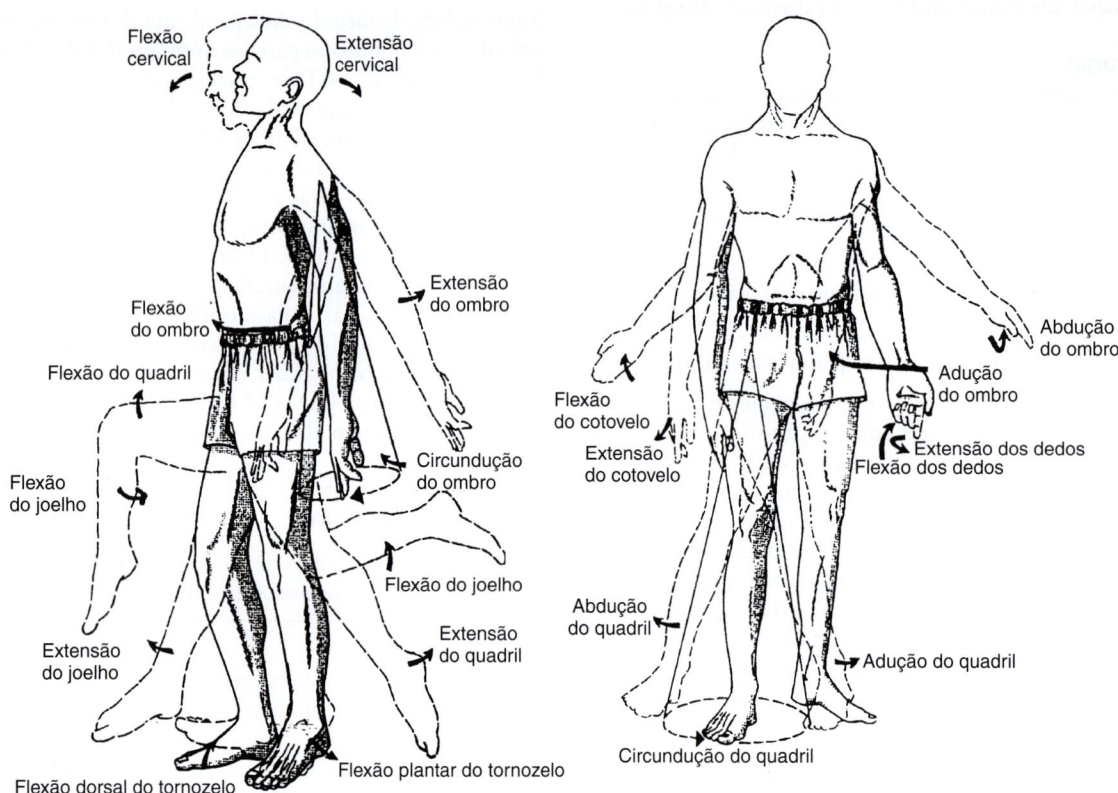
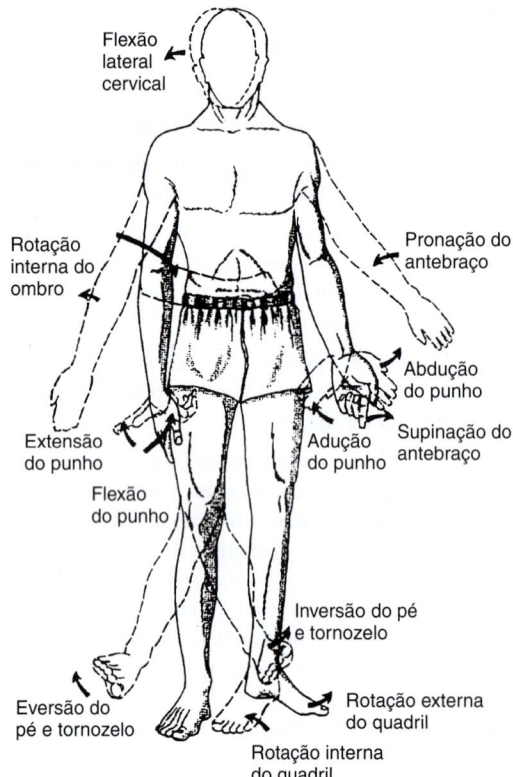

FIGURA 3-3 Movimentos comuns da articulação planar. (Reproduzida, com permissão, de Floyd RT, Thompson CW: *Manual of Structural Kinesiology*, 14th edn. McGraw-Hill, 2001: 13-14).

durante a flexão e de pronação durante a extensão do cotovelo. Os movimentos de pronação e supinação são exemplos de rotações conjuntas.

A maioria dos movimentos habituais, ou aqueles movimentos que ocorrem mais frequentemente em uma articulação, envolvem rotação conjunta. Contudo, as rotações conjuntas não estão sempre sob controle volitivo. Na verdade, a rotação conjunta está apenas sob esse tipo de controle nas articulações com 3 GDLs (articulações glenoumeral e do quadril). Em articulações com menos do que 3 GDLs (articulações em gínglimo [dobradiça], como as articulações tibiofemoral e ulnoumeral), a rotação conjunta acontece como parte do movimento mas não está sob controle voluntário. As implicações se tornam importantes quando se tenta restaurar o movimento nessas articulações: as técnicas de mobilização devem considerar ambas as formas relativas das superfícies articuladas, bem como a rotação conjunta que está associada a um determinado tipo de movimento.

Cinemática articular

A cinemática é o estudo do movimento. Trata-se do termo aplicado às forças que agem sobre o corpo (ver Cap. 4). No estudo da cinemática articular, há dois principais tipos de movimento envolvidos: (1) osteocinemático e (2) artrocinemático.

Movimento osteocinemático

O movimento osteocinemático ocorre quando qualquer objeto forma o raio de um círculo imaginário sobre um ponto fixo. O eixo de rotação para os movimentos osteocinemáticos está orientado em perpendicular ao plano no qual a rotação ocorre.[2] A distância percorrida pelo movimento pode ser um pequeno arco ou círculo completo, sendo medido em graus como os ângulos. Todos os movimentos segmentares do corpo humano envolvem movimentos osteocinemáticos. Os exemplos incluem a abdução ou a adução dos braços, flexão do quadril ou dos joelhos e inclinação lateral do tronco.

Braço de momento

Para entender o conceito de um braço de momento, é necessário compreender a anatomia e o movimento (cinemática) da articulação de interesse. Embora os músculos produzam forças lineares, os movimentos nas articulações são todos rotatórios. Por exemplo, algumas articulações são consideradas como rodando sobre um ponto fixo. Um bom exemplo disso é a articulação do cotovelo. Nessa articulação, onde o úmero e a ulna articulam-se, a rotação resultante ocorre primariamente sobre um ponto fixo, referido como o centro de rotação. No caso do cotovelo, o centro de rotação é relativamente constante por toda a amplitude de movimento. Contudo, em outras articulações (p. ex., o joelho) o centro de rotação move-se no espaço quando a articulação roda, porque as superfícies que articulam-se não são círculos perfeitos. No caso do joelho, não é apropriado discutir um centro de rotação simples – ao contrário, devemos falar de um centro de rotação correspondente a um ângulo de articulação em particular ou, usando a terminologia da cinemática articular, devemos falar do centro de rotação imediato (CRI), isto é, o centro de rotação em um "instante" no tempo ou espaço. Assim, o braço de momento é definido como a distância perpendicular da linha aplicada de força para o eixo de rotação.

Movimento artrocinemático

Os movimentos que ocorrem nas superfícies articulares são chamados de *artrocinemáticos*. Antes de abordar os vários tipos de movimentos artrocinemáticos, é necessário descrever as formas das superfícies articulares.

Nas articulações sinoviais, a superfície articular de cada osso move-se de acordo com a forma da outra superfície com a qual articula-se. Para simplificar, as formas das superfícies nas articulações sinoviais são descritas como sendo de forma *ovoide* ou *selares* (ver Cap. 1). Com base nesse conceito, a superfície articular pode ser côncava (fêmea) ou convexa (macho) em forma ovoide, ou a combinação de ambas as formas (selar). Um exemplo da primeira ocorre na articulação glenoumeral: a cabeça umeral pode ser a superfície convexa e a fossa glenoide pode ser a superfície côncava. Um exemplo de articulação que apresenta a combinação de ambas as formas é a primeira articulação carpometacarpal (ver Cap. 16).

A articulação normal possui uma amplitude de movimento ativo ou fisiológico disponível, que é limitada por uma barreira fisiológica à medida que a tensão se desenvolve dentro dos tecidos circundantes, tal como a cápsula articular, ligamentos e tecido conjuntivo (Fig. 3-4). Na barreira fisiológica, existe uma quantidade adicional de amplitude de movimento passiva ou acessória (ver Fig. 3-4). Os movimentos pequenos, disponíveis nas superfícies articulares, são referidos como movimentos *acessórios*, ou movimentos de jogo articular. Esses movimentos podem ocorrer apenas quando a resistência ao movimento ativo é aplicada, ou quando os músculos do paciente estão completamente relaxados.[9]

Além da amplitude de movimento passiva disponível, existe a barreira anatômica (ver Fig. 3-4). Essa barreira não é excedida sem ruptura da integridade articular.

Os movimentos fisiológico (osteocinemático) e acessório (artrocinemático) ocorrem de forma simultânea durante o movimento e são diretamente proporcionais um ao outro, com um pequeno incremento de movimento acessório resultando em um incremento maior do movimento osteocinemático. Movimentos artrocinemáticos normais ocorrem para possibilitar o movimento fisiológico de amplitude. Mennell[10,11] introduziu o conceito de que a amplitude de movimento total, indolor, ativa não é possível sem esses movimentos e que a restrição do movimento artrocinemático resulta em diminuição no movimento osteocinemático. Existem três tipos fundamentais de movimento entre as superfícies articulares[12]:

▶ *Rolagem.* A rolagem ocorre quando os pontos de contato sobre cada superfície articular estão constantemente mudando (Fig. 3-5). Esse tipo de movimento é análogo ao dos pneus de um carro que avança para a frente. O termo *balançar* é frequentemente usado para descrever pequenos movimentos de rolagem.

▶ *Deslizamento.* O deslizamento é a translação pura e ocorre se apenas um ponto sobre a superfície que se move faz contato com diversos pontos sobre a superfície oposta (ver Fig. 3-5). Esse tipo de movimento é análogo ao dos pneus de carro derrapando em um piso molhado após uma frea-

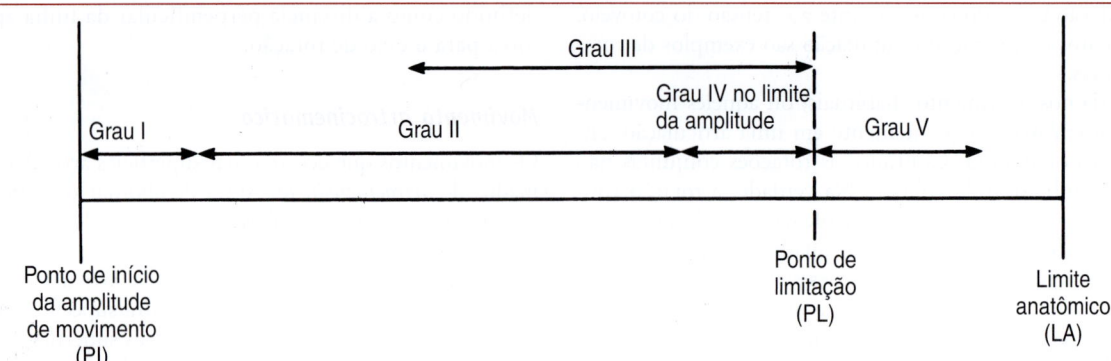

FIGURA 3-4 Amplitude de movimento disponível da articulação. (Reproduzida, com permissão, de Dutton M: *Manual Therapy of the Spine*. New York: McGraw-Hill, 2002: 44).

da brusca. O deslizamento é também referido como um movimento *translatório* ou *acessório*. Embora a rolagem de uma articulação sempre ocorra na mesma direção que o balanço do osso, a direção do deslizamento é determinada pela forma da superfície articular (Fig. 3-6). Essa regra é conhecida como a *regra côncavo-convexa*: se a superfície articular é convexa em relação a outra, o deslizamento ocorre na direção oposta ao movimento osteocinemático (ver Fig. 3-6). Se, entretanto, a superfície articular for côncava, o deslizamento ocorre na mesma direção que o movimento osteocinemático. O significado clínico da regra côncavo-convexa é descrito no Capítulo 11.

▶ *Movimento giratório.* O movimento giratório é definido como qualquer movimento no qual o osso se move, mas o eixo mecânico permanece estacionário. O movimento giratório envolve a rotação de uma superfície sobre outra que lhe é oposta, em torno de um eixo longitudinal (ver Fig. 3-5). Esse tipo de movimento é análogo a uma pirueta, no balé, e inclui as rotações interna e externa da articulação glenoumeral, quando o úmero estiver abduzido a 90°, bem como a cabeça radial durante a pronação e supinação.

A maioria das articulações anatômicas realizam movimentos compostos envolvendo rolagem, deslizamento e movimento giratório.

O movimento osteocinemático e o artrocinemático são diretamente proporcionais um ao outro, e um não pode ocorrer de forma completa sem o outro. Portanto, se uma articulação não está funcionando de maneira correta, um ou ambos desses movimentos podem estar com algum tipo de problema.

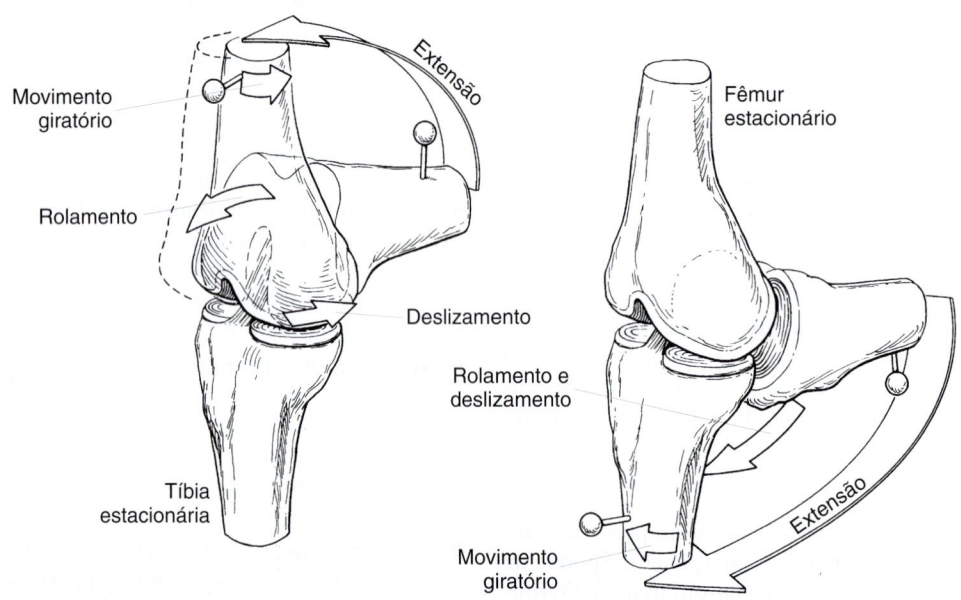

FIGURA 3-5 A cinemática dos movimentos articulares. (Reproduzida, com permissão, de Dutton M: *Manual Therapy of the Spine*. New York: McGraw-Hill, 2001:43).

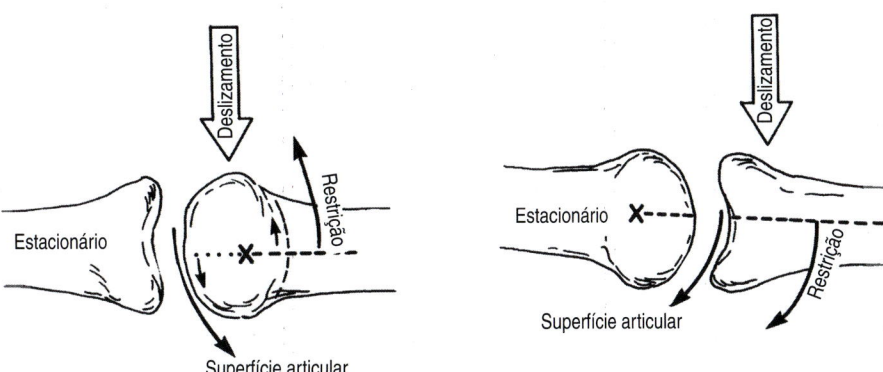

FIGURA 3-6 Movimentos de deslizamento de acordo com as formas das superfícies da articulação. (Reproduzida, com permissão, de Dutton M: *Manual Therapy of the Spine*. New York: McGraw-Hill, 2001: 44).

Curiosidade Clínica

Quando tratar de um paciente com perda de movimentos, é fundamental que o examinador determine se o movimento osteocinemático ou o artrocinemático está restrito, de modo que a intervenção possa ser feita da forma mais específica possível.

Nas extremidades, o movimento osteocinemático é controlado pelo nível de flexibilidade dos tecidos moles circundantes da articulação, a flexibilidade é definida como o nível de resistência interna ao movimento. Em contrapartida, o movimento artrocinemático é controlado pela integridade das superfícies articulares e os tecidos de apoio da articulação. Essa característica pode ser observada nas rupturas crônicas do ligamento cruzado anterior do joelho. Como consequência, o exame do joelho revela que o movimento artrocinemático (deslizamento articular) está aumentado, o que pode ser confirmado por um teste de Lachman positivo, embora a amplitude de movimento do joelho, ou seja, seu movimento osteocinemático, não tenha sido afetada (ver Cap. 18).

Na coluna, o movimento osteocinemático é controlado pela flexibilidade dos tecidos moles circundantes *e* pela integridade das superfícies articulares e dos tecidos de apoio das articulações. Essa característica pode ser observada quando são examinados os deslizamentos das articulações craniovertebrais, em que restrições no movimento atrocinemático (deslizamento articular) podem ser causadas por uma restrição articular ou pelo músculo suboccipital adaptativamente encurtado (ver Cap. 22).

A descrição completa desses movimentos e suas implicações clínicas são apresentadas no Capítulo 8.

Cadeias cinéticas

Quando um corpo se move, ele o faz de acordo com sua cinemática, que, no corpo humano, ocorre por meio dos movimentos artrocinemáticos e osteocinemáticos. A expressão *cadeia cinética* é usada na reabilitação para descrever a função ou a atividade de uma extremidade ou tronco em termos de uma série de cadeias ligadas. A cadeia cinética refere-se a uma série de elos segmentados articulados, tal como a pelve, a coxa, a perna e o pé da extremidade inferior ligados.[4] De acordo com a teoria da cadeia cinética, cada um dos segmentos articulares do corpo envolvidos em um movimento específico constitui um elo da cadeia cinética. Como cada movimento articular é, muitas vezes, uma função de outros movimentos articulares, a eficiência de uma atividade depende da forma como esses elos encadeados trabalham em harmonia.[13]

Curiosidade Clínica

O número de elos que formam uma cadeia cinética específica varia, dependendo da atividade. Em geral, as cadeias cinéticas mais longas estão envolvidas com as atividades mais extenuantes.

O trabalho de Steindler[8] deu origem ao conceito de cadeias cinéticas na reabilitação. Steindler[8] enumerou três tipos de sistemas de *cadeia cinética fechada* (CCF), observando que uma carga intransponível sem nenhum movimento proximal ou distal era a única CCF "absoluta". Os outros dois tipos de classificações de CCF observados por ele[8] envolvem um movimento segmentar e uma carga externa sobre o segmento distal no qual (1) a carga é sobreposta ou (2) a carga não é sobreposta.[14] De acordo com o autor[8], o sistema de cadeia cinética aberta (CCA) ocorre quando não há carga sobre o segmento distal e este está livre para mover-se. Quando Steindler originalmente propôs essas definições, o movimento que ocorre no segmento distal tornou-se uma classificação definida entre CCA e CCF, e uma CCA tem um segmento distal denominado livre e a CCF tem um segmento distal fixo (Tab. 3-1).[14]

Cadeia cinética fechada

Uma variedade de definições para atividades de CCF foram propostas:

1. Palmitier[15] definiu uma atividade é fechada se ambas as extremidades da cadeia cinética estiverem ligadas a um esquema de trabalho imóvel, impedindo, assim, a translação de ambos os centros articulares distal ou proximal e criando uma situação

TABELA 3-1 Aspectos diferenciais dos exercícios de CCA e CCF

Tipo de exercício	Características	Vantagens	Desvantagens
Cadeia cinética aberta	1. Grupos musculares simples 2. Eixo e plano simples 3. Enfatiza a contração concêntrica 4. Sem sustentação de peso	1. Recrutamento isolado 2. Padrão de movimento simples 3. Recrutamento isolado 4. Compressão articular mínima	1. Função limitada 2. Função limitada 3. Excêntricos limitados 4. Menos propriocepção e estabilidade articular com forças de cisalhamento articular aumentadas
Cadeia cinética fechada	1. Grupos musculares múltiplos 2. Eixos e planos múltiplos 3. Equilíbrio das contrações concêntricas e excêntricas 4. Exercício de sustentação de peso	1. Recrutamento funcional 2. Padrões de movimento funcionais 3. Contrações funcionais 4. Propriocepção e estabilidade articular aumentadas	1. Dificuldade de isolamento 2. Mais complexas 3. Perda de controle da articulação-alvo 4. Forças compressivas sobre as superfícies articulares

Dados de Greenfield BH, Tovin BJ: The application of open and closed kinematic chain exercises in rehabilitation of the lower extremity. *J Back Musculoskel Rehabil* 2:38-51, 1992

na qual o movimento, em uma das articulações, gera um deslocamento previsível em todas as demais articulações.

2. Gray[16] considerou que uma atividade de cadeia fechada envolve fixação do segmento distal, de modo que o movimento articular ocorra em planos múltiplos e o membro sustente peso.

3. Dillman[17] afirmou que as características de atividades de cadeia fechada incluem movimentos articulares relativamente pequenos, acelerações articulares lentas, forças compressivas articulares maiores, congruência articular maior, menor cisalhamento, estimulação da propriocepção articular e estabilização dinâmica aumentada por meio da coativação muscular.[18]

4. Kibler[18] define atividade de cadeia fechada como a combinação sequencial de movimentos articulares que apresentam as seguintes características:

   a. O segmento distal da cadeia cinética encontra acentuada resistência.

   b. O movimento de articulações individuais e a translação de seus centros instantâneos de rotação, ocorre de maneira previsível, secundária à distribuição de forças de cada extremidade da cadeia.

Exemplos de exercícios de cadeia cinética fechada (ECCFs) envolvendo as extremidades inferiores incluem o agachamento e o *leg-press*. As atividades de caminhada, corrida, salto, escalada e subir escadas incorporam todos os componentes da cadeia cinética fechada. Um exemplo de ECCF para as extremidades superiores é o apoio, ou quando erguemos uma cadeira com os braços.

> **Curiosidade Clínica**
>
> Na maioria das atividades da vida diária, a sequência de ativação dos elos envolve uma cadeia fechada pela qual a atividade é iniciada a partir de uma base firme de suporte e transferida para um segmento distal com mais mobilidade.

Cadeia cinética aberta

Há consenso de que a diferença entre as atividades de CCA e CCF é determinada pelo movimento da extremidade do segmento. A definição tradicional para uma atividade de cadeia aberta inclui todas as atividades que envolvem a extremidade do segmento que se move livremente no espaço, resultando no movimento articular isolado.

Exemplos de atividades de cadeia aberta incluem erguer um copo de bebida e chutar uma bola de futebol. Exercícios de cadeia cinética aberta (ECCAs) envolvendo a extremidade inferior incluem a extensão do joelho em posição sentada e flexão do joelho em pronação. Os exemplos de ECCA para a extremidade superior incluem a rosca bíceps e o desenvolvimento militar.

Muitas atividades, como natação e ciclismo, vistas tradicionalmente como atividades de CCA, incluem uma carga sobre a extremidade do segmento; contudo, o segmento final não está "fixado" e restrito ao movimento. Essa ambiguidade de definições para atividades CCF e CCA permite que algumas atividades sejam classificadas em categorias opostas.[17] Assim, tem ocorrido a necessidade crescente de esclarecimento da terminologia CCF e CCA, em especial quando estiver relacionada a atividades funcionais.

O trabalho de Dillman e colaboradores[17] e também o de Lephart e Henry[19] são tentativas de esclarecer a confusão. Dillman e colaboradores[17] propuseram três classificações de atividade por causa da área intermediária entre a atividade de CCF e CCA. Essas classificações estavam baseadas na condição limítrofe, móvel ou fixa, e na presença ou ausência de carga sobre a extremidade do segmento. Como atividades com limite fixo e nenhuma carga não existem, foram propostas três classificações:

1. *Móvel sem carga (MSC).* Essas atividades envolvem uma extremidade móvel sem nenhuma carga e apresentam muita semelhança com a atividade de cadeia aberta extrema. Um exemplo desse tipo de atividade é atingir uma bola de tênis com a raquete.

2. *Carga externa móvel (CEM).* Essas atividades envolvem uma extremidade móvel com carga externa e incluem a combinação de ações de cadeia aberta e fechada, pois são caracterizadas pelas cocontrações dos músculos em torno das articulações. Um exemplo desse tipo de atividade é o desenvolvimento militar.

3. *Carga externa fixa (CEF).* Essas atividades envolvem uma extremidade fixa com carga externa (CEF) e assemelham-se muito à atividade de cadeia fechada extrema. Um exemplo desse tipo de exercício é o apoio.

Lephart e Henry sugeriram que uma definição adicional pode ser feita analisando-se as seguintes características da atividade:

- direção da força;
- magnitude da carga;
- ação muscular;
- movimento articular;
- função neuromuscular.

De acordo com a classificação de Lephart e Henry, as atividades são subdivididas em quatro grupos:

1. Atividades que envolvem um limite fixo com carga externa e axial. Um exemplo desse tipo de exercício é a utilização de uma prancha de deslizar.
2. Atividades que envolvem um limite móvel com carga externa e axial. Um exemplo desse tipo de atividade é o supino.
3. Atividades que envolvem um limite móvel com carga externa e rotatória. Um exemplo desse tipo de atividade é o padrão de movimento de facilitação neuromuscular proprioceptivo (FNP) resistido (ver próxima seção).
4. Atividades que envolvem limite móvel sem carga. Um exemplo desse tipo de atividade é o treinamento de posição.

Embora tanto o modelo de Dillman como o de Lephart e Henry descrevam o mesmo conceito, o modelo de Lephart e Henry é distinto por envolver componentes diagonais ou rotatórios aos movimentos. Esses movimentos diagonais e rotatórios aparecem na grande maioria das atividades funcionais.

Posições com atrito articular e com espaço articular

Os movimentos articulares costumam ser acompanhados por compressões relativas (aproximações) ou distrações (separações) em relação às superfícies articulares opostas. Essas compressões ou distrações relativas afetam o nível de *congruência* das superfícies opostas. A posição de congruência máxima das superfícies articulares opostas denomina-se posição com *atrito articular*. A posição de menor congruência denomina-se posição *com espaço articular*. Assim, os movimentos na direção da posição com atrito articular envolvem um elemento de compressão, enquanto os movimentos no sentido oposto envolvem um elemento de distração.

Posição com atrito articular

A posição com atrito articular é a posição que resulta em:
- retesamento máximo dos ligamentos principais;
- congruência superficial máxima;
- volume articular mínimo;
- estabilidade máxima da articulação.

Quando a posição com atrito articular é atingida, nenhum movimento adicional nessa direção será possível. Esta é a razão pela qual a maioria das fraturas e luxações ocorrem quando uma força externa é aplicada a uma articulação que está em sua posição de atrito articular. Além disso, muitas das lesões traumáticas das extremidades superiores resultam da queda sobre um ombro, cotovelo ou punho que estão em sua posição de atrito articular.

Esse tipo de lesão, ou seja, uma queda sobre as mãos estendidas é muitas vezes referida como uma lesão QSME. As posições com atrito articular para as várias articulações são apresentadas na Tabela 3-2.

Posição com espaço articular

Em essência, qualquer posição da articulação, exceto posição com atrito articular, pode ser considerada uma posição com espaço articular. Essa posição, também referida como posição *solta*, resulta em:
- afrouxamento dos principais ligamentos da articulação;
- congruência superficial mínima;
- contato superficial articular mínimo;
- volume articular máximo;
- estabilidade articular mínima.

A posição com espaço articular permite a distração máxima das superfícies articulares. Como a posição com espaço articular faz com que impacto de qualquer força externa seja sustentado pela cápsula articular ou pelos ligamentos circundantes, a maioria das entorses capsulares ou ligamentares ocorre quando a articulação está em sua posição com espaço articular. As posições com espaço articular para a várias articulações são apresentadas na Tabela 3-3.

> **Curiosidade Clínica**
>
> A posição com espaço articular é comumente usada durante as técnicas de mobilização articular (ver Cap. 11).

TABELA 3-2 Posições com atrito articular

Articulação	Posição
Zigoapofisária (espinal)	Extensão
Temporomandibular	Dentes cerrados
Glenoumeral	Abdução e rotação externa
Acromioclavicular	Braços abduzidos em 90°
Esternoclavicular	Elevação máxima do ombro
Umeroulnar	Extensão
Radioumeral	Cotovelo flexionado em 90°; antebraço supinado em 5°
Radioulnar proximal	5° de supinação
Radioulnar distal	5° de supinação
Radiocarpal (punho)	Extensão com desvio radial
Metacarpofalângica	Flexão total
Carpometacarpal	Oposição total
Interfalângica	Extensão total
Quadril	Extensão total, rotação interna e abdução
Tibiofemoral	Extensão total e rotação externa da tíbia
Talocrural (tornozelo)	Dorsiflexão máxima
Subtalar	Supinação
Mediotarsal	Supinação
Tarsometatarsal	Supinação
Metatarsofalângica	Extensão total
Interfalângica	Extensão total

TABELA 3-3 Posição com espaço articular (em repouso)

Articulação	Posição
Zigoapofisária (espinal)	Entre extensão e flexão
Temporomandibular	Boca ligeiramente aberta (espaço livre)
Glenoumeral	55° de abdução; 30° de adução horizontal
Acromioclavicular	Braços em repouso ao lado do corpo
Esternoclavicular	Braços em repouso ao lado do corpo
Umeroulnar	70° de flexão; 10° de supinação
Radioumeral	Extensão total; supinação total
Radioulnar proximal	70° de flexão; 35° de supinação
Radioulnar distal	10° de supinação
Radiocarpal (punho)	Neutra com leve desvio ulnar
Carpometacarpal	Entre abdução-adução e flexão-extensão
Metacarpofalângica	Leve flexão
Interfalângica	Leve flexão
Quadril	30° de flexão; 30° de abdução; leve rotação lateral
Tibiofemoral	25° de flexão
Talocrural (tornozelo)	10° de flexão plantar; entre inversão e eversão máximas
Subtalar	Entre os extremos da amplitude de movimento
Mediotarsal	Entre os extremos da amplitude de movimento
Tarsometatarsal	Entre os extremos da amplitude de movimento
Metatarsofalângica	Neutra
Interfalângica	Leve flexão

Hipomobilidade, hipermobilidade e instabilidade

A disponibilidade de movimento em uma articulação tem como base uma série de fatores, incluindo a forma das superfícies articulares, a saúde da articulação e dos tecidos circundantes e a história de deformação geradas pela carga sobre a articulação (ver Cap. 4). Uma boa analogia do movimento articular é a dobradiça da porta e o marco da porta, no qual a dobradiça representa a articulação e o marco representa a restrição imposta pela integridade articular e os tecidos circundantes. Assim como o marco impede a porta de abrir muito e danificar a parede, a integridade da articulação e sua estrutura circundante impedem a articulação de mover-se além da amplitude de movimento normal.

Se o movimento de uma articulação é menor do que aquele considerado normal, ou quando comparado com a mesma articulação na extremidade oposta, ele é considerado *hipomóvel*. A articulação que se move mais do que é considerado normal, quando comparada com a mesma articulação na extremidade oposta é considerada *hipermóvel*. A hipermobilidade pode ocorrer como um fenômeno generalizado ou estar localizada em apenas uma direção de movimento, ou seja:

▶ *Hipermobilidade generalizada.* A forma mais generalizada de hipermobilidade, como o nome sugere, refere-se às manifestações de hiperlassidão articular múltipla, hipermobilidade da articulação ou hipermobilidade articular. Esse tipo de hipermobilidade é visto em acrobatas, ginastas e naqueles indivíduos que têm "duplas articulações". Além disso, a hipermobilidade generalizada ocorre com doenças genéticas que incluem hipermobilidade articular como um achado associado, tais como a síndrome de Ehlers-Danlos, a osteogênese imperfeita e a síndrome de Marfan.

▶ *Hipermobilidade localizada.* A hipermobilidade localizada em uma articulação pode ocorrer como reação a lesão e consequente rigidez de uma articulação adjacente ou região próxima a ela. A lesão e a rigidez da articulação adjacente resultam de uma reação inicial ao trauma, em que o corpo, na tentativa de estabilizar a área afetada, produz um aumento reflexo no tônus dos músculos e uma inibição dos músculos segmentares. Enquanto a articulação adjacente se torna mais rígida, as articulações próximas a ela se tornam mais móveis a fim de compensar a perda de movimento, tornando-se hipermóveis caso o problema persista.

Usando a analogia das dobradiças das portas, é possível observar que tanto movimentos excessivos (resultando em dano à parede) como poucos movimentos (resultando na incapacidade de passar pela abertura da porta) são desvantajosos. Consequências similares são vistas nas articulações: uma articulação hipermóvel pode ter estabilidade insuficiente para evitar a ocorrência de danos, enquanto uma articulação hipomóvel pode produzir movimento insuficiente na articulação para que esta seja funcional. Articulações hipermóveis preservam a sua estabilidade sob condições normais, permanecendo funcionais na sustentação de peso e dentro de determinados limites de movimento.

É essencial distinguir pacientes que têm maior mobilidade em todas as suas articulações (hipermobilidade generalizada) daqueles que, por alguma razão, têm apenas uma ou algumas articulações que são hipermóveis (hipermobilidade localizada). Enquanto a intervenção não é desejável ou benéfica com a hipermobilidade generalizada, a intervenção para a hipermobilidade localizada deve tratar também qualquer *hipomobilidade* que ocorrer.

O termo *estabilidade*, especificamente relacionado com as articulações, tem sido o alvo de muita pesquisa.[20-35] Em contraste com as articulações hipermóveis, as articulações instáveis envolvem a ruptura das estruturas ósseas e ligamentares dessas articulações e resulta em perda de função. A estabilidade pode ser vista como um fator de integridade articular, energia elástica, rigidez passiva e ativação muscular.

▶ *Integridade articular.* A integridade articular é mais acentuada nas articulações esferoidais (bola e soquete) com concavidades mais profundas e lados mais inclinados, em oposição àquelas com concavidades planas e lados mais rasos. Ela depende, também, dos atributos das estruturas de apoio ao redor da articulação e da extensão da doença articular.

▶ *Energia elástica.* Os tecidos conjuntivos (ver Cap. 1) são estruturas elásticas e, como tal, capazes de armazenar energia elástica quando alongadas. Essa energia elástica armazenada pode, então, ser usada para retornar a articulação para sua posição original quando a tensão é removida.

▶ *Rigidez passiva.* Articulações individuais possuem rigidez passiva que aumenta na direção da extremidade articular. Uma lesão nessas estruturas causa perda inerente na rigidez passiva e resulta em lassidão articular.[36]

▶ *Ativação muscular.* A ativação muscular aumenta a rigidez dentro do músculo e das articulações que ele cruza.[37] Contudo, os músculos sinergista e antagonista que cruzam a articulação devem ser ativados de forma correta em termos de magnitude de sincronização. Um sistema de controle motor defeituoso pode levar a magnitudes inadequadas de força e rigidez muscular, permitindo que a articulação dobre ou sofra translação de cisalhamento.[37]

A ruptura patológica dos fatores abordados anteriormente pode resultar em *instabilidade*. Dois tipos de instabilidade são reconhecidos: articular e ligamentar. A instabilidade articular causa padrões anormais de movimentos de translação e acoplados.[38] A instabilidade ligamentar produz planos múltiplos de movimento articular atípicos.[39]

A instabilidade funcional ocorre quando sua gravidade afeta de modo adverso a função do paciente. A instabilidade funcional resulta em[40-42]:

▶ dor crônica de longa duração ou dor episódica de curta duração;

▶ rigidez nas primeiras horas da manhã;

▶ função inconsistente e disfunção (p. ex., amplitude de movimento total mas anormal, incluindo angulação, desvio ou movimento rotatório ao redor do eixo);

▶ uma sensação de apreensão ou de falseio.

QUESTÕES DE REVISÃO*

1. Descreva a posição anatômica de referência do corpo.
2. Cite o nome do plano que divide o corpo em metades anterior e posterior.
3. Que plano divide o corpo em metades superior e inferior?
4. Qual dos eixos do corpo está perpendicular ao plano anterior?
5. Faça uma lista dos movimentos que ocorrem no plano sagital ao redor do eixo frontal-horizontal.

REFERÊNCIAS

1. Goel VK, Khandha A, Vadapalli S: *Musculoskeletal Biomechanics, Orthopaedic Knowledge Update 8: Home Study Syllabus.* Rosemont, IL: American Academy of Orthopaedic Surgeons, 2005:39–56.
2. Hall SJ: Kinematic concepts for analyzing human motion. In: Hall SJ, ed. *Basic Biomechanics.* New York: McGraw-Hill, 1999:28–89.
3. American Medical Association: *Guides to the Evaluation of Permanent Impairment,* 5th edn. Chicago: American Medical Association, 2001.
4. Neumann DA: Getting started. In Neumann DA, ed: *Kinesiology of the Musculoskeletal System: Foundations for Physical Rehabilitation.* St. Louis: Mosby, 2002:3–24.
5. Lehmkuhl LD, Smith LK: *Brunnstrom's Clinical Kinesiology.* Philadelphia: F.A. Davis, 1983:361–390.
6. MacConnail MA, Basmajian JV: *Muscles and Movements: A Basis for Human Kinesiology.* New York: Robert Krieger, 1977.
7. Rasch PJ, Burke RK: *Kinesiology and Applied Anatomy.* Philadelphia: Lea and Febiger, 1971.
8. Steindler A: *Kinesiology of the Human Body Under Normal and Pathological Conditions.* Springfield, IL: Charles C Thomas, 1955.
9. Williams PL, Warwick R, Dyson M, et al.: *Gray's Anatomy,* 37th edn. London: Churchill Livingstone, 1989.
10. Mennell JB: *The Science and Art of Joint Manipulation.* London: J & A Churchill, 1949.
11. Mennell JM: *Back Pain. Diagnosis and Treatment Using Manipulative Techniques.* Boston, MA: Little, Brown & Company, 1960.
12. MacConaill MA: Arthrology. In: Warwick R, Williams PL, eds: *Gray's Anatomy,* 35th edn. Philadelphia: WB Saunders, 1975.
13. Marino M: Current concepts of rehabilitation in sports medicine. In: Nicholas JA, Herschman EB, eds. *The Lower Extremity and Spine in Sports Medicine.* St. Louis: Mosby, 1986:117–195.
14. Blackard DO, Jensen RL, Ebben WP: Use of EMG analysis in challenging kinetic chain terminology. *Med Sci Sports Exerc* 31:443–448, 1999.
15. Palmitier RA, An KN, Scott SG, et al.: Kinetic chain exercises in knee rehabilitation. *Sports Med* 11:402–413, 1991.
16. Gray GW: Closed chain sense. *Fitness Management* 31–33, 1992.
17. Dillman CJ, Murray TA, Hintermeister RA: Biomechanical differences of open and closed chain exercises with respect to the shoulder. *J Sport Rehabil* 3:228–238, 1994.
18. Kibler BW: Closed kinetic chain rehabilitation for sports injuries. *Phys Med Rehabil N Am* 11:369–384, 2000.
19. Lephart SM, Henry TJ: Functional rehabilitation for the upper and lower extremity. *Orthop Clin N Am* 26:579–592, 1995.
20. Answorth AA, Warner JJP: Shoulder instability in the athlete. *Orthop Clin N Am* 26:487–504, 1995.
21. Bergmark A: Stability of the lumbar spine. *Acta Orthop Scand* 60:1–54, 1989.
22. Boden BP, Pearsall AW, Garrett WE, Jr., et al.: Patellofemoral instability: Evaluation and management. *J Am Acad Orthop Surg* 5:47–57, 1997.
23. Callanan M, Tzannes A, Hayes KC, et al.: Shoulder instability. Diagnosis and management. *Aust Fam Physician* 30:655–661, 2001.
24. Cass JR, Morrey BF. Ankle instability: current concepts, diagnosis, and treatment. *Mayo Clin Proc* 59:165–170, 1984.
25. Clanton TO: Instability of the subtalar joint. *Orthop Clin. North Am* 20:583–592, 1989.
26. Cox JS, Cooper PS: Patellofemoral instability. In Fu FH, Harner CD, Vince KG, eds. *Knee Surgery.* Baltimore, MD: Williams & Wilkins, 1994:959–962.
27. Freeman MAR, Dean MRE, Hanham IWF: The etiology and prevention of functional instability of the foot. *J Bone Joint Surg* 47B:678–685, 1965.
28. Friberg O: Lumbar Instability. A dynamic approach by traction-compression radiography. *Spine* 12:119–129, 1987.
29. Grieve GP: Lumbar instability. *Physiotherapy* 68:2, 1982.
30. Hotchkiss RN, Weiland AJ: Valgus stability of the elbow. *J Orthop Res* 5:372–377, 1987.
31. Kaigle A, Holm S, Hansson T: Experimental instability in the lumbar spine. *Spine* 20:421–430, 1995.
32. Kuhlmann JN, Fahrer M, Kapandji AI, et al.: Stability of the normal wrist. In: Tubiana R, ed. *The Hand.* Philadelphia: WB Saunders, 1985:934–944.
33. Landeros O, Frost HM, Higgins CC: Post traumatic anterior ankle instability. *Clin. Orthop* 56:169–178, 1968.
34. Luttgens K, Hamilton N: The center of gravity and stability. In: Luttgens K, Hamilton N, eds. *Kinesiology: Scientific Basis of Hu-*

---

*Questões adicionais para testar seu conhecimento deste capítulo podem ser encontradas (em inglês) em Online Learning Center para *Orthopaedic Assessment, Evaluation, and Intervention,* em www.duttononline.net. As respostas para as questões anteriores são apresentadas no final deste livro.

man Motion, 9th edn. Dubuque, IA: McGraw-Hill, 1997:415–442.
35. Wilke H, Wolf S, Claes L, et al.: Stability of the lumbar spine with different muscle groups: A biomechanical in vitro study. *Spine* 20:192–198, 1995.
36. Panjabi MM: The stabilizing system of the spine. Part 1. Function, dysfunction adaption and enhancement. *J Spinal Disord* 5:383–389, 1992.
37. McGill SM, Cholewicki J: Biomechanical basis for stability: An explanation to enhance clinical utility. *J Orthop Sports Phys Ther* 31:96–100, 2001.
38. Gertzbein SD, Seligman J, Holtby R, et al.: Centrode patterns and segmental instability in degenerative disc disease. *Spine* 10:257–261, 1985.
39. Cholewicki J, McGill S: Mechanical stability of the in vivo lumbar spine: Implications for injury and chronic low back pain. *Clin Biomech* 11:1–15, 1996.
40. Meadows JTS: The Principles of the Canadian Approach to the Lumbar Dysfunction Patient, Management of Lumbar Spine Dysfunction—Independent Home Study Course. La Crosse, WI, APTA, Orthopaedic Section, 1999.
41. Meadows J: *Orthopedic Differential Diagnosis in Physical Therapy.* New York: McGraw-Hill, 1999.
42. Schneider G: Lumbar instability. In: Boyling JD, Palastanga N, eds. *Grieve's Modern Manual Therapy,* 2nd edn. Edinburgh: Churchill Livingstone, 1994.

CAPÍTULO 4

RESPOSTA DOS TECIDOS BIOLÓGICOS AOS EFEITOS DA TENSÃO

OBJETIVOS DO CAPÍTULO

▶ **Ao concluir o capítulo, o leitor será capaz de:**

1. Descrever os vários tipos de carga que atuam sobre o sistema musculoesquelético.

2. Descrever as respostas dos vários tecidos a diferentes tipos de tensão.

3. Descrever a etiologia e a fisiopatologia das diversas lesões musculoesqueléticas associadas aos diferentes tipos de tecidos do corpo humano.

4. Listar os efeitos nocivos que a imobilização pode ter sobre os tecidos do sistema musculoesquelético.

VISÃO GERAL

Postura e movimento são ambos governados pelo controle das forças. As mesmas forças que movem e estabilizam o corpo têm, também, o potencial de deformá-lo e lesioná-lo.[1] Uma ampla variedade de forças externas e internas é gerada ou absorvida pelo corpo humano durante o curso das atividades diárias. Exemplos de forças externas incluem força de reação ao solo, ao atrito, à gravidade e à força aplicada por meio do contato. Exemplos de forças internas incluem contrações musculares, contato articular e forças de cisalhamento articular. As leis do movimento de Newton ajudam a explicar a relação entre forças e seu impacto sobre cada articulação, bem como sobre o movimento total do corpo (Tab. 4-1).[2]

Na mecânica, duas grandezas básicas são definidas: escala e vetor. Grandezas escalares (como massa, temperatura, trabalho e energia) têm magnitude, enquanto grandezas de vetor (tais como força, velocidade e aceleração) tem magnitude e direção (Tab. 4-2).[3] Os termos *tensão* e *deformação* têm significados mecânicos específicos. Tensão ou carga é dada em unidades de força por área e descreve pressão. A tensão independe da quantidade de material, mas está diretamente relacionada com a magnitude da força e inversamente relacionada com a área de unidade.[4] A medida complementar relacionada a tensão é a distensão ou deformação. Deformação é definida como a mudança no comprimento de um material devido a uma carga imposta dividida pelo comprimento original.[4] Os dois tipos básicos de deformação são o linear, que gera mudança no comprimento de uma estrutura, e o cisalhamento, que produz mudança nas relações angulares dentro de uma estrutura.

Um dos fatores que contribuem para a manutenção da saúde musculoesquelética é a capacidade dos tecidos biológicos de suportar várias tensões e deformações que ocorrem durante a atividade – peso do corpo, atrito e resistência do ar ou da água são todos tipos de tensão que comumente agem sobre o corpo. A manutenção da saúde é um equilíbrio delicado, pois tensões insuficientes, excessivas ou repetitivas podem mostrar-se prejudiciais. Se uma tensão será benéfica ou nociva depende da capacidade fisiológica do tecido de aceitar carga. Essa capacidade está associada a uma série de fatores:

▶ *Saúde do tecido.* Tecidos saudáveis são capazes de resistir a mudanças em sua forma. Qualquer tecido enfraquecido por doença ou trauma pode não estar apto a suportar adequadamente a aplicação de força.

▶ *Idade.* A idade avançada reduz a capacidade dos tecidos de lidar com a cargas de tensão.

▶ *Teor de proteoglicanos e de colágeno nos tecidos.* A idade avançada e a exposição ao trauma podem resultar em alterações desfavoráveis no conteúdo de proteoglicanos e de colágeno nos tecidos.

▶ *Capacidade de adaptação a mudanças.* Todos os tecidos musculoesqueléticos tem a capacidade de adaptar-se a mudanças. Essa capacidade de mudar é determinada primariamente pela propriedade viscoelástica dos tecidos (ver adiante).

▶ *Velocidade das mudanças adaptativas.* Essa característica depende do tipo e da gravidade da agressão ao tecido. Agressões de baixa intensidade e duração mais longa podem proporcionar adaptação ao tecido. Em contrapartida, agressões de mais intensidade e duração mais curta têm menor probabilidade de proporcionar ao tecido tempo para adaptar-se (ver adiante).

TABELA 4-1 As leis de movimento de Newton

	Descrição	Exemplo
Primeira lei	Todo objeto no estado de movimento uniforme tende a permanecer nesse estado, a menos que uma força externa seja aplicada a ele. Também conhecida como lei da inércia.	Descreve um corpo que está em estado de equilíbrio
Segunda lei	A aceleração de um corpo é diretamente proporcional à força que a causa. A relação entre a massa *m* de um objeto, sua aceleração *a* e a força aplicada ***F*** é ***F = ma***. Aceleração e força são vetores (como indicado por seus símbolos demonstrados em itálico e negrito); nessa lei, a direção da força do vetor é a mesma que a direção do vetor de aceleração.	Essa é a mais poderosa das três leis de Newton, pois permite cálculos quantitativos da dinâmica: como as velocidades mudam quando as forças são aplicadas?
Terceira lei	Para cada ação há uma reação igual e oposta.	Quando saímos de um barco no leito de um lago em direção à costa, o barco tende a mover-se na direção oposta.

TABELA 4-2 Medidas físicas associadas a vetores

Medida física	Definição
Distância	Deslocamento linear ou angular
Velocidade	Índice de deslocamento linear ou angular
Aceleração	Índice de deslocamento em velocidade linear ou angular
Massa	Quantidade de matéria em um objeto Influencia a resistência de um objeto a uma mudança na velocidade linear
Momento de massa de inércia	Quantidade e distribuição de matéria em um objeto Influencia a resistência de um objeto a uma mudança na velocidade angular
Força	Um empurrão ou puxão
Torque	Força X braço de momento
Impulso	Força X tempo
Momento	Massa X velocidade linear
Trabalho	Força X deslocamento linear
Potência	Índice de trabalho linear

Dados de Nawoczenski DA, Neumann DA: Biomechanical principles. In: Neumann DA, ed. *Kinesiology of the Musculoskeletal System: Foundations for Physical Rehabilitation*, St. Louis: Mosby, 2002: 56-87.

Terminologia

Cinética é o estudo das forças resultantes das alterações dos movimentos. Antes de abordar a resposta dos tecidos biológicos à tensão e à deformação, faz-se necessária a compreensão dos conceitos e definições usados no estudo da cinética.[5,6]

▶ *Massa.* É a quantidade de matéria que compõe um corpo. Massa e peso são termos que muitas vezes se confundem. Massa é a quantidade de matéria presente no corpo e uma propriedade intrínseca a ele; a massa de um objeto permanece a mesma onde quer que ele esteja.[3] Peso, contudo, é a força que uma determinada massa exerce em função da gravidade. A unidade de massa comum é o quilograma (kg). O peso é medido em unidades de força, tais como a de Newton.

▶ *Inércia.* É a resistência à ação ou a alguma mudança. A tendência dos corpos de manter seu estado corrente, quer estejam inertes quer movendo-se em velocidade constante, é o resultado da inércia. Embora a inércia não tenha unidades de medida, a quantidade de inércia que um corpo apresenta é diretamente proporcional a sua massa.

▶ *Centro de gravidade.* O centro de gravidade de um corpo ou centro de massa é o ponto ao redor do qual o peso e a massa estão igualmente equilibrados em todas as direções. Do ponto de vista da cinética, a localização do centro de massa determina a maneira como o corpo responde a forças externas.

▶ *Força.* Força é um vetor de quantidade, com magnitude, direção e ponto de aplicação a um determinado corpo. A força pode ser definida como perturbação mecânica ou carga e está associada ao resultado da atividade muscular.[3] As várias unidades de força estão representadas na Tabela 4.3. A força pode ser amplamente classificada como externa ou interna. As externas são em geral produzidas por forças que agem fora do corpo, tal como a gravidade ou o contato físico. As internas são produzidas a partir de estruturas localizadas dentro do corpo, tal como a contração muscular (força ativa) ou alongamento dos tecidos conjuntivos (força passiva). Uma série de forças internas são reconhecidas. Estas incluem compressão, tensão, cisalhamento e torção (Fig. 4-1).

• *Compressão.* A compressão é considerada uma força compressora. A pressão é definida como a quantidade de força que age sobre determinada área.

CAPÍTULO 4 • RESPOSTA DOS TECIDOS BIOLÓGICOS AOS EFEITOS DA TENSÃO

TABELA 4-3 Unidades de força

Unidade	Definição
Dina	Magnitude de força capaz de produzir a aceleração de 1 cm/s^2 em um corpo rígido com 1 g de massa
Newton (N)	Magnitude de força capaz de produzir a aceleração de 1 cm/s^2 em um corpo rígido com 1 kg de massa
Lb f	Magnitude de força capaz de produzir a aceleração de 1 g (32,2 pés/s^2) em uma massa de 1 lb; 1 kgf = 2,2 lbf
Kg f	Magnitude de força capaz de produzir a aceleração de 1 g (9,8 m/s^2) em uma massa de 1 kg; 1 kgf = 9,8 N

- *Tensão.* A força tênsil é o oposto da força compressiva e pode ser definida como força de tração ou de alongamento.

- *Cisalhamento.* Forças de cisalhamento tendem a fazer parte de um objeto deslizar ou deslocar-se em relação a outra parte do objeto. Enquanto as forças compressivas e tênsil atuam junto ao eixo longitudinal da estrutura a qual são aplicadas, as forças de cisalhamento atuam em paralelo ou tangentes a uma determinada superfície. Por exemplo, inclinar-se à frente na linha da cintura produz forças de cisalhamento entre os corpos vertebrais lombares e seus respectivos discos intervertebrais.

- *Torção.* Forças de torção (torque) ocorrem quando uma estrutura gira sobre seu próprio eixo longitudinal e uma extremidade da estrutura permanece fixa. Por exemplo, forças de torção ocorrem nas extremidades inferiores se uma mudança de direção é feita enquanto a sola do pé está firmemente apoiada no chão.

Quando uma força é exercida sobre um objeto, existem dois efeitos potenciais: aceleração e deformação (ver "Curva de carga-deformação" a seguir).

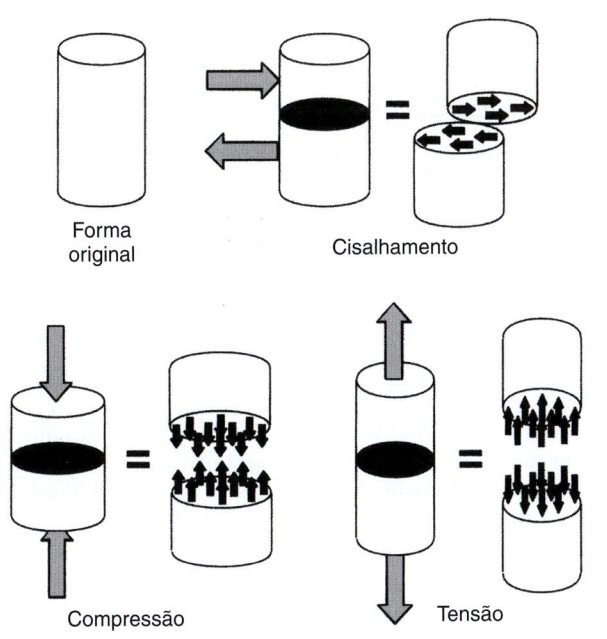

FIGURA 4-1 Cargas mecânicas sobre o corpo humano. (Reproduzida, com permissão, de Hall SJ: *Basic Biomechanics*. New York, NY: McGraw-Hill, 1999: 73.)

▶ *Curva de carga-deformação.* A capacidade inerente dos tecidos de suportar carga pode ser observada experimentalmente na forma gráfica. Como discutido, o termo *tensão* (*stress*) descreve o tipo de força aplicada ao tecido, enquanto deformação (*strain*) é aquela que se desenvolve dentro da estrutura em resposta a cargas aplicadas externamente. Quando qualquer tensão é desenhada em um gráfico em relação à deformação resultante para determinado material, a forma da curva de carga-deformação depende do tipo de material envolvido. A curva de carga-deformação, ou curva tensão-distensão, de uma estrutura (Fig. 4-2) representa a relação entre a quantidade de força aplicada e a resposta da estrutura em termos de deformação ou aceleração. O eixo horizontal (deformação ou distensão) representa a razão do comprimento deformado do tecido com seu comprimento original. O eixo vertical do gráfico (carga ou tensão) denota a resistência interna gerada à medida que o tecido resiste à sua deformação, dividida por sua área transversal. A curva de carga-deformação pode ser dividida em quatro regiões, cada uma delas representando uma propriedade biomecânica do tecido (Fig. 4-2):

- *Região inferior.* As fibras de colágeno apresentam aparência ondulada ou dobrada quando estão em repouso. Se uma força que alonga as fibras de colágeno é inicialmente aplicada ao tecido conjuntivo, essas dobras são as primeiras a serem afetadas. À medida que as fibras desdobram, a folga é suprimida. A região inferior é uma estrutura gerada pela diminuição da folga, do alinhamento e/ou da acomodação do espécime testado. O comprimento da região inferior depende do tipo de material e da ondulação do padrão de colágeno.

- *Região de deformação elástica.* Dentro da região de deformação elástica, a estrutura imita uma mola – a deformação genérica na estrutura aumenta linearmente com a carga aumentada e, após esta ser liberada, a estrutura retorna à sua forma original. A inclinação da região elástica da curva de carga-deformação de um ponto para outro na curva é chamado de módulo elástico ou módulo de Young e representa a rigidez extrínseca ou rigidez da estrutura – quanto mais rígido o tecido mais acentuada a inclinação. O módulo de Young é a descrição numérica da relação entre a quantidade de tensão que o tecido sofre e a deformação resultante. A razão entre a tensão e a deformação em um material elástico é a medida de sua rigidez. Matematicamente, o valor para sua rigidez é encontrado dividindo-se a carga pela deformação em qualquer ponto na amplitude selecionada. Todos tecidos normais dentro do sistema musculoesquelético exibem algum grau de rigidez. O

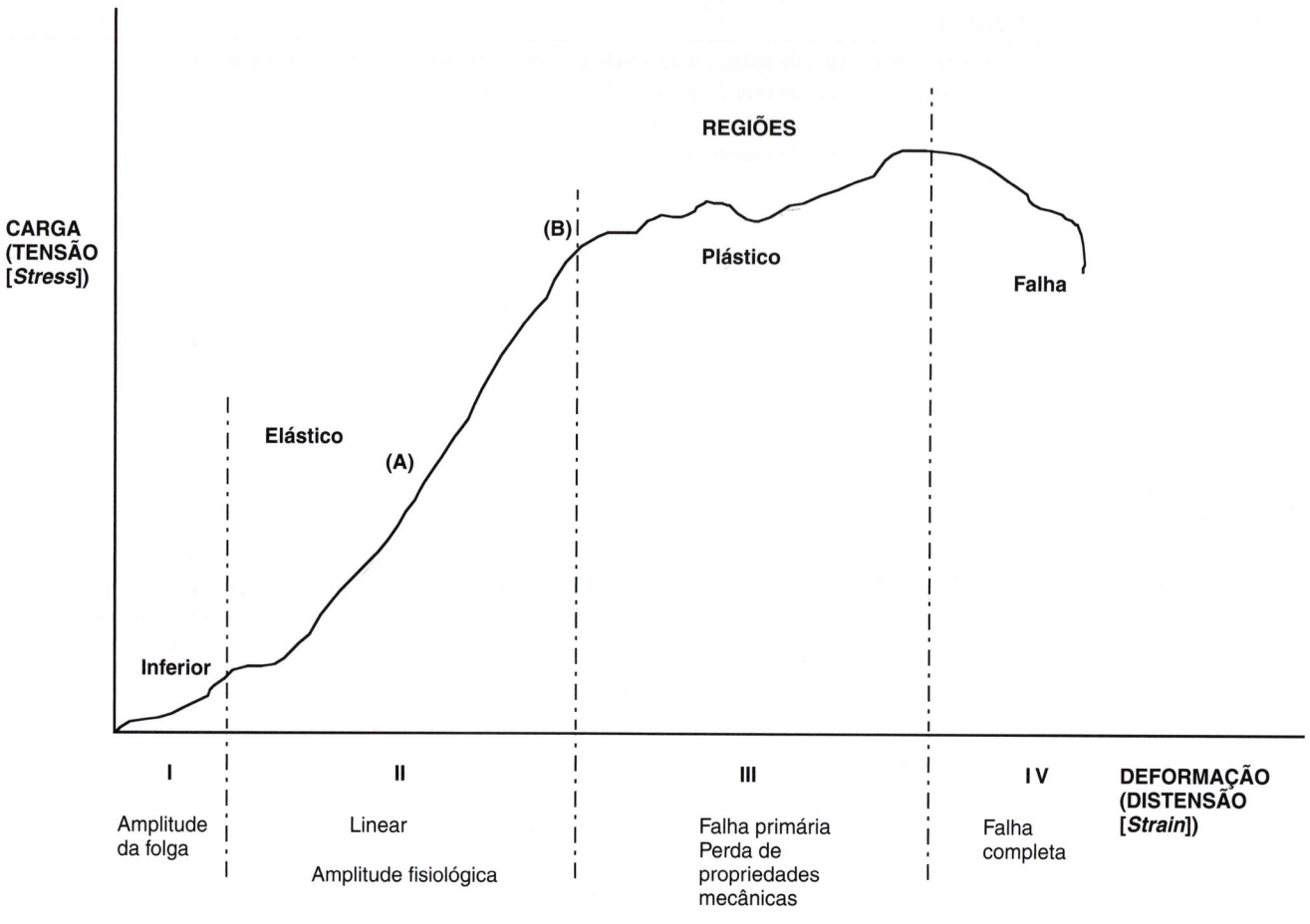

FIGURA 4-2 O gráfico de carga-deformação. (Reproduzida, com permissão, de Hall SJ: *Basic Biomechanics*. New York, NY: McGraw-Hill, 1999:78).

módulo de Young é independente do tamanho do espécime, sendo, portanto, a medida da rigidez intrínseca do material. Quanto maior for o módulo de Young de um material, melhor ele suporta forças maiores. Estruturas maiores apresentam rigidez maior do que as estruturas menores de composição idêntica.

- *Região de deformação plástica.* O final da estrutura elástica e o início da amplitude plástica representam o ponto onde o nível de estresse crescente sobre o tecido resulta em falha progressiva e ruptura microscópica das fibras de colágeno. Acréscimos no esforço resultam em dano microscópico e em deformação permanente. A mudança permanente resulta da quebra dos elos e sua subsequente incapacidade de contribuir para a recuperação do tecido. Diferente da região elástica, a remoção da carga nessa região não resulta no retorno do tecido ao seu comprimento original.
- *Região da falha.* Deformações excedendo o ponto de falha final (Fig. 4-2) produzem falha mecânica da estrutura, que no corpo humano pode ser representada pela fratura do osso ou pela ruptura dos tecidos moles.

> **Curiosidade Clínica**
>
> *Rigidez (stiffness)* = força/deformação (*force/deformation*). O gradiente na porção linear do gráfico de carga-deformação imediatamente após a região inferior da curva de deslocamento de carga representa o valor da rigidez. A curva de carga-deformação não indica a variável de tempo.
>
> *Módulo elástico* = tensão/distensão (*stress/strain*). Quanto maior for o módulo de Young para um material, maior será a tensão necessária para um determinado esforço.

Tecidos biológicos são anisotrópicos, o que significa que eles podem apresentar comportamento mecânico diferenciado na função da direção do teste. As propriedades de extensibilidade e a elasticidade são comuns a muitos tecidos biológicos. A extensibilidade é a capacidade de ser alongado e a elasticidade é a capacidade de retornar ao comprimento normal após a extensão ou a contração.[3] A forma e a posição da curva de carga-deformação dependem de uma série de fatores, que incluem os seguintes:

- *Rigidez.* Quanto mais rígida a estrutura, mais inclinada será a sua curva tensão-distensão. A rigidez pode ser definida como a resistência de uma estrutura a deformações, ou a força requerida para produzir uma unidade de deformação. O tecido conjuntivo que absorve carga mais rápida comporta-se com mais rigidez (deforma menos) do que o mesmo tecido com taxa de absorção mais lenta.[7] Nas fibras de colágeno, quanto maior a densidade das ligações químicas entre as fibras ou entre as fibras e sua matriz circundante, maior será a rigidez. Por exemplo, os tendões dos flexores e extensores dos dedos são bastante rígidos e seu comprimento se altera muito pouco quando sofrem a ação de forças musculares.[8] Em contrapartida, os tendões de alguns músculos, em especial aqueles envolvidos na locomoção e desempenho balístico, são bem mais elásticos.[8]

- *Viscoelasticidade.* É a propriedade mecânica de um material que depende do tempo para alongar ou encurtar. As qualidades mecânicas dos tecidos podem ser separadas em categorias baseadas em se agem como sólido, fuido ou a combinação de ambos. Os sólidos são descritos de acordo com sua elasticidade, comprimento, dureza e rigidez. Ossos, ligamentos, tendões e músculos esqueléticos são todos exemplos de sólidos elásticos. Os tecidos biológicos que demonstram atributos de sólido e de fluido são viscoelásticos. As propriedades viscoelásticas de uma estrutura determinam sua resposta à carga. Os tecidos mais viscoelásticos fazem a curva de carga-deformação deslocar-se mais à direita.

- *Taxa de carga.* Em geral, a inclinação de uma relação tensão-deformação quando colocada sob tensão ou compressão aumenta durante toda sua amplitude elástica enquanto a frequência da carga aumenta.[9] A natureza da frequência-sensibilidade dos tecidos conjuntivos viscoelásticos protege as estruturas circundantes dentro do sistema musculoesquelético.[1] A cartilagem articular do joelho, por exemplo, torna-se mais rígida quando a frequência de compressão aumenta.[10]

- *Idade.* A idade influencia todos os aspectos da curva de carga-deformação. Nas faixas etárias mais jovens, uma região de falha longa pode ser observada, o que se torna menos evidente nas faixas etárias mais avançadas.

- *Exercício.* O exercício aumenta a rigidez e a força tênsil máxima de algumas estruturas, tais como ligamentos, cartilagens, ossos e tendões. De modo inverso, a imobilidade compromete as propriedades do tecido conjuntivo e musculoesquelético (ver seção "Efeitos nocivos da imobilização" posteriormente neste capítulo).

Alavancas

Alavancas biomecânicas são definidas como rotações de uma superfície rígida sobre um eixo. Para efeitos de simplificação, alavancas são muitas vezes descritas como uma barra reta, que é a alavanca, e o fulcro, que é o ponto sobre o qual a barra está colocada. A força tênsil causa o movimento da carga. A parte da alavanca entre o fulcro e a carga é o braço de carga. Existem três tipos de alavancas:

▸ *Primeira classe.* Ocorre quando duas forças que são aplicadas no lado de um eixo e no fulcro situam-se entre o esforço e a carga (Fig. 4-3), como uma gangorra (Fig. 4-4). Exemplos no corpo humano incluem a contração do tríceps na articulação do cotovelo ou a inclinação para a frente e para trás da cabeça.

▸ *Segunda classe.* Ocorre quando a carga (resistência) é aplicada entre o fulcro e o ponto onde o esforço é exercido (Fig. 4-3). Isso apresenta a vantagem de maximizar os efeitos do esforço, de modo que é necessário menos força para mover a resistência. Exemplos de alavancas de segunda classe na vida diária incluem o quebrador de nozes e o carrinho de mão (Fig. 4-4) – com a roda agindo como fulcro. Existem poucos exemplos de alavancas de segunda classe no corpo humano. Um possível exemplo é a flexão plantar com sustentação de peso (permanecer na ponta dos pés). Outro pode ser a contração isolada do braquiorradial para flexionar o cotovelo, que não pode ocorrer sem os outros flexores do cotovelo estarem imóveis.

▸ *Terceira classe.* Ocorre quando a carga está localizada na extremidade da alavanca (Fig. 4-3) e o esforço situa-se entre o fulcro e a carga (resistência), como uma ponte levadiça ou uma grua. O esforço é exercido entre a carga e o fulcro. O esforço realizado é maior do que a carga, mas esta é movida a uma distância maior. As articulações mais móveis no corpo humano funcionam como alavancas de terceira classe – flexão no cotovelo (Fig. 4-4).

Quando um aparelho realiza mais força do que recebe, é dito como tendo vantagem mecânica (VM). A VM da alavanca musculoesquelética é definida como a razão do braço de momento interno para o braço de momento externo. Dependendo da localização do eixo de rotação, a alavanca de primeira classe pode ter uma VM igual a, menor do que, ou maior do que 1.[1] Alavancas de segunda classe sempre têm VM maior do que 1. Alavancas de terceira classe sempre têm VM menor do que 1. A maioria dos músculos por todo o sistema musculoesquelético funciona com uma VM muito menor do que 1. Portanto, os músculos e as articulações adjacentes devem "pagar o preço", gerando e dispersan-

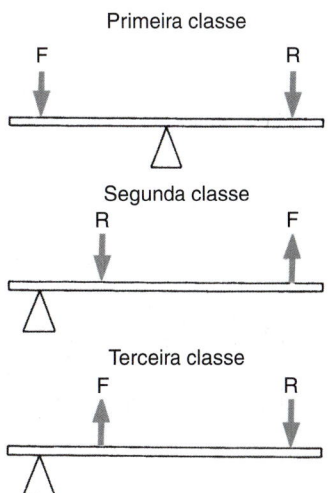

FIGURA 4-3 As localizações relativas da força aplicada, da resistência e do fulcro ou eixo de rotação das alavancas. (Reproduzida, com permissão, de Hall SJ: *Basic Biomechanics*. New York, NY: McGraw-Hill, 1999: fig. 13-10.) Força aplicada = F; resistência = R.

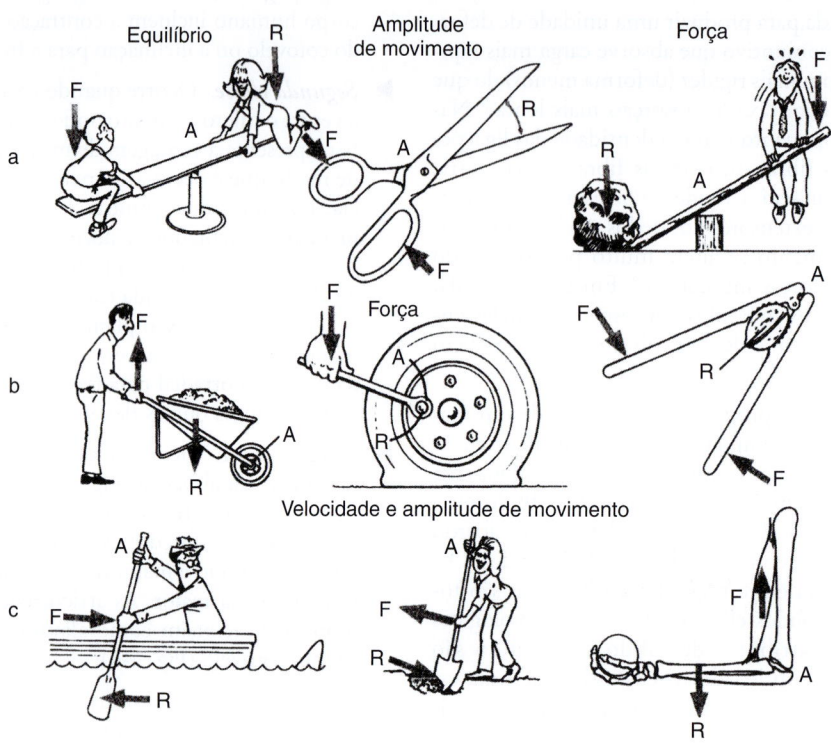

FIGURA 4-4 Exemplos de alavanca (a – Primeira; b – Segunda; c – Terceira) na vida diária. (Reproduzida, com permissão, de Hall SJ: *Basic Biomechanics*. New York, NY: McGraw-Hill, 1999: fig. 13-11.)
Força aplicada = F; resistência = R; fulcro (eixo de rotação das alavancas) = A.

do grandes forças relativas, respectivamente, até mesmo em atividades aparentemente de carga baixa.

Resposta do tecido conjuntivo à tensão

As várias estruturas do sistema musculoesquelético respondem de forma razoavelmente previsível quando expostas à tensão. A extensão da resposta depende do tecido específico envolvido, do tipo de força à qual o tecido é submetido, da força máxima que ele pode tolerar sem deformação e da sua capacidade de suportar tensão súbita ou repetitiva.[11] A distinção entre tensão súbita e repetitiva é importante. Uma tensão aguda (carga) ocorre quando uma força simples é grande o suficiente para causar lesão nos tecidos biológicos; a força causadora é chamada de *macrotrauma*. A tensão repetitiva (carga) ocorre quando uma força simples por si só é insuficiente para causar lesão sobre os tecidos biológicos. Contudo, quando a tensão repetida ou crônica em determinado período causa lesão, ela é chamada de *microtrauma* (ver Cap. 5). Fatores etiológicos de lesões microtraumáticas são de dois tipos básicos: intrínseco e extrínseco. Os fatores intrínsecos são características físicas que predispõem o indivíduo a lesões de microtrauma e incluem desequilíbrios musculares, discrepâncias no comprimento das pernas e anomalias anatômicas.[12] Os fatores extrínsecos, que são a causa mais comum de lesões por microtrauma, estão relacionados a condições externas sob as quais uma atividade é executada. Estas incluem erros de treinamento, tipo de terreno, temperatura ambiente e equipamento.[12]

A dobra de colágeno é um dos principais fatores geradores das propriedades viscoelásticas do tecido conjuntivo e das características da curva de carga-deformação. A dobra é diferente para cada tipo de tecido conjuntivo e isso proporciona a cada um deles propriedades viscoelásticas diferentes.

Se uma carga for aplicada ao tecido conjuntivo e imediatamente removida, ele volta ao seu tamanho original. Se, contudo, a carga permanecer durante algum tempo, o tecido continua a estirar. Após um período sustentado, o estiramento tende a atingir um valor constante. Ocorre o realinhamento das fibras de colágeno na direção da tensão, e a água e as proteoglicanas são deslocadas entre as fibras. Arrasto (*creep*) e relaxamento da tensão são duas características dos materiais viscoelásticos usadas para documentar quantitativamente o seu comportamento.[3] O arrasto (*creep*) é o realinhamento gradativo das fibras de colágeno, proteoglicanas e água que ocorre porque uma força constantemente aplicada após o alongamento inicial pela dobra cessou. O arrasto (*creep*) é um fenômeno biomecânico tempo-dependente. Tensões de curta duração (menos de 15 minutos) não têm tempo suficiente para produzir esse tipo de deslocamento; contudo, tempos mais longos podem produzi-lo. Uma vez que ocorra o arrasto (*creep*), o tecido encontra dificuldade em retornar ao seu comprimento inicial (ver adiante). O relaxamento da tensão é um fenômeno no qual a tensão ou carga em uma estrutura deformada diminui com o tempo, enquanto a deformação é mantida constante.[3] Diferente do arrasto, o relaxamento da tensão responde com uma tensão inicial alta, que diminui com o tempo até que o equilíbrio seja atingido e a tensão seja o equivalente a zero; em virtude disso recebe o rótulo de relaxamento. Como resultado, nenhuma mudança no comprimento é produzida.

Assim, a tensão nos tecidos conjuntivos pode resultar em nenhuma mudança, em mudança semipermanente ou em mudança permanente na microestrutura do tecido colagenoso. As mudanças semipermanentes ou permanentes podem resultar em *micro* ou *macrofalha*.

Microfalha

As deformações plásticas ocorrem quando o tecido conjuntivo permanece deformado e não recupera o seu comprimento original. Após a realização de todo o realinhamento possível, qualquer carga adicional rompe as ligações restantes, resultando em microfalha. Em média, as fibras de colágeno são capazes de suportar 3% de aumento no alongamento (deformação) antes de ocorrerem danos microscópicos.[13] Após um breve estiramento, no qual as ligações químicas permaneçam intactas, o colágeno e os proteoglicanos gradualmente recuperam seu alinhamento original. O processo de recuperação ocorre em frequência mais lenta e muitas vezes em menor extensão. A perda de energia que ocorre entre a força de estiramento e a atividade de recuperação é conhecida como *histerese*. Quanto mais ligações químicas forem rompidas com a tensão aplicada, maior será a histerese. Se o estiramento for de força e duração suficientes e um número suficiente de ligações químicas forem rompidas, o tecido torna-se incapaz de retornar ao seu comprimento original até que as ligações sejam refeitas. Em vez disso, ele retorna ao seu novo comprimento e um novo nível de resistência à tensão. O aumento da excursão do tecido é agora necessária antes que a tensão comece desenvolver-se na estrutura. Em essência, esse fato tem o efeito de diminuir as capacidades de estabilização dos tecidos conjuntivos.

> **Curiosidade Clínica**
>
> As microfalhas nem sempre são indesejáveis. Na verdade, podem ser o objetivo de algumas técnicas de alongamento manuais para produzir estiramento das estruturas do tecido conjuntivo. O dano de nível baixo deve ocorrer no tecido conjuntivo de modo a produzir alongamentos permanentes.[7] Os exercícios também são usados para mudar as propriedades físicas dos tendões e ligamentos, sendo que ambos têm demonstrado capacidade de adaptação a cargas externas, com aumento nas razões de força-peso.[14-16] A força melhorada resulta do aumento no conteúdo de proteoglicanos e das ligações cruzadas de colágeno.[14-16]

Macrofalha

Se a tensão aplicada for suficiente e se muitas ligações forem rompidas, o tecido não será mais capaz de resistir à força, ocorrendo a macrofalha, ou seja, a ruptura completa do tecido conjuntivo.

> **Curiosidade Clínica**
>
> O colágeno não oferece muita resistência à compressão, mas apresenta grande resistência à tensão,[17,18] estimada em 50-125 N/mm², dependendo do espécime.[19]

Maturação e envelhecimento

A maturação e o envelhecimento afetam o tecido conjuntivo resultando em aumentos nas razões de ligações cruzadas, glicosaminoglicanos (GAGs) e colágeno-água.[20] O colágeno torna-se mais estável, aumentando, assim, a força do tecido, mas outras mudanças são observadas nas propriedades mecânicas e estruturais, incluindo a diminuição generalizada no conteúdo de água e aumento da friabilidade dos elementos elásticos.[20] A taxa do declínio na força do tecido conjuntivo é em parte dependente da atividade metabólica normal do ponto específico (ver seção "Efeitos nocivos da imobilização").

Cartilagem articular

A cartilagem articular é uma estrutura viscoelástica com alta resistência à tensão e às forças de compressão e de cisalhamento. As propriedades constitutivas da cartilagem de hialina mostram-se altamente não lineares, com capacidade de suportar grandes deformações enquanto ainda são capazes de retornar a sua forma e dimensão originais.[6] As propriedades mecânicas da cartilagem articular mudam com o teor de fluido intersticial. O movimento desse líquido ajuda a proporcionar nutrição aos condrócitos, pois a cartilagem é avascular tal característica limita a capacidade da cartilagem articular de realizar autorreparos (ver Cap. 5).

Sob tensão, o fluido intersticial move-se para dentro quando o tecido está dilatado e para fora quando for comprimido. A taxa na qual este fluido intersticial move-se para dentro e para fora da cartilagem articular depende da amplitude e, em extensão bem menor, da aplicação de tensão. A recuperação da deformação da cartilagem articular ocorre em duas fases: imediata e retardada. A repercussão inicial da altura do tecido reflete suas propriedades elásticas sólidas. A segunda fase de recuperação ocorre quando inicia a lenta reabsorção do fluido intersticial.

Embora a matriz da cartilagem seja preenchida com uma quantidade normal de fluido, as forças de atrito nas superfícies articulares são muito baixas. Contudo, a história de carga-deformação da articulação é importante para a função e o bem-estar da cartilagem articular.[21-23] O dano na cartilagem articular pode ser o resultado de microtraumas (degeneração), macrotraumas ou de processos inflamatórios, como a artrite reumatoide (ver Cap. 9).

Ligamento

Ligamentos esqueléticos consistem em bandas fibrosas de tecido conjuntivo denso que comporta-se como estrutura viscoelástica quando submetido à tensão. A sua organização celular torna-os ideais para sustentar carga tênsil,[24] e sua estrutura de trabalho proporciona rigidez (resistência à deformação) (ver Cap. 1).[25] A capacidade de um ligamento de dar proteção contra a tensão depende do seu tipo e localização. As suas diferentes respostas biomecânicas são explicadas pelas variações anatômicas e histológicas na substância e inserção dos ligamentos.[25-28] O conteúdo da fibra elástica, a organização das fibras de colágeno e os padrões de inserção diretos ou indiretos contribuem para essa variedade de respostas.

Sensibilidade local, efusão articular e história de traumas são características de lesão ligamentar. As lesões ligamentares podem ser classificadas pelo nível de gravidade (ver Fig. 4-5 e Tab. 1-5).[29]

Testes de tensão aplicados perpendicularmente ao plano normal de movimento articular auxiliam na distinção entre lesões ligamentares de Grau II e III. Nas lesões de Grau III, ocorre um espaçamento articular significativo com a aplicação do teste de tensão.[30] Contudo, devido ao desconforto sentido pelo paciente e da defesa contra uma possível dor, é difícil avaliar a frouxidão articular somente como exame clínico. Nos dias atuais, os fisioterapeutas usam com frequência testes auxiliares, como artrometria ou imagens por ressonância magnética, para diagnosticar e classificar as lesões de tecido mole.

Em termos gerais, as mudanças no ligamento associadas ao envelhecimento incluem a diminuição da taxa de substituição e reparo da fibra e do GAG.[31-33]

Tendões

Em geral, as causas de lesões tendíneas são microtrauma no tecido do tendão causadas por carga mecânica repetitiva proveniente de fatores externos, como técnicas de treinamento de atletas inadequadas, ou uso incorreto de equipamento, ou calçado inapropriado. Além disso, os pacientes muitas vezes apresentam predisposição anatômica resultante de inflexibilidade, fraqueza ou má posição.[34-36] Como os tendões têm mais fibras de colágeno paralelas do que ligamentos, menos realinhamento ocorre durante a carga inicial e a região inferior da curva de carga-deformação é menor nos tendões do que nos ligamentos.[37] Além disso, à medida que a quantidade de dobras diminui com a idade, a região inferior torna-se menor.

A falha no tendão ocorre em curva descendente, representando as mudanças estruturais permanentes. A sobrecarga mecânica parece não ser o único fator para explicar lesões no tendão e pode, até mesmo, ser apenas um fator desencadeante, permitindo que o dano torne-se sintomático.[38] Idade e suprimento vascular também são fatores potenciais no desenvolvimento dessas lesões. Os tendões se tornam enfraquecidos, mais rígidos e menos produtivos como resultado de alterações vasculares, celulares e relacionadas com o colágeno decorrentes do envelhecimento.[37] Estudos evidenciam que o exercício tem efeitos positivos sobre as propriedades mecânicas e estruturais dos tendões, enquanto a imobilização afeta de forma adversa suas propriedades biomecânicas, resultando em diminuição da força tênsil, aumento da rigidez e redução no peso total.[37]

Estimativas do Bureau of Labor Statistics[39] indicam que as lesões crônicas nos tendões são responsáveis por 48% das doenças ocupacionais registradas, enquanto o esforço repetitivo é responsável por 30 a 50% de todas as lesões esportivas.[40]

O termo *tendinite* refere-se a uma reação inflamatória em lesões do tendão. A condição é geralmente descrita como a ruptura microscópica e a inflamação do tecido do tendão, resultantes de fadiga do tecido, em vez de trauma direto (ver Cap. 1). Tendinose é um diagnóstico usado tanto na literatura de pesquisa como na prática clínica. O termo *tendinose* indica um processo degenerativo do tendão (o sufixo "ose" é indicativo de processo degenerativo, em vez de distúrbio inflamatório), caracterizado pela presença de densas populações de fibroblastos, hiperplasia vascular e colágeno desorganizado (Fig. 4-6).[41] A desorganização do colágeno é chamada de *hiperplasia angiofibroblástica*.[42] A tendinopatia degenerativa ocorre em cerca de um terço da população com mais de 35 anos de idade.[43] Embora seja comumente presumido que a dor seja o re-

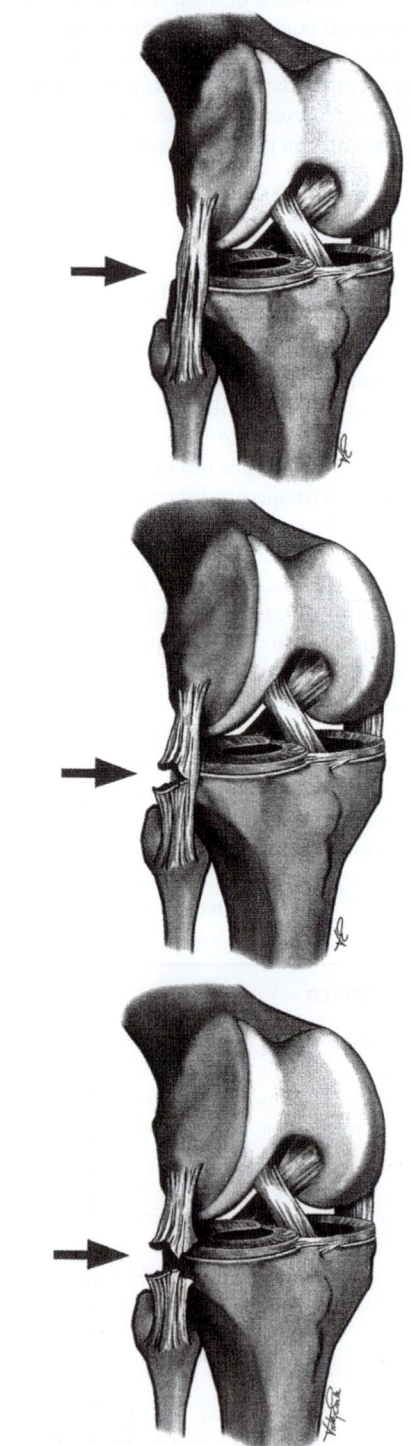

FIGURA 4-5 Torções ligamentares. (Reproduzida, com permissão, de Brukner Pand Khan K *Clinical Sports Medicine,* 3rd edn. Sydney, Australia: McGraw-Hill, 2007: 12.)

sultado de uma estrutura inflamada, não está claro por que a tendinose é dolorosa, pois não há presença de células com inflamação aguda, nem se tem conhecimento da razão pela qual o colágeno falha em sua maturação. Estudos de necropsia mos-

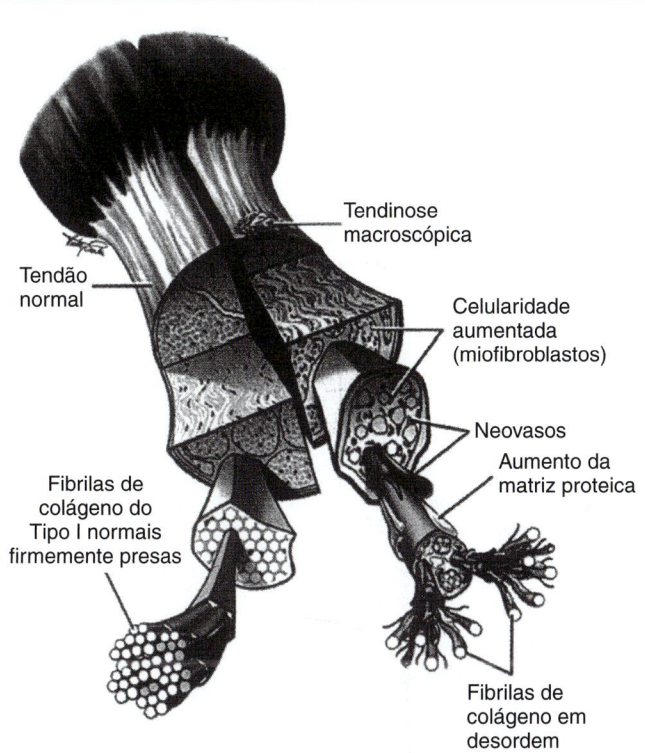

FIGURA 4-6 Visão microscópica do tendão. (Reproduzida, com permissão, de Brukner P and Khan K: *Clinical Sports Medicine*, 3rd edn. Sydney, Australia:McGraw-Hill, 2007:22.)

traram que essas mudanças degenerativas podem também estar presentes em tendões assintomáticos.[44] O grau de degeneração aumenta com a idade e representa parte do processo normal de envelhecimento.[8] A degeneração parece estar, também, relacionada às atividades de vida diária.[8]

O achado clínico típico para tendinite e tendinose é uma resposta forte e dolorosa à resistência da estrutura musculotendínea envolvida. Contudo, tendinopatias são difíceis de classificar com a finalidade de proporcionar orientação para o tratamento ou prognóstico. A Tabela 4-4 delineia um método aceito de classificação das lesões tendíneas e algumas orientações para o tratamento.

Ossos

Apesar de sua aparência de estrutura dura e inflexível, o osso é um sólido com propriedades elásticas. As suas propriedades materiais variam, dependendo do tipo de osso. Os resultados de testes sobre a sua capacidade de suportar tensões dependem da taxa e da história da carga.

Sempre ocorre um padrão permanente de processamento ósseo, caracterizado por duas atividades opostas: a formação do novo osso pelos osteoblastos e a degradação (reabsorção) do osso antigo[43] pelos osteoclastos. As células osteoclásticas reformam o osso depositando o material ósseo nas cavidades das células osteoclásticas. O material mineraliza formando a estrutura óssea. O ciclo osteoblástico e osteoclástico leva aproximadamente cem dias para ser concluído.[45] Cerca de 25%

dos ossos trabeculares ou esponjosos, que compõem as vértebras, o rádio distal e partes do fêmur, são reabsorvidos a cada ano.[46] Essa frequência de reabsorção é mais comum para os ossos trabeculares e esponjosos do que para os ossos corticais ou compactos, que compõem, predominantemente, os ossos longos. Esse processo ocorre porque o osso trabecular tem uma razão de superfície de área por volume maior. A remodelagem dos ossos corticais é tida como sendo oito vezes menor do que aquela dos ossos trabeculares.[46]

Os ossos são mais rígidos e mais fortes do que os outros tecidos em situações com níveis mais elevados de esforço.[47] A capacidade do osso de modificar sua morfologia em face das forças alteradas é há muito tempo reconhecida. Contudo, diferente da maioria dos tecidos conjuntivos, os ossos não são anistrópicos, ou seja, têm a mesma capacidade de absorção de cargas em todas as direções. De maneira geral, os ossos esponjosos são menos rígidos do que os ossos corticais.

Curiosidade Clínica

Um gráfico de carga-deformação típico para ossos corticais sob tensão revela três regiões distintas: (1) uma região linear da qual é obtido o módulo elástico (reação de tensão silenciosa), (2) uma região de limite de ruptura, que gera a força (reação de tensão) e (3) uma região pós-limite de ruptura, que termina no ponto de fratura (Fig. 4-7). Se a deformação elástica dos ossos corticais for ultrapassada, o limite de ruptura é atingido e ocorre uma fratura.

O osso tem capacidade de suportar melhor forças compressivas do que força tênsil ou de torsão. A capacidade de carga não uniforme dos ossos é atribuída, em grande parte, à trabeculação que ocorre nos ossos esponjosos em resposta à lei de Wolff.[6] Wolff desenvolveu um modelo matemático, conhecido como *lei de Wolff*, que tentou prever a adaptação dos ossos à tensão.[48] As forças aplicadas ao osso, incluindo contrações musculares e sustentação de peso, podem alterar as suas configurações interna e externa por meio da adaptação a essas tensões. Por exemplo, quando um osso é curvado devido à tração ou tensão muscular, o volume ósseo depositado sobre a região côncava é maior do que aquele sobre a convexa. Frost[49] descreveu um processo no qual a estrutura óssea sofre o dano microscópico de várias formas de carga normal, sendo remodelada ou reparada por um processo natural de adaptação esquelética. Ele observou que a carga óssea precisava ocorrer em um nível "maior do que o normalmente aplicado" para aumentar o crescimento ósseo. Quando a carga excede a capacidade de regeneração do osso, contudo, a estrutura torna-se enfraquecida.[49] Por exemplo, em estados de aumento da atividade física, quando adaptação do osso não ocorre de forma rápida o suficiente, a reabsorção óssea (lise do osso) acontece de modo mais rápido do que a sua formação (síntese osteoide). Quando a reabsorção excede a formação óssea, o resultado será a redução na massa e na resistência do osso. Isso pode acarretar fraturas por estresse. A Figura 4-8 representa a distribuição e a frequência dessas fraturas. A inflamação e a separação óssea podem ocorrer na inserção dos tendões grandes e fortes nas áreas de crescimento. Essa condição é chamada de "apofisite" e os exemplos mais comuns são a doença de

TABELA 4-4 Intervenções para tendinite, tendinose e síndrome por uso excessivo

Classificação	Sintomas	Intervenção
I	Dor apenas durante as atividades; não interfere no desempenho; muitas vezes há sensibilidade generalizada; desaparece antes da sessão de exercício seguinte.	Modificação da atividade Avaliação do padrão de treinamento Possivelmente de uso de AINEs
II	Dor mínima durante a atividade; não interfere na intensidade ou na distância; sensibilidade localizada.	Modificação da atividade Fisioterapia; AINEs; considere o uso de ortóticos
III	A dor interfere na atividade; geralmente desaparece entre as sessões; sensibilidade local definida.	Modificação significativa da atividade Avalie a programação de treinamento Fisioterapia; AINEs, considere o uso de ortóticos Geralmente requer interrupção temporária do movimento agravante
IV	A dor não desaparece entre as sessões de atividade; interfere bastante na intensidade do treinamento; sinal local de dor significativa, sensibilidade, crepitação, edema.	Projetar um programa alternativo Pode exigir imobilização Fisioterapia e AINEs
V	A dor interfere no esporte e nas atividades da vida diária; sintomas crônicos ou recorrentes; sinais de mudanças no tecido e função muscular alterada.	Repouso prolongado da atividade AINEs e outras terapias médicas Considere imobilização ou tala Fisioterapia Pode requerer cirurgia

AINEs, anti-inflamatórios não esteroides.
Reid DC: *Sports Injury Assessment and Rehabilitation,* New York: Churchill Livingstone, 1992. Com permissão de Churchill Livingstone.

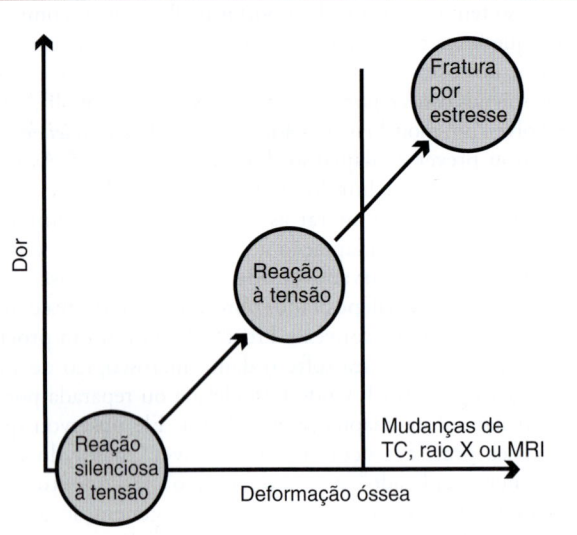

FIGURA 4-7 Um *continuum* de estresse ósseo da reação silenciosa à tensão até uma fratura por estresse. (Reproduzida, com permissão, de Brukner P e Khan K: *Clinical Sports Medicine,* 3th edn. Sydney, Australia:McGraw-Hill, 2007:19.)

Osgood-Schlatter na inserção do tendão patelar na tuberosidade tibial (ver Cap. 18) e doença de Sever na inserção do tendão do calcâneo (ver Cap. 19).

A desmineralização óssea gradual (osteopenia) é um aspecto normal do envelhecimento. Homens e mulheres começam a desgastar de forma natural o osso por volta dos 35 anos em taxas de 0,5 a 1% ao ano.[50] Nas mulheres, a perda óssea é acelerada após a menopausa. As principais causas da osteopenia generalizada são osteoporose, osteomalacia, hiperparatireoidismo e neoplasias. A osteopenia, contudo, pode ocorrer também por causa de outros fatores, como nutrição inadequada, intervenção farmacológica prolongada, doença e diminuição da mobilidade.

A osteopenia pode resultar no comprometimento da força óssea, que permanece sem diagnóstico até que ocorra uma fratura osteoporótica.[51] A osteopenia é diagnosticada com mais precisão com o auxílio de um exame de densidade óssea.[52] Um grupo de especialistas da Organização Mundial da Saúde definiu *osteopenia* como densidade mineral óssea entre -1 e -2,5 desvios padrão em relação à média do adulto jovem. *Osteoporose,* uma forma mais grave de osteopenia, foi definida como densidade mineral óssea abaixo de -2,5 desvios padrão da média encontrada em adultos jovens (ver Cap. 9).[52]

Curiosidade Clínica

Dor, sensibilidade e perda de função são as queixas mais comuns associadas a fraturas. Esses sintomas podem ser localizados ou generalizados, dependendo do grau de lesão no tecido mole.

Bolsa

Uma bolsa pode ser uma fonte de dor se estiver inflamada ou infeccionada. O termo *bursite,* usado para descrever uma bolsa

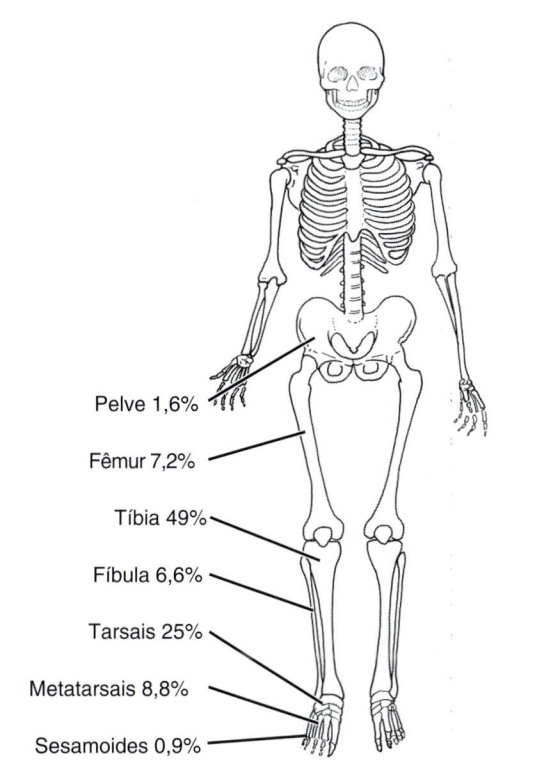

FIGURA 4-8 A distribuição e a frequência das fraturas por estresse. (Reproduzida, com permissão, de Simon RR, Koenigsknecht SJ: *Emergency Orthopedics: The Extremities.* 4th edn. New York, NY: McGraw-Hill. 2001: 21.)

inflamada é, muitas vezes, mal empregado.[53] Como condição primária, ela se encontra presente apenas em pacientes com mudanças degenerativas ou com artrite reumatoide, gota e infecções piogênicas.[54,55] Por sua vez, a bursite secundária ou crônica resulta da inflamação da bolsa a partir do microtrauma repetido ou lesão direta (ver Cap. 1).[56-59] Uma vez traumatizada, a bolsa pode tornar-se infectada.

As paredes de bolsas cronicamente inflamadas são duras, espessas e fibrosas, facilitando a palpação de sua estrutura esponjosa. A dor costuma ser reproduzida quando a articulação mais próxima é mobilizada, resultando em um padrão não capsular de restrição, como definido por Cyriax. Além disso, em articulações como a do ombro, pode estar presente um arco doloroso e apresentar a sensação de final do movimento vazia se a bursite for aguda.

Vasos sanguíneos

As lesões nos tecidos moles podem danificar os vasos sanguíneos. A reação vascular ao trauma difere de acordo com as dimensões do vaso envolvido. Os vasos maiores contraem-se sob a influência de sua respectiva inervação. Capilares, arteríolas e vênulas de pequeno calibre dependem de três mecanismos para evitar a perda sanguínea adicional: a retração dos vasos e das suas paredes, reação de plaquetas e ativação da cascata de coagulação. Essas estruturas menores são estimuladas por substâncias vasoativas, incluindo a serotonina e as catecolaminas, que contraem os miofilamentos em suas respectivas paredes endoteliais. Os vasos menores estão, também, sujeitos ao colapso como resultado do aumento das pressões extravasculares produzidas pela saída de fluido dos vasos em situações de aumento da permeabilidade. À medida que o volume intravascular é reduzido, o aumento da viscosidade sanguínea ajuda a reduzir o fluxo sanguíneo para a região traumatizada.

Resposta do tecido musculoesquelético à tensão

As lesões musculares (ver Cap. 1) podem resultar de esforço excessivo, tensão excessiva, contusões, lacerações, tensão térmica e do uso de agentes miotóxicos, como alguns anestésicos locais, excesso de corticosteroides e venenos de cobra e de abelhas[60] (Tab. 4-5). As distensões musculares são classificadas pela gravidade (Fig. 4-9). As lesões musculares são mais comuns no esporte, com incidência variando de 10 a 55% de todas as lesões sofridas nos eventos esportivos.[61,62] A maioria das lesões musculares (mais de 90%) é causada pelo esforço excessivo do músculo ou por contusão.[63] Os fatores prognósticos para a lesão muscular são resumidos na Tabela 5-2.

A distensão ocorre em músculos nos quais uma força de tração demasiada é aplicada, resultando em estiramento excessivo (ver Cap. 1).[63] As contusões podem ocorrer se o músculo for lesionado por uma força compressiva pesada, como um golpe direto. Nesse local, forma-se um hematoma. Dois tipos de hematoma são identificados:[64]

1. *Intramuscular.* Esse tipo de hematoma está associado a uma distensão ou ferimento muscular. O seu tamanho é limitado pela fáscia muscular. Os achados clínicos incluem dor e perda da função.

2. *Intermuscular.* Esse tipo de hematoma desenvolve-se caso a fáscia muscular seja rompida e o sangue extravasado espalhe-se para os espaços interfascial e intersticial. A dor costuma ser menos grave nesse tipo.

Efeitos nocivos da imobilização

A imobilização contínua dos tecidos musculares conjuntivos e esqueléticos causa algumas consequências indesejáveis. Estas incluem as seguintes:

▶ *Degeneração da cartilagem.*[23,65-68] A imobilização de uma articulação causa mudanças atróficas na cartilagem pela redução na quantidade de proteoglicanas da matriz e pelo amaciamento da cartilagem.[65] Assim, a cartilagem articular amaciada fica vulnerável ao dano durante o apoio do peso corporal. A redução dos proteoglicanos da matriz tem-se demonstrado mais alta na zona superficial, mas também ocorre por toda a cartilagem descalcificada, diminuindo a distância em relação à superfície da cartilagem articular.[69]

▶ *Redução nas propriedades mecânicas e estruturais dos ligamentos.* Um estudo[16] evidenciou que, após oito semanas de imobilização, a rigidez de um ligamento diminuiu para 69% dos valores de controle e, mesmo após um ano de reabilitação, o ligamento não retornou ao seu nível anterior de resistência.

TABELA 4-5 Classificação das lesões musculares

Tipo	Fatores correlatos
Lesão muscular induzida pelo exercício (dor muscular de início tardio)	Aumento da atividade Atividade não habitual Trabalho excêntrico excessivo Infecções virais Dano secundário à célula muscular Início no período de 24 a 48 horas após o exercício
Distensões Primeiro grau (leve): dano estrutural mínimo; hemorragia mínima; resolução rápida	Estiramento rápido Contração rápida Membro em desaceleração Aquecimento insuficiente Falta de flexibilidade
Segundo grau (moderada): ruptura parcial, espectro grande da lesão; perda funcional inicial significativa	Aumento da gravidade da distensão associado à morte mais intensa da fibra muscular, mais hemorragia e formação de cicatrizes
Terceiro grau (grave): ruptura completa; pode exigir aspiração; possível necessidade de cirurgia	Uso ou abuso de esteroides Lesão muscular prévia Doença no colágeno

Contusões
  Leve, moderada, grave
  Intramuscular vs. intermuscular
	Golpes diretos associados a aumento no trauma muscular e ruptura das fibras proporcionais à gravidade

Avulsões Ósseas	Vulnerabilidade em locais específicos Possível complicação das fraturas por estresse Osteoporose
Apofisárias Nos músculos	Imaturidade esquelética, com desenvolvimento de boa resistência muscular Associada à infiltração de esteroides ou distúrbios generalizados no colágeno

Reid DC: *Sports Injury Assessment and Rehabilitation.* New York: Churchill Livingstone, 1992. Com permissão de Churchill Livingstone.

Curiosidade Clínica

Após um período de imobilização, os tecidos conjuntivos tornam-se mais vulneráveis a deformações e rupturas do que os tecidos normais sujeitos a níveis de tensão similares.[70]

▶ *Redução na densidade óssea.*[71-75] As interações entre fatores sistêmicos e locais para manter a massa óssea normal são complexas. A massa óssea é mantida pelo equilíbrio contínuo entre a reabsorção óssea, pelos osteoclastos, e a formação óssea, pelos osteoblastos; e esse processo é influenciado por fatores sistêmicos e locais.[76] As forças mecânicas que agem sobre o osso estimulam a osteogênese. A osteopenia acentuada ocorre em pacientes saudáveis em estados de imobilização completa e ausência de peso corporal.[77,78] Em crianças, o osso apresenta frequência de modelagem elevada e parece ser mais sensível à ausência de cargas mecânicas do que em adultos.[79]

▶ *Fraqueza ou atrofia muscular (Tab. 4-6).* A atrofia muscular é um desequilíbrio entre a síntese e a degradação de proteínas. Após traumas leves, há diminuição na síntese total de proteínas,[80] em vez de aumento na degradação. Em traumas mais graves, cirurgia extensa ou falha múltipla de órgãos, tanto a síntese como a degradação aumentam, com mais ênfase na degradação.[81,82]

Curiosidade Clínica

A atrofia muscular por inatividade começa dentro de quatro horas do início do período de repouso, resultando em reduções na massa, diâmetro da célula e do número de fibras musculares. Contudo, exercícios rigorosos em músculos atróficos podem provocar danos musculares, incluindo ruptura sarcolêmica, distorção nos componentes contráteis das miofibrilas e dano cistoesquelético. Assim, o equilíbrio é imprescindível.

A causa de danos musculares durante a recuperação de atrofias com exercícios envolve a capacidade das fibras musculares de suportar a tensão mecânica das cargas externas (sustentação de peso) e movimento associado ao exercício. O exercício extenuante pode resultar em ruptura sarcolêmica primária ou secundária, edema ou ruptura do sistema sarcotubular, distorção dos componentes contráteis das miofibrilas, dano cistoesquelético e anormalidades da matriz da miofibrilas extracelulares.[83] Essas mudanças patológicas são similares àquelas vistas em adultos jovens saudáveis após um treinamento de corrida rápida ou de resistência.[83] Parece que o ato de contrair enquanto o músculo está em posição alongada ou estendida, conhecido como *contração excêntrica*, é responsável por essas lesões.[84]

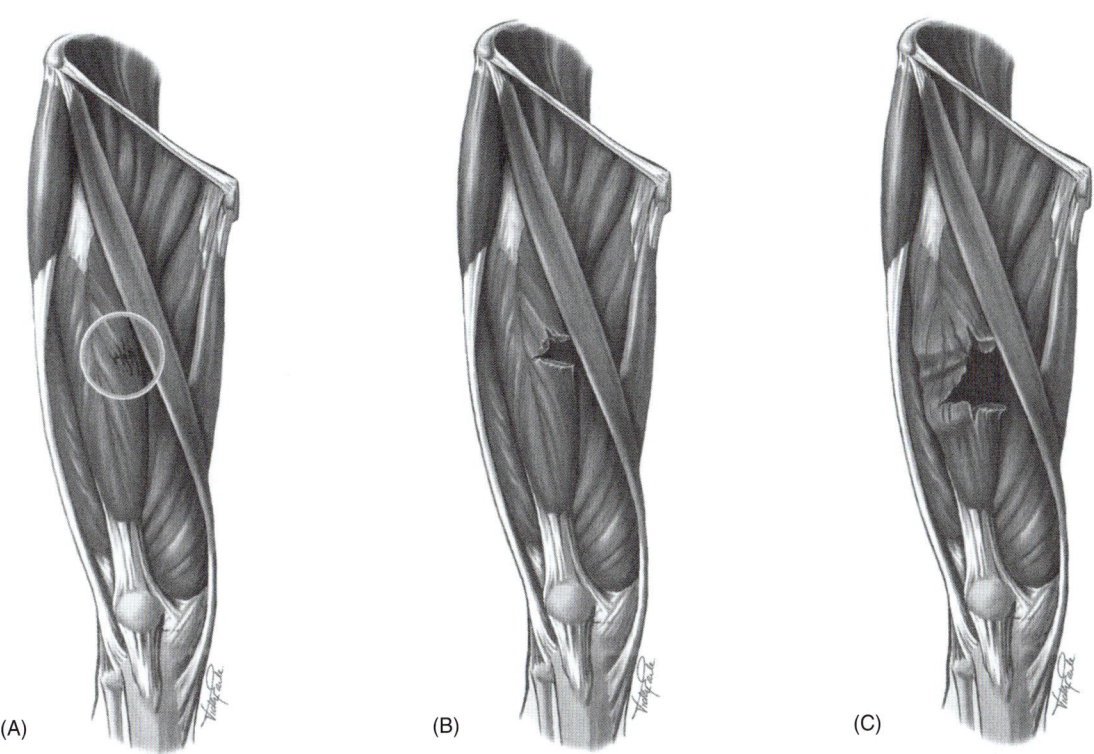

FIGURA 4-9 Distensões musculares. Grau I (A), Grau II (B), Grau III (C). (Reproduzida, com permissão, de Brukner P and Khan K: *Clinical Sports Medicine*, 3rd edn. Sydney, Australia: McGraw-Hill, 2007:13.)

TABELA 4-6 Mudanças estruturais nos diversos tipos de músculo após a imobilização em posição encurtada

Características estruturais	Tipo de fibra muscular e mudanças		
	Oxidante lento	Glicolítico oxidante rápido	Glicolítico rápido
Número de fibras	Redução moderada	Aumento mínimo	Aumento mínimo
Diâmetro das fibras	Redução significativa	Redução moderada	Redução moderada
Fragmentação da fibra	Aumento mínimo	Aumento mínimo	Aumento significativo
Miofibrilas	Redução mínima sem orientação	—	Ondulada
Núcleo	Degenerados e arredondados	Degenerados e arredondados	Degenerados e arredondados
Mitocôndria	Redução moderada, degenerada	Redução moderada, degenerada	Redução mínima, degenerada, edema
Retículo sarcoplasmático	Redução mínima, arranjo ordenado	Redução mínima	Redução mínima
Miofilamentos	Redução mínima, desorganizada	Redução moderada	Redução mínima, ondulada
Banda Z	Redução moderada	—	Fraca ou ausente
Vesículas	Configuração anormal	—	—
Membrana basal	Aumento mínimo	—	—
Registro dos sarcômeros	Projeções irregulares, deslocado com o tempo	—	—
Infiltração adiposa	Aumento mínimo	—	—
Colágeno	Aumento mínimo entre as fibras	—	—
Macrófagos	Invasão de aumento mínimo	Invasão aumentada mínima	Invasão aumentada mínima
Células-satélite	Aumento mínimo	—	—
Células-alvo	Aumento mínimo	—	—

Gossman MR, Sahrmann SA, Rose SJ: Review of length-associated changes in muscle. Experimental evidence and clinical implications. *Phys Ther* 62:1799-1808, 1982. Com permissão da APTA.

O fisioterapeuta deve lembrar que a recuperação da força e da amplitude de movimento total pode ser bastante difícil se os músculos cicatrizarem sem um movimento ativo precoce ou em posição encurtada, e que o paciente pode tornar-se propenso a distensões repetidas.[85] Assim, os exercícios de amplitude de movimento devem ser iniciados logo após o edema e a sensibilidade terem diminuído até o ponto em que os exercícios não sejam dolorosos.[85]

QUESTÕES DE REVISÃO*

1. Cite quatro tipos de forças que comumente atuam sobre o corpo.
2. Qual é o nome dado à tensão de carga aguda quando uma única força é grande o suficiente para causar lesão nos tecidos biológicos?
3. Quando o tecido conjuntivo é inicialmente estirado, qual é o termo usado para descrever a quantia de folga no tecido?
4. Verdadeiro/falso: O colágeno é adequado para resistir à compressão.
5. O que é o módulo de Young?

REFERÊNCIAS

1. Neumann DA: Getting started. In: Neumann DA, ed. *Kinesiology of the Musculoskeletal System: Foundations for Physical Rehabilitation*. St. Louis: Mosby, 2002:3–24.
2. Nawoczenski DA, Neumann DA: Biomechanical principles. In: Neumann DA, ed. *Kinesiology of the Musculoskeletal System: Foundations for Physical Rehabilitation*. St. Louis: Mosby, 2002:56–87.
3. Goel VK, Khandha A, Vadapalli S: *Musculoskeletal Biomechanics, Orthopaedic Knowledge Update 8: Home Study Syllabus*. Rosemont, IL: American Academy of Orthopaedic Surgeons, 2005:39–56.
4. Topoleski LD: Mechanical properties of materials. In: Oatis CA, ed. *Kinesiology: The Mechanics and Pathomechanics of Human Movement*. Philadelphia, PA: Lippincott Williams & Wilkins, 2004:21–35.
5. Hall SJ: Kinetic concepts for analyzing human motion. In: Hall SJ, ed. *Basic Biomechanics*. New York: McGraw-Hill, 1999:62–89.
6. Triano JJ: Interaction of spinal biomechanics and physiology. In: Haldeman S, ed. *Principles and Practice of Chiropractic*, 2nd edn. East Norwalk, CT: Appleton & Lange, 1992:225–257.
7. Threlkeld AJ: The effects of manual therapy on connective tissue. *Phys Ther* 72:893–902, 1992.
8. Teitz CC, Garrett WE, Jr., Miniaci A, et al.: Tendon problems in athletic individuals. *J Bone Joint Surg* 79A:138–152, 1997.
9. Panjabi M, Hult EJ, Crisco J, III, et al.: Biomechanical studies in cadaveric spines. In: Jayson MIV, ed. *The Lumbar Spine and Back Pain*. New York: Churchill Livingstone, 1992:133–135.
10. Norkin C, Levangie P: *Joint Structure and Function: A Comprehensive Analysis*. Philadelphia, PA: F.A. Davis, 1992.
11. Zarins B: Soft tissue injury and repair: biomechanical aspects. *Int J Sports Med* 3:9–11, 1982.
12. Johanson MA: Contributing factors in microtrauma injuries of the lower extremity. *J Back Musculoskel Rehabil* 2:12–25, 1992.
13. Noyes FR, Butler DL, Paulos LE, et al.: Intra-articular cruciate reconstruction. I: Perspectives on graft strength, vascularization and immediate motion after replacement. *Clin Orthop* 172:71–77, 1983.
14. Laros GS, Tipton CM, Cooper R: Influence of physical activity on ligament insertions in the knees of dogs. *J Bone Joint Surg* 53B:275–286, 1971.
15. Nimni ME: Collagen: Structure function and metabolism in normal and fibrotic tissue. *Semin Arthritis Rheum* 13:1–86, 1983.
16. Noyes FR, Torvik PJ, Hyde WB, et al.: Biomechanics of ligament failure: II. An analysis of immobilization, exercise, and reconditioning effects in primates. *J Bone Joint Surg* 56A:1406–1418, 1974.
17. Akizuki S, Mow VC, Muller F, et al.: Tensile properties of knee joint cartilage: I. Influence of ionic condition, weight bearing, and fibrillation on the tensile modulus. *J Orthop Res* 4:379–392, 1986.
18. Roth V, Mow VC: The intrinsic tensile behavior of the matrix of bovine articular cartilage and its variation with age. *J Bone Joint Surg* 62A:1102–1117, 1980.
19. Viidik A: On the rheology and morphology of soft collagenous tissue. *J Anat* 105:184, 1969.
20. Butler DL, Grood ES, Noyes FR, et al.: Biomechanics of ligaments and tendons. *Exerc Sport Sci Rev* 6:125–181, 1978.
21. Cohen NP, Foster RJ, Mow VC: Composition and dynamics of articular cartilage: Structure, function, and maintaining healthy state. *J Orthop Sports Phys Ther* 28:203–215, 1998.
22. Mankin HJ, Mow VC, Buckwalter JA, et al.: Form and function of articular cartilage. In: Simon SR, ed. *Orthopaedic Basic Science*. Rosemont, IL: American Academy of Orthopaedic Surgeons, 1994:1–44.
23. O'Driscoll SW: The healing and regeneration of articular cartilage. *J Bone Joint Surg* 80A:1795–1812, 1998.
24. Woo SL-Y, An K-N, Arnoczky SP, et al.: Anatomy, biology, and biomechanics of tendon, ligament, and meniscus. In: Simon S, ed. *Orthopaedic Basic Science*. Rosemont, IL: American Academy of Orthopaedic Surgeons, 1994:45–87.
25. Amiel D, Kleiner JB: Biochemistry of tendon and ligament. In: Nimni ME, ed. *Collagen*. Boca Raton, FL: CRC Press, 1988:223–251.
26. Francois RJ: Ligament insertions into the human lumbar vertebral body. *Acta Anat* 91:467–480, 1975.
27. Attarian DE, McCracken HJ, Devito DP, et al.: Biomechanical characteristics of human ankle ligaments. *Foot Ankle* 6:54–58, 1985.
28. Beynnon B, Howe JG, Pope MH, et al.: The measurement of anterior cruciate ligament strain in vivo. *Int Orthop* 16:1–12, 1992.
29. Reid DC: *Sports Injury Assessment and Rehabilitation*. New York: Churchill Livingstone, 1992.
30. Frost HM: Does the ligament injury require surgery? *Clin Orthop* 49:72, 1966.
31. Hamerman D: Aging and the musculoskeletal system. *Ann Rheum Dis* 56:578–585, 1997.
32. Kalu DN, Masoro EJ: The biology of aging, with particular reference to the musculoskeletal system. *Clin Geriatr Med* 4:257–267, 1988.
33. Weigel J, Alexander JW: Aging and the musculoskeletal system. *Vet Clin North Am Small Anim Pract* 11:749–764, 1981.
34. Clement DB, Taunton JE, Smart GW: Achilles tendinitis and peritendinitis: Etiology and treatment. *Am J Sports Med* 12:179–183, 1984.
35. James SL, Bates BT, Osternig LR: Injuries to runners. *Am J Sports Med* 6:40–49, 1978.
36. Ilfeld FW: Can stroke modification relieve tennis elbow? *Clin Orthop Rel Res* 276:182–186, 1992.
37. Vereeke West R, Fu F: *Soft Tissue Physiology and Repair, Orthopaedic Knowledge Update 8: Home Study Syllabus*. Rosemont, IL: American Academy of Orthopaedic Surgeons, 2005:15–27.
38. Almekinders LC, Temple JD: Etiology, diagnosis and treatment of tendonitis: An analysis of the literature. *Med Sci Sports Exerc* 30:1183–1190, 1998.
39. Bureau of Labor Statistics: Occupational Injuries and Illness in the United States by Industry 1988. Bulletin 2368, 1990.
40. Renstrom P: Sports traumatology today: A review of common current sports injury problems. *Ann Chir Gynaecol* 80:81–93, 1991.
41. Leadbetter WB: Cell-matrix response in tendon injury. *Clin Sports Med* 11:533–578, 1992.
42. Nirschl RP: Tennis elbow tendinosis: Pathoanatomy, nonsurgical and surgical management. In: Gordon SL, Blair SJ, Fine LJ, eds. *Repetitive Motion Disorders of the Upper Extremity*. Rose-mont, IL: American Academy of Orthopaedic Surgeons, 1995:467–479.

---

*Questões adicionais para testar seu conhecimento deste capítulo podem ser encontradas (em inglês) em Online Learning Center para *Orthopaedic Assessment, Evaluation, and Intervention*, em www.duttononline.net. As respostas para as questões anteriores são apresentadas no final deste livro.

43. Jozsa LG, Kannus P: Overuse injuries of tendons. In: Jozsa LG, Kannus P, eds. *Human Tendons: Anatomy, Physiology, and Pathology*. Champaign, IL: Human Kinetics, 1997:164–253.
44. Kannus P, Jozsa L: Histopathological changes preceding spontaneous rupture of a tendon. A controlled study of 891 patients. *J Bone and Joint Surg* 73A:1507–1525, 1991.
45. Sinaki M: Osteoporosis. In: Joel A, DeLisa JB, eds. *Rehabilitation Medicine: Principles and Practice,* 2nd edn. Philadelphia, PA: JB Lippincott, 1993:1018–1035.
46. Rosen CJ, Kessenich CR: The pathophysiology of osteoporosis. In: CJ R, ed. *Current Clinical Practice—Osteoporosis: Diagnostic and Therapeutic Principles*. Totowa, NJ: Humana Press, 1996:47–64.
47. Carter D, Hayes W: Bone compressive strength. *Science* 194:1174–1176, 1976.
48. Wolff J: *The Law of Remodeling* (Maquet P, Furlong R, (Trans)). Berlin: Springer-Verlag, 1986 (1892).
49. Frost HM: Suggested fundamentals and concepts in skeletal physiology. *Calcif Tissue Int* 52:1–4, 1993.
50. Thomas J, Doherty SM: HIV infection—A risk factor for osteoporosis. *J Acquir Immune Defic Syndr* 33:281–291, 2003.
51. Eisele SA, Sammarco GJ: Fatigue fractures of the foot and ankle in the athlete. *Instr Course Lect* 42:175–183, 1993.
52. Kanis JA, McCloskey EV, Beneton MNC, et al.: Bone measurements with DXA and ultrasound: Diagnostic and prognostic use. In: Papapoulos SE, Lips P, Pols HAP, et al., eds. *Osteoporosis 1996, Proceedings of the 1996 World Congress on Osteoporosis*. Amsterdam, the Netherlands, Elsevier Science, 1996:181–190.
53. Gordon EJ: Diagnosis and treatment of common shoulder disorders. *Med Trial Tech Q* 28:25–73, 1981.
54. Neviaser TJ: The role of the biceps tendon in the impingement syndrome. *Orthop Clin North Am* 18:383–386, 1987.
55. Nitz AJ: Physical therapy management of the shoulder. *Phys Ther* 66:1912–1919, 1986.
56. Buckingham RB: Bursitis and tendinitis. *Compr Ther* 7:52–57, 1981.
57. Reilly J, Nicholas JA: The chronically inflamed bursa. *Clin Sports Med* 6:345–370, 1987.
58. Ho G, Jr., Tice AD, Kaplan SR: Septic bursitis in the prepatellar and olecranon bursae: An analysis of 25 cases. *Ann Intern Med* 89:21–27, 1978.
59. Frey CC, Rosenburg Z, Shereff M, et al.: The retrocalcaneal bursa: Anatomy and bursography. *Foot Ankle* 13:203–207, 1982.
60. Huijbregts PA: Muscle injury, regeneration, and repair. *J Manipulative Physiol Ther* 9:9–16, 2001.
61. Garrett WE: Muscle strain injuries. *Am J Sports Med* 24:S2–S8, 1996.
62. Lehto MU, Jarvinen MJ: Muscle injuries, their healing process and treatment. *Ann Chir Gynaecol* 80:102–108, 1991.
63. Jarvinen TA, Kaariainen M, Jarvinen M, et al.: Muscle strain injuries. *Curr Opin Rheumatol* 12:155–161, 2000.
64. Kalimo H, Rantanen J, Jarvinen M: Soft tissue injuries in sport. In: Jarvinen M, ed. *Balliere's Clinical Orthopaedic*s. London: Bailliere Tindall 1997:1–24.
65. Jurvelin J, Kiviranta I, Tammi M, et al.: Softening of canine articular cartilage after immobilization of the knee joint. *Clin Orthop* 207:246–252, 1986.
66. Behrens F, Kraft EL, Oegema TR Jr.: Biochemical changes in articular cartilage after joint immobilization by casting or external fixation. *J Orthop Res* 7:335–343, 1989.
67. Salter RB, Field P: The effects of continuous compression on living articular cartilage. *J Bone Joint Surg* 42A:31–49, 1960.
68. Salter RB, Simmonds DF, Malcolm BW, et al.: The biological effect of continuous passive motion on the healing of full-thickness defects in articular cartilage. *J Bone Joint Surg* 62A:1232–1251, 1980.
69. Haapala J, Arokoski JP, Hyttinen MM, et al.: Remobilization does not fully restore immobilization induced articular cartilage atrophy. *Clin Orthop* 362:218–229, 1999.
70. Deyo RA: Measuring functional outcomes in therapeutic trials for chronic disease. *Control Clin Trials* 5:223, 1984.
71. Akeson WH, Amiel D, Woo SL-Y: Immobility effects on syn-ovial joints: The pathomechanics of joint contracture. *Biorheology* 17:95–110, 1980.
72. Akeson WH, Amiel D, Abel MF, et al.: Effects of immobilization on joints. *Clin Orthop* 219:28–37, 1987.
73. Akeson WH, Woo SL, Amiel D, et al.: The connective tissue response to immobility: Biochemical changes in periarticular connec-tive tissue of the immobilized rabbit knee. *Clin Orthop* 93:356–362, 1973.
74. Bailey DA, Faulkner RA, McKay HA: Growth, physical activity, and bone mineral acquisition. In: Hollosky JO, ed. *Exercise and Sport Sciences Review*s. Baltimore, MD: Williams and Wilkins, 1996:233–266.
75. Lane JM, Riley EH, Wirganowicz PZ: Osteoporosis: Diagnosis and treatment. *J Bone Joint Surg* 78A:618–632, 1996.
76. Harris WH, Heaney RP: Skeletal renewal and metabolic bone disease. *N Engl J Med* 280:193–202, 253–259, 303–311, 1969.
77. Donaldson CL, Hulley SB, Vogel JM, et al.: Effect of prolonged bed rest on bone mineral. *Metabolism* 19:1071–1084, 1970.
78. Mazess RB, Whedon GD: Immobilization and bone. *Calcif Tiss Int* 35:265–267, 1983.
79. Rosen JF, Wolin DA, Finberg L: Immobilization hypercalcemia after single limb fractures in children and adolescents. *Am J Dis Child* 132:560–564, 1978.
80. Crane CW, Picou D, Smith R, et al.: Protein turnover in patients before and after elective orthopaedic operations. *Br J Surg* 64:129–133, 1977.
81. Birkhahn RH, Long CL, Fitkin D, et al.: Effects of major skeletal trauma on whole body protein turnover in man measured by L-(1,14c)-Leucine. *Surgery* 88:294–300, 1980.
82. Arnold J, Campbell IT, Samuels TA, et al.: Increased whole body protein breakdown predominates over increased whole body protein synthesis in multiple organ failure. *Clin Sci* 84:655–661, 1993.
83. Kasper CE, Talbot LA, Gaines JM: Skeletal muscle damage and recovery. *AACN Clinical Issues* 13:237–247, 2002.
84. McNeil PL, Khakee R: Disruptions of muscle fiber plasma membranes: Role in exercise-induced damage. *Am J Pathol* 140:1097–1109, 1992.
85. Booher JM, Thibodeau GA: The body's response to trauma and environmental stress. In: Booher JM, Thibodeau GA, eds. *AthleticInjury Assessment,* 4th edn. New York: McGraw-Hill, 2000:55–76.

CAPÍTULO 5

PROCESSO DE CICATRIZAÇÃO

OBJETIVOS DO CAPÍTULO

▶ **Ao concluir o capítulo, o leitor será capaz de:**

1. Descrever os vários tipos de lesões nos tecidos.

2. Descrever a etiologia e a fisiopatologia das lesões musculoesqueléticas associadas aos diferentes tipos de tecidos do corpo humano.

3. Descrever a fisiologia e a fisiopatologia no processo de cicatrização.

4. Identificar fatores que podem impedir o processo de cicatrização.

5. Descrever os estágios da cicatrização para os diversos tecidos musculoesqueléticos.

VISÃO GERAL

O processo de cicatrização é um fenômeno complexo que ocorre após uma lesão ou doença. As lesões no sistema musculoesquelético resultam de uma ampla variedade de causas.[1-4] Este capítulo descreve a fisiologia da cicatrização para cada um dos principais componentes do sistema musculoesquelético. O Capítulo 10 apresenta as implicações desses processos de cicatrização nas intervenções em lesões musculoesqueléticas.

Lesões musculoesqueléticas

Com exceção do tecido ósseo, todos os outros tecidos do corpo humano são considerados como *tecidos moles*. As lesões no tecido mole podem ser classificadas como primárias ou secundárias. As lesões primárias podem ser autoinfligidas, causadas por outro indivíduo ou entidade ou pelo ambiente.[5-8] As lesões secundárias são, essencialmente, a resposta inflamatória que ocorre após a lesão primária.[9] Estas últimas podem ser subclassificadas em lesões agudas, crônicas ou agudas sobre crônicas.

▶ *Agudas.* As lesões agudas são resultantes de trauma direto ou de sobrecargas bruscas nos tecidos musculoesqueléticos. Essas lesões macrotraumáticas incluem fraturas e luxações, sendo que a intervenção imediata destas está fora do objetivo da fisioterapia, e subluxações, entorses e distensões, que compõem a maioria das condições observadas em clínicas de fisioterapia. Além disso, o fisioterapeuta pode tratar contusões resultantes da compressão excessiva nos tecidos moles, com a consequente ruptura das fibras musculares e sangramento intramuscular.[10] Os fatores comuns das lesões no tecido mole são a inflamação e a degeneração, ou ambas, no local da lesão. O processo é necessário para a cicatrização do tecido e a maioria dos sintomas associados com a inflamação aguda cede em duas semanas (ver seção "Estágios da cicatrização dos tecidos moles"). A inflamação que persiste além desse período é chamada de inflamação crônica e pode resultar em destruição do tecido circundante.[11] Uma vez que as lesões agudas às vezes resultam em inflamação crônica, a prevenção desta última é um objetivo frequente no estágio agudo da inflamação.

▶ *Crônicas.* As lesões crônicas são distinguidas das agudas pelo tipo de trauma, o tempo da resposta inflamatória e as diferenças histopatológicas (ver seção "Estágios da cicatrização dos tecidos moles"). Os exemplos de lesões microtraumáticas incluem tendinite, tenossinovite, bursite e sinovite. As lesões crônicas envolvem, em geral, alguma forma de irritação mecânica (sobrecarga repetitiva cumulativa, mecânica incorreta ou resistência friccional) em grau que se estende além da capacidade de autorreparação do tecido (ver seção "Estágios da cicatrização dos tecido moles"). Assim, o tratamento eficiente das lesões crônicas requer a identificação e a correção de todos os fatores etiológicos que contribuem para a lesão.

▶ *Agudas sobre crônicas.* Esse tipo de lesão apresenta-se como a ruptura abrupta de um tecido previamente danificado ou cicatrizado e ocorre quando a carga aplicada é muito grande para o nível de reparo ou remodelagem do tecido.

Curiosidade Clínica

A tensão excessiva nos tecidos moles é sustentada pelo colágeno dentro do tecido. Embora as fibras de colágeno tenham a capacidade de alongar, se distendidas excessivamente, ocorre a falha sequencial (ver Cap. 4).

Cicatrização do tecido mole

Pesquisas continuam oferecendo grande quantidade de informações sobre os eventos biocelulares resultantes de lesão nos tecidos, bem como os fatores que interferem na progressão natural desses eventos. Felizmente, a maioria das lesões agudas do tecido mole cicatriza sem complicações em uma série previsível de etapas (Fig. 5-1). Contudo, essas lesões podem envolver anormalidades na cicatrização em decorrência de algumas complicações, tais como infecção, comprometimento da circulação e neuropatias. Essas lesões podem causar grandes estresses físicos e psicológicos nos pacientes e em suas famílias, exigindo, com frequência, intervenções externas, como cirurgias.

Estágios da cicatrização dos tecidos moles

Os principais estágios da cicatrização do tecido mole (Tab. 5-1) incluem coagulação e inflamação (agudo), que inicia logo após a ocorrência da lesão; processo migratório e proliferativo (subagudo), que inicia depois de alguns dias e inclui os principais processos de cicatrização; e processo de remodelação (crônico), que pode durar até um ano, e é responsável pela formação do tecido cicatricial e o desenvolvimento de tecido novo.[5,12-16]

Embora a simplificação dos eventos complexos da cicatrização em categorias separadas facilite a compreensão do fenômeno, na realidade, esses eventos ocorrem como uma mistura de diferentes reações, nos campos espacial e temporal (Fig. 5-1).[17] Alguns fatores parecem determinar o prognóstico para a cicatrização (Tab. 5-2). O fator mais importante que regula a linha de tempo regional da cicatrização é o fluxo sanguíneo suficiente.[16]

Estágio de inflamação e coagulação

Esse estágio, que reflete o tipo de estímulo, é limitado pelo tempo. As lesões de tecido mole desencadeiam um processo que representa a reação imediata do organismo a traumas.[16,19] A reação que ocorre logo após uma lesão inclui uma série de eventos defensivos que envolvem o reconhecimento de patógenos e a preparação de uma reação contra eles. Essa reação envolve a coagulação e a inflamação.

Um componente significativo do sistema de defesa do organismo é o desenvolvimento de exsudação tecidual. Logo após uma lesão nos tecidos, o fluxo sanguíneo capilar é interrompido, causando hipoxia na área. O período inicial de vasoconstrição, que dura entre 5 e 10 minutos, inicia a fase inflamatória, quando ocorre um período de vasodilatação e extravasamento dos constituintes sanguíneos.[16] O sangue extravasado contém plaquetas, que secretam substâncias que formam um coágulo para evitar sangramento e infecção, limpar os tecidos mortos e nutrir os leucócitos. Essas substâncias incluem macrófagos e fibroblastos.[20] A coagulação e a liberação de plaquetas resulta na excreção do fator de crescimento derivado de plaquetas (PDGF),[21] do fator plaquetário 4,[22] do fator alfa de transformação do crescimento (TGF-α),[23] e do fator beta de transformação do crescimento (TGF-β).[24] As principais funções das células ricas em exsudatos de tecidos são fornecer células capazes de produzir os componen-

TABELA 5-1 Estágios da cicatrização de lesões

Estágio	Características gerais
Coagulação e inflamação (agudo)	A área apresenta-se vermelha, quente, edemaciada e dolorida A dor está presente sem qualquer movimento na área envolvida Em geral dura de 48 a 72 horas, podendo durar de 7 a 10 dias
Migratório e proliferativo (subagudo)	A dor em geral ocorre com a atividade ou movimentos na área envolvida Em geral dura de 10 dias a 6 semanas
Remodelação (crônico)	A dor em geral ocorre após alguma atividade Em geral dura de 6 semanas a 12 meses

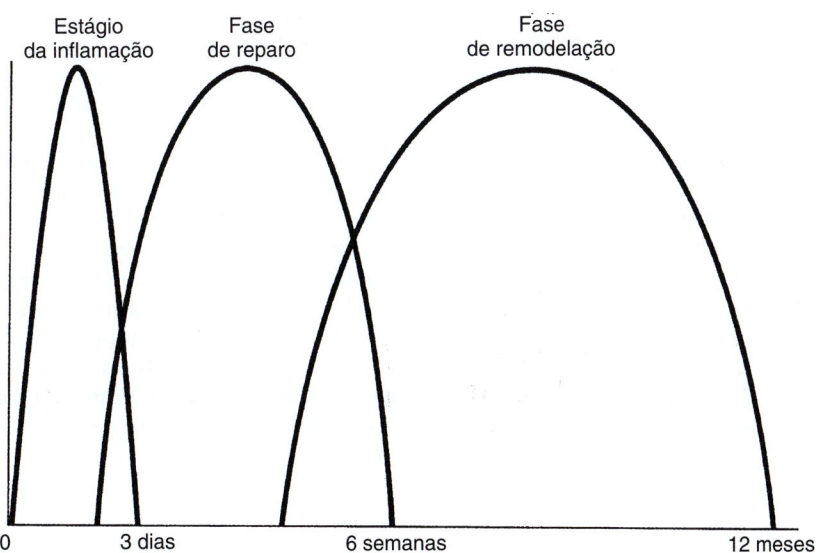

FIGURA 5-1 Estágios da resposta dos tecidos moles à lesão. (Reproduzida, com a permissão, de Brukner P and Khan K: *Clinical Sports Medicine*, 3rd edn. Sydney, Austrália: McGraw-Hill, 2007: 176.)

TABELA 5-2 Fatores prognósticos de lesões musculares

Parâmetro	Fatores prognósticos positivos	Fatores prognósticos negativos
Local	Rupturas ventrais Contusões intermusculares	Rupturas nas junções miotendíneas Contusões intramusculares
Gravidade	Rupturas parciais (primeiro grau e segundo grau leve) Primeira lesão	Rupturas completas (rupturas graves de segundo e terceiro graus) Nova ruptura
Sinais clínicos	Perda mínima da amplitude Edema mínimo Pouca dor	Perda significativa da amplitude Edema tenso óbvio Dor extrema
Complicações	Função geralmente preservada Síndrome compartimental rara Miosite ossificante pouco provável Frequente resolução completa Esperada resolução inicial	Perda de função Síndromes compartamentais com grandes hemorragias Maior predominância de miosite ossificante Tendência a rupturas recorrentes Possível incapacidade prolongada

Reid DC: *Sports Injury Assessment and Rehabilitation*. New York: Churchill Livingstone, 1992. Com permissão de Churchill Livingstone.

tes e os mediadores biológicos necessários para a reconstrução direta do tecido danificado, diluir as toxinas microbianas e remover os agentes contaminantes presentes na lesão.[17]

A inflamação é mediada pelas substâncias quimiotáxicas, incluindo as anafilatoxinas, que atraem os neutrófilos e os monócitos.

▶ *Neutrófilos.* Os neutrófilos são células sanguíneas brancas do subgrupo de leucócitos polimorfonucleares (PMN) (os outros subgrupos são os eosinófilos e os basófilos), preenchidos com grânulos de produtos químicos tóxicos (fagócitos) que lhes permitem fazer a ligação com os microrganismos, internalizá-los e matá-los.

▶ *Monócitos.* Os monócitos são células sanguíneas brancas pertencentes ao subgrupo de leucócitos mononucleares (o outro subgrupo são os linfócitos). Os monócitos migram para os tecidos, evoluem para macrófagos e proporcionam defesas imunológicas contra muitos organismos infecciosos. Os macrófagos servem para orquestrar uma resposta de "longo prazo" às células lesionadas subsequente à resposta aguda.[25]

A função das células sanguíneas brancas do estágio inflamatório é eliminar as substâncias estranhas na lesão, aumentar a permeabilidade vascular e promover a atividade fibroblástica.[25] Outros componentes celulares incluem células auxiliares locais imunes, como as endoteliais, os mastócitos e os fibroblastos dos tecidos. Os leucócitos polimorfonucleares, por meio de sua atividade "respiratória explosiva" característica, produzem radicais aniônicos superóxidos, conhecidos por sua relevância na defesa contra bactérias e outros patógenos.[26] O superóxido é convertido rapidamente em uma forma de membrana permeável, peróxido de oxigênio (H_2O_2), pela atividade do superóxido dismutase ou mesmo de forma espontânea.[25] A liberação de H_2O_2 promove a formação de outros oxidantes mais estáveis (meia-vida mais longa), incluindo o ácido hipocloroso, as cloraminas e os aldeídos.[25] As células fagocitárias que iniciam as respostas inatas do sistema imune produzem um conjunto de citocinas pró-inflamatórias (p. ex., TNF-α, IL-1 e IL-6) sob a forma de uma cascata, que amplifica as respostas inflamatórias locais, influencia as respostas adaptativas do sistema imune e serve para sinalizar ao SNC respostas inflamatórias. A extensão e a gravidade da resposta inflamatória depende do tamanho e do tipo de lesão e do tecido da sua vascularização.[8,14,27-29]

A vasodilatação local é promovida pelos produtos biologicamente ativos das cascatas de complementos e de cinina:[17]

▶ A cascata de complemento envolve 20 ou mais proteínas que circulam por todo o corpo de forma inativa.[17] Após a lesão, a ativação da cascata de complementos produz uma grande variedade de proteínas com atividades essenciais à cicatrização.

▶ A cascata de cinina é responsável pela transformação da enzima inativa de calicreína, que está presente no sangue e nos tecidos, em sua forma ativa, a bradicinina. Esta contribui, também, para a produção de exsudatos de tecidos pela promoção da vasodilatação e da permeabilidade aumentada das paredes dos vasos.[30]

Devido à variedade de respostas vasculares e de outras respostas fisiológicas, esse estágio de cicatrização agudo é caracterizado por edema, hiperemia, calor e impedimento ou perda da função. Há um aumento na permeabilidade das vênulas, das proteínas plasmáticas e dos leucócitos que vazam para o local da lesão, resultando em edema.[31,32] Um novo estroma, muitas vezes chamado de tecido de granulação, começa a surgir no espaço da ferida cerca de quatro dias após a lesão.[31,32] A remoção completa das impurezas das lesões marca o final do processo inflamatório.

Este estágio é caracterizado por dor em repouso ou em movimento ativo, ou quando um estresse específico é aplicado à estrutura lesionada. A dor, se for muito grave, pode resultar em defesa muscular e em perda de função.

São reconhecidos dois principais tipos de inflamação: a resposta inflamatória aguda normal e a resposta inflamatória anormal, crônica ou persistente. As causas comuns para a resposta inflamatória crônica persistente incluem agentes infecciosos, viroses persistentes, formação de cicatrizes hipertróficas, suprimento sanguíneo insuficiente, edema, trauma mecânico repetitivo, tensão excessiva no local da ferida e reações de hipersensibilidade.[33,34] Infiltrações com predominância de monócitos, angiogênese e mudanças fibrosas são as condições morfológicas mais características da inflamação crônica. Essa perpetuação da inflamação envolve a ligação da mieloperoxidase neutrofílica ao receptor de manose macrofágica.[35]

Estágio migratório e proliferativo

O segundo estágio da cicatrização tecidual, caracterizado pela migração e pela proliferação, sobrepõe-se à fase de inflamação. As mudanças características dessa etapa incluem crescimento capilar e formação de tecido granulado, proliferação de fibroblastos com síntese de colágeno e aumento na atividade dos macrófagos e dos matócitos. Esse estágio é responsável pelo desenvolvimento da resistência da lesão à tensão.

Após a base da lesão estar livre do tecido necrótico, o organismo começa a trabalhar no processo de fechamento. O tecido conjuntivo de lesões em fase de cicatrização é primariamente composto de colágenos Tipos I e III,[36] várias células, vasos e uma matriz contendo glicoproteínas e proteoglicanos. A proliferação de colágeno é o resultado das ações dos fibroblastos que foram atraídos para a área e estimulados a multiplicar os fatores de crescimento, como o PDGF; o TGF-β, o fator de crescimento de fibroblastos (FGF), o fator de crescimento epitelial (EGF), o fator 1 de crescimento semelhante a insulina (IGF) e os fatores de tecido, como a fibronectina.[17] Essa proliferação produz, em princípio, fibrinogênio e, em seguida, fibrina, que, por fim, se organiza em uma matriz do tipo colmeia em paredes afastadas do local lesionado.[37]

A matriz da lesão funciona como uma cola para prender as bordas juntas, proporcionando alguma proteção mecânica, enquanto evita a dispersão da infecção. Contudo, essa matriz possui baixa resistência à tensão sendo vulnerável à ruptura até ser substituída por uma matriz de colágeno. A matriz de colágeno facilita a angiogênese ao dar tempo e proteção aos vasos novos e friáveis. A angiogênese ocorre em resposta ao estado hipóxico criado pelo dano ao tecido, bem como a fatores liberados das células durante a lesão.[17]

O processo de neovascularização durante essa fase confere uma aparência granular ao ferimento, como resultado da formação de alças de vasos capilares e à migração de macrófagos, fibroblastos e células endoteliais dentro da matriz. Uma vez que a matriz de colágeno abundante tenha sido depositada na lesão, os fibroblastos param de produzir colágeno e o tecido granulado rico em fibroblasto é substituído por uma cicatriz relativamente acelular, marcando a fase final desse estágio.

O processo de reparo do tecido fibroso se passa de maneira gradual e pode durar de 5 a 15 dias, ou até várias semanas (Fig. 5-1), dependendo do tipo de tecido e da extensão do dano.[38] Após atingir esse estágio, a efusão ativa e o eritema local do estágio de inflamação desaparecem clinicamente. Contudo, uma efusão residual pode, ainda, permanecer e resistir à reabsorção.[39,40]

Estágio de remodelação

A otimização do ambiente da ferida diminui a duração das fases inflamatórias e proliferativas e protege os tecidos frágeis da ruptura durante a remodelação inicial. A fase de remodelação envolve a conversão do tecido de reparo inicial em tecido cicatricial. A longa fase de contração, remodelação e aumento da resistência à tensão na lesão pode durar até um ano. Os fibroblastos são responsáveis pela síntese, deposição e remodelamento da matriz extracelular. Após a deposição do tecido de granulação, alguns fibroblastos são transformados em miofibroblastos, que se acumulam nas margens da lesão e começam a tracionar as bordas para dentro, reduzindo o seu tamanho. O aumento nos colágenos de Tipos I e III e outros aspectos do processo de remodelação são responsáveis pela contração da lesão e pela formação de cicatrizes visíveis. As células epiteliais migram das bordas da lesão e continuam nesse processo até que células similares do lado oposto se encontrem. Esse tecido contraído, ou tecido cicatricial, é funcionalmente inferior ao tecido original, formando uma barreira para o oxigênio difuso e os nutrientes.[41] Por fim, a nova epiderme endurece pela produção de ceratina proteica. A cicatriz visível muda para a cor vermelha ou púrpura, que branqueia a uma leve pressão, resultando em um tom opaco durante sua maturação.

Os desequilíbrios na síntese e na degradação do colágeno durante a fase de cicatrização podem resultar na formação de cicatrizes hipertróficas ou na formação de queloides nas lesões superficiais. Se os tecidos cicatriciais ficarem imóveis, o reparo fibroso é fraco e nenhuma força influencia o colágeno; se não for submetida a tratamento, a cicatriz atinge menos de 20% de seu tamanho original.[42] A contração da cicatriz resulta do encadeamento cruzado da fibras e feixes de colágeno e das adesões entre o colágeno imaturo e os tecidos circundantes, produzindo hipomobilidade. Nas áreas onde a pele é solta e móvel, esse efeito é mínimo. Entretanto, em áreas como o dorso da mão, onde não há pele extra, a contração do ferimento pode ter um efeito significativo sobre a função. Assim, os esforços controlados devem sempre ser aplicados a um novo tecido cicatricial para evitar encurtamentos.[16,29] A formação de cicatrizes paralelamente à linha de força de uma determinada estrutura é menos vulnerável a novas lesões do que as cicatrizes perpendiculares àquelas linhas de força.[43]

> **Curiosidade Clínica**
>
> Apesar da presença do epitélio intacto no período de 3 a 4 semanas após a lesão, a força de tensão da lesão corresponde a cerca de 25% de seu valor normal. Vários meses depois, apenas 70 a 80% da força havia sido restaurada.[44] Isso parece demonstrar que o processo de remodelação pode durar muitos meses, ou mesmo anos, sendo fundamental a continuidade da aplicação de esforços controlados no tecido, mesmo tendo decorrido algum tempo após a cicatrização.[44]

Em geral, a fase de remodelação é caracterizada pela progressão de função e atividades livres de dor. Clinicamente, a resposta inflamatória crônica é caracterizada por sinais e sintomas de inflamação aguda (hiperemia, calor, edema e dor), mas em nível muito menor. De forma ideal, o paciente lesionado faz uma transição suave entre os vários estágios da cicatrização e a dor aguda e ardente é substituída por uma menos intensa, que evolui para um ponto indolor. Contudo, a resposta inflamatória crônica persistente resulta em liberação continuada de produtos inflamatórios e proliferação local de células mononucleares. Os macrófagos permanecem no tecido inflamado se a inflamação aguda não melhorar e começam a atrair grandes quantidades de fibroblastos, que invadem e produzem quantidades aumentadas de colágeno.[11] Essa falha durante a fase de cicatrização pode provocar mudanças patológicas no tecido. Muitas vezes, a produção excessiva de colágeno resulta da extensibilidade diminuída de uma articulação ou de uma estrutura do tecido mole. A características da inflamação crônica incluem a resposta fisiológica resistente às intervenções físicas e farmacológicas, resultando em falha da remodelação adequada, em reparos imperfeitos e em persistência dos sintomas.[34,45] Além disso, há risco de ocorrência de fibrose nas estruturas sinoviais, bem como nos tecidos extra-articulares, incluindo tendões e ligamentos, nas bolsas ou nos músculos (ver Cap. 10).

Cicatrização muscular

O músculo esquelético possui consideráveis capacidades regenerativas e o processo de sua regeneração após a lesão constitui uma cascata de eventos bem-estudados.[46-48] A capacidade de regeneração está primariamente baseada no tipo e na extensão da lesão.[10,49]

O processo essencial da regeneração muscular é semelhante, seja qual for a causa da lesão, embora o resultado e o tempo de regeneração variem de acordo com o tipo, a gravidade e a extensão da lesão (Tab. 5-2).[46] De forma mais ampla, existem três fases no processo de cicatrização de músculos lesionados: a fase destrutiva, a fase de reparo e a fase de remodelamento.[50]

Fase destrutiva

As fibras musculares e suas bainhas de tecido conjuntivo são totalmente rompidas, surgindo um espaço entre as extremidades das fibras musculares rompidas quando elas se retraem.[48] Essa fase é caracterizada pela necrose do tecido muscular, degeneração e infiltração pelos leucócitos PMN durante a formação de hematomas e edemas no local da lesão.

Fase de reparo

A fase de reparo envolve geralmente as seguintes etapas:

▶ *Formação de hematoma.* O espaço entre as extremidades rompidas das fibras é preenchido inicialmente por hematoma. Durante o primeiro dia, este é invadido por células inflamatórias, incluindo fagócitos, que começam a desfazer o coágulo sanguíneo.[48]

▶ *Formação da matriz.* O sangue derivado do encadeamento cruzado de fibronectina e fibrina forma a matriz primária, que age como suporte e local de ancoragem para a invasão de fibroblastos.[47,48] A matriz dá a força inicial para o tecido da lesão suportar as forças aplicadas sobre ele.[51] Os fibroblastos iniciam a síntese de proteínas da matriz extracelular.

▶ *Formação de colágeno.* A produção de colágeno do Tipo I pelos fibroblastos aumenta a resistência à tensão do músculo lesionado. A proliferação excessiva de fibroblastos pode levar à formação de tecido cicatricial denso, criando uma barreira mecânica que restringe ou retarda consideravelmente a regeneração completa das fibras musculares.[48,50]

Durante a primeira semana de cicatrização, o local da lesão é o ponto mais fraco da unidade miotendínea. Essa fase inclui a regeneração do músculo estriado, a produção de cicatriz do tecido conjuntivo e o crescimento capilar interno. A regeneração das miofibras tem início com a ativação das células-satélite, localizadas entre a lâmina basal e a membrana plasmática de cada miofibra.[52]

As células-satélite, células mioblásticas precursoras, proliferam-se para reconstituir a área lesionada.[49] Durante a regeneração muscular, presume-se que as substâncias tróficas liberadas pelo músculo lesionado ativem essas células.[53] Diferente das miofibras multinucleadas, essas células mononucleares mantêm o potencial miotótico e respondem aos sinais celulares, entrando no ciclo celular a fim de proporcionar o substrato para a regeneração e crescimento muscular.[52]

As células-satélite proliferam-se e diferenciam-se em miotubos multinucleares e, por fim, em miofibras, que amadurecem e aumentam de comprimento e diâmetro para cobrir a lesão muscular. Muitos desses mioblastos são capazes de fundir-se com as fibras necróticas existentes e podem evitar a degeneração completa das fibras musculares.[52]

O estágio final no processo regenerativo envolve a integração dos elementos neurais e a formação de uma junção neuromuscular funcional.[1,54] Se a continuidade da fibra muscular não é interrompida e a inervação, o suprimento vascular e a matriz extracelular estejam intactos, o músculo se regenera sem perda da arquitetura e da função normal do tecido.[55]

Fase de remodelamento

Nessa fase, o músculo regenerado amadurece e contrai-se com a reorganização do tecido cicatricial. Há, muitas vezes, restauração incompleta da capacidade funcional do músculo lesionado. A patologia dos danos musculoesqueléticos varia dependendo da causa inicial. Os danos musculares podem se desenvolver durante a imobilidade prolongada por hospitalização.[56] Uma das consequências potenciais da lesão muscular ou da inatividade é a atrofia. A quantidade de atrofia muscular depende do uso antes do repouso e da função do músculo.[56] Músculos antigravidade (como o quadríceps) tendem a ter atrofia maior do que os músculos antagonistas (como os isquiotibiais). As pesquisas têm evidenciado que uma simples série de exercícios protege contra o dano muscular, com os efeitos presentes entre seis semanas[57] e nove meses.[58]

A resistência muscular aos danos resulta de mudanças morfológicas excêntricas induzidas pelo exercício no número de sarcômeros conectados em série.[59] Esse achado serve de apoio ao início de um programa de recondicionamento com avanço gradual de atividades de intensidade mais baixa, com ações excêntricas mínimas para proteger contra o dano muscular (ver Cap. 6).[56,60]

Cicatrização do ligamento e do tendão

O processo de cicatrização do ligamento e do tendão é complexo. A resposta de cicatrização intrínseca não foi observada em ligamentos intra-articulares como o LCA, pois esses ligamentos possuem um suprimento sanguíneo limitado e o líquido sinovial pode inibir a resposta inflamatória.[61] A cicatrização de ligamentos e tendões extra-articulares, contudo, ocorre em quatro fases sobrepostas.

Fase I: hemorrágica

Após a ruptura do tecido, o espaço é rapidamente preenchido com um coágulo sanguíneo. Os leucócitos e linfócitos PMN aparecem dentro de algumas horas, disparados pelas citocinas liberadas dentro do coágulo. Os leucócitos e linfócitos PMN respondem aos sinais autócrino e parácrino para expandir a resposta inflamatória e recrutar outros tipos de células para o local da lesão.[54]

Fase II: inflamatória

Os macrófagos chegam dentro de 24 a 48 horas e são predominantemente do tipo celular durante vários dias. Eles executam fagocitose dos tecidos necróticos e secretam múltiplos tipos de fatores de crescimento que induzem à neovascularização e à formação de tecido de granulação. Por volta do terceiro dia depois da lesão, a ferida contém macrófagos, leucócitos PMN, linfócitos e células mesenquimatosas multipotenciais e plaquetas. As plaquetas liberam PDGF, TGF-β e EGF. Os macrófagos produzem FGF, TGF-α, TGF-β e PDGF básicos. Esses fatores de crescimento não são apenas quimiotáticos para fibroblastos e outras células, mas também estimulam a proliferação de fibroblasto e a síntese dos colágenos dos Tipos I, III e V, bem como as proteínas de não colagenosas.[62,63]

Fase III: proliferação

O último tipo celular a chegar no ferimento é o fibroblasto. Embora o debate continue, atualmente acredita-se que os fibroblastos sejam recrutados do tecido adjacente e da circulação sistêmica.[64] Esses fibroblastos possuem um retículo endoplasmático áspero abundante e começam a produzir colágeno e outras proteínas matriciais dentro de uma semana após a lesão. Por volta da segunda semana após a ruptura, o coágulo sanguíneo original torna-se mais bem organizado devido à proliferação celular e à matriz. Nesse ponto, inicia-se a formação de brotos capilares. O conteúdo total de colágeno é maior do que nos ligamentos ou nos tendões normais, mas a concentração de colágeno é menor e a matriz permanece desorganizada.

Fase IV: remodelamento e maturação

A fase IV é marcada pela diminuição gradual na celularidade do tecido cicatricial. A matriz torna-se mais densa e com orientação longitudinal. A quantidade de colágeno, o conteúdo de água e a proporção dos colágenos dos Tipos I a III começam a se aproximar aos níveis normais.[65] A sequência integrada de sinais bioquímicos e biomecânicos é essencial para o remodelamento do ligamento. Esses sinais regulam a expressão das proteínas estruturais e enzimáticas, incluindo enzimas de degradação, como colagenase, estromelisina e o ativador da plasmina.[62] O tecido cicatrizado continua o processo de amadurecimento durante muitos meses, mas nunca atingirá as características morfológicas normais ou as propriedades mecânicas.

As lesões ligamentares podem levar até três anos para cicatrizarem ao ponto de readquirir a resistência normal à tensão,[66] embora alguma resistência seja readquirida na quinta semana após a lesão, dependendo da gravidade.[13,67-69] Um ligamento pode ter 50% de sua resistência à tensão normal por volta dos seis meses após a lesão, 80% após um ano e 100% apenas depois de 1 a 3 anos.[70-72] As forças aplicadas ao ligamento durante sua recuperação ajudam a desenvolver a força na direção em que esta é aplicada.[70-74]

Cicatrização das cartilagens articulares

Sabe-se que a capacidade de reparo da cartilagem articular é limitada. As células de cartilagem, ou condrócitos, são responsáveis pela manutenção da matriz de cartilagem. A resposta de reparo da cartilagem articular varia com a profundidade da lesão.

As lesões da cartilagem articular que não penetram o osso subcondral ficam necróticas e não cicatrizam. Essas lesões em geral avançam para a degeneração da superfície articular.[75] Embora possam ocorrer respostas nos tecidos de vida curta, o suprimento de células e de matrizes não é o suficiente para reparar mesmo pequenos defeitos.[76,77]

As lesões que penetram o osso subcondral sofrem reparo como resultado do acesso à fonte de suprimento de sangue do osso.

Esses reparos são caracterizados como fibrosos, fibrocartilaginosos ou cartilagíneos do tipo hialino, conforme a espécie, a idade e localização e o tamanho da lesão.[78] Entretanto, tais tecidos reparadores, mesmo aqueles que se assemelharem histologicamente a cartilagens hialinas normais, diferem da cartilagem hialina normal do ponto de vista bioquímico e biomecânico. Assim, no período de seis meses, ocorrem fibrilação, fissura e mudanças degenerativas extensas nos tecidos reparadores em cerca de metade dos defeitos com espessura total.[79,80] De maneira similar, a cartilagem degenerativa vista na osteoartrose em geral não sofre nenhum tipo de reparo e deteriora-se de forma progressiva.[75]

> **Curiosidade Clínica**
>
> A viscossuplementação, ou infiltração intra-articular de ácido hialurônico, tem sido empregada no tratamento da osteoartrite. Os mecanismos de ação propostos resultam nas propriedades físicas do ácido hialurônico, bem como nos efeitos anti-inflamatórios, anabólicos, analgésicos locais e condroprotetores.[61] Numerosos estudos afirmam a efetividade de outros potenciais agentes condroprotetores, incluindo sulfato de condroitina e sulfato de glicosamina para o alívio dos sintomas da osteoartrite, com base em triagens clínicas e no acompanhamento a curto prazo.[61]

As atuais opções cirúrgicas de tratamento dos defeitos nas cartilagens com espessura total são o debridamento artroscópico simples, a artroplastia de abrasão, a microfratura, o implante de células de condrócitos autólogas e a mosaicoplastia com tecido autólogo ou enxerto fresco.[61,81,82] A pesquisa atual foca-se na indução de condrócitos recém-atraídos ou transplantados para amadurecerem ou condrócitos usando fatores de crescimento. As proteínas morfológicas do osso (PMO) são membros da superfamília do fator de transformação do crescimento e têm um papel regulador na diferenciação das células formadoras de cartilagem ou de osso.[61]

Cicatrização óssea

A cicatrização óssea é um processo fisiológico complexo que segue uma cascata ordenada de eventos. O aspecto marcante da cicatrização óssea, comparado com a cicatrização em outros tecidos, é que o reparo é feito pelo tecido original, e não pelo tecido cicatricial. A regeneração é, talvez, uma descrição melhor do que reparo. Isso está relacionado à capacidade de remodelação inerente ao osso intacto. Assim como outras formas de cicatrização, a regeneração da fratura óssea inclui os processos de inflamação, reparo e remodelamento; contudo, o tipo de cicatrização varia, pois depende do método de tratamento.

Em termos histológicos clássicos, a cicatrização de fraturas tem sido dividida em duas fases amplas: cicatrização primária e cicatrização secundária.

▶ Cicatrização primária, ou cicatrização cortical primária, é caracterizada por tentativas diretas do córtex de se restabelecer após ter sido interrompido. Na cicatrização cortical primária, o osso em um lado do córtex deve unir-se com o osso do lado oposto para restabelecer a continuidade mecânica.

▶ Cicatrização secundária envolve respostas no periósteo e tecidos moles externos com a formação subsequente de um calo. A maioria das fraturas realiza a cicatrização secundária.

Dentre essas fases mais amplas, o processo de cicatrização óssea envolve a combinação de ossificação intramembranosa e endocondral. Esses dois processos participam, na sequência do reparo da fratura, em, no mínimo, quatro estágios discretos de cicatrização: a fase de formação de hematoma (inflamação ou granulação), a fase de formação de calo mole (reparadora ou revascularização), a fase de formação de calo duro (maturação ou modelagem) e a fase de remodelamento.[83]

▶ *Fase de formação de hematoma (inflamatória).* Inicialmente, o volume de tecido no qual o novo osso será formado é preenchido com uma matriz, em geral incluindo um coágulo sanguíneo ou hematoma (Fig. 5-2).[61] Nessa fase, a matriz dentro do local da lesão é envolta por tecidos locais, também traumatizados, resultando em necrose focal e fluxo sanguíneo reduzido.[61] A resposta de cicatrização óssea efetiva inclui uma fase inflamatória inicial caracterizada pela liberação de uma variedade de produtos, como fibronectina, PDGF, TGF, aumento no fluxo sanguíneo regional, invasão de neutrófilos e monócitos, remoção de impurezas celulares e degradação do coágulo de fibrina local.

▶ *Fase de formação de calo mole (reparadora ou revascularização).* Essa fase é caracterizada pela formação de tecidos conjuntivos, incluindo cartilagem, e pela formação de novos capilares dos vasos pré-existentes (angiogênese). Durante os primeiros 7 a 10 dias de cicatrização da fratura, o periósteo é submetido a respostas de formação óssea intramembranosa, e a evidência histológica mostra formação de ossos reticulados oposta ao córtex, à distância de alguns milímetros do local da fratura. A diferenciação é bastante influenciada pela tensão de oxigênio local e pelo ambiente mecânico, bem como por sinais dos fatores de crescimento locais.[61] No meio da segunda semana, uma cartilagem abundante reveste o local da fratura e o tecido condroide inicia as preparações bioquímicas para realizar o processo de calcificação. Assim, o calo se torna uma estrutura triplamente coberta, consistindo em uma parte proliferadora externa, uma camada cartilagínea média e uma porção interna de novas trabéculas ósseas (Fig. 5-2). A porção da cartilagem é substituída com o osso durante o avanço da cicatrização.

▶ *Fase de formação de calo duro (modelagem).* Essa fase é caracterizada pela remoção sistemática da matriz inicial e dos tecidos que estavam no local, primariamente pela reabsorção osteoclástica e condroclástica e sua substituição por osso lamelar (osso reticulado) alinhado em resposta ao ambiente de carga local.[61] A calcificação da fratura no calo de cartilagem ocorre por um mecanismo quase idêntico àquele da placa de crescimento. Essa calcificação pode se desenvolver diretamente no tecido mesenquimatoso (Fig. 5-3) (intramembranoso) ou através do estágio intermediário da cartilagem (endocrondral ou rotas condroides). Os osteoblastos formam rapidamente o osso reticulado, mas o resultado é disposto de forma aleatória e mecanicamente fraco. A formação de pontes de fraturas por ossos reticulados constitui o fenômeno conhecido como união clínica. Assim que a cartilagem estiver calcificada, ela se torna o alvo para o crescimento interno dos vasos sanguíneos.

▶ *Fase de remodelagem.* Ao substituir a cartilagem por osso e converter o osso esponjoso em compacto, o calo é gradualmente remodelado. Durante essa fase, o osso reticulado é remodelado em osso lamelar mais forte pela ação conjunta de reabsorção de osteoclastos e formação de osteoblastos.

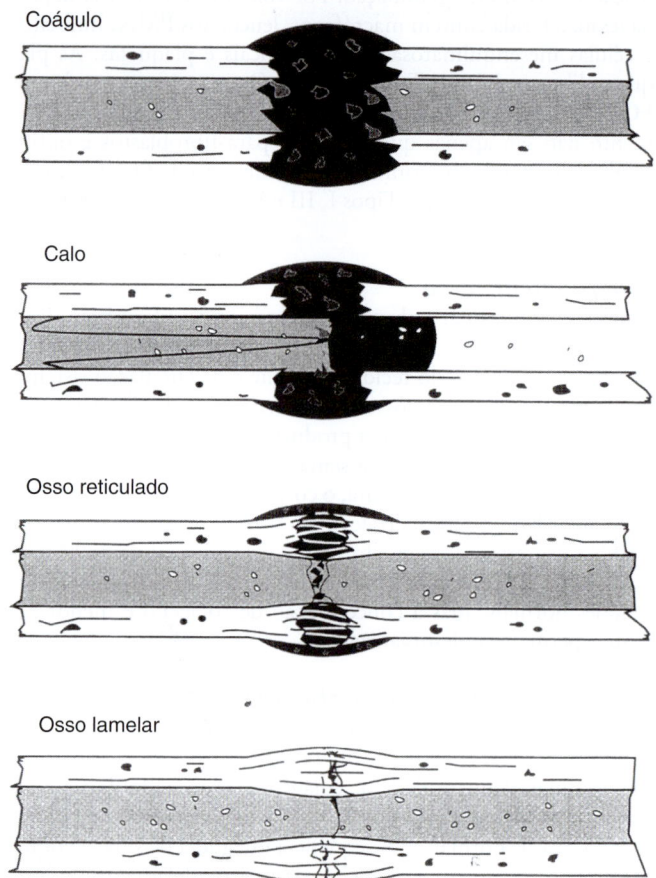

FIGURA 5-2 Estágios da cicatrização óssea. (Reproduzida, com a permissão, de Spivak JM, et al: *Orthopaedics: A Study Guide,* New York: McGraw-Hill, 1999: 53.)

Radiológica ou histologicamente, a formação de pontes no espaço da fratura é realizada por meio de três mecanismos:[83]

1. *Ponte intercortical (união cortical primária).* O mecanismo ocorre quando o espaço da fratura é reduzido pelo remodelamento cortical normal em condições de fixação rígida. Esse modo de cicatrização é o princípio atuante nas fixações internas rígidas.[84]

2. *Ligação por ponte de calos externos por meio de um osso novo proveniente do periósteo e dos tecidos moles ao redor da fratura.* Pequenos graus de movimento da fratura estimulam formação de calos externos.[85] Esse modo de cicatrização é o objetivo da imobilização funcional[86] e fixação intramedular (ver adiante).

3. *Ligação por ponte intramedular por meio de calos endósteos.* Os períodos normais de imobilização após uma fratura variam de três semanas, para ossos pequenos, a cerca de oito semanas, para os ossos maiores das extremidades. Durante o período de imobilização, os isométricos submáximos são iniciados. Assim que a tala for removida, é importante que os esforços controlados continuem a ser aplicados ao osso, pois o período de cicatrização óssea permanece por até um ano.[87,88]

O reparo ósseo pode ser significativamente afetado por condições favoráveis ou desfavoráveis. Um fator importante para

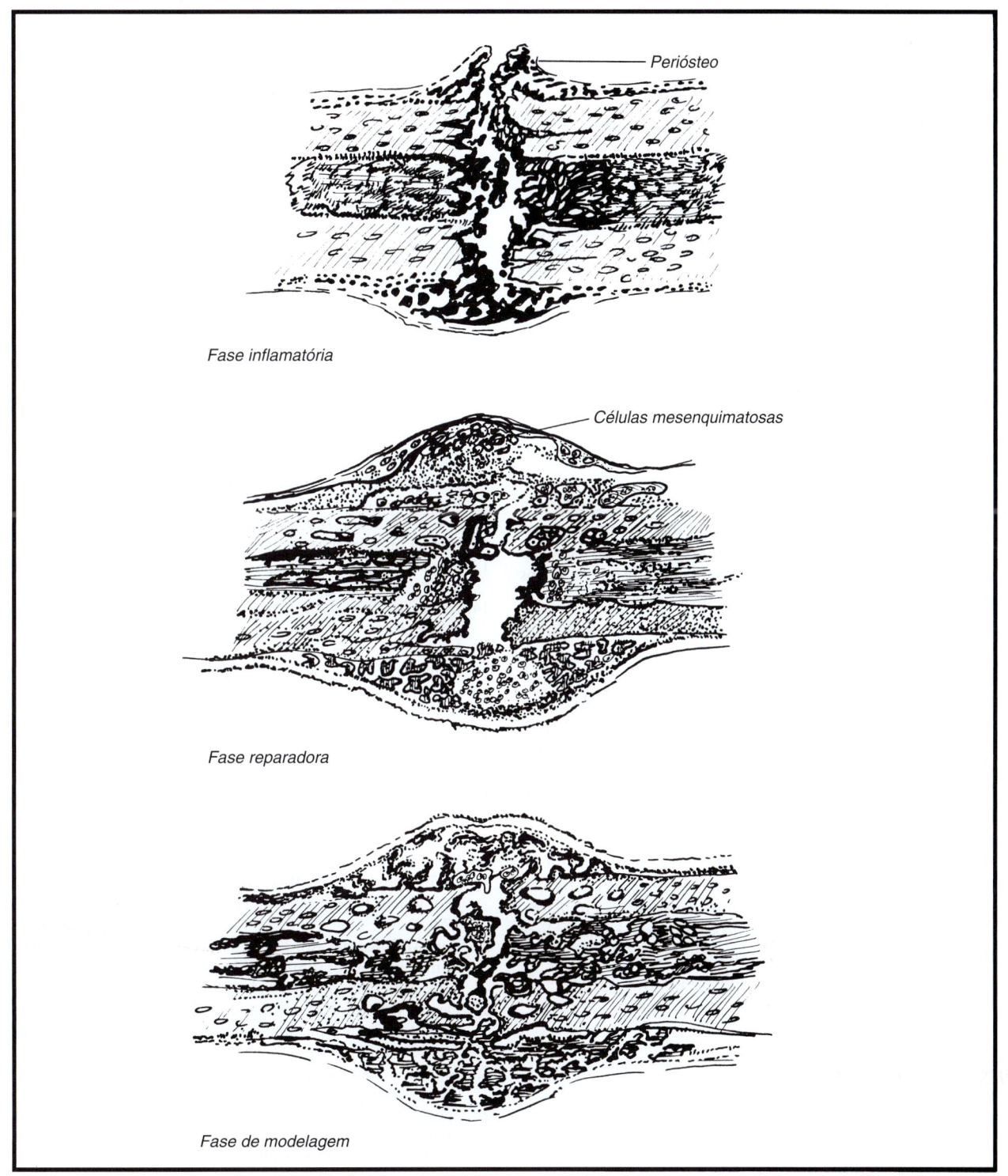

FIGURA 5-3 As várias fases da cicatrização da fratura. (Reproduzida, com permissão, de Simon RR, Koenigsknecht SJ: *Emergency Orthopedics, The Extremities*, 4th edn. New York: McGraw-Hill, 2001: 7.)

a cicatrização é a preservação do suprimento sanguíneo (ver adiante). O ambiente é outro fator modulador do processo de reparo; os hormônios têm impacto sobre a atividade osteoblástica e osteoclástica (Tab. 5-3). A restauração exitosa da morfologia óssea e da arquitetura interna é condicionante no processo de remodelagem. De acordo com a lei de Wolff (ver Cap. 4), os ossos se remodelam ao longo de linhas de esforço.[89] A remodelagem é constante, tendo em vista que o osso

TABELA 5-3 O efeito dos hormônios na cicatrização

Hormônio	Efeito na cicatrização	Mecanismo
Glicocorticoides	Negativo	Proliferação de calo diminuída
Calcitonina	Positivo	Atividade osteoclástica diminuída
Hormônio da tireoide	Positivo	Aumentos do índice de remodelamento ósseo
Hormônio da paratireoide	Positivo	Aumentos do índice de remodelamento ósseo
Hormônio do crescimento	Positivo	Aumento da quantidade

Reproduzida, com permissão, de Spivak JM, Di Cesare PE, Feldman DS, et al. eds. *Orthopaedics: A Study Guide.* New York: McGraw-Hill, 1999: 23-28.

lamelar é reabsorvido pelos osteoclastos e substituído com osso osteonal denso pelos osteoblastos.[90]

Os dois fatores determinantes fundamentais na cicatrização da fratura são o suprimento sanguíneo e o grau de movimento sofrido pelas extremidades de uma fratura.

▶ A angiogênese é o crescimento externo de novos capilares a partir dos vasos já existentes. O grau de angiogênese depende do tecido bem vascularizado em ambos os lados do espaço e da estabilidade mecânica suficiente para permitir que os novos capilares sobrevivam. A angiogênese leva à osteogênese.

▶ A quantidade de movimento entre as extremidades da fratura pode ser estimulante ou inibidora à cascata de formação óssea, dependendo de sua magnitude. Os movimentos interfragmentários excessivos impedem o estabelecimento da ligação de vasos sanguíneos intramedulares. Entretanto, pequenos graus de micromovimentos podem estimular o fluxo sanguíneo no local da fratura e a formação do calo periosteal.[91] As fraturas internamente fixadas de maneira rígida não produzem calo periosteal e cicatrizam pela combinação de calo endósteo e união cortical primária.[83] As unhas intermedulares bloqueiam a cicatrização endóstea, mas permitem movimento suficiente para disparar o calo endósteo.[83] A fixação externa, em particular com fios finos em suportes circulares, causam menos danos ao suprimento sanguíneo medular.[83] Esse tipo de fixação é capaz de fornecer estabilidade suficiente para permitir a rápida cicatrização endóstea, sem a formação de calos externos.[92]

QUESTÕES DE REVISÃO*

1. Explique a diferença entre lesões *primárias* e *secundárias*.
2. Resuma as diferenças entre *microtrauma* e *macrotrauma*.
3. Quais são os três principais estágios da cicatrização de lesões?
4. O que são neutrófilos?
5. Qual é a função dos monócitos no estágio inflamatório da cicatrização de lesões?

---

*Questões adicionais para testar seu conhecimento deste capítulo são encontradas (em inglês) em Online Learning Center para *Orthopaedic Assessment, Evaluation, and Intervention*, em www.duttononline.net. As respostas para as questões anteriores são apresentadas no final deste livro.

REFERÊNCIAS

1. Barlow Y, Willoughby J: Pathophysiology of soft tissue repair. *Br Med Bull* 48:698–711, 1992.
2. Biundo JJ, Jr., Irwin RW, Umpierre E: Sports and other soft tisue injuries, tendinitis, bursitis, and occupation-related syndromes. *Curr Opin Rheumatol* 13:146–149, 2001.
3. Cailliet R: *Soft Tissue Pain and Disability*. Philadelphia, PA: FA Davis, 1980.
4. Cummings GS: Comparison of muscle to other soft tissue in limiting elbow extension. *J Orthop Sports Phys Ther* 5:170, 1984.
5. Oakes BW: Acute soft tissue injuries: Nature and management. *Aust Fam Physician* 10:3–16, 1982.
6. Garrick JG: The sports medicine patient. *Nurs Clin North Am* 16:759–766, 1981.
7. Muckle DS: Injuries in sport. *J R Soc Health* 102:93–94, 1982.
8. Kellett J: Acute soft tissue injuries: A review of the literature. *Med Sci Sports Exerc* 18:5, 1986.
9. Prentice WE: Understanding and managing the healing process: In: Prentice WE, Voight ML, eds. *Techniques in Musculoskeletal Rehabilitation*. New York: McGraw-Hill, 2001:17–41.
10. Zarins B: Soft tissue injury and repair: Biomechanical aspects. *Int J Sports Med* 3:9–11, 1982.
11. Johanson MA: Contributing factors in microtrauma injuries of the lower extremity. *J Back Musculoskelet Rehabil* 2:12–25, 1992.
12. Van der Mueulin JHC: Present state of knowledge on processes of healing in collagen structures. *Int J Sports Med* 3:4–8, 1982.
13. Clayton ML, Wier GJ: Experimental investigations of ligamentous healing. *Am J Surg* 98:373–378, 1959.
14. Hunt TK: *Wound Healing and Wound Infection: Theory and Surgical Practice*. New York: Appleton-Century-Crofts, 1980.
15. Mason ML, Allen HS: The rate of healing of tendons. An experimental study of tensile strength. *Ann Surg* 113:424–459, 1941.
16. Singer AJ, Clark RAF: Cutaneous wound healing. *N Engl J Med* 341:738–746, 1999.
17. Wong MEK, Hollinger JO, Pinero GJ: Integrated processes responsible for soft tissue healing. *Oral Surg Oral Med Oral Pathol Oral Radiol Endod* 82:475–492, 1996.
18. Reid DC: *Sports Injury Assessment and Rehabilitation*. New York: Churchill Livingstone, 1992.
19. Bryant MW: Wound healing. *CIBA Clin Symp* 29:2–36, 1977.
20. Heldin C-H, Westermark B: Role of platelet-derived growth factor in vivo. In: Clark RAF, ed. *The Molecular and Cellular Biology of Wound Repair*, 2nd edn. New York: Plenum Press, 1996:249–273.
21. Katz MH, Kirsner RS, Eaglstein WH, et al: Human wound fluid from acute wounds stimulates fibroblast and endothelial cell growth. *J Am Acad Dermatol* 25:1054–1058, 1991.
22. Deuel TF, Senior RM, Chang D, et al: Platelet factor 4 is a chemotaxtic factor for neutrophils and monocytes. *Proc Natl Acad Sci* 74:4584–4587, 1981.
23. Schultz G, Rotatari DS, Clark W: Egf and Tgf[Alpha] in wound healing and repair. *J Cell Biochem* 45:346–352, 1991.
24. Sporn MB, Roberts AB: Transforming growth factor beta: Recent progress and new challenges. *J Cell Biol* 119:1017–1021, 1992.
25. Sen CK, Khanna S, Gordillo G, et al: Oxygen, oxidants, and antioxidants in wound healing: an emerging paradigm. *Ann N Y Acad Sci* 957:239–249, 2002.
26. Babior BM: Phagocytes and oxidative stress. *Am J Med* 109:33–44, 2000.
27. Amadio PC: Tendon and ligament. In: Cohen IK, Diegelman RF, Lindblad WJ, eds. *Wound Healing: Biomechanical and Clinical Aspects*. Philadelphia, PA: WB Saunders, 1992:384–395.
28. Peacock EE: *Wound Repair*, 3rd edn. Philadelphia, PA: WB Saunders, 1984.
29. Ross R: The fibroblast and wound repair. *Biol Rev* 43:51–96, 1968.

30. McAllister BS, Leeb-Lunberg LM, Javors MA, et al: Bradykinin receptors and signal transduction pathways in human fibroblasts: Integral role for extracellular calcium. *Arch Biochem Biophys* 304:294–301, 1993.
31. Evans RB: Clinical application of controlled stress to the healing extensor tendon: A review of 112 cases. *Phys Ther* 69:1041–1049, 1989.
32. Emwemeka CS: Inflammation, cellularity, and fibrillogenesis in regenerating tendon: Implications for tendon rehabilitation. *Phys Ther* 69:816–825, 1989.
33. Garrett WE, Lohnes J: Cellular and matrix response to mechan-ical injury at the myotendinous junction. In: Leadbetter WB, Buckwalter JA, Gordon SL, eds. *Sports-Induced Inflammation: Clinical and Basic Science Concepts*. Park Ridge, IL: American Academy of Orthopedic Surgeons, 1990:215–224.
34. Di Rosa F, Barnaba V: Persisting viruses and chronic inflammation: Understanding their relation to autoimmunity. *Immunol Rev* 164:17–27, 1998.
35. Lefkowitz DL, Mills K, Lefkowitz SS, et al: Neutrophil–macrophage interaction: A paradigm for chronic inflammation. *Med Hypotheses* 44:68–72, 1995.
36. Thomas DW, O'Neil ID, Harding KG, et al: Cutaneous wound healing: A current perspective. *J Oral Maxillofac Surg* 53:442–447, 1995.
37. Arem A, Madden J: Effects of stress on healing wounds: Intermittent non-cyclical tension. *J Surg Res* 42:528–543, 1971.
38. Merskey H, Bogduk N: Classification of chronic pain: Descriptions of chronic pain syndromes and definition of pain terms. *Report by the International Association for the Study of Pain Task Force on Taxonomy*, 2nd edn. Seattle, WA: IASP Press, 1994.
39. Safran MR, Zachazewski JE, Benedetti RS, et al: Lateral ankle sprains: A comprehensive review Part 2: Treatment and rehabil-itation with an emphasis on the athlete. *Med Sci Sports Exerc* 31:S438–447, 1999.
40. Safran MR, Benedetti RS, Bartolozzi AR, III., et al: Lateral ankle sprains: A comprehensive review: Part 1: Etiology, pathoanatomy, histopathogenesis, and diagnosis. *Med Sci Sports Exerc* 31:S429–437, 1999.
41. Chvapil M, Koopman CF: Scar formation: Physiology and pathological states. *Otolaryngol Clin North Am* 17:265–272, 1984.
42. Levenson SM, Geever EF, Crowley LV, et al: The healing of rat skin wounds. *Ann Surg* 161:293–308, 1965.
43. Farfan HF: The scientific basis of manipulative procedures. *Clin Rheum Dis* 6:159–177, 1980.
44. Orgill D, Demling RH: Current concepts and approaches to wound healing. *Crit Care Med* 16:899, 1988.
45. Stauber WT: Repair models and specific tissue responses in muscle injury. In: Leadbetter WB, Buckwalter JA, Gordon SL, eds. *Sports-Induced Inflammation: Clinical and Basic Science Concepts*. Park Ridge, IL: American Academy of Orthopedic Surgeons, 1990:205–213.
46. Allbrook DB: Skeletal muscle regeneration. *Muscle Nerve* 4:234–245, 1981.
47. Hurme T, Kalimo H: Activation of myogenic precursor cells after muscle injury. *Med Sci Sports Exerc* 24:197–205, 1992.
48. Hurme T, Kalimo H, Lehto M, et al: Healing of skeletal muscle injury: An ultrastructural and immunohistochemical study. *Med Sci Sports Exerc* 23:801–810, 1991.
49. Kasemkijwattana C, Menetrey J, Bosch P, et al: Use of growth factors to improve muscle healing after strain injury. *Clinical Orthop* 370:272–285, 2000.
50. Kalimo H, Rantanen J, Jarvinen M: Soft tissue injuries in sport. In: Jarvinen M, ed. *Balliere's Clinical Orthopaedics*. London: Balliere Tindall, 1997:1–24.
51. Lehto M, Duance VJ, Restall D: Collagen and fibronectin in a heal-ing skeletal muscle injury: An immunohistochemical study of the effects of physical activity on the repair of the injured gastrocne-mius muscle in the rat. *J Bone Joint Surg* 67B:820–828, 1985.
52. Menetrey J, Kasemkijwattana C, Day CS, et al: Growth factors improve muscle healing in vivo. *J Bone Joint Surg Br* 82B:131–137, 2000.
53. Alameddine HS, Dehaupas M, Fardeau M: Regeneration of skeletal muscle fibers from autologous satellite cells multiplied in vitro: An experimental model for testing cultured cell myogenicity. *Muscle Nerve* 12:544–555, 1989.
54. Frank CB, Bray RC, Hart DA, et al: Soft tissue healing. In: Fu F, Harner CD, Vince KG, eds. *Knee Surgery*. Baltimore, MD: Williams and Wilkins, 1994:189–229.
55. Injeyan HS, Fraser IH, Peek WD:Pathology of musculoskeletal soft tissues. In: Hammer WI, ed. *Functional Soft Tissue Examination and Treatment by Manual Methods*. Gaithersburg, MD: Aspen, 1991:9–23.
56. Kasper CE, Talbot LA, Gaines JM: Skeletal muscle damage and recovery. *AACN Clinical Issues* 13:237–247, 2002.
57. Byrnes WC, Clarkson PM, White JS, et al: Delayed onset mus-cle soreness following repeated bouts of downhill running. *J Appl Physiol* 59:710, 1985.
58. Nosaka K, Sakamoto K, Newton M, et al: How long does the protective effect on eccentric exercise-induced muscle damage last. *Med Sci Sports Exerc* 33:1490–1495, 2001.
59. Lynn R, Talbot JA, Morgan DL: Differences in rat skeletal mus-cles after incline and decline running. *J Appl Physiol* 85:98–104, 1998.
60. Nosaka K, Clarkson P: Influence of previous concentric exercise on eccentric exercise-induced muscle damage. *J Sports Sci* 15:477, 1997.
61. Vereeke West R, Fu F: *Soft Tissue Physiology and Repair, Or-thopaedic Knowledge Update 8: Home Study Syllabus*. Rosemont, IL: American Academy of Orthopaedic Surgeons, 2005:15–27.
62. Murphy PG, Loitz BJ, Frank CB, et al: Influence of exogenous growth factors on the expression of plasminogen activators by explants of normal and healing rabbit ligaments. *Biochem Cell Biol* 71:522–529, 1993.
63. Pierce GF, Mustoe TA, Lingelbach J, et al: Platelet derived growth factor and transforming growth factor-[beta] enhance tissue re-pair activities by unique mechanisms. *J Cell Biol* 109:429–440, 1989.
64. Woo SL-Y, Suh JK, Parsons IM, et al: Biological intervention in ligament healing effect of growth factors. *Sport Med Arthrosc Rev* 6:74–82, 1998.
65. Steenfos HH: Growth Factors in Wound Healing. *Scand J Plast Hand Surg* 28:95–105, 1994.
66. Booher JM, Thibodeau GA: The body's response to trauma and environmental stress. In: Booher JM, Thibodeau GA, eds. *Athletic Injury Assessment*, 4th edn. New York: McGraw-Hill, 2000:55–76.
67. Frank G, Woo SL-Y, Amiel D, et al: Medial collateral ligament healing. A multidisciplinary assessment in rabbits. *Am J Sports Med* 11:379, 1983.
68. Balduini FC, Vegso JJ, Torg JS, et al: Management and rehabilita-tion of ligamentous injuries to the ankle. *Sports Med* 4:364–380, 1987.
69. Gould N, Selingson D, Gassman J: Early and late repair of lateral ligaments of the ankle. *Foot Ankle* 1:84–89, 1980.
70. Vailas AC, Tipton CM, Mathes RD, et al: Physical activity and its influence on the repair process of medial collateral ligaments. *Connect Tissue Res* 9:25–31, 1981.
71. Tipton CM, Matthes RD, Maynard JA, et al: The influence of phy-si-cal activity on ligaments and tendons. *Med Sci Sports Exerc* 7:165–175, 1975.
72. Tipton CM, James SL, Mergner W, et al: Influence of exercise in strength of medial collateral knee ligaments of dogs. *Am. J. Physiol* 218:894–902, 1970.
73. Laban MM: Collagen tissue: Implications of its response to stress in vitro. *Arch Phys Med Rehab* 43:461, 1962.
74. McGaw WT: The effect of tension on collagen remodelling by fi-broblasts: A stereological ultrastructural study. *Connect Tissue Res* 14:229, 1986.

75. Wakitani S, Goto T, Pineda SJ, et al: Mesenchymal cell-based repair of large, full-thickness defects of articular cartilage. *J Bone Joint Surg* 76A:579–592, 1994.
76. Fuller JA, Ghadially FN: Ultrastructural observations on surgically produced partial-thickness defects in articular cartilage. *Clin Orthop* 86:193–205, 1972.
77. Ghadially FN, Thomas I, Oryschak AF, et al: Long-term results of superficial defects in articular cartilage: A scanning electron-microscope study. *J Pathol* 121:213–217, 1977.
78. Convery FR, Akeson WH, Keown GH: The repair of large osteochondral defects. An experimental study in horses. *Clin Orthop* 82:253–262, 1972.
79. Coletti JM Jr., Akeson WH, Woo SL-Y: A comparison of the physical behavior of normal articular cartilage and the arthroplasty surface. *J Bone Joint Surg* 54A:147–160, 1972.
80. Furukawa T, Eyre DR, Koide S, et al: Biochemical studies on repair cartilage resurfacing experimental defects in the rabbit knee. *J Bone Joint Surg* 62A:79–89, 1980.
81. Chu CR, Convery FR, Akeson WH, et al: Articular cartilage transplantation. Clinical results in the knee. *Clin Orthop* 360:159–168, 1999.
82. Perka C, Sittinger M, Schultz O, et al: Tissue engineered cartilage repair using cryopreserved and noncryopreserved chondrocytes. *Clin Orthop* 378:245–254, 2000.
83. Marsh DR, Li G: The biology of fracture healing: Optimising outcome. *Br Med Bull* 55:856–869, 1999.
84. Muller ME: Internal fixation for fresh fractures and nonunion. *Proc R Soc Med* 56:455–460, 1963.
85. McKibbin B: The biology of fracture healing in long bones. *J Bone Joint Surg* 60B:150–161, 1978.
86. Sarmiento A, Mullis DL, Latta LL, et al: A quantitative comparative analysis of fracture healing under the influence of compression plating vs. closed weight-bearing treatment. *Clin Orthop* 149:232–239, 1980.
87. Bailey DA, Faulkner RA, McKay HA: Growth, physical activity, and bone mineral acquisition. In: Hollosky JO, ed. *Exercise and Sport Sciences Reviews*. Baltimore, MD: Williams and Wilkins, 1996:233–266.
88. Stone MH: Implications for connective tissue and bone alterations resulting from rest and exercise training. *Med Sci Sports Exerc* 20S:162–168, 1988.
89. Monteleone GP: Stress fractures in the athlete. *Orthop Clin. N Am* 26:423, 1995.
90. Hockenbury RT: Forefoot problems in athletes. *MedSci Sport Exerc* 31:S448–S458, 1999.
91. Wallace AL, Draper ER, Strachan RK, et al: The vascular response to fracture micromovement. *Clin Orthop* 301:281–290, 1994.
92. Marsh D: Concepts of fracture union, delayed union, and nonunion. *Clin Orthop* 355:S22–S30, 1998.

CAPÍTULO 6

CONTROLE DO DESEMPENHO DE MÚSCULOS DEFICIENTES

OBJETIVOS DO CAPÍTULO

▶ *Ao concluir o capítulo, o leitor será capaz de:*

1. Descrever as propriedades biomecânicas do músculo esquelético humano.
2. Definir a insuficiência ativa e a insuficiência passiva de um músculo.
3. Descrever os fatores que influenciam a quantidade de tensão desenvolvida no músculo.
4. Fazer a diferenciação entre força, resistência e potência muscular.
5. Descrever estratégias para aumentar a força muscular.
6. Enumerar os diferentes tipos de resistência que podem ser utilizados para fortalecer os músculos.
7. Enumerar os diferentes tipos de contrações musculares e as suas respectivas vantagens e desvantagens.
8. Descrever os vários tipos de progressão de exercício e os seus componentes.
9. Descrever estratégias para aumentar a resistência muscular.
10. Descrever estratégias para aumentar a potência muscular.
11. Explicar os princípios básicos da pliometria.
12. Descrever a importância dos treinamentos específicos.
13. Listar e descrever dois tipos de flexibilidade.
14. Descrever estratégias para aumentar a flexibilidade muscular usando diferentes técnicas de alongamento.
15. Definir dor muscular de início tardio e explicar suas causas.
16. Definir a sarcopenia da senescência.
17. Listar as prováveis mudanças nos músculos durante o envelhecimento.
18. Definir as vantagens e as desvantagens do exercício aquático.
19. Descrever o conceito da especificidade do treinamento.

VISÃO GERAL

O movimento do corpo ou de qualquer uma de suas partes implica considerável atividade muscular dos músculos diretamente envolvidos. O músculo é o único tecido biológico capaz de gerar tensão de forma ativa. Essa característica permite que o músculo esquelético humano execute as importantes funções de manutenção da postura corporal ereta, movimento das partes corporais e absorção de choques. Para esses movimentos acontecerem, os músculos que produzem o movimento devem ter uma base estável na qual possam trabalhar. Os músculos desempenham uma variedade de papéis, dependendo do movimento requerido:

▶ *Agonista principal.* O músculo diretamente responsável pela produção de movimento.
▶ *Sinergista.* Executa uma função muscular de cooperação em relação ao agonista. Os sinergistas podem trabalhar como estabilizadores ou neutralizadores.
   • *Estabilizadores.* Músculos que contraem estática e firmemente ou sustentam alguma parte do corpo contra a tração dos músculos em contração, contra a força da gravidade ou contra os efeitos do momento e da repercussão de determinados movimentos vigorosos.
   • *Neutralizadores.* Músculos que atuam na prevenção de ações indesejadas de um dos motores.
▶ *Antagonista.* Músculo que tem efeito oposto àquele do agonista.

A tensão máxima gerada dentro de um músculo completamente ativo não é constante e depende de uma série de fatores, que são descritos neste capítulo.

Propriedades musculoesqueléticas

Nenhum músculo usa seu poder de empurrar, mas usa sempre o poder de puxar para si as partes ligadas a ele.

Leonardo Da Vinci (1452 –1519)

O músculo esquelético humano possui quatro propriedades biomecânicas:

1. *Extensibilidade.* Trata-se da capacidade de ser alongado ou de aumentar o comprimento.
2. *Elasticidade.* Trata-se da capacidade de retornar ao comprimento normal de repouso após um alongamento.
3. *Irritabilidade.* Trata-se da capacidade de responder a estímulos. Em relação aos músculos esqueléticos, esse estímulo é fornecido de maneira eletroquímica (ver Cap. 1).
4. *Capacidade de desenvolver tensão.* A tensão desenvolvida em um músculo esquelético ocorre passiva (alongamento) ou ativamente (contração). Ao desenvolvê-la, a quantidade de tensão do músculo ativado é constante em todo seu comprimento, nos tendões e nos locais das inserções musculotendíneas ao osso.[1] A força de tensão produzida pelo músculo pressiona os ossos ligados e cria torque nas articulações passadas por ele. A magnitude da força de tensão depende de uma série de fatores, abordados posteriormente.

Curiosidade Clínica

A contração muscular pode ou não resultar em encurtamento do músculo.

Tipos de contração muscular

A efetividade de um músculo para produzir movimento depende de uma série de fatores. Esses fatores incluem a localização e a orientação da inserção muscular relativa à articulação, a rigidez ou frouxidão presente na unidade musculotendínea, o tipo de contração, o ponto de aplicação e as ações dos outros músculos que cruzam a articulação.[1]

A palavra *contração*, usada para descrever a geração de tensão dentro das fibras musculares, evoca a imagem de encurtamento das fibras musculares. Entretanto, as contrações podem produzir tanto encurtamento como alongamento do músculo, ou mesmo nenhuma mudança em seu comprimento. Assim, três tipos de contração são reconhecidos: isométrica, concêntrica e excêntrica.

▶ *Contração isométrica.* Esse tipo de contração proporciona contração estática com uma variável e ajusta a resistência sem produzir qualquer mudança significativa no comprimento muscular.[2]
▶ *Contração concêntrica.* Esse tipo de contração (Fig. 6-1) produz encurtamento do músculo. Isso ocorre quando a tensão gerada pelo músculo agonista é suficiente para superar resistências externas e para mover o segmento corporal de uma inserção em direção ao segmento de sua outra inserção.[2]
▶ *Contração excêntrica.* Esse tipo de contração (Fig. 6-2) é realizado quando o músculo alonga lentamente, enquanto estiver cedendo a uma força externa maior do que a respectiva força de contração.[2] Na realidade, o músculo não se alonga, apenas retorna de uma posição mais curta para o comprimento normal de repouso. Contrações musculares excêntricas, que são capazes de gerar forças mais intensas que as isométricas ou as concêntricas,[3-5] estão envolvidas em atividades que requerem desaceleração. Essas atividades incluem reduzir a velocidade de uma corrida até parar, abaixar um objeto ou sentar-se. Considerando que durante as contrações excêntricas a carga é superior à ligação entre os filamentos de actina e miosina, alguns filamentos de miosina se rompem nos locais de união do filamento de actina, enquanto os remanescentes estiverem completando o ciclo de contração.[6] A força resultante é substancialmente maior para uma ponte transversal rompida do que para uma que estiver sendo criada durante um ciclo normal de contração muscular. Em consequência, o aumento combinado na força por ponte cruzada e o número de pontes cruzadas resulta em tensão máxima do alongamento muscular, que, por sua vez, é maior do que a tensão criada durante a ação de encurtamento muscular.[6,7]

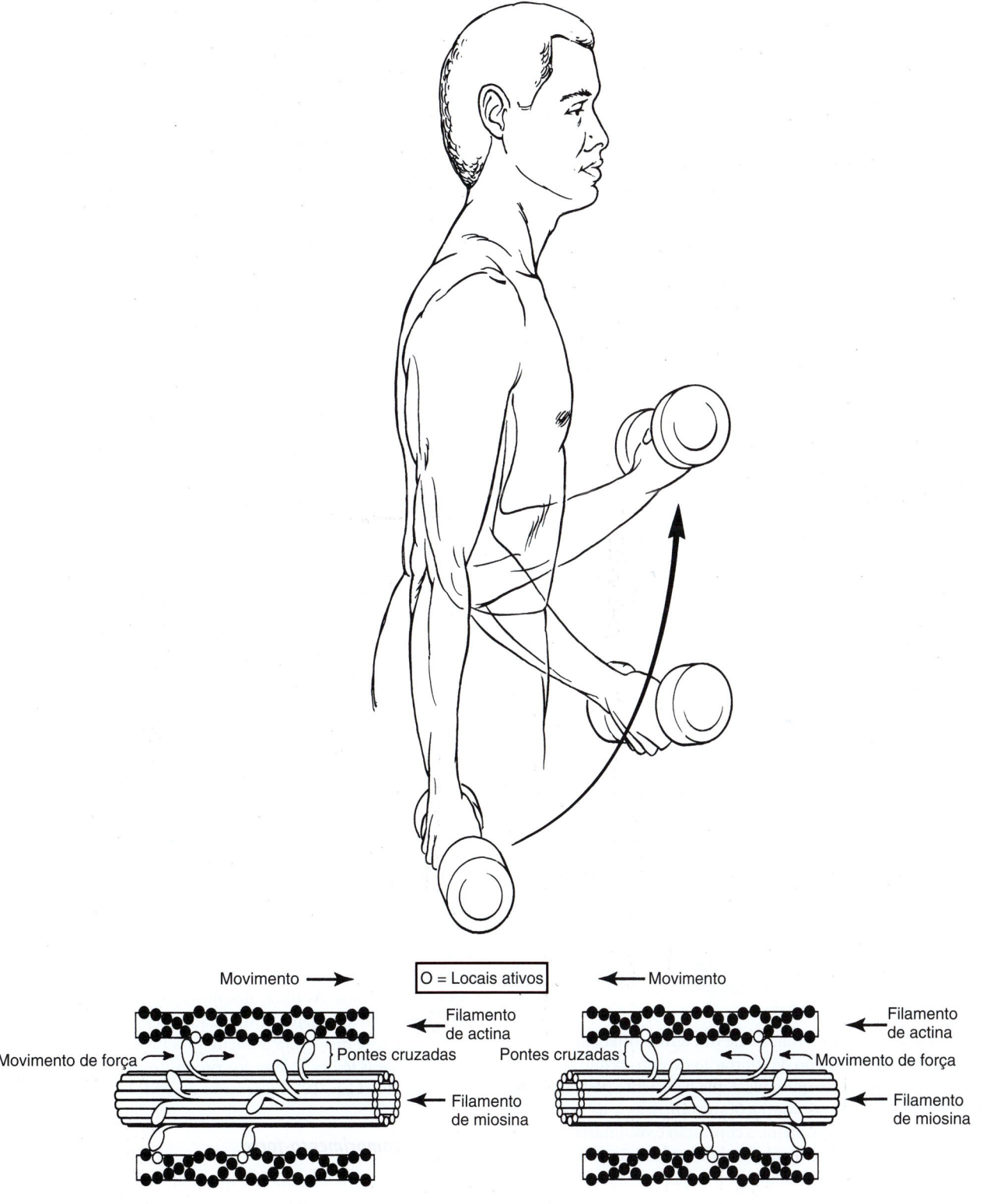

FIGURA 6-1 Propriedades contráteis das contrações concêntricas. (Reproduzida, com permissão, de Zachazewski JE, Magee DJ, Quillen WS, eds. *Athletic Injuries and Rehabilitation*. Philadelphia, PA: WB Saunders, 1996.)

A comparação entre os três tipos de ações musculares em termos de geração de força, de acordo com a proposta de Elftman, mostra:[8] tensão excêntrica máxima > tensão isométrica máxima > tensão concêntrica máxima.

Programas específicos de força incluem o uso de ambas as ações musculares concêntricas e excêntricas e a execução de exercícios uni ou multiarticulares.

> **Curiosidade Clínica**
>
> A contração isotônica é aquela na qual a tensão dentro do músculo permanece constante enquanto o músculo alonga ou encurta.[2] Esse estado é muito difícil de ser produzido e medido. Embora o termo *isotônico* seja empregado para descrever concentrações concêntricas e excêntricas semelhantes, o seu uso nesse contexto é equivocado, porque, na maioria das formas de exercício, a tensão produzida nos músculos varia de acordo com o comprimento muscular e com a variação no torque externo.[2]

Cabe mencionar três outros tipos de contração:

▶ *Contração isocinética.* Ocorre quando o músculo está contraído em seu máximo na mesma velocidade em toda a amplitude de sua alavanca correspondente.[2] As contrações isocinéticas exigem o uso de equipamento especial que produza ajuste na resistência. Tanto o regime de alta velocidade/baixa resistência como o de baixa velocidade/alta resistência resultam em excelentes ganhos na força.[9-12] A principal desvantagem desse tipo de exercício é seu o custo elevado. Além disso, há grande potencial para cargas de impacto e alinhamento incorreto do eixo articular.[13] Os exercícios isocinéticos também podem apresentar remanescente funcional questionável.[14]

▶ *Contração econcêntrica.* Combina contrações concêntricas controladas e contrações excêntricas simultâneas do mesmo músculo sobre duas articulações separadas.[15] Exemplos de contração econcêntrica incluem o agachamento, na qual os isquiotibiais trabalham de maneira concêntrica para flexionar o joelho enquanto o quadril tende a flexionar excentricamente, alongando-os. Ao levantar de um agachamento, os isquiotibiais trabalham de forma concêntrica, uma vez que o quadril se estende e trabalha excentricamente quando o joelho se estende. Ao contrário, o reto femoral trabalha excentricamente quando o quadril se estende e de modo concêntrico à medida que o joelho for estendido.

▶ *Contração isolítica.* Trata-se de um termo osteopático usado para descrever um tipo de contração excêntrica que faz uso de uma força maior do que aquela que o paciente pode suportar. A diferença entre as contrações excêntricas e as contrações isolíticas é que, na primeira, a contração é voluntária, enquanto, na segunda, ela é involuntária. A contração isolítica pode ser usada em determinadas ocasiões para alongar o tecido fibrótico (ver Cap. 11).

Relação força-velocidade

A taxa de encurtamento ou alongamento afeta de forma substancial a força desenvolvida pelo músculo durante a contração.

Contrações de encurtamento

Se a velocidade do encurtamento de um músculo aumenta, a força que ele é capaz de produzir diminui (Fig. 6-3).[3,5] Acredita-se que as taxas de encurtamento mais lentas produzam forças mais intensas do que aquelas geradas pelo aumento do número de pontes cruzadas. Essa relação pode ser vista como uma série contínua, com a velocidade ideal para o músculo ficando em algum ponto entre as taxas mais lentas e as mais rápidas. Em velocidades extremamente lentas, a força que um músculo pode resistir ou superar aumenta rapidamente para até 50% acima da contração isométrica máxima.[3,5]

Contrações de alongamento

Quando um músculo alonga (contração excêntrica) a produção de força é diferente daquela de uma contração de encurtamento (concêntrica):

▶ Contrações rápidas de alongamento geram mais força do que as lentas (contrações de alongamento mais lentas).

▶ Durante as ações musculares de alongamento lento, o trabalho produzido aproxima-se daquele de uma contração isométrica.[3,5]

Recrutamento de unidades motoras[1]

A força e a velocidade das contrações musculares estão baseadas na necessidade de uma atividade e dependem da capacidade do sistema nervoso central para controlar o recrutamento das unidades motoras. As unidades motoras de fibras de contração lenta em geral possuem limiares menores e são relativamente mais fáceis de ativar do que aquelas das unidades motoras de contração rápida. Em consequência, as fibras de contração lenta são as primeiras a serem recrutadas, mesmo quando o movimento segmentar resultante seja rápido.[16]

O recrutamento das unidades motoras com limites mais altos ocorre conforme aumenta a necessidade de força, necessidade de velocidade ou duração da atividade. O recrutamento das unidades do tipo IIa é feito antes do que o das unidades do tipo IIb.[17]

Retardo eletromecânico

Após a estimulação de um músculo, ocorre um breve intervalo antes que o músculo comece a desenvolver tensão. Esse intervalo é nomeado *retardo eletromecânico* (EMD; sigla em inglês de *eletronechanical delay*). A duração do EMD varia consideravelmente entre os músculos. As fibras de contração rápida têm períodos de EMD mais curtos quando comparadas às fibras de contração lenta.[18] Sugeriu-se que lesões aumentam o EMD criando um potencial para novas lesões.[19] Um dos propósitos da reeducação neuromuscular (ver Cap. 10) é o retorno do EMD a níveis normais.[20]

Relação comprimento-força

O número de pontes cruzadas que pode ser formado depende da extensão da sobreposição entre os filamentos de actina e miosina.[21] Assim, a força de um músculo depende de seu comprimento. Para cada célula muscular, há um comprimento ideal ou variação de comprimentos, nos quais a força contrátil é mais intensa. No comprimento ideal do músculo, há uma sobreposição quase ideal de actina e miosina, permitindo a geração da tensão máxima.

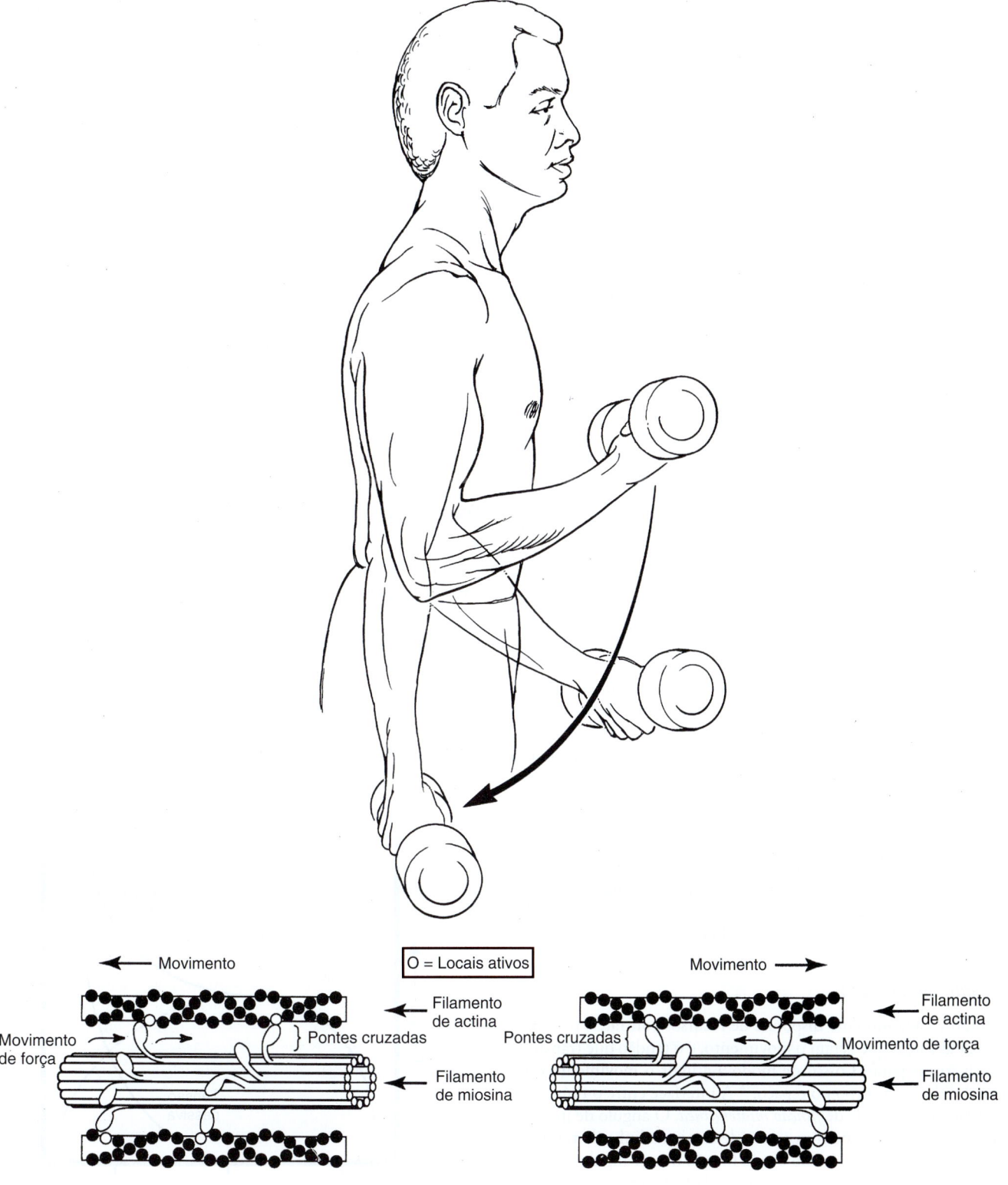

FIGURA 6-2 Propriedades contráteis das contrações excêntricas. (Reproduzida, com permissão, de Zachazewski JE, Magee DJ, Quillen WS, eds. *Athletic Injuries and Rehabilitation*. Philadelphia, PA: WB Saunders, 1996.)

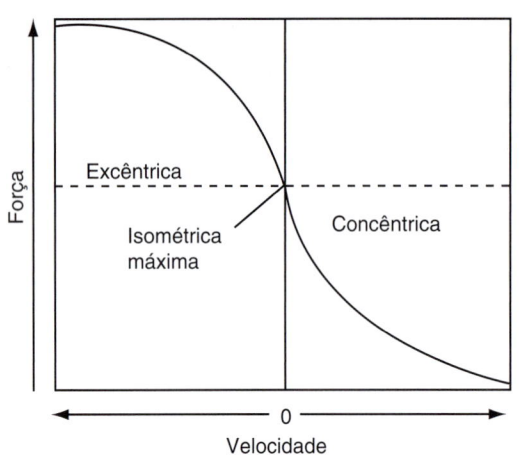

FIGURA 6-3 A relação de velocidade-força de um músculo. Quando a resistência (força) é ínfima, o músculo contrai-se com velocidade máxima. Se a carga aumenta progressivamente, a velocidade da contração concêntrica diminui para zero na isométrica máxima. Se a carga aumentar ainda mais, o músculo estira-se de maneira excêntrica. (Reproduzida, com permissão, de Hall SJ: *Basic Biomechanics*, 3rd edn. New York: McGraw-Hill, 1999: 168.)

Se o músculo estiver em posição encurtada, a sobreposição da actina e da miosina reduz o número de locais disponíveis para a formação de pontes cruzadas. A *insuficiência ativa* muscular ocorre quando o músculo é incapaz de encurtar no nível necessário para produzir a amplitude de movimento total em todas as articulações em que ele passa de maneira simultânea.[1,15,22,23] Por exemplo, quando o punho está totalmente flexionado, os flexores do dedo não podem produzir um punho cerrado, mas isso é possível quando ele está em posição neutra.

Se o músculo estiver em posição alongada em comparação com o comprimento ideal, os filamentos de actina são afastados das cabeças de miosina, de modo que não podem criar tantas pontes cruzadas (Fig. 6-4).[6] A *insuficiência passiva* é produzida quando o músculo biarticular não pode alongar a extensão necessária para a amplitude de movimento na direção oposta em todas as articulações em que ele passa.[1,15,22,23] Por exemplo, a amplitude maior de hiperextensão é possível no punho quando os dedos não se encontram totalmente estendidos.

Ângulo de inserção

Embora cada músculo disponha de recursos contráteis para produzir as forças que geram o movimento, é o tendão que transmite essas forças para os ossos de modo a atingir o movimento ou a estabilidade do corpo no espaço.[24] A interface entre o músculo e o tendão é chamada de *junção miotendínea*. O ângulo de inserção que o tendão compõe com o osso determina a linha de tração. A tensão gerada pelo músculo é uma função de seu ângulo de inserção. Um músculo gera a maior quantidade de torque quando sua linha de tração está orientada em um ângulo de 90° em relação ao osso e estiver anatomicamente inserido o mais distante possível do centro da articulação.[1]

Assim como existem velocidades ideais para mudanças de comprimento e comprimentos musculares ideais, há ângulos de inserção ideais para cada um dos músculos. O ângulo de inserção dos músculos, e, portanto sua linha de tração, podem mudar durante os movimentos dinâmicos.[6]

Ângulo de penação

O *ângulo de penação* é aquele formado entre a direção da fibra e a linha de tração (Fig. 6-5). Quando as fibras de determinado músculo estiverem paralelas ao respectivo eixo longo, não há ângulo de penação. O número de fibras dentro de um volume fixo de músculo aumenta com o ângulo de penação.[6] Embora a tensão máxima possa ser melhorada com o ângulo de penação, há redução na área de encurtamento do músculo. As fibras musculares podem contrair-se a cerca de 60% de seu comprimento em repouso. Uma vez que as fibras dos músculos penados são mais curtas do que em não penados equivalentes, a quantidade de contração fica similarmente reduzida. Músculos que precisam de grandes variações no comprimento, sem a necessidade de tensão excessiva, como o sartório, não possuem fibras musculares penadas.[6] Por sua vez, as fibras musculares penadas são encontradas em músculos nos quais a ênfase recai na alta capacidade de geração de tensão, e não na amplitude de movimentos (p. ex., glúteo máximo).

Capacidades elásticas armazenadas

A experiência mostra que, quando uma contração concêntrica for precedida por uma fase de alongamento ativo ou passivo, a energia elástica é armazenada no músculo. Essa energia armazenada é, então, usada na fase contrátil subsequente. Por exemplo, durante as atividades funcionais, os músculos operam com uma ação concêntrica forte, que é em geral precedida por uma carga excêntrica *passiva*, como parte de um ciclo de alongamento-encurtamento.[25] Esse ciclo inclui a capacidade muscular de absorver ou dissipar choques, enquanto prepara também o músculo alongado para a resposta.[26] Os exercícios pliométricos (descritos

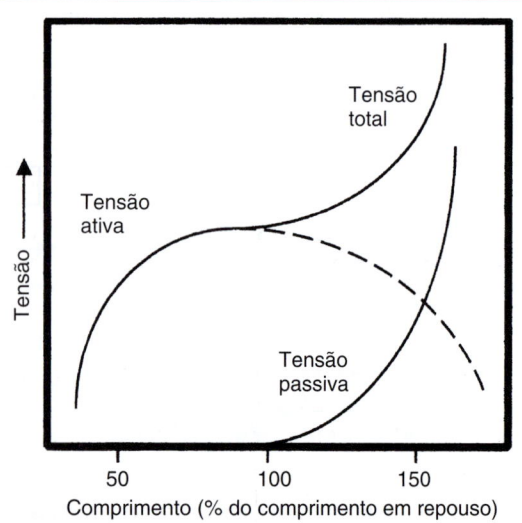

FIGURA 6-4 A tensão total presente no músculo alongado é a soma da tensão ativa proporcionada pelas fibras musculares e pela tensão passiva gerada pelos tendões e membranas musculares. (Reproduzida, com permissão, de Hall SJ: *Basic Biomechanics*, 3rd edn. New York: McGraw-Hill, 1999: 170.)

CAPÍTULO 6 • CONTROLE DO DESEMPENHO DE MÚSCULOS DEFICIENTES

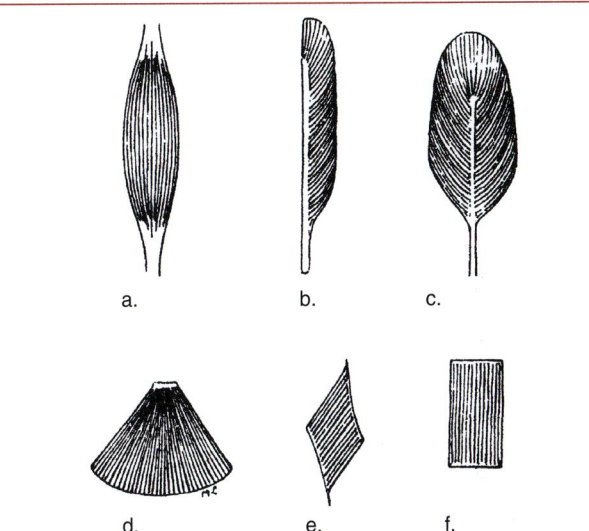

FIGURA 6-5 Exemplos de músculos com diferentes ângulos de penação. (Reproduzida, com permissão, de Luttgens K, Hamilton N: *Kinesiology: Scientific Basis of Human Motion,* 10th edn. New York: McGraw-Hill, 2002: 50.)

na seção "Aumentando a potência muscular", mais adiante) são destinados a melhorar a capacidade dos músculos de executar essas ações, aumentando sua potência, velocidade e agilidade.

Outros fatores que afetam o desempenho muscular

Gravidade

Em relação à gravidade, as ações musculares podem ocorrer:

▶ Na mesma direção da gravidade (para baixo);
▶ Na direção oposta à gravidade (para cima);
▶ Em direção perpendicular à gravidade (horizontal);
▶ Na mesma direção ou na direção oposta à gravidade, mas em determinado ângulo.

A direção de trabalho de um músculo determina o papel que a gravidade desempenha e o papel que o músculo pode desempenhar de modo a neutralizar as forças gravitacionais. Por exemplo, se um músculo do braço trabalha para colocar um livro sobre a mesa, atua excentricamente contra a força da gravidade para controlar a velocidade de abaixar. Se trabalhar para erguer o livro da mesa, atua concentricamente contra a força da gravidade.

Fadiga

A fadiga dos músculos esqueléticos comprometem a tolerância ao exercício e a produtividade do trabalho, dificultando a reabilitação do músculo lesionado ou danificado. Nos dias atuais, há evidências de que a fadiga provavelmente envolve vários fatores que influenciam a geração de força e que dependem, de certa maneira, do tipo de fibra muscular e do padrão de ativação. Um desses fatores pode ser o controle de Ca^{2+} pelo retículo sarcoplasmático.[27]

As características da fadiga muscular incluem redução na capacidade de produção de força muscular e velocidade de encurtamento, a redução na liberação e absorção do cálcio intracelular pelo retículo sarcoplasmático, bem como o relaxamento prolongado das unidades motoras entre os recrutamentos.[27,28] Além daquela causada pelo exercício, a fadiga pode também estar associada a doenças clínicas específicas, por exemplo, esclerose múltipla, doença cardíaca, disfunção vascular periférica e doenças pulmonares.

Temperatura muscular

Quando a temperatura do corpo se eleva, aumentam as velocidades das funções nervosas e musculares, resultando em um valor mais elevado da tensão isométrica máxima e velocidade máxima mais alta do encurtamento possível com menos unidades motoras em determinada carga.[29] A função muscular é mais eficiente a uma temperatura de 38,5 °C (101 °F).[30]

> **Curiosidade Clínica**
>
> O fluxo sanguíneo do músculo esquelético aumenta 20 vezes durante as contrações musculares.[31] O fluxo sanguíneo muscular em geral aumenta na proporção das demandas metabólicas do tecido, uma relação refletida pelas correlações positivas entre fluxo sanguíneo muscular e exercício.

Tipos de resistências usadas nos programas de exercício

Programas de treinamento de resistência têm o potencial de gerar muitos benefícios positivos, quando o treinamento é apropriadamente avançado para satisfazer as necessidades de uma pessoa à medida que sua força aumenta. A resistência pode ser aplicada a um músculo por toda força ou massa externa, incluindo qualquer uma das seguintes:

Gravidade

A gravidade sozinha pode fornecer resistência o suficiente para um músculo enfraquecido. Exercícios de amplitude de movimento ativa são projetados para trabalhar contra a gravidade, enquanto os exercícios assistidos costumam ser executados de maneira perpendicular à gravidade.

Peso corpóreo

Foi desenvolvida uma ampla variedade de exercícios que não exigem qualquer equipamento, mas que estão baseados unicamente no peso do corpo do paciente para fornecer resistência (apoio).

Pequenos pesos

Pequenos pesos, halteres e tubos cirúrgicos (resistência elástica) são maneiras econômicas de aplicar resistência. Pequenos pesos são usados para fortalecer os músculos menores ou para aumentar a resistência dos músculos maiores pelo aumento do número de repetições. Pesos livres proporcionam mais versatilidade do que os aparelhos de musculação, especialmente para exercícios tridimensionais, uma vez que os movimentos não ocorrem em linha ou em plano retos. A desvantagem dos pesos livres é o fato de não oferecerem nenhuma resistência variável durante toda a amplitude de movimento e assim o ponto mais fraco junto com a curva de comprimento-tensão de cada músculo limita a quantidade de peso levantado. De acordo com um estudo recente, 96% dos fisioterapeutas recomendam resistência elástica a seus pacientes e 85% dos programas de exercício domésticos prescritos por fisioterapeutas utilizam faixas ou tubos elásticos de resistência.[11,32-38] A resistência elástica oferece um tipo único de resistência que não pode ser classificada dentro das subcategorias tradicionais de fortalecimento. A quantidade da resistência variável oferecida pelas faixas ou tubos elásticos é um fator da tensão interna produzida pelo material. Essa tensão interna é um fator do coeficiente da elasticidade do material, da área da sua superfície e de quanto o material elástico é estirado.[38] Acredita-se que a resistência proporcionada por essas faixas ou tubos aumenta de forma exponencial na amplitude final do movimento. Contudo, as forças produzidas pela resistência são lineares até cerca de 500% de alongamento, ponto a partir do qual as forças apresentam aumento exponencial.[38] Se a resistência elástica não é alongada mais do que 300% nos exercícios prescritos, o aumento exponencial não é atingido. Além disso, o torque gerado pelos exercícios de resistência elástica é similar àquele produzido pelos exercícios concêntricos/excêntricos com halteres: uma curva em formato de sino.[39]

Aparelhos para musculação

Em situações em que os grupos musculares maiores requerem fortalecimento e os exercícios precisam ser feitos em linhas retas e sustentadas, é possível utilizar uma diversidade de aparelhos específicos para musculação. Esses aparelhos são, muitas vezes, usados nos estágios mais avançados dos programas de reabilitação, quando mais resistência pode ser tolerada, mas também podem ser empregados nos estágios iniciais, dependendo do tamanho do músculo submetido à reabilitação. Exemplos desses aparelhos incluem o *multi-hip* (aparelho com múltiplos exercícios para o quadril), o de puxada, o de extensão de pernas e o de flexão de pernas. Os aparelhos de musculação são, muitas vezes, adequados com uma câmara em formato oval ou roda que imita o comprimento da curva de tensão do músculo (Nautilus, Cybex). Embora esses aparelhos sejam alternativas de custo mais elevado do que os halteres ou a resistência elástica, eles oferecem algumas vantagens:

▶ Proporcionam resistência mais adequada para os grandes grupos musculares em relação àquela que pode ser atingida com os pesos livres/cargas ou resistência manual.

▶ São, em geral, mais seguros do que os pesos livres, pois proporcionam controle/sustentação ao longo de toda a amplitude.

▶ Oferecem ao fisioterapeuta a possibilidade de quantificar e medir a intensidade de resistência que o paciente pode tolerar com o tempo (quando comparado com a resistência elástica).

As desvantagens dos aparelhos para musculação são:

▶ A incapacidade de modificar o exercício para torná-lo mais funcional ou tridimensional e,

▶ A incapacidade de modificar a quantidade de resistência em pontos específicos da amplitude.

Resistência manual

A resistência manual é um tipo de exercício ativo no qual outra pessoa proporciona a resistência de forma manual. Um exemplo desse tipo de resistência é a facilitação neuromuscular proprioceptiva (FNP) (ver Cap. 11). As vantagens da resistência manual, quando aplicadas por um fisioterapeuta experiente, são as seguintes:[40]

▶ Controle da posição das extremidades e forças aplicadas. É especialmente útil nos estágios iniciais de um programa de exercícios quando o músculo está enfraquecido.

▶ Reeducação mais efetiva do músculo ou da extremidade, usando padrões diagonais ou funcionais de movimento.

▶ Entrada sensorial crítica para pacientes por meio de estímulos táteis e técnicas de facilitação apropriadas (p. ex., alongamento rápido).

▶ Acomodação precisa e alterações na resistência aplicada em toda a amplitude. Por exemplo, o exercício pode ser modificado para evitar um arco doloroso na amplitude.

▶ Capacidade de limitar a amplitude. É particularmente importante quando a quantidade de amplitude de movimento precisa ser cuidadosamente controlada (restrições pós-cirúrgicas).

As desvantagens da resistência manual incluem as seguintes:

▶ A quantidade de resistência aplicada não pode ser medida de forma quantitativa.

▶ A quantidade de resistência é limitada pela força do terapeuta/cuidador ou membro da família.

▶ Dificuldade com consistência da força aplicada por toda a amplitude e a cada repetição.

Desempenho muscular

O desempenho muscular pode ser medido a partir de uma série de parâmetros. Estes incluem força, resistência e energia.

▶ *Força.* Pode ser definida como a quantidade de energia que pode ser exercida por um indivíduo em uma contração muscular máxima simples contra uma resistência específica, ou a capacidade de produzir torque em uma articulação. A dinamometria é o processo de medir as forças em trabalho. A força muscular pode ser medida das seguintes formas:

- Teste Muscular Manual (TMM): O TMM é um processo padronizado aceitável utilizado para encontrar deficiências de força e para isolar grupos e ações musculares (ver Cap. 8).

- Com dinamômetro: esse é um aparelho que mede a força usando uma célula de carga ou calibre de carga elástica. As medidas de dinamômetro são mais objetivas do que as obtidas pelo TMM. Exemplos de dinamômetros incluem:

  ○ Dinamômetro de mão: teste usado para avaliar a força da preensão do paciente ou para medir a força do grupo muscular quando o paciente exerce força máxima contra um dinamômetro.

- Isométrico: mede a força estática do grupo muscular ao estabilizar a extremidade usando faixas de estabilização ou instruções verbais.
- Isocinético: mede a força de um grupo muscular durante o movimento com velocidade constante, pré-determinada.

▶ *Resistência.* A resistência muscular é a capacidade de determinado músculo, ou grupo de músculos, manter ou executar contrações sem fadiga. A natureza da resistência muscular estimula o corpo a trabalhar de forma aeróbia (ver Cap. 1). Esse fenômeno, chamado de *estado estável* (*steady state*), ocorre após cerca de 5 a 6 minutos de exercício em nível de intensidade constante.[41] Durante o estado estável, o índice de produção de trifosfato de adenosina (ATP) mitocondrial nivela-se com o índice de hidrólise de ATP e demonstra a existência de mecanismos celulares eficientes para controlar a síntese de ATP mitocondrial em uma amplitude dinâmica ampla.[42] O treinamento com exercícios para resistência produz um aumento na densidade de volume mitocondrial nos três tipos de fibra muscular[43] e gera, assim, potência aeróbia muscular. Com densidade mitocondrial mais alta no músculo treinado, o índice de fluxo substrato por mitocôndria individual será menor em qualquer índice de hidrólise de ATP.[42] Portanto, a ativação requerida da respiração mitocondrial pelo difosfato de adenosina (ADP) para atingir determinado índice de formação de ATP será menor, resultando em sensibilidade de ADP diminuída da fosforilização oxidativa muscular.[42]

▶ *Potência.* Potência mecânica é o produto da força e da velocidade. *Potência muscular*, a quantidade máxima de trabalho que um indivíduo pode executar em uma determinada quantidade de tempo, é o produto da força muscular e da velocidade de encurtamento muscular. Além disso, trata-se de um importante contribuinte para atividades que requerem força e velocidade. A potência máxima ocorre em aproximadamente um terço da velocidade máxima.[44] Músculos com predominância de fibras de contração rápida geram mais potência em uma determinada carga do que aqueles com alta composição de fibras de contração lenta.[45] A razão para a produção de pico de potência média por fibras dos Tipos IIb, IIa e I no tecido esquelético é de 10:5:1.[46]

Esses três componentes do desempenho muscular são importantes nas atividades funcionais, pois deixam o paciente interagir com seu ambiente de maneira mais eficiente e livre de dor por meio do controle e da capacidade de movimento aumentados.

Progressão dos exercícios

A progressão é definida como o "ato de mover para a frente ou avançar na direção de um alvo específico". Nos treinamentos de resistência, a progressão acarreta, necessariamente, melhorias contínuas na variável desejada (Tab. 6-1), no decorrer do tempo, até que o objetivo seja alcançado.[47] As progressões ideais do treinamento de resistência devem sempre estar apoiadas na análise racional e em respostas sintomáticas, além de serem sempre individualizadas, a fim de alcançarem os objetivos específicos do treinamento. A dosagem de um exercício refere-se a capacidade específica de cada paciente, sendo determinada pelo número de variáveis (Tab. 6-1).[48] Para essas variáveis serem efetivas, o paciente deve aderir e estar apto para o treino sem exacerbar a sua condição.[49]

TABELA 6-1 Variáveis do exercício de resistência

Resistência (carga ou peso)
Duração
Frequência (semanal, diária)
Ponto de aplicação
"Tiros" de velocidade (sessões cronometradas de exercício)
Séries e repetição
Modo (tipo de contração)
Repousos

Curiosidade Clínica

As contraindicações ao treinamento de desempenho muscular são:
- *Inflamação.* O exercício pode aumentar o edema e causar dano aos músculos ou articulações.
- *Dor.* Dor muscular ou articular grave durante, ou por mais de 24 horas após o exercício, requer a sua interrupção ou redução.

O programa de exercício terapêutico começa sempre com aquecimento e deve terminar com resfriamento (ver seção "Prescrições de exercícios", logo adiante). Uma vez que o aquecimento está completo, o exercício inicial é prescrito em um nível que o paciente possa trabalhar, antes de avançar na dificuldade para um resultado funcional. Os objetivos iniciais do exercício são o aumento da circulação, prevenção da atrofia, aumento da síntese de proteínas e redução do nível de metabólitos.[49]

Cada avanço é obtido alterando um dos parâmetros do exercício, incluindo a intensidade, a duração e a frequência (ver seção "Prescrições de exercícios"), que são modificados de acordo com a resposta do paciente. A progressão do exercício nas seguintes populações é determinada por uma série de fatores, como a saúde geral, o estágio de cicatrização e o grau de irritabilidade da estrutura e a resposta do paciente ao exercício:

▶ Pacientes com doença/febre aguda;
▶ Pacientes com lesão aguda;
▶ Pacientes em estágio pós-cirúrgico;
▶ Pacientes com edema-doença cardíaca, ganho de peso, angina instável;
▶ Pacientes obesos.

Curiosidade Clínica

- Se houver dor antes da aplicação da resistência ou na sensação de final do movimento (ver Cap. 8), os sintomas do paciente são considerados irritáveis. A intervenção na presença da irritabilidade não deve ser agressiva, em especial no que se refere aos exercícios.[50]
- Se a dor ocorrer após a aplicação da resistência, então os sintomas do paciente não são considerados irritáveis e o exercício, em particular o alongamento, pode ser mais agressivo.

Dependendo do projeto específico do programa, o treinamento de resistência é conhecido por melhorar a força, a potência ou a resistência muscular e proporciona um potente estímulo para o sistema neuromuscular. Outras variáveis, como velocidade, equilíbrio, coordenação, capacidade de saltar, flexibilidade e outras medidas de desempenho motor foram, também, melhoradas pelo treinamento de resistência.[47]

Curiosidade Clínica

O treinamento de resistência, em especial quando incorporado a um programa detalhado de condicionamento, reduz os fatores de risco associados a doença coronariana cardíaca, diabete dependente de insulina e câncer de colo; previne contra a osteoporose; promove a perda de peso e sua manutenção; melhora a estabilidade dinâmica; preserva a capacidade funcional e favorece o bem-estar psicológico.[47]

Prescrições de exercícios

Cada sessão de exercício deve incluir um período de aquecimento de 5 a 15 minutos e um período de resfriamento de 5 a 15 minutos.

▶ Aquecimento
- Inclui atividades cardiorrespiratórias de baixa intensidade.
- Previne a sobrecarga repentina do coração e do sistema circulatório.

▶ Resfriamento
- Inclui atividades cardiorrespiratórias de baixa intensidade e exercícios de flexibilidade.
- Ajuda a prevenir as alterações fisiológicas decorrentes da súbita interrupção do exercício extenuante.

O tipo de exercício a ser executado determina o tipo de aquecimento.[51] Os possíveis benefícios do aquecimento antes da atividade física estão listados na Tabela 6-2. O aquecimento mais efetivo consiste em exercícios gerais (caminhar, andar de bicicleta, *jogging* e exercícios de resistência leves) e específicos (alongamentos e movimentos apropriados à atividade que será praticada).[51] A duração das sessões do aquecimento e do resfriamento pode ter de ser mais longa.

Como ocorre com prescrições de medicamentos, a prescrição exitosa de exercícios requer o equilíbrio correto entre a dosagem (variáveis do exercício) e a resposta (saúde específica ou adaptações do condicionamento).[52] Uma prescrição excessiva de exercícios de treinamento de resistência pode resultar em lesões por estresse excessivo, enquanto a prescrição deficiente não atinge a melhora na força necessária ou desejada.

Curiosidade Clínica

Três termos são comumente empregados com o treinamento de resistência:

- *Repetições.* O número de vezes que um exercício ou movimento específico deve ser repetido.

- *Repetição máxima (RM).* O número máximo de repetições que o indivíduo pode executar com determinada carga. Por exemplo, o 10 RMs é o peso que o paciente pode erguer 10 vezes, no máximo.

- *Série.* Um determinado número de repetições. O número de séries pode ser aumentado, seja qual for a progressão de exercícios utilizada para atingir o número total de repetições. O aumento nas séries deve ocorrer de forma simultânea com a redução no número de repetições por série em 10 a 20%[49] ou com a redução na quantidade da resistência. Em geral, prescreve-se 3 a 5 séries no máximo.

Os seguintes fatores devem ser levados em consideração com as prescrições do exercício.

Frequência. A frequência ideal de treinamentos (o número de trabalhos por semana) depende de vários fatores, como o volume de treinamento, a intensidade, a seleção do exercício, o nível de condicionamento, a capacidade de recuperação e o número de grupos musculares treinados por sessão de trabalho. A força au-

TABELA 6-2 Possíveis benefícios do aquecimento antes da atividade física

Aumento do fluxo sanguíneo para os músculos.
Aumento da ruptura de oxi-hemoglobina, com aumento na liberação de oxigênio para os músculos.
Aumento na circulação levando à diminuição da resistência vascular.
Aumento na liberação de oxigênio da mioglobina.
Melhora do metabolismo celular.
Redução na viscosidade muscular, levando à contração do músculo liso e aumento na eficiência mecânica.
Aumento na velocidade dos impulsos nervosos.
Aumento na sensibilidade dos receptores nervosos.
Diminuição da atividade das fibras alfa e sensibilidade dos músculos ao alongar.
Diminuição na quantidade de lesões devido ao aumento na amplitude de movimento.
Diminuição na rigidez do tecido conjuntivo levando a uma probabilidade diminuída de lacerações.
Aumento da resposta cardiovascular ao exercício extenuante repentino.
Aumento no relaxamento e na concentração.

Dados de Bahr R: Principles of injury prevention. In: Brukner P, Khan K, eds. *Clinical Sports Medicine,* 3rd edn. Sydney: McGraw-Hill, 2007: 78-101; Stewart IB, Sleivert GG: The effect of warm-up intensity on range of motion and anaerobic performance. *J Orthop Sports Phys Ther* 27: 154-161, 1998; Rosenbaum D, Hennig EM: The influence of stretching and warm-up exercises on Achilles tendon reflex activity. *J Sports Sci* 13: 481-490, 1995; Green JP, Grenier SG, McGill SM: Low-back stiffness is altered with warm-up and bench rest: Implications for athletes. *Med Sci Sports Exerc* 34:1076-1081, 2002.

menta com mais eficiência com programas que contenham alta carga e poucas repetições. Com base em estudos de exercícios isocinéticos e isotônicos,[53,54] conclui-se que a força muscular se recupera ao longo do tempo depois de aumentos constantes, não lineares e previsíveis.[48] Na população em reabilitação, os exercícios de fortalecimento são executados todos os dias, no início, com o peso e a frequência controlados pela resposta do indivíduo ao exercício. À medida que a cicatrização avança, evidenciada pela diminuição na dor e no edema e, também, pelo aumento na amplitude de movimento, os exercícios devem ser executados em dias alternados. Quando expressado em percentual semanal, a Regra de Percentual 5 de Alberto afirma que o aumento de 5% na força em determinada semana pode ser mantido por várias semanas de treinamento de resistência, contanto que o paciente treine três vezes por semana com carga de resistência mínima de 70% da força contrátil muscular voluntária máxima.[48] Embora aparentemente misteriosa, a regra dos 5% pode ser usada na determinação do prognóstico. Por exemplo, um paciente com deficiência de 40% na força do bíceps pode levar cerca de oito semanas para se recuperar, bloqueando qualquer doença ou estados doentios.[48] Após atingir a força suficiente, mesmo que o paciente trabalhe o treinamento de força no mínimo uma vez por semana, o nível de força pode ser mantido durante o período de três meses.[55]

Repetições. A seleção inicial de peso para iniciar o treino pode requerer algumas tentativas e incorrer em erros com o intuito de estabelecer o número ideal de repetições. Para cada exercício, a quantidade de peso selecionada deve ser suficiente para permitir 3 a 9 repetições por exercício para três séries, com intervalos entre as séries de 60 a 90 segundos. A American College of Sports Medicine recomenda séries de 8 a 12 repetições para obter melhoras na força e na resistência, bem como na hipertrofia muscular.[56]

Duração. A duração refere-se ao tempo necessário para realizar uma sessão de exercícios. O condicionamento físico é realizado entre 15 e 60 minutos, dependendo do nível de intensidade. O tempo médio de condicionamento é de 20 a 30 minutos para o exercício de intensidade moderada. Contudo, indivíduos que apresentam comprometimento grave provavelmente são submetidos a mais de uma série de sessões curtas de exercícios (3 a 10 minutos) distribuídas ao longo do dia.

Na maioria dos exercícios funcionais, busca-se a fadiga do músculo que está sendo exercitado. Contudo, a fadiga pode ocorrer devido a falta de coordenação, equilíbrio insuficiente ou adição de movimentos compensatórios. Além disso, ela pode ser controlada pelo nível de motivação do paciente. Entre aqueles em reabilitação, a fadiga deve ser atingida sem exceder o limite de tolerância do paciente e enquanto o local lesionado estiver protegido.

Intensidade. A intensidade refere-se à geração de força (taxa de trabalho em execução) ou à quantidade de esforço necessário para executar determinado tipo de exercício. Em termos clínicos, a intensidade refere-se ao peso, ou resistência, levantado pelo paciente. Para as atividades aeróbias, a intensidade do exercício deve encontrar-se em um nível entre 40 e 85% da potência aeróbia máxima (V_{O_2} máx) ou 55 a 90% da frequência cardíaca máxima.[57]

Reconhece-se, nos dias atuais, que a percepção individual de esforço, ou esforço percebido relativo (EPR), está intimamente relacionada ao nível de esforço fisiológico (Tab. 6-3).[58,59] É importante, portanto, monitorar atentamente a resposta do paciente ao exercício. Qualquer desconforto ou reprodução de sintomas que durem mais do que 1 a 2 horas após a intervenção são inaceitáveis.

Curiosidade Clínica

O princípio da sobrecarga afirma que é necessário esforço ou carga acima do normal sobre o corpo para que ocorra a adaptação ao treinamento. Para aumentar a força, o músculo deve ser desafiado em um nível acima daquele a que está acostumado. Níveis altos de tensão produzem adaptações na forma de hipertrofia e recrutamento de mais fibras musculares.

As respostas que podem modificar a intensidade incluem aumentos no nível da dor, na fadiga muscular, no tempo decorrido para recuperar-se da fadiga, na resposta cardiovascular, nos movimentos compensatórios, no nível de motivação e no grau de compreensão.

Velocidades do exercício. A velocidade do exercício depende das demandas impostas por um indivíduo. Em alguns casos, o aumento da velocidade após a fase inicial de aprendizado de um exercício específico e do desenvolvimento do conhecimento no seu desempenho é benéfico.[60] Além disso, a velocidade de treinamento mais alta melhora as medidas de potência máxima.[47]

Variação. A variação nos treinamentos é um princípio fundamental que dá suporte à necessidade de alterações, em uma ou mais variáveis dos programas, ao longo do tempo para que o estímulo no treinamento continue no nível ideal (Tab. 6-4).[47] O conceito de variação permaneceu, durante vários anos, enraizado na estruturação de programas no mundo todo. A teoria de treinamento de resistência observada com mais frequência é a da peri-

TABELA 6-3 Classificação do esforço percebido

Escala	Classificação verbal
6	
7	Excessivamente leve
8	
9	Muito leve
10	
11	Ligeiramente leve
12	
13	Um pouco forte
14	
15	Forte
16	
17	Muito forte
18	
19	Excessivamente forte
20	

Dados de Borg GAV: Psychological basis of perceived exertion. *Med Sci Sports Exerc* 14: 377–381 1992; Borg GAV: Perceived exertion as an indicator of somatic stress. *Scand J Rehabil Med* 2: 92–98, 1970.

TABELA 6-4 Tipos de treinamento envolvendo variações

Treinamento em circuito	O treinamento em circuito ou *cross-training* envolve uma ampla variedade de formas de treinamento e usa altas repetições e pesos baixos para proporcionar um programa de condicionamento mais geral, cujo objetivo é melhorar a composição do corpo, a força muscular e o condicionamento cardiovascular.
Treinamento intervalado	O treinamento intervalado inclui um período de exercício seguido por um intervalo de repouso prescrito. Ele é percebido como sendo menos exigente do que o treinamento contínuo e tende a melhorar a força e a potência, em vez da resistência (*endurance*).
	Com o intervalo adequado entre trabalho e repouso, uma quantidade significativa de trabalho de alta intensidade pode ser atingida, sendo maior do que a quantidade de trabalho executada com o treinamento contínuo.
	Quanto maior o tempo de intervalo, mais o sistema anaeróbio é forçado, e a duração do período de repouso não é relevante.
	Em um intervalo de trabalho curto, a razão de recuperação de 1:1 ou 1:5 é apropriada para trabalhar o sistema aeróbio.

odicidade. Periodicidade é o processo sistemático de variações planejadas em um programa de treinamento de resistência sob um ciclo de treinamento específico para evitar o treinamento excessivo e para trabalhar em níveis máximos ou ideais no tempo adequado.[61] Dois modelos de periodicidade são o clássico (linear) e o ondulante (não linear):[47]

▶ *Periodicidade clássica.* Esse modelo é caracterizado pelo alto volume e pela baixa intensidade do treinamento inicial. À medida que o treinamento avança, o volume diminui e a intensidade aumenta, para maximizar a força, a potência ou ambas.

▶ *Periodicidade ondulante.* O programa não linear permite a variação na intensidade e no volume dentro de um ciclo de 7 a 10 dias alternando diferentes protocolos no decorrer do programa de treinamento. Os métodos não lineares tentam treinar os vários componentes do sistema neuromuscular dentro do mesmo ciclo de 7 a 10 dias. Durante uma série simples, apenas uma característica é treinada em um determinado dia (p. ex., força, potência, resistência muscular local).

Foi demonstrado que variar de forma sistemática o volume e a intensidade é mais efetivo para a progressão de longo prazo.[47,61] A periodização consiste em várias fases, como o macrociclo, mesociclo e microciclo. O macrociclo para um atleta pode, por exemplo, durar até um ano, terminando no final da temporada. Ele é dividido em vários mesociclos. O mesociclo define as variações distintas na resistência e no programa de exercícios. Por exemplo, para um atleta, um mesociclo pode ser dividido em três fases distintas:[51]

▶ *Condicionamento.* Essa fase dá ênfase ao desenvolvimento do condicionamento aeróbio e anaeróbio, força e potência.

▶ *Pré-competição.* Essa fase destaca a técnica correta.

▶ *Competição.* Durante essa fase, o foco é o desempenho competitivo, enquanto mantém-se condicionamento básico.

A interrupção final da periodização é o microciclo, que envolve mudanças em parâmetros de treinamento, como intensidade, razão de trabalho-repouso, séries, repetições, sequência de exercício e exercícios específicos. Dura de 1 a 2 semanas.

Intervalos de repouso. O repouso é um importante componente de qualquer progressão de exercícios. O período de repouso pode ser suficiente para proporcionar recuperação e desenvolvimento muscular enquanto alivia um possível treinamento excessivo; contudo, períodos estendidos entre as sessões resultam em prejuízo no treinamento.[38] O período de repouso entre as séries é determinado pelo tempo e pela taxa respiratória ou pulsação com que o paciente retorna ao estado estável. Costuma ser recomendado um período de repouso de 48 horas entre as sessões de treinamento.[47]

Quando for prescrito um regime de exercício de resistência progressiva (ERP), o fisioterapeuta deve levar em consideração o atual estado de saúde do indivíduo e o seu estado de condicionamento, objetivos, acesso a equipamentos apropriados e o tempo disponível para o treinamento.[62] Os programas de treinamento prescritos para atletas de competição, que muitas vezes incluem exercícios especialmente projetados para melhorar o desenvolvimento da potência explosiva, em geral não são adequados para crianças, adultos destreinados, pessoas idosas ou pacientes com doenças crônicas. A progressão do exercício em pacientes ortopédicos, incluindo a população em estado pós-cirúrgico (Cap. 28 e 29), é determinada pelo estágio de cicatrização e grau de irritabilidade da estrutura, que são fatores da resposta do paciente, pois a cicatrização relaciona-se com sinais e sintomas.

Dor muscular de início tardio (DMIT)*

Conhecida pela maioria dos indivíduos em algum momento, a dor muscular é um dos obstáculos para a participação em programas de exercícios que envolvam uma atividade além daquela normalmente trabalhada. Dois tipos de dor muscular são relatados, a dor de início agudo e a de início tardio. A dor aguda surge nos estágios finais de uma série de exercícios e no período imediato de recuperação.[60] Resulta do acúmulo de produtos finais resultantes do exercício, íons H+ e lactato, mas em geral, desaparece entre 2 minutos e 1 hora após cessar o exercício.[60] A dor muscular de início tardio (DMIT), no entanto, aparece de 24 a 56 horas após a série de exercícios.[63] A DMIT pode mostrar-se de várias formas, da irritação muscular menor à dor debilitante e edema, mas é em geral descrita como causadora de redução na amplitude de movimento articular, na atenuação de impactos e no torque máximo.[64] Uma revisão recente da DMIT confirma que os mecanismos, as estratégias de tratamento e o impacto sobre o desempenho atlético permanecem incertos.[65] Os mecanismos reconhecidos incluem acumulação de ácido láctico e potássio, espasmos musculares, dano mecânico nos tecidos conjuntivos, inflamação, efluxo de enzima secundário ao dano da célula muscular e edema.[65] Há, por certo, aumento acentuado na proporção de fibras musculares rompidas após o exercício excêntrico quando comparado ao exercício con-

---

*N. de R.T.: DMIT = em inglês, *Delay onset muscle soreness* (DOMS).

cêntrico, o que está fortemente relacionado com o grau da DMIT.[66] O exercício excêntrico também está ligado a sinais morfológicos e metabólicos da alteração muscular: dano miofibrilar junto da banda Z,[67,68] edema mitocondrial,[67,68] aumento da pressão intramuscular[67,68] e nova síntese de glicogênio prejudicada.

Dado o papel do exercício excêntrico na DMIT, a sua prevenção envolve o projeto cuidadoso de um programa excêntrico que inclua técnicas de preparação, variáveis de treinamento precisas e cuidado posterior apropriado, incluindo um período de resfriamento com exercícios de baixa intensidade para facilitar o retorno do oxigênio ao músculo. É uma crença arraigada entre atletas, treinadores e fisioterapeutas que a massagem é uma modalidade terapêutica efetiva que melhora a recuperação muscular e reduz o edema após a atividade física intensa.[69] Contudo, a literatura científica atual não sustenta a sua eficácia positiva como modalidade terapêutica de pós-exercício no ambiente atlético.[69-71]

Na presença da DMIT, a intervenção inclui, quando apropriado, repouso, medidas locais para redução de edema (p. ex., crioterapia, elevação dos membros envolvidos), terapia com medicamentos (agentes anti-inflamatórios não esteroides), ou mais exercícios (exercício aeróbio submáximo sem nenhum componente excêntrico, p. ex., natação, ciclismo ou aparelho elíptico [*transport*], exercícios de flexibilidade livres de dor e treinamento isocinético apenas concêntrico [300° por segundo] de alta velocidade).[48-72]

Métodos de treinamento

Aumentando a força

A extensão dos benefícios funcionais e de saúde provenientes do treinamento com exercícios depende de vários fatores, incluindo o desempenho inicial e o estado de saúde, junto com as variáveis de prescrição de exercício previamente discutidas, como frequência, duração, intensidade, variação e intervalos de repouso.[73]

O fortalecimento ocorre quando determinado músculo é forçado a trabalhar em nível mais elevado do que aquele com o qual está habituado. Para aumentar de forma mais efetiva a força, o músculo deve trabalhar com esforço aumentado contra uma resistência continuamente progressiva.[4,74] Se a resistência for aplicada a um músculo à medida que ele se contrai, de modo que as suas capacidades metabólicas sejam progressivamente sobrecarregadas, as mudanças adaptativas ocorrem dentro do músculo, o que o torna mais forte com o tempo.[5,75] Essas mudanças adaptativas incluem:[3,4,25,30,76-78]

▶ *Aumento no tamanho do músculo (hipertrofia).* Em indivíduos normais, o aumento na força após um programa de exercícios de resistência ocorre, inicialmente, como resultado da adaptação neural, seguido da hipertrofia das fibras musculares, se o programa de exercícios for continuado por um período mais longo. As *mitocôndrias* são as principais estruturas subcelulares que determinam a demanda de oxigênio do músculo. Há um consenso de que existe diluição da densidade do volume mitocondrial por meio do aumento na densidade do volume miofibrilar (i.e., proteína contrátil) como consequência do treinamento de exercício de força.[41,79] Esse aumento na densidade do volume miofibrilar, ou hipertrofia, que ocorre com o treinamento de força é considerado a principal causa de aumento global na área de seção transversa anatômica (STA) de todo um grupo muscular. A hipertrofia da fibra é comumente maior para as fibras de contração rápida do que para as fibras de contração lenta.[80]

▶ *Aumento na força por unidade de área.* O treinamento de força mostrou aumentar a força por unidade de STA do músculo. Esse efeito foi atribuído ao aumento no impulso neural[81] ou em aumento real na tensão muscular específica devido ao tamponamento mais denso dos filamentos musculares.[82] O tamponamento mais denso do tecido contrátil junto ao tendão pode, em teoria, aumentar o ângulo de penação das fibras musculares.[86]

▶ *Redução no tempo do pico de força.*[84]

▶ *Aumento na eficiência do sistema neuromuscular.* Essa eficiência aumentada resulta em:
- aumento no número de unidades motoras recrutadas,
- aumento na taxa de disparo de cada unidade motora,
- aumento na sincronia do disparo da unidade motora, e
- melhora na resistência do músculo.

▶ *Estimulação de fibras de contração lenta (quando são trabalhadas cargas de intensidade baixa) e estimulação de fibras do Tipo IIa de contração rápida (quando são trabalhadas cargas de intensidade alta e de curta duração).*

▶ *Atividades rítmicas aumentam o fluxo sanguíneo para os músculos em exercício por meio de contração e de relaxamento.*

▶ *A potência do músculo melhora.*

▶ *Massa óssea melhorada (lei de Wolff).*

▶ *Aumento no metabolismo/queima de calorias/controle de peso.*

▶ *Pressão intramuscular aumentada resulta da contração muscular de cerca de 60% de sua força, o que gera capacidade.*

▶ *Benefícios cardiovasculares quando são usados grupos musculares grandes.* O treinamento de força de músculos específicos tem um breve período de ativação e utiliza massa muscular relativamente pequena, produzindo menos demandas metabólicas cardiovasculares do que a caminhada vigorosa, a natação, etc.

▶ *Aumento na taxa de desenvolvimento de força.*[84]

De modo inverso, um músculo pode se tornar fraco ou atrofiado por:

▶ *Doença.*

▶ *Comprometimento neurológico.*

▶ *Imobilização.* A imobilização contínua de tecidos musculares esqueléticos pode causar algumas consequências indesejáveis. Estas incluem fraqueza ou atrofia dos músculos (Tab. 4-6). A atrofia muscular é um desequilíbrio entre síntese e degradação de proteínas. Após um trauma leve, há diminuição na síntese de proteína de todo o corpo, em vez de aumento da degradação. Com o trauma mais grave, cirurgia extensa ou falha múltipla de órgãos, há aumento na síntese e na degradação, a última sendo mais acentuada.

▶ *Desuso.* A força muscular pode ser incrementada utilizando-se uma ou mais das seguintes técnicas de treinamento de resistência.

Exercícios isométricos. Estudos têm evidenciado que manter 75% da resistência máxima durante seis segundos é o suficiente para aumentar a força, desde que o exercício seja repetido várias vezes.[85,86] Os exercícios isométricos desempenham um papel fundamental quando há restrição no movimento das articulações causada por dores, órteses ou talas. A principal importância desse tipo de exercício é evitar atrofias e redução na resistência de músculos, ligamentos ou ossos. Os exercícios isométricos apresentam as seguintes desvantagens:

▶ Não há aumento nos ganhos de força em toda a amplitude (a menos que sejam executados em ângulos múltiplos).

▶ Não ativam todas as fibras musculares (a ativação principal é das fibras com contração lenta).

▶ Não há benefícios de condicionamento cardiovascular ou de flexibilidade.

▶ O pico de esforço pode ser danoso para os tecidos por causa da vasoconstrição e das forças compressivas das articulações.

▶ O remanescente funcional é limitado.[14]

▶ Pressões internas consideráveis podem ser geradas, principalmente se a respiração for interrompida durante a contração. Isso pode causar danos como fraqueza na parede abdominal (hérnia) ou problemas cardiovasculares (elevação da pressão arterial com a manobra de Valsalva),[87] mesmo se os exercícios forem executados de maneira correta.

Exercícios concêntricos. Em geral, as contrações concêntricas são usadas nos processos de reabilitação e nas atividades diárias. A rosca de bíceps e o movimento de levar uma xícara de café à boca são exemplos, respectivamente. Os exercícios concêntricos são dinâmicos e permitem que o fisioterapeuta varie a carga de constante, usando pesos livres, até variável, usando um aparelho de musculação. A velocidade da contração também pode ser manipulada, dependendo do objetivo da intervenção. Diversos programas têm sido elaborados com a progressão de exercícios concêntricos. Alguns desses programas de ERP são resumidos nas Tabelas 6-5 e 6-6. A prescrição de exercícios típica para atletas universitários e profissionais inclui três ou mais séries de 6 a 12 repetições máximas (RMs) por exercício realizado, três dias por semana.[62] É importante observar que lesões ortopédicas podem ocorrer em idosos (>65 anos) e/ou participantes mais frágeis, quando realizam esforços para fadiga volitiva usando um regime de treinamento de RM baixa a moderada, de alta intensidade. Entretanto, são recomendadas de 10 a 15 RMs para essa população.[47]

Exercícios excêntricos. Há uma grande variedade de indicações clínicas para a prescrição de exercícios excêntricos[48] (Tab. 6-7).

> ### Curiosidade Clínica
>
> Força funcional é a capacidade do sistema neuromuscular de executar combinações de contrações concêntricas e excêntricas no desempenho de atividades relacionadas às necessidades e às exigências dos pacientes em ambientes multiplanares (ver seção "Especificidade de treinamento").[88] A reabilitação efetiva tem como alvo músculos específicos com relação aos padrões de atividades musculares funcionais e ao condicionamento físico geral e utiliza atividades crescentes enquanto evita outros traumas.[89] Os ganhos adicionais de função devem ser considerados como aumentos de força.

Exercícios isocinéticos. Os exercícios isocinéticos exigem equipamentos especiais, que produzem acomodação e resistência variáveis. O princípio fundamental no qual está apoiado o exercício isocinético é que o pico de torque (a força máxima gerada através da amplitude de movimento) é inversamente proporcional à velocidade angular, a velocidade na qual um segmento do corpo move-se em toda sua amplitude de movimento. Assim, o aumento na velocidade angular diminui a produção de pico de torque.

TABELA 6-5 Progressão dos exercícios

	Série(s) de 10	Quantidade de pesos	Repetições
Programa de DeLorme	1	50% de 10 RMs	10
	2	75% de 10 RMs	10
	3	100% de 10 RMs	10
Técnica de Oxford	1	100% de 10 RMs	10
	2	75% de 10 RMs	10
	3	50% de 10 RMs	10
Técnica de MacQueen	3 (iniciante/intermediário)	100% de 10 RMs	10
	4-5 (avançado)	100% de 2-3 RMs	2-3
Programa de Sander	Total de 4 séries (3 vezes por semana)	100% de 5 RMs	5
	Primeiro dia: 4 séries	100% de 5 RMs	5
	Segundo dia: 4 séries	100% de 3 RMs	5
	Terceiro dia: 1 série	100% de 5 RMs	5
	2 séries	100% de 3 RMs	5
	2 séries	100% de 2 RMs	5
Programa DRAPE de Knight	1	50% de RMs	10
	2	75% de RMs	6
	3	100% de RMs	Máxima
	4	Peso de trabalho ajustado	Máxima

DAPRE, *daily adjustable progressive resistive exercise* (exercício diário ajustável de resistência progressiva); RM, repetição máxima.

TABELA 6-6 Sequência de ajuste para programas isotônicos "DAPRE"

Número de repetições executadas durante a série	Peso de trabalho ajustado para a quarta série	Próxima sessão de exercícios
0-2	–2,25-4,5 kg	–2,25-4,5 kg
3-4	0-2,25 kg	Mesmo peso
5-6	Mesmo peso	+ 2,25-4,5 kg
7-10	+ 2,25-4,5 kg	+2,25-6,75 kg
11	+ 4,5-9 kg	+4,5-9 kg

DAPRE, *daily adjustable progressive resistive exercise* (exercício diário ajustável de resistência progressiva).

As vantagens desse tipo de exercício são:

▶ Tanto o regime de alta velocidade/baixa resistência quanto o de baixa velocidade/alta resistência resultam em excelentes ganhos de força.[9-12]

▶ Exercícios de resistência concêntrica ou excêntrica podem ser realizados em aparelhos.

▶ Os aparelhos fornecem resistência máxima em todos os pontos da amplitude de movimento à medida que o músculo contrai.

▶ O torque produzido pela gravidade criada pelo aparelho soma-se à força gerada pelo músculo quando este contrai, resultando em produção de torque mais elevado do que aquele realmente criado pelo músculo.

Desvantagens desse tipo de exercício:

▶ Custo elevado.

▶ O potencial de carga de impacto e alinhamento do eixo articular incorretos.[13]

▶ Remanescente funcional questionável.[14]

Aumentando a resistência muscular

Atualmente, está bastante evidente que os treinamentos de resistência resultam em melhorias no desempenho e no retardo da fase inicial da fadiga durante os exercícios. Os exercícios de resistência também geram modificações mitocondriais nos músculos esqueléticos, aumentando os lipídeos como fonte de substrato, ou seja, na mesma intensidade relativa e na mesma intensidade absoluta dos exercícios.[41,90]

TABELA 6-7 Indicações clínicas para exercícios excêntricos

Mecânica, reproduzindo dor articular
Dor articular resistente a modalidades de intervenções
Arco doloroso ou crepitação articular unidirecional
Pacientes descondicionados ou com baixa resistência
Platôs nos ganhos de força
Presença de tendinite
Último estágio das reabilitações e treinamentos de desempenho

Dados de Albert M: Concepts of muscle training. In: Wadsworth C, ed. *Orthopaedic Physical Therapy.* Topic – Strength and Conditioning Applications in Orthopaedics: Home Study Course 98a. La Crosse, WI: Orthopaedic Section, APTA, Inc., 1998; Albert MS: Principles of exercise progression. In: Greenfield B, ed. *Rehabilitation of the Knee: A Problem Solving Approach.* Philadelphia, PA: FA Davis, 1993; Albert MS: *Eccentric Muscle Training in Sports and Orthopedics,* 2nd edn. New York: Churchill Livingstone, 1995.

De maneira geral, os treinamentos de resistência muscular são prescritos durante a fase preparatória, com o objetivo de preparar o corpo para o aumento das demandas de trabalho e para programar os sistemas de coordenação neuromuscular. Vale lembrar que o trabalho em níveis aos quais os músculos estão habituados melhora a resistência muscular e não aumentam a força.

Para aumentar a resistência muscular, os exercícios devem ser executados contra resistências leves, com várias repetições (acima de 20 por série), de maneira que a quantidade de energia despendida seja igual à quantidade fornecida. O peso usado nos treinamentos de resistência muscular pode ser determinado pela utilização de uma escala relativa de esforço percebido, na qual 1 é o esforço muito leve e 10 corresponde ao esforço intenso. Veja o exemplo do *supino*: se um atleta planejar trabalhar em torno do nível 3, e o peso máximo para o *supino* for de 100 kg, deve-se reduzir o peso de trabalho em 70% (70 kg) e aumentar o número de repetições.

A velocidade de repetições é o fator entre velocidade de uma única repetição e número de repetições completado em 60 segundos por um atleta. Por exemplo, se, em condições normais de treinamento, um atleta levar três segundos para erguer o peso durante uma rosca de bíceps, e três segundos para abaixá-la, significa que o músculo permanece tensionado durante seis segundos e ele está trabalhando na velocidade de 10 repetições por minuto. Aumentando a velocidade de repetições para quatro segundos (tempo que o músculo permanece sob tensão), o atleta deve atingir pelo menos 15 repetições para obter resistência muscular.

A principal desvantagem dos treinamentos de resistência muscular é o aumento da possibilidade de lesões por esforço repetitivo. Isso pode ser evitado pelo enfoque de uma ou mais variáveis de treinamento, tais como série, cargas, tempo, intervalos de repouso entre as séries, número de exercícios, posição e largura das mãos.

Aumentando a potência muscular

O trabalho dinâmico dos músculos contra resistência, dentro de determinado período, aumenta a potência. No contexto das reabilitações, o treinamento pliométrico é considerado uma ligação entre os exercícios de força e os relacionados aos esportes.[91]

Pliométricos

A função tradicional dos exercícios pliométricos era capacitar os músculos das extremidades inferiores – de forma mais específica as coxas, o quadríceps, os isquiotibiais e os gastrocnêmios – para que pudessem atingir a força máxima com o auxílio de trabalhos de alta intensidade em curtos esforços de saltos, pulos ou corrida com saltos. Mais recentemente, as técnicas pliométricas estão sendo usadas na reabilitação de atletas lesionados na preparação para o retorno ao esporte.

O sistema de treinamento pliométrico foi criado por Yuri Verhoshanski,[92] conhecido técnico soviético de saltos no final da década de 1960, embora o termo *pliometria* tenha sido introduzido em meados da década de 1970 por Fred Wilt,[93] técnico norte-americano de corrida. A origem do termo é um pouco confuso. *Plio* tem origem na palavra grega *pleythein,* que significa aumentar, e *metria,* que significa medir. A definição tradicional de pliometria esteve sempre associada ao ciclo de alongamento-encurtamento envolvendo pré-alongamento da unidade miotendínea seguido imediatamente da contração do músculo, que aumenta a capacidade da unidade miotendínea de produzir força máxima em menor período pela ativação do reflexo miotático.[94-97] Esse ciclo de alongamento-encurtamento teoricamente permite que a unidade miotendínea armazene e depois use energia elástica. A porção tendínea é o principal contribuinte para as mudanças de comprimento da unidade miotendínea e para a armazenagem de energia potencial elástica.[98] A quantidade de energia elástica disponível é afetada pelo tempo, pela magnitude e pela velocidade do alongamento.[99]

Os padrões de movimento de atletas e das atividades diárias envolvem a repetição de ciclos de alongamento-encurtamento, nos quais os movimentos excêntricos descendentes são paralisados e convertidos em movimentos concêntricos ascendentes, em determinada direção. O grau de desempenho muscular depende do tempo decorrido entre as contrações concêntricas e excêntricas.[97]

A aceleração e a desaceleração são os componentes mais importantes de todas as atividades que necessitam de trabalhos específicos.[49] Essas atividades usam resistências e velocidades variáveis em toda a amplitude de contração, estimulando os receptores neurológicos e aumentando sua excitabilidade. Os nervos receptores envolvidos nos exercícios pliométricos são o fuso muscular, o órgão tendinoso de Golgi e os receptores articulares ligamentares (ver Cap. 2). Os receptores neurológicos são importantes no recrutamento de fibras e na coordenação fisiológica. A finalidade das atividades pliométricas é melhorar a reatividade desses receptores. Dois outros mecanismos reflexos, que resultam de sinais neurais gerados por receptores musculares projetados de volta para o músculo de origem, bem como para outros músculos, podem ser iniciados durante os exercícios pliométricos e ajudam na coordenação motora e na estabilidade articular:[100]

▶ *Feedback de comprimento.* Esses sinais gerados pelo alongamento muscular são submetidos à mesma estrutura de tempo que o reflexo de alongamento e servem para unir os músculos sinergistas por meio do *feedback* excitatório com aqueles de ações opostas por inibição recíproca.[101] O *feedback* de comprimento também une os músculos monoarticulares por meio do *feedback* excitatório e contribui para a rigidez articular.[101]

▶ *Feedback de força.* Esses sinais são gerados por força muscular, fornecidos por estimulação do órgão tendinoso de Golgi, conectando os músculos que passam por diferentes articulações e exercem torque em diferentes direções por meio de *feedback* inibitório. O do *feedback* de força regula o acoplamento entre as articulações.[101]

Juntos, o *feedback* de comprimento e o de força induzidos durante a fase de carga de uma atividade pliométrica têm o potencial de melhorar o controle neuromuscular.[100]

A fisiologia dos pliométricos pode ser dividida em várias fases:

1. Fase de carga (fase excêntrica, de desaceleração, de ajuste, flexível, ou de movimento para cima), na qual as unidades musculotendíneas dos motores primários e dos sinergistas são alongadas como resultado da energia cinética ou de carga aplicada à articulação e realizam trabalho negativo.[100] O alongamento da unidade miotendínea durante essa fase gera o ciclo de alongamento-encurtamento, que resulta em aumento na produção de força e no desempenho quando comparado à ausência de alongamento.[99] O alongamento ativo do músculo durante a fase de carga aciona dois mecanismos associados ao ciclo de alongamento-encurtamento: a potenciação muscular e a ativação do fuso muscular.[100]

    • *Potenciação muscular.* Alteração das propriedades contráteis do músculo, levando a uma produção maior de força com aumento na proporção de pontes cruzadas presas à actina e diminuição na taxa de separação da ponte cruzada.

    • *Ativação do fuso muscular.* Informações sensoriais dos fusos musculares são transmitidas através de uma alça reflexa monossináptica para fornecer *feedback* excitatório para o mesmo músculo (ver Cap. 2). Isso resulta em atividade muscular reflexa de latência curta (reflexo miotático ou de estiramento). Contudo, o reflexo de estiramento pode não ser evocado em todos os músculos que são alongados durante uma atividade pliométrica. Os músculos monoarticulares são constantemente ativados, mas os biarticulares não. Diferenças na atividade muscular reflexa entre músculos mono e biarticulares são explicadas por diferenças nas mudanças de comprimento muscular durante a carga. Em determinadas atividades, alguns dos fascículos dos músculos biarticulares sofrem alongamento (ação excêntrica), enquanto os outros agem quase isometricamente. Isso sugere que os músculos monoarticulares podem ter mais benefícios do que os músculos biarticulares a partir do aumento de força reflexa de estiramento para aumento do débito de trabalho.

2. Fase de acoplamento (amortização, transmissão, compensação ou inversão): essa fase marca a transição entre a fase de carga e a de descarga.[99] A fase de acoplamento, que é fundamental no exercício pliométrico, é, em geral, um período de ação muscular quase isométrica.[100] Se essa fase de transição não for contínua, a atividade não será mais considerada pliométrica, pois os benefícios do ciclo de estiramento-alongamento serão perdidos.[100]

3. Fase de descarga: a fase de descarga (rebote, encurtamento, retirada ou propulsão) de um exercício pliométrico se realiza imediatamente após a fase de acoplamento e implica encurtamento da unidade miotendínea. Na análise bifásica dos saltos pliométricos, a fase de descarga começa no início do movimento ascendente do centro de massa e termina quando cessa o contato com o solo.[102] Muitas atividades pliométricas terminam em uma fase do momento, durante a qual os segmentos do corpo continuam se movendo como resultado das forças geradas na fase de descarga.[100]

Por reproduzir esses ciclos de alongamento-encurtamento em posições fisiológicas, as atividades pliométricas estimulam o *feedback* proprioceptivo para fazer o ajuste fino dos padrões de atividade muscular. Os exercícios de alongamento-encurtamento treinam o sistema neuromuscular, expondo-o a aumentos de cargas e melhorando o reflexo de estiramento[99] (ver Cap. 2). O grau de aumento de desempenho durante a fase do momento depende da magnitude das forças e da rapidez de movimento durante a atividade pliométrica.[100] Em particular, forças mais altas estão associadas a fases de acoplamento mais curtas[103] e a maior armazenagem de energia no componente elástico das séries.[104] O desempenho também é uma consequência da duração de contato total (fases de carga até descarga), pois, se a duração de contato diminui, são gerados[105] forças e momentos articulares mais altos e aumenta-se a contribuição do tendão para o trabalho.[100,106]

Os exercícios pliométricos são, em geral, introduzidos no programa de reabilitação nos estágios finais, visto que muitos deles, mesmo em intensidades mais baixas, expõem as articulações a forças substanciais e a velocidades de movimento.[100] Os mecanismos pelos quais ocorre o aumento do desempenho durante os exercícios pliométricos dependem de vários fatores:

▶ A atividade deve proporcionar maiores forças e velocidades mais rápidas de movimento.

▶ Períodos de contatos prolongados devem ser evitados. O objetivo do treinamento pliométrico é reduzir o tempo entre a fase de carga excêntrica e o início da contração concêntrica. Os períodos de contatos prolongados podem ocorrer quando a intensidade é muito alta durante a fase de carga ou quando a transição entre as fases de carga e de descarga não é contínua.[100]

▶ Os exercícios pliométricos devem ser iniciados em intensidade mais baixa e progredir para dificuldade maior, níveis de intensidade mais altos, de acordo com a tolerância. Antes de iniciar os exercícios pliométricos, o fisioterapeuta deve ter certeza de que o paciente apresenta condições físicas e de força.[99] Inicialmente, o paciente deve executar um número menor de séries e de repetições. Mais tarde, pode executar mais séries, embora não seja permitido aumentar o número de repetições.

Os exercícios pliométricos foram projetados principalmente para as extremidades inferiores. Deve-se tomar cuidado ao aplicar os princípios fisiológicos derivados das pesquisas das extremidades inferiores para os no tronco e na parte superior do corpo, visto que não está claro se as extremidades superiores e o tronco respondem de maneira semelhante.[100] Os exercícios pliométricos são indicados para os pacientes que desejam retornar às atividades que incluem movimentos explosivos. As contraindicações para iniciar exercícios pliométricos são inflamação ou dor aguda, estado pós-operatório imediato e instabilidade articular.[99] As patologias articulares, como artrite, contusão óssea ou lesão condral são contraindicações relativas, dependendo da capacidade do tecido de suportar as altas forças e a carga articular requeridas em muitas atividades pliométricas.[100] As lesões miotendíneas também são contraindicações relativas, até que o tecido seja capaz de suportar as forças altas e rápidas dos exercícios pliométricos.[100]

As orientações para iniciar exercícios pliométricos na reabilitação são pouco desenvolvidas. Muitos critérios foram estabelecidos para exercícios de alta intensidade em atletas não lesionados e não são fundamentados em pesquisas.[100] Por exemplo, foi sugerido que os exercícios pliométricos só devem ser iniciados quando o atleta atingir a capacidade de realizar uma repetição de agachamento paralelo com carga de 1,5 a 2,5 vezes a massa corporal nas costas e/ou agachamento de 60% da massa corporal cinco vezes dentro de cinco segundos (extremidade inferior) e supino com um terço do peso do corpo e/ou realizar cinco apoios batendo palmas (extremidade superior).[91] Além disso, os testes de estabilidade estática[91] (Tab. 6-8) e de estabilidade dinâmica (saltos verticais para as extremidades inferiores e arremesso de *medicine ball* para as extremidades superiores) podem ser utilizados para verificar a preparação.[48]

TABELA 6-8 Testes de estabilidade estática para avaliar o desempenho pliométrico

1. Postura em uma perna: 30 segundos
    Olhos abertos
    Olhos fechados

2. Agachamento de um quarto em uma perna: 30 segundos
    Olhos abertos
    Olhos fechados

3. Meio-agachamento de um quarto em uma perna
    Olhos abertos
    Olhos fechados

Dados de Voight ML, Draovitch P, Tippett SR: Plyometrics. In: Albert MS, ed. *Eccentric Muscle Training in Sports and Orthopedics.* New York: Churchill Livingstone, 1995.

Os exercícios pliométricos possibilitam utilizar várias atividades e dispositivos diferentes, os quais incluem movimentos diagonais e multiplanares com tubos elásticos (Fig. 6-6) ou equipamentos isocinéticos, podendo, também, ser usados para simular qualquer tipo de movimento. Podem ser executados com o paciente de pé, sentado ou em posição supina. Em geral, recomenda-se de 48 a 72 horas de repouso para recuperação entre as sessões de treinamento pliométrico.[107]

Exercícios pliométricos para as extremidades inferiores. Esses exercícios envolvem a manipulação do papel da gravidade para variar a intensidade. Assim, podem ser feitos de forma horizontal ou vertical.

▶ Os exercícios pliométricos horizontais são executados perpendicularmente à linha de gravidade. Esses exercícios são reco-

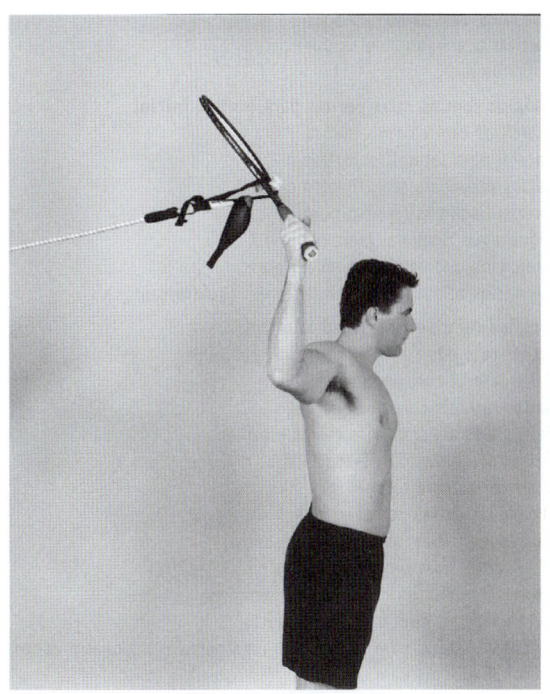

FIGURA 6-6 Exercício pliométrico para tênis.

mendados para a maioria dos planos iniciais de reabilitação clínica, pois a força concêntrica é reduzida, dificultando a fase excêntrica.[48] Exemplos desses tipos de exercícios incluem o *sledge* (empurrar um trenó) contra a resistência e *leg press* modificado, que permite ao atleta saltar e aterrissar na plataforma.

▶ Os exercícios pliométricos verticais (a favor da força gravitacional ou contra ela) são mais avançados (Tab. 6-9). Esses exercícios exigem um maior nível de controle.[48] O salto com queda (*drop jump*) é um exemplo. O indivíduo salta de uma caixa, aterrissa e imediatamente executa um salto vertical.

O calçado e a superfície de impacto usados nos exercícios pliométricos devem ter amortecedores, e o protocolo deve permitir tempo suficiente de recuperação entre as séries, para evitar a fadiga dos grupos musculares que estão sendo treinados.[108]

Exercícios pliométricos para as extremidades superiores. Os exercícios pliométricos para as extremidades superiores envolvem movimentos relativamente rápidos em planos que se aproximam da função normal das articulações. Por exemplo, nos ombros, isso inclui a abdução de 90°, rotação do tronco com movimentos diagonais dos braços e exercícios de rotação interna.

A pliometria deve ser executada em todos os segmentos corporais envolvidos na atividade. A rotação do quadril, a flexão e a extensão dos joelhos e a rotação do tronco são atividades de potência que exigem ativação pliométrica.

Os exercícios pliométricos nas extremidades superiores incluem apoio na parede (Fig. 6-7), apoio de canto, apoio com caixas (Fig. 6-8) e arremessos de bolas pesadas (Fig. 6-9). As *medicine balls* e outras bolas pesadas são dispositivos pliométricos bastante eficazes (Fig. 6-10). Seu peso produz pré-alongamentos e cargas excêntricas. Essa combinação cria resistência e exige contrações antagonistas poderosas para fazer novos arremessos. Os exercícios podem ser feitos com um braço (Fig. 6-9) ou com os dois ao mesmo tempo (Fig. 6-11). No primeiro caso, a ênfase é dada na rotação do tronco e, no segundo, é enfatizada a extensão e a flexão do tronco, bem como os movimentos dos ombros.

Ainda que os padrões de disparos motores que dependem da força devam ser restabelecidos, é recomendável tomar cuidados especiais ao integrar todos os componentes da cadeia cinética (ver Cap. 3 e 10), a fim de gerar e canalizar as forças adequadas para a articulação correta. Uma variedade de mudanças positivas no desempenho atlético e na função neuromuscular têm sido atribuídas ao treinamento com pliometria, sobretudo nas extremidades inferiores:[100]

▶ Aumento na altura máxima de salto vertical.[109]

▶ Aumento na força das pernas, especialmente quando combinado ao treinamento de peso.[109]

▶ Taxa mais rápida de desenvolvimento de força durante o salto.[110]

▶ Início retardado de fadiga muscular durante o salto.[111]

▶ Correção de desequilíbrios neuromusculares.[112]

Devido à escassez de pesquisas sobre o treinamento pliométrico de desempenho das extremidades superiores, as melhoras

TABELA 6-9 Exercícios pliométricos para as extremidades inferiores

Exercícios de aquecimento	Exercícios de nível avançado
Agachamentos com as duas pernas	*Saltos com uma perna em caixa*
Leg press com as duas pernas	Saltos laterais com uma caixa
Saltitar agachado com as duas pernas	Saltos laterais com duas caixas
Polichinelo	Exercícios pliométricos no *leg press* com uma perna (quatro cantos)
Exercícios com as duas pernas para o nível inicial	Saltos laterais com duas caixas e espuma
Exercícios com as duas pernas	Saltos diagonais com quatro caixas
Lateral para lateral (solo/linha)	Saltos laterais em uma caixa, com rotação
Saltos diagonais (solo/quatro cantos)	Saltos laterais em duas caixas, com rotação
Saltos diagonais (quatro pontos)	Salto lateral em uma caixa, com pegada
Ziguezague diagonal (seis pontos)	Salto lateral em uma caixa, com rotação e pegada
Exercícios pliométricos com *leg press*	Salto lateral em duas caixas, com pegada
Exercícios pliométricos com *leg press* (quatro cantos)	Salto lateral em duas caixas, com rotação e pegada
Exercícios de nível intermediário	**Exercícios pliométricos para resistência/agilidade**
Saltos com duas pernas em caixas	Saltos laterais (6 m)
Salto lateral com uma caixa	Saltos laterais com investida e transferência de peso (cone)
Saltos laterais com duas caixas	Saltos laterais com investida e transferência de peso (cone com espuma)
Saltos laterais com duas caixas e espuma	Alterando a aceleração rápida (para a frente)
Saltos diagonais com quatro caixas	Saltos laterais
Duas caixas com rotação	Alta aceleração (para a frente)
Uma/duas caixas com pegada*	Alta aceleração (para trás)
Uma/duas caixas com pegada (espuma)	Salto em profundidade com salto de rebote
Movimentos com uma única perna	Salto em profundidade com pegada
Exercícios pliométricos com uma perna no *leg press*	Salto e captura (bola pliométrica)
Saltos laterais com uma perna (solo)	
Saltos de lateral para lateral com uma perna (solo/quatro cantos)	
Saltos diagonais com uma perna (solo/quatro cantos)	

*N. do T.: Pegada refere-se a juntar um objeto.
Dados de Voight ML, Draovitch P, Tippett SR: Plyometrics. In: Albert MS, ed. *Eccentric Muscle Training in Sports and Orthopedics*. New York: Churchill Livingstone, 1995.

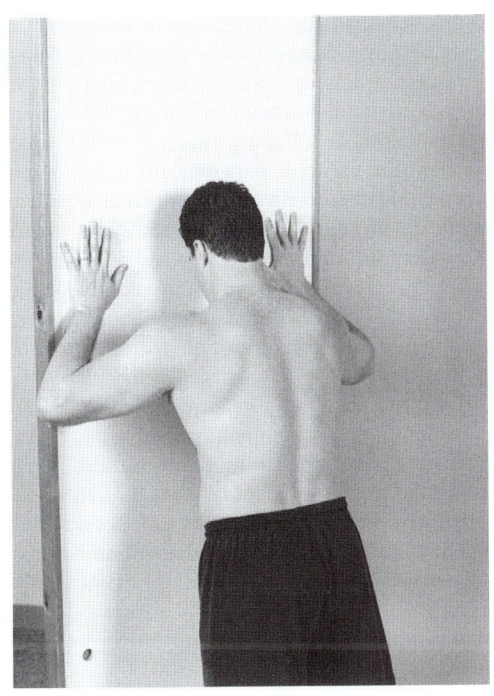

FIGURA 6-7 Apoio na parede.

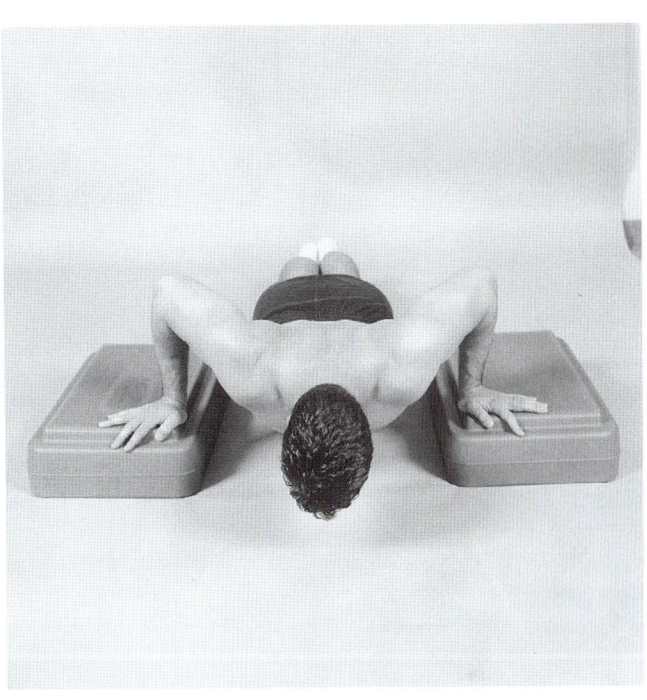

FIGURA 6-8 Apoio com caixas.

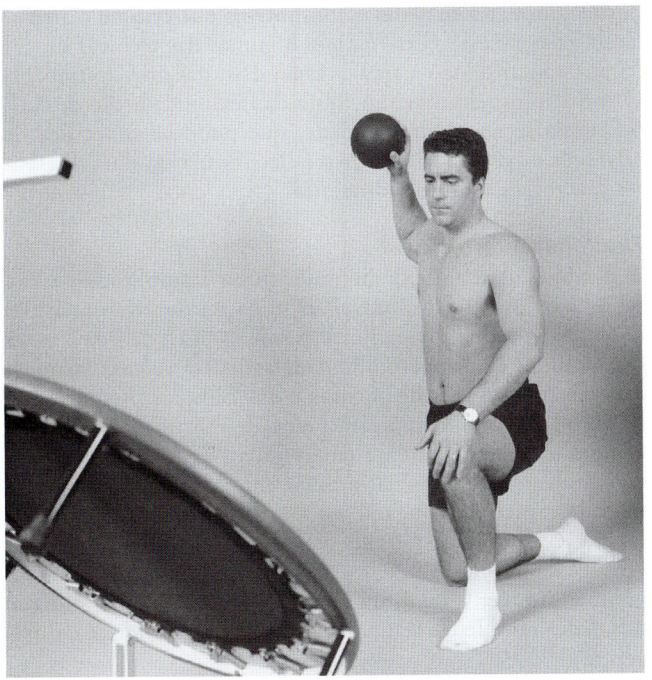

FIGURA 6-9 Arremesso de bola pesada.

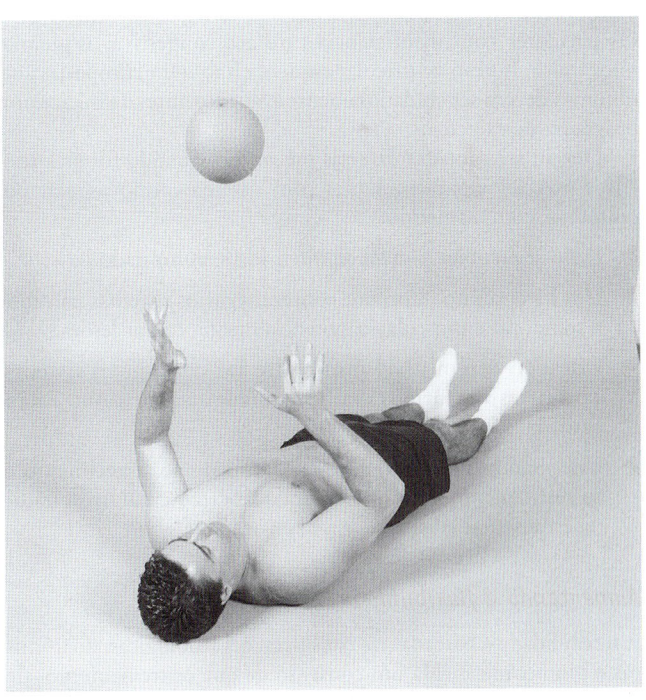

FIGURA 6-10 Exercício com *medicine ball*.

no seu desempenho permanecem, de modo geral, apenas como relatos informais. Além disso, não se sabe se os pacientes que se recuperam de lesão respondem aos exercícios pliométricos de forma semelhante aos pacientes não lesionados.[100]

Contraindicações para exercícios de fortalecimento, resistência e potência

As contraindicações absolutas ao exercício incluem angina instável, hipertensão não controlada, arritmias não controladas, car-

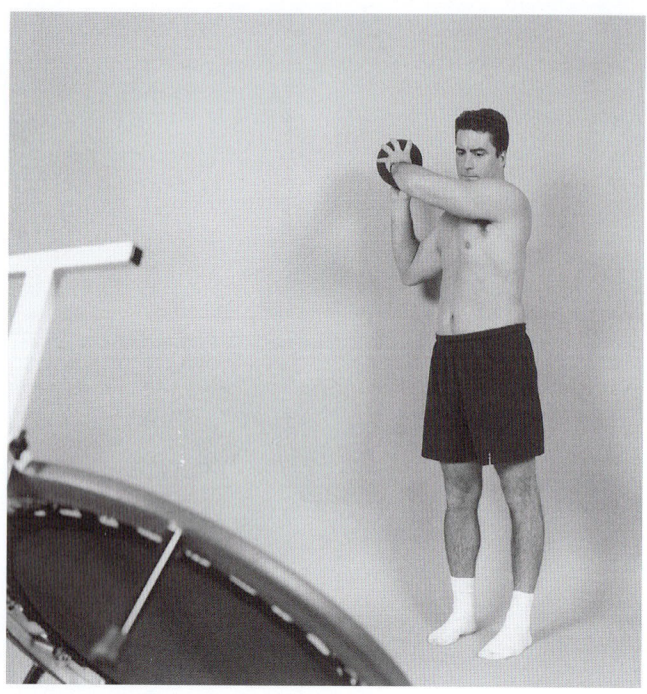

FIGURA 6-11 Arremesso com as duas mãos e rotação do tronco.

diomiopatia hipertrófica e determinados estágios de retinopatia. Os pacientes com insuficiência cardíaca congestiva, isquemia miocárdica, função ventricular esquerda fraca ou neuropatias autônomas devem ser cuidadosamente avaliados antes de iniciar um programa de exercícios.

Devem ser tomadas diversas precauções quando forem prescritos exercícios para pacientes com sistema cardiovascular ou pulmonar comprometido:

▶ Deve-se escolher o nível de intensidade apropriado.

▶ Um nível muito alto pode sobrecarregar os sistemas cardiorrespiratório e muscular e, potencialmente, causar lesões.

▶ Exercitar-se em nível muito alto faz com que o sistema cardiorrespiratório trabalhe de maneira anaeróbia, e não aeróbia.

▶ Um período suficiente deve ser destinado ao aquecimento e ao resfriamento para que ocorra adaptação cardiorrespiratória e muscular adequada.

Aumentando a flexibilidade

A flexibilidade é baseada nas considerações fisiológicas, anatômicas e biomecânicas. Há um consenso de que os treinamentos de flexibilidade são componentes essenciais de qualquer programa de condicionamento total como um meio de evitar lesões, aumentar as atividades de vida diária e melhorar o desempenho atlético.[113-117] Além disso, muitos fisioterapeutas concordam que a necessidade de alongamento é especialmente importante após uma lesão para minimizar qualquer perda de amplitude de movimento.[118] Outros benefícios atribuídos ao alongamento incluem facilitar o relaxamento, prevenir a dor muscular e proporcionar a recuperação mais rápida entre as séries. Apesar dessas afirmações a respeito dos benefícios do alongamento, a evidência científica que sustenta algumas dessas noções populares é pequena. Por exemplo, a questão de se a flexibilidade muscular ou o alongamento antes da atividade resultam em uma diminuição nas lesões musculares tem ainda de ser comprovada.[9,113,199-122] Além disso, a literatura científica existente para determinar o momento apropriado para o alongamento em um programa de exercícios é limitada. O alongamento e o aquecimento não são os mesmos, mas muitas vezes são confundidos pelo leigo. O aquecimento requer uma atividade que eleve a temperatura total do corpo e dos músculos para prepará-los para o exercício.[123] Uma pesquisa mostra que o aquecimento antes do alongamento resulta em mudanças significativas na amplitude de movimento articular.[124] Com base em relatos informais, faz sentido não se alongar no início da rotina do aquecimento, pois as temperaturas do tecido, além de estarem muito baixas para a função miotendínea ideal, e são menos adaptadas e estão menos preparadas para a atividade. Algumas pessoas defendem o alongamento após uma sessão de exercícios citando que o aumento da extensibilidade miotendínea melhora o potencial para a flexibilidade articular.[118] Em um estudo, o alongamento estático foi feito antes, depois e antes e depois de cada série. Foram produzidos aumentos significativos na amplitude de movimento.[125]

A flexibilidade é necessária para o movimento eficiente. O movimento articular pode ser visto como a combinação entre a quantidade de amplitude de movimento (ADM) articular, o deslizamento artrocinemático que ocorre nas superfícies articulares, chamado de *jogo articular*, e o grau de extensibilidade dos tecidos periarticulares e conjuntivos que cruzam a articulação, chamada de *flexibilidade*. Algumas das técnicas usadas para restaurar o jogo articular estão descritas no Capítulo 11. Os princípios relativos à melhora da flexibilidade são discutidos nessa seção. A flexibilidade, que pode ser específica de atividade ou de esporte, pode ser classificada em duas diferentes categorias: estática e dinâmica.

Flexibilidade estática

A flexibilidade estática é definida como a amplitude passiva ou os movimentos disponíveis de uma ou de várias articulações.[113,117] Aumentos na flexibilidade estática não devem ser confundidos com hipermobilidade articular ou com lassidão, que são funções dos ligamentos e das cápsulas. Reduções na flexibilidade estática indicam perda de movimento. A sensação de final de movimento encontrada (ver Cap. 8) auxilia o fisioterapeuta a diferenciar a causa entre encurtamento adaptado do músculo (alongamento muscular), cápsula da articulação excessivamente retraída (capsular) e articulação artrítica (enrijecida). A flexibilidade estática pode ser medida por um goniômetro (ver Cap. 8) ou por meio de testes, como o toque dos dedos no solo e o sentar e alcançar, todos válidos e confiáveis.[126,127]

Flexibilidade dinâmica

A flexibilidade dinâmica refere-se à facilidade de movimentos dentro da amplitude possível. A medição desse tipo de flexibilidade é ativa. Sua medição mais importante é a *rigidez*, termo mecânico definido como a resistência de uma estrutura a deformações.[128,129] Qualquer aumento na amplitude de movimento ao redor de uma articulação não implica redução na rigidez passiva de determinado músculo.[130-132] Entretanto, há evidências de que os treinamentos de força, as imobilizações e o envelhecimento aumentam a rigidez.[133-136] O oposto de rigidez é a maleabilidade. Quando um tecido mole apresenta redução na maleabilidade, significa que sofreu encurtamento adaptativo ou aumento no tônus, denominado *hipertônus*. Há uma pesquisa em desenvolvimento que sugere que os fatores limitante para evitar aumentos na amplitude de movimento não são apenas os tecidos conjuntivos, mas também o resultado de fenômenos neurofisiológicos controlados pelos centros mais importantes do SNC.

Métodos de alongamento

Todas as técnicas de alongamento envolvem o reflexo de estiramento (ver Cap. 2). Um reflexo é uma unidade de comportamento programada em que determinado tipo de estímulo vindo de um receptor conduz automaticamente a resposta de um efetor.

> **Curiosidade Clínica**
>
> Dois receptores sensoriais monitoram a atividade muscular, o fuso muscular e os órgãos tendinosos de Golgi (OTGs). Esses dois receptores podem ativar reflexos espinais e rotas de alça longa envolvendo centros supraespinais (ver Cap. 2).

Para alongar um músculo de forma adequada, o alongamento deve ser aplicado em paralelo às fibras musculares. A orientação das fibras pode ser determinada por palpação. Em geral, nas extremidades, as fibras musculares percorrem em paralelo ao osso. Mudanças viscoelásticas não são permanentes, enquanto as mudanças na plasticidade, que são mais difíceis de atingir, resultam em mudança residual ou permanente no comprimento. O alongamento frequente assegura que ele seja mantido antes que o músculo volte ao seu estado encurtado.[138] A restauração do comprimento normal dos músculos pode ser realizada usando-se as orientações descritas na Tabela 6-10. É importante que o paciente saiba que a sessão inicial de alongamento pode aumentar os sintomas.[139] Entretanto, esse aumento deve ser temporário, e dura, no máximo, algumas horas.[138,140] O alongamento deve ser realizado no ponto logo antes da dor, embora algum desconforto possa ser necessário para atingir os resultados.[141] O músculo, em geral, requer força maior de alongamento no início, possivelmente para quebrar aderências ou ligações cruzadas e permitir que ocorram mudanças viscoelásticas e plásticas nas fibras de colágeno e de elastina.[141]

Há uma grande variedade de técnicas de alongamento para aumentar a extensibilidade dos tecidos moles.

Alongamento estático. Esse tipo de alongamento envolve a aplicação de forças estáveis e constantes durante determinado período (Tab. 6-11). A aplicação de pequenas cargas por longos períodos produz estiramento residual maior do que cargas grandes por curtos períodos.[142] Tração com pesos ou sistemas de polias pode ser empregada nesse tipo de alongamento.

Alongamento passivo. O alongamento passivo é uma forma de alongamento estático realizado pelo fisioterapeuta ou outro indivíduo. Devido ao elevado risco de ocorrência de lesões, quando a pessoa não tiver muita experiência para realizá-lo, esse tipo de alongamento deve ser administrado somente com supervisão rigorosa e com a certeza de que a comunicação entre o fisioterapeuta e o paciente é excelente. A situação ideal é que os estiramentos passivos envolvam alongamentos suaves, controlados, de baixa intensidade e prolongados.

> **Curiosidade Clínica**
>
> É necessária a aplicação de pequenas cargas aos tendões por 20 minutos ou mais para que ocorra o alongamento adequado dos tecidos moles em uma sessão de exercícios.[142,143]

Alongamento balístico. Essa técnica de alongamento utiliza movimentos oscilatórios para alongar determinado músculo. O músculo é alongado pelo momento criado a partir do movimento oscilatório do corpo, suprindo a força de tensão usada para o alongamento.[118] O paciente relaxa rapidamente o músculo quando alcança o final da amplitude de movimento. Isso é realizado em um movimento oscilatório cíclico e repetido muitas vezes, ativando, assim, o componente neurológico chamado resistência ativa – a contração dos músculos que resistem ao alongamento na forma da atividade muscular reflexa.[118,144] Ao fazer comparações entre métodos balísticos e estáticos, dois estudos[145,146] descobriram que ambos produzem melhorias semelhantes na flexibilidade. Entretanto, acredita-se que o método balístico causa mais dores residuais ou tensão muscular do que as técnicas que utilizam o relaxamento.[147-149]

Alongamento dinâmico. O alongamento dinâmico envolve alongamento por meio de contração muscular para aumentar ou diminuir o ângulo articular cruzado pelo músculo, alongando a unidade miotendínea à medida que a ADM final é obtida.[118] O

TABELA 6-10 Orientações de alongamento

> ▶ Alongamento efetivo, na fase inicial, deve ser realizado a cada hora, mas com cada sessão durando apenas alguns minutos.
> ▶ A atividade muscular é inibida, e, no período inibitório, o músculo deve ser alongado.
> ▶ Com encurtamento muscular verdadeiro, resistência maior é utilizada para ativar o número máximo de unidades motoras, seguido de alongamento vigoroso do músculo.
> ▶ O alongamento deve ser realizado, pelo menos, três vezes por semana utilizando:
> ▶ Pouca força, evitando a dor.
> ▶ Duração prolongada.
> ▶ O calor deve ser aplicado para aumentar a temperatura intramuscular antes e durante o alongamento.[95,96] Esse calor pode ser atingido com exercício de aquecimento de baixa intensidade ou com o uso de modalidades térmicas.[96] A aplicação de uma compressa fria após o alongamento é feita para aproveitar as características térmicas do tecido conjuntivo, diminuindo sua temperatura e, em tese, prolongando as mudanças de comprimento – a elasticidade dos músculos diminui com o resfriamento.[97]
> ▶ Técnicas de relaxamento pós-isométrico são aconselháveis.
> ▶ Resfriamento rápido do músculo enquanto ele é mantido na posição alongada.

TABELA 6-11 Programa de flexibilidade com velocidade progressiva

Alongamento estático
↓
Alongamento lento e de amplitude terminal curta
↓
Alongamento rápido e de amplitude terminal curta
↓
Alongamento rápido e com amplitude total

Dados de Zachazewski JE: Flexibility for sports. In: Sanders B, ed. *Sports Physical Therapy*. Norwalk, CT: Appleton and Lange, 1990:201-238.

alongamento dinâmico é um aquecimento com movimentos específicos da atividade para preparar os músculos, incorporando movimentos de um determinado esporte.[118] O alongamento dinâmico não inclui movimentos balísticos de amplitude final, mas sim movimentos controlados dentro da amplitude de movimento normal.[118]

Há alguma controvérsia sobre se o melhor método para alongar um músculo é o estático ou o dinâmico. O estático é considerado o padrão-ouro no treinamento de flexibilidade.[150] Entretanto, estudos recentes demonstraram que o alongamento estático não é uma maneira eficaz de reduzir as taxas de lesão,[151,152] e pode, na verdade, inibir o desempenho atlético.[153] Talvez porque a natureza do alongamento estático seja passiva e não aqueça o músculo.[154] Métodos mais dinâmicos de alongamento envolvem a contração do grupo muscular antagonista, permitindo que o agonista alongue-se naturalmente em um estado relaxado, ou treinar de forma excêntrica o músculo em sua amplitude de movimento total.[150] Este parece ser a causa de muitas lesões que ocorrem na fase excêntrica da atividade.[151] Um estudo de Nelson,[150] que comparou o efeito imediato do alongamento estático, do treinamento excêntrico e sem alongamento/treinamento sobre a flexibilidade dos isquiotibiais, em atletas universitários (75 pacientes), descobriu que os ganhos de flexibilidade no grupo de treinamento excêntrico são significativamente maiores do que no grupo de alongamento estático.

> **Curiosidade Clínica**
>
> Nas áreas do corpo difíceis de alongar de forma adequada usando técnicas de alongamento, podem ser empregadas técnicas de liberação manual localizada, colocando diferentes graus de pressão manual ao longo do músculo e do tecido miofascial[155] (ver Cap. 11).

Facilitação neuromuscular. As técnicas de facilitação neuromuscular proprioceptiva (FNP) de manter-relaxar (*hold-relax*), alongar-relaxar (*stretch-relax*) e contração agonista-relaxar podem ser usadas para alongar ativamente os tecidos moles (ver Cap. 11). Teoricamente, as técnicas de alongamento de FNP aumentam a amplitude de movimento por meio da estimulação dos proprioceptores por duas vias. A contração isométrica voluntária do grupo muscular alongado leva à autoinibição daquele músculo (inibição autógena) pelos reflexos do OTG.[118] Entretanto, a contração isométrica voluntária do grupo muscular antagonista resulta em inibição reflexa subsequente sobre os grupos musculares que estão sendo alongados (inibição recíproca).[118] Essa inibição recíproca do músculo antagonista combina com a facilitação do OTG para produzir maior relaxamento muscular, inibindo a atividade reflexa.[118] As técnicas de FNP de "manter-relaxar", "alongar-relaxar" e "contração agonista-relaxar" são utilizadas para alongar ativamente os tecidos moles.

▶ *Manter-relaxar (MR) – Inibição autógena.* Uma técnica de relaxamento em geral realizada no ponto de amplitude de movimento limitado no padrão agonista:

- A contração isométrica do antagonista que limita a amplitude é realizada contra resistência crescente lenta.
- Isso é seguido de um relaxamento voluntário feito pelo paciente e, depois de movimento passivo da extremidade feito pelo fisioterapeuta na amplitude recém-obtida do padrão agonista.

▶ *Manter-relaxar ativo – Inibição recíproca:*

- Após a aplicação da técnica de manter-relaxar, o paciente realiza uma contração ativa dentro da amplitude recém-obtida do padrão agonista.

▶ *Contrair-relaxar.* Técnica de relaxamento em geral realizada no ponto da amplitude de movimento limitado no padrão agonista:

- O movimento isotônico em rotação é realizado seguido de uma sustentação isométrica dos músculos que limitam a amplitude no padrão antagonista contra resistência crescente lenta, relaxamento voluntário e movimento ativo dentro da nova amplitude do padrão agonista.

A maioria dos estudos mostra que as técnicas de FNP são mais eficazes para aumentar a ADM com o uso do alongamento muscular quando comparadas com as técnicas estáticas ou sustentadas lentas e as técnicas balísticas ou oscilatórias,[116,156-159] embora um estudo tenha concluído não ser, necessariamente, melhor.[160] Outras técnicas que podem auxiliar no alongamento do tecido contrátil por meio de relaxamento incluem:

▶ A aplicação de calor, que aumenta a extensibilidade dos tecidos encurtados, permite que os músculos relaxem no comprimento e, com mais facilidade, reduz o desconforto do estiramento. Calor sem alongamento tem pouco ou nenhum efeito na melhora, a longo prazo, da flexibilidade muscular, enquanto a combinação de calor e alongamento produz ganhos maiores a longo prazo no comprimento do tecido do que apenas o alongamento.

▶ Massagem, que aumenta a circulação local e reduz o espasmo e a rigidez muscular.

▶ *Biofeedback*, que ensina o paciente a reduzir a quantidade de tensão nos músculos.

Pesquisas adicionais são necessárias para determinar a frequência de alongamento apropriada e a duração das mudanças obtidas na flexibilidade. Pesquisadores relataram que as técnicas utilizando alongamento cíclico e sustentado por 15 minutos durante cinco dias consecutivos aumentaram o comprimento dos músculos isquiotibiais e que uma percentagem significativa do comprimento aumentado foi readquirida em uma semana após o tratamento.[161] Outros pesquisadores descreveram que com o uso de quatro alongamentos estáticos consecutivos para o flexor do joelho de 30 segundos, a nova ADM do joelho foi mantida por três minutos, mas retornou ao nível de pré-alongamento após seis minutos.[162] Um estudo similar, utilizando uma sequência de cinco alongamentos de manter-relaxar modificados, relatou a produção de flexibilidade dos isquiotibiais significativamente aumentada que durou seis minutos após o protocolo de alongamento ter encerrado.[163] A duração específica, frequência e número de repetições do alongamento variam. A evidência, até agora, tem mostrado que os alongamentos costumam ser mantidos por um período entre 10 e 60 segundos, com a pesquisa recomendando que os alongamentos sejam mantidos entre 15 e 30 segundos.[118,164,165] Em contrapartida, poucas pesquisas foram conduzidas sobre o número de repetições de um alongamento em uma sessão de exercícios, embora tenha sido determinado que 80% das mudanças de duração ocorra nos quatro primeiros alongamentos de 30 segundos.[118,166] As diretrizes atuais da American College of Sports Medicine recomendam 3 a 5 repetições de cada exercício de alongamento.[167]

Exercício aquático[168]

Na década passada, desenvolveu-se um largo interesse pela terapia aquática como ferramenta de reabilitação. A pesquisa atual mostra que a terapia aquática é benéfica no tratamento tanto de lesões ortopédicas como nos de dano na medula espinal, dor crônica, paralisia cerebral, esclerose múltipla e muitas outras condições. Entre os aspectos psicológicos, a água motiva o tratamento porque as articulações e músculos doloridos podem ser movidos com mais facilidade e sem dor neste ambiente.

As indicações para a terapia aquática incluem: circunstâncias nas quais a deambulação com sustentação de peso parcial é necessária; para aumento da amplitude de movimento; quando o equilíbrio em posição de pé precisa ser melhorado; quando a capacidade de resistência/aeróbia precisa ser melhorada, ou quando o objetivo for aumento da força muscular por meio de exercícios assistidos ativos, assistidos com gravidade, ativos ou resistidos.

As contraindicações à terapia aquática incluem incontinência, infecções do trato urinário, feridas abertas sem proteção, intolerância ao calor, epilepsia grave, diabete não controlado, pressão arterial instável ou disfunção pulmonar e/ou cardíaca grave.

Propriedades físicas e forças resistivas

Existem várias propriedades físicas da água que fazem o exercício aquático diferente daquele na terra:

▶ *Flutuabilidade:* A força para cima da flutuabilidade neutraliza os efeitos da gravidade, conforme o princípio de Arquimedes. Este estabelece que qualquer objeto submergido ou flutuando na água ascende por uma força contrária que ajuda a sustentar o objeto submergido ou parcialmente submergido contra a força da gravidade, resultando em uma perda aparente de peso. A submersão na água reduz o peso do corpo em até 9/10, dependendo da extensão da submersão.

▶ *Gravidade específica:* Qualquer objeto com gravidade específica menor do que aquela da água flutuará. Os valores de flutuação de diferentes partes do corpo variam de acordo com uma série de fatores:

- Osso com o peso do músculo.
- A quantidade e a distribuição de gordura.
- A profundidade e a expansão do tórax.
- Forças resistivas: várias forças agem na água que devem ser sobrepostas:
  - *Força de coesão.* A força exercida pelas moléculas de água que se unem, criando tensão na superfície.
  - *Força frontal.* A força que é gerada à frente do objeto durante o movimento, o qual é o resultado do aumento na pressão da água na parte dianteira do objeto e da diminuição na pressão da água na parte de trás do objeto.
  - *Força de empuxo.* Fator dependente da forma do objeto e da sua velocidade de movimento. Objetos alinhados de forma mais flutuante (minimizando a área da superfície na frente do objeto) produzem menos força de empuxo.

Estratégias

Uma vez que quaisquer contraindicações tenham sido eliminadas, as habilidades de segurança na água e a capacidade de nadar do paciente devem ser avaliadas, bem como o seu nível geral de conforto na água. As seguintes técnicas/estratégias podem ser usadas:

▶ *Flutuação:* A progressão em três partes, partindo de exercícios assistidos de flutuação para a flutuação auxiliada e, finalmente, para os exercícios resistidos de flutuação.

▶ *Bad Ragaz:* A capacidade de flutuar é somente usada para propósitos de flutuação, e não para auxiliar ou resistir o movimento. A força frontal, à frente, e a força de empuxo, por trás, são as maneiras de proporcionar a resistência.

Design e equipamento especial

Determinadas características da piscina devem ser levadas em consideração, se ela for usada para propósitos de reabilitação:

▶ A piscina não deve ser menor do que 3 por 4 m.
▶ A piscina deve ter uma área rasa (1,25 m/2,5 pés) e uma profunda (2,5 m/5 pés ou mais) para permitir exercícios de pé e exercícios de natação ou sem estar na posição de pé.
▶ O fundo da piscina deve ser liso e as graduações de profundidade marcadas de forma clara.

O controle de temperatura variável para a água deve estar disponível (a água muito quente pode levar à fadiga ou até mesmo à exaustão por calor, pois a evaporação da transpiração não é possível na água, enquanto a água muito fria pode causar tremores, aumento da tensão muscular ou produzir hipotermia):

▶ 33,3 a 35 °C para exercícios na água.
▶ 29,5 a 32,2 °C para a natação.
▶ 28 a 32 °C para atividades leves.

Tubos de resgate, tubos internos e coletes flutuantes devem estar disponíveis para ajudar nas atividades de flutuação. *Palmar* e boias podem ser utilizadas para fortalecer as extremidades superiores. Pranchas de natação e nadadeiras (pé-de-pato) são úteis para fortalecer as extremidades inferiores.

Vantagens

A terapia aquática oferece uma série de vantagens sobre exercícios tradicionais em terra firme:

▶ A flutuação da água permite o exercício ativo enquanto proporciona um sentido de segurança e causa pouco desconforto. Manobras de corrida na água, usando um colete, podem ser empregadas para manter o condicionamento durante a recuperação de lesões nos membros inferiores e como forma de treinamento cruzado para reduzir o impacto, com o objetivo de reduzir lesões por esforço repetitivo.

▶ No processo de reabilitação, a terapia aquática precoce é útil na restauração da amplitude de movimento e da flexibilidade, usando uma combinação de flutuação, resistência e calor da água.

▶ A flutuação fornece apoio.

▶ O efeito de movimento lento do deslocamento na água fornece um tempo a mais para controlar o movimento e para reagir.

▶ A água proporciona estimulação tátil e *feedback*.

▶ A flutuação da água pode ser usada para proporcionar uma transição gradual dos exercícios de não sustentação de peso para os de sustentação de peso total, ajustando a proporção do corpo que é submergida.

▶ A intensidade do exercício pode ser controlada manipulando-se a posição do corpo ou por meio de acréscimo de equipamento ao exercício.

Desvantagens

As desvantagens da terapia aquática incluem:

▶ Custo de construção e manutenção.

▶ Dificuldade em treinar pacientes com medo inerente da água.

Músculos e envelhecimento

Com o avanço da idade, há redução na capacidade de produzir e sustentar potência muscular. Esse fenômeno, que está relacionado ao envelhecimento, chamado de *sarcopenia da senescência*, pode resultar em perdas de 20 a 25% da massa muscular esquelética.[169]

> **Curiosidade Clínica**
>
> Sarcopenia (*sarco* = músculo, *penia* = falta de) não é uma doença; refere-se, especificamente, ao declínio involuntário e universal na massa magra corporal que ocorre com o avanço da idade, sobretudo como resultado da perda de músculo esquelético.

A sarcopenia tem consequências importantes. A perda de massa corporal reduz a função, e a perda de cerca de 40% da massa corporal pode ser fatal.[170,171] A sarcopenia é diferente da perda de peso de desgaste involuntária, resultante da ingestão inadequada, que é vista na abstinência, estágios avançados de câncer ou síndrome da imunodeficiência adquirida.

Enquanto uma variedade de estudos tem investigado os mecanismos subjacentes e tratamentos da perda muscular relacionada à idade, poucos estudos epidemiológicos observaram a predominância, incidência, patogênese e consequências da sarcopenia nas populações mais idosas. É provável que os determinantes da sarcopenia sejam de fatores múltiplos e incluem fatores genéticos, ambientais e mudanças no tecido muscular relacionadas à idade.[172]

Os efeitos do envelhecimento na morfologia muscular têm sido objetos de vários estudos. O envelhecimento causa diminuição no volume muscular,[173] sendo a fibra do Tipo II aparentemente a mais afetada pela atrofia gradual.[174] De forma específica, há atrofia desproporcional das fibras musculares do Tipo IIa com o envelhecimento. Essas perdas de força e massa muscular podem ter significativas consequências na saúde, porque elas podem predispor os idosos à incapacidade, ao aumento no risco de quedas e fraturas no quadril e diminuição na densidade mineral óssea.

> **Curiosidade Clínica**
>
> Quando as pessoas mais velhas mantêm a atividade muscular, as perdas de força reduzem de forma substancial. A atrofia da fibra muscular relacionada à idade pode ser completamente revertida em alguns indivíduos que praticam treinamento de resistência.

Especificidade do treinamento

Tem-se a impressão de que as respostas do músculo a programas de ERP em indivíduos que apresentam amplas variações de condições e que consultam fisioterapeutas são similares àquelas registradas em pessoas mais jovens sem lesões.[175] O ERP pode ter efeitos benéficos nas populações em que a dor é um problema específico, como pessoas com dor lombar e com osteoartrite. Além disso, o ERP pode ter um efeito benéfico em condições como pressão arterial alta, reabilitação de fraturas e doença cardiovascular. O efeito do ERP em outros parâmetros de lesões, como densidade mineral óssea, massa de gordura e capacidade aeróbia, permanece inconclusivo.[175] Há também evidências que sugerem que melhoras na capacidade de gerar força muscular podem acarretar capacidade melhorada para realizar as tarefas da vida diária. Contudo, os efeitos são geralmente muito modestos, e há uma série de exemplos na literatura nos quais as melhoras significativas na atividade foram demonstradas após o ERP.[175] Parte do problema de tirar conclusões da literatura é a falta de detalhes em relação aos benefícios específicos proporcionados pelos exercícios prescritos. A especificidade do treinamento é um conceito aceito na reabilitação fisioterápica. Esse conceito envolve o princípio da adaptação específica à demanda imposta (AEDI). Assim, o foco da prescrição do exercício deve ser o de melhorar a força e a coordenação dos movimentos funcionais e específicos do esporte com exercícios que aproximem as demandas da atividade desejada (velocidade, agilidade, força, potência, resistência, etc.).

O princípio da AEDI pode ser aplicado exercitando-se os músculos de cada extremidade e do tronco nos padrões funcionais.[176] O componente do exercício da intervenção deve ser tão específico quanto as técnicas manuais usadas na clínica. Patten[177] classificou embriologicamente os músculos em grupos tônico e fásico, de acordo com o desenvolvimento dos músculos a partir dos miótomos[99] (Tab. 6-12).

TABELA 6-12 Os diversos tipos musculares e sua inervação primária

Tipo muscular	Características	Inervação primária	Exemplos
Tipo I	Tônico Contração lenta Neurônio pequeno	Extremidades nervosas fásicas do Tipo Ia	Extensores Rotadores externos Abdutores
Tipos IIa e IIb	Fásico Contração rápida Neurônio grande	Divisões anteriores do plexo nervoso	Flexores Adutores Músculos biarticulares

Dados de Wilk KE, Voight ML, Keirns MA, et al: Stretch-shortening drills for the upper extremities: Theory and clinical application. *J Orthop Sports Phys Ther* 17: 225-239, 1993.

> **Curiosidade Clínica**
>
> Em geral, os músculos tônicos funcionam como músculos de resistência (postural), enquanto os fásicos funcionam como de potência.[178,179]

O treinamento de força e velocidade aplica os princípios da especificidade do treinamento, sendo habitualmente usado com atletas de alto condicionamento que querem elevar o seu desempenho. O treinamento de força e velocidade emprega alguns dos movimentos básicos de uma tarefa e aumenta a resistência. Para esportes como o beisebol e o golfe, os atletas podem utilizar dispositivos, como uma bola de tamanho gigante ou taco de golfe pesado, para treinar os braços e o tronco para trabalhar contra uma resistência maior. Os corredores há muito tempo se beneficiam do uso de um pequeno paraquedas para aumentar a resistência ao vento ou arrastar um pneu preso a uma corda. A perspectiva teórica do treinamento de força e velocidade estabelece que, dada uma resistência mais alta removida, a velocidade do atleta é melhorada quando ele executa a atividade em circunstâncias normais. Sempre que possível, o teste de força feito pelo fisioterapeuta deve avaliar a função muscular. Se potência de um músculo é avaliada, sua capacidade de produzir potência também o será. Em contrapartida, a resistência deve ser testada para sua capacidade de sustentar contração por um período prolongado, como ocorre nas posturas sustentadas.

Além do treinamento de força e de velocidade, manobras de agilidade, reflexo rápido e treinamento específico de habilidade devem formar o núcleo de muitos programas de exercícios específicos do esporte.

QUESTÕES DE REVISÃO*

1. Quais são as quatro propriedades biomecânicas do músculo esquelético?
2. Dê três exemplos de músculos que cruzam duas ou mais articulações?
3. Quais são os três principais tipos de contração muscular?
4. Defina as características das contrações isotônicas.
5. Verdadeiro/falso: Contrações rápidas geram mais força do que contrações mais lentas.

*Questões adicionais para testar o seu conhecimento deste capítulo são encontradas (em inglês) em Online Learning Center para *Orthopaedic Assessment, Evaluation, and Intervention*, em www.duttononline.net. As respostas para as questões anteriores são apresentadas no final deste livro.

REFERÊNCIAS

1. Hall SJ: The biomechanics of human skeletal muscle. In: Hall SJ, ed. *Basic Biomechanics*. New York: McGraw-Hill, 1999:46–185.
2. Luttgens K, Hamilton K: The musculoskeletal system: The musculature. In: Luttgens K, Hamilton K, eds. *Kinesiology: Scientific Basis of Human Motion*, 9th edn. Dubuque, IA: McGraw-Hill, 1997:49–75.
3. Astrand PO, Rodahl K: *The Muscle and Its Contraction: Textbook of Work Physiology*. New York: McGraw-Hill, 1986.
4. Komi PV: *Strength and Power in Sport*. London: Blackwell Scientific, 1992.
5. McArdle W, et al.: *Exercise Physiology: Energy, Nutrition, and Human Performance*. Philadelphia, PA: Lea and Febiger, 1991.
6. Lakomy HKA: The biomechanics of human movement. In: Maughan RJ, ed. *Basic and Applied Sciences for Sports Medicine*. Woburn, MA: Butterworth-Heinemann, 1999:124–125.
7. Verrall GM, Slavotinek JP, Barnes PG, et al: Clinical risk factors for hamstring muscle strain injury: A prospective study with correlation of injury by magnetic resonance imaging. *Br J Sports Med* 35:435–439, 2001.
8. Elftman H: Biomechanics of muscle. *J Bone Joint Surg* 48A:363, 1966.
9. Worrell TW, Perrin DH, Gansneder B, et al: Comparison of isokinetic strength and flexibility measures between hamstring injured and non-injured athletes. *J Orthop Sports Phys Ther* 13:118–125, 1991.
10. Anderson MA, Gieck JH, Perrin D, et al: The relationship among isokinetic, isotonic, and isokinetic concentric and eccentric quadriceps and hamstrings force and three components of athletic performance. *J Orthop Sports Phys Ther* 14:114–120, 1991.
11. Steadman JR, Forster RS, Silfverskold JP: Rehabilitation of the knee. *Clin Sports Med* 8:605–627, 1989.
12. Montgomery JB, Steadman JR: Rehabilitation of the injured knee. *Clin Sports Med* 4:333–343, 1985.
13. Delsman PA, Losee GM: Isokinetic shear forces and their effect on the quadriceps active drawer. *Med Sci Sports Exerc* 16:151, 1984.
14. Albert MS: Principles of exercise progression. In: Greenfield B, ed. *Rehabilitation of the Knee: A Problem Solving Approach*. Philadelphia, PA: FA Davis, 1993.
15. Deudsinger RH: Biomechanics in clinical practice. *Phys Ther* 64:1860–1868, 1984.
16. Desmendt JE, Godaux E: Fast motor units are not preferentially activated in rapid voluntary contractions in man. *Nature* 267:717, 1977.
17. Gans C: Fiber architecture and muscle function. *Exerc Sports Sci Rev* 10:160, 1982.
18. Nilsson J, Tesch PA, Thorstensson A: Fatigue and EMG of repeated fast and voluntary contractions in man. *Acta Physiol Scand* 101:194, 1977.
19. Sell S, Zacher J, Lack S: Disorders of proprioception of arthrotic knee joint. *Z Rheumatol* 52:150–155, 1993.

20. Mattacola CG, Lloyd JW: Effects of a 6 week strength and proprioception training program on measures of dynamic balance: A single case design. *J Athl Train* 32:127–135, 1997.
21. Edman KAP RC: The sarcomere length-tension relation determined in short segments of intact muscle fibres of the frog. *J Physiol* 385:729–732, 1987.
22. Boeckmann RR, Ellenbecker TS: Biomechanics. In: Ellen-becker TS, ed. *Knee Ligament Rehabilitation*. Philadelphia, PA: Churchill Livingstone, 2000:16–23.
23. Brownstein B, Noyes FR, Mangine RE, et al.: Anatomy and biomechanics. In: Mangine RE, ed. *Physical Therapy of the Knee*. New York: Churchill Livingstone, 1988:1–30.
24. Teitz CC, Garrett WE, Jr, Miniaci A, et al: Tendon problems in athletic individuals. *J Bone Joint Surg* 79-A:138–152, 1997.
25. Komi PV: The stretch-shortening cycle and human power output. In: Jones NL, McCartney N, McComas AJ, eds. *Human Muscle Power*. Champlain, IL: Human Kinetics, 1986:27.
26. Malone T, Nitz AJ, Kuperstein J, et al: Neuromuscular concepts. In Ellenbecker TS, ed. *Knee Ligament Rehabilitation*. Philadelphia, PA: Churchill Livingstone, 2000:399–411.
27. Williams JH, Klug GA: Calcium exchange hypothesis of skeletal muscle fatigue. A brief review. *Muscle Nerve* 18:421, 1995.
28. Allen DG, Lannergren J, Westerblad H: Muscle cell function during prolonged activity: Cellular mechanisms of fatigue. *Exp Physiol* 80:497, 1995.
29. Rosenbaum D, Henning EM: The influence of stretching and warm-up exercises on achilles tendon reflex activity. *J Sports Sci* 13:481, 1995.
30. Astrand PO, Rodahl K: *Physical Training: Textbook of Work Physiology*. New York: McGraw-Hill, 1986.
31. Lash JM: Regulation of skeletal muscle blood flow during contractions. *Proc Soc Exp Bio Med* 211:218–235, 1996.
32. Antich TJ, Brewster CE: Rehabilitation of the nonreconstructed anterior cruciate ligament-deficient knee. *Clin Sports Med* 7:813–826, 1988.
33. Bynum EB, Barrack RL, Alexander AH: Open versus closed kinetic chain exercises in rehabilitation after anterior cruciate ligament reconstruction: A prospective randomized study. *Annual Conference of the American Academy of Orthopaedic Surgeons*, New Orleans, 1994.
34. Mangine RE, Noyes FR, DeMaio M: Minimal protection program: Advanced weight bearing and range of motion after ACL reconstruction-weeks 1 to 5. *Orthopedics* 15:504–515, 1992.
35. Steadman JR: Rehabilitation of acute injuries of the anterior cruciate ligament. *Clin Orthop* 172, 1983.
36. Steadman JR, Sterett WI: The surgical treatment of knee injuries in skiers. *Med Sci Sports Exerc* 27:328–333, 1995.
37. Zappala FG, Taffel CB, Scuderi GR: Rehabilitation of patellofemoral joint disorders. *Orthop Clin North Am* 23:555–565, 1992.
38. Simoneau GG, Bereda SM, Sobush DC, et al: Biomechanics of elastic resistance in therapeutic exercise programs. *J Orthop Sports Phys Ther* 31:16–24, 2001.
39. Rogers ME, Sherwood HS, Rogers NL, et al: Effects of dumbbell and elastic band training on physical function in older inner-city African-American women. *Women Health* 36:33–41, 2002.
40. Engle RP, Canner GC: Proprioceptive neuromuscular facilitation (PNF) and modified procedures for anterior cruciate ligament (ACL) instability. *J Orthop Sports Phys Ther* 11:230, 1989.
41. Hoppeler H, Fluck M: Plasticity of skeletal muscle mitochondria: Structure and function. *Med Sci Sports Exerc* 35:95–104, 2003.
42. Tonkonogi M, Sahlin K: Physical exercise and mitochondrial function in human skeletal muscle. *Exerc Sports Sci Rev* 30:129–137, 2002.
43. Howald H, Hoppeler H, Claassen H, et al: Influences of endurance training on the ultrastructural composition of the different muscle fiber types in humans. *Pflugers Arch* 403:369–376, 1985.
44. Hill AV: The heat and shortening and the dynamic constants of muscle. *Proc R Soc Lond* B126:136, 1938.
45. Tihanyi J, Apor P, Fekete GY: Force–velocity–power characteristics and fiber composition in human knee extensor muscles. *Eur J Appl Physiol* 48:331, 1982.
46. Fitts RH, Widrick JJ: Muscle mechanics: Adaptations with exercise training. *Exerc Sports Sci Rev* 24:427, 1996.
47. Pollock ML, Gaesser GA, Butcher JD, et al: The recommended quantity and quality of exercise for developing and maintaining cardiorespiratory and muscular fitness, and flexibility in healthy adults: American college of sports medicine position stand. *Med Sci Sports Exerc* 30:975–991, 1998.
48. Albert M: Concepts of muscle training. In: Wadsworth C, ed. *Orthopaedic Physical Therapy*. Topic—Strength and Conditioning Applications in Orthopaedics: Home Study Course 98a. La Crosse, WI: Orthopaedic Section, APTA, Inc. 1998.
49. Grimsby O, Power B: Manual therapy approach to knee ligament rehabilitation. In: Ellenbecker TS, ed. *Knee Ligament Rehabilitation*. Philadelphia, PA: Churchill Livingstone, 2000:236–251.
50. Cyriax J: *Textbook of Orthopaedic Medicine. Diagnosis of Soft Tissue Lesions*, 8th edn. London: Bailliere Tindall, 1982.
51. Bahr R: Principles of injury prevention. In: Brukner P, Khan K, eds. *Clinical Sports Medicine,* 3rd edn. Sydney: McGraw-Hill, 2007:78–101.
52. Rhea MR, Alvar BA, Burkett LN, et al: A meta-analysis to determine the dose response for strength development. *Med Sci Sports Exerc* 35:456–464, 2003.
53. Grimby G, Thomee R: Principles of rehabilitation after injuries. In: Dirix A, Knuttgen HG, Tittel K, eds. *The Olympic Book of Sports Medicine*. Oxford, England: Blackwell Scientific, 1984.
54. Thomee R, Renstrom P, Grimby G, et al: Slow or fast isokinetic training after surgery. *J Orthop Sports Phys Ther* 8:476, 1987.
55. Graves JE, Pollock SH, Leggett SH, et al: Effect of reduced training frequency on muscular strength. *Sports Med* 9:316–319, 1988.
56. Fleck SJ, Kraemer WJ: *Designing Resistance Training Programs,* 2nd edn. Champaign, IL: Human Kinetics Books, 1997.
57. American College of Sports Medicine: *Guidelines for Exercise Testing and Prescription* , 4th edn. Philadelphia, PA: Lea & Febiger, 1991.
58. Borg GAV: Psychophysical basis of perceived exertion. *Med Sci Sports Exerc* 14:377–381, 1992.
59. Borg GAV: Perceived exertion as an indicator of somatic stress. *Scand J Rehabil Med* 2:92–98, 1970.
60. Canavan PK: Designing a rehabilitation program related to strength and conditioning. In: Wilmarth MA, ed. *Orthopaedic Physical Therapy*. Topic—Strength and Conditioning: Independent Study Course 15.3. La Crosse, WI: Orthopaedic Section, APTA, Inc. 2005.
61. Pearson D, Faigenbaum A, Conley M, et al: The national strength and conditioning association's basic guidelines for resistance training of athletes. *Strength Cond* 22:14–27, 2000.
62. Hass CJ, Feigenbaum MS, Franklin BA: Prescription of resistance training for healthy populations. *Sports Med* 31:953–964, 2001.
63. Byrnes WC, Clarkson PM, White JS, et al: Delayed onset muscle soreness following repeated bouts of downhill running. *J Appl Physiol* 59:710, 1985.
64. Bennett M, Best TM, Babul S, et al: Hyperbaric oxygen therapy for delayed onset muscle soreness and closed soft tissue injury. *Cochrane Database Syst Rev* CD004713, 2005.
65. Cheung K, Hume P, Maxwell L: Delayed onset muscle soreness: Treatment strategies and performance factors. *Sports Med* 33:145–164, 2003.
66. Nureberg P, Giddings CJ, Stray-Gundersen J, et al: MR imaging-guided muscle biopsy for correlation of increased signal intensity with ultrastructural change and delayed-onset muscle soreness after exercise. *Radiology*. 184:865–869, 1992.

67. Friden J: Delayed onset muscle soreness. *Scand J Med Sci Sport*s. 12:327–328, 2002.
68. Friden J, Sjostrom M, Ekblom B: Myofibrillar damage following intense eccentric exercise in man. *Int J Sports Med* 4:170–176, 1983.
69. Cafarelli E, Flint F: The role of massage in preparation for and recovery from exercise. *Sports Med* 14:1–9, 1992.
70. Callaghan MJ: The role of massage in the management of the athlete: A review. *Br J Sports Med* 27:28–33, 1993.
71. Tiidus PM, Shoemaker JK: Effleurage massage, muscle blood flow and long-term post-exercise strength recovery. *Int J Sports Med* 16:475–483, 1995.
72. Hasson S, Barnes W, Hunter M, et al: Therapeutic effect of high speed voluntary muscle contractions on muscle soreness and muscle performance. *J Orthop Sports Phys Ther* 10:499, 1989.
73. Deschenes MR, Kraemer WJ: Performance and physiologic adaptations to resistance training. *Am J Phyl Med Rehabil* 81:S3–S16, 2002.
74. Matsen FA, III, Lippitt SB, Sidles JA, et al: Strength. In: Matsen FA III, Lippitt SB, Sidles JA, et al., eds. *Practical Evaluation and Management of the Shoulder*. Philadelphia, PA: WB Saunders Company, 1994:111–150.
75. Kisner C, Colby LA: *Therapeutic exercise. Foundations and Technique*s. Philadelphia, PA: FA Davis, 1997.
76. DeLorme T, Watkins A: *Techniques of Progressive Resistance Exercise*. New York: Appleton-Century, 1951.
77. Soest A, Bobbert M: The role of muscle properties in control of explosive movements. *Biol Cybern* 69:195–204, 1993.
78. Bandy W, Lovelace-Chandler V, Bandy B, et al.: Adaptation of skeltal muscle to resistance training. *J Orthop Sports Phys Ther* 12:248–255, 1990.
79. Luethi JM, Howald H, Claassen H, et al: Structural changes in skeletal muscle tissue with heavy- resistance exercise. *Int J Sports Med* 7:123–127, 1986.
80. Tesch PA, Larsson L: Muscle hypertrophy in bodybuilders. *Eur J Appl Physiol* 49:301–306, 1982.
81. Moritani T, de Vries HA: Neural factors vs. hypertrophy in the time course of muscle strength gain. *Am J Phys Med* 58:115–130, 1979.
82. Jones DA, Rutherford OM: Human muscle strength training: The effects of three different regimes and the nature of the resultant changes. *J Physiol* 391:1–11, 1987.
83. Gollinck PD, Timson BF, Moore RL, et al.: Muscular enlargement and number of muscle fibers in skeletal muscles of rats. *J Appl Physiol* 50:936–943, 1981.
84. Hakkinen K, Alen M, Komi PV: Changes in isometric force and relaxation time, electromyographic and muscle fibre characteristics of human skeletal muscle during strength training and detraining. *Acta Physiol Scand* 125:573–585, 1985.
85. Hettinger T: *Isometrisches Muskeltraining*. Stuttgart, Germany: M. Thun, 1964.
86. Mueller K: *Statische Und Dynamische Muskelkraft*. Frankfurt, Germany: M. Thun, 1987.
87. Green DJ, O'Driscoll G, Blankly BA, et al: Control of skeletal blood flow during dynamic exercise. Contribuuion of endothelial derived nitric oxide. *Sports Med* 21:119–146, 1996.
88. Clark MA: *Integrated Training for the New Millenium*. Thousand Oaks, CA: National Academy of Sports Medicine, 2001.
89. Lange GW, Hintermeister RA, Schlegel T, et al: Electromyo-graphic and kinematic analysis of graded treadmill walking and the implications for knee rehabilitation. *J Orthop Sports Phys Ther* 23:294–301, 1996.
90. Holloszy JO, Coyle EF: Adaptations of skeletal muscle to endurance exercise and their metabolic consequences. *J Appl Phys-iol* 56:831–838, 1984.
91. Voight ML, Draovitch P, Tippett SR: Plyometrics. In: Albert MS, ed. *Eccentric Muscle Training in Sports and Orthopedics*.New York: Churchill Livingstone, 1995.
92. Verhoshanski Y, Chornonson G: Jump exercises in sprint training. *Track Field Q* 9:1909, 1967.
93. Wilt F: Plyometrics—What it is and how it works. *Athletic J* 55b:76, 1975.
94. Assmussen E, Bonde-Peterson F: Storage of elastic energy in skeltal muscle in man. *Acta Physiol Scand* 91:385–392, 1974.
95. Bosco C, Komi PV: Potentiation of the mechanical behavior of the human skeletal muscle through prestretching. *Acta Physiol Scand* 106:467–472, 1979.
96. Cavagna GA, Saibene FP, Margaria R: Effect of negative work on the amount of positive work performed by an isolated muscle. *J Appl Physiol* 20:157, 1965.
97. Cavagna GA, Disman B, Margarai R: Positive work done by a previously stretched muscle. *J Appl Physiol* 24:21–32, 1968.
98. Roberts TJ: The integrated function of muscles and tendons during locomotion. *Comp Biochem Physiol A Mol Integr Physiol*. 133:1087–1099, 2002.
99. Wilk KE, Voight ML, Keirns MA, et al: Stretch-shortening drills for the upper extremities: Theory and clinical application. *J Orthop Sports Phys Ther* 17:225–239, 1993.
100. Chmielewski TL, Myer GD, Kauffman D, et al: Plyometric exercise in the rehabilitation of athletes: Physiological responses and clinical application. *J Orthop Sports Phys Ther* 36:308–319, 2006.
101. Nichols TR: A biomechanical perspective on spinal mechanisms of coordinated muscular action: An architecture principle. *Acta Anat* 151:1–13, 1994.
102. Bobbert MF, Huijing PA, van Ingen Schenau GJ: Drop Jumping. Ii. The Influence of Dropping Height on the Biomechanics of Drop Jumping. *Med Sci Sports Exerc* 19:339–46, 1987.
103. Bosco C, Komi PV, Ito A: Prestretch potentiation of human skeletal muscle during ballistic movement. *Acta Physiol Scand* 111:135–40, 1981.
104. Bobbert MF, Gerritsen KG, Litjens MC, et al: Why is countermovement jump height greater than squat jump height? *Med Sci Sports Exerc* 28:1402–1412, 1996.
105. Bobbert MF, Huijing PA, van Ingen Schenau GJ: Drop Jumping. I. The influence of jumping technique on the biomechanics of jumping. *Med Sci Sports Exerc* 19:332–338, 1987.
106. Kubo K, Kanehisa H, Takeshita D, et al: In vivo dynamics of human medial gastrocnemius muscle-tendon complex during stretch-shortening cycle exercise. *Acta Physiol Scand* 170:127–135, 2000.
107. Chu DA: Rehabilitation of the lower extremity. *Clin Sports Med* 14:205–222, 1995.
108. Wathen D: Literature review: Explosive/plyometric exercises. *NSCA J* 15:16–19, 1993.
109. Robinson LE, Devor ST, Merrick MA, et al: The effects of land vs. aquatic plyometrics on power, torque, velocity, and muscle soreness in women. *J Strength Cond Res* 18:84–91, 2004.
110. Jensen RL, Ebben WP: Kinetic analysis of complex training rest interval effect on vertical jump performance. *J Strength Cond Res* 17:345–349, 2003.
111. McLaughlin EJ: A comparison between two training programs and their effects on fatigue rates in women. *J Strength Cond Res* 15:25–29, 2001.
112. Myer GD, Ford KR, Palumbo JP, et al: Neuromuscular training improves performance and lower-extremity biomechanics in female athletes. *J Strength Cond Res* 19:51–60, 2005.
113. Gleim GW, McHugh MP: Flexibility and its effects on sports injury and performance. *Sports Med* 24:289–299, 1997.
114. Payne KA, Berg K, Latin RW: Ankle injuries and ankle strength, flexibility and proprioception in college basketball players. *J Athl Train* 32:221–225, 1997.
115. Saal JS: *Flexibility Training, Physical Medicine and Rehabilita-tion: State of the Art Reviews*. Philadelphia, PA: Hanley &Belfus, 1987:537–554.

116. Sady SP, Wortman MA, Blanke D: Flexibility training: Ballistic, static or proprioceptive neuromuscular facilitation? *Arch Phys Med Rehab* 63:261–263, 1982.
117. The American Orthopaedic Society for Sports Medicine: *Flexibility*. Chicago: The American Orthopaedic Society for Sports Medicine, 1988.
118. Wallman HW: Stretching and flexibility. In: Wilmarth MA, ed. *Orthopaedic Physical Therapy.* Topic—Strength and Conditioning: Independent Study Course 15.3. La Crosse, WI: Orthopaedic Section, APTA, Inc. 2005.
119. Worrell TW, Perrin DH: Hamstring muscle injury: The influence of strength, flexibility, warm-up, and fatigue. *J Orthop Sports Phys Ther* 16:12–18, 1992.
120. Sutton G: Hamstrung by hamstring strains: A review of the literature. *J Orthop Sports Phys Ther* 5:184–195, 1984.
121. Worrell TW: Factors associated with hamstring injuries: An approach to treatment and preventative measures. *Sports Med* 17:338–345, 1994.
122. Jonhagen S, Nemeth G, Eriksson E: Hamstring injuries in sprinters: The role of concentric and eccentric hamstring strength and flexibility. *Am J Sports Med* 22:262–266, 1994.
123. Anderson B, Burke ER: Scientific, medical, and practical aspects of stretching. *Clin Sports Med* 10:63–86, 1991.
124. Wiktorsson-Moller M, Oberg B, Ekstrand J, et al: Effects of warming up, massage, and stretching on range of motion and muscle strength in the lower extremity. *Am J Sports Med* 11:249–252, 1983.
125. Cornelius WL, Hagemann RW, Jr, Jackson AW: A study on placement of stretching within a workout. *J Sports Med Phys Fitness* 28:234–236, 1988.
126. Kippers V, Parker AW: Toe-touch test: A measure of validity. *Phys Ther* 67:1680–1684, 1987.
127. Jackson AW, Baker AA: The relationship of the sit and reach test to criterion measures of hamstring and back flexibility in young females. *Res Q Exerc Sport* 57:183–186, 1986.
128. Litsky AS, Spector M: Biomaterials. In: Simon SR, ed.: *Or-thopaedic Basic Science*. Chicago: The American Orthopaedic Society for Sports Medicine, 1994:447–486.
129. Johns R, Wright V: Relative importance of various tissues in joint stiffness. *J Appl Physiol* 17:824–830, 1962.
130. Toft E, Espersen GT, Kalund S, et al: Passive tension of the ankle before and after stretching. *Am J Sports Med* 17:489–494, 1989.
131. Halbertsma JPK, Goeken LNH: Stretching exercises: Effect of passive extensibility and stiffness in short hamstrings of healthy subjects. *Arch Phys Med Rehab* 75:976–981, 1994.
132. Magnusson SP, Simonsen EB, Aagaard P, et al: A mechanism for altered flexibility in human skeletal muscle. *J Physiol* 497:291–298, 1996.
133. Klinge K, Magnusson SP, Simonsen EB, et al: The effect of strength and flexibility on skeletal muscle emg activity, stiffness and viscoelastic stress relaxation response. *Am J Sports Med* 25:710–716, 1997.
134. Lapier TK, Burton HW, Almon RF: Alterations in intramuscular connective tissue after limb casting affect contraction-induced muscle injury. *J Appl Physiol* 78:1065–1069, 1995.
135. McNair PJ, Wood GA, Marshall RN: Stiffness of the hamstring muscles and its relationship to function in ACL deficient individuals. *Clin Biomech* 7:131–137, 1992.
136. McHugh MP, Magnusson SP, Gleim GW, et al: A cross-sectional study of age-related musculoskeletal and physiological changes in soccer players. *Med Exerc Nutr Health* 2:261–268, 1993.
137. Hutton RS: Neuromuscular basis of stretching exercise. In: Komi PV, ed. *Strength and Power in Sports*. Oxford: Blackwell Science, 1993:29–38.
138. Kottke FJ: Therapeutic exercise to maintain mobility. In: Kottke FJ, Stillwell GK, Lehman JF, eds. *Krusen's Handbook of Physical Medicine and Rehabilitation*. Baltimore, MD: WB Saunders, 1982:389–402.
139. Travell JG, Simons DG: *Myofascial Pain and Dysfunction—The Trigger Point Manual*. Baltimore, MD: Williams & Wilkins, 1983.
140. Swezey RL: Arthrosis. In: Basmajian JV, Kirby RL, eds. *Medical Rehabilitation*. Baltimore, MD: Williams & Wilkins, 1984:216–218.
141. Joynt RL: Therapeutic exercise. In: DeLisa JA, ed. *Rehabilitation Medicine: Principles and Practice*. Philadelphia, PA: JB Lippincott, 1988:346–371.
142. Yoder E: Physical therapy management of nonsurgical hip problems in adults. In Echternach JL, ed. *Physical Therapy of the Hip*. New York: Churchill Livingstone, 1990:103–137.
143. Bohannon RW: effect of repeated eight-minute muscle loading on the angle of straight-leg-raising. *Phys Ther* 64:491, 1984.
144. Muir IW, Chesworth BM, Vandervoort AA: Effect of a static calf-stretching exercise on the resistive torque during passive ankle dorsiflexion in healthy subjects. *J Orthop Sports Phys Ther* 29:106–113; discussion 114–115, 1999.
145. DeVries HA: Evaluation of static stretching procedures for improvement of flexibility. *Res Quart* 33:222–229, 1962.
146. Logan GA, Egstrom GH: Effects of slow and fast stretching on sacrofemoral angle. *J Assoc Phys Ment Rehabil* 15:85–89, 1961.
147. Davies CT, White MJ: Muscle weakness following eccentric work in man. *Pflugers Arch* 392:168–171, 1981.
148. Friden J, Sjostrom M, Ekblom B: A morphological study of delayed muscle soreness. *Experientia* 37:506–507, 1981.
149. Hardy L: Improving active range of hip flexion. *Res QExerc Sport* 56:111–114, 1985.
150. Nelson RT: A comparison of the immediate effects of eccentric training vs. static stretch on hamstring flexibility in high school and college athletes. *N Am J Sports Phys Ther* 1:56–61, 2006.
151. Thacker SB, Gilchrist J, Stroup DF, et al: The impact of stretching on sports injury risk: a systematic review of the literature. *Med Sci Sports Exerc* 36:371–378, 2004.
152. Herbert RD, Gabriel M: Effects of stretching before and after exercising on muscle soreness and risk of injury: Systematic review. *Br Med J* 325:468, 2002.
153. Shrier I: Does Stretching improve performance? A systematic and critical review of the literature. *Clin J Sport Med* 14:267–273, 2004.
154. Murphy DR: A critical look at static stretching: Are we doing our patient harm? *Chiropractic Sports Med* 5:67–70, 1991.
155. Sucher BM: Thoracic outlet syndrome—A myofascial variant: Part 2. Treatment. *J Am Osteopath Assoc* 90:810–823, 1990.
156. Markos PD: Ipsilateral and contralateral effects of proprioceptive neuromuscular facilitation techniques on hip motion and electromyographic activity. *Phys Ther* 59:1366, 1979.
157. Holt LE, Travis TM, Okita T: Comparative study of three stretching techniques. *Percep Motor Skills* 31:611–616, 1970.
158. Tanigawa MC: Comparison of hold-relax procedure and passive mobilization on increasing muscle length. *Phys Ther* 52:725–735, 1972.
159. Prentice WE: A comparison of static stretching and pnf stretching for improving hip joint flexibility. *Athl Train* 18:56–59, 1983.
160. Hartley-O'Brien SJ: Six mobilization exercises for active range of hip flexion. *Res Quart* 51:625–635, 1980.
161. Starring DT, Gossman MR, Nicholson GG, Jr, et al: Comparison of cyclic and sustained passive stretching using a mechanical device to increase resting length of hamstring muscles. *Phys Ther* 68:314–320, 1988.
162. Depino GM, Webright WG, Arnold BL: Duration of maintained hamstring flexibility after cessation of an acute static stretching protocol. *J Athl Train* 35:56–59, 2000.
163. Spernoga SG, Uhl TL, Arnold BL, et al: Duration of maintained hamstring flexibility after a one-time, modified hold-relax stretching protocol. *J Athl Train* 36:44–48, 2001.
164. Bandy WD, Irion JM, Briggler M: The effect of time and frequency of static stretching on flexibility of the hamstring muscles. *Phys Ther* 77:1090–1096, 1997.

165. Roberts JM, Wilson K: Effect of stretching duration on active and passive range of motion in the lower extremity. *Br J Sports Med* 33:259–263, 1999.
166. Taylor DC, Dalton JD, Jr., Seaber AV, et al: Viscoelastic properties of muscle-tendon units. The biomechanical effects of stretching. *Am J Sports Med* 18:300–309, 1990.
167. American College of Sports Medicine Position Stand. The recommended quantity and quality of exercise for developing and maintaining cardiorespiratory and muscular fitness, and flexibility in healthy adults. *Med Sci Sports Exerc* 30:975–991, 1998.
168. Martin G: Aquatic therapy in rehabilitation. In: Prentice WE, Voight ML, eds. *Techniques in Musculoskeletal Rehabilitation.* New York: McGraw-Hill, 2001:279–287.
169. Dutta C, Hadley. EC: The significance of sarcopenia in old age. *J Gerontol* 50A:1–4, 1995.
170. Kotler D, Tierney A, Pierson R: Magnitude of body cell mass depletion and the timing of death from wasting in AIDS. *Am J Clin Nutr* 50:444–447, 1989.
171. Roubenoff R, Castaneda C: Sarcopenia-understanding the dynamics of aging muscle. *JAMA* 286:1230–1231, 2001.
172. Castaneda C, Charnley J, Evans W, et al: Elderly women accommodate to a low-protein diet with losses of body cell mass, muscle function, and immune response. *Am J Clin Nutr* 62:30–39, 1995.
173. Jubrias SA, Odderson IR, Esselman PC, et al: Decline in isokinetic force with age: Muscle cross-sectional area and specific force. *Pflugers Arch* 434:246–253, 1997.
174. Larsson L, Sjodin B, Karlsson J: Histochemical and biochemical changes in human skeletal muscle with age in sedentary males, age 22–65 Years. *Acta Physiol Scand* 103:31–39, 1978.
175. Taylor NF, Dodd KJ, Damiano DL: Progressive resistance exercise in physical therapy: A summary of systematic reviews. *Phys Ther* 85:1208–1223, 2005.
176. Palmitier RA, An KN, Scott SG, et al: Kinetic chain exercises in knee rehabilitation. *Sports Med* 11:402–413, 1991.
177. Patten BM: *Human Embryology.* New York: McGraw-Hill, 1953.
178. Janda V: *Muscle Function Testing.* London: Butterworths, 1983.
179. Jull GA, Janda V: Muscle and motor control in low back pain. In: Twomey LT, Taylor JR, eds: *Physical Therapy of the Low Back: Clinics in Physical Therapy.* New York: Churchill Livingstone, 1987:258.

CAPÍTULO 7

CONCEITO DE FUNÇÃO

OBJETIVOS DO CAPÍTULO

▶ *Ao concluir o capítulo, o leitor será capaz de:*

1. Listar os vários componentes do processo de incapacidade e discutir cada um deles.
2. Diferenciar dano, limitações funcionais e incapacitação.
3. Descrever alguns modelos do processo de incapacitação.
4. Discutir as variáveis que influenciam o processo patologia-incapacitação.
5. Descrever os propósitos de ferramentas específicas para medições de doenças.
6. Demonstrar conhecimento acerca dos vários métodos de medição de dano, limitações funcionais e incapacitação.

VISÃO GERAL

Você não precisa ser incapacitado para ser diferente – todos são diferentes.

Kim Peek (1951–)

Talvez um dos mais importantes desenvolvimentos na assistência médica na última década seja o reconhecimento da importância da percepção do paciente sobre a saúde e os resultados funcionais.[1] Esse reconhecimento mudou o foco de exames, avaliações e diagnósticos subsequentes da fisioterapia para o reconhecimento dos danos e sua relação com quaisquer limitações ou incapacitações funcionais.

▶ *Danos.* Danos, de acordo com o *Guide to Physical Therapist Practice*, representam uma perda ou anormalidade da estrutura ou função anatômica, fisiológica ou psicológica.[2] Nem todos os danos são modificados pelo fisioterapeuta e nem todos causam limitações da atividade e restrição na participação. Dois tipos de danos são reconhecidos:

Dano primário – pode resultar de patologia ativa ou de doença. O dano primário pode criar danos secundários, levando a patologias secundárias.

Dano secundário – origina-se do dano primário e da patologia.

▶ *Limitação funcional.* O termo limitação funcional refere-se à restrição, apresentada por um indivíduo, da capacidade de executar uma atividade física ou tarefa de maneira eficiente, comumente esperada ou competente.

▶ *Incapacitação.* O termo *incapacitação* refere-se, tradicionalmente, a uma ampla categoria de limitações diversas na capacidade de atender as demandas sociais ou ocupacionais.[3] *Deficiência* foi o termo historicamente usado para descrever incapacitação. Devido às conotações negativas associadas ao termo, várias organizações passaram a usar o termo *incapacitação* para enfatizar as atividades específicas que as pessoas conseguem executar, assim como para identificar como o ambiente pode ser modificado para permitir que os indivíduos executem atividades associadas a várias necessidades sociais ou ocupacionais.[3]

Modelos de incapacitação

Os modelos de incapacitação têm como objetivo detalhar consequências e relações, dano e limitações funcionais da doença. Muitos modelos de incapacitação foram propostos ao longo dos anos.[4-10] A maioria deles se baseia no modelo de Nagi, que representa a relação entre as seguintes séries de eventos correlatos:[7,11] *patologia/fisiopatologia* (presença da doença), que pode provocar *danos* (anormalidades anatômicas e estruturais), os quais, por sua vez, podem causar *limitações funcionais* (restrições a ações mentais e físicas básicas), que, por fim, resultam na *incapacitação* (dificuldade para executar as atividades rotineiras). O *Guide to Physical Therapist Practice*[2] emprega a terminologia do modelo de incapacitação de Nagi, mas também descreve seu esquema de trabalho como sendo consistente com outros modelos de incapacitação.

Os modelos de incapacitação exemplificam o mecanismo ou o percurso de uma associação.[12] Usando a artrite reumatoide como exemplo de patologia, esse tipo de associação revela evidências de que danos como as deformações articulares resultam em incapacitação, causando limitações funcionais. Há padrões semelhantes de associação entre duração da doença e os sinais e sintomas articulares. Esses padrões fundamentam a ideia de que a associação entre a duração da doença e a incapacitação é controlada pelos sinais e sintomas articulares.[12]

Embora haja um grau de inevitabilidade em muitos modelos de incapacitação, uma série de fatores pode causar impactos no caminho da patologia-incapacitação ou no processo de incapacitação. Em 2001, o Comitê Executivo da Organização Mundial de Saúde aprovou a Classificação Internacional de Funcionamento, Incapacidade e Saúde (ICF, do inglês *International Classification of Functioning, Disability and Health*). A ICF enfatiza "componentes da saúde", em vez de "consequências da doença" (i.e., participação, em vez de incapacitação) e "fatores ambientais e pessoais como importantes determinantes da saúde". Alguns desses fatores são modificáveis, outros não. As características de uma doença que não são receptíveis à modificação podem ser chamadas de *variáveis contextuais*. Essas características inatas incluem idade, sexo, origem étnica e condições socioeconômicas. Por sua vez, os fatores modificáveis são características que os indivíduos podem controlar ou ajustar. O impacto exercido por estes sobre o percurso da patologia-incapacitação ou sobre o processo de incapacitação depende da capacidade dos indivíduos e das expectativas impostas pelo ambiente social e ocupacional imediato.[13] Escalante e del Rincon[12] utilizam o termo *modificadores externos* para descrever aquelas condições secundárias que influenciam o nível de incapacitação, mas não estão diretamente relacionadas ao próprio processo da doença (Fig. 7-1). Esses modificadores externos incluem a presença de depressão ou comorbidade (p. ex., dores causadas por pressão, contraturas, infecções no trato urinário). Definições mais amplas para essas condições incluem autoconceito, trabalho e participação social, consequências econômicas relacionadas à saúde do indivíduo e da família e outros membros da família.[10,14]

Exemplos específicos de fatores modificáveis para o paciente incluem:

▶ *Nível de atividade.* Uma série de estudos associou os níveis de atividade física e o início da incapacitação.[15-26]

▶ *Reação à doença.* Diferentes origens culturais estão associadas a diferentes crenças sobre dor, estratégias de enfrentamento, expressões de dor e resposta ao cuidado com a saúde.[27,28] O termo *papel de doente* foi usado para definir um estado que o próprio indivíduo pode associar a si mesmo e que outros membros da sociedade podem consensualmente associar a uma condição médica.[13] O papel de doente de um indivíduo reflete não somente sua condição primária, mas também quaisquer condições secundárias ou adicionais.[5,29]

▶ *Origem educacional.* Pacientes com menor educação formal tendem a ter aumento da frequência de incapacitação.[30,31]

▶ *Estratégias compensatórias e cobertura de seguro-saúde.* Algumas pessoas simplesmente não têm recursos emocionais e sociais para enfrentar os problemas da vida, em especial em tempos de adversidade.[32]

▶ *Tolerância à dor e motivação.* Vários estudos[28,33] revelam diferenças étnicas e de gênero em resposta a dores clínica e experimental. De forma específica, os investigadores indicaram recentemente que os afro-americanos registram níveis de dor maiores do que os brancos para condições como glaucoma, síndrome da imunodeficiência adquirida, enxaqueca, dor de cabeça, dor na mandíbula, dor pós-operatória, dor miofascial, angina, dor nas articulações, dor diária não específica e artrite.[34] As interpretações desses achados permanecem difíceis, contudo, por causa da diferença potencial entre os grupos na gravidade da doença e tratamento médico.[34] Exis-

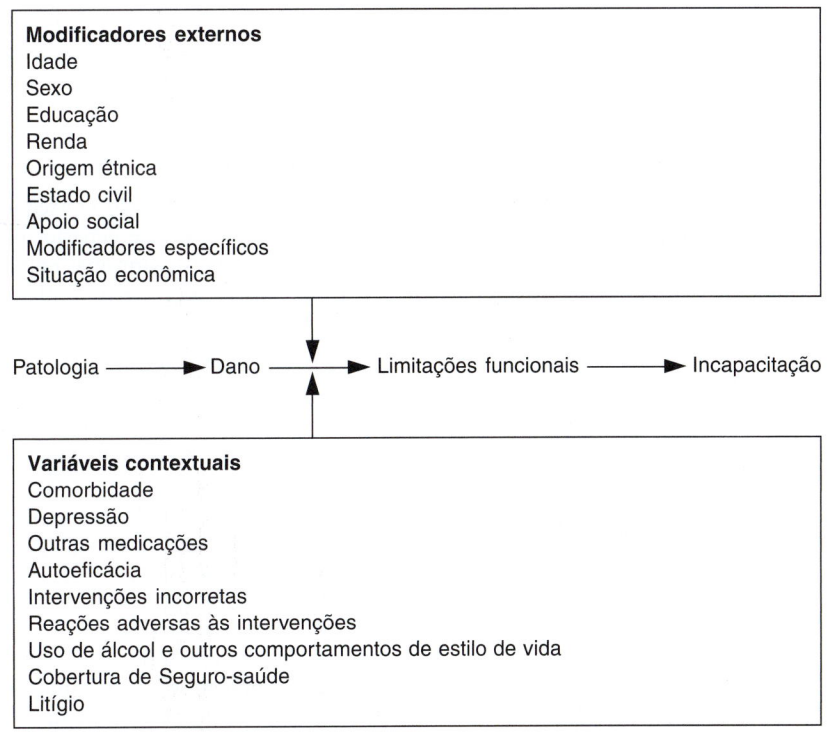

FIGURA 7-1 O processo de incapacitação. (Reproduzida, com permissão, de Dutton M: *Manual Therapy of the Spine*, New York: McGraw-Hill, 2001: 5.)

tem, também, registros desiguais sobre diferenças observadas entre os sexos na sensibilidade à dor em humanos e animais, indicando que as mulheres têm tolerância menor à dor do que os homens.[35-37] Porém, não está claro se as mulheres são mais propensas a relatar a dor do que os homens ou se a sentem de maneira diferente do que os homens. Quaisquer que sejam as razões para as diferenças na tolerância à dor, há indícios suficientes para supor que quaisquer melhorias na tolerância à dor e na motivação possam ser instrumentos adequados na redução do dano e da incapacidade. O modelo da adaptação à dor crônica de Lund e colaboradores[38] descreve diminuição da ativação dos músculos durante os movimentos nos quais eles agem como agonistas e aumento da ativação durante os movimentos em que adotam o papel de antagonistas. Essas mudanças na ativação muscular, características de vários tipos de dor musculoesquelética crônica, são descritas como adaptação protetora normal para evitar mais dor e possíveis danos.[38]

▶ *Hábitos pessoais e relacionados à saúde.* O elo entre incapacitação e comportamento de saúde, como o abuso de álcool, é sutil, pois existem muitas trajetórias possíveis. A ligação entre peso corporal e morbidade e mortalidade foi largamente examinada, mas poucas pesquisas investigaram a relação entre peso do corpo e incapacitação. Entre os estudos que investigaram essa relação, os achados são inconsistentes.[39-42]

▶ *Nível de apoio social.* A *família* é a unidade primária da sociedade e aquela na qual acontecem os primeiros e mais poderosos aprendizados sociais.[13] A literatura sobre o papel da família no desenvolvimento e manutenção da dor crônica e da incapacitação é extensa. Sistemas familiares disfuncionais podem promover, permitir e manter a dor crônica e a incapacitação.[13]

▶ *Estado civil.* Há um número considerável de pesquisas evidenciando que a reação do cônjuge pode modificar o comportamento de pacientes com dor crônica e incapacitação.[13]

▶ *Litígios e indenizações.* Poucos assuntos relacionados à incapacitação deram origem a mais controvérsias do que as questões de litígios, indenizações e rendas secundárias. A experiência clínica e jurídica é unânime ao expor que alguns reclamantes aumentam ou exacerbam seu sintomas e incapacitações em diferentes graus durante o exame médico específico para ações jurídicas.[13]

Patologia e fisiopatologia

O termo *patologia* é, talvez, autoexplicativo. Ele se refere ao diagnóstico de quaisquer doenças, lesões, distúrbios ou condições anormais que sejam (1) caracterizados por um conjunto particular de sinais e sintomas e (2) reconhecidos pelo paciente ou pelo médico como anormais.[2,3,43]

A patologia pode resultar em mudanças manifestadas como uma condição clínica que produz uma alteração no, ou que é atribuída ao, estado de saúde de um indivíduo. A patologia é primariamente identificada no nível celular, sendo em geral determinada pelo diagnóstico médico.[2,3] A presença da patologia pode gerar sofrimento ou interferência no estado funcional. Sua gravidade e seu impacto sobre o estado funcional do paciente depende de vários fatores. Estes incluem, mas não se limitam a:

▶ Comorbidade (o grau e a localização do edema, a qualidade do suprimento vascular, a presença de infecção e o grau de atrofia).

▶ O estado geral de saúde do paciente.

▶ A idade do paciente.

▶ A situação nutricional do paciente.

Os pacientes costumam ser encaminhados aos serviços de fisioterapia com diagnóstico médico baseado na patologia (p. ex., osteoartrite do quadril). Embora o conhecimento da patologia e da fisiopatologia possam auxiliar o terapeuta a prever o alcance, a gravidade e o prognóstico de uma condição específica, o diagnóstico médico não estabelece a maneira como tratar o paciente. Um diagnóstico de fisioterapia, no entanto, é um rótulo diagnóstico que identifica o impacto de uma condição ou função. Quando um paciente for encaminhado com o diagnóstico médico, há quatro cenários possíveis após o exame fisioterapêutico:[2]

1. Os achados clínicos são consistentes com o diagnóstico médico. Esse cenário permite que os fisioterapeutas prossigam com intervenções que são justificadas pelas mudanças no estado funcional do paciente.

2. Os achados clínicos sugerem uma condição patológica ou fisiopatológica que é inconsistente com o diagnóstico médico e está fora do alcance da prática da fisioterapia. Esse cenário requer que o fisioterapeuta reencaminhe o paciente ao médico ou a outro especialista.

3. Os achados clínicos sugerem a presença de uma condição patológica ou fisiopatológica adicional que não foi previamente identificada. Se essa nova condição estiver dentro do âmbito da prática da fisioterapia, o fisioterapeuta pode continuar tratando o paciente. Se, contudo, a nova condição fisiopatológica estiver fora do escopo da prática fisioterapêutica, o paciente deverá ser reencaminhado a outro especialista (p. ex., um fonoaudiólogo).

4. Os achados clínicos não conseguem identificar as causas subjacentes. Com esse cenário, o fisioterapeuta continua testando os sinais e sintomas enquanto faz as intervenções que são justificadas pelas mudanças no estado funcional do paciente.

Se a intervenção da fisioterapia for justificada, o seu objetivo é restaurar a função, tendo como foco da intervenção a redução e a prevenção dos fatores de risco e a diminuição do impacto dos danos, de limitações funcionais e de incapacidades.[2]

Danos

O *Guide to Physical Therapist Practice* define dano como qualquer perda ou anormalidade de estrutura ou função anatômica, fisiológica, mental ou psicológica que resulta em (1) mudanças subjacentes no estado normal e (2) contribui para a doença.[2] Assim, os danos podem ser vistos como anormalidades da estrutura ou da função de acordo com os sinais e sintomas. Verbrugge e Jette[4] sugerem que os sintomas de doenças são, essencialmente, danos e acompanham o processo patológico.

Os danos têm o potencial de provocar dor e alterações sutis nas funções normais da articulação envolvida e nos tecidos adjacentes (Tabs. 7-1 a 7-3). Os danos podem manifestar-se de forma objetiva, por exemplo, pela redução da amplitude de movimento, deformidade articular, marcha anormal e perda de força, potência, resistência ou propriocepção. Os danos também podem manifestar-se de forma subjetiva, por exemplo, pela dor (ver a seguir), sensibilidade, rigidez matinal ou fadiga.

A definição de *dano* está relacionada a alguma forma de perda. *Perda* ou *perda de uso* se refere a mudanças de um estado normal ou pré-existente. O termo *normal* se refere a uma amplitude representando o funcionamento saudável, que varia com a idade, o sexo e outros fatores, como as condições ambientais. Por exemplo, a amplitude de movimento normal para a flexão do joelho é de 150°.[3] Embora uma perda de mais de 70° de flexão do joelho possa impedir a execução de atividades como entrar ou sair de uma banheira ou subir e descer escadas, o paciente ainda tem condições de deambular pela casa. É importante observar que o dano e o funcionamento físico parecem ser algo distinto, que não possui, necessariamente uma relação linear. Além disso, algumas medidas de dano não estão correlacionadas com a função do paciente, levantando dúvidas sobre sua eficácia como ferramentas de medição.

O *Guide to Physical Therapist Practice*[2] usa padrões de prática preferenciais dos grupos de danos musculoesqueléticos que ocorrem juntos. Por exemplo:

▸ O Padrão 4B faz referência a condições resultantes de distúrbios posturais.

▸ O Padrão 4C faz referência a condições resultantes de distúrbios no desempenho muscular.

▸ O Padrão 4D faz referência a condições resultantes de distúrbios na mobilidade articular, na função motora, no desempenho muscular e na amplitude de movimento associadas a disfunções do tecido conjuntivo.

▸ O Padrão 4E faz referência a condições resultantes de distúrbios na mobilidade articular, na função motora, no desempenho muscular e na amplitude de movimento associadas a inflamações localizadas.

▸ O Padrão 4F faz referência a condições resultantes de distúrbios na mobilidade articular, na função motora, no desempenho muscular, na amplitude de movimento e na integridade reflexa associadas com distúrbios na coluna vertebral.

▸ O Padrão 4G faz referência a condições resultantes de distúrbios na mobilidade articular, na função motora, no desempenho muscular e na amplitude de movimento associadas a fraturas.

▸ O Padrão 4H faz referência a condições resultantes de distúrbios na mobilidade articular, na função motora, no desempenho muscular e na amplitude de movimento associadas a artroplastia articular.

▸ O Padrão 4I faz referência a condições resultantes de distúrbios na mobilidade articular, na função motora, no desempenho muscular e na amplitude de movimento associadas a cirurgia óssea ou de tecido mole.

▸ O Padrão 4J faz referência a condições resultantes de distúrbios na função motora, no desempenho muscular, na amplitude de movimento, na marcha, na locomoção, no equilíbrio e na função motora associadas a amputações.

▸ O padrão 5F faz referência a condições resultantes de distúrbios na integridade nervosa periférica e desempenho muscular associadas a lesões nervosas periféricas.

Cada padrão representa um diagnóstico ou classificação do dano. Os danos causados sobretudo por dores são integrados em todos os padrões de prática. A dor pode ter grande influência sobre a capacidade de funcionamento, dependendo de sua localização e gravidade. Contudo, a percepção de dor é altamente individual, podendo ser influenciada pela dor em diferentes graus. Embora não seja possível uma quantificação absoluta de dor, sua gravidade pode ser estimada utilizando-se uma escala analógica visual ou uma escala numérica. Escalas mais complexas incluem o Índice de Incapacitação da Dor (PDI; do inglês *Pain Desability Index*)[1,44,45] (Tab. 7-4) e o Questionário McGill para Dor (MPQ; do inglês *McGill Pain Questionnaire*)[46-48] (ver Cap. 8).

O PDI é um instrumento de autorregistro usado para avaliar o grau no qual a dor crônica interfere em várias atividades diárias. O PDI consiste em uma série de escalas de 0 a 10 nas quais o indivíduo classifica a interferência relacionada à dor. As sete categorias da escala abordam responsabilidades familiares/domésticas, recreação, atividade social, ocupação, comportamento sexual, autocuidado e atividades que garantem a vida (p. ex., comer, dormir e respirar). Um estudo inicial[1] descobriu que o PDI é efetivo em discriminar pacientes imediatamente após a cirurgia (alto comprometimento) daqueles que tiveram alta da cirurgia há vários meses (baixo comprometimento).[1] Um estudo subsequente[45] evidenciou que o PDI é sensível a diferenças entre pacientes ambulatoriais (baixo comprometimento) e hospitalizados (alto comprometimento) com dor crônica.[44]

O MPQ contém uma lista de palavras selecionadas para refletir os componentes sensoriais, afetivos e avaliar os componentes da experiência da dor (ver Cap. 8).

Um dos objetivos do processo de exame é determinar quais danos estão relacionados às limitações funcionais do paciente. Após a identificação desses danos, é possível determinar quais podem ser solucionados por intervenções fisioterapêuticas.

> **Curiosidade Clínica**
>
> Vale a pena observar que existem várias definições de danos, além do campo da fisioterapia. Por exemplo o *Guide to the Evaluation of Permanent Impairment*,[3] da American Medical Association (AMA) classifica os danos usando a escala do indivíduo como um todo (WP, do inglês *whote person*). Nessa escala, um escore de percentagem é designado a um indivíduo dependendo da quantidade de danos. Uma escala WP de 0% é dada a um indivíduo com dano se não houver consequências significativas no sistema funcional de um órgão ou do corpo e o desempenho das atividades comuns da vida diária (AVDs) resumidas na Tabela 7-5 não estiver limitado. A classificação de dano de 90 a 100% implica danos sistêmicos graves em um órgão ou no corpo, tornando o indivíduo dependente do auxílio de outras pessoas para a realização do cuidado pessoal, ou seja, está aproximando-se da morte.

Limitações funcionais

A limitação funcional é definida pelo *Guide to Physical Therapist Practice* como a restrição da capacidade de executar uma ação física básica, tarefa ou atividade de uma maneira eficiente, comu-

TABELA 7-1 Critérios para classificar danos causados por distúrbios na coluna lombar

Categoria I (0% de danos no indivíduo como um todo)	Categoria II (5 a 8% de danos no indivíduo como um todo)	Categoria III (10 a 18% de danos no indivíduo como um todo)	Categoria IV (20 a 23% de danos no indivíduo como um todo)	Categoria V (25 a 28% de danos no indivíduo como um todo)
Não há achados clínicos significativos, nenhuma defesa muscular, nenhum espasmo, nenhum dano neurológico perceptível, nenhuma alteração documentada na integridade estrutural e nenhuma outra indicação de dano relacionado a lesões ou doença; nenhuma fratura.	A história e os achados clínicos feitos são compatíveis com uma lesão específica; os achados podem incluir defesa ou espasmo muscular significativo observado durante o exame, perda assimétrica da amplitude de movimento, ou queixas radiculares não verificáveis, definidas como queixas de dor radicular sem achados objetivos; nenhuma alteração da integridade estrutural e nenhuma radiculopatia significativa, *ou* O indivíduo apresenta radiculopatia clinicamente significativa e o estudo de imagens revela hérnia de disco nesse nível e na parte lateral que pode ser esperada com base em radiculopatia prévia, mas não apresenta mais radiculopatia após o tratamento sem cirurgia, *ou* Fraturas: (1) <25% de compressão do corpo vertebral; (2) fratura do elemento posterior sem luxação (sem espondilólise em desenvolvimento) que cicatrizou sem alteração da integridade do segmento de movimento; (3) fratura no processo espinal ou transverso com luxação sem fratura do corpo vertebral que não partiu o canal espinal.	Sinais significativos de radiculopatia, como dores dermatômicas e/ou distribuição dermatômica, perda sensorial, perda de reflexos relevantes, perda de força muscular ou atrofia unilateral, medida acima ou abaixo do joelho, comparada com medidas no lado contralateral na mesma localização; o dano pode ser verificado por meio de achados eletrodiagnósticos *ou* História de hérnia de disco nivelado ou no lado compatível com os achados clínicos objetivos, associada a radiculopatia, ou indivíduos que foram submetidos a cirurgia para radiculopatia, mas que agora estão assintomáticos *ou* Fraturas: (1): 25 a 50% de compressão do corpo vertebral; (2) fratura do elemento posterior com luxação, rompendo o canal espinal: em ambos os casos, a fratura cicatrizou sem alteração da integridade estrutural.	Alterações na integridade do segmento de movimento definidas a partir de radiografias de flexão e extensão de, no mínimo, 4,5 mm de translação de uma vértebra sobre a outra ou movimento angular maior do que 15% em L1-2, L2-3 e L3-4, maior do que 20° em L4-5 e maior do que 25° em L5-S1; pode ter perda de movimento completa ou quase completa no segmento de movimento devido à fusão evolutiva ou a tentativa bem ou malsucedida de artrodese cirúrgica *ou* Fraturas: (1) >50% de compressão de um corpo vertebral sem comprometimento neurológico residual.	Satisfaz as categorias de Critérios III e IV; isto é, a radiculopatia e a alteração da integridade do segmento de movimento estão presentes; o dano significativo na extremidade inferior está presente como indicado pela atrofia ou perda de reflexos, dor e/ou mudanças sensoriais dentro da distribuição anatômica (dermatômica) ou achados eletromiográficos como afirmado na Categoria lombossacral III e alteração da integridade do segmento de movimento na coluna como definido na Categoria lombossacral IV *ou* Fraturas: (1) maior do que 50% de compressão de um corpo vertebral com comprometimento neurológico unilateral.

American Medical Association: *Guides to the Evaluation of Permanent Impairment*, 5th edn. Chicago, IL: American Medical Association, 2001. Com permissão da American Medical Association.

mente esperada ou competente.[2] Em outras palavras, limitações funcionais são restrições na execução de ações físicas e mentais básicas. Exemplos de limitações funcionais incluem dificuldade em caminhar e a incapacidade de calçar sapatos. A grande maioria dos testes tradicionais utilizados nas clínicas de fisioterapia, como amplitude de movimento e força, são medidas de danos, não de funções. As medidas das limitações funcionais incluem teste de desempenho sensório-motor durante atividades como caminhar, escalar, flexionar, mudar de lugar, erguer e carregar.[2] É importante que essas medidas avaliem a capacidade do paciente de executar tarefas que ele considere importantes (Tab. 7-6).

O processo de identificação de metas funcionais significativas e factíveis deve ser um esforço conjunto entre o terapeuta e o paciente, a família do paciente ou outras pessoas significativas.[2] Para identificar os objetivos funcionais, Randall e McEwen[49] recomendam os seguintes passos:

TABELA 7-2 Critérios para classificar danos causados por lesões na coluna torácica

Categoria I (0% de danos no indivíduo como um todo)	Categoria II (5 a 8% de danos no indivíduo como um todo)	Categoria III (10 a 18% de danos no indivíduo como um todo)	Categoria IV (20 a 23% de danos no indivíduo como um todo)	Categoria V (25 a 28% de danos no indivíduo como um todo)
Nenhum achado clínico, nenhum espasmo ou defesa muscular observados, nenhum dano neurológico perceptível, nenhuma alteração documentada na integridade estrutural e nenhuma outra indicação de dano relacionado a lesões ou doença; nenhuma fratura.	A história e os achados clínicos são compatíveis com doença ou danos específicos; os achados podem incluir defesa ou espasmo muscular significativo durante o exame, perda assimétrica de amplitude de movimento (dismetria) ou queixas radiculares não-verificáveis definidas como queixas de dor radicular sem achados objetivos; nenhuma alteração na integridade do segmento do movimento *ou* Hérnia de disco nesse nível e na lateral a partir de achados clínicos objetivos, mas sem sinais radiculares após tratamento conservador *ou* Fraturas: (1) <25% de compressão do corpo vertebral; (2) fratura do elemento posterior, sem luxação, que cicatrizou sem alteração da integridade do segmento de movimento ou radiculopatia; (3) fratura do processo transversal ou espinal com luxação, embora sem fratura do corpo vertebral.	Dano neurológico nas extremidades inferiores relacionado a lesão toracolombar documentada pelo exame das funções sensorial e motora, reflexos ou achados de atrofia unilateral acima ou abaixo do joelho não relacionados com nenhuma outra condição; o dano pode ser verificado pelo teste eletrodiagnóstico *ou* Radiculopatia clinicamente significativa verificada pelo estudo de imagens que indica a presença de hérnia de disco nesse nível ou lateral, que geralmente é esperada a partir dos achados clínicos objetivos, história de radiculopatia que melhorou após o tratamento cirúrgico *ou* Fraturas: (1) 25 a 50% de compressão de um corpo vertebral; (2) fratura do elemento posterior com leve luxação rompendo o canal espinal: em ambos os casos, a fratura cicatrizou sem alteração da integridade estrutural; deve ser feita a diferenciação entre condição congênita ou evolutiva, se possível, por meio de exames de roentgenogramas de pré-lesão, se disponíveis, ou pelo exame ósseo feito após o início da condição.	Alteração na integridade do movimento ou radiculopatia bilateral ou multinível; a alteração na integridade do segmento do movimento é definida a partir das radiografias de flexão e extensão, como a translação de uma vértebra sobre a outra de mais de 2,5 mm; as radiculopatias, de acordo com a definição da Categoria torácica III não precisam, necessariamente, estar presentes se houver alteração da integridade do segmento de movimento; se o indivíduo for colocado na Categoria torácica IV DRE (Diagnóstico Relacionado Estimado); a última deve ser bilateral ou envolver mais de um nível *ou* Fraturas: (1) >50% de compressão do corpo vertebral sem comprometimento neurológico residual.	Danos nas extremidades inferiores de acordo com a definição da Categoria toracolombar III e perda da integridade estrutural de acordo com a definição na Categoria torácica IV *ou* Fraturas: (1) >50% de compressão do corpo vertebral com comprometimento motor neural, mas sem envolvimentos bilaterais que possam qualificar o indivíduo para avaliação do trato corticospinal.

American Medical Association: *Guides to the Evaluation of Permanent Impairment*, 5th edn. Chicago IL: American Medical Association, 2001. Com permissão da American Medical Association.

1. Determinação do resultado esperado pelo paciente.
2. Desenvolvimento do conhecimento das atividades de autoajuda, trabalho e lazer e os ambientes em que essas atividades ocorrem.
3. Determinação, em conjunto com o paciente, dos objetivos relacionados aos resultados pretendidos (ver Tab. 7-6).[49]

Após obter consenso sobre os objetivos, o fisioterapeuta deve descrevê-los de modo que contenham os seguintes elementos:[49,50]

▶ Quem (o paciente)
▶ Fará o quê (atividades)
▶ Sob quais condições (no ambiente domiciliar ou de trabalho)

TABELA 7-3 Critérios para classificar danos causados por distúrbios cervicais

Categoria I (0% de danos no indivíduo como um todo)	Categoria II (5 a 8% de danos no indivíduo como um todo)	Categoria III (10 a 18% de danos no indivíduo como um todo)	Categoria IV (20 a 23% de danos no indivíduo como um todo)	Categoria V (25 a 28% de danos do indivíduo como um todo)
Nenhum achado significativo, nenhuma defesa muscular, nenhum dano neurológico perceptível, nenhuma perda significativa da integridade do segmento do movimento e nenhuma outra indicação de dano relacionado a lesão ou doença; nenhuma fratura.	A história e os achados clínicos são compatíveis com a lesão específica; os achados podem incluir defesa ou espasmo muscular observados durante o exame, perda assimétrica de amplitude de movimento ou queixas radiculares não verificáveis definidas como queixas de dor radicular sem achados objetivos; nenhuma alteração da integridade estrutural *ou* O indivíduo apresenta radiculopatia clinicamente significativa e o estudo de imagens mostra hérnia de disco nesse nível e na parte lateral compatível com base na radiculopatia, mas que melhorou após o tratamento conservador *ou* Fraturas: (1) <25% de compressão de um corpo vertebral; (2) fratura do elemento posterior, sem luxação, que cicatrizou sem perda da integridade estrutural ou radiculopatia; (3) fratura dos processos transversal ou espinal com luxação.	Sinais significativos de radiculopatia, como dor e/ou perda sensorial na distribuição dermatômica, perda de reflexos relevantes, perda de força muscular ou atrofia unilateral comparada com o lado não afetado, medida na mesma distância acima ou abaixo do cotovelo; o dano neurológico pode ser verificado por meio dos achados eletrodiagnósticos *ou* O indivíduo apresenta radiculopatia clinicamente significativa verificada pelo estudo de imagens que mostra hérnia de disco no nível e na parte lateral compatível com achados clínicos significativos de radiculopatia ou com a melhora da radiculopatia após cirurgia *ou* Fraturas: (1) 25 a 50% de compressão de um corpo vertebral; (2) fratura do elemento posterior com luxação, rompendo o canal espinal: em ambos os casos, a fratura cicatrizou sem alteração da integridade estrutural; a radiculopatia pode estar presente ou não; é possível fazer a diferenciação das condições congênitas ou evolutivas por meio de roentgenogramas obtidos antes a lesão ou pelo exame ósseo feito após o início da condição.	Alteração da integridade do segmento de movimento ou radiculopatia bilateral ou multinível; a alteração da integridade do segmento de movimento é definida pelas radiografias de flexão e extensão de, no mínimo, 3,5 mm de translação de uma vértebra sobre a outra ou movimento angular superior a 11° maior em cada nível adjacente; de maneira alternativa, o indivíduo pode apresentar perda de movimento no segmento devido à fusão evolutiva ou tentativas bem ou malsucedidas de artrodese cirúrgica; não há, necessariamente, presença de radiculopatia conforme definição da Categoria cervical III, no caso de ocorrer alterações na integridade do segmento de movimento *ou* Fraturas: (1) >50% de compressão de um corpo vertebral sem comprometimento neurológico neural residual.	Danos significativos nas extremidades superiores exigindo a utilização de dispositivo(s) funcional(ais) ou adaptativo(s); pode haver perda neurológica total em um nível único ou disfunção neurológica multinível grave *ou* Fraturas: o comprometimento estrutural do canal espinal está presente com deficiências sensoriais e motoras graves mas sem envolvimento da extremidade inferior.

American Medical Association: *Guides to the Evaluation of Permanent Impairment*, 5th edn. Chicago, IL: American Medical Association, 2001. Com permissão da American Medical Association.

▶ Como (a quantidade de assistência ou número de tentativas necessárias para a conclusão exitosa)

▶ Quando (data-limite)

Assim, os exames funcionais criam um diagnóstico com os objetivos funcionais. Uma vez que esses objetivos funcionais sejam estabelecidos, o fisioterapeuta terá condições de classificá-los de acordo com a dificuldade. As tarefas funcionais reproduzem a tarefa como um todo ou detalham seus componentes fundamentais e as demandas físicas necessárias para executar cada tarefa. A recuperação dos requisitos menores pode ser o objetivo de curto prazo, enquanto a conclusão de toda a

TABELA 7-4 Índice de incapacitação da dor (PDI)

As escalas de classificação a seguir têm a finalidade de medir o grau em que vários aspectos da vida do indivíduo são interrompidos pela dor crônica. Em outras palavras, gostaríamos de saber quanto a dor pode impedir o desempenho de atividades normais ou impede de executá-las como se gostaria. Responda a cada categoria indicando o impacto *total* da dor em sua vida, não só o impacto da dor extrema.

Para cada uma das sete categorias de atividade, circule o número da escala que corresponde ao nível de incapacidade que você sente regularmente. A nota 0 (zero) indica que não há nenhuma incapacidade, a nota 10 significa que todas as suas atividades diárias normais são interrompidas ou impedidas pela dor.

(1) RESPONSABILIDADES FAMILIARES/DOMÉSTICAS
Esta categoria se refere às atividades relacionadas ao lar ou à família. Inclui tarefas ou deveres executados no lar (p. ex., cuidar do jardim) e ter incumbências ou fazer favores para outros membros da família (p. ex., levar as crianças para a escola).

0 1 2 3 4 5 6 7 8 9 10

Nenhuma incapacidade — Incapacidade total

(2) RECREAÇÃO
Esta categoria inclui *hobbies*, esportes e outros tipos de atividade de lazer.

0 1 2 3 4 5 6 7 8 9 10

Nenhuma incapacidade — Incapacidade total

(3) ATIVIDADE SOCIAL
Esta categoria se refere a atividades que envolvam participação com amigos e conhecidos, além dos membros da família. Inclui festas, cinema, teatro, concertos, jantares fora de casa e outras funções sociais.

0 1 2 3 4 5 6 7 8 9 10

Nenhuma incapacidade — Incapacidade total

(4) OCUPAÇÃO
Esta categoria se refere a atividades que estão, do todo ou em parte, relacionadas ao trabalho. Inclui trabalhos não remunerados, como os trabalhos domésticos ou voluntários.

0 1 2 3 4 5 6 7 8 9 10

Nenhuma incapacidade — Incapacidade total

(5) COMPORTAMENTO SEXUAL
Esta categoria se refere à frequência e à qualidade da vida sexual.

0 1 2 3 4 5 6 7 8 9 10

Nenhuma incapacidade — Incapacidade total

(6) CUIDADOS PESSOAIS
Esta categoria inclui atividades que envolvem a manutenção pessoal e atividades cotidianas independentes (tomar banho, dirigir, vestir-se, etc.).

0 1 2 3 4 5 6 7 8 9 10

Nenhuma incapacidade — Incapacidade total

(7) ATIVIDADES VITAIS
Esta categoria se refere aos comportamentos diários básicos como comer, dormir e respirar.

0 1 2 3 4 5 6 7 8 9 10

Nenhuma incapacidade — Incapacidade total

Dados de Pollard CA: Preliminary validity study of Pain Disability Index. *Percep Motor Skills* 59: 974, 1984.

TABELA 7-5 Atividades que costumam ser medidas nas escalas das atividades da vida diária (AVDs) e das atividades instrumentais da vida diária (AIVDs)

Atividade	Exemplo
Cuidados pessoais, higiene pessoal	Urinar, defecar, escovar os dentes, pentear o cabelo, tomar banho, vestir-se, comer
Comunicação	Escrever, digitar, ver, ouvir, falar
Atividade física	Levantar, sentar, reclinar, andar, subir escadas
Função sensorial	Ouvir, ver, sensibilidade tátil, paladar, olfato
Atividades manuais não especializadas	Agarrar, erguer, tato, discriminação
Viagem	Dirigir, voar, montar
Funções sexuais	Orgasmo, ejaculação, lubrificação, ereção
Sono	Repouso, padrão de sono noturno

American Medical Association: *Guides to the Evaluation of Permanent Impairment*, 5th edn. Chicago: American Medical Association, 2001. Com permissão da American Medical Association.

tarefa pode ser o objetivo de longo prazo. Por exemplo, exercícios para melhorar as transferências de sentado para de pé podem ser iniciados com aqueles de apoio para o tríceps nos braços de uma cadeira, com pequenos agachamentos bilaterais ou exercícios no *leg press* antes de avançar para as atividades funcionais.

Incapacidade

A *incapacidade* pode ser definida como a dificuldade no desempenho de papéis e tarefas sociais dentro de um ambiente sociocultural e físico (da higiene pessoal a *hobbies*, passeios, sono), como resultado de um problema de saúde ou físico.[7,8,10,51-54] A incapacitação, que pode ser temporária ou permanente, é a diferença entre o que a pessoa pode fazer e o que precisa ou gostaria de fazer. O American With Disability Act (ADA) de 1989[55] foi o marco do primeiro objetivo norte-americano explícito para a obtenção de oportunidades iguais, vida independente e autossuficiência econômica para indivíduos com incapacidades.[13] A incapacidade é um problema que atinge uma gama enorme de temas, desde tópicos específicos até questões fundamentais sobre o que significa ser humano.

Três modelos costumam ser utilizados para descrever incapacidade: os modelos moral, médico e social.[56] A Tabela 7-7 compara os três modelos com base em sete dimensões: o significado da incapacidade, as implicações morais da incapacidade, o modelo de ideias, as origens, os objetivos da intervenção e os benefícios e efeitos negativos do modelo.[56] Os modelos moral e médico compartilham a perspectiva de que a incapacidade está dentro dos indivíduos e possui algum grau de estigma ou patologia.[56] Em contrapartida, o modelo social localiza a incapacitação no ambiente e na sociedade, que falha em acomodar de forma adequada e incluir as pessoas incapacitadas.[56]

A incapacidade não está, necessariamente, relacionada a qualquer dano à saúde ou condição médica, embora uma condição médica ou dano possa causar ou contribuir para a incapacidade. Por exemplo, associações entre patologia e incapacidade foram encontradas em várias condições de saúde. Estas incluem diabete,[18,21,57] doenças cardiovasculares,[58,59] doenças musculoesqueléticas,[38,53,60] e doenças relacionadas à visão.[61] A classificação da dificuldade percebida na execução de várias atividades pode ser considerada a avaliação primária da incapacidade, enquanto a classificação da dependência verdadeira na assistência é uma avaliação da consequência da incapacidade.[62]

Para qualquer nível de saúde ou diagnóstico específico, algumas pessoas podem ser consideradas incapazes e outras não. Assim, não há relação linear entre danos e limitações funcionais. É possível que dois pacientes que tenham a mesma doença e danos e limitações funcionais semelhantes apresentem diferentes níveis de incapacidade. Por exemplo, é provável que a doença degenerativa das articulações da coluna, que impede o levantamento de pesos, tenha um impacto maior em um pedreiro do que no presidente de um banco.

É importante que o terapeuta evite ver o processo de incapacidade como um percurso de uma só direção, com progressão inevitável para a incapacidade. Vários fatores, incluindo o nível de interação do paciente com o ambiente e os efeitos potenciais da reabilitação, podem causar interação bidirecional ou reversão entre os componentes do processo de incapacidade.[2,63] Essa interação bidirecional pode ser referida como *processo de capacitação*.[63]

Medição dos resultados funcionais

A medição dos resultados é um método sistemático para verificar a efetividade e a eficiência de uma intervenção na prática clínica diária.[64] A efetividade se refere, nesse contexto, ao resultado de uma intervenção durante os cuidados terapêuticos normais e comuns.[64] A eficiência de uma intervenção é um fator de utilização (número de visitas a pacientes ambulatoriais e duração da internação) com os custos do cuidado e o resultado. A tendência de empregar as medidas dos resultados

TABELA 7-6 Questões para determinar os resultados desejados

1. Se você tivesse de concentrar a sua energia em algo, o que seria?
2. Quais as atividades que você necessita de ajuda e que gostaria de executar sozinho?
3. Quais são as suas preocupações sobre retornar para o trabalho, para casa, para a escola ou para as atividades de lazer?
4. Qual situação atual você gostaria que fosse diferente em seis meses? O que gostaria que permanecesse da mesma forma?

FONTE: Dados de Randall KE, McEwen IR: Writing patient-centered goals. *Phys Ther* 80: 1197–1203, 2000; de Winton PJ, Bailey DB: Communicating with families: Examining practices and facilitating change. In: Simeonsson JP, Simeonsson RJ, eds. *Children with Special Needs: Family, Culutre, and Society*. Orlando, FL: Harcourt Brace Jovanovich, 1993, Chap 12.

TABELA 7-7 Comparação dos modelos moral, médico e social de incapacidade

Medida	Moral	Médico	Social
Significado da incapacidade	Defeito causado por lapso moral ou por pecados, falta de fé, maldades; teste de fé	Defeito ou falha de um sistema corporal inerentemente anormal ou patológico	Uma estrutura social; os problemas estão no ambiente que não aceita pessoas com qualquer tipo de incapacidade
Implicações morais	A pessoa ou sua família sente vergonha da incapacidade	Anormalidade médica, causada por genética, maus hábitos, comportamento pessoal	A sociedade não atendeu a um segmento populacional e oprime os cidadãos
Modelo de ideias	"Deus nos dá apenas o que conseguimos suportar" ou "Deve haver alguma razão para eu ter esse tipo de incapacidade"	Descrições clínicas de "paciente" na terminologia médica; isolamento de partes do corpo	"Não pode acontecer nada conosco, se não existirmos" ou "direitos civis em vez de caridade"
Origens	Modelo mais antigo e que, mesmo assim, predomina no mundo todo	Metade do século XIX; modelo mais comum nos Estados Unidos; usado na maioria das clínicas de reabilitação	1975, depois das demonstrações feitas por pessoas incapacitadas em apoio ao Rehabilitation Act, em fase de aprovação
Objetivo da intervenção	Espiritual ou divino, aceitação	"Cura" ou melhora sensível da incapacidade	Sistema político, econômico, social; aumento no acesso e inclusão
Benefícios do modelo	Aceitação do ser selecionado; relacionamento especial com Deus; senso de maior propósito em relação à incapacidade	Atenuação do senso de vergonha e estigma; crença na intervenção médica; estimula o avanço médico e tecnológico	Promove a integração da incapacidade ao ser; senso de orgulho de comunidade; supressão do caráter patológico da incapacidade
Efeitos negativos	Vergonha; ostracismo; necessidade de esconder a incapacidade ou as pessoas incapacitadas	Paternalista; promove a benevolência e a caridade; presta serviços a pessoas incapacitadas	Impotência por causa de mudanças políticas e sociais significativas; desafios a ideias predominantes

Dados de Olkin R: Could you hold the door for me? Including disability in diversity. *Cultur Ethnic Minor Psychol* 8: 130-137, 2002.

no processo de tomada de decisão é consistente com a abordagem baseada em evidências (ABE) e representa a etapa final na avaliação do desempenho clínico.[2,65] O fisioterapeuta deve estar preparado para avaliar e escolher a medida de resultado apropriada para uma população de pacientes específica, considerando-se que o calibrador da medição de resultados é uma função da sofisticação, da previsibilidade e da precisão das ferramentas ou instrumentos usados.[66] A sensibilidade e a especificidade são utilizadas para descrever a precisão dos testes diagnósticos (ver Cap. 8). Os instrumentos de medição devem ser capazes de identificar mudanças quando elas ocorrerem e de permanecer estáveis quando não ocorrerem.[67] Quanto maior a sofisticação, a previsibilidade e a precisão da ferramenta de medição, menores são as chances de erros que dificultam assegurar a ocorrência de progressos reais. O termo mudança mínima detectável (MMD) foi criado como esforço para evitar o potencial desses erros. A MMD é definida como a quantidade mínima de mudança que excede erros de medição.[67] Ela é uma medida estatística de mudança significativa e está relacionada à confiabilidade dos instrumentos de medição.[67] Embora tenham sido propostos vários métodos para o cálculo da MMD, o consenso sobre qual é o método ideal ainda deve ser alcançado.[68] Infelizmente, uma mudança com resultado estatístico significativo usando a MMD pode não indicar que a mudança é clinicamente relevante. A diferença de importância clínica mínima (DICM) é uma medida de relevância clínica e indica a quantidade de mudança em pontos da escala que devem ocorrer antes que a mudança seja considerada significativa.[69] A sensibilidade da DICM é representada pelo número de pacientes que a medição do resultado identificar corretamente como tendo alterações importantes, dividida por todos os pacientes que sofreram mudanças.[70] A sua especificidade é representada pelo número de pacientes que o resultado identificar corretamente como não tendo alteração significativa, dividido por todos os pacientes que, de fato, não sofreram mudanças importantes.[70] Embora seja tentador presumir que o nível mínimo de mudança estatística (MMD) deve ser menor ou igual à DICM, a relação entre os escores de MMD e DICM ainda não foi determinada.[69]

Além dessas medições clínicas e estatísticas, o sucesso das intervenções é feito com base na perspectiva do depositário.[67,71] Por exemplo, para o paciente, o sucesso pode ser considerado como o alívio dos sintomas. Para os que pagam assistência médica, o resultado de sucesso é, provavelmente, visto como aquele ligado à relação custo-benefício.[67] Os médicos tendem a definir bons resultados como o aprendizado de estratégias de tratamento a longo prazo, alívio dos sintomas e a melhora da função.[71]

Parte do problema de projetar uma ferramenta de medida funcional é que a função é altamente individual, com níveis múltiplos de dificuldade e alto grau de especificidade. As medições tradicionais de resultados foram divididas em aquelas que avaliam a função da extremidade superior, aquelas que avaliam a função da extremidade inferior e aquelas que medem o desempenho das atividades básicas e instrumentais da vida diária (AVDBs e AVDIs). As ferramentas de medição funcional para a extremidade superior envolvem avaliações de coordenação e medidas de habilidades, enquanto as medidas funcionais para a extremidade inferior incluem a capacidade do paciente de executar transferências de sentado para de pé, equilíbrio ao ficar de pé, deambulação e subir escadas. Alguns instrumentos de medição usados para avaliar o desempenho de AVDIs e AVDBs incluem:

▶ *Teste de Desempenho Físico (TDF).*[72] O TDF é uma medida baseada na medição da AVDI e da AVDB que foi usada para descrever e monitorar o desempenho físico. A administração do TDF leva cerca de 10 minutos. O escore é baseado no tempo utilizado para completar uma série de tarefas diárias normais, como escrever uma frase, simular a ingestão de alimentos, vestir e retirar um casaco, girar o corpo 360° permanecendo de pé, erguer um livro, pegar um pequeno objeto do chão e andar 50 metros.

▶ *Questionário do Estado Funcional (QEF).*[73] O QEF é uma automedição das funções físicas, psicológicas e sociais em pacientes ambulatoriais. O teste dura cerca de 15 minutos e possui confiabilidade construtiva e convergente.[73]

▶ *Perfil do Impacto de Doenças (PID).*[74] O PID é usado amplamente para medir o estado de saúde dos pacientes. Ele avalia os resultados físicos e psicossociais sob a ótica do próprio paciente. O PID é composto de 136 itens que fazem referência às seguintes áreas: deambulação, mobilidade, movimentos e cuidados com o corpo, interação social, comunicação, estado de alerta, comportamento emocional, sono e repouso, alimentação, trabalho, atividades domésticas e atividades recreacionais e passatempos. O questionário PID foi testado de forma extensa e com muito sucesso para verificar a sua consistência interna, a validade externa, a capacidade de respostas ao longo do tempo e a confiabilidade teste-reteste em uma ampla variação de situações clínicas.[75]

▶ *Índice de Classificação Funcional (ICF) (Tab. 7-8).*[76] O ICF é um instrumento destinado a fazer medições quantitativas da percepção subjetiva da função e da dor no sistema musculoesquelético espinal. O ICF consiste em 10 itens que medem a dor e a função no pescoço e nas costas (Tab. 7-8). Desses 10 itens, oito se referem a atividades da vida diária que podem ser negativamente afetadas por uma condição espinal e os dois itens restantes se referem a dois diferentes atributos da dor. Usando uma escala de cinco pontos para cada item, o paciente tem condições de classificar a sua capacidade percebida para executar uma função e/ou a quantidade de dor em determinado momento.[76] Quando todos os 10 itens estiverem preenchidos, o escore da ICF é calculado da seguinte maneira: (pontuação total dividida por 40) vezes 100%.

▶ *Escala Funcional Específica do Paciente (EFEP) (Tab. 7-9).*[77] A EFEP é uma medida de resultados específica do paciente, que investiga o estado funcional pedindo que o paciente descreva atividades que são difíceis de executar com base em sua condição e classifique o nível de limitação em cada uma delas.[78] A EFEP se mostrou válida e solícita às mudanças dos pacientes com várias condições clínicas, como dor no joelho,[79] dor lombar,[77,] dor no pescoço[80] e radiculopatia cervical.[78]

▶ *Avaliação Breve da Função Musculoesquelética (ABFM) (Tab. 7-10).*[81] A ABFM consiste em um questionário de 46 itens (Tab. 7-10). Os primeiros 34 itens se referem às atividades da vida diária. O paciente classifica seus problemas ou dificuldades com essas tarefas para proporcionar um *índice de disfunção*. Os 12 itens restantes são classificados de acordo com o nível de preocupação do paciente e fornecem ao terapeuta um *índice de preocupação*.

É consenso, hoje em dia, que uma medida de resultado satisfatória deve incluir as medidas subjetivas e objetivas de assuntos de qualidade de vida. A *qualidade de vida relacionada à saúde* (QVRS) representa o efeito total de fatores individuais e ambientais da função e da condição de saúde de um indivíduo, incluindo os estados físico, mental, dor, função e satisfação. O termo *qualidade de vida relacionada à saúde* é, muitas vezes, usado de modo rígido com os termos estado funcional, estado de saúde e resultados de saúde. A definição desses termos, contudo, pode variar de aspectos da vida negativamente validados, como a morte, para aspectos mais positivamente validados, como funcionamento social e felicidade.[10,14,82-86]

Tradicionalmente, os resultados da QVRS foram considerados como medidas suaves, uma vez que foram percebidos como subjetivos e facilmente influenciados por pacientes que exageram nos sintomas e na incapacidade. Essas influências do paciente não estão limitadas aos questionários de humor, motivação e outros aspectos psicossociais que podem prejudicar as medidas psicológicas, como amplitude de movimento, força e capacidade de executar as tarefas funcionais.[87] Confiabilidade, validade e capacidade de resposta (a capacidade do questionário de detectar mudanças ou diferenças clinicamente relevantes, que variam dependendo do tipo de questão em que os pacientes estão sendo avaliados) são os três critérios psicométricos gerais e devem ser estabelecidos nas medidas de QVRS antes de serem validadas.

Instrumentos genéricos foram projetados na tentativa de avaliar a QVRS. A principal vantagem dos instrumentos genéricos é que eles lidam com uma variedade de áreas em qualquer população, independentemente da doença subjacente.[87] Dentre as ferramentas genéricas, o SF-36 talvez seja a mais conhecida:

▶ *Formulário Breve (short form) de 36 Itens para Pesquisar a Saúde (SF-36).*[88] O SF-36 é uma medida geral do estado de saúde usando um autorregistro com oito subescalas de saúde. A versão mais objetiva do teste leva de 7 a 10 minutos para ser completada, a pontuação é razoavelmente fácil e questiona funções físicas, sociais e emocionais; sanidade mental; energia; dor e percepção geral da saúde. Uma pesquisa anterior mostrou que, em comparação com outros instrumentos genéricos, o SF-36 é válido e confiável para medir a saúde dos pacientes.[89] Embora esse teste seja uma boa ferramenta para a função total, não é direcionado para problemas funcionais em articulações específicas. Recomenda-se seu uso em associação a testes específicos para articulações disfuncionais.[89]

Medidas específicas da doença são questionários concentrados em uma região de interesse primário que é, em geral, relevante para o paciente e para o fisioterapeuta.[87] Como re-

TABELA 7-8 Índice de classificação funcional

Para ser utilizada apenas em casos de *problemas no pescoço e/ou nas costas*.

Para avaliar adequadamente as suas condições, precisamos saber o quanto seus problemas no pescoço e/ou nas costas afetam a sua capacidade de administrar as suas atividades cotidianas. Para cada item abaixo, *coloque um círculo no número que descreve com mais precisão as suas condições atuais.*

	0	1	2	3	4
1. INTENSIDADE DA DOR	Sem dor	Dor amena	Dor moderada	Dor forte	Pior dor possível
2. SONO	Sono perfeito	Sono levemente agitado	Sono moderadamente agitado	Sono muito agitado	Sono totalmente agitado
3. CUIDADOS PESSOAIS (LAVAR-SE, VESTIR-SE)	Sem dor, sem restrições	Dor amena, sem restrições	Dor moderada, é necessário realizar devagar	Dor moderada, é necessária alguma ajuda	Dor forte, é preciso 100% de ajuda
4. VIAGENS (DIRIGIR, ETC.)	Sem dores em viagens longas	Dores amenas em viagens longas	Dores moderadas em viagens longas	Dores moderadas em viagens curtas	Dores fortes em viagens curtas
5. TRABALHO	Em condições de fazer os trabalhos normais e os extras	Em condições de fazer os trabalhos normais; sem trabalhos extras	Em condições de fazer 50% dos trabalhos normais	Em condições de fazer 25% dos trabalhos normais	Sem condições de trabalhar
6. RECREAÇÃO	Em condições de executar todas as atividades	Em condições de executar a maior parte das atividades	Em condições de executar algumas atividades	Em condições de executar poucas atividades	Sem condições de executar qualquer atividade
7. FREQUÊNCIA DA DOR	Sem dor	Dores ocasionais 25% do dia	Dores intermitentes 50% do dia	Dores frequentes 75% do dia	Dores constantes 100% do dia

(continua)

TABELA 7-8 Índice de classificação funcional (*continuação*)

8. LEVANTAMENTO DE PESO	0	1	2	3	4
	Sem dores com pesos pesados	Agravamento da dor com pesos pesados	Agravamento da dor com pesos moderados	Agravamento da dor com pesos leves	Agravamento da dor com qualquer peso
9. CAMINHAR	0	1	2	3	4
	Sem dor; qualquer distância	Agravamento da dor depois de 1.500 metros	Agravamento da dor depois de 750 metros	Agravamento da dor depois de 375 metros	Agravamento da dor depois de caminhar qualquer distância
10. PERMANECER DE PÉ	0	1	2	3	4
	Sem dor depois de várias horas	Agravamento da dor depois de várias horas	Agravamento da dor depois de uma hora	Agravamento da dor depois de meia hora	Agravamento da dor depois de permanecer em pé durante qualquer tempo

Assinatura do paciente   Data

Dados de Feise RJ, Michael Menke J: Functional rating index: A new valid and reliable instrument to measure the magnitude of clinical change in spinal conditions. *Spine* 26: 78-86, 2001 (discussão 87).

---

sultado desse foco em um estado clínico de região específica, a probabilidade de aumento da capacidade de resposta é mais elevada. Alguns exemplos de foco primário desses instrumentos incluem populações (artrite reumatoide), sintomas (dor nas costas) e funções (atividades cotidianas).[87] A desvantagem do resultado específico da doença é que a informação geral é perdida e, portanto, recomenda-se que seja usada uma medida de resultado genérica e uma específica da doença ao serem avaliados os resultados do paciente.[87]

Felce e Perry[85] propuseram um modelo de QVRS que integra indicadores subjetivos e objetivos, refletindo uma grande amplitude de áreas da vida, por meio de uma classificação individual da importância relativa de cada área (Fig. 7-2). Essas áreas são bem-estar físico, material, social, desenvolvimento e atividade e bem-estar emocional. O modelo de Felce e Perry[85] é projetado para tratar a preocupação de que os dados objetivos não sejam interpretados sem a referência à autonomia pessoal, preferências e preocupações.

> **Curiosidade Clínica**
>
> É essencial que as medidas de resultados escolhidas pelo fisioterapeuta avaliem a melhora funcional percebida pelo paciente.

Outro exemplo de QVRS é o modelo de Patrick de promoção de saúde para pessoas com incapacidades[82] que representa quatro planos amplos de resultados: o ambiente total, as oportunidades, o processo de incapacitação e a qualidade de vida (Fig. 7-3).

▶ *Ambiente total.* Esse nível inclui a condição biológica e genética dos indivíduos, as características demográficas (etnia, sexo, idade), os comportamentos relacionados ao estilo de vida (fumar, fazer exercícios, dietas, correr riscos), os planos de saúde, os sistemas de assistência social e as características físicosociais do ambiente.

▶ *Oportunidade.* Esse nível representa os resultados relacionados à independência de vida, a autossuficiência econômica, igualdade de estado e de direitos e a participação plena na vida comunitária. As oportunidades representam a interação entre o ambiente total do indivíduo em determinado estágio de sua vida e o processo de incapacitação.

▶ *Processo de incapacitação.* Esse nível representa a evolução teórica de uma doença ou lesão para a restrição de atividades. Os resultados da incapacitação representados nesse nível incluem doença ou lesão, dano, limitação funcional e restrição das atividades ou incapacidade.

▶ *Qualidade de vida.* Esse nível representa um resultado específico, que inclui as percepções das pessoas da posição que ocupa no contexto de sua cultura e no sistema de valores particulares e em relação aos seus objetivos pessoais, expectativas, padrões e preocupações.

De acordo com Patrick, os elementos contidos nesses níveis não constituem um processo linear ou temporal, levando-se em

TABELA 7-9 Escala funcional específica do paciente[a]

O fisioterapeuta lê e preenche abaixo: Completar no final da história e antes do exame físico.

Avaliação inicial:
Vamos pedir para você identificar três atividades importantes que não consegue fazer ou faz com dificuldade devido aos seus problemas. Hoje em dia, existem algumas atividades as quais você não consegue fazer ou faz com dificuldade devido ao seu problema? (Fisioterapeuta: mostre a escala ao paciente e faça com que ele classifique cada atividade).

Avaliações de acompanhamento:
Quando você for avaliado (coloque a data da avaliação prévia) disse que tinha dificuldades com (leia as atividades da lista). Agora, você ainda tem dificuldades com: (leia e faça o paciente classificar cada item na lista)?

Esquema de classificação da atividade específica do paciente (Marque um número):

0   1   2   3   4   5   6   7   8   9   10

Incapaz de realizar a atividade

Apto a realizar a atividade no mesmo nível que antes da lesão ou do problema

Data e resultado

Atividade	Inicial					
1						
2						
3						
4						
5						
Adicional						
Adicional						

[a]Este questionário pode ser usado para quantificar a limitação e medir o resultado funcional em pacientes com qualquer condição ortopédica.

TABELA 7-10 Avaliação breve da função musculoesquelética (ABFM)

INSTRUÇÕES

Nossa intenção é descobrir como você está administrando sua lesão ou artrite nesta semana. Gostaríamos de conhecer os problemas enfrentados em suas atividades diárias por causa da lesão ou artrite.
Por favor, responda cada pergunta marcando a opção que melhor se adapta à sua situação.
Essas perguntas se referem ao nível de dificuldades enfrentadas *nesta semana* com suas atividades cotidianas por causa de sua lesão ou artrite.

	Sem nenhuma dificuldade	Um pouco difícil	Moderadamente difícil	Muito difícil	Impossível fazer
1. Tem alguma dificuldade para sentar ou levantar de uma cadeira?	☐	☐	☐	☐	☐
2. Tem alguma dificuldade em abrir vidros de remédios ou garrafas?	☐	☐	☐	☐	☐
3. Tem alguma dificuldade em fazer compras em mercados ou em outros lugares?	☐	☐	☐	☐	☐
4. Tem alguma dificuldade para subir escadas?	☐	☐	☐	☐	☐
5. Tem alguma dificuldade para cerrar os punhos?	☐	☐	☐	☐	☐
6. Tem alguma dificuldade para entrar ou sair da banheira ou do chuveiro?	☐	☐	☐	☐	☐
7. Tem alguma dificuldade para dormir?	☐	☐	☐	☐	☐
8. Tem alguma dificuldade para flexionar o corpo ou ajoelhar-se?	☐	☐	☐	☐	☐
9. Tem alguma dificuldade para usar botões, colchetes, cabides ou zíper?	☐	☐	☐	☐	☐
10. Tem dificuldades para cortar as unhas?	☐	☐	☐	☐	☐
11. Tem alguma dificuldade para vestir-se?	☐	☐	☐	☐	☐
12. Tem alguma dificuldade para caminhar?	☐	☐	☐	☐	☐

(continua)

TABELA 7-10 Avaliação breve da função musculoesquelética (ABFM) (*continuação*)

	Sem nenhuma dificuldade	Um pouco difícil	Moderadamente difícil	Muito difícil	Impossível fazer
13. Tem alguma dificuldade para movimentar-se depois de permanecer sentado ou deitado durante algum tempo?	☐	☐	☐	☐	☐
14. Tem dificuldade para sair sozinho?	☐	☐	☐	☐	☐
15. Tem dificuldade para dirigir?	☐	☐	☐	☐	☐
16. Tem dificuldade para fazer a higiene depois de ir ao banheiro?	☐	☐	☐	☐	☐
17. Tem dificuldade para girar maçanetas ou alavancas (p. ex., abrir portas ou janelas de carros)?	☐	☐	☐	☐	☐
18. Tem dificuldade para digitar ou escrever?	☐	☐	☐	☐	☐
19. Tem dificuldade para girar o corpo?	☐	☐	☐	☐	☐
20. Tem dificuldade para fazer atividades recreativas como andar de bicicleta, correr ou caminhar?	☐	☐	☐	☐	☐
21. Tem dificuldade para realizar atividades normais de lazer, como *hobbies*, cuidar do jardim, jogar cartas ou sair com amigos?'	☐	☐	☐	☐	☐
22. Tem dificuldade para desempenhar atividades sexuais?	☐	☐	☐	☐	☐
23. Tem dificuldade para executar os afazeres domésticos mais leves, como tirar pó, lavar os pratos ou aguar plantas?	☐	☐	☐	☐	☐
24. Tem dificuldade para executar tarefas domésticas pesadas, como lavar o assoalho, passar o aspirador de pó ou cortar a grama?	☐	☐	☐	☐	☐
25. Tem dificuldade para realizar o seu trabalho diário comum, como tarefas domésticas ou atividades voluntárias?	☐	☐	☐	☐	☐

As próximas perguntas procuram identificar como você está enfrentando seus problemas *na semana em curso* por causa de uma lesão ou artrite.

	Pouco tempo	Uma parte do tempo	Algum tempo	A maior parte do tempo	Todo o tempo
26. Com qual frequência você caminha mancando?	☐	☐	☐	☐	☐
27. Com qual frequência evita usar as costas ou o(s) membro(s) dolorido(s)?	☐	☐	☐	☐	☐
28. Com qual frequência sua perna trava ou solta?	☐	☐	☐	☐	☐
29. Com qual frequência tem problemas de concentração?	☐	☐	☐	☐	☐
30. Com qual frequência os excessos de um dia afetam as atividades do dia seguinte?	☐	☐	☐	☐	☐
31. Com qual frequência você fica irritado com as pessoas ao seu redor (p. ex., dar respostas ásperas ou atravessadas ou fazer críticas)?	☐	☐	☐	☐	☐
32. Com que frequência se cansa?	☐	☐	☐	☐	☐
33. Com que frequência se sente incapaz?	☐	☐	☐	☐	☐
34. Com que frequência fica nervoso ou frustrado por causa de uma lesão ou artrite?	☐	☐	☐	☐	☐

As perguntas a seguir procuram identificar seu nível de irritação por causa de problemas relacionados a uma lesão ou artrite.

	Nem um pouco irritado	Um pouco irritado	Moderadamente irritado	Muito irritado	Extremamente irritado
35. Qual seu nível de irritação por causa de problemas ao usar as mãos, os braços ou as pernas?	☐	☐	☐	☐	☐
36. Qual seu nível de irritação por causa de problemas ao usar as costas?	☐	☐	☐	☐	☐
37. Qual seu nível de irritação por causa de problemas quando está fazendo algum tipo de trabalho dentro de casa?	☐	☐	☐	☐	☐
38. Qual seu nível de irritação por causa de problemas quando está tomando banho, vestindo-se, quando vai ao banheiro ou durante outros cuidados pessoais?	☐	☐	☐	☐	☐
39. Qual seu nível de irritação por causa de problemas durante o sono ou repouso?	☐	☐	☐	☐	☐
40. Qual seu nível de irritação por causa de problemas durante as atividades de lazer ou recreativas?	☐	☐	☐	☐	☐
41. Qual seu nível de irritação por causa de problemas com amigos, familiares ou outras pessoas importantes na sua vida?	☐	☐	☐	☐	☐

(*continua*)

TABELA 7-10 Avaliação breve da função musculoesquelética (ABFM) (*continuação*)

	Nem um pouco irritado	Um pouco irritado	Moderadamente irritado	Muito irritado	Extremamente irritado
42. Qual seu nível de irritação por causa de problemas relacionados a pensamento, concentração ou memória?	☐	☐	☐	☐	☐
43. Qual seu nível de irritação por causa de problemas em ajustar-se ou enfrentar uma lesão ou artrite?	☐	☐	☐	☐	☐
44. Qual seu nível de irritação por causa de problemas durante a execução do seu trabalho normal?	☐	☐	☐	☐	☐
45. Qual seu nível de irritação por causa de problemas relacionados a sua dependência de outras pessoas?	☐	☐	☐	☐	☐
46. Qual seu nível de irritação por causa de problemas associados a rigidez ou dor?	☐	☐	☐	☐	☐

Dados de Swiontkowski MF, Engelberg R, Martin DP, et al.: Short musculoskeletal function assessment questionnaire: validity, reliability, and responsiveness. *J Bone Joint Surg* 81A: 1256–1258, 1999.

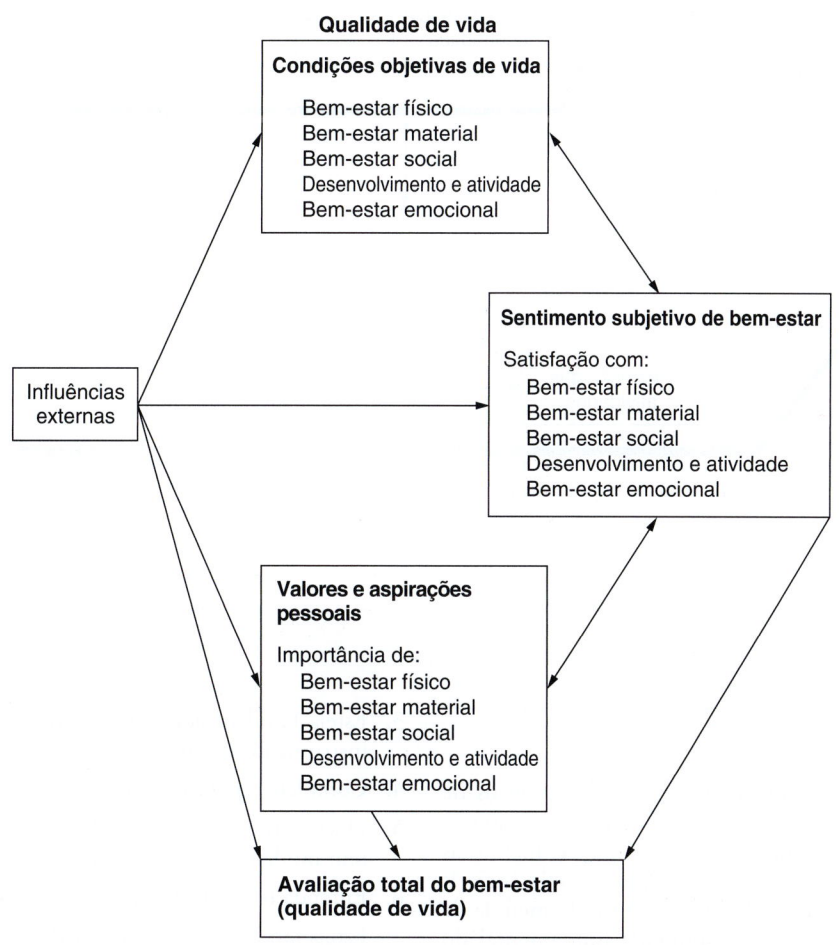

FIGURA 7-2 Um modelo de qualidade de vida. (Reproduzida, com permissão, de Felce D, Perry J: Quality of life: Its definition and measurement. *Res Dev Disabil* 16: 51–74, 1995.)

consideração que eles não ocorrem em uma direção exclusivamente unilateral.[82] Patrick sugere que os resultados da qualidade de vida são influenciados pelos outros três níveis e que o processo de incapacitação pode ser interrompido ou revertido em qualquer ponto de interação do modelo. Nesse tipo de modelo, a intervenção inclui a restauração ou manutenção do estado funcional, a promoção de oportunidades e as alterações no ambiente e no comportamento individual do paciente.[82]

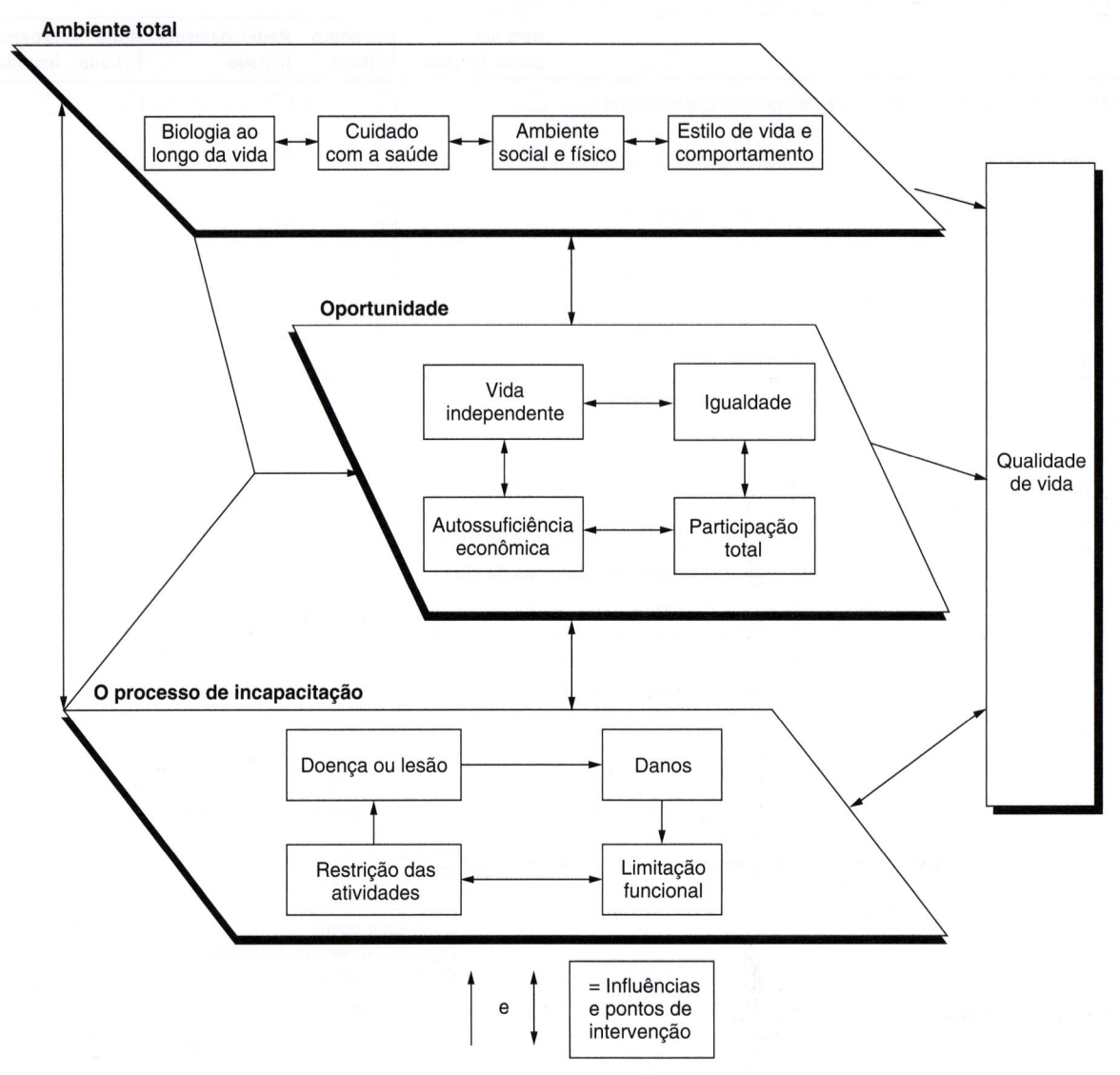

FIGURA 7-3 O modelo de Patrick.

Futuro

Na era atual de responsabilidade crescente pelos serviços de cuidados médicos, os aspectos da qualidade e do acesso ao serviço de saúde são de importância fundamental. As melhorias na responsabilidade devem incluir indicadores de eficiência.[87] A seleção e a aplicação correta de instrumentos de medida de resultados padronizados é um componente fundamental do processo de tomada de decisão clínico. Resnik e Dobrzykowski[67] recomendam as seguintes diretrizes para ajudar os fisioterapeutas em sua seleção:

1. Selecione um instrumento confiável, válido e sensível a mudanças.
2. Administre o instrumento na admissão, na reavaliação e na alta. E procure conhecer o período para repetir a administração.
3. Esteja familiarizado com o procedimento de pontuação do instrumento escolhido.
4. Complete a pontuação de forma adequada.
5. Documente a QVRS na admissão, na alta e quando ocorrerem mudanças na pontuação do registro do paciente.
6. Entenda o significado clínico da variação dos pontos.
7. Esteja familiarizado com a MMD e a DICM para a escala.
8. Estabeleça um objetivo de tratamento para a mudança na pontuação da QVRS que seja maior do que a MMD ou a DICM para o instrumento se estes forem conhecidos.
9. Avalie as mudanças nas pontuações da QVRS e compare com a MMD conhecida para o instrumento com a finalidade de determinar se ocorreram mudanças significativas.
10. Analise os resultados para avaliar a efetividade e a eficiência do tratamento.

QUESTÕES DE REVISÃO*

1. Qual é o conceito de dano de acordo com o *Guide to Physical Therapist Practice*?
2. Qual o termo preferido à deficiência para descrever limitações à capacidade de realizar demandas sociais ou ocupacionais?
3. Qual o termo usado para descrever as características de uma doença que não é sensível a modificações?
4. Qual é a diferença entre o diagnóstico fisioterapêutico e o diagnóstico médico?
5. Cite três formas de fazer medições objetivas de danos.

REFERÊNCIAS

1. Pollard CA: Preliminary validity study of pain disability index. *Percept Mot Skills* 59:974, 1984.
2. American Physical Therapy Association: Guide to Physical Therapist Practice. *Phys Ther* 81:S13–S95, 2001.
3. American Medical Association: *Guides to the Evaluation of Permanent Impairment*, 5th edn. Chicago, IL: American Medical Association, 2001.
4. Verbrugge LM, Jette AM: The disablement process. *Soc Sci Med* 38:1–14, 1994.
5. Jette AM: Physical disablement concepts for physical therapy research and practice. *Phys Ther* 74:375–382, 1994.
6. Lawrence R, Jette A: Disentangling the disablement process. *J Gerontol B Psychol Sci Soc Sci* 51B:S173–S182, 1996.
7. Nagi S: Disability concepts revisited: Implications for prevention. In: Pope A, Tartov A, eds. *Disability in America: Toward a National Agenda for Prevention*. Washington, DC: National Academy Press, 1991:309–327.
8. Pope A, Tartov A: *Disability in America: Toward a National Agenda for Prevention*. Washington, DC: National Academy Press, 1991.
9. Salen BO, Spangfort EV, Nygren AL, et al.: The disability rating index: An instrument for the assessment of disability in clinical settings. *J Clin Epidemiol* 47:1423–1434, 1994.
10. Simeonsson RJ, Leskinen M: Disability, secondary conditions and quality of life: Conceptual issues. In: Simeonsson RJ, McDevitt LN, eds. *Issues in Disability and Health: The Role of Secondary Conditions and Quality of Life*. Chapel Hill: University of North Carolina Press, 1999:51–72.
11. Nagi S: Some conceptual issues in disability and rehabilitation. In: Sussman M, ed. *Sociology and Rehabilitation*. Washington, DC: American Sociological Association, 1965:100–113.
12. Escalante A, del Rincon I: How much disability in rheumatoid arthritis is explained by rheumatoid arthritis? *Arthritis Rheum* 42:1712–21, 1999.
12a. Palisano RJ, Campbell SK, Harris SR: Evidence-based decision-making in pediatric physical therapy, in Campbell SK, Vander Linden DW, Palisano RJ (eds): Physical Therapy for Children. St.Louis, Saunders, 2006:3–32.
13. Waddell G, Waddell H: A review of social influences on neck and back pain disability. In: Nachemson AL, Jonsson E, eds. *Neck and Back Pain: The Scientific Evidence of Causes, Diagnosis, and Treatment*. Philadelphia, PA: Lippincott Williams and Wilkins, 2000:13–55.
14. Krause JS, Bell RB: Measuring quality of life and secondary conditions: Experiences with spinal cord injury. In: Simeonsson RJ, McDevitt LN, eds. *Issues in Disability and Health: The Role of Secondary Conditions and Quality of Life*. Chapel Hill, NC: University of North Carolina Press, 1999:129–143.
15. Buchner DM, Beresford SAA, Larson E, et al.: Effects of physical activity on health status in older adults. II: Intervention studies. *Annu Rev Public Health* 13:469–488, 1992.
16. Caspersen CJ, Powell KE, Christenson GM: Physical activity, exercise and physical fitness. *Public Health Rep* 100:125–131, 1985.
17. Gregg EW, Pereira MA, Caspersen CJ: Physical activity, falls, and fractures among older adults: A review of the epidemiologic evidence. *J Am Geriatr Soc* 48:883–893, 2000.
18. Helmrich SP, Ragland DR, Leung RW, et al.: Physical activity and reduced occurrence of non-insulin-dependent diabetes mellitus. *Engl J Med* 325:147–152, 1991.
19. Lee I, Paffenbarger RS, Hsieh C: Physical activity and risk of developing colorectal cancer among college alumni. *J Natl Cancer Inst* 83:1324–1329, 1991.
20. Leon AS, Connett J, Jacobs DR, Jr., et al.: Leisure-time physi-cal activity levels and risk of coronary heart disease and death: The multiple risk factor intervention trial. *JAMA* 258:2388–2395, 1987.
21. Manson JE, Rimm EB, Stampfer MJ, et al.: Physical activity and incidence of non-insulin-dependent diabetes mellitus in women. *Lancet* 338:774–778, 1991.
22. Paffenbarger RS, Wing AL, Hyde RT, et al.: Physical activity and incidence of hypertension in college alumni. *Am J Epidemiol* 117:245–257, 1983.
23. Paffenbarger RS, Hyde RT, Wing AL, et al.: Physical activity, all-cause mortality, and longevity of college alumni. *N Engl J Med* 314:605–613, 1986.
24. Powell KE, Thompson PD, Caspersen CJ, et al.: Physical activity and the incidence of coronary heart disease. *Annu Rev Public Health* 8:253–287, 1987.
25. Fried LP, Guralnik JM: Disability in older adults: Evidence regarding significance, etiology, and risk. *J Am Geriatr Soc* 45:92–100, 1997.
26. Steultjens MP, Dekker J, Bijlsma JW: Avoidance of activity and disability in patients with osteoarthritis of the knee: The mediating role of muscle strength. *Arthritis Rheum* 46:1784–1788, 2002.
27. Elton D, Stanley G: Cultural expectations and psychological factors in prolonged disability. *Adv Behav Med* 2:33–42, 1982.
28. Zborowski M: Cultural components in responses to pain. *J Soc Issues* 8:16–30, 1952.
29. Nordin M, Hiebert R, Pietrek M, et al.: Association of comorbidity and outcome in episodes of nonspecific low back pain in occupational populations. *J Occup Environ Med* 44:677–684, 2002.
30. Callahan LF, Pincus T: Formal education level as a significant marker of clinical status in rheumatoid arthritis. *Arthritis Rheum* 31:1346–1357, 1988.
31. Nordin M: Education and return to work. In: Gunzburg R, Szpalski M, eds. *Whiplash Injuries: Current Concepts in Prevention, Diagnosis and Treatment of the Cervical Whiplash Syndrome*. Philadelphia, PA: Lippincott-Raven Publishers, 1998:199–210.
32. Cavalieri F, Salaffi F, Ferraccioli GF: Relationship between physical impairment, psychological variables and pain in rheumatoid disability: An analysis of their relative impact. *Clin Exp Rheumatol* 9:47–50, 1991.
33. Encandela J: Social science and the study of pain since zborowski: A need for a new agenda. *Soc Sci Med* 36:783–791, 1993.
34. Edwards RR, Doleys DM, Fillingim RB, et al.: Ethnic differences in pain tolerance: Clinical implications in a chronic pain population. *Psychosom Med* 63:316–323, 2001.
35. Lautenbacher S, Rollman GB: Sex differences in responsiveness to painful and non-painful stimuli are dependent upon the stimulation method. *Pain* 53:255–264, 1993.

*Questões adicionais para testar seu conhecimento deste capítulo podem ser encontradas (em inglês) em Online Learning Center para *Orthopaedic Assessment, Evaluation, and Intervention*, em www.duttononline.net. As respostas para as questões anteriores são apresentadas no final deste livro.

36. Walker JS, Carmody JJ: Experimental pain in healthy human subjects: Gender differences in nociception and in response to ibuprofen. *Anesth Analg* 86:1257–1262, 1998.
37. Ellermeier W, Westphal W: Gender differences in pain ratings and pupil reactions to painful pressure stimuli. *Pain* 61:435–439, 1995.
38. Lund JP, Donga R, Widmer CG, et al.: The pain-adaptation model: A discussion of the relationship between chronic musculoskeletal pain and motor activity. *Can J Physiol Pharmacol* 69:683–694, 1991.
39. Aro S, Leino P: Overweight and musculoskeletal morbidity: A ten-year follow-up. *Int J Obes* 9:267–275, 1985.
40. Deyo RA, Bass JE: Lifestyle and low-back pain. The influence of smoking and obesity. *Spine* 14:501–506, 1989.
41. Lilienfeld DE, Vlahov D, Tenney JH, et al.: Obesity and diabetes as risk factors for postoperative wound infections after cardiac surgery. *Am J Infect Control* 16:3–6, 1988.
42. National Center for Health Statistics: *Prevalence of Overweight and Obesity among Adults: United States*. Hyattsville, MD, 2000.
43. Goodman CC, Boissonnault WG: *Pathology: Implications for the Physical Therapist*. Philadelphia, PA: WB Saunders, 1998.
44. Tait RC, Chibnall JT, Krause S: The pain disability index: Psychometric properties. *Pain* 40:171–182, 1990.
45. Tait RC, Pollard CA, Margolis RB, et al.: The pain disability index: Psychometric and validity data. *Arch Phys Med Rehabil* 68:438–441, 1987.
46. Burkhardt CS: The use of the Mcgill pain questionnaire in assessing arthritis pain. *Pain* 19:305, 1984.
47. Melzack R: The Mcgill pain questionnaire: Major properties and scoring methods. *Pain* 1:277, 1975.
48. Pearce J, Morley S: An experimental investigation of the construct validity of the Mcgill pain questionnaire. *Pain* 115:115, 1989.
49. Randall KE, McEwen IR: Writing patient-centered goals. *Phys Ther* 80:1197–1203, 2000.
50. O'Neill DL, Harris SR: Developing goals and objectives for handicapped children. *Phys Ther* 62:295–298, 1982.
51. Badley EM, Wagstaff S, Wood PHN: Measures of functional ability (disability) in arthritis in relation to impairment of range of joint movement. *Ann Rheum Dis* 43:563–569, 1984.
52. Dijkers MPJM, Whiteneck G, El-Jaroudi R: Measures of social outcomes in disability. *Arch Phys Med Rehabil* 81(suppl 2):S63–S80, 2000.
53. McFarlane AC, Brooks PM: The assessment of disability and handicap in musculoskeletal disease. *J Rheumatol* 24:985–989, 1997.
54. Verbrugge LM: Disability. *Rheum Dis Clin North Am* 16:741–761, 1990.
55. Americans with Disabilities Act of 1989: 104 Stat 327.101–336, 42 USC 12101 s2 (a) (8), 1989.
56. Olkin R: Could you hold the door for me? Including disability in diversity. *Cultur Divers Ethnic Minor Psychol* 8:130–137, 2002.
57. Yassin AS, Beckles GL, Messonnier ML: Disability and its economic impact among adults with diabetes. *J Occup Environ Med* 44:136–142, 2002.
58. Pinsky JL, Branch LG, Jette AM, et al.: Framingham disabil-ity study: Relationship of disability to cardiovascular risk factors among persons free of diagnosed cardiovascular disease. *Am J Epidemiol* 122:644–656, 1985.
59. Ettinger WH, Jr., Fried LP, Harris T, et al.: Self-reported causes of physical disability in older people: The cardiovascular health study. *J Am Geriatr Soc* 42:1035–1044, 1994.
60. Raine S, Twomey LT: Attributes and qualities of human posture and their relationship to dysfunction or musculoskeletal pain. *Crit Rev Phys Rehabil Med* 6:409–437, 1994.
61. West CG, Gildengorin G, Haegerstrom-Portnoy G, et al.: Is vision function related to physical functional ability in older adults? *J Am Geriatr Soc* 50:136–145, 2002.
62. Voight ML, Cook G: Impaired neuromuscular control: Reactive neuromuscular training. In: Prentice WE, Voight ML, eds. *Techniques in Musculoskeletal Rehabilitation*. New York: McGraw-Hill, 2001:93–124.
63. Brandt EN, Jr., Pope AM: *Enabling America: Assessing the Role of Rehabilitation Science and Engineering*. Washington, DC: Institute of Medicine, National Academy Press, 1997.
64. Salive ME, Mayfield JA, Weissman NW: Patient outcomes research teams and the agency for health care policy and research. *Health Serv Res* 25:697–708, 1990.
65. Jette AM, Keysor JJ: Uses of evidence in disability outcomes and effectiveness research. *Milbank Q* 80:325–345, 2002.
66. Blair SJ, McCormick E, Bear-Lehman J, et al.: Evaluation of impairment of the upper extremity. *Clin Orthop* 221:42–58, 1987.
67. Resnik L, Dobrzykowski E: Guide to outcome measurement for patients with low back pain syndromes. *J Orthop Sports Phys Ther* 33:307–318, 2003.
68. Hebert R, Spiegelhalter DJ, Brayne C: Setting the minimal metrically detectable change on disability rating scales. *Arch Phys Med Rehabil* 78:1305–1308, 1997.
69. Fritz JM, Irrgang JJ: A comparison of a modified Oswestry low back pain disability questionnaire and the quebec back pain disability scale. *Phys Ther* 81:776–788, 2001.
70. Stratford PW: Invited commentary: Guide to outcome measurement for patients with low back pain syndromes. *J Orthop Sports Phys Ther* 33:317–318, 2003.
71. Grimmer K, Sheppard L, Pitt M, et al.: Differences in stakeholder expectations in the outcome of physiotherapy management of acute low back pain. *Int J Qual Health Care* 11:155–162, 1999.
72. Reuben DB, Siu AL: Measuring physical function in community dwelling older persons: A comparison of self admimistered, in-terviewer administered, and performance-based measures. *J Am Geriatr Soc* 43:17–23, 1995.
73. Tager IB, Swanson A, Satariano WA: Reliability of physical performance and self-reported functional measures in an older population. *J Gerontol* 53:M295–M300, 1998.
74. de Bruin AF, de Witte LP, Stevens F, et al.: Sickness impact profile: The state of the art of a generic functional status measure. *Soc Sci Med* 35:1003–1014, 1992.
75. Bergner M, Bobbitt RA, Carter WB, et al.: The sickness impact profile: Development and final revision of a health status measure. *Med Care* 19:787, 1981.
76. Feise RJ, Michael Menke J: Functional rating index: A new valid and reliable instrument to measure the magnitude of clinical change in spinal conditions. *Spine* 26:78–86; discussion 87, 2001.
77. Stratford P, Gill C, Westaway M, et al.: Assessing disability and change on individual patients: A report of a patient specific measure. *Physiother Can* 47:258–263, 1995.
78. Cleland JA, Fritz JM, Whitman JM, et al.: The reliability and construct validity of the neck disability index and patient specific functional scale in patients with cervical radiculopathy. *Spine* 31:598–602, 2006.
79. Chatman AB, Hyams SP, Neel JM, et al.: The patient-specific functional scale: Measurement properties in patients with knee dysfunction. *Phys Ther* 77:820–829, 1997.
80. Westaway MD, Stratford PW, Binkley JM: The patient-specific functional scale: Validation of its use in persons with neck dysfunction. *J Orthop Sports Phys Ther* 27:331–338, 1998.
81. Swiontkowski MF, Engelberg R, Martin DP, et al.: Short musculoskeletal function assessment questionnaire: Validity, reliability, and responsiveness. *J Bone Joint Surg* 81A:1256–1258, 1999.
82. Patrick DL: Rethinking prevention for people with disabilities. Part I: A conceptual model for promoting health. *Am J Health Promot* 11:257–260, 1997.

83. Barnett D: Assessment of quality of life. *Am J Cardiol* 67:41c–44c, 1991.
84. Carr A, Thompson P, Kirwan J: Quality of life measures. *Br J Rheumatol* 35:275–281, 1996.
85. Felce D, Perry J: Quality of life: Its definition and measurement. *Res Dev Disabil* 16:51–74, 1995.
86. Patrick DL, Deyo RA: Generic and disease-specific measures in assessing health status and quality of life. *Med Care* 27(suppl 3):217–232, 1989.
87. Fisher C, Dvorak M: *Orthopaedic Research: What an Or-thopaedic Surgeon Needs to Know, Orthopaedic Knowledge Up-date: Home Study Syllabu*s. Rosemont, IL: American Academy of Orthopaedic Surgeons, 2005:3–13.
88. Ware JE, Jr., Snow KK, Kosinski M, et al.: *Sf-36 Health Survey: Manual and Interpretation Guide*. Boston: The Health Institute, 1993.
89. Beaton DE, Richards RR: Measuring function of the shoulder. A cross-sectional comparison of five questionanaires. *J Bone Joint Surg* 78A:882–890, 1996.

CAPÍTULO 8

EXAME E AVALIAÇÃO

OBJETIVOS DO CAPÍTULO

▶ *Ao concluir o capítulo, o leitor será capaz de:*

1. Entender os princípios dos exames completos.

2. Descrever as diferenças entre exame e avaliação.

3. Entender o valor da observação completa de um paciente e das informações obtidas nessa avaliação.

4. Obter histórias completas.

5. Descrever a importância da revisão de sistemas.

6. Elaborar uma lista de componentes de um teste e mensurar um exame.

7. Descrever os diferentes tipos de estudos de imagem e seu valor relativo nos processos de exames.

8. Descrever os diferentes tipos de modelos diagnósticos.

Rotina do fisioterapeuta

O processo de um exame envolve a relação complexa entre o fisioterapeuta e seu paciente. Os principais objetivos dos processos de exame são fornecer trocas efetivas e eficientes e desenvolver a comunicação saudável entre ambos. O sucesso dessa interação envolve um sem número de habilidades. Os fisioterapeutas bem-sucedidos são aqueles que demonstram habilidades efetivas de comunicação, raciocínio clínico, senso crítico, decisões criativas e competência.

Sua principal responsabilidade é tomar decisões e atender aos interesses de seus pacientes. Essas decisões são apoiadas em avaliações das informações disponíveis obtidas nos exames. Embora haja variações nas abordagens de acordo com o paciente, os processos de exame possuem vários componentes básicos. Este capítulo descreve e integra os princípios criados com base nos pontos de vista de vários especialistas,[1-11] assim como os princípios que aprendi e usei ao longo de vários anos de prática.

Princípio 1: Utilize seus próprios recursos

Todos os fisioterapeutas devem dedicar a vida ao estudo das peculiaridades de sua profissão e esforçar-se para manter um processo contínuo de autoeducação. Parte desse processo envolve a utilização do conhecimento especializado de profissionais mais experientes. Para tanto, é necessário que a fase inicial da carreira se desenvolva em um ambiente no qual o principiante esteja rodeado por uma equipe com nível variado de experiência clínica e de vida, que, sem dúvida nenhuma, são recursos extremamente valiosos. Os fisioterapeutas podem, também, aprimorar seus conhecimentos investindo tempo na leitura de matérias relevantes, participando de cursos de complementação universitária, estudando em casa, assistindo a vídeos especializados em técnicas e observando a atuação de fisioterapeutas bem-sucedidos, os quais demonstram excelentes conhecimentos técnicos, combinados ao conhecimento dos indivíduos.

> **Curiosidade Clínica**
>
> Do ponto de vista dos pacientes, não há nada que possa substituir o interesse, a aceitação e, especialmente, a empatia do terapeuta.[12]

Por fim, deve-se ter sempre em mente que os pacientes são, talvez, a fonte de recursos mais importante. Cada interação com determinado paciente é uma oportunidade para ampliar os conhecimentos, as habilidades e a compreensão. A confidencialidade é parte integrante desse tipo de relacionamento e deve ser respeitada em quaisquer circunstâncias. Exceto nos casos em que for necessário discutir as condições de determinado paciente com um colega, com a finalidade de ensinar ou aprender, não se deve discutir esse tipo de assunto com nenhuma outra pessoa sem o consentimento expresso do paciente.

Princípio 2: Seja um comunicador eficiente

Parte significativa da formação do fisioterapeuta está relacionada à capacidade de comunicar-se com os pacientes, com seus familiares e com outros membros da equipe de saúde. As dicas informais são muito importantes, principalmente porque são transmitidas de maneira subconsciente. É necessário prestar atenção especial na linguagem do corpo, no tom de voz e na atitude das pessoas. A aparência do fisioterapeuta também é muito importante para a projeção de sua imagem profissional.

A comunicação entre fisioterapeutas e pacientes tem início no primeiro encontro e prossegue nas sessões seguintes. A comunicação adequada envolve a interação com o paciente por meio do uso de termos inteligíveis. A apresentação deve ser conduzida em tom empático. Ouvir com empatia significa compreender as ideias que estão sendo comunicadas e a emoção que elas transmitem. Em essência, empatia é perceber o ponto de vista das outras pessoas para chegar ao entendimento perfeito e profundo do que elas estão sentindo.

No final da primeira visita e nas visitas subsequentes, o fisioterapeuta deve perguntar se há alguma dúvida. Cada sessão deve ter um fechamento, que pode ser, eventualmente, um aperto de mãos.

Princípios dos exames

Princípio 1: Faça um diagnóstico funcional completo e preciso

Aquele que estiver ávido de conhecimentos deve considerar a si mesmo como um todo e não como parte de um trabalho. Se descobrir que uma parte do corpo humano é portadora de uma doença, deve procurar as causas, em vez de simplesmente tratar os efeitos externos.

Paracelso (1493-1541)

O sucesso de qualquer intervenção para reabilitação depende da qualidade e da precisão dos exames e das avaliações subsequentes. Os exames se referem à coleta de dados e de informações do prontuário, de outros profissionais da saúde, do paciente, da família do paciente e dos seus amigos para identificar e definir o(s) problema(s) do paciente.[13] Entretanto, as avaliações significam fazer juízo de valor com base nas informações e nos dados coletados, a fim de identificar uma relação entre os sintomas registrados e os sinais da função prejudicada.[13]

O exame é um processo contínuo, que inicia com a consulta do paciente ou visita inicial e continua durante toda a reabilitação. Os exames devem ser realizados com o rigor científico de processos mentais previsíveis e ordenados. Seu propósito é obter informações que identifiquem e meçam quaisquer desvios de situações normais. Isso pode ser determinado com o auxílio de informações fornecidas pelos pacientes em conjunto com sinais e achados clínicos.

Curiosidade Clínica

O fisioterapeuta deve sempre lembrar que as medições podem parecer objetivas, mas que as respectivas interpretações são sempre subjetivas.[14]

O desconforto dos pacientes deve sempre ser mantido no nível mínimo possível. É importante lembrar que os procedimentos dos exames devem ser executados somente até o ponto em que os sintomas sejam provocados ou comecem a aumentar, caso não se manifestem em repouso.

Os exames consistem em três componentes de igual importância: (1) história; (2) revisão de sistemas; e (3) testes e medidas (Fig. 8-1). Esses componentes[13] estão bastante relacionados, ou seja, ocorrem de forma simultânea (Fig. 8-2). Outro elemento, a observação, ocorre durante todo o processo.

Todos os conhecimentos experimentais têm três fases: observação, comparação e julgamento.

Claude Bernard (1813-1878)

Observação

A observação tem início à ocasião da entrada do paciente na clínica. A primeira observação é feita durante os cumprimentos e enquanto o fisioterapeuta acompanha o paciente até a sala de atendimentos. Essa observação inicial pode fornecer informações que incluem, mas não se limitam a, aspectos como: se o paciente apoia as extremidades, se há marcha antálgica e qual o nível de desconforto.

Pode-se aprender muito a partir de observações completas:[15]

▶ Como o paciente levanta a partir da posição sentada para cumprimentar o fisioterapeuta, com facilidade ou de maneira cautelosa?

▶ O paciente olha diretamente nos olhos do fisioterapeuta ou desvia o olhar? Existe nervosismo ou medo?

▶ Há uma resposta de dor exagerada, conforme demonstrada pela expressão facial e/ou queixas verbais?

▶ O paciente senta sobre um lado com a maior parte do peso sobre uma nádega enquanto a perna oposta está estendida, uma posição associada à síndrome da raiz do nervo espinal lombar?[16-18]

▶ No caso de um adulto, há um cônjuge, ou outra pessoa importante, acompanhando e sua presença parece apropriada?

▶ O paciente requer ajuda na deambulação, na transferência de posição ou para trocar de roupa?

▶ O paciente responde às perguntas ou tem um assistente demasiadamente atento (i.e., cônjuge, pai ou mãe, amigo ou parente)?

Ao longo da história, a revisão de sistemas, os testes e medidas e as informações coletadas formam o conjunto de deduções que servem de base para os diagnósticos. Algumas observações são extremamente sutis. Por exemplo, rouquidão pode ser indício de câncer na laringe, enquanto voz fraca, baixa e adensada pode demonstrar hipotireoidismo.[19] Mãos úmidas e quentes durante um aperto de mãos podem indicar hipertireoidismo.[19] Mãos úmidas e frias refletem ansiedade. Os pacientes reagem de formas diferentes às lesões. Alguns exageram os sintomas por meio da expressão facial e de gestos, outros ficam impassíveis. Outros ainda podem parecer calmos e tranquilos, defensivos, nervosos, apreensivos ou deprimidos. Pessoas ansiosas ou com dores agudas em geral mostram-se inquietas. O fisioterapeuta deve estar preparado para adotar as abordagens adequadas para cada tipo de reação. Por exemplo, os pacientes ansiosos ou apreensivos necessitam de mais reafirmação do que aqueles calmos e tranquilos.

Desvios posturais que afetam de forma negativa a localização do centro de gravidade em relação à base de apoio podem resultar em pacientes com queixas de dor e/ou disfunção quando em posições sustentadas. Os contornos na forma do corpo ou na postura podem ser tão específicos que, em geral, apenas com a observação, é possível isolar um único músculo, os movimentos afetados e as disfunções articulares.[20] Esses desvios e mudanças instigam

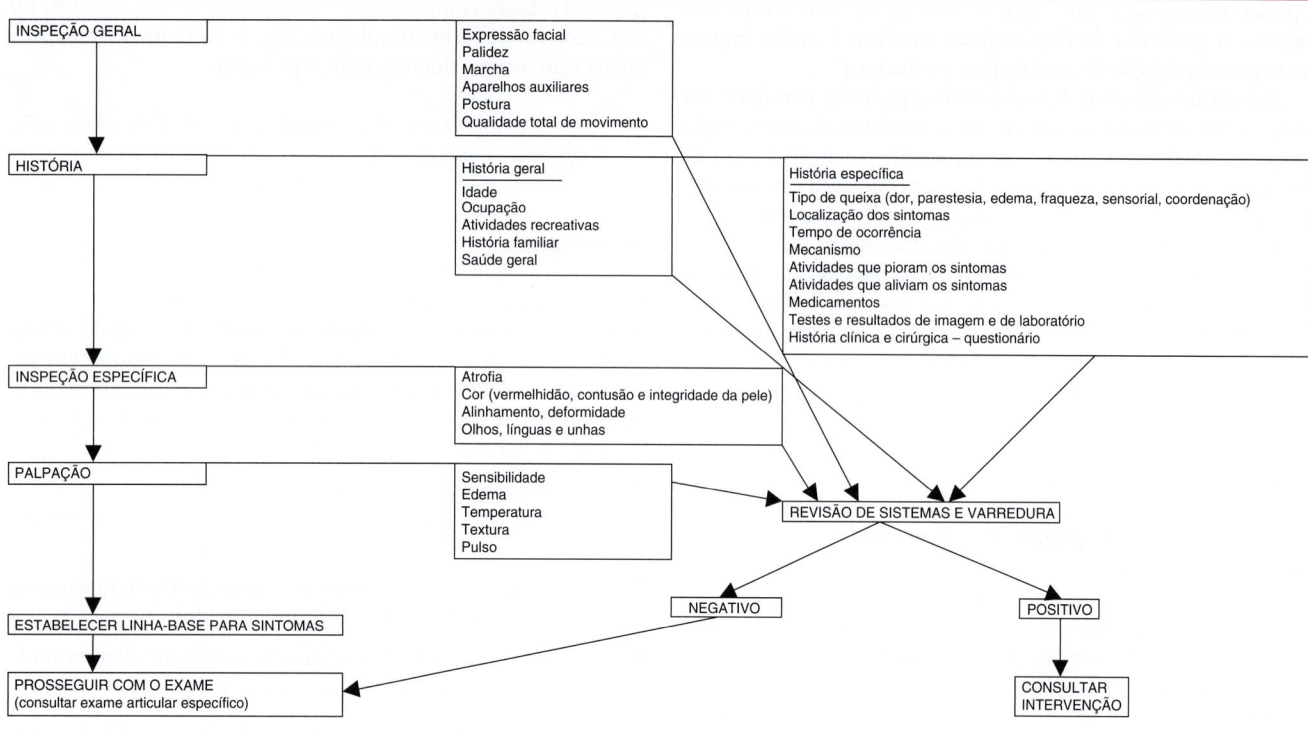

FIGURA 8-1 Componentes do exame e suas inter-relações.

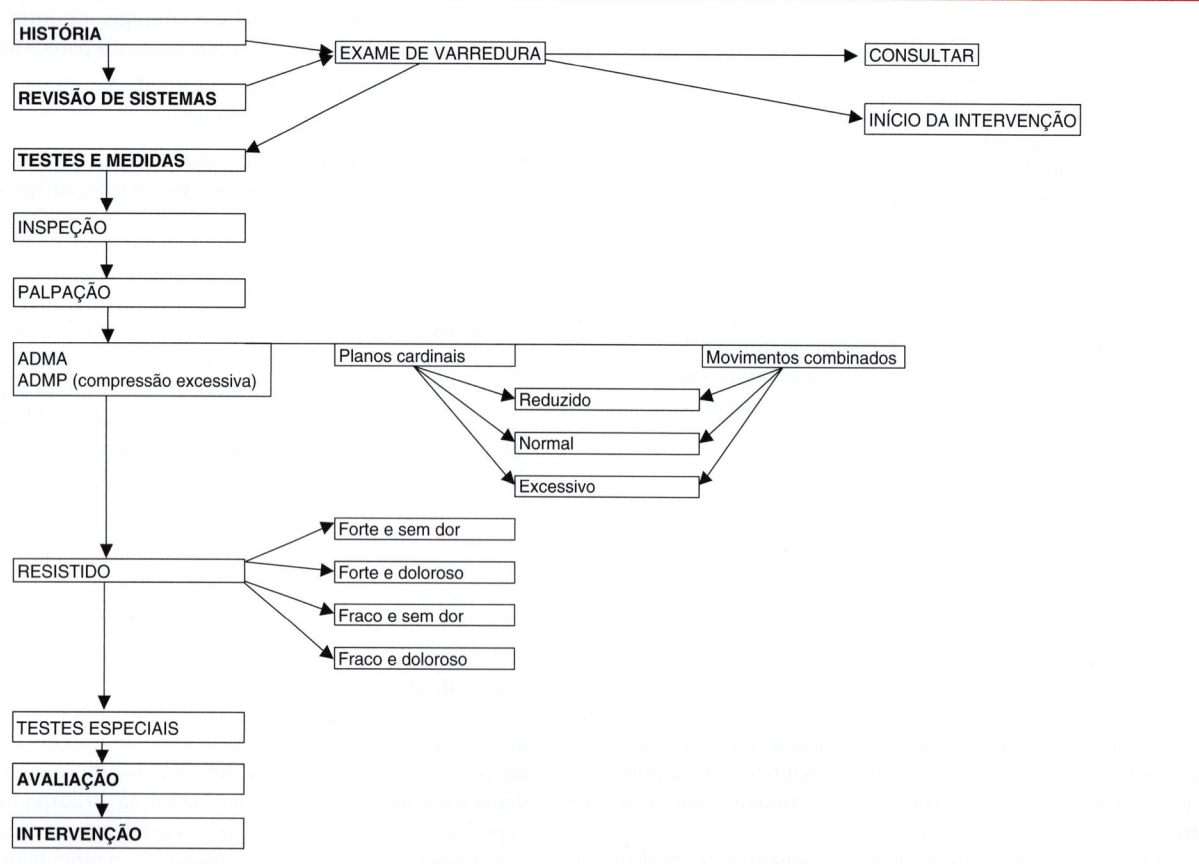

FIGURA 8-2 Algoritmo do exame – ADMA = Amplitude de movimento ativo; ADMP = Amplitude de movimento passivo.

mais exames musculoesqueléticos para determinar as causas e as potenciais estratégias de tratamento.

A posição de conforto fornece inestimáveis informações. Por exemplo, pacientes com estenose espinal no recesso lateral, problemas cardíacos congestivos ou doenças pulmonares preferem permanecer sentados, enquanto portadores de pericardite, de maneira geral, costumam sentar e curvar-se para a frente.[19] Indivíduos com hérnia de disco lateral posterior (ver Cap. 20) preferem permanecer de pé ou deitados.

São esses elementos subtraídos a partir da observação que formam a base da impressão clínica inicial. Basicamente, é o início da pesquisa clínica para estabilidade e segurança do paciente. As observações mais formais incluídas em cada capítulo compreendem análises da presença de quaisquer assimetrias, cicatrizes, crepitações, mudanças de cor, edemas e atrofias musculares.

História

Cada capítulo deste livro apresenta os critérios de preparação de histórias específicas para cada articulação. A história costuma ser obtida antes da revisão de sistemas ou das medidas e testes dos componentes dos exames, podendo, também, ocorrer em concomitância com esses procedimentos. Estima-se que 80% das informações necessárias para explicar os problemas do paciente podem ser obtidas em histórias completas (Tab. 8-1).[21] Isso pode conduzir a subestimações. Em um estudo de Sander,[22] a história foi decidida com base no diagnóstico de dois terços dos pacientes com doenças cardiovasculares. De maneira semelhante, Sandler[22] percebeu que a história era o método mais eficaz de diagnosticar problemas respiratórios, urinários e uma variedade de outros problemas.[23]

O fisioterapeuta deve registrar a história de forma sistemática, de maneira que seja impossível esquecer alguma área. Perguntas formais, usando um questionário (Tab. 8-2), ajudam a assegurar que todos os pontos importantes sejam abordados. O método de questionamento deve variar de acordo com o paciente, considerando-se que o nível de compreensão e a capacidade de respostas variam entre os indivíduos. A transferência de informações entre o paciente e o fisioterapeuta deve ser a mais precisa possível. O sucesso dos processos de aprendizagem depende da paciência, do foco e da autocrítica do profissional.[5]

Perguntas genéricas, como "Por que você está aqui?", são feitas na fase inicial para estimular o paciente a dar informações e reduzir a possibilidade de o fisioterapeuta exercer algum tipo de influência.[21] As perguntas mais específicas devem ser feitas durante os exames (Tab. 8-3). Elas ajudam a focalizar os exames e a evitar informações irrelevantes. O fisioterapeuta deve dar respostas incentivadoras, como uma inclinação de cabeça, quando a informação for apropriada e quando for necessário estimular o paciente a dar informações relevantes. As questões neutras devem ser usadas sempre que possível. Estas são estruturadas de forma a evitar que os pacientes deem respostas específicas. Perguntas direcionadoras, como "Dói muito quando você caminha?", devem ser evitadas. Um tipo de pergunta mais neutra seria "Que atividades agravam seus sintomas?".

Os principais objetivos da história são:

▶ Desenvolver a relação de trabalho e estabelecer linhas de comunicação com o paciente. Para estabelecer a comunicação, o fisioterapeuta deve discutir as informações fornecidas nos questionários, tanto na visita inicial como nas subsequentes.

▶ Elaborar relatórios sobre possíveis sintomas perigosos ou sinais de alerta (ver Cap. 9), que necessitem de encaminhamento médico imediato (Tabs. 8-4 e 8-5).[24]

▶ Determinar a queixa principal, o mecanismo de lesão, a gravidade e o impacto nas funções do paciente. Vale lembrar que a queixa principal, pode, às vezes, diferir do problema principal, mas ambos devem ser tratados.

▶ Determinar a natureza e a localização específica dos sintomas.

▶ Verificar a irritabilidade dos sintomas.

▶ Estabelecer uma linha básica de medições.

▶ Obter informações sobre a história atual e história pregressa das condições atuais.

▶ Reunir informações sobre a história geral pregressa, cirúrgica e médica. Embora essas informações nem sempre estejam relacionadas às condições atuais, permitem obter uma visão geral do impacto que isso tenha na tolerância ou na resposta a uma intervenção planejada.

▶ Determinar os objetivos e as expectativas do paciente em relação à intervenção fisioterapêutica, bem como as demandas funcionais de atividade laboral ou não laboral específica, para a qual esteja planejando retornar.

> **Curiosidade Clínica**
>
> É importante lembrar que os pacientes podem manifestar sintomas sem a presença de sinais clínicos reconhecidos e que pode haver sinais na ausência de sintomas. O primeiro cenário é o mais comum, embora o último possa ocorrer sempre que forem detectados reflexos patológicos ou testes positivos de nervos cranianos na ausência de quaisquer queixas subjetivas. Nesse tipo de situação, os achados positivos podem refletir resultados falso-positivos ou ser um prognóstico.[3]

Os componentes de histórias de pacientes descritos nesta seção são fundamentados no *Guide to Physical Therapist Practice*.[13]

Demografia geral. Essa seção inclui informações sobre idade, altura, peso, estado civil e idioma do paciente, no caso de estrangeiros.[13] Algumas condições estão relacionadas com idade, raça e sexo. Por exemplo:

▶ Um entre 600 afro-americanos nos Estados Unidos é portador de anemia falciforme.[25]

TABELA 8-1 Dados obtidos a partir da história do paciente

Demografia geral
História e hábitos sociais
Ocupação/emprego
Crescimento e desenvolvimento
Ambiente
História da condição atual
Estado funcional e nível de atividades
Medicamentos
Outros testes e medidas
História anterior à condição atual
História médico-cirúrgica anterior
História familiar
Estado de saúde

TABELA 8-2 Modelo de questionário de história médica

HISTÓRIA MÉDICA GERAL
INFORMAÇÕES GERAIS

Nome: _____ Data: _____
Sobrenome: _____
As informações solicitadas podem ser necessárias no caso de emergência médica.

Contato em casos de emergência: _____ Telefone: _____ Relação: _____
Você está trabalhando atualmente? (S) ou (N) Tipo de trabalho: _____ Em caso negativo, por quê?

HISTÓRIA MÉDICA GERAL

Marque (√) se você já fez algum tratamento para:

( ) Problemas cardíacos	( ) Doença/problema nos pulmões
( ) Desmaios ou tonturas	( ) Artrite
( ) Falta de ar	( ) Dores/inflamação nas articulações
( ) Dores na panturrilha causadas por exercícios	( ) Batimentos cardíacos irregulares
( ) Dor de cabeça forte	( ) Dor no estômago ou úlcera
( ) Acidentes recentes	( ) Dor ao tossir ou espirrar
( ) Concussão/trauma na cabeça	( ) Lesão no pescoço ou nas costas
( ) Fraqueza muscular	( ) Diabete
( ) Câncer	( ) Acidente vascular cerebral (AVC)
( ) Luxação articular	( ) Problemas de equilíbrio
( ) Fraturas ósseas	( ) Dores musculares no exercício das atividades normais
( ) Dificuldade para dormir	( ) Edema nos tornozelos ou nas pernas
( ) Quedas frequentes	( ) Problemas mandibulares
( ) Perda de peso sem explicação	( ) Problemas circulatórios
( ) Tremores	( ) Epilepsia/crises/convulsões
( ) Pressão arterial elevada (hipertensão)	( ) Dor no peito ou pressão durante o repouso
( ) Doença nos rins	( ) Alergias (látex, medicamentos, alimentos, etc.)
( ) Doença no fígado	( ) Dores constantes que não aliviam durante o repouso
( ) Fraqueza ou fadiga	( ) Gravidez
( ) Hérnia	( ) Dores noturnas (durante o sono)
( ) Visão turva	( ) Problemas nervosos ou emocionais
( ) Problemas urinários/intestinais	( ) Qualquer tipo de doença infecciosa (tuberculose, AIDS, hepatite, etc.)
( ) Dificuldade para engolir	( ) Formigamento, dormência ou perda de sensibilidade? Em caso positivo, onde?
( ) Dificuldade na cicatrização de feridas	( ) Dores constantes ou pressão durante as atividades
( ) Coloração anormal da pele	

Você é fumante? (S) ou (N)   Em caso positivo, quantos cigarros fuma por dia?
Você está usando algum tipo de medicamento ou substâncias? (S) ou (N)
Em caso positivo, por que você está usando?

1. Dor

Assinale, na linha abaixo, qual o "estado atual de sua dor".

|—————————————————————————|

Sem dor   Dor mais forte

2. Função. Em uma escala de 0 a 10, "0" significando capacidade para executar todas as atividades normais e "10" incapacidade para executar qualquer atividade cotidiana normal, atribua a si mesmo uma pontuação para executar suas atividades diárias. _____

Informe alguma cirurgia ou internação importante:
Hospital: _____ Data aproximada: _____
Motivos:
Hospital: _____ Data aproximada: _____
Motivos:
Você tirou alguma radiografia, IRM ou TC recente para verificar sua condição? (S) ou (N)
Local: _____ Data aproximada: _____
Achados: _____
Mencione algum problema adicional ou sintomas que julgar importante:

Você foi avaliado e/ou tratado por outro médico, fisioterapeuta, quiroprático, osteopata ou assistência médica para essa condição? (S) ou (N) Em caso positivo, indique por qual(is) dele(s).

TABELA 8-3 Conteúdo da história

História da situação atual
A condição iniciou de forma gradual ou foi causada por traumas?
Durante quanto tempo o paciente vem apresentando os sintomas?
Onde estão localizados os sintomas?
Como o paciente descreve os sintomas? Relatos de dormência e formigamento indicam comprometimento neurológico. Relatos de dores sugerem irritação mecânica ou química. As dores devem ser avaliadas com muito cuidado quanto aos aspectos de localização, distribuição, qualidade, início, frequência, ocorrências noturnas, fatores agravantes e fatores de alívio.

História anterior à condição atual
O paciente sofreu lesões semelhantes no passado?
A lesão foi tratada ou curada de forma espontânea? No caso de tratamento, a intervenção apresentou resultados satisfatórios?
Qual foi a duração do episódio mais recente?

História médico-cirúrgica anterior
Qual o estado geral de saúde do paciente?
O paciente tem algum tipo de alergia?

Medicamentos que o paciente usa atualmente

Outros testes e medidas
O paciente fez algum exame de imagem, como raio X, IRM, TC, cintilografia óssea?
O paciente fez algum EMG ou exame de velocidade de condução nervosa que possa sugerir comprometimento dos tecidos musculares e/ou do sistema neurológico?

Hábitos sociais (atuais e anteriores)
O paciente é fumante? Em caso positivo, quantos maços de cigarros fuma por dia?
O paciente consome bebidas alcoólicas? Em caso positivo, qual a quantidade e a frequência?
O paciente é ativo ou sedentário?

História social
O paciente é casado, vive com um companheiro(a), é solteiro, divorciado, viúvo?
O paciente é pai ou pai solteiro?

História familiar
Há alguma história familiar relacionada à condição atual?

Crescimento e desenvolvimento
O paciente é destro ou canhoto?
Apresenta problemas congênitos?

Ambiente domiciliar
Em que tipo de casa vive o paciente em relação ao tipo de acesso?
Há alguma ajuda em casa?
O paciente usa travesseiros extras ou cadeiras especiais para dormir?

Ocupação/emprego/escolaridade
No que o paciente trabalha?
Há quanto tempo?
O que o trabalho acarreta em termos de exigências físicas?
Qual o nível de educação do paciente?

Estado funcional/nível de atividade
A condição atual afeta a capacidade do paciente na execução das atividades cotidianas?
A condição atual afeta o trabalho do paciente?
A condição atual afeta o sono do paciente?
O paciente tem condições de dirigir? Em caso positivo, por quanto tempo?

TC, tomografia computadorizada; EMG, eletromiograma; IRM, imagem por ressonância magnética.
Dados de Clarnette RG. Miniaci A: Clinical exam of the shoulder. *Med Sci Sports Exerc* 30:1-6, 1998.

▶ Melanoma e carcinoma de célula basal são mais comuns entre os brancos.

▶ Síndromes degenerativas e de esforço repetitivo são mais frequentes no grupo acima de 40 anos.

▶ O início da espondilite anquilosante em geral ocorre entre as idades de 15 e 35 anos.[26]

▶ Tanto a osteoporose como a osteoartrite estão associadas à população mais velha.

▶ O câncer de próstata tem maior incidência em homens acima de 50 anos.[27]

▶ A proporção entre homens e mulheres com câncer na bexiga é de 2:1 a 4:1, sendo que, nos Estados Unidos, a doença é duas vezes mais comum em homens brancos do que em negros.[28,29]

▶ O câncer de mama é diagnosticado com mais frequência, sendo a segunda causa de mortes por câncer entre as mulheres norte-americanas.[30]

TABELA 8-4 Achados que acionam o sinal vermelho

História	Condição possível
Dores fortes e constantes, especialmente durante a noite	Neoplasia e lesão neuromusculoesquelética aguda
Perda de peso inexplicada	Neoplasia
Perda de apetite	Neoplasia
Fadiga anormal	Neoplasia, disfunção da tireoide
Distúrbios visuais (visão turva ou perda de visão)	Neoplasia
Dores graves ou frequentes	Neoplasia
Dores no braço com duração > 2-3 meses	Neoplasia ou disfunção neurológica
Dores radiculares persistentes	Neoplasia ou disfunção neurológica
Dores radiculares com tosse	Neoplasia ou disfunção neurológica
Agravamento da dor após um mês	Neoplasia
Paralisia	Neoplasia ou disfunção neurológica
Parestesia do tronco e dos membros	Neoplasia ou disfunção neurológica
Sinais e sintomas radiculares nervosos bilaterais	Neoplasia, compressão da medula espinal, isquemia vertebrobasilar
Sinais piores que sintomas	Neoplasia
Dificuldades na coordenação e no equilíbrio	Lesão na medula espinal ou no SNC
Febre ou suor durante a noite	Achados comuns em infecções sistêmicas e várias doenças
Náuseas e vômitos frequentes	Achados comuns em várias doenças, principalmente do sistema gastrintestinal
Tonturas	Danos cervicais superiores, isquemia vertebrobasilar, ruptura do ligamento craniovertebral, disfunção interna dos ouvidos, envolvimento do SNC, disfunção cardiovascular
Falta de ar	Disfunção pulmonar e/ou cardiovascular, asma
Parestesia quadrilateral	Compressão da medula espinal (mielopatia cervical), isquemia vertebrobasilar

SNC, sistema nervoso central.
Dados de Meadows J: *A Rationale and Complete Approach to the Sub-Acute Post-MVA Cervical Patient,* Calgary, AB: *Swodeam Consulting, 1995.*

TABELA 8-5 Achados que acionam o sinal vermelho de condições específicas ou regiões do corpo que indicam a necessidade de consulta a um médico

Câncer	Dor persistente à noite
	Dor constante em qualquer lugar do corpo
	Perda de peso inexplicada (p. ex., 4,5 a 6,8 kg em duas semanas ou menos)
	Perda de apetite
	Protuberâncias ou crescimento incomuns
	Fadiga sem motivo
Sistema cardiovascular	Falta de ar
	Tontura
	Dor ou sensação de peso no peito
	Dor pulsante em qualquer lugar do corpo
	Dor constante e grave na parte inferior da perna ou no braço
	Pés descolorados ou dolorosos
	Edema (sem história de lesão)
Sistema gastrintestinal/genitourinário	Dor abdominal frequente ou grave
	Queimação frequente ou indigestão
	Náusea ou vômito frequente
	Mudanças ou problemas no funcionamento da bexiga (p. ex., infecção no trato urinário)
	Irregularidades menstruais incomuns
Neurológico	Mudanças na audição
	Dores de cabeça frequentes ou graves, sem história de lesão
	Problemas na deglutição ou mudanças na voz
	Mudanças na visão (p. ex., visão turva ou mudança de visão)
	Problemas com equilíbrio, coordenação ou queda
	Acessos de doença (quedas)
	Fraqueza repentina
Diversos	Febre ou suores noturnos
	Distúrbios emocionais graves recentes
	Edema ou hiperemia em qualquer articulação, sem história de lesão
	Gravidez

Dados de Du Vall RE, Godges J: Introduction to physical therapy differential diagnosis: the clinical utility of subjective examination. In: Wilmarth MA, ed. *Medical Screening for the Physical Therapist.* Orthopaedic Section Independent Study Course 14.1.1 La Crosse, WI: Orthopaedic Section, APTA, Inc, 2003: 1-44; e de Stith JS, Sahrmann AS, Dixon KK, et al.: Curriculum to prepare diagnosticians in physical therapy, Phys Ter Educ 9: 50, 1995.

▶ O melanoma é a principal causa de mortes por câncer em mulheres na faixa etária de 25 a 36 anos.[31]

▶ Dor na parte anterior do joelho causada por síndrome patelofemoral (ver Cap. 18) é mais comum em adolescentes do sexo feminino e em jovens do sexo masculino na faixa dos 20 anos.[32]

História social. O fisioterapeuta pode buscar informações sobre a história social dos pacientes, como sistemas assistenciais, recursos familiares, comportamentos e crenças religiosas.[13] A resposta individual à dor e disfunções tende a ser determinada pela formação cultural e pelas condições sociais, educacionais e econômicas, bem como pela antecipação do comprometimento funcional (ver Cap. 7).[33]

Ocupação, emprego e ambiente de trabalho. O fisioterapeuta deve obter informações sobre a ocupação, o emprego e o ambiente de trabalho do paciente, incluindo atividades laborais e comunitárias atuais e anteriores.[13] É importante determinar a demanda de trabalho, as atividades envolvidas e as atividades ou posturas que aparentemente estejam agravando a condição. Lesões na coluna lombar relacionadas ao trabalho e distúrbios de movimentos repetitivos nas extremidades superiores são comuns em pessoas submetidas a trabalhos físicos. As posturas habituais podem ser a fonte do problema em ocupações sedentárias. O risco aumenta em indivíduos com ocupações sedentárias devido a lesões por esforço repetitivo nos dias de folga, como resultado da busca de alternativas para atividades recreativas (os *atletas de final de semana*).

Estado funcional, nível de atividade e nível atual de condicionamento físico. O fisioterapeuta procura obter informações sobre o nível funcional atual e anterior do paciente, com referência especial aos tipos de atividades executados e o percentual de tempo gasto em sua execução.

Crescimento e desenvolvimento. Essa seção inclui informações sobre a história de desenvolvimento do paciente, bem como a predominância dos pés ou das mãos. Os distúrbios congênitos ou relacionados ao desenvolvimento observados pelo fisioterapeuta incluem condições como a doença de Legg-Calvé-Perthes, a parasilia cerebral, a síndrome de Down, a espinha bífida, a escoliose e a displasia congênita do quadril.

Ambiente domiciliar. O fisioterapeuta deve tomar ciência das condições domésticas do paciente, incluindo as entradas e saídas da casa, a quantidade de escadas e a localização dos banheiros.

História das condições atuais. Esta parte da elaboração da história pode comprovar fatos desafiadores e envolve a coleta de achados positivos e negativos, seguidos da disseminação de informações em hipóteses diagnósticas. A compreensão da história de um paciente ajuda a determinar o prognóstico e orientar as intervenções. Por exemplo, bloqueios de articulações e dores agudas podem indicar perda de movimentação articular interna. Os registros de luxações articulares em geral indicam instabilidade, inibição reflexa ou fraqueza dos músculos. No caso de intervenções anteriores específicas para a mesma condição, o fisioterapeuta deve questionar sua eficiência.

Se a dor estiver presente, o foco principal do fisioterapeuta deve ser buscar a causa e os métodos para controlá-la. A dor pode ser constante, variável ou intermitente. Dor variável é a dor que é contínua, mas varia de intensidade. A dor variável em geral indica o envolvimento de uma fonte química e de uma fonte mecânica (ver Cap. 2). A causa mecânica de dor constante é menos compreendida, mas é considerada o resultado da deformação de colágeno, que comprime ou alonga as terminações nervosas nociceptivas livres, com as forças excessivas sendo percebidas como dor.[34] Assim, movimentos ou posições específicas devem influenciar a dor de natureza mecânica.

Dor química ou inflamatória (ver Cap. 2) é mais constante, sendo menos afetada por movimentos ou posições do que a dor mecânica. A dor intermitente provavelmente não é causada por fonte química. Em geral, esse tipo de dor é causado por posturas prolongadas, corpo intra-articular frouxo ou impacto de uma estrutura musculoesquelética.

> **Curiosidade Clínica**
>
> A dor constante após a ocorrência de lesão perdura até o processo de cicatrização reduzir a concentração de materiais nocivos irritantes.

Infelizmente, as fontes de dor nem sempre são identificadas com facilidade, tendo em vista que a maioria dos pacientes apresenta tanto a dor química como a mecânica.

Início. O fisioterapeuta deve determinar as circunstâncias e as maneiras que deram início aos sintomas e registrar sua progressão.[5] A forma inicial, ou mecanismo da lesão, pode ser traumática (macrotraumática) ou atraumática (microtraumática), dando indicações da extensão e da natureza dos danos causados (ver Cap. 4).

Se a lesão for traumática, o fisioterapeuta deve determinar o mecanismo específico, em termos de direção e de força, e relacionar o mecanismo aos sintomas. Se a lesão for recente, é provável que a fonte da dor seja inflamatória. O início repentino da dor associado a um trauma indica a presença de lesão aguda, como a ruptura do tecido mole ou, até mesmo, uma fratura, enquanto o travamento e a dor imediata provavelmente são o resultado de bloqueios intra-articulares.

Se o início for gradual ou insidioso, o fisioterapeuta deve determinar se há fatores predisponentes, como mudanças na rotina diária ou nos programas de exercícios. Os sintomas de dor ou de limitação de movimentos sem razão aparente em geral são o resultado de inflamações, degeneração, atividades repetitivas (microtrauma) ou posturas e posicionamentos sustentados.[35] Entretanto, esses sintomas também podem estar associados a algo mais grave, como insuficiência vascular, tumores ou infecções.

Intensidade. Um dos métodos mais simples para quantificar a intensidade da dor é usar uma escala visual análoga de 10 pontos (EVA). Trata-se de uma escala numérica contínua que permite identificar a dor por meio de uma marca em uma linha de 100 mm ou colocando um círculo no número adequado em uma série de 1 a 10 (Tab. 8-6).[36] O paciente deve comparar a dor atual com a pior dor que já sentiu, com *0* representando a ausência de dor, *1* a dor mínima percebida e *10* um nível de dor que exige atenção imediata.[37]

TABELA 8-6 Formulário para avaliação da dor dos pacientes

Nome: _____
Data: _____ Assinatura: _____

Use o diagrama abaixo para indicar onde você está sentindo os sintomas agora. Empregue o seguinte código para indicar tipos diferentes de sintomas.

CÓDIGO: Alfinetadas e agulhadas = 000000   Perfuração = //////   Queimação = XXXXXX   Dor profunda = ZZZZZZ

Use as três escalas abaixo para classificar seu tipo de dor durante as últimas 24 horas. Use o limite superior para descrever seu nível atual de dor. Empregue outras escalas para classificar os piores e melhores momentos de sua dor durante as últimas 24 horas.

CLASSIFIQUE SUA DOR: 0 = AUSÊNCIA DE DOR, 10 = EXTREMAMENTE INTENSA

1.	Agora	0	1	2	3	4	5	6	7	8	9	10
2.	No pior momento	0	1	2	3	4	5	6	7	8	9	10
3.	No melhor momento	0	1	2	3	4	5	6	7	8	9	10

Percepção da dor. É importante lembrar que a percepção da dor é altamente subjetiva, sendo determinada por diversos fatores (ver Cap. 9).

Qualidade dos sintomas. A qualidade dos sintomas depende do tipo de receptor que está sendo estimulado (ver Cap. 2).

▶ Estímulos dos nociceptores cutâneos A-δ provocam dores agudas.[38]

▶ Estímulos dos nociceptores cutâneos C resultam em dores em queimação ou imprecisas.[39]

▶ A ativação de nociceptores musculares por meio de estímulos elétricos produz dores contínuas.[40]

▶ O estímulo elétrico dos nervos viscerais, em baixas intensidades, resulta em vagas sensações de saciedade e náuseas, enquanto aumentos na intensidade causam sensação de dor.[41]

Considerando-se que os axônios sensoriais e motores percorrem os mesmos nervos, os distúrbios nos nervos periféricos (neuropatias), em geral, afetam as funções sensoriais e motoras. As neuropatias periféricas podem manifestar sensações anormais e desagradáveis, descritas pelos pacientes como dormência, alfinetadas ou agulhadas e formigamento.[42] Quando essas sensações ocorrem de forma espontânea, sem estímulos sensoriais externos, são denominadas *parestesias* (Tab. 8-7).[42] Os pacientes afetados costumam demonstrar redução na percepção das sensações cutâneas e proprioceptivas.

Os circuitos afetivos e motivacionais podem, também, imitar os estados de dor, principalmente em pacientes com ansiedade, depressão nervosa ou histeria.[43] O método mnemônico MANISN descreve os indicadores comportamentais que sugerem dor afetivo-motivacional:[44,45]

Múltiplas queixas, incluindo partes do corpo não relacionadas à dor.
Autenticidade das reclamações na tentativa de convencer o fisioterapeuta de que os sintomas realmente existem.
Negação dos efeitos negativos exercidos pela dor sobre as funções.
Instabilidade e variação interpessoal manifestada por queixas diferentes a outros fisioterapeutas ou para a equipe de apoio.
Singularidade dos sintomas, nos quais o paciente requer consideração especial por causa do nível de dor.
Somente você. (Situação em que o fisioterapeuta é colocado em um nível especial de especialista.)
Nada funciona.

TABELA 8-7 Causas de parestesia

Localização	Causa provável
Lábios (perioral)	Oclusão da artéria vertebral
Extremidades inferiores bilaterais ou superiores bilaterais	Protrusão central do disco atingindo a coluna
Todas as extremidades ao mesmo tempo	Compressão da medula espinal
Metade do corpo	Hemisfério cerebral
Segmentar (padrão dermatômico)	Disco ou raiz nervosa
Distribuição do tipo luvas e meias	Diabete melito, neuropatia, envenenamento por chumbo ou mercúrio
Metade da face e metade contralateral do corpo	Danos no tronco cerebral

É importante obter do paciente a descrição exata da dor. Como ela varia em intensidade e qualidade, torna-se difícil para o paciente descrevê-la. O Questionário de Dor McGill (MPQ)[46] foi a primeira tentativa sistemática de usar expressões verbais para avaliar a qualidade dos sintomas e foi o instrumento mais utilizado na prática e pesquisa da dor (Tab. 8-8). Trata-se de um inventário autorregistrável de 78 expressões de dor distribuídas em 20 subcategorias (com seis expressões adicionais no índice de dor atual). As subcategorias são, a seguir, agrupadas em três grandes grupos, denominados *sensoriais*, *afetivos* e *avaliadores*, respectivamente, além de uma categoria denominada *diversos*. A implicação é que cada palavra reflete uma qualidade sensorial específica da dor.

O paciente deve indicar a localização da dor em um diagrama do corpo humano e classificar os sintomas com base nas 20 categorias das expressões verbais da dor,[47] as quais são classificadas de acordo com a gravidade.[48] O paciente deve, então, descrever como a dor se altera com o tempo (contínua, rítmica, breve) e qual a intensidade da mesma (suave, desconfortável, aflitiva, horrível, excruciante).

A medição mais comum do MPQ, o índice total de classificação da dor (ITCD), fornece uma estimativa da intensidade total da dor. Essa medição, obtida pela soma de todas as expressões selecionadas nas 20 subclasses, possui uma faixa possível de 0 a 78. Pontuações para cada classe podem ser obtidas pela soma dos valores associados às palavras selecionadas nas subclasses que compreendem a dimensão. As pontuações para cada dimensão variam na faixa de 0 a 42 para a classe sensorial, e de 0 a 14 e de 0 a 5 para as classes afetiva e avaliadora, respectivamente.

A força do MPQ é a capacidade de distinguir pacientes com dor sensorial daqueles com dor afetiva. O questionário é sensível aos efeitos de intervenções[49] e possui alta confiabilidade nos processos de teste e reteste,[46] bem como validade satisfatória de construção.[50]

Frequência e duração. A frequência e a duração dos sintomas do paciente podem ajudar o fisioterapeuta a classificar a lesão de acordo com o estágio da cicatrização: agudo (inflamatório), subagudo (migratório e proliferativo) e crônico (remodelagem) (Tab. 8-9).

No caso de lesões musculoesqueléticas presentes durante alguns meses sem qualquer intervenção formal, há grande possibilidade de que tenha ocorrido o encurtamento adaptativo da cicatrização do tecido colagenoso, que poderá resultar em problemas de cicatrização e na persistência dos sintomas.[35] A persistência deles indica prognósticos fracos, assim como pode referir a presença de uma síndrome de dor crônica, que tem o potencial de complicar o processo de intervenção.[35]

Fatores agravantes e atenuantes. A queixa principal do paciente e sua relação com atividades ou posturas agravantes específicas são de importância fundamental. As perguntas formuladas devem determinar se a dor é suficiente para prejudicar o sono ou para acordá-lo durante a noite, e os efeitos que as atividades cotidianas, o trabalho, a atividade sexual, etc., exercem sobre a dor.

As condições musculoesqueléticas costumam ser agravadas pelos movimentos e aliviadas com o repouso (Tab. 8-10). Se não houver registros de atividades ou posturas que agravem os sintomas, o fisioterapeuta deve procurar obter informações adicionais. Por exemplo, se o paciente queixar-se de dor no pescoço ou nas costas, é necessário determinar os efeitos que atividades como caminhar, abaixar-se, posição de dormir, permanecer de pé por muito tempo e sentar-se exercem sobre os sintomas. Sentar-se ou permanecer de pé na posição ereta aumenta a lordose e agrava os sintomas em pacientes com instabilidade anterior da coluna lombar, espondilolistese, estenose ou irritação nas articulações zigoapofisárias lombares. Sentar-se em postura relaxada em geral agrava os sintomas de protrusão de disco lombar. Fatores não mecânicos que provocam os sintomas podem indicar fonte de dor fora do sistema musculoesquelético:[51]

▶ *Dores noturnas.* As dores sentidas durante a noite que não estejam relacionadas a movimentos ou distúrbios, ou que prejudicarem o sono, podem indicar malignidade (ver Cap. 9).

▶ *Alimentação.* As dores que se agravam com a alimentação sugerem envolvimento gastrintestinal.

▶ *Tensão.* Qualquer aumento na tensão muscular total impede que os músculos repousem.

▶ *Dores cíclicas.* As dores cíclicas costumam estar relacionadas a fatos sistêmicos (p. ex., dores menstruais).

Caso seja possível registrar as posições ou os movimentos agravantes, deve-se fazer alguns exames na parte final da etapa de testes e medidas, para evitar excesso de sintomas que, na maioria das vezes, acaba confundindo o fisioterapeuta.

> **Curiosidade Clínica**
>
> Quaisquer fatores de alívio informados pelo paciente em geral fornecem dados suficientes para auxiliar o fisioterapeuta a elaborar o plano de intervenção.

TABELA 8-8 Questionário modificado da dor McGill

Nome do paciente: _____ Data: _____

Direcionadores: Várias palavras podem descrever a dor. Algumas delas são apresentadas na lista abaixo. Se você estiver sentindo alguma dor, identifique (√) cada palavra que possa descrevê-la.

A. Vibração
   Tremor
   Pulsante
   Latejante
   Como batida
   Como pancada

B. Pontada
   Choque
   Tiro

C. Perfurante
   Maçante
   Brocante
   Penetrante

D. Fina
   Cortante
   Lacerante

E. Beliscão
   Aperto
   Mordida
   Cólica
   Esmagamento

F. Fisgada
   Puxão
   Torção

G. Calor
   Ardor
   Fervente
   Em brasa

H. Formigamento
   Coceira
   Ardor
   Ferroada

I. Indistinta
   Sensibilidade dolorosa
   Dolorida
   Intensa
   Pesada

J. Sensível
   Esticada
   Irritante
   Fendida

K. Cansativa
   Exaustiva

L. Enjoada
   Sufocante

M. Temível
   Apavorante
   Aterrorizante

N. Castigante
   Atormentadora
   Cruel
   Maldita
   Mortal

O. Miserável
   Enlouquecedora

P. Chata
   Incômoda
   Desgastante
   Insuportável

Q. Espalhada
   Irradiada
   Penetrante
   Atravessada

R. Aperta
   Adormece
   Repuxa
   Esprime
   Rasga

S. Fria
   Gelada
   Congelante

T. Aborrecida
   Nauseante
   Agonizante
   Pavorosa
   Torturante

CHAVE PARA O QUESTIONÁRIO DA DOR:
Grupo A: Sugere distúrbios vasculares
Grupos B-H: Sugerem distúrbios neurogênicos
Grupo I: Sugere distúrbios musculoesqueléticos
Grupos J-T: Sugerem transtornos emocionais

GUIA DE PONTUAÇÃO: ADICIONE O NÚMERO TOTAL DE VERIFICAÇÕES (√):
Total: 4 a 8 = NORMAL
  8 a 10 = Foco excessivo na dor
  10 a 16 = Um psicólogo pode ajudar mais do que o fisioterapeuta
  > 16 = Provavelmente não tem condições de responder aos procedimentos terapêuticos

Localização. Para localizar os sintomas, o fisioterapeuta deve considerar o fato de esse tipo de procedimento indicar quais áreas precisam ser incluídas no exame físico. As informações sobre mudanças na localização dos sintomas desde o início podem determinar se a condição específica está agravando ou melhorando. De maneira geral, quando uma condição se agrava, a distribuição da dor torna-se mais ampla e distal (periferalizada). À medida que a condição for melhorando, os sintomas tendem a tornar-se mais localizados (centralizados). É possível utilizar um gráfico do corpo humano para registrar a localização dos sintomas (ver Tab. 8-6).

Curiosidade Clínica

Os sintomas distais e superficiais são mais fáceis de serem localizados do que os proximais e profundos.

Cabe ressaltar que a localização de sintomas de várias condições musculoesqueléticas é separada da respectiva fonte, sobretudo nas articulações periféricas mais proximais, como o ombro e o quadril. O termo *dor reflexa* é utilizado para descrever sintomas

TABELA 8-9 Estágios de cicatrização

Estágio	Características gerais
Agudo ou inflamatório	A área é avermelhada, quente, edemaciada e dolorida A dor está presente sem qualquer movimento da área envolvida
Subagudo ou formação de tecidos (neovascularização)	A dor ocorre, em geral, com atividade ou movimento da área envolvida
Crônico ou remodelagem	A dor costuma ocorrer depois de alguma atividade

cuja localização é diferente do local onde o paciente sente a dor (ver Cap. 9). Muitas vezes é difícil para os pacientes entenderem o conceito de dor reflexa. Uma explicação sobre esse tipo de dor permite que o paciente entenda melhor e responda às perguntas sobre os sintomas que eles podem achar irrelevantes. As principais fontes de dor reflexa são neurogênica, vasculogênica, viscerogênica e espondilogênica (ver Cap. 9). Se as extremidades aparentemente forem a origem dos sintomas, o fisioterapeuta deve tentar reproduzi-los sobrecarregando os tecidos periféricos. Caso não seja bem-sucedido, recomenda-se a investigação completa das estruturas espinais.

Comportamento dos sintomas. A presença da dor nunca deve ser considerada de forma negativa pelo fisioterapeuta. Apesar de tudo, sua presença ajuda a determinar a localização da lesão, e seu comportamento auxilia na determinação do estágio da cicatrização e do impacto sobre a função do paciente. Por exemplo, o fato de a dor estar se agravando, melhorando ou não sofrendo nenhuma mudança fornece informações sobre a eficácia da intervenção. Além disso, aumentos gradativos na intensidade dos sintomas ao longo do tempo são indício de que a condição está se agravando ou que a natureza da condição está fora do sistema musculoesquelético (Tab. 8-10).[5,51]

Maitland[6] apresentou o conceito do *grau de irritabilidade*. Uma estrutura irritável possui as seguintes características:

▶ *Aumento progressivo na gravidade da dor com a execução de movimentos ou em posturas específicas.* A capacidade de reproduzir uma dor constante com determinado tipo de movimento ou postura indica que a estrutura é irritável.

▶ *Aumento nos sintomas com o mínimo de atividade.* Estruturas irritáveis são aquelas que requerem pouco estímulo para aumentar os sintomas.

▶ *Aumento nas respostas latentes dos sintomas.* Os sintomas que não forem solucionados dentro de alguns minutos depois de um movimento ou postura indicam que a estrutura é irritável.

De acordo com McKenzie e May,[35] as intervenções para pacientes com sintomas de baixo grau de irritabilidade e de solução gradativa devem focalizar, inicialmente, apenas a educação. Entretanto, se houver interrupção nas melhoras, talvez sejam necessárias intervenções mecânicas.[35]

Natureza dos sintomas. O fisioterapeuta deve determinar se a dor é o único sintoma ou se há outros que a acompanham, como disfunção intestinal e da bexiga, formigamentos (parestesia), dores radiculares ou dormências, fraqueza e aumento na sudorese.

▶ *Disfunção intestinal e da bexiga.* Esse achado tende a indicar comprometimento (compressão) da cauda equina.

▶ *Parestesia.* A gravidade da parestesia depende de sua distribuição. Embora as queixas de parestesia possam ser o resultado de lesões relativamente benignas de nervos periféricos, os motivos de sua presença variam em gravidade (ver Tab. 8-7).

▶ *Dor radicular.* Esse tipo de dor é causado pela irritação de raízes nervosas, sendo descrito como agudo ou penetrante. Dormências com padrão dermatômico indicam compressão do nervo espinal. A dor irradiada refere-se a um aumento na intensidade e na distribuição da dor. Ela costuma percorrer vias distais em relação ao local da lesão.

▶ *Fraqueza.* O fisioterapeuta deve investigar qualquer tipo de fraqueza para verificar se é resultado de compressão radicular do nervo espinal, lesão nervosa periférica, desuso, inibição resultante de dor ou edema, lesões nos tecidos inertes ou contráteis (músculos, tendões, bolsas, etc.) ou patologias mais graves, como fraturas (ver "Desempenho muscular: força, potência e resistência", na parte final da discussão sobre testes e medidas).

▶ *Aumento na sudorese.* Esse achado pode ter diversas causas, variando de aumento na temperatura corporal como resultado de exercícios, até febre, apreensão e comprometimento do sistema autônomo. Os suores noturnos causam mais preocupações, pois podem indicar a presença de problemas sistêmicos (ver Cap. 9).[52]

Temas relacionados ao exagero de sintomas. O exagero de sintomas ou respostas subjetivas exageradas a sintomas na ausência de achados objetivos adequados é uma ocorrência bastante comum

TABELA 8-10 Diferenciação entre dor musculoesquelética e dor sistêmica[3]

Dor musculoesquelética	Dor sistêmica
Em geral, diminui com a interrupção da atividade	Reduzida pela pressão
Costuma atenuar durante a noite	Perturba o sono
Agravada por tensões mecânicas	Não é agravada por tensões mecânicas
Tende a ser contínua ou intermitente	Em geral, constante ou em ondas

Dados de Meadows J: *Orthopedic Differential Diagnosis in Physical Therapy.* New York: McGraw-Hill, 1999.

na prática clínica. É muito difícil tratar a população de pacientes que apresentam esse tipo de comportamento. As causas do exagero de sintomas podem ser classificadas em dois principais tipos de pacientes:

1. Com sintomatologia psicossomática e cujos sintomas possuem causas psicogênicas.
2. Envolvidos em litígios.

O Capítulo 9 apresenta uma abordagem detalhada sobre exagero de sintomas.

História anterior à condição atual. É importante determinar se o paciente teve sucessão de sintomas iniciais similares no passado, tendo em vista que as lesões recorrentes tendem a exercer efeitos nocivos sobre o potencial de recuperação. Se a história indicar a presença de lesão recorrente, o fisioterapeuta deve verificar a frequência e a facilidade das recorrências, bem como o sucesso ou o fracasso de intervenções anteriores.

Histórias médica e cirúrgica anteriores. A história médica anterior do paciente pode ser obtida com a aplicação de um questionário (ver Tab. 8-3). Isso pode fornecer informações relacionadas a alergias, doenças na infância e traumas anteriores. Além disso, é recomendável obter informações sobre as condições de saúde, tais como problemas cardíacos, pressão arterial elevada ou diabete, na medida em que podem causar impactos na tolerância a exercícios (problemas cardíacos e pressão arterial elevada) e na velocidade de cicatrização (diabete).

Se a história cirúrgica (ver Tab. 8-3) estiver relacionada aos problemas atuais, o fisioterapeuta deve procurar obter o máximo possível de detalhes sobre a cirurgia, a partir do relatório cirúrgico, incluindo quaisquer tipos de complicações, precauções ou protocolos pós-cirúrgicos (ver Cap. 28 e 29).

História familiar e estado geral de saúde. Algumas doenças, como artrite reumatoide, diabete, doenças cardiovasculares e câncer, apresentam tendências familiares.

O estado geral de saúde refere-se a uma revisão da percepção da saúde e da função física e psicológica do indivíduo, assim como quaisquer perguntas específicas relacionadas a uma região específica do corpo ou a determinada queixa.[13]

Medicamentos. Embora a prescrição de medicamentos não esteja no escopo da prática fisioterapêutica, perguntas sobre o uso de agentes prescritos podem revelar condições médicas que o paciente talvez julgue não ter nenhuma relação com os problemas atuais (ver Cap. 30).[24] Os medicamentos podem, também, causar algum impacto sobre os achados clínicos e sobre o sucesso de uma intervenção.[53]

▶ Medicamentos para atenuar a dor, relaxantes musculares e anti-inflamatórios não esteroides podem mascarar sinais e sintomas, afetar, em consequência, os achados dos exames e aumentar o potencial para lesões durante a execução dos exercícios prescritos.[54] Entretanto, se o paciente sentir dores intensas, o uso adequado desses medicamentos auxilia no tratamento, permitindo um progresso mais rápido. Por sua vez, quando há melhoras, a necessidade de seu uso diminui.

▶ Alguns medicamentos produzem mudanças nas estruturas musculoesqueléticas. Por exemplo, o uso prolongado de corticosteroides pode causar osteoporose e enfraquecimento dos tecidos conjuntivos.[55]

▶ Os pacientes submetidos a terapias anticoagulantes têm capacidade reduzida de coagulação e, assim, são mais suscetíveis a ferimentos ou hemartrose. Vale a pena lembrar que a aspirina e produtos correlatos possuem efeitos anticoagulantes.

Com base na história, pode haver ocasiões em que as opções de exame devem ser limitadas. A decisão de fazê-lo fundamenta-se na presença de quaisquer características subjetivas que possam indicar a necessidade de cuidados especiais. Essas características incluem:[53]

▶ Distúrbios irritáveis ou graves.
▶ Agravamento dos sintomas.
▶ Evidência subjetiva do envolvimento potencial de estruturas vitais, como o sistema vertebrobasilar (ver Cap. 21), a medula espinal, o sistema nervoso central (SNC) ou as raízes nervosas espinais.
▶ Sintomas que não se comportam de maneira previsível.

Revisão de sistemas

As informações da história e da revisão de sistemas servem de guia para o fisioterapeuta na determinação de quais estruturas e sistemas requerem investigação adicional. A revisão de sistemas (Tab. 8-11) (ver Cap. 9) é a parte do exame que identifica possíveis problemas clínicos que exigem encaminhamento a outros profissionais de saúde.[13]

▶ *Revisão de sistemas.* A revisão de sistemas consiste em um exame limitado do estado anatômico e fisiológico de todos os sistemas (i. e., musculoesquelético, neurológico, cardiovascular, pulmonar, tegumentar, gastrintestinal [GI] e sistema urinário [SU], reprodutivo-genital) (ver Cap. 9).[13]

▶ *O exame de varredura.* O objetivo do exame de varredura é ajudar a excluir a possibilidade de indicação de sintomas de outras áreas e assegurar que todas as causas possíveis dos sintomas foram examinadas (ver Cap. 9). Os exames de varredura devem

TABELA 8-11 A revisão de sistemas

Sistema	Foco da avaliação
Musculoesquelético	Amplitude de movimento total, força funcional, simetria
Neuromuscular	Padrões gerais de movimentos
Tegumentar	Integridade da pele, cor, cicatrizes, temperatura, estatura e peso
Capacidade de comunicação/ aprendizado	Capacidade do paciente de tornar suas necessidades conhecidas, conscientização, orientação, respostas emocionais e comportamentais adequadas e preferências de aprendizado

ser executados até o momento em que o fisioterapeuta sentir-se confiante de que não há nenhuma patologia grave. Eles devem ser realizados como parte da rotina, a menos que haja alguma razão forte para que sejam adiados (p. ex., trauma recente, sendo que, nessa hipótese, deve-se utilizar os exames de diagnósticos diferenciais).[3] Os testes usados no exame de varredura podem produzir diagnósticos médicos, em vez de diagnósticos fisioterapêuticos.[56] Muitas vezes, os exames de varredura não geram sinais e sintomas suficientes para formular uma hipótese diagnóstica. Nesse caso, são necessários novos testes e medidas, antes de prosseguir com os trabalhos.

Testes e medidas

Os testes e as medidas (Tab. 8-12), partes integrantes dos exames, que servem como informações adicionais à história e à revisão de sistemas, envolvem o exame físico do paciente. O exame físico pode ser modificado com base na história. Por exemplo, o exame de um paciente com lesões agudas é diferente de outro com menos desconforto ou sofrimento. Além disso, o exame de uma criança é diferente, sob alguns aspectos, daquele de um adulto.

Os testes e as medidas usados atualmente na fisioterapia têm sido bastante influenciados pelo trabalho de uma série de profissionais ao longo dos anos, incluindo Cyriax,[57-60] Maitland,[6,61] Grieve,[62] Kaltenborn,[4] Butler,[11] Sahrmann[10] e McKenzie.[63,64]

Os objetivos tradicionais dos exames físicos têm sido determinar a estrutura envolvida (Tab. 8-13), reproduzir os sintomas, confirmar ou refutar a hipótese diagnóstica e estabelecer uma linha básica de dados objetivos.[5,54]

Mais recentemente, o foco dos exames inclui identificação dos danos, das limitações funcionais, das incapacidades e das mudanças na função física e no estado de saúde resultantes de lesões, doenças ou outras causas. Essas informações são empregadas durante o processo de avaliação para estabelecer o diagnóstico e o prognóstico, bem como para determinar a intervenção.[13] O Capítulo 7 descreve o conceito de função.

A decisão sobre os testes a serem utilizados deve basear-se nas melhores evidências apresentadas pelas pesquisas disponíveis. De acordo com Sackett e colaboradores,[65] a prática baseada em evidências (PBE) envolve a integração da evidência de pesquisa mais bem estabelecida com experiência clínica e valores do paciente. Um teste satisfatório deve diferenciar o distúrbio-alvo de outros distúrbios com os quais pode, eventualmente, ser confundido (ver "Tomada de decisão clínica", na seção "Avaliação").[66] A coleta de evidências deve ocorrer de maneira sistemática, reproduzível e imparcial para selecionar e interpretar testes diagnósticos e avaliar as possíveis intervenções.[67] De maneira ideal, os testes escolhidos utilizados pelo fisioterapeuta também são apoiados, de alguma forma, na história ou apresentação do paciente. O processo de PBE em geral ocorre em cinco etapas:[68]

▶ Formular uma pergunta clínica incluindo detalhes sobre o tipo de problema do paciente, a intervenção que está sendo considerada, uma intervenção comparativa e a medida de resultado a ser utilizada.

▶ Buscar a melhor evidência, que pode incluir uma busca na literatura, no Ovid, no EMBASE, no PubMed, no PEDro ou em outras ferramentas de busca da área médica, usando as palavras-chave da pergunta clínica.

▶ Avaliação crítica da evidência. Em geral, existem dois tipos de estudos clínicos – aqueles que analisam dados primários e aqueles que analisam dados secundários.[69] Os estudos que analisam e coletam os dados primários incluem relatos de caso, séries e caso-controle, estudo transversal, estudo de coorte (prospectivo e retrospectivo) e ensaios controlados randomizados (consulte "Tomada de decisão clínica", na seção "Avaliação").[69] A análise dos dados secundários ocorre em revisões sistemáticas ou metanálise para o objetivo de agrupar ou sintetizar os dados para responder uma questão que talvez não seja prática ou adequada dentro do estudo individual.[69] Outra maneira de classificar amplamente os estudos é como experimentais, onde a intervenção é testada nos pacientes, ou observacionais, em que nenhum tratamento ativo é administrado a eles.[69]

▶ Aplicar a evidência ao paciente.

▶ Avaliar o resultado.

A escolha de quais testes usar deve ser baseada nas probabilidades pré-teste, que são empregadas para avaliar a possibilidade de diagnóstico de um distúrbio (ver "Tomada de decisão clínica", na seção "Avaliação"). Os resultados desses testes são combinados com juízos de valor para chegar ao diagnóstico correto. Infelizmente, muitos testes e procedimentos usados na prática fisioterapêutica não são, ainda, baseados em evidências. Isso é particularmente verdadeiro com os testes chamados especiais (ver "Testes especiais"). De fato, muitos dos testes especiais efetivos listados em muitos textos de ortopedia exibem essa precisão diagnóstica fraca, nos quais apenas 50% dos pacientes que têm um resultado de teste positivo apresentam a condição que o teste detecta.[67,70] Sem PBE, os fisioterapeutas não fornecem ao paciente a evidência científica quanto à prática clinicamente efetiva e custo-efetiva. Em todo este texto, sempre que possível, as fontes de evidência serão identificadas para cada uma das técnicas de exame e de intervenção descritas. Entretanto, em uma profissão em

TABELA 8-12 Testes e medidas

Resistência e capacidade aeróbia
Características antropométricas
Estímulo, atenção e cognição
Dispositivos de assistência e de adaptação
Circulação (arterial, venosa e linfática)
Integridade dos nervos cranianos e periféricos
Barreiras ambientais, domiciliares e laborais (trabalho, escola e jogos)
Ergonomia e mecânica do corpo
Marcha, locomoção e equilíbrio
Integridade tegumentar
Mobilidade e integridade articulares
Função motora (controle motor e aprendizado)
Desempenho muscular (força, potência e resistência)
Desenvolvimento neuromotor e integração sensorial
Aparelhos ortóticos, protetores e de suporte
Dores
Postura
Requisitos protéticos
Amplitude de movimento (incluindo comprimento muscular)
Integridade reflexa
Autoajuda e administração domiciliar (AVDs e AIVDs)
Integridade sensorial (incluindo propriocepção e cinestesia)
Ventilação e respiração, troca gasosa
Integração ou reintegração ao trabalho, à comunidade e às atividades de lazer

AVDs, atividades de vida diária; AIVDs, atividades instrumentais da vida diária.
Dados de American Physical Therapy Association: Guide to Physical Therapist Practice. *Phys Ther* 81:S13-S95, 2001.

TABELA 8-13 Achados físicos nas condições ortopédicas gerais

Condição	Descrição dos achados
Fratura traumática	Deformidade ampla localizada (fraturas deslocadas) e movimento anormal (fraturas instáveis) Crepitação óssea (patognomônica, mas nem sempre presente) e ponto de sensibilidade sobre o osso envolvido Edema localizado e equimose Lacerações associadas (fraturas abertas) Fragmentos ósseos visíveis (algumas fraturas abertas)
Fratura por estresse	Ponto de sensibilidade sobre o osso envolvido Edema visível (osso superficial) Calo palpável (fratura de longa duração em um osso superficial) e teste do fulcro doloroso (fraturas de ossos longos)
Tendinite (tendinose)	Ponto de sensibilidade do tendão envolvido Edema localizado (casos mais graves) Sensação esponjosa à palpação (casos mais graves) Contração resistida dolorosa do músculo associado Alongamento passivo doloroso da unidade miotendínea (variável)
Entorse de ligamento	Sensibilidade sobre o local da lesão (ligamentos superficiais) e edema localizado, equimose Tensão do ligamento é dolorosa Lassidão articular aumentada (graus mais graves)
Distensão muscular	Sensibilidade localizada e edema Equimose (pode deslocar do local verdadeiro da lesão), defeito palpável no músculo (lesões mais graves) e fraqueza do músculo envolvido Contração resistida dolorosa do músculo envolvido e alongamento passivo doloroso da unidade miotendínea envolvida
Ruptura de tendão	Sensibilidade e edema no local da lesão Equimose no local da lesão ou distalmente Espaço palpável no tendão (tendões maiores) Agrupamento anormal do músculo associado quando é tentada a contração ativa Fraqueza ou perda total de força do músculo associado ao teste de resistência
Osteoartrite e artrite degenerativa	Ponto de sensibilidade sobre a articulação (comum) Efusão (variável) Crepitação palpável (variável) Osteófitos palpáveis ou visíveis (casos mais avançados), deformidade articular angular (casos mais avançados) e perda de movimento (variável)
Artrite inflamatória	Efusão (frequente) Calor (frequente) Eritema (variável) Sensibilidade difusa Deformidade angular (casos variáveis e mais avançados) Perda de movimento (variável)

Reproduzida, com permissão, de Reider B: Terms and techniques. In: Reider B, ed. *The Orthopaedic Physical Examination*. Philadelphia: WB Saunders, 1999:1-18.

constante desenvolvimento, é basicamente responsabilidade do leitor permanecer atualizado com as recomendações práticas e decidir se a evidência é adequada para cada um dos pacientes no seu próprio cenário clínico.

Antes de prosseguir com os testes e medidas, uma explicação completa deve ser fornecida ao paciente quanto aos procedimentos que serão realizados e as razões para esses procedimentos. Às vezes, o exame completo não pode ser feito. Por exemplo, se a articulação a ser examinada estiver com inflamação aguda, o fisioterapeuta pode adiar alguns exames para a próxima consulta. Os testes e medidas relacionados ao sistema neuromusculoesquelético são listados na Tabela 8-14.

Dor. A dor é uma sensação incômoda que causa sofrimento ou angústia.[13] Seu exame é abordado em detalhes na seção sobre histórias. O Capítulo 2 apresenta a descrição dos mecanismos da transmissão de dor.

Amplitude de movimento. O nível de movimentação articular disponível tem como base vários fatores, incluindo:

▶ Integridade das superfícies articulares e o nível de movimentação das articulações.

▶ Mobilidade e flexibilidade dos tecidos moles que circundam as articulações.

▶ Grau de aproximação dos tecidos moles.

▶ Quantidade de cicatrizes.[71] As cicatrizes intersticiais ou fibroses ocorrem internamente ou ao redor das cápsulas das articulações, dentro dos músculos e dos ligamentos como resultado de traumas anteriores.

▶ Idade. O movimento das articulações tende a diminuir com o avanço da faixa etária.

▶ Sexo. De maneira geral, as mulheres têm mais movimento nas articulações do que os homens.

TABELA 8-14 Testes e medidas relacionados aos padrões neuromusculoesqueléticos

- Resistência e capacidade aeróbia
- Características antropométricas
- Circulação
- Integridade dos nervos cranianos e periféricos
- Barreiras ambientais, domiciliares e laborais
- Ergonomia e mecânica do corpo
- Marcha, locomoção e equilíbrio
- Integridade tegumentar
- Mobilidade e integridade articular
- Função motora
- Desempenho muscular (incluindo força, potência e resistência)
- Dispositivos ortóticos, protetores e de suporte
- Dores
- Postura
- Amplitude de movimento
- Integridade reflexa
- Integridade sensorial
- Integração ao trabalho, à comunidade e às atividades de lazer

TABELA 8-15 Amplitude de movimento articular ativo

Articulação	Ação	Graus de movimento
Ombro	Flexão	0-180
	Extensão	0-40
	Abdução	0-180
	Rotação interna	0-80
	Rotação externa	0-90
Cotovelo	Flexão	0-150
Antebraço	Pronação	0-80
	Supinação	0-80
Punho	Flexão	0-60
	Extensão	0-60
	Desvio radial	0-20
	Desvio ulnar	0-30
Quadril	Flexão	0-100
	Extensão	0-30
	Abdução	0-40
	Adução	0-20
	Rotação interna	0-40
	Rotação externa	0-50
Joelho	Flexão	0-150
Tornozelo	Flexão plantar	0-40
	Dorsiflexão	0-20
Pé	Inversão	0-30
	Eversão	0-20

Amplitude de movimento ativo. Durante a história, geralmente o paciente indica os movimentos que causam ou agravam a dor. O exame da amplitude de movimento deve estabelecer as direções exatas de determinado movimento que provoquem os sintomas. O diagnóstico de restrição de movimentos nas extremidades pode ser simplificado comparando ambos os lados, desde que um deles não esteja envolvido. A presença da artrite, por sua natureza bilateral, confunde o diagnóstico, podendo também dificultar a distinção entre as restrições causadas pela disfunção miofascial e aquelas causadas por doenças no revestimento das articulações.

Ao avaliar o movimento, o fisioterapeuta deve, em primeiro lugar, observar o que o indivíduo é capaz de fazer quando movimenta a articulação em toda a amplitude de movimento ativo. Esse pode ser adiado nos casos em que movimentos limitados e sem proteção provocam dor intensa, pois isso pode indicar grau elevado de irritabilidade na articulação ou outra condição grave. A Tabela 8-15 mostra a amplitude de movimento ativo normal para cada articulação.

Essa medição fornece as seguintes informações:

▶ Quantidade de movimento fisiológico disponível.
▶ Presença de substituições musculares (adaptações).
▶ Disposição do paciente para se movimentar.
▶ Integridade dos tecidos contráteis e inertes.
▶ Qualidade do movimento. Arcos dolorosos durante a amplitude de movimento, com ou sem limitação dolorosa de movimentos, indicam a presença de algum tipo de desequilíbrio.[72] Por exemplo, pode haver arco de dor entre 60 e 120° na abdução dos ombros, indicando um provável impacto das estruturas sob o acrômio ou no ligamento coracoacromial.
▶ Reprodução de sintomas.
▶ Padrão da restrição de movimentos.

A amplitude de movimento ativo, plena e sem dor, sugere normalidade, embora seja importante lembrar que amplitudes normais não são sinônimo de movimentos normais (Fig. 8-3).[73] Enquanto os movimentos normais são tipicamente descritos como reduzidos (Fig. 8-4), os movimentos anormais podem ser excessivos. Os movimentos excessivos são, muitas vezes, esquecidos e erroneamente classificados como movimentos normais. Para ajudar a determinar se o movimento é normal ou excessivo, a amplitude de movimento passivo, na forma de pressão passiva, e a sensação no final do movimento são avaliadas (ver próxima seção).

Os movimentos normais implicam a existência de algum tipo de controle, que é um fator de flexibilidade muscular, estabilidade articular e mecanismos neurofisiológicos centrais. Tais fatores são altamente específicos do corpo humano.[74] A perda de movimento de uma articulação não impede a execução de atividades funcionais, embora possa resultar em desempenhos insatisfatórios. Por exemplo, a marcha pode ainda ser executada mesmo no caso de fusão das articulações do joelho em extensão. Levando-se em consideração a ausência dos mecanismos essenciais de flexão dos joelhos na fase de apoio e da liberação dos pés durante o balanço, o paciente compensa essas perdas com movimentos abruptos do quadril no lado envolvido, flexionando a coluna lombar para o lado não envolvido, e por meio da movimentação excessiva dos pés.

Os primeiros testes são realizados nos movimentos simples dos planos cardinais. São seguidos por testes estáticos e dinâmicos. Os primeiros envolvem a repetição de movimentos. Os últimos envolvem a sustentação de determinada posição. A manutenção das posições estáticas auxilia na detecção de síndromes posturais.[72] McKenzie defende o uso da repetição de movimentos em direções específicas, na coluna e nas extremidades. Essa prática pode dar ao fisioterapeuta uma visão importante sobre a condição real do paciente:[72]

▶ Perturbações internas tendem a agravar-se com a repetição dos movimentos.
▶ Os sintomas de disfunções posturais permanecem inalterados com a repetição dos movimentos.

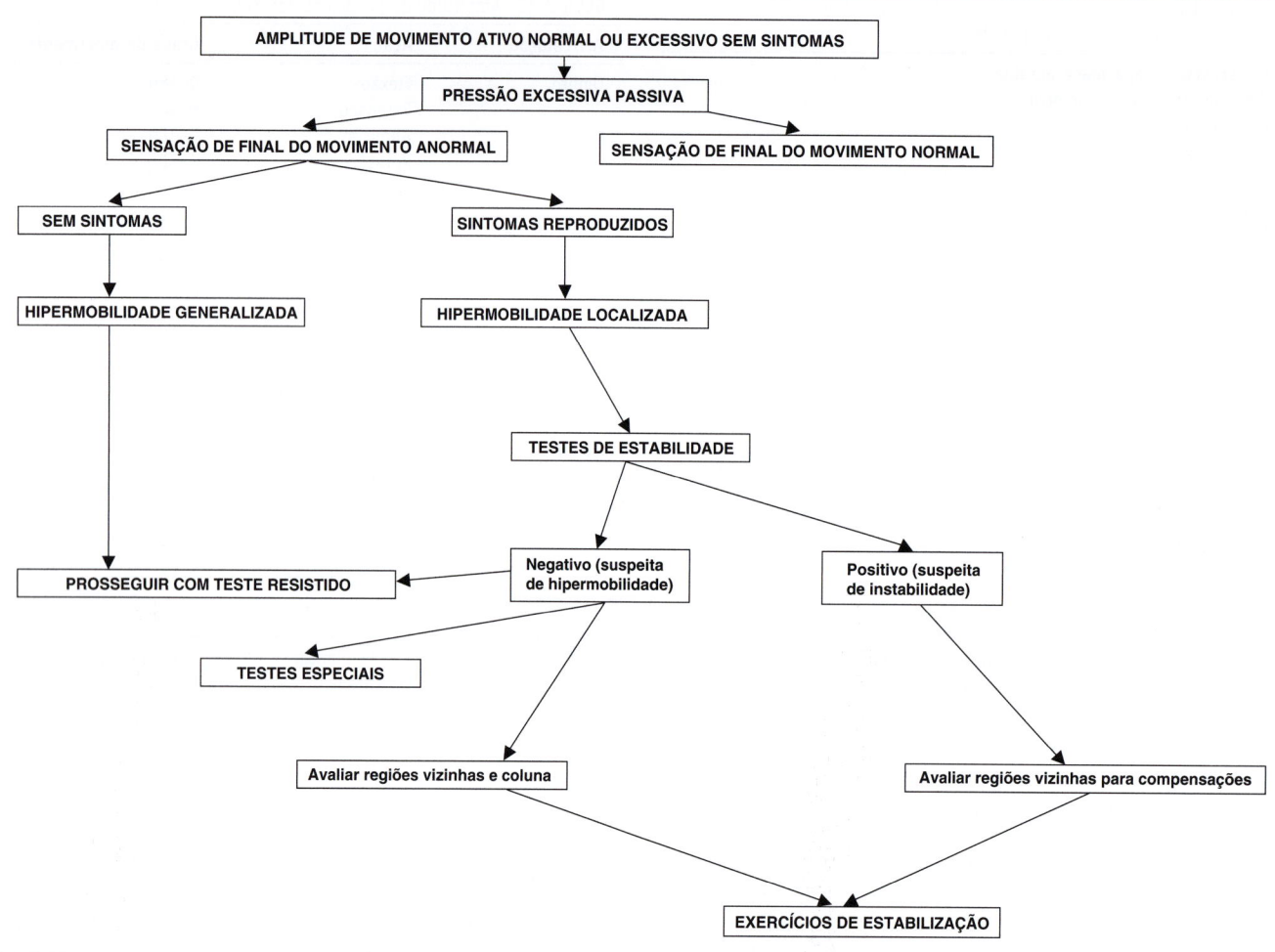

FIGURA 8-3 Sequência de exame na presença de amplitude de movimento ativo normal ou excessivo.

- A dor causada por síndromes de disfunção aumenta com a sobrecarga no tecido, cessando no repouso.
- A repetição de movimentos pode indicar a irritabilidade de uma condição.
- A repetição de movimentos indica a direção de determinado movimento a ser utilizada como parte da intervenção. Se a dor aumentar durante a repetição em determinada direção, não se recomenda fazer exercícios naquela direção. Se a dor se agravar apenas em uma parte da amplitude, os exercícios com repetição de movimentos devem ser feitos na parte indolor da amplitude ou naquela que não agrave os sintomas.
- O aumento da dor depois da repetição de movimentos pode indicar um novo gatilho à resposta inflamatória, devendo-se explorar, portanto, a repetição de movimentos na direção oposta.

Os testes de movimentos combinados podem ser empregados quando os sintomas não forem reproduzidos no plano cardinal (flexão, extensão, abdução, etc.), com a repetição de movimentos ou com a manutenção de posições. A compressão e a distração também podem ser incluídas em todos os testes de movimentos ativos, como tentativa de reproduzir os sintomas.

Curiosidade Clínica

A apreensão do paciente durante a amplitude de movimento ativo que limita determinado tipo de movimento na amplitude total ou próximo dela sugere instabilidade, enquanto a apreensão na parte inicial da amplitude sugere ansiedade causada pela dor.

Amplitude de movimento passivo. Se os movimentos ativos não reproduzirem os sintomas do paciente porque este evita deslocar até a parte dolorosa da amplitude ou a amplitude de movimento ativo parece incompleta, é importante executar a amplitude de movimento passivo suave e utilizar pressão excessiva no final da amplitude ativa, a qual deve ser aplicada com cuidado em presença de dor.

Os testes na amplitude de movimento passivo fornecem informações sobre a integridade dos tecidos inertes e contráteis, bem como sobre a *sensação de final do movimento* (ver discussão a seguir). Os movimentos passivos são executados na amplitude anatômica dos movimentos articulares. Provavelmente, a barreira aos movimentos ativos ocorre no início da amplitude, ou seja, antes da barreira aos movimentos passivos. A dor na amplitude

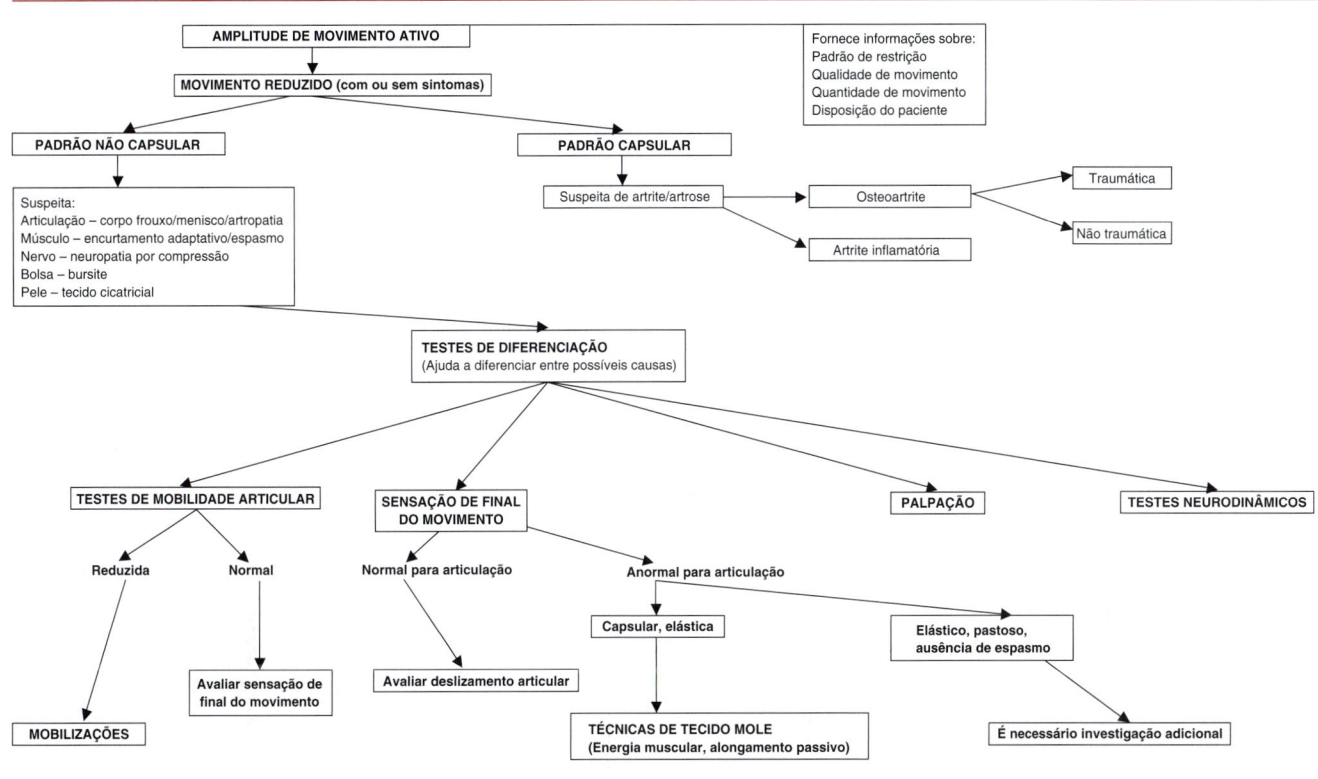

FIGURA 8-4 Sequência de exame na presença de amplitude de movimento ativo incompleto.

intermediária-final dos movimentos ativos e passivos sugere a existência de contração capsular ou de tecido em fase de cicatrização que não foi remodelado da forma adequada.[72]

> **Curiosidade Clínica**
>
> De acordo com Cyriax, se os movimentos ativos e passivos forem limitados e dolorosos na mesma direção, há lesão no tecido inerte; porém, se forem limitados ou dolorosos na direção oposta, significa que a lesão apresenta-se no tecido contrátil.[57]

A quantidade e a qualidade dos movimentos se referem à capacidade de atingir a amplitude final, sem desvios em relação ao plano dos movimentos desejados.

A amplitude dos movimentos ativo e passivo pode ser medida com o auxílio de um goniômetro *vídeo*, que possui nível satisfatório de confiabilidade intraobservadores.[75-77] A observação visual de fisioterapeutas experientes tem o mesmo grau de precisão das medições feitas com o goniômetro.[78]

O registro da amplitude de movimento varia. As medidas apresentadas nas Tabelas 8-16, 8-17 e 8-18 destacam apenas um método. A American Medical Association (AMA) recomenda que o registro da amplitude de movimento seja feito com base na posição neutra de uma articulação, aumentando os graus dos movimentos na direção de movimento articular a partir do ponto zero.[79] O sinal (+) é usado para indicar hiperextensão articular e o sinal (-) para indicar qualquer restrição na extensão. O método de registro selecionado não é importante, desde que o fisioterapeuta eleja um que seja reconhecido e a documentação seja consistente com a condição do paciente.

Flexibilidade. Os exames de flexibilidade têm o objetivo de determinar se uma estrutura específica ou um grupo de estruturas possuem extensibilidade suficiente para realizar uma atividade desejada. A extensibilidade e o comprimento habitual dos tecidos conjuntivos é um fator das respectivas demandas (ver Cap. 4). Essas demandas produzem mudanças nas propriedades viscoelásticas e, como consequência, na relação comprimento-tensão de um músculo ou de grupos de músculos, resultando em aumento ou em redução do comprimento dessas estruturas. Reduções no comprimento das estruturas de tecidos moles, ou encurtamentos adaptativos, são muito comuns nas disfunções posturais. Esse efeito também pode ser produzido por:

▶ Restrição na mobilidade.

▶ Danos nos tecidos causados por traumas.

▶ Imobilizações prolongadas.

▶ Doenças.

▶ Hipertonia. Os músculos hipertônicos superficiais podem ser identificados por meio da observação e da palpação. A observação revela qual músculo deve ser aumentado, e a palpação leve fornece informações sobre a tensão, enquanto o músculo enrijece e se afasta dos que permanecem ao seu redor.

A flexibilidade pode ser medida de forma subjetiva por meio de testes padronizados ou com o auxílio de um goniômetro. Testes mais subjetivos de flexibilidade incluem exames da sensação de final de

TABELA 8-16 Registro das medidas da amplitude de movimento para a coluna

Área espinal	Plano	ADM-0-ADM (em graus)[a]	Exemplos clínicos	
			Descrição do teste	Registro da documentação (em graus)
Cervical	Sagital	Extensão-0-flexão (60)-0-(50)	Estende a 30° e flexiona a 45°	S: 30-0-45
Cervical	Frontal	Flexão lateral esquerda-0-flexão lateral direita (45)-0-(45)	Flexiona 30° à esquerda, 40° à direita	F: 30-0-40
Cervical		Rotação à esquerda-0-rotação à direita (80)-0-(80)	O lado esquerdo roda 40°, o lado direito 50°	R: 40-0-50
Torácica	Sagital	Extensão-0-flexão (5)-0-(45)	Estende a 0°, flexiona a 45°	S: 0-0-45
Torácica	Frontal	Flexão lateral esquerda-0-flexão lateral direita (45)-0-(45)	Flexiona 45° à esquerda, 20° à direita	F: 45-0-20
Torácica		Rotação à esquerda-0-rotação à direita (30)-0-(30)	O lado esquerdo roda 15°, o lado direito 20°	R: 15-0-20
Lombar	Sagital	Extensão-0-flexão (25)-0-(60)	Estende a 25°, flexiona a 40°	S: 25-0-40
Lombar	Frontal	Flexão lateral esquerda-0-flexão lateral direita (25)-0-(25)	Anquilose da coluna em 20°, flexão lateral esquerda	F: 20-0
			Anquilose em 20°, flexão lateral direita	F: 0-20
			Movimento restrito de 20 a 30° de flexão lateral esquerda	F: 30-20-0

ADM, amplitude de movimento.
[a] As amplitudes normais estão entre parênteses.
[b] Posições iniciais diferentes de 0° podem ser observadas na tabela de anquilose.
American Medical Association: *Guides to the Evaluation of Permanent Impairment* 5th edn. Chicago: American Medical Association, 2001. Com permissão da American Medical Association.

movimento, que pode detectar perda de movimento resultante do estresse excessivo do músculo agonista. Nesses procedimentos, a observação visual também pode ser útil. Foram constatadas variações de até 30% em pacientes com dor nas costas e com dor ciática.[80]

Padrões capsulares e não capsulares de restrição. Cyriax[57] criou os termos padrões *capsulares* e *não capsulares* de restrição, cuja finalidade é estabelecer ligações entre danos e patologia (Tab. 8-19). Padrão capsular de restrição é a limitação de dor e movimento em uma articulação específica, que em geral se apresenta com artrite ou após imobilizações prolongadas.[57] Vale a pena lembrar que é provável que não exista um padrão capsular consistente para determinada articulação e que esses padrões não se baseiam em pesquisas, mas em achados empíricos e na tradição.[81,82] As degenerações significativas da cartilagem articular apresentam-se com crepitação (ruído nas articulações) durante os movimentos, enquanto as superfícies articulares permanecerem sob compressão.

O padrão não capsular de restrição é uma limitação de qualquer padrão nas articulações, excetuando-se as capsulares, e indicam a presença de desequilíbrios, restrições de uma parte da articulação capsular ou lesões extra-articulares que possam obstruir os movimentos.[57]

Reduções na amplitude dos padrões capsulares ou não-capsulares constituem um achado positivo para hipomobilidade. A hipomobilidade dolorosa sugere distensão aguda, enquanto a indolor sugere contratura ou aderência da estrutura testada.

Sensação de final do movimento (end-fell). Cyriax[57] introduziu o conceito de sensação de final do movimento, que é a qualidade da resistência na amplitude final. Ela pode indicar a causa das restrições aos movimentos (Tabs. 8-20 e 8-21).

Para promovê-la, deve-se fazer a avaliação da qualidade e da sensibilidade do ponto de resistência. São necessárias forças complementares quando a amplitude final de uma articulação for atingida e os limites elásticos forem desafiados. Esse espaço, denominado zona final do jogo articular (*end-play zone*), requer uma força de pressão excessiva, de maneira que, quando for liberada, a articulação retorne para seus limites elásticos.

Alguns fisioterapeutas acreditam que a pressão excessiva não deve ser aplicada na presença de qualquer tipo de dor, embora esse raciocínio seja um tanto equivocado. A maioria das sensações de final do movimento, ou todas elas, sugere a possibilidade de patologias graves ou agudas na amplitude dolorosa, incluindo os espasmos e a sensação de final do movimento vazia.

Essa sensação é muito importante nas articulações que tenham apenas quantidades pequenas de amplitude normal, como, por exemplo, as da coluna. O tipo de sensação de final do movimento auxilia o fisioterapeuta a determinar a presença de uma disfunção. Por exemplo, se for capsular e rígida, indica hipomobilidade pericapsular, enquanto os tipos obstruído ou patomecânico são indícios de hipomobilidade patomecânica. Uma sensação do tipo normal pode indicar amplitude normal, ao passo que uma sensação do tipo anormal pode sugerir amplitude anormal, ou seja, hipomóvel ou hipermóvel. A experiência vem demonstrando que há associação entre aumentos na dor e sensações de final do movimento patológicas anormais, em comparação com as normais.[83]

As intervenções planejadas, bem como as respectivas intensidades, fundamentam-se no tipo de resistência dos tecidos aos movimentos demonstrados pela sensação de final do movimento e na gravidade de uma condição (ver Tab. 8-22).[57] Essa informação indica se a resistência é causada por dor, músculo, ligamento

TABELA 8-17 Registro das medidas da amplitude de movimento para as extremidades superiores

Articulação	Plano	ADM ativo normal, ADM-0-ADM (em graus)[a]	Exemplos clínicos Descrição do teste	Registro da documentação (em graus)
Ombro	Sagital	Extensão-0-flexão (40)-0-(180)	O lado esquerdo estende a 40°, flexiona a 150°	Esquerdo S: 40-0-150
			O lado direito estende a 30°, flexiona a 110°	Direito S: 30-0-110
Ombro	Frontal	Abdução-0-adução (180)-0-(30)	O lado esquerdo abduz a 100°, aduz a 10°	Esquerdo F: 100-0-10
			O lado direito abduz a 150°, aduz a 30°	Direito F: 150-0-30
Ombro	Rotação	Rotação externa-0-rotação interna (90)-0-(80)	Rotação externa no lado esquerdo a 90°, rotação interna a 80°	Esquerdo R: 90-0-80
			Rotação externa no lado direito a 80°, rotação interna a 40°	Direito R: 80-0-40
Cotovelo	Sagital	Extensão-0-flexão (0)-0-(150)	O lado esquerdo estende a 0°, flexiona a 150°	Esquerdo S: 0-0-150
			O lado direito hiperestende a 0°, flexiona a 110°	Direito S: 0-0-110
Antebraço	Rotação	Supinação-0-pronação (80)-0-(80)	Supinação do lado esquerdo a 60°, pronação a 80°	Esquerdo R: 60-0-80
			Supinação do lado direito a 80°, pronação a 80°	Direito R: 80-0-80
Punho	Sagital	Extensão-0-flexão (60)-0-(60)	Anquilose do punho esquerdo em 20° de extensão	Esquerdo S: 20-0
			O lado direito estende a 20°, flexiona a 50°	Direito S: 20-0-50
Punho	Frontal	Desvio radial-0-desvio ulnar (20)-0-(30)	O radial esquerdo desvia a 20°, o ulnar desvia a 30°	Esquerdo F: 20-0-30
			O radial direito desvia a 10°, o ulnar desvia a 10°	Direito F: 10-0-10

ADM, amplitude de movimento.
[a] Amplitudes normais estão entre parênteses.
American Medical Association: *Guides to the Evaluation of Permanent Impairment*, 5th edn. Chicago: American Medical Association, 2001. Com permissão da American Medical Association.

capsular, distúrbios na mecânica articular, ou a combinação de todas essas causas.

Um estudo que pesquisou a confiabilidade intra-avaliadores e interavaliadores de análises da sensação de final do movimento, bem como da sequência da dor e resistência em pacientes com dores nos ombros e nos joelhos, concluiu que a sensação de final do movimento possui confiabilidade intra-avaliadores satisfatória e interavaliadores inaceitável.[81]

Mobilidade e integridade das articulações. Os testes de mobilidade e de integridade das articulações fornecem informações importantes sobre o estado e a mobilidade de cada articulação e da respectiva cápsula. De acordo com o tema abordado no Capítulo 3, para que uma articulação funcione de maneira plena, os movimentos fisiológicos e acessórios devem ser normais. Entretanto, se não estiver funcionando do modo adequado, significa que a amplitude de movimento fisiológico está limitada em comparação com as expectativas ou não há amplitude de movimento passivo disponível entre a barreira fisiológica e a barreira anatômica. A avaliação da sensação de final do movimento percebida pelo fisioterapeuta durante os testes de movimento passivo ajuda a determinar a causa da restrição.[57] Em geral, os movimentos fisiológicos são controlados pelos tecidos contráteis, enquanto os movimentos acessórios são controlados pela integridade das superfícies articulares e pelos tecidos não contráteis (inertes). Essa regra pode alterar-se no caso de articulações que tenham sofrido mudanças degenerativas, levando-se em consideração que isso pode ser o resultado da redução nos movimentos fisiológicos, demonstrada pelo padrão capsular de restrição. É importante que a intervenção para restaurar a função plena de uma articulação seja direcionada para a causa específica.

As disfunções e dores articulares não ocorrem de forma isolada.[84,85] Foi proposta uma grande variedade de escalas de medição para avaliar a quantidade de movimento acessório entre duas superfícies articulares, sendo que a maioria delas baseia-se em comparações com articulações contralaterais por meio da aplicação lógica e precisa de forças manuais[86] (ver "Testes de mobilidade acessória passiva"). Com o auxílio dessas técnicas, é possível classificar os movimentos articulares acessórios como hipomóveis, normais ou hipermóveis.[4-6] Kaltenborn[4] introduziu o conceito de restrição aos movimentos de uma articulação com base na artrocinemática (ver Cap. 3).

TABELA 8-18 Registro das medidas da amplitude de movimento para as extremidades inferiores

Articulação	Plano	ADM ativo normal, ADM-0-ADM (em graus)[a]	Exemplos clínicos Descrição do teste	Registro da documentação (em graus)
Quadril	Sagital	Extensão-0-flexão (30)-0-(100)	O lado esquerdo estende a 30°, flexiona a 80°	Esquerdo S: 30-0-80
			O lado direito estende a 10°, flexiona a 60°	Direito S: 10-0-60
Quadril	Frontal	Abdução-0-adução (40)-0-(20)	O lado esquerdo abduz a 30°, aduz a 10°	Esquerdo F: 30-0-10
			O lado direito abduz a 20°, aduz a 10°	Direito F: 20-0-10
Quadril	Rotação	Rotação externa-0-rotação interna (50)-0-(40)	Rotação externa no lado esquerdo a 30°, rotação interna a 30°	Esquerdo R: 30-0-30
			Rotação externa no lado direito a 20°, rotação interna a 15°	Direito R: 20-0-15
Joelho	Sagital	Extensão-0-flexão (0)-0-(150)	O lado esquerdo estende a 0°, flexiona a 150°	Esquerdo S: 0-0-150
			O lado direito hiperestende a 10°, flexiona a 120°	Direito S: 0-0-120
Tornozelo (Talocrural)	Sagital	Extensão-0-flexão (20)-0-(40)	O lado esquerdo estende a 10°, flexiona a 10°	Esquerdo R: 10-0-10
			O lado direito estende a 20°, flexiona a 40°	Direito R: 20-0-40
Tornozelo (Subtalar)	Frontal	Extensão-0-inversão (20)-0-(30)	Eversão esquerda de 20°, inversão de 30°	Esquerdo S: 20-0-30
			Eversão direita de 10°, inversão de 20°	Direito S: 10-0-20

ADM, amplitude de movimento.
[a] As amplitudes normais estão entre parênteses.
American Medical Association: *Guides to the Evaluation of Permanent Impairment*, 5th edn. Chicago: American Medical Association, 2001. Com permissão da American Medical Association.

> **Curiosidade Clínica**
>
> De maneira geral, sempre que houver alguma restrição aos deslizamentos côncavo para convexos, há contratura na porção alongada da cápsula, mas, se houver alguma restrição aos deslizamentos convexo para côncavos, a superfície em movimento não consegue deslizar para dentro da porção contraída da cápsula.

Posições com atrito articular e com espaço articular.* São reconhecidas duas posições para os testes de mobilidade e de mobilização das articulações: com atrito articular e com espaço articular (ver Cap. 3). Posição com atrito articular permite uma quantidade mínima de distração das superfícies articulares e reduz os graus disponíveis de liberdade para zero (ver Tab. 3-2). Essa posição deve ser evitada nas tentativas de avaliar o movimento acessório das articulações. Entretanto, a posição com espaço articular, ou de repouso (ver Tab. 3-3), é usada para a mobilização articular.

Testes de mobilidade intervertebral fisiológica ativa. Os testes de mobilidade intervertebral fisiológica ativa ou mobilidade ativa tinham, inicialmente, a finalidade de avaliar a capacidade de cada articulação da coluna de movimentar-se de maneira ativa dentro da amplitude normal, pela palpação dos processos transversos durante a execução de um movimento. Em tese, com a palpação dos processos transversos, o fisioterapeuta avalia, de forma indireta, os movimentos que ocorrem nas articulações zigoapofisárias nos dois lados do disco intervertebral. Entretanto, não se pode esquecer que, embora seja conveniente descrever os vários movimentos da coluna em uma direção específica, esse processo envolve a integração de movimentos de um complexo multiarticular.

As articulações zigoapofisárias são capazes de executar apenas dois movimentos principais: deslizamento ascendente e deslizamento descendente. Se estes tiverem a mesma direção, ocorre a extensão e a flexão da coluna, enquanto, se ocorrerem em direções opostas, ocorre flexão lateral.

Os osteopatas usam os termos *abertura* e *fechamento* para descrever os movimentos de flexão e extensão, respectivamente, na articulação zigoapofisária. Em circunstâncias normais, os deslizamentos são similares em cada uma das articulações que executam esse tipo de movimento.

▶ Durante a flexão, ambas as articulações zigoapofisárias deslizam na direção ascendente (aberta).

▶ Durante a extensão, ambas as articulações deslizam na direção descendente (fechada).

---

*N. de R.T.: As denominações *close-packed* e *open-packed* são traduzidas neste livro como "posição com atrito articular" e "posição com espaço articular", respectivamente.

TABELA 8-19 Padrões de restrição capsular

Articulação	Limitação de movimento (movimento angular passivo)
Glenoumeral	Rotação externa > abdução > rotação interna (3:2:1)
Acromioclavicular	Nenhum padrão capsular verdadeiro; possível perda de adução horizontal e dor (e, às vezes, leve perda de amplitude final) com cada movimento
Esternoclavicular	Ver articulação acromioclavicular
Umeroulnar	Flexão > extensão (±4:1)
Umerorradial	Nenhum padrão capsular verdadeiro; possível limitação igual de pronação e de supinação
Radiulnar superior	Nenhum padrão capsular verdadeiro; possível limitação igual de pronação e de supinação com dor nas amplitudes finais
Radiulnar inferior	Nenhum padrão capsular verdadeiro; limitação igual possível de pronação e de supinação com dor nas amplitudes finais
Punho (carpo)	Flexão = extensão
Radiocarpal	Ver punho (carpo)
Carpometacarpal	
Mesocarpal	
Carpometacarpal 1	Retroposição
Carpometacarpais 2-5	Espalmar > dobrar
Metacarpofalângicas 2-5	Flexão > extensão (±2:1)
Interfalângica	Flexão > extensão (±2:1)
Proximal (IFP)	
Distal (IFD)	
Quadril	Rotação interna > flexão > abdução = extensão > outros movimentos
Tibiofemoral	Flexão > extensão (±5:1)
Tibiofibular superior	Nenhum padrão capsular; dor na amplitude final de movimentos translatórios
Talocrural	Flexão plantar > dorsiflexão
Talocalcânea (subtalar)	Varo > valgo
Mediotarsal	Inversão (flexão plantar, adução, supinação)
Talonavicular calcaneocubóidea	> Dorsiflexão
Metatarsofalângica 1	Extensão > flexão (±2:1)
Metatarsofalângicas 2-5	Flexão ≥ extensão
Interfalângicas 2-5	
Proximais	Flexão ≥ extensão
Distais	Flexão ≥ extensão

Dados de Cyriax J: *Textbook of Orthopaedic Medicine, Diagnosis of Soft Tissue Lesions,* 8th edn. London: Bailliere Tindall, 1982.

▶ Durante a flexão lateral, uma articulação desliza na direção descendente (fechando), enquanto a outra desliza na direção ascendente (abrindo). Por exemplo, durante a flexão lateral para o lado direito, a articulação direita desliza na direção descendente (fechando), enquanto a esquerda desliza na direção ascendente (abrindo).

Pela combinação de movimentos de flexão ou de extensão, a articulação pode ser "aberta" ou "fechada" até atingir seu limite. Assim, a flexão e a flexão lateral direita de um segmento demonstram capacidade da articulação esquerda de maximizar a abertura (flexionar), enquanto a extensão e a flexão lateral esquerda revelam a capacidade da articulação esquerda de maximizar o fechamento (estender).

Há um ponto que pode ser considerado como o centro da rotação segmentar, ao redor do qual ocorrem todos os movimentos segmentares. No caso de danos à articulação zigoapofisária (hiper ou hipomobilidade), presume-se que ocorra alguma alteração nesse centro de rotação.

Se uma articulação zigoapofisária tornar-se hipomóvel (i.e., a faceta superior não se movimenta até o ponto extremo do movimento superior ou inferior), é impossível que ocorram movimentos puros de flexão e de extensão. Esse fato resulta em movimento assimétrico relativo das duas facetas superiores, à medida que se aproxima o final da amplitude de flexão ou de extensão (i.e., ocorre um movimento de flexão lateral). Entretanto, esse movimento de flexão lateral não será executado ao redor do centro normal de rotação segmentar. A estrutura responsável pela perda de movimentação da articulação zigoapofisária, seja um músculo, uma protrusão de disco ou a própria articulação, se transformará no novo eixo do movimento vertebral, introduzindo um novo componente de rotação ao redor do eixo vertical, em geral inatingível, que passará a integrar o movimento segmentar. O grau desse desvio rotacional depende da distância do local do dano em relação ao centro de rotação original.

Tendo em vista que as articulações zigoapofisárias são posteriores ao eixo de rotação, qualquer mudança rotacional óbvia que ocorrer entre a flexão e a extensão completas (na posição de um segmento vertebral) indica a presença de lesões no movimento articular zigoapofisário.

Qualquer rotação evidente e acentuada de um segmento vertebral, entre as posições de flexão e de extensão completas, é indício de prováveis lesões patológicas (ver a introdução da Seção III).

Testes de mobilidade intervertebral fisiológica passiva. Os testes de mobilidade intervertebral fisiológica passiva (MIVFP), ou de mobilidade passiva, empregam os mesmos princípios que os testes de mobilidade intervertebral fisiológica ativa para

TABELA 8-20 Sensações de final do movimento normais[56]

Tipo	Causa	Características e exemplos
Óssea	Produzida pela aproximação entre os ossos	Abrupta e não complacente; dando a impressão de que algo romperá se for feito algum esforço maior *Exemplos:* Normal: extensão do cotovelo Anormal: rotação cervical (pode ser indício de osteófitos)
Elástica	Produzida pela unidade miotendínea; pode ocorrer com encurtamentos adaptativos	Alonga com recuo elástico e exibe o fenômeno comprimento-constante *Exemplos:* Normal: flexão do punho com flexão dos dedos, elevação da perna e dorsiflexão do tornozelo com o joelho estendido Anormal: redução da dorsiflexão do tornozelo com o joelho flexionado
Aproximação de tecidos moles	Produzida pelo contato de duas massas musculares de ambos os lados de uma articulação em flexão, em que a amplitude da articulação excede outras restrições	Sensação de final do movimento não resistente que dá a impressão de ser possível fazer movimento normal adicional, se for aplicada força suficiente *Exemplos:* Normal: flexão do joelho, flexão do cotovelo em indivíduos extremamente musculosos Anormal: flexão do cotovelo em indivíduos obesos
Capsular	Produzida pela cápsula ou por ligamentos	Vários graus de alongamento, sem elasticidade; a capacidade de alongamento depende da espessura do tecido Os ligamentos capsulares ou extracapsulares fortes produzem sensação de final do movimento capsular rígida, enquanto cápsulas finas produzem sensação de final do movimento suave. O fisioterapeuta tem a impressão de que algo será rompido se aumentar a força aplicada. *Exemplos:* Normal: flexão do punho (suave), flexão do cotovelo em supinação (média) e extensão do joelho (rígida). Anormal: capacidade inadequada de alongamento para uma articulação específica; se for muito rígida, pode ser indício de hipomobilidade devido à artrose; se for muito suave pode ser indício de hipermobilidade.

Dados de Meadows JTS: *Manual Therapy: Biomechanical Assessment and Treatment, Advanced Technique.* Calgary: Swodeam Consulting. Inc., 1995.

avaliar a capacidade de movimento de cada articulação da coluna de forma passiva ao longo da amplitude de movimento normal, durante a palpação nos espaços interespinais. No decorrer do processo de extensão há aproximação entre os processos espinhosos, enquanto durante a flexão, há separação entre eles.

Se a dor for reproduzida, é interessante associá-la ao início da resistência dos tecidos para avaliar a gravidade do problema (Tab. 8-22).

De acordo com Meadows,[87] é possível concluir, com base em três alternativas, a partir da combinação dos achados obtidos nos testes de mobilidade passiva, nos testes de estabilidade, bem como nos resultados da sensação de final do movimento:

1. *A articulação é considerada normal.* Se o teste de mobilidade passiva de uma articulação espinal apresentar sensação de final do movimento e amplitude normais, é considerada normal, pois a instabilidade, invariavelmente, produz hipermobilidade na coluna (ver Cap. 9). Entretanto, em articulações periféricas, é possível que haja uma amplitude normal com a instabilidade articular. Em consequência, se uma articulação periférica apresentar amplitude fisiológica normal, sua estabilidade precisa ser testada antes de ser considerada normal.

2. *O movimento é considerado excessivo (hipermobilidade).* Se as limitações articulares forem desconfortáveis, a amplitude será quase normal, embora acompanhada de sensação de final do movimento espasmódica, enquanto contrações musculares reflexas evitam o movimento entre amplitude anormal e dolorosa. Caso não seja desconfortável, a amplitude fisiológica mostra-se aumentada e a sensação de final do movimento será mais suave do que a sensação capsular esperada, sugerindo a ruptura total da estrutura sob exame no momento. Se o movimento for considerado excessivo, é necessário avaliar sua estabilidade. Essa avaliação pode ser feita por meio de testes de tensão, que ajudam a determinar a integridade dos tecidos inertes, principalmente dos ligamentos (ver "Testes especiais").

TABELA 8-21 Sensações de final do movimento anormais

Tipo	Causa	Características e exemplos
Elástica (Tipo mola)	Produzida por um rebote das superfícies articulares proveniente do disco ou do menisco intra-articular; tem-se a impressão de que, se forçado um pouco mais, algo entrará em colapso	Sensação de rebote, como se estivesse sendo removido de um dispositivo de borracha *Exemplos:* Normal: compressão axial da coluna cervical Anormal: Flexão ou extensão do joelho com o menisco deslocado
Pastosa	Produzida pela presença de líquido viscoso (sangue) dentro da articulação	Sensação "pegajosa" quando a articulação se movimenta na direção de sua amplitude final; tem-se a impressão de que, se forçar um pouco mais, a articulação poderá romper *Exemplos:* Normal: nenhum Anormal: hemartrose no joelho
Espasmódica	Produzida por contrações musculares reflexas e reativas, em resposta a irritações do nociceptor, com predominância nas estruturas articulares e nos músculos; tem-se a impressão de que nada cederá se forçar um pouco mais	Final do movimento abrupto e resistente enquanto a estrutura estiver sendo submetida a estresse, desaparecendo com a sua remoção Nos casos de inflamação articular, ocorre no início da amplitude, principalmente na posição com atrito articular, para evitar aumento de tensão Nos casos de hipermobilidade articular irritável, ocorre no final da amplitude considerada normal, considerando-se que impede movimentos excessivos resultantes de estímulos nociceptivos adicionais O espasmo nas rupturas musculares Grau II torna-se aparente durante o alongamento passivo do músculo, sendo acompanhado por fraqueza dolorosa do músculo *Nota:* A defesa muscular não é uma sensação de final do movimento real, considerando-se que envolve cocontração *Exemplos:* Normal: nenhum Anormal: artrite traumática significativa, hipermobilidade traumática recente, rupturas musculares de Grau II
Vazia	Produzida unicamente pela dor; causada, com frequência, por mudanças patológicas e graves que não afetam as articulações ou os músculos, não produzindo espasmos; a demonstração dessa sensação de final do movimento é uma evidência real da existência de patologia grave, excetuando-se os casos de bursite subdeltóidea; qualquer esforço adicional aumenta a dor até níveis insuportáveis	A limitação de movimentos não tem nenhum componente de resistência dos tecidos, sendo que esta é decorrente da incapacidade do paciente de tolerar movimentos adicionais por causa da dor grave; não é a mesma sensação de defesa voluntária, mas exatamente o contrário, pois o paciente está, ao mesmo tempo, resistindo e tentando liberar o movimento. *Exemplos:* Normal: nenhum Anormal: bursite subdeltóidea aguda, sinal na nádega
Facilitação	Não se trata de uma sensação de final do movimento real, tendo em vista que a hipertonicidade facilitada não é um movimento restrito; entretanto, pode ser percebida nas proximidades da amplitude final	Resistência leve a contrações musculares leves e constantes em toda a parte final da metade da amplitude que não impeça de atingir a amplitude final; a resistência não é afetada pela amplitude de movimento *Exemplos:* Normal: nenhum Anormal: facilitação espinal em qualquer nível

Dados de Meadows JTS: *Manual Therapy: Biomechanical Assessment and Treatment. Advanced Technique,* Calgary: Swodeam Consulting, Inc., 1995.

TABELA 8-22 Barreiras anormais aos movimentos e técnicas manuais recomendadas

Barreira	Sensação de final do movimento	Técnica
Dor	Vazia	Nenhuma
Dor	Espasmódica	Nenhuma
Dor	Capsular	Oscilações (I, IV)
Aderências articulares	Capsular precoce	Alongamento do movimento articular passivo (I–V)
Aderências musculares	Elástica precoce	Alongamento do movimento fisiológico passivo
Hipertonicidade	Facilitação	Energia muscular (manter/relaxar, etc.)
Osso	Óssea	Nenhuma

3. *O movimento é considerado reduzido (hipomobilidade).* Se os movimentos articulares forem considerados reduzidos, a causa pode ser determinada por meio de testes de mobilidade articular passiva.

Testes de mobilidade acessória passiva. Os testes de mobilidade acessória passiva envolvem a avaliação dos movimentos artrocinemáticos ou acessórios das articulações. Na coluna, eles são conhecidos como testes de mobilidade intervertebral acessória fisiológica passiva.

Os movimentos acessórios são involuntários (ver Cap. 3). Com algumas exceções, os músculos não podem restringir os deslizamentos das articulações, em especial se forem testados na posição com espaço articular de uma articulação periférica e, no final da amplitude disponível, nas articulações espinais.

Assim, a avaliação do movimento acessório de uma articulação, por meio do deslizamento, permite a obtenção de informações sobre a integridade das estruturas inertes. Nessa hipótese, há duas possibilidades:

1. *Não há restrição ao deslizamento articular.* A falta de restrição ao deslizamento articular permite duas conclusões:

    a. A integridade das duas superfícies articulares e do tecido periarticular é satisfatória. Se as superfícies articulares e as estruturas periarticulares estiverem intactas, a perda de movimento pode ter sido causada por tecido contrátil. A intervenção, nesses casos, envolve a aplicação de técnicas de mobilização dos tecidos moles, cuja finalidade é alterar o comprimento do tecido contrátil.

    b. O deslizamento articular é excessivo e não há restrições. Movimentos excessivos indicam instabilidade ou hipermobilidade patológica ou podem ser considerados normais para o indivíduo. Nesses casos, a sensação de final do movimento fornece algumas informações úteis. A intervenção concentra-se na aplicação de técnicas de estabilização destinadas a fornecer suporte secundário às articulações por meio de ações musculares.

2. *Há restrição ao deslizamento articular.* Se houver restrição ao deslizamento, as superfícies articulares e os tecidos periarticulares são as causas da perda de movimentação do paciente, embora, como já mencionado, os tecidos contráteis não possam ser excluídos de maneira definitiva. A intervenção para esse tipo de achado envolve, inicialmente, a mobilização de uma articulação específica para restaurar o deslizamento. Depois de restaurado o deslizamento, o movimento osteocinemático é reavaliado. Se ainda permanecer reduzido, significa que o tecido contrátil apresenta algum tipo de problema. A distração e a compressão são usadas para ajudar a diferenciar a causa da restrição.

    a. *Distração.* A tração é uma força aplicada passivamente pelo fisioterapeuta, que resulta na distração das superfícies articulares.
    Se a distração for limitada, há suspeita de contratura do tecido conjuntivo.
    Se a dor aumentar, é indicação de ruptura do tecido conjuntivo e está associada ao aumento de amplitude.
    Se a dor atenuar, indica o envolvimento da superfície articular.

    b. *Compressão.* Compressão é a força oposta à distração e envolve a aproximação das superfícies articulares.
    Se a compressão aumentar a dor, significa que pode haver fragmentos livres ou desequilíbrio interno na articulação.
    Se atenuar a dor, representa possível comprometimento da cápsula articular.

Assim, com base na avaliação desses movimentos articulares, o fisioterapeuta pode determinar o que segue:

▶ A causa das limitações na amplitude de movimento fisiológico de uma articulação.

▶ Resposta da sensação de final do movimento desses tecidos.

▶ Estágio da cicatrização.

▶ Integridade das estruturas de suporte (p. ex., os ligamentos) circundantes à articulação (p. ex., a integridade do ligamento cruzado anterior, se testada com o teste de Lachman).

Com base nas informações obtidas na avaliação da mobilidade da articulação, são tomadas as decisões iniciais sobre o tipo de intervenção. Se houver restrição ao jogo articular e nenhuma indicação de sensação de final do movimento óssea ou de irritabilidade grave, é possível utilizar as técnicas de mobilização articular (ver discussões sobre mobilização articular no Cap. 11). Se não houver restrição na mobilidade, o fisioterapeuta pode decidir pela aplicação de técnicas que aumentem a extensibilidade dos tecidos conjuntivos adjacentes, considerando-se que a diminuição anormal desses tecidos, incluindo ligamentos, cápsulas articulares e tecidos periarticulares, pode restringir a mobilidade articular.

Curiosidade Clínica

Deve-se tomar muito cuidado quando as avaliações clínicas tiverem por base os resultados de testes de movimentos acessórios, porque apenas alguns estudos verificaram sua validade e confiabilidade na coluna ou nas extremidades. Ademais, pouco é conhecido sobre sua validade para a maioria das conclusões.[86]

Testes de posicionamento na coluna. Os testes de posicionamento são exames de classificação solicitados pelos osteopatas para examinar a posição relativa de uma articulação zigoapofisária em relação à inferior. Como habitualmente ocorre em todos os testes de classificação, os de posicionamento são importantes para focar a atenção do fisioterapeuta em uma área específica, embora não sejam adequados para traçar um quadro definitivo da situação dos movimentos segmentares. Entretanto, quando combinados aos resultados dos testes de movimentos passivos, os exames de posicionamento ajudam a formular a hipótese diagnóstica.

A introdução da Seção III apresenta a descrição do teste de posicionamento da coluna.

Desempenho muscular: força, potência e resistência. A força mede a potência com a qual as unidades miotendíneas atuam por meio do sistema osso-articulação/alavanca-braço para a produção de movimentos ativos ou para resistir passivamente contra gravidade e resistências variáveis.[79]

> ### Curiosidade Clínica
>
> Segundo Cyriax, os tecidos musculoesqueléticos podem ser subdivididos em tecidos contráteis e inertes (não contráteis).[57]
>
> - *Contráteis.* O termo *tecido contrátil*, de acordo com a definição de Cyriax, é um tanto inadequado, porque os únicos tecidos verdadeiramente contráteis do corpo humano são as fibras musculares. Entretanto, incluem-se nessa categoria os ventres musculares, os tendões, as junções tenoperiósteas, as bolsas submusculares/tendíneas e os ossos (junções osteotendíneas), uma vez que todos são tensionados com as contrações musculares.
> - *Inertes.* Os tecidos inertes incluem as cápsulas articulares, os ligamentos, as bolsas, as superfícies articulares, a sinóvia, a dura, os ossos e a fáscia.
>
> A junção osteotendínea e as bolsas localizam-se em cada uma das subdivisões devido a sua proximidade com os tecidos contráteis e a sua capacidade de compressão ou de alongamento durante os movimentos.

Por definição, os tecidos contráteis estão envolvidos nas contrações musculares e podem ser testados com o auxílio de contrações musculares isoladas. Entretanto, como os tendões, que não têm capacidade para contrair, podem ser classificados como inertes, porque, embora sejam fortemente afetados pela contração dos respectivos ventres musculares, podem, também, ser afetados por alongamentos passivos (Tabs. 8-23 e 8-24). No entanto, os tecidos inertes, que também não possuem a capacidade de contrair, podem ser comprimidos e, portanto, são afetados durante a contração.

Conforme Cyriax, a dor provocada pelas contrações indica a existência de lesões em um músculo ou estrutura capsular.[57] Essa suspeita pode ser confirmada pela combinação dos achados feitos em testes isométricos, com os achados dos movimentos passivos e dos testes de compressão e de distração das articulações. Além dos exames da integridade das estruturas inertes e contráteis, os testes de resistência são usados para examinar a integridade dos miótomos (ver Cap. 9). Os miótomos são definidos como músculos ou grupos de músculos servidos por uma única raiz nervosa. *Músculo-chave* é um termo bem-adequado e mais preciso, visto que os músculos testados são os mais representativos do suporte para um segmento particular. Os testes de força muscular voluntários devem permanecer um tanto subjetivos até o surgimento de uma forma mais adequada de medir a contração muscular.[79] Cyriax acreditava que, se uma estrutura fosse isolada e, em seguida, submetida a um certo nível de tensão, seria possível chegar a uma conclusão sobre sua integridade.[57] Seu trabalho introduziu, também, o conceito de reatividade dos tecidos. Reatividade significa que a aplicação de tensões e movimentos diferentes pode alterar os sinais clínicos e os sintomas. Esse conhecimento é usado para medir quaisquer mudanças sutis na condição do paciente.[88]

A dor que ocorre de forma consistente com a resistência em músculos com qualquer comprimento pode ser indício de rupturas no ventre muscular. A dor sentida nos testes musculares pode indicar lesão em um músculo, em uma articulação ou na combinação de ambos. De acordo com Cyriax,[57,59] os testes de força podem levar aos seguintes achados:

▶ Contrações fracas e indolores indicam paralisia ou ruptura total de uma unidade miotendínea. O distúrbio motor da neuropatia periférica manifesta-se inicialmente por fraqueza e diminuição nos reflexos ou por ausência de reflexo nos tendões.[42]

▶ Contrações fortes e indolores significam que os achados são normais.

▶ Contrações fracas e dolorosas indicam patologia grave, como ruptura muscular significativa ou presença de tumores.

▶ Contrações fortes e dolorosas indicam lesões contráteis de Grau I.

O tipo de dor que não ocorre durante os testes, mas somente após a liberação de uma contração, pode ter origem articular, produzida pelo deslizamento da articulação subsequentemente à liberação da tensão.

> ### Curiosidade Clínica
>
> As dores que ocorrem com a resistência, acompanhadas por dores na extremidade oposta da amplitude de movimento passivo, indicam a existência de lesões musculares.

O grau de certeza em relação aos achados descritos depende da combinação entre o comprimento e a força aplicada no músculo testado (ver Cap. 1). Para testar completamente a integridade da unidade miotendínea, deve-se contrair o máximo possível a posição alongada da unidade. Esse método apresenta alguns problemas, embora nessa posição seja possível fazer testes completos na unidade miotendínea:

▶ A articulação e os tecidos inertes circundantes estão em posição mais vulnerável e podem ser a origem da dor.

▶ É difícil estabelecer diferenças entre lesões nos tecidos contráteis de gravidade variável. O grau de significação dos achados em testes de resistência depende da posição do músculo e da força aplicada (Tab. 8-25). Por exemplo, a reprodução da dor nas contrações mínimas, com o músculo na posição de repouso, é mais sugestiva de lesões contráteis do que a dor reproduzida com a contração máxima do músculo na posição alongada.

TABELA 8-23 Diagnósticos diferenciais de danos nos tecidos contráteis, inertes e neurais

	Tecidos contráteis	Tecidos inertes	Tecidos neurais
Dor	Cãibra, indistinta, dolorosa	Dor aguda	Em queimação, lancinante
Parestesia	Não	Não	Sim
Duração	Intermitente	Intermitente	Intermitente-constante
Distribuição dermatômica	Não	Não	Sim
Distribuição sensorial do nervo periférico	Não	Não	Sim (se o nervo periférico estiver envolvido)
Sensação de final do movimento	Espasmo muscular	Pastosa, capsular dura	Alongamento

TABELA 8-24 Diagnósticos diferencias de patologias nos músculos e nos ligamentos

Tipo	Músculos	Ligamentos
Mecanismo da lesão	Alongamento excessivo, trauma direto	Alongamento excessivo
Fatores que contribuem	Fadiga, desequilíbrio muscular, inflexibilidade, aquecimento inadequado	Fadiga, hipermobilidade e instabilidade, redução na estabilidade articular
Movimento ativo	Dor na contração ou no alongamento (Graus I ou II), nenhuma dor na contração (Grau III), fraqueza na contração (Graus I a III)	Dor no alongamento ou na distração (Graus I ou II), nenhuma dor no alongamento (Grau III), redução na amplitude de movimento
Movimento passivo	Dor no alongamento ou na compressão	Dor no alongamento (Graus I ou II), nenhuma dor no alongamento (Grau III), redução na amplitude de movimento
Movimento isométrico resistido	Dor na contração (Graus I ou II), nenhuma dor na contração (Grau III), fraqueza na contração (Graus I a III)	Nenhuma dor (Graus I a III)
Testes especiais	Se o teste isolar os músculos, fraqueza e dor na contração (Grau I ou II) ou fraqueza sem dor na contração (Grau III)	Testes de tensão positivos
Reflexos	Normais, com exceção do Grau III	Normais
Distribuição cutânea	Normal	Normal
Deslizamento/jogo articular	Normal	Aumentado
Palpação da estrutura	Sensibilidade pontual, edema (sangue) e espasmo	Sensibilidade pontual, edema (sangue/fluido sinovial)
Imagens diagnósticas	IRM positiva, artrografia e varredura com TC	IRM positiva, artrografia e varredura com TC; a radiografia em estresse mostra aumento da ADM

TC, Tomografia computadorizada; IRM, Imagem por ressonância magnética; ADM, Amplitude de movimento.
Magee DJ: *Orthopedic Physical Assessment*. Philadelphia: WB Saunders, 2002. Com permissão de WB Saunders.

▶ Quando o músculo alonga, atinge um ponto de insuficiência passiva, no qual não é capaz de gerar sua força máxima (ver Cap. 6).

Se o mesmo músculo for testado no lado oposto, usando o mesmo procedimento de teste, não há preocupação com o comprimento do músculo, pois o foco do teste é fornecer uma comparação com o mesmo músculo contralateral, em vez de avaliar o débito de força absoluta.

Para avaliar a força, os valores referem-se, tradicionalmente, aos grupos de músculos semelhantes localizados nas extremidades contralaterais ou razões antagonistas. Essas informações são utilizadas para verificar se a reabilitação do paciente foi total.

TABELA 8-25 Testes de força relacionados com a posição das articulações e o comprimento dos músculos

Comprimento do músculo	Lógica
Totalmente alongado	O músculo está na posição de insuficiência passiva Comprime o componente inerte do músculo Testes de ruptura muscular (ruptura tendoperióstea) usando a força mínima
Amplitude intermediária	O músculo está na posição mais forte Testes de potência muscular total
Totalmente encurtado	O músculo está na posição mais fraca Usado para a detecção de paralisias, em especial se estiver associado à contração excêntrica

Os testes musculares manuais costumam ser usados para avaliar a força de um músculo ou de um grupo muscular. Eles fornecem informações importantes como:

▶ Quantidade de força que o músculo é capaz de produzir e se essa quantidade varia de acordo com o ângulo da articulação.

▶ Se a contração produz qualquer tipo de dor ou fraqueza.

▶ A resistência do músculo e o grau de substituição que ocorre durante o teste.

Os testes musculares manuais são níveis de medição ordinais,[89] com confiabilidade interavaliadores e intra-avaliadores, principalmente quando a escala for expandida para incluir sinal de mais ou de menos, afim de indicar a metade ou o grau completo.[90-92] As posições dos testes musculares manuais padrões, conforme descritos por Kendall, são mostrados nas Figuras 8-5 até 8-39. ▶ *vídeo*

Foram idealizadas diversas escalas para avaliar a força muscular. Janda[93] costuma usar uma escala de 0 a 5, com as seguintes descrições:

▶ *Grau 5: N (Normal).* Músculos muito fortes e normais, com amplitude de movimento total e capazes de suportar resistência considerável. Isso não significa que sejam normais em todas as circunstâncias (p. ex., no início do estado de fadiga ou de exaustão).

▶ *Grau 4: B (Bom).* Músculos com força satisfatória e amplitude de movimento total e capazes de suportar resistências moderadas.

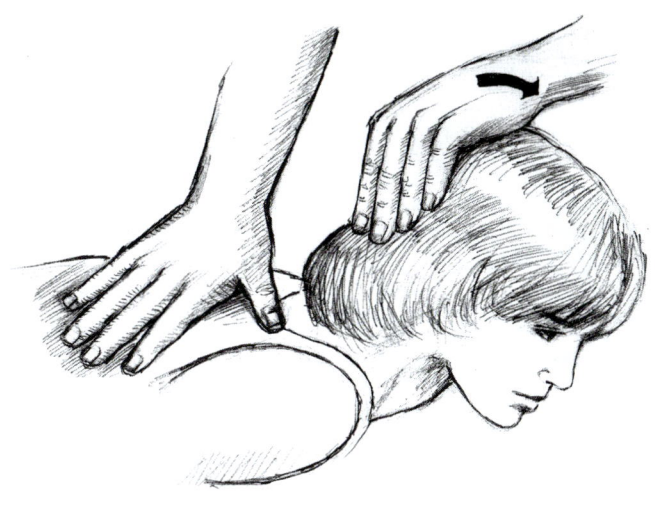

FIGURA 8-5 Posição de teste muscular manual para os extensores póstero-laterais da cabeça e do pescoço.

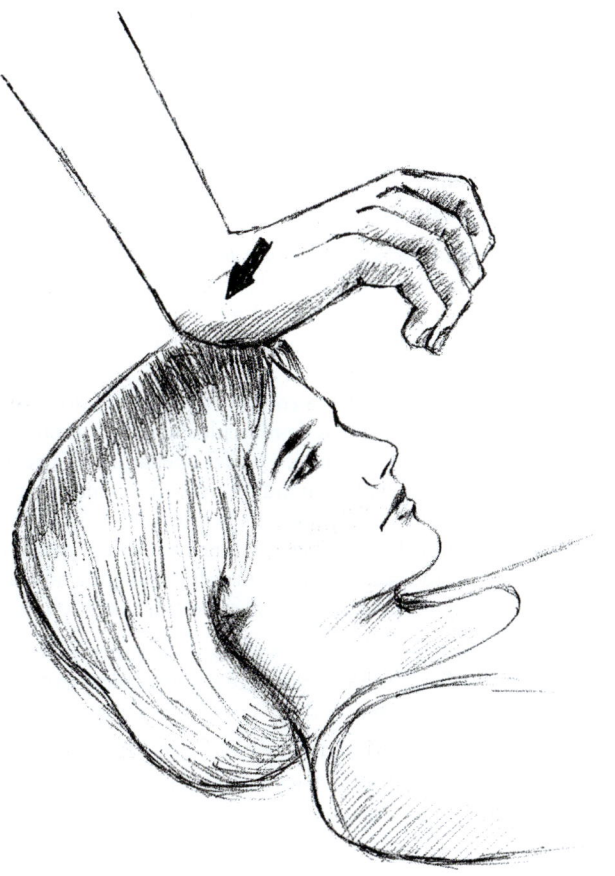

FIGURA 8-6 Posição de teste muscular manual para os flexores anteriores da cabeça e do pescoço.

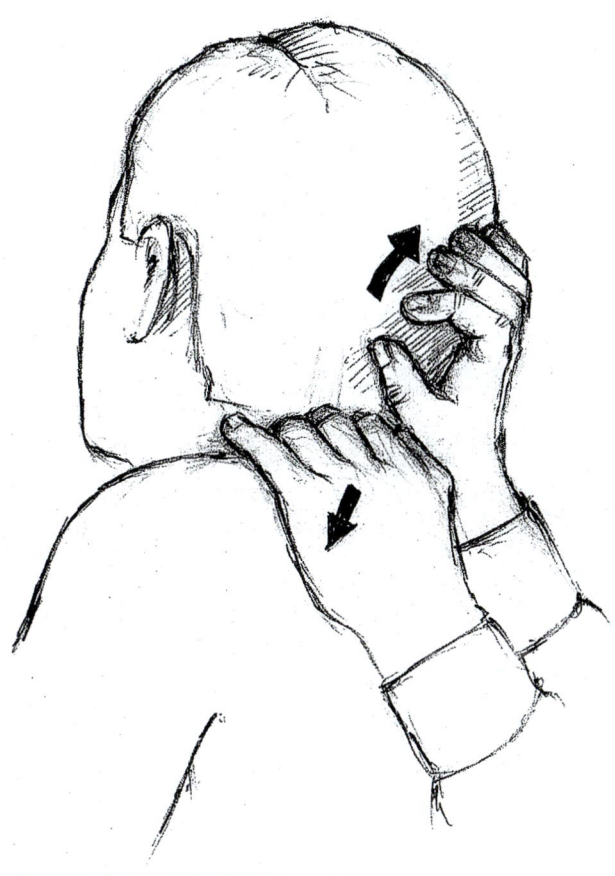

FIGURA 8-7 Posição de teste muscular manual para o trapézio superior.

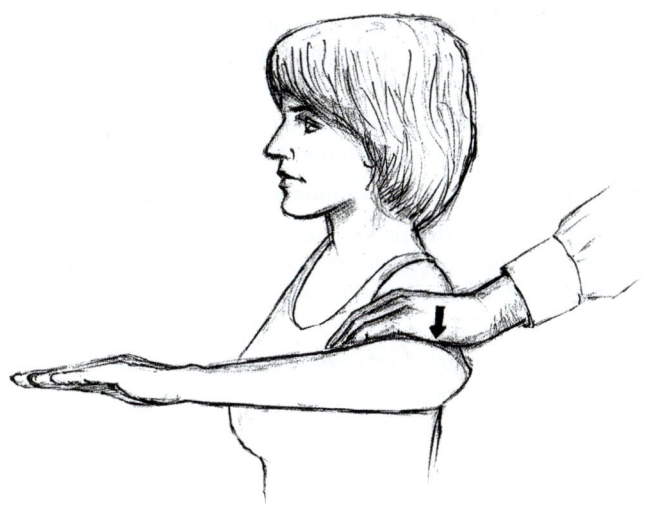

FIGURA 8-8 Posição de teste muscular manual para o supraespinal e o deltoide médio.

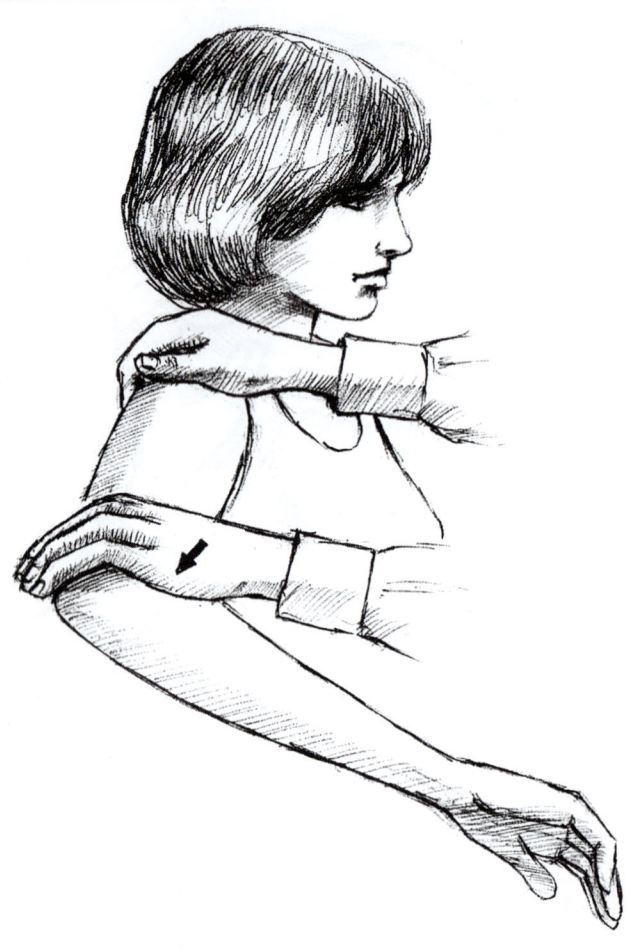

FIGURA 8-9 Posição de teste muscular manual para o deltoide posterior.

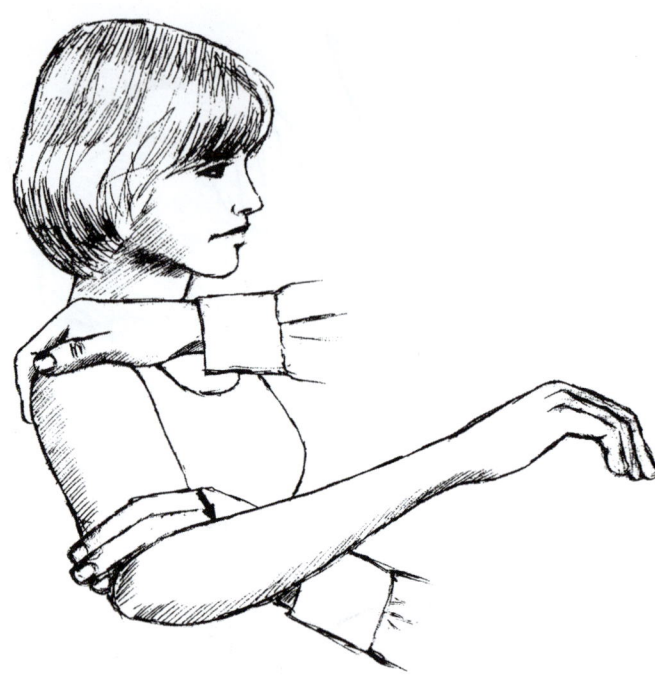

FIGURA 8-10 Posição de teste muscular manual para o deltoide anterior.

- *Grau 3: R (Razoável).* Músculos com amplitude de movimento total contra a gravidade somente quando não for aplicada qualquer tipo de resistência.
- *Grau 2: F (Fraco).* Músculos muito fracos, com amplitude de movimento total somente quando a gravidade for eliminada pelo posicionamento cuidadoso do paciente.
- *Grau 1: M (Muito fraco).* Músculos com evidências de contrações leves, sem movimentos efetivos.
- *Grau 0.* Músculos sem nenhuma evidência de contratilidade.

Sapega[89] usa as descrições apresentadas na Tabela 8-26.

Para ser válido, o teste de força deve evocar a contração máxima do músculo que está sendo testado. Cinco estratégias asseguram tal ocorrência:

1. *Colocação da articulação cujo músculo a ser testado atravessa, ou está próxima de sua posição com espaço articular.*
2. *Colocação em posição encurtada do músculo a ser testado.* Isso deixa o músculo em posição fisiológica ineficaz, cujo efeito é aumentar a atividade neuromotora.
3. *Execução de contração muscular excêntrica, usando o comando "Não deixe que eu mova você".* Visto que as pontes cruzadas são maiores durante as contrações excêntricas, a tensão muscular excêntrica máxima desenvolvida é maior com as contrações excêntricas do que com as concêntricas (ver Cap. 6).
4. *Interrupção da contração.* É importante interromper a contração muscular para assegurar-se de que o paciente esteja fazendo o máximo de esforço possível e que a potência muscular total está sendo testada.
5. *Manutenção da contração durante pelo menos cinco segundos.* A fraqueza resultante da paralisia de um nervo apresenta níveis distintos de fatigabilidade. O músculo tem pouca resistência porque, em geral, consegue sustentar a contração muscular máxima durante apenas 2 a 3 segundos, antes da falha completa. Essa estratégia tem como base as teorias do recrutamento muscular, nos casos de músculos normais, durante a execução da contração máxima, e utiliza apenas uma parte de suas unidades motoras, mantendo o restante como reserva para ajudar a manter a contração. Os músculos paralisados, com poucas unidades motoras em funcionamento, possuem poucas reservas. Se sua aparência for mais fraca do que a normal, significa que é necessário fazer investigações adicionais, ou seja:
   a. O teste deve ser repetido três vezes. A fraqueza muscular resultante do desuso é consistente e o músculo não ficará mais fraco depois que as contrações forem repetidas várias vezes.
   b. O teste também deve ser feito em outro músculo que compartilhe o mesmo tipo de inervação. O conhecimento das inervações dos nervos espinais e periféricos ajuda o fisioterapeuta a selecionar os músculos (ver Cap. 2).

As substituições de outros grupos musculares durante os testes referem a presença de algum tipo de fraqueza, mas não indicam, entretanto, a respectiva causa.

CAPÍTULO 8 • EXAME E AVALIAÇÃO **223**

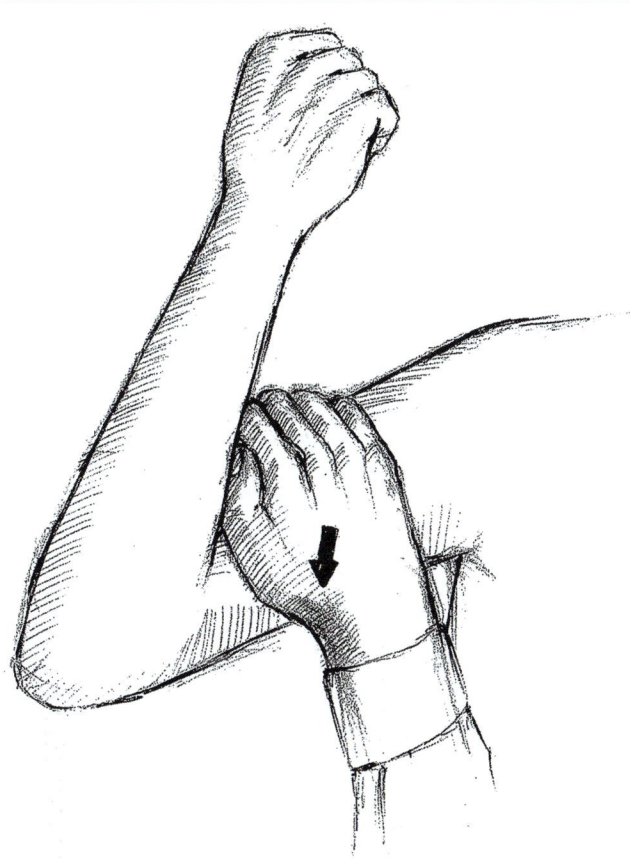

FIGURA 8-11 Posição de teste muscular manual para o coracobraquial.

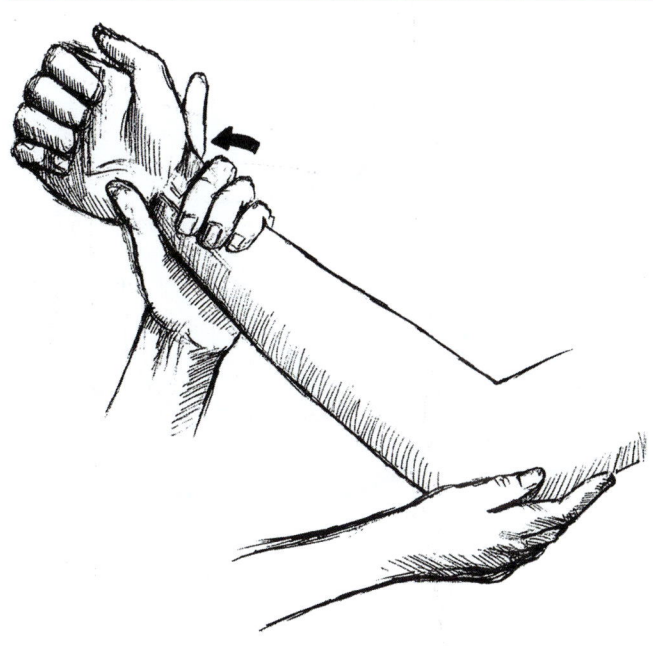

FIGURA 8-12 Posição de teste muscular manual para o braquiorradial.

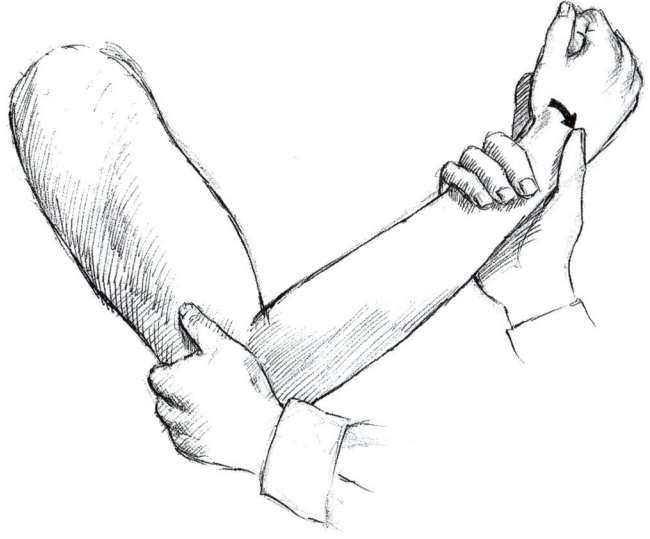

FIGURA 8-13 Posição de teste muscular manual para o bíceps.

Como ocorre habitualmente, esses testes não podem ser avaliados de forma isolada, ou seja, têm de ser integrados em um perfil clínico total antes de qualquer conclusão definitiva sobre a condição do paciente.

Outros graus de força muscular são apresentados em vários textos.[89,93,94] A análise dos métodos populares de classificação dos músculos evidencia a obviedade das fraquezas e das semelhanças. Se a força de um músculo for menor do que o Grau III, os testes de grau talvez sejam úteis, embora sejam aqueles acima de III que possibilitam mais confusões. Algumas imprecisões são causadas pelas descrições de máximo, moderado, mínimo ou considerável, que acabam prejudicando a objetividade dos testes.

Embora a classificação da força muscular seja essencial na atividade clínica e a capacidade de isolar os vários músculos seja muito importante para determinar a origem da paralisia dos nervos, as classificações específicas não fornecem muitas informações sobre a capacidade da estrutura para executar trabalhos funcionais. Além disso, as medições da força isométrica muscular são tão específicas para um ponto ou para uma pequena amplitude na excursão da amplitude articular que, em consequência, não podem ser usadas para prever as capacidades de força dinâmica.[95-97] Mais recentemente, os exames de força têm envolvido:

▶ Análises da proporção entre a contração excêntrica e a concêntrica de um músculo em diversas posições e velocidades.[98] Essa proporção denomina-se *razão excêntrica/concêntrica* (E/C).[99] O cálculo é feito pela divisão do valor da força excêntrica pelo valor da concêntrica. Vários autores[100,101] demonstraram que o limite superior dessa razão é 2 e que os limites inferiores indicam a existência de patologias (Tab. 8-27).[99,102]

▶ Exames da força funcional de um músculo ou de um grupo muscular. Neste livro, os métodos de testes funcionais possuem descrições especiais ou procuram avaliar quais músculos são suscetíveis ao enfraquecimento (Tab. 8-28).

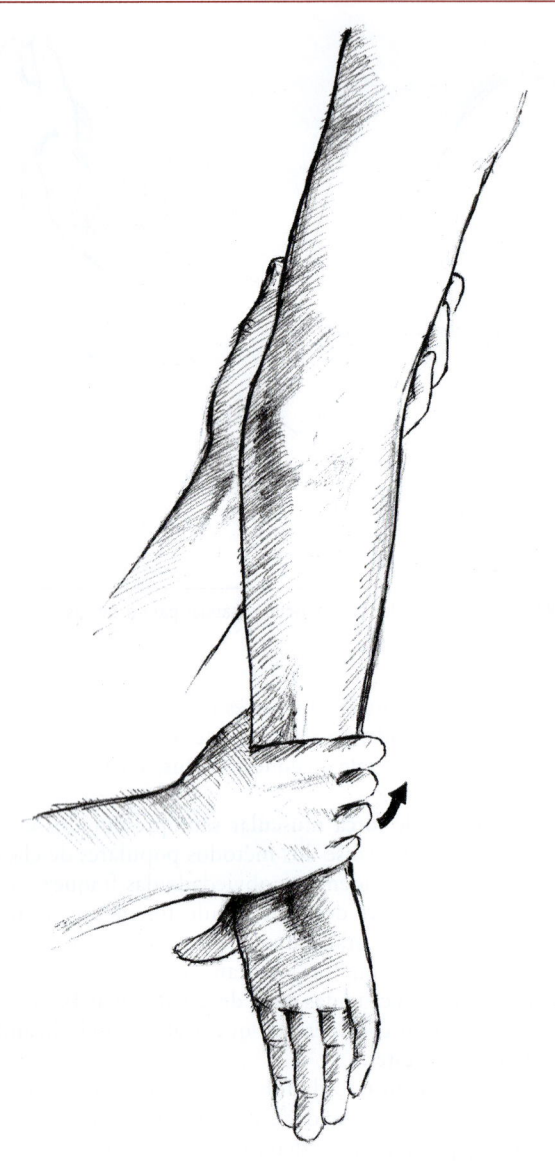

FIGURA 8-14 Posição de teste muscular manual para o tríceps braquial e o ancôneo.

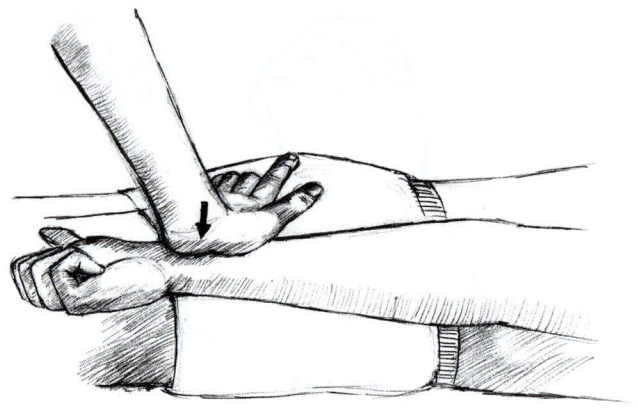

FIGURA 8-15 Posição de teste muscular manual para o latíssimo do dorso.

lombar,[63,104,105] é necessário realizar pesquisas adicionais para determinar o papel da força funcional nas extremidades.

Função motora. Função motora é a capacidade de aprender ou demonstrar de forma hábil o aprimoramento, a manutenção, a modificação e o controle de posturas voluntárias e de padrões de movimento.[13] O fisioterapeuta deve observar quaisquer sinais indicativos de comprometimento neurológico sistêmico. Essas indicações incluem padrões anormais de movimento, sinergia de movimentos ou distúrbios na marcha.

Os critérios dos padrões motores simples exigem que os movimentos:[20,93]

▶ Sejam executados exatamente na direção desejada.

▶ Sejam suaves e com velocidade constante.

Os testes das funções musculares apresentam as seguintes informações:[103]

▶ A força dos músculos individuais ou de grupos musculares formam uma unidade funcional.

▶ Natureza, amplitude e qualidade dos padrões simples de movimento.

▶ Relação entre força e flexibilidade de um músculo ou de um grupo de músculos.

Portanto, os testes das funções musculares devem focalizar a produção e o controle do movimento das atividades funcionais. Embora haja consenso sobre a importância do tronco e da musculatura pélvica no funcionamento normal da coluna vertebral, na proteção contra dores e na recorrência de distúrbios na coluna

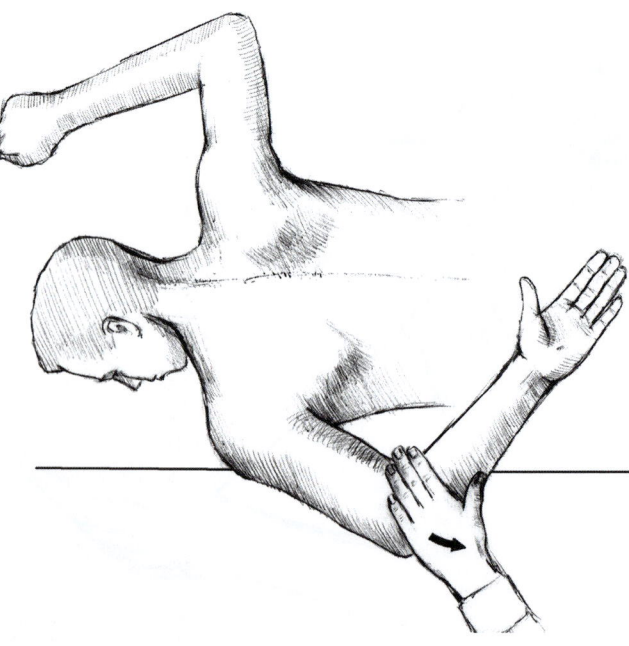

FIGURA 8-16 Posição de teste muscular manual para o redondo maior.

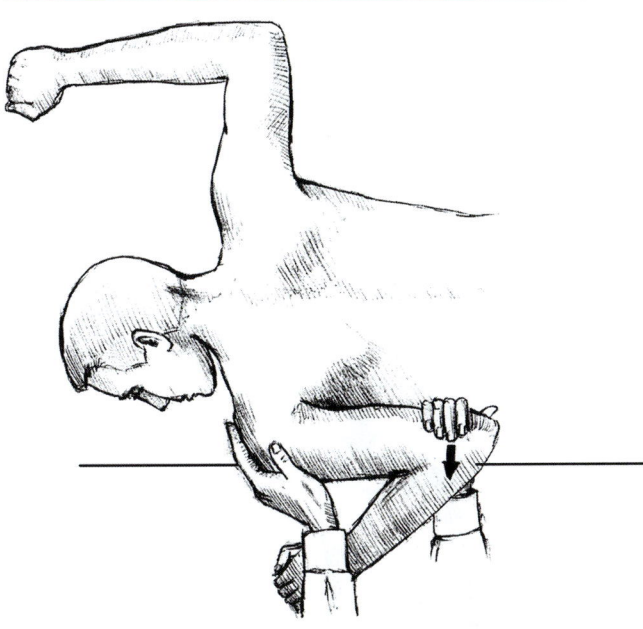

FIGURA 8-17 Posição de teste muscular manual para os romboides e o levantador da escápula.

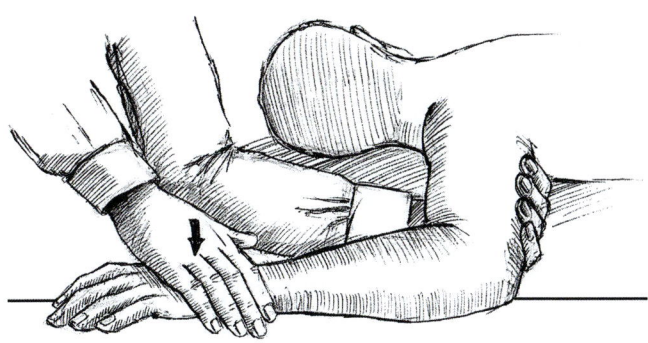

FIGURA 8-19 Posição de teste muscular manual para os rotadores externos do ombro.

estende com os movimentos simétricos, roda com os movimentos recíprocos e movimenta em combinações de flexão ou extensão com rotação e flexão lateral nos movimentos assimétricos. Os movimentos dos membros afetam o tronco de diferentes formas.

Os critérios para estabelecer padrões motores complexos são os seguintes:[20]

▶ Sincronia entre os movimentos primários das regiões distais com os das regiões mais proximais.
▶ Sigam o caminho mais eficiente e mais curto.
▶ Sejam executados na amplitude total.

A maioria dos movimentos envolve padrões extremamente complexos e incluem o tronco, as extremidades bilaterais e as combinações unilaterais de extremidades.[106] O tronco flexiona e

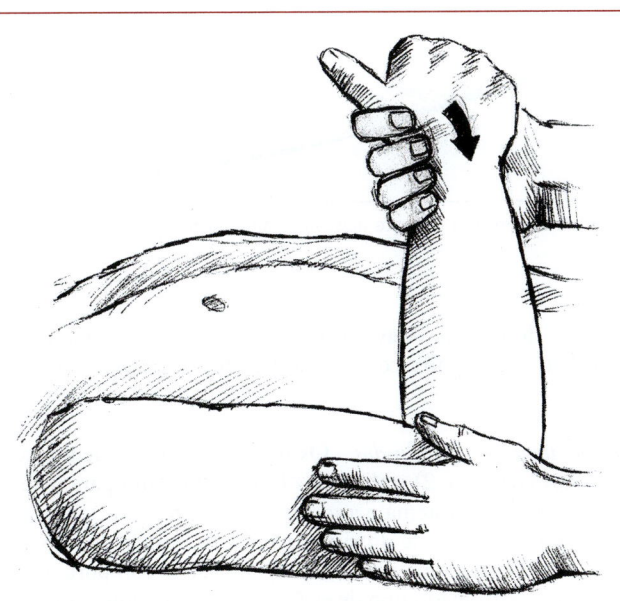

FIGURA 8-18 Posição de teste muscular manual para os rotadores internos do ombro.

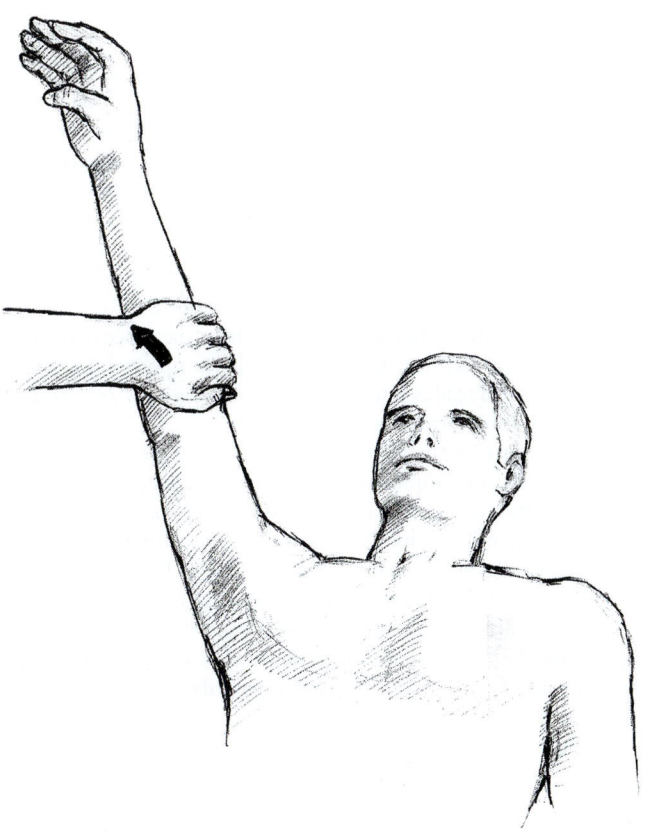

FIGURA 8-20 Posição de teste muscular manual para o peitoral maior (fibras inferiores).

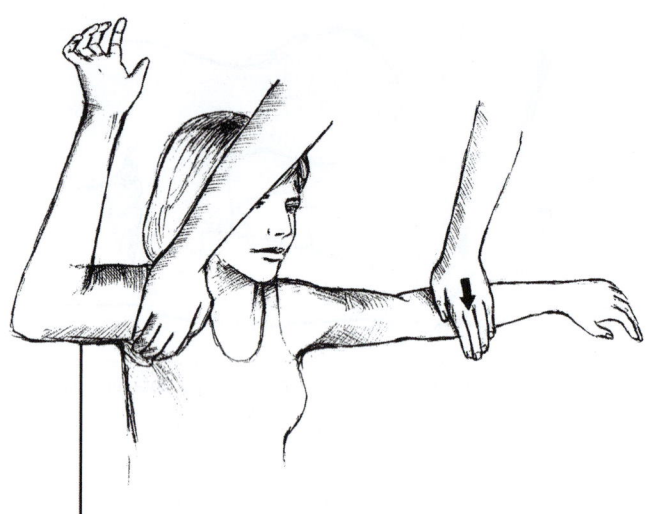

FIGURA 8-21 Posição de teste muscular manual para o peitoral maior (fibras superiores).

- Propagação suave dos movimentos de uma região do corpo para outra.
- Ausência de padrões de movimentos ineficientes ou de recrutamento muscular.
- Otimização da relação entre a velocidade do movimento iniciado em uma região e a velocidade em outras regiões.

As extremidades superiores trabalham em conjunto quando estiverem em contato direto ou indireto entre si (aperto de mãos, segurar um objeto com ambas as mãos) ou separadamente. As extremidades inferiores trabalham em conjunto, de forma estável, ou separadamente. Nas combinações bilaterais, os membros separam-se, embora ambos estejam envolvidos na atividade. Os membros podem movimentar-se na mesma direção ou em movimentos *simétricos* (nado de peito); em direções opostas ou em movimentos *recíprocos* (nado *crawl*); na direção de um lado do corpo (puxar uma corda acima de um lado da cabeça) ou em movimentos *assimétricos*; na direção de lados opostos do corpo (natação com braçadas laterais); ou em *movimentos transversais diagonais* ou *assimétricos* recíprocos.[106]

Padrões primitivos de movimentos são aqueles observados quando há comprometimento do sistema nervoso central, como o padrão de remoção dos flexores.[107] Os padrões de movimentos em massa envolvem movimentos combinados das articulações dentro da cadeia cinética, dependendo do movimento pretendido.[108] Por exemplo, o padrão em massa das extremidades inferiores envolve dorsiflexão do quadril, joelho ou tornozelo, variando o componente de rotação e de abdução-adução. Os padrões avançados envolvem combinações como extensão do quadril, flexão do joelho e flexão plantar ou flexão do quadril, extensão do joelho e dorsiflexão, ou seja, movimentos que ocorrem na marcha normal.[108]

Integridade reflexa. A integridade dos reflexos é definida como a integridade da via neural envolvida em determinado tipo de reflexo.[13] O Capítulo 2 descreve os mecanismos neurais associados

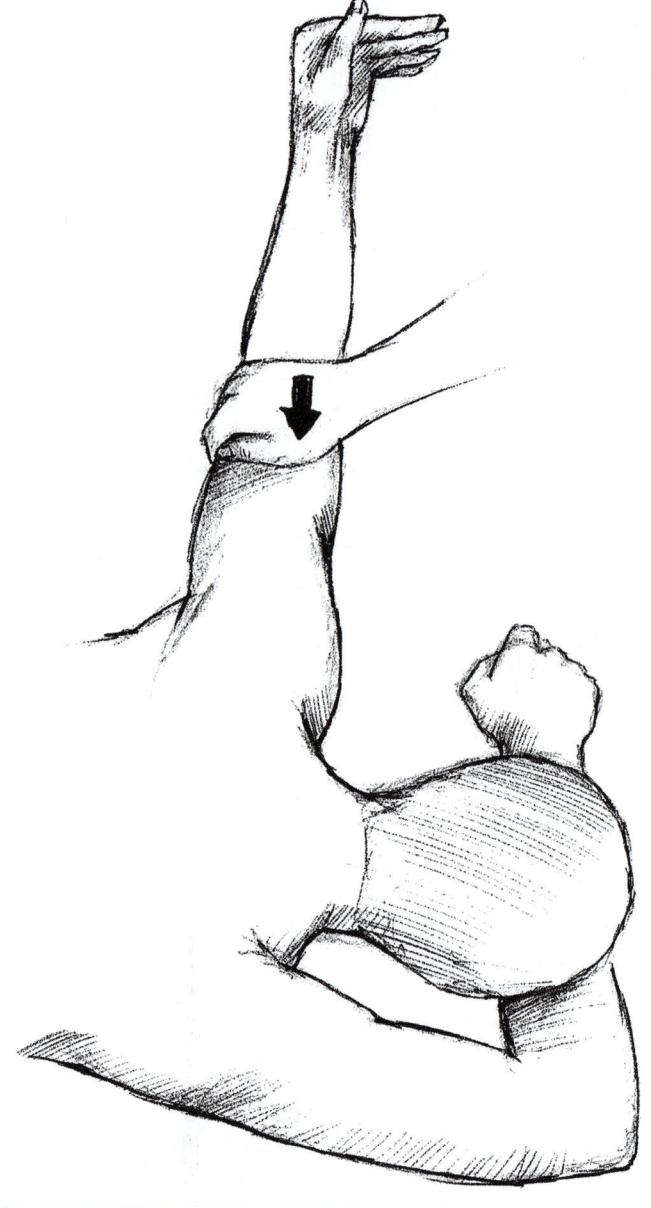

FIGURA 8-22 Posição de teste muscular manual para o trapézio médio.

aos testes de reflexo. A avaliação dos reflexos é extremamente importante no diagnóstico e na localização de lesões neurológicas.[109]

Reflexos tendíneos profundos. Os testes dos reflexos tendíneos profundos (ver Cap. 2) utilizam os fusos musculares para determinar o estado do sistema nervoso periférico aferente e eferente, bem como a capacidade do sistema nervoso central de inibir o reflexo. O reflexo é uma unidade programada de comportamento em que determinado tipo de estímulo de um receptor conduz, automaticamente, à resposta de um efetor.

Qualquer músculo que possua tendão é capaz de produzir reflexos tendíneos profundos. Em geral, os testes são realizados

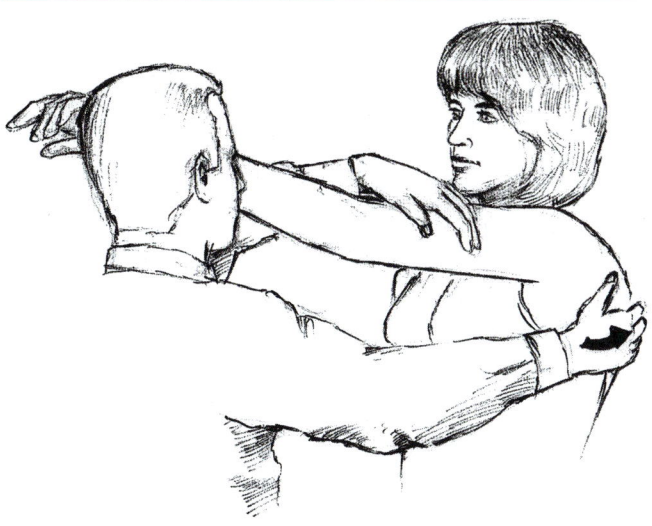

FIGURA 8-23 Posição de teste muscular manual para o serrátil anterior.

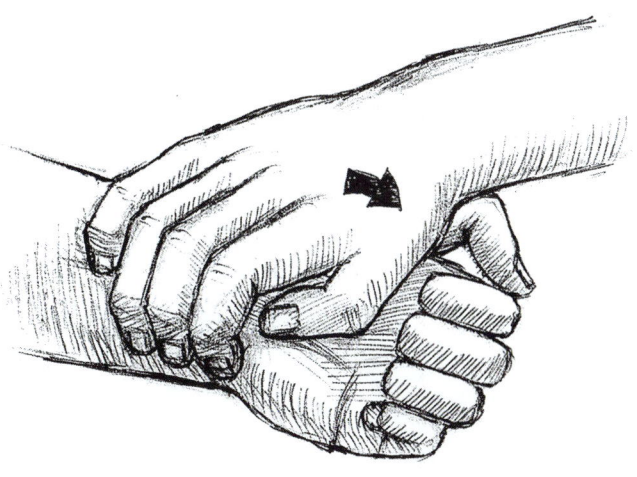

FIGURA 8-25 Posição de teste muscular manual para o flexor radial do carpo.

em cinco pontos: bíceps (C5), braquiorradial (C6) e tríceps (C7), na extremidade superior; e quadríceps (L4) e tendão do calcâneo, (S1) nas extremidades inferiores.

> **Curiosidade Clínica**
>
> Os reflexos abdominais e cremastéricos (reflexos superficiais da pele) diminuem ou não existem no lado afetado por lesões no trato corticospinal e, como consequência, funcionam como acessórios aos alongamentos musculares e aos reflexos plantares (Tab. 8-29).[110]

O tendão é atingido diretamente com o martelo de reflexos. Para otimizar os testes de reflexo do bíceps, basta colocar o polegar sobre o tendão e dar pancadas leves sobre ele. O membro sob testes deve estar relaxado e na posição flexionada ou semiflexionada. A manobra de Jendrassik pode ser empregada durante os testes para destacar reflexos musculares inesperados.[111]

▶ Para testar os reflexos nas extremidades superiores, o paciente deve cruzar os tornozelos e, em seguida, tentar fazer a abdução isométrica das pernas.

▶ Para testar os reflexos nas extremidades inferiores, o paciente deve cruzar os dedos e, em seguida, tentar fazer a separação isométrica dos cotovelos (Fig. 8-40).

Os reflexos tendíneos profundos são classificados como segue:
0 Ausente (arreflexia).
1+ Reduzido (hiporreflexia)
2+ Normal
3+ Hiperativo (vigoroso)
4+ Hiperativo com clono (hiper-reflexiva)

Cada uma dessas categorias pode ser um fenômeno generalizado ou localizado. A ausência de reflexo significa a interrupção no arco-reflexo. Os reflexos hiperativos denotam liberação de in-

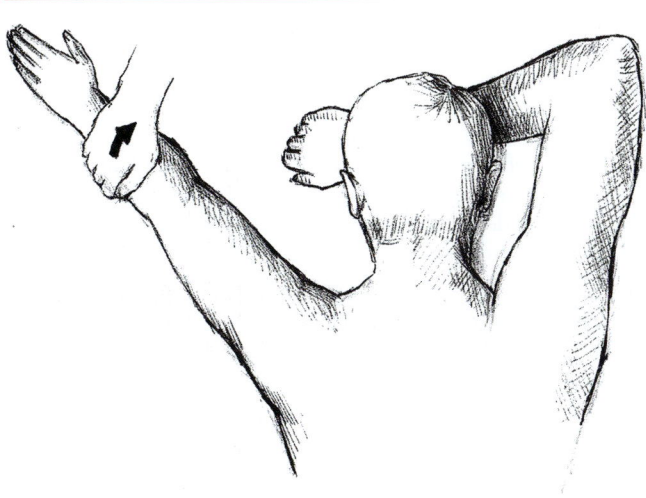

FIGURA 8-24 Posição de teste muscular manual para o trapézio inferior.

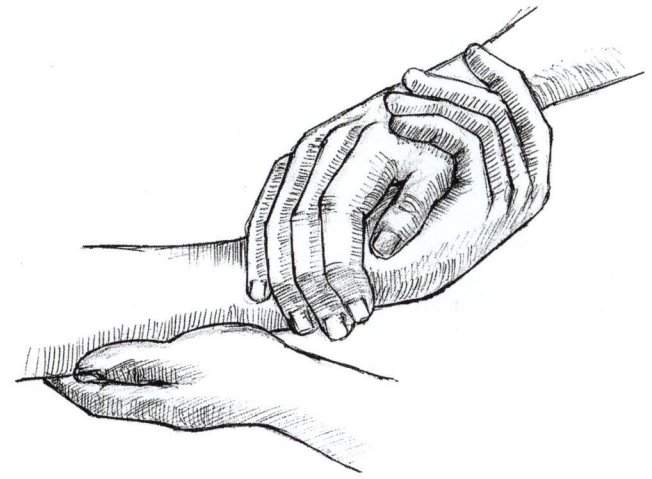

FIGURA 8-26 Posição de teste muscular manual para o flexor ulnar do carpo.

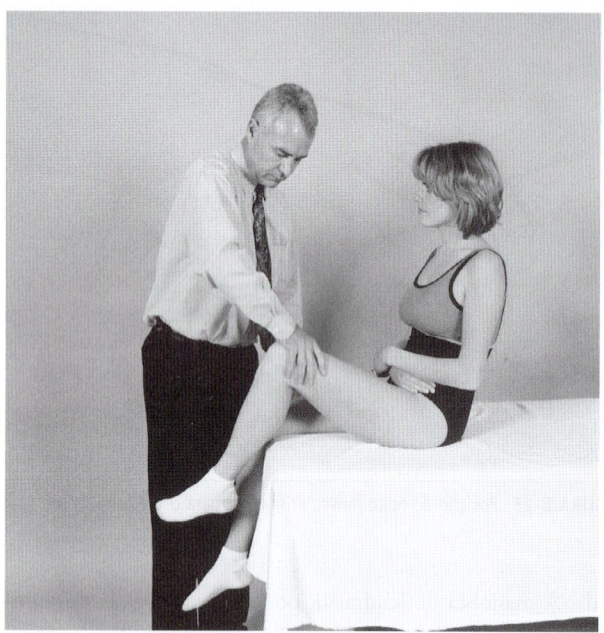

FIGURA 8-27 Posição de teste muscular manual para os flexores do quadril.

fluências inibitórias corticais. Sua assimetria tem mais significado patológico do que a atividade absoluta de um reflexo. Por exemplo, um reflexo patelar bilateral de classificação 3+ é menos significativo do que 3+ no lado esquerdo e 2+ no direito.

As causas de hiporreflexia generalizada percorrem a escala desde doenças neurológicas, condições metabólicas cromossômicas e hipotireoidismo até esquizofrenia e ansiedade.[112]

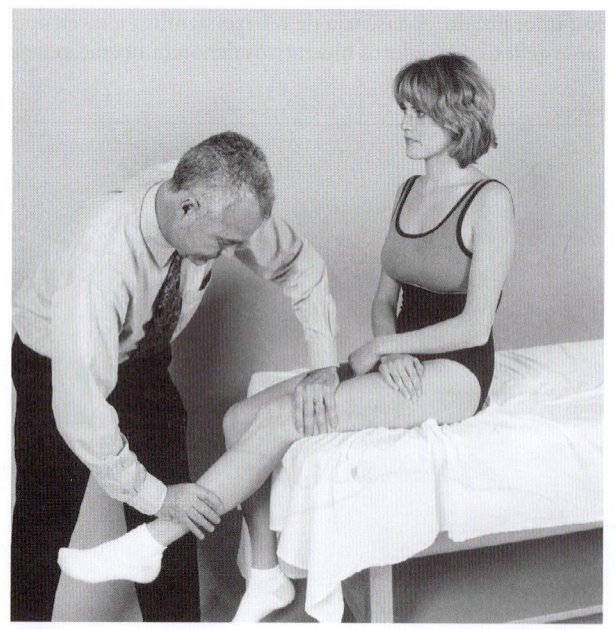

FIGURA 8-28 Posição de teste muscular manual para o quadríceps femoral.

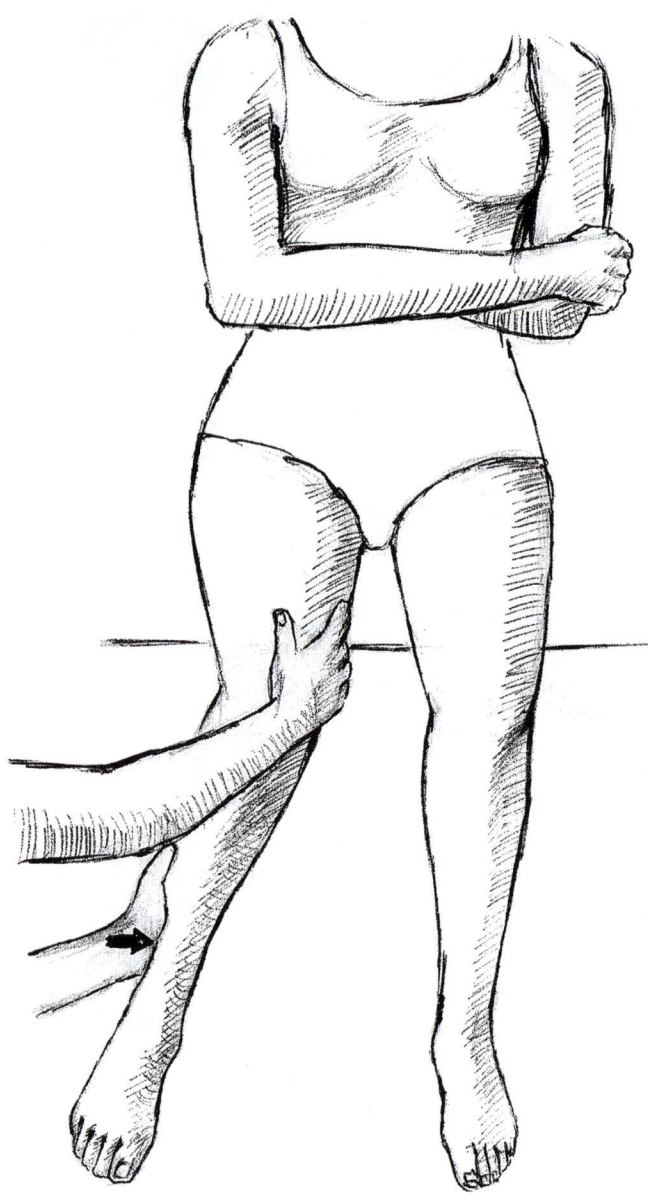

FIGURA 8-29 Posição de teste muscular manual para os rotadores internos do quadril.

▶ A hiporreflexia não generalizada pode ser o resultado de neuropatia periférica, compressão radicular do nervo espinal e síndrome de cauda equina. Portanto, é importante testar mais de um reflexo e avaliar as informações obtidas nos exames antes de chegar a uma conclusão sobre a relevância dos achados.

▶ A hiporreflexia, se não generalizada no corpo todo, é indício de paresia em um neurônio motor inferior ou sensorial, que pode ser segmentar (raiz), multissegmentar (cauda equina) ou não segmentar (nervo periférico).

A verdadeira hiper-reflexia neurológica apresenta um componente clônico e sugere lesões no sistema nervoso central (neurônio motor superior), tais como danos no tronco cerebral, compressão na medula espinal ou doenças neurológicas. O fisiotera-

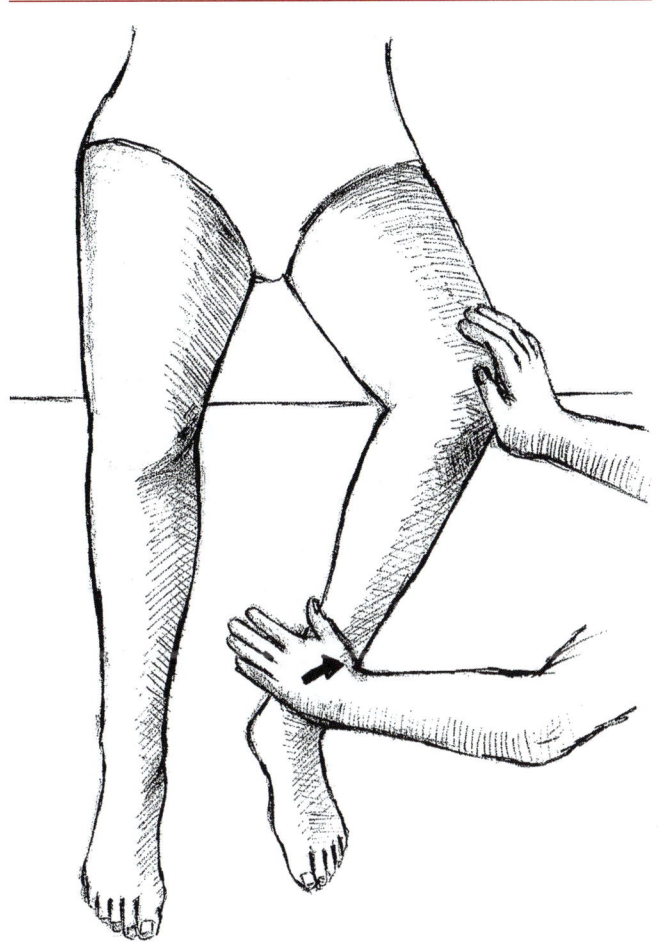

FIGURA 8-30 Posição de teste muscular manual para os rotadores externos do quadril.

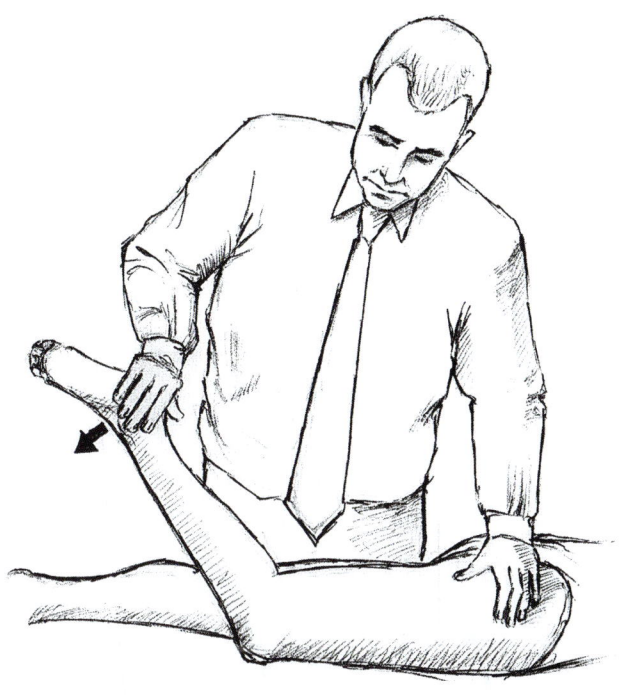

FIGURA 8-31 Posição de teste muscular manual para os isquiotibiais mediais.

Integridade sensorial. É a integridade do processamento sensorial cortical, incluindo a propriocepção, a palestesia (capacidade de sentir vibrações mecânicas), a estereognose (capacidade de perceber, reconhecer e denominar objetos familiares) e a topognose (capacidade de localizar com exatidão uma sensação cutânea).[13] O teste sensorial é descrito no Capítulo 2.

> **Curiosidade Clínica**
>
> A distribuição sensorial de cada nervo é chamada de *dermátomo* (Fig. 8-41). Os dermátomos da dor possuem menos sobreposições que os de toque leve.[113]

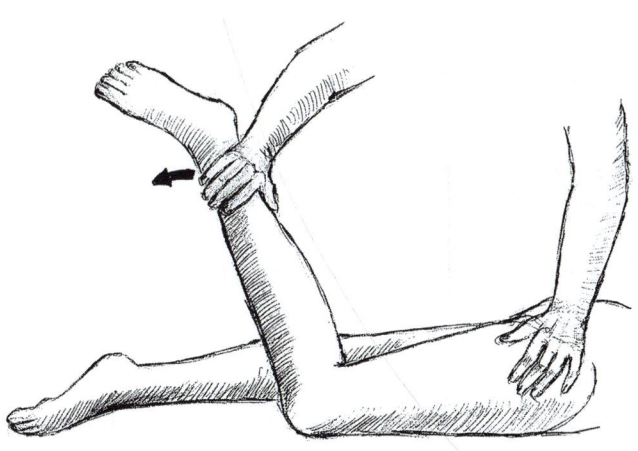

FIGURA 8-32 Posição de teste muscular manual para os isquiotibiais laterais.

peuta também poderá observar qualquer recrutamento adicional durante a contração reflexa do alvo. Assim como costuma ocorrer com a hiporreflexia, o examinador deve avaliar mais de um reflexo antes de chegar a uma conclusão. A presença de uma lesão no neurônio motor superior é confirmada pela presença de reflexos patológicos (ver a próxima seção).

Os reflexos vigorosos (hiperativos) são um achado normal, desde que não estejam mascarados pela hiper-reflexia causada por técnicas inadequadas. Ao contrário da hiper-reflexia, os reflexos vigorosos não apresentam componentes clônicos.

Reflexos patológicos. Existem dois tipos básicos de reflexos patológicos: o reflexo de Babinski e suas variantes (Chaddock, Oppenheim e Gordon) e o reflexo de Hoffman e suas variantes (tornozelo e clono do punho) (ver Cap. 2). Vários reflexos primitivos são, em geral, integrados pelos indivíduos durante a fase de desenvolvimento. Os reflexos patológicos ocorrem quando um processo de lesão ou de doença resultar em perda da supressão normal, pelo cérebro, no nível segmentar do tronco cerebral ou da medula espinal, com a consequente liberação do reflexo primitivo.[37] Dessa maneira, os reflexos patológicos sugerem a existência de lesões no sistema nervoso central (neurônio motor superior) e exigem encaminhamento para um especialista. Esses testes estão descritos no Capítulo 2.

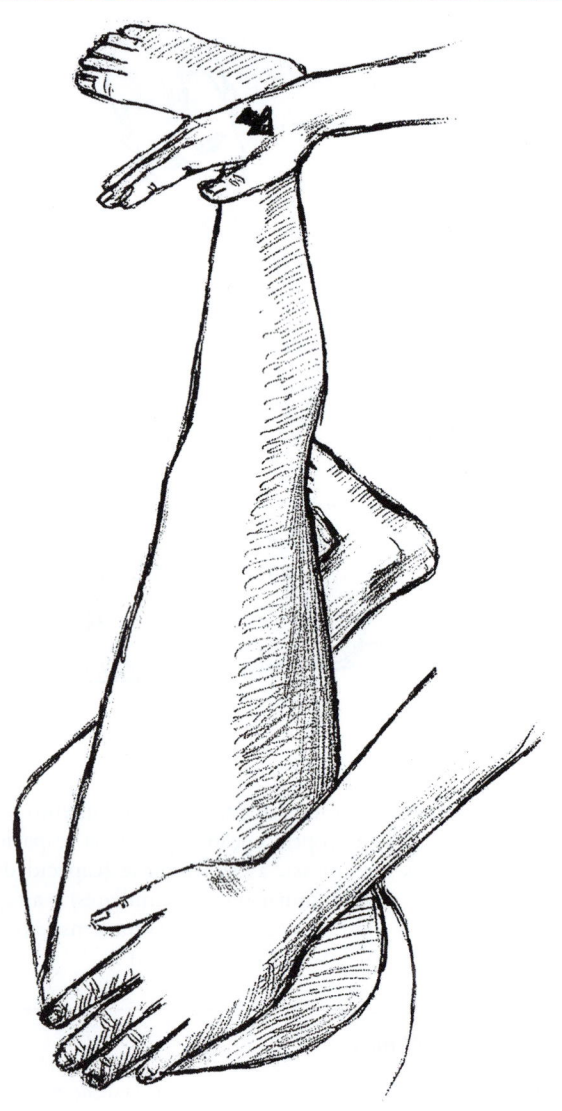

FIGURA 8-33 Posição de teste muscular manual para o glúteo médio.

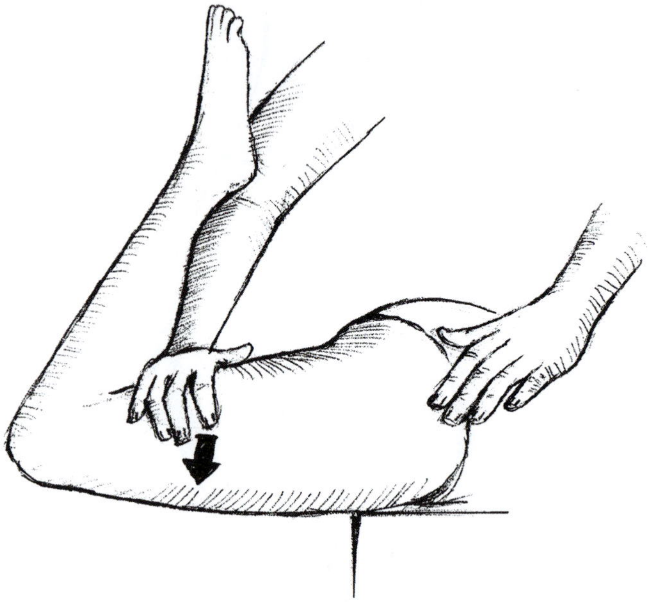

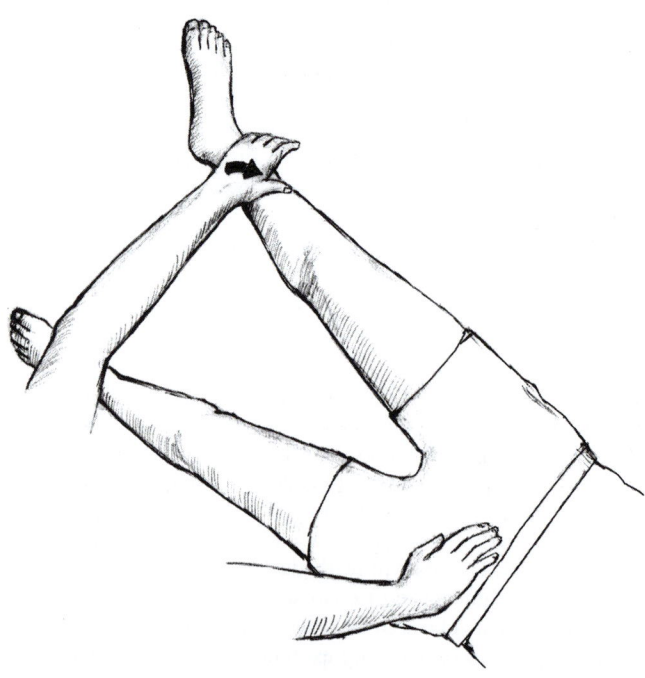

FIGURA 8-34 Posição de teste muscular manual para o glúteo máximo.

Capacidade aeróbia e resistência. A resistência e a capacidade aeróbia são a característica de executar um trabalho ou de participar de determinada atividade usando os mecanismos de captação e de liberação de oxigênio, bem como os mecanismos de liberação de energia do corpo.[13] As indicações clínicas para a utilização desse tipo de teste e as medições para essa categoria têm como base os dados obtidos na história e na revisão de sistemas. Essas indicações incluem patologia, fisiopatologia e lesões nos seguintes locais:[13]

▶ Sistema cardiovascular (taxa cardíaca, ritmo e pressão arterial anormais).

▶ Sistema metabólico/endócrino (osteoporose).

▶ Sistemas múltiplos (traumas, doenças sistêmicas).

▶ Sistema neuromuscular (fraqueza muscular generalizada, perda de resistência).

▶ Sistema pulmonar (taxa, ritmo, padrão respiratório anormal).

FIGURA 8-35 Posição de teste muscular manual para o iliopsoas.

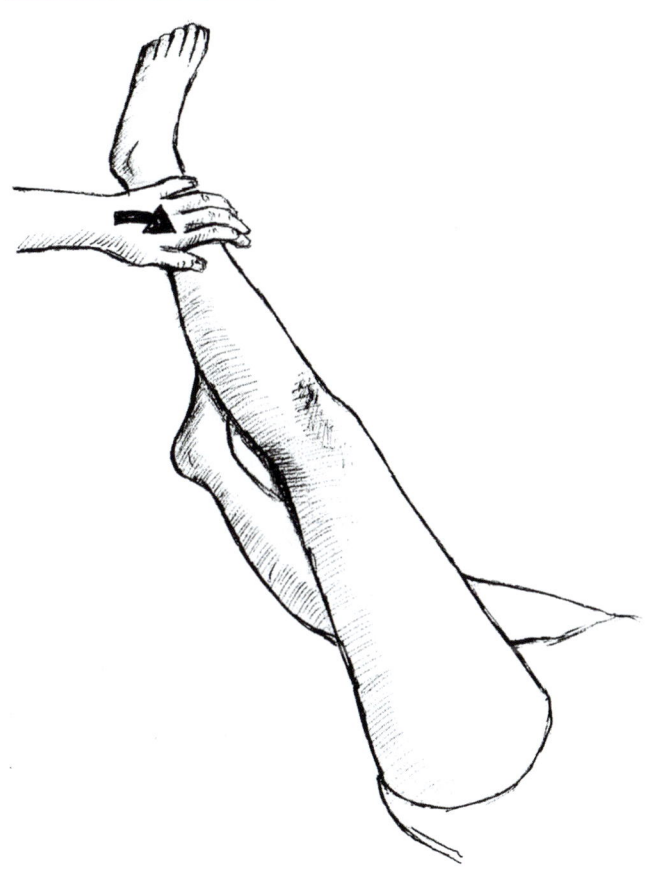

FIGURA 8-36 Posição de teste muscular manual para o tensor da fáscia lata.

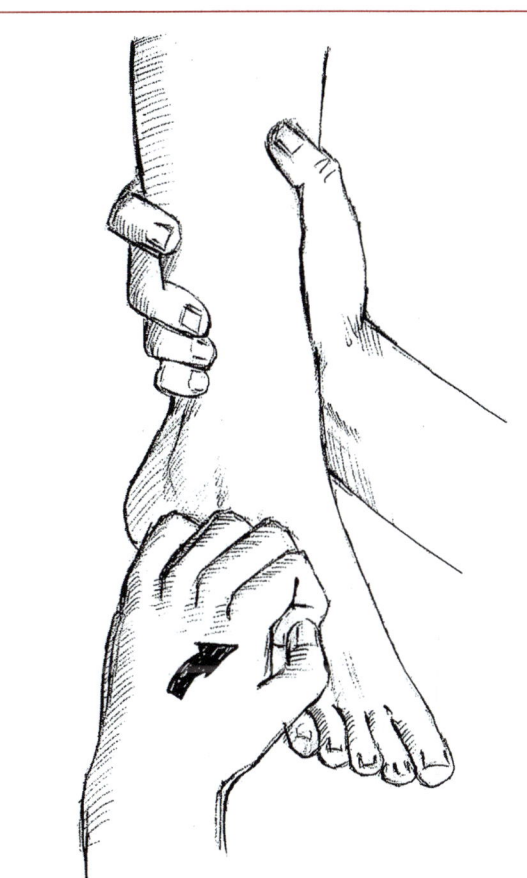

FIGURA 8-37 Posição de teste muscular manual para o fibular terceiro.

A resistência e a capacidade aeróbias podem ser medidas com o auxílio de protocolos de teste de exercícios padronizados (i.e., ergometria, testes de *step*, de caminhadas por tempo ou distância, de corridas ou de rotina), bem como pela resposta do paciente a tais testes.[13]

Características antropométricas. As características antropométricas são peculiaridades que descrevem dimensões do corpo como altura, peso, cintura e composição de tecido adiposo.[13] O uso de exames antropométricos e as medições subsequentes sofrem grandes variações. Se houver quantidades significativas de efusão ou edema, essas medições servem de importante base para avaliar a eficácia das intervenções (ver Cap. 9).

Circulação. A circulação é definida pelo *Guide* como o movimento do sangue pelos órgãos e tecidos, para liberar oxigênio e remover dióxido de carbono e subprodutos celulares.[13] A circulação também envolve o movimento passivo da linfa pelos canais. Os exames circulatórios incluem a avaliação dos sinais cardiovasculares não testados na resistência e na capacidade aeróbia e das características antropométricas, incluindo as respostas fisiológicas dos pacientes a mudanças de posição, inspeções nos leitos, unhas e recarga capilar e monitoramento das pulsações das extremidades (ver Cap. 9).

De maneira geral, a pulsação dorsal dos pés é utilizada nas extremidades inferiores para avaliar a permeabilidade dos vasos, enquanto o pulso radial é usado nas extremidades superiores.

Barreiras domiciliares, ambientais e laborais (trabalho, escola, lazer). As barreiras domiciliares, ambientais e laborais são impedimentos físicos que dificultam a otimização do exercício das funções.[13] O conceito de função é descrito no Capítulo 7.

Ergonomia e mecânica corporal. Ergonomia é a relação física entre o trabalhador, o trabalho executado, as ações, tarefas e atividades inerentes ao tipo de trabalho (emprego, escola, clube) e o ambiente onde ele é executado (emprego, escola, clube).[13] Mecânica corporal é a inter-relação entre os músculos e as articulações, enquanto estiverem mantendo ou ajustando a postura em resposta a forças aplicadas no corpo ou geradas por ele.

O detalhamento dos princípios científicos e de engenharia relacionados à ergonomia e aos critérios usados para quantificar essas medições não estão no escopo deste livro. A relação entre ergonomia e postura será discutida posteriormente.

Marcha, locomoção e equilíbrio. A análise da marcha é um componente importante do processo de exames (ver Cap. 13), e não deve ser reservada apenas para os pacientes com disfunções nas extremidades inferiores. Embora seja uma atividade comum e rotineira, a marcha recíproca e normal exige a fina integração de uma série de reflexos.[114] O exame da marcha tem a finalidade de ressaltar qualquer tipo de falha dentro desses reflexos, como desequilíbrios de flexibilidade e de força ou movimentos compensatórios.[115]

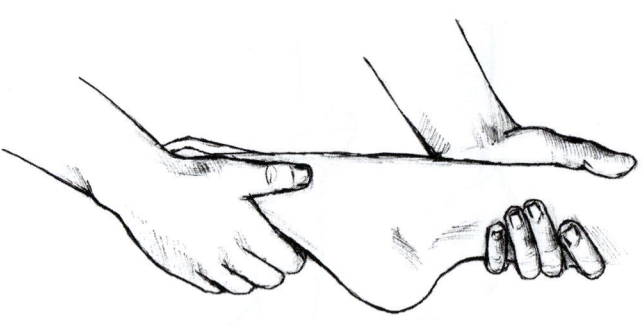

FIGURA 8-38 Posição de teste muscular manual para o tibial posterior.

TABELA 8-26 Graduação dos músculos

Grau	Valor	Movimento
5	Normal (100%)	Amplitude completa de movimento contra a gravidade, com resistência máxima
4	Bom (75%)	Amplitude completa de movimento contra a gravidade, com alguma resistência (moderada)
3+	Regular +	Amplitude completa de movimento contra a gravidade, com resistência mínima
3	Regular (50%)	Amplitude completa de movimento contra a gravidade
3-	Regular –	Alguma amplitude de movimento (incompleta) contra a gravidade
2+	Fraco +	Inicia o movimento contra a gravidade
2	Fraco (25%)	Amplitude completa de movimento, com eliminação da gravidade
2-	Fraco –	Inicia o movimento se a gravidade for eliminada
1	Traço	Evidência de uma leve contratilidade, sem movimento articular
0	Zero	Nenhuma contração é percebida

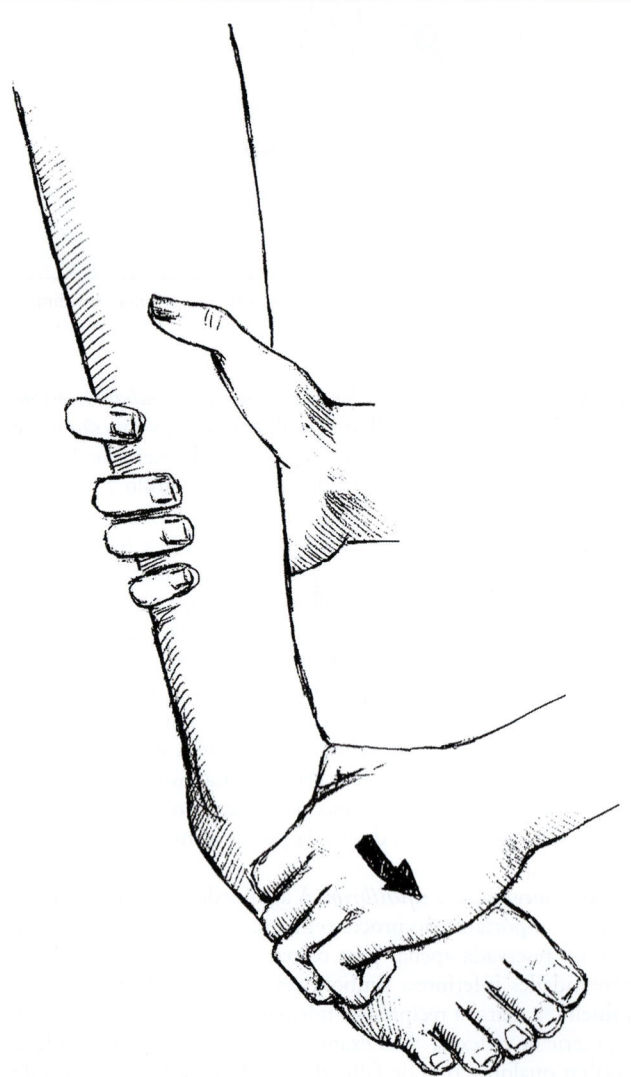

FIGURA 8-39 Posição de teste muscular manual para o tibial anterior.

A marcha, assim como a postura, varia entre os indivíduos. Entretanto, as marchas anormais não são, necessariamente, patológicas. A análise da marcha e da postura é descrita no Capítulo 13.

O equilíbrio é um componente essencial para a prática de esportes e para as atividades cotidianas. A manutenção do equilíbrio envolve a integração de informações obtidas nos sistemas vestibular, visual e somatossensorial. O sistema vestibular, que compreende o aparelho auditivo interno ou o sistema coclear (nervo craniano VIII; ver Cap. 2), é importante para manter o equilíbrio, ou seja, é um componente de controle. Exercícios habituais provaram ser benéficos para pacientes com perda vestibular unilateral aguda, e exercícios de adaptação e de equilíbrio produziram resultados positivos em pacientes com déficits vestibulares bilaterais crônicos.[116] Ao longo da história, o paciente pode descrever sintomas de vertigem, tontura, sensação de desmaio iminente ou de equilíbrio deficitário. Ataxia é uma descoordenação, ou movimento desajeitado, não associada a fraqueza muscular mas com relações muito fortes com disfunção do sistema nervoso central.[117] O início súbito de surdez unilateral pode ser devido a infarto da artéria do labirinto, possivelmente indicando infarto no sistema vertebrobasilar,[118] doença de Ménière, neuroma acústico, doença autoimune do ouvido interno, ataxia de Friedrich, compressão do nervo vestibulococlear, diabete melito, otosclerose ou reação adversa de medicamento.[119] Náusea e vômito são queixas comuns em distúrbios de equilíbrio.

A medição do equilíbrio pode ser feita com o auxílio de testes estáticos e dinâmicos. O equilíbrio estático analisa a capacidade do indivíduo para manter uma posição estacionária sobre uma base de apoio. O dinâmico envolve a capacidade de manter o equilíbrio durante os movimentos.

Existem vários sistemas sofisticados para avaliar o equilíbrio, como medidores de estabilidade, plataformas de força e sistemas de análise de movimentos. Entretanto, esses equipamentos são dispendiosos e, em consequência, inacessíveis para a maioria dos fisioterapeutas. A Tabela 8-30 descreve uma progressão de coor-

TABELA 8-27 Amplitude de razões excêntricas/concêntricas para músculos normais[108]

Referência	Articulação	Amplitude	Velocidade (graus/s)
Kramer e MacDermid[a]	Joelho	1,1–1,5	45–180
Rizzardo et al.[b]	Joelho	1,3–1,7	60–180
Colliander e Tesch[c]	Joelho	1,2–1,6	30–150
Griffin[100,d]	Cotovelo	1,1–1,3	30–120
Hortobagyi e Katch[101,e]	Cotovelo	1,4–1,7	30–120
Dvir[f]	Ombro (RI)	1,1–1,2	60–180
Hartsell e Spaulding[99,g]	Ombro (RE)	1,2–1,7	60–180

RI, rotação interna; RE, rotação externa.
[a]Dados de Kramer JF, MacDermid J: Isokinetic mesures during concentric-eccentric cycles of the knee extensors. *Aust J Physiother* 35:9-14, 1989.
[b]Dados de Rizzardo M, Wessel J, Bay G: Eccentric and concentric torque and power of the knee extensors of females. *Can J Sport Sci* 3:166-169, 1988.
[c]Dados de Colliander EB, Tesch PA: Bilateral eccentric and concentric torque of quadriceps and hamstring muscles in females and males. *Eur J Appl Physiol* 59:227-232, 1989.
[d]Dados de Griffin JW: Differences in elbow flexion torque measured concentrically, eccentrically and isometrically. *Phys Ther* 67:1205-1208, 1987.
[e]Dados de Hortobagyi T, Katch FI: Eccentric and concentric torque-velocity relationships during arm flexion and extension. *J Appl Physiol* 60:395-401, 1995.
[f]Dados de Dvir Z: *Isokinetics: Muscle Testing, Interpretation and Clinical Applications.* New York: Churchill Livingstone, 1995.
[g]Dados de Hartsell HD, Spaulding SJ: Eccentric/concentric ratios at selected velocities for the invertor and evertor muscles of the chronically unstable ankle. *Br J Sports Med* 33:255-258, 1999.

denação do equilíbrio genérica que pode ser empregada para avaliar o equilíbrio. O sistema de pontuação de erros de equilíbrio (SPEE) é um teste clínico quantitativo para fins de equilíbrio estático.[120] Ele inclui três posições diferentes: apoio com as duas pernas, apoio com uma única perna e apoio tipo *tandem* (uma perna na frente da outra). Além disso, as posições devem ser feitas sobre duas superfícies diferentes, uma superfície dura e uma com espuma de densidade média. Para cada teste, o indivíduo deve colocar as mãos sobre a crista ilíaca, manter os olhos fechados e adotar uma posição rígida do pé. Essas três posições devem ser completadas duas vezes com os olhos fechados, uma vez sobre uma superfície dura e outra sobre um pedaço de espuma, totalizando seis tentativas.[120] O teste de cada posição deve durar 20 segundos e iniciar logo após o paciente fechar os olhos. Na posição de apoio com as duas pernas, os pés devem estar planos sobre a superfície de teste e afastados na largura da pelve. Na postura tipo *tandem*, um pé é colocado na frente do outro, com o calcanhar do pé anterior em contato com o dedo do pé posterior. A perna não dominante do paciente, determinada pela preferência de chute, está na posição posterior. Durante as posições simples, ele deve manter a extremidade inferior não envolvida de 20 a 30º de flexão do quadril e de 40 a 50º de flexão do joelho. Qualquer perda de equilí-

TABELA 8-28 Divisão funcional dos grupos musculares

Grupo de movimento	Grupo de estabilização
Principalmente Tipo IIa	Principalmente Tipo I
Suscetível a desenvolver enrijecimento	Suscetível a desenvolver fraqueza
Suscetível a desenvolver hipertonicidade	Suscetível à inibição muscular
Exerce domínio em situações de fadiga e de movimento novo	Fadiga com facilidade
Em geral, atravessa duas articulações	Em geral, atravessa uma articulação
Exemplos:	*Exemplos:*
Gastrocnêmio/sóleo	Fibular
Tibial posterior	Tibial anterior
Adutores curtos do quadril	Vasto medial e lateral
Isquiotibiais	Glúteos máximo, médio e mínimo
Reto femoral	Serrátil anterior
Tensor da fáscia lata	Romboides
Eretor da espinha	Porção inferior do trapézio
Quadrado do lombo	Flexores cervicais curtos e profundos
Peitoral maior	Extensores dos membros superiores
Porção superior do trapézio	Reto do abdome
Levantador da escápula	
Esternocleidomastóideo	
Escalenos	
Flexores dos membros superiores	

Dados de Jull GA, Janda V: Muscle and motor control in low back pain. In: Twomey LT, Taylor JR, eds. *Physical Therapy of the Low Back: Clinics in Physical Therapy.* New York: Churchill Livingstone. 1987:258.

TABELA 8-29 Reflexos superficiais

Reflexo	Resposta normal	Segmento pertinente ao sistema nervoso central
Abdominal superior	O umbigo se movimenta para cima e na direção da área que está recebendo o toque	T7–9
Abdominal inferior	O umbigo se movimenta para baixo e na direção da área que está recebendo o toque	T11–12
Cremastérico	O escroto se eleva	T12, L1
Plantar	Flexão dos dedos do pé	S1–2
Glúteo	Tensionamento da pele na área glútea	L4–5, S1–3
Anal	Contração dos músculos do esfincter anal	S2–4

brio deve ser corrigida o mais rápido possível. A pontuação do desempenho de cada teste é feita pela adição de um ponto para cada erro cometido (Tab. 8-31). Se o indivíduo não for capaz de manter o equilíbrio estático por mais de cinco segundos durante o teste de 20 segundos, este pode ser considerado incompleto, e o indivíduo recebe a pontuação máxima de 10 pontos.

O equilíbrio dinâmico pode ser verificado com o auxílio de testes de alcance funcional,[121] ou testes de agilidade com contagem de tempo, como o teste figura-de-oito,[122,123] o teste carioca ou o teste de saltos,[124] o teste SPEE para equilíbrio dinâmico,[125] os chutes em bandas do tipo T com contagem de tempo e caminhar sobre vigas de olhos abertos ou fechados com contagem de tempo.[120] Os testes usados para avaliar o reflexo vestibuloespinal, que estabiliza o corpo durante o movimento da cabeça, são descritos no Capítulo 2.

Dispositivos ortóticos, adaptativos, protetores e auxiliares. Esses dispositivos são implementos e equipamentos utilizados para apoiar ou proteger músculos ou articulações fracos ou deficientes; além disso, servem para aprimorar o desempenho.[13] Exemplos incluem bengalas, muletas, andadores e órteses para pés e tornozelos (OPT). Os próximos capítulos apresentam detalhes sobre a utilização dos dispositivos ortóticos, adaptativos, protetores e auxiliares mais adequados.

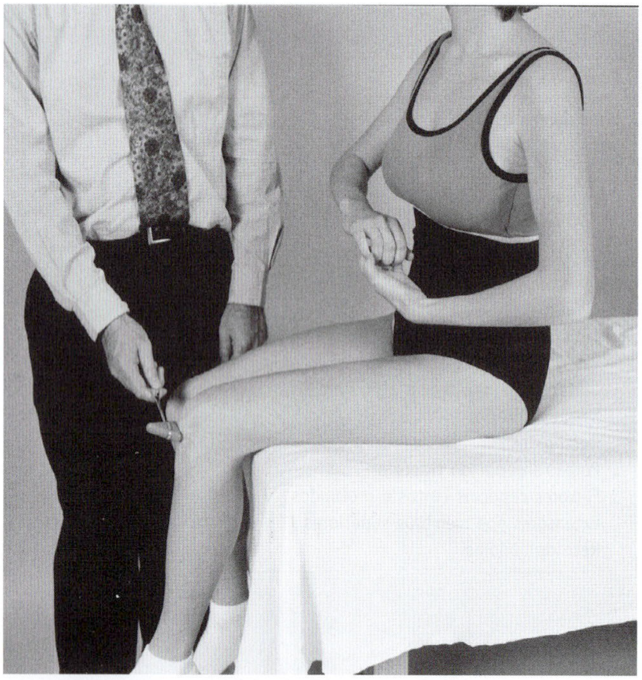

Postura. A postura descreve as posições relativas de diferentes articulações em determinado momento.[51] Na literatura, foram apresentadas várias definições para descrever os atributos das posturas satisfatórias.[94,115,126,127] Aquelas que não atendem esses requisitos são consideradas problemáticas. Os exames posturais dão uma visão geral da função dos músculos do paciente em estados de dor crônica e aguda. Esses exames permitem estabelecer diferenças entre as possíveis causas, como variações estruturais, alteração na mecânica das articulações, desequilíbrios musculares e efeitos residuais de patologias. A avaliação da postura é detalhada no Capítulo 13 e em capítulos relacionados.

Integração e reintegração ao trabalho (emprego, escola, clube), à comunidade e às atividades de lazer. Em resumo, essa categoria refere-se ao processo de assumir ou reassumir papéis e funções.

Autoassistência e administração domiciliar (incluindo AVD e AVDI). Essa categoria refere-se à percepção dos pacientes sobre suas condições, principalmente temas relacionados à percepção sobre o nível funcional e a qualidade de vida (ver Cap. 7).

Palpação

A palpação é uma técnica fundamental empregada em vários tipos de testes e de medições. Gerwin e colaboradores[128] e Njoo e Van der Does[129] descobriram que o treinamento e a experiência são essenciais para a execução de testes de palpação confiáveis. A palpação, que tem um papel importante no desempenho de várias técnicas de terapia manual,[130] possui a finalidade de:[131,132]

▶ Verificar quaisquer mudanças vasomotoras, como elevações na temperatura da pele, que possam sugerir a existência de um processo inflamatório.

▶ Localizar pontos específicos de edema.

▶ Identificar estruturas anatômicas específicas e suas relações entre si.

▶ Identificar locais de sensibilidade pontual. As zonas hiperálgicas podem ser detectadas com o auxílio de manipulação da pele, que consiste em mover as pontas dos dedos sobre a superfície da pele e tentar sentir resistência, arrasto ou deslocamento.

▶ Identificar mudanças na textura dos tecidos moles ou restrições miofasciais. O tecido normal é mole e móvel, movimentando-se

FIGURA 8-40 Manobra de Jendrassik durante testes de reflexos.

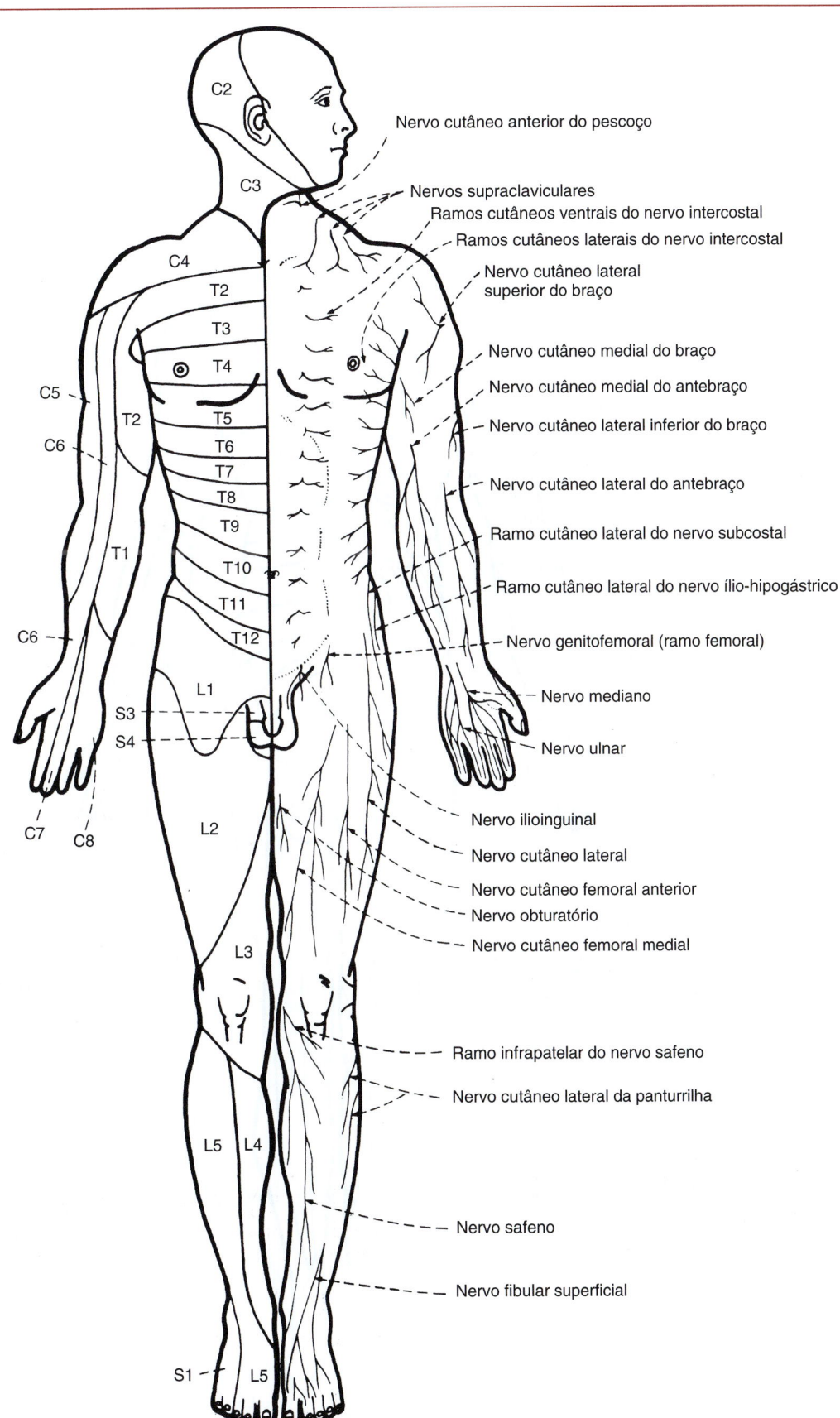

FIGURA 8-41 Dermátomos. (Reproduzida, com permissão, de Wilkins RH, Rengachary SS, eds. *Neurosurgery*. New York: McGraw-Hill, 1996:152.) (*continua*)

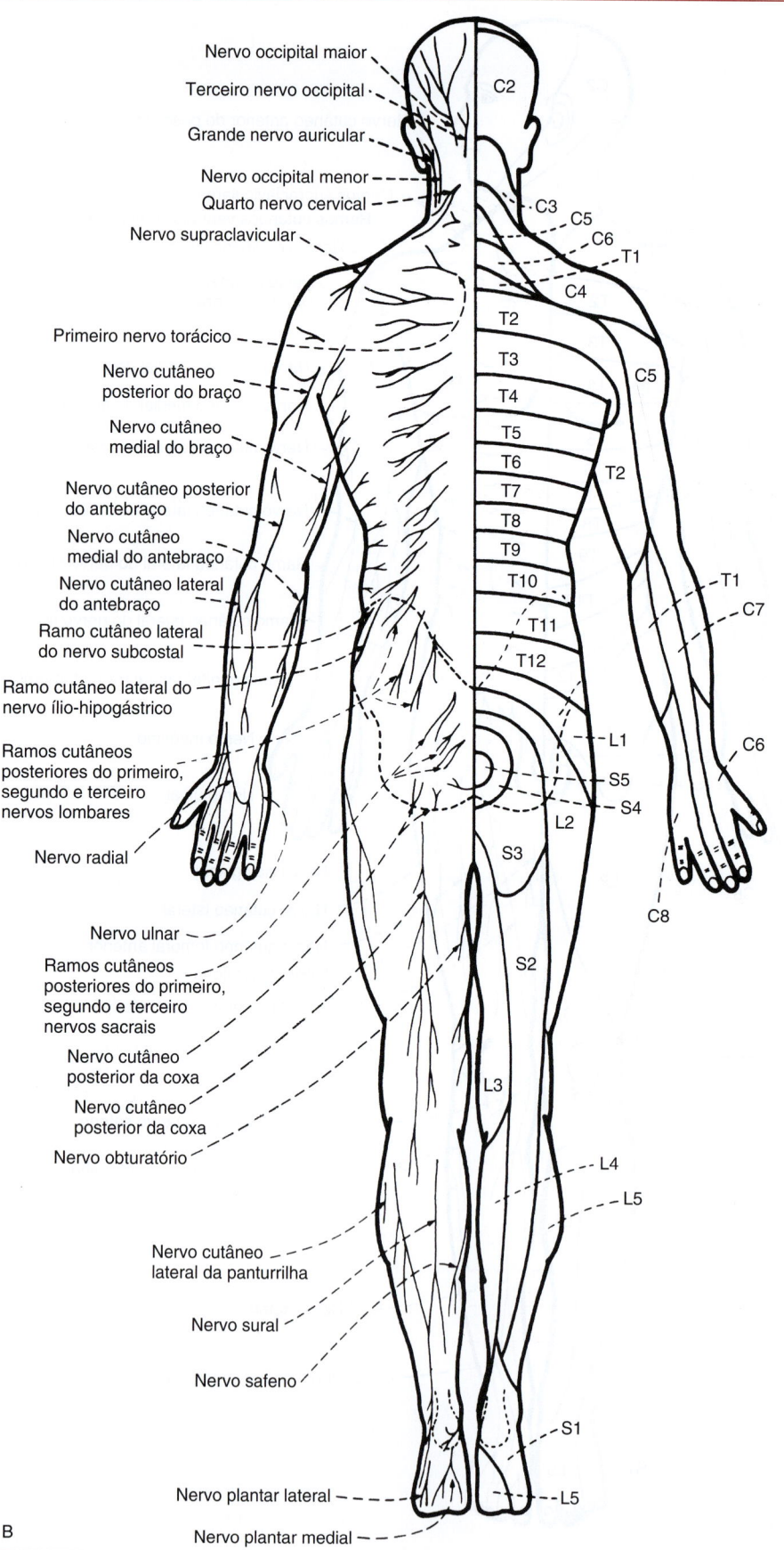

FIGURA 8-41 Dermátomos. (Reproduzida, com permissão, de Wilkins RH, Rengachary SS, eds. *Neurosurgery*. New York: McGraw-Hill, 1996:152.) (*continuação*)

de maneira igual em todas as direções. O tecido anormal pode ser rígido, sensível ou um pouco rugoso ou fibroso.[133]

▶ Localizar mudanças no tônus muscular partindo de pontos-gatilho, espasmos musculares, hiper ou hipotonicidade. Entretanto, um estudo realizado por Hsieh e colaboradores[134] descobriu que palpações feitas nos pontos-gatilho por médicos, fisioterapeutas e quiropráticos sem especialização não são confiáveis para detectar respostas de feixes retesados e de contrações espasmódicas locais, sendo válidos apenas de forma parcial para a detecção da dor reflexa após os treinamentos. O teste de diagnóstico mais útil para identificar essas mudanças é criar uma dobra no tecido, estirando-o em seguida.[135] O tecido deve permanecer mole e flexível, sem nenhuma resistência ao estiramento.

▶ Determinar o estado circulatório pela verificação dos pulsos distais.

▶ Identificar mudanças na umidade da pele.

As áreas de palpação das articulações serão descritas mais adiante, em capítulos relacionados.

Testes especiais

Os testes especiais para cada área dependem das necessidades especiais e da estrutura da articulação. Há vários testes para cada tipo de articulação. Estes são realizados somente quando houver alguma indicação de que podem ser úteis para a determinação de um diagnóstico. Eles ajudam a descobrir ou confirmar determinada estrutura e podem também obter informações sobre o grau de lesão nos tecidos.

Nas articulações da coluna, os exemplos de testes especiais incluem os de tensão direcional (pressões póstero-anteriores; tensão anterior, posterior e rotacional), quadrantes das articulações, testes vasculares e de repetição de movimentos. Os exemplos de testes especiais nas articulações periféricas incluem os de tensão dos ligamentos (teste de Lachman no ligamento cruzado anterior), tensão articular (tensão valga aplicada no cotovelo) e impacto glenoumeral. Os testes especiais para as articulações são descritos em vários capítulos deste livro.

A interpretação dos achados obtidos nos testes especiais depende da habilidade e da experiência do examinador, bem como de seu grau de familiaridade com os testes.

Testes de mobilidade neuromeníngea

Os testes de mobilidade neurodinâmica (ver Cap. 12) verificam a presença de anormalidades na dura-máter, nos aspectos central e periférico. Esses testes são usados em casos de suspeita de aderência ou de irritação dural e empregam estiramentos sequenciais e progressivos na dura-máter até que os sintomas sejam reproduzidos.[11] Em tese, ocorre falta de extensibilidade com o estiramento se a dura-máter estiver com cicatrizes ou inflamada. Levando-se em consideração que o nervo sinuvertebral faz a inervação do tubo dural, a dor causada pela inflamação é sentida em níveis multissegmentares, sendo descrita como contínua e localizada. Nos casos em que o paciente referir dores agudas e penetrantes durante a realização do teste, significa que há suspeitas de uma condição mais grave.

Estudos de imagem

O papel que os estudos de imagem desempenham nos processos de exame e de avaliação é descrito no Capítulo 31.

Avaliação

As avaliações são feitas com base nas informações obtidas na história, na revisão de sistemas e nas medições.[136] De acordo com Grieve,[62] as avaliações são o nível de julgamento necessário para dar algum sentido aos achados e para identificar a relação entre os sintomas registrados e os sinais de uma função com distúrbios. Elas ajudam a determinar os diagnósticos, os prognósticos e os planos de tratamento. Os diagnósticos orientam as intervenções.

Antes de fazer os exames, com base na história, o fisioterapeuta pressupõe a probabilidade de o paciente apresentar a condição de interesse.[137] Após a conclusão do exame, há condições

TABELA 8-30 Progressão de coordenação do equilíbrio

Ficar de pé normalmente, postura confortável
Ficar de pé com os pés juntos (pequena base de apoio)
Ficar de pé mantendo um pé diretamente na frente do outro (os dedos de um pé tocando o calcanhar do outro)
Ficar de pé mantendo-se apenas sobre um dos pés *Nota:* A posição dos braços deve alterar-se em cada uma dessas posições (de lado, acima da cabeça, etc.); o deslocamento inesperado do paciente também pode ser usado para aumentar a dificuldade (assegurando-se de que ele esteja bem protegido)
Ficar de pé, alternando entre flexão anterior do tronco e retorno para a posição neutra
Ficar de pé e flexionar o tronco lateralmente, para ambos os lados
Caminhar, colocando o calcanhar de um pé diretamente na frente dos dedos do outro pé
Caminhar em uma linha reta traçada no solo, colocando os pés nos marcadores
Caminhar para os lados e para trás
Marchar sem sair do lugar
Alterar a velocidade das atividades ambulatórias
Parar e continuar abruptamente enquanto estiver caminhando
Caminhar em círculos, alternando as direções
Caminhar com os calcanhares ou na ponta dos dedos

Schmitz TJ: Coordination assessment. In: O'Sullivan SB, Schmitz TJ, eds. *Physical Rehabilitation: Assessment and Treatment*, 5ª edn. Philadelphia: FA Davis, 2007:97-107. Com permissão de FA Davis.

TABELA 8-31 Sistema de pontuação de erros de equilíbrio (SPEE)

Erros: Mãos colocadas fora da crista ilíaca Abrir os olhos Dar passos, tropeçar ou cair Movimentar o quadril mais de 30° de flexão ou abdução Elevar o antepé ou o calcanhar Permanecer fora da posição de teste por mais de 5 segundos

A pontuação do teste SPEE é calculada pela adição de um ponto para cada erro ou para qualquer combinação de erros que ocorrem durante o movimento. A pontuação final é o total de todos esses erros. O teste de Preseason permite estabelecer uma linha de base para cada atleta para que as comparações possam ser feitas após a lesão.

de adicionar e excluir os vários achados e de calcular a precisão da hipótese diagnóstica. Um dos problemas mais críticos é como estabelecer critérios para priorizar as relevâncias de todas as informações obtidas nos exames. Esse processo de avaliação deve ser contínuo. Em uma das extremidades está o iniciante, que utiliza sinais bastante evidentes, na outra está o fisioterapeuta experiente, que possui um vasto acervo de experiências clínicas para auxiliá-lo a chegar a um julgamento.[138]

Portanto, a base de conhecimentos do fisioterapeuta é um caminho fundamental no processo de avaliação.[139] Os profissionais mais experientes aparentemente são mais organizados e utilizam combinações de raciocínio dedutivo-hipotético com reconhecimento de padrões para obter o diagnóstico correto ou definir uma hipótese de trabalho.[139] Eles são capazes de reconhecer padrões e de expandir as informações para desenvolver hipóteses diagnósticas precisas.[140] De acordo com Kahney,[141] os especialistas perdem menos tempo com a solução de problemas do que os iniciantes, pois possuem soluções armazenadas para vários problemas clínicos enfrentados no passado.[138] Entretanto, essa experiência nem sempre dá bons frutos. Embora os iniciantes possam chegar a conclusões erradas, os especialistas podem cair em alguma armadilha ao tomar atalhos durante os exames e chegar a um diagnóstico apenas com base na história. Nesse cenário, os fisioterapeutas utilizam somente os dados que dão suporte a uma hipótese de trabalho e ignoram os fatores negativos (talvez de forma inconsciente).[138]

Tomada de decisão clínica. Várias estruturas de trabalho foram aplicadas à prática clínica durante as duas últimas décadas para orientar a tomada de decisão clínica.[142-147] Enquanto as primeiras estruturas eram baseadas em modelos de incapacidade, os modelos mais recentes focalizaram perspectivas de capacidade (ver Cap. 7).

Schenkman e colaboradores[148] aconselharam um processo de tomada de decisão clínica (Fig. 8-42) que tem quatro características distintas:

1. É centrada no paciente.
2. É ancorada pelo modelo de tratamento do paciente/cliente a partir da prática do *Guide to Physical Therapist*.
3. Incorpora o algoritmo orientado na hipótese para fisioterapeutas (HOAC; do inglês, *hypothesis-oriented algorithm for clinicians*) em cada passo.
4. Propõe uma abordagem sistemática para análise de tarefa para interpretação de disfunção de movimento.

Sob essa estrutura de trabalho, a história e a entrevista objetivam obter o entendimento do paciente como um indivíduo, para determinar por que ele busca fisioterapia, identificar o que ele espera atingir por meio da fisioterapia e começar a formular uma estratégia de exame.[148] Na estrutura de trabalho proposta, o processo de entrevista utiliza as perspectivas de capacitação e de incapacitação, bem como o HOAC:[148]

▶ *Perspectiva de capacitação.* Esse modelo orienta o fisioterapeuta a identificar a participação e o papel do indivíduo, in-

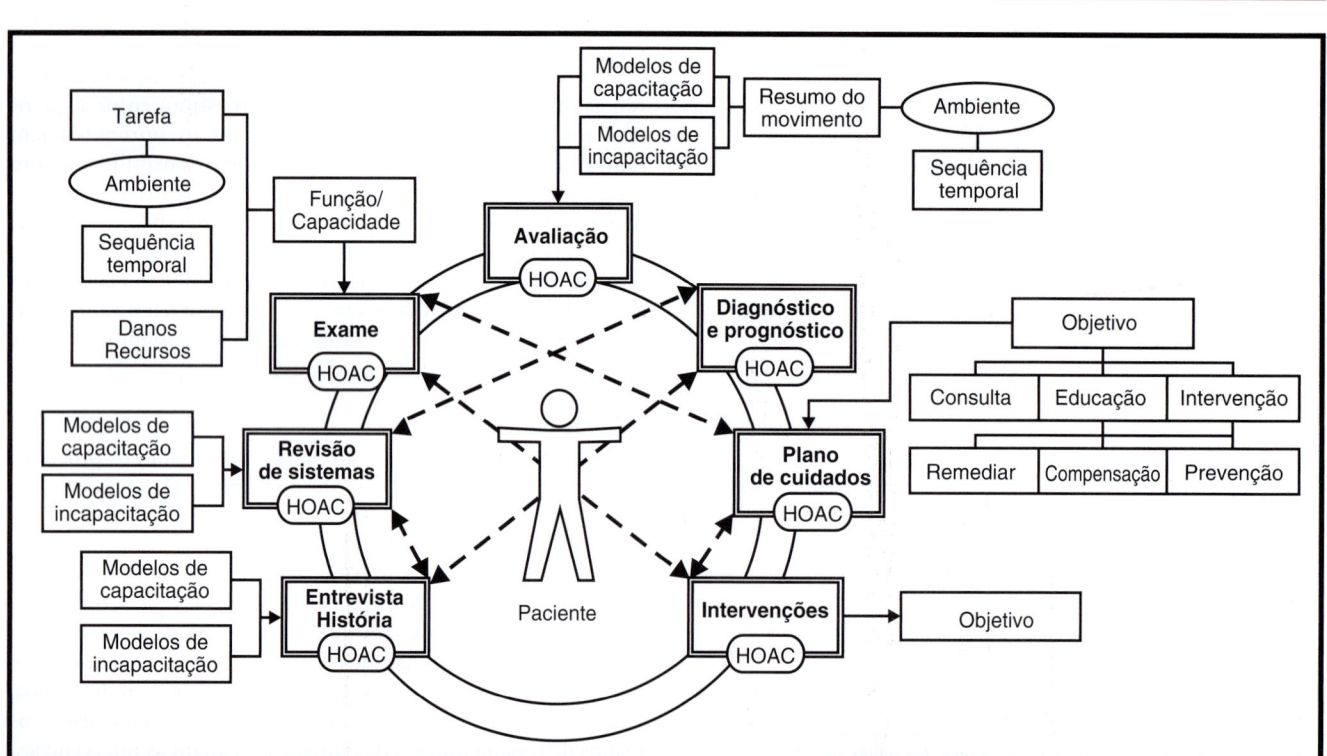

FIGURA 8-42 Visão geral da estrutura de unificação demonstrando as etapas do processo de tomada de decisão clínica. (Reproduzida, com permissão, de Schenkman M, Deutsch JE, Gill-Body KM: An integrated framework for decision making in neurologic physical therapist practice. *Phys Ther* 86:1681-1702, 2006.)

cluindo o autocuidado; atividades sociais, ocupacionais e recreativas; e os recursos sociais e emocionais à disposição do paciente.[149]

▶ *Perspectiva de incapacitação.* Esses modelos focalizam a doença ou a patologia subjacente (ver Cap. 7). A história clínica pregressa orienta questões específicas sobre a patologia e sinais e sintomas típicos ou previstos durante a entrevista, bem como informações sobre a presença e a gravidade de qualquer lesão.

▶ *HOAC.* O HOAC é um algoritmo que permite ao fisioterapeuta explorar as preocupações do paciente, chamadas de "problemas identificados pelo paciente", e os problemas que não são por ele identificados, mas sim pelo fisioterapeuta, chamados de "problemas identificados por outra pessoa que não o paciente", que incluem limitações funcionais e lesões adjacentes.

O nível de exame é ajustado para refletir os problemas e objetivos identificados pelo paciente. À medida que o fisioterapeuta prossegue no processo de exame, há uma síntese e uma análise em andamento, conforme descrito pelo HOAC.[148] Informações de um conjunto de testes fornecem orientações quanto às próximas escolhas lógicas de testes e medições.[148] Qualquer que seja a abordagem de exame utilizada, o fisioterapeuta é criterioso em determinar o que será examinado, para que o máximo de informação possa ser obtido por meio do menor número possível de testes e medições.[148]

A avaliação consiste em uma interpretação de achados, a fim de desenvolver um plano de cuidado realista. Na integração de evidências no processo de tomada de decisões clínicas, a compreensão de como avaliar a qualidade de uma evidência apresentada pelos testes clínicos é extremamente importante. Um dos maiores problemas na avaliação de estudos é que a quantidade de literatura torna difícil para o fisioterapeuta obter e analisar todas as evidências necessárias para orientar o processo de tomada de decisão clínica.[150] O outro problema envolve decidir se os resultados são definitivos o suficiente para indicar um efeito e não uma possibilidade. O julgamento da relevância de uma evidência acaba sendo parte importante do processo de tomada de decisões.

> **Curiosidade Clínica**
>
> As regras de previsão clínica (RPCs) são ferramentas elaboradas para auxiliar o fisioterapeuta na tomada de decisão. Entretanto, embora haja uma tendência crescente para a produção de várias RPCs no campo da fisioterapia, atualmente essas ainda são poucas.

A tentativa clínica é o padrão para avaliar a eficácia e o valor de um teste ou de uma intervenção, isto é, um estudo prospectivo para avaliar o efeito e o valor de um teste ou de uma intervenção em relação ao controle em humanos.[151] Infelizmente, muitos estudos experimentais que abordam tópicos fisioterapêuticos não são testes clínicos, pois não possuem as características de controle para avaliar sua eficácia, assim como não têm a capacidade comparativa dos testes ou das intervenções.[152] A mais adequada evidência para tomada de decisões sobre a terapia resulta de ensaios controlados randomizados, revisões sistemáticas e orientações de prática clínica baseada em evidências (Tab. 8-32).[153] Os testes clínicos ideais incluem delineamentos cegos e randomizados e um grupo-controle. É possível discriminar entre testes de alta e de baixa qualidade fazendo três perguntas simples:[153]

▶ Os pacientes foram randomicamente alocados por condições? Alocação randômica implica que um procedimento não sistemático, imprevisível, foi usado para alocar pacientes por condições.

▶ Houve abordagem cega de avaliadores e de pacientes? Abordagem cega de avaliadores e de pacientes minimiza o risco do efeito placebo e o "efeito Hawthorne", um artefato experimental que não tem utilidade clínica, no qual os pacientes registram melhores resultados do que os que realmente experimentaram porque percebem que isso é o que é esperado deles.[154]

▶ Houve acompanhamento adequado? De modo ideal, todos os pacientes que entram no ensaio devem, subsequentemente, ser acompanhados para evitar desvio. Na prática, isso raras vezes acontece. Como regra, perdas de acompanhamento de menos de 10% evitam desvio acentuados, mas perdas de acompanhamento de mais de 20% causam aumento do potencial para desvio acentuado.

A hierarquia metodológica ou classificação de estudos científicos é bem documentada na literatura (Tabs. 8-33, 8-34, 8-35, 8-36 e 8.37).[151] Os fisioterapeutas devem manter sempre em mente que, sem as informações coletadas em ensaios clínicos controlados, a base científica para os testes e as intervenções é bastante limitada.[155] Após determinar a questão que está sendo feita em um estudo e ter uma visão geral dos tipos de estudos utilizados na pesquisa clínica, o próximo passo é observar a análise de dados, que valida a resposta para a pergunta (Tab. 8-38).

A *confiabilidade*, a *validade* e a *significância* são essenciais para os delineamentos de medições e pesquisas.

Confiabilidade. A confiabilidade é definida como a extensão em que medições repetidas de um fenômeno relativamente estável estão próximas entre si.[156] A confiabilidade é um modelo estatístico que caracteriza a quantidade de erros contida quando medições repetidas são obtidas.[157] Um teste é considerado confiável se produz informações precisas, acuradas e reprodutíveis.[150] A confiabilidade pode ser medida como o caráter de repetições entre medições feitas pelo mesmo examinador (confiabilidade intra-avaliador) ou entre medições feitas por examinadores diferentes (confiabilidade interavaliador). A confiabilidade de um teste-reteste é a consistência de medições repetidas, separadas no tempo, quando não houver mudança naquilo que está sendo mensurado. Quaisquer diferenças entre os dois conjuntos de pontuações representam erros de medição (aleatório), que podem ser o resultado de uma série de fatores, incluindo erro de instrumento, erro humano, variabilidade intra-avaliadores, confiabilidade interavaliadores ou falta de consistência nos resultados.

A expressão quantitativa da confiabilidade é um índice de concordância, sendo que o mais simples é o valor percentual da concordância. O valor percentual de concordância é definido como a razão entre o número de concordâncias e o número total de classificações.[158] Entretanto, como não corrige as concordâncias prováveis, esse valor fornece uma estimativa altamente enganosa da confiabilidade.[92,158-160]

Os resultados de um exame podem ter valor limitado se a repetição não for consistente.[92,161] Os coeficientes estatísticos

TABELA 8-32 Ensaios controlados randomizados, revisões sistemáticas e orientações de prática clínica[153]

Ensaios controlados randomizados (ECRs)	Envolvem experimentos em indivíduos. Menos expostos a desvios. Asseguram comparação de grupos. De modo geral, voluntários concordaram em ser randomicamente alocados em grupos recebendo um dos seguintes: • Tratamento e sem tratamento • Tratamento-padrão e tratamento-padrão acrescido de um tratamento novo • Dois tratamentos alternados A característica comum é que o grupo experimental recebe o tratamento de interesse, enquanto o grupo-controle, não. No final do teste, os resultados dos pacientes de cada grupo são determinados – a diferença nos resultados entre os grupos fornece uma estimativa do tamanho do efeito do tratamento.
Revisões sistemáticas	Revisões da literatura conduzidas de maneira projetada para minimizar o desvio. Podem ser empregadas para avaliar os efeitos de intervenções de saúde, a precisão dos testes de diagnóstico ou o prognóstico para determinada condição. Em geral, envolvem critérios para determinar quais estudos serão considerados, a estratégia de pesquisa usada para localizar os estudos, os métodos para avaliar a qualidade dos estudos e o processo utilizado para sintetizar os achados dos estudos individuais. Particularmente úteis para fisioterapeutas atarefados que podem estar impossibilitados de acessar todos os testes relevantes em uma determinada área e precisam confiar nas suas próprias fontes incompletas de testes relevantes.
Orientações de prática clínica	Recomendações para tratamento de uma determinada condição clínica. Envolvem compilação de evidências quanto às necessidades e expectativas dos que recebem assistência, a precisão dos testes de diagnóstico e os efeitos da terapia e o prognóstico. Em geral, necessitam da condução de uma ou de várias revisões sistemáticas. Podem ser apresentadas como algoritmos de decisão clínica. Podem fornecer uma estrutura de trabalho útil sobre a qual os fisioterapeutas podem construir a prática clínica.

Dados de Maher CG, Herbert RD, Moseley AM, et al.: Critical appraisal of randomized trials, systematic reviews of randomized trials and clonical practice guidelines. In: Boyling JD, Jull GA, eds. *Grieve's Modern Manual Therapy: The Vertebral Column*. Philadelphia: Churchill Livingstone, 2004:603-614: Petticrew M: Systematic reviews from astronomy to zoology: myths and misconceptions. BMJ 322:98-101, 2001.

mais usados para caracterizar a confiabilidade dos testes e das medições são o coeficiente de correlação intraclasse (ICC) e a estatística kappa (κ), sendo que os dois são baseados em modelos estatísticos:[157]

▶ A estatística kappa (κ) é um índice de correção de probabilidades de concordâncias que supera o problema das concordâncias prováveis quando forem usadas com dados nominais e ordinais (Tab. 8-34).[162] Entretanto, com dados mais elevados da escala, esse método acaba subestimando a confiabilidade.[163] Em tese, o índice κ pode ser negativo se a concordância for pior do que a probabilidade. Do ponto de vista prático, em estudos de confiabilidade clínica, esse índice κ varia de 0,00 a 1,00.[163] A estatística kappa (κ) não estabelece nenhuma diferença entre discordâncias, ou seja, ela presume que todos têm a mesma significância.[163]

▶ ICC é um coeficiente de confiabilidade calculado a partir de estimativas obtidas nas *análises de variância* (Tab. 8-39).[164] A vantagem do ICC sobre os coeficientes de correlação é que ele não requer o mesmo número de avaliadores por indivíduo e pode ser empregado para dois ou mais avaliadores ou avaliações.[164]

Como ocorre com outros modelos, essas estatísticas têm determinadas suposições (como restrições na amplitude e índice básico) que são essenciais e que devem ser satisfeitas se houver confiança nas suas aplicações e nos seus resultados.[157]

TABELA 8-33 Hierarquia da classificação de evidências

	Nível de evidência Classificação = A	Nível de evidência Classificação = B	Nível de evidência Classificação = C	Nível de evidência Classificação = D	Nível de evidência Classificação = E
Tipo de estudo	Ensaios clínicos randomizados	Estudo de coorte	Teste não randomizado com controles concorrentes ou estudos de caso de controles históricos Estudo de sensibilidade e de especificidade de um teste diagnóstico Estudo descritivo com base na população	Estudo transversal Série de casos Relatos de casos	Consenso de especialistas Experiência clínica

TABELA 8-34 Valores kappa (κ) de *benchmark*

Valor (%)	Descrição
<40	Concordância de fraca a regular
40–60	Concordância moderada
60–80	Concordância substancial
>80	Concordância excelente
100	Concordância perfeita

TABELA 8-35 Valores de *benchmark* do coeficiente de Pearson (r) para as ciências médicas

Valor	Descrição
0,00–0,25	Pouca ou nenhuma relação
0,25–0,50	Relação regular
0,50–0,75	Relação variando de moderada a boa
>0,75	Relação variando de boa a excelente

O *coeficiente de correlação momentânea de Pearson (r)* descreve de maneira quantitativa a força e a direção da relação entre duas variáveis. Esse coeficiente é usado com dados contínuos, em condições normais de distribuição, em intervalos ou escalas de razão (Tab. 8-35).[164] A utilização dos coeficientes de correlação como índices de concordância é bastante limitada, pois eles examinam apenas duas avaliações ou dois avaliadores.[163] Além disso, são medidas de covariância e não refletem a concordância.[164]

Validade. O teste de validade é definido como o grau em que um teste mede aquilo que estava estabelecido e qual a eficácia com que classifica os indivíduos portadores ou não de determinada doença.[92,161,165] Embora a confiabilidade seja importante, é mais significativo demonstrar se a medição é realmente útil ou não.[166] Um teste é considerado como tendo precisão diagnóstica se tem a capacidade de discriminar entre pacientes portadores ou não de uma determinada doença.[167]

Existem vários tipos de validade, como validade de construto, validade de face, validade de conteúdo, validade externa, validade concorrente e validade relacionada a critérios.

▶ *Validade de construto.* A validade de construto refere-se à capacidade de um teste representar o construto subjacente (teoria desenvolvida para organizar e explicar alguns aspectos das observações e do conhecimento existente). A validade de constructo diz respeito à validade total.

▶ *Validade de face.* A validade de face refere-se ao grau no qual as perguntas ou os procedimentos incorporados a um teste fazem algum sentido aos usuários. A avaliação da validade de face costuma ser informal e não quantitativa.

▶ *Validade de conteúdo.* A validade de conteúdo refere-se à avaliação do conteúdo das medições, por especialistas, para verificar a consistência daquilo que está sendo medido. Ela se relaciona com a representatividade da população-amostra, isto é, o conhecimento e a habilidade cujos itens do teste devem ser representativos deste universo. Em muitas situações, é difícil ou mesmo impossível administrar um teste que inclua todos os aspectos do conhecimento ou da habilidade. Portanto, somente algumas tarefas podem ser amostradas. Nessas circunstâncias, a proporção da pontuação atribuída à capacidade de determinado componente deve ser proporcional à importância do mesmo em relação ao desempenho total. Na validade de conteúdo, as evidências são obtidas pela busca do consenso nos julgamentos. Resumindo, a validade de face pode ser determinada por uma pessoa, enquanto a validade de conteúdo deve ser confirmada por um grupo de pessoas.

▶ *Validade externa.* A validade externa aborda os graus em que os resultados dos estudos podem ser generalizados para indivíduos, locais e tempos diferentes.[164,168]

▶ *Validade relacionada a critérios.* A determinação da validade relacionada a critérios é feita com base na comparação dos resultados de um teste com os daquele que foi aceito como "padrão-ouro" (um teste com quase 100% de validade).[169] Em estudos que pesquisam esse tipo de validade, dois testes são feitos simultaneamente e os pesquisadores avaliam se o teste estudado pode ser utilizado como alternativa clínica para o teste padrão-ouro.[170] Há três tipos de validade relacionada a critérios: concorrente, preditiva e discriminatória.

- *Validade concorrente.* É determinada pela correlação de um teste com outro feito no mesmo período.[169]
- *Validade preditiva.* É a extensão em que as pontuações de um teste são associadas a comportamentos ou desempenhos futuros.
- *Validade discriminatória.* É a capacidade de um teste em distinguir entre dois construtos diferentes, sendo evidenciada pela baixa correlação entre os resultados de um teste e os resultados de outros com construtos diferentes.

A validade está diretamente relacionada à noção de sensibilidade e especificidade. A sensibilidade e a especificidade de qualquer teste físico para discriminar disfunções relevantes devem ser avaliadas para que as decisões sejam significativas.[171]

▶ A sensibilidade representa a proporção de uma população portadora do distúrbio-alvo com resultados positivos no teste de diagnóstico. Os testes que conseguem identificar de forma correta as pessoas que têm o distúrbio-alvo possuem sensibilidade de 1,0. *SnNout* é um acrônimo que indica que a sensibilidade de um sintoma ou sinal é alta e que respostas negativas excluem o distúrbio-alvo. Dessa maneira, os testes altamente sensíveis ajudam a excluir uma condição.

▶ Especificidade é a proporção da população do estudo sem o distúrbio-alvo cujos resultados dos testes são negativos (Tab. 8-40).[169] Os testes que conseguem identificar de forma correta as pessoas que não têm o distúrbio-alvo possuem especificidade 1,0. *SpPin* é um acrônimo que indica que a especificidade de um sintoma ou sinal é extremamente alta e que testes com resultados positivos excluem o distúrbio-alvo. Dessa maneira, os testes com especificidade elevada ajudam a incluir um distúrbio ou condição.

A interpretação dos valores de sensibilidade e especificidade é mais fácil quando seus valores são elevados.[172] Os testes com alta sensibilidade e baixa especificidade, e vice-versa, têm pouco valor e os níveis aceitáveis em geral ficam entre 50 (testes inaceitáveis) e 100% (testes perfeitos), com um ponto de corte arbitrário em cerca de 80%.[169]

TABELA 8-36 Centro Oxford para níveis de evidência da medicina baseada em evidências

Nível	Terapia/prevenção, etiologia/dano	Prognóstico	Diagnóstico	Diagnóstico diferencial/estudo de prevalência de sintomas	Análises econômicas e de decisão
1a	RS (com homogeneidade[a]) de ECRs	RS (com homogeneidade[a]) de estudos de coorte iniciais; RDC[b] validada em diferentes populações	RS (com homogeneidade[a]) de RDC[b] com estudos 1b de diferentes centros clínicos	RS (com homogeneidade[a]) de estudos de coorte prospectivos	RS (com homogeneidade[a]) de estudos econômicos de nível 1
1b	ECR individual (com intervalo de confiança estreito[c])	Estudo de coorte inicial individual com >80% de acompanhamento; RDC[b] validada em uma população única	Validando[d] estudo de coorte com bons[e] padrões de referência ou RDC[b] testada em um centro clínico	Estudo de coorte prospectivo com bom acompanhamento[f]	Análise baseada nos custos ou alternativas clinicamente sensíveis, revisões sistemáticas das evidências e incluindo análises de sensibilidade de múltiplas formas
1c	Tudo ou nada[g]	Série de casos tudo ou nada	SpPins e SnNouts[h] absolutos	Série de casos tudo ou nada	Análises de melhor valor absoluto ou de pior valor absoluto[i]
2a	RS (com homogeneidade[a]) de estudos de coorte	RS (com homogeneidade[a]) de estudos de coorte retrospectivos ou de grupos-controle não tratados em ECRs	RS (com homogeneidade[a]) de estudos de diagnóstico >2	RS (com homogeneidade[a]) de 2b e melhores estudos	RS (com homogeneidade[a]) de estudos econômicos de nível >2
2b	Estudo de coorte individual (incluindo ECR de baixa qualidade; p. ex., < 80% de acompanhamento)	Estudo de coorte retrospectivo ou acompanhamento de pacientes de controle não tratados em um ECR; derivação de RDC[b] ou validação apenas na amostra dividida	Estudo de coorte exploratório[d] com bons[e] padrões de referência; ECR[b] após derivação ou validado apenas na amostra dividida ou base de dados	Estudo de coorte retrospectivo ou acompanhamento fraco	Análise baseada nos custos ou alternativas clinicamente sensíveis, revisões limitadas das evidências ou de estudos simples e incluindo análises de sensibilidade de múltiplas formas
2c	Pesquisa de "resultados"; estudos ecológicos	Pesquisa de "resultados"		Estudos ecológicos	Pesquisa de auditoria ou de resultados
3a	RS (com homogeneidade[a]) de estudos de caso-controle		RS (com homogeneidade[a]) de 3[b] e melhores estudos	RS (com homogeneidade[a]) de 3b e melhores estudos	RS (com homogeneidade[a]) de estudos 3b e melhores
3b	Estudo de caso-controle individual		Estudo não consecutivo ou sem padrões de referência constantemente aplicados	Estudo de coorte não consecutivo ou população muito limitada	Análise baseada em custos ou alternativas limitadas e estimativas de dados de qualidade fraca, mas incluindo análises de sensibilidade incorporando variações clinicamente sensíveis
4	Séries de casos (e coorte de qualidade fraca e estudos de caso-controle[k])	Séries de casos (e estudos de coorte de prognóstico de qualidade fraca[j])	Estudo de caso-controle e padrão de referência fraco ou não independente	Série de casos ou padrões de referência anulados	Análise sem análise de sensibilidade

(continua)

TABELA 8-36 Centro Oxford para níveis de evidência da medicina baseada em evidências *(continuação)*

Nível	Terapia/prevenção, etiologia/dano	Prognóstico	Diagnóstico	Diagnóstico diferencial/estudo de prevalência de sintomas	Análises econômicas e de decisão
5	Opinião de especialista sem apreciação crítica explícita ou baseada na fisiologia, pesquisa *bench* ou "primeiros princípios"	Opinião de especialista sem apreciação crítica explícita, ou baseada na fisiologia, pesquisa *bench* ou "primeiros princípios"	Opinião de especialista sem apreciação crítica explícita, ou baseada na fisiologia, pesquisa *bench* ou "primeiros princípios"	Opinião de especialista sem apreciação crítica explícita, ou baseada na fisiologia, pesquisa *bench* ou "primeiros princípios"	Opinião de especialista sem apreciação crítica explícita ou baseada na teoria econômica ou "primeiros princípios"

ECR = ensaio clínico randomizado; RDC = regra de decisão clínica; RS = revisão sistemática; RRA = redução do risco absoluto.

Usuários podem utilizar o sinal de menos "–" para indicar o nível que falha em fornecer uma resposta conclusiva porque:
- um resultado simples com intervalo de confiança amplo (tal como, uma RRA em um ECR não é estatisticamente significativo, mas cujos intervalos de confiança falham em excluir benefícios ou prejuízos clinicamente importantes);
- ou de uma revisão sistemática com heterogeneidade incômoda (e estatisticamente significativa);
- tal evidência é inconclusiva e, portanto, só pode gerar recomendações de grau D.

a Por homogeneidade, significa uma revisão sistemática livre de variações aflitivas (heterogeneidade) nas direções e graus de resultados entre estudos individuais. Nem todas as revisões sistemáticas com heterogeneidade estatisticamente significativa precisam ser aflitivas e nem todas as heterogeneidades aflitivas precisam ser estatisticamente significativas. Como observado anteriormente, estudos que mostram heterogeneidade aflitiva devem ser indicados com um "–" no final de seu nível designado.
b Regra de decisão clínica. (Estes são algoritmos ou sistemas de pontuação que levam a uma estimativa de prognóstico ou a uma categoria de diagnóstico.)
c Ver nota anterior para conselho sobre como entender, classificar e utilizar testes ou outros estudos com intervalos de confiança amplos.
d Validar estudos testa a qualidade de um teste diagnóstico específico, com base na evidência anterior. Um estudo exploratório coleta informação e procura os dados (p. ex., usando uma análise de regressão) para descobrir quais fatores são "significativos".
e Bons padrões de referência são independentes do teste e aplicados com abordagem cega ou objetiva para todos os pacientes. Padrões de referência fracos são aplicados ao acaso, mas ainda independentes do teste. O uso de um padrão de referência não independente (em que o "teste" está incluído na "referência", ou em que o "teste" afeta a "referência") implica um estudo de Nível 4.
f Bom acompanhamento em um estudo de diagnóstico diferencial é >80%, com tempo adequado para diagnósticos alternativos surgirem (p. ex., 1 a 6 meses agudo e 1 a 5 anos crônico).
g Encontrados quando todos os pacientes morriam antes do raio X se tornar disponível, mas alguns hoje sobrevivem; ou quando alguns pacientes morriam antes do raio X se tornar disponível, mas nenhum hoje morre.
h Um "SpPin absoluto" é um achado diagnóstico cuja especificidade é tão alta que um resultado positivo confirma o diagnóstico. Um "SnNout absoluto" é um achado diagnóstico cuja sensibilidade é tão alta que um resultado negativo descarta o diagnóstico.
i Tratamentos de melhor valor absoluto são claramente tão bons mas mais baratos ou melhores com custo igual ou reduzido. Tratamentos de pior valor absoluto são tão bons e mais caros ou piores e de custo igual ou maior.
j Validação de amostra dividida é atingida coletando-se todas as informações em uma única série (*tranche*), depois dividindo-se artificialmente em amostras de "derivação" e de "validação".
k Por estudo de coorte de qualidade fraca, queremos dizer que ele falhou em definir claramente grupos de comparação e/ou falhou em medir exposições e resultados na mesma maneira objetiva (de preferência com abordagem cega) em indivíduos expostos e não expostos, e/ou falhou em identificar ou controlar de forma adequada fatores de confusão conhecidos, e/ou falhou em realizar um acompanhamento completo e suficientemente longo dos pacientes. Por estudo de caso-controle de qualidade fraca, significa que ele falhou em definir claramente os grupos de comparação e/ou falhou em medir as exposições e os resultados da mesma forma objetiva (de preferência com abordagem cega) nos casos e nos controles, e/ou falhou em identificar ou controlar de forma adequada os fatores de confusão conhecidos.
l Por estudo de coorte de prognóstico de qualidade fraca, entende-se aquele em que a amostra foi desviada em favor dos pacientes que já tiveram o resultado-alvo; a medição dos resultados foi realizada em < 80% dos pacientes de estudo; os resultados foram determinados de maneira não cega, não objetiva; ou não houve correção para fatores de confusão.

Graus de recomendação

A	Estudos de Nível 1 consistentes
B	Estudos de Nível 2 ou 3 consistentes ou extrapolações dos estudos de nível 1
C	Estudos de Nível 4 ou extrapolações dos estudos de nível 2 ou 3
D	Evidência de Nível 5 ou estudos inconclusivos ou inconsistentes de qualquer nível

Dados de Phillips B, Ball C, Sackett D, et al.: Oxford Center for Evidence-Based Medicine Levels of Evidence, http://www.cebm.net/levels.of.evidence.asp#levels, May 2001.

TABELA 8-37 Tipos de estudos clínicos

Tipo de estudo	Descrição
Relatos de casos	Válidos em condições raras ou se fornecem achados convincentes que podem constituir hipótese para gerar estudos complementares. Limitados por tamanho pequeno de amostra, pela falta de um grupo-controle e por medições de resultados não objetivos.
Séries de casos	A extensão natural de um registro de caso, que permite uma avaliação mais valiosa de um curso clínico ou resposta a uma intervenção. Poucas conclusões podem ser feitas por causa do desvio de seleção, da avaliação subjetiva, de um pequeno número de pacientes e muitas vezes com má definição (*n*) e falta de um grupo de comparação. Podem ser melhorados tratando algumas dessas limitações, como usar medições de resultados objetivos e definir de forma clara os critérios de inclusão, que os torna muito similares aos estudos de coorte.
Estudos de prevalência	Estudos transversais múltiplos são comuns na saúde pública. Fornecem uma descrição da experiência de saúde de uma população em um período específico. Podem ser geradores de hipótese para doenças mal-definidas e são um bom delineamento para doenças comuns de longa duração, como a osteoartrite. Não podem estabelecer temporalidade, portanto, são propensos a reverter a causalidade ou o desvio protopático.
Estudos de caso-controle	Em geral envolvem uma análise transversal em indivíduos semelhantes e comparam de forma clássica determinados grupos de pacientes (casos) com pacientes de controle para a presença de fatores de risco. O controle pode ser prática-padrão atual, um placebo ou nenhuma intervenção ativa. Esse modelo é ideal para avaliar fatores etiológicos ou de risco para doenças raras, sendo útil em estudos de prognóstico. Encontrar controles combinados de forma adequada e definir critérios de inclusão e de exclusão que sejam similares para os pacientes dos casos e dos controles são etapas realizadas para controle de variáveis de confusão.
Estudos de coorte	Podem ser retrospectivos ou prospectivos, com estudos prospectivos que fornecem melhor evidência científica, mas também são mais dispendiosos e consomem mais tempo. Semelhantes à série de casos, porém mais rigidamente controlados. Requerem um tempo zero, critérios de inclusão/exclusão exatos, acompanhamento padronizado em intervalos de tempo regulares e esforços para otimizar o acompanhamento e reduzir desistências. Ideais para identificar fatores de risco para uma doença, determinar o resultado de uma intervenção e examinar a história natural de uma doença.
Ensaios controlados randomizados (ECRs)	Reconhecidos como o padrão-ouro para obter evidência clínica. Desvantagens incluem custo alto, complexidade administrativa, tempo prolongado para conclusão e dificuldade de assegurar visão metodológica. As dificuldades incluem abordagem cega, randomização, população técnica padronizada e generalização. As vantagens incluem a capacidade de controlar desvios conhecidos e desconhecidos e assegurar o equilíbrio dos grupos experimentais e de controle para fatores de confusão desconhecidos.
Revisões sistemáticas (RSs)	Fornecem uma sinopse racional de informações resumindo toda a literatura relevante e disponível em um determinado tópico. Tentam superar o desvio associado à maioria das revisões "tradicionais" ou revisões "narrativas". Quando conduzidas de forma adequada, asseguram que toda a literatura publicada e não publicada seja considerada, avaliam cada estudo por sua relevância e qualidade por meio de avaliação independente e depois sintetizam os estudos remanescentes de maneira satisfatória, equilibrada. Estudos de componentes de uma revisão sistemática são combinados de forma qualitativa ou quantitativa com ECRs. Quando uma síntese quantitativa é realizada, ela é chamada de metanálise (técnica usada para combinar estudos independentes). As metanálises têm maior capacidade de detectar pontos incomuns, mas clinicamente relevantes, como mortalidade.

Dados de Fisher C, Dvorak M: *Orthopaedic Research: What an Orthopaedic Surgeon Needs to Know. Orthopaedic Knowledge Update: Home Study Syllabus*. Rosemont, IL: American Academy of Orthopaedic Surgeons, 2005:3-13.

Os testes diagnósticos são usados para achados, confirmações ou exclusões.[173] Os testes para achados e exclusões requerem alta sensibilidade para detecções, enquanto aqueles de confirmação requerem alta especificidade (ver Tab. 8-40).[174] Os testes diagnósticos e as medições com frequência produzem resultados dicotômicos, de modo que o paciente tenha ou não tenha a doença ou disfunção. Quando se compara um teste clínico dicotômico com um teste padrão-ouro, existem quatro resultados possíveis:[170]

▶ *Verdadeiro-positivo.* O teste indica que o paciente tem a doença ou a disfunção, e isso é confirmado pelo teste padrão-ouro.

▶ *Falso-positivo.* O teste clínico indica que a doença ou disfunção está presente, mas isso não é confirmado pelo teste padrão-ouro.

▶ *Falso-negativo.* O teste clínico indica ausência do distúrbio, mas o teste padrão-ouro mostra que a doença ou disfunção está presente.

TABELA 8-38 Termos e conceitos básicos em bioestatística

Termo e conceito	Descrição
População e amostra	Uma população é um conjunto completo de indivíduos homogêneos com um conjunto específico de características. A amostra é um subconjunto da população. A maioria dos estudos é baseada em subpopulações ou amostras da população de interesse. Os parâmetros (medições) da amostra são usados não somente para descrever com precisão a maior população de interesse, mas também para ajudar a responder questões científicas sobre se as intervenções afetam essas medições.
Média e mediana	Média – Uma figura simples que fornece uma medida da tendência central para uma média de variabilidade para dados normativos ou simétricos, definida como a soma de todas as observações em uma amostra dividida pelo número de observações. Mediana – o ponto que divide a distribuição de observações na metade, se as observações forem organizadas em ordem crescente ou decrescente.
Desvio padrão (DP)	Um dos vários casos de variabilidade usados para caracterizar a distribuição dos valores em uma amostra para dados simétricos. Numericamente, o DP é a raiz quadrada da variância. Graus de liberdade são usados no cálculo do DP, usados em fórmulas matemáticas que constroem tabelas para determinar níveis de significância. Presumindo-se uma distribuição normal, cerca de 95% da população encontram-se em 2 DPs da média. Se a população não segue uma distribuição normal, então o DP é mais apropriado para registrar a mediana e os percentis.
Erro padrão da média	Estima a precisão da média calculada de uma amostra comparada com a média da população real a partir da qual a amostra foi feita. Quantifica a incerteza nas estimativas da média, embora não se refira à variabilidade da própria população.
Randomização	Um processo que designa arbitrariamente os pacientes em dois ou mais grupos por algum mecanismo aleatório, em vez de por escolha. Assegura que cada paciente tem uma oportunidade moderada e igual para ser designado para cada grupo. Necessário evitar discrepância sistemática (desvio) que pode produzir grupos diferentes em relação às características gerais, tais como gênero, idade, etnia e outros fatores principais que possam afetar o curso provável da doença ou do tratamento.
Variáveis e tipos de variáveis	Uma variável é qualquer divisão de medição ou de classificação na qual observações individuais são feitas. Em geral, existem dois tipos de variáveis, qualitativa e quantitativa: • *Qualitativa.* Estas são divididas em variáveis nominais (permitem apenas classificação qualitativa, por exemplo, gênero ou ocupação) e ordinais (as categorias têm uma ordem de classificação óbvia, como os estágios da osteoartrite). • *Quantitativa.* Estas são discretas (duração da internação hospital) ou contínuas (idade).
Hipótese	Uma suposição feita como base para raciocínio, sem afirmação de sua veracidade ou como ponto inicial para investigação complementar. Dois tipos principais: • A hipótese nula (H_0) afirma sem efeito ou diferenças. • A hipótese alternada (H_a) afirma que há um efeito ou diferença. A estatística é projetada para testar a H_0. Quando a probabilidade dos padrões de dados observados não puder sustentar a H_0, o pesquisador deve rejeitá-la em favor da H_a. Isso não significa que a H_0 é realmente incorreta, apenas que os dados não podem sustentá-la.

Dados de Fisher C, Dvorak M: *Orthopaedic Research: What an Orthopaedic Surgeon Needs to Know. Orthopaedic Knowledge Update: Home Study Syllabus.* Rosemont, IL: American Academy of Orthopaedic Surgeons, 2005:3-13.

▶ *Verdadeiro-negativo.* O teste clínico e o teste padrão-ouro concordam que a doença ou disfunção está ausente.

Esses valores são usados para calcular as medições estatísticas de precisão, sensibilidade, especificidade, valores preditivos negativos e positivos e razões de probabilidade (RPs) negativas e positivas, conforme indicado na Tabela 8-41. A medição estatística de precisão fornece uma medida quantitativa do valor total de um teste diagnóstico, mas ele tem valor mínimo em decisões diagnósticas, visto que não diferencia entre o valor diagnóstico de resultados de testes positivos e negativos.[170] A utilidade dos valores preditivos parece maior, mas é limitada pelo fato de que para os valores preditivos serem aplicados, a prevalência na população clínica que está sendo examinada tem de ser idêntica à prevalência na população de estudo a partir da qual os valores preditivos foram derivados.[170,172]

TABELA 8-39 Valores *benchmark* do coeficiente de correlação intraclasse

Valor	Descrição
<0,75	Concordância variando de fraca a moderada
>0,75	Concordância boa
>90	Concordância razoável para medições clínicas

TABELA 8-40 Conceitos e definições de sensibilidade, especificidade e valores preditivos

Conceito	Definição
Sensibilidade	Proporção de pacientes com a doença com teste positivo
Especificidade	Proporção de pacientes sem a doença com teste negativo
Valor preditivo positivo	Proporção de pacientes que realmente têm a doença com teste positivo
Valor preditivo negativo	Proporção de pacientes que realmente não têm a doença com teste negativo

Outros pontos utilizados incluem valor de previsão, intervalo de confiança (IC) e razão de probabilidade:

▶ *Valor de previsão.* O valor de previsão de um teste positivo indica que os membros da população do estudo que apresentarem resultados positivos têm grande chance de ter a condição sob investigação.[169] O poder de diagnóstico dos resultados negativos se relaciona aos membros da população do estudo com resultados negativos que não sofrem da condição sob investigação.[169] Por exemplo, quando um teste tem sensibilidade alta, um resultado negativo descarta o diagnóstico e pode ser considerado como tendo um valor de previsão negativo muito alto. Em comparação, quando um sinal clínico tem especificidade muito alta, o resultado de teste positivo confirma o diagnóstico e corresponde a um valor de previsão positivo muito alto.[65]

▶ *Intervalo de confiança.* O intervalo de confiança é usado para indicar a amplitude na qual todos os valores da população poderiam cair. O intervalo expressa a confiança com a qual a verdadeira diferença em valores médios de cada grupo ou intervenção estão dentro do IC. O IC descreve, assim, o tamanho do efeito do tratamento e a certeza da estimativa do seu efeito.[66,169] O IC é, em geral, calculado em 95%, mas ICs de 99% também são usados. O IC de 95% costuma ser calculado para estudos encarregados de investigar a utilidade diagnóstica do exame clínico.[150,163] O IC pode ser útil para teste hipotético, pois se o intervalo contém zero, então o H_0 não pode ser rejeitado.[69] Se o intervalo tem 95% de confiança, seria análogo a um valor *p* de 0,05 (ver "Significância", mais adiante). A vantagem de usar o IC para teste hipotético é que ele fornece informações sobre o tamanho do efeito.[69] Por exemplo, alguma coisa pode ser estatisticamente significativa devido a um tamanho de amostra grande, mas, quando se vê o efeito quantitativo, ele pode ser clinicamente insignificante.[69]

▶ *Razão de probabilidade.* O resultado de teste é válido somente se ele alterar a probabilidade pré-teste de que o paciente tem o distúrbio.[150] A probabilidade pré-teste é a de um paciente exibir um distúrbio específico antes de o exame clínico ser realizado. A determinação da probabilidade pré-teste, que pode ser expressa como uma porcentagem (p. ex., 75 ou 80%) ou como uma medida qualitativa (p. ex., pouco provável ou muito provável), é o primeiro passo no processo de tomada de decisão clínica para fisioterapeutas.[150] Uma vez que a probabilidade pré-teste de um paciente apresentando determinado distúrbio tenha sido identificada, os testes e medidas que têm o potencial para alterar essa probabilidade devem ser selecionados para o exame físico.[150] A abordagem tradicional para a tomada de decisão clínica, com base na experiência do fisioterapeuta, ou uma revisão de um texto de ortopedia, em vez de dados publicados ou revisões sistemáticas da literatura, teve pouca influência na probabilidade de pré-teste. Em consequência, o resultado positivo a partir de um teste específico pode ser usado sem nenhuma consideração da

TABELA 8-41 Definição e cálculo de medidas estatísticas de validade relacionada a critérios concorrentes

Medida estatística	Definição	Cálculo
Precisão	A proporção de pessoas que foram corretamente identificadas como tendo ou não tendo a doença ou disfunção.	(VP + VN)/(VP + FP + FN + VN)
Sensibilidade	A proporção de pessoas que têm a doença ou disfunção e cujo teste é positivo	VP/(VP + FN)
Especificidade	A proporção de pessoas que não têm a doença ou disfunção e cujo teste é negativo	VN/(FP + VN)
Valor preditivo positivo	A proporção de pessoas que têm teste positivo e têm a doença ou disfunção	VP/(VP + FP)
Valor preditivo negativo	A proporção de pessoas com teste negativo e que não têm a doença ou disfunção	VN/(FN + VN)
Razão de probabilidade positiva	A probabilidade de um resultado de teste positivo nas pessoas que têm a doença ou disfunção comparada com a probabilidade naquelas que não têm a doença ou disfunção	Sensibilidade/(1-especificidade)
Razão de probabilidade negativa	A probabilidade de um resultado de teste negativo nas pessoas que têm a doença ou disfunção comparada com a probabilidade daquelas que não têm a doença ou disfunção	(1-sensibilidade)/especificidade

VP, verdadeiro-positivo; VN, verdadeiro-negativo; FP, falso-positivo; FN, falso-negativo.
Dados de Fritz JM, Wainner RS: Examining diagnostic tests: an evidence-based perspective. *Phys Ther* 81:1546-1564, 2001; Powell JW, Huijbregts PA: Concurrent criterion-related validity of acromioclavicular joint physical examination tests: a systematic review. *J Man Manip Ther* 14:E19-E29, 2006.

utilidade daquele teste. A razão de probabilidade é a medição do índice que combina valores de sensibilidade e de especificidade e indica o quanto determinado teste diagnóstico poderá diminuir ou elevar a probabilidade de pré-teste do distúrbio-alvo.[66,169] As razões de probabilidade podem ser positivas ou negativas e variar de zero ao infinito. Uma RP positiva indica a mudança na probabilidade que favorece a existência de um distúrbio; uma RP negativa indica mudança na probabilidade que favorece a ausência do distúrbio.[150] RPs positivas > 1 aumentam a probabilidade do distúrbio, dado um teste positivo, e RPs negativas < 1 diminuem as suas probabilidades, dado um teste negativo.[66] Em outras palavras, o valor de 1 significa que o teste não fornece informações adicionais; razões acima ou abaixo de 1, respectivamente, aumentam ou diminuem a probabilidade de doença e ajudam a colocar o valor do teste na perspectiva adequada. Entretanto, é a magnitude nas mudanças de probabilidade que determina a utilidade de um teste clínico.[150] Um guia para interpretar os resultados dos testes pode ser encontrado na Tabela 8-42.[66,150] É importante entender que a RP não pode ser comparada de forma linear; por exemplo, a potência do teste com uma RP de 8 não é quatro vezes tão poderosa que um teste com RP de 2. Embora as RPs muitas vezes não sejam registradas em estudos feitos para investigar a utilidade diagnóstica do exame clínico, elas podem ser facilmente calculadas se a sensibilidade e a especificidade do teste estiverem disponíveis.[150] A fórmula utilizada para determinar uma RP positiva é a seguinte:[150]

RP positiva = sensibilidade/(1 − especificidade)

A fórmula usada para determinar uma RP negativa é a seguinte:[150]

RP negativa = (1 − sensibilidade)/especificidade.

Significância. Em estatística, o símbolo *p* é usado para descrever a probabilidade de ocorrência de algum fato. De maneira geral, os estudos atribuem um valor a essa variável para quaisquer conclusões. Os valores de *p* ou níveis de significância medem a força da evidência contra a hipótese nula, que é definida como aquela que pode ser testada por meio de estatísticas. Na maioria dos cenários, o pesquisador está sempre fazendo tentativas para refutar a hipótese nula. Por exemplo, em um experimento para testar a capacidade da técnica de alongamento A *versus* a técnica de alongamento B, para melhorar o comprimento dos músculos isquiotibiais, a hipótese nula seria que não há diferença alguma de benefícios entre as duas técnicas. O pesquisador tentará mostrar que uma é melhor do que a outra.

A aceitação ou a rejeição da hipótese nula não prova que ela seja verdadeira ou falsa. O valor de *p* é a medida da força da hipótese nula. Quanto menor o valor, mais forte é a evidência contra a hipótese nula. Em geral, o efeito que aparece em um estudo é considerado significativo (i. e., não apenas aleatório) se a probabilidade de sua ocorrência for menor do que 0,05 (uma chance em 20). Por exemplo, se a conclusão de um estudo sugerir que a intervenção é melhor do que o controle, com $p < 0,00001$, significa que a conclusão é bastante forte. Entretanto, as conclusões que envolverem $p < 0,25$ podem ser consideradas, pela maioria das pessoas, como muito fracas para serem confiáveis.

Diagnóstico fisioterapêutico. Os pacientes podem ser encaminhados para tratamento fisioterapêutico com diagnósticos não específicos, diagnósticos incorretos ou sem nenhum diagnóstico.[175] Os fisioterapeutas são responsáveis pelo exame completo dos pacientes e pelo tratamento de acordo com a orientação em vigor ou pelo encaminhamento a outro especialista.[176]

Os diagnósticos e os prognósticos são fundamentais para montar o plano de cuidado final. Os diagnósticos feitos por fisioterapeutas referem-se a uma série de sinais e sintomas, síndromes ou categorias e são empregados para orientar o profissional a determinar a estratégia de intervenção mais apropriada para cada paciente.[177] Como uma primeira abordagem para o diagnóstico, o fisioterapeuta pode identificar os padrões de prática sob os quais a condição atual se encaixa.[177] Os padrões de prática preferidos descrevem os elementos do processo de tratamento para pacientes com diagnósticos médicos específicos, bem como estratégias para prevenção primária e redução de fatores de risco.[148] Na maior parte do tempo, esses padrões não ocorrem isolados. Os pacientes apresentam, com frequência, um conjunto de sinais e de sintomas que indicam uma ou mais áreas problemáticas possíveis. Por exemplo, padrões como danos posturais (padrão de prática B), desempenho muscular precário (padrão de prática C), e danos causados por inflamações localizadas (padrão de prática E) podem ocorrer de forma simultânea.

O processo de diagnóstico é essencialmente um exercício de revisão de probabilidade e envolve a combinação de teste hipotético e reconhecimento de padrões.[136,137,178] Somente é possível determinar um diagnóstico quando todas as causas potenciais de sinais e sintomas tiverem sido excluídas. O fisioterapeuta deve resistir à ansiedade de categorizar uma condição com base em um

TABELA 8-42 Interpretação de razões de probabilidade

Razão de probabilidade positiva	Razão de probabilidade negativa	Razão de interpretação
Acima de 10	Abaixo de 0,1	Gera mudanças grandes e muitas vezes conclusivas na probabilidade
5–10	0,1–0,2	Gera mudanças moderadas na probabilidade
2–5	0,2–0,5	Gera mudanças pequenas, mas às vezes importantes, na probabilidade
1–2	0,5–1	Altera a probabilidade para um grau pequeno e raramente importante

Dados de Jaeschke R, Guyatt G, Sackett DL: Users guides to the medical literature. III. How to use an article about a diagnostic test. B. What are the results and will they help me in caring for may parents? *JAMA* 27:703-707, 1994.

pequeno número de achados. O melhor indicador para verificar a precisão de um diagnóstico é a qualidade da hipótese considerada, tendo em vista que, se o diagnóstico adequado não for considerado desde o início, quaisquer dúvidas subsequentes poderão ser direcionadas de forma inadequada.[139] Ultimamente, dado o papel dos fisioterapeutas como especialistas do movimento, a análise de tarefas deve formar a base do diagnóstico.[148] Uma vez que as lesões tenham sido salientadas, pode-se fazer uma determinação quanto à razão para essas lesões e a relação entre as lesões e as limitações funcionais ou incapacidades dos pacientes.

Prognóstico. Prognóstico é o nível previsto de uma função que o paciente poderá atingir dentro de um certo período. Além de justificar uma intervenção, essa previsão ajuda a orientar sua intensidade, duração e frequência. O prognóstico representa uma síntese, com base no entendimento da patologia, no conhecimento básico, na teoria, na evidência, na experiência e nos achados de exames, e considera o estado social, emocional e motivacional do paciente.[148] O conhecimento da gravidade de uma lesão, da idade e das condições físicas do paciente e dos processos de cicatrização dos vários tecidos envolvidos são alguns dos fatores usados para determinar o prognóstico.

As aspirações do paciente e os problemas identificados por ele, junto com os problemas identificados pelo fisioterapeuta, determinam o foco dos objetivos.[148] O paciente e o fisioterapeuta devem entrar em acordo quanto aos problemas mais importantes ao redor dos quais cuidados devem ser focalizados e juntos estabelecerem objetivos relevantes.[148] A orientação e a responsabilidade do paciente são extremamente importantes na determinação de um prognóstico.

Plano de cuidado. O plano de cuidado é organizado em torno dos objetivos do paciente. O plano de cuidado do fisioterapeuta consiste em consulta, educação e intervenção. A intervenção (ver Cap. 10) é organizada em três categorias:[148]

1. *Remediar.* Consiste em aumentar habilidades e recursos ou reverter danos e afirma que o potencial para mudança existe no sistema e no indivíduo.
2. *Compensação e adaptação.* Refere-se a alterações no ambiente ou na tarefa, sendo feita a abordagem quando se determina que não é possível remediar.
3. *Prevenção.* Refere-se ao tratamento antecipado de problemas.

Princípio 2: Avalie, avance e reavalie

A seleção dos procedimentos de uma intervenção, bem como seu progresso, deve ser orientada pela reavaliação contínua das respostas do paciente a determinado procedimento. A reavaliação das disfunções é essencial e deve ser realizada antes, durante e depois da intervenção.[179]

Em cada visita, o fisioterapeuta deve reavaliar o estado do paciente. Para julgar o progresso, recomenda-se fazer comparações com os achados obtidos no exame inicial. Depois de um reexame, há três cenários possíveis:

1. *A função do paciente melhorou.* Nessa hipótese, a intensidade da intervenção pode ser aumentada por meio de incrementos.

2. *A função do paciente piorou.* Nessa hipótese, a intensidade e o foco da intervenção devem ser alterados. Pode ser necessário fazer uma revisão no programa de exercícios domiciliares. O paciente requer orientação complementar sobre a mudança de atividades e sobre a utilização de calor e de gelo em casa. A hipótese diagnóstica deve ser revista. É necessária investigação complementar.

3. *Não há nenhuma mudança na função do paciente.* Dependendo do tempo decorrido desde a última visita, pode haver algum motivo para a falta de mudanças. Esse achado indica a necessidade de alterar a intensidade da intervenção. Se o paciente estiver em estágio agudo ou subagudo de cicatrização (ver Cap. 5), deve haver redução na intensidade para proporcionar aos tecidos mais uma oportunidade de cicatrizar. No estágio crônico, possivelmente seja necessário algum aumento na intensidade (ver Princípio 2, no Cap. 10).

O desenvolvimento do sistema de assistência médica nas últimas décadas limitou de forma significativa o acesso de pacientes aos serviços de reabilitação e aumentou a responsabilidade dos fornecedores de serviços de assistência médica.[180] Esse desenvolvimento colocou uma responsabilidade na profissão do fisioterapeuta, a fim de viabilizar as mudanças necessárias para adequar-se de forma efetiva às reformas da assistência médica, de maneira que os profissionais sejam mais responsáveis em seu desempenho e mais competitivos nos tratamentos de pacientes.[180] É de suma importância que as técnicas de exames e de intervenções continuem sendo verificadas por meio de pesquisas, de banco de dados de resultados e de aumentos na eficiência e na eficácia.[181,182]

QUESTÕES DE REVISÃO*

1. Dê uma definição de empatia.
2. Qual a diferença entre os termos exame e avaliação?
3. Quais são os componentes de um exame?
4. Qual é a diferença entre questão principal e questão neutra?
5. Qual é o objetivo da revisão de sistemas?

REFERÊNCIAS

1. Kibler WB: Shoulder rehabilitation: Principles and practice. *Med Sci Sports Exerc* 30:40–50, 1998.
2. Nirschl RP, Sobel J: *Arm Care. A Complete Guide to Prevention and Treatment of Tennis Elbow*. Arlington, VA: Medical Sports, 1996.
3. Meadows J: *Orthopedic Differential Diagnosis in Physical Therapy*. New York: McGraw-Hill, 1999.
4. Kaltenborn FM: *Manual Mobilization of the Extremity Joints: Basic Examination and Treatment Techniques*, 4th edn. Oslo, Norway: Olaf Norlis Bokhandel, Universitetsgaten, 1989.
5. Maitland G: *Vertebral Manipulation*. Sydney: Butterworth, 1986.
6. Maitland G: *Peripheral Manipulation*, 3rd edn. London: Butterworth, 1991.
7. Evjenth O, Hamberg J: *Muscle Stretching in Manual Therapy, a Clinical Manual*. Alfta, Sweden: Alfta Rehab Forlag, 1984.

---

*Questões adicionais para testar seu conhecimento deste capítulo podem ser encontradas (em inglês) no Online Learning Center para *Orthopaedic Assessment, Evaluation, and Intervention* em www.duttononline.net. As respostas para as questões anteriores são apresentadas no final deste livro.

8. Lee DG: Biomechanics of the thorax. In: Grant R, ed. *Physical Therapy of the Cervical and Thoracic Spine*. NewYork: Churchill Livingstone, 1988:47–76.
9. Lee DG: *The Pelvic Girdle: An Approach to the Examination and Treatment of the Lumbo-Pelvic-Hip Region*, 2nd edn. Edinburgh: Churchill Livingstone, 1999.
10. Sahrmann SA: *Diagnosis and Treatment of Movement Impairment Syndromes*. St Louis: Mosby, 2001.
11. Butler DS: *Mobilization of the Nervous System*. New York: Churchill Livingstone, 1992.
12. Judge RD, Zuidema GD, Fitzgerald FT: Introduction. In: Judge RD, Zuidema GD, Fitzgerald FT, eds. *Clinical Diagnosis*, 4th edn. Boston: Little, Brown and Company, 1982:3–8.
13. American Physical Therapy Association: Guide to physical therapist practice. *Phys Ther* 81:S13–S95, 2001.
14. Delitto A: Subjective measures and clinical decision making. *Phys Ther* 69:580, 1989.
15. Morris C, Chaitow L, Janda V: Functional examination for low back syndromes. In: Morris C, ed. *Low Back Syndromes: Integrated Clinical Management*. New York: McGraw-Hill, 2006: 333–416.
16. Puranen J, Orava S: The hamstring syndrome—A new gluteal sciatica. *Ann Chir Gynaecol* 80:212–214, 1991.
17. Puranen J, Orava S: The hamstring syndrome. A new diagnosis of gluteal sciatic pain. *Am J Sports Med* 16:517–521, 1988.
18. Christie HJ, Kumar S, Warren SA: Postural aberrations in low back pain. *Arch Phys Med Rehabil* 76:218–224, 1995.
19. Judge RD, Zuidema GD, Fitzgerald FT: General appearance. In: Judge RD, Zuidema GD, Fitzgerald FT, eds. *Clinical Diagnosis*, 4th edn. Boston: Little, Brown and Company, 1982:29–47.
20. Vasilyeva LF, Lewit K: Diagnosis of muscular dysfunction by inspection. In: Liebenson C, ed. *Rehabilitation of the Spine: A Practitioner's Manual*. Baltimore, MD: Lippincott Williams & Wilkins, 1996:113–142.
21. Goodman CC, Snyder TK: Introduction to the interviewing process. In: Goodman CC, Snyder TK, eds. *Differential Diagnosis in Physical Therapy*. Philadelphia, PA: WB Saunders, 1990:7–42.
22. Sandler G: The importance of the history in the medical clinic and the cost of unnecessary tests. *Am Heart J* 100:928–931, 1980.
23. DuVall RE, Godges J: Introduction to physical therapy differential diagnosis: The clinical utility of subjective examination. In: Wilmarth MA, ed. *Medical Screening for the Physical Therapist. Orthopaedic Section Independent Study Course 14.1.1*. La Crosse, WI: Orthopaedic Section, APTA, Inc, 2003:1–44.
24. Boissonnault WG: *Examination in Physical Therapy Practice: Screening for Medical Disease*. NewYork: Churchill Livingstone, 1991.
25. Steinberg MH: Management of sickle cell disease. *N Engl J Med* 340:1021–1021, 1999.
26. Haslock I: Ankylosing spondylitis. *Baillieres Clin Rheumatol* 7:99, 1993.
27. Potosky AL, Feuer EJ, Levin DL: Impact of screening on incidence and mortality of prostate cancer in the United States. *Epidemiol Rev* 23:181–186, 2001.
28. Wingo PA, Tong T, Bolden S: Cancer statistics, 1995. *CA Cancer J Clin* 45:8, 1995.
29. Parkin DM, Muir CS: Cancer incidence in five continents. Comparability and quality of data. *IARC Sci Pub* 66:45, 1992.
30. Ries LAG, Eisner MP, Kosary CL, et al.: *SEER Cancer Statistics Review, 1973–1997*. Bethesda, MD: National Cancer Institute, 2000.
31. Martinez JC, Otley CC: The management of melanoma and non-melanoma skin cancer: A review for the primary care physician. *Mayo Clin Proc* 76:1253–1265, 2001.
32. McKenzie R, May S: Mechanical diagnosis. In: McKenzie R, May S, eds. *The Human Extremities: Mechanical Diagnosis and Therapy*. Waikanae, New Zealand: Spinal Publications, 2000: 79–88.
33. Judge RD, Zuidema GD, Fitzgerald FT: The medical history and physical. In: Judge RD, Zuidema GD, Fitzgerald FT, eds. *Clinical Diagnosis*, 4th edn. Boston: Little, Brown and Company, 1982: 9–19.
34. Bogduk N: The anatomy and physiology of nociception. In: Crosbie J, McConnell J, eds. *Key Issues in Physiotherapy*. Oxford: Butterworth-Heinemann, 1993:48–87.
35. McKenzie R, May S: History. In: McKenzie R, May S, eds. *The Human Extremities: Mechanical Diagnosis and Therapy*. Waikanae, New Zealand: Spinal Publications, 2000: 89–103.
36. Huskisson EC: Measurement of pain. *Lancet* 2:127, 1974.
37. Halle JS: Neuromusculoskeletal scan examination with selected related topics. In: Flynn TW, ed. *The Thoracic Spine and Rib Cage: Musculoskeletal Evaluation and Treatment*. Boston, MA: Butterworth-Heinemann, 1996:121–146.
38. Konietzny F, Perl ER, Trevino D, et al. Sensory experiences in man evoked by intraneural electrical stimulation of intact cutaneous afferent fibers. *Exp Brain Res* 42:219–222, 1981.
39. Ochoa J, Torebjörk E: Sensations evoked by intraneural microstimulation of C nociceptor fibres in human skin nerves. *J Physiol* 415:583–599, 1989.
40. Torebjörk HE, Ochoa JL, Schady W: Referred pain from intraneural stimulation of muscle fascicles in the median nerve. *Pain* 18:145–156, 1984.
41. Ness TJ, Gebhart GF: Visceral pain: A review of experimental studies. *Pain* 41:167–234, 1990.
42. Rowland LP: Diseases of the motor unit. In: Kandel ER, Schwartz JH, Jessell TM, eds. *Principles of Neural Science*, 4th edn. New York: McGraw-Hill, 2000:695–712.
43. Chaturvedi SK: Prevalence of chronic pain in psychiatric patients. *Pain* 29:231–237, 1987.
44. Goldstein R: Psychological evaluation of low back pain. *Spine State Art Rev* 1:103, 1986.
45. Norris TR: History and physical examination of the shoulder. In: Nicholas JA, Hershman EB, Posner MA, eds. *The Upper Extremity in Sports Medicine*, 2nd edn. St Louis: Mosby Year-Book, 1995:39–83.
46. Melzack R: The McGill Pain Questionnaire: Major properties and scoring methods. *Pain* 1:277, 1975.
47. Melzack R, Torgerson WS: On the language of pain. *Anaesthesiology* 34:50, 1971.
48. Liebenson C: Pain and disability questionnaires in chiropractic rehabilitation. In: Liebenson C, ed. *Rehabilitation of the Spine: A Practitioner's Manual*. Baltimore, MD: Lippincott Williams & Wilkins, 1996:57–71.
49. Burkhardt CS: The use of the McGill Pain Questionnaire in assessing arthritis pain. *Pain* 19:305, 1984.
50. Pearce J, Morley S: An experimental investigation of the construct validity of the McGill Pain Questionnaire. *Pain* 115:115, 1989.
51. Goodman CC, Snyder TEK: *Differential Diagnosis in Physical Therapy*. Philadelphia, PA: WB Saunders, 1990.
52. D'Ambrosia R: *Musculoskeletal Disorders: Regional Examination and Differential Diagnosis*, 2nd edn. Philadelphia, PA: J.B. Lippincott, 1986.
53. Magarey ME: Examination of the cervical and thoracic spine. In: Grant R, ed. *Physical Therapy of the Cervical and Thoracic Spine*, 2nd edn. New York: Churchill Livingstone, 1994: 109–144.
54. Stetts DM: Patient examination. In: Wadsworth C, ed. *Current Concepts of Orthopaedic Physical Therapy—Home study Course 11.2.2*. La Crosse, WI: Orthopaedic Section, APTA, Inc., 2001.
55. Hertling D, Kessler RM: *Management of Common Musculoskeletal Disorders: Physical Therapy Principles and Methods*, 3rd edn. Philadelphia, PA: Lippincott Williams & Wilkins, 1996.
56. Meadows JTS: *Manual Therapy: Biomechanical Assessment and Treatment, Advanced Technique*. Calgary: Swodeam Consulting, 1995.

57. Cyriax J: *Textbook of Orthopaedic Medicine, Diagnosis of Soft Tissue Lesions*, 8th edn. London: Bailliere Tindall, 1982.
58. Cyriax J: *Examination of the Shoulder. Limited Range Diagnosis of Soft Tissue Lesions*, 8th edn. London: Balliere Tindall, 1982.
59. Cyriax JH, Cyriax PJ: *Illustrated Manual of Orthopaedic Medicine*. London: Butterworth, 1983.
60. Cyriax J: *Diagnosis of Soft Tissue Lesions, Textbook of Orthopaedic Medicine*, 7th edn. Baltimore, MD: Williams & Wilkins, 1980:682.
61. Maitland GD: The hypothesis of adding compression when examining and treating synovial joints. *J Orthop Sports Phys Ther* 2:7, 1980.
62. Grieve GP: *Common Vertebral Joint Problems*. New York: Churchill Livingstone Inc., 1981.
63. McKenzie RA: *The Lumbar Spine: Mechanical Diagnosis and Therapy*. Waikanae, NZ: Spinal Publication, 1981.
64. McKenzie R, May S: Introduction. In: McKenzie R, May S, eds. *The Human Extremities: Mechanical Diagnosis and Therapy*. Waikanae, New Zealand: Spinal Publications, 2000:1–5.
65. Sackett DL, Strauss SE, Richardson WS, et al.: *Evidence Based Medicine: How to Practice and Teach EBM*, 2nd edn. Edinburgh, Scotland: Churchill Livingstone, 2000.
66. Jaeschke R, Guyatt G, Sackett DL: Users guides to the medical literature. III. How to use an article about a diagnostic test. B. What are the results and will they help me in caring for my patients? *JAMA* 27:703–707, 1994.
67. Sackett DL, Haynes RB, Tugwell P: *Clinical Epidemiology: A Basic Science for Clinical Medicine*. Boston, MA: Little, Brown and Co, 1985.
68. Straus SE, Richardson WS, Glasziou P, et al.: *Evidence-Based Medicine*. University Health Network, 2006. Available at: http://www.cebm.utoronto.ca/.
69. Fisher C, Dvorak M: *Orthopaedic Research: What an Orthopaedic Surgeon Needs to Know, Orthopaedic Knowledge Update: Home Study Syllabus*. Rosemont, IL: American Academy of Orthopaedic Surgeons, 2005:3–13.
70. Fess EE: The need for reliability and validity in hand assessment instruments. *J Hand Surg* 11A:621–623, 1986. [Editorial]
71. Gleim GW, McHugh MP: Flexibility and its effects on sports injury and performance. *Sports Med* 24:289–299, 1997.
72. McKenzie R, May S: Physical examination. In: McKenzie R, May S, eds. *The Human Extremities: Mechanical Diagnosis and Therapy*. Waikanae, New Zealand: Spinal Publications, 2000:105–121.
73. Farfan HF: The scientific basis of manipulative procedures. *Clin Rheum Dis* 6:159–177, 1980.
74. Harris ML: Flexibility. *Phys Ther* 49:591–601, 1969.
75. Boone DC, Azen SP, Lin C-M, et al.: Reliability of goniometric measurements. *Phys Ther* 58:1355–1360, 1978.
76. Mayerson NH, Milano RA: Goniometric measurement reliability in physical medicine. *Arch Phys Med Rehabil* 65:92–94, 1984.
77. Riddle DL, Rothstein JM, Lamb RL: Goniometric reliability in a clinical setting: Shoulder measurements. *Phys Ther* 67:668–673, 1987.
78. Williams JG, Callaghan M: Comparison of visual estimation and goniometry in determination of a shoulder joint angle. *Physiotherapy* 76:655–657, 1990.
79. American Medical Association: *Guides to the Evaluation of Permanent Impairment*, 5th edn. Chicago, IL: American Medical Association, 2001.
80. Nelson MA, Allen P, Clamp SE, et al.: Reliability and reproducibility of clinical findings in lowback pain. *Spine* 4:97–101, 1979.
81. Hayes KW: An examination of Cyriax's passive motion tests with patients having osteoarthritis of the knee. *Phys Ther* 74:697, 1994.
82. Rothstein JM: Cyriax reexamined. *Phys Ther* 74:1073, 1994.
83. Petersen CM, Hayes KW: Construct validity of Cyriax's selective tension examination: Association of end-feels with pain at the knee and shoulder. *J Orthop Sports Phys Ther* 30:512–527, 2000.
84. Stokes M, Young A: The contribution of reflex inhibition to arthrogenous muscle weakness. *Clin Sci* 67:7–14, 1984.
85. Watson D, Trott P: Cervical headache: An investigation of natural head posture and upper cervical flexor muscle performance. *Cephalalgia* 13:272–284, 1993.
86. Riddle DL: Measurement of accessory motion: Critical issues and related concepts. *Phys Ther* 72:865–874, 1992.
87. Meadows JTS: *The Principles of the Canadian Approach to the lumbar Dysfunction Patient, Management of Lumbar Spine Dysfunction—Independent Home Study Course*. La Crosse, WI: APTA, Inc., Orthopaedic Section, 1999.
88. Tovin BJ, Greenfield BH: *Impairment-Based Diagnosis for the Shoulder Girdle, Evaluation and Treatment of the Shoulder: An Integration of the Guide to Physical Therapist Practice*. Philadelphia, PA: F.A. Davis, 2001:55–74.
89. Sapega AA: Muscle performance evaluation in orthopedic practice. *J Bone Joint Surg* 72A:1562–1574, 1990.
90. Iddings DM, Smith LK, Spencer WA: Muscle testing: Part 2. Reliability in clinical use. *Phys Ther Rev* 41:249–256, 1961.
91. Silver M, McElroy A, Morrow L, et al.: Further standardization of manual muscle test for clinical study: Applied in chronic renal disease. *Phys Ther* 50:1456–1465, 1970.
92. Marx RG, Bombardier C, Wright JG: What do we know about the reliability and validity of physical examination tests used to examine the upper extremity? *J Hand Surg* 24A:185–193, 1999.
93. Janda V: *Muscle Function Testing*. London: Butterworth, 1983.
94. Kendall FP, McCreary EK, Provance PG: *Muscles: Testing and Function*. Baltimore, MD: Williams & Wilkins, 1993.
95. Astrand PO, Rodahl K: *Textbook of Work Physiology*. New York: McGraw-Hill, 1973.
96. Astrand PO, Rodahl K: *The Muscle and Its Contraction: Textbook of Work Physiology*. New York: McGraw-Hill, 1986.
97. Muller EA: Influences of training and inactivity of muscle strength. *Arch Phys Med Rehabil* 51:449–462, 1970.
98. Hartsell HD, Forwell L: Postoperative eccentric and concentric isokinetic strength for the shoulder rotators in the scapular and neutral planes. *J Orthop Sports Phys Ther* 25:19–25, 1997.
99. Hartsell HD, Spaulding SJ: Eccentric/concentric ratios at selected velocities for the invertor and evertor muscles of the chronically unstable ankle. *Br J Sports Med* 33:255–258, 1999.
100. Griffin JW: Differences in elbowflexion torque measured concentrically, eccentrically and isometrically. *Phys Ther* 67:1205–1208, 1987.
101. Hortobagyi T, Katch FI: Eccentric and concentric torque–velocity relationships during arm flexion and extension. *J Appl Physiol* 60:395–401, 1995.
102. Trudelle-Jackson E, Meske N, Highenboten C, et al.: Eccentric/concentric torque deficits in the quadriceps muscle. *J Orthop Sports Phys Ther* 11:142–145, 1989.
103. Jull GA, Janda V: Muscle and Motor control in low back pain. In: Twomey LT, Taylor JR, eds. *Physical Therapy of the Low Back: Clinics in Physical Therapy*. New York: Churchill Livingstone, 1987:258.
104. Woolbright JL: Exercise protocol for patients with low back pain. *JAOA* 82:919, 1983.
105. Nachemson A: Work for all. For those with low back pain as well. *Clin Orthop* 179:77, 1982.
106. Knott M, Voss DE: *Proprioceptive Neuromuscular Facilitation*, 2nd edn. New York: Harper & Row, 1968.
107. Brunnstrom S: *Movement Therapy in Hemiplegia*. New York: Harper & Row, 1970.
108. Voss DE, Ionta MK, Myers DJ: *Proprioceptive Neuromuscular Facilitation: Patterns and Techniques*, 3rd edn. Philadelphia, PA: Harper and Row, 1985:1–342.
109. Waxman SG: *Correlative Neuroanatomy*, 24th edn. New York: McGraw-Hill, 1996.

110. Gilman S: The physical and neurologic examination. In: Gilman S, ed. *Clinical Examination of the Nervous System*. New York: McGraw-Hill, 2000:15–34.
111. Currier RD, Fitzgerald FT: Nervous system. In: Judge RD, Zuidema GD, Fitzgerald FT, eds. *Clinical Diagnosis*, 4th edn. Boston: Little, Brown and Company, 1982:405–445.
112. Adams RD, Victor M: *Principles of Neurology*, 5th edn. New York: McGraw-Hill, Health Professions Division, 1993.
113. Martin JH, Jessell TM: Anatomy of the somatic sensory system. In: Kandel ER, Schwartz JH, Jessell TM, eds. *Principles of Neural Science*. New York: Elsevier, 1991:353–366.
114. Mann RA: Biomechanics of the foot. *Instr Course Lect* 31:167–180, 1982.
115. Ayub E: Posture and the upper quarter. In: Donatelli RA, ed. *Physical Therapy of the Shoulder*, 2nd edn. New York: Churchill Livingstone, 1991:81–90.
116. Herdman SJ, Blatt PJ, Schubert MC: Vestibular rehabilitation of patients with vestibular hypofunction or with benign paroxysmal positional vertigo. *Curr Opin Neurol* 13:39–43, 2000.
117. Simon RP, Aminoff MJ, Greenberg DA: *Clinical Neurology*, 4th edn. Stanford, CT: Appleton and Lange, 1999.
118. Baloh RW: Vertigo. *Lancet* 352:1841–1846, 199.
119. Huijbregts P, Vidal P: Dizziness in orthopedic physical therapy practice: History and physical examination. *J Man Manip Ther* 13:221–250, 2005.
120. Guskiewicz KM: Impaired postural stability: Regaining balance. In: Prentice WE, Voight ML, eds. *Techniques in Musculoskeletal Rehabilitation*. New York: McGraw-Hill, 2001:125–150.
121. Donahoe B, Turner D, Worrell T: The use of functional reach as a measurement of balance in healthy boys and girls aged 5–15. *Phys Ther* 73:S71, 1993.
122. Fisher A, Wietlisbach S, Wilberger J: Adult performance on three tests of equilibrium. *Am J Occup Ther* 42:30–35, 1988.
123. Newton R: Review of tests of standing balance abilities. *Brain Inj* 3:335–343, 1992.
124. Irrgang JJ, Harner C: Recent advances in ACL rehabilitation: Clinical factors. *J Sport Rehabil* 6:111–124, 1997.
125. Trulock SC: A Comparison of Static, Dynamic and Functional Methods of Objective Balance Assessment. Chapel Hill, NC: The University of North Carolina, 1996.
126. Janda V: On the concept of postural muscles and posture in man. *Aust J Physiother* 29:83–84, 1983.
127. Turner M: Posture and pain. *Phys Ther* 37:294, 1957.
128. Gerwin RD, Shannon S, Hong C, et al.: Interrater reliability in myofascial trigger point examination. *Pain* 17:591–595, 1997
129. Njoo KH, Van der Does E: The occurrence and inter-rater reliability of myofascial trigger points in the quadratus lumborum and gluteus medius: A prospective study in non-specific low back patients and controls in general practice. *Pain* 58:317–321, 1994.
130. Farrell JP: Cervical passive mobilization techniques: The Australian approach. *Phys Med Rehabil State Art Rev* 4:309–334, 1990.
131. Dyson M, Pond JB, Joseph J, et al.: The stimulation of tissue regeneration by means of ultrasound. *Clin Sci* 35:273–285, 1968.
132. Dyson M, Suckling J: Stimulation of tissue repair by ultrasound: A survey of the mechanisms involved. *Physiotherapy* 64:105–108, 1978.
133. Ramsey SM: Holistic manual therapy techniques. *Prim Care* 24:759–785, 1997.
134. Hsieh CY, Hong CZ, Adams AH, et al.: Interexaminer reliability of the palpation of trigger points in the trunk and lower limb muscles. *Arch Phys Med Rehabil* 81:258–264, 2000.
135. Dvorak J, Dvorak V: General principles of palpation. In: Gilliar WG, Greenman PE, eds. *Manual Medicine: Diagnostics*, 2nd edn. New York: Thieme Medical Publishers, 1990:71–75.
136. Cwynar DA, McNerney T: A primer on physical therapy. *Lippincotts Prim Care Pract* 3:451–459, 1999.
137. Fritz JM, Wainner RS: Examining diagnostic tests: An evidence-based perspective. *Phys Ther* 81:1546–1564, 2001.
138. Coutts F: Changes in the musculoskeletal system. In: Atkinson K, Coutts F, Hassenkamp A, eds. *Physiotherapy in Orthopedics*. London: Churchill Livingstone, 1999:19–43.
139. Jones MA: Clinical reasoning in manual therapy. *Phys Ther* 72:875–884, 1992.
140. Brooks LR, Norman GR, Allen SW: The role of specific similarity in a medical diagnostic task. *J Exp Psychol Gen* 120:278–287, 1991.
141. Kahney H: *Problem Solving: Current Issues*. Buckingham: Open University Press, 1993.
142. Rothstein JM, Echternach JL, Riddle DL: The hypothesis-oriented algorithm for clinicians II (HOAC II): A guide for patient management. *Phys Ther* 83:455–470, 2003.
143. Echternach JL, Rothstein JM: Hypothesis-oriented algorithms. *Phys Ther* 69:559–564, 1989.
144. Rothstein JM, Echternach JL: Hypothesis-oriented algorithm for clinicians. A method for evaluation and treatment planning. *Phys Ther* 66:1388–1394, 1986.
145. Schenkman M, Butler RB: A model for multisystem evaluation, interpretation, and treatment of individuals with neurologic dysfunction. *Phys Ther* 69:538–547, 1989.
146. Schenkman M, Butler RB: A model for multisystem evaluation treatment of individuals with Parkinson's disease. *Phys Ther* 69:932–943, 1989.
147. Schenkman M, Donovan J, Tsubota J, et al.: Management of individuals with Parkinson's disease: Rationale and case studies. *Phys Ther* 69:944–955, 1989.
148. Schenkman M, Deutsch JE, Gill-Body KM: An integrated framework for decision making in neurologic physical therapist practice. *Phys Ther* 86:1681–1702, 2006.
149. Quinn L, Gordon J: *Functional Outcomes Documentation for Rehabilitation*. Philadelphia, PA: WB Saunders, 2003:6–7.
150. Cleland J: *Introduction, Orthopedic Clinical Examination: An Evidence-Based Approach for Physical Therapists*. Carlstadt, NJ: Icon Learning Systems, LLC, 2005:2–23.
151. Friedman LM, Furberg CD, DeMets DL: *Fundamentals of Clinical Trials*, 2nd edn. Chicago, IL: Mosby-Year Book, 1985:2, 51, 71.
152. Bloch R: Methodology in clinical back pain trials. *Spine* 12:430–432, 1987.
153. Maher CG, Herbert RD, Moseley AM, et al.: Critical appraisal of randomized trials, systematic reviews of randomized trials and clinical practice guidelines. In: Boyling JD, Jull GA, eds. *Grieve's Modern Manual Therapy: The Vertebral Column*. Philadelphia, PA: Churchill Livingstone, 2004:603–614.
154. Wickstrom G, Bendix T: The "Hawthorne effect"— what did the original Hawthorne studies actually show? *Scand J Work Environ Health* 26:363–367, 2000.
155. Schiffman EL: The role of the randomized clinical trial in evaluating management strategies for temporomandibular disorders. In: Fricton JR, Dubner R, eds. *Orofacial Pain and Temporomandibular Disorders (Advances in Pain Research and Therapy)*, Vol 21. New York: Raven Press, 1995:415–463.
156. Wright JG, Feinstein AR: Improving the reliability of orthopaedic measurements. *J Bone Joint Surg* 74B:287–291, 1992.
157. Wainner RS: Reliability of the clinical examination: How close is "close enough"? *J Orthop Sports Phys Ther* 33:488–491, 2003.
158. Haas M: Statistical methodology for reliability studies. *J Manip Physiol Ther* 14:119–132, 1991.
159. Cooperman JM, Riddle DL, Rothstein JM: Reliability and validity of judgments of the integrity of the anterior cruciate ligament of the knee using the Lachman's test. *Phys Ther* 70:225–233, 1990.
160. Shields RK, Enloe LJ, Evans RE, et al.: Reliability, validity, and responsiveness of functional tests in patients with total joint replacement. *Phys Ther* 75:169, 1995.

161. Feinstein AR: *Clinimetrics*. Westford, MA:Murray Printing Company, 1987.
162. Laslett M, Williams M: The reliability of selected pain provocation tests for sacroiliac joint pathology. *Spine* 19:1243–1249, 1994.
163. Portney L, Watkins MP: *Foundations of Clinical Research: Applications to Practice*. Norwalk, CT: Appleton & Lange, 1993.
164. Huijbregts PA: Spinal motion palpation: A review of reliability studies. *J Man Manip Ther* 10:24–39, 2002.
165. Roach KE, Brown MD, Albin RD, et al.: The sensitivity and specificity of pain response to activity and position in categorizing patients with low back pain. *Phys Ther* 77:730–738, 1997.
166. Rothstein JM: Sick and tired of reliability? *Phys Ther* 81:774–775, 2001.
167. Schwartz JS: Evaluating diagnostic tests: What is done—what needs to be done. *J Gen Intern Med* 1:266–267, 1986.
168. Domholdt E: *Physical Therapy Research: Principles and Applications*. Philadelphia, PA: WB Saunders, 1993.
169. Van der Wurff P, Meyne W, Hagmeijer RHM: Clinical tests of the sacroiliac joint, a systematic methodological review. Part 2: Validity. *Man Ther* 5:89–96, 2000.
170. Powell JW, Huijbregts PA: Concurrent criterion-related validity of acromioclavicular joint physical examination tests: A systematic review. *J Man Manip Ther* 14:E19–E29, 2006.
171. Jull GA: Physiotherapy management of neck pain of mechanical origin. In: Giles LGF, Singer KP, eds. *Clinical Anatomy and Management of Cervical Spine Pain. The Clinical Anatomy of Back Pain*. London, England: Butterworth-Heinemann, 1998:168–191.
172. Davidson M: The interpretation of diagnostic tests: A primer for physiotherapists. *Aust J Physiother* 48:227–233, 2002.
173. Feinstein AR: Clinical biostatistics XXXI: On the sensitivity, specificity & discrimination of diagnostic tests. *Clin Pharmacol Ther* 17:104–116, 1975.
174. Anderson MA, Foreman TL: Return to competition: Functional rehabilitation. In: Zachazewski JE, Magee DJ, Quillen WS, eds. *Athletic Injuries and Rehabilitation*. Philadelphia: WB Saunders, 1996:229–261.
175. Clawson AL, Domholdt E: Content of physician referrals to physical therapists at clinical education sites in Indiana. *Phys Ther* 74:356–360, 1994.
176. Leerar PJ: Differential diagnosis of tarsal coalition versus cuboid syndrome in an adolescent athlete. *J Orthop Sports Phys Ther* 31:702–707, 2001.
177. American Physical Therapy Association: *Guide to Physical Therapist Practice*, 2nd edn. *Phys Ther* 81:9–746, 2001.
178. Sox HC, Jr.: Probability theory in the use of diagnostic tests: An introduction to critical study of the literature. *Ann Intern Med* 104:60–66, 1986.
179. Yoder E: Physical therapy management of nonsurgical hip problems in adults. In: Echternach JL, ed. *Physical Therapy of the Hip*. New York: Churchill Livingstone, 1990:103–137.
180. DeCarlo MS, Sell KE: The effects of the number and frequency of physical therapy treatments on selected outcomes of treatment in patients with anterior cruciate ligament reconstructions. *J Orthop Sports Phys Ther* 26:332–339, 1997.
181. Coile RC: Forecasting the future—Part two. *Rehab Manage* 7:59–63, 1994.
182. Nugent J: Blaze your trails through managed care. *PT Mag* 2(2):19–20, 1994.

CAPÍTULO 9

DIAGNÓSTICO DIFERENCIAL

OBJETIVOS DO CAPÍTULO

▶ **Ao concluir o capítulo, o leitor será capaz de:**

1. Entender a importância do diagnóstico diferencial.
2. Fazer a distinção entre um diagnóstico de fisioterapia e um diagnóstico médico.
3. Reconhecer sinais e sintomas que exigem encaminhamento médico (bandeiras vermelhas).
4. Elaborar uma lista contendo as principais patologias médicas ou sistêmicas que podem imitar patologias musculoesqueléticas.

VISÃO GERAL

Um importante componente da lei Vision 2020 estabelecida pela American Physical Therapy Association (APTA)[1] é obter o acesso direto por meio de ações e julgamentos independentes, autodeterminados e profissionais.[1] Com a maioria dos estados permitindo acesso direto aos fisioterapeutas, muitos profissionais têm agora a responsabilidade primária de serem os guardiões do cuidado com a saúde e de fazer encaminhamentos médicos. Na percepção da "Vision 2020" a definição operacional da prática autônoma e em relação ao profissional de fisioterapia é definido pela APTA da seguinte maneira:

▶ "A prática da fisioterapia autônoma é o trabalho caracterizado pela ação e pelo julgamento independente e autodeterminado".

▶ "O profissional autônomo de fisioterapia, dentro do alcance da prática definida pelo *Guide to Physical Therapist Practice*, proporciona serviços de fisioterapia para pacientes que têm acesso direto e irrestrito a seus serviços e pode encaminhá-los, quando apropriado, a outros profissionais da saúde e provedores de cuidado médico e para testes diagnósticos".[2]

Por meio da história e do exame físico, os fisioterapeutas elaboram diagnósticos e classificam diferentes tipos de informação para o uso em seus relatórios clínicos e intervenções.[3] O guia articula com clareza a responsabilidade do fisioterapeuta em reconhecer quando é necessário consultar ou encaminhar a outro profissional da saúde.[4] Essa responsabilidade requer que o fisioterapeuta possua alto grau de conhecimento, incluindo a compreensão dos conceitos de triagem médica e diagnóstico diferencial. Os resultados de uma série de estudos demonstraram que os fisioterapeutas proporcionam cuidado seguro e efetivo para pacientes com condições musculoesqueléticas em ambientes de acesso direto.[4a–c] De fato, em um estudo de Childs e colaboradores,[4d] os fisioterapeutas demonstraram níveis mais altos de conhecimento ao tratar das condições musculoesqueléticas comparados a estudantes de medicina, clínicos gerais, residentes e em relação à maioria dos especialistas médicos, com exceção dos ortopedistas. Além disso, os estudantes de fisioterapia matriculados em programas educacionais que conferem o grau de doutorado atingiram escores mais altos que seus pares matriculados em programas que conferem o grau de mestrado.[4d] Ademais, fisioterapeutas licenciados que tinham certificados pela comissão atingiram escores e notas de aprovação mais altos do que seus colegas que não tinham o certificado.[4d] O que diferença o diagnóstico feito pelo fisioterapeuta do realizado pelo médico não se trata do processo propriamente dito, mas sim do fenômeno que está sendo observado e esclarecido.[5] Sackett e colaboradores[6] propuseram três estratégias de diagnóstico clínico:[3]

▶ *Reconhecimento de padrões.* Isso é caracterizado pela percepção imediata do fisioterapeuta que o paciente ajusta-se a um padrão previamente reconhecido da doença.

▶ *História e exame físico.* Esse método requer que o fisioterapeuta considere todas as hipóteses da etiologia potencial.

▶ *Método hipotético-dedutivo.* Nesse método, o fisioterapeuta identifica as informações iniciais e formula uma pequena lista de diagnósticos potenciais.

Em uma tentativa de ajudar no diagnóstico de condições musculoesqueléticas normalmente encontradas pelos fisioterapeutas, desenvolveu-se regras de prognóstico clínico.[7] Além disso, existem dispositivos de triagem que podem ser aplicados ao serem examinados pacientes com queixas musculoesqueléticas para eliminar distúrbios graves (bandeiras vermelhas) tal como o câncer.[7] Executar uma triagem médica é um passo inerente de fazer um diagnóstico com o propósito de decidir se será autorizado um encaminhamento do paciente. Contudo, a triagem médica executada pelo fisioterapeuta não é sinônimo de diagnóstico diferencial. O diagnóstico diferencial envolve a capacidade de distinguir rapidamente problemas de natureza grave daqueles que não o são, usando a história e o exame físico. Problemas de natureza grave incluem, mas não estão limitados a, doenças viscerais, câncer, infecção, fraturas e distúrbios vasculares. O propósito da triagem médica é confirmar (ou eliminar) a necessidade da intervenção fisioterápica; a pertinência do encaminhamento; se existem quaisquer achados do tipo bandeira vermelha, fatores de risco do tipo bandeira vermelha ou agrupamentos de sinais e/ou sintomas de bandeira vermelha e se a condição do paciente encontra-se em uma das categorias de condições resumidas pelo *Guia*.[8] Boissonnault e Bass[9] observaram que a triagem para a doença médica inclui falar ao fisioterapeuta a respeito de uma lista ou padrão de sinais e sintomas que causaram preocupação, mas não sugeriram a presença de uma doença específica.[3]

Revisão de sistemas

Na prática clínica, os fisioterapeutas comumente usam a combinação de achados do tipo bandeira vermelha e a revisão de sistemas para identificar doenças. A revisão de sistemas proporciona ao fisioterapeuta um modelo de triagem para reunir e avaliar dados do exame, colocação e resolução de problemas, deduções, hipóteses e tomada de decisão clínica, tal como a necessidade de encaminhamento do paciente (Tab. 9-1).[8]

A revisão de sistemas inclui os seguintes componentes:[4]

▶ Para o sistema cardiovascular/pulmonar, a avaliação da frequência cardíaca e respiratória, pressão arterial e edema. Existem quatro *sinais vitais* que são padrões na maioria dos ambientes clínicos: temperatura, frequência cardíaca e pressão arterial e frequência respiratória. A dor é considerada por muitos como o quinto sinal vital (ver "Tipos de dor", mais adiante).[10-19] O terapeuta deve monitorar, no mínimo, a frequência cardíaca e a pressão arterial em qualquer indivíduo com história de doença cardiovascular ou pulmonar ou naqueles que apresentam risco de doença cardíaca.[20]

- *Temperatura.* A temperatura do corpo indica o estado metabólico de um indivíduo; medidas fornecem informação sobre o estado metabólico basal, possível presença ou ausência de infecção e resposta metabólica ao exercício.[21] A temperatura do corpo "normal" de um adulto é de 37°C. Contudo, uma temperatura em uma variação de 35,8 a 37,4°C não é totalmente incomum. Febre ou pirexia são temperaturas que excedem 37,7°C.[22] Hiperpirexia se refere à elevação extrema da temperatura acima de 41,1°C.[21] Hipotermia se refere a temperaturas anormalmente baixas (abaixo de 35°C). A temperatura costuma ser verificada colocando o bulbo do termômetro sob a língua do paciente por 1 a 3 minutos, dependendo do aparelho. Na maioria dos indivíduos, existe uma variação diária (ocorre todos os dias) na temperatura do corpo de 15 a 16,6ºC. O ponto mais baixo é atingido durante o sono. Mulheres menstruadas têm um padrão de temperatura bem-conhecido que reflete os efeitos da ovulação, com a temperatura caindo ligeiramente antes da menstruação e, então, caindo mais ainda de 24 a 36 horas antes da ovulação.[22] Coincidentemente com a ovulação, a temperatura aumenta e permanece em um nível um pouco mais elevado bem antes da próxima menstruação. Também é digno de nota que a resposta da febre pode estar enfraquecida ou ausente[21] em adultos com mais de 75 anos de idade e naqueles que são imunocomprometidos (p. ex., transplantados, usuários de corticoesteroides, pessoas com insuficiência renal crônica, ou qualquer indivíduo que tome medicações antipiréticas em excesso).

- *Frequência cardíaca.* Na maioria das pessoas, o pulso é uma medida precisa da frequência cardíaca. A frequência cardíaca, ou pulso, é verificada obtendo-se informação sobre o estado de repouso do sistema cardiovascular e a resposta do sistema à atividade ou ao exercício e à recuperação.[21] Ela é também utilizada para avaliar a desobstrução das artérias específicas palpadas e a presença de qualquer irregularidade no ritmo.[21] Quando o músculo cardíaco contrai, o sangue é ejetado para a aorta, e esta se alonga. Nesse ponto, a onda de distensão (onda de pulsação) é mais acentuada, mas move-se de modo relativamente lento (3 a 5 m/s). À medida que o sangue desloca-se para os vasos sanguíneos periféricos, diminui gradualmente e torna-se mais rápido. Nos grandes ramos arteriais, sua velocidade é de 7 a 10 m/s; nas artérias pequenas, é de 15 a 35 m/s. O pulso pode ser obtido em uma série de pontos. O mais acessível é, em geral, o pulso radial, na região distal do rádio. Às vezes, o pulso não pode ser obtido nessa região e, então, é obtido no cotovelo (artéria braquial), no pescoço contra a artéria carótida (pulso da carótida), atrás do joelho (artéria poplítea) ou no pé, usando as artérias dorsal do pé ou tibial posterior. A frequência cardíaca também pode ser medida ouvindo-se diretamente a batida cardíaca, com o emprego de um estetoscópio. Deve-se evitar o uso do polegar quando da verificação do pulso,

TABELA 9-1 Sinais e sintomas que requerem encaminhamento médico imediato

Sinais/sintomas	Causa comum
Dor angina que não alivia em 20 minutos	Infarto do miocárdio
Dor da angina com náuseas, suor e suor em profusão	Infarto do miocárdio
Incontinência intestinal ou urinária e/ou anestesia da sela	Lesão da cauda equina
Choque anafilático	Alergia ou problema imunológico
Sinais/sintomas de ventilação inadequada	Falha cardiopulmonar
Paciente com diabete que está confuso, letárgico ou exibe mudanças na função mental	Coma diabético
Paciente com ponto de McBurney positivo ou sensibilidade de rebote	Apendicite ou peritonite
Piora súbita da claudicação intermitente	Tromboembolismo
Tórax pulsante, contusão ou dor abdominal que aumenta com o exercício, acompanhada de sensação de batida cardíaca quando se deita e massa abdominal pulsante palpável	Aneurisma aórtico ou aneurisma aórtico abdominal

Dados de Goodman CC, Snyder TEK: *Differential Diagnosis in Physical Therapy.* Philadelphia: WB Saunders, 1990: Stowell T, Cioffredi W, Greiner A, et al.: Abdominal differential diagnosis in a patient referred to a physical therapy clinic for low back pain. *J Orthop Sports Phys Ther* 35: 755–764, 2005.

uma vez que ele tem a sua própria pulsação, que pode interferir na detecção do pulso do paciente. Ao verificar-se a pulsação, os dedos devem ser colocados próximos da artéria e suavemente pressionados contra uma estrutura firme, em geral um osso. A frequência cardíaca normal do adulto é de 70 batidas por minuto (bpm), com variações de 60 a 80 bpm. Taxas acima de 100 bpm são referidas como taquicardias. Causas comuns de taquicardia incluem ansiedade, estresse, dor, cafeína, desidratação ou exercício. Taxas abaixo de 60 bpm são referidas como bradicardia. Os atletas podem apresentar normalmente uma frequência cardíaca em repouso inferior a 60. A taxa normal da frequência cardíaca em repouso em crianças é entre 80 e 120 bpm. A taxa para um recém-nascido é 120 bpm (variação normal de 70 a 170 bpm).

> **Curiosidade Clínica**
>
> Há, normalmente, um aumento transitório na frequência cardíaca com a inspiração, seguido de uma lenta diminuição com a expiração.[22]

- *Frequência respiratória.* A diferença da expansão torácica normal entre a posição de repouso e a posição de inalação total é de 2 a 4 cm. (mulheres > homens). O terapeuta deve comparar as medidas dos diâmetros anterior-posterior e transversal durante o repouso e a inalação total. A frequência respiratória normal situa-se entre 8 e 14 por minuto nos adultos e ligeiramente mais rápida nas crianças. Os seguintes padrões de respiração são característicos de doenças:[22]

    Respiração de Cheyne-Stokes: caracterizada uma profundidade de respiração periódica, regular, sequencialmente crescente ocorrendo com distúrbios cardiopulmonares ou cerebrais graves.
    Respiração de Biot: caracterizada pela respiração espasmódica irregular e períodos de apneia, está quase sempre associada à hipoventilação devido à doença no sistema nervoso central (SNC).
    Respiração de Kussmaul: caracterizada pela respiração lenta, profunda, indicando acidose, à medida que o corpo tenta expelir o dióxido de carbono.
    Respiração apnêustica é um padrão anormal de respiração, caracterizado por uma pausa pós-inspiratória. A causa comum de respiração apnêustica é uma lesão pontina.
    Respiração paradoxal é um padrão anormal de respiração, no qual a parede abdominal é sugada para dentro durante a inspiração (ela é normalmente expelida). A respiração paradoxal ocorre devido à paralisia do diafragma.

- *Pressão arterial.* A pressão arterial é uma medida da resistência vascular ao fluxo sanguíneo.[21] A pressão arterial em adultos normais varia muito. A avaliação da pressão arterial proporciona informações sobre a efetividade do coração enquanto bomba e a resistência ao fluxo sanguíneo. Ela é medida em mmHg, sendo registrada em dois números. A pressão sistólica é a pressão exercida sobre a artéria braquial quando o coração está contraindo e a diastólica é a pressão exercida sobre a artéria durante a fase de relaxamento do ciclo cardíaco.[21] O registro do JNC 7 publicado em maio de 2003 instituiu uma nova categoria de pré-hipertensão e estabeleceu orientações mais agressivas para a intervenção médica da hipertensão. Os valores normais para a pressão arterial em repouso nos adultos são:

    normal: pressão arterial sistólica <120 mmHg e pressão arterial diastólica <80 mmHg;
    pré-hipertensão: pressão arterial sistólica 120 a 139 mmHg ou pressão arterial diastólica 80 a 90 mmHg;
    hipertensão de estágio I: pressão arterial sistólica 140 a 159 mmHg ou pressão arterial diastólica 90 a 99 mmHg;
    hipertensão de estágio II: pressão arterial sistólica ≥ 160 mmHg ou pressão arterial diastólica ≥ 100 mmHg.

    Os valores normais para a pressão arterial em repouso nas crianças são:
    sistólica: do nascimento até um mês, 30 a 60 mmHg; até 3 anos de idade, 75 a 130 mmHg e acima dos 3 anos, 90 a 140 mmHg.
    diastólica: do nascimento até um mês, 30 a 60 mmHg; até 3 anos de idade, 45 a 90 mmHg e acima dos 3 anos, 50 a 80 mmHg.

    A hipotensão ortostática é definida como uma queda na pressão arterial sistólica quando é assumida uma posição ereta. A hipotensão ortostática pode ocorrer como um efeito colateral de medicações anti-hipertensivas, em casos de baixo volume sanguíneo, em pacientes em períodos pós-operatórios ou desidratados e naqueles com disfunção do sistema nervoso autônomo, como, por exemplo, em uma lesão da medula espinal ou após acidente vascular cerebral.[21] As atividades que podem aumentar a probabilidade da hipotensão ortostática, tal como a aplicação de modalidades de calor, hidroterapia, terapia na piscina, exercício de moderado a vigoroso usando os grandes grupos musculares, mudanças repentinas de posição e o ficar de pé estacionário, devem ser evitadas em pacientes suscetíveis.[21] A variação sistólica normal aumenta, em geral, com a idade. A pressão deve ser determinada em ambos os braços. Causas de assimetria acentuada na pressão arterial dos braços incluem o seguinte: erros nas medidas, diferença acentuada no tamanho do braço, síndromes do desfiladeiro torácico, oclusão embólica de uma artéria, dissecação da aorta, oclusão arterial externa, coarctação da aorta e oclusão ateromatosa.[22]

- *Edema.* O edema é um inchaço observável decorrente da acumulação de líquido em determinados tecidos do corpo. O edema ocorre com mais frequência nos pés e nas pernas, onde também é chamado de edema periférico. O inchaço, ou edema, pode manifestar-se no local da lesão ou difuso sobre uma área maior. Em geral, o volume de edema está relacionado com a gravidade da lesão. Contudo, em alguns casos, lesões graves podem produzir edema bem limitado, enquanto, em outros, lesões menores causam edema significativo. O edema ocorre como resultado das mudanças na circulação local e da incapacidade do sistema linfático de manter o equilíbrio. Além disso, ele é o resultado da acumulação de excesso de líquido sob a pele, nos espaços intersticiais ou compartimentos dentro dos tecidos que estão localizados fora dos vasos sanguíneos. A maioria dos líquidos do corpo que são encontrados fora das células são armazenados em dois espaços: os vasos sanguíneos (referidos como volume de sangue) e nos espaços intersticiais (referido como líquido intersticial). Em geral, o tamanho dos nodos linfáticos depende do tamanho da área de drenagem. Quanto mais próximo o nodo linfático estiver da medula espinal, maior o seu tamanho. O pescoço é a exceção à regra. Em várias doenças, o excesso de líquido acumula-se em um ou ambos os espaços intersticiais ou vasos sanguíneos. Um membro edemaciado indica retorno venoso pobre. O edema depressivo é caracterizado por um afundamento da pele após a pressão ter sido removida. O relato de um rápido edema articular (dentro de 2 a 4 horas) após um evento traumático pode indicar sangramento na articulação. O edema de uma articulação, que é mais gradual, ocorrendo de 8 a 24 horas após o trauma é, provavelmente, causado por um processo inflamatório ou edema sinovial.

As razões mais graves para o edema incluem fratura, tumor, insuficiência cardíaca congestiva e trombose venosa profunda.

▶ Para o sistema tegumentar, a avaliação da integridade, da cor da pele e a presença de formação de cicatriz. O sistema tegumentar inclui a pele, o cabelo e as unhas. O exame do sistema tegumentar pode revelar manifestações de transtornos sistêmicos. A coloração geral da pele deve ser observada. Cianose nas unhas, mãos e nos pés pode ser um sinal de disfunção central (doença pulmonar avançada, edema pulmonar, insuficiência cardíaca congênita ou nível de hemoglobina baixo) ou periférica (edema pulmonar, obstrução venosa ou insuficiência congestiva cardíaca).[21] A palpação da pele, em geral, inclui a avaliação da temperatura, textura, umidade, mobilidade e turgor.[21] A temperatura da pele é mais bem percebida sobre grandes áreas usando as costas da mão do fisioterapeuta. Deve ser feita uma avaliação para determinar se este é um calor localizado ou generalizado:[21]

- *Localizado.* Pode ser visto em áreas da inflamação ou infecção subjacente.
- *Generalizado.* Pode indicar febre ou hipertireoidismo.

A textura da pele é descrita como suave ou áspera (comum). A mobilidade da pele pode estar diminuída em áreas de edema ou no escleroderma.

▶ Para o sistema musculoesquelético, a avaliação da simetria ampla, amplitude de movimento ampla, força, peso e altura (ver Cap. 8).

▶ Para o sistema neuromuscular, uma avaliação geral do movimento coordenado amplo (p. ex., equilíbrio, locomoção, transferências e translações). Além disso, o fisioterapeuta observa a integridade do nervo periférico e craniano (ver Cap. 2) e qualquer indicação de comprometimento neurológico, como tremores ou tiques faciais.

▶ Para a capacidade de comunicação, afeição, cognição, linguagem e estilo de aprendizado, o fisioterapeuta observa se o nível de comunicação do paciente é condizente com sua idade; se ele está orientado em relação a pessoas, tempo e espaço e se as respostas emocional e comportamental parecem ser apropriadas às circunstâncias. É importante verificar se o paciente pode comunicar suas necessidades. O fisioterapeuta deve determinar se o paciente tem boa compreensão de sua condição, da intervenção planejada e do prognóstico. O profissional deve, também, determinar o estilo de aprendizado que melhor se adapta ao paciente.

Observação: Nos vários estudos de casos em todo o livro, somente são dadas informações pertinentes da história e da revisão dos sistemas, com a compreensão implícita de que o profissional fez perguntas sobre outros tópicos.

Exame por varredura

Projetado por Cyriax,[23] o exame por varredura é baseado nos princípios anatômicos e patológicos. O exame por varredura (triagem) de Cyriax acompanha a história, sendo frequentemente incorporado como parte da revisão de sistemas (Fig. 9-1). O exame por varredura é usado quando não há uma história para explicar

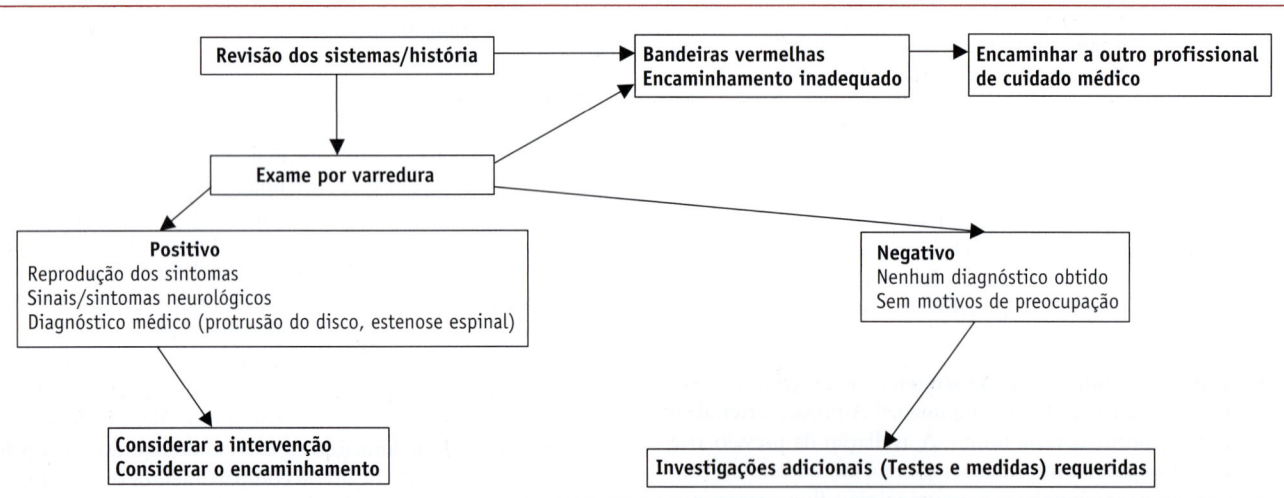

FIGURA 9-1 Algoritmo do exame por varredura.

os sinais e sintomas, ou quando estes não têm explicação. O fisioterapeuta deve escolher qual exame por varredura usar, com base nos sinais e sintomas apresentados. O exame por varredura do quadrante superior (Tab. 9-2) é apropriado para problemas torácicos superiores, das extremidades superiores e cervicais, enquanto o exame por varredura do quadrante inferior (Tab. 9-3) é tipicamente usado para problemas torácicos, da extremidade inferior e lombossacrais. A sequência preferida do exame por varredura é resumida na Tabela 9-4.

Os testes do exame por varredura do quadrante superior e inferior de Cyriax[23] (Tab. 9-5) podem ser usados para:

▶ Examinar o estado neurológico do paciente. Os testes incluídos no exame por varredura são projetados para identificar fraquezas neurológicas, a capacidade do paciente de perceber sensações e a inibição dos reflexos do tendão profundo e outros reflexos pelo SNC, que podem realçar a presença de lesões nos sistemas nervosos central ou periférico (ver Cap. 2).

▶ Ajudar a determinar se os sintomas estão sendo referidos.

▶ Confirmar o diagnóstico do médico.

▶ Ajudar a eliminar qualquer patologia grave, tal como fratura ou tumor.

▶ Avaliar o estado dos tecidos contráteis e inertes.

▶ Gerar uma hipótese de trabalho.

A eficácia do exame por varredura é influenciada pela tolerância do paciente e pela decisão profissional. Uma orientação geral estabelece que o exame continue até que o fisioterapeuta tenha certeza de que os sintomas do paciente não sejam o resultado de uma condição grave que necessite de atenção clínica.

Os testes do exame por varredura incluem teste de força, teste de sensação (toque leve e alfinetadas), reflexos profundos dos tendões (Tab. 9-6) e os reflexos patológicos (ver Tab. 2-6). Os vários testes dos exames por varredura específicos para as colunas cervical, torácica e lombar são descritos em seus capítulos pertinentes (ver Cap. 23, 25 e 26, respectivamente).

No final de cada exame por varredura, em geral é possível determinar um diagnóstico terapêutico (protrusão, prolapso ou extrusão do disco; artrite aguda, tendinite específica; ruptura de ventres musculares; espondilolistese ou estenose); caso contrário, o exame é considerado negativo (ver Tab. 9-4). Um exame por varredura negativo não indica que não houve achado algum; ao contrário, os resultados foram insuficientes para gerar um diagnóstico que possa servir de base para uma possível intervenção. Nessa hipótese, é necessário fazer novos exames com a utilização de vários testes e medidas pertinentes à região do corpo (ver Cap. 8).

A execução de todo o exame de varredura não deve levar mais do que alguns minutos e deve ser executada como parte do exame físico inicial de todos os pacientes. Talvez, uma exceção, seja os pacientes que têm uma história definida de trauma ou cirurgia em articulações específicas.

Se um diagnóstico é obtido a partir da varredura, a intervenção pode ser iniciada a partir das orientações resumidas na Tabela 9-7. A varredura, a história, ou ambas, podem também ter indicado ao fisioterapeuta que a condição do paciente encontra-se no estágio agudo de cicatrização. Embora este não seja um diagnóstico no sentido estrito, ele pode ser empregado para o propósito do plano de intervenção.

Ainda que dois estudos[24, 25] tenham questionado a validade de alguns aspectos do exame da tensão seletiva do tecido, nenhu-

TABELA 9-2 Exame motor por varredura do quadrante superior

Ação do músculo	Músculo testado	Nível da raiz	Nervo periférico
Abdução do ombro	Deltoide	Primariamente C5	Axilar
Flexão do cotovelo	Bíceps braquial	Primariamente C6	Musculocutâneo
Extensão do cotovelo	Tríceps braquial	Primariamente C7	Radial
Extensão do punho	Extensor radial longo do carpo, extensor radial curto do carpo e extensor ulnar do carpo	Primariamente C6	Radial
Flexão do punho	Flexor radial do carpo e flexor ulnar do carpo	Primariamente C7	Nervo mediano para o radial e nervo ulnar para o ulnar
Flexão dos dedos	Flexor superficial dos dedos, flexor profundo dos dedos e lumbricais	Primariamente C8	Nervo mediano para o superficial e ambos os nervos mediano e ulnar para o profundo e os lumbricais
Abdução dos dedos	Interósseos posteriores (dorsais)	Primariamente T1	Ulnar

TABELA 9-3 Exame motor por varredura do quadrante inferior

Ação do músculo	Músculo testado	Nível da raiz	Nervo periférico
Flexão do quadril	Iliopsoas	L1-2	Femoral para o ilíaco e plexo lombar para o psoas
Extensão do joelho	Quadríceps	L2-4	Femoral
Isquiotibiais	Bíceps femoral, semimembranáceo e semitendíneo	L4-S3	Isquiático
Dorsiflexão com inversão	Tibial anterior	Primariamente L4	Fibular profundo
Extensão do hálux	Extensor longo do hálux	Primariamente L5	Fibular profundo
Eversão do tornozelo	Fibular longo e curto	Primariamente S1	Nervo superficial fibular
Flexão plantar do tornozelo	Gastrocnêmio e sóleo	Primariamente S1	Tibial
Extensão do quadril	Glúteo máximo	L5-S2	Nervo glúteo inferior

TABELA 9-4 Sequência típica dos exames por varredura dos quadrantes superior ou inferior

1. Observação inicial: Envolve qualquer aspecto desde a chegada do paciente, incluindo a marcha, o comportamento, as posturas de pé e sentada, as deformidades óbvias e defeitos posturais, as cicatrizes, as queimaduras por radiação, as dobras e sinais de nascença.
2. História do paciente
3. Exame por varredura
4. Amplitude de movimento ativo
5. Pressão excessiva passiva
6. Testes resistidos
7. Reflexos dos tendões profundos
8. Teste de sensação
9. Testes especiais

Varredura negativa
Se, no final da varredura, o fisioterapeuta tiver determinado que a condição do paciente é adequada para a fisioterapia, mas não o diagnóstico para tratá-lo, será necessário fazer novos testes.

Varredura positiva (resultando em diagnóstico)
1. Intervenções específicas (tração, técnicas manuais e exercícios específicos) podem ser ministradas se o diagnóstico é aquele que se beneficiará da fisioterapia.
2. O paciente deve retornar ao médico para mais testes se os sinais e sintomas causarem algum tipo de preocupação.

TABELA 9-5 Componentes do exame por varredura e as estruturas testadas

Componente	Descrição
ADM ativo	Vontade de movimentar, ADM, integridade dos tecidos contráteis e inertes, padrão de restrição (capsular ou não capsular), qualidade do movimento e reprodução dos sintomas
ADM passivo	Integridade dos tecidos contráteis e inertes, ADM, sensação de final do movimento e sensibilidade
Resistido	Integridade dos tecidos contráteis (força e sensibilidade)
Tensão	Integridade dos tecidos inertes (estabilidade disco-ligamentar)
Dural	Mobilidade dural
Neurológico	Condução nervosa
Dermátomo	Aferente (sensação)
Miótomo	Eferente (força e fatigabilidade)
Reflexos	Aferente-eferente e sistema nervoso central

ADM, amplitude de movimento

ma conclusão definitiva foi extraída destes estudos. A escassez de pesquisas para refutar o trabalho de Cyriax sugere que esses princípios são sólidos e que seu uso deve ser contínuo.

Bandeiras vermelhas

Stith e colaboradores[26] descreveram os achados do tipo bandeira vermelha na história do paciente, que indicam a necessidade de encaminhamento ao médico (Tab. 9-8). A presença de qualquer um dos seguintes achados durante a história, a revisão de sistemas e/ou exames por varredura pode indicar patologias graves, requerendo um encaminhamento médico:

▶ *Febres, tremores ou suores noturnos.* Esses sinais e sintomas estão quase sempre associados a um distúrbio sistêmico, como uma infecção.[27]

▶ *Alterações de peso recentes inexplicadas.* Um aumento de peso inexplicável pode ser causado por insuficiência cardíaca congestiva, hipotireoidismo ou câncer.[28] As perdas de peso inexplicáveis podem ser o resultado de um distúrbio gastrintestinal, hipertireoidismo, câncer ou diabete.[28]

▶ *Mal-estar ou fadiga.* Essas queixas, que ajudam a determinar a saúde geral do paciente, podem estar associadas a doenças sistêmicas.[27]

▶ *Náusea ou vômito inexplicável.* Nunca é um bom sinal ou sintoma.[27]

▶ *Parestesia unilateral, bilateral ou quadrilateral.* A distribuição de sintomas neurológicos pode dar pistas ao fisioterapeuta sobre as estruturas envolvidas. A parestesia quadrilateral sempre indica comprometimento do SNC.

▶ *Falta de ar.* A falta de ar pode indicar um amplo espectro de condições, que podem variar de ansiedade e asma e uma grave disfunção cardíaca ou pulmonar.[27]

▶ *Tontura.* O diagnóstico diferencial da tontura pode ser bem desafiador. Os pacientes quase sempre usam a palavra "tontura" para referir sensações de cabeça vazia, várias sensações de orientação do corpo, visão turva ou fraqueza nas pernas. Embora a maioria das causas da tontura possam ser relativamente benignas, a tontura pode ser um sinal de um problema mais grave, em especial se estiver associada a trauma no pescoço ou na cabeça ou a movimentos de rotação e extensão cervical (p. ex., comprometimento da artéria vertebral; ver Cap. 21). O fisioterapeuta deve determinar se os sintomas resultam de vertigem, náusea, tontura, incapacidade de ficar de pé ou desmaios, entre outros. Se houver suspeita de vertigem, o médico do paciente deve ser informado para uma investigação adicional. Contudo, a vertigem não é, em geral, uma contraindicação para a continuidade do exame. O diagnóstico diferencial de doenças primárias do SNC, envolvimento vestibular e ocular e, mais raramente, distúrbios metabólicos.[29] Os pacientes que se queixam de tontura podem ser classificados em quatro subtipos (Tab. 9-9). Um questionamento cuidadoso ajuda na diferenciação da causa. Essa diferenciação é importante, uma vez que determinados tipos de tontura são amenizados com as intervenções de fisioterapia (Tab. 9-10); outros tipos produzem contraindicações para algumas intervenções, enquanto ainda outras causas de tontura exigem encaminhamento médico.[30] A presença de pré-síncope sugere um comprometimento da função dos hemisférios cerebrais ou do tronco cerebral.[30] As condições diferentes podem causar hipoperfusão pancerebral (Tab. 9-11) ou hipoperfusão seletiva do tronco cerebral, a última incluindo insuficiência vertebrobasilar, infarto vertebrobasilar e síndrome do roubo subclávio (ver Cap. 21).[30] A presença de vertigem, nistagmo, perda de audição ou tinido e sinais no tronco cerebral podem ajudar o médico a fazer a diferenciação entre uma lesão vestibular central ou uma periférica (Tab. 9-12).[30] A vertigem periférica (ver Cap. 22) manifesta-se com queixas gerais, tais como inconstância e cabeça aérea. A vertigem central é, em geral, causada por transtorno cerebelar, processo

TABELA 9-6 Reflexos comuns dos tendões profundos

Reflexo	Local do estímulo	Resposta normal	Segmento pertinente do sistema nervoso central
Maxilar	Mandíbula	Fechamento da boca	NC
Bíceps	Tendão do bíceps	Contração do bíceps	C5-6
Braquiorradial	Tendão braquiorradial ou distal em relação à junção miotendínea	Flexão do cotovelo e/ou pronação do antebraço	C5-6
Tríceps	Tendão distal do tríceps acima do processo do olécrano	Extensão do cotovelo	C7-8
Patela	Tendão patelar	Extensão da perna	L3-4
Isquiotibiais mediais	Tendão semimembranáceo	Flexão do joelho	L5, S1
Isquiotibiais laterais	Tendão do bíceps femoral	Flexão do joelho	S1-2
Tibial posterior	Tendão tibial posterior atrás do maléolo medial	Flexão plantar do pé com inversão	L4-5
Calcâneo	Tendão do calcâneo	Flexão plantar do pé	S1-2

NC, nervo craniano

isquêmico ou distúrbio do sistema vestibular (Tab. 9-13). A vertigem cervical, entretanto, pode ser produzida pelas mudanças musculares localizadas e por irritações de receptores (ver Cap. 22).[31]

> **Curiosidade Clínica**
>
> Alguns autores[32] sugerem que a terapia manual é indicada em pacientes nos quais a vertigem cervical ou percepção de desequilíbrio é causada pela disfunção somática (ver Cap. 22). Contudo, essa forma deve sempre ser claramente diferenciada de outras causas de vertigem, e o terapeuta deve ser habilidoso na interpretação de tais achados para revelar a fonte da tontura.

- A tontura provocada por movimentos ou posições da cabeça pode indicar disfunção na parte interna do ouvido. A tontura provocada por certos movimentos cervicais, em particular extensão ou rotação, pode também indicar comprometimento da artéria vertebral (ver Cap. 21). A tontura resultante do comprometimento da artéria vertebral deve estar associada a outros sinais e sintomas, que podem ser dor no pescoço e náusea. A dor associada a comprometimento da artéria vertebral desenvolve-se em um lado do pescoço; ela está presente em um quarto dos pacientes e, em geral, está confinada na região cervical ântero-lateral superior.[33] A dor no pescoço persistente, isolada, pode imitar a carotidinia idiopática, em especial se estiver associada à sensibilidade local (ver Cap. 9). A dor também costuma ser a primeira manifestação de dissecção da artéria carótida, e o tempo médio para a aparição de outros sintomas é de quatro dias.[33]

- A tontura associada a tinido ou perda de audição pode indicar um tumor no nervo craniano VIII.

- A tontura após um trauma na cabeça é comum e é produzida se os depósitos de cálcio que se situam nos receptores vestibulares são deslocados para novas e sensíveis regiões da ampola do canal posterior, evocando uma resposta hipersensível à estimulação com determinadas posições ou movimentos da cabeça (ver Cap. 22).[34, 35]

- A tontura associada a uma recente alteração na medicação é sugestiva de reação adversa ao remédio. A Tabela 9-14 lista prescrição, medicamentos *over-the-counter* (vendidos sem receita médica) e drogas psicoativas de uso recreacional associados aos vários subtipos de tontura, permitindo estabelecer se a descrição dos sintomas condiz com a medicação cujo uso possivelmente está causando os distúrbios relatados.[36]

▶ *Nistagmo.* O nistagmo é caracterizado por movimentos rítmicos dos olhos, com deslocamento anormal para fora do ponto de fixação e um rápido retorno.[37] A falha de qualquer um dos principais mecanismos de controle para a manutenção do olhar fixo imóvel (o reflexo vestíbulo-ocular e o sistema de manter o olhar fixo [o integrador neural]) faz surgir o

TABELA 9-7 Achados e intervenções da varredura

Condições	Achados	Protocolo
Protrusão, prolapso e extrusão do disco	Dor grave Todos os movimentos reduzidos	Tração manual suave em extensão progressiva
Instabilidade ântero-posterior	Redução da flexão e da extensão	Tração e/ou manipulação de tração em extensão
Artrite	Padrão capsular quente	proteção, repouso, gelo, compressão, elevação, medicação, eletroterapia e terapia manual
Subluxação do segmento	Restrição em uma direção	Exercícios livres de dor
Artrose do segmento	Todas as direções restritas	Exercícios livres de dor

TABELA 9-8 Achados do tipo bandeira vermelha na história do paciente que indicam a necessidade de encaminhamento a um médico[3,26]

Câncer	Dor persistente a noite Dor constante em qualquer lugar do corpo Perda de peso inexplicável (p. ex., 4,5-6,5 kg em 2 semanas ou menos) Perda de apetite Massas ou crescimentos incomuns Fadiga injustificada
Cardiovascular	Falta de ar Tontura Dor ou uma sensação de peso do peito Dor pulsante em qualquer lugar do corpo Dor constante e severa na parte inferior da perna (panturrilha) ou braço Pés pálidos ou dolorosos Edema (sem história de lesão)
Gastrintestinal/ geniturinário	Dor abdominal frequente ou severa Azia ou indigestão frequentes Nausea ou vomitos frequentes Mudança ou problemas no funcionamento da bexiga (p. ex., infecção do trato urinário) Irregularidades menstruais incomuns
Vários	Febres ou suores noturnos Distúrbios emocionais graves recentes Edema ou hiperemia em qualquer articulação sem história de lesão Gravidez
Neurológico	Mudanças na audição Dores de cabeça frequentes ou graves sem história de lesão Problemas com deglutição ou alterações na fala Alterações na visão (p. ex., vista embaçada ou perda de visão) Problemas de equilíbrio, coordenação ou queda Desmaios (episódio de queda) Fraqueza súbita

Dados de Du Vall RE, Godges J: Introduction to physical terapy differential diagnosis: The clinical utility of subjective examination. In: Willmarth MA, ed. *Medical Screening for the Physical Terapist. Orthopaedic Section Independent Sutudy Course 14.1.1.* La Crosse, WI: Orthopaedic Section. APTA, Incs., 2003:1-44; Stith JS, Sahrmann SA, Dixon KK, et al.: Curriculum to prepate dignosticians in physical therapy. *J Phys Educ* 9:50, 1995.

TABELA 9-9 Os quatro subtipos de tontura

Subtipo	Descrição
Vertigem	Uma falsa sensação de movimento do corpo ou do ambiente, geralmente descrita como um rodopio, o que sugere disfunção do sistema vestibular. Em geral episódica, com um início abrupto e muitas vezes associada a náusea e vômito. A disfunção pode ser localizada no sistema vestibular periférico ou central. Muitas vezes acompanhada de outros sinais e sintomas, incluindo impulso (a sensação de que o corpo está sendo arremessado ou atraído pelo espaço), oscilopsia (a ilusão visual de mover-se para trás e para a frente ou para cima e para baixo), nistagmo, marcha atáxica, náusea ou vômito.
Pré-síncope	Descrita como uma sensação de um desmaio iminente ou perda de consciência, que não está associada a ilusão de movimento. Pode começar com visão diminuída ou sensação de estrondo nos ouvidos. Pode ser acompanhada de sinais neurológicos temporários, por exemplo, disartria, distúrbios visuais e fraqueza nas extremidades. Resulta de condições que comprometem o suprimento de sangue, oxigênio ou glicose para o cérebro.
Desequilíbrio	Sensação de desequilíbrio sem vertigem ou sensação de que a queda é iminente que, em geral, é atribuída a problemas neuromusculares. A inconstância ou desequilíbrio ocorre quando de pé e desaparece quando deitado ou sentado. Pode resultar do dano visual, neuropatia periférica, distúrbios musculoesqueléticos e pode incluir ataxia.
Outras tonturas	Descrita como sensação vaga ou flutuante, com o paciente tendo dificuldades em relatar uma sensação específica para o médico. Inclui descrições de cabeça vazia, dor de cabeça pesada ou embriaguez que não pode ser classificada como um dos três subtipos anteriores. As principais causas desse subtipo são transtornos psiquiátricos, incluindo ansiedade, depressão e hiperventilação.

Dados de Baloh RW: Approach to the dizzy patient. *Baillieres Clin Neurol* 3: 453-465, 1994; Drachman DA, Hart CW: An approach to the dizzy patient. *Neurology:* 22: 323-334, 1972; Hanson MR: The dizzy patient. A practical approach to management. *Postgrad Med* 85: 99-102, 107-108, 1989; Eaton DA, Roland PS: Dizziness in the older adult, Part 2. Treatments for causes of the four most common symptoms. *Geriatrics* 58: 46, 49-52, 2003; Eaton DA, Roland PS: Dizziness in the older adult, Part 1. Evaluation and general treatment strategies. *Geriatrics* 58: 28-30, 33-36, 2003; Huijbregts P, Vidal P: Dizziness in orthopedic physical therapy practice: Classification and pathophysiology. *J Man Manip Ther* 12: 199-214, 2004; Simon RP, Aminoff MJ, Greenberg DA: *Clinical Neurology,* 4TH edn. Stanford, CT: Appleton and Lange, 1999.

TABELA 9-10 Sinais e sintomas indicativos de patologias receptivas a apenas tratamento fisioterapêutico

VPPB	Precipitada pelo posicionamento, movimento ou outro estímulo (ver a seguir) Latência curta: 1-5 s Duração breve: <30 s Cansativa com o movimento repetido Sinais e sintomas associados: nistagmo, náusea e, às vezes, vômito Ocorre em pessoas com mais de 40 anos, com o auge da incidência do início na sexta década de vida Rara em pessoas com menos de 20 anos História médica de trauma na cabeça, infecção do labirinto, estapedectomia cirúrgica, otite média supurativa e mudanças degenerativas na parte interna do ouvido podem indicar VPPB não idiopática
VPPB do CSC posterior	Os pacientes se queixam de tontura quando saem rapidamente de uma posição supina, em especial quando a cabeça está virada para o lado afetado Resposta positiva de vertigem e nistagmo de torção apogeotrópico na manobra de Hallpike-Dix ipsilateral
VPPB do CSC anterior	Os pacientes se queixam de tontura quando saem rapidamente de uma posição supina, em especial quando a cabeça está virada para o lado afetado, porém há menos especificidade quanto à direção da rotação da cabeça Resposta bilateral positiva na manobra de Hallpike-Dix com vertigem e nistagmo de torção geotrópico no teste ipsilateral A manobra de Hallpike-Dix também pode causar nistagmo vertical para baixo Resposta positiva no teste de pender a cabeça reta
VPPB do CSC horizontal	Há tontura quando se rola na posição supina, mas também pode ocorrer com flexão e extensão da cabeça ou quando muda da posição supina para a ereta Um teste bilateralmente positivo com um nistagmo puramente horizontal na manobra de Hallpike-Dix. O nistagmo será uma oscilação geotrópica na direção da virada do rosto e do ouvido do lado que está inclinado. O nistagmo ocorrerá em ambas as direções, mas costuma ser mais forte quando a cabeça está voltada para o lado afetado Teste de rolagem positivo Teste de caminhar-girar-caminhar positivo para o lado afetado
Tontura cervicogênica	Tontura do tipo de posicionamento intermitente Precipitada pelo movimento da cabeça e do pescoço Sem período de latência: o início dos sintomas é imediato após assumir a posição provocadora De duração curta, mas pode durar de minutos a horas Cansativo quando o movimento for repetitivo Sinais e sintomas associados: nistagmo, dor no pescoço, dores de cabeça suboccipitais, às vezes parestesia na distribuição do nervo trigêmeo Possível inclinação lateral da cabeça devido à rigidez do esternocleidomastóideo ou trapézio superior Possível postura da cabeça à frente História médica de trauma e degeneração da coluna cervical Disfunção do movimento nos segmentos cervicais superiores no teste de ADM ativo e MIVP Teste positivo de torção do pescoço: nistagmo com reprodução de tontura
Danos musculoesqueléticos	Queixas subjetivas de fraqueza e inconstância Início insidioso Desvios posturais afetando negativamente a localização do centro de gravidade em relação à base de suporte: contraturas de flexão do tronco, flexão do quadril, flexão do joelho e flexão plantar do tornozelo Diminuição na extensão do tronco, na extensão do quadril, na extensão do joelho e na dorsiflexão do tornozelo no teste de ADM Sentido de posição articular prejudicado na extremidade inferior

VPPB, vertigem paroxística posicional benigna; CSC, canal semicircular; MIVP, movimento intervertebral passivo.
Dados de Huijbregts P, Vidal P: Dizziness in orthopedic physical therapy practice: History and physical examination. *J Man Manip Ther* 13: 221-250, 2005.

rompimento do olhar fixo. Dois tipos de fixação anormal podem ocorrer: nistagmo e intrusões ou oscilações sacádicas.[38,39] A diferença essencial entre essas fixações anormais encontra-se no movimento inicial, que tira a linha de visão para fora do objeto focado. No caso do nistagmo, o movimento inicial é um lento impulso, ou "fase lenta", muitas vezes causado por um distúrbio de um dos três mecanismos da estabilidade do olhar fixo. Em contrapartida, em todas as oscilações sacádicas, é um movimento rápido inapropriado que move os olhos para fora do alvo.[38,39]

Os tipos mais benignos de nistagmo incluem as causas proprioceptivas do nistagmo espontâneo, nistagmo postural e nistagmo extraído com o posicionamento da cabeça ou induzido pelo movimento (nistagmo vestibular). O nistagmo vestibular ocorre durante a autorrotação até mesmo no escuro: a parte interna do ouvido contém detectores de movimento (labirinto vestibular) que se projetam para os núcleos vestibulares e para o cerebelo (ver Cap. 2). O nistagmo vestibular também pode ser induzido pela irrigação dos ouvidos com água fria ou quente (teste calórico). Com a irrigação unilateral, o nistagmo conjugado é horizontal, torsional ou oblíquo, dependendo da posição da cabeça. As doenças que afetam o labirinto ou o nervo vestibular (incluindo a zona de entrada da raiz) causam nistagmo de contração muscular com impulsos de fase de velocidade lenta linear

TABELA 9-11 Características da hipoperfusão pancerebral

Hipoperfusão pancerebral	Descrição
Pré-síncope vasovagal	Hiperatividade parassimpática causa diminuição na produção cardíaca com a subsequente baixa no fluxo sanguíneo cerebral. Raramente ocorre na posição deitada.
Pré-síncope cardiovascular	Deve suspeitar-se dela quando ocorrer síncope com o paciente em posição deitada, durante ou após a atividade física, ou com qualquer paciente com história médica conhecida de doença cardíaca.
Enxaqueca	Caracterizada por dor de cabeça unilateral e pulsante. Náusea, fotofobia, vômito e lassidão estão muitas vezes associados a enxaqueca.
Doença de Takayasu	Mais comum em mulheres de descendência asiática. Pode ocorrer após exercício, ficar de pé ou movimento da cabeça e está associada com visão prejudicada e confusão.
Síndrome do seio da carótida	A pressão sobre o seio da carótida devido a um colar tenso ou tumor local no pescoço causará estimulação vagal, levando à braquicardia e subsequente síncope.
Hipotensão ortostática	A síncope e a pré-síncope ocorrem quando a pessoa rapidamente se ergue de uma posição sentada, fica de pé imóvel por períodos prolongados e permanece de pé depois de deitar-se por muito tempo.
Hiperventilação	A hiperventilação causa hipocapnia que, por sua vez, resulta em vasoconstrição cerebral e hipoperfusão do sistema nervoso central.
Síndrome da tosse relacionada	A síncope (e a pré-síncope) pode ser causada pelo aumento na pressão intracraniana devido à tosse, com hipoperfusão cerebral resultante.
Síndrome de micção	Os episódios ocorrem principalmente na noite anterior em homens, durante e após a micção. Edema sanguíneo periférico, bradicardia induzida pelo vago e permanecer deitado por muito tempo são, provavelmente, as causas.
Neuralgia glossofaríngea	O resultado de um circuito do reflexo glossofaríngeo-vagal causando bradiarritmia temporária, que resulta em hipoperfusão cerebral.
Hipoglicemia	Perguntar ao paciente se a tontura ocorre principalmente quando ele não comeu pode ser um indício para hipoglicemia como causa da tontura.

Dados de Huijbregts P, Vidal P: Dizziness in orthopedic physical therapy practice: Classification and pathophysiology. *J Man Manip Ther* 12: 199-214, 2004.

ou constante. De modo característico, o nistagmo aumenta quando os olhos estão virados na direção das fases rápidas (lei de Alexandre) e podem ser acentuadamente suprimidos pela fixação visual.[40] O nistagmo unidirecional está relacionado à relação geométrica dos canais semicirculares com a fase rápida oposta ao lado da lesão, com mudanças na posição da cabeça muitas vezes exacerbando o nistagmo. No entanto, o nistagmo vestibular central, que é causado pela doença do tronco cerebral ou cerebelo, não é atenuado pela fixação e, invariavelmente, exibe a bidirecionalidade ao nistagmo (i.e., oscilação esquerda do olhar fixo à esquerda e oscilação direita do olhar fixo à direita).[40]

As causas mais graves de nistagmo incluem, mas não estão limitadas a, isquemia vertebrobasilar, tumores da fossa craniana posterior, sangramento intracraniano, malformações craniocervicais e disfunção autônoma. A diferenciação entre as causas benignas e graves de nistagmo é extremamente importante. O nistagmo proprioceptivo ocorre imediatamente após virar a cabeça (i.e., não há período latente). Em contrapartida, o tipo isquêmico tem um período latente e, em geral, é apenas evidente quando o pescoço do paciente é virado para uma posição e mantido assim por um período de poucos segundos até três minutos.[31,41]

TABELA 9-12 Características do diagnóstico diferencial da vertigem central *versus* periférica

	Lesões centrais	Lesões periféricas
Vertigem	Muitas vezes constantes Menos graves	Muitas vezes intermitente Grave
Nistagmo	Algumas vezes ausente Uni ou multidirecional Pode ser vertical	Sempre presente Unidirecional Nunca vertical
Perda de audição ou tinido	Raramente presente	Muitas vezes presente
Sinais do tronco cerebral	Tipicamente presente	Nunca presente

Dados de Simon RP, Aminoff MJ, Greenberg DA: *Clinical Neurology*, 4TH edn. Stanford, CT: Appleton and Lange, 1999; Huijbregts P, Vidal P: Dizziness in orthopedic physical therapy practice: Classification and pathophysiology. *J Man Manip Ther* 12: 199–214, 2004.

TABELA 9-13 Distúrbios vestibulares centrais

Distúrbio	Descrição
Intoxicação com substâncias	Muitas síndromes de intoxicação com substâncias produzem disfunção cerebelar global incluindo álcool, hipnóticos sedativos, anticonvulsivantes, alucinógenos e drogas ilícitas.
Encefalopatia de Wernicke	Compreende a tríade de diagnóstico de ataxia, oftalmoplegia (paralisia do reto lateral) e confusão.
Distúrbios inflamatórios	Infecções cerebelares virais podem ocorrer em pacientes com encefalite de St. Louis, complexo de demência por AIDS e encefalite meníngea.
Esclerose múltipla	Raramente é o primeiro sintoma de esclerose múltipla, mas é comum durante o curso da doença.
Degeneração cerebelar alcoólica	Em geral ocorre em pacientes com história de 10 ou mais anos de alcoolismo.
Degeneração cerebelar induzida pela fenitoína	O tratamento a longo prazo com fenitoína (medicação antiepilética) pode produzir degeneração cerebelar global.
Hipotireoidismo	Mais comum em mulheres de meia-idade ou idosas. A marcha atáxica é o achado proeminente.
Degeneração cerebelar paraneoplásica	Parece envolver anticorpos aos antígenos das células com tumor de reação cruzada com as células de Purkinje cerebelares.
Degeneração espinocerebelar hereditária	Ataxias espinocerebelares autossômicas dominantes caracterizadas pelo início adulto, ataxia cerebelar lentamente progressiva, por exemplo, ataxia de Friedrich.
Telangiectasia ataxia	Anomalia autossômica-recessiva, com início antes dos 4 anos de idade e envolvimento cerebelar global.
Doença de Wilson	Um distúrbio do metabolismo do cobre com deposição em múltiplos tecidos do corpo.
Doença de Creutzfeldt-Jakob	Caracterizada por demência, sinais cerebelares e marcha atáxica.
Tumores da fossa posterior	Presente com dor de cabeça, ataxia, náusea, vômito, vertigem e paralisias cranianas nervosas.
Malformações da fossa posterior	Malformação de Arnold-Chiari do Tipo 1 pode ter envolvimento cerebelar.
Ataxia paroxística familiar	Uma ataxia recorrente hereditária associada a nistagmo e disartria.

Dados de Huijbregts P, Vidal P: Dizziness in orthopedic physical therapy practice: Classification and pathophysiology. *J Man Manip Ther* 12: 199–214, 2004.

▶ *Disfunção intestinal ou urinária.* A disfunção intestinal ou urinária pode indicar envolvimento da cauda equina. A *síndrome da cauda equina* está associada a compressão das raízes do nervo espinal que suprem a função neurológica para a bexiga ou o intestino. Uma hérnia do disco compacta pode causar compressão da medula espinal ou da cauda equina. Um dos sinais iniciais de comprometimento da cauda equina é a incapacidade de urinar enquanto está sentado, por causa dos níveis elevados de pressão. A deficiência sensorial mais comum ocorre sobre as regiões das nádegas, coxas póstero-superiores e perianais (a chamada anestesia em sela), com sensibilidade de aproximadamente 0,75.[42] O tônus do esfíncter anal é diminuído em 60 a 80% dos casos.[42,43] O rápido diagnóstico e a descompressão cirúrgica dessa anormalidade é essencial para evitar a disfunção neurológica permanente.

▶ Um início insidioso de dor grave sem nenhum mecanismo específico de lesão (ver adiante).

▶ Sintomas neurológicos associados a mais de dois níveis lombares, ou mais de um nível cervical. Com exceção das protrusões centrais ou de uma lesão do disco em LIV até LV, as protrusões do disco afetam, tipicamente, apenas uma raiz do nervo espinal. O envolvimento de níveis múltiplos pode sugerir a presença de um tumor ou outro crescimento ou indicar ampliação dos sintomas. A presença ou a ausência de achados objetivos ajuda a determinar a causa.

▶ A dor noturna que acorda o paciente de um sono profundo, sempre na mesma hora, todas as noites e que não está relacionada a um movimento. Esse achado pode indicar a presença de tumor.

▶ Fraqueza dolorosa (ver "Desempenho muscular: força, potência e resistência", no Cap. 8).

▶ Aumento gradual na intensidade da dor. Esse sintoma costuma indicar que a condição está piorando, em especial se ela prosseguir com o repouso.

Tipos de dor

A dor é o determinante mais comum para um paciente procurar auxílio. Ela é um sintoma amplo e significativo que pode ser descrito de diversas formas. Talvez as descrições mais simples sejam a aguda e a crônica.

A *aguda* é o tipo de dor que geralmente precipita uma consulta ao médico, porque possui uma ou mais das seguintes características:[44]

▶ Nova e não foi sentida antes.

▶ Grave e incapacitante.

▶ Contínua, durante mais do que vários minutos ou retorna com muita frequência.

TABELA 9-14 Medicações associadas a subtipos de tontura

Vertigem	Pré-síncope	Desequilíbrio	Outras tonturas
Álcool	Digitálicos	Fenotiazinas	Álcool
Antibióticos aminoglicosídeos	Quinidina	Butirofenonas	Antibióticos aminoglicosídeos
Estreptomicina	Procainamida	Metoclopramida	Estreptomicina
Gentamicina	Propanolol	Reserpina	Gentamicina
Tobramicina	Fenotiazina	Tetrabenazina	Tobramicina
Amicacina	Antidepressivos tricíclicos	Fenciclidina (Pó de Anjo)	Amicacina
Kanamicina	Potássio	Cisplatina	Salicilatos de kanamicina
Salicilatos	Metildopa	Isoniazida	Quinina e quinidina
Quinina e quinidina	Antidepressivos	Piridoxina	Cisplatina
Cisplatina	Anti-hipertensivos	Taxol	
Sedativo-hipnóticos	Bromocriptina		
Barbitúricos	Diuréticos		
Benzodiazepínicos	Levodopa		
Meprobamato	Inibidores da monoaminoxidase		
Etclorvinol	Nitroglicerina		
Metaqualona	Fenotiazinas		
Anticonvulsivantes			
Fenitoína			
Alucinógenos			
Fenciclidina			
Drogas ilícitas			
Heroína			
Componentes de mercúrio e organofosforados			

Dados de Huijbregts P, Vidal P: Dizziness in orthopedic physical therapy practice: History and physical examination. *J Man Manip Ther* 13: 221–250, 2005.

▶ O local da dor pode causar pânico (p. ex., tórax e olho).

▶ Além dos componentes sensoriais e afetivos, a dor aguda é tipicamente caracterizada pela ansiedade. Isso pode produzir uma resposta autonômica de luta ou fuga, que é normalmente usada para necessidades de sobrevivência. Essa reação autonômica está, também, associada com aumento na pressão arterial sistólica e diastólica, diminuição na motilidade do intestino e fluxo salivar, aumento na tensão muscular e distensão das papilas.[45,46]

A dor aguda depois de um trauma, ou início insidioso de uma condição musculoesquelética, é de natureza química. Embora os movimentos agravem a dor, eles não podem ser empregados para aliviar os sintomas. Em contrapartida, o cessar do movimento (repouso absoluto) tende a aliviar a dor, embora não sempre de imediato.

Curiosidade Clínica

O tipo de dor intensa, associada a artrite degenerativa e distúrbios musculares, é muitas vezes acentuado pela atividade e diminuído pelo descanso. A dor que não é aliviada pelo repouso e que não está associada ao trauma agudo pode indicar a presença de um distúrbio grave, como tumor ou aneurisma. Essa dor com frequência é descrita como profunda, constante e incomodativa, que se manifesta mais e com maior intensidade à noite.[47]

A *dor crônica* é tipicamente mais agravante do que preocupante e apresenta as seguintes características:[44]

▶ Sente-se antes e diminuiu de forma espontânea ou após medidas simples.

▶ Em geral de intensidade suave a moderada.

▶ Costuma ser de duração limitada, embora possa persistir por longos períodos.

▶ O local da dor não causa apreensão (p. ex., joelho e tornozelo).

▶ Não existem sintomas alarmantes associados.

Os sintomas da dor crônica tipicamente se comportam de maneira mecânica, tendo em vista que são provocados pela atividade, por movimentos repetidos e reduzidos com o repouso ou movimento na direção oposta.

Curiosidade Clínica

Pacientes com dor crônica podem estar mais propensos a depressão e a relações pessoais interrompidas.[48-51]

É importante presumir que todos os relatos de dor feitos pelo paciente são de natureza grave até que se prove o contrário com um exame minucioso.[52]

Curiosidade Clínica

Em geral, quanto maior o grau de irradiação da dor, maior a chance de que o problema seja agudo e/ou que esteja ocorrendo a partir de uma estrutura próxima.

Embora a intensidade da dor e a resposta funcional aos sintomas sejam subjetivos, os padrões de resposta da dor à estimulação do gerador da dor são bem objetivos (p. ex., marcha antálgica).[53]

A dor referida pode ser gerada por:[54]

▶ convergência de entrada sensorial de partes separadas do corpo para o mesmo neurônio de corno posterior (dorsal) através das fibras sensoriais primárias (teoria da projeção-convergência);[48, 55-57]

▶ dor secundária resultante de um ponto-gatilho miofascial (PGM);[58]

▶ atividade simpática causada por um reflexo espinal;[59]

▶ substâncias de geral dor.[48]

Macnab[60] recomenda a seguinte classificação para os sintomas referidos:

1. Viscerogênica
2. Vasculogênica
3. Neurogênica
4. Psicogênica
5. Espondilogênica

Sintomas viscerogênicos

Os sintomas dessa categoria podem referir-se a qualquer víscera no tronco ou no abdome. A dor visceral pode ser produzida por dano químico, isquemia ou espasmo dos músculos lisos.

A dor viscerogênica pode surgir quando as fibras nociceptivas originárias da sinapse das vísceras na medula espinal junto de alguns dos mesmos neurônios recebem dor da pele. Quando os nociceptores viscerais são estimulados, alguns são transmitidos pelos mesmos neurônios que conduzem a nocicepção da pele e têm as mesmas características. A dor visceral possui cinco características clínicas importantes:

1. Não tem origem em todas as vísceras.
2. Nem sempre está vinculada a lesões viscerais.
3. É difusa e mal-localizada.
4. Reflete em outros lugares.
5. Com frequência é acompanhada por reflexos autônomos, como náusea e vômito.

A dor viscerogênica (Tab. 9-15) tende a ser difusa em virtude da organização das trajetórias nociceptivas viscerais no SNC. Essa organização demonstra ausência de trajetória separada para a informação sensorial visceral e a baixa proporção de fibras nervosas aferentes viscerais comparadas às de origem somática.

A dor causada por problemas no peritônio, na pleura ou no pericárdio difere daquela causada por outros danos viscerais, devido à inervação dessas estruturas, cujas paredes parietais são extensivamente supridas com fibras de dor rápidas e lentas e, assim, podem produzir a dor aguda com danos superficiais.

> **Curiosidade Clínica**
>
> Sempre suspeitar de origem visceral de sintomas se estes não forem alterados com o movimento ou com mudanças de posição.

TABELA 9-15 Músculos que provavelmente refletem dor para determinada área

Localização	Possíveis músculos envolvidos
Dor no peito	Peitoral maior Peitoral menor Escaleno Esternocleidomastóideo (esterno) Esterno Iliocostal cervical Subclávio Oblíquo externo do abdome
Dor na parte lateral do peito	Serrátil anterior Latíssimo
Dor abdominal	Reto do abdome Oblíquo externo do abdome Transverso do abdome Iliocostal do tórax Multífido Quadrado do lombo Piramidal
Dor torácica na parte inferior das costas	Iliocostal do tórax Multífido Serrátil posterior inferior Reto do abdome Latíssimo do dorso
Dor lombar	Glúteo médio Multífido Iliopsoas Longuíssimo do tórax Iliocostal lombar Iliocostal do tórax Reto do abdome
Dor pélvica	Coccígeo Levantador do ânus Obturador interno Adutor magno Piriforme Oblíquo interno do abdome
Dor nas nádegas	Glúteo médio Quadrado do lombo Glúteo máximo Iliocostal lombar Longuíssimo do tórax Semitendíneo Semimembranáceo Piriforme Glúteo mínimo Reto do abdome

Dados de Travell JG, Simons DG: *Myofascial Pain and Dysfunction – The Trigger Point Manual.* Baltimore, MD: Williams & Wilkins, 1983.

Em geral, os sintomas de uma condição musculoesquelética são provocados por determinadas posturas, movimentos ou atividades e aliviados por outros. Contudo, essa é apenas uma generalização. A determinação do mecanismo muitas vezes esclarece a causa dos sintomas. Por exemplo, dor lombar (DL) aguda pode resultar em sintomas de intensidade variada e distribuição causada pelas estruturas neuromusculares, bem como por uma patologia sistêmica subjacente ou coexistente (Tab. 9-16) tal como uma patologia gastrintestinal (Tab. 9-17). Os sinais e sintomas que

TABELA 9-16 Sinais/sintomas sugestivos de dor nas costas devido à patologia sistêmica

História	Início insidioso e padrão de dor progressiva
	Dor sacral de origem não traumática
	Doença de mau alinhamento
	Fadiga excessiva
	Uso crônico de medicação imunossupressora
	Uso crônico de medicamentos intravenosos ou corticosteroides
	Trauma relacionado a mudanças fisiológicas associadas ao envelhecimento (i.e., osteoporose)
Idade	Menos de 20 anos e mais de 45 anos
Descrição da dor	Dor noturna que interrompe o sono
	Dor que causa movimento constante ou faz o paciente curvar-se
	A dor não é aliviada com repouso ou descanso
	A dor não é afetada pelo exercício ou pela atividade
	Dor nas costas grave, persistente com movimentos totais ou livre de dor na coluna
	Dor nas costas acompanhada de dor em múltiplas articulações ou rigidez matinal contínua
	Dor descrita como sensação latejante ou pulsante
Constitucional	Sintomas de febre, suores, náusea ou vômito
Outras	Massa pulsante palpável no abdome
	Fraqueza bilateral grave/progressiva das extremidades inferiores
	Achados neurológicos persistindo por mais de um mês
	Incontinência intestinal ou urinária
	Retenção urinária
	Infecção do trato urinário
	Constipação

Dados de Stowell T, Cioffredi W, Greiner A, et al.: Abdominal differential diagnosis in a patient referred to a physical therapy clinic for low back pain. *J Orthop Sports Phys Ther* 35: 755–764, 2005.

TABELA 9-17 Áreas potenciais de reflexo cutâneo de várias vísceras

Órgão visceral	Reflexo da dor
Coração (T1-5), brônquios e pulmão (T2-4)	Sob o esterno, sob a base do pescoço, sobre os ombros, os peitorais e abaixo de um ou de ambos os braços (E>D)
Esôfago (T5-6)	Faringe, parte inferior do pescoço, braços, linha média do peito, do esterno superior ao inferior
Gástrico (T9-10)	Parte inferior do tórax até a parte superior do abdome
Vesícula biliar (T7-9)	Parte superior do abdome, escapular inferior e toracolombar
Pâncreas	Lombar superior e parte superior do abdome
Rins (T10-L1)	Lombar superior, ocasionalmente a parte anterior do abdome cerca de 4 a 5 cm ao lado do umbigo
Bexiga (T11-12)	Parte inferior do abdome ou lombar inferior
Útero	Parte inferior do abdome ou lombar inferior

Dados de Head H: *Studies in Neurology*. London: Oxford Medical Publications, 1920.

aumentam a suspeita de patologia gastrintestinal incluem relato de dor que não tem um mecanismo de lesão específico, não está relacionada à atividade e que ocorre após a alimentação. Além disso, relatos de dor noturna não relacionada ao movimento, febre, perda de peso incomum, náusea/vômito, disfunção intestinal e intolerância à comida devem também reafirmar a possibilidade de fonte gastrintestinal. Um exame de palpação abdominal pode ser empregado para identificar massas grandes, massas pulsantes e/ou dor.[61] Os achados palpatórios de sensibilidade, massas anormais grandes ou pulsações anormais são indicativos de uma ampla variedade de patologias abdominais, como tumor, obstrução, infecção e aneurisma aórtico abdominal (Tab. 9-18).[61,62]

Sintomas vasculogênicos

Os sintomas vasculogênicos resultam da congestão venosa ou da perda arterial das áreas musculoesqueléticas. Os sintomas podem imitar uma ampla variedade de distúrbios musculoesqueléticos, neurológicos e artríticos, pois esse tipo de dor é, muitas vezes, acentuado pela atividade.

Para ajudar a excluir as causas vasculogênicas, é importante rever os sistemas cardiopulmonar, hematológico e neurológico durante o exame. As evidências clínicas de insuficiência arterial incluem assimetria das extremidades inferiores, mudanças nas condições da pele, como alterações da temperatura e de cor e diminuição das pulsações.

Exames Doppler, que não estão dentro do objetivo da prática fisioterapêutica, são fundamentais no exame vascular. Esse teste examina o fluxo sanguíneo nas principais artérias e veias e nos braços e pernas com o uso de ultrassom. O condutor do ultrassom produz ondas de som de alta frequência que ecoam fora dos vasos, resultando em um ruído "sibilante" durante o fluxo sanguíneo. O fluxo mais rápido produz sons mais elevados e ondas mais inclinadas. Na extremidade inferior, as pressões segmentares são geralmente obtidas de seis pontos determinados:

1. Parte superior da coxa.
2. Acima do joelho.
3. Abaixo do joelho.
4. Tornozelo.
5. No antepé.
6. Nos dedos.

Gradientes de pressão de menos de 20 mmHg são normais, de 20 a 30 mmHg são limítrofes e acima de 30 mmHg são considerados anormais. As diferenças de pressão inferiores a 20 mmHg entre membros são consideradas normais.

Após a medição das pressões segmentares da extremidade inferior, deve ser medida a pressão braquial em ambos os lados. São feitas comparações entre as razões de tornozelo-braço, antepé-braço e dedo-braço. Os valores normais são >1 para o índice tornozelo-braço, >0,75 para o antepé-braço e >0,65 para dedo-braço.

Sintomas neurogênicos

Os tecidos neurológicos compreendem todos aqueles envolvidos na condução nervosa (ver Cap. 2). As causas neurogênicas dos sintomas incluem:

TABELA 9-18 Sinais e sintomas comuns de patologias associadas a dor nas costas e abdominal

Patologia/condição	Sinais/sintomas
AAA	Dor localizada na região lombar central Massa abdominal pulsante palpável Dor descrita como pulsante ou latejante Paciente incapaz de encontrar posição confortável História de AAA ou claudicação vascular
Câncer (i.e., pancreático, ovariano e metástase da próstata para coluna)	Dor noturna que interrompe o sono Dor que não é aliviada pelo repouso Perda de peso inexplicada Febre ou suores Fadiga extrema Função gastrintestinal ou geniturinária alterada
Obstrução intestinal (i.e., vólvulo, adesões, tumor e funcional)	Dor abdominal de cólica Distensão abdominal Náusea/vômito/suor Constipação
Infecção/inflamação gastrintestinal (i.e., peritonite, apendicite e pancreatite)	Dor abdominal e defesa muscular Sensibilidade de rebote Qualquer movimento agrava a dor Febre, tremores, suor e vômito Dor aliviada ao sentar-se ou inclinar-se anteriormente (pancreatite)
Distúrbios renais (i.e., nefrolitíase, infecção do trato urinário e pielonefrite)	Dor grave junto ao padrão de dor do trato urinário Função alterada do trato urinário (frequência, urgência e disúria) Hematúria
Ginecológica (i.e., endometriose, doença pélvica inflamatária e cistos ovarianos)	Dor lombo-pélvica e abdominal inferior Dor cíclica, náusea e vômito Dismenorreia Sangramento uterino anormal

AAA, aneurisma aórtico abdominal.
Dados de Stowell T, Cioffredi W, Greiner A, et al.: Abdominal differential diagnosis in a patient referred to a physical therapy clinic for low back pain. *J Orthop Sports Phys Ther* 35:755-764, 2005; Goodman CC, Boissonnault WG, Fuller KS: *Pathology: Implications for the Physical Therapist,* 2nd edn. Philadelphia: WB Saunders, 2003.

▶ Tumor que comprime e irrita uma estrutura neural da medula espinal ou das meninges;
▶ Irritação da raiz nervosa espinal;
▶ Compressão nervosa periférica;
▶ Neurite.

Sintomas psicogênicos

É comum encontrar implicações emocionais na presença da dor, particularmente com dor lombar e no pescoço. Essas implicações são o resultado da inibição dos mecanismos de controle de dor do SNC de tais causas, como culpa, efeitos colaterais de medicamentos ou medo de uma nova lesão. A amplificação somatossensorial refere-se à tendência de experimentar uma sensação somática muito intensa, nociva e perturbadora. Barsky e colaboradores[63] introduziram o conceito de amplificação somatossensorial como um importante aspecto da hipocondríase. A amplificação somatossensorial é observada em pacientes cuja extrema ansiedade leva ao aumento em sua percepção de dor.

O termo *não orgânico* foi proposto por Waddell e colaboradores[64] para definir os comportamentos anormais exibidos por pacientes que sofrem de depressão, transtorno emocional ou estados de ansiedade. A presença de três de cinco dos seguintes sinais de Waddell foi correlacionada de forma significativa com a incapacidade:[65]

▶ Sensibilidade superficial ou não anatômica ao toque leve que se espalha e refere dor em outras áreas.
▶ *Testes de simulação.* Esses são uma série de testes de execução confortável. Exemplos incluem sobrecarga axial da coluna através da cabeça do paciente com leve pressão no crânio e rotação passiva do quadril e do ombro com o paciente posicionado de pé. Nenhum dos testes deve produzir dor lombar. Se houver relatos de dor com esses testes, há suspeita de origem não orgânica.
▶ *Teste de distração.*[66] Esse teste verifica um achado positivo obtido durante o exame no paciente distraído. Por exemplo, se o paciente for incapaz de executar uma manobra de flexão de tronco sentado, esse mesmo paciente pode ser observado ao ser solicitado que retire os sapatos. Uma diferença de 40 a 45° é significativa para inconsistência.
▶ *Distúrbios regionais.* Esses sinais incluem distúrbios sensoriais ou motores que não têm nenhuma base neurológica.
▶ *Reação excessiva.* Isso inclui verbalização desproporcional, tensão muscular, tremores e caretas.

A escala de classificação da amplificação somatossensorial (ECAS; Tab. 9-19) é uma versão do sinal físico não orgânico de Waddell que foi modificado para permitir uma observação mais acurada do paciente com comportamento exagerado em relação a uma doença.

> **Curiosidade Clínica**
>
> É importante lembrar que as ferramentas de avaliação de Waddell e ECAS não são projetadas para detectar se os pacientes têm mau alinhamento, mas apenas para indicar se eles têm sintomas de origem não orgânica.

Litígios

Os pacientes que procuram entrar em qualquer tipo de litígio são subdivididos em dois grupos:

1. Aqueles com lesão legítima e com motivos para entrar em litígio que verdadeiramente querem melhorar sua condição.

2. Aqueles que estão apenas motivados pelo fascínio do litígio e que não têm nenhuma intenção de mostrar melhoras até que seu caso seja julgado. Esses pacientes, também conhecidos como *dissimuladores*, formam um grupo que causa grande frustração nos fisioterapeutas, porque, como um paciente do tipo não orgânico, demonstram queixas exageradas de dor, sensibilidade e sofrimento.

A dissimulação é definida como a produção intencional de sintomas falsos ou o exagero dos sintomas existentes.[67] Esses sintomas podem ser físicos ou psicológicos, mas têm em comum a intenção de atingir um determinado objetivo. Qualquer indivíduo envolvido em litígio, seja o resultado de um acidente automobilístico, lesão ou acidente no trabalho, tem potencial para dissimular.[68] A dissimulação pode ser sinônimo de "tapeação", mentira ou fraude e representa um diagnóstico médico muitas vezes sem reconhecimento e tratado de modo inadequado.[67] Infelizmente, devido à similaridade entre dissimuladores e pacientes não orgânicos, essa decepção causa com frequência respostas negativas significativas dos médicos em relação a dissimuladores e pacientes não orgânicos.

É fundamental que o fisioterapeuta enfrente qualquer suspeita de fraude de maneira estruturada e sem emoções, de forma que a interação com o paciente seja feita de maneira construtiva e orientada para a resolução dos problemas.[67]

> **Curiosidade Clínica**
>
> Os diagnósticos que envolvem dissimulação devem ser feitos com base na produção de ações que possibilitem atingir um objetivo conhecido, sem a elaboração de ações respaldadas em respostas emocionais negativas dos fisioterapeutas.[67]

Com poucas exceções, pacientes com dor significativa parecem e sentem-se debilitados, movem-se de maneira extremamente lenta e apresentam-se com achados consistentes durante o exame. Em contrapartida, dissimuladores apresentam-se com sintomas graves e respostas exageradas durante o exame, porém, muitas vezes, podem ser observados sentindo-se angustiados em outras ocasiões. Isso é verdade se o paciente dissimulador for observado em um ambiente fora da clínica.

Contudo, não é lícito colocar todos os pacientes em dúvida até que o fisioterapeuta, com um alto grau de confiança, possa eliminar uma causa orgânica para a dor.

Vários sinais e sintomas clínicos podem alertar o médico para a possibilidade de o paciente estar se comportando de forma dissimulada. Os sinais incluem:

▶ Queixas subjetivas de parestesia somente com anestesia (condições como neuropatia diabética e a síndrome de T4 devem ser excluídas; ver Cap. 25).

▶ Pontuação inadequada no questionário de Owestry para incapacitação da coluna lombar (Tab. 9-20), Índice de Incapacitação do Pescoço (Tab. 9-21) e o Questionário de McGill para Dor.

▶ Reflexos ou sintomas inconsistentes com o problema apresentado.

▶ Movimento muscular do tipo roda denteada durante o teste de força para a fraqueza.

▶ A capacidade do paciente de completar um levantamento total de perna em uma posição supina, mas dificuldade em executar a amplitude equivalente na posição sentada.

Quaisquer que sejam as razões ou motivações do paciente dissimulador, o índice de sucesso a partir do ponto de vista do fisioterapeuta será baixo, sendo útil reconhecer esses indivíduos fora do ambiente clínico.

Sintomas espondilogênicos

Uma série de condições afeta o sistema musculoesquelético, produzindo dor. Essas condições incluem infecções (p. ex., osteomielite) (ver Cap. 1), transtornos inflamatórios, neoplasias e transtornos metabólicos. Vários achados são úteis no diagnóstico desses processos patológicos. Esses achados incluem:

▶ Dor grave e implacável.
▶ Febre.
▶ Sensibilidade óssea.
▶ Perda de peso inexplicada.

Doenças infecciosas
Osteomielite. Ver Capítulo 1.

Distúrbios inflamatórios
Os distúrbios inflamatórios mais comuns do sistema musculoesquelético são, talvez, as doenças reumatoides.

Artrite reumatoide. A artrite reumatoide (AR) é definida como uma doença crônica, progressiva, sistêmica, inflamatória do tecido conjuntivo, caracterizada pelas remissões espontâneas e exacerbações (ardências). Ela é a segunda doença reumática mais comum depois da osteoartrite (OA), mas é mais destrutiva para as articulações sinoviais. Diferente da OA, a AR envolve, primariamente, a inflamação do tecido, em vez da sua degeneração. Embora a maioria dos indivíduos com AR desenvolvem-na do início até a metade da vida adulta, alguns a manifestam no final de suas vidas.

TABELA 9-19 Escala de classificação da amplificação somatossensorial

Exame	Percentual	Pontuação [a]
Exame sensorial		
1. Sem deficiência bem-localizada no dermátomo.		0
Deficiência relacionada ao(s) dermátomo(s), porém com alguma inconsistência.		1
Deficiência não dermatômica ou muito inconsistente		2
Completamente impossível (i.e., separação descendente na linha média ou em todo o corpo com teste positivo de diapasão)		3
2. Porção do corpo envolvida:		
Avaliação semelhante à queimadura (% das áreas superficiais para toda a perna é de 18%)	<15%	0
	15-35%	1
	36-60%	2
	>60%	3
Exame motor		
1. Nenhuma deficiência ou deficiência miotômica bem-localizada		0
Deficiência miotômica com alguma inconsistência		1
Deficiência não miotômica ou fraqueza muito inconsistente, mostra o efeito roda denteada, a fraqueza é controlável		2
Completamente impossível, fraqueza significativa que desaparece sob o efeito da distração		3
2. Porção do corpo envolvida:	<15%	0
	15-35%	1
	36-60%	2
	>60%	3
Sensibilidade		
1. Nenhuma sensibilidade ou sensibilidade bem-localizada em estruturas discretas e anatomicamente sensíveis		0
Sensibilidade não muito localizada, alguma inconsistência		1
Sensibilidade difusa ou muito inconsistente, envolvimento de múltiplas estruturas anatômicas (pele, músculo, osso, etc.)		2
Completamente impossível, sensibilidade significativa de várias estruturas anatômicas (pele, músculo, osso, etc.) que desaparece com a distração		3
2. Porção do corpo envolvida:	<15%	0
	15-35%	1
	36-60%	2
	>60%	3

Exame		Pontuação
Testes adicionais: testes de distração		
Classificação da distração com EPR determinada pela diferença de medições entre as posições supina e sentada	<20°	0
	20-45°	1
	>45°	2
EPR na posição supina é menor do que 45°		3
Flexão de pé *versus* teste de supino para sentado		
A classificação é determinada por dois fatores:		1.
A diferença entre a ADM do quadril, posição de pé *versus* posição supina	<20°	0
	20-40°	1
	41-50°	2
	>50°	3
A medição da distância desde o dedo médio até os dedos do pé, posição de pé *versus* posição supina (sentado com as pernas estendidas)	<5 cm	0
	6-10 cm	1
	11-18 cm	2
	>18 cm	3
Total de pontos possíveis:		27

ECAS, escala da classificação da amplificação somatossensorial; EPR, elevação da perna reta; ADM, amplitude de movimento.
[a] Uma pontuação de 5 ou mais indica comportamento de saúde inadequado. Quanto mais alta a pontuação, mais inadequado o comportamento.
Dados de Barsky AJ, Goodson JD, Lane RS, et al.: The amplification of somatic symptons. *Psychosom Med* 50: 510–519, 1988.

Ainda que a etiologia da AR não esteja bem-definida, ela é considerada um dos muitos distúrbios autoimunes. A imunoglobina (Ig) G anormal e os anticorpos IgM desenvolvem-se em resposta aos antígenos IgG, para formar complexos imunes circulantes. Esses complexos alojam-se no tecido conjuntivo, especialmente na sinóvia e geram uma resposta inflamatória. Mediadores inflamatórios, como citocinas (p. ex., fator de necrose tumoral), quimiocinas e proteases, ativam e atraem neutrófilos e outras células inflamatórias. A sinóvia engrossa, o líquido acumula-se no espaço articular e um *pannus* se forma, desgastando a cartilagem articular e o osso. A isso se segue anquilose óssea, calcificações e perda de densidade óssea.

TABELA 9-20 Questionário de Owestry para a incapacitação da coluna lombar

LEITURA OBRIGATÓRIA: A finalidade deste questionário é permitir avaliar como a dor na coluna lombar afeta a sua capacidade de exercer as atividades diárias. Responda todas as seções colocando uma marca no item que mais se aplicar a seu caso. Você perceberá que mais de uma afirmação está relacionada ao seu problema. Mesmo assim, escolha a alternativa que descreve de forma mais precisa sua condição nesta hora.

Nome:
Data:

Seção 1 – Intensidade da dor
( ) A dor aparece e desaparece e é muito branda.
( ) A dor é branda e não varia muito.
( ) A dor aparece e desaparece e é moderada.
( ) A dor é moderada e não varia muito.
( ) A dor aparece e desaparece e é grave.
( ) A dor é grave e não varia muito.

Seção 2 – Cuidados pessoais
( ) Não sinto nenhuma dor enquanto estou fazendo a higiene ou me vestindo.
( ) Em geral, não mudo os hábitos de higiene ou de vestir, mesmo que isso cause alguma dor.
( ) Tive de mudar os hábitos de higiene ou de vestir porque essas atividades aumentavam a dor.
( ) Por causa da dor, sou incapaz de executar algumas atividades de higiene ou vestir-me sem ajuda.
( ) Por causa da dor, sou incapaz de executar a maioria das atividades de higiene ou vestir-me sem ajuda.
( ) Por causa da dor, sou incapaz de executar qualquer atividade de higiene ou vestir-me sem ajuda.

Seção 3 – Erguer pesos (Não responda esta seção caso você não tenha tentado erguer pesos desde o início da dor nas costas)
( ) Posso erguer objetos pesados sem aumentar a dor.
( ) Posso erguer objetos pesados, mas aumenta a dor.
( ) A dor impede que eu erga objetos pesados do solo.
( ) A dor impede que eu erga objetos pesados do solo, mas consigo erguê-los se estiverem em posição conveniente; por exemplo, sobre uma mesa.
( ) A dor impede que eu erga objetos pesados, mas consigo erguer objetos leves e de peso médio se estiverem em posição conveniente.
( ) Somente consigo erguer objetos bem leves.

Seção 4 – Andar
( ) Não sinto nenhuma dor quando estou caminhando.
( ) Sinto alguma dor quando estou caminhando, mas não impede que eu caminhe distâncias normais.
( ) A dor impede que eu caminhe longas distâncias.
( ) A dor impede que eu caminhe distâncias intermediárias.
( ) A dor impede que eu caminhe distâncias curtas.
( ) A dor impede que eu caminhe qualquer distância.

Seção 5 – Sentar
( ) Não sinto nenhuma dor quando estou sentado.
( ) Posso permanecer sentado o tempo que for necessário, desde que possa escolher o tipo de cadeira.
( ) A dor impede que eu permaneça sentado por mais de uma hora.
( ) A dor impede que eu permaneça sentado por mais de meia hora.
( ) A dor impede que eu permaneça sentado por mais de 10 minutos.
( ) A dor impede que eu permaneça sentado.

Seção 6 – Permanecer de pé
( ) Não sinto nenhuma dor quando estou de pé.
( ) Sinto alguma dor quando estou de pé, mas não aumenta com o tempo.
( ) A dor impede que eu permaneça de pé por mais de uma hora.
( ) A dor impede que eu permaneça de pé por mais de meia hora.
( ) A dor impede que eu permaneça de pé por mais de 10 minutos.
( ) A dor impede que eu permaneça de pé.

Seção 7 – Dormir
( ) Não sinto nenhuma dor quando estou deitado.
( ) Sinto alguma dor quando estou deitado, mas não impede que eu durma bem.
( ) A dor reduziu meu sono em 25%.
( ) A dor reduziu meu sono em 50%.
( ) A dor reduziu meu sono em 75%.
( ) A dor me impede de dormir.

Seção 8 – Vida sexual (se aplicável)
( ) Minha vida sexual é normal e não causa nenhuma dor.
( ) Minha vida sexual é normal, mas aumenta a dor.
( ) Minha vida sexual é quase normal, mas extremamente dolorosa.
( ) Há restrições graves na minha vida sexual.
( ) Quase não tenho vida sexual por causa da dor.
( ) A dor impede minha vida sexual.

Seção 9 – Vida social
( ) Minha vida social é normal e não causa nenhuma dor.
( ) Minha vida social é normal, mas aumenta a dor.
( ) A dor não causa efeitos significativos na minha vida social, a não ser a limitação de interesses mais energéticos (prática de esportes, etc.).
( ) A dor restringiu minha vida social e não saio de casa com frequência.
( ) A dor restringiu minha vida social ao lar.
( ) Não tenho nenhuma vida social por causa da dor.

Seção 10 – Viagens
( ) Não sinto nenhuma dor quando estou viajando.
( ) Sinto alguma dor quando estou viajando, mas ela não chega a agravar-se por causa de nenhum dos meus tipos normais de viagem.
( ) Viajar aumenta a dor, mas não é necessário procurar formas alternativas de viajar.
( ) Tive de mudar a forma de viajar, pois a forma habitual aumentava a dor.
( ) A dor restringiu todas as formas de viagem.
( ) Somente posso viajar deitado.

A doença reumatoide começa comumente nas articulações do braço ou da mão. O indivíduo se queixa de rigidez articular que dura mais de 30 minutos ao acordar, dor, edema e calor (sinovite). Diferente da OA, as articulações interfalângicas distais dos dedos geralmente não estão envolvidas na AR.

Os sinais e sintomas da AR variam entre os indivíduos, dependendo do índice do avanço da doença. Um exame musculoesquelético completo auxilia no diagnóstico. As manifestações clínicas incluem envolvimento articular e problemas sistêmicos; alguns estão associados com os estágios iniciais da

TABELA 9-21 Índice de incapacitação do pescoço

A finalidade deste questionário é dar ao fisioterapeuta algumas informações sobre como a dor no pescoço afetou a sua capacidade de executar as atividades cotidianas. Responda todas as seções e marque a que mais se aplicar a seu caso. Você perceberá que mais de uma afirmação está relacionada ao seu problema. Mesmo assim, escolha a alternativa que descreve de forma mais precisa seu problema neste momento.

Seção 1 – Intensidade da dor
☐ Não sinto nenhuma dor no momento.
☐ A dor é muito branda no momento.
☐ A dor é moderada no momento.
☐ A dor é bastante grave no momento.
☐ A dor é a pior imaginável no momento.

Seção 2 – Cuidados pessoais (lavar-se, vestir-se, etc.)
☐ Posso me cuidar normalmente sem causar dores adicionais.
☐ Posso me cuidar normalmente, mas isso causa dores adicionais.
☐ Sinto muitas dores ao me cuidar e preciso fazer tudo lentamente e com muito cuidado.
☐ Preciso de alguma ajuda, embora consiga me cuidar sozinho a maior parte do tempo.
☐ Preciso de ajuda todos os dias em vários aspectos de meus cuidados pessoais.
☐ Não consigo me vestir, a higiene é feita com muita dificuldade e permaneço no leito.

Seção 3 – Erguer pesos
☐ Posso erguer objetos pesados sem causar dores adicionais.
☐ Posso erguer objetos pesados, mas isso causa dores adicionais.
☐ A dor impede que eu erga objetos pesados do solo, mas consigo erguê-los se estiverem em posição conveniente, como, por exemplo, sobre uma mesa.
☐ A dor impede que eu erga objetos pesados, mas consigo erguer objetos leves e de peso médio se estiverem em posição conveniente.
☐ Somente consigo erguer objetos bem leves.
☐ Não consigo erguer nenhum tipo de objeto.

Seção 4 – Ler
☐ Posso ler o tempo que quiser sem sentir dor no pescoço.
☐ Posso ler o tempo que quiser, mas sinto uma leve dor no pescoço.
☐ Posso ler o tempo que quiser, mas sinto uma dor moderada no pescoço.
☐ Não posso ler o tempo que quiser por causa da dor moderada no pescoço.
☐ Quase não consigo ler por causa da dor grave no pescoço.
☐ Não consigo ler.

Seção 5 – Dores de cabeça
☐ Não sinto nenhuma dor de cabeça.
☐ Sinto dores de cabeça leves, mas não são frequentes.
☐ Sinto dores de cabeça moderadas, mas não são frequentes.
☐ Sinto dores de cabeça moderadas com frequência.
☐ Sinto dores de cabeça fortes com frequência.
☐ Sinto dores de cabeça quase o tempo todo.

Seção 6 – Concentração
☐ Posso me concentrar totalmente sem nenhuma dificuldade.
☐ Posso me concentrar totalmente com alguma dificuldade.
☐ Sinto algum grau de dificuldade para me concentrar.
☐ Sinto muita dificuldade para me concentrar.
☐ Sinto uma enorme dificuldade para me concentrar.
☐ Não consigo me concentrar.

Seção 7 – Trabalho
☐ Posso trabalhar o quanto quiser.
☐ Posso fazer apenas o trabalho normal.
☐ Posso fazer apenas a maior parte do trabalho normal.
☐ Não consigo fazer o trabalho normal.
☐ Dificilmente consigo fazer algum tipo de trabalho.
☐ Não consigo fazer nenhum tipo de trabalho.

Seção 8 – Dirigir
☐ Posso dirigir sem sentir dor no pescoço.
☐ Posso dirigir o quanto quiser, com leves dores no pescoço.
☐ Posso dirigir o quanto quiser, com dores moderadas no pescoço.
☐ Não posso dirigir o quanto quiser por causa de dores moderadas no pescoço.
☐ Quase não consigo dirigir por causa de dores graves no pescoço.
☐ Não consigo dirigir.

Seção 9 – Dormir
☐ Não tenho nenhum problema para dormir.
☐ Meu sono é praticamente não é perturbado (menos de uma hora sem dormir).
☐ Meu sono é levemente perturbado (1 a 2 horas sem dormir).
☐ Meu sono é moderadamente perturbado (2 a 3 horas sem dormir).
☐ Meu sono é muito perturbado (3 a 5 horas sem dormir).
☐ Meu sono é totalmente perturbado (5 a 7 horas sem dormir).

Seção 10 – Lazer
☐ Sou capaz de executar atividades de lazer sem nenhuma dor no pescoço.
☐ Sou capaz de executar atividades de lazer com alguma dor no pescoço.
☐ Sou capaz de executar a maioria de minhas atividades de lazer, mas não todas elas, por causa da dor no pescoço.
☐ Sou capaz de executar apenas algumas atividades de lazer por causa da dor no pescoço.
☐ Dificilmente consigo executar alguma atividade de lazer por causa da dor no pescoço.
☐ Não consigo executar nenhuma atividade de lazer.

Dados de Vernon H, Mior S: The neck disability index: A study of reliability and validity. *J Manip Physiol Ther* 14: 409–415, 1991.

AR, enquanto outros são vistos mais tarde, em estado mais avançado da doença.

Queixas de fadiga, anorexia, febre branda e perda moderada de peso estão comumente associadas com a AR. À medida que a doença piora, as articulações ficam deformadas e a osteoporose secundária (ver Doença metabólica) pode acarretar fraturas, especialmente em adultos mais velhos. As deformidades da mão e dos dedos são típicas nos estágios avançados da doença. Nódulos subcutâneos palpáveis, muitas vezes aparecendo na superfície ulnar do braço, estão associados a um padrão de doença destrutiva, grave. Como a doença avança com os anos, as manifestações sistêmicas aumentam e começa um envolvimento potencialmente ameaçador à vida em órgãos vitais. Problemas cardíacos, como pericardite e miocardite e complicações respiratórias, como pleurisia, fibrose pulmonar e pneumonite, são comuns. A AR pode afetar a imagem corporal, a autoestima e a sexualidade em adultos mais velhos. A pessoa com AR perde o controle sobre as mudanças no corpo, fica cronicamente cansada e, por fim, pode perder a independência nas atividades da vida diária (AVDs). À medida que a reação a estas diminui, os indivíduos demonstram as fases do processo de angústia, tais como raiva ou negação. Algumas pessoas ficam deprimidas, se sentindo sós e sem esperança, pois não existe, até agora, nenhuma cura para essa condição. A dor crônica e o sofrimento interferem na qualidade de vida.

O exame de fisioterapia do paciente com AR envolve:

- Medida da independência com as atividades funcionais.
- Medida da inflamação articular.
- Medida da amplitude de movimento articular.
- Determinação dos fatores limitadores incluindo dor, fraqueza e fadiga.

Como a AR afeta sistemas múltiplos do corpo, diminui a qualidade de vida e afeta a capacidade funcional, a abordagem ao tratamento do paciente com essa condição deve ser interdisciplinar. O tratamento inclui terapia medicamentosa, fisioterapia ou terapia ocupacional e terapia recreacional. Alguns pacientes precisam também de aconselhamento psicológico para ajudar a lidar com a doença.

Repouso e conservação da energia são essenciais para tratar a AR (Tab. 9-22). Atividades de caminhada, obtenção de assistência e períodos de repouso auxiliam na conservação de energia. Colocar as articulações em suas posições funcionais ideais ajuda a evitar as deformidades. Dispositivos de ambulação e de adaptação dão suporte para os indivíduos a manter a independência nas AVDs. Por exemplo, um calço grande é útil na colocação de calçados. Tiras de velcro nos calçados são opções melhores do que cordões. Xícaras de *styrofoam* ou de papel quebram ou dobram, enquanto aquelas de plástico duro ou do tipo chinês são mais fáceis de manusear. O médico também deve rever os princípios de proteção articular com o paciente e com sua família e proporcionar um equipamento de adaptação, quando necessário, para executar as ADVs de maneira independente.

Exercícios de fortalecimento e outras medidas de alívio da dor, tal como o uso de gelo e calor, podem ser prescritos. A aplicação de gelo é empregada para articulações quentes, inflamadas. O calor é usado para articulações doloridas que não estão agudamente inflamadas. Duchas e compressas quentes (não muito pesadas) e infusões de parafina são ideais para a aplicação de calor.

Alguns pacientes com AR apresentam síndromes associadas. Duas dessas síndromes são as de Sjogren e a de Felty. A síndrome de Sjogren é caracterizada por uma secura nos olhos (ceratoconjuntivite), boca (xerostomia) e outras membranas mucosas. A síndrome de Felty é caracterizada por leucopenia e hepatosplenomegalia, levando, muitas vezes, a infecções recorrentes. Ela abrange um grupo diverso de mecanismos patogênicos na AR, e todos resultam em níveis diminuídos de neutrófilos circulantes.

Nenhum teste simples ou grupo de testes pode confirmar o diagnóstico de AR, mas eles podem apoiar os achados da história e físicos do paciente. Uma série de testes imunológicos, como o fator reumatoide e titulação de anticorpos antinucleares estão disponíveis para auxiliar no diagnóstico. Os valores normais diferem, dependendo da precisão da técnica laboratorial utilizada.

Artrite Juvenil. O termo *artrite idiopática juvenil* foi adotado para indicar doença de início na infância, caracterizada, primariamente, pela artrite sem nenhuma etiologia que persiste por, no mínimo, seis semanas. AR juvenil (ARJ) é o diagnóstico reumático pediátrico mais predominante entre crianças nos Estados Unidos. A evidência substancial aponta para uma patogênese autoimune.[69] A ARJ não é uma doença simples. Ao contrário, ela é um grupo de doenças de etiologia desconhecida, manifestadas pela inflamação articular crônica. A ARJ é classificada como uma doença sistêmica, pauciarticular ou poliarticular, de acordo com o início dentro dos primeiros seis meses. A história geral de AJR inclui o seguinte:

- Início da doença é insidioso ou abrupto, com rigidez matinal e artralgia durante o dia.
  - Indivíduos com ARJ podem ter histórico escolar de ausências e suas capacidades de participar de aulas de educação física refletem a gravidade da doença. Via de regra, os pacientes com AJR e seus pais e/ou responsáveis ficam preocupados em perder aulas; em contrapartida, quando predominam os fatores psicogênicos (p. ex., síndromes de dor), os pacientes e seus pais e/ou responsáveis ficam mais preocupados com o retornar do que faltar às aulas.
  - A claudicação pode ser observada em indivíduos com ARJ mais grave; contudo, a presença de claudicação também levanta a possibilidade de trauma ou outro problema ortopédico.
  - A lesão sugere a possibilidade de trauma em uma articulação (p. ex., ruptura meniscal).
- Uma lesão precedente levanta a possibilidade de gatilho infeccioso de ARJ ou artrite pós-infecciosa.
  - Doença em animais de estimação com história de enterite levanta a possibilidade de artrite reativa.
  - História de viagem com exposição a carrapatos levanta a possibilidade de artrite causada pela doença de Lyme.
  - Os sintomas gastrintestinais levantam a possibilidade de doença inflamatória no intestino.
- Dor articular extremamente grave levanta a possibilidade de febre reumática aguda (também sugerido pela artrite migratória, mas não a aditiva, com febres), leucemia linfocítica aguda (com dor metafisária no exame e diminuição em duas ou mais linhas celulares), artrite séptica ou osteomielite.

TABELA 9-22 Estratégias de intervenção para a artrite reumatoide

Objetivo	Intervenção	Exemplo
Controle da dor	Calor terapêutico para diminuir a rigidez articular, aumentar a flexibilidade do tecido fibroso e diminuir a dor e o espasmo muscular. Massagem, em geral aplicada com tratamento por calor e antes do alongamento, pode ser usada para aliviar a dor e prevenir adesões. Frio terapêutico pode ser usado para propósitos analgésicos e de vasoconstrição em articulações inflamadas durante o período agudo. Deve-se tomar cuidado para evitar efeitos adversos.	Aplicações de calor: Terapia aquática Instruções sobre o uso de pijamas quentes, saco de dormir e cobertor elétrico. Parafina para as mãos Ultrassom Coxins quentes – calor úmido melhor do que calor seco
Minimização dos efeitos da inflamação	Estratégias de proteção à articulação Imobilização Repouso relativo Educação das mecânicas do corpo	Quando necessário – equilibrar repouso com atividade usando imobilização (repouso articular). Talas de repouso são usadas para descansar a articulação na posição apropriada no período agudo. Talas dinâmicas são usadas para exercer força adequada que o tecido possa suportar e proporcionar volume articular suficiente. Talas funcionais são usadas para proteger a articulação no curso da atividade. São usadas talas imobilizadoras em casos de contraturas permanentes. A imobilização gradual pode ser usada para aplicar um alongamento na contratura.
Limitação preventiva e restauração da ADM nas articulações afetadas	Exercícios de amplitude de movimento e alongamento	Estágio agudo: passivo e ativo assistidos para evitar compressão articular. Estágios subagudo/crônico: exercícios ativos, técnicas de alongamento passivo ou de contrair-relaxar.
Manutenção e melhora da força	Exercícios de resistência muscular localizada Exercícios de resistência aeróbia Estimulação elétrica	Estágios agudo e subagudo: exercícios isométricos que avançam cuidadosamente para resistidos. Estágios subagudo/crônico: exercícios de fortalecimento que evitem substituições e minimizem instabilidade, atrofia, deformidade, dor e lesão. Estágio crônico: uso criterioso de exercícios isotônicos. Previsão de encorajamento ao exercício – atividades divertidas e recreacionais de intensidade moderada e duração de 30 minutos por dia. Natação Tai chi Estimulação elétrica de curto prazo é útil em casos de atrofia muscular excessiva e naquelas pessoas que não podem exercitar-se.
Garantia do crescimento e desenvolvimento normal	Postura e posicionamento Mobilidade e dispositivos de assistência	Para manter a amplitude de movimento articular, os pacientes devem passar 20 minutos por dia em decúbito ventral para alongar o quadril e os flexores do joelho; avaliar a discrepância no comprimento das pernas na posição ereta e evitar escoliose. Pentes grandes, colheres mais grossas, calçadeiras. Roupas com aberturas fáceis e/ou velcro.

▶ Perda de peso sem diarreia pode ser observada em indivíduos com ARJ ativa e está algumas vezes associada com anorexia. Esse sintoma é também observado em indivíduos com leucemia linfocítica aguda com outros achados óbvios (p. ex., dor óssea grave).

• Perda de peso com diarreia pode ser observada em pessoas com doença inflamatória intestinal.

▶ Fotofobia pode estar presente em pessoas com uveíte assintomática.

▶ Ortopneia sugere pericardite em crianças com AJR sistêmica; o diagnóstico diferencial inclui lúpus eritematoso sistêmico (LES) e pericardite viral.

▶ A ARJ de início sistêmico é caracterizada por febres ocorrendo várias vezes ao dia, com a temperatura retornando à variação de referência ou abaixo da variação de referência.

- A ARJ de início sistêmico pode ser acompanhada por uma erupção imperceptível, que é tipicamente linear, afetando o tronco e as extremidades.

▶ A artralgia muitas vezes está presente. O edema articular é atípico; a artrite pode não ocorrer até meses após o início, tornando o diagnóstico difícil.

  - A doença pauciarticular é caracterizada pela artrite que afeta quatro ou menos articulações.

    De modo típico, são afetadas as articulações maiores (p. ex., joelhos, tornozelos e punhos).

    A artrite monoarticular em um dos quadris é bastante incomum.

    Quando o joelho é afetado, a claudicação pode ser observada, em especial durante as manhãs.

  - A doença poliarticular afeta no mínimo cinco articulações.

    Tanto as articulações grandes como as pequenas podem estar envolvidas, muitas vezes com distribuição bilateral simétrica.

    As limitações severas no movimento são em geral acompanhadas de fraqueza e por função física diminuída.

▶ Algumas crianças podem ter mialgia generalizada.

  - A localização dos músculos proximais levanta a possibilidade de miosite.

  - Considere a doença de Legg-Calvé-Perthes, sinovite tóxica do quadril, artrite séptica, osteomielite ou, em uma criança mais velha, epifisiolistese proximal do fêmur ou condrólise do quadril.

O envolvimento crônico pode resultar em atrofia dos músculos quadríceps, músculos isquiotibiais tensos e contraturas na flexão do joelho.

Gota. A gota é a forma mais comum de artrite inflamatória em homens com mais de 40 anos e parece estar aumentando.[70] Níveis altos de ácido úrico no sangue levam à inflamação, edema articular e dor grave. Os sintomas são causados por depósitos de urato de sódio ou cristais de pirofosfato de cálcio nas articulações e tecidos periarticulares. Vários fatores foram identificados como predispondo à gota, incluindo elementos do estilo de vida, como obesidade, dieta rica em purina e ingestão habitual de álcool.

O início é, em geral, repentino, durante muitas vezes a noite ou o início da manhã. O achado clássico de artrite gotosa (gota) é calor, edema, eritema cutâneo e dor grave na primeira articulação metatarsofalângica (MTF). Contudo, outras articulações podem estar envolvidas. Elas incluem o ombro, joelho, punho, tornozelo, cotovelo ou dedos. Febre, tremores e mal-estar acompanham os episódios de gota. Quando a condição torna-se crônica, o paciente pode relatar rigidez matinal e deformidade articular, perda progressiva da função ou incapacidade. A nefropatia gotosa crônica pode ocorrer.

Nos Estados Unidos, a predominância autorrelatada de gota quase triplicou em homens com idade entre 45 e 64 anos entre 1969 e 1981.[71] A predominância crescente da gota é originária de mudanças alimentares, fatores ambientais, longevidade crescente, dano renal subclínico e o uso crescente de substâncias que causam hiperuricemia, principalmente os diuréticos.[72]

O diagnóstico diferencial inclui celulite, artrite séptica, AR, bursite relacionada ao joanete, sarcoidose, mieloma múltiplo e hiperparatireoidismo.

Espondilite anquilosante. A espondilite anquilosante (EA, também conhecida como doença de Bekhterev ou de Marie-Strumpell) é um distúrbio reumatoide crônico que afeta de 1 a 3 entre 1.000 pessoas. O envolvimento torácico na EA ocorre de forma quase universal. O paciente tem, em geral, entre 15 e 40 anos de idade. Há um risco de 10 a 20% de que descendentes de pessoas com a doença a desenvolvem posteriormente.[73] Embora os homens sejam afetados com mais frequência do que as mulheres, nelas o curso costuma ser mais moderado.

Uma associação haplótipa do HLA* (o HLA-B27) tem sido encontrada na espondilite anquilosante e permanece uma das mais fortes associações conhecidas da doença com o HLA-B27; entretanto, outras condições também apresentam associações com esse antígeno. Estas últimas incluem envolvimento do ligamento longitudinal anterior e ossificação do disco intervertebral, articulações zigoapofisárias torácicas, articulações costovertebrais e articulação manubrioesternal. Esse envolvimento multiarticular da coluna torácica torna a verificação das medições de expansão torácica um teste necessário nessa região.

No decorrer do tempo, a EA avança até envolver toda a coluna e resulta em deformidades espinais, incluindo o achatamento da lordose lombar, cifose da coluna torácica e hiperextensão da coluna cervical. Essas mudanças, por sua vez, resultam em contraturas de flexão no quadril e nos joelhos, com morbidade e incapacidade acentuadas.[71]

A característica mais importante da dor nas costas associada à EA é a dor noturna.[75] Os pacientes muitas vezes acordam cedo pela manhã (entre 2 e 5 da madrugada) com dor e rigidez nas costas, e tomam uma ducha ou fazem exercícios antes de retornar ao sono.[74] A dor nas costas durante o dia costuma ser intermitente, independentemente do esforço ou do repouso.[74]

Calin e colaboradores[76] formularam cinco questões para classificar a EA:

1. Você sente alguma rigidez pela manhã?
2. Você percebe que os exercícios aliviam o desconforto?
3. O início da dor nas costas ocorreu antes dos 40 anos?
4. O problema começou lentamente?
5. A dor persistiu durante pelo menos três meses?

Usando pelo menos quatro respostas positivas para definir um resultado "positivo", a sensibilidade dessas questões foi de 0,95, com especificidade de 0,85.[76]

A artrite periférica é incomum na EA, mas quando ocorre, costuma ser no final do curso do artrite.[77] Seu desenvolvimento no início do curso da doença indica que a patologia está em progressão.[78] A artrite ocorre nas extremidades inferiores, em distribuição assimétrica, com envolvimento das articulações "axiais", incluindo ombros e quadril com mais frequência do que as articulações mais distais.[74, 79]

As inspeções revelam a coluna lombar achatada e limitação nas inclinações laterais em ambas as direções. A perda de mobili-

---

*N. de R.T.: HLA = sigla para "antígeno de leucócitos humanos".

dade tende a ser bilateral e simétrica. Há perda de alongamento espinal na flexão (teste de Schober), embora possa ocorrer em pacientes com dor lombar crônica ou tumores espinais, não sendo, portanto, específica para espondilopatias inflamatórias.[80] O paciente pode relatar história de costocondrite e, com o exame, a elasticidade das costelas pode resultar em sensação de final do movimento rígido. Em geral, há redução na expansão basal das costelas. O deslizamento das articulações costotransversárias e a distração das articulações esternoclaviculares sofrem redução, sendo que a coluna lombar apresenta padrão capsular.

Durante o progresso da patologia, a dor e a rigidez podem espalhar-se por toda a coluna, forçando-a a uma flexão anterior, de modo que o paciente adota a típica posição inclinada. Este permanece olhando para baixo, as costas encurvadas, o quadril e os joelhos são semiflexionados e os braços não podem ser elevados além de um determinado limite em relação aos ombros.[81]

Estudos longitudinais em pacientes com EA revelaram que as deformidades e as incapacidades ocorrem dentro dos primeiros 10 anos da doença.[78] A maior parte da perda da função também se passa nesse período e está correlacionada de forma significativa com a ocorrência de artrite periférica, mudanças radiográficas da EA da coluna e o desenvolvimento do fenômeno chamado "coluna de bambu".

Um programa de exercícios é particularmente importante para esses pacientes manterem os movimentos funcionais da coluna.[82] O objetivo da terapia com exercícios é manter a mobilidade da coluna e das articulações envolvidas o máximo de tempo possível e evitar o enrijecimento da coluna em posição cifótica inaceitável. Deve ser seguido um regime estrito de exercícios diários, que incluem exercícios de posicionamento e de extensão espinal, respiratórios e para as articulações periféricas. Os pacientes devem deitar várias vezes por dia em decúbito ventral por cinco minutos e ser incentivados a dormir em colchões duros e evitar deitar-se na posição lateral. A natação é o esporte mais recomendável.

Artrite psoriática. A artrite psoriática é uma artrite inflamatória associada a psoríase. Ela afeta homens e mulheres com igual frequência.[79] O auge do seu início ocorre na quarta década de vida, embora também possa ocorrer em crianças e em adultos mais velhos. A artrite psoriática manifesta-se em uma série de padrões, incluindo doença das articulações distais (afetando as articulações interfalângicas das mãos e dos pés), oligoartrite assimétrica, poliartrite (que tende a ser assimétrica em metade dos casos) e artrite mutilante (uma forma destrutiva grave de artrite, e espondiloartropatia que ocorre em 40% dos pacientes, porém mais comumente na presença de um dos padrões periféricos).[79] Os pacientes com artrite psoriática têm menos sensibilidade e pontos sensíveis sobre ambas as articulações afetadas do que os pacientes com AR.[83]

A espondiloartropatia da artrite psoriática é distinguida da EA pelo padrão da sacroileíte.[84] Enquanto a sacroileíte na EA tende a ser assimétrica, afetando as articulações sacroilíacas no mesmo grau, ela tende a ser assimétrica na artrite psoriática,[79] e os pacientes com artrite psoriática não apresentam espondiloartropatia tão grave quanto aqueles com EA.[73]

Outro aspecto articular da artrite psoriática é a presença de dactilite, tenossinovite (muitas vezes digital, dos tendões flexores e extensores e no tendão do calcâneo) e enteíte.[84] A presença da doença erosiva nas articulações interfalângicas é típica.[84]

Lesões nas unhas ocorrem em mais de 80% dos pacientes com artrite psoriática e foram consideradas o único aspecto clínico que distingue pacientes com artrite psoriática de pacientes com psoríase não complicada.[85] Outros aspectos extra-articulares incluem irite, uretrite e danos cardíacos similares àqueles observados na EA, embora com menor frequência.[84]

A artrite psoriática pode resultar em danos articulares e incapacidade significativos.

Doença neoplásica

Tumores benignos: osteoblastoma e osteoma ossiforme. O osteoblastoma e o osteoma ossiforme são tumores de formação óssea benignos com os mesmos achados clínicos.

▶ O osteoblastoma é um neoplasma ósseo solitário. Ele é mais comum nas vértebras de crianças e adultos jovens. Os ossos curtos e planos são mais afetados do que os ossos longos (76,5 vs. 23,5%).[86] Nas vértebras, é raro o corpo ser afetado primeiro; em geral, ele apenas é envolvido de forma secundária pelos tumores que se estendem de outros segmentos das mesmas vértebras ou das vértebras adjacentes.[86]

▶ O osteoma é um tumor osteoblástico benigno de etiologia desconhecida. Ele ocorre com mais frequência em ossos longos, embora 10% dos osteomas ossiformes estejam localizados na coluna.[87]

A escoliose dolorida é uma apresentação bem-reconhecida de osteoblastomas e de osteomas ossiformes espinais e, provavelmente, é causada por espasmo muscular recorrente da dor no lado da lesão.[86]

Tumores malignos. As doenças metastáticas da coluna são o transtorno neoplásico mais frequente do esqueleto axial. Os tumores malignos podem ser primários ou secundários.

1. *Primários.* Tumores primários incluem:
    a. *Mieloma múltiplo.* O mieloma é um tumor da célula plasmática. É o tumor ósseo primário maligno mais comum. Logo no início do seu curso, ele pode ser facilmente ignorado como a causa de dor nas costas. As apresentações mais comuns de mieloma são dores ósseas, infecções recorrentes ou persistentes, anemias, danos renais ou a combinação desses. Alguns pacientes são assintomáticos. As características que exigem encaminhamento urgente a um especialista incluem:
        (1) Dor persistente nas costas, sem explicação, associada a perda de altura e osteoporose;
        (2) Sintomas sugestivos de compressão da medula espinal ou da raiz do nervo.
    b. *Cordoma.* Cordomas são tumores raros de origem notocordal, representando aproximadamente 5% de todos os tumores ósseos malignos.[88] Em geral, crescem lentamente e são tumores locais agressivos. Os cordomas são, via de regra, diagnosticados em pacientes com dor ou sintomas causados pela compressão de estruturas vizinhas. A apresentação clínica pode ser no início de natureza amena, levando um tempo considerável para despertar a atenção médica. Os cordomas vertebrais envolvem, de maneira progressiva, a medula espinal e as raízes nervosas, resultando em dor, dormência, fraqueza motora e, por fim, paralisia.
    c. *Osteossarcoma.* O osteossarcoma é um tumor maligno relativamente raro. Seu pico de incidência ocorre na segunda

década de vida, com ápice um pouco menor depois dos 50 anos.[89] Esses tumores surgem nas metáfises dos ossos longos, com costelas, fêmur distal, tíbia proximal e úmero proximal representando os quatro locais mais comuns. A metáfise da vértebra também é um dos locais afetados.[86] Com frequência, os osteossarcomas penetram e destroem o córtex do osso e estendem-se até os tecidos moles vizinhos.

    O sintoma clínico inicial de tumores malignos é, frequentemente, dor na área atingida, que pode também estar associada a edema de tecidos moles vizinhos ou a limitação de movimento na articulação adjacente.[90]

2. *Secundários.* As metástases mais comuns da coluna se originam do câncer de mama e de pulmão e do linfoma.[91,92] As lesões associadas a tumores primários de mama, próstata, rim e tireoide e as lesões associadas a linfoma e mieloma são responsáveis por 75% de todas as metástases da coluna.[91,92] Quando o câncer de pulmão está incluso, a porcentagem é superior a 90%.[93] Os achados clínicos para tumores espinais secundários são similares àqueles de tumores primários.

Doença metabólica

Osteoporose. Pode resultar de formações ósseas insuficientes, reabsorções ósseas excessivas ou a combinação desses dois fenômenos (ver Cap. 1). O resultado é a densidade mineral óssea (DMO) reduzida e a perda progressiva da conectividade trabecular, que é irreversível e diminui a qualidade do osso em termos de resistência mecânica a deformidades, sob a ação de cargas.[94] A osteoporose causa fraturas das vértebras e de outros ossos, como úmero proximal, antebraço distal, fêmur proximal (quadril) e pelve.

    A osteoporose foi classificada em dois grandes tipos gerais: Tipo 1 (pós-menopausa) e Tipo 2 (involucional).[95] A osteoporose do Tipo 2 é geralmente vista na população mais velha e tem sido chamada de osteoporose senil.[95]

> **Curiosidade Clínica**
>
> As mulheres são mais propensas a desenvolver osteoporose em virtude da contribuição da diminuição de estrogênio na aceleração da perda óssea pós-menopausa.

Estima-se que, nos Estados Unidos, 15% das mulheres brancas na fase pós-menopausa e 35% daquelas acima de 65 anos de idade têm osteoporose.[95] Além disso, 50% das com mais de 50 anos têm osteopenia do colo femoral e 20% têm osteoporose nesse mesmo local.[96] A incidência de fratura do quadril aumenta bastante com a idade: 3,4% na faixa etária de 65 a 74 anos e 9,4% naquela com mais de 85 anos.[94] A presença de fratura vertebral significativa (ver "Fratura vertebral") está associada ao crescimento da mortalidade.[96a] Pacientes com essas fraturas têm risco relativo de morte 9 vezes maior do que suas coetâneas saudáveis.[96b] Aproximadamente 20% das mulheres com fraturas vertebrais sofre fratura de outros ossos dentro de um ano.[96a]

    Vários fatores de risco foram identificados como determinantes da probabilidade de que os indivíduos fatalmente desenvolvam perdas ósseas. A genética desempenha o papel principal e o sexo feminino, história familiar positiva e características raciais associadas à origem branca, asiática ou hispânica aumentam o risco de osteoporose.[97] Pesos baixos (menos de 85% do peso ideal do corpo, ou menos de 57 kg) estão também correlacionados com o desenvolvimento de osteoporose.[95]

    Os fatores de risco modificáveis associados à osteoporose incluem menopausa precoce ou iatrogênica, gestação em idade muito baixa, tabagismo, estilo de vida sedentário, alcoolismo, insuficiência de tecido adiposo, baixa ingestão de cálcio, alta ingestão de cafeína, repouso prolongado e anorexia.[95, 98, 99] Medicações, como corticosteroides, alguns diuréticos e hormônio da tireoide podem, também, aumentar significativamente a perda óssea e o risco de osteoporose.[100,101]

    Além dos fatores de risco para a doença, existem fatores de risco independentes para fraturas, incluindo o uso de medicamentos em pacientes idosos com efeitos colaterais no SNC, problemas de equilíbrio, força muscular deficiente, dano visual, fatores ambientais domésticos, como escadas, e comorbidades que aumentem a probabilidade de quedas.[94,98]

    O diagnóstico de osteoporose é, muitas vezes, primeiramente estabelecido pela presença de uma fratura osteoporótica. Contudo, fisioterapeutas podem tratar pacientes com DMO baixa sem diagnósticos. Esses pacientes têm risco reduzido de fratura, porém é importante estar apto a identificá-los, de modo que escolhas seguras possam ser feitas em relação aos tipos de intervenção. No presente momento, a única ferramenta diagnóstica disponível que está dentro do alcance da prática fisioterapêutica é a identificação dos fatores de risco previamente mencionados.[102]

    Os efeitos específicos da atividade física sobre a saúde do osso foram investigados em vários estudos.[99,100,102-106] As conclusões extraídas desses estudos sugerem que há:

▶ Fortes evidências de a atividade física no início da vida contribuir para o nível mais elevado de massa óssea;[105]

▶ Algumas evidências de a resistência e o exercício de alto impacto serem provavelmente mais benéficos;

▶ Algumas evidências de os exercícios aeróbios de alta intensidade (70 a 90% da taxa cardíaca máxima) poderem reverter ou atenuar a perda de DMO;

▶ Algumas evidências de as rotinas de baixa repetitividade e carga alta serem mais efetivas no aumento da DMO do que os regimes de carga baixa e alta repetitividade.

    Os exercícios durante a fase intermediária da vida tem numerosos benefícios à saúde, mas existem poucos estudos sobre os seis efeitos na DMO.[105] O exercício durante idades mais avançadas, com ingestão de cálcio e vitamina D adequadas, provavelmente tem efeitos modestos no declínio da DMO, mas é claro que o exercício na fase final da vida, até mesmo acima dos 90 anos, pode aumentar a massa muscular e a força duas ou mais vezes em pessoas fracas.[105]

    Testes clínicos aleatórios de exercícios indicam que a redução do risco de quedas é de cerca de 25%,[107, 108] mas não há evidências experimentais de que os exercícios afetem os índices de fratura.[105] É possível, também, que os praticantes de exercícios regulares caiam de maneira diferente, reduzindo, assim, o risco de fraturas causadas por quedas, mas essa hipótese ainda requer testes.[105]

    A disponibilidade de farmacoterapias novas e eficazes nas últimas décadas revolucionou as intervenções para a cura da osteoporose, sendo importante que os médicos estejam, no mínimo, cientes das opções de intervenção. Muitas terapias de reposição hormonal e de hormônio estão também disponíveis, incluindo raloxifene (Evista), calcitonina (Miacalcin), Estradiol (Estrace, Vivelle, Climara, Estraderma, Esclim, Alora), alendronato (Fosamax), ibrandronato (BONIVA), etidronato (Didronel) e risedronato (Actonel). Evidências experimentais indicam que a liberação lenta de fluoreto de sódio e baixas dosagens de hormônio da paratireoide (PTH) são capazes de aumentar a formação óssea e, desse modo, prevenir a perda óssea em mulheres que têm deficiência de estrogênio.[108a]

As ferramentas diagnósticas têm se focado na densidade óssea. Novos procedimentos minimamente invasivos estão se estabelecendo entre as intervenções para pacientes com fraturas osteoporóticas. O uso de cimentos de hidroxiapatita injetados nas fraturas do rádio distal para a estabilização percutânea tem mostrado eficiência como intervenção em pacientes com esse tipo de fraturas.[109]

> **Curiosidade Clínica**
>
> Os serviços de assistência médica devem ser responsáveis pela orientação a pacientes jovens do sexo feminino sobre os benefícios da prática de exercícios e sobre a ingestão alimentar de cálcio recomendada para a formação de ossos saudáveis.

O que se sabe nos dias atuais sobre prevenção é que o principal fator no desenvolvimento da osteoporose no final da vida é um nível deficiente de pico de massa óssea na maturidade física[110] e que a atividade física e a ingestão de cálcio desempenham papéis fundamentais no desenvolvimento de massa óssea durante os anos de desenvolvimento.[111]

Osteomalacia. A osteomalacia é a menos comum das formas tradicionais de doenças ósseas metabólicas. Ela é caracterizada pelo dano à mineralização dos ossos, levando a uma acumulação de matrizes não mineralizadas ou osteoides no esqueleto.[112] Dentre as causas da osteomalacia, as mais importantes são os distúrbios de disponibilidade, síntese e ação de vitamina D.[113]

Do ponto de vista clínico, a osteomalacia manifesta-se pela dor progressiva generalizada nos ossos, pela fraqueza muscular, hipocalcemia e pseudofraturas. Em seus estágios finais, a osteomalacia caracteriza-se pelo modo de andar gingado.[114] A osteomalacia é rara nos Estados Unidos, por causa da fortificação de leite e vários outros alimentos ricos em vitamina D. Contudo, sabe-se que pacientes com várias doenças gastrintestinais correm risco de desenvolvê-la.[114]

Doença de Paget. A doença de Paget (osteíte deformante) é um transtorno osteometabólico. A doença é descrita como um transtorno focal de remodelagem esquelética acelerada que pode afetar um ou mais ossos. Esse remodelamento produz deformidade e hipertrofia lenta e progressiva de vários ossos.

Apesar dos intensos estudos e do amplo interesse, a etiologia da doença de Paget permanece obscura. O processo patológico consiste em três fases:

▶ *Fase I.* Fase osteolítica, caracterizada pela reabsorção óssea proeminente e por hipervascularização.

▶ *Fase II.* Fase esclerótica, refletindo um aumento prévio na formação óssea e redução na atividade celular e na vascularidade.

▶ *Fase III.* Fase mista, com reabsorção óssea ativa e formação óssea compensatória, resultando em arquitetura esquelética desorganizada. Os ossos ficam esponjosos, enfraquecidos e deformados.

As complicações incluem fraturas patológicas, consolidação retardada, deformidades esqueléticas progressivas, dor óssea crônica, comprometimento neurológico do SNC e periférico com compressão do nervo facial ou ocular e estenose espinal e artrite pagética.

O envolvimento da coluna lombar pode produzir sintomas de estenose espinal clínica. O envolvimento das colunas cervical e torácica predispõe os pacientes à mielopatia.

Embora esse distúrbio seja assintomático, os sintomas ocorrem de forma insidiosa. A doença de Paget é tratada por meios médicos ou cirúrgicos.

Espondilolistese. A espondilolistese ocorre, em geral, na coluna lombar (ver Cap. 26).

Clinicamente esses pacientes queixam-se de dor nas costas de natureza mecânica. Essa dor piora com a atividade e alivia com repouso. Os pacientes se queixam, também, de dor na perna, que pode apresentar um padrão do tipo radicular ou, com mais frequência, manifesta-se como claudicação neurogênica. Se a claudicação neurogênica estiver presente, o paciente pode se queixar de cansaço na perna e na parte bilateral da coxa, dores e fadiga.[115] Questões sobre uso de bicicleta *versus* caminhada ajuda o médico a diferenciar a claudicação neurogênica da vascular. No ciclismo e na caminhada os sintomas aumentam na claudicação vascular devido à demanda aumentada de suprimento sanguíneo. Contudo, pacientes com claudicação neurogênica pioram com a caminhada, mas não são afetadas pelo ciclismo, devido às posições diferentes da coluna lombar adotadas em cada uma dessas atividades. Pacientes com claudicação neurogênica sentem-se bem mais confortáveis inclinando-se anteriormente ou sentando, pois flexionam a coluna, em vez de caminhar.[116] A posição de flexão à frente aumenta o diâmetro ântero-posterior do canal, o que permite um volume maior dos elementos neurais e melhora a microcirculação.

A amplitude de movimento para flexão da coluna lombar é normal em ambos os tipos de claudicação. Alguns pacientes conseguem tocar seus dedos dos pés sem dificuldades. A força é, em geral, intacta nas extremidades inferiores. A sensibilidade também permanece intacta. A verificação dos pulsos distais é importante para eliminar qualquer insuficiência vascular coexistente. Achados como extremidades inferiores sem cabelo, frieza nos pés ou pulsações ausentes são sinais de doença vascular periférica (DVP). Defeitos sensoriais em distribuição do tipo meia-luva são mais sugestivos de neuropatia diabética. Os reflexos do tendão profundo em geral são normais ou diminuem. Caso sejam encontrados sintomas hiper-reflexos ou outros sinais no neurônio motor superior (NMS), como clono ou teste positivo de Babinski, recomenda-se investigar as colunas cervical, torácica e lombar para excluir a hipótese de lesão na medula espinal ou na cauda equina.

O diagnóstico diferencial inclui osteoartrite coexistente do quadril, mielopatia, tumores espinais e infecções.

Dor generalizada no corpo

Ao abordar temas relacionados ao diagnóstico diferencial com dor generalizada no corpo, é útil mencionar duas condições: a fibromialgia (FM) e a síndrome da dor miofascial (SDM). Embora essas condições compartilhem vários aspectos, elas são entidades distintas cujos achados físicos e intervenções diferem de maneira significativa.[117]

Fibromialgia

A FM primária é um complexo comum de dor muscular crônica não neuropática, que é pouco entendido. A FM é caracterizada por dores espalhadas e generalizadas pelo corpo, com no mínimo três meses de duração, que causam parestesias em um padrão não radicular.[118-120] A FM não é uma doença, mas sim uma síndrome com um conjunto comum de sintomas característicos, incluindo sintomas constitucionais de fadiga, sono não restaurador e a presença de um número definido de pontos dolorosos (*tender points*)*.[121]

A relação de pontos dolorosos na FM tem sido o foco de muitas pesquisas,[122-125] e, de acordo com os critérios do American College of Rheumatology, um ponto doloroso positivo é definido como aquele que se torna doloroso (não apenas sensível) quando for aplicada uma pressão de cerca de 4 kg.[126] Um ponto doloroso positivo conta com 11 ou mais dos 18 locais padronizados, enquanto, em combinação com história de dor generalizada, produz sensibilidade de 88,4% e especificidade de 81,1% no diagnóstico de FM.

A patologia e a fisiopatologia dos pontos dolorosos permanecem de difícil compreensão. Normalmente, fibras C pequenas na pele são ativadas por estímulos químicos, mecânicos ou térmicos. Os impulsos são enviados pelo trato espinotalâmico ao cérebro, onde são processados. Na FM, o bombardeio constante de entradas nocivas para as fibras C leva à sensibilização central (alodinia).[127] Como consequência, fibras delta A grandes, mielinizadas, começam a carregar alguns sinais normalmente transmitidos pelas fibras C. A sensibilização central expande mais para envolver as fibras B com mediação anatômica. Formulou-se também a hipótese de que as mialgias sejam o resultado das mudanças neuroumorais em vez de características metabólicas locais ou fisiopatológicas.[128] A predominância da FM é cerca de 10 a 20 vezes maior em mulheres do que em homens, embora a razão para isso seja desconhecida. Estudos sobre o sono mostram que o quarto estágio é o mais afetado; contudo, distúrbios no sono são comuns na população geral, e não são endêmicos em pacientes com FM.[129]

A intervenção clínica para a FM inclui a prescrição de medicamentos que influenciam os tratos ascendente e descendente da dor, medicamentos que influenciam a função cerebral, relaxantes não esteroide e musculares.[127] Uma abordagem fisioterapêutica multifacetada envolve treinamento de condicionamento cardiovascular, *spray* e alongamento, treinamento de força e resistência, massagem e modalidades eletroterapêuticas e físicas, incluindo microestimulação, ajuda a reduzir algumas das consequências da doença.[130]

Síndrome da dor miofascial (SDM)

A SDM muitas vezes se manifesta com sintomas sugestivos de distúrbios neurológicos, como dor difusa e sensibilidade, cefaleia, vertigem, distúrbios visuais, parestesias, falta de coordenação e dor referida. Tais distúrbios muitas vezes podem ser esclarecidos pelo exame musculoesquelético e neurológico.[131] A SDM é caracterizada pela presença de pontos-gatilho miofasciais (PGM).[120, 132-135] A SDM deve, sempre, ser considerada como um possível diagnóstico quando há dor persistente.[134, 136-140]

Um PGM é uma localização hiperirritável, aproximadamente 2 a 5 cm de diâmetro,[141] dentro de um feixe retesado de fibras musculares que ficam dolorosas quando comprimidas e que podem dar origem a dor referida característica, sensibilidade e rigidez. PGMs, que podem dar origem tanto a dor referida quanto a fenômenos autônomos, são classificados como ativos ou latentes (Quadro 9-1).[137] A reação do paciente à palpação firme do PGM é uma característica que distingue a SDM e é chamada de *sinal do salto positivo*.[138] Essa reação pode incluir reação ao toque, enrugamento da face ou resposta verbal. Essa hiperirritabilidade aparentemente é o resultado da sensibilização dos quimionociceptores e mecanorreceptores localizados dentro do músculo.

> ### *Curiosidade Clínica*
>
> Há alguma confusão em relação à diferença entre pontos-gatilho e pontos dolorosos. Embora possam ocorrer nos mesmos locais que os pontos dolorosos na FM, os PGMs refletem dor em áreas distintas e características, afastadas do local do ponto-gatilho, não necessariamente em distribuição dermatômica (Tab. 9-15).[132] Por definição, não há dor referida nos pontos dolorosos da fibromialgia.[126, 135]

QUADRO 9-1 CLASSIFICAÇÃO DOS PONTOS-GATILHO[133]

▶ *Pontos-gatilho ativos* são aqueles sintomáticos em relação à dor e referem um padrão de dor em repouso ou durante o movimento (ou ambos) específico para aquele músculo.[146a] O ponto-gatilho ativo produz, em geral, amplitude de movimento restrita e resposta de contração espasmódica visível ou palpável durante a estimulação mecânica do PGM,[132-134] mas a falha ao extrair essa resposta não exclui a SDM.[132] Os PGMs são sempre sensíveis e causam a fraqueza muscular.

▶ *Pontos-gatilho latentes* representam a maioria dos pontos-gatilho, são em geral assintomáticos, mas podem ter todas as outras características clínicas de pontos-gatilho ativos. Os pontos-gatilho latentes podem persistir por anos após o paciente se recuperar de uma lesão e ficar ativos e criar dor aguda em resposta a alongamento excessivo, esforço repetitivo ou tremor muscular involuntário.[133, 147]

▶ *Pontos-gatilho associados* desenvolvem resposta à sobrecarga de compensação, amplitude de movimento diminuída e fenômenos referidos causados pela atividade do ponto-gatilho em outro músculo.[146a] Existem dois tipos desses pontos-gatilho:[133]

- *Pontos-gatilho satélites* estão na zona de referência de outro músculo.
- *Pontos-gatilho secundários* são ativados porque o músculo estava sobrecarregado como sinergista ou antagonista de um músculo com um ponto-gatilho primário.[146a]

---

*N. de R.T.: Neste livro, optou-se por traduzir *tender point* como "ponto doloroso"; porém, na literatura, também é encontrada a tradução "ponto sensível".

Os músculos saudáveis não possuem pontos-gatilho, não são sensíveis à palpação firme e não produzem dor referida.

Acredita-se que os PGMs iniciam depois de micro ou macrotraumas, ou depois de contrações musculares sustentadas a partir de disfunções posturais, podendo transformar-se em locais de nervos sensíveis com metabolismo alterado.[142] O estímulo desses receptores causa:[133,143]

▶ *Isquemia localizada.* A isquemia nos nervos e músculos resulta em bombardeio do sistema nervoso com impulsos anormais, criando hiperalgesia nos músculos correspondentes e nas zonas referidas.[139,143,144]

▶ Edema.

▶ Fibrose.

▶ Alterações na temperatura.

▶ Disfunção autônoma focal ou regional, incluindo vasoconstrição localizada, hiperemia persistente após a palpação, diaforese, lacrimejamento, salivação e atividade pilomotora.

Em consequência, os PGMs costumam estar localizados em áreas propensas ao aumento na tensão mecânica ou com problemas circulatórios (p. ex., trapézio superior, levantador da escápula, infraespinal, quadrado lombar e glúteo mínimo). Da mesma forma que costuma ocorrer com as condições de dor crônica, transtornos sociais, comportamentais e psicológicos concomitantes precedem frequentemente ou acompanham o seu desenvolvimento.[145,146]

Sejam quais forem os fatores etiológicos, o desenvolvimento dos PGMs é progressivo, com um estágio de disfunção neuromuscular da hiperatividade e irritabilidade muscular sustentado por numerosos fatores perpetuadores, seguido de um estágio de mudanças orgânicas distróficas nos feixes musculares com PGMs.[138]

De acordo com Simons,[148] o diagnóstico de SDM é positivo se forem atendidos cinco critérios importantes e pelo menos um dos três critérios menos relevantes. Os critérios importantes são:

1. Dor espontânea localizada.
2. Dor espontânea ou sensações alteradas na área esperada de dor referida para determinado ponto-gatilho.
3. Presença de feixes retesados em um músculo acessível.
4. Sensibilidade incomum localizada em um ponto preciso ao longo do feixe retesado.
5. Algum grau de amplitude de movimento reduzida, quando for mensurável.

Os critérios menos relevantes incluem:

1. Reprodução de dor percebida de forma espontânea e das sensações alteradas pela pressão no ponto-gatilho.
2. Obtenção de respostas a contrações espasmódicas locais de fibras musculares com palpação "transversal" ou inserção de uma agulha no ponto-gatilho.
3. Alívio da dor com estiramento muscular ou infiltração no ponto-gatilho.

O Capítulo 11 apresenta uma descrição das intervenções conservadoras aplicáveis à síndrome da dor miofascial.

Diagnóstico diferencial de dor relacionada a regiões específicas

O objetivo das seções seguintes é dar ao fisioterapeuta possíveis diagnósticos com base na localização dos sintomas. Foi Grieve que formulou o termo *mascaradores* para indicar aquelas condições que não são de origem musculoesquelética e que podem exigir intervenção especializada. Para ajudar o fisioterapeuta a detectar esses *mascaradores*, tanto os distúrbios neuromusculoesqueléticos quanto as condições médicas graves subjacentes são abordadas nas seções seguintes, de acordo com as várias regiões do corpo. Embora não estejam incluídos, esses diagnósticos oferecem ao fisioterapeuta uma lista de possibilidades para incentivar um pensamento divergente durante cada exame.

Causas de sintomas na cabeça, na face e na articulação temporomandibular

As causas de dores na cabeça, na face e na articulação temporomandibular incluem aquelas listadas na Tabela 9-23, mas não estão limitadas a elas.

Trauma

A dor de cabeça é comum após traumas na cabeça ou no pescoço. Os episódios traumáticos que não produzem danos neurológicos profundos denominam-se *concussões* (contusões). Essas nem sempre estão associadas a algum grau de perda de consciência e tendem a envolver uma força de aceleração rápida (ou desaceleração), que provoca movimentos repentinos do cérebro dentro do crânio. A perda de consciência ocorre porque essas forças desconectam o sistema de alerta do tronco cerebral, resultando em ausência temporária de atividade na formação reticular, provavelmente secundária à hipoxia resultante da isquemia induzida.[149] Estima-se que uma velocidade de apenas 32 km/h possa causar concussões a partir de uma carga inerte (sem impacto na cabeça) em adultos saudáveis.[150]

Cefaleia

A cefaleia é uma queixa bastante comum. Nos Estados Unidos, cerca de 85 a 90% da população adulta relata a condição durante um

TABELA 9-23 Causas potenciais de dores na cabeça e na face

Trauma
Cefaleia
Neuralgia occipital
Osteoartrite
Artrite reumatoide e variantes relacionadas (dermatomiosite e arterite temporal)
Doença de Lyme
Fibromialgia
Malformação arteriovenosa
Infecção intracraniana (meningite)
Doenças cerebrovasculares
Tumores
Encefalite
Infecções sistêmicas
Esclerose múltipla
Diversas

período de 12 meses,[151] embora apenas 2,5% busquem os prontos-socorros,[152] a maioria decide fazer autotratamento com medicamentos vendidos sem receita médica (*over-the-counter*).[153,154]

De maneira geral, a cefaleia pode ser agrupada em duas divisões principais: benigna ou não benigna e primária ou secundária. As cefaleias primárias são o resultado de alguma anormalidade estrutural subjacente ou de processos patológicos, enquanto as secundárias resultam de doenças subjacentes.[155] A origem das cefaleias benignas varia muito. As causas mais comuns são neurológicas (neuralgia trigeminal, neuralgia cervical, dor facial atípica, pós-traumática, punção pós-lombar), musculoesqueléticas (cefaleia por tensão, cefaleia occipital, cefaleia cervicogênica) e vasculares (enxaqueca, cefaleia em salvas, hipertensão).[156,157] Outros tipos de cefaleia, como a crônica diária e a de rebote, possivelmente estejam relacionados a combinações de causas neurológicas e musculoesqueléticas. Osteoartrite, artrite reumatoide e suas variantes relacionadas (dermatomiosite, arterite temporal), doença de Lyme, fibromialgia e distrofia simpática reflexa foram indicadas como outras possíveis fontes de dores na cabeça e no pescoço.[157] Doenças no seio da face (sinusite maxilar, sinusite frontal ou malignidade), doenças oculares (inflamação da íris, glaucoma) ou infecções e inflamações no aparelho auditivo também causam cefaleia.[156,158] A sensibilidade a toques leves no seio é diagnóstica da sinusite, enquanto reduções na visão caracterizam o glaucoma.[156,158]

Enxaqueca. Na infância, as enxaquecas são distribuídas por igual entre os sexos, embora dois em cada três adultos com enxaqueca sejam mulheres.[157] De acordo com a International Headache Society,[159] há dois tipos de enxaqueca: sem aura (enxaqueca comum) e com aura. O primeiro tipo envolve episódios cuja duração varia de 4 a 72 horas, sendo que os sintomas tendem a ser unilaterais, com qualidade de pulsação de intensidade moderada ou grave, que provavelmente seja o resultado de mudanças nos vasos sanguíneos do cérebro. A condição é agravada com as atividades físicas cotidianas e está associada a náuseas, auras, fotofobia e fonofobia.

O segundo tipo caracteriza-se por sintomas reversíveis de aura, que, de maneira geral, desenvolvem-se de forma gradativa por mais de quatro minutos, não durando mais de 60 minutos.[159]

Acredita-se que as enxaquecas sejam uma expressão diferente do problema comum subjacente.[157] Da mesma forma como ocorreu com as cefaleias em salvas, há muito foi reconhecido que as enxaquecas são exacerbadas por distúrbios ou irregularidades nos padrões de sono.[155]

Cefaleias em salvas. As cefaleias em salvas são graves, unilaterais e retro-orbitais. Esse tipo é mais comum em homens. Como o próprio nome sugere, as cefaleias em salvas ocorrem em grupos ou salvas, cuja tendência é manifestarem-se em horas previsíveis do dia. As cefaleias em salvas também podem desenvolver-se por causa de distúrbios específicos do sono, como apneia do sono, bruxismo ou insônia.[155]

Em geral, são acompanhadas por congestão nasal, edema nas pálpebras, rinorreia, miose, lacrimejamento e ptose (pálpebras caídas) no lado sintomático.[155] Podem durar de 15 minutos a três horas, caso não sejam submetidas a tratamento.[159]

Ao contrário daqueles que sofrem de enxaqueca, que se vêem obrigados a deitar durante crises de cefaleia grave, indivíduos com cefaleia em salvas sentem-se melhor durante a crise apenas permanecendo na posição ereta e se movimentando lentamente.[157] As cefaleias em salvas aparentemente são causadas por vasodilatação nos ramos da artéria carótida externa, porque tendem a ser disparadas por substâncias vasodilatadoras, como a nitroglicerina e o álcool.[160]

Cefaleia do tipo tensão. O termo cefaleia do tipo tensão foi designado pela International Headache Society para descrever o que se chamava, anteriormente, de *cefaleia de tensão,* cefaleia de contração muscular, cefaleia psicomiogênica, cefaleia comum e cefaleia psicogênica.[159] A International Headache Society faz distinção entre as variedades episódicas e crônicas do tipo tensão e divide-as em dois grupos: aquelas associadas a distúrbios dos músculos pericranianos e aquelas não associadas a esse tipo de distúrbio.[159]

As cefaleias de tensão, que constituem até 70% do total e que ocorrem com mais frequência entre mulheres, talvez sejam o resultado de problemas emocionais.[157, 161] Elas têm como característica a dor bilateral de pequena intensidade e não latejante localizada nas áreas frontal e temporal, bem como por espasmos ou hipertônus dos músculos do pescoço.[160] Ao contrário das enxaquecas, as cefaleias de tensão costumam ser aliviadas com a atividade física, respondendo de forma satisfatória a técnicas de tração específicas e de tecidos moles.

Cefaleia benigna de exercícios. A cefaleia benigna de exercícios (CBE) foi reconhecida como uma entidade à parte há mais de 70 anos.[162] Suas principais características são:[163]

▶ Cefaleia provocada especificamente por exercícios, em particular com esforço físico, e pelas manobras de Valsalva, tais como as executadas no levantamento de pesos.

▶ Bilateral e latejante no início, podendo desenvolver características próprias das enxaquecas em pacientes suscetíveis a esse tipo de incômodo.

▶ Duração de cinco minutos a 24 horas.

▶ Para evitá-la, basta não fazer exercícios excessivos.

▶ Não está associada a qualquer distúrbio sistêmico ou intracraniano.

Há evidências suficientes de que o principal diagnóstico diferencial a ser considerado nessa situação seria uma hemorragia subaracnoide, cuja exclusão deve ser feita por meio de investigações adequadas.

Cefaleia induzida por esforço. As cefaleias por esforço são comuns entre atletas.[164] Elas diferem das cefaleias benignas de exercícios no sentido de que não estão, necessariamente, associadas a exercícios que exigem força física e grande esforço. As características clínicas dessa síndrome incluem:[163]

▶ O início varia de cefaleia amena a grave nos exercícios aeróbios.

▶ Maior frequência no calor.

▶ Cefaleia do tipo vascular (latejante).

▶ Curta duração (de 4 a 6 horas).

▶ Provocada por exercícios máximos ou submáximos.

▶ O paciente pode apresentar sintomas prodrômicos "do tipo enxaqueca".

▶ Tendência de recaída em indivíduos que fazem exercícios regularmente.

▶ O paciente tem história anterior de enxaqueca.

▶ As investigações e os exames neurológicos são normais.

Cefaleia occipital. Vários médicos entendem que a cefaleia occipital é uma dor refletida de distúrbios cervicais,[165-167] em especial quando a tração cervical reduz de forma temporária a dor.[157]

O mecanismo musculoesquelético subjacente a esse tipo de dor costuma ser estrutural, incluindo hipo ou hipermobilidade cervical, subluxação das articulações e alterações ósseas degenerativas. Posturas, movimentos ou atividades que exercem tensão no pescoço têm sido associadas a ela.[168] Em um estudo, 51% dos pacientes relacionaram a dor de cabeça à flexão sustentada do pescoço durante leituras, estudo, digitação ou ao dirigir. Sessenta e cinco por cento dos pacientes com cefaleia indicaram um período crônico entre 2 e 20 anos, sendo que apenas 7% registraram qualquer tipo de dor com duração de menos de uma semana.[169]

O equívoco geral é que não há referência sensorial cervical na área da cabeça, levando-se em consideração que o ramo dorsal C1 não possui componente sensorial e que apenas o nervo trigêmeo possui entrada sensorial para as regiões frontais e para o vértice. Na realidade, há entradas sensoriais consideráveis na raiz C1, mas não de origem cutânea (ver "Neuralgia occipital", mais adiante).[170] Alguns experimentos confirmaram a existência de uma relação trigeminocervical próxima.[171,172] Considerando-se que a cabeça e o pescoço formam uma unidade funcional, os distúrbios musculoesqueléticos podem ser referidos como cefaleias, dor facial ou temporomandibular – com ou sem dor no pescoço.[173] As cefaleias cervicais são descritas com mais detalhes no Capítulo 23.

Cefaleia de hipertensão. As cefaleias de hipertensão em geral ocorrem em indivíduos com leituras diastólicas acima de 120 mmHg, embora a intensidade destas não esteja, necessariamente, correlacionada com os níveis da pressão arterial.[174] Via de regra, a cefaleia começa no início da manhã, atinge o seu ápice depois de acordar e diminui quando o paciente levanta e começa as atividades diárias.[156] A dor de cabeça é descrita como não localizada, imprecisa e latejante, agravada pelas atividades que elevam a pressão arterial, como curvar o corpo, tossir ou fazer exercícios.[158] A distribuição da cefaleia pode variar e estender-se sobre todo o crânio.[156]

Cefaleia por compressão externa. Essa entidade, anteriormente conhecida como *cefaleia dos óculos de natação*, se manifesta com dor nas áreas faciais e temporais resultantes do uso de máscaras ou óculos de natação excessivamente apertados.[163,175] Em geral afeta nadadores e mergulhadores. A etiologia provavelmente está relacionada ao estímulo contínuo dos nervos cutâneos por aplicação de pressão, embora também haja implicação da neuralgia do nervo supraorbital.[163]

Cefaleia idiopática carotidinia.[33] A cefaleia idiopática carotidinia está associada a dor orbital ou facial unilateral em metade dos pacientes com essa condição. A dor permanece isolada em cerca de 10% dos pacientes, embora, em geral, ocorra de forma ipsilateral. A cefaleia unilateral típica costuma localizar-se na área frontotemporal, mas, às vezes envolve todo o hemicrânio ou a área occipital. O início é gradativo, podendo ser também instantâneo ou excruciante, imitando uma hemorragia subaracnoide. A cefaleia é mais comumente descrita como uma dor de pequena intensidade e constante, mas podendo ser, também, latejante e aguda. O intervalo mediano entre o início da dor no pescoço e a aparição de outros sintomas é de duas semanas, enquanto os outros sintomas ocorrem apenas 15 horas depois do início da cefaleia.

Cefaleia diária crônica. Cefaleias diárias crônicas, após traumas na cabeça ou no pescoço, são uma ocorrência comum,[176] com a sua duração não estando relacionada à gravidade ou ao tipo de trauma.[177,178] Essas cefaleias consistem tipicamente em um grupos de distúrbios que podem ser subclassificados em primários e secundários.[179]

▶ Os distúrbios das cefaleias diárias crônicas primárias incluem enxaqueca transformada, cefaleia crônica do tipo tensão, cefaleia diária persistente e hemicraniana contínua. Esse tipo é definido como de tensão constante, com exacerbações de enxaqueca.[180,181]

▶ As cefaleias diárias crônicas secundárias incluem distúrbios na coluna cervical, cefaleia associada a distúrbios vasculares e distúrbios intracranianos não vasculares.

Apesar de, na maioria das vezes, desenvolverem-se no decorrer do tempo, a partir de enxaquecas episódicas, as suas causas ainda são controversas. Os indivíduos que sofrem dessa condição muitas vezes também sofrem de cefaleia de rebote. Esse é o pior estágio da dor de cabeça em pessoas com cefaleia crônica. Sua causa principal é o uso frequente e excessivo de analgésicos não narcóticos.[182] Vários estudos demonstraram que, pelo menos, três quartos dos pacientes com cefaleia diária crônica sofrem de cefaleia de rebote induzida pelo uso de medicamentos.[183,184]

A importância do trauma nas cefaleias diárias crônicas, contudo, pode ser subestimado. As cefaleias de tensão provavelmente dão início a outro tipo de distúrbio em pacientes predispostos devido a algum incidente traumático prévio que tenha sido esquecido.

Cefaleia pós-traumática. Além da dor imediata, após uma lesão na cabeça, a cefaleia traumática, que é mais prolongada e resistente, pode desenvolver-se.[185] Essa condição pode durar semanas, meses ou anos, a exemplo do que ocorre com a enxaqueca ou com a cefaleia do tipo tensão. Ela pode, também, estar associada à síndrome pós-traumática, que inclui uma variedade de sintomas, como irritabilidade, insônia, ansiedade, convulsões, amnésia, depressão e redução na capacidade de concentração.[185]

As causas mais graves de cefaleia associada ao trauma incluem hematomas subdural, epidural e intracerebral, aneurisma, hemorragia subaracnoide ou contusão cerebral.

O fisioterapeuta deve tentar estabelecer a saúde global do paciente por meio da revisão dos sistemas:[160]

▶ *Sistema nervoso.* O exame físico do sistema nervoso pode abordar testes sensoriais e motores dos nervos cranianos e espinais, testes de reflexos e exames da marcha, equilíbrio e coordenação. A necessidade desses testes pode ser determinada pela presença de sinais e sintomas.

▶ *Sistema cardiovascular.* Oscilações na pressão arterial estão, muitas vezes, associadas a dores de cabeça.

▶ *Sistema endócrino.* As cefaleias podem estar associadas a mudanças hormonais e a terapias de reposição hormonal.[186]

▶ *Sistema musculoesquelético.* Os exames devem ser feitos nos segmentos cervicais médio e superior e na articulação temporomandibular. Além disso, um exame postural minucioso deve ser realizado para avaliar desequilíbrios musculares e alinhamento geral. A força e a flexibilidade relativas são avaliadas durante os movimentos dos membros superiores. Finalmente, o fisioterapeuta deve verificar se há PGMs e a presença de tensões neurais adversas (ver Cap. 12).

Neuralgia occipital

A neuralgia occipital é um transtorno neurálgico raro que envolve o nervo occipital maior,[187] cuja origem é na segunda raiz cervical (C2). A neuralgia occipital é uma síndrome caracterizada por cefaleias occipitais e suboccipitais que podem irradiar para as regiões frontal, periorbital, retro-orbital, maxilar e mandibular.[188] Ela pode estar, também, associada a dor no pescoço, tontura, parestesias ou hiperestesias da parte posterior do couro cabeludo e perda da lordose cervical normal. A neuralgia occipital é mais comum em mulheres do que nos homens.[189] A dor em geral acorda o paciente pela manhã, mas pode ocorrer a qualquer hora do dia.[189] As causas da neuralgia occipital incluem:

▶ Traumas no couro cabeludo causados por uma batida direta.

▶ Neuropatia de compressão.

▶ Contração sustentada (espasmo) dos músculos posteriores do pescoço,[187] em especial os músculos semiespinal da cabeça, oblíquo inferior da cabeça e trapézio.[190]

▶ Lesão por hiperextensão e compressão resultante do gânglio e da raiz de C2.

▶ Fratura do atlas ou do áxis.

▶ Gota.

▶ Mastoidite.

▶ O esteoartrite das articulações craniovertebrais.

O diagnóstico é obtido com palpação sobre o nervo occipital maior durante sua passagem pela linha nucal superior. A intervenção para pacientes com neuralgia occipital envolve infiltração do nervo com uma conjugação de anestésico local e corticosteroides.[190]

Neuralgia glossofaríngea

A causa da neuralgia glossofaríngea é, até agora, desconhecida, embora a maioria dos autores coloquem o local de distúrbio na região da raiz posterior[191,192] ou no trato espinal do nervo.[193] A neuralgia glossofaríngea é caracterizada por ataques unilaterais intensos de dor na área retrolingual, irradiando-se para a profundidade do ouvido.[158] Via de regra, a dor é agravada pelo movimento ou pelo contato com a faringe, especialmente ao engolir.

Neuralgia trigeminal

A neuralgia trigeminal, ou tique dolorido, é uma síndrome de dor crônica grave caracterizada por paroxismos drásticos de dor, penetrantes ou semelhantes a um choque elétrico sentidos em uma ou mais divisões da distribuição trigeminal, espontaneamente ou por meio de estímulos táteis suaves de pontos-gatilho na face ou na cavidade bucal.[194] Não está claro se a neuralgia trigeminal é um estado de dor neuropática dos sistemas nervosos central ou periférico.

Paralisia de Bell

A paralisia de Bell é uma doença que afeta o neurônio motor inferior (NMI) do nervo facial e caracteriza-se por grande amplitude de disfunções nos movimentos dos músculos faciais, desde paresias brandas até a paralisia total. Os pacientes exibem um espectro de sintomas: alguns mantêm o movimento reduzido por todo o curso do distúrbio, enquanto outros rapidamente ficam paralisados por completo em um período de 24 horas. A paralisia de Bell é a forma mais comum de paralisia facial, com incidência de 20 a 30 por 100 mil pessoas.[195] O diagnóstico é estabelecido pela exclusão de várias lesões localizadas, como fratura do osso temporal, neuroma acústico, supuração ou tumor na parte média do ouvido e transtornos na glândula parótida.[196]

A paralisia de Bell induz a uma ampla gama de disfunções nos movimentos dos músculos da face, de paresias brandas à paralisia total. A etiologia é fundamental para o tratamento desse problema cuja origem provavelmente é idiopática. Dois estudos independentes[197,198] apoiam fortemente o conceito de que a paralisia facial associada à paralisa de Bell é o resultado de respostas inflamatórias virais que causam edema e isquemia no nervo facial quando ele passa pelo respectivo canal ósseo. Os agentes infecciosos associados à paralisia de Bell são o vírus de tipo I do herpes simples, varicela zoster e a espiroqueta *borrelia burgdorferi,* o organismo causador da doença de Lyme.[199]

A intervenção para essa condição é empírica, variando da observação ao uso de corticosteroides, estimulação elétrica, descompressão cirúrgica e agentes antivirais. A estimulação magnética transcraniana do nervo facial foi também relatada como sendo útil.[200]

A cura é ocasionalmente incompleta, resultando em disfunções residuais do nervo, incluindo paralisia parcial e sincinese motora (movimento involuntário acompanhando um voluntário) e sincinese autônoma (lacrimação involuntária após um movimento muscular voluntário). Com base no estudo de Peitersen,[201] todos os pacientes readquirem alguma função, sendo que 85% de todos os pacientes readquirem a função normal ou quase normal dentro do período de 6 a 8 semanas.

O tratamento cirúrgico da paralisia de Bell tem sido controverso desde o seu início, devido aos seguintes aspectos: assuntos selecionados de acordo com os critérios do paciente com base em estudos eletrodiagnósticos, local da descompressão, número limitado de pacientes que precisam de descompressão em qualquer centro simples e a incapacidade de correlacionar resultados de estudo devido ao uso contínuo dos sistemas de classificação das funções faciais independentes.[202]

Síndrome de Ramsay Hunt

A síndrome de Ramsay Hunt, inflamação herpética do corpo geniculado e/ou do nervo facial, manifesta-se como paralisia do nervo facial periférico, acompanhada de erupção vesicular eritematosa no ouvido (zoster ótico) ou na boca.[203] Essa é a segunda causa mais comum de paralisia facial periférica atraumática. Outros sintomas e sinais frequentes incluem tinido, perda auditiva, náusea, vômito, vertigem e nistagmo.

Em comparação com a paralisia de Bell, os pacientes portadores da síndrome de Ramsay Hunt têm, na maioria das vezes, paralisia mais grave no início e menor probabilidade de recuperar-se por completo. A intervenção para essa síndrome envolve medicamentos. Prednisona e aciclovir melhoram o resultado, embora estudos de tratamento randomizado prospectivo ainda devam ser feitos.[203]

Malformação arteriovenosa
Essa malformação congênita pode manifestar-se com o início abrupto de dor na cabeça ou na face.

Meningite
O cérebro é protegido das infecções pelas meninges cranianas pia-máter, aracnoide e dura-máter, que cobrem sua superfície, bem como pela barreira hematoencefálica. Quando qualquer uma dessas defesas é penetrada por um patógeno, ocorre infecção nas meninges e no espaço subaracnoide, causando meningite.[204] Pode ocorrer rigidez do pescoço com neuralgia e com outras lesões irritantes das meninges, como a meningite.[205]

A gravidade da meningite infecciosa vem sendo reconhecida desde o século V a.C.[206] No século XX, a incidência anual de meningite bacteriana varia de aproximadamente três em cada 100 mil indivíduos nos Estados Unidos[207] até 500 em cada 100 mil indivíduos no chamado cinturão africano de meningite.[208]

Os fatores predisponentes para o desenvolvimento da meningite adquirida na comunidade incluem diabete melito pré-existente, otite média, pneumonia, sinusite e abuso de bebidas alcoólicas.[209]

Os aspectos clínicos da meningite refletem os processos fisiopatológicos subjacentes.[205] Uma vez que a barreira hematoencefálica é rompida, ocorre uma resposta inflamatória dentro do líquido cerebrospinal (LCS). A inflamação meníngea resultante e a irritação geram um reflexo protetor para evitar o estiramento das raízes nervosas inflamadas e hipersensíveis, que é clinicamente detectável como rigidez do pescoço (sinais de Kernig ou Brudzinski).[210, 211]

> **Curiosidade Clínica**
>
> A rigidez do pescoço ocorre com neuralgia e outras lesões irritadiças das meninges, como a meningite.[205]

A inflamação meníngea pode causar, também, cefaleia generalizada, paralisias nervosas cranianas, vômito e náuseas.[212] Se o processo inflamatório evoluir para vasculite cerebral ou causar edema cerebral e pressão intracraniana elevada, podem ocorrer alterações no estado mental, cefaleia, vômito, convulsões e paralisias nervosas cranianas.[204]

Apesar das descrições clássicas dos sinais meníngeos e das declarações sobre sua apresentação clínica, os sinais e sintomas da meningite não foram estudados de maneira adequada.[205] Com base em estudos limitados, os seguintes pontos devem ser lembrados durante o exame:[205]

▶ A ausência dos três sinais da clássica tríade da febre, rigidez do pescoço e estado mental alterado elimina o diagnóstico de meningite. A febre é a mais sensível da tríade clássica de sinais e ocorre na maioria dos pacientes, seguida da rigidez do pescoço. As alterações no estado mental podem ter, também, alta sensibilidade, indicando que o estado mental normal do paciente ajuda a excluir a meningite em pacientes de baixo risco. As alterações no estado mental são mais comuns na meningite bacteriana do que na viral.
▶ Entre os sinais de irritação meníngea, os sinais Kernig e Brudzinski parecem ter sensibilidade baixa, porém especificidade alta.

Doença cerebrovascular
A frequência da cefaleia, juntamente à doença cerebrovascular, depende da intensidade e da localização da hemorragia. Existe a possibilidade de ocorrência de pequenas hemorragias sem associação com a cefaleia. Esta última pode ser o sintoma de doença cerebrovascular e estar associada a mudanças neurológicas. Essas mudanças podem incluir, porém não estão limitadas a, perda da capacidade de sentar, de permanecer de pé e caminhar; fraqueza no lado direito ou esquerdo; distúrbios visuais; afasia; apraxia; disfasia; convulsões e alterações no estado mental.

Sangramento intracraniano
Dependendo da taxa de sangramento arterial ou venoso, os sinais de sangramento intracraniano podem durar minutos ou dias. A fonte mais comum de sangramento epidural retardado é a laceração de ramos ou de artérias meníngeas em associação a fraturas cranianas subjacentes.[213] Contudo, o sangramento venoso está também associado a hematomas tardios e crônicos por causa da natureza da baixa tensão e da taxa baixa de sangramento.[213] Outras causas de hemorragias de baixa tensão são os locais de lesões durais de menor importância ou contusões cerebrais difusas.

Uma hemorragia subaracnoide pode ser a causa de dores de cabeça, facial, orbital ou no pescoço. A dor, que quase sempre é grave, pode ocorrer em uma região ou em todas as áreas. A rigidez do pescoço e a dor com o movimento são achados comuns e estão, muitas vezes, associados a náuseas e vômitos. Outros achados possíveis incluem:

▶ Sinais e sintomas do neurônio motor superior (Babinski, clono, hiper-reflexia, ataxia, etc.);
▶ Fotofobia.
▶ Distúrbios motores ou sensoriais.
▶ Síncope.
▶ Sonolência e letargia.
▶ Convulsões.
▶ Distúrbios visuais.
▶ Disfasia.

Os pacientes com sangramento intracraniano normalmente preferem permanecer imóveis, com os olhos fechados. De maneira geral ficam desorientados e demonstram anormalidades de julgamento e de memória.

Tumores
As discussões completas sobre cada tipo de tumor cerebral está além do objetivo deste livro. Os tumores do cérebro podem ser classificados de acordo com o tipo, como segue:

▶ *Astrocitomas.* Astrocitomas são tumores cerebrais benignos. O glioblastoma multiforme, um tipo de astrocitoma, é a neoplasia cerebral mais comum em adultos.
▶ *Oligodendrogliomas.* Tumores cerebrais primários benignos formados a partir dos oligodendrócitos.

▶ *Meningiomas.* Esses tumores benignos crescem lentamente e correspondem a 20% de todos os tumores intracranianos em adultos.

▶ *Tumores metastáticos.* Esses tumores têm origem nos tecidos localizados fora do cérebro, podendo ser simples ou múltiplos.

O termo *benigno* pode ser enganoso quando se referir a tumores cerebrais. Embora benigno possa significar curável, isso nem sempre é verdadeiro quando se trata de tumores cerebrais. Tumores, benignos ou não, são lesões que ocupam espaço e que podem aumentar para um tamanho que comprima as estruturas vizinhas ou aumente a pressão intracraniana. Os pacientes com tumores no cérebro podem apresentar os seguintes sintomas:

▶ Início abrupto de cefaleia grave.

▶ Dor facial.

▶ Episódios de perda de consciência.

▶ Alterações no estado mental.

▶ Náuseas e vômitos.

▶ Sinais e sintomas neurológicos focais.

▶ Dor ou rigidez no pescoço.

Encefalite
A encefalite é um tipo de inflamação no cérebro, podendo ser causada por um vírus artrópode ou ser uma sequela da gripe, sarampo, sarampo alemão, catapora, herpes simples ou outras doenças infecciosas. Os achados clínicos incluem:

▶ Sinais de irritação meníngea (sinal de Kernig ou Brudzinski).

▶ Mudanças no estado mental.

▶ Sinais de elevação da pressão intracraniana, incluindo aumento no desconforto, vômitos, convulsões e irregularidades nas pupilas.

▶ Mudanças comportamentais.

Infecções sistêmicas
As infecções sistêmicas capazes de provocar dores de cabeça ou faciais incluem a febre das Montanhas Rochosas, a doença de Lyme, pneumonia e pielonefrite.

Febre das Montanhas Rochosas. Essa condição começa abruptamente com febre alta e cefaleia bilateral frontal ou frontotemporal. A manifestação clássica inicia sobre os aspectos distais das extremidades e alastra-se pelas regiões proximais. A confirmação do diagnóstico é feita por testes sorológicos.

Doença de Lyme.[160] A doença de Lyme é uma infecção bacteriana transmitida aos humanos por carrapatos que em geral têm como hospedeiros os ratos ou os cervos. A maioria das infecções é adquirida em três regiões distintas dos Estados Unidos: ao longo da costa nordeste, em áreas do Wisconsin e Minnesota e, com menor incidência, no norte da Califórnia e sul do Oregon. As pessoas que fazem longas caminhadas, acampam ou vivem próximos a áreas de florestas localizadas nessas regiões durante os meses de verão correm maior risco de contrair a doença de Lyme. Logo após a picada de um carrapato, o local atingido fica vermelho. Se o carrapato estiver infectado, uma grande erupção forma-se ao redor da picada. A descrição clássica da erupção é uma área ampliada de vermelhidão com uma porção central parcialmente clara. Contudo, pode levar vários dias antes que a lesão se dissemine o suficiente para assumir a sua aparência clássica.

Os sinais e sintomas mais comuns associados à erupção são sintomas iguais aos da gripe não específicos, incluindo mialgia, artralgias, febre, dor e edema articular, cefaleia, fadiga, radiculoneurite motora ou sensorial, mononeurite multiplex ou rigidez do pescoço.[214]

Os sintomas cardíacos incluem graus flutuantes de bloqueio atrioventricular, miopericardite ocasionalmente aguda ou disfunção ventricular esquerda branda e, raramente, cardiomegalia ou pancardite fatal.[214]

O diagnóstico inicial em geral é feito com base no reconhecimento dos achados clínicos característicos. A cultura de espécimes do vírus *B. burgdorferi* em meios de Barbour-Stoenner-Kelly permite obter diagnósticos definitivos.[214]

Pneumonia. A pneumonia é uma inflamação dos pulmões, em geral causada por infecção do tecido pulmonar por um ou mais diferentes microrganismos. Os sintomas presentes dependem de quanto o pulmão é afetado e do tipo de infecção. Relacionados a essa região do corpo, pacientes com pneumonia podem apresentar-se com febre e cefaleia grave.

Pielonefrite. A pielonefrite é uma inflamação do rim e da pelve renal. Sinais e sintomas clínicos da pielonefrite aguda incluem febre, arrepios, dor toracolombar, interescapular, no pescoço e nos flancos, náuseas e vômitos; sensibilidade do ângulo costovertebral e, menos comumente, sintomas de cistite, como disúria e aumento da frequência urinária.[215] Além disso, uma cefaleia bifrontal ou generalizada pode acompanhar a rigidez e a dor no pescoço.

Esclerose múltipla
A esclerose múltipla (EM) é um distúrbio desmielinizante com ampla faixa de manifestações clínicas que refletem áreas multifocais de destruição de mielina no sistema nervoso central. Em adultos, a apresentação clínica de EM no início da condição é caracterizada pelo envolvimento do sistema motor (26,5%), e do sistema sensorial (25%) ou do nervo óptico (21%) ou a combinação dos três.[216] O envolvimento esfincteriano ou cerebelar é menos frequente (14,1% cada).[216]

Pacientes com fraqueza motora podem desenvolver paralisia que afeta um ou mais membros, ou em todos eles. A disfunção sensorial ocorre em uma modalidade (p. ex., toque leve, temperatura ou sensação profunda) e pode manifestar-se como hipoestesia/anestesia ou hipersensibilidade com dormência, sensação de ardência, parestesia e disestesia em várias partes do corpo.[216] A neurite óptica está associada com a diminuição na acuidade visual, às vezes resultando em cegueira, acompanhada de dor orbital sempre que há movimentos dos olhos. Exemplos de dor aguda ou paroxística são dor de cabeça ou facial, espasmos tônicos dolorosos, dor radicular e disestesia.[217] Outras manifestações incluem fadiga, perda cognitiva e transtornos do humor.

A maioria dos pacientes com esclerose múltipla (85%) apresenta períodos de abrandamento e recaída da doença, com cada recaída associada a novos sintomas neurológicos ou agravamento dos existentes. Nesse caso, a possibilidade de recuperação completa é remota e a incapacitação adquire caráter permanente.[216] Nos 15% restantes, o curso da doença é primário e progressivo, com deterioração neurológica contínua.[216]

A esclerose múltipla manifesta-se entre os 20 e 40 anos de idade, com picos por volta dos 30 anos e uma razão entre pacientes femininos e masculinos de 2:1. Apesar de modificável, atualmente ela é considerada incurável.

Causas múltiplas

Arterite temporal. Essa condição, também conhecida como arterite da célula gigante, é uma condição inflamatória que afeta os vasos sanguíneos de tamanho médio que suprem a cabeça, os olhos e os nervos ópticos. A doença em geral afeta indivíduos com mais de 60 anos, sendo caracterizada por cefaleia grave, que pode iniciar de forma abrupta ou gradual, de natureza latejante. Os sintomas associados são febre, artérias edemaciadas e sensíveis, fraqueza mandibular, sensibilidade no couro cabeludo e perda visual. As mulheres têm cerca de quatro vezes mais probabilidade de sofrer dessa condição do que os homens.[218]

Sinusite aguda. A sinusite é uma infecção ou inflamação dos seios da face. Os seios são espaços ocos para passagem de ar localizados dentro do crânio ou dos ossos da cabeça que circundam o nariz. Cada seio tem uma abertura na direção do nariz para possibilitar a troca livre de ar e muco, com cada um interligado com as passagens nasais por um revestimento membranoso mucoso contínuo. Qualquer evento causador de edema no nariz, como infecções, reações alérgicas ou reações imunes, pode afetar os seios da face. A sinusite envolve a infecção ou inflamação de um ou mais das seguintes estruturas:

▶ *Seios frontais* sobre os olhos na área da fronte.
▶ *Seios maxilares* dentro de cada osso malar.
▶ *Seios etmoidais* localizados atrás da ponte do nariz e entre os olhos.
▶ *Seios esfenoidais* localizados atrás dos etmoides, na região superior do nariz e atrás dos olhos.

O ar preso dentro de um seio bloqueado, acompanhado de purulência ou outras secreções, pode causar pressão nas paredes do seio e provocar dor. Da mesma forma, se uma membrana edemaciada impedir a entrada de ar na abertura do seio, o vácuo criado também pode ser fonte de dor. A localização da dor depende de qual seio está sendo afetado. Os sintomas incluem:

▶ Cefaleia ao acordar pela manhã e sensibilidade à palpação sobre os seios frontais.
▶ Dor na mandíbula superior, bochecha e nos dentes (seios maxilares).
▶ Dor e tumefação nos dutos lacrimais, localizados no canto dos olhos e dor entre os olhos e as partes laterais no nariz (seios etmoidais).
▶ Dor de ouvido, no pescoço e dor pouco intensa e profunda no topo da cabeça (seios esfenoidais).

Outros sintomas de sinusite incluem:

▶ Febre.
▶ Fraqueza.
▶ Cansaço.
▶ Tosse que pode ser grave à noite.
▶ Corrimento nasal (rinite) ou congestão nasal.

Em raras ocasiões, a sinusite aguda pode resultar em infecção cerebral e outras graves complicações.

Eclâmpsia. Trata-se de uma doença hipertensiva, que ocorre com maior frequência durante a gravidez. Em todo o mundo, a pré-eclâmpsia e a eclâmpsia propriamente dita contribuem para a morte de gestantes a cada três minutos.[219] A apresentação clínica clássica consiste em convulsões de epilepsia ou coma se manifestando durante o terceiro trimestre ou na fase inicial do puerpério naquelas que já apresentaram a tríade de sintomas pré-eclâmpticos, ou seja, edemas, proteinúria e hipertensão.[220] O diagnóstico de eclâmpsia requer a exclusão de outros distúrbios clínicos ou neurológicos subjacentes à sintomatologia. As considerações do diagnóstico diferencial incluem trombose em veias do cérebro ou do seio da face, hemorragia subaracnoide de aneurisma infeccioso ou distúrbios inflamatórios autoimunes e crise nos drepanócitos.

Hipotensão no líquido cerebrospinal. Essa condição geralmente ocorre após punções lombares, que podem produzir vazamento do LCS através de uma ruptura dural. A punção lombar é um procedimento de rotina executado para uma variedade de funções: anestesia espinal, administração intratecal de citotóxicos e antibióticos, mielografia, obtenção de amostras do líquido cerebrospinal e medições de pressão.[221] Esse tipo de vazamento causa hipovolemia do LCS e deslocamento descendente do cérebro, causando pressão dos seios durais sensíveis à dor, que é amplificada na postura ereta e aliviada com o decúbito.[222] As manifestações clínicas da hipotensão do líquido cerebrospinal são cefaleia e dor nas costas, que começam em geral dentro do período de algumas horas até uma semana após a punção lombar. Complicações mais graves incluem labirintite e distúrbios do nervo craniano ocular, meningite, hematomas subdurais e fístulas.

Disfunção na articulação temporomandibular. Ver Capítulo 24.

Doença periodontal. A doença periodontal pode estar associada a um pequeno aumento no risco de doenças cardíacas coronarianas.[223] Clinicamente, a periodontite inicia como uma inflamação aguda do ligamento periodontal apical e no osso esponjoso adjacente, acompanhado de sintomas bem-conhecidos, como dor, sensibilidade ao toque e edema.

Tireoidite. A tireoidite bacteriana aguda (ou tireoidite piogênica) é uma rara complicação potencial de infecção bacteriana em alguns locais do corpo, principalmente após infecções no trato respiratório superior.[224] A condição ocorre em todas as faixas etárias, embora mulheres que já tiveram doença da tireoide formem o grupo mais propenso a desenvolver esse tipo de infecção. Na infância, essa condição em geral está ligada a defeitos anatômicos locais. O amplo suprimento de sangue e a drenagem linfática, o alto teor de iodo e a cápsula protetora da tireoide contribuem para a sua baixa incidência.

Os patógenos comuns incluem *Streptococcus pyogenes, S. pneumoniae* e *Staphylococcus.* Os menos recorrentes incluem *Salmonella,* bacteroides, *Haemophilus influenzae, Streptococcus viridians* e outros organismos estreptocócicos.[224] Os sinais e sintomas clínicos incluem febre (92%), dor na parte anterior do pescoço (100%), sensibilidade (94%), calor (70%), eritema (82%), disfagia (91%), disfonia (82%) e faringite (69%).[224]

Fraturas nos ossos faciais ou no crânio. O exame da face para a localização de fraturas requer o conhecimento não apenas da anatomia normal, mas também dos padrões comuns de fraturas na face. A tomografia computadoriza (TC) é, atualmente, o procedimento por imagens mais utilizado para detecção da maioria das fratura dessa região, pois ela realça extremamente bem a anatomia complexa das fraturas dos ossos faciais e suas complicações nos respectivos tecidos moles. Em torno de 60 a 70% de todas as fraturas faciais envolvem a órbita.[225] As exceções são as fraturas no osso nasal local ou no arco zigomático. Os acidentes automobilísticos são a causa mais comum de fraturas faciais. Outros fatores incluem brigas ou assaltos, quedas, esportes, acidentes industriais e ferimentos em tiroteios. Menos de 10% de todas as fraturas faciais ocorrem em crianças, talvez por causa da resiliência do esqueleto facial.[225] O nariz é a estrutura facial lesionada com mais frequência e a fratura da face que mais passa despercebida é a do osso nasal. Pacientes com fratura do osso temporal podem apresentar-se com perda auditiva condutiva causada por deslocamentos na cadeia ossicular. É possível acontecer, também, a paralisia do nervo facial, decorrente de transecções ou de edemas.

Trocleíte.[226] A trocleíte é um processo inflamatório local da tróclea do tendão oblíquo superior cuja característica principal é a dor periocular. O movimento dos olhos em supra-adução em geral agrava a dor. O exame físico demonstra sensibilidade pontual sobre a tróclea do músculo oblíquo superior. De maneira geral, a causa é desconhecida, embora a trocleíte possa ocorrer na artrite reumatoide, no lúpus eritematoso sistêmico (LES), na psoríase e na artropatia enteropática. As causas mais raras incluem sinusite, trauma e metástase.

Causas de dores cervicais

As causas da dor cervical são numerosas, como visto na Tabela 9-24 e Figura 9-2.

Doença na tireoide

A glândula tireoide sintetiza, armazena e secreta hormônios tireotrópicos, principalmente a tireoxina-L (T_4). O tri-iodotironina-L (T_3) é produzido a partir de T_4 por desiodação, de forma mais específica no fígado, nos rins e nos músculos. A glândula tireoide controla a taxa metabólica de vários órgãos e tecidos. Seu funcionamento normal depende da exposição ao hormônio estimulante da tireoide (TSH), que é produzido pelos tireótrofos da hipófise anterior.[227] A subatividade (hipotireoidismo) e a superatividade (hipertireoidismo) da função da tireoide representam os problemas endócrinos mais comuns, cujas manifestações são amplas, incluindo dor cervical, e, em geral, requerem tratamento de longo prazo.

Hipotireoidismo. A maioria dos pacientes com hipotireoidismo sofre de doenças na tireoide. Em alguns casos a condição se desenvolve naquelas com glândulas normais, devido a estímulos inadequados do TSH. Esses indivíduos têm distúrbios da hipófi-

TABELA 9-24 Causas potenciais de dores cervicais

Doenças da tireoide
Hemorragia subaracnoide
Abscesso retrofaríngeo
Carotidinia
Doença cardíaca
Trauma
Síndrome da dor miofascial
Tumores
Disfunção da articulação temporomandibular
Meningite
Hematoma epidural
Doença de Lyme
Hérnia ou doença no disco cervical
Distúrbios na artéria vertebral
Torcicolo
Artrite reumatoide
Espondilite anquilosante
Gota
Osteoartrite
Neuralgia occipital

se anterior ou do hipotálamo. A deficiência do hormônio da tireoide afeta praticamente todas as funções do corpo. As queixas e achados físicos variam amplamente para cada paciente, dependendo da gravidade da deficiência. Os pacientes podem apresentar-se com fraqueza, fadiga, artralgias e mialgias, cãibras musculares, intolerância ao frio, constipação, letargia, secura na pele, cefaleia, dor no pescoço, menorragia, rouquidão, edema e ganho de peso.[227] A maioria dos pacientes têm variados graus de cabelos e unhas quebradiços, palidez, retardo no tempo de relaxamento no reflexo dos tendões profundos, cor ceratinosa na pele, espessamento da língua, mudanças no estado mental e hipertensão diastólica.[227] Em alguns pacientes, é possível ocorrer a hipotermia grave, edema e até mesmo efusões na pleura e nas cavidades peritoneais e pericárdicas.[227]

Hipertireoidismo. O hipertireoidismo denota distúrbios clínicos associados a aumentos nas concentrações séricas do T^4 livre, de T^3 livre, ou de ambos. As causas mais comuns de hipertireoidismo são a doença de Graves, bócio nodular e tireoidite. Concentrações excessivas de hormônio da tireoide afetam várias funções do corpo. Alguns sintomas incluem:[227]

▶ Nervosismo.

▶ Impaciência.

▶ Intolerância ao calor.

▶ Aumento na perspiração e perspiração inadequada.

▶ Fadiga.

▶ Cãibras musculares.

▶ Dor paratraqueal no pescoço.

▶ Aumento na frequência dos movimentos intestinais.

▶ Perda de peso apesar de inalteração ou aumento na ingestão de alimentos.

▶ Palpitações.

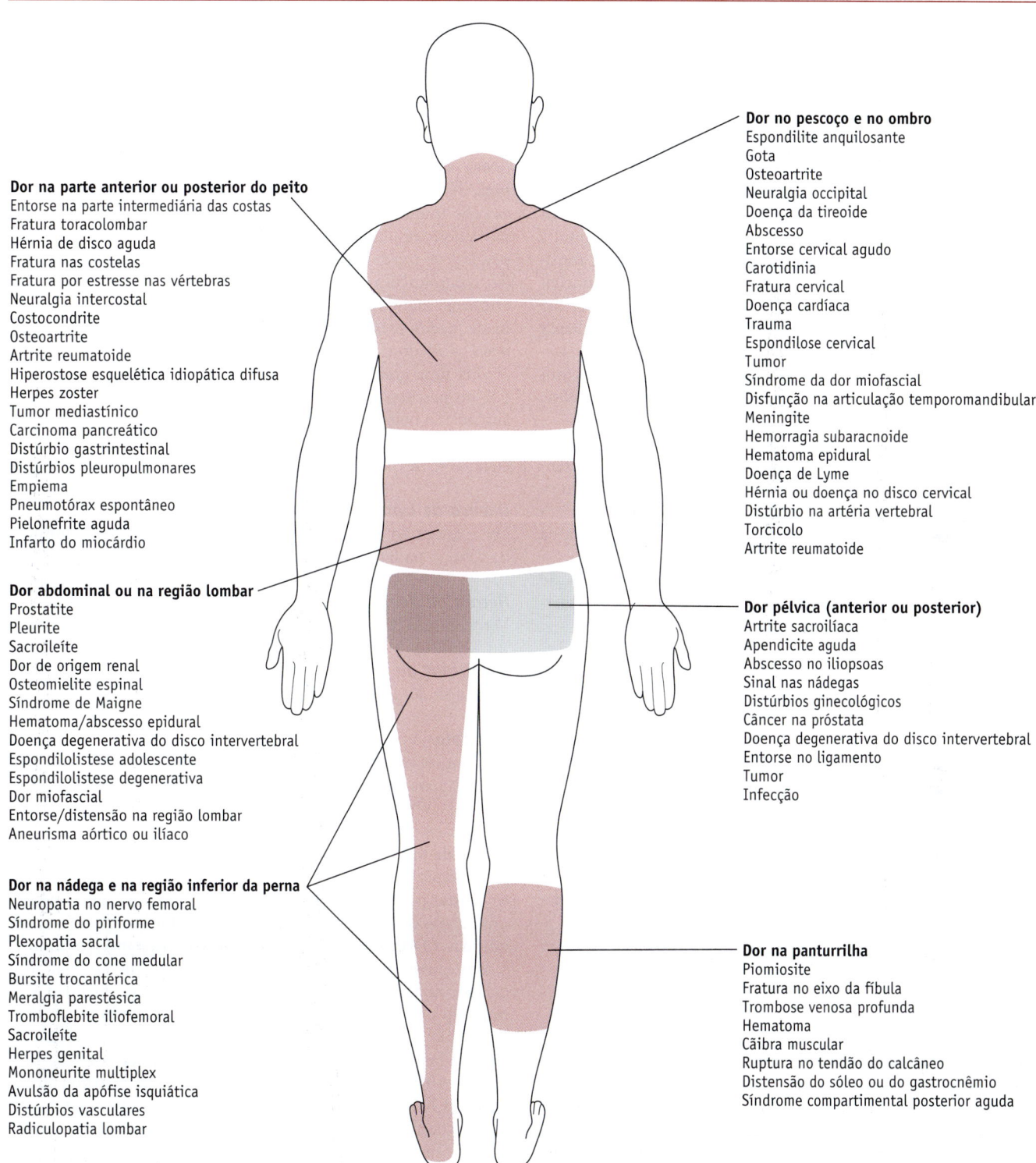

FIGURA 9-2 Causas potenciais de dor cervical, torácica, lombar, pélvica e na extremidade inferior.

Os sinais clínicos de hipertireoidismo, que variam também entre os pacientes, podem incluir exoftalmia, taquicardia, tremores no repouso, pele quente e úmida, irradiação de calor da pele, hiper-reflexia, onicólise e aumento no tamanho da glândula tireoide com ou sem ruído e diplopia.[227] Os pacientes que apresentarem sinais e sintomas relativamente específicos (como gota, nódulo, percepção visual da doença da Graves ou tremores) devem ser encaminhados a um endocrinologista para verificar a necessidade do tratamento.

Hemorragia subaracnoide
Ver discussão sobre sangramentos intracranianos na seção "Causas de sintomas na cabeça, na face e na articulação temporomandibular", no início do capítulo.

Abscesso retrofaríngeo
O abscesso retrofaríngeo (ARF) é uma infecção relativamente incomum do espaço anterior da camada pré-vertebral da fáscia cervical profunda. Essa infecção é mais comum em crianças com menos de 3 a 4 anos, por causa da alta concentração de nodos linfáticos nesse espaço.[228] A infecção clássica em crianças resulta da extensão de infecções orofaríngeas, incluindo faringite, tonsilite e adenite.[229] Os traumas, muitas vezes causados por quedas enquanto segura um objeto na boca e as infecções dentárias são as causas subjacentes normais de ARF em crianças mais velhas e em adultos.[229] Os principais organismos causadores são *Streptococcus pyogenes, Staphylococcus aureus* e as bactérias anaeróbias orofaríngeas.[230] A infecção avança através de três estágios: celulite, flegmão e abscesso.

O ARF produz dor e rigidez na parte posterior do pescoço e no ombro. Esses sintomas estão também associados a hiperextensão do pescoço, torcicolo, febre, irritabilidade, voz abafada, estertor e outros sinais de obstrução das vias aéreas superiores.[229] A dor tende a agravar-se com a deglutição. Pode haver edema na região lateral ou posterior do pescoço.

O diagnóstico diferencial inclui epiglotite aguda, aspiração de corpos estranhos, osteomielite vertebral, hematoma (particularmente em indivíduos com hemofilia) e linfoma.[229]

Carotidinia
Além da tensão e das anormalidades dentárias e nos seios da face, várias condições neurológicas diferentes podem causar dor facial. Essas incluem várias neuralgias (trigeminal, vagoglossofaríngea e craniana), carotidinia (a artéria carótida dolorida) e neurite óptica. O diagnóstico é estabelecido pelas características da dor e pelos resultados de testes neurológicos específicos. A carotidinia está associada a dor no pescoço, sensibilidade e cefaleia unilateral.

Doença cardíaca
Ver discussão sobre infarto do miocárdio na seção "Causas de dor torácica", posteriormente.

Traumas ou chicotada
Ver Capítulo 23.

Tumores
Os tumores na coluna cervical adulta podem ser primários, surgindo do osso, ou secundários (i. e., de metástases de um local primário distante). Os tumores na medula cervical em geral causam dor no pescoço, podendo ser primários, metastáticos, extramedulares ou intramedulares. Pode ocorrer dor de início insidioso, com ou sem sinais e sintomas neurológicos (p. ex., fraqueza progressiva da perna, paralisia da bexiga e perda sensorial).

Disfunção da articulação temporomandibular
Ver Capítulo 24.

Meningite
Ver discussão na seção "Causas de sintomas na cabeça, na face e na articulação temporomandibular".

Hematoma epidural
A maioria dos hematomas epidurais cervicais é espontânea, com fatores precipitantes que incluem coagulopatia, malformação vascular, neoplasia e gestação.[231] O hematoma epidural cervical pode também ser causado por traumas, embora isto seja incomum. Os casos traumáticos de hematoma epidural espontâneo incluem trauma vertebral, infiltração de esteroides epidural, punção lombar, lesões penetrantes, trauma ao nascimento e manipulação da coluna.[232] O movimento excessivo da coluna cervical pode lesionar as veias epidurais, por trauma direto ou aumento súbito na pressão venosa, resultando em hematoma epidural.[231,233] O fisioterapeuta deve preocupar-se principalmente com os fatores de risco das complicações da terapia manual espinal, como diagnósticos errôneos, manifestações neurológicas não reconhecidas, técnicas inadequadas, presença de distúrbios de coagulação ou núcleo pulposo herniado e manipulação da coluna cervical.[234]

Há uma grande variedade de sinais e sintomas. O início da dor no pescoço é muitas vezes o primeiro sintoma, ou, na sua ausência, o hematoma epidural tem sido o diagnóstico alternativo. A compressão da medula espinal também pode produzir deficiências sensoriais e motoras e incontinência intestinal e urinária.

Doença de Lyme
Ver a discussão de infecções sistêmicas em "Causas de sintomas na cabeça, na face e na articulação temporomandibular".

Hérnia ou doença no disco cervical
Ver Capítulo 20.

Distúrbios da artéria vertebral
Ver Capítulo 21.

Torcicolo
A literatura especializada documentou pelo menos 80 causas diferentes para torcicolo.[235] Este não é um diagnóstico específico, ou seja, o sinal de um distúrbio subjacente resultando em inclinação característica da cabeça para um lado. O diagnóstico diferencial de torcicolo varia de anormalidades inócuas, que não exigem terapia específica (ver Cap. 23), a tumores do sistema nervoso central potencialmente ameaçadores à vida. As causas neuromusculares de torcicolo são classificadas como congênitas ou adquiridas. O torcicolo muscular congênito é o tipo mais comum.[236] Várias causas estão implicadas, como posicionamento fetal, dificuldade no trabalho de parto e no nascimento, anormalidades do músculo cervical, deformidade de Sprengel e síndrome de Klippel-Feil.[237] Além do torcicolo, os pacientes com a síndrome de Klippel-Feil têm a tríade clínica clássica descrita por Klippel e Feil em 1912: pescoço curto e largo; movimento restrito e linhas capilares baixas.[238, 239] A mobilidade restrita do pescoço é o resultado da fusão de uma quantidade variável de vértebras cervicais, algumas vezes reduzindo sua quantidade e coluna cervical fendida.[240] Mudanças extraósseas, hemivértebra, fissuras no corpo vertebral e anormalidades toracolombares são muito comuns.[241]

O torcicolo adquirido, que inclui o tipo espasmódico, é clinicamente similar, embora tenha etiologia diferente (ver Cap. 23).[242] O torcicolo adquirido em crianças pode estar relacionado a traumas e infecções, como na síndrome de Grisel, que ocorre após infecções na cabeça, no pescoço e na faringe.[243] Nessa síndrome, a inflamação de tecido mole associada a faringite, mastoidite ou tonsilite resultam em acumulação de líquido nas articulações cervicais adjacentes.[244] Esse edema pode causar uma subluxação da articulação atlantoaxial.

O torcicolo espasmódico é a hipercinese involuntária da musculatura do pescoço, fazendo a cabeça rodar sobre o tronco, às vezes com flexão anterior adicional (anterocolo), extensão para trás (retrocolo) ou flexão lateral (laterocolo).[242] Ele se caracteriza, também, pelas posturas anormais da cabeça.[244] O músculo esternocleidomastóideo está envolvido em 75% dos casos e o trapézio em 50%.[244] Outros músculos que possivelmente estão envolvidos nessa condição são o reto, oblíquo inferior e esplênio da cabeça.[245] Em alguns casos, o espasmo generaliza-se para os músculos do ombro, da cintura ou dos membros.[45]

Os movimentos do pescoço variam de convulsivos a suaves[45, 246] e são agravados quando o indivíduo estiver de pé, caminhando ou em situações estressantes, não ocorrendo, entretanto, durante o sono.[247]

As remissões espontâneas (parciais ou completas) foram relatadas em até 60% dos pacientes em algumas séries;[246] outros observaram remissão total em 16%, com remissão sustentada por 12 meses de 6 a 12%.[248,249]

Há vários tipos de tratamentos para o torcicolo. Spencer e colaboradores[250] descreveram um estudo com paciente único usando terapias comportamentais que consistiam em relaxamento progressivo, prática positiva e informação visual. Os seus pacientes tiveram melhoras significativas em todas as áreas, mantidas nos exames de acompanhamento em dois anos.

Agras e Marshall[251] usaram prática negativa em massa (i. e., repetição do movimento espasmódico), 200 a 400 repetições do movimento diário, que atingiu a resolução total dos sintomas em um de dois pacientes. Os resultados persistiram por 22 meses.

Outro estudo de caso único usou a prática positiva (exercitando contra os grupos de músculos espasmódicos) em uma mulher acamada que vinha apresentando sintomas de torcicolo espasmódico por oito anos. Depois de três meses de prática positiva, ela era capaz de andar sem ajuda; os seus ganhos terapêuticos foram mantidos durante os exames de acompanhamento no período de um ano.[250]

O *biofeedback* foi também usado com sucesso como intervenção nos casos de torcicolo.[252]

Artrite reumatoide

O envolvimento da coluna cervical é normal na artrite reumatoide (AR), espondilite anquilosante (EA) e poliartrite juvenil.[149] Mais de 50% dos pacientes com AR têm evidência de envolvimento do pescoço, em especial a articulação atlantoaxial.[149] Esses pacientes estão propensos a dano cervical, no qual uma subluxação anterior de CI e CII durante a flexão é mais comum.[253] Embora a maioria dos pacientes com subluxação anterior não apresente nenhuma complicação neurológica, as lesões mais avançadas e instáveis resultam em mielopatia.[149]

Os pacientes também apresentam erosões ósseas de uma ou ambas articulações zigoapofisárias. Isso causa dor occipital com rotação cervical e deformidade rotacional de inclinação da cabeça, se a lesão for unilateral.[253]

Os sintomas das espondiloartropatias classificam-se em duas categorias:

1. *Dor resultante de processos inflamatórios.* A AR da coluna cervical pode causar dores generalizadas na parte posterior do pescoço, ombros, bem como dor occipital. Essa dor muitas vezes agrava com a flexão do pescoço.

2. *Desequilíbrio ou deformidade.* Esse achado resulta de dano articular, com risco concomitante de afetar as estruturas neurais próximas. Os sintomas radiculares podem estar presentes em uma ou ambas as extremidades superiores. Com a mielopatia, a fraqueza espástica, hiper-reflexia e outros sinais do neurônio motor superior estão presentes. Dependendo do nível de envolvimento dentro da coluna cervical, os sinais e sintomas do comprometimento da artéria vertebral podem também estar presentes.

Espondilite anquilosante

A espondilite anquilosante (EA) afeta comumente o segmento CI-CII, embora isso seja uma manifestação tardia do processo da doença. Imediatamente após a anquilose dos segmentos sacroilíacos, torácicos e lombares, a articulação atlantoaxial torna-se dolorida e menos sintomática quando a articulação começa a perder movimento.[149]

As lesões neurológicas associadas à EA são geralmente o resultado da fratura cervical dos sindesmófitos, seguida de pseudoarticulação.[149,254] A EA é descrita em "Causas da dor torácica", mais adiante.

Gota

Embora a ocorrência de gota no pescoço não seja muito comum, os medicamentos empregados para tratá-la podem ter efeitos colaterais graves nessa região. As complicações incluem lassidão ligamentar, instabilidade e dor no pescoço.[255]

Osteoartrite

A osteoartrite (OA) degenerativa da coluna cervical subaxial é comum em pacientes idosos,[256] sendo caracterizada por dor na parte posterior do pescoço, ombro e braço em um padrão dermatômico específico, em vez de dor occipito-cervical.[257] Pode haver sensibilidade difusa ou local no ponto-gatilho na parte posterior do pescoço no lado envolvido.

A OA das articulações atlantoaxiais pode ser negligenciada quando o paciente tiver dor occipito-cervical associada a mudanças degenerativas na coluna subaxial.

Neuralgia occipital

Ver a discussão na seção "Causas de sintomas na cabeça, na face e na articulação temporomandibular".

Causas de dor torácica

A dor torácica apresenta um diagnóstico diferencial amplo (ver Fig. 9-2). A dor pode originar-se das estruturas dentro do tórax, como o coração, pulmões ou esôfago. Contudo, as causas musculoesqueléticas da dor torácica devem ser consideradas. Os problemas musculoesqueléticos da parede torácica podem ocorrer nas costelas, no esterno, nas articulações ou nas estruturas miofasciais. A causa é em geral evidente nos casos de trauma direto.

As origens sistêmicas de dor musculoesquelética na coluna torácica (Tab. 9-25) em geral são acompanhadas de sintomas constitucionais que afetam todo o corpo e de sintomas associados que o paciente não relaciona a dor nas costas e, portanto, esquece de relatar ao fisioterapeuta. Esses sintomas adicionais devem ser per-

TABELA 9-25 Causas sistêmicas da dor torácica

Origem sistêmica	Localização
Doença da vesícula biliar	Parte média das costas entre as escápulas
Colescistite aguda	Área escapular direita
Úlcera péptica: estômago	Quinta à décima vértebras torácicas ou úlcera duodenal
Distúrbios pleuropulmonares	
Pneumonia basilar	Parte superior direita das costas
Empiema	Escápula
Pleurisia	Escápula
Pneumotórax espontâneo	Escápula ipsilateral
Carcinoma pancreático	Parte média do tórax ou da coluna lombar
Pielonefrite aguda	Ângulo costovertebral (posteriormente)
Esofagite	Parte média das costas entre as escápulas
Infarto do miocárdio	Coluna mediotorácica
Cólica biliar	Parte superior direita das costas; parte média das costas entre as escápulas; área interescapular direita ou subescapular

Dados de Goodman CC, Snyder TEK: *Differential Diagnosis in Physical Therapy*. Philadelphia: WB Saunders, 1990.

TABELA 9-26 Causas potencias de dor torácica

Tumores mediastínicos
Carcinoma pancreático
Distúrbios gastrintestinais
Condições pleuropulmonares
Pneumotórax espontâneo
Infarto do miocárdio
Herpes zoster
Hérnia de disco aguda
Fratura vertebral
Fratura nas costelas
Fratura por estresse
Neuralgia intercostal
Costocondrite
Osteoartrite
Artrite reumatoide
Hiperostose esquelética idiopática difusa (HEID)
Luxação manubrioesternal

cebidos durante o exame subjetivo. Quando o paciente (ou o exame) indicar a presença de febre (ou suores noturnos) recomenda-se um encaminhamento ao médico.

A proximidade da coluna torácica com o peito e com os órgãos respiratórios resulta na correlação entre movimentos respiratórios e aumento nos sintomas torácicos. Durante a avaliação do paciente por meio de histórias subjetivas, o fisioterapeuta não pode esquecer que todos os sintomas de origem pleural, costal, dural e na musculatura intercostal aumentam com a tosse ou com a inspiração profunda; assim, apenas a dor de origem cardíaca é eliminada quando os sintomas aumentam em associação dos movimentos respiratórios.

As causas da dor torácica incluem aquelas listadas na Tabela 9-26.

Condições gastrintestinais

A história subjetiva muitas vezes fornece várias pistas para uma causa gastrintestinal da dor torácica.

Câncer colorretal. O câncer colorretal é o terceiro câncer mais comum em homens e mulheres nos Estados Unidos. Os fatores de risco incluem idade, dieta rica em gordura e colesterol, doença intestinal inflamatória (especialmente colite ulcerativa) e predisposição genética.[258] A apresentação metastática mais comum de câncer do colo é na coluna torácica e na caixa torácica.[3] A taxa geral de sobrevivência de cinco anos de câncer de colo é de aproximadamente 60% e quase 60 mil pessoas morrem devido a essa condição a cada ano nos Estados Unidos.[258] A taxa de sobrevivência de cinco anos é diferente para cada estágio; a classificação para câncer do colo pode fornecer um bom prognóstico. Duas classificações são feitas: classificação TNM (tumor [primário], nodo [linfa regional], metástase [remota]) (Tab. 9-27) e a classificação de Dukes (Tab. 9-28). Há uma excelente correlação entre estágio e taxa de sobrevivência de cinco anos em pacientes com câncer do colo:[258]

▶ Para o Estágio I ou Estágio A de Dukes, a taxa de sobrevivência de cinco anos após a ressecção cirúrgica excede 90%.

▶ Para o Estágio II ou Estágio B de Dukes, a taxa de sobrevivência de cinco anos é de 70 a 85% após ressecção, com ou sem terapia adjuvante.

▶ Para o Estágio III ou Estágio C de Dukes, a taxa de sobrevivência de cinco anos é de 30 a 60% após ressecção e quimioterapia adjuvante.

▶ Para o Estágio IV ou Estágio D de Dukes, a taxa de sobrevivência de cinco anos é baixa (cerca de 5%).

É importante que o fisioterapeuta ajude outros profissionais da saúde a realçar a importância dos exames de varredura de rotina para câncer colorretal (sigmoidoscopia e colonoscopia) para indivíduos com história familiar de câncer do colo.[3] As informa-

TABELA 9-27 Classificação TNM de câncer

Estágio	Tumor primário	Nodo linfático regional (N)	Metástase remota (M)
Estágio 0	Carcinoma local	N0	M0
Estágio I	Tumor invade submucosa (T1) ou músculos (T2).	N0	M0
Estágio II	Tumor invade músculos (T3) ou tecidos periféricos (T4)	N0	M0
Estágio IIIA	T1-4	N1	M0
Estágio IIIB	T1-4	N2-3	M0
Estágio IV	T1-4	N1-3	M1

TABELA 9-28 Classificação de Dukes

Estágio	Características
Estágio A de Dukes	Carcinoma *in situ* limitado à mucosa ou à submucosa (T1, N0 e M0)
Estágio B de Dukes	Câncer que se estende para o muscular (B1) para dentro ou através do seroso (B2)
Estágio C de Dukes	Câncer que se estende para os nodos linfáticos regionais (T1-4, N1 e M0)
Estágio D de Dukes	Classificação modificada; câncer que sofreu metástase em locais distantes (T1-4, N1-3 e M1)

ções coletadas pelos fisioterapeutas durante a história ou o exame físico que podem servir de bandeira vermelha para o câncer do colo são:

▶ Mais de 50 anos.
▶ História de câncer de colo em um membro imediato da família.
▶ Distúrbios intestinais (p. ex., sangramento retal ou fezes escuras).
▶ Perda inexplicável de peso.
▶ Dor nas costas ou na pelve que não muda com posições ou movimento.[259]

Úlcera péptica. De maneira geral, a ulceração péptica do estômago ou do duodeno é acompanhada de anormalidades na mucosa gástrica, sendo que a causa determinante da úlcera revela-se no diagnóstico histológico de *gastrite* ou das *gastropatias* associadas.

Os termos *úlcera* e *úlcera péptica* são sinônimos, e ambos se referem a erosões ou úlceras no estômago e no duodeno.

Há muito a úlcera foi considerada idiopática, ou seja, ela é causada pela hipersecreção ácida, ou por tensão psicológica, ou por uma combinação de ambos. Atualmente, o *Helicobacter pylori* é reconhecido como o principal fator de risco para o desenvolvimento dessa condição.[260]

O paciente normalmente relata história típica de úlceras caracterizadas por sintomas periódicos, alívio com antiácidos e relação entre dor e determinados alimentos e o horário das refeições. Por exemplo, o paciente pode sentir alívio da dor logo após comer, mas esta retorna e agrava-se de 1 a 2 horas após a refeição, quando o estômago está vazio. No grupo pediátrico, a dor abdominal é uma razão muito comum para a procura de auxílio médico. Esse é também o sintoma mais recorrente da presença de úlcera péptica. Contudo, a úlcera péptica e outras gastrites e gastropatias erosivas ou ulcerativas do estômago e do duodeno são relativamente incomuns nesse grupo etário.[261]

A dor da úlcera péptica pode manifestar-se nas costas, entre a oitava e a décima vértebras torácicas. As úlceras duodenais podem referir dor a partir da quinta vértebra torácica, na linha média ou nos dois lados da coluna. Essa localização acompanha penetração nas vísceras (órgãos). Se for questionado, o paciente pode informar a presença de sangue nas fazes.

O diagnóstico diferencial inclui esofagite, gastrite, gastropatia, dispepsia não ulcerosa, doença no fígado ou na vesícula biliar, pneumonia e pancreatite, entre outros.[261]

Colecistite aguda. A colecistite aguda é o resultado da obstrução do duto cístico por cálculos biliares ou lama biliar. Nessa condição, a obstrução do duto é logo seguida por inflamação química e por infecção sobreposta da vesícula biliar. A colecistite aguda provoca dor intensa, súbita, paroxística na escápula direta, parte média das costas e ombro direito. A intensidade da dor aumenta com o movimento ou com a respiração. A sensibilidade de rebote e a defesa muscular abdominal estão muitas vezes presentes. Uma febre de grau baixo pode ser observada. Há registros de náusea e vômito. Por fim, embora mais aparente em indivíduos de pele clara, a icterícia leve pode ser observada nos que sofrem de colecistite aguda.[262] Esse achado é atribuído a edemas no duto comum da bile, que faz a bilirrubina se difundir pela mucosa inflamada da vesícula biliar.[262]

Cólica biliar. A cólica biliar é a apresentação inicial de doença na vesícula biliar. A dor resultante é refletida para o quadrante superior direito posterior, com dores no ombro direito. Pode haver dor interescapular, com dor referida para o lado direito. Ocasionalmente, a dor sob a margem costal direita pode ser confundida com a dor na cintura escapular secundária à compressão no nervo intercostal. A dor, no início é intermitente, mas em geral recorrente, e o intervalo até o próximo episódio é bastante variável.

Esofagite grave. A doença do refluxo gastrintestinal é definida como sintomas de dano na mucosa (esofagite), resultante da exposição da parte distal do esôfago ao refluxo do conteúdo gástrico. A dor esofágica apresenta muitos padrões. Em geral ela é descrita como abrasadora, às vezes como súbita, podendo ser também classificada como compressiva, incômoda ou aguda. Essa condição pode estar associada a paladar ruim, dores matinais, agravamento dor após as refeições e sensibilidade epigástrica. A esofagite grave pode refletir dor na parte anterior do tórax. Ela tende a ser sentida, principalmente, na garganta ou no epigástrio. Em algumas ocasiões, pode irradiar-se para o pescoço, costas ou parte superior dos braços – irradiações aplicáveis igualmente à dor cardíaca.

Carcinoma pancreático

O sintoma mais frequente de carcinoma pancreático é a dor. Ela pode ser inicialmente observada como paroxística (súbita, recorrente ou intensa) ou dor imprecisa, irradiando-se do epigástrio até as costas. A dor progride de forma lenta, é mais forte durante a noite e não está relacionada a atividades digestivas. Outros sinais e sintomas incluem icterícia, anorexia, perda considerável de peso e dificuldades gastrintestinais não relacionadas às refeições. A doença é predominantemente encontrada em homens (3:1) e ocorre entre a sexta e a sétima década de vida.

Tumores mediastínicos

A maioria dos tumores espinais ocorre durante a primeira metade da vida. Embora os tumores primários da coluna torácica sejam raros, essa região do corpo é o local mais comum de metástases. O comprimento e a proximidade da coluna torácica em relação ao mediastino facilitam o aparecimento de tumores. A vascularização das vértebras desde a parte intermediária até a parte inferior da coluna torácica passa por um efeito "divisor de águas" em vez de efeitos diretos por artérias segmentares, que deixam a região suscetível a uma invasão metastática secundária dos nodos linfáticos envolvidos com câncer no linfoma, nas mamas e nos pulmões.[263, 264]

Os tumores de TXII-LII (tipicamente, mieloma múltiplo) podem comprimir o cone medular que contém as raízes dos nervos S3 a S5. Isso pode levar a um impedimento do esfíncter anal ou urinário, algumas vezes associado a anestesia em sela.

Infarto do miocárdio

A dor de origem cardíaca, resultante de oclusão repentina e total da artéria coronária, frequentemente irradia-se sobre a região torácica esquerda, ombro esquerdo, parte medial do braço esquerdo, extremidade superior direita, epigástrio e mandíbula e pode, portanto, imitar a dor musculoesquelética. A dor em geral apresenta característica excruciante ou súbita em relação à região subesternal. A dor da angina, que é um sintoma que representa um desequilíbrio entre perfusão e demanda do miocárdio, pode ser causada por exercícios ou variantes que dificultam o seu reconhecimento. A distribuição dos sintomas na angina do peito inclui pressão subesternal e peitoral, dor no ombro, no pescoço e na mandíbula que agrava com o exercício e melhora com o repouso. Essa condição constitui uma emergência médica.

Condições pleuropulmonares

Pneumotórax. O pneumotórax é definido como a entrada de ar no espaço pleural com colapso subsequente do pulmão.[265] A pleura é uma camada serosa fina que cobre os pulmões (pleura visceral). O espaço pleural se estende a partir de 3 cm acima do ponto médio da clavícula até a décima segunda costela que cobre o rim. Três tipos de pneumotórax podem causar dor torácica: espontâneo, iatrogênico e traumático.

O pneumotórax espontâneo, ao contrário do iatrogênico e do traumático, ocorre sem qualquer evento precipitador. O pneumotórax espontâneo primário que ocorre em indivíduos saudáveis raramente coloca a vida em risco. O pneumotórax espontâneo secundário, visto em pacientes com doença pulmonar subjacente é uma condição mais grave e está associada a mortalidade expressiva.

Vários achados no exame dos sistemas respiratório e cardiovascular ajudam a estabelecer o diagnóstico. Os pacientes com pneumotórax apresentam-se com dor pleurítica ou falta de ar. A dor está localizada no lado afetado, podendo ser refletida para a escápula ipsilateral ou ombro, sobre o peito ou sobre o abdome. O pneumotórax pode também estar associado a hemoptise (sangue no esputo), taquicardia (aumento na frequência cardíaca), taquipneia (respiração rápida) e cianose (lábios e pele azulados pela falta de oxigênio).[28] O paciente pode sentir-se mais confortável nas posições sentada ou de pé.

Uma radiografia torácica é, em geral, suficiente para confirmar o diagnóstico. A intervenção varia de aspiração simples, drenagem com tubos e esclerose química da pleura até toracoscopia e toracotomia.

Efusão pleural. A efusão pleural é descrita como a presença de líquido (transudativo ou exsudativo) dentro do espaço pleural. A efusão pleural em geral é o resultado de patologia subjacente, como problemas cardíacos ou distúrbios médicos que causam à hipoalbuminemia.[266] Ela pode ser causada também por infecção (bacteriana ou microbacteriana), malignidade, doença vascular colagenosa, pancreatite ou embolia pulmonar.[267]

As efusões pleurais podem ser assintomáticas, mas, se forem expressivas, causam falta de ar e/ou dor.[266] Os sons respiratórios são diminuídos no lado afetado e o tom da percussão é surdo.[266]

A intervenção envolve drenagem do líquido.

Hérnia de disco aguda

As lesões no disco são responsáveis por uma alta porcentagem das causas das síndromes de dor torácica anterior e posterior (ver Cap. 20).[268] As hérnias de disco torácica não têm apresentação clínica característica e a sintomatologia pode ser confundida com outros diagnósticos. Em uma revisão da literatura, abrangendo 280 casos de hérnia de disco torácica,[269] apenas 23% tiveram sintomas sensoriais, mais comumente dormência, parestesias ou disestesias. Uma hérnia de disco torácica pode causar dor posterior, anterior ou radicular (bilateral ou unilateral) extremamente grave, a ponto de ser confundida com infarto do miocárdio. Todos os movimentos ficam gravemente comprometidos e muito dolorosos, reproduzindo a dor radicular.

Fratura vertebral

Um alto percentual de fraturas espinais envolve a coluna toracolombar. As fraturas da coluna toracolombar são classificadas dentro de quatro grupos, de acordo com o mecanismo:

▶ Flexão-compressão (cunha da fratura por compressão): as fraturas por compressão são relativamente benignas, pois envolvem apenas a coluna anterior, com variados graus de danos às colunas posterior e média (Fig. 9-3). Elas ocorrem devido à relativa rigidez da coluna torácica, em comparação com a maior mobilidade da coluna lombar adjacente.[271] Essas fraturas, que ocorrem mais comumente nas colunas torácica média e lombar média são, em geral, estáveis e menos graves. O diagnóstico é confirmado com uma radiografia lateral, que demonstra o acunhamento anterior. As fraturas por ruptura envolvem as colunas anterior e média e podem envolver, também, lesão ligamentar ou óssea da coluna posterior. Embora o mecanismo para esse tipo de fratura seja o mesmo das fraturas por compressão, a sobrecarga axial é de magnitude maior e tipicamente combinada com

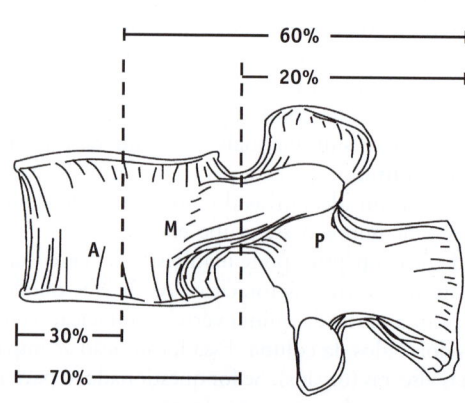

FIGURA 9-3 Fraturas por compressão na coluna vertebral. A, anterior; M, média; P, posterior. (Reproduzida, com permissão, de Dee R, et al., eds. *Principles of Orthopaedic Practice*. New York: McGraw-Hill, 1997:1238).

a flexão. Em consequência, a parte anterior do corpo submete-se a um efeito de ruptura, com retropulsão de parte da parede do corpo vertebral posterior (coluna média) para o canal, diminuindo o seu tamanho.[272]

▶ Compressão axial: Esse tipo resulta em geral de uma fratura por ruptura envolvendo a falha das colunas anterior e média. Ambas as colunas estão comprimidas e o resultado é a perda de peso do corpo vertebral.

▶ Flexão-distração: Esse tipo resulta na lesão chamada de fratura de Chance (ou de cinto de segurança), envolvendo a falha da coluna posterior com lesão nos componentes ligamentares, ósseos ou ambos.

▶ Fratura-luxação rotacional: Esse tipo resulta da combinação de flexão lateral e rotação com ou sem envolvimento de força direcionada de maneira póstero-anterior. A osteoporose causa fratura das vértebras.

As fraturas osteoporóticas são mais comuns na coluna torácica média e baixa e resultam da incapacidade do corpo vertebral de sustentar as forças de compressão envolvidas com as atividades diárias.[104] A taxa de predominância para essas fraturas aumenta com a idade, variando de 20% para mulheres na faixa dos 50 anos para 65% em mulheres mais velhas.[272a] A maioria das fraturas vertebrais não têm história de trauma identificável (sensibilidade 0,30).[80] Muitos pacientes permanecem sem diagnóstico e apresentam-se com sintomas tais como dores nas costas e aumento da cifose. As fraturas que ocorrem nos níveis TI-X podem ter dano associado na medula espinal, enquanto as fraturas em TXI-XII podem manifestar-se como um misto de lesões na medula espinal, no cone medular ou na raiz do nervo espinal.[270]

Fraturas nas costelas

As fraturas nas costelas são muito comuns na população que sofreu trauma significativo, com uma revisão demonstrando que 10% dos pacientes admitidos em um centro traumatológico de nível 2 tinham evidências de fraturas nas costelas.[273] Contudo, a verdadeira incidência das fraturas nas costelas não é conhecida, pois até 50% dessas fraturas pode passar despercebida em um raio X torácico padrão.[274] O sintoma primário de fratura na costela é dor na inspiração, resultando em hipoventilação.[270] No exame físico, há sensibilidade local, crepitação e, algumas vezes, um defeito palpável.

Fratura por estresse na costela

Existem mais relatos de fraturas por estresse na primeira costela do que em qualquer outra.[275] Uma contração do músculo escaleno anterior produz forças de inclinação no sulco subclávio, o local habitual da fratura.[276] Esse mecanismo em geral ocorre com atividades de esforço acima da cabeça, como arremessos, basquetebol, tênis ou levantamento de peso.[277, 278]

A dor ocorre na região do ombro, do triângulo cervical anterior ou região da clavícula.[278] A dor pode irradiar-se para o esterno ou para a região do peitoral. O início costuma ser insidioso, embora ela possa começar com uma dor aguda. O sintoma aumenta com a respiração profunda.[279]

É possível haver sensibilidade à palpação nas regiões medial em relação ao ângulo superior da escápula, na base do pescoço, triângulo supraclavicular ou fundo na região das axilas.[275] Os movimentos do ombro são dolorosos ou restritos.

O tratamento recomendado para fraturas por estresse da primeira costela envolve imobilização da cintura escapular no lado afetado com uma tipoia.[275] A dor melhora dentro de 2 a 8 semanas de imobilização.[278]

As fraturas por estresse podem ocorrer também em outras costelas. A causa mais comum é uma mudança na técnica ou na carga de treinamento. O exame pode revelar sensibilidade local à palpação. A elasticidade das costelas é em geral positiva para dor.

Neuralgia intercostal

A dor neurogênica intercostal pode ser o resultado de infecção, tal como a varicela zoster (cobreiros), compressão mecânica do nervo por uma protrusão do disco, osteófitos, neuromas, fraturas ou a condição chamada *neuralgia pós-herpética*. A dor neurálgica, tipicamente abrasadora, não se altera com o uso de analgésicos ou com o repouso.

Mialgia epidêmica

A mialgia epidêmica, também conhecida como pleurodinia epidêmica ou doença de Bornholm, é caracterizada pelo início abrupto de dor abdominal ou torácica, em geral acompanhada de febre. Ela foi descrita pela primeira vez no final do século XIX.[280] Essa doença viral aguda é principalmente causada pelo vírus *coxsackie B*, mas outros enterovírus podem estar envolvidos.[275] O modo de transmissão é pelo uso de uma fonte de água compartilhada,[281] e há um período de incubação de 3 a 5 dias. O pico da incidência é durante as temporadas de futebol e futebol americano com registros de eclosão entre atletas de várias equipes.[281]

A apresentação em geral segue um curso prodômico não específico, com início súbito de dores torácicas laterais ou abdominais agudas.[275] Os músculos das paredes intercostal e abdominal superior são os mais afetados, sendo raro o envolvimento da pleura.[282] A dor é intermitente e exacerbada pelo movimento, pela tosse e pela inspiração profunda.[275] Ela é acompanhada de febre e mal-estar.

O diagnóstico é feito pelo isolamento do vírus nas fezes ou de pincelamentos na garganta nos estágios iniciais da doença. A condição é autolimitada e poucas vezes exige qualquer tratamento específico.[275] Os sintomas resolvem-se, em geral, após alguns dias, podendo retornar em outro momento.

Costocondrite

A costocondrite é uma condição comum, mas pouco compreendida que se manifesta como dor na parede torácica. Ela é caracterizada pela dor e sensibilidade nas articulações costocondral e costoesternal com ausência de edema. A área mais afetada é aquela entre a segunda e a quinta cartilagens costais.[282]

O diagnóstico tem como base a história de dor no peito em associação a sensibilidade na parede torácica anterior localizada na junção costocondral de uma ou mais costelas. Edema, calor e eritema em geral estão ausentes. A dor pode ser causada por alguns movimentos, como adução do braço acompanhado de, rotação da cabeça para o mesmo lado afetado.[275]

A costocondrite é uma condição autolimitada e benigna. Os sintomas costumam desaparecer dentro do período de um ano.[283]

Osteoartrite

A osteoartrite da coluna torácica afeta três locais: o disco intervertebral, as articulações zigoapofisárias e as articulações da costela com corpo vertebral e o processo transverso.[268]

As mudanças osteoartríticas nas articulações zigoapofisárias e costovertebrais ocorrem mais comumente em TXI e LI, coincidindo com as articulações cuja orientação é mais sagital e nas áreas que sustentam o maior número de incidência de fraturas traumáticas na coluna torácica.[271, 284] As osteoartrites das articulações costovertebrais e costotransversais são uma causa frequente de dor crônica, mas não costumam estar relacionadas a mudanças neurológicas.[268] Essa condição está associada a dor local e sensibilidade no local da degeneração. A dor na articulação da costela é aumentada pelos movimentos respiratórios exagerados.[285]

A espondilose, a degeneração do disco e os nodos de Schmorl são encontrados com mais frequência dentro das vértebras TX-XII,[284] provavelmente como o resultado da resistência reduzida a rotação nessa área.[286]

A relação entre a orientação das articulações zigoapofisárias e a osteoartrite permite que traumas causados por rotações sucessivas sejam relevantes no seu desenvolvimento nas articulações zigoapofisárias orientadas de maneira sagital.[284]

Artrite reumatoide
A dor torácica relacionada à artrite reumatoide (AR) está associada a dor e rigidez que são mais intensas pela manhã e melhoram com os movimentos.[268, 287] A inspeção revela a presença de coluna lombar plana e grande limitação de flexão lateral em ambas as direções.

Espondilite anquilosante
Ver seção "Espondilite anquilosante" anteriormente no capítulo.

Hiperostose esquelética idiopática difusa
A hiperostose esquelética idiopática difusa (HEID), ou doença de Forestier, é um distúrbio metabólico que afeta tipicamente homens com mais de 40 anos e não causa incapacidades graves.[288] A doença é caracterizada pela ossificação dos ligamentos longitudinais anteriores, bem como todos os ligamentos anatomicamente similares,[268] sem patologia acentuada do disco, que resulta em rigidez generalizada da coluna, de forma mais específica pela manhã e sensibilidade à palpação.

Luxação manubrioesternal
A ruptura traumática da articulação manubrioesternal ocorre por meio de um de dois mecanismos.[289, 290] O primeiro e mais comum resulta de lesão de compressão direta da parte anterior do tórax. A direção da força aplicada desloca o fragmento em direção posterior e descendente. O segundo tipo de mecanismo segue a hiperflexão com lesão por compressão na parte superior do tórax. A força é transmitida para o esterno através das clavículas, do mento ou das duas costelas superiores.

Causas de dor lombar
Vários distúrbios sistêmicos podem causar desconforto na região lombar, como indicado na Figura 9-2 e na Tabela 9-29.

Origem renal
A dor de origem renal está associada a dor pélvica, nos flancos ou lombar.

Pielonefrite aguda. Ver a discussão sobre pielonefrite em "Causas de sintomas na cabeça, na face e na articulação temporomandibular", anteriormente.

TABELA 9-29 Causas potenciais de dor lombar

Disfunção renal
Câncer colorretal
Abscesso epidural e hematoma epidural
Sacroileíte
Metástase
Síndrome de Maigne
Aneurisma aórtico ou ilíaco
Prostatite
Disfunção pleural
Espondilite anquilosante
Síndrome da pessoa rígida

Abscesso cortical renal. Os abscessos renais têm sido descritos como diagnóstico difuso em pacientes com sintomas variáveis de início insidioso. Essa condição pode causar dores nos flancos, tremores e febre e estar relacionada a uma história de infecção recente.

O tratamento urológico de abscessos renais inclui exploração cirúrgica, drenagem percutânea, terapia antibiótica intravenosa ou nefrectomia.[291, 292]

Glomerulonefrite aguda. Essa condição ocasionalmente pode manifestar-se com dor bilateral nos flancos, sensibilidade no ângulo costovertebral e febre. Mal-estar, fadiga, anorexia e náusea frequentemente acompanham essa patologia.

Cólica ureteral. A cólica ureteral causa dor grave constante no abdome inferior direito. A dor é causada pela passagem de um cálculo (pedra no rim), coágulo sanguíneo ou fragmento de tecido na metade inferior da uretra. A dor, que pode ser intermitente, irradia-se para o curso da uretra, para dentro desta ou na área da virilha. Sinais e sintomas incluem náusea, vômito, suor e taquicardia.

Os cálculos renais estão associados a condições de hipercalcemia (excesso de cálcio no sangue), como hiperparatireoidismo, carcinoma metastático, mieloma múltiplo, osteoartrite senil, doenças tubulares renais específicas, hipertireoidismo e doença de Cushing.[28] Outras condições associadas à formação de cálculo são infecção, estase urinária, desidratação e ingestão ou absorção excessiva de cálcio.[28]

Infecção do trato urinário. As infecções do trato urinário (ITU) que afetam o trato urinário inferior estão diretamente relacionadas a uma irritação da bexiga e uretra. A intensidade dos sintomas depende da gravidade da infecção e, embora a dor lombar possa ser a queixa principal, um questionamento adicional em geral obtém sintomas urológicos adicionais, tal como frequência urinária, urgência urinária ou hematúria. O diagnóstico de ITU é baseado em sintomas e na presença de patógenos e leucócitos na urina.

Abscessos epidurais
A maioria dos abscessos epidurais ou infecções são consideradas o resultado do alastramento de bactérias, em geral de uma fonte cutânea ou mucosal. A infecções no espaço epidural espinal é uma condição incomum, mas potencialmente fatal, que constitui uma emergência cirúrgica. O agente infeccioso penetra no espaço epidural por várias rotas:[293]

▶ Inserção de uma agulha ou cateter epidural.

▶ Migração ao longo do lado externo de um cateter.

- Disseminação local através do tecido mole e osso.
- Disseminação hematogênica.
- Infiltração ou infusão de fluidos contaminados.

O diagnóstico precoce é essencial para o êxito do tratamento.[294] O diagnóstico de abscesso espinal pode ser difícil devido a sua raridade e da apresentação insidiosa. Os sinais e sintomas desenvolvem-se lentamente ao longo de dias ou várias semanas. A febre nem sempre está presente.[295] Dor localizada nas costas ou dor radicular é muitas vezes o primeiro sinal de infecção epidural.[295, 296] Esse achado inicial é acompanhado de sinais radiculares progressivos e de compressão da medula.[295, 296] A dor é o sintoma mais consistente e ocorre em praticamente todos os pacientes em alguma ocasião em sua doença.[294]

A intervenção depende da causa e varia desde terapia com antibióticos até cirurgia.

Prostatite

A prostatite é uma inflamação da próstata. A causa da inflamação é em geral a infecção, que pode ser bacteriana ou não bacteriana. Na prostatite bacteriana aguda, os pacientes se queixam de início súbito de febre, tremor e dor lombar ou perínea. Em geral, há disúria, frequência ou hesitação. Os pacientes com prostatite bacteriana crônica podem não apresentar nenhum sintoma sistêmico, ou seja, podem não ter febre ou arrepios, embora se queixem de dor perínea ou lombar. Pacientes com prostatite não bacteriana tem apresentação variável e ausência de sintomas sistêmicos. Esses pacientes têm dor amena e apresentam sintomas vagos.

O diagnóstico diferencial compreende prostatodinia, cistite, uretrite e hipertrofia prostática benigna.

Disfunção pleural

Ainda que costume estar associada à dor torácica, a dor pleural pode produzir dor na parte inferior direita do abdome. A causa é geralmente pneumonia ou embolia pulmonar. Os sintomas que acompanham a pneumonia incluem febre, tosse, estertores, respiração ofegante, tremores e esputo purulento. A embolia pulmonar (ver Seção IV "Reabilitação pós-cirúrgica") é em geral associada com dispneia, febre, tosse, estertores e respiração ofegante. Os pacientes com embolia pulmonar de alto risco compreendem os indivíduos com as seguintes condições recentes:

- Trauma.
- Cirurgia.
- Gravidez.
- Insuficiência cardíaca.
- Malignidade.
- Embolia prévia.
- Viagem prolongada em automóveis ou aviões.
- Imobilização prolongada.

Aneurisma aórtico

A aorta pode ser descrita de forma segmentar em três seções: aorta ascendente, arco da aorta e aorta descendente. A porção da aorta localizada acima do diafragma é denominada torácica e a aorta abdominal é aquela porção abaixo do diafragma. A aorta consiste em três camadas: adventícia (a mais externa), média e íntima.

As dissecções aórticas agudas são causadas pela ruptura transversal da aorta íntima e média.[297] Essa ruptura resulta na formação de um hematoma dentro da média. Os aneurismas aórticos podem ser descritos como fusiformes (dilatação circunferencial) ou sacular (forma de balão).[298]

As causas subjacentes da doença aórtica estão associadas a muitos fatores, como aterosclerose, hipertensão, degeneração média e envelhecimento, aortite, anomalias congênitas, trauma, tabagismo, disfunções de enzimas celulares e hiperlipidemia.[297]

A dissecção aórtica aguda é caracterizada pelo início da dor intensa, descrita como aguda, dilacerante ou latejante, a qual é sentida no tórax e alastra-se para as costas e para o abdome. A dor associada a essa condição não é afetada pela posição. Os pulsos distais estão frequentemente diminuídos ou ausentes. Essa é uma condição que coloca a vida em risco e requer o transporte imediato do paciente para uma sala de emergência. O paciente deve ser encaminhado à unidade de cuidado intensivo para uma avaliação adicional e para tratar temporariamente a crise com medicações anti-hipertensivas.[297]

Metástase

As neoplasias malignas (primárias ou metastásticas) são o tipo de patologia mais comum que afeta a coluna, embora sejam responsáveis por menos de 1% de episódios de dor lombar.[80] As lesões metastáticas que afetam a coluna lombar ocorrem mais comumente a partir do ovário, das mamas, dos rins, da tireoide, dos pulmões ou da próstata. De acordo com um estudo feito por Deyo e Diehl[299] que reviu 1.975 pacientes consecutivos que procuravam cuidado médico para dor lombar (DL), os quatro achados clínicos com as taxas de probabilidade mais elevadas para a detecção da presença de câncer resultando em DL foram história prévia de câncer, falha em melhorar com o tratamento conservador durante o último mês, idade de no mínimo 50 anos ou mais e perda de peso inexplicável de mais do que 4,5 kg (10 libras) em seis meses.[299] A ausência de todos esses quatro achados elimina de forma confiável a malignidade.[299,300]

Espondilite anquilosante

Ver discussão anterior.

Síndrome da pessoa rígida

A síndrome da pessoa rígida (SPR), também conhecida como síndrome de Moersch-Woltmann, ou síndrome do homem rígido é um raro e incapacitante distúrbio neurológico muitas vezes subdiagnosticado por causa da falta de conhecimento de suas manifestações clínicas. As variantes da síndrome podem envolver apenas um membro (síndrome da perna rígida) ou uma variedade de sinais e sintomas neurológicos adicionais, como distúrbios no movimento dos olhos, ataxia ou sinais de Babinski (encefalomielite progressiva com rigidez e mioclonia) ou estar associada a doenças malignas (SPR paraneoplásica).[301]

A SPR tem início insidioso, em geral na quarta ou quinta décadas, com avanço lento durante meses ou anos, seguido por uma estabilização de longa duração. A SPR é caracterizada pela rigidez muscular simétrica flutuante e dor nas costas com espasmos episódicos dolorosos sobrepostos dos músculos dos membros axiais e proximais.[302]

▶ A rigidez muscular associada a SPR pode causar contraturas e contração simultânea dos músculos paraespinais toracolombares e das paredes abdominais provocando hiperlordose lombar.

▶ Os espasmos episódicos, que são com frequência provocados pelo ruído, toque, desequilíbrio emocional ou movimento súbito, podem manifestar-se como uma reação excessiva ao despertar. Esses espasmos podem ser bruscos o suficiente para causar dor excruciante e, em casos raros, geram forças capazes de fraturas ossos longos. Os pacientes com SPR podem sentir medo excessivo e ter uma reação de defesa nas situações circunscritas de difícil controle devido ao aumento da rigidez, dos espasmos paroxísticos ou de quedas repentinas.[303] Tais situações incluem atravessar a rua, descer escadas sem corrimão ou caminhar sem ajuda. Os pacientes podem sentir-se incapacitados pela fobia no mesmo grau que os próprios sintomas motores. Sugere-se que a presença dessa ansiedade particular é uma das razões para os frequentes diagnósticos incorretos de *distúrbios dos movimentos psicogênicos* nesses pacientes.[303]

A rigidez e os espasmos provocam danos gradativos nos movimentos voluntários e nos reflexos posturais, resultando em movimentos lentos, aumentando o risco de quedas. O intelecto não é afetado e os exames dos nervos motores e sensoriais são também normais. Contudo, quase todos os pacientes têm um padrão EMG anormal, que mostra atividade contínua da unidade motora nos músculos afetados.

A causa da SPR é desconhecida, mas há possibilidade da ocorrência de encefalomielite crônica autoimune e mediada, por causa da sua frequente associação a outros distúrbios autoimunes, como diabete Tipo 1 ou tireoidite. O tratamento para SPR se baseia na administração de medicamentos que aumentam a inibição central mediada por GABA (diazepam, baclofen, valoproato de sódio e vigabatrina) e fisioterapia antiespática. A SPR deve ser considerada em todos os pacientes com dores nas costas inexplicáveis, rigidez e espasmos musculares, considerando-se que o reconhecimento antecipado e a intervenção terapêutica reduzem de forma significativa a morbidade e melhoram a qualidade de vida. A rigidez e os espasmos que se assemelham à SPR podem ocorrer como sintomas dominantes em uma variedade de doenças neurológicas reconhecidas, como esclerose múltipla, tumores no tronco cerebral ou na medula espinal e doenças paraneoplásicas ou circulatórias na medula espinal.[301]

Causas de dores nas nádegas e nas partes superior e inferior das pernas

As causas de dores nas nádegas e nas partes superior e inferior das pernas são aquelas listadas na Figura 9-2 e na Tabela 9-30.

Hérnia de disco lombar
Ver Capítulo 20.

Neuropatia do nervo femoral
A neuropatia do nervo femoral tem sido descrita como uma complicação da compressão resultante de:[304]

▶ Hematoma.
▶ Hemofilia.
▶ Leucemia.

TABELA 9-30 Causas potenciais de dores nas nádegas e nas partes superior e inferior das pernas

Neuropatia do nervo femoral
Hérnia de disco lombar
Síndrome do piriforme
Claudicação intermitente
Plexopatia sacral
Síndrome do cone medular
Bursite trocantérica
Meralgia parestésica
Tromboflebite iliofemoral
Sacroileíte
Mononeurite multiplex
Apófise e avulsão isquiática
Síndrome compartimental glútea
Herpes genital
Distúrbios vasculares

▶ Histerectomia e cirúrgia pélvica.
▶ Posição da litotomia.
▶ Trauma fechado.
▶ Aneurisma da artéria ilíaca.
▶ Herniorrafia inguinal.
▶ Malignidade e terapia por radiação.
▶ Infecção pelo vírus Epstein-Barr.
▶ Diabete melito.

Os sinais típicos de neuropatia femoral são fraqueza da flexão do quadril ipsilateral, extensão do joelho e parestesias da coxa ântero-medial. Os sintomas variam de acordo com o grau e a localização da lesão. As lesões mais distais apresentam sintomas tanto sensoriais como motores, enquanto as lesões proximais tendem a ter os dois sintomas. Essa condição caracteriza-se pela diminuição ou ausência de reflexo patelar nos joelhos. Os diagnósticos diferenciais dos sintomas da raiz do nervo lombar superior incluem espondilolistese, prolapso de disco ou causas infecciosas, como discite ou abscessos epidurais.

Síndrome do piriforme
A "síndrome do piriforme", uma causa comum e muitas vezes não diagnosticada de dores nas nádegas e na perna, tem sido descrita como uma anormalidade anatômica do músculo piriforme e do nervo isquiático, que pode resultar em irritação do nervo isquiático pelo músculo piriforme, causando dores nas nádegas e nos músculos isquiotibiais. A síndrome do piriforme pode também ser descrita como a sensação na qual os músculos isquiotibiais parecem "tensos" ou estão "quase rompendo".[305]

Múltiplas etiologias têm sido propostas para explicar a compressão ou irritação do nervo isquiático que ocorrem junto com a síndrome do piriforme:[306]

▶ *Hipertrofia do músculo piriforme.*[307,308]

▶ *Esforço repetitivo do músculo piriforme.* Embora haja discordância, o esforço repetitivo parece ser a causa mais comum da síndrome do piriforme.[309] Isso sugere que o paciente seja efetivamente cuidadoso ao retornar rapidamente ao tipo de atividade que desencadeou a síndrome do piriforme recém-recuperada.

▶ *Trauma.*[310-312] Traumas, diretos ou indiretos, nas regiões sacroilíaca ou glútea podem levar à síndrome do piriforme, sendo o resultado da formação de hematoma e subsequente cicatrização entre o nervo isquiático e os rotadores externos curtos.

▶ *Contratura da flexão do quadril.* Uma contratura da flexão no quadril esteve associada à síndrome do piriforme. Essa contratura da flexão aumenta a lordose lombar que, por sua vez, aumenta a tensão nos músculos pélvico-femorais durante a tentativa de estabilizar a pelve e a coluna na nova posição. Essa tensão aumentada leva os músculos envolvidos à hipertrofia sem nenhum aumento correspondente no tamanho dos forames ósseos, resultando em sinais neurológicos de compressão isquiática.[313]

▶ *Gênero.* As mulheres são mais afetadas pela síndrome do piriforme, com incidência na proporção de 6:1.[312, 314-317]

▶ *Bursite isquiática.*

▶ *Pseudoaneurisma da artéria glútea inferior.*[310]

▶ *Excesso de exercícios nos músculos isquiotibiais.*

▶ *Inflamação e espasmo do músculo piriforme.*[319] Essa condição tende a ocorrer em associação com traumas,[307, 320] infecção e variações anatômicas do músculo.[313, 321, 322]

▶ *Anomalias anatômicas.* Em 1938, as anomalias do músculo piriforme, com a subsequente alteração na relação entre o músculo piriforme e o nervo isquiático, estiveram implicadas na dor ciática.[321] As anomalias anatômicas locais podem contribuir para a probabilidade de desenvolvimento dos sintomas. Os pacientes com essa patologia relatam dor radicular muito semelhante à dor na raiz do nervo associada a doenças do disco lombar com o movimento do quadril.[323] Esses pacientes tipicamente apresentam-se com história de trauma glúteo, sintomas de dor nas nádegas e intolerância para sentar, sensibilidade à palpação da incisura isquiática maior e dor durante a flexão, a adução e a rotação interna do quadril.

Em 1937, dois achados em exames físicos foram atribuídos à dor ciática, cuja causa era o músculo piriforme:[324]

1. Elevação de perna reta positiva (dor nas proximidades da incisura isquiática durante extensão do joelho, com o quadril flexionado em 90° e sensibilidade à palpação da incisura isquiática maior).
2. Sinal de Freiberg (dor com rotação interna passiva do quadril).

A introdução do termo *síndrome do piriforme* e a descrição dos seis achados clássicos têm sido atribuídas a Robinson:[320]

1. História de trauma nas regiões sacroilíaca e glútea.
2. Dor na região da articulação sacroilíaca, da grande incisura isquiática e do músculo piriforme, causando dificuldade para caminhar.
3. Exacerbação aguda da dor ao inclinar-se ou levantar-se (e alívio moderado da dor pela tração na extremidade afetada com o paciente na posição supina).
4. Uma massa em forma de salsicha, sensível à palpação, sobre o músculo piriforme no lado afetado.
5. Elevação de perna reta positiva.
6. Atrofia glútea, dependendo da duração da condição.

Outros sinais clínicos foram introduzidos a partir de então. Pace e Nagle[312] descreveram uma manobra diagnóstica referida como sinal de Pace: dor e fraqueza em associação a abdução e rotação externa resistidas da coxa envolvida.

O espasmo muscular local costuma ser palpável nos músculos obturador interno ou, com menos frequência, no piriforme. O exame neurológico é normal.[305] O exame do quadril e da parte inferior da perna demonstra, em geral, rotação externa restrita do quadril e tensão do músculo lombossacral.[305]

As neurotoxinas botulínicas têm sido usadas com êxito na prática clínica para reduzir a força do espasmo muscular idiopático e a tensão muscular causadas pelo esforço repetitivo, trauma ou lesão ocupacional no músculo piriforme.[325,326] Atualmente, o uso de neurotoxinas botulínicas nas SDMs está focado sobre as junções mioneurais das fibras musculares intrafusais.[327] Um estudo mostrou que essa forma de infiltração seguida de fisioterapia encurta de forma significativa o tempo de recuperação, reduzindo a dor do paciente e o período de tratamento.[327] A intervenção da fisioterapia para essa condição é descrita no Capítulo 17.

Plexopatia sacral

Em geral, o nervo isquiático é o que sofre lesões com mais frequência na extremidade inferior. A compressão do nervo isquiático tem sido relatada como secundária a aprisionamento do piriforme, ossificação heterotópica ao redor do quadril,[328] aneurisma rompido, sangramento retroperitoneal, fratura pélvica, luxação ou fratura do quadril, tumores, infiltrações intramusculares mal-aplicadas, bandas miofasciais na parte distal da coxa[329] e miosite ossificante do bíceps femoral.[330] Causas adicionais incluem hematomas extraneurais induzidos por anticoagulantes ou pós-traumáticos[331] e síndrome compartimental na parte posterior da coxa.[332] A neuropatia isquiática de aprisionamento, com complicações na artroplastia total do quadril, foi descrita como secundária a escapamento de cimento, hematoma subfascial e aprisionamento dos nervos durante a fixação trocantérica.[333]

Em situações normais, o paciente se queixa de início súbito de parestesia dolorosa, irradiando-se para a coxa e panturrilha posterior e póstero-lateral e para o pé. O diagnóstico diferencial inclui também radiculopatia de L5-S1 causado por hérnia de disco ou doença na articulação zigoapofisária com recesso lateral ou estenose do forame.

Claudicação intermitente

O suprimento sanguíneo dos plexos sacrais lombares deriva de ramificações da artéria ilíaca interna (artéria iliolombar, artéria glútea superior e inferior e artéria sacral lateral) e da artéria circunflexa ilíaca profunda.[334] Os danos isquêmicos agudos do plexo lombossacral são causados por uma estenose de alto grau e oclusão das artérias ilíacas da aorta abdominal distal.

A causa mais frequente de tais danos isquêmicos agudos do plexo lombossacral é cirurgia da bifurcação aórtica e das artérias pélvicas ou terapia por radiação.[335] Por fim, infiltrações intra-arteriais nas artérias ilíacas ou artérias glúteas pode resultar em plexopatia isquêmica persistente.[336]

A perfusão reduzida dentro da área da artéria ilíaca interna pode resultar em dano isquêmico temporário do plexo lombossacral. Esse dano ocorre somente durante a atividade muscular das pernas. Nessa condição, a dor está principalmente localizada na pelve e é seguida por parestesia, diminuição dos reflexos do tendão, com possível fraqueza motora. Esse tipo especial de claudicação intermitente está geralmente associado a estenose das artérias pélvicas, incluindo as artérias ilíacas internas.[336]

O diagnóstico é confirmado pelas mudanças nos movimentos lombares após a prática de exercícios. Essas mudanças excluem o diagnóstico de isquemia da medula espinal inferior ou no cone medular.

Os nervos periféricos possuem alta tolerância à isquemia por causa da circulação colateral.[337] Contudo, durante a atividade das pernas, os músculos supridos pelas ramificações das artérias ilíacas externas apresentam um fenômeno do tipo "roubo" que privilegia os músculos das pernas em relação aos órgãos pélvicos.[336]

Embora o exame neurológico do paciente inativo em geral não revele nenhum tipo de anormalidade, o diagnóstico clínico desse tipo de claudicação intermitente causada pela isquemia do plexo lombossacral induzida pelo exercício está principalmente baseado em dois aspectos específicos:[336]

1. Os sintomas aparecem em correlação com o grau de atividade muscular. Nos estágios iniciais da doença, as queixas ocorrem apenas durante a subida de uma ladeira ou ao andar de bicicleta. Isso permite fazer a distinção da claudicação intermitente causada pela estenose espinal. Nos últimos estágios, os sintomas aparecem sobretudo durante a descida de ladeiras. Além disso, os pacientes com estenose espinal podem andar de bicicleta por longas distâncias sem queixas.

2. Além da dor, as deficiências sensório-motoras progressivas na área do plexo lombossacral ocorrem durante o exercício. Isso não é observado em pacientes com doença oclusiva arterial periférica.

Síndrome do cone medular

A síndrome do cone medular resulta de uma lesão na medula espinal. A lesão pode ser causada por trauma, como fragmentos de balas ou de ossos. Ela pode resultar também da formação de cistos, de cirurgia aórtica e de doenças vasculares.

Os sintomas incluem dores lombares graves e dores nas nádegas, fraqueza dos membros inferiores e hiperestesia em sela. Mudanças nos intestinos e na bexiga são registradas com frequência.

Meralgia parestésica

O termo *meralgia parestésica* vem do grego *meros* (coxa) e *algos* (dor). A meralgia parestésica é uma síndrome de dor e/ou disestesia causada pela compressão ou formação de neurinoma do nervo cutâneo (femoral) lateral da coxa (NCFL).[338-340] Ela também é conhecida como síndrome de Bernhardt-Roth. Embora envolvendo com mais frequência o NCFL, a meralgia parestética pode ocorrer também, em outros nervos que atravessam o quadril, como os nervos ilioinguinal, genitofemoral, obturador e cutâneo anterior da coxa.[341]

O NCFL é primariamente um nervo sensorial, que inclui também fibras simpáticas eferentes que carregam impulsos vasomotores, pilomotores e sudomotores.[342] Esse tipo de nervo é bem variável e pode ser derivado de várias diferentes combinações dos nervos lombares, como L2 e L3, L1 e L2, apenas L2 e apenas L3.[343] O NCFL pode estar associado ao nervo femoral quando ele passa pelo ligamento inguinal ou pode fazer anastomose com o nervo femoral distal ao ligamento inguinal.[340]

A compressão do nervo, mais comum em homens de meia-idade, pode ocorrer no nível das raízes ou estar comprimido junto ao curso retroperineal.

A literatura especializada sugere diversas causas diretas e indiretas para a doença, como:[344-348]

▶ Obesidade.
▶ Ascite.
▶ Trauma direto.
▶ Distensão abdominal, incluindo gestação.
▶ Tumores ou inflamações abdomino-pélvicas; ela pode ocorrer como o primeiro sinal de tumor na medula lombar.
▶ Carcinoma metastásico na crista ilíaca.
▶ Variação anatômica no local da passagem.[346]
▶ Tumores retroperineais.
▶ Discrepância no comprimento da perna.
▶ Causas idiopáticas.
▶ Roupas apertadas na linha da cintura.
▶ Complicações após a cirurgia toracoabdominal.
▶ Complicações após a coleta de enxertos no osso ilíaco.

Distúrbios tóxicos e metabólicos, como diabete melito, alcoolismo e envenenamento por chumbo, relatados como sendo a causa em vários casos, foram todos descritos com exacerbando a suscetibilidade dos nervos periféricos individuais, incluindo o NCFL, à danos mecânicos.[349, 350]

A neuropatia desse nervo pode causar dor, dormência e disestesia na região ântero-lateral da coxa, que é mais proeminente ao caminhar, ficar de pé e dormir na posição de decúbito ventral.[351] Sentar alivia os sintomas em alguns pacientes, porém exacerba-se em outros. Resumindo, nenhuma posição alivia a dor. Os pacientes podem ter dor secundária no quadril, joelho e panturrilha. A compressão do nervo cutâneo lateral da coxa possivelmente é a causa da dor aguda na virilha.[352-354]

O diagnóstico diferencial compreende patologia nas costas, quadril e virilha. Os sintomas da meralgia parestésica podem ser confundidos com sintomas produzidos pela compressão das raízes dos nervos lombares superiores.[355, 356]

A intervenção depende da causa.

Tromboflebite iliofemoral

A tromboflebite das veias superficiais da perna é geralmente considerada uma doença leve e sem complicações. Embora isso seja verdade no caso da trombose aguda das ramificações da veia safena, a história geral da tromboflebite venosa superficial (TVS) envolvendo o tronco principal pode não ser tão benigna. A relação entre TVS e trombose venosa profunda (TVP) com embolia pulmonar se tornou o foco principal de estudos mais recentes. A associação da TVP tem sido relatada com frequência de 12 a 44%,[357] e têm surgido diversos relatos de embolia pulmonar na tromboflebite.[358]

Os sinais e sintomas clínicos da tromboflebite iliofemoral incluem dor generalizada na perna, descoloração azulada e edema das extremidades inferiores. Além disso, essa condição pode estar associada a dores abdominais agudas, dores nos flancos e nas virilhas, febre, tremores e sensibilidade localizada.

Mononeurite multiplex

A mononeurite multiplex pode ocorrer em associação com uma série de outras condições médicas, incluindo AR, vasculite, poliarterite nodosa, diabete melito, sarcoidose e amiloidose. Um mecanismo isquêmico é a causa mais provável de mononeurite multiplex. Há consenso de que a mononeurite multiplex na AR resulta da isquemia causada pela vasculite nos vasos dos nervos. O envolvimento dos nervos periféricos precede o envolvimento do SNC. Os sintomas clássicos de mononeurite multiplex são início súbito de dor grave, dor ardente ou lancinante na perna, parestesias, perda sensorial e fraqueza motora.[359] Os sintomas envolvem um ou mais nervos em cada perna, geralmente em padrão assimétrico.[359]

Apofisite isquiática e avulsão

A apófise isquiática constitui a inserção dos músculos isquiotibiais e do adutor magno. A dor na tuberosidade isquiática pode ser causada por várias entidades clínicas, incluindo apofisite e avulsões agudas em ossos velhos ou periósteas. O critério do diagnóstico clínico para a apofisite isquiática consiste em aumento gradual na dor funcional e palpatória na tuberosidade isquiática, sem qualquer trauma importante no início dos sintomas. Em geral, há assimetria nas radiografias simples das tuberosidades isquiáticas nos casos de apofisite. A radiografia demonstra uma área esclerótica e fragmentos osteoporóticos na margem inferior da tuberosidade isquiática. Os pacientes com avulsão em geral relatam um incidente traumático agudo. Os fragmentos de avulsão podem ser visíveis na radiografia simples imediatamente após a lesão ou um pouco mais tarde. A dor costuma ser local, mas pode irradiar-se para a parte descendente da coxa. A flexão ativa ou resistida do joelho aumenta a dor, a menos que a avulsão esteja completa. As avulsões completas podem ser indolores.

O processo de cicatrização de uma avulsão pode levar à formação de osso heterotrópico.

O diagnóstico diferencial inclui doença de disco intervertebral, síndrome do piriforme, bursite isquiática e fratura por estresse do arco pubiano.

A intervenção conservadora para a apofisite consiste na modificação das atividades. As avulsões requerem no mínimo um mês de repouso da atividade física, dependendo do deslocamento. A intervenção cirúrgica urgente é recomendada em casos de avulsão completa ou quase completa do tecido mole dos músculos isquiotibiais.[360]

Síndrome compartimental glútea

O achado característico para a síndrome compartimental glútea é tensão e edema nas nádegas após um mecanismo de contusão grave, tal como uma queda de um ponto elevado.[361] O edema nas nádegas pode resultar em necrose dos músculos glúteos e/ou neuropatia isquiática. O paciente deve ser encaminhado imediatamente a um cirurgião ortopédico. Uma fasciotomia é tipicamente executada se a pressão dentro do compartimento glúteo for de 30 mmHg ou mais com duração de 6 a 8 horas.[362]

Herpes genital

Herpes genital é uma doença crônica, viral, sexualmente transmissível, para a qual não há cura. Ela afeta mais de 30 milhões de pessoas nos Estados Unidos e continua a aumentar em escala mundial.[363] A maioria dos indivíduos é assintomática; contudo, alguns apresentam lesões genitais doloridas e recorrentes e complicações sistêmicas. Sendo uma doença crônica, a resposta do indivíduo à doença pode produzir grave morbidade psicossocial.[364] As mulheres tem maior probabilidade de ter herpes genital do que os homens.[365]

Distúrbios vasculares

A obstrução gradual da bifurcação aórtica produz:[28]

▶ Dor nas pernas e na parte lateral das nádegas.
▶ Fraqueza e fadiga das extremidades inferiores.
▶ Atrofia da musculatura da perna.
▶ Pulsações femorais ausentes.
▶ Alterações de cor e temperatura nas extremidades inferiores.
▶ A dor, muitas vezes, é agravada com a extensão lombar.
▶ Uma sensação pulsante no abdome. Ocasionalmente, um aneurisma aórtico abdominal pode causar dores graves nas costas. A atenção médica imediata é imperativa, pois a ruptura pode resultar em morte. Os pacientes são, em geral, homens nas sextas e sétimas décadas de vida que se apresentam com uma dor profunda e incomodativa na região lombar média. Outros indícios de história de doença coronariana ou claudicação intermitente das extremidades inferiores podem estar presentes. O exame pode revelar uma massa abdominal pulsante. Os pulsos periféricos podem estar diminuídos ou ausentes.[366]

O envolvimento da artéria femoral ao longo do seu curso, ou na junção femoral-poplítea, produz:[28]

▶ Dor na coxa e na panturrilha.
▶ Pulsações ausentes abaixo do pulso femoral.

A obstrução da artéria poplítea ou de suas ramificações produz dor na panturrilha, tornozelo ou pé.

Causas da dor pélvica

As causas da dor pélvica incluem aquelas listadas na Figura 9-2 e na Tabela 9-31.

Artrite sacroilíaca

A artrite sacroilíaca é caracterizada pela dor na região posterior do sacro ou por dor na virilha (incomum), que pode irradiar-se para a parte posterior da coxa. A dor aumenta com a caminhada, quer em distâncias curtas quer em médias. Com frequência a dor acorda o paciente quando ele se movimenta na cama.

A extensão lombar é o movimento mais doloroso, a rotação e a inclinação ipsilateral são os menos e a flexão o menos dolorido de todos. Se a dor aumenta com sustentação de peso unilateral ou saltos, mas reduz se um cinto sacroilíaco for usado, a artrite da articulação sacroilíaca pode estar presente.

Os testes de tensão sacroilíaca descritos no Capítulo 27 são empregados para ajudar o diagnóstico médico. Estudos de imagens são utilizados para confirmar o diagnóstico.

TABELA 9-31 Causas potenciais de dor pélvica

Artrite sacroilíaca
Apendicite aguda
Abscesso do iliopsoas
Hematoma do iliopsoas
Sinal nas nádegas
Distúrbios ginecológicos
Câncer de próstata

Apendicite aguda

Essa condição começa frequentemente com dor intensa e incômoda na parte inferior direita do abdome. A dor é intensificada ao caminhar, tossir e movimentos do tronco. Há febre de grau baixo associada. Disúria, diarreia, constipação ou frequência urinária aumentada podem também ser relatadas. O paciente é muitas vezes capaz de localizar a dor no ponto de McBurney, que é localizado pela palpação no ponto médio entre a espinha ilíaca ântero-superior e o umbigo.

Os sinais menos comuns incluem sensibilidade retal ou testicular e hiperestesia da pele abdominal inferior direita.

Abscesso no iliopsoas

A dor associada a um abscesso no iliopsoas ocorre na parte inferior direita do abdome. A dor é de leve a moderada e aumenta com a extensão do quadril e palpação na fossa ilíaca direita. O abscesso é causado por infecção da coluna toracolombar, como a tuberculose, ou é secundária a um distúrbio intestinal, como a doença de Crohn.[44]

Hematoma no iliopsoas

Os hematomas são vistos com mais frequência no músculo ilíaco do que no psoas.[367] As causas desses hematomas incluem:

▶ Anticoagulação com heparina ou terapia profilática com TVP.
▶ Hemofilia.
▶ Trauma de um golpe direto no abdome ou um momento de hiperextensão no quadril, como ocorre em um escorregão ou queda.

Os hematomas não traumáticos manifestam-se muitas vezes de maneira gradual sem nenhuma lesão ou equimose óbvia. Os pacientes inicialmente podem se queixar de dor no flanco, mas desenvolvem com frequência deficiências motoras e sensoriais ao longo da distribuição do nervo femoral do lado afetado. A dor no flanco se refere à dor no lado do tronco entre as partes superiores direita ou esquerda do abdome e das costas. Uma massa abdominal inferior palpável pode estar presente, dependendo do tamanho e da localização do hematoma.

Os hematomas no iliopsoas têm sido tratados com sucesso de modo conservador. Essa intervenção envolve repouso na cama por 24 a 48 horas, seguido por exercícios suaves de amplitude de movimento para o quadril. Os exercícios de fortalecimento progressivos são iniciados a seguir de acordo com o nível de tolerância do paciente.

A intervenção cirúrgica envolve a evacuação do coágulo.

Sinal nas nádegas

O sinal nas nádegas não é, tecnicamente, uma causa de dor, mas sim um conjunto de sinais indicando a presença de uma patologia grave posterior ao eixo de flexão e extensão no quadril.[23] Entre as causas da síndrome estão osteomielite, sacroileíte infecciosa, fratura do sacro ou da pelve, bursite séptica, abscesso isquiorretal, hematoma glúteo, tumor glúteo e bursite reumática.

O sinal nas nádegas inclui os seguintes:

▶ Elevação limitada nas pernas.
▶ Flexão limitada do quadril.
▶ Flexão limitada do tronco.
▶ Padrão não capsular de restrição do quadril.
▶ Extensão dolorida e fraca do quadril.
▶ Edema glúteo.
▶ Sensação de final do movimento na flexão do quadril.

Greenwood e colaboradores[368] sugeriram que o padrão não capsular do quadril na presença de sinal positivo nas nádegas indica que a patologia não pode ser amenizada com intervenção fisioterapêutica.

Distúrbios ginecológicos

Os distúrbios ginecológicos têm o potencial de causar desconforto na parte média da pelve e na região lombar.

Doença inflamatória pélvica. A doença inflamatória pélvica (DIP) é o termo geral para descrever a endometrite, a salpingite, o abscesso tubovariano ou a peritonite pélvica. A etiologia microbiana da DIP é incerta, mas é possível que ocorra pela disseminação ascendente de microrganismos da vagina ou endocérvica para o trato genital superior.[369] A DIP tem sido considerada uma doença sexualmente transmissível, causada, em grande parte, pelos patógenos transmitidos por via sexual, *Neisseria gonorrhoeae* e *Chlamydia trachomatis*.[369] Entretanto, os microrganismos endógenos que são parte da flora do trato genital inferior podem também ser encontrados no endométrio, nas tubas uterinas e no fluido peritoneal de mulheres com DIP aguda.[369]

A apresentação característica da DIP é a dor suprapubiana, que tende a ser constante ou miospásmica associada a febre, tremores e sensibilidade abdominal direta.[44] O uso de dispositivo intrauterino dobra o risco de endometrite.[44]

O início da DIP costuma ocorrer dentro de sete dias do começo do ciclo menstrual. Febre e corrimento vaginal podem ser verificados.

Gravidez tubária. Em seus estágios iniciais, essa condição produz dor branda e cólica abdominal inferior. A dor é causada por uma gravidez ectópica, na qual o embrião se localiza na tuba uterina, em vez de no útero. A gravidez tubária costuma estar associada a menstruação anormal, manchas e verrugas irregulares.

Endometriose. A endometriose é um distúrbio ginecológico comum que afeta uma em cada sete mulheres e de 30 a 50% de todas as mulheres inférteis.[370] A endometriose pode ser encontrada em qualquer lugar da pelve, incluindo os ligamentos maiores, os ligamentos uterossacrais e os ovários. A condição está relacionada à dor abdominal, na linha média e pélvica. A incidência e a predominância de endometriose são maiores na mesma faixa etária das pessoas com dor lombar não específica.[370a] Sinais e sintomas associados incluem dores pélvicas, dor na defecação, diarreia, dismenorreia, disparemia (coito difícil ou dolorido) e disúria.[371] A gravidade da dor não é dependente do estágio do distúrbio.[371a] O diagnóstico de endometriose pode ser enganoso, pois seus sintomas mais comuns são também os sintomas de vários tipos de distúrbios.[370] Embora a endometriose não seja uma condição maligna, possui características comuns com células malignas. Por exemplo, assim como o câncer, a endometriose pode ser metastásica local ou à distância; ou seja, ela se prende a outros tecidos, invadindo-os e causando danos.[372] Dados os sintomas associados a esse distúrbio, é de suma importância incluir a endometriose e um diagnóstico diferencial em mulheres em idade reprodutiva com dor pélvica, lombar e na extremidade inferior.[370a]

Cistite intersticial. A cistite intersticial é uma síndrome clínica de frequência urinária ou dores pélvicas, ou ambas, em um paciente no qual nenhuma outra patologia possa ser estabelecida. A cistite intersticial não tem apresentação simples e definível. A dor que ocorre com essa síndrome não está limitada à dor ou à eliminação (disúria); ela pode refletir-se em localizações por toda a pelve, incluindo a uretra, vagina, área suprapubiana, abdome inferior, lombar, região medial da coxa e área inguinal, em qualquer combinação.[373]

Câncer na próstata

O câncer na próstata é o tipo mais comum de câncer e a segunda causa de óbitos masculinos dos Estados Unidos. Os fatores de risco para câncer na próstata incluem idade, história familiar de câncer e etnia. Independentemente de ser crônica ou recorrente, a contribuição da inflamação prostática para o desenvolvimento do câncer na próstata ainda não foi confirmada.

O câncer na próstata é muitas vezes diagnosticado somente quando o homem procura auxílio médico devido à obstrução urinária ou isquiática. A dor ciática (lombar, quadril e pelve) é causada pela metástase do câncer para os ossos da pelve, coluna lombar ou fêmur.

O exame do câncer de próstata ou a detecção inicial é executado usando o exame retal digital, medida do soro antígeno específico da próstata (PSA) e suas várias formas, ultrassonografia transretal e a combinação desses testes.

▶ *Exame retal digital.* A grande maioria dos carcinomas prostáticos surge na zona periférica da próstata, que compreende a superfície posterior da glândula, incluindo as porções apical, lateral, póstero-lateral e ântero-lateral da próstata. É essa parte da glândula que é acessível pelo exame retal digital.

▶ *PSA.* A medição dos níveis de PSA é considerada a ferramenta clínica mais útil para o diagnóstico precoce de câncer na próstata. O uso rotineiro dos testes séricos de PSA em homens começa por volta dos 50 anos de idade. Tal uso levou a uma acentuada diminuição na idade do diagnóstico desse tipo de neoplasia.

Causas de dor no quadril, trocantérica, púbica e na coxa

As possíveis causas de dor trocantérica, pubiana e na coxa incluem aquelas listadas na Figura 9-4 e na Tabela 9-32. A dor no quadril e na pelve pode ter origem nas estruturas do quadril ou nas estruturas do torso ou das vísceras.

Luxação e fratura-luxação do quadril

As luxações traumáticas posteriores ocorrem comumente em acidentes automobilísticos ou em quedas. Há dor grave na virilha e na parte lateral do quadril. A perna é encurtada e mantida flexionada, aduzida e com rotação interna. As luxações posteriores são mais comuns do que as anteriores.

As luxações anteriores ocorrem como resultado da abdução forçada. Elas causam dores na virilha e sensibilidade. Em uma luxação ântero-superior (púbica), a perna permanece estendida e com rotação externa. Em luxações ântero-inferiores (obturador), a coxa é abduzida, permanecendo flexionada e com rotação externa.

A intervenção para luxação do quadril é a redução fechada logo no início, com anestesia espinal ou geral. As luxações congênitas do quadril são abordadas no Capítulo 17.

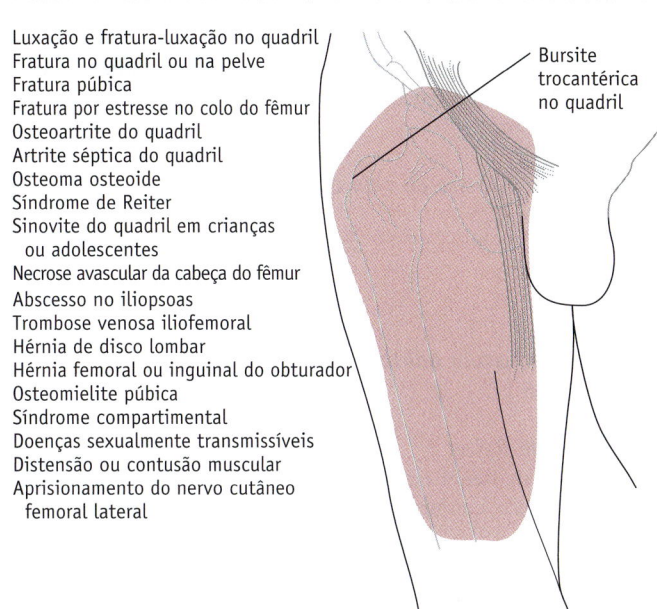

FIGURA 9-4 Possíveis causas de dor trocantérica, púbica e na coxa.

Rupturas labiais
Ver Capítulo 17.

Fratura no quadril

As fraturas proximais do fêmur (no colo do fêmur, intertrocantérica ou subtrocantérica) resultam geralmente de quedas, podendo ocorrer de maneira espontânea. Os achados característicos incluem dor grave na virilha, na parte anterior da coxa e, às vezes, dor e sensibilidade trocantérica. A fratura do colo do fêmur ocorre tipicamente em pacientes osteoporóticos idosos, com razão de 4:1 entre homens e mulheres.[374] Dependendo da gravidade e da localização da fratura, pode haver encurtamento da perna envolvida.

Fratura por estresse púbica

As fraturas nos ramos púbicos são as mais comuns, com o ramo superior mais frequentemente envolvido do que o ramo inferior.

TABELA 9-32 Causas potenciais de dor trocantérica, púbica e na coxa

Luxação e fratura-luxação no quadril
Ruptura labial
Fratura no quadril ou na pelve
Fratura por estresse púbica
Fratura por estresse no colo do fêmur
Osteoartrite do quadril
Artrite séptica do quadril
Síndrome de Reiter
Sinovite transitória do quadril em crianças e adolescentes
Necrose avascular da cabeça do fêmur
Abscesso do iliopsoas
Trombose venosa iliofemoral
Hérnia femoral ou inguinal do obturador
Osteomielite púbica
Síndrome compartimental
Herpes genital

As fraturas dos ramos púbicos e nos ossos púbicos são responsáveis por mais de 70% de todas as fraturas pélvicas.[375] As fraturas por estresse púbicas estão associadas a um início gradual de dor na virilha, intensificada com a sustentação de peso, caminhar ou abdução da coxa.

Fratura por estresse do colo do fêmur
Ver Capítulo 17.

Osteíte púbica
Ver Capítulo 17.

Tensão no músculo adutor
Ver Capítulo 17.

Síndrome de Reiter
A síndrome de Reiter está relacionada à tríade clínica de uretrite não gonocócica, conjuntivite e artrite, descrita pela primeira vez por Reiter em 1916.[376] Essa forma de artrite geralmente ocorre logo após uma infecção do trato geniturinário ou gastrintestinal. De maneira geral, ela manifesta pelo menos uma característica articular extra, com envolvimento assimétrico das grandes articulações que sustentam pesos.[79] As articulações do meio do pé, as metatarsofalângicas (MTFs), e as interfalângicas dos dedos do pé são mais afetadas. O início é entre as idades de 20 e 40 anos, com predominância entre os homens.[79]

A associação da síndrome de Reiter com o HLA-B27, que ocorre em 70 a 90% dos pacientes, tem sido reconhecida da mesma forma que a associação com a espondilite anquilosante.[377]

Sinovite transitória do quadril em crianças e adolescentes
A sinovite transitória do quadril é uma das causas mais comuns de dor no quadril e da claudicação em crianças mais jovens. Ela é definida como inflamação aguda, autolimitada do revestimento sinovial da articulação do quadril. A causa dessa inflamação é ainda objeto de acirrada discussão. As causas propostas incluem:[378]

▶ Vírus.
▶ Trauma.
▶ Alergia.

Os pacientes clássicos com sinovite transitória do quadril são crianças do sexo masculino de 3 a 8 anos, de idade com uma história de dor unilateral aguda no quadril, associada à claudicação. A queixa mais comum é dor na parte anterior da coxa ou na parte medial do joelho. Há limitação de movimentos por causa da dor e da efusão reativa. O quadril é em geral mantido em posição de flexão e rotação externa, de modo que a cápsula esteja o mais solta possível, aliviando levemente a pressão intracapsular.[378]

De maneira geral, a sinovite transitória dura de 3 a 10 dias. A intervenção envolve métodos para aliviar os sintomas. Isso inclui repouso, evitar pegar pesos na extremidade afetada e terapia com anti-inflamatórios. A tração é considerada uma alternativa temporária de diminuir a pressão sobre a articulação.

Osteoartrite do quadril
A osteoartrite é uma das causas de dor no quadril e na virilha em pacientes mais velhos. É importante identificar pacientes com osteoartrite sintomática de maneira correta e excluir condições que possam causar confusão ou coexistir com ela.[379,380] A dor periarticular que não é reproduzida por movimentos passivos sugere etiologias alternativas, como bursite, tendinite ou periostite. A distribuição das articulações doloridas ajuda também a distinguir a osteoartrite de outros tipos de artrite, levando-se em conta que a articulação metacarpofalângica, o punho, o cotovelo, os tornozelos e os ombros não são locais adequados para a osteoartrite, exceto depois de traumas. Os sintomas que incluem rigidez matinal prolongada (mais de uma hora) devem levantar suspeitas de artrite inflamatória, como a artrite reumatoide.

Os objetivos primários do tratamento são aliviar a dor, manter a função e a mobilidade articulares e reduzir o edema articular. Essa abordagem de intervenção objetiva modificações nos fatores de risco, em particular a obesidade, e aplicação de tratamentos específicos, como o exercício moderado e a farmacoterapia.[381]

Artrite séptica do quadril
A apresentação clínica da artrite séptica do quadril é similar àquela da sinovite do quadril. Contudo, considerando-se que o diagnóstico tardio da artrite séptica pode colocar a vida em risco, a diferenciação correta e em tempo hábil da artrite séptica e da sinovite transitória é fundamental.[378] Em comparação com pacientes que têm a sinovite transitória, aqueles com artrite séptica têm, em geral, dor mais grave e espasmos. A perna é rígida e permanece na posição flexionada com rotação externa para aumentar a capacidade capsular.[378]

Necrose avascular da cabeça do fêmur
A necrose avascular da cabeça femoral é também conhecida como necrose asséptica ou osteonecrose. De acordo com Kenzora[382] e Kenzora e colaboradores,[383] o termo *necrose avascular* é reservado exclusivamente para causas pós-traumáticas, pois elas originam-se na isquemia como resultado da interrupção do fluxo sanguíneo. Quando a etiologia da necrose não for estabelecida com precisão ou for obscura, é mais adequado utilizar o termo *osteonecrose idiopática*.

Vários fatores etiológicos estão implicados no desenvolvimento da necrose avascular do quadril, mas o evento precipitante comum à maioria deles é a interrupção mecânica da circulação da cabeça do fêmur. Se a área afetada é suficientemente grande e a circulação colateral é inadequada, a necrose avascular se desenvolverá. Isso pode ocorrer pela oclusão vascular externa direta sem rompimento dos vasos, como nas doenças penetrantes na medula. A trombose arterial ocorre nos distúrbios vasculares e a embolia tem sido implicada na doença da célula falciforme e na doença dos mergulhadores (osteonecrose disbárica). A administração sistêmica de esteroides e a ingestão excessiva de álcool são dois fatores de risco associados com mais frequência à necrose avascular não traumática.[384] Em geral, os fatores etiológicos podem ser claramente identificados na maioria dos pacientes; talvez apenas 10 a 20% dos pacientes apresentam necrose avascular idiopática.

Os sintomas da necrose avascular e da osteonecrose idiopática não são específicos e têm início gradual. A dor, que é tipicamente sentida na virilha, na parte proximal da coxa ou na área das nádegas, costuma ser exacerbada pela sustentação de peso, mas muitas vezes apresenta-se durante o repouso. Os achados clínicos variam; apenas quando a cabeça femoral deforma-se, ocorrem as limitações de movimento em padrão não capsular. A carga axial da articulação pode reproduzir os sintomas. A marcha antálgica ou a claudicação são achados tardios e a incapacidade funcional é proporcional ao nível da dor.[384] É comum, a dor se tornar mais grave quando a fragmentação e o colapso da cabeça do fêmur se desenvolvem. Às vezes a dor diminui caso melhora espontânea seja produzida e pequenas lesões permaneçam assintomáticas e resolvam-se naturalmente.[384]

A necrose avascular clinicamente diagnosticada é progressiva em 70 a 80% dos pacientes tratados de maneira conservadora e essa progressão costuma resultar em colapso da cabeça do fêmur.[384] Embora o objetivo da intervenção conservadora seja limitar os estresses na articulação do quadril utilizando um apoio, a intervenção cirúrgica geralmente é recomendada.

Uma condição paralela que ocorre em crianças (mais comum em meninos com 5 a 8 anos de idade) é a doença de Legg-Calvé-Perthes (ver seção "A criança claudicante" no Capítulo 17).

Abscesso no iliopsoas
Ver a discussão em "Causas da dor pélvica" anteriormente.

Bursite trocantérica
Ver Capítulo 17.

Hérnia inguinal, femoral ou no obturador
O diagnóstico clínico de hérnias inguinais ou femorais tende a ser direto. Algumas hérnias, contudo, apresentam problemas de diagnóstico. Essa dificuldade é encontrada em pacientes obesos ou em pacientes com hérnias redutíveis que não estão protraídas no momento do exame físico. Achados falso-positivos incluem lipoma ou cordão espermático e lipoma pré-peritoneal. Os lipomas do cordão aparecem como projeções lisas em forma de dedo, de tecido adiposo paralelo aos vasos do cordão, em repouso. Durante a tensão, ocorre o deslizamento longitudinal. Diferente das hérnias inguinais, o diâmetro ântero-posterior do canal inguinal não aumenta durante a manobra de Valsalva.

Osteomielite púbica
As infecções e as inflamações ósseas da área púbica são raras. A osteomielite púbica é uma patologia caracterizada por dor pélvica, modo de andar largo e destruição óssea das margens da sínfise púbica.[385] A demora em obter o diagnóstico é comum, pois a apresentação é semelhante à da osteíte púbica e das lesões urológicas, ginecológicas e abdominais. A osteomielite púbica deve ser considerada quando o paciente apresenta-se com os seguintes sinais: dor ou sensibilidade pubiana, abdução dolorosa do quadril e febre.[385]

O tratamento com antibióticos é essencial, com a terapia por medicamentos específicos dependendo da identificação do agente causador.

Síndrome compartimental
A síndrome compartimental é uma condição na qual a anoxia mioneural resulta do aumento prolongado na pressão do tecido dentro de um espaço ósseo-fascial fechado. Isso compromete o fluxo sanguíneo local musculoesquelético, cujo resultado é isquemia e necrose.

O fluxo sanguíneo local pode ser comprometido por:

▶ Aumento na pressão do compartimento resultante da aplicação de uma bandagem ou moldes de gesso apertados.

▶ Redução no fluxo arterial, como nas doenças vasculares periféricas.

▶ Aumento na pressão venosa com redução do gradiente para o fluxo sanguíneo local.

Falsos aneurismas da artéria femoral profunda são uma complicação rara, mas reconhecida, após os procedimentos ortopédicos na parte superior da coxa. Esses procedimentos incluem fixação interna das fraturas intertrocantéricas, subtrocantéricas e intracapsulares femorais do colo; osteotomia subtrocantérica e haste intramedular do fêmur.[386]

A síndrome compartimental da coxa se manifesta em geral como um edema pulsante e expansivo na parte superior da coxa, com ruído audível. As complicações potenciais incluem expansão e destruição extensiva do tecido mole e pressão nas estruturas adjacentes.[386] Isso pode resultar em neuropatia ou obstrução do fluxo venoso externo e trombose. Também foram relatadas ruptura e a hemorragia grave, infecção do aneurisma, sepse de próteses próximas, bem como fratura não consolidada.[386]

O reconhecimento imediato e o reparo do aneurisma é de extrema importância para evitar complicações ameaçadoras à vida e ao membro resultantes do diagnóstico tardio.[386] Qualquer edema inexplicável na coxa encontrado após um procedimento cirúrgico no fêmur e na diáfise proximal devem alertar o médico para uma possível lesão na artéria femoral profunda.[386]

Herpes genital
Ver a discussão "Causas de dores nas nádegas e nas partes superior e inferior das pernas" anteriormente.

Causas de dor nos ombros e na parte superior do braço

As causas das dores nos ombros e na parte superior do braço incluem aquelas listadas nas Tabelas 9-33 e 9-34.

Condições locais
Lesões capsulares e tendíneas. Ver Capítulo 14.

Sinovite. A articulação do ombro é composta de duas cavidades sinoviais: a bolsa subdeltóidea-subacromial e a articulação glenoumeral. Nas doenças do manguito rotator, a sinovite subacromial é responsável pela geração de dor no ombro e sua gravidade está correlacionada com a intensidade da dor. Durante a inflamação ocorre a hiperalgesia, que é caracterizada pela intensificação da dor, com reduzido limite para estímulos somáticos.

A sinovite vilonodular pigmentada faz parte de um grupo de lesões benignas e proliferativas que surgem na sinóvia das articulações, bolsas e bainhas dos tendões.[387] De maneira tradicional, essas lesões têm sido identificadas como tumor benigno de uma célula gigante da bainha do tendão, sinovite vilosa hemorrágica e proliferativa.[388] Embora sua ocorrência nos ombros seja muito rara, a sinovite vilonodular pigmentada nos joelhos e nas mãos tem sido descrita com bastante frequência.

A causa da sinovite vilonodular pigmentada não está muito clara, mas pode estar relacionada a inflamação ou o trauma. As lesões se desenvolvem de maneira lenta e os pacientes em geral se apresentam com início gradual de dores na articulação afetada.[387] Uma massa palpável, sensível, mole pode estar presente. A sinovite vilonodular pigmentada é considerada um tumor localmente agressivo, embora benigno. O diagnóstico e o tratamento imediatos são essenciais para preservar a função e a integridade articulares. A opção de tratamento é a sinovectomia ou bursectomia completa ou sinovectomia artroscópica.[387]

TABELA 9-33 Possíveis causas de dor no ombro

- Lesões capsulares e tendíneas
- Sinovite traumática
- Subluxação
- Luxação
- Espondiloartropatia
- Artrite aguda
- Infecções
- Tumor
- Fratura do escavador
- Condições degenerativas
- Condições metabólicas
- Doença cerebrovascular
- Esclerose múltipla
- Esclerose lateral amiotrófica
- Síndrome de Guillain-Barré
- Siringomielia
- Dor radicular cervical
- Disfunção do cotovelo
- Aprisionamento de nervos periféricos
- Plexopatia braquial
- Herpes zoster
- Disfunção da vesícula biliar
- Disfunção cardíaca
- Disfunção pulmonar
- Diafragma
- Baço

Subluxação. A subluxação do ombro pode ser causada por traumas, esforço repetitivo ou hemiplegia. As causas traumáticas e de esforço repetitivo da subluxação nos ombros, cujo diagnóstico é obtido com base na história e em exames físicos, são descritas no Capítulo 14. As queixas mais comuns são instabilidade, restrição de atividades e dor. A força e a amplitude de movimento são em geral normais. O achado significativo mais comum no exame físico é a apreensão.

A dor no ombro é uma complicação comum da hemiplegia. Uma das causas mais recorrentes de dor nos ombros em casos de hemiplegia é subluxação, decorrente da paralisia das restrições ativas que desempenha um papel fundamental na manutenção da integridade da articulação glenoumeral. Nessa população, a subluxação da articulação glenoumeral pode inibir a recuperação funcional, limitando a amplitude de movimento nessa articulação.

Infelizmente, as opções disponíveis para a prevenção e tratamento da subluxação no ombro na hemiplegia são limitadas. As bandagens de braço e as tipoias não são muito eficazes e podem levar a uma supercorreção da subluxação inferior.[389] Essa supercorreção pode predispor o ombro envolvido a síndromes de invasão. O uso de tipoias continua polêmico. Elas podem causar subluxações laterais, contribuir para efeitos nocivos da imobilização articular ou promover padrões sinergísticos indesejáveis de ativação muscular.[389] A estimulação elétrica neuromuscular intramuscular (EENM) por meio de eletrodos percutâneos pode ser aplicada nas limitações dos sistemas transcutâneos, aumentando, assim, o uso de EENM no tratamento da subluxação e da dor no ombro.[389]

Luxação. Ao contrário do quadril, no qual a articulação esferoidal é profunda e estável, a superfície articular do ombro se apoia em uma cavidade glenoide rasa. Noventa e cinco por cento das luxações no ombro ocorrem na direção anterior e resultam em estiramento e não inserção da cápsula anterior e do lábio.[390] A luxação do ombro é uma lesão comum e muitas vezes incapacitante, que resulta em danos nos nervos, vasos sanguíneos e nos músculos do manguito rotador. A maioria das luxações do ombro são de origem traumática. Os mecanismos mais comuns são quedas com as mãos espalmadas, golpes contra a parte anterior do braço quando o membro está estendido e com rotação externa ou, raramente, um golpe na parte posterior do ombro.

As luxações traumáticas do ombro são acompanhadas por dor extrema que se agrava se a musculatura de suporte entrar em espasmo.[391] Em geral, os pacientes se apresentam com alguma abdução e rotação externa do braço, muitas vezes segurando este com firmeza pela mão oposta para minimizar o movimento.[391]

O exame de um paciente com luxação recente do ombro costuma ser difícil por causa da associação com dor e defesa muscular. É importante examinar a função do nervo axilar (potência da deltoide e sensação subjacente), potência supraespinal e amplitude de movimento glenoumeral.[392] A paralisia do nervo axilar e a avulsão do supraespinal são complicações comuns de ombros luxados. É possível haver fraturas associadas. O comprometimento vascular é incomum nessa lesão, mas quando ocorre, o encaminhamento cirúrgico imediato é necessário para salvar o membro.[391]

TABELA 9-34 Origem e localização da dor no ombro

Ombro direito		Ombro esquerdo	
Origem sistêmica	Localização	Origem sistêmica	Localização
Úlcera péptica	Borda lateral da escápula direita	Ruptura no baço	Ombro esquerdo
Isquemia miocárdica	Ombro direito, descendo pelo braço	Isquemia miocárdica	Área peitoral esquerda/ombro
Hepática/biliar		Pâncreas	Ombro esquerdo
Colicistite aguda	Ombro direito; entre as escápulas; área subescapular direita		
Abscesso no fígado	Ombro direito		
Vesícula biliar	Trapézio superior direito		
Doença no fígado (hepatite, cirrose, tumores metastáticos)	Ombro direito; área subescapular direita		

Espondiloartropatia. A artrite reumatoide (AR) afeta as articulações de forma característica e simétrica. Além das articulações menores, a AR pode afetar também as maiores, incluindo os ombros. Ela causa dor e rigidez, que são mais intensas pela manhã.[393-395] Essa condição deve ser levada em consideração quando os pacientes têm envolvimento simétrico do ombro, rigidez matinal, sinais constitutivos e físicos de inflamação articular.[396] A inflamação sinovial das bolsas subacromiais-subdeltoides pode ocorrer, resultando em dor na abdução em 90° em ambos os ombros.[396] A inflamação crônica e/ou o uso prolongado de corticosteroides, pode resultar em ruptura do manguito rotador, outra causa visível de dor e perda da função no paciente com AR. Deve-se suspeitar disso quando for observada fraqueza significativa na abdução e na rotação externa.[396] O médico também deve observar outros sinais de artrite inflamatória, como espessamento sinovial das articulações metacarpofalângicas e espessamento e perda de amplitude de movimento do punho. O fator reumatoide é, muitas vezes, negativo em pacientes idosos com AR.[396]

> **Curiosidade Clínica**
>
> A polimialgia reumática é outra causa de dor nos ombros em indivíduos mais velhos. Esses pacientes têm dor nos músculos dos ombros e na cintura escapular, rigidez matinal profunda e mal-estar.[396] É difícil distinguir essa condição da AR em pessoas idosas.

Artrite aguda. A artrite séptica do ombro é incomum, mas pode ocorrer em pacientes que estão debilitados por doenças generalizadas,[397] em pessoas que tomam medicamentos imunossupressores ou a combinação de algum processo subjacente de doença no ombro, como ruptura do manguito rotador[398] ou AR.[399,400]

Os pacientes diabéticos têm risco aumentado de desenvolver artrite monoarticular sensível a esteroides.[401] Trata-se de condição de etiologia desconhecida que pode afetar o manguito rotador e a cápsula da articulação glenoumeral.[402] Como o nome sugere, a condição é provocada pela reação do paciente à hidrocortisona.

O diagnóstico requer aspiração articular e testes bacteriológicos. A artrite monoarticular, que geralmente se resolve de maneira espontânea em dois anos com intervenção médica,[403] é uma contraindicação absoluta ao estiramento capsular.[404]

Condições degenerativas. Embora a artrite glenoumeral intrínseca seja uma causa pouco frequente de dor nos ombros, a perda de movimento glenoumeral é comum em pacientes com síndromes periarticulares (ver Cap. 14).[396] Embora o manguito rotador permaneça intacto, o músculo subescapular é encurtado, limitando a rotação externa.[405] Os achados de raio X incluem:[405]

▶ Erosão posterior com achatamento da glenoide e aumento ou deformação da cabeça umeral;[406,407]

▶ Osteófitos localizados inferiormente;

▶ Mudanças artríticas acrômio-claviculares.[406]

Infecções

Osteomielite. Os ossos envolvidos com mais frequência na osteomielite hematógena aguda em ordem de incidência são o fêmur, a tíbia, o úmero, a fíbula, o rádio, as falanges, o calcâneo, a ulna, o ísquio, os metatarsos e os corpos vertebrais.[408] Os indivíduos com doença da célula falciforme apresentam risco aumentado de infecções bacterianas e a osteomielite é a segunda infecção mais comum nesses pacientes.[409]

Os pacientes em geral sentem febre, mal-estar, irritabilidade, dor e sensibilidade no local da infecção. A defesa muscular pode também ser uma característica, bem como restrição do movimento e dor no membro afetado e nas articulações adjacentes. Esses sintomas podem ser acompanhados de edema e eritema sobre a área afetada.

Doença do arranhão de gato. A doença do arranhão de gato é uma doença infecciosa, benigna e autolimitada em pacientes imunocompetentes. Ela é causada pela *B. henselae*, um bacilo Gram-negativo, pequeno, pleomórfico, agirofílico e não ácido.[410] Em geral os pacientes se apresentam com história de arranhão, mordida ou contato próximo com gatos. Nesses casos, é comum o desenvolvimento de uma pápula insensível de cor marrom-avermelhada na região da inoculação no período de 3 a 10 dias, podendo persistir por várias semanas. A maioria dos pacientes desenvolve linfadenopatia regional sensível, em particular nas axilas, e muitos desenvolvem febre.

Tumores. O diagnóstico diferencial de todos os ombros doloridos inclui uma grande variedade de tumores. A avaliação de tumores no ombro tem várias áreas em comum com outras neoplasias musculoesqueléticas. A avaliação completa desse tipo de paciente requer não apenas as radiografias de rotina, mas imagens por radionuclídeo, tomografia computadorizada (TC), ressonância magnética (IRM) e angiografia. Os aspectos clínicos típicos de um tumor ósseo incluem dor variável, que aumenta à noite e é bastante responsiva aos salicilatos. O tratamento cirúrgico dos tumores do ombro depende da idade do paciente, bem como do tipo, da extensão e da agressividade do tumor.

Condições vasculares. A necrose avascular não traumática da cabeça umeral pode ser idiopática ou associada a uso sistêmico de corticosteroides, doenças disbáricas (bloqueio dos vasos sanguíneos por uma bolha de nitrogênio), transplante, doença sistêmica, alcoolismo, doença da célula falciforme, hiperuricemia, pancreatite, linfoma ou doença de Gaucher.[400, 411-414]

O diagnóstico é feito por meio de imagens, em particular a IRM, que detecta a patologia ainda em seus estágios iniciais.

Condições metabólicas. A gota é uma doença metabólica caracterizada pelos episódios recorrentes de artrite aguda que podem manifestar-se nas articulações do ombro.

Fraturas. Ver Capítulo 14.

Dor referida

A dor referida da região cervical pode ser sentida no ombro ou interpretada como uma sensação distal.[415]

As fontes de reflexão para essa região incluem o coração,[416] pleura, tecido do pulmão, dor diafragmática,[417] nodos linfáticos do pescoço, ombro, tórax e tecido mamário.[417]

A dor na área do ombro pode ser causada pela dor direta ou refletida de uma malignidade subjacente, tal como o tumor de

Pancoast (ver posteriormente).[417] A escápula e o úmero são os locais mais frequentes de metástases envolvendo tumores nos rins, mamas, pulmões e próstata.[396] Os pacientes têm dor persistente que não é afetada pelo movimento, mas está associada à fadiga, perda de peso e outros sinais constitucionais. Uma história de dor gradualmente progressiva, começando como dor branda e desenvolvendo-se para dor grave persistente, deve tornar urgente a procura por malignidade.[396] A dor grave no ombro em indivíduos com exame físico normal do ombro e da coluna cervical aumenta a suspeita de malignidade.

A patologia intrínseca do pescoço pode causar dor referida na cabeça, parede torácica anterior e posterior, cintura escapular e membro superior.[415] No caso de radiculopatia, a função muscular pode estar diretamente afetada. Os sintomas da coluna cervical são afetados pela posição da cabeça com a extensão do pescoço causando exacerbação e flexão produzindo algum alívio.[396]

Condições intraespinais e intracerebrais

Doença cerebrovascular. Ver a discussão "Causas de sintomas na cabeça, na face e na articulação temporomandibular" anteriormente.

Síndrome do roubo subclávio. Essa condição (ver Cap. 21) resulta em sinais e sintomas de isquemia cerebral e dor na parte superior do braço. A isquemia é o resultado da estenose na artéria subclávia proximal à origem da artéria vertebral e, subsequentemente, "rouba" o sangue da circulação cerebral do Círculo de Willis e vaso basilar (ver Cap. 21).

Essa condição não pertence ao escopo da prática fisioterapêutica. Ela é mencionada porque seus vários sintomas são semelhantes a lesões musculoesqueléticas do ombro ou da parte superior do braço, sendo precipitados ou agravados pelos exercícios com os membros superiores.[418]

Esclerose múltipla. A dor, aguda ou crônica, ocorre em mais de 65% dos pacientes com esclerose múltipla[419] durante todos os estágios da doença. O tipo crônico é caracterizado pelas extremidades disestéticas nas costas e nos ombros e dor secundária à espasticidade.[217] Podem desenvolver-se complicações de desuso, tal como ombro congelado e osteoporose.[217]

Esclerose lateral amiotrófica. A esclerose lateral amiotrófica (ELA) é um distúrbio neurodegenerativo que causa rápida perda de neurônios motores no cérebro e na medula espinal, levando à paralisia e à morte. O diagnóstico é exclusivamente baseado em dados clínicos, depende do reconhecimento de um conjunto de sinais e sintomas e de achados eletrofisiológicos de suporte. Para o diagnóstico clinicamente definitivo de ELA, os sinais de neurônio motor superior e inferior na região bulbar e em duas regiões espinais ou em três regiões espinais são requeridos. A fraqueza do neurônio motor inferior (NMI) e a atrofia muscular envolvem o nervo periférico e as distribuições miotônicas. O marco clínico de ELA é a coexistência de atrofia muscular, fraqueza, fasciculações e cãibras (causadas pela degeneração do NMI), juntamente com reflexos bruscos, hiperativos ou inadequados do tendão profundo, sinais no trato piramidal e tônus muscular aumentado (devido ao envolvimento do trato corticospinal).[420] As cãibras musculares estão muitas vezes já presentes antes do desenvolvimento de outros sintomas. A maioria dos pacientes apresenta-se com fraqueza assimétrica, distal do braço ou perna.

A ELA é uma doença progressiva. Os sintomas geralmente evoluem primeiro na extremidade afetada, espalhando-se gradualmente para os grupos musculares adjacentes e regiões ipsilaterais ou contralaterais remotas. Embora a incapacidade esteja em geral limitada nos estágios iniciais, a condição progride de maneira inexorável. A maioria dos pacientes fica, por fim, incapaz de caminhar, de realizar o autocuidado, de falar ou engolir.[420] Contudo, não há, normalmente, envolvimento clínico algum das partes do SNC, além das vias motoras.[420]

A fraqueza respiratória resultante do envolvimento do nervo cervical (nervo frênico, C4) e da medula espinal torácica é a causa de morte mais comum na ELA, sempre em associação à pneumonia por aspiração.[420]

Síndrome de Guillain-Barré. A identificação da síndrome de Guillain-Barré (SGB) é um grande desafio por causa da variedade de apresentações e manifestações. A SGB pode ser definida como uma neuropatia pós-infecciosa, aguda e periférica paralítica. Afeta qualquer faixa etária, embora o auge da incidência seja em adultos jovens. A SGB parece ser uma condição inflamatória ou imune.

A maioria dos pacientes descreve uma doença febril anterior. Infecções respiratórias do trato superior são vistas em 50% dos pacientes e são causadas por uma variedade de viroses. A patologia é geralmente uma condição respiratória ou gastrintestinal aguda que dura por vários dias e logo desaparece. Isso é seguido de 1 a 2 semanas pelo desenvolvimento de uma fraqueza ascendente progressiva ou paralisia, que costuma ser simétrica. O avanço da fraqueza ou da paralisia pode ser gradual (1 a 3 semanas) ou rápido (1 a 2 dias). O paciente relata dificuldade ou instabilidade para caminhar, levantar de uma cadeira ou subir e descer escadas. Os sinais e sintomas associados incluem envolvimento do nervo craniano (fraqueza facial), parestesias, déficits sensoriais, dificuldade para respirar, redução nos reflexos de estiramento, disfunção autônoma (taquicardia e sintomas vasomotores) fraqueza orofaríngea e envolvimento ocular.[421]

O diagnóstico diferencial para a SGB é bem amplo e inclui o espectro de doenças que causam paralisia aguda ou subaguda. Essas abordam compressão da medula espinal (mielopatia), distúrbios do NMS, poliomielite, mielite transversa, polineuropatia, lúpus eritematoso sistêmico, poliarterite nodosa, miastenia grave e sarcoidose.[421]

Todos os pacientes com suspeita de SGB devem ser hospitalizados para monitoramento devido ao alto risco de parada respiratória em cerca de um terço deles.[421]

Siringomielia. A siringomielia é uma doença que produz cistos contendo líquidos (siringe) dentro da medula espinal, muitas vezes associada a estenose do forame magno. A siringe pode ocorrer dentro da medula espinal (siringomielia) ou tronco cerebral (siringobulbia). Essa condição foi descoberta em associação a vários distúrbios, incluindo anormalidades na coluna espinal ou no tronco cerebral (escoliose, síndrome de Klippel-Feil, malformação I de Chiari), tumores intramedulares e degeneração traumática da medula espinal. A malformação I de Chiari é a condição mais comum em pacientes com siringomielia.

As disestesias dolorosas, descritas como dores abrasadoras, sensações de alfinetes e agulhas e estiramento ou pressão na pele, ocorrem em 40% dos pacientes com siringomielia.[422] A dor tende a surgir em um padrão dermatômico e, na maioria dos casos, é acompanhada de hiperestesia.

As características radiológicas que sugerem a presença de siringomielia incluem o aumento na amplitude e profundidade do canal cervical, anormalidades ósseas na junção craniovertebral, diastematomielia e occipitalização do atlas.

Condições extraespinais. As causas de dor nos ombros incluem tumor, fratura do tipo escavador, plexopatia braquial e herpes zoster.

Tumores. A síndrome de Pancoast é um conjunto de sinais e sintomas característicos como dor nos ombros e nos braços ao longo da distribuição do oitavo nervo cervical e do primeiro e segundo nervos torácicos, síndrome de Horner, fraqueza e atrofia dos músculos das mãos, mais comumente causadas pela extensão local de um tumor apical do pulmão na entrada torácica superior.[423,424] Esses tumores são chamados de *tumores do sulco pulmonar superior* ou de *Pancoast*.

O sintoma inicial mais comum é dor nos ombros devido à localização dos tumores de Pancoast no sulco pulmonar superior. A dor pode irradiar até a cabeça e o pescoço ou no sentido descendente, na região medial da escápula, axila, parte anterior do tórax ou braço ipsilateral, às vezes ao longo da distribuição do nervo ulnar.[425] O tratamento dessa dor causálgica radicular é muito difícil. Além disso, pode ocorrer perda sensorial e déficit motor na extremidade superior. A fraqueza e a atrofia dos músculos intrínsecos da mão não são raras, em associação com a dor e parestesia na região medial do braço, antebraço e quarto e quinto dedos ao longo da distribuição do nervo ulnar, causadas pela extensão do tumor de CVIII e as raízes nervosas de TI.[425]

O diagnóstico diferencial da síndrome de Pancoast compreende outras neoplasias torácicas primárias, condições metastáticas e hematológicas, doenças infecciosas, síndrome do desfiladeiro torácico e nódulos amiloides pulmonares.[425]

Fratura do escavador. A fratura do escavador é uma condição rara e foi descrita pela primeira vez por McKellar[426] com base em alguns casos encontrados em ingleses que passavam horas escavando argila pesada. A partir de então, esse tipo de fratura passou a ser relacionado a pessoas que erguem objetos pesados.[427] A condição é caracterizada por uma fratura de tração da coluna cervical inferior ou torácica superior devido a uma tração excessiva dos músculos trapézio e romboides durante o trabalho pesado. O paciente relata um início súbito de dor aguda nos ombros e no braço e exibe elevação bilateral ativa limitada ao redor de 150°. A elevação passiva não chega a ser afetada. Outras condições que apresentam esses mesmos sintomas são fratura da primeira costela, mononeurite do nervo torácico longo, mononeurite do nervo acessório, paralisia total da raiz de C5 e uma ruptura total do supraespinal.[404]

Plexopatia braquial.[428] A plexopatia braquial idiopática (PBI) é uma síndrome de dor e fraqueza nos ombros. A PBI possui uma série de nomes: amiotrofia neurálgica, síndrome de Parsonage-Turner e neurite braquial idiopática. O sintoma inicial é uma dor súbita, aguda e latejante na cintura escapular, seguida de fraqueza nos músculos escapulares e proximais do braço. A perda sensorial em geral não é proeminente. A dor desaparece dentro de 24 horas a três semanas, ou seja, tempo suficiente para se reconhecer a fraqueza e a atrofia. A fraqueza é máxima dentro de 2 a 3 semanas do início dos sintomas e muitas vezes é acompanhada de desgaste muscular e escápula alada. A resolução lenta da fraqueza ocorre em quase todos os pacientes, mas a recuperação pode ser incompleta.

Herpes zoster.[429] O herpes zoster é caracterizado por uma dor profunda, incômoda ou penetrante no tórax e no braço. A infecção pelo vírus *Varicella zoster* é única por causa de suas duas manifestações clínicas: varicela (catapora) e herpes zoster (cobreiro). Após um indivíduo ter catapora, o vírus permanece dormente nos gânglios da raiz dorsal e nos gânglios sensoriais dos nervos cranianos. O herpes zoster ocorre se o vírus for reativado, causando a infecção aguda e dolorosa em um nervo sensorial e sua área cutânea correspondente de inervação. O herpes zoster, portanto, ocorre apenas em indivíduos previamente infectados com o vírus da catapora.

A neuralgia pós-herpética é a complicação mais comum do herpes zoster. Ela surge da lesão inflamatória nos nervos sensoriais, nos gânglios e nas raízes nervosas e das respostas mal-adaptativas aos sinais de dor e da provável incapacidade dos receptores da dor de retornar ao normal depois que a inflamação desaparece. A disfunção nervosa pode resultar em hiperestesia, hipoestesia, disestesia e alodinia (dor como resultado dos estímulos inócuos, como o contato das roupas com a pele).

A erupção característica inicia como manchas e pápulas eritematosas que evoluem para vesículas dentro de 24 horas, em seguida para pústulas (3 a 4 dias) e, por fim, para crostas (7 a 10 dias). A distribuição mais comum do herpes zoster é o envolvimento unilateral do dermátomo torácico, seguido pelos dermátomos cranianos, cervicais e lombares. O envolvimento da divisão maxilar do nervo trigêmeo provoca vesículas na úvula e na área tonsilar. O envolvimento do ramo mandibular produz vesículas no assoalho da boca, membranas bucais e na parte anterior da língua. O herpes zoster próximo ou envolvendo os olhos é considerado uma emergência, por causa de sua alta potencialidade de causar cegueira.

Em geral, o diagnóstico de herpes zoster é baseado na história e no exame clínico, que mostra a característica da erupção vesicular dolorosa agrupada em distribuição dermatômica. A infecção aguda de herpes zoster é uma condição autolimitada e os objetivos primários do tratamento são reduzir e tratar a dor aguda e modificar a duração da erupção e da inflamação.

Causas de dores no cotovelo e no antebraço

A Tabela 9-35 apresenta as causas das dores no cotovelo e no antebraço.

Fratura
Ver Capítulo 15.

Luxação
Ver Capítulo 15.

Osteocondrite dissecante do capítulo
Ver Capítulo 15.

Entorses ligamentares
Ver Capítulo 15.

TABELA 9-35 Causas potenciais de dor no cotovelo e no antebraço

Fratura
Luxação
Osteocondrite
Entorses ligamentares
Artrose
Aprisionamento do nervo periférico
Lesão no tecido mole ou tendinite (epicondilite lateral, epicondilite medial, tendinite do tríceps, tendinite bicipital, cotovelo da liga mirim)
Artrite infecciosa
Poliartrite
Gota
Bursite
Distúrbios vasculares
Dor referida

Artrose
A artrose do cotovelo costuma ser o resultado de uma lesão micro ou macrotraumática anterior do cotovelo. A menos que o caso seja grave, o paciente não se queixa de muita dor, exceto, talvez, com a atividade vigorosa. Contudo, as queixas de rigidez matinal e dor no final do dia são comuns. O teste de movimento revela um padrão capsular, com a sensação de final do movimento óssea, na flexão e na extensão e a crepitação é sentida durante os movimentos. Não há tratamento específico para essa condição. A cirurgia pode ser necessária para remover corpos livres ou para o debridamento em casos mais graves.

Aprisionamento dos nervos periféricos
Ver Capítulo 15.

Lesões no tecido mole ou tendinite
Ver Capítulo 15.

Artrite infecciosa
A fonte da artrite infecciosa em geral são cáries ou doenças pélvicas. Uma história de punção de feridas da pele deve também levantar suspeitas. A dor é descrita como grave ou latejante. A articulação envolvida é quente e aparenta edema. O cotovelo envolvido permanece rígido em ligeira flexão. Os achados associados incluem febre e sensibilidade articular.

Poliartrite
A poliartrite que afeta o cotovelo inclui febre reumática aguda, síndrome de Reiter e artrite da doença de Lyme.

Gota
A gota no cotovelo é caracterizada pela dor aguda, edema, hiperemia e sensibilidade na articulação.

Bursite
Ver Capítulo 15.

Distúrbios vasculares
Isquemia de Volkmann (síndrome compartimental anterior). Essa condição ocorre como resultado do aumento da presença do líquido no tecido dentro de um compartimento de músculo fascial que reduz a perfusão sanguínea capilar abaixo de um nível necessário para a viabilização do tecido.[430] Na extremidade superior, a síndrome compartimental aguda envolvendo o antebraço é o tipo mais comum. A lesão nervosa resultante da compressão torna o membro deformado, conhecido como *contratura isquêmica de Volkmann*.[431]

A síndrome compartimental aguda pode ser causada por curativos ou aparelhos de gesso constritivos, posicionamento do membro durante cirurgia, trauma fechado, hematoma, queimaduras, congelamento, picada de cobra, exercício extenuante e fraturas.[430] Os achados clínicos são:[430]

▸ Compartimento sensível, edemaciado e tenso.
▸ Dor grave, exacerbada com alongamento passivo dos músculos do antebraço.
▸ Déficits de sensibilidade.
▸ Fraqueza motora ou paralisia.
▸ Sem ausência de pulsos radiais ou ulnares no punho.

O diagnóstico clínico é confirmado pela medição da pressão do fluido no tecido intracompartimental.

A intervenção conservadora envolve a remoção da tala constritiva, curativos ou aparelhos de gesso. A intervenção cirúrgica, por meio de fasciotomia, é reservada para pacientes nos quais os sintomas não são solucionados com rapidez.[430]

Oclusão axilar aguda ou oclusão na artéria braquial. As causas da oclusão arterial incluem êmbolos provenientes do coração ou da placa ateromatosa ou aneurisma das artérias inominadas ou da subclávia-axilar.[432] O trauma no tórax, no ombro ou na parte superior do braço pode causar obstrução arterial. Os seguintes fatores descrevem os sinais e sintomas dessa emergência médica:

▸ Dor.
▸ Paralisia.
▸ Parestesias.
▸ Palidez.
▸ Pulsos (ausência).

A dor é, em geral, grave e constante, envolvendo o antebraço, a mão e os dedos. A paralisia e a parestesia indicam isquemia grave do braço. Nesse caso, a gangrena pode começar a desenvolver-se seis horas depois do início dos sintomas. A palidez ocorre por causa da falta de fluxo sanguíneo e vasoconstrição cutânea. A ausência de pulso confirma a oclusão.

Dor referida
A dor referida no cotovelo pode ter uma série de causas, como doença cardíaca coronariana, poliartrite ou radiculopatia aguda em C8.

Causas de dores no punho, na mão e nos dedos
As causas de dores no punho, na mão e nos dedos incluem, mas não estão limitadas a, aquelas listadas na Tabela 9-36 e ilustradas na Figura 9-5.

Fratura
Ver Capítulo 16.

Entorses e luxações
Ver Capítulo 16.

TABELA 9-36 Causas de dores no punho, na mão e nos dedos

Fratura
Entorses e luxações
Lesões no complexo do triângulo fibrocartilaginoso
Tenossinovite
Tendinite
Instabilidade carpal
Gota e pseudogota
Artrite reumatoide
Artrite psoriática
Osteoartrite
Síndrome do túnel do carpo
Infecção
Doença de Kienböck
Gânglios
Tumores
Aprisionamento do nervo periférico
Distrofia simpática reflexa/síndrome da dor regional complexa
Oclusão vascular
Mononeurite multiplex
Dor referida

Lesões no complexo do triângulo fibrocartilaginoso
Ver Capítulo 16.

Tenossinovite
Ver Capítulo 16.

Tendinite
Ver Capítulo 16.

Instabilidade carpal
Ver Capítulo 16.

Gota e pseudogota
A artrite gotosa e a pseudogota são doenças metabólicas causadas pela deposição de cristais de urato de sódio ou de pirofosfato de cálcio em uma articulação, provocando artrite (ver, também, discussões anteriores). O punho é a segunda articulação mais afetada pela pseudogota, depois dos joelhos. As radiografias demonstram depósitos de cristais na fibrocartilagem articular do punho.[433] A artrite séptica do punho pode causar destruição da cartilagem articular e das estruturas ósseas. Geralmente, o diagnóstico de infecção aguda não é problemático, mas a diferenciação entre infecção pura dos tecidos moles e infecção envolvendo as estruturas ósseas pode ser complicada.[434] Além disso, a identificação de uma infecção crônica como causa da dor crônica no punho pode ser difícil.[435, 436] Se há suspeita clínica (orientada por ultrassom), recomenda-se fazer a aspiração com agulha ou biópsia sinovial.[434] A nova geração de ultrassonografia provou ser uma técnica valiosa, com elevada taxa de sucesso, para a obtenção de líquido sinovial ou amostras de membrana para exames patológicos e bacteriológicos.[437]

Artrite reumatoide
Na mão, podem ser observadas muitas deformidades comuns, tais como desvio ulnar das articulações MCF, deformidade em botoeira e deformidades dos dedos tipo pescoço de cisne. Ver Capítulo 16.

Artrite psoriática
Ver seção "Artrite psoriática" anteriormente.

Osteoartrite
Ver Capítulo 16.

Síndrome do túnel do carpo
Ver Capítulo 16.

Infecção
Punho. A infecção mais comum do punho é a tenossinovite infecciosa do flexor longo do polegar.
Mão. Estas infecções incluem:

▶ Infecções da bolsa.

▶ Infecções do espaço.

▶ Mordidas ou picadas infectadas.

▶ *Celulite.* A celulite é uma infecção da pele e das estruturas subjacentes. Com o tratamento, ela em geral segue um curso relativamente benigno. Contudo, em alguns casos, os mesmos patógenos podem causar outras doenças, tais como faciíte necrotizante ou síndrome do choque tóxico ou até mesmo óbito. Os patógenos mais comuns na celulite são *Staphilococcus aureus* e os *estreptococos* β-*hemolíticos*. Os sintomas comuns são hiperemia localizada, edema e dor, e os associados incluem febre, tremores, náusea e vômito. A celulite tipicamente é tratada com antibióticos sistêmicos por via oral ou intravenosa.

Dedos
Paroníquia e eponíquia. A paroníquia é uma inflamação aguda das dobras laterais ou proximais das unhas geralmente causada por infecção, produzindo um edema vermelho, sensível, latejante e intensamente doloroso das dobras laterais ou proximais das unhas.[438] É a infecção mais comum das mãos. Se envolver o eponíquio, bem como a dobra lateral, ela é chamada de *eponíquia*.

Casos moderados de paroníquia são tipicamente tratados com imersão quente 2 a 4 vezes ao dia e imobilização com ou sem antibióticos sistêmicos. Os casos mais graves requerem incisão e drenagem.[439]

O diagnóstico diferencial aborda abscesso apical, panarício e infecção subungueal.[440] Uma infecção subungueal pode resultar de uma extensão da paroníquia sob a unha.[440]

Panarício. O panarício é um abscesso na polpa terminal da falange (Fig. 9-6). A causa mais comum são feridas perfurantes. Inicialmente, a condição é caracterizada pelo edema moderado, eritema e sensibilidade. No período de alguns dias, a polpa se torna tensa, vermelha e sensível.[440]

Os casos leves são tratados com antibióticos e elevação. A maioria dos casos, contudo, requer a combinação de incisão e drenagem e antibióticos sistêmicos.

Infecções no espaço entre os dedos. Os abscessos do espaço entre os dedos são causados por punções na pele entre os dedos (Fig. 9-7). Ele é caracterizado por sua forma de botão de colarinho ou haltere, uma vez que o espaço em expansão penetra na fáscia palmar.[440] O edema e a sensibilidade são observados nas regiões palmar e posterior (dorsal) do espaço entre os dedos. Os dedos adjacentes adotam a posição abduzida. A intervenção envolve incisão e drenagem.

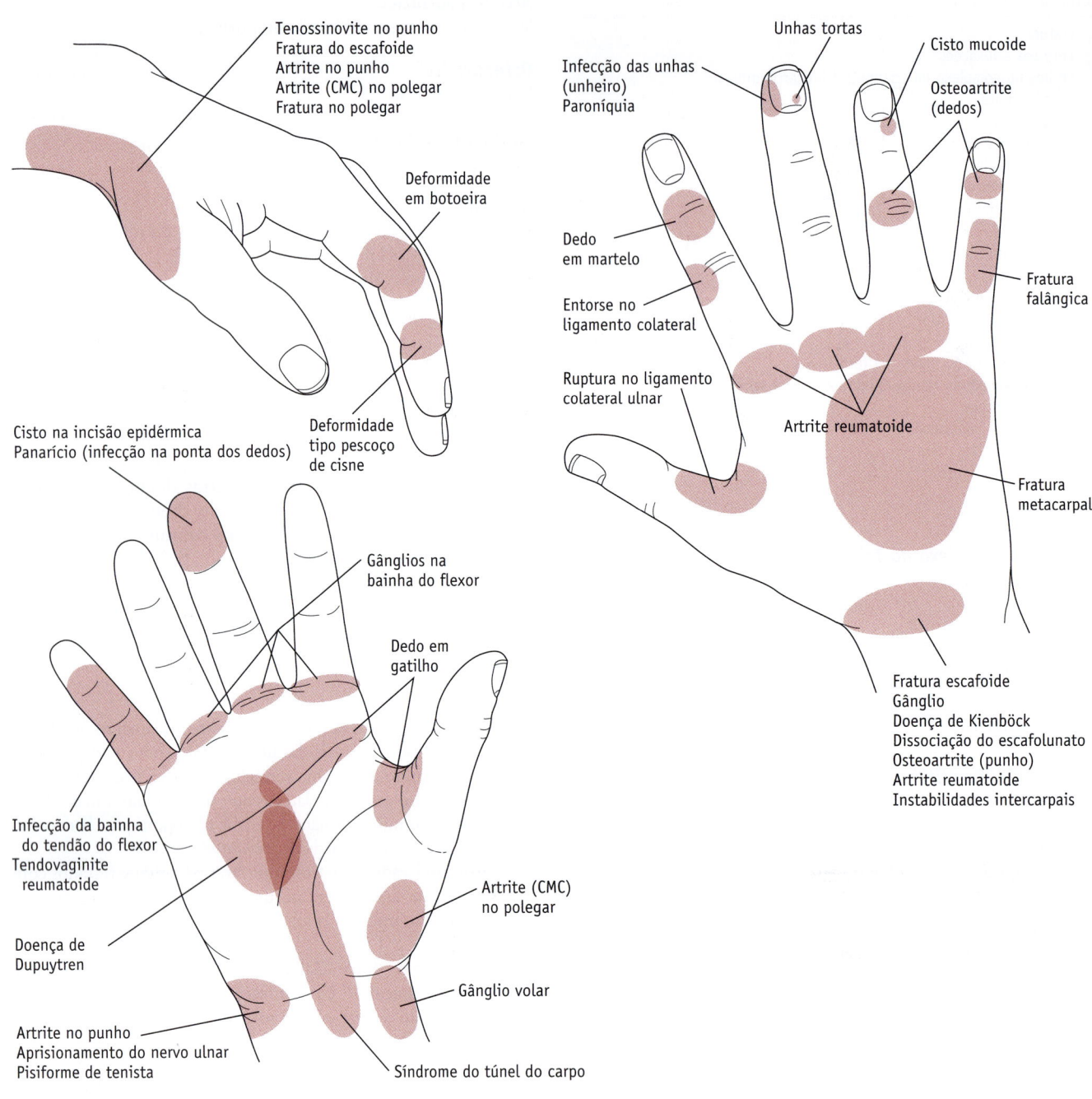

FIGURA 9-5 Causas potenciais de dor no punho e na mão.

Paroníquia herpética. A paroníquia herpética é uma infecção viral dos dedos. Ela é causada pelo contato com o vírus do herpes zoster.[440] A condição em geral se manifesta com latejo intenso e eritema do dedo envolvido. A condição é autolimitante e dura de 2 a 3 semanas. A intervenção é conservadora e sintomática.[440]

Doença de Kienböck

A doença de Kienböck, ou lunatomalacia, é a complicação de lesões no osso semilunar. Ela é definida como uma necrose asséptica ou avascular do semilunar. A etiologia dessa doença é de difícil compreensão, embora o trauma pareça significativo na interrupção do suprimento sanguíneo para o osso.[441] A patologia ocorre sobretudo em homens, com predominância de 2:1,[442] e a maioria dos pacientes têm entre 20 e 40 anos de idade.[443]

As queixas subjetivas relatam dor na região centro-dorsal do punho, em especial durante e depois das atividades. A rigidez da mão é outra queixa comum.[444] Com o tempo, a dor torna-se grave e constante, com enfraquecimento da preensão e perda do movimento do punho, especialmente em exten-

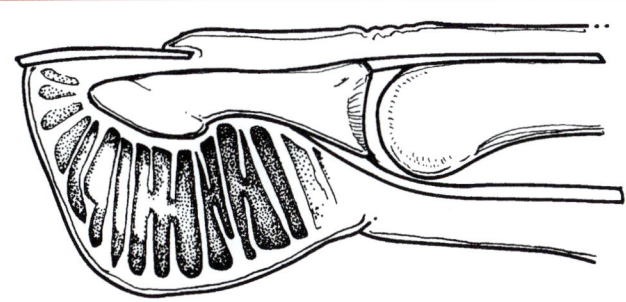

FIGURA 9-6 Um panarício. (Reproduzida, com permissão, de Dee R, et al., eds. *Principles of Orthopaedic Practice*. New York: McGraw-Hill, 1997:1194.)

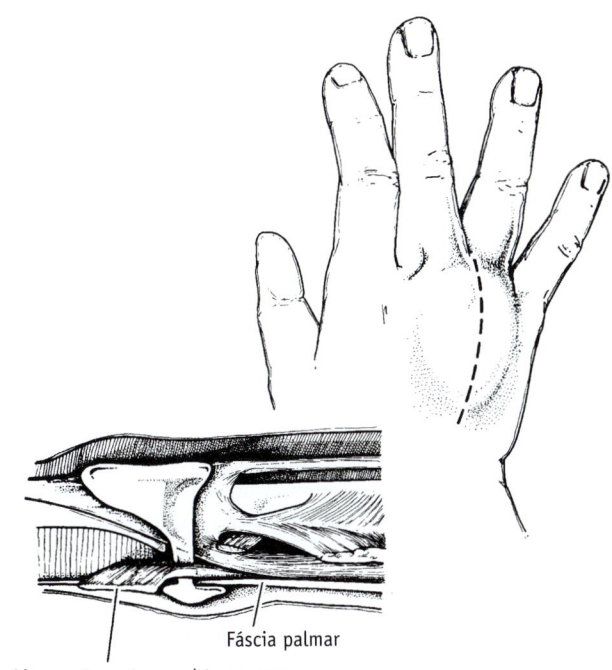

FIGURA 9-7 Infecção do espaço entre os dedos. (Reproduzida, com permissão, de Dee R, et al., eds. *Principles of Orthopaedic Practice*. New York: McGraw-Hill, 1997: 1194.)

são.[444] Os estudos por imagem são necessários para fazer o diagnóstico definitivo.

A intervenção para a doença de Kienböck depende do seu estágio. As medidas conservadoras envolvem imobilização durante a fase aguda. As opções cirúrgicas incluem nivelamento articular por meio do encurtamento radial ou alongamento ulnar, fusão intercarpal e enxertos de ossos vascularizados.[445]

Gânglios. Os gânglios são cistos com paredes finas que contêm ácido hialurônico mucoide que se desenvolvem de forma espontânea em cápsulas articulares ou bainhas de tendão. Os gânglios, vistos primariamente em pessoas entre 20 e 30 anos, podem ocorrer também junto com doenças sistêmicas, como artrite, ou traumas.[446-449] A causa exata dos gânglios é controversa. Contudo, há consenso de que a conexão de uma via com a bainha sinovial permite que o líquido entre no cisto, mas não flua livremente de volta para a bainha.[446]

Sob exame, um gânglio é liso, arredondado ou multilobular e sensível à aplicação de pressão. Para distinguir um gânglio de outros tumores do tecido mole é preciso verificar a história da variação do tamanho (Tab. 9-37). Suspeita de massas no tecido mole requer avaliação e teste diagnóstico adicional ou biópsia de excisão.[446]

Tumores
Os tumores benignos são responsáveis pela maioria dos tumores do punho e da mão, embora as malignidades possam ocorrer.[450] A apresentação clínica é variável e depende da condição, localização, tamanho e grau de envolvimento do tecido mole, embora haja uma série de possibilidades que justifiquem suspeita de possível lesão oculta:[451]

▶ Pacientes jovens que se queixam de dores ósseas não relacionadas com qualquer trauma precedente.

▶ Presença de edema ou de massa, na ausência de traumas.

▶ Dor ou edema persistentes apesar da intervenção.

Compressão do nervo periférico
As dores de origem neurogênica podem ser refletidas para o punho e para a mão. Elas podem incluir lesões nas raízes nervosas C5-T1, lesões no nervo periférico, síndrome do desfiladeiro torácico e síndromes de tensão no plexo braquial. Além disso, as causas neurogênicas podem ser secundárias à formação de adesão ou trauma.

Compressão do nervo proximal. As causas de dor proximal, parestesias e dormência na parte lateral da mão, no polegar e dedos indicador e médio incluem:

▶ Radiculopatia de C6 ou C7 (ver Cap. 20).

▶ Síndrome do desfiladeiro torácico (ver Cap. 23).

▶ Síndrome do músculo pronador redondo (ver Cap. 15).

As causas proximais desses sintomas na parte medial da mão e o quarto e quinto dedos incluem:

▶ Radiculopatia de C8.

▶ Compressão do plexo braquial no desfiladeiro torácico.

▶ Síndrome do túnel cubital (ver Cap. 15).

Compressão dos nervos distais (ver Cap. 16). Pode ocorrer o aprisionamento dos seguintes nervos:

▶ Nervo mediano (síndrome do túnel do carpo).

▶ Nervo ulnar (aprisionamento do canal de Guyon).

▶ Nervo radial.

Síndrome da dor regional complexa (distrofia simpática reflexa)
Ver Capítulo 16.

Oclusão vascular
Os êmbolos ou os traumas podem obstruir as artérias braquial, ulnar ou radial. A intensidade de dor distal nos casos de obstru-

TABELA 9-37 Diagnóstico diferencial para gânglios no punho

Massa extraesquelética não neoplásica	Massas neoplásicas do tecido mole
Aneurisma/malformação arteriovenosa	Tumor benigno (condroma, fibroma, tumor da célula gigante da bainha do tendão, hemangioma, lipoma e neuroma)
Músculo anômalo e outras estruturas anômalas	
Bolsa	
Tendão deslocado	Tumor maligno (sarcoma epiteloide, histiocitoma fibroso maligno, metástase e sarcoma sinovial)
Granulomas de corpos estranhos	
Estrutura hipertrófica	*Esquelética*
Aprisionamento do nervo	Tumor benigno (cisto, condroma, tumor da célula gigante, osteocondroma do colágeno e osteoma osteoide)
Gânglio no nervo	
Periarticular calcânea	
Pós-traumático (neuroma e resto do tendão)	Tumor maligno (condrossarcoma, metástase e osteossarcoma)
Fibrose por esforço repetitivo	
Cicatriz	*Infecciosa*
Aprisionamento do tendão	Fungo, microbactérias, piógenos, tuberculose
Esclerose tuberosa	*Doença/metabólica*
Esquelética	Artrite reumatoide e doença, nódulo reumatoide, cisto sinovial e tenossinovite
Resíduo artrítico	
Sinovite vilonodular pigmentada	Gota e pseudogota
Resíduo pós-traumático: escafoide subluxado	Neurite (PIN), vasculite e amiloidose

Dados de Kozin SH, Urban MA, Bishop AT, et al.: Wrist ganglia: Diagnosis and treatment. *J Musculo Med* 10: 75–76, 1993.

ção depende do grau de circulação colateral. A restrição prolongada ao fluxo sanguíneo pode resultar em gangrena.

Fenômeno de Raynaud. O fenômeno de Raynauld é um distúrbio vascular que afeta as mãos ou e os pés. O vasoespasmo reversível das extremidades ocorre como sintoma isolado sem distúrbio subjacente (fenômeno primário) ou em associação a outro distúrbio ou condição (fenômeno secundário). Os achados clínicos incluem palidez dos dedos seguida de cianose e, então, rubor.[452] Sensações de latejo e formigamento geralmente acompanham o estágio de rubor.

O fenômeno de Raynaud é tratado com medidas simples, tal como usar roupas aquecidas, mittens (não luvas), aquecedores de mão e partidas automáticas de automóveis.[453] Os medicamentos empregados com mais frequência são antagonistas dos canais de cálcio.

Esclerodermia

Esclerodermia significa "pele dura". Esse termo é usado para descrever duas patologias distintas: esclerodermia localizada e esclerodermia sistêmica. A esclerodermia localizada é, primariamente, uma doença cutânea. A esclerodermia sistêmica é uma doença multissistêmica do tecido conjuntivo. A etiologia de ambas as doenças é desconhecida.

Existem dois subconjuntos da esclerodermia sistêmica, esclerodermia limitada (a antiga síndrome CREST) e difusa:[419]

▶ *Esclerodermia limitada.* Os pacientes em geral têm longa história do fenômeno de Raynaud, em alguns casos de 10 a 15 anos, e dedos levemente túrgidos ou edemaciados, antes de apresentarem-se ao médico com úlcera digital, azia ou falta de ar.

▶ *Esclerodermia difusa.* O início da doença é muito mais agudo. Os pacientes têm artralgia, síndrome do túnel do carpo, mãos e pernas edemaciadas e fricções sobre as áreas tendíneas das mãos, punhos e tornozelos. Esses pacientes têm problemas potencialmente graves resultantes não apenas do engrossamento da pele e de contraturas, mas também de outros sistemas de órgãos, incluindo gastrintestinal, pulmonar, cardiovascular e renal.

O fenômeno de Raynaud está presente em quase todos os pacientes com esclerodermia.

Mononeurite multiplex

Essa condição está associada com início súbito de dor grave ou aguda do antebraço e da mão, parestesias e disestesias na distribuição dos nervos medianos, ulnares ou radiais.[452] A mononeurite multiplex pode ocorrer em associação a uma série de condições médicas, como artrite reumatoide, vasculite, poliarterite nodosa, diabete melito, sarcoidose e amiloidose. Um mecanismo isquêmico é a causa mais provável de mononeurite multiplex. Há aceitação geral de que a mononeurite multiplex na artrite reumatoide seja resultante da isquemia causada por vasculite em vasos nervosos.

Dor referida: viscerogênica

O coração, o ápice pulmonar e os brônquios são todos capazes de refletir dor para o punho e para a mão.

Causas na dor no joelho

Dor generalizada no joelho

As causas das dores generalizadas no joelho incluem:

▶ Fratura (supracondilar, patelar e tíbia proximal).

▶ Luxação aguda do joelho.

▶ Luxação aguda da patela.

▶ Lesão no ligamento intra-articular (ver Cap. 18).

▶ Monoartrite.

▶ Poliartrite.

▶ Artrite reativa.

▶ Síndrome da dor regional complexa (SDRC) (distrofia simpática reflexa).
▶ Dor referida.

Dor na parte anterior do joelho
A dor na parte anterior do joelho é um problema comum em adolescentes ativos e adultos jovens. As causas da dor na parte anterior do joelho estão classificadas em três categorias:[454]

▶ *Lesões musculoesqueléticas focais.* Esse grupo consiste principalmente em lesões que podem ser clínica ou radiologicamente definidas, e incluem a doença de Osgood-Schlatter, joelho de saltador, patela bipartida, tumores, irritação da plica e lesões ligamentares (ver Cap. 18). Essas lesões normalmente respondem bem a intervenções locais.

▶ *Lesões traumáticas.* Esse grupo implica todas (ver Cap. 18) as condições com um mecanismo específico de lesão envolvendo traumas diretos. Essas condições incluem osteocondrite dissecante e contusões ósseas.

▶ *Lesões diversas.* Esse grupo abrange as causas mais obscuras de dor na parte anterior do joelho, incluindo problemas dinâmicos, como curso inadequado da patela e a síndrome da pressão lateral excessiva, bem como a condromalacia idiopática, dor referida, SDRC e dor psicogênica.

Causas musculoesqueléticas
Doença de Osggod-Schlatter. Ver Capítulo 18.
Bursite. Ver Capítulo 18.
Joelho de saltador. Ver Capítulo 18.
Patela bipartida. Essa condição é comum na infância. Ela costuma ser bilateral, sendo considerada uma variação da ossificação normal. Muito raramente, em resposta ao esforço repetitivo ou a lesões agudas, a sincondrose que separa dois centros de ossificação pode tornar-se dolorosa e desenvolver sensibilidade local. Há três locais nos quais a patela bipartida é encontrada e cada um deles tem uma importante inserção de tecido mole:[454]

▶ Polo distal da patela com inserção do tendão patelar. Esse tipo representa o estágio final da síndrome de Sinding-Larsen-Johansson.
▶ Margem lateral da patela com inserção do retináculo lateral.
▶ Região lateral superior da patela, com inserção do vasto lateral. Esse é o local mais comum para os sintomas.

Causas relacionadas ao trauma
Osteocondrite dissecante.[420] A osteocondrite dissecante (OCD) é uma causa rara de dor na parte anterior do joelho em atletas jovens. Ela envolve as estruturas de sustentação de peso dos côndilos femorais medial e lateral. Ocasionalmente, a dor pode não ser o sintoma mais proeminente, mas uma sensação de joelho preso durante a flexão do joelho ou a fraqueza na extensão pode ser a queixa principal. Às vezes a lesão está associada a trajeto inadequado. Se a lesão for pequena, produz um arco de dor enquanto passa sobre a superfície articular do fêmur durante o movimento.

IRM, TC e exames ósseos são usados com frequência para diagnosticar essas lesões.

A intervenção conservadora com repouso é apropriada para as lesões intactas, que geralmente não mostram esclerose e em pacientes com menos de 13 ou 14 anos de idade, nos quais a cicatrização é a regra.

As técnicas cirúrgicas podem ser empregadas para fixar com segurança os fragmentos osteocondrais soltos no osso subjacente.

Contusão óssea. As equimoses ósseas são relacionadas a traumas. Não há mecanismo exclusivo de lesão, mas podem resultar de choque direto, sobrecargas axiais e impactos. As equimoses ósseas podem ocorrer em outros locais, além do joelho, e colocam em risco potencial para a condrólise e fraturas por estresse, sendo que a mobilização e a sustentação de peso devem aumentar de maneira gradativa.

Causas diveras
Tumores. O envolvimento neoplásico do joelho é a causa menos comum de dor no joelho. Os tumores primários malignos que surgem da patela incluem hemangioendotelioma, hemangiossarcoma, linfoma, histiocitoma fibroso, osteoblastoclastoma e plasmacitoma.[455] Os sarcomas do tecido mole são o tumor maligno mais comum do joelho e incluem os osteossarcomas.[456,457] A metástase para a patela é rara.[458]

Os tumores benignos têm predominância nesse local. Em uma série publicada de 42 tumores patelares,[459] 90% eram benignos, e o diagnóstico mais comum era o condroblastoma. Outros tumores benignos do joelho incluem osteocondromas, fibromas não ossificantes e osteomas osteoides. É muito rara a ocorrência de tumores de tecido mole dentro do coxim gorduroso. Além disso, lesões sinoviais, como a sinovite vilonodular pigmentada, podem causar dor na parte anterior do joelho, estalido e infecção.[454]

História de dor no joelho agravada pela atividade e aliviada com repouso sugere envolvimento benigno. Contudo, a dor constante, inexorável e grave que ocorre durante a noite sugere a existência de um processo maligno.[460-462] Nos tumores malignos da patela, a fratura patológica é a queixa mais comum.

Plica. Ver Capítulo 18.

Síndrome de Hoffa. Ver Capítulo 18.

Osteomielite da patela. A osteomielite da patela costuma afetar crianças entre as idades de 5 e 15 anos. Ela é muito rara em adultos e em crianças com menos de 5 anos.[463]

O paciente pode apresentar-se com queixas de início gradual de dor e edema no joelho e na panturrilha. A dor na patela pode ser moderada ou grave, causando claudicação e restrição ao movimento. O movimento é afetado com menor gravidade do que em pacientes com artrite séptica. O edema pode ser mínimo nos casos mais leves, ou acentuado com distensão na bolsa pré-patelar ou joelho, o que pode desviar a atenção dessa região. É provável que haja celulite cobrindo a patela. A sensibilidade a alfinetadas isoladas é provavelmente o sinal clínico simples mais útil.[463]

O diagnóstico diferencial do joelho edemaciado em indivíduos com sepse inclui artrite séptica, osteomielite distal do fêmur, tíbia proximal ou da patela e bursite séptica.[464] Com os sintomas mais benignos e a presença de lesões líticas da patela, neoplasias e o abscesso de Brodie devem ser considerados.[464]

Síndrome da pressão lateral excessiva. Ver Capítulo 18.
Mau alinhamento da patela. Ver Capítulo 18.

Causas iatrogênicas: síndrome da contratura infrapatelar. Ver Capítulo 18.

Dor na parte medial do joelho

As causas da dor na parte medial do joelho incluem as seguintes:

Ruptura do menisco medial. Ver Capítulo 18.
Distensão no ligamento colateral medial (LCM). Ver Capítulo 18.
Bursite do LCM. Ver Capítulo 18.
Doença de Hoffa. Ver Capítulo 18.
Bursite da pata-de-ganso. Ver Capítulo 18.
Tendinite semimembranácea. Ver Capítulo 18.

Dor na parte lateral do joelho

As principais causas de dor na parte lateral do joelho são as seguintes:

Síndrome do atrito no trato iliotibial. Ver Capítulo 18.
Tenossinovite poplítea.
Ruptura do tendão poplíteo.
Ruptura do menisco lateral. Ver Capítulo 18.
Distensão no ligamento colateral lateral.
Distúrbio tibiofibular. Ver Capítulo 18.
Tendinite no bíceps femoral. Ver Capítulo 18.
Fratura osteocondral do côndilo femoral lateral

Dor na parte posterior do joelho

As causas da dor na parte posterior do joelho são as seguintes:

Ruptura ou distensão do músculo gastrocnêmio.
Ruptura ou distensão do músculo plantar.
Distúrbio do tendão e do músculo isquiotibial.
Espasmo ou cãibra muscular.
Ruptura capsular posterior ou do ligamento cruzado posterior. Ver Capítulo 18.
Cisto de Baker. Ver Capítulo 18.

Causas de dor na parte inferior da perna

Dor na parte ântero-lateral inferior da perna

As causas da dor na parte ântero-lateral inferior da perna incluem aquelas listadas na Tabela 9-38.

Síndrome compartimental anterior. A síndrome compartimental anterior é uma condição de dor associada ao aumento na pressão dos tecidos no compartimento muscular envolvido. Essa condição é caracterizada pela dor muscular na parte inferior da perna com a corrida ou outra atividade e é aliviada, com muita rapidez, pela interrupção da atividade. Os sinais clínicos da síndrome compartimental são evidenciados por dor, paralisia, parestesia, palidez e pulsos. A dor, especialmente a dor desproporcional, é sempre o primeiro sinal, mas a perda de sensação neurológica normal é o sinal mais confiável.[465,466]

A palpação do compartimento em questão pode demonstrar edema ou compartimento tenso.[467] A redução ou perda da discriminação de dois pontos também pode ser um achado precoce da síndrome compartimental.[465,466] É possível que os achados clínicos incluam pele eritematosa e translúcida cobrindo a estrutura envolvida (descrita como uma sensação "lenhosa") e edema acentuado. A pressão no tecido intracompartimental costuma ser menor do que a pressão arterial, tornando os pulsos periféricos e a reposição capilar indicadores inadequados do fluxo sanguíneo dentro do compartimento.[467]

A síndrome é confirmada pelas pressões elevadas no compartimento. A pressão normal do tecido varia entre zero e 10 mmHg.[467] O fluxo sanguíneo capilar dentro do compartimento pode ficar comprometido com pressões maiores do que 20 mmHg. As fibras musculares e nervosas correm risco de sofrer necrose isquêmica com pressões superiores 30 ou 40 mmHg.

O diagnóstico diferencial estabelece fratura tibial por estresse, tendinite tibial anterior e o grupo de lesões denominadas canelite ("*shin splint*"). A síndrome compartimental aguda requer fasciotomia cirúrgica de emergência.

Síndrome compartimental lateral. A síndrome compartimental lateral é extremamente rara. Ela é, muitas vezes, mal-diagnosticada como tenossinovite dos músculos tibial anterior, flexor longo do hálux, fratura por estresse fibular ou tensão gastrocnêmica lateral. Os achados característicos incluem sensibilidade junto da porção proximal da perna, com edema e rigidez sobre o compartimento lateral. Nesses casos, pode haver queixas de dormência sobre a região posterior do pé causada pela compressão do nervo fibular superficial.[466,467]

A intervenção é baseada na gravidade dos sintomas. Nos casos leves, o tratamento envolve repouso relativo, instruções e exame das etiologias subjacentes.[468] Isso inclui mau alinhamento da extremidade inferior, desequilíbrios musculares, erros de treinamento, calçados inadequados e técnica inadequada.[468]

A síndrome compartimental aguda, ou aquela que não responde à intervenção conservadora, requer fasciotomia aberta.

Irritação no nervo fibular superficial. A compressão de um nervo periférico causa deformação das fibras nervosas, isquemia local, edema e aumento na pressão endoneural causado pela aceleração na permeabilidade vascular, resultando em perda de função das fibras nervosas (ver Cap. 18).

Distensão muscular. Ver Capítulo 18.

Dor na panturrilha

As causas de dores na panturrilha incluem as listadas na Tabela 9-39.

Piomiosite. Piomiosite é o termo usado para denominar abscessos musculares espontâneos nos músculos esqueléticos. Trata-se de uma patologia predominante em países tropicais. A etiologia da piomiosite é pouco compreendida. Os traumas mecânicos locais ocorridos em época de bacteremia incidental são com frequência postulados como sendo mecanismos geradores. As condições subjacentes, como imunodeficiência ou doenças crônicas (p. ex., diabete melito), predispoem à piomiosite.

A história natural de piomiosite pode ser dividida em três estágios: invasivo, purulento e final.[435]

1. *Estágio invasivo.*[469] Esse estágio ocorre quando um organismo penetra no músculo. Ele se caracteriza pelo surgimento gradual de dor imprecisa e cãibras, com ou sem febre e anorexia. Há edema localizado, algumas vezes descrito como endurecido ou "lenhoso", com pouca ou nenhuma sensibilidade. Esse estágio dura de 10 a 21 dias.

TABELA 9-38 Causas potenciais de dor na parte ântero-lateral da perna

Síndrome compartimental anterior
Síndrome compartimental anterior
Irritação do nervo fibular superficial
Distensão muscular de um ou mais dos músculo fibulares ou do tibial anterior

TABELA 9-39 Causas potenciais de dor na panturrilha

Piomiosite
Fratura da diáfise da fíbula
Trombose venosa profunda
Hematoma
Ruptura do tendão do calcâneo
Distensão do músculo sóleo
Síndrome compartimental aguda posterior
Cãibras musculares

2. *Estágio purulento.* Esse estágio ocorre quando se desenvolve uma coleção profunda de pus no músculo. Este se torna sensível e são comuns febre e tremores. A pele subjacente pode ser normal ou mostrar eritema leve.

3. *Estágio final.* Esse estágio é caracterizado por sensibilidade estranha no local, vermelha e oscilante. O paciente apresenta febre alta e pode sofrer choque séptico.

O iliopsoas é um dos locais mais comuns de piomiosite (ver discussão do abscessos no iliopsoas em "Causas de dores pélvicas" anteriormente).

Fratura da diáfise fibular. O trauma direto é a causa mais comum de fraturas fibulares isoladas.[470] Outra causa é a contração muscular forçada do sóleo.[471] As fraturas fibulares por estresse são comuns em corredores de longa distância. A carga máxima da fíbula ocorre durante o período inicial da largada e forças de até três vezes o peso do corpo são transmitidas às pernas.[472] Assim, a dor nessa condição é tipicamente relacionada com a sustentação de peso durante o período inicial da largada. Pode haver, também, sensibilidade no local da fratura.

Trombose venosa profunda (TVP). As veias musculares confluem para as veias profundas da extremidade inferior. As veias do músculo sóleo confluem para as veias posteriores tibiais e fibulares. As veias do gastrocnêmio confluem para a veia poplítea. A trombose comumente se desenvolve como um resultado da estase venosa do fluxo sanguíneo lento ao redor dos seios da válvula venosa. A extensão do trombo primário ocorre dentro ou entre as veias profundas e superficiais da perna, e os coágulos que se propagam causam obstrução venosa, danos às válvulas e possível tromboembolia venosa (TEV). A maioria dos episódios de TEV são silenciosos. A causa mais comum de inchaço nas pernas é edema, mas a expansão de todo o membro ou parte dele pode resultar do aumento em qualquer componente dos tecidos (músculo, tecido adiposo, sangue, etc.).[473]

Os aspectos clínicos da TEV incluem:[473]

▶ Dor e/ou sensibilidade na panturrilha.
▶ Tumefação com edema depressível.
▶ Tumefação abaixo do joelho (trombose venosa distal profunda) ou acima da virilha (trombose venosa proximal profunda).
▶ Elevação da temperatura da pele.
▶ Dilatação venosa superficial.
▶ Cianose, em pacientes com obstrução grave.

A intervenção visa reduzir os sintomas e prevenir as complicações. As complicações principais da trombose venosa profunda são embolia pulmonar, síndrome pós-trombótica e recorrência de trombose.[473] Os trombos proximais são uma grande fonte de morbidade e de mortalidade. Os trombos distais são menores e mais difíceis de detectar de maneira não invasiva e seu prognóstico e importância clínica são menos evidentes.[473]

Hematoma. Qualquer tensão no músculo gastrocnêmio pode acarretar traumas simples. Rupturas completas ou parciais da unidade miotendínea podem resultar em hematoma. As manifestações clínicas do hematoma no gastrocnêmio estabelecem edema local, dor e sensibilidade agravadas pela dorsiflexão passiva da articulação do tornozelo. Essa condição pode imitar uma TVP. A história subjetiva ajuda a estabelecer o diagnóstico. O diagnóstico definitivo é obtido pelo exame de varredura com TC, que revela a existência de massa de tecido mole local dentro do músculo gastrocnêmio, consistente com os hematomas.

Ruptura do tendão do calcâneo. Ver Capítulo 19.

Distensão no músculo sóleo. Ver Capítulo 19.

Síndrome compartimental aguda posterior. A dor aguda na panturrilha ocorre como o resultado da síndrome compartimental posterior. As causas incluem TVP, ruptura do cisto de Baker e ruptura espontânea da cabeça medial do gastrocnêmio. O diagnóstico da síndrome compartimental posterior é feito pela medição da pressão. A intervenção em geral envolve fasciotomia.

Dor na parte ântero-medial inferior da perna

As causas de dor na parte ântero-medial inferior da perna incluem aquelas listadas na Tabela 9-40.

Fratura por estresse na tíbia. As fraturas por estresse são uma causa comum de sensibilidade dolorosa na tíbia e uma causa muito comum de dor na perna durante os exercícios. As tensões musculares simples são, provavelmente, a principal causa de dor aguda na perna induzida pelo exercício, enquanto a dor subaguda ou crônica é provocada por fraturas por estresse ou pela síndrome compartimental (de esforço) crônica.

O reconhecimento desse tipo de fratura é relevante porque são propensas a pseudoartrose e necrose avascular. Elas correm também um risco maior de luxação do que as fraturas tibiais por estresse posteriores. Essa suscetibilidade aumentada à complicação tem sido atribuída à predominância das forças tensoras na diáfise anterior, em vez de forças compressivas na diáfise posterior.

Enxerto ósseo, estimulação elétrica e fixação interna são, algumas vezes, necessários.

Síndrome do estresse tibial medial. Ver Capítulo 19.

TABELA 9-40 Causas potenciais de dor na parte ântero-medial inferior da perna

Fratura por estresse na tíbia
Síndrome do estresse tibial medial
Neurite safena
Osteomielite na tíbia
Síndrome do sóleo
Canelite (*shin splint*)
Trombose na veia safena magna

Neurite safena. A neurite safena, também conhecida como *gonalgia parestética*, é uma condição dolorosa causada pela irritação ou compressão do canal adutor ou em outro local ao longo do curso do nervo safeno.[474] Essa condição também pode estar associada ao trauma cirúrgico ou não cirúrgico no nervo, em especial na região medial ou anterior do joelho.

A neurite safena pode simular outras patologias ao redor do joelho ou da panturrilha, em particular a ruptura do menisco medial, lesões musculares ou osteoartrite. Como uma entidade isolada, a neurite safena pode aparecer em conjunto com outros problemas comuns, como OA e síndrome da dor patelofemoral. Sua aparência clínica é caracterizada por dor contínua e imprecisa ao longo do trajeto do nervo safeno, no lado medial da coxa, no joelho ou da panturrilha. A hiperestesia do nervo é comum. Há, em geral, sensibilidade à palpação suave no curso do nervo, em especial na saída do canal adutor, próximo à linha articular medial, no terço proximal da perna. O diagnóstico é confirmado pelo alívio dos sintomas após aplicação de anestesia local na área afetada.

O tratamento inicial envolve tratamento sintomático conservador, tratamento da patologia associada, terapia de dessensibilização, neuroestimulação elétrica transcutânea (TENS) e infiltrações diagnósticas ou terapêuticas de anestésico local. Nos casos recalcitrantes, a descompressão cirúrgica e a neurectomia são boas alternativas. O segredo do tratamento é o reconhecimento imediato; a palpação do nervo safeno deve ser parte de todos os exames de rotina do joelho.

Osteomielite da tíbia. A osteomielite é uma infecção grave que pode surgir depois de um tratamento ósseo cirúrgico e de trauma penetrante agudo no osso. A tíbia é o local mais afetado por osteomielite pós-traumática.[475] A osteomielite tibial pós-traumática resulta de trauma ou de infecção hospitalar do tratamento de trauma que permite a entrada de organismos no osso, sua proliferação no tecido traumatizado e, com isso, a produção de infecção óssea subsequente.[475] A infecção resultante costuma ser polimicrobiana.

Os pacientes com osteomielite pós-traumática da tíbia apresentam dor localizada no osso e na articulação, eritema, edema e drenagem ao redor da área de trauma, cirurgia ou infecção da ferida.[475] Os sinais de bacteremia, como febre, arrepios e suores noturnos, podem estar presentes na fase aguda da osteomielite, mas não na fase crônica.[475]

As radiografias são importantes para o diagnóstico, para a verificação do estágio e para avaliar da progressão da osteomielite pós-traumática.[475]

Causas de dor no tornozelo

As causas de dor generalizada no tornozelo incluem aquelas mostradas na Figura 9-8 e listadas na Tabela 9-41.

Artropatias induzidas por cristais

Dois tipos de artrite, gota e pseudogota, são comuns na articulação do tornozelo. Os episódios de artrite aguda nessa região, sem causa aparente, são indícios de crises de gota, especialmente em homens de meia-idade.

Entorses ligamentares
Ver Capítulo 19.

Tendinite
Ver Capítulo 19.

Fratura
Ver Capítulo 19.

Bursite
Ver Capítulo 19.

Osso trígono

O termo *osso trígono* se refere a uma falha na tuberosidade lateral do processo posterior para fazer a união do corpo do tálus durante a ossificação, produzindo um impacto com flexão plantar extrema.[476] A região posterior do tálus exibe geralmente um centro de ossificação separado, aparecendo na faixa etária dos 8 aos 10 anos em indivíduos de sexo feminino e dos 11 aos 13 anos nos do sexo masculino. A fusão ocorre em 1 ano depois do surgimento.[477,478] Quando a fusão não ocorre, forma-se um osso trígono. Há registros dessa condição em cerca de 10% da população geral e ela tende a ser unilateral.[477,479-481]

A origem desse ossículo pode ser congênita ou adquirida. Na forma congênita, ele se caracteriza pela separação persistente do centro secundário da tuberosidade lateral remanescente do tálus posterior em decorrência de microtraumas repetidos durante o desenvolvimento.[477,481] A forma adquirida é secundária a uma fratura real que não se uniu.[477,481,482] Em ambas as formas, o osso trígono é assintomático.[476] Contudo, ele pode tornar-se sintomático em atletas jovens que fazem flexão plantar ativa do tornozelo, como bailarinos, ginastas, patinadores no gelo ou jogadores de futebol.[477,479,481,483,484]

A dor, localizada no tornozelo póstero-lateral, resulta de impacto mecânico do tálus posterior, entre a tíbia posterior e o calcâneo.[476] O impacto repetitivo nos tecidos moles nesse intervalo pode resultar, também, em capsulite hipertrófica.[477,480,485-487] A dor póstero-medial associada[477,483,486] pode indicar tendinite do flexor longo do hálux. É possível confirmar o diagnóstico por meio de estudo de imagem.

As radiografias planas devem envolver uma visão lateral do tornozelo, bem como a visão lateral em flexão plantar. Um exame ósseo é usado para determinar a reatividade do osso trígono,[477,488] mas a ausência de absorção não exclui a possibilidade de impacto.[476]

O diagnóstico diferencial inclui impacto posterior no tornozelo, tendinite no tendão do calcâneo, tendinite fibular e tendinite no flexor longo do hálux.[477]

A intervenção conservadora inclui repouso, medicamentos anti-inflamatórios, tala para evitar flexão plantar e infiltrações.[477,483] A dor, contudo, retorna quando os jovens atletas retomam a prática do esporte.

Osteocondrite dissecante

A OCD do tálus pode resultar do estresse em inversão no tornozelo. Isso, na verdade, é uma "fratura transcondral" secundária a um trauma.[489] Mais comumente, o início da dor é gradual e algum macrotrauma anterior é evidente.[476] Os pacientes jovens podem apresentar-se com dor no tálus ântero-lateral e póstero-medial. Eles relatam fraqueza ou efusões no tornozelo. As radiografias planas do tornozelo em geral mostram a lesão, mas algumas vezes um exame ósseo ou IRM se fazem necessários para o diagnóstico.[490] A classificação de Berndt-Harty[491] de osteocondrite dissecante do tálus é a que segue:

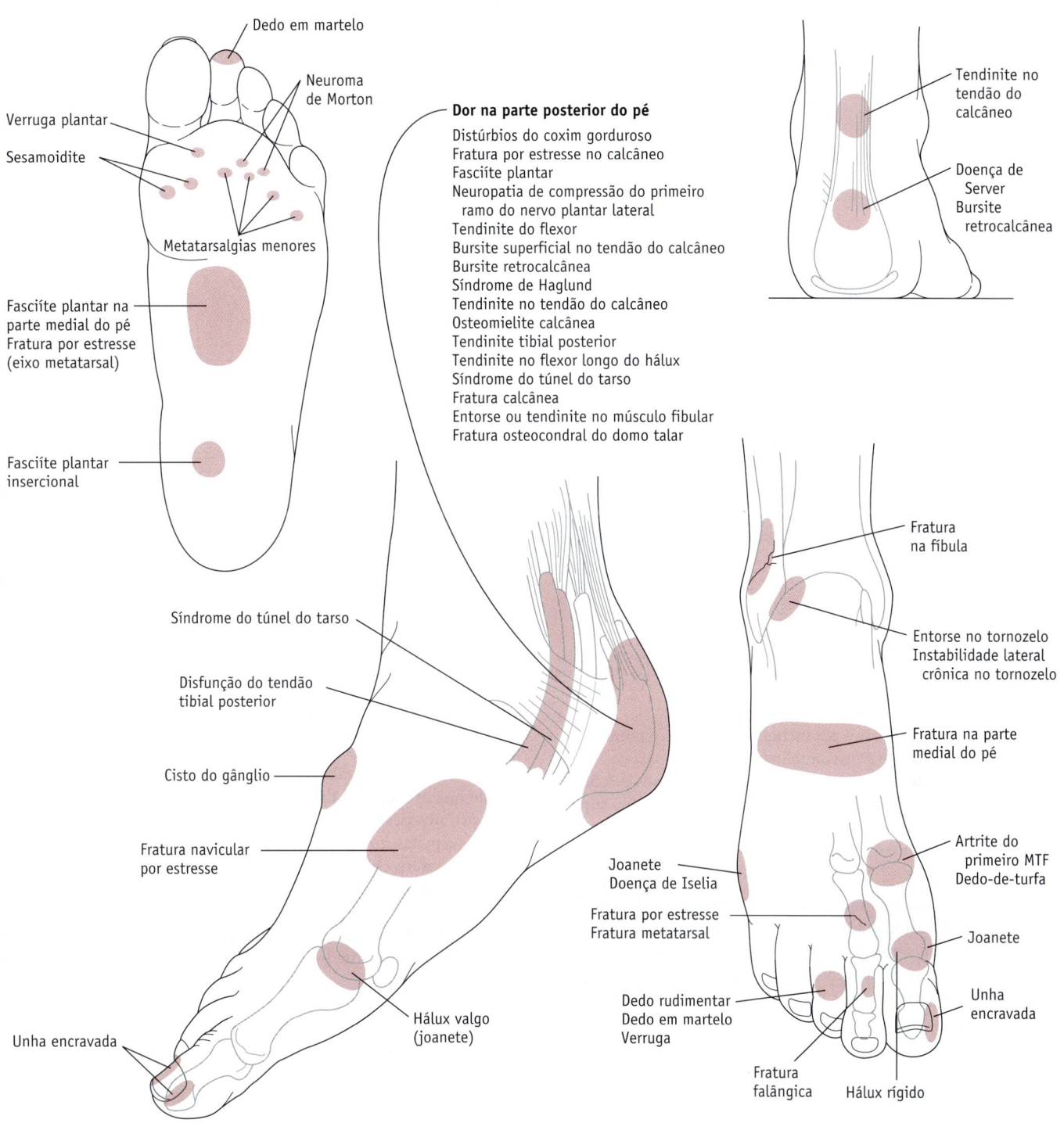

FIGURA 9-8 Causas potenciais de dor no pé e no tornozelo.

▶ *Tipo I.* Pequena área de compressão do osso subcondral.
▶ *Tipo II.* Separação parcial do fragmento osteocondral.
▶ *Tipo III.* Fragmento osteocondral completamente separado, embora permaneça na cavidade.
▶ *Tipo IV.* Fragmento osteocondral deslocado.

Berndt e Harty[491] relataram que 43% das lesões de OCD envolvem o terço médio do tálus lateral, com 57% envolvendo o terço posterior medial.[489] Um estudo[492] verificou que as lesões

TABELA 9-41 Causas potenciais de dor generalizada no tornozelo

Artropatias induzidas por cristais
Entorses ligamentares
Tendinite
Fratura
Bursite
Osso trígono
Osteocondrite dissecante do tálus
Monoartrite aguda
Osteoporose migratória transitória
Poliartrite
Artrite de Lyme
Síndrome de Reiter
Artrite reumatoide

TABELA 9-42 Causas potenciais de dor generalizada no pé

Trauma
Infecção
Artrite reumatoide
Gota
Pseudogota
Lúpus eritematoso sistêmico
Doença da célula falciforme
Distrofia simpática reflexa/síndrome da dor regional complexa
Doença vascular periférica
Polineuropatia periférica
Distúrbios sistêmicos
Síndromes da compressão do nervo e da raiz
Cãibras no pé
Lesão por frio
Mordidas e picadas
Distúrbios cutâneos

de OCD laterais raramente cicatrizam espontaneamente, enquanto a maioria das lesões mediais, sim.[489]

As intervenções para as lesões dos Tipos I e II iniciam com molde de gesso e órtese.[476] A intervenção inicial para as lesões mediais do Tipo III são conservadoras, mas podem requerer debridamento artroscópico ou aberto. As lesões laterais do Tipo III e as lesões do Tipo IV requerem, todas, remoção artroscópica ou colocação de pinos para uma melhor chance de cicatrização.[493]

Causas de dor nos pés

Dor generalizada nos pés

As causas de dor generalizada nos pés incluem aquelas mostradas na Figura 9-8 e listadas na Tabela 9-42.

Infecção. As infecções nos pés incluem diagnósticos como celulite, fasciíte necrosante e osteomielite.

Celulite. A celulite é comum depois de cirurgias nos pés ou nos tornozelos. Ela é importante para distinguir as infecções superficiais daquelas que envolvem o invólucro de tecidos moles profundos e, possivelmente, as articulações ou os ossos.

▶ *Superficial.* Nas infecções superficiais, a pele apresenta-se quente, sensível e eritematosa, mas o movimento articular é indolor. Ocasionalmente, ocorre linfangite ou linfadenopatia. A área é sensível à palpação. Os organismos causadores mais comuns em hospedeiros não comprometidos são *Staph. aureus* e o estreptococos β-hemolíticos.

▶ *Profunda.* As infecções profundas com formação de abscessos são complicações graves. Em pacientes com infecções profundas, a pele fica quente, sensível, edemaciada e possivelmente flutuante. A contagem de leucócitos e a temperatura podem aumentar. As radiografias planas, a IRM e a aspiração com agulha facilitam a determinação do diagnóstico.

Fasciíte necrosante. A fasciíte necrosante tem como característica a necrose progressiva rápida e o edema do tecido adiposo subcutâneo e da fáscia, que pode resultar em choque séptico, problemas nos órgãos terminais, perda de membros ou óbito. Os pacientes com imunidade comprometida, como aqueles com infecções causadas por vírus da imunodeficiência humana, diabete melito e alcoolismo correm risco potencial de contrair fasciíte necrosante. Os sinais clínicos da patologia incluem edemas enrijecidos e eritema que não respondem a elevação ou antibióticos. Os pacientes em geral apresentam febre.

Osteomielite. Febre, dor local, edema, drenagem exsudativa, contagem de leucócitos e taxa de sedimentação altas são achados típicos da osteomielite. O tratamento cirúrgico de pacientes com osteomielite consiste em debridamento de todos os tecidos necróticos e infeccionados e terapia antibiótica adequada. O tratamento pode incluir o uso de grânulos de metilmetacrilato impregnados com antibiótico, partes do tecidos moles locais ou vascularizados, enxertos de osso autógeno ou enxertos ósseos vascularizados, após a infecção ter sido erradicada.

Artrite reumatoide. A AR envolve caracteristicamente os tecidos sinoviais das pequenas articulações e dos pés, em vez da articulação talocrural ou subtalar. As mulheres são três vezes mais afetadas do que os homens. Em 17% dos casos, a doença manifesta-se primeiro nos pés.[494]

As suspeitas do estágio inicial da doença devem recair sobre mulheres jovens com dor bilateral nos pés e com uma tendência à rigidez matinal nas articulações MTF dos pés.

Gota. Cerca de 60% das manifestações iniciais de gota envolvem o hálux (podagra), que fica inchado e o paciente sente uma dor excruciante.

Pseudogota. A pseudogota envolve articulações além da MTF, incluindo as articulações talonavicular ou subtalar.[494]

Lúpus eritematoso sistêmico. O lúpus eritematoso sistêmico (LES) é uma doença sistêmica autoimune que inclui glomerulonefrite, erupções, serosite, anemia hemolítica, trombocitopenia e envolvimento do sistema nervoso central.[495] Essa doença ocorre mais comumente em mulheres em idade fértil.

A variedade de apresentações neurológicas do LES compreende neuropatias cranianas, síndromes de AVCs, distúrbios nos movimentos, lesões da medula espinal, distúrbios convulsivos, demência, transtornos cognitivos, psicoses e transtornos de humor. As manifestações no sistema nervoso periférico envolvem polineuropatias simétricas, mononeurite multiplex, polineuropatias com desmielinização inflamatória crônica e problemas autônomos.

A LES é considerada como sendo uma doença humana prototípica autoimune mediada pelos complexos patogênicos imunes.

Doença da célula falciforme. A doença da célula falciforme é um distúrbio sanguíneo hereditário que afeta em sua maioria afro-americanos. Os pacientes ficam vulneráveis a repetição das crises, que causam dor grave, danos em órgãos multissistêmicos e morte prematura. As crises da célula falciforme começam durante os anos pré-escolares e nos primeiros anos escolares. Há variações consideráveis na frequência das recaídas e na duração de cada episódio.

A crise começa quando um gatilho – tal como uma infecção aguda (especialmente virótica), estresse, desidratação ou temperaturas extremamente quentes ou frias – leva as células sanguíneas a liberar oxigênio. As pessoas com a doença da célula falciforme têm hemoglobina anormal, conhecida por *hemoglobina S (HbS)*, que forma longos polímeros durante a desoxigenação. Os polímeros em forma de bastão transformam as hemácias, vermelhas e arredondadas, em células enrijecidas em forma de meia-lua ou de foice.

Feixes dessas células deformadas ligam os vasos capilares de todo o corpo, reduzindo o fluxo sanguíneo. A oclusão nos vasos causa hipoxia localizada do tecido, que, por sua vez, leva a novas deformações. Logo em seguida ocorre o infarto e a necrose tecidual.

A dor é o sintoma principal. Ela pode ser localizada ou difusa, constante ou intermitente. Cerca da metade de todos os pacientes apresenta febre, edema nas articulações das mãos e pés, dor nos ossos longos, taquipneia, hipertensão, náuseas e vômitos. A hospitalização se torna necessária quando essas complicações são graves. A síndrome aguda no tórax e acidentes cerebrovasculares são complicações da doença que colocam a vida em risco. Além disso, o paciente pode desenvolver infarto pulmonar, causando a síndrome aguda do peito, caracterizada pela combinação de dor no peito, dispneia, febre e leucocitose.

Distrofia simpática reflexa. A síndrome da dor regional complexa (SDRC), anteriormente conhecida como distrofia simpática reflexa, é uma dor regional, pós-traumática, neuropática que afeta, na maioria das vezes, um ou mais membros (ver Cap. 16 para SDRC da extremidade superior).[497]

A maioria dos pacientes com SDRC sofreu uma lesão inicial ou identificável, que pode ser insignificante, tal como um entorse de menor importância de um membro, ou grave, como um trauma envolvendo nervos importantes. Os adultos podem apresentar-se com SDRC após uma fratura ou trauma com imobilização. Em crianças, a SDRC ocorre mais vezes em meninas atletas (proporção de 1:6, de meninos para meninas) com idade média de 12 anos.[498]

A maioria dos casos de SDRC na extremidade inferior, incluindo o pé e o tornozelo, tem história de trauma de menor importância. Os aspectos principais são dor, alodinia e hiperalgesia, atividade vasomotora anormal e sudomotora anormais, que persistem após o período de cicatrização normal. A alodinia é definida como respostas desproporcionais e crescentes da dor a estímulos não nocivos, enquanto a hiperalgesia, como o aumento desproporcional na resposta dolorosa a um estímulo levemente nocivo.

Os pacientes com SDRC adotam, muitas vezes, uma postura de proteção para evitar que estímulos térmicos e mecânicos afetem a área envolvida, ou seja, calçam meias especiais para proteger a extremidade. A alodinia pode ser tão grave que o paciente às vezes não permite que o médico ou o fisioterapeuta examine ou mesmo toque o membro afetado.

O sucesso do tratamento da SDRC depende de abordagens intensivas e multidisciplinares. Como a dor e a disfunção do membro são os problemas clínicos mais relevantes, a reabilitação física e o controle da dor são os principais objetivos do tratamento. O encaminhamento precoce a clínicas especializadas no controle da dor, para possíveis bloqueios do nervo simpático ou para a administração de medicamentos neurossupressivos, pode ser uma importante opção.

Doença vascular periférica

A DVP é comum no ocidente. Ela começa tipicamente sua evolução na fase intermediária da vida (para homens, com aproximadamente 45 anos de idade e para mulheres entre os 55 e 60 anos).[499] As artérias possuem revestimento liso, o que permite que o sangue flua de maneira normal. A aterosclerose é uma doença arterial degenerativa que provoca o enrijecimento das artérias. Nessa condição, o músculo e o tecido elástico são substituídos por tecido fibroso, podendo ocorrer a calcificação.

A aterosclerose é o tipo mais comum de arteriosclerose. Ela é caracterizada pela formação de placas ateromatosas, que são deposições de material adiposo no revestimento das artérias médias e grandes. Essas artérias estreitam-se, tornando-se ásperas durante a deposição de material adiposo. Os coágulos sanguíneos formam-se com mais facilidade por causa da aspereza da parede dos vasos, estreitando mais a artéria e, desse modo, limitando potencialmente o fluxo sanguíneo. A redução no suprimento sanguíneo para os órgãos e tecidos impede-os de desempenhar suas funções de maneira adequada. Além disso, há risco de quebra das placas e consequente formação de úlceras. A trombose pode ser resultado do engrossamento e ulceração da camada interna das artérias.

Os pacientes que sofrem redução do suprimento sanguíneo nos membros inferiores sentem cãibras relacionadas ao esforço nas panturrilhas, nas coxas e nas nádegas, que desaparece com o repouso. Essa condição é conhecida como *claudicação intermitente*.

A DVP com a claudicação pode ser confundida com claudicação neurogênica e com estenose espinal. A principal diferença é a resposta da dor ao repouso ou à posição da coluna. Diferente da dor da estenose espinal, a dor da DVP não é aliviada pela flexão do tronco ou agravada com a extensão sustentada do tronco (Tab. 9-43).

O local de claudicação indica o ponto mais provável de estreitamento ou bloqueio. Quando grave, a claudicação pode ser debilitante, limitar a mobilidade e algumas vezes está associada a má qualidade de vida e perda de independência funcional. A dor pode ocorrer em intervalos mais regulares, uma vez que o processo da doença avança para o seu estágio final – isquemia crítica do membro – até que, por fim, ela ocorre quando o paciente está em repouso (dor em repouso). Nesse estágio, a dor em repouso é, em geral, pior quando as pernas são elevadas e durante o sono, com o paciente obtendo algum alívio ao deixar os pés penderem sobre o lado da cama. O desenvolvimento de feridas não cicatrizantes ou gangrena (morte do tecido) pode ocorrer nesse estágio.

Essa patologia pode levar à perda de membros e à morte; portanto, a investigação e o diagnóstico rápido são importantes. O paciente que se apresenta com um desconforto típico, reproduzível, ou mediante o exercício nas nádegas, coxas ou panturrilhas que desaparece com o repouso é forte candidato a claudicação e DVP sintomática.

TABELA 9-43 Causas diferenciais da claudicação

Claudicação vascular	Claudicação neurogênica	Estenose espinal
A dor[a] costuma ser bilateral	A dor é geralmente bilateral, mas pode ser unilateral	A dor é geralmente bilateral
Ocorre na panturrilha (pé, coxa, quadril ou nádegas)	Ocorre nas costas, nas nádegas, nas coxas, nas panturrilhas e nos pés.	Ocorre nas costas, nas nádegas, nas coxas, nas panturrilhas e nos pés.
A dor é consistente em todas as posições da coluna.	A dor diminui com flexão espinal e aumenta com extensão espinal e com a caminhada	A dor diminui com flexão espinal e aumenta com extensão espinal e com a caminhada
A dor é provocada por exercícios físicos (p. ex., caminhada), alivia prontamente com o repouso (1 a 5 minutos) e aumenta ao subir ladeiras	A dor diminui na posição deitada	A dor alivia com o repouso prolongado (pode persistir horas após o repouso) e diminui ao subir ladeiras
Sem queimação ou disestesia	Queimação e disestesia das costas até as nádegas e perna(s)	Queimação e dormência presentes nas extremidades inferiores
Pulsos reduzidos ou ausentes nas extremidades inferiores	Pulsos normais	Pulsos normais
Mudança de cor e de pele nos pés; frio, dormência, secura ou pele escamosa; crescimento inadequado de unhas e cabelos	Boa nutrição da pele.	Boa nutrição da pele
Afeta indivíduos entre 40 e 60 anos ou mais	Afeta indivíduos entre 40 e 60 anos ou mais	Picos na sétima década de vida, afeta principalmente indivíduos do sexo masculino

[a] Dor associada com claudicação vascular também pode ser descrita como "dor indefinida", "cãibras" ou sensação de "cansaço". Dados de Goodman CC, Snyder TEK. *Differential Diagnosis in Physical Therapy*. Philadelphia: WB Saunders, 1990.

Polineuropatia periférica. A polineuropatia é uma síndrome com muitas causas diferentes. Os aspectos clínicos nas neuropatias dolorosas incluem perda sensorial, parestesia, hiperalgesia paradoxal, paroxismos e aumento da dor com estímulos repetitivos.

Distúrbios sistêmicos. Os distúrbios sistêmicos que causam dores do pé incluem:

▶ Carcinoma.
▶ Leucemia.
▶ Linfoma.
▶ Mieloma.
▶ Amiloidose.
▶ Doenças do tecido conjuntivo (poliarterite nodosa e LES).
▶ Insuficiência renal.
▶ Síndrome da imunodeficiência adquirida.
▶ Sarcoidose.
▶ Distúrbios cutâneos.

Síndromes de compressão do nervo e da raiz. Ver Capítulo 19.

Dor no antepé

As causas da dor no antepé incluem aquelas mostradas na Figura 9-8 e listadas na Tabela 9-44.

Metatarsalgia. A metatarsalgia em sua definição mais ampla, inclui desconforto ao redor das cabeças metatarsais ou das regiões plantares das cabeças metatarsais. A metatarsalgia é abordada no Capítulo 19.

Doença de Freiberg. A doença de Freiberg, uma necrose avascular da segunda epífise metatarsal, é uma fonte de metatarsalgia.[476] A doença é uma osteocondrose de etiologia congênita, traumática ou vascular que leva ao colapso e à deformidade de cabeças metatarsais de menor importância. É pouco provável que somente as lesões atléticas sejam a única causa da doença de Freiberg, embora tensões mecânicas sobre o antepé possam exacerbar condições subclínicas preexistentes. A condição é mais comum na segunda cabeça metatarsal, com predominância de 62 a 82%.[500,501] Sua ocorrência é menos frequente na terceira, quarta ou quinta cabeças metatarsais.

A proporção entre mulheres e homens na doença de Freiberg é de 5:1, e os pacientes típicos são adolescentes do sexo feminino com idade entre 11 e 17 anos.[502] A condição pode ser assintomática no início de seu curso e manifestar-se desde a fase adulta jovem até a meia-idade.

TABELA 9-44 Causas potenciais de dor no antepé

Metatarsalgia
Doença de Freiberg
Neuroma de Morton
Artrite
Fratura
Entorse no antepé
Bursite
Sinovite idiopática
Insuficiência arterial

O exame físico revela dor unilateral sobre a segunda cabeça metatarsal, que agrava com a atividade, amplitude de movimento limitada, edema periarticular e, ocasionalmente, uma calosidade plantar sob a segunda cabeça metatarsal.[503]

Essa condição é em geral autolimitada e requer apenas tratamento conservador na forma de repouso das atividades de alto impacto, uma ortose para corrigir a pronação,[504] botas especiais para a amplitude de movimentos ou molde de gesso curto para perna nos casos de dor grave e aguda. Os pacientes com antalgia grave devem usar muletas. Hoskinson[501] relatou sucesso com o tratamento conservador em 11 de 28 pacientes, embora todos tivessem restrição no movimento articular.

A intervenção cirúrgica para a doença de Freiberg envolve debridamento da articulação, remoção dos corpos livres e remoção dos osteófitos da cabeça metatarsal, com remodelagem da cabeça.[505] A osteotomia da dorsiflexão da cabeça metatarsal também foi considerada uma alternativa viável para rodar a cartilagem plantar saudável na articulação com a falange proximal.

Neuroma de Morton. O neuroma interdigital ou neuroma de Morton (Fig. 9-9), é uma neuropatia de aprisionamento mecânica do o nervo interdigital. Esse aprisionamento ocorre no trajeto que o nervo percorre sobre o lado plantar da região distal do ligamento intermetatarsal transversal, onde é vulnerável a lesões de tração e compressão durante a fase de arrancada da corrida ou durante as posições repetitivas de elevação dos dedos.[506]

O nervo envolvido com mais frequência é o terceiro nervo interdigital, entre a terceira e a quarta cabeças metatarsais, seguido de incidência pelo segundo nervo interdigital e, raramente, o primeiro e quarto nervos interdigitais.[506,507]

Os indivíduos com neuroma interdigital queixam-se de sintomas de ardência do antepé, cãibras, formigamento e dormência nos dedos no interespaço envolvido, com irradiação proximal ocasional.[506]

O neuroma de Morton é abordado com mais detalhes no Capítulo 19.

Artrite. Ver Capítulo 19.
Fratura. Ver Capítulo 19.
Entorse no antepé. Ver Capítulo 18.
Bursite. Ver Capítulo 19.

Dor no antepé e no hálux

As causas de dores no antepé medial e no hálux incluem aquelas mostradas na Figura 9-8 e listadas a seguir.

Lesões nas unhas. Ver Capítulo 19.
Hálux valgo. Ver Capítulo 19.
Hálux rígido. Ver Capítulo 19.
Artrite da primeira articulação MTF. Ver Capítulo 19.

Dor na parte média do pé

As causas de dores na parte média do pé incluem aquelas mostradas na Figura 9-8 e listadas a seguir.

Distensão do arco longitudinal.
Necrose asséptica do navicular.
Tendinite do flexor longo do hálux ou tendinite fibular. Ver Capítulo 19.
Fratura osteocondral subtalar. Ver Capítulo 19.

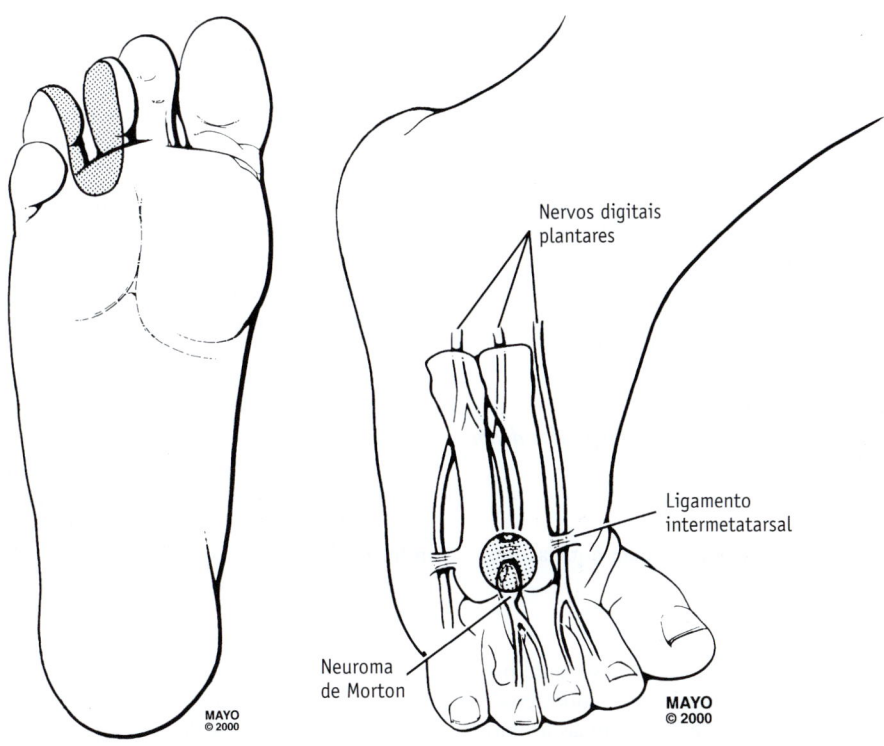

FIGURA 9-9 Neuroma de Morton. (Reproduzida, com permissão, de O'Connor FG, Wilder RP, eds. *Textbook of Running Medicine.* New York: McGraw-Hill, 2001: 159.)

Navicular acessório. O navicular acessório é o osso auxiliar mais comum no pé. Ele ocorre sobre a borda plantar medial do navicular no local de inserção do tendão tibial posterior.[508] Os registros indicam que a incidência na população geral deve ficar entre 4 e 14%,[508,509] embora alguns pacientes tornem-se sintomáticos.[476] Um estudo histológico realizado por Grogan e colaboradores em 1989[510] sugeriu que a falha elástica na sincondrose cartilagínea era a causa da dor.

Na população de atletas adolescentes, os sintomas podem ser secundários a pressões sobre a proeminência óssea, a rupturas da sincondrose real ou a tendinites tibiais posteriores.[509]

O paciente geralmente sente dor e apresenta uma proeminência sobre o navicular com o pé em pronação. Há sensibilidade local à palpação e dor com inversão resistida do pé.[508] Foi levantada a hipótese de que pode haver inserção do tendão tibial posterior no navicular acessório, um ponto mais fraco de inserção, causando, dessa maneira, uma queda no arco medial do pé e do respectivo plano.[511] Contudo, Sullivan e Miller[512] não encontraram diferença nos arcos longitudinais com ou sem um navicular acessório.

O exame físico pode ser suplementado por avaliações radiográficas. A visão ântero-posterior ou a oblíqua de eversão de 45° costumam ser diagnósticas.[508]

A intervenção para essa condição consiste em aparelhos de órtese, tentativas com moldes de gesso, exercícios para a amplitude de movimento e uma eventual remoção, se os sintomas persistirem.[508-510,512-515]

Doença óssea de Köhler. A doença óssea de Köhler é uma necrose asséptica de etiologia desconhecida que afeta tipicamente o osso navicular tarsal.[476] A condição em geral é causada pelo microtrauma repetitivo à epífise em fase de maturação.[476] Ela é sobretudo encontrada em meninos ativos com idade entre 4 e 7 anos.

A doença óssea de Köhler é tipicamente autolimitada e não requer qualquer tipo de cirurgia. A intervenção inicial envolve a diminuição da atividade ou a utilização de um molde de gesso curto por 3 a 6 semanas.[516] A órtese pode ser necessária para manter o arco longitudinal.

Fratura por estresse do navicular. Ver Capítulo 19.
Pé chato adquirido. Ver Capítulo 19.
Osteoartrite. Ver Capítulo 19.
Dor fascial plantar. Ver Capítulo 19.
Síndrome da subluxação cuboide. Ver Capítulo 19.

Dor na parte posterior (dorso) do pé
Tendinite no extensor longo do hálux, extensor longo dos dedos ou tibial anterior. Ver Capítulo 19.

Dor no retropé
As causas de dor generalizada no retropé incluem aquelas mostradas na Figura 9-8 e são as seguintes.

Dor generalizada no retropé
Fraturas calcâneas intra-articulares. O calcâneo é o osso tarsal mais frequentemente fraturado, com as fraturas calcâneas sendo responsáveis por 65% das lesões tarsais e cerca de 2% de todas as fraturas.[517] As complicações agudas incluem edema, bolhas e síndrome compartimental. Complicações tardias envolvem artrite, consolidação viciosa, incluindo suporte calcaneofibular e problemas no coxim do calcâneo. As complicações associadas ao tratamento cirúrgico envolvem deiscência, infecção e lesão nervosa iatrogênica.

Dor plantar no retropé
Distúrbios no coxim gorduroso.
Fratura por estresse no calcâneo. Ver Capítulo 19.
Fasciíte plantar. Ver Capítulo 19.
Neuropatia de aprisionamento do primeiro ramo do nervo plantar lateral. Ver Capítulo 18.
Tendinite do flexor

Dor no retropé
Bursite superficial do tendão do calcâneo. Ver Capítulo 19.
Bursite retrocalcânea. Ver Capítulo 19.
Síndrome de Haglund. Ver Capítulo 19.
Tendinite do tendão do calcâneo. Ver Capítulo 19.
Ruptura do tendão do calcâneo. Ver Capítulo 19.
Osteomielite calcânea. A osteomielite hematógena primária do calcâneo é incomum em adultos sendo responsável por 3 a 10% de todas as infecções agudas ósseas em crianças.[518] O calcâneo possui uma região metafisária equivalente, que se aproxima da apófise e é suscetível a infecções hematógenas, da mesma forma que ocorre nos ossos longos.[519] O *S. aureus* aparentemente é o agente bacteriano mais comum na osteomielite calcânea hematógena.

Os achados clínicos estabelecem febre, dor e edema ao redor do pé e do tornozelo. O diagnóstico diferencial pode abordar artrite séptica do tornozelo, celulite, fratura por estresse, apofisite calcânea, entesopatia do tendão calcâneo e abscesso subcutâneo.

Dor na parte medial do retropé
Tendinite tibial posterior. Ver Capítulo 19.
Tendinite do flexor longo do hálux. Ver Capítulo 19.
Síndrome do túnel do tarso. A síndrome do túnel do tarso (STT) é uma neuropatia compressiva do nervo tibial posterior (Fig. 9-10), ou de um de seus ramos, que geralmente ocorre no nível do tornozelo. Essa síndrome relativamente rara foi descrita pela primeira vez por Keck[520] e Lam[521] em dois relatórios distintos em 1962.

O nervo tibial posterior em geral é aprisionado durante seu percurso pelo túnel do tarso, passando sob a fáscia profunda, o flexor do retináculo e dentro do abdutor do hálux.[522] O local mais comum de aprisionamento é na região ântero-inferior do túnel, onde os nervos se dispõem ao redor do maléolo medial.[523]

A etiologia é multifatorial e pode ser pós-traumática, neoplásica, inflamatória[524] ou o resultado de rápido ganho de peso,[525] retenção de líquido,[525] mecânica anormal do pé e tornozelo[526-528] ou, ainda, de uma deformidade do pé em valgo.[529-531]

O diagnóstico é baseado na história e no exame clínico. O paciente típico relata uma sensação ardente com localização indefinida da dor e parestesia na superfície plantar medial do pé, com a distribuição correlacionando-se com o nível de aprisionamento do nervo plantar lateral ou medial quando eles se unem para formar o nervo tibial posterior.[494] O desconforto aumenta após a atividade e tipicamente é acentuado no final de um dia de trabalho.[522] Alguns pacientes têm cãibra no arco longitudinal do pé. A dor em repouso não é relatada com frequência, mas pode perturbar o sono.[494] A fasciíte plantar apresenta achados similares e deve ser excluída.[532]

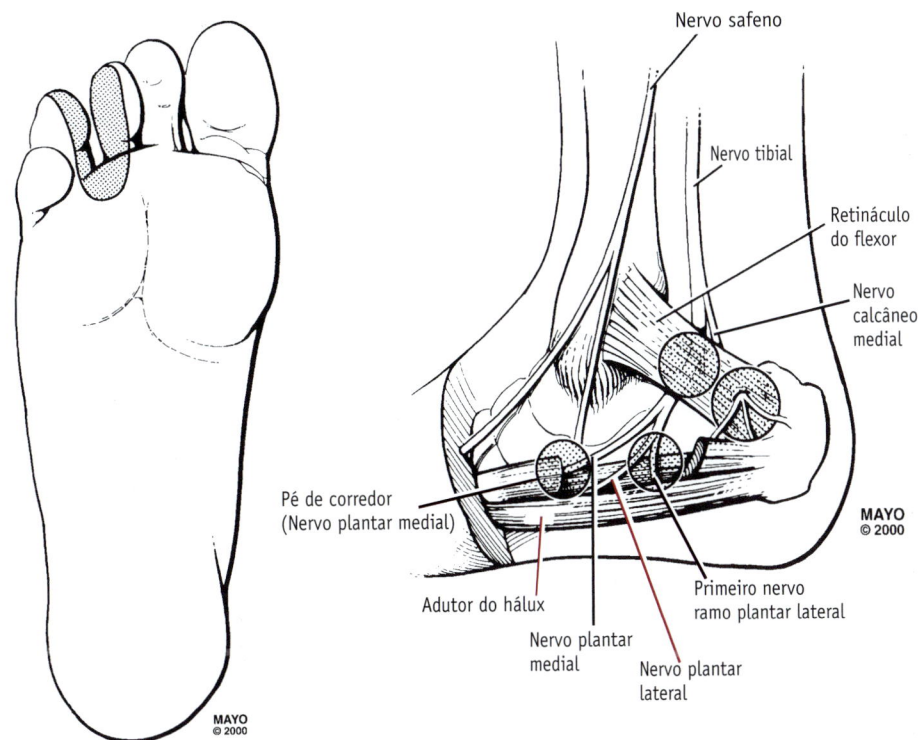

FIGURA 9-10 Síndrome do túnel do tarso. (Reproduzida, com permissão, de O'Connor FG, Wilder RP, eds. *Textbook of Running Medicine*. New York: McGraw-Hill, 2001: 260.)

O exame físico pode revelar qualquer um ou todos os seguintes sintomas:

▶ Sinal de Tinel positivo, às vezes com irradiação distal da dor na direção da planta média do pé, ao longo do ramo posterior do nervo.[533] A percussão deve ser executada com e sem peso.[534]
▶ Dor com dorsiflexão[524] ou eversão[533] passivas.
▶ Redução na discriminação de dois pontos na região plantar do pé.[533]
▶ Deformidade em varo ou em valgo no calcanhar.[525,529,531,533]
▶ Resultados normais do exame neurológico.[535]

As intervenções conservadoras mais efetivas para a STT são infiltrações de corticosteroides locais, uma órtese para a deformidade do pé,[531,536] fortalecimento dos intrínsecos do pé para restaurar o arco longitudinal medial,[528] perda de peso para pacientes obesos[528] e elevação de 2,5 cm para diminuir a tensão sobre o nervo tibial.[524]

A intervenção cirúrgica, que ocorre tipicamente após as tentativas de aplicação de medidas conservadoras, envolve descompressão do nervo.[529,530] Os resultados gerais da descompressão cirúrgica inicial são benéficos na maioria dos pacientes.[525]

Fratura do calcâneo. Ver Capítulo 19.
Entorse medial do tornozelo. Ver Capítulo 19.

Dor lateral do retropé
Distensão no músculo fibular ou tendinite. Ver Capítulo 19.
Entorse lateral do tornozelo. Ver Capítulo 19.

Fratura osteocondral do domo talar. Ver Capítulo 19.
Compressão do nervo sural.
Fratura por estresse do maléolo lateral. Ver Capítulo 19.

ESTUDO DE CASO — PULSAÇÃO NO PESCOÇO

HISTÓRIA
Uma mulher de 37 anos apresentou-se na clínica queixando-se que sua cabeça "queria ir para trás". Os seus sintomas começaram aproximadamente seis meses antes, com uma "pulsação" indolor no lado esquerdo do seu pescoço que piorou com situações estressantes e atividades físicas, mas aliviou com relaxamento e sono. Ela conseguia parar a pulsação colocando sua mão sobre a região posterior direita do pescoço. Os sintomas evoluíram para uma extensão do pescoço com espasmo, o que a levou a inclinar-se para a frente para poder olhar as outras pessoas. A paciente observou também um ocasional "tique no olho" que parecia ir e vir de maneira espontânea, porém negou qualquer parestesia, fraqueza, dispneia, alterações visuais, perda de audição ou alterações intestinais ou urinárias. Embora não tivesse qualquer história familiar de problemas neurológicos específicos, relatou que uma tia do lado materno tinha "tiques faciais". Ela tinha história médica de ansiedade e várias fobias para as quais recebia assistência psicológica. Estudos vasculares excluíram doença vascular e a presença de aneurisma no pescoço ou no tronco. Estudos de imagem eliminaram as hipóteses de fratura ou tumor.

TESTE E MEDIDAS
No exame físico, o pescoço foi posicionado em extensão, inclinado ligeiramente para o lado esquerdo e rotação para o direito, ocorrendo um espasmo palpável e hipertrofia da musculatura paravertebral cervical esquerda. A paciente tinha amplitude de movimento total do pescoço em todos os planos, com força motora intacta, e não havia outra deficiência motora ou sensorial. Testes dos nervos cranianos e reflexos estavam normais de maneira bilateral e nenhum outro tremor, tique ou distonia foi observado.

AVALIAÇÃO
O diagnóstico provisório foi de torcicolo espasmódico. Dado o fato de que a paciente não tinha nenhum déficit sensorial, motor ou de amplitude de movimento, o caso foi discutido com o seu médico. Este concordou com um período de exames de fisioterapia usando os princípios da prática positiva.[250]

INTERVENÇÃO
▶ *Modalidades terapêuticas e agentes térmicos.* Uma compressa úmida quente foi aplicada no lado esquerdo da coluna cervical quando a paciente chegava para cada sessão de tratamento. O ultrassom a 3 MHz foi administrado na musculatura cervical no lado esquerdo do pescoço durante 10 minutos após o calor úmido.

▶ *Terapia manual.* Depois do ultrassom, as técnicas do tecido mole de massagem e alongamento suave foram executadas. O pescoço foi suavemente alongado em flexão, inclinação lateral para a direita e rotação à esquerda.

▶ *Exercícios terapêuticos.* A paciente fez exercícios de amplitude de movimento ativo no movimento combinado de flexão, inclinação lateral para a direita e rotação à esquerda no grupo muscular espasmódico.

▶ *Orientação à paciente.* A paciente recebeu explicações sobre as causas potenciais dos sintomas. Ela foi orientada a executar exercícios de amplitude de movimento ativo quantas vezes fossem possíveis na posição ereta. O seu marido foi instruído sobre a mesma técnica e sobre técnicas de massagem. Ela recebeu também orientações sobre o uso de calor em casa. Foram dadas informações para dormir no lado esquerdo utilizando um travesseiro de tamanho médio.

▶ *Objetivos/resultados.* Os objetivos da paciente e os da intervenção do exercício terapêutico foram discutidos com ela. Concluiu-se que as sessões clínicas ocorreriam até que a paciente e seu marido se sentissem confortáveis com sua capacidade de executar o protocolo de tratamento de forma independente, ocasião na qual a paciente poderia receber alta para um programa de exercícios em casa. Ela compareceu em seis sessões de fisioterapia. Em um acompanhamento de dois meses, relatou melhora acentuada em seus sintomas, mas observou que eles retornavam em alguns dias se o programa fosse interrompido.

ESTUDO DE CASO   DOR NA VIRILHA EM UMA MULHER DE MEIA-IDADE

HISTÓRIA
Uma mulher de 56 anos, moderadamente obesa, apresenta-se com uma prescrição que dizia "OA do quadril, avaliar e tratar".

A paciente apresentou-se com dores na virilha esquerda de início gradual que estava se agravando. A dor começou há aproximadamente três meses, quando iniciou um programa de caminhada para emagrecer. Os sintomas melhoram com repouso, mas pioram com a atividade, em especial na caminhada e ao subir escadas. Uma série de radiografias obtidas no consultório médico revelou leves alterações degenerativas na articulação do quadril.

HIPÓTESE DIAGNÓSTICA
Levando-se em consideração a idade da paciente, o início gradual e a localização da dor, os achados radiográficos e o fato de que a dor melhora com o repouso, o diagnóstico médico poderia estar correto. Contudo, qualquer início gradual dos sintomas deve sempre colocar o fisioterapeuta em alerta.

Aqueles menos intuitivos prosseguiriam com os testes, com o diagnóstico físico do paciente em foco prejudicando seu julgamento.

O exame de varredura do quadrante inferior apresentou os seguintes resultados:

▶ Leve desconforto na virilha durante a flexão lombar.
▶ Leve desconforto na virilha a 90° de elevação de perna reta.
▶ Leve desconforto na virilha com o teste de inclinação do joelho em decúbito ventral se o quadril estiver estendido.
▶ Nenhum sinal neurológico presente.
▶ Nenhuma dor reproduzida com teste ativo, passivo e resistido do quadril com exceção da extensão passiva do quadril.
▶ O teste de desobstrução e o teste de FABER (flexão na abdução e rotação externa) reproduzem a dor na virilha.

Nesta etapa, o terapeuta pode decidir tratar a paciente para a OA do quadril. Contudo, alguns importantes pontos são levantados dos achados do exame. Por exemplo, nenhum padrão capsular foi observado no quadril. Na verdade, o único movimento do quadril que foi doloroso – a extensão – não é sequer mencionado no padrão capsular. Os outros testes que poderiam ser positivos eram o teste de desobstrução e o teste de FABER, os quais examinam mais do que apenas a articulação do quadril.

O foco de cada exame deve considerar todas as causas potenciais dos sintomas e encontrar maneiras de provocar *e* aliviar os sintomas. É prudente, nesse caso, executar um exame das articulações lombar e sacroilíaca. Os testes podem revelar:

▶ Nenhum padrão capsular no quadril esquerdo.
▶ Dor na virilha também reproduzida com extensão lombar.
▶ Leve dor com flexão do quadril (L1-2), mas somente com o quadril estendido.
▶ Contratura bilateral do reto femoral e dos flexores do quadril.
▶ Rotação à esquerda de todos os segmentos lombares.

Como em geral acontece, os exames mais detalhados revelam mais informações, mas nem sempre facilitam o diagnóstico. O examinador precisa usar a lista mental de todas as estruturas no corpo que podem refletir dor na virilha e começar a eliminar cada uma delas munidos de uma série de testes até restar apenas uma. A dor na virilha é um achado comum nos pacientes, e achados assim podem incluir vários candidatos.

A dor na virilha pode sugerir OA do quadril:

▶ A idade da paciente, o início gradual e a localização da dor, os achados radiográficos e o fato de que a dor melhora com o repouso dão suporte a essa conclusão.

▶ O teste de desobstrução positivo e teste de FABER também apoiam essa conclusão.

▶ O padrão não capsular refuta esta conclusão.

A dor na virilha pode sugerir impedimento pélvico:

▶ O teste de FABER positivo dá algum suporte para essa conclusão.

▶ Todos os outros testes sacroilíacos são negativos, o que refuta essa conclusão.

A dor na virilha pode sugerir dano lombar ou torácico:

▶ A dor reproduzida com a extensão lombar sustenta essa conclusão.

▶ A inclinação de joelho em decúbito ventral positiva dá algum suporte a essa conclusão.

▶ O teste de FABER positivo dá algum fundamento a essa conclusão.

▶ A dor com flexão do quadril resistida, com o quadril em extensão, confirma essa conclusão com base na anatomia dos flexores do quadril.

A dor na virilha pode sugerir estrutura contrátil:

▶ A dor reproduzida pela flexão resistida do quadril sustenta essa conclusão.

▶ O teste de desobstrução positivo refuta essa condição.

▶ O início gradual refuta ou sustenta essa conclusão, dependendo de se foi um dano muscular ou no tendão.

A dor na virilha pode sugerir, ainda, uma série de outras patologias. Na verdade, essa paciente foi diagnosticada com bursite iliopectínea. Deve ficar claro a partir deste estudo de caso que devem ser usados todos os recursos clínicos. Os fisioterapeutas mais experientes começam agora a questionar se não houve encurtamento adaptativo do iliopsoas.

Este caso evidencia também um problema enfrentado por muitos fisioterapeutas: a potencial invasão das áreas íntimas da paciente. Embora a maioria deles palpe rotineiramente a coluna e as extremidades, se suspeitarem de disfunção muitos ficam relutantes em palpar áreas mais íntimas. É essencial proteger a dignidade do paciente em quaisquer circunstâncias; contudo, o fisioterapeuta precisa examinar todas as causas potenciais da dor. Uma explicação detalhada sobre as razões para um exame dessas áreas deve ser fornecida ao paciente. É também uma boa política ser acompanhado por um membro da equipe do mesmo sexo do paciente, se o exame envolver tais procedimentos.

ESTUDO DE CASO DOR NAS COSTAS E NA PERNA

HISTÓRIA

Um homem de 55 anos apresentou-se com queixas de início gradual de dor grave nas costas e na perna esquerda. Os sintomas, que agravaram progressivamente nos últimos meses, foram seguidos pela queda com o pé esquerdo. Um exame de IRM foi interpretado como doença degenerativa no disco na coluna lombar branda sem evidência de comprometimento da raiz nervosa. O paciente não relata atividade específica que alivia ou agrava a dor, mas reporta dor à noite, que não está relacionada ao movimento na cama. A história médica pregressa do paciente era bastante significativa, pois havia sido submetido a um transplante renal há cerca de 20 anos.

QUESTÕES

1. Quais aspectos da história devem alertar o fisioterapeuta sobre a possibilidade de uma patologia grave?
2. Qual é o significado de dor noturna que não está relacionada ao movimento?
3. Esta história/apresentação justifica uma investigação adicional? Por quê?

EXAME

O paciente parecia ser uma pessoa bem-nutrida e saudável sem nenhuma deformidade postural óbvia. Dada a natureza gradual de sua dor nas costas e a história sugerindo um dano de raiz nervosa, um exame de varredura do quadrante inferior foi realizado com os seguintes resultados:

▶ Amplitude de movimento ativo lombar, com pressão excessiva passiva e resistência, era total e livre de dor em todas as direções, embora alguma dor no tronco fosse obtida com a extensão de amplitude final. Nenhuma outra posição ou atividade parecia alterar a dor.

▶ Fraqueza muscular, classificada em 4/5, foi encontrada na distribuição L5-S1.

▶ O reflexo do tendão do calcâneo à esquerda estava reduzido.

QUESTÕES

1. O exame de varredura confirmou a sua hipótese de trabalho?
2. Qual o significado da fraqueza fatigável?
3. Qual o significado de sentir dor que não é reproduzível com atividades ou posições?

A distribuição dos sintomas do paciente pareceu encaixar-se com aquela de hérnia de disco em L5-S1, mas o fisioterapeuta reencaminhou o paciente ao seu médico para mais testes pois:

▶ O fisioterapeuta foi incapaz de reproduzir a dor com o movimento.
▶ Havia história de dor noturna.
▶ Não houve posições ou atividades agravantes ou atenuantes.

Os resultados do exame fisioterapêutico fizeram com que o médico solicitasse um segundo exame de IRM da coluna lombossacral e um estudo eletromiográfico. A IRM revelou um aneurisma estendendo-se de maneira póstero-medial e adjacente ao plexo do nervo lombossacral esquerdo. A arteriografia permitiu verificar a origem do aneurisma da artéria ilíaca interna esquerda. Após a excisão do aneurisma, o paciente relatou redução significativa da dor das costas e nos membros no período pós-operatório imediato.

AVALIAÇÃO

Além de demonstrar como uma fonte visceral de dor pode imitar o dano musculoesquelético, este caso ilustra dois pontos adicionais:
1. A importância de uma história satisfatória.
2. Como, em certas ocasiões, os estudos de imagem podem ser usados para determinar a causa de achados clínicos "suspeitos". A IRM inicial não mostra nenhuma evidência significativa de comprometimento da raiz nervosa na coluna lombossacral e a história indicou a possibilidade de irritação da

raiz nervosa. Contudo, não é incomum os resultados da IRM darem falso-positivo ou falso-negativo, se os achados médicos forem mais confiáveis.

Embora os sintomas desse paciente se assemelhassem a uma radiculopatia e o teste de força pouco contribuísse para refutar essa hipótese, nada havia nos testes de movimento para confirmar o diagnóstico. A radiculopatia lombossacral visceral, ainda que incomum, desenvolve aneurismas aórticos secundários a abdominais, abscessos retroperitoneais, neoplasias e hemorragias.[537,538]

ESTUDO DE CASO   DOR LOMBAR E NO LADO ESQUERDO DA PERNA

HISTÓRIA

Um homem de 45 anos apresentou-se com queixas de dor lombar no lado esquerdo que se estendia para a parte posterior de sua coxa esquerda e formigamento variável intermitente junto da região ântero-lateral de sua extremidade inferior esquerda.[300] Essa foi a primeira visita do paciente a uma clínica para tratamento dessa condição; portanto, os registros médicos não estavam disponíveis. Os sintomas começaram há cerca de dois meses, sem nenhum mecanismo específico de lesão. O paciente relatou que trabalha como chefe de controle de qualidade para um laboratório farmacêutico. O seu trabalho requer que ele permaneça sentado em torno de metade do dia e ocasionalmente erga caixas que pesam entre 4,5 e 9,1 quilos. As atividades ou posições que aumentam ou agravam todos os sintomas do paciente incluem deitar em supino, tossir e espirrar, caminhadas longas e sentar-se por mais de uma hora. As atividades que diminuem os sintomas do paciente incluem aplicar uma compressa quente na região lombar e tomar ibuprofeno (200 mg) a cada quatro horas sem receita médica. O paciente observou que os seus sintomas eram mais intensos ao anoitecer e durante toda a noite, com a dor algumas vezes lhe causando dificuldades para dormir. Ele destacou também que às vezes acordava por causa da dor, mas conseguia dormir novamente depois de achar uma posição confortável. A história médica anterior do paciente não tinha relatos de câncer, problemas intestinais e urinários, hipertensão, diabete ou mudanças de peso recentes.

QUESTÕES

1. Quais aspectos da história devem alertar o fisioterapeuta para a possibilidade de uma patologia grave?
2. Quais tipos de condições têm um início gradual?
3. Esta apresentação/história tem semelhança com algum problema neuromuscular e justifica uma investigação adicional? Por quê?

EXAME

O paciente aparentava estar bem-nutrido e saudável, sem nenhuma deformidade postural aparente. Sua marcha era levemente antálgica quando sustentava peso sobre a extremidade inferior esquerda. Dada a natureza insidiosa de sua dor nas costas e a história sugerindo dano na raiz nervosa, um exame de varredura do quadrante esquerdo foi realizado com os seguintes resultados:

▶ Observação visual da amplitude de movimento ativo do tronco de pé revelou diminuição moderada na extensão que resultou em dor lombar no lado esquerdo. A inclinação lateral do tronco para a esquerda foi um pouco diminuída e resultou em dor lombar no lado esquerdo e dor na parte posterior da coxa. A amplitude de movimento para a flexão do tronco e inclinação lateral para direita não mudaram os sintomas e foram consideradas dentro dos limites funcionais.

▶ Força reduzida dos flexores do quadril esquerdo e extensores do joelho, com os reflexos do tendão profundo da patela e do tendão do calcâneo estando normais em ambos lados.

▶ Teste de amplitude de movimento passivo do quadril em flexão, rotação interna ou rotação externa foi idêntico em ambos os lados e não alterou os sintomas do paciente. A adução do quadril esquerdo estava limitada a 0°, comparada com 20° de adução à direita. Durante a adução do quadril esquerdo com o quadril flexionado em 90°, a dor na parte posterior esquerda da coxa do paciente foi reproduzida.

▶ O teste de mobilidade neurodinâmica revelou limitação da elevação de perna reta ipsilateral passiva da extremidade inferior esquerda a 45° devido ao aumento da dor na parte posterior da coxa esquerda. A elevação de perna reta passiva cruzada da extremidade inferior direita estava limitada a 60° devido a tensão percebida na musculatura isquiotibial direita, mas nenhum aumento nos sintomas do paciente foi observado.

QUESTÕES

1. O exame de varredura confirma a sua hipótese de trabalho? Como?
2. Quais componentes do exame físico são consistentes com uma disfunção musculoesquelética mecânica?
3. Quais eram os sinais e sintomas sugestivos de uma doença subjacente mais grave?
4. O movimento no quadril do paciente estava restrito a um padrão típico?

Com base nos achados da história do paciente (i. e., a dor mais intensa sendo à noite e à direita, algumas vezes causando dificuldades para dormir), bem como o padrão atípico e não capsular de amplitude restrita de movimento no quadril, o fisioterapeuta recomendou que o paciente agendasse uma consulta com o seu médico para uma avaliação. Contudo, como havia sinais e sintomas associados a disfunção musculoesquelética mecânica (i. e., qualidade e localização dos sintomas, posturas específicas e movimentos que alteram os sintomas), um curso breve de intervenção fisioterápica foi empregado. A intervenção consistiu em técnicas de terapia manual para as costas e quadril esquerdo projetadas para aumentar a amplitude de movimento e um programa de exercícios em casa para reforçar as técnicas manuais. Após três visitas, com intervalos de duas semanas, não houve mudança na condição do paciente. A essa altura, o paciente estava apto a consultar o médico do seu plano de saúde. O fisioterapeuta contatou o médico e descreveu os achados clínicos e a falta de progresso. Radiografias da pelve e quadril esquerdo foram solicitadas junto com um teste laboratorial (contagem sanguínea completa, painel metabólico e ESR). As radiografias revelaram brilhos múltiplos subjacentes à asa sacroilíaca esquerda, que representam fezes dentro do colo e anormalidades distintas com a textura óssea do osso ilíaco esquerdo e sobre a porção superior superimposta da asa sacral esquerda. O teste de laboratório revelou um ESR elevado e fosfatase alcalina (uma enzima encontrada primariamente no fígado, vesícula biliar, instestinos e tecidos ósseos). Com base nesses achados, o médico recomendou um exame ósseo que revelou captação anormal aumentada compatível com uma doença metastásica por toda a coluna, sacro e hemipelve esquerda.

AVALIAÇÃO

Enquanto vários componentes da história do paciente e do exame físico foram consistentes com disfunção neuromusculoesquelética mecânica, havia sinais e sintomas presentes que poderiam sugerir doença subjacente mais grave, incluindo a dor ser mais intensa ao anoitecer e durante a noite, dificuldade em adormecer por causa da dor e o padrão atípico de amplitude restrita de movimento no quadril.

ESTUDO DE CASO — DOR NA NÁDEGA DIREITA

HISTÓRIA

Uma mulher de 55 anos de idade apresentou-se para fisioterapia com o diagnóstico médico de "radiculite lombossacral direita". Ela tinha uma história de 10 meses de dores na nádega direita com irradiação para o membro inferior póstero-lateral direito, que estava associada a dormência intermitente e formigamento no membro distal inferior e pé. A paciente negava qualquer dor lombar ou qualquer irradiação da dor para o seu membro inferior esquerdo. A dor agravava ao subir aclives, ao deitar-se sobre o lado direito e depois de exercitar-se. Não era agravada com a inclinação ou com a manobra de Valsalva. A história médica anterior era significativa para dor lombar crônica, linfoma (diagnosticado aos 23 anos e tratado com sucesso com radiação local no pescoço e nas axilas), ressecção do estado pós-meningioma, mastectomia radical modificada do estado pós-bilateral para carcinoma *in situ* e hipotireoidismo.[539] Uma IRM da coluna lombossacral revelou doença degenerativa do disco de LIII e LIV até LV a SI, com leve estreitamento foraminal bilateral. Não havia evidência de hérnia focal ou estenose do canal.

QUESTÕES

1. Qual(is) estrutura(s) pode(m) causar esses sintomas?
2. A história dos sintomas segue um padrão associado a distúrbios musculoesqueléticos? Por quê?
3. O que precisa ser observado na história médica pregressa da paciente?
4. Quais testes ou perguntas você usaria para excluir as causas potencialmente graves desses sintomas, como a compressão da cauda equina?
5. Qual dano pode causar aumento nestes sintomas quando for subir ladeiras ou deitar sobre o lado direito?
6. Por que os sintomas da paciente aumentam após o exercício?
7. Qual é a sua hipótese de trabalho nessa etapa com base nos vários diagnósticos que podem manifestar-se como dor na perna e parestesia e quais testes usar para eliminar cada um?
8. Esta apresentação/história justifica um exame de varredura? Por quê?

EXAME

Esse tipo de história certamente justifica um exame de varredura lombar, que produziu os seguintes resultados:

- Um teste negativo de elevação de perna reta à esquerda, mas elevação de perna reta positiva no lado direito a cerca de 45°, que reproduziu a dor na nádega direita e na parte posterior da coxa.
- Os exames motores e sensoriais foram intactos bilateralmente nos membros inferiores.
- Nenhum espasmo ou sensibilidade espinal ou paraespinal durante a palpação.
- Espasmo e sensibilidade moderados dos músculos piriforme direito e glúteo médio com sensibilidade acentuada sobre a incisura isquiática direita.
- A amplitude de movimento ativo da coluna lombar era total e livre de dor em todas as direções.
- Amplitudes de movimento ativo e passivo do quadril da paciente diminuíram um pouco em rotação externa e interna, bem como a abdução bilateral.

QUESTÕES

1. O exame de varredura confirma a sua hipótese de trabalho? Como?
2. Quais os achados da lista anterior o surpreenderam, levando-se em consideração a história?
3. O que você pretende fazer agora?

Os achados da varredura não foram conclusivos para radiculite lombossacral direita; então, uma investigação adicional é justificada. Depois de uma discussão com o médico da paciente, contudo, foi solicitada uma tentativa fisioterapêutica para aliviar a dor. A paciente submeteu-se a um programa de fisioterapia que consistiu em modalidades para os seus músculos piriforme direito e glúteo, exercícios de alongamento, exercícios de amplitude de movimento do quadril, orientação sobre a postura apropriada e sobre as mecânicas do corpo e exercícios de condicionamento gerais. Houve alguma melhora inicial nos sintomas que, em geral, voltavam ao nível anterior e ela foi reencaminhada para o seu médico.

QUESTÕES

1. Quais são os problemas associados aos procedimentos para o tratamento dessa paciente?
2. Como você descreveria essa condição para a paciente?
3. Com base nos achados feitos até agora e na análise racional para aliviar a dor, há algo que poderia ser acrescentado à intervenção?
4. Levando-se em conta a falta de progresso da paciente, quanto tempo você esperaria para reencaminhá-la ao seu médico?

Avaliação

Por causa da dor persistente, foi obtida uma IRM da pelve. O exame revelou um útero acentuadamente alargado com um grande mioma pedunculado que estava invadindo o forame isquiático no nível da saída do nervo isquiático direito.

Naquele momento, a impressão era de neuropatia isquiática, secundária ao mioma uterino. Com base em suas queixas persistentes, a paciente foi encaminhada para uma histerectomia abdominal subtotal, a qual foi realizada sem complicações. No acompanhamento, seis meses após a operação, a paciente relatou uma dor branda muito rara na nádega direita, sem qualquer irradiação para o membro inferior, o que foi, afinal, uma melhora significativa em comparação com a dor em estado pré-operatório.

Uma história de dor ciática, agravada com certas posições, mas que não seja pior com a manobra de Valsalva nem esteja associada à dor lombar, dá ao fisioterapeuta condições para considerar a hipótese de fibroide uterina como causa potencial, especialmente em mulheres. Da mesma maneira, a falha ao responder a uma intervenção para as causas mais comuns de dor ciática, tal como hérnia de disco intervertebral, enseja o retorno do paciente ao seu médico para um trabalho adicional, que pode envolver ultrassom da pelve, tomografia computadorizada axial ou IRM.

ESTUDO DE CASO — DORMÊNCIA INTERMITENTE NA PERNA

HISTÓRIA

Um homem de 46 anos de idade apresentou-se na clínica com uma história de 10 anos de sensações que descreveu como uma mistura de alfinetadas e agulhadas e um pedaço de lã de algodão ao redor do segundo e terceiro dedo do pé. Os sintomas desenvolveram-se subitamente enquanto trabalhava e avançaram para uma dormência intermitente em ambas as pernas da cintura para baixo. Durante os 10 anos seguintes, o paciente sofreu de sensações semelhantes a choques elétricos, que irradiavam para as pernas, mais na direita do que na esquerda. Além disso, ele observou rigidez em sua marcha, sensação reduzida na passagem da urina e sensação dolorosa que se desenvolveu nas nádegas. O paciente apresentava história de dor lombar pouco frequente durante vários anos. A prescrição do médico tinha como base a hipótese de esclerose múltipla, mas os resultados foram negativos.

QUESTÕES

1. Quais aspectos da história devem alertar o fisioterapeuta sobre a possibilidade de uma patologia grave?
2. O que significa rigidez da marcha?
3. O que significa sensação reduzida da passagem de urina?
4. Esta apresentação/história justifica um exame de varredura? Por quê?

EXAME

Avaliando a história e os sintomas do paciente, um exame torácico e lombar foi executado com os seguintes achados positivos:

- Padrão amplo da marcha.
- Fraqueza da flexão do quadril à direita.
- Reflexos bruscos no joelho e no tornozelo, com clono no lado direito.
- Sintoma positivo de Lhermitte.
- O exame sensorial foi normal, apesar da ausência de sensação de vibração na perna esquerda.
- Ausência de reflexos abdominais.
- Nistagmo no olhar fixo lateral.

QUESTÕES

1. Os achados do exame de varredura proporcionaram uma hipótese de trabalho?
2. Liste os achados deste paciente que podem indicar a presença de uma patologia grave.
3. Qual é o significado do sintoma de Lhermitte?
4. O que você pretende fazer agora?

AVALIAÇÃO

Todos os sinais e sintomas do paciente indicam a existência de danos no NMS. Ele foi reencaminhado ao seu médico, onde uma IRM da coluna torácica mostrou um prolapso no disco torácico em TIX a TX, com um osteófito invadindo a teca, provocando entalhes na medula. Um mielograma por tomografia computadorizada mostrou a existência de um grande prolapso de disco calcificado em TIX a TX, com calcificação no espaço de disco remanescente e considerável compressão da medula espinal da direita para a esquerda.

QUESTÕES DE REVISÃO*

1. Liste as cinco categorias de dor referida, de acordo com a descrição de MacNab.
2. Dê uma definição de dissimulação.
3. Verdadeiro ou falso: osteomas osteoides são tumores malignos?
4. A espondilolistese degenerativa ocorre mais comumente em quais níveis espinais?
5. Que tipo de cefaleia está associada a auras?

REFERÊNCIAS

1. American Physical Therapy Association House of Delegates: *Vision 2020, Hod 06-00-24-35*. Alexandria, VA: American Physical Therapy Association, 2000.
2. American Physical Therapy Association: Guide to Physical Therapist Practice, 2nd edn. *Phys Ther* 81:9–746, 2001.
3. DuVall RE, Godges J: Introduction to physical therapy differential diagnosis: The clinical utility of subjective examination. In: Wilmarth MA, ed. *Medical Screening for the Physical Therapist. Orthopaedic Section Independent Study Course 14.1.1*. La Crosse, WI: Orthopaedic Section, APTA, Inc., 2003: 1–44.
4. American Physical Therapy Association: Guide to Physical Therapist Practice. *Phys Ther* 81:S13–S95, 2001.
4a. Overman SS, Larson JW, Dickstein DA, et al: Physical therapy care for low back pain. Monitored program of first-contact nonphysician care. *Phys Ther* 68:199–207, 1988.
4b. Weale AE, Bannister GC: Who should see orthopaedic outpatients–physiotherapists or surgeons? *Ann R Coll Surg Engl* 77:71–73, 1995.
4c. Mitchell JM, de Lissovoy G: A comparison of resource use and cost in direct access versus physician referral episodes of physical therapy. *Phys Ther* 77:10–18, 1997.
4d. Childs JD, Whitman JM, Sizer PS, et al: A description of physical therapists' knowledge in managing musculoskeletal conditions. *BMC Musculoskelet Disord* 6:32, 2005.
5. Jette AM: Diagnosis and classification by physical therapists: A special communication. *Phys Ther* 69:967, 1989.
6. Sackett DL, Haynes RB, Tugwell P: *Clinical Epidemiology: A Basic Science for Clinical Medicine*. Boston, MA: Little, Brown, 1985.
7. Fritz J, Flynn TW: Autonomy in physical therapy: Less is more. *J Orthop Sports Phys Ther* 35:696–698, 2005.
8. Boissonnault W, Goodman C: Physical therapists as diagnosticians: Drawing the line on diagnosing pathology. *J Orthop Sports Phys Ther* 36:351–353, 2006.
9. Boissonnault WG, Bass C: Medical screening examination: Not optional for physical therapists. *J Orthop Sports Phys Ther* 14:241–242, 1991.
10. Davis MP, Walsh D: Cancer pain: How to measure the fifth vital sign. *Cleve Clin J Med* 71:625–632, 2004.

*Questões adicionais para testar seu conhecimento deste capítulo podem ser encontradas (em inglês) em Online Learning Center para *Orthopaedic Assessment, Evaluation, and Intervention*, em www.duttononline.net. As respostas para as questões anteriores são apresentadas no final deste capítulo.

11. Salcido RS: Is pain a vital sign? *Adv Skin Wound Care* 16:214, 2003.
12. Sousa FA: Pain: The fifth vital sign. *Rev Lat Am Enfermagem* 10:446–447, 2002.
13. Lynch M: Pain: The fifth vital sign. Comprehensive assessment leads to proper treatment. *Adv Nurse Pract* 9:28–36, 2001.
14. Lynch M: Pain as the fifth vital sign. *J Intraven Nurs* 24:85–94, 2001.
15. Merboth MK, Barnason S: Managing pain: The fifth vital sign. *Nurs Clin North Am* 35:375–383, 2000.
16. Torma L: Pain—the fifth vital sign. *Pulse* 36:16, 1999.
17. Pain as the fifth vital sign. *J Am Optom Assoc* 70:619–620, 1999.
18. Joel LA: The fifth vital sign: Pain. *Am J Nurs* 99:9, 1999.
19. McCaffery M, Pasero CL: Pain ratings: The fifth vital sign. *Am J Nurs* 97:15–16, 1997.
20. Frese EM, Richter RR, Burlis TV: Self-reported measurement of heart rate and blood pressure in patients by physical therapy clinical instructors. *Phys Ther* 82:1192–1200, 2002.
21. Bailey MK: Physical examination procedures to screen for serious disorders of the low back and lower quarter. In: Wilmarth MA, ed. *Medical Screening for the Physical Therapist. Orthopaedic Section Independent Study Course 14.1.1*. La Crosse, WI: Orthopaedic Section, APTA, Inc., 2003:1–35.
22. Judge RD, Zuidema GD, Fitzgerald FT: Vital signs. In: Judge RD, Zuidema GD, Fitzgerald FT, eds. *Clinical Diagnosis*, 4th edn. Boston: Little, Brown, 1982:49–58.
23. Cyriax J: *Textbook of Orthopaedic Medicine, Diagnosis of Soft Tissue Lesions*, 8th edn. London: Bailliere Tindall, 1982.
24. Hayes KW: An examination of Cyriax's passive motion tests with patients having osteoarthritis of the knee. *Phys Ther* 74:697, 1994.
25. Franklin ME: Assessment of exercise induced minor lesions: The accuracy of Cyriax's diagnosis by selective tissue tension paradigm. *J Orthop Sports Phys Ther* 24:122, 1996.
26. Stith JS, Sahrmann SA, Dixon KK, et al.: Curriculum to prepare diagnosticia ns in physical therapy. *J Phys Ther Educ* 9:50, 1995.
27. Stetts DM: Patient examination. In: Wadsworth C, ed. *Current Concepts of Orthopaedic Physical Therapy—Home Study Course 11.2.2*. La Crosse, WI: Orthopaedic Section, APTA, Inc. 2001.
28. Goodman CC, Snyder TEK: *Differential Diagnosis in Physical Therapy*. Philadelphia, PA: WB Saunders, 1990.
29. Mohn A, di Ricco L, Magnelli A, et al.: Celiac disease—associated vertigo and nystagmus. *J Pediatr Gastroenterol Nutr* 34:317–318, 2002.
30. Huijbregts P, Vidal P: Dizziness in orthopedic physical therapy practice: Classification and pathophysiology. *J Man Manip Ther* 12:199–214, 2004.
31. Dvorak J, Dvorak V: Differential diagnosis of vertigo. In: Gilliar WG, Greenman PE, eds. *Manual Medicine: Diagnostics*, 2nd edn. New York: Thieme Medical Publishers, 1990:67–70.
32. Lewit K: *Manipulative Therapy in Rehabilitation of the Locomotor System*, 2nd edn. Oxford: Butterworth-Heinemann, 1996.
33. Silbert PL, Mokri B, Schievink WI: Headache and neck pain in spontaneous internal carotid and vertebral artery dissections. *Neurology* 45:1517–1522, 1995.
34. Bogduk N: Cervical causes of headache and dizziness. In: Grieve GP, ed. *Modern Manual Therapy of the Vertebral Column*. New York: Churchill Livingstone, 1986:289–302.
35. Fast A, Zincola DF, Marin EL: Vertebral artery damage complicating cervical manipulation. *Spine* 12:840, 1987.
36. Huijbregts P, Vidal P: Dizziness in orthopedic physical therapy practice: History and physical examination. *J Man Manip Ther* 13:221–250, 2005.
37. Magee DJ: Head and face. In: Magee DJ, ed. *Orthopedic Physical Assessment*, 4th edn. Philadelphia, PA: WB Saunders, 2002:67–120.
38. Harris C: Nystagmus and eye movement disorders. In: Taylor D, ed. *Paediatric Ophthalmology*. Oxford: Blackwell, 1997: 869–896.
39. Dell'Osso LF, Daroff RB: Nystagmus and saccadic intrusions and oscillations. In: Glaser JS, ed. *Neuro-Ophthalmology*. Baltimore, MD: Lippincott, Williams & Wilkins, 1999: 369–401.
40. Abadi RV: Mechanisms underlying nystagmus. *J R Soc Med* 95:231–234, 2002.
41. Hulse M: *Die Zervikalen Gleichgewichtsstorungen*. Berlin: Springer, 1983.
42. Kostuik JP, Harrington I, Alexander D, et al.: Cauda equina syndrome and lumbar disc herniation. *J Bone Joint Surg* 68A: 386–391, 1986.
43. O'Laoire SA, Crockard HA, Thomas DG: Prognosis for sphincter recovery after operation for cauda equina compression owing to lumbar disc prolapse. *BMJ* 282:1852–1854, 1981.
44. Wiener SL: *Differential Diagnosis of Acute Pain by Body Region*. New York: McGraw-Hill, 1993:1–4.
45. Adams RD, Victor M: *Principles of Neurology*, 5th edn. New York: McGraw-Hill, Health Professions Division, 1993.
46. Chusid JG: *Correlative Neuroanatomy & Functional Neurology*, 19th edn. Norwalk, CT: Appleton-Century-Crofts, 1985:144–148.
47. Judge RD, Zuidema GD, Fitzgerald FT: Musculoskeletal system. In: Judge RD, Zuidema GD, Fitzgerald FT, eds. *Clinical Diagnosis*, 4th edn. Boston, MA: Little, Brown and Company, 1982:365–403.
48. Bonica JJ: Neurophysiological and pathological aspects of acute and chronic pain. *Arch Surg* 112:750–761, 1977.
49. Burkhardt CS: The use of the Mcgill Pain Questionnaire in assessing arthritis pain. *Pain* 19:305, 1984.
50. Chaturvedi SK: Prevalence of chronic pain in psychiatric patients. *Pain* 29:231–237, 1987.
51. Dunn D: Chronic regional pain syndrome, type 1: Part I. *AORN J* 72:421–424, 426, 428–432, 435, 437–442, 444–449, 452–458, 2000.
52. Grieve GP: The masqueraders. In: Boyling JD, Palastanga N, eds. *Grieve's Modern Manual Therapy*, 2nd edn. Edinburgh: Churchill Livingstone, 1994:841–856.
53. Donelson R, Aprill C, Medcalf R, et al.: A prospective study of centralization in lumbar referred pain. *Spine* 22:1115–1122, 1997.
54. Takahashi Y, Sato A, Nakamura SI, et al.: Regional Correspondence between the ventral portion of the lumbar intervertebral disk and the groin mediated by a spinal reflex. A possible basis of discogenic referred pain. *Spine* 23:1853–1858; discussion 1859, 1998.
55. Akeyson EW, Schramm LP: Processing of splanchnic and somatic input in thoracic spinal cord of the rat. *Am J Physiol* 266:R257–R267, 1994.
56. Bryan RN, Trevino DL, Coulter JD, et al.: Location and somatotopic organization of the cells of origin of the spinocervical tract. *Exp Brain Res* 17:177–189, 1973.
57. Dawson NJ, Schmid H, Pierau F-K: Prespinal convergence between thoracic and visceral nerves of the rat. *Neurosci Lett* 138:149–152, 1992.
58. Schmidt RF: *Fundamentals of Sensory Physiology* (in Japanese). Tokyo: Kinpodo, 1980:120–125.
59. Jinkins JR, Whittemore AR, Bradley WG: The anatomic basis of vertebrogenic pain and the autonomic syndrome associated with lumbar disc extrusion. *Am J Roentgenol* 152:1277–1289, 1989.
60. MacNab I: *Backache*. Baltimore: Williams and Wilkins, 1978:98–100.
61. Stowell T, Cioffredi W, Greiner A, et al.: Abdominal differential diagnosis in a patient referred to a physical therapy clinic for low back pain. *J Orthop Sports Phys Ther* 35:755–764, 2005.
62. Goodman CC, Boissonnault WG, Fuller KS: *Pathology: Implications for the Physical Therapist*, 2nd edn. Philadelphia, PA: WB Saunders, 2003.
63. Barsky AJ, Goodson JD, Lane RS, et al.: The amplification of somatic symptoms. *Psychosom Med* 50:510–519, 1988.

64. Waddell G, Main CJ, Morris EW, et al.: Chronic low back pain, psychological distress and illness behavior. *Spine* 9:209–213, 1984.
65. Werneke MW, Harris DE, Lichter RL: Clinical effectiveness of behavioral signs for screening lowback pain patients in a work oriented physical rehabilitation program. *Spine* 18:2412, 1993.
66. Kenna O, Murtagh A: The physical examination of the back. *Aust Fam Phys* 14:1244–1256, 1985.
67. LoPiccolo CJ, Goodkin K, Baldewicz TT: Current issues in the diagnosis and management of malingering. *Ann Med* 31:166–174, 1999.
68. American Psychiatric Association: *Diagnostic and Statistical Manual of Mental Disorder*s, 4th edn. Washington, DC: American Psychiatric Association, 1994.
69. Miller ML, Kress AM, Berry CA: Decreased physical function in juvenile rheumatoid arthritis. *Arthritis Care Res* 12:309–313, 1999.
70. Roubenoff R: Gout and hyperuricaemia. *Rheum Dis Clin North Am* 16:539–550, 1990.
71. Lawrence RC, Hochberg MC, Kelsey JL, et al.: estimates of the prevalence of selected arthritic and musculoskeletal diseases in the United States. *J Rheumatol* 16:427–441, 1989.
72. Isomaki H, von Essen R, Ruutsalo H-M: Gout, Particularly diuretics-induced, is on the increase in Finland. *Scand J Rheu-matol* 6:213–216, 1977.
73. Gladman DD, Brubacher B, Buskila D, et al.: Differences in the expression of spondyloarthropathy: A comparison between ankylosing spondylitis and psoriatic arthritis: Genetic and gender effects. *Clin Invest Med* 16:1–7, 1993.
74. Haslock I: Ankylosing spondylitis. *Baillieres Clin Rheumatol* 7:99, 1993.
75. Gran JT: An epidemiologic survey of the signs and symptoms of ankylosing spondylitis. *Clin Rheumatol* 4:161–169, 1985.
76. Calin A, Porta J, Fries JF, et al.: Clinical history as a screening test for ankylosing spondylitis. *JAMA* 237:2613–2614, 1977.
77. Cohen MD, Ginsurg WW: Late onset peripheral joint disease in ankylosing spondylitis. *Arthritis Rheum* 26:186–190, 1983.
78. Carrett S, Graham D, Little H, et al: The natural disease course of ankylosing spondylitis. *Arthritis Rheum* 26:186–190, 1993.
79. Gladman DD: Clinical aspects of the spondyloarthropathies. *Am J Med Sci* 316:234–238, 1998.
80. Deyo RA, Rainville J, Kent DL: What can the history and physical examination tell us about lowback pain? *JAMA* 268:760–765, 1992.
81. Turek SL: *Orthopaedics—Principles and Their Applicatio*n, 4th edn. Philadelphia, PA: JB Lippincott, 1984.
82. Kraag G, Stokes B, Groh J, et al.: The effects of comprehensive home physiotherapy and supervision on patients with ankylosing spondylitis: An 8-month follow-up. *J Rheumatol* 21:261–263, 1994.
83. Buskila D, Langevitz P, Gladman DD, et al.: Patients with rheumatoid arthritis are more tender than those with psoriatic arthritis. *J Rheumatol* 19:1115–1119, 1992.
84. Gladman DD: Psoriatic arthritis. In: Kelley WN, Harris ED, Ruddy S, et al., eds. *Textbook of Rheumatology*, 5th edn. Philadelphia, PA: WB Saunders, 1997:999–1005.
85. Gladman DD, Anhorn KB, Schachter RK, et al.: Hla antigens in psoriatic arthritis. *J Rheumatol* 13:586–592, 1986.
86. Della Rocca C, Huvos AG: Osteoblastoma: Varied histological presentations with a benign clinical course. An analysis of 55 cases. *Am J Surg Pathol* 20:841–850, 1996.
87. Azouz EM, Kozlowski K, Marton D, et al.: Osteoid osteoma and osteoblastoma of the spine in children: Report of 22 cases with brief literature review. *Pediatr Radiol* 16:25–31, 1986.
88. Bjornsson J, Wold LE, Ebersold MJ, et al.: Chordoma of the mobile spine: Aclinicopathologic analysis of 40 patients. *Cancer* 71:735–740, 1993.
89. Dorfman HD, Czerniak B: Bone cancers. *Cancer* 75:203–210, 1995.
90. Dahlin DC, Coventry MB: Osteogenic sarcoma: A study of six hundred cases. *J Bone Joint Surg Am* 49A:101–110, 1967.
91. Boland PJ, Lane JM, Sundaresan N: Metastatic disease of the spine. *Clin Orthop* 169:95–102, 1982.
92. Harrington KD: Metastatic disease of the spine. *J Bone Joint Surg* 68A:1110–1115, 1.
93. Bell GR: Surgical treatment of spinal tumors. *Clin Orthop Relat Res* 335:54–63, 1997.
94. Rosier RN: Expanding the role of the orthopaedic surgeon in the treatment of osteoporosis. *Clin Orthop Relat Res* 385:57–67, 2001.
95. Lane JM, Russell L, Khan SN: Osteoporosis. *Clin Orthop* 372:139–150, 2000.
96. Praemer A, Furner S, Rice DP: Musculoskeletal conditions in the United States. In: Praemer A, Furner S, Rice DP, eds. *Osteoporosi*s. Rosemont, IL: American Academy of Orthopaedic Surgeons, 1999:40–47.
96a.Silverman SL: The clinical consequences of vertebral compression fracture. *Bone* 13:S27–31, 1992.
96b.Erickson K, Baker S, Smith J: Kyphoplasty—minimally invasive vertebral compression fracture repair. *Aorn J* 78:766–73; quiz 777–80, 2003.
97. Eisman JA: Genetics of osteoporosis. *Endocr Rev* 20:788–804, 1999.
98. Cummings SR, Nevitt MC, Browner WS, et al.: Risk factors for hip fracture in white women. *N Engl J Med* 332:767–773, 1995.
99. Scheiber LB, Torregrosa L: Early intervention for post-menopausal osteoporosis. *J Musculoskeletal Med* 16:146–157, 1999.
100. Lane JM, Riley EH, Wirganowicz PZ: Osteoporosis: Diagnosis and treatment. *J Bone Joint Surg* 78A:618–632, 1996.
101. Bukata SV, Rosier RN: Diagnosis and treatment of osteoporosis. *Curr Opin Orthop* 11:336–340, 2000.
102. Huijbregts PA: Osteoporosis: Diagnosis and conservative treatment. *J Man Manip Ther* 9:143–153, 2001.
103. Block J, Smith R, Black D, et al.: Does exercise prevent osteoporosis. *JAMA* 257:345, 1987.
104. Cummings SR, Kelsey JL, Nevitt MD, et al.: Epidemiology of osteoporosis and osteoporotic fractures. *Epidemiol Rev* 7:178–208, 1985.
105. NIH Consensus Development Panel on Osteoporosis Prevention, Diagnosis, and Therapy, March 7–29, 2000: highlights of the conference. *South Med J* 94:569–73, 2001.
106. Snow-Harter C, Marcus R: Exercise, bone mineral density, and osteoporosis. *Exerc Sport Sci Rev* 19:351–388, 1991.
107. Buchner DM, Beresford SAA, Larson E, et al.: Effects of physical activity on health status in older adults. II: Intervention studies. *Annu Rev Public Health* 13:469–488, 1992.
108. Nelson ME, Fiatarone MA, Morganti CM, et al.: Effects of high intensity strength training on multiple risk factors for osteoporotic fractures. A randomized controlled trial. *JAMA* 272:1909–1914, 1994.
108a.Compston J: Does parathyroid hormone treatment affect fracture risk or bone mineral density in patients with osteoporosis? *Nat Clin Pract Rheumatol* 1:1, 2007.
109. Jupiter JB, Winters S, Sigman S, et al.: Repair of five distal radius fractures with an investigational cancellous bone cement: A preliminary report. *J Orthop Trauma* 11:110–116, 1997.
110. Bailey DA, Faulkner RA, McKay HA: Growth, physical activity, and bone mineral acquisition. In: Hollosky JO, ed. *Exercise and Sport Sciences Review*s. Baltimore, MD: Williams and Wilkins, 1996:233–266.
111. Recker R, Davies M, Hinders SH, et al.: Bone gain in young adult women. *JAMA* 268:2403–2408, 1992.
112. Frame B, Parfitt M: Osteomalacia: Current concepts. *Ann Intern Med* 89:966–982, 1978.
113. Strewler GJ: Mineral metabolism and metabolic bone disease. In: Greenspan FS, Strewler GJ, eds. *Basic and Clinical Endocrinology*, 5th edn. Stamford, CT: Appleton & Lange, 1997: 263–316.

114. Basha B, Rao DS, Han ZH, et al. Osteomalacia due to vitamin d depletion: A neglected consequence of intestinal malabsorption. *Am J Med* 108:296–300, 2000.
115. Laus M, Tigani D, Alfonso C, et al.: Degenerative spondylolisthesis: Lumbar stenosis and instability. *Chir Organi Mov* 77:39–49, 1992.
116. Postacchinia F, Perugia D: Degenerative lumbar spondylolisthesis. Part I: Etology, pathogenesis, pathomorphology, and clinical features. *Ital J Orthop Traumatol* 17:165–173, 1991.
117. Borg-Stein J, Stein J: Trigger points and tender points: One and the same? Does injection treatment help? *Rheum Dis Clin North Am* 22:305–322, 1996.
118. Freundlich B, Leventhal L: The fibromyalgia syndrome. In: Schumacher HR, Klippel JH, Koopman WJ, eds. *Primer on the Rheumatic Diseases*. Atlanta: Arthritis Foundation, 1993:227–230.
119. Stockman R: The courses, pathology and treatment of chronic rheumatism. *Edinb Med J* 15:107–116, 1904.
120. Grodin AJ, Cantu RI: Soft tissue mobilization. In: Basmajian JV, Nyberg R, eds. *Rational Manual Therapies*. Baltimore, MD: Williams & Wilkins, 1993:199–221.
121. Schneider MJ: Tender points/fibromyalgia vs. trigger points/myofascial pain syndrome: A need for clarity in terminology and differential diagnosis. *J Man Physiol Ther* 18:398–406, 1995.
122. Campbell SM: Is the tender point concept valid? *Am J Med* 81:33–37, 1986.
123. Campbell SM, Clark S, Tindall EA, et al.: Clinical characteristics of fibrositis: I. A "blinded" controlled study of symptoms and tender points. *Arthritis Rheum* 26:817–824, 1983.
124. Cott A, Parkinson W, Bell J, et al.: Interrater reliability of the tender point criterion for fibromyalgia. *J Rheumatol* 19:1955–1959, 1992.
125. Croft P, Schollum J, Silman A: Population study of tender point counts and pain as evidence of fibromyalgia. *BMJ* 309:696–699, 1994.
126. Wolfe F, Smythe HA, Yunus MB, et al.: The American College of Rheumatology 1990 criteria for the classification of fibromyalgia. *Arthritis Rheum* 33:160–172, 199.
127. Wallace DJ: Is there a role for cytokine based therapies in fibromyalgia. *Curr Pharm Des* 12:17–22, 2006.
128. Simms RW: Muscle studies in fibromyalgia syndrome. *J Musculoskeletal Pain* 2:117–123, 1994.
129. Farney RJ, Walker JM: Office management of common sleep/wake disorders. *Med Clin North Am* 79:391–414, 1995.
130. Offenbacher M, Stucki G: Physical therapy in the treatment of fibromyalgia. *Scand J Rheumatol* 29:78–85, 2000.
131. Aronoff GM: Myofascial pain syndrome and fibromyalgia: A critical assessment and alternate view. *Clin J Pain* 14:74–85, 1998.
132. McClaflin RR: Myofascial pain syndrome: Primary care strategies for early intervention. *Postgrad Med* 96:56–73, 1994.
133. Travell JG, Simons DG: *Myofascial Pain and Dysfunction—the Trigger Point Manual*. Baltimore: Williams & Wilkins, 1983.
134. Fricton JR: Myofascial pain. *Baillieres Clin Rheumatol* 8:857–880, 1994.
135. Vecchiet L, Giamberardino MA, Saggini R: Myofascial pain syndromes: Clinical and pathophysiological aspects. *Clin J Pain* 7 (Suppl):16–22, 1991.
136. Chen S-H, Wu Y-C, Hong C-Z: Current management of myofascial pain syndrome. *Clin J Pain* 6:27–46, 1996.
137. Esenyel M, Caglar N, Aldemir T: Treatment of myofascial pain. *Am J Phys Med Rehabil* 79:48–52, 2000.
138. Fricton JR: Clinical care for myofascial pain. *Dent Clin North Am* 35:1–29, 1991.
139. Goldman LB, Rosenberg NL: Myofascial pain syndrome and fibromyalgia. *Semin Neurol* 11:274–280, 1991.
140. Krause H, Fischer AA: Diagnosis and treatment of myofascial pain. *Mt Sinai J Med* 58:235–239, 1991.
141. Fricton JR: Management of masticatory myofascial pain. *Semin Orthod* 1:229–243, 1995.
142. Dreyer SJ, Boden SD: Nonoperative treatment of neck and arm pain. *Spine* 23:2746–2754, 1998.
143. Keller K, Corbett J, Nichols D: Repetitive strain injury in computer keyboard users: pathomechanics and treatment principles in individual and group intervention. *J Hand Ther* 11:9–26, 1998.
144. Quinter J, Elvey R: Understanding "Rsi": A review of the role of peripheral neural pain and hyperalgesia. *J Man Manip Ther* 1:99–105, 1993.
145. Fricton JR, Kroening R, Haley D, et al.: Myofascial pain syndrome of the head and neck: a review of clinical characteristics of 164 patients. *Oral Surg Oral Med Oral Pathol* 60:615–623, 1985.
146. Fricton JR: Behavioral and psychosocial factors in chronic craniofacial pain. *Anesth Prog* 32:7–12, 1985.
146a. Smolders JJ: Myofascial pain and dysfunction syndromes. In: Hammer WI, ed. Functional Soft Tissue Examination and Treatment by Manual Methods—the Extremities. Gaithersburg, MD: Aspen, 1991:215–234.
147. Stratton SA, Bryan JM: Dysfunction, evaluation, and treatment of the cervical spine and thoracic inlet. In: Donatelli R, Wooden M, eds. *Orthopaedic Physical Therapy*, 2nd edn. New York: Churchill Livingstone, 1993:77–122.
148. Simons DG: Muscular pain syndromes. In: Fricton JR, Awad E, eds. *Advances in Pain Research and Therapy*. New York: Raven Press, 1990:1–41.
149. Hardin J, Jr.: Pain and the cervical spine. *Bull Rheum Dis* 50:1–4, 2001.
150. Nordhoff LS, Jr.: Cervical trauma following motor vehicle collisions. In: Murphy DR, ed. *Cervical Spine Syndromes*. NewYork: McGraw-Hill, 2000:131–150.
151. Barton CW: Evaluation and treatment of headache patients in the emergency department: A survey. *Headache* 34:91–94, 1994.
152. Thomas SH, Stone CK: Emergency Department treatment of migraine, tension and mixed-type headache. *J Emerg Med* 12:657–664, 1994.
153. Oates LN, Scholz MJ, Hoffert MJ: Polypharmacy in a headache centre population. *Headache* 33:436–438, 1993.
154. Robinson RG: Pain relief for headaches: Is self-medication a problem? *Can Fam Physician* 39:867–872, 1993.
155. Biondi DM: Headaches and their relationship to sleep. *Dent Clin North Am* 45:685–700, 2001.
156. Esposito CJ, Crim GA, Binkley TK: Headaches: A differential diagnosis. *J Craniomand Pract* 4:318–322, 1986.
157. Friedman MH, Nelson AJ, Jr.: Head and neck pain review: Traditional and new perspectives. *J Orthop Sports Phys Ther* 24:268–278, 1996.
158. Appenzeller O: *Pathogenesis and Treatment of Headache*. New York: Spectrum Publications, Inc., 1976.
159. International Headache Society Headache Classification and Diagnostic Criteria for Headache Disorders: Cranial neuralgias, and facial pain. *Cephalalgia* 8:19–22, 71, 72, 1988.
160. Nicholson GG, Gaston J: Cervical headache. *J Orthop Sports Phys Ther* 31:184–193, 2001.
161. Cohen MJ, McArthur DL: Classification of migraine and tension headache from a survey of 10,000 headache diaries. *Headache* 21:25–29, 1981.
162. Tinel J: La Cephelee a L'effort, Syndrome De Distension Des Vienes Intracraniences. *La Med* 13:113–118, 1932.
163. McCrory P: Headaches and exercise. *Sports Med* 30:221–229, 2000.
164. Williams S, Nukada H: Sport and exercise headache. Part 2: Diagnosis and classification. *Br J Sports Med* 28:96–100, 1994.
165. Fredriksen TA, Hovdal H, Sjaastad O: Cervicogenic headache: Clinical manifestation. *Cephalalgia* 7:147–160, 1987.
166. Hunter CR, Mayfield FH: Role of the upper cervical roots in the production of pain in the head. *Am J Surg* 48:743–751, 1949.
167. Wilson PR: Chronic neck pain and cervicogenic headache. *Clin J Pain* 7:5–11, 1991.

168. Lewit K: Vertebral artery insufficiency and the cervical spine. *Br J Geriatr Pract* 6:37–42, 1969.
169. Jull GA: Headaches associated with cervical spine: A clinical review. In: Boyling JD, Palastanga N, eds. *Grieve's Modern Manual Therapy*, 2nd edn. Edinburgh: Churchill Livingstone, 1994.
170. Kimmel DL: The cervical sympathetic rami and the vertebral plexus in the human foetus. *J Comparative Neurol* 112:141–161, 1959.
171. Abrahams VC, Richmond FJR, Rose PK: Absence of monosynaptic reflex in dorsal neck muscles of the cat. *Brain Res* 92:130–131, 1975.
172. Kerr FWL, Olafsson RA: Trigeminal cervical volleys: Convergence on single units in the spinal gray at C1 and C2. *Arch Neurol* 5:171–178, 1961.
173. Friedman MH, Weisberg J: *Temporomandibular Joint Disorders*. Chicago: Quintessence Publishing Company, Inc., 1985.
174. Campbell CD, Loft GH, Davis H, et al.: TMJ symptoms and referred pain patterns. *J Prosthet Dent* 47:430–433, 1982.
175. Pestronk A, Pestronk S: Goggle migraine. *N Engl J Med* 308:226–227, 1983.
176. Appenzeller O: Post-traumatic headaches. In: Dalessio DJ, ed. *Wolff's Headache and Other Head Pain*, 5th edn. New York: Oxford University Press, 1987:289–303.
177. Packard RC: Posttraumatic headache: Permanency and relationship to legal settlement. *Headache* 32:496–500, 1992.
178. Yamaguchi M: Incidence of headache and severity of head injury. *Headache* 32:427–431, 1992
179. Silberstein SD: Tension-type headaches. *Headache* 34:S2–S7, 1994.
180. Mathew NT, Subits E, Nigam M: Transformation of migraine into daily chronic headache. Analysis of factors. *Headache* 22:66–68, 1982.
181. Sheftell FD: Chronic daily headache. *Neurol Clin* 42:32–36, 1992.
182. Kudrow L: Paradoxical effects of frequent analgesic use. *Adv Neurol* 33:335–341, 1982.
183. Warner JS, Fenichel GM: Chronic post-traumatic headache often a myth? *Neurology* 46:915–916, 1996.
184. Mathew NT: Chronic refractory headache. *Neurology* 43:S26–S33, 1993.
185. Saper JR, Magee KR: *Freedom from Headaches*. New York: Simon & Schuster, 1981.
186. Goodman CC, Boissonnault WG: *Pathology: Implications for the Physical Therapist*. Philadelphia: WB Saunders, 1998.
187. Sulfaro MA, Gobetti JP: Occipital neuralgia manifesting as orofacial pain. *Oral Surg Oral Med Oral Pathol Oral Radiol Endodont* 80:751–755, 1995.
188. Shankland W: Differential diagnosis of headaches. *J Craniomand Pract* 4:47–51, 1986.
189. Cox C, Cocks R: Occipital neuralgia. *J Med Assoc Alabama* 1:23–28, 1979.
190. Vital JM, Grenier F, Dautheribes M, et al.: An anatomic and dynamic study of the greater occipital nerve (N. of Arnold): Applications to the treatment of Arnold's neuralgia. *Surg Radiol Anat* 11:205–210, 1989.
191. Wolff HG: *Headache and Other Head Pain*, 2nd edn. New York: Oxford University Press, 1987:53–76.
192. Dandy WE: An operation for the cure of tic douloureux. Partial section of the sensory root at the pons. *Arch Surg* 18:687, 1929.
193. Sjoqvist O: *Surgical Section of Pain Tracts and Pathways in the Spinal Cord and Brain Stem*, 4 Congr Neurol Internat. Paris: Masson, 1949.
194. Devor M, Amir R, Rappaport ZH: Pathophysiology of trigeminal neuralgia: The ignition hypothesis. *Clin J Pain* 18:4–13, 2002.
195. Hadar T, Tovi F, Sidi J, et al.: Specific Igg and Iga antibodies to herpes simplex virus and varicella zoster virus in acute peripheral facial palsy patients. *J Med Virol* 12:237–245, 1983.
196. Morgan M, Nathwani D: Facial palsy and infection: The unfolding story. *Clin Infect Dis* 14:263–271, 1992.
197. Murakami S, Mizobuchi M, Nakashiro Y, et al.: Bell's palsy and herpes simplex virus: Identification of viral DNA in endoneurial fluid and muscle. *Ann Intern Med* 124:27–30, 1996.
198. Burgess RC, Michaels L, Bales JF, Jr., et al.: Polymerase chain reaction amplification of herpes simplex viral DNA from the geniculate ganglion of a patient with Bell's palsy. *Ann Otol Rhinol Laryngol* 103:775–779, 1994.
199. Nasatzky E, Katz J: Bell's palsy associated with herpes simplex gingivostomatitis. A case report. *Oral Surg Oral Med Oral Pathol Oral Radiol Endodont* 86:293–296, 1998.
200. Maccabee PJ, Amassian VE, Cracco RQ, et al.: Intracranial stimulation of facial nerve in humans with magnetic coil. *Electroencephalogr Clin Neurophysiol* 70:350–354, 1988.
201. Peitersen E: The natural history of Bell's palsy. *Am J Otol* 4:107–111, 1982.
202. Gantz BJ, Rubinstein JT, Gidley P, et al.: Surgical management of Bell's palsy. *Laryngoscope* 109:1177–1188, 1999.
203. Sweeney CJ, Gilden DH: Ramsay Hunt syndrome. *J Neurol Neurosurg Psychiatry* 71:149–154, 2001.
204. Lindsay KW, Bone I, Callander R: *Neurology and Neurosurgery Illustrated*. New York: Churchill Livingstone, 1991.
205. Attia J, Hatala R, Cook DJ, et al.: Does this adult patient have acute meningitis? *JAMA* 282:175–181, 1999.
206. Sprengell C: *The Aphorisms of Hippocrates, and the Sentences of Celsus*, 2nd edn. London, England: R Wilkin, 1735.
207. Tunkel AR, Scheld WM: Pathogenesis and pathophysiology of bacterial meningitis. *Clin Microbiol Rev* 6:118–136, 1993.
208. Scheld WM: Meningococcal diseases. In: Warren KS, Mahmoud AAF, eds. *Tropical and Geographical Medicine*, 2nd edn. New York: McGraw-Hill, 1990:798–814.
209. Durand ML, Calderwood SB, Weber DJ, et al.: Acute bacterial meningitis in adults: A review of 493 episodes. *N Engl J Med* 328:21–28, 1993.
210. Brody IA, Wilkins RH: The signs of Kernig and Brudzinski. *Arch Neurol* 21:215–218, 1969.
211. O'Connell JEA: The clinical signs of meningeal irritation. *Brain* 69:9–21, 1946.
212. Harvey AM, Johns RJ, McKusick VA, et al.: *The Principles and Practice of Medicine*. Norwalk, CT: Appleton & Lange, 1988.
213. Pozzati E, Frank F, Frank G, et al.: Subacute and chronic extradural hematomas: A study of 30 cases. *J Trauma* 20:795–799, 1980.
214. Steere AC: Lyme disease. *N Engl J Med* 345:115–125, 2001.
215. Gilstrap LC, III., Cunningham FG, Whalley PJ: Acute pyelonephritis in pregnancy: An anterospective study. *Obstet Gynecol* 57:409–413, 1981.
216. Pinhas-Hamiel O, Sarova-Pinhas I, Achiron A: Multiple sclerosis in childhood and adolescence: Clinical features and management. *Paediatr Drugs* 3:329–36, 2001.
217. Krupp LB, Rizvi SA: Symptomatic therapy for underrecognized manifestations of multiple sclerosis. *Neurology* 58:S32–S39, 2002.
218. Arunagiri G, Santhi S, Harrington T: Horner syndrome and ipsilateral abduction deficit attributed to giant cell arteritis. *J Neuroophthalmol* 26:231–232, 2006.
219. Myers JE, Baker PN: Hypertensive diseases and eclampsia. *Curr Opin Obstet Gynecol* 14:119–125, 2002.
220. Thomas SV: Neurological aspects of eclampsia. *J Neurol Sci* 155:37–43, 1998.
221. Carson D, Serpell M: Choosing the best needle for diagnostic lumbar puncture. *Neurology* 47:33–37, 1996.
222. Raymond JR, Raymond PA: Post lumbar puncture headache: Etiology and management. *West J Med* 148:551–554, 1988.
223. DeStefano F, Anda RF, Kahn HS, et al.: Dental disease and risk of coronary heart disease and mortality. *BMJ* 306:688–691, 1993.

224. Andres JC, Nagalla R: Acute bacterial thyroiditis secondary to urosepsis. *J Am Board Fam Pract* 8:128–129, 1995.
225. Dolan KD, Jacoby C, Smoker WR: The radiology of facial fractures. *Radiographics* 4:575–663, 1984.
226. Yanguela J, Pareja JA, Lopez N, et al.: Trochleitis and migraine headache. *Neurology* 58:802–805, 2002.
227. Surks MI, Ocampo E: Subclinical thyroid disease. *Am J Med* 100:217–223, 1996.
228. Thompson JW, Cohen SR, Reddix P: Retropharyngeal abscess in children: A retrospective and historical analysis. *Laryngoscope* 98:589–592, 1988.
229. Lee SS, Schwartz RH, Bahadori RS: Retropharyngeal abscess: Epiglottitis of the newmillennium. *J Pediatr* 138:435–437, 2001.
230. Asmar BL: Bacteriology of retropharyngeal abscess in children. *Pediatr Infect Dis J* 9:595–596, 1990.
231. Segal DH, Lidov MW, Camins MB: Cervical epidural hematoma after chiropractic manipulation in a healthy young woman: Case report. *Neurosurgery* 39:1043–1045, 1996.
232. Pan G, Kulkarni M, MacDougall DJ, et al.: Traumatic epidural hematoma of the cervical spine: Diagnosis with magnetic resonance imaging. *J Neurosurg* 68:798–801, 1988.
233. Tseng SH, Chen Y, Lin SM, et al.: Cervical epidural hematoma after spinal manipulation therapy: Case report. *J Trauma Injury Infect Crit Care* 52:585–586, 2002.
234. Powell F, Hanigan W, Olivero W: Arisk/benefit analysis of spinal manipulation therapy for relief of lumbar or cervical pain. *Neurosurgery* 33:73–79, 1993.
235. Kiwak KJ: Establishing an etiology for torticollis. *Postgrad Med* 75:126–134, 1984.
236. Kiesewetter WB, Nelson PK, Pallandino VS, et al.: Neonatal torticollis. *JAMA* 157:1281–1285, 1955.
237. Gorlin RJ, Cohen MM, Levin LS: *Syndromes of the Head and Neck*, 3rd edn. New York: Oxford University Press, 1990.
238. Klippel M, Feil A: Anomalie De La Colonne Vertebrale Par Absence Des Vertebres Cervicale. *Bull Mem Soc Anat* 87:185–188, 1912.
239. Klippel M, Feil A: Un Cas D'absence Des Vertebres Cervicales Avec Cage Thoracique Remontant Jusqu'a La Base Du Crane. *Nouv Iconogr Salpetriere* 25:223–224, 1912.
240. Chaumien JP, Rigault P, Maroteaux P, et al.: Le Soi-Disant Syndrome De Klippel-Feil Et Ses Incidences Orthopediques. *Rev Chir Orthop* 76:30–38, 1990.
241. Gonzalez-Reimers E, Mas-Pascual A, Arnay-De-La-Rosa M, et al.: Klippel–Feil syndrome in the Prehispanic population of El Hierro (Canary Islands). *Ann Rheum Dis* 60:174, 2001.
242. Smith DL, DeMario MC: Spasmodic torticollis: A case report and reviewof therapies. *J AmBoard FamPract* 9:435–441, 1996.
243. Wilson BC, Jarvis BL, Haydon RC: Nontraumatic subluxation of the atlantoaxial joint: Grisel's syndrome. *Laryngoscope* 96:705–708, 1987.
244. Britton TC: Torticollis—what is straight ahead? *Lancet* 351: 1223–1224, 1998.
245. Colbassani HJ, Jr., Wood JH: Management of spastic torticollis. *Surg Neurol* 25:153–158, 1986.
246. Lowenstein DH, Aminoff MJ: The clinical course of spasmodic torticollis. *Neurology* 38:530–532, 1988.
247. Ackerman J, Chau V, Gilbert-Barness E: Pathological case of the month. Congenital muscular torticollis. *Arch Pediatr Adolesc Med* 150:1101–1102, 1996.
248. Rondot P, Marchand MP, Dellatolas G: Spasmodic torticollis—review of 220 patients. *Can J Neurol Sci* 18:143–151, 1991.
249. Jahanshahi M, Marion MH, Marsden CD: Natural history of adult-onset idiopathic torticollis. *Arch Neurol* 47:548–552, 1990.
250. Spencer J, Goetsch VL, Brugnoli RJ, et al.: Behavior therapy for spasmodic torticollis: A case study suggesting a causal role for anxiety. *J Behav Ther Exp Psychiatry* 22:305–311, 1991.
251. Agras S, Marshall C: The application of negative practice to spasmodic torticollis. *Am J Psychiatry* 121:579–582, 1965.
252. Leplow B: Heterogeneity of biofeedback training effects in spasmodic torticollis: A single-case approach. *Behav Res Ther* 28:359–365, 1990.
253. Halla JT, Hardin JG: The spectrum of atlantoaxial (C1-2) facet joint involvement in rheumatoid arthritis. *Arthritis Rheum* 22:325–329, 1990.
254. Murray G, Persellin R: Cervical fracture complicating ankylosing spondylitis. *Am J Med* 70:1033–1041, 1981.
255. Patte D, Goutallier D, Monpierre H, et al.: Over-extension lesions. *Rev Chir Orthop* 74:314–318, 1988.
256. Bohlman HH: Degenerative arthritis of the lower cervical spine. In: McEvarts C, ed. *Surgery of the Musculoskeletal System*, 2nd edn. New York: Churchill Livingstone, 1990:1857–1886.
257. Emery SE, Bohlman HH: Osteoarthritis of the cervical spine. In: Moskowitz RW, Howell DS, Goldberg VM, et al., eds. *Osteoarthritis. Diagnosis and Medical/Surgical Management*. Philadelphia: WB Saunders, 1992:651–668.
258. El-Deiry WS: Colon cancer, adenocarcinoma. Available at: http://www.emedicine.com/med/topic413.htm#target1, 2006.
259. Suadicani P, Hein HO, Gyntelberg F: Height, weight, and risk of colorectal cancer. an 18-year follow-up in a cohort of 5249 men. *Scand J Gastroenterol* 28:285–288, 1993.
260. Marshall BJ, Armstrong JA, McGechie DB, et al.: Attempt to fulfill Koch's postulates for pyloric campylobacter. *Med J Aust* 142:436–439, 1985.
261. Hassall E: Peptic Ulcer disease and current approaches to *Helicobacter pylori*. *J Pediatr* 138:462–468, 2001.
262. Farrar JA: Emergency! Acute cholecystitis. *Am J Nurs* 101:35–36, 2001.
263. Sim FH: Metastatic bone disease and myeloma. In: Evarts CM, ed. *Surgery of the Musculoskeletal System*. Philadelphia, PA: Churchill Livingstone, 1983:320–393.
264. Chade HO: Metastatic tumours of the spine. In: Vinken PJ, Bruyn GW, eds. *Spinal Tumors*. Amsterdam: North Holland Publishers, 1976:415–433.
265. Light RW: Pneumothorax. In: Light RW, ed. *Pleural Diseases*, 3rd edn. Baltimore: Williams & Wilkins, 1995:242–277.
266. Peek GJ, Morcos S, Cooper G: The pleural cavity. *BMJ* 320:1318–1321, 2000.
267. Jay SJ: Pleural effusions, 1: preliminary evaluation—recognition of the transudate. *Postgrad Med* 80:164–167, 1986.
268. Bland JH: Diagnosis of thoracic pain syndromes. In: Giles LGF, Singer KP, eds. *Clinical Anatomy and Management of the Thoracic Spine*. Oxford: Butterworth-Heinemann, 2000: 145–156.
269. Acre CA, Dohrmann GJ: Thoracic disc herniation: improved diagnosis with computed tomographic scanning and a review of the literature. *Surg Neurol* 23:356–361, 1985.
270. Reid ME: Bone trauma and disease of the thoracic spine and ribs. In: Flynn TW, ed. *The Thoracic Spine and Rib Cage*. Boston, MA: Butterworth-Heinemann, 1996:87–105.
271. Singer KP, Willen J, Breidahl PD, et al.: The influence of zygapophyseal joint orientation on spinal injuries at the thoracolumbar junction. *Surg Radiol Anat* 11:233–239, 1989.
272. O'Brien MF, Lenke LG: Fractures and dislocations of the spine. In: Dee R, Hurst L, Gruber M, et al., eds. *Principles of Orthopaedic Practice*, 2nd edn. New York: McGraw-Hill, 1997:1237–1293.
272a. Yacyshyn E. Evans JM: Case management study: osteoporotic vertebral compression fracture. *Bull Rheum Dis* 47:1–2, 1998.
273. Ziegler DW, Agarwal NN: The morbidity and mortality of rib fractures. *J Trauma* 37:975–979, 1994.
274. Trunkey D: *Cervicothoracic Trauma*. New York: Thieme, 1986.
275. Gregory PL, Biswas AC, Batt ME: Musculoskeletal problems of the chest wall in athletes. *Sports Med* 32:235–250, 2002.

276. Gupta A, Jamshidi M, Robin JR: Traumatic first rib fractures: is angiography necessary? A review of 73 cases. *Cardiovasc Surg* 5:48–53, 1997.
277. Jenkins SA: Spontaneous fractures of both first ribs. *J Bone Joint Surg* 34B:9–13, 1952.
278. Lankenner PAJ, Micheli LJ: Stress Fractures of the first rib: A case report. *J Bone Joint Surg Am* 67:159–160, 1985.
279. Mintz AC, Albano A, Reisdorff EJ, et al.: Stress fracture of the first rib from serratus anterior tension: An unusual mechanism of injury. *Ann Emerg Med* 19:411–414, 1990.
280. Sylvest E: Epidemic Myalgia: *Bornholm Disease*. London, England: Oxford University Press, 1934.
281. Ikeda RM, Kondracki SF, Drabkin PD, et al.: Pleurodynia among football players at a high school. *JAMA* 270:2205–2206, 1993.
282. Fam AG, Smythe HA: Musculoskeletal chest wall pain. *Can Med Assoc J* 133:379–389, 1985.
283. Disla E, Rhim HR, Reddy A, et al.: Costochondritis: A prospective analysis in an emergency department setting. *Arch Int Med* 154:2466–2469, 1994.
284. Singer KP, Malmivaara A: Pathoanatomical characteristics of the thoracolumbar junctional region. In: Giles LGF, Singer KP, eds. *Clinical Anatomy and Management of the Thoracic Spine*. Oxford: Butterworth-Heinemann, 2000:100–113.
285. Lawrence DJ, Bakkum B: Chiropractic management of thoracic spine pain of mechanical origin. In: Giles LGF, Singer KP, eds. *Clinical Anatomy and Management of Thoracic Pain*. Oxford: Butterworth-Heinemann, 2000:244–256.
286. Markolf KL: Deformation of the thoracolumbar intervertebral joints in response to external loads. *J Bone Joint Surg* 54A:511–533, 1972.
287. Heywood AWB, Meyers OL: Rheumatoid arthritis of the thoracic and lumbar spine. *J Bone and Joint Surg* 68B:362–368, 1986.
288. Weinfeld RM, Olson PN, Maki DD, et al.: The prevalence of diffuse idiopathic skeletal hyperostosis (dish) in two large metropolitan hospital populations. *Skeletal Radiol* 26:222–225, 1997.
289. Cameron HU: Traumatic disruption of the manubriosternal joint in the absence of rib fractures. *J Trauma* 20:892, 1980.
290. Thirupathi R, Husted C: Traumatic disruption of the manubriosternal joint. *Bull Hosp Jt Dis* 42:242–247, 1982.
291. Anderson KA, McAninch JW: Renal abscesses: classification and review of 40 cases. *Urology* 16:333, 1980.
292. Siegel JF, Smith A, Moldwin R: Minimally invasive treatment of renal abscess. *J Urol* 155:52–55, 1996.
293. Goucke CR, Graziotti P: Extradural abscess following local anaesthetic and steroid injection for chronic back pain. *Br J Anaesth* 65:427–429, 1990.
294. Mackenzie AR, Laing RB, Smith CC, et al.: Spinal epidural abscess: The importance of early diagnosis and treatment. *J Neurol Neurosurg Psychiatry* 65:209–212, 1998.
295. Baker AS, Ojemann RG, Swartz MN, et al.: Spinal epidural abscess. *N Engl J Med* 293:463–468, 1975.
296. Obrador GT, Levenson DJ: Spinal epidural abscess in hemodialysis patients: Report of three cases and review of the literature. *Am J Kidney Dis* 27:75–83, 1996.
297. Nauer K A: Acute dissection of the aorta: A review for nurses. *Crit Care Nurs Q* 23:20–27, 2000.
298. Gruendemann BJ, Fernsebner B: *Comprehensive Perioperative Nursing*. Boston, MA: Jones & Bartlett Publishers, 1995.
299. Deyo RA, Diehl AK: Cancer as a cause of back pain: Frequency, clinical presentation, and diagnostic strategies. *J Gen Intern Med* 3:230–238, 1988.
300. Ross MD, Bayer E: Cancer as a cause of low back pain in a patient seen in a direct access physical therapy setting. *J Orthop Sports Phys Ther* 35:651–658, 2005.
301. Meinck HM: Stiff man syndrome. *CNS Drugs* 15:515–526, 2001.
302. Bastin A, Gurmin V, Mediwake R, et al.: Stiff man syndrome presenting with low back pain. *Ann Rheum Dis Lett* 61:939–940, 2002.
303. Henningsen P, Meinck HM: Specific phobia is a frequent nonmotor feature in stiff man syndrome. *J Neurol Neurosurg Psychiatry* 74:462–465, 2003.
304. Sharma KR, Cross J, Santiago F, et al.: Incidence of acute femoral neuropathy following renal transplantation. *Arch Neurol* 59:541–545, 2002.
305. McCrory P: The "piriformis syndrome"—myth or reality? *Br J Sports Med* 35:209–210, 2001.
306. Beauchesne RP, Schutzer SF: Myositis ossificans of the piriformis muscle: An unusual cause of piriformis syndrome. A case report. *J Bone Joint Surg Am Vol* 79:906–910, 1997.
307. Jankiewicz JJ, Hennrikus WL, Houkom JA: The appearance of the piriformis muscle syndrome in computed tomography and magnetic resonance imaging. A case report and review of the literature. *Clin Orthop* 262:205–209, 1991.
308. Palliyath S, Buday J: Sciatic nerve compression: Diagnostic value of electromyography and computerized tomography. *Electromyogr Clin Neurophysiol* 29:9–11, 1989.
309. Fishman LM, Dombi GW, Michaelsen C, et al.: Piriformis syndrome: Diagnosis, treatment, and outcome—a 10-year study. *Arch Phys Med Rehabil* 83:295–301, 2002.
310. Papadopoulos SM, McGillicuddy JE, Albers JW: Unusual cause of piriformis muscle syndrome. *Arch Neurol* 47:1144–1146, 1990.
311. Tesio L, Bassi L, Galardi G: Transient palsy of hip abductors after a fall on the buttocks. *Arch Orthop Trauma Surg* 109:164–165, 1990.
312. Pace JB, Nagle D: Piriformis syndrome. *Western J Med* 124:435–439, 1976.
313. Pecina M: Contribution to the etiological explanation of the piriformis syndrome. *Acta Anat Nippon* 105:181–187, 1979.
314. Boyd KT, Pierce NS, Batt ME: Common hip injuries in sport. *Sports Med* 24:273–288, 1997.
315. Durrani Z, Winnie AP: Piriformis muscle syndrome: An underdiagnosed cause of sciatica. *J Pain Symptom Manage* 6:374–379, 1991.
316. Solheim LF, Siewers P, Paus B: The Piriformis Syndrome. Sciatic Nerve Entrapment Treated with Section of the Piriformis Muscle. *Acta Orthop Scand* 52, 1981.
317. Steiner C, Staubs C, Ganon M, et al.: Piriformis syndrome: Pathogenesis, diagnosis, and treatment. *J Am Osteopath Assoc* 87:318–323, 1987.
318. Julsrud ME: Piriformis syndrome. *J Am Podiatr Med Assoc* 79:128–131, 1989.
319. Pfeifer T, Fitz WFK: Das Piriformis-Syndrom. *Zeitschr Orthop* 127:691–694, 1989.
320. Robinson DR: Pyriformis syndrome in relation to sciatic pain. *Am J Surg* 73:355–358, 1947.
321. Beaton LE, Anson BJ: The sciatic nerve and the piriformis muscle: Their interrelation a possible cause of coccygodynia. *J Bone Joint Surg* 20:686–688, 1938.
322. Hughes SS, Goldstein MN, Hicks DG, et al.: Extrapelvic compression of the sciatic nerve. An unusual cause of pain about the hip: Report of five cases. *J Bone Joint Surg* 74-A:1553–1559, 1992.
323. Benson ER, Schutzer SF: Posttraumatic piriformis syndrome: Diagnosis and results of operative treatment. *J Bone Joint Surg* 81A:941–949, 1999.
324. Freiberg AH: Sciatic pain and its relief by operations on muscle and fascia. *Arch Surg* 34:337–350, 1937.
325. Lang AM: Botulinum toxin type B in piriformis syndrome. *Am J Phys Med Rehabil* 83:198–202, 2004.
326. Childers MK, Wilson DJ, Gnatz SM, et al.: Botulinum toxin type A use in piriformis muscle syndrome: A pilot study. *Am J Phys Med Rehabil* 81:751–759, 2002.

327. Fishman LM, Konnoth C, Rozner B: Botulinum neurotoxin type B and physical therapy in the treatment of piriformis syndrome: A dose-finding study. *Am J Phys Med Rehabil* 83:42–50; quiz 51–53, 2004.
328. Thakkar DH, Porter RW: Heterotopic ossification enveloping the sciatic nerve following posterior fracture-dislocation of the hip: A case report. *Injury* 13:207–209, 1981.
329. Banerjee T, Hall CD: Sciatic entrapment neuropathy. *Neuro-surgery* 45:216–217, 1976.
330. Jones BV, Ward MW: Myositis ossificans in the biceps femoris muscles causing sciatic nerve palsy: A case report. *J Bone Joint Surg* 62B:506–507, 1980.
331. Richardson RR, Hahn YS, Siqueira EB: Intraneural hematoma of the sciatic nerve: Case report. *J Neurosurg* 49:298–300, 1978.
332. Zimmerman JE, Afshar F, Friedman W, et al.: Posterior compartment syndrome of the thigh with a sciatic palsy. *J Neurosurg* 46:369–372, 1977.
333. Johanson NA, Pellicii PM, Tsairis P, et al.: Nerve injury in total hip arthroplasty. *Clin Orthop* 179:214–222, 1983.
334. Day MH: The blood supply of the lumbar and sacral plexuses in the human foetus. *J Anat* 98:104–116, 1964.
335. Wohlgemuth WA, Rottach KG, Stoehr M: Radiogene Amyotrophie: Cauda Equina L̈asion Als Strahlenspätfolge. *Nervenarzt* 69:1061–1065, 1998.
336. Wohlgemuth WA, Rottach KG, Stoehr M: Intermittent claudication due to ischaemia of the lumbosacral plexus. *J Neurol Neurosurg Psychiatry* 67:793–795, 1999.
337. Roberts JT: The effect of occlusive arterial diseases of the extremities on the blood supply of nerves. Experimental and clinical studies on the role of the vasa nervorum. *Am Heart J* 35:369–392, 1948.
338. Hager W: Neuralgia femoris. Resection Des Nerv. Cutan. Femoris Anterior Externus. *Heilung Dtsch Med Wochenschr* 11:218, 1885.
339. Roth VK: Meralgia paraesthetica. *Med Obozr Mosk* 43:678, 1895.
340. Ivins GK: Meralgia parestherica, the elusive diagnosis: Clinical experience with 14 adult patients. *Ann Surg* 232:281–286, 2000.
341. Lambert SD: Athletic injuries to the hip. In: Echternach J, ed. *Physical Therapy of the Hip*. New York: Churchill Livingstone, 1990:143–164.
342. Reichert FL: Meralgia parestherica; a form of causalgia relieved by interruption of the sympathetic fibers. *Surg Clin North Am* 13:1443, 1933.
343. Sunderland S: *Nerves and Nerve Injuries*. Edinburgh: E & S Livingstone, Ltd, 1968.
344. Yamamoto T, Nagira K, Kurosaka M: Meralgia parestherica occurring 40 years after iliac bone graft harvesting: Case report. *Neurosurgery* 49:1455–1457, 2001.
345. Nathan H: Gangliform enlargement on the lateral cutaneous nerve of the thigh. *J Neurosurg* 17:843, 1960.
346. Stookey B: Meralgia parestherica: Etiology and surgical treatment. *JAMA* 90:1705, 1928.
347. Bernhardt M: Ueber Eine Wenig Bekannte Form Der Beschäftigungsneuralgie. *Neurolog Centralbl* 15:13–17, 1896.
348. Lorei MP, Hershman EB: Peripheral nerve injuries in athletes: Treatment and prevention. *Sports Med* 16:130–147, 1993.
349. Dellon AL, Mackinnon SE, Seiler WA, IV: Susceptibility of the diabetic nerve to chronic compression. *Ann Plast Surg* 20:117, 1988.
350. Asbury AK: Focal and multifocal neuropathies of diabetes. In: Dyck PJ, Thomas PK, Winegrad AI, et al., eds. *Diabetic Neuropathy*. Philadelphia: W. B. Saunders, 1987:45–55.
351. Edelson R, Stevens P: Meralgia parestherica in children. *J Bone Joint Surg* 76A:993–999, 1994.
352. Ashby EC: Chronic obscure groin pain is commonly caused by enthesopathy: 'Tennis elbow' of the groin. *Br J Surg* 81:1632–1634, 1994.
353. Martens MA, Hansen L, Mulier JC: Adductor tendinitis and musculus rectus abdominis tendonopathy. *Am J Sports Med* 15:353–356, 1987.
354. Zimmerman G: Groin pain in athletes. *Aust Fam Physician* 17:1046–1052, 1988.
355. Kallgren MA, Tingle LJ: Meralgia parestherica mimicking lumbar radiculopathy. *Anesth Analg* 76:1367–1368, 1993.
356. Cubukcu S, Karsli B, Alimoglu MK: Meralgia parestherica and low back pain. *J Back Musculoskeletal Rehabil* 17:135–139, 2004.
357. Bounameaux H, Reber-Wasem MA: Superficial thrombophlebitis and deep vein thrombosis: A controversial association. *Arch Intern Med* 157:1822–1824, 1997.
358. Markovic MD, Lotina SI, Davidovic LB, et al.: Acute superficial thrombophlebitis: Modern diagnosis and therapy. *Srp Arch Celok Lek* 125:261–266, 1997.
359. Wiener SL: Unilateral and bilateral upper and lower leg pain references. In: Wiener SL, ed. *Differential Diagnosis of Acute Pain by Body Region*. New York: McGraw-Hill, 1993: 559–570.
360. Orava S, Kujala UM: Rupture of the ischial origin of the hamstring muscles. *Am J Sports Med* 23:702–705, 1995.
361. Owen CA: Gluteal compartment syndromes. *Clin Orthop* 132:57, 1978.
362. Schmalzried TP, Neal WC, Eckardt JJ: Gluteal compartment and crush syndromes. *Clin Orthop* 277:161, 1992.
363. Clark JL, Tatum NO, Noble SL: Management of genital herpes. *Am Fam Physician* 51:175–182,187–188, 1995.
364. Tariq A, Ross JD: Viral sexually transmitted infections: Current management strategies. *J Clin Pharm Ther* 24:409–414, 1999.
365. Swanson JM: The biopsychosocial burden of genital herpes: Evidence-based and other approaches to care. *Dermatol Nurs* 11:257–268; quiz 269–270, 1999.
366. D'Ambrosia R: *Musculoskeletal Disorders: Regional Examination and Differential Diagnosis*, 2nd edn. Philadelphia: J.B. Lippincott, 1986.
367. Fealy S, Paletta GA, Jr.: Femoral nerve palsy secondary to traumatic iliacus muscle hematoma: Course after nonoperative management. *J Trauma Injury Infect Crit Care* 47:1150–1152, 1999.
368. Greenwood MJ, Erhard R, Jones DL: Differential diagnosis of the hip vs. lumbar spine: Five case reports. *J Orthop Sports Phys Ther* 27:308–315, 1998.
369. Hillier SL, Kiviat NB, Hawes SE, et al.: Role of bacterial vaginosis-associated microorganisms in endometritis. *Am J Obstet Gynecol* 175:435–441, 1996.
370. Rice VM: Conventional medical therapies for endometriosis. *Ann N Y Acad Sci* 955:343–352; discussion 389–393, 396–406, 2002.
370a. Troyer MR: Differential Diagnosis of Endometriosis in a Young Adult Woman With Nonspecific Low Back Pain. *Phys Ther* 18:801–810, 2007.
371. Murphy AA: Clinical aspects of endometriosis. *Ann N Y Acad Sci* 955:1–10; discussion 34–36, 396–406, 2002.
371a. Vercellini P, Trespidi L, De Giorgi O, et al: Endometriosis and pelvic pain: relation to disease stage and localization. *Fertil Steril* 65:299–304, 1996.
372. Swiersz LM: Role of endometriosis in cancer and tumor development. *Ann N Y Acad Sci* 955:281–292; discussion 293–295, 396–406, 2002.
373. Parsons CL, Zupkas P, Parsons JK: Intravesical potassium sensitivity in patients with interstitial cystitis and urethral syndrome. *Urology* 57:428–433, 2001.
374. Barnes R: Subcapital fractures of the femur. *J Bone and Joint Surg* 58B:2, 1976.
375. Connolly WB, Hedburg EA: Observations on fractures of the pelvis. *J Trauma* 9:104, 1969.
376. Arnett FC: Reactive arthritis (Reiter's syndrome) and enteropathic arthritis. In: Klippel JH, ed. *Primer on the Rheumatic Diseases*, 11th edn. Atlanta: Arthritis Foundation, 1997:184–188.

377. McClusky OE, Lordon RE, Arnett FC, Jr.: Hl-a 27 in Reiter's syndrome and psoriatic arthritis: A genetic factor in disease susceptibility and expression. *J Rheumatol* 1:263–268, 1974.
378. DoTT: Transient synovitis as a cause of painful limps in children. *Curr Opin Pediatr* 12:48–51, 2000.
379. Spiera H: Osteoarthritis as a misdiagnosis in elderly patients. *Geriatrics* 42:232–238, 1987.
380. Schon L, Zuckerman JD: Hip pain in the elderly: Evaluation and diagnosis. *Geriatrics* 43:48–62, 1988.
381. Puppione AA, Schumann L: Management strategies for older adults with osteoarthritis: How to promote and maintain function. *J Am Acad Nurse Pract* 11:167–171, 1999.
382. Kenzora JE: Symposium on idiopathic osteonecrosis: foreword. *Orthop Clin North Am* 16:593–594, 1985.
383. Kenzora JE, Steele RE, Yosipovitch ZH, et al.: Experimental osteonecrosis of the femoral head in adult rabbits. *Clin Orthop* 130:8–46, 1978.
384. Guerra JJ, Steinberg ME: Distinguishing transient osteoporosis from avascular necrosis of the hip. *J Bone Joint Surg Am Vol* 77:616–624, 1995.
385. Pauli S, Willemsen P, Declerck K, et al.: Osteomyelitis pubis versus osteitis pubis: A case presentation and review of the literature. *Br J Sports Med* 36:71–73, 2002.
386. Karkos CD, Hughes R, Prasad V, et al.: Thigh compartment syndrome as a result of a false aneurysm of the profunda femoris artery complicating fixation of an intertrochanteric fracture. *J Trauma Injury Infect Crit Care* 47:393–395, 1999.
387. Sawmiller CJ, Turowski GA, Sterling AP, et al.: Extraarticular pigmented villonodular synovitis of the shoulder: A case report. *Clin Orthop Relat Res* 335:262–267, 1997.
388. Schwartz H, Krishnan U, Pritchard D: Pigmented villonodular synovitis. *Clin Orthop* 247:243–255, 1989.
389. Chae J, Yu D, Walker M:Percutaneous, intramuscular neuromuscular electrical stimulation for the treatment of shoulder subluxation and pain in chronic hemiplegia: A case report. *Am J Phys Med Rehabil* 80:296–301, 2001.
390. Shearman CM, el-Khoury GY: Pitfalls in the radiologic evaluation of extremity trauma: Part I. The upper extremity. *Am Fam Physician* 57:995–1002, 1998.
391. Urquhart BS: Emergency: Anterior shoulder dislocation. *Am J Nurs* 101:33–35, 2001.
392. Paxinos A, Walton J, Tzannes A, et al.: Advances in the management of traumatic anterior and atraumatic multidirectional shoulder instability. *Sports Med* 31:819–828, 2001.
393. Curran J, Ellman M, Brown N: Rheumatologic aspects of painful conditions of the shoulder. *Clin Orthop Rel Res* 173:27–37, 1983.
394. Corrigan AB, Robinson RG, Terenty T, et al.: Benign rheumatoid arthritis of the aged. *BMJ* 1:444–446, 1974.
395. Deal CL, Meenan RF, Goldenberg DL, et al.: The clinical features of elderly-onset rheumatoid arthritis. *Arthritis Rheum* 28:987–994, 1985.
396. Daigneault J, Cooney LM, Jr.: Shoulder pain in older people. *J Am Geriatr Soc* 46:1144–1151, 1998.
397. Baker GL, Oddis CV, Medsger TA, Jr.: *Pasteurella multocida* polyarticular septic arthritis. *J Rheumatol* 14:355–357, 1987.
398. Armbuster TG, Slivka J, Resnick D, et al.: Extraarticular manifestations of septic arthritis of the glenohumeral joint. *J Roentgenol* 129:667–672, 1977.
399. Kraft SM, Panush RS, Longley S: Unrecognized Staphylococcal pyarthrosis with rheumatoid arthritis. *Semin Arthritis Rheum* 14:196–201, 1985.
400. Smith KL, Matsen FA: Total shoulder arthroplasty versus hemiarthroplasty: Current trends. *Orthop Clin North Am* 29:491–506, 1998.
401. Bridgman JF: Periarthritis of the shoulder and diabetes mellitus. *Ann Rheum Dis* 31:69–71, 1972.
402. Balsund B, Thomsen S, Jensen E: Frozen shoulder: Current concepts. *Scand J Rheumatol* 19:321–325, 1990.
403. Steinbrocker O, Argyros TG: Frozen shoulder: Treatment by local injection of depot corticosteroids. *Arch Phys Med Rehabil* 55:209–213, 1974.
404. Ombregt L, Bisschop P, ter Veer HJ, et al.: The shoulder girdle: Disorders of the inert structures. In: Ombregt L, ed. *A System of Orthopaedic Medicine*. London: WB Saunders, 1995: 282–286.
405. Stralka SW, Head PL: Musculoskeletal pattern I: Impaired joint mobility, motor function, muscle performance, and range of motion associated with joint arthroplasty. In: Tovin BJ, Greenfield BH, eds. *Evaluation and Treatment of the Shoulder: An Integration of the Guide to Physical Therapist Practice*. Philadelphia: FA Davis, 2001:264–291.
406. Cofield RH: Degenerative and arthritic problems of the glenohumeral joint. In: Rockwood CA, Master R, eds. *The Shoulder*. Philadelphia: WB Saunders, 1990:678–749.
407. Fenlin JM, Jr.: Total glenohumeral joint replacement. *Orthop Clin North Am* 6:525, 1975.
408. Dich VQ, Nelson JD, Haltalin KC: Osteomyelitis in infants and children: Areviewof 163 cases. *Am J Dis Child* 129:1273–1278, 1975.
409. Barrett-Connor E: Bacterial infection and sickle cell anemia: An analysis of 250 infectious in 166 patients and review of the literature. *Med Sci Sports Exerc* 50:97–112, 1971
410. Bass J, Vincent J, Person D: The expanding spectrum of bartonella infections: II. Cat scratch disease. *Pediatr Infect Dis J* 16:163–179, 1997
411. Bradford DS, Szalapski EWJ, Sutherland DER, et al.: Osteonecrosis in the transplant recipients. *Surg Gynecol Obstet* 159:328–334, 1984.
412. Cruess RL: Corticosteroid-induced osteonecrosis of the humeral head. *Orthop Clin North Am* 16:789–796, 1985.
413. Cruess RL: Steroid-induced avascular necrosis of the head of the humerus. *J Bone Joint Surg* 58B:313–317, 1976.
414. Rossleigh MA, Smith J, Straus DJ, et al.: Osteonecrosis in patients with malignant lymphoma. *Cancer* 58:1112–1116, 1986.
415. Dwyer A, Aprill C, Bogduk N: Cervical zygapophyseal joint pain patterns: A study from normal volunteers. *Spine* 15:453, 1990.
416. Booth RE, Rothman RH: Cervical angina. *Spine* 1:28–32, 1976.
417. Boissonnault WG: Pathological origins of trunk and neck pain, part 1: Pelvic and abdominal viscera disorders. *J Orthop Sports Phys Ther* 12:192–207, 1990.
418. Webster MW, Downs L, Yonas H, et al: The effect of arm exercise on regional cerebral blood flowin the subclavian steal syndrome. *Am J Surg* 168:91–93, 1994.
419. Thompson AJ: Multiple sclerosis: Symptomatic management. *J Neurol* 243:559–565, 1996.
420. Borasio GD, Miller RG: Clinical characteristics and management of ALS. *Semin Neurol* 21:155–166, 2001.
421. Pascuzzi RM, Fleck JD: Acute peripheral neuropathy in adults. *Neurol Clin* 15:529–547, 1997.
422. Levy WJ, Mason L, Hahn JF: Chiari malformation presenting in adults: A surgical experience in 127 cases. *Neurosurgery* 12:377–390, 1983.
423. Pancoast HK: Superior pulmonary sulcus tumor: Tumor characterized by pain, Horner's syndrome, destruction of bone and atrophy of hand muscles. *JAMA* 99:1391–1396, 1932.
424. Pancoast HK: Importance of careful Roentgen-ray investigations of apical chest tumors. *JAMA* 83:1407–1411, 1924.
425. Arcasoy SM, Jett JR: Superior pulmonary sulcus tumors and Pancoast's syndrome. *N Engl J Med* 337:1370–1376, 1997.
426. McKellar H: Clay shoveller's fracture. *J Bone Joint Surg* 12:63–75, 1940.
427. Herrick R: Clay-shoveller's fracture in power lifting. *AmJ Sports Med* 9:29–30, 1981.

428. Hyde GP, Postma GN, Caress JB: Laryngeal paresis as a presenting feature of idiopathic brachial plexopathy. *Otolaryngol Head Neck Surg* 124:575–576, 2001.
429. Lee VK, Simpkins L: Herpes zoster and postherpetic neuralgia in the elderly. *Geriatr Nurs* 21:132–135; quiz 136, 2000.
430. Botte MJ, Gelberman RH: Acute compartment syndrome of the forearm. *Hand Clin* 14:391–403, 1998.
431. Benjamin A: The relief of traumatic arterial spasm in threatened Volkmann's ischemic contracture. *J Bone Joint Surg* 39:711–713, 1957.
432. Wiener SL: Acute elbow and forearm pain. In: Wiener SL, ed. *Differential Diagnosis of Acute Pain by Body Region*. New York: McGraw-Hill, 1993:509–520.
433. Bijlsma JWJ, Breedveld FC, Dequeker J, et al.: *Leerboek Reumatologie*. Bohn: Stafleu VanLoghum, 1992.
434. van Vugt RM, Bijlsma JWJ, van Vugt AC: Chronic wrist pain: Diagnosis and management. Development and use of a new algorithm. *Ann Rheum Dis* 58:665–674, 1999.
435. Hausman MR, Lisser SP: Hand infections. *Orthop Clin North Am* 23:171–186, 1992.
436. Viegas SF: Atypical causes of hand pain. *Am Fam Physician* 35:167–172, 1987.
437. van Vugt RM, van Dalen A, Bijlsma JWJ: Ultrasound guided synovial biopsy of the wrist. *Scand J Rheumatol* 26:212–214, 1997.
438. Mayeaux EJ, Jr.: Nail disorders. *Dermatology* 27:333–351, 2000.
439. Daniel CR: Paronychia. *Dermatology* 3:461, 1985.
440. Lee SJ, Cutcliffe DA, Hurst LC: Infections of the upper extremity. In: Dee R, Hurst LC, Gruber MA, et al., eds. *Principles of Orthopaedic Practice*, 2nd edn. New York: McGraw-Hill, 1997:1193–1199.
441. Kienböck R: Concerning traumatic malacia of the lunate and its consequences: Degeneration and compression fractures. *Clin Orth Rel Res* 149:4–5, 1980.
442. Waggy C: Disorders of the Wrist, in Wadsworth C (ed): *Orthopaedic Physical Therapy Home Study Course—the Elbow, Forearm, and Wrist*. La Crosse, WI: Orthopaedic Section, APTA, Inc., 1997.
443. Alexander AH, Lichtman DM: Kienbock's disease. In: Lichtman DM, ed. *The Wrist and Its Disorders*. Philadelphia: WB Saunders, 1988.
444. Beckenbaugh RD, Shives TC, Dobyns JH, et al.: Kienböck's disease: The natural history of Kienböck's disease and consideration of lunate fractures. *Clin Orthop* 149:98–106, 1980.
445. Salmon J, Stanley JK, Trail IA: Kienbock's disease: Conservative management versus radial shortening. *J Bone Joint Surg* 82B:820–823, 2000.
446. Onieal M-E: *Essentials of Musculoskeletal Care*, 1st edn. Rosemont, IL: American Academy of Orthopaedic Surgeons, 1997.
447. Onieal M-E: *The Hand: Examination and Diagnosis, American Society for Surgery of the Hand*, 3rd edn. New York: Churchill Livingstone, 1990.
448. Gunther SF: Dorsal wrist pain and the occult scapholunate ganglion. *J Hand Surg Am* 10A:697–703, 1985.
449. Tham S: Intraosseous ganglion cyst of the lunate: Diagnosis and management. *J Hand Surg Am* 17A:429–432, 1992.
450. Bogumill GP, Sullivan DJ, Baker GI: Tumors of the hand. *Clin Orthop* 108:214–222, 1975.
451. Shaffer B, Bradley JP, Bogumill GP: Unusual problems of the athlete's elbow, forearm, and wrist. *Clin Sports Med* 15:425–438, 1996.
452. Wiener SL: Acute wrist, hand, and finger pain. In: Wiener SL, ed. *Differential Diagnosis of Acute Pain by Body Region*. New York: McGraw-Hill, 1993:521–555.
453. Steen VD: Treatment of systemic sclerosis. *Am J Clin Dermatol* 2:315–325, 2001.
454. Jackson AM: Anterior knee pain. *J Bone Joint Surg* 83B:937–948, 2001.
455. Boyle A, Walton N: Malign anterior knee pain. *J R Soc Med* 93:639–640, 2000.
456. Jacobson JA, Lenchik L, Ruhoy MK, et al.: MR imaging of the infrapatellar fat pad of hoffa. *Radiographics* 17:675–691, 1997.
457. Gebhardt MC, Ready JE, Mankin HJ: Tumors about the knee in children. *Clin Orthop Rel Res* 255:86–110, 1990.
458. Sadat-Ali M: Metachronous multicentric giant cell tumour: A case report. *Indian J Cancer* 34:169–176, 1997.
459. Kransdorf MJ: Primary tumours of the patella. A review of 42 cases. *Skeletal Radiol* 18:365–371, 1989.
460. Pavlovich RI, Day B: Anterior knee pain in the adolescent: An anatomical approach to etiology. *Am J Knee Surg* 10:176–170, 1997.
461. Mochida H, Kikuchi S: Injury to the infrapatellar branch of saphenous nerve in arthroscopic knee surgery. *Clin Orthop* 320:88–94, 1995.
462. Pinar H, Ozkan M, Akseki D, et al.: Traumatic prepatellar neuroma: An unusual cause of anterior knee pain. *Knee Surg Sports Traumatol Arthrosc* 4:154–156, 1996.
463. Kankate RK, Selvan TP: Primary haematogenous osteomyelitis of the patella: A rare cause for anterior knee pain in an adult. *Postgrad Med J* 76:707–709, 2000.
464. Roy DR: Osteomyelitis of the patella. *Clin Orthop Relat Res* 389:30–34, 2001.
465. Mars M, Hadley GP: Raised intracompartmental pressure and compartment syndromes. *Injury* 29:403–411, 1998.
466. Matsen FA, Winquist RA, Krugmire RB: Diagnosis and management of compartment syndromes. *J Bone Joint Surg* 62A:286–291, 1980.
467. Perron AD, Brady WJ, Keats TE: Orthopedic pitfalls in the ED: Acute compartment syndrome. *Am J Emerg Med* 19:413–416, 2001.
468. Windsor RE, Chambers K: Overuse injuries of the leg. In: Kibler BW, Herring JA, Press JM, eds. *Functional Rehabilitation of Sports and Musculoskeletal Injuries*. Gaithersburg, MD: Aspen, 1998:265–272.
469. Gubbay AJ, Isaacs D: Pyomyositis in children. *Pediatr Infect Dis J* 19:1009–1012; quiz 1013, 2000.
470. Leach KL: Fractures of the tibia and fibular. In: Rockwood CA, Green DP, eds. *Fractures in Adults*. Philadelphia: Lippincott, 1984:1652.
471. Warren DK, Wiss DA, Ting A: Isolated fibular shaft fracture in a sprinter. *Am J Sports Med* 18:209–210, 1990.
472. Mann RA, Hagy J: Biomechanics of walking, running, and sprinting. *Am J Sports Med* 8:345–350, 1980.
473. Gorman WP, Davis KR, Donnelly R: ABC of arterial and venous disease. Swollen lower limb—1: General assessment and deep vein thrombosis. *BMJ* 320:1453–1456, 2000.
474. Morganti CM, McFarland EG, Cosgarea AJ: Saphenous neuritis: A poorly understood cause of medial knee pain. *J Am Acad Orthop Surg* 10:130–137, 2002.
475. Mader JT, Cripps MW, Calhoun JH: Adult posttraumatic osteomyelitis of the tibia. *Clin Orthop Relat Res* 360:14–21, 1999.
476. Omey ML, Micheli LJ: Foot and ankle problems in the young athlete. *Med Sci Sports Exerc* 31:S470–S486, 1999.
477. Brodsky AE, Khalil MA: Talar compression syndrome. *Am J Sports Med* 14:472–476, 1986.
478. McDougall A: The os trigonum. *J Bone Joint Surg* 37B:257–265, 1955.
479. Keene JS, Lange RH: Diagnostic dilemmas in foot and ankle injuries. *JAMA* 256:247–251, 1986.
480. Kelikian H, Kelikian AS: *Disorders of the Ankle*. Philadelphia: WB Saunders, 1985.
481. Marotta JJ, Micheli LJ: Os trigonum impingement in dancers. *Am J Sports Med* 20:533–536, 1992.
482. Ihle CL, Cochran RM: Fracture of the fused os trigonum. *Am J Sports Med* 10:47–50, 1982.

483. Hedrick MR, McBryde AM: Posterior ankle impingement. *Foot Ankle* 15:2–8, 1994.
484. Wredmark T, Carlstedt CA, Bauer H, et al.: Os trigonum syndrome: A clinical entity in ballet dancers. *Foot Ankle* 11:404–406, 1991.
485. Ecker M, Rilter M: The symptomatic os trigonum. *JAMA* 201:204–206, 1967.
486. Hamilton WG, Geppert MJ, Thompson FM: Pain in the posterior aspect of the ankle in dancers. *J Bone Joint Surg* 78A:1491–1500, 1996.
487. Veazey BL, Heckman JD, Galindo MJ, et al.: Excision of ununited fractures of the posterior process of the talus: A treatment for chronic posterior ankle pain. *Foot Ankle* 13:453–457, 1992.
488. Burkus JK, Sella EJ, Southwick WD: Occult injuries of the talus diagnosed by bone scan and tomography. *Foot Ankle* 4:316–324, 1982.
489. McManama GB, Jr.: Ankle injuries in the young athlete. *Clin Sports Med* 7:547, 1988.
490. Sullivan JA: *Ankle and Foot Injuries in the Pediatric Athlete, Pediatric and Adolescent Sports Medicine*. Philadelphia: WB Saunders, 1994:441–455.
491. Berndt AL, Harty M: Transchondral fractures (osteochondritis dissecans) of the talus. *J Bone Joint Surg* 41(A):988, 1959.
492. Roden S, Tillegard P, Unander-Scharin L: Osteochondritis dissecans and similar lesions of the talus. *Acta Orthop Scand* 23:51, 1953.
493. Gregg J, Das M: Foot and ankle problems in preadolescent and adolescent athletes. *Clin Sports Med* 1:131147, 1982.
494. Mann RA: Pain in the foot. *Postgrad Med* 82:154–162, 1987.
495. Lahita RG: The clinical presentation of systemic lupus erythematosus. In: Lahita RG, ed. *Systemic Lupus Erythematosus*. San Diego, CA: Academic press, 1999:325–336.
496. Tigner R: Handling a sickle cell crisis. *RN* 61:32–35; quiz 36, 1998.
497. Rho RH, Brewer RP, Lamer TJ, et al.: Complex regional pain syndrome. *Mayo Clin Proc* 77:174–180, 2002.
498. Koman LA, Barden A, Smith BP, et al.: Reflex sympathetic dystrophy in an adolescent. *Foot Ankle* 14:273–277, 1993.
499. Goodall S: Peripheral vascular disease. *Nurs Stand* 14:48–52; quiz 53–54, 2000.
500. Gauthier G, Elbaz R: A subchondral bone fracture: A new surgical treatment. *Clin Orthop* 142:93–95, 1979.
501. Hoskinson J: Freiburg's disease: A review of long-term results. *Proc R Soc Med* 67:106–107, 1974
502. Katcherian DA: Treatment of Freiburg's disease. *Orthop Clin North Am* 25:69–81, 1994.
503. Smillie IS: Freiburg's infraction (Koehler's second disease). *J Bone Joint Surg* 39B:580, 1955.
504. Harris RI, Beath T: Hypermobile flatfoot with short tendo achilles. *J Bone Joint Surg* 30A:116, 1948.
505. Mann RA, Coughlin MJ: Keratotic disorders of the skin. In: Mann RA, Coughlin MJ, eds. *Surgery of the Foot and Ankle*. St. Louis: Mosby-Yearbook, 1993:533–541.
506. Hockenbury RT: Forefoot problems in athletes. *Med Sci Sports Exerc* 31:S448–S458, 1999.
507. Wu KK: Morton's interdigital neuroma: A clinical review of its etiology, treatment, and results. *J Foot Ankle Surg* 35:112–119, 1996.
508. Sullivan JA: The child's foot. In: Morrissy RT, ed. *Lovell and Winter's Pediatric Orthopaedics*, 4th edn. Philadelphia: Lippincott, 1996:1077–1135.
509. Chen YJ, Shih HN, Huang TJ, et al.: Posterior tibial tendon tear combined with a fracture of the accessory navicular: A new subclassification? *J Trauma Injury Infect Crit Care* 39:993–996, 1995.
510. Grogan DP, Gasser SI, Ogden JA: The painful accessory navicular: A clinical and histopathological study. *Foot Ankle* 10:164, 1989.
511. Kidner FC: The prehallux in relation to flatfoot. *JAMA* 101:1539, 1933.
512. Sullivan JA, Miller WA: The relationship of the accessory navicular to the development of the flatfoot. *Clin Orthop* 144:233, 1979.
513. Bennett GL, Weiner DS, Leighley B: Surgical treatment of symptomatic accessory tarsal navicular. *J Pediatr Orthop* 10:445, 1990.
514. Hunter-Griffin LY: Injuries to the leg, ankle, and foot. In: Sullivan JA, Grana WA, eds. *The Pediatric Athlete*. Park Ridge, IL: American Academy of Orthopaedic Surgeons, 1990:187–198.
515. Veitch JM: Evaluation of the kidner operation and treatment of symptomatic accessory tarsal scaphoid. *Clin Orthop* 131:210, 1978.
516. Manusov EG, Lillegard WA, Raspa RF, et al.: Evaluation of pediatric foot problems: Part I. The forefoot and midfoot. *Am Fam Physician* 54:592–606, 1996.
517. Sanders R: Current concepts review: Displaced intraarticular fractures of the calcaneus. *J Bone Joint Surg* 82A:225–250, 2000.
518. Antoniou D, Conner AN: Osteomyelitis of the calcaneus and talus. *J Bone Joint Surg* 56A:338–345, 1974.
519. Nixon GW: Hematogenous osteomyelitis of metaphyseal equivalent locations. *AJR Am J Roentgenol* 130:123–129, 1978.
520. Keck C: The tarsal tunnel syndrome. *J Bone Joint Surg* 44A:180–182, 1962.
521. Lam S: A tarsal tunnel syndrome. *Lancet* 2:1354–1355, 1962.
522. Turan I, Rivero-Melian C, Guntner P, et al.: Tarsal tunnel syndrome. Outcome of surgery in longstanding cases. *Clin Orthop Relat Res* 343:151–156, 1997.
523. DeLisa JA, Saleed MA: The tarsal tunnel syndrome. *Muscle Nerve* 6:664–670, 1983.
524. Chater EH: Tarsal-tunnel syndrome in rheumatoid arthritis. *Br Med J* 3:406, 1970.
525. Cimino W: Tarsal tunnel syndrome. Review of the literature. *Foot Ankle* 11:47–52, 1990.
526. Francis H, March L, Terenty T, et al.: Benign joint hypermobility with neuropathy: Documentation and mechanism of tarsal tunnel syndrome. *J Rheum* 14:577–581, 1987.
527. Joubert MJ: Tarsal tunnel syndrome. *S Afr Med J* 46:507–508, 1972.
528. Rask M: Medial plantar neurapraxia (jogger's foot). *Clin Orthop* 134:193–195, 1978.
529. DiStefano V, Sack J, Whittaker R, et al.: Tarsal tunnel syndrome: Review of the literature and two case reports. *Clin Orthop* 88:76–79, 1972.
530. Edwards W, Lincoln C, Bassett F, et al.: The tarsal tunnel syndrome: Diagnosis and treatment. *JAMA* 207:716–720, 1969.
531. Radin E: Tarsal tunnel syndrome. *Clin Orthop* 181:167–170, 1983.
532. Jackson DL, Haglund BL: Tarsal tunnel syndrome in runners. *Sports Med* 13:146–149, 1992.
533. Lam SJS: Tarsal tunnel syndrome. *J Bone Joint Surg* 49B:87–92, 1967.
534. Van Wyngarden TM: The painful foot, part II: Common rearfoot deformities. *Am Fam Physician* 55:2207–2212, 1997.
535. Linscheid R, Burton R, Fredericks E: Tarsal tunnel syndrome. *South Med J* 63:1313–1323, 1970.
536. Stefko RM, Lauerman WC, Heckman JD: Tarsal tunnel syndrome caused by an unrecognized fracture of the posterior process of the talus. *J Bone Joint Surg* 76A:116–118, 1994.
537. Wilberger JE: Lumbosacral radiculopathy secondary to abdominal aortic aneurysms. *J Neurosurg* 58:965, 1983.
538. Chad DA, Bradley DM: Lumbosacral plexopathy. *Semin Neurol* 7:97, 1987.
539. Bodack MP, Cole JC, Nagler W: Sciatic neuropathy secondary to a uterine fibroid: A case report. *Am J Phys Med Rehabil* 78:157–159, 1999.

CAPÍTULO 10

PRINCÍPIOS DE INTERVENÇÃO

OBJETIVOS DO CAPÍTULO

▶ **Ao concluir o capítulo, o leitor será capaz de:**

1. Compreender e descrever os princípios dos programas de reabilitação.
2. Discutir os vários componentes de uma intervenção e sua importância.
3. Elaborar uma lista das ferramentas clínicas usadas para controlar dores, inflamações e edemas, bem como suas respectivas lógicas.
4. Discutir os estímulos intrínsecos e extrínsecos empregados para promover e desenvolver a cicatrização.
5. Descrever os benefícios de cada modalidade eletroterapêutica.
6. Descrever os benefícios de cada agente físico e de cada modalidade mecânica.
7. Compreender a lógica das técnicas terapêuticas nos três estágios de cicatrização.
8. Descrever cada um dos cinco tipos de transferência de calor, bem como as modalidades envolvidas em cada um deles.
9. Relatar os efeitos fisiológicos das aplicações locais de calor e de crioterapia.
10. Listar alguns agentes farmacológicos utilizados na manipulação de dor e inflamações.
11. Descrever a importância dos exercícios de fortalecimento e de flexibilidade no processo de reabilitação.
12. Discutir a importância das correções posturais e algumas técnicas usuais.
13. Compreender o conceito de cadeia cinética e como ela se relaciona com os exercícios.
14. Descrever a importância da reeducação neuromuscular (RNM) e discutir as formas de incorporação nos processos de reabilitação.
15. Discutir a importância dos treinamentos funcionais.
16. Descrever os métodos para aumentar o nível de atividade física de um indivíduo e os benefícios dos exercícios e do condicionamento físico.
17. Compreender a importância da educação do paciente.
18. Descrever os vários tipos de aprendizes e as estratégias educacionais para cada caso.

VISÃO GERAL

De acordo com o *Guide to Physical Therapist Practice*,[1] intervenção é "a interação deliberada e profissional entre fisioterapeutas e pacientes/clientes e, quando aplicável, a interação com outros indivíduos envolvidos nos tratamentos, mediante vários procedimentos e técnicas fisioterapêuticas para produzir alterações nas condições, consistentes com os diagnósticos e os prognósticos".

As intervenções fisioterapêuticas possuem três componentes (Quadro 10-1): coordenação, comunicação e documentação; instruções aos pacientes/clientes; e intervenções diretas (Tab. 10-1).[1]

As intervenções são mais eficazes se estiverem apoiadas nas abordagens orientadas para problemas e necessidades funcionais dos pacientes, bem como para os objetivos acordados mutuamente.[1] As decisões sobre uma intervenção melhoram a capacidade para execução de tarefas básicas e servem para recuperar a homeostase funcional. Os programas de intervenção mais bem-sucedidos são aqueles cujo planejamento tem por base um *conjunto* de experiências clínicas e de dados científicos, mantendo-se a relação entre o nível de melhorias e a definição e o cumprimento de metas (Tab. 10-2).

Há ainda muitas controvérsias sobre a necessidade de identificar uma estrutura ou estruturas específicas que causam disfunções, antes de dar prosseguimento a uma modalidade de intervenção. Cyriax[2] criou um processo especial de exame de tensão seletiva de tecidos específicos, para possibilitar a identificação da estrutura envolvida e de seu estágio patológico. Por sua vez, Maitland[3,4] e Mckenzie[5] raramente identificam a estrutura envolvida, sob a alegação de que isso nem sempre é possível, ou mesmo necessário, para prescrever e definir a intervenção terapêutica mais adequada a determinado caso. Com base na filosofia destes últimos, a estratégia terapêutica pode ser definida apenas a partir de respostas obtidas na sobrecarga dos tecidos e de seus efeitos sobre os sintomas. Imediatamente após a determinação dessas respostas, o foco da intervenção passa a ser estratégias saudáveis e eficazes de autotratamento, no caso de pacientes que evitam cargas excessivas nos tecidos.[5] Entretanto, embora o autotratamento deva ser incentivado sempre que possível, isso implica algumas limitações. Na realidade, não se deve esperar que o paciente se reabilite completamente por si próprio, em condições que requerem a integração de uma grande variedade de processos de tomada de decisões, como costuma ocorrer na prótese total de uma articulação ou na reconstrução do ligamento cruzado anterior.

A intervenção é composta tipicamente de objetivos de curto e de longo prazo, que são de natureza dinâmica. Eles são alterados sempre que a condição do paciente muda (Tab. 10-3) e de estratégias para atingir esses objetivos (Tab. 10-3). As estratégias de intervenção podem ser subdivididas em ativas (diretas) ou passivas (indiretas), com o objetivo de tornar a intervenção o mais ativa possível na primeira oportunidade. Os componentes de um típico programa de reabilitação são descritos na Tabela 10-4.

Muitos fatores aumentam a resistência do paciente em melhorar sua condição. Em alguns casos, pode ser um fator individual, que, quando eliminado, permite que as respostas sejam satisfatórias. Na maioria dos casos, a resistência a melhoras baseia-se na interação de vários fatores, que precisam ser reconhecidos e corrigidos.

Os princípios mostrados na Tabela 10-5 devem ser aplicados como parte de intervenções mais abrangentes. Embora não tenham sido apresentados por ordem de importância ou de aplicação, esses princípios refletem a sequência das discussões a serem apresentadas até o final deste capítulo.

Princípio 1: Controle da dor e da inflamação

As lesões em todos os tipos de tecidos moles são muito comuns na população em geral. Vários estudos demonstraram que há relação linear entre elas e o envelhecimento, com incidência de menos de 10% em indivíduos com menos de 34 anos de idade, em contraposição à incidência de 32 a 49% em indivíduos acima dos 75 anos.[6] A dor, a inflamação e o edema ocorrem concomitantemente com a

QUADRO 10-1 COMPONENTES DAS INTERVENÇÕES[1]

Coordenação, comunicação e documentação

Essas intervenções abordam tratamento do caso, contato com outras instituições assistenciais ou companhias de seguro e coordenação do tratamento em conjunto com pacientes/clientes ou com outros indivíduos envolvidos na fisioterapia. Esse procedimento garante a continuidade do tratamento entre os provedores de assistência médica. Outras intervenções envolvem documentação do tratamento, planejamento de altas, programas educacionais, conferências, revisões dos registros e encaminhamento para outros profissionais ou recursos.

Instruções aos pacientes

A educação dos pacientes pode compreender, mas não é limitada a, orientações verbais, escritas ou ilustrações que passam a fazer parte dos programas de educação domiciliar. As instruções por computador e as demonstrações apresentadas por pacientes/clientes também são exemplos de instruções. As apresentações audiovisuais e as demonstrações de exercícios ou de atividades funcionais são extremamente úteis. Isso permite que o paciente continue seguindo o programa, mesmo fora da clínica, de maneira independente ou com auxílio de outra pessoa.

Intervenções diretas

As intervenções diretas são selecionadas com base nos achados feitos durante a avaliação ou durante o exame de um paciente/cliente, no diagnóstico, no prognóstico e na previsão de resultados e de objetivos. As intervenções diretas são executadas nos pacientes ou com o auxílio deles. Esta seção apresenta o componente maior do atendimento. Exemplos de intervenção direta são exercícios terapêuticos, exercícios aeróbios, treinamentos funcionais, terapia manual e utilização de dispositivos auxiliares e modalidades terapêuticas.

TABELA 10-1 Intervenções de procedimento

Estágio

Exercícios terapêuticos (incluindo condicionamento aeróbio)
Treinamento funcional em autotratamento e no tratamento domiciliar (AVDs e AVDIs)
Treinamento funcional para reintegração na comunidade e no trabalho (AVDIs, *work hardening* e *work conditioning**).
Técnicas de terapia manual (incluindo mobilização/manipulação)
Prescrição, aplicação e fabricação de dispositivos e equipamentos
Técnicas de limpeza das vias respiratórias
Manipulação de ferimentos
Modalidades eletroterapêuticas
Agentes físicos e modalidades mecânicas

AVDs, atividades da vida diária; AVDIs, atividades instrumentais da vida diária.
*N. de R.T.: Programas especiais norte-americanos para treinamento funcional.

---

maioria das lesões nos tecidos moles. A dor é um mecanismo de proteção, pois permite que os indivíduos tomem consciência das situações com risco potencial para causar danos teciduais, minimizando, dessa forma, a ocorrência de traumas futuros. No nível mais simples, a transmissão de informações relacionadas à dor, da periferia ao córtex, depende, basicamente, da integração dos três níveis do sistema nervoso central: a medula espinal, o tronco cerebral e a parte anterior do cérebro (ver Cap. 2). A inflamação e o edema fazem parte do processo de cicatrização (ver Cap. 5). Portanto, as metas principais para a fase inicial da intervenção em lesões agudas são as seguintes: redução da dor, controle de inflamações e de edemas e proteção das estruturas danificadas, evitando a ocorrência de novas lesões durante as tentativas de aumentar a função.

Os fisioterapeutas dispõem de várias ferramentas para auxiliar no controle da dor, da inflamação e do edema. Essas opções incluem a aplicação de modalidades físicas e eletroterapêuticas, exercícios leves (ADM) e técnicas manuais gradativas. Durante o estágio agudo da cicatrização, recomenda-se a aplicação dos princípios PRICEMEM* (proteção, repouso, gelo, compressão, elevação, terapia manual, mobilização precoce e medicamentos).

TABELA 10-2 Perguntas imprescindíveis para o planejamento de uma intervenção

Qual o estágio da cicatrização: agudo, subagudo ou crônico?
Quanto tempo você deverá tratar o paciente?
Quais são as atividades principais do paciente?
O paciente se queixa muito?
Quanto de fisioterapia *especializada* é necessário para o caso?
Qual orientação deve ser dada ao paciente para evitar a ocorrência de recaídas?
É necessário encaminhar o paciente para outro especialista?
Quais aspectos da intervenção foram bem-sucedidos em outros pacientes com problemas semelhantes?
Quais precauções devem ser tomadas?
Qual seu nível de especialização?

Dados do Guide to physical therapist practice. *Phys Ther* 81:S13-S95, 2001.

---

*N. de R.T.: PRINCEMEM = do inglês, *prolection, rest, ice, compression, elevativation, manual therapy, early motion and medications.*

Proteção

As cargas excessivas nos tecidos devem ser evitadas. Por exemplo, na extremidade inferior, quando a deambulação for dolorosa, recomenda-se o uso de muletas ou de outros dispositivos auxiliares até que o paciente possa suportar o próprio peso sem sentir dor.[7]

Repouso

O repouso é definido mais como ausência de abuso do que como ausência de atividade.[8] As imobilizações prolongadas podem exercer efeitos nocivos sobre músculos (ver Cap. 4), ligamentos, ossos, colágeno e superfícies articulares.

Gelo

A aplicação terapêutica de gelo, ou crioterapia, vem sendo empregada como modalidade de cicatrização desde a Antiguidade (ver Princípio 2).[9] Garrick[7] recomenda a utilização de gelo até o edema diminuir.

Compressão

O método mais comum de fazer compressão é o uso de bandagens elásticas.[10] A compressão dos dispositivos pneumáticos[11,12] ou dos coxins de feltro incorporados a esparadrapos ou faixas elásticas[13] também é comprovadamente eficaz para diminuir o edema.

Elevação

A elevação de uma extremidade auxilia no retorno venoso e ajuda a minimizar o edema. A elevação e a compressão devem continuar sendo usadas até seu desaparecimento total.[7]

Terapia manual

A aplicação controlada de uma série de técnicas manuais, descritas no Capítulo 11, possibilita vários benefícios terapêuticos. Em geral, eles podem ser obtidos por meio de:[14,15]

▶ Estimulação das grandes fibras aferentes das cápsulas articulares, dos tecidos moles e das cartilagens articulares para ajudar a diminuir a dor.
▶ Estímulo das endorfinas para diminuir a dor.
▶ Redução na pressão intra-articular para ajudar a diminuir a dor.
▶ Efeitos mecânicos para aumentar a mobilidade articular.
▶ Remodelação dos tecidos conjuntivos locais.
▶ Aumento no deslizamento dos tendões dentro das respectivas bainhas.
▶ Aumento na lubrificação das articulações.

Mobilização precoce

A mobilização precoce é recomendada para:

▶ Reduzir a atrofia muscular que ocorre primariamente nas fibras Tipo 1.[16-18]

TABELA 10-3 Objetivos e estratégias de intervenção

Objetivos

Intervenção aguda	Remobilização	Reabilitação e recondicionamento	Adaptações do estilo de vida
Redução da inflamação	Aumento da mobilidade livre de dor	Aumento da força/resistência muscular	Melhora de fatores ergonômicos
Eliminação da dor nas atividades	Diminuição do descondicionamento	Melhora da coordenação em repouso	Orientação sobre biomecânica
	Promoção de reparo/regeneração tecidual	Aumento da flexibilidade	Tratamento de fatores psicossociais
		Aumento da capacidade aeróbia	
Diminuição do "espasmo" muscular		Remodelação do tecido	

ALÍVIO DA DOR E PROMOÇÃO DE CICATRIZAÇÃO DE TECIDOS MOLES

RESTAURAÇÃO DA FUNÇÃO

Estratégias

Intervenção aguda	Remobilização	Reabilitação e recondicionamento	Prevenção e fatores de estilo de vida
Repouso/gelo	Ajustes quiropráticos	Fortalecimento funcional	Manejo do estresse
Apoios/muletas	Manipulação de tecidos moles	Alongamento	"Estação de trabalho" ergonômica
Alongamento suave	Fisioterapia	Condicionamento cardiovascular	biomecânica "Levantar/dobrar"
Fisioterapia	Correção postural	Equilíbrio e coordenação	Dieta/nutrição
Anti-inflamatórios	Exercícios funcionais		

CUIDADO PASSIVO

CUIDADO ATIVO

Dados de Triano J: Standards of care: Manipulative procedures. In: White AH, Anderson R, eds. *Conservative Care of Low Back Pain*. Baltimore, MD: Williams and Wilkins, 1991:159-168.

TABELA 10-4 Componentes de um programa de reabilitação

Componente	Exemplos
Amplitude de movimento	Amplitude de movimento ativo e passivo Alongamento Mobilizações e manipulações articulares
Força muscular	Exercícios isométricos Exercícios concêntricos Exercícios excêntricos Exercícios isocinéticos Exercícios de estabilização
Treinamento de equilíbrio	Progressões de cadeia cinética Olhos abertos-olhos fechados Progressão de superfícies estáveis a instáveis Autoperturbação por uma perturbação externa Planos simples a múltiplos Movimentos simples a múltiplos
Controle neuromuscular reativo	Treinamento excêntrico Treinamento com intervalo de repouso baixo, repetição alta Treinamento pliométrico
Padrões de movimento funcional	Progressão da marcha conforme apropriado Exercícios de cadeia cinética fechada Treinamento de agilidade e neuromuscular dinâmico Movimentos do tipo funcional, com velocidade total Programa de esportes no intervalo

Dados de Logerstedt DS, Smith HL: Post operative management of the foot and ankle. In: Wilmarth MA, ed. *Post Operative Management of Orthopedic Surgeries. Independent Study Course 15.2*. La Crosse, WI: Orthopaedic Section, APTA, Inc., 2005:1-35.

TABELA 10-5 Princípios das intervenções

Controle da dor e da inflamação
Promover o progresso da cicatrização
Fortalecimento ou aumento da flexibilidade
Correção da postura e de síndromes de deficiência nos movimentos
Análise e integração de toda a cadeia cinética
Incorporação da reeducação neuromuscular
Promoção de melhorias no resultado funcional
Manutenção ou aprimoramento do condicionamento físico geral
Educação do paciente e autotratamento
Garantia de retorno seguro para o exercício das funções normais

▶ Manter a função das articulações.

▶ Impedir o arrasto (*"creeping"*) ligamentar.

▶ Reduzir a probabilidade de ocorrência de artrofibrose ou de formação excessiva de cicatrizes.[19-23]

▶ Reforçar a vascularização e a nutrição das cartilagens, permitindo, desse modo, a recuperação precoce e o aumento no conforto.[18,24,25]

Pesquisas têm demonstrado que o movimento articular estimula a cicatrização dos ligamentos lacerados situados ao redor de uma articulação[26,27] e que a movimentação articular precoce estimula a orientação do feixe de colágeno nas linhas de força, ou seja, uma espécie de lei de Wolff para os ligamentos.[26,28] A mobilização precoce na ADM pode ser passiva ou ativa, durante a fase de proteção dos tecidos no processo cicatricial. Por exemplo, no caso das extremidades inferiores, as atividades de equilíbrio em pranchas, com o paciente sentado, podem ser executadas na fase inicial do processo de reabilitação. Conforme a cicatrização progredir, essas atividades passam a ser de equilíbrio em pranchas com o paciente de pé.

Medicamentos

A intervenção farmacológica no tratamento da dor e da inflamação associadas a condições ortopédicas é descrita no Capítulo 30. Os medicamentos têm uma função importante no processo de cicatrização. Na apresentação inicial, os anti-inflamatórios não esteroides (AINEs) são atualmente os mais indicados para o controle dos processos inflamatórios. Ainda não foi comprovado que esses agentes causam efeitos especiais na função dos fibroblastos ou na cicatrização dos tecidos conjuntivos.[8,29] Entretanto, seu efeito analgésico facilita a reabilitação das estruturas lesionadas, bem como dos músculos localizados na cadeia cinética adjacente, podendo, também, ajudar a controlar as respostas inflamatórias, à medida que o paciente for aumentando o nível de atividade.[30]

A infiltração de corticosteroides (ver Cap. 30) diminui, pelo menos por um tempo, a dor no local da inflamação. Com base em sua revisão da literatura sobre o uso de infiltração de corticosteroides nas intervenções em lesões ocorridas na prática esportiva, Leadbetter[31] concluiu que esse tipo de intervenção deve continuar sendo considerado uma forma de terapia auxiliar, mas não a única forma de intervenção.

Princípio 2: Promover o progresso da cicatrização

O reparo dos tecidos é considerado um processo vital de adaptação, em resposta a estímulos intrínsecos e extrínsecos.[32] A fisioterapia não tem condições de acelerar o processo de cicatrização, embora, com orientação correta e supervisão adequada, possa garantir que o processo não seja adiado ou interrompido e que ocorra em ambiente ideal.[5]

Curiosidade Clínica

A promoção do progresso dos reparos nos tecidos envolve o equilíbrio delicado entre proteção e aplicação de tensões funcionais controladas na estrutura danificada.

Os procedimentos de reabilitação utilizados para auxiliar nos processos de reparo são diferentes e dependem do tipo de tecido, da extensão do dano e do estágio da cicatrização. A cicatrização está relacionada mais aos sinais e sintomas do que ao diagnóstico real. Esses sinais e sintomas informam ao fisioterapeuta o estágio de reparo tecidual. Para determinar com segurança a intensidade de uma intervenção e evitar problemas futuros, é essencial conhecer todos os estágios da cicatrização. As decisões para promover ou modificar o processo de reabilitação devem se basear no reconhecimento desses sinais e sintomas, bem como no conhecimento dos prazos associados a cada fase.[33,34]

Se o número de entidades patológicas evocadas pelo processo de reparo for conhecido, tais como a síndrome da dor regional complexa e a miosite ossificante, isso significa que os processos neurofisiológicos estão em ação. Há três estágios reconhecidos de cicatrização: (1) inflamação; (2) migração e proliferação; e (3) remodelação (ver Cap. 5). Embora sejam descritos de forma separada, os princípios da intervenção nesses três estágios podem ser considerados uma sequência. Em todos os capítulos deste livro, as fases da intervenção têm como apoio as fases aguda e funcional. A primeira é análoga ao estágio inflamatório da cicatrização. A segunda, aos estágios de migração/proliferação e de remodelação.

Inflamação (estágio 1)

Os achados clínicos durante o estágio inflamatório envolvem edema, hiperemia, calor e dano ou perda de função. Em geral, o paciente sente dor em repouso ou ao executar movimentos ativos, ou quando for aplicada tensão específica na estrutura lesionada. As dores muito fortes resultam na defesa muscular e na perda de função. Nos testes de mobilidade passiva, o registro da dor ocorre antes que o fisioterapeuta perceba a resistência dos tecidos.

Janda[35] introduziu o conceito de efeitos diretos e indiretos das entradas neurais na ativação muscular e observou a influência que a dor e o edema exercem na inibição muscular direta.

Curiosidade Clínica

De acordo com Janda,[35] o desenvolvimento muscular não pode ocorrer na presença de dor, tendo em vista que esta tem grande potencial para gerar um alto grau de inibição muscular, o que, por sua vez, modifica os padrões de disparo muscular.

Nesse estágio, os objetivos de controlar a dor e de reduzir o grau de inflamação e de edema podem ser atingidos por meio dos princípios PRICEMEM. O resultado principal dessa abordagem é a redução do sangramento e a facilitação da remoção dos exsudatos inflamatórios, evitando a ocorrência de novos danos e inflamações na área. A limitação da efusão acelera o processo cicatricial, minimizando a quantidade de reabsorção de fluido extracelular e de hematoma.[36,37]

Durante esse estágio, as modalidades físicas e eletroterapêuticas são úteis para controlar a dor, o edema e a defesa muscular. Calor, ultrassom e fonoforese podem ser introduzidos no final do estágio agudo (ver mais adiante).

No estágio inflamatório, é importante que o paciente execute as funções da forma mais independente possível. Os objetivos dessa fase são evitar posições dolorosas, melhorar a ADM, diminuir a atrofia dos músculos por meio de exercício muscular isométrico leve e, por fim, manter as condições aeróbias.[32,38,39]

Os critérios para superar essa fase implicam controle da dor, da cicatrização dos tecidos, ADM quase normal e tolerância ao fortalecimento.[40]

As técnicas manuais, a serem abordadas no Capítulo 11, permitem escolher o grau de especificidade das intervenções. Embora o objetivo principal seja bastante específico, há situações em que o uso de técnicas genéricas é mais conveniente. De maneira geral, estas são menos agressivas, são aplicadas em regiões ou em grupos musculares maiores e podem ser executadas pelo próprio paciente como parte do programa de exercícios domiciliar. Nesse estágio, as técnicas gerais de terapia manual compreendem massagens leves para aumentar o fluxo sanguíneo. As técnicas manuais específicas, também utilizadas nessa etapa, abrangem os deslizamentos e as distrações articulares passivas (Graus I ou II).

> **Curiosidade Clínica**
>
> Os benefícios da mobilização precoce são evitar os efeitos fisiológicos nocivos da imobilização, como perda muscular e ligamentar, perda de resistência óssea,[41,42] formação de aderências[43] e perda de propriocepção.[44]

Migração e proliferação (estágio 2)

Do ponto de vista clínico, esse estágio se caracteriza pela diminuição da dor e do edema, bem como pelo aumento em ADM ativo e passivo sem dor. Durante ADM passivo, a dor ocorre em sincronia com a resistência dos tecidos.

Embora a ADM livre de dor possa ser maior nessa fase, ainda não está nos limites normais, então a tensão aplicada nas estruturas lesionadas pode causar alguma dor.[45,46]

Aparentemente, os fibroblastos precisam ser guiados durante essa fase de recuperação, de maneira que as fibras de colágeno substituídas sejam dispostas ao longo das linhas de tensão. Movimentos suaves nessa área produzem tensões naturais nos tecidos em fase de cicatrização e devem começar por volta do quinto dia, para fortalecer os reparos.[47]

> **Curiosidade Clínica**
>
> Nessa fase, os objetivos da intervenção são proteger o colágeno em formação; direcionar sua orientação, para que fique paralela em relação às linhas de força que deve suportar; e evitar contraturas e cicatrizes transversais. Se esses objetivos forem atingidos, a cicatriz será mais forte e extensível.

O fisioterapeuta deve estimular aumentos progressivos nos movimentos, para possibilitar a execução da ADM completa na terceira ou quarta semanas. ADM passivo evolui para o tipo ativo assistido e, em seguida, para ADM ativo, com base no tipo de tecido e nas respostas do paciente. Os exercícios de fortalecimento durante esse estágio se restringem, a princípio, à isometria submáxima. Isso é feito na parte inicial da amplitude, antes da execução sem dor em vários ângulos da ADM. Quando a ADM e o jogo articular forem melhorando, os exercícios isotônicos podem ser iniciados, com aumentos de resistência compatíveis com o nível de tolerância.

> **Curiosidade Clínica**
>
> Os critérios para evoluir para os estágios funcionais ou de remodelação do processo de reabilitação envolvem a total ausência de queixas de dor; ADM completa sem dor; equilíbrio satisfatório e boa flexibilidade; e força de 75 a 80% ou mais em comparação com o lado não envolvido.[40]

Nesse estágio, as terapias manuais envolvem mobilização das articulações (Grau II) para recuperar o jogo articular normal, massagem friccional transversa e técnicas leves de contrair-relaxar. É importante explicar ao paciente que abordagens agressivas, nesse estágio, podem resultar em atraso ou interrupção do processo de reparo, por meio do aumento do estímulo dos exsudatos e dos irritantes químicos inflamatórios.

Remodelação (estágio 3)

Durante esse estágio, o paciente costuma sentir dor no final da amplitude com ADM passivo, imediatamente após a localização da resistência do tecido. Talvez a aplicação contínua de tensões controladas seja a única intervenção benéfica em um amplo espectro de problemas musculoesqueléticos espinais e não espinais. Os tecidos musculoesqueléticos respondem às tensões controladas por meio da adaptação. Esse tipo de resposta foi descrito como adaptação específica para demandas impostas (ver Cap. 6).[48]

> **Curiosidade Clínica**
>
> O princípio de adaptação específica para demandas impostas reconhece que o corpo humano responde a demandas explícitas, com adaptações específicas e previsíveis.

A compreensão do princípio das adaptações específicas a demandas impostas é muito importante para delinear as abordagens ativas. A aplicação de tensões inadequadas pode causar várias formas de disfunção nos tecidos, como contraturas, lassidão, fibrose, aderência, diminuição da função, repetição de problemas estruturais e alteração na resposta neurofisiológica.[49,50]

Às vezes, em condições crônicas, pequenos aumentos ou agravamentos dos sintomas são aceitáveis,[51] levando-se em consideração que a dessensibilização de algumas estruturas pode exigir entrada mecânica por meio do estímulo das fibras A maiores (ver Cap. 2). Entretanto, o aumento dos sintomas pode significar, também, o retorno de processos inflamatórios.[51] Para evitar essas alterações patológicas, Liebenson[52] recomenda o seguinte:

▶ Informar o paciente sobre como identificar e controlar as fontes externas de sobrecarga biomecânica.

▶ Identificar tão logo quanto possível os fatores psicossociais de comportamentos anormais provocados por doenças.

▶ Identificar e reverter a patologia funcional.

Durante essa fase, os exercícios devem incorporar atividades em cadeia aberta (sem peso corporal) e em cadeia fechada (com peso corporal) (ver Princípio 5), assim como contrações concêntricas e excêntricas. A evolução para exercícios funcionais ou esportivos depende das necessidades do paciente.

> **Curiosidade Clínica**
>
> Se houver restrição da ADM e do jogo articular, o paciente deve continuar com os exercícios isométricos em ângulos múltiplos da amplitude. Caso contrário, poderá progredir com o uso de exercícios isotônicos resistidos.

Esse estágio exige a aplicação de técnicas manuais para enfatizar a restauração dos movimentos articulares e para aumentar a extensibilidade dos tecidos moles. As técnicas para aumentar o movimento articular abordam a mobilização das articulações (do Grau II ao V). Aquelas para melhorar a extensibilidade dos tecidos moles envolvem alongamentos passivos e técnicas de liberação miofascial.

Modalidades de reabilitação

Os fisioterapeutas têm à sua disposição uma diversidade de agentes físicos e de modalidades eletroterapêuticas para utilização durante a fase aguda e imediatamente após o abrandamento do estágio agudo das cicatrizações. As modalidades usadas na fase aguda envolvem a aplicação da crioterapia, estímulos elétricos, ultrassom e iontoforese. As modalidades usadas nos estágios finais das cicatrizações compreendem termoterapia, fonoforese, estímulos elétricos, ultrassom, iontoforese e diatermia (Tab. 10-6 e 10-7).

Nos dias atuais, com exceção da crioterapia, não há evidências suficientes para apoiar ou rejeitar o uso dessas modalidades.[53-55] Entretanto, a falta de evidências nem sempre significa que há evidência de ausência (ou efeitos), ou seja, há sempre o risco de rejeição de abordagens terapêuticas válidas.[56]

> **Curiosidade Clínica**
>
> É importante que o fisioterapeuta entenda os princípios relacionados a determinada modalidade, para que ela seja usada quando necessário, maximizando seus benefícios.

Tais modalidades são empregadas na fase aguda das cicatrizações, situação em que o fisioterapeuta pode fazer muito pouco com as técnicas manuais ou com os exercícios terapêuticos. Na fase funcional ou de remodelação, as modalidades térmicas são extremamente úteis no direcionamento do fluxo sanguíneo para os tecidos em fase de cicatrização e para prepará-los para os exercícios ou para a aplicação das técnicas manuais. Entretanto, na primeira oportunidade, essas modalidades devem ser abandonadas, sendo que o foco da intervenção muda para a aplicação de movimentos e de restaurações funcionais prolongadas das estruturas envolvidas.

Duas categorias de modalidades são reconhecidas:

1. Agentes físicos e modalidades mecânicas.
2. Modalidades eletroterapêuticas.

Agentes físicos e modalidades mecânicas

Crioterapia. A eficácia do uso de gelo ou crioterapia, isolado[57] ou em combinação com compressões,[11-13,58] foi comprovada pela minimização da quantidade de exsudato. A crioterapia, cuja função é remover o calor do corpo, reduzindo a temperatura dos tecidos, é a modalidade mais comum de intervenção em lesões musculoesqueléticas agudas.[57,59-61] Hocutt e colaboradores[58] demonstraram que a crioterapia iniciada dentro de 36 horas depois de uma lesão era, de maneira estatística, mais bem adequada do que o calor para acelerar e completar a recuperação. Os pacientes que receberam esse tratamento recuperaram a atividade plena em uma média de 13,2

TABELA 10-6 Decisões clínicas sobre o uso de várias modalidades terapêuticas no tratamento de lesões agudas

Fase	Prazo aproximado	Quadro clínico	Modalidades possíveis	Razões para uso
Inicial aguda	Lesão – dia 3	Edema, palpação dolorosa, dor com movimento	Crioterapia Estimulação elétrica Compressão intermitente *Laser* de baixa potência Repouso	↓ Edema, ↓ dor ↓ Dor ↓ Edema ↓ Dor
Resposta inflamatória	Dias 1 a 6	O edema diminui, quente ao toque, descoloração, palpação dolorosa, movimento doloroso	Crioterapia Estimulação elétrica Compressão intermitente *Laser* de baixa potência Amplitude de movimento	↓ Edema, ↓ dor ↓ Dor ↓ Edema ↓ Dor
Reparo fibroblástico	Dias 4 a 10	Palpação dolorosa, movimento doloroso, edema	Termoterapia Estimulação elétrica *Laser* de baixa potência Compressão intermitente Amplitude de movimento Fortalecimento	Suavemente ↑ circulação ↓ Bombeamento muscular-dor ↓ Dor Facilita o fluxo linfático
Maturação-remodelação	Dia 7 até recuperação	Edema, palpação sem dor, diminuição da dor durante o movimento	Ultrassom Estimulação elétrica *Laser* de baixa potência Diatermia por ondas curtas Diatermia de micro-ondas Amplitude de movimento Fortalecimento Atividades funcionais	Aquecimento profundo para ↑ a circulação ↑ Amplitude de movimento, ↑ força ↓ Dor ↓ Dor Aquecimento profundo para ↑ a circulação Aquecimento profundo para ↑ a circulação

↓, diminuir; ↑, aumentar.
Reproduzida, com permissão, de Prentice WE: Using therapeutic modalities in rehabilitation. In: Prentice WE, Voight ML, eds. *Techniques in Musculoskeletal Rehabilitation*. New York: McGraw-Hill, 2001:299.

TABELA 10-7 Indicações e contraindicações para as modalidades terapêuticas

Modalidade terapêutica	Respostas fisiológicas (indicações para uso)	Contraindicações e precauções
Corrente de estimulação elétrica Alta voltagem	Modulação da dor Reeducação muscular Contrações de bombeamentos musculares Retardo da atrofia Fortalecimento muscular Aumento na ADM Cicatrização de fraturas Lesões agudas	Marcapasso Tromboflebite Lesões superficiais na pele
Baixa voltagem	Cicatrização de feridas Consolidação de fraturas Iontoforese	Malignidade Hipersensibilidade da pele Alergia a alguns tipos de medicamentos
Interferencial	Modulação da dor Reeducação muscular Contrações de bombeamentos musculares Consolidação de fraturas Aumento na ADM	O mesmo que na alta voltagem
Russa MENS	Fortalecimento muscular Consolidação de fraturas Cicatrização de feridas	Marcapasso Malignidade Infecções
Diatermia de ondas curtas e de micro-ondas	Aumento na circulação profunda Aumento nas atividades metabólicas Redução no espasmo e na defesa muscular Redução na inflamação Facilitação na cicatrização de feridas Analgesia Elevação na temperatura dos tecidos em uma grande área	Implantes metálicos Marcapasso Malignidade Curativos úmidos Áreas anestesiadas Gravidez Inflamações e lesões agudas Proximidade dos olhos Áreas de fluxo sanguíneo reduzido Áreas anestesiadas
Crioterapia (bolsas de gelo e massagem com gelo)	Lesões agudas Vasoconstrição, redução no fluxo sanguíneo Analgesia Redução nas inflamações Redução no espasmo e na defesa muscular	Alergia ao frio Danos circulatórios Cicatrização de feridas Hipertensão
Termoterapia (turbilhão quente, parafina, *hydrocollator* e lâmpadas infravermelhas)	Vasodilatação, aumento do fluxo sanguíneo Analgesia Redução no espasmo e na defesa muscular Redução nas inflamações Aumento nas atividades metabólicas Facilitação da cicatrização dos tecidos	Traumas agudos e pós-agudos Circulação insuficiente Danos circulatórios Malignidade
Laser de baixa potência	Modulação da dor (pontos-gatilho) Facilitação da cicatrização de feridas	Gravidez Proximidade dos olhos
Ultravioleta	Acne Feridas assépticas Foliculite Pitiríase rósea Tinha Feridas sépticas Sinusite Aumento no metabolismo do cálcio	Psoríase Eczema Herpes Diabete Pelagra Lúpus eritematoso Hipertireoidismo Insuficiência renal e hepática Dermatite generalizada Aterosclerose avançada
Ultrassom	Aumento na extensibilidade dos tecidos conjuntivos Calor profundo Aumento na circulação Tratamento da maioria das lesões nos tecidos moles	Infecções Lesões agudas e pós-agudas Áreas epifisiais Gravidez

(continua)

TABELA 10-7 Indicações e contraindicações para as modalidades terapêuticas (*continuação*)

Modalidade terapêutica	Respostas fisiológicas (indicações para uso)	Contraindicações e precauções
Ultrassom	Redução nas inflamações Redução no espasmo muscular	Tromboflebite Sensação alterada Proximidade dos olhos
Compressão intermitente	Redução nos sangramentos agudos Redução nos edemas	Danos circulatórios

ADM, amplitude de movimento; MENS, estimulação neural elétrica por microcorrente.
Prentice WE: Using therapeutic modalities in rehabilitation. In: Prentice WE, Voight ML, eds. *Techniques in Musculoskeletal Rehabilitation*. New York: McGraw-Hill, 2001:301. Reproduzida, com permissão, de McGraw-Hill.

dias, em comparação com a média de 30,4 dias para quem iniciou o tratamento crioterápico após as 36 horas da lesão. No caso de tratamentos com calor, os indivíduos retornaram à atividade plena depois de 33,3 dias.[58]

Os efeitos fisiológicos das aplicações frias locais tem como principal resultado a vasoconstrição, a redução na função metabólica[62] e a redução nas velocidades da condução sensorial e motora.[63,64] Esses efeitos incluem:

▶ *Redução na temperatura muscular e intra-articular.* A redução da temperatura nas estruturas musculares[65] e intra-articulares[66-68] resulta da diminuição no fluxo sanguíneo local,[57,59,61,69,70] sendo, aparentemente, mais acentuada nas temperaturas entre 40 e 25ºC.[71] Temperaturas abaixo de 25ºC, que tendem a ocorrer depois de 30 minutos de aplicação da terapia de resfriamento, provocam aumento no fluxo sanguíneo,[71] o que aumenta a hemorragia e provoca respostas inflamatórias agudas exageradas.[64] A redução na temperatura muscular e intra-articular permanece durante várias horas depois da remoção do agente de resfriamento.[72] Entretanto, a aplicação prolongada de gelo pode provocar vasodilatação reflexa, com mediação simpática, na tentativa de reaquecer a área, o que poderá ser um agravante para os edemas.[72,73]

▶ *Analgesia local.*[55,57,59,74-77] A Tabela 10-8[58] mostra os estágios de analgesia atingidos pela crioterapia. É importante lembrar que o tempo dos estágios depende da profundidade da penetração e da espessura do tecido adiposo.[78] O paciente deve ser informado sobre esses estágios, principalmente em razão do fato de que a queimação e a fase dolorosa ocorrem antes da fase terapêutica.

▶ *Redução do espasmo muscular.*[12,55,79-81]

TABELA 10-8 Estágios da analgesia induzida por crioterapia

Estágio	Resposta	Tempo após o início da crioterapia (em minutos)
1	Sensação de frio	0-3
2	Sensação de queimação ou dor indefinida	2-7
3	Dormência local ou analgesia	5-12
4	Vasodilatação nos tecidos profundos sem aumento no metabolismo	12-15

Dados de Hocutt JE, Jaffee R, Rylander R, et al.: Cryotherapy in ankle sprains. *Am J Sports Med* 10:316-319, 1982.

▶ *Redução do edema.*[9,55,82]
▶ *Redução da velocidade de condução nervosa.*[83]

Vários métodos de aplicação de crioterapia foram observados em diferentes estudos, os quais comprovaram que o uso de pedaços de gelo em uma toalha é mais eficaz para diminuir a temperatura da pele do que bolsas de gelo ou compressas com gel frio.[68,84] Os achados de outro estudo[85] indicam que a massagem com gelo e as bolsas são igualmente eficazes para reduzir a temperatura intramuscular e para manter a duração da depressão da temperatura. Esse estudo descobriu, também, que a redução máxima da temperatura intramuscular é atingida com maior rapidez com a massagem do que com a bolsa.[85]

As massagens feitas com gelo são recomendadas em todas as fases, sempre que houver inflamação, e, sobretudo, na fase aguda, por causa de sua eficácia em reduzir a dor e os edemas.[59,60,85-87] Recomenda-se aplicar gelo na área afetada sobre um pequeno recipiente de papel, em movimentos circulares pequenos, durante 10 ou 15 minutos antes e depois de qualquer atividade, até seis vezes ao dia.

Compressas frias aplicadas diretamente na área da articulação diminuem a dor.[77] As recomendações atuais são aplicar gelo por 20 a 30 minutos, a cada duas horas.[72]

Essa intervenção é contraindicada para nervos superficiais ou feridas na fase de cicatrização, em pacientes com doença de Raynaud ou com sensibilidade ao frio, e em áreas com má circulação ou sensação frágil.[88]

Termoterapia. É a aplicação terapêutica do calor. As modalidades térmicas em geral envolvem transferências de energia térmica. Há cinco tipos delas:

1. *A convecção* ocorre quando um líquido ou gás passa por qualquer parte do corpo. O turbilhão é um tipo de transferência de calor.

2. *A evaporação* ocorre quando há mudança no estado de líquido para gás, resultando no resfriamento. Exemplos desse tipo de transferência de calor ocorrem com *spray* e técnicas de alongamento.

3. *A conversão* ocorre quando uma forma de energia converge para alguma outra forma. Exemplos desse tipo de transferência de calor envolvem ultrassom, diatermia de ondas curtas e de micro-ondas.

4. *A radiação* ocorre quando há transmissão e absorção de ondas eletromagnéticas.

5. *A condução* ocorre quando há transferência de calor entre dois objetos que estejam em contato. Um exemplo é o que ocorre com as compressas quentes do *hydrocollator*.

A termoterapia é usada nos estágios finais da cicatrização, tendo em vista que o aquecimento profundo das estruturas durante o estágio de inflamação aguda pode destruir as fibras de colágeno e acelerar o processo inflamatório.[89] Entretanto, nos estágios finais da cicatrização, qualquer aumento no fluxo sanguíneo na área lesionada pode ser benéfico.

Os efeitos fisiológicos das aplicações locais de calor incluem:[69,90-93]

▶ *Dissipação do calor do corpo.* Esse efeito ocorre por meio de vasodilatação seletiva e de desvios de sangue causados por reflexos na microcirculação e no fluxo regional de sangue.[94]

▶ Diminuição do espasmo muscular.[64,76,94,95] O relaxamento muscular provavelmente é o resultado da redução na excitabilidade neural dos nervos sensoriais e, como consequência, de *input* gama.

▶ Aumento da permeabilidade capilar, do metabolismo e da atividade celular, com potencial para aumentar a liberação de oxigênio e de nutrientes químicos na área, enquanto diminui a estagnação venosa.[91,96]

▶ Aumento da analgesia por meio do hiperestímulo dos receptores dos nervos cutâneos.

▶ Aumento da extensibilidade dos tecidos.[94] Esse efeito tem implicações óbvias na execução das técnicas de alongamento. Para melhorar os resultados, é necessário fazer a aplicação de calor durante o alongamento e, se este for mantido, até o resfriamento após a remoção do calor.

> ### Curiosidade Clínica
> Para que as aplicações de calor tenham efeitos terapêuticos, a quantidade de energia térmica transferida para os tecidos deve ser suficiente para estimular a função normal, sem causar dano aos tecidos.[97]

Embora o funcionamento do corpo seja otimizado nas temperaturas entre 36 e 38°C, a aplicação de temperaturas de 40 a 45°C pode ser considerada eficaz com intervenções por meio de calor. As bolsas quentes comerciais, ou almofadas elétricas, são tipos de condutores de calor úmido superficial, sendo que a temperatura da unidade deve ser regulada entre 65 e 90°C. As bolsas quentes úmidas aumentam a temperatura dos tecidos, atingindo o nível máximo em oito minutos após cada aplicação.[98] A profundidade de penetração das almofadas quentes tradicionais (e das compressas frias) é de cerca de 1 cm, resultando em alterações nos vasos sanguíneos cutâneos e nos receptores dos nervos cutâneos.[68]

O calor úmido provoca elevações maiores na temperatura dos tecidos, em comparação com o calor seco, na mesma temperatura.[99] Entretanto, em temperaturas mais elevadas, a tolerância ao calor úmido é menor do que ao calor seco.

É importante avaliar a sensibilidade do paciente à temperatura, à dor e ao estado da circulação antes de usar a termoterapia. O calor úmido não deve ser usado em áreas pouco sensíveis, com má circulação, feridas abertas ou lesões agudas.[88] Há contraindicação para aplicação do calor úmido em áreas com malignidade, pois aumenta a temperatura e a taxa de crescimento de tumores.[88] Os hemofílicos são, também, um grupo de risco para sua aplicação, devido ao aumento no fluxo sanguíneo.

Ultrassom. É usado principalmente por sua capacidade de liberar calor para os tecidos musculoesqueléticos profundos, como tendões, músculos e estruturas articulares. Ele gera corrente alternada de alta frequência. As ondas são liberadas através do transdutor, que possui uma placa metálica com um cristal piezoelétrico soldado entre os eletrodos. Esse cristal vibra rapidamente, convertendo a energia elétrica em energia acústica, a qual sai do transdutor em linha reta. Em seu percurso, as ondas começam a se dispersar. A profundidade da penetração depende da absorção e da difusão do feixe. A profundidade de penetração é um fator do meio que estiver sendo usado (gel ou loção), da qualidade do transdutor, da superfície de tratamento e do tipo de tecido (músculo, pele, tecido adiposo, etc.).[100,101] O tecido cicatricial, os tendões e os ligamentos têm capacidade máxima de absorção. Os tecidos com pouca capacidade de absorção são os ossos, as inserções tendíneas e aponeuróticas musculoesqueléticas, a cartilagem de cobertura das superfícies articulares e os nervos periféricos localizados nas proximidades dos ossos.[102] A porção do cabeçote que produz as ondas sonoras é conhecida como área de radiação efetiva (ARE), que é sempre menor que o transdutor.

De maneira geral, as unidades clínicas liberam ultrassom de 0,75 a 3 MHz, com variação de 20 a 100% nos ciclos. A profundidade de penetração é inversa à frequência.[103,104] As frequências de 3 Mhz são mais superficiais, atingindo profundidades de cerca de 2 cm, enquanto as de 1 MHz atingem profundidades de 4 ou 5 cm.[105] Ciclos inferiores a 100% são conhecidos por *ultrassom pulsado*, e os de 100% são conhecidos por *ultrassom contínuo*. O ultrassom contínuo produz efeitos térmicos, o que não ocorre com o pulsado. Os efeitos térmicos do ultrassom são semelhantes aos descritos anteriormente para a termoterapia. Suas propriedades mecânicas ou não térmicas não são tão bem-definidas, mas acredita-se que alterem o metabolismo e a permeabilidade celular, podendo ser importantes para a cicatrização de feridas, reduzindo edemas, dores e espasmos musculares.[106-109]

A taxa de não uniformidade dos feixes (TNF) é a intensidade máxima/média (W/cm^2) encontrada no campo do ultrassom. Cada transdutor produz ondas sonoras em resposta às vibrações no cristal. Essa vibração possui intensidades diferentes nos vários pontos do cabeçote do transdutor, apresentando picos e vales. Quanto maior a diferença da razão na TNF, maior a probabilidade de o transdutor apresentar pontos quentes, os quais são áreas de *alta intensidade*. Aparentemente, as altas intensidades causam efeitos de cavitação instáveis e retardam o reparo dos tecidos.[109,110] As intensidades de 0,1 a 0,3 W/cm^2 são recomendadas para lesões agudas, enquanto as de 0,4 a 0,8 W/cm^2 são recomendadas para lesões crônicas.[111]

O tempo de tratamento com ultrassom se baseia no princípio de um minuto de ultrassom por área do cabeçote, embora seja importante considerar a taxa de pulso utilizada. A razão de pulso precisa ser maior para as lesões agudas (1:4) e menor para as lesões crônicas (1:1 ou contínua).

Um dos estudos[112] sobre esse assunto demonstrou que são necessários os seguintes parâmetros e tempos de aplicação para atingir a temperatura de 4°C nos tecidos, usando o ultrassom contínuo:

▶ 1 MHz a 1,5 W/cm^2 para 13 minutos.

▶ 3 MHz a 1,5 W/cm^2 para 4,5 minutos.

Cabe salientar que os efeitos do ultrassom são predominantemente empíricos e baseiam-se no registro de efeitos biofísicos dentro dos tecidos[113,114] e na experiência obtida na prática clínica.[115-117] Apesar da escassez de evidências documentais, em termos de estudos controlados randomizados,[118] muitos benefícios têm sido atribuídos a essa técnica. Esses benefícios envolvem:

▶ Produção de excitação celular, fortalecendo, em vez de deprimir, a atividade celular, com realce da cascata inflamatória, estimulando a movimentação dos tecidos para a fase seguinte.[102,119-121]

▶ Redução do edema quando aplicado no modo pulsado, durante o estágio inflamatório das cicatrizações.[111,113,114,122-127]

▶ Estímulo das células ativas e maximização da produção e da qualidade da produção de cicatrizes, caso a aplicação seja feita na fase neurovascular.[127-129] Durante essa fase, o ultrassom provavelmente reforça o processo de remodelação dos tecidos.[110,125,128]

▶ A alteração nos parâmetros do ultrassom altera a intenção da intervenção.[56]

Fonoforese. Esta se refere a um tipo específico de aplicação de ultrassom, no qual são utilizados agentes farmacológicos, como os corticosteroides, os anestésicos locais e os salicilatos.[123,130-136] A fonoforese vem sendo empregada clinicamente desde o início da década de 1960, na tentativa de fazer a penetração transdérmica desses medicamentos nos tecidos subcutâneos. Tanto as propriedades térmicas como as não térmicas (mecânicas) do ultrassom foram mencionadas como possíveis mecanismos para facilitar a penetração transdérmica dos agentes farmacológicos. Qualquer aumento na permeabilidade das células e na vasodilatação local, acompanhada de ondas de pressão acústica, aumenta a difusão dos agentes tópicos.[123,131,132]

A eficácia da fonoforese não foi confirmada de forma conclusiva. Alguns estudos iniciais mostraram que a penetração dos medicamentos atinge 10 cm,[136-138] embora estudos mais recentes questionem esses achados.[139] Outros observaram os efeitos da fonoforese em diferentes concentrações de corticosteroides, em comparação com o ultrassom, nas intervenções em várias condições musculoesqueléticas. Publicações recentes questionam várias preparações comuns de cremes-base, sob a alegação de que não permitem transmissões adequadas de ondas sonoras.[100,101,126] As preparações de gel-base revelaram-se superiores na transmissão de ultrassom. Como consequência, acredita-se que os compostos de corticosteroides à base de gel tenham qualidade superior nas aplicações em fonoforese.

Hidroterapia

Turbilhão. Os turbilhões de água são tentativas válidas para facilitar a reabsorção de efusões. Os frios são indicados para condições agudas e subagudas que permitam a execução de exercícios leves na área lesionada. Sua temperatura deve permanecer entre 10 e 16ºC. Os turbilhões mornos são indicados para condições crônicas. Durante o tratamento, a parte do corpo envolvida poderá ser submetida a certos tipos de exercícios. Sua temperatura deve permanecer entre 39 e 45ºC.

Banhos de contraste. Os banhos de contraste são variantes de turbilhões frios e quentes que criam ciclos de vasoconstrição e vasodilatação. Essa técnica costuma ser associada à manipulação de lesões nas extremidades.[140,141] Um estudo realizado por Myrer e colaboradores[142] comprovou que terapias de contraste com 20 minutos de duração não chegaram a causar nenhum impacto na temperatura intramuscular do gastrocnêmio 1 cm abaixo do tecido adiposo subcutâneo, conforme medido por uma microssonda.

Proloterapia. Também conhecida por terapia da proliferação, trata-se de uma técnica de controle da dor relativamente controversa, em geral usada como intervenção em lesões degenerativas ou crônicas em ligamentos, tendões, fáscia e tecido capsular articular. A proloterapia envolve infiltrações de pequeno volume de uma solução irritante (p. ex., dextrose 10%, morruato de sódio e fenol-glicerina-glicose) em múltiplos locais em inserções tendíneas e em ligamentos dolorosos e nos espaços articulares adjacentes. Embora não seja administrada por fisioterapeutas, os pacientes observados em ambiente clínico talvez tenham recebido alguma orientação proloterápica dos respectivos médicos.

Sua finalidade básica é acelerar a produção de colágeno e de cartilagens novas, por meio de estímulos no mecanismo de cicatrização do sistema imunológico. O número de infiltrações por intervenção deve ser compatível com o tipo de lesão. Rabago e colaboradores[143] revisaram os dados de 34 relatos de caso e séries de casos e dois ensaios controlados não randomizados e sugeriram que a proloterapia era eficaz para muitas condições musculoesqueléticas. Entretanto, eles concluíram que era necessário investigação adicional com ensaios controlados randomizados de alta qualidade, antes de determinar a eficácia da proloterapia.

Terapia esclerosante. Infiltrações esclerosantes têm sido usadas em pacientes com uma variedade de condições, como dor lombar crônica,[144-146] impacto do ombro,[147] cotovelo de tenista,[148] tendinose do calcâneo[149,150] e tendinose da patela[151], com a obtenção de bons resultados. A terapia esclerosante envolve a infiltração de vasos anormais que são associados a tendões dolorosos com um agente esclerosante para diminuir a dor. O ultrassom com Doppler colorido de alta resolução mostra atividade Doppler intratendínea em pacientes com tendinopatia crônica. A área afetada é esclerosada com crescimento vascular interno. O agente químico infiltrado (p. ex., Polidocanol) irrita a túnica íntima, causando uma trombose dos vasos. Além disso, ele também pode esclerosar os nervos adjacentes aos novos vasos, seja direta (por destruição) ou indiretamente (por isquemia), o que possivelmente explicaria a redução da dor após o procedimento.

Modalidades eletroterapêuticas

Estimulação elétrica. Historicamente, vários fisioterapeutas defenderam a estimulação elétrica como forma de redução de edemas e dor e como opção para melhorar a independência e o nível funcional dos indivíduos durante a fase aguda.[82,152-156] Nesse sentido, é usada para:[157]

▶ Produzir contrações musculares.

▶ Estimular os nervos sensoriais, para auxiliar no tratamento da dor (neuroestimulação elétrica transcutânea – TENS)

▶ Criar campos elétricos entre os tecidos para estimular ou alterar os processos de cicatrização.

Além da fase aguda, a estimulação elétrica pode ser usada em outros estágios da cicatrização, para diminuir a dor e promover a reeducação neuromuscular.

A corrente elétrica que atravessa os tecidos força a despolarização dos nervos. Os tipos de nervos que sofrem essa influência, bem como a taxa de despolarização das fibras, determinam os efeitos fisiológicos e terapêuticos.[158-159] Publicações recentes na literatura médica, utilizando modelos animais, mostraram vários resultados com base na forma de onda, polaridade e frequência da intervenção.[160-166]

Estudos limitados envolvendo pacientes pós-cirúrgicos ou com lesões agudas indicam que a estimulação elétrica dos músculos possui a mesma eficácia dos exercícios isométricos ou, em certos casos, é mais eficaz, para aumentar a força e a massa muscular[167-171] em músculos atrofiados[172] e normais.[173,174]

Entretanto, na visão de Taylor e colaboradores,[166] os tratamentos atualmente em uso (ou seja, uma intervenção diária ou três vezes por semana) talvez sejam insuficientemente agressivos para produzir benefícios.

Iontoforese transdérmica. É a administração de agentes terapêuticos na pele por meio da aplicação de correntes elétricas de nível baixo. O valor da iontoforese tem sido comprovado nas intervenções de distúrbios musculoesqueléticos. Ela aumenta a penetração de medicamentos e de outros compostos pela aplicação de correntes elétricas através dos tecidos. A técnica apoia-se no princípio de que diferenças no potencial elétrico provocam migrações de íons em solução, de acordo com as respectivas cargas elétricas. Os medicamentos ionizados ou químicos não penetram normalmente nos tecidos e, se o conseguirem, a velocidade não será rápida o suficiente para atingir níveis terapêuticos.[175] Esse problema pode ser solucionado com o uso de fontes de correntes diretas, que geram penetração e transporte.[175,176]

> **Curiosidade Clínica**
>
> Os íons com carga negativa são repelidos do eletrodo negativo e atraídos na direção do eletrodo positivo. Os íons positivos, por sua vez, são repelidos do eletrodo positivo e atraídos para o eletrodo negativo.[175,176]

Portanto, a iontoforese vem sendo utilizada na distribuição transdérmica controlada de medicamentos sistêmicos.[177] Os fatores que afetam o transporte iontoforético transdérmico envolvem o pH, a intensidade ou a densidade da corrente no eletrodo ativo, a força iônica, a concentração do medicamento, as dimensões moleculares e a duração do fluxo da corrente (contínua ou pulsada). Os mecanismos propostos pelos quais a iontoforese aumenta a penetração das substâncias são os seguintes:

▶ Gradiente de potencial elétrico com alterações no arranjo dos lipídeos, das proteínas e das moléculas de água.[178]

▶ Formação de poros no estrato córneo (EC), ou seja, na camada mais externa da pele.[179] Ainda não está muito claro o percurso exato pelo qual os medicamentos ionizados transitam no EC. A impermeabilidade deste é a principal barreira para a administração cutânea ou transcutânea de medicamentos. Pode haver reduções acentuadas na barreira ao trânsito molecular, caso ocorra algum rompimento na integridade do estrato córneo.

▶ Os folículos capilares, as glândulas sudoríparas e os dutos de suor agem como desvios difusores, com resistência reduzida, para o transporte de íons.[180] A pele e o tecido adiposo são maus condutores elétricos e oferecem grande resistência para o fluxo das correntes.

A execução da iontoforese pode ser feita com o auxílio de uma grande variedade de produtos químicos (Tab. 10-9). O sucesso destes depende de sua capacidade de solubilização em componentes iônicos.

De acordo com as leis básicas da física, os *polos iguais se repelem*. Portanto, os íons com carga positiva devem ser posicionados abaixo do eletrodo positivo, enquanto aqueles com carga negativa devem ser posicionados abaixo do eletrodo negativo. Se a fonte iônica estiver dentro de uma solução aquosa, recomenda-se o uso de baixas concentrações (de 2 a 4%) para facilitar a dissociação.[181] Embora os elétrons fluam do polo negativo para o positivo, seja qual for o tamanho do eletrodo, eletrodos negativos maiores do que os positivos ajudam a organizar o sentido do fluxo.

A intensidade de corrente recomendada é de 5 mA, ou menos, para todas as intervenções. A duração do tratamento pode variar de 10 a 45 minutos. A experiência mostra que as intervenções de longa duração diminuem a impedância da pele, aumentando a probabilidade de ocorrência de queimaduras resultantes do acúmulo de íons sob os eletrodos.[182] O acúmulo de íons negativos sob o eletrodo positivo produz ácido clorídrico. O acúmulo de íons positivos sob o eletrodo negativo produz hidróxido de sódio.

TABELA 10-9 Íons usados na iontoforese

Íon	Polaridade	Solução	Propósito/condição
Acetato	−	Ácido acético 2-5%	Depósitos de cálcio[172]
Sulfato de atropina	+	0,001-0,01%	Hiper-hidrose
Cálcio	+	Cloreto de cálcio 2%	Miopatia, espasmos musculares
Cloro	−	Cloreto de sódio 2%	Tecidos cicatriciais, aderências
Cobre	+	Sulfato de cobre 2%	Infecção por fungos
Dexametasona	+	Dexametasona Na-P 4 mg/mL	Tendinite, bursite[173]
Lidocaína	+	Lidocaína 4%	Neuralgia trigêmea[174]
Hialuronidase	+	Wiadase	Edema[175]
Iodo	−	Pomada iodex	Aderências, tecidos cicatriciais[176]
Magnésio	+	Sulfato de magnésio 2% (sais Epsom)	Relaxante muscular,[177] bursite
Mecolina	+	0,25%	Relaxante muscular
Iodeto de potássio	−	10%	Tecidos cicatriciais
Salicilato	−	Salicilato de sódio 2%	Mialgia, tecidos cicatriciais
Água corrente	+/−	—	Hiper-hidrose

+, positivo; −, negativo

Outras complicações incluem eritema prolongado solucionado em 24 horas, irritações, queimaduras e sensação de repuxo, as quais são especialmente visíveis no início da corrente ou com aumentos rápidos de amperagem. Eritemas visíveis indicam aumento no fluxo sanguíneo e influência da iontoforese.

Nos dias atuais, o foco das pesquisas é o desenvolvimento de emplastros iontoforéticos para a distribuição sistêmica dos medicamentos. Esse tipo de emplastro oferece a opção de controlar e monitorar o suprimento de energia, permitindo a realização de operações mais seguras e confiáveis. Além disso, o sistema detecta o número de vezes que o emplastro foi utilizado, registra a data e a hora, e seu microprocessador tem a capacidade de identificar quando o medicamento se exauriu. Ainda, o controlador pode permanecer fora de uso para evitar dosagens excessivas depois que o medicamento tiver sido usado.

Terapia de ondas de choque extracorpórea (TOCEC). Os choques provocados por ondas extracorpóreas de alta potência vêm sendo usados na urologia, por cerca de 15 anos, na desintegração de pedras renais. Nos últimos 10 anos, essa tecnologia surgiu como alternativa de tratamento para controle das dores causadas por uma multiplicidade de condições musculoesqueléticas. Dentre estas, encontram-se tendinopatias, pseudoartrose e consolidação retardada de fraturas.[183-185] Mesmo nos dias atuais, ainda não foi possível entender completamente os mecanismos terapêuticos das ondas de choque em problemas musculoesqueléticos ou os efeitos biológicos específicos nesses tecidos (ossos, cartilagens, tendões, ligamentos).[186] As ondas de choque extracorpóreas são ondas acústicas caracterizadas por pressões positivas acima de 1.000 bar (100 Mpa), que podem ser desenvolvidas em períodos extremamente curtos (10^{-9} segundos), seguidas por fases de baixa pressão das forças tensionadoras, equivalente a 100 bar (10 Mpa).[187] As ondas de choque usadas nas aplicações clínicas são simplesmente explosões controladas que produzem pulsos sônicos, da mesma maneira que as aeronaves de alta velocidade produzem explosões sônicas.[186] Depois da penetração nos tecidos, as ondas se dissipam e refletem para permitir a absorção da energia cinética, de acordo com a estrutura integral dos tecidos ou das estruturas expostas às ondas.[186] Entretanto, considerando que o tempo de duração destas é curto (de 3 a 5 μs) e que elas são geradas em baixas frequências, não há produção de efeitos térmicos. Para aumentar a eficácia das mesmas em situações clínicas, a energia benéfica máxima dos pulsos deve concentrar-se no ponto de tratamento. Há três mecanismos por meio dos quais as unidades terapêuticas de ondas de choque extracorpóreas geram as ondas de choque: eletromagnéticos, eletro-hidráulico e piezoelétrico. A tendência das unidades eletromagnéticas e piezoelétricas é gerar ondas de choque de energia mais baixa do que as unidades eletro-hidráulicas.[188] As ondas de choque úteis do ponto de vista terapêutico normalmente são geradas com o uso de meios fluidos (água) e de géis acopladores, para facilitar transmissões para os tecidos biológicos. A densidade do fluxo de energia se refere ao "fluxo" da energia gerada pelas ondas de choque através de uma área perpendicular ao sentido de propagação.[188] De maneira geral, entre 1.000 e 2.000 ondas de choque, com densidade de fluxo de energia variando de 0,01 a 0,4 mJ/mm², são aplicadas de 2 a 3 vezes, em intervalos semanais.[187] Costuma-se fixar a duração do pulso em 3 a 5 μs, sendo que o calculo da dosagem (energia total liberada) depende da escolha do nível de energia e do número total de impulsos de onda de choque.[188] A maioria dos pacientes relata sensações de dor aguda durante a aplicação da TOCEC; assim, é necessário fazer testes de sensibilidade da pele antes de iniciar as aplicações.

Uma metanálise realizada por Ogden e colaboradores[189] registrou que, nas aplicações em condições musculoesqueléticas, a TOCEC foi a alternativa mais viável para o tratamento da síndrome de dor recalcitrante e crônica no calcanhar.

Essa técnica é contraindicada para aplicação em pacientes hemofílicos (pode causar rupturas microvasculares) e em casos de malignidades. Ela não deve ser aplicada sobre placas de crescimento ou onde houver exposição dos tecidos pulmonares (clavícula ou primeira costela).[186,188]

Neuroestimulação elétrica transcutânea (TENS). É um método eficaz, seguro e não invasivo de tratamentos de várias síndromes de dores crônicas e agudas, sem medicamentos, utilizado ao longo de muitos anos. Ele foi empregado pela primeira vez no início da década de 1950, para determinar a compatibilidade de pacientes com dor como candidatos para implantes de eletrodos na coluna dorsal. As formas terapêuticas existentes dependem dos parâmetros dos estímulos elétricos aplicados, resultando em diferentes contribuições dos componentes hiperêmicos, relaxantes e analgésicos da TENS. A experiência tem comprovado a eficácia dessa técnica para aliviar a dor nos estágios iniciais da cicatrização imediatamente após cirurgia,[168,190-194] bem como na fase de remodelação.[195-198]

O percentual de pacientes beneficiados com intervenções na dor por meio de TENS de curto prazo varia de 50 a 80%, e os resultados satisfatórios de longo prazo foram constatados em 6 a 44% dos casos.[195,197,199,200] Entretanto, a maioria dos estudos sobre o método TENS se baseia apenas nas queixas dos pacientes para determinar a eficácia e, raramente, em outras medições, como atividade, socialização ou uso de medicamentos.

As unidades de aplicação de TENS em geral liberam ondas bifásicas simétricas ou assimétricas equilibradas, cuja duração de pulso varia de 100 a 500 ms, com corrente líquida zero, para minimizar os efeitos de irritações na pele,[201] podendo ser aplicadas por períodos mais prolongados.

A teoria indica três modos de ação para a eficácia dessa modalidade (ver Cap. 2):

1. ***Sistema de comportas.*** O controle da comporta espinal por meio de estímulos de grandes quantidades de fibras alfa-A mielinizadas inibe a transmissão de dores menos intensas, transmitindo fibras C não mielinizadas e delta-A mielinizadas (Fig. 10-1).[193,202]

2. ***Controle opioide endógeno.*** Sempre que os nervos sensoriais são submetidos a determinados tipos de estímulos elétricos pode ocorrer liberação de encefalina proveniente de partes do sistema nervoso central, bem como liberação de endorfina-β, da glândula hipófise para o líquido cerebrospinal (Fig. 10-2).[201,203,204] O sucesso das aplicações produz efeito analgésico durante várias horas.

3. ***Desvio central.*** Estímulos elétricos intensos, próximos de níveis nocivos, em fibras C menores ou em fibras doloridas, estimulam os neurônios descendentes (Fig. 10-3).

Resumo das modalidades de reabilitação

O objetivo principal das intervenções de reabilitação é melhorar a tolerância dos tecidos a qualquer tipo de tensão ou de esforço, assim como assegurar sua capacidade de suportar qualquer nível de esforço. No caso de tecidos contráteis, como os músculos, é possível atingir esse objetivo por meio de repouso controlado, de exercícios de reabilitação, de estímulos elétricos de alta tensão, de exercícios aeróbios centrais (cardiovasculares), de condicionamento geral e da total ausência de excessos.[8] As estruturas inertes, como ligamentos e meniscos, dependem do nível de tensão e de força necessário para sua recuperação, estimulando os fibroblastos a produzirem fibras e glicosaminoglicanos.[205] Como consequência, os tipos de intervenção aplicáveis a essas estruturas envolvem aplicações repetitivas de tensões modificadas, na linha de esforço, com base nas exigências das atividades diárias ou esportivas.[205]

A restauração da ADM é essencial para recuperar a força e a mecânica normal.[30]

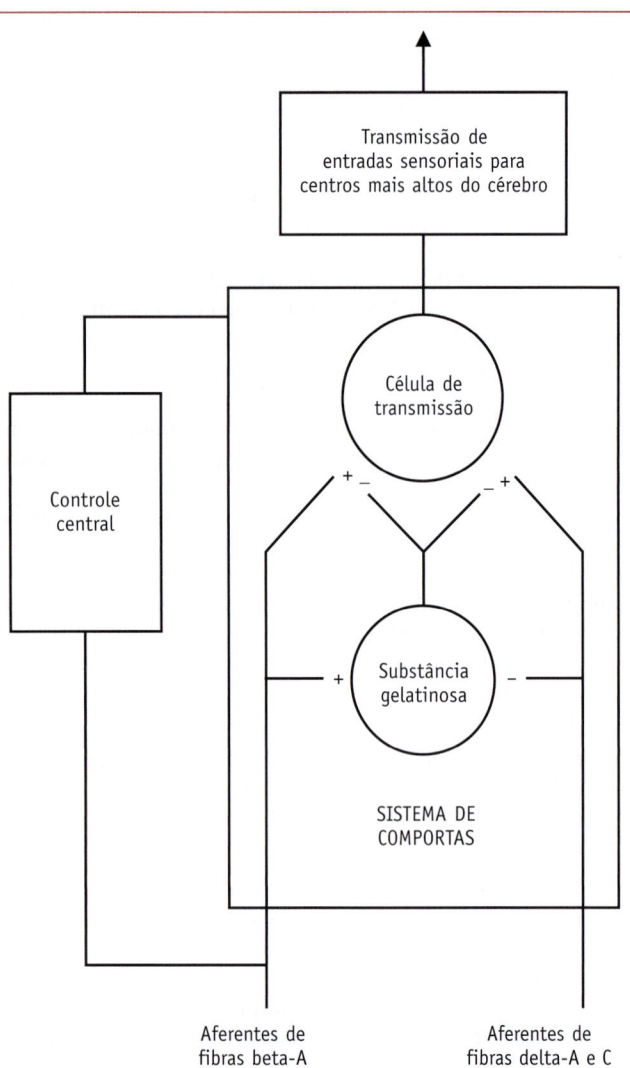

FIGURA 10-1 Modulação da dor pelo sistema de comportas. (Reproduzida, com permissão, de Dutton M: *Manual Therapy of the Spine: An Integrated Approach*. New York: McGraw-Hill, 2002:58.)

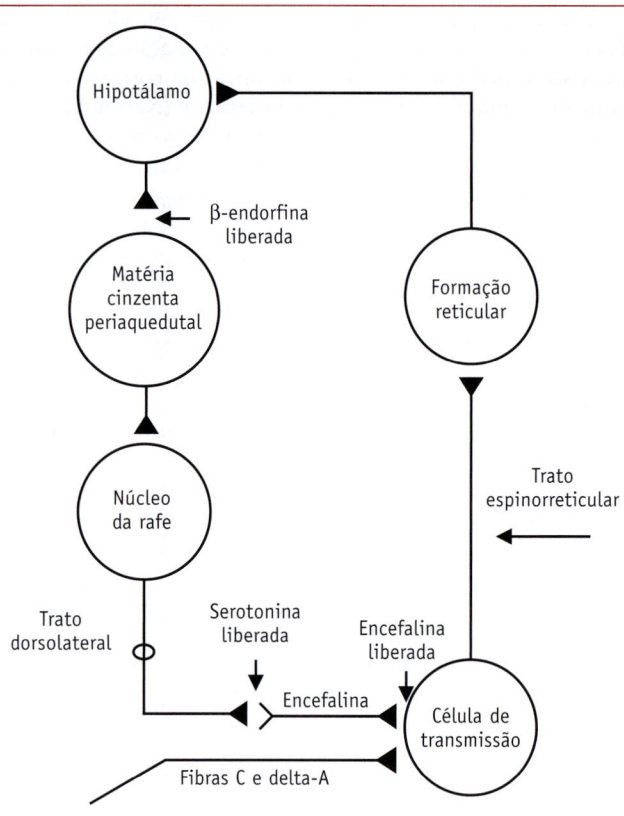

FIGURA 10-2 Sistema opioide endógeno de controle da dor. (Reproduzida, com permissão, de Dutton M: *Manual Therapy of the Spine: An Integrated Approach*. New York: McGraw-Hill, 2002:59.)

Às vezes, as intervenções resultam de avaliações equivocadas. De maneira geral, a dor não deve se prolongar por mais do que algumas horas após uma intervenção. Se isso ocorrer, é indício de inadequação da intensidade da intervenção ou da própria intervenção. Os fisioterapeutas não podem prender-se ao conceito de que a dor indica, necessariamente, a ocorrência de algo ruim. Em

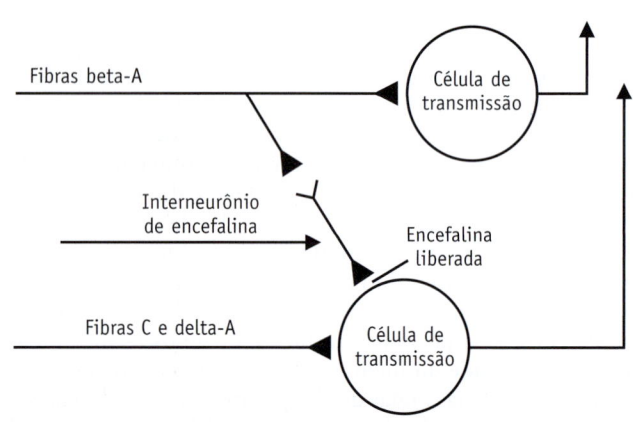

FIGURA 10-3 Sistema analgésico descendente. (Reproduzida, com permissão, de Dutton M: *Manual Therapy of the Spine: An Integrated Approach*. New York: McGraw-Hill, 2002:58.)

muitos aspectos, pequenos aumentos na dor, depois de uma intervenção, são achados mais desejáveis do que nenhuma alteração de sensação, pois indicam que os estímulos foram aplicados na estrutura correta, mesmo que de forma excessivamente agressiva.

Princípio 3: Fortalecimento ou aumento da flexibilidade

Os exercícios terapêuticos são a base da fisioterapia e constituem o componente fundamental da grande maioria das intervenções. Se forem prescritos de maneira correta, podem ser usados para recuperar, manter e melhorar o estado funcional do paciente pelo aumento da força, da resistência e da flexibilidade. Ao projetar um programa de exercícios, o fisioterapeuta deve criar exercícios que sejam seguros, porém desafiadores, progressivos, sistemáticos, enriquecidos de forma proprioceptiva, específicos da atividade e com suporte na ciência baseada em evidências.[206] A sequência de exercícios típica aborda várias progressões, que incluem:[206]

▶ Atividades inicialmente realizadas de forma lenta antes de progredir para um ritmo mais rápido.

▶ O desempenho de atividades com as quais o paciente está familiarizado; depois, evolução para outras em que não está familiarizado.

▶ Atividades inicialmente realizadas em uma base de suporte estável, que depois se tornam progressivamente mais desafiadoras, aumentando a quantidade de controle exigido e com a introdução de atividades que requerem controle dinâmico.

▶ A introdução de resistência durante o movimento. A resistência inicial empregada é de baixa carga e depois aumentada.

▶ Desempenho correto da atividade com níveis crescentes de complexidade.

Curiosidade Clínica

O objetivo da progressão dos exercícios funcionais é identificar o movimento, ou movimentos, que o paciente é capaz de executar, sem provocar outros sintomas além da sensibilidade dolorosa depois das atividades.[207]

Aumento da força

O exercício de resistência progressiva (ERP) é um método de aumento da capacidade dos músculos de gerar força (ver Cap. 6). Os princípios do ERP permaneceram quase os mesmos por quase 60 anos.[208] Esses princípios, detalhados nas orientações do American College of Sports Medicine,[209] recomendam que as cargas correspondentes a uma repetição máxima (RM) de 8 a 12 sejam levantadas em uma a três séries, por 2 ou 3 dias por semana. Uma RM de 8 a 12 é a quantidade de peso que pode ser levantada através de uma ADM disponível 8 a 12 vezes antes de precisar repousar.[208]

Tradicionalmente, o ERP tem sido usado por adultos jovens saudáveis para melhorar o desempenho atlético, porém, mais recentemente, o ERP foi difundido para todas as faixas etárias devido aos seus potenciais benefícios para a saúde.[208]

Para reduzir quaisquer efeitos negativos possíveis do ERP, vários fatores devem ser considerados. Estes envolvem dosagem e progressão lógicas.

Dosagem

A dosagem dos exercícios se refere à capacidade individual de cada paciente, cuja determinação depende de um grande número de variáveis (ver Cap. 6) (Tab. 10-10).[210] A eficácia dessas variáveis está associada à vontade e à capacidade de se treinar sem exacerbar a condição.[205]

Hierarquia dos exercícios – progressão lógica

A hierarquia se aplica à ADM e aos exercícios de resistência durante o estágio subagudo das cicatrizações (neovascularização), para assegurar que quaisquer progressos sejam feitos de maneira segura e controlada. A hierarquia dos exercícios de ADM é a seguinte:[211]

1. ADM passivo.
2. ADM ativo assistido.
3. ADM ativo.

A hierarquia do progresso dos exercícios de resistência é a seguinte:[206,211,212]

1. Exercícios isométricos submáximos, com ângulos únicos, executados na posição neutra.
2. Exercícios isométricos submáximos, com ângulos múltiplos, executados em vários ângulos da amplitude.
3. Exercícios isométricos máximos com ângulos múltiplos.
4. Exercícios isotônicos submáximos com arcos pequenos.
5. Exercícios isotônicos submáximos multidimensionais, com ângulos múltiplos e arcos pequenos.
6. Exercícios isotônicos submáximos, com ângulos únicos e ADM completa.
7. Exercícios isotônicos submáximos multidimensionais, com ângulos múltiplos e ADM completa, utilizando todo o espectro de contração muscular e todo o espectro de velocidade de contração.
8. Exercícios isotônicos de ADM específica da função/esporte, manipulando todas as variáveis de treinamento (séries, repetições, intensidade, intervalos de repouso, frequência e duração).

Exercícios de resistência suaves podem ser introduzidos muito cedo no processo de reabilitação. Os vários tipos de progressão de exercícios são descritos no Capítulo 6 e em capítulos relevantes mais adiante neste livro. Embora alguma sensibilidade seja esperada, recomenda-se não provocar dores agudas.

Em intervalos regulares, o fisioterapeuta deve assegurar-se de que o paciente:

▶ Aderiu ao programa de exercícios domiciliares prescrito.

TABELA 10-10 Variáveis dos exercícios de resistência

Resistência (carga ou peso)
Duração
Frequência (semanal ou diária)
Ponto de aplicação
Turno (com tempo determinado de sessões de exercícios)
Séries e repetições
Modo (tipo de contração)
Repouso

▶ Está ciente da lógica do programa de exercícios.

▶ Está realizando o programa de exercícios de forma correta e na intensidade apropriada.

▶ Está sendo submetido a atualizações do programa de exercícios de forma apropriada, com base nos achados do fisioterapeuta e nas respostas alcançadas.

Flexibilidade

Muitos fisioterapeutas consideram o condicionamento aeróbio, o treinamento de força e a recuperação ou melhora na ADM como três componentes principais de um programa de condicionamento.[213-215] Risco de lesão reduzido,[216] alívio da dor[217] e melhora do desempenho atlético[218] são razões fornecidas para incorporar o treinamento de flexibilidade em um programa de treinamento (ver Cap. 6).

> **Curiosidade Clínica**
>
> As relações ideais de tensão-comprimento e de forças acopladas asseguram a manutenção da cinemática articular normal.[219]

A recuperação do comprimento normal dos músculos pode ser realizada com a utilização das orientações descritas no Capítulo 6.

> **Curiosidade Clínica**
>
> O alongamento efetivo, na fase inicial, deve ser feito a cada hora, e cada sessão deve durar apenas alguns minutos.

Princípio 4: Correção da postura e síndromes de restrição dos movimentos

O foco principal das intervenções terapêuticas aplicáveis às síndromes de restrição dos movimentos é aliviar os sintomas e desempenhar um papel importante na educação dos pacientes contra os excessos habituais. Curiosamente, apesar da ampla inclusão da correção postural nas intervenções terapêuticas, existem dados experimentais limitados para sustentar sua eficácia. Os programas de exercícios terapêuticos para a correção de desequilíbrios musculares objetivam, tradicionalmente, a recuperação do comprimento normal dos músculos, para que os padrões de movimento sejam satisfatórios.

As intervenções em quaisquer desequilíbrios musculares dividem-se em três estágios:

1. Recuperação da elasticidade natural dos músculos. Sempre que houver inibição da atividade muscular, os músculos devem ser alongados durante o período inibitório. No caso de músculos hipertônicos, recomenda-se utilizar as técnicas de energia muscular, para produzir facilitação e alongamento mínimos. O encurtamento adaptativo real dos músculos resulta no aumento da resistência para ativar o máximo de unidades motoras, seguido de alongamentos musculares vigorosos.

2. Fortalecimento dos músculos inibidos e fracos. Recomenda-se não aplicar fortalecimentos vigorosos no início, evitando substituições e reforços dos padrões insatisfatórios de movimento.

3. Estabelecimento de padrões motores ideais para otimizar a proteção das articulações e dos tecidos moles adjacentes.

Além da utilização das técnicas de energia muscular para alongar e fortalecer os músculos, tais como os exercícios terapêuticos descritos no Princípio 3, a energia muscular (ver Cap. 11), a facilitação neuromuscular proprioceptiva (FNP) e a incorporação de uma abordagem mais holística podem, muitas vezes, ter efeito benéfico nas disfunções posturais e nas deficiências de movimentos. Há um interesse crescente no campo do cuidado integrativo – a mistura de terapias complementares ou *holísticas* com prática médica convencional. Abordagens holísticas fornecem cuidado da pessoa como um todo – tratando os indivíduos e não as doenças, cuidando em vez de curar, usando todas as modalidades terapêuticas possíveis em vez de um número limitado e permitindo que os pacientes sempre que possível usem abordagens de autocuidado e participem das decisões relacionadas à sua saúde.

Exemplos dessas abordagens holísticas, atualmente empregadas em conjunto com a fisioterapia, incluem a técnica de Alexander, o método de Feldenkrais, a integração psicofísica de Trager, o método de Pilates, o *tai chi chuan* e a ioga.

Técnica de Alexander

A técnica de Alexander[220] constitui uma série de técnicas respiratórias e posturais. Entretanto, seu objetivo é conscientizar os pacientes sobre os desequilíbrios estruturais, as diferentes formas de movimentação e as tensões excessivas produzidas pelas atividades cotidianas. Ainda que a descrição da técnica de Alexander esteja fora do objetivo deste livro, são apresentados aqui, de forma resumida, alguns de seus princípios, estimulando o leitor a aprender mais sobre o assunto em leituras complementares.

A técnica de Alexander utiliza-se da reeducação para mudar os processos de pensamento, assim como os hábitos relacionados à postura e aos movimentos, que, em princípio, são a origem da dor. De acordo com essa teoria, o principal reflexo do corpo, conhecido por *controle primário*, localizado na área do pescoço, controla todos os outros reflexos. A disfunção nessa área, resultante do aumento da tensão no pescoço, provoca o recuo da cabeça, alterando a relação entre o pescoço e as costas, causando, por fim, tensões em outras partes do corpo.

Com base nessas suposições, Alexander sugeriu três *direções*:[220]

1. *Libere o pescoço.* O objetivo dessa diretriz é eliminar quaisquer excessos de tensão nos músculos do pescoço.

2. *Deixe a cabeça se movimentar para a frente e para cima.* Quando os músculos do pescoço estiverem relaxados, a cabeça se movimenta suavemente para a frente e para cima.

3. *Deixe a coluna alongar e alargar.* Enquanto a cabeça estiver se movimentando suavemente para a frente e para cima, a coluna se alonga. Visto que qualquer aumento no comprimento da coluna também pode estreitá-la, recomenda-se alargar as costas por meio da retração dos ombros e do alargamento da caixa torácica.

Método de Feldenkrais

O método de educação somática de Feldenkrais é um processo de autodescoberta que se baseia nos movimentos. Essa prática foi desenvolvida pelo Dr. Moshe Feldenkrais, físico e engenheiro eletrônico, e seu objetivo principal é fazer com que os indivíduos se movimentem, por meio do relaxamento e da autoconsciência, minimizando os esforços e maximizando a eficiência. Esse método ensina que muitas dores e restrições aos movimentos não resultam de defeitos físicos reais ou de deteriorações inevitáveis causadas pela idade, mas de uso habitual inadequado.[221] Com o tempo, isso causa fadiga, incapacitação e dor.

De acordo com Feldenkrais, o antídoto é reaprender determinados movimentos funcionais e posturais, mediante o conhecido estilo de aprendizagem orgânica, fundamentado na forma como as pessoas se comportam durante o desenvolvimento na infância. Nesse período de crescimento, alguns indivíduos aprendem determinados movimentos corretamente, enquanto outros não. A utilização de padrões incorretos resulta em movimentos ineficientes ou restritos. Em humanos, o córtex pré-motor se relaciona com a estabilidade postural e com a capacidade de alcance. Esse córtex é também a área motora complementar que possibilita planejar, programar e iniciar os movimentos.[222] A organização e a sequência destes últimos componentes devem ser corretas. O método de Feldenkrais é considerado uma forma de reprogramar o sistema nervoso e de reeducar o corpo a executar de maneira correta os padrões de movimentos funcionais.

Estes envolvem a integração e a sequência dos padrões de movimento enquanto mantiverem o controle neuromuscular. Tais padrões e posturas são desenvolvidos pela utilização dos dois aspectos do método de Feldenkrais: consciência através do movimento (CAM) e integração funcional (IF).[223] Embora estejam estreitamente relacionados, esses aspectos possuem diferenças fundamentais:[224]

▶ A execução do aspecto CAM costuma ser feita em grupo, enquanto o aspecto IF envolve aprendizados individuais.

▶ O aspecto CAM implica a execução de movimentos exploratórios suaves com o uso de comandos verbais. Em contrapartida, a orientação do aspecto IF tem como característica os movimentos não habituais, com sugestão tátil de um profissional treinado.

As duas práticas trabalham com o objetivo de mudar padrões antigos e criar novas formas de movimentação. Os indivíduos são guiados por uma sequência de movimentos. Todos eles são lentos, sem pausas, sem dor e desconforto. Os defensores do método de Feldenkrais alegam que esses exercícios melhoram a atenção e a percepção.[223] O consenso é que melhoram a capacidade para detectar informações e realizar discriminações perceptivas.[223] O uso regular dessas explorações atentas e da integração de habilidades resulta no emprego automático dessas capacidades motoras. Um exemplo de exercício de Feldenkrais é mover a cabeça em uma direção, movimentando o ombro e os olhos na direção oposta.[224] Em geral, essa sequência de movimentos deve ser repetida várias vezes.

Cinco princípios básicos são utilizados no desenvolvimento do método de Feldenkrais:[223,225]

1. Auto-organização. Os teóricos de sistemas dinâmicos acreditam que os comportamentos são organizados no momento e no contexto das tarefas dos movimentos atuais.

2. O comportamento é dinâmico e flexível.
3. A perturbação é o instrumento das mudanças.
4. A escolha é imprescindível.
5. O desenvolvimento humano segue uma sequência lógica.

Esse método é tanto educacional quanto experimental. Ele se aplica a processos, e não a metas, sendo totalmente pragmático.[226] Em condições agudas, o paciente deve iniciar na posição de conforto máximo. Em seguida, a lição utiliza qualquer movimento, mesmo pequeno, dentro dos limites de conforto. É importante conscientizar-se da suavidade e da clareza dos movimentos. Os movimentos devem ser executados e repetidos. Recomenda-se experimentar e executar todos os movimentos adicionais dentro dessa estrutura. A princípio, eles são simples e tornam-se mais complexos à medida que o paciente adquire mais confiança.[226]

Integração psicofísica de Trager[227]

A integração psicofísica de Trager (IPT) é uma intervenção multifacetada que consiste em uma série de movimentos leves, suaves e indolores que facilitam a liberação de padrões físicos (e mentais) profundos. Desde seu desenvolvimento, no início do século XX, pelo Dr. Milton Trager, a IPT caracteriza-se pela eficácia em promover mobilidade e em diminuir a dor em pacientes com ampla variedade de diagnósticos, como paralisia cerebral,[228] disfunção espinal, dor espinal crônica[229] e artrite.[227,230]

De acordo com sua abordagem, padrões físicos prejudiciais são aqueles desenvolvidos por postura inadequada, traumas, tensão e maus hábitos de movimentação.[231] As técnicas de Trager são aplicadas sobretudo no relaxamento total dos pacientes, desenvolvendo o senso de integração sem esforço, por meio de uma série de movimentos dirigidos e de ginásticas mentais.[232,233]

Essa abordagem divide-se em dois componentes: *trabalhos de mesa* e *mentástica*.

Trabalhos de mesa

Os trabalhos de mesa consistem em uma série de movimentos suaves e indolores, semelhantes às técnicas de mobilização geral. O fisioterapeuta deve movimentar o corpo do paciente passivamente, observando e sentindo o envolvimento dos tecidos. O principal objetivo é gerar sensações de suavidade e de liberdade de movimentação em todo o corpo.[229] O corpo todo é mobilizado. Os movimentos rítmicos balanceados devem iniciar durante os movimentos antes mencionados, para estimular os sistemas de ativação vestibular e reticular. Em tese, isso produz sensações de relaxamento e de bem-estar pela inibição do sistema simpático e pela facilitação do sistema parassimpático.[234]

Mentástica

A mentástica é um sistema de movimentos ativos cuja finalidade é aumentar a sensação de bem-estar proporcionada pelos exercícios relacionados aos trabalhos na mesa. Em vez de estimular os pacientes a controlar os movimentos, como nos exercícios tradicionais, a mentástica incentiva-os a abandonar esse tipo de controle.[229] Aprende-se a sentir os sinais de dor e de fadiga, bem como a mudar os sintomas alterando os movimentos. Ao longo do tempo, os pacientes aprendem a movimentar-se confortavelmente e a liberar a tensão.[233]

Método de Pilates

O método de condicionamento corporal de Pilates (Pilates Inc.) compõe-se de uma técnica e de aparelhos desenvolvidos na década de 1940 por Joseph Pilates, vítima de uma doença crônica na infância.

Inicialmente, o método de Pilates foi bastante utilizado pela comunidade de bailarinos. Entretanto, o conceito inerente de estabilização central, percepção mente-corpo e controle de movimento e postura vem sendo empregado com sucesso na reabilitação da força total e no condicionamento físico de pacientes com dores nas costas, déficits de equilíbrio e incontinência urinária causada pelo enfraquecimento muscular do assoalho pélvico.

O método utiliza vários conceitos e técnicas aplicadas pelos fisioterapeutas, com ênfase maior no controle neuromuscular. Portanto, ele focaliza o controle motor, em vez de a força motora, usando exercícios precisos e controlados. A técnica enfatiza a importância do chamado *powerhouse muscles* (centro de força muscular) do corpo, bem como a importância da respiração profunda e coordenada, da simetria postural e do movimento controlado. De acordo com o método de Pilates, o centro de força muscular envolve o músculo transverso do abdome, do assoalho pélvico, do diafragma e o multífido lombar. Cada exercício deve ser repetido em torno de dez vezes.

Tal abordagem enfatiza a manutenção da neutralidade da coluna por meio de exercícios em aparelhos e no solo. A maioria dos exercícios envolve a compressão da parte interna das coxas na postura de Pilates, durante a contração simultânea dos músculos do assoalho pélvico, em um esforço para aumentar a estabilidade do tronco. A *postura de Pilates* consiste em uma suave rotação externa do quadril e das extremidades inferiores, enquanto as coxas permanecem em contato firme. Outros exercícios compreendem orientações sobre como isolar as contrações abdominais transversas dos demais músculos do abdome. Esse objetivo pode ser atingido por meio de comandos verbais como "force o umbigo na direção da coluna". Essas contrações devem ser feitas em várias posições e técnicas, cujo objetivo é melhorar a estabilidade central ou espinal. A estabilidade pélvica pode ser incentivada por meio de comandos verbais como "coloque seus ossos de sentar juntos", contraindo, em consequência, o músculo isquiococcígeo, que serve de suporte para a região pélvica, além de contribuir para a estabilidade da articulação sacroilíaca.

Embora vários exercícios possam ser feitos no solo, pode-se utilizar, também, os aparelhos especialmente projetados pela Pilates Inc. Sua linha de equipamentos possui quatro aparelhos básicos:

1. *Reformer.* É o equipamento básico para a aplicação do método de Pilates. O aparelho assemelha-se a duas camas separadas, com a mesma forma e dimensões. Ele é equipado com duas alças, polias e cabos que o paciente empurra ou puxa com os pés ou com as mãos. O mesmo costuma ser usado na reabilitação de rupturas dos músculos isquiotibiais, nas fraturas por estresse e nas lesões na coluna lombar.

2. *Cadillac ou mesa em forma de trapézio.* Esse aparelho é equipado com tiras e barras múltiplas e uma barra descendente. O cadillac é usado para o condicionamento geral.

3. *Multicadeira.* É o aparelho indicado para trabalhos com os pés e para a reabilitação dos tornozelos. Ele pode ser adaptado para puxada com um único braço, investidas (*lunges*) ou mergulhos.

4. *Barril.* Esse aparelho consiste em uma base deslizante e cinco degraus. É usado em vários exercícios de fortalecimento e de flexibilidade.

O uso de aparelhos de Pilates para treinar estratégias de estabilização durante o movimento pode aumentar o efeito dos exercícios mais relativamente estáticos no solo.

Tai chi chuan

Tai chi chuan (TCC) é uma técnica chinesa de exercícios de condicionamento de baixo impacto e de baixa velocidade, conhecida por seus movimentos lentos e graciosos. Durante a prática desses exercícios, a coordenação da respiração diafragmática caracteriza-se por movimentos suaves, cujo objetivo é atingir a tranquilidade mental.

O TCC Yang clássico abrange 108 posições, com repetição de algumas sequências. Cada sessão de treinamento envolve 20 minutos de aquecimento, 24 minutos de prática e 10 minutos de esfriamento.[235] Os exercícios de aquecimento são muito importantes, pois aumentam o desempenho e evitam lesões. Em geral, abordam 10 movimentos (exercícios de ADM, alongamento e treinamento de equilíbrio), com 10 a 20 repetições.[235]

Sua intensidade depende do estilo de treinamento, da postura e da duração.[236,237] As posturas com agachamento alto e os treinamentos de curta duração são mais adequados para participantes idosos ou com baixos níveis de condicionamento físico; as posturas com agachamento baixo e de duração mais longa são indicadas para os mais jovens e saudáveis.[235]

Pesquisas recentes revelaram que o TCC é benéfico para as funções cardiorrespiratórias,[238] força,[239] equilíbrio,[239,240] flexibilidade,[240] microcirculação[241] e para o perfil psicológico.[236] Hartman e colaboradores[242] registraram que sua prática controla a fadiga e a dor durante as atividades, podendo, também, melhorar a velocidade das caminhadas e as atividades de autotratamento no caso daqueles com osteoartrite.

Ioga

Ioga, uma tradução literal da palavra em sânscrito "união", é uma prática indiana de 5.000 anos. Existem 40 escolas principais de filosofia da ioga, das quais a Hatha ioga é a mais popular nos Estados Unidos. De acordo com a tradição indiana, a Hatha ioga é uma das quatro tradições principais de Tantra ioga, uma abordagem holística para o estudo do universo a partir do indivíduo. A Hatha ioga é baseada na prática de posturas físicas (asanas), controle da respiração (pranayama) e meditação, com o objetivo de energizar canais sutis da mente chamados nadis.

▶ *Asanas.* Posturas físicas que são realizadas a partir de contrações isométricas e mantidas firmemente de um tempo que varia de segundos a minutos. Existem 84 asanas básicas na Hatha ioga, que são classificadas de acordo com o movimento que criam no corpo.

▶ *Pranayama.* A respiração da ioga é realizada lentamente e sem esforço durante a rotina, com uma breve pausa de 1 a 2 segundos após cada inalação e exalação.

Os benefícios teóricos associados com a ioga compreendem aspectos fisiológicos, psicológicos, psicomotores, cognitivos e bioquímicos. Os benefícios fisiológicos, psicológicos, psicomotores e cognitivos envolvem estresse reduzido; atenção melhorada, eficiência de memória e de aprendizado; frequência de pulso, frequência respiratória e pressão sanguínea diminuídas; e aumento na força muscular e na resistência aeróbia e muscular.[243-250] Os benefícios bioquímicos compreendem aumento no colesterol de lipoproteína de alta densidade, diminuição no colesterol de lipoproteína de baixa densidade e aumento nos níveis de hematócritos.[243]

Princípio 5: Análise e integração de toda a cadeia cinética

Ao escolher um modo de exercício cinético, as variáveis de cada tipo de exercício devem ser consideradas. O fisioterapeuta deve entender os princípios da aplicação de exercícios e as diferenças entre movimentos de cadeia cinética aberta (CCA) e de cadeia cinética fechada (CCF) (consulte o Cap. 3), para realizar um objetivo de intervenção específico (Tab. 10-11). Os exercícios de cadeia cinética aberta (ECCAs) tradicionalmente eram considerados menos funcionais em relação a muitos movimentos atléticos, sobretudo ao desempenhar um papel coadjuvante em programas de força e de condicionamento. Como resultado, o uso de ECCA no cenário clínico diminuiu, e houve mudança na ênfase quanto ao uso de exercício de cadeia cinética fechada (ECCF).[251,252] Essa mudança foi iniciada pela emergência da literatura promovendo o uso de ECCF, principalmente na reabilitação do joelho após cirurgia de reconstrução do ligamento cruzado anterior (LCA) (ver Cap. 29).[251-258]

O benefício dos ECCFs sobre os ECCAs é baseado na premissa de que os ECCFs, principalmente nas extremidades inferiores, parecem reproduzir melhor as tarefas funcionais que os ECCAs. Isso porque os ECCFs parecem permitir que todo o sistema de união da cadeia cinética seja exercitado em conjunto.[251,254,257,259-264] Além disso, os ECCFs mostraram aumentar a congruência articular, diminuir as forças de cisalhamento e estimular os mecanorreceptores articulares empregando carga axial e forças compressivas aumentadas.[261,265-269] Assim, as atividades de CCF têm o objetivo de ajudar a reforçar a sincronização dos padrões de ativação muscular necessários para os grupos musculares antagonistas e agonistas usados durante a estabilização e a deambulação.[251] Contudo, a literatura também sugere que os ECCAs têm efeitos benéficos sobre a função,[270-272] especialmente quando combinados com exercícios de cadeia fechada específicos ou quando utilizados para fortalecer músculos individuais.[259]

A grande maioria das atividades funcionais envolve a combinação das ações de cadeia aberta e fechada tradicionalmente descritas, em vez de uma ou outra. Assim, as atividades funcionais são melhor vistas como parte de uma sequência entre ações de cadeia aberta e fechada.

Além da direção dos movimentos e da magnitude das forças, as atividades de cadeias abertas e fechadas dependem das entradas neuromusculares para controlar a velocidade e a ativação das contrações musculares. Esse sincronismo da ativação motora é controlado por vários mecanorreceptores localizados dentro das articulações e dos músculos, cuja finalidade é coordenar a relação entre os músculos agonistas e antagonistas. Outro mecanorreceptor, o órgão tendinoso de Golgi, controla a força gerada durante atividades específicas, dependendo da posição da articulação (ver Cap. 2). Vários estudos concluíram que os elos internos do sistema devem movimentar-se na velocidade ideal, exatamente ao mesmo tempo, permitindo atingir a velocidade máxima nos segmentos terminais, para o êxito da execução da atividade.[251,273] Entretanto, desvios repetitivos dos padrões corretos de movimento podem resultar em padronizações ineficientes de substituição. As progressões com atividades lentas, sem resistência, que avançam para permitir a inclusão de movimentos rápidos contra resistência teoricamente resultam na padronização dos engramas do sistema nervoso central, por meio da repetição e da precisão dos movimentos.[251]

Implicações para programas de reabilitação

Deve ficar bem claro que a eficiência das cadeias cinéticas depende da ativação sequencial ideal dos segmentos dos membros envolvidos. Essa condição aumenta a eficiência da geração e da transferência de forças ao longo das cadeias.[274] Vários estudos ressaltaram a importância da ativação sequencial desses elos.[275,276]

Os programas de reabilitação mais abrangentes integram toda a cadeia cinética por meio de combinações de ECCFs e ECCAs. Essa integração ocorre durante os exercícios funcionais, e a ênfase é determinada pela atividade a ser recuperada.

TABELA 10-11 Características diferenciais de exercícios de CCA e CCF

Modo do exercício	Características	Vantagens	Desvantagens
Cadeia cinética aberta	1. Grupo muscular único 2. Eixo e plano único 3. Enfatiza a contração concêntrica 4. Sem sustentação de peso	1. Recrutamento isolado 2. Padrão de movimento simples 3. Recrutamento isolado 4. Compressão articular mínima	1. Função limitada 2. Função limitada 3. Contrações excêntricas limitadas 4. Diminuição da propriocepção e da estabilidade articular com aumento das forças de cisalhamento
Cadeia cinética fechada	1. Grupos musculares múltiplos 2. Eixos e planos múltiplos 3. Equilíbrio de contrações concêntricas e excêntricas 4. Exercício de sustentação de peso	1. Recrutamento funcional 2. Padrões de movimento funcionais 3. Contrações funcionais 4. Aumento da propriocepção e da estabilidade articular	1. Dificuldade para isolar 2. Mais complexo 3. Perda de controle da articulação-alvo 4. Forças compressivas sobre superfícies articulares

CCA, cadeia cinética aberta; CCF, cadeia cinética fechada.
Dados de Greefield BH, Tovin BJ: The application of open and closed kinematic chain exercises in rehabilitation of the lower extremity. *J Back Musculoskeletal Rehabil* 2:38-51. 1992.

> **Curiosidade Clínica**
>
> A reabilitação das cadeias cinéticas deve basear-se na força e na flexibilidade, usando o princípio da especificidade, enquanto os elementos específicos dos programas devem ser determinados pela patologia e pelos objetivos funcionais dos pacientes.[259,277]

Além disso, usando o conceito de especificidade, em vez de isolar ECCF e ECCA, talvez seja interessante dar ênfase ao posicionamento funcional durante os treinamentos dos exercícios, enquanto se obtém o equilíbrio entre mobilidade e estabilidade.[259,278]

É possível atingir vários objetivos se a reabilitação das cadeias cinéticas funcionais for abrangente:[259]

1. O primeiro objetivo dos programas de reabilitação, a fase de cicatrização, é a recuperação da estabilidade funcional, ou seja, a capacidade de controlar a translação da articulação nas atividades funcionais dinâmicas mediante integração dos estabilizadores primários e secundários.[279]

2. O segundo objetivo, a fase funcional, é recuperar os padrões de movimentos esportivos ou funcionais. Essa fase inicia quando o paciente tiver ADM quase completa e sem dor.

3. O objetivo final é verificar se o paciente está apto a retornar ao nível funcional anterior ou ao nível de desempenho atlético.

Princípio 6: Incorporação da reeducação neuromuscular

A reeducação neuromuscular (RNM) foi definida como um método para melhorar as respostas motoras inconscientes pelo estímulo dos sinais aferentes e dos mecanismos centrais responsáveis pelo controle dinâmico das articulações (ver Cap. 2).[280] Os principais objetivos da RNM são aprimorar a capacidade do sistema nervoso para gerar padrões de disparos musculares ideais e rápidos, aumentar a estabilidade das articulações, reduzir a força das mesmas e fazer o paciente reaprender os padrões de movimentação e as habilidades.[280]

A RNM inicia com atividades simples e evolui para mais complexas, que exigem consciência cinestésica e proprioceptiva, desde que o déficit neuromuscular seja mínimo.[259,277] Recomenda-se antecipar o máximo possível o início dessa abordagem nos processos de reabilitação.[281]

Os principais objetivos da RNM são:

▸ Diminuir a dor e os espasmos pela redução do tônus.

▸ Recuperar a mobilidade e o controle ao longo da cadeia cinética funcional.

▸ Restaurar os mecanismos de forças acopladas para otimizar a eficiência.

▸ Restaurar os movimentos funcionais afastados da base de suporte.

▸ Restaurar os movimentos funcionais contra a gravidade.

O controle neuromuscular é coordenado pelo sistema nervoso central por meio da integração de informações provenientes dos sistemas vestibular, visual e proprioceptivo (ver Cap. 2).

Treinamento proprioceptivo

Considerando que as entradas aferentes se alteram depois de lesões articulares, o principal foco dos treinamentos proprioceptivos é a recuperação da sensibilidade proprioceptiva, para treinar novamente essas vias aferentes modificadas e otimizar a sensação dos movimentos articulares.[281] Ao projetar exercícios para melhorar a estabilidade postural dinâmica tridimensional das extremidades inferiores, o fisioterapeuta deve considerar as diferenças posturais entre os pacientes, a patomecânica comum e simples da carga na extremidade inferior, as posições das articulações do quadril, do joelho e do tornozelo para comprimentos de braço de momento muscular ideais, a interação entre mecanismos globais e proprioceptivos locais e o conceito de movimentos de reabilitação que facilitam o desenvolvimento de função muscular das extremidades inferiores sinergísticas.[282] Embora ajudem a restabelecer a propriocepção das articulações, a ADM e os exercícios resistidos progressivos não são tão eficientes para recuperar funções como os exercícios com carga corporal (ECCFs). Isso não significa que o treinamento proprioceptivo não possa ocorrer antes que o paciente tenha atingido o estado pleno de suportar cargas corporais. Ao contrário, é possível fazer esses exercícios dentro dos limites permitidos e de suporte de pesos. De acordo com Voight,[281,283] a evolução-padrão dos treinamentos proprioceptivos envolve:

1. *Exercícios de estabilização estática com carga e sem carga em cadeia fechada (transferência de peso).* Essa fase emprega, a princípio, exercícios isométricos na articulação envolvida, sobre superfícies planas e sólidas, antes de progredir para superfícies instáveis. Os primeiros treinamentos envolvem equilíbrio e exercícios de reposicionamento das articulações, iniciando-se, em geral, nas extremidades inferiores. O paciente deve colocar a extremidade envolvida em um banco de 15 a 20 cm de altura, para facilitar o controle do apoio do peso corporal. A consciência proprioceptiva das articulações também pode ser aumentada com o uso de bandagens elásticas ou ortóticas ou esparadrapos.[284-289] Depois da recuperação do controle de peso corporal na extremidade, é possível utilizar vários aparelhos, como minitrampolim, pranchas de equilíbrio, bola suíça e pranchas oscilantes. Os exercícios nesses aparelhos evoluem do apoio sobre os dois membros até o apoio unilateral, enquanto o paciente estiver executando atividades esportivas específicas.

2. *Exercícios de estabilização transicional.* Os exercícios feitos nessa fase envolvem o controle consciente de movimentos sem impacto, substituindo-se as atividades isométricas por exercícios concêntricos e excêntricos controlados, em amplitudes mais amplas de movimentos funcionais. Nessa fase, a lógica fisiológica dos exercícios é estimular respostas posturais dinâmicas e aumentar a rigidez muscular, que é fundamental no aprimoramento da estabilização dinâmica das articulações, por meio da resistência e da absorção de cargas articulares.[290]

3. *Exercícios de estabilização dinâmica.* Esses exercícios envolvem a carga e o controle inconsciente das articulações, introduzindo os exercícios balísticos e de impacto.

A coordenação entre força, resistência e flexibilidade muscular e controle neuromuscular produz equilíbrios delicados entre estabilidade e mobilidade.[291] Os mecanorreceptores articulares fazem a mediação do mecanismo neuromuscular que contribui para a estabilidade articular (ver Cap. 2). Esses receptores transmitem informações sobre cinestesia e a sensação de posicionamento das articulações.[288,289,292,293] O objetivo da RNM é recuperar a estabilidade proximal, o controle muscular e a flexibilidade por meio do equilíbrio entre treinamento proprioceptivo e fortalecimento.

No início, os ECCFs são executados dentro de posições ou amplitudes sem dor. Os ECCAs, inclusive os exercícios pliométricos leves, são feitos na base da estabilização das cadeias fechadas, para possibilitar controles normais da mobilidade articular.

Durante sua execução, a ênfase neuromuscular é o posicionamento funcional, e não o isolamento das atividades das cadeias abertas e fechadas.[291] Essas atividades devem envolver mudanças repentinas no posicionamento das articulações que necessitem da estabilização do reflexo muscular acoplada a uma carga axial.[289,291] Tais atividades incluem estabilizações rítmicas executadas em posições de cadeias fechadas ou abertas[294] e na posição funcional das articulações.[291] O uso de bases estáveis, que se tornam instáveis, durante os ECCFs estimula a cocontração dos agonistas e dos antagonistas.[294]

Os exercícios com transferência de peso são ideais nesses casos. Por exemplo, os seguintes podem ser aplicados nas extremidades superiores:

▶ Na posição de pé, inclinar contra uma mesa de tratamento ou objeto (Fig. 10-4).

▶ Na posição de quatro apoios, balançar para a frente e para trás, mantendo as mãos no solo ou sobre um objeto instável (Fig. 10-5).

▶ De joelhos em uma posição de três apoios. Pode-se adicionar uma *Body Blade* ao exercício para torná-lo mais difícil (Fig. 10-6).

▶ De joelhos em uma posição de dois apoios (Fig. 10-7).

▶ Transferência de peso em um *Fitter*, permanecer de joelhos (Fig. 10-8).

▶ Transferência de peso sobre uma bola suíça, manter os pés sobre uma cadeira, em posição de apoio (Fig. 10-9).

▶ Exercícios em pranchas deslizantes, na posição de quatro apoios, mover as mãos para a frente e para trás, em diagonais e direções opostas (Fig. 10-10).

Logo após o tratamento de uma articulação, deve-se treinar os músculos para restabelecer a coordenação. As técnicas de FNP são muito úteis nessas situações. Elas exigem movimentos das extremidades nos três planos.[295] As que utilizam combinações de padrões espirais e diagonais melhoram a coordenação e a força.[296] Os padrões diagonais 1 e 2 (ver Cap. 11) são mais adequados, com adição de resistência conforme necessário.

Treinamento de equilíbrio

O foco do treinamento do equilíbrio é a habilidade de manter determinada posição por meio do controle motor consciente e inconsciente. Isso depende da sensibilidade aferente e de mecanorreceptores sensoriais e proprioceptivos, como os órgãos tendinosos de Golgi, os fusos musculares e os receptores articulares (ver Cap. 2), dependendo, também, de respostas musculares eferentes reflexivas e voluntárias.[297]

O treinamento do equilíbrio é um componente importante do processo de reabilitação, particularmente nas extremidades inferiores.

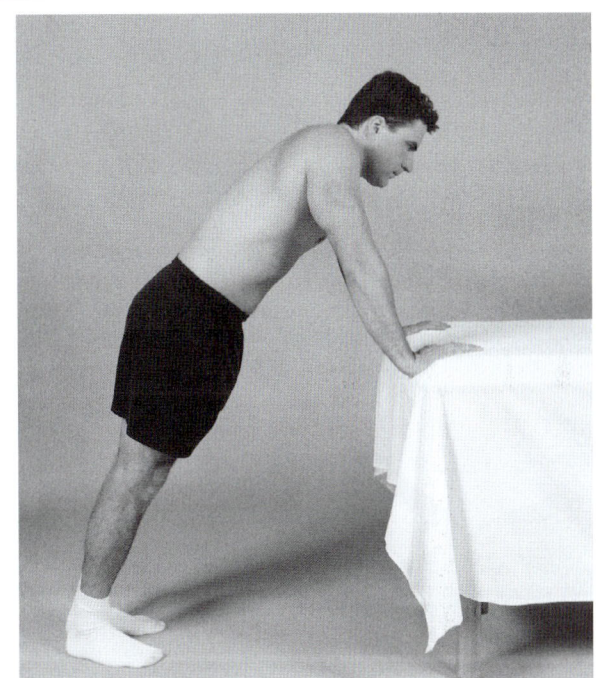

FIGURA 10-4 Exercício para compressão das articulações e transferência de peso.

Quanto mais baixo for o centro de gravidade, mais estável o paciente se sente. Assim, as posições pronada ou em supino fornecem o centro de gravidade mais baixo e o maior apoio, depois vem a posição sentada, com a posição de pé fornecendo o centro de gravidade mais alto e o menor apoio. A progressão mais utilizada nesses casos envolve o estreitamento da base de apoio, en-

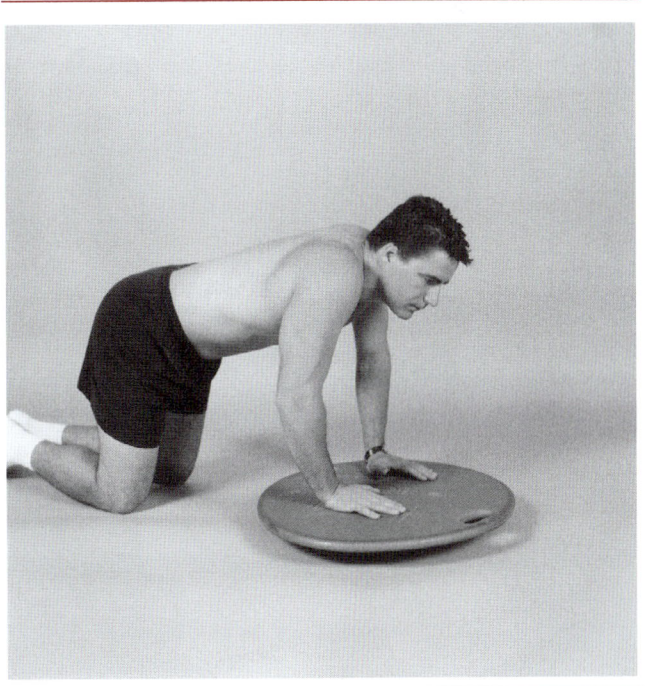

FIGURA 10-5 Balanço em quatro apoios.

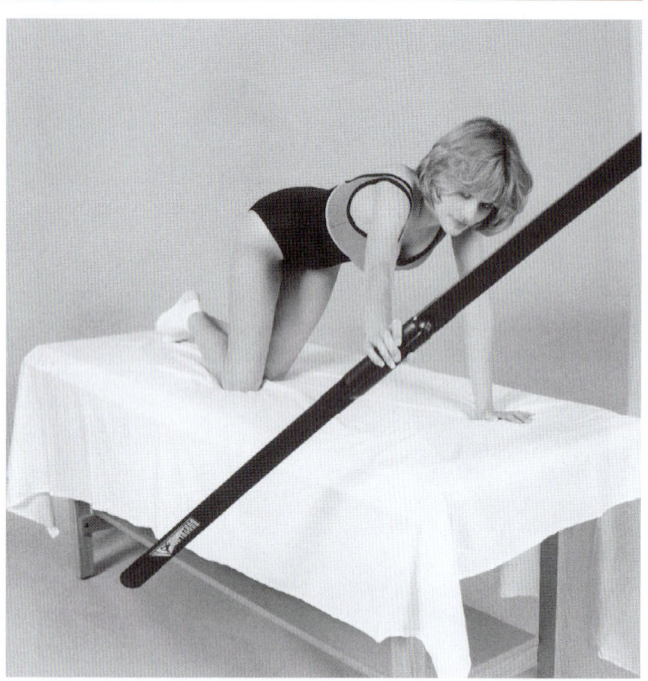

FIGURA 10-6 De joelhos, em posição de três apoios com *Body Blade*.

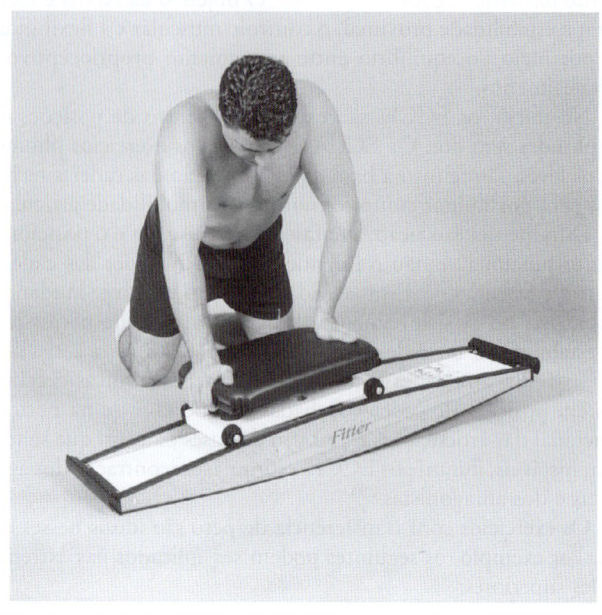

FIGURA 10-8 Transferência de peso no *Fitter*.

quanto se aumenta a dificuldade, e mudanças na superfície de apoio do peso de rígida para mole ou de plana para desnivelada.

O treinamento de equilíbrio envolvendo uma mudança na base de apoio pode ser realizado deitado, sentado ou de pé, dependendo da capacidade do paciente e dos objetivos da intervenção:

▶ O treinamento de equilíbrio para adultos em geral começa na posição sentada curta, o que permite que os pés forneçam apoio anterior. Essa posição pode ficar mais difícil colocando-se uma prancha oscilante ou uma bola suíça sob as nádegas do paciente.

▶ O treinamento de equilíbrio para a população pediátrica em geral começa na posição sentada "W", depois passa para a posição sentada estilo indiano, em seguida para posição quadrúpede, para a posição ajoelhada e, finalmente, para a posição de pé.

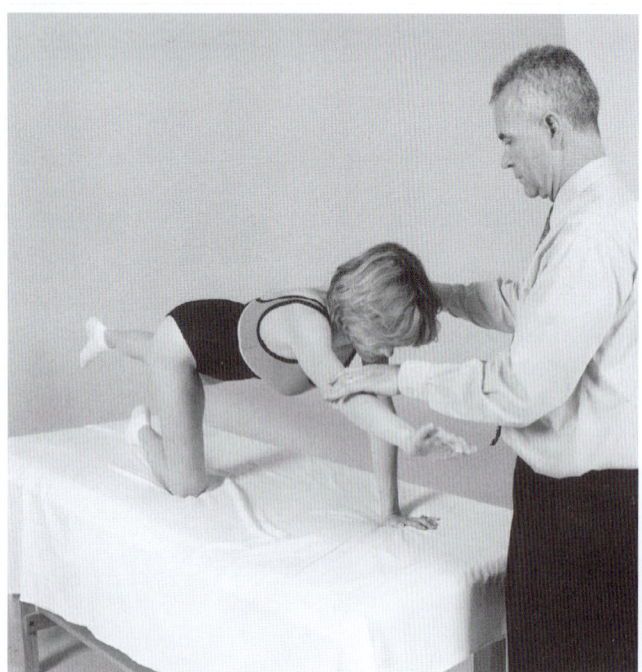

FIGURA 10-7 De joelhos, em posição de dois apoios.

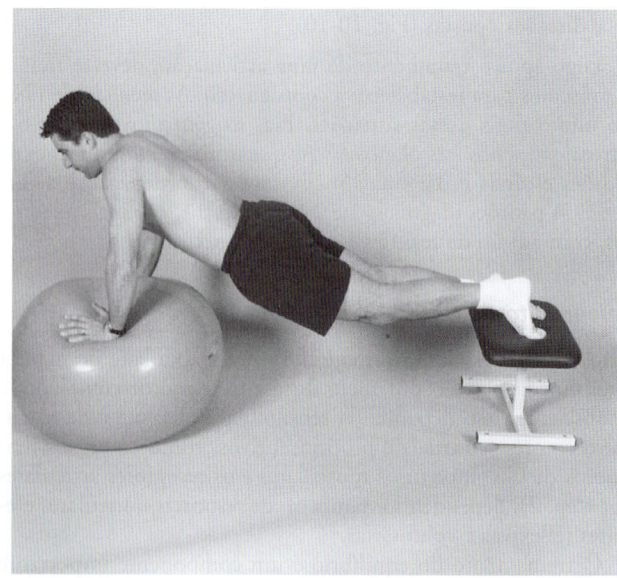

FIGURA 10-9 Transferência de peso em uma bola suíça e uma cadeira.

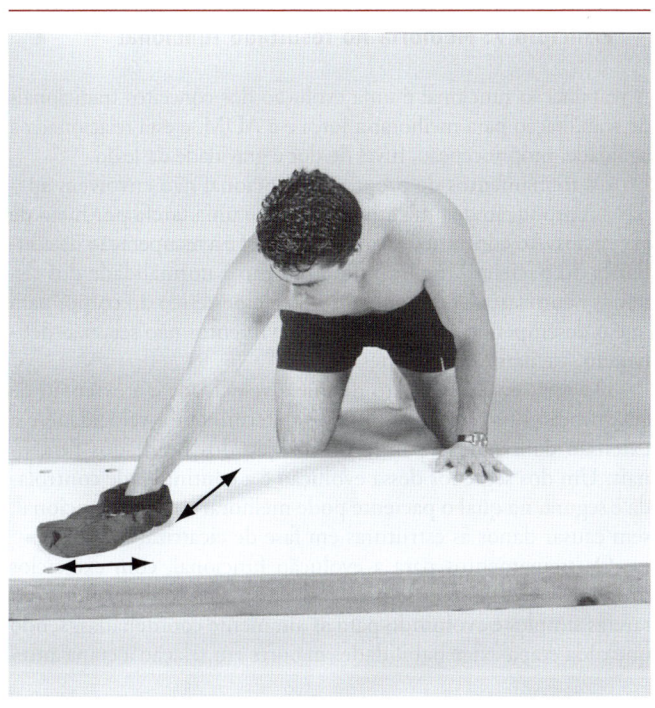

FIGURA 10-10 Exercícios na prancha deslizante.

A capacidade de manter uma posição estática fornece o menor desafio para o equilíbrio do paciente, enquanto as atividades dinâmicas são mais desafiantes, visto que o centro de gravidade é mais deslocado.

Para que o paciente realize movimentos intencionais de extremidade, uma base estável de apoio é exigida. A provisão da base estável é um fator da quantidade de superfície em contato com o corpo, da distância do centro de gravidade e da quantidade de suporte muscular que está disponível.

Os desafios para a posição do paciente são aumentados de várias formas (Tab. 10-12):

▶ O deslocamento anterior é introduzido primeiro.

▶ O deslocamento lateral (direito/esquerdo) é aplicado logo depois.

▶ Deslocamento posterior é introduzido a seguir.

▶ Os deslocamentos diagonais (tridimensionais) são testados por último.

Treinamento de coordenação

O *Cyclopedic Medical Dictionary de Taber* (Thomas, 1993) define coordenação como "o trabalho conjunto de vários músculos para a produção de determinado movimento". A coordenação envolve uma sequência complexa de atividades, que inclui:

▶ Reagir à entrada sensorial.

▶ Escolher e processar o programa de motivação de lucro a partir de habilidades adquiridas.

▶ Executar a ação.

▶ Previsão, avaliação e ajuste.

Existem três estágios principais no refinamento da coordenação:

▶ **Coordenação crua.** Confiança forte nos sistemas de entrada visual e auditivo.

▶ **Coordenação fina.** Mais confiança nos proprioceptores e nos receptores articulares dinâmicos e estáticos.

▶ **Coordenação superfina.** O estágio final do aprendizado motor que permite a execução efetiva do movimento desejado sob uma variedade de condições.

TABELA 10-12 Desafios progressivos para treinamento de equilíbrio

Posição (em ordem de dificuldade crescente)	Grupos musculares-alvo	Exemplos de atividades
Supina/pronada	Tronco (todos os músculos)	Rolar para aumentar segmentação (é utilizada uma posição deitada com as pernas dobradas)
	Músculos do pescoço	Alcançar a partir da posição de decúbito lateral
Quadrúpede	Tronco (extensor) Extremidades superiores Extremidades inferiores proximais	Posição estática com aplicação de desafios Engatinhar
Ajoelhada	Tronco Extremidades inferiores (exceto o pé e o tornozelo)	Ficar em apenas um joelho Ajoelhar-se
Sentada	Tronco Extremidades inferiores (quadris)	Apoio decrescente da extremidade superior Atividades de alcance Desafios estáticos
De pé	Tronco Extremidades inferiores	Posição de pé estática Marcha Apoio bilateral: barras paralelas > andador Apoio em apenas uma das mãos: bengala quadrangular > bengala reta Estreitamento da base de apoio como na marcha em posição de *tandem*

As demandas de coordenação variam para cada indivíduo – desde o atleta de elite até o paciente que se recupera de um AVC. Assim, o tipo e o foco do treinamento de coordenação depende da condição presente. É importante lembrar que o aprendizado exige repetição, entretanto, não é só um caso de "a prática faz a perfeição" mas "a prática perfeita faz a perfeição":

▶ Sessões de prática devem ser organizadas e estruturadas com cuidado para que a confiança do paciente cresça, e assuntos de segurança são suavizados por meio de uma progressão lógica de desafios de dificuldade crescente.

▶ Pistas sensoriais devem ser dadas para aumentar o desempenho.

▶ O *feedback,* que inicialmente deve ser dado com frequência, deve tratar duas áreas principais:

- Conhecimento de resultados – estabelece uma referência de correção e sucesso de resultado.
- Conhecimento de desempenho – a ênfase é colocada nos elementos perdidos envolvidos na resposta ou sequência correta.

A progressão de exercícios neuromusculares é resumida na Tabela 10-13.

Princípio 7: Melhoria no resultado funcional

A reabilitação funcional é uma evolução dos conceitos tradicionais de reabilitação para melhorar a força e a ADM, e está relacionada a agilidade, propriocepção, nível de dor e gravidade da lesão.

Os treinamentos de progressão funcional não envolvem apenas a reprodução de uma atividade ou de uma tarefa por meio de exercícios. Ao contrário, seu objetivo final é a recuperação da confiança do paciente, implicando o retorno à normalidade dos sistemas neurovascular, neurossensorial e cinestésico do corpo, para que o desempenho do reflexo dos movimentos não seja não deliberado, vacilante ou discinésico.[298-300]

Deveria ser óbvio o fato de que a velocidade e a extensão de cicatrização dos tecidos lesionados determinam a velocidade e a extensão da evolução para a otimização dos resultados funcionais. Um dos segredos dessa evolução é a continuidade controlada e segura, na qual o paciente pode melhorar o estado funcional, sem causar danos às estruturas em fase de cicatrização.

Os treinamentos para a evolução funcional, com exercícios progressivos, devem ser sequenciais, passo a passo, iniciando com tarefas simples e evoluindo para as altamente coordenadas, sendo que cada etapa exige habilidades maiores em relação à etapa ante-

TABELA 10-13 Progressão de exercícios neuromusculares

Sustentação parcial de peso	Caminhar com suporte (muletas), assegurando movimento calcanhar-artelho correto Sentado com os pés sobre a prancha oscilante, movimento para a frente/para trás por 2 minutos livre de dor, primeiro com as duas pernas, depois com uma perna.

Sustentação total de peso	1. Balanço multiaxial ou *dura disk* (ambas as pernas):
	   2-3 min cada modo de círculo
	   Tentar balançar por 15 segundos, repousar 10 segundos
	   Complexidade aumenta progressivamente – braços afastados na frente do corpo, braços cruzados, olhos fechados, joelhos flexionados, outra perna oscilando e quicar/pegar uma bola
	2. Balanço no minitrampolim:
	   Mesma progressão anterior
	   Saltar e aterrissar
	   Saltar e aterrissar com uma volta de um quadrante e retornar
	   Progredir para meia-volta, volta de três quadrantes e volta completa
	   Salto rítmico, colocando alternadamente os artelhos para a frente e para os lados
	   Salto rítmico através da linha, para a frente/para trás e para os lados
	3. Salto: vários padrões
	4. Salto sem rebote:
	   Alternadamente dois saltos sobre uma perna e dois saltos sobre a outra perna.
	5. Pular:
	   No local, com as duas pernas, para a frente/para trás/para os lados.
	   Uma perna só: dois saltos em uma perna e dois saltos na outra perna.
	6. Tarefas avançadas:
	   Caminhar/correr em uma superfície íngreme, ida e volta
	   Correr de lado para cima e para baixo no aclive, ida e volta
	   Caminhar ao longo de uma prancha de equilíbrio, depois saltar e arremessar a bola enquanto caminha
	   Subir degraus de lado, aumentando aos poucos a altura do degrau
	7. Exercícios de corrida:
	   Para a frente
	   Para trás
	   Para os lados
	   Em círculo (5 m de diâmetro)
	   Em quadrado
	   Ziguezague entre cones

Dados de Kinch M, Lambart A: Principles of rehabilitation. In: Brukner P, Khan K, eds. *Clinical Sports Medicine,* 3rd edn. Sydney: McGraw-Hill, 2007:174-197.

rior. O princípio predominante na reabilitação funcional é fazer com que o paciente retorne ao nível funcional desejado ou ao qual ele anteriormente funcionava.[299]

Do ponto de vista ideal, as progressões funcionais devem basear-se no princípio AEDI (adaptação específica a demandas impostas), com o objetivo de preparar os pacientes para o atendimento das demandas específicas de sua profissão, para as AVDs ou para as atividades recreativas. As tarefas funcionais servem, também, para avaliar a velocidade, a força, a agilidade, a resistência e a energia possíveis de serem equalizadas com a função.[301]

Para a maioria dos pacientes flexibilidade, força, velocidade e resistência aeróbia e anaeróbia, consideradas "normais" nos processos de reabilitação, são inadequadas para aqueles que estão retornando à prática esportiva.[302] Kibler[303] defende o uso de escalas de parâmetros esportivos para determinar a contribuição relativa dos fatores desses desempenhos em várias atividades esportivas (Tab. 10-14).

Os fisioterapeutas têm à disposição uma grande variedade de progressões funcionais para atletas, que servem para orientar suas decisões. A origem da maioria dessas progressões são os protocolos pós-cirúrgicos, principalmente nas reconstruções de LCA e nas cirurgias do manguito rotador, que tratam de vários níveis funcionais. Muitos capítulos deste livro mencionam as progressões funcionais específicas para as extremidades superiores ou inferiores, bem como as progressões funcionais e as respectivas avaliações para não atletas.[304]

O cenário do cuidado à saúde, hoje em dia, requer que os fisioterapeutas utilizem medidas de resultados funcionais válidas e confiáveis, além de medidas baseadas no dano.[305] As medidas de qualidade de vida relacionadas com a saúde estão resumidas no Capítulo 7 e as medidas de resultados específicos às várias articulações estão resumidas nos respectivos capítulos.

Princípio 8: Manter ou aprimorar o condicionamento físico geral

Sempre que possível, o fisioterapeuta deve avaliar os impactos da perda de atividade física. Esse tipo de perda pode ser rápido e afeta de forma significativa os sistemas cardiovascular e musculoesquelético. Por isso, é de suma importância que os programas de reabilitação envolvam exercícios para manter ou otimizar a resistência cardiovascular.

As atividades físicas foram definidas como "qualquer movimento do corpo produzido por músculos esqueléticos que resulte em gastos de energia".[306] Quando um indivíduo está trabalhando ou fazendo exercícios, os vários sistemas do corpo se adaptam às respectivas demandas, principalmente os sistemas cardiorrespiratório e neuromuscular.[307] A capacidade máxima de trabalho do sistema cardiorrespiratório é um fator da quantidade máxima de oxigênio que o corpo pode absorver e usar, ou VO_2 máximo, enquanto a capacidade do sistema neuromuscular é um fator da tensão máxima possível de ser desenvolvida pelo músculo, ou músculos que estiverem trabalhando, ou seja, a contração voluntária máxima. A capacidade máxima de qualquer um dos sistemas pode ser mantida somente por curtos períodos. O VO_2 máximo pode sofrer redução de até 25% depois de três semanas de repouso.[308]

A taxa metabólica basal (TMB) é a quantidade de energia necessária para manter o corpo em repouso na posição supina. Em consequência, a atividade física pode ser medida pela razão entre a TMB e a taxa necessária para a execução de tarefas específicas. A medição dessa razão é o equivalente metabólico da tarefa (MET). Atividades físicas moderadas são aquelas executadas com intensidades variando de 3 a 6 MET, ou seja, o equivalente a caminhadas vigorosas de 4,8 a 6,4 km, para a maioria dos adultos saudáveis.[309]

Embora distintas, as atividades físicas estão estreitamente ligadas aos subconjuntos de exercícios e de condicionamento físico. Os exercícios físicos são definidos como "movimentos corporais planejados, estruturados e repetitivos, cuja finalidade é manter ou aprimorar um ou mais componentes do condicionamento físico".[306] Esse conceito é diferente do de condicionamento físico, que é "o conjunto de atributos que as pessoas possuem ou obtêm, relacionado com a habilidade de executar atividades físicas".[306]

Há muito as atividades físicas regulares são consideradas um componente importante de estilos de vida saudáveis. Ensaios experimentais controlados mostraram que os indivíduos ativos apresentam níveis elevados de condicionamento cardiorrespiratório.[309] As atividades físicas intermitentes, desde que sejam constantes, também produzem benefícios substanciais.[310-312] Vários estudos demonstraram que os resultados positivos dos exercícios se perdem quase totalmente depois de apenas algumas semanas de descontinuidade de programas de treinamento de resistência, e cerca da metade dessa perda ocorre nas primeiras duas semanas.[313,314]

Experiências clínicas e estudos limitados revelam que as pessoas que conseguem manter ou aprimorar a força e a flexibilidade têm maior capacidade para executar as atividades diárias, têm probabilidade menor de desenvolver qualquer tipo de dor e são mais hábeis para evitar incapacitações, principalmente quando avançam para a senilidade.[309] As atividades físicas regulares contribuem também para melhorar as condições de equilíbrio, coordenação e agilidade, que, por sua vez, ajudam a evitar quedas em idosos.[315]

Pesquisas epidemiológicas demonstraram os efeitos protetores de forças variadas, entre atividades físicas e risco de várias doenças crônicas, como doenças coronarianas,[310, 316,317] hipertensão,[318, 319] diabete melito não dependente de insulina,[320,321] osteoporose,[322, 323] câncer de colo,[324] ansiedade e depressão.[325]

TABELA 10-14 Escala de classificação de parâmetros esportivos

Esporte	Flexibilidade	Força	Velocidade	Anaeróbia	Aeróbia
Futebol americano	3	4	4	3	2
Zagueiros	3	4	4	4	3
Basquete	3	3	4	4	4
Beisebol	3	3	4	4	2
Tênis	4	2	4	4	3
Natação	4	4	3	2	4
Corridas de velocidade	4	4	2	4	2
Maratonas	3	2	2	2	4
Corridas	3	3	2	4	2
Golfe	3	4	3	2	1
Futebol	3	2	3	4	4
Ciclismo	3	3	4	3	4
Patinação no gelo	3	2	4	3	4
Esqui	3	3	4	3	2
Vôlei	3	2	4	4	2
Torcida organizada	3	3	4	2	2

A escala (1 a 4) representa a importância relativa de cada parâmetro para o esporte.
Dados de Kibler BW: *The Sports Preparticipation Fitness Examination*. Champaign, IL: Human Kinetics, 1990.

Aparentemente, os padrões de atividade física variam de acordo com as características demográficas. Os homens são mais propensos do que as mulheres a executar atividades regulares,[326] exercícios vigorosos e esportes.[327] O tempo total gasto em atividades físicas em geral diminui com a idade.[328,329] Há aumento na participação em atividades físicas, de intensidade leve a moderada, em adultos na idade de aposentadoria (65 anos), embora haja declínio na atividade física total quando a idade avança.[328,330] Os afro-americanos, bem como outras minorias étnicas, são menos ativos do que a população branca de norte-americanos,[326,330,331] cuja disparidade é mais acentuada entre as mulheres.[331] Pessoas com nível mais elevado de educação participam de forma mais intensa em atividades físicas nas horas de lazer do que pessoas com nível educacional mais baixo.[326] As diferenças na educação e no *status* socioeconômico são responsáveis pela maioria (ou talvez por todas) das diferenças na prática de atividades esportivas como lazer, associadas a raça e etnia.[332]

Os exercícios de *cross-training*, como ciclismo, ergonômetro para a parte superior do corpo e corridas na água, melhoram a resistência cardiovascular. Entretanto, é importante ressaltar que, ainda que produza esforços cardiovasculares semelhantes aos dos esportes originais, não produz, necessariamente, os mesmos efeitos musculoesqueléticos (Tab. 10-15).

Durante a execução de exercícios físicos, o corpo precisa de tempo para se recuperar. A fadiga e a recuperação são processos complexos, que dependem de fatores psicológicos e fisiológicos. Os fatores fisiológicos incluem a adequação do suprimento de sangue para o músculo que estiver trabalhando, bem como a manutenção de ambientes químicos viáveis, enquanto os fatores psicológicos envolvem motivação e incentivo.[307]

Os pacientes que sofrem lesões durante uma atividade, ou exercício, provavelmente retornam a ela imediatamente após a melhora dos sintomas.[309] Além disso, o corpo precisa ser preparado para a retomada das tensões e demandas exigidas pelas atividades ou exercícios. Caso contrário, ao retomar a prática de esportes competitivos ou ao executar atividades funcionais e laborais, a fadiga poderá provocar mudanças nos movimentos eficientes ou tornar os indivíduos suscetíveis a lesões.

O condicionamento aeróbio é extremamente importante para aqueles que participam de esportes envolvendo resistência.[333] Nirschl[8,334] recomenda o condicionamento geral do corpo para todos os pacientes, pois proporciona os seguintes benefícios:

TABELA 10-15 Comparação das adaptações fisiológicas a treinamentos de resistência e treinamentos aeróbios

Variável	Resultados após os treinamentos de resistência	Resultados após os treinamentos aeróbios
Desempenho		
Força muscular	Aumenta	Nenhuma mudança
Resistência muscular	Aumenta para saídas de potência elevada	Aumenta para saídas de baixa potência
Potência aeróbia	Nenhuma mudança ou aumenta levemente	Aumenta
Taxa máxima de produção de força	Aumenta	Nenhuma mudança ou diminui
Salto vertical	Aumenta a habilidade	Capacidade não alterada
Potência anaeróbia	Aumenta	Nenhuma mudança
Velocidade em corridas de curta distância	Melhora	Nenhuma mudança ou melhora levemente
Fibras musculares		
Tamanho da fibra	Aumenta	Nenhuma mudança ou aumenta levemente
Densidade capilar	Nenhuma mudança ou diminui	Aumenta
Densidade mitocondrial	Diminui	Aumenta
Miosina de cadeias pesadas e rápidas	Aumenta em quantidade	Nenhuma mudança ou diminui em quantidade
Atividades de enzimas		
Creatina fosfoquinase	Aumenta	Aumenta
Mioquinase	Aumenta	Aumenta
Fosfofrutoquinase	Aumenta	Variável
Lactato deidrogenase	Nenhuma mudança ou variável	Variável
Estoques metabólicos de energia		
Estoque de ATP	Aumenta	Aumenta
Estoque de fosfato de creatina	Aumenta	Aumenta
Estoque de glicogênio	Aumenta	Aumenta
Estoque de triglicerídeos	Pode aumentar	Aumenta
Tecido conjuntivo		
Força dos ligamentos	Pode aumentar	Aumenta
Força dos tendões	Pode aumentar	Aumenta
Teor de colágeno	Pode aumentar	Variável
Densidade óssea	Nenhuma mudança ou aumenta	Aumenta
Composição óssea		
Porcentagem de tecido adiposo no corpo	Diminui	Diminui
Massa magra	Diminui	Nenhuma mudança

ATP, trifosfato de adenosina.
Dados de Clancy WG: Specific rehabilitation for the injured recreational runner. *Instr Course Lect* 38:483-486, 1989.

- Aumento na perfusão regional.
- Descarga e sinergia neurofisiológica.
- Estimulação neurológica.
- Minimização do efeito dominó da fraqueza em estruturas adjacentes.
- Minimização de efeitos psicológicos negativos.
- Controle da obesidade.

Os programas progressivos são recomendados para condicionar o retorno dos pacientes às atividades normais, bem como para evitar lesões por sobrecarga. Esses programas devem abranger as seguintes áreas:[21,262,335-337]

- *Flexibilidade.* Recomenda-se fazer tentativas para melhorar a flexibilidade geral do corpo, com ênfase em atividades ou exercícios específicos. Os exercícios de flexibilidade geral devem focar toda a cadeia cinética, e não apenas a articulação em questão (rotação do ombro e movimentação do cotovelo nos braços, coluna lombar, rotação do quadril e dos músculos isquiotibiais, nas pernas).
- *Fortalecimento.* Os exercícios de fortalecimento devem ser aplicados em quantidades e em locais adequados para focar atividades esportivas ou funcionais específicas.
- *Potência.* A incorporação da potência é feita por meio do uso de movimentos rápidos em planos apropriados, usando pesos leves e atividades balísticas.
- *Resistência.* A resistência pode ser obtida por meio de exercícios anaeróbios.

Se nossa sociedade sedentária se transformar em uma sociedade mais ativa fisicamente, o novo papel dos fisioterapeutas será informar sobre a quantidade e os tipos de atividades físicas necessários para prevenir doenças e promover a saúde, visto que os pacientes respeitam seus conselhos.[309,338] Estes devem ser orientados a adotar e a manter atividades físicas regulares.

Reembolso insuficiente, conhecimento limitado dos benefícios das atividades físicas e falta de treinamento físico comunitário são as principais barreiras que dificultam o cumprimento desse objetivo. Enquanto os políticos trabalham para melhorar o reembolso de serviços preventivos, os fisioterapeutas devem desenvolver maneiras mais eficazes de transmitir orientações sistemáticas sobre as atividades físicas.[309] As práticas pessoais dos profissionais da saúde não devem ser subestimadas. Tais profissionais devem ser fisicamente ativos, não apenas para beneficiar sua própria saúde, mas para tornarem-se referenciais de estilo de vida ativo.[309]

Princípio 9: Instrução relacionada ao paciente/cliente

A instrução de pacientes/clientes forma o alicerce de todas as intervenções. Durante as visitas fisioterapêuticas, o principal objetivo é alterar a percepção do paciente sobre suas capacidades funcionais. Sempre trabalhando em conjunto, o fisioterapeuta deve abordar com o paciente aspectos de sua vida que são difíceis de controlar e buscar alternativas para melhorar aqueles que são passíveis de mudanças. É da mais alta relevância que o fisioterapeuta use parte do tempo para orientar o paciente sobre sua condição, a fim de possibilitar o entendimento pleno da importância de seu papel nos processos de reabilitação, transformando-o em consumidor consciente. A educação sobre as estratégias adotadas para evitar recaídas e para autocontrolar sua condição é também muito importante. Além de serem mutuamente aceitas, as discussões a respeito dos objetivos das intervenções devem prosseguir ao longo do processo de reabilitação.

Com frequência, o médico delega ao fisioterapeuta a tarefa de dar as explicações iniciais sobre determinada condição e de responder a perguntas e preocupações sobre os processos de reabilitação. O objetivo desse esforço educacional é criar independência, em vez de dependência, bem como gerar uma atmosfera de aprendizagem na clínica. Os pacientes devem receber explicações detalhadas, em linguagem compreensível. Essas explicações devem abordar:

- O nome da(s) estrutura(s) envolvida(s), a causa do problema e os efeitos da biomecânica na área. Sempre que possível, o fisioterapeuta deve mostrar ilustrações da estrutura afetada. Os modelos anatômicos ajudam a explicar os princípios da biomecânica aos leigos.
- Informações sobre testes, diagnósticos e intervenções planejadas.
- O prognóstico do problema e discussões sobre os objetivos funcionais. Estimativas do tempo de cicatrização são extremamente úteis, pois evitam frustrações, caso o paciente perceba que não está havendo nenhum progresso.
- O que é possível fazer para que os pacientes ajudem a si mesmos. Essa explicação inclui usos permitidos de articulações ou áreas, breves discussões sobre o estágio relevante da cicatrização e a vulnerabilidade de algumas estruturas durante o processo de cura. Esse tipo de informação conscientiza o indivíduo, que fica mais atento ao executar AVDs, atividades recreativas e programas de exercícios domiciliares. Os fisioterapeutas devem enfatizar a necessidade de dissipar o mito de que "sem dor não há ganho" (*no pain, no gain*), incentivando os pacientes a respeitarem a dor. Em geral, eles têm concepções equivocadas sobre quando usar calor e gelo, cabendo aos fisioterapeutas esclarecer essas dúvidas.
- Programas de exercícios domiciliares. Antes de prescrever qualquer tipo de programa, o fisioterapeuta deve considerar o tempo necessário para sua execução. Há também que se levar em conta que, além de variar entre os indivíduos, o nível de tolerância e de motivação em relação aos exercícios baseia-se no diagnóstico e no estágio de cicatrização. As séries curtas de exercícios, executadas com maior frequência durante o dia, devem ser prescritas para aqueles com baixa resistência ou quando a ênfase for a reeducação funcional. Os objetivos dos programas mais longos, executados com menor frequência, são aumentos de força ou de resistência. Os programas de exercícios domiciliares devem ser individuais, para que seja possível atender às necessidades específicas. Mesmo que dois pacientes apresentem o mesmo diagnóstico, os exames podem revelar achados e estágios de cicatrização diferentes, resultando, em virtude disso, em tipos de intervenção diversos.

Provavelmente, existem tantas maneiras de ensinar quanto de aprender. Os fisioterapeutas devem se conscientizar de que os indivíduos podem ter preferências diferentes sobre como, quando, onde e com que frequência desejam aprender. O objetivo deste livro não é discutir todas as teorias de aprendizagem, embora tenha o mérito de apresentar uma visão geral dos principais conceitos.

Litzinger e Osif[339] organizaram os indivíduos em quatro tipos principais de aprendizes, com base em estratégias educacionais:

1. *Conciliadores.* Esse tipo de indivíduo procura a relevância da experiência de aprendizagem. Ele gosta de participar ativamente do aprendizado e costuma fazer muitas perguntas do tipo: "E daí?" ou "Por que não?"

2. *Divergentes.* A motivação desse tipo de indivíduo é descobrir a relevância de situações específicas, preferindo que as informações sejam apresentadas de forma detalhada, sistemática e razoável.

3. *Assimiladores.* A motivação desse tipo de indivíduo é responder a perguntas do tipo: "O que eu poderia aprender?". Essas pessoas gostam de receber informações precisas e organizadas, e respeitam os conhecimentos dos especialistas. Elas talvez prefiram instruções menos intensivas do que os outros tipos, e costumam seguir rigorosamente os exercícios prescritos, desde que tenham uma pessoa à sua disposição para responder a qualquer tipo de pergunta.

4. *Convergentes.* A motivação desse tipo de indivíduo é descobrir a relevância, ou o "como", de determinada situação. Nesse caso, em vez de passivas, as instruções devem ser interativas.

Taylor[344] definiu outra maneira de classificar os aprendizes. Essa definição, usada com bastante frequência, propõe a existência de três estilos comuns de aprendizagem:

1. *Visual.* Como o próprio nome sugere, o aprendiz visual assimila as informações por meio da observação, utilizando sugestões visuais e informações, como fotos, modelos anatômicos e demonstrações físicas.

2. *Auditivo.* Esses indivíduos preferem aprender por meio da explicação verbal dos objetivos.

3. *Tátil.* Os aprendizes táteis, que aprendem pelo toque e pela interação, são os mais difíceis entre os três grupos. Eles necessitam de supervisão rigorosa, até o fisioterapeuta se convencer de que têm condições de fazer os exercícios sozinhos e da forma correta. As técnicas de FNP, com ênfase em sugestões físicas e táteis, costumam ser bastante eficazes para esse grupo.

Para identificar o estilo de aprendizagem de um paciente basta perguntar como ele gostaria de aprender. Há os que preferem conjuntos simples de imagens e de instruções e os que optam por demonstrações visuais e, depois, supervisão enquanto fazem os exercícios. Alguns gostam de saber por que estão fazendo determinado exercício, quais músculos estão envolvidos, por que estão fazendo esse conjunto de exercícios em particular, e assim por diante. Outros precisam de menos explicações.

Nas situações em que o fisioterapeuta sentir insegurança sobre o estilo de aprendizagem, recomenda-se que cada exercício seja antes demonstrado e, em seguida, realizado pelo paciente. A lógica e o objetivo de cada exercício, assim como a intensidade e a frequência desejável, devem ficar bem evidentes.

A adesão é de importância vital e varia de acordo com o paciente. Às vezes, pacientes desmotivados podem progredir de forma mais lenta. A maior parte da literatura conceituou ou registrou motivação fraca na reabilitação como secundária aos fatores relacionados aos pacientes, como depressão, apatia, dano cognitivo, baixa autoeficácia (p. ex., baixa confiança na capacidade de se reabilitar com sucesso), fadiga e fatores de personalidade.[340] Vários estudos revelaram que a adesão média, em terapias com medicamentos, ocorre em apenas 50 a 60% dos casos, enquanto, nos programas com fisioterapia, chega a cerca de 40%.[341]

Vários fatores melhoram o nível de adesão, entre os quais se destacam os seguintes:[342-344]

▶ Envolver o paciente no planejamento da intervenção e na definição dos objetivos.

▶ Estabelecer objetivos realistas para metas de curto e de longo prazo.

▶ Criar expectativas em relação ao resultado final.

▶ Promover os benefícios percebidos.

▶ Projetar atitudes positivas.

▶ Dar instruções claras e apresentar demonstrações com informações adequadas.

▶ Manter os exercícios sem dor ou com baixos níveis de dor.

▶ Incentivar o paciente a solucionar o problema.

Princípio 10: Garantia de retorno seguro às funções

O objetivo das intervenções fisioterapêuticas é o retorno seguro do paciente ao estado anterior à lesão, reduzindo ao mínimo o risco de nova ocorrência, com o mínimo de desconforto. Em geral, é possível atingir esse objetivo com a progressão dos exercícios de fortalecimento e de flexibilidade, evitando, ao mesmo tempo, a ocorrência de danos futuros em estruturas comprometidas.[345] No caso dos atletas, os critérios para o retorno às atividades esportivas envolvem ausência de dor, ADM completa sem dor, força/equilíbrio/flexibilidade normais, bom condicionamento físico, mecânica esportiva normal e demonstração de habilidades esportivas específicas.[40]

A maioria dos episódios de dor resolve-se de forma espontânea, desde que a condição não seja exacerbada pela ocorrência constante de novas lesões na mesma área e que haja progressos nos tecidos afetados por meio dos estágios naturais de cicatrização. A não ocorrência desse progresso natural pode provocar dores crônicas. Os prognósticos das síndromes de dor crônica costumam ser insatisfatórios e, na maioria das vezes, exigem abordagens biopsicossociais. Nessas situações, o fisioterapeuta é compelido a considerar a aplicação de recursos que possam ajudar o paciente física e emocionalmente. Esses recursos compreendem encaminhamento para um especialista, controle da dor, controle do estresse e grupos de autoajuda.

Nos ambientes modernos de assistência médica, com consciência de custos, em geral, o estágio em que o paciente está pronto para retornar a suas funções plenas não ocorre nas clínicas. Embora a educação com ênfase no retorno lento e gradual às atividades normais possa, de certa forma, prepará-lo para essa fase, sempre existe a probabilidade de ocorrência de nova lesão ou de recuperação insuficiente.

Na eventualidade de surgir alguma oportunidade de supervisionar o retorno às funções plenas, o fisioterapeuta deve assegurar-se do retorno do tempo e do controle dinâmico da atividade muscular. Os exercícios para atingir esse objetivo incluem atividades de cocontração com apoio do peso corporal e de transferência rápida; mudanças rápidas de direção em várias posturas com apoio do peso corporal e simulações de atividades subdivididas em pequenos componentes.

Resumo

O consentimento e a motivação durante os programas de reabilitação devem ser os sentimentos predominantes, os quais estão estreitamente relacionados à educação, ao envolvimento e ao incentivo aos pacientes. As intervenções devem focalizar a inclusão desses fatores, sendo também muito importante oferecer programas de exercícios com ênfase na funcionalidade e na independência dos pacientes. A recuperação funcional é muito mais eficaz do que a busca de técnicas paliativas para "contornar" algum problema.

É importante que os pacientes considerem o progresso de reabilitação mantendo sempre um respeito saudável pela dor, em combinação com a importância do retorno rápido aos níveis normais de funcionalidade. Infelizmente, a dor é um componente necessário dos processos de cicatrização. Entretanto, é importante informar os pacientes sobre a diferença entre dor cicatrizante e dor lesional. Eles devem receber orientações claras sobre como reconhecer a dor lesional e como evitar tensões adicionais.

A frequência e a duração dos tratamentos são variáveis importantes. A prática habitual é ver o paciente 2 a 3 vezes por semana. Entretanto, isso nem sempre é necessário, principalmente no caso de indivíduos muito motivados. Os fisioterapeutas têm o dever de tornar as visitas produtivas. As visitas às clínicas devem envolver níveis de intervenções especializadas impossíveis de serem aplicadas em ambientes domiciliares. Posicionar o paciente com um simples pacote quente, obrigando-o a seguir um programa de reabilitação padronizado, desatualizado e inalterado, além de perda de tempo, contribui muito pouco para promover a confiança pública na profissão.

Cada sessão deve ter um objetivo. Cabe ao fisioterapeuta explicar os ganhos ou as perdas desde a sessão anterior, bem como as razões prováveis. Ambos devem discutir os objetivos das sessões seguintes, assim como quaisquer mudanças no plano de intervenção e sua respectiva lógica.

Coordenação, comunicação e documentação

A documentação dos processos relacionados a exames e intervenções é uma parte muito importante de qualquer sistema terapêutico. Na qualidade de registro de tratamentos, ela fornece informações extremamente úteis ao fisioterapeuta, aos demais membros da equipe médica e a terceiros. A American Physical Therapy Association (APTA) tem o compromisso de desenvolver e de aprimorar a arte e a ciência fisioterapêutica, incluindo prática, educação e pesquisa. Para o cumprimento dessas responsabilidades, o corpo diretivo da APTA aprovou várias diretrizes para a documentação fisioterapêutica, as quais são o alicerce para o desenvolvimento de diretrizes mais específicas em áreas especializadas. Enquanto isso, elas servem de orientação para as práticas. Em todas as situações, a posição da APTA estabelece que os exames, os diagnósticos, os prognósticos e as intervenções fisioterapêuticas devem ser documentados, datados e autenticados corretamente pelo fisioterapeuta responsável.

QUESTÕES DE REVISÃO*

1. Quais são os três componentes de uma intervenção?
2. Qual o método mnemônico usado para lembrar os princípios utilizados no controle da dor e da inflamação?
3. Cite alguns benefícios terapêuticos da aplicação da terapia manual nos estágios iniciais de cicatrização.
4. Nos testes de mobilidade passiva, qual estágio de cicatrização é o mais provável quando a dor for registrada antes de o fisioterapeuta sentir a resistência tecidual?
5. Quais são os objetivos das intervenções durante o estágio cicatricial inflamatório?

REFERÊNCIAS

1. Guide to physical therapist practice. *Phys Ther* 81:S13–S95, 2001.
2. Cyriax J: *Textbook of Orthopaedic Medicine, Diagnosis of Soft Tissue Lesions*, 8th edn. London: Bailliere Tindall, 1982.
3. Maitland GD: The hypothesis of adding compression when examining and treating synovial joints. *J Orthop Sports Phys Ther* 2:7, 1980.
4. Maitland G: *Peripheral Manipulation*, 3rd edn. London: Butterworth, 1991.
5. McKenzie R, May S: Introduction. In: McKenzie R, May S, eds. *The Human Extremities: Mechanical Diagnosis and Therapy*. Waikanae, New Zealand: Spinal Publications, 2000:1–5.
6. Bennett N, Jarvis L, Rowlands O, et al.: *Results from the 1994 General Household Survey*. London: Office of Population Censuses and Surveys, HMSO, 1995.
7. Garrick JG: A practical approach to rehabilitation. *Am J Sports Med* 9:67–68, 1981.
8. Nirschl RP: Prevention and treatment of elbow and shoulder injuries in the tennis player. *Clin Sports Med* 7:289–308, 1988.
9. McMaster WC:Cryotherapy. *Phys Sports Med* 10:112–119, 1982.
10. Maadalo A, Waller JF: Rehabilitation of the foot and ankle linkage system. In: Nicholas JA, Hershman EB, eds. *The Lower Extremity and Spine in Sports Medicine*. St. Louis: CV Mosby, 1986:560–583.
11. Quillen WS, Rouillier LH: Initial management of acute ankle sprains with rapid pulsed pneumatic compression and cold. *J Orthop Sports Phys Ther* 4:39–43, 1981.
12. Starkey JA: Treatment of ankle sprains by simultaneous use of intermittent compression and ice packs. *Am J Sports Med* 4:142–143, 1976.
13. Wilkerson GB: Treatment of ankle sprains with external compression and early mobilization. *Phys Sports Med* 13:83–90, 1985.
14. Cole AJ, Farrell JP, Stratton SA: Functional rehabilitation of cervical spine athletic injuries. In: Kibler BW, Herring JA, Press JM, eds. *Functional Rehabilitation of Sports and Musculoskeletal Injuries*. Gaithersburg, MD: Aspen, 1998:127–148.
15. Farrell JP: Cervical passive mobilization techniques: The Australian approach. *Phys Med Rehabil State Art Rev* 4:309–334, 1990.
16. Booth FW: Physiologic and biochemical effects of immobilization on muscle. *Clin Orthop Relat Res* 219:15–21, 1987.
17. Booth FW, Kelso JR: The effect of hindlimb immobilization on contractile and histochemical properties of skeletal muscle. *Pflugers Arch* 342:231–238, 1973.

---

*Questões adicionais para testar seu conhecimento deste capítulo podem ser encontradas (em inglês) em Online Learning Center para *Orthopaedic Assessment, Evaluation, and Intervention,* em www.duttononline.net. As respostas para as questões anteriores são apresentadas no final deste livro.

18. Haggmark T, Eriksson E: Cylinder or mobile cast brace after knee ligament surgery. *Am J Sports Med* 7:48–56, 1979.
19. Farmer JA, Pearl AC: Provocative issues. In: Leadbetter WB, Buckwalter JA, Gordon SL, eds. *Sports Induced Inflammation: Clinical and Basic Science Concepts*. Park Ridge, IL: American Academy of Orthopaedic Surgeons, 1990:781–791.
20. Helminen HJ, Jurvelin J, Kuusela T, et al.: Effects of immobilization for 6 weeks on rabbit knee articular surfaces as assessed by the semiquantitative stereomicroscopic method. *Acta Anat Nippon* 115:327–335, 1983.
21. Kibler WB: Concepts in exercise rehabilitation of athletic injury. In: Leadbetter WB, Buckwalter JA, Gordon SL, eds. *Sports-Induced Inflammation: Clinical and Basic Science Concepts*. Park Ridge, IL: American Academy of Orthopaedic Surgeons, 1990:759–769.
22. Salter RB, Field P: The effects of continuous compression on living articular cartilage. *J Bone Joint Surg* 42A:31–49, 1960.
23. Woo SL-Y, Tkach LV: The cellular and matrix response of ligaments and tendons to mechanical injury. In: Leadbetter WB, Buckwalter JA, Gordon SL, eds. *Sports-Induced Inflammation: Clinical and Basic Science Concepts*. Park Ridge, IL: American Academy of Orthopaedic Surgeons, 1990:189–202.
24. Cox JS: Surgical and nonsurgical treatment of acute ankle sprains. *Clin Orthop* 198:118–126, 1985.
25. Eiff MP, Smith AT, Smith GE: Early mobilization versus immobilization in the treatment of lateral ankle sprains. *Am J Sports Med* 22:83–88, 1994.
26. Akeson WH, Woo SLY, Amiel D, et al.: The chemical basis for tissue repair. In: Hunter LH, Funk FJ, eds. *Rehabilitation of the Injured Knee*. St. Louis: CV Mosby, 1984:93–147.
27. Tipton CM, James SL, Mergner W, et al.: Influence of exercise in strength of medial collateral knee ligaments of dogs. *Am J Physiol* 218:894–902, 1970.
28. Noyes FR, Torvik PJ, Hyde WB, et al. Biomechanics of ligament failure: II. An analysis of immobilization, exercise, and reconditioning effects in primates. *J Bone Joint Surg* 56A:1406–1418, 1974.
29. Teitz CC, Garrett WE, Jr., Miniaci A, et al.: Tendon problems in athletic individuals. *J Bone Joint Surg* 79-A:138–152, 1997.
30. Pease BJ, Cortese M: *Anterior Knee Pain: Differential Diagnosis and Physical Therapy Management, Orthopaedic Physical Therapy Home Study Course 92*-1. La Crosse, WI: Orthopaedic Section, APTA, Inc, 1992.
31. Leadbetter WB:Corticosteroid injection therapy in sports injuries. In: Leadbetter WB, Buckwalter JA, Gordon SL, eds. *Sports-Induced Inflammation: Clinical and Basic Science Concepts*. Park Ridge, IL: American Academy of Orthopaedic Surgeons, 1990:527–545.
32. Dehne E, Tory R: Treatment of joint injuries by immediate mobilization based upon the spiral adaption concept. *Clin Orthop* 77:218–232, 1971.
33. Hunt TK: *Wound Healing and Wound Infection: Theory and Surgical Practice*. New York: Appleton-Century-Crofts, 1980.
34. Singer AJ, Clark RAF: Cutaneous wound healing. *N Engl J Med* 341:738–746, 1999.
35. Janda V: Muscle strength in relation to muscle length, pain and muscle imbalance. In: Harms-Ringdahl K, ed. *Muscle Strength*. New York: Churchill Livingstone, 1993:83.
36. Hettinga DL: Inflammatory response of synovial joint structures. In: Gould JA, Davies GJ, eds. *Orthopaedic and Sports Physical Therapy*. St. Louis: CV Mosby, 1985:87.
37. Thorndike A: Athletic injuries: Prevention, diagnosis and treatment. Philadelphia: Lea and Febiger, 1962.
38. Bourne MH, Hazel WA, Scott SG, et al.: Anterior knee pain. *Mayo Clin Proc* 63:482–491, 1988.
39. Brody LT, Thein JM: Nonoperative treatment for patellofemoral pain. *J Orthop Sports Phys Ther* 28:336–344, 1998.
40. Herring SA, Kibler BW: A framework for rehabilitation. In: Kibler BW, Herring JA, Press JM, eds. *Functional Rehabilitation of Sports and Musculoskeletal Injuries*. Gaithersburg, MD: Aspen, 1998:1–8.
41. Astrand PO, Rodahl K: *Textbook of Work Physiology*. New York: McGraw-Hill, 1973.
42. Zarins B: Soft tissue injury and repair: Biomechanical aspects. *Int J Sports Med* 3:9–11, 1982.
43. Frank G, Woo SL-Y, Amiel D, et al.: Medial collateral ligament healing. A multidisciplinary assessment in rabbits. *Am J Sports Med* 11:379, 1983.
44. Leach RE: The prevention and rehabilitation of soft tissue injuries. *Int J Sports Med* 3(Suppl 1):18–20, 1982.
45. Safran MR, Zachazewski JE, Benedetti RS, et al.: Lateral ankle sprains: A comprehensive review part 2: Treatment and rehabilitation with an emphasis on the athlete. *Med Sci Sports Exerc* 31:S438–S447, 1999.
46. Safran MR, Benedetti RS, Bartolozzi AR, III, et al.: Lateral ankle sprains: A comprehensive review: Part 1: Etiology, pathoanatomy, histopathogenesis, and diagnosis. *Med Sci Sports Exerc* 31:S429–S437, 1999.
47. Evans RB: Clinical application of controlled stress to the healing extensor tendon: A review of 112 cases. *Phys Ther* 69:1041–1049, 1989.
48. Klaffs CE, Arnheim DD: *Modern Principles of Athletic Training*. St Louis: CV Mosby, 1989.
49. Porterfield JA, DeRosa C: *Mechanical Low Back Pain*, 2nd edn. Philadelphia: WB Saunders, 1998.
50. Barlow Y, Willoughby J: Pathophysiology of soft tissue repair. *Br Med Bull* 48:698–711, 1992.
51. McKenzie R, May S: Physical examination. In: McKenzie R, May S, eds. *The Human Extremities: Mechanical Diagnosis and Therapy*. Waikanae, New Zealand: Spinal Publications, 2000:105–121.
52. Liebenson C: Integrating rehabilitation into chiropractic practice. In: Liebenson C, ed. *Rehabilitation of the Spine: A Practitioner's Manual*. Baltimore, MD: Lippincott Williams &Wilkins, 1996:13–43.
53. Chapman CE: Can the use of physical modalities for pain control be rationalized by the research evidence? *Can J Physiol Pharmacol* 69:704–712, 1991.
54. Feine JS, Lund JP: An assessment of the efficacy of physical therapy and physical modalities for the control of chronic musculoskeletal pain. *Pain* 71:5–23, 1997.
55. McMaster WC, Liddle S, Waugh TR: Laboratory evaluation of various cold therapy modalities. *Am J Sports Med* 6:291–294, 1978.
56. Watson T: The role of electrotherapy in contemporary physiotherapy practice. *Man Ther* 5:132–141, 2000.
57. Knight KL: *Cryotherapy: Theory, Technique, and Physiology*. Chattanooga, TN: Chattanooga Corp, 1985.
58. Hocutt JE, Jaffee R, Rylander R, et al.: Cryotherapy in ankle sprains. *Am J Sports Med* 10:316–319, 1982.
59. Knight KL: *Cryotherapy in Sports Injury Management*. Champaign, IL: Human Kinetics, 1995.
60. Meeusen R, Lievens P: The Use of Cryotherapy in Sports Injuries. *Sports Med* 3:398–414, 1986.
61. Merrick MA, Knight KL, Ingersoll CD, et al.: The effects of ice and compression wraps on intramuscular temperatures at various depths. *J Athl Training* 28:236–245, 1993.
62. Clarke R, Mellon R, Lind A: Vascular reactions of the human forearm to cold. *Clin Sci* 17:165–179, 1958.
63. Fox RH: Local cooling in man. *Br Med Bull* 17:14–18, 1961.
64. Kalenak A, Medlar CE, Fleagle SB, et al.: Athletic injuries: Heat vs cold. *Am Fam Phys* 12:131–134, 1975.
65. Johnson DJ, Moore S, Moore J, et al.: Effect of cold submersion on intramuscular temperature of the gastrocnemius muscle. *Phys Ther* 59:1238–1242, 1979.

66. Cobbold AF, Lewis OJ: Blood flow to the knee joint of the dog: Effect of heating, cooling and adrenaline. *J Physiol* 132:379–383, 1956.
67. Wakim KG, Porter AN, Krusen FH: Influence of physical agents and certain drugs on intra-articular temperature. *Arch Phys Med Rehab* 32:714–721, 1951.
68. Oosterveld FGJ, Rasker JJ, Jacobs JWG, et al.: The effect of local heat and cold therapy on the intraarticular and skin surface temperature of the knee. *Arthritis Rheum* 35:146–151, 1992.
69. Abramson DI, Bell B, Tuck S: Changes in blood flow, oxygen uptake and tissue temperatures produced by therapeutic physical agents: Effect of indirect or reflex vasodilation. *Am J Phys Med* 40:5–13, 1961.
70. Knight KL, Londeree BR: Comparison of blood flow in the ankle of uninjured subjects during therapeutic applications of heat, cold, and exercise. *Med Sci Sports Exerc* 12:76–80, 1980.
71. Pappenheimer SL, Eversole SL, Soto-Rivera A: Vascular responses to temperature in the isolated perfused hind-limb of a cat. *Am J Physiol* 155:458–451, 1948.
72. Adamson C, Cymet T: Ankle sprains: Evaluation, treatment, rehabilitation. *Maryland Med J* 46:530–537, 1997.
73. Irrgang JJ, Delitto A, et al.: Rehabilitation of the injured athlete. *Orthop Clin North Am* 26:561–578, 1995.
74. Daniel DM, Stone ML, Arendt DL: The effect of cold therapy on pain, swelling, and range of motion after anterior cruciate ligament reconstructive surgery. *Arthroscopy* 10:530–533, 1994.
75. Konrath GA, Lock T, Goitz HT, et al.: The use of cold therapy after anterior cruciate ligament reconstruction. A prospective randomized study and literature review. *Am J Sports Med* 24:629–633, 1996.
76. Michlovitz SL: The use of heat and cold in the management of rheumatic diseases. In: Michlovitz SL, ed. *Thermal Agents in Rehabilitation*. Philadelphia: FA Davis, 1990.
77. Speer KP, Warren RF, Horowitz L: The efficacy of cryotherapy in the postoperative shoulder. *J Shoulder Elbow Surg* 5:62–68, 1996.
78. Kellett J: Acute soft tissue injuries: A review of the literature. *Med Sci Sports Exerc* 18:5, 1986.
79. McMaster WC: A literary review on ice therapy in injuries. *Am J Sports Med* 5:124–126, 1977.
80. Hartviksen K: Ice Therapy in spasticity. *Acta Neurol Scand* 3(Suppl):79–84, 1962.
81. Basset SW, Lake BM: Use of cold applications in the management of spasticity. *Phys Ther Rev* 38:333–334, 1958.
82. Lamboni P, Harris B: The use of ice, air splints, and high voltage galvanic stimulation in effusion reduction. *Athl Training* 18:23–25, 1983.
83. Waylonis GW: The physiological effects of ice massage. *Arch Phys Med Rehabil* 48:42–47, 1967.
84. Belitsky RB, Odam SJ, Hubley-Kozey C: Evaluation of the effectiveness of wet ice, dry ice, and cryogen packs in reducing skin temperature. *Phys Ther* 67:1080–1084, 1987.
85. Zemke JE, Andersen JC, Guion WK, et al.: Intramuscular temperature responses in the human leg to two forms of cryotherapy: Ice massage and ice bag. *J Orthop Sports Phys Ther* 27:301–307, 1998.
86. Doucette SA, Goble EM: The effect of exercise on patellar tracking in lateral patellar compression syndrome. *Am J Sports Med* 20:434–440, 1992.
87. Fisher RL: Conservative treatment of patellofemoral pain. *Orthop Clin North Am* 17:269–272, 1986.
88. Cwynar DA, McNerney T: A primer on physical therapy. *Lippincotts Prim Care Pract* 3:451–459, 1999
89. Feibel A, Fast A: Deep heating of joints: A reconsideration. *Arch Phys Med Rehabil* 57, 1976.
90. Clark D, Stelmach G: Muscle fatigue and recovery curve parameters at various temperatures. *Res Q* 37:468–479, 1966.
91. Baker R, Bell G: The effect of therapeutic modalities on blood flow in the human calf. *J Orthop Sports Phys Ther* 13:23, 1991.
92. Knight KL, Aquino J, Johannes SM, et al.: A re-examination of Lewis' cold induced vasodilation in the finger and ankle. *Athl Training* 15:248–250, 1980.
93. Zankel H: Effect of physical agents on motor conduction velocity of the ulnar nerve. *Arch Phys Med Rehabil* 47:197–199, 1994.
94. Frizzell LA, Dunn F: Biophysics of ultrasound. In: Lehman JF, ed. *Therapeutic Heat and Cold*, 3rd edn. Baltimore, MD: Williams & Wilkin, 1982:353–385.
95. Lehman JF, Masock AJ, Warren CG, et al.: Effect of therapeutic temperatures on tendon extensibility. *Arch Phys Med Rehabil* 51:481–487, 1970.
96. Barcroft H, Edholm OS: The effect of temperature on blood flow and deep temperature in the human forearm. *J Physiol* 102:5–20, 1943.
97. Griffin JG: Physiological effects of ultrasonic energy as it is used clinically. *J Am Phys Ther Assoc* 46:18, 1966.
98. Lehmann JF, Silverman DR, et al.: Temperature distributions in the human thigh produced by infrared, hot pack and microwave applications. *Arch Phys Med Rehabil* 47:291, 1966.
99. Abramson DI, Tuck S, Lee SW, et al.: Comparison of wet and dry heat in raising temperature of tissues. *Arch Phys Med Rehabil* 48:654, 1967.
100. Benson HAE, McElnay JC: Transmission of ultrasound energy through topical pharmaceutical products. *Physiotherapy* 74:587–589, 1988.
101. Cameron MH, Monroe LG: Relative transmission of ultrasound by media customarily used for phonophoresis. *Phys Ther* 72:142–148, 1992.
102. Dyson M: Mechanisms involved in therapeutic ultrasound. *Physiotherapy* 73:116–120, 1987.
103. Lehman JF, deLateur BJ, Stonebridge JB, et al.: Therapeutic temperature distribution produced by ultrasound as modified by dosage and volume of tissue exposed. *Arch Phys Med Rehabil* 48:662–666, 1967.
104. Lehman JF, deLateur BJ, Warren CG, et al.: Heating of joint structures by ultrasound. *Arch Phys Med Rehabil* 49:28–30, 1968.
105. Goldman DE, Heuter TF: Tabulator data on velocity and absorption of high frequency sound in mammalian tissues. *J Acoust Soc Am* 28:35, 1956.
106. Dyson M: Non-thermal cellular effects of ultrasound. *Br J Cancer* 45:165–171, 1982.
107. Paaske WP, Hovind H, Sejrsen P: Influence of therapeutic ultrasound irradiation on blood flow in human cutaneous, subcutaneous and muscular tissue. *Scand J Clin Invest* 31:388, 1973.
108. Warren CG, Koblanski JN, Sigelmann RA: Ultrasound coupling media: Their relative transmissivity. *Arch Phys Med Rehabil* 57:218–222, 1976.
109. Dyson M, Pond JB: The Effect of pulsed ultrasound on tissue regeneration. *Physiotherapy* 56:136, 1970.
110. Dyson M, Suckling J: Stimulation of tissue repair by therapeutic ultrasound: A survey of the mechanisms involved. *Physiotherapy* 64:105–108, 1978.
111. Binder A, Hodge G, Greenwood AM, et al.: Is therapeutic ultrasound effective in treating soft tissue lesions? *BMJ* 290:512–514, 1985.
112. Draper DO, Castel JC, Castel D: Rate of temperature increase in human muscle during 1-MHz and 3-MHz continuous ultrasound. *J Orthop Sports Phys Ther* 22:142–150, 1995.
113. Dyson M, Pond JB, Joseph J, et al.: The stimulation of tissue regeneration by means of ultrasound. *Clin Sci* 35:273–285, 1968.
114. Dyson M, Suckling J: Stimulation of tissue repair by ultrasound: A survey of the mechanisms involved. *Physiotherapy* 64:105–108, 1978.
115. Ebenbichler GR, Resch KL, Graninger WB: Resolution of calcium deposits after therapeutic ultrasound of the shoulder. *J Rheumatol* 24:235–236, 1997.

116. Aldes JH, Klaras T: Use of ultrasonic radiation in the treatment of subdeltoid bursitis with and without calcareous deposits. *West J Surg* 62:369–376, 1954.
117. Flax HJ: Ultrasound treatment for peritendinitis calcarea of the shoulder. *Am J Phys Med Rehabil* 43:117–124, 1964.
118. Robertson VJ, Baker KG: A review of therapeutic ultrasound: effectiveness studies. *Phys Ther* 81:1339–1350, 2001.
119. Nussbaum EL, Biemann I, Mustard B: Comparison of ultrasound, ultraviolet C and laser for treatment of pressure ulcers in patients with spinal cord injury. *Phys Ther* 74:812–823, 1994.
120. Dyson M, Luke DA: Induction of mast cell degranulation in skin by ultrasound. *IEEE Trans Ultrason Ferroelectr Freq Control UFFC* 33:194–201, 1986.
121. Nussbaum EL: Ultrasound: To heat or not to heat—that is the question. *Phys Ther Rev* 2:59–72, 1997.
122. Makulolowe RTB, Mouzos GL: Ultrasound in the treatment of sprained ankles. *Practitioner* 218:586–588, 1977.
123. Dinno MA, Crum LA, Wu J: The effect of therapeutic ultrasound on the electrophysiologic parameters of frog skin. *Med Biol* 25:461–470, 1989.
124. Falconer J, Hayes KW, Chang RW: Therapeutic ultrasound in the treatment of musculoskeletal conditions. *Arthritis Care Res* 3:85–91, 1990.
125. Maxwell L: Therapeutic ultrasound. Its effects on the cellular & molecular mechanisms of inflammation and repair. *Physiotherapy* 78:421–426, 1992.
126. Ter Haar GR, Stratford IJ: Evidence for a non-thermal effect of ultrasound. *Br J Cancer* 45:172–175, 1982.
127. Young SR, Dyson M: The effect of therapeutic ultrasound on angiogenesis. *Ultrasound Med Biol* 16:261–269, 1990.
128. Dyson M, Niinikoski J: Stimulation of tissue repair by therapeutic ultrasound. *Infect Surg* 37–44, 1982.
129. Young SR, Dyson M: Effect of therapeutic ultrasound on the healing of full-thickness excised skin lesions. *Ultrasonics* 28:175–180, 1990.
130. Antich TJ: Phonophoresis: The principles of the ultrasonic driving force and efficacy in treatment of common orthopedic diagnoses. *J Orthop Sports Phys Ther* 4:99–102, 1982.
131. Bommannan D, Menon GK, Okuyama H, et al.: Sonophoresis II: Examination of the mechanism(s) of ultrasound-enhanced transdermal drug delivery. *Pharm Res* 9:1043–1047, 1992.
132. Bommannan D, Okuyama H, Stauffer P, et al.: Sonophoresis. I: The use of high-frequency ultrasound to enhance transdermal drug delivery. *Pharm Res* 9:559–564, 1992.
133. Byl NN: The use of ultrasound as an enhancer for transcutaneous drug delivery: Phonophoresis. *Phys Ther* 75:539–553, 1995.
134. Byl NN, Mckenzie A, Haliday B, et al.: The effects of phonophoresis with corticosteroids: A controlled pilot study. *J Orthop Sports Phys Ther* 18:590–600, 1993.
135. Ciccone CD, Leggin BG, Callamaro JJ: Effects of ultrasound and trolamine salicylate phonophoresis on delayed onset muscle soreness. *Phys Ther* 71:39–51, 1991.
136. Davick JP, Martin RK, Albright JP: Distribution and deposition of tritiated cortisol using phonophoresis. *Phys Ther* 68:1672–1675, 1988.
137. Griffin JE, Touchstone JC: Effects of ultrasonic frequency on phonophoresis of cortisol into swine tissues. *Am J Phys Med* 51:62–78, 1972.
138. Griffin JE, Touchstone JC, Liu AC-Y: Ultrasonic movement of cortisol into pig tissue: Movement into paravertebral nerve. *Am J Phys Med* 44:20–25, 1965.
139. Munting E: Ultrasonic therapy for painful shoulders. *Physiotherapy* 64:180–181, 1978
140. Cox JS: The diagnosis and management of ankle ligament injuries in the athlete. *Athl Training* 18:192–196, 1982.
141. Marino M: Principles of therapeutic modalities: Implications for sports medicine. In: Nicholas JA, Hershman EB, eds. *The Lower Extremity and Spine in Sports Medicine*. St. Louis: CV Mosby, 1986:195–244.
142. Myrer JW, Draper DO, Durrant E: Contrast therapy and intramuscular temperature in the human leg. *J Athl Training* 29:318–325, 1994.
143. Rabago D, Best TM, Beamsley M, et al.: A systematic review of prolotherapy for chronic musculoskeletal pain. *Clin J Sport Med* 15:376–380, 2005.
144. Dechow E, Davies RK, Carr AJ, et al.: A randomized, double-blind, placebo-controlled trial of sclerosing injections in patients with chronic low back pain. *Rheumatology (Oxford)* 38:1255–1259, 1999.
145. Hurst NP: Sclerosing injections in patients with chronic low back pain. *Rheumatology (Oxford)* 39:925, 2000.
146. Sweetman BJ: Sclerosing injections for chronic low back pain. *Rheumatology (Oxford)* 39:924–925, 2000.
147. Alfredson H, Harstad H, Haugen S, et al.: Sclerosing Polidocanol injections to treat chronic painful shoulder impingement syndrome—results of a two-centre collaborative pilot study. *Knee Surg Sports Traumatol Arthrosc* 7:7, 2006.
148. Zeisig E, Ohberg L, Alfredson H: Sclerosing Polidocanol injections in chronic painful tennis elbow-promising results in a pilot study. *Knee Surg Sports Traumatol Arthrosc* 8:8, 2006.
149. Ohberg L, Alfredson H: Ultrasound guided sclerosis of neovessels in painful chronic Achilles tendinosis: Pilot study of a new treatment. *Br J Sports Med* 36:173–175; discussion 176–177, 2002.
150. Alfredson H, Ohberg L: Sclerosing injections to areas of neovascularisation reduce pain in chronic achilles tendinopathy: A double-blind randomised controlled trial. *Knee Surg Sports Traumatol Arthrosc* 13:338–344; Epub 2005 Feb 2, 2005.
151. Hoksrud A, Ohberg L, Alfredson H, et al.: Ultrasound-guided sclerosis of neovessels in painful chronic patellar tendinopathy: A randomized controlled trial. *Am J Sports Med* 34:1738–1746; Epub 2006 Jul 10, 2006.
152. Brown S: Ankle edema and galvanic muscle stimulation. *Phys Sportsmed* 9:137, 1981.
153. Frank C, Schachar N, Dittrich D, et al.: Electromagnetic stimulation of ligament healing in rabbits. *Clin Orthop* 175:263–272, 1983.
154. Ralston DJ: High voltage galvanic stimulation: Can there be a state of the art? *Athl Training* 21:291–293, 1985.
155. Tropp H: *Functional Instability of the Ankle Joint*. Linkoping, Sweden: Linkoping University, 1985.
156. Voight ML: Reduction of post-traumatic ankle edema with high voltage pulsed galvanic stimulation. *Athl Training* 20:278–279, 1984.
157. Prentice WE: Using therapeutic modalities in rehabilitation. In: Prentice WE, Voight ML, eds. *Techniques in Musculoskeletal Rehabilitation*. New York: McGraw-Hill, 2001:289–303.
158. Scott O: Stimulative effects. In: Kitchen S, Bazin S, eds. *Clayton's Electrotherapy*. London: WB Saunders, 1996.
159. Low J, Reed A: *Electrotherapy Explained: Principles and Practice*. Oxford: Butterworth-Heinemann, 2000.
160. Bettany JA, Fish DR, Mendel FC: Influence of high voltage pulsed direct current on edema formation following impact. *Phys Ther* 70:219–224, 1990.
161. Bettany JA, Fish DR, Mendel FC: High voltage pulsed direct current effect on edema formation following hyperflexion injury. *Arch Phys Med Rehabil* 71:877–881, 1991.
162. Bettany JA, Fish DR, Mendel FC: Influence of cathodal high voltage pulsed current on acute edema. *J Clin Electrophysiol* 2:5–8, 1990.
163. Fish DR, Mendel FC, Schultz AM, et al.: Effect on anodal high voltage pulsed current on edema formation in frog hind limbs. *Phys Ther* 71:724–733, 1991.

164. Karnes JL, Mendel FC, Fish DR: Effects of low voltage pulsed current non edema formation in frog hind limbs following impact injury. *Phys Ther* 72:273–278, 1992.
165. Reed BV: Effect of high voltage pulsed electrical stimulation on microvascular permeability to plasma proteins: A possible mechanism of minimizing edema. *Phys Ther* 68:491–495, 1988.
166. Taylor K, Fish DR, Mendel FR, et al.: Effect of a single 30 minute treatment of high voltage pulsed current on edema formation in frog hind limbs. *Phys Ther* 72:63–68, 1992.
167. Delitto A, Rose SJ, McKowen JM, et al: Electrical stimulation versus voluntary exercise in strengthening thigh musculature after anterior cruciate ligament surgery. *Phys Ther* 68:660–663, 1988.
168. Goth RS, et al.: Electrical stimulation effect on extensor lag and length of hospital stay after total knee arthroplasty. *Arch Phys Med Rehabil* 75:957, 1994.
169. Laughman RK, Youdas JW, Garrett TR, et al.: Strength changes in the normal quadriceps femoris muscle as a result of electrical stimulation. *Phys Ther* 63:494–499, 1983.
170. McMiken DF, Todd-Smith M, Thompson C: Strengthening of human quadriceps muscles by cutaneous electrical stimulation. *Scand J Rehabil Med* 15:25–28, 1983.
171. Snyder-Mackler L, Delitto A, Bailey SL, et al.: Strength of the quadriceps femoris muscle and functional recovery after reconstruction of the anterior cruciate ligament. A prospective, randomized clinical trial of electrical stimulation. *J Bone Joint Surg Am Vol* 77:1166–1173, 1995.
172. Gould N, Donnermeyer BS, Pope M, et al.: Transcutaneous muscle stimulation as a method to retard disuse atrophy. *Clin Orthop* 164:215–220, 1982.
173. Selkowitz DM: Improvement in isometric strength of quadriceps femoris muscle after training with electrical stimulation. *Phys Ther* 65:186–196, 1985.
174. Currier DP, Mann R: Muscular strength development by electrical stimulation in healthy individuals. *Phys Ther* 63:915–921, 1983.
175. Gangarosa LP: *Iontophoresis in Dental Practice*. Chicago: Quintessence Publishing, 1982.
176. Coy RE: *Anthology of Craniomandibular Orthopedics*. Seattle: International College of Craniomandibular Orthopedics, 1993.
177. Burnette RR: Iontophoresis. In: Hadgraft J, Guy RH, eds. *Transdermal Drug Delivery: Developmental Issues and Research Initiatives*. New York: Marcel Dekker, 1989:247–291.
178. Chien YW, Siddiqui O, Shi M, et al.: Direct current iontophoretic transdermal delivery of peptide and protein drugs. *J Pharm Sci* 78:376–384, 1989.
179. Grimnes S: Pathways of ionic flow through human skin in vivo. *Acta Dermatol Venereol* 64:93–98, 1984.
180. Lee RD, White HS, Scott ER: Visualization of iontophoretic transport paths in cultured and animal skin models. *J Pharm Sci* 85:1186–1190, 1996.
181. O'Malley E, Oester Y: Influence of some physical chemical factors on iontophoresis using radioisotopes. *Arch Phys Med Rehabil* 36:310–313, 1955.
182. Zeltzer L, Regalado M, Nichter LS, et al.: Iontophoresis versus subcutaneous injection: A comparison of two methods of local anesthesia delivery in children. *Pain* 44:73–78, 1991.
183. Krischek O, Hopf C, Nafe B, et al.: Shock-wave therapy for tennis and golfer's elbow—1 year follow-up. *Arch Orthop Trauma Surg* 119:62–66, 1999.
184. Rossouw P: Tennis elbow—is extracorporeal shock wave therapy (ESWT) an alternative to surgery? *J Bone Joint Surg Br Vol* 81-B:306, 1999.
185. Rompe JD, Riedel C, Betz U, et al.: Chronic lateral epicondylitis of the elbow: A prospective study of low-energy shockwave therapy and low-energy shockwave therapy plus manual therapy of the cervical spine. *Arch Phys Med Rehabil* 82:578–582, 2001.
186. Ogden JA, Toth-Kischkat A, Schultheiss R: Principles of shock wave therapy. *Clin Orthop Relat Res* 387:8–17, 2001.
187. Rompe JD: Differenzierte Anwendung Extrakorporaler Stosswellen Bei Tendopathien Der Schulter Und Des Ellenbogens. *Electromedica* 65:20, 1997.
188. Cheing GLY, Chang H: Extracorporeal shock wave therapy. *J Orthop Sports Phys Ther* 33:337–343, 2003.
189. Ogden JA, Alvarez RG, Marlow M: Shockwave therapy for chronic proximal plantar fasciitis: A meta-analysis. *Foot Ankle Int* 23:301–308, 2002.
190. Smith MJ: Electrical stimulation for the relief of musculoskeletal pain. *Phys Sports Med* 11:47–55, 1983.
191. Magora F, Aladjemoff L, Tannenbaum J, et al.: Treatment of pain by transcutaneous electrical stimulation. *Acta Anaesthesiol Scand* 22:589–592, 1978.
192. Mannheimer JS, Lampe GN: *Clinical Transcutaneous Electrical Nerve Stimulation*. Philadelphia: F. A. Davis, 1984:440–445.
193. Woolf CF: Segmental afferent fiber-induced analgesia: transcutaneous electrical nerve stimulation (TENS) and vibration. In: Wall PD, Melzack R, eds. *Textbook of Pain*. New York: Churchill Livingstone, 1989:884–896.
194. Smith MJ, Hutchins RC, Hehenberger D: Transcutaneous neural stimulation use in post-operative knee rehabilitation. *Am J Sports Med* 11:75–82, 1983.
195. Long DM: Fifteen years of transcutaneous electrical stimulation for pain control. *Stereotact Funct Neurosurg* 56:2–19, 1991.
196. Fried T, Johnson R, McCracken W: Transcutaneous electrical nerve stimulation: Its role in the control of chronic pain. *Arch Phys Med Rehabil* 65:228–231, 1984.
197. Eriksson MBE, Sjölund BH, Nielzen S: Long-term results of peripheral conditioning stimulation as an analgesic measure in chronic pain. *Pain* 6:335–347, 1979.
198. Fishbain DA, Chabal C, Abbott A, et al.: Transcutaneous electrical nerve stimulation (TENS) treatment outcome in long term users. *Clin J Pain* 12:201–214, 1996.
199. Ishimaru K, Kawakita K, Sakita M: Analgesic effects induced by TENS and electroacupuncture with different types of stimulating electrodes on deep tissues in human subjects. *Pain* 63:181–187, 1995.
200. Eriksson MBE, Sjölund olund BH, Sundbärg G: Pain relief from peripheral conditioning stimulation in patients with chronic facial pain. *J Neurosurg* 61:149–155, 1984.
201. Murphy GJ: Utilization of transcutaneous electrical nerve stimulation in managing craniofacial pain. *Clin J Pain* 6:64–69, 1990.
202. Melzack R: The gate theory revisited. In: LeRoy PL, ed. *Current Concepts in the Management of Chronic Pain*. Miami: Symposia Specialists, 1977.
203. Salar G: Effect of transcutaneous electrotherapy on CSF Bendorphin content in patients without pain problems. *Pain* 10:169–172, 1981.
204. Clement-Jones V: Increased B endorphin but not metenkephalin levels in human cerebrospinal fluid after acupuncture for recurrent pain. *Lancet* 8:946–948, 1980.
205. Grimsby O, Power B: Manual therapy approach to knee ligament rehabilitation. In: Ellenbecker TS, ed. *Knee Ligament Rehabilitation*. Philadelphia: Churchill Livingstone, 2000:236–251.
206. Clark MA: Advanced core stabilization training for rehabilitation, reconditioning, and injury prevention. In: Wilmarth MA, ed. *Orthopaedic Physical Therapy: Topic—Strength and Conditioning—Independent Study Course 15.3*. La Crosse, WI: Orthopaedic Section, APTA, Inc., 2005.
207. Hyman J, Liebenson C: Spinal stabilization exercise program. In: Liebenson C, ed. *Rehabilitation of the Spine: A Practitioner's Manual*. Baltimore: Lippincott Williams & Wilkins, 1996:293–317.
208. Taylor NF, Dodd KJ, Damiano DL: Progressive resistance exercise in physical therapy: A summary of systematic reviews. *Phys Ther* 85:1208–1223, 2005.

209. American College of Sports Medicine: Progression models in resistance training for healthy adults. *Med Sci Sports Exerc* 34:364–380, 2002.
210. Albert M: Concepts of muscle training. In: Wadsworth C, ed. *Orthopaedic Physical Therapy: Topic—Strength and Conditioning Applications in Orthopaedics—Home Study Course 98*a. II La Crosse, WI: Orthopaedic Section, APTA, Inc., 1998.
211. Ierna GF, Murphy DR: Management of acute soft tissue injuries of the cervical spine. In: Murphy DR, ed. *Conservative Management of Cervical Spine Disorders*. NewYork: McGraw-Hill, 2000:531–552.
212. Davies GJ: *Compendium of Isokinetics in Clinical Usage and Rehabilitation Techniques*, 4th edn. Onalaska, WI:S &SPublishers, 1992.
213. Harris ML: Flexibility. *Phys Ther* 49:591–601, 1969.
214. Klinge K, Magnusson SP, Simonsen EB, et al.: The effect of strength and flexibility on skeletal muscle EMG activity, stiffness and viscoelastic stress relaxation response. *Am J Sports Med* 25:710–716, 1997.
215. The American Orthopaedic Society for Sports Medicine: *Flexibility*. Chicago: The American Orthopaedic Society for Sports Medicine, 1988.
216. Bandy WD, Irion JM, Briggler M: The effect of time and frequency of static stretching on flexibility of the hamstring muscles. *Phys Ther* 77:1090–1096, 1997.
217. Henricson AS, Fredriksson K, Persson I, et al.: The effect of heat and stretching on the range of hip motion. *J Orthop Sports Phys Ther* 6:110–115, 1984.
218. Anderson B, Burke ER: Scientific, medical, and practical aspects of stretching. *Clin Sports Med* 10:63–86, 1991.
219. Clark MA:*Integrated Training for the New Millennium*. Thousand Oaks, CA: National Academy of Sports Medicine, 2001.
220. Brennan R: *The Alexander Technique: Natural Poise for Health*. New York: Barnes & Noble Books, Inc., 1991.
221. Wanning T: Healing and the mind/body arts. *AAOHN J* 41:349–351, 1993.
222. Ryverant J: *The Feldenkrais Method: Teaching by Handling*. New York: KS Gringer, 1983.
223. Buchanan PA, Ulrich BD: The Feldenkrais method: A dynamic approach to changing motor behavior. *Res Q Exerc Sport* 72:315–323, 2001.
224. Feldenkrais M: *The Elusive Obvious*. Cupertino, CA: Meta Publications, 1981.
225. Nelson SH: Playing with the entire self: The Feldenkrais method and musicians. *Semin Neurol* 9:97–104, 1989.
226. Lake B: Acute Back Pain: Treatment by the application of Feldenkrais principles. *Aust Fam Physician* 14:1175–1178, 1985.
227. Ramsey SM: Holistic manual therapy techniques. *Prim Care* 24:759–785, 1997.
228. Witt P, Parr C: Effectiveness of Trager psychophysical integration in promoting trunk mobility in a child with cerebral palsy, a case report. *Phys Occup Ther Pediatr* 8:75–94, 1988.
229. Witt P: Trager psychophysical integration: An additional tool in the treatment of chronic spinal pain and dysfunction. *Trager J* 2:4–5, 1987.
230. Savage FL: *Osteoarthritis: A Step-by-Step Success Story to Show Others How They Can Help Themselves*. Barrytown, NY: Station Hill Press, 1988.
231. Juhan D: *Multiple Sclerosis: The Trager Approach*. Mill Valley, CA: Trager Institute, 1993.
232. Heidt P: Effects of therapeutic touch on the anxiety level of the hospital patient. *Nurs Res* 30:32–37, 1991.
233. Stone A: Pt. The Trager approach. In: Davis C, ed. *Complementary Therapies in Rehabilitation; Holistic Approaches for Prevention and Wellness*. Thorofare, NJ: SLACK, 1997.
234. Watrous I: The Trager approach: An effective tool for physical therapy. *Physical Therapy Forum*, 1992.
235. Lan C, Lai JS, Chen SY: Tai chi chuan: An ancient wisdom on exercise and health promotion. *Sports Med* 32:217–224, 2002.
236. Brown DR, Wang Y, Ward A, et al.: Chronic psychological effects of exercise and exercise plus cognitive strategies. *Med Sci Sports Exerc* 27:765–775, 1995.
237. Zhuo D, Shephard RJ, Plyley MJ, et al.: Cardiorespiratory and metabolic responses during tai chi chuan exercise. *Can J Appl Sport Sci* 9:7–10, 1984.
238. Lai JS, Wong MK, Lan C, et al.: Cardiorespiratory responses of tai chi chuan practitioners and sedentary subjects during cycle ergometry. *J Formos Med Assoc* 92:894–899, 1993.
239. Jacobson BH, Chen HC, Cashel C, et al.: The effect of tai chi chuan training on balance, kinesthetic sense, and strength. *Percept Mot Skills* 84:27–33, 1997.
240. Hong Y, Li JX, Robinson PD: Balance control, flexibility, and cardiorespiratory fitness among older tai chi practitioners. *Br J Sports Med* 34:29–34, 2000.
241. Wang JS, Lan C, Wong MK: Tai chi chuan training to enhance microcirculatory function in healthy elderly men. *Arch Phys Med Rehabil* 82:1176–1180, 2001.
242. Hartman CA, Manos TM, Winter C, et al.: Effects of tai chi training on function and quality of life indicators in older adults with osteoarthritis. *J Am Geriatr Soc* 48:1553–1559, 2000.
243. Jayasinghe SR: Yoga in cardiac health (a review). *Eur J Cardiovasc Prev Rehabil* 11:369–375, 2004.
244. Corliss R: The power of yoga. *Time* 157:54–63, 2001.
245. Chandler K: The emerging field of yoga therapy. *Hawaii Med J* 60:286–287, 2001.
246. Bhobe S: Integrated approach to yoga. *Nurs J India* 91:33, 42, 2000.
247. Bhatnagar OP, Anantharaman V: The effect of yoga training on neuromuscular excitability and muscular relaxation. *Neurol India* 25:230–232, 1977.
248. Bastille JV, Gill-Body KM: A yoga-based exercise program for people with chronic poststroke hemiparesis. *Phys Ther* 84:33–48, 2004.
249. Balasubramanian B, Pansare MS: Effect of yoga on aerobic and anaerobic power of muscles. *Indian J Physiol Pharmacol* 35:281–282, 1991.
250. Arambula P, Peper E, Kawakami M, et al.: The physiological correlates of kundalini yoga meditation: A study of a yoga master. *Appl Psychophysiol Biofeedback* 26:147–153, 2001.
251. Palmitier RA, An KN, Scott SG, et al.: Kinetic chain exercises in knee rehabilitation. *Sports Med* 11:402–413, 1991.
252. Shelbourne KD, Nitz P: Accelerated rehabilitation after anterior cruciate ligament reconstruction. *Am J Sports Med* 18:292–299, 1990.
253. Henning CE, Lynch MA, Glick C: An in Vivo strain gauge study of elongation of the anterior cruciate ligament. *Am J Sports Med* 13:22–26, 1985.
254. Lutz GE, Palmitier RA, An KN, et al.: Comparison of tibiofemoral joint forces during open-kinetic-chain and closed-kinetic-chain exercises. *Am J Bone Joint Surg* 75:732–739, 1993.
255. More RC, Karras BT, Neiman R, et al.: Hamstrings—an anterior cruciate ligament protagonist. An in vitro study. *Am J Sports Med* 21:231–237, 1993.
256. Ohkoshi Y, Yasuda K, Kaneda K, et al.: Biomechanical analysis of rehabilitation in the standing position. *Am J Sports Med* 19:605–611, 1991.
257. Yack HJ, Collins CE, Whieldon TJ: Comparison of closed and open kinetic chain exercise in the anterior cruciate ligament-deficient knee. *Am J Sports Med* 21:49–54, 1993.
258. Yack HJ, Washco LA, Whieldon T: Compressive forces as a limiting factor of anterior tibial translation in the ACL-deficient knee. *Clin J Sports Med* 4:233–239, 1994.
259. Lephart SM, Henry TJ: Functional rehabilitation for the upper and lower extremity. *Orthop Clin North Am* 26:579–592, 1995.

260. Witvrouw E, Lysens R, Bellemans J, et al.: Open versus closed kinetic chain exercises for patellofemoral pain. A prospective, randomized study. *Am J Sports Med* 28:687–694, 2000.
261. Meglan D, Lutz G, Stuart M: Effects of closed chain exercises for ACL rehabilitation upon the load in the capsule and ligamentous structures of the knee. *Orthop Trans* 17:719–720, 1993.
262. Kibler BW: Closed kinetic chain rehabilitation for sports injuries. *Phys Med Rehabil North Am* 11:369–384, 2000.
263. Irrgang JJ, Rivera J: Closed Kinetic Chain Exercises for the Lower Extremity: Theory and Application. Sports Physical Therapy Section Home Study Course: Current Concepts in Rehabilitation of the Knee, 1994.
264. Blackburn JR, Morrissey MC: The relationship between open and closed kinetic chain strength of the lower limb and jumping performance. *J Orthop Sports Phys Ther* 27:430–435, 1998.
265. Voight ML, Bell S, Rhodes D: Instrumented testing of tibial translation during a positive Lachman's test and selected closed chain activities in anterior cruciate deficient knees. *J Orthop Sports Phys Ther* 15:49, 1992.
266. Clark FJ, Burgess RC, Chapin JW, et al.: Role of intramuscular receptors in the awareness of limb position. *J Neurophysiol* 54:1529–1540, 1985.
267. Grigg P: Peripheral neural mechanisms in proprioception. *J Sport Rehabil* 3:1–17, 1994.
268. Dillman CJ, Murray TA, Hintermeister RA: Biomechanical differences of open and closed chain exercises with respect to the shoulder. *J Sport Rehabil* 3:228–238, 1994.
269. Doucette SA, Child DP: The effect of open and closed chain exercise and knee joint position on patellar tracking in lateral patellar compression syndrome. *J Orthop Sports Phys Ther* 23:104–110, 1996.
270. Genuario SE, Dolgener FA: The relationship of isokinetic torque at two speeds to the vertical jump. *Res Q* 51:593–598, 1980.
271. Pincivero DM, Lephart SM, Karunakara RG: Relation between open and closed kinematic chain assessment of knee strength and functional performance. *Clin J Sports Med* 7:11–16, 1997.
272. Anderson MA, Gieck JH, Perrin D, et al.: The relationship among isokinetic, isotonic, and isokinetic concentric and eccentric quadriceps and hamstrings force and three components of athletic performance. *J Orthop Sports Phys Ther* 14:114–120, 1991.
273. Bunn JW: *Scientific Principles of Coaching*. Englewood Cliffs, NJ: Prentice-Hall, 1972.
274. Kibler WB: Kinetic chain concept. In: Ellenbecker TS, ed. *Knee Ligament Rehabilitation*. Philadelphia: Churchill Livingstone, 2000:301–306.
275. Putnam CA: Sequential motions of body segments in stroking and throwing skills: Descriptions and explanations. *J Biomech* 26:125–135, 1993.
276. Van Gheluwe B, Hebbelinck M: The kinematics of the serve movement in tennis. In: Winter D, ed. *Biomechanics*. Champaign, IL: Human Kinetics, 1985:521–526.
277. Lephart SM, Borsa PA: Functional rehabilitation of knee injuries. In: Fu FH, Harner C, eds. *Knee Surgery*. Baltimore, MD: Williams & Wilkins, 1993.
278. Litchfield R, Hawkins R, Dillman CJ, et al.: Rehabilitation of the overhead athlete. *J Orthop Sports Phys Ther* 2:433–441, 1993.
279. Youmans W: The so-called "isolated" ACL syndrome: A report of 32 cases with some observation on treatment and its effect on results. *Am J Sports Med* 6:26–30, 1978.
280. Risberg MA, Mork M, Krogstad-Jenssen H, et al.: Design and implementation of a neuromuscular training program following anterior cruciate ligament reconstruction. *J Orthop Sports Phys Ther* 31:620–631, 2001.
281. Voight M, Blackburn T: Proprioception and balance training and testing following injury. In: Ellenbecker TS, ed. *Knee Ligament Rehabilitation*. Philadelphia: Churchill Livingstone, 2000:361–385.
282. Nyland J, Lachman N, Kocabey Y, et al. Anatomy, function, and rehabilitation of the popliteus musculotendinous complex. *J Orthop Sports Phys Ther* 35:165–179, 2005.
283. Voight ML, Cook G: Impaired neuromuscular control: Reactive neuromuscular training. In: Prentice WE, Voight ML, eds. *Techniques in Musculoskeletal Rehabilitation*. New York: McGraw-Hill, 2001:93–124.
284. Jerosch J, Prymka M: Propriozeptive Fahigkeiten Des Gesunden Kniegelenks: Beeinflussung Durch Eine Elastische Bandage. *Sportverletz Sportsch* 9:72–76, 1995.
285. Jerosch J, Hoffstetter I, Bork H, et al.: The influence of orthoses on the proprioception of the ankle joint. *Knee Surg Sports Traumatol Arthrosc* 3:39–46, 1995.
286. Perlau R, Frank C, Fick G: The effect of elastic bandages on human knee proprioception in the uninjured population. *Am J Sports Med* 23:251–255, 1995.
287. Robbins S, Waked E, Rappel R: Ankle taping improves proprioception before and after exercise in young men. *Br J Sports Med* 29:242–247, 1995.
288. Barrett DS: Proprioception and function after anterior cruciate ligament reconstruction. *J Bone Joint Surg* 73B:833–837, 1991.
289. Lephart SM, Pincivero DM, Giraldo JL, et al.: The role of proprioception in the management and rehabilitation of athletic injuries. *Am J Sports Med* 25:130–137, 1997.
290. McNair PJ, Wood GA, Marshall RN: Stiffness of the hamstring muscles and its relationship to function in ACL deficient individuals. *Clin Biomech* 7:131–137, 1992.
291. Borsa PA, Lephart SM, Kocher MS, et al.: Functional assessment and rehabilitation of shoulder proprioception for glenohumeral instability. *J Sport Rehabil* 3:84–104, 1994.
292. Lephart SM, Warner JJP, Borsa PA, et al.: Proprioception of the shoulder joint in healthy, unstable and surgically repaired shoulders. *J Shoulder Elbow Surg* 3:371–380, 1994.
293. Fremerey RW, Lobenhoffer P, Zeichen J, et al.: Proprioception after rehabilitation and reconstruction in knees with deficiency of the anterior cruciate ligament: A prospective, longitudinal study. *J Bone Joint Surg [Br]* 82:801–806, 2000.
294. Irrgang JJ, Whitney SL, Harner C: Nonoperative treatment of rotator cuff injuries in throwing athletes. *J Sport Rehabil* 1:197–222, 1992.
295. Voss DE, Ionta MK, Myers DJ: *Proprioceptive Neuromuscular Facilitation: Patterns and Techniques*, 3rd edn. Philadelphia: Harper and Row, 1985:1–342.
296. Janda DH, Loubert P: A preventative program focussing on the glenohumeral joint. *Clin Sports Med* 10:955–971, 1991.
297. Johnston RB, III., Howard ME, Cawley PW, et al.: Effect of lower extremity muscular fatigue on motor control performance. *Med Sci Sports Exerc* 30:1703–1707, 1998.
298. Markey KL: Rehabilitation of the anterior cruciate deficient knee. *Clin Sports Med* 4:513–526, 1985.
299. Markey KL: Functional rehabilitation of the anterior cruciate deficient knee. *Sports Med* 12:407–417, 1991.
300. DeLorme TL: Restoration of muscle power by heavy resistance exercise. *J Bone Joint Surg* 27:645–667, 1945.
301. Tippett SR, Voight ML: *Functional Progressions for Sports Rehabilitation*. Champaign, IL: Human Kinetics, 1995.
302. Keggereis S: The construction and implementation of functional progressions as a component of athletic rehabilitation. *J Orthop Sports Phys Ther* 5:14–19, 1985.
303. Kibler BW: *The Sports Preparticipation Fitness Examination*. Champaign, IL: Human Kinetics, 1990.
304. Palmer ML, Epler M: *Clinical Assessment Procedures in Physical Therapy*. Philadelphia: JB Lippincott, 1990.
305. Ventre J, Schenk J: Validity of the Duffy–Rath Questionnaire. *Orthop Pract* 17:22–25, 2005.
306. Caspersen CJ, Powell KE, Christenson GM: Physical activity, exercise and physical fitness. *Public Health Rep* 100:125–131, 1985.

307. Kiser DM: Physiological and biomechanical factors for understanding repetitive motion injuries. *Semin Occup Med* 2:11–17, 1987.
308. American College of Sports Medicine: *Guidelines for Exercise Testing and Prescription*, 4th edn. Philadelphia: Lea & Febiger, 1991.
309. Pate RR, Pratt M, Blair SN, et al.: Physical activity and public health: A recommendation from the Centers for Disease Control and Prevention and the American College of Sports Medicine. *JAMA* 273:402–407, 1995.
310. Paffenbarger RS, Hyde RT, Wing AL, et al.: Physical activity, all-cause mortality, and longevity of college alumni. *N Engl J Med* 314:605–613, 1986.
311. Leon AS, Connett J, Jacobs DR, Jr., et al.: Leisure-time physical activity levels and risk of coronary heart disease and death: The multiple risk factor intervention trial. *JAMA* 258:2388–2395, 1987.
312. DeBusk RF, Stenestrand U, Sheehan M, et al.: Training effects of long versus short bouts of exercise in healthy subjects. *Am J Cardiol* 65:1010–1013, 1990.
313. Winter DA: Moments of force and mechanical power in jogging. *J Biomech* 16:91–97, 1983.
314. Orlander J, Kiessling KH, Karlsson J, et al.: Low intensity training, inactivity and resumed training in sedentary men. *Acta Physiol Scand* 101:351–362, 1977.
315. Parsons D, Foster V, Harman F, et al.: Balance and strength changes in elderly subjects after heavy-resistance strength training. *Med Sci Sports Exerc* 24(Suppl):S21, 1992.
316. Powell KE, Thompson PD, Caspersen CJ, et al.: Physical activity and the incidence of coronary heart disease. *Annu Rev Public Health* 8:253–287, 1987.
317. Morris JN, Kagan A, Pattison DC, et al.: Incidence and prediction of ischemic heart disease in London busman. *Lancet* 2:533–559, 1966.
318. Hagberg JM: Exercise, fitness, and hypertension. In: Bouchard C, Shephard RJ, Stephens T, et al., eds. *Exercise, Fitness, and Health*. Champaign, IL: Human Kinetics Publishers, 1990:455–566.
319. Paffenbarger RS, Wing AL, Hyde RT, et al.: Physical activity and incidence of hypertension in college alumni. *Am J Epidemiol* 117:245–257, 1983.
320. Helmrich SP, Ragland DR, Leung RW, et al.: Physical activity and reduced occurrence of non-insulin-dependent diabetes mellitus. *N Engl J Med* 325:147–152, 1991.
321. Manson JE, Rimm EB, Stampfer MJ, et al.: Physical activity and incidence of non-insulin-dependent diabetes mellitus in women. *Lancet* 338:774–778, 1991.
322. Cummings SR, Kelsey JL, Nevitt MD, et al.: Epidemiology of osteoporosis and osteoporotic fractures. *Epidemiol Rev* 7:178–208, 1985.
323. Snow-Harter C, Marcus R: Exercise, bone mineral density, and osteoporosis. *Exerc Sport Sci Rev* 19:351–388, 1991.
324. Lee I, Paffenbarger RS, Hsieh C: Physical activity and risk of developing colorectal cancer among college alumni. *J Natl Cancer Inst* 83:1324–1329, 1991.
325. Taylor CB, Sallis JF, Needle R: The relationship of physical activity and exercise to mental health. *Public Health Rep* 100:195–201, 1985.
326. Caspersen CJ, Christenson GM, Pollard RA: The status of the 1990 physical fitness objectives–evidence from NHIS 85. *Public Health Rep* 101:587–592, 1986.
327. Stephens T, Jacobs DR, White CC: A descriptive epidemiology of leisure-time physical activity. *Public Health Rep* 100:147–158, 1985.
328. Caspersen CJ, Pollard RA, Pratt SO: Scoring physical activity data with special consideration for elderly population. *Proceedings of the 21st National Meeting of the Public Health Conference on Records and Statistics: Data for an Aging Population*. Washington, DC: DHHS Publication, 1987:30–34.
329. Schoenborn CA: Health habits of US adults, 1985: The 'Alameda 7' revisited. *Public Health Rep* 101:571–580, 1986.
330. Caspersen CJ, Merritt RK: Trends in physical activity patterns among older adults: The behavioral risk factor surveillance system, 1986–1990. *Med Sci Sports Exerc* 24:S26, 1992.
331. DiPietro L, Caspersen C: National estimates of physical activity among white and black Americans. *Med Sci Sports Exerc* 23(Suppl):S105, 1991.
332. White CC, Powell KE, Goelin GC, et al.: The behavioral risk factor surveys, IV: The descriptive epidemiology of exercise. *Am J Prev Med* 3:304–310, 1987.
333. Kibler WB: *Clinical Implications of Exercise: Injury and Performance, Instructional Course Lectures, American Academy of Orthopaedic Surgeons*. Rosemont, IL: American Academy of Orthopaedic Surgeons, 1994:17–24.
334. Nirschl RP: Elbow tendinosis: Tennis elbow. *Clin Sports Med* 11:851–870, 1992.
335. Kibler WB, Livingston B, Bruce R: Current concepts in shoulder rehabilitation. *Adv Op Orthop* 3:249–301, 1996.
336. Kibler WB, Livingston B, Chandler TJ: Shoulder rehabilitation: Clinical application, evaluation, and rehabilitation protocols. *AAOS Instruct Course Lect* 46:43–53, 1997.
337. Kibler WB: Shoulder rehabilitation: Principles and practice. *Med Sci Sports Exerc* 30:40–50, 1998.
338. Lewis BS, Lynch WD: The effect of physician advice on exercise behavior. *Prev Med* 22:110–121, 1993.
339. Litzinger ME, Osif B: Accommodating diverse learning styles: Designing instruction for electronic information sources. In: Shirato L, ed. *What Is Good Instruction Now? Library Instruction for the 90s*. Ann Arbor, MI: Pierian Press, 1993.
340. Lenze EJ, Munin MC, Quear T, et al.: The Pittsburgh Rehabilitation Participation Scale: Reliability and validity of a clinician-rated measure of participation in acute rehabilitation. *Arch Phys Med Rehabil* 85:380–384, 2004.
341. Deyo RA: Compliance with therapeutic regimens in arthritis: Issues, current status, and a future agenda. *Semin Arthritis Rheum* 12:233–244, 1982.
342. Blanpied P: Why won't patients do their home exercise programs? *J Orthop Sports Phys Ther* 25:101–102, 1997.
343. Chen CY, Neufeld PS, Feely CA, et al.: Factors influencing compliance with home exercise programs among patients with upper extremity impairment. *Am J Occup Ther* 53:171–180, 1999.
344. Friedrich M, Cermak T, Madebacher P: The effect of brochure use versus therapist teaching on patients performing therapeutic exercise and on changes in impairment status. *Phys Ther* 76:1082–1088, 1996.
345. Hungerford DS, Lennox DW: Rehabilitation of the knee in disorders of the patellofemoral joint: Relevant biomechanics. *Orthop Clin North Am* 14:397–444, 1983.

CAPÍTULO 11

TÉCNICAS MANUAIS

OBJETIVOS DO CAPÍTULO

▶ **Ao concluir o capítulo, o leitor será capaz de:**

1. Resumir os vários tipos de terapia manual.

2. Aplicar o conhecimento dos vários tipos de terapia manual ao planejamento de um amplo programa de reabilitação.

3. Reconhecer as manifestações anormais dos tecidos e desenvolver estratégias empregando técnicas manuais para tratar as anormalidades.

4. Classificar as influências da terapia manual nos tecidos moles.

5. Julgar com acuidade a recomendação de técnicas de terapia manual para melhorar a função articular ou a muscular.

6. Avaliar a eficácia das técnicas manuais quando forem usadas como intervenção direta.

VISÃO GERAL

O toque sempre foi e continua sendo uma modalidade primária de cura. Os primeiros documentos sobre massagem foram encontrados na China Antiga, e também em escritos que constam nas paredes do Egito, que têm cerca de 15 mil anos.[1] Essa técnica milenar de utilização das mãos serviu de base para o desenvolvimento da grande maioria das técnicas atuais.

O termo mais usual para toque terapêutico é *terapia manual* (TM). Ela se tornou um importante componente na intervenção de doenças ortopédicas e neurológicas sendo hoje considerada uma área de especialização da fisioterapia.[2-5]

Várias abordagens ou técnicas de TM evoluíram com o passar dos anos. Pela própria natureza, muitas dessas técnicas não se desenvolveram com o mesmo rigor científico como a anatomia e a fisiologia, e muito da sua utilização tem como base resultados clínicos, em vez de provas baseadas em evidências. Entretanto, a falta de evidências nem sempre significa ausência de evidência (de efeito) e há sempre o risco de rejeição de abordagens terapêuticas válidas.[6]

Das abordagens comumente aplicadas, as técnicas de Cyriax,[7] de Mennell[8] e as osteopáticas[9,10] foram criadas por médicos (Tab. 11-1), enquanto as abordagens de Maitland,[11,12] de Kaltenborn[13] e de McKenzie[14] foram desenvolvidas por fisioterapeutas (Tab. 11-2)[5,15,16].

Entre essas filosofias básicas, surgiu uma grande quantidade de subconjuntos como a liberação miofascial (LMF), a técnica de liberação posicional, técnicas de mobilização neurodinâmica (ver Cap. 12), exercícios com resistência manual, facilitação neuromuscular proprioceptiva (FNP), mobilização e manipulação das articulações.

Técnicas de terapia manual

As técnicas de TM têm sido utilizadas tradicionalmente para produzir uma série de mudanças terapêuticas nas dores e na extensibilidade dos tecidos moles, por meio da aplicação de forças externas específicas.[11,13,17,18] Ainda que haja consenso sobre seus benefícios para alguns danos específicos, como, por exemplo, o deslizamento restrito de uma articulação e o encurtamento adaptativo de um tecido conjuntivo, não se sabe ao certo qual é a melhor técnica. A decisão sobre qual abordagem ou técnica a ser usada tinha por base, tradicionalmente, a opinião dos fisioterapeutas, o nível de conhecimento e os processos de tomada de decisão. Esse fato provocou uma profusão de opiniões sobre qual ferramenta empregar para avaliar os resultados, e como aplicar uma técnica específica em termos da intensidade, duração e compatibilidade com a estrutura do paciente e como medir a reação dos indivíduos à técnica aplicada.

Infelizmente, não é possível determinar a eficácia terapêutica das técnicas manuais, embora existam várias teorias. Parte da dificuldade em determinar a eficácia das técnicas manuais é que a seleção de uma técnica específica costuma ser feita a partir de bases *ad hoc*. Não há definições claras para avaliar em que situações uma técnica é melhor do que outra. Além disso, a confiança excessiva nas técnicas de TM para melhorar o estado do paciente se configura como uma aborda-

TABELA 11-1 Abordagem da terapia manual criadas por médicos

	Conceito de Cyriax (medicina ortopédica)	Conceito de Mennell	Conceito osteopático
Base filosófica	Todas as dores têm origem anatômica Todos os tratamentos devem alcançar essa origem anatômica Se o diagnóstico estiver correto, todos os tratamentos beneficiarão a origem	Disfunção é indício de processo patológico grave ou de doença articular Perda de movimento articular normal ou jogo articular pode causar disfunção A manipulação da articulação pode recuperar os movimentos normais do jogo articular	O corpo é uma unidade completa e o sistema neuromusculoesquelético está conectado com outros sistemas; portanto, os processos doentes podem ser visíveis no sistema musculoesquelético A estrutura do corpo controla a função: anormalidade na estrutura pode levar à função anormal Disfunção somática é a função inadequada de componentes correlatos A terapia manual pode recuperar e manter as estruturas normais e a relação entre as funções
Conceitos principais	Diagnósticos de lesões nos tecidos moles Classificação da dor referida Diferenciação entre lesões contráteis e não-contráteis	Avaliação do jogo articular	Diagnóstico da disfunção somática Exame clínico focado na presença de assimetria, na restrição do movimento e na palpação das mudanças de textura dos tecidos moles (i.e., palpação da pele, do músculo e de outros tecidos conjuntivos para sentir a espessura, o edema, a tensão ou mudanças de temperatura)
Avaliação da história	Observação e história Idade e ocupação Sintomas (local e irradiação, início e duração, comportamento) Considerações médicas Inspeção	Queixa atual Início Natureza da dor Localização da dor Perda de movimento História passada História familiar Revisão de sistemas médicos	História Conhecimento do trauma físico, história anterior de problemas viscerais e nos tecidos moles Queixa atual Estabelecer relação entre adaptação, descompensação, trauma e tempo da história do paciente
Físico	Exame físico Movimentos ativos Movimentos passivos Movimentos resistidos Exame neurológico Palpação Inspeção	Exame físico Inspeção Palpação Exame dos movimentos voluntários Exame muscular Testes especiais (p. ex., roentgenografia) Exame dos movimentos do jogo articular	Exame físico Análise postural Triagem regional das unidades funcionais Cintura pélvica Pé Coluna vertebral Cintura escapular Mão Avaliação detalhada de regiões com disfunções
Interpretação da avaliação	Identificação da estrutura anatômica associada à lesão	Disfunção articular	Problema posicional Problema de restrição Segmentar ou multissegmentar
Estratégias de tratamento	Massagem friccional Infiltração Manipulação Mobilização Fisioterapia (p. ex., exercícios e modalidades terapêuticas) Educação do paciente	Manipulação Mobilização Fisioterapia (p. ex., exercícios e modalidades terapêuticas) Educação do paciente	Manipulação Mobilização Energia muscular Técnicas miofasciais Contratensão Exercícios terapêuticos Educação do paciente

Dados de Di Fábio RP: Efficacy of manual therapy. *Phys Ther* 72:853-864, 1992.

gem passiva em uma época na qual a independência do paciente é realçada. Na verdade, estudos de pesquisa parecem concordar e sugerir que a abordagem mais eficaz é a combinação de técnicas manuais com os outras intervenções, como os exercícios progressivos, o uso de modalidades terapêuticas e a instrução do paciente sobre a mecânica, as posições e as posturas corporais apropriadas.[19-21]

TABELA 11-2 Abordagens da terapia manual criadas por fisioterapeutas

	Conceito de de Maitland (australiano)	Conceito de Kaltenborn (norueguês)	Conceito McKenzie
Base filosófica	Comprometimento pessoal para entender o paciente Consideração e aplicação do pensamento teórico (p. ex., patologia e anatomia) e clínico (sinais e sintomas) Avaliação contínua e reavaliação dos dados	Avaliação biomecânica dos movimentos articulares Dor, disfunção articular e mudanças nos tecidos moles são encontradas em combinação	Fatores predisponentes da dor na coluna: postura sentada, perda da amplitude de extensão e flexões frequentes. Os pacientes devem estar envolvidos no autotratamento
Conceitos principais	Os exames, as técnicas e as avaliações estão inter-relacionadas e são interdependentes Graus de movimento (I-V) Forte ênfase no uso do teste de movimentos passivos (testes dos movimentos articulares fisiológicos e acessórios) Avaliação diferencial para provar ou rejeitar hipóteses de trabalho clínico	Disfunção somática Aplicação de princípios da artrocinemática (p. ex., regra do côncavo e convexo, posições com atrito articular e com espaço articular) Graus de movimento (I-III)	Durante os movimentos da coluna, ocorrem mudanças na posição do núcleo pulposo Forte ênfase no uso de movimentos ativos O sedentarismo força uma posição mais posterior do núcleo O disco intervertebral é uma fonte comum de dor nas costas
Interpretação da avaliação	Exame subjetivo (conforme definição de Maitland)[14,15] Estabelecer um tipo de distúrbio Área dos sintomas Comportamento dos sintomas Irritabilidade Natureza Questões especiais História Planejamento dos exames objetivos (conforme definição de Maitland)[14,15] Exame físico Observação Testes funcionais Movimentos ativos Testes isométricos Outras estruturas do plano Movimentos passivos (p. ex., testes especiais, movimentos articulares acessórios e fisiológicos e testes adversos relevantes da tensão dos tecidos neurais) Palpação Exame neurológico Destacar os principais achados A avaliação inicial relaciona os achados a: Comportamento dos sintomas dos pacientes – dor ou rigidez (algo semelhante a síndrome de desarranjo e disfunção de McKenzie) Diagnóstico, embora sem estrutura específica Estágio da disfunção Estabilidade da disfunção Irritabilidade da disfunção	História ("esquema cinco por cinco") História imediata do caso (p. ex., avaliar os sintomas para localização, tempo, caráter, etc.) História anterior (p. ex., avaliar o tipo de tratamento, o alívio dos sintomas, a presença de sintomas similares ou relacionados) História social História médica História familiar Avaliação do paciente quanto à causa da queixa Exame físico Inspeção Função (movimentos ativos e passivos; testes com tração, compressão e deslizamento e testes resistidos) Palpação Testes neurológicos Testes adicionais Avaliação biomecânica (i.e., restrição da mobilidade articular) e avaliação das mudanças nos tecidos moles	História Entrevista (p. ex., onde e como começou a dor, constante ou intermitente, o que faz essa dor ficar melhor ou pior, episódios anteriores, alguma pergunta?) Postura (sentado e de pé) Exame dos movimentos (flexão, extensão e inclinação lateral) Movimentos em relação à dor Movimentos repetidos Testes dos movimentos Outros testes (p. ex., neurológico e outras articulações) Diagnóstico de acordo com a síndrome, ao contrário da estrutura específica Síndrome postural (tensão da amplitude terminal nos tecidos normais) Síndrome de disfunção (encurtamento adaptativo da estrutura) Síndrome de desarranjo (distúrbio das relações anatômicas normais)
Estratégias de tratamento	Com base em avaliações contínuas de achados subjetivos e objetivos	Mobilização	Autotratamento do paciente com movimentos ativos repetidos

(continua)

TABELA 11-2 Abordagens da terapia manual criadas por fisioterapeutas (continuação)

	Conceito de de Maitland (australiano)	Conceito de Kaltenborn (norueguês)	Conceito McKenzie
	Foco no tratamento da dor ou da rigidez Mobilização Manipulação Mobilização do tecido neural adverso Tração Exercícios com movimentos que exerçam influência positiva sobre os sintomas Educação do paciente	Exercícios (ênfase na facilitação neuromuscular proprioceptiva) Tração/distração Mobilização dos tecido moles Manipulação Educação do paciente	Exercícios com movimentos que exerçam influência positiva sobre os sintomas Mobilização ou manipulação (se necessário) Forte ênfase na educação do paciente e no autotratamento

Dados de Di Fábio RP: Efficacy of manual therapy. *Phys Ther* 72:853–864, 1992.

Aplicação correta das técnicas manuais

Apesar da grande variedade de abordagens e lógicas, há consenso sobre os critérios que são importantes para a aplicação correta das técnicas manuais. Esses critérios envolvem:[22]

▶ *Conhecimento das formas relativas das superfícies articulares (côncava ou convexa).*[11-13,23] Se a superfície da articulação for convexa em relação à outra superfície, o deslizamento ocorrerá na direção oposta ao movimento do osso angular. Se, no entanto, a superfície articular for côncava, o deslizamento articular ocorrerá na mesma direção do movimento do osso (ver Cap. 1).

▶ *Duração, tipo e irritabilidade dos sintomas*[11,12] *(Tab. 11-3).* Essas informações oferecem ao fisioterapeuta algumas diretrizes para a determinação da intensidade da aplicação de uma técnica selecionada (ver "Indicações para TM", neste capítulo).

▶ *O paciente e a posição do fisioterapeuta.* O posicionamento correto do paciente é essencial tanto para ajudá-lo a relaxar como para garantir a utilização da mecânica mais segura para o corpo. Quando os pacientes estão relaxados, a atividade muscular diminui, reduzindo a quantidade de resistência encontrada durante a aplicação da técnica.

▶ *Posição da articulação a ser tratada.* A posição da articulação a ser tratada deve ser apropriada para o estágio de cicatrização e para a habilidade do fisioterapeuta. Quando o paciente apresentar uma condição aguda e o fisioterapeuta for inexperiente, recomenda-se trabalhar com a articulação na posição de repouso, que se refere àquela adotada pela articulação lesionada, em vez de a posição clássica de repouso (posição aberta) das articulações normais. Os profissionais mais experientes podem empregar outras posições para iniciar a mobilização em pacientes com condições não-agudas.

▶ *Colocação das mãos.* Sempre que possível, o contato com o paciente deve ser maximizado. A mão deve amoldar-se à área em tratamento, de maneira que as forças sejam distribuídas sobre uma área maior. Toques leves e seguros inspiram confiança no paciente. O posicionamento preciso das mãos é essencial para aumentar a eficácia da estabilização e para a transmissão precisa de força.

▶ *Especificidade.* A especificidade refere-se à precisão do procedimento em relação a seus objetivos. Sempre que possível, as forças geradas por determinada técnica devem ocorrer no ponto em que são necessárias.

▶ *Direção da força.* A direção da força pode ser *direta*, a direção da barreira ou da restrição de movimento,[24] ou *indireta*, afastando-se da barreira ou restrição do movimento.[25,26] Embora a lógica da técnica direta seja de fácil compreensão, a da técnica indireta é mais confusa. Uma boa analogia é uma gaveta emperrada. Muitas vezes a força que solta a gaveta é um movimento interno, seguido de um puxão.[22]

TABELA 11-3 Indicações para a seleção das técnicas manuais com base na duração dos sintomas

	Agudo	Subagudo	Crônico
Energia muscular	Altamente indicado	Altamente indicado	Indicado para preparar o tecido para a manipulação articular e prevenir o retorno da disfunção
Mobilização articular	Graus I e II	Graus II e III	Graus III e IV
Manipulação articular	Raramente indicado	Indicação de moderada a forte se a técnica de energia muscular não for bem-sucedida	Forte indicação se a técnica de energia muscular for ineficiente

Dados de Ellis JJ, Johnson GS: Myofascial considerations in somatic dysfunction of the thorax. In: Flynn TW, ed. *The Thoracic Spine and Rib Cage: Musculoskeletal Evaluation and Treatment.* Boston, MA: Butterworth-Heinemann; 1996: 211–262.

▶ *Quantidade de força.* A quantidade de força usada depende do objetivo do procedimento manual e de vários outros fatores, que incluem os seguintes itens:

- Idade, sexo e estado de saúde geral do paciente;
- Barreira aos movimentos e sensação de final do movimento (estágio de cicatrização) (Tab. 11-4);
- Tipo e gravidade do distúrbio do movimento.

▶ *Reforço dos ganhos.* Alguns estudos demonstraram que os ganhos de movimento de técnicas manuais específicas executadas de modo isolado se perdem em 48 horas, se não forem reforçados.[27] Dessa maneira, os ganhos de movimento devem ser reforçados pelos benefícios mecânicos e neurofisiológicos do movimento ativo.[28] Esses movimentos ativos devem ser os mais localizados e precisos possíveis em relação ao segmento envolvido ou à estrutura miofascial.

A reavaliação faz parte de qualquer intervenção. O fisioterapeuta deve ser capaz de medir a eficácia de uma técnica, para viabilizar quaisquer mudanças. Esses procedimentos das medições devem refletir de forma adequada as mudanças no nível da dor, dos danos ou das habilidades funcionais. Embora as medições da amplitude de movimento, da dor e da força sejam válidas e confiáveis,[29-31] a medição funcional escolhida deve estar relacionada à limitação funcional a ser alterada com a intervenção.[32] O efeito placebo (resposta resultante da sugestão de que algo seja benéfico, ainda que inerte) é um complicador para a medição dos resultados e da eficácia de uma técnica. Apesar de as terapias manuais não utilizarem o efeito placebo, é da mais alta relevância que os fisioterapeutas determinem os efeitos específicos de suas decisões.[33]

Indicações para terapia manual

A terapia manual é indicada nos seguintes casos:

▶ Dores musculoesqueléticas brandas.
▶ Condições musculoesqueléticas não irritáveis, demonstradas pela dor causada pelo movimento e que desaparece muito rápido.
▶ Dor musculoesquelética intermitente.
▶ Dor relatada pelo paciente, aliviada pelo repouso.
▶ Dor relatada pelo paciente, aliviada ou provocada por determinados tipos de movimentos ou posições.
▶ Dor alterada por mudanças relacionadas com a postura sentada ou a de pé.

Contraindicações para a terapia manual

As contraindicações para terapia manual envolvem aquelas que são absolutas e as que são relativas.[34,35]

Absolutas

▶ Infecção bacteriana.
▶ Malignidade.
▶ Infecção sistêmica localizada.

TABELA 11-4 Técnica adequada com base na barreira ao movimento e na sensação de final do movimento

Barreira	Sensação de final do movimento	Técnica
Dor	Vazia	Nenhuma
Dor	Espasmódica	Nenhuma
Dor	Capsular	Oscilações
Aderências da articulação	Capsular prematuro	Alongamento do movimento articular passivo
Aderências do músculo	Elástica precoce	Alongamento do movimento fisiológico passivo
Hipertonicidade	Facilitação	Manter-relaxar
Osso	Óssea	Nenhuma

▶ Suturas sobre o local de tratamento.
▶ Fratura recente.
▶ Celulite.
▶ Estado febril.
▶ Hematoma.
▶ Condição circulatória aguda.
▶ Feridas abertas no local de tratamento.
▶ Osteomielite.
▶ Diabete avançado.
▶ Hipersensibilidade da pele.
▶ Sensação de final do movimento inadequada (espasmódica, vazia, óssea).
▶ Dor grave e constante, incluindo a dor que perturba o sono, indicando que a condição provavelmente se encontre no estágio agudo de cicatrização.
▶ Irradiação extensiva da dor.
▶ Dor que não é aliviada pelo repouso.
▶ Irritação grave (dor provocada com facilidade e que não desaparece em poucas horas).

Relativas

▶ Efusão ou inflamação articular.
▶ Artrite reumatoide.
▶ Presença de sinais neurológicos.
▶ Osteoporose.
▶ Hipermobilidade.
▶ Gravidez, se a técnica for aplicada à coluna.
▶ Tontura.
▶ Terapia com esteroides ou com anticoagulantes.

Técnicas dos tecidos moles

Massagem friccional transversa

A massagem friccional transversa (MFT) é uma técnica criada por Cyriax, caracterizada pela aplicação de massagens repetidas transversalmente às fibras no músculo, nos tendões, nas bainhas dos tendões e nos ligamentos. A MFT vem sendo utilizada há muito por fisioterapeutas para aumentar a mobilidade e a extensibilidade de tecidos musculoesqueléticos específicos, como músculos, tendões e ligamentos e na prevenção e no tratamento dos tecidos inflamatórios cicatriciais.[7,36-41]

> **Curiosidade Clínica**
>
> A MFT é indicada para lesões agudas ou subagudas em ligamentos, tendões ou músculos; inflamações crônicas nas bolsas; e aderências em ligamentos, músculos ou entre tecidos. A MFT também pode ser aplicada antes da execução de uma manipulação ou de um forte alongamento para dessensibilizar e amaciar os tecidos.

A MFT é contraindicada para inflamações agudas, hematomas, peles abertas ou debilitadas, nervos periféricos e para pacientes com redução de sensibilidade na área afetada.

A MFT é conhecida por produzir os seguintes efeitos terapêuticos:

▶ *Hiperemia traumática.*[7] De acordo com Cyriax, a fricção longitudinal em uma área aumenta os fluxos sanguíneo e linfático, que, por sua vez, removem os subprodutos químicos irritantes da inflamação. Além disso, o fluxo sanguíneo aumentado reduz a congestão venosa, diminuindo, desse modo, o edema e a pressão hidrostática nas estruturas sensíveis à dor.

▶ *Alívio da dor.* A aplicação da MFT estimula os mecanorreceptores do Tipo I e II, produzindo anestesia pré-sináptica. Esse tipo de anestesia tem como base a teoria do controle da dor (ver Cap. 2 e 10). Entretanto, se as fricções forem muito vigorosas no estágio agudo, o estímulo dos nociceptores irá sobrepor-se ao efeito dos mecanorreceptores, aumentando a dor. Às vezes, o paciente pode sentir exacerbação dos sintomas após as duas ou três primeiras sessões de massagem, em especial se houver uma bolsa cronicamente inflamada.[42] Nesses casos, é importante orientar o paciente a aplicar gelo em casa.

▶ *Redução no tecido cicatricial.* A forma transversal de fricção auxilia na orientação do colágeno nas linhas apropriadas de tensão, contribuindo, também, para a hipertrofia no novo colágeno. Com base nos estágios de cicatrização do tecido mole (ver Cap. 5), a MFT leve deve ser aplicada apenas nos estágios iniciais das lesões subagudas, para não danificar o tecido de granulação. Esses movimentos leves servem, em tese, para minimizar as ligações transversas e aumentar a extensibilidade do novo tecido. Após entorse ligamentar, Cyriax recomenda o uso imediato de MFT para evitar a formação de aderências entre esse tecido e os adjacentes, movendo os tecidos ligamentares sobre o osso subjacente.[7]

A aplicação da quantidade correta de tensão nas estruturas em fase de cicatrização é muito importante. O tecido submetido à MFT deve, sempre que possível, ser posicionado em alongamento moderado e indolor. A exceção a essa regra é quando se aplica MFT em um ventre muscular que está normalmente posicionado em sua posição relaxada.[7,43] Não é comum usar creme; entretanto, pode ser aplicado ultrassom em um tecido antes da MFT.

Começando com pressão leve e aumentando a pressão com um dos dedos (i.e., dedo médio sobre o dedo indicador) ou com o polegar, o fisioterapeuta movimenta a pele sobre o local da lesão, para a frente e para trás, no sentido perpendicular à orientação normal das fibras. É importante que a pele do paciente se mova juntamente com o dedo do fisioterapeuta, evitando a formação de bolhas.

> **Curiosidade Clínica**
>
> A aplicação de MFT depende da condição do paciente. A intensidade da aplicação é baseada no estágio da cicatrização. A dor induzida pela MFT deve ser mantida dentro do nível de tolerância. Nos estágios iniciais, a pressão deve ser leve, aumentando durante alguns minutos para permitir a acomodação.

A amplitude da massagem deve ser suficiente para cobrir todos os tecidos afetados, e a média deve ser de dois ou três ciclos por segundo, aplicados de maneira rítmica.

As medições do tempo de duração da massagem com fricção costumam ser feitas quando ocorre a dessensibilização (a cada 3 ou 5 minutos). Os tecidos que não se dessensibilizarem nesse período devem ser tratados com outra forma de intervenção. Se a condição for crônica ou estiver no estágio de remodelagem da cicatrização, as fricções devem prosseguir por mais cinco minutos após a dessensibilização, na tentativa de aumentar o efeito mecânico nas ligações transversas e nas aderências. Após a aplicação de MFT, o tecido envolvido deve ser alongado de forma passiva, ou exercitado ativamente, tendo cuidado para não provocar dor.

A maioria das doenças tratadas com essa técnica deve ser resolvida em 2 a 8 semanas. Os tecidos que não mostrarem sinais de melhora depois de três sessões de tratamento devem ser tratados por meio de alguma outra forma de intervenção.

Técnicas específicas de MFT[44,45]

Ombro. A MFT profunda é um bom complemento para o tratamento de lesões nos tendões e nos ligamentos do ombro. Como o procedimento precisa ser executado em uma área específica, o exame deve determinar de forma precisa a estrutura envolvida.

Bíceps. O paciente é posicionado com o ombro abduzido a 30° e o cotovelo flexionado. O fisioterapeuta fica de pé ao lado do paciente e apoia o braço (Fig. 11-1). O fisioterapeuta coloca o seu polegar sobre o tendão do bíceps e, de maneira alternada, aplica um movimento de deslizamento medial e lateral no tendão para criar uma fricção leve.

Supraespinal. O tendão do supraespinal está localizado em posição distal à porção ântero-lateral do acrômio. Para evidenciar esse posicionamento, basta colocar o braço do paciente em leve extensão atrás das costas (Fig. 11-2). A massagem é aplicada de modo perpendicular ao tendão no ponto de hipovascularidade relativa, localizado cerca de 1 cm proximal à sua inserção no tubérculo maior do úmero[46] (ver Fig. 11-2).

Cotovelo. A MFT é usada no tratamento de várias estruturas de tecidos moles ao redor do cotovelo.

Distensão ou esforço repetitivo do ventre do músculo braquial. Embora não sejam comuns, as lesões do ventre do músculo braquial

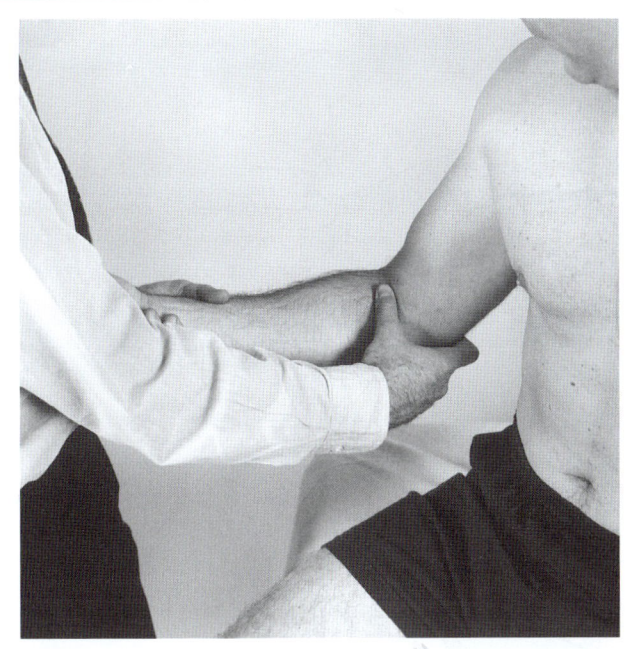

FIGURA 11-1 Fricção transversa no tendão do bíceps.

ocorrem com mais frequência em esquiadores de *cross-country* de longa distância com treinamento inadequado. O próximo exemplo trata do braquial direito.

O paciente senta próximo à extremidade da mesa de tratamento, com o cotovelo em 90° de flexão e o antebraço repousando sobre a mesa em supinação máxima. O fisioterapeuta senta próximo ao lado mais longo da mesa, de modo que possa observar o paciente em diagonal. Ele identifica o local da lesão pela palpação. Na maioria dos casos, o local afetado se situa bem ao centro (entre a parte medial e a lateral) do ventre muscular, no nível da junção miotendínea do bíceps. O fisioterapeuta coloca o polegar esquerdo na parte lateral da junção miotendínea do bíceps. A outra mão segura o antebraço do paciente em supinação máxima. A junção miotendínea do bíceps é movida pelo polegar medialmente de maneira passiva, o mais distante possível. Depois de exercer pressão posterior, o fisioterapeuta aplica a MFT na direção lateral.

Distensão ou esforço repetitivo do ventre muscular – junção miotendínea do bíceps. As lesões no ventre muscular do bíceps ou na junção miotendínea podem ocorrer após carregar objetos muito pesados ou depois de atividades de arremesso vigorosas. No exemplo a seguir, é tratado o tendão do bíceps direito.

O paciente é posicionado próximo à extremidade da mesa, sentado, com o cotovelo em 90° de flexão e o antebraço é mantido apoiado na mesa em supinação. O fisioterapeuta senta próximo ao lado mais longo da mesa de tratamento, de modo que possa observar o paciente em diagonal. Ele encontra o local da lesão pela palpação. Para tanto, basta apertar levemente a região posterior do ventre muscular, entre o polegar e o indicador da mão direita, enquanto a outra mão fixa o antebraço do paciente em supinação. A fricção transversa ocorre através da pressão "pinçada" do polegar e do dedo indicador, com extensão simultânea do punho. Isso move as fibras do ventre muscular transversalmente, através dos dedos.

A junção miotendínea do bíceps é tratada de forma similar.

Tendinopatia de inserção do tríceps. A fricção transversa é indicada para lesões na junção miotendínea (raro), no tendão ou na inserção tendóssea do tríceps. A tendinopatia de inserção do tríceps pode ocorrer como resultado de atividades excessivas crônicas ou de macrotraumas. Os achados objetivos para essa condição envolvem, tipicamente, dor com extensão resistida do cotovelo.

O paciente se debruça sobre a mesa de tratamento, com a parte superior do braço repousando sobre esta e deixando o antebraço pender sobre a extremidade da mesa. O fisioterapeuta senta próximo ao paciente no lado envolvido deste. O local exato da lesão é confirmado pela palpação. Com uma das mãos, o fisioterapeuta segura o cotovelo do paciente em um pouco mais do que 90° de flexão. O polegar da outra mão é colocado no local da lesão, enquanto os dedos da mesma mão seguram o antebraço.

O alongamento estático do tríceps é combinado com fricção transversa.

Tendinopatia de inserção no epicôndilo umeral medial (cotovelo de golfista). O paciente senta contra a cabeceira inclinada da mesa, com o braço afetado elevado em abdução, um pouco abaixo da linha horizontal. O cotovelo é estendido e o antebraço supinado. O fisioterapeuta senta em uma cadeira ou banco próximo ao paciente. Se for necessário tratar o cotovelo direito, o fisioterapeuta posiciona a mão do paciente entre a parte superior do braço e o tórax. Usando a mão direita, segura o antebraço do paciente em posição distal ao cotovelo e o mantém em extensão. Para determinar o local mais doloroso da lesão, a ponta do polegar esquerdo apalpa cuidadosamente o platô anterior do epicôndilo úmero-medial. A ponta do polegar é posicionada em leve flexão. Durante a fricção, a posição articular do polegar não muda. O movimento de fricção consiste em extensão mínima do punho e de uma quantidade até mesmo menor de adução do braço.

Tendinite do músculo extensor radial curto do carpo. O paciente é posicionado sentado, próximo da extremidade mais curta da mesa de tratamento. A parte superior do braço é posicionada em 45° de abdução, com o cotovelo em aproximadamente 80° de flexão e o antebraço em pronação. O fisioterapeuta senta próximo do lado mais longo da mesa de tratamento, observando o paciente em diagonal. Para tratar o lado direito, o fisioterapeuta usa o polegar esquerdo. O tendão do extensor radial curto do carpo é localizado. No antebraço pronado, esse tendão percorre a cabeça radial (Fig. 11-3). Na maioria dos casos, o tendão sentido é, na verdade, o tendão comum do extensor radial curto do carpo e do extensor dos dedos. Às vezes, dois tendões sofrem palpação; o tendão medial é o extensor radial curto do carpo. A MFT é feita pela movimentação do polegar sobre o tendão em direção médio-lateral.

Punho e mão

Extensores do carpo. A fricção transversa pode ser aplicada nas inserções do extensor radial curto do carpo (ver Fig. 11-3), do extensor radial longo do carpo e do extensor ulnar do carpo. O punho é posicionado em flexão e a MFT é aplicada como mostra a ilustração (ver Fig. 11-3).

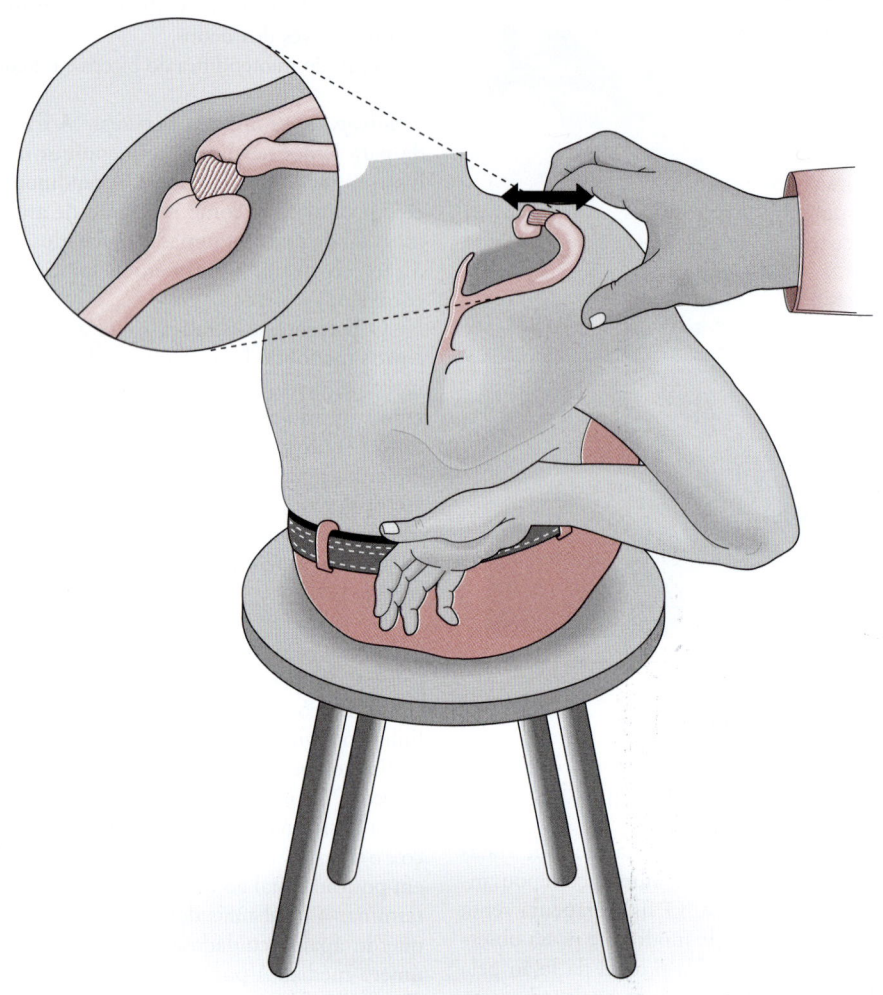

FIGURA 11-2 Fricção transversa no tendão do supraespinal. (*A*) O tendão é colocado em posição mais sagital abaixo do acrômio anterior. (*B*) Visão superior do tendão supraespinal abaixo do acrômio anterior, com rotação interna do ombro. O dedo indicador deve estar entre o acrômio anterior e a tuberosidade maior.

Flexores do carpo. A fricção transversa pode ser aplicada nas inserções do flexor ulnar do carpo, flexor radial do carpo e tendões dos flexores dos dedos.

Bainha comum do abdutor longo do polegar e do extensor curto do polegar. A fricção transversa pode ser aplicada à bainha comum do abdutor longo do polegar e do extensor curto do polegar ou no ponto em que os tendões passam sobre os extensores do corpo.

Augmented Soft-Tissue Mobilization[47]

A *augmented sof-tissue mobilization* (ASTM) é um tipo de massagem profunda cujos aparelhos foram desenvolvidos para serem manipulados e que ajudam o fisioterapeuta a mobilizar os tecidos com má cicatrização nos músculos e ao redor deles, os tendões e os planos miofasciais. A ASTM se originou e se expandiu a partir de conceitos da MFT.[48-50] Os instrumentos usados são sólidos, com bordas anguladas, empregados com o auxílio de cremes, como a manteiga de cacau. A aplicação de toques longitudinais paralelamente ao alinhamento das fibras, em movimentos ao longo da pele, ajuda a mobilizar os tecidos moles subjacentes.

Enquanto os instrumentos forem percorrendo áreas com lesão fibrótica subjacente, ocorrem mudanças palpáveis na textura. Os toques iniciais, cuja finalidade é examinar, são suaves e fluidos, tornando-se mais curtos e concentrados para aumentar a pressão por unidade de área, pois a fibrose é localizada. A pressão exercida precisa ser firme o suficiente para localizar a fibrose e causar um microtrauma, mas não tão forte que ocorra um macrotrauma. O trauma microvascular e a hemorragia capilar induzem a uma resposta inflamatória localizada e estimulam a cascata de cicatrização do corpo e do sistema reparador.[50]

O fisioterapeuta pode avaliar a eficácia do tratamento pela percepção das mudanças na textura do tecido mole subjacente, sendo possível, portanto, fazer ajustes adequados na intensidade e na frequência do tratamento. O movimento de um toque deve ser mantido por um período aproximado de 5 a 10 minutos. Em geral, depois da conclusão da ASTM, o tecido é submetido a alongamento e a um programa de fortalecimento para manter a flexibilidade e para restabelecer o equilíbrio muscular ao redor da área que está sendo tratada, bem como para influenciar o alinhamento estrutural da remodelagem das fibras de colágeno e da matriz do tecido mole. Em seguida, a crioterapia é aplicada na área por cerca de 5 a 10 minutos, para limitar a dor após o tratamento.

Liberação miofascial

A liberação miofascial (LMF) é uma série de técnicas desenvolvidas para liberar restrições no tecido miofascial. É usada para tratar disfunções do tecido mole. O desenvolvimento de abordagens holísticas e abrangentes para avaliar e tratar o sistema miofascial é atribuído a John Barnes, que foi fortemente influenciado pelas técnicas de Mennell[51] e de Upledger.[52]

> **Curiosidade Clínica**
>
> A fáscia é um tecido conjuntivo vigoroso, composto de colágeno, elastina e um gel viscoso, que existe no corpo sob a forma de rede tridimensional contínua de tecidos conjuntivos, organizada ao longo das linhas de tensão impostas ao corpo (ver Cap. 1).[53]

De acordo com a teoria miofascial, o colágeno proporciona força para a fáscia, a elastina fornece propriedades elásticas e o gel absorve as forças compressivas do movimento.[35] Existem três tipos conhecidos de fáscia:[35,53]

1. Superficial, localizada imediatamente abaixo da derme.
2. Profundo, circunda e infunde-se com músculo, osso, nervo, vasos sanguíneos e órgãos para o nível celular.
3. Mais profundo, compreendendo a dura do sistema craniossacral, o que inclui o sistema nervoso central e o cérebro.

A teoria da liberação miofascial tem como base o princípio de que o trauma ou as anormalidades estruturais criam tensões fasciais inadequadas por causa da incapacidade da fáscia de absorver ou distribuir forças.[53] Essas tensões na fáscia podem resultar em retesamento lento da fáscia, levando o corpo a perder a sua capacidade fisiológica adaptativa.[53] Com o passar do tempo, as restrições fasciais deslocam o corpo do alinhamento tridimensional, resultando em movimentos e posturas ineficientes do ponto de vista biomecânico.[53] Além disso, considerando a associação da fáscia no nível celular, a teoria mostra que os traumas ou funcionamentos inadequados podem provocar ineficiência celular, doenças e dores em todo o corpo.[35,53] Os três modelos teóricos para explicar a manifestação da disfunção miofascial são contração, contratura e coesão-congestão (Tab. 11-5).

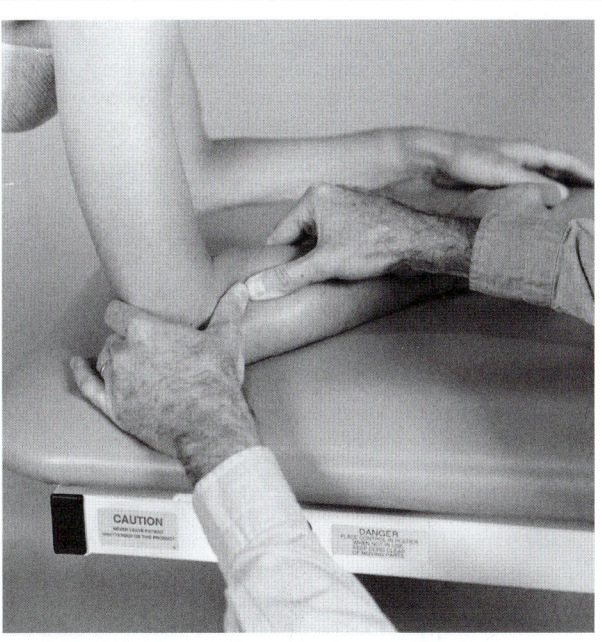

FIGURA 11-3 Fricção transversa no extensor radial curto do carpo.

Assim, o objetivo das técnicas de LMF é aplicar uma leve pressão sustentada na fáscia, para liberar restrições fasciais, restaurando, dessa maneira, a função normal sem dor.[35] A LMF baseia-se inteiramente na informação recebida dos tecidos do paciente, cabendo ao fisioterapeuta interpretá-la e respondê-la. Essas informações são baseadas no conceito de Upledger sobre o ritmo natural do corpo, chamado de ritmo craniossacral.[52] A teoria indica que a finalidade desse ritmo é orientar o fisioterapeuta quanto a direção, força e duração da técnica.

Às vezes o paciente sente dor muscular após aplicação das técnicas de LMF. Essa dor é tida como resultante das mudanças posturais e de alinhamento ou das próprias técnicas.

Movimentos miofasciais

As técnicas para tecidos moles utilizadas na LMF têm a finalidade de quebrar as restrições transversais do colágeno da fáscia. As três mais comuns envolvem manobras dos movimentos:[35]

TABELA 11-5 Modelos teóricos para a manifestação de distúrbios miofasciais

Modelo	Manifestação	Sensação de final do movimento
Contração	Hipertonicidade ou espasmo muscular	Sensação de final do movimento reativa, firme e dolorosa
Contratura	Tecidos inertes ou não contráteis que sofreram alteração fibrótica	Sensação de final do movimento abrupta, firme, densa ou rígida
Coesão-congestão	Mudanças fluido-químicas no sistema de transporte microcelular, resultando em dano	Sensação de final do movimento viscosa, densa ou reativa, fluxo linfático, estase vascular ou isquemia

Dados de Ellis JJ, Johnson GS: Myofascial considerations in somatic dysfunction of the thorax. In: Flynn TW, ed. *The Thoracic Spine and Rib Cage: Musculoskeletal Evaluation and Treatment.* Boston, MA: Butterworth-Heinemann, 1996:211-262.

▶ *Movimentos em J.* Essa técnica é usada para aumentar a mobilidade da pele. Uma pressão contrária é aplicada com a parte posterior da mão, enquanto movimentos em forma de J são aplicados na direção da restrição, com dois ou três dedos, que geram certo torque no final do movimento.

▶ *Movimentos verticais.* O objetivo do movimento vertical é abrir o comprimento da fáscia com orientação superficial vertical. Como nos movimentos em J, uma pressão contrária é aplicada com uma das mãos, enquanto os movimentos são executados com a outra.

▶ *Movimentos transversais.* Como o próprio nome sugere, os movimentos transversais são aplicados em direções transversais ao corpo. A força é aplicada com as pontas dos dedos de ambas as mãos em sentido descendente no músculo e a força é aplicada de maneira lenta e perpendicular às fibras musculares.

▶ *Técnica das mãos cruzadas.* A técnica das mãos cruzadas é usada para a liberação de tecidos fasciais profundos. O fisioterapeuta coloca ambas as mãos sobre o local de restrição. O componente elástico da fáscia é alongado até que a barreira seja alcançada. Nesse ponto, o fisioterapeuta mantém uma pressão leve e consistente na barreira por aproximadamente 90 a 120 segundos. Quando a liberação é sentida, o fisioterapeuta reduz a pressão.

É importante lembrar que os benefícios e a eficácia da técnica de liberação miofascial são enganosos, pois não podem ser validados por pesquisas científicas experimentais.[54]

Mobilização dos tecidos moles

A mobilização dos tecidos moles (MTM) é empregada na maioria das técnicas manuais descritas neste capítulo, incluindo LMF, energia muscular e FNP. As técnicas da MTM descritas nesta seção estão baseadas no conceito de que as restrições do tecido ocorrem em diferentes camadas, desde a superficial até a profunda.

Os princípios gerais que norteiam a MTM indicam que as camadas superficiais devem ser tratadas antes das camadas profundas, direcionando a força aplicada para restrições máximas, e a escolha da técnica depende da extensão da restrição, do nível de desconforto e do grau de irritabilidade. As massagens nos tecidos profundos são recomendadas para reduzir os espasmos[55] e reduzir a dor.[56] Várias técnicas de MTM mais conhecidas são descritas a seguir.[57]

Pressão sustentada
Essa técnica é aplicada no centro do tecido restrito, na profundidade, direção e ângulo exatos da restrição máxima. A aplicação de forças no sentido horário ou anti-horário permite modificar a técnica da pressão sustentada enquanto permanece no mesmo nível. O movimento espiral aumenta a tensão no tecido em uma direção, diminuindo-a na direção oposta. A pressão sustentada também pode ser aplicada em linhas perpendiculares ou paralelas à restrição.

Compressão isquêmica
A compressão isquêmica é uma técnica semelhante à da pressão sustentada, que pode ser usada nos pontos-gatilho ativos e inativos. Acredita-se que a compressão isquêmica impeça a entrada de oxigênio nos pontos-gatilho, tornando-os inativos e quebrando o ciclo dor-espasmo-dor. Em geral, a pressão é aplicada por 8 a 12 segundos. Se o paciente sentir que a dor local ou reflexa diminuiu, significa que se pode repetir o tratamento. Contudo, se a dor não diminuir, o fisioterapeuta pode ter de ajustar a pressão ou escolher uma técnica alternativa.

Massagem geral
A massagem pode ser definida como deslizamentos sistemáticos, terapêuticos e funcionais no corpo.[58] Os franceses introduziram a técnica da massagem na Europa, e muitos dos termos associados a ela ainda permanecem no idioma francês.[59] Essa intervenção há muito é a parte central do currículo de fisioterapia. Estudos têm demonstrado que a massagem profunda aumenta a circulação e a temperatura da pele da área massageada, como resultado da dilatação dos capilares.[60-63] Hoje existem uma série de técnicas tradicionais de massagens em vigor, incluindo:

▶ *Effleurage.* Essa é uma técnica de movimento geral aplicada aos músculos e aos tecidos moles em direção centrípeta (de distal para proximal), para melhorar o relaxamento e aumentar a drenagem venosa e linfática. O fisioterapeuta deve fazer contato firme com a palma da mão e, no final do movimento, retirar as mãos da pele do paciente, fazendo com que volte à posição inicial.[64] Óleos ou cremes podem ser usados para ajudar no movimento.

▶ *Deslizamento.* Essa técnica é aplicada levemente ao longo do comprimento das superfícies, antes das técnicas mais profundas de massagem, para iniciar o relaxamento.[63]

▶ *Petrissage.* O termo é usado para descrever um grupo de técnicas que envolvem a compressão das estruturas dos tecidos moles, incluindo técnicas de apertar, pressionar, rolar e pegar, cuja finalidade é liberar áreas de fibrose muscular e para "extrair" os resíduos provenientes de traumas ou da inatividade normal acumulados no músculo.[65]

▶ *Dedilhamento.* A técnica de dedilhamento perpendicular envolve a aplicação de deformações rítmicas e repetidas do ventre muscular na forma de dedilhamento.

Acupressão
A acupressão é baseada na antiga arte do *shiatsu* e da acupuntura. Ela envolve pressão manual sobre os pontos de acupuntura, para melhorar o fluxo de energia do corpo, conhecido como *Qi*. Aparentemente, essa energia circula por todo o corpo, ao longo de vários canais chamados de *meridianos*. A medicina ocidental tradicional é baseada no conceito de que todos os distúrbios são refletidos em pontos específicos, na superfície da pele ou logo abaixo dela, junto desses canais. Por meio da manipulação cuidadosa desses pontos, o fisioterapeuta pode, em tese, fortalecer, dispersar ou acalmar a Qi, permitindo que ela flua suavemente.[66] Os acupressores modernos usam pontos meridianos tradicionais de acupuntura, que são pontos fixos, não necessariamente associados com os meridianos; e pontos-gatilho, que não possuem localizações fixas e são encontrados provocando-se a sensibilidade no local de dor mais intensa.[67] Quando a acupressão é aplicada com sucesso, o paciente relata uma sensação conhecida como *teh chi*, definida como a sensação subjetiva de plenitude, dormência, formigamento e calor, com alguma dor local e a sensação de distensão ao redor do ponto de acupuntura.[67] A pesquisa científica ociden-

tal propôs uma série de mecanismos para o efeito da acupressão no alívio da dor, como segue:

- Teoria do controle do portal da dor.[68,69]
- Controle inibidor nocivo difuso. Essa teoria sugere que os estímulos nocivos de áreas corporais heterotópicas regulam sensações de dor provenientes de áreas em que os indivíduos sentem dor.[67]
- Estímulo à produção de endorfinas, serotonina e acetilcolina no sistema nervoso central, que acentuam a analgesia.[70-78]

Energia muscular

A origem das técnicas de energia muscular é creditada a Sir Fred Mitchell[79] Essas técnicas combinam a precisão da mobilização passiva com a efetividade, segurança e especificidade das terapias de reeducação e dos exercícios terapêuticos.[80]

> **Curiosidade Clínica**
>
> As técnicas de energia muscular exigem a participação ativa do paciente, portanto, são consideradas técnicas de mobilização que utilizam facilitação e inibição muscular.[81]

As técnicas de energia muscular, caracterizadas pelo posicionamento de um complexo articulação-músculo restrito, na respectiva barreira restrita, podem ser usadas para mobilizar articulações, fortalecer músculos fracos e alongar músculos e fáscias adaptativamente encurtadas.[82] É mais provável otimizar o sucesso dessas técnicas nos estágios agudos e subagudos das cicatrizações, antes mesmo da provável ocorrência de mudanças articulares prolongadas.

De acordo com os conceitos de energia muscular, os músculos funcionam como flexores, extensores, rotadores e flexores laterais das articulações, bem como limitadores ou barreiras aos movimentos. Em outras palavras, os músculos produzem e controlam os movimentos. Embora seja óbvio que produzam movimentos, é fácil esquecer que também oferecem resistência a eles. Essa resistência aos movimentos está associada ao tônus muscular, um estado neurofisiológico complexo controlado pelos reflexos corticais e espinais e pela atividade aferente dos sistemas articulares e musculares. A entrada aferente dos mecanorreceptores do Tipo I e II, localizada nos aspectos superficial e profundo da cápsula articular é projetada para os neurônios motores.[83,84] As respostas exageradas do fuso são provocadas por quaisquer movimentos que tentem alongar o músculo, aumentando a resistência a esses movimentos. Os estiramentos ou os alongamentos musculares estimulam também os órgãos tendinosos de Golgi, que exercem influência inibitória sobre a tensão muscular, levando ao relaxamento muscular. Além disso, foi demonstrado que a estimulação cutânea de determinadas áreas do corpo pode produzir inibição ou excitação dos *pools* de neurônios motores específicos.[85]

A teoria mostra que a dor e os danos "deixam cicatrizes" no sistema neuromuscular, produzindo assimetrias no sistema musculoesquelético, o que, por sua vez, resulta na ruptura da harmonia e do ritmo do corpo, conhecida por disfunção somática.[80] Essas disfunções são descritas ou denominadas de acordo com uma das seguintes possibilidades:[24]

1. Direção do aumento da liberdade de movimentos.
2. Posição da lesão.
3. Direção da limitação dos movimentos.

Na presença de disfunções somáticas, há geralmente padrões assimétricos de movimento, com restrição em uma direção e aumento da liberdade na direção oposta.[24] A tríade de assimetria, restrição ou barreira à amplitude de movimento e textura dos tecidos[26] ajuda a descrever as características dessas disfunções. As disfunções somáticas primárias, resultantes de traumas, são reversíveis, contanto que sejam tratadas de maneira correta, e não se tornem crônicas em termos de fibrose anormal ou de aderências. As secundárias resultam das consequências de patologias viscerais ou de adaptações feitas por estruturas somáticas em resposta às forças ou tensões impostas sobre elas.

A consequência da disfunção somática pode ser uma mudança no comprimento dos tecidos que circundam as articulações. Alguns desses tecidos encurtam-se de maneira adaptativa, enquanto outros sofrem alongamentos adaptativos. Essas mudanças no comprimento produzem alterações na composição neurofisiológica do músculo, afetando o desenvolvimento de tensões, bem como mudanças no ângulo de tração.

Existe certa correlação entre a energia muscular e alguns procedimentos usados nas terapias manuais ortopédicas, tal como a FNP.[86] Greenman[26] resume os requisitos básicos para a aplicação correta das técnicas de energia muscular como sendo controle, equilíbrio e localização.

- A técnica, que envolve esforços controlados em direções controladas, começa a partir de posições controladas. Contrações excêntricas, concêntricas e isométricas, em vários níveis de esforço, são usadas na energia muscular, dentro da amplitude de movimento controlada pelo fisioterapeuta.
- O fisioterapeuta equilibra o grau de força empregada, dependendo da intenção.
- A força utilizada localiza-se o mais próximo possível da articulação tratada. A localização é mais importante do que a intensidade da força.

O objetivo da energia muscular é tratar as disfunções somáticas restaurando os músculos ao redor de uma articulação, até que atinjam o estado neurofisiológico normal, por meio do alongamento ou do fortalecimento do agonista e do antagonista. As disfunções somáticas envolvem aquelas nas quais a barreira aos movimentos é encontrada antes de a barreira fisiológica ser atingida.[80] O tipo de barreira aos movimentos é determinado pela sensação de final do movimento.

> **Curiosidade Clínica**
>
> Sensações de final do movimento capsulares rígidas indicam hipomobilidade pericapsular, enquanto sensações de final do movimento obstruídas ou patomecânicas indicam hipomobilidade. Sensações de final do movimento elásticas apontam a presença de hipertônus, e as não-elásticas indicam a presença de fibrose.[80]

A sensação de final do movimento normal indica amplitude normal, ao passo que a sensação de final de movimento anormal sugere amplitude anormal, hipomóvel ou hipermóvel. Esta última, aliás, é caracterizada pela perda de resiliência da sensação de final do movimento e a aproximação abrupta da barreira anatômica. Todas as técnicas de energia muscular são classificadas como técnicas diretas, pois envolvem a barreira.[25] As técnicas indiretas têm como base a terapia de liberação posicional (tensão-contratensão)[87] e as técnicas funcionais,[88-89] ambas discutidas mais adiante.

A posição do fisioterapeuta durante a execução dessa técnica deve permitir o fácil acesso às estruturas envolvidas, mantendo a mecânica corporal adequada. Os métodos reconhecidos de energia muscular apresentados a seguir possuem estrutura idêntica. O fisioterapeuta posiciona o osso ou a articulação, de modo que o grupo muscular a ser usado esteja na posição de repouso. O paciente recebe orientações precisas sobre a direção dos movimentos, bem como sobre a intensidade e o tempo de duração da contração.[82,86,91,92] A intensidade da força e da contraforça é controlada pelo comprimento e pela força do grupo muscular envolvido, bem como pelos sintomas do paciente.[82] A força do fisioterapeuta pode se igualar ao esforço do paciente, produzindo contrações isométricas e não permitindo que movimentos ocorram, ou pode superar o esforço do paciente, movendo a área ou articulação na direção oposta àquela que o paciente estiver tentando movê-las, usando uma contração concêntrica ou isolítica.[86] Ao que parece, não há nenhum consenso sobre o momento exato de utilizar o relaxamento do agonista ou do antagonista como forma de obter ganhos de movimento.[26,81,93-95]

Relaxamento pós-isométrico de Lewit[81,96]

O relaxamento pós-isométrico (RPI) é uma técnica usual no campo da energia muscular. O RPI refere-se ao efeito da redução subsequente no tônus apresentado pelo músculo, ou grupo de músculos depois de contrações isométricas de curta duração.[86] Sua base está relacionada à teoria de que contrações isométricas leves ou breves de um músculo hipertônico alongam externamente as fibras do saco nuclear dos fusos musculares. Isso permite o alongamento do músculo durante a fase pós-isométrica sem estimulação dos reflexos miotáticos.[80] Os músculos fásicos adaptativamente encurtados são tratados com contrações isométricas mais fortes.

> **Curiosidade Clínica**
>
> As técnicas de RPI são ideais como intervenção inicial para ganhar a confiança do paciente, em especial nos casos de contrações reflexas ou de hipertonicidade nos pontos-gatilho.[92] Essas técnicas também podem ser usadas em mobilizações articulares, nos casos em que a manipulação não é recomendável.[96]

As técnicas de RPI são aplicadas como segue. O músculo hipertônico é levado a um comprimento sem dor, ou até o ponto em que a resistência do tecido foi sentida pela primeira vez. Nesse ponto, o paciente deve contrair o músculo afetado, afastando-o da barreira por 5 a 10 segundos, usando o agonista e 20% de esforço máximo, enquanto o fisioterapeuta opõe resistência isométrica ao movimento. Depois da contração, o paciente relaxa, e o fisioterapeuta conduz o músculo com cuidado até a nova barreira, evitando, assim, o alongamento reflexo. O processo é repetido mais duas ou três vezes e o comprimento do músculo é reavaliado.

Alongamento pós-facilitação de Janda[95]

Esse método é adequado para os tipos de tensão segmentar e muscular da hipertonicidade muscular.[92] Os alongamentos pós-facilitação devem ser feitos conforme segue. O músculo hipertônico é colocado em sua posição de amplitude média, em um ponto intermediário entre as posições de relaxamento total e de alongamento total. O paciente deve realizar uma contração isométrica usando a quantidade máxima de esforço durante 5 a 10 segundos, enquanto o fisioterapeuta opõe resistência máxima ao movimento. Quando o paciente relaxa, o fisioterapeuta aplica um rápido alongamento ao músculo, mantendo-o por no mínimo 10 segundos. O paciente relaxa por cerca de 20 segundos e o procedimento é repetido por 2 a 5 vezes.

Inibição recíproca

As técnicas de inibição recíproca (ver o Cap. 6) são usadas principalmente nos estágios agudo e subagudo de cicatrização, nos quais os danos teciduais ou a dor impedem o uso de contrações agonistas usuais. As técnicas de inibição recíproca também costumam ser empregadas para concluir sessões de energia muscular.[86,97]

As técnicas de inibição recíproca são executadas como segue. O músculo envolvido é colocado na posição de amplitude intermediária, sendo que paciente é instruído a contrair com firmeza na direção da barreira de restrição, enquanto o fisioterapeuta resiste ou libera o movimento na sua direção. A contração é mantida por 5 a 8 segundos; depois, o paciente relaxa por completo e o fisioterapeuta faz o alongamento passivo do músculo.

Fortalecimento

As técnicas de energia muscular (EM) e facilitação neuromuscular proprioceptiva (ver mais adiante) podem ser empregadas para fortalecer os músculos usando uma variedade de contrações musculares:[86]

▶ *Contrações isométricas.* A resistência que o fisioterapeuta aplica ao movimento articular deve ser igual à resistência do paciente, para evitar a ocorrência de qualquer movimento. A contração é mantida por um período de 30 a 60 segundos, aumentando o tônus e a força do músculo ou de um grupo muscular.

▶ *Contrações concêntricas.* A resistência que o fisioterapeuta aplica ao movimento articular deve ser menor do que aquela oferecida, de sorte que o paciente possa movimentar a articulação na direção e na amplitude desejada, desde que o fisioterapeuta tenha condição de controlar a velocidade. Esse procedimento deve ser repetido cinco vezes e tem a finalidade de aumentar a força concêntrica dos músculos agonistas e o relaxamento dos antagonistas.

▶ *Contrações excêntricas.* A resistência que o fisioterapeuta aplica ao movimento deve ser maior do que a resistência oferecida pelo paciente. Dessa maneira, além de não conseguir movimentar a articulação na direção desejada, não consegue resistir ao movimento feito pelo fisioterapeuta. Como resultado, mesmo com esforço máximo, a articulação movimenta-se na direção oposta ao movimento desejado. Esse procedimento é repetido cinco vezes e tem a finalidade de aumentar a força excêntrica e o comprimento dos músculos agonistas.

▶ *Concentrações isolíticas.* Esse método envolve o uso de uma contração pelo fisioterapeuta, com o objetivo de superar a resistência da contração do paciente (uma contração isotônica excêntrica), de modo a alongar e algumas vezes romper tecidos fibróticos que possam estar presentes no músculo envolvido. Essas técnicas são desconfortáveis para o paciente e o fisioterapeuta deve explicar isso a ele antes de iniciar sua aplicação. Cabe ressaltar que essas técnicas não devem ser usadas nas fases aguda e subaguda de cicatrização.

Exemplos de técnicas
Alguns exemplos de técnicas de alongamento de energia muscular são descritas nas próximas seções. Outros exemplos foram incluídos nos últimos capítulos do livro.

Músculos isquiotibiais

Músculos isquiotibiais distais. O paciente deve adotar a posição supina, mantendo o joelho estendido e o outro flexionado em 90º. O fisioterapeuta flexiona o quadril até a barreira de resistência. O paciente estende ativamente o quadril e plantiflexiona o tornozelo, enquanto o fisioterapeuta exerce resistência igual e contrária durante 10 segundos. A seguir, o paciente flexiona ativamente o quadril e dorsiflexiona o tornozelo até uma nova amplitude de movimento, com a ajuda do fisioterapeuta. Essa técnica pode ser executada com abdução/rotação interna (isquiotibiais mediais) e adução/rotação externa (isquiotibiais laterais). O exercício deve ser repetido de 3 a 5 vezes.

Músculos isquiotibiais superiores. O paciente adota a posição supina, com o joelho oposto flexionado em um ângulo de 90º. O quadril e o joelho da perna envolvida são flexionados em 90º. O paciente flexiona o joelho e plantiflexiona o tornozelo, enquanto o fisioterapeuta exerce resistência igual e contrária durante 10 segundos. O paciente estende ativamente o joelho e dorsiflexiona o tornozelo até uma nova barreira de resistência, com a ajuda do fisioterapeuta. A técnica pode ser executada com a tíbia posicionada em rotação interna (para alongar o bíceps do fêmur) e rotação externa (para alongar o semitendíneo e o membranáceo). O exercício é repetido 3 a 5 vezes.

Adutores do quadril. O paciente adota a posição supina ou de decúbito lateral com a perna abduzida. Se os adutores biarticulares tiverem de ser alongados, o joelho é estendido. Se os adutores monoarticulares tiverem de ser alongados, o joelho é flexionado. A perna do paciente deve ser abduzida em relação à barreira de resistência. O paciente é orientado a tentar a adução contra uma força igual e contrária exercida pelo fisioterapeuta durante 10 segundos. São executadas 3 a 5 repetições do exercício.

Gastrocnêmio. O paciente deve adotar a posição supina, mantendo o joelho estendido. A articulação subtalar deve estar em posição neutra. O pé e o tornozelo do paciente são dorsiflexionados passivamente até o ponto de primeira resistência. O paciente faz flexão plantar ativa do pé contra a resistência igual exercida pelo fisioterapeuta. A contração é mantida durante 10 segundos. O paciente dorsiflexiona ativamente o tornozelo até um novo ponto de resistência. São executadas 3 a 5 repetições do exercício.

Sóleo. O paciente deve colocar-se em posição pronada, com o joelho flexionado em 90º. A articulação subtalar deve permanecer em posição neutra. O pé e o tornozelo do paciente são dorsiflexionados passivamente até o ponto da primeira resistência. O paciente deve plantiflexionar ativamente o pé contra uma resistência igual a exercida pelo fisioterapeuta. A contração é mantida durante 10 segundos. O paciente deve dorsiflexionar ativamente o tornozelo até o novo ponto de resistência. São executadas 3 a 5 repetições do exercício.

Trapézio superior. O paciente deve adotar uma posição supina, com a cabeça flexionada, rodada, flexionada lateralmente e afastada em relação ao lado do alongamento pretendido. O fisioterapeuta estabiliza a cabeça do paciente com uma das mãos, enquanto a outra é colocada em seu ombro. O paciente eleva o ombro na direção da orelha contra a resistência igual e contrária exercida pelo fisioterapeuta durante 10 segundos. Em seguida, deve movimentar a cabeça e o pescoço até a nova barreira de resistência. São executadas 3 a 5 repetições do exercício.

Levantador da escápula. O paciente adota a posição supina, mantendo a coluna cervical flexionada, flexionada lateralmente e rodada em relação ao lado do alongamento pretendido. O fisioterapeuta estabiliza a cabeça com uma das mãos e coloca a outra no ombro do paciente. Este é instruído a elevar o complexo do ombro contra a força igual e contrária exercida pelo fisioterapeuta durante 10 segundos. São executadas 3 a 5 repetições do exercício.

Terapia de liberação posicional (Tensão-contratensão)

As técnicas de liberação posicional (tensão-contratensão) são usadas no tratamento da dor musculoesquelética e da disfunção somática relacionada. De acordo com a teoria da tensão-contratensão, pontos dolorosos miofasciais (mais de 200 pontos dolorosos foram identificados) são localizados e, então, monitorados enquanto uma posição de conforto ou facilitação é estabelecida para gerar efeitos terapêuticos.[87,98,99] No entanto, deve-se observar que, até agora, nenhum estudo experimental foi publicado para confirmar a existência desses pontos dolorosos ou a efetividade da tensão-contratensão.

Uma possível explicação neurofisiológica de como e por que essas técnicas funcionam foi sugerida pela primeira vez por Korr,[100] que postulou que um segmento lesionado comportava-se de maneira diferente de um não lesionado, aumentando a atividade do neurônio motor γ. Mais tarde, Bailey[101] aprimorou a teoria, sugerindo que um alto "conjunto de ganhos" inadequados do fuso muscular (ver Cap. 2) resultou em mudanças características das disfunções somáticas.[102] Como consequência, o objetivo das técnicas de tensão-contratensão é influenciar a alça do fuso muscular γ, permitindo que as fibras musculares fora do fuso se alonguem até atingirem o estado relaxado normal, reduzindo, assim, as respostas dos fusos e interrompendo o ciclo dor-espasmo.[102-104] Acredita-se que as técnicas de tensão-contratensão melhorem o fluxo sanguíneo para a área por meio de uma desobstrução circulatória de tecidos anteriormente isquêmicos.[103,105]

> ### Curiosidade Clínica
> A habilidade e o sucesso das técnicas de tensão-contratensão baseiam-se na capacidade de o fisioterapeuta encontrar o ponto doloroso e posicionar ou mover o paciente de maneira que possa liberar a tensão muscular, bem como aliviar a dor.[103]

O primeiro passo nos procedimentos de exame da coluna é a modificação na postura sagital do paciente, para nivelar a lordose-cifose na região a ser examinada.[102] Nas extremidades, o segmento corporal é colocado em posição de relaxamento. Essa *posição de facilitação* (ponto móvel), que envolve um encurtamento ou dobra dos tecidos ao redor do ponto doloroso miofascial, corresponde, em geral, ao ponto de relaxamento máximo. Qualquer movimento a partir dessa posição aumenta a tensão do tecido, sob monitoração, no local do ponto doloroso selecionado.[87,98,99] A posição de maior resistência e dor costuma ser a posição diretamente relacionada àquela do mecanismo original da lesão; assim, a posição de facilitação em geral se localiza na direção oposta. Na maioria dos casos, o ponto doloroso fica na área de desconforto ou próximo dela. Quando a posição correta é atingida, ela é mantida por 90 a 120 segundos antes que o paciente retorne lentamente à posição normal.[87] Por exemplo, se o bíceps estiver sendo tratado, o ponto doloroso é monitorado, enquanto o cotovelo é flexionado e o antebraço é simultaneamente supinado. Se o músculo estiver sendo movido na direção correta, a sensibilidade deve diminuir. Podem ser necessários pequenos ajustes nas posições recomendadas neste texto. Se houver mais de um ponto doloroso, o fisioterapeuta trata um de cada vez, até que o dominante seja encontrado.

Assim que o ponto doloroso for tratado com sucesso, o fisioterapeuta deve focar-se no alongamento e/ou fortalecimento do músculo envolvido.

Exemplos de terapia de liberação posicional[106]
Ombro
Acromioclavicular anterior: superfície anterior da clavícula distal. Para tratar o ponto doloroso acromioclavicular anterior (Fig. 11-4), o paciente é posicionado em supino. O fisioterapeuta permanece de pé, ao lado da mesa, na direção oposta ao ponto doloroso. Este é monitorado enquanto o fisioterapeuta aduz o braço sobre o tórax do paciente e aplica tração, do braço à linha do punho.

Cabeça longa do bíceps: sobre o tendão. A técnica para pontos dolorosos da cabeça longa do bíceps (ver Fig. 11-4) envolve colocar o paciente em posição supina, com o fisioterapeuta ao lado da mesa, próximo ao ponto doloroso e de frente para a cabeça do paciente. O fisioterapeuta flexiona o braço do paciente em 90° no cotovelo e no ombro e aplica pressão descendente no cotovelo, ao longo do úmero, em relação ao dedo que estiver fazendo o monitoramento.

Cabeça curta do bíceps: processo coracoide ínfero-lateral. A técnica para pontos dolorosos localizados na cabeça curta do bíceps (ver Fig. 11-4) é similar àquela descrita para a cabeça longa. Contudo, é necessário que uma adução seja mais precisa.

Acromioclavicular posterior: atrás da extremidade lateral da clavícula. O ponto doloroso acromioclavicular posterior (ver Fig. 11-4) é tratado com o paciente em posição pronada. O fisioterapeuta posiciona-se no lado da mesa oposto ao ponto doloroso. Ele aduz o braço do paciente pelas costas, antes de aplicar tração no braço na direção do punho.

Supraespinal. O ponto doloroso está localizado na fossa supraespinal, abaixo do trapézio, logo acima da espinha da escápula e a cerca de 2,5 cm no sentido lateral da borda vertebral no ponto médio do ventre muscular[76] (ver Fig. 11-4). O ponto doloroso supraespinal é tratado colocando-se o paciente em posição supina, com o fisioterapeuta sentado no lado envolvido. Este coloca o dedo indicador de uma das mãos sobre o ponto doloroso, flexiona passivamente o braço no ombro em direção ao teto em 45°, abduzindo-o em 45° e rodando-o externamente com a outra mão.[87,107]

Cotovelo.[106] Estes pontos dolorosos estão representados na Figura 11-4.

Pontos dolorosos na cabeça radial e no epicôndilo lateral. O paciente é colocado em supino, mantendo o cotovelo posicionado em extensão total sobre o joelho do fisioterapeuta. A partir dessa posição, é feita a supinação, estende-se e abduz-se o antebraço até localizar o ponto de alívio. A posição é mantida durante 90 segundos. Em seguida, o braço retorna lentamente para a posição neutra.

Pontos dolorosos no epicôndilo medial. O paciente é posicionado sentado. O cotovelo é colocado em flexão total, da mesma forma que o punho, com as palmas das mãos voltadas para baixo. A partir dessa posição, o fisioterapeuta ajusta a quantidade de flexão no punho, bem como o desvio radial e ulnar, até localizar o ponto de alívio. A posição é mantida por 90 segundos. O braço retorna lentamente para a posição neutra.

Pontos dolorosos coronoides. O paciente adota a posição supina, mantendo o cotovelo em flexão completa. A partir dessa posição, o fisioterapeuta faz, com cuidado, a pronação e abduz o antebraço até encontrar a posição de alívio. A posição é mantida durante 90 segundos. A seguir, o braço retorna lentamente para a posição neutra.

Punho e mão
Polegar. Os pontos dolorosos da primeira articulação carpometacarpal (ver Fig. 11-4) associados com dor e fraqueza do polegar são tratados pela rotação acentuada do polegar, na direção da palma da mão, com pequenas flexões.

Interósseos. Os pontos dolorosos interósseos (ver Fig. 11-4) são tratados flexionando-se a articulação e aplicando alguma tração. As extensões dos pontos dolorosos carpometacarpais são tratadas com extensão da articulação e aplicação de tração.

Quadril[108]
Ponto doloroso trocantérico póstero-lateral. Esse ponto doloroso está localizado sobre a superfície póstero-lateral do trocanter maior (ver Fig. 11-4). O paciente deve estar na posição pronada, com o fisioterapeuta de pé ou sentado ao lado da mesa. Este posiciona o quadril do paciente em extensão e abdução. Talvez seja necessário fazer rotação externa do quadril.

Ponto doloroso trocantérico lateral. O ponto doloroso está localizado de 12 a 15 cm abaixo do trocanter, na parte lateral da coxa (ver Fig. 11-4). O paciente adota a posição pronada, com o fisioterapeuta de pé ou sentado ao lado da mesa. Este posiciona o quadril do paciente em abdução. Pode ser necessário introduzir algumas flexões.

Pontos dolorosos trocantéricos póstero-mediais. O ponto doloroso está localizado entre 5 e 7,5 cm abaixo do trocanter, junto à diáfise posterior do fêmur, sobre a tuberosidade isquiática (ver Fig. 11-4). O paciente adota a posição pronada, com o fisioterapeuta

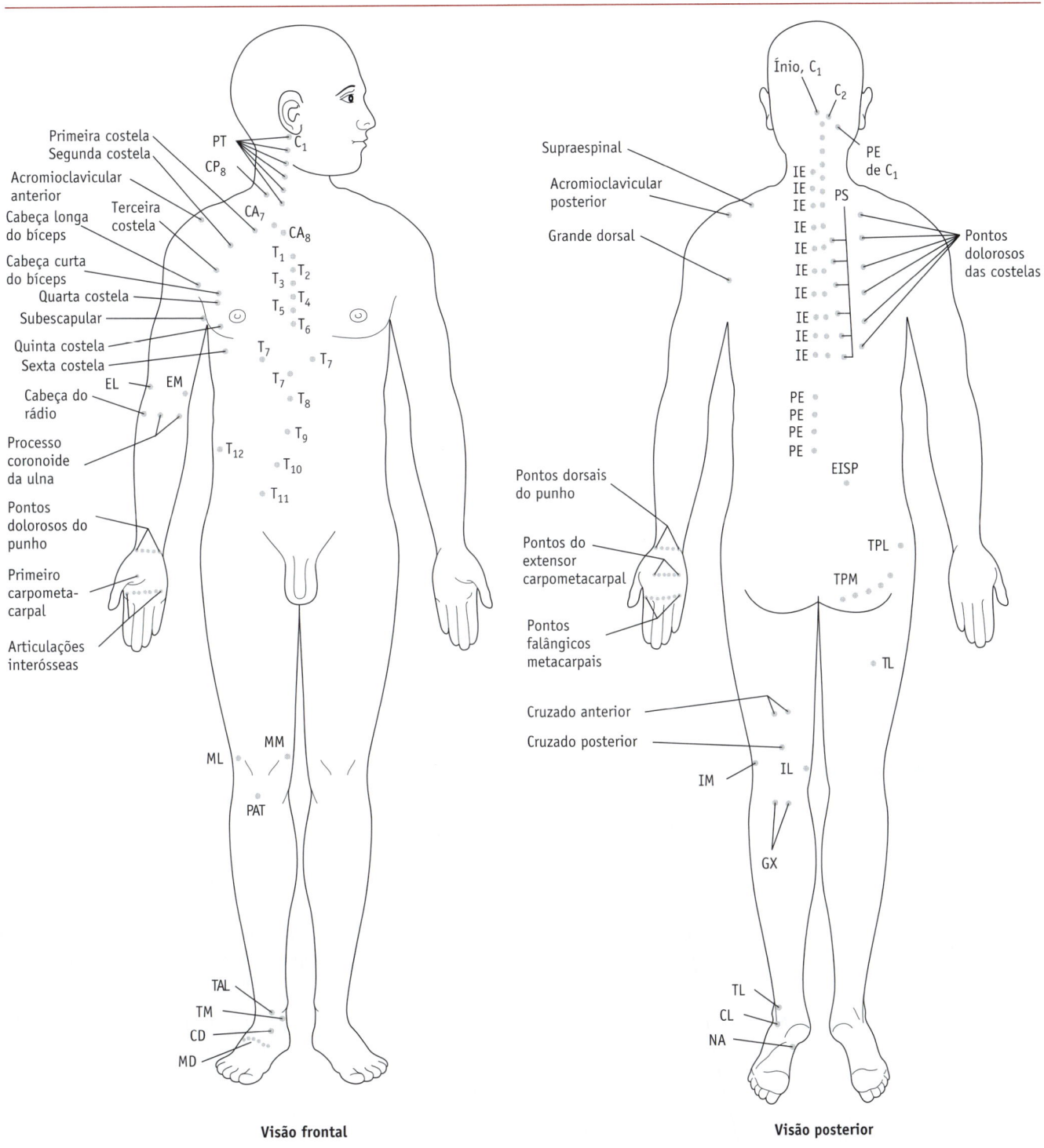

FIGURA 11-4 Pontos dolorosos de tensão-contratensão do corpo. CA, cervical anterior; CP, cervical posterior; IL, isquiotibial lateral; IM, isquiotibial medial; GX, gastrocnêmio; TL, tornozelo lateral; CL, calcâneo lateral; NA, navicular; TL, trocantérico lateral; PE, processo espinhoso; PT, processo transverso; PS, paraespinal; EL, epicôndilo lateral; EM, epicôndilo medial; ML, menisco lateral; MM, menisco medial; PAT, patela; TAL, tálus; TM, tornozelo medial; CD, cuboide dorsal; MD, metatarso dorsal; IE, interespinal; EIPS, espinha ilíaca póstero-superior; TPL, trocantérico póstero-lateral; TPM, trocantérico póstero-medial.

de pé ao lado da mesa, no sentido oposto ao ponto doloroso. Este posiciona o quadril do paciente em extensão, adução e rotação externa.

Joelho. Os pontos dolorosos do joelho são representados na Figura 11-4.

Pontos dolorosos anteriores. O principal ponto doloroso anterior é o do tendão patelar, localizado logo abaixo da patela. O paciente adota a posição supina, com o fisioterapeuta de pé ao lado da mesa. Um travesseiro dobrado é colocado sob a panturrilha do paciente. O joelho é hiperestendido pelo fisioterapeuta, fazendo pressão na parte anterior da coxa, logo acima da patela, com uma boa quantidade de força. O pé é colocado em rotação interna.

Ponto doloroso cruzado anterior. O paciente adota a posição supina, com o fisioterapeuta de pé ao lado da mesa. Um travesseiro dobrado é colocado sob a coxa da perna envolvida. O fisioterapeuta pressiona a parte inferior da perna com bastante força. A técnica encurta os ligamentos cruzados anteriores.

Ponto doloroso cruzado posterior. O paciente adota a posição supina, com o fisioterapeuta de pé ao lado da mesa. Um travesseiro dobrado é colocado atrás do joelho, sob a articulação. O fisioterapeuta pressiona o dorso do tornozelo com bastante força. O pé é rodado internamente. Essa manobra encurta o ligamento cruzado posterior.

Pontos dolorosos no gastrocnêmio. O paciente adota a posição pronada e o fisioterapeuta permanece de pé ao lado da mesa: um dos pés do paciente é colocado sobre a mesa e deve ser hiperestendido sobre o joelho do fisioterapeuta, por meio da aplicação de força descendente na parte posterior do tornozelo. Essa manobra encurta o músculo gastrocnêmio.

Ponto doloroso no menisco medial. O paciente deve estar na posição supina, com a perna envolvida para fora da mesa. O fisioterapeuta senta ao lado da mesa. Ele segura o pé do paciente e faz rotação interna com a parte inferior da perna, mantendo o joelho ligeiramente flexionado. O joelho é aduzido de forma suave contra a borda da mesa.

Ponto doloroso nos isquiotibiais mediais. O paciente deve estar na posição supina, com o fisioterapeuta de pé ao lado da mesa. O joelho é flexionado em cerca de 60° com rotação externa da perna, em leve adução. Isso pode ser executado segurando-se o pé ou tornozelo do paciente para usar como alavanca.

Ponto doloroso no menisco lateral. O paciente adota a posição supina, com a perna para fora da mesa e o joelho levemente flexionado, enquanto o fisioterapeuta senta ao lado da mesa. O fisioterapeuta segura o pé do paciente e roda internamente a tíbia. A parte inferior da perna é levemente abduzida. Às vezes é necessário fazer a rotação externa.

Ponto doloroso nos isquiotibiais laterais. O paciente adota a posição supina, com a perna para fora da mesa e o joelho levemente flexionado, enquanto o fisioterapeuta senta ao lado da mesa. Este segura o pé do paciente e faz rotação externa na tíbia. O joelho é flexionado em cerca de 30° aplicando-se uma força de abdução à perna.

Perna, pé e tornozelo
Dor na primeira articulação metatarsofalângica. O ponto doloroso nessa articulação em geral se localiza na região mais proeminente do pé. O paciente é colocado na posição supina. O fisioterapeuta segura a parte anterior do pé, torcendo-o em rotação interna (na direção do centro da sola do pé) até atingir o ponto de alívio. A posição é mantida durante 90 segundos e, em seguida, o pé retorna lentamente para a posição neutra.

Dor na fascíite plantar do calcanhar. O ponto doloroso na fascíite plantar costuma surgir no local de inserção da fáscia plantar do calcâneo. O paciente adota a posição pronada, com o joelho flexionado. O fisioterapeuta segura a parte anterior do pé com uma das mãos e o calcâneo com a outra. Logo após, pressiona simultaneamente a parte anterior em direção ao calcanhar e o calcanhar em direção à parte anterior do pé, encurtando a fáscia plantar. O ponto de alívio é encontrado e a posição é mantida durante 90 segundos. Depois, o pé retorna lentamente à posição neutra.

Pontos dolorosos metatarsais dorsais (ver Fig. 11-4). O paciente adota a posição pronada, com o joelho flexionado em 90°, enquanto o fisioterapeuta permanece de pé ao lado da mesa. O pé e o tornozelo são fortemente dorsiflexionados usando pressão descendente.

Ponto doloroso no tornozelo medial (ver Fig. 11-4). O paciente deita-se em decúbito lateral, com a perna envolvida na posição mais elevada. O fisioterapeuta permanece sentado ao lado da mesa. O pé do paciente é levado para fora da mesa e uma toalha enrolada é colocada sob o tornozelo anterior. O fisioterapeuta inverte a posição pressionando vigorosamente sobre a parte lateral do pé.

Ponto doloroso no tornozelo lateral (ver Fig. 11-4). Essa técnica é semelhante a usada para o ponto doloroso no tornozelo medial, exceto que nesse caso o tornozelo deve ser fortemente evertido.

Ponto doloroso talar. Esse ponto doloroso localiza-se sobre o tornozelo ântero-medial, na parte mais profunda do tálus (ver Fig. 11-4). O paciente adota a posição pronada, com o pé voltado para cima. O fisioterapeuta senta-se na extremidade da mesa. O pé do paciente é dorsiflexionado, invertido e rodado internamente.

Ponto doloroso cuboide dorsal (ver Fig. 11-4). O paciente adota a posição pronada, com o fisioterapeuta de pé ao lado da mesa. Este segura o pé do paciente e inverte-o aplicando pressão na região lateral.

Ponto doloroso navicular (ver Fig. 11-4). O paciente adota a posição pronada, com o fisioterapeuta sentado ou de pé ao lado da mesa. O fisioterapeuta coloca o seu polegar ou dois dedos sobre o osso navicular para causar uma inversão do navicular. É necessário adicionar um pouco de flexão.

Técnicas funcionais

As técnicas funcionais são modalidades indiretas que usam posições específicas, afastadas das barreiras de restrição, similares àquelas descritas anteriormente para a terapia de liberação posicional. As técnicas funcionais foram desenvolvidas pelos osteopatas na década de 1950 e os méritos foram atribuídos ao Dr. Andrew Taylor Still,[109] por ter identificado as disfunções possíveis de serem tratadas com essas técnicas.[88,110] Ainda que as lesões somáticas sejam consideradas um envolvimento mecânico das estruturas, os seus ensinamentos enfatizaram a anatomia pertinente, com a palpação usada para identificar a posição e a organização de estruturas específicas.[89]

Embora o termo *técnica funcional* não seja o mais adequado, o critério que distingue as técnicas funcionais da maioria das técnicas é a ênfase em manter a articulação em tratamento afastada da barreira restritiva, em vez de aproximá-la. Como costuma ocorrer na terapia de liberação posicional, a articulação enfocada é movida para a barreira fisiológica normal, na extremidade oposta à amplitude de movimento, em relação à extremidade da restrição.

De acordo com a teoria das técnicas funcionais, há um ponto de equilíbrio dinâmico localizado entre a barreira restritiva e a barreira fisiológica oposta, ou seja, a posição articular na qual as tensões nos tecidos moles ao seu redor ficam igualmente equilibradas nos três planos.[111] Se o equilíbrio for atingido, o fisioterapeuta pode detectar uma sensação de "alívio" sob os dedos que estiverem fazendo a palpação. Os tecidos segmentares profundos, que sustentam e posicionam os ossos de um segmento, bem como sua reação às demandas de movimento normais, são o âmago das especificidades das técnicas funcionais.[112] Se o movimento em qualquer plano for iniciado distante do ponto de equilíbrio dinâmico, a tensão no tecido mole ao redor do segmento tratado se eleva, havendo também aumento da sensação de tensão palpável ou "espasmo".[111]

Foram propostas duas teorias para explicar os efeitos benéficos dessas técnicas:[111]

1. Inibição de entradas eferentes provenientes dos proprioceptores que, em contraposição, suprime os reflexos medulares protetores.
2. As técnicas estimulam os mecanorreceptores o suficiente para inibir os receptores da dor, permitindo o relaxamento dos tecidos.

Depois que o paciente posiciona-se de forma adequada, o fisioterapeuta pode empregar uma das seguintes opções de intervenção:

1. *Ativo.* Nesse método, o fisioterapeuta inicia o movimento no sentido de menor resistência por meio da liberação sequencial de qualquer tensão nos tecidos moles, até que a barreira restritiva não seja mais detectável e o movimento normal tenha sido recuperado.
2. *Passivo.* Com base nesse método, o fisioterapeuta segue o desenrolamento articular, por meio de liberações sequenciais da articulação tratada, atingindo o ponto de liberação total nos tecidos moles, até que a barreira restritiva não seja mais detectável e o movimento normal tenha sido recuperado.

Terapia craniossacral

A terapia craniossacral é uma terapia alternativa complementar praticada nos Estados Unidos e em todo o mundo por osteopatas, quiropráticos, fisioterapeutas, terapeutas ocupacionais, massoterapeutas e dentistas.[113] A TCS tem como base a ideia de que o movimento do osso craniano ocorre por meio de um mecanismo respiratório que compreende o cérebro, o líquido cerebrospinal, as membranas intracranianas e intraespinais, os ossos cranianos, a medula espinal e o sacro.[114] Os profissionais que praticam a TCS acreditam que as restrições, os alinhamentos imperfeitos, a imobilidade das suturas cranianas e a tensão das meninges intracranianas têm impacto direto na saúde de um indivíduo. Além disso, eles afirmam que podem identificar as alterações nos padrões de movimento do sacro e nas suturas cranianas com palpação manual. A palpação do crânio, teoricamente, permite que o fisioterapeuta perceba o impulso rítmico resultante do alargamento e do estreitamento do crânio.[113] Entretanto, os registros de confiabilidade de identificação do movimento rítmico das suturas usando palpação variaram de péssimos a razoáveis.[113,115] A TCS baseia-se, também, na existência de mobilidade articular nos ossos cranianos. De acordo com os profissionais que praticam a TCS, 5 a 10 gramas de força são recomendadas para manipular as suturas humanas. Apesar do número de estudos e das afirmações feitas por pesquisadores de uma variedade de campos sobre a mobilidade dos ossos cranianos, as pesquisas feitas até agora sobre o tema estão longe de ser conclusivas.[113] Em um estudo feito por Downey e colaboradores[113] uma cobaia coelho foi submetida a forças gradualmente maiores no crânio. O movimento dentro da sutura coronal não ocorreu até que 500 g de força fossem aplicadas. Além disso, foram requeridas forças de até 22 kg para causar 1 mm de movimento.[113]

Sugeriu-se que na ausência de evidências confiáveis, a TCS deva ser abandonada como teoria de reabilitação viável (i.e., a hipótese de que as suturas cranianas movam-se), até que os defensores da TCS publiquem estudos mais abrangentes avaliando a eficácia dessas técnicas.[115]

Mobilizações articulares

As técnicas de mobilização articular envolvem um espectro amplo, desde os movimentos passivos gerais, executados nos planos cardinais fisiológicos em qualquer amplitude articular, até movimentos articulares acessórios (artrocinemática) específicos e semiespecíficos de deslizamento, ou distração articular, iniciado em posição com espaço articular.

Essas técnicas são a base da maioria dos programas de reabilitação e envolvem movimentos passivos de baixa e alta velocidade dentro da amplitude articular, ou no seu limite, para recuperar quaisquer perdas de movimentos articulares acessórios, decorrentes de lesões nas articulações.[2]

Curiosidade Clínica

As técnicas de mobilização que utilizam movimentos e distrações acessórias são primariamente empregadas nos tecidos inertes e os movimentos fisiológicos são usados para mobilizar tecidos contráteis e não-contráteis.[116]

As mobilizações articulares são aplicadas em direções paralelas ou perpendiculares ao plano de tratamento, para restaurar a relação articular fisiológica dentro de uma articulação e diminuir a dor.[117] Os benefícios adicionais atribuídos às mobilizações articulares compreendem diminuição da defesa muscular, alongamento do tecido ao redor de uma articulação, influências neuromusculares no tônus muscular e aumento da consciência proprioceptiva.[118,119]

São reconhecidos três tipos de mobilizações, com base no nível de participação do fisioterapeuta e do paciente:

1. Ativo, em que o paciente exerce a força.

2. Passivo, no qual o fisioterapeuta exerce a força.
3. Combinado, no qual o fisioterapeuta e o paciente trabalham em conjunto.

Para mobilizar as articulações, os componentes são usados de várias maneiras diferentes, dependendo do método empregado:

▶ *Método direto.* Esse método caracteriza-se por um acoplamento contra a barreira, em vários planos.

▶ *Método indireto.* Maigne[120] postulou "o conceito de movimento indolor e oposto", em que ocorre um desacoplamento em relação às barreiras na busca do equilíbrio da tensão ligamentar.

▶ *Método combinado.* O desacoplamento é seguido por retração direta do movimento.

Várias outras escolas de pensamento passaram a considerar os conceitos de aumento na amplitude de movimento articular. Kaltenborn[13] introduziu o programa nórdico de terapia manual (TM), que utiliza o método avaliação de Cyriax[7], bem como as técnicas de intervenção osteopáticas específicas de Mennell[8]. Outras influências, introduzidas pelo osteopata Stoddard[9], estabeleceu as bases do sistema nórdico de TM. Evjenth,[97] que se uniu ao grupo de Kaltenborn, colocou ênfase maior ao alongamento e fortalecimento muscular e ao treinamento de coordenação.

Técnicas de Kaltenborn

Kaltenborn se refere à quantidade de jogo articular em uma articulação como *lassidão*. Cada interface de uma articulação tem um plano de movimento, ou seja, uma linha imaginária que atravessa as superfícies articulares. De acordo com Kaltenborn, todas as mobilizações articulares, quando executadas de maneira correta, devem ser paralelas ou em ângulos retos em relação a esse plano de movimento.[13] A técnica de Kaltenborn utiliza a combinação de tração e mobilização para reduzir a dor e mobilizar as articulações hipermóveis. Há três graus de tração:

▶ *Grau I – piccolo (solto).* Esse grau envolve uma força de tração que neutraliza a pressão nas articulações, sem produzir separação real das superfícies articulares. A tração de Grau I é usada para reduzir as forças compressivas sobre as superfícies articulares, tanto na sessão de intervenção inicial como em todos os graus de mobilização.

▶ *Grau II – lassidão (tirar a lassidão).* Esse grau de tração separa as superfícies articulares e elimina o jogo nas cápsulas articulares.

▶ *Grau III – alongamento.* Esse grau de tração alonga, na verdade, a cápsula articular e os tecidos moles que circundam a articulação, para aumentar a mobilidade. A tração de Grau III é usada em conjunto com os deslizamentos de mobilização, de acordo com as regras do côncavo-convexo, no tratamento da hipomobilidade articular durante o estágio de remodelagem da cicatrização.[13]

Técnicas australianas

A abordagem australiana foi introduzida por Maitland,[12] cujo sistema de classificação é utilizado ao longo de todo este livro. Com base nesse sistema, as amplitudes de movimento são definidas como as amplitudes disponíveis, e não como as amplitudes totais, sendo em geral usadas em uma única direção (Fig. 11-5). Cada articulação possui um limite anatômico, determinado pela configuração das superfícies articulares e pelos tecidos moles circundantes. O ponto de limitação é o ponto na amplitude que não possui limite anatômico, o qual é reduzido pela dor ou pela resistência do tecido.

Maitland defendia a existência de cinco oscilações, ou graus de mobilização articular, em que cada uma delas se localiza dentro da amplitude disponível dos movimentos articulares, isto é, um ponto localizado em algum lugar entre o ponto inicial e o limite anatômico (ver Fig. 11-5). Embora a relação entre os cinco graus seja sempre constante, em termos das respectivas posições dentro da amplitude de movimento, o ponto de limitação desloca-se mais para a esquerda, na proporção que aumenta a gravidade da limitação do movimento.

Os Graus de I a IV são frequentemente executados como movimentos do tipo oscilatório durante o tratamento. O Grau I se passa no início da amplitude, o Grau II ocorre na amplitude intermediária, o Grau III é um movimento de grande dimensão na direção do final da amplitude e o Grau IV é um movimento de pequena dimensão no final da amplitude. Muitos fisioterapeutas usam a combinação da tração Grau III de Kaltenborn com as oscilações de Grau IV de Maitland para diminuir a dor e aumentar a mobilidade articular.

Os Graus I e II de Maitland são empregados exclusivamente para o alívio da dor e não têm efeito mecânico direto sobre a barreira de restrição, embora eles tenham efeito hidrodinâmico. A analgesia induzida por mobilização foi demonstrada em uma série de estudos em humanos,[121-123] sendo caracterizada pelo iní-

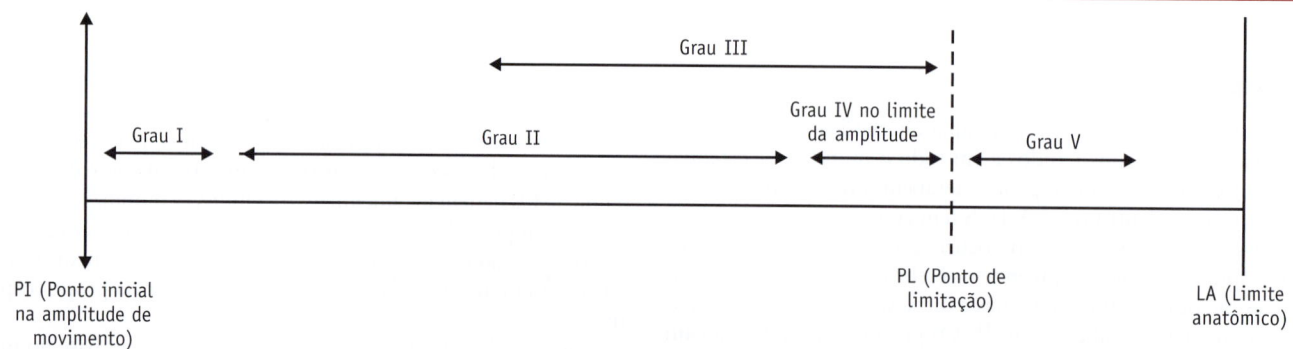

FIGURA 11-5 Os cinco graus de movimento de Maitland. (Reproduzida, com permissão, de Dutton M: *Manual Therapy of the Spine: An Integrated Approach.* New York: McGraw-Hill, 2002:44.)

cio rápido e pela influência específica sobre a nocicepção mecânica. As mobilizações articulares de Grau I e II são, em tese, efetivas na redução da dor, melhorando a lubrificação articular e a circulação nos tecidos relacionados à articulação.[116,124] Oscilações articulares rítmicas possibilitam, também, ativar os mecanorreceptores articulares e da pele importantes na redução da dor.[84,125]

Os Graus III e IV de Maitland (ou pelo menos III+ e IV+) alongam a barreira e possuem efeitos mecânicos e neurofisiológicos. As distrações articulares de Graus III e IV e as mobilizações de alongamento, podem, além dos efeitos acima mencionados, ativar inibidores articulares e receptores de fusos musculares, que ajudam a diminuir a restrição aos movimentos.[84,116,124,125]

Há uma corrente de pensamento que defende a evolução do uso de movimentos fisiológicos (Grau IV; ver Fig. 11-5), para alongamento das limitações articulares e para o uso de movimentos acessórios no limite das articulações,[12,116] sempre que o movimento articular for inferior a 50% e a resistência articular for a disfunção predominante. Os Graus III e IV foram subdivididos em III+ (++) e IV+ (++) indicando que, quando o final da amplitude é atingido, ocorrem alongamentos adicionais para conferir força mecânica à restrição dos movimentos.[126] A mobilização de Grau V é definida como movimento passivo e hábil das articulações, é um impulso (*thrust*) de curta duração, pequena amplitude e alta velocidade aplicado no limite fisiológico da amplitude articular (ver Fig. 11-5).

A direção do deslizamento incorporado é determinada pela regra do côncavo-convexo e a articulação a ser mobilizada deve ser colocada em posição com espaço articular. Por exemplo, se a extensão da articulação tibiofemoral for restrita, o fêmur (convexo) pode ser estabilizado e a tíbia (côncava) deslizada anteriormente, ou a tíbia pode ser estabilizada e o fêmur deslizado posteriormente. Entretanto, se a mobilização na direção adequada, de acordo com a regra do côncavo-convexo, exacerbar os sintomas, o fisioterapeuta deve aplicar a técnica na direção oposta, até que o paciente possa tolerar a direção correta.[127]

> ### Curiosidade Clínica
>
> Se a superfície articular for convexa em relação à outra superfície, o deslizamento ocorre na direção oposta ao movimento do osso (movimento angular). Se, no entanto, a superfície articular for côncava, o deslizamento ocorre na mesma direção do movimento do osso (movimento angular).
>
> Na coluna, a regra convexa aplica-se à articulação atlantoccipital, mas abaixo da segunda vértebra, aplica-se a regra côncava.
>
> A lembrança dessa regra é muito importante para testar a mobilidade articular e para as mobilizações articulares.
>
> Se, durante o teste de mobilidade, há deslizamento limitado:
>
> - Se a limitação ocorrer quando a superfície côncava está se movendo, provavelmente é devido a uma contratura da porção retraída da cápsula.
> - Se a limitação ocorrer quando a superfície convexa estiver se movendo, a restrição provavelmente se deve a uma incapacidade da superfície que está se movendo para a porção contraída da cápsula (pode ser devido a aderências entre dobras redundantes da cápsula).
>
> Vale a pena lembrar que as aderências entre os ligamentos colaterais e o plano do tecido subjacente podem limitar o movimento em mais de uma direção.

A regra do côncavo-convexo não é aplicável a todas as situações. As exceções incluem movimentos em articulações planas, movimentos nos quais o eixo de rotação atravessa as superfícies que estão se articulando e movimentos articulares nos quais o lado côncavo da articulação forma uma cavidade profunda.[128]

> ### Curiosidade Clínica
>
> Embora as superfícies selares sigam as mesmas regras que as superfícies ovoides, devido à natureza da curvatura de suas superfícies articulares, a direção da oscilação e do deslizamento varia. Por exemplo, na primeira articulação carpometacarpal, as seguintes biomecânicas estão envolvidas:
>
> Flexão/extensão metacarpal: a superfície que se move é côncava.
>
> 1. A oscilação do osso ocorre em direção ântero-medial/póstero-lateral.
> 2. A base rola e desliza em direção ântero-medial/póstero-lateral.
>
> Abdução/adução metacarpal: a superfície que se move é convexa.
>
> 1. A oscilação do osso ocorre em direção ântero-lateral/póstero-medial.
> 2. A base desliza na direção oposta à oscilação e rola na mesma direção da oscilação.

As mobilizações dos movimentos fisiológicos, assim como as mobilizações de distrações acessórias, podem ser executadas em qualquer grau indicado. As mobilizações são executadas no local da dor e nas articulações adjacentes, com a finalidade de produzir analgesia.[129]

A seleção da técnica de mobilização depende da barreira de movimento percebida pelo fisioterapeuta (sensação de final do movimento) e da gravidade da condição (ver Tab. 11-3). O músculo, em geral, é a primeira barreira, sendo tratado com técnicas leves de manter-relaxar. Muitas vezes alguma dor acompanha a mobilização inicial, que é tratada com oscilações de Grau III ou IV.[126] Quando a dor é reduzida, é abordada a real barreira ao movimento. Se essa barreira for um tecido periarticular, devem ser usadas oscilações rítmicas de Grau IV+ para o alongamento tecidual. Se a articulação for subluxada e irregular, deve-se, então aplicar o Grau III abrupto.[126]

Seja qual for a técnica ou o grau aplicado, há várias considerações que podem ajudar o fisioterapeuta:

▶ O paciente é colocado em posição de conforto máximo e deve estar relaxado.

▶ A posição da articulação a ser tratada deve ser apropriada para o estágio de cicatrização e para a habilidade do fisioterapeuta:
- A posição de repouso é usada para o estágio agudo e/ou fisioterapeutas inexperientes.
- Outras posições iniciais podem ser empregadas por fisioterapeutas hábeis em estágios não agudos.

▶ O fisioterapeuta deve estar em uma posição que empregue boa mecânica do corpo e que utilize a gravidade como auxílio à mobilização, sempre que possível.

▶ Metade da articulação deve ser estabilizada, enquanto a outra é mobilizada. O fisioterapeuta deve colocar a mão estabilizadora e a mão mobilizadora o mais próximo possível da linha de articulação. As outras partes de seu corpo envolvidas na mobilização devem fazer contato máximo com o corpo do paciente para distribuir as forças sobre uma área maior e diminuir a dor por meio do contato com as proeminências ósseas. O contato máximo resulta, também, em mais estabilidade e em aumento na confiança por parte do paciente. Se o contato entre sexos opostos causar constrangimentos, o fisioterapeuta deve procurar técnicas alternativas que tenham condições de produzir os resultados desejados.

▶ A direção das mobilizações tende a ser paralela ou perpendicular a uma tangente sobre superfícies articulares adjacentes, sendo apropriada à artrocinemática da articulação que está sendo tratada.

▶ A mobilização não deve mover-se dentro do ponto de dor ou através dele.

▶ A velocidade e a amplitude de movimento devem ser consideradas com o máximo cuidado possível, com base nos objetivos das intervenções, para recuperar o movimento articular, aliviar a dor ou as duas coisas ao mesmo tempo.

▶ Os alongamentos lentos são usados nas grandes restrições capsulares.

▶ As oscilações rápidas são utilizadas nas restrições menores.

▶ Deve-se executar um movimento de cada vez, em uma única articulação.

▶ O paciente é reavaliado após alguns movimentos se a articulação estiver no estágio agudo de cicatrização, e, com menos frequência, para os outros estágios de cicatrização.

▶ A intervenção deve ser interrompida pelo resto do dia quando uma grande melhora tiver sido obtida ou quando essa melhora cessar.

A reeducação muscular é essencial após a mobilização de técnicas de *thrust* de alta velocidade e produz, muitas vezes, redução perceptível na dor pós-tratamento. Enquanto a articulação é mantida em uma nova amplitude, são necessárias 5 a 6 contrações isométricas leves dos agonistas e antagonistas do movimento mobilizado.[126] Recentemente, a ênfase mudou da mobilização da articulação em planos retos para mobilizações que incorporam as rotações combinadas ou congruentes produzidas com o movimento normal (ver Cap. 3), cuja finalidade é aumentar a mobilidade da cápsula.

Mobilizações com movimentos

O conceito de mobilizações com movimentos (MWM*) foi introduzido por Mulligan.[130,131] As MWM estão baseadas nos princípios da mobilização articular criados por Kaltenborn.[13]

> **Curiosidade Clínica**
>
> As técnicas de MWM combinam força de deslizamento manual sustentada com movimento fisiológico simultâneo da articulação. Podem ser executadas ativamente pelo paciente ou de forma passiva pelo fisioterapeuta, com a intenção de realinhar problemas posicionais ósseos.[130,131]

Com algumas exceções, as técnicas de mobilização de Mulligan são aplicadas em paralelo ao plano de movimento e sustentadas por todo o movimento até que a articulação retorne a sua posição inicial, sem causar dor quando aplicada.[131] Na verdade, a máxima das MWM é que se a dor for causada por essa intervenção, a técnica é contraindicada. A causa mais comum de dor com essas técnicas ocorre quando a mobilização é sustentada em todo o movimento.[131]

Os movimentos usados na MWM dependem do paciente e incluem movimentos ativos, passivos e resistidos. O seu sucesso é baseado na teoria de que as deficiências posicionais ósseas contribuem de forma substancial para as restrições articulares dolorosas, o que é similar à teoria do sucesso das manipulações articulares.[131]

As técnicas MWM de Mulligan foram originalmente projetadas para a coluna cervical, mas desde então foram expandidas para incluir praticamente todas as articulações do corpo humano. Vários estudos[130,132-135] que procuraram os efeitos da MWM concluíram que a MWM é uma intervenção promissora.

Mulligan delineou diversas orientações para a aplicação dessas técnicas:[130,131]

▶ O paciente é posicionado de maneira a permitir sustentação de peso.

▶ Outras intervenções devem ser usadas em conjunto com esta.

▶ Quando se tratar de articulação em gínglimo, o deslizamento sustentado ou a mobilização devem formar ângulos retos em relação ao deslizamento que ocorre com o movimento. Por exemplo, no caso da flexão dos dedos, a mobilização-deslizamento da faceta distal deve ser na direção medial ou lateral.

▶ Quando os movimentos articulares envolvem ossos longos adjacentes, como no caso do punho ou do tornozelo, é necessário ajustar as posições relativas dos ossos longos para possibilitar a ocorrência de movimentos articulares indolores.

▶ A mobilização-deslizamento sempre é bem-sucedida em uma única direção. A mobilização-deslizamento de sucesso é aplicada 10 vezes antes da reavaliação do movimento articular.

▶ Uma pressão forte deve ser aplicada na fase terminal da amplitude de movimento ativa disponível.

As técnicas de Mulligan são descritas em detalhes em capítulos deste livro.

Técnicas de *thrust* de alta velocidade

Os médicos ingleses foram os primeiros a usar as técnicas de *thrust* de alta velocidade (manipulações articulares), e vários livros a respeito foram publicados no início do século XX.[51,136-138]

Em comparação com os quatro graus de mobilização articular (Graus I a IV), as técnicas de *thrust* de alta velocidade se denominam Grau V. Recentemente, a definição de terapia de manipulação foi ampliada, para incluir todos os procedimentos que utilizam as mãos para massagear, alongar, mobilizar, ajustar ou manipular tecidos musculoesqueléticos por razões terapêuticas.[139] Embora a técnica de Grau V partilhe semelhanças com a mobilização de Grau IV em termos de amplitude e posição na amplitude articular, o Grau V difere na velocidade de liberação. Os termos de *velocidade* e *amplitude* são

---

*N. do T.: Do inglês, *mobilization with movements*. Costuma-se usar a sigla do método conforme o termo original.

usados para descrever a natureza da força de ativação final ou *thrusts* usados com as mobilizações articulares. A maioria das mobilizações articulares de Graus I a IV utiliza vários graus de amplitude, enquanto as técnicas de Grau V empregam, geralmente, *thrusts* de alta velocidade (rápidos) e de baixa amplitude (curta distância).

> **Curiosidade Clínica**
>
> Ao contrário das mobilizações, que são aplicadas uma ou várias vezes dentro ou na amplitude fisiológica dos movimentos articulares,[140] as técnicas de *thrust* de alta velocidade envolvem *thrusts* nas articulações, forçando-as além do limite restrito de movimento.[2]

As manipulações consistem em técnicas de alavancagem longa que exercem forças sobre um ponto no corpo localizado a uma certa distância da área de tratamento ou em técnicas de alavancagem curta que compreendem forças direcionadas especificamente a uma articulação isolada.[141] O plano ou direção da restrição articular determina o tipo e a direção da técnica a ser usada. As lesões manipuláveis podem ser definidas por restrição do movimento, especialmente quando causam dor. As técnicas de *thrust* de alta velocidade são, desse modo, aplicadas após primeiro identificar a restrição por meio da sensação de final do movimento, percebendo a barreira, antes de aplicar o *thrust*. A percepção da barreira, que requer um alto nível de habilidade, assegura que a força será aplicada à restrição, possibilitando localizá-la.

Quando uma força específica é aplicada às articulações corporais para permitir sua distração, ouvem-se alguns estalidos conhecidos por *cavitação*. Acredita-se que as cavitações ou estalidos sejam o resultado de liberações repentinas de gás sinovial durante a manipulação. O gás é reabsorvido pela articulação em um período de cerca de 30 minutos, o que pode explicar a razão pela qual as articulações podem somente ser "estaladas de novo" a cada 20 a 30 minutos.[142] Contudo, o objetivo das técnicas de *thrust* não é produzir cavitação, mas produzir hipermobilidade temporária que restaure o jogo articular normal.

Forças excessivas ou problemas para localizar a força de uma técnica resultam na dissipação das forças físicas e, a menos que o paciente esteja em condições de absorvê-las, elas podem se tornar prejudiciais, em especial na região da coluna.[24] Esses efeitos prejudiciais incluem fraturas, compressão da medula espinal, comprometimento da artéria vertebral (ver Cap. 21), isquemia cerebral e até mesmo óbito.[143]

É bastante difícil avaliar a eficácia das intervenções de *thrust* de alta velocidade porque o número de estudos científicos sobre o assunto é bastante limitado.[144] Parece evidente que essas técnicas causam alívio imediato nas dores agudas na região lombar,[145] embora o grau de melhora varie entre os indivíduos. Alguns pacientes respondem imediatamente a uma técnica de *thrust* de alta velocidade. Contudo, essa população não pode ser identificada antecipadamente, e não existem razões fortes o suficiente para recomendar as técnicas de *thrust* de alta velocidade em vez das mobilizações.[144]

O mecanismo que proporciona alívio da dor nas técnicas de *thrust* de alta velocidade ainda não é perfeitamente entendido, embora tenham sido feitas tentativas para explicar os possíveis efeitos, incluindo a liberação dos meniscoides presos ou de elementos discais,[146] a alteração no tônus muscular[147] e o rompimento mecânico das aderências intra-articulares.[148-150] É de conhecimento geral, entretanto, que a restrição de movimento em uma articulação produz aderências, contraturas nos tecidos moles e doenças degenerativas articulares,[151-154] Portanto, ao aumentar o movimento em uma articulação, as técnicas de *thrust* de alta velocidade revertem os efeitos prejudiciais mencionados anteriormente. É possível, também, que essas técnicas produzam resultados diretamente associados a uma grande variedade de influências psicológicas.[155]

As manipulações cervicais foram relacionadas a complicações vertebrobasilares. Em uma revisão de 58 casos na literatura inglesa de complicações vertebrobasilares, seguidas de manipulações cervicais, Grant calculou uma idade média de 37,3 anos com uma variação de 7 a 63 anos.[156] Com base no estudo de Hosek,[157] estima-se que uma em um milhão de manipulações cervicais resultará em grave deficiência vertebrobasilar, enquanto Dvorak e Orelli[158] estimaram incidência muito mais elevada, de um em 400.000. Este último dado indica que a posição do fisioterapeuta que fizer manipulações cervicais em 15 pacientes por dia, durante 30 anos (considerando o período de férias), é um pouco maior do que uma chance em quatro de causar um ataque grave em toda a sua carreira. Isso significa que um em cada quatro fisioterapeutas, com a mesma taxa de manipulação, enfrentará problemas graves com a artéria vertebral.

Técnicas neurofisiológicas

Facilitação neuromuscular proprioceptiva

A facilitação neuromuscular proprioceptiva (FNP) foi desenvolvida no Kabat Kaiser Institute, por Herman Kabat e Margaret Knott, no final da década de 1940 e começo da década de 1950. A princípio, essa abordagem foi desenvolvida como método de tratamento para músculos enfraquecidos do ponto de vista neurológico. Mais tarde, passou a ser utilizada no fortalecimento geral do músculo, mobilizações articulares e para o alongamento dos músculos adaptativamente encurtados, por meio de técnicas de relaxamento muscular que incorporam a facilitação e a inibição muscular para acelerar a resposta dos mecanismos neurofisiológicos envolvidos no reflexo dos alongamentos (Tab. 11-6).[159] A teoria da FNP estabelece que o sistema muscular humano é uma disposição diagonal e espiral e que quando os músculos contraem-se na sequência apropriada, o grupo muscular estressado sobrepõe a demanda feita sobre ele com uma efetividade ideal. Assim, a facilitação dos padrões totais de movimentos promove o aprendizado motor nos padrões musculares sinergísticos. A FNP usa a estimulação dos receptores musculares e articulares para melhorar, facilitar e acelerar as reações do mecanismo neuromuscular. Os padrões totais de movimento e a postura são padrões preparatórios importantes para as habilidades funcionais avançadas. De acordo com a teoria da FNP, os padrões espiral e diagonal do sistema muscular consistem em três componentes:

▶ Flexão ou extensão.

▶ Adução ou abdução.

▶ Rotação interna ou externa.

TABELA 11-6 Termos e técnicas da FNP

Termo	Descrição
Aproximação	A compressão articular estimula as extremidades nervosas aferentes e incentiva os músculos extensores e os padrões de estabilização (cocontração), inibindo, assim, o tônus e intensificando a estabilização do segmento proximal. Essa técnica, em geral, é usada em pacientes com comprometimento neurológico.
Reversão do agonista	Contração de encurtamento concêntrico, lenta através da amplitude, seguida de uma contração excêntrica, de alongamento, usando os mesmos grupos musculares. As indicações abordam músculos posturais enfraquecidos e incapacidade de controlar excentricamente o peso do corpo durante as transições de movimento, por exemplo, sentar.
Isométricos alternados	A manutenção isométrica é facilitada, primeiro, em um dos lados da articulação, seguida por uma manutenção alternada dos grupos musculares antagonistas. Pode ser aplicada em qualquer direção (anterior-posterior, medial-lateral e diagonal). As indicações incluem instabilidade na sustentação de peso corporal e na manutenção, controle antigravitacional insuficiente e fraqueza.
Contração-relaxamento	Técnica de relaxamento geralmente executada em um ponto de amplitude de movimento limitado no padrão agonista: o movimento concêntrico em rotação é executado, seguido de manutenção isométrica dos músculos que limitam a amplitude no padrão antagonista contra uma resistência lentamente crescente; depois, relaxamento voluntário e contração ativa na amplitude recentemente adquirida do padrão agonista. O paciente contrai os músculos a serem alongados (agonistas). O fisioterapeuta resiste a essa contração, com exceção do componente rotatório. O paciente relaxa e o fisioterapeuta move a articulação além da amplitude desejada. As indicações são limitações da amplitude de movimento causadas pelo encurtamento adaptativo muscular e pela espasticidade. Ainda que primariamente empregada como técnica de alongamento, ocorre algum fortalecimento devido às contrações isométricas envolvidas.
Manter-relaxar	Técnica similar, em princípio, à contrair-relaxar, com exceção de que, quando o paciente contrai, o fisioterapeuta não permite que ocorra nenhum movimento (incluindo rotação). Após a contração isométrica, a própria contração do paciente faz com que o movimento desejado ocorra. Tipicamente usada como técnica de relaxamento em lesões agudas, uma vez que ela tende a ser menos agressiva do que a técnica de contrair-relaxar.
Movimento ativo de manter-relaxar	Contração isométrica executada em amplitude média a encurtada, seguida de relaxamento voluntário e movimento passivo para a amplitude alongada e resistência a uma contração concêntrica através da amplitude. Pode ser usada em pacientes com incapacidade de iniciar o movimento, hipotonia, fraqueza e desequilíbrios acentuados entre os antagonistas.
Contato manual	Uma pressão profunda, porém indolor, é aplicada por meio do contato do fisioterapeuta para estimular um músculo, um tendão e/ou aferentes articulares.
Resistência máxima	A resistência é aplicada aos músculos mais fortes para obter um fluxo maior para os músculos mais fracos. As indicações incluem fraqueza e desequilíbrios musculares.
Alongamento rápido	Um movimento aplicado de forma repentina estimula os receptores do tendão, resultando em facilitação do recrutamento motor e, em consequência, mais força.
Reforço	O uso coordenado dos principais grupos musculares, ou de outras partes do corpo, para produzir o padrão de movimento desejado. Essa técnica é utilizada com frequência para aumentar a estabilidade dos segmentos proximais.
Contrações repetidas	Técnica unidirecional, que envolve contrações concêntricas repetidas induzidas por um alongamento rápido, é intensificada pela resistência, executada na amplitude ou em parte da amplitude no ponto de fraqueza. As indicações incluem fraqueza, descoordenação, desequilíbrios musculares e falta de resistência. Facilitação do agonista e relaxamento do antagonista.
Progressão resistida	Um alongamento e uma resistência são aplicados para facilitar a progressão na caminhada, no engatinhar, no andar de joelho ou nas transições de movimento. As indicações incluem força, sincronia, controle motor e resistência prejudicados.
Iniciação rítmica	Relaxamento voluntário unidirecional ou bidirecional seguido de movimento passivo através de uma amplitude de movimento crescente, seguido de contrações assistidas ativas avançando para uma leve resistência às contrações concêntricas. As indicações incluem espasticidade, rigidez, incapacidade de iniciar o movimento, deficiências de aprendizado motor e deficiências de comunicação.

(continua)

TABELA 11-6 Termos e técnicas da FNP (*continuação*)

Termo	Descrição
Rotação rítmica	Relaxamento voluntário combinado com rotação lenta, passada, ritmo do corpo ou de parte dele ao redor de um eixo longitudinal e movimento passivo em uma amplitude recém-adquirida. A manutenção ativa na nova amplitude é forçada. Indicações incluem hipertonia, com limitações na amplitude de movimento funcional.
Estabilização rítmica	A aplicação das contrações isométricas alternadas dos músculos agonistas e antagonistas para estimular o movimento do agonista, desenvolver estabilidade e relaxar o antagonista. As indicações incluem instabilidade na sustentação de peso corporal e na manutenção, controle antigravitacional insuficiente, fraqueza e ataxia. Também pode ser usada para diminuir limitações na amplitude de movimento causadas pelo encurtamento muscular adaptativo e imobilização muscular dolorosa.
Reversão lenta	Usa contrações concêntricas alternadas dos grupos musculares opostos para estimular o movimento ativo do agonista, relaxamento do antagonista e coordenação entre os padrões agonista e antagonista. As indicações incluem incapacidade de reverter direções, desequilíbrios musculares, fraqueza, descoordenação e instabilidade.
Reversão lenta-manter	Usa a atividade alternativa de grupos musculares opostos com pausa entre as reversões para atingir o relaxamento do antagonista e estimular o agonista.
Reversão lenta-manter-relaxar	O paciente movimenta ativamente a articulação envolvida até o ponto de limitação e, então, reverte a direção do movimento, enquanto o fisioterapeuta resiste. Essa técnica é usada para aumentar o movimento do agonista.
Tempo para ênfase	A aplicação de resistência máxima em partes específicas da amplitude de movimento aos grupos musculares mais poderosos para obter "fluxo máximo" em grupos musculares mais fracos. Pode ser executada em um membro (ipsilateral de um grupo muscular para o outro) usando fluxo máximo de um membro para o contralateral ou do tronco para o membro. Tipicamente combinado com contrações repetidas para os componentes fracos ou sobrepostos com tempo normal em uma sequência de distal para proximal. As indicações incluem fraqueza e má coordenação.
Tração	A articulação é distraída pelo uso de força de tração, resultando em diminuição do tônus muscular e aumento subsequente na amplitude de movimento. As indicações incluem estimulação de extremidades nervosas normais e facilitação dos músculos flexores e padrões de mobilização. Pode também ser usada para ajudar a diminuir a espasticidade.

A FNP simplifica os movimentos funcionais dos componentes para diagnóstico e tratamento. A posição do paciente, que frequentemente usa posições de desenvolvimento, permite avaliações consistentes e desempenha um papel fundamental no tônus postural. Os contatos manuais são usados para isolar os grupos musculares, gerar comandos táteis e influenciar a força da contração. A aplicação da resistência apropriada facilita os padrões motores específicos.

Dois princípios neurofisiológicos fundamentais são os responsáveis pela inibição neuromuscular que ocorre durante a execução das técnicas de FNP:

1. *Inibição pós-contração.* Esse princípio afirma que, após uma contração, o músculo relaxa de forma automática por um período curto e latente. Esse conceito se fundamenta no princípio da indução sucessiva de Sherrington.[116,160,161] De acordo com esse princípio, após uma contração máxima, o músculo contraído atinge o relaxamento máximo (inibido), diante da manifestação do reflexo de alongamento inverso.[159] Comprimentos maiores após a contração do músculo tenso permitem melhorar a amplitude de movimento passivo ou ativo na direção oposta.[116]

2. *Inibição recíproca.* Esse princípio afirma que, quando um músculo é contraído, o seu antagonista é automaticamente inibido. Esse conceito é fundamentado na lei da inibição recíproca de Sherrington.

A frequência dos impulsos transmitidos para a medula espinal, a partir do fuso muscular, aumenta toda a vez que um músculo for alongado, elevando, assim, a frequência dos impulsos do nervo motor que estiverem retornando para o músculo. Isso provoca contrações reflexas do músculo, cujo resultado é o aumento da resistência ao alongamento, retirando o alongamento do fuso. O aumento na tensão no músculo é detectado pelo órgão tendinoso de Golgi (Fig. 11-6), cujos impulsos posteriores atingem a medula espinal, o que resulta em efeitos inibidores sobre os impulsos motores que retornam para o músculo, fazendo-o relaxar.

O paciente é primeiro orientado sobre o padrão de FNP a partir da posição inicial à posição terminal, usando comandos verbais curtos e simples, tais como "pressione", "puxe" e "segure", bem como uma entrada visual e tátil. O rápido alongamento aplicado a um músculo antes da contração facilita uma resposta muscular de força maior, embora se deva ter cuidado em sua aplicação para evitar exceder os limites da extensibilidade da unidade musculotendínea.

As técnicas de FNP proporcionam ao fisioterapeuta uma maneira eficiente de examinar e tratar as disfunções estruturais e neuromusculares.[161-163] As disfunções estruturais (hipermobilidades e hipomobilidades miofasciais e articulares) afetam a capacidade do corpo de assumir e executar posturas e movimentos ideais.[164] As disfunções neuromusculares (incapacidade de coordenar e executar de maneira eficiente movimentos vigorosos) ocasiona o uso repetitivo,

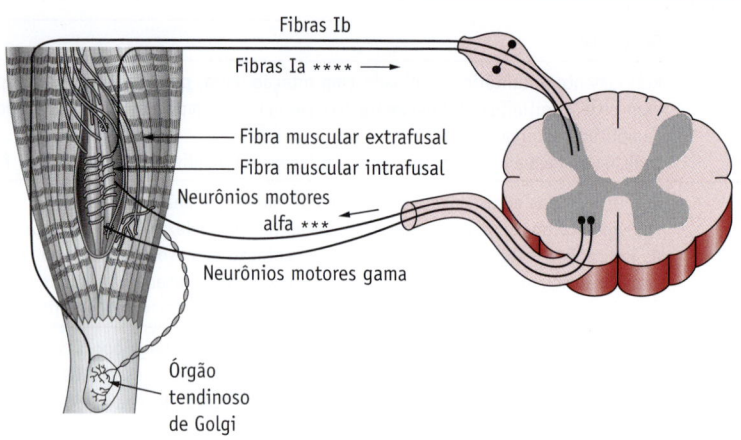

FIGURA 11-6 O fuso muscular e o aparelho tendinoso de Golgi.

anormal e cansativo dos sistemas articulares e miofasciais, precipitando, muitas vezes, disfunções e sintomas.[164-166]

O segredo para o sucesso da FNP é a capacidade do fisioterapeuta de aplicar o contato manual com a pressão apropriada e o posicionamento correto, o que permite a execução de movimentos leves e coordenados em todo o padrão. Pressão adequada é a quantidade de resistência que facilita a obtenção de respostas motoras desejadas e de contrações musculares suaves, coordenadas e ideais.[162,167] Se uma disfunção é identificada em qualquer uma dessas características, a resistência apropriada aplicada em conjunto com várias técnicas de FNP, facilita o processo de reaprendizado e de reabilitação.[161-164,167] Por exemplo, o fisioterapeuta aplica resistência máxima em pontos específicos na amplitude para promover o aumento do fluxo para os componentes mais fracos do padrão de movimento.

Técnicas de alongamento

Há vários tipos de alongamentos de FNP, incluindo alongar-relaxar, contrair-relaxar e contração agonista-relaxar. Nas descrições seguintes, o objetivo do alongamento é aumentar o comprimento dos isquiotibiais. Espera-se que o leitor esteja apto a extrapolar os princípios e aplicá-los aos outros grupos musculares agonistas-antagonistas.

Alongar-relaxar. Essa técnica envolve fazer o paciente concentrar-se em relaxar o antagonista durante o alongamento passivo. Por exemplo, o paciente relaxa os isquiotibiais, enquanto o joelho é passivamente movido em extensão até o ponto de restrição.[97,162,163] Acredita-se que essa técnica reduza a ativação do músculo antagonista com o tempo pelo efeito de inibição neural.[163,168]

Contrair-relaxar e manter-relaxar. As técnicas de contrair-relaxar e manter-relaxar são projetadas para facilitar o relaxamento e aumentar a amplitude por meio do relaxamento neuromuscular e alongamento dos elementos do tecido conjuntivo intrínseco do músculo.[162] As técnicas envolvem fazer o paciente contrair o agonista (isquiotibiais) durante cinco segundos contra resistência manual, sendo que, em seguida, o agonista relaxa à medida que é passivamente alongado.[97] A técnica de contrair-relaxar usa contração concêntrica ou mantém a contração concêntrica, enquanto a técnica manter-relaxar emprega a contração isométrica.[164] Manter-relaxar é a técnica de escolha na presença de dor ou quando a contração concêntrica supera a força exercida pelo fisioterapeuta.[164]

Para executar a técnica, a articulação é colocada em um ponto de limitação dentro do padrão de movimento. A resistência é aplicada a uma contração concêntrica do agonista restrito (contração direta) ou do antagonista (quadríceps – relaxamento recíproco).[164] A primeira técnica baseia-se na inibição autogênica, que ocorre mais prontamente em um músculo após uma contração intensa.[168] A inibição autogênica muscular é controlada pelo órgão tendinoso de Golgi, cujo papel é monitorar a tensão dentro de um músculo (ver Cap. 2). A estimulação do órgão tendinoso de Golgi por meio de uma contração muscular leva a inibição ou relaxamento do músculo no qual ele está localizado.[159]

Técnicas de fortalecimento

As seguintes técnicas de FNP podem ser usadas para o desenvolvimento de força, resistência e coordenação muscular.

Iniciação rítmica. A técnica de iniciação rítmica é usada para ensinar padrões de movimento aos pacientes. Além disso, ela é empregada em indivíduos incapazes de iniciar o movimento ou naqueles que têm amplitude de movimento limitada devido ao aumento do tônus.

A aplicação da técnica envolve uma progressão através do padrão agonista do movimento passivo, depois passivo e assistido ativo. Essa técnica é aplicada lentamente contra a resistência através da amplitude de movimento disponível, evitando a ativação de alongamentos rápidos.

Contração repetida. A contração repetida é uma técnica útil para pacientes portadores de fraquezas, seja em um ponto específico seja por toda a amplitude, bem como para corrigir desequilíbrios dentro da amplitude. O paciente pressiona repetidamente usando o agonista de maneira concêntrica e excêntrica contra uma resistência máxima, até que ocorra a fadiga nas amplitudes de movimento mais fracas. A quantidade de resistência ao movimento dada pelo fisioterapeuta é modificada para acomodar a força do grupo muscular. O alongamento pode ser aplicado no ponto mais fraco da amplitude para facilitar os músculos mais fracos e promover um movimento mais suave e coordenado.

Reversão lenta. A técnica de reversão lenta, também conhecida como *reversão isotônica*, é usada para desenvolver a amplitude de movimento ativa dos agonistas, enquanto desenvolve a sincronização recíproca normal entre os agonistas e antagonistas que ocorre durante os movimentos funcionais. A técnica envolve contração concêntrica do agonista seguida, de imediato, por uma contração concêntrica do antagonista, sendo que a contração de aproximação do agonista inicial facilita a contração de tração dos músculos antagonistas.

Reversão lenta-manter. A técnica de reversão lenta-manter é especialmente útil no desenvolvimento da força em um ponto específico na amplitude de movimento. É usada para aplicar a contração concêntrica do agonista, seguida imediatamente por uma contração isométrica, sendo que o comando de manter é dado no final de cada movimento ativo. A inversão da direção do padrão deve ter a mesma sequência das contrações, sem relaxamento, antes de mudar para o padrão antagonista.

Estabilização rítmica. As técnicas de estabilização rítmica, também chamadas de *inversões estabilizantes*, enfatizam a cocontração dos agonistas e antagonistas, que resulta em aumento na força de manter até um ponto no qual é impossível desfazer a posição. Esse efeito é atingido alternando-se contrações isométricas do agonista em contrações isométricas do antagonista, para produzir cocontração dos dois grupos musculares opostos. O comando de "segurar" é sempre dado antes da resistência ao movimento em cada direção. Os objetivos da técnica são melhorar a estabilidade ao redor das articulações, aumentar a consciência posicional neuromuscular, melhorar a postura e o equilíbrio e intensificar a sensibilidade dos músculos tônicos à força e ao alongamento em suas amplitudes funcionais.[164]

Técnicas de facilitação

As técnicas de FNP incluem também o reforço ou a facilitação de padrões de movimento. Esses padrões, executados em combinações de movimentos espirais-diagonais, são projetados para estimular os grupos musculares sinérgicos mais fortes a ajudar os mais fracos durante os movimentos funcionais atendo-se mais aos movimentos totais do que aos específicos. Esses modelos, que integram movimentos esportivos e atividades da vida diária, tem como base as sequências de desenvolvimento infantil, como rolar, engatinhar e andar.

Existem dois padrões diagonais para a extremidade inferior (Tab. 11-7) e dois padrões diagonais para a extremidade superior e escápula (Tab. 11-8), que são referidos como padrões diagonal 1 (D1) e diagonal 2 (D2). Esses padrões são subdivididos em padrões D1 e D2 que se movem em flexão e padrões D1 e D2 que se movem em extensão. Além dos padrões das extremidades superiores e inferiores, existem padrões para a parte superior do tronco, inferior do tronco e coluna cervical.

Os componentes para cada um desses padrões incluem combinações de flexão-extensão, abdução-adução e rotação interna-externa (ver Tab. 11-7 e 11-8), pois a maioria dos movimentos humanos envolvem rotações, em vez de movimentos retos ou planos.

O padrão de exercícios é iniciado depois que o paciente estiver posicionado, de modo que os grupos musculares estejam em posição alongada. Em seguida, os grupos musculares movem-se da sua amplitude total para a posição encurtada. As Figuras 11-7 e 11-8 mostram as posições iniciais e terminais, respectivamente, para o padrão de movimento da extremidade inferior D2 movimentando-se para flexão.

A Figura 11-9 ilustra a posição inicial para padrão de movimento da extremidade inferior de D_1 movimentando para extensão. A Figura 11-10 mostra a posição inicial para padrão de movimento da extremidade inferior de D_2 movimentando para flexão. A Figura 11-11 ilustra a posição terminal para padrão de movimento da extremidade inferior de D_2 movimentando para flexão.

Os padrões da extremidade inferior são executados com ambas as pernas simultaneamente para fortalecer os músculos do tronco. A Figura 11-12 mostra um padrão para a parte inferior do tronco em extensão para a esquerda.

Os padrões para o tronco também são executados usando-se as extremidades superiores. As Figuras de 11-13 até 11-16 mostram os padrões do tronco da extremidade superior. As Figuras de 11-17 até 11-20 mostram vários padrões de FNP para a coluna cervical.

Terapia do ponto-gatilho miofascial

As síndromes de dor miofascial (ver Cap. 9) estão estreitamente associadas às áreas sensíveis conhecidas por pontos-gatilho mio-

TABELA 11-7 Padrões de facilitação neuromuscular proprioceptiva para a extremidade inferior

Movimentando para extensão	Movimentando para flexão
Posição inicial para o padrão D1	
Quadril flexionado, aduzido e com rotação externa	Quadril estendido, abduzido e com rotação interna
Joelho flexionado	Joelho estendido
Tíbia com rotação interna	Tíbia com rotação externa
Tornozelo e pé dorsiflexionados e invertidos	Tornozelo e pé em flexão plantar e evertidos
Dedos estendidos	Dedos flexionados
Posição inicial para o padrão D2	
Quadril estendido, aduzido e com rotação externa	Quadril flexionado, abduzido e com rotação interna
Joelho estendido	Joelho flexionado
Tíbia com rotação externa	Tíbia com rotação interna
Tornozelo e pé em flexão plantar e invertidos	Tornozelo e pé em flexão dorsal e evertidos
Dedos flexionados	Dedos estendidos

D1, diagonal 1; D2, diagonal 2.

TABELA 11-8 Padrões de facilitação neuromuscular proprioceptiva para a extremidade superior e a escápula

Movimentando para extensão	Movimentando para flexão
Posição inicial para o padrão D1	
Escápula elevada e abduzida	Escápula deprimida e aduzida
Ombro flexionado, aduzido e com rotação externa	Ombro estendido, abduzido e com rotação interna
Cotovelo estendido	Cotovelo estendido
Antebraço supinado	Antebraço pronado
Punho flexionado e com desvio radial	Punho estendido e com desvio ulnar
Dedos aduzidos e flexionados	Dedos abduzidos e estendidos
Polegar flexionado e aduzido	Polegar estendido e abduzido
Posição inicial para o padrão D2	
Escápula deprimida e abduzida	Escápula elevada e aduzida
Ombro estendido, aduzido e com rotação interna	Ombro flexionado, abduzido e com rotação externa
Cotovelo estendido	Cotovelo estendido
Antebraço pronado	Antebraço supinado
Punho flexionado e com desvio ulnar	Punho estendido e com desvio radial
Dedos aduzidos e flexionados	Dedos estendidos e abduzidos
Polegar flexionado e abduzido	Polegar estendido e aduzido

D1, diagonal 1; D2, diagonal 2.

fasciais (PGMs). As articulações disfuncionais também estão relacionadas a esses pontos e a pontos de inserção dolorosos.[91] O termo *ponto-gatilho miofascial* talvez não seja o mais adequado, levando-se em consideração que existem pontos-gatilho cutâneos, ligamentares, periósteos e fasciais.[169]

Os principais objetivos da terapia do PGM são o alívio da dor e da rigidez dos músculos envolvidos, melhorar o movimento articular, melhorar a circulação e eliminar os fatores perpetuantes. Durante os tratamentos de síndromes musculares específicas, é importante explicar ao paciente a função do músculo envolvido e descrever ou demonstrar algumas atividades ou posturas que podem sobrecarregá-lo, para que seja possível evitar tais atividades ou posturas.

Uma série de intervenções manuais para PGM está disponível; estas incluem as seguintes.[75,170-172]

Alongamento e spray *ou alongamento e gelo*[76,169]

Embora não seja um método manual do ponto de vista técnico, o uso de *spray* e alongamento envolve alongamentos manuais durante a sua aplicação.

O paciente é posicionado com o máximo de conforto para melhorar o relaxamento muscular. A parte do corpo afetada é

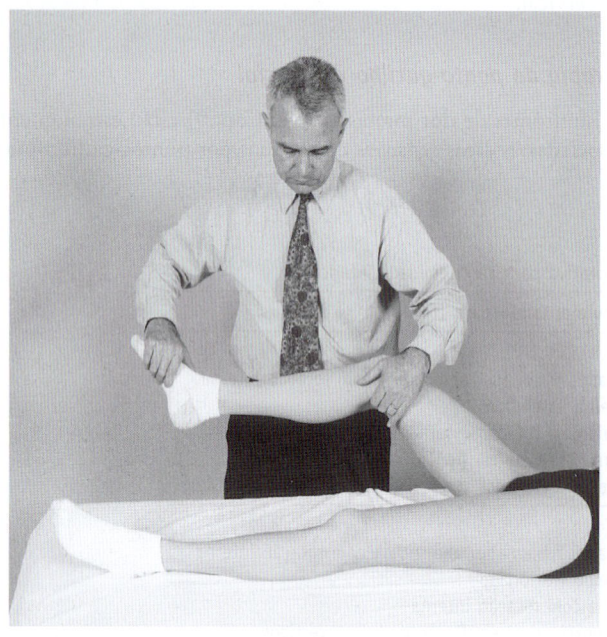

FIGURA 11-7 Posição inicial do padrão de movimento D1 para a extremidade inferior movimentando para flexão.

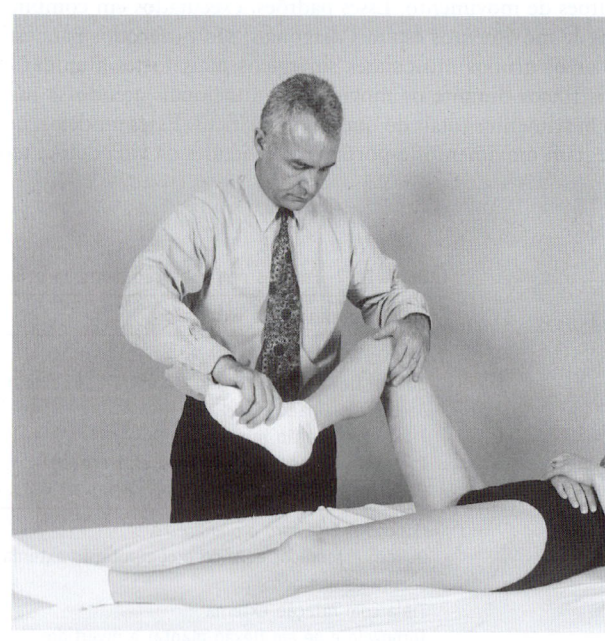

FIGURA 11-8 Posição final do padrão de movimento D1 para a extremidade inferior movimentando para flexão.

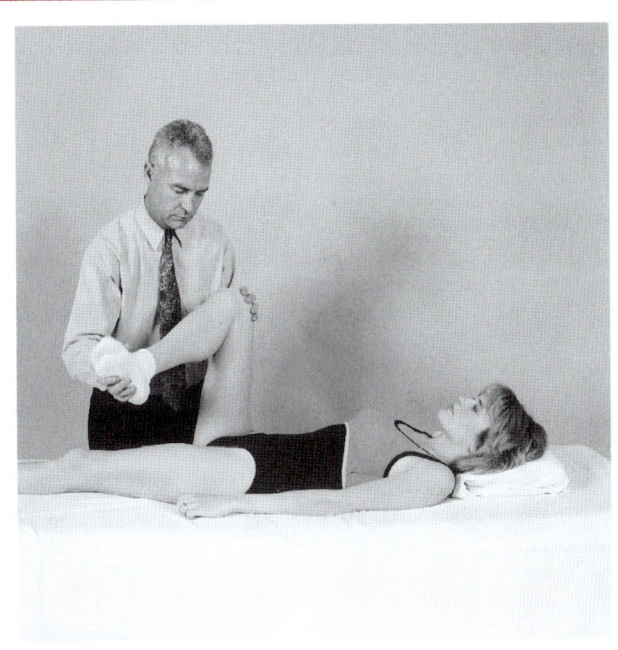

FIGURA 11-9 Posição inicial do padrão de movimento D1 para a extremidade inferior movimentando para extensão.

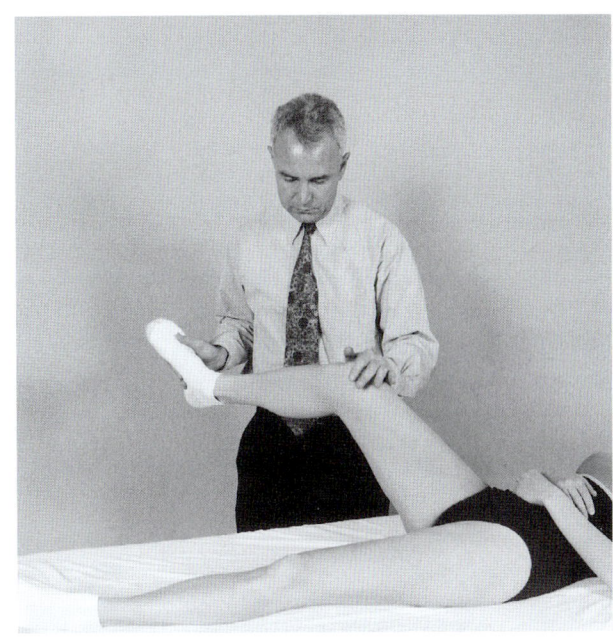

FIGURA 11-11 Posição final do padrão de movimento D2 para a extremidade inferior movimentando para flexão.

posicionada de modo que permita alongar moderadamente a banda retesada. O fisioterapeuta aplica o *spray* congelante ou gelo em movimentos paralelos e unidirecionais. Em seguida, com o auxílio de uma das mãos, apoia a base do músculo, alongando-o com a outra mão, até atingir o comprimento total.[173] O *spray* é mantido a aproximadamente 46 cm afastado da pele, para permitir o resfriamento suficiente. A fim de diminuir a dor, o material congelante deve ser aplicado uma ou duas vezes sobre a área do músculo envolvido. Quando o músculo é passivamente alongado, aplicações sucessivas em paralelo do *spray* devem ser feitas sobre a

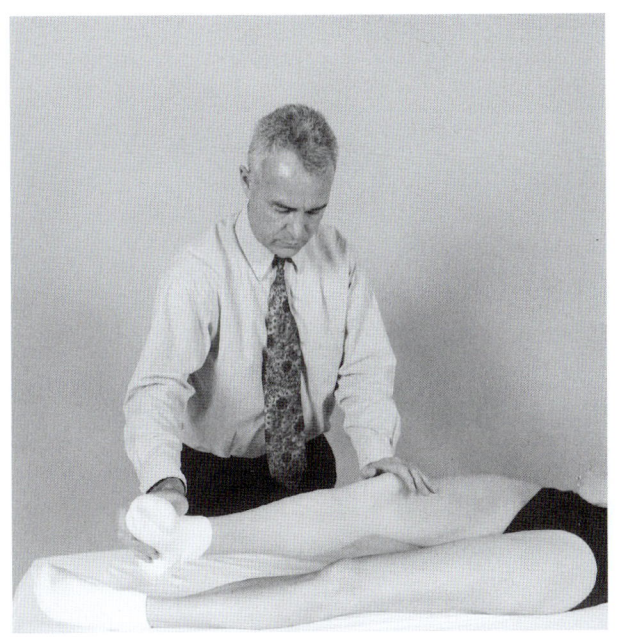

FIGURA 11-10 Posição inicial do padrão de movimento D2 para a extremidade inferior movimentando para flexão.

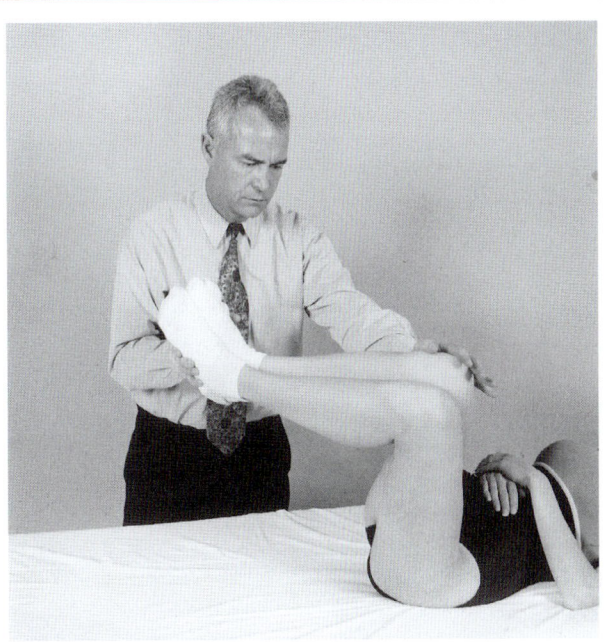

FIGURA 11-12 Padrão para a parte inferior do tronco em extensão para a esquerda.

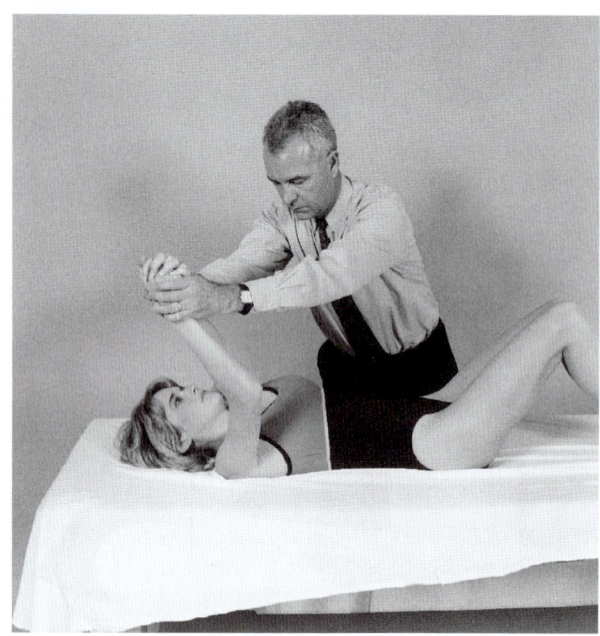

FIGURA 11-13 Padrão para a parte superior do tronco movimentando em extensão: posição inicial.

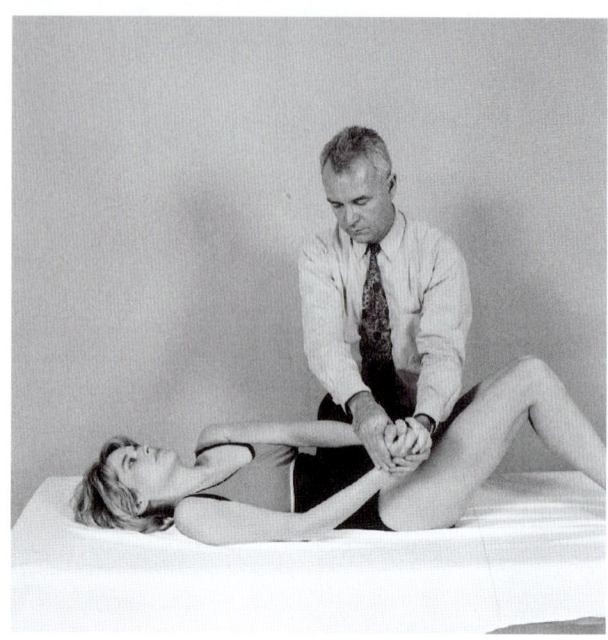

FIGURA 11-15 Padrão para a parte superior do tronco movimentando em flexão: posição inicial.

pele, desde o PGM até a área de dor referida, procurando cobrir todo o seu padrão. Após cada aplicação da técnica de *spray* e alongamento, o músculo é seletivamente movido por meio da maior amplitude de movimento possível, para normalizar a entrada proprioceptiva ao sistema nervoso central.[169] O frio intenso estimula os receptores de frio na pele, inibindo a dor. Essa técnica su-

postamente ajuda a bloquear o espasmo reflexo e a dor, permitindo o alongamento passivo e gradual do músculo, com a diminuição da tensão muscular. Vários tratamentos podem ser necessários para eliminar a síndrome da dor e os resultados devem ser vistos depois de 4 a 6 sessões.[169] Se os materiais congelantes vaporizados não estiverem disponíveis, podem ser

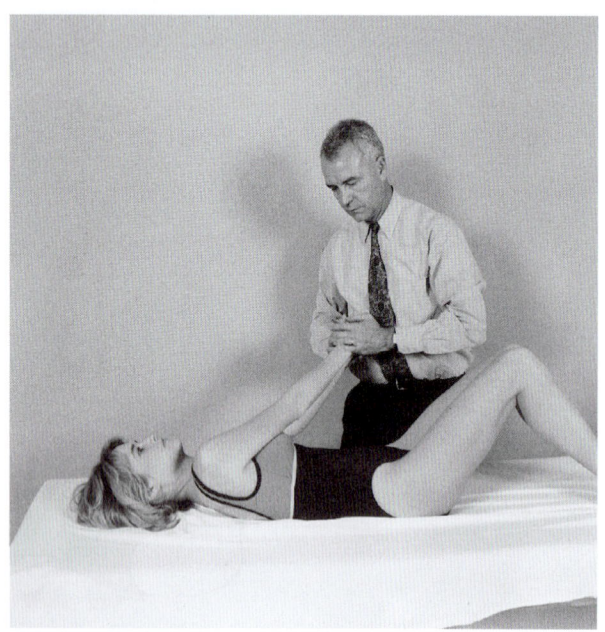

FIGURA 11-14 Padrão para a parte superior do tronco movimentando em extensão: posição final.

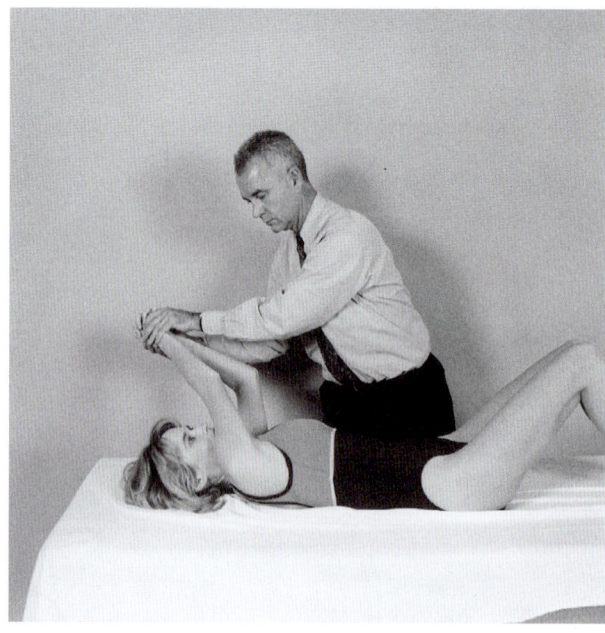

FIGURA 11-16 Padrão para a parte superior do tronco movimentando em flexão: posição final.

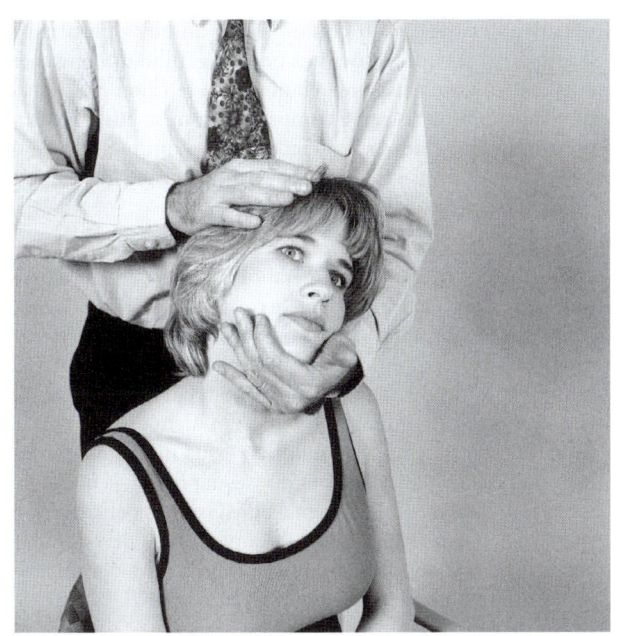

FIGURA 11-17 Flexão do pescoço e padrão de rotação para o lado direito: posição inicial.

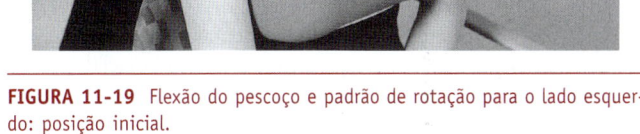

FIGURA 11-19 Flexão do pescoço e padrão de rotação para o lado esquerdo: posição inicial.

substituídos por gelo, com o devido cuidado para evitar o resfriamento dos músculos subjacentes.[169]

Desnudamento muscular

O desnudamento muscular deve ser realizado depois da aplicação de um creme lubrificante na pele. A técnica envolve o deslizamento lento do polegar, da articulação dos dedos ou do cotovelo ao longo da borda de uma banda retesada com pressão firme, tentando, ao mesmo tempo, curvá-la para fora.[169] Essa técnica tem o efeito de aplicar uma breve compressão isquêmica, quando o polegar desliza lentamente sobre os PGMs e dos alongamentos passivos de bandas tensas. O desnudamento muscular é uma téc-

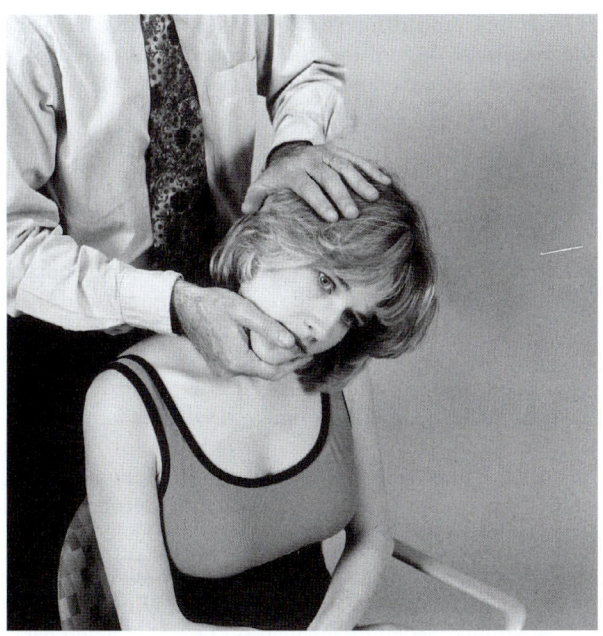

FIGURA 11-18 Extensão do pescoço e padrão de rotação para o lado esquerdo: posição inicial.

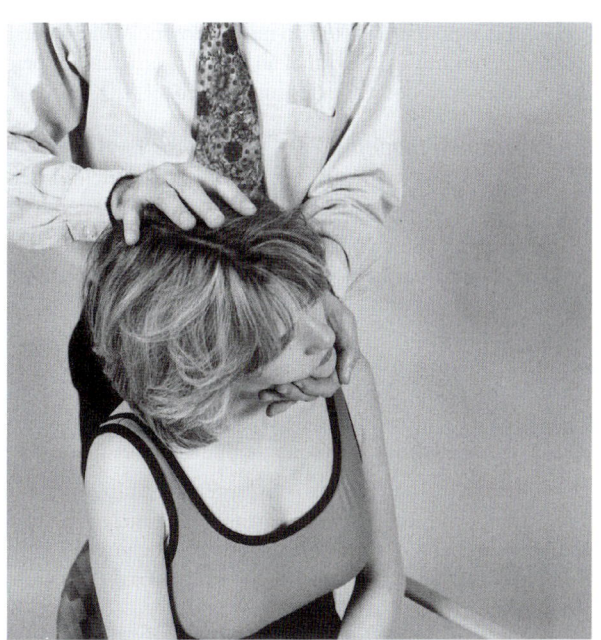

FIGURA 11-20 Extensão do pescoço e padrão de rotação para o lado direito: posição inicial.

nica tão efetiva quanto a técnica de *spray* e alongamento, embora seja um pouco mais dolorosa.[169]

Massoterapia
A massagem profunda ajuda a fazer a quebra mecânica das bandas fibrosas dos PGMs. A aplicação de pressão profunda produz isquemia local. Quando a pressão é liberada, ocorre uma hiperemia reativa, melhorando a circulação e liberando energia para a área.[174]

Liberação miofascial
Essas técnicas, abordadas em uma seção anterior, combinam massagem com técnicas de alongamento profundas para relaxar o músculo e romper os PGMs.[53,76]

Compressão isquêmica[169]
A compressão pode ser aplicada com o dedo polegar, com a articulação dos dedos ou com o cotovelo. A compressão atua como um hiperestimulante e a dor alivia em geral dentro de 20 a 60 segundos. A técnica envolve a aplicação de pressão diretamente sobre o ponto-gatilho, dentro dos limites da tolerância do paciente. Quando a dor cede, o fisioterapeuta aumenta lentamente a pressão, até eliminar o estímulo doloroso e sentir que a área está macia.

Alongamento
O alongamento de uma banda tensa é um tipo de intervenção bastante eficaz. Teoricamente, deve-se soltar os filamentos de actina e de miosina dos músculos esqueléticos (ver Cap. 1), permitindo mais alongamentos musculares normais e aumentando a amplitude de movimento. O procedimento resulta em entradas proprioceptivas padronizadas normais no sistema nervoso central, o que evita o retorno da dor.[169] O aumento no comprimento é obtido por meio de alongamentos suaves dos músculos envolvidos.

Mobilizações articulares
De maneira geral, o tratamento de uma articulação disfuncional provoca resolução espontânea da tensão nos tecidos moles e recuperação do comprimento muscular normal ao redor da articulação, permitindo o relaxamento dos músculos hipertônicos.[51,91,95,96]

Intervenções não manuais
As intervenções não manuais para os PGMs são incluídas aqui para a conclusão da seção.[75,170-172]

▶ *Termoterapia.* Calor úmido, ultrassom ou sessões de banhos quentes com duração de 5 a 15 minutos ajudam a relaxar os músculos subjacentes e aumentar a circulação. A termoterapia melhora o suprimento de nutrientes e diminui a tensão dos PGMs.[76] Em tese, o alívio da dor está relacionado à inibição dos mediadores da dor por intermédio do aumento do fluxo sanguíneo, mudanças na condução nervosa ou alterações da permeabilidade da membrana celular que diminuem a inflamação.[175,176]

▶ *Crioterapia.* Os estímulos frios, intensos e rápidos na pele que cobre o ponto-gatilho e a área de referência são eficazes para liberar bandas tensas e na desativação de pontos-gatilho, em particular quando feitos em combinação com um alongamento passivo.[169]

▶ *Infiltrações nos pontos-gatilho.* As infiltrações nos pontos-gatilho utilizando várias técnicas foram amplamente aplicadas para desativar PGMs, rompendo a banda fibrosa, embora o agente anestésico local injetado pareça ser menos importante para a desativação do ponto-gatilho do que a própria agulha.[73,177,178] As infiltrações nos pontos-gatilho devem ser executadas com alongamento e aplicação de calor.[76] A eficácia da terapia por ultrassom é comparável com as infiltrações nos pontos-gatilho e deve ser oferecida como um método de tratamento não invasivo de escolha para pacientes que desejam evitar infiltrações com agulha.[176]

▶ *Eliminação dos fatores causadores e perpetuantes, se houver.* Os distúrbios mecânicos e metabólicos precisam ser corrigidos para evitar o tensionamento e o esforço adicional dos músculos. Embora muitas pessoas tenham algum grau de estrutura corporal desequilibrada, o desequilíbrio estrutural é um fator contribuinte extremamente comum para constrições miofasciais e pontos-gatilho.[72,170,171,179,180] Além disso, os pacientes devem ser incentivados a limitar a sua ingestão de cafeína para menos de duas xícaras por dia e evitar fumar, já que ambos, direta e indiretamente, agravam os PMGs[76]. As deficiências nutricionais podem exigir correção e suplementos de vitamina C, B_1, B_6, B_{12} e ácido fólico são muito importantes devido ao seu papel essencial no metabolismo muscular normal.[169]

▶ *Biofeedback e relaxamento muscular.* O *biofeedback* e as técnicas de relaxamento muscular são aplicados para evitar a tensão crônica dos músculos.

▶ *Exercícios.* Os exercícios são importantes para limitar as recorrências dos PGMs.[180]

▶ *Contrairritação.* Esse método extremamente antigo de controle da dor tem sido usado durante muitos séculos. O seu sucesso relaciona-se ao fato de que ele quebra o ciclo de dor-espasmo-dor que com frequência perpetua as condições dolorosas pelo mecanismo de controle do portal da dor.

▶ *Terapias combinadas.* Um estudo,[176] que observou a intervenção combinada do ultrassom, das infiltrações nos pontos-gatilho e do alongamento, descobriu que a combinação dessas três intervenções foi eficaz na redução da dor e na melhora da amplitude de movimento, independentemente da gravidade ou duração da dor presente antes do tratamento. Outro estudo, que examinou uma intervenção combinada de ultrassom, massagem e exercícios, descobriu que pacientes que se submetiam a massagem e exercícios tinham redução no número e na intensidade dos PGMs, mas apenas o ultrassom não diminuiu a dor.[181]

▶ *Eletroterapia.* A eletroterapia tem sido considerada uma modalidade terapêutica eficaz para aliviar a dor dos PGMs,[71,171,182] embora somente ela não seja tão eficaz quanto a termoterapia ou o frio intermitente com alongamento.[171] Acredita-se que a eletroterapia trabalhe produzindo contrações musculares, que comprimem o edema, aumentando o fluxo sanguíneo na área e relaxando os músculos.[72] Dois principais tipos de terapia com estimulação elétrica usados para as lesões dos tecidos moles são a estímulos elétricos nervosos (EENs) e estímulos elétricos musculares (EEMs).

• Os EENs são a aplicação de corrente elétrica de baixa intensidade sobre o nervo periférico. Em geral, o EEN, assim como o estímulo nervoso transcutâneo (TENS), é usado para reduzir a intensidade da dor e aumentar o limiar da dor dos PGMS (independentemente da gravidade da dor inicial).[183,184]

- Os EEMs são a aplicação de corrente elétrica com intensidade maior diretamente no músculo envolvido. O EEM pode ser usado para intensificar a circulação, reduzir o espasmo, eliminar a dor e aumentar a força muscular.[179,182,184]

▶ De acordo com um estudo, o EEN foi considerado mais eficaz que o EEM para o alívio imediato da dor, enquanto o EEM foi mais eficaz do que o EEN para melhorar a amplitude de movimento.[184]

QUESTÕES DE REVISÃO*

1. Cite cinco indicações para o uso da terapia manual.
2. Cite cinco contraindicações absolutas para a TM.
3. Cite os três benefícios significativos da massagem friccional transversa.
4. Qual a técnica manual emprega posicionamento passivo do corpo em uma posição de facilitação (em vez de restrição ao movimento) para evocar um efeito terapêutico?
5. Quais as técnicas manuais que envolvem movimentos passivos de baixa velocidade dentro da amplitude de movimento articular, ou em seu limite, para recuperar perdas de movimentos articulares acessórios, como consequência de lesões articulares?

REFERÊNCIAS

1. Sucher BM: Myofascial release of carpal tunnel syndrome. *JAOA* 93:92–101, 1993.
2. Di Fabio RP: Efficacy of manual therapy. *Phys Ther* 72:853–864, 1992.
3. Cochrane CG: Joint mobilization principles: Considerations for use in the child with central nervous dysfunction. *Phys Ther* 67:1105–1109, 1987.
4. Brooks SC: Coma. In: Payton OD, Di Fabio RP, Paris SV, et al., eds. *Manual of Physical Therapy*. New York: Churchill Livingstone, 1989:215–238.
5. Farrell JP, Jensen GM: Manual therapy: A critical assessment of role in the profession of physical therapy. *Phys Ther* 72:843–852, 1992.
6. Watson T: The role of electrotherapy in contemporary physiotherapy practice. *Man Ther* 5:132–141, 2000.
7. Cyriax J: *Textbook of Orthopaedic Medicine, Diagnosis of Soft Tissue Lesions*, 8th edn. London: Bailliere Tindall, 1982.
8. Mennell JM: *Back Pain. Diagnosis and Treatment Using Manipulative Techniques*. Boston, MA: Little, Brown & Company, 1960.
9. Stoddard A: *Manual of Osteopathic Practice*. New York: Harper & Row, 1969.
10. DiGiovanna EL, Schiowitz S: *An Osteopathic Approach to Diagnosis and Treatment*. Philadelphia: JB Lippincott, 1991.
11. Maitland G: *Vertebral Manipulation*. Sydney: Butterworth, 1986.
12. Maitland G: *Peripheral Manipulation*, 3rd edn. London: Butterworth, 1991.
13. Kaltenborn FM: *Manual Mobilization of the Extremity Joints: Basic Examination and Treatment Techniques*, 4th edn. Oslo, Norway: Olaf Norlis Bokhandel, Universitetsgaten, 1989.
14. McKenzie RA: *The Lumbar Spine: Mechanical Diagnosis and Therapy*. Waikanae, New Zealand: Spinal Publication, 1981.
15. Cookson JC: Orthopedic manual therapy—an overview. Part 2: The spine. *Phys Ther* 59:259–267, 1979.
16. Cookson JC, Kent B: Orthopedic manual therapy—an overview. Part 1: The extremities. *Phys Ther* 59:136–146, 1979.
17. Threlkeld AJ: The effects of manual therapy on connective tissue. *Phys Ther* 72:893–902, 1992.
18. Jull GA, Janda V: Muscle and motor control in low back pain. In: Twomey LT, Taylor JR, eds. *Physical Therapy of the Low Back: Clinics in Physical Therapy*. New York: Churchill Livingstone, 1987:258.
19. Nwuga VCB: Relative therapeutic efficacy of vertebral manipulation and conventional treatment in back pain management. *Am J Phys Med* 61:273–278, 1982.
20. Nicholson GG: The effects of passive joint mobilization on pain and hypomobility associated with adhesive capsulitis of the shoulder. *J Orthop Sports Phys Ther* 6:238–246, 1985.
21. Anderson M, Tichenor CJ: A patient with De Quervain's tenosynovitis: A case report using an Australian approach to manual therapy. *Phys Ther* 74:314–326, 1994.
22. Nyberg R: Manipulation: Definition, types, application. In: Basmajian JV, Nyberg R, eds. *Rational Manual Therapies*. Baltimore, MD: Williams & Wilkins, 1993:21–47.
23. Nitz AJ: Physical therapy management of the shoulder. *Phys Ther* 66:1912–1919, 1986.
24. Kappler RE: Direction action techniques. *J Am Osteopath Assoc* 81:239–243, 1981.
25. Mitchell FL, Moran PS, Pruzzo NA: *An Evaluation and Treatment Manual of Osteopathic Muscle Energy Procedures*. Manchester, MO: Mitchell, Moran and Pruzzo Associates, 1979.
26. Greenman PE: *Principles of Manual Medicine*, 2nd edn. Baltimore, MD: Williams & Wilkins, 1996.
27. Nansel D, Peneff A, Cremata E, et al.: Time course considerations for the effects of unilateral cervical adjustments with respect to the amelioration of cervical lateral flexion passive end-range asymmetry. *J Manip Physiol Ther* 13:297–304, 1990.
28. Jull GA: Physiotherapy management of neck pain of mechanical origin. In: Giles LGF, Singer KP, eds. *Clinical Anatomy and Management of Cervical Spine Pain. The Clinical Anatomy of Back Pain*. London: Butterworth-Heinemann, 1998:168–191.
29. Riddle DL, Rothstein JM, Lamb RL: Goniometric reliability in a clinical setting: Shoulder measurements. *Phys Ther* 67:668–673, 1987.
30. Price DD, McGrath PA, Rafii A, et al.: The validation of visual analogue scales as ratio scale measures for chronic and experimental pain. *Pain* 17:46–56, 1983.
31. Youdas JW, Carey JR, Garrett TR: Reliability of measurements of cervical spine range of motion: Comparison of three methods. *Phys Ther* 71:98–104, 1991.
32. Fitzgerald GK, McClure PW, Beattie P, et al.: Issues in determining treatment effectiveness of manual therapy. *Phys Ther* 74:227–233, 1994.
33. Basmajian JV: Introduction: A plea for research validation. In: Basmajian JV, Nyberg R, eds. *Rational Manual Therapies*. Baltimore, MD: Williams & Wilkins, 1993:1–6.
34. Kessler RM, Hertling D: *Management of Common Musculoskeletal Disorders*, 2nd edn. Philadelphia, PA: Harper and Row, 1983.
35. Ramsey SM: Holistic manual therapy techniques. *Prim Care* 24:759–785, 1997.
36. Johnson GS: Soft tissue mobilization. In: Donatelli RA, Wooden MJ, eds. *Orthopaedic Physical Therapy*. New York: Churchill Livingstone, 1994.
37. Cyriax JH, Cyriax PJ: *Illustrated Manual of Orthopaedic Medicine*. London: Butterworth, 1983.
38. Gersten JW: Effect of ultrasound on tendon extensibility. *Am J Phys Med* 34:662, 1955.

---

*Questões adicionais para testar seu conhecimento deste capítulo podem ser encontradas (em inglês) em Online Learning Center para *Orthopaedic, Assessment, Evaluation, and Intervention*, em www.duttononline.net. As respostas para as questões anteriores são apresentadas no final deste livro.

39. Hunter SC, Poole RM: The chronically inflamed tendon. *Clin Sports Med* 6:371, 1987.
40. Palastanga N: The use of transverse frictions for soft tissue lesions. In: Grieve GP, ed. *Modern Manual Therapy of the Vertebral Column*. London: Churchill Livingstone, 1986:819–826.
41. Walker JM: Deep transverse friction in ligament healing. *J Orthop Sports Phys Ther* 6:89–94, 1984.
42. Hammer WI: The use of transverse friction massage in the management of chronic bursitis of the hip or shoulder. *J Man Physiol Ther* 16:107–111, 1993.
43. Forrester JC, Zederfeldt BH, Hayes TL, et al.: Wolff's law in relation to the healing skin wound. *J Trauma* 10:770–779, 1970.
44. Hammer WI: Friction massage. In: Hammer WI, ed. *Functional Soft Tissue Examination and Treatment by Manual Methods*. Gaithersburg, MD: Aspen, 1991:235–249.
45. Chamberlain G: Cyriax's friction massage; a review. *J Orthop Sports Phys Ther* 4:16, 1984.
46. Codman EA: *The Shoulder, Rupture of the Supraspinatus Tendon and Other Lesions in or About the Subacromial Bursa*. Boston, MA: Thomas Todd Co, 1934.
47. Melham TJ, Sevier TL, Malnofski MJ, et al.: Chronic ankle pain and fibrosis successfully treated with a new noninvasive augmented soft tissue mobilization technique (ASTM): Acase report. *Med Sci Sports Exerc* 30:801–804, 1998.
48. Buckley PD, Grana WA, Pascale MS: The biomechanical and physiologic basis of rehabilitation. In: Grana WA, Kalenak A, eds. *Clinical Sports Medicine*. Philadelphia: WB Saunders, 1991:233–250.
49. Harrelson GL: Physiologic factors of rehabilitation. In: Andrews JR, Harrelson GL, eds. *Physical Rehabilitation of the Injured Athlete*. Philadelphia: WB Saunders, 1991:13–39.
50. Stauber WT: Repair models and specific tissue responses in muscle injury. In: Leadbetter WB, Buckwalter JA, Gordon SL, eds. *Sports-Induced Inflammation: Clinical and Basic Science Concepts*. Park Ridge, IL: American Academy of Orthopedic Surgeons, 1990:205–213.
51. Mennell JB: *The Science and Art of Joint Manipulation*. London: J & A Churchill, 1949.
52. Upledger JE, Vredevoogd JD: *Craniosacral Therapy*. Chicago: Eastland Press, 1983.
53. Barnes J: *Myofascial Release: A Comprehensive Evaluatory and Treatment Approach*. Paoli, PA: MFR Seminars, 1990.
54. Morton T: Panel Debates the Pros and Cons of Myofascial Release Approach, APTA Progress Report, 1988:10–12.
55. Sullivan SJ, Williams LRT, Seaborne DE, et al.: Effects of massage on alpha motorneuron excitability. *Phys Ther* 71:555–560, 1991.
56. Roy S, Irvin R: *Sports Medicine—Prevention, Evaluation, Management, and Rehabilitation*. Englewood Cliffs, NJ: Prentice-Hall, 1983.
57. Johnson GS: Soft tissue mobilization. In: Donatelli RA, Wooden MJ, eds. *Orthopaedic Physical Therapy*. Philadelphia: Churchill Livingstone, 2001:578–617.
58. Grodin AJ, Cantu RI: Soft tissue mobilization. In: Basmajian JV, Nyberg R, eds. *Rational Manual Therapies*. Baltimore, MD: Williams & Wilkins, 1993:199–221.
59. Licht S: *Massage, Manipulation and Traction*. Conneticut: E. Licht, 1960.
60. Kamenetz HL: History of massage. In: Basmajian JV, ed. *Manipulation, Traction and Massage*, 3rd edn. Baltimore, MD: Williams & Wilkins, 1985.
61. Wakim KG: The effects of massage on the circulation of normal and paralyzed extremities. *Arch Phys Med Rehabil* 30:135, 1949.
62. Crosman LJ, Chateauvert SR, Weisberg J: The effects of massage to the hamstring muscle group on range of motion. *J Orthop Sports Phys Ther* 6:168, 1984.
63. Beard G, Wood E: *Massage Principles and Techniques*. Philadelphia: WB Saunders, 1965.
64. Palastanga N: Soft-tissue manipulative techniques. In: Palastanga N, Boyling JD, eds. *Grieve's Modern Manual Therapy: The Vertebral Column*, 2nd edn. Edinburgh: Churchill Livingstone, 1994: 809–822.
65. Hollis M: *Massage for Therapists*. Oxford: Blackwell, 1987.
66. Jarmey C, Tindall J: *Acupressure for Common Ailments*. New York: Simon & Schuster, 1991.
67. van Tulder MW: The effectiveness of acupuncture in the management of acute and chronic low back pain: A systematic review within the framework of the cochrane collaboration back review group. *Spine* 24:1113, 1999.
68. Melzack R: The gate theory revisited. In: LeRoy PL, ed. *Current Concepts in the Management of Chronic Pain*. Miami: Symposia Specialists, 1977.
69. Melzack R, Wall PD: On the nature of cutaneous sensory mechanisms. *Brain* 85:331–356, 1962.
70. Haldeman S: Manipulation and massage for the relief of pain. In: Wall PD, Melzack R, eds. *Textbook of Pain*, 2nd edn. Edinburgh: Churchill Livingstone, 1989:942–951.
71. Kahn J: Electrical modalities in the treatment of myofascial conditions. In: Rachlin ES, ed. *Myofascial Pain and Fibromyalgia, Trigger Point Management*. St. Louis: Mosby, 1994:473–485.
72. Krause H, Fischer AA: Diagnosis and treatment of myofascial pain. *Mt Sinai J Med* 58:235–239, 1991.
73. Lewit K: The needle effect in the relief of myofascial pain. *Pain* 6:83–90, 1979.
74. Magora F, Aladjemoff L, Tannenbaum J, et al.: Treatment of pain by transcutaneous electrical stimulation. *Acta Anaesthesiol Scand* 22:589–592, 1978.
75. Sola AE, Bonica JJ: Myofascial pain syndromes. In: Bonica JJ, Loeser JD, Chapman CR, et al., eds. The management of pain. Philadelphia: Lea & Febiger, 1990:352–367.
76. Travell JG, Simons DG: *Myofascial Pain and Dysfunction—the Trigger Point Manual*. Baltimore, MD:Williams &Wilkins, 1983.
77. Vecchiet L, Giamberardino MA, Saggini R: Myofascial pain syndromes: Clinical and pathophysiological aspects. *Clin J Pain* 7(Suppl):16–22, 1991.
78. Stux G, Pomeranz B: *Basics of Acupuncture*. Berlin: Springer-Verlag, 1988.
79. Mitchell FL, Sr.: *Structural Pelvic Function*. AAO Yearbook. Indianapolis, IN: American Academy of Osteopathy 1958: 71–89.
80. Mitchell FL, Jr.: Elements of muscle energy techniques. In: Basmajian JV, Nyberg R, eds. *Rational Manual Therapies*. Baltimore, MD: Williams & Wilkins, 1993:285–321.
81. Lewit K, Simons DG: Myofascial pain: Relief by post-isometric relaxation. *Arch Phys Med Rehabil* 65:452–456, 1984.
82. Goodridge JP: Muscle energy technique: Definition, explanation, methods of procedure. *JAOA* 81:249–254, 1981.
83. Wyke BD: The neurology of joints: A review of general principles. *Clin Rheum Dis* 7:223–239, 1981.
84. Wyke BD: The neurology of joints. *Ann R Coll Surg Engl* 41: 25–50, 1967.
85. Hagbarth K: Excitatory inhibitory skin areas for flexor and extensor motoneurons. *Acta Physiol Scand* 94:1–58, 1952.
86. Chaitow L: An introduction to muscle energy techniques. In: Chaitow L, ed. *Muscle Energy Techniques*, 2nd edn. London: Churchill Livingstone, 2001:1–18.
87. Jones LH: *Strain and Counterstrain*. Colorado Springs, CO: American Academy of Osteopathy, 1981.
88. Bowles CH: *Musculo-Skeletal Segment as a Problem Solving Machine,* Yearbook of the Academy of Applied Osteopathy. Indianapolis, IN: American Academy of Osteopathy 1964.
89. Johnston WL: Segmental behavior during motion. I. A palpatory study of somatic relations. II. Somatic dysfunction, the clinical distortion. *J Am Osteopath Assn* 72:352–361, 1972.

90. Johnston WL: Segmental behavior during motion. III. Extending behavioral boundaries. *J Am Osteopath Assoc* 72:462–475, 1973.
91. Liebenson C: Active muscular relaxation techniques (part 2). *J Manip Physiol Ther* 13:2–6, 1990.
92. Liebenson C: Active muscular relaxation techniques (part 1). *J Manip Physiol Ther* 12:446–451, 1989.
93. Janda V: Muscles, motor regulation and back problems. In: Korr IM, ed. *The Neurological Mechanisms in Manipulative Therapy*. New York: Plenum, 1978:27.
94. Janda V: *Muscle Function Testing*. London: Butterworths, 1983.
95. Janda V: Muscle strength in relation to muscle length, pain and muscle imbalance. In: Harms-Ringdahl K, ed. *Muscle Strength*. New York: Churchill Livingstone, 1993:83.
96. Lewit K: *Manipulative Therapy in Rehabilitation of the Motor System*, 3rd edn. London: Butterworths, 1999.
97. Evjenth O, Hamberg J: *Muscle Stretching in Manual Therapy, a Clinical Manual*. Alfta, Sweden: Alfta Rehab Forlag, 1984.
98. Lewis C, Flynn TW: The use of strain-counterstrain in the treatment of patients with low back pain. *J Man Manip Ther* 9:92–98, 2001.
99. Kusunose R: Strain and counterstrain. In: Basmajian JV, Nyberg R, eds. *Rationale Manual Therapies*. Baltimore, MD: Williams & Wilkins, 1993, Chapter 13.
100. Korr IM: Proprioceptors and somatic dysfunction. *JAOA* 74:638–650, 1975.
101. Bailey HW: Some problems in making osteopathic spinal manipulative therapy appropriate and specific. *JAOA* 75:486–499, 1976.
102. Schiowitz S: Facilitated positional release. *JAOA* 90:145–155, 1990.
103. Chaitow L: Associated techniques. In: Chaitow L, ed. *Modern Neuromuscular Techniques*. New York: Churchill Livingstone, 1996:109–135.
104. Carew TJ: The control of reflex action. In: Kandel ER, Schwartz JH, eds. *Principles of Neural Science*. NewYork: Elsevier Science Publishing, 1985:464.
105. Rathbun JB, Macnab I: The microvascular pattern of the rotator cuff. *J Bone Joint Surg Br* 52:540–553, 1970.
106. DiGiovanna EL: Diagnosis and treatment of the upper extremity. In: DiGiovanna EL, Schiowitz S, eds. *An Osteopathic Approach to Diagnosis and Treatment*. Philadelphia: JB Lippincott, 1991.
107. Jacobson EC, Lockwood MD, Hoefner VC, Jr., et al.: Shoulder pain and repetition strain injury to the supraspinatus muscle: Etiology and manipulative treatment. *JAOA* 89:1037–1045, 1989.
108. Schiowitz S: Diagnosis and treatment of the lower extremity—the hip. In: DiGiovanna EL, Schiowitz S, eds. *An Osteopathic Approach to Diagnosis and Treatment*. Philadelphia: JB Lippincott, 1991:325–330.
109. Still AT: *Osteopathy. Research and Practice*. Kirksville: MO, A.T. Still, 1910.
110. Hoover HV: Collected papers, 1969.
111. Bourdillon JF: *Spinal Manipulation*, 3rd edn. London, England: Heinemann Medical Books, 1982.
112. Bowles CH: Functional technique: A modern perspective. *JAOA* 80:326–331, 1981.
113. Downey PA, Barbano T, Kapur-Wadhwa R, et al.: Craniosacral therapy: The effects of cranial manipulation on intracranial pressure and cranial bone movement. *J Orthop Sports Phys Ther* 36:845–853, 2006.
114. Kimberly PE: Osteopathic cranial lesions. 1948. *J Am Osteopath Assoc* 100:575–578, 2000.
115. Flynn TW, Cleland JA, Schaible P: Craniosacral Therapy and Professional Responsibility. *J Orthop Sports Phys Ther* 36:134–836, 2006.
116. Yoder E: Physical therapy management of nonsurgical hip problems in adults. In: Echternach JL, ed. *Physical Therapy of the Hip*. New York: Churchill Livingstone, 1990:103–137.
117. Mennel J: *Joint Pain and Diagnosis Using Manipulative Techniques*. New York: Little, Brown, 1964.
118. Tanigawa MC: Comparison of hold–relax procedure and passive mobilization on increasing muscle length. *Phys Ther* 52:725–735, 1972.
119. Barak T, Rosen E, Sofer R: Mobility: passive orthopedic manual therapy. In: Gould J, Davies G, eds. *Orthopedic and Sports Physical Therapy*. St Louis: CV Mosby, 1990.
120. Maigne R: *Orthopedic Medicine*. Springfield, IL: Charles C Thomas, 1972.
121. Vicenzino B, Collins D, Benson H, et al.: An investigation of the interrelationship between manipulative therapy-induced hypoalgesia and sympathoexcitation. *J Man Physical Ther* 21: 448–453, 1998.
122. Vicenzino B, Collins D, Wright A: The initial effects of a cervical spine manipulative physiotherapy treatment on the pain and dysfunction of lateral epicondylalgia. *Pain* 68:69–74, 1996.
123. Vicenzino B, Gutschlag F, Collins D, et al: An investigation of the effects of spinal manual therapy on forequarter pressure and thermal pain thresholds and sympathetic nervous system activity in asymptomatic subjects. In: Schachloch MO, ed. *Moving in on Pain*. Adelaide: Butterworth-Heinemann, 1995.
124. Grieve GP: Manual mobilizing techniques in degenerative arthrosis of the hip. *Bull Orthop Section* APTA 2:7, 1977.
125. Freeman MAR, Wyke BD: An experimental study of articular neurology. *J Bone Joint Surg* 49B:185, 1967.
126. Meadows JTS: *The Principles of the Canadian Approach to the Lumbar Dysfunction Patient, Management of Lumbar Spine Dysfunction—Independent Home Study Course*. La Crosse, WI: APTA, Orthopaedic Section, 1999.
127. Wadsworth C: *Manual Examination and Treatment of the Spine and Extremities*. Baltimore, MD: Williams & Wilkins, 1988.
128. Loubert P: *A Qualitative Biomechanical Analysis of the Concave–Convex Rule, Proceedings*, 5th International Conference of the International Federation of Orthopaedic Manipulative Therapists, Vail, Colorado, 1992:255–256.
129. Sluka KA, Wright A: Knee joint mobilization reduces secondary mechanical hyperalgesia induced by capsaicin injection into the ankle joint. *Euro J Pain* 5:81–87, 2001.
130. Mulligan BR: *Manual Therapy: "Nags", "Snags", "PRP's" Etc.* Wellington: Plane View Series, 1992.
131. Mulligan BR: Manual therapy rounds: Mobilisations with movement (MWM's). *J Man Manip Ther* 1:154–156, 1993.
132. Abbott JH, Patla CE, Jensen RH: The initial effects of an elbow mobilization with movement technique on grip strength in subjects with lateral epicondylalgia. *Man Ther* 6:163–169, 2001.
133. Vicenzino B, Wright A: Effects of a novel manipulative physiotherapy technique on tennis elbow: A single case study. *Man Ther* 1:30–35, 1995.
134. Stephens G: Lateral epicondylitis. *J Man Manip Ther* 3:50–58, 1995.
135. Miller J: Mulligan concept—management of tennis elbow. *Orthop Div Rev* May–June:45–46, 2000.
136. Fisher AGT: *Treatment by Manipulation*, 5th edn. NewYork: Paul B Hoeber, 1948.
137. Marlin T: *Manipulative Treatment for the General Practitioner*. London: Edward Arnold & Co, 1934.
138. Mixter WJ, Barr JS, Jr.: Rupture of the intervertebral disc with involvement of the spinal canal. *N Engl J Med* 211:210–215, 1934.
139. Haldeman S: Spinal manipulative therapy in sports medicine. *Clin Sports Med* 5:277–293, 1986
140. Gatterman MI: Glossary. In: Gatterman MI, ed. *Foundations of Chiropractic*. St. Louis: Mosby, 1995:474.
141. Gatterman MI: Introduction. In: Gatterman MI, ed. *Chiropractic Management of Spine Related Disorders*. Baltimore, MD: Williams & Wilkins, 1990: xv–xx.
142. Unsworth A, Dowson D, Wright V: "Cracking joints": A bioengineering study of cavitation in the metacarpophalangeal joint. *Ann Rheum Dis* 30:348–358, 1971.
143. Kleynhans AM: Complications of and contraindications to spinal manipulative therapy. In: Haldeman S, ed. *Modern Developments*

in the *Principles and Practice of Chiropractic*. New York: Appleton-Century-Crofts, 1980.
144. Moritz U: Evaluation of manipulation and other manual therapy: Criteria for measuring the effect of treatment. *Scand J Rehabil Med* 11:173–179, 1979.
145. Glover JR, Morris JG, Khosla T: A randomized clinical trial of rotational manipulation of the trunk. *Br J Indust Med* 31:59–64, 1974.
146. Bogduk N, Engel R: The menisci of the lumbar zygapophyseal joints: A review of their anatomy and clinical significance. *Spine* 9:454–460, 1984.
147. Lantz CA: The vertebral subluxation complex. In: Gatterman MI, ed. *Foundations of Chiropractic: Subluxation*. St. Louis: Mosby, 1995:149–174.
148. Enneking WF, Horowitz M: The intra-articular effects of immobilization on the human knee. *J Bone Joint Surg* 54-A:973–985, 1972.
149. Terrett ACJ, Vernon H: Manipulation and pain tolerance. A controlled study of the effects of spinal manipulation on paraspinal cutaneous pain tolerance levels. *Am J Phys Med* 63:217–225, 1980.
150. Vernon HT, Dhami MSI, Annett R: *Abstract from Symposium on Low Back Pain*. Vancouver: Canadian Foundation for Spinal Research, 1985.
151. Akeson WH, Woo SL, Amiel D, et al.: The connective tissue response to immobility: Biochemical changes in periarticular connective tissue of the immobilized rabbit knee. *Clin Orthop* 93:356–362, 1973.
152. Akeson WH, Woo SL-Y, Amiel D, et al.: Biochemical changes in periarticular connective tissue of the immobilized rabbit knee. *Clin Orthop* 93:356–362, 1973.
153. Akeson WH, Amiel D, Woo SL-Y: Immobility effects on synovial joints: The pathomechanics of joint contracture. *Biorheology* 17:95–110, 1980.
154. Akeson WH, Amiel D, Abel MF, et al.: Effects of immobilization on joints. *Clin Orthop* 219:28–37, 1987.
155. Gross AR, Aker PD, Quartly C: Manual therapy in the treatment of neck pain. *Rheum Dis Clin North Am* 22:579–598, 1996.
156. Grant ER: *Clinical Testing before Cervical Manipulation—Can We Recognise the Patient at Risk?* Proceedings of the Tenth International Congress of the World Confederation for Physical Therapy, Sydney, 1987:192.
157. Hosek RS, Schram SB, Silverman H: Cervical manipulation. *JAMA* 245:922, 1981.
158. Dvorak J, von Orelli F: The frequency of complications after manipulation of the cervical spine (case report and epidemiology (author's transl) [in German]. *Schweizerische Rundschau fur Medizin Praxis* 71:64–69, 1982.
159. Pollard H, Ward G: A study of two stretching techniques for improving hip flexion range of motion. *J Man Physiol Ther* 20:443–447, 1997.
160. Griffin J: Use of proprioceptive stimuli in therapeutic exercise. *Phys Ther* 54:1072, 1974.
161. Kabat H: *Proprioceptive Facilitation in Therapeutic Exercises, Therapeutic Exercises*. Baltimore: Waverly Press, 1965: 327–343.
162. Knott M, Voss DE: *Proprioceptive Neuromuscular Facilitation*, 2nd edn. New York: Harper & Row Pub, 1968.
163. Sullivan PE, Markos PD, Minor MAD: *An Integrated Approach to Therapeutic Exercise*. Reston, VA: Reston Publishing Company, 1982.
164. Johnson GS, Johnson VS: The application of the principles and procedures of PNF for the care of lumbar spinal instabilities. *J Man Manip Ther* 10:83–105, 2002.
165. Janda V: Muscle weakness and inhibition (pseudoparesis) in back pain syndromes. In: Grieve G, ed. *Modern Manual Therapy of the Vertebral Column*. London: Churchill Livingstone, 1986.
166. Lewit K: The contribution of clinical observation to neurobiological mechanisms in manipulative therapy. In: Korr IM, ed. *The Neurobiological Mechanisms in Manipulative Therapy*. New York: Plenum Press, 1977.
167. Saliba V, Johnson G, Wardlaw C: Proprioceptive neuromuscular facilitation. In: Basmajian JV, Nyberg R, eds. *Rational Manual Therapies*. Baltimore, MD: Williams & Wilkins, 1993.
168. Prentice WE: A comparison of static stretching and PNF stretching for improving hip joint flexibility. *Athl Train* 18:56–59, 1983.
169. Smolders JJ: Myofascial pain and dysfunction syndromes. In: Hammer WI, ed. *Functional Soft Tissue Examination and Treatment by Manual Methods—the Extremities*. Gaithersburg, MD: Aspen, 1991:215–234.
170. Rosen NB: The myofascial pain syndrome. *Phys Med Rehabil Clin North Am* 4:41–63, 1993.
171. Simons DG: Myofascial pain syndromes. In: Foley KM, Payne RM, eds. *Current Therapy of Pain*. New York: Churchill Livingstone, 1989:368–385.
172. Meisekothen-Auleciems L: Myofascial pain syndrome: A multidisciplinary approach. *Nurse Pract* 20:18–31, 1995.
173. Simons DG: Muscular pain syndromes. In: Fricton JR, Awad E, eds. *Advances in Pain Research and Therapy*. New York: Raven Press, 1990:1–41.
174. Goldman LB, Rosenberg NL: Myofascial pain syndrome and fibromyalgia. *Semin Neurol* 11:274–280, 1991.
175. Falconer J, Hayes KW, Chang RW: Therapeutic ultrasound in the treatment of musculoskeletal conditions. *Arthritis Care Res* 3:85–91, 1990.
176. Esenyel M, Caglar N, Aldemir T: Treatment of myofascial pain. *Am J Phys Med Rehabil* 79:48–52, 2000.
177. Hong C-Z: Lidocaine injection versus dry needling to myofascial trigger point: The importance of the local twitch response. *Am J Phys Med Rehabil* 73:256–263, 1994.
178. Wreje U, Brorsson B: A multi-center randomized controlled trial of sterile water and saline for chronic myofascial pain syndromes. *Pain* 61:441–444, 1995.
179. Chen S-H, Wu Y-C, Hong C-Z: Current management of myofascial pain syndrome. *Clin J Pain* 6:27–46, 1996.
180. Kine GD, Warfiend CA: Myofascial pain syndrome. *Hosp Pract* 9:194–196, 1986.
181. Gam AN, Warming S, Larsen LH, et al.: Treatment of myofascial trigger-points with ultrasound combined with massage and exercise—a randomised controlled trial. *Pain* 77:73–79, 1998.
182. Lee JC, Lin DT, Hong C-Z: The effectiveness of simultaneous thermotherapy with ultrasound and electrotherapy with combined Ac and Dc current on the immediate pain relief of myofascial trigger point. *J Musculoskeletal Pain* 5:81–90, 1997.
183. Woolf CF: Segmental afferent fiber-induced analgesia: Transcutaneous electrical nerve stimulation (TENS) and vibration. In: Wall PD, Melzack R, eds. *Textbook of Pain*. New York: Churchill Livingstone, 1989:884–896.
184. Hsueh TC, Cheng PT, Kuan TS, et al.: The immediate effectiveness of electrical nerve stimulation and electrical muscle stimulation on myofascial trigger points. *Am J Phys Med Rehabil* 76:471–476, 1997.

CAPÍTULO 12

MOBILIZAÇÕES NEURODINÂMICAS

OBJETIVOS DO CAPÍTULO

▶ **Ao concluir o capítulo, o leitor será capaz de:**

1. Resumir os vários tipos de exames neurodinâmicos e técnicas de mobilização.

2. Descrever os mecanismos propostos para os exames neurodinâmicos e as técnicas de mobilização.

3. Aplicar o conhecimento das várias técnicas de mobilização neurodinâmica no planejamento de programas amplos de reabilitação.

4. Reconhecer as manifestações de tensões nos tecidos nervosos anormais e desenvolver estratégias usando as técnicas de mobilização neurodinâmica para o tratamento das anormalidades.

5. Avaliar a eficácia das técnicas de mobilização neurodinâmica quando usadas como intervenções diretas.

VISÃO GERAL

O sistema nervoso é uma estrutura elétrica, química e mecânica com sequência lógica entre suas duas subdivisões: o sistema nervoso central e o sistema nervoso periférico (ver Cap. 2). Além de possibilitar a comunicação inter e intraneural através de toda a rede, o sistema nervoso é capaz de suportar tensões mecânicas, como resultado de suas características mecânicas únicas. O tecido nervoso, que é um tipo de tecido conjuntivo, é viscoelástico. A viscoelasticidade permite a transferência de tensões mecânicas para todo o sistema nervoso durante os movimentos do tronco ou dos membros. Essa adaptação resulta de mudanças no comprimento da medula espinal[1] e da capacidade de adaptação dos nervos periféricos a diferentes posições. Os nervos periféricos adaptam-se por meio de movimentos passivos em relação ao tecido circundante, por intermédio de um dispositivo deslizante em torno do tronco nervoso.[2,3] Três mecanismos desempenham papéis fundamentais nesse processo de adaptabilidade:[3]

▶ Capacidade dos nervos de alongarem-se contra forças elásticas.

▶ Movimento longitudinal do tronco nervoso na direção longitudinal.

▶ Aumento e diminuição do relaxamento tecidual no nível do tronco nervoso.

De acordo com Millesi,[3] a eficácia desse mecanismo depende, em parte, da capacidade de movimentação do nervo em relação aos tecidos circunvizinhos (adventícia, conjuntiva nervosa, perineuro) para permitir que quaisquer forças de tração sejam distribuídas ao longo de todo o comprimento do nervo.[3] Se essa distribuição de forças for comprometida, um aumento desfavorável nas forças de tração pode ocorrer em certos segmentos, dependendo do local anatômico (ver a próxima seção).[3]

O papel que a tensão no tecido neural desempenha na dor e na disfunção tem sido objeto de estudo por mais de um século. Durante esse tempo, foram desenvolvidos vários testes específicos a fim de examinar as estruturas neurológicas para a presença de encurtamento adaptativo e inflamação.[4-6] Este capítulo descreve os testes de mobilidade neurodinâmica mais comuns.

Mecanismos propostos para disfunções neurodinâmicas

A dura espinal (ver Cap. 2) forma bainhas soltas ao redor da medula espinal, desde o forame magno até o nível do segundo tubérculo sacral. A partir desse ponto, a dura espinal prossegue como filamento terminal, estendendo-se até o cóccix (Fig. 12-1). Lateralmente, a dura circunda a saída das raízes nervosas no nível do forame intervertebral. Existem três áreas, denominadas *locais de tensão*, onde a dura se prende ao canal ósseo, proporcionando estabilidade à medula espinal. Esses locais de tensão são encontrados nos níveis segmentares de CVI, TVI e LIV, no cotovelo, no ombro e no joelho.[4,7] Como resultado desses locais de tensão, os tecidos neurológicos se movimentam em direções diferentes, dependendo do local e da ordem de aplicação da tensão.[6]

Vários estudos demonstraram a excursão do complexo de nervos durante os movimentos das extremidades.[1,7-11] Sob circunstâncias normais, os locais de tensão não são afetados de

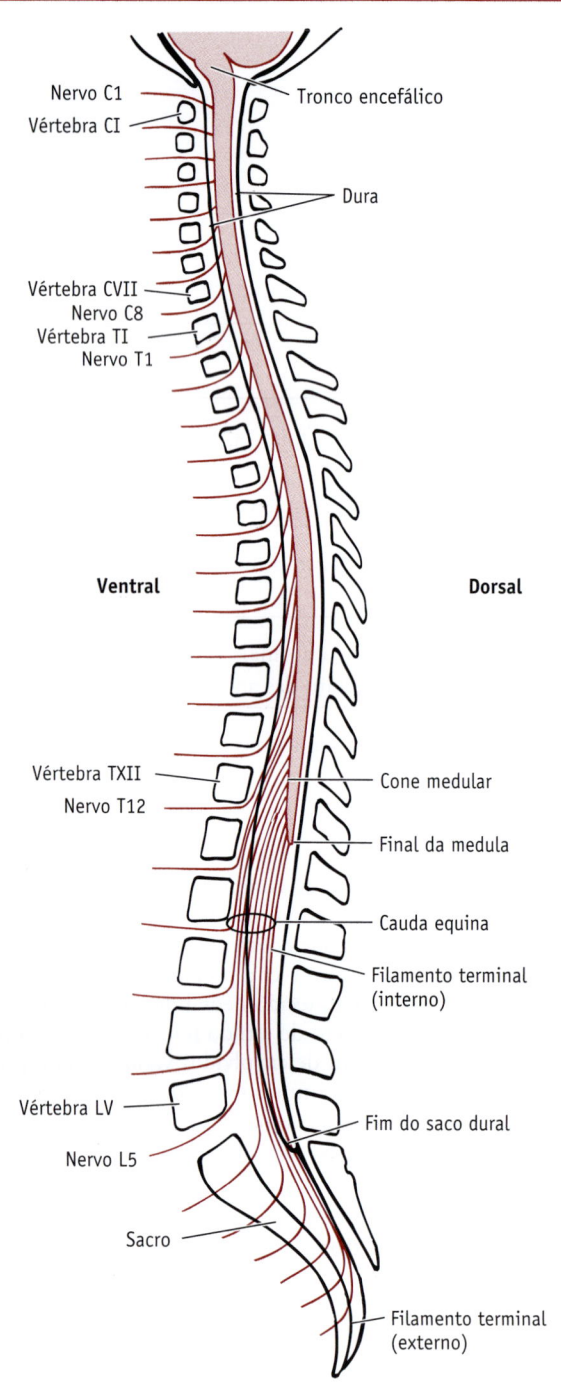

FIGURA 12-1 A dura espinal. (Reproduzida, com permissão, de Waxman SG: *Correlative Neuroanatomy,* 24TH edn. New York: McGraw-Hill, 2000:70).

forma adversa pelo movimento das extremidades. Contudo, se a dura se tornar aderente, uma tensão excessiva pode ser produzida nas áreas de adesão, aumentando o seu comprimento além do seu limite normal de tensão.[12] Em tese, é possível sentir o aumento da tensão dural em todo o sistema neuromeníngeo e, potencialmente, esse fato pode afetar a amplitude de movimento disponível no tronco e em uma das extremidades. Do ponto de vista patomecânico, a diminuição na mobilidade dos nervos, no sentido do comprimento, aumenta sua vulnerabilidade a lesões adicionais durante os movimentos repetitivos.[12,13]

> **Curiosidade Clínica**
>
> Os tecidos neurais respondem a traumas da mesma maneira que os ligamentos ou tendões, dando origem à cascata do processo inflamatório, resultando em dor quando estão sob tensão.[14,15] Além do efeito que o processo inflamatório pode ter sobre o tecido nervoso, a formação de tecido fibroso pode ocorrer dentro da bainha da raiz nervosa, causando aderências entre a bainha e a raiz nervosa.[15,16]

Os nervos e a microcirculação são vulneráveis a tensão, fricção e forças compressivas em locais múltiplos ao longo de suas respectivas rotas.[13] Uma série de mecanismos (excluindo a doença) contribuem para lesões do tronco de nervos periféricos, como os seguintes:[17]

▶ *Postura.* Posturas sustentadas que produzem mudanças nas curvas naturais da coluna podem resultar em encurtamento da distância percorrida pelo tronco do nervo periférico, com o tempo, e um eventual encurtamento adaptativo dessas estruturas. A correção dessa postura, pode alongar os tecidos neurais.

▶ *Trauma direto.* As lesões ortopédicas são responsáveis por algumas das lesões nos nervos periféricos. Por exemplo, o nervo radial sofre lesões por trauma ortopédico mais do que qualquer outro nervo principal.[18] As lesões nervosas podem ocorrer como resultado de golpes diretos no nervo ou como consequência de lesões em estruturas adjacentes, tal como fraturas,[19,20] luxação articular[21] ou rupturas do tendão.[22] Outras causas de traumas direto ao nervo são as infiltrações,[23] as manipulações articulares[24] e os procedimentos cirúrgicos.[25] A lesão neurológica é uma das complicações mais graves da fratura e da luxação, a curto e a longo prazo. Por exemplo, a predominância da lesão no nervo isquiático após fratura acetabular ou de luxação do quadril foi relatada como estando entre 10 e 25%.[26]

▶ *Movimentos extremos.* Levando-se em consideração o curso de alguns troncos nervosos periféricos, não é difícil prever os movimentos das extremidades que podem exercer força de tração. Na realidade, esses mesmos movimentos são explorados em alguns dos testes de mobilidade neurodinâmica.

▶ *Lesões elétricas.* Em uma revisão de admissões na unidade de queimaduras, durante um período de 17 anos, foram encontradas lesões nervosas permanentes em 22% dos indivíduos que sofreram choques elétricos.[27] De maneira geral, esse tipo de ocorrência é mais comum nos membros superiores, com maior incidência nos nervos mediano e ulnar.[27] Os sintomas pós-neurológicos nesses casos variam de neuropatia a distrofia simpática reflexa.

▶ *Compressão.* A compressão dos nervos ocorre durante as contrações musculares e como resultado de fáscia tensa, osteocondromas, gânglios, lipomas e outras neoplasias benignas, bem como de protuberâncias ósseas.

Lesões de dupla compressão

A síndrome de dupla compressão é um termo geral que se refere à coexistência de neuropatias duplas ao longo do percurso de um nervo periférico. O conceito foi proposto por Upton e McComas em 1973,[28] que sugeriram que a compressão proximal de um nervo pode diminuir a sua capacidade de suportar uma compressão mais distal.

Do ponto de vista fisiopatológico, o dano da excursão neural, a perda de elasticidade, a anormalidade subjacente do tecido conjuntivo, bem como a pressão direta sobre o nervo, podem causar ruptura dos axônios, dano do transporte axônico, edema endoneural ou mudanças isquêmicas nos nervos.[28] Por exemplo, de acordo com essa teoria, uma radiculopatia cervical que manifeste um pouco além de dor e rigidez no pescoço pode precipitar uma neuropatia de aprisionamento focal distal.[28] O termo *síndrome de dupla compressão* (SDC) é usado para descrever esse mecanismo de lesão nervosa: o comprometimento do transporte axônico ao longo da fibra nervosa, causando lesões subclínicas na porção distal, que acabam tornando-se sintomáticas.

Pelo menos outros oito mecanismos etiológicos foram propostos para explicar a relação entre lesões nas fibras nervosas distais e proximais:[28-32]

1. As lesões nervosas proximais tornam o segmento nervoso distal mais vulnerável a compressões, em virtude da restrição serial do fluxo axoplasmático.

2. Os nervos periféricos possuem suscetibilidade subjacente a pressões.

3. A interrupção da drenagem linfática e venosa no local da lesão do nervo proximal torna o segmento nervoso distal mais vulnerável.

4. O edema endoneural em um local de lesão compromete a circulação neural, tornando as fibras nervosas de outro local mais vulneráveis.

5. Tecidos conjuntivos anormais comuns a ambos os lados das fibras nervosas.

6. O limite da resistência do nervo em um local resulta em forças de cisalhamento danosas em outro.

7. O aprisionamento do nervo em um local diminui o uso da bomba muscular, criando edemas leves e generalizados no membro. Isso aumenta a pressão tecidual em algumas passagens anatômicas, provocando lesões nervosas adicionais.

8. As lesões nervosas iniciais liberam metabólitos que passam através da circulação intraneural livre e aumentam a vulnerabilidade de outros segmentos do nervo.

Desde sua introdução, a hipótese da dupla compressão vem sendo utilizada para explicar inúmeros danos nervosos distais e proximais coexistentes. De fato, essa hipótese se expandiu de várias maneiras (como nas síndromes de compressão triplas, quádruplas e múltiplas, bem como a SDC reversa).[30,33,34] Apesar de sua aceitação, existem várias situações em que a hipótese da dupla compressão apresenta restrições anatômicas e fisiopatológicas que a tornam sem aplicação em muitas situações clínicas.[35] A ocorrência da SDC depende da continuidade anatômica das fibras nervosas entre dois (ou mais) locais de lesão. Caso contrário, dificilmente ocorrerão danos sequenciais no fluxo axoplasmático. Assim, dois distúrbios nervosos focais ao longo da mesma trajetória neural (p. ex., lesões na raiz cervical e síndrome do túnel do carpo) não atendem automaticamente esse critério anatômico para a síndrome de dupla compressão, a menos que os mesmos axônios estejam comprometidos nos dois locais.[35]

Estudos experimentais sobre a hipótese da dupla compressão mostraram que é possível agregar lesões sucessivas em toda extensão de nervos periféricos.[31,36] Contudo, os estudos que tentaram demonstrar a existência da SDC não chegaram a ser conclusivos.[37]

Por exemplo, Golovchinsky[38] executou uma análise retrospectiva de resultados de eletromiografias e da velocidade de condução nervosa em 169 pacientes com dores lombares, a maioria causada por traumas. A análise estatística estabeleceu o total de 289 nervos fibulares, 280 nervos tibiais posteriores e 301 nervos surais. As análises estatísticas desses dados revelaram-se muito maiores do que a superposição aleatória das síndromes de aprisionamento periférico e sinais de lesões ao nervo proximal dos nervos correspondentes (desnervação muscular parcial ou anormalidades na onda F). Golovchinsky entendeu que a coincidência das duas condições sugere fortemente uma relação de causa e efeito entre os danos do alongamento proximal nas fibras dos nervos motores e o desenvolvimento das síndromes de aprisionamento periférico nos mesmos nervos.[38]

Richardson e colaboradores,[39] em um estudo feito em 1999, analisaram casos de radiculopatia de C6, C7 e C8 e concluíram que, embora a mononeuropatia mediana fosse inesperadamente comum (22,1%) entre casos de radiculopatia cervical, eles não identificaram nenhuma evidência para fundamentar uma explicação neurofisiológica para a hipótese da dupla compressão.

De maneira similar, Bednarik e colaboradores[40] estudaram a associação entre mielopatia cervical espondilótica (MCE) e mononeuropatia do nervo mediano (MNM) em 60 pacientes consecutivos e em um grupo-controle de 100 indivíduos para examinar a validade da hipótese da dupla compressão por meio de estudos de condução nervosa e do potencial somatossensorial do nervo mediano e da eletromiografia. Ainda que os autores tenham demonstrado uma associação estatisticamente significativa entre MCE e MNM, não encontraram nenhuma evidência da existência de relações etiológicas entre essas duas condições; além disso, na maioria dos pacientes, os sinais eletrofisiológicos da MNM não atenderam aos requisitos anatômicos (nível e lado segmentar) e fisiopatológicos (tipo axônico de lesão) da hipótese de dupla compressão.[40]

Baba e colaboradores[41] observaram que a estenose axônica proximal em um modelo de nervo tibial de coelho resultou em atrofia axônica distal e diminuição da condutividade do nervo distal.[42] Horiuchi[43] observou redução no número de neurofilamentos distais no local de uma compressão proximal aplicada de maneira experimental. Nemoto e colaboradores[44] apresentaram um estudo elétrico e histológico direto no qual um pequeno grampo de compressão foi aplicado no nervo isquiático de um cão de maneira simples ou em locais proximais e distais. Não ocorreu nenhum bloqueio completo no grupo do grampo simples, embora a velocidade da condução motora fosse de apenas 39% do valor pré-operatório.[42] No segundo grupo, dois grampos de compressão, um proximal e o outro distal, foram simultaneamente aplicados. O bloqueio completo de condução manifestou-se em 50% dos nervos em seis semanas e a velocidade da condução do nervo motor foi reduzida para 34% do valor pré-operatório. No terceiro grupo, no qual uma compressão proximal foi inicialmente aplicada, e três semanas mais tarde um segundo grampo distal foi feito, um bloqueio completo de condução ocorreu em 50% e a velocidade de condução motora foi reduzida para 14% do valor pré-operatório. Do ponto de vista histológico, o aumento da degeneração axônica foi observado no nervo distal à segunda lesão de compressão. Esse experimento fornece evidências, talvez não de maneira surpreendente, de que dois pontos de compressão ao longo de um tronco nervoso são piores do que um; além disso, esse dano duplo excede a soma esperada de duas compressões isoladas.[42]

O exame neurofisiológico é essencial para fazer a distinção entre uma lesão simples ou dupla, bem como na determinação da gravidade comparativa das duas lesões.

Exames de mobilidade neurodinâmica

Os méritos pelo desenvolvimento das técnicas dos exames de mobilidade neurodinâmica foram atribuídos a Elvey[45] e Butler.[12] Elvey[45] desenvolveu o *teste de tensão do plexo braquial*, posteriormente denominado *teste de tensão dos membros superiores* (TTMS). Testes similares, como o de elevação da perna reta e de flexão do joelho em prono, são aplicados nas extremidades inferiores. Os testes de *slump* (queda brusca) são considerados exames gerais de mobilidade neurodinâmica. Os testes de tensão se aplicam às tensões mecânicas e compressivas controladas para a dura e para outros tecidos neurológicos, central ou perifericamente.[46] Sua finalidade é avaliar a contribuição das raízes nervosas espinais e dos nervos periféricos nas dores extremas ao empregar alongamentos sequenciais e progressivos na dura. Esses testes exercem esforços tensivos na dura das raízes nervosas espinais e dos nervos periféricos, usando forças de tração longitudinal no nervo até que os sintomas do paciente sejam reproduzidos.[5]

O exame das aderências neurais não é uma ciência exata, embora seus princípios tenham como fundamento teorias anatômicas lógicas. O conhecimento do percurso dos nervos periféricos é essencial para submetê-los a tensões sequenciais e adequadas (ver Cap. 2).

O fenômeno de Breig, conhecido por *utilização de tecidos*, explica de modo plausível os testes neurodinâmicos.[47] Breig observou que a tensão produzida na raiz de um nervo lombossacral resulta em deslocamento da dura adjacente, das raízes nervosas e do plexo lombossacral, na direção do local da tensão.[12,47-49] Assim, a utilização da parte frouxa dos tecidos meníngeos vizinhos ocorre enquanto as estruturas neurais estão sendo puxadas para o local de tensão aumentada. Isso resulta em diminuição da folga disponível e da mobilidade potencial dos tecidos neurais por toda a região.[6,47-51] O alongamento e o deslocamento dos plexos das raízes nervosas reduzem a mobilidade disponível dos nervos periféricos.[6,47-51]

Os sintomas positivos para a presença de disfunção neuropática envolvem dor, parestesia e espasmo.[17] Infelizmente, esses sinais e sintomas também estão associados a várias patologias musculoesqueléticas. Asbury e Fields[52] formularam a hipótese de que o tipo de dor resultante de uma lesão no nervo periférico é característico e apresenta duas variações:

1. *Dor disestética.* Esse tipo de dor é sentido na distribuição sensorial periférica de um nervo sensorial ou misto e tem origem nas fibras aferentes nociceptivas.
2. *Dor no tronco nervoso.* Esse tipo de dor resulta dos nociceptores localizados dentro das bainhas nervosas, cuja distribuição de dor segue o curso do tronco nervoso.[17]

Contudo, a confiabilidade na reprodução de um tipo de dor (resultado subjetivo no melhor tempo) não é suficiente para fazer o diagnóstico da disfunção do tecido neural.

Considerando-se que os testes de provocação neural e as intervenções nas mobilizações neurodinâmicas ainda são temas controversos, o fisioterapeuta deve sempre verificar se os resultados desses testes são utilizados em associação com os achados de um exame neuromuscular completo, incluindo:[17,46,53,54]

▶ *Observação.* As lesões nos troncos nervosos periféricos podem causar atrofias visíveis dentro de sua respectiva distribuição motora.

▶ *Palpação.* O fisioterapeuta deve palpar com cuidado os troncos nervosos nas regiões onde eles são superficiais. A deformação física de um nervo irritado reproduz dor durante a palpação.

▶ *Amplitude de movimento.* Nas áreas de mobilidade neural diminuída, as amplitudes de movimento ativo e passivo podem estar diminuídas na mesma direção. Contudo, qualquer lesão na unidade miotendínea pode, também, reproduzir dor com a mesma manobra, sobretudo nos músculos que atravessam duas articulações.

▶ *Teste resistivo.* Os testes resistivos podem ser usados para examinar a presença de fraqueza na distribuição de nervos periféricos e para ajudar a fazer a diferenciação entre dor reproduzida com amplitude de movimento ativo ou passivo que indique dano na unidade miotendínea e dor que resulte de tensões neurais. Por exemplo, a dor reproduzida na parte posterior da coxa com a elevação da perna reta pode indicar lesão no ventre dos músculos isquiotibiais ou lesão no nervo isquiático. Se a flexão resistida do joelho não reproduzir dor, a falha provavelmente não está na unidade miotendínea, assim, nessa hipótese, o nervo isquiático é a causa mais provável. Entretanto, um estudo[55] revelou que um teste de tensão neural positivo (teste de *slump*) foi registrado em 57% de pessoas com tensões aparentes e repetitivas de primeiro grau no músculo isquiotibial, sugerindo algum tipo de relação entre este e o nervo isquiático.

O objetivo do exame físico é determinar falhas teciduais. Isso é executado isolando-se os tecidos (quando possível) com potencial para produzir os sintomas e fazer a tensão seletiva. Parte do problema com essa abordagem encontra-se no fato de que achados positivos para muitas das técnicas projetadas para avaliar a integridade de uma estrutura neural podem ser apenas o resultado de movimentos sensíveis, em vez de alongamentos da dura.[56] Por exemplo, quando a extensão do punho é executada com o cotovelo em extensão e o ombro abduzido, além de tensionar o cotovelo com as articulações do punho, os flexores do carpo e os flexores do cotovelo, a carga do sistema nervoso continua no sentido proximal, pelo menos até o nível da axila.[57]

Alguns sintomas durais também podem resultar de alongamento na dura durante as várias manobras, produzindo mudanças no fluxo axoplasmático dentro dos nervos, provocando disparo dos impulsos anormais e diminuição do suprimento vascular do nervo.[58-60]

Testes de tensão nas extremidades inferiores

A dor ciática é definida como aquela que ocorre em toda a extensão do nervo isquiático ou em suas ramificações; suas causas mais comuns são a hérnia de disco e a estenose espinal.[61] Em geral, os pacientes que sentem dor no isquiático queixam-se de dor glútea que irradia para baixo na parte posterior da coxa e na perna, parestesia na panturrilha ou no pé e vários graus de fraqueza motora. Embora não seja frequente, o aprisionamento extraespinal desse nervo (ou seja, ao longo de seu curso dentro da pelve ou na extremidade inferior) é de difícil diagnóstico, tendo em vista que os sintomas são similares aos das causas mais frequentes de dores no nervo isquiático.[62-64]

Teste de elevação da perna reta

O teste de elevação da perna reta (EPR) é conhecido como o primeiro teste de tensão tecidual neural apresentando na literatura especializada. Ele foi descrito pela primeira vez por Lasègue há cerca de 100 anos.[65]

O teste de EPR aplica esforços tênseis no nervo isquiático e exerce tração caudal nas raízes do nervo lombossacral de L4 a S2.[6,8,66-68] Durante a EPR, as raízes nervosas de L4 a L5 e de S1 a S2 estão localizadas nos sentidos inferior e anterior, puxando a dura-máter no sentido caudal, lateral e anterior. A tensão no nervo isquiático e em suas ramificações é sequencial; ela se desenvolve primeiramente no forame isquiático maior, em seguida, sobre a asa do sacro, na área onde o nervo atravessa o pedículo e, por fim, no forame intervertebral.

A tração inferior e anterior na raiz nervosa e a fixação relativa do revestimento dural na parede anterior produz deslocamentos que puxam a raiz contra a região póstero-lateral do disco e da vértebra. Além disso, quaisquer lesões que ocupem espaços situados na parede anterior do canal vertebral, no quarto e quinto segmentos lombares e no primeiro e segundo segmentos sacrais, podem interferir nas estruturas da dura-máter ou da raiz nervosa.

A avaliação dos achados do teste de EPR requer que as medições da amplitude de movimento e os sintomas produzidos sejam comparados com a porção contralateral e com as normas esperadas.[6,68-71] Como a extensão do joelho com o paciente sentado e a EPR resultam em posições essencialmente idênticas, as respostas sintomáticas dos dois tipos de manobras devem ser semelhantes, embora o ângulo no qual a dor é reproduzida possa variar.[72]

> **Curiosidade Clínica**
>
> As estruturas não neurais, como as articulações zigoapofárias lombares, os músculos e os tecidos conjuntivos, confundem os resultados dos testes de elevação da perna reta (EPR). É possível que essas estruturas limitem a elevação da perna, causando desconforto no paciente durante o teste.[6,68,70,71,73]

Quando a EPR está acentuadamente limitada, ela é considerada diagnóstica de hérnia de disco.[74] As advertências a seguir são importantes para a avaliação precisa da EPR:

▶ O paciente deve ter amplitude disponível de flexão de quadril necessária (30 a 70º).

▶ A EPR produz cisalhamentos posteriores e certo grau de rotação na coluna lombar (uma região inadequada para forças de cisalhamento ou rotacionais). Assim, a dor nas costas com a EPR não é um teste positivo. O teste é considerado positivo quando for possível reproduzir a dor na nádega, na coxa ou na perna, ou a combinação da dor nesses três locais, na distribuição dermatômica adequada.[72]

Execução do teste clássico de elevação da perna reta

O paciente deve estar na posição supina, sem travesseiro sob a cabeça. Cada perna é testada individualmente (o lado não envolvido em primeiro lugar). Para garantir que não haja estresse indevido sobre a dura, a perna testada é colocada em leve rotação interna com adução do quadril e o joelho em extensão. No teste clássico de EPR, o fisioterapeuta deve segurar o tornozelo do paciente e erguer a perna reta até que este se queixe de dor ou até a rigidez na região posterior da coxa ser sentida.[12] Nesse ponto, a amplitude de movimento é observada e o fisioterapeuta abaixa a perna levemente até o paciente relatar a diminuição nos sintomas.

Deyo e colaboradores[75] observaram a sensibilidade de 80% e especificidade de 40% no teste clássico de EPR, no diagnóstico de herniação no disco lombar inferior. Van den Hoogen e colaboradores[76] registraram sensibilidade de 88 a 100% e especificidade de 11 a 44% no teste de EPR para diagnóstico de herniação do disco lombar.

Há consenso de que os primeiros 30º dos testes de EPR têm a finalidade de compensar folgas ou enrugamentos do nervo isquiático e suas ramificações. Usando como critério a reprodução de sintomas abaixo de 40º para teste positivo de EPR, os resultados que têm sido encontrados mostram aumento da sensibilidade para 72%.[77]

Dores na faixa de 0 a 30º indicam a presença de:

▶ Espondilolistese aguda.

▶ Tumor na nádega.

▶ Abscesso glúteo.

▶ Protrusão ou extrusão muito grande no disco.[78]

▶ Inflamação aguda na dura.

▶ Paciente simulador de doenças.

▶ Sinal na nádega (ver Cap. 17).

Entre 30 e 70º, os nervos espinais, suas coberturas durais e as raízes dos segmentos de L4, L5, S1 e S2 são alongadas com uma excursão variando de 2 a 6 mm.[79] Depois de 70º, embora essas estruturas sofram tensões adicionais, há também envolvimento de outras estruturas, as quais incluem articulações isquiotibiais, glúteo máximo e articulações do quadril, lombares e sacroilíacas. O teste de EPR é positivo se:

▶ A amplitude estiver limitada pelo espasmo a menos de 70º.

▶ Houver reprodução de dor na perna e nas costas.

▶ A dor reproduzida for de natureza neurológica. Essa dor deve estar acompanhada por outros sinais e sintomas, como dor ao tossir, tentar amarrar os sapatos e assim por diante, mas não, necessariamente, por fraqueza muscular.

A dorsiflexão do tornozelo e a flexão cervical podem ser usadas como sensibilizadoras no teste de EPR (Fig. 12-2). Além disso, é possível, também, adicionar rotação interna complementar ou adução extrema do quadril. Essas manobras adicionais aumentam a tensão exercida sobre a medula espinal, a dura espinal e as raízes nervosas lombossacrais.[6,12,47-49,51,80] Estudos de pesquisas[47-50,80,81] demonstraram que a flexão cervical alonga a medula espinal e a dura. Essa ação pode provocar sintomas radiculares sem tensionar os tecidos não neurais na extremidade inferior.[12,82,83]

Assim, a dura pode ser tracionada no sentido ascendente, usando dorsiflexão, ou no sentido descendente, empregando flexão cervical. Modificações adicionais podem ser incorporadas para aplicar tensão em ramos diferentes do nervo isquiático e dos nervos fibulares comuns, ajustando a posição do tornozelo e do pé. Coppieters e colaboradores[84] avaliaram a hipótese clínica de que o esforço nos nervos ao redor do tornozelo e do pé, causados pela dorsiflexão do tornozelo, pode ser aumentado com a flexão do quadril. Transdutores de deslocamento linear foram inseridos nos nervos isquiático, tibial e plantar e na fáscia plantar de oito cadáveres embalsamados para medir o esforço durante o teste de EPR modificado. A medição da excursão do nervo foi feita com um calibrador digital. A dorsiflexão do tornozelo resultou em esforço significativo e em excursão distal do nervo tibial. Com o tornozelo em dorsiflexão, os aumentos na excursão proximal e na tensão do nervo isquiático associados com flexão do quadril foram transmitidos distalmente ao longo do nervo desde o quadril até além do tornozelo. Como a flexão do quadril teve impacto sobre os nervos ao redor do tornozelo e do pé, mas não sobre a fáscia plantar, o teste de EPR modificado pode ser útil para fazer o diagnóstico diferencial da dor plantar no calcanhar. Embora o teste de EPR modificado tenha causado o maior aumento no estiramento nervoso mais próximo da articulação que está em movimento, forças mecânicas agindo sobre os nervos periféricos são transmitidas bem além da articulação que está se movendo. Com base nesses achados, os seguintes ajustes para o tornozelo e o pé podem ser feitos:

▶ A dorsiflexão, a eversão do pé e a extensão dos dedos tensionam o ramo tibial.

▶ A dorsiflexão e a inversão tensionam o nervo sural.

▶ A flexão plantar e a inversão tensionam o nervo fibular comum (de forma profunda e superficial).

As variações para o teste de EPR clássico envolvem:

▶ *Teste de Soto-Hall.* Nesse teste, a perna reta deve ser elevada de forma passiva até determinado ponto, antes do início dos sintomas, mantendo-se a cabeça e o pescoço do paciente em flexão passiva.

▶ *Teste de Braggard.* Esse teste envolve a elevação do membro inferior em um nível similar ao do teste de Soto-Hall, sendo que, nesse ponto, o tornozelo do paciente é passivamente dorsiflexonado.

▶ *Teste de Bechterew.* O teste de Bechterew é realizado com o paciente sentado estendendo ativamente a perna não envolvida na altura do joelho, abaixando-a e estendendo subsequentemente a perna envolvida. Se os sintomas não forem produzidos, o paciente estende simultaneamente ambas as pernas na altura do joelho. O achado positivo inclui a reprodução da dor radicular abaixo do joelho, incapacidade de atingir a extensão total do joelho, inclinar para trás e se manter na mesa (sinal de tripé) ou qualquer combinação dos problemas acima.

▶ *Teste de raiz sentado.* Esse teste é similar ao teste de *slump*. Com o paciente sentado e o pescoço flexionado na linha do tórax, o fisioterapeuta coloca uma das mãos sobre a parte distal da coxa da perna a ser testada para impedir a flexão do quadril e usa a outra mão para estender a parte inferior da perna no joelho. Qualquer uma das respostas típicas da EPR é considerada um achado positivo. Se o teste for negativo, o fisioterapeuta pode aumentar a tensão colocada sobre os elementos neurais adicionando flexão no tronco. Essa manobra agressiva desenvolvida por Maitland é conhecida como teste de *slump* (ver posteriormente).

▶ *Teste de Kemp.* O teste de Kemp usa o tronco do paciente como uma alavanca para induzir tensão e como força compressiva. O teste pode ser executado com o paciente nas posições sentada ou de pé.

• *Sentado.* Com o paciente sentado com os braços cruzados sobre o tórax, o fisioterapeuta usa uma das mãos para estabilizar a região lombossacral no lado a ser testado e o outro braço para controlar o movimento da parte superior do corpo do paciente. Este é passivamente direcionado para flexão do tronco, rotação, inclinação lateral e, por fim, extensão. Dependendo da resposta obtida, a compressão axial pode ser aplicada em posição completamente estendida e rodada para aumentar a tensão sobre as ar-

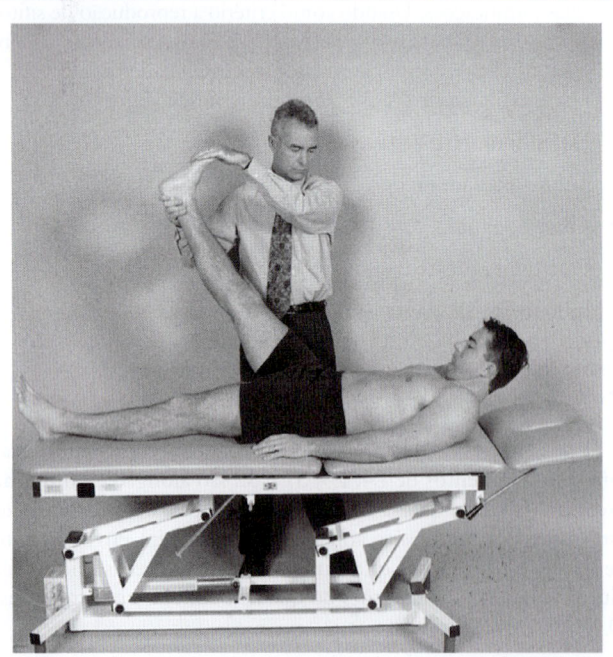

FIGURA 12-2 A elevação de perna reta com flexão cervical e dorsiflexão passiva do tornozelo.

ticulações posteriores. A dor que irradia no sentido descendente na perna, provocada junto do arco de movimento, deve ser observada, e o teste deve ser interrompido nesse ponto. Muitas vezes os pacientes se queixam de dor latejante ou pulsante proveniente da coluna lombar, que pode ser causada por irritação da faceta ou do tecido mole extraespinal.

- *De pé.* A versão do teste de Kemp na posição de pé é executada solicitando-se ao paciente para colocar as palmas das mãos sobre a região glútea ipsilateral e deslizá-la distalmente, descendo para a parte posterior da coxa. A compressão axial pode ser aplicada pressionando-se para baixo sobre os ombros do paciente. Para os fisioterapeutas que desejam ainda um maior controle sobre o posicionamento do paciente ou menos ativação muscular, a versão do teste de Kemp na posição sentada pode ser preferível.

Sinal de elevação da perna reta cruzada

O sinal de EPR cruzada, ou teste de elevação de perna de Fajersztajn,[68] é associado ao teste de EPR, de forma que a elevação da perna assintomática causa dor na perna sintomática. Existem três tipos reconhecidos:

1. EPR que causa dor na perna contralateral, a não ser quando ela estiver elevada.
2. EPR que causa dor em ambas as pernas.
3. EPR de ambas as pernas que causa dor no membro contralateral. Por exemplo, a EPR da perna direita produz dor na perna esquerda e a EPR da perna esquerda produz dor na direita.

Há várias teorias sobre a causa e o significado do sinal cruzado. Uma delas sugere que as neuromeninges são tracionadas no sentido caudal, comprimindo o tubo dural contra herniações de disco, com deslocamentos grandes ou médios. O sinal cruzado é considerado mais significativo do que o teste de EPR quanto ao seu potencial diagnóstico para indicar a presença de grandes protrusões de disco.[85] Um estudo recomenda o uso de resultados combinados da EPR e EPR cruzada para diagnósticos mais precisos.[76]

Os seguintes achados são fortemente indicativos de herniação de disco:[78,85,86]

▶ EPR com limitação grave.
▶ EPR com cruzamento positivo.
▶ Movimentos dolorosos do tronco e com restrições graves.

Elevação bilateral da perna reta

Logo após a conclusão do teste de EPR, o fisioterapeuta deve testar ambas as pernas de maneira simultânea (Fig. 12-3). A possibilidade de não evidenciar a presença de protrusões centrais de disco, em especial as protrusões leves se configura como uma limitação dos testes da EPR unilateral.[70] É possível detectar protrusões centrais por meio dos testes de EPR bilateral que incorporem flexão do pescoço e dorsiflexão.[87]

Como protrusões centrais podem imitar recessos com estenose lateral, é necessário realizar testes de diferenciação. O teste da bicicleta de van Gelderen[88] é um exemplo típico. O paciente deve

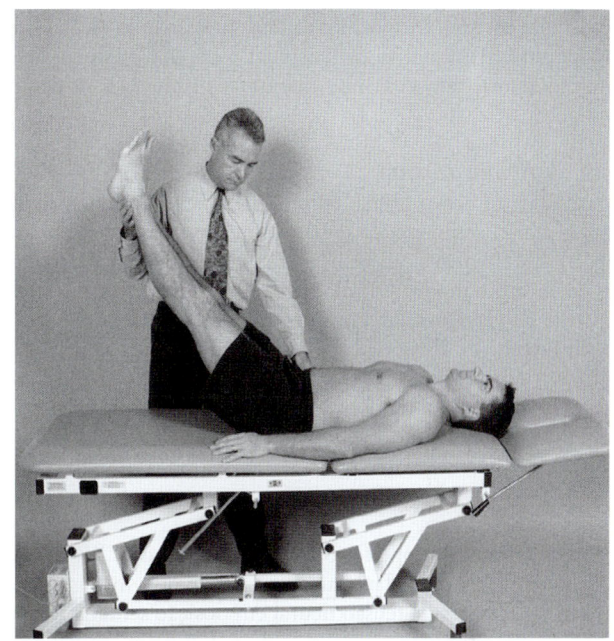

FIGURA 12-3 A elevação bilateral da perna reta.

ser posicionado de modo adequado em uma bicicleta e solicitado a pedalar contra uma resistência.

▶ Pacientes com estenose espinal lateral toleram bem essa posição.
▶ Pacientes com claudicação intermitente nas extremidades inferiores costumam demonstrar um aumento nos sintomas com o exercício continuado, seja qual for a posição da coluna.
▶ Pacientes com compressão intermitente da cauda equina apresentam, em geral, exacerbação dos sintomas com o aumento na lordose lombar.
▶ Pacientes com hérnia de disco em geral se sentem bem se a coluna lombar permanecer estendida.

Teste de corda de arco

A denominação *testes de corda de arco* refere-se à técnica aplicada no nervo que está sendo examinado. Tanto o nervo tibial quanto o fibular comum podem ser testados. Embora proporcionem um alongamento insuficiente à dura para detectar aderências crônicas, tais testes podem fazer um prognóstico sobre as hérnias agudas de disco. O teste de corda de arco positivo é forte indicador para intervenções cirúrgicas, mas deve ser feito apenas se o teste de EPR for positivo, incluindo a dorsiflexão.[87]

Teste de tensão no isquiático

O teste de tensão no isquiático, também conhecido como o teste de Deyerle e May, reproduz a mecânica do teste de corda de arco em posição sentada. O nervo tibial percorre de modo descendente para o meio da parte posterior da coxa entre os côndilos femorais e a parte posterior e média da panturrilha, entrando no pé sob o maléolo medial do tornozelo (ver Cap. 2). A extremidade envolvida é estendida no joelho no ponto da dor e levemente abaixada para diminuir a dor. O fisioterapeuta sustenta a perna do paciente entre os seus joelhos e aplica pressão com os dedos na fossa poplítea na tentativa de tensionar o nervo isquiático. Se os sintomas retornarem com essa manobra, o teste é considerado positivo.

Teste do fibular comum

Tipicamente, o nervo fibular comum percorre, juntamente com o ramo tibial, a direção da região distal posterior da coxa (ver Cap. 2). Ele envolve a cabeça fibular com inserções fortes no tendão do bíceps femoral. O procedimento para esse teste é semelhante ao da versão tibial, com exceção de que, depois do joelho ser levemente flexionado, o fisioterapeuta segura o tendão do bíceps femoral, na cabeça fibular, e move na direção medial e lateral. Se essa manobra reproduzir os sintomas, o teste é considerado positivo.

Testes de slump

Apesar dos sucessivos aperfeiçoamentos, o teste de EPR permanece inadequado para detectar tensões neurais em alguns casos.[83,89,90] Os testes de tensão neural em posição sentada são necessários para estimular os extremos do movimento espinal associados às atividades causadas por sintomas, como sentar-se com postura incorreta ou ao entrar e sair do carro.[83,89,90]

O teste de slump, popularizado por Maitland,[90] é a combinação de outros testes neuromeníngeos, como o EPR com o paciente sentado, flexão do pescoço e queda lombar. Nos testes de slump, o paciente senta-se com flexão total das regiões torácica e lombar da coluna.[91] Em seguida, o fisioterapeuta aplica e libera de forma sistemática manobras sensibilizadoras na coluna cervical e nas extremidades inferiores, enquanto mantém a posição do tronco do paciente. O teste de slump avalia a excursão dos tecidos neurais dentro do canal vertebral e do forame intervertebral[83] e detecta danos na mobilidade dos tecidos neurais a partir de uma série de fontes identificadas por MacNab[92] e Fahrni.[66] Maitland assegurava que os testes de slump permitem identificar tensões adversas nas raízes nervosas causadas por estenose espinal, hérnia de disco lateral fora do forame, sequestro de disco, aderências de raízes nervosas e impacto vertebral.[83,89]

Vários estudos[47,51,81,93] demonstraram os efeitos da posição do tronco e da cabeça sobre as estruturas neurais dentro do canal vertebral e do forame intervertebral durante a realização dos testes de slump. Esses estudos revelaram que as flexões espinais completas ou a flexão das regiões torácica, cervical e lombar da coluna alongam o canal vertebral. Esse alongamento do canal vertebral estende a dura espinal, transmitindo tensão para a medula espinal, para os ramos das raízes nervosas lombossacrais e para as raízes nervosas.[47,51,81,93,94] Durante a flexão espinal completa, a cauda equina se torna tensa e as raízes nervosas lombossacrais e os ramos das raízes são colocados em contato com o pedículo da vértebra superior.[47,67,81,93]

Com a extensão da coluna cervical, a dura e as raízes nervosas começam a afrouxar, enquanto o canal vertebral vai encurtando.[47,67,81,93-95] A extensão da coluna torácica e lombar aumenta o afrouxamento dos tecidos neurais durante o processo de encurtamento do canal vertebral.[47,67,81,93-95]

Levando-se em consideração que o teste de slump é a combinação de outros testes, sua utilização é alternativa. A recomendação é fazer os testes de EPR, suas variações ou o teste de slump.[87] A única vantagem do teste de slump sobre o teste de EPR é que ele aumenta as forças de compressão através do disco, evidenciando a presença de aderências durais.[87] Dependendo do teste aplicado, existe uma ampla variedade de etapas progressivas para o teste de slump, em particular quando o estágio de cifose lombar é introduzido. Ainda que a ordem específica de implementação seja controversa, é importante que o fisioterapeuta utilize de forma consistente a mesma sequência para cada um dos pacientes.

O teste deve ser encerrado logo após a reprodução dos sintomas. Cabe ressaltar que a dura não se movimenta durante os testes de tensão dural, ou seja, ela é apenas tensionada, o que explica o nome dos testes. Um desses métodos sequenciais é descrito a seguir.

O paciente permanece sentado, com as mãos para trás e uma leve inclinação das costas (Fig. 12-4), cuja finalidade é garantir que a coluna lombar permaneça em posição neutra. Essa posição inicial é seguida por uma queda brusca da coluna lombar e torácica, enquanto o fisioterapeuta tenta manter o pescoço do paciente na posição neutra (Fig. 12-5). Essa manobra tem o efeito de endurecer toda a dura, incluindo a do tórax. Se, mesmo assim, o resultado do teste for negativo, o paciente flexiona o pescoço contraindo, primeiramente, o mento e colocando-o no peito, estende o joelho o máximo possível. O teste é repetido na outra perna e, novamente, com ambas as pernas ao mesmo tempo. Se o paciente for incapaz de estender o joelho por causa da dor, ele deve estender o pescoço de modo ativo. Após a extensão do pescoço, se o paciente não conseguir estender o joelho mais além, o teste pode ser considerado positivo.

Se os sintomas persistirem, deve ser adicionada a dorsiflexão ativa (Fig. 12-6). Pode-se aplicar pressão passiva em cada um desses movimentos. Caso o paciente relate sintomas positivos com a extensão da perna, o joelho deve ser levemente flexionado e a

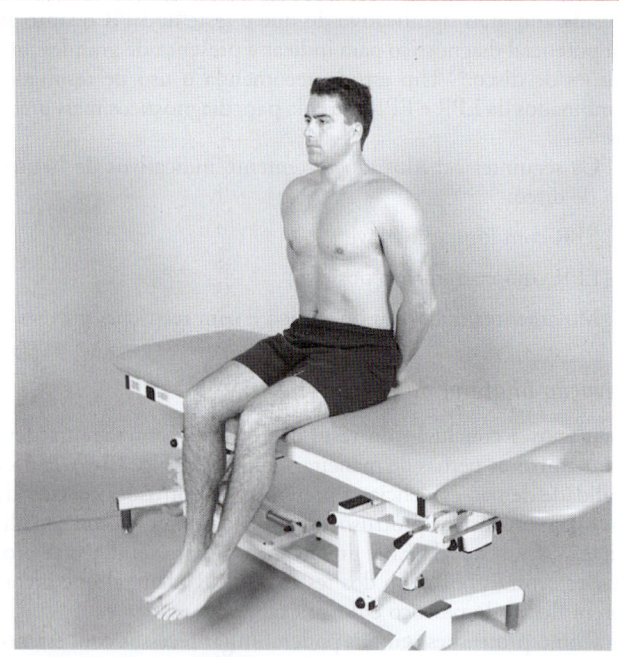

FIGURA 12-4 Posição inicial para o teste de slump.

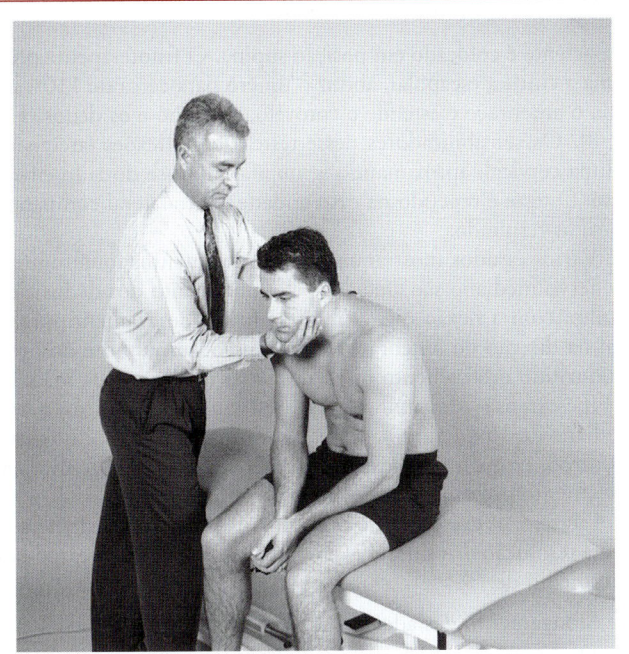

FIGURA 12-5 Componente torácico e lombar do teste de *slump*.

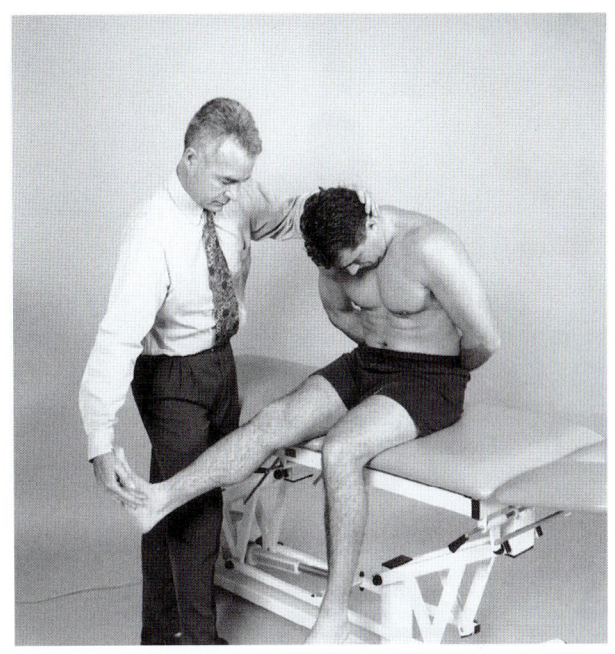

FIGURA 12-6 Teste de *slump* completo.

dorsiflexão é novamente aplicada de maneira passiva, em uma tentativa de reproduzir os sintomas. Durante todo o teste de *slump*, sempre que houver a reprodução de um sintoma, o último movimento aplicado deve ser levemente reduzido, para retirar a tensão da dura, com aplicação de tensão na extremidade oposta. O teste deve ser realizado também inversamente (porque uma resposta positiva pode ocorrer em apenas uma direção) tornando-se mais objetivo pela numeração de cada movimento, por exemplo: (1) cifose torácica, (2) cifose lombar, (3) flexão do pescoço e compressão mentoniana, (4) flexão do joelho em ângulo de 90°, (5) flexão do joelho em ângulo de 60°, (6) flexão do joelho em ângulo de 30°, (7) flexão do joelho em ângulo de 0° (extensão total). Os itens importantes para a reprodução dos sintomas são de (3) a (5).

Foram propostas várias razões para os casos em que há reprodução da dor com o *slump*, não ocorrendo a mesma coisa com o teste de EPR:[87]

▶ A presença de protrusão leve, especialmente protrusão central. Protrusões centrais leves precisam ser sobrecarregadas por meio de sustentação de peso, e são, em geral, negativas nas posições sem sustentação de peso.

▶ Espondilolistese aguda.

▶ Instabilidade posterior.

▶ Paciente que simula doenças/sintomas não orgânicos.

Teste de flexão do joelho em prono[87]

O teste de flexão do joelho em prono (FJP) estende o nervo femoral usando extensão do quadril e flexão do joelho para alongar a terminação nervosa no músculo quadríceps. Esse teste tem sido aplicado para indicar a presença de hérnias de disco lombares superiores,[96] sobretudo com a inclusão de extensão do quadril.[97] O nervo femoral segue anteriormente na direção do quadril e do joelho (como faz o reto femoral). Entretanto, as raízes nervosas e o reto femoral são alongados com a combinação de flexão do joelho e extensão do quadril. O nervo cutâneo femoral lateral e os flexores do quadril seguem na direção anterior em relação à coxa, podendo ser tensionados com o componente da extensão do quadril.

Alguns fisioterapeutas recomendam a realização do teste de FJP antes da correção sacroilíaca com "deslizamento ascendente", tendo em vista que há um pequeno potencial para separar as raízes dos nervos L2 e L3 com essa manobra.

O teste de FJP é feito da seguinte maneira: o paciente adota a posição pronada, e o fisioterapeuta estabiliza o ísquio para evitar rotação anterior da pelve. O joelho do paciente é flexionado o máximo possível (Fig. 12-7). Essa manobra produz a sensação de alongamento na região anterior da coxa. Se não for encontrado achado positivo até esse ponto (ver a seguir), o quadril é estendido, mantendo-se a flexão do joelho. A zona de alongamento varia de 80 a 100° de flexão do joelho. A flexão do joelho acima de 100% introduz o alongamento do reto femoral e o movimento da coluna lombar nos achados.

O resultado do teste é positivo se houver reprodução de dor unilateral na área lombar, nas nádegas, na parte posterior da coxa, ou uma combinação na amplitude de 80 a 100° de flexão do joelho, o que pode indicar dano nas raízes nervosas de L2, L3 ou L4, embora uma protrusão aguda de L4 a S1 também possa revelar achados positivos.[98] Assim como ocorre com o teste de EPR, a flexão ou extensão do joelho podem ser acrescentadas.[99] Esse teste pode, também, ser positivo com pacientes que receberam enxertos cardíacos.

A confiabilidade e a validade do FJP não são conhecidas.[75]

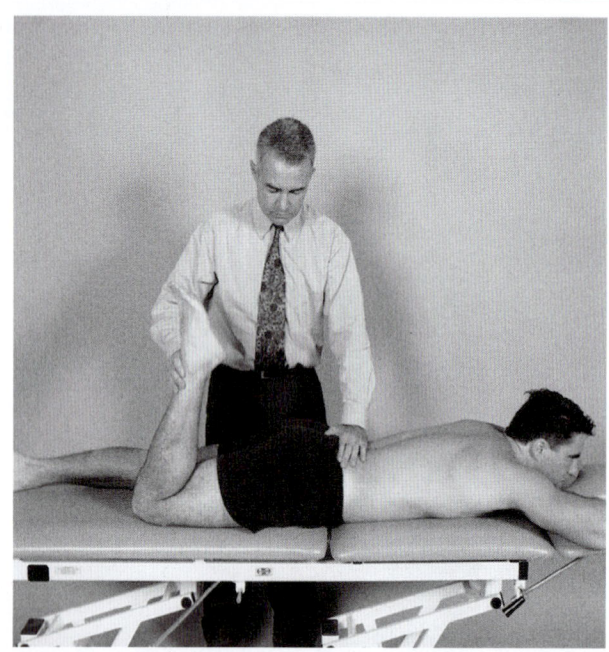

FIGURA 12-7 Teste de flexão do joelho em prono.

Testes de tensionamento dos membros superiores (TTMS)[12]

O papel desempenhado pela neuromecânica adversa no tronco e nos membros superiores foi o foco das atenções nas últimas três décadas,[45,100,101] tendo sido relacionado com dores crônicas no pescoço e no braço e com distúrbios nos membros superiores.[15,28,102,103]

Upton e McComas[28] demonstraram que os nervos periféricos e as respectivas raízes cervicais podem provocar irritação em locais simultâneos. Um outro estudo, que investigou a tensão adversa no sistema neural em 20 pessoas que sofriam de sintomas unilaterais de cotovelo de tenista, indicou que a tensão adversa pode ser um dos fatores.[102]

A mobilidade relativa entre a raiz nervosa e a respectiva bainha, que ocorre na coluna lombar,[7] também foi observada na coluna cervical.[45] Essa mobilidade é produzida por alguns movimentos do braço, com ocorrência máxima em C5 e C6, em um grau menor em C7 e em um grau ainda menor em C8 e T1.[15]

Os TTMS, ou testes de tensão no plexo braquial, envolvem uma sequência ordenada de movimentos da cintura escapular, do braço, do cotovelo, do antebraço, do punho e da mão. Como existe uma série de pontos na região cervicobraquial que podem ser tensionados por essas manobras, é possível adicionar a inclinação lateral cervical ou flexão cervical, consideradas mais seletivas para o sistema nervoso.[104,105]

Os princípios que fundamentam o TTMS são os mesmos descritos para os testes de tensão na extremidade inferior. Portanto, essa seção descreve somente os próprios procedimentos. Durante esses procedimentos, o fisioterapeuta deve tomar cuidado para manter a coluna cervical em flexão-extensão neutra, inclinação lateral e rotação.

TTMS 1 (domínio do nervo mediano)

O paciente é colocado em posição supina. O fisioterapeuta pressiona a cintura escapular, abduz o úmero para cerca de 110°, supina o antebraço e estende o cotovelo, o punho e os dedos (Fig. 12-8). Os sensibilizadores desse teste são as flexões laterais da coluna cervical, aproximando-se ou afastando-se do lado envolvido. O teste é repetido na extremidade contralateral comparando-se os resultados.

Vários estudos mostraram que os movimentos longitudinais do nervo mediano são afetados pelo movimento dos dedos e do punho, com a flexão digital resultando em deslizamento proximal na direção do antebraço, e a extensão do punho e do dedo produzindo deslizamento distal do nervo na direção da mão.[9,11] A hiperextensão do punho causa deslizamento distal do nervo mediano de 10 a 15 mm em relação a uma marca óssea no túnel do carpo, enquanto a flexão do punho e dos dedos resulta em movimento proximal do nervo em cerca de 4 mm.[9]

Em tese, os exercícios de alongamento do nervo mediano afetam a resolução dos sintomas na síndrome do túnel do carpo por intermédio de:[106]

▶ Alongamento das aderências.

▶ Alargamento da área longitudinal de contato entre o nervo mediano e o ligamento carpal transversal.

▶ Redução do edema tenossinovial por meio de drenagens.

▶ Melhoria no retorno venoso dos feixes nervosos.

▶ Redução da pressão dentro do túnel do carpo.

Seis posições são usadas para a mobilização do nervo mediano no punho:

1. O punho na posição neutra, com os dedos e o polegar em flexão.

2. O punho na posição neutra, com os dedos e o polegar estendidos (Fig. 12-9).

3. O punho e os dedos estendidos, com o polegar em posição neutra.

4. O punho, os dedos e o polegar estendidos.

5. O punho, os dedos e o polegar estendidos, com o antebraço na posição supina.

6. O punho, os dedos e o polegar estendidos, com o antebraço na posição supina e a outra mão alongando suavemente o polegar.

Cada posição é mantida durante sete segundos e repetida cinco vezes por sessão.[106] Todos os exercícios executados na clínica devem ser repetidos em casa pelo paciente sempre que possível.

TTMS 2 (domínio do nervo radial)

O paciente adota a posição supina. O fisioterapeuta deprime, abduz e roda internamente o ombro, prona o antebraço, estende o cotovelo e flexiona o punho e o polegar (Fig. 12-10). Os sensibilizadores desse teste são flexões laterais da coluna cervical, aproximando-se ou afastando-se do lado envolvido. O teste é repetido na extremidade contralateral e os resultados são comparados.

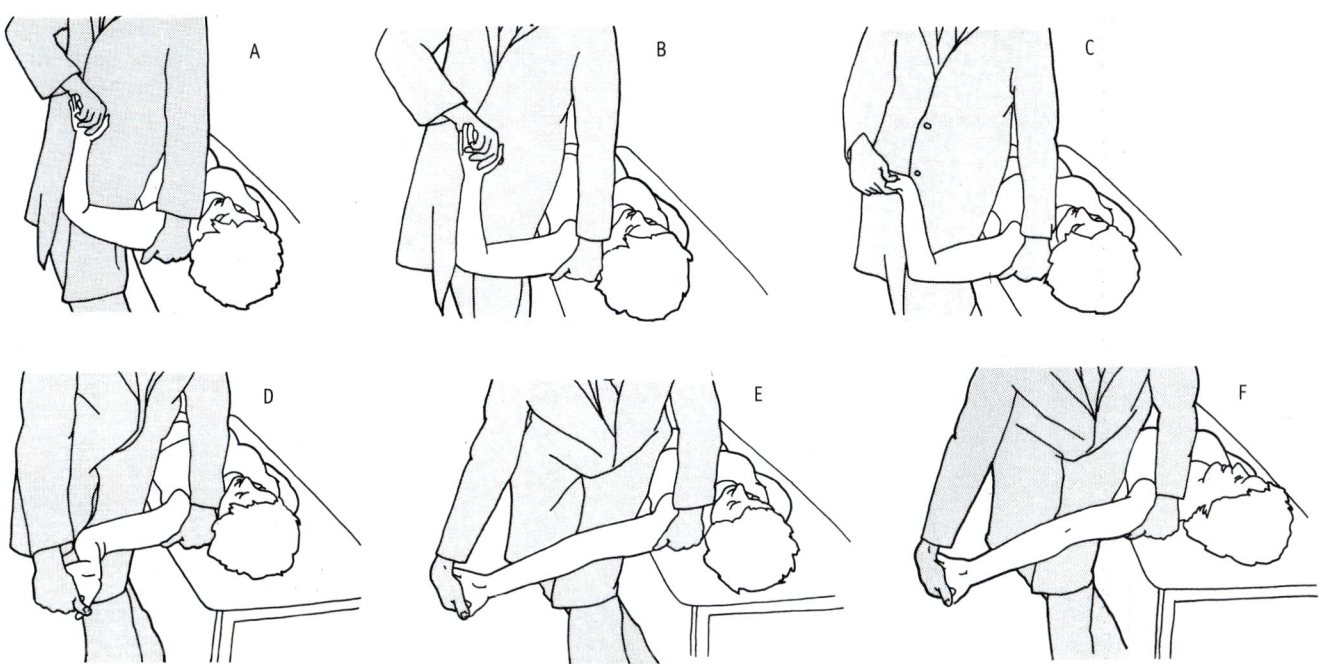

FIGURA 12-8 Alongamento do nervo mediano. (Reproduzida, com permissão, de Butler DS: The upper limb tension test revisited. In: Grant R, ed. *Physical Therapy of the Cervical and Thoracic Spine.* New York: Churchill Livingstone, 1994:219.)

TTMS 3 (domínio do nervo ulnar)

O paciente é colocado em posição supina. O fisioterapeuta estende o punho, supina o antebraço, flexiona totalmente o cotovelo, deprime e abduz o ombro (Fig. 12-11). Os sensibilizadores desse teste são flexões laterais da cabeça e do pescoço, aproximando-se ou afastando-se do lado testado. O teste é repetido na extremidade contralateral e os resultados são comparados.

Evans[107] descreveu uma modificação do TTMS 3 básico. O paciente abduz ativamente o úmero com o cotovelo estendido, parando somente quando estiver bem próximo do local do sintoma. Em seguida, deve rodar externamente o ombro sem sintomas. O fisioterapeuta mantém essa posição. Por fim, o paciente flexiona o cotovelo, de modo que a mão seja posicionada atrás da cabeça. A reprodução dos sintomas com flexão do cotovelo é considerada um resultado positivo do teste.

Nervo musculocutâneo

O paciente é colocado na posição supina sem apoiar a cabeça em um travesseiro. O fisioterapeuta, posicionado de pé e ao lado do paciente, sustenta o braço do paciente por trás em cerca de 80° de flexão do cotovelo. O ombro é colocado em rotação externa total e aproximadamente 10° de abdução. A depressão do ombro é aplicada, seguida de extensão glenoumeral (o "sensibilizador"), extensão do cotovelo e desvio ulnar do punho.

Nervo axilar

O paciente adota a posição supina, sem apoiar a cabeça em um travesseiro. O fisioterapeuta coloca uma das mãos sobre o topo do ombro do paciente e faz pressão sobre ele. A articulação glenoumeral é rodada externamente, e o paciente flexiona a cabeça na direção oposta ao lado testado. Em seguida, o ombro deve ser abduzido em cerca de 40°.

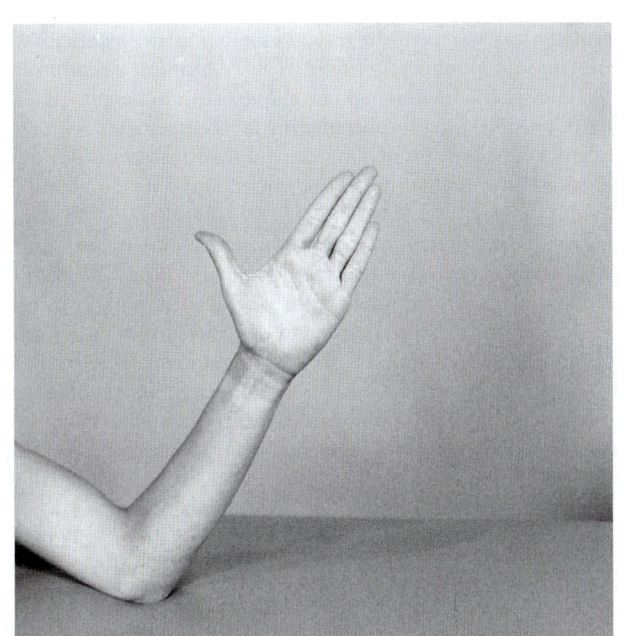

FIGURA 12-9 Deslizamento do nervo mediano no punho.

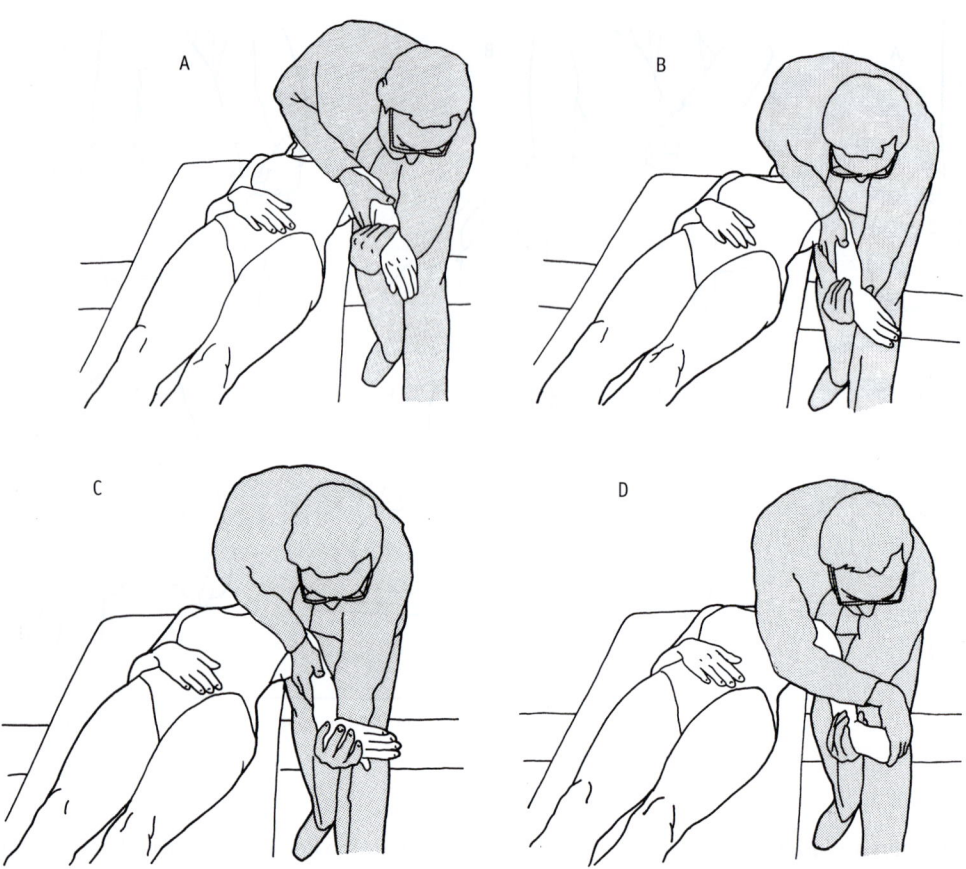

FIGURA 12-10 Alongamento do nervo radial. (Reproduzida, com permissão, de Butler DS. The upper limb tension test revisited. In: Grant R, ed. *Physical Therapy of the Cervical and Thoracic Spine*. New York: Churchill Livingstone, 1994: 232.)

Nervo supraescapular

O paciente adota a posição supina, sem apoiar a cabeça em um travesseiro. O fisioterapeuta coloca a mão sobre o topo do ombro do paciente, com o braço deste em rotação interna e protração da cintura escapular. O braço é movimentado em adução horizontal. O paciente inclina lateralmente a cabeça, afastando-a do lado testado. Nesse momento, o fisioterapeuta faz pressão sobre o ombro.

Intervenções de mobilidade neurodinâmica

A tensão neural adversa é uma resposta anormal aos estímulos mecânicos do tecido neural. A origem dessa resposta anormal do tecido inclui lesões (compressão, vibração e pós-cirúrgica) de tipo intraneural, extraneural e anatômico.[108] Um fator que recebe uma quantidade significativa de atenção envolve aquele das lesões por esforço repetitivo, especificamente com as extremidades superiores.

A análise racional que fundamenta o uso das técnicas de mobilização neural é a suposição teórica de que as técnicas melhoram o transporte axônico e, em consequência, a velocidade da condução nervosa.[12,46]

Os efeitos nocivos da imobilização sobre as estruturas musculoesqueléticas são bem-documentados como os benefícios dos protocolos de mobilização inicial.[109-118] Ao aplicar a mobilização inicial no sistema neural, é possível que ocorram benefícios similares. Contudo, uma importante distinção precisa ser feita entre as técnicas que estiram ou alongam a dura e as técnicas que alongam as estruturas anatômicas que circundam o tecido neural envolvido.

Elvey[17] recomenda intervenção inicial de movimentos oscilatórios passivos, suaves e controlados nas estruturas anatômicas que circundam o tecido neural antes de avançar para as técnicas que alongam os tecidos circundantes e os tecidos neurais juntos. Usando essa abordagem, a barreira de tratamento é representada pelo início da atividade muscular.[101] Por exemplo, na coluna cervical, a sequência de mobilizações neurodinâmicas inicia com depressão do ombro, com o pescoço em posição neutra e o braço ao lado, seguido de depressão do ombro com fixação da coluna cervical, depressão do ombro, fixação cervical e tração do braço com o braço ao lado. Se essa progressão tiver sido executada sem efeitos colaterais, são empregados movimentos mais específicos usados para isolar o nervo.

A evidência da eficácia dessa abordagem gradual foi demonstrada em indivíduos com dores lombares e radiculopatia,[83,90,119] epicondilalgia[120] e dor cervicobraquial crônica.[17,121] Cleland e

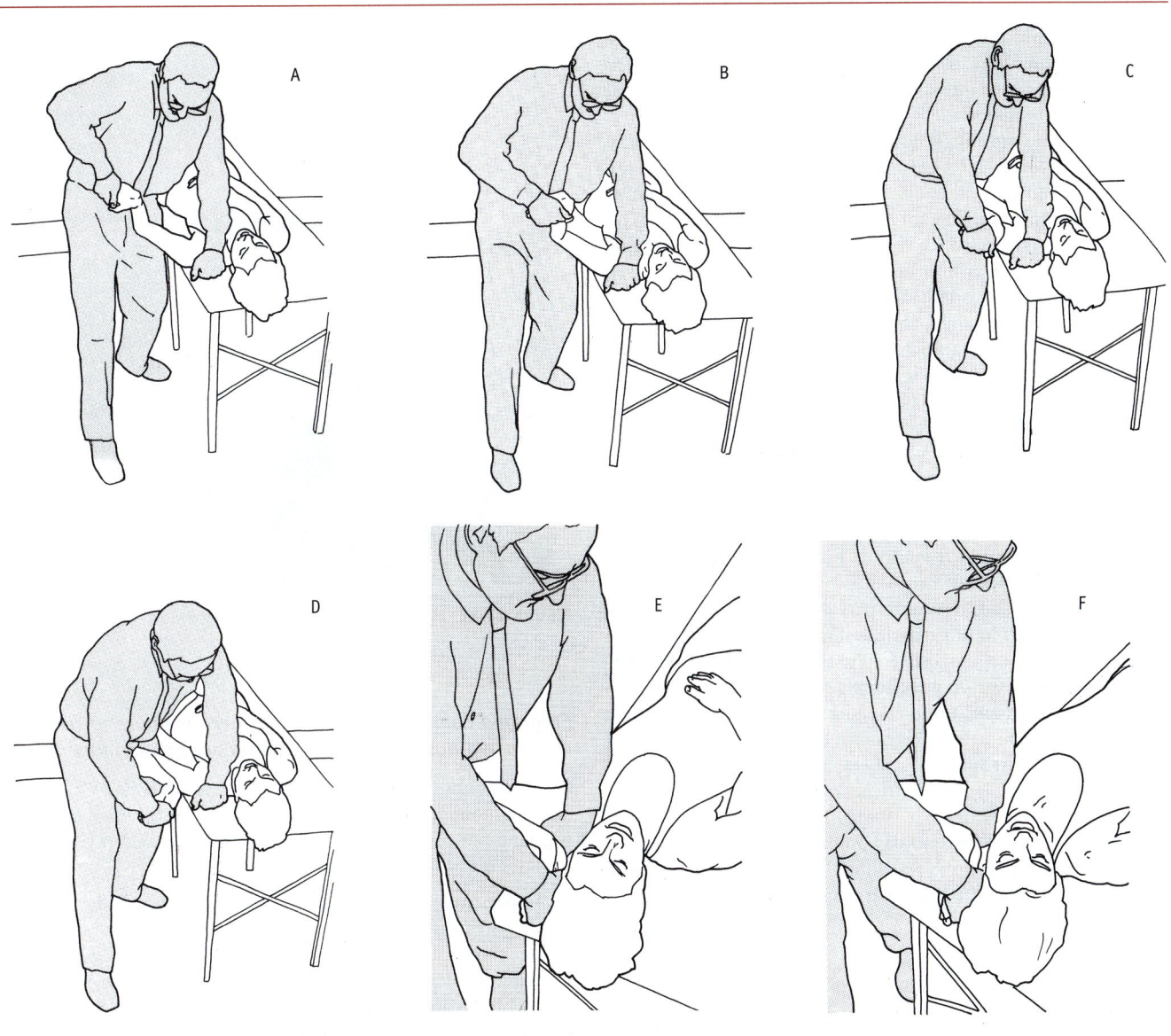

FIGURA 12-11 Alongamento do nervo ulnar. (Reproduzida, com permissão, de Butler DS. The upper limb tension test revisited. In: Grant R, ed. *Physical Therapy of the Cervical and Thoracic Spine*. New York: Churchill Livingstone, 1994: 234.)

colaboradores[122] realizaram um ensaio clínico-piloto para determinar se o alongamento de *slump* resultou em melhorias na dor, centralização dos sintomas e incapacidade em 30 pacientes com dor lombar não radicular com suspeita de mecanossensibilidade neural entre branda e moderada. Os pacientes foram distribuídos randomicamente para receber mobilização na coluna lombar e exercício ($n = 14$) ou mobilização na coluna lombar, exercício e alongamento de *slump* ($n = 16$). Todos os pacientes foram tratados com fisioterapia duas vezes por semana, durante três semanas, com um total de seis visitas. Na alta, os resultados das medidas foram reavaliados. Testes-*t* independentes foram usados para avaliar as diferenças entre os grupos na linha de base e os que receberam alta. Não houve nenhuma diferença na linha de base entre os grupos ($P > 0,05$). Na alta, os pacientes que receberam alongamento de *slump* demonstraram melhorias significativamente maiores na incapacidade (9,7 pontos no Índice de Incapacidade de Oswestry, $P > 0,01$), na dor (0,93 pontos na escala de classificação numérica da dor, $P > 0,001$) e centralização de sintomas ($P > 0,01$) do que os pacientes que não receberam o alongamento de *slump*. Os autores sugeriram que o alongamento de *slump* é benéfico para melhorar a incapacidade, a dor e a centralização dos sintomas a curto prazo e recomendaram, também, que futuros estudos verifiquem se esses benefícios são mantidos em um acompanhamento a longo prazo.[122]

Técnica de liberação de Mettler[108]

A técnica de liberação de Mettler (TLM)[123] tem amplas aplicações relacionadas com qualquer região do corpo secundária a sua efetividade clínica e mecanismo de teoria. A técnica requer ênfase especial sobre a estrutura multidimensional da pele e do tecido conjuntivo subjacente para promover melhorias na estrutura e na função. A teoria da TLM é fundamentada na relação dos processos miofasciais, musculares, nervosos, da pele e também fisiológicos.

O procedimento inicial do exame, baseado intimamente nas técnicas de Elvey,[17,101,124] envolve encontrar as restrições dérmico-fasciais na direção em que aderências ou formações inadequadas de colágeno se originaram. Uma avaliação subjetiva, abrangente e bem-estabelecida, com base em um bom conhecimento de anatomia, fisiologia, mecânica e princípios fundamentais de fisioterapia auxilia na orientação do fisioterapeuta para áreas de investigação e possível envolvimento das estruturas. Uma vez que a área de interesse tenha sido identificada, o uso das mãos, dos dedos e/ou polegares é empregado para trabalhar especificamente a mobilidade da pele e da fáscia subjacente para as propriedades elásticas passivas. Para melhorar a preensão e eliminar a influência de óleos dos dedos que estão palpando, luvas de látex são empregadas para dar à força passiva necessária para romper as aderências e restaurar a elasticidade estrutural normal. Como na avaliação da mobilidade articular, a mobilidade dérmico-fascial é classificada como tendo sensação de final do movimento suave, sensação de final do movimento dura ou bloqueio.

Os princípios da intervenção para a TLM são uma extensão da avaliação. Quando uma restrição direcional é localizada, uma tensão bilateral, igual e oposta é aplicada à banda de tecido dérmico-fascial. As luvas de látex impedem o escorregamento e o deslize e permitem que o fisioterapeuta meça a intensidade, bem como o foco da aplicação, mais especificamente no tecido envolvido. Com muita frequência a liberação do tecido é sentida de imediato; contudo, algumas restrições mais profundas e mais aderentes podem levar entre 15 a 30 segundos ou mais para liberar. O resultado final é o retorno das propriedades viscoelásticas da pele e do tecido conjuntivo e melhoria das medidas funcionais e objetivas imediatamente após o tratamento ou após um curto período.

Programa domiciliar de alongamento para o nervo isquiático[117]

O exercício domiciliar para melhorar a mobilidade do tecido e a extensibilidade neural é executado em uma das três fases ou posições seguintes:

1. O paciente é colocado em posição supina, de modo que as nádegas estejam próximas da parede. O quadril e os joelhos são flexionados em uma amplitude confortável (Fig. 12-12). O paciente desliza o calcanhar do lado envolvido para cima até que perceba um alongamento. Essa posição é mantida por cerca de 1 minuto.

2. A partir da posição da fase 1, o paciente desliza o calcanhar um pouco mais para cima na parede. Se essa manobra provocar qualquer parestesia, o paciente desliza o calcanhar de volta parede abaixo. O progresso é medido marcando o tempo em que o paciente consegue manter o joelho reto e a perna contra a parede.

3. O paciente executa a mesma manobra da fase 2, mas com um travesseiro sob a cabeça. Esse alongamento é executado de 3 a 5 vezes por dia, durante 3 a 5 minutos em casa.

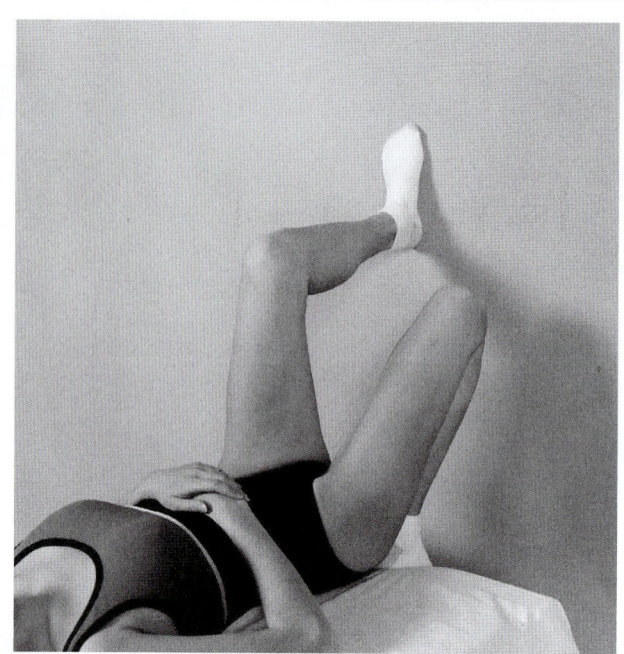

FIGURA 12-12 Exercício domiciliar para aumentar a mobilidade dural.

Programa domiciliar de exercícios para melhorar a retração adaptativa dos nervos das extremidades superiores[117]

O exercício de alongamento domiciliar recomendado para melhorar a mobilidade do tecido e a extensibilidade neural do nervo mediano por toda a extremidade superior deve ser feito em quatro fases ou posições descritas a seguir:

1. O paciente se posiciona de pé com o lado envolvido próximo da parede. Ele coloca a mão contra a parede em um ponto ligeiramente posterior e superior ao ombro; em seguida, estende os dedos, apontando-os para trás. O cotovelo é levemente flexionado (Fig. 12-13).

2. Mantendo o dorso da mão aberto contra a parede, o paciente afasta-se dela e tenta estender o cotovelo. Quando um alongamento suave é sentido, a posição é mantida por 10 a 15 segundos.

3. Quando o paciente estiver apto a manter o alongamento anterior por 30 a 60 segundos, é possível adicionar rotação do tronco, afastando-o em relação ao lado envolvido.

4. Assim que a rotação total do tronco for atingida e o cotovelo for mantido em posição estendida, o paciente pode incluir flexão cervical lateral, afastando a cabeça do lado afetado.

Cada posição é mantida por sete segundos e repetida cinco vezes por sessão. Os nervos radial e ulnar podem ser alongados de maneira semelhante.

Nervo radial

1. O paciente se posiciona de pé com o lado envolvido próximo da parede. Ele coloca o dorso da mão contra a parede, com os dedos apontando para baixo e o ombro abduzido em aproxi-

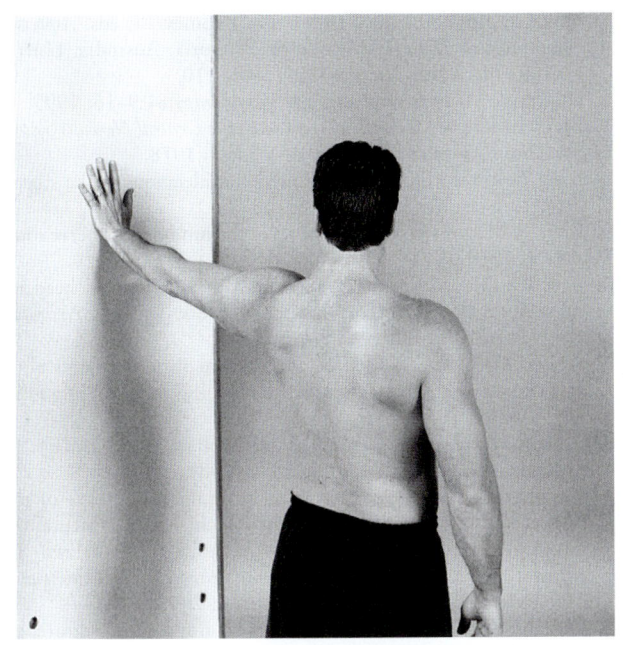

FIGURA 12-13 Alongamento do flexor da extremidade superior.

madamente 40°. O paciente flexiona os dedos até que o cotovelo seja flexionado.

2. Mantendo a palma da mão plana contra a parede e os dedos flexionados, o paciente afasta-se da parede e tenta estender o cotovelo enquanto mantém a abdução dos ombros. Quando um alongamento suave é percebido, a posição é mantida durante 10 a 15 segundos.
3. Quando o paciente conseguir manter o alongamento anterior por 30 a 60 segundos, deve adicionar rotação do tronco, afastando-o em relação ao lado envolvido.
4. Uma vez que a rotação do tronco é atingida e o cotovelo é mantido em posição estendida, o paciente pode incluir flexão cervical lateral, afastando-a do lado envolvido.

Nervo ulnar

1. O paciente se posiciona de pé com o lado envolvido próximo da parede. Ele coloca a palma da mão contra a parede, com os dedos apontando para o chão e a mão em um ponto ligeiramente posterior e inferior ao ombro. O paciente estende os dedos e o punho. O cotovelo é levemente flexionado.
2. Mantendo a palma da mão plana contra a parede, o paciente aproxima-se dela e tenta flexionar o cotovelo. Quando um alongamento suave é percebido, a posição é mantida por 10 a 15 segundos.
3. Quando o paciente estiver apto a manter o alongamento anterior por 30 a 60 segundos, é possível incluir rotação do tronco, afastando-se do lado envolvido.
4. Assim que a rotação total do tronco for obtida e o cotovelo for mantido em uma posição flexionada, o paciente pode acrescentar flexão cervical lateral, afastando-se do lado envolvido.

QUESTÕES DE REVISÃO*

1. Cite os mecanismos que contribuem para as lesões do tronco nervoso periférico.
2. Que termo é usado para descrever o comprometimento serial do transporte axônico na mesma fibra nervosa, causando lesões subclínicas em local distal para se tornar sintomática?
3. Além das queixas de dor, quais outros sinais e sintomas podem estar presentes com um diagnóstico de tensão neurodinâmica?
4. Os testes de elevação de perna reta (EPR) exercem tração caudal sobre quais raízes nervosas lombossacrais?
5. Em que amplitudes da EPR estão os achados positivos mais significativos para a redução na mobilidade neurodinâmica?

REFERÊNCIAS

1. Inman V, Saunders J: The clinico-anatomical aspects of the lumbosacral region. *Radiol* 38:669–678, 1942.
2. Millesi H, Zoch G, Rath T: The gliding apparatus of peripheral nerve and its clinical significance. *Chir Main* 9:87–97, 1990.
3. Millesi H: The nerve gap. Theory and clinical practice. *Hand Clin* 2:651–63, 1986.
4. Butler DL, Gifford L: The concept of adverse mechanical tension in the nervous system: Part 1: Testing for "dural tension". *Physiother* 75:622–629, 1989.
5. Butler DS: The upper limb tension test revisited. In: Grant R, ed. *Physical Therapy of the Cervical and Thoracic Spine*. Edinburgh, Scotland: Churchill Livingstone, 1994:217–244.
6. Slater H, Butler DS, Shacklock MD: The dynamic central nervous system: Examination and assessment using tension tests. In: Boyling JD, Palastanga N, eds. *Grieve's Modern Manual Therapy*, 2nd edn. Edinburgh: Churchill Livingstone, 1994:578–606.
7. Brieg A, Troup J: Biomechanical considerations in the straight leg raising test. *Spine* 4:242–250, 1979.
8. Goddard MD, Reid JD: Movements induced by straight leg raising in the lumbosacral roots, nerves and plexus and in the intrapelvic section of the sciatic nerve. *J Neurol Neurosurg Psychiatry* 28:12–17, 1965.
9. McLellan DL, Swash M: Longitudinal sliding of the median nerve during movements of the upper limb. *J Neurol Neurosurg Psychiatry* 39:566–570, 1976.
10. Elvey RL: Peripheral neuropathic disorders and neuromusculoskeletal pain. In: Schachloch MO, ed. *Moving in on Pain*. Oxford: Butterworth-Heinemann, 1995:67–95.
11. Wilgis EF, Murphy R: The significance of longitudinal excursion in peripheral nerves. *Hand Clin* 2:761–766, 1986.
12. Butler DS: *Mobilization of the Nervous System*. New York: Churchill Livingstone, 1992.
13. Keller K, Corbett J, Nichols D: Repetitive strain injury in computer keyboard users: Pathomechanics and treatment principles in individual and group intervention. *J Hand Ther* 11:9–26, 1998.
14. Smyth MJ, Wright V: Sciatica and the intervertebral disc. an experimental study. *J Bone Joint Surg* 40A:1401–1418, 1958.
15. Elvey RL: Treatment of arm pain associated with abnormal brachial plexus tension. *Aust J Physiother* 32:225–230, 1986.
16. Murphy RW: Nerve roots and spinal nerves in degenerative disc disease. *Clin Orth Relat Res* 129:46–60, 1977.
17. Elvey RL, Hall TM: Nerve trunk pain: Physical diagnosis and treatment. *Man Ther* 4:63–73, 1999.

*Questões adicionais para testar para seu conhecimento deste capítulo podem ser encontradas (em inglês) em Online Learning Center para *Orthopaedic Assessment, Evaluation, and Intervention*, em www.duttononline.net. As respostas para as perguntas anteriores são apresentadas no final deste livro.

18. Omer G, Jr.: Results of untreated peripheral nerve injuries. *Clin Orthop* 163:15, 1982.
19. Boerger TO, Limb D: Suprascapular nerve injury at the spinoglenoid notch after glenoid neck fracture. *J Shoulder Elbow Surg* 9:236–237, 2000.
20. Shim JS, Lee YS: Treatment of completely displaced supracondylar fracture of the humerus in children by cross-fixation with three kirschner wires. *J Pediatr Orthop* 22:12–16, 2002.
21. Cornwall R, Radomisli TE: Nerve injury in traumatic dislocation of the hip. *Clin Orthop Rel Res* 377:84–91, 2000.
22. Fletcher MD, Warren PJ: Sural nerve injury associated with neglected tendon Achilles ruptures. *Br J Sports Med* 35:131–132, 2001.
23. Choi HR, Kondo S, Mishima S, et al: Axillary nerve injury caused by intradeltoid muscular injection: A case report. *J Shoulder Elbow Surg* 10:493–495, 2001.
24. Schram DJ, Vosik W, Cantral D: Diaphragmatic paralysis following cervical chiropractic manipulation: Case report and review. *Chest* 119:638–640, 2001.
25. Yavuzer G, Tuncer S: Accessory nerve injury as a complication of cervical lymph node biopsy. *J Phys Med Rehabil* 80A:622–623, 2001.
26. Jacob JR, Rao JP, Ciccarelli C: Traumatic dislocation and fracture dislocation of the hip. a long-term follow-up study. *Clin Orthop Relat Res* 62:249–263, 1987.
27. Moran KT, Kotowski MP, Munster AM: Long-term disability following high-voltage electric hand injuries. *J Burn Care Rehabil* 7:526, 1986.
28. Upton RM, McComas AJ: The double crush in nerve entrapment syndromes. *Lancet* 2:359–362, 1973.
29. Massey EW, Riley TL, Pleet AB: Coexistent carpal tunnel syndrome and cervical radiculopathy (double crush syndrome). *South Med J* 74:957–959, 1981.
30. Dahlin LB, Lundborg G: The neurone and its response to peripheral nerve compression. *J Hand Surg* 15B:5–10, 1990.
31. Dellon Al, Mackinnon SE: Chronic nerve compression model for the double crush hypothesis. *Ann Plast Surg* 26B:259–264, 1991.
32. Saplys R, Mackinnon SE, Dellon LA: The relationship between nerve entrapment versus neuroma complications and the misdiagnosis of De Quervain's disease. *Contemp Orthop* 15:51, 1987.
33. Narakas AO: The role of thoracic outlet syndrome in double crush syndrome. *Ann Chir Main Memb Super* 9:331–340, 1990.
34. Wood VE, Biondi J: Double-crush nerve compression in thoracic-outlet syndrome. *J Bone Joint Surg* 72A:85–88, 1990.
35. Wilbourn AJ, Gilliatt RW: Double-crush syndrome: A critical analysis. *Neurology* 49:21–29, 1997.
36. Nemoto K, Matsumoto N, Tazaki K-I, et al.: An experimental study on the 'double crush' hypothesis. *J Hand Surg* 12B:552–559, 1987.
37. Swensen RS: The 'double crush' syndrome. *Neurol Chron* 4:1–6, 1994.
38. Golovchinsky V: Double crush syndrome in lower extremities. *Electromyogr Clin Neurophysiol* 38:115–120, 1998.
39. Richardson JK, Forman GM, Riley B: An electrophysiological exploration of the double crush hypothesis. *Muscle Nerve* 22:71–77, 1999.
40. Bednarik J, Kadanka Z, Vohanka S: Median nerve mononeuropathy in spondylotic cervical myelopathy: Double crush syndrome? *J Neurol Neurosurg Psychiatry* 246:544–551, 1999.
41. Baba M, Fowler CJ, Jacobs JM, et al: Changes in peripheral nerve fibres distal to a constriction. *J Neurol Sci* 54:197–208, 1982.
42. Giannoudis PV, Da Costa AA, Raman R, et al: Double-crush syndrome after acetabular fractures. A sign of poor prognosis. *J Bone Joint Surg Br* 87:401–407, 2005.
43. Horiuchi Y: [Experimental study on peripheral nerve lesions—compression neuropathy]. *Nippon Seikeigeka Gakkai Zasshi* 57:789–803, 1983.
44. Nemoto K, Matsumoto N, Tazaki K, et al: An experimental study on the "double crush" hypothesis. *J Hand Surg [AM]* 12:552–559, 1987.
45. Elvey RL: Brachial plexus tension tests and the pathoanatomical origin of arm pain. In: Glasgow EF, Twomey LT, eds. *Aspects of Manipulative Therapy*. Melbourne, Victoria, Australia: Lincoln Institute of Health Sciences, 1979:105–110.
46. Shacklock M: Neurodynamics. *Physiotherapy* 81:9–16, 1995.
47. Breig A: *Adverse Mechanical Tension in the Central Nervous System*. Stockholm, Sweden: Almqvist & Wiskell, 1978.
48. Breig A, Troup JDG: Biomechanical considerations in the straight leg raising test. *Spine* 4:242–250, 1979.
49. Breig A, Marions O: Biomechanics of the lumbosacral nerve roots. *Acta Radiol* 1:1141–1160, 1963.
50. Reid JD: Effects of flexion-extension. Movements of the head and spine upon the spinal cord and nerve roots. *J Neurol Neurosurg Psychiatry* 23:214–221, 1960.
51. Smith CG: Changes in length and posture of the segments of the spinal cord with changes in posture in the monkey. *Radiology* 66:259–265, 1956.
52. Asbury AK, Fields HL: Pain due to peripheral nerve damage: An hypothesis. *Neurology* 34:1587–1590, 1984.
53. Coppieters MW, Stappaerts KH: The immediate effects of manual therapy in patients with cervicobrachial pain of neural origin: A pilot study. In: Singer K, ed. *Proceedings of the Seventh Scientific Conference of the International Federation of Orthopaedic Manipulative Therapists*. Perth, Australia: 2000:113–117.
54. Di Fabio RP: Neural mobilization: The impossible [editorial]. *J Orthop Sports Phys Ther* 31:224–225, 2001.
55. Turl SE, George KP: Adverse neural tension: A factor in repetitive hamstring strain? *J Orthop Sports Phys Ther* 27:16–20, 1998.
56. Butler DS: Commentary-adverse mechanical tension in the nervous system: A model for assessment and treatment. In: Maher C, ed. *Adverse Neural Tension Reconsidered*. Melbourne: Australian Physiotherapy Association, 1999:33–35.
57. Kleinrensink GJ, Stoeckart R, Vleeming A, et al: Mechanical tension in the median nerve. The effects of joint positions. *Clin Biomech* 10:240–244, 1995.
58. Devor M, Seltzer Z: Pathophysiology of damaged nerves in relation to chronic pain. In Wall PD, Melzack R, eds. *Textbook of Pain*, 4th edn. Edinburgh: Churchill Livingstone, 1999:129–161.
59. Lundborg G, Rydevik B: Effects of stretching the tibial nerve of the rabbit. *J Bone Joint Surg* 55B:390–401, 1973.
60. Ogato K, Naito M: Blood flow of peripheral nerves: Effects of dissection, stretching and compression. *J Hand Surg* 11:10, 1986.
61. Bianco AJ: Low back pain and sciatica. Diagnosis and indications for treatment. *J Bone Joint Surg* 50A:170, 1968.
62. Bickels J, Kahanovitz N, Rubert CK, et al: Extraspinal bone and soft-tissue tumors as a cause of sciatica. Clinical diagnosis and recommendations: Analysis of 32 cases. *Spine* 24:1611–1616, 1999.
63. Odell RT, Key JA: Lumbar disc syndrome caused by malignant tumors of bone. *JAMA* 157:213–216, 1955.
64. Paulson EC: Neoplasms of the bony pelvis producing the sciatic syndrome. *Minn Med* 11:1069–1074, 1951.
65. Lasègue C: Considérations sur la sciatique. *Arch Gen Med Paris* 2:258, 1864.
66. Fahrni WH: Observations on straight leg raising with special ref-erence to nerve root adhesions. *Can J Surg* 9:44–48, 1966.
67. Inman VT, Saunders JB: The clinicoanatomical aspects of the lumbosacral region. *Radiology* 38:669–678, 1941.
68. Woodhall B, Hayes GJ: The Well leg raising test of Fajersztajn in the diagnosis of ruptured lumbar intervertebral disc. *J Bone Joint Surg* 32A:786–792, 1950.
69. Cyriax J: *Textbook of Orthopaedic Medicine, Diagnosis of Soft Tissue Lesions*, 8th edn. London: Bailliere Tindall, 1982.
70. Smith C: Analytical literature review of the passive straight leg raise test. *S Afr J Physiother* 45:104–107, 1989.
71. Urban LM: The straight leg raising test: A review. In: Grieve GP, ed. *Modern Manual Therapy of the Vertebral Column*. Edinburgh: Churchill Livingstone, 1986:567–575.

72. American Medical Association: *Guides to the Evaluation of Permanent Impairment*, 5th edn. Chicago: American Medical Association, 2001.
73. Gajdosik RL, Barney FL, Bohannon RW: Effects of ankle dorsiflexion on active and passive unilateral straight leg raising. *Phys Ther* 65:1478–1482, 1985.
74. Harada Y, Nakahara S: A pathologic study of lumbar disc herniation in the elderly. *Spine* 14:1020, 1989.
75. Deyo RA, Rainville J, Kent DL: What can the history and physical examination tell us about low back pain? *JAMA* 268:760–765, 1992.
76. van der Hoogen HJ, Koes BW, van Eijk JT, et al: On the course of low back pain in general practice: A one year follow up study. *Ann Rheum Dis* 57:13–19, 1998.
77. Andersson GBJ, Deyo RA: History and physical examination in patients with herniated lumbar discs. *Spine* 21:10S–18S, 1996.
78. Vucetic N, Svensson O: Physical signs in lumbar disc herniation. *Clin Orthop* 333:192, 1996.
79. Scham SM, Taylor TKF: Tension signs in lumbar disc prolapse. *Clin Orthop* 75:195–204, 1971.
80. Lew PC, Morrow CJ, Lew MA: The effect of neck and leg flexion and their sequence on the lumbar spinal cord. *Spine* 19:2421–2424, 1994.
81. Louis R: Vertebroradicular and vertebromedullar dynamics. *Anat Clin* 3:1–11, 1981.
82. Cyriax J: *Perineuritis*. *Br Med J* 1:578–580, 1942.
83. Maitland GD: Movement of pain sensitive structures in the vertebral canal and intervertebral foramina in a group of physiotherapy students. *S Afr J Physiother* 36:4–12, 1980.
84. Coppieters MW, Alshami AM, Babri AS, et al.: Strain and excursion of the sciatic, tibial, and plantar nerves during a modified straight leg raising test. *J Orthop Res* 24:1883–1889, 2006.
85. Supic LF, Broom MJ: Sciatic tension signs and lumbar disc herniation. *Spine* 19:1066, 1994.
86. Hakelius A, Hindmarsh J: The comparative reliability of preoperative diagnostic methods in lumbar disc surgery. *Acta Orthop Scand* 43:234, 1972.
87. Meadows J: *Orthopedic Differential Diagnosis in Physical Therapy*. New York: McGraw-Hill, 1999.
88. Dyck P, Doyle JB: "Bicycle test" of Van Gelderen in diagnosis of intermittent cauda equina compression syndrome. *J Neurosurg* 46:667–670, 1977.
89. Maitland GD:Negative disc exploration: Positive canal signs. *Aust J Physiother* 25:129–134, 1979.
90. Maitland GD: The slump test: Examination and treatment. *Aust J Physiother* 31:215–219, 1985.
91. Maitland G: *Vertebral Manipulation*. Sydney: Butterworth, 1986.
92. Macnab I: Negative disc exploration. *J Bone Joint Surg* 53A:891–903, 1971.
93. Breig A: *Biomechanics of the Central Nervous System*. Stockholm, Sweden: Almqvist & Wiskell, 1960.
94. Penning L, Wilmink JT: Biomechanics of lumbosacral dural sac. A study of flexion-extension myelography. *Spine* 6:398–408, 1981.
95. White AA, Punjabi MM: *Clinical Biomechanics of the Spine*, 2nd edn. Philadelphia, PA: JB Lippincott, 1990.
96. Dyck P: The femoral nerve traction test with lumbar disc protrusions. *Surg Neurol* 6:136, 1976.
97. Estridge MN,et al.: The femoral nerve stretching test. *J Neurosurg* 57:813, 1982.
98. Christodoulide AN: Ipsilateral sciatica on femoral nerve stretch test is pathognomic of an L 4-5 disc protrusion. *J Bone Joint Surg* 21:1584, 1989.
99. Davidson S: Prone knee bend: An investigation into the effect of cervical flexion and extension. In: *5th Biennial Proc Manip Ther Assoc Austr*. Melbourne, 1987, pp. 235.
100. Kenneally M, Rubenach H, Elvey R: The upper limb tension test: The SLR of the arm. In: Grant R, ed. *Physical Therapy of the Cervical and Thoracic Spine*. New York: Churchill Livingstone, 1988.
101. Elvey RL, Hall T: Neural tissue evaluation and treatment. In: Donatelli RA, ed. *Physical Therapy of the Shoulder*, 3rd edn. New York: Churchill Livingstone, 1997:131–152.
102. Yaxley GA, Jull GA: Adverse tension in the neural system. A preliminary study of tennis elbow. *Aust J Physiother* 39:15–22, 1993.
103. Quintner J: Stretch-induced cervicobrachial pain syndrome. *Aust J Physiother* 36:99–104, 1990.
104. Selvaratnam PJ, Matyas TA, Glasgow EF: Non-invasive discrimination of brachial plexus involvement in upper limb pain. *Spine* 19:26–33, 1994.
105. Hack GD, Koritzer RT, Robinson WL, et al.: Anatomic relation between the rectus capitis posterior minor muscle and the dura mater. *Spine* 20:2484–2486, 1995.
106. Rozmaryn LM, Dovelle S, Rothman K, et al: Nerve and tendon gliding exercises and the conservative management of carpal tunnel syndrome. *J Hand Ther* 11:171–179, 1998.
107. Evans RC: *Illustrated Essentials in Orthopedic Physical Assessment*. St. Louis: Mosby-Year book Inc., 1994.
108. Schroder JA: Manual therapy and neural mobilization: Our approach and personal observations. *Orthop pract* 16:23–27, 2004.
109. Akeson WH, Amiel D, Abel MF, et al: Effects of immobilization on joints. *Clin Orthop* 219:28–37, 1987.
110. Amiel D, Woo SL-Y, Harwood FL: The effect of immobilization on collagen turnover in connective tissue: A biochemical-biomechanical correlation. *Acta Orthop Scand* 53:325–332, 1982.
111. Behrens F, Kraft EL, Oegema TR, Jr.: Biochemical changes in articular cartilage after joint immobilization by casting or external fixation. *J Orthop Res* 7:335–343, 1989.
112. Booth FW, Kelso JR: The effect of hindlimb immobilization on contractile and histochemical properties of skeletal muscle. *Pflugers Arch* 342:231–238, 1973.
113. Eiff MP, Smith AT, Smith GE: Early mobilization versus immobilization in the treatment of lateral ankle sprains. *Am J Sports Med* 22:83–88, 1994.
114. Enneking WF, Horowitz M: The intra-articular effects of immobilization on the human knee. *J Bone Joint Surg* 54A:973–985, 1972.
115. Giebel GD, Edelmann M, Huser R: Sprain of the cervical spine: Early functional vs. immobilization treatment (in German). *Zentralbl Chir* 122:512–521, 1997.
116. Jurvelin J, Kiviranta I, Tammi M, et al.: Softening of canine articular cartilage after immobilization of the knee joint. *Clin Orthop* 207:246–252, 1986.
117. Olson VL: Connective tissue response to injury, immobilization, and mobilization. In: Wadsworth C, ed. *Current Concepts in Orthopedic Physical Therapy—Home Study Course*. La Crosse, WI: Orthopaedic Section, APTA, Inc., 2001:1–12.
118. Woo SL-Y, Gomez MA, Woo YK, et al: Mechanical properties of tendons and ligaments. II. The relationships of immobilization and exercise on tissue remodeling. *Biorheology* 19:397–408, 1982.
119. Stoddard A: *Manual of Osteopathic Practice*. New York: Harper & Row, 1969.
120. Vicenzino B, Collins D, Wright A: The initial effects of a cervical spine manipulative physiotherapy treatment on the pain and dysfunction of lateral epicondylalgia. *Pain* 68:69–74, 1996.
121. Hall T, Elvey RL, Davies N, et al.: *Efficacy of manipulative physiotherapy for the treatment of cervicobrachial pain, tenth biennial conference of the MPAA*. Melbourne: Manipulative Physiothera-pists Association of Australia, 1997:73–74.
122. Cleland JA, Childs JD, Palmer JA, et al.: Slump stretching in the management of non-radicular low back pain: A pilot clinical trial. *Man Ther* 11:279–286, 2006.
123. Mettler PR: The mettler release technique: A new manual treatment. *Phys Ther Today* Jan/Feb:33–42, 1994.
124. Elvey R, O'Sullivan PB: A contemporary approach to manual therapy. In: Jull G, Boyling JD, eds. *Modern Manual Therapy*, 3rd edn. Philadelphia, PA: WB Saunders, 2004:485–523.

CAPÍTULO 13

ANÁLISE DA MARCHA E POSTURA

OBJETIVOS DO CAPÍTULO

▶ **Ao concluir o capítulo, o leitor será capaz de:**

1. Resumir os vários componentes do ciclo da marcha.
2. Aplicar os conhecimentos dos componentes da marcha para a sua análise.
3. Reconhecer as manifestações anormais da marcha e desenvolver estratégias para neutralizá-las.
4. Classificar as diversas compensações do corpo e suas influências sobre a marcha.
5. Realizar análises abrangentes da marcha.
6. Descrever e demonstrar algumas síndromes de marchas anormais.
7. Fazer avaliação adequada quando recomendar dispositivos auxiliares para aperfeiçoar a marcha e suas funções.
8. Descrever e demonstrar os vários padrões de marcha usados com dispositivos auxiliares.
9. Avaliar a eficácia das intervenções para disfunções na marcha.
10. Resumir os componentes da avaliação postural.
11. Realizar avaliações abrangentes da postura.
12. Reconhecer as manifestações mais comuns da postura anormal.
13. Fazer avaliação adequada quando recomendar ajustes ou educação postural.
14. Avaliar a eficácia dos ajustes posturais.

VISÃO GERAL

A avaliação da simetria dentro da locomoção e da postura é essencial na avaliação da disfunção neuromusculoesquelética. Para a maioria dos indivíduos, a marcha ou a postura são características inatas que, a exemplo do sorriso, fazem parte da personalidade. Com certeza, muitos indivíduos podem ser reconhecidos em um grupo por seu modo de andar e sua postura. O objetivo deste capítulo é descrever os vários componentes da marcha e da postura e fornecer aos fisioterapeutas as ferramentas necessárias para suas análises.

Marcha

A cadeia cinética inferior é um sistema especializado projetado para a locomoção humana. Não está claro se a marcha é algo que se aprende ou se é pré-programada no nível da medula espinal. Contudo, uma vez dominada, a marcha permite que as pessoas se movimentem de maneira eficiente, sem muito esforço consciente, pelo menos em ambientes familiares.

A marcha bípede permitiu que os braços e as mãos ficassem livres para explorar o ambiente. A capacidade de remover um objeto do seu lugar e examiná-lo de maneira visual e tridimensional de todos os ângulos é um desenvolvimento fundamental na evolução humana.[1,2] A separação de objetos do ambiente parece ser um pré-requisito importante para a evolução da percepção humana, concepção e compreensão do ambiente de um indivíduo.[1,2] Embora a marcha pareça ser um processo simples, consistindo em uma série de rotações que permitem a translação de todo o corpo pelo espaço,[3] ela é propensa a descompensações.

Em pacientes que desenvolveram padrões de marcha disfuncionais, a fisioterapia pode ajudar a restaurar esse dom evolutivo delicado.[2] A dor, a fraqueza e a doença podem ocasionar distúrbios no ritmo normal da marcha. Contudo, com exceção de casos óbvios, a marcha anormal nem sempre é equivalente a dano.

Ciclo da marcha

A marcha do ser humano normal é um método de locomoção bípede, envolvendo a sincronização complexa dos sistemas neuromuscular e cardiopulmonar. A energia requerida para a marcha é amplamente um fator da saúde do sistema cardiopulmonar. A queda no início da marcha, que possibilita elevar o pé e dar o primeiro passo, é controlada pelo sistema nervoso central,[4] o qual processa antecipadamente o tamanho e a direção da queda do corpo na direção do pé de sustentação. Além disso, a marcha baseia-se no controle dos movimentos dos membros por intermédio dos reflexos. Dois deles incluem o reflexo de alongamento e o impulso extensor. O alongamento reflexo é envolvido nos extremos do movimento articular, enquanto o impulso extensor facilita os músculos extensores da extremidade inferior durante o apoio de peso.[5]

Caminhar envolve a ação alternada das duas extremidades inferiores. O estudo do padrão de andar tem como base o *ciclo da marcha*. Este é definido como o intervalo de tempo entre qualquer um dos eventos repetitivos da atividade de andar. Tais eventos incluem o ponto de contato inicial do pé com o solo, até o ponto em que o mesmo pé entrar em contato novamente com o solo.[6] O ciclo da marcha consiste em dois períodos (Fig. 13-1):

1. *Apoio.* Essa fase representa cerca de 60% do ciclo da marcha[7,8] e descreve o tempo em que o pé está em contato com o solo e o membro está sustentando peso. A fase de apoio começa com o contato inicial do pé com o solo, terminando quando o pé ipsilateral deixa o solo. A fase de apoio leva cerca de 0,6 segundos, em velocidade média de uma caminhada normal.

2. *Balanço.* A fase de balanço representa cerca de 40% do ciclo da marcha[7,8] e descreve o período em que o pé não está em contato com o solo. A fase de balanço inicia quando um dos pés é elevado do solo, terminando quando o outro fizer o contato inicial com o solo.[6]

Fase de apoio

Na fase de apoio, são reconhecidos duas tarefas e quatro intervalos.[7,9,10] As duas tarefas são descarga do peso e apoio simples do membro. Os quatro intervalos são resposta a cargas, apoio médio, apoio final e pré-balanço[10] (ver Fig. 13-1). O contato inicial e a retirada do contato são eventos instantâneos. O contato inicial, que ocorre quando um dos pés faz contato com o solo, ocorre no início da fase de apoio e representa os primeiros 0 a 2% do ciclo da marcha. Durante o contato inicial de um dos pés, o pé contralateral está preparando-se para elevar-se do solo.

Descarga de peso

A tarefa de descarga de peso ocorre durante os primeiros 10% da fase de apoio. O intervalo de *resposta de carga* inicia quando um dos membros estiver sustentando peso e o outro estiver passando pela fase de balanço. Esse intervalo é denominado fase de *oscilação inicial dupla* e representa 0 a 10% do ciclo da marcha.[10]

Apoio em uma perna

Os 40% intermediários da fase de apoio são igualmente divididos em apoio médio e final.

O intervalo de *apoio médio*, representando a primeira metade da tarefa de apoio simples, inicia quando um pé é erguido e continua até que o peso do corpo esteja alinhado sobre a parte posterior do pé.[10] O intervalo de apoio médio compreende a fase de 10 a 30% do ciclo da marcha.[10]

O intervalo de *apoio final* é a segunda metade da tarefa de apoio simples. Ela tem início quando o calcanhar do pé que esti-

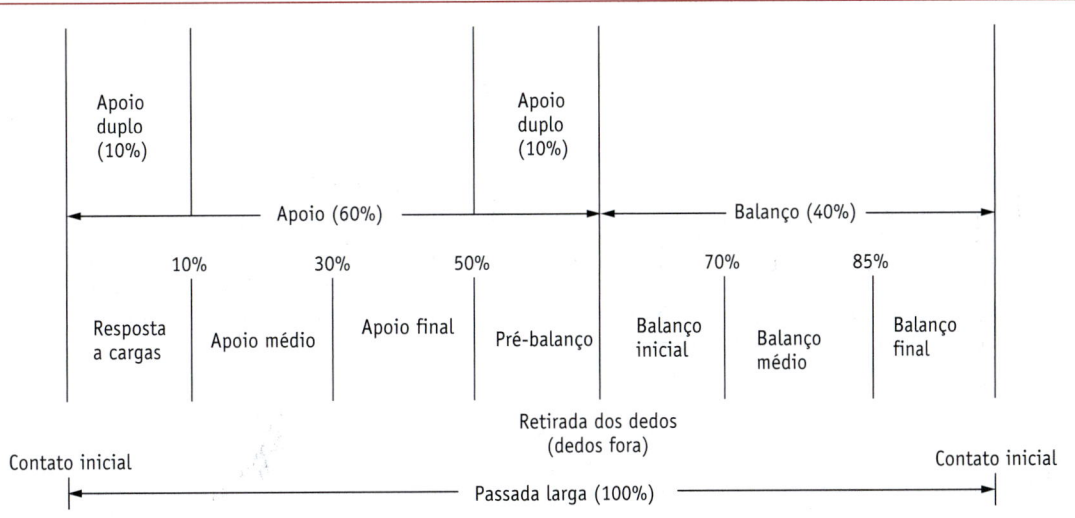

FIGURA 13-1 Valores aproximados para as duas fases da marcha.

ver sustentando peso se erguer do solo, prosseguindo até que o pé contralateral entre em contato com o solo. O apoio final compreende a fase de 30 a 50% do ciclo da marcha.[10]

Progressão dos membros

O intervalo de *pré-balanço* representa a fase de 50 a 60% do ciclo da marcha. Esse intervalo corresponde aos últimos 10% da fase de apoio, inicia com o contato do membro contralateral e termina com a retirada dos dedos ipsilaterais. Considerando que ambos os pés estão no solo ao mesmo tempo durante esse intervalo, o apoio duplo ocorre pela segunda vez no ciclo da marcha. Portanto, essa parte final da fase de apoio é conhecida como *apoio final duplo*. Cada intervalo do apoio duplo dura cerca de 0,11 segundos. A contagem de tempo para as fases de apoio é 10% para cada intervalo de apoio duplo e 40% para o apoio em um único membro, de modo que o apoio de um dos membros corresponde à fase de balanço do outro membro.[10]

Fase de balanço

A gravidade e a força cinética são as principais fontes de movimento durante a fase de balanço.[5] Nessa fase, há uma tarefa e quatro intervalos.[7,9,10] A tarefa envolve o avanço do membro. Os quatro intervalos são pré-balanço, balanço inicial, balanço médio e balanço final.[10]

Progressão dos membros

A fase de balanço envolve o movimento para a frente do pé que não está sustentando peso. Os quatro intervalos dessa fase são:[10]

1. *Pré-balanço.* Além de representar a porção final da fase de apoio e a tarefa de apoio em um único membro, o intervalo de pré-balanço é também considerado uma parte da fase de balanço.

2. *Balanço inicial.* Essa etapa inicia quando o indivíduo eleva o pé do solo e termina quando o pé oscilante estiver defronte ao pé em apoio. Ele representa a fase de 60 a 73% do ciclo da marcha.[10]

3. *Balanço médio.* Essa etapa inicia quando o pé oscilante estiver defronte ao pé em apoio, terminando quando aquele se projetar para a frente e a tíbia permanecer na posição vertical. Esse intervalo representa a fase de 73 a 87% do ciclo da marcha.[10]

4. *Balanço final.* Essa etapa inicia quando a tíbia da perna em oscilação estiver na posição vertical em relação ao solo, terminando no momento em que o pé entrar em contato com o solo. Esse intervalo representa os últimos 87 a 100% do ciclo da marcha.

A duração precisa dos intervalos do ciclo da marcha depende de vários fatores, como faixa etária, lesões e velocidade da caminhada. A velocidade é definida como a distância que o corpo percorre em determinado período, cujo cálculo é feito dividindo-se a distância percorrida pelo tempo. A velocidade da marcha livre normal em uma superfície lisa e plana é de 62 m/min para adultos, com os homens sendo cerca de 5% mais rápidos dos que as mulheres.[11] À medida que a velocidade da marcha aumenta, ela se desenvolve para caminhada rápida e, então, para a corrida, com mudanças em cada um dos intervalos. Por exemplo, quando a velocidade aumenta, a fase de apoio diminui e a fase de apoio final duplo desaparece. Isso produz uma fase dupla sem apoio.[12]

Determinantes da velocidade da marcha

Os determinantes primários da velocidade da marcha são taxa de repetição (cadência), condicionamento físico e comprimento das passadas.[11]

Cadência. A cadência é definida como o número de passos separados dados em um determinado período. A cadência normal é entre 90 e 120 passos por minuto.[13,14] A cadência das mulheres é geralmente de 6 a 9 passos por minuto mais lenta do que a dos homens.[14] A cadência é também afetada pela idade; ela é reduzida dos 4 aos 7 anos e diminui novamente conforme o avanço da idade.[15]

Comprimento da passada larga. O comprimento da passada é determinado pela distância entre o mesmo ponto de um pé em passos sucessivos (ipsilateral à queda do pé contralateral). Em outras palavras, trata-se da distância entre pontos sucessivos do contato do mesmo pé com o solo. A largura corresponde a um ciclo total da extremidade inferior. A soma de dois comprimentos de passos forma o comprimento da passada larga.

O comprimento médio da passada larga de indivíduos normais é de 1,41 m.[11] De maneira geral, o comprimento da passada não varia mais do que alguns centímetros entre indivíduos de alta e de baixa estatura. Os homens costumam ter comprimentos de passada mais longos do que as mulheres.

O comprimento da passada diminui com a idade, a dor, as doenças e a fadiga.[16] Ele também diminui se a velocidade da marcha aumenta.[17] A diminuição no comprimento da passada pode resultar, ainda, da projeção da postura da cabeça para a frente, de rigidez no quadril ou de diminuição na disponibilidade do movimento na coluna lombar. A diminuição no comprimento da passada que ocorre com o envelhecimento é considerada a causa do aumento da probabilidade de quedas durante a fase de balanço da marcha, devido a redução do controle da musculatura do quadril.[18] Essa falta de controle impossibilita que as pessoas mais idosas sejam capazes de perder e de recuperar, de forma intermitente, o mesmo nível de equilíbrio de adultos mais jovens.[18]

Curiosidade Clínica

Existe uma relação matemática entre cadência, comprimento da passada larga e velocidade, de tal sorte que, se dois deles forem medidos diretamente, o terceiro pode ser derivado do cálculo[6] (Tab. 13-1).

Características da marcha normal

Há muitos trabalhos escritos que fazem referência aos critérios sobre o modo normal e anormal de andar.[6,8,19-26] Embora, aparentemente, a simetria da marcha seja importante, a assimetria não indica nenhuma confirmação da existência de danos. Cabe ressaltar que a definição do que se costuma chamar de marcha

TABELA 13-1 Parâmetros da marcha

Cadência (passos/min) = velocidade (m/s) × 120/comprimento da passada larga (m)

Comprimento da passada larga (m) = velocidade (m/s) × 120/cadência (passos/min)

Velocidade (m/s) = cadência (passos/min) × comprimento da passada larga (m)/120

Dados retirados de Levine D, Whittle M: *Gait Analysis: The Lower Extremities*. La Crosse, WI: Orthopaedic Section, APTA, Inc., 1992.

---

normal é de difícil compreensão. Diferente da postura, que é um evento estático, a marcha é dinâmica e diversificada.

A marcha envolve o deslocamento do corpo em uma determinada direção, utilizando um esforço coordenado entre as articulações do tronco, as extremidades e os músculos que controlam ou produzem esses movimentos. Qualquer interferência que altere essa relação pode resultar em desvio ou distúrbio do padrão normal da marcha. Isso, por sua vez, pode resultar em aumento no gasto de energia ou danos funcionais.

De acordo com Perry,[13] há quatro *prioridades* da marcha normal:

1. Estabilidade do pé que sustenta peso durante toda a fase de apoio.
2. Liberação do pé que não sustenta peso durante a fase de balanço.
3. Pré-posicionamento adequado (durante o balanço final) do pé para o próximo ciclo da marcha.
4. Comprimento adequado da passada.

Gage[15] insere uma quinta prioridade: conservação de energia. A energia típica necessária para a marcha normal (2,5 kcal/min) é menos que o dobro da consumida ao permanecer de pé ou sentado (1,5 kcal/min).[15] Dados cinéticos bidimensionais revelaram que cerca de 85% da energia para a caminhada normal são provenientes dos flexores plantares do tornozelo e 15% dos flexores do quadril.[27] Para a marcha ser eficiente e para conservar energia, o centro de gravidade (CG) deve sofrer um deslocamento mínimo. O CG do corpo está localizado aproximadamente na linha média do plano frontal e um pouco anterior à segunda vértebra sacral do plano sagital. Para minimizar o custo de energia da caminhada, o corpo utiliza uma série de mecanismos biomecânicos. A excursão tridimensional da massa do CG-corpo é minimizada por meio de interações complexas dos segmentos da extremidade inferior, especialmente no joelho e na pelve.[15]

> **Curiosidade Clínica**
>
> Nos homens, o CG encontra-se em um ponto que corresponde a 56,18% de sua altura. Nas mulheres, o CG é em um ponto que corresponde a 55,44% de sua altura.[28]

Durante o ciclo da marcha, o CG é deslocado vertical e lateralmente.

▶ *Deslocamento vertical.* O deslocamento vertical de todo o tronco ocorre duas vezes durante cada ciclo em uma distância total de 50 mm. O ponto mínimo de deslocamento vertical está no apoio duplo e o ponto máximo ao redor do apoio médio e do balanço médio.[6] O deslocamento vertical do CG é minimizado pela rotação pélvica, pelos movimentos de flexão e extensão do quadril e do joelho e da rotação da tíbia e articulação subtalar. Em condições normais, o deslocamento vertical do CG acontece de forma sinusoidal, totalizando cerca de 5 cm.[29]

▶ *Deslocamento lateral.* O deslocamento lateral do CG ocorre durante os períodos de apoio direito e esquerdo. Todo o tronco movimenta-se de um lado para outro, cerca de 50 mm uma vez por ciclo, permanecendo em cada perna durante o período de apoio.[6] Em condições normais, o deslocamento lateral do CG acontece de forma sinusoidal.

Movimentos articulares

Tronco e extremidades superiores

Durante o ciclo da marcha, a oscilação dos braços fica fora de fase em relação às pernas. Sempre que a parte superior do corpo se movimenta para a frente, o tronco gira sobre o eixo vertical. A coluna torácica e a pelve rodam em direções opostas para melhorar a estabilidade e o equilíbrio. Entretanto, a coluna lombar tende a girar com a pelve. Os ombros e o tronco giram fora de fase durante o ciclo da marcha.[29] A menos que os braços sejam coibidos, sua tendência é girar em oposição às pernas; o braço esquerdo oscila para a frente quando a perna direita oscila para a frente e vice-versa.[5] Quando a oscilação dos braços for impedida, a parte superior do tronco tende a girar na mesma direção da pelve, produzindo uma marcha desajeitada.

A flexão máxima das articulações do cotovelo e do ombro ocorre no intervalo de contato inicial do pé oposto e a extensão máxima ocorre no contato inicial do pé ipsilateral.[30]

Embora a maioria das oscilações dos braços resulte das forças cinéticas, as ações pendulares dos braços são também produzidas pela gravidade e pela ação muscular.[5,31]

▶ O deltoide posterior e o redondo maior aparentemente estão envolvidos na oscilação posterior.

▶ O deltoide posterior serve como mecanismo de freagem no final da oscilação anterior.

▶ O deltoide médio é ativo nas oscilações anteriores e posteriores, evitando que os braços sofram atrito com o corpo durante as oscilações.

Pelve

Duas das mudanças evolutivas mais importantes no desenvolvimento da marcha bípede são as adaptações anatômicas da pelve e do pé.[2] A pelve serve à função dupla de transferência de peso e à colocação do acetábulo durante a marcha. Para a produção da marcha normal, a pelve deve girar e inclinar. Essa combinação de rotação e inclinação previne o movimento excessivo do tronco. A rotação da pelve é produzida sobre o eixo vertical no plano transverso em direção ao membro que está sustentando peso. A rotação pélvica total é aproximadamente 4° para cada lado.[15] Além da diminuição do desvio lateral do CG, a rotação pélvica resulta, também, em relativo alongamento do fêmur e, em consequência, no comprimento da passada, durante o término da fase de balanço.[10]

Durante a fase de balanço, há uma leve inclinação pélvica para a perna sem apoio. A inclinação descendente da pelve ocorre no plano frontal no lado contralateral do membro de apoio. Essa inclinação é de cerca de 5° para cada lado e resulta em adução relativa do membro que sustenta peso e abdução relativa do membro que não sustenta.[10,29] A inclinação pélvica, produzida por uma contração excêntrica dos abdutores do quadril, tem como finalidade reduzir a elevação excessiva do CG. A quantidade de inclinação lateral pode ser acentuada na presença de discrepâncias no comprimento da perna ou fraqueza no abdutor do quadril, a última resultando no sinal de Trendelenburg. O sinal de Trendelenburg é positivo quando a pelve se inclina para o lado que não sustenta peso, durante o apoio em um único membro.

Articulação sacroilíaca[32]
Na descrição apresentada a seguir, a perna direita é empregada como referência. Visto que a perna direita se movimenta na fase de balanço, a posição do ilíaco direito muda de rotação anterior extrema no ponto do pré-balanço para uma posição de rotação posterior no ponto de contato inicial. A flexão de quadril produzida durante a fase de balanço inicia a rotação ilíaca posterior, enquanto o contato inicial e a resposta de carga acentuam-na. Quando a extremidade direita se move por intermédio da resposta de carga para o apoio médio, o ílio daquele lado começa a converter-se a partir de uma posição posteriormente girada para com rotação neutra. Da fase média para a final, o ílio gira anteriormente, atingindo a posição máxima no apoio final.[33] O sacro gira para a frente ao redor do eixo diagonal (ver Cap. 27), durante a resposta de carga, chegando à sua posição máxima no apoio médio (ou seja, rotação à direita em eixo oblíquo direito no apoio médio) e, então, começa a inverter-se durante o apoio final.

A perda de mobilidade na articulação sacroilíaca em um lado da articulação pode resultar na ocorrência de mecanismos de compensação na coluna lombar ou na articulação contralateral. As mudanças de compensação se dão também distalmente na cadeia cinética.

Quadril
Os movimentos do quadril são produzidos nos três planos durante o ciclo da marcha.

▶ A rotação do quadril ocorre no plano transversal. O quadril gira cerca de 40 a 45° no plano sagital durante as passadas normais.[34] O quadril começa em rotação interna durante a resposta de carga. A rotação interna máxima é atingida próximo ao apoio médio. O quadril gira externamente durante a fase de balanço, com a rotação externa máxima ocorrendo no balanço final.[23]

▶ O quadril flexiona e estende uma vez, durante o ciclo da marcha, e o limite de flexão ocorre na metade da fase de balanço, enquanto o de extensão se dá antes do final do apoio (Tab. 13-2). No ponto de contato inicial, o quadril está com flexão de aproximadamente 35°, quando ele começa a estender-se. A flexão máxima do quadril de 30 a 35° ocorre no período final de balanço em cerca de 85% do ciclo da marcha; a extensão máxima de aproximadamente 10° é atingida próximo à retirada dos dedos a cerca de 50% do ciclo (Fig. 13-2).[23,34,35]

▶ No plano coronal, a adução do quadril ocorre no início da fase de apoio e chega ao máximo em 40% do ciclo.[35] A adução do quadril totalizando 5 a 7° ocorre na fase inicial de balanço, que é seguida por uma leve abdução do quadril no final da fase de balanço, especialmente se uma passada larga for adotada[23,34,35] (Fig. 13-3). Perry afirma que o movimento total do plano transverso é de 8°.[34]

Os movimentos da coxa e da perna ocorrem em conjunto com a rotação da pelve. A pelve, a coxa e a perna giram normalmente em direção ao membro que está sustentando o peso no início da fase de balanço.[29]

Joelho
Durante atividades de sustentação de peso, como a marcha, a articulação tibiofemoral fica sujeita a grandes cargas musculares, além de movimentos de inclinação e de rotação. Essas forças se tornam particularmente significativas durante atividades como esportes e subir escadas, que exercem cargas adicionais sobre a articulação (ver Cap. 18).

Durante a caminhada, a força de reação da articulação tibiofemoral tem dois picos, o primeiro imediatamente após o contato inicial (2 a 3 vezes o peso do corpo) e o segundo durante o pré-balanço (3 a 4 vezes o peso do corpo).[36] As forças de reação da articulação tibiofemoral aumentam de 5 a 6 vezes o peso do corpo nas corridas e ao subir escadas e oito vezes nas caminhadas em declive.[36-38]

O joelho flexiona duas e estende duas vezes durante cada ciclo da marcha: uma durante a sustentação de peso e outra durante a não sustentação.

A flexão do joelho é de cerca de 20° durante o intervalo de resposta da carga e age como um mecanismo de absorção de choques. O joelho começa a estender-se e, quando o calcanhar se eleva durante a fase de apoio final, estende-se quase totalmente, mas flexiona-se outra vez quando inicia a fase de balanço. A flexão ocorre de modo que o membro inferior possa ser avançado durante a fase de balanço com deslocamento vertical mínimo do CG. O joelho continua a flexionar quando a perna move-se para a fase de balanço, antes de estender-se novamente no contato inicial[6] (Fig. 13-4). Na caminhada normal, cerca de 60° de movimento do joelho são necessários para a liberação adequada do pé na fase de balanço. O pico da flexão ocorre durante o balanço inicial, depois da retirada dos dedos, pois nesse ponto do ciclo da marcha, o dedo ainda está apontando na direção do solo.[15]

A artrocinemática envolvida na resposta às cargas inclui o deslizamento anterior dos côndilos femorais, cuja finalidade é "destravar" o joelho. Esse deslizamento para a frente é controlado pela restrição passiva do ligamento cruzado posterior e pela contração ativa dos músculos do quadríceps.

> ### Curiosidade Clínica
> Como pacientes com o LCA reconstruído podem sentir dor patelofemoral, especialmente aqueles com autoenxertos no tendão da patela, é importante prescrever exercícios que diminuam o esforço sobre o LCA por meio do aumento da flexão enquanto minimizam a dor patelofemoral. O esforço do ligamento cruzado anterior (LCA) aumenta de modo acentuado durante os últimos 30° de extensão do joelho,[39] mas é minimizado durante os exercícios isométricos do quadríceps entre 60 e 90°.[40] Contudo, as pressões do contato patelofemoral aumentam de forma acentuada com o aumento da flexão do joelho.[41-43] Assim, ao fortalecer o quadríceps, a dor patelofemoral é tipicamente tra-

TABELA 13-2 Movimentos articulares e atividade muscular no quadril e no joelho e posições e movimentos articulares da tíbia, do pé e do tornozelo durante a marcha

Fase	Quadril	Joelho	Tíbia	Tornozelo	Pé
Batida do calcanhar	Trabalho excêntrico do glúteo máximo e dos músculos isquiotibiais para resistir ao movimento de flexão no quadril Trabalho excêntrico do eretor da espinha para controlar a flexão do tronco O quadril começa a estender-se a partir de uma posição de 20 a 40° de flexão A força de reação anterior da articulação do quadril gera um movimento de flexão Quadril posicionado em leve adução e rotação externa	Posicionado em extensão total antes do contato do calcanhar, mas flexionado após o contato Força de reação atrás do joelho, criando força cinética de flexão Contração excêntrica do quadríceps femoral para controlar a flexão do joelho	Leve rotação externa	Movendo-se para a flexão plantar	Supinação
Pé plano	O glúteo máximo e os músculos isquiotibiais se contraem concentricamente para movimentar o quadril em extensão O quadril movimenta-se em extensão, adução e rotação interna	Em 20° de flexão do joelho, movendo-se para a extensão Força cinética de flexão Depois que o pé estiver plano, a atividade do quadríceps femoral torna-se concêntrica para colocar o fêmur sobre a tíbia	Rotação interna	Flexão plantar para dorsiflexão sobre o pé fixo	Pronação, adaptação à superfície de apoio
Apoio médio	O quadril movimenta-se da posição neutra A pelve gira posteriormente A força de reação posterior em relação à articulação do quadril cria uma força cinética de extensão O iliopsoas contrai excentricamente para resistir à extensão do quadril O glúteo médio gera ação inversa para estabilizar a pelve oposta	Em 15° de flexão, movimentando-se para a extensão Força cinética de flexão máxima Redução na atividade do quadríceps femoral	Rotação neutra	3° de dorsiflexão	Neutro
Calcanhar voltado para fora	O quadril posicionado entre 10 e 15° de extensão do quadril, abdução e rotação externa A atividade do iliopsoas continua. Redução na força cinética de extensão, depois início do apoio com os dois membros	Em 4° de flexão, movimentando-se para a extensão Força cinética de flexão máxima Redução na atividade do quadríceps femoral	Rotação externa	15° de dorsiflexão para flexão plantar Força cinética de dorsiflexão máxima	Supinação à medida que o pé se torna rígido contra a compressão
Retirada dos dedos	O quadril movimenta-se em direção a 10° de extensão, abdução e rotação externa Diminuição contínua da força cinética de extensão A atividade do iliopsoas continua O adutor magno trabalha excentricamente para controlar a pelve	Movimentando-se da extensão quase total para 40° de flexão As forças de reação movimentando-se posteriormente ao joelho em flexão Força cinética de flexão Contração excêntrica do quadríceps femoral	Rotação externa	20° de flexão plantar Força cinética de dorsiflexão	Supinação

tada pelo fortalecimento do quadríceps na amplitude de flexão do joelho de 0 a 30°.[44] Isso tem sido reconhecido como um paradoxo[45-49]. Na tentativa de sobrepor esse paradoxo, os exercícios são feitos entre os dois extremos, a aproximadamente 30 a 60° de flexão do joelho, para evitar o esforço excessivo do LCA e limitar a dor patelofemoral.[48]

A perda de extensão do joelho, que pode ocorrer com uma deformidade na flexão, resulta na incapacidade do quadril de estender-se por completo, o que pode alterar a mecânica da marcha. Pacientes com disfunção patelofemoral demonstram menos flexão do joelho do que o normal na fase de apoio da marcha, combinado com aumento da rotação externa do fêmur durante a fase de balanço.[22] A rotação interna compensatória excessiva do fêmur, da perna que está sustentando peso durante a fase de apoio,

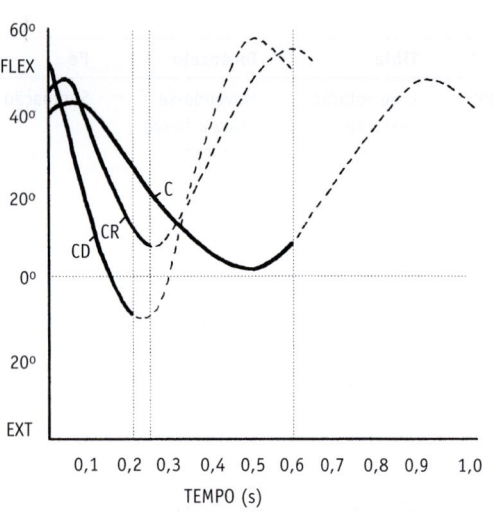

FIGURA 13-2 Flexão e extensão do quadril durante a caminhada (C), caminhada rápida (CR) e corrida (CD). (Reproduzida, com permissão, de Shamus E, Shamus J: *Sports Injury: Prevention and Rehabilitation*. New York: McGraw-Hill, 2001: 245.)

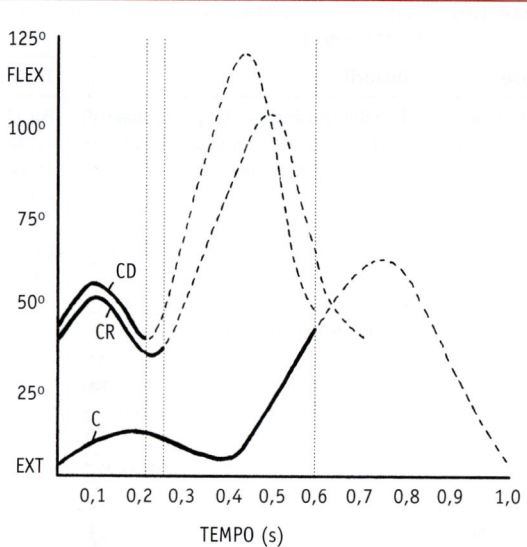

FIGURA 13-4 Flexão e extensão do joelho durante a caminhada (C), caminhada rápida (CR) e corrida (CD). (Reproduzida, com permissão, de Shamus E, Shamus J: *Sports Injury: Prevention and Rehabilitation*. New York: McGraw-Hill, 2001, 247.)

pode resultar em tensões anormais exercidas sobre a articulação patelofemoral.[22]

Pé e tornozelo

Os movimentos da articulação do tornozelo durante o ciclo da marcha ocorrem principalmente no plano sagital (Fig. 13-5). Durante a marcha normal, o contato inicial com o solo é feito pelo calcanhar. Em indivíduos com controle de dorsiflexão inadequado (p. ex., hemiplégicos) o contato inicial é feito com a parte baixa do calcanhar e do pé de maneira simultânea. Em geral, isso é acompanhado de pressões do dedo na fase de balanço.

O tornozelo localiza-se a alguns graus da posição neutra no momento do contato inicial, com o calcanhar levemente invertido e a articulação subtalar um pouco supinada.[50] O impacto inicial atravessa o tubérculo lateral do calcâneo, uma estrutura exclusiva dos humanos, cuja função é suportar o choque da batida do calcanhar, por meio do coxim adiposo do calcâneo. Quando o calcanhar faz contato com o solo, a sua força cinética sofre uma

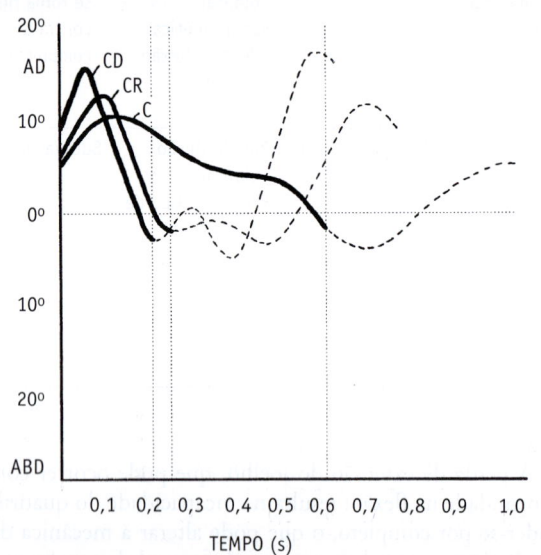

FIGURA 13-3 Abdução e adução do quadril durante a caminhada (C), caminhada rápida (CR) e corrida (CD). (Reproduzida, com permissão, de Shamus E, Shamus J: *Sports Injury: Prevention and Rehabilitation*. New York: McGraw-Hill, 2001: 246.)

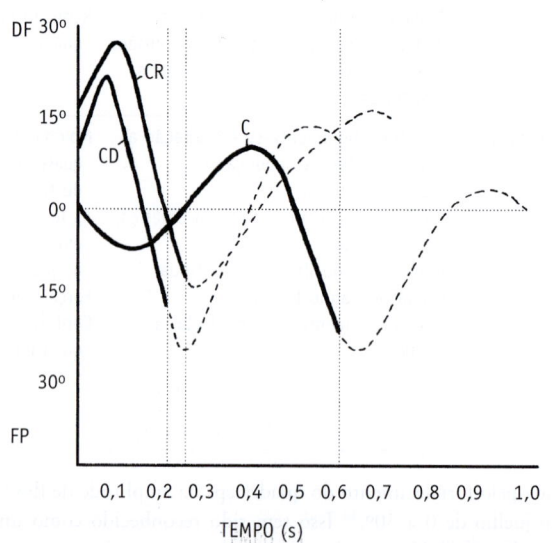

FIGURA 13-5 Dorsiflexão do tornozelo e flexão plantar na caminhada (C), caminhada rápida (CR) e corrida (CD). (Reproduzida, com permissão, de Shamus E, Shamus J: *Sports Injury: Prevention and Rehabilitation*. New York: McGraw-Hill, 2001, 247.)

interrupção abrupta. A flexão plantar ocorre na articulação talocrural durante o intervalo de resposta de carga, com a pronação na articulação subtalar.[50] A pronação da articulação subtalar libera o pé e permite amplitude de movimento máxima da articulação mediotarsal, colocando as superfícies articulares do cuboide e do navicular em posição relativamente paralela à superfície de apoio de peso, tornando a parte anterior do pé mais flexível.[51,52] Esse aumento na mobilidade da articulação mediotarsal melhora a capacidade do pé de adaptar-se a terrenos irregulares.

No final do intervalo do apoio médio, a articulação talocrural se dorsiflexiona o máximo possível, enquanto a articulação subtalar começa a supinar. Durante a última parte da fase de apoio, o pé transforma-se em uma alavanca rígida. Do intervalo de apoio médio ao final, o pé está em supinação (flexão plantar do tornozelo, rotação externa da tíbia, dorsiflexão e abdução do tálus e inversão do calcâneo).[51] A supinação na articulação subtalar trava o pé em uma alavanca rígida[3,50] promovendo a supinação na articulação mediotarsal, e as superfícies articulares do cuboide e do calcâneo permanecem perpendiculares, o que estabiliza as respectivas articulações.[52] O cuboide fixo age como fulcro para o músculo fibular longo, facilitando a flexão plantar do primeiro deslocamento metatarsal.[51]

Após a compressão total do tornozelo, o calcanhar se eleva por meio de uma combinação de força passiva e de contração do gastrocnêmio e do sóleo retesados. A elevação do calcanhar acentua a força aplicada na parte intermediária e na parte anterior do pé, reforçando a posição de atrito nessa área, enquanto, ao mesmo tempo, libera a articulação do tornozelo.

A primeira articulação metatarsofalângica (MTF) é estendida quando a flexão plantar atinge o seu ponto máximo no final do intervalo de apoio. A dorsiflexão da primeira MTF coloca tensão sobre a fáscia plantar e ajuda a elevar o arco longitudinal médio por meio de um mecanismo tipo molinete da fáscia plantar (ver Cap. 19). Esse mecanismo cria um arco dinâmico estável e, como consequência, uma alavanca mais rígida para a impulsão.[51]

O calcanhar se inverte e o pé permanece em supinação, enquanto a parte anterior do pé estiver em contato com o solo e o calcanhar fora de contato.[50] A elevação do calcanhar coincide com o balanço da perna oposta, pela perna em apoio.[53] Os dedos suportam em torno de 40% do peso corporal nos estágios finais do contato do pé.[54,55] A função da atividade muscular durante o impulso é iniciar a propulsão.[51]

De acordo com Bojsen-Möller[56], o impulso e a elevação do calcanhar ocorrem nas articulações MTF, ao redor de dois eixos principais: um oblíquo e um transversal. A elevação do calcanhar produz-se primeiramente ao redor do eixo oblíquo, que passa pelas articulações MTF do segundo ao quinto dedos.

Em seguida, ocorre o impulso ao redor do eixo transversal, passando pelas articulações MTF do primeiro e segundo dedos. O braço de resistência que se opõe ao braço de força do tríceps sural varia durante o impulso, sendo 20% mais longo, sempre que o impulso for executado ao longo do eixo transversal. Bojsen-Möller caracteriza o movimento ao redor do eixo oblíquo da articulação MTF como de baixa transmissão e os movimentos ao redor do eixo transversal como de alta transmissão.[54,56,57] O movimento de alta transmissão é empregado na corrida rápida e o de baixa transmissão é usado para subir aclives com cargas e nas largadas de corridas.

> **Curiosidade Clínica**
>
> O encurtamento adaptativo do músculo gastrocnêmio pode prejudicar os movimentos, restringindo a dorsiflexão normal do tornozelo durante o apoio médio, em relação à parte de elevação do calcanhar do ciclo da marcha. Esse movimento é compensado pelo aumento da pronação da articulação subtalar, rotação interna da tíbia e tensões no complexo da articulação do joelho.

Desde o contato inicial até o início do apoio médio, a tíbia movimenta-se anteriormente e gira dentro do encaixe do joelho, produzindo adução talar, flexão plantar e eversão calcânea (pronação com apoio de peso da articulação subtalar).[51] O avanço tibial necessita de cerca de 10° de dorsiflexão da articulação do tornozelo para evitar a pronação excessiva nas articulações subtalar e mediotarsal oblíqua.[8,52,58]

Durante a fase de balanço, o tornozelo deve dorsiflexionar, de modo que a parte anterior do pé se afaste do solo. O tornozelo adota uma posição neutra nas condições de dorsiflexão e flexão plantar, antes do próximo contato inicial.

Ações musculares

Os músculos do tornozelo e do quadril são responsáveis pelo maior trabalho positivo executado durante a caminhada (54% do quadril e 36% do tornozelo).[59] O joelho contribui com a maior parte do trabalho negativo (56%).[59] As ações musculares que ocorrem durante a fase de apoio da marcha são representadas nas Tabelas 13-2 e 13-3.[60]

Coluna e pelve

Durante a fase de balanço, os músculos semiespinais, rotadores, multífidos e oblíquos externos são ativos no lado da rotação da pelve.[5] O eretor da espinha e os músculos abdominais oblíquos internos são ativos do lado oposto. O psoas maior e o quadrado lombar ajudam a apoiar a pelve do lado do membro em balanço, assim como os abdutores colaterais do quadril.

Quadril

Durante o início da porção média da fase de balanço, o iliopsoas é o impulsor principal, auxiliado pelo reto femoral, pelo sartório, pelo grácil, pelo adutor longo e, possivelmente, pelo tensor da fáscia lata, pelo pectíneo e pela cabeça curta do bíceps femoral durante o intervalo de balanço inicial.[5] De acordo com Perry, o músculo adutor longo é "o primeiro e mais persistente flexor do quadril".[40] No balanço final, não há ação apreciável dos flexores do quadril, em caminhadas no nível do solo. Ao contrário, os músculos isquiotibiais e glúteo máximo são fortemente ativos para desacelerar a flexão do quadril e a extensão do joelho.[34,35] É muito importante a contribuição desses dois músculos superficiais, bem como a dos músculos correlatos mais profundos, como os adutores do quadril, os gêmeos e os rotadores curtos.[25] Nas caminhadas rápidas, aumenta a atividade do sartório e do reto femoral durante a fase de balanço.[5]

Durante o contato inicial, os músculos glúteos e os isquiotibiais contraem-se de forma isométrica, com intensidade moderada. A força cinética da extensão passiva do quadril, no contato inicial,

TABELA 13-3 Funções musculares da parte inferior da perna durante a fase de apoio da marcha

Músculo	Ação
Contato do calcanhar para a absorção de carga	
Tibial anterior	Excêntrica – controla a pronação da articulação subtalar
Extensor longo do hálux e extensor dos dedos	Excêntrica – desacelera a flexão plantar e o cisalhamento posterior da tíbia sobre o tálus
Tibial posterior, sóleo e gastrocnêmio	Excêntrica – desacelera a pronação da articulação subtalar e a rotação interna da tíbia
Apoio médio	
Tibial posterior, sóleo, flexor longo do hálux e flexor longo dos dedos	Excêntrica – desacelera o movimento anterior da tíbia
Tibial posterior, sóleo e gastrocnêmio	Concêntrica – articulações subtalares e mediotarsal supinadas
Impulsão e propulsão	
Fibular longo e abdutor do hálux	Concêntrica – flexão plantar do primeiro raio
Fibular curto	Antagonista para os supinadores das articulações subtalares e mediotarsais
Flexor longo dos dedos	Concêntrica – estabiliza os dedos contra o solo.
Extensor longo e curto do hálux	Concêntrica – estabiliza a primeira articulação metatarsofalângica
Abdutor do hálux, abdutor do quinto dedo, flexor curto do hálux, flexor curto dos dedos, extensor curto dos dedos, interósseos, lumbricais	Concêntrica – estabiliza o tarso medial e a parte dianteira do pé, eleva o arco medial do pé em impulso

Dados de Donatelli RA: Normal anatomy and biomechanics. In: Donatelli RA, ed. *Biomechanics of the Foot and Ankle*. Philadelphia: WB Saunders, 1990: 3–31.

foi calculada em cerca de 60 a 100% da força cinética total que ocorre durante a fase de apoio, sugerindo que o armazenamento e a liberação da energia elástica passiva ocorrem durante a marcha.[61] O intervalo da resposta de carga é acompanhado das atividades dos músculos isquiotibiais e pelo glúteo máximo, que ajuda na extensão do quadril.[34,35,62] O músculo adutor magno sustenta a extensão do quadril e também gira a pelve externamente na direção da perna projetada para a frente. No apoio médio, a atividade muscular no plano coronal é a maior, uma vez que os abdutores estabilizam a pelve.[63-67] A atividade muscular inicialmente é excêntrica, enquanto a pelve se desloca lateralmente sobre a perna de apoio. O glúteo médio e o glúteo mínimo permanecem ativos no apoio final para a estabilização pélvica lateral. O ilíaco e as fibras anteriores do tensor da fáscia lata são também ativos no apoio final e nos intervalos de pré-balanço.[34,35] A atividade muscular do reto femoral é notável, porém inconsistente; ela é descrita por vários autores.[34,35,62] Os únicos músculos do quadril que se contraem de maneira significativa durante a parte final da fase de apoio são o adutor magno, o adutor longo e, possivelmente, o adutor curto.[5]

Joelho

Durante a fase de balanço, há uma pequena atividade nos flexores do joelho. Os extensores contraem-se levemente no final da fase de balanço, antes do contato inicial. Durante esse nível da marcha, o quadríceps atinge o máximo da atividade no intervalo da resposta de carga (25% da contração voluntária máxima) e fica relativamente inativo no apoio médio, quando a perna atinge a posição vertical e trava, tornando desnecessária a contração do quadríceps.[19,68-70] Brandell[71] examinou o efeito da velocidade e da graduação sobre a atividade eletromiográfica (EMG) em exercícios gradativos do quadríceps e da musculatura da panturrilha. O autor concluiu que os aumentos na velocidade e nos graus resultaram em aumento relativo na atividade EMG nos músculos vastos, em comparação com a panturrilha. Recentemente, Ciccotti e colaboradores[72] observaram magnitudes e perfis similares na atividade EMG no quadríceps durante a caminhada em degraus (1,5m/s) e nas subidas de rampas com 10% de inclinação, na mesma velocidade. Embora os dados comparativos fossem mínimos, os autores constataram diminuição na atividade do vasto lateral de 16% para menos de 10% no teste máximo do músculo, com acréscimo de degraus. Portanto, permanece questionável se a caminhada em degraus realmente facilita a atividade do quadríceps.[48]

O envolvimento dos músculos isquiotibiais também é importante para a função normal do joelho. Os isquiotibiais proporcionam estabilidade dinâmica ao joelho resistindo às forças de translação mediolateral e anterior sobre a tíbia.[37] A coativação dos músculos antagonistas sobre o joelho, durante a resposta a cargas, auxilia os ligamentos a manterem a estabilidade das articulações, equalizando a distribuição da pressão da superfície articular e controlando a translação tibial.[73,74] A atividade EMG durante as caminhadas em aclives mostrou que os isquiotibiais desaceleram a perna antes do contato do calcanhar e, em seguida, atuam em sinergia com o quadríceps durante a fase de apoio para estabilizar o joelho.[69,75] Os isquiotibiais demonstram, também, atividade no final da fase de apoio. A atividade desses músculos durante a caminhada em degraus e com aumentos de velocidade é maior nos períodos mais longos.[5]

> **Curiosidade Clínica**
>
> Além do treinamento do quadríceps e dos isquiotibiais, a faixa adequada de movimentação deve ser levada em consideração na reabilitação do joelho.[48]

Pé e tornozelo

No início da fase de balanço, o tibial anterior, o extensor longo dos dedos, o extensor longo do hálux e, possivelmente, o terceiro fibular, contraem-se concentricamente com intensidade entre leve e moderada e afilam-se no meio da fase de balanço.[5,76,77] Quando a fase de balanço inicia, o fibular longo também age de forma concêntrica para everter todo o pé e trazer a sola do pé em paralelo com o substrato. No ponto em que a perna está perpendicular ao solo durante a fase de balanço, o tibial anterior, o extensor longo dos dedos e o extensor longo do hálux contraem-se de forma concêntrica para dorsiflexionar e inverter o pé, preparando-o para o contato inicial.[5,76,77] Há pouca atividade, se houver, dos flexores plantares durante a fase de balanço.

Após o contato inicial, o tibial anterior trabalha excentricamente para abaixar o pé para o solo durante o intervalo de resposta à carga.[76,77] A eversão do calcâneo é controlada pela atividade excêntrica do tibial posterior e os movimentos anteriores da tíbia e do tálus ficam limitados pela ação excêntrica dos grupos musculares do gastrocnêmio e do sóleo, enquanto o pé se move para o apoio médio.[60] A pronação na fase de apoio permite a absorção de choques, mudanças de terreno e proporciona equilíbrio.[52,78] O tríceps sural torna-se novamente ativo a partir do apoio médio para a fase de apoio final, contraindo-se excentricamente para controlar a dorsiflexão do tornozelo, enquanto o CG continua a mover-se para a frente. Na fase de apoio final, o tendão do calcâneo é alongado, o tríceps sural contrai-se e o tornozelo dorsiflexiona.[79] Nesse ponto, o calcanhar se eleva do solo e a ação dos flexores plantares muda de contração excêntrica para concêntrica. A energia armazenada no tendão alongado ajuda a iniciar a flexão plantar e a propulsão.[79] O fibular longo fornece importante estabilidade para a parte anterior do pé durante a propulsão.

Curiosidade Clínica

Durante a fase de apoio, são reconhecidas três fases de sustentação do tornozelo:

1. A primeira ocorre entre o contato inicial e a posição plana do pé em relação ao solo. Essa oscilação força o trabalho excêntrico dos dorsiflexores do tornozelo, permitindo o contato gradual do pé com o solo.

2. Durante a segunda fase, o pé permanece plano em relação ao solo, enquanto a tíbia avança. Esse movimento resulta do trabalho excêntrico dos flexores plantares para controlar a dorsiflexão do tornozelo.

3. A terceira fase é o impulso necessário para avançar o membro. Esse é o período de geração de força.

Assim, as duas primeiras fases de sustentação do tornozelo são de desaceleração, nas quais os respectivos músculos trabalham de modo excêntrico e sofrem contrações de alongamento e absorção de energia. A terceira fase de balanço é a aceleração que auxilia a propulsão.

Influências na marcha

Dor e doença

Ver a seção "Síndromes da marcha anormal" a seguir.

Postura

O alinhamento adequado dos segmentos de sustentação de peso do corpo:

▶ Reduz a probabilidade de esforço e de lesões diminuindo o atrito articular e a tensão nos tecidos moles.

▶ Melhora a estabilidade do membro de apoio de peso e o equilíbrio do tronco. A estabilidade corporal está diretamente relacionada ao tamanho da base de apoio. Para manter a estabilidade, a intersecção entre a linha de gravidade com a base de apoio deve estar próxima do centro geométrico da base.[80]

▶ Reduz o consumo excessivo de energia.

Flexibilidade e quantidade de movimento articular disponível

Qualquer redução na flexibilidade ou no movimento articular, ou em ambos, pode resultar em aumento da *resistência interna* e no consumo de energia.

Resistência: economia de mobilidade

Há uma corrente que sugere que o tipo de marcha selecionada tem como base as considerações metabólicas.[81] Os parâmetros atualmente usados para medir a eficiência das caminhadas envolvem consumo de oxigênio, frequência cardíaca e uma velocidade confortável.[82-84]

A economia de mobilidade é uma medição da captação submáxima de oxigênio (VO_2 submáximo) para uma determinada velocidade.[85,86] Um declínio no desempenho funcional pode ser evidenciado pelo aumento no VO_2 submáximo para a caminhada.[87] Essa mudança na economia de mobilidade pode indicar um padrão anormal de marcha.[87] Alguns pesquisadores não registraram diferenças entre os sexos para a economia de mobilidade,[88-90] enquanto outros sugeriram que os homens são mais econômicos ou têm custos de energia menores do que as mulheres no mesmo trabalho absoluto.[91-93]

Declínios relacionados à idade na economia de mobilidade também foram registrados na literatura, porém com resultados diferentes. Alguns pesquisadores observaram que os adultos mais velhos eram menos econômicos do que os mais jovens nas caminhadas em diferentes velocidades.[85,94,95] Entretanto, a economia de mobilidade parece não ser afetada pelo envelhecimento para indivíduos que mantém níveis mais altos de atividade física.[96-98]

Curiosidade Clínica

Os benefícios cardiovasculares derivados dos aumentos na velocidade da marcha podem ser aceitáveis para uma população normal ou em casos avançados de reabilitação, devendo, porém, ser usada com cuidado em pacientes pós-cirúrgicos.[48]

Base de apoio

O tamanho da base de apoio e sua relação com o CG são importantes fatores na manutenção do equilíbrio e, assim, na estabilidade de um objeto. O CG deve ser mantido sobre a base de apoio para manter o equilíbrio. A base de apoio inclui a parte do corpo em contato com a superfície de apoio e a área de interferência.[99] A base normal de apoio deve estar entre 5 e 10 cm. Bases maiores do que o normal são observadas em indivíduos que possuem desequilíbrios musculares nos membros inferiores e no tronco, bem como em pessoas com problemas de equilíbrio dinâmico estático total.[100] Considerando que o CG se movimenta para a frente a cada passo, ele passa rapidamente pela margem anterior da base de apoio, resultando em perdas de equilíbrio temporárias.[99] Essa perda temporária de equilíbrio se contrapõe ao pé em avanço para o contato inicial, estabelecendo uma nova base de apoio.

A largura da base tende a reduzir para zero, com aumentos de velocidade. Se diminuir para um ponto abaixo de zero, ocorrem alternâncias nas quais um pé entra em contato com o solo quando o outro deveria e vice-versa. As intersecções podem alterar a marcha.[101]

Dispositivos de assistência, como muletas ou andadores, são prescritos para aumentar a base de apoio e, portanto, melhorar a estabilidade.

Coordenação entre membros

Diferentes padrões de coordenação entre braços e pernas foram observados na forma humana de caminhar.[102,103] Em velocidades de caminhadas mais lentas, os braços são sincronizados de acordo com a frequência dos passos (2:1, razão entre braço e perna), enquanto, em velocidades mais altas, os braços são sincronizados de acordo com a frequência das passadas largas (1:1, razão entre braço e perna). Os resultados sugerem também que em velocidades mais baixas, a frequência ressonante dos braços domina o acoplamento dos membros, contudo, nas velocidades mais altas, domina a frequência ressonante das pernas.[104]

Comprimento da perna

As discrepâncias no comprimento das pernas é um achado clínico comum. Um estudo localizou 70% de casos com algum grau de discrepância entre mil homens adultos consecutivos e não selecionados (ver Cap. 27).[105] Alguns autores afirmaram que a discrepância no comprimento dos membros leva a mudanças funcionais e mecânicas na marcha[106] e a um aumento no gasto de energia.[107]

A intervenção foi defendida para os casos de discrepâncias inferiores a 1 cm e superiores a 5 cm,[106-108], embora a lógica dessas recomendações não tenha sido bem-definida, e a literatura especializada contém poucas informações consistentes sobre o significado funcional dessas discrepâncias.[109]

Por exemplo, Gross não encontrou problemas funcionais ou estéticos dignos de nota em um estudo com 74 adultos que tinham menos de 2 cm de discrepância e 35 maratonistas, cujas discrepâncias chegavam a atingir 2,5 cm.[108]

Gênero

A maior parte dos especialistas concorda que homens e mulheres caminham de maneira diferente, e a literatura está repleta de informações sobre as diferenças de parâmetros temporais na marcha de homens e mulheres. Comparadas com os homens, as mulheres geralmente têm ombros mais estreitos, valgo maior no cotovelo, varo maior no quadril e valgo maior no joelho.[110] Além disso, as mulheres têm tendão do calcâneo menor, calcanhar mais estreito em relação à parte anterior do pé e pés mais estreitos do que os dos homens, no sentido do comprimento. Quando o corpo tenta manter o seu CG, a pelve feminina mais ampla contribui para aumento no varo no quadril, que, por sua vez, leva a um aumento na pronação da parte posterior do pé.[110] À medida que as mulheres envelhecem, os seus pés ficam mais largos, mais planos e mais rígidos.[110] Os músculos intrínsecos dos pés, que são importantes para o equilíbrio, podem tornar-se fracos e atrofiados devido a muitos anos de uso de calçados apertados. Outras condições, como neuropatia periférica, problemas de visão, artrite e falta de condicionamento geral, também podem alterar a marcha.[110]

Em média, as mulheres caminham em uma cadência mais elevada do que os homens (de 6 a 9 passos), mas em velocidades mais baixas.[26,111-114] As passadas das mulheres também são um pouco mais curtas,[26,111,113-117] embora, quando adequadas à estatura, podem se manter ou ficar um pouco mais largas.[114-116]

Visto que o comprimento das pernas das mulheres corresponde a 51,2% da altura total do corpo, comparado com 56% nos homens, elas devem pisar no solo com mais frequência para cobrir a mesma distância.[118] Além disso, como seus pés são menores, as mulheres completam a marcha do calcanhar aos dedos em tempo menor do que os homens. Portanto, as forças cumulativas de reação ao solo provavelmente são maiores nas mulheres.[110]

Gravidez

Durante a gravidez, ocorrem mudanças anatômicas e hormonais acentuadas que alteram de forma expressiva a massa corporal, a distribuição corpo-massa e a lassidão articular. Durante a gravidez, distúrbios musculoesqueléticos são comuns e podem causar problemas que variam de pequenos desconfortos a incapacitações graves. Presume-se que as grávidas apresentam desvios acentuados na marcha. Entretanto, resultados de um estudo recente refutaram essa teoria.[119] O estudo concluiu que a velocidade, o comprimento da passada e a cadência durante o terceiro trimestre de gestação eram similares àqueles medidos um ano depois do parto e que, ao longo de toda a gestação, foram observados apenas pequenos desvios na inclinação pélvica e na flexão, extensão e adução do quadril.[119] O estudo detectou, também, aumentos significativos ($p < 0,05$) nos parâmetros cinéticos da marcha no extensor do quadril, no abdutor do quadril e no flexor plantar para compensar os aumentos na massa corporal e mudanças na distribuição da massa corporal durante a gravidez. Esses aumentos mantiveram a velocidade, o comprimento da passada, a cadência e os ângulos articulares relativamente sem alterações.[119] Essas compensações podem resultar em lesões por uso excessivo nos grupos musculares sobre a pelve, o quadril e o tornozelo, envolvendo dor lombar, pélvica e no quadril; cãibras na panturrilha e outras condições musculoesqueléticas dolorosas na extremidade inferior associadas à gravidez.[119] Não foi suficientemente esclarecido se o aumento de peso durante a gestação configurou-se como normal. Parece óbvio que a obesidade associada com a gravidez pode ter efeitos diferentes sobre a marcha.

Obesidade

A obesidade está atingindo proporções epidêmicas nos Estados Unidos e constitui-se em problema crescente nos países desenvolvidos. Ela está associada a uma série de comorbidades, como doença da artéria coronária, diabete do tipo II, doença da vesícula biliar e apneia do sono. Considerando-se um índice normal de massa corporal (definida como o peso em quilogramas dividido pelo quadrado da altura em metros) que varia de 18,5 a 24,9,

34% da população adulta estão acima do peso (índice de massa corporal de 25 a 29,9) e outros 27% sofrem de obesidade (índice de massa corporal de 30 ou mais).[120]

Nantel e colaboradores[121] compararam os parâmetros biomecânicos entre crianças obesas e não obesas durante uma caminhada livre. As cinemáticas foram capturadas com oito câmeras optoeletrônicas VICON (Oxford Metrics Limited, Oxford, RU) registrando a 60 Hz. Os achados do estudo revelaram que crianças obesas modificaram o seu padrão motor do quadril, deslocando a força cinética do extensor para o flexor mais cedo no ciclo da marcha. Isso as levou a diminuir significativamente o trabalho mecânico feito pelos extensores do quadril durante o apoio de peso e a aumentar significativamente o trabalho mecânico feito pelos flexores do quadril, comparado com crianças não obesas. Por fim, houve diminuição significativa na duração do apoio simples no grupo obeso comparado com o não obeso. Gushue e colaboradores[122] tentaram quantificar a cinemática e a cinética articulares tridimensionais do joelho durante a caminhada em crianças de massa corporal variada e identificar os efeitos associados com a obesidade. O estudo revelou que o grupo acima do peso caminhava com um pico de ângulo de flexão de joelho significativamente menor durante o apoio inicial e não foram encontradas diferenças significativas nas forças cinéticas no pico da extensão do joelho entre os grupos. Contudo, o grupo acima do peso mostrou um pico da força cinética de abdução do joelho bastante alto durante o apoio inicial. Esses dados sugerem que, embora as crianças com sobrepeso possam desenvolver uma adaptação à marcha para manter uma carga similar no extensor do joelho, elas não estão aptas a compensar as alterações no plano frontal, o que pode levar ao aumento nas cargas articulares do compartimento medial.[122] Por fim, em um estudo feito por De Souza e colaboradores,[123] uma população não ambulatorial (idade 47,2 ± 12,9 anos, 94,1% mulheres, IMC 40,1 ± 6,0 kg/m², n = 34) teve a sua marcha analisada por um fisioterapeuta experiente. As variáveis incluíam velocidade, cadência, passada larga, base de apoio e ângulo do pé, que foram comparados com os valores de referência. Todas as variáveis foram significativamente inferiores nos pacientes obesos, com exceção da base de apoio, que aumentou. A velocidade foi de 73,3 ± 16,3 vs. 130 cm/s, a cadência foi de 1,4 ± 0,2 vs. 1,8 passos/s, a passada larga foi de 106,8 ± 13,1 vs. 132 cm e o apoio foi de 12,5 ± 3,5 vs. 10,0 cm (p <0,05). Os autores concluíram que esses achados foram consistentes com o desempenho musculoesquelético inadequado, o alto gasto metabólico e a constante exaustão física.[123]

Embora as comorbidades funcionais do excesso de peso corporal, como os problemas na marcha, sejam talvez clinicamente insignificantes se comparadas com aquelas associadas com determinadas sequelas metabólicas, elas podem interferir com a qualidade de vida e também agir como um reflexo do estresse muscular, ósseo e articular.

Como a obesidade se tornou mais comum, o fisioterapeuta precisa estar ciente dos seus efeitos sobre o padrão de marcha normal para ajudar a distinguir os padrões compensatórios das manifestações patológicas. A marcha empregada pelos pacientes obesos é, muitas vezes, descrita como um gingado. Dependendo do grau da obesidade, o gingado é caracterizado por aumento no deslocamento lateral, obliquidade pélvica, circundução do quadril, aumento no valgo do joelho, ângulo de progressão externa do pé, pronação excessiva e aumento na base dinâmica normalizada de apoio. As mudanças no alinhamento natural dos segmentos de sustentação de peso podem ter como consequência disfunções musculoesqueléticas, por exemplo lesões por uso excessivo, como tendinite, bursite e osteoartrite no quadril e/ou no joelho.

Idade

A idade é um fator importante nas variações da marcha. À proporção que o corpo vai envelhecendo, pode haver diminuição na força e na flexibilidade. As estratégias do equilíbrio durante a marcha são tarefas específicas e variam de acordo com a idade e com a precisão visual. Consequentemente, as pessoas mais velhas tendem a não aumentar a sua velocidade e o comprimento da passada na mesma proporção que os adultos mais jovens.[124] Além disso, a largura da base de apoio tende a ser mais ampla e aumenta o tempo consumido na fase de apoio duplo. Essas estratégias ajudam a manter a estabilidade.[124]

Deslocamento lateral e vertical do centro de gravidade

A rotação do tronco pode ser excessiva ou ausente. A rotação excessiva do tronco resulta em oscilação restrita ou exagerada dos braços. A queda pélvica (descida excessiva da pelve ipsilateral ou contralateral) pode ocorrer em um dos lados. As razões para esta ocorrência diferem de acordo com a direção da queda, ipsilateral ou contralateral, como se segue:[125]

▶ *Ipsilateral.* Ocorre como resultado de um membro ipsilateral curto (incluindo discrepância no comprimento da perna ou contratura na flexão do joelho), fraqueza no abdutor do quadril contralateral, fraqueza no músculo da panturrilha e escoliose.

▶ *Contralateral.* Ocorre como resultado da insuficiência no glúteo médio, contratura ou espasticidade no adutor do quadril, contratura do abdutor do quadril contralateral e escoliose.

A elevação pélvica (elevação excessiva da porção ipsilateral da pelve) é produzida durante a fase de balanço para ajudar na liberação do pé na presença de flexão inadequada do quadril ou do joelho, ou flexão plantar excessiva do tornozelo.[125]

Conforme discutido anteriormente, a obesidade tende a aumentar o deslocamento lateral.

Reflexos com funcionamento adequado

Doenças que interferem com os reflexos normais podem resultar em distúrbios na marcha. A fraqueza muscular e a capacidade reduzida de caminhar estão entre as várias deficiências funcionais associadas a núcleos pulposos com herniação lombar.[126] A fraqueza do gastrocnêmio é um sinal clínico associado com o envolvimento do disco LV-SI (nível neurológico S1), enquanto a fraqueza do extensor longo do hálux é um sinal positivo para o envolvimento do disco LIV-LV (neurológico L5). Um estudo demonstrou que os movimentos articulares durante a marcha são reduzidos em pacientes com herniação de discos lombares e que as mudanças nos movimentos estão relacionadas ao nível da lesão.[126]

Forças verticais de reação do solo

A terceira Lei de Newton afirma que para cada ação há uma reação igual e oposta. Na marcha, as forças verticais de reação do solo são criadas por uma combinação da gravidade, do peso do corpo e da firmeza do solo. Em condições normais, a maioria das pessoas não tem consciência dessas forças. Contudo, na presença de alguma inflamação articular ou lesão tecidual, o significado dessas forças se torna evidente.

A força vertical de reação do solo começa com o pico do impacto menor do que o peso do corpo, ultrapassa-o no final do intervalo do contato inicial, cai durante o apoio médio, eleva-se novamente para exceder o peso do corpo, atingindo o seu auge durante o intervalo de apoio final. Assim, existem dois picos de força de reação do solo durante o ciclo da marcha: o primeiro na carga máxima do membro, durante a reação à carga, e o segundo durante a fase de apoio (Fig. 13-6).

O vetor da força de reação do solo muda da posição anterior para a articulação do quadril no contato inicial e migra, progressivamente, para uma posição posterior até o apoio final, quando a força de reação do solo é posterior ao quadril.[23,34] O pico do torque de flexão ocorre no contato inicial, mas declina aos poucos, mudando para um torque de extensão no apoio médio. O torque de extensão permanece até o apoio final.[23,34]

Está bastante evidente que os ângulos articulares e os componentes da força de reação do solo aumentam com a velocidade da caminhada.[127] Tal fato não constitui surpresa, pois os componentes da reação dinâmica devem aumentar à medida que o corpo for submetido a forças de desaceleração e aceleração sempre que aumentar a velocidade da caminhada.

Forças de cisalhamento mediolaterais

Na marcha, o cisalhamento mediolateral começa com cisalhamento médio inicial (algumas vezes lateral) depois do contato inicial, seguido pelo cisalhamento lateral para o restante da fase de apoio[23,34] (Fig. 13-7). No final da fase de apoio, o cisalhamento desloca-se para uma posição medial por causa das forças de propulsão.

Forças de cisalhamento ântero-posteriores

Na marcha, as forças de cisalhamento ântero-posteriores começam com cisalhamento na força anterior do contato inicial e nos intervalos de resposta de carga e um cisalhamento no final do intervalo do apoio final (Fig. 13-8).

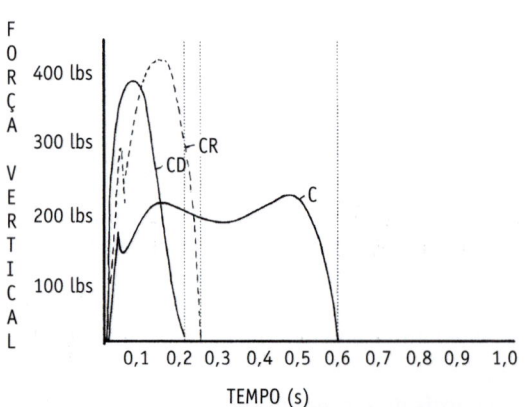

FIGURA 13-6 Forças verticais de reação do solo. CR, caminhada rápida; CD, corrida; C, caminhada. (Reproduzida, com permissão, de Shamus E, Shamus J: *Sports Injury: Prevention and Rehabilitation*. New York: McGraw-Hill, 2001: 244.)

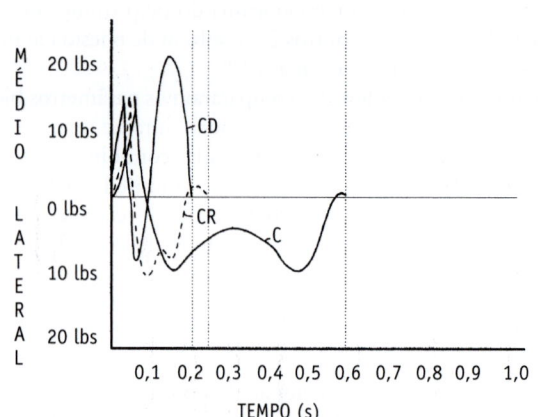

FIGURA 13-7 Forças de cisalhamento mediolaterais. CR, caminhada rápida; CD, corrida; C, caminhada. (Reproduzida, com permissão, de Shamus E, Shamus J: *Sports Injury: Prevention and Rehabilitation*. New York: McGraw-Hill, 2001: 244.)

Desvios específicos de cada articulação[15]

Quadril

Os principais problemas que ocorrem no quadril durante a marcha são: força insuficiente, amplitude de movimento inadequada e rotação incorreta.

Força insuficiente

A fraqueza dos flexores do quadril é mais bem observada durante os intervalos de pré-balanço e balanço inicial. A fraqueza dos abdutores do quadril é percebida durante a fase de apoio simples, tendo em vista que esses músculos são imprescindíveis para evitar o colapso da pelve sobre o lado sem apoio. Em geral, a fraqueza dos extensores do quadril é constatada no contato inicial e na resposta a cargas.

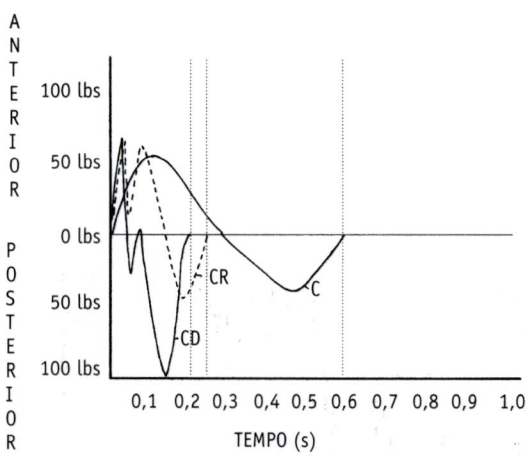

FIGURA 13-8 Forças de cisalhamento ântero-posteriores. CR, caminhada rápida; CD, corrida; C, caminhada. (Reproduzida, com permissão, de Shamus E, Shamus J: *Sports Injury: Prevention and Rehabilitation*. New York: McGraw-Hill, 2001: 245.)

Amplitude de movimento inadequada

À medida que os flexores, adutores e rotadores internos do quadril são dominantes sobre os respectivos antagonistas, as deformidades na flexão, na adução e na rotação interna tendem a ser a regra.

Rotação incorreta

A rotação incorreta do quadril em geral resulta de condições como a anteversão femoral.

Joelho

O problema comum no joelho durante a fase de apoio é a flexão excessiva. Na fase de balanço, o problema mais recorrente resulta de movimentos inadequados.

Se ocorrer flexão excessiva nos joelhos no apoio médio, a força de reação do solo move-se posteriormente em relação ao joelho e gera flexão, em vez de momento de força de extensão. Essa mudança na força cinética requer que o quadríceps e, em algum momento, os extensores do quadril mantenham a estabilidade.

A flexão excessiva do joelho resulta em flexão excessiva no quadril. Isso, por sua vez, aumenta a magnitude da carga sobre as articulações do quadril e do joelho.[128]

Pé e tornozelo

Há três tipos gerais de erros do pé e do tornozelo nos períodos de apoio e balanço:

1. Rotação incorreta.
2. Deformidade em varo ou em valgo.
3. Movimentos musculares anormais.

Na fase de apoio, esses desvios interferem com a primeira e quarta prioridades de Perry (estabilidade da postura e comprimento adequado do passo). Na fase de balanço, esses desvios interferem com a segunda e terceira prioridades (liberação do pé no balanço e pré-posicionamento do pé no balanço final).

A rotação incorreta durante o apoio gira o plano do pé para fora do plano de progressão, resultando na passagem prematura do CG fora da base de apoio. Essa alteração, por sua vez, resulta em encurtamento do comprimento do passo contralateral. Além disso, se o pé estiver girado de modo errado em rotação externa, um momento valgo e um momento de rotação externa são introduzidos no joelho.

As deformidades em varo e em valgo produzem perdas de estabilidade durante todo o período de apoio, pois elas introduzem momentos externos maiores no plano coronal que devem ser equilibrados pelos grandes momentos musculares, se a estabilidade for mantida.

Momentos musculares anormais durante a fase de apoio manifestam-se como fraqueza do tibial anterior, resultando em "queda do pé" com sua batida no contato inicial, durante a primeira oscilação. A fraqueza no tríceps sural permite que a tíbia avance com muita rapidez durante o segundo balanço, forçando a diminuição da força de reação ao solo atrás do joelho e induzindo a flexão deste. Momentos musculares anormais durante a fase de balanço envolvem atividade excessiva dos flexores plantares e força insuficiente dos dorsiflexores, o que resulta em queda e liberação deficiente do pé.

Síndromes da marcha anormal[129]

Cada um dos atributos da marcha normal descritos anteriormente sob o título "Características da marcha normal" estão sujeitos a comprometimento por estados patológicos, em particular as condições neuromusculares.[59] Em geral, os desvios da marcha situam-se em quatro tópicos: causados por fraqueza, por posição articular ou amplitude de movimento anormais, por contratura muscular e por dor.[15]

▶ A fraqueza indica que o momento de força articular interna é inadequado ou que há perda da relação força-acoplamento natural. As condições neuromusculares podem estar associadas com anormalidades no tônus muscular, tempo das contrações musculares e distúrbios proprioceptivos e sensoriais, sendo que os últimos podem afetar profundamente o equilíbrio postural reflexo.

▶ A posição articular anormal pode ser causada por desequilíbrios na flexibilidade e na força ao redor das articulações ou por contraturas.

▶ Contraturas e alterações no tecido conjuntivo dos músculos, ligamentos e na cápsula articular podem produzir mudanças na marcha. Se a contratura for elástica, as mudanças na marcha são aparentes somente no período de balanço. Se forem rígidas, as mudanças na marcha são aparentes durante os períodos de balanço e de apoio.

▶ A dor pode alterar a marcha sempre que o paciente tenta usar a posição de pressão articular mínima (ver a discussão da marcha antálgica a seguir). A dor produz, ainda, inibições musculares e eventuais atrofias.

Marcha antálgica

O padrão da marcha antálgica pode ser o resultado de várias causas (Tab. 13-4), incluindo doenças, inflamação articular (Tab. 13-5) ou lesões nos músculos, tendões e ligamentos da extremidade inferior. A marcha antálgica é caracterizada pela diminuição na fase de apoio do lado envolvido como tentativa de eliminar o peso da perna envolvida, bem como evitar usar a parte lesionada do corpo o máximo possível. No caso de inflamação articular, são feitas tentativas para evitar posições de pressão intra-articular máxima e para procurar a posição de pressão articular mínima:[130]

▶ A pressão articular mínima ocorre no tornozelo em 15° de flexão plantar.

▶ A pressão articular mínima ocorre no joelho em 30° de flexão. Nos casos de joelho doloroso, a marcha é caracterizada pela diminuição na flexão do joelho no contato inicial e no intervalo de resposta à carga e pelo aumento na extensão do joelho durante o restante da fase de apoio.

▶ A pressão articular mínima ocorre no quadril com 30° de flexão.

Marcha equina

A diplegia espástica é o padrão mais comum de danos motores em pacientes com paralisia cerebral.[131] Nesses pacientes, os danos motores ocorrem como resultado de uma série de déficits, como controle muscular inadequado, fraqueza, equilíbrio preju-

TABELA 13-4 Algumas causas da marcha antálgica

Causa	Exemplos
Doenças ósseas	Fratura
	Infecção
	Tumor
	Necrose avascular (doença de Legg-Calvé-Perthes, doença de Osgood Schlatter e doença óssea de Köhler)
Doenças musculares	Ruptura traumática e contusão
	Cãibra secundária a fadiga, esforço, posição incorreta ou claudicação
	Miosite inflamatória
Doenças articulares	Artrite traumática
	Artrite infecciosa
	Artrite reumatoide
	Artrite cristalina (gota e pseudogota)
	Hemartrose
	Bursite
Doenças neurológicas	Doença da coluna lombar com irritação ou compressão da raiz nervosa
Outras doenças	Trauma no quadril, joelho ou pé
	Calos, joanetes, bolhas ou unhas encravadas

Dados de Judge RD, Zuidema GD, Fitzgerald FT: Musculoskeletal system. In: Judge RD, Zuidema GD, Fitzgerald FT, eds. *Clinical Diagnosis*, 4th edn. Boston: Little, Brown and Company, 1982: 365-403.

dicado, hipertonicidade e espasticidade.[132] Contudo, o movimento articular reduzido como consequência da espasticidade é talvez o dano mais proeminente. Em decorrência disso, as unidades miotendíneas contraem-se muitas vezes ao longo do tempo, contribuindo para o alinhamento incorreto das extremidades durante a marcha.

A marcha equina (caminhar na ponta dos pés), um dos padrões anormais mais comuns da marcha em pacientes com diplegia espástica (ver também "Marcha espástica"), é caracterizada pelo toque da parte anterior do pé para iniciar o ciclo e flexão plantar prematura na fase inicial do apoio médio.[133] Andar na ponta dos pés pode ser um desvio primário da marcha, ou seja, a consequência de contraturas miostáticas excessivas do tríceps sural, da contração dinâmica excessiva dos flexores plantares do tornozelo ou a combinação dos dois fatores. Mais ainda, o andar na ponta dos pés pode ser um desvio compensatório para a deformidade miostática ou superatividade dinâmica dos músculos isquiotibiais ipsilaterais, que limitam diretamente o alinhamento do joelho, comprometendo, de maneira secundária, a posição do pé e do tornozelo durante a fase de apoio.

Os desvios associados à marcha são encontrados com frequência nos joelhos, no quadril e na pelve de crianças com paralisia cerebral que caminham na ponta dos pés:[134]

▶ Os desvios nos joelhos incluem aumento na flexão, na fase de apoio no contato inicial e no apoio médio, e pico de flexão reduzido e retardado no joelho, na fase de balanço.

▶ O quadril, em geral, mostra extensão diminuída no plano sagital durante o apoio final.

▶ O desvio comum observado na pelve de crianças com paralisia cerebral que caminham na ponta dos pés representa um aumento na inclinação anterior.

Marcha do glúteo máximo

A marcha do glúteo máximo, que resulta da fraqueza do glúteo máximo, é caracterizada por impulso posterior do tronco no contato inicial em uma tentativa de manter a extensão do quadril na perna de apoio. A fraqueza do extensor do quadril causa também inclinação anterior da pelve, que, ao final, se transforma em hiperlordose da coluna, para manter a postura.

Marcha do quadríceps

A fraqueza no quadríceps pode resultar de lesões nervosas periféricas (femorais), lesões na raiz nervosa espinal, trauma ou patologia (distrofia muscular). Embora possa aparentar uma marcha normal quando caminha em superfícies niveladas, o paciente com fraqueza/paralisia do quadríceps demonstra, muitas vezes, dificuldade ao caminhar em superfícies duras ou inclinadas e em escadas, e não consegue correr. Nesses casos, o movimento à frente é propagado pela circundução das pernas. Para compensar, o paciente inclina o corpo para o lado não envolvido para equilibrar o CG e oscila a perna envolvida como se fosse um pêndulo.

Marcha de tipo militar

Esse tipo de marcha ocorre em pacientes com queda do pé. Isso é causado por fraqueza ou paralisia dos músculos dorsiflexores resultante de lesões nos músculos, de seu suprimento nervoso periférico ou das raízes nervosas que suprem os músculos (Tab. 13-6).[126] O paciente eleva a perna em excesso para tirar o pé plano do solo, flexionando excessivamente o quadril e o joelho e, então, bate novamente o pé contra o solo.

Marcha de Trendelenburg

Esse tipo de marcha resulta da fraqueza dos abdutores do quadril (glúteos médio e mínimo). O efeito de estabilização normal desses músculos se perde, e o paciente demonstra inclinação lateral excessiva, na qual o tronco é impulsionado lateralmente na tentativa de manter o CG sobre a perna de apoio. Nessa marcha, encontram-se também, os sinais de Trendelenburg positivos (Tab. 13-6).

Marcha do flexor plantar

Esse tipo de marcha é caracterizado pelo caminhar nas pontas dos pés (Tab. 13-6). A marcha do flexor plantar demonstra ativação prematura do músculo da panturrilha na fase de balanço da marcha com EMG.[135] Esse padrão de marcha apresenta desvios dinâmicos no tornozelo que compreendem:[134]

▶ Perda do impacto do calcanhar no contato inicial, com ruptura do primeiro balanço do tornozelo.

▶ Inversão do segundo balanço, com a flexão plantar do tornozelo (em vez de dorsiflexão) ocorrendo no apoio médio.

▶ Desorganização variável no terceiro balanço no apoio final.

▶ Alinhamento variável do tornozelo durante a fase de balanço.

Esse tipo de marcha é um desvio comum em crianças com paralisia cerebral. Para os fisioterapeutas, o desafio é fazer a distinção entre as mudanças primárias que são consequência direta do distúrbio neuromuscular subjacente e as secundárias ou compensatórias que têm origem em restrições biomecânicas do cami-

TABELA 13-5 Anormalidades na marcha na doença artrítica, condições associadas e exemplos de tratamento

Distúrbio	Observação	Anormalidades na marcha			Tratamento
		Tempo-distância	Ângulo	Cinética e EMG	
Osteoartrite do quadril, envolvimento unilateral	Padrão de marcha brusca lateral	1. ↑ Tempo de apoio, lado não envolvido 2. ↑ Suporte com dois membros 3. ↑ Tempo da passada, lado envolvido 4. ↓ Duração de tempo, lado envolvido 5. ↓ Velocidade	↓ Flexão-extensão do quadril e excursão do quadril, lado envolvido	Força cinética do abdutor do quadril	Dispositivo de auxílio (bengala ou muletas)
Artrite reumatoide com deformidade e dor na parte posterior do pé	1. Padrão de marcha antálgica 2. Padrão de marcha com o pé plano	1. ↓ Velocidade 2. ↓ Suporte com um membro, lado envolvido 3. ↓ Cadência 4. ↓ Comprimento da passada 5. Elevação atrasada do calcanhar	1. ↑ Flexão do joelho durante o apoio 2. ↑ Dorsiflexão durante o apoio 3. ↓ Flexão plantar durante o apoio final 4. ↑ Eversão subtalar durante o apoio final	↑ Ativação do tibial anterior durante o apoio final e o pré balanço	Bengala OTP rígida ou órteses para a parte posterior do pé Calçados com solas macias
Artroplastia total do joelho, unilateral		1. ↓ Suporte em um membro, lado envolvido 2. ↓ Comprimento da passada	↓ Flexão do joelho durante o apoio	↓ Força cinética do extensor do joelho	Nenhum

EMG, eletromiografia; OTP, órtese para o tornozelo-pé.
Spiviak JM, DiCesare PE, Feldman DS, et al., eds. *Orthopaedics: A Comprehensive Study Guide*. New York: McGraw-Hill, 1999: 213. Com permissão de McGraw-Hill.

nhar na ponta dos pés. Não é incomum crianças normais apresentarem modo de andar intermitente na ponta dos pés, quando começam a aprender a andar; contudo, na idade de dois anos, desenvolvem um padrão de andar mais maduro e consistente.[136] Crianças mais velhas, com marcha persistente na ponta dos pés, costumam ser referidas como andadoras idiopáticas na ponta dos dedos. O andar na ponta dos dedos que iniciar depois do padrão de andar maduro pode indicar distrofia muscular, diastematomielia, atrofia muscular fibular ou tumor na medula espinal. A marcha na ponta dos dedos está associada a nascimento prematuro, atraso no desenvolvimento, esquizofrenia, autismo e vários transtornos da aprendizagem.[137]

Marcha espástica

A marcha espástica pode ser o resultado de lesões no neurônio motor superior bilateral ou unilateral.

Marcha hemiplégica (hemiparética) espástica

Esse tipo de marcha resulta de lesões no neurônio motor superior unilaterais. A marcha hemiplégica espástica é vista com frequência após um acidente vascular cerebral (AVC). A espasticidade pode ser observada em todos os músculos no lado envolvido porém é mais acentuada em alguns grupos musculares. Durante a marcha, a perna tende a circunduzir em um semicírculo, girando externamente, ou tracionada para a frente, com o pé arrastando-se e raspando no solo. Em geral, os membros superiores atravessam o tronco para facilitar o equilíbrio (Tab. 13-7).

Marcha paraparética espástica

Esse tipo de marcha resulta de lesões no neurônio motor superior bilateral (p. ex., mielopatia cervical nos adultos e paralisia cerebral em crianças). A marcha paraparética espástica é caracterizada por movimentos lentos, rígidos e convulsivos. A extensão espástica ocorre nos joelhos, com adução no quadril (marcha tipo tesoura).

Marcha atáxica

A marcha atáxica é observada em duas patologias principais: doença no cerebelo (marcha atáxica cerebelar) e doença na coluna posterior (marcha atáxica sensorial) (Tab. 13-7).

Marcha atáxica cerebelar

A natureza de anormalidades da marcha decorrentes de lesão cerebelar é determinada pelo local da lesão. Nas lesões vermais, a marcha é ampla, inconstante e cambaleante, com oscilação irregular. O paciente não consegue caminhar com um pé à frente do outro ou em linha reta. A ataxia da marcha piora quando o paciente tenta parar repentinamente ou girar rápido, resultando em forte tendência a quedas.

Nas lesões hemisféricas, a ataxia tende a ser menos grave, embora haja um balanço brusco persistente ou desvio na direção do lado envolvido.

Marcha atáxica sensorial

Nesse tipo de ataxia, em virtude de os pacientes não terem consciência sobre a posição dos membros, a marcha é ampla e sua tendência é elevar excessivamente o pé e tocar o solo de maneira descoordenada e abrupta. O paciente tende a observar com atenção o solo e os pés para maximizar as tentativas de correção visual e, assim, podem ter dificuldades para caminhar no escuro.

Marcha parkinsoniana

A marcha parkinsoniana é caracterizada por postura flexionada e inclinada, com flexão do pescoço, dos cotovelos, das articulações me-

TABELA 13-6 Anormalidades na marcha associadas a fraqueza muscular e exemplos de tratamento

Distúrbio	Anormalidades na marcha				Tratamento
	Observação	Tempo-distância	Ângulo	Cinética e EMG	
Paralisia ou paresia do dorsiflexor	1. Padrão de marcha de tipo militar 2. Padrão de marcha do pé em queda	1. ↓ Tempo para o pé plano 2. ↓ Comprimento da passada	1. Flexão plantar do tornozelo durante o balanço 2. ↑ Flexão do quadril e do joelho durante o balanço	↓ Força cinética do dorsiflexor	OTP
Fraqueza do abdutor do quadril	1. Padrão de marcha de Trendelenburg 2. Padrão de marcha brusca lateral	1. ↑ Apoio em dois membros 2. ↓ Comprimento da passada 3. ↓ Velocidade	1. ↑ Adução do quadril durante o apoio médo com Trendelenburg 2. ↑ Inclinação lateral do tronco com movimento brusco lateral 3. ↓ Inclinação pélvica lateral durante o balanço, lado envolvido com Trendelenburg	↓ Força cinética do abdutor do quadril durante o apoio com movimento brusco lateral	Dispositivo de assistência (bengala e muletas)
Paralisia ou paresia do flexor plantar	Nenhum padrão discernível	1. Apoio médio prolongado 2. ↓ Comprimento da passada, lado não envolvido 3. ↓ Apoio em um único membro, lado envolvido	1. ↑ Flexão do joelho na fase de apoio 2. ↑ Dorsiflexão na fase de apoio	1. ↓ Força do flexor plantar durante o apoio final 2. Fase de apoio prolongada na ativação do quadríceps	OTP

EMG, eletromiografia; OTP, órtese para o tornozelo-pé.
Spiviak JM, DiCesare PE, Feldman DS, et al., eds. *Orthopaedics: A Comprehensive Study Guide.* New York: McGraw-Hill, 1999: 214. Com permissão de McGraw-Hill.

tacarpofalângicas, do tronco, do quadril e dos joelhos (Tab. 13-7). O paciente apresenta dificuldades em iniciar os movimentos e caminha com passos curtos, com os pés quase tocando no solo. Isso resulta em um tipo de marcha de passos rápidos e arrastar dos pés. Após iniciar a caminhada, o indivíduo em geral inclina-se para a frente e anda progressivamente mais rápido, como se estivesse perseguindo o CG (marcha propulsora ou apressada). Conquanto não seja muito comum, o desvio inverso do CG pode causar retropopulsão. Há, também, ausência de movimentos associados dos braços durante a marcha, pois os braços são mantidos rígidos.

Marcha histérica

Além de não ser específica, a marcha histérica é bizarra. Ela não se enquadra em nenhum padrão orgânico específico, e a anormalidade varia bastante e em todos os exames. Nessa situação pode ocorrer ataxia, espasticidade, incapacidade de movimentação ou outros tipos de anormalidade. A anormalidade é quase sempre mínima ou ausente quando o paciente não tem consciência de estar sendo observado ou está distraído. Contudo, embora todas as marchas histéricas sejam bizarras, nem todas as marchas bizarras são histéricas.

Exame clínico da marcha

O exame clínico da marcha pode ser executado usando métodos que variam da observação à análise computadorizada (Tab. 13-8). A análise computadorizada da marcha mede os parâmetros da marcha com mais precisão do que é possível somente com a observação clínica;[138,139] ela é utilizada na avaliação e no planejamento de tratamento de pacientes com anormalidades da marcha.[140] Contudo, os custos das análises computadorizadas costumam ser um empecilho, e, portanto, não são funcionais para a maioria dos fisioterapeutas, que preferem confiar em sua capacidade de observação. Há registros de confiabilidade e concordância entre avaliadores acerca de problemas da marcha, com base apenas em observações. Krebs e colaboradores[139] encontraram confiabilidade moderada entre fisioterapeutas que observavam a marcha de crianças em vídeos. Eastlack e colaboradores[141] encontraram confiabilidade de leve a moderada entre avaliadores que examinaram os desvios de uma única articulação em vídeo.[140]

Talvez o gráfico de análises da marcha mais comum seja aquele desenvolvido pelo Rancho Los Amigos Medical Center (Fig. 13-9), que permite determinar alguns desvios, bem como seus efeitos na marcha, em formato fácil de usar.

Há várias outras ferramentas de exame à disposição dos usuários. Algumas são específicas para determinado tipo de população. Por exemplo, a versão modificada da escala de classificação das anormalidades da marcha (ECAMA-M; Tab. 13-9) pode ser usada em asilos ou com pessoas idosas debilitadas, para ajudar a prever quais tipos de indivíduos correm alto risco de quedas.[142]

A disfunção do sistema vestibular pode levar a anormalidades na marcha.[143,144] A avaliação funcional da marcha (AFM) (Tab. 13-10) é um teste de 10 itens que compreende sete de oito itens de um teste anterior chamado índice dinâmico da marcha, que foi desenvolvido para avaliar a estabilidade postural durante as tarefas de marcha no adulto mais velho (com mais de 60 anos) em risco de quedas.[145] De acordo com os idealizadores da AFM, a ferramenta demonstra con-

TABELA 13-7 Anormalidades da marcha associadas a distúrbios neurológicos e exemplos de tratamento

Distúrbio	Anormalidades na marcha				Tratamento
	Observação	Tempo-distância	Ângulo	Cinética e EMG	
Ataxia	Padrão "atáxico" da marcha	Variável entre as passadas	Variável entre as passadas	Variável entre as passadas	1. Estabilização ortótica para controlar a variabilidade de movimento 2. Auxílios para caminhar (p. ex., muletas e andador)
Hemiplegia de acidente vascular cerebral	1. Padrão "perna endurecida" da marcha 2. Padrões de marcha equino ou equinovaro 3. Circundução	1. ↑ Apoio em dois membros 2. ↓ Comprimento da passada, lado envolvido 3. Elevação retardada do calcanhar 4. ↓ Velocidade 5. ↓ Comprimento da passada 6. ↓ Cadência 7. Contato do calcanhar ausente 8. Afundamento do dedo durante o balanço	1. ↑ Flexão plantar durante o balanço 2. ↓ Flexão do joelho durante o apoio e o balanço	1. ↑ Força cinética do flexor do joelho durante o apoio 2. ↓ Amplitude das forças articulares 3. Tempo de ativação muscular anormal (padrões de sinergia de massa)	1. Órtese de tornozelo-pé 2. Liberação do reto femoral 3. Alongamento do tendão calcâneo 4. Transferência do tendão, do pé e do tornozelo 5. Estimulação elétrica funcional
Mal de Parkinson	1. Padrão "arrastar dos pés" da marcha 2. Padrão "congelado" da marcha	2. ↓ Comprimento da passada 2. ↓ Comprimento do passo 3. ↓ Largura do passo 4. ↓ Cadência 5. ↓ Velocidade	↓ Em todas as excursões angulares	Coativação dos agonistas-antagonistas com o padrão "congelado"	Tratamento farmacêutico/médico

Spiviak JM, DiCesare PE, Feldman DS, et al. eds. *Orthopaedics: A Comprehensive Study Guide.* New York: McGraw-Hill, 1999: 214. Com permissão de McGraw-Hill.

fiabilidade aceitável, consistência interna e validade atual com outras medidas de equilíbrio usadas para pacientes com distúrbios vestibulares.[144] As estratégias de intervenção para a disfunção vestibular são descritas em detalhes no Capítulo 22.

Análise observacional

A análise observacional da marcha deve focalizar um intervalo de cada vez. Por exemplo, o fisioterapeuta deve observar o padrão do contato inicial com o solo e, após, estudar as ações durante todo o contato inicial do tornozelo, do joelho, do quadril, da pelve, do tronco e das extremidades superiores.

Um papel especial, com comprimento aproximado de 7,5 metros, para registrar a passada do paciente é bastante útil na análise da marcha.[21,146] Para avaliar a marcha, o conhecimento das anormalidades e as razões destas é um pré-requisito (Tab. 13-11).

Para facilitar a avaliação da marcha, o paciente deve caminhar com os pés descalços e também com sapatos. Andar descalço fornece informação sobre a função do pé sem suporte e realça compensações, como pronação excessiva e deformidades dos pés, como dedos em garras.[147] Andar com os pés calçados fornece dados sobre a eficácia dos sapatos na contraposição às compensações. O paciente é solicitado a caminhar na ponta dos pés e apenas sobre os calcanhares. A incapacidade de executar qualquer uma dessas ações pode ser o resultado de dor, fraqueza ou restrição de movimento. A metatarsalgia ocorre se as cabeças metatarsais ficam mais doloridas após andar descalço. A dor no contato inicial pode ser indício de estímulos no calcanhar, contusões ósseas, lesões no coxim adiposo do calcâneo ou bursite.

O fisioterapeuta deve examinar os sapatos do paciente para verificar o padrão de desgaste. O desgaste maior na sola dos sapatos deve se situar sob o abaulamento do pé e na área correspondente à primeira, segunda e terceira articulações metatarsofalângicas, com leve desgaste na parte lateral do calcanhar. A parte superior do sapato deve apresentar uma dobra transversal no nível das articulações MTF. A primeira articulação MTF produz um vinco oblíquo que se estende da parte ântero-medial até a parte póstero-lateral.[148] O arrastar dos sapatos pode indicar fraqueza tibial anterior ou encurtamento adaptativo do cordão do calcanhar.[147]

É importante examinar também o pé do paciente para verificar a formação de calos, bolhas e joanetes. A formação de calos é indício de disfunção e fornece ao fisioterapeuta índices do grau de estresses de cisalhamento aplicados no pé, configurando-se um resumo nítido das áreas de sustentação de peso anormais.[149] Quantidades adequadas de calo podem servir de proteção, mas em quantidades excessivas causam dores. A formação de calos sob a segunda e terceira cabeças metatarsais indica pronação excessiva nos pés flexíveis ou neuroma de Morton, se estiver sob o primeiro. Um calo sob a quinta e, às vezes, sob a quarta cabeça metatarsal indica rigidez anormal no pé.

TABELA 13-8 Forças e limitações dos métodos de análise da marcha

Método	Forças	Limitações
Análise observacional	1. Amplamente disponível 2. Pode ser melhorada por meio de vídeo simples 3. Permite a classificação de padrões gerais de marcha 4. Baixo custo	1. Subjetiva 2. Não é capaz de medir fenômenos mais sutis
Análise da passada larga	1. Proporciona informação quantitativa sobre os parâmetros de tempo-distância 2. Fácil e rápida 3. Requer pouco espaço 4. Custo relativamente baixo	1. Não permite a análise cinemática e cinética angular 2. Requer que os pacientes tenham uma fase de balanço distinta na qual o contato com o chão é interrompido
Análise da cinemática angular	1. Permite medidas precisas das excursões angulações das articulares 2. Objetiva e quantitativa	1. Requer profissionais tecnicamente treinados para medir e interpretar os resultados 2. Necessita de espaço amplo 3. Portabilidade limitada 4. Custo elevado
Análise da plataforma de força e da plataforma de pressão	1. Permite medidas precisas das cargas externas 2. Permite análises das dinâmicas inversas 3. Proporciona informações sobre os padrões de carga e distribuição no membro de apoio	1. Utilidade limitada de forma isolada 2. Pode requerer instalação permanente na "marcha laboratorial" 3. Requer profissionais tecnicamente treinados para medir e interpretar os resultados 4. Custo elevado
Análise eletromiográfica	1. Proporciona medir o desempenho motor e papel funcional da musculatura 2. Melhora a interpretação dos parâmetros cinemáticos e cinéticos	1. Requer conhecimento técnico para medição e interpretação 2. Sujeito à interferência e ao equipamento durante a amostra 3. Característica invasiva da técnica intramuscular coloca os pacientes em risco 4. Custo elevado

Spiviak JM, Di Cesare PE, Feldman DS, et al., eds. *Orthopaedics: A Comprehensive Study Guide.* New York: McGraw-Hill, 1999: 209. Com permissão de McGraw-Hill.

O fisioterapeuta pede ao paciente para caminhar normalmente e com velocidade usual. A avaliação da marcha inicia com a inspeção geral no paciente enquanto caminha, observando cadência, comprimento da passada, duração do passo e velocidade. A oscilação dos braços durante a marcha deve também ser observada. Se um indivíduo tem problemas no pé ou no tornozelo em um dos lados, há redução na oscilação do braço no lado oposto.[53]

O paciente é observado da cabeça aos pés, de lado, de frente e de costas.

Além de observar o paciente caminhando em seu ritmo normal, o fisioterapeuta deve também observá-lo caminhando em velocidades variadas. Isso pode ser feito em uma esteira ajustando-se a velocidade ou pedindo ao paciente que mude a velocidade da caminhada.

Depois da avaliação global da marcha do paciente, o fisioterapeuta pode focar a sua atenção sobre os vários segmentos da cadeia cinética da marcha, como o tronco, a pelve, a coluna lombar, o joelho, o tornozelo e o pé (ver Tab. 13-2).

As tentativas são feitas para determinar a causa primária de quaisquer desvios na marcha ou compensações (ver Tab. 13-11).

Visão anterior

Ao observar o paciente de frente, o fisioterapeuta pode notar o seguinte:

▶ Posição da cabeça – não deve movimentar-se demais no sentido lateral ou vertical e deve manter-se absolutamente imóvel durante o ciclo da marcha.
▶ Quantidade de inclinação lateral da pelve.
▶ Quantidade de deslocamento lateral do tronco e da pelve.
▶ Os pontos em que houver oscilação excessiva do tronco ou da pelve.
▶ Quantidade de deslocamento vertical – o deslocamento vertical pode ser avaliado observando-se a cabeça do paciente. Uma marcha "saltitante" é característica de gastrocnêmios adaptativamente encurtados ou de aumento no tônus do gastrocnêmio e do sóleo.
▶ Oscilação recíproca do braço – movimentos da parte superior do tronco e membros ocorrem em geral nas direções opostas à pelve e aos membros inferiores.
▶ Se os ombros estão em depressão, retração ou em elevação.
▶ Se os cotovelos estão flexionados ou estendidos.
▶ Nível de adução ou abdução. As causas da adução excessiva incluem ângulos excessivos de varo da coxa, fraqueza do adutor do quadril, contratura ou espasticidade da abdução do quadril e contratura contralateral da abdução do quadril. A abdução excessiva do quadril pode ser causada por

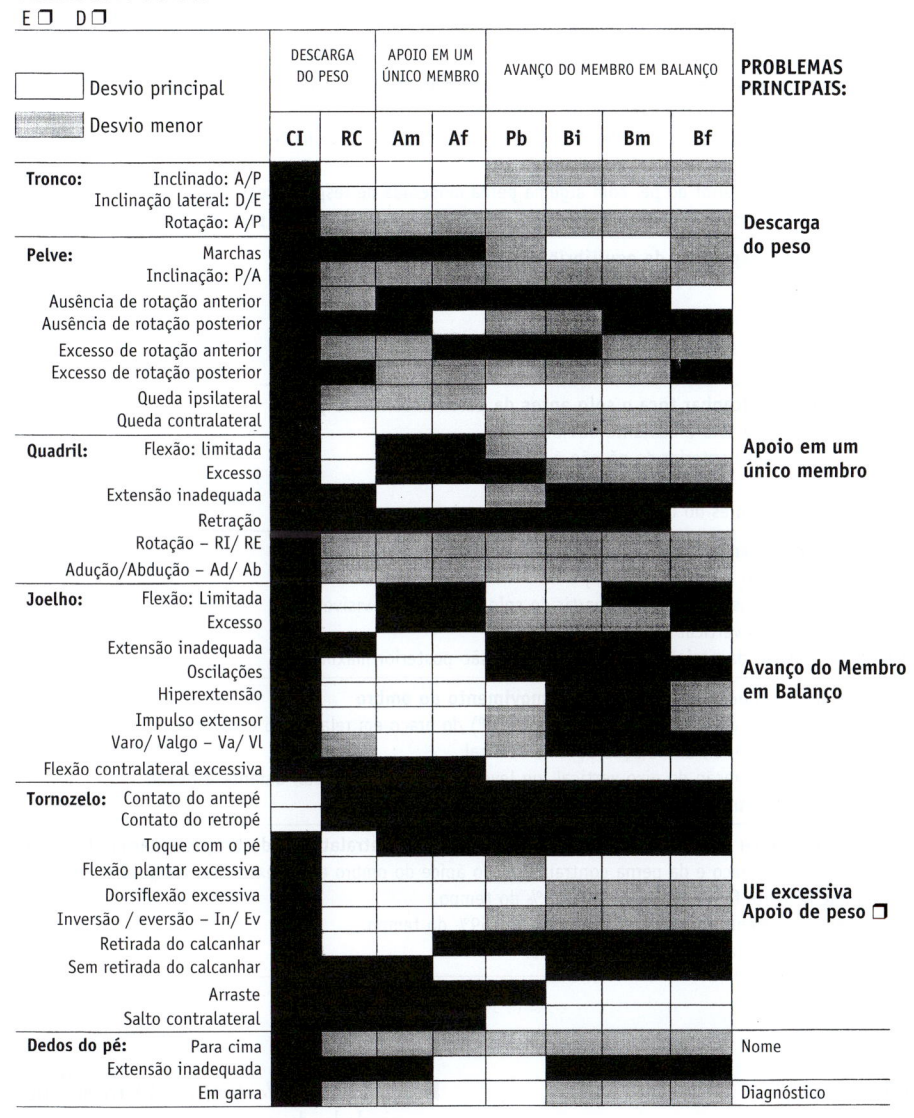

FIGURA 13-9 Gráfico da análise da marcha do Rancho Los Amigos.

contratura de abdução, perna mais curta, obesidade, equilíbrio danificado ou fraqueza dos flexores do quadril.[150]

▶ Presença de varo ou valgo no joelho – durante a marcha, pode haver um impulso óbvio na extensão em varo. De acordo com Noyes e colaboradores, esse padrão da marcha é característico de lesões crônicas nas estruturas póstero-laterais do joelho.[151]

▶ Largura da base de apoio.

▶ Grau de "retirada dos dedos" – o termo *retirada dos dedos* se refere ao ângulo formado pela intersecção entre a linha de progressão do pé e a linha que se estende do centro do calcanhar através do segundo metatarsal. O ângulo normal de retirada dos dedos é de aproximadamente 7° e diminui à medida que a velocidade da marcha aumenta.[116]

▶ Se ocorrer alguma circundução do quadril. Isso pode indicar discrepância no comprimento das pernas, diminuição da capacidade de flexionar o joelho ou encurtamento ou uso excessivo do abdutor do quadril.

▶ Se ocorrer o arrastar do quadril. Isso pode indicar discrepância no comprimento das pernas, fraqueza nos músculos isquiotibiais ou encurtamento do quadrado do lombo.

TABELA 13-9 Escala de classificação da anormalidade da marcha modificada (ECAMA-M)

NOME_____ Nº_____ VISITA_____ DATA
1. Variabilidade – Medida da inconsistência e arritmia dos passos e dos movimentos dos braços 0 = movimentos compassados previsíveis dos membros e da fluidez. 1 = interrupções ocasionais (mudanças de velocidade) em torno de 25% do tempo. 2 = imprevisibilidade do ritmo em cerca de 25 a 75% do tempo. 3 = marcação aleatória do tempo dos movimentos dos membros.
2. Cautela – Hesitação, lentidão, redução na propulsão e falta de comprometimento com os passos e com a oscilação dos braços 0 = força cinética anterior satisfatória e falta de apreensão na propulsão. 1 = o centro de gravidade da cabeça, dos braços e do tronco (CBT) projeta-se ligeiramente na frente do impulso, mantendo ainda coordenação satisfatória entre braços e pernas. 2 = manutenção de CBT sobre a região anterior do pé, com alguma perda moderada de resposta regular. 3 = manutenção de CBT sobre a região posterior da fase de apoio do pé, com grandes tentativas para dar passos.
3. Cambaleante – Perdas bruscas e inesperadas de equilíbrio parcial no sentido lateral 0 = nenhuma perda de equilíbrio lateral. 1 = um único cambaleio lateral. 2 = dois cambaleios laterais. 3 = três ou mais cambaleios laterais.
4. Contato dos Pés – Grau em que o calcanhar toca o solo antes da parte anterior do pé 0 = o ângulo de impacto do calcanhar no solo é bastante óbvio. 1 = o contato do calcanhar antes da parte anterior do pé não é muito visível. 2 = o pé inteiro toca o solo. 3 = a região anterior do pé toca o solo antes do calcanhar.
5. ADM do quadril – Grau de perda de amplitude de movimento no ciclo da marcha 0 = angulação posterior óbvia da coxa no apoio duplo (10°) 1 = a angulação posterior, partindo da posição vertical a partir do solo não é muito visível. 2 = alinhamento da coxa com a projeção vertical a partir do solo. 3 = angulação anterior da coxa, a partir da posição vertical, com excursão posterior máxima.
6. Extensão do ombro – medida da redução na amplitude de movimento do ombro 0 = o movimento óbvio da parte superior anterior (15°) e posterior (20°) do braço em relação ao eixo vertical do tronco. 1 = leve flexão do ombro, no sentido anterior, em relação ao eixo vertical. 2 = o ombro se movimenta somente na direção do eixo vertical, ou levemente posterior a ele, durante a flexão. 3 = o ombro permanece imediatamente atrás do eixo vertical durante toda a excursão.
7. Sincronia entre o braço e o calcanhar – Condições em que os movimentos contralaterais de braços e pernas ficam fora de fase 0 = conjunção temporal satisfatória do braço e da perna contralateral no ápice do ombro e nas excursões do quadril durante todo o tempo. 1 = o braço e a perna ficam ligeiramente fora de fase durante 25% do tempo. 2 = o braço e a perna ficam moderadamente fora de fase durante 25 a 59% do tempo. 3 = alguma ou nenhuma coerência temporal entre pernas e braços.

ADM, amplitude de movimento.

- Evidências de atrofia na coxa.
- Grau de rotação de toda a extremidade inferior. Visto que o posicionamento da extremidade inferior em rotação externa diminui a tensão sobre o complexo da articulação subtalar, um indivíduo com problemas no pé ou no tornozelo adota, muitas vezes, essa posição durante a marcha.[53] A rotação interna ou externa excessiva do fêmur pode indicar encurtamento adaptativo dos músculos isquiotibiais mediais ou laterais, respectivamente, resultando em anteversão ou retroversão, respectivamente.

Visão lateral

No perfil lateral do paciente, o fisioterapeuta pode observar o seguinte:

- *Rotação do tórax e do ombro.* Cada ombro e braço deve oscilar reciprocamente, com o mesmo movimento.

- *Orientação do tronco.* O tronco deve permanecer ereto e nivelado durante o ciclo da marcha, tendo em vista que se move em direção oposta à pelve. Pode haver alguma compensação na coluna lombar para perdas de movimento no quadril. A inclinação posterior do tronco pode resultar de extensores do quadril fracos ou de flexão inadequada do quadril. A inclinação anterior do tronco pode ser consequência da patologia do quadril, do joelho ou do tornozelo; fraqueza dos músculos abdominais; redução da mobilidade espinal ou contratura da flexão do quadril. A inclinação anterior, durante a resposta de carga e nos intervalos de apoio médio iniciais, é indício de fraqueza dos extensores do quadril.[125]

- *Orientação da inclinação pélvica.* As inclinações pélvicas de 10° são consideradas normais. As inclinações anteriores excessivas são causadas por fraqueza dos extensores do quadril, contratura ou espasticidade dos flexores do quadril. A inclinação pélvica posterior excessiva durante a marcha ocorre na presença de fraqueza dos flexores do quadril.

TABELA 13-10 Requisitos para a avaliação da marcha funcional: uma passagem marcada de 6 metros que está marcada com uma largura de 13,48 cm

1. Nível da superfície da marcha
Instruções: Caminhe em sua velocidade normal daqui até o próximo marcador (6 m)
Classificação: Marque na categoria mais alta que se aplicar.
- (3) Normal: Caminha os 6 metros em menos de 5,5 segundos, sem ajuda de dispositivos, boa velocidade, nenhuma evidência de desequilíbrio, padrão de marcha normal, desvia não mais do que 15,24 cm para fora da largura de 30,48 cm do trajeto.
- (2) Dano leve: Caminha os 6 metros em menos de 7 segundos, mas usa um dispositivo para ajuda em mais do que 5,5, velocidade mais lenta, leves ou desvia 15,24 – 25,4 cm para fora da largura de 30,48 cm do trajeto.
- (1) Dano moderado: Caminha os 6 metros, velocidade lenta, padrão de marcha anormal, evidência de desequilíbrio ou desvia 25,4 – 38,1 cm para fora da largura de 30,48 cm do trajeto. Leva mais de 7 segundos para percorrer os 6 metros.
- (0) Dano grave: Não consegue caminhar os 6 metros sem ajuda, desvios graves na marcha ou desequilíbrio, desvia mais de 38,1 cm para fora da largura de 30,48 cm do trajeto ou atinge e toca o solo.

2. Mudança na velocidade da marcha
Instruções: Comece a caminhar no seu ritmo normal (1,5 m). Quando eu disser "vai", caminhe o mais rápido que puder (por 1,5 m). Quando eu disser "calma" caminhe o mais lento que puder (por 1,5 m).
Classificação: Marque na categoria mais alta que se aplicar.
- (3) Normal: Apto a mudar com suavidade a velocidade da caminhada sem perda de equilíbrio ou desvio na marcha. Mostra diferença significativa nas velocidades entre normal, rápida e lenta. Desvia não mais do que 15,24 cm para fora da largura de 30,48 cm do trajeto.
- (2) Dano leve: É capaz de mudar a velocidade, mas demonstra desvios leves na marcha, desvia 15,24 – 25,4 cm para fora da largura de 30,48 cm do trajeto, ou não apresenta desvios na marcha, mas é incapaz de atingir mudanças significativas na velocidade, ou usa dispositivo de ajuda.
- (1) Dano moderado: Faz apenas pequenos ajustes na velocidade da caminhada ou executa mudanças na velocidade com desvios significativos na marcha, ou muda a velocidade com desvios significativos na marcha, desvia 25,4–38,1 cm para fora da largura de 30,48 cm do trajeto ou muda a velocidade, mas perde equilíbrio; porém está apto a recuperar-se e continuar a caminhar.
- (0) Dano grave: Não consegue mudar as velocidades, desvia mais de 38,1 cm para fora da largura de 30,48 cm do trajeto ou perde o equilíbrio e apoia-se no chão ou tem de ser segurado.

3. Marcha com viradas de cabeça horizontais
Instruções: Caminhe daqui até o próximo marco (6 m). Comece no seu ritmo normal. Caminhe em linha reta; após três passos vire a sua cabeça para a direita e continue caminhando em linha reta enquanto olha à direita. Após mais três passos, vire a cabeça para a esquerda e continue caminhando em linha reta olhando à esquerda. Continue alternando o olhar para esquerda e direita a cada três passos até que você tenha completado duas voltas em cada direção.
Classificação: Marque na categoria mais alta que se aplicar.
- (3) Normal: Executa as viradas de cabeça com suavidade, sem mudanças na velocidade da marcha. Desvia não mais do que 15,24 cm para fora da largura de 30,48 cm do trajeto.
- (2) Dano leve: Executa as viradas de cabeça com suavidade com uma ligeira mudança na velocidade, isto é, ruptura menor no trajeto suave da marcha, desvia 15,24 – 25,4 cm para fora da largura de 30,48 cm do trajeto ou usa dispositivos de ajuda.
- (1) Dano moderado: Executa as viradas da cabeça com mudança moderada na velocidade da marcha, diminui, desvia 25,4 – 38,1 cm para fora da largura de 30,48 cm do trajeto, mas recupera-se e continua a caminhar.
- (0) Dano grave: Executa a tarefa com interrupção acentuada da marcha, isto é, cambaleia para fora da largura de 30,48 cm do trajeto, perde equilíbrio, para ou apoia-se na parede.

4. Marcha com viradas de cabeça verticais
Instruções: Caminhe daqui até o próximo marco (6 m). Comece caminhando em seu ritmo normal. Caminhe em linha reta; depois de três passos, eleve sua cabeça, olhe para cima e continue caminhando em linha reta olhando para cima. Depois de mais três passos, abaixe sua cabeça, continue caminhando olhando para baixo. Alterne o olhar para cima e para baixo a cada três passos até que você tenha completado duas repetições em cada direção.
Classificação: Marque na categoria mais alta que se aplicar.
- (3) Normal: Executa as viradas de cabeça com suavidade, sem mudanças na marcha. Desvia não mais do que 15,24 cm para fora da largura de 30,48 cm do trajeto.
- (2) Dano leve: Executa a tarefa com leve mudança na velocidade da marcha, isto é, pequena interrupção no trajeto suave da marcha, desvia 15,24 – 25,4 cm para fora da largura de 30,48 cm do trajeto ou usa ajuda.
- (1) Dano moderado: Executa a tarefa com mudança moderada na velocidade da marcha, diminui, desvia 25,4 – 38,1 cm para fora da largura de 30,48 cm do trajeto, mas recupera-se e continua a caminhar.
- (0) Dano grave: Executa a tarefa com interrupção acentuada, isto é, cambaleia para fora da largura de 30,48 cm do trajeto, perde o equilíbrio, para ou procura uma parede.

5. Marcha e virada em pivô
Instruções: Comece caminhando no seu ritmo normal. Quando eu disser, "vire e pare", vire o mais rápido possível para a direção oposta e pare.
Classificação: Marque na categoria mais alta que se aplicar.
- (3) Normal: Gira no pivô com segurança, em 3 segundos, e para com rapidez, sem perda de equilíbrio.
- (2) Dano leve: Gira no pivô com segurança em > 3 segundos e para sem perda de equilíbrio, ou gira em pivô com segurança em 3 segundos e para com um leve desequilíbrio, precisa de alguns passos para readquirir o equilíbrio.
- (1) Dano moderado: Gira lentamente, precisa de ajuda oral ou precisa de vários pequenos passos para readquirir o equilíbrio após girar e parar.
- (0) Dano grave: Não gira com segurança, precisa de ajuda para girar e parar.

(continua)

TABELA 13-10 Requisitos para a avaliação da marcha funcional: uma passagem marcada de 6 metros que está marcada com uma largura de 13,48 cm (*continuação*)

---

6. Passo sobre um obstáculo

Instruções: Comece caminhando em sua velocidade normal. Quando você se deparar com a caixa, passe por cima dela, não ao redor, e continue caminhando.

Classificação: Marque na categoria mais alta que se aplicar.

(3) Normal: É capaz de passar sobre duas caixas empilhadas (altura total de 22,86 cm) sem mudar a velocidade da marcha, sem evidência de desequilíbrio.
(2) Dano leve: é capaz de passar sobre 1 caixa (altura total de 11,43 cm) sem mudar a velocidade da marcha, sem evidência de desequilíbrio.
(1) Dano moderado: É capaz de passar sobre 1 caixa (altura total de 11,43 cm), mas diminui a velocidade e ajusta a passada para passar com segurança. Pode precisar de ajuda oral.
(0) Dano grave: Não consegue executar a tarefa sem ajuda.

---

7. Marcha com uma base de suporte estreita

Instruções: Caminhe no solo com os braços cruzados sobre o tórax, pés alinhados lado a lado por uma distância de 3,6 m. A quantidade de passos dados em linha reta são contados para um máximo de 10 passos.

Classificação: Marque na categoria mais alta que se aplicar.

(3) Normal: É capaz de andar 10 passos completos sem cambalear.
(2) Dano leve: Caminha de 7 a 9 passos.
(1) Dano moderado: Caminha de 4 a 7 passos.
(0) Dano grave: Caminha menos de quatro passos completos ou não consegue sem ajuda.

---

8. Marcha com os olhos fechados

Instruções: Caminhe em sua velocidade normal daqui até o marco seguinte (6 m) com os olhos fechados.

Classificação: Marque na categoria mais alta que se aplicar.

(3) Normal: Caminha 6 metros sem ajuda, boa velocidade, sem evidência de desequilíbrio, não desvia mais do que 15,24 cm para fora da largura de 30,48 cm do trajeto. Caminha os 6 metros em menos de 7 segundos.
(2) Dano leve: Caminha 6 metros, usa dispositivos de ajuda, diminui a velocidade, leves desvios na marcha, desvia 15,24 – 25,4 cm para fora da largura de 30,48 cm do trajeto. Caminha os 6 metros em menos de 9, porém em mais de 7 segundos.
(1) Dano moderado: Caminha 6 metros, velocidade lenta, padrão de marcha anormal, evidência de desequilíbrio, desvia 25,4 – 38,1 cm para fora da largura de 30,48 cm do trajeto. Leva mais de 9 segundos para caminhar os 6 metros.
(0) Dano grave: Não consegue caminhar os 6 metros sem ajuda, desvios acentuados na marcha ou desequilíbrio, desvia mais de 38,1 cm para fora da largura de 30,48 cm do trajeto, ou não tenta realizar a tarefa.

---

9. Caminhando para trás

Instruções: Caminhe para trás até que eu diga para parar.

Classificação: Marque na mais alta categoria que se aplicar.

(3) Normal: Caminha 6 metros, sem ajuda, boa velocidade, sem evidência de desequilíbrio, marcha normal e não desvia mais do que 15,24 cm para fora da largura de 30,48 cm do trajeto.
(2) Dano leve: Caminha 6 metros, usa ajuda, velocidade diminuída, leves desvios na marcha, desvia 15,24 – 25,4 cm para fora da largura de 30,48 cm do trajeto.
(1) Dano moderado: Caminha 6 metros, velocidade lenta, padrão de marcha anormal, evidência de desequilíbrio, desvia 25,4 – 38,1 cm para fora da largura de 30,48 cm do trajeto.
(0) Dano grave: Não consegue caminhar 6 metros sem ajuda, desvios acentuados na marcha ou desequilíbrios, desvia mais de 38,1 cm para fora da largura de 30,48 cm do trajeto ou não tenta realizar a tarefa.

---

10. Degraus

Instruções: Suba escadas como se você estivesse em casa, isto é, usando o corrimão se necessário. No topo, vire e desça.

Classificação: Marque na categoria mais alta que se aplicar.

(3) Normal: Pés alternados, sem usar o corrimão.
(2) Dano leve: Pés alternados, usa o corrimão.
(1) Dano moderado: Dois pés em um degrau, usa o corrimão.
(0) Dano grave: Não consegue executar a tarefa com segurança.

ESCORE TOTAL: _____ / 30

Dados de Wrisley DM, Marchetti GF, Kuharsky DK, et al.: Reliability, internal consistency, and validity of data obtained with the functional gait assessment. *Phys Ther* 84: 906-918, 2004.

▶ *Grau de extensão do quadril.* As causas de extensões inadequadas e de flexões excessivas do quadril incluem contratura dos flexores do quadril, contratura da banda iliotibial, espasticidade dos flexores do quadril ou dor.[150] As causas da flexão inadequada do quadril envolvem fraqueza dos flexores do quadril ou artrodese da articulação do quadril.[150]

▶ *Flexão e extensão do joelho.* O joelho deve ser estendido durante o intervalo de contato inicial, seguido de leve flexão durante o intervalo de resposta a cargas. Durante a fase de balanço, deve haver flexão de joelho suficiente. As causas de flexão excessiva e da extensão inadequada do joelho compreendem atividade inadequada dos músculos isquiotibiais, contratura dos flexores do joelho, fraqueza do sóleo e flexão plantar excessiva do tornozelo. As causas da flexão inadequada e de extensão excessiva no joelho envolvem fraqueza do quadríceps, dor, espasticidade do quadríceps, flexão plantar excessiva do tornozelo, fraqueza dos flexores

TABELA 13-11 Alguns desvios da marcha e suas causas

Desvios da marcha	Causas
Cadência mais lenta do que a esperada para a idade do indivíduo	Fraqueza generalizada Dor Restrições nos movimentos articulares Controle motor voluntário inadequado
Fase de apoio mais curta no lado envolvido e redução na fase de balanço no lado não envolvido Passadas mais curtas no lado não envolvido Redução no balanço lateral sobre o membro envolvido no apoio Redução na cadência Redução da velocidade Uso de dispositivos auxiliares	Marcha antálgica, resultante de lesões dolorosas nos membros inferiores e na região pélvica
Fase de apoio mais longa em um dos lados	Dor Ausência de rotação no tronco e na pelve Fraqueza muscular nos membros inferiores Restrições articulares nos membros inferiores Controle muscular inadequado Aumento do tônus muscular
Inclinação lateral do tronco O objetivo é colocar o centro de gravidade do tronco mais próximo da articulação do quadril	Inclinação ipsilateral – fraqueza do abdutor do quadril (glúteo médio/marcha de Trendelenburg) Inclinação contralateral – redução da flexão do quadril durante o balanço do membro Quadril dolorido Articulação anormal do quadril (displasia congênita, coxa em varo, etc.) Base de caminhar ampla Comprimento desigual das pernas
Inclinação anterior do tronco Ocorre no contato inicial para movimentar a linha de gravidade na frente do eixo do joelho	Fraqueza ou paralisia dos extensores do joelho ou do glúteo máximo Redução na dorsiflexão do tornozelo Contratura na flexão do quadril
Inclinação posterior do tronco Ocorre no contato inicial para posicionar a linha de força externa atrás do eixo do quadril	Extensores do quadril fracos ou paralisados, em especial o glúteo máximo (marcha do glúteo máximo) Dor no quadril Contratura na flexão do quadril Flexão inadequada do quadril durante o balanço Redução na amplitude de movimento do joelho
Aumento na lordose lombar Ocorre no final da fase de apoio	Incapacidade de estender o quadril, em geral devido à contratura da flexão ou da anquilose
Queda pélvica durante o apoio	Fraqueza contralateral do glúteo médio Encurtamento adaptativo do quadrado do lombo no lado do balanço Espasticidade contralateral do adutor do quadril
Rotação pélvica excessiva	Encurtamento/espasticidade adaptativos dos flexores do quadril no mesmo lado Limitação na flexão da articulação do quadril
Circundução do quadril É possível evitar o contato da perna em balanço com o solo, caso ela tenha de oscilar externamente para permitir que o paciente caminhe de forma natural, a perna que está na sua fase de apoio precisa ser mais longa do que a que está em sua fase de balanço para permitir a liberação do pé em balanço	Discrepância funcional no comprimento das pernas Rigidez artrogênica do joelho ou do quadril
Marcha do quadril A pelve é erguida no lado da perna em balanço, pela contração dos músculos espinais e da parede abdominal lateral	Discrepância funcional no comprimento das pernas Flexão inadequada do quadril, flexão do joelho ou dorsiflexão do tornozelo Fraqueza dos músculos isquiotibiais Encurtamento do quadrado do lombo
Saltar Aumento na liberação da perna em balanço, em relação ao solo, se o paciente ficar na ponta dos pés, com a perna da fase de apoio	Discrepância funcional no comprimento das pernas O salto ocorre no lado do membro mais curto
Rotação interna anormal do quadril Produz a marcha "convergente"	Encurtamento adaptativo da banda iliotibial Fraqueza dos rotadores externos do quadril Anteversão femoral Encurtamento adaptativo dos rotadores internos do quadril

(continua)

TABELA 13-11 Alguns desvios da marcha e suas causas *(continuação)*

Desvios da marcha	Causas
Rotação externa anormal do quadril Produz a marcha "divergente"	Encurtamento adaptativo dos rotadores externos do quadril Retroversão femoral Fraqueza dos rotadores internos do quadril
Aumento na adução do quadril (marcha do tipo tesoura) Resulta em adução excessiva do quadril durante o balanço (tesourada), redução da base de apoio e progressão do pé oposto	Espasticidade ou contratura dos adutores ipsilaterais do quadril Fraqueza do adutor do quadril ipsilateral Varo da coxa
Extensão inadequada do quadril/flexão excessiva do quadril Resulta na perda da extensão do quadril no apoio médio (inclinação anterior do tronco, aumento na lordose e aumento da flexão do joelho e da dorsiflexão do tornozelo) e no apoio final (inclinação pélvica anterior) e aumento da flexão do quadril durante o balanço	Contratura em flexão do quadril Contratura da banda iliotibial Espasticidade do flexor do quadril Dor Artrodese (ancilose cirúrgica ou espontânea) Perda de dorsiflexão do tornozelo
Flexão inadequada do quadril Resulta na redução do avanço dos membros em balanço, inclinação pélvica posterior, circundução e flexão excessivas do joelho para liberar o pé	Fraqueza do flexor do quadril Artrodese na articulação do quadril
Redução na oscilação do quadril (claudicação psoática) Manifesta-se pelos movimentos exagerados da pelve e do tronco para facilitar a flexão do quadril	Doença de Legg-Calvé-Perthes Fraqueza ou inibição do reflexo do músculo psoas maior
Extensão excessiva do joelho/flexão inadequada do joelho Resulta em redução da flexão do joelho no contato inicial e resposta de carga, aumento da extensão do joelho durante o apoio e redução da flexão do joelho durante o balanço.	Dor Desvio anterior do tronco/inclinação Fraqueza do quadríceps; a hiperextensão é uma compensação e coloca o vetor do peso do corpo anterior ao joelho Espasticidade do quadríceps; mais evidente durante a resposta de carga e durante os intervalos iniciais de balanço Deformidade articular
Flexão excessiva do joelho/extensão inadequada do joelho No contato inicial ou nas proximidades do apoio médio; resulta em aumento da flexão do joelho no apoio inicial, redução na extensão do joelho no apoio médio e redução da extensão do joelho durante o balanço	Contratura da flexão do joelho, resultando na redução do comprimento da passada e da extensão do joelho durante o apoio Aumento no tônus/espasticidade dos músculos isquiotibiais e dos flexores do quadril Redução na amplitude de movimento da dorsiflexão do tornozelo na fase de balanço Fraqueza dos flexores plantares, resultando em aumento na dorsiflexão no apoio Alongamento dos membros
Controle inadequado da dorsiflexão ("batida do pé") durante o contato inicial do apoio médio **Marcha escavante durante a aceleração por meio da desaceleração da fase de balanço** A flexão acentuada do joelho e do quadril é usada para elevar o pé mais alto do que o normal, para aumentar a liberação do solo, resultante da queda do pé	Dorsiflexores fracos ou paralisados Ausência de propriocepção nos membros inferiores Músculos dorsiflexores fracos ou paralisados Discrepância funcional no comprimento das pernas
Aumento na base das caminhadas (>20 cm)	Deformidade como a contratura muscular do abdutor do quadril Valgo do joelho Medo de perder o equilíbrio Discrepância no comprimento das pernas
Redução na base das caminhadas (<10 cm)	Contratura do músculo abdutor do quadril Varo do joelho
Eversão excessiva do calcâneo durante o contato inicial por meio do apoio médio	Varo tibial excessivo (refere-se à posição do plano frontal do terço distal da perna, tendo em vista que ela está relaciona à superfície de apoio) Varo da parte anterior do pé Fraqueza do tibial posterior Rotação interna excessiva das extremidades inferiores (devido aos desequilíbrios musculares e à anteversão femoral)

(continua)

TABELA 13-11 Alguns desvios da marcha e suas causas *(continuação)*

Desvios da marcha	Causas
Pronação excessiva durante o apoio médio por meio do apoio final	Dorsiflexão insuficiente do tornozelo (<10°) Aumento do varo tibial Deformidade compensada da parte posterior do pé ou do varo da parte posterior do pé Deformidade não compensada do valgo da parte posterior do pé Pé plano Membros longos Rotação medial não compensada da tíbia ou do fêmur Fraqueza do tibial anterior
Supinação excessiva durante o contato inicial por meio do apoio médio	Eversão calcânea limitada Valgo rígido da parte anterior do pé Pé cavo Rotação lateral não compensada da tíbia ou do fêmur Membros curtos Primeiro raio do plantar flexionado Desequilíbrio muscular no neurônio motor superior
Dorsiflexão excessiva	Compensação da contratura da flexão do joelho Força inadequada do flexor plantar Encurtamento adaptativo dos dorsiflexores Aumento no tônus muscular dos dorsiflexores Deformidade no calcâneo
Flexão plantar excessiva	Aumento na atividade do flexor plantar Contratura do flexor plantar
Varo excessivo	Contratura Superatividade dos músculos na região medial do pé
Valgo excessivo	Inversores fracos Hipermobilidade do pé
Redução ou ausência de propulsão (marcha do flexor plantar)	Incapacidade dos flexores plantares para executar a função, resultando no encurtamento do passo no lado envolvido

Dados de Giallonardo LM: Clinical evaluation of foot and ankle dysfunction. *Phys Ther* 68:1850-1856, 1988; Epler M: Gait. In: Richardson JK, Iglarsh ZA, eds. *Clinical Orthopaedic Physical Therapy.* Philadelphia: WB Saunders, 1994:602-625; Hunt GC, Brocato RS: Gait and foot pathomechanics. In: Hunt GC, ed. *Physical Therapy of the Foot and Ankle.* Edinburgh: Churchill Livingstone, 1988; Krebs DE, Robbins CE, Lavine L, et al.: Hip biomechanics during gait. *J Orthop Sports Phys Ther* 28:51-59, 1998; Larish DD, Martin PE, Mungiole M: Characteristic patterns of gait in the healthy old. *Ann N Y Acad Sci* 515:18-32, 1987; Levine D, Whittle M: *Gait Analysis: The Lower Extremities.* La Crosse, WI: Orthopaedic Section, APTA, Inc., 1992; Perry J: *Gait Analysis: Normal and Pathological Function.* Thorofare, NJ: Slack Inc., 1992; Song KM, Halliday SE, Little DG: The effect of limb-length discrepancy on gait. *J Bone Joint Surg* 79A:1690-1698,1997.

do quadril e contraturas da extensão do joelho.[152] Os indivíduos com joelho recurvado podem ter déficit de força funcional no músculo quadríceps ou no gastrocnêmio, permitindo a sua hiperextensão.[153]

▶ *Dorsiflexão do tornozelo e flexão plantar.* Durante o apoio médio, o tornozelo dorsiflexiona e o corpo roda sobre o pé imóvel. No final da fase de apoio, o tornozelo executa flexão plantar para elevar o calcanhar. No início da fase de balanço, permanece em flexão plantar, movimentando-se em dorsiflexão quando a fase de balanço avança e atinge a posição neutra no momento do contato do calcanhar do final do balanço. A flexão plantar excessiva no balanço médio, no contato inicial e na resposta a cargas pode ser causada pela fraqueza pré-tibial (especialmente do tibial anterior). A flexão plantar excessiva pode, também, ser causada pela contratura na flexão plantar, pela espasticidade do sóleo e do gastrocnêmio ou pela fraqueza do quadríceps.[154] Já a dorsiflexão excessiva pode ter como causa a fraqueza do sóleo, a fusão do tornozelo ou a flexão persistente do joelho durante a fase de apoio médio.[125]

▶ *Comprimento do passo de cada membro.*

▶ *Cadência.* A cadência varia de acordo com a idade do paciente (ver Tab. 13-11).

▶ *Elevação do calcanhar.* A elevação prematura do calcanhar indica encurtamento adaptativo do tendão do calcâneo.[53] O retardamento da elevação aponta fraqueza do complexo gastrocnêmio-sóleo.

▶ *Contato do calcanhar.* O contato baixo do calcanhar durante o contato inicial pode ter como causa contratura da flexão plantar, fraqueza do tibial anterior ou ação prematura dos músculos da panturrilha.[154]

▶ *Pré-balanço.* O pré-balanço exagerado é manifestado pelo paciente caminhando na ponta dos dedos. As causas envolvem deformidades do tipo pés equinos, encurtamento adaptativo ou tônus aumentado do tríceps sural, fraqueza dos dorsiflexores e flexão do joelho ocorrendo no apoio médio. A redução no pré-balanço é, muitas vezes, caracterizada pela ausência de flexão plantar no apoio final e no pré-balanço. As causas para isso incluem dor no tornozelo ou no pé ou, ainda, fraqueza dos músculos flexores plantares.

Visão posterior

Ao observar o paciente pelas costas, o fisioterapeuta pode notar o seguinte:

▶ Inversão (varo) ou eversão (valgo) subtalar. A inversão e a eversão excessivas estão relacionadas, geralmente, a controles musculares anormais. De maneira geral, o varo tende a ser a disfunção dominante em pacientes espásticos, enquanto o valgo tende a ser mais comum na paralisia flácida.[154]

▶ Base de apoio.

▶ Inclinação pélvica.

▶ Grau de rotação do quadril – da mesma forma como permanecer de pé, a rotação interna femoral excessiva além do apoio médio da marcha acentua o joelho recurvado. As causas da rotação externa excessiva do quadril incluem superatividade do glúteo máximo e flexão plantar excessiva do tornozelo.[150] As causas da rotação interna excessiva do quadril envolvem superatividade dos músculos isquiotibiais mediais, superatividade do adutor do quadril, superatividade do abdutor anterior e fraqueza do quadríceps.[150]

▶ Nível de adução ou abdução do quadril.

▶ Nível de rotação do joelho/tibial.

Dispositivos auxiliares

As causas mais comuns de alteração no ciclo da marcha normal são as lesões em uma ou em ambas as extremidades inferiores. Essas lesões em geral resultam na marcha antálgica. Se forem graves, é necessário usar dispositivos auxiliares, cujo objetivo é a execução de movimentos mais seguros e menos dolorosos.

Basicamente, os dispositivos auxiliares são extensões das extremidades superiores que fornecem suporte, equilíbrio e apoio de peso, funções normalmente supridas pelas extremidades inferiores.[155] Os dispositivos auxiliares reduzem as forças de reação do solo; para tanto, sua base de apoio tem de ser proporcional ao nível de redução dessas forças reativas.

Os dispositivos auxiliares, tendo em vista a estabilidade que podem proporcionar, abrangem andadores, muletas, bengalas simples, quádruplas, retas e curvas, com os andadores fornecendo a maior estabilidade.

As indicações para o uso desses dispositivos são:[156]

▶ Redução na capacidade de apoio de peso nas extremidades inferiores.

▶ Fraqueza muscular ou paralisia do tronco ou extremidades inferiores.

▶ Redução do equilíbrio e da propriocepção na postura perpendicular.

A regulagem correta dos dispositivos auxiliares é importante para garantir a segurança do paciente e reduzir o gasto de energia. Uma vez regulado, o paciente deve aprender a técnica correta para utilização. O método de regulagem depende do tipo de dispositivo:

▶ *Andadores, bengalas hemiandadoras, bengalas quádruplas e bengalas-padrão.* A altura do apoio da mão no dispositivo deve ser regulada no nível do trocanter maior do quadril do paciente.

▶ *Muletas-padrão.* Há vários métodos para determinar o comprimento correto das muletas axilares. Sua ponta deve permanecer vertical em relação ao solo e posicionada a aproximadamente 15 cm lateral e 15 cm anterior ao pé do paciente. Os apoios das mãos são ajustados de acordo com a altura do trocanter maior do quadril. O espaço entre o topo das almofadas axilares e a axila deve ser de 5 a 8 cm. Bauer e colaboradores[157] chegaram à conclusão de que o comprimento ideal das muletas deve corresponder a 77% da estatura do paciente ou à estatura menos 40,6 cm.

▶ *Antebraço/muletas Lofstrand.* A regulagem da muleta deve permitir que o apoio para as mãos fique no nível do trocanter maior do quadril, e o topo do manguito do antebraço estabeleça-se em posição distal em relação ao cotovelo.

▶ *Bengalas.* O uso da bengala como dispositivo auxiliar é, talvez, tão antigo quanto a própria história da humanidade. Em tempos remotos, as bengalas eram usadas para suporte, defesa e para procura de comida.[158] Mais tarde, elas se tornaram um símbolo de força e aristocracia.[159] Atualmente, as bengalas são utilizadas para dar apoio e proteção, reduzir a dor nas extremidades inferiores e para melhorar o equilíbrio durante a ambulação.[160] É uma prática comum orientar os pacientes com dores nas extremidades inferiores a usar as bengalas na mão contralateral do lado sintomático.[161] O uso de uma bengala na mão contralateral auxilia a preservar o movimento recíproco e uma trajetória mais normal para o CG.[162] O uso de bengala dessa maneira ajuda, também, a diminuir as forças no quadril, de acordo com estimativas da cinemática e da cinética externas.[163-166] O uso da bengala pode transmitir, das extremidades inferiores, 20 a 25% do peso do corpo,[167,168] Além disso, bengala permite que o indivíduo aumente a base efetiva de apoio, diminuindo a força exercida pelo abdutor do quadril.

Treinamento da marcha com dispositivos auxiliares

Quando o paciente estiver usando um dispositivo auxiliar, o fisioterapeuta deve sempre dar instruções e apoio físico adequado. Ele se posiciona no lado envolvido do paciente, para auxiliar o paciente no lado em que este provavelmente terá mais dificuldades. Além disso, deve-se colocar uma cinta ao redor da cintura do paciente para facilitar a assistência. Sempre que estiver participando da ambulação, o fisioterapeuta permanece de pé, atrás do paciente, na direção do lado envolvido.

A seleção do padrão de marcha apropriado, para orientar o paciente, depende do equilíbrio, da força, do estado cardiovascular, da coordenação, das necessidades funcionais e da condição de apoio de peso. Vários padrões de marcha são reconhecidos.

Padrão de dois pontos

O padrão de dois pontos, o que mais se aproxima do padrão normal, requer o uso de um dispositivo auxiliar (bengalas ou muletas) em cada lado do corpo. Esse padrão exige a movimentação simultânea do dispositivo auxiliar e da extremidade contralateral inferior. *vídeo*

Padrão de três pontos

O padrão de três pontos da marcha envolve o uso de duas muletas ou de um andador. Ele é utilizado quando o paciente apresentar condições de apoiar o peso em apenas uma das extremidades inferiores. O padrão de três pontos requer força na extremidade superior do corpo, bom equilíbrio e boa resistência cardiovascular. O padrão inicia com o movimento à frente do dispositivo auxiliar. *vídeo* Em seguida, o paciente avança a extremidade inferior afetada. Ele realiza uma força descendente sobre o dispositivo auxiliar e avança a extremidade inferior não envolvida. Se a extremidade inferior não envolvida avançar a um ponto no qual ela esteja em paralelo com a extremidade inferior envolvida, trata-se de um padrão "oscilação para". Se a extremidade inferior não envolvida avançar à frente da extremidade inferior envolvida, então se trata de um padrão de "oscilação através de".

Qualquer modificação na marcha de três pontos requer duas muletas ou um andador. Esse padrão é usado quando o paciente pode sustentar o peso total em uma das extremidades inferiores, mas consegue apenas tocar o solo com a extremidade inferior envolvida. Esse fenômeno é conhecido como *aterrissagem do apoio de peso*. No *apoio parcial de peso*, apenas parte do peso é transferido para a extremidade inferior envolvida. *vídeo* É importante lembrar que a maioria dos pacientes tem dificuldade em reproduzir a restrição de sustentação de peso prescrita, necessitando de reforço constante.[169]

O padrão inicia com o movimento à frente de um dos dispositivos de auxílio da marcha e a extremidade inferior envolvida avança. O paciente faz pressão descendente sobre o dispositivo auxiliar e avança a extremidade inferior não envolvida, usando, de forma alternada, o padrão "oscilação para" ou "oscilação através de".

Padrão de quatro pontos

O padrão de marcha de quatro pontos, que requer o uso de um dispositivo auxiliar (muletas ou bengalas) em cada lado do corpo, é mais adequado quando o paciente necessita de assistência máxima no equilíbrio e na estabilidade. O padrão inicia com o movimento à frente de um dos dispositivos auxiliares da marcha e, a seguir, a extremidade inferior contralateral do outro dispositivo auxiliar e, por fim, da extremidade inferior oposta (p. ex., muleta direita, pé esquerdo, muleta esquerda, pé direito).

Transferências de sentar-para-levantar

Antes que o paciente possa começar a caminhar, ele deve aprender a realizar com segurança a transferência entre as atividades de sentar e levantar. As rodas da cama ou da cadeira de rodas devem permanecer travadas e o paciente não pode esquecer de quaisquer restrições ao apoio de peso. Ele deve deslizar para a parte da frente da cadeira ou da cama e o pé que está apoiando peso é colocado sob o corpo, de modo que o CG esteja mais próximo da base de apoio, o que torna mais fácil o paciente ficar de pé.

Em seguida, o paciente inclina-se para a frente e força o corpo para cima, com as mãos, na cama ou no braço da cadeira.

▶ Para aprender a usar o andador, o paciente segura os dois apoios das mãos, depois que estiver na posição vertical, evitando esforçar-se para ficar de pé, pois o andador pode tombar, aumentando a possibilidade de quedas.

▶ Para aprender a usar muletas, o paciente deve segurá-las com a mão do mesmo lado da extremidade inferior lesionada. Em seguida, deve fazer pressão descendente nos apoios das muletas, no braço da cadeira ou na cama, erguendo-se com o auxílio da extremidade inferior não envolvida. Depois que estiver de pé e com o equilíbrio adequado, ele coloca as muletas na posição correta e começa a caminhar.

▶ Para aprender a usar uma ou duas bengalas, o paciente tenta erguer-se apoiando as mãos na cama ou nos braços da cadeira. Depois que estiver de pé, ele segura o(s) apoio(s) da(s) bengala(s) com a mão correta e começa a caminhar.

Transferências de levantar-para-sentar

Esse tipo de transferência é essencialmente o inverso da transferência de sentar-para-levantar. Para sentar com o auxílio de dispositivos auxiliares, o paciente apoia-se na parte da frente da cama ou da cadeira de rodas. Em caso de dificuldades para inclinar o joelho da extremidade inferior envolvida, ele avança lentamente a extremidade inferior afetada. Depois que estiver corretamente posicionado:

▶ Com o auxílio de uma muleta, procura alcançar a cama ou os braços da cadeira de rodas com as duas mãos, sentando-se lentamente.

▶ Deve movimentar as duas muletas para a mão do lado da extremidade inferior envolvida. Segurando os dois apoios das muletas com essa mesma mão, tenta alcançar a cama ou os braços da cadeira de rodas com a outra mão, antes de sentar-se lentamente.

▶ Com o auxílio de uma ou duas bengalas, firma o(s) apoio(s) da(s) bengala(s) na borda da cama ou da cadeira. Depois, tenta alcançar a cama ou a cadeira de rodas, sentando-se lentamente.

Aprendizado em degraus

Para subir escadas. Para subir escadas, o paciente deve, em primeiro lugar, ir para a borda frontal do degrau. O andador deve ser girado na direção do lado oposto do corrimão ou da parede. Subir mais de dois ou três degraus com o andador é desaconselhável.

▶ Para subir escadas com o auxílio de um andador, o paciente deve segurar com firmeza o corrimão da escada com uma das mãos e virar o andador de lado, de modo que as suas duas pernas frontais possam ser colocadas no primeiro degrau. Quando estiver pronto, ele segura no apoio do andador e do corrimão e avança a extremidade inferior não envolvida para o primeiro degrau. Ele avança a extremidade inferior envolvida para o primeiro degrau e move as pernas do andador para o próximo degrau. Esse processo é repetido sempre que o paciente subir um degrau.

▶ Para subir degraus ou escadas com muletas, o paciente segura o corrimão da escada com uma das mãos e o apoio das duas muletas com a outra. Se não for capaz de segurar as duas muletas com uma das mãos ou se o corrimão não for estável, recomenda-se usar as duas muletas, embora esse procedimento não seja recomendável para escadas com mais de dois ou três degraus. Quando estiver na posição correta em frente ao degrau, o paciente apoia-se nas muletas e no corrimão, se aplicável, e avança a extremidade inferior não envolvida para o primeiro degrau. Em seguida, avança a extremidade inferior envolvida e, por fim, as muletas. Esse procedimento é repetido nos degraus restantes.

▶ Para subir escadas ou degraus com uma ou duas bengalas, o paciente deve usar o corrimão e a(s) bengala(s). Se o corrimão não for estável, o paciente deve usar apenas a(s) bengala(s). O paciente apoia-se sobre a(s) bengala(s) ou o corrimão, se possível, e avança a extremidade inferior não envolvida para o primeiro degrau. Ele avança, a seguir, a extremidade inferior envolvida. O processo é repetido para os degraus restantes.

Para descer escadas. Para descer escadas, o paciente deve, primeiramente, se posicionar na frente do degrau. Não é recomendável descer mais de dois ou três degraus com o andador.

▶ Para descer escadas com o auxílio do andador, o paciente deve deixá-lo de lado e, em seguida, colocar as duas pernas frontais do dispositivo no degrau inferior. Uma das mãos deve firmar-se no apoio do andador e a outra no corrimão. Quando estiver pronto, o paciente abaixa a extremidade inferior envolvida para o primeiro degrau. Em seguida, apoia-se no andador e no corrimão, avançando a extremidade inferior não envolvida para o primeiro degrau. Esse processo é repetido para descer os degraus restantes.

▶ Para descer degraus ou escadas usando muletas, o paciente usa uma das mãos para segurar o corrimão da escada e a outra para segurar as muletas e os respectivos apoios. Se ele não for capaz de segurar ambas as muletas com uma das mãos, ou se o corrimão não for estável, é recomendado usar somente as duas muletas, embora esse procedimento não seja recomendável em escadas com mais de dois ou três degraus. Quando estiver pronto, o paciente abaixa a extremidade envolvida para o primeiro degrau. Depois, se possível, apoia-se nas muletas e no corrimão e avança a extremidade não envolvida para o primeiro degrau. Esse processo é repetido para os degraus restantes.

▶ Para descer degraus ou escadas com uma ou duas bengalas, o paciente deve usá-las juntamente com o corrimão. Se o corrimão não for estável, são usadas somente a(s) bengala(s). Quando estiver pronto, o paciente abaixa a extremidade inferior envolvida para o primeiro passo. Depois, apoia-se nas bengalas e no corrimão, se possível, e avança a extremidade inferior não envolvida para o primeiro degrau. Esse processo é repetido nos degraus restantes.

Instruções

Seja qual for o padrão de marcha selecionado, é importante que o paciente receba instruções orais e visuais para a utilização dos dispositivos auxiliares, a fim de lidar de maneira adequada com escadas, guias, rampas, portas e transferências. Essas instruções incluem todas as precauções para apoio de peso pertinentes ao paciente, a sequência apropriada de marcha e um número de telefone para entrar em contato com o fisioterapeuta, no caso de dúvidas.

Postura

De modo similar ao que se chama bom movimento, a *boa postura* é um termo subjetivo que reflete o que o fisioterapeuta acredita ser correto com base em modelos ideais. Foram feitas várias tentativas para definir e interpretar a postura.[35,170-173] A boa postura pode ser definida como "o alinhamento ideal do corpo que permite que o sistema neuromuscular execute ações que requeiram a menor quantidade de energia para atingir o efeito desejado".[172] O alinhamento postural ou esquelético tem importantes consequências, e cada articulação tem efeito direto em suas articulações vizinhas e mesmo sobre as articulações um pouco mais distantes. O alinhamento anormal ou fora da neutralidade é definido como o "posicionamento que se desvia da posição de alcance médio da função".[174] Para ser classificado como anormal, o alinhamento deve produzir limitações funcionais físicas. Essas limitações funcionais podem ocorrer em qualquer local na cadeia cinética, nas articulações adjacentes ou distais por meio de movimentos compensatórios ou posturas.

O contorno global da coluna vertebral normal no plano coronal é reto. Em contrapartida, o contorno do plano sagital muda durante o desenvolvimento. Ao nascimento, uma série de curvas primárias confere postura cifótica para toda a coluna. Com o desenvolvimento da postura ereta, surgem as curvas secundárias. Por exemplo, a coluna cervical forma uma curva lordótica que se desenvolve secundariamente à resposta à postura ereta, que ocorre a princípio quando a criança começa a erguer a cabeça, por volta dos 3 a 4 meses de vida. A presença da curva permite que a cabeça e os olhos permaneçam orientados para a frente e proporciona um mecanismo de absorção de choques para contrabalançar a força compressiva axial produzida pelo peso da cabeça.[37] As curvas na coluna vertebral proporcionam aumento da flexibilidade e capacidade de absorção de choques.[175]

O alinhamento postural é estático e também dinâmico. O sistema de controle postural, mecanismo pelo qual o corpo controla o equilíbrio, dividiu-se em vários subsistemas, a saber, os subsistemas vestibular, visual e somatossensorial (ver Cap. 2).[176,177] Em um organismo multissegmentado, como o corpo humano, muitas posturas são adotadas durante uma jornada. O alinhamento fora da neutralidade, seja mantido estaticamente, seja executado de forma repetitiva, parece ser um importante precipitador nas dores no tecido mole e neurológicas.[178] Isso pode ser o resultado de alterações na distribuição de carga articular ou na transmissão de força dos músculos. Essa alteração pode resultar em desequilíbrio muscular.

O desenvolvimento postural inicia bem cedo. Quando o bebê começa a ativar o sistema postural, os músculos esqueléticos se desenvolvem de acordo com os seus usos específicos pré-determinados em várias funções e estratégias de movimentos recorrentes.[179] Jull e Janda[180,181] desenvolveram um sistema que classificou os músculos com base nos padrões comuns da disfunção da cadeia cinética, em duas divisões funcionais (ver Tab. 1-12, ver Cap. 1):

▶ *Músculos posturais.* Esses músculos relativamente fortes são específicos para neutralizar as forças gravitacionais e para proporcionar uma base estável para outros músculos trabalharem, embora, provavelmente, sejam pouco recrutados, de aparência frouxa e mostrem alguma incapacidade de executar as contrações de alcance interno com o tempo.

▶ *Músculos fásicos.* Esses músculos tendem a trabalhar de maneira dinamicamente antagonista aos músculos posturais. Eles tendem a ficar relativamente fracos; se comparados com os posturais, são mais propensos à atrofia e ao encurtamento adaptativo e mostram recrutamento preferencial nas atividades sinergísticas. Além disso, esses músculos tendem a dominar os movimentos e podem alterar a postura, restringindo o movimento.

Os músculos foram também classificados em grupos musculares globais e locais (Bergmark e colaboradores) (ver Cap. 26).

Mais recentemente, Sharmann[182] salientou a importância da observação de ambas as direções da cadeia cinética e também de examinar articulações próximas ao local do distúrbio ou a sintomatologia, para determinar a causa mecânica dos sintomas, em vez de identificar os tecidos doloridos. Assim que a fonte mecânica for identificada, o foco da intervenção é o novo treinamento simultâneo dos músculos, contraindo o músculo estirado, se estiver em posição encurtada e alongando o músculo encurtado.[182]

> **Curiosidade Clínica**
>
> O desequilíbrio muscular ocorre quando há mudanças no comprimento em repouso do agonista e do antagonista, com um adotando o comprimento em repouso mais curto do que o normal e o outro empregando um comprimento em repouso mais longo do que o normal. Os tecidos inertes, como os ligamentos e as cápsulas articulares, reagem de maneira similar e, assim, alteram o jogo articular que, por sua vez, modifica a função artrocinemática e a transmissão de força, à proporção que os músculos ao redor dessa articulação alteram o seu comprimento, na tentativa de minimizar as tensões naquela articulação.[178,183,184]

Existe a teoria de que, caso um músculo se alongue como parte da compensação, a atividade do fuso muscular aumenta dentro desse músculo, produzindo inibição recíproca do antagonista funcional e resultando em alteração no acoplamento de força normal e na relação artrocinemática, o que, desse modo, afeta a operação eficiente e ideal do sistema de movimento.[182, 185-188] Jull e Janda[180] descrevem a *síndrome pélvica cruzada* (Fig. 13-10). Nessa síndrome, o levantador da espinha e o iliopsoas são adaptativamente encurtados (tensos) e os abdominais e o glúteo máximo ficam enfraquecidos. Essa síndrome promove inclinação pélvica anterior, aumento da lordose lombar e leve flexão do quadril. Os músculos isquiotibiais ficam frequentemente encurtados; isso pode ser uma estratégia compensatória para afrouxar a inclinação anterior da pelve[187] ou porque os glúteos tornam-se enfraquecidos. A síndrome causa aumento na lordose lombar, cifose torácica e aumento compensatório na lordose cervical para manter a cabeça e os olhos nivelados. Janda descreveu, também, a *síndrome cruzada posterior*.[181] Essa síndrome (ver Cap. 23) envolve o encurtamento adaptativo do levantador da escápula, trapézio superior, peitoral maior e menor e esternocleidomastóideo e fraqueza dos flexores profundos do pescoço e estabilizadores escapulares inferiores. A síndrome causa elevação e protração do ombro e rotação e abdução da escápula, gerando a escápula alada. Ela teoricamente projeta a cabeça para a frente e produz hipermobilidade dos segmentos C4-5 e T4.

A dor proveniente de qualquer posição sustentada é tida como resultante da isquemia dos músculos contraídos de modo isométrico, da fadiga localizada ou do esforço mecânico excessivo sobre as estruturas. A pressão intramuscular comprime os vasos sanguíneos e impede a remoção dos metabólitos e o suprimento de oxigênio; qualquer um dos dois causa dor temporária.[189,190]

Embora a maioria dos fisioterapeutas reconheça que os padrões de movimentos repetidos executados de maneira terapêutica são benéficos, também é útil lembrar que os movimentos repetidos, executados de maneira errônea, podem produzir mudanças na tensão muscular, na força, no comprimento e na rigidez muscular.[182]

É normal que os músculos mudem com frequência os seus comprimentos durante os movimentos. Contudo, as mudanças no comprimento em repouso podem tornar-se patológicas, se forem sustentadas por hábitos incorretos ou como resposta à dor.

> **Curiosidade Clínica**
>
> As mudanças sustentadas no comprimento muscular influenciam as informações enviadas pelos proprioceptores, o que pode causar alterações nos padrões de recrutamento e na dominação de um sinergista sobre o outro.[182,191]

Os músculos mantidos em posição encurtada ou alongada, por fim, adaptam-se às suas novas posições. Esses músculos, inicialmente, são incapazes de produzir contração máxima nas posições recém-adquiridas;[192] contudo, as mudanças no nível do sar-

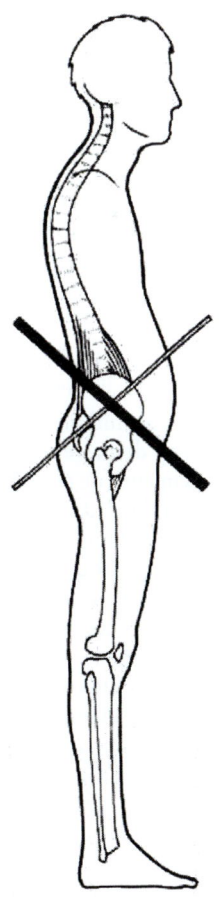

FIGURA 13-10 A síndrome cruzada inferior. (Reproduzida, com permissão, de Morris C: *Low Back Syndromes: Integrated Clinical Management*. New York: McGraw-Hill, 2006: 348, Fig. 13-3).

cômero permitem, por fim, que o músculo produza tensão máxima nesse novo comprimento.[182] Embora isso possa parecer uma adaptação satisfatória, as mudanças no comprimento produzem mudanças no desenvolvimento da tensão, bem como mudanças no ângulo de tração.[193] Por exemplo, um músculo passivamente insuficiente é ativado mais cedo em um movimento do que o músculo normal, e possui a tendência a ser mais hipertônico, produzindo, desse modo, a inibição reflexa dos antagonistas.[180,185,186,194]

> **Curiosidade Clínica**
>
> Desequilíbrios posturais envolvem todo o corpo, assim como quaisquer correções deveriam envolvê-lo. É importante lembrar que antes de qualquer intervenção, devem ser feitos exames apropriados.

Muitos estudos têm avaliado o efeito das lesões sobre o sistema neuromuscular.[195-201] Se o controle muscular é deficiente, isso pode resultar em dor e esforço articular.[202,203] O trauma nos tecidos que contêm mecanorreceptores pode provocar desaferenciação parcial, levando a deficiências proprioceptivas e alterações na função articular.[204,205] Por exemplo, além da restrição mecânica causada pelos ligamentos, observou-se que os ligamentos fornecem *feedback* neurológico que intermedia diretamente as contrações musculares reflexas sobre as articulações.[204,206]

A capacidade de manter a postura correta parece estar relacionada com uma série de fatores:[207,208]

▶ Custo energético.[208] O aumento no índice metabólico basal ao permanecer de pé é bem pequeno, quando comparado ao custo metabólico de movimentar-se e exercitar-se, que chega a ser negligenciado. O tipo de postura que envolve um mínimo aumento metabólico sobre o índice basal é aquele no qual os joelhos estão hiperestendidos, o quadril pressionado para a frente até o limite da extensão, a curva torácica aumenta, a cabeça é projetada para a frente e a parte superior do tronco é posicionada para trás em inclinação posterior.

▶ *Força e flexibilidade.* As mudanças patológicas no sistema neuromuscular (p. ex., desgaste excessivo das superfícies articulares, desenvolvimento de osteófitos e esporões de tração e mudanças mal-adaptadas no desenvolvimento do comprimento do tendão e ângulo de tração dos músculos e tendões) são o resultado do efeito cumulativo de pequenas tensões repetidas (microtraumas) em um longo período ou de tensões anormais constantes (macrotraumas) em um curto período (ver Cap. 4). Músculos fortes e flexíveis são capazes de resistir aos efeitos nocivos de posturas incorretas por períodos mais longos e proporcionar a capacidade de diminuir a carga sobre as estruturas em mudanças de posição. Contudo, essas mudanças na posição não são possíveis se as articulações estiverem rígidas (hipomóveis) ou extremamente móveis (hipermóveis) ou se os músculos estiverem fracos, encurtados ou estirados.

▶ *Idade.* No período que o corpo humano se desenvolve da infância para a velhice, vários fatores físicos e neurológicos afetam a postura. Como discutido, no nascimento, uma série de curvas primárias levam toda a coluna vertebral a ficar côncava para a frente ou flexionada, conferindo uma postura cifótica para toda a coluna, embora o contorno global no plano coronal seja reto. Em contrapartida, o contorno no plano sagital muda com o desenvolvimento. Na outra extremidade da expectativa de vida, o adulto que envelhece tende a alterar a postura de várias maneiras. Uma consequência comum do envelhecimento, pelo menos nas mulheres, é o desenvolvimento de uma postura inclinada à frente associada com a osteoporose.

▶ *Aspectos psicológicos.*[208] Nem todos os problemas posturais podem ser explicados em termos de causas físicas. Posturas atípicas podem ser sintomas de problemas de personalidade ou distúrbios emocionais.

▶ *Influências evolutivas e hereditárias.*[208] A transformação da espécie humana de quadrúpedes arbóreos para bípedes eretos está, provavelmente, relacionada com a necessidade dos hominídeos de ter as mãos e braços disponíveis para carregar uma variedade mais ampla de alimentos de distâncias maiores.[209] Essa transformação foi responsável não somente pelas mudanças nas partes de sustentação de peso da estrutura musculoesquelética, como, também, por mudanças nas extremidades superiores, que estavam agora livres para o desenvolvimento de diversas habilidades manipulativas. Na tentativa de corrigir a postura do indivíduo, deve-se ser realista e aceitar os limites impostos pelos possíveis fatores hereditários.

▶ *Deformidades estruturais.* O alinhamento coronal e sagital normal da coluna pode ser alterado por várias condições, incluindo inadequação do comprimento das pernas (ver Cap. 27), anomalias congênitas, problemas de desenvolvimento, traumas ou doenças (Tab. 13-12).[210-212]

▶ *Doença.* O alinhamento coronal normal da coluna pode ser alterado por muitas condições, como degeneração articular e escoliose. *Escoliose,* é um termo descritivo para curvaturas laterais, geralmente acompanhadas de anormalidades rotacionais. A escoliose pode ser idiopática, resultado de deformidade congênita, dor ou degeneração, ou pode estar associada a numerosas condições neuromusculares, como inadequação do comprimento das pernas (ver Cap. 27). O alinhamento no plano sagital pode, ainda, ser alterado por doenças ou lesões. Essa alteração é clinicamente manifestada com áreas de cifose ou lordose excessivas ou perda das curvas normais.

A definição atualmente aceita de escoliose é uma curvatura lateral de 10°, com rotação vertebral em uma radiografia da coluna obtida com o paciente em pé, ereto.[213] Essa definição está baseada no fato de que um gráfico da curvatura espinal lateral da população geral é uma função exponencial suave, na qual a mudança mais aguda na inclinação ocorre em 10°.[214] Apesar dessa abordagem razoável à definição do estado da doença, ela resulta em predominância bastante elevada do distúrbio na população geral, que é de 2 a 3%.[215] A escoliose pode ser encontrada em quatro formas: estática, isquiática, idiopática e psicogênica. A última causa é autoexplicável.

• *Estática.* A escoliose estática ou estrutural em adultos pode ser causada por diferença no comprimento das pernas (ver Cap. 27), hemivértebra, osteoporose, osteomalacia ou fraturas por compressão. Se uma plataforma sob o calcanhar do membro mais curto facilita ou até mesmo suprime os sintomas enquanto o paciente está de pé ou em flexão ou extensão lombar, aconselha-se o uso de um calço no sapato.[108,216]

TABELA 13-12 Deformidades estruturais comuns

Deformidade	Descrição	Manifestação
Lordose	Curvatura anterior excessiva da coluna. Do ponto de vista patológico, é o exagero das curvas normais encontradas nas colunas cervical e lombar. O ângulo pélvico, de aproximadamente 30°, aumenta com a lordose. Existem dois tipos de lordose exagerada: lordose patológica e deformidade *swayback*. *Lordose patológica* Envolve a protração da cápsula, braços girados internamente, pernas com rotação interna e cabeça projetada para a frente, acompanhada de fraqueza dos extensores lombares profundos e rigidez dos flexores do quadril e do tensor da fáscia lata, juntamente com abdominais enfraquecidos. *Deformidade swayback:* Inclinação pélvica de aproximadamente 40° e cifose da coluna toracolombar. A deformidade *swayback* resulta em inclinação posterior da coluna, em vez de aumentar agudamente o ângulo lombossacral. Com essa deformidade postural, toda a pelve desloca-se em direção anterior, fazendo com que os quadris se movimentem em extensão. Para manter o centro de gravidade em sua posição normal, a coluna torácica flexiona sobre a coluna lombar. O resultado é o aumento nas curvas lombar e torácica. Essa deformidade pode estar associada à rigidez dos extensores do quadril, extensores lombares inferiores e abdominais superiores, e com a fraqueza dos flexores do quadril, abdominais inferiores e extensores torácicos inferiores.	As causas do aumento na lordose incluem: 1. Deformidade postural. 2. Músculos frouxos, em especial nos músculos abdominais, em combinação com os músculos tensos, principalmente os flexores do quadril ou extensores lombares. 3. Abdome pesado, resultante de excesso de peso ou de gravidez. 4. Contraturas de flexão do quadril. 5. Espondilolistese. 6. Problemas congênitos, como o deslocamento congênito bilateral do quadril. 7. Falha da segmentação do arco neural. 8. Moda (p. ex., usar sapatos de salto alto).
Cifose	Curvatura excessiva posterior da coluna. Do ponto de vista patológico, é o exagero da curva normal encontrada na coluna torácica. Existem quatro tipos de cifose: 1. Abaulamento vertebral – uma curva arredondada, longa, com redução da inclinação pélvica (< 30°) e cifose toracolombar. O paciente apresenta-se com o tronco flexionado à frente e redução da curva lombar. Durante o exame, é possível observar extensores do quadril e flexores do tronco tensos, com flexores do quadril e extensores lombares enfraquecidos. 2. Giba ou protuberância – angulação posterior aguda, localizada na coluna torácica. 3. Costas planas – inclinação pélvica a 20° e coluna lombar móvel. 4. Corcunda de viúva – muitas vezes observada em pacientes idosos, em especial nas mulheres. A deformidade comumente é causada pela osteoporose, na qual os corpos vertebrais torácicos começam a degenerar-se e encunhar-se em direção anterior, resultando em cifose.	Existem várias causas de cifose, como tuberculose, fraturas por compressão vertebral, doença de Scheuermann, espondilite anquilosante, osteoporose senil, tumores, compensação associada à lordose e anomalias congênitas. As anomalias congênitas incluem defeitos segmentares parciais, como observado na metaplasia óssea, ou hipoplasia central e aplasia. Além disso, a paralisia pode causar cifose devido à perda da ação muscular necessária para manter a postura correta, combinada com as forças da gravidade.

Dados de Magee DJ: Assessment of posture. In: Magee DJ, ed. *Orthopedic Physical Assessment*. Philadelphia: WB Saunders, 2002: 873–903.

- *Isquiática.* O aspecto de deslocamento ou inclinação pélvica é relativamente comum nos indivíduos que se apresentam com dor lombar. A escoliose lombar isquiática ou não estrutural resulta de dor ciática causada por hérnia de disco lombar e espasmo unilateral dos músculos das costas (ver Cap. 20). A escoliose isquiática ocorre geralmente com a convexidade no lado sintomático do disco com hérnia.[217] O deslocamento resulta da tentativa de encontrar uma posição de conforto e proteção, como consequência da irritação de um nervo espinal ou de seu revestimento dural,[217] embora o mecanismo neuronal da escoliose isquiática não tenha sido ainda bem-esclarecido. Essas mudanças posturais não são aliviadas pelos esforços voluntários, mas em geral desaparecem após o alívio da dor ciática.[217] A gravidade de uma escoliose pode ser observada caso ela esteja contribuindo para os sintomas do paciente e se ocorre por causa da dor ou da disfunção. Devem ser feitas tentativas para corrigir manualmente o deslocamento caso seja possível ser feito sem dor (ver Cap. 20). O deslocamento compensatório ou escoliose é frequentemente de correção fácil e sem dor.[218,219]

- *Idiopática.* A curva de uma escoliose idiopática, presente desde a infância, difere da inclinação da coluna associada com problemas recentes no disco intervertebral (DIV) se for acompanhada por deformidade na rotação lombar ou torácica inferior.[216] Se a deformidade não for óbvia na postura ereta, ela deve se tornar óbvia durante a flexão, pois é manifestada pela *eminência da lâmina dorsal* da caixa torácica.

Condições respiratórias (p. ex., enfisema), fraqueza geral, excesso de peso, perda de propriocepção ou espasmo muscular (como visto na paralisia cerebral ou no trauma) também podem levar a posturas inadequadas.[220]

▶ *Gravidez.* Embora nunca substanciadas, as mudanças posturais estão muitas vezes implicadas como a causa principal de dores nas costas em gestantes.[221,222] A relação entre postura e dores nas costas sentidas durante a gestação é obscura. Talvez porque mudanças significativas no alinhamento relacionadas às dores nas costas estão ocorrendo na pelve durante a gravidez, mas não podem ser diretamente medidas pelas avaliações posturais, tal como lordose lombar, ângulo de base sacral e inclinação pélvica. Moore e colaboradores[223] descobriram uma relação significativa ($r = 0,49$) entre mudança na lordose durante a décima sexta e vigésima quarta e a trigésima quarta e quadragésima segunda semanas de gestação e o aumento nas dores lombares. Ostgaard e colaboradores[224] descobriram que diâmetro sagital abdominal ($r = 0,15$), diâmetro transverso ($r = 0,13$) e profundidade da lordose ($r = 0,11$) estavam relacionados com o desenvolvimento de dores nas costas durante a gestação. Bullock e colaboradores,[222] no único estudo em que usaram um instrumento de avaliação da postura confiável e válido, não encontraram relação entre a magnitude da postura espinal (cifose torácica, lordose lombar e inclinação pélvica) ou mudanças durante a gravidez e dores nas costas. Os resultados provenientes de um estudo feito por Franklin e Conner-Kerr[225] sugeriram que a partir do primeiro até o terceiro trimestre de gestação, lordose lombar, posição posterior da cabeça, ângulo lombar e aumento na inclinação pélvica estão relacionadas à dor nas costas; contudo, isso não depende das magnitudes e as mudanças dessas variáveis da postura.

▶ *Hábito.* O problema postural mais comum é um hábito postural inadequado e suas mudanças adaptativas associadas. A postura incorreta, em particular, a postura de sentar inadequada, é considerada um fator contribuinte no desenvolvimento e na perpetuação das dores nos ombros, no pescoço e nas costas. Uma das manifestações da postura de sentar inadequada é a posição da cabeça avançada (ver Cap. 23) e ombros arredondados à frente. Essa posição tem sido descrita envolvendo a abdução e a elevação da escápula e uma posição avançada dos ombros, conferindo uma aparência de tórax oco. Além das escápulas abduzidas, essa postura inclui também escápulas "aladas" e rotação medial do úmero. Quando vista em relação à linha do prumo, o processo do acrômio situa-se anterior a essa referência da linha do prumo.[226] As mudanças musculoesqueléticas associadas à postura avançada da cabeça/ombros pode resultar em ritmo escapuloumeral anormal, impacto nos tendões do manguito rotador, degeneração da articulação acromioclavicular, tendinite bicipital e pontos-gatilho doloridos.[226] Além disso, a compressão do feixe neurovascular na região da saída torácica pode, em parte, ser devida à postura avançada dos ombros.[226] Essa postura avançada dos ombros e da cabeça pode estar associada também à tração no plexo braquial na origem dos nervos escapulares posteriores (dorsais) e supraescapular, resultando em sinais e sintomas de neuropatias.[226] Uma vez que a disfunção do quadrante superior pode resultar em (ou ser proveniente de) desvios posturais, a avaliação objetiva da postura avançada da cabeça e dos ombros pode ajudar no diagnóstico.

Hábitos posturais dinâmicos também podem resultar em disfunção. Por exemplo, cargas colocadas em uma mochila deslocam o CG para trás do corpo. De modo a compensar, o CG, acrescido da carga, é movido de volta sobre a base de apoio: os pés. Isso é executado se inclinando para a frente no tornozelo ou no quadril ou inclinando a cabeça: a rigidez dos músculos posturais que controlam esses ajustes aumenta para sustentar a cabeça.[227] Quando os indivíduos cansam e essas mudanças ficam mais evidentes, há um potencial para o risco de lesão durante a sustentação da carga.[227]

▶ *Dor.* O sistema motor tende a priorizar sua resposta em relação à informação sensorial que chega ou em demandas colocadas sobre ele. A nocicepção parece ocupar alta prioridade nesse sistema relativo. A dor pode levar o corpo a adotar, de forma inconsciente, uma postura que diminua a dor. Por exemplo, a pressão sobre uma raiz nervosa na coluna lombar pode causar dor nas costas e resultar em *escoliose isquiática*. Deve observar-se que o subliminar da nocicepção é indolor e o grau de respostas reflexas que ocorre com o subliminar da nocicepção permanece obscuro.[179]

Quando o sistema neuromuscular declina, algumas mudanças previsíveis e estereotipadas tendem a ocorrer.[228] Essas mudanças incluem aumento da lordose lombar e da cifose torácica, redução da extensão do quadril, redução da estabilidade médio-lateral e aumento na postura flexionada do quadril devido ao desequilíbrio muscular e diminuição da estabilidade ântero-posterior, redução no comprimento da passada, mais peso colocado sobre a parte posterior do pé, aumento no tempo de apoio dos dois pés, redução na propriocepção e contato de calcanhar mais forte.[179] À medida que o declínio avança, o sistema locomotor se torna menos capaz de adaptar-se ao seu ambiente, exigindo mais atenção para recrutar informações sensoriais, de modo a manter o controle postural. Muitas das mudanças produzidas no sistema neuromuscular em desenvolvimento ocorrem novamente de modo interessante em algum tipo de ordem inversa durante o processo de degradação.[179] Essas mudanças envolvem transição da estratégia com base no tornozelo durante a marcha, de volta para uma estratégia de quadril; uma fase de apoio maior para combater o aumento da instabilidade médio-lateral; comprimento da passada mais curto para manter o CG com mais equilíbrio; redução na dissociação da parte superior do corpo; aumento do *input* sensorial visual e recrutamento de mais aferência para o equilíbrio postural, assim como o uso de bengala, para tornar o indivíduo mais estável do ponto de vista postural, ou ambos.[179]

Exame

Como existe uma variedade infinita de atividades posturais e como elas são extremamente difíceis de avaliar, um hábito conveniente tem sido aceitar a ereta como a postura básica do indivíduo a partir da qual todas as outras se originam.[208] Sob esse ponto de vista, o alinhamento postural ideal enquanto se está de pé (vista lateral) foi definido como uma linha reta (linha da gravidade) que passa pelo lóbulo da orelha, pelos corpos das vértebras cervicais, na ponta do ombro, a meio caminho do tórax, através dos corpos das vértebras lombares, ligeiramente posterior à articulação do quadril, ligeiramente anterior ao eixo da articulação do joelho e anterior ao maléolo lateral (Fig. 13-11).

> ### Curiosidade Clínica
>
> Um parâmetro simples e comumente aplicado de equilíbrio global é a panorâmica obtida a partir de uma radiografia tirada em posição de pé com comprimento total. O centro de CII (ou CVII) é extraído verticalmente para baixo e a distância do centro do sacro é observada na projeção coronal, enquanto o adjacente da borda ântero-superior ou póstero-superior de SI é observado na projeção lateral.
>
> Embora essa medida seja simples, ela pode não refletir de modo preciso o equilíbrio da coluna – a medida panorâmica é um valor radiográfico, e não uma representação das forças aplicadas.

Do ponto de vista teórico, esse alinhamento postural resulta em tensão mínima aplicada a cada articulação, sendo requerida uma atividade muscular mínima para manter a posição. Usando essa interpretação, qualquer posição que aumente a tensão sobre as articulações pode ser denominada de postura imperfeita. Uma postura imperfeita não é, necessariamente, uma postura errada. Em geral, a postura errada refere-se àquele indivíduo com a postura clássica de ombros paralisados, peito plano, e que tem costas "ocas" e a pelve inclinada para a frente. A postura errada se torna imperfeita quando o indivíduo não pode mais corrigir o mau alinhamento por contra própria ou quando as estruturas musculoesqueléticas estão danificadas, ou quando a sua postura começa a ter um efeito nocivo sobre o seu estilo de vida.

A avaliação postural envolve, primariamente, informações obtidas da história, além de observações visuais e de palpação. A clara compreensão da anatomia funcional e dos marcos topográficos é fundamental.[179] De forma similar à análise da marcha, diversas tentativas têm sido feitas para medir objetivamente a postura, incluindo radiografia, goniometria, inclinometria, medida com régua flexível, fotografia, sistema de posição anatômica de Iowa e avaliação com fio de prumo. Muitas dessas técnicas envolvem equipamento técnico e treinamento, que não estão prontamente disponíveis no ambiente clínico. Em consequência disso, os fisioterapeutas baseiam-se muitas vezes na inspeção visual e nos termos descritivos para documentar a disfunção observada. Apesar do fato de que poucas pesquisas de qualidade têm sido trazidas à tona para demonstrar os níveis adequados de confiabilidade interavaliadores entre os métodos de avaliação postural, a avaliação visual da postura permanece um fator importante na avaliação ortopédica.[179] Enquanto a confiabilidade interavaliadores para a avaliação visual da postura imóvel ereta tem sido considerada fraca, a confiabilidade intra-avaliador, uma medida bem mais prática para os fisioterapeutas, é considerada normal.[229] Igual a todas as habilidades de exame físico, a avaliação postural deve ser aprendida e praticada de modo a proporcionar informações úteis. Enquanto a abordagem clínica com base em evidências se torna um padrão global, é a capacidade de observar os achados menos óbvios, ainda que significativos, que define o especialista.[179] As estruturas e funções que estão sendo avaliadas

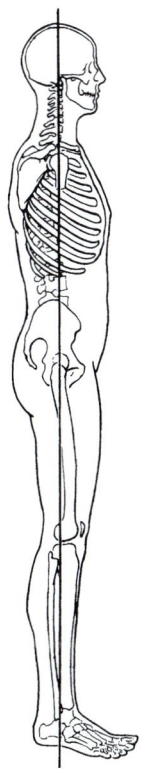

FIGURA 13-11 Alinhamento postural ideal de pé. (Reproduzida, com permissão, de Luttgens K, Hamilton N: *Kinesiology: Scientific Basis of Human Motion*, 10th edn. New York: McGraw-Hill, 2002: 403, Fig. 15-2.)

representam as características únicas da herança genética de uma pessoa, envolvendo sua composição bioquímica, psicossocial e biomecânica, sobre a qual têm agido todas as experiências de desenvolvimento e maturação da vida, como os hábitos adquiridos de uso, tensões e lesões no trabalho e no lazer, cirurgias, ameaças emocionais, etc.[179]

Para avaliar a postura de maneira precisa, o paciente deve estar adequadamente vestido. Os protocolos-padrão para as roupas do paciente variam em relação a, entre outros fatores, aspectos regionais, sociais, religiosos, legais, especialidade do cuidado com a saúde e aqueles relacionados com o sexo e a idade.[179] De maneira ideal, os pacientes do sexo masculino devem estar de calção e os do sexo feminino com um *top* e calção, ambos devem estar sem calçados ou meias. Contudo, se o paciente estiver usando um auxílio para caminhar, imobilizações, colares ou órteses, esses devem ser observados e usados após o paciente ter sido avaliado no estado "natural" para determinar o efeito dos dispositivos.[220] Além disso, a superfície em que o paciente fica de pé e é avaliado deve ser plana e firme. Uma fina camada de carpete acolchoado é aceitável, embora o solo firme seja preferível.[179]

O paciente deve assumir uma postura confortável e relaxada, olhando para a frente, com os pés entre 6 e 15 cm de distância. Às vezes, leva algum tempo para o paciente adotar a postura normal devido a tensão, preocupação ou insegurança.[220] O fisioterapeuta deve estar alinhado com o paciente, de modo que o olho predominante (Tab. 13-13) esteja localizado na linha média en-

TABELA 13-13 Identificando o olho predominante

- ▶ Tendo feito um círculo com o primeiro dedo e polegar e segurando o braço na frente da face, observe um objeto na sala, através desse círculo, com ambos os olhos abertos.
- ▶ Feche um dos olhos.
- ▶ Se o objeto ainda estiver no círculo, o olho predominante está aberto.
- ▶ Se, contudo, a imagem sair do círculo quando apenas um olho estiver aberto, abra o olho fechado e feche o olho aberto e a imagem deve deslocar-se de volta para o campo de visão, dentro do círculo.
- ▶ O olho que vê a mesma visão quando ambos os olhos estiverem abertos é aquele que deve ser usado na observação próxima do corpo.
- ▶ Quando avaliar a observação, adote uma posição que permita que o olho predominante esteja mais próximo do centro daquilo que está sendo observado.

Dados de Morris C. Chaitow L, Janda V: Functional examination for low back syndromes. In: Morris C, ed. *Low Back Syndromes: Integrated Clinical Management*. New York: McGraw-Hill, 2006: 333–416; Dinnar U, Beal MC, Goodridge JP, et al.: Description of fifty diagnostic tests used with osteopathic manipulation. *J Am Osteopath Assoc* 81: 314–321, 1982; Dinnar U, Beal MC, Goodridge JP, et al.: Classification of diagnostic tests used with osteopathic manipulation. *J Am Osteopath Assoc* 79: 451–455, 1980.

tre os marcos que estão sendo comparados. A avaliação postural deve primeiro ser executada de maneira global, com o paciente nas posições de pé, sentada e deitada (em supino e decúbito ventral).[220] Embora possa parecer o contrário, o apoio postural ereto, imóvel e sem assistência requer grande estabilidade desde bebê.[179] Durante a posição de apoio ereta e imóvel do adulto, as articulações do quadril são responsáveis pela maior parte da estabilidade médio-lateral, enquanto as articulações do tornozelo são responsáveis por uma expressiva quantidade da estabilidade ântero-posterior.[230]

Quando observar anormalidades na postura do paciente, o fisioterapeuta procura por assimetrias. A assimetria regional deve levar a uma avaliação adicional daquela área, mas apenas a assimetria não confirma ou elimina a presença de disfunção. Como alguma assimetria entre as partes esquerda e direita é normal, o fisioterapeuta deve determinar se o desvio aparente é normal ou causado por patologias. É importante lembrar que as adaptações posturais ocorrem de uma série de formas, incluindo mudanças na marcha, carga articular, função neural, coordenação muscular, função respiratória, resistência, força e equilíbrio.[179] Após o paciente ter sido examinado nas posições antes mencionadas, o examinador pode decidir avaliar outras posturas habituais, sustentadas ou repetitivas usadas pelo paciente, para verificar se elas aumentam ou alteram os sintomas.[220]

O exame postural relacionado a cada uma das articulações e às várias síndromes posturais existentes é descrito nos capítulos pertinentes. Um resumo dos achados e deficiências mais comuns está listado na Tabela 13-14. Os maus alinhamentos esqueléticos do membro inferior comuns, e possíveis movimentos ou posturas compensatórias estão compilados na Tabela 13-15.

TABELA 13-14 Resumo da postura ideal e da má postura

Postura ideal	Parte	Má postura
A cabeça é mantida ereta em posição de bom equilíbrio.	Cabeça	O queixo muito elevado. A cabeça avançada. A cabeça inclinada ou virada para um lado.
Os braços pendem relaxados nos lados, com o dorso da mão virado para o corpo. Os cotovelos estão levemente inclinados, e os antebraços pendem levemente para a frente. Os ombros estão nivelados e nenhum está mais para a frente ou para trás do que o outro quando vistos de lado. As escápulas estão planas contra a caixa torácica. Elas não estão nem muito juntas, nem muito distantes. Em adultos, uma separação de cerca de 10 cm é a média.	Braços e ombros	Segurar os braços com muita rigidez em qualquer posição à frente, para trás ou para fora do corpo. Os braços virados de modo que as palmas das mãos estejam viradas para trás. Um ombro mais alto que o outro; ambos os ombros elevados; um ou ambos os ombros caídos ou inclinados à frente; ombros girados no sentido horário ou anti-horário. As escápulas recuadas em excesso; escápulas muito distantes; escápulas muito proeminentes, saindo da caixa torácica ("escápulas aladas").
A boa posição do tórax é aquela na qual ele está levemente para cima e levemente para a frente (enquanto as costas permanecem bem-alinhadas). O tórax parece estar em posição média entre aquela da inspiração total e da expiração forçada.	Tórax	Posição deprimida ou com o "tórax cavo". Erguidos e mantidos muito elevados, situação resultante do arqueamento das costas. Costelas mais proeminentes em um lado do que no outro. Costelas inferiores mais amplas ou protuberantes.
Em crianças jovens com até 10 anos, o abdome normalmente está protruso. Em crianças mais velhas e em adultos, ele deve ser plano.	Abdome	Todo o abdome avançado. Parte inferior do abdome avançado enquanto a parte superior está imóvel.
A frente da pelve e as coxas estão em linha reta. As nádegas não estão proeminentes e um pouco inclinadas para baixo. A coluna possui quatro curvas naturais. No pescoço e na parte lombar, a curva é para a frente, e na parte superior das costas e na parte mais baixa da coluna (região sacral), ela é para trás. A curva	Coluna e pelve (visão lateral)	A parte lombar arqueia-se muito para a frente (lordose). A pelve inclina-se muito para a frente. A parte anterior da coxa forma um ângulo com a pelve quando esta inclinação está presente. A curva para a frente normal na parte lombar se endireitou. A pelve aponta para trás e há pequena inclinação para

(continua)

TABELA 13-14 Resumo da postura ideal e da má postura (*continuação*)

Postura ideal	Parte	Má postura
sacral é uma curva fixa, enquanto as outras três são flexíveis.		trás para a linha da pelve em relação à frente dos quadris (costas planas). Aumento da curva posterior na parte superior das costas (cifose ou arredondamento da parte superior das costas). Aumento da curva para a frente no pescoço. Quase sempre acompanhada da parte superior arredondada e visto como cabeça avançada. A curva lateral da coluna (escoliose); em direção a um lado (curva C), em direção a ambos os lados (curva S).
De maneira ideal, o peso do corpo é apoiado igualmente em ambos os pés, e os quadris estão nivelados. Um lado é mais proeminente do que o outro como visto pela frente ou por trás, nem um quadril está mais à frente ou mais para trás do que o outro quando vistos lateralmente. A coluna não se curva para a esquerda ou para a direita. (Um leve desvio para a esquerda em indivíduos destros e para a direita em canhotos não deve ser considerado anormal. Além disso, uma tendência para o ombro direito levemente baixo e o quadril direito levemente elevado é frequentemente encontrada em pessoas destras e o inverso para os canhotos, porém esses desvios não devem ser considerados anormais).	Quadris, pelve e coluna (visão posterior)	Um dos quadris está mais elevado em relação ao outro (inclinação pélvica lateral). Algumas vezes ele não se encontra realmente muito mais elevado, mas parece assim porque a oscilação lateral do corpo o tornou mais proeminente. (Os alfaiates e costureiros muitas vezes observam uma inclinação lateral, pois a barra das saias ou comprimento das calças deve ser ajustado.) Os quadris estão rodados de modo que um está bem mais avançado do que o outro (rotação em sentido horário e no sentido anti-horário).
As pernas estão retas e abaixadas. As patelas estão viradas para a frente, quando os pés estão na posição ideal. Em uma visão lateral dos joelhos, eles estão retos (ou seja, nem inclinados à frente, nem "travados" para trás).	Joelhos e pernas	Os joelhos se tocam quando os pés estão separados (joelho valgo). Os joelhos estão separados quando os pés se tocam (joelho varo). O joelho se curva levemente para trás (joelho hiperestendido) (joelho recurvado). O joelho inclina-se levemente para a frente, ou seja, não está tão reto quanto deveria estar (joelho flexionado). As patelas estão levemente viradas uma em direção à outra (fêmures medialmente rodados). As patelas mostram-se um pouco viradas para fora (fêmures lateralmente rodados).
Ao ficar de pé, o arco longitudinal tem a forma de um meio-domo. Descalço ou com sapatos baixos, os pés adotam uma posição levemente para fora. Em sapatos com saltos, os pés estão em paralelo. Ao caminhar com ou sem saltos, os pés estão em paralelo e o peso é transferido do salto junto à borda externa para o calcanhar do pé. Ao correr, os pés estão em paralelo ou levemente virados para dentro. O peso está sobre os bordos posteriores dos calcanhares e nos e os dedos porque os calcanhares não entram em contato com o solo.	Pés	Arco longitudinal baixo ou pé chato. Arco metatarsal baixo, geralmente indicado por calos sob o bordo posterior do pé. Apoio de peso na porção interna do pé (pronação). "O tornozelo rola para dentro". Apoio de peso na borda externa do pé (supinação). "O tornozelo rola para fora". Dedos para fora enquanto caminha ou enquanto está em pé com sapatos de salto alto (*outflared* ou *slue footed*)*. Dedos para dentro enquanto caminha ou enquanto está em pé ("dedos de pomba").
Os dedos devem estar retos, ou seja, nem dobrados para baixo ou inclinados para cima. Eles devem estender-se à frente alinhados com o pé e não estarem espremidos, juntos ou sobrepostos.	Dedos	Dedos dobrados na primeira articulação e para baixo nas articulações mediais e terminais, de modo que o peso apoia-se nas pontas dos dedos (dedos-em-martelo). Essa alteração é muitas vezes associada ao uso de sapatos muito pequenos. O hálux inclina-se para dentro na direção da linha média do pé (hálux valgo). Essa alteração está muitas vezes associada ao uso de sapatos muito estreitos e pontudos na extremidade dos dedos.

* N. de R.T.: *outflared* é uma expressão inglesa que se refere a um pé cujos dedos escapam para a frente do calçado, já *slue footed* é uma expressão inglesa para o pé que escapa pelo lado do calçado.

Dados de Magee DJ: Assessment of posture. In: Magee DJ, ed. *Orthopedic Physical Assessment*. Philadelphia: WB Saunders, 2002: 873–903; Kendall FP, McCreary EK, Provance PG: *Muscles: Testing and Function*. Baltimore, MD: Williams & Wilkins, 1993.

TABELA 13-15 Mau alinhamento esquelético do quadrante inferior e movimentos ou posturas correlacionados e compensatórios

Mau alinhamento	Possíveis movimentos ou posturas correlacionados	Possíveis movimentos ou posturas compensatórios
Tornozelo e pé		
Tornozelo equino		Primeiro raio hipermóvel
		Pronação excessiva subtalar ou mediotarsal
		Flexão do quadril ou do joelho
		Joelho recurvado
Parte posterior do pé varo	Rotação externa tibial; tibial e femoral;	Rotação interna excessiva junto da cadeia do
Supinação subtalar excessiva	ou tibial, femoral e pélvica	quadrante inferior
(valgo calcâneo)		Hálux valgo
		Primeiro raio plantar flexionado
		Antepé valgo funcional
		Pronação mediotarsal excessiva ou prolongada
Parte posterior em valgo	Rotação interna tibial; tibial e femoral;	Rotação externa excessiva junto da cadeia
Pronação subtalar excessiva	ou tibial, femoral e pélvica	do quadrante inferior
(valgo calcâneo)	Hálux valgo	Antepé varo funcional
Antepé varo	Supinação subtalar e rotação relacionada	Primeiro raio plantar flexionado
	junto ao quadrante inferior	Hálux valgo
		Pronação subtalar ou mediotarsal excessiva ou
		pronação prolongada
		Rotação interna tibial; tibial e femoral; ou tibial,
		femoral e pélvica excessivas; ou todas com
		rotação contralateral da coluna lombar
Antepé valgo	Hálux valgo	Supinação mediotarsal ou subtalar excessiva
	Pronação subtalar e rotação relacionada	Rotação externa tibial; tibial e femoral; ou tibial,
	junto ao quadrante inferior	femoral e pélvica excessivas; ou todas com a
		rotação ipsilateral da coluna lombar
Metatarso aduzido	Hálux valgo	
	Torção tibial interna	
	Pé chato	
	Dedos para dentro	
Hálux valgo	Antepé valgo	Rotação externa tibial; tibial e femoral; ou tibial,
	Pronação subtalar e rotação relacionada	femoral e pélvica excessivas; ou todas com a
	junto ao quadrante inferior[33]	rotação ipsilateral da coluna lombar
Joelho e tíbia		
Joelho valgo	Pé plano	Antepé varo
	Pronação subtalar excessiva	Supinação subtalar excessiva para permitir que a
	Torção tibial externa	parte lateral do calcanhar toque o solo
	Subluxação patelar lateral	Dedos para dentro para diminuir a oscilação pélvica
	Adução excessiva do quadril	lateral durante a marcha
	Rotação interna excessiva do quadril	Rotação externa pélvica ipsilateral
	ipsilateral	
	Rotação contralateral da coluna lombar	
Joelho varo	Angulação lateral excessiva da tíbia no plano	Antepé valgo
	frontal (tibial varo e tíbia vara)	Pronação subtalar excessiva para permitir que a
	Torção tibial interna	parte medial do calcanhar toque o solo
	Rotação externa do quadril ipsilateral	Rotação interna pélvica ipsilateral
	Abdução excessiva do quadril	
Joelho recurvado	Flexão plantar do tornozelo	Inclinação pélvica posterior
	Inclinação pélvica anterior excessiva	Postura flexionada do tronco
		Cifose torácica excessiva
Torção tibial externa	Dedos para fora	Antepé varo excessivo
	Supinação subtalar excessiva com rotação	Pronação subtalar excessiva com rotação
	relacionada junto ao quadrante inferior	relacionada junto ao quadrante inferior
Torção tibial interna	Dedos para dentro	Antepé valgo funcional
	Adução do metatarsal	Supinação subtalar excessiva com rotação
	Pronação subtalar excessiva com rotação	relacionada junto ao quadrante inferior
	relacionada junto ao quadrante inferior	
Retroversão tibial excessiva (inclinação	Joelho recurvado	
posterior do platô tibial)		

(continua)

TABELA 13-15 Mau alinhamento esquelético do quadrante inferior e movimentos ou posturas correlacionados e compensatórios (*continuação*)

Mau alinhamento	Possíveis movimentos ou posturas correlacionadas	Possíveis movimentos ou posturas compensatórios
Retrotorção tibial inadequada (deflexão posterior da tíbia proximal devido à tração dos músculos isquiotibiais)	Postura flexionada do joelho	
Retroflexão tibial inadequada (arqueamento da tíbia)	Alinhamento alterado do tendão do calcâneo, ocasionando movimento articular associado alterado	
Deformidade da perna arqueada da tíbia (tíbia vara e tibial varo)	Torção tibial interna	Antepé valgo Pronação subtalar excessiva
Quadril e fêmur		
Anteversão femoral excessiva (anteversão)	Dedos para dentro Pronação subtalar excessiva Subluxação patelar lateral	Torção tibial externa excessiva Rotação externa do joelho excessiva Rotação externa tibial, tibial e femoral; ou tibial, femoral e pélvica excessivas; ou todas com rotação ipsilateral da coluna lombar
Retroversão femoral (retroversão)	Dedos para fora Supinação subtalar excessiva	Rotação interna do joelho excessiva Rotação interna tibial; tibial e femoral; ou tibial, femoral e pélvica excessivas; ou todas com rotação contralateral da coluna lombar
Ângulo do colo femoral excessivo ao da diáfise (coxa valga)	Membro inferior ipsilateral longo e movimentos ou posturas correlacionados de um membro longo Rotação pélvica posterior Articulação subtalar supinada e rotação externa relacionada junto ao quadrante inferior	Pronação subtalar ipsilateral excessiva Supinação subtalar contralateral excessiva Flexão plantar contralateral Joelho recurvado ipsilateral Flexão do quadril ou do joelho ipsilateral Pelve ipsilateral avançada com rotação da coluna lombar contralateral
Ângulo do colo femoral diminuído ao da diáfise (coxa vara)	Articulação subtalar pronada e rotação interna relacionada junto ao quadrante inferior Membro inferior ipsilateral curto e movimentos ou posturas correlacionados junto ao quadrante inferior: rotação pélvica anterior	Supinação subtalar ipsilateral excessiva Pronação subtalar contralateral excessiva Flexão plantar ipsilateral Joelho contralateral recurvado Flexão do quadril ou do joelho contralateral Rotação pélvica para trás ipsilateral com rotação ipsilateral da coluna lombar

Riegger-Krigh C, Keysor JJ: Skeletal malalignments of the lower quarter: Correlated and compensatory motions and postures. *J Orthop Sports Phys Ther* 23: 164–170, 1996. Com permissão de Orthopaedic Section of APTA.

Testes especiais

Os testes especiais usados na avaliação postural envolvem todos aqueles que estão relacionados com a avaliação do comprimento e da força muscular. Os exemplos incluem teste muscular manual, o teste de Thomas e o teste de Ober. Esses testes estão descritos nos capítulos pertinentes. Além disso, o fisioterapeuta deve examinar o sistema neurodinâmico para a presença de tensão neural adversa (ver Cap. 12).

Intervenção

A maioria das deficiências não estruturais posturais são relativamente fáceis de corrigir após a identificação, e os métodos para correção envolvem o fortalecimento apropriado dos músculos enfraquecidos, alongamento das estruturas adaptativamente encurtadas e orientar o paciente sobre a importância de manter a postura correta enquanto está de pé, sentado ou executando outras atividades da vida diária. As intervenções para as disfunções posturais estão destacadas no Capítulo 10.

QUESTÕES DE REVISÃO*

1. Cite dois períodos do ciclo da marcha.
2. Cite, por ordem de ocorrência, os quatro intervalos do ciclo da marcha.
3. Se aumentar a velocidade do ciclo, qual efeito ocorre na fase de apoio e na fase de apoio duplo?
4. Verdadeiro ou falso: A coluna torácica e a pelve giram em direções opostas durante o ciclo da marcha.
5. Da fase de apoio médio até a fase de apoio final, em qual direção deve girar o ílio?
6. Descreva as características da *síndrome cruzada inferior*.
7. Cite cinco causas da disfunção postural.
8. Descreva as diferentes características das duas divisões funcionais dos músculos explicados por Janda e Jull.

*Questões adicionais para testar seu conhecimento deste capítulo podem ser encontradas (em inglês) em Online Learning Center para *Orthopaedic Assessment, Evaluation, and Intervention*, em www.duttononline.net. As respostas para as questões anteriores são apresentadas no final deste livro.

REFERÊNCIAS

1. Campbell B: *Human Evolution: An Introduction to Man's Adaptations*, 3rd edn. New York: Aldine publishing company, 1985.
2. Donatelli R, Wilkes R: Lower kinetic chain and human gait. *J Back Musculoskeletal Rehabil* 2:1–11, 1992.
3. Inman VT, Ralston HJ, Todd F: *Human Walking*. Baltimore, MD: Williams & Wilkins, 1981.
4. Mann RA, Hagy JL, White V, et al.: The initiation of gait. *J Bone Joint Surg* 61A:232–239, 1979.
5. Luttgens K, Hamilton N: Locomotion: Solid surface. In: Luttgens K, Hamilton N, eds. *Kinesiology: Scientific Basis of Human Motion*, 9th edn. Dubuque, IA: McGraw-Hill, 1997:519 –549.
6. Levine D, Whittle M: *Gait Analysis: The Lower Extremities*.La Crosse, WI: Orthopaedic Section, APTA, Inc., 1992.
7. Mann RA, Hagy J: Biomechanics of walking, running, and sprinting. *Am J Sports Med* 8:345–350, 1980.
8. Murray MP: Gait as a total pattern of movement. *Am J Phys Med* 46:290, 1967.
9. Scranton J, Rutkowski R, Brown TD: Support phase kinematics of the foot. In: Bateman JE, Trott AW, eds. *The Foot and Ankle*. New York: BC Decker Inc., 1980:195–205.
10. Perry J: Gait cycle. In: Perry J, ed. *Gait Analysis: Normal and Pathological Function*. Thorofare, NJ: Slack Inc., 1992:3–7.
11. Perry J: Stride analysis. In: Perry J, ed. *Gait Analysis: Normal and Pathological Function*. Thorofare, NJ: Slack Inc., 1992:431–441.
12. Mann RA, Moran GT, Dougherty SE: Comparative electromyography of the lower extremity in jogging, running and sprinting. *Am J Sports Med* 14:501–510, 1986.
13. Perry J: *Gait Analysis: Normal and Pathological Function*. Thorofare, NJ: Slack Inc., 1992.
14. Rogers MM:Dynamic foot mechanics. *J Orthop Sports Phys Ther* 21:306–316, 1995.
15. Gage JR, Deluca PA, Renshaw TS: Gait analysis: Principles and applications with emphasis on its use with cerebral palsy. *Inst Course Lect* 45:491–507, 1996.
16. Ostrosky KM, Van Sweringen JM, Burdett RG, et al.: A comparison of gait characteristics in young and old subjects. *Phys Ther* 74:637–646, 1994.
17. Adelaar RS: The practical biomechanics of running. *Am J Sports Med* 14:497–500, 1986.
18. Basmajian JVE: *Therapeutic Exercise*, 3rd edn. Baltimore, MD: Williams & Wilkins, 1979.
19. Arsenault AB, Winter DA, Marteniuk RG: Is there a 'normal' profile of EMG activity in gait? *Med Biol Eng Comput* 24:337–343, 1986.
20. Berchuck M, Andriacchi TP, Bach BR, et al.: Gait adaptations by patients who have a deficient anterior cruciate ligament. *J Bone Joint Surg* 72-A:871–877, 1990.
21. Boeing DD: Evaluation of a clinical method of gait analysis. *Phys Ther* 57:795–798, 1977.
22. Dillon P, Updyke W, Allen W: Gait analysis with reference to chondromalacia patellae. *J Orthop Sports Phys Ther* 5:127–131, 1983.
23. Giannini S, Catani F, Benedetti MG, et al.: *Terminology, Parameterization and Normalization in Gait Analysis, Gait Analysis: Methodologies and Clinical Applications*. Washington, DC: IOS Press, 1994:65–88.
24. Hunt GC, Brocato RS: Gait and foot pathomechanics. In: Hunt GC, ed. *Physical Therapy of the Foot and Ankle*. Edinburgh: Churchill Livingstone, 1988.
25. Krebs DE, Robbins CE, Lavine L, et al.: Hip biomechanics during gait. *J Orthop Sports Phys Ther* 28:51–59, 1998.
26. Oberg T, Karsznia A, Oberg K: Basic gait parameters: Reference data for normal subjects, 10–79 years of age. *J Rehabil Res Dev* 30:210–223, 1993.
27. Winter DA: Biomechanical motor patterns in normal walking. *J Motor Behav* 15:302–329, 1983.
28. Croskey MI, Dawson PM, Luessen AC, et al.: The height of the center of gravity in man. *Am J Physiol* 61:171–185, 1922.
29. Richardson JK, Iglarsh ZA: Gait. In: Richardson JK, Iglarsh ZA, eds. *Clinical Orthopaedic Physical Therapy*. Philadelphia: WB Saunders, 1994:602–625.
30. Murray MP, Sepic SB, Barnard EJ: Patterns of sagittal rotation of the upper limbs in walking. *Phys Ther* 47:272–284, 1967.
31. Hogue RE: Upper extremity muscular activity at different cadences and inclines during normal gait. *Phys Ther* 49:963–972, 1969.
32. Voorn R: Case report: Can sacroiliac joint dysfunction cause chronic Achilles tendinitis? *J Orthop Sports Phys Ther* 27:436–443, 1998.
33. Alderink GJ: The sacroiliac joint: Reviewof anatomy, mechanics, and function. *J Orthop Sports Phys Ther* 13:71–84, 1991.
34. Perry J: *The Hip, Gait Analysis: Normal and Pathological Function*. Thorofare, NJ: Slack Inc., 1992:111–129.
35. Oatis CA: Role of the hip in posture and gait. In: Echternach J, ed. *Clinics in Physical Therapy: Physical Therapy of the Hip*.New York: Churchill Livingstone, 1983:165–179.
36. Reinking MF: Knee anatomy and biomechanics. In: Wadsworth C, ed. *Disorders of the Knee—Home Study Course*. La Crosse, WI: Orthpaedic Section, APTA, Inc., 2001.
37. Norkin C, Levangie P: *Joint Structure and Function: A Comprehensive Analysis*. Philadelphia: F.A. Davis, 1992.
38. Kuster MS, Wood GA, Stachowiak GW, et al.: Joint load consider-ations in total knee replacement. *J Bone Joint Surg* 79B:109–113, 1997.
39. Paulos LE, Noyes FR, Grood ES: Knee rehabilitation after anterior cruciate ligament reconstruction and repair. *Am J Sports Med* 9:140–149, 1981.
40. Renstrom P, Arms SW, Stanwyck TS, et al.: Strain within the anterior cruciate ligament during hamstring and quadriceps activity. *Am J Sports Med* 14:83–87, 1986.
41. Ahmed AM, Burke DL: In vitro measurement of static pressure distribution in synovial joints: I. Tibial surface of the knee. *J Biomed Eng* 105:216–225, 1983.
42. Huberti HH, Hayes WC: Contact pressures in chondromalacia patellae and the effects of capsular reconstructive procedures. *J Orthop Res* 6:499–508, 1988.
43. Matthews LS, Sonstegard DA, Henke JA: Load bearing character-istics of the patello-femoral joint. *Acta Orthop Scand* 48:511–516, 1977.
44. Bourne MH, Hazel WA, Scott SG, et al.: Anterior knee pain. *Mayo Clin Proc* 63:482–491, 1988.
45. Hejgaard RJ, Sandberg H, Hede A, et al.: The course of differently treated isolated ruptures of the anterior cruciate ligament as observed by prospective stress radiography. *Clin Orthop* 182:236–241, 1984.
46. Johnson RJ, Erickson E, Haggmark T, et al.: Five to ten year follow-up evaluation after reconstruction of the anterior cruciate ligament. *Clin Orthop* 83:122–140, 1984.
47. Straub T, Hunter RE: Acute anterior cruciate ligament repair. *Clin Orthop* 227:238–250, 1988.
48. Lange GW, Hintermeister RA, Schlegel T, et al.: Electromyo-graphic and kinematic analysis of graded treadmill walking and the implications for knee rehabilitation. *J Orthop Sports Phys Ther* 23:294–301, 1996.
49. Palmitier RA, An KN, Scott SG, et al.: Kinetic chain exercises in knee rehabilitation. *Sports Med* 11:402–413, 1991.
50. Hunt GC: *Functional Biomechanics of the Subtalar Joint, Or-thopaedic Physical Therapy Home Study Course 92-1: Lower Extremity*. La Crosse, WI: Orthopaedic Section, APTA, Inc., 1992.
51. Donatelli R: Normal anatomy and pathophysiology of the foot and ankle. In: Wadsworth C, ed. *Contemporary Topics on the Foot and Ankle*. La Crosse, WI: Orthopedic Section, APTA, Inc., 2000.

52. Root M, Orien W, Weed J: *Clinical Biomechanics: Normal and Abnormal Function of the Foot.* Los Angeles: Clinical Biomechanics Corp, 1977.
53. Mann RA: Biomechanical approach to the treatment of foot problems. *Foot Ankle* 2:205–212, 1982.
54. Bojsen-Möller F, Lamoreux L: Significance of dorsiflexion of the toes in walking. *Acta Orthop Scand* 50:471–479, 1979.
55. Mann RA, Hagy JL: The function of the toes in walking, jogging and running. *Clin Orthop* 142:24, 1979.
56. Bojsen-Möller F: Normal and pathologic anatomy of metatarsals [German]. *Orthopade* 11:148–153, 1982.
57. Bojsen-Möller F: Calcaneocuboid joint and stability of the longitudinal arch of the foot at high and low gear push off. *J Anat* 129:165–176, 1979.
58. Perry J: The mechanics of walking: A clinical interpretation. In: Perry J, Hislop HJ, eds. *Principles of Lower Extremity Bracing.* New York: American Physical Therapy Association, 1967: 9–32.
59. Dee R: Normal and abnormal gait in the pediatric patient. In: Dee R, Hurst LC, Gruber MA, et al., eds. *Principles of Orthopaedic Practice,* 2nd edn. New York: McGraw-Hill, 1997:685–692.
60. Donatelli RA: Normal anatomy and biomechanics. In: Donatelli RA, ed. *Biomechanics of the Foot and Ankle.* Philadelphia: WB Saunders, 1990:3–31.
61. Yoon YS, Mansour JM: The passive elastic moment at the hip. *J Biomech* 15:905–910, 1982.
62. Lehmkuhl LD, Smith LK: *Brunnstrom's Clinical Kinesiology.* Philadelphia: F.A. Davis, 1983:361–390.
63. Neumann DA, Cook TM: Effects of load and carry position on the electromyographic activity of the gluteus medius muscles during walking. *Phys Ther* 65:305–311, 1985.
64. Neumann DA, T.M. C, Sholty RL, et al.: An electromyographic analysis of hip abductor activity when subjects are carrying loads in one or both hands. *Phys Ther* 72:207–217, 1992.
65. Neumann DA, Hase AD: An electromyographic analysis of the hip abductors during load carriage: Implications for joint protection. *J Orthop Sports Phys Ther* 19:296–304, 1994.
66. Neumann DA, Soderberg GL, Cook TM: Comparisons of maximal isometric hip abductor muscle torques between sides. *Phys Ther* 68:496–502, 1988.
67. Neumann DA, Soderberg GL, Cook TM: Electromyographic analysis of the hip abductor musculature in healthy right-handed persons. *Phys Ther* 69:431–440, 1989.
68. Adler N, Perry J, Kent B, et al.: Electromyography of the vastus medialis oblique and vasti in normal subjects during gait. *Electromyogr Clin Neurophysiol* 23:643–649, 1983.
69. Battye CK, Joseph J: An investigation by telemetering of the activity of some muscles in walking. *Med Biol Eng Comput* 4:125–135, 1966.
70. Dubo HIC, Peat M, Winter DA, et al.: Electromyographic temporal analysis of gait: Normal human locomotion. *Arch Phys Med Rehabil* 57:415–420, 1976.
71. Brandell BR: Functional roles of the calf and vastus muscles in locomotion. *Am J Phys Med Rehabil* 56:59–74, 1977.
72. Ciccotti MG, Kerlan RK, Perry J, et al.: An electromyographical analysis of the knee during functional activities-I. The normal profile. *Am J Sports Med* 22:645–650, 1994.
73. Baratta R, Solomonow M, Zhou BH, et al.: Muscular coactivation: The role of the antagonist musculature in maintaining knee stability. *Am J Sports Med* 16:113–122, 1988.
74. Draganich LF, Jaeger RJ, Fralj AR: Coactivation of the hamstrings and quadriceps during extension of the knee. *J Bone Joint Surg* 71A:1076–1081, 1989.
75. Molbech S: On the paradoxal effect of some two-joint muscles. *Acta Morphol Neerl Scand* 6:171, 1965.
76. Basmajian JV, Deluca CJ: *Muscles Alive: Their Functions Revealed by Electromyography.* Baltimore, MD: Williams & Wilkins, 1985.
77. Rose J, Gamble JG: *Human Walking.* Baltimore, MD: Williams & Wilkins, 1994.
78. Mann RA: *Biomechanics of Running, Aaos Symposium on the Foot and Leg in Running Sports.* St. Louis: CV Mosby, 1982: 30–44.
79. Teitz CC, Garrett WE, Jr., Miniaci A, et al.: Tendon problems in athletic individuals. *J Bone Joint Surg* 79-A:138–152, 1997.
80. Luttgens K, Hamilton N: The standing posture. In: Luttgens K, Hamilton N, eds. *Kinesiology: Scientific Basis of Human Motion,* 9th edn. Dubuque, IA: McGraw-Hill, 1997:445–459.
81. Hoyt DF, Taylor CF: Gait and the energetics of locomotion in horses. *Nature* 292:239–240, 1981.
82. Corcoran PJ, Brengelmann G: Oxygen uptake in normal and handicapped subjects in relation to the speed of walking beside a velocity-controlled cart. *Arch Phys Med Rehabil* 51:78–87, 1970.
83. Gonzalez EG, Corcoran PJ, Reyes RL: Energy expenditure in below-knee amputees: Correlation with stump length. *Arch Phys Med Rehabil* 55:111–119, 1974.
84. Waters RL, Hislop HJ, Perry J, et al.: Energetics: Application to the study and management of locomotor disabilities. *Orthop Clin North Am* 9:351–377, 1978.
85. Martin PE, Rothstein DE, Larish DD: Effects of age and physical activity status on the speed–aerobic demand relationship of walking. *J Appl Physiol* 73:200–206, 1992.
86. Prampero PE: The energy cost of human locomotion on land and in the water. *Int J Sports Med* 7:55–72, 1986.
87. Davies MJ, Dalsky GP: Economy of mobility in older adults. *J Orthop Sports Phys Ther* 26:69–72, 1997.
88. Daniels J, Krahenbuhl G, Foster C, et al.: Aerobic responses of female distance runners to submaximal and maximal exercise. *Ann N Y Acad Sci* 301:726–733, 1977.
89. Pate RR, Barnes CG, Miller CA: A physiological comparison of performance-matched female and male distance runners. *Res Q Exerc Sport* 56:245–250, 1985.
90. Wells CL, Hecht LH, Krahenbuhl GS: Physical characteristics and oxygen utilization of male and female marathon runners. *Res Q Exerc Sport* 52:281–285, 1981.
91. Bransford DR, Howley ET: Oxygen cost of running in trained and untrained men and women. *Med Sci Sports Exerc* 9:41–44, 1977.
92. Daniels J, Daniels N: Running economy of elite male and females runners. *Med Sci Sports Exerc* 24:483–489, 1992.
93. Howley ET, Glover ME: The caloric costs of running and walking one mile for men and women. *Med Sci Sports Exerc* 6:235–237, 1974.
94. Larish DD, Martin PE, Mungiole M: Characteristic patterns of gait in the healthy old. *Ann N Y Acad Sci* 515:18–32, 1987.
95. Waters RL, Hislop HJ, Perry J, et al.: Comparative cost of walking in young and old adults. *J Orthop Res* 1:73–76, 1983.
96. Allen W, Seals DR, Hurley BF, et al.: Lactate threshold and distance running performance in young and older endurance athletes. *J Appl Physiol* 58:1281–1284, 1985.
97. Trappe SW, Costill DL, Vukovich MD, et al.: Aging among elite distance runners: A 22-year longitudinal study. *J Appl Physiol* 80:285–290, 1996.
98. Wells CL, Boorman MA, Riggs DM: Effect of age and menopausal status on cardiorespiratory fitness in masters women runners. *Med Sci Sports Exerc* 24:1147–1154, 1992.
99. Luttgens K, Hamilton N: The center of gravity and stability. In: Luttgens K, Hamilton N, eds. *Kinesiology: Scientific Basis of Human Motion,* 9th edn. Dubuque, IA: McGraw-Hill, 1997:415–442.
100. Epler M: Gait. In: Richardson JK, Iglarsh ZA, eds. *Clinical Orthopaedic Physical Therapy.* Philadelphia: WB Saunders, 1994:602–625.
101. Subotnick SI: Variations in angles of gait in running. *Phys Sportsmed* 7:110–114, 1979.
102. Craik R, Herman RM, Finley FR: The human solutions for locomotion: Interlimb coordination. In: Herman RM, Grillner S, Stein PS, eds. *Neural Control of Locomotion.* New York: Plenum, 1976:51–63.

103. Wagenaar RC, Van Emmerik RE: Dynamics of pathological gait: Stability and adaptability of movement coordination. *Hum Mov Sci* 13:441–471, 1994.
104. Van Emmerik RE, Wagenaar RC, Van Wegen EE: Interlimb coupling patterns in human locomotion: Are we bipeds or quadrupeds? *Ann N Y Acad Sci* 860:539–542, 1998.
105. Rush WA, Steiner HA: A study of lower extremity length inequality. *Am J Roentgenol* 56:616–623, 1946.
106. Moseley CF: Leg-length discrepancy. In: Morrissy RT, ed. *Lovell and Winter's Pediatric Orthopaedics*, 3rd edn. Philadelphia, PA: J. B. Lippincott, 1990:767–813.
107. Beaty JH: Congenital anomalies of lower extremity. In: Crenshaw AH, ed. *Campbell's Operative Orthopaedics*, 8th edn. St. Louis: Mosby-Year Book, 1992:2126–2158.
108. Gross RH: Leg length discrepancy: How much is too much? *Orthopedics* 1:307–310, 1978.
109. Song KM, Halliday SE, Little DG: The effect of limb-length discrepancy on gait. *J Bone Joint Surg* 79A:1690–1698, 1997.
110. Frey C: Foot health and shoewear for women. *Clin Orthop Relat Res* 372:32–44, 2000.
111. Molen NH, Rozendal RH, Boon W: Fundamental characteristics of human gait in relation to sex and location. Proceedings of the Koninklijke Nederlandse Akademie Van Wetenschappen-Series C. *Biol Med Sci* 45:215–223, 1972.
112. Finley FR, Cody KA: Locomotive characteristics of urban pedestrians. *Arch Phys Med Rehabil* 51:423–426, 1970.
113. Sato H, Ishizu K: Gait patterns of Japanese pedestrians. *J Hum Ergol (Tokyo)* 19:13–22, 1990.
114. Richard R, Weber J, Mejjad O, et al.: Spatiotemporal gait parameters measured using the Bessou gait analyzer in 79 healthy subjects: Influence of age, stature, and gender. *Rev Rheum Engl Ed* 62:105–114, 1995.
115. Murray MP, Kory RC, Sepic SB: Walking patterns of normal women. *Arch Phys Med Rehabil* 51:637–650, 1970.
116. Murray MP, Drought AB, Kory RC: Walking patterns of normal men. *J Bone Joint Surg Am* 46A:335–360, 1964.
117. Bhambhani Y, Singh M: Metabolic and cinematographic analysis of walking and running in men and women. *Med Sci Sports Exerc* 17:131–137, 1985.
118. Corrigan J, Moore D, Stephens M: The effect of heel height on forefoot loading. *Foot Ankle* 11:418–422, 1991.
119. Foti T, Davids JR, Bagley A: A biomechanical analysis of gait during pregnancy. *J Bone Joint Surg* 82A:625–632, 2000.
120. National Center for Health Statistics: *Prevalence of Overweight and Obesity among Adults: United States*. Hyattsville, MD: National Center for Health Statistics, 2000.
121. Nantel J, Brochu M, Prince F: Locomotor strategies in obese and non-obese children. *Obesity (Silver Spring)* 14:1789–1794, 2006.
122. Gushue DL, Houck J, Lerner AL: Effects of childhood obesity on three-dimensional knee joint biomechanics during walking. *J Pediatr Orthop* 25:763–768, 2005.
123. de Souza SA, Faintuch J, Valezi AC, et al.: Gait cinematic analysis in morbidly obese patients. *Obes Surg* 15:1238–1242, 2005.
124. Shkuratova N, Morris ME, Huxham F: Effects of age on balance control during walking. *Arch Phys Med Rehabil* 85:582–588, 2004.
125. Perry J: Pelvis and trunk pathological gait. In: Perry J, ed. *Gait Analysis: Normal and Pathological Function*. Thorofare, NJ: Slack, Inc., 1992:265–279.
126. Morag E, Hurwitz DE, Andriacchi TP, et al.: Abnormalities in muscle function during gait in relation to the level of lumbar disc herniation. *Spine* 25:829–833, 2000.
127. Andriacchi TP, Ogle JA, Galante JO: Walking speed as a basis for normal and abnormal gait measurements. *J Biomech* 10:261–268, 1977.
128. Gage JR: *Gait Analysis in Cerebral Palsy*. London: MacKeith Press, 1991.
129. Rengachary SS: Gait and station; examination of coordination. In: Wilkins RH, Rengachary SS, eds. *Neurosurgery*, 2nd edn. New York: McGraw-Hill, 1996:133–137.
130. Eyring EJ, Murray W: The effect of joint position on the pressure of intra-articular effusion. *J Bone Joint Surg* 47A:313–322, 1965.
131. Blair E, Stanley F: Issues in the classification and epidemiology of cerebral palsy. *Ment Retard Dev Disabil Res Rev* 3:184–193, 1997.
132. Baddar A, Granata K, Damiano DL, et al.: Ankle and knee coupling in patients with spastic diplegia: Effects of gastrocnemius–soleus lengthening. *J Bone Joint Surg* 84A:736–744, 2002.
133. Abel MH, Damiano DL, Pannunzio M, et al.: Muscle–tendon surgery in diplegic cerebral palsy: Functional and mechanical changes. *J Pediatr Orthop* 19:366–375, 1999.
134. Davids JR, Foti T, Dabelstein J, et al.: Voluntary (normal) versus obligatory (cerebral palsy) toe-walking in children: A kinematic, kinetic, and electromyographic analysis. *J Pediatr Orthop* 19:461–469, 1999.
135. Griffin PP, Walter WW, Shiavi R, et al.: Habitual toe walkers: A clinical and EMG gait analysis. *J Bone Joint Surg* 59A:97–101, 1977.
136. Statham L, Murray MP: Early walking patterns of normal children. *Clin Orthop* 79:8–24, 1971.
137. Stricker SJ, Angulo JC: Idiopathic toe walking: A comparison of treatment methods. *J Pediatr Orthop* 18:289–293, 1998.
138. Kadaba MP, Ramakrishnan HK, Wootten ME, et al.: Repeatability of kinematic, kinetic, and electromyographic data in normal adult gait. *J Orthop Res* 7:849–860, 1989.
139. Krebs DE, Edelstein JE, Fishman S: Reliability of observational kinematic gait analysis. *Phys Ther* 65:1027–1033, 1985.
140. Skaggs DL, Rethlefsen SA, Kay RM, et al.: Variability in gait analysis interpretation. *J Pediatr Orthop* 20:759–764, 2000.
141. Eastlack ME, Arvidson J, Snyder-Mackler L, et al.: Interrater reliability of videotaped observational gait-analysis assessments. *Phys Ther* 71:465–472, 1991.
142. VanSweringen JM, Paschal K, Bonino P, et al.: The modified gait abnormality rating scale for recognizing the risk of recurrent falls in community-dwelling elderly adults. *Phys Ther* 76:994–1002, 1996.
143. Herdman SJ, Borello-France DF, Whitney SL: Treatment of vestibular hypofunction. In: Herdman SJ, ed. *Vestibular Rehabilitation*. Philadelphia: F.A. Davis, 1994:287–315.
144. Wrisley DM, Marchetti GF, Kuharsky DK, et al.: Reliability, internal consistency, and validity of data obtained with the functional gait assessment. *Phys Ther* 84:906–918, 2004.
145. Shumway-Cook A, Woollacott M: *Motor Control—Theory and Practical Applications*. Baltimore, MD: Williams & Wilkins, 1995.
146. McPoil TG, Schuit D, Knecht HG: A comparison of three positions used to evaluate tibial varum. *J Am Podiatr Med Assoc* 78:22–28, 1988.
147. Appling SA, Kasser RJ: Foot and ankle. In: Wadsworth C, ed. *Current Concepts of Orthopedic Physical Therapy—Home Study Course*. La Crosse, WI: Orthopaedic Section, APTA, 2001.
148. Hertling D, Kessler RM: *Management of Common Musculoskeletal Disorders: Physical Therapy Principles and Methods*, 3rd edn. Philadelphia: Lippincott Williams & Wilkins, 1996.
149. Reid DC: *Sports Injury Assessment and Rehabilitation*. New York: Churchill Livingstone, 1992.
150. Perry J: Hip gait deviations. In: Perry J, ed. *Gait Analysis: Normal and Pathological Function*. Thorofare, NJ: Slack, Inc., 1992:245–263.
151. Noyes FR, Dunworth LA, Andriacchi TP, et al.: Knee hyperextension gait abnormalities in unstable knees. *Am J Sports Med* 24:35–45, 1996.
152. Perry J: Knee abnormal gait. In: Perry J, ed. *Gait Analysis: Normal and Pathological Function*. Thorofare, NJ: Slack, Inc., 1992:223–243.
153. Stauffer RN, Chao EYS, Gyory AN: Biomechanical gait analysis of the diseased knee joint. *Clin Orthop* 126:246–255, 1977.

154. Perry J: Ankle and foot gait deviations. In: Perry J, ed. *Gait Analysis: Normal and Pathological Function*. Thorofare, NJ: Slack, Inc., 1992:185–220.
155. Hoberman M: Crutch and cane exercises and use. In: Basmajian JV, ed. *Therapeutic Exercise*, 3rd edn. Baltimore, MD: Williams & Wilkins, 1979:228–255.
156. Duesterhaus MA, Duesterhaus S: *Patient Care Skills*, 2nd edn. East Norwalk, CT: Appleton and Lange, 1990.
157. Bauer DM, Finch DC, McGough KP, et al.: A comparative analysis of several crutch? Length? Estimation techniques. *Phys Ther* 71:294–300, 1991.
158. Lyu SR, Ogata K, Hoshiko I: Effects of a cane on floor reaction force and center of force during gait. *Clin Orthop Relat Res* 375:313–319, 2000.
159. Blount WP: Don't throw away the cane. *J Bone Joint Surg* 38A:695–708, 1956.
160. Joyce BM, Kirby RL: Canes, crutches and walkers. *Am Fam Phys* 43:535–542, 1991.
161. Deaver GG: What every physician should knowabout the teaching of crutch walking. *JAMA* 142:470–472, 1950.
162. Baxter ML, Allington RO, Koepke GH: Weight-distribution variables in the use of crutches and canes. *Phys Ther* 49:360–365, 1969.
163. Edwards BG: Contralateral and ipsilateral cane usage by patients with total knee or hip replacement. *Arch Phys Med Rehabil* 67:734–740, 1986.
164. Oatis CA: Biomechanics of the hip. In: Echternach J, ed. *Clinics in Physical Therapy: Physical Therapy of the Hip*. New York: Churchill Livingstone, 1990:37–50.
165. Olsson EC, Smidt GL: Assistive devices. In: Smidt G, ed. *Gait in Rehabilitation*. New York: Churchill Livingstone, 1990:141–155.
166. Vargo MM, Robinson LR, Nicholas JJ: Contralateral vs. ipsilateral cane use: Effects on muscles crossing the knee joint. *Am J Phys Med Rehabil* 71:170–176, 1992.
167. Jebsen RH: Use and abuse of ambulation aids. *JAMA* 199:5–10, 1967.
168. Kumar R, Roe MC, Scremin OU: Methods for estimating the proper length of a cane. *Arch Phys Med Rehabil* 76:1173–1175, 1995.
169. Li S, Armstrong CW, Cipriani D: Three-point gait crutch walking: Variability in ground reaction force during weight bearing. *Arch Phys Med Rehabil* 82:86–92, 2001.
170. Kendall FP, McCreary EK, Provance PG: *Muscles: Testing and Function*. Baltimore: Williams & Wilkins, 1993.
171. Turner M: Posture and pain. *Phys Ther* 37:294, 1957.
172. Ayub E: Posture and the upper quarter. In: Donatelli RA, ed. *Physical Therapy of the Shoulder*, 2nd edn. New York: Churchill Livingstone, 1991:81–90.
173. Greenfield B, Catlin P, Coats P, et al.: Posture in patients with shoulder overuse injuries and healthy individuals. *J Orthop Sports Phys Ther* 21:287–295, 1995.
174. Putz-Anderson V: *Cumulative Trauma Disorders: A Manual for Musculoskeletal Diseases of the Upper Limbs*. Bristol, PA: Taylor & Francis, 1988.
175. White AA, Punjabi MM: *Clinical Biomechanics of the Spine*, 2nd edn. Philadelphia, PA: J.B. Lippincott Company, 1990.
176. Johansson R, Magnusson M: Human postural dynamics. *Crit Rev Biomed Eng* 18:413–437, 1991.
177. Johansson R, Magnusson M: Determination of characteristic parameters of human postural dynamics. *Acta Otolaryngol Suppl* 468:221–225, 1989.
178. Keller K, Corbett J, Nichols D: Repetitive strain injury in computer keyboard users: Pathomechanics and treatment principles in individual and group intervention. *J Hand Ther* 11:9–26, 1998.
179. Morris C, Chaitow L, Janda V: Functional examination for low back syndromes. In: Morris C, ed. *Low Back Syndromes: Integrated Clinical Management*. New York: McGraw-Hill, 2006:333–416.
180. Jull GA, Janda V: Muscle and motor control in low back pain. In: Twomey LT, Taylor JR, eds. *Physical Therapy of the Low Back: Clinics in Physical Therapy*. New York: Churchill Livingstone, 1987:258.
181. Janda V: Muscles and motor control in cervicogenic disorders: Assessment and management. In: Grant R, ed. *Physical Therapy of the Cervical and Thoracic Spine*. New York: Churchill Livingstone, 1994:195–216.
182. Sahrmann SA: *Diagnosis and Treatment of Movement Impairment Syndromes*. St Louis: Mosby, 2001.
183. Kiser DM: Physiological and biomechanical factors for understanding repetitive motion injuries. *Semin Occup Med* 2:11–17, 1987.
184. Greenfield B: Upper quarter evaluation: Structural relationships and interindependence. In: Donatelli R, Wooden M, eds. *Orthopedic Physical Therapy*. New York: Churchill Livingstone, 1989:43–58.
185. Janda V: Muscle strength in relation to muscle length, pain and muscle imbalance. In: Harms-Ringdahl K, ed. *Muscle Strength*. New York: Churchill Livingstone, 1993:83.
186. Janda V: *Muscle Function Testing*. London: Butterworths, 1983.
187. Lewit K: *Manipulative Therapy in Rehabilitation of the Motor System*, 3rd edn. London: Butterworths, 1999.
188. Lewit K, Simons DG: Myofascial pain: Relief by post-isometric relaxation. *Arch Phys Med Rehabil* 65:452–456, 1984.
189. Smith A: Upper limb disorders—time to relax? *Physiotherapy* 82:31–38, 1996.
190. Wilder DG, Pope MH, Frymoyer JW: The biomechanics of lumbar disc herniation and the effect of overload and instability. *J Spinal Disord* 1:16, 1988.
191. Babyar SR: Excessive scapular motion in individuals recovering from painful and stiff shoulders: Causes and treatment strategies. *Phys Ther* 76:226–247, 1996.
192. Tardieu C, Tabary JC, Tardieu G, et al.: Adaptation of sarcomere numbers to the length imposed on muscle. In: Guba F, Marechal G, Takacs O, eds. *Mechanism of Muscle Adaptation to Functional Requirements*. Elmsford, NY: Pergamon Press, 1981:99.
193. Seidel-Cobb D, Cantu R: Myofascial treatment. In: Donatelli RA, ed. *Physical Therapy of the Shoulder*, 3rd edn. New York: Churchill Livingstone, 1997:383–401.
194. Janda V: Muscles, motor regulation and back problems. In: Korr IM, ed. *The Neurological Mechanisms in Manipulative Therapy*. New York: Plenum, 1978:27.
195. Barrack RL, Skinner HB, Cook SD, et al.: Effect of articular disease and total knee arthroplasty on knee joint position sense. *J Neurophysiol* 50:684–687, 1983.
196. Barrack RL, Skinner HB, Buckley SL: Proprioception in the anterior cruciate deficient knee. *Am J Sports Med* 17:1–6, 1989.
197. Corrigan JP, Cashman WF, Brady MP: Proprioception in the cruciate deficient knee. *J Bone Joint Surg* 74-B:247–250, 1992.
198. Fremerey RW, Lobenhoffer P, Zeichen J, et al.: Proprioception after rehabilitation and reconstruction in knees with deficiency of the anterior cruciate ligament: A prospective, longitudinal study. *J Bone Joint Surg [Br]* 82:801–806, 2000.
199. Payne KA, Berg K, Latin RW: Ankle injuries and ankle strength, flexibility and proprioception in college basketball players. *J Athl Training* 32:221–225, 1997.
200. Sell S, Zacher J, Lack S: Disorders of proprioception of arthrotic knee joint. *Z Rheumatol* 52:150–155, 1993.
201. Voight M, Blackburn T: Proprioception and balance training and testing following injury. In: Ellenbecker TS, ed. *Knee Ligament Rehabilitation*. Philadelphia: Churchill Livingstone, 2000:361–385.
202. Panjabi MM: The stabilizing system of the spine. Part 1. Function, dysfunction adaption and enhancement. *J Spinal Disord* 5:383–389, 1992.
203. Panjabi M, Hult EJ, Crisco J, III., et al.: Biomechanical studies in cadaveric spines. In: Jayson MIV, ed. *The Lumbar Spine and Back Pain*. New York: Churchill Livingstone, 1992:133–135.

204. Lephart SM, Pincivero DM, Giraldo JL, et al.: The role of proprioception in the management and rehabilitation of athletic injuries. *Am J Sports Med* 25:130–137, 1997.
205. Schutte MJ, Happel RT: Joint innervation in joint injury. *Clin Sports Med* 9:511–517, 1990.
206. Kennedy JC, Alexander IJ, Hayes KC: Nerve supply of the human knee and its functional importance. *Am J Sports Med* 10:329–335, 1982.
207. Darnell MW: A proposed chronology of events for forward head posture. *J Craniomandib Pract* 1:49–54, 1983.
208. Hamilton N, Luttgens K: The standing posture. In: Hamilton N, Luttgens K, eds. *Kinesiology: Scientific Basis of Human Motion*, 10th edn. New York: McGraw-Hill, 2002:399–411.
209. Lovejoy CO: Evolution of human walking. *Sci Am* 259:118–125, 1988.
210. Korr IM, Wright HM, Thomas PE: Effects of experimental myofascial insults on cutaneous patterns of sympathetic activity in man. *J Neural Transm* 23:330–355, 1962.
211. Travell JG, Simons DG: *Myofascial Pain and Dysfunction—the Trigger Point Manual*. Baltimore, MD:Williams &Wilkins, 1983.
212. Beal MC: The short leg problem. *JAOA* 76:745–751, 1977.
213. Miller NH: Genetics of familial idiopathic scoliosis. *Clin Orthop Relat Res* 401:60–64, 2002.
214. Kane WJ: Scoliosis prevalence: A call for a statement of terms. *Clin Orthop* 126:43–46, 1977.
215. Armstrong GW, Livermore NB, Suzuki N, et al.: Nonstandard vertebral rotation in scoliosis screening patients: Its prevalence and relation to the clinical deformity. *Spine* 7:50–54, 1982.
216. Ombregt L, Bisschop P, ter Veer HJ, et al.: Clinical examination of the lumbar spine. In: Ombregt L, Bisschop P, ter Veer HJ, et al. eds. *A System of Orthopaedic Medicine*. London: WB Saunders, 1995:577–611.
217. Finneson BE: *Low Back Pain*, 2nd edn. Philadelphia: J.B. Lippincott, 1973:290–303.
218. Bianco AJ: Low back pain and sciatica. Diagnosis and indications for treatment. *J Bone Joint Surg* 50A:170, 1968.
219. Maigne R: *Diagnosis and Treatment of Pain of Vertebral Origin*. Baltimore, MD: Williams & Wilkins, 1996.
220. Magee DJ: Assessment of posture. In: Magee DJ, ed. *Orthopedic Physical Assessment*. Philadelphia: WB Saunders, 2002:873–903.
221. Berg G, HammarM,Moller-Nielsen J, et al.: Lowback pain during pregnancy. *Obstet Gynecol* 71:71–75, 1988.
222. Bullock JE, Jull GA, Bullock MI: The relationship of low back pain to postural changes during pregnancy. *Aust J Physiother* 33:10–17, 1987.
223. Moore K, Dumas GA, Reid JG: *Postural Changes Associated with Pregnancy and Their Relationship with Low Back Pain Clin Biomech*, Vol. 5. Bristol: Avon, 1990:169–174.
224. Ostgaard HC, Andersson GBJ, Schultz AB, et al.: Influence of some biomechanical factors on low back pain in pregnancy. *Spine* 18:61–65, 1993.
225. Franklin ME, Conner-Kerr T: An analysis of posture and back pain in the first and third trimesters of pregnancy. *J Orthop Sports Phys Ther* 28:133–138, 1998.
226. Peterson DE, Blankenship KR, Robb JB, et al.: Investigation of the validity and reliability of four objective techniques for measuring forward shoulder posture. *J Orthop Sports Phys Ther* 25:34–42, 1997.
227. Orloff HA, Rapp CM: The effects of load carriage on spinal curvature and posture. *Spine* 29:1325–1329, 2004.
228. Janda V: *Pain in the Locomotor System, Proceeding of the Second annual Interdisciplinary Symposium on Rehabilitation in Chronic Low Back Disorders*. Los Angeles, CA: College of Chiropractic Postgraduate Division, 1988.
229. Fedorak C, Ashworth N, Marshall J, et al.: Reliability of the visual assessment of cervical and lumbar lordosis: How good are we? *Spine* 28:1857–1859, 2003.
230. Winter DA, MacKinnon CD, Ruder GK, et al.: An integrated EMG/biomechanical model of upper body balance and posture during human gait. *Prog Brain Res* 97:359–367, 1993.

SEÇÃO IIA

ARTICULAÇÕES PERIFÉRICAS: AS EXTREMIDADES SUPERIORES

SEÇÃO IIA

ARTICULAÇÕES PERIFÉRICAS: AS EXTREMIDADES SUPERIORES

CAPÍTULO 14

O COMPLEXO DO OMBRO

OBJETIVOS DO CAPÍTULO

▶ **Ao concluir o capítulo, o leitor será capaz de:**

1. Descrever a anatomia das articulações, dos ligamentos, dos músculos e dos suprimentos sanguíneo e nervoso que compõem o complexo do ombro.

2. Descrever a biomecânica do complexo do ombro, incluindo as posições com atrito articular e com espaço articular, a força muscular acoplada e os estabilizadores estáticos e dinâmicos.

3. Descrever a relação entre desequilíbrio muscular e desempenho funcional do ombro.

4. Descrever o propósito e os componentes dos testes e das medidas para o complexo do ombro.

5. Realizar um exame pormenorizado do complexo do ombro, incluindo história, revisão de sistemas, palpação das estruturas articulares e moles, testes de mobilidade passiva específica, testes de mobilidade articular passiva e testes especiais.

6. Avaliar os achados principais provenientes dos dados do exame para estabelecer o diagnóstico e o prognóstico.

7. Resumir as várias causas de disfunção no ombro.

8. Descrever e demonstrar as estratégias e técnicas de intervenção com base nos achados clínicos e nos objetivos estabelecidos.

9. Avaliar a eficácia da intervenção para determinar o progresso e modificar uma intervenção, se necessário.

10. Planejar um programa domiciliar efetivo e instruir o paciente sobre o seu uso.

VISÃO GERAL

O ombro é a articulação mais recompensadora do corpo, porque, quando um movimento limitado ou doloroso é descoberto, o achado é bastante específico e com frequência indica a estrutura atingida.

James Cyriax, MD (1904-1985)

A função primária do complexo do ombro é posicionar a mão no espaço, permitindo, ao indivíduo interagir com o ambiente e executar as funções motoras finas. A incapacidade de posicionar a mão resulta em redução profunda das capacidades de toda a extremidade superior.[1]

As funções secundárias do complexo do ombro incluem:
▶ Suspender o membro superior.
▶ Prover fixação suficiente para que ocorra o movimento da extremidade superior.
▶ Servir como ponto de apoio para a elevação do braço, a qual, neste texto, a menos que especificado de outra maneira, indica o movimento superior no plano escapular, mais do que no coronal *(abdução)* ou no sagital *(flexão)*. Outro termo para esse movimento é *escapulação*.

O ombro é dotado de uma associação única de mobilidade e estabilidade. O grau de mobilidade é resultante de superfícies articulares saudáveis, de unidades musculotendíneas intactas e de restrições capsuloligamentares flexíveis. O grau de estabilidade depende de estruturas capsuloligamentares intactas, da função apropriada dos músculos e da integridade das estruturas articulares e ósseas.[1]

Anatomia

O complexo do ombro funciona como uma unidade envolvendo uma complexa relação entre suas diversas estruturas. Seus componentes consistem de:

▶ Três ossos (úmero, clavícula e escápula).

▶ Três articulações (esternoclavicular [EC], acromioclavicular [AC] e glenoumeral [GU]).

▶ Uma "pseudoarticulação" (a articulação entre a escápula e o tórax).

▶ Uma área fisiológica (o espaço supraumeral ou subacromial).

Para que a função do ombro seja ideal, o movimento também devem estar disponível na junção cervicotorácica e nas conexões existentes entre as três primeiras costelas, o esterno e a coluna.

Articulação glenoumeral

A articulação GU é uma articulação diartrodial sinovial verdadeira que conecta a extremidade superior ao tronco, como parte da cadeia cinética superior. É formada pela fossa glenoide da escápula e pela cabeça do úmero. Esta está disposta de forma medial, posterior e superior, com o eixo da cabeça formando um ângulo de 130 a 150° com o eixo longo do úmero;[2] no plano frontal, está angulada posteriormente (retrovertida) em cerca de 30 a 40°.[3,4]

A fossa glenoide da escápula está disposta de forma lateral, superior e anterior em repouso e de forma inferior e posterior quando o braço está na posição pendente.[5] A articulação GU é descrita como uma articulação esférica – a cabeça do úmero forma uma bola ou uma esfera (Fig. 14-1), enquanto a fossa glenoide forma o soquete. Esta é plana e cobre apenas de um terço a um quarto da área da superfície da cabeça do úmero. Essa disposição permite uma grande mobilidade, mas pouca estabilidade articular. sério...não sabia...eu só

A fossa glenoide torna-se cerca de 50% mais profunda e mais côncava devido a um anel de fibrocartilagem densa,[6,7] chamado lábio glenoidal, o qual[8] forma parte da superfície articular. Ele está inserido na margem da cavidade glenoide e na cápsula articular e superiormente na porção lateral do bíceps.[9] Além disso, em torno de 50% das fibras da cabeça longa do bíceps braquial originam-se no lábio superior, e o restante, no tubérculo supraglenoide da glenoide.[7] As fibras do tendão do bíceps prosseguem superiormente para tornarem-se um feixe de fibras periarticulares, formando a parte volumosa do lábio.[9,10] Este aumenta a estabilidade da articulação para 75% vertical e 56% transversalmente por aumentar as áreas de contato da cabeça do úmero[5,8] e por duplicar a profundidade da fossa glenoide sobre sua linha equatorial.[11] A área de contato umeral e glenoidal proporciona duas funções primárias:[12] expande a carga articular sobre uma área ampla e permite o movimento das superfícies da articulação oposta com fricção e desgaste mínimos.[13] Tal contato é significativamente reduzido quando o úmero está posicionado em:[14-16]

▶ Adução, flexão e rotação interna.

▶ Abdução e elevação.

▶ Adução lateral, com a escápula rodada para baixo.

Enquanto o lábio provê alguma estabilidade para a articulação GU, um suporte adicional é fornecido pelos mecanismos dinâmicos e estáticos. Os mecanismos dinâmicos incluem os músculos do manguito rotador (supraespinal, infraespinal, redondo menor e subescapular) e uma série de acopladores de força muscular descritos posteriormente. Os mecanismos estáticos, que incluem reforços da cápsula articular, coesão articular, geometria e suporte ligamentar, são também descritos a seguir.

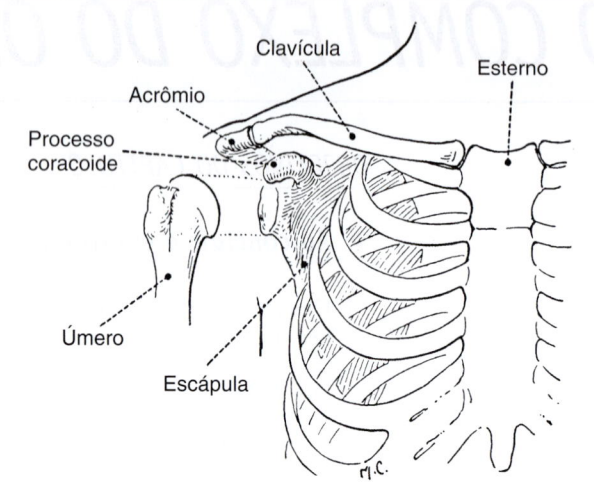

FIGURA 14-1 Anatomia óssea do ombro. (Reproduzida, com permissão, de Luttgens K, Hamilton K: *Kinesiology: Scientific Basis of Human Motion*. New York: McGraw-Hill, 2002:104).

A escápula (Fig. 14-2) funciona como uma base estável na qual ocorre a mobilidade da articulação GU. Ela é uma lâmina achatada de osso posicionada ao longo da caixa torácica a 30° do plano frontal, 3° superiormente em relação ao plano transverso e 20° para a frente no plano sagital.[17-19] Essa orientação possibilita a elevação do braço em um plano a 30 a 45° anterior ao plano frontal. Quando tal movimento ocorre nesse plano, ele é referido como abdução no plano escapular ou escapulação. A configuração alargada e fina da escápula permite esse deslizamento suave junto da caixa torácica e provê uma grande área de superfície para inserções musculares tanto de forma distal como proximal.[20] No total, 16 músculos obtêm inserção na escápula (Tab. 14-1). Seis destes, incluindo o trapézio, romboides, levantador da escápula e serrátil anterior, apoiam e movimentam a escápula, enquanto nove deles estão relacionados com o movimento da articulação GU.[21-23]

Posteriormente, a escápula é dividida em dois compartimentos musculares de tamanhos diferentes pela espinha da escápula: na fossa supraespinal – pequena, serve como origem para o músculo supraespinal (ver Fig. 14-2) – e na infraespinal – dá inserção para a ação inferior dos músculos infraespinal e redondo menor, que são importantes para a estabilização da cabeça do úmero (ver seção "Músculos do complexo do ombro"). A espinha da escápula (ver Fig. 14-2) oferece uma linha contínua de inserções para o músculo trapézio ao longo de sua borda superior, enquanto o deltoide, que suspende o

TABELA 14-1 Músculos da escápula

Trapézio	Subescapular
Levantador da escápula	Coracobraquial
Cabeça curta e longa do bíceps	Peitoral menor
Romboide maior (C4, 5)	Serrátil anterior
Romboide menor (C4, 5)	Cabeça longa do tríceps
Supraespinal	Redondo maior
Infraespinal	Redondo menor
Deltoide	Omo-hióideo

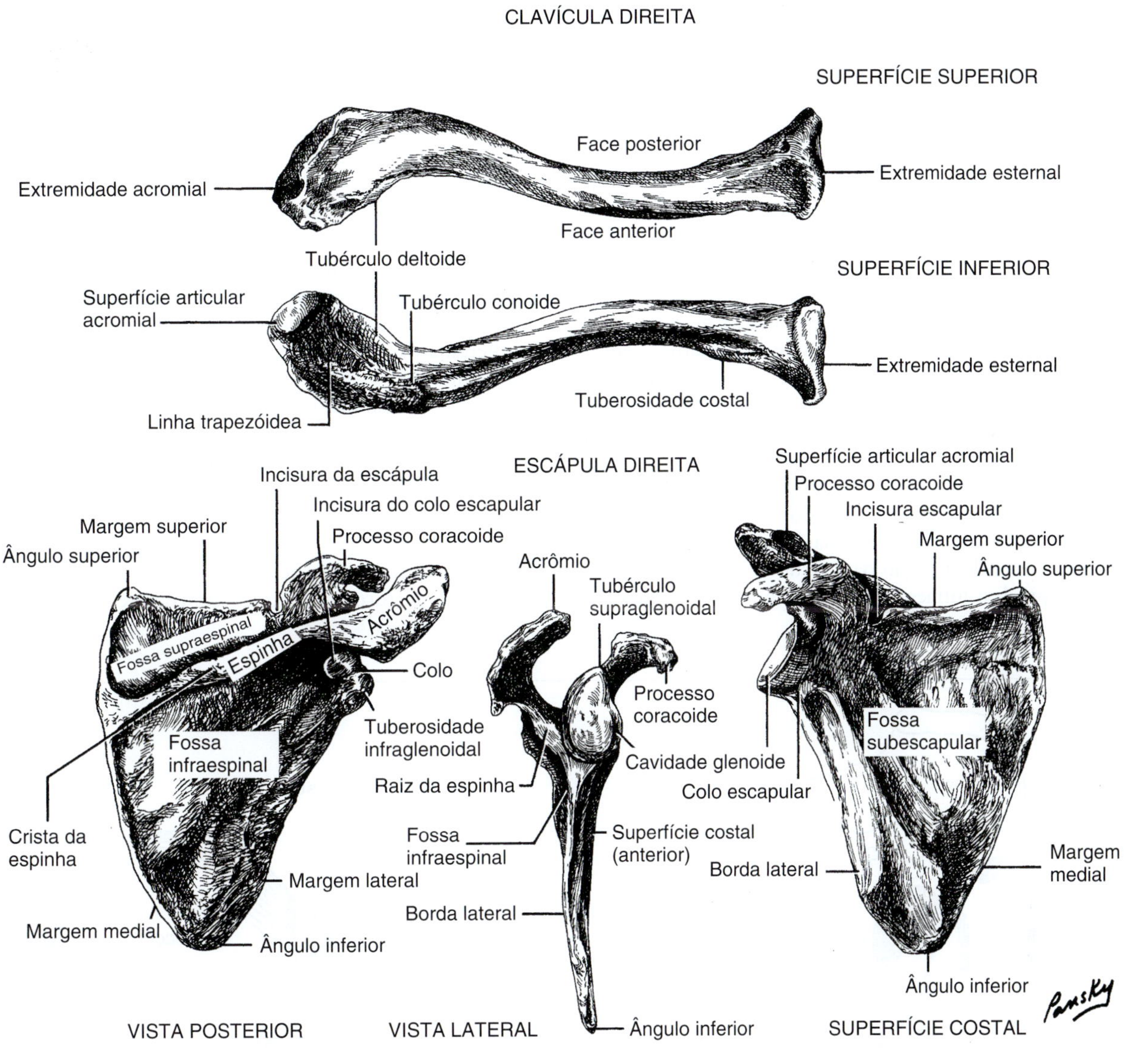

FIGURA 14-2 A escápula e a clavícula. (Reproduzida, com permissão, de Pansky B: *Review of Gross Anatomy*, 6th edn. New York: McGraw-Hill, 1996:241.)

úmero, tem origem em sua borda inferior (ver Fig. 14-2). Uma característica importante da escápula é o grande acrômio (ver Fig. 14-2), que, junto com o ligamento coracoacromial e o lábio antes mencionado, aumentam funcionalmente a cavidade glenoumeral. Ademais, a posição do acrômio coloca o músculo deltoide em posição dominante para prover força durante a elevação do braço. Foram descritos três tipos de morfologia do acrômio:[19]

▶ O Tipo I tem a superfície inferior relativamente achada.

▶ O Tipo II é levemente convexo.

▶ O Tipo III tem formato de gancho; essa anomalia pode predispor o ombro a problemas do manguito rotador.[19]

A superfície costal da escápula é coberta pelo músculo subescapular, o qual também participa da estabilização da cabeça do úmero contra a cavidade glenoide.

A distância, ou ângulo, entre a escápula e a clavícula é variável e depende de sua função. Quando o ombro é protraído, o ângulo é de 50°; em repouso, é de cerca de 60°; e, com a retração, o ângulo aumenta para 70°.[3]

Junto à borda medial da escápula originam-se três músculos: os dois romboides e o serrátil anterior, que auxiliam na estabilidade escapular durante a elevação do braço (ver posteriormente). O processo coracoide (ver Fig. 14-2) projeta-se para a frente como um bico de corvo, recebendo, por isso, esse nome. Essa posição proporciona uma eficiente alavanca por meio da qual o menor músculo peitoral contribui para a estabilização da escápula. Além disso, o processo serve como um ponto de origem para o coracobraquial e a porção curta do bíceps.

A volumosa inserção lateral da cápsula articular da articulação GU permite a conexão com o colo anatômico do úmero;[11] medialmente, ela está inserida na periferia da glenoide e no seu lábio. Sua força global tem relação inversa à idade do paciente;

quanto mais velho ele for, mais fraca é a cápsula articular. A porção fibrosa da cápsula é muito frouxa e tem vários recessos, dependendo da posição do braço. Em sua região inferior, ela forma um recesso axilar frouxo e excessivo. Este permite a elevação normal do braço, embora também possa ser o local de aderências. A região anterior da cápsula articular é reforçada por três ligamentos (ligamentos Z), descritos na próxima seção. Os tendões do manguito rotador (supraespinal, infraespinal, redondo menor e subescapular) reforçam as regiões superior, posterior e anterior da cápsula, assim como a cabeça longa do tendão do bíceps.

Uma membrana sinovial interna reveste a cápsula fibrosa e secreta líquido sinovial na cavidade articular. Em geral, a sinóvia reveste a cápsula articular e estende-se do lábio glenoidal ao colo do úmero. Além disso, forma uma cavidade de tamanho variado, a maior delas, a cavidade subacromial ou subdeltóidea, posicionada na região superior da articulação (ver mais adiante).

Os tubérculos maior e menor, que servem de inserção para os tendões dos músculos do manguito rotador (ver Fig. 14-3), estão localizados na região lateral do colo anatômico do úmero. O tubérculo menor serve de inserção para o subescapular; e o maior, para o supraespinal, o infraespinal e o redondo menor. Eles são separados pelo sulco intertubercular, pelo qual passa o tendão da cabeça longa do bíceps em seu trajeto para inserir-se à borda superior da cavidade glenoidal. Esse sulco apresenta ampla variação no ângulo de suas paredes, mas 70% situam-se em variações entre 60 a 75°.[24] Alguns distúrbios do ombro, incluindo tendinite do manguito rotador e bicipital, estão associados a anomalias desse sulco.[25] Quando o tendão da cabeça longa do bíceps passa sobre a cabeça do úmero a partir de sua origem, ele faz uma curva em ângulo reto para ficar na região anterior do úmero. Essa curva abrupta pode causar desgaste anormal do tendão nesse ponto. O teto desse sulco é formado pelo ligamento transverso, que corre perpendicularmente sobre o tendão do bíceps, e que já foi considerado uma restrição esse tendão dentro do sulco intratubercular. Contudo, esse parece ser o papel do ligamento coracoumeral.[21]

A região abaixo dos tubérculos, onde a margem superior do úmero se une à diáfise do úmero, é referida como colo cirúrgico. O nervo axilar e a artéria circunflexa umeral posterior situam-se próximos à região medial do colo cirúrgico.

Ligamentos

Diversos ligamentos são acionados durante o movimento do braço para, de forma recíproca, contrair-se e afrouxar-se, li-

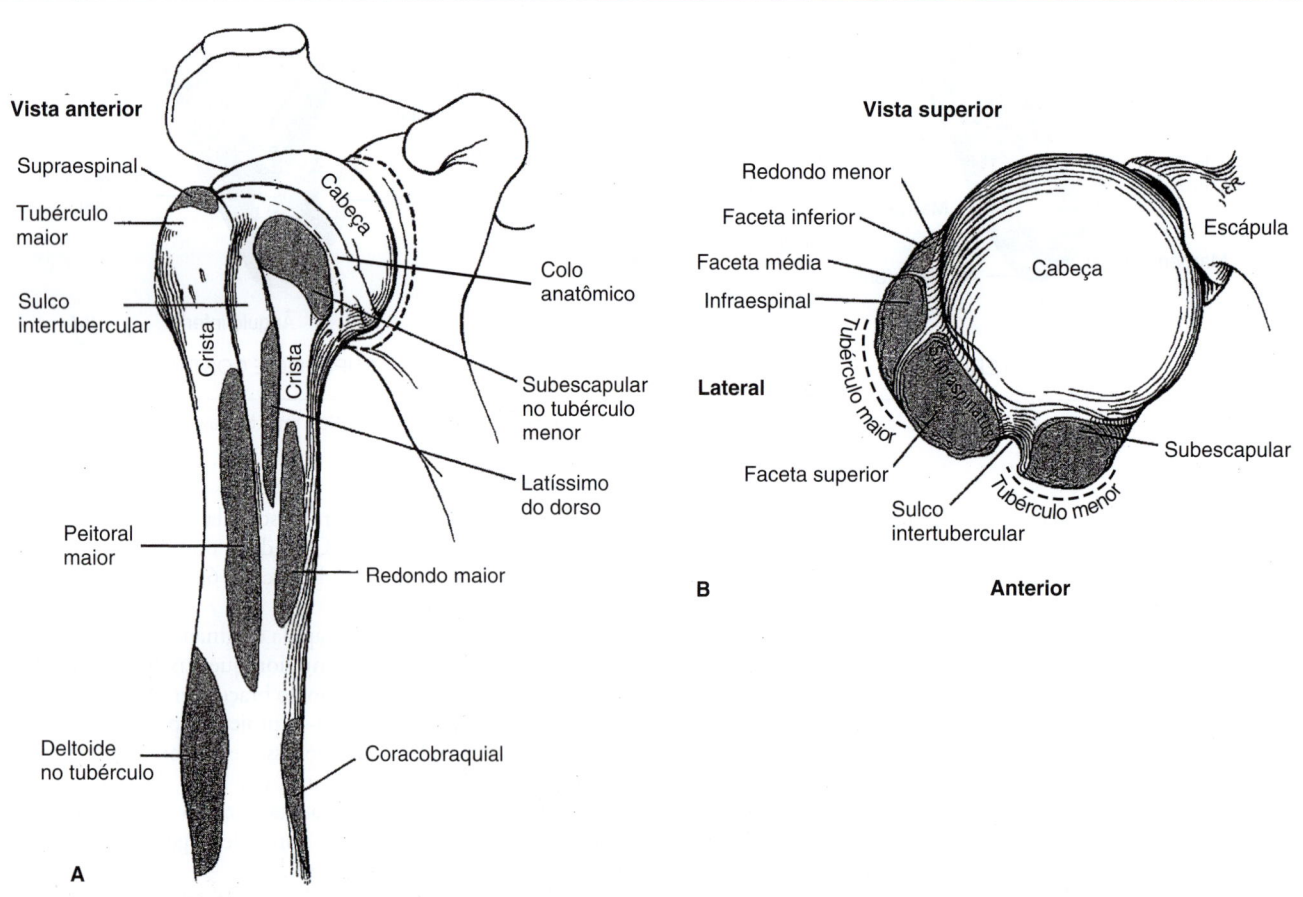

FIGURA 14-3 Regiões anterior (A) e superior (B) do úmero direito. A linha pontilhada em A mostra as inserções capsulares ao redor da articulação glenoumeral. A inserção distal dos músculos é mostrada na cor cinza. (Reproduzida, com permissão, de Neumann DA: *Kinesiology of the Musculoskeletal System*. Mosby, 2002.)

mitando desse modo a translação e a rotação da articulação GU e distribuindo a carga.[26] Na rotação intermediária, essas estruturas são relativamente frouxas e a estabilidade é primariamente mantida pela ação do grupo muscular do manguito rotador, que comprime a cabeça do úmero no contorno da articulação glenoide (Tab. 14-2).[26]

Na porção anterior das fibras externas da cápsula articular, três reforços locais estão presentes: os ligamentos GUs superior, médio e inferior (junto com o ligamento coracoumeral, formam um padrão Z sobre a região anterior do ombro [Fig. 14-4]).[27] Eles estão fundidos à cápsula articular, de modo que é encontrada, na dissecação, uma cápsula fina e, às vezes, perfurada. A orientação desses ligamentos é descrita como se, olhando para a cavidade glenoide, houvesse um relógio analogamente sobreposto a ela.

Ligamento glenoumeral superior. O ligamento GU superior (ver Fig. 14-4) origina-se a partir da borda glenoide aproximadamente às 12 horas ou à 1 hora e corre inferior e lateralmente para inserir-se no colo anatômico, perto da crista medial do sulco intertubercular. Ele serve para limitar a rotação externa e a translação inferior da cabeça do úmero com o braço pendente (0° de abdução) (Tabs. 14-3 e 14-4). Esse ligamento está presente em 90% dos indivíduos.[28]

Ligamento glenoumeral médio. É pouco desenvolvido e, com frequência, está ausente – esse ligamento está presente em 70% dos indivíduos.[26] Ele surge a partir da borda glenoide aproximadamente às 2 ou 3 horas e corre inferior e lateralmente para inserir-se no colo anatômico, medialmente no tubérculo menor. Serve para limitar a rotação externa (ver Tab. 14-4) e a translação anterior da cabeça do úmero com o braço em 0 e 45° de abdução (ver Fig. 14-4).[27]

Complexo do ligamento glenoumeral inferior. O ligamento GU inferior (LGUI), presente em 80% dos indivíduos,[26] é, na verdade, um complexo ligamentar. Consiste de uma banda anterior, que surge a partir da glenoide entre 2 e 4 horas e insere-se no úmero abaixo do tubérculo menor, de uma banda posterior, que se forma na margem glenoide entre 7 e 9 horas,[26] e uma dobra axilar. A banda anterior do LGUI restringe a rotação externa e a translação inferior e da cabeça do úmero com o braço abduzido em 90° (ver Tabs. 14-3 a 14-5);[27,29] e a posterior restringe a rotação interna com o braço em todas as posições de abdução (Tab. 14-5). Ambas restringem a translação anterior em 90° de abdução.[29] A dobra axilar e, então, a banda posterior ficam retesadas de maneira sequencial à medida que a articulação GU move-se nos graus terminais de rotação externa da posição de 90° abduzida.[28] Outros ligamentos fornecem estabilidade para essa articulação (ver Tab. 14-2), entre os quais estão:

▶ *O ligamento coracoumeral (Fig. 14-5).* Tem origem na extremidade lateral do processo coracoide e corre lateralmente, onde divide-se em duas bandas pela presença do tendão do bíceps. A banda posterior mescla-se com o tendão supraespinal para inserir-se próximo do tubérculo maior; e a banda anterior, com o tendão subescapular para inserir-se próximo do tubérculo menor. O ligamento coracoumeral cobre o ligamento GU ântero-superiormente e preenche os espaços entre os tendões dos músculos supraespinal e subescapular, unindo esses tendões para completar o manguito rotador nessa área. As rupturas do manguito estendem-se, em geral, longitudinalmente entre o supraespinal e o ligamento coracoumeral, de modo que a ação de capuz do manguito é perdida. Considera-se que a banda posterior do ligamento coracoumeral limita a flexão, enquanto a banda anterior limita a extensão da articulação GU.[30] Ambas as bandas também limitam a translação inferior e posterior da cabeça do úmero, fortalecendo a região súpero-anterior da cápsula.[30,31]

▶ *O ligamento coracoacromial (ver Fig. 14-5).* Muitas vezes descrito como o "teto" do ombro, é uma estrutura muito es-

TABELA 14-2 Limitadores da articulação glenoumeral

Passivo (estático)	Ativo (dinâmico)	
Cápsula articular e lábio	Supraespinal	
Geometria das superfícies articulares umeral e glenoide	Infraespinal	
Ligamento coracoumeral	Subescapular	Estabilizadores umerais
Ligamento glenoumeral superior	Redondo menor	
Ligamento glenoumeral médio		
Ligamento glenoumeral inferior	Peitoral maior	
Ligamento coracoacromial	Latíssimo do dorso	
Coesão articular	Bíceps (cabeça longa)	Mobilizadores da articulação glenoumeral
	Tríceps	
	Deltoide	
	Redondo maior	
	Serrátil anterior	
	Latíssimo do dorso	
	Trapézio	
	Romboides	Mobilizadores da escápula
	Levantador da escápula	
	Peitoral maior	

Magee DJ, Reid DC: Shoulder injuries. In: Zachazewski JE, Magee WS, eds. *Athletic Injuries and Rehabilitation.* Philadelphia, PA: WB Saunders, 1996:509–542. Com permissão de WB Saunders.

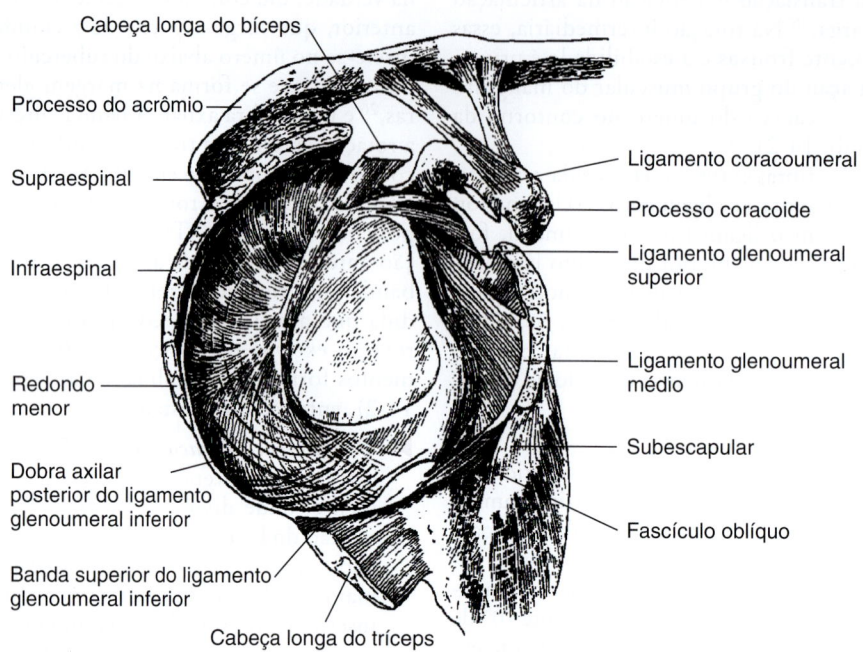

FIGURA 14-4 Os ligamentos Z da articulação glenoumeral. (Reproduzida, com permissão, de Skinner HB: *Current Diagnosis and Treatment in Orthopedics*, 2nd edn. New York: McGraw-Hill, 2000:155.)

pessa, que corre do processo coracoide até a região ântero-inferior do acrômio, com algumas de suas fibras estendendo-se para a articulação AC. Esse ligamento consiste de duas bandas que se unem próximo do acrômio, sendo isso ideal, do ponto de vista anatômico e morfológico, para evitar a separação das superfícies da articulação AC. Os ligamentos coracoclaviculares e o ligamento costoclavicular são descritos na seção da articulação AC e na seção da articulação EC, respectivamente.

Arco coracoacromial

O arco coracoacromial (Fig. 14-6) é formado pela região ântero-inferior do processo do acrômio, pelo ligamento coracoacromial e pela superfície inferior da articulação AC.[32-34] Durante o movimento acima da cabeça no plano da escápula, o tendão supraespinal – a estrutura do manguito mais envolvida em síndromes por esforço repetitivo do ombro – passa diretamente por baixo do arco. Quando o braço é elevado enquanto está internamente rodado, esse tendão passa sob o ligamento coracoacromial, porém, se o braço estiver externamente rodado, o tendão passa sob o próprio acrômio.[35]

Espaço supraumeral/subacromial

Como o nome sugere, o espaço supraumeral é uma área localizada sobre a região superior da articulação GU (Fig. 14-7). Seus limites são formados pelo:

▶ Tubérculo da cabeça umeral, inferiormente.
▶ Processo coracoide, ântero-medialmente.
▶ Arco coracoacromial, superiormente.

TABELA 14-3 Limitadores estáticos da translação inferior (dependendo da posição do braço)

Graus de abdução glenoumeral	Estruturas limitadoras
0	Ligamentos glenoumeral superior e coracoumeral
90	Ligamento glenoumeral inferior (banda posterior na rotação externa, banda anterior na rotação interna)

Dados de Warner JJP, Deng XH, Warren RF, et al.: Static capsuloligamentous restraints to superior-inferior translation of the glenohumeral joint. *Am J Sports Med* 20:675–685, 1992; Turkel SJ, Panio MW, Marshall JL, et al: Stabilizing mechanisms preventing anterior dislocation of the glenohumeral joint. *J Bone Joint Surg Am* 63:1208–1217, 1981.

TABELA 14-4 Limitadores dinâmicos e estáticos da rotação externa (dependendo da posição do braço)

Graus de abdução glenoumeral	Estruturas limitadoras
0	Ligamentos subescapular, glenoumeral superior e coracoumeral
45	Ligamentos subescapular, glenoumeral médio, fibras superiores do ligamento glenoumeral inferior
90	Ligamento glenoumeral inferior

Dados de Warner JJP, Caborn DNM, Berger RA, et al.: Dynamic capsuloligamentous anatomy of the glenohumeral joint. *J Shoulder Elbow Surg* 2:115–133, 1993; Turkel SJ, Panio MW, Marshall JL, et al.: Stabilizing mechanisms preventing anterior dislocation of the glenohumeral joint. *J Bone Joint Surg Am* 63:1208–1217, 1981.

TABELA 14-5 Limitadores estáticos da rotação interna (dependendo da posição do braço)

Graus de abdução glenoumeral	Estruturas limitadoras
0	Banda inferior do ligamento glenoumeral inferior, redondo menor, cápsula posterior (superior)
45	Bandas anterior e posterior do ligamento glenoumeral inferior
90	Banda posterior do ligamento glenoumeral inferior, cápsula posterior (inferior)

Dados de Warner JJP, Deng XH, Warren RF, et al.: Static capsuloligamentous restraints to superior-inferior translation of the glenohumeral joint. *Am J Sports Med* 20:675-685, 1992; Turkel SJ, Panio MW, Marshall JL, et al.: Stabilizing mechanisms preventing anterior dislocation of the glenohumeral joint. *J Bone Joint Surg Am* 63:1208-1217, 1981.

As estruturas localizadas dentro do espaço supraumeral incluem (de inferior para superior):

▶ A cabeça do úmero.

▶ A porção longa do tendão do bíceps (porção intra-articular).

▶ A região superior da cápsula articular.

▶ O supraespinal e as margens superiores do subescapular e do infraespinal.

▶ A bolsa subdeltóidea-subacromial.

▶ A superfície inferior do arco coracoacromial.

Em indivíduos normais, o espaço supraumeral apresenta uma média de 10 a 11 mm de altura com o braço aduzido lateralmente.[36,37] A elevação deste diminui a distância entre o acrômio e o úmero para 5,7 mm em 90° de escapulação. O espaço torna-se mais estreito entre 60 e 120° de escapulação.[38] Os desequilíbrios musculares ou contraturas capsulares podem causar aumento na translação superior da cabeça do úmero, estreitando ainda mais o espaço (ver seção "Síndrome do impacto subacromial").

Bolsas

Cerca de oito bolsas são distribuídas por todo o complexo do ombro. As bolsas subdeltóideo-subacromiais são referidas, em conjunto, como bolsa subacromial, porque são, com frequência, de natureza contínua. Essa bolsa é uma das maiores bolsas do corpo e provê duas camadas serosas lisas, uma delas adere ao músculo deltoide, por cima, e a outra ao manguito rotador, que fica embaixo. Essa bolsa também está conectada ao acrômio, ao tubérculo maior e ao ligamento coracoacromial. Quando o úmero se eleva, ela permite que o manguito deslize com facilidade sob o músculo deltoide. Há também bolsas menores interpostas entre a maioria dos músculos em contato com a cápsula articular:

▶ *A bolsa subcoracóidea.* Está localizada embaixo do processo coracoide.

▶ *A bolsa subescapular.* Também é significativa. Situa-se entre o tendão do músculo subescapular e o colo anterior da escápula e protege o tendão quando passa embaixo do processo coracoide.

Neurologia

O complexo do ombro é embriologicamente derivado de C5 a C8, com exceção da articulação AC, que é derivada de C4. O suprimento nervoso simpático para o ombro origina-se, primariamente, na região torácica de TII a TVIII.[39]

Um estudo recente[40] tentou determinar a variabilidade do curso e o padrão desses nervos e descobriu que os nervos periféri-

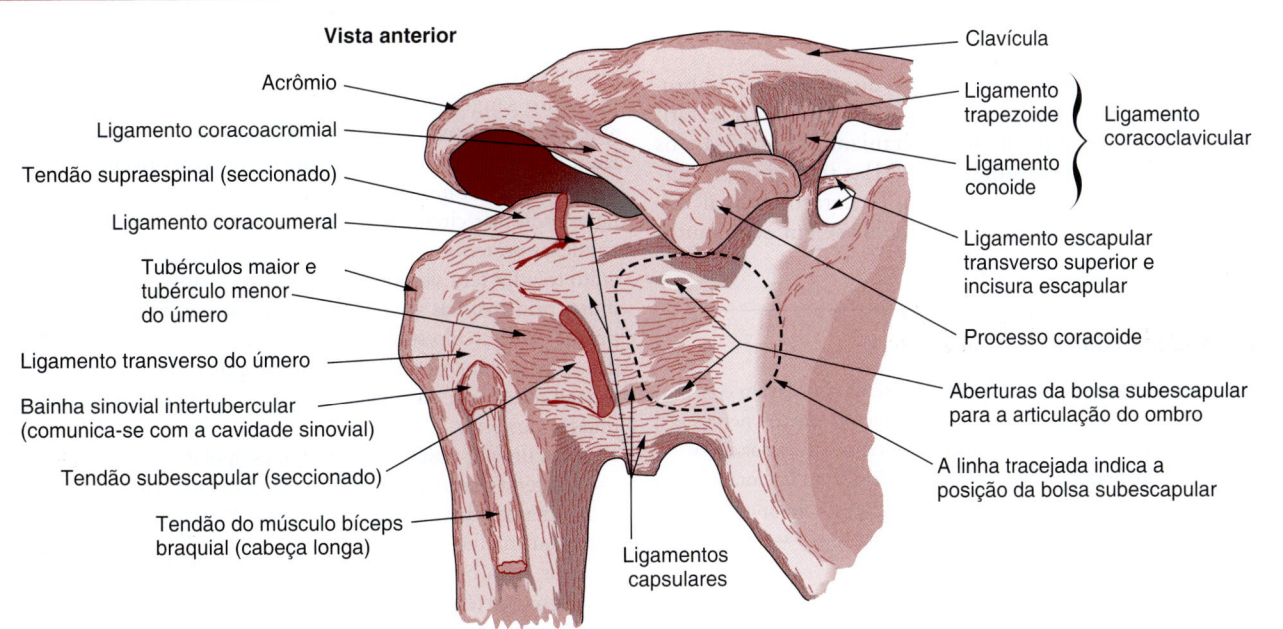

FIGURA 14-5 Ligamentos do complexo do ombro. (Reproduzida, com permissão de Netter FH: *Atlas of Human Anatomy*, 4th edn., New Jersey: CIBA-GEIGY, 1992.)

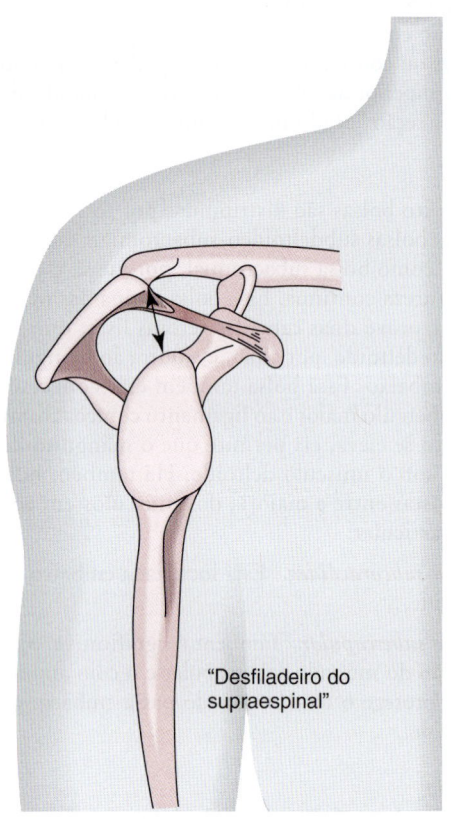

FIGURA 14-6 Arco coracoacromial.

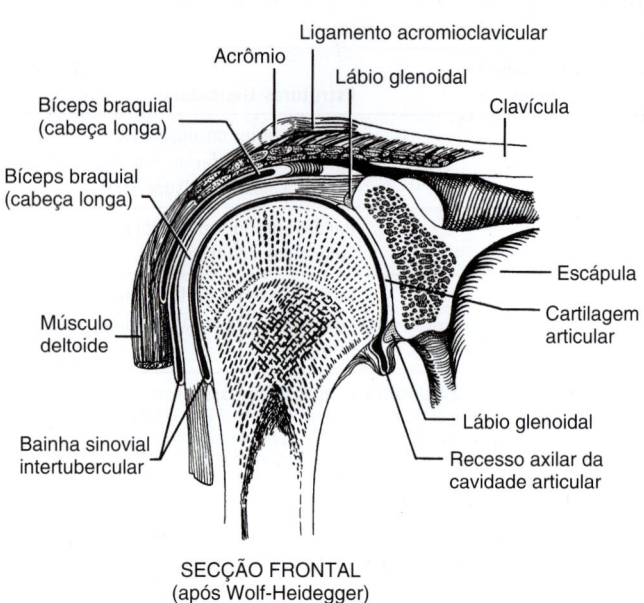

FIGURA 14-7 Região anterior do ombro e do espaço supraumeral. (Reproduzida, com permissão, de Pansky B: *Review of Gross Anatomy*, 6th edn. New York: McGraw-Hill, 1996:259.)

cos que contribuem para a articulação anterior do ombro incluíam o axilar (C5-6), o subescapular (C5-6) e o peitoral lateral (C5-6). O mesmo estudo descobriu que os nervos que enviam ramos articulares para as estruturas articulares posteriores são o nervo supraescapular (C5-6) e os pequenos ramos do nervo axilar,[40] cujos trajetos no Capítulo 2.

Outros nervos inervam os músculos que atuam no ombro. Por exemplo, o nervo torácico longo (C5-7) inerva o serrátil anterior; o acessório espinal (nervo craniano XI e C3-4), os músculos esternocleidomastóideo (ECM) e trapézio; e o nervo musculocutâneo (C5-7), os músculos coracobraquial, bíceps braquial e braquial, antes de dividir-se em seus ramos cutâneos.

> **Curiosidade Clínica**
>
> A dor no ombro que persiste apesar de extensa abordagem conservadora pode ser de origem neural, uma vez que os nervos periféricos que inervam os ligamentos, a cápsula e as bolsas da articulação do ombro podem ter sofrido lesões, tanto na hora inicial do trauma quanto pela intervenção cirúrgica subsequente.

Vascularização[43]

O suprimento vascular para o complexo do ombro é provido principalmente pelos ramos da artéria axilar, que começa na borda externa da primeira costela como uma continuação da artéria subclávia. A artéria axilar é comumente dividida em três seções: acima, atrás e embaixo do músculo peitoral menor. Ela encontra o plexo braquial mais profundamente no pescoço, onde é revestida pela bainha axilar, junto com a veia axilar. Os ramos lateral, posterior e medial descem por baixo da primeira porção da artéria e a seguir tomam suas respectivas localizações na segunda porção da artéria (atrás do músculo peitoral maior). Os ramos provenientes desses cordões mantêm, também, suas respectivas posições. A compressão da artéria axilar (ou, em um grau menor, da veia axilar) pode resultar em distúrbio no ombro e ocorre mais comumente na fossa posterior ao redor do ombro e contra o úmero durante a elevação do ombro. A articulação GU recebe o seu suprimento sanguíneo das artérias umerais circunflexas posterior e anterior, bem como dos vasos escapulares circunflexos e subescapulares.[44] O suprimento vascular para o lábio tem origem na sua inserção periférica à cápsula, sendo proveniente de uma combinação do ramo escapular circunflexo supraescapular das artérias umerais circunflexas posterior e subescapular.[7] A microvascularização do manguito rotador tem sido objeto de muitas discussões e consiste de três fontes principais: as artérias toracoacromial, supraumeral e subescapular.[44] O músculo supraespinal recebe o seu suprimento principal das artérias toracoacromiais; o subescapular, da artéria circunflexa umeral anterior e da toracoacromial; e os músculos do manguito rotador posterior, o infraespinal e o redondo menor, da artéria circunflexa umeral posterior e da supraescapular.

A artéria braquial provê o suprimento arterial dominante para cada uma das duas cabeças do bíceps. Ela percorre o septo intermuscular medial e está limitada pelo músculo do bíceps na parte anterior, pelo braquial na parte medial e pela porção medial do tríceps na parte posterior.[45]

Os tendões do supraespinal e do bíceps aparentam ser bastante vulneráveis nas áreas de relativa falta de vascularização, referidas como *zonas críticas* (ver "Síndrome do impacto subacromial"). O comprometimento vascular do supraespinal resulta de uma série de fatores:

▶ Compressão direta pelas estruturas subacromiais.
▶ Os seus vasos sanguíneos seguem paralelamente às fibras do tendão, que se tornam vulneráveis ao estiramento.[46]
▶ Presença de uma zona crítica proximal ao ponto de inserção do supraespinal.[47]

Posição com atrito articular
A posição com atrito articular da articulação GU ocorre a 90° de abdução glenoumeral, em rotação externa completa; ou em abdução e rotação externa completas, dependendo da fonte.

Posição com espaço articular
Sem rotação interna ou externa, a posição com espaço articular da articulação GU tem sido tradicionalmente citada como sendo de 55° de semiabdução e 30° de adução horizontal.[48] Mais recentemente, um estudo com cadáveres, no qual se examinou o ponto de amplitude no qual a frouxidão capsular máxima ocorreu em sete indivíduos, determinou que a posição com espaço articular é de 39° de abdução no plano escapular, ou no ponto em que há 45% do valor máximo de abdução da amplitude de movimento (ADM).[49] Esse achado sugere que a posição com espaço articular pode estar mais próxima da neutralidade e que o teste de mobilidade articular e as mobilizações da articulação GU devem ser iniciados de acordo com um ângulo menor de abdução do que a tradicional posição com espaço articular.[49]

A posição zero para a articulação GU é com o braço relaxado ao lado, que, em relação à escápula, é de cerca de 0° de abdução, 12° de flexão e 10° de rotação externa.[50]

Padrão capsular
De acordo com Cyriax,[51] no padrão capsular da articulação GU, a rotação externa é a mais limitada, a abdução é a seguinte mais limitada, e a rotação interna a menos, em uma razão de 3:2:1, respectivamente. Contudo, esse padrão parece ser consistente apenas com a capsulite adesiva do ombro. A rotação interna, antes da externa ou da abdução, parece ser o movimento mais limitado em condições com hipomobilidade capsular selecionada.[52]

A articulação acromioclavicular

A articulação AC é uma articulação diartrodial, formada pelo acrômio e pela extremidade lateral da clavícula. Quando observada de cima, a clavícula é convexa anteriormente nos dois terços mediais e convexa posteriormente no terço lateral (ver Fig. 14-2). Ela funciona como alavanca, pela qual a extremidade superior atua no tórax, e de local de inserção para muitos tecidos moles.[53,54] Estes incluem os ligamentos costoclavicular, conoide e trapezoide e os músculos peitoral maior, esternocleidomastóideo, deltoide e trapézio (ver Fig. 14-5).[53,55] A articulação AC serve de articulação principal que suspende a extremidade superior do tronco, sobre a qual a escápula se movimenta. Muitas vezes, ela é descrita como uma articulação deslizante ou plana, mas suas superfícies articulares variam de achatada a levemente convexa ou côncava e correspondem à superfície articular do acrômio.

Nos estágios iniciais de desenvolvimento, as superfícies articulares da articulação AC são revestidas com cartilagem hialina, a qual se converte em fibrocartilagem no final da adolescência.[54] Dentro dessa articulação, há presença variável de disco fibroso intra-articular em forma sde percevejo que se projeta superiormente para dentro e divide-a de forma incompleta. Esse disco está sujeito a rupturas.[54] A variabilidade na inclinação da articulação é comum e pode ser de 10 a 50°, mas a borda ântero-medial do acrômio em geral costuma estar posicionada anterior, medial e superiormente.[56]

A articulação tem uma cápsula fina revestida com sinóvia, que é fortalecida inferior e superiormente pelos ligamentos capsulares (ver Fig. 14-5). Superiormente, o ligamento AC (ver Fig. 14-5) dá apoio à cápsula e funciona como restrição primária para a translação posterior e para a rotação axial posterior na articulação.[54]

Os movimentos realizados nessa articulação podem ocorrer ao redor de três eixos:

▶ Rotação em direção ântero-posterior ao redor de um eixo longitudinal que se projeta pelas articulações AC e EC (Fig. 14-8) e rotação na direção súpero-inferior (vertical). A rotação ântero-posterior ocorre durante a elevação do braço, enquanto a súpero-inferior, que ocorre ao redor do ligamento costoclavicular, é envolvida durante a protração

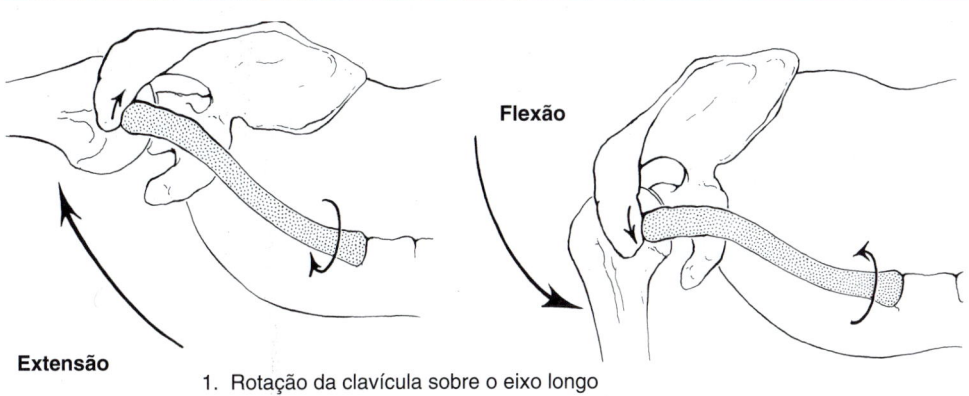

1. Rotação da clavícula sobre o eixo longo
2. Movimento da articulação acromioclavicular

FIGURA 14-8 Movimentos claviculares. (Reproduzida, com permissão, de Bateman JE: *The Shoulder and Neck*. Philadelphia, PA: WB Saunders, 1972.)

(movimento anterior da extremidade acromial da clavícula) e a retração (movimento posterior da extremidade acromial). A rotação ântero-posterior da clavícula na escápula é três vezes maior do que a súpero-inferior. A clavícula pode rodar cerca de 30 a 50° na direção ântero-posterior, sendo a maior parte dessa rotação executada pela articulação EC, que é móvel. A articulação AC contribui apenas com cerca de 5 a 8° para esse movimento.[57] O tipo de deslizamento e a rotação que ocorre com o movimento clavicular dependem do movimento do ombro e da forma das superfícies articulares. Se a extremidade lateral da clavícula apresentar superfície côncava, o deslizamento anterior é combinado com a rotação anterior. Se a superfície for convexa, o deslizamento anterior é combinado com a rotação posterior.

▶ Giro/rotação pura. Um giro puro ocorre durante os movimentos de abdução/adução (rotação lateral e medial do ângulo da escápula inferior).
▶ Deslizamentos. Os deslizamentos da clavícula podem ocorrer em direção ântero-posterior e súpero-inferior.

A articulação AC é predisposta a lesões de estresse crônico, especialmente em situações nas quais ela está sujeita à alta demanda repetitiva.[54,58] Ademais pode ser afetada por trauma direto e por fatores não traumáticos, como artrite degenerativa e artropatias inflamatórias.[53] A Tabela 14-6 apresenta as patologias e os distúrbios que podem afetar a articulação AC.

Ligamentos

Os ligamentos coracoclaviculares (conoide e trapezoide) (ver Fig. 14-5) são os principais suportes para a articulação AC e correm do processo coracoide até a superfície inferior da clavícula. Eles possibilitam principalmente a estabilidade vertical, com o controle das translações superior e anterior, e a rotação axial anterior.[54,59,60]

O ligamento conoide (ver Fig. 14-5) tem a forma de um leque, com seu ápice apontando inferiormente. Ele situa-se no plano frontal, sendo o mais medial dos dois ligamentos. Sua função é bloquear o movimento coracoide para longe da clavícula, inferiormente.[59]

TABELA 14-6 Patologias e disfunções que podem afetar a articulação AC

Condições traumáticas	Fratura por separação/luxação (tipos I a IV)
Condições infecciosas	Artrite séptica
Condições inflamatórias	Artrite reumatoide Lúpus eritematoso sistêmico Espondilite anquilosante Bursite subacromial Patologia do manguito rotador
Doença articular degenerativa	Osteoartrite Osteólise
Condições metabólicas	Gota

Dados de Powell JW, Huijbregts PA: Concurrent criterion-related validity of acromioclavicular joint physical examination tests: A systematic review. *J Man Manip Ther* 14:E19–E29, 2006.

O ligamento trapezoide (ver Fig. 14-5) origina-se da borda medial da superfície superior do processo coracoide e corre superior e lateralmente para se inserir na superfície inferior da clavícula. Ele é mais largo, mais longo e mais forte do que o conoide e forma uma folha quadrilateral que repousa em um plano que está em ângulo reto com o plano formado pelo ligamento conoide. A função desse ligamento é desconhecida, embora sua orientação sugira que possa bloquear o movimento medial do coracoide[59] ou atuar como limite ao deslocamento superior ou posterior da clavícula.[61]

Além disso, os ligamentos AC superior e inferior (ver Fig. 14-5) impedem a translação anterior e posterior, provendo suporte para a relativamente fina cápsula articular.

Neurologia

A inervação para essa articulação é dada pelos nervos supraescapular, peitoral lateral e axilar.[62]

Vascularização

A articulação AC recebe seu suporte sanguíneo dos ramos das artérias supraescapular e toracoacromial.

Padrão capsular

Articulações como a AC, que não são controladas por músculos, não têm padrões capsulares verdadeiros. Contudo, evidências clínicas eventuais sugerem que o padrão capsular para essa articulação é a dor nos extremos da ADM, em especial na adução horizontal e na elevação completa.

Posição com atrito articular

A posição com atrito articular para essa articulação é, provavelmente, apenas realizável no grupo abaixo dos 30 anos de idade e clinicamente parece corresponder a 90° de abdução da articulação GU.

Posição com espaço articular

A posição com espaço articular para essa articulação é indeterminada, embora seja provável que ocorra quando o braço está ao lado do corpo. Isso posiciona a clavícula em aproximadamente 15 a 20° de retração relativa ao plano coronal, e eleva-a cerca de 2° a partir do plano horizontal.[63]

Articulação esternoclavicular

A articulação EC encontra-se entre a extremidade medial da clavícula, a incisura clavicular do manúbrio do esterno e a cartilagem da primeira costela, que forma o assoalho da articulação (Fig. 14-9). Suas superfícies articulares são cobertas com fibrocartilagem. Parece existir alguma confusão quanto à classificação da articulação EC, que tem sido classificada como articulação tipo bola e soquete,[62] plana[64] e selar.[62] Essa articulação é levemente angulada para cima, em cerca de 20° em direção posterior e lateral. A clavícula apresenta-se como uma superfície formada de modo irregular para o menisco, e essa parte lateral da articulação atua como um ovoide (ver Fig. 14-10). Se mantida verticalmente, a extremidade proximal da clavícula é convexa, enquanto que a superfície do manúbrio é côncava (ver Fig. 17-10). Se mantida de modo ântero-posterior, a extremidade proximal da clavícula é côncava e o manúbrio é

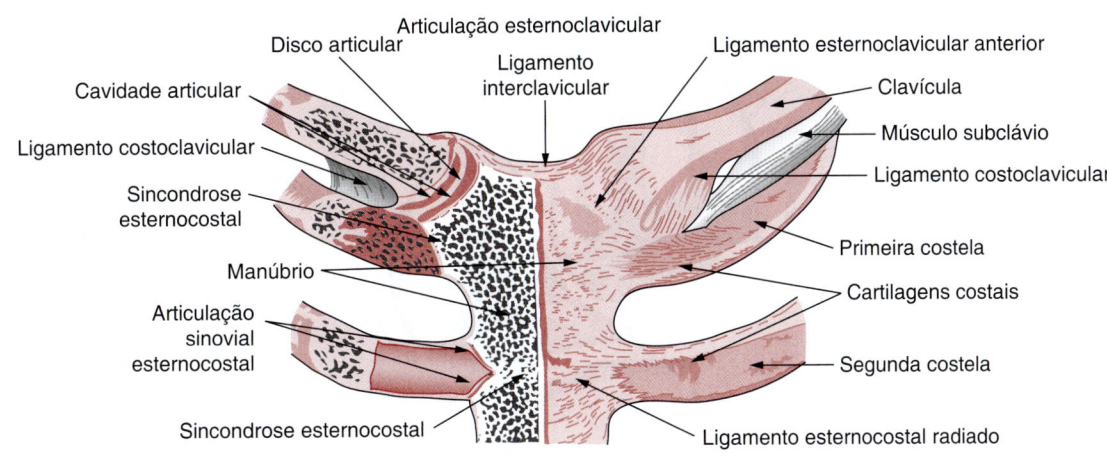

FIGURA 14-9 Articulação esternoclavicular.

convexo. Um menisco muito espesso é a chave para a curvatura articular. O disco está inserido nas margens superior e posterior da clavícula e na cartilagem da primeira costela (ver Fig. 14-10) e ajuda a prevenir o deslocamento medial da clavícula. Ele é mais espesso periférica do que é centralmente e divide a articulação em duas cavidades: a maior está acima e lateral em relação ao disco, e a menor situa-se medialmente e abaixo do disco. O movimento mais amplo ocorre entre a clavícula e o disco do que entre o disco e o manúbrio.

Ligamentos
Diversos ligamentos fornecem suporte para essa articulação.

Estruturas capsuloligamentares
Ligamento esternoclavicular anterior (ver Fig. 14-9). Esse ligamento cobre a região anterior da articulação, disposto obliquamente da extremidade proximal da clavícula ao esterno em direção descendente e medial.

Ligamento esternoclavicular posterior. Esse ligamento cobre a região posterior da articulação. Ele é mais fraco do que o ligamento anterior e está disposto obliquamente da extremidade proximal da clavícula ao esterno em direção descendente e medial.

Interclavicular (ver Fig. 14-9). Conecta as extremidades esternais súpero-mediais de cada clavícula com os ligamentos capsulares e o esterno superior, produzindo força de depressão bilateral.

Costoclavicular (ligamento romboide) (ver Fig. 14-9). Esse ligamento curto e forte estende-se da borda superior da primeira costela à superfície inferior da clavícula e serve como estabilizador primário para a articulação EC. O ligamento consiste de duas lâminas: as fibras da lâmina anterior correm para cima e lateralmente e são responsáveis pela elevação e pelo movimento lateral (rotação ascendente) da clavícula. As fibras da lâmina posterior correm para cima e medialmente e são responsáveis pela rotação descendente da clavícula.

Dessa forma, a articulação EC é bastante estável e o trauma clavicular em geral resulta em fratura, em vez de deslocamento articular.[65] Os movimentos amplos ocorrem aqui, tal como com a articulação AC. O esternocleidomastóideo, que pode ser visto com clareza com a rotação da cabeça, tem uma inserção tendínea e clavicular. O subclávio (C5-6) tem função questionável, mas pode trabalhar como ligamento dinâmico, que se contrai e traciona a clavícula em direção ao manúbrio.

Ocorrem, também, dois tipos de translação nessa articulação: de anterior para posterior e de superior para inferior, com o primeiro movimento excedendo o segundo em 2:1.[66] Essas translações permitem três graus de liberdade: os movimentos de elevação e depressão; protração e retração e os movimentos ascendentes (para trás) e descendentes (para a frente) (ver Fig. 14-11).

▶ *Protração/retração.* Aproximadamente 15 a 20° de protração e retração da clavícula estão disponíveis. Com a protração, a superfície côncava da clavícula medial se move sobre o esterno, que é convexo, produzindo deslizamento anterior da clavícula e uma rotação anterior da clavícula lateral.[66] Com retração na posição neutra, a clavícula medial se articula com a superfície achatada e inclina/balança, causando um espaço ântero-lateral e rotação posterior na extremidade lateral.[66]

▶ *Elevação/depressão da clavícula.* Existem 35 a 40° de elevação e cerca de 15° de depressão disponíveis,[3,66,67] envolvendo a clavícula (convexa) deslizando sobre o esterno (côncavo).

Quando a clavícula se eleva e rola para cima do manúbrio, é produzido um deslizamento inferior; ocorre o inverso com a depressão (ver Fig. 14-12). Os movimentos de elevação e depressão na articulação EC estão associados com os movimentos recíprocos da escápula por causa da inserção lateral da clavícula nesse osso na articulação AC.[55]

A rotação em torno do eixo longo gira a clavícula sobre o manúbrio. Em torno de 40° de rotação ascendente e 5° de rotação descendente estão disponíveis.[3,67]

Posição com atrito articular
A posição com atrito articular para a articulação EC ocorre com a máxima elevação e protração do braço.

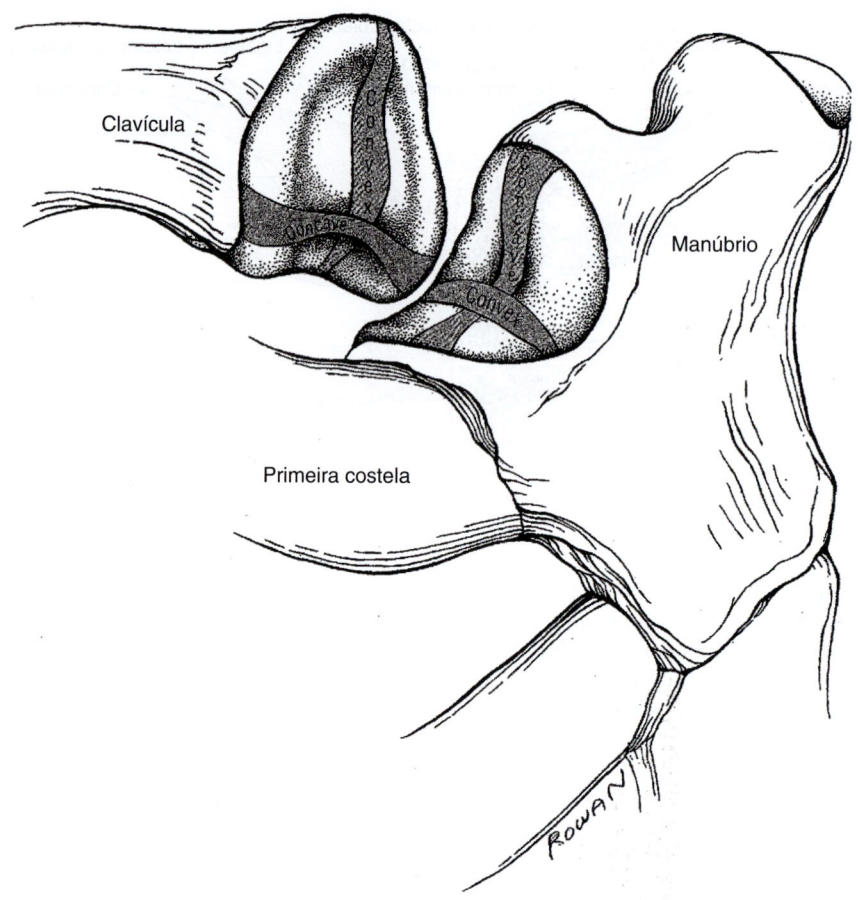

FIGURA 14-10 Visão ântero-lateral das superfícies articulares da articulação esternoclavicular direita. (Reproduzida, com permissão, de Neumann DA: *Kinesiology of the Musculosketal System.* Mosby, 2002.)

Posição com espaço articular
A posição com espaço articular para a articulação EC ainda está para ser determinada, mas é provável que ocorra quando o braço pende lateralmente.

Padrão capsular
Similar à articulação AC, a EC não é controlada pelos músculos e, portanto, carece de padrão capsular específico. Uma possibilidade, observada clinicamente, é dor nos extremos de amplitude de movimento, em especial com a elevação completa e a adução horizontal do braço.

Neurologia
A dor pode ser irradiada, a partir dessa articulação, para a garganta, parte anterior do tórax e para as axilas. O suprimento neural para essa articulação é visto primariamente a partir:[68]

▶ Do nervo supraclavicular anterior.

▶ Do nervo para o subclávio (frênico acessório medial) C5-6.

▶ Da raiz do nervo espinal T1.

Vascularização
A articulação EC recebe o seu suprimento sanguíneo das artérias torácica interna e supraescapular.

Articulação escapulotorácica
Essa estrutura é, funcionalmente, uma articulação, mas sem as características anatômicas de uma articulação sinovial verdadeira. Sua falta de suporte ligamentar delega a função da estabilidade para os músculos que prendem a escápula ao tórax.

Uma posição alterada da escápula ou um movimento anormal nessa "articulação" estão ligados à disfunção do complexo do ombro.[20,70,71] Os movimentos nessa articulação são descritos de acordo com o movimento da escápula em relação ao tórax. O movimento disponível consiste de cerca de 60° de rotação ascendente da escápula, 40 a 60° de rotação interna/externa e 30 a 40° de inclinação anterior e posterior da escápula.[72] Outros movimentos que ocorrem aqui incluem elevação, depressão, adução e abdução da escápula (Fig. 14-13).

Posição com atrito articular e padrão capsular
Como a articulação escapulotorácica não é uma articulação verdadeira, ela não apresenta uma posição com atrito articular ou padrão capsular.

Posição com espaço articular
Em relação ao tórax, quando o braço está ao lado do corpo, a escápula encontra-se em uma média de 30 a 45° de rotação interna e em leve rotação ascendente e em cerca de 5 a 20° de inclinação anterior.[50,72]

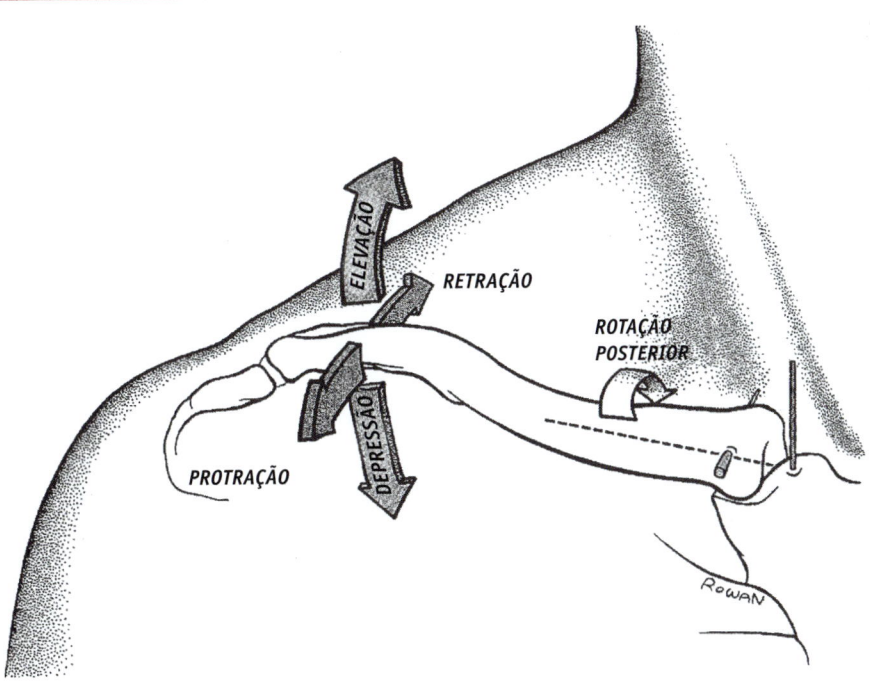

FIGURA 14-11 Articulação esternoclavicular direita mostrando os movimentos osteocinemáticos da clavícula. (Reproduzida, com permissão, de Neumann DA: *Kinesiology of the Musculoskeletal System*. Mosby, 2002.)

Bolsas

Existem várias bolsas localizadas dentro e ao redor da articulação escapulotorácica. A bolsa escapulotorácica está localizada entre a caixa torácica e a superfície profunda do serrátil anterior.[73] A subescapular (ver Fig. 14-5) é, com mais frequência, encontrada entre a área superficial do serrátil anterior e o subescapular.[73]

A bolsa escapulotrapezial situa-se entre as fibras do trapézio inferior e médio e a escápula súpero-medial.[73] O propósito e o significado clínico dessa bolsa não são conhecidos. Ela pode facilitar o deslizamento suave do ângulo súpero-medial da escápula contra a superfície inferior do trapézio durante a rotação escapular, da mesma maneira que a bolsa escapulotorácica (entre a inserção do serrátil na superfície ântero-medial do ângulo superior), proporcionando deslizamento suave contra as costelas subjacentes.[73] É possível que a inflamação de qualquer uma dessas bolsas, diretamente ou como consequência de lesão, possa resultar em estalidos dolorosos no ângulo súpero-medial da escápula.[73]

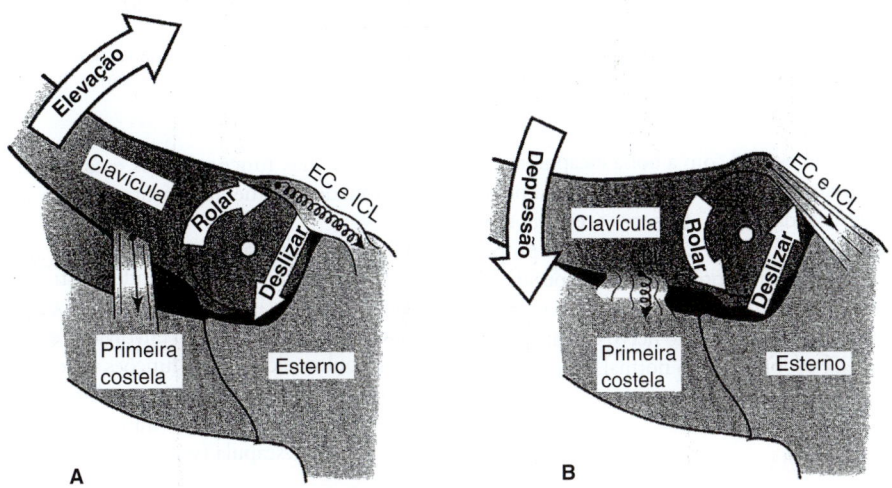

FIGURA 14-12 Visão anterior da articulação esternoclavicular mostrando a osteocinemática e a artrocinemática durante a elevação (A) e a depressão (B) clavicular. (Reproduzida, com permissão, de Neumann DA: *Kinesiology of the Musculoskeletal System*. Mosby, 2002.)

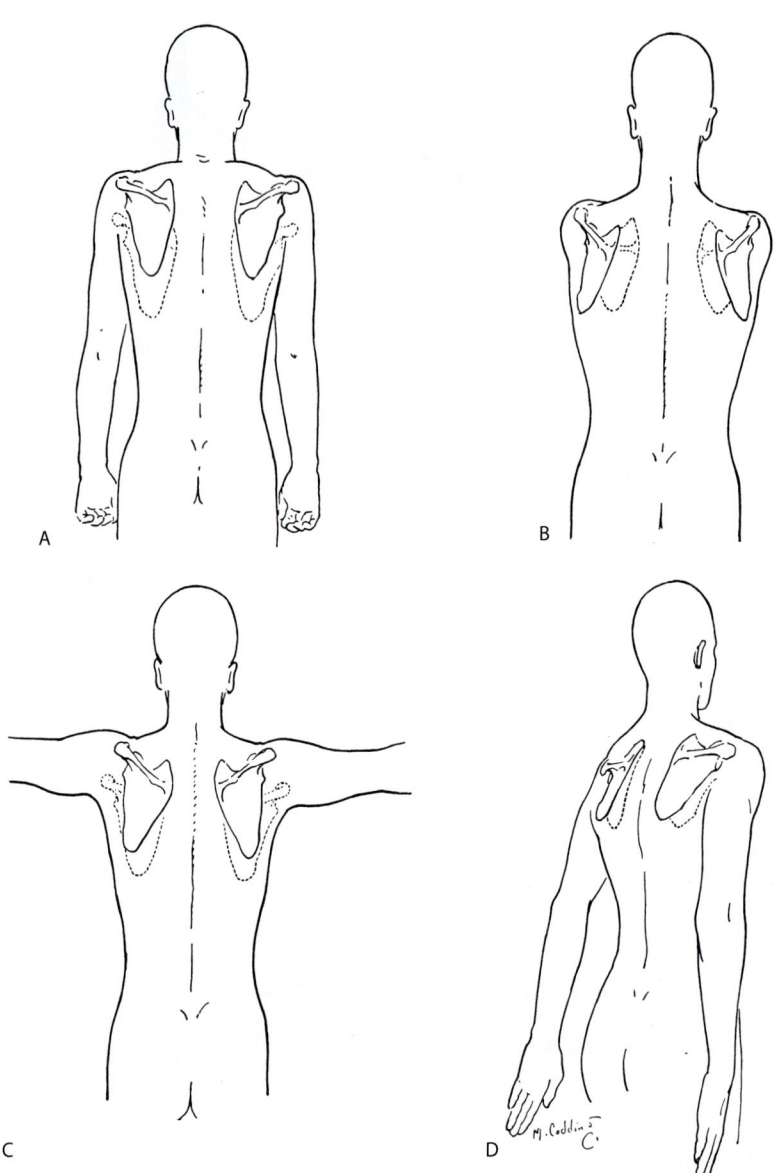

FIGURA 14-13 Movimentos da cintura escapular. (A) Elevação. (B) Abdução (combinada com inclinação lateral e rotação ascendente). (C) Rotação ascendente. (D) Inclinação ascendente. (Reproduzida, com permissão, de Luttgens K, Hamilton K: *Kinesiology: Scientific Basis of Human Motion.* New York: McGraw-Hill, 2002: 98.)

A relação do nervo acessório espinal com a bolsa escapulotrapezial pode ter também importância clínica, especialmente pela proximidade com a parede superficial da bolsa.[73] O nervo acessório espinal recebe fibras aferentes de C3 e C4, que são consideradas proprioceptivas, antes de atingir a superfície profunda do trapézio.[73,74] Como consequência de sua proximidade, a inflamação e a fibrose dentro da bolsa podem causar irritação e dor no nervo ou interferência no mecanismo de *feedback* proprioceptivo normal proporcionado pelo nervo.[73]

Músculos do complexo do ombro

Um número significativo de músculos controla o movimento no ombro (Tab. 14-7). Raramente um único músculo age sozinho nessa região. Para fins de clareza, eles podem ser descritos em termos de suas funções: pivôs escapulares, propulsores umerais, posicionadores umerais e protetores do ombro.[75]

Pivôs escapulares

Os pivôs escapulares compreendem o trapézio, o serrátil anterior, o levantador da escápula e os romboides maior e menor.[75] Enquanto grupo, esses músculos estão envolvidos em movimentos na articulação escapulotorácica e suas funções são essenciais para a biomecânica normal de todo o complexo do ombro. Em graus variados, o serrátil anterior e todas as partes do trapézio contribuem durante a rotação ascendente da escápula (ver seção "Forças acopladas").

Trapézio. O músculo trapézio (Fig. 14-14) origina-se do terço medial da linha nucal superior, da protuberância occipital externa, do ligamento nucal, do ápice da sétima vértebra cervical, de

TABELA 14-7 Músculos do complexo do ombro de acordo com suas ações sobre a escápula e a articulação glenoumeral

Abdutores escapulares	*Abdutores do ombro*
Trapézio	Supraespinal
Serrátil anterior (fibras superiores)	Deltoide
Adutores escapulares	*Adutores do ombro*
Levantador da escápula	Subescapular
Romboides	Peitoral maior
	Latíssimo do dorso
Flexores escapulares	Redondo maior
Serrátil anterior (fibras inferiores)	Redondo menor
Extensores escapulares	
Peitoral menor	*Rotadores internos do ombro*
	Peitoral maior e menor
Rotadores externos da escápula	Serrátil anterior
Trapézio	Subescapular
Romboides	Peitoral maior
	Latíssimo do dorso
Flexores do ombro	Redondo maior
Coracobraquial	
Cabeça curta do bíceps	*Rotadores externos do ombro*
Cabeça longa do bíceps	Infraespinal
Peitoral maior	Supraespinal
Deltoide anterior	Deltoide
	Redondo menor
Extensores do ombro	
Tríceps	
Deltoide posterior	
Redondo menor	
Redondo maior	
Latíssimo do dorso	

todos os processos espinhosos torácicos e dos ligamentos supraespinais das vértebras torácicas e cervicais. As fibras superiores descem para inserir-se no terço lateral da borda posterior da clavícula. As fibras médias do trapézio dirigem-se horizontalmente para a margem acromial medial e região superior da espinha da escápula. As fibras inferiores sobem para inserir-se em uma aponeurose deslizante sobre uma superfície triangular lisa, na extremidade medial da espinha da escápula até o tubérculo no ápice lateral escapular.

Tem sido sugerido que as fibras superiores desse músculo têm suprimento motor diferente daquele das porções média e inferior.[76,77] Evidências clínicas e anatômicas recentes sugerem que o nervo acessório espinal proporciona o suprimento motor mais importante e mais consistente para todas as porções do músculo trapézio e, apesar de estarem presentes os ramos C2-4 do plexo cervical, nenhum elemento particular de inervação dentro do trapézio tem sido determinado.[78]

Uma das funções do trapézio é produzir elevação da cintura escapular com a coluna cervical fixa. Para ele realizar as suas ações, a coluna cervical deve estar estabilizada pelos flexores anteriores do pescoço, a fim de evitar a ocorrência de extensão occipital simultânea. A falha em fazê-lo permitiria a translação anterior da cabeça, resultando na redução do comprimento e, portanto, na eficiência do trapézio[79] e no aumento da lordose cervical.

> **Curiosidade Clínica**
>
> A paralisia completa do trapézio causa dificuldade moderada a acentuada na elevação do braço sobre a cabeça. Essa tarefa, contudo, geralmente pode ser executada na amplitude total, contanto que o serrátil anterior permaneça totalmente inervado.[80]

Serrátil anterior. As digitações musculares do serrátil anterior (ver Fig. 14-15) originam-se a partir das 8 a 10 costelas superiores e da fáscia sobre os intercostais. O músculo é composto de três componentes funcionais:[81,82]

▶ O componente superior origina-se a partir da primeira e da segunda costelas e insere-se no ângulo superior da escápula.

▶ O componente médio origina-se a partir da 2ª, 3ª e 4ª costelas e insere-se ao longo da região anterior da borda escapular média.

▶ O componente inferior é o maior e mais potente, originando-se da 5ª até a 9ª ostelas. Ele corre anteriormente à escápula, inserindo-se em sua borda medial.

O serrátil anterior é ativado em todos os movimentos do ombro, mas em especial durante a flexão e a abdução.[82] Trabalhando em sinergia com o trapézio, como parte das forças acopladas (ver posteriormente), a função principal desse músculo é protrair e rodar de modo ascendente a escápula,[83,84] enquanto provê uma base forte móvel de apoio para posicionar a glenoide de maneira ideal para a máxima eficiência da extremidade superior.[85] Suas fibras inferiores puxam o ângulo inferior da escápula para a frente para rodá-la para cima, enquanto a mantêm sobre o tórax durante a elevação do braço.[86] Isso move o arco coracoacromial fora do caminho do tubérculo maior, que está avançando, e opõe-se à excessiva elevação da escápula pelo levantador da escápula e pelo trapézio.[87] Sem a rotação ascendente e a protração da escápula pelo serrátil anterior, a elevação GU total não é possível. Na verdade, em pacientes com paralisia completa do serrátil anterior, Gregg e colaboradores[85] relataram que a abdução ficava limitada a 110°.

A disfunção do músculo serrátil anterior causa a escápula alada quando o paciente tenta elevar o braço.[4,88] A disfunção escapulotorácica contribui também para a instabilidade GU, pois a base normal estável da escápula é desestabilizada durante a abdução ou a flexão.[4,89,90]

O músculo serrátil anterior é suprido pelo nervo torácico longo (C5-7).

> **Curiosidade Clínica**
>
> Paralisia ou fraqueza do músculo serrátil anterior resulta em ruptura da cinesiologia normal do ombro. A incapacidade pode ser leve, com paralisia parcial, ou profunda, com paralisia total. Como regra, as pessoas com paralisia total ou acentuada do serrátil anterior não podem elevar os braços acima de 90° de abdução.[80]

Levantador da escápula. Esse músculo (ver Fig. 14-16) origina-se de bandas tendíneas dos processos transversos do atlas, do áxis e das vértebras CIII e CIV e desce em diagonal para inserir-se no ângulo súpero-medial da escápula.

Ele atua sobre a coluna cervical (ver Cap. 23) e sobre a escápula. Ao atuar sobre a coluna cervical, produz extensão, flexão lateral e rotação da coluna cervical para o mesmo lado.[91] Quando atua sobre a escápula durante a flexão ou a abdução da extremidade superior, age como antagonista ao músculo trapézio e provê controle excêntrico da rotação escapular ascendente nas amplitudes mais altas de movimento.[92]

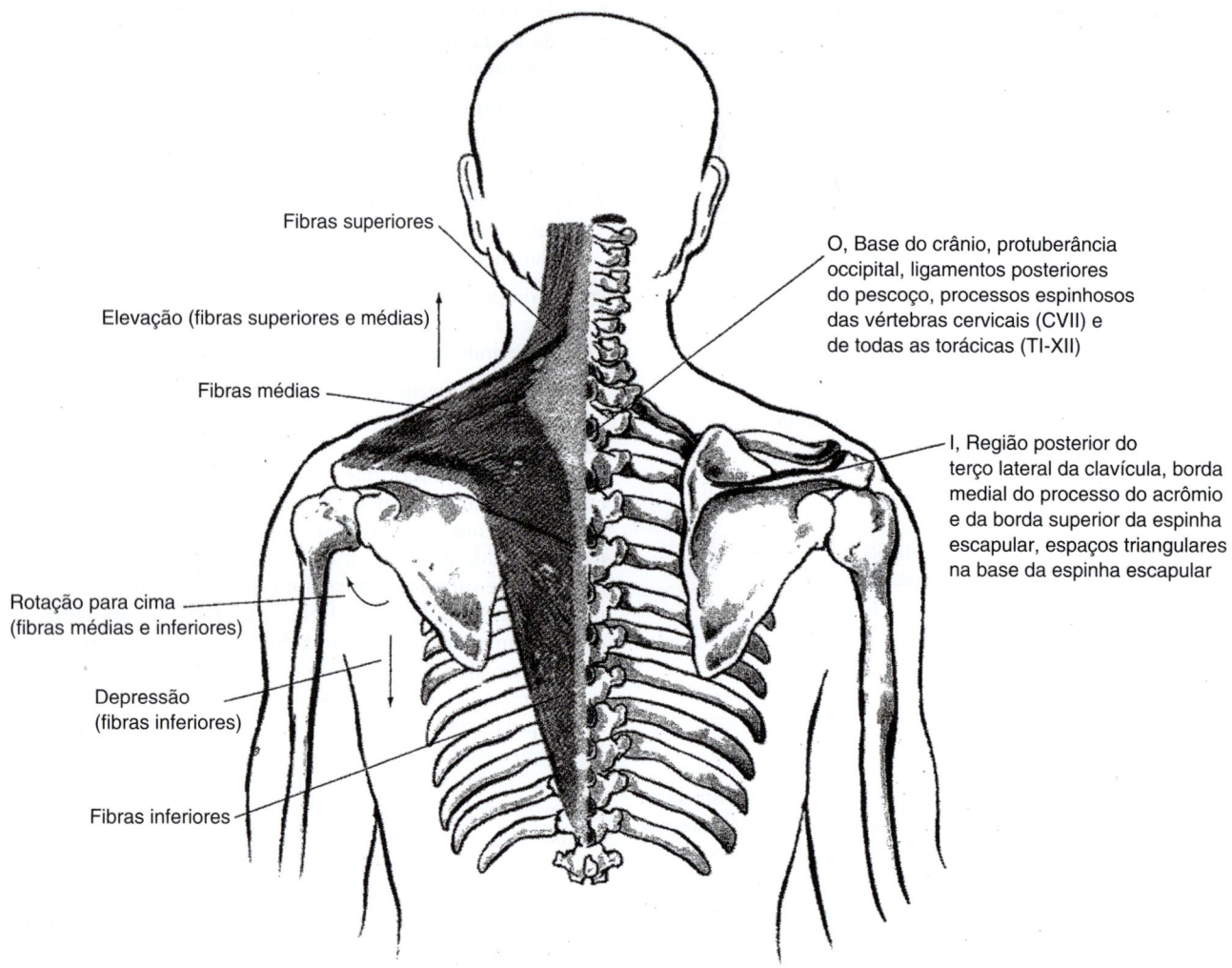

FIGURA 14-14 Trapézio. (Reproduzida, com permissão, de Floyd RT, Thompson CW: *Manual of Structural Kinesiolofy*, 14th edn. New York: McGraw-Hill, 2001: 29.)

Tanto o trapézio quanto o levantador da escápula são ativados com o aumento de cargas na extremidade superior.[79,82,93]

O músculo levantador da escápula é suprido pelo nervo escapular dorsal (C3-5).

Romboides. O músculo romboide maior (Fig. 14-16) origina-se do 2º ao 5º processo espinhoso torácico e dos ligamentos supraespinais subjacentes. As fibras descem para inserir-se na borda escapular medial entre a raiz da espinha escapular e o ângulo inferior da escápula.

O músculo romboide menor (ver Fig. 14-16) origina-se a partir do ligamento nucal inferior e do sétimo processo espinhoso cervical e primeiro torácico e insere-se à borda medial da escápula na raiz da espinha da escápula.

Os romboides ajudam a controlar o posicionamento escapular, em especial com a flexão e extensão horizontal do complexo do ombro.[93] Ambos são inervados pelo nervo escapular dorsal (C4-5).

Propulsores umerais

A massa muscular total dos rotadores internos do ombro (subescapular, deltoide anterior, peitoral maior, latíssimo do dorso e redondo maior) é muito maior do que a dos rotadores externos (infraespinal, redondo menor e deltoide posterior).[80] Esse fato explica por que os rotadores internos do ombro produzem cerca de 1,75 vezes mais torque isométrico do que os externos.[94] O pico dos torques dos rotadores internos excede também os rotadores externos quando medidos de modo isocinético, em condições concêntricas e excêntricas.[80,95]

Latíssimo do dorso. Esse músculo (ver Fig. 14-17) origina-se dos processos espinhosos das últimas seis vértebras torácicas, das 3 ou 4 costelas inferiores, dos processos espinhosos sacrais e lombares através da fáscia toracolombar, do terço posterior da borba externa da crista ilíaca e de um folheto do ângulo inferior da escápula. Esse folheto escapular permite que o latíssimo do dorso atue na articulação escapulotorácica. O músculo insere-se no sulco intertubercular do úmero. Ele funciona como um poderoso extensor, adutor e rota-

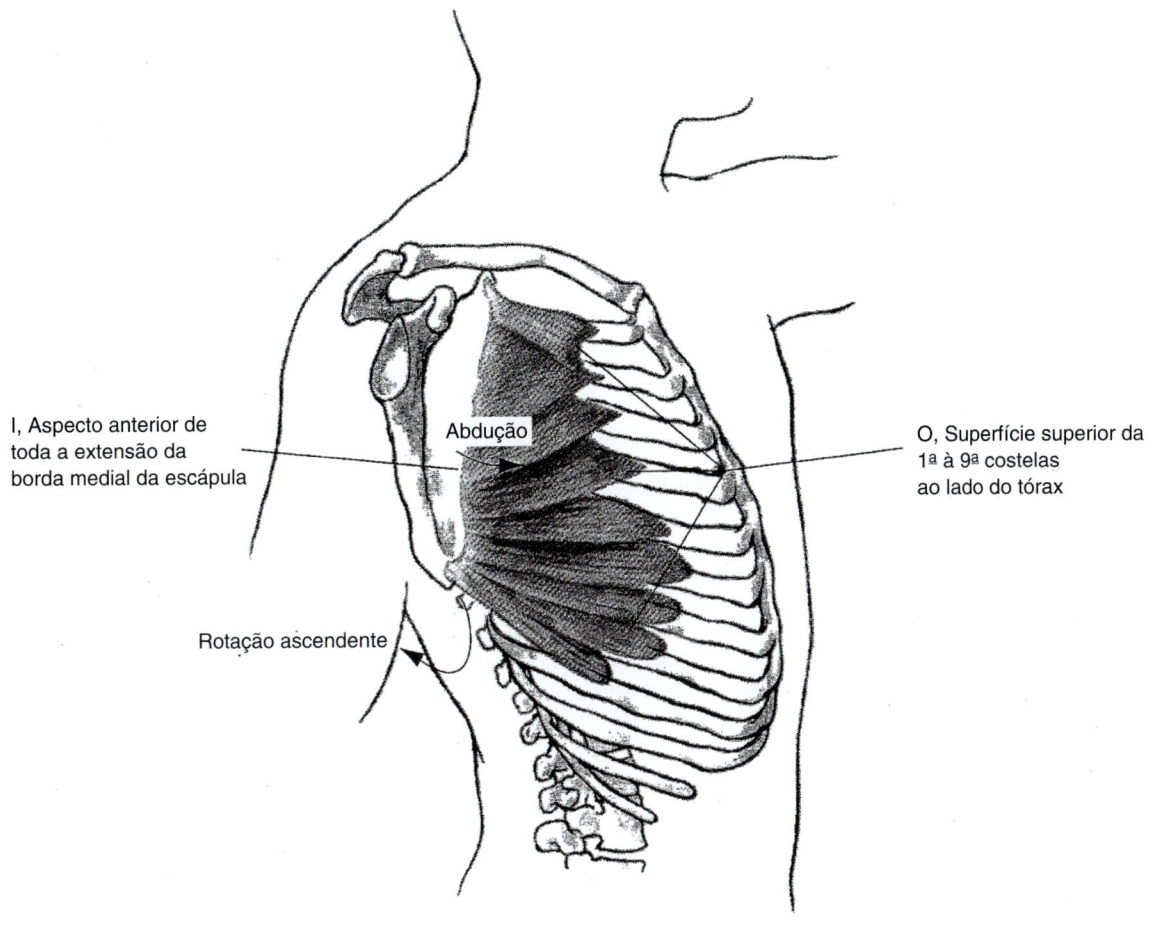

FIGURA 14-15 Serrátil anterior. (Reproduzida, com permissão, de Floyd RT, Thompson CW: *Manual of Structural Kinesiology*, 14th edn. New York: McGraw-Hill, 2001: 33).

dor interno do ombro e também auxilia na depressão, retração e rotação descendente da escápula.⁹⁶ É suprido pelo nervo toracodorsal (C6-8).

Redondo maior. O redondo maior (ver Fig. 14-18) origina-se o terço inferior da borda lateral da escápula e um pouco acima do ângulo inferior. O seu tendão insere-se sobre a região medial do sulco intertubercular do úmero. Esse músculo complementa as ações do latíssimo do dorso, pois estende, aduz e roda internamente a articulação GU. Ele é suprido pelo nervo subescapular inferior (C5, C6).

Peitoral maior. O peitoral maior (ver Fig. 14-19) origina-se a partir da metade esternal da clavícula, da metade da superfície anterior do esterno até o nível da 6ª ou 7ª cartilagem costal, da extremidade esternal da sexta costela e da aponeurose do oblíquo externo do abdome. As fibras do peitoral maior convergem para formar um tendão que se insere na borda lateral do sulco intertubercular do úmero. Embora esse músculo não tenha inserção na escápula, ele atua na articulação escapulotorácica por intermédio de sua inserção no úmero. A sua função depende de quais fibras são ativadas:

▶ Fibras superiores (cabeça clavicular) – rotação interna, adução horizontal, flexão, abdução (se o úmero está abduzido a 90°, as fibras superiores auxiliam na abdução adicional) e adução (com o úmero abaixo de 90° de abdução) da articulação GU.

▶ Fibras inferiores (cabeça do esterno) – rotação interna, adução horizontal, extensão e adução da articulação GU.

O peitoral maior é suprido pelos nervos peitoral medial (fibras inferiores) e lateral (fibras superiores) (C8-T1 e C5-7, respectivamente).

Curiosidade Clínica

O peitoral maior e o latíssimo do dorso são referidos como músculos propulsores umerais, já que tem sido demonstrado que são os únicos músculos da extremidade superior que apresentam correlação positiva entre o pico do torque e a velocidade de arremesso, bem como durante a fase propulsora da braçada na natação.

Peitoral menor. Esse músculo (ver Fig. 14-20) origina-se da superfície externa das margens superiores da 3ª à 5ª costela, próxi-

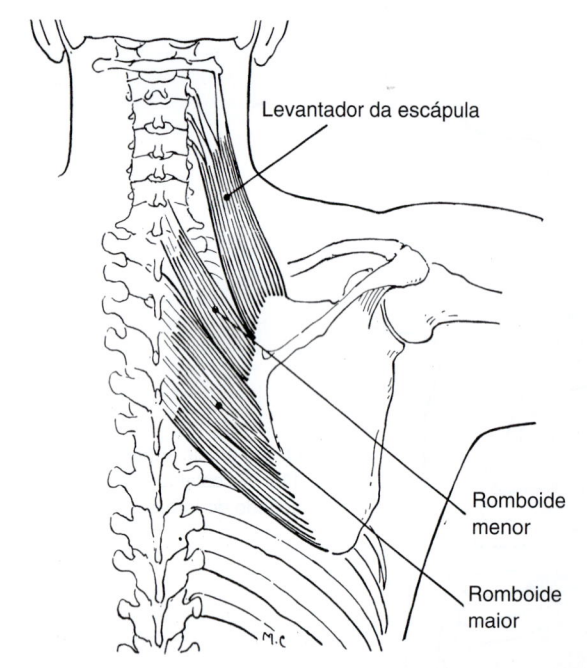

FIGURA 14-16 Levantador da escápula e romboide. (Reproduzida, com permissão, de Luttgens K, Hamilton K: *Kinesiology: Scientific Basis of Human Motion*. New York: McGraw-Hill, 2002:101).

mo de suas cartilagens. Suas fibras sobem lateralmente, convergindo para um tendão que se insere no processo coracoide da escápula. É suprido pelo nervo peitoral medial (C6-8).

Posicionadores umerais

Deltoide. Esse músculo origina-se do terço lateral da clavícula, da superfície superior do acrômio e da espinha da escápula (Fig. 14-21) e se insere na tuberosidade deltoide do úmero. O deltoide pode ser descrito como três músculos separados – anterior, médio e posterior – todos funcionando como posicionadores umerais, colocando o úmero no espaço.[75]

O músculo deltoide é suprido pelo nervo axilar (C5-6).

Protetores do ombro

Manguito rotador. Os músculos do manguito rotador, isto é, o supraespinal (Fig. 14-22), o infraespinal (Fig. 14-23), o redondo menor (Fig. 14-24) e o subescapular (Fig. 14-25), estão comumente envolvidos nas patologias do ombro. A anatomia desses músculos foi previamente descrita (ver seção "Articulação glenoumeral"). Eles são referidos como sendo os protetores do ombro, pois regulam a posição da cabeça do úmero durante a elevação do braço, além de mover ativamente esse osso.[75] Os músculos do manguito rotador têm um importante papel na função do ombro e servem para:

▶ *Auxiliar na rotação do ombro e do braço.* Na articulação GU, a elevação por meio da abdução do braço requer que o tubérculo maior do úmero passe sob o arco coracoacromial. Para que isso ocorra, o úmero deve rodar externamente e o acrômio deve elevar-se.[97] A rotação externa do úmero é ativamente produzida pela contração do infraes-

pinal e do redondo menor e por uma torção da cápsula articular. A importância da rotação externa pode ser clinicamente demonstrada. Quando esse osso é mantido em rotação interna total, apenas cerca de 60° de abdução GU é passivamente possível antes de o tubérculo maior impactar contra o arco coracoacromial e bloquear a abdução adicional. Isso ajuda a explicar o motivo pelo qual os indivíduos com contraturas acentuadas na rotação interna não podem abduzir por completo, mas podem elevar o braço em um plano avançado. Contudo, na prática clínica, os ombros com grandes rupturas no manguito e boa função são comuns, o que indica que o músculo deltoide isolado pode estabilizar a cabeça umeral. Um estudo descobriu que no início da elevação, a parte média do deltoide fornece toda a força necessária, porque as partes anterior e posterior provêm apenas a adução do úmero.[98] Além disso, a força resultante do deltoide possui um componente horizontal que leva a cabeça umeral a fazer pressão contra a glenoide (Fig. 14-26).[98]

Estudos de eletromiografia (EMG) têm mostrado que durante a elevação casual do braço em ombros normais, o deltoide e o manguito rotador agem continuamente por todo o movimento de abdução, cada um atingindo um pico de atividade entre 120 e 140° de abdução.[12,99] Contudo, durante os movimentos mais rápidos e mais precisos, como aqueles que envolvem arremessos, um padrão mais seletivo emerge em períodos específicos de grande intensidade.[100] O enfraquecimento do manguito rotador parece permitir que o deltoide eleve a parte proximal do úmero na ausência de um efeito de depressão adequado proveniente desse músculo. A redução no espaço subacromial é criada e ocorre o impacto do manguito sobre a região anterior do acrômio (ver Fig. 14-26).[101,102]

▶ *Reforçar a cápsula GU.* Os músculos do manguito rotador, junto com o ligamento coracoumeral e a cabeça longa do bíceps (muitas vezes referido como o sexto músculo do manguito rotador) funcionam como ligamentos contráteis. Por exemplo, a ação dos músculos do manguito aumenta a tensão do ligamento GU médio quando o braço está abduzido em 45° e externamente rodado.[30]

▶ *Controlar parte significativa da artrocinemática ativa da articulação GU.* A contração do supraespinal horizontalmente orientada produz força de compressão direcionada para a fossa glenoide.[101] Essa força de compressão prende com segurança a cabeça do úmero na cavidade glenoide durante a sua rolagem superior, proporcionando estabilidade para a articulação e mantendo também um apoio mecanicamente eficiente para a elevação do braço.[101] Como mencionado, sem a força adequada do supraespinal, a linha de força vertical próxima do músculo deltoide que está em contração tende a bloquear ou impactar a cabeça do úmero superiormente contra o arco coracoacromial (ver seção "Síndrome do impacto subacromial").

Bíceps braquial. É um grande músculo fusiforme no compartimento anterior da extremidade superior, com duas origens tendíneas a partir da escápula (ver Fig. 15-5). As cabeças medial e longa originam-se do processo coracoide e do tubérculo supraglenoidal da escápula, respectivamente. Ambas se unem e se inse-

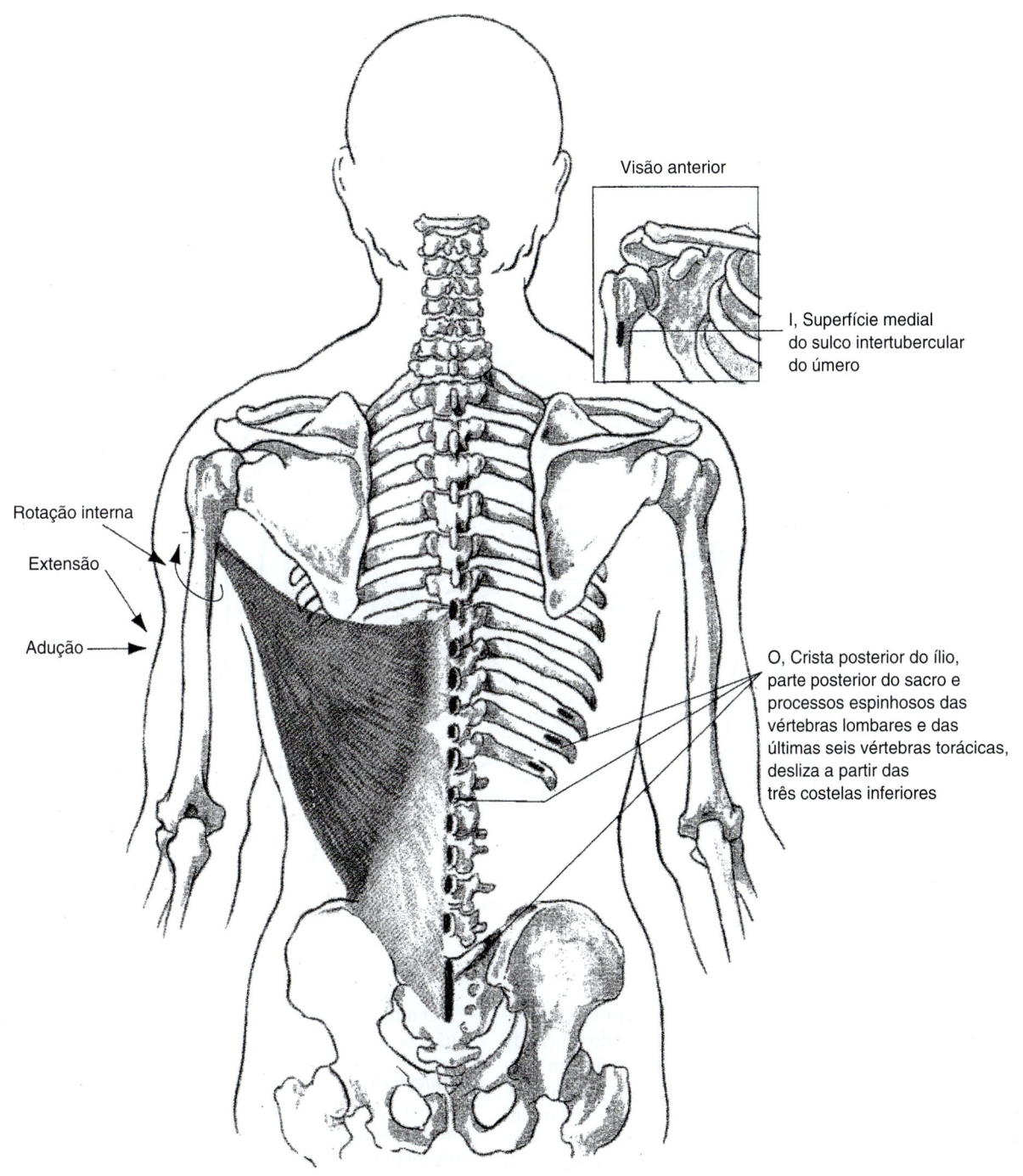

FIGURA 14-17 Latíssimo do dorso. (Reproduzida, com permissão, de Floyd RT, Thompson CW: *Manual of Structural Kinesiology,* 14th edn. New York: McGraw-Hill, 2001:55.)

rem na tuberosidade radial por meio de um tendão comum.[103] O tendão medial é interarticular, ficando dentro da cápsula GU.[32-34] Ele não é uma fonte comum de dor no ombro, como o tendão longo, e raramente se rompe.[32-34]

É bem conhecida a função do bíceps como supinador do antebraço e, secundariamente, como flexor do cotovelo.[104] Na articulação do ombro, contudo, a função desse músculo é menos conhecida.[105] Como parte dessa realidade, está a teoria de que a maioria dos sintomas bicipitais ocorre secundariamente a outras patologias do ombro, como bursite, impacto, instabilidade e patologia labral.[33] Estudos em cadáveres têm sugerido que, no ombro, o bíceps funciona como depressor da cabeça do úmero, esta-

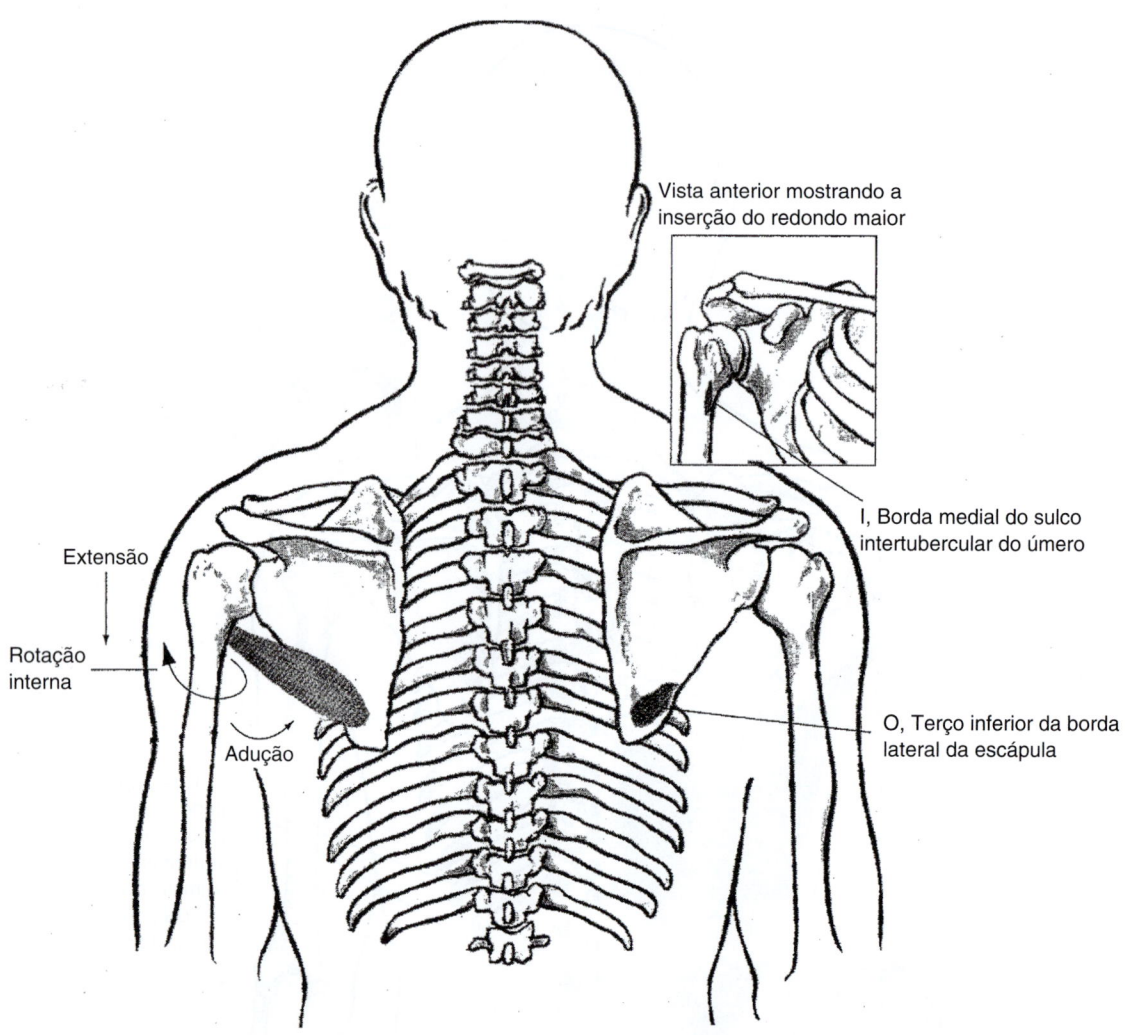

FIGURA 14-18 Redondo maior. (Reproduzida, com permissão, de Floyd RT, Thompson CW: *Manual of Structural Kinesiology,* 14th edn. New York: McGraw-Hill, 2001:53.)

bilizador anterior e posterior, limitador da rotação externa, levantador do lábio glenoidal e compressor da cabeça do úmero do ombro.[106-109] Na posição anatômica, esse músculo não tem a capacidade de levantar o úmero. Quando o braço está rodado externamente a 90°, o tendão da cabeça longa alinha-se com o ventre muscular para formar uma linha reta sobre a cabeça do úmero. Se o bíceps se contrair nessa posição, a cabeça do úmero roda por baixo do tendão, resistindo à rotação externa e aumentando a estabilidade anterior da articulação GU.[64,110,111] A contração da cabeça longa do bíceps, quando o braço está abduzido e externamente rodado, fixa a cabeça do úmero contra a cavidade glenoide, sendo que a força resultante passa obliquamente através do centro de rotação da cabeça do úmero e em ângulos retos para a glenoide.[110] A cabeça do úmero é impedida de mover-se para cima em uma ação como um capuz do tendão do bíceps (Fig. 14-27), que exerce força descendente e ajuda na função de depressor do manguito.[112-114] É interessante observar que o tendão do bíceps foi considerado como sendo mais amplo nos ombros com deficiência do manguito em um estudo.[115]

O músculo do bíceps braquial é suprido pelo nervo musculocutâneo.

Biomecânica

A articulação GU possui três graus de liberdade: flexão/extensão, abdução/adução e rotação interna/externa. As amplitudes de movimento disponíveis nessa *articulação* são as seguintes:

▶ *Flexão e abdução.* Em torno de 100 a 120° estão disponíveis, com as mulheres apresentando maior ADM do que os homens.

▶ *Rotação externa.* Disponível entre 60 a 80°, com as mulheres apresentando maior ADM do que os homens.

▶ *Rotação interna.* Cerca de 80 a 90° está disponível, com as mulheres apresentando maior ADM do que os homens.

▶ *Extensão.* Existe grande variação na extensão, com as amplitudes variando entre 10 e 90°.

Os movimentos GUs (Tabs. 14-8 e 14-9) consistem da combinação de deslizamentos e rolamentos, com base na regra do

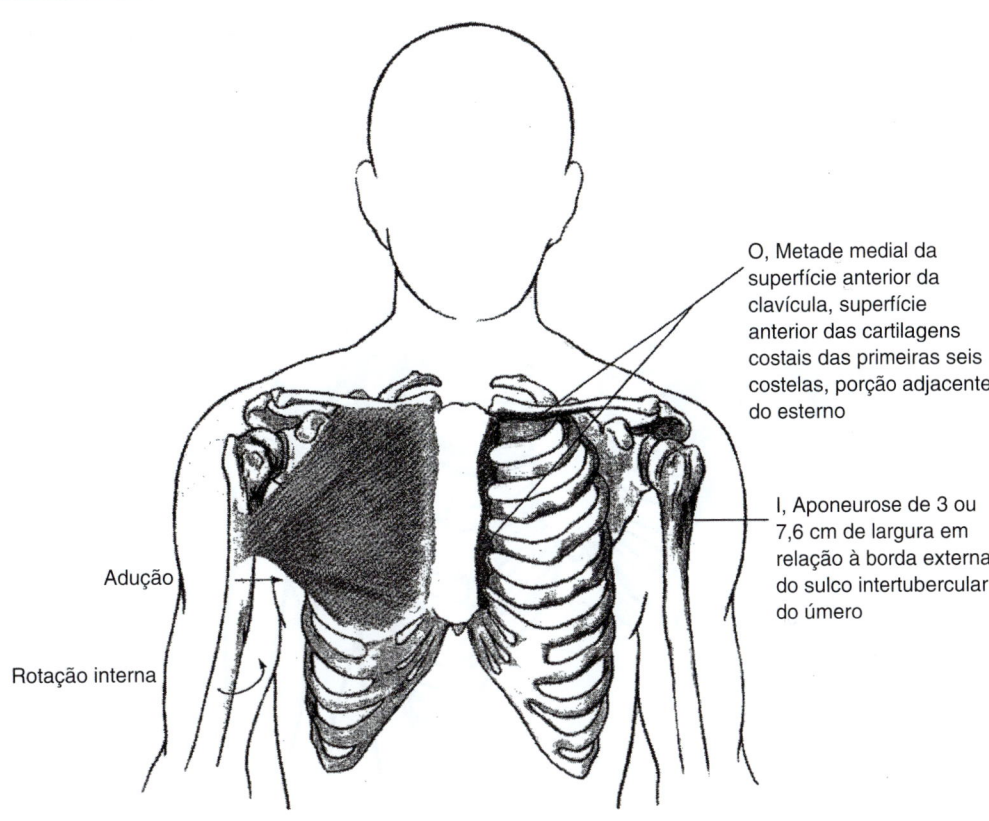

FIGURA 14-19 Peitoral maior. (Reproduzida, com permissão, de Floyd RT, Thompson CW: *Manual of Structural Kinesiology*, 14th edn. New York: McGraw-Hill, 2001:56.)

côncavo-convexo (ver Cap. 11). Na articulação GU, essa regra orienta a superfície articular para mover-se na direção oposta ao movimento do ombro (Tab. 14-10). Os movimentos nessa articulação não ocorrem isolados, mas acoplados.[116] Por exemplo, a rotação externa e a abdução ocorrem com a flexão, e a rotação externa e a adução acompanham a extensão.[55]

O movimento completo da cintura escapular envolve a interação complexa entre as articulações GU, AC, EC, escapulotorácica, torácica superior, costal e esternomanubrial e a coluna cervical inferior. Dentro das articulações do complexo do ombro, parece não haver pontos bem definidos dentro da amplitude onde um movimento articular termina e o outro começa. Ao contrário, todos eles mesclam-se em um movimento harmonioso e suave durante a elevação.

Durante a rotação do ombro e as atividades do braço, a escápula invariavelmente atua como uma plataforma sobre a qual as atividades estão baseadas. Vale a pena observar que as estruturas de apoio da articulação GU são efetivas apenas se a escápula puder manter sua ADM com o úmero (ver "A escápula dinâmica").

A articulação GU tem sido descrita como sendo similar a uma bola de golfe sobre o pino devido à proporção da relação. A descrição biomecânica mais precisa é que a articulação GU é igual a uma bola sobre o nariz de uma foca.[117] Quando a bola ou o soquete umeral se movem, o nariz da foca, ou seja, a escápula, precisa mover-se para manter a posição da bola na glenoide. A orientação da articulação GU permite que ocorram movimentos nela no plano escapular (cerca de 30 a 45° anteriormente ao plano frontal). O ombro possui a maior ADM em comparação com qualquer outra articulação, com ampla variedade de músculos produzindo esses movimentos.[1] A função correta desses músculos depende da relação entre comprimento e tensão e da ativação coordenada.[118] Mais de 1.600 diferentes posições no espaço tridimensional podem ser assumidas pelo ombro.[119,120] Por causa dessa ampla variação, a articulação GU tem a tarefa de manter o equilíbrio entre a mobilidade funcional e a estabilidade adequada.[121]

A complexa cinemática dessa região contribui para o fato de que entorses e estiramentos possam permanecer sintomáticos por mais tempo do que em outras articulações.[1]

A elevação total do braço ocorre ao longo de um arco de cerca de 180° e pode ocorrer em um número infinito de planos corporais.[122] Localmente, esse movimento é o resultado da abdução da articulação GU e da rotação ascendente da articulação escapulotorácica. Durante a abdução do ombro, a articulação GU contribui com até 120° do arco total de movimento, com os 60° remanescentes ocorrendo na articulação escapulotorácica (ver seção "A escápula dinâmica"). A elevação do braço além de 90° requer movimento em outras articulações mais distais, como a AC e a EC (ver seção "A escápula dinâmica") e as articulações vertebrais da parte superior do tórax e da coluna cervical baixa (Tabs. 14-8 e 14-9).

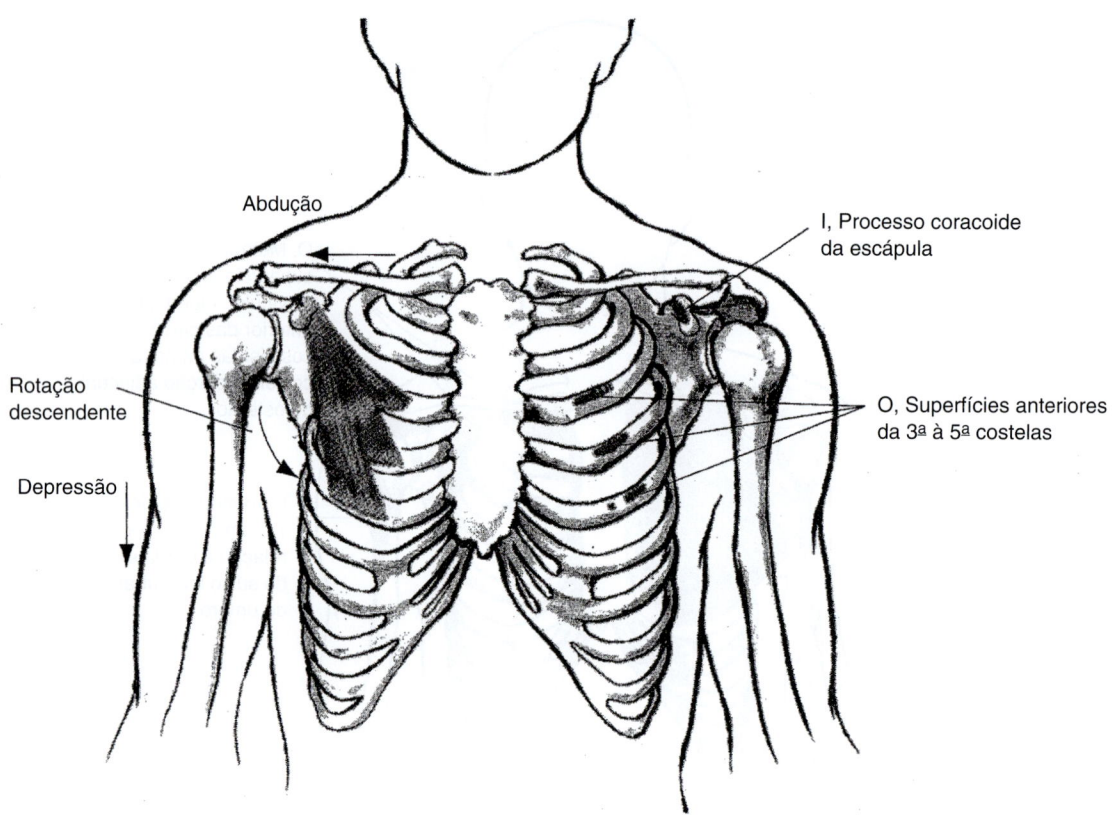

FIGURA 14-20 Peitoral menor. (Reproduzida, com permissão, de Floyd RT, Thompson CW: *Manual of Structural Kinesiology*. 14th edn. New York: McGraw-Hill, 2001, 34.)

Artrocinemática da articulação glenoumeral

A flexão da articulação GU envolve um giro (*spin*) puro se ocorrer estritamente no plano sagital; nenhum rolamento ou deslizamento é necessário. A tensão dentro das estruturas capsulares circundantes, em particular nas estruturas posteriores, pode gerar uma pequena translação anterior do úmero nos extremos da flexão.[123] Embora a flexão no plano sagital envolva um giro puro, a elevação do braço no plano escapular envolve a combinação de flexão, abdução e rotação externa. Assim, na superfície articular da articulação GU durante a elevação do braço, a cabeça do úmero gira (componente da flexão), desliza inferiormente (componente da abdução) e desliza anteriormente (componente da rotação externa) (Tab. 14-10).

Movimentos funcionais

Dependendo do tipo de função executada, os movimentos do complexo da articulação envolvem movimentos locais e também nas outras articulações.

Kibler[124] rotulou os movimentos que ocorrem nas outras articulações do corpo durante atividades como o arremesso (i. e., rotação do tronco e do quadril) como *funções distantes*. Em contraste, aqueles movimentos que ocorrem no ombro durante a mesma atividade (i. e., rotação externa GU) são denominados *funções locais*.

Funções distantes[124]

A maioria dos movimentos do ombro envolve uma série de articulações sequencialmente ativadas na cadeia cinética dos segmentos do corpo.[120,124] Para aqueles movimentos que exigem mais força, há aumento no número de articulações na cadeia cinética. A sequência de ativação começa como força de reação ao solo e move-se para cima através dos joelhos e quadris até o tronco e o ombro. Aproximadamente 50% da energia cinética e da força total que ocorre na articulação GU originam-se da combinação da força de reação ao solo e da força das pernas e dos quadris.[120,124,125] No ombro, ocorre movimento simultâneo nas articulações GU, AC, EC e escapulotorácica como resultado da ação muscular e da tensão ligamentar nessas articulações. A sequência específica da ativação muscular na extremidade superior depende da atividade, embora a direção da ativação seja, em geral, de proximal para distal, por ser esse o método mais eficiente para a produção de grandes forças e acelerações no braço. Como parte dessa sequência de ativação, os padrões de ativação muscular e as posições articulares específicos são desenvolvidos, dependendo da atividade. Qualquer mudança nessa sequência de ativação produz um padrão de movimento anormal, envolvendo a substituição ou a compensação por ligações mais distantes.[126,127] Por exemplo, um atleta arremessador com redução na rotação do tronco por rigidez, tem de forçar mais o ombro para prover a força para o arremesso. Esses padrões de adaptação podem resultar em desempenho reduzido ou aumento do risco de lesões.

Funções locais

A articulação GU representa cerca de dois terços de todos os movimentos do ombro, com o restante sendo provido pela articulação

CAPÍTULO 14 • O COMPLEXO DO OMBRO **493**

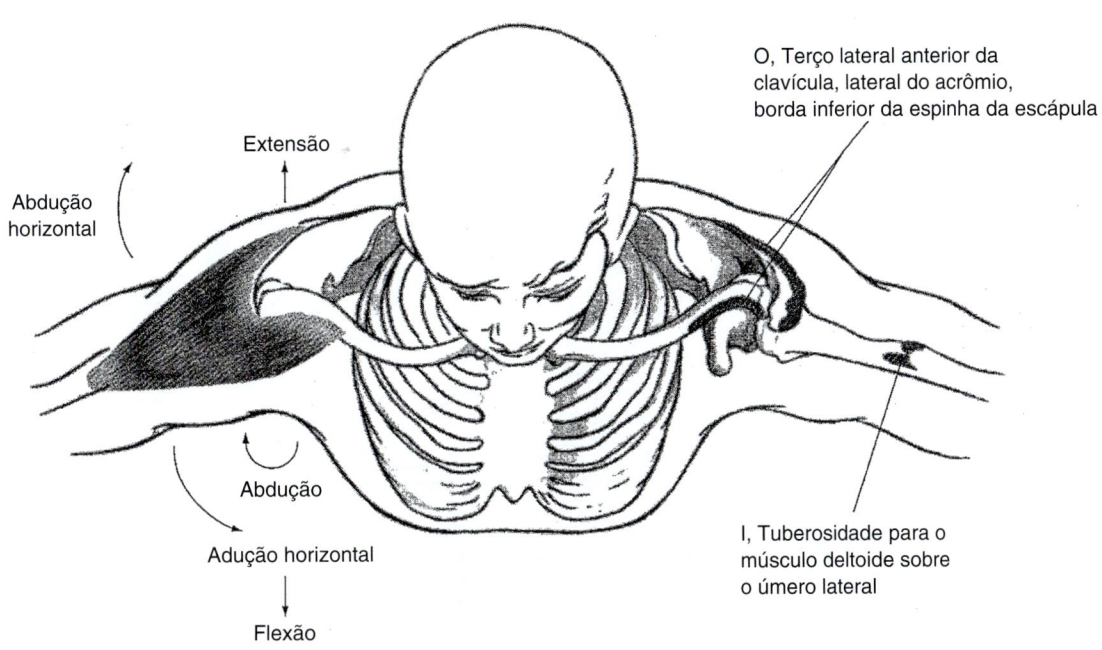

FIGURA 14-21 Deltoide. (Reproduzida, com permissão, de Floyd RT, Thompson CW: *Manual of Structural Kinesiology*. 14th edn. New York: McGraw-Hill, 2001: 47.)

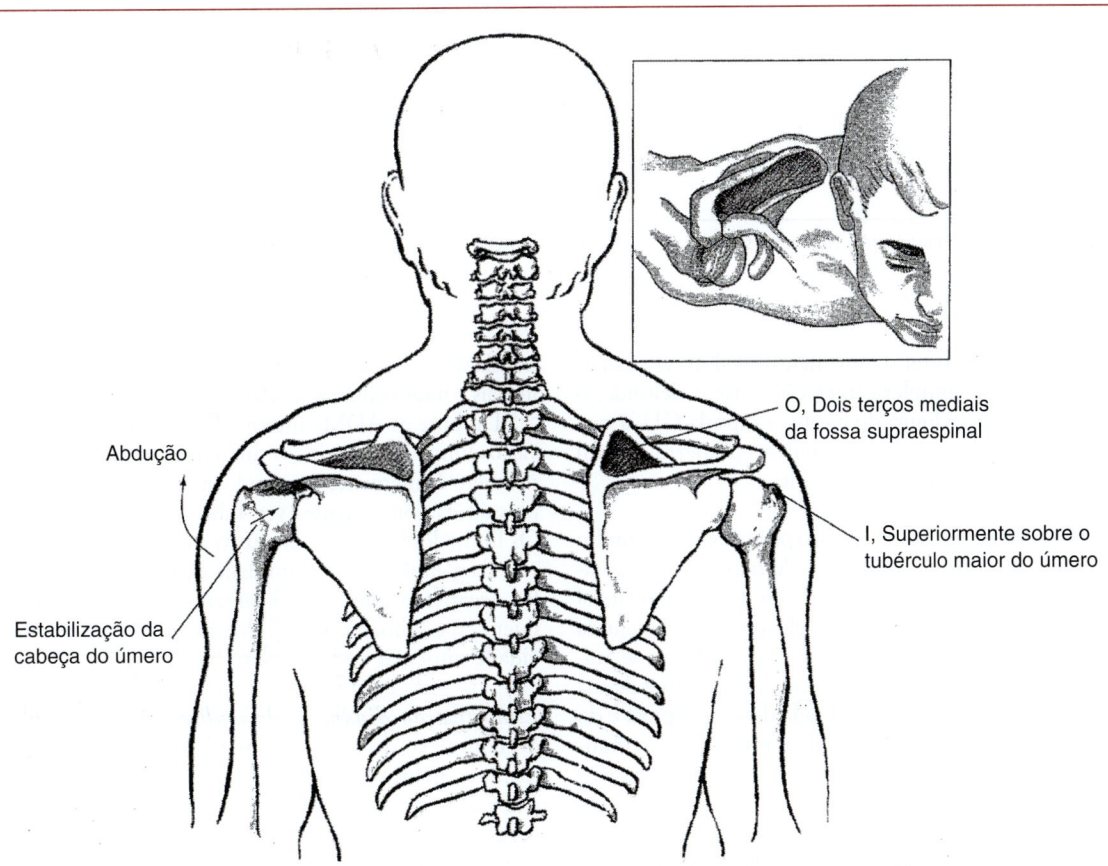

FIGURA 14-22 Supraespinal. (Reproduzida, com permissão, de Floyd RT, Thompson CW: *Manual of Structural Kinesiology*. 14th edn. New York: McGraw-Hill, 2001: 49.)

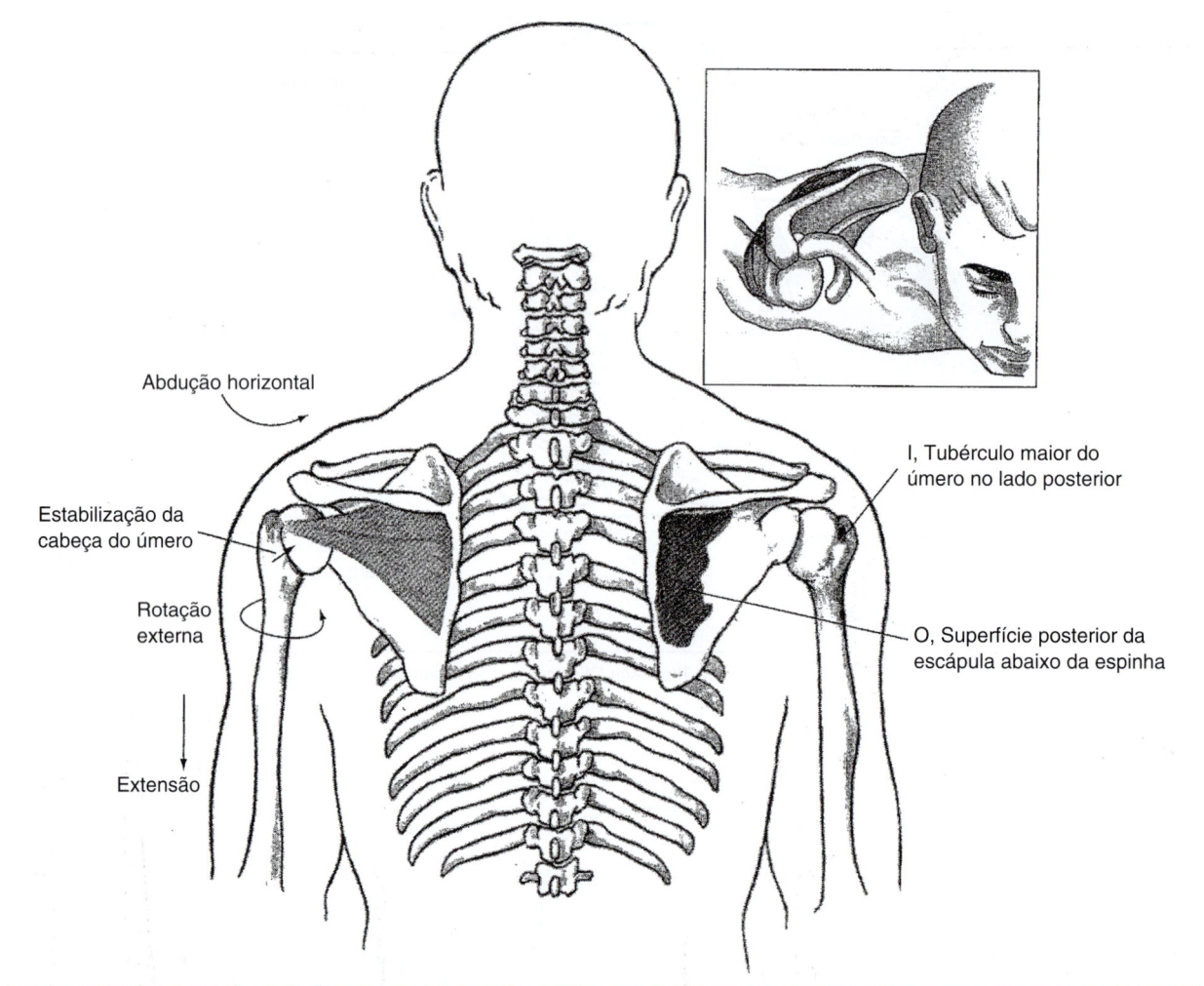

FIGURA 14-23 Infraespinal. (Reproduzida, com permissão, de Floyd RT, Thompson CW: *Manual of Structural Kinesiology*, 14th edn. McGraw-Hill, 2001: 50.)

escapulotorácica.[67] Para ocorrer o movimento total nessas articulações, é necessária uma complexa interação entre o deltoide, o manguito rotador, a cabeça longa do bíceps, a cápsula GU, a cartilagem articular glenoide e os pivôs escapulares (trapézio, serrátil anterior, levantador da escápula e romboides).[128]

Estabilização estática do ombro. O ombro pendente requer muito pouco apoio muscular, com ativação apenas do trapézio e do supraespinal. A sua estabilidade vertical é o resultado da projeção lateral inferior e da inclinação ascendente da fossa glenoide, que é mantida por uma suave contração das fibras do trapézio. Considerava-se, tradicionalmente, que a cabeça do úmero não se deslocava fora de sua projeção lateral por uma contração moderada do supraespinal e do deltoide.[108,129] Estudos mais recentes têm demonstrado que o tônus muscular do manguito rotador não contribui de modo significativo para a estabilidade estática inferior do ombro pendente com cargas leves, mas que a manutenção da pressão intra-articular e as propriedades de aderência e coesão das superfícies articulares são bem mais significativas.[130,131] Contudo, o manguito provê limitação passiva à translação, em especial à translação posterior, durante as amplitudes iniciais e intermediárias de elevação.[132]

Durante as ADMs intermediárias e finais, a combinação de vários limitadores estáticos diferentes cria um vetor que mantém o úmero firmemente assentado na glenoide, por meio da compressão da concavidade (ver Tabs. 14-2 e 14-5).[119,128,130,133-135] Os limitadores estáticos incluem a curvatura anatômica do úmero e da glenoide, a profundidade extra do lábio, a pressão articular negativa e limitações ligamentares.[136] Essas últimas contribuem especialmente nas ADMs finais[137] e são assistidas pela atividade muscular concomitante (ver Tab. 14-2).

Estabilização dinâmica do ombro. A estabilidade dinâmica do complexo do ombro depende de uma variedade de mecanismos, incluindo o alinhamento ideal da escápula, a orientação GU correta e a qualidade da relação entre o comprimento e a tensão dos pivôs escapulares, do manguito rotador, do bíceps e do tríceps (Tab. 14-2) e dos limitadores estáticos, dos ligamentos GU e da cápsula articular. A cabeça longa do bí-

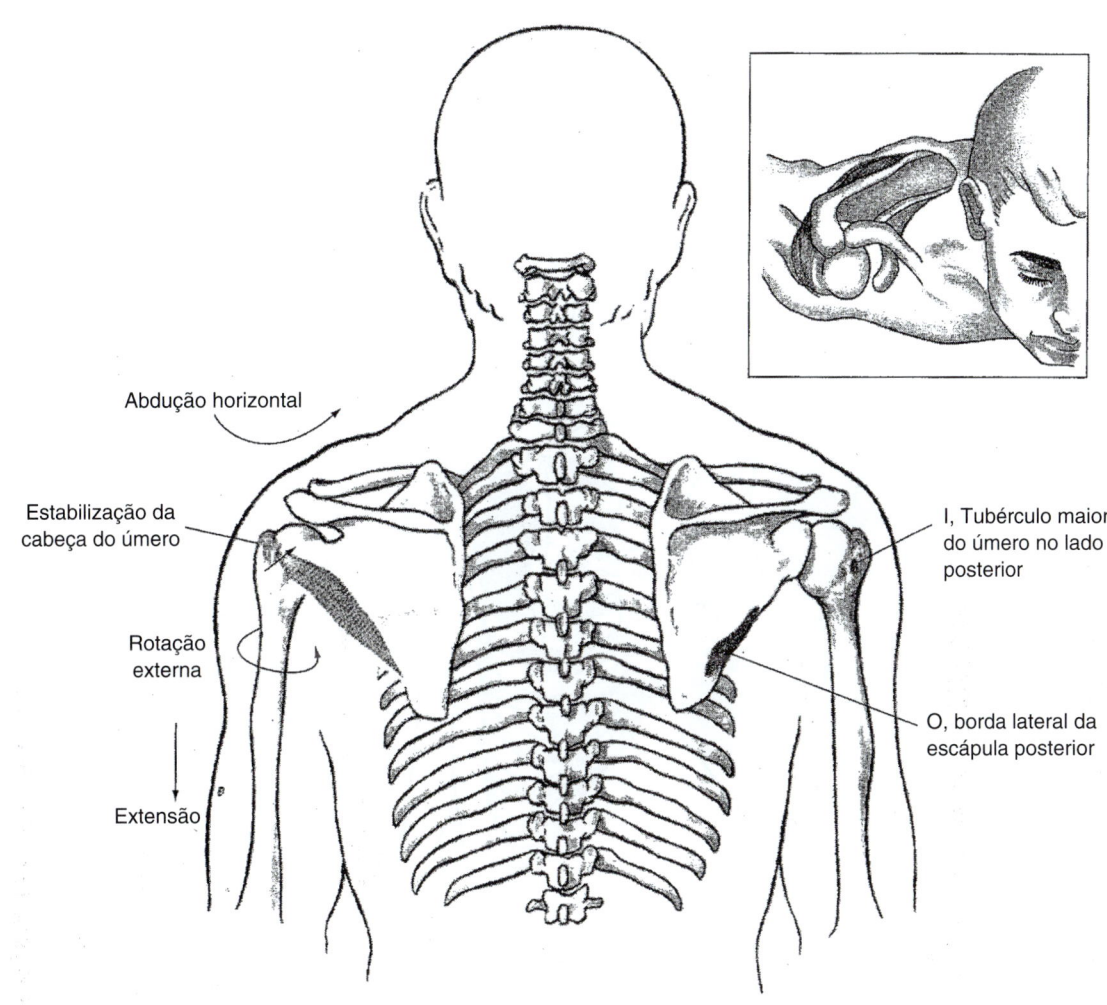

FIGURA 14-24 Redondo menor. (Reproduzida, com permissão, de Floyd RT, Thompson CW: *Manual of Structural Kinesiology*, 14th edn. New York: McGraw-Hill, 2001: 51.)

ceps e o músculo tríceps são os principais estabilizadores dinâmicos da articulação GU, funcionando de forma predominante como músculos de "compressão" (músculos que produzem compressão nas superfícies das articulações que cruzam), durante atividades de alta velocidade. Na verdade, a articulação GU, bem como a articulação temporomandibular, são beneficiados pelo fato de que todos os seus movimentadores primários comprimem a superfície articular, melhorando, assim, a estabilidade da articulação.

Quando o movimento ocorre na articulação GU, a cavidade glenoide da escápula adota um número variável de posições recíprocas. É provável que essas posições capsulares tenham por base as tarefas funcionais e a disposição da mão.

A função do manguito rotator tanto em condições normais como patológicas tem sido objeto de vários estudos.[12,99,138-141] Até há pouco tempo, estudos de EMG ou em cadáveres eram o principal método de avaliação da contribuição de cada músculo do ombro e do manguito rotator a movimentos ou exercícios específicos.[12,99,138,142-145] Estudando cadáveres, Keating e colaboradores[146] determinaram que o subescapular contribui com 53% do momento do manguito, sendo o músculo mais importante na estabilização da cabeça do úmero.

As imagens por ressonância magnética (IRMs) estão agora sendo usadas para mostrar o aumento na intensidade do sinal muscular detectado imediatamente após o exercício, embora poucos estudos tenham considerado os músculos do ombro.[147-149] Com base no nível de intensidade do sinal, o realce induzido por exercício, visto nas IRMs, pode determinar quais músculos são usados para um determinado exercício.[140,147,148,150-152] Por exemplo, um estudo[149] demonstrou que a abdução em decúbito lateral produziu a maior intensidade de sinal no supraespinal, no infraespinal e no subescapular. De maneira surpreendente, a escapulação com rotação interna, antes associada com o isolamento do músculo supraespinal, não proporcionou o maior aumento em qualquer músculo do man-

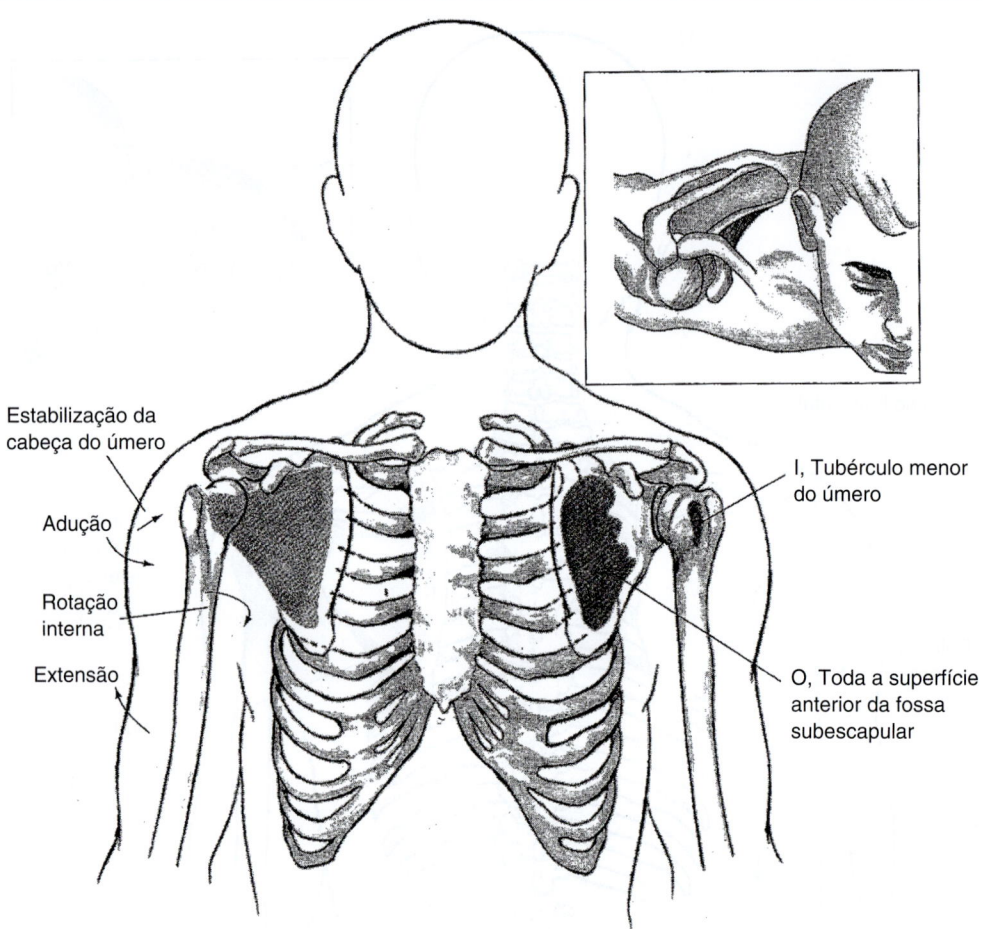

FIGURA 14-25 Subescapular. (Reproduzida, com permissão, de Floyd RT, Thompson CW: *Manual of Structural Kinesiology*. 14th edn. McGraw-Hill, 2001: 52.)

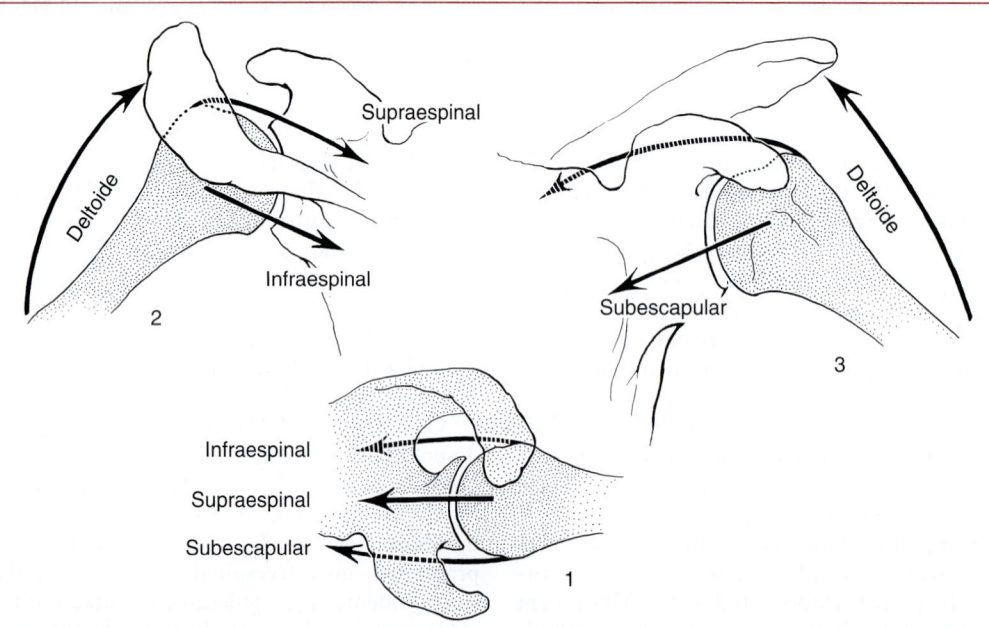

FIGURA 14-26 O deltoide e a força acoplada do manguito rotador. (Reproduzida, com permissão, de Bateman JE: *The Shoulder and Neck*. Philadelphia, WB Saunders, 1972.)

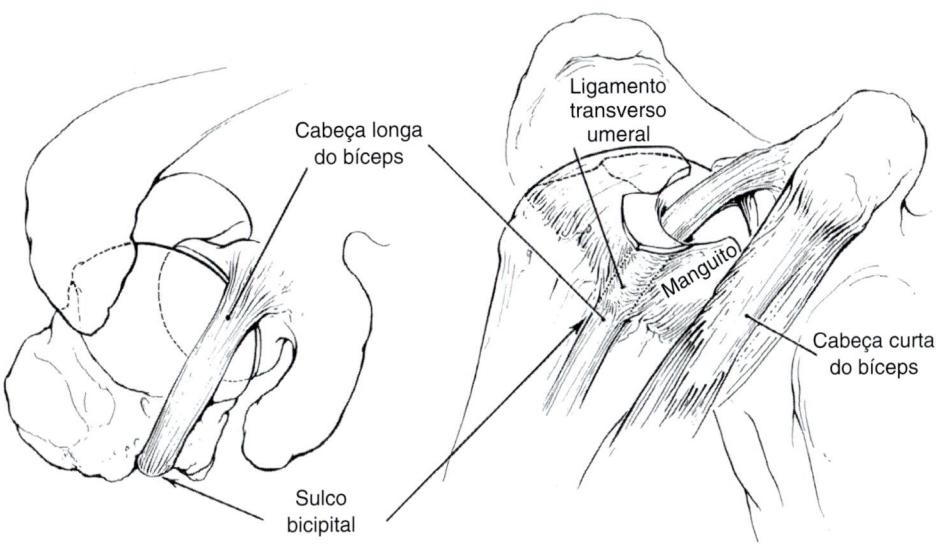

FIGURA 14-27 Aparato do bíceps. (Reproduzida, com permissão, de Bateman JE: *The Shoulder and Neck*. Philadelphia, WB Saunders, 1972.)

guito rotador.[149] Contudo, deve-se ter cautela ao chegar a conclusões com estudos individuais, e certamente pesquisas futuras são necessárias nessa área.

A importância do complexo capsuloligamentar na estabilização da articulação GU durante as atividades dinâmicas é complexa e varia de acordo com a posição do ombro e com a direção da força de translação.[153] A cápsula posterior é o principal limitador contra a translação posterior do úmero na fossa glenoide com o braço abaixo de 90° de abdução.[154] Com o braço em 90° de abdução o ligamento GU inferior e a cápsula póstero-inferior se tornam os principais limitadores.[154] A banda posterior do ligamento GU inferior resiste à translação inferior quando o braço está a 90° de abdução.

A escápula dinâmica. Os movimentos sincronizados que ocorrem entre a escápula e o úmero durante a elevação são a combinação do movimento escapulotorácico e do movimento escapuloumeral.

Movimento escapuloumeral. O ângulo entre a glenoide e a cabeça do úmero em movimento deve ser mantido dentro de uma zona segura de 30° de angulação durante as atividades para reduzir as forças de cisalhamento e de translação.[155] A escápula deve ser ativamente posicionada pelos músculos em relação ao movimento do úmero e atuar como base estável da origem dos músculos do manguito rotador. Se ela não for controlada, a glenoide não pode ser posicionada de maneira correta para permitir as relações ideais de comprimento-tensão dentro do complexo do ombro.[87,89,136,156] Esse movimento sincronizado entre a cavidade glenoide e o úmero é referido como *ritmo escapuloumeral*. O ritmo apropriado envolve rotação da escápula durante a elevação do braço, o que diminui significativamente o efeito de cisalhamento entre a cabeça do úmero e a glenoide, permitindo que esta fique centrada sob a cabeça do úmero; a forte tendência para um deslocamento para baixo do úmero é resistida e a glenoide é mantida dentro de uma amplitude fisiologicamente tolerável (Fig. 14-28). Na abdução total, a glenoide sustenta por completo o úmero.

Vários estudos têm examinado o ritmo escapuloumeral de forma tridimensional.[21,22,67,157,158] Um estudo inicial feito por Inman[67] determinou a razão de 2:1 existente entre o movimento que ocorre na articulação GU e na escápula, respectivamente. Por exemplo, para cada 3° de elevação do braço, ocorre 2° de movimento na articulação GU e 1° é devido à rotação da escápula sobre o tórax (ver Fig. 14-28). Depois de 90° de elevação, ocorre 60° de movimento na articulação GU, sendo os 30° restantes de movimento escapular. Depois dos primeiros 90°, o restante da elevação ocorre na razão de 2:1 GU:escápula. Essa razão não é consistente durante toda a ADM, com a abdução inicial (0 a 80°) envolvendo mais movimento umeral, a amplitude intermediária (80 a 140°) envolvendo mais movimento escapular, e as amplitudes finais (140 a 170°) envolvendo o movimento nas articulações adjacentes.[21,92,157]

Um estudo mais recente[158] descreveu o ritmo escapuloumeral consistindo de cinco fases, com cada uma delas representando incrementos de 20% na ADM para a elevação do braço. Por exemplo, se um paciente possui ADM máxima de 175°, os cinco incrementos devem ser de 0 a 35° (20% da amplitude máxima), de 36 a 70° (40% da amplitude máxima), de 71 a 105° (60% da amplitude máxima), de 106 a 140° (80% da amplitude máxima) e de 141 a 175° (100% da amplitude máxima). O mesmo estudo descreveu a razão de 3:1 de elevação umeral e rotação escapular ascendente em relação ao tronco. Nesse cenário, para cada grau de rotação escapular ascendente, ocorrem 3° de elevação umeral em relação ao tronco – um achado comparável ao estudo de Inman.[158]

TABELA 14-8 Colaboradores da abdução glenoumeral

Grau da abdução	Biomecânica envolvida
0-90	A ação conjunta dos estabilizadores ativos (deltoide, bíceps e músculos do manguito rotador) é necessária para a função propositada da articulação do ombro. O supraespinal contrai para iniciar a abdução da articulação glenoumeral.[a] Os demais músculos do manguito rotador também contraem para tracionar a cabeça do úmero para dentro da cavidade glenoide. Em cerca de 20° de abdução do úmero, começa a rotação para cima da escápula, com elevação da clavícula e rotação axial concomitante.[b,c] Em cerca de 90°, ou um pouco mais, no caso das mulheres, o extremo superior da abdução glenoumeral é alcançado, e a elevação da clavícula cessa por causa da tensão do ligamento costoclavicular.[d] Continuar da abdução do úmero requer o seguimento da rotação superior da escápula, que, nesse ponto, fez uma rotação de aproximadamente 30°.[e]
90-150	Conforme a escápula roda para cima sobre a parede torácica posterior, a fossa glenoide direciona-se para cima e para o lado, e seu ângulo inferior move-se lateralmente por cerca de 60°. A contribuição escapular é máxima entre 90 e 140°.[f] A rotação escapular para cima é acomodada tanto na articulação esternoclavicular quanto na acromioclavicular, por meio de uma rotação axial posterior da clavícula de 30 a 40° e elevação clavicular em torno de 30 a 36°.[c] Os músculos que produzem esse movimento são o serrátil anterior e o trapézio, atuando em conjunto na articulação escapulotorácica. O movimento é limitado pelas articulações do acrômio e esternoclavicular e pelos adutores da escápula e do úmero (principalmente latíssimo do dorso e o peitoral maior).
150-180	Abdução além de 150° requer movimento adequado nas articulações vertebrais da parte superior do tórax e da coluna cervical.[g] A abdução bilateral implica extensão da coluna torácica e aumento da lordose lombar.

[a] Poppen NK, Walker PS: Forces at the glenohumeral joint in abduction. *Clin Orthop* 1978;135;165-170.
[b] Poppen NK, Walker PS: Normal and abnormal motion of the shoulder. *J Bone Joint Surg* 1976;58A:195-201.
[c] Saha AK: Mechanisms of shoulder movements and a plea for the recognition of "Zero Position" of the glenohumeral joint. *Clin Orthop* 1983;173:3-10.
[d] Freedman L, Munro RR: Abduction of the arm in the scapular plane: Scapular and glenohumeral movements. *J Bone Joint Surg* 1966;48A:1503-1510.
[e] Abelew T: Kinesiology of the shoulder. In: Tovin BJ, Greenfield B, eds. *Evaluation and Treatment of the Shoulder – An Integration of the Guide to Physical Therapist Practice.* Philadelphia: FA Davis; 2001:25-44.
[f] Doody SG, Freedman L, Waterland JC: Shoulder movements during abduction in the scapular plane. *Arch Phys Med Rehabil* 1970;51:595-604.
[g] Kapandji IA: *The Physiology of the Joints, Upper Limb.* New York: Churchill Livingstone; 1991.

TABELA 14-9 Colaboradores da elevação glenoumeral

Grau de elevação e principal colaborador	Biomecânica envolvida
0-60° – Elevação glenoumeral	O movimento combinado de flexão, abdução e rotação externa ocorre na articulação glenoumeral, produzido pelo deltoide anterior, pelo coracobraquial e pelas fibras claviculares do peitoral maior. O movimento é limitado pela tensão crescente do ligamento coracoumeral posterior e pelo alongamento dos extensores do ombro, dos adutores e dos rotadores externos.[a]
60-120° – Elevação esternoclavicular	A escápula desce, protrai e abduz sobre a parede torácica posterior, de forma que a cavidade glenoide e acromioclavicular vira para a frente e para cima, e seu ângulo inferior vira para fora e para a frente. Esse movimento é acomodado pelas articulações esternoclavicular e acromioclavicular. O movimento escapulotorácico é produzido da mesma forma que a abdução pelo serrátil anterior e pelo trapézio, sendo limitado pelos ligamentos das duas articulações e pela tensão da musculatura extensora e adutora do ombro.[a]
120-180° – Elevação costoespinal	Kapandji[b] afirma que o extremo da flexão é o mesmo extremo da abdução. Ou seja, durante a elevação unilateral, o deslocamento lateral é produzido pelos músculos espinais contralaterais, enquanto a abdução bilateral requer aumento da lordose lombar para elevar os braços. Além disso, as inserções mediais da 1ª e 2ª costela vão para baixo, enquanto as da 4ª à 6ª sobem e a terceira atua como um eixo.[a] A abdução bilateral exige que a coluna torácica se estenda e que aumente a lordose lombar.

[a] Pettman E: *Level III Course Notes.* Berrien Springs, Michigan: North American Institute of Manual Therapy, Inc.; 2003.
[b] Kapandji IA: *The Physiology of the Joints, Upper Limb.* New York: Churchill Livingstone; 1991.

É interessante observar que o ritmo escapuloumeral varia conforme a carga do braço, com a ocorrência de razões crescentes de elevação umeral para a rotação escapular, dependendo de qual das cinco fases é avaliada (3:2:1 para as duas primeiras fases, 3:6:1 para a terceira, 4:0:1 para a quarta e 4:3:1 para a fase final).[158]

Movimento escapulotorácico. Esse movimento é um componente essencial da função do ombro e consiste de rotação e translação sobre três eixos de movimento, os quais são considerados como inseridos na escápula.[159]

▶ As inclinações anterior e posterior ocorrem ao redor do eixo em paralelo à escápula.

TABELA 14-10 Movimentos na articulação glenoumeral e seu eixo apropriado e movimentos acessórios

Plano/eixo de movimento	Movimento fisiológico	Movimento acessório
Sagital/mediolateral	Flexão/extensão	Giro
Coronal/ântero-posterior	Abdução Adução	Deslizamento inferior Deslizamento superior
Transverso/longitudinal	Rotação interna Rotação externa	Deslizamento posterior Deslizamento anterior

▶ A protração e a retração da escápula ocorrem pela protração e pela retração da clavícula na articulação EC.

▶ As rotações ascendente e descendente ocorrem ao redor de um eixo perpendicular ao plano da escápula, que corre através da articulação AC e da articulação EC.[54] A rotação ascendente da escápula durante a abdução do ombro ajuda a manter a relação de comprimento-tensão efetiva entre os três grupos de músculos (forças acopladas) que se inserem na escápula.

▶ As rotações interna e externa ocorrem ao redor de um eixo que corre pela escápula da parte superior para a inferior.

▶ A elevação e a depressão da escápula ocorrem pela elevação e pela depressão da clavícula na articulação AC (ver Fig. 14-28). Durante todos os 180° de elevação do braço, ocorre um total de 60° de elevação da clavícula, além da sua rotação ao redor de seu eixo longitudinal.[53,160] Essa elevação e rotação clavicular ocorrem em duas fases principais de abdução do ombro. Presumindo um ritmo escapular de 2:1, a abdução do ombro até 90° ocorre como a soma de 60° de abdução GU e 30° de rotação escapulotorácica ascendente. Os 30° de rotação ascendente ocorrem predominantemente pela sincronia de 20 a 25° de elevação clavicular na articulação EC e 5 a 10° de rotação ascendente na articulação AC.[80] A elevação da clavícula ergue o acrômio durante a elevação do braço, permitindo que as estruturas subacromiais passem sob o arco coracoacromial.[20] A abdução do ombro de 90 a 180° ocorre como uma soma de 60° adicionais de abdução da articulação GU e 30° adicionais de rotação escapulotorácica ascendente.[80] Durante essa fase tardia, a clavícula eleva apenas 5° adicionais na articulação EC, enquanto, na articulação AC, a escápula gira de modo ascendente 20 a 25°. Assim, por volta do final de 180° de abdução, os 60° de rotação escapulotorácica ascendente podem ser responsáveis pelos 30° de elevação na articulação EC e 30° de rotação ascendente na articulação AC (Fig. 14-29).[80] O movimento na AC é controlado pela tensão nos ligamentos coracoclaviculares. Por fim, a clavícula tem sido demonstrada *in vivo* rodando posteriormente ao redor do seu eixo longo (Fig. 14-8) durante a fase final de abdução do ombro.[20] É ainda incerto se essa rotação posterior ocorre na articulação EC ou na AC; todavia, ela é controlada pela tensão nos ligamentos coracoclaviculares e na fáscia clavipeitoral.

A elevação do braço no plano escapular em indivíduos saudáveis é acompanhada pela inclinação posterior e pela rotação ascendente da escápula.[159] A rotação ascendente ocorre sobre um eixo que passa pela base da espinha da escápula e ocorre em várias fases (ver Tabs. 14-8 e 14-9). A rotação da escápula sobre o eixo vertical mostra um padrão um pouco mais variável,[159] com alguns estudos mostrando que a rotação externa ocorre com maior predominância em ângulos de elevação mais altos,[50,161,162] enquanto outros demonstram a rotação interna.[163–165]

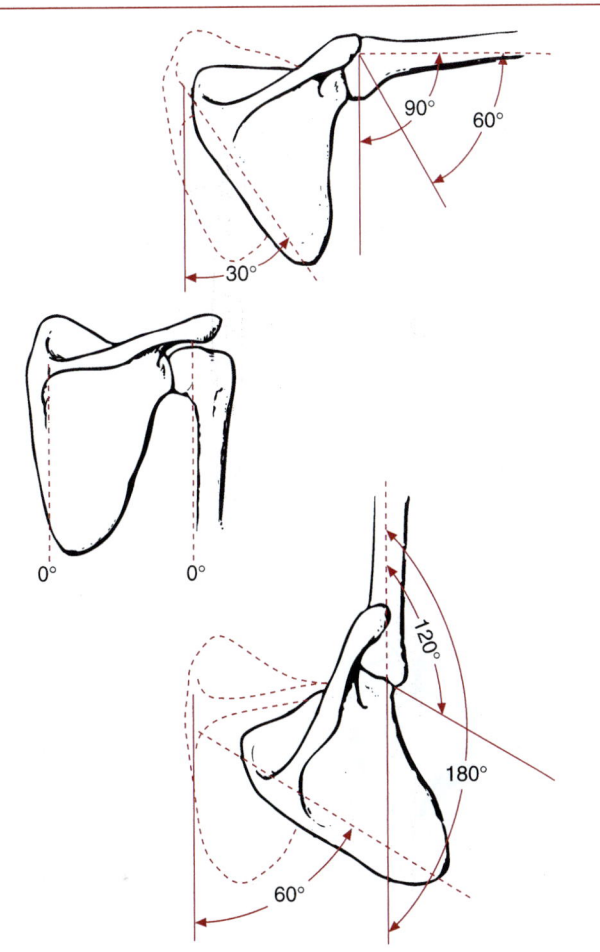

FIGURA 14-28 O ritmo escapuloumeral permite que a fossa glenoide seja posicionada diretamente sob a cabeça do úmero durante as amplitudes finais de abdução para aumentar a estabilidade articular. (Reproduzida, com permissão, de Brukner P and Khan K: *Clinical Sports Medicine*, 3rd edn. Sydney, Austrália: McGraw-Hill, 2007:64.)

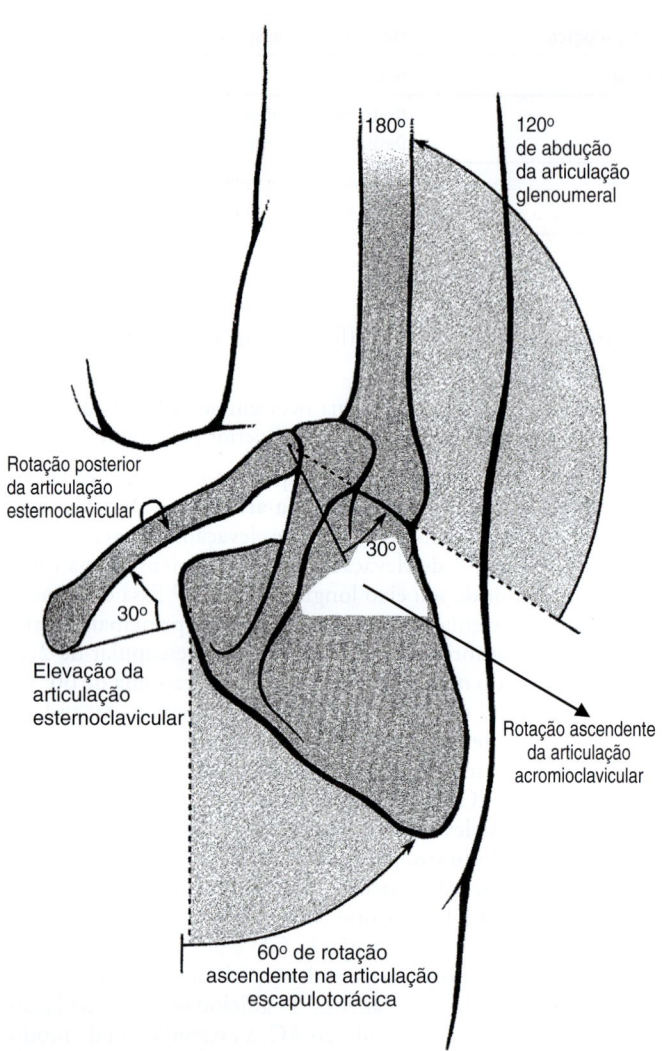

FIGURA 14-29 Movimentos nas várias articulações durante o ritmo escapulotorácico. (Reproduzida, com permissão, de Neumann DA: *Kinesiology of the Musculoskeletal System*. Mosby, 2002.)

Durante os primeiros 30° de rotação ascendente da escápula, o músculo serrátil anterior e as divisões superior e inferior do trapézio são considerados os principais rotadores ascendentes da escápula. Juntos formam duas forças acopladas: uma formada pelos músculos trapézio superior e serrátil anterior superior (Fig. 14-30) e a outra pelos músculos trapézio inferior e serrátil anterior inferior.[11,67,166] Uma *força acoplada* é definida como duas forças que agem em direções opostas para rodar um segmento ao redor do seu eixo de movimento.[64,167]

Os principais músculos que abduzem a articulação GU são o deltoide médio e o supraespinal.[80] A elevação do braço por meio da flexão é primariamente executada pelo deltoide anterior, pelo coracobraquial e pela cabeça longa do bíceps braquial.[80] O trapézio parece ser mais importante para o controle da escápula durante as fases iniciais de abdução, enquanto o serrátil tem sido considerado o rotador ascendente mais efetivo da escápula.[67,188]

O trapézio inferior contribui durante as fases mais tardias de abdução do ombro ao evitar a inclinação da escápula e ajuda na sua estabilização pelo controle excêntrico da escápula durante a rotação escapular ascendente.[92,157]

> **Curiosidade Clínica**
>
> Durante os primeiros 150° de elevação do braço por meio da flexão:
> - As fibras superiores e inferiores do trapézio e as fibras do serrátil anterior inferior contraem concentricamente.
> - O levantador da escápula e os romboides contraem excentricamente.
>
> De 150 a 180°:
> - As fibras inferiores do serrátil anterior contraem isometricamente.
> - As fibras inferiores do trapézio e o peitoral menor contraem concentricamente.
> - As fibras superiores do serrátil anterior contraem excentricamente.

O trapézio médio e os romboides também contribuem para os movimentos escapulares envolvidos durante a elevação do braço.[169] Os antagonistas – peitoral maior, redondo maior, latíssimo do dorso e coracobraquial – trabalham excentricamente. O movimento normal da escápula sobre o tórax inclui o contato consistente entre a parede torácica e a borda medial e o ângulo inferior da escápula.[166,169] A perda desse contato tem sido clinicamente considerada como evidência da cinemática escapular anormal que pode resultar em tensão adicional nos estabilizadores anteriores do ombro.[142,170,171]

As forças acopladas apropriadas para a elevação acromial que ocorre durante a abdução GU referem-se aos músculos trapézio inferior e o serrátil anterior trabalhando juntos, acoplados ao trapézio superior e ao romboide (Fig. 14-30).[20]

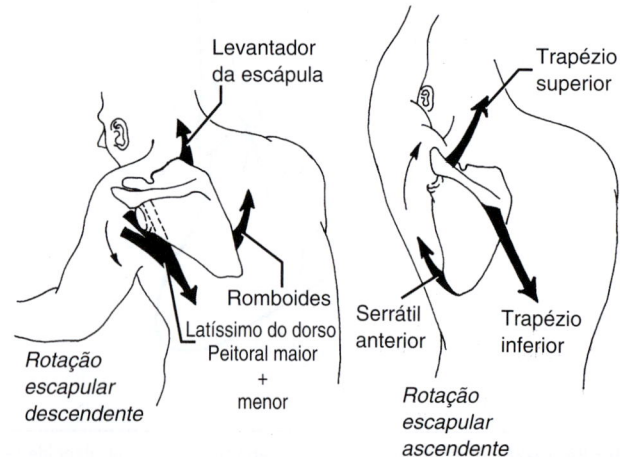

FIGURA 14-30 Forças acopladas envolvidas na rotação escapular. (Reproduzida, com permissão, de Pansky B: *Review of Gross Anatomy*, 6th edn. New York: McGraw-Hill, 1996:243.)

A atividade EMG dos músculos levantador da escápula, trapézios inferior e superior e serrátil anterior durante a elevação do braço aumenta progressivamente à medida que o ângulo umeral aumenta.[50] As atividades que mantêm a escápula rodada para cima, enquanto acentuam a protração escapular, como os exercícios de apoio, geram maior atividade de EMG do serrátil anterior.[55]

Os últimos graus de elevação do ombro consistem do movimento torácico superior quando o movimento total da articulação GU e da cintura escapular são completados.[172] Se o braço continua a elevar-se além de 150°, o tórax começa a estender-se, rodar ipsilateralmente e flexionar para o lado.

A escápula também age durante a retração e a protração ao longo da parede torácica (ver Fig. 14-13).[20] A protração ocorre quando o serrátil anterior, na escápula, e o peitoral maior, no úmero, contraem-se simultaneamente, e a retração é produzida pela ação conjunta do trapézio e dos romboides.[173] Ocorre uma translação de 15 a 18 cm da escápula ao redor da parede torácica durante a retração e a protração, dependendo do tamanho do indivíduo e do vigor da atividade.[20,125] Isso é usado durante as atividades como fase de preparação e de aceleração no arremesso e no saque, respectivamente.[20]

Por fim, a escápula é responsável pela transferência de grande força e energia das pernas, dos quadris e do tronco para o verdadeiro mecanismo de liberação, que são o braço e a mão.[20,124,174,175]

Síndrome do impacto subacromial (SIS). A SIS, como entidade patológica, é descrita em detalhes na seção "Estratégias de intervenção"; contudo, ela é mencionada aqui porque o seu desenvolvimento está estreitamente relacionado à disfunção biomecânica do complexo do ombro.

Na presença de um manguito rotador normal, com pivôs escapulares normais e sem contraturas capsulares, a cabeça umeral sofre translação superior menor do que 3 mm durante as amplitudes médias de elevação ativa, enquanto nas amplitudes finais ocorrem translações ântero-posteriores e súpero-inferiores de 4 a 10 mm, todas acopladas a movimentos específicos de rotação interna ou externa.[17,118,128,176-181] Aumentos na translação superior com elevação ativa podem resultar em aprisionamento do arco coracoacromial,[33,176] o que produz compressão das estruturas supraumerais contra a região ântero-inferior do acrômio e do ligamento coracoacromial. A compressão repetitiva dessas estruturas, junto com outros fatores predisponentes, resulta na síndrome mencionada. A SIS foi primeiro reconhecida por Jarjavay[182] em 1867 e o termo *síndrome do impacto* foi popularizado por Neer[33] na década de 1970.

Fatores intrínsecos e extrínsecos foram implicados como etiologias do processo de impacto e vários tipos foram descritos. Dois deles incluem o impacto intrínseco (de saída/interno) e o impacto extrínseco (de não saída/externo) (Fig. 14-31).

Impacto intrínseco (de saída/interno). Esse tipo de impacto ocorre como resultado do contato anormal entre a superfície inferior do manguito rotador e a borda glenoidal póstero-superior (Fig. 14-32). A etiologia do impacto na glenoide póstero-superior tem sido objeto de muitos debates. Neer[33] propôs que o espaço subacromial apertado ou comprimido (p. ex., no qual o espaço é comprometido por um osteófito acromial anterior) pode causar abrasão mecânica do manguito rotador contra o acrômio com abdução acima de 80 a 90° sem rotação externa concomitante. Outros atribuíram o impacto interno à microinstabilidade anterior e à rigidez da cápsula de modo posterior.

Qualquer que seja a causa subjacente, a abrasão das estruturas de tecido mole localizadas entre a cabeça do úmero e o teto do ombro durante a elevação do braço produz irritação, inflamação e ruptura dos músculos do manguito rotador, irritação da cabeça longa do bíceps e bursite subacromial.[183-185]

Esse tipo de impacto é conhecido como *impacto intrínseco ou de saída*, porque ocorre na saída do supraespinal formada pelo processo coracoide, pelo acrômio anterior, pela articulação AC e pelo ligamento coracoacromial (Fig. 14-6). Ele manifesta-se clinicamente como um "arco doloroso", que descreve uma região de dor com um determinado movimento, tendo áreas livres de dor em cada uma de suas extremidades.[186] Por exemplo, durante a abdução, o paciente sente um princípio de dor em 80°, que depois desaparece em 100°. A causa geral de um arco doloroso é o impacto de uma estrutura subacromial sensível durante o movimento, embora corpos livres e instabilidades também possam causar esse efeito.

Ainda que Neer e Poppen[187] tenham relatado que entre 90 e 95% das rupturas do manguito rotador resultem do impacto subacromial de saída, nos últimos anos a degeneração relacionada à idade ou envelhecimento e sobrecarga de tensão têm recebido maior atenção (ver adiante).[184,185,188-192]

Impacto extrínseco (não saída/externo). O impacto extrínseco, no qual o espaço subacromial parece ser normal, ocorre em pacientes mais jovens que executam movimentos repetitivos acima da cabeça. O mecanismo dessa condição parece ser o impacto do manguito rotador contra o lábio glenoidal póstero-superior e a cabeça do úmero durante a elevação umeral e a rotação interna forçadas (Fig. 14-33). Isso resulta, por fim, em rupturas súpero-posteriores no lábio glenoidal e lesões na cabeça do úmero posterior (lesão de Bankart) (Fig. 14-34).

Impacto primário e secundário. Jobe e colaboradores[193] e Jobe e Pink[75] propuseram dois outros tipos de impacto, relacionados com os distúrbios crônicos do manguito rotador, com quatro subclassificações (Tab. 14-11):

▶ O impacto primário refere-se ao processo degenerativo intrínseco das estruturas que ocupam o espaço subacromial e ocorre quando a região superior do manguito é comprimida e danificada pelos tecidos ósseos e moles circundantes, devido à redução do espaço subacromial.[194] Os pacientes com impacto primário tipicamente têm mais de 40 anos e apresentam-se com abdução horizontal limitada (quando comparado com o lado não envolvido) e rotação interna limitada (< 50°). O quadro clínico geral é de hipomobilidade oposto à hipermobilidade.[153]

▶ O impacto secundário decorre da instabilidade GU e/ou da sobrecarga de tensão do manguito rotador, resultando em controle deficiente da cabeça do úmero durante as atividades com movimentos acima da cabeça.[75,193,195] Esse tipo de impacto é uma condição encontrada em indivíduos mais velhos e também em mais jovens com níveis variados de atividade, embora os pacientes nesse grupo tenham, em geral, menos de 35

	Impacto		
	Externo (subacromial)		**Interno (glenoide)**
	Primário	**Secundário**	
Etiologia	Obstrução → Disfunção do da saída manguito rotador	Instabilidade → Disfunção do manguito rotador	Microtrauma → Disfunção do repetitivo manguito rotador (± instabilidade)
Localização do impacto	Subacromial	Subacromial	Glenoide póstero-superior
Idade da apresentação (anos)	>35	<35	<35
Apresentação	Dor na parte anterior e/ou lateral do ombro com as atividades realizadas acima da cabeça	Dor na parte anterior e/ou lateral do ombro com as atividades realizadas acima da cabeça	Dor na parte posterior e/ou anterior do ombro com abdução/ rotação externa
Testes de impacto	++	+	+/−
Testes de apreensão	−	+/−	+/−
Teste de recolocação	−	+/−	+/−
Radiografias	Projeção acromial anterior, artrite acromioclavicular, esclerose do tubérculo maior/cistos	−	−
Tratamento inicial	Repouso, anti-inflamatórios não esteroides (AINEs), fortalecimento periescapular e do manguito rotador	Repouso, AINEs, fortalecimento periescapular e do manguito rotador	Repouso, AINEs, fortalecimento periescapular e do manguito rotador
Tratamento cirúrgico	Abertura ou descompressão subacromial artroscópica (DAS)	Procedimento de estabilização +/− DAS	Procedimento de estabilização +/− DAS

FIGURA 14-31 Subtipos de impacto. (Reproduzida, com permissão, de Brukner P and Khan K: *Clinical Sports Medicine,* 3rd edn. Sydney, Austrália:McGraw-Hill, 2007:255.)

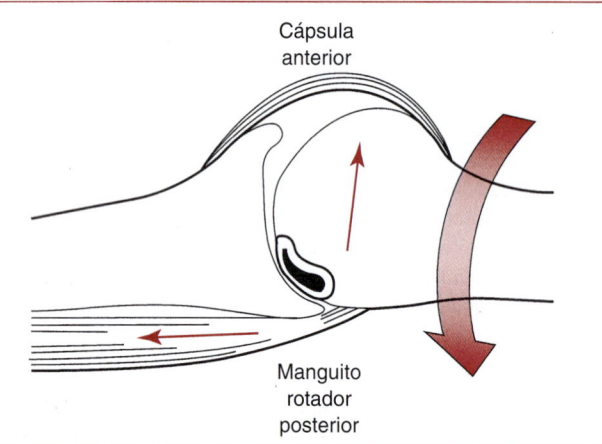

FIGURA 14-32 Impacto dos tendões supraespinal e infraespinal sobre a borda glenoide póstero-superior. (Reproduzida, com permissão, de Brukner P and Khan K: *Clinical Sports Medicine,* 3rd edn. Sydney, Austrália: McGraw-Hill, 2007:257.)

anos e apresentem instabilidade traumática anterior, defeito posterior da cabeça do úmero e dano no lábio glenoidal posterior. Esses indivíduos apresentam-se com rotação interna limitada, rotação externa excessiva e migração da cabeça do úmero em direção ântero-superior.[153]

Assim, a fisiopatologia da SIS e das disfunções do manguito rotador pode envolver fatores intrínsecos e extrínsecos, os quais incluem:[32,34,196-198]

1. *O formato do acrômio.* A morfologia do acrômio é um importante fator diagnóstico de impacto no manguito rotador. O efeito mecânico desse osso é considerado como a teoria extrínseca para o impacto. Bigliani e colaboradores[199] descreveram três formas acromiais (Fig. 14-35). Estudos em cadáveres confirmaram a incidência de 70% das rupturas do manguito em pacientes com forma acromial do tipo III e incidência de apenas 3% em pacientes com acrômio do Tipo I.[199,200]

2. *A quantidade de vascularização para o manguito.* A circulação do manguito rotador é unidirecional, com o fluxo

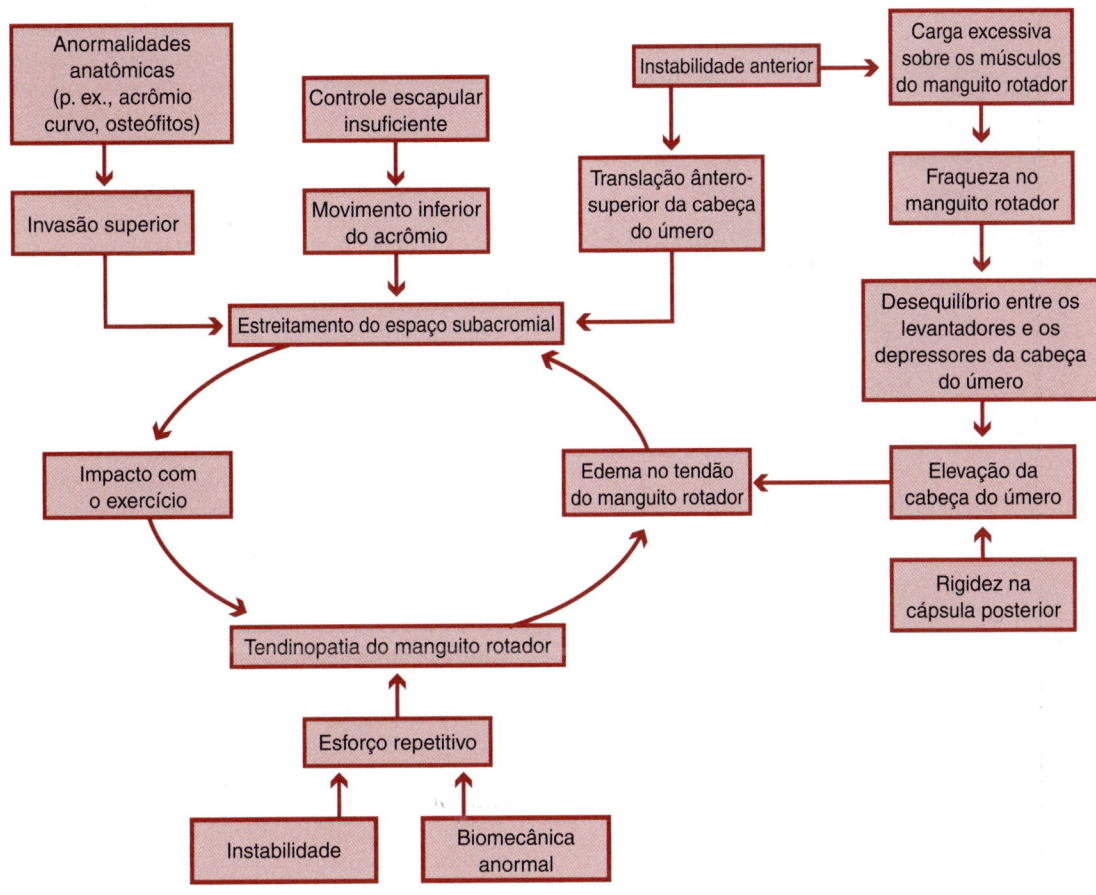

FIGURA 14-33 Fatores implicados no desenvolvimento do impacto externo. (Reproduzida, com permissão, de Brukner P and Khan K: *Clinical Sports Medicine*, 3rd edn. Sydney, Austrália: McGraw-Hill, 2007:257.)

atravessando o marco da inserção do supraespinal.[198] Com o braço aduzido lateralmente, os vasos dentro do tendão do supraespinal não são perfurados (Fig. 14-36).[47] Outras posições do braço, como sua elevação acima de 30°, aumentam a pressão intramuscular no supraespinal de modo que pode impedir a perfusão sanguínea normal.[47,183] A avascularidade parece aumentar com a idade, começando bem cedo, logo aos 20 anos.[201] Dois estudos iniciais observaram uma zona crítica que se situa ligeiramente proximal ao ponto de inserção do supraespinal.[202,203] Desde então, tem sido determinado que a zona crítica é, provavelmente, uma zona de anastomose entre os vasos que suprem o osso e o tendão e não é uma exceção vascular em determinadas posições.[47,196,204] Enquanto é possível que as contrações sustentadas, a adução prolongada do braço ou aumentos na pressão subacromial[205] possam reduzir a microcirculação, é improvável que a abdução ou a elevação frequente do braço possa produzir avascularidade seletiva do supraespinal ou do tendão do bíceps.

3. *O funcionamento correto dos estabilizadores dinâmicos.* Se os estabilizadores dinâmicos são fracos ou estão lesionados, ocorre aumento da translação entre a cabeça do úmero e o lábio glenoidal,[123] o que pode causar um aumento no desgaste do lábio, dependência dos limitadores estáticos e sobrecarga excêntrica dos limitadores dinâmicos. Isso, por sua vez, resulta em instabilidade e/ou impacto.[118,127]

4. *Condição da articulação AC.* As mudanças degenerativas da articulação AC, incluindo estreitamento do espaço articular e a formação de osteófitos inferiores, podem, também, acompanhar a síndrome do impacto.[34,206,207]

5. *Idade.* A idade do paciente parece ser um importante fator etiológico no desenvolvimento do impacto subacromial associado com o movimento repetitivo.[208-212] Na ausência de movimento repetitivo como fator atenuante, a SIS é mais comum após os 30 anos de idade, sendo incomum em indivíduos mais novos.[32,33] Além disso, há um aumento normal relacionado à idade nos defeitos sintomáticos do manguito rotador.[208-210,212,213] Constant e Murley[214] mostraram também que há redução relacionada à idade na função do ombro em voluntários saudáveis.

6. *Posição do braço durante as atividades.* A posição do braço adotada durante as atividades contribui significativamente para o desenvolvimento do impacto subacromial.[215] Por causa do vetor tangencial da contração do deltoide, a tendência para a translação superior da cabeça do úmero é maior entre 60 e 90°

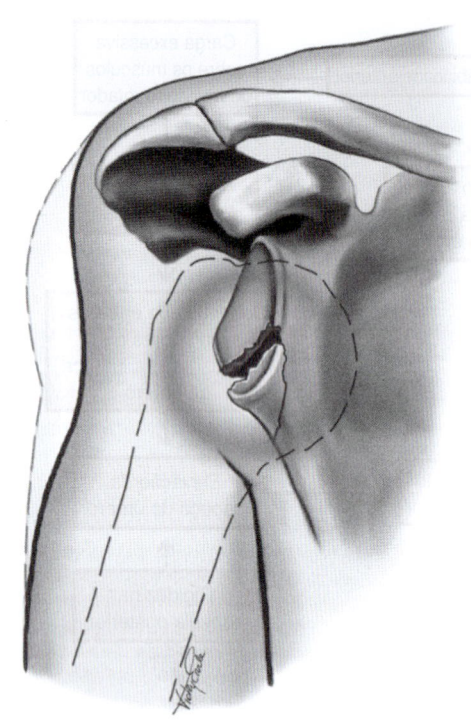

FIGURA 14-34 Lesão de Bankart. (Reproduzida, com permissão, de Brukner P and Khan K: *Clinical Sports Medicine,* 3rd edn. Sydney, Australia: McGraw-Hill, 2007:265.)

de elevação.[38,176,216] Assim, as atividades repetitivas nesse alcance de elevação colocam alta demanda sobre o manguito rotador para contrabalançar essa tendência. Além disso, as atividades repetitivas que ocorrem durante os níveis mais altos de elevação do braço trazem a inserção do tubérculo maior e do supraespinal mais próximos do arco coracoacromial.[38,176,216]

7. **Resistência insuficiente dos pivôs escapulares.** A atividade acima da cabeça sustentada ou repetitiva requer resistência dos pivôs escapulares para manter a rotação apropriada.[32,89,102] A fadiga destes pode resultar em ou contribuir para o impacto subacromial relativo devido à rotação escapular assimétrica ou fraca.[32,89,102] O impacto secundário pode ocorrer devido à disfunção do serrátil anterior, resultando em movimento para a frente e para baixo do arco coracoacromial. Isso reduz o deslizamento disponível para o manguito rotador e o tubérculo maior quando o ombro é flexionado anteriormente.[4,89] O atraso escapular proveniente do movimento escapulotorácico arrítmico também contribui para o impacto subacromial, pois o acrômio não roda com o úmero, produzindo, assim, redução relativa no intervalo acromioumeral.[4,89]

8. **Rigidez capsular.** A rigidez capsular aparece como sendo um problema mecânico comum na síndrome do impacto primário e sua ocorrência foi relatada nas porções posterior,[89] anterior[39] e inferior[218,219] da cápsula. Os indivíduos que evitam atividade dolorosa acima da cabeça ou que estão predispostos a desequilíbrios no movimento por causa de seu trabalho ou esporte podem desenvolver rigidez capsular.[220] Durante o período em que são evitados a dor ou o movimento desequilibrado, o tecido conjuntivo capsular pode perder a capacidade de alongar-se devido ao decréscimo da distância entre a fibra e a ligação cruzada da fibra colágena anormal. Isso, por sua vez, pode causar rigidez capsular, rigidez articular, função limitada ou dolorosa e o início precoce ou grau maior de compressão subacromial, principalmente em planos elevados de movimento.[32,221-223] Isso é particularmente verdadeiro com contratura capsular posterior, que costuma coexistir com SIS e doença do manguito rotador. A contratura capsular posterior somada ao contato subacromial anormal produz translação ântero-superior durante a elevação ativa.[31,32] A rigidez da cápsula posterior pode causar também a redução na rotação interna da articulação GU, que leva ao aumento na migração anterior e superior da cabeça do úmero. Em contraste, a rigidez da cápsula ântero-inferior resulta em rotação externa limitada, impedindo o tubérculo maior de realizar rotação externa suficiente para "limpar" o arco coracoacromial.[97] Assim, a restauração da mobilidade capsular é um componente importante no processo de reabilitação.

9. **Desequilíbrio postural.** O desequilíbrio postural, principalmente a disfunção escapulotorácica em relação à postura da cabeça anteriorizada (PCA), está implicado como fator etiológico na síndrome do impacto secundário (Fig. 14-37).[32,224] A causa provável disso são as mudanças resultantes nos padrões de ativação comprimento-dependente das forças acopladas. O desequilíbrio postural também pode ocorrer como o desenvolvimento secundário na síndrome do impacto primário do ombro.[217]

10. **Atividades repetitivas.** As atividades repetitivas que envolvem a flexão do úmero foram relacionadas à predisposição para distúrbios do manguito rotador.[34,180] De fato, quaisquer

TABELA 14-11 Classificação de Jobe e Pink da disfunção do ombro no atleta com movimento acima da cabeça

- **Grupo I.** Esse grupo, encontrado de forma predominante na população mais velha, abrange pacientes com impacto puro e isolado e sem instabilidade.
- **Grupo II.** Os pacientes desse grupo são, em geral, atletas jovens que realizam movimentos acima da cabeça, demonstram instabilidade com impacto secundário a microtrauma decorrente do esforço repetitivo.
- **Grupo III.** Os pacientes desse grupo, que também costumam ser atletas jovens que praticam movimentos acima da cabeça, demonstram lassidão ligamentar generalizada.
- **Grupo IV.** Esse grupo é composto por pacientes que sofreram um evento traumático, resultando em instabilidade com ausência de impacto.

Dados de Jobe FW, Pink M: Classification and treatment of shoulder dysfunction in the overhead athlete. *J Orthop Sports Phys Ther* 18:427–431, 1993.

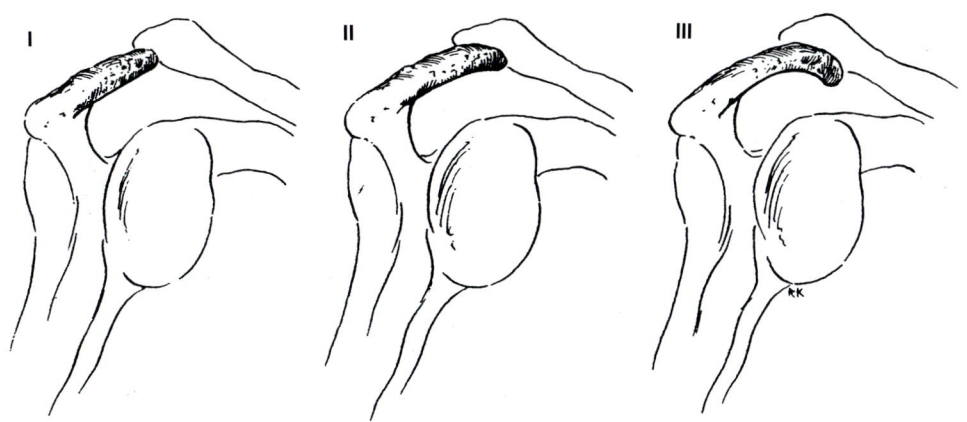

FIGURA 14-35 Morfologia do acrômio. (Reproduzida, com permissão, de Zachazewski JF, Magee DJ, Quillen WS: *Athletic Injuries and Rehabilitation.* Philadelphia, PA: WB Saunders, 1996.)

elevações repetitivas além de 90° têm o potencial de provocar distúrbios do manguito.[38]

11. *Assimetria estrutural.* A assimetria escapular e sua importância no impacto foi amplamente relatada por investigadores de patologias da extremidade superior.[89,225-227] Warner e colaboradores[227] determinaram que 57% de seus pacientes com síndrome do impacto demonstraram assimetria escapular postural estática e todos apresentaram fraqueza dos rotadores escapulares (romboides, serrátil anterior, trapézio inferior, deltoide e manguito rotador).

12. *Posição do úmero em repouso.* Isto pode afetar o processo de cura dos pacientes com síndrome do impacto primário do ombro. O trabalho de Rathburn e Macnab[47] demonstrou o efeito nocivo da "pressão para fora" sobre a vascularidade do tendão do manguito rotador com uma postura pendente aduzida do úmero.

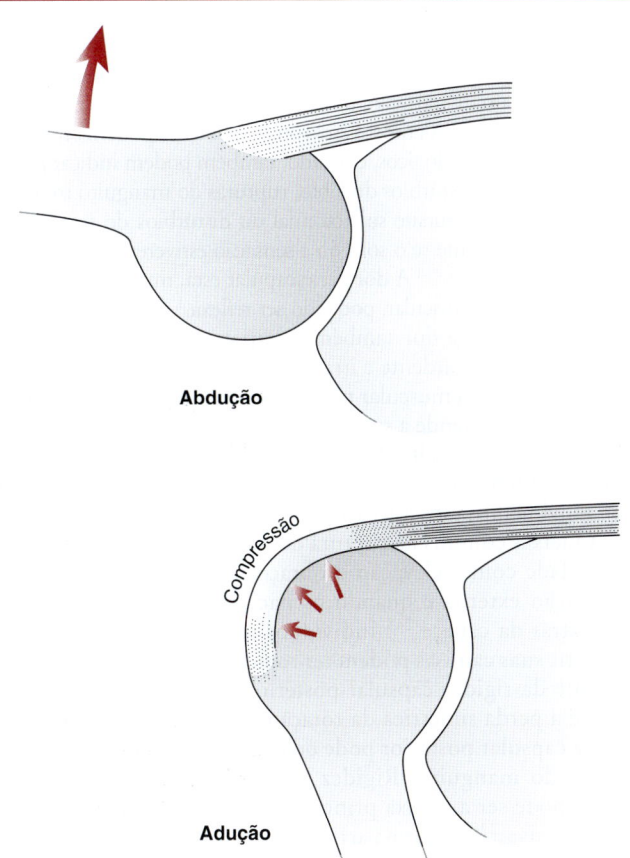

FIGURA 14-36 Vascularidade do tendão do supraespinal em várias posições do braço.

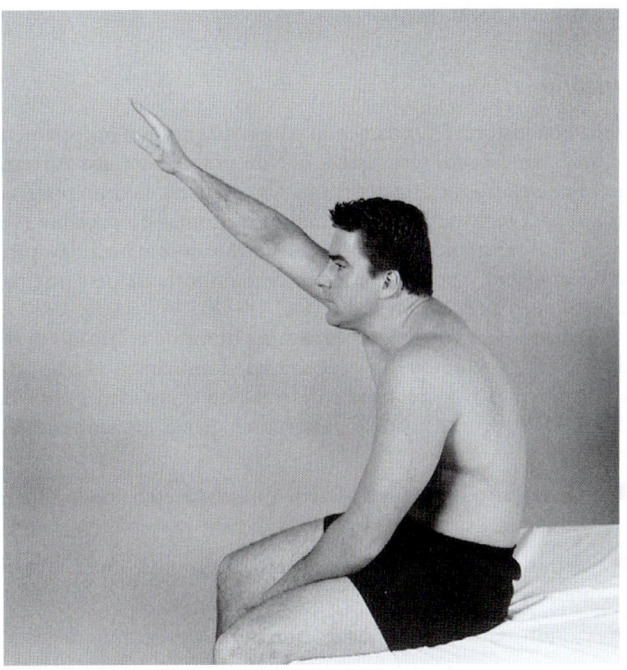

FIGURA 14-37 Elevação do braço e da cabeça anteriorizada.

Se a SIS progredir, o paciente move o ombro com menos frequência devido à dor. A falta de movimento aumenta a possibilidade de desenvolver a condição chamada capsulite adesiva (ombro congelado), em particular no idoso. Essa condição idiopática de rigidez dolorosa insidiosa do ombro e perda de mobilidade articular é descrita na Seção "Estratégias de intervenção".

Exame

As estratégias de intervenção para as patologias comuns do complexo do ombro são detalhadas após a seção de exame. É necessária a compressão de ambas. Como a menção das várias patologias ocorre em relação ao exame e vice-versa, o leitor é estimulado a alternar entre as duas.

Na presença de disfunção da cintura escapular (presumindo-se que causas sistêmicas ou ortopédicas tenham sido eliminadas) há três causas prováveis:

▶ Comprometimento dos componentes de restrição passiva da cintura escapular.

▶ Comprometimento da produção do sistema neuromuscular ou do controle do movimento da cintura escapular.

▶ Comprometimento de uma ou mais articulações adjacentes que contribuem para o movimento da cintura escapular, incluindo:
- A articulação AC.
- A articulação EC.
- As articulações da coluna torácica superior e das costelas.
- As articulações da coluna cervical inferior.

Devido a essa complexidade, todas essas articulações devem ser seletivamente testadas em uma sequência específica antes de se prosseguir com um exame mais detalhado da articulação ou das articulações suspeitas.

História

Uma boa história é fundamental para o diagnóstico propriamente dito, em especial visto que a dor no ombro tem um espectro amplo de padrões e características. Um gráfico do corpo pode ser usado para registrar a distribuição dos sintomas do paciente (ver Cap. 8). Esse gráfico é uma representação sintomática das queixas do paciente e pode ser um elemento importante para orientar a história e os testes e medidas (Fig. 14-38).

A história deve começar com uma breve descrição do perfil do paciente, incluindo idade, ocupação, dominância da mão, atividades recreativas, requisitos de trabalho e atividades de vida diária (AVDs).[228] A idade é importante apenas em situações específicas:[229]

▶ Crianças e adolescentes podem apresentar epifisite do úmero ou sarcoma osteogênico.

▶ Depósitos de cálcio no ombro são mais comuns entre 20 e 40 anos de idade.

▶ Condrossarcomas em geral ocorrem após os 30 anos de idade.

▶ Degeneração do manguito rotador ocorre entre 40 e 50 anos de idade.

- O ombro congelado é mais comum em indivíduos entre 45 e 60 anos e está associado com condições médicas, como diabete melito e doença cardíaca isquêmica.[228]

O mecanismo exato da lesão deve ser determinado, já que pode ajudar no diagnóstico preliminar:[230]

▶ O esforço acima da cabeça envolvendo movimentos repetitivos é um mecanismo comum de patologia subacromial, incluindo bursite subacromial,[202] síndrome do impacto,[33] tendinite[33,231] e ruptura do manguito rotador.[232] Ele é também uma causa comum de tendinite bicipital.

▶ Uma queda sobre a mão estendida (lesão "QSME") pode resultar em lesão por distensão ou entorse do punho, do cotovelo e do ombro. Lesões mais graves incluem fraturas do punho e do cotovelo, separações AC, fraturas claviculares e fraturas e luxação GU.

▶ Uma queda sobre o ombro é um mecanismo comum para separação AC. Além disso, esse mecanismo pode resultar em periostite por compressão (contusão óssea) ou lesão da coluna cervical, sendo que ambas parecem muito similares a uma separação AC, principalmente nos estágios iniciais.

▶ Extensão horizontal forçada do braço abduzido e rodado externamente é um mecanismo comum de causa de luxação anterior.

É importante estabelecer a queixa principal do paciente (que nem sempre é dor), bem como definir os seus outros sintomas. As queixas mais comuns associadas à patologia do ombro incluem dor, instabilidade, rigidez, deformidade, bloqueio e edema.[228] Os pacientes às vezes se queixam de restrição, uma batida, desgaste ou estalo do ombro com vários movimentos. Esses sons e sensações podem ser assintomáticos e não patológicos, contudo, também podem indicar patologias, incluindo distúrbios do lábio, rupturas do manguito rotador, estalido escapular, bursite subacromial ou distúrbios do tendão do bíceps, especialmente se o som ou a sensação estiverem associados a dor ou instabilidade.[228] A dor periescapular está, muitas vezes, associada à distensão muscular, podendo ser reflexa.[1]

A qualidade da dor também é importante. A dor radicular tende a ser aguda, ardente e irradiada; a óssea, profunda, aborrecida e localizada; a muscular pode ser intensa e de difícil localização; a no tendão tende a ser quente e ardente; e a vascular é difusa, intensa e mal-localizada e pode ser referida a outras áreas do corpo. A intensidade da dor pode ser mais forte ou mais fraca com movimentos específicos associados a determinadas atividades. Queixas comuns na ruptura do manguito rotador incluem dificuldade com a elevação do braço na abdução, bem como na rotação externa e quando os pacientes tentam colocar as mãos atrás da cabeça.[233] Indivíduos que relatam dificuldades em vestir suas camisas podem ter rotação interna limitada proveniente da rigidez capsular posterior.[234] A marca dessa condição é a perda simétrica da rotação interna ativa e passiva. A rigidez capsular posterior pode ocorrer independentemente da doença do manguito. Rigidez ou perda de movimentos no ombro pode ser a queixa principal em condições como a capsulite adesiva.[228] A dor na articulação AC tende a ocorrer com o movimento do braço acima de 90° de abdução e com a abdução horizontal. A dor associada com o ombro congelado idiopático tende a ser constante, mas é particularmente pior à noite e desperta o paciente com bastante frequência.[43]

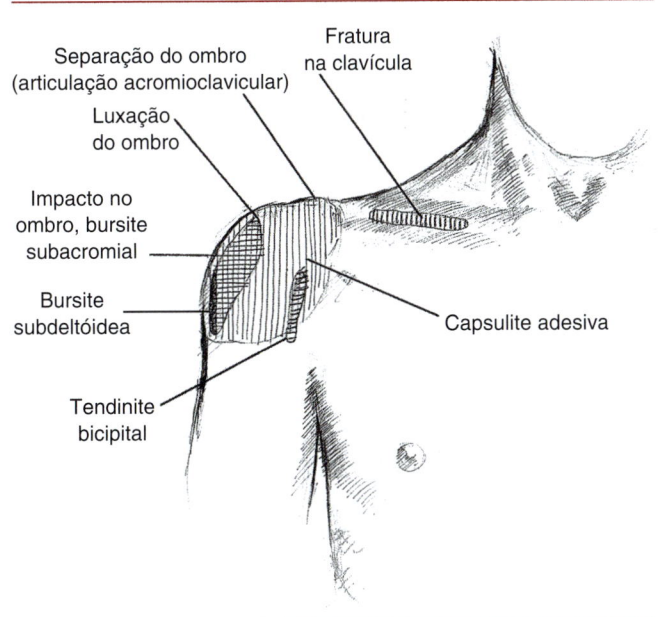

FIGURA 14-38 Localização da dor e possível diagnóstico.

A fraqueza pode ser a queixa principal, levando a alguma confusão no diagnóstico. É importante fazer a distinção entre fraqueza verdadeira e fraqueza secundária à dor, em termos de história e achados do exame.[235] A fraqueza indolor é, em geral, causada por problemas neurológicos ou miopatias, embora as lesões nervosas periféricas possam ser dolorosas (Tab. 14-12). A fraqueza no ombro pode ser causada por ruptura no manguito rotador ou lesão nervosa (lesão supraescapular, axilar, torácica longa ou dos nervos toracodorsais, ou da raiz nervosa cervical) (ver Tab. 14-12).[88]

Os sintomas que não estão associados com o movimento devem alertar o fisioterapeuta para uma condição mais grave (ver seção "Revisão de sistemas"). A dor que piora à noite, mas que aumenta quando se deita sobre o ombro, aponta para problemas mecânicos periarticulares.[233]

Determinar a localização da dor é importante. Quando na parte anterior do ombro, sugere tendinite bicipital, enquanto, na parte posterior, pode ser devido a uma ruptura labial posterior.[43] A dor na parte posterior do pescoço pode ser indicativa de radiculopatia cervical, pois nem a articulação AC nem a irritação subacromial refere dor para essa área.[53,236]

Curiosidade Clínica

Dor causada por patologia e por impacto do manguito rotador em geral é sentida sobre a parte lateral ou anterior do ombro, é caracterizada por irradiação para baixo na parte superior do braço e agrava-se com as atividades acima da cabeça.[228,237] Dor que irradia além do cotovelo é bem menos provável de ser causada por patologia do ombro, principalmente se estiver associada a qualquer distúrbio sensorial no membro, como irradiação distal de dor, entorpecimento ou parestesias.[228] Em determinados casos, o fisioterapeuta deve descartar a síndrome do desfiladeiro torácico (SDT), radiculopatia cervical ou dor referida de áreas adjacentes.

A dor causada por patologias da articulação AC está geralmente localizada na região superior do ombro ou bem-localizada na própria articulação AC, mas há, quase sempre, uma história clara de lesão nessa região.

Dor grave no topo do ombro com deformidade associada indica entorse na articulação AC.

O fisioterapeuta deve determinar quais posições ou movimentos aliviam a dor, tendo em vista que os aspectos a seguir podem fornecer informações úteis:[230]

▶ Dor aliviada com elevação do braço acima da cabeça sugere causa cervicogênica.[238]

▶ Dor aliviada com o cotovelo apoiado é sugestiva de separação AC e de rupturas do manguito rotador.

▶ Dor aliviada por circundução do ombro com estalido ou batida indica desarranjo interno ou subluxação.

▶ Dor aliviada com distração do braço é sugestiva de bursite ou tendinite do manguito rotador.

▶ Dor aliviada quando os braços estão mantidos em uma posição pendente sugere SDT.

Deve ser feita uma investigação completa sobre a saúde geral do paciente, quaisquer condições médicas existentes, medicações e alergias. O uso de corticosteroides causa osteoporose, atrofia do tendão e afeta a cicatrização da ferida; portanto, uma história do seu uso altera o diagnóstico diferencial.[228,233] O uso de anticoagulantes deve ser observado. Pacientes submetidos a diálise renal têm aumento do risco de rupturas do tendão, assim como os pacientes que têm 80 anos de idade ou mais.[233] O envolvimento bilateral do ombro não é incomum nesses grupos.

Intervenções fisioterapêuticas anteriores, infiltrações e cirurgias prévias são importantes de documentar, assim como lesões anteriores no ombro e sua relação com a sintomatologia atual.[228]

Revisão de sistemas

O fisioterapeuta deve ser capaz de determinar a adequação do paciente para a fisioterapia. Se o profissional estiver preocupado com quaisquer sinais e sintomas de um distúrbio visceral, vascular, neurogênico, psicogênico, espondilogênico ou sistêmico (ver Cap. 9) que estiver fora do âmbito da fisioterapia, o paciente deve ser reencaminhado para seu médico ou para outro profissional de saúde. Quadros relacionados ao ombro que justificam investigação médica adicional incluem início insidioso de sintomas e queixas de entorpecimento ou parestesia na extremidade superior.

As causas mais comuns de entorpecimento no ombro e no braço são devido a envolvimento torácico superior ou cervical, com implicação das raízes segmentares ou do plexo braquial. O paciente deve ser questionado sobre mudanças recentes nos requisitos de trabalho ou no ambiente e a presença de dor no pescoço.[32–34,215] Em estudos nos quais ligamentos e músculos cervicais normais,[239] articulações zigoapofisárias cervicais[240] e discos[241] foram estimulados, os pacientes relataram dor na cabeça, na parede torácica anterior e posterior, na cintura escapular e no membro superior, dependendo do nível cervical estimulado.[92]

TABELA 14-12 Testes de nervos periféricos

Nervo	Teste
Nervo acessório espinal	Incapacidade de abduzir o braço além de 90°
	Dor no ombro com abdução
Nervo musculocutâneo	Flexão de cotovelo fraca com antebraço supinado
Nervo torácico longo	Dor ao flexionar completamente o braço estendido
	Incapacidade de flexionar completamente o braço estendido
	Escápula alada em 90° de flexão anterior
Nervo supraescapular	Aumento da dor na flexão anterior do ombro
	Aumento da dor com abdução escapular
	Aumento da dor com rotação cervical para o lado oposto
Nervo axilar	Incapacidade de abduzir o braço com rotação neutra

O exame de varredura de Cyriax pode demonstrar uma fraqueza sutil dos músculos inervados pela raiz cervical. Reflexos da extremidade superior diminuídos ou ausentes também são observados. Por fim, a reprodução da dor do paciente com o movimento cervical e não com o movimento do ombro é forte indicativo de origem cervical.

Além da coluna torácica superior e da cervical, as articulações relacionadas que referem sintomas no ombro requerem justificação. Estas incluem as articulações temporomandibular, costoesternal, costovertebral e costotransversa, as colunas torácica e lombar, o cotovelo e o antebraço.[52,237]

Causas sistêmicas de dor insidiosa no ombro incluem artrite reumatoide, a qual muitas vezes afeta os ombros e os quadris em indivíduos mais velhos e pode ser difícil de distinguir de polimialgia reumática. Rigidez matinal que dura mais de uma hora, sinais constitucionais e sinais físicos de inflamação articular são todos indicativos de doença inflamatória.[233] Outras fontes sistêmicas de dor no ombro incluem lúpus eritematoso e doença da vesícula biliar e do fígado.[52] Estas últimas condições estão associadas com outros sinais e sintomas que não estão relacionados ao movimento e são de natureza sistêmica. Condições respiratórias e cardiovasculares crônicas também devem ser levadas em consideração.[228] O ombro é muito próximo do tórax e das vísceras; portanto, irradiação de dor para o ombro a partir dessas estruturas é comum (ver Cap. 9). É essencial que sejam feitas perguntas que possam revelar alguma relação entre o início dos sintomas e estresses diferenciados daqueles que possam ser considerados como locais (ápice do pulmão, coração e diafragma).

> **Curiosidade Clínica**
>
> Dor progressiva grave que não é afetada pelo movimento, persistente durante todo o dia e à noite e associada a sinais sistêmicos pode indicar dor referida a partir de uma malignidade. A exceção é a capsulite adesiva (ombro congelado), muitas vezes caracterizada por dor perfurante, contínua, até mesmo em repouso.[242]

Por fim, um exame vascular deve ser executado e deve incluir a avaliação da textura geral da pele, da cor, da temperatura, crescimento de pelos e alteração da sensibilidade sobre o ombro e distal a este.[43] Sinais e sintomas autonômicos são sugestivos de síndrome de dor regional complexa (SDRC) (ver Cap. 16). A compressão neurovacular dos testes de SDT é descrita na seção "Teste especial" no Capítulo 23.

Testes e medidas

O exame físico do complexo do ombro deve ser focado e minucioso, usando a impressão clínica obtida da história e dos sistemas de revisão como guia.

Observação

A observação do paciente começa quando ele entra na clínica. O fisioterapeuta observa como ele mantém o braço, a posição geral da extremidade superior e a disposição para movê-lo. Durante a marcha, a extremidade superior deve oscilar junto com sua extremidade inferior oposta. Uma vez na sala de tratamento, o paciente é apropriadamente despido e o ombro é inspecionado de forma sistemática nas posições anterior, lateral e posterior. O alinhamento total do corpo é examinado para postura geral, rotação relativa do úmero, mau alinhamento estrutural, como cifose, presença de cicatrizes, mudanças de cor e edema.[228] Por exemplo, a fossa do infraespinal oca é um marco de ruptura do manguito rotador, embora lesões no nervo supraescapular também deva ser considerada.[43] A proeminência anterior da cabeça do úmero ou uma clavícula externa em formato de sela sugere luxação GU ou separação AC, respectivamente.[43] As alturas relativas das cinturas escapulares devem ser avaliadas. A altura do ombro pode ou não ser significativa. Se os ombros estiverem elevados, o pescoço parece curto. Se eles estiverem deprimidos, a articulação AC é vista como mais baixa do que a EC.[243] A elevação do ombro pode ser causada pelo encurtamento do trapézio superior, de modo que a extremidade lateral da clavícula parece bem mais alta do que sua região medial.[243] Um ombro baixo pode resultar de:[230]

▶ Lassidão adaptativa.

▶ Discrepância no comprimento das pernas.

▶ Escoliose.

▶ Hipertonicidade do tecido mole.

▶ Disfunção mecânica da pelve.

▶ Dominância da mão – o ombro no lado dominante pode ser levemente mais baixo e mais muscular do que o lado não dominante. Este é um achado normal.

A deformidade é uma queixa comum com lesões da articulação AC e fraturas da clavícula. Por exemplo, uma entorse de segundo grau ou de primeiro grau grave na articulação AC pode ser vista como uma clavícula lateral em formato de sela (elevação da extremidade distal) formando um degrau entre a clavícula e o acrômio.[16,244] Esta costuma ser referida como deformidade de estaca de barraca. Outras causas de deformidade incluem deslocamento anterior do ombro, que produz esquadramento do mesmo, já que o deltoide não é mais arredondado para fora sobre a cabeça do úmero.

Deve-se observar a simetria muscular. Atrofias específicas podem envolver determinados diagnósticos. Por exemplo, fraqueza ou atrofia muscular, especialmente pós-trauma, indica dano no nervo periférico:[245]

▶ Atrofia do deltoide proveniente da neuropatia do nervo axilar resulta em aparência quadrada na parte lateral do ombro,[244,245] que é melhor observada de frente.[16]

▶ Atrofia do deltoide posterior pode ocorrer em pacientes com instabilidade multidirecional.[245]

▶ Atrofia da fossa infraespinal ou supraespinal é a marca de ruptura no manguito rotador,[16] ou refere-se à compressão no nervo supraescapular. O desgaste dos músculos supraespinal e infraespinal é determinado empurrando o dedo examinador para dentro dos respectivos ventres musculares.

▶ Atrofia do trapézio indica comprometimento do nervo acessório espinal. É caracterizada pela aparência da cintura escapular que cai junto com a borda inferior da escápula protraída e o acrômio elevado.[20,87,246]

▶ Atrofia do músculo serrátil anterior gera uma borda medial superior proeminente da escápula e um acrômio deprimido.

Um músculo abaulado indica ruptura muscular, sendo que os mais comuns são o bíceps e o infraespinal. A ruptura da cabeça longa do bíceps pode ser observada pela mudança no contorno da parte anterior do braço com agrupamento do músculo (a aparência de "Popeye").[228]

Edema aparente no ombro indica um problema grave ou dano.

A posição e a atitude da escápula, do ponto de vista estático e dinâmico, devem ser observadas (ver mais adiante). De pé com os braços ao lado do corpo, sua borda medial (vertebral) deve estar 5 a 9 cm lateral aos processos espinhosos torácicos,[229,247] a extremidade medial da espinha da escápula deve estar nivelada com o processo espinhoso de TIII e o ângulo inferior da escápula deve estar nivelado com o processo espinhoso de TVII. O aspecto superior da borda medial da escápula começa no nível do processo espinhoso de TII e estende-se para o nível do processo espinhoso de TVII. A proeminência excessiva da espinha da escápula indica atrofia do infraespinal e do supraespinal.[245] Duas condições, que podem apresentar-se com deformidade da escápula como seu sintoma principal, são a deformidade de Sprengel e a escápula alada.[228]

A deformidade de Sprengel é a anomalia congênita mais comum que afeta o ombro. Ela é caracterizada pela presença de escápula hipoplásica, rodada de forma incorreta, que repousa anormalmente alta sobre a parede torácica posterior. A condição resulta de uma falha da descida normal da escápula, que ocorre dentro do útero, sendo comumente associada a outras anomalias congênitas viscerais e musculoesqueléticas importantes.[228]

A escápula alada (Fig. 14-39) tem como causa a perda da estabilidade escapular normal. Formas sutis de escápula alada, em geral evidentes na borda inferior, ocorrem em muitos distúrbios do ombro, como rigidez da articulação GU e instabilidade do ombro.[89] Em casos de rigidez dessa articulação, há limitação passiva do movimento GU, enquanto que com a instabilidade há evidência de movimentos excessivos ou sinais de apreensão positivos. A escápula alada pode ocorrer como resultado da fraqueza do serrátil anterior, paralisia do trapézio,[246] encurtamento excessivo do músculo peitoral menor[2] ou miopatias.[228,248-250] Também pode ser causada por rigidez da articulação GU, instabilidade do ombro e doença do manguito rotador (ver seção "Análise do ombro estático").

Marcha. A marcha é avaliada para que se possa observar a liberdade de oscilação do braço, o movimento recíproco da extremidade superior, a posição dos braços e das escápulas e o movimento do tronco e das extremidades inferiores (ver Cap. 13).[52,237]

Postura. A análise da postura leva o fisioterapeuta à área de distúrbio do movimento ou estresse excessivo. As disfunções posturais do quadrante superior são causas comuns de dor no ombro. Uma ampla variedade de mudanças estruturais pode produzir dor nessa região.[170,251,252] O posicionamento fraco da coluna cervical ou torácica pode alterar a posição da cintura escapular.[253,254] Por exemplo, cifose torácica, escoliose ou lordose cervical resultam em protração excessiva da escápula, produzindo dor interescapular.[20,255] Em pacientes mais velhos (com mais de 50 anos), o aumento na cifose torácica pode estar relacionado com a diminuição na elevação do ombro.[256]

A relação da cabeça do úmero com o acrômio deve ser observada. Um terço daquela deve estar anterior a este. Um achado de menos de um terço indica cápsula posterior rígida ou encurtamento adaptativo dos rotadores externos.[257]

As mãos e os braços do paciente também devem ser analisados. Em geral, o polegar volta-se em direção anterior ou leve-

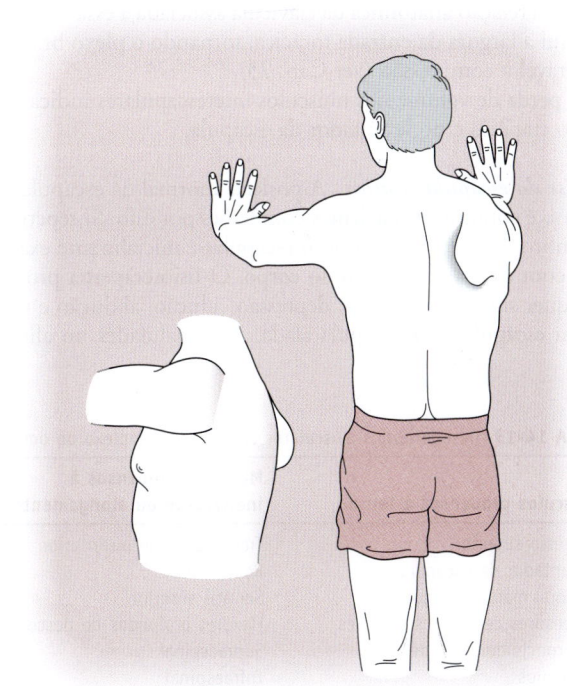

FIGURA 14-39 Escápula alada.

mente medial. Se o dorso da mão volta-se anteriormente, há possível encurtamento adaptativo excessivo dos rotadores internos.[257]

Os desequilíbrios musculares no quadrante superior causam padrão postural característico da PCA.[258] Os desequilíbrios musculares mais comuns são descritos na Tabela 14-13. O fisioterapeuta deve observar as posições do tronco e do pescoço nas posições sentada e de pé, bem como a relação das escápulas com o tronco e do úmero com o acrômio. Qualquer mudança na posição escapular gera impacto sobre as articulações AC e EC e também altera a relação comprimento-tensão dos músculos escapulares.

A PCA e a posição do ombro arredondado inclui a posição abduzida e elevada da escápula e o úmero rodado medialmente,[20,79,254,259] sendo mais comum em pacientes que apresentam dor no ombro[225] e dor interescapular.[225] A PCA na presença de escápula abduzida e de ombros protraídos resulta na redução no tamanho do espaço subacromial, predispondo o paciente a distúrbios no manguito rotador.[260] Essa postura resulta em encurtamento adaptativo do trapézio superior, do levantador da escápula e do peitoral, com enfraquecimento e alongamento dos flexores profundos do pescoço e dos estabilizadores escapulares inferiores (Fig. 14-37).[79,225,261]

Se o peitoral maior for tenso ou forte, o músculo estará proeminente. Se houver desequilíbrio, irá causar ombros arredondados e protraídos e em leve rotação interna do úmero.[262,263] A posição alterada das escápulas pode modificar o curso do nervo supraescapular, colocando-o em risco de lesão por tração durante os movimentos da extremidade superior.[264-266]

Normalmente, a inserção do esternocleidomastóideo é pouco visível. Se a inserção clavicular for proeminente, indica encurtamento adaptativo desse músculo.[262] Um sulco junto ao esternocleidomastóideo é o sinal inicial de fraqueza nos flexores profundos do pescoço. A fraqueza e a atrofia desses músculos foram propostas como sinal para estimar a idade biológica.[267] A mudança na relação anatômica da clavícula associada a essa alteração diminui a largura da entrada torácica, tornando o plexo braquial vulnerável à compressão (ver Cap. 23).[264,268,269]

A perda de volume nos músculos interescapulares indica tensão no trapézio e no levantador da escápula.

Análise da escápula estática. A posição anormal da escápula em repouso é comum em pacientes com lesões por esforço repetitivo do ombro.[79,225,243,261] A posição escapular é inicialmente examinada com os braços ao lado do corpo. O fisioterapeuta procura quaisquer sinais de elevação, depressão, adução, abdução e rotação da escápula e de escápula alada. Anormalidades no alinhamento incluem o achatamento da área interescapular e o aumento na distância entre os processos espinhosos torácicos e a borda medial da escápula. Quando a escápula é abduzida (mais de 8 cm a partir da linha média do tórax), também é rodada mais de 30º anteriormente ao plano frontal e produz rotação medial do úmero.[243]

A inclinação da escápula, na qual o ângulo inferior protrai para longe da caixa torácica, resulta, muitas vezes, de fraqueza do trapézio inferior e posiciona a cavidade glenoide de modo que ela se volte para uma direção mais inferior.[92] Esse alinhamento costuma estar associado a encurtamento do músculo peitoral menor ou do bíceps braquial.[243]

O encurtamento adaptativo dos músculos romboides e levantador da escápula na presença do trapézio superior e do serrátil anterior alongados resulta em elevação da escápula no ângulo superior e em rotação da mesma para baixo. Isso faz com que a articulação GU se mova em posição de abdução.[243,270] Além disso, se o levantador da escápula encurtar de forma adaptativa, os movimentos cervicais e do ombro ocorrem mais cedo do que o normal, pois a posição inicial da escápula é modificada. Essa modificação em relação à posição inicial para tarefas com o ombro elevado pode ter efeito sobre a cronometragem dos músculos escapulares responsáveis pela rotação ascendente. Isso resulta em posição final de elevação do braço mais baixa do que o normal (ver seção "Exame da escápula dinâmica").

A dominância de extremidade pode afetar a orientação da escápula, com o maior grau de atividade unilateral produzindo as maiores mudanças. A comparação bilateral deve ser executada e devem ser feitas concessões para a dominância. Comparações bilaterais nem sempre realçam disfunções. Por exemplo, os efeitos simétricos do encurtamento adaptativo da parte anterior do tórax e da musculatura do ombro, bem como do alongamento da musculatura posterior que ocorre na PCA e na posição do ombro arredondado, são confirmados durante os testes de mobilidade.

Existem diversos testes estáticos para a posição escapular. A quantidade de protração escapular disponível é mensurada clinicamente usando-se o método descrito por Diveta e colaboradores,[271] que defendem duas medidas lineares com um pedaço de barbante. A distância em centímetros entre a raiz da espinha escapular e o ângulo inferior do acrômio (largura escapular) é dividida pela distância do terceiro processo espinhoso torácico até o ângulo inferior do acrômio (protração escapular). A relação resultante fornece uma medida de protração escapular corrigida pelo tamanho escapular (protração escapular normalizada). Esse método foi considerado confiável e válido quando comparado com medidas radiográficas.[225,271,272]

O teste de deslizamento lateral da escápula (TDLE) é um método objetivo para medir de forma quantitativa a força do estabilizador escapular, comparando a posição de cada uma das escápulas com graus variados de cargas, em três posições diferentes.[16,20] Esse teste foi considerado como tendo confiabilidade intra-avaliador aceitável, mas confiabilidade interavaliador inconsistente.[272] A primeira posição é com o braço relaxado ao lado do corpo. A segunda é com as mãos sobre os quadris com os dedos na parte anterior e o polegar na parte posterior, com cerca de 10º de extensão do ombro. A terceira posição é com os braços em 90º de elevação ou menos. O ângulo ínfero-medial da escápula é palpado e marcado sobre os lados envolvido e não envolvido. O processo espinhoso mais próximo desse ponto é marcado com um "X" e torna-se o ponto de referência. A distância entre o ponto de referência e o ângulo ínfero-medial é medida nos dois lados. Na segunda posição, a nova postura da borda ínfero-medial

TABELA 14-13 Desequilíbrios musculares comuns do complexo do ombro

Músculos propensos à tensão	Músculos propensos à inatividade ou alongamento
Trapézio superior	Trapézio médio ou inferior
Levantador da escápula	Romboides
Peitoral maior e menor	Serrátil anterior
Extensores cervicais superiores	Flexores profundos do pescoço
Esternocleidomastóideo	Supraespinal
Escalenos	Infraespinal
Redondo maior e menor	
Subescapular	

da escápula é marcada e a nova distância é medida nos dois lados entre o ponto de referência e a borda ínfero-medial. O mesmo protocolo é usado para a terceira posição. O grau de assimetria entre os lados envolvido e não envolvido é calculado. Na população lesionada, o grau de assimetria aumenta quando se vai da 1ª para a 3ª posição.

Kibler[20] estabeleceu um limiar de 1,5 cm de assimetria entre os lados lesionado e não lesionado, em qualquer uma das três posições, como o ponto de assimetria significativo, indicando a presença de disfunção no ombro.[71,273] Contudo, um estudo recente feito por Koslow e colaboradores,[273] que examinou a especificidade do TDLE em 71 atletas de competição assintomáticos, descobriu que a posição escapular era assimétrica em 52 deles. O mesmo estudo descobriu que o TDLE tem a especificidade de 26,8%, não sendo recomendado seu uso para determinar a disfunção do ombro em atletas de competição.[273] Na população lesionada, Gibson e colaboradores[272] descobriram que esse teste tem confiabilidade intra-avaliador aceitável, mas confiabilidade interavaliador inconsistente.

Palpação

A palpação deve ser realizada de maneira sistemática e focalizada em estruturas anatômicas específicas (Fig. 14-40). O grau e a localização da sensibilidade são sinais físicos confiáveis que levam a um diagnóstico aceitável.[43] Por exemplo, a sensibilidade sobre o acrômio anterior e o tubérculo maior é sugestiva de impacto, enquanto a sensibilidade sobre a linha articular posterior indica patologia articular, como artrite GU ou ruptura do lábio posterior.[43] Tradicionalmente, a palpação tem sido vista como um processo estático. Contudo, ela é um processo dinâmico e deve ser executada junto com outros aspectos do exame. Os métodos ideais de palpação dos tendões do ombro ocorrem em regiões onde há uma quantidade mínima de tecido mole adjacente.[274]

É melhor dividir o complexo do ombro em compartimentos, pois os sintomas reproduzidos pela palpação nessas áreas estão frequentemente associados com patologias subjacentes específicas.

Compartimentos anterior e superior. O fisioterapeuta deve começar anteriormente, com a palpação dos contornos da clavícula. As regiões anterior e superior desta são cobertas pelo músculo pla-

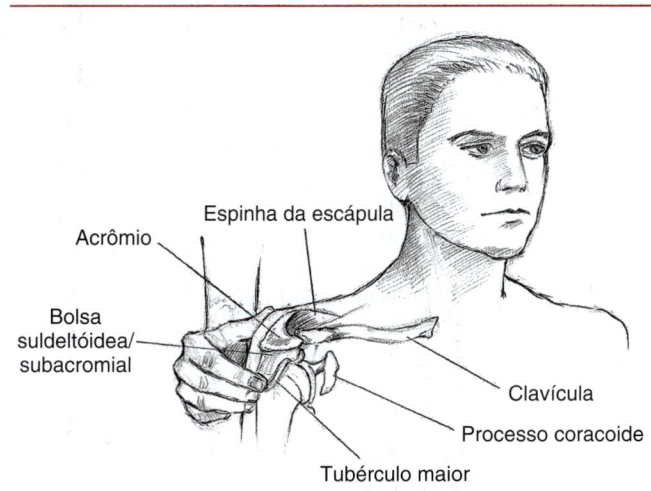

FIGURA 14-40 Pontos de palpação no ombro.

tisma. A extremidade esternal da clavícula, que se projeta cranialmente sobre a borda do manúbrio, é coberta pelo esternocleidomastóideo. As seguintes áreas relacionadas à clavícula devem ser palpadas para verificar sensibilidade, edema ou reprodução dos sintomas:

▶ A fossa supraclavicular, limitada medialmente pelo esternocleidomastóideo e lateralmente pelo omo-hióideo.

▶ A fossa infraclavicular, entre o peitoral maior, o deltoide e a clavícula. O processo coracoide é localizado nessa região, em especial se o ombro for colocado em extensão. Vários ligamentos e músculos palpáveis inserem-se aqui, incluindo o coracoclavicular, sobre o tubérculo conoide, o ligamento coracoacromial, o peitoral menor, o coracobraquial e a cabeça curta do bíceps. O coracoide proeminente indica luxação posterior do ombro.

▶ Os ligamentos subclávio e costoclavicular.

▶ A incisura supraesternal (jugular) – essa indentação sobre a borda superior do manúbrio do esterno é um importante ponto de referência. Três centímetros acima da incisura localiza-se a borda caudal da laringe, enquanto os ventres esternais do esternocleidomastóideo formam os lados da incisura. O ligamento interclavicular está localizado dentro desta. A ruptura dos contornos normais da incisura está associada a luxação EC.

▶ A articulação EC e a linha articular – mudanças artróticas da articulação EC são evidenciadas por crepitação na articulação durante a rotação interna/externa do úmero com o braço abduzido em 90°. Os contornos da articulação EC são palpados, e deve ser feita a comparação com o lado contralateral. O espessamento dessa articulação ou sua luxação causam incapacidade de abduzir o braço.

▶ A articulação AC – lesões e artrite nessa articulação são comuns e a sensibilidade focal é um importante sinal de patologia AC.[228] As mudanças no tamanho e na forma da articulação indicam luxação antiga ou presente, fratura ou osteoartrite.

Com o braço pendendo ao lado do corpo e a palma da mão virada para a frente, o tubérculo maior fica lateral e o tubérculo menor fica anteriormente um em relação ao outro. Eles são separados pelo sulco bicipital. Esse sulco torna-se mais acessível para palpação com a rotação interna do braço entre 15 e 20°.[274,275] Dentro dele encontra-se o tendão do bíceps, que deve ser palpado para verificar a sensibilidade. Se o braço em repouso parecer um pouco abduzido e rodado externamente, uma luxação anterior pode estar presente. O braço aduzido e rodado internamente sugere muitas condições do ombro, incluindo luxação posterior.

O tubérculo menor (em forma de lágrima invertida) é palpado durante rotação interna e externa passiva do úmero no ponto lateral ao processo coracoide. O subescapular pode ser palpado profundamente no triângulo deltopeitoral na sua inserção ao tubérculo menor. Isso é executado posicionando-se o braço ao lado do corpo em rotação neutra e palpando-se lateralmente o coracoide.[274]

O tubérculo maior está localizado diretamente anterior ao acrômio, enquanto o ombro é rodado internamente. Ele é melhor localizado quando o paciente está em decúbito lateral, de frente para o fisioterapeuta, com a parte superior do braço à sua frente em cerca de 60° de flexão de ombro. O fisioterapeuta palpa lateralmente ao longo da espinha da escápula até o contato ser feito com a faceta superior do tubérculo maior. Os ligamentos supraespinal e coracoumeral posterior inserem-se sobre a faceta superior, o infraespinal sobre a média e o redondo menor sobre a inferior. O supraespinal, localizado distalmente ao canto ântero-lateral do acrômio, pode tornar-se mais visível posicionando-se o braço do paciente atrás das costas em leve extensão.[274,276]

A bolsa subacromial-subdeltóidea pode ser palpada posicionando-se o paciente em pronação e alongando de forma passiva o braço em extensão antes de palpar anteriormente a articulação AC. A sensibilidade relatada com extensão e aliviada com flexão do ombro indica inflamação dessa bolsa.

A cápsula articular anterior é localizada palpando-se a largura de um dedo lateralmente ao processo coracoide com o braço ao lado do corpo. A sensibilidade persistente nesse ponto com rotação interna e externa do braço sugere envolvimento capsular.[277]

Os ventres musculares, as origens e as inserções do trapézio superior, do supraespinal e do levantador da escápula devem ser palpados para verificar sensibilidade ou assimetrias.

Compartimento lateral. O ventre e a inserção do deltoide devem ser palpados para verificar sensibilidade ou atrofia.

Compartimento posterior. Deve-se localizar a espinha da escápula, seu polo inferior, sua borda medial e o ângulo posterior do acrômio.

O infraespinal pode ser palpado distalmente ao acrômio póstero-lateral com o braço em 90° de flexão e 10° de adução (Fig. 14-41).[274] O redondo menor é isolado e palpado na mesma posição.[274] Para ajudar a localizar o redondo menor, a cabeça longa do tríceps é palpada colocando-se o braço do paciente em 90° de abdução, seguido de extensão. Uma vez que a cabeça longa do tríceps é localizada, o paciente é reposicionado e o redondo menor, agora cranial à cabeça longa do tríceps, pode ser palpado. A sensibilidade da cápsula posterior sugere lassidão capsular.

Compartimento inferior. Os linfonodos são palpados na axila para se identificar edema ou sensibilidade. Nessa região também estão localizados os ligamentos coracoumeral anterior, GU e umeral transverso e o peitoral maior. O tendão do latíssimo do dorso pode ser palpado profundamente na axila.

O tendão do redondo maior é palpado medialmente à parte cranial da inserção do tendão do latíssimo do dorso. Aquele pode ser diferenciado deste com o uso da combinação de rotação interna isométrica e adução com o ombro do paciente posicionado em 90° de abdução e rotação externa máxima.

O tendão do subescapular é sentido entre o serrátil anterior e o latíssimo do dorso, enquanto o braço do paciente é elevado.

Amplitude de movimento ativo e passivo

Devido à natureza complexa da artrocinemática, da osteocinemática e da miocinética dessa região, os resultados dos movimentos ativos e passivos podem ser ilusórios; portanto, deve-se ter cuidado com a interpretação dos achados. O teste passivo deve ser executado quando o movimento estiver incompleto. A dor com a tensão na amplitude final é um importante teste clínico. A crepitação pode ser suave ou áspera com a patologia do manguito rotador ou artrite GU, respectivamente. O teste de movimento ativo fornece ao fisioterapeuta informações sobre:

▶ Capacidade funcional total do ombro.

▶ Início ou término doloroso ou hesitante do movimento. A hesitação pode ser um sinal sutil de instabilidade ou de disfunção do manguito rotador.[278]

▶ Quantidade de movimento (Tab. 14-14). A estimativa da GU verdadeira é executada fixando-se a escápula na sua borda inferior.

▶ Movimentos habilidosos desenvolvidos ou modificações do movimento, tal como plano alterado, movimentos de tronco ou recrutamento anormal de músculos.

▶ Sinais e sintomas associados que não são reproduzidos com teste de movimento não funcional.

▶ Presença de padrão capsular (Tab. 14-15).

▶ Detecção de "arco doloroso" (Fig. 14-42).

▶ Sensações de final do movimento (ver Tab. 14-14), se for aplicada pressão excessiva passiva.

McClure e Flowers[279] classificam o movimento limitado do ombro em duas categorias:

▶ Redução da ADM secundária a mudanças nas estruturas periarticulares, incluindo encurtamento da cápsula, dos ligamentos ou dos músculos, bem como formação de aderências. Os achados clínicos para essa categoria incluem história de trauma,[223,280,281] imobilização,[223,280,281] presença de padrão capsular,[282] sensação de final do movimento capsular[282] e ausência de dor com o teste isométrico.[282]

▶ Redução da ADM devido a problemas não estruturais, por exemplo, presença de dor, espasmo muscular protetor ou corpos livres dentro do espaço articular.[283] Os achados clínicos para esse

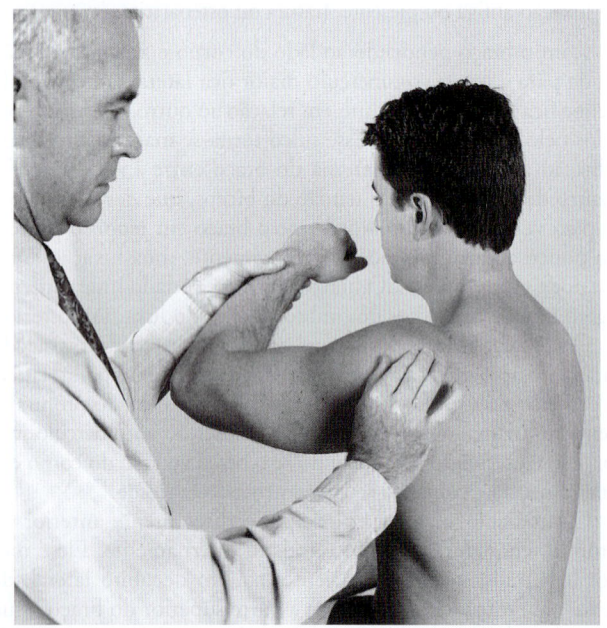

FIGURA 14-41 Palpação do infraespinal.

TABELA 14-14 Amplitudes de movimento normais do complexo do ombro e causas potenciais da dor

Movimento	Amplitude (graus) normal	Sensação de final do movimento	Fonte potencial de dor
Elevação-flexão	160-180	Alongamento do tecido	• Impacto supraumeral • Alongamento das cápsulas articulares glenoumeral, acromioclavicular, esternoclavicular • Tendão do tríceps se o cotovelo for flexionado
Extensão	50-60	Alongamento do tecido	• Alongamento da cápsula articular glenoumeral • Impacto supraumeral grave • Tendão do bíceps se o cotovelo for estendido
Elevação-abdução	170-180	Alongamento do tecido	• Impacto supraumeral • Artrite acromioclavicular na abdução terminal
Rotação externa	80-90	Alongamento do tecido	• Instabilidade glenoumeral anterior
Rotação interna	60-1.000	Alongamento do tecido	• Impacto supraumeral • Instabilidade glenoumeral posterior

Dados de Warner JJP, Deng XH, Warren RF, et al.: Dynamic Capsuloligamentous Anatomy of the Glenohumeral Joint. *J Shoulder Elbow Surg* 2:115-133, 1993; Turket SJ, Panio MW, Marshall JL, et al.: Stabilizing mechanisms preventing anterior dislocation of the glenohumeral joint. *J Bone Joint Surg Am* 63:1208-1217, 1981; Pagnani MJ, Warren RF: Stabilizers of the glenohumeral joint. *J Shoulder Elbow Surg* 3:173-190, 1994; O'Connell PW, Nuber GW, Mileski RA, et al.: The contribution of the goenohumeral ligaments to anterior stability of the shoulder joint. Am J Sports Med 18:579-584, 1990; Karduna AR, Williams GR, Williams JL, et al.: Kinematics of the glenohumeral joint: Influences of muscle forces, ligamentous constraints, and articular geometry. J Orthop Res 14:986-993, 1996; Davies GJ, DeCarlo MS: Examination of the shoulder complex. In Bandy WD, ed. *Current Concepts in the Rehabilitation of the Shoulder, Sports Physical Therapy Section—Home Study Course*, 1995.

paciente incluem história de trauma ou esforço repetitivo e presença de padrão não capsular de restrição de movimento.

Riddle e colaboradores[284] examinaram as confiabilidades intra-avaliador e interavaliador para as medidas goniométricas clínicas da amplitude de movimento passiva (ADMP) do ombro usando dois tamanhos diferentes de goniômetros universais. Os pacientes foram medidos sem a técnica de colocação goniométrica controlada pelo terapeuta ou posição do paciente durante as medições. As medidas de ADMP repetidas da flexão do ombro *vídeo*, extensão *vídeo*, abdução *vídeo*, abdução horizontal do ombro, adução horizontal, rotação lateral (externa) *vídeo* e rotação medial (interna) *vídeo* foram obtidas para dois grupos de 50 indivíduos cada. Os coeficientes da correlação intraclasse intra-avaliador (CCIs) para todos os movimentos variaram de 0,87 a 0,99. Os CCIs para a confiabilidade interavaliador das medidas de ADMP de abdução horizontal, adução horizontal, extensão e rotação medial variaram de 0,26 a 0,55. Os CCIs interavaliador para a medida de ADMP de flexão, abdução e rotação lateral variaram de 0,84 a 0,90. As medidas de ADMP goniométricas para o ombro parecem ser altamente confiáveis quando obtidas pelo mesmo fisioterapeuta, independentemente do tamanho do goniômetro usado.

O paciente traz o braço ativamente através de ADM. Esses movimentos incluem flexão, extensão, abdução, rotação interna (Fig. 14-43), rotação externa, adução horizontal e encolher os ombros.

Elevação do braço. O fisioterapeuta deve observar o paciente com atenção quando este tentar a elevação do braço. A elevação nos planos frontal e escapular é avaliada. Em geral, 170 a 180° de elevação são possíveis nesses dois planos, com a porção superior do braço capaz de ser colocada adjacente à cabeça. Se o paciente for incapaz de atingir 170 a 180°, o fisioterapeuta deve determinar onde e por que o movimento não está ocorrendo. A presença de dor com a elevação do braço pode fornecer ao profissional valiosas informações (Fig. 14-42). Uma causa comum da dor nesse movimento é a tendinopatia do manguito rotador (Fig. 14-44). Se houver arco doloroso, o ponto na amplitude no qual ele ocorre pode ser diagnóstico ao revelar a causa (Fig. 14-45).

> ### Curiosidade Clínica
>
> A dor que ocorre entre 70 e 110° de abdução é considerada "arco doloroso" e indica impacto no manguito rotador, ruptura ou bursite subacromial.[206] A dor que ocorre na amplitude de 120 a 160° até 160 a 180° possivelmente indica envolvimento da articulação AC.[206]

TABELA 14-15 Posições com atrito e espaço articular e padrão capsular do complexo do ombro

	Com atrito articular	Com espaço articular	Padrão capsular
Glenoumeral	90° de abdução glenoumeral e rotação externa total; ou abdução total e rotação externa	55° de abdução, 30° de adução horizontal com rotação externa	Rotação externa, abdução, rotação interna
Acromioclavicular	90° de abdução	Braço repousando ao lado	Dor nos extremos da amplitude, em especial na adução horizontal e na elevação total
Esternoclavicular	Elevação total do braço e protração do ombro	Braço repousando ao lado	Dor nos extremos da amplitude, em especial na adução horizontal e na elevação total

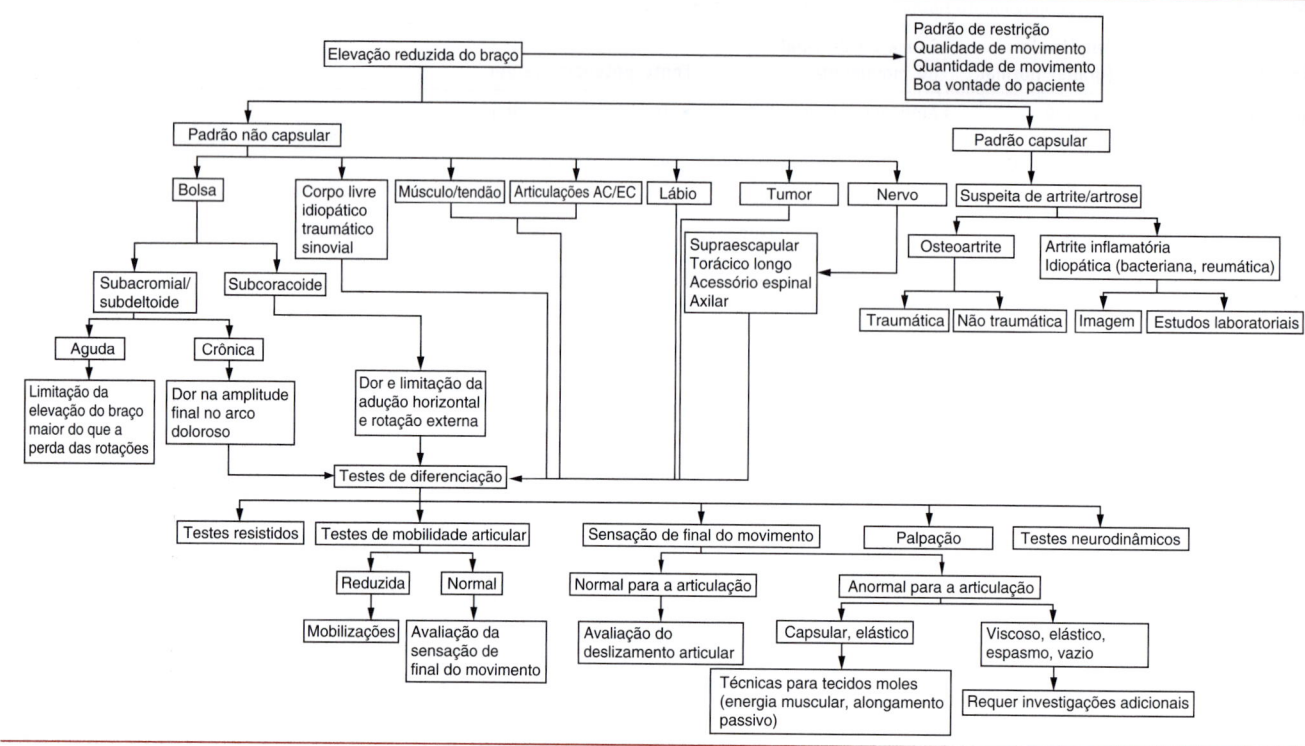

FIGURA 14-42 Causas da elevação dolorosa do braço.

Um estudo tentou diferenciar vários tipos de arcos dolorosos e sugeriu que a adição de rotação externa à amplitude dolorosa indica envolvimento subescapular ou, possivelmente, envolvimento do supraespinal e/ou infraespinal se a dor aumenta.[206] Por sua vez, o acréscimo da rotação interna à amplitude dolorosa demonstra que o supraespinal e/ou infraespinal são as fontes mais prováveis da dor.[206]

Kibler[20] defende o uso do teste de "assistência muscular" ou "assistência escapular" (TAE) para avaliar o movimento e a posição da escápula durante a elevação e o abaixamento do braço para ver se o impacto está sendo causado por falta de elevação acromial (Fig. 14-46). O fisioterapeuta empurra lateral e superiormente a borda ínfero-medial da escápula durante a elevação do braço para simular a ação do acoplamento de força do serrátil anterior/trapézio inferior. O teste é considerado positivo se a assistência manual diminuir ou eliminar os sintomas do impacto.[20] O TAE mede indiretamente a função dos rotadores da escápula; contudo, outros fatores, como a postura torácica e o comprimento do peitoral menor, hipoteticamente afetam a rotação escapular, sendo possível que eles possam ser afetados pela pressão manual proporcionada durante o teste.[159,285,286] Mais importante ainda, o TAE é usado para avaliar diretamente a influência do movimento escapular sobre a dor no ombro. Em um estudo de Rabin e colaboradores,[159] uma versão modificada desse teste, que inclui inclinação posterior assistida da escápula, além da assistência da rotação ascendente da escápula, foi considerada com confiabilidade interavaliador aceitável para o uso clínico na avaliação da contribuição do movimento escapular na dor no ombro. O coeficiente *k* e a concordância de percentual foram 0,53 e 77% quando o teste foi feito no plano escapular e 0,62 e 91%, respectivamente, quando no plano sagital. Em uma versão modificada, o fisioterapeuta coloca uma das mãos sobre a região superior da escápula envolvida, com os dedos sobre a clavícula. A outra mão é colocada sobre o ângulo inferior de modo que a região tenar esteja logo acima do ângulo inferior e os dedos, posicionados ao redor da região lateral do tórax. O paciente eleva ativamente o braço no plano escapular e durante o movimento o fisioterapeuta facilita a rotação ascendente da escápula pressionando para cima e lateralmente sobre o ângulo inferior, bem como inclinando a escápula posteriormente, tracionando sobre a região superior da escápula.

A fraqueza do músculo serrátil anterior, causada por paralisia ou desuso, produz a escápula alada sempre que o paciente tenta elevar o braço.[4,88,90] Além disso, a disfunção do serrátil anterior apresenta perda de protração escapular durante a tentativa de elevação do ombro e a proeminência inferior da escápula se torna evidente.[87]

A abdução do ombro requer maior ativação dos músculos trapézio superior e inferior, enquanto a flexão do ombro tem maior probabilidade de recrutar o músculo serrátil anterior.[67,168]

As lesões no deltoide são raras, mas desequilíbrios desse músculo e do manguito rotador são comuns. Quando o deltoide se torna dominante, a cabeça do úmero desliza superiormente durante a elevação do braço, pois a tração descendente dos músculos do manguito rotador é insuficiente para contrabalançar a tração superior do deltoide (*síndrome do deslizamento superior umeral*).[243] Essa alteração no acoplamento de força GU em geral ocorre durante a fase média de elevação[157] (entre 80 e 140°), pois a força de translação para cima do deltoide atinge o máximo durante

FIGURA 14-43 (A) Amplitude de movimento ativa do ombro. Amplitude de movimento do braço sobre o tronco (envolvendo a articulação do ombro e a cintura escapular). A. Rotação com o braço ao lado do corpo. B. Rotação com o braço em abdução. C. Rotação interna posterior. (Reproduzida, com permissão, de Luttgens K, Hamilton K: *Kinesiology: Scientific Basis of Human Motion*. New York: McGraw-Hill, 2002:563.)

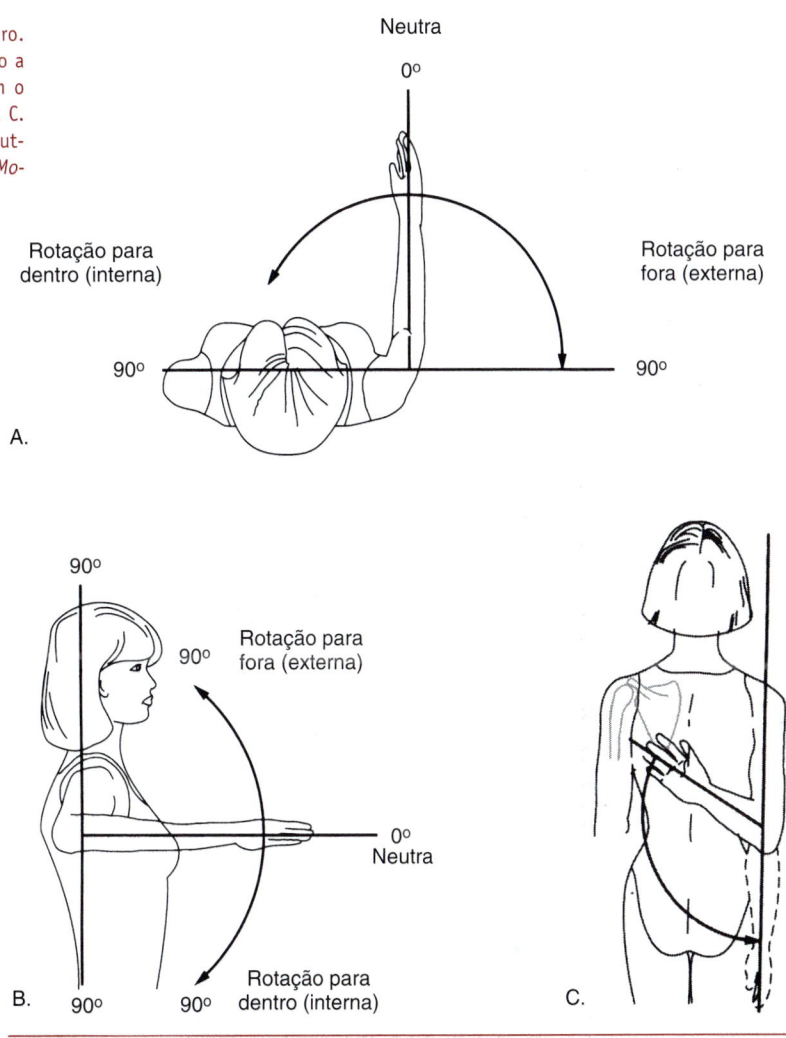

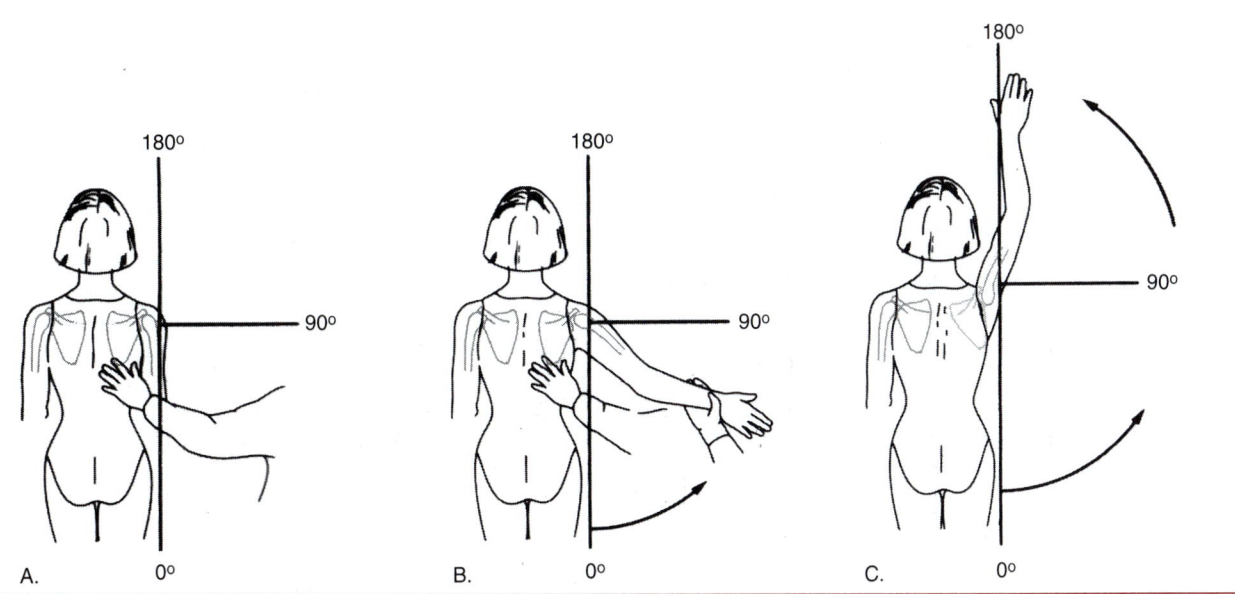

FIGURA 14-43 (B) Amplitude de movimento ativa do ombro. Amplitude de movimento articular (glenoumeral) do ombro. A. Posição inicial. B. Abdução. C. Elevação para o lado – para cima do braço (combinando abdução de braço e rotação da escápula para cima). (Reproduzida, com permissão, de Luttgens K, Hamilton K: *Kinesiology: Scientific Basis of Human Motion*. New York: McGraw-Hill, 2002:564.)

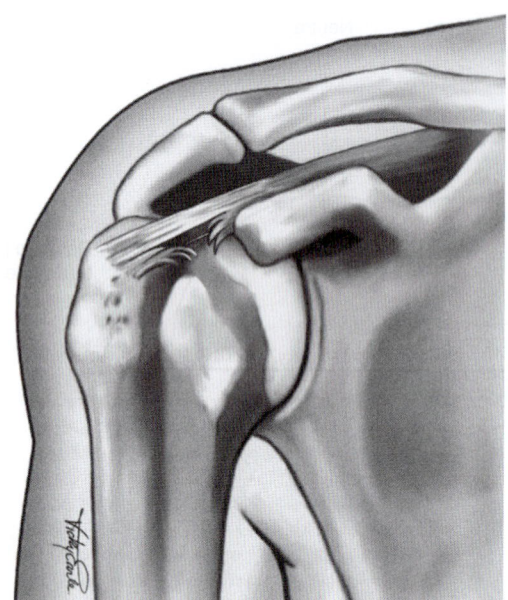

FIGURA 14-44 Tendinopatia do manguito rotador. (Reproduzida, com permissão, de Brukner P and Khan K: *Clinical Sports Medicine,* 3rd edn. Sydney, Austrália: McGraw-Hill, 2007:258.)

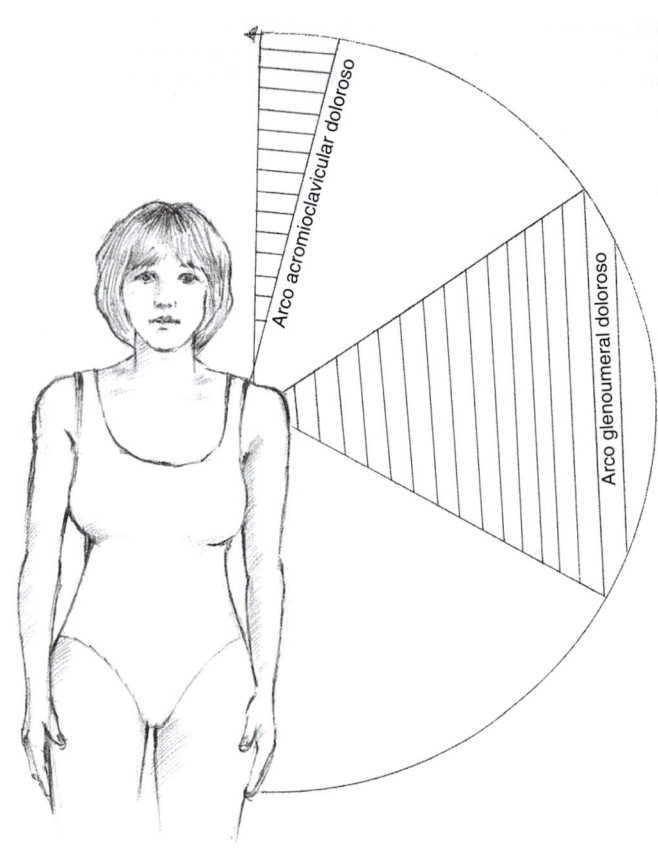

FIGURA 14-45 Implicação do movimento articular com dor durante a elevação do braço.

essa fase, requerendo mais forças compressivas e depressivas dos músculos do manguito rotador.[180,287]

O deslizamento anterior da cabeça do úmero, que ocorre durante a elevação do braço (*síndrome do deslizamento anterior umeral*),[243] sugere que o deltoide posterior tenha se tornado o rotador externo dominante.[243] Essa síndrome está presente se a dor estiver localizada na região anterior ou ântero-medial do ombro, é aumentada por rotação interna GU, hiperextensão do ombro e abdução horizontal, diminui quando a cabeça do úmero é impedida de mover-se anteriormente durante os movimentos de rotação e de flexão do ombro.[243]

Quando comparadas, a amplitude de elevação unilateral do braço deve ser maior do que a de elevação bilateral, visto que as articulações da junção cervicotorácica são liberadas para rodar na direção do braço que está sendo elevado. O fisioterapeuta deve observar a suavidade do ritmo escapuloumeral durante a elevação e a relação entre a rotação articular ascendente e a elevação GU (ver "Exame da escápula dinâmica").

As forças compressivas sobre a articulação AC ocorrem principalmente nos últimos 60° de abdução. Isso muitas vezes causa dor ao longo da amplitude, caso haja alguma patologia nessa articulação.[228]

Rotação. A perda de rotação externa do ombro costuma estar associada à capsulite adesiva. Contudo, dada a considerável variabilidade entre pacientes normais, a mais importante é a variabilidade entre um ombro e outro. As seguintes posições de braço podem ser usadas para avaliar as rotações interna e externa:

▶ O braço no nível do ombro (em 90° de abdução) (i.e., como durante o arremesso de uma bola de beisebol) (Fig. 14-43) (A)b). A rotação externa normal, executada rodando a mão na direção do teto, em 90° ou além. Sua avaliação nessa posição é útil para determinar a presença de fratura do tubérculo maior ou a redução no desempenho de um atleta de arremesso. A rotação interna, por sua vez, é executada rodando a mão na direção do quadril, como se a posicionasse atrás do corpo. Quando normal, aproxima-se de 90°. Contudo, essa posição é muitas vezes desconfortável e não muito funcional, exceto para lançadores.

▶ O braço ao lado do corpo e o cotovelo flexionado em 90°. A rotação externa é executada movendo a mão para longe da linha média, e a interna, movendo a mão em direção ao abdome. Novamente, é importante avaliar a amplitude de movimento ativa e passiva, pois apenas a perda de movimento ativo pode indicar fraqueza muscular.

▶ O braço ao lado e o antebraço atrás das costas. Essa medida para rotação interna é avaliada pela posição alcançada com o polegar estendido até a região dorsal da coluna usando os processos espinhosos como pontos de referência (Fig. 14-47).[288] Esse é o teste mais funcional e a ponta do polegar de pacientes normais irá atingir os níveis TV a TX.[228] A perda de movimento nesse teste afeta a capacidade de realizar tarefas de higiene pessoal, fechar um sutiã atrás das costas, alcançar um bolso traseiro e vestir camisas.[289] O exame é feito em relação ao lado oposto, já que há grande variação na amplitude entre

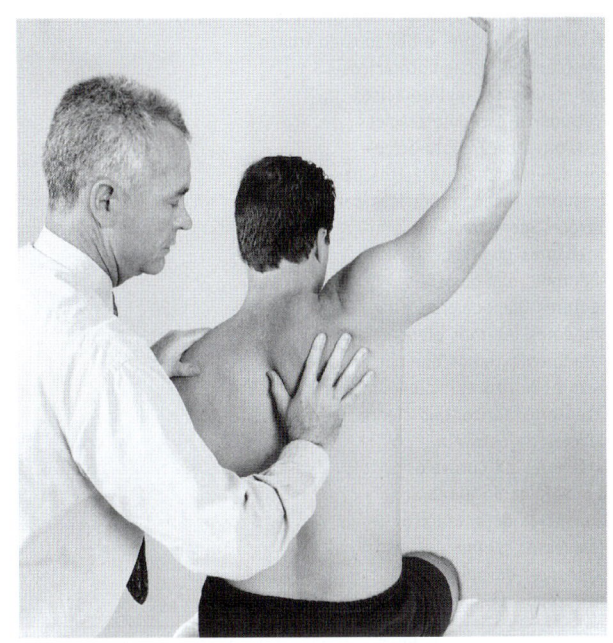

FIGURA 14-46 Teste de assistência escapular.

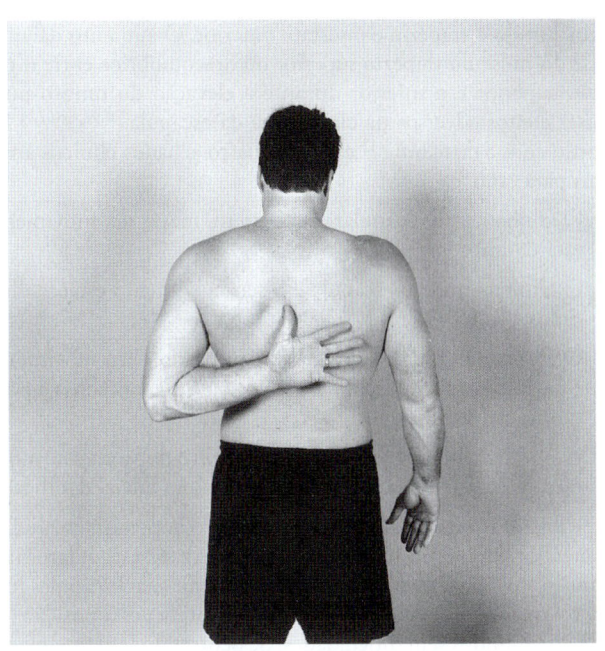

FIGURA 14-47 Rotação interna do ombro.

pacientes normais. Em um estudo feito por Hoving e colaboradores,[290] que avaliou a confiabilidade intra-avaliador e interavaliador entre reumatologistas de um protocolo padronizado para a medida dos movimentos do ombro, o movimento da mão atrás das costas (e a flexão total do ombro) produziu os escores de CCI mais elevados para confiabilidade intra-avaliador (0,91 e 0,83, respectivamente) e confiabilidade interavaliador (0,80 e 0,72, respectivamente). Contudo, em um estudo feito por Edwards e colaboradores,[291] as medidas da rotação interna por nível vertebral não foram prontamente reproduzíveis entre os observadores.

Adução horizontal. A dor com a adução horizontal pode indicar patologias da articulação AC (ver "Teste de impacto cruzado/adução horizontal").

O paciente completa os movimentos de elevação (encolher) e de depressão da cintura escapular, bem como protração e retração do ombro. A incapacidade de encolher o ombro pode indicar paralisia do trapézio.[87] A elevação do ombro e da escápula durante a elevação do braço é, muitas vezes, vista em pacientes com grandes rupturas do manguito rotador.[233]

As combinações de movimentos devem ser avaliadas.

> **Curiosidade Clínica**
>
> Se a dor é reproduzida quando a rotação interna e a extensão são combinadas a partir de uma posição de 90° de abdução, a articulação AC, a bolsa subcoracoide ou o tendão subescapular podem estar envolvidos.
>
> Se a dor é reproduzida com extensão, com o úmero partindo de 90° de flexão, os abdutores do ombro, os rotadores externos e o nervo supraescapular possivelmente estão envolvidos.

> A sensação de final do movimento obstruída com essa manobra indica disfunção torácica.
>
> A limitação isolada da rotação externa passiva indica bursite subcoracoide, agravada pelo músculo peitoral maior, que está sendo alongado sobre ela.[287]

A ADMP é realizada se houver deficiência no movimento ativo para determinar a sensação de final do movimento.[282] Tradicionalmente, ela tem sido realizada com o paciente posicionado em supino. Dada a importância do movimento escapular durante a elevação umeral, deve-se tomar cuidado para que a escápula não esteja sendo impedida de rodar durante os testes.

A discrepância entre movimento ativo e passivo pode indicar uma condição periarticular dolorosa.[227] A perda de movimento ativo com preservação de movimento passivo tem como causa provável a ruptura do manguito rotador,[202] ou, raramente, lesão do nervo supraescapular.[215,292] O padrão de abdução ativo gravemente restrito sem dor é sugestivo de ruptura do supraespinal ou do deltoide. A perda de movimento ativo e passivo em geral é causada por capsulite adesiva.[242]

A perda de ADMP ou ativo (ADMA) pode estar associada à perda de flexibilidade nas restrições passivas ao movimento. Isso ocorre com movimentos de plano simples e combinados.[29,30,177,293,294] Por exemplo, quando rotações internas e externas são restritas e a tensão muscular foi descartada como causa, a aderência do ligamento GU médio está envolvida.[177]

Exame da escápula dinâmica

Dada a importância da articulação escapulotorácica para a função total do ombro, é importante examinar a artrocinemática dessa articulação e sua força muscular.[295]

Vários músculos são fundamentais na cinemática da escápula, incluindo o trapézio e o serrátil anterior. O aumento da atividade do músculo trapézio superior ou desequilíbrios entre o trapézio superior e o inferior durante a elevação do ombro pode causar efeitos adversos na cinemática da escápula.[70,92,170,224] De acordo com Sahrmann,[243] existem quatro achados clínicos anormais para esta:

▶ O alinhamento escapular está correto, mas o seu movimento está danificado.

▶ O alinhamento da escápula e o seu movimento estão danificados.

▶ O alinhamento da escápula está danificado e seu movimento é de amplitude normal, mas não corrige ou compensa a posição inicial danificada.

▶ O alinhamento da escápula está danificado, mas seu movimento é suficiente para compensar a posição inicial danificada.

Kibler[20] recomenda o uso do teste de "compressão escapular" isométrica para examinar a força dos músculos escapulares mediais. Isso envolve fazer o paciente comprimir suas escápulas juntas. Normalmente, a escápula pode ser mantida nessa posição por 15 a 20 segundos sem dificuldades. Se ocorrer dor em queimadura em menos de 15 segundos, Kibler sugere que a causa pode ser a fraqueza dos músculos escapulares.[20]

A observação do ritmo escapuloumeral e do movimento escapulotorácico revela que a escápula cessa sua rotação quando o braço é elevado a cerca de 140º. Após a conclusão desse movimento, o ângulo inferior da escápula deve estar bem próximo da linha média do tórax e a borda vertebral da escápula deve ser rodada a 60º. O movimento além desses pontos pode indicar abdução escapular excessiva.[243] Na amplitude final da elevação, a escápula baixa levemente, inclina posteriormente e aduz.[243] O movimento da escápula deve ser avaliado com cuidado em pacientes com suspeita de instabilidade multidirecional. A discinesia escapulotorácica (redução na abdução escapular e rotação externa com abdução progressiva do braço) é muitas vezes observada em pacientes com instabilidade ântero-inferior.[296] A instabilidade póstero-inferior é caracterizada pelo excesso de retração escapular.[275] A instabilidade inferior é caracterizada por queda da parte lateral da escápula ou "depressão escapular".[275]

O posicionamento do paciente em prono, com o braço abduzido em 90º e em rotação externa, testa a capacidade da escápula de permanecer na sua posição correta em vez de abduzir devido ao alongamento excessivo dos músculos toracoescapulares (trapézio e romboides) e ao encurtamento dos músculos escapuloumerais.[243]

Testes resistidos

Além da dor, a disfunção no ombro é muitas vezes causada ou exacerbada pela perda de movimento ou por fraqueza. Os testes resistidos avaliam a função nos importantes grupos musculares da cadeia cinética superior (Tabs. 14-16 e 14-17).

Testes musculares isométricos individuais, localizados ao redor da cintura escapular fornecem ao fisioterapeuta dados sobre padrões de dor e de fraqueza, bem como sobre a fraqueza resultante das paralisias da raiz nervosa espinal ou do nervo periférico. A fraqueza no teste isométrico precisa ser analisada quanto ao tipo – fraqueza crescente com contrações repetidas da mesma resistência indicando paralisia *versus* fraqueza consistente com contrações repetidas, que sugere músculo descondicionado ou ruptura muscular importante – e ao padrão (raiz nervosa espinal, tronco nervoso ou nervo periférico). A fraqueza dolorosa (ver Cap. 8) é invariavelmente um sinal de patologia grave e, dependendo do padrão, pode indicar fratura ou tumor. Contudo, se um movimento simples resultar em dor fraca, isso talvez indique inibição muscular causada pela dor.

TABELA 14-16 Grupos musculares testados no exame do ombro

Flexores, extensores e oblíquos do tronco
Levantadores escapulotorácicos
Depressores escapulotorácicos
Protradores escapulotorácicos
Retratores escapulotorácicos
Rotadores escapulotorácicos para cima
Rotadores escapulotorácicos para baixo
Flexores glenoumerais
Extensores glenoumerais
Abdutores glenoumerais
Adutores glenoumerais
Rotadores internos glenoumerais
Rotadores externos glenoumerais
Flexores horizontais glenoumerais
Extensores horizontais glenoumerais
Flexores do cotovelo
Extensores do cotovelo
Supinadores do antebraço
Pronadores do antebraço
Flexores do punho
Extensores do punho
Intrínsecos da mão

Dados de Davies GJ, DeCarlo MS: Examination of the shoulder complex. In: Bandy WD, ed. *Current Concepts in the Rehabilitation of the Shoulder, Sports Physical Therapy Section – Home Study Course,* 1995.

> ### Curiosidade Clínica
>
> A dor com o teste muscular isométrico é considerada sinal de lesão musculotendínea de primeiro ou segundo graus (ver Cap. 8). De acordo com Cyriax,[282] é provável que a dor que ocorre durante uma contração muscular indique lesão no ventre muscular, ao passo que a dor que ocorre na liberação da contração indica lesão no tendão.[287] Contudo, devido à grande quantidade de deslizamento articular acessório que ocorre nas articulações da cintura com contração isométrica, os testes para o envolvimento do tecido inerte devem ser negativos antes de se chegar à conclusão de que a estrutura musculotendínea está lesada.

Cyriax[282] acreditava que a tendinite do supraespinal era a causa mais comum de arco doloroso. O supraespinal pode ser testado com o teste de Jobe, ou posição de lata vazia (Fig. 14-48) 🎥*vídeo*. O braço do paciente é posicionado no plano escapular – rotação interna e cerca de 90º de flexão de ombro e, então, o fisioterapeuta aplica a resistência em direção ao solo. O teste de Jobe pode ser aplicado de forma similar com o úmero rodado externamente (teste de lata cheia) 🎥*vídeo*. Um estudo[297] revelou que o teste tem alta sensibilidade de 86% e especificidade baixa de 50% no diagnóstico de rupturas no tendão do supraespinal em uma população de 55 pa-

TABELA 14-17 Função e inervação dos músculos da cintura escapular

Músculos	Nervo periférico	Raiz nervosa	Movimentos
Peitoral maior	Peitoral	C5-C8	Adução, adução horizontal e rotação interna Fibras claviculares: flexão anterior Fibras esternocostais: extensão
Latíssimo do dorso	Toracodorsal	C7 (C6, C8)	Adução, extensão e rotação interna
Redondo maior	Subescapular	C5-C8	Adução, extensão, abdução horizontal e rotação interna
Redondo menor	Axilar	C5 (6)	Abdução horizontal (também um rotador externo fraco)
Deltoide	Axilar	C5 (6)	Anterior: flexão anterior, adução horizontal Médio: abdução Posterior: extensão, abdução horizontal
Supraespinal	Supraescapular	C5 (6)	Abdução
Subescapular	Subescapular	C5-C8	Adução e rotação interna
Infraespinal	Supraescapular	C5 (6)	Abdução, abdução horizontal e rotação externa

cientes. Contudo, em outro estudo,[298] o teste teve especificidade mais alta (74 vs. 68%) e sensibilidade igual de 77% quando comparado com o teste da lata vazia em um grupo de 136 pacientes.

Uma ruptura parcial do tendão do supraespinal resulta em abdução fraca e dolorosa.[51] A fraqueza indolor com abdução pode indicar a sua ruptura completa. O tendão do supraespinal pode ser passivamente alongado para ver se isso aumenta a dor, posicionando-o em adução e rotação interna.[299]

Foi documentado que, quando a dor coracoacromial diminui durante a abdução resistida com adição de tração de braço, deve-se suspeitar de bursite subacromial-subdeltóidea ou lesão da articulação AC.[300] Contudo, isso não foi considerado verdadeiro com o uso da ultrassonografia.[301] Afirmações similares foram relatadas indicando que, quando a dor aumenta com a tração do braço, é provável que o supraespinal esteja envolvido. Entretanto, isso ainda tem de ser provado.

A posição de teste para os músculos *infraespinal* e *redondo menor* é 90° de flexão GU e metade da rotação externa completa (Fig. 14-49).[302] Se a dor for isolada à rotação externa, então o infraespinal está comprometido. Se a rotação externa e a adução resistida forem dolorosas, o redondo menor está implicado, embora o envolvimento isolado desse músculo não seja comum. Para testá-lo mais, ele é colocado em alongamento posicionando-se o paciente em prono com a parte superior de seus braços na vertical, aduzidos e rodados externamente até cerca de 20°. O paciente inclina-se na direção do lado testado para aumentar a adução.

O músculo *redondo maior* pode ser testado posicionando-se o paciente em prono com sua mão repousando sobre a coluna lombar *vídeo*. Ele aduz e estende o úmero enquanto o fisioterapeuta aplica resistência no cotovelo em abdução de ombro.

Para avaliar a dominância do *romboide*, o paciente posiciona o braço ao lado do corpo com o cotovelo flexionado em cerca de 90°. A rotação externa resistida nessa posição não deve resultar em qualquer adução escapular, a menos que haja dominância do romboide e controle fraco de rotação externa GU.[243] Não deve haver, também, nenhum deslizamento superior ou anterior do úmero durante o teste, a menos que a dominância do deltoide esteja ocorrendo.[243]

Condições a serem descartadas se houver fraqueza indolor da rotação externa incluem, mas não estão limitadas a:

▶ Ruptura completa do tendão infraespinal.
▶ Paralisia da raiz do nervo C5.
▶ Paralisia do nervo supraescapular.
▶ Amiotrofia neurálgica.

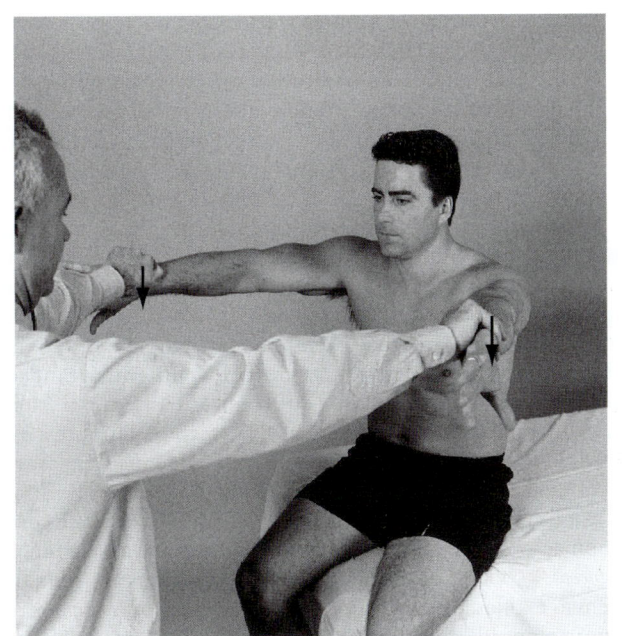

FIGURA 14-48 Teste de Jobe ou da lata vazia para o supraespinal.

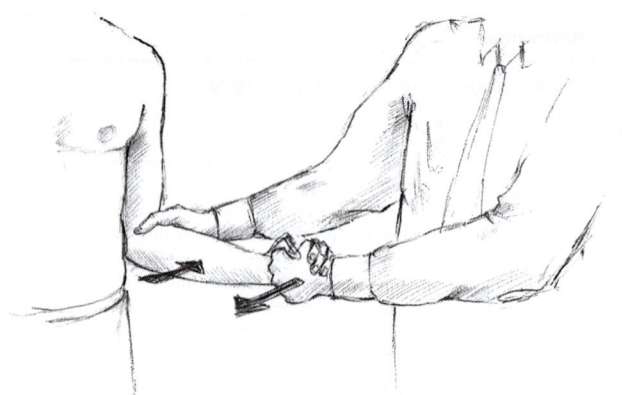

FIGURA 14-49 Teste resistido para o infraespinal e o redondo menor.

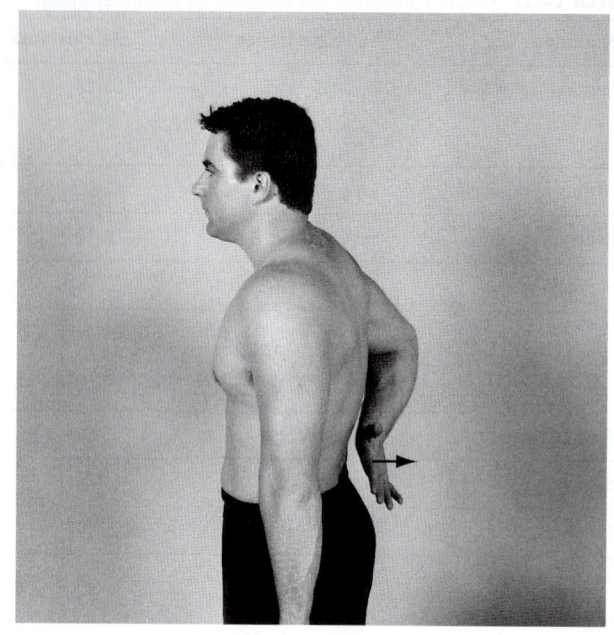

FIGURA 14-50 Teste do subescapular de Gerber *(lift-off)*.

O *subescapular* é melhor avaliado usando-se o teste do subescapular (*lift-off*), conforme descrito por Gerber e Krushell, que descobriram que esse teste tinha sensibilidade de 80% e especificidade de 100% para ruptura do subescapular.[303] Ele é realizado com o braço rodado internamente de modo que a superfície posterior da mão repouse sobre a coluna lombar. Levantar ativamente a mão das costas (Fig. 14-50) e exercer força de resistência sugere integridade do subescapular.

A adução resistida é testada com o braço em 0° de abdução, de modo que o subescapular não seja facilitado.[303] A dor com a adução resistida tende a ser rara, mas envolve o peitoral maior, o latíssimo do dorso, o redondo maior e o redondo menor.

> **Curiosidade Clínica**
>
> Os pacientes com bursite subacromial-subdeltóidea, na ausência de ruptura do manguito rotador, muitas vezes demonstram fraqueza deste secundária à dor, se testado com o braço posicionado no arco do impacto. Contudo, mostra boa força se testado com o braço fora de abdução. O paciente com importante ruptura do manguito demonstra fraqueza profunda do mesmo em várias posições de braço.

O teste de função do *deltoide* é melhor realizado com abdução resistida, com o braço em 90° de abdução e rotação neutra *vídeo*. O arco doloroso não pode ser produzido por lesões nesse músculo devido a sua posição anatômica.

O diagnóstico diferencial é necessário para descartar vários distúrbios neurológicos, que podem provocar fraqueza indolor na abdução resistida. Estes incluem paralisia do nervo axilar, do nervo supraescapular ou da quinta raiz cervical.

Os três componentes do *trapézio* são avaliados como segue:

▶ *Trapézio superior (e levantador da escápula)*. Em geral os dois lados são testados ao mesmo tempo. O paciente encolhe os ombros até as orelhas. Se for incapaz de realizar o movimento, é posicionado em supino, para eliminar o efeito da gravidade e solicitado a repetir o teste. A resistência é aplicada pelo fisioterapeuta na tentativa de deprimir os ombros *vídeo*. A resistência unilateral pode ser aplicada à região lateral posterior da cabeça enquanto estabiliza o ombro.

▶ *Trapézio médio*. O paciente é posicionado em prono com a articulação do ombro abduzida em 90°, cotovelo estendido e o antebraço em supinação máxima de modo que o polegar esteja apontando para o teto (Fig. 14-51) *vídeo*. O fisioterapeuta aplica pressão sobre o úmero empurrando-o em direção ao solo.

▶ *Trapézio inferior*. O paciente é posicionado em prono, com o membro superior sustentado na posição elevada e alinhado na direção das fibras musculares do trapézio inferior (Fig. 14-52) *vídeo*. Os graus de 0 a 2 são determinados pela firmeza da contração muscular. Os graus 2+ e 3– estão baseados na distância que o membro é elevado em relação à mesa. Os graus 3 a 5 requerem a aplicação de resistência por parte do fisioterapeuta.

O *serrátil anterior* pode ser avaliado de várias maneiras *vídeo*, incluindo o uso de flexão (apoio) na parede. Um teste mais sensível envolve o posicionamento do paciente em supino com o ombro flexionado em 90° e o cotovelo em flexão. Ele protrai o ombro erguendo o cotovelo para o teto, e o fisioterapeuta aplica resistência no cotovelo, empurrando-o para baixo (Fig. 14-53). Posto que o serrátil anterior trabalha para controlar a rotação ascendente da escápula durante a elevação do braço, a sua capacidade de rodá-la de maneira ascendente também deve ser avaliada.

Por fim, a flexão e a extensão resistidas do cotovelo, bem como a supinação do antebraço, são examinadas para avaliar a função do *bíceps* *vídeo*, do *braquial* *vídeo* e do *tríceps* *vídeo*. A extensão e a flexão isométricas do cotovelo com os músculos em posição alongada ajudam a excluir os músculos bíceps e tríceps. A dor reproduzida com flexão resistida do cotovelo indica lesões em um ou mais flexores do cotovelo, como lesões intra-articula-

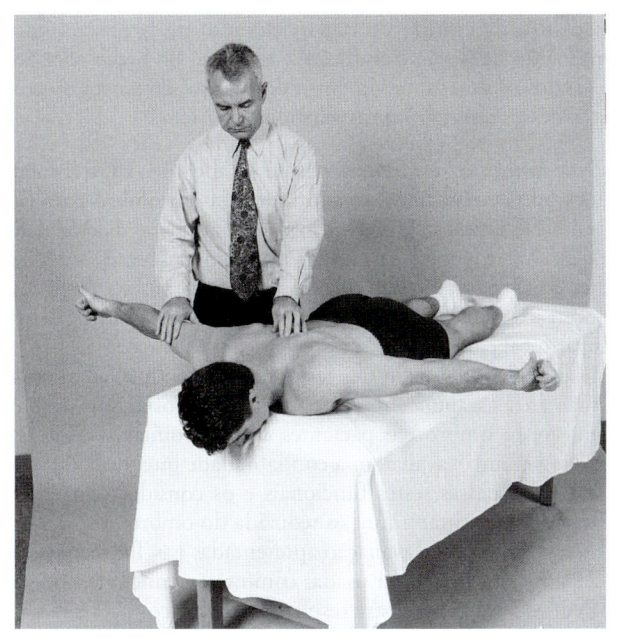

FIGURA 14-51 Teste do trapézio médio.

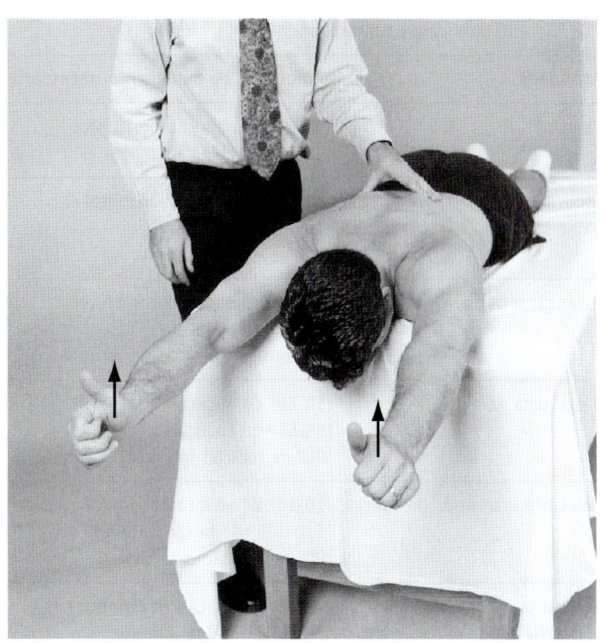

FIGURA 14-52 Teste do trapézio inferior.

res da cabeça longa do bíceps ou lesões no sulco da cabeça longa do bíceps. A lesão no sulco pode ser testada com o paciente em decúbito lateral, voltado para longe do fisioterapeuta e seu braço pendendo atrás de si. O fisioterapeuta estabiliza a escápula e aplica uma força longitudinal junto do úmero em direção superior para conduzi-lo superiormente. Um sinal positivo é a reprodução da dor com essa manobra.

Fraqueza indolor de flexão do cotovelo pode ser o resultado de paralisia da 5ª ou da 6ª raiz cervical. (A ruptura completa de todos os flexores do cotovelo é um acontecimento muito improvável).

O punho e a mão também são avaliados no que diz respeito à função motora (ver Cap. 16).

Exame dos padrões de movimento[243]

Esses testes estão relacionados a coordenação, tempo ou sequência de ativação dos músculos durante o movimento.

Serrátil anterior. O paciente é posicionado em prono e realiza uma flexão e retorna à posição inicial de forma extremamente lenta. O fisioterapeuta verifica a qualidade da estabilização da escápula. Se os estabilizadores estiverem fracos, a escápula no lado do dano desloca-se para fora e para cima resultando em escápula alada.

Abdução do ombro. O paciente é posicionado sentado com os cotovelos flexionados para controlar a rotação umeral e abduz lentamente o braço. Três componentes são avaliados:

▶ Abdução da articulação GU.
▶ Rotação da escápula.
▶ Elevação de toda a cintura escapular – o movimento de abdução cessa no ponto em que o ombro começa a elevar-se. Isso tende a ocorrer em cerca de 60° de abdução GU.

Teste funcional

A avaliação da função do ombro é parte integrante do exame do complexo do ombro. Inclui testes designados para detectar disfunções biomecânicas ou testes que avaliem a capacidade do paciente de realizar as funções básicas das atividades de vida diária. Como existem diversas condições do ombro, é

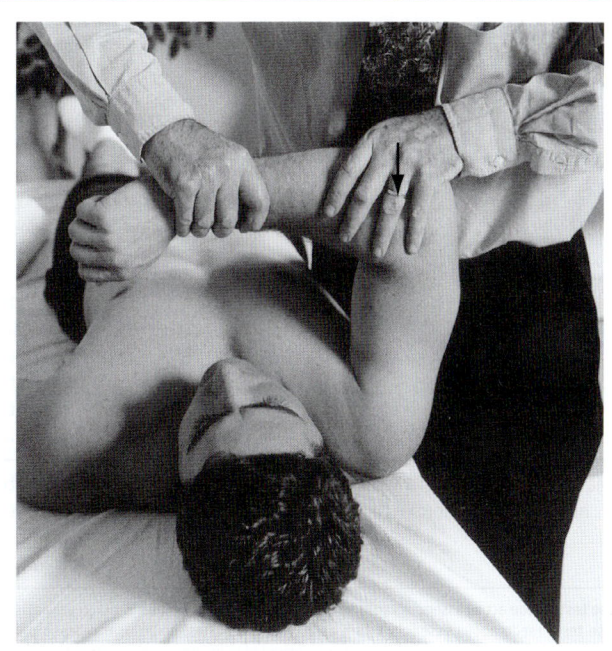

FIGURA 14-53 Teste do serrátil anterior.

TABELA 14-18 Amplitude de movimento necessária no ombro para as atividades funcionais

Atividade	Amplitude de movimento necessária
Comer	70-100° de adução horizontal 45-60° de abdução
Escovar o cabelo	30-70° de adução horizontal 105-120° de abdução 90° de rotação externa
Alcançar o períneo	75-90° de abdução horizontal 30-45° de abdução 90° ou mais de rotação interna
Vestir uma camisa	50-60° de abdução horizontal 55-65° de abdução 90° de rotação interna
Colocar a mão atrás da cabeça	10-15° de adução horizontal 110-125° de flexão anterior 90° de rotação externa
Colocar um objeto em uma prateleira	70-80° de adução horizontal 70-80° de flexão anterior 45° de rotação externa
Lavar o ombro oposto	60-90° de flexão anterior 60-120° de adução horizontal

Dados de Matsen FH, III, Lippitt SB, Sidles JA, et al.: *Practical Evaluation of Management of the Shoulder.* Philadelphia, PA: WB Saunders, 1994:19-150; Magee DJ: *Shoulder, Orthopedic Physical Assessment.* Philadelphia, PA: WB Saunders, 1992:90-142.

Função biomecânica. Existem apenas dois movimentos funcionais dentro da cintura escapular: elevação do braço, usando a combinação de flexão e abdução, e extensão do braço com adução. Todos os outros movimentos do ombro são partes ou compostos desses dois conjuntos funcionais básicos.

Teste de função básica. Referindo-se à Tabela 14-18, o fisioterapeuta pode determinar o estado funcional do ombro para funções básicas simplesmente medindo a quantidade de ADM disponível. Por exemplo, os movimentos umerais necessários para comer e beber foram relatados em 5 a 45° de flexão, 5 a 35° de abdução e 5 a 25° de rotação interna em relação ao tronco.[304] Escovar o cabelo requer 112° de elevação do braço.[137]

Mannerkorpi[305] usou três testes funcionais (mão até o pescoço, mão até a escápula e mão até a escápula oposta) para avaliar a disfunção do ombro em pacientes com fibromialgia (Tab. 14-19). Yang e Lin[306] avaliaram a confiabilidade interavaliador e intra-avaliador desses testes funcionais e os consideraram confiáveis para documentar a função reduzida do ombro.

As ferramentas de avaliação apresentadas nas Tabelas 14-20 e 14-21 também podem ser usadas como testes funcionais do ombro. Várias ferramentas para resultados específicos para a região e genéricos foram desenvolvidas e usadas para documentar os resultados de pacientes com patologias do ombro.

Escalas de resultado do ombro. Várias escalas do ombro foram desenvolvidas. As cinco mais comumente usadas são a escala do ombro da Universidade da Califórnia – Los Angeles (UCLA), o Teste Simples de Ombro (TSO), o Índice de Incapacidade e Dor no Ombro (IIDO), as Incapacidades do Braço, do Ombro e da Mão (IBOM) e o escore do ombro de Penn (EOP).

Escala do Ombro da Universidade da Califórnia. A seção de autorrelato da Escala do Ombro da UCLA consiste de duas

importante lembrar que cada um dos seguintes testes funcionais tem aplicações limitadas específicas.

TABELA 14-19 Testes relacionados à função

Mão no pescoço (flexão do ombro e rotação externa)[a]	0	Os dedos atingem a linha mediana posterior do pescoço com o ombro em abdução total e rotação externa com extensão do punho
	1	Os dedos atingem a linha mediana do pescoço, mas não há abdução total e/ou rotação externa
	2	Os dedos atingem a linha mediana do pescoço, mas com compensação pela adução no plano horizontal ou pela elevação do ombro
	3	Os dedos tocam o pescoço
	4	Os dedos não tocam o pescoço
Mão na escápula (extensão do ombro e rotação interna)[b]	0	A mão atinge por trás do tronco a escápula oposta ou 5 cm abaixo dela em rotação interna total. O punho não é lateralmente desviado
	1	A mão quase atinge a escápula oposta, 6 a 15 cm abaixo dela
	2	A mão atinge a crista ilíaca oposta
	3	A mão atinge as nádegas
	4	O indivíduo não consegue mover a mão atrás do tronco
Mão na escápula oposta (adução horizontal do ombro)[c]	0	A mão atinge a espinha da escápula oposta em adução total sem flexão do punho
	1	A mão atinge a espinha da escápula oposta em adução total
	2	A mão passa pela linha média do tronco
	3	A mão não consegue passar pela linha média do tronco

[a] Esse teste mede ações essenciais para as atividades diárias, como usar o braço para atingir, tracionar ou pendurar um objeto acima da cabeça ou usá-lo para pegar e beber um copo d'água.
[b] Esse teste mede ações essenciais para as atividades diárias, como usar o braço para pegar um objeto do bolso traseiro das calças ou tarefas relacionadas com a higiene pessoal.
[c] Esse teste mede importantes ações para as atividades diárias, como usar o braço para alcançar sobre o corpo para pegar o cinto de segurança do carro ou usar o braço para girar o volante.
Dados de Mannerkorpi K, Svantesson U, Carlsson J, et al.: Tests of functional in fibromyalgia syndrome: a reliability study. *Arthritis Care Res* 12:193-199, 1999.

TABELA 14-20 Teste funcional do ombro

Posição inicial	Ação	Teste funcional
Sentado, peso preso ao punho	Flexionar o braço anteriormente a 90°, cotovelo estendido	Levanta peso de 0,5 a 1,5 kg: funcionalmente satisfatório Levanta o braço sem peso: funcionalmente fraco Não consegue levantar o braço: não funcional
Sentado, peso preso ao punho	Ombro estendido, cotovelo estendido	Levanta peso de 2 a 2,5 kg: funcional Levanta peso de 1,5 a 2 kg: funcionalmente satisfatório Levanta o braço sem peso: funcionalmente fraco Não consegue estender o braço: não funcional
Sentado com a mão atrás da coluna lombar	Rotação interna do ombro	Levanta peso de 2,5 kg: funcional Levanta peso de 0,5 a 1,5 kg: funcionalmente satisfatório Levanta o braço sem peso: funcionalmente fraco Não consegue levantar o braço: não funcional
Decúbito lateral, peso preso ao punho	Rotação externa do ombro	Levanta peso de 2,5 kg: funcional Levanta peso de 1,5 a 2 kg: funcionalmente satisfatório Levanta o braço sem peso: funcionalmente fraco Não consegue levantar o braço: não funcional
Sentado, peso preso ao punho	Abdução do ombro a 90°	Levanta peso de 2,5 kg: funcional Levanta peso de 1,5 a 2 kg: funcionalmente satisfatório Levanta o braço sem peso: funcionalmente fraco Não consegue levantar o braço: não funcional
Sentado, braço abduzido a 145°	Adução do ombro	Puxa peso de 2,5 kg: funcional Puxa peso de 1,5 a 2 kg: funcionalmente satisfatório Puxa peso de 0,5 a 1 kg: funcionalmente fraco Não consegue tracionar 0,5 kg: não funcional
Sentado	Elevação do ombro (encolher os ombros)	5 repetições: funcional 3 ou 4 repetições: funcionalmente satisfatório 1 ou 2 repetições: funcionalmente fraco 0 repetições: não funcional
Sentado	Depressão escapular	5 repetições: funcional 3 a 4 repetições: funcionalmente satisfatório 1 a 2 repetições: funcionalmente fraco 0 repetições: não funcional

Dados de Matsen FH, III, Lippitt SB Sidles JA, et al.: *Practical Evaluation of Management of the Shoulder*. Philadelphia, PA: WB Saunders, 1994:19-150; Magee DJ: *Shoulder, Orthopedic Physical Assessment*. Philadelphia, PA: WB Saunder, 1992:90-142; Palmer ML, Epler M: *Clinical Assessment Procedures in Physical Therapy*. Philadelphia, PA: JB Lippincott, 1990.

subescalas de um item, uma para dor e a outra para nível funcional (Tab. 14-22). Os itens são do tipo Likert e são marcados de 1 a 10, com os escores mais altos indicando menos dor e maior função.[307]

Teste Simples do Ombro. Lippitt e colaboradores[308] defendem o uso do TSO (Tab. 14-23). Trata-se de uma autoavaliação padronizada da função do ombro consistindo de 12 questões de sim/não. Essa ferramenta tem alta reprodutibilidade de teste e reteste, sendo sensível a uma ampla variedade de distúrbios do ombro.[305] Além disso, esse teste foi considerado prático para documentar a eficácia de tratamento para patologias do ombro. Os pacientes com doença no manguito rotador ou outros distúrbios no ombro são capazes de executar todas as 12 funções do TSO.[234,309-311]

Quando comparado com outros questionários de autoavaliação disponíveis, o TSO possui a maior confiabilidade teste/reteste, leva a menor quantidade de tempo para completar, é o mais fácil para classificar e tem resposta satisfatória.[312,313] As questões podem ser feitas na consulta inicial e, depois, em visitas subsequentes para acompanhar o progresso.

Índice de Incapacidade e Dor no Ombro.[314] O IIDO consiste de duas subescalas de dor e incapacidade. Os itens de ambas são escalas analógicas visuais (EAVs). A subescala de cinco itens sobre dor pergunta ao paciente sobre sua presença durante as AVDs, e cada item tem como opção de resposta a descrição "sem dor" (à esquerda) a "pior dor imaginável" (à direita). Os oito itens sobre incapacidade questionam às pessoas sobre as dificuldades com as AVDs, e as opções de resposta graduam de "sem dificuldade" (à esquerda) a "tão difícil que preciso de ajuda" (à direita). Cada item é marcado medindo-se a distância da primeira opção de resposta à esquerda ao marco feito pela pessoa. As subescalas são marcadas em um processo de três partes. Primeiro, os escores de itens dentro da subescala são somados. Segundo, essa soma é dividida pela distância possível somada em todos os itens da subescala na qual a pessoa respondeu. Terceiro, essa razão é multiplicada por 100 para obter-se uma porcentagem. Os escores mais altos na subescala indicam dor e desconforto maiores. Para obter o escore IIDO total, obtém-se a média dos resultados das subescalas de dor e incapacidade.[314]

Incapacidades do Braço, do Ombro e da Mão. O acrônimo IBOM foi escolhido para descrever uma medida de resultado que reflete

TABELA 14-21 Escala de classificação atlética

Escala de avaliação dos resultados do ombro do esportista

Nome_____ Idade_____ Sexo_____
Mão dominante (D)_____ (L)_____ (Ambidestro)
Data do exame_____ Posição no jogo_____
Cirurgião_____ Anos de prática_____
Tipo de esporte_____ Lesões anteriores_____

Nível de atividade

1. Profissional (liga maior)
2. Profissional (liga menor)
3. Universitário
4. Ensino Médio
5. Recreativo (tempo integral)
6. Recreativo (ocasionalmente)

Diagnóstico

1. Instabilidade anterior
2. Instabilidade posterior
3. Instabilidade multidirecional
4. Luxações recorrentes
5. Síndrome do impacto
6. Separação acromioclavicular
7. Artrose acromioclavicular
8. Reparo do manguito rotador (parcial)
9. Ruptura do manguito rotador (completa)
10. Ruptura do tendão do bíceps
11. Tendinite calcária
12. Fratura

Pontos subjetivos (90)

I. Dor	Pontos
Sem dor durante a competição	10
Dor somente após competir	8
Dor enquanto compete	6
Dor impedindo competir	4
Dor com AVDs	2
Dor em repouso	0

II. Força/resistência	
Sem fraqueza, fadiga de competição normal	10
Fraqueza após competição, fadiga precoce em competições	8
Fraqueza durante a competição, fadiga de competição anormal	6
Fraqueza ou fadiga impedindo competição	4
Fraqueza ou fadiga com AVDs	2
Fraqueza ou fadiga impedindo AVDs	0

III. Estabilidade	
Sem lassidão durante a competição	10
Subluxações recorrentes enquanto compete	8
Síndrome do braço morto enquanto compete	6
Subluxações recorrentes impedem competição	4
Subluxações recorrentes durante AVDs	2
Luxação	0

IV. Intensidade	Pontos
Horas de competição pré-lesão *versus* pós-lesão (100%)	10
Horas de competição pré-lesão *versus* pós-lesão (menos de 75%)	8
Horas de competição pré-lesão *versus* pós-lesão (menos de 50%)	6
Horas de competição pré-lesão *versus* pós-lesão (menos de 25%)	4
Horas de AVDs pré-lesão *versus* pós-lesão (100%)	2
Horas de AVDs pré-lesão *versus* pós-lesão (menos de 50%)	0

V. Desempenho	
No mesmo nível, mesma proficiência	50
No mesmo nível, proficiência diminuída	40
No mesmo nível, proficiência diminuída, não aceitável para atleta	30
Nível diminuído com proficiência aceitável para esse nível	20
Nível diminuído, proficiência não aceitável	10
Não pode competir, deve trocar de esporte	0

Pontos objetivos (10)

Amplitude de movimento	Pontos
Rotação externa normal na posição 90°-90°: elevação normal	10
Menos de 5° de perda de rotação externa: elevação normal	8
Menos de 10° de perda de rotação externa: elevação normal	6
Menos de 15° de perda de rotação externa: elevação normal	4
Menos de 20° de perda de rotação externa: elevação normal	2
Mais de 20° de perda de rotação externa ou qualquer perda de elevação	0

Resultados totais
Excelente: 90-100 pontos
Bom: 70-89 pontos
Satisfatório: 50-69 pontos
Fraco: menos de 50 pontos

Dados de Tibone JE, Bradley JP: Athletic shoulder outcome rating scale. In: Matsen FA, Fu FH, Hawkins RJ, eds. *The Shoulder: A Balance of Mobility and Stability*. Rosemont, IL: American Academy of Orthopedic Surgeons. 1993:526–527. AVDs, atividades da vida diária.

TABELA 14-22 Escala de Classificação do Ombro da UCLA

Dor	Classificação
Sempre/insuportável/medicação forte	1
Sempre/suportável/medicação ocasional	2
Pouca em repouso/presente com atividades leves	4
Presente com atividade pesada	6
Ocasional e leve	8
Nenhuma	10
Função	
Incapaz de usar	1
Atividades leves	2
AVDs/trabalho doméstico leve	4
Trabalho doméstico/compras/dirigir	6
Leve restrição/sobre o nível do ombro OK	8
Normal	10
Flexão anterior ativa	
>150	5
150	4
120	3
90	2
45	1
<30	0
Força da flexão anterior	
Classificação normal	5
Boa	4
Normal	3
Ruim	2
Contração	1
Nada	0
Satisfação do paciente	
Satisfeito	5
Insatisfeito	0
TOTAL _____	

TABELA 14-23 Teste Simples do Ombro

1.	Seu ombro está confortável com seu braço em repouso ao lado do corpo?
2.	Seu ombro permite que você durma de forma confortável?
3.	Você consegue alcançar uma pequena parte das suas costas com a mão para vestir a camisa?
4.	É capaz de colocar sua mão atrás da cabeça com o cotovelo reto para o lado?
5.	Consegue colocar um pequeno objeto sobre uma prateleira no nível de seu ombro sem dobrar o cotovelo?
6.	Consegue levantar 0,5 kg (um recipiente de 0,500 mL cheio) até o nível de seu ombro sem dobrar o cotovelo?
7.	Consegue levantar 5 kg (um galão cheio) até o topo de sua cabeça sem dobrar o cotovelo?
8.	Consegue carregar 10 kg ao lado do corpo com a extremidade afetada?
9.	Consegue arremessar por baixo uma bola de *softball* 9 m com a extremidade afetada?
10.	Você consegue arremessar por cima uma bola de *softball* por 18 m com a extremidade afetada?
11.	Você consegue lavar a parte posterior de seu ombro oposto com a extremidade afetada?
12.	Seu ombro permite que você trabalhe em tempo integral em seu emprego atual?

Dados de Matsen FA, Lippitt SB, Sidles JA, et al.: Evaluating the shoulder. In: Matsen FA, Lippitt SB, Sidles JA, et al., eds. *Practical Evaluation and Management of the Shoulder.* Philadelphia, PA: WB Saunders, 1994:1–17.

o impacto sobre a função de uma variedade de doenças e lesões musculoesqueléticas na extremidade superior.[315] Os itens cobertos pelo questionário IBOM referem-se a sintomas e estado funcional. Os componentes incluídos sob o conceito de sintomas são dor, fraqueza, rigidez e formigamento/entorpecimento.[315] Há três dimensões sob o estado funcional: estado físico, social e psicológico. Duas versões do IBOM estão disponíveis: um questionário de 30 itens, que possui módulos de três questões opcionais para atividades esportivas/musicais e atividades de trabalho pesadas (Tab. 14-24) e um questionário de 20 itens adequado para uso profissional.

Escore do Ombro de Penn. O EOP é uma medida de autorrelato específica para uma condição que usa uma escala de 100 pontos, a qual consiste de três subescalas, incluindo dor, satisfação e função. A subescala da dor consiste de três itens de dor que questionam a dor em repouso, sem atividades e com atividades vigorosas (Tab. 14-25).[316] Todas estão baseadas em uma escala de classificação numérica de 10 pontos com os extremos "sem dor" e "pior dor possível". Os pontos são quantificados para cada item subtraindo-se o número circulado do máximo de 10. Portanto, o paciente ganha 30 pontos por ausência completa de dor. Se ele for incapaz de usar o braço para atividades normais ou vigorosas, recebe zero ponto para esse item. A satisfação do paciente com a função do ombro também é avaliada com uma escala de classificação numérica de 10 pontos (Tab. 14-26). Os extremos dos pontos são "insatisfeito" e "extremamente satisfeito". Um máximo de 10 pontos para essa seção indica que o paciente está "extremamente satisfeito" com o nível atual de função do seu ombro. O escore máximo do EOP de 100 indica alta função, pouca dor e alta satisfação com a função do ombro. O EOP tem sido considerado uma medida confiável e válida para registrar o resultado de pacientes com vários distúrbios nessa área.[316]

Outros testes, projetados para avaliar a função do ombro incluem:

Teste de salto com um braço. O teste de salto com um braço verifica o desempenho funcional de atletas, e pode ser usado em triagens de pré-temporada ou para ajudar nas decisões de retorno às atividades. O teste requer que o paciente esteja em posição de flexão com um braço sobre o solo (Fig. 14-54). Ele usa seu braço para saltar em um degrau de 10,2 cm e volta para o solo. O tempo requerido para executar cinco repetições desse movimento o mais rápido possível é registrado e comparado com o braço não envolvido. Com o treinamento suficiente, um tempo menor de 10 segundos é considerado normal.[317]

O teste do salto com um braço requer força muscular concêntrica, excêntrica e coordenação, enquanto a porção distal da extremidade superior tem uma carga significativa colocada sobre si.[317]

TABELA 14-24 Questionário IBOM

Por favor, classifique a sua capacidade de realizar as seguintes atividades na última semana fazendo um círculo ao redor do número abaixo da resposta apropriada.

	Sem dificuldade	Dificuldade mínima	Dificuldade moderada	Dificuldade grave	Incapaz
1. Abrir uma garrafa com tampa apertada ou que ainda não foi aberta.	1	2	3	4	5
2. Escrever.	1	2	3	4	5
3. Girar uma chave.	1	2	3	4	5
4. Preparar uma refeição.	1	2	3	4	5
5. Empurrar uma porta pesada para abri-la.	1	2	3	4	5
6. Colocar um objeto sobre uma prateleira acima da sua cabeça.	1	2	3	4	5
7. Fazer tarefas domésticas pesadas (p. ex., lavar paredes, lavar o chão).	1	2	3	4	5
8. Trabalho de jardinagem.	1	2	3	4	5
9. Arrumar a cama.	1	2	3	4	5
10. Carregar uma sacola de compras ou uma pasta.	1	2	3	4	5
11. Carregar um objeto pesado (acima de 5 kg).	1	2	3	4	5
12. Mudar uma lâmpada acima da cabeça.	1	2	3	4	5
13. Lavar o cabelo ou secá-lo com secador.	1	2	3	4	5
14. Lavar suas costas.	1	2	3	4	5
15. Vestir um pulôver.	1	2	3	4	5
16. Usar uma faca para cortar alimentos.	1	2	3	4	5
17. Atividades recreativas que requerem pouco esforço (p. ex., jogar cartas, tricotar, etc.).	1	2	3	4	5
18. Atividades recreativas nas quais você exerce força ou impacto através do braço, do ombro ou da mão (p. ex., jogar golfe, martelar, tênis).	1	2	3	4	5
19. Atividades recreativas em que se move o braço livremente (p. ex., jogar *frisbee*, *badminton*, etc.).	1	2	3	4	5
20. Administrar necessidades de transporte (ir de um lugar para o outro).	1	2	3	4	5
21. Atividade sexual.	1	2	3	4	5

Incapacidades do braço, do ombro e da mão

	Nem sempre	Levemente	Moderadamente	Bastante	Extremamente
22. Durante a última semana, até que ponto seu problema de braço, ombro ou mão interferiu em suas atividades sociais normais com a família, os amigos, os vizinhos ou grupos? (*circular número*).	1	2	3	4	5

	Não limitado	Levemente limitado	Moderadamente limitado	Muito limitado	Incapaz
23. Durante a última semana, você limitou seu trabalho ou outras atividades diárias regulares como resultado de seu problema de braço, ombro ou mão? (*circular número*).	1	2	3	4	5

Por favor, classifique a gravidade dos seguintes sintomas na última semana (circular número).

	Nenhuma	Leve	Moderada	Grave	Extrema
24. Dor no braço, no ombro ou na mão.	1	2	3	4	5
25. Dor no braço, no ombro ou na mão quando você realiza qualquer atividade específica.	1	2	3	4	5
26. Formigamento (alfinetadas e agulhadas) no braço, no ombro ou na mão.	1	2	3	4	5
27. Fraqueza no braço, no ombro ou na mão.	1	2	3	4	5
28. Rigidez no braço, no ombro ou na mão.	1	2	3	4	5
29. Durante a última semana, quanta dificuldade você teve para dormir devido a dor no braço, no ombro ou na mão? (*circular número*)	1	2	3	4	5

	Discordo completamente	Discordo	Nem concordo nem discordo	Concordo	Concordo completamente
30. Sinto-me menos capaz, menos confiante ou menos útil devido ao meu problema de braço, ombro ou mão. (*circular número*)	1	2	3	4	5

(continua)

TABELA 14-24 Questionário IBOM *(continuação)*

Classificando função/sintomas do IBOM: Some as respostas circuladas (itens 1 a 30); subtraia 30; divida por 1,20 = escore IBOM.
Módulo de esportes/realização artística (opcional)
As seguintes questões estão relacionadas ao impacto de seu problema de braço, ombro ou mão em tocar *o seu instrumento musical ou praticar esportes*.
   Se você pratica mais de um esporte ou toca mais de um instrumento (ou ambos), por favor responda com relação à atividade que é mais importante.
Por favor, indique o esporte ou instrumento que é mais importante para você:_____
Não pratico esporte nem toco instrumento. (Você pode pular esta seção).
Por favor, circule o número que melhor descreve sua capacidade física na última semana. Você tem qualquer dificuldade para:

	Sem dificuldade	Dificuldade leve	Dificuldade moderada	Dificuldade grave	Incapaz
1. Usar sua técnica comum para tocar seu instrumento ou praticar seu esporte?	1	2	3	4	5
2. Tocar seu instrumento musical ou praticar seu esporte por causa da dor no braço, no ombro ou na mão?	1	2	3	4	5
3. Tocar seu instrumento musical ou praticar seu esporte tão bem quanto gostaria?	1	2	3	4	5
4. Passar seu tempo usual praticando seu esporte ou tocando seu instrumento musical?	1	2	3	4	5

Módulo de trabalho (opcional)
As seguintes questões são sobre o impacto de seu problema de braço, ombro ou mão em sua capacidade de trabalho (incluindo dona-de-casa, se este for seu trabalho principal).
Não trabalho. (Você pode pular esta seção).
Por favor, circule o número que melhor descreve sua capacidade física na última semana. Você teve alguma dificuldade para:

	Sem dificuldade	Dificuldade leve	Dificuldade moderada	Dificuldade grave	Incapaz
1. Usar sua técnica comum para seu trabalho?	1	2	3	4	5
2. Fazer seu trabalho usual devido à dor no braço, no ombro ou na mão?	1	2	3	4	5
3. Fazer seu trabalho tão bem quanto gostaria?	1	2	3	4	5
4. Passar seu tempo usual fazendo seu trabalho?	1	2	3	4	5

Testes de comprimento muscular

Peitoral maior. O paciente é posicionado em supino, com o tronco estabilizado. O fisioterapeuta abduz passivamente o seu braço e diferencia entre os feixes diferentes do peitoral maior.

Porção clavicular: O braço do paciente pende frouxamente da borda da mesa de exame, enquanto o fisioterapeuta move seu ombro para baixo em direção ao solo. Uma leve barreira para o movimento é normal; uma barreira rígida é anormal.

Porção esternal: O paciente, em supino sobre uma mesa de exame, abduz completamente o braço de maneira ativa. Este deve manter contato com a mesa de exame durante toda a amplitude.

Peitoral menor. O paciente é posicionado em supino com o tronco estabilizado. O encurtamento adaptativo do peitoral menor é demonstrado se a borda lateral da espinha da escápula estiver mais de 2,5 cm fora da mesa de exame.[243]

Latíssimo do dorso. O paciente é posicionado em supino com o tronco estabilizado e executa uma flexão bilateral do ombro. Em circunstâncias normais, ele deve ser capaz de realizar a flexão completa sem que ocorra qualquer aumento na lordose lombar.[243] A flexão do ombro que requer aumento da lordose lombar para ser completada indica que o latíssimo do dorso está adaptativamente encurtado.

Rotadores externos. O paciente é posicionado em supino com o tronco estabilizado. O ombro é posicionado em 90º de abdução com o cotovelo flexionado em aproximadamente 90º. O paciente permite que o ombro rode internamente de forma passiva. Esse movimento acompanhado de inclinação anterior da escápula, em vez de aumento da amplitude de rotação interna, indica encurtamento adaptativo dos rotadores externos.[243] Isso pode ser confirmado fazendo com que o paciente repita a manobra enquanto o fisioterapeuta impede a ocorrência da inclinação anterior da escápula. Com o segundo teste, deve haver redução na quantidade de rotação interna passiva disponível.

Testes de movimento fisiológico passivo da articulação glenoumeral

Para garantir que os testes fisiológicos passivos sejam precisos, a fixação da escápula é essencial. Para todos esses testes, o paciente é posicionado em supino, com a cabeça apoiada em um travesseiro, enquanto o fisioterapeuta está de pé, de frente para o paciente. Presume-se que as técnicas sejam realizadas no lado direito, e que, nesses exemplos, o fisioterapeuta usa a mão direita para estabilizar a clavícula e a escápula e a mão esquerda para mover o úmero (Fig. 14-55). Como em todos os testes envolvendo a extremidade, ambos os lados devem ser avaliados e as comparações

TABELA 14-25 Escore do Ombro de Penn, Parte 1: dor e subescalas da satisfação

Por favor, circule o número que mais se aproxima do seu nível de dor e de satisfação	Somente para uso do analisador
Dor em repouso com seu braço ao lado do corpo 0 1 2 3 4 5 6 7 8 9 10 Sem dor Pior dor possível	(10 - # marcado)
Dor com atividades normais (comer, vestir, tomar banho): 0 1 2 3 4 5 6 7 8 9 10 Sem dor Pior dor possível	(10 - # marcado) (Escore 0 se não aplicável)
Dor com atividade vigorosa (alcançar, erguer, empurrar, puxar, arremessar): 0 1 2 3 4 5 6 7 8 9 10 Sem dor Pior dor possível	(10 - # marcado) (Escore 0 se não aplicável)
Escore da dor:	= /30
O quanto você está satisfeito com seu nível regular da função do ombro? 0 1 2 3 4 5 6 7 8 9 10 Sem dor Pior dor possível	/10 (# marcado)

Dados de Leggin BG, Michener LA, Shaffer MA, et al.: The Penn shoulder score: Reliability and validity. *J Orthop Sports Phys Ther* 36:138–151, 2006).

TABELA 14-26 Escore do Ombro de Penn: subescala da função

Por favor, circule o número que melhor descreve o nível de dificuldade que você pode ter ao executar cada atividade	Sem dificuldade	Alguma dificuldade	Muita dificuldade	Não consegue fazer	Não fazia antes da lesão
1. Alcançar o meio de suas costas com a mão para vestir sua camisa.	3	2	1	0	X
2. Lavar o meio das suas costas/fechar o sutiã.	3	2	1	0	X
3. Executar as atividades de higiene necessárias.	3	2	1	0	X
4. Lavar as costas do ombro oposto.	3	2	1	0	X
5. Pentear o cabelo.	3	2	1	0	X
6. Colocar a mão atrás da sua cabeça com o cotovelo reto ao lado.	3	2	1	0	X
7. Vestir-se (incluindo colocar o casaco e tirar a camiseta por cima da cabeça).	3	2	1	0	X
8. Dormir sobre o lado afetado.	3	2	1	0	X
9. Abrir uma porta com o braço afetado.	3	2	1	0	X
10. Carregar uma sacola de supermercado com o braço afetado.	3	2	1	0	X
11. Carregar uma mala/pasta com o braço afetado	3	2	1	0	X
12. Colocar uma lata (450-900 g) de conserva na prateleira ao nível do ombro sem flexionar o cotovelo.	3	2	1	0	X
13. Colocar um objeto (3,6-4,5 kg) em uma prateleira no nível do ombro sem flexionar o cotovelo.	3	2	1	0	X
14. Alcançar uma prateleira acima de sua cabeça sem flexionar o cotovelo.	3	2	1	0	X
15. Colocar uma lata de conserva (450-900 g) em uma prateleira acima da cabeça sem flexionar o cotovelo.	3	2	1	0	X
16. Colocar um objeto (3,6-4,5 kg) em uma prateleira acima da cabeça sem flexionar o cotovelo.	3	2	1	0	X
17. Executar atividades esportivas/*hobbies* normais.	3	2	1	0	X
18. Executar atividades domésticas (limpeza, lavar roupas, cozinhar).	3	2	1	0	X
19. Arremessar acima da cabeça/nadar/praticar esportes com raquete acima da cabeça (circule tudo que se aplica a você).	3	2	1	0	X
20. Trabalhar o expediente inteiro na sua atividade normal.	3	2	1	0	X

ESCORE
Total de colunas = ____(a)
Número de vezes x 3 = ____(b), 60 - ____(b) = ____(c) (se nenhum X foi marcado, escore da função = total de colunas)
Escore da função = ____(a) ± ____(c) = ____ x 60__/60

feitas entre a quantidade e a qualidade do movimento, bem como da sensação de final do movimento.

A posição neutra ou inicial para as técnicas é estabelecida posicionando o braço do paciente contra o seu próprio corpo, com o antebraço na vertical. A partir dessa posição, o fisioterapeuta pressiona o braço do paciente contra o tórax do mesmo e permite que ele recue. A articulação está agora na posição inicial.

Flexão. A elevação total envolve a combinação de flexão, abdução e rotação conjunta da rotação externa. Enquanto impede a ocorrência de qualquer rotação interna na articulação GU, o fisioterapeuta flexiona o úmero sobre o eixo apropriado. A sensação de final do movimento é avaliada e deve ser capsular. A amplitude normal para a flexão varia dependendo da mobilidade geral, da idade e do sexo do paciente.

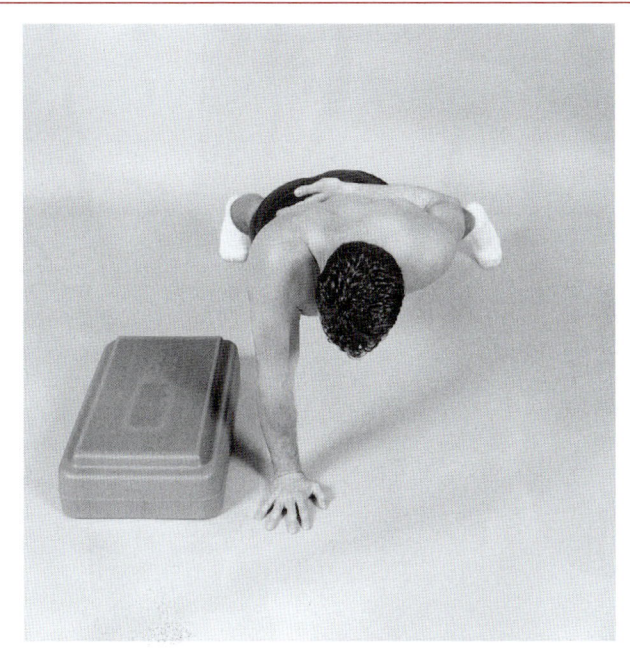

FIGURA 14-54 O teste de salto com um braço.

Extensão. O fisioterapeuta estende o úmero sobre o eixo apropriado através da articulação GU. A sensação de final do movimento é avaliada e deve ser capsular. A amplitude normal varia entre os sexos. Para mulheres, ela é de aproximadamente 90°, enquanto que para os homens é de cerca de 50 a 60°.[300]

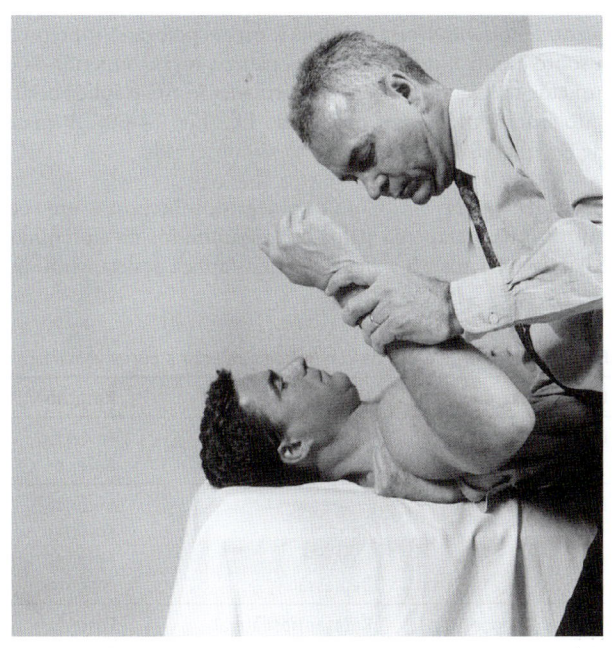

FIGURA 14-55 Posição do fisioterapeuta e do paciente para o teste da mobilidade do ombro. Observação: A mão esquerda do fisioterapeuta está segurando o antebraço do paciente em vez de o cotovelo, de modo que a mão estabilizadora pode ser vista.

Abdução/adução. O fisioterapeuta abduz o úmero até que a sensação de final do movimento seja sentida. Esta deve ser capsular. A amplitude normal para abdução varia entre 70 e 120°, dependendo da mobilidade geral, da idade e do sexo.[300]

Para avaliar a adução, o fisioterapeuta pressiona junto da linha do úmero em direção craniana para elevar a cintura escapular, flexiona levemente o úmero e então o aduz.

Rotação externa. O úmero é movido dentro da amplitude final da rotação externa. A sensação de final do movimento deve ser capsular. A amplitude normal para a rotação externa varia entre 60 e 110°, dependendo da mobilidade geral, da idade e do sexo.[300]

Rotação interna. O úmero é movido dentro da amplitude final da rotação interna. A sensação de final do movimento deve ser capsular. A amplitude normal para a rotação interna varia dependendo da mobilidade geral, da idade e do sexo.

Testes de movimento acessório passivo

Os testes de movimento acessório passivo (MAP) são realizados no final da amplitude disponível para determinar se a própria articulação é responsável pela perda de movimento. Para todos esses testes, o paciente é posicionado em supino, com a cabeça apoiada em um travesseiro, enquanto o fisioterapeuta está de pé, de frente para ele.

Distração/compressão da articulação GU. O fisioterapeuta palpa e estabiliza a cintura escapular e o tórax anterior. Com a outra mão, prende com delicadeza o terço proximal do úmero. Ele distrai/comprime a articulação GU perpendicular ao plano da fossa glenoide (30° para fora do plano sagital) (Fig. 14-56). A quantidade de movimento é observada e comparada com o outro lado.

Deslizamento inferior da articulação GU. O fisioterapeuta palpa e estabiliza o processo coracoide da escápula e a clavícula lateral. Com a outra mão, segura com delicadeza próximo do ombro do paciente. O úmero é deslizado inferiormente na articulação GU, em paralelo com o plano súpero-inferior da fossa glenoide (Fig. 14-57). A quantidade de movimento é observada e comparada com o outro lado.

Deslizamento posterior da articulação GU. O fisioterapeuta palpa e estabiliza o processo coracoide do terço lateral da clavícula. Com a eminência tenar da mesma mão, ele palpa a região anterior da cabeça umeral (Fig. 14-58). Com a outra, segura gentilmente a extremidade distal do úmero. A partir dessa posição, desliza o úmero posteriormente na articulação GU, em paralelo com o plano ântero-posterior da fossa glenoide. A quantidade de movimento é observada e comparada com o outro lado.

A intervenção para restrições no deslizamento articular usa técnicas e posicionamentos similares aos usados na avaliação, com exceção do seguinte:

▶ Oscilações de grau I e II são usadas para dor e classificadas dependendo do estágio de cicatrização.

▶ As técnicas de grau III a IV são usadas para aumentar a amplitude.

Testes de movimento acessório passivo da articulação acromioclavicular

Rotação anterior e posterior da clavícula. Durante a abdução GU, ou elevação do ombro, a extremidade lateral da clavícula se

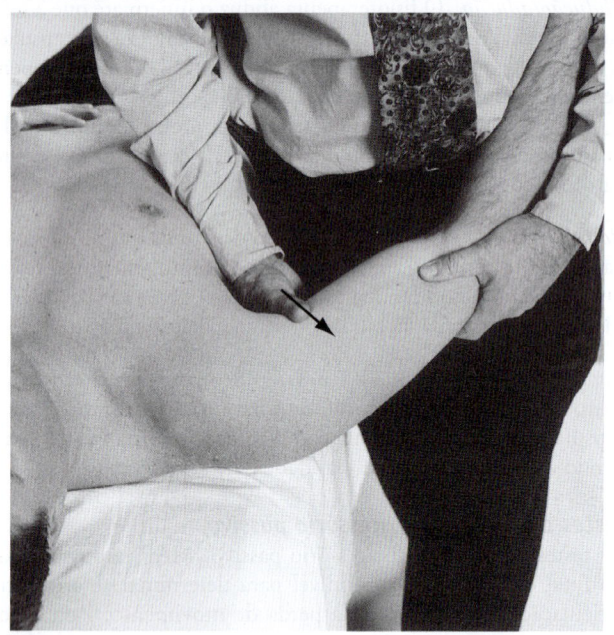

FIGURA 14-56 Distração glenoumeral.

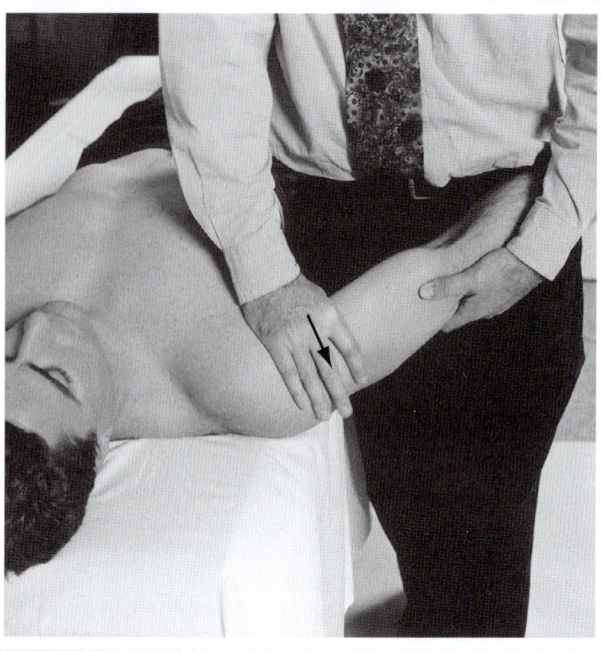

FIGURA 14-58 Deslizamento posterior.

move superiormente, a extremidade medial desliza e rola inferiormente e a clavícula roda anteriormente (Tab. 14-27).[64] Durante a adução GU, ou depressão do ombro, a extremidade lateral da clavícula se move inferiormente, enquanto a medial roda e desliza superiormente.[64] Durante esse movimento, a clavícula roda posteriormente (ver Tab. 14-27).[64]

O paciente é posicionado em decúbito lateral. O fisioterapeuta estabiliza o úmero com uma das mãos e segura as regiões anterior e superior da clavícula com a outra mão, usando o polegar, os dedos médio e indicador de modo que os dedos estejam enganchados ao redor da região lateral da clavícula (Fig. 14-59). O fisioterapeuta empurra passivamente a clavícula dentro do limite da rotação anterior e avalia a sensação de final do movimento (ver Fig. 14-59).

Teste de movimento acessório passivo da articulação esternoclavicular

O paciente é colocado em supino. Presume-se que as técnicas sejam executadas no lado esquerdo do paciente.

Deslizamentos anterior e inferior. Com os polegares sobrepostos um sobre o outro, o fisioterapeuta palpa a região superior da extremidade medial da clavícula e a articulação AC e aplica deslizamento ântero-inferior na articulação EC (Fig. 14-60). A quantidade e a qualidade do movimento são observadas.

Deslizamento superior. Com os polegares sobrepostos um sobre o outro, o fisioterapeuta palpa a região inferior da extremidade medial da clavícula e a articulação EC a aplica deslizamento pós-

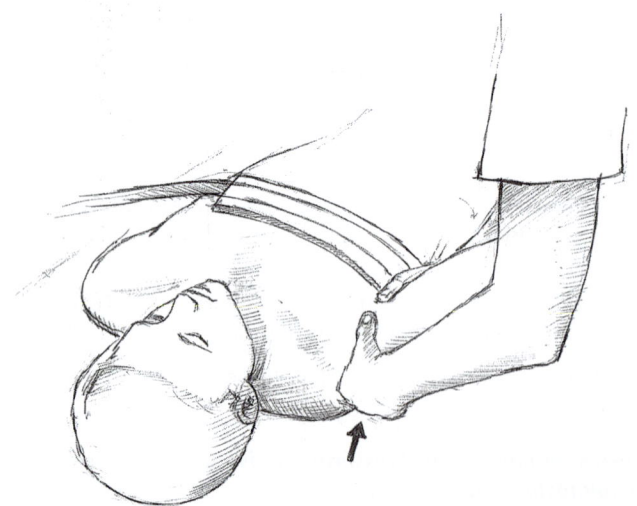

FIGURA 14-57 Deslizamento inferior.

TABELA 14-27 Movimentos da clavícula em relação a outros movimentos

Osso que se move	Movimento	Rotação
Costelas	Inspiração	Posterior
	Expiração	Anterior
Escápula	Protração	Anterior
	Retração	Posterior
	Elevação	Anterior
	Depressão	Posterior
Cabeça/pescoço	Rotação ipsilateral	Posterior
	Rotação contralateral	Anterior
	Flexão ipsilateral	Posterior
	Flexão contralateral	Anterior
	Flexão	Anterior
	Extensão	Posterior

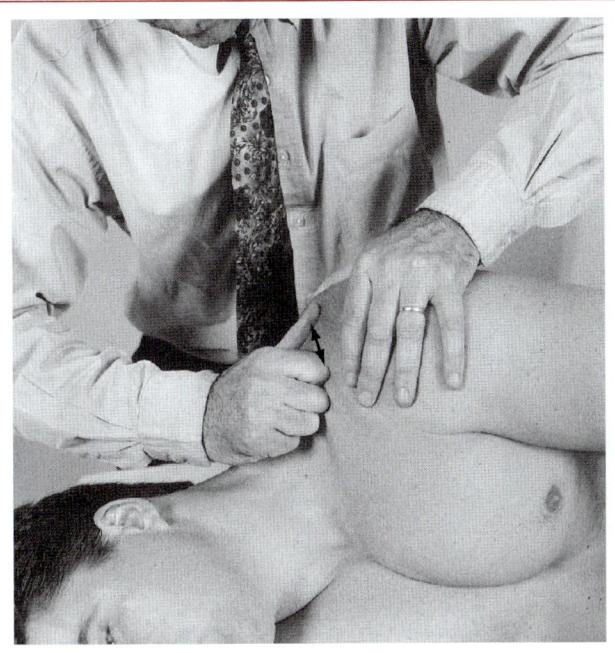

FIGURA 14-59 Deslizamentos anterior e posterior da articulação acromioclavicular.

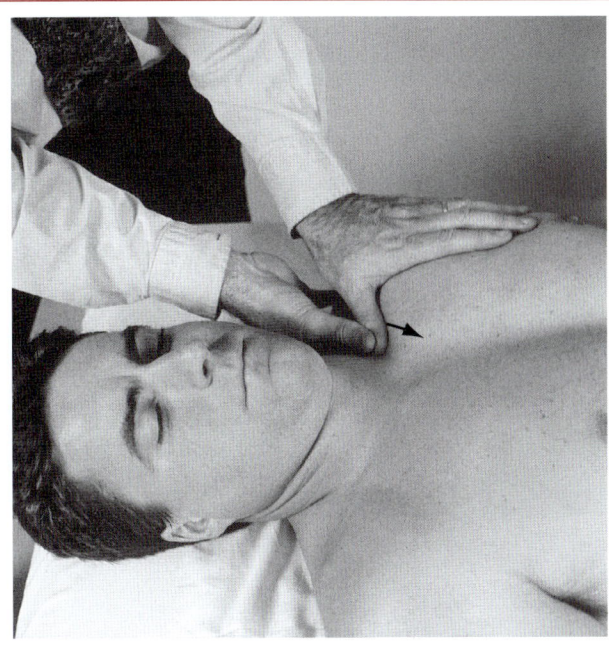

FIGURA 14-60 Deslizamento anterior e inferior da articulação esternoclavicular.

tero-superior à articulação EC (Fig. 14-61). A quantidade e a qualidade do movimento são observadas.

Teste do movimento acessório passivo da articulação escapulotorácica. Esses não são testes do movimento acessório "verdadeiros", uma vez que a articulação escapulotorácica não é considerada uma articulação verdadeira. Contudo, a mobilidade escapular adequada é um importante componente da função do complexo do ombro. O paciente é posicionado em decúbito lateral (Fig. 14-62), e sua cabeça deve estar suficientemente apoiada para manter a coluna cervical na posição neutra. O fisioterapeuta fica de pé na frente do paciente. Usando uma das mãos, ele segura a borda inferior e medial da escápula superior e, com a outra, a região anterior do ombro. Então, traz gentilmente ambas as mãos juntas, erguendo a escápula. Essa posição é mantida até que os músculos estejam prontos para relaxar. Assim que o relaxamento muscular tenha ocorrido, o fisioterapeuta move a escápula dentro dos padrões de facilitação neuromuscular proprioceptivos (FNP) para a escápula:

▶ *Elevação com protração.* Restrições nesse movimento indicam encurtamento adaptativo ou hipertonicidade do latíssimo do dorso.

▶ *Elevação com retração.* Restrições nesse movimento indicam encurtamento adaptativo ou hipertonicidade das fibras média e inferior do serrátil anterior.

▶ *Depressão com retração.* Restrições nesse movimento indicam encurtamento adaptativo do peitoral menor.

▶ *Depressão com protração (Fig. 14-63).* Restrições nesse movimento indicam encurtamento adaptativo ou hipertonicidade do levantador da escápula.

Se a protração estiver restrita na elevação e na depressão da cintura escapular, há suspeita de encurtamento adaptativo ou hipertonicidade dos romboides. Para testar a força desses músculos, o paciente mantém a posição segurando isometricamente a escápula na amplitude final de cada uma dessas diagonais e tenta controlar o movimento escapular quando o fisioterapeuta tenta retornar a escápula à sua posição inicial.

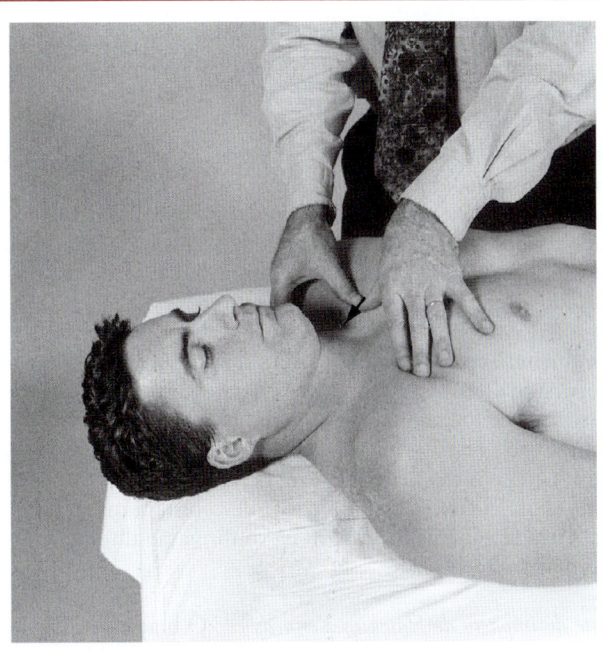

FIGURA 14-61 Deslizamento superior da articulação esternoclavicular.

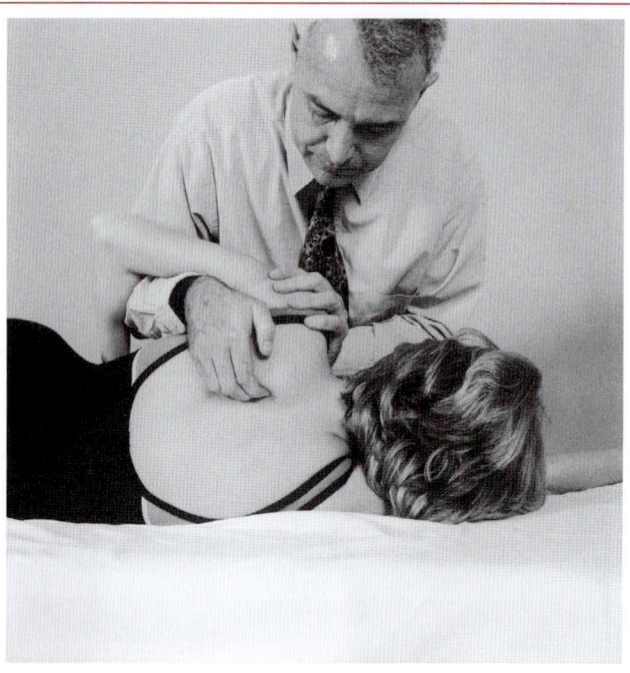

FIGURA 14-62 Mobilizações escapulares.

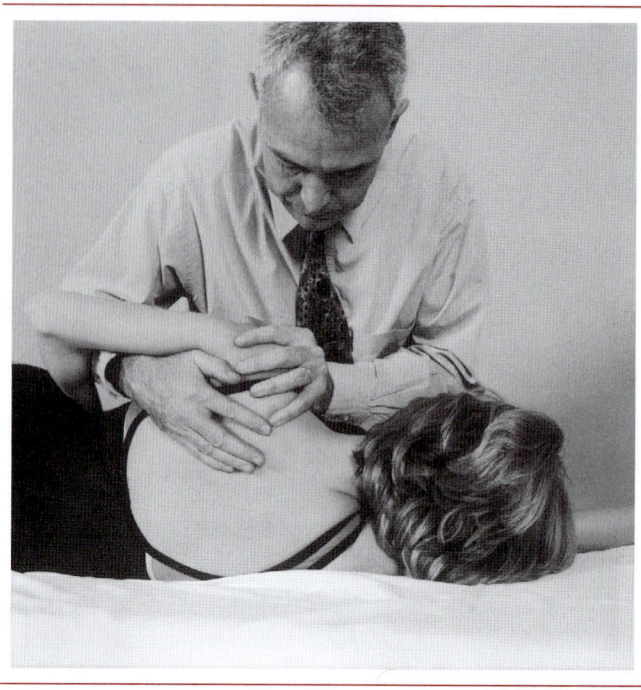

FIGURA 14-63 Depressão e protração escapular.

Testes especiais do complexo do ombro

Os testes especiais para o ombro são divididos em categorias de diagnóstico. A seleção para seu uso depende da experiência do fisioterapeuta e está apoiada na história completa do paciente e nos achados do exame físico. É importante lembrar que raramente ele é um teste diagnóstico sensível e específico o suficiente para ser usado como o único determinante e que o teste múltiplo pode oferecer mais confiança diagnóstica.

Testes de impacto subacromial e da integridade do manguito rotador. Os seguintes testes foram descritos na literatura para avaliar a integridade do manguito rotador e a presença de impacto subacromial (Tabs. 14-28 e 14-29).

Testes de impacto subacromial. Em geral, os pacientes com SIS sentem dor quando uma força compressiva é aplicada sobre o tubérculo maior e a região do manguito rotador.[318] Ela também pode ser produzida com abdução do ombro em rotação interna ou externa.[318] Essas manobras constituem a base dos testes de Hawkins-Kenndey e de Neer.[319]

Teste do impacto de Neer. Enquanto a rotação escapular é impedida por uma das mãos do fisioterapeuta, o braço do paciente é passivamente forçado na elevação em um ângulo entre flexão e abdução pela outra. Uma forte pressão é aplicada com a articulação GU na posição neutra, em rotação interna e em rotação externa (Fig. 14-64). Post e Cohen[320] descobriram que o teste de Neer tem sensibilidade de 93% na confirmação do impacto subacromial.

Teste do impacto de Hawkins-Kennedy.[321] O braço do paciente é passivamente flexionado até 90° no plano da escápula. O cotovelo é estabilizado e o braço é forçado em rotação interna (Fig. 14-65).

Em um estudo em cadáveres, Pink e Jobe[322] descobriram que os tendões do manguito rotador eram impactados sob o acrômio com o teste de Hawkins-Kennedy e que as superfícies inferiores dos mesmos tendões eram impactadas na parte ântero-superior da margem glenoide com o teste de Neer. Ure e colaboradores[323] relataram que a sensibilidade do teste de Hawkins-Kennedy é de 62% e que a sensibilidade do teste de Neer é de 46% em 45 pacientes com SIS de estágio II como confirmado por artroscopia.

McDonald e colaboradores[324] avaliaram a precisão diagnóstica dos sinais de impacto de Neer e Hawkins para o diagnóstico de bursite subacromial ou patologia do manguito rotador em 85 pacientes consecutivos que se submeteram a artroscopia do ombro por um só cirurgião. O sinal de Neer foi considerado como tendo sensibilidade de 75% para a aparência sugestiva de bursite subacromial; isso comparado com 92% para o sinal de Hawkins.[324] Para a ruptura do manguito rotador, a sensibilidade do sinal de Neer foi de 85%, e o mesmo para o sinal de Hawkins foi de 88%. A especificidade e os valores preditivos positivos para esses dois testes foram baixos, não sendo muito mais altos do que a probabilidade pré-teste. Ambos os testes tiveram valor de previsão negativo alto (96% para bursite, 90% para a ruptura do manguito rotador) quando combinados.[324]

Outro estudo[325] revelou que o teste de Hawkins-Kennedy era mais preciso do que o de Neer em uma série de 44 ombros, com o primeiro tendo sensibilidade de 78% e o último de 0%.

Teste de força resistida da rotação interna (TFRRI).[326] Esse teste pode ser usado para fazer a diferenciação entre impacto intrínseco e impacto extrínseco,[326] ele é um sinal de fraqueza aparente da rotação externa *versus* a interna do braço, quando mantido em 90° de abdução e 80 a 85° de rotação externa.[326] Um TFRRI positivo em um paciente com sinal de impacto positivo é considerado um

TABELA 14-28 Propriedades do teste diagnóstico para rupturas do manguito rotador

Teste diagnóstico ou manobra	População de estudo	Sensibilidade	Especificidade	Razão de probabilidade positiva	Razão de probabilidade negativa
Sinal do trompetista	54 pacientes com idade média de 66 anos, operados para rupturas combinadas do supraespinal e infraespinal [a]	1,0	0,93	14,29	0,00
Teste da lata vazia para rupturas do tendão supraespinal	143 ombros com vários sintomas, idade dos pacientes entre 13 e 80 anos, idade média de 43 anos [b]	Dor 0,63 Fraco 0,77 Ambos 0,89	0,55 0,68 0,50	1,40 2,41 1,78	0,67 0,34 0,22
Teste da lata cheia para rupturas do tendão supraespinal	143 ombros com vários sintomas, idade dos pacientes entre 13 e 80 anos, idade média de 43 anos [b]	Dor 0,66 Fraco 0,77 Ambos 0,86	0,64 0,74 0,57	1,83 2,96 2,00	0,53 0,31 0,25
Sinal de queda para degeneração do infraespinal	54 pacientes com idades entre 47 e 80 anos, operados para rupturas combinadas do supraespinal e infraespinal [a]	1,00	1,00	Não aplicável	0,00
Teste da palma virada para cima (teste de Speed) para ruptura do tendão do bíceps	55 pacientes com impacto, idade média de 51 anos, variação 24 e 77 anos [c]	0,63	0,35	0,97	1,06
Testes combinados: fraqueza do supraespinal e do manguito rotador e sinal de impacto	400 pacientes com lesão no ombro que justificava artroscopia, idade variando entre 17 e 79 anos, examinados com 23 testes para o ombro [d]	Não aplicável	0,00	(3) 48,00 (2) 7,60 (1) 1,90	(3) 0,76 (2) 0,42 (1) 0,01
Palpação do transdeltoide (teste da fenda)	109 pacientes para artroscopia, idades entre 29 e 66 anos, idade média de 51 anos [e]	0,957	0,968	29,91	0,04
Teste de Gerber (lift-off) para o tendão subescapular	16 pacientes, idades entre 39 e 66 anos, idade média de 51 anos [f] 45 pacientes com sintomatologia do ombro, idades entre 17 e 64 anos, idade média de 41,5 anos [g]	0,89 0,89	1,00 0,36	Não aplicável 1,39	0,11 0,31
Teste do supraespinal	45 pacientes com sintomatologia do ombro, idades entre 17 e 64 anos, idade média de 41,5 anos [g]	1,00	0,53	2,13	0,00
Testes combinados: teste muscular manual do supraespinal e do infraespinal e palpação	42 pacientes com rupturas com manguito rotador analisados para cirurgia, sem registro de idade [h]	0,91	0,75	3,64	0,12
Sinal de impacto de Neer para ruptura do manguito rotador	85 pacientes cirúrgicos com idades entre 16 e 72 anos, idade média de 40 anos [i] 45 pacientes com sintomatologia do ombro, idades entre 17 e 64 anos, idade média de 41,5 anos [g]	0,84 0,33	0,51 0,61	1,71 0,85	0,31 1,10
Sinal de impacto de Hawkins para a ruptura do manguito rotador	85 pacientes cirúrgicos com idades entre 16 e 72 anos, idade média de 40 anos [i] 45 pacientes com sintomatologia do ombro, idades entre 17 e 64 anos, idade média de 41,5 anos [g]	0,88 0,44	0,43 0,53	1,54 0,94	0,28 1,06
Teste de Gerber (lift-off) para determinar a localização da ruptura do manguito rotador	55 pacientes com impacto, com idades entre 24 e 77 anos, idade média de 51 anos [c]	0,00	0,61	0,00	1,64

[a] Walch G, Boulahia A, Calderone S, et al.: The 'dropping' and 'Hornblower's' signs in evaluation of rotator-cuff tears. *J Bone Surg Br* 80:624–628, 1988.
[b] Itoi E, Tadato K, Sano A, et al.: Which is more useful, the "full can test" or the "empty can test" in detecting the torn supraspinatus tendon? *Am J Sports Med* 27:65–68, 1999.
[c] Leroux JL, Thomas E, Bonnel F, et al.: Diagnostic value of clinical tests for shoulder impingement. *Rev Rheum* 62:423–428, 1995.
[d] Murrell GA, Walton JR: Diagnosis of rotator cuff tears. *Lancet* 357:769–770, 2001.
[e] Wolf EM, Agrawal V: Transdeltoid palpation (on rent test) in the diagnosis of rotator cuff tears. *J Shoulder Elbow Surg* 10:470–473, 2001.
[f] Gerber C, Krushell RJ: Isolated rupture of the tendon of the subscapularis muscle: Clinical features in 16 cases. *J Bone Joint Surg* 73B:389–394, 1991.
[g] Ure BM, Tiling T, Kirschner R, et al.: The value of clinical shoulder examination in comparison with arthroscopy. A prospective study. *Unfallchirug* 96:382–386, 1993.
[h] Lyons AR, Tomlinson JE: Clinical diagnosis of tears of the rotator cuff. *J Bone Joint Surg Br* 74:414–415, 1992.
[i] MacDonald PB, Clark P, Sutherland K: An analysis of the diagnostic accuracy of the Hawkins and Neer subacromial impingement signs. *J Shoulder Elbow Surg* 9:299–301, 2000.
Reproduzida, com permissão, de Deyle GD, Bang MD, Kane E: Evidence-based practice for the shoulder. In: Wilmarth MA, ed. *Evidence-Based Practice for the Upper and Lower Quarter,* La Crosse, WI: Orthopaedic Physical Therapy Home Study Course 13.2.1, Orthopaedic Section, APTA, Inc., 2003: 12.

TABELA 14-29 Propriedades do teste diagnóstico para o impacto subacromial

Teste diagnóstico ou manobra	População de estudo	Sensibilidade	Especificidade	Razão de probabilidade positiva	Razão de probabilidade negativa
Teste de Hawkins-Kennedy	49 ombros dolorosos, 36 eram de nadadores; idades entre 12 e 23 anos, idade média de 17 anos [a]	0,80	0,76	3,33	0,26
	44 indivíduos, 22 eram nadadores; idades entre 14 e 26 anos, idade média de 17,7 anos [b]	0,78	1,00	Não aplicável	0,21
	45 pacientes com sintomatologia do ombro, idades entre 17 e 64 anos, idade média de 41,5 anos [c]	0,62	0,69	2,00	0,55
	55 pacientes com impacto; idade média de 51 anos, variação entre 24 e 77 anos [d]	0,87	----	----	----
	125 ombros dolorosos; idades entre 18 e 70 anos, idade média de 51,6 anos [e]	0,92	0,25	1,20	0,32
Teste de Neer	49 ombros dolorosos, 36 eram de nadadores; idades entre 12 e 23 anos, idade média de 17 anos [a]	0,39	1,0	Não aplicável	0,61
	45 pacientes com sintomatologia do ombro; idades entre 17 e 64 anos, idade média de 41,5 anos [c]	0,46	0,66	1,35	0,82
	72 pacientes, idades entre 23 e 61 anos, idade média de 42 anos [f]	0,93	----	----	----
	44 indivíduos, 22 eram nadadores; idades entre 14 e 26 anos, idade média de 17,7 anos [b]	0,00	----	----	----
	55 pacientes com impacto; idade média de 51 anos, variação entre 24 e 77 anos [d]	0,89	----	----	----
	125 ombros dolorosos; idades entre 18 e 70 anos, idade média de 51,6 anos [e]	0,89	0,31	1,30	0,37
Sinal de impacto de Neer para bursite subacromial	85 pacientes cirúrgicos; idades entre 16 e 72 anos, idade média de 40 anos [g]	0,75	0,48	1,44	0,52
Sinal de impacto de Hawkins para bursite subacromial	85 pacientes cirúrgicos; idades entre 16 e 72 anos, idade média de 40 anos [g]	0,92	0,44	1,64	0,18
Adução horizontal	125 ombros dolorosos; idades entre 18 e 70 anos, idade média de 51,6 anos [e]	0,82	0,28	1,10	0,65
Teste de Speed	125 ombros dolorosos; idades entre 18 e 70 anos, idade média de 51,6 anos [e]	0,69	0,56	1,50	0,57
Teste de Speed para o bíceps ou lábio superior anterior e posterior	45 pacientes com dor no ombro, variação da idade entre 16 e 80 anos [h]	0,90	0,14	1,05	0,11
Teste de Yergason	125 ombros dolorosos; idades entre 18 e 70 anos, idade média de 51,6 anos [e]	0,37	0,86	2,70	0,73
Arco doloroso	125 ombros dolorosos; idades entre 18 e 70 anos, idade média de 51,6 anos [e]	0,33	0,81	1,70	0,84
Teste de força resistida da rotação interna	115 pacientes cirúrgicos com sinal de impacto de Neer (+); idades entre 17 e 76 anos, idade média de 44 anos [i]	0,88	0,96	22,00	0,13
Teste de Gilcreest: Teste das palmas para cima para a cabeça longa do bíceps	55 pacientes com impacto; idade média de 51 anos, variação entre 24 e 77 anos [d]	0,63	0,35	0,97	1,06
Teste de Gerber (teste do subescapular)	45 pacientes com sintomatologia do ombro; idades entre 17 e 64 anos, idade média de 41,5 anos [c]	0,92	0,59	2,24	0,14
Teste de Yocum	55 pacientes com impacto; idade média de 51 anos, variação entre 24 e 77 anos [d]	0,78	----	----	----

(Continua)

TABELA 14-29 *(Continuação)*

Teste diagnóstico ou manobra	População de estudo	Sensibilidade	Especificidade	Razão de probabilidade positiva	Razão de probabilidade negativa
Teste de Jobe para o supraespinal	55 pacientes com impacto; idade média de 51 anos, variação entre 24 e 77 anos [d]	0,86	0,50	1,72	0,28
	45 pacientes com sintomatologia do ombro; idades entre 17 e 64 anos, idade média de 41,5 anos [c]	0,85	0,72	3,04	0,21
Teste de Patte para o infraespinal	55 pacientes com impacto; idade média de 51 anos, variação entre 24 e 77 anos [d]	0,92	0,3	1,31	0,27
Teste da queda do braço	125 ombros dolorosos; idades entre 18 e 70 anos, idade média de 51,6 anos [e]	0,08	0,97	2,80	0,95
Teste de recolocação modificado em 90, 110 e 120° para impacto interno	14 atletas de arremesso acima da cabeça não comparecendo a três meses de reabilitação; idades entre 21 e 31 anos, idade média de 24 anos [j]	100% de dano na superfície articular persiste; 11 tinham a superfície adjacente do manguito rotador rompida; 10 tinham o lábio superior posterior rompido; apenas oito pacientes tinham contato do manguito rotador com o lábio a 90°; todos tinham a 110°; 12 a 120°.			

[a] Bak K, Faunl P: Clinical findings in competitive swimmers with shoulder pain. *Am J Sports Med* 25:254-260, 1997.
[b] Rupp S, Berninger K, Hopf T: Shoulder problems in high level swimmers – impingement, anterior instability, muscular imbalance. *Int J Sports Med* 16:557-562, 1995.
[c] Ure BM, Tiling T, Kirschner R, et al.: The value of clinical shoulder examination in comparison with arthroscopy. A prospective study. *Unfallchirurg* 96:382-386, 1993.
[d] Leroux JL, Thomas E, Bonnel F, et al.: Diagnostic value of clinical tests for shoulder impingement. *Rev Rheum* 62:423-428, 1995.
[e] Calis M, Akgun K, Birtane M, et al.: Diagnostic values of clinical diagnostic tests in subacromial impingement syndrome. *Ann Rheum Dis* 59:44-47, 2000.
[f] Post M, Cohen J: Impingement syndrome: A review of late stage II and early stage III lesions *Clin Orth Rel Res* 207:127-132, 1986.
[g] MacDonald PB, Clark P, Sutherland K: An analysis of the diagnostic accuracy of the Hawkins and Neer subacromial impingement signs. *J Shoulder Elbow Surg* 9:299-301, 2000.
[h] Bennett WF: Specificity of the Speed's test: Arthroscopic technique for evaluating the biceps tendon at the level of the bicipital groove. *Arthroscopy* 14:789-796, 1998.
[i] Zaslav KR: Internal rotation resistance strength test: A new diagnostic test to differentiate intra-articular pathology from outlet (Neer) impingement syndrome in the shoulder. *J Shoulder Elbow Surg* 10:23-27, 2001.
[j] Hamner DL, Pink MM, Jobe FW: A modification of the relocation test: Arthroscopic findings associated with a positive test. *J Shoulder Elbow Surg* 9:263-267, 2000.
Reproduzida, com permissão, de Deyle GD, Bang MD, Kane E: Evidence-based practice for the shoulder. In: Wilmarth MA, ed. *Evidence-Based Principle for the Upper and Lower Quarter.* La Crosse, WI: Orthopaedic Physical Therapy Home Study Course 13.2.1, Orthopaedic Section, APTA, Inc., 2003:13.

anúncio de impacto interno, onde o teste negativo (mais fraqueza na rotação externa) sugere impacto intrínseco clássico.[326]

Teste da palpação transdeltoide (Teste da fenda).[327] O paciente fica em pé, com o braço envolvido relaxado e pendendo ao lado do corpo. O fisioterapeuta, então, atrás dele, segura a parte proximal do antebraço com o cotovelo flexionado em 90° e move passivamente a articulação GU do paciente dentro da extensão total. Isso permite a palpação da cabeça do úmero e dos tendões inseridos dentro do tubérculo maior.[327] Ela é executada na margem anterior do acrômio. Enquanto palpa essa área com o ombro na posição totalmente relaxada e estendida, o fisioterapeuta move o braço do paciente em rotação externa e interna do ombro para permitir a palpação adicional dos tendões do manguito rotador. Na presença de ruptura completa do manguito, a eminência do tubérculo maior aparece bem proeminente à palpação e a área lesionada tem a aparência de "sulco", "fenda" ou defeito no tecido mole que se projetou do tubérculo.[327] A palpação das margens anterior e posterior da ruptura do manguito rotador pode revelar uma borda projetada.[327]

Teste de Yocum. Esse teste é executado fazendo o paciente levantar o cotovelo na altura do ombro enquanto repousa a mão sobre o ombro oposto (Fig. 14-66). Um estudo[297] comparando os testes de Neer, Hawkins-Kennedy e Yocum revelou que todos os três demonstram alta sensibilidade para diagnosticar o impacto subacromial.

Teste de Patte.[328,329] Também conhecido como "sinal do trompetista" (Fig. 14-67), é executado com o paciente sentado ou de pé. Seu braço é apoiado em 90° de abdução no plano escapular, com o cotovelo flexionado em 90°, então, ele roda o antebraço externamente contra a resistência da mão do fisioterapeuta. Se ele for incapaz de rodar externamente o ombro nessa posição, o sinal do trompetista está presente.

Esse teste foi considerado como tendo sensibilidade de 100% e especificidade de 93% no diagnóstico da degeneração irreparável do músculo redondo menor quando comparado com os achados da artrografia de tomografia computadorizada (TC) em uma série de 54 ombros programada para reparo no manguito rotador.[330] A perda de integridade do redondo menor foi confirmada durante a cirurgia.

Um estudo[297] tentou determinar o valor diagnóstico dos três testes de impacto (Yocum, Neer e Hawkins-Kennedy), e quatro testes foram usados para determinar a localização da lesão específica do manguito rotador (teste da lata vazia de Jobe, teste do subescapular de Gerber [ver Testes resistidos], teste de Patte e teste de Speed [ver posteriormente]) comparando os achados clínicos dos testes com os achados operatórios em uma série de 55 pacientes com dor crônica no ombro e problemas funcionais.[331] Os testes de Neer (89%), de Hawkins-Kennedy (87%) e de Yocum (78%) demonstraram alta sensibilidade para diagnosticar o impacto subacromial. O teste da lata vazia de Jobe (86%) e o de Patte (92%) demonstraram alta sensibilidade, mas pobre especificidade (50 e 30%, respectivamente). Tanto o teste do subescapular de Gerber como o teste de Speed demonstram pouca sensibilidade (0 e 63%, respectivamente) e baixa especificidade (61 e 35%, respectivamente).[331]

Teste do arco doloroso. O paciente abduz ativamente o braço. A dor ocorre entre os ângulos de 60 e 120° de abdução do ombro.

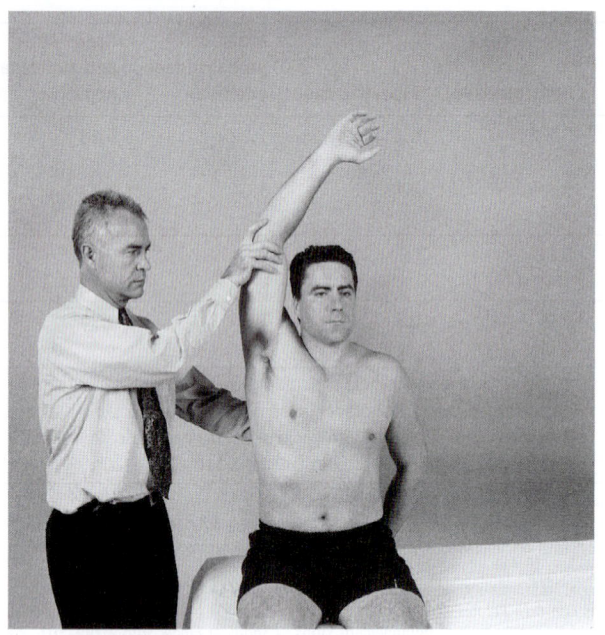

FIGURA 14-64 Teste do impacto de Neer.

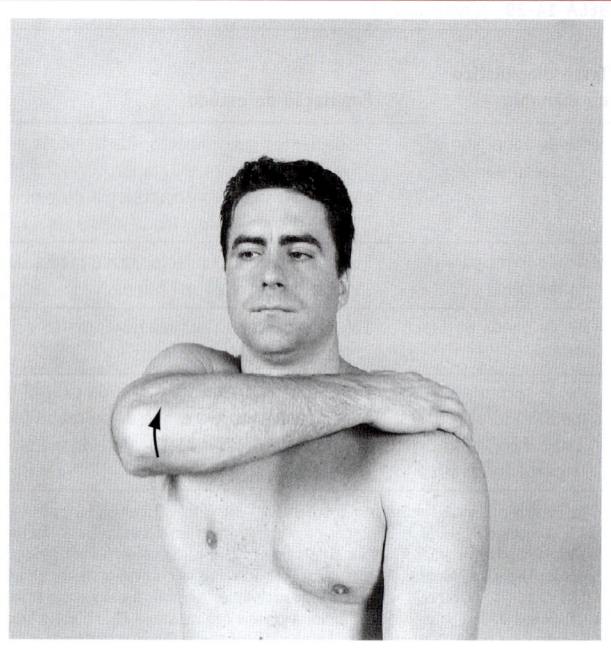

FIGURA 14-66 Teste de Yocum.

Hermann e colaboradores[186] descobriram que esse teste foi positivo em 48,9% de 50 pacientes com impacto degenerativo, enquanto Akgün e colaboradores[332] observaram 57,5% de resultados positivos em pacientes com SIS de estágio II.

Teste de travamento (chave-de-braço).[333,334] É usado para ajudar na diferenciação entre a causa dos sintomas quando o paciente se queixa de restrição dolorosa no ombro e dor ou restrição nos movimentos quando tenta colocar a mão atrás das costas. Como o fisioterapeuta controla o movimento, este pode ser um teste muito sensível para confirmar a presença de impacto do tendão supraespinal. Presume-se que as técnicas sejam executadas no lado direito do paciente.

O paciente é posicionado em supino com o ombro direito na borda da mesa de exame posicionado em 45° de abdução, 30° de rotação interna e o cotovelo posicionado em 10° posterior ao pla-

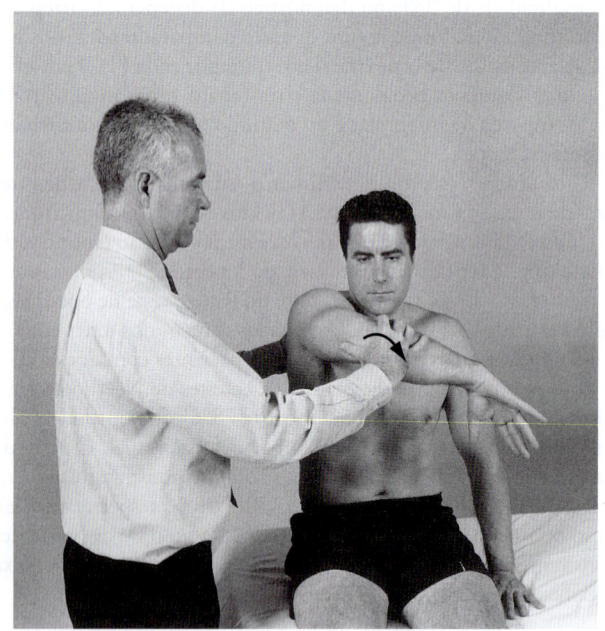

FIGURA 14-65 Teste do impacto de Hawkins-Kennedy.

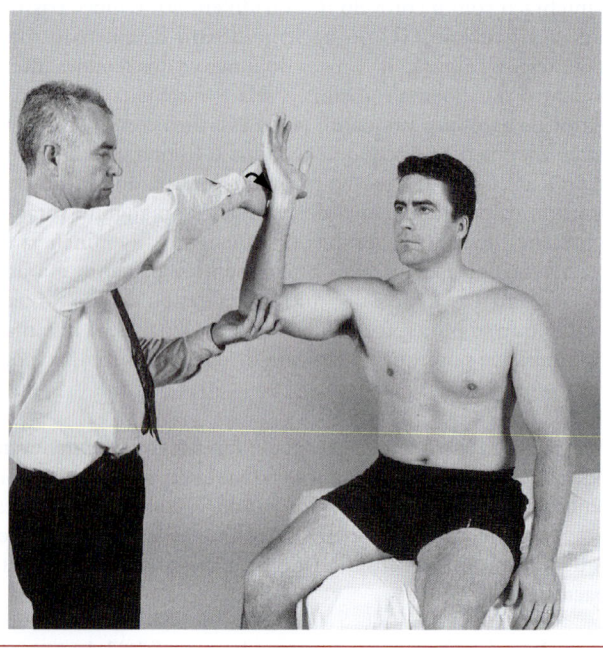

FIGURA 14-67 Teste de Patte.

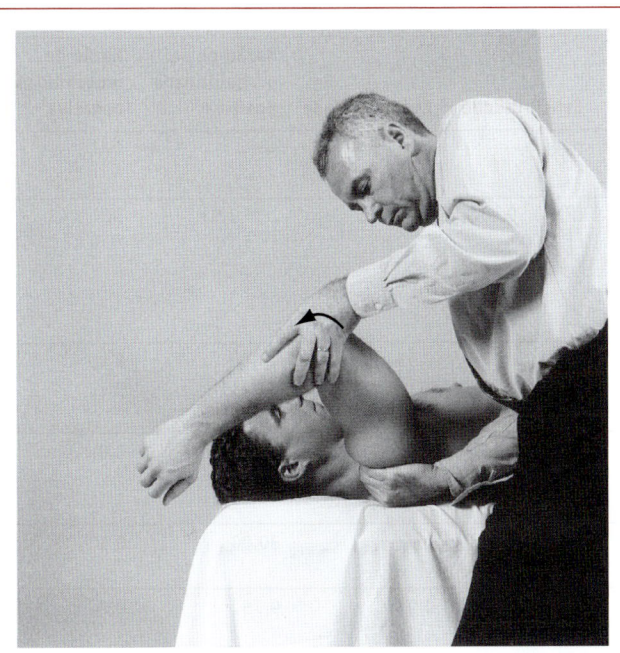

FIGURA 14-68 Teste de travamento (chave-de-braço).

no frontal (Fig. 14-68). O fisioterapeuta coloca a sua mão direita sob a escápula com as pontas dos dedos estabilizando o trapézio e com o polegar sobre a borda vertebral da escápula. A mão esquerda é colocada sobre o cotovelo direito do paciente.

Após avaliar os sintomas em repouso, o profissional desliza lentamente o cotovelo do paciente anteriormente, executando um deslocamento de peso para a sua perna à frente, observando a localização do início da resistência e/ou dor na amplitude disponível. A posição final para o teste é atingida quando o ombro direito do paciente está em abdução umeral máxima com pressão excessiva e nem o paciente nem o fisioterapeuta podem rodar externamente o braço enquanto se estiverem nessa amplitude final.

Na posição de bloqueio, o tubérculo maior e suas inserções no manguito rotador são aprisionados dentro do espaço subacromial. Um movimento adicional em rotação externa, flexão ou abdução não é possível, a menos que o braço possa se mover anteriormente. Achados positivos para o teste incluem a reprodução dos sintomas do paciente e a diminuição na ADM comparado com o ombro não envolvido.

Sinal de queda.[335] O "sinal de queda" é executado com o paciente sentado ou em pé. O fisioterapeuta coloca o cotovelo do paciente em 90° de flexão com o braço ao lado do copo. O ombro é externamente rodado a 45° e o paciente roda externamente o ombro contra a resistência. Se ele for incapaz de manter a posição externamente rodada, o braço retorna à posição neutra de rotação do ombro. Isso é chamado de sinal de queda.

Esse teste foi considerado com 100% de sensibilidade e 100% de especificidade para a degeneração irreparável do músculo infraespinal.[330] A perda de integridade foi confirmada durante a cirurgia.

Testes de ruptura do manguito rotador

Teste da queda do braço (de Codman). O fisioterapeuta eleva passivamente o braço a 90° de abdução. O paciente é solicitado a abaixar o seu braço com a palma para baixo (Fig.14-69). Se a qualquer ponto na descida seu braço cair, isso é indicativo de ruptura de espessura total.

Testes do supraespinal. Duas técnicas descritas na literatura podem ser usadas para testar o músculo supraespinal. Em um relato de 1982, Jobe e Moynes[143] sugeriram que a melhor posição para isolar esse músculo é com o cotovelo estendido, o ombro em rotação interna total e o braço no plano escapular (posição dos polegares para baixo) (Fig. 14-48). Em um artigo de 1990, Blackburn e colaboradores[99] recomendaram o teste na posição pronada, com o cotovelo estendido e o ombro abduzido em 100° e externamente rodado enquanto o paciente ergue em abdução (posição dos polegares para cima). Malanga e colaboradores[336] observaram que, enquanto ambas as técnicas ativam de maneira significativa o supraespinal, elas não isolam verdadeiramente esse músculo para o teste porque outros músculos estão ativos em ambas as posições. A queda do braço em qualquer posição indica ruptura significativa do supraespinal. A fraqueza mais sutil pode representar degeneração prematura do manguito rotador.

Ruptura do lábio superior e do bíceps. A cabeça longa do tendão do bíceps estende-se até o sulco bicipital sob o ligamento transverso, através da articulação do ombro e insere-se na glenoide superior via o lábio superior. O tendão do bíceps e o lábio superior podem estar envolvidos em vários processos patológicos, incluindo tendinite bicipital, ruptura do bíceps, subluxação do tendão do bíceps ou luxação e rupturas do lábio superior (Tab. 14-30).[228]

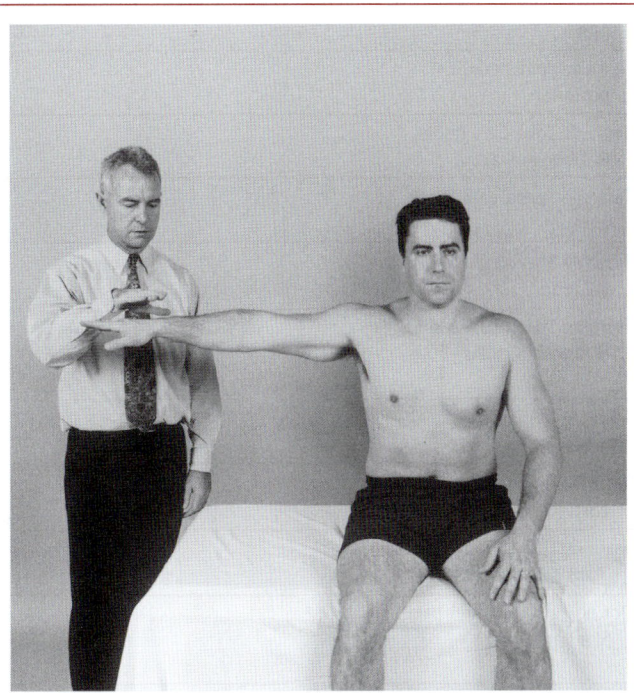

FIGURA 14-69 Teste da queda do braço (de Codman).

TABELA 14-30 Propriedades dos testes diagnósticos para lesões labiais

Teste diagnóstico ou manobra	População de estudo	Sensibilidade	Especificidade	Razão de probabilidade positiva	Razão de probabilidade negativa
Teste de preensão SLAP	66 lesões consecutivas SLAP artroscopicamente confirmadas (idades não fornecidas)[a]	0,88	----	----	----
IRM vs. teste clínico/exame físico (EF) (apreensão, relocação, gaveta anterior e posterior, sulco, manivela)	54 pacientes com dor no ombro que era refratária ao tratamento conservador de seis meses; idades entre 17 e 57 anos, idade média de 34 anos[b]	IRM 0,59 EF 0,90	IRM 0,85 EF 0,85	IRM 3,93 EF 6,00	IRM 0,48 EF 0,12
Teste de manivela	62 pacientes com dor no ombro que era refratária ao tratamento conservador de três meses; idades entre 18 e 57 anos, idade média de 28 anos[c]	0,91	0,93	13,00	0,10
Teste da carga no bíceps para lesões SLAP em luxações	75 pacientes com história de luxação anterior; idades entre 16 e 41 anos, idade média de 24,8 anos[d]	0,91	0,97	30,00	0,09
Teste de carga no bíceps II	127 pacientes com dor no ombro; idades entre 15 e 52 anos, idade média de 30,5 anos[e]	0,90	0,97	30,00	0,10
Teste de deslizamento anterior	Atletas submetidos ao teste do lábio superior isolado, rupturas e instabilidades do manguito rotador, bem como atletas assintomáticos com deficiências de rotação; idades entre 18 e 32 anos, idade média de 24,6 anos[f]	0,78	0,92	9,75	0,24
Teste de compressão ativa	318 pacientes, 50 controles, idades não informadas[g]	1,00	0,985	66,70	0,00
Novo teste de provocação para o lábio superior	32 pacientes, com lesões de arremesso; idades entre 17 e 29 anos, idade média de 20,9 anos[h]	1,00	0,90	10,00	0,00
Teste de Speed para bíceps ou SLAP	45 pacientes com dor no ombro; idades entre 16 e 80 anos[i]	0,90	0,14	1,05	0,11
Teste de Jobe para SLAP anterior	102 lesões SLAPs do tipo II (53 arremessadores, idades entre 15 e 36 anos; 49 não arremessadores com evento de trauma simples, idades entre 27 e 72 anos, idade média de 40 anos; a idade total do grupo variou entre 15 a 72 anos, idade média de 33 anos)[j]	0,04	0,27	0,05	3,56
Teste de Jobe para SLAP posterior		0,85	0,68	2,66	0,22
Teste de Jobe para lesões SLAP combinadas		0,59	0,54	1,28	0,76
Teste de Speed para SLAP anterior		1,00	0,70	3,33	0,00
Teste de Speed para SLAP posterior		0,29	0,11	0,33	6,45
Teste de Speed para lesões SLAP combinadas		0,78	0,37	1,24	0,59
Teste de O'Brien para SLAP anterior		0,88	0,42	1,52	0,29
Teste de O'Brien para SLAP posterior		0,32	0,13	0,37	5,23
Teste de O'Brien para lesões SLAP combinadas		0,85	0,41	1,44	0,37
Dor no sulco bicipital para SLAP anterior		1,00	0,47	1,89	0,00

(Continua)

TABELA 14-30 *(Continuação)*

Teste diagnóstico ou manobra	População de estudo	Sensibilidade	Especificidade	Razão de probabilidade positiva	Razão de probabilidade negativa
Dor no sulco bicipital para SLAP posterior		0,32	0,13	0,37	5,23
Dor no sulco bicipital para lesões SLAP combinadas		0,74	0,35	1,14	0,74
Teste de Hawkins	Uma série de 132 pacientes consecutivos programados para artroscopia diagnóstica, examinados no período pré-operatório[k]	0,68	0,30	0,97	1,07
Compressão ativa		0,63	0,50	1,26	0,74
Teste de Neer		0,50	0,52	1,04	0,96
Relocação		0,50	0,53	1,06	0,94
Teste de Speed		0,40	0,67	1,21	0,90
Deslizamento anterior		0,10	0,82	0,56	1,10
Teste de manivela		0,13	0,83	0,76	1,05
Provocação de dor		0,15	0,90	1,50	0,94
Teste de Yergason		0,13	0,94	2,17	0,93

[a] Berg EE, Ciullo JV: A Clinical test for superior glenoid labral or 'SLAP' lesions. *Clin J Sport Med* 8:121–123, 1998.
[b] Liu SH, Henry MH, Nuccion S, et al.: Diagnosis of glenoid labral tears: A comparison between magnetic resonance imaging and clinical examinations. *Am J Sports Med* 24:149–154, 1996.
[c] Liu SH, Henry MH, Nuccion SL: A prospective evaluation of a new physical examination in predicting glenoid labral tears. *Am J Sports Med* 24:721–725, 1996.
[d] Kim SH, Ha KI, Han KY: Bíceps load test: A clinical test for superior labrum anterior and posterior lesions (SLAP) in shoulders with recurrent anterior dislocations. *Am J Sports Med* 27:300–303, 1999.
[e] Kim SH, Ha KI, Ahn JH, et al.: Biceps load test II: A clinical test for slap lesions of the shoulder. *Arthroscopy* 17:160–164, 2001.
[f] Kibler WB: Specificity and sensitivity of the anterior slide test in throwing athletes with superior glenoid labral tears. *Arthroscopy* 11:296–300, 1995.
[g] O'Brien SJ, Pagnani MJ, Fealy SJ, et al.: The active compression test; a new and effective test for diagnosing labral tears and acromioclavicular abnormality. *Am J Sports Med* 26:610–613, 1998.
[h] Mimori K, Muneta T, Nakagawa T, et al.: A new pain provocation test for superior labral tears of the shoulder. *Am J Sports Med* 27:137–142, 1999.
[i] Bennett WF: Specificity of the speed's test: Arthroscopic technique for evaluating the biceps tendon at the level of the bicipital groove. *Arthroscopy* 14:789–796, 1998.
[j] Morgan CD, Burkhart SS, Palmieri M, et al.: Type II SLAP lesions: Three subtypes and their relationship to superior instability and rotator cuff tears. *Arthroscopy* 14:553–565, 1998.
[k] Parentis MA, Mohr KJ, ElAttrache NS: Disorders of the superior labrum: Review and treatment guidelines: *Clin Orthop Relat Res* 77–87, 2002.
Reproduzida, com permissão, de Deyle GD, Bang MD, Kane E: Evidence-based practice for the shoulder. In: Wilmarth MA, ed. *Evidence-based Practice for the Upper and Lower Quarter*. La Crosse, WI: Orthopaedic Physical Therapy Home Study Course 13.2.1, Orthopaedic Section, APTA, Inc., 2003: 14.

Teste da batida. O teste da batida *(clunk test)* é o teste tradicional para diagnosticar rupturas do lábio. O paciente posicionado em supino. Uma das mãos do fisioterapeuta é posicionada sobre a região posterior do ombro, sobre a cabeça do úmero, enquanto a outra segura o úmero acima do cotovelo (Fig. 14-70). Ele abduz por completo o braço sobre a cabeça do paciente. Usando a mão colocada posteriormente à cabeça do úmero, o fisioterapeuta pressiona anteriormente enquanto a outra mão roda externamente o úmero. Uma sensação similar a uma batida pode ser percebida se um fragmento labial livre estiver presente na articulação.[228] Estudos clínicos revelaram que uma batida durante a manipulação da articulação GU era um achado comum em pacientes com rupturas labiais, mesmo na ausência de instabilidade articular.[337,338]

A sensibilidade desse teste foi considerada baixa (15%) em um estudo[339] quando foi usada para detectar rupturas labiais em uma série de 96 pacientes com cirurgia artroscópica.

Teste de manivela. Esse teste[340] é executado com o paciente em supino. O seu braço é elevado a 160° no plano escapular do corpo e em rotação interna ou externa máxima. O fisioterapeuta aplica uma carga axial junto ao úmero. Um teste positivo é indicado pela reprodução de uma batida dolorosa no ombro durante a manobra. Esse teste foi considerado como tendo alta sensibilidade (91%) e especificidade (93%) para o diagnóstico de rupturas do lábio em uma série de 62 pacientes que apresentavam dor no ombro refratária a três meses de tratamento conservador.[340]

O teste de manivela foi considerado com sensibilidade mais alta (90%) do que a IRM (59%) e especificidade igual (85%) a IRM no diagnóstico de rupturas do lábio.[338]

Teste de Speed. O braço do paciente é posicionado em flexão do ombro, rotação externa total, extensão total do cotovelo e supinação total do antebraço (Fig. 14-71). A resistência manual é aplicada pelo fisioterapeuta. O resultado é positivo se a dor localizada no sulco bicipital for reproduzida. Wilk e colaboradores[9] introduziram uma versão dinâmica desse teste. Durante essa manobra, o fisioterapeuta fornece resistência contra a elevação do ombro e a flexão do cotovelo simultaneamente quando o paciente eleva o braço acima da cabeça.

O teste de Speed positivo sugere ruptura labial superior quando a flexão anterior resistida do ombro causa dor no sul-

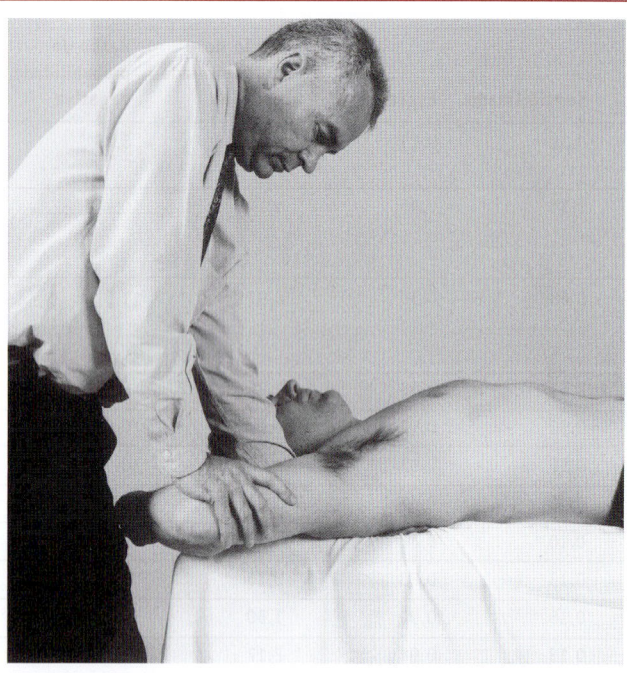

FIGURA 14-70 Teste da batida.

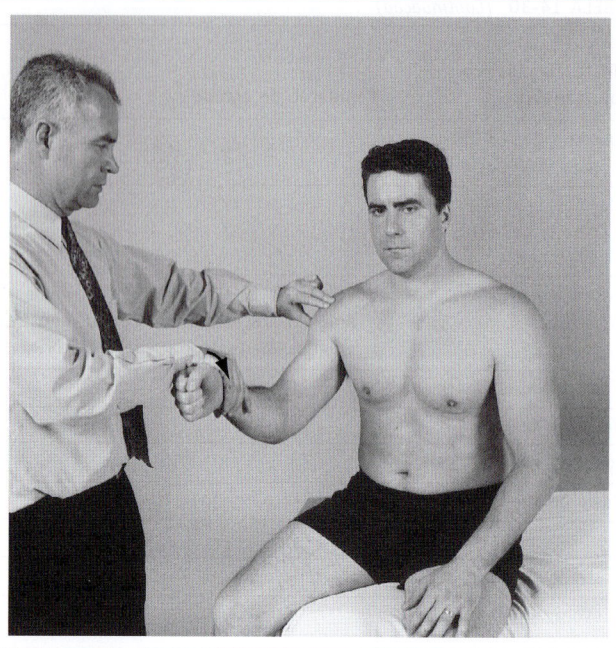

FIGURA 14-72 Teste de Yergason.

co bicipital ou dor profunda dentro do ombro.[1,341] Esse teste também é usado para detectar tendinite bicipital (ver "Teste de Yergason").[186,342]

Teste de Yergason.[343] O braço do paciente é posicionado em 90° de flexão do cotovelo. Ele supina o seu antebraço e roda externamente seu braço contra a resistência manual aplicada pelo fisioterapeuta (Fig. 14-72).

É provável que os testes de Speed e de Yergason discriminem os distúrbios do tendão bicipital.[300] Contudo, a irritação e o edema podem ocorrer na cabeça longa do bíceps em qualquer estágio da SIS. Os tendões do bíceps podem estar espessados pela degeneração fibrinoide na SIS,[332,344] o que pode levar a um diagnóstico inadequado, como tendinite bicipital primária e subsequente tenodese.[318] Em uma série de estudos, a sensibilidade do teste de Speed nos distúrbios do tendão do bíceps foi considerada como sendo mais alta do que a do teste de Yergason.[318,342,345] A capacidade de mobilização mais alta do tendão fora do sulco bicipital desse teste foi sugerida como a provável razão disso.[342,345]

Teste de O'Brien. O teste de O'Brien (compressão ativa) (ver também seção "Testes acromioclaviculares"), que possui sensibilidade de 100% e especificidade de 98,5% para a detecção de anormalidades labiais,[346] é um teste de duas partes. Ele é executado com o braço do paciente aduzido em 10° na frente do tórax, com o ombro flexionado a 90° e com rotação interna completa. Nessa posição, o paciente resiste a uma força descendente aplicada pelo fisioterapeuta no braço distal. O teste é repetido da mesma maneira, no entanto o braço está posicionado em rotação externa máxima. Os autores não forneceram dados sobre a quantidade de força usada. O teste é positivo para ruptura do lábio glenoidal se houver dor "bem dentro do ombro" com flexão anterior resistida que é aliviada pela rotação externa do ombro.[1]

Teste de deslizamento anterior. O "teste de deslizamento anterior"[347] é outro teste clínico projetado para salientar o lábio superior.[228] O paciente fica em pé com as mãos nos quadris de modo que os polegares estejam posicionados em direção posterior. Uma das mãos do fisioterapeuta é colocada sobre o ombro do paciente e a outra atrás do cotovelo (Fig. 14-73).

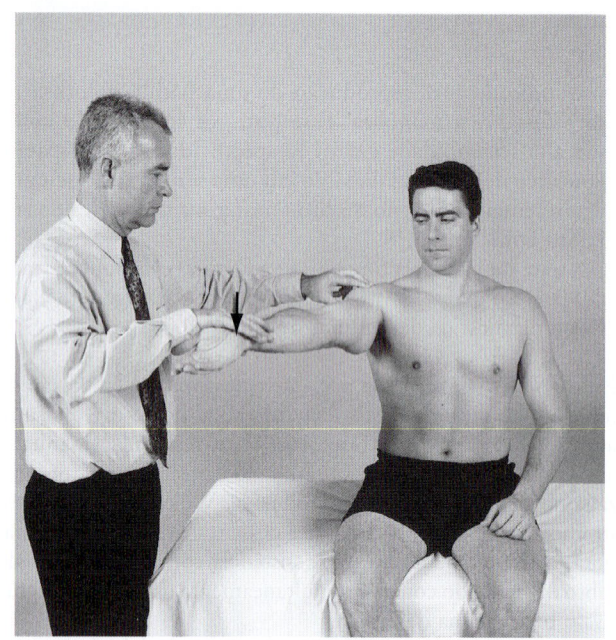

FIGURA 14-71 Teste de Speed.

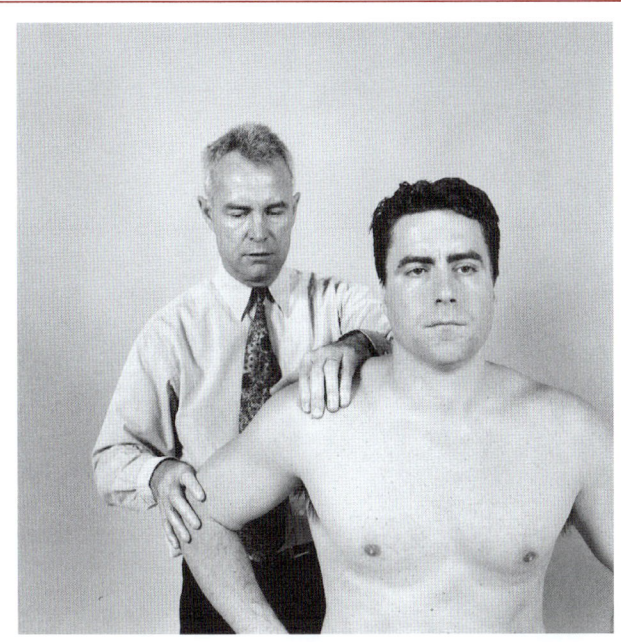

FIGURA 14-73 Teste do deslizamento anterior.

Uma força é aplicada anterior e superiormente, e o paciente faz pressão contra a força. O teste é considerado positivo se a dor estiver localizada na região ântero-superior do ombro, se houver estalido ou estampido na região ântero-superior ou se a manobra reproduzir os sintomas.[228] O teste de deslizamento anterior tem demonstrado boa sensibilidade (78%) e alta especificidade (92%) quando usado para detectar rupturas no lábio glenoidal.[347]

Teste de compressão-rotação. Esse teste é executado com o paciente na posição de supino. A articulação GU é manualmente comprimida junto do eixo longo do úmero, enquanto este é passivamente rodado para a frente e para trás na tentativa de prender o lábio dentro da articulação. Ao executar essa manobra, recomenda-se que uma variedade de pequenos e grandes círculos seja usada, enquanto aplica-se a compressão articular, na tentativa de prensar o lábio entre a glenoide e a cabeça do úmero.

Teste da carga no bíceps. O teste da carga no bíceps foi originalmente descrito por Kim e colaboradores.[348] Durante esse teste, o ombro é colocado em 90º de abdução e rodado externamente ao máximo. Na rotação externa máxima e com o antebraço em posição supinada, o paciente é instruído a realizar contração do bíceps contra a resistência.[9] A dor profunda dentro do ombro durante a sua contração é indicativa de lesão no lábio anterior e posterior superior (SLAP). Esse teste tem sido aperfeiçoado (carga no bíceps II) com o ombro sendo colocado na posição de 120º de abdução em vez dos originalmente descritos 90º, pois essa posição foi considerada como adicionando maior sensibilidade ao teste.[349]

Teste da carga em prono. Esse teste[9] é executado com o paciente sentado com o ombro abduzido a 90º e externamente rodado e o antebraço em posição completamente pronada (para aumentar a tensão sobre o bíceps e, subsequentemente, a inserção labial). Quando a rotação externa máxima é atingida, o paciente é instruído a executar a contração isométrica resistida do bíceps contra a resistência do fisioterapeuta. Esse teste combina a contração bicipital ativa do teste de carga no bíceps com a rotação externa passiva na posição pronada similar ao teste de provocação de dor.

Teste de provocação de dor.[350] O paciente permanece sentado durante essa manobra, o ombro é passivamente abduzido em 90 a 100º e rodado externamente de maneira passiva com o antebraço em pronação total e, após, em supinação total. O resultado do teste é positivo se a dor for produzida com rotação externa do ombro com o antebraço na posição pronada ou se a gravidade dos sintomas for maior na posição pronada.

Teste de rotação externa resistida em supinação.[351] Durante esse teste, o ombro do paciente é posicionado em 90º de abdução e 65 a 70º de flexão e o antebraço, na posição neutra. O fisioterapeuta resiste contra um esforço de supinação máxima enquanto roda externamente de maneira passiva o ombro. Um estudo preliminar de 40 pacientes revelou que esse teste tem sensibilidade (82,8%), especificidade (81,8%), valor de prognóstico positivo (92,3%), valor de prognóstico negativo (64,3%) e precisão de diagnóstico (82,5%) melhores em comparação com o teste de manivela e o de compressão ativa.[351]

Wilk e colaboradores[9] recomendaram que a seleção de testes específicos para SLAP deva estar fundamentada nas queixas sintomáticas, bem como no mecanismo de lesão descrito pelo paciente (Tab. 14-31).

Outros testes. Os demais testes são reservados para quando o fisioterapeuta precisar fazer a diferenciação da estrutura que causa os sintomas, quando a provocação destes durante o exame tiver sido mínima, ou para eliminar a possibilidade de instabilidade.

Testes acromioclaviculares

Teste do cisalhamento acromioclavicular. O fisioterapeuta coloca as mãos em forma de concha e aplica força compressiva com as mãos sobre a articulação AC, criando deslizamento posterior a anterior (cisalhamento) da articulação AC (Fig. 14-74).

TABELA 14-31 Seleção dos testes para SLAP com base no mecanismo de lesão

Mecanismo	Teste
Lesão compressiva	Compressão ativa (de O'Brien)
	Compressão-rotação
	Batida
	Deslizamento anterior
Lesão por tração	De Speed
	De Speed dinâmico
	Compressão ativa
Lesão acima da cabeça	Carga em prono
	Rotação externa resistida em supinação
	Carga no bíceps I e II
	Provocação de dor
	Manivela

Dados de Wilk KE, Reinold MM, Dugas JR, et al.: Current concepts in the recognition and treatment of superior labral (SLAP) lesions. *J Orthop Sports Phys Ther* 35:273-291, 2005.

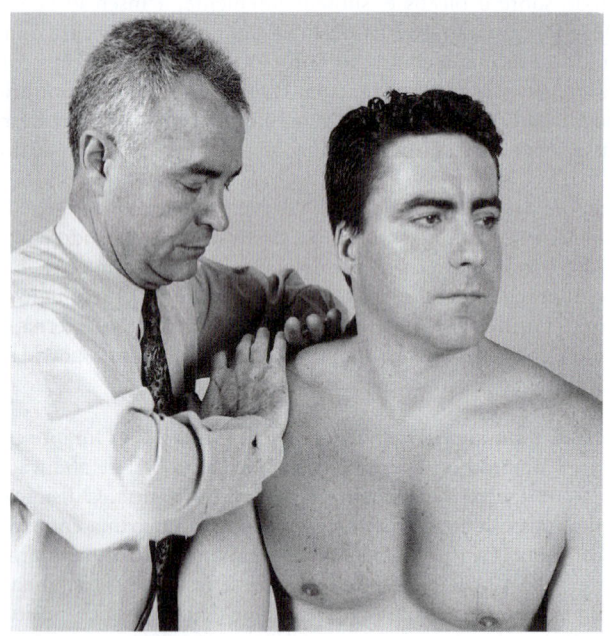

FIGURA 14-74 Teste do cisalhamento acromioclavicular.

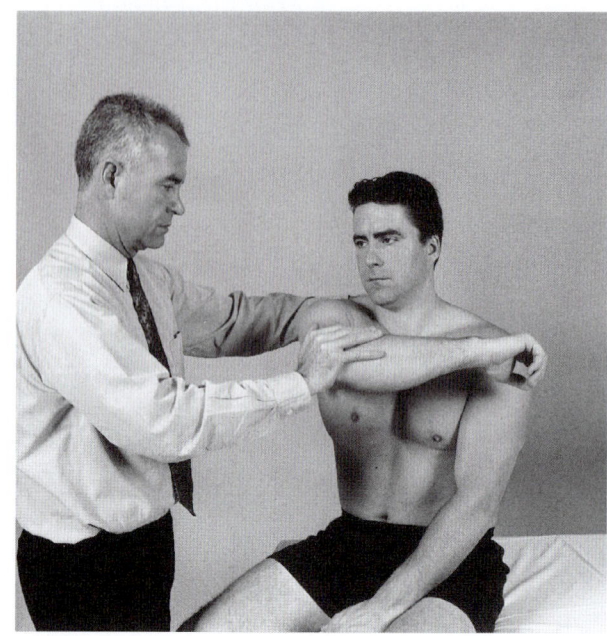

FIGURA 14-75 Teste do impacto cruzado.

Teste de O'Brien. Esse é o mesmo teste descrito na seção "Rupturas labiais superiores e do bíceps". O teste tem sido considerado como altamente sensível e específico para o diagnóstico de anormalidades na articulação AC.[346] O teste é considerado positivo para a disfunção na articulação AC se a dor estiver localizada nessa articulação na primeira posição e aliviada ou eliminada na segunda posição.[346,352]

Teste da extensão acromioclavicular resistida. É executado com o ombro do paciente posicionado em 90° de flexão combinado com a rotação interna máxima de 90° de flexão do cotovelo. O paciente abduz horizontalmente o braço contra a resistência. Esse teste é considerado positivo se causar dor na articulação AC.[353]

Teste de adução horizontal/impacto cruzado. Com o braço do paciente posicionado em 90° de flexão GU, o fisioterapeuta move-o passivamente em adução horizontal e aplica uma forte pressão (Fig. 14-75). Embora esse teste exerça forças compressivas sobre os tendões do manguito rotador que estão localizados sob a articulação AC, é mais provável que ele seja usado para investigar a disfunção da articulação AC.[332,344] Chronopoulos e colaboradores[353] avaliaram o teste de impacto cruzado, o teste de compressão ativa e o de extensão AC resistido para a utilidade diagnóstica isolada e combinada sobre as lesões na articulação AC isoladas crônicas. Esse foi um estudo de controle de caso retrospectivo que usou 35 pacientes diagnosticados com lesões na articulação AC isoladas crônicas e 580 indivíduos de controle que se submeteram a procedimentos cirúrgicos para outras condições do ombro. Os autores concluíram que os três testes estudados tinham utilidade clínica isolada. Eles analisaram também a utilidade diagnóstica dos regimes de multitestes com base nestes três testes (Tab. 14-32) e sugeriram que os fisioterapeutas devem empregar um critério de um teste positivo quando alta sensibilidade é requerida, enquanto o critério de três testes positivos é apropriado quando alta especificidade é necessária.[352,353]

TABELA 14-32 Utilidade diagnóstica dos regimes de multiteste consistindo de impacto cruzado, compressão ativa e extensão acromioclavicular resistida

	Precisão	Sensibilidade	Especificidade	Valor de prognóstico positivo	Valor de prognóstico negativo	Razão da probabilidade positiva	Razão da probabilidade negativa
≥ 1 teste positivo	0,75 (237/315)	0,00 (16/16)	0,74 (221/299)	0,17 (16/94)	1,00 (221/221)	0,00	1,4
≥ 2 testes positivos	0,89 (279/315)	0,81 (13/16)	0,89 (266/299)	0,28 (13/46)	0,99 (266/269)	7,4	0,2
3 testes positivos	93 (294/315)	0,25 (4/16)	0,97 (290/299)	0,31 (4/13)	0,96 (290/302)	8,3	0,8

Dados de Chronopoulos E, Kim TK, Park HB, et al.: Diagnostic value of physical tests for isolated chronic acromioclavicular lesions. *Am J Sports Med* 32:655–661, 2004; Powell JW, Huijbregts PA: Concurrent criterion-related validity of acromioclavicular joint physical examination tests: A systematic review. *J Man Manip Ther* 14:E19–E29, 2006.

Exame do sistema de restrição passiva. Se, mesmo após os testes de ADM, força e movimento funcional, o fisioterapeuta não conseguir determinar a hipótese de trabalho a partir da qual tratar o paciente, um exame adicional é necessário. Esse exame mais detalhado envolve a avaliação da mobilidade e da estabilidade dos sistemas de restrição passiva da cintura escapular (Tab. 14-33).

Teste de estabilidade. É importante lembrar que não existe correlação entre a quantidade de lassidão/mobilidade articular e a instabilidade articular no ombro.[354] A estabilidade articular provavelmente é mais uma função do suporte do tecido conjuntivo e um sistema neuromuscular intacto.[270]

Muitas manobras de provocação, incluindo testes de preensão anterior e posterior, o teste do sulco[355-357] e o teste de gaveta anterior e posterior, foram previamente descritas. A reprodução dos sintomas é importante porque a lassidão isolada não indica instabilidade. A assimetria translacional lado a lado muitas vezes foi avaliada como sendo representativa da patologia, mas é útil para perceber que ombros saudáveis podem, também, ter assimetria até o grau de lassidão II.[358,359]

A dor e o espasmo muscular podem tornar o exame desafiador. Raramente o exame com o paciente sob anestesia é útil para qualquer outra coisa que não seja uma boa definição da quantidade de deslocamento capsular requerida na cirurgia.[360]

Glenoumeral: teste de gaveta anterior e posterior (load and shift). O paciente senta-se na mesa de tratamento com o braço sobre o seu colo. O fisioterapeuta, então, senta-se ao seu lado e, com a parte interna da mão sobre o ombro e o antebraço do paciente, estabiliza sua escápula no tórax. Ele coloca o polegar sobre a linha posterior da articulação GU e sobre a cabeça do úmero e o espaço sobre o acrômio do paciente, o dedo indicador do fisioterapeuta é colocado sobre a linha anterior da articulação GU e a cabeça do úmero e o dedo longo sobre o processo coracoide (Fig. 14-76). Ele aplica uma "carga compressiva e translação" da cabeça do úmero sobre a escápula estabilizada em direção ântero-medial para avaliar a estabilidade anterior e em direção póstero-lateral para avaliar a instabilidade posterior. O movimento anterior normal necessário é metade da distância da cabeça do úmero. Embora tentativas tenham sido feitas para classificar ou quantificar o grau de instabilidade de forma mais específica, a literatura não sustenta nenhuma consistência na classificação até hoje.[155,361-364] Esse teste tem sido relatado como sendo 100% sensível para detecção de instabilidade em pacientes com luxação recorrente, mas não em casos de subluxação recorrente.[362]

TABELA 14-33 Propriedades dos testes diagnósticos para a lassidão do ombro

Teste diagnóstico ou manobra	População de estudo	Sensibilidade	Especificidade	Razão de probabilidade positiva	Razão de probabilidade negativa
Teste de recolocação do ombro (sem força no úmero na posição inicial)	100 pacientes cirúrgicos, idades não informadas [a]	0,30 para dor 0,57 para apreensão	0,58 para dor 1,0 para apreensão	0,71 Não aplicável	1,21 0,43
Teste de recolocação do ombro (força de direção anterior no úmero na posição inicial)	100 pacientes cirúrgicos, idades não informadas [a]	0,54 para dor 0,68 para apreensão	0,44 para dor 1,0 para apreensão	0,96 Não aplicável	1,05 0,32
Teste de recolocação para lesões no manguito rotador glenoide póstero-superior	20 atletas de arremesso; idades entre 19 e 35 anos, idade média de 24,9 anos [b]	0,95 para dor	----	----	----
Teste de liberação anterior para a instabilidade anterior	100 atletas, idades entre 15 e 61 anos, idade média de 37 anos [c]	0,92	0,89	8,36	0,09
Gaveta anterior e posterior [d] (load and shift)	Anterior Posterior Inferior	0,5 0,14 0,08	1,00 1,00 1,00	Não aplicável Não aplicável Não aplicável	0,50 0,86 0,92
Classificação da translação anterior, posterior e inferior	43 atletas universitários assintomáticos, idade média de 19,2 anos [e]	Reprodutibilidade intra-avaliador 46%, 73% quando os graus 0 e 1 estiveram equalizados Interavaliador 47 e 73% quando estiverem equalizados			
Teste de hiperabdução para estabilidade. Ligamento glenoumeral inferior > 105° indica lassidão; entre 85 e 90°, normal	100 normais, idades entre 24 e 38 anos, idade média de 28 anos [f] 90 pacientes com instabilidade do ombro; idades entre 18 e 40 anos, idade média de 24,3 anos 100 cadáveres, idades entre 61 e 82 anos, idade média de 76 anos	0,84	0,95	16,89	0,16

[a] Speer KP, Hannafin JA, Altchek DW, et al.: An evaluation of the shoulder relocation test. *Am J Sports Med* 22:177–183, 1994.
[b] Riand N, Levigne C, Renaud E, et al.: Results of derotational humeral osteotomy in posterosuperior glenoid impingement. *Am J Sports Med* 26:453–459, 1998.
[c] Gross ML, Distefano MC: Anterior release test: A new test for occult shoulder instability. *Clin Orth Rel Res* 339: 105–108, 1997.
[d] Tzannes A, Murrell GA: Clinical examination of the unstable shoulder. *Sports Med* 32: 447–457, 2002.
[e] Levy AS, Lintner S, Kenter K, et al.: Intra- and interobserver reproducibility of the shoulder laxity examination. *Am J Sports Med* 27: 460–463, 1999.
[f] Gagey OJ, Gagey N: The Hyperabduction test. *J Bone Joint Surg Br* 83:69–74, 2001.
Reproduzida, com permissão, de Deyle GD, Bang MD, Kane E: Evidence-based practice for the shoulder. In: Wilmarth MA, ed. *Evidence-Based Practice for the Upper and Lower Quarter*. La Crosse, WI: Orthopaedic Physical Therapy Home Study Course 13.2.1, Orthopaedic Section, APTA, Inc., 2003: 15.

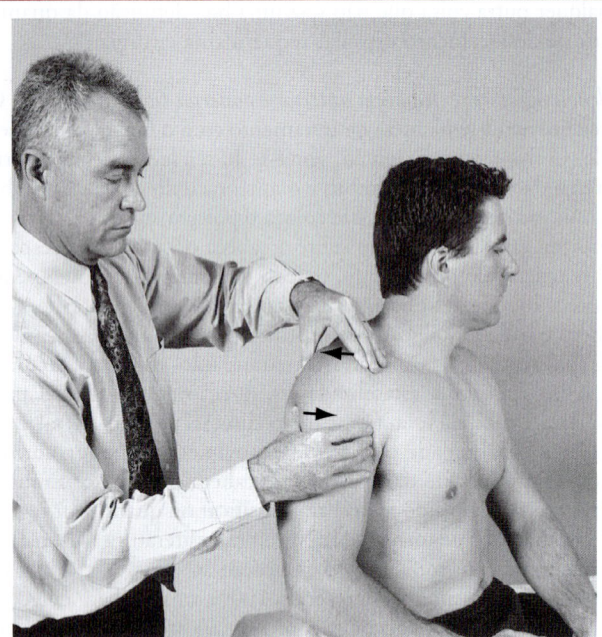

FIGURA 14-76 Teste de gaveta (*load and shift*).

Teste de apreensão. Com o paciente em supino e o braço em 90° de abdução e rotação externa total, o fisioterapeuta segura seu punho com uma das mãos, enquanto estabiliza o cotovelo com a outra (Fig. 14-77) e aplica uma forte pressão em rotação externa. A apreensão do paciente nessa manobra, em vez da dor, é considerada um teste positivo para a instabilidade anterior. A dor com essa manobra, mas sem a apreensão, pode indicar outras patologias, além da instabilidade, como o impacto posterior do manguito rotador.[55] Em um estudo feito por Mol e colaboradores,[365] esse teste demonstrou especificidade de 61% e sensibilidade de 63%.

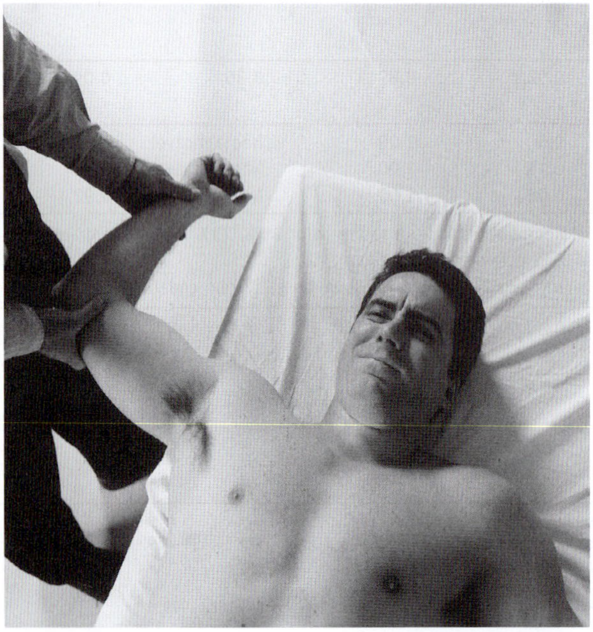

Sinal de sulco para a instabilidade inferior. O sinal de sulco, descrito por Neer e Foster,[356] é usado para detectar instabilidade inferior devida à lassidão dos ligamentos GU superior e coracoumeral. O braço do paciente é posicionado em 20 a 50° de abdução e rotação neutra.[122,366] O teste positivo resulta da presença de um sinal de sulco (uma depressão maior que a largura de um dedo entre o acrômio lateral e a cabeça do úmero) (Fig. 14-78) quando é aplicada a tração longitudinal ao braço pendente em mais de uma posição.[367]

O sinal de sulco pode ser classificado medindo-se a distância da margem inferior do acrômio à cabeça do úmero. Uma distância de menos de 1 cm é classificada como 1 + sulco, 1 a 2 cm como 2 + sulco e maior do que 2 cm como 3 + sulco.[356] Um estudo feito por Level e colaboradores[368] avaliou a reprodutibilidade inter e intra-avaliador do exame clínico da lassidão GU no ombro não anestesiado. Quarenta e três atletas universitários de primeira divisão assintomáticos se submeteram ao exame bilateral de lassidão do ombro no início e novamente depois de três meses. A reprodutibilidade intra-avaliador global do exame foi de 46%. Quando as classificações 0 e 1 foram comparadas, a reprodutibilidade intra-avaliador global melhorou para 74%. Para ambos os valores equalizados e não equalizados da reprodutibilidade relatados por todos os examinadores, os valores *k* para a correlação intra-avaliador eram menores do que 0,5, o que sugere que as correlações não eram melhores do que aquelas atingidas

FIGURA 14-77 Teste de apreensão.

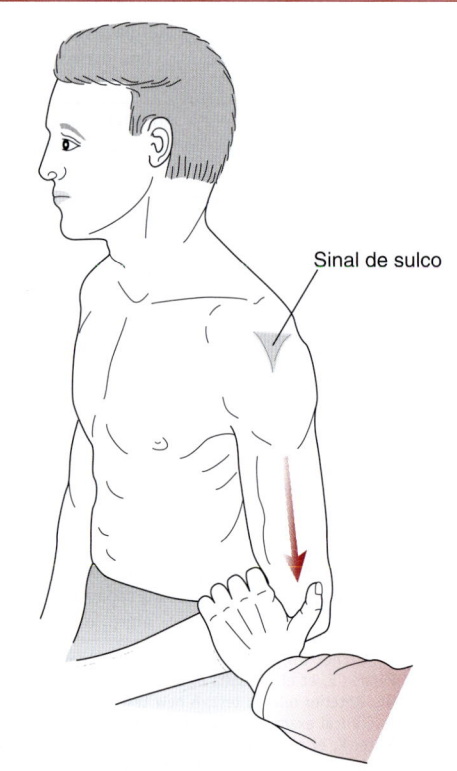

FIGURA 14-78 Sinal de sulco.

somente ao acaso. A reprodutibilidade interavaliador global foi de 47%. Quando as classificações 0 e 1 foram equalizadas, a reprodutibilidade interavaliador melhorou para 78%.

Teste de recolocação/subluxação de Jobe. Esse teste é similar ao teste de apreensão, exceto que a pressão manual é aplicada anteriormente pelo fisioterapeuta na tentativa de provocar uma subluxação, antes de usar a pressão manual na direção oposta para recolocar a subluxação. O paciente é posicionado em supino com o braço em 90° de abdução e rotação externa total. O fisioterapeuta segura seu antebraço com uma das mãos para manter a posição de teste e segura a cabeça do úmero com a outra (Fig. 14-79). Ele aplica suavemente uma pressão anterior na região posterior da cabeça do úmero subluxada. A dor e a apreensão indicam teste positivo para ruptura labial superior.[1] Após pressionar a cabeça do úmero anteriormente e verificar dor a apreensão, o fisioterapeuta deve pressioná-la posteriormente enquanto mantém o ombro na mesma posição (a parte de recolocação do teste). A redução da dor e a apreensão substanciam o achado clínico de instabilidade anterior e indicam resultado positivo. A sensibilidade e a especificidade do teste de recolocação são relatadas como sendo baixas quando se avalia somente a resposta à dor, mas muito alta quando é avaliada apenas a resposta à apreensão.[369]

O desempenho da parte de recolocação do teste (com base nos achados cirúrgicos e no exame manual sob anestesia) foi comparado entre os dois grupos de pacientes: aqueles com instabilidade anterior e aqueles com doença no manguito rotador.[369] Descobriu-se que não é possível discriminar entre essas condições usando o teste de recolocação para avaliar apenas a resposta à dor.

Teste de surpresa. O paciente é posicionado em supino com o ombro em 90° de abdução e o cotovelo flexionado em 90°. O fisioterapeuta move passivamente o ombro do paciente em rotação externa enquanto aplica uma força posteriormente direcionada para a cabeça do úmero. No ponto da amplitude final da rotação externa, ele libera rapidamente a força posterior e observa se o paciente demonstra qualquer sinal de apreensão. Em um estudo de Lo e colaboradores,[370] que avaliou a validade dos testes de apreensão, recolocação e surpresa como prognosticadores de instabilidade anterior do ombro, para aqueles indivíduos que tinham sensação de apreensão em todos os três testes, os valores de previsão positivo e negativo foram de 93,6 e 71,9%, respectivamente. O teste de surpresa era o teste simples mais preciso (sensibilidade de 63,89%; especificidade de 98,91%). A melhora na sensação de apreensão ou dor com o teste de recolocação adicionou pouco ao valor dos testes. Os resultados desse estudo sugerem que o exame de instabilidade positivo em todos os três testes é altamente específico e preditivo de instabilidade GU anterior traumática.[370]

Teste de Rockwood para instabilidade anterior.[371] O paciente é posicionado sentado, com o fisioterapeuta de pé atrás dele. Com o braço ao lado do paciente, o fisioterapeuta roda externamente de modo passivo o ombro. O paciente abduz o braço em cerca de 45° e o teste é repetido. A mesma manobra é novamente repetida com o braço abduzido a 90° e, então, a 120° (Fig. 14-80) de modo a avaliar as diferentes estruturas de estabilização. O resultado do teste é positivo se a apreensão é observada nas últimas três posições (45, 90 e 120°).

Teste de liberação anterior. O teste de liberação anterior[372] é executado com o paciente em supino e seus ombros posicionados em 90° de abdução e rodados internamente ao máximo enquanto uma força de direção posterior é aplicada no úmero proximal (Fig. 14-81). Um teste positivo produz um aumento ou a reprodução dos sintomas do paciente na liberação da força de direção

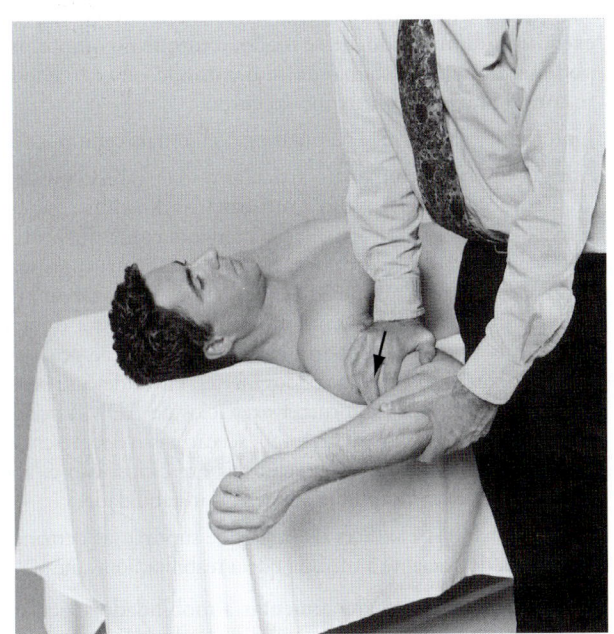

FIGURA 14-79 Teste de recolocação/subluxação de Jobe.

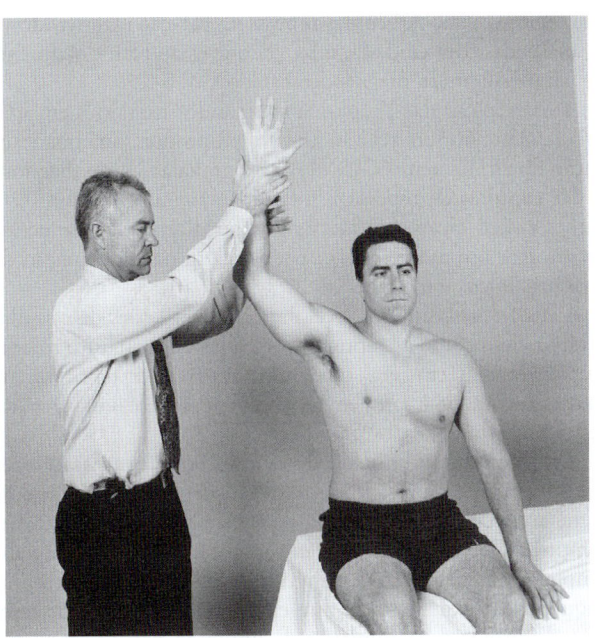

FIGURA 14-80 Teste de Rockwood para instabilidade anterior.

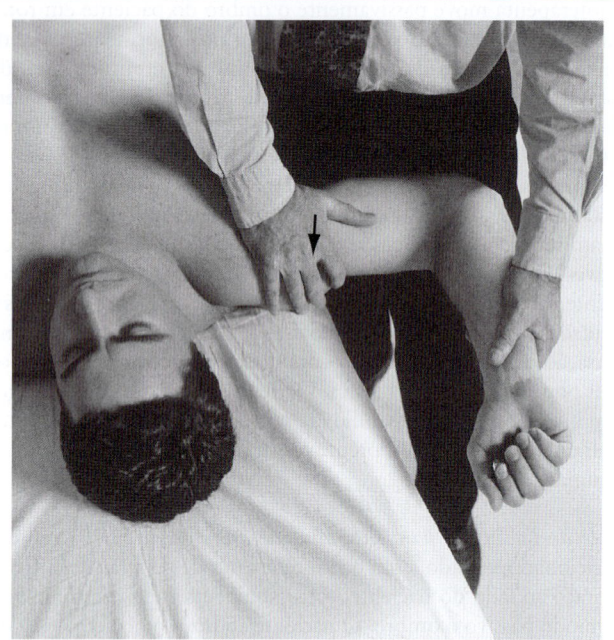

FIGURA 14-81 Teste da liberação anterior.

posterior sobre o úmero. O teste foi considerado com alta sensibilidade (92%) e alta especificidade (89%) para a detecção da instabilidade anterior em uma série de 100 atletas.[372]

Testes da síndrome do desfiladeiro torácico. Esses testes são descritos na seção "Testes especiais" no Capítulo 23.

Estudos diagnósticos

As conclusões baseadas na radiologia de visões de plano simples (visão ântero-posterior [AP] com o úmero em rotação interna e uma segunda visão AP com o úmero em rotação externa) devem ser analisadas com cuidado, uma vez que estão bem-documentadas para resultar em diagnóstico errado.[373]

A visão "escapular-Y", obtida inclinando-se o raio X em aproximadamente 60° em relação à visão AP, proporciona boa visualização do alinhamento GU.[374] A artrografia ajuda no diagnóstico das rupturas de espessura total do manguito rotador.[375] Os exames ósseos raramente são usados no diagnóstico de dor no ombro, mas um exame de TC pode ser útil na confirmação dos achados clínicos em alguns casos.[1]

A IRM é bastante confiável para detectar lesões da cápsula e do lábio, bem como as rupturas associadas do manguito rotador. Ela pode indicar, em geral, o tamanho aproximado da ruptura do manguito rotador e também se o tendão subescapular, criticamente importante, está rompido.[1,376,377]

Em um número limitado de estudos, uma comparação tem sido feita quanto à precisão dos testes de diagnóstico físico *versus* exame artroscópico. Um estudo descobriu que os fisioterapeutas eram incapazes de fazer a diferenciação entre rupturas parciais e completas dos tendões do manguito rotador.[378] Contudo, uma pesquisa posterior mostrou que eles eram capazes de discernir entre distúrbios subacromiais e de limitação passiva, com concordância de 85 e 67%, respectivamente.[379]

Avaliação

Após o exame, e uma vez que os achados clínicos tenham sido registrados, o fisioterapeuta deve determinar o diagnóstico específico ou uma hipótese de trabalho, com base no resumo de todos os achados. Esse diagnóstico pode ser relacionado à estrutura (diagnóstico médico) (Tabs. 14-34 e 14-35) ou ser um diagnóstico baseado nos padrões de prática, de preferência descritos no *Guide to Physical Therapist Practice*. Detalhes adicionais sobre as condições específicas listadas nas Tabelas 14-34 e 14-35 são fornecidos nas seções seguintes.

Estratégias de intervenção

Com as possíveis exceções da luxação traumática aguda do ombro e a incapacidade traumática aguda da elevação do braço (ruptura maciça do manguito rotador), um período inicial de no mínimo seis semanas de intervenção conservadora baseada na prática do fisioterapeuta é indicado para as lesões no ombro. Uma série de princípios pode ser usada para orientar o fisioterapeuta na reabilitação conservadora do ombro:[380]

▶ Reabilitar o ombro de acordo com o estágio de cicatrização e o grau de irritabilidade. O grau de irritabilidade de cada condição pode, muitas vezes, indicar o estágio de cicatrização ao fisioterapeuta. Tal grau pode ser determinado indagando-se sobre o vigor, a duração e a intensidade da dor. Uma irritabilidade maior está associada com condições agudamente inflamadas. O sinal característico para inflamações agudas do ombro é dor em repouso, que é difusa em sua distribuição e muitas vezes irradiada do local da condição primária.[333] A dor acima do cotovelo indica menos gravidade do que a abaixo dele. As condições crônicas geralmente têm irritabilidade baixa, mas têm perdas associadas de ADMA e ADMP. O grau de movimento e a velocidade do avanço no tratamento são orientados pelos sinais e sintomas.

▶ Reabilitar o ombro em planos escapulares em vez de planos retos de flexão, extensão e abdução. Os exercícios realizados no plano escapular, em vez de no plano reto, são mais funcionais.

▶ Alavancas curtas de braço devem ser, inicialmente, usadas com exercícios, diminuindo, desse modo, o torque no ombro. Isso pode ser atingido flexionando-se o cotovelo ou exercitando-se com o braço mais próximo ao corpo.

▶ Obter uma plataforma escapular estável o mais cedo possível.

▶ Atingir a posição com atrito articular o mais rápido possível. Por definição, a posição com atrito articular do ombro é aquela posição que abastece a articulação com a máxima quantidade possível de estabilidade passiva por meio das estruturas inertes. Todos os exercícios de ADM para o ombro começam nos estágios iniciais de flexão com o objetivo de atingir a elevação total. Dada a proteção proporcionada pela articulação pelo sistema de limitação passiva dos tecidos inertes, talvez deva-se pensar sobre a possibilidade de fornecer exercícios de ADM iniciados nas amplitudes finais de elevação. A exceção a isso é representada pelo paciente cuja condição exclui tais exercícios, isto é, após cirurgias no ombro, capsulite adesiva ou instabilidade.

▶ Reproduzir forças e índices de carga que suprirão as demandas funcionais do paciente à medida que a reabilitação avança.

As técnicas manuais para aumentar a mobilidade articular e as técnicas para aumentar a extensibilidade do tecido mole são descritas na seção "Técnicas terapêuticas".

Fase aguda

Os objetivos da fase aguda incluem:

▶ Proteção do local lesionado.

▶ Restauração da ADM livre de dor em toda a cadeia cinética.

▶ Melhorar o conforto do paciente diminuindo a dor e a inflamação.

▶ Retardo da atrofia muscular.

▶ Minimizar os efeitos nocivos da imobilização e da restrição da atividade.[223,280,381-384]

▶ Manter o condicionamento cardiovascular geral.

▶ Independência com o programa de exercícios domiciliar.

Durante os estágios iniciais da fase aguda, os princípios de PRICEMEM* (proteção, repouso, gelo, compressão, elevação, terapia manual, movimento precoce e medicação) são aplicados quando apropriado. A aplicação de gelo durante 20 a 30 minutos 3 ou 4 vezes por dia, com anti-inflamatórios não esteroides (AINEs) ou aspirina, ajuda na redução da dor ou do edema.

Os exercícios ativos assistidos e passivos iniciais são executados em todos os planos de movimento do ombro para nutrir a cartilagem articular e ajudar na síntese e na organização do tecido de colágeno.[385-389] Esses exercícios são iniciados em arcos livres de dor, abaixo de 90° de abdução. Os exercícios de ADM recomendados para a fase aguda incluem os seguintes:

▶ Exercícios de Codman ou outros de pêndulo (Fig. 14-82) ▶vídeo. Os exercícios do pêndulo de Codman são comumente prescritos após lesões e cirurgias do ombro para prover distração de grau I e II e oscilação, resultando em diminuição da dor, aumento do fluxo de nutrientes dentro do espaço articular e mobilização articular inicial.[390] Um estudo feito por Ellsworth e colaboradores,[390] que mediu a atividade EMG dos músculos do ombro durante os exercícios de pêndulo, descobriu que este não tinha efeito significativo sobre a atividade EMG do ombro. Em geral, a atividade muscular do supraespinal/trapézio superior era significativamente mais alta do que a do deltoide e do infraespinal – em especial em pacientes com ombros patológicos. Muitos protocolos para ombro sugerem que pode ser adicionado um peso aos exercícios de pêndulo à medida que a reabilitação avança. No mesmo estudo feito por Ellsworth e colaboradores,[390] foi descoberto que a execução do exercício do pêndulo com mais peso não resultou em aumento significativo na atividade EMG do ombro para os músculos deltoide e infraespinal em indivíduos com ou sem patologia do ombro. Contudo, pacientes com patologia nessa região tinham maior dificuldade em relaxar os grupos musculares do supraespinal/trapézio superior do que os indivíduos saudáveis.[390] Outros exercícios de ADMP podem também ser introduzidos. Esses incluem flexão passiva do ombro ▶vídeo, abdução ▶vídeo, rotação externa ▶vídeo e interna, flexão e extensão do ombro ▶vídeo.

▶ Exercícios de ADMA assistida. Esses podem incluir exercícios com um bastão ou bengala nos planos funcionais, incorporando combinações de flexão anterior ▶vídeo, extensão, abdução, rotação interna e rotação externa (Fig. 14-83). Exercícios com polias no vão da porta são executados mais tarde na fase aguda, quando tolerados. Deve-se tomar cuidado ao prescrever exercícios com polias na presença de impacto ou capsulite adesiva, uma vez que o exercício pode reforçar o movimento escapuloumeral pobre.

▶ Exercícios ativos. Estes podem ser executados em pé, sentado ou deitado (Figs. 14-84 e 14-85).

Os exercícios de fortalecimento para o ombro são introduzidos quando tolerado, usando-se exercícios isométricos, com o braço posicionado abaixo de 90° de abdução e 90° de flexão. Exercícios de resistência progressiva (ERP) de flexão e extensão do cotovelo são introduzidos quando forem apropriados ▶vídeo. Exercícios de reabilitação escapular específicos são, em geral, iniciados com os exercícios isométricos, o mesmo ocorrendo com os exercícios de ajuste escapular ▶vídeo. Os padrões de retração e protração escapular iniciam em planos simples e avançam para elevação e depressão de toda a escápula. É importante lembrar que para melhorar o alcance posterior, o paciente deve, em primeiro lugar, aprender os procedimentos corretos de retração.

Jobe e Pink[75] acreditam que a ordem de fortalecimento no processo de reabilitação é importante. Eles defendem o fortalecimento dos *protetores GU* (músculos do manguito rotador) e dos *pivôs* escapulares (levantador da escápula, serrátil anterior, trapézio médio e romboides ▶vídeo) inicialmente por causa de sua importância para fornecer estabilidade. Os exercícios para os "posicionadores" (deltoide) e "propulsores" umerais (latíssimo do dorso e peitoral maior) são introduzidos na seção "Fase funcional". Os exercícios para os *protetores GU* incluem os exercícios com bastão, avançando para ADMA nas amplitudes livres de dor nos planos funcionais. Além disso, a integração dos exercícios de retração e elevação escapular com os movimentos GU ajuda a estimular uma cocontração dos protetores GU e permite que um padrão fisiológico mais normal desenvolva-se novamente. Os exercícios para o *pivô* escapular devem ser executados cedo no processo de reabilitação. Estes incluem a *compressão escapular*, que é uma atividade isométrica que envolve a retração da escápula em direção à linha média (Fig. 14-86) o exercício YTWL** ▶vídeo, e a elevação escapular (Fig. 14-87).[126,128] Outros exercícios resistidos para a escápula podem ser introduzidos nesse estágio para promover a estabilidade proximal. Exemplos incluem apoio na parede e apoio isométrico em uma cadeira. Assim que o braço possa ser erguido com segurança e mantido na posição de 90° de abdução estando em pé ou sentado, o paciente é posicionado em supino e o braço é ativamente elevado o mais alto que a amplitude livre de dor permitir (de 90 a 150°, dependendo da tolerância), primeiro sem resistência e, após, com resistência ▶vídeo. A partir dessa posição, ele executa o exercício do "soco" com protração da escápula (ativação do serrátil). Se aplicável, avança para o apoio total ▶vídeo. No final de cada apoio, quando o braço fica completamente reto, um extra é aplicado. Esse movimento extra (protração escapular) será chamado de apoio "plus" (Fig. 14-88). O exercício fortalece o peitoral menor e o serrátil anterior inferior e médio.[12,99]

---

* N. de R.T.: PRICEMEM: sigla que, em inglês, corresponde a *protection, rest, ice, compression, elevation, manual therapy, early motion e medication*.

** N. de R.T.: Cada letra demonstra uma posição do braço.

TABELA 14-34 Diagnóstico diferencial para as causas comuns da dor no ombro

Condição	Idade aproximada do paciente	Mecanismo da lesão	Área dos sintomas	Sintomas agravados por	Observação	ADMA	ADMP	Sensação de final do movimento	Dor com resistência	Sensibilidade à palpação
Tendinite do manguito rotador Aguda	20-40	Microtrauma/ macrotrauma	Ombro anterior e lateral	Movimentos acima da cabeça	Edema – ombro anterior	Abdução limitada	Abdução limitada		Abdução RE	Dor abaixo da borda acromial anterior
Crônica	30-70	Microtrauma/ macrotrauma	Ombro anterior e lateral	Movimentos acima da cabeça	Atrofia da área escapular Atrofia da área do ombro	Abdução e flexão limitadas	Dor na RI e RE em 90° de abdução		Abdução RE RI	Ombro anterior Dor abaixo da borda acromial anterior
Tendinite bicipital	20-45	Microtrauma	Ombro anterior	Movimentos acima da cabeça	Possível edema no ombro anterior Pode haver sinais de patologia concomitante no manguito rotador	RE limitada quando o braço está em 90° de abdução Dor de flexão total para a extensão total	Dor na extensão combinada de ombro e cotovelo Teste de estabilidade do bíceps pode ser anormal (se o tendão estiver instável)		Flexão do cotovelo Teste de Speed doloroso, teste de Yergason ocasionalmente doloroso	Do tendão do bíceps sobre o sulco bicipital
Ruptura do manguito rotador	40 +	Macrotrauma	Ombro posterior/ superior	Elevação do braço	Atrofia da área escapular	Abdução limitada Dor com ou sem restrição	Total e indolor		Abdução ER	Dor abaixo da borda acromial ântero-lateral
Capsulite adesiva	35-70	Microtrauma/ macrotrauma	Ombro e parte superior do braço – mal-localizada	Todos os movimentos	Atrofia da área do ombro	Todos os movimentos limitados em especial o RE e a abdução	Todos os movimentos limitados em especial a RE e a abdução	Capsular	Maioria/todos	Varia
Entorse da articulação acromioclavicular	Variada	Macrotrauma	Ponto do ombro	Adução horizontal	Edema/ protuberância no ponto do ombro	Abdução limitada Adução horizontal limitada	Abdução limitada Dor com adução horizontal		RE Flexão	Ponto do ombro Espessamento do tecido mole no ponto do ombro
Bursite subacromial	Variada	Microtrauma	Ombro anterior e lateral	Movimentos acima da cabeça	Muitas vezes imperceptível	Abdução limitada em RI Pode ter amplitude total, mas dor na	Dor na RI em 90° de abdução Dor apenas na amplitude média e na		Maioria/todos	Dor abaixo da borda acromial ântero-lateral

TABELA 14-34 Diagnóstico diferencial para as causas comuns da dor no ombro *(continuação)*

Condição	Idade aproximada do paciente	Mecanismo da lesão	Área dos sintomas	Sintomas agravados por	Observação	ADMA	ADMP	Sensação de final do movimento	Dor com resistência	Sensibilidade à palpação
Artrite glenoumeral	50 +	Início gradual, mas pode ser traumático	Mal localizada	Atividade do braço	Possível posicionamento posterior da cabeça do úmero	amplitude média de flexão/abdução Padrão capsular (RE>abdução>RI)	Dor	Capsular	Fraqueza do manguito rotador, em vez de dor	Mal localizada
Escápula SICK*	20-40	Microtrauma	Ombro anterior/superior	Atividades acima da cabeça	Má posição escapular	Flexão anterior diminui quando o fisioterapeuta reposiciona manualmente a escápula em retração e inclinação posterior	Normal		Fraqueza em vez de dor	Coracoide medial
			Escapular póstero-superior		Proeminência da borda medial inferior					Ângulo súpero-medial da escápula
			Braço, antebraço, mão		Discinesia do movimento escapular					
Radiculopatia cervical	Variada	Tipicamente nenhum, mas pode ser traumático	Parte superior das costas, abaixo do ombro	Extensão cervical, inclinação lateral cervical e rotação para o lado ipsilateral, elevação total do braço	Pode ter desvio lateral da cabeça para longe do lado doloroso	Redução da flexão cervical, inclinação lateral cervical e rotação ipsilateral; redução da elevação do braço no lado envolvido	Doloroso na amplitude de movimento ativa restrita	Vazia	Fraqueza em vez de dor	Varia; pode ter entorpecimento sobre a área dermatômica
							Teste de Spurling positivo		Outras mudanças neurológicas	

* N. de R.T.: Scapular mal-position (escápula mal posicionada);
Inferior medial scapular winging (escápula alada medial e inferior);
Coracoid tenderness (ponto doloroso no coracoide);
Scapular dyskinsis (discinesia da escápula).

TABELA 14-35 Condições comuns do ombro

Condição	Achados
Síndrome do impacto	Teste anormal para o impacto de Hawkins. Sinal do impacto de Neer muitas vezes presente. Teste da resistência do supraespinal muitas vezes doloroso. Arco doloroso de abdução muitas vezes presente. Bolsa subacromial sensível (variável).
Ruptura do manguito rotador	Resistência dolorosa do supraespinal e geralmente fraca; teste do reforço do impacto de Hawkins anormal; sinal do impacto de Neer muitas vezes presente; arco de abdução doloroso presente. Atrofia do supraespinal presente (comum em casos graves); resistência do infraespinal dolorosa e possivelmente fraca (casos mais graves). Perda de movimento ativo, em particular a abdução (variável); sinal de queda no braço presente (apenas nos casos mais graves); perda de rotação externa ativa (rupturas maciças). Após a infiltração do espaço subacromial (teste de lidocaína), a dor melhora, mas a fraqueza do manguito rotador permanece.
Instabilidade anterior (subluxação ou luxação recorrente)	Resposta positiva ao teste de apreensão. Redução da apreensão em reposta ao teste de recolocação; aumento na lassidão anterior em relação ao teste passivo (teste de gaveta, teste de gaveta anterior e posterior). Sinais de lesão no nervo axilar (ocasionalmente) (fraqueza do deltoide e entorpecimento do ombro lateral). Sinais de lesão no nervo musculocutâneo (raramente) (fraqueza do bíceps e entorpecimento do antebraço lateral).
Instabilidade posterior (subluxação ou luxação recorrente)	Aumento na lassidão posterior com o teste passivo (teste de gaveta posterior, teste de gaveta anterior e posterior). Teste do sulco moderadamente anormal (variável). Sintomas reproduzidos pelo teste de movimento súbito ou teste de circundução (variável). Luxação voluntária ou possível subluxação (ocasionalmente).
Instabilidade multidirecional	Sinal do sulco anormal. Aumento na lassidão anterior e/ou posterior com o teste passivo (teste de gaveta, teste de gaveta anterior e posterior). Sinais adicionais de instabilidade posterior/anterior, dependendo da direção predominante dos episódios sintomáticos. Capacidade de luxação voluntária (ocasionalmente) Lassidão ligamentar generalizada observada com frequência (polegar ao punho, hiperextensão do cotovelo).
Lesão na articulação acromioclavicular	Sensibilidade da articulação acromioclavicular. Edema localizado na articulação acromioclavicular. Geralmente um impacto direto no ponto do ombro (p. ex., queda ou impacto com uma bola). Aumento na proeminência da clavícula distal (variável, dependendo da gravidade da lesão). Sensibilidade dos ligamentos coracoclaviculares (lesões mais graves); dor com a adução cruzada no tórax.
Compressão ou lesão no nervo supraescapular	Fraqueza e atrofia isoladas do infraespinal (se a compressão for anterior à inervação do supraespinal). Fraqueza e atrofia isoladas do infraespinal (se a compressão for na incisura espino-glenoide).
Artrite reumatoide	Calor e edema local. Atrofia muscular muitas vezes presente. Sinais de envolvimento reumatoide em outros pontos.
Síndrome do desfiladeiro torácico	Sintomas reproduzidos pelo teste de Roos, manobra de Wright, teste de Adson ou teste de hiperabdução (variável). Redução da pulsação com o teste de Adson, manobra de Wright ou teste de hiperabdução (variável).
Osteólise dos levantadores de peso da articulação acromioclavicular	Ponto doloroso na articulação acromioclavicular. História de levantamento de peso repetitivo. Irregularidade, estreitamento da articulação acromioclavicular observado nas radiografias; em geral sem história de trauma. Sinal de adução cruzada no tórax positivo.
Síndrome de ferroadas (ardência)	Sensibilidade sobre os plexos braquiais. Fraqueza nos músculos inervados pela porção envolvida do plexo (o deltoide é o primeiro mais comumente envolvido, sendo seguido pelos flexores do cotovelo).

Arcand MA, Reider B: Shoulder and upper arm. In: Reider B, ed. *Orthopaedic Physical Examination*. Philadelphia, PA: WB Saunders, 1999:20–66. Com permissão de WB Saunders.

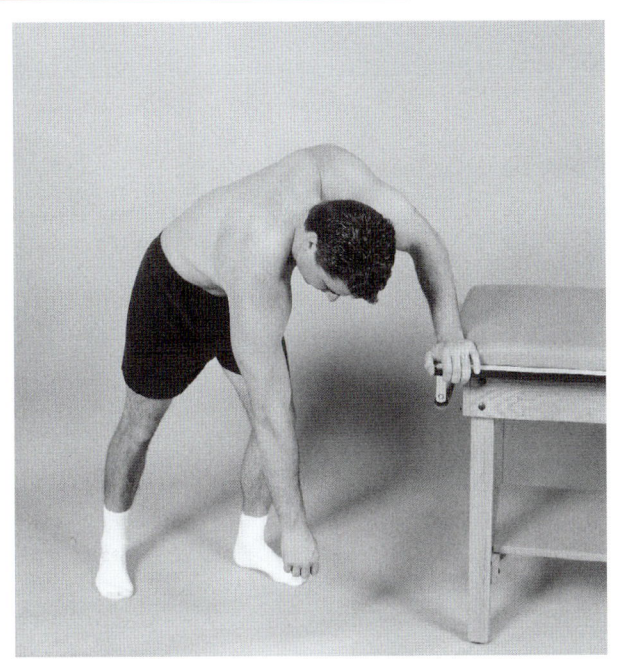

FIGURA 14-82 Pêndulo de Codman.

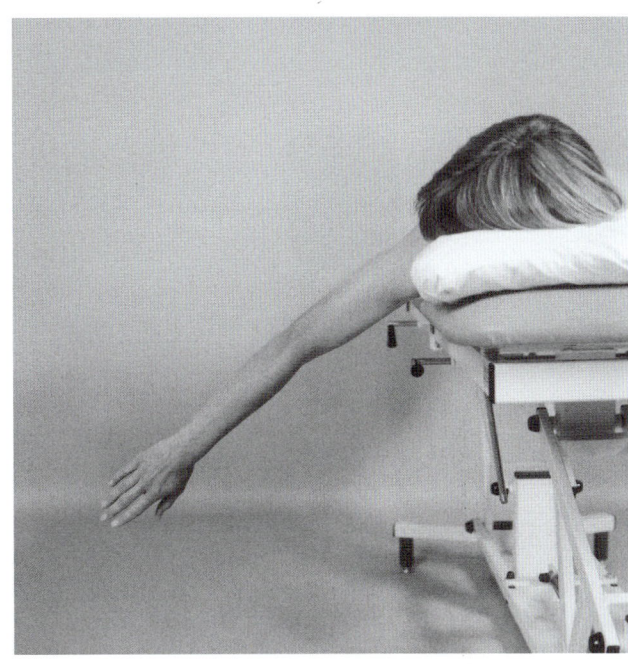

FIGURA 14-84 Exercício de amplitude de movimento ativo pronado.

A aplicação de compressão articular com contração por meio da aplicação de exercícios de cadeia fechada é importante, pois as atividades de cadeia fechada ajudam a equilibrar as forças de compressão e cisalhamento no ombro. Essas atividades incentivam, também, o sequenciamento correto da contração muscular ao redor da cintura escapular e enfatizam a cocontração das forças acopladas nas articulações escapulotorácias e GU.[67] Isso resulta em posição e estabilização escapulares corretas.[128] Os exercícios de cadeia fechada podem ser feitos no início da fase de reabilitação, pois não colocam cisalhamento sobre a articulação. Eles permitem, também, que os músculos do manguito rotador sejam ativados sem serem inibidos pela dor e pela atividade excessiva do

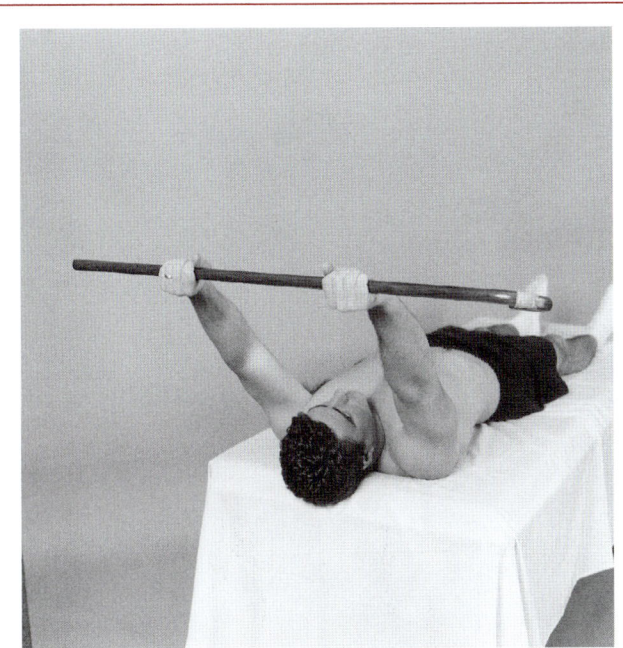

FIGURA 14-83 Exercícios com bastão.

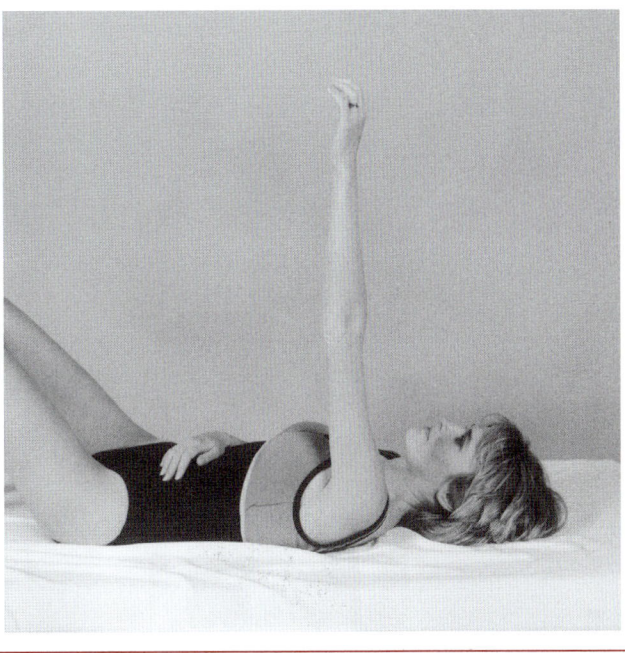

FIGURA 14-85 Exercício do serrátil (soco).

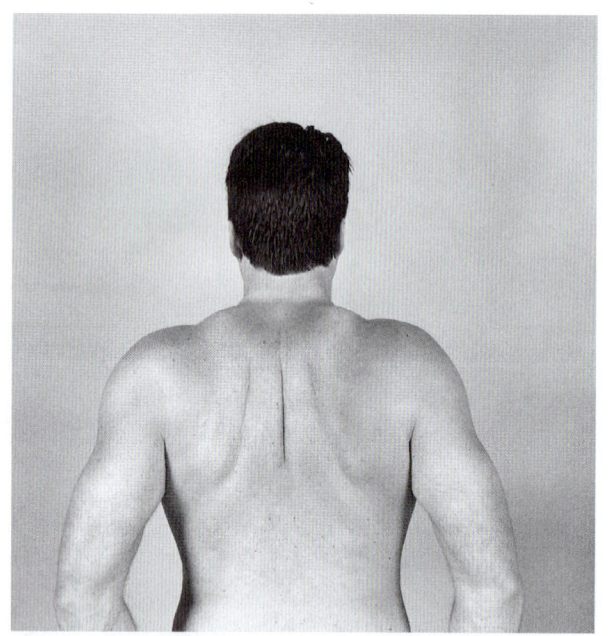

FIGURA 14-86 Compressão escapular.

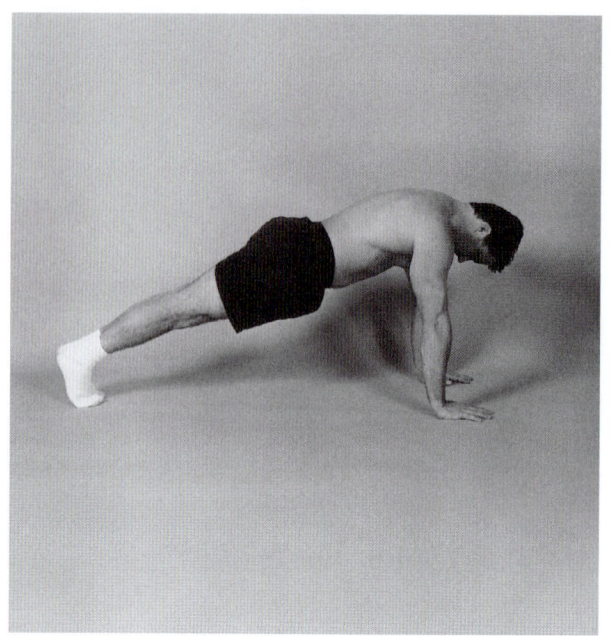

FIGURA 14-88 Apoio *plus*.

deltoide. Os exercícios de cadeia fechada podem ser iniciados nas amplitudes inferiores usando uma mesa (Fig. 14-89) e avançando para a mão estabilizada em uma parede, ou com uma bola na parede (Fig. 14-90), superimpondo manobras escapulares específicas, como elevação (ver Fig. 14-87), depressão, retração e protração. Esses exercícios são iniciados nas elevações de 60° ou menos e movidos até 90° de flexão e abdução, quando tolerado, para permitir a cicatrização dos tecidos.[20,119,126,128] Outros exercícios de cadeia fechada para o manguito rotador incluem exercícios do relógio (Fig. 14-91) e retração escapular.[391]

Exercícios de sustentação de peso são introduzidos colocando ambas as mãos em uma mesa e flexionando o ombro a 60° ou menos e abduzindo-o a 45°. O avanço para a sustentação de peso é feito em uma prancha inclinada ou prancha circular (Fig. 14-92) dentro da tolerância. Outros exercícios que proporcionam compressão articular são os seguintes:

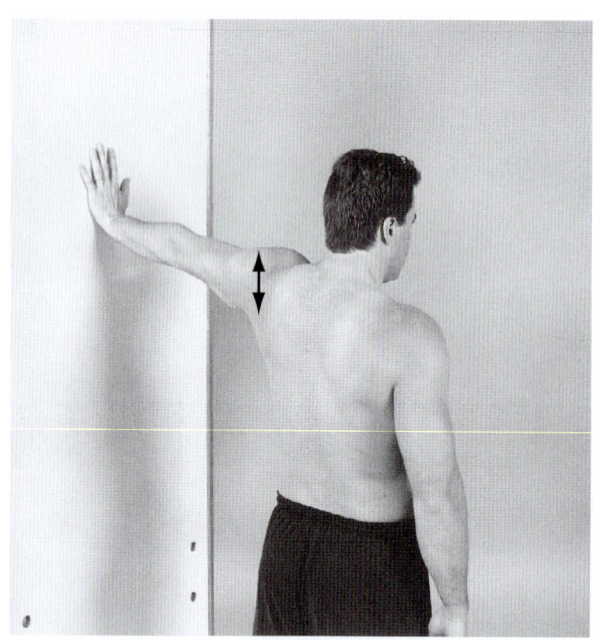

FIGURA 14-87 Elevação escapular.

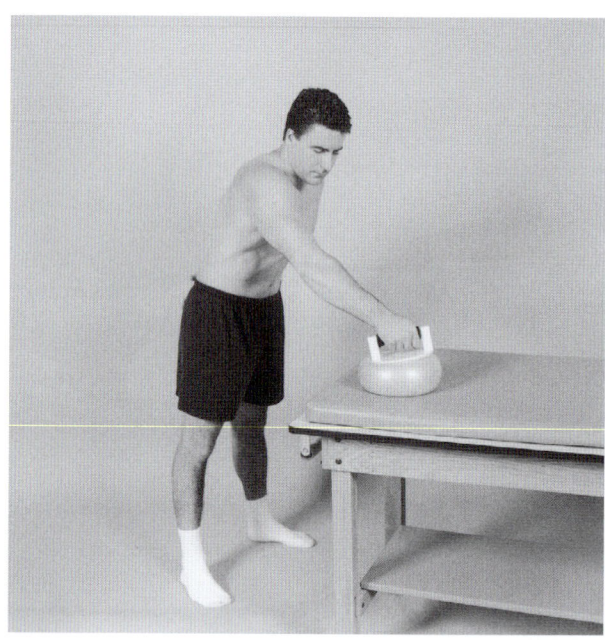

FIGURA 14-89 Exemplo de exercício de cadeia fechada.

CAPÍTULO 14 • O COMPLEXO DO OMBRO **553**

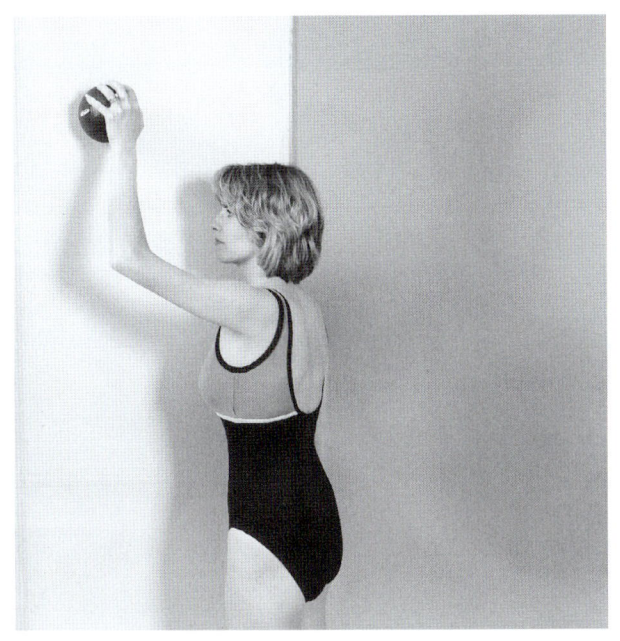

FIGURA 14-90 Compressão.

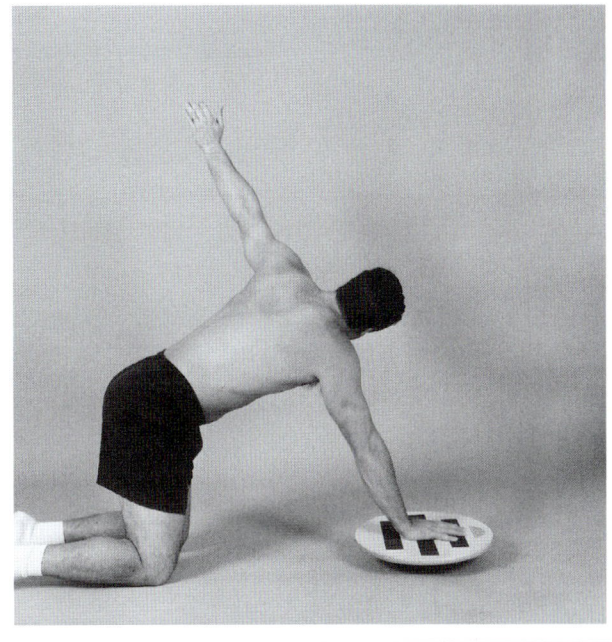

FIGURA 14-92 Exercício de sustentação de peso em uma prancha inclinada.

▶ *Movimentação de decúbito lateral para sentado* (Fig. 14-93).

▶ *Repouso sobre os cotovelos.* O paciente, supinado em uma posição semirreclinada, inclina-se sobre os cotovelos, com o úmero em posição neutra ou estendida (Fig. 14-94). Esse exercício também pode ser executado com o paciente na posição pronada (Fig. 14-95). A resistência manual pode ser aplicada pelo fisioterapeuta para tornar o exercício mais desafiador.

▶ *Elevação do corpo pelos braços* (*press up*). O paciente senta-se em uma cadeira ou cama e eleva e abaixa as nádegas da cadeira estendendo o cotovelo enquanto sustenta o peso do corpo sobre as mãos (Fig. 14-96). Isso trabalha o tríceps, os peitorais maior e menor e o latíssimo do dorso.[12] O exercício pode avançar para incluir atividades de empurrar e puxar ou de equilíbrio em quatro e três apoios (Fig. 14-97).

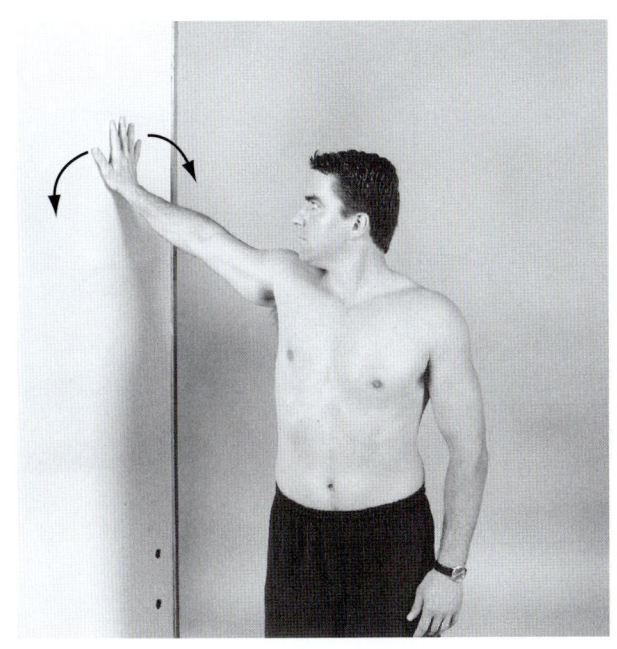

FIGURA 14-91 Exercício do relógio.

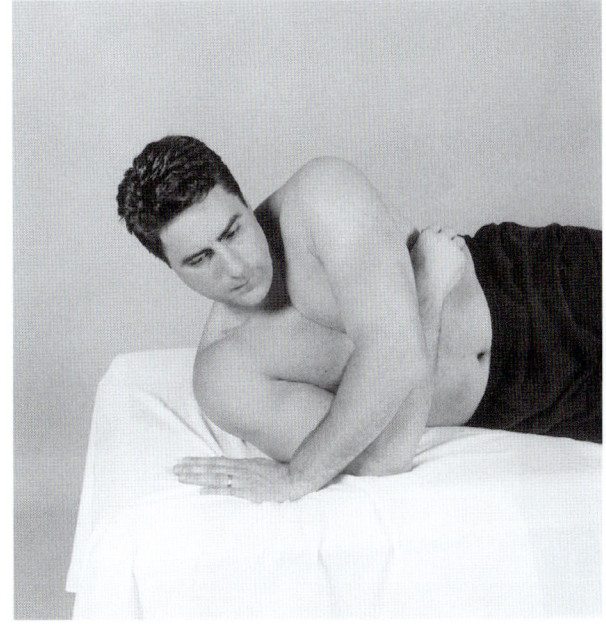

FIGURA 14-93 Movimentação de decúbito lateral para sentado.

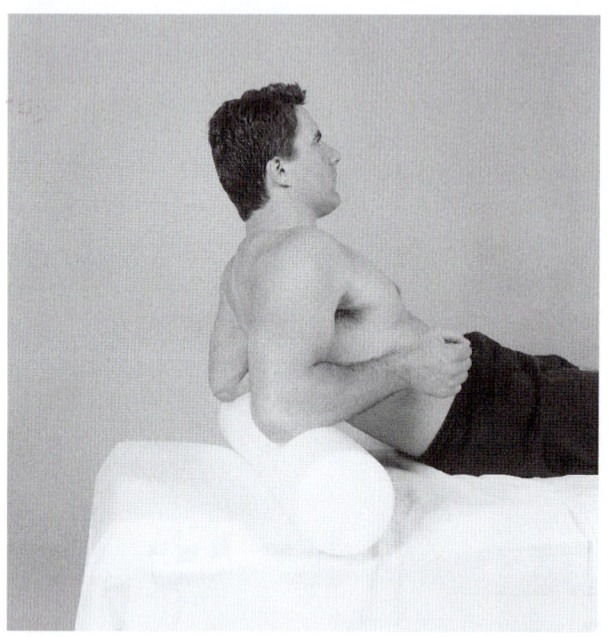

FIGURA 14-94 Repouso sobre os cotovelos.

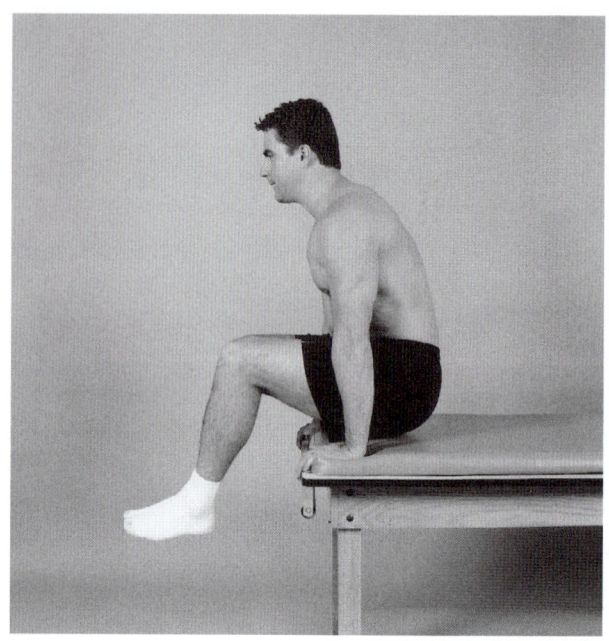

FIGURA 14-96 Elevação do corpo pelos braços.

Os exercícios de flexibilidade para alongar a cápsula articular e os músculos da cintura escapular são componentes essenciais do processo de reabilitação. Estes incluem a rotação interna forçada (*sleeper stretch*) executada em decúbito lateral *vídeo* e, então, com o braço abduzido em 90° *vídeo*. Oscilações suaves de graus I e II são executadas pelo fisioterapeuta quando toleradas pelo paciente. Para suplementar os alongamentos aplicados pelo profissional, diversas técnicas podem ser usadas pelo paciente para manter e melhorar os ganhos em ADM atingidos na clínica (ver seção "Técnicas terapêuticas").

A preparação da cadeia cinética começa ainda nos estágios iniciais, enquanto o ombro está se recuperando da lesão ou da cirurgia. A extensão da cadeia cinética requerida depende das necessidades do

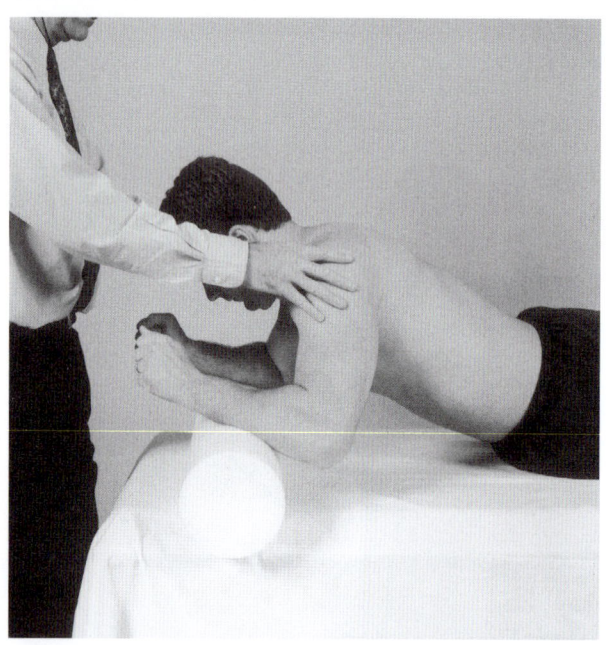

FIGURA 14-95 Cotovelo repousado com compressão do ombro.

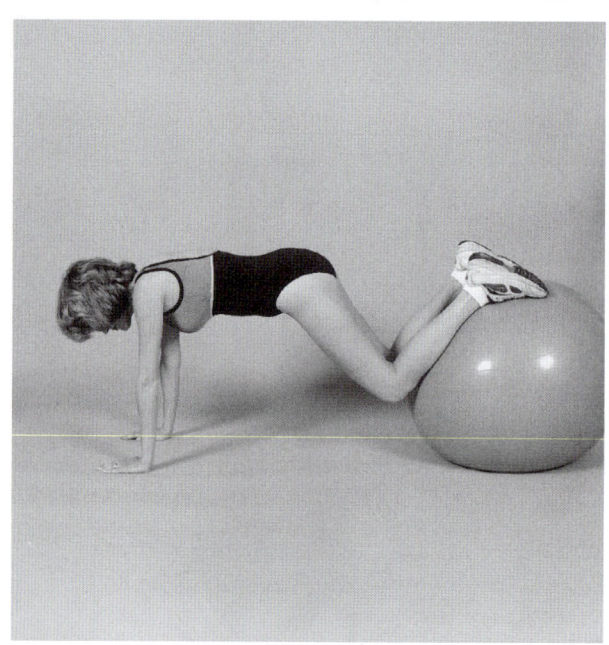

FIGURA 14-97 Equilíbrio na posição de quatro apoios.

paciente e dos objetivos do processo de reabilitação. Cadeias cinéticas mais longas estão associadas com pacientes mais ativos e incluem toda a cadeia cinética inferior e o tronco, além da extremidade superior (ver seção "Biomecânica"). A preparação da cadeia cinética permite a sequência normal da velocidade e da força quando o paciente retorna a suas atividades normais ou recreativas.[126,128]

De acordo com Kibler,[128] a progressão para a fase funcional do processo de reabilitação requer que os seguintes critérios sejam satisfeitos:

▸ A progressão da cicatrização do tecido (cicatrizado ou suficientemente estabilizado para o movimento ativo e a carga no tecido).
▸ ADM livre de dor de no mínimo 120° de elevação.
▸ Força muscular manual em áreas não patológicas 4+/5.
▸ Controle escapular, com assimetria escapular do lado dominante/não dominante menor do que 1,5 cm com o teste de deslizamento lateral.

Fase funcional

A fase funcional aborda quaisquer problemas de sobrecarga no tecido e deficiências biomecânicas funcionais. Seus objetivos incluem:

▸ Atingir o movimento de amplitude total livre de dor.
▸ Restaurar a cinemática articular normal.
▸ Melhorar a força muscular para que atinja os limites normais.
▸ Melhorar o controle neuromuscular.
▸ Restaurar as forças musculares acopladas.

Durante a fase funcional, os exercícios de cadeia fechada introduzidos na fase inicial do processo de reabilitação avançam, incluindo:

▸ Apoios modificados (Fig. 14-98) e apoios regulares, quando tolerados.
▸ Segurar e arremessar uma *medicine ball* (Figs. 14-99 e 14-100) 🎥*vídeo*.

Os exercícios de isolamento escapular são introduzidos. O paciente é posicionado em decúbito lateral com a mão envolvida sobre a mesa de exame para criar uma cadeia cinética fechada. Enquanto o fisioterapeuta aplica a pressão para a escápula em direções aleatórias, o paciente a move isotonicamente em direção à resistência (Fig. 14-101).

Os exercícios dinâmicos de deslocamento de peso são introduzidos durante essa fase. Com o paciente sustentando o peso na posição de quatro apoios, enquanto mantém suas mãos estacionárias na mesma posição, balança o corpo para a frente e para trás e de lado a lado (Fig. 14-102). Um exercício similar pode ser executado em uma superfície não muito firme, usando um equipamento do tipo BOSU trainer 🎥*vídeo*. De maneira alternativa, o paciente pode deslizar suas mãos, ou uma das mãos, para a frente, para trás e lateralmente enquanto mantém o tronco imóvel. Pode ser adicionada resistência usando uma prancha Fitter (Fig. 14-103).

Exercícios de cadeia aberta projetados para fortalecer anteriormente os músculos do manguito rotador são enfatizados. Esses exercícios incluem:

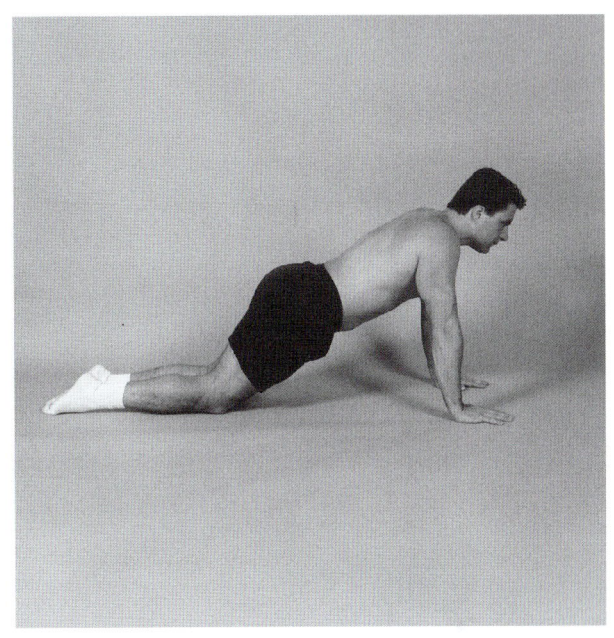

FIGURA 14-98 Apoio modificado.

▸ Exercícios de FNP com bolas pesadas 🎥*vídeo* e elásticos (Fig. 14-104).
▸ Exercícios de FNP com o *bodyblade* (Fig. 14-105).

Os exercícios de cadeia cinética aberta incluem também rotação externa 🎥*vídeo* (Fig. 14-106) e interna 🎥*vídeo*

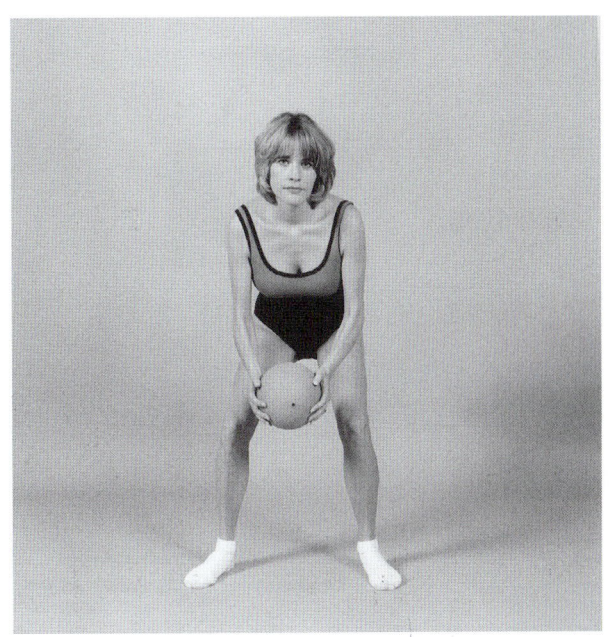

FIGURA 14-99 Segurar e arremessar uma *medicine ball* envolve toda a cadeia cinética.

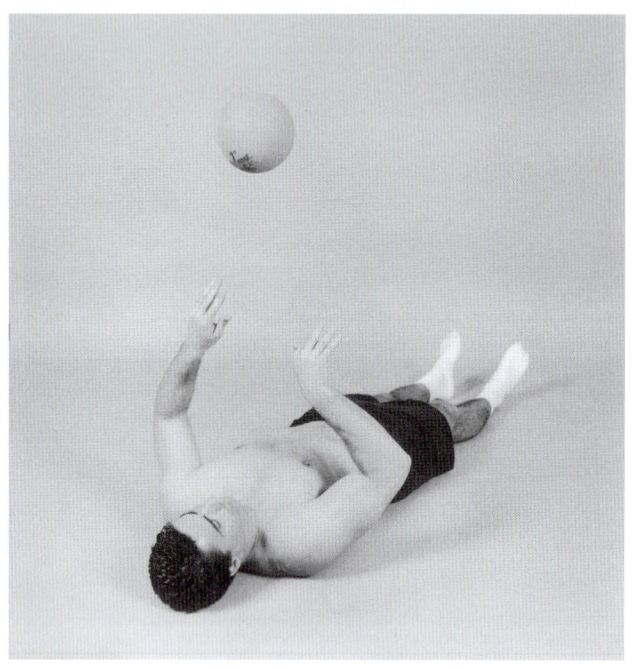

FIGURA 14-100 Segurar e arremessar uma *medicine ball* em supino incorpora pliométricos.

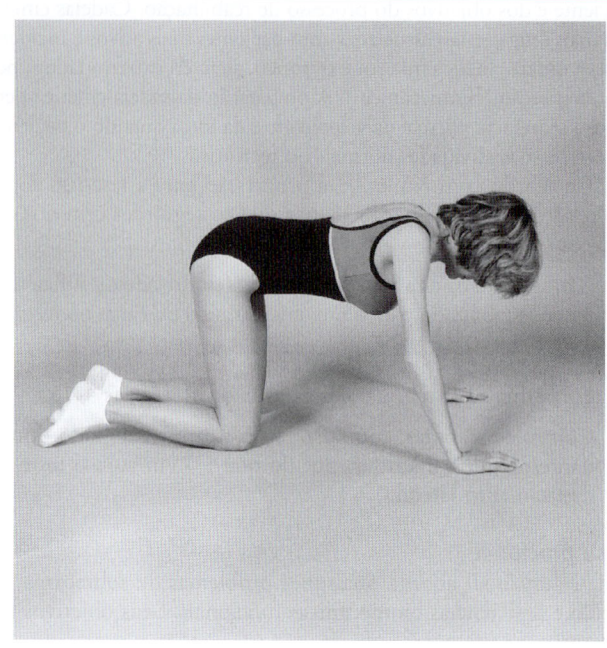

FIGURA 14-102 Balanço em quatro apoios.

(Fig. 14-107) com o braço em níveis crescentes de abdução ●▶*vídeo* para fortalecer os músculos infraespinal/redondo menor e subescapular, respectivamente. Para evitar o fortalecimento simultâneo do deltoide durante as fases iniciais de fortalecimento, o paciente é instruído a segurar uma revista ou toalha enrolada entre a extremidade e o tronco enquanto fortalece os músculos do manguito rotador (ver Fig. 14-106). Essa adução forçada relaxa o deltoide e isola os músculos oblíquos do manguito. Ao fortalecer o infraespinal, o redondo menor e o subescapular (relativo ao supraespinal e ao deltoide), pode ser possível restabelecer o equilíbrio normal e as forças acopladas durante a elevação da articulação GU.[4,32,222]

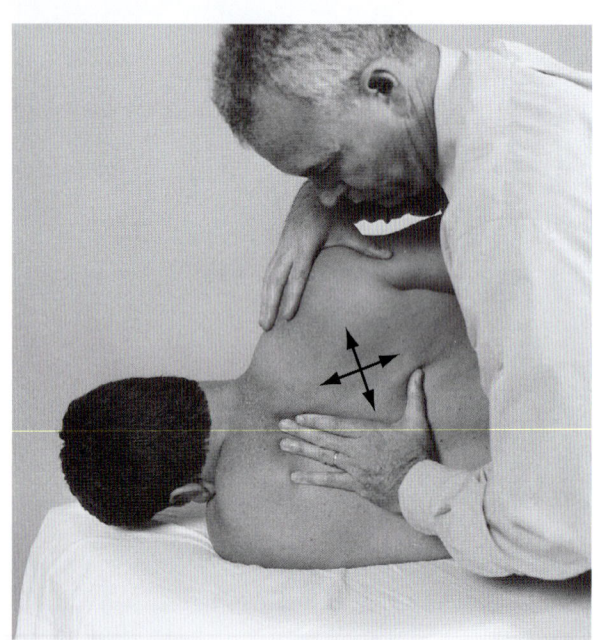

FIGURA 14-101 Exercícios escapulares resistidos.

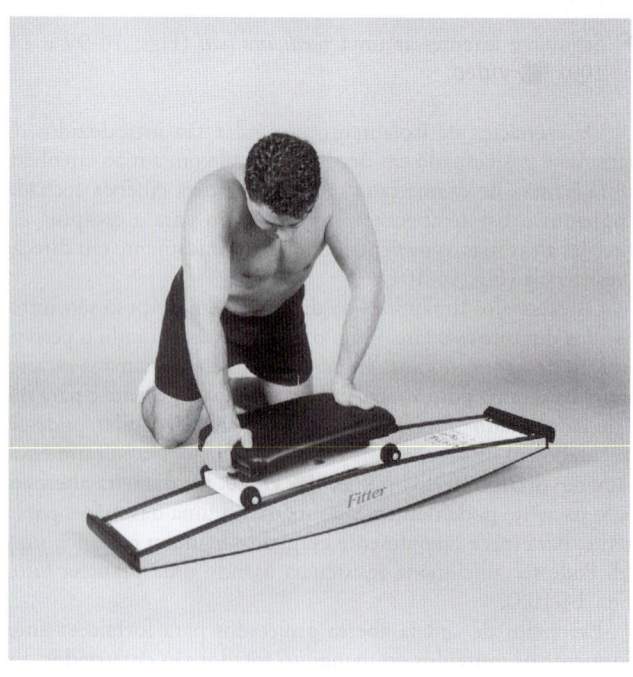

FIGURA 14-103 Transferência de peso corporal com resistência.

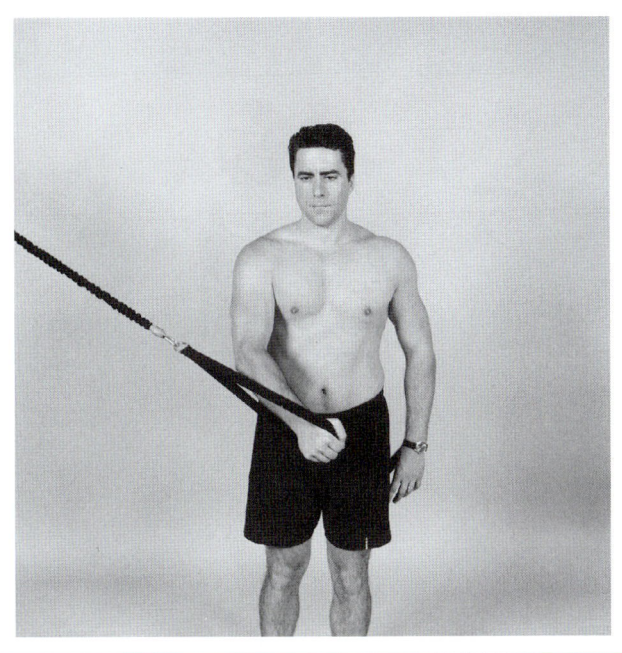

FIGURA 14-104 Exercícios de facilitação neuromuscular proprioceptiva (FNP) com o tubo elástico.

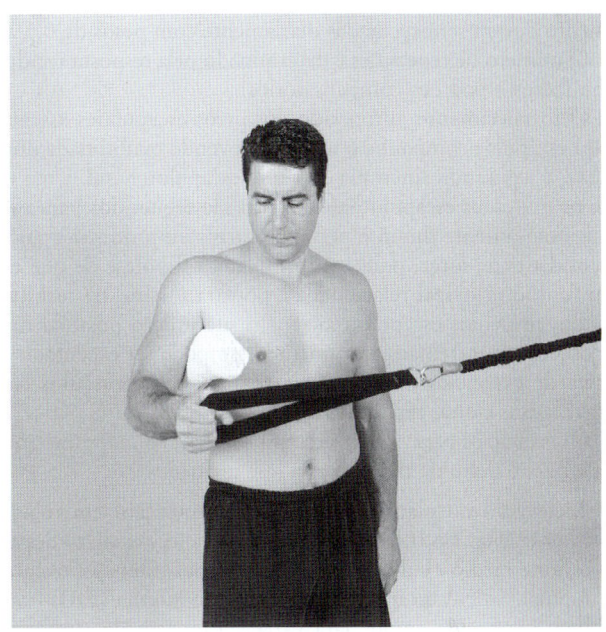

FIGURA 14-106 Rotação externa resistida.

Os exercícios são executados primeiro de forma lenta e avançam para velocidades funcionais mais altas. Três séries de exercícios de fortalecimento devem ser executadas diariamente usando pesos de 0,5 a 5 kg. O número de repetições é determinado pela resposta do tecido (dor, fadiga e padrões compensatórios).

Quando os exercícios de fortalecimento do manguito rotador são bem tolerados, os exercícios em cadeia aberta para os pivôs escapulares são avançados e aqueles para os posicionadores umerais (deltoide) são iniciados. Da mesma forma que os exercícios para os músculos do manguito rotador, os para o deltoide são executados primeiro de forma lenta e, depois, avançam para velo-

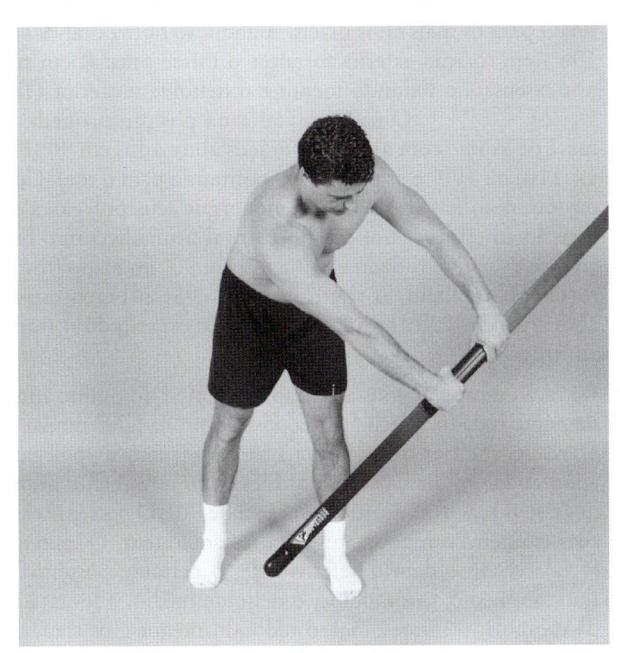

FIGURA 14-105 Exercícios com o *bodyblade*.

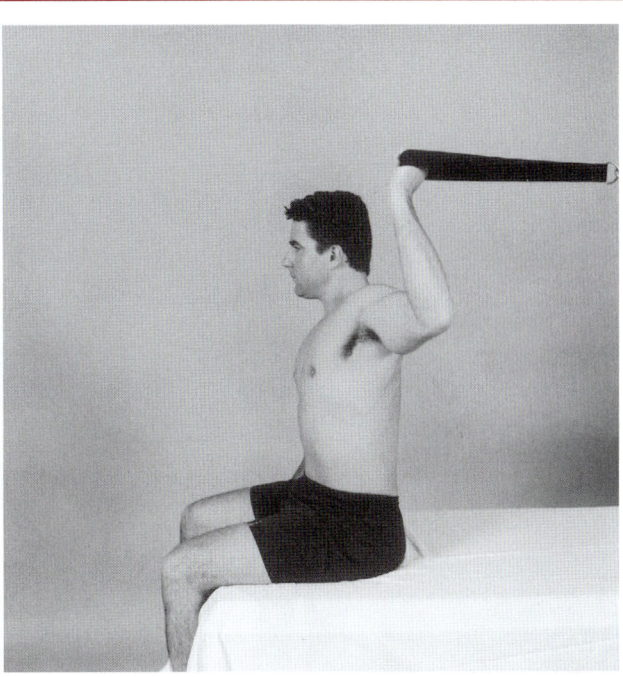

FIGURA 14-107 Rotação interna resistida.

cidades funcionais mais altas. Três séries de exercícios de fortalecimento devem ser executadas diariamente com pesos de 0,5 a 5 kg. O número de repetições é determinado pela resposta tecidual (dor, fadiga e padrões compensatórios).

O fortalecimento apropriado dos pivôs escapulares assegura que a escápula acompanhe o úmero, provendo estabilidade dinâmica e assegurando sincronia do ritmo escapuloumeral. Uma vez que os músculos escapulotorácicos não são requeridos para contrair intensamente durante períodos curtos ou produzir grandes quantidades de força, pode ser formulada a hipótese de que eles têm função principal relacionada à postura. Assim, na reabilitação dos músculos escapulotorácicos, a sua função postural deve ser objetivada e treinada novamente. Isso pode ser executado na forma de exercícios de resistência treinando os músculos com cargas baixas e altas repetições.[287]

Os exercícios para os pivôs escapulares, para o manguito rotador e para o deltoide durante essa fase incluem:

▶ A elevação no plano da escápula (escapulação) em rotação interna (Fig. 14-108). Esse exercício fortalece os deltoides anterior e médio e subescapular e, em menor extensão, o supraespinal.[12,144] A escapulação com rotação interna (ERI) (também conhecida como "lata vazia", "exercício do supraespinal", "vôo do supraespinal" e "exercício de Jobe") é definida como abdução no plano da escápula (90° combinado com 30° de flexão) e rotação interna.[143]

▶ Elevação no plano da escápula (escapulação) em rotação externa (Fig. 14-109). Esse exercício fortalece os pivôs escapulares e pode ser preferível na presença de impacto.[12,99,144]

▶ *Desenvolvimento militar.* Esse exercício, executado elevando-se as mãos na altura dos ombros, retas em direção ao teto, fortalece o supraespinal, o subescapular, o trapézio superior,[149] o deltoide anterior, o serrátil anterior médio, o serrátil anterior inferior e o

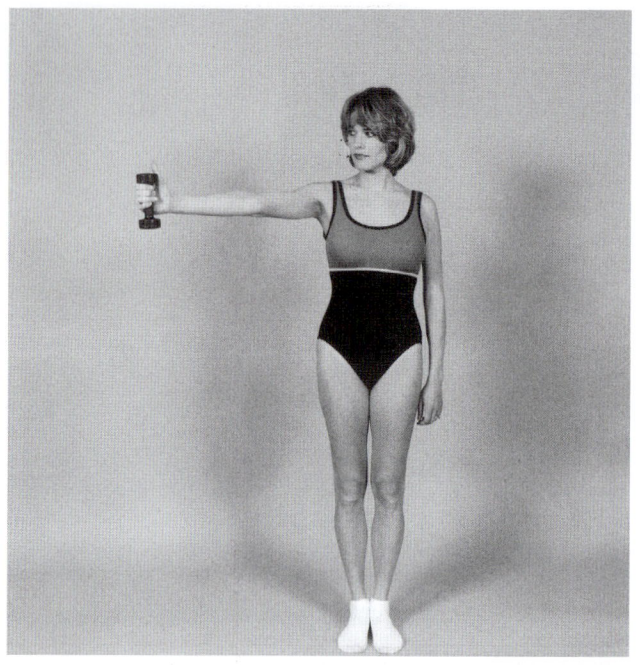

FIGURA 14-109 Elevação no plano da escápula (escapulação) em rotação externa.

deltoide médio.[12,99] Como esse exercício pode causar impacto, deve ser tomado cuidado com o seu uso. É, provavelmente, melhor usado em programas de prevenção.

▶ Retração da escápula com abdução horizontal com o ombro externamente rodado, realizado na posição pronada. Blackburn e colaboradores[99] demonstraram que rodar externamente o úmero durante o exercício em prono aumenta a atividade EMG para os mais altos níveis. A abdução horizontal (90 ou 100°) em rotação externa fortalece o infraespinal e, em menor extensão, o redondo menor e o deltoide posterior (Tab. 14-36).[12,99,144,287] O paciente deita na posição pronada na mesa de exame com ambos os braços abduzidos em 90 (Fig. 14-110) ou 100° e os polegares apontando para o teto. Com ou sem peso nas mãos, o paciente ergue seus polegares em direção ao teto. A abdução horizontal pronada com o braço externamente rodado e abduzido em 90° no plano frontal fortalece, também, o trapézio médio. Se o braço estiver abduzido em 100° no plano frontal, é exercitado o trapézio inferior.[99]

▶ Retração escapular com abdução horizontal do ombro internamente rodado, executada na posição pronada. É similar ao exercício anterior, mas o paciente, agora, tem os polegares apontando em direção ao solo. Eles estão novamente pronados e seus braços abduzidos em cerca de 90°. O paciente eleva suas eminências hipotenares em direção ao teto. O exercício fortalece, em ordem de efetividade, o deltoide posterior, o trapézio médio, o romboide, o deltoide médio, o levantador da escápula, o infraespinal, o redondo menor e os trapézios superior e o inferior.[12,99,144] Ele também pode ser feito em pé, usando-se resistência elástica (Fig. 14-111).

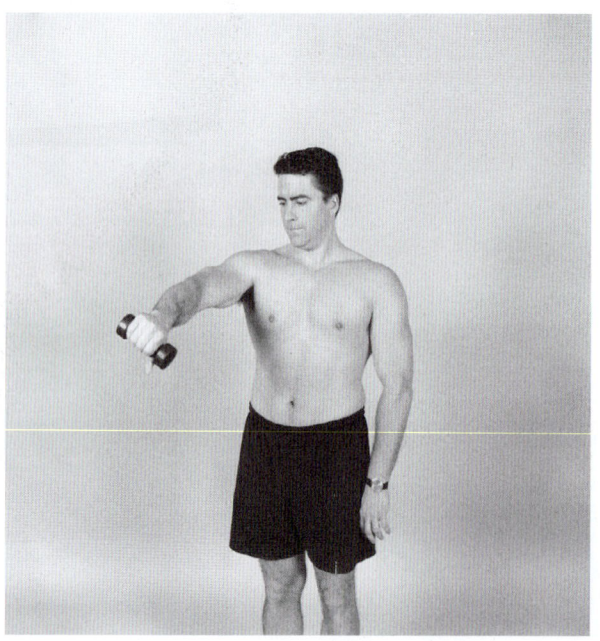

FIGURA 14-108 Exercício de escapulação.

TABELA 14-36 Exercícios para controle escapular e umeral

Controle escapular	Controle umeral
Remada em quatro apoios	Abdução horizontal em decúbito ventral
Apoio *plus* (protração máxima do ombro)	Escapulação em rotação interna (polegares para baixo)
Elevação do corpo pelos braços (*press up*)	Escapulação em rotação externa (polegares para cima)
Socos à frente	Extensão em decúbito ventral
Contrações escapulares	Rotação interna e externa em decúbito lateral
	Rotação externa em decúbito ventral 90/90° (90° de abdução, 90° de flexão do cotovelo)

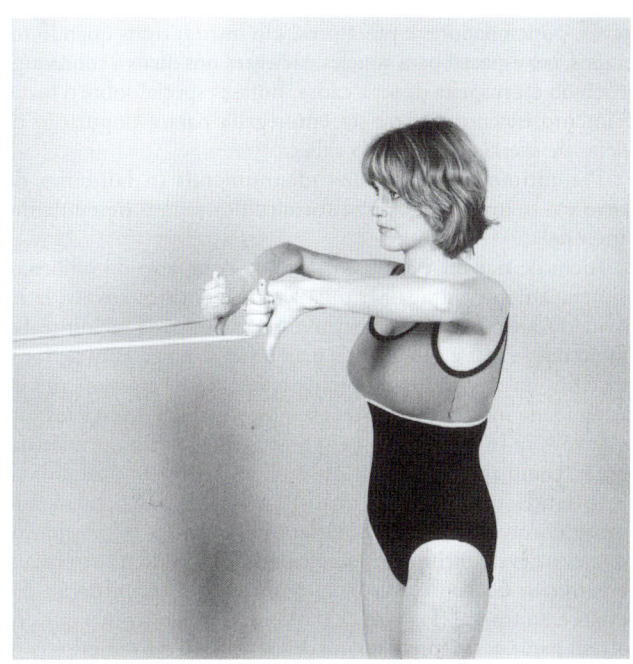

FIGURA 14-111 Retração escapular com abdução horizontal para o ombro internamente rodado.

▶ Encolher os ombros (periescapular – trapézio, levantador da escápula). A resistência pode ser adicionada a esse exercício fazendo o paciente segurar halteres.

▶ Remada deitada. O paciente deita na mesa de exame em decúbito ventral, segurando um haltere na mão. Então, ergue o cotovelo, flexionado em cerca de 90°, em direção ao teto (Fig. 14-112). O exercício fortalece o trapézio superior, o levantador da escápula, o trapézio inferior, o deltoide posterior e, em menor extensão, o trapézio médio, o romboide e o deltoide médio.[12,99,144]

▶ Apoio *plus* (Fig. 14-88).

▶ Exercícios de abdução em decúbito lateral *vídeo* são executados pelo indivíduo deitado de lado, movendo-se em

45° de abdução em posição de rotação neutra para uma posição aduzida ou neutra. Usando IRM, a abdução em decúbito lateral tem mostrado gerar o maior aumento na intensidade do sinal em três músculos do manguito rotador: o supraespinal, o infraespinal e subescapular, bem como o deltoide.[149]

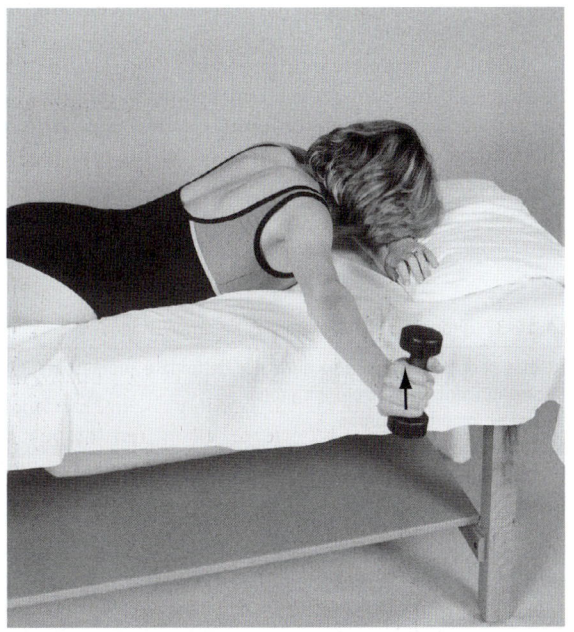

FIGURA 14-110 Abdução horizontal.

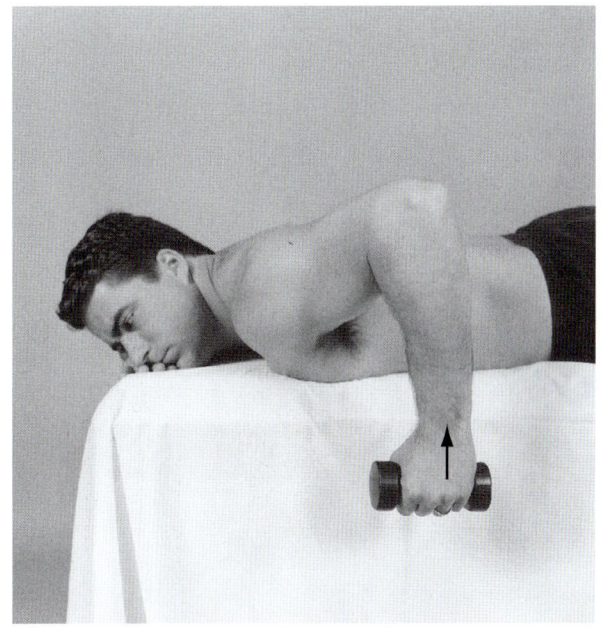

FIGURA 14-112 Remada na posição pronada.

Os exercícios excêntricos para todos os grupos musculares (pivôs, posicionadores e protetores) são introduzidos quando tolerados, em especial para aqueles pacientes nos quais a sobrecarga de tensão é a suspeita de ser a causa. Ênfase especial sobre o fortalecimento excêntrico deve ser empregada para a população de atletas de exercícios acima da cabeça.[380,392]

Por último, os *propulsores* glenoumerais (o latíssimo do dorso e o peitoral maior) são fortalecidos para o desempenho funcional.

Além de trabalhar a musculatura do complexo do ombro, o fisioterapeuta deve trabalhar toda a cadeia cinética envolvida na atividade que o paciente planeja retornar. Isso pode incluir reabilitação das pernas e dos quadris para focar-se na geração de força específica da atividade apropriada e velocidade proveniente da extremidade inferior.[126,128] Os exemplos incluem exercícios que desenvolvem os pares de força agonista-antagonista normais nas pernas, como agachamentos, saltos pliométricos em profundidade, investidas e extensões do quadril. A maioria das atividades do ombro envolve padrões de rotação e diagonais.[119,126] Assim, os exercícios devem incorporar exercícios de rotação do tronco (usando *medicine ball* ou elástico), que integrem a estabilização das pernas e do tronco (Fig. 14-113). As rotações do tronco que envolvem padrões diagonais do quadril ao ombro e arremessos com *medicine balls* (Fig. 14-114) são adicionados quando tolerados. Esses exercícios avançam para incorporar padrões combinados de rotação do quadril e do tronco em ambas as direções e padrões diagonais do quadril e do ombro, ou seja, do quadril esquerdo para o ombro direito e do quadril direito para o ombro esquerdo.[119,126]

As atividades de resistência nas pernas também devem ser enfatizadas. A resistência aeróbia para a recuperação das séries de exercícios e a resistência anaeróbia para agilidade e força do tronco também são recomendadas. Estas podem ser feitas usando exercícios em um minitrampolim, manobras de agilidade com corrida e saltos, giros e serpenteados e, ainda, pranchas de deslizar ou *Fitter*.[128]

As progressões específicas da atividade devem ser completadas antes que se permita o retorno às atividades. Isso é feito para testar todas as partes de trabalho envolvidas na atividade. Poucos desvios dos parâmetros normais de movimento do braço, posição do braço, geração de força, harmonia de toda a cadeia cinética e da forma antes da lesão devem ser permitidas. A maioria dessas adaptações é biomecanicamente ineficiente.[119,126,128,391,393]

A Tabela 14-37 apresenta um programa típico usado para arremessadores de beisebol retornarem à função completa. Esse programa pode e deve ser modificado, quando necessário, pelo fisioterapeuta. Cada uma das fases pode ter duração maior ou menor do que aquela listada, e o programa deve ser monitorado com atenção.

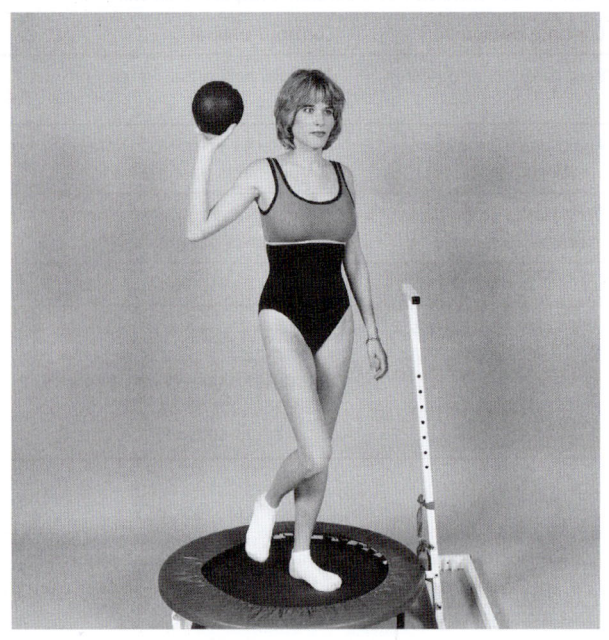

FIGURA 14-114 Integração das cadeias cinéticas.

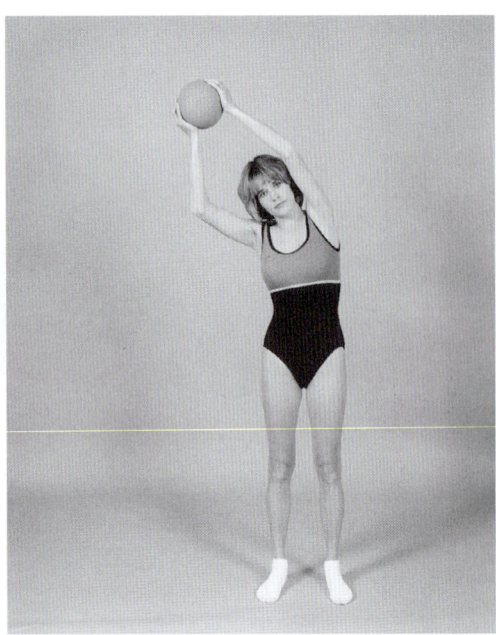

FIGURA 14-113 Exercícios com bola pesada.

TABELA 14-37 Programa de 10 exercícios do arremessador

Exercícios com halteres para os músculos deltoide e supraespinal.
Abdução horizontal do ombro em prono.
Extensão do ombro em prono.
Rotação interna com 90° de abdução do ombro com tubo elástico.
Rotação externa com 90° de abdução do ombro com tubo elástico.
Exercícios de flexão/extensão do cotovelo com tubo elástico.
Fortalecimento do serrátil anterior: apoios progressivos.
Padrão diagonal D₂ para flexão e extensão do ombro com tubo elástico.
Elevação do corpo pelos braços (*press up*).
Flexão/extensão e pronação/supinação do punho com halteres.

Dados de Wilk KE, Arrigo C, Andrews JR: Rehabilitation of the elbow in the throwing athlete. *J Orthop Sports Phys Ther* 17:305-317, 1993.

Padrão de Prática 4D: distúrbios na mobilidade articular, na função motora, no desempenho muscular e na amplitude de movimento com disfunção do tecido conjuntivo

O prejuízo primário no padrão 4D, quando aplicado ao ombro, é hipomobilidade causada por restrição capsular. Além de movimento articular limitado e redução da ADM associados à dor, os prejuízos nesse padrão incluem controle motor e desempenho muscular diminuídos.

Os achados clínicos para esse padrão incluem, mas não se restringem a dor, amplitude de movimento limitada em padrão capsular de restrição, alteração no ritmo escapuloumeral, crepitação e sinal positivo de impacto.

Artrite

Artrite traumática da articulação GU. A artrite traumática ou primária é uma patologia que tem sido bem descrita e documentada por Neer e colaboradores,[335,394] que realçaram a presença de erosão glenoidal superior significativa, causando subluxação posterior estática da cabeça do úmero. A artrite traumática da articulação GU raramente ocorre em indivíduos com menos de 45 anos. A condição é caracterizada por dor, impacto funcional progressivo e relatos de instabilidade.[395] A adução horizontal passiva costuma ser o movimento mais limitado e doloroso.

A intervenção conservadora consiste de repouso, modificação da atividade e AINEs. Modalidades eletroterapêuticas e agentes físicos podem ser usados para controlar a dor e a inflamação ativa. Mobilizações articulares de grau I ou II podem ser usadas para diminuir a dor. Assim que a dor e a inflamação estiverem sob controle, a reabilitação avança para o fortalecimento dos protetores do ombro e pivôs escapulares, como descrito na seção "Estratégias de intervenção".

Imobilização. A imobilização pós-cirúrgica ocorre em qualquer idade, embora ela seja mais comum em idosos. O avanço clínico é similar ao da artrite traumática. Essa condição deve, de forma ideal, ser tratada com profilaxia.

Artrite reumatoide. A artrite reumatoide é descrita no Capítulo 9. A intervenção conservadora para essa patologia inclui educação do paciente sobre como ele pode influenciar o processo de sua doença, aliviando os danos, as limitações funcionais e a incapacidade. O uso de modalidades eletroterapêuticas e crioterapia ajudam a controlar a dor e a inflamação. Modalidades térmicas podem também ser usadas nas fases crônicas. O exercício terapêutico é benéfico para pacientes rígidos e fracos antes do início da artrite de estágio final, quando a ADM e a força podem ser readquiridas ou, pelo menos, mantidas.[396] Contudo, deve-se tomar cuidado com aqueles pacientes com artrite de estágio final que têm rigidez secundária à incongruência articular, pois eles podem, na realidade, ter os sintomas exacerbados com os exercícios de alongamento agressivo.[396]

Quando a dor se torna muito grave e a intervenção conservadora é incapaz de aliviá-la e restaurar a função, medidas cirúrgicas são consideradas. Essas medidas incluem sinovectomia, artrodese GU ou artroplastia total (ver Cap. 28).

Artrite séptica. Ver Capítulo 9.

Necrose avascular da cabeça do úmero

A necrose avascular da cabeça do úmero é descrita no Capítulo 9.

Ombro hemorrágico (ombro de Milwaukee)

L'épaule sénile hémorragique (o ombro hemorrágico do idoso) foi primeiro descrito em 1968. Ele consiste de efusões sanguíneas rápidas e recorrentes no ombro, incluindo achados radiográficos de artrite GU degenerativa grave e a ruptura crônica do manguito rotador.[397] O termo *ombro de Milwaukee* não foi introduzido antes de 1981.[398,400]

A condição afeta um subgrupo da população idosa que tem artrite GU junto com a ruptura completa do manguito.

Uma das teorias que explica o ombro de Milwaukee afirma que uma fase de hidroxiapatita mineral se desenvolve na cápsula alterada, no tecido sinovial ou na cartilagem articular degenerativa. Isso libera cristais de fosfato de cálcio básicos para dentro do líquido sinovial,[398-400] que cristais são fagocitados pelas células sinoviais e formam microesferoides de cristal de fosfato de cálcio. Estes induzem a liberação de enzimas ativadas dessas células, causando a destruição dos tecidos periarticulares e das superfícies articulares.[401]

Outra é a teoria do manguito rotador. Em 1983, Neer e colaboradores[402] postularam que as rupturas maciças crônicas não tratadas levam a uma articulação GU degenerada. O mecanismo de destruição da cartilagem articular foi descrito como incluindo alterações mecânicas e nutricionais no ombro com a ruptura do manguito.[402] Os fatores mecânicos incluem instabilidade ântero-posterior da cabeça do úmero resultante da ruptura maciça do manguito rotador e da ruptura ou deslocamento da cabeça longa do bíceps que leva à migração proximal da cabeça do úmero e impacto acromial.[401] O desgaste articular GU é o resultado do trauma repetitivo proveniente da biomecânica associada com a perda dos estabilizadores primário e secundário da articulação GU.[401] As mudanças na composição da cartilagem articular ocorrem por causa da difusão inadequada de nutrientes e da redução da quantidade de líquido sinovial.[401] A artrite degenerativa e o colapso subcondral, por fim, se desenvolvem.[401]

Se a artropatia resultante da ruptura do manguito rotador causar sintomas relativamente brandos, a intervenção consiste de medicação com anti-inflamatórios moderados e exercícios leves de alongamento para manter ou readquirir a ADM funcional.[401] O programa de fortalecimento subsequente melhora o uso ativo do braço para as AVDs. Se o tratamento conservador falhar, uma hemiartroplastia umeral é o procedimento de escolha para aliviar a dor e para obter melhora funcional.[401]

Ombro congelado/capsulite adesiva

Como essa condição também envolve a inflamação da cápsula, o paciente com essa patologia pode também ser classificado sob o padrão de prática 4E.

A síndrome do ombro congelado foi descrita pela primeira vez por Duplay, em 1872,[403] que usou o termo *periartrite escapuloumeral*. Em 1934, Codman[202] usou o termo *ombro congelado* para descrever essa condição. Em 1945, Neviaser formulou o termo *capsulite adesiva* para refletir seus achados de processo inflamatório crônico na cirurgia e autópsia em pacientes tratados para ombro doloroso, rígido.[404]

Embora a etiologia do ombro congelado permaneça imprecisa, a compreensão da fisiopatologia recentemente melhorou. Os fatores associados com a capsulite adesiva incluem sexo feminino,[405] mais de 40 anos,[406] trauma,[406] diabete,[259,279,407-410] imobilização prolongada,[411] doença da tireoide,[412-414] acidente vascular cerebral (AVC) ou infarto do miocárdio,[408,415] determinadas condições psiquiátricas[416,417] e presença de doenças autoimunes.[418,419]

A predominância do ombro congelado na população geral é um pouco maior do que 2%[405,420] e 11% na população diabética adulta.[407] Aproximadamente 70% dos pacientes com capsulite adesiva são mulheres, e 20 a 30% daquelas afetadas subsequentemente desenvolvem capsulite adesiva no ombro não dominante.[421] O diagnóstico pode ser complicado pelo fato de existirem patologias que podem causar rigidez no ombro (Tabs. 14-38 e 14-39).

Nash e Hazelman[422] descreveram o conceito de ombro congelado primário e secundário, com o primeiro sendo de origem idiopática e o último de origem traumática ou relacionado com o processo patológico, neurológico ou condição cardíaca.

Capsulite adesiva primária. É caracterizada por uma perda idiopática, progressiva e dolorosa dos movimentos ativos e passivos do ombro, em particular da rotação externa, que leva o indivíduo a limitar gradualmente o uso do braço. A dificuldade é relatada ao vestir uma jaqueta ou casaco, colocar objetos nos bolsos de trás ou fechar peças do vestuário nas costas.[233,423-425] A inflamação e a dor podem causar defesa muscular no ombro, sem contra-

TABELA 14-38 Causas intrínsecas da rigidez no ombro

Causa	Exemplo
Bursite	Subacromial Tendinite calcificada Estalido escapular
Tendão do bíceps	Tenossinovite Rupturas parciais ou completas Lesão SLAP
Manguito rotador	Síndrome do impacto Rupturas parciais do manguito rotador Rupturas completas do manguito rotador

Trauma	Fraturas
	  Glenoidal
	  Úmero proximal
	Cirurgia
	  Ombro pós-cirúrgico, mama, cabeça, pescoço, tórax
	Distúrbios gastrintestinais
	  Esofagite
	  Úlcera
	  Colecistite

Instabilidade glenoumeral	Luxação recorrente anterior e posterior Luxação crônica

Artrites	Glenoumeral e acromioclavicular
	  Osteoartrite
	  Reumatoide
	  Psoriática
	  Infecciosa
	  Neuropática

Vários	Necrose avascular Hemartrose Osteocondromatose Paralisia do nervo supraescapular

Dados de Cohen BS, Romeo AA, Bach BR: Shoulder injuries. In.: Brotzman SB, Wilk KE, eds. *Clinical Orthopaedic Rehabilitation.* Philadelphia, PA: Mosby, 2003:125–250.

TABELA 14-39 Causas extrínsecas da rigidez do ombro

Causa	Exemplo
Neurológica	Mal de Parkinson Distrofia pós-traumática (DRS) Lesões intradurais Compressão neural Doença do disco cervical Neurofibromatoma Estenose foraminal Amiotrofia neurológica Hemiplegia Trauma cefálico
Muscular	Poliomiosite
Cardiovascular	Infarto do miocárdio Síndrome do desfiladeiro torácico Hemorragia cerebral
Infecções	Bronquite crônica Tuberculose pulmonar
Metabólica	Diabete melito Esclerose sistêmica progressiva (escleroderma) Doença de Paget Doenças da tireoide
Inflamatória	Distúrbios reumatológicos Polimialgia reumática

Trauma	Cirurgia
	  Dissecação no nodo axilar, esternotomia, toracotomia
	Fraturas
	  Cervicais, coluna, costelas, cotovelo, mão, etc.

Medicações	Isoniazida, fenobarbitona

Congênita	Klippel-Fell
	Deformidade de Sprengel
	Displasia da glenoide
	Atresia
	Contraturas
	  Peitoral maior
	  Dobra axilar

Comportamental	Depressão Paralisia histérica
Dor referida	Irritação diafragmática
Neoplásica	Tumor de Pancoast Carcinoma do pulmão Doença metastática

Dados de Cohen BR, Romeo AA, Bach BR: Shoulder injuries. In: Brotzman SB, Wilk KE, eds. *Clinical Orthopaedic Rehabilitation.* Philadelphia, PA: Mosby, 2003:125–250.

tura verdadeira fixada da cápsula articular. O desuso do braço resulta em perda da mobilidade do ombro, enquanto seu uso continuado com dor pode resultar em impacto subacromial.[421] Em um período de algumas semanas, os movimentos compensatórios da cintura escapular se desenvolvem de modo a minimizar a dor, e o ombro afetado torna-se rígido, com grave limitação da função.

Capsulite adesiva secundária ou idiopática. Zuckermann e Cuomo[426] definiram capsulite adesiva idiopática como uma condição caracterizada pela restrição substancial de ambos os movimentos do ombro, ativo e passivo, que ocorrem na ausência de qualquer distúrbio intrínseco conhecido. As duas formas clínicas reconhecidas são:

1. Uma das formas é definida como aquela em que a dor é mais perceptível do que a restrição do movimento. Essa condição é autolimitada e o paciente se recupera espontaneamente dentro de seis meses a um ano. Dois estudos[427,428] com pacientes portadores de capsulite idiopática revelaram que a maioria dos pacientes com essa condição foram tratados de forma bem-sucedida com um programa de exercícios de alongamento específicos para o ombro.

2. A outra forma é definida como aquela em que a dor, que pode se irradiar abaixo do cotovelo, é tão perceptível quanto a restrição. O paciente se queixa de dor em repouso e é incapaz de dormir sobre o lado envolvido. A rotação externa da articulação GU costuma ser mais afetada do que a abdução ou a flexão.[233] A fase inicial dessa condição é caracterizada pela dor e pela perda progressiva de movimento durante de 2 a 6 meses. Essa forma responde bem a uma série de injeções de corticosteroides ou anestésico local (terapia de distensão).

Na abordagem lógica para a intervenção de pacientes com capsulite adesiva, o fisioterapeuta precisa determinar o grau de inflamação e irritabilidade. Para isso, é necessário compreender melhor a fisiopatologia celular subjacente e a bioquímica dessa doença.

Existe discordância quanto a se o processo patológico subjacente é uma condição inflamatória ou[429-431] de fibrose.[432] Há evidências significativas[418,419,431,433] apoiando a hipótese de que as mudanças patológicas subjacentes na capsulite adesiva é a inflamação sinovial com fibrose capsular reativa subsequente, tornando-a uma condição inflamatória, dependendo do estágio da doença. O desencadeamento biológico inicial dessa cascata inflamatória e consequente fibrose é desconhecido, embora provavelmente envolva múltiplos fatores. Em algumas áreas, parece haver variação sazonal em pacientes que se apresentam com capsulite adesiva, sugerindo que um vírus possa ser o responsável.[421]

Estágios de progressão. Neviaser[404] sugere que a capsulite adesiva percorre quatro estágios, com base nas alterações patológicas na sinóvia e na subsinóvia, com cada um deles apresentando uma estratégia de intervenção própria, ainda que exista controvérsia sobre essa ideia.[55]

Estágio I. Nesse estágio, os pacientes apresentam sinais e sintomas suaves, com menos de três meses de duração, muitas vezes descritos como dolorosos em repouso e agudos nos extremos da ADM. Os sintomas imitam, muitas vezes, aqueles da síndrome do impacto, em que a restrição de movimento é mínima e a dor que parece ser devido à tendinite do manguito rotador está presente por menos de três meses. Contudo, o paciente relata a perda progressiva de movimento e os protocolos de intervenção para a tendinite do manguito rotador falham. O padrão capsular de movimento (perda de rotação externa e de abdução) está presente e há perda mais sutil de rotação interna na adução. Na capsulite adesiva devido a diabete melito do tipo 1, o padrão capsular é tipicamente igual à limitação de rotação externa e rotação interna, que é maior do que a limitação da abdução.

Nesse estágio inicial, a maior perda de movimento é secundária à sinovite dolorosa, em vez de uma contração capsular verdadeira.

Estágio II. Os pacientes com capsulite adesiva de estágio I e II têm dor na palpação das cápsulas anterior e posterior e descrevem dor irradiada para a inserção do deltoide. Uma infiltração intra-articular de esteroides e analgésico local ministrada por um médico pode ser muito útil no diagnóstico e na intervenção da capsulite adesiva.[421] Após a infiltração, a ADM GU passiva é reavaliada. Se o paciente tiver melhora significativa na dor e na normalização do movimento, o diagnóstico da capsulite adesiva de estágio I é confirmado.[421] Se ele tiver melhora significativa na dor, mas nenhuma melhora significativa na ADM, então, por definição, ele tem a capsulite adesiva de estágio II, embora possa ser enfatizado que esses estágios representam uma série contínua de processos inflamatórios e de cicatrização.[429]

No estágio II, os sintomas manifestam-se por 3 a 9 meses com perda progressiva de ADM e persistência do padrão de dor descrito acima. A perda de movimento nesse estágio reflete perda de volume capsular e resposta à sinovite dolorosa. O paciente demonstra perda de movimento em todos os planos, bem como dor em todas as partes da amplitude. A avaliação da ADMA e da ADMP deve ser feita porque a documentação na ADM inicial, em especial o movimento passivo, é essencial na determinação da eficácia do plano de intervenção. As causas da ADMP restrita precisam ser avaliadas e deve-se fazer a diferenciação entre defesa muscular protetora, mudanças adaptativas nas estruturas musculotendíneas ou aderências e contraturas capsulares.

Estágio III. Nesse estágio, os pacientes apresentam história de rigidez dolorosa do ombro e perda significativa de ADM. Os sintomas estão presentes de 9 a 14 meses e modificaram-se com o passar do tempo. Os pacientes muitas vezes relatam história de uma fase extremamente dolorosa que passou, resultando em ombro relativamente livre de dor, porém rígido.

O ritmo escapuloumeral deficiente é observado durante a elevação do braço. Há dominância do trapézio superior resultando em um movimento em bloco da cintura escapular. Isso é atribuído à redução do deslizamento inferior da articulação GU, o que impede a sua abdução.[219]

Estágio IV. Esse estágio, também conhecido como "estágio de degelo" para a capsulite adesiva, é caracterizado pela recuperação lenta, estável, de alguma ADM perdida resultante da remodelagem capsular em resposta ao uso do braço e do ombro. Embora muitas pessoas sintam-se menos restritas nessa fase, a medida objetiva mostra apenas a pequena melhora.[434] Não há dados artroscópicos ou histológicos disponíveis para pacientes com capsulite adesiva de estágio IV, pois eles raramente se submetem à cirurgia. Pacientes apresentam com capsulite adesiva de estágio III e IV relatam, muitas vezes, história de dor de longa duração à noite que se resolveu de modo espontâneo.[435] Os achados objetivos incluem ombro rígido, com alteração acentuada da mecânica escapuloumeral e uso limitado do braço durante as atividades da vida diária. O padrão capsular de movimento é um achado característico. A resistência na forma de sensação de final do movimento capsular é sentida antes que a dor seja atingida quando a articulação GU é trabalhada em ADMP.

Outras condições patológicas que podem criar restrição dolorosa do movimento GU devem ser descartadas. Em geral, o médico usa uma avaliação radiográfica de rotina para excluir outras causas para o ombro rígido doloroso, incluindo artrite GU, tendinite calcária ou doença no manguito rotador de longa duração.[421] As radiografias geralmente são negativas em pacientes com ombro congelado, embora possa haver evidência de osteopenia por desuso.[421] A IRM tem sido usada para propósitos de investigação em pacientes com capsulite adesiva e tem mostrado aumento no fluxo sanguíneo na sinóvia no ombro congelado.[436]

Intervenção. O tratamento convencional para a capsulite adesiva inclui aconselhamento ao paciente, analgésicos, AINEs, infiltração de esteroides e uma ampla variedade de métodos de fisioterapia.[437] O objetivo primário da intervenção conservadora é a restauração da ADM e o foco na aplicação de estresse de tensão controlado para produzir alongamento dos tecidos restritos.[223,279,421,438-440] As revisões sistemáticas sobre intervenções fisioterapêuticas para a capsulite adesiva, tradicionalmente, compararam a eficácia de um componente da fisioterapia, por exemplo, com o efeito do ultrassom ou da mobilização usados de forma isolada. Os resultados provenientes desses estudos têm sido, talvez sem surpresas, insuficientes. Contudo, quando os métodos de fisioterapia combinados são analisados, os resultados têm sido mais encorajadores. Pajareya e colaboradores[437] realizaram um ensaio de controle randomizado de 122 pacientes para estudar a efetividade de uma combinação de técnicas de fisioterapia e ibuprofeno *versus* somente o ibuprofeno. A intervenção de fisioterapia (três vezes por semana durante três semanas) incluía diatermia por ondas curtas, mobilizações articulares e exercícios de alongamento GU passivos até a tolerância do paciente. Nas três semanas, concluiu-se que o grupo de tratamento demonstrou efeitos mais benéficos do que o grupo que usou somente o ibuprofeno.[437]

Esses resultados devem ser analisados no contexto de estudos anteriores que indicaram que o retorno gradual da mobilidade total ocorre entre 18 meses e três anos na maioria dos pacientes, mesmo sem a intervenção específica.[441-443] Em um estudo feito por Diercks e colaboradores,[444] 77 pacientes com síndrome do ombro congelado idiopático foram incluídos em um estudo prospectivo que comparou o efeito do tratamento de reabilitação física intensivo, incluindo alongamento passivo e mobilização manual (grupo de alongamento) *versus* terapia de apoio e exercícios dentro dos limites da dor (grupo não supervisionado). Todos os pacientes foram acompanhados dentro dos 24 meses após o início do tratamento. O estudo concluiu que os não supervisionados produziram resultados melhores do que a fisioterapia e o alongamento passivo em pacientes com ombro congelado a respeito da função do resultado final funcional e a velocidade da recuperação.

Como orientação geral, o paciente com restrição capsular e baixa irritabilidade pode requerer mobilização articular e do tecido mole agressiva, enquanto o com alta irritabilidade pode requerer técnicas de terapia manual para alívio da dor.[445] Em contraste, a ênfase na intervenção para a ADM limitada devido a mudanças não estruturais tem por objetivo trabalhar a causa da dor.[283,420,426,433,442,446-448] A fé e a confiança do paciente são necessárias e é importante garantir que nenhum dano seja causado ou que o fisioterapeuta não indique nenhuma frustração. Um protocolo de reabilitação simples para a capsulite adesiva é encontrado na Tabela 14-40.

Uma série de questões costuma ser trazida pelo paciente em relação às injeções de corticosteroides. Enquanto essas questões são mais bem-respondidas pelo médico apropriado, há extensa quantidade de informações sobre a eficiência do corticosteroide intra-articular na intervenção de pacientes com capsulite adesiva.[449-453] Hazelman[454] resumiu numerosos estudos sobre o uso de corticosteroide intra-articular e relatou que o sucesso da intervenção depende da duração dos sintomas.

▶ Pacientes tratados com um mês do início dos sintomas recuperaram-se em uma média de 1,5 meses.

▶ Pacientes tratados dentro de três meses do início dos sintomas relataram uma melhora significativa nos sintomas.

▶ Pacientes tratados dentro de 2 a 5 meses do início dos sintomas recuperaram-se dentro de 8,1 meses do início dos sintomas.

▶ Pacientes tratados depois de cinco ou mais meses do início dos sintomas tiveram recuperação mais retardada, com o tempo necessário para a recuperação total relatado como sendo dependente da duração dos sintomas.

▶ Pacientes tratados de 6 a 12 meses após o início dos sintomas precisaram de uma média de 14 meses para a recuperação total.

Estes dados, junto com outros, apoiam a hipótese de que a capsulite adesiva é uma condição inflamatória e fibrótica.[429,431,432,449,455] A intervenção inicial com corticosteroide intra-articular pode prover uma ablação da sinovite, limitando, assim, o desenvolvimento subsequente de fibrose e encurtando a história natural da doença.[429] Com a resolução da sinovite e a perda do estímulo de citocina para fibroblastos capsulares, acontecem a remodelação e recuperação capsular da ADM.[429]

A intervenção cirúrgica é reservada para aqueles pacientes que não respondem à intervenção conservadora. Historicamente, a artroscopia tem sido de pouco valor diagnóstico e terapêutico em pacientes com capsulite adesiva do ombro,[406] e a manipulação fechada parece ser o tratamento de escolha se o método conservador falhar. Contudo, a manipulação fechada é contra-indicada em pacientes com osteopenia significativa, reparo cirúrgico recente dos tecidos moles sobre o ombro ou na presença de fraturas, lesão neurológica e instabilidade.[421]

Artrose da articulação acromioclavicular

A artrose da articulação AC pode ser degenerativa ou pós-traumática. Ela é comumente vista em pacientes de meia-idade, como uma entidade isolada ou em combinação com a tendinite do manguito rotador e a síndrome do impacto.[53,54]

A artrose da articulação AC é diagnosticada pela história e pelo exame físico. Os pacientes normalmente queixam-se de dor local ou distribuída pelo pescoço ântero-lateral, pela região do trapézio-supraespinal e o deltoide ântero-lateral.[456] Ela é, em geral, exacerbada com as posições acima da cabeça e/ou flexionadas e aduzidas do braço.[54] A palpação direta da articulação AC algumas vezes reproduz a dor do paciente. O impacto do manguito rotador deve ser eliminado. O uso seletivo de injeções de cortisona dentro da articulação AC ou no espaço subacromial pode ser aplicado para ajudar a fazer a diferenciação da dor AC da tendinite no manguito e tratar ambas as condições.[53,54]

A intervenção conservadora consiste de repouso, modificação da atividade e AINEs. As modalidades eletroterapêuticas e a crioterapia podem ser usadas para controlar a dor e a inflamação ativa. Mobilizações articulares de grau I e II podem também ser usadas para diminuir a dor. Assim que a dor e a inflamação esti-

CAPÍTULO 14 • O COMPLEXO DO OMBRO

TABELA 14-40 Protocolo de reabilitação para a capsulite adesiva

Fase	Intervenção

Aguda (até 8 semanas)
Objetivos
▶ Aliviar a dor
▶ Restaurar o movimento
 	
Restrições
▶ Nenhuma
 	
Imobilização
▶ Nenhuma
 	
Controle da dor
▶ Redução da dor e do desconforto é essencial para a recuperação
▶ Medicação
  • AINEs – medicamentos de primeira linha para o controle da dor
  • Infiltração na articulação GU: corticosteroide/combinação de anestésico local
  • Administração oral de esteroides – para pacientes com ombro congelado refratário ou sintomático
  • Devido aos efeitos colaterais potenciais dos esteroides orais, os pacientes devem ser cuidadosamente questionados sobre sua história médica
▶ Modalidades terapêuticas
  • Gelo, ultrassom, estimulação galvânica de alta voltagem (EGAV)
  • Calor úmido antes da terapia, gelo no final da sessão
	Exercícios de ADM controlados, agressivos
	Foca-se o alongamento até os limites da ADM
	Sem restrições na amplitude, mas o terapeuta e o paciente devem se comunicar para evitar lesões
	
	Exercícios
	▶ Inicialmente focar a flexão anterior e as rotações externa e interna com o braço ao lado do corpo e o cotovelo a 90°
	▶ Exercícios de ADM ativos
	▶ Exercícios de ADMA assistido
	▶ Exercícios de ADMP
	▶ Um programa de exercício domiciliar deve ser iniciado:
	  • Os pacientes devem executar seus exercícios de ADM de 3 a 5 vezes por dia
	  • Um alongamento sustentado, de 15 a 20 segundos nas ADMs finais deve ser parte de todas as rotinas de ADM

Subagudo (8 a 16 semanas)
Critérios para o avanço para a fase subaguda
▶ Melhora no desconforto do ombro
▶ Melhora no movimento do ombro
▶ Exame físico satisfatório
 	
Objetivos
▶ Melhorar o movimento no ombro em todos os planos para:
  • 140° de flexão anterior
  • 45° de rotação externa
  • Rotação interna no 12° processo espinhoso torácico
▶ Melhorar a força e a resistência do manguito rotador e dos estabilizadores escapulares
 	
Controle da dor
▶ Redução da dor e do desconforto é essencial para a recuperação
▶ Medicação
  • AINEs – medicações de primeira linha para o controle da dor
  • Infiltração na articulação GU: combinação de corticosteroide/anestésico local
  • Administração oral de esteroides – para pacientes com ombro congelado refratário ou sintomático (Pearsall e Speer, 1998)
  • Por causa dos efeitos colaterais dos esteroides orais, o paciente deve ser minuciosamente questionado sobre sua história médica
▶ Modalidades terapêuticas
  • Gelo, ultrassom, EGAV
  • Calor úmido antes da terapia, gelo no final da sessão
	Exercícios
	▶ Exercícios de ADMA
	▶ Exercícios de ADMA assistidos
	▶ Exercícios de ADMP
	▶ Fortalecimento do manguito rotador – três vezes por semana, 8 a 12 repetições em três séries
	▶ Fortalecimento isométrico de cadeia fechada com o cotovelo flexionado a 90° e o braço ao lado do corpo
	  • Rotação interna
	  • Rotação externa
	  • Abdução
	  • Flexão anterior
	
	Avançar para o fortalecimento da cadeia aberta com elásticos
	▶ A posição inicial é com o ombro em posição neutra de 0° de flexão anterior, abdução e rotação externa
	▶ A progressão para o nível seguinte ocorre em geral em intervalos de 2 a 3 semanas; os pacientes são instruídos a não avançar se há qualquer desconforto no nível presente
	  • Rotação interna
	  • Rotação externa
	  • Abdução
	  • Flexão anterior
	▶ Avançar para exercícios isotônicos leves com halteres
	  • Rotação interna
	  • Rotação externa
	  • Abdução
	  • Flexão anterior
	▶ Fortalecimento dos estabilizadores escapulares
	▶ Exercícios de fortalecimento de cadeia fechada
	▶ Retração escapular (romboides, trapézio médio)
	▶ Protração escapular (serrátil anterior)
	▶ Depressão escapular (latíssimo do dorso, trapézio, serrátil anterior)
	▶ Encolher os ombros (trapézio, levantador da escápula)
	▶ Avançar para o fortalecimento da cadeia fechada
	▶ Fortalecimento do deltoide

(continua)

TABELA 14-40 Protocolo de reabilitação para a capsulite adesiva (*continuação*)

Fase	Intervenção
Crônica (4 meses ou mais) *Critérios para o avanço para a fase crônica* ▶ Recuperação funcional significativa do movimento do ombro ▶ Participação bem-sucedida em atividades da vida diária ▶ Resolução do ombro doloroso ▶ Exame físico satisfatório	*Manutenção domiciliar do programa de exercícios* ▶ Exercícios de ADM duas vezes por dia ▶ Fortalecimento do manguito rotador três vezes por semana ▶ Fortalecimento do estabilizador escapular três vezes por semana ▶ Melhora máxima por volta de 6 a 9 meses após o início do programa de tratamento ▶ *Sinais de alerta:* • Perda de movimento • Dor contínua *Tratamento das complicações* ▶ Esses pacientes podem precisar voltar às rotinas iniciais ▶ Pode ser necessário o aumento do uso de modalidades de controle da dor, como esboçado anteriormente ▶ Se a perda de movimento for persistente e a dor continuar, os pacientes podem precisar de intervenção cirúrgica: • Manipulação sob anestesia • Liberação artroscópica

Reproduzida, com permissão, de Cohen BS, Romeo AA, Bach BR: Shoulder injuries. In: Brotzman SB, Wilk KE, eds. *Clinical Orthopaedic Rehabilitation*. Philadelphia, PA: Mosby, 2003: 125–250.

---

verem sob controle, a reabilitação avança para o fortalecimento dos limitadores dinâmicos da articulação AC (primariamente o deltoide, o trapézio e o peitoral).[53,236] Quaisquer atividades que envolvam a elevação do braço acima do nível do ombro ou alcançar sobre o tórax devem ser evitadas, pois agravam a articulação AC.[233]

Hipomobilidade seletiva

A diminuição generalizada na ADM do ombro pode ser devida a uma série de razões, como artrite ou capsulite adesiva. A hipomobilidade seletiva costuma ser resultante da restrição da cápsula articular. As restrições assimétricas desta causam translação para longe do lado da articulação que está rígida. Por exemplo, uma restrição da cápsula posterior causa um aumento na translação anterior da cabeça do úmero durante a adução cruzada do braço e com flexão da articulação GU.[123] A restrição da cápsula posterior resulta, também, em translação superior da cabeça do úmero com flexão da articulação GU.

O teste de movimento passivo pode ser usado para detectar a direção da hipomobilidade examinando-se a sensação de final do movimento e a quantidade de translação que ocorre. Esses testes incluem o de gaveta anterior e posterior, o de liberação anterior e o do sinal de sulco. Testes de ADM são usados para determinar a quantidade de rotação interna e externa. Há associação próxima entre a quantidade de rotação interna na articulação GU e a rigidez na cápsula do ombro posterior.[457]

A intervenção para essa condição inclui uma fase de aquecimento usando um pacote quente e úmido ou ergonômetro para a parte superior do corpo (EPSC). O paciente é então instruído sobre a posição a ser adotada para alongar a porção restrita da cápsula. A posição de alongamento máximo é mantida por cerca de 20 minutos, ou o máximo que o paciente puder tolerar. O paciente é instruído a executar o aquecimento e o alongamento em casa. A duração do alongamento é gradualmente aumentada até que o paciente esteja apto a tolerar a posição de alongamento durante 60 minutos por dia.

O paciente realiza exercícios isométricos de ângulos múltiplos ou de arco pequeno na amplitude recém-adquirida para melhorar o controle dinâmico neuromuscular. Quando a ADM total tiver sido restaurada, ele executa exercícios resistidos de amplitude total e combinações de exercícios de braço e de tronco, como a FNP.

De acordo com Sahrmann, a correção do mau alinhamento escapular em repouso é sempre indicada nessa população de pacientes, em particular quando a ADMP não está restrita por mais do que 20°.[243]

Escápula rodada para baixo.[243] A articulação GU se torna o local de compensação porque a escápula não roda por completo para cima. Esta deve ser constantemente apoiada em sua posição correta, proporcionando apoio para o braço. A intervenção do exercício deve incluir fortalecimento para o serrátil anterior e o trapézio. Os exercícios de fortalecimento são prescritos para os músculos considerados encurtados durante o exame. Esses músculos incluem, em geral, o romboide e o levantador da escápula.

Depressão escapular.[243] Essa síndrome é caracterizada por fraqueza e estiramento do trapézio superior. Ela frequentemente é acompanhada pelo encurtamento do latíssimo do dorso, peitoral maior e peitoral menor. Quando a escápula não consegue se elevar suficientemente durante a flexão ou abdução GU, o trapézio inferior fica mais dominante que o superior. A intervenção deve focar-se em proporcionar apoio para o ombro de modo que ele não fique deprimido. O paciente é instruído a encolher o ombro com a articulação GU em sua posição anatômica e com o ombro flexionado acima de 120°. Um espelho pode ser usado para ensinar o paciente a corrigir a depressão da cintura escapular durante a elevação do braço. Exercícios de alongamento são prescritos para os músculos considerados encurtados durante o exame.

Síndrome da abdução escapular.[243] Essa síndrome é caracterizada pela abdução escapular excessiva durante a flexão ou abdução GU. Também está associada com alongamento do trapézio e possível alongamento dos músculos romboides e encurtamento do serrátil anterior, resultando em controle deficitário da escápula. O encurtamento dos músculos deltoide e supraespinal pode também segurar indiretamente a escápula em posição abduzida. A intervenção deve ser focada no alongamento dos músculos GU curtos e toracoumerais e na melhora do desempenho dos componentes adutores dos músculos trapézio inferior e médio.

A síndrome da escápula alada. Essa síndrome é caracterizada pela incapacidade de elevar e/ou abaixar o braço sem a escápula alar ou realizar inclinação angular inferior. Essa condição resulta da fraqueza e encurtamento do serrátil anterior, com encurtamento associado dos músculos peitoral menor e escapuloumeral.

A intervenção deve ser focada no alongamento do peitoral menor para corrigir a inclinação e no serrátil anterior para o fortalecimento e reeducação muscular.

Síndrome do deslizamento anterior umeral.[243] Essa síndrome é caracterizada pelo posicionamento da cabeça do úmero a mais de um terço anterior ao acrômio, que se move anteriormente durante a abdução GU. Outros achados incluem rigidez relativa da cápsula posterior quando comparada com a anterior, subescapular fraco ou alongado, encurtamento dos rotadores escapuloumerais externos e do peitoral maior.

A intervenção deve encurtar e alongar o subescapular e alongar os rotadores umerais externos.

Síndrome do deslizamento superior umeral.[243] Caracteriza-se pelo movimento excessivo da cabeça do úmero em direção superior durante flexão, abdução e elevação GU. Os achados clínicos incluem encurtamento do deltoide, fraqueza dos músculos do manguito rotador e encurtamento dos rotadores umerais internos e/ou externos. A intervenção é focada no deltoide; aumentando seu comprimento, se estiver encurtado, e diminuindo sua atividade se for dominante. O paciente deve ser instruído a evitar executar atividades que envolvam rotação externa em adução, bem como exercícios de abdução e flexão resistida do ombro com o cotovelo estendido, uma vez que estas podem exacerbar a condição.

Instabilidade glenoumeral

Nos primeiros anos de vida, a articulação GU permanece consideravelmente estável devido aos mecanismos ativos que estabilizam a articulação. Contudo, se o indivíduo começa a descondicionar-se com o tempo, os mecanismos dinâmicos se tornam incapazes de sustentar a articulação. Ela se envolve em um ciclo de autoperpetuação de mais instabilidade, menos uso, mais disfunção do ombro e mais instabilidade. Além da redundância capsular do ombro, as causas subjacentes da instabilidade GU podem incluir fatores genéticos, bioquímicos (colágeno) e biomecânicos.[360]

Uma característica desse padrão é a queixa de ombro "deslizante" ou "com estalido" durante as atividades acima da cabeça. Como previamente descrito na seção "Biomecânica", uma série de estruturas estão envolvidas na manutenção da estabilidade do ombro, incluindo os músculos das estruturas capsuloligamentares.[30] Essas estruturas proporcionam, também um *feedback* neurológico que media a estabilização reflexa ao redor da articulação.[458,459]

A lassidão é o movimento fisiológico da articulação GU que permite a ADM normal. Ela é normalmente assintomática[360] e nem sempre é sinônimo de instabilidade.[460] É um atributo necessário do ombro que permite o movimento. Quando este se torna sintomático, a distinção entre lassidão e instabilidade deve ser feita.[360] A instabilidade é o movimento sintomático anormal da articulação GU que afeta a cinemática articular normal e resulta em dor, subluxação ou luxação do ombro.[117,458,461,462]

Há variação considerável na quantidade de translação encontrada no ombro assintomático.[358,359,363,463] Os testes de lassidão do ombro mostram que as translações no ombro assintomático quando comparadas com o ombro sintomático contralateral podem ser tão grandes quanto 11 mm em uma direção.[359,464] Embora tenha sido mostrado que os ombros saudáveis podem ter translação assimétrica em no mínimo uma direção, nenhum ombro saudável é assimétrico em todas as três direções.[359]

A instabilidade do ombro pode ser classificada pela frequência, magnitude, direção e origem.[55] A frequência da ocorrência é classificada como aguda ou crônica. A instabilidade traumática aguda com luxação do ombro é a variedade mais drástica e muitas vezes requer redução manipulativa. A instabilidade do ombro é também classificada de acordo com a direção da subluxação, que pode ser unidirecional (anterior, posterior ou inferior), bidirecional ou multidirecional. A instabilidade posterior resulta da avulsão do lábio glenoidal posterior na glenoide posterior ou do alongamento das estruturas capsuloligamentares posteriores. Esse tipo de instabilidade é muitas vezes difícil de ser diagnosticada, pois nenhum teste simples tem alta sensibilidade e especificidade. Recentemente, a instabilidade multidirecional e seu marco, instabilidade GU inferior, foram escrutinados com muito mais proximidade.[108,131,465]

A maioria dos pacientes que se apresentam com hipermobilidade ou instabilidade da articulação GU anterior são atletas adolescentes ou adultos jovens com lassidão articular.[360,466] Quando o ombro é repetitivamente forçado além dos limites de sua ADM normal, o deslocamento da superfície articular da cabeça do úmero da glenoide pode ocorrer. A instabilidade anterior ocorre em atletas quando o ombro abduzido é repetitivamente colocado na posição de apreensão anterior de rotação externa e abdução horizontal. Tais indivíduos podem sentir dor com movimentos acima da cabeça devido à incapacidade de controlar sua lassidão por meio de seus músculos. Eles podem desenvolver instabilidade superior suficiente para apresentar sintomas do tipo impacto (sobreposição da instabilidade-impacto), em especial em posições de abdução de rotação externa.[467] Em geral, os pacientes têm tido função assintomática normal do ombro até que algum acontecimento precipite os sintomas. O evento é, em geral, um trauma relativamente menor quando comparado com causas traumáticas de instabilidade unidirecional ou microtrauma repetitivo quando ocorre em pacientes que participam de natação e ginástica.[294] A queixa mais comum é a dor.[468,469]

As luxações unilaterais que ocorrem provenientes dos eventos traumáticos incluem a lesão de Bankart (Fig. 14-34) e a de Hill-Sachs (Fig. 14-115). A lesão de Bankart é uma avulsão do lábio inferior anterior da margem glenoide, a qual requer estabilização cirúrgica (*t*raumática, *u*nidirecional com lesão de *B*ankart que requer *ci*rurgia ou TUBC), usando o procedimento de Bankart, que visa a lesão sem perda significativa de rotação externa,[470] ou um procedimento de reconstrução capsular (ver Cap. 28). A lesão de Hill-Sachs é uma fratura por compressão sobre a cabeça do úmero posterior no local onde a cabeça do úmero impactou a margem glenoide inferior. A luxação da articulação GU não é

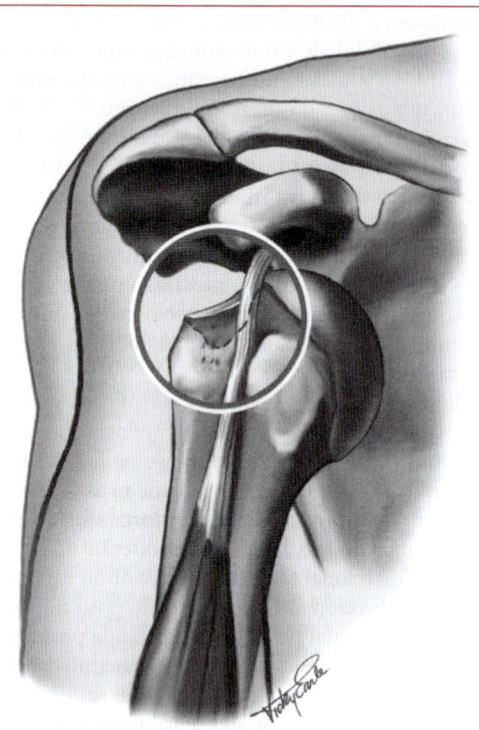

FIGURA 14-115 Lesão de Hill-Sachs. (Reproduzida, com permissão, de Brukner P and Khan K: *Clinical Sports Medicine*, 3rd edn. Sydney, Austrália: McGraw-Hill, 2007:265).

incomum em pessoas idosas, embora a incidência seja menor após os 50 anos de idade.[233] Luxações recorrentes crônicas do ombro podem levar à artrite degenerativa. Uma pessoa idosa que luxa o ombro tem, provavelmente, ruptura do manguito rotador e deve ser examinada sob esse enfoque.[471-473] As lesões traumáticas menores podem causar subluxação do ombro a tal grau que a subluxação recorrente, em vez da luxação, se torna uma fonte de disfunção.[117]

O padrão predominante de instabilidade é melhor determinado a partir da história médica do paciente e de manobras provocativas do exame físico.[360] O mecanismo para uma subluxação ou luxação recorrente envolve em geral uma lesão QSME, motivo pelo qual o braço é forçado em abdução, extensão e rotação externa. Devido ao potencial de lesão nervosa com essas luxações, um exame neurovascular completo é essencial.[55]

Instabilidade anterior. A instabilidade anterior da articulação GU é a direção mais comum de instabilidade. Atividades repetitivas acima da cabeça, como o arremesso, podem causar microtrauma no ombro, levando a uma ruptura eventual dos estabilizadores estáticos e dinâmicos da articulação, ou instabilidade GU. Uma vez que a estabilidade dessa articulação estiver comprometida, as estruturas do manguito rotador podem ficar lesionadas, resultando em ruptura de um ou mais músculos. Os pacientes que descrevem sintomas que ocorrem na posição abduzida e externamente rodada têm instabilidade ântero-inferior crônica.

O mecanismo de luxação anterior é abdução, rotação externa e extensão, comum em esportes de arremesso e de raquete, ginástica e natação. Após um trauma agudo, o paciente normalmente se queixa de dor grave e sensação de que o ombro está "para fora". As radiografias confirmam a luxação, e a redução costuma ser necessária. A subluxação e a luxação anterior evidente da articulação GU são raras em crianças, porém comuns em adolescentes.[474] A dor grave leva o paciente a imobilizar o braço envolvido, em uma posição ligeiramente abduzida e externamente rodada com a outra mão. O espasmo ocorre para estabilizar a articulação. A cabeça do úmero é palpável anteriormente e o ombro posterior exibe uma concavidade abaixo do acrômio (ver seção "Testes especiais"). Em grupos de indivíduos mais jovens (com 25 anos ou menos), a chance de luxação anterior recorrente após o evento inicial é de 95% ou mais.[475] As recorrências são raras em pacientes com mais de 50 anos de idade.[462]

Quando há suspeita de instabilidade anterior, o fisioterapeuta deve avaliar a rigidez da cápsula posterior, a qual acentua a translação anterior e a migração superior.[364] A perda de rotação interna em pacientes jovens pode ser um importante achado sugestivo de contratura capsular posterior que muitas vezes está associada com instabilidade sutil.[235] O deslizamento articular posterior fica também restrito. Os sintomas incluem variados graus de instabilidade, sintomas neurológicos transitórios e cansaço.[469] Warner e colaboradores[227] relataram uma razão de rotação externa para rotação interna mais baixa para o pico de torque e trabalho total do ombro dominante de pacientes com instabilidade quando comparado com controles saudáveis. Isso sugere que existe uma associação entre fraqueza da rotação interna relativa e a instabilidade anterior.[360]

Lesões SLAP. Os atletas que executam movimentos acima da cabeça, em particular os arremessadores de beisebol, podem desenvolver a síndrome do "braço morto"[476] na qual eles sentem o ombro doloroso no arremesso e não conseguem mais arremessar uma bola de beisebol com a mesma velocidade de antes da lesão. O problema principal é, geralmente, a ruptura do lábio superior, a assim chamada lesão SLAP.[1] Lesões SLAP são definidas como lesões labiais superiores anterior ou posterior.[477] Existem vários mecanismos de lesão que são sugeridos como responsáveis por sua ocorrência, que variam de eventos traumáticos simples a lesões microtraumáticas repetitivas.[9] Durante uma luxação, as rupturas do lábio glenoide ocorrem isoladas ou combinadas. A região superior do lábio é mais móvel e propensa à lesão devido à sua inserção próxima da cabeça longa do tendão do bíceps.[55] A lesão resulta, tipicamente, em uma lesão QSME, desaceleração súbita das forças de tração, como agarrar um objeto pesado que cai ou instabilidade anterior e posterior.[477,478]

Lesões SLAP traumáticas também podem ser desenvolvidas na população não atlética.[478] Isso ocorre como resultado de uma queda ou acidente automobilístico (p. ex., motoristas que têm suas mãos ao volante e sofrem impacto por trás).

Essas lesões podem ser classificadas em quatro tipos principais[478] (Fig. 14-116) de acordo com os sinais e sintomas:

▶ *Tipo I.* Envolve o desgaste e a degeneração da borda do lábio superior. O paciente perde a capacidade de abduzir horizontalmente ou rodar externamente com o antebraço pronado sem dor.[479]

▶ *Tipo II.* Envolve a separação patológica do lábio e da inserção do tendão do bíceps, resultando em perda do efeito estabilizador do lábio e do bíceps.[480]

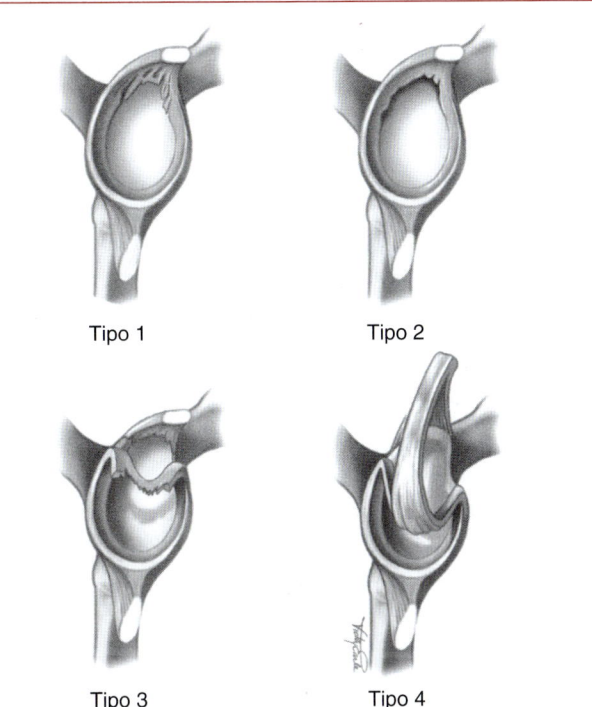

FIGURA 14-116 Os quatro tipos de lesão SLAP. (Reproduzida, com permissão, de Brukner P and Khan K: *Clinical Sports Medicine*, 3RD edn. Sydney, Austrália: McGraw-Hill, 2007:261).

▶ *Tipo III*. Envolve a ruptura vertical do lábio, similar à ruptura em alça de balde do menisco, ainda que as porções remanescentes do lábio e do bíceps estejam intactas.[55]

▶ *Tipo IV*. Envolve a extensão da ruptura em alça de balde estendendo-se ao tendão do bíceps, com porções do retalho labial e do tendão do bíceps deslocáveis dentro da articulação GU.[55]

Maffet e colaboradores[481] sugeriram uma expansão da escala de classificação para um total de sete categorias, adicionando descrições para os tipos V ao VII.

▶ *Tipo V*. É caracterizado pela presença da lesão de Bankart da cápsula anterior que se estende dentro do lábio anterior superior.

▶ *Tipo VI*. Envolve a ruptura da inserção do tendão do bíceps com a ruptura do retalho labial superior anterior ou posterior.

▶ *Tipo VII*. É descrito como a extensão da lesão SLAP anteriormente envolvendo a área inferior até o ligamento GU médio.

O diagnóstico de uma lesão SLAP pode, muitas vezes, ser difícil, pois os sintomas são bastante similares àqueles da instabilidade e da doença do manguito rotador. Não foi encontrado no exame clínico nenhum achado específico para identificar pacientes com lesão SLAP. O paciente queixa-se, tipicamente, de dor com atividades acima da cabeça e sintomas de dor e bloqueio.[482]

Vários testes especiais podem ser usados para ajudar a identificar a presença de uma lesão SLAP, incluindo os testes de O'Brien (compressão ativa), da batida (*clunk test*),[337,338] de manivela,[340] de Speed,[478] de recolocação de Jobe, de carga no bíceps,[348] e de deslizamento anterior.[347]

A intervenção conservadora deve tratar a hipermobilidade subjacente ou instabilidade do ombro usando exercícios de estabilização dinâmica para a articulação GU a fim de que retornem efetivamente a função e o alívio sintomático para o paciente (ver seção "Intervenção").

O debridamento labial artroscópico não é uma solução efetiva a longo prazo para a patologia labial.[483]

Os estudos de reparos labiais cirúrgicos apresentam, geralmente, resultados entre bons e excelentes em termos de retorno dos pacientes aos seus níveis anteriores de atividade, seja no esporte ou no trabalho.[55,482,484,485]

Instabilidade posterior. As instabilidades posteriores são raras e compreendem aproximadamente 2% de todas as luxações do ombro.[134] As luxações posteriores estão muitas vezes associados com AVC, choque elétrico, mergulho em uma piscina rasa ou acidentes automobilísticos. Os pacientes que apresentam sintomas com o braço em posição flexionada anteriormente, aduzida, como quando abre portas pesadas, têm o padrão de instabilidade posterior. Essas luxações são classificadas como subacromiais (posterior e inferior ao processo do acrômio), subglenoide (posterior e inferior à borda glenoidal) e subespinal (medial ao acrômio e inferior à espinha escapular), sendo a primeira a mais comum para luxações posteriores.[55]

O sinal clássico de luxações posterior é uma batida ruidosa quando o ombro é movido da posição flexionada anteriormente para a posição abduzida e externamente rodada, um achado positivo muitas vezes associado e confundido com a luxação anterior. Os achados referentes a esta são, em geral, dor grave, rotação externa limitada, muitas vezes com menos de 0°, e elevação limitada a menos de 90°. Há, em geral, uma proeminência posterior e curvatura do ombro em comparação com o lado oposto e achatamento dos aspectos anteriores do ombro. Olhando para os ombros do paciente por trás é possível avaliar melhor essas assimetrias. Uma amostra de protocolo para a reabilitação conservadora da instabilidade do ombro posterior é esboçada na Tabela 14-41.

Instabilidade inferior. As luxações inferiores são incomuns. A instabilidade inferior é evidenciada carregando objetos pesados em um lado do corpo (p. ex., sacolas de compras ou uma mala) ou por forças de hiperabdução que ocasionam a alavancagem do colo do úmero contra o acrômio.[461,483]

O diagnóstico para esse tipo de luxação é relativamente simples, pois o braço do paciente fica travado em abdução.[55] O sinal de sulco pode ser usado para avaliar a estabilidade inferior.

Instabilidade multidirecional. É sintomática em mais de uma direção[461] e, muitas vezes, é descrita usando-se a abreviação AMBRII* (episódio *A*traumático de instabilidade *M*ultidirecional acompanhada por lassidão *B*ilateral ou hipermobilidade. A *R*eabilitação é o curso primário de intervenção para restaurar a estabilidade GU. Contudo, caso cirurgia seja necessária, um procedimento de capsulorrafia é executado para enriquecer a cápsula *I*nferior e o *I*ntervalo do rotador).[486]

Acredita-se que as mulheres apresentam mais lassidão articular do que os homens, um fato propagado pela literatura e

TABELA 14-41 Reabilitação conservadora da instabilidade do ombro posterior[a]

Fase	Intervenção

Aguda
Objetivos
▶ Diminuir a dor e a inflamação
▶ Restabelecer a ADM indolor
▶ Retardar a atrofia muscular
▶ Diminuir a dor e a inflamação – PRICEMEM
	Exercícios de amplitude de movimento
	▶ Pêndulo
	▶ Corda e roldana
	▶ Barra em L
	  • Flexão
	  • Abdução
	  • Abdução horizontal
	  • Rotação externa
	Exercícios de força
	▶ Isométricos
	  • Flexão
	  • Abdução
	  • Extensão
	  • Rotação externa
	▶ Transferência de peso corporal (exercícios de cadeia fechada)
	Observação: Evite qualquer movimento que possa colocar tensão sobre a cápsula posterior, como rotação interna, abdução ou adução horizontal excessiva.

Subaguda *Critérios de progressão para a fase 2* ▶ ADM total ▶ Dor e sensibilidade mínimas ▶ Teste Muscular Manual (TMM) "Bom" *Objetivos* ▶ Readquirir e melhorar a força muscular ▶ Artrocinemática normal ▶ Melhorar o controle neuromuscular do complexo do ombro ▶ Continuar o uso das modalidades (quando necessário)	*Iniciar o fortalecimento isotônico* ▶ Flexão ▶ Abdução a 90° ▶ Rotação externa ▶ Rotação interna (da rotação externa total a 0°) ▶ Supraespinal ▶ Extensão ▶ Abdução horizontal (pronado) ▶ Apoios *Iniciar o fortalecimento excêntrico (tubo elástico)* ▶ Rotação externa (de 0° para a rotação externa total) ▶ Rotação interna (de rotação externa total para 0°) *Normalizar a artrocinemática do complexo do ombro* ▶ Continuar mobilização articular ▶ Educar o paciente sobre os mecanismos das atividades/esporte *Aumentar o controle neuromuscular do complexo do ombro* ▶ Iniciar os FNP ▶ Manobras de estabilização rítmica
Crônica *Critérios de progressão para a fase 3* ▶ ADM indolor total ▶ Sem sensibilidade à palpação ▶ Progressão contínua dos exercícios resistidos *Objetivos* ▶ Melhorar a força, a potência e a resistência ▶ Melhorar o controle neuromuscular ▶ Preparar o atleta para as atividades ▶ Continuar o uso das modalidades (quando necessário) ▶ Continuar o alongamento da cápsula anterior	*Continuar o fortalecimento isotônico* *Continuar o fortalecimento excêntrico* *Enfatizar os FNP (extensão em D2)* *Iniciar os exercícios isocinéticos* ▶ Flexão-extensão ▶ Abdução-adução ▶ Rotação interna e externa ▶ Abdução-adução horizontal ▶ Iniciar o treinamento pliométrico ▶ Tubo elástico ▶ Medicine ball ▶ Apoio na parede *Iniciar o desenvolvimento militar*
Retorno à atividade *Critérios de progressão para a fase 4* ▶ ADM total ▶ Sem dor ou sensibilidade ▶ Exame clínico satisfatório ▶ Teste isocinético satisfatório	*Continuar todos os exercícios como na fase 3* *Iniciar e avançar o programa de treinamento intervalado*

(continua)

TABELA 14-41 Reabilitação conservadora da instabilidade do ombro posterior[a] *(continuação)*

Fase	Intervenção
Objetivos ▶ Manter o nível ideal de força, potência e resistência ▶ Aumentar progressivamente o nível de atividade para preparar o paciente/atleta para o retorno funcional total à atividade/esporte	

[a] Esse programa é projetado para retornar o paciente/atleta a sua atividade/esporte o mais rápido e seguro possível. O programa varia de duração para cada indivíduo, dependendo da gravidade da lesão, do estado da ADM/força e demandas do desempenho/atividade.
Cohen BS, Romeo AA, Bach BR: Shoulder injuries. In: Brotzman SB, Wilk KE, eds. *Clinical Orthopaedic Rehabilitation.* Philadelphia, PA: Mosby, 2003:125–250. Com permissão de Mosby.

pelo treinamento médico.[360] Ao descrever a instabilidade multidirecional do ombro, o paciente típico é apresentado como "uma adolescente que pode, de forma habitual e repetida, subluxar um ou ambos os ombros".[465] Contudo, com exceção de alguns artigos, existem dados inadequados para confirmar essa visão. Uma das exceções foi um estudo recente feito por Borsa e colaboradores,[487] que demonstrou que as mulheres saudáveis têm significativamente mais lassidão articular anterior e menos rigidez articular anterior do que os homens. Outro estudo, de Huston e Wojtys,[488] usou um artrômetro instrumentado para avaliar a lassidão da articulação do joelho de homens e mulheres atletas e não atletas. Descobriram que, em geral, elas têm a lassidão do joelho bem maior do que eles. É interessante seu achado de que as mulheres atletas tinham lassidão da articulação do joelho significativamente menor do que as não atletas, da mesma forma que os atletas. Esses achados implicam que o treinamento físico e o condicionamento podem diminuir a lassidão articular.[487]

O paciente AMBRII é difícil diagnosticar quando não há nenhum evento traumático ou mecanismo de lesão associado. A dor no manguito rotador é, muitas vezes, o primeiro sintoma presente. Os pacientes com instabilidade multidirecional têm, normalmente, discinesia escapulotorácica, o que contribui para a instabilidade.[296]

Lephart e colaboradores[489] mostraram que os pacientes com instabilidade multidirecional têm também deficiências na propriocepção do ombro. Portanto, a intervenção deve começar com um programa de reabilitação que objetiva melhorar os estabilizadores dinâmicos, a coordenação neuromuscular e a propriocepção das articulações GU e escapulotorácica.[20,360,490]

Intervenção. Os objetivos da intervenção para a instabilidade GU ou hipermobilidade são similares, independentemente da classificação da instabilidade. O objetivo é restaurar a estabilidade dinâmica do ombro.

Pouco pode ser feito no modo da estabilidade dinâmica das estruturas capsulares ou ligamentares. Em consequência, o controle dinâmico do ombro usando os estabilizadores dinâmicos para conter a cabeça do úmero dentro da glenoide é fundamental.[17,96,134,467,490]

Um breve período de imobilização em uma tipoia é necessário para o conforto. A imobilização prolongada deve ser evitada por causa da tendência do ombro de enrijecer rapidamente nas pessoas idosas.[233] Para os pacientes com instabilidade anterior, os exercícios de ADM para a articulação GU devem enfatizar o alongamento da cápsula posterior para diminuir a acentuação da translação anterior e a migração superior. Uma amostra de protocolo para a reabilitação conservadora da instabilidade anterior do ombro é demonstrada na Tabela 14-42. As posições e os exercícios para modificar ou evitar estão na Tabela 14-43.[491]

A abordagem geral para todas as formas de instabilidade GU inclui o seguinte:

▶ *Exercícios de estabilidade escapular.* Podem ser iniciados bem cedo e incluem compressão escapular (ver Fig. 14-86) e exercícios de encolher os ombros.[20] No estágio inicial, o controle da posição da escápula pode ser auxiliado por bandagem funcional escapular em posição retraída ou elevada, ou usando uma bandagem em oito, sendo que ambas ajudam a normalizar o padrão de disparo muscular escapular.[20]

▶ *Exercícios de cadeia fechada.* Esses exercícios são normalmente executados com a mão estabilizada em uma parede ou objeto, simulando padrões funcionais normais e reorganizando e restabelecendo padrões de disparo motor normais.[20,119,120,295] Todos os movimentos da escápula e do ombro estão acoplados e são previsíveis com base na posição do braço.[157,492] De maneira similar à extremidade inferior, os exercícios de cadeia fechada devem envolver a integração de todas as articulações na cadeia cinética apropriada com as manobras escapulares específicas de elevação, depressão, retração e protração.[20]

▶ *Exercícios iniciais para reabilitar a discinesia escapular.* Esses exercícios incluem apoio modificado e progressão para padrões de facilitação que incluem extensão do quadril, extensão do tronco e retração escapular.[391] Os exercícios do relógio, nos quais a escápula é movimentada em elevação/depressão e retração/protração, desenvolvem padrões coordenados para o controle escapular (ver Fig. 14-91).[391]

Aos exercícios de cadeia aberta seguem-se as atividades isométricas e de cadeia fechada, uma vez que estas são mais vigorosas.[20] Os exercícios de cadeia aberta incluem padrões de FNP, diagonais, remada na posição ereta e atividades de rotação externa e retração escapular, bem como exercícios com aparelho de musculação consistindo de puxadas laterais.[20]

A progressão da reabilitação escapular pode ser avaliada usando as medidas de deslizamento escapular e assim que a assimetria do deslizamento lateral for menor do que 1 cm, o fortalecimento específico para o manguito rotador pode ser iniciado.[20] Além da reabilitação, as modificações de atividade para evitar qualquer posicionamento do braço que provoque os sintomas pode ser útil.[360]

Entorses dos ligamentos conoide e trapezoide

As entorses desses ligamentos pode resultar de uma fratura clavicular, mas também podem ocorrer em esportes que exijam que o braço

TABELA 14-42 Reabilitação conservadora da instabilidade do ombro anterior[a]

Fase	Intervenção

Aguda
Objetivos
▶ Restabelecer a ADM indolor
▶ Retardar a atrofia muscular
▶ Diminuir a dor/inflamação (PRICEMEM)
Observação: Durante o programa de reabilitação inicial, cuidado deve ser aplicado na colocação da cápsula anterior sob estresse (i. e., evitar abdução, rotação externa) até que a estabilidade dinâmica da articulação seja restaurada
	Exercícios de amplitude de movimento
	▶ Pêndulo
	▶ Circundução
	▶ Corda e roldana
	  • Flexão
	  • Abdução em 90°, avançar para a ADM total
	▶ Barra em L
	  • Flexão
	  • Abdução
	  • Rotação interna com o braço no plano escapular
	  • Rotação externa com o braço no plano escapular (avançar o braço para 90° de abdução quando tolerado)
	▶ Alongamento capsular posterior
	▶ Ergômetro para a extremidade posterior
	A hiperextensão do ombro é contraindicada
	Exercícios de fortalecimento
	▶ Isométricos
	  • Flexão
	  • Abdução
	  • Extensão
	  • Rotação interna (ângulos múltiplos)
	  • Rotação externa (plano escapular)
	▶ Transferência de peso corporal (exercícios de cadeia fechada)

Subagudo/intermediário *Critérios de progressão para a fase 2* ▶ ADM total ▶ Dor ou sensibilidade mínimas ▶ Teste muscular manual (TMM) "bom" de rotação interna, rotação externa, flexão e abdução *Objetivos* ▶ Readquirir e melhorar a força muscular ▶ Normalizar a artrocinemática ▶ Melhorar o controle neuromuscular do complexo do ombro	*Iniciar o fortalecimento isotônico* ▶ Flexão ▶ Abdução a 90° ▶ Rotação interna ▶ Rotação externa em decúbito lateral a 45° ▶ Encolher os ombros ▶ Extensão ▶ Adução horizontal ▶ Supraespinal ▶ Apoios *Iniciar os exercícios excêntricos (theraband) a 0° de abdução* ▶ Rotação interna ▶ Rotação externa *Normalizar a artrocinemática do complexo do ombro* ▶ Continuar a mobilização articular ▶ Educar o paciente sobre a mecânica e a modificação da atividade da atividade/esporte *Melhorar o controle neuromuscular do complexo do ombro* ▶ Iniciar os FNP ▶ Manobras de estabilização rítmica ▶ Continuar o uso de modalidades (quando necessário) ▶ Gelo e eletroterapia
Crônica *Critérios de progressão para a fase 3* ▶ ADM indolor total ▶ Sem sensibilidade à palpação ▶ Continuar a progressão dos exercícios resistidos *Objetivos* ▶ Melhorar a força, potência e resistência ▶ Melhorar o controle neuromuscular ▶ Preparar o paciente/atleta para a atividade	*Continuar o uso de modalidades (quando necessário)* *Continuar os alongamentos capsulares posteriores* *Continuar o fortalecimento isotônico (exercícios progressivos de resistência)* *Continuar a FNP com ênfase no fortalecimento excêntrico* *Iniciar os exercícios isocinéticos* ▶ Flexão-extensão ▶ Abdução-adução ▶ Rotação interna-externa ▶ Abdução-adução horizontal

(continua)

TABELA 14-42 Reabilitação conservadora da instabilidade do ombro anterior[a] *(continuação)*

Fase	Intervenção
	Iniciar o treinamento pliométrico
	▶ Theraband
	▶ Apoios na parede
	▶ *Medicine ball*
	▶ Caixas
	Iniciar a pressão militar
	▶ Precaução – evitar o estresse excessivo sobre a cápsula anterior
Retorno à atividade	*Continuar todos os exercícios como na fase 3*
Critérios de progressão para a fase 4	*Continuar os alongamento para a cápsula posterior, iniciar o programa de treinamento intervalado*
▶ ADM total	
▶ Sem dor ou sensibilidade à palpação	*Continuar as modalidades (quando necessário)*
▶ Teste isocinético satisfatório	*Acompanhamento*
▶ Exame clínico satisfatório	▶ Teste isocinético
Objetivos	▶ Programa de treinamento intervalado progressivo
▶ Manter o nível ideal de força, potência e resistência	▶ Manutenção do programa de exercícios
▶ Aumentar progressivamente o nível da atividade para preparar o paciente para o retorno funcional total à atividade/esporte	

[a] Esse programa é projetado para o retorno do paciente/atleta a sua atividade/esporte do modo mais rápido e seguro possível. O programa varia na duração para cada indivíduo, dependendo da gravidade da lesão, estado da ADM/força e demandas de desempenho/atividade.
Cohen BS, Romeo AA, Bach BR: Shoulder Injuries. In: Brotzman SB, Wilk KE, eds. *Clinical Orthopaedic Rehabilitation.* Philadelphia, PA: Mosby, 2003:125–250. Com permissão de Mosby.

---

seja puxado em extremos de extensão e rotação externa. A dor aqui é sentida no extremo de todos os movimentos passivos do braço e da escápula. No entanto, nenhuma limitação da amplitude do ombro é normalmente encontrada e os movimentos resistidos são indolores, porém a rotação externa forçada com o braço em abdução horizontal, em geral, será o teste mais doloroso. A diferenciação entre as duas estruturas é feita pela palpação do processo coracoide.

As intervenções para as entorses dos ligamentos incluem modalidades eletroterapêuticas e agentes físicos, massagem friccional transversa (MFT), progressão da ADM do complexo do ombro e fortalecimento dos rotadores GU e escapulares.

Entorse da articulação esternoclavicular

A articulação EC é menos envolvida com a osteoartrite ou condições mecânicas do que a articulação AC.[233] Ela pode sustentar entorses, luxações ou lesões fisárias, geralmente secundárias a uma queda sobre um braço estendido, em posição flexionada ou abduzida ou em posição estendida ou aduzida.[467] A articulação pode, também, ser lesionada durante acidentes automobilísticos e prática de esportes.[68] O menisco interarticular bem-desenvolvido pode ser rompido e levar, secundariamente, a mudanças degenerativas. A irritação dessa articulação ocorre também em condições inflamatórias, como artrite reumatoide ou microtrauma repetitivo.[230] Sua infecção geralmente indica fonte sistêmica, como uma endocardite bacteriana.[233]

Entorses EC são classificadas de acordo com a gravidade.[48]

▶ *Tipo I.* Distensão do ligamento EC.
▶ *Tipo II.* Subluxação, ruptura parcial dos ligamentos capsulares, disco ou ligamentos costoclaviculares.
▶ *Tipo IIA.* Subluxação anterior; essa é a classificação mais comum.
▶ *Tipo IIB.* Subluxação posterior; estas têm o potencial de resultar em comprometimento dos vasos circulatórios, impacto no tecido do nervo e dificuldade para engolir.[230]
▶ *Tipo IIIA.* Luxação anterior.
▶ *Tipo IIIB.* Luxação posterior.
▶ *Tipo IV.* Luxação habitual (raro).

As luxações EC, por serem raras, frequentemente são diagnosticadas com atraso. Qualquer trauma na cintura escapular pode causar luxação EC, que é mais comum e mais óbvia quando ocorre na direção anterior.[228]

A intervenção conservadora para essas lesões precisa visar a função do complexo do ombro, em particular as amplitudes finais. Após a redução, tipoia ou bandagem em forma de oito são usados por seis semanas e, então, o braço é protegido por mais

---

TABELA 14-43 Modificação do exercício de acordo com a direção da instabilidade glenoumeral

Direção da instabilidade	Posição a ser evitada	Exercícios a serem modificados ou evitados
Anterior	Posição combinada de rotação externa e abdução	Voador, puxada, apoio, supino, desenvolvimento militar
Posterior	Posição combinada de rotação interna, adução horizontal e flexão	Voador, apoio, supino, exercícios de sustentação de peso corporal
Inferior	Elevação total, braço pendente	Encolher os ombros, exercício para cotovelo, desenvolvimento militar

duas semanas. Após a redução, a bandagem serve para minimizar o estresse sobre a articulação. Os exercícios de ADM são iniciados logo, sendo tomado cuidado para evitar movimento excessivo na articulação EC. Quaisquer hipomobilidades das articulações adjacentes são tratadas com mobilizações específicas de uma classificação apropriada. Em casos com lassidão ligamentar residual, exercícios de estabilização devem ser focados no fortalecimento desses músculos que se inserem na clavícula (peitoral maior e trapézio superior), usando a elevação do corpo pelos braços (ver Fig. 14-96) e encolher os ombros feitos com amplitudes que não estressem a articulação. Os rotadores escapulares também devem ser fortalecidos.

Entorse da articulação acromioclavicular

Os distúrbios da articulação AC são comumente vistos na população de atletas. As lesões nessa articulação podem ser classificadas como traumáticas aguda ou crônica.[54] O distúrbio crônico pode ser atraumático ou pós-traumático, com o primeiro sendo atribuído a osteoartrite generalizada, artrite inflamatória ou problemas mecânicos do menisco dessa articulação.[233] A maioria das lesões traumáticas ocorre durante uma queda no ombro com o braço aduzido no lado. A força de reação do solo produz luxação da escápula em relação à clavícula distal.[54] As lesões na articulação AC foram originalmente classificadas por Tossy e colaboradores[493] e Allman[65] como incompletas (graus I e II) e completas (grau III). Essa classificação foi expandida para incluir seis tipos de lesões baseadas na direção e na quantidade da luxação (Tab. 14-44):[494-497]

▶ **Tipo I.** Sensibilidade e dor leve na articulação AC. Algumas vezes há um arco doloroso alto (160 a 180°) e a adução resistida é dolorosa. O deslizamento articular ântero-posterior passivo é doloroso, especialmente em pacientes com mais de 50 anos de idade.[498]

▶ **Tipo II.** Dor local de grave a moderada, com sensibilidade no espaço coracoclavicular. A clavícula pode parecer ligeiramente mais alta do que o acrômio, embora, na realidade, o oposto seja verdadeiro. Todos os movimentos passivos são dolorosos no final da ADM e geralmente a adução e a abdução resistidas são dolorosas. A translação póstero-anterior passiva na articulação AC é maior do que a da articulação oposta.

▶ **Tipo III.** O paciente normalmente segura o braço contra o corpo em posição um pouco aduzida e exerce pressão axial ascendente por meio do úmero. Um hiato óbvio é visível entre o acrômio e a clavícula. Todos os movimentos ativos são dolorosos, especialmente a abdução. O fenômeno tecla-de-piano está presente; após empurrar a clavícula inferiormente, ela salta para trás, para a sua posição original.

▶ **Tipo IV.** Achados similares dos do tipo III, com exceção da dor, que é grave, e a clavícula é luxada posteriormente.

▶ **Tipo V.** Há uma grande distância entre a clavícula e o processo coracoide e sensibilidade à palpação sobre a totalidade da metade lateral da clavícula.

▶ **Tipo VI.** A região superior do ombro afetado é mais plana que a do lado não afetado. Há, muitas vezes, fraturas associadas da clavícula e das costelas superiores, bem como lesões no plexo braquial.

Os tipos I a III e V envolvem a luxação inferior do acrômio em relação à clavícula. Eles diferem na gravidade da lesão nos ligamentos e na quantidade de luxação resultante.[160]

Os tipos I e II geralmente resultam de uma queda ou pancada no ponto sobre a região lateral do ombro ou de uma queda sobre a mão estendida, produzindo a torção.

Os tipos III e IV envolvem uma luxação (comumente chamadas de separações AC) e fratura da clavícula distal, ambas rompendo os ligamentos coracoclaviculares.[54] Além disso, pode ocorrer dano ao deltoide e à fáscia do trapézio e, raramente, à pele.[54]

As lesões do tipo IV são caracterizadas pela luxação posterior da clavícula. As lesões do tipo IV têm uma clavícula inferiormente luxada em uma posição subacromial ou subcoracoide. Os tipos IV a VI têm, também, ruptura completa de todos os complexos ligamentares e são lesões muito mais raras do que os tipos I a III.[54]

Nos atletas imaturos, as torções AC são, em geral, de graus I ou II e podem ocorrer sem fratura clavicular.[474] As torções de grau III, nessa população, comumente rompem o periósteo clavicular posterior (dorsal). Contudo, os ligamentos coracoclaviculares e os ligamentos AC permanecem intactos.[474]

A articulação é bem superficial e a palpação direta é executada com facilidade. O paciente pode relatar que o braço parece melhor com um suporte superiormente direcionado no braço, como uma tipoia. A dor é tipicamente reproduzida na amplitude final de elevação passiva, rotação externa e interna passiva e adução horizontal passiva, sobre o tórax. O teste de braço cruzado comprime a articulação acromioclavicular, sendo altamente sensível para a patologia da articulação acromioclavicular.[53,54,495,499] A ADM disponível depende do estágio de cicatrização e da gravidade. No estágio extremamente agudo, a amplitude pode ser limitada pela dor, enquanto no estágio menos agudo ela será dolorosa no final da amplitude, em elevação total ou adução horizontal. Dor, crepitação ou hipermobilidade são achados com o teste de mobilidade passiva. Os movimentos de resistência são indolores.

O exame radiográfico completo, incluindo a visão superior ântero-posterior de 15°, a visão em Y lateral e filme axilar, confirma o diagnóstico.[54]

A intervenção para esses pacientes depende da gravidade da lesão e das demandas físicas do indivíduo (Tab. 14-45).

▶ **Tipos I e II.** Os pacientes tendem a recuperar a função indolor total com a intervenção conservadora.[53] Embora dispositivos de bandagem funcional e ortóticos tenham sido usados na fase inicial após a lesão na tentativa de redução da clavícula na lesão do tipo II, eles não demonstraram eficiência em qualquer ensaio experimental aprofundado.[54] Gelo, AINEs e analgésicos devem ser usados com cautela. A maioria dos médicos prescreve uma tipoia por 1 a 2 semanas. Exercícios de ADM suaves e a reabilitação funcional são iniciados imediatamente depois do período de imobilização, seguidos pelos exercícios isométricos para aqueles músculos com inserções claviculares. Essas intervenções avançam para ERPs para os músculos que se inserem na clavícula e nos pivôs escapulares. O retorno gradual às atividades é importante. A maioria dos pacientes retorna à participação total nos esportes dentro de 12 semanas, embora eles possam apresentar uma leve deformidade estética.[54]

CAPÍTULO 14 • O COMPLEXO DO OMBRO 575

TABELA 14-44 Classificação das lesões acromioclaviculares e achados clínicos

Tipo	
Tipo I	Distensão isolada dos ligamentos acromioclaviculares Ligamento coracoclavicular intacto Músculos deltoide e trapézio intactos Sensibilidade e dor leve na articulação AC Arco doloroso alto (160 a 180°) A adução resistida costuma ser dolorosa Intervenção com MFT, gelo e ADM livre de dor
Tipo II	Ligamento AC rompido Torção do ligamento coracoclavicular Articulação AC mais ampla; pode ser uma leve separação vertical quando comparada com o ombro normal Interespaço coracoclavicular pode estar levemente aumentado Músculos deltoide e trapézio intactos Dor local de moderada a grave Sensibilidade no espaço coracoclavicular ADMP dolorosa na amplitude final, com a adução horizontal sendo a mais dolorosa Abdução resistida e abdução frequentemente dolorosas Intervenção iniciada com gelo e ADMA/ADMP livre de dor; MFT introduzida no quarto dia
Tipo III	Ligamento AC rompido Articulação AC luxada e complexo do ombro inferiormente luxado Interespaço coracoclavicular 25 a 100% maior do que o ombro normal Ligamento coracoclavicular rompido Músculos deltoide e trapézio, em geral, separados da extremidade distal da clavícula A fratura da clavícula costuma estar presente em pacientes com menos de 13 anos de idade Braço mantido pelo paciente em posição aduzida Hiato óbvio visível entre o acrômio e a clavícula ADMA dolorosa; ADMP indolor, se feita com cuidado Fenômeno da tecla-de-piano (clavícula salta para cima após ser empurrada caudalmente)
Tipo IV	Ligamento AC rompido Articulação AC luxada e clavícula luxada de modo anatômico posteriormente dentro ou através do músculo trapézio Ligamentos coracoclaviculares completamente rompidos O interespaço coracoclavicular pode estar luxado, mas parecer normal Músculos deltoide e trapézio estão separados da extremidade distal da clavícula Clavícula luxada anteriormente; cirurgia indicada para os Tipos IV a VI
Tipo V	Ligamentos AC rompidos Ligamentos coracoclaviculares completamente rompidos Articulação AC luxada e disparidade significativa entre a clavícula e a escápula (300 a 500% maior do que o normal) Músculos deltoide e trapézio separados da extremidade distal da clavícula Sensibilidade sobre a totalidade da metade lateral da clavícula
Tipo VI	Ligamentos AC rompidos Ligamentos coracoclaviculares completamente rompidos Articulação AC luxada e clavícula luxada de modo anatômico inferiormente à clavícula ou ao processo coracoide Interespaço coracoclavicular revertido com a clavícula inferior ao acrômio ou ao processo coracoide Músculos deltoide e trapézio separados da extremidade distal da clavícula Região craniana do ombro mais achatada do que a do lado oposto; muitas vezes acompanhada de fratura da clavícula ou da costela superior e/ou lesão do plexo braquial

AC, acromioclavicular; ADMA, amplitude de movimento ativo; ADMP, amplitude de movimento passivo; MFT, massagem friccional transversa.
Dados de Allman FL. Fractures and ligamentous injuries of the clavicle and its articulation. *J Bone Joint Surg (Am)* 1967;49:774-784; Rockwood CA, Jr, Young DC. Disorders of the acromioclavicular joint. In: Rockwood CA, Jr, Matsen FA III, eds. *The Shoulder.* Philadelphia: WB Saunders; 1990:413-418.

▶ *Tipo III.* A intervenção para as lesões do tipo III é controversa.[54] Uma revisão dos programas de residência ortopédica em 1992 revelou que 86,4% preferia a intervenção conservadora.[500] A história natural dessa lesão com a intervenção conservadora sugere que os pacientes não têm mais dificuldades a longo prazo com a dor ou a perda da função.[501-505] Um estudo mais recente[506] não encontrou nenhuma deficiência no acompanhamento, embora o desconforto em níveis mais altos de atividade fosse mais pronunciado. Há um índice de complicação alto relatado com tentativas de estabilização cirúrgica.[507,508] Citando a preocupação com a luxação maior, alguns autores têm proposto a intervenção cirúrgica. Entretanto há vários estudos comparativos controlados[499,507,508] que sugerem que a intervenção conservadora deu resultados comparáveis àqueles de pacientes cirurgicamente tratados, mas sem complicações.[54] Uma abordagem razoável seria, inicialmente, tratar pacientes de modo conservador com imobilização na tipoia, seguido por reabilitação supervisionada.[54] Uma vez que a tipoia é removida, os exercícios de pêndulo podem ser iniciados. A ADMP nos extremos de movimento é evitada

TABELA 14-45 Protocolo de reabilitação para a lesão na articulação AC

Tipo	Intervenção
1	**Dia 1** ▶ Aplicar gelo no ombro por 24 a 48 horas ▶ Ajustar a tipoia confortavelmente para até sete dias ▶ Executar ADM ativa para os dedos, punho e cotovelo a cada 3 a 4 horas ▶ Manter suavemente a ADM normal com repouso na tipoia, quando necessário ▶ Começar os exercícios de pêndulo no 2º ou 3º dia **Dias 7 a 10** ▶ Os sintomas tipicamente cedem ▶ Descontinuar o uso da tipoia ▶ Não permitir qualquer levantamento de peso, estresses ou esportes de contato até atingir a ADM indolor total e sem pontos de sensibilidade sobre a articulação AC (no geral em duas semanas)
2	**Dia 1** ▶ Aplicar gelo por 24 a 48 horas ▶ Ajustar a tipoia confortavelmente para 1 a 2 semanas **Dia 7** ▶ Começar os exercícios de ADM suaves do ombro e permitir o uso do braço para vestir-se, comer e atividades da vida diária ▶ Descartar a tipoia em 7 a 14 dias ▶ Não permitir qualquer levantamento de peso, tracionar, pressionar ou esportes de contato por no mínimo seis semanas
3	Tratamento conservador indicado para pacientes inativos e que não trabalham **Dia 1** ▶ Discutir a permanência da "saliência" no ombro, história natural, riscos cirúrgicos e recorrência ▶ Aplicar gelo por 24 horas ▶ Prescrever analgésicos suaves por vários dias ▶ Colocar uma tipoia ▶ Começar a executar as atividades da vida diária em 3 a 4 dias ▶ Avançar lentamente para a ADM funcional com exercícios de ADMP suaves em cerca de sete dias ▶ O paciente tipicamente tem a ADM total em 2 a 3 semanas com os exercícios de ADM suaves

Dados de Cohen BS, Romeo AA, Bach BR: Shoulder injuries. In: Brotzman SB, Wilk KE, eds. *Clinical Orthopaedic Rehabilitation*. Philadelphia, PA: Mosby, 2003:125-250.

pelos primeiros sete dias, mas o objetivo deve ser a ADMP após 2 a 3 semanas. O programa de exercícios de resistência gradual é iniciado assim que a dor melhora e a ADMA é total. Os exercícios devem enfatizar o fortalecimento dos músculos deltoide e trapézio superior e promover a estabilização dinâmica do complexo do ombro.[236] O retorno total ao esporte é esperado dentro de 6 a 12 semanas.[54] Se os pacientes ainda estiverem funcionalmente limitados após mais de três meses, um procedimento de reconstrução secundário pode ser necessário.[54]

▶ *Tipos IV, V e VI.* Esses tipos mais incomuns de luxação requerem intervenção cirúrgica.[53] Deve-se tomar cuidado para que essas lesões sejam identificadas de modo preciso e encaminhadas cedo a um cirurgião especialista.[54] Grandes luxações e lesões incluem dano ao deltoide e ao trapézio na fáscia. A falha ao reduzir essas lesões e repará-las pode causar dor crônica e disfunção.[54] A progressão pós-cirúrgica envolve obter amplitude de movimento livre de dor antes de avançar para exercícios de reaquisição de força, técnicas manuais para normalizar artrocinemáticas e treinamento funcional para melhorar o controle neuromuscular do complexo do ombro.

Complicações tardias, incluindo mudança degenerativa da clavícula distal, podem se desenvolver com uma clavícula subluxada.[54] Os sintomas são tratados com o uso seletivo de modalidades e infiltrações com esteroides. Se a abordagem conservadora falhar, então o paciente deve ser considerado um candidato à cirurgia.[54]

Padrão 4E: Distúrbios na mobilidade articular, na função motora, no desempenho muscular e na amplitude de movimento com inflamação localizada

Além das condições que prejudicam a ADM, a função motora e o desempenho muscular atribuídos à inflamação, esse padrão inclui condições que causam dor e defesa muscular na presença de mudanças estruturais. Tais condições incluem rupturas do manguito rotador, tendinite, bursite, capsulite e tenossinovite.

Patologia do manguito rotador

Os problemas do tendão do manguito rotador são as causas mais frequentes de problemas no ombro. Cerca de 50 a 70% dos problemas no ombro observados pelos médicos estão relacionados às condições do manguito rotador.[509,510] A frequência dos problemas nesse músculo não é surpreendente. Essas estruturas são importantes na sustentação da cápsula do ombro e na manutenção da cabeça do úmero no alinhamento apropriado na cavidade glenoidal. Os problemas ocorrem em consequência de trauma, de atrito e estrutura anatômica do espaço subacromial. O supraespinal é o tendão mais afetado devido a sua precária localização abaixo do acrômio anterior e por possuir extensões dentro do tendão infraespinal, que também podem estar envolvidas se o problema persistir.[511,512] Rupturas maciças do manguito rotador raramente envolvem o tendão subescapular.[511,512]

Uma série de mecanismos é reconhecida e inclui compressão, sobrecarga de tensão e macrotrauma.

▶ *Compressão.* A compressão do manguito rotador pode ser primária, devido a uma redução no tamanho do espaço subacromial, ou secundária, causada pela redução na estabilidade articular. Ambos os mecanismos resultam em trauma direto nesse músculo e sua consequente deterioração.

▶ *Sobrecarga de tensão.* A sobrecarga de tensão ocorre quando o manguito rotador tenta resistir a adução horizontal, rotação interna, translação anterior e forças de distração. Essas forças ocorrem normalmente durante atividades como arremesso (a fase de desaceleração) e uso de martelo.

▶ *Macrotrauma.* O macrotrauma e a ruptura subsequente do tendão ocorrem quando as forças geradas pelo trauma excedem a força tênsil do tendão. As rupturas do manguito rotador não são tão comuns no atleta com composição física ainda não formada quanto no atleta mais maduro. Na verdade, as incidências de ruptura do manguito rotador aumentam com a idade, cerca de 50% dos indivíduos com mais de 55 anos apresentam esse tipo de ruptura artrograficamente detectável.[513] Embora estudos em cadáveres de indivíduos com mais de 40 anos tenham geralmente mostrado a predominância de rupturas do manguito rotador de espessura total entre 5 e 20%,[514] a predominância de rupturas de espessura parcial foi referida entre a média de 30 a 40% nos adultos.[514]

A história detalhada é importante para diagnosticar a lesão no manguito rotador e ajuda a eliminar outros diagnósticos diferenciais (p. ex., dor referida na coluna cervical, sintomas mais graves referidos de origem cardíaca) e para determinar se os sintomas do paciente estão relacionados a uma lesão ou evento específico, a um movimento repetitivo ou se são de início insidioso. As atividades e as posições do braço que aumentam ou diminuem os sintomas também são úteis no diagnóstico e na orientação do tratamento. Episódios anteriores de sintomas similares proporcionam informações valiosas para a condição atual. A história social inclui a ocupação e o esporte praticado pelo paciente (incluindo posição) e nível de preparação física. Os movimentos repetitivos podem estar associados com os sintomas. A presença dos sintomas associados (p. ex., instabilidade, fraqueza, edema, entorpecimento, perda de movimentos, bloqueio ou estalido do ombro) proporciona também informações valiosas.

Dor, fraqueza e perda de movimento do ombro são sintomas comuns relatados com a patologia do manguito rotador. A queixa inicial é uma dor forte que se irradia para as partes superior e inferior do braço, e que piora depois da atividade, à noite quando o paciente deita sobre o ombro afetado e com ações como alcançar acima da cabeça ou vestir um casaco. O achado físico característico é o arco doloroso. A dor pode começar ao redor de 50 a 60º de abdução em pacientes com imobilidade no ombro. Os sintomas podem ser relativamente agudos após uma lesão ou quando associados com uma atividade de esforço repetitivo conhecida.

Em pacientes idosos, os sintomas são muitas vezes insidiosos e sem nenhuma lesão específica.

O fisioterapeuta pode muitas vezes determinar o tendão envolvido por meio da resistência à ADMA de cada tendão.

A sensibilidade à palpação anterior sobre o ligamento coracoacromial é comum com o impacto.[199,515] A sensibilidade do tendão do bíceps e na inserção do supraespinal também é um achado comum.

Pacientes com um arco doloroso e história anterior, mas sem dor nos movimentos resistidos do ombro, são prováveis portadores de bursite subacromial-subdeltoide.[233]

Um estudo feito por Park e colaboradores[516] avaliou oito testes de exame físico para patologia do manguito rotador (sinal do impacto de Neer, sinal de impacto de Hawkins-Kennedy, sinal do arco doloroso, teste da força do músculo supraespinal, teste de Speed, teste de adução horizontal cruzada, sinal de queda do braço e teste de força do músculo infraespinal) para determinar seus valores diagnósticos, incluindo razões de probabilidade e probabilidades pós-testes, para três graus de gravidade na doença do manguito rotador: bursite, rupturas do manguito rotador de espessura parcial e de espessura total. A sensibilidade, a especificidade, os valores preditivos positivo e negativo e a precisão geral dos oitos testes variaram consideravelmente – a combinação do sinal de impacto de Hawkins-Kennedy, o sinal de arco doloroso e o teste do músculo infraespinal produziram a melhor probabilidade pós-teste (95%) para qualquer grau de síndrome de impacto. A combinação do sinal de arco doloroso, do sinal de queda de braço e do teste do músculo infraespinal produziram a melhor probabilidade pós-teste (91%) para rupturas do manguito rotador de espessura total.[516] O estudo concluiu que a gravidade da síndrome de impacto afeta os valores diagnósticos dos testes clínicos comumente usados e que a precisão variável desses testes deve ser levada em consideração na avaliação de pacientes com sintomas de doença do manguito rotador.[516]

Síndrome do impacto subacromial. A SIS é uma condição recorrente e preocupante relacionada com a doença do manguito rotador.[517] A síndrome está associada com a patologia de um ou mais dos conteúdos do espaço subacromial. Sua etiologia não é compreendida, e várias hipóteses foram sugeridas. As estruturas e os fatores contribuintes incluíram o acrômio, a forma acromial, o osso acromial, o ligamento coracoacromial, a região superior da fossa glenoide, a hipermobilidade e a instabilidade da articulação GU, a contração capsular GU, a tendinite do manguito rotador e a tendinose intrínseca do manguito rotador.[286] A PCA, que está associada com o aumento no ângulo da cifose torácica, postura protraída do ombro e com a escápula posicionada em relativamente mais elevação, protração, rotação descendente e inclinação anterior, tem sido citada como fator etiológico potencial na patogênese da SIS.[518] O efeitos dessas mudanças leva a perda de amplitude de flexão e de abdução GU, compressão e irritação da superfície superior (bursal) do tendão do supraespinal e redução na amplitude da elevação GU.[518] Contudo, as evidências para isso são limitadas, com estudos de pesquisa relatando achados equivocados.[286,519-522] Defeitos na propriocepção e na coordenação motora do manguito rotador e do deltoide foram recentemente considerados como fundamentais no desenvolvimento da SIS.[523,524] Muitos pesquisadores têm estudado a cinemática escapular em pacientes com essa síndrome, mas os resultados desses estudos, até agora, têm sido muito variáveis, pois muitas vezes os controles incluídos não eram condizentes com os indivíduos com SIS, ou porque os estudos compararam o movimento do ombro afetado somente com o lado assintomático.[525] Um estudo realizado por McClure e colaboradores[526] incluiu um grupo-controle combinado, bem como medidas de várias características físicas de pacientes com SIS, incluindo a cinemática da escápula, ADM do ombro, força muscular do ombro e postura em repouso da coluna torácica superior e do ombro. Todos os indivíduos foram examinados com os seguintes testes e medidas: (1) medida goniométrica da ADM do ombro, (2) avaliação da coluna torácica superior e escápula em posição de repouso, (3) medida da força muscular isométrica do ombro com um dinamômetro manual e (4) avaliação da cinemática do ombro com um sistema de análise de movimento eletromagnético durante três movimentos ativos do ombro (flexão do ombro, elevação no plano escapular e rotação externa a 90º de abdução). O estudo obteve os seguintes achados:[525,526]

▶ Não havia diferenças na postura em repouso entre os indivíduos com e sem SIS.

▶ O grupo com SIS demonstrou menos ADM do ombro em todas as direções avaliadas e menos força muscular isométrica para a rotação externa do ombro e para a elevação no plano escapular.

▶ Os indivíduos com SIS demonstraram rotação ascendente da escápula e elevação da clavícula com flexão do ombro um pouco maior e um pouco mais de inclinação posterior e retração da clavícula com elevação no plano escapular do que os sem SIS.

Considerando-se a mobilidade limitada e a redução da força muscular do ombro identificadas no grupo com SIS e as diferenças cinemáticas identificadas entre os dois grupos, é tentador concluir que a fraqueza da musculatura do ombro, ou sua perda de mobilidade, ou ambas, causam estratégias de movimento escapulotorácico compensatórias. Contudo, pesquisas adicionais se fazem necessárias para determinar se uma estratégia de tratamento que trabalhe especificamente os danos identificados da força muscular reduzida, ADM e cinemática alterada resulte em mais melhoras na dor, atividade e participação em competições do que as estratégias de tratamento não invasivas.[525,526]

Neer[34] dividiu o processo de impacto em três estágios, embora a condição seja uma série contínua de sintomas sobrepostos.[55] Cada estágio é tratado com base nos achados específicos e nos fatores intrínsecos ou extrínsecos que contribuem para o problema, quer eles resultem de compressão, de sobrecarga de tensão ou de macrotrauma.

Estágio I. Esse estágio consiste de inflamação localizada, sangramento leve e edema do manguito rotador. Costuma ser observado em pacientes com menos de 25 anos, embora também possa ser visto em pessoas mais velhas devido ao esforço repetitivo. O paciente relata dor no ombro e história de trauma agudo ou microtrauma repetitivo.

O exame físico durante esse estágio revela sensibilidade na inserção do supraespinal e do acrômio anterior, arco doloroso e fraqueza no manguito rotador secundária à dor, em particular quando testado em 90° de abdução ou flexão. A elevação acromial e a estabilização escapular são, muitas vezes, postas em perigo de forma precoce no processo de lesão devido à inibição com base na dor do serrátil anterior e do trapézio inferior e, ainda, devido às adaptações que alteram a posição da escápula para acomodar padrões de lesão em subluxação ou impacto.[126,128] O estágio I é uma condição reversível.

A ênfase durante a intervenção nessa fase é controlar a dor e a inflamação. A dor proveniente do impacto subacromial geralmente se resolve com um período de repouso e modificação da atividade. O repouso é defendido para prevenir o trauma adicional na área e reduzir a formação excessiva de cicatriz.[527] Além do repouso e da modificação das atividades, a dor e a inflamação podem ser controladas com o uso de modalidades eletroterapêuticas, crioterapia e AINEs prescritos pelo médico. Exercícios de ADM que evitem irritar o tendão são introduzidos quando tolerados.

A progressão na seção "Estratégias de intervenção" é avançada para os estágios agudo e funcional. Jobe e Nuber[142] descrevem um programa de reparo cinesiológico que fortalece o manguito rotador (de modo a aumentar o efeito depressor sobre a cabeça do úmero) e os rotadores escapulares, mas evita qualquer aumento do efeito de elevação do deltoide. Os suportes desse programa de fortalecimento para o manguito são exercícios de rotação interna e externa (Tab. 14-46), que começam a ser executados como isométricos em várias amplitudes. Assim que forem bem tolera-

dos, os exercícios isotônicos dos rotadores escapulares são introduzidos, começando com a resistência manual e avançando para pesos livres (ver "Estratégias de intervenção"). Deve-se ter cuidado com os exercícios que envolvam o uso de pesos com o braço flexionado anteriormente ou abduzido longe do corpo, ou acima da cabeça, pois podem exacerbar o impacto do supraespinal e os sintomas da tendinite, se executados nos estágios iniciais da reabilitação. Os exercícios prescritos devem ser os mais específicos possíveis e feitos para os objetivos funcionais e recreacionais do paciente. Os músculos da extremidade inferior e do tronco que proporcionam estabilidade ao centro (core) também devem ser fortalecidos. Deficiências na força, no equilíbrio e flexibilidade nas pernas, quadris e tronco devem ser avaliadas. Isso é particularmente verdadeiro em atletas de arremesso, nos quais as restrições do movimento do quadril e das costas são comuns.[118,119,125,528]

Wilk e Andrews[529] recomendam o protocolo resumido na Tabela 14-47 para o tratamento conservador do impacto do ombro.

As técnicas manuais podem ser usadas para tratar qualquer rigidez na cápsula (geralmente as regiões posterior e inferior) ou restrições no movimento das articulações EC ou AC (ver seção "Técnicas terapêuticas"). O paciente deve ser instruído sobre como executar o alongamento na cápsula posterior de forma isolada.

Estágio II. Representa um processo gradual na deterioração dos tecidos do manguito rotador. Esse estágio em geral é visto em indivíduos com idade entre 26 e 40 anos. A irritação das estruturas subacromiais continua como resultado do contato anormal com o acrômio. A bolsa subacromial perde sua capacidade de lubrificar e proteger o manguito rotador subjacente, e a tendinite se desenvolve. O paciente muitas vezes relata que uma atividade específica faz surgir os sintomas, em especial atividades acima da cabeça. É comum a dor estar localizada na região superior do ombro e irradiar-se para o braquial médio na região da inserção deltoide. O exame físico revela crepitação ou restrição de aproximadamente 100° e restrição da ADMP (devido à fibrose). Esse estágio não é mais reversível apenas com repouso, embora muitas vezes responda ao tratamento conservador de longo prazo, pode avançar para ruptura de espessura parcial. Se o nível dos sintomas for grave, a cirurgia costuma ser necessária. A intervenção conservadora durante esse estágio envolve um programa de fortalecimento progressivo, como descrito na seção "Estratégias de intervenção".[530,531] Durante esse estágio, o paciente deve exercitar-se com pesos livres, com ênfase nos exercícios excêntricos do manguito rotador. Os exercícios concêntricos para o trapézio superior e o deltoide são adicionados. Estes incluem flexão do ombro e voador invertido. O serrátil anterior é fortalecido usando apoio no chão e apoio *plus* (ver Fig. 14-88). Os exercícios de treinamento muscular para o complexo do ombro incluem balanço na posição de quatro apoios, a prancha Fitter e o *bodyblade* (ver Fig. 14-105) quando apropriado. Os exercícios pliométricos usando pequenas *medicine balls* e apoio com aplauso são também incluídos durante esse estágio, quando apropriado. As técnicas neuromusculares também podem ser manualmente aplicadas e incluem reversões rápidas durante os padrões de FNP. Outras técnicas manuais incluem o alongamento da cápsula e de quaisquer outras estruturas pericapsulares que pareçam tensas. Uma série de estudos[224,532,533] examinou a eficiência da mobilização articular passiva e/ou a ADMP. Eles constataram que esse modo de intervenção é efetivo para melhora a ADM no paciente com SIS. Um estudo feito por Bang e Deyle[534] determinou que a combinação

TABELA 14-46 Exercícios de fortalecimento específicos para a cintura escapular

Músculo	Exercícios
Trapézio médio	Abdução horizontal em prono em rotação neutra Abdução horizontal em prono em rotação externa Extensão em prono Remada (em prono com halteres)
Supraespinal	Abdução horizontal em prono a 100° de abdução em rotação externa Escapulação em rotação externa Escapulação em rotação interna (Fig. 14-108) Flexão Abdução
Trapézio inferior	Abdução Remada (prono com halteres) Abdução horizontal em prono e rotação externa Flexão Abdução horizontal em prono em rotação neutra
Infraespinal	Abdução horizontal em prono em rotação externa Rotação externa em decúbito lateral em 0° de abdução Abdução horizontal em prono em rotação neutra Flexão Abdução
Romboides	Abdução horizontal em rotação neutra Escapulação em rotação externa Abdução Remada (em prono com halteres)
Redondo menor	Rotação externa em decúbito lateral com 0° de abdução Abdução horizontal em prono em rotação externa Abdução horizontal em prono em rotação neutra
Serrátil anterior médio	Flexão Abdução Escapulação em rotação externa Apoio *plus* apoio no chão (Fig. 14-88)
Subescapular	Afastar o braço das costas (*lift-off*) Escapulação em rotação interna (Fig. 14-88) Flexão Abdução
Serrátil anterior inferior	Escapulação em rotação externa Abdução Flexão Apoio *plus* (Fig. 14-88)
Deltoide anterior	Escapulação em rotação interna (Fig. 14-108) Escapulação em rotação externa Flexão Abdução
Deltoide médio	Escapulação em rotação interna (Fig. 14-108) Abdução horizontal em prono e rotação neutra Abdução horizontal em prono e rotação externa Flexão Escapulação em rotação externa Abdução
Deltoide posterior	Abdução horizontal em prono e rotação neutra Abdução horizontal em prono e rotação externa Remada (em prono com halteres) Extensão em prono Rotação externa em decúbito lateral em 0° de abdução
Peitoral maior	Elevação do corpo pelos braços (*press up*) Apoio com as mãos separadas
Latíssimo do dorso	Elevação do corpo pelos braços (*press up*)

Dados de Worrell TW, Corey BJ, York SL, et al.: An analysis of supraspinatus EMG activity and shoulder isometric force development. *Med Sci Sports Exerc* 7:744–748, 1992; Townsend J, Jobe FW, Pink M, et al.: Electromyographic analysis of the glenohumeral muscles during a baseball rehabilitation program. *Am J Sports Med* 3:264–272, 1991; Greis PE, Kuhn JE, Schultheis J, et al.: Validation of the lift-off test and analysis of subscapularis activity during maximal internal rotation. *Am J Sports Med* 24:589–593, 1996; Moseley JB, Jobe FW, Pink MM, et al.: EMG analysis of the scapular muscles during a shoulder rehabilitation program. *Am J Sports Med* 20:128–134, 1992; Blackburn TA, McLeod WD, White B, et al.: EMG analysis of posterior rotator cuff exercises. *Athl Training* 20:40–45, 1990; Glousman R, Jobe FW, Tibone JE: Dynamic EMG analysis of the throwing shoulder with glenohumeral instability. *J Bone Joint Surg* 70:220–226, 1988; Jobe FW, Tibone JE, Moynes DR, et al.: An EMG analysis of the shoulder in pitching and throwing: a preliminary report. *Am J Sports Med* 11:3–5, 1983; Jobe FW, Radovich M, Tibone JE, et al.: An EMG analysis of pitching – a second report. *Am J Sports Med* 12:218–220, 1984.

TABELA 14-47 Tratamento conservador do impacto do ombro

Fase	Intervenção

Aguda
Objetivos
▶ Aliviar a dor e o edema
▶ Diminuir a inflamação
▶ Retardar a atrofia muscular
▶ Manter/aumentar a flexibilidade
	Repouso ativo
	▶ Eliminar qualquer atividade que cause aumento nos sintomas (p. ex., arremesso)
	Amplitude de movimento
	▶ Exercícios pendulares
	▶ ADMA assistida – limitada na amplitude disponível livre dos sintomas
	  • Corda e roldana
	    ○ Flexão
	  • Barra em L
	    ○ Flexão
	    ○ Rotação interna neutra
	Mobilizações articulares
	▶ Graus I e II
	▶ Deslizamentos inferior e posterior no plano escapular
	Modalidades
	▶ Crioterapia
	▶ Neuroestimulação elétrica transcutânea (TENS), estimulação galvânica de alta voltagem (EGAV)
	Exercícios de fortalecimento
	▶ Isométricos – submáximo
	  • Rotação interna
	  • Rotação externa
	  • Bíceps
	  • Deltoide (anterior, médio, posterior)
	Educação do paciente e modificação da atividade
	▶ Sobre a atividade, a patologia e como evitar atividade acima da cabeça, atingir algo no alto e atividade de levantamento

Subagudo
Critérios para o avanço para a fase subaguda
▶ Diminuir dor e/ou os sintomas
▶ Aumento da ADM
▶ Arco doloroso somente na abdução
▶ Função muscular melhorada
Objetivos
▶ Restabelecer a ADM indolor
▶ Normalizar a artrocinemática do complexo do ombro
▶ Retardar a atrofia muscular sem exacerbação da dor
	Amplitude de movimento
	▶ Corda e roldana
	  • Flexão
	  • Abdução (apenas o movimento livre dos sintomas)
	▶ Barra em T
	  • Flexão
	  • Abdução (movimento livre dos sintomas)
	  • Rotação externa em 45º de abdução, avançar para 90º de abdução
	  • Rotação interna em 45º de abdução, avançar para 90º de abdução
	  • Iniciar o alongamento capsular anterior e posterior
	Mobilizações articulares
	▶ Graus II, III e IV
	▶ Deslizamentos inferior, anterior e posterior
	▶ Deslizamentos combinados quando requeridos
	Modalidades
	▶ Crioterapia
	▶ Ultrassom/fonoforese
	Exercícios de fortalecimento
	▶ Continuar os exercícios isométricos
	▶ Iniciar os exercícios de fortalecimento escapulotorácico
	▶ Iniciar os exercícios de controle neuromuscular

Fortalecimento intermediário *Critérios para o avanço para a fase de fortalecimento intermediária* ▶ Redução da dor e dos sintomas ▶ ADMA assistida normal ▶ Força muscular melhorada	*Amplitude de movimento* ▶ ADMA assistida na barra em T agressiva em todos os planos ▶ Continuar com o autoalongamento capsular (ântero-posterior) *Exercícios de fortalecimento* ▶ Iniciar o programa isotônico com halteres

(continua)

TABELA 14-47 Tratamento conservador do impacto do ombro (*continuação*)

Fase	Intervenção

Objetivos
▶ Normalizar a ADM
▶ Atividades normais livres de sintomas
▶ Melhorar o desempenho muscular
	▶ Decúbito lateral neutro
	  • Rotação interna
	  • Rotação externa
	▶ Prono
	  • Extensão
	  • Abdução horizontal
	▶ De pé
	  • Flexão em 90°
	  • Supraespinal
	  • Iniciar os exercícios para o serrátil
	▶ Apoios na parede
	▶ Iniciar a progressão com o tubo elástico em leve abdução para o fortalecimento da rotação interna e externa
	▶ Iniciar o ergômetro de braço para a resistência

Fortalecimento avançado dinâmico *Critérios para avançar para essa fase* ▶ ADM total, indolor ▶ Sem dor ou sensibilidade ▶ 70% da força contralateral *Objetivos* ▶ Aumentar a força e a resistência ▶ Aumentar a potência ▶ Aumentar o controle neuromuscular *Teste isocinético* ▶ Rotação interna e externa neutra modificada ▶ Abdução-adução	Iniciar o programa "Dez exercícios para o arremessador" (ver seção "Dez exercícios para o arremessador") ▶ Espectro da velocidade de 180°/s para 300°/s ▶ Avançar da posição neutra modificada para a posição de 90/90° quando tolerado. Iniciar os exercícios pliométricos (no fim dessa fase)
Retorno à atividade *Critérios para o avanço para a fase 5* ▶ ADM total, indolor ▶ Sem dor ou sensibilidade ▶ Teste isocinético que preencha os critérios ▶ Exame clínico satisfatório *Objetivos* ▶ Atividade livre dos sintomas irrestrita ▶ Teste isocinético ▶ Rotação interna e externa 90/90°, 180°/s, 300°/s ▶ Abdução-adução, 180°/s, 300°/s	Iniciar o programa de arremesso intervalado Arremesso Tênis Golfe
Manutenção do programa	*Exercícios de flexibilidade* ▶ Barra em L ▶ Flexão ▶ Rotação externa ▶ Autoalongamentos capsulares *Exercícios isotônicos* ▶ Supraespinal ▶ Extensão em prono ▶ Abdução horizontal em prono *Exercícios com theratubing* ▶ Rotação interna e externa ▶ Posição neutra ou de 90/90° ▶ Padrão de FNP D2 *Apoio do serrátil* (plus) *Fase II do intervalo do arremesso para lançadores*

Cohen BS, Romeo AA, Bach BR: Shoulder injuries. In: Brotzman SB, Wilk KE, eds. *Clinical Orthopaedic Rehabilitation*. Philadelphia, PA: Mosby, 2003:125–250. Com permissão de Mosby.

de terapia manual aplicada por fisioterapeutas experientes e exercício supervisionado era melhor do que apenas o exercício para aumentar a força, diminuir a dor e melhorar a função nesses pacientes.

Entre 15 e 28% daqueles diagnosticados com síndrome do impacto podem requerer cirurgia.[222,535] A intervenção cirúrgica é, em geral, reservada para aqueles que não conseguiram melhora satisfatória em um período de seis meses. Contudo, no mínimo dois ensaios clínicos controlados de forma aleatória que examinaram a eficiência da intervenção conservadora com SIS descobriram que o exercício supervisionado por fisioterapeuta era superior a placebo e foi tão efetivo quanto a descompressão subacromial cirúrgica, combinada com a reabilitação pós-operatória na intervenção de pacientes com impacto primário do estágio II.[534,536] Uma amostra de protocolo de reabilitação após a descompressão subacromial artroscópica e/ou debridamento do manguito rotador parcial é mostrado na Tabela 14-48. Outro estudo controlado de forma aleatória[537] relatou a ADM melhorada, redução da dor e aumento da função em pacientes com dor no ombro submetidos a um programa de alongamento, fortalecimento e treinamento muscular individualizado *versus* cirurgia.[534]

Estágio III. É o estágio final, comum no grupo de idade acima dos 40 anos, quando destruição do tecido mole e a ruptura ou macrotrauma do manguito rotador podem ser observados. Nesse estágio, ocorre atrofia localizada. Osteófitos do acrômio e da articulação AC se desenvolvem. O desgaste do aspecto anterior do acrômio no tubérculo maior e no tendão do supraespinal resulta, por fim, em ruptura de espessura total do manguito rotador. O exame físico revela atrofia do infraespinal e do supraespinal e mais limitação na ADMA e na ADMP do que nos outros estágios. As rupturas do manguito rotador são descritas de acordo com tamanho, localização, direção e profundidade.

A fraqueza em alguma extensão sempre acompanha as rupturas do manguito rotador. A quantidade de fraqueza está diretamente relacionada com o tamanho da ruptura.[1] Por exemplo, com as rupturas pequenas, a fraqueza pode não ser detectada e o paciente pode ter a ADM total, embora possa haver um arco doloroso. Rupturas maciças do manguito rotador apresentam-se com fraqueza profunda súbita com a incapacidade de elevar o braço acima da cabeça e exibem o sinal de "queda do braço" positivo (ver seção "Testes especiais").[538] Nessa situação, a infiltração do espaço subacromial com um anestésico local pode eliminar a dor e permitir um teste mais preciso da unidade musculotendínea.

Rupturas maciças agudas requerem avaliação imediata para o reparo cirúrgico, pois pouco se sabe sobre a eficiência da intervenção conservadora.[1,218,307,535,539-544] No entanto, o paciente pode decidir não realizar a cirurgia devido a várias razões, incluindo preocupações sobre o sucesso do reparo, riscos cirúrgicos ou falta de melhora funcional.[545] A indicação para a cirurgia e a reabilitação pós-cirúrgica das rupturas do manguito rotador são descritas no Capítulo 28. O programa conservador para as rupturas do manguito de espessura total é direcionado para o alongamento e o fortalecimento do restante desse músculo e dos músculos deltoide, peitoral maior e trapézio.[510,546] Uma amostra de protocolo de reabilitação para pacientes com ruptura crônica do manguito rotador que são tratados sem cirurgia é apresentada na Tabela 14-49.

A intervenção conservadora para pacientes com ruptura parcial varia. Se a ruptura sintomática for parcial, então um período de intervenção conservadora deve ser experimentado.[498,510,547,548]

O uso de infiltração de corticoesteroides para rupturas do manguito rotador para promover a cicatrização é controverso por causa de sua associação com o enfraquecimento da integridade dos tendões com o esforço repetido. Alguns estudos têm apoiado essa crença,[32,549-551] embora apenas um caso de ruptura do manguito rotador após a infiltração de esteroides tenha sido relatado na literatura.[549] Dois estudos recentes demonstraram que as infiltrações de corticoesteroides são mais efetivas do que os anti-inflamatórios no tratamento dos problemas do manguito.[552,553] Entretanto, se o paciente não respondeu a uma ou duas injeções bem feitas, outras modalidades de intervenção devem ser levadas em consideração ou o diagnóstico deve ser revisto.

Impacto glenoide superior posterior. Recém-reconhecido como fonte da patologia do manguito rotador em atletas, é descrito como resultado de impacto deste entre o tubérculo maior e o lábio glenoide póstero-superior, embora a causa real ainda deva ser determinada.[554,555]

Síndromes periarticulares

Os aspectos da história de todas essas síndromes são similares. A dor aumenta após o exercício, sendo, em geral, pior à noite, muitas vezes acordando o paciente do sono. Alguns movimentos, como alcançar algo acima da cabeça ou vestir um casaco, provocam dor. Os movimentos de rotação interna e externa normalmente estão dentro dos limites normais quando comparados com o lado não envolvido, mas a abdução e a flexão são dolorosas entre 70 e 110°. Os distúrbios das estruturas periarticulares inertes, como as bolsas, são caracterizados por um padrão não capsular. Estes podem ser divididos em dois subgrupos: um com ADMP restrita e o outro, com amplitude irrestrita. Duas síndromes periarticulares comuns que afetam o ombro em pacientes mais velhos são bursite subdeltoide-subacromial e tendinite bicipital.

De acordo com Neviaser,[556] a bursite primária do ombro é vista apenas na gota, na artrite reumatoide, nas infecções piogênicas e na tuberculose.[557] A bursite secundária, devido a sua proximidade com o tendão inflamado, é bem mais comum.

Bursite calcificada. A etiologia dessa condição é o resultado da redução da vascularização, da degeneração do manguito rotador e/ou aumento dos níveis do antígeno HLA-1. Três estágios são conhecidos:

▶ *Pré-calcificada.* Depósitos de cálcio na matriz das vesículas.
▶ *Calcificada.* Depósito de cálcio continuado e pressão aumentada.
▶ *Pós-calcificada.* O corpo diminui o seu suprimento sanguíneo para a área na tentativa de se livrar do cálcio que produz dor grave (comparável a cálculos nos rins).

A condição produz limitação na ADM em todas as direções e a área é extremamente sensível ao toque ou à compressão.

A intervenção conservadora consiste de infiltração de esteroides intramuscular para diminuir a dor e a inflamação, aplicações de gelo e exercícios de Codman para aliviar a pressão. Tipicamente, a dor diminui com um aumento na ADM em 48 a 72 horas. Depois de 72 horas, a bursite é tratada como traumática (ver a seguir).

TABELA 14-48 Protocolo de reabilitação após a descompressão subacromial artroscópica e/ou debridamento parcial do manguito rotador

Fase	Intervenção

1 (Aguda)
Objetivos
▶ Restabelecer a ADM indolor
▶ Retardar a atrofia muscular
▶ Diminuir a dor/inflamação (gelo, AINEs, modalidades)
	Amplitude de movimento
	▶ Exercícios pendulares
	▶ Corda e roldana
	▶ Exercícios na barra em T
	  • Flexão-extensão
	  • Abdução-adução
	  • Rotação interna e externa (começar com 0° de abdução, avançar para 45°, chegando a 90°)
	▶ Autoalongamentos (alongamentos capsulares)
	Fortalecimento
	▶ Isométrico
	▶ Pode iniciar o tubo elástico para a rotação interna e externa a 0° de abdução na fase final

2 (subaguda) *Critérios para o avanço para a fase 2* ▶ ADM total ▶ Dor e sensibilidade mínimas ▶ TMM "bom": rotação interna e externa e flexão *Objetivos* ▶ Readquirir e melhorar a força muscular ▶ Normalizar a artrocinemática ▶ Melhorar o controle neuromuscular do complexo do ombro ▶ Normalizar a artrocinemática (mobilizações da articulação, ADM controlada) ▶ Continuar a diminuir a dor e a inflamação	*Exercícios* ▶ Iniciar o programa isotônico com halteres ▶ Musculatura do ombro ▶ Musculatura escapulotorácica ▶ Iniciar os exercícios de controle neuromuscular ▶ Iniciar os exercícios para o tronco ▶ Iniciar os exercícios de resistência para a extremidade superior ▶ Exercícios na barra em T
3 (crônica) *Critérios para o avanço para a fase 3* ▶ ADM indolor total ▶ Sem dor ou sensibilidade durante o exame ▶ 70% da força do lado contralateral *Objetivos* ▶ Melhorar a força, a potência e a resistência ▶ Melhorar o controle neuromuscular ▶ Preparar o atleta para começar a arremessar e para atividades similares *Ênfase na fase 3* ▶ Exercícios de fortalecimento de alta velocidade, alta energia ▶ Exercícios excêntricos ▶ Padrões diagonais	*Exercícios* ▶ Continuar o fortalecimento com halteres (supraespinal, deltoide) ▶ Iniciar os exercícios com tubo elástico na posição de 90/90° para a rotação interna e externa (séries lentas/rápidas) ▶ Exercícios com tubo elástico para a musculatura escapulotorácica ▶ Exercícios com tubo elástico para o bíceps ▶ Iniciar os pliométricos para o manguito rotador ▶ Iniciar os padrões diagonais (FNP) ▶ Iniciar os isocinéticos ▶ Continuar os exercícios de resistência: exercícios de controle neuromuscular
4 (retorno à atividade) *Critérios para o avanço para a fase 4* ▶ ADM total ▶ Sem dor ou sensibilidade ▶ Teste isocinético que preencha os critérios para arremessar ▶ Exame clínico satisfatório *Objetivos* ▶ Aumentar progressivamente as atividades para preparar o paciente para o retorno funcional total	*Exercícios* ▶ Continuar todos os exercícios como na fase 3 ▶ Arremessar e treinar no mesmo dia ▶ Extremidade inferior e ADM em dias alternados ▶ Avançar o programa intervalado ▶ Visitas de acompanhamento ▶ Testes isocinéticos ▶ Exame clínico

Cohen BS, Romeo AA, Bach BR: Shoulder injuries. In: Brotzman SB, Wilk KE, eds. *Clinical Orthopaedic Rehabilitation*. Philadelphia, PA: Mosby, 2003:125–250. Com permissão de Mosby.

TABELA 14-49 Protocolo de reabilitação para pacientes com ruptura crônica do manguito rotador que são tratados de modo conservador

Fase	Intervenção

Aguda (até 4 semanas)
Restrições
▶ Evitar manobras provocativas ou exercícios que causem desconforto
▶ Evitar exercícios de ADM ofensivos e exercícios de fortalecimento
▶ Os pacientes podem ter bursite subacromial subjacente; portanto, os exercícios ADM e os exercícios de fortalecimento muscular devem começar com o braço em menos de 90° de abdução
▶ Evitar abdução-adução – recria a manobra do impacto
▶ Evitar exercícios da "lata vazia"
▶ Imobilização
▶ Breve imobilização na tipoia apenas para conforto
Controle da dor
▶ A redução da dor e do desconforto é essencial para a recuperação
▶ Medicação
  • AINEs – para a população mais velha com comorbidades adicionais, considerar inibidores ciclo-oxigenase-2 (COX-2) mais recentes
  • Infiltração subacromial de corticoesteroides e anestésico local; uso cauteloso em pacientes com sintomas inflamatórios agudos de bursite concomitantes; limite de três infiltrações
▶ Modalidades terapêuticas
  • Gelo, ultrassom, estimulação galvânica de alta voltagem (EGAV)
  • Calor úmido antes da terapia, gelo no final da sessão
	Movimento do ombro
	Objetivos
	▶ Rotação interna e externa igual ao lado contralateral, com o braço posicionado em menos de 90° de abdução
	Exercícios
	▶ Começar com os exercícios pendulares de Codman para ganhar o movimento inicial
	  • Exercícios de ADMP
	  • Flexão do ombro
	  • Extensão do ombro
	  • Rotação interna e externa
	  • Alongamento capsular para a cápsula anterior, posterior e inferior usando o braço contralateral
	▶ Evitar exercícios de movimento assistidos
	  • Flexão do ombro
	  • Extensão do ombro
	  • Rotação interna e externa
	▶ Avançar para os exercícios de ADMA
	  • "Caminhar na parede"
	Movimento do cotovelo
	▶ Movimento passivo a ativo, avançar quando tolerado
	▶ 0 a 130°
	▶ Pronação para supinação quando tolerado
	Fortalecimento muscular
	▶ Fortalecimento do aperto de mão (massa de silicone, bola *Nerf*, bola de tênis)
	▶ Uso do braço para AVDs abaixo no nível do ombro

Subaguda (4 a 8 semanas)
Critérios para o avanço para a fase 2
▶ Dor e sensibilidade mínimas
▶ Melhora da ADMP
▶ Retorno da ADM funcional
Objetivos
▶ Melhorar a força, a potência e a resistência do complexo do ombro
Restrições
▶ Evitar manobras provocativas ou exercícios que causem desconforto para o paciente
▶ Incluir exercícios de ADM e exercícios de fortalecimento
Imobilização
▶ Nenhuma
Controle da dor
▶ A redução da dor e do desconforto é essencial para a recuperação
▶ Medicação
  • AINEs – para a população mais velha com comorbidades adicionais, considerar fórmulas com o inibidor COX-2 mais recentes
  • Infiltração subacromial de corticoesteroides e anestésico local; uso cauteloso em pacientes com sintomas inflamatórios agudos de bursite concomitante; limite de três infiltração
▶ Modalidades terapêuticas
  • Gelo, ultrassom, EGAV
  • Calor úmido antes da terapia, gelo no final da sessão
	Movimento
	Objetivos
	▶ Igualar ao ombro contralateral em todos os planos de movimento
	Exercícios
	▶ ADMP
	▶ Alongamento capsular
	▶ Exercícios de movimento ativo assistidos
	▶ Exercícios de ADMA
	Fortalecimento muscular
	▶ Três vezes por semana, 8 a 12 repetições, três séries
	▶ Fortalecimento dos músculo restantes do manguito rotador
	▶ Começar com o fortalecimento isométrico de cadeia fechada
	  • Rotação interna
	  • Rotação externa
	  • Abdução
	▶ Avançar para fortalecimento de cadeia aberta com *theraband*
	  • Exercícios realizados com o cotovelo flexionado em 90°
	  • Posição inicial com o ombro na posição neutra de 0° de flexão anterior, abdução e rotação externa
	  • Os exercícios são feitos por meio de um arco de 45° em cada um dos cinco planos de movimento
	  • Bandas de seis cores codificadas estão disponíveis, cada uma proporciona resistência aumentada de 450 g a 2,7 kg, com aumentos de 450 g
	  • O avanço para a próxima banda ocorre geralmente dentro de intervalos de 2 a 3 semanas; os pacientes são instruídos a não avançar para a próxima banda se há qualquer desconforto no nível presente
	  • Exercícios com *theraband* permitem o fortalecimento concêntrico e excêntrico dos músculos do ombro e são uma forma de

(continua)

TABELA 14-49 Protocolo de reabilitação para pacientes com ruptura crônica do manguito rotador que são tratados de modo conservador (*continuação*)

Fase	Intervenção
	exercícios isotônicos (caracterizados pela velocidade variável e resistência fixa) ○ Rotação interna ○ Rotação externa ○ Abdução ○ Flexão anterior ○ Extensão ▶ Avançar para exercícios com halteres isotônicos leves (ver Fig. 3-39B) • Rotação interna • Rotação externa • Abdução • Flexão anterior • Extensão ▶ Fortalecimento do deltoide ▶ Fortalecimento dos estabilizadores escapulares • Exercícios de fortalecimento de cadeia fechada • Retração escapular (romboide, trapézio médio) • Protração escapular (serrátil anterior) • Depressão escapular (latíssimo do dorso, trapézio, serrátil anterior) • Encolher os ombros (trapézio superior) • Avançar para o fortalecimento do estabilizador escapular de cadeia aberta
Crônica (8 a 12 semanas) *Critérios para o avanço para a fase 3* ▶ ADM indolor total ▶ Sem dor ou sensibilidade com exercícios de fortalecimento *Objetivos* ▶ Melhorar o controle neuromuscular e a propriocepção do ombro ▶ Preparar para o retorno gradual às atividades funcionais ▶ Estabelecer um programa de manutenção de exercícios que seja executado no mínimo três vezes por semana para alongamento e fortalecimento	*Fortalecimento funcional* *Exercícios pliométricos* *Programa de intervalo progressivo, sistemático para o retorno aos esportes* ▶ Atletas de arremesso – ver p. 190 ▶ Tenistas – ver p. 193 ▶ Golfistas – ver p. 195 A melhora máxima é esperada em 4 a 6 meses *Sinais de alerta* ▶ Falta de movimento – em especial rotação interna ▶ Falta de avanço na força – em especial abdução, elevação anterior ▶ Dor contínua – em especial à noite *Tratamento dos sinais de alerta* ▶ Esses pacientes podem precisar voltar às rotinas iniciais ▶ Pode requerer aumento do uso de modalidades de controle da dor como resumido anteriormente ▶ Pode exigir intervenção cirúrgica

Cohen BS, Romeo AA, Bach BR: Shoulder injuries. In: Brotzman SB, Wilk KE, eds.: *Clinical Orthopaedic Rehabilitation.* Philadelphia, PA: Mosby, 2003:125-250. Com permissão de Mosby.

Bursite traumática e bursite hemorrágica. A bursite traumática é o resultado de trauma direto, mas ela, também, pode ser secundária ao manguito rotador degenerativo. O paciente muitas vezes se queixa de dor à noite, a qual costuma ser sentida sobre o deltoide e sua inserção, com o braço em extensão. O paciente demonstra ADMA e ADMP limitadas em padrão não capsular e sensação de final do movimento vazia em aproximadamente 70 a 80° com abdução GU.

A condição responde bem ao tratamento conservador de controle da dor e da inflamação, alongamento capsular (em especial posteriormente). Exercícios de Codman, técnicas manuais para aumentar o intervalo acromioumeral (escápula para baixo e para trás, deslizamento inferior) reeducação postural, restauração dos padrões normais de sinergia para os depressores GU e restauração funcional.[515]

Tendinite calcária. A tendinite calcária, ou, chamada de forma mais apropriada, tendinopatia calcária é caracterizada por uma calcificação reativa que afeta os tendões do manguito rotador. Trata-se de uma causa comum de dor nos ombros.[558] Muitas vezes, as calcificações são achados radiográficos incidentais em pacientes assintomáticos.[559] Cerca de 50% dos indivíduos com tendinite calcificada têm dores nos ombros,[560,561] com restrições dolorosas agudas ou crônicas associadas da ADM dos ombros, limitando as AVDs.

A causa e a patogênese das calcificações do manguito rotador são obscuras.[47,562] A isquemia como resultado da hipovascularização na chamada zona crítica do manguito,[47] degeneração dos tendões[562] e distúrbios metabólicos[563] foram sugeridos como possíveis causas. De acordo com Uhthoff e colaboradores,[564,565] a transformação fibrocartilagínea do tecido do tendão leva aos depósitos de cálcio. O curso da doença pode ser cíclico, com reabsorção espontânea e reconstituição do tendão.[564,565] O fator que desencadeia a metaplasia não foi ainda determinado, embora a hipoxia do tecido seja considerada o fator primário.[563] Claramente, a degeneração dos tendões do manguito rotador é precursora da calcificação.[233] Ambos os ombros estão envolvidos em 20 a 30% dos pacientes com tendinite calcificada do ombro.[560,561] Esta é observada com menos frequência nas pessoas com menos de 40 anos,[233] sua prevalência tem sido relatada entre 3%[560] e 7%[566] e pode ser aguda ou crônica.[565] Em geral, é encontrada com mais frequência em mulheres do que em homens.[560] Uma relação com a ocupação deve ser considerada porque há alta incidência entre trabalhadores do clero.[565]

O curso da tendinopatia calcária é variável. Na maioria dos casos, os depósitos localizam-se de 1 a 2 cm a partir da inserção do tendão do supraespinal no tubérculo maior.[559] Em alguns pacientes, os depósitos são absorvidos espontaneamente com dor limitada. A forma crônica geralmente apresenta sintomas de dor por impacto, com o movimento acima da cabeça. Outros pacientes têm episódios persistentes e recorrentes de dor grave.

Uhthoff[565] sugere a divisão da tendinite calcária em uma fase de formação e uma fase de reabsorção. Na primeira fase, os depósitos de cálcio cristalizam-se com inflamação mínima, e a dor costuma ser branda e autolimitada. Na última, o material calcificado muda a consistência de sólido para uma pasta ou para líquido, e a dor no ombro é vista com mais frequência, podendo ser grave e desenvolver-se de forma abrupta. Durante esses episódios agudos de dor no ombro, o exame físico é muitas vezes difícil, devido à dor que limita ADMA e ADMP.

O tratamento da tendinite calcária é muitas vezes conservador, consistindo de aplicações de gelo e exercícios pendulares (prescritos na fase aguda) para prevenir o desenvolvimento de capsulite adesiva.[55]

Resultados promissores foram relatados com a terapia de ondas de choque.[567,568] Intervenção com ultrassom, usando um alcance de intensidade amplo, é comumente usado como intervenção para os distúrbios musculoesqueléticos dolorosos.[569] A maneira pela qual o ultrassom estimula a reabsorção dos depósitos de cálcio não foi ainda estabelecida.[559] Ele pode estimular o acúmulo de células mononucleares sanguíneas periféricas ativando as células endoteliais. Pode também agir indiretamente, aumentando os níveis de cálcio intracelulares.[570] Em intensidades mais altas, o ultrassom pode disparar ou acelerar a ruptura de microcristais, como a apatita. A aparência desses cristais de cálcio menores pode estimular os macrófagos a remover as calcificações por meio da fagocitose.[571,572] Finalmente, os aumentos na temperatura do tecido exposto ao ultrassom podem aumentar o fluxo sanguíneo (ou seja, induzir hiperemia) e o metabolismo, facilitando a desintegração dos depósitos de cálcio.[559]

As intervenções invasivas direcionadas aos depósitos de cálcio, como a remoção cirúrgica aberta dos depósitos, aspiração com agulha percutânea e lavagem fechada com lidocaína, reduzem a dor e restauram a função em alguns pacientes, mas não em todos.[233,561,573-575]

Bursite subdeltoide-subacromial aguda

Essa é uma condição extremamente desconfortável. A elevação ativa é muito dolorosa e bastante restrita, sendo acompanhada por um arco doloroso. Enquanto a maioria dos pacientes com bursite subdeltoide-subacromial descreve uma origem mecânica como causa, a bursite bilateral, muitas vezes, manifesta-se em pacientes com artrite inflamatória.[233] O diagnóstico diferencial deve ser feito entre artrite gotosa, artrite séptica, fratura patológica ou luxação do ombro e estes podem ser diferenciados um do outro pelos sintomas que lhes acompanham. Independentemente da gravidade da dor, outras condições precisam ser descartadas. Essas incluem tendinite subescapular, lesão no peitoral maior, distensão no ligamento conoide-trapezoide e artrite GU inicial. A dor da bursite é geralmente reproduzida com abdução passiva em 180°, rotação interna passiva e adução horizontal passiva. O teste de resistência pode também produzir dor. Achados associados e predispostos também podem ser observados. Estes incluem escápula alada e postura da cabeça anteriorizada e do ombro curvado.

Com o ombro posicionado em extensão para expor mais a bolsa, a palpação da região do ombro pode revelar a sensibilidade dos tendões do manguito rotador e a sensibilidade da bolsa subdeltoide-subacromial sobre a cabeça umeral anterior.

A intervenção conservadora para essa condição envolve o uso de modalidades para controlar a dor e a inflamação e instruir o paciente para evitar a exacerbação.

Bursite subdeltoide-subacromial crônica primária. Dois tipos de bursite crônica primária são definidos:

1. O tipo causado pelas mudanças degenerativas – especialmente do supraespinal e da articulação AC – o que pode produzir um espaço reduzido para a bolsa e causar reação inflamatória.

2. O tipo causado por doenças sistêmicas, como a artrite reumatoide.

Na bursite primária crônica, a dor desenvolve-se de forma gradual, normalmente localizada na área do ombro e do deltoide lateral, podendo alastrar-se para a parte superior do braço. Os achados do exame objetivo incluem arco doloroso positivo em abdução ou flexão anterior, mas com o movimento completo em outras direções. Um ou mais testes de resistência são muitas vezes dolorosos, porém podem ser negativos se repetidos com uma tração inferior no braço.

A intervenção de escolha é uma série de infiltrações anestésicas locais.

Bursite subdeltoide-subacromial crônica secundária. É mais comum do que a primária e resulta de outras patologias do ombro, incluindo ruptura do ligamento coracoumeral medial. Similar à bursite crônica primária, a dor se desenvolve gradualmente no ombro e na região do deltoide lateral, mas pode ser irradiada para a parte superior do braço.

Os achados objetivos são os mesmos da bursite crônica primária; entretanto, no tipo secundário, outras patologias estão presentes e tornam o diagnóstico específico mais difícil.

A intervenção de escolha é similar à da bursite crônica primária, embora a lesão primária deva ser procurada e tratada.

Tendinite bicipital[233]

A tendinite da cabeça longa do bíceps ocorre com mais frequência como uma condição secundária relacionada a uma síndrome de impacto.[424,556] Como o tendão passa por baixo da borda anterior do acrômio, o impacto pode causar tendinopatia do bíceps, bem como problemas no manguito rotador. Além disso, a bainha do tendão do bíceps é uma extensão direta da articulação GU e as condições inflamatórias, como a artrite reumatoide, podem envolver esse tendão.

A dor associada a inflamação da cabeça longa do bíceps é tipicamente sentida junto à região lateral anterior do ombro com irradiação para o músculo do bíceps, e a sensibilidade é observada diretamente sobre o sulco bicipital. Os achados objetivos para essa condição incluem:

▶ ADMA e AMDP total, embora a dor seja, muitas vezes, relatada na amplitude final de flexão e abdução.

▶ Deslizamentos acessórios normais na articulação GU (negando a necessidade do uso de mobilizações articulares).[424,556]

▶ Dor na palpação do sulco bicipital enquanto o braço está em 10º de rotação interna.

▶ Dor com flexão resistida do cotovelo ou flexão anterior resistida do ombro.

▶ Dor no alongamento passivo do tendão do bíceps.

▶ Teste de Speed positivo.

A intervenção conservadora para a tendinite do bíceps secundária ao impacto crônico é similar àquela descrita para a tendinite do manguito rotador. Inclui modalidades eletroterapêuticas, agentes físicos, AINEs, MFT e alongamento suave dos tecidos contráteis. Deve-se ter cuidado com a MFT para não aumentar o tecido inflamatório de forma aguda ou crônica. Quando a dor e a inflamação estão sob controle, o paciente avança para exercícios de ADM com amplitudes livres de dor. O fortalecimento intensivo é iniciado quando a ADMA livre de dor tiver sido restaurada.

Subluxação do tendão do bíceps

A cabeça longa do tendão do bíceps, com seu ponto proximal de saída a um ângulo de 30 a 40º da linha reta do tendão e do túnel, oscila de um lado do sulco para o outro durante os movimentos de rotação interna e externa do úmero.[24] Se o sulco é superficial, o tendão pode forçar seu curso sobre o tubérculo maior ou menor, rompendo o ligamento umeral transverso durante o processo. A subluxação repetida desgasta o tubérculo e aumenta a frequência da subluxação. Se o sulco é superficial e estreito, a pressão constante do tendão tem o potencial de causar tendinite ou mesmo ruptura do tendão.[24]

A dor, que muitas vezes não é grave, tem o mesmo padrão de referência que a tendinite bicipital. Um estalo é tipicamente sentido durante os movimentos de abdução e rotação externa, com redução do tendão ocorrendo com adução e rotação interna. Existe sensibilidade sobre o sulco bicipital, que segue o sulco à medida que o braço é rodado. Na rotação interna, o sulco está sob o coracoide e, durante a externa, encontra-se na linha ântero-medial.[24]

A intervenção depende muito da importância do esporte para o participante. O tipo conservador envolve o impedimento temporário da dor e dos movimentos que provocam o estalido e a aplicação da MFT. Nos casos graves, a intervenção cirúrgica pode ser indicada, oferecendo excelentes resultados.[24]

Ruptura da cabeça longa do bíceps

A ruptura total do bíceps é vista em pacientes de meia-idade. A condição geralmente resulta de infiltração repetidas de esteroides no sulco bicipital ou em casos de impacto crônico.[233] O tendão é avascular e, com sua fraqueza, rompe-se com uma quantidade mínima de força.

Os pacientes relatam ouvir ou sentir um "estalido" na hora da lesão. Normalmente, a ruptura é seguida por algumas semanas de dor branda a moderada, seguida pela resolução da dor e pela restauração da função normal.[233] Quando são feitas tentativas para contrair o bíceps, o ventre muscular desliza sobre o úmero distal, produzindo edema próximo do cotovelo, em vez de próximo do meio do braço: o chamado sinal de "Popeye". As limitações funcionais são incomuns após essa ruptura, especialmente na população mais velha, pois a cabeça curta do bíceps permanece intacta.[576] Em geral, há perda insignificante de flexão do cotovelo e de força na supinação.

Poucas vezes o reparo cirúrgico é indicado na população ativa mais jovem (< 50 anos). Com ou sem cirurgia, a ruptura da cabeça longa do bíceps aumenta o risco de desenvolver SIS. Isso é resultado da cabeça curta do bíceps que traciona a cabeça do úmero para cima, sem a presença da cabeça longa para prendê-la para baixo.

Padrão 4G: Distúrbios na mobilidade articular, na função motora, no desempenho muscular e na amplitude de movimento associados a fraturas

Osteólise atraumática da clavícula distal[54]

A osteólise atraumática da clavícula distal (OACD) foi descrita por Ehricht pela primeira vez em 1959.[577] Sua etiologia é uma lesão por estresse da clavícula distal devido a uma fratura inicial por estresse, seguida por mudanças císticas e erosivas secundárias à reabsorção óssea. A formação óssea subsequente e a remodelação não podem ocorrer devido ao estresse continuado na articulação.

Ela é mais comum em atletas envolvidos no treinamento com peso prolongado e parece estar aumentando. O recente aumento na incidência pode ser devido à ênfase nas rotinas de treinamento de força no esporte. Em um grupo de levantadores de peso dinamarqueses, a predominância foi considerada como sendo de 27% em comparação com um grupo-controle normal (não levantadores de peso).[578]

Os sintomas geralmente começam de forma gradual e são descritos como dor forte localizada na articulação AC, a qual tende a piorar no início do exercício e irradiar-se para dentro do deltoide e do trapézio. Supino, mergulho e apoios costumam ser os exercícios mais dolorosos. A abdução do braço além de 90º causa dor. Arremessar também é doloroso. No exame, há um ponto de sensibilidade e dor na articulação AC e com adução forçada do braço sobre o tórax. Os sintomas são bilaterais em 20% dos casos.

Os diagnósticos diferenciais mais comuns a serem considerados são espondilose cervical e doença do manguito rotador. A OACD pode ser distinguida da tendinite do manguito rotador pela infiltração seletiva de anestesia dentro da articulação AC. A ausência de dor com as manobras provocativas subsequentes à infiltração confirmam o diagnóstico.

A maioria dos pacientes com essa condição responde ao tratamento conservador e à modificação da atividade, com a maioria melhorando pela redução ou eliminação de suas atividades de treinamento de força.[578] Contudo, mesmo após vários anos depois de parar o treinamento de força, se ele for reiniciado no mesmo nível, os sintomas tendem a recorrer.[579,580] Outros aspectos da intervenção conservadora envolvem calor, AINEs, ADM e exercícios de alongamento e de fortalecimento. Estes devem ser feitos abaixo de 90° de abdução. O ultrassom tem sido aconselhado.[578] Ainda que seja uma alternativa, a infiltração intra-articular de esteroides não proporciona um sucesso duradouro. Ela é mais útil para ajudar no diagnóstico e no prognóstico do sucesso cirúrgico.

A falha na intervenção conservadora é indicação para o tratamento cirúrgico. Isso consiste de ressecção da clavícula distal, aberta ou artroscopicamente.

Fraturas na clavícula

As fraturas na clavícula geralmente resultam de uma queda sobre a mão estendida (QSME), queda ou impacto na região do ombro ou, com menos recorrência, de impacto direto.[65]

Os pacientes com fratura demonstram movimentos de ombro resguardados e têm dificuldade de elevar o braço além de 60°. Uma deformidade clavicular costuma ser observada. Há também sensibilidade acentuada à palpação ou percussão (batida óssea) sobre o local da fratura. A adução horizontal é dolorosa. O diagnóstico é confirmado pela radiografia.

A intervenção inclui a aproximação das extremidades da fratura pela imobilização com uma tipoia e bandagem em figura-de-oito durante 6 a 9 semanas. Usando a dor como guia, os exercícios de ADMA e ADMP para o ombro podem ser iniciados uma semana após o ajuste da bandagem em figura-de-oito. As mobilizações articulares são iniciadas imediatamente depois do período de imobilização e os exercícios de fortalecimento para os músculos deltoide e trapézio superior são prescritos quando apropriados.

Fraturas umerais proximais

Essa é a fratura mais comum do úmero. As fraturas umerais proximais envolvem o terço proximal do úmero e resultam de impacto direto à região anterior, lateral ou póstero-lateral do úmero ou de uma lesão de QSME.[581] A maioria dessas fraturas é estável, sem nenhum deslocamento significativo da fratura. Esse tipo é tratado de modo conservador, com ênfase no controle do edema distal e da rigidez e o movimento inicial no ombro para prevenir o desenvolvimento de artrofibrose secundária à imobilização prolongada.[582]

O braço costuma ser imobilizado em uma tipoia até que a dor e o desconforto cedam, muitas vezes depois de duas semanas. Os exercícios de ADMA para o punho e a mão são imediatamente iniciados. Os exercícios assistidos passivos e ativos para o ombro são iniciados uma semana depois da lesão. A união da fratura geralmente ocorre depois de 1 a 4 semanas. Isso pode ser testado fazendo o paciente ficar de pé com o braço envolvido ao seu lado com o cotovelo flexionado. O fisioterapeuta coloca uma das mãos na cabeça do úmero e roda suavemente esse osso com a outra mão. A unidade clínica é estabelecida quando os fragmentos da fratura movem-se em harmonia e o movimento fica livre de crepitação. Nesse ponto, exercícios de ADMA suaves são iniciados para o ombro e o cotovelo. Uma vez que a união clínica é confirmada pela radiografia (geralmente por volta de seis semanas), exercícios completos de ADMP para o ombro e o cotovelo são realizados, com os exercícios resistidos progressivos iniciados em 6 a 8 semanas.

Integração dos padrões 4B e 4D: Distúrbios na mobilidade articular, na função motora, no desempenho muscular e na amplitude de movimento, secundários a distúrbios posturais e disfunções dos tecidos conjuntivos

Discinesia escapular[583]

Os exercícios de fortalecimento e alongamento para os músculos escapulares são uma parte comum dos programas de reabilitação projetados para pessoas com disfunções no ombro. A discinesia escapular é uma alteração da postura ou movimento normal da escápula durante os movimentos escapuloumerais pareados. Suas causas são diversas (Tab. 14-50). Essa condição parece ser uma

TABELA 14-50 Causas potenciais da discinesia escapular

Causas potenciais	Exemplos
Anormalidade na postura ou lesão óssea	Protração escapular excessiva e depressão acromial em todos os estágios de movimentos que aumentam o risco de impacto Cifose excessiva em repouso Postura anteriorizada da cabeça cria tensão na musculatura anterior do pescoço, o que, por sua vez, facilita a posição anormal da escápula
Lesões na articulação acromioclavicular ou instabilidades	Pode alterar o centro de rotação da escápula, levando à mecânica defeituosa
Alterações na função muscular	As alterações envolvendo o serrátil anterior e o trapézio inferior são fontes comuns de distúrbio, especialmente em casos de impacto secundário O microtrauma devido à tensão excessiva nos músculos, fadiga e inibição devido à dor
Dano nervoso	Uma causa rara
Contraturas	Especialmente na musculatura anterior que se insere no processo coracoide (peitoral menor e cabeça curta do bíceps) pode criar inclinação anterior e inclinação avançada da escápula, assim como pode enrijecer a cápsula posterior e do latíssimo.

Dados de Kibler WB, McMullen J: Scapular dyskinesis and its relation to shoulder pain. *J Am Acad Orthop Surg* 11:142-151, 2003.

resposta inespecífica à disfunção do ombro porque nenhum padrão específico de discinesia está associado com o diagnóstico específico do ombro. Deve-se suspeitar dela em pacientes com lesão no ombro e pode ser identificada e classificada por meio do exame físico específico. Existem três tipos de discinesia escapular:

▶ O tipo I é caracterizado pela proeminência da borda escapular medial inferior.

▶ O tipo II apresenta protrusão de toda a borda medial.

▶ O tipo III possui translação superior de toda a escápula e proeminência da borda medial superior.

A avaliação do paciente inclui segmentos do tronco, quadril e função da extremidade inferior e análise da posição e movimento escapular. Pode haver dor no processo coracoide e toda a borda medial pode ser sensível com pontos-gatilho encontrados no trapézio superior. Pode haver, ainda, tecido cicatrizado doloroso encontrado na musculatura devido à discinesia de longa duração. O movimento sobre a articulação escapulotorácica deve ser suave, sem movimentos dolorosos ou rápidos, que são vistos com maior frequência durante a fase de abaixamento do braço. O teste de força abrange a compressão escapular isométrica, o TAS (teste de assistência escapular), o teste de retração escapular e o TDLE. Assim que todos os fatores envolvidos no distúrbio do ombro forem identificados, o tratamento pode começar na restauração da posição e do movimento escapular normal. Uma terapia mais extensa, incluindo fortalecimento, não deve ocorrer até que esse passo seja executado; caso contrário o ombro será trabalhado de maneira errada, o que pode causar dor.

A intervenção para discinesia escapular é direcionada para tratar as causas subjacentes e restaurar os padrões de ativação muscular escapulares normais usando os protocolos de reabilitação com base na cadeia cinética (Tab. 14-51).

Estalido da escápula
O termo *estalido da escápula* foi usado para descrever o cenário clínico de sensibilidade no ângulo súpero-medial da escápula, movimento escapulotorácico doloroso e crepitação escapulotorácica.[73,584-587] Raramente uma causa subjacente para a discinesia escapulotorácica é identificada. As etiologias incomuns do estalido da escápula incluem exostoses escapulares, má união da escápula ou fraturas na costela e deformidade de Sprengel.[585,588-590] A dor é relatada no ângulo súpero-medial da escápula, com ou sem crepitação escapulotorácica.

A intervenção para essa condição é baseada na causa. As causas comuns para essa patologia são: inflamação da bolsa entre a escápula e o tórax (bursite escapulotorácica), proeminência do ângulo súpero-medial da escápula e desequilíbrio muscular dos pivôs da escápula.[73,585-587,591-594]

Integração dos padrões 4B, 4C, 4F e 5F: Distúrbios na mobilidade articular, na função motora, no desempenho muscular e na amplitude de movimento secundários a distúrbios posturais, distúrbios espinais, disfunção da dor miofascial, síndrome do desfiladeiro torácico, síndrome da dor regional complexa e compressão nervosa periférica

Problemas posturais
Os pacientes com problemas posturais possuem limitação funcional associada com desequilíbrios musculares, mobilidade articular alterada repetitiva e dor. Os problemas posturais estão comumente associados com dor referida no ombro. A postura que mais refere dor nessa região é a cabeça anteriorizada (PCA) e ombros curvados. Essa postura é caracterizada pela hipertrofia do tórax anterior e musculatura cervical (incluindo o músculo peitoral menor e os músculos escalenos medial e anterior). A posição adotada na PCA pode comprometer o espaço no triângulo escaleno e causar compressão das estruturas neurovasculares, resultando em uma condição chamada síndrome do desfiladeiro torácico (SDT) (ver Cap. 23).[445]

Essa postura pode também causar restrições do tecido mole dos músculos anteriores do ombro, dos músculos suboccipitais e dos rotadores do ombro.[445] A intervenção inclui tratamento conservador da reeducação postural e exercícios para restaurar os padrões de sinergia normais para os depressores GU, para aumentar a estabilidade do ombro e facilitar a restauração funcional (ver Cap. 23). Os exercícios de estabilização cervical e torácica podem ser introduzidos, além da correção de quaisquer desequilíbrios musculares.

Dor referida
Ver Capítulo 9.

Síndrome escapulocostal
Embora essa síndrome tenha sido bem documentada,[595-597] ela é pouco entendida. A síndrome escapulocostal (SEC) é uma entesopatia (distúrbio da inserção de ligamentos, tendões, cápsulas articulares ou músculos para o osso) com origem no músculo serrátil posterior superior. Clinicamente, parece que essa condição é uma variedade distinta de fibromialgia.[597]

A SEC tem sido postulada como tendo muitas causas, incluindo:[597]

▶ Isquemia[598]

▶ Ponto-gatilho[595]

▶ Degeneração postural[599,600]

▶ Lentidão física[601]

Os achados clínicos incluem:[597]

▶ Dor de natureza cervicobraquial, descrita como ardente e dolorosa, é o sintoma mais comum.

▶ Movimentos ativos e passivos da cintura escapular são, geralmente, completos e livres de dor.

▶ Condicionamento físico total pobre.

A intervenção conservadora, que inclui infiltrações intralesionais e reabilitação física envolvendo ADM, fortalecimento e exercícios de condicionamento, foi mostrada em um estudo[597] como sendo bem-sucedida em 95,9% de 201 pacientes.

Síndrome do roubo subclávio
Ver Capítulo 9.

Síndrome da dor miofascial
A dor no ombro muitas vezes pode ser causada pela disfunção miofascial (Fig. 14-117). Os seguintes músculos são os mais envolvidos. As estratégias de intervenção para pontos-gatilho miofasciais são descritas no Capítulo 11.

Infraespinal. Esse músculo é causa frequente de dor miofascial no ombro, com os seus pontos-gatilho referindo, na maioria das

TABELA 14-51 Protocolo de reabilitação para a discinesia escapular

Fase	Intervenção
Aguda (0 a 3 semanas)	▶ Inicialmente, evitar movimentos dolorosos do braço e estabelecer o movimento escapular. ▶ Começar a mobilização do tecido mole, modalidades elétricas, ultrassom e alongamento assistido, se a inflexibilidade estiver limitando o movimento. Os músculos peitoral menor, levantador da escápula, trapézio superior, latíssimo do dorso, infraespinal e redondo menor são frequentemente inflexíveis como resultado do processo de lesão. ▶ Usar modalidades e técnicas de alongamento ativo, passivo-ativo assistido e de FNP para essas áreas. ▶ Começar levantamento de peso para a extremidade superior, exercícios na prancha de equilíbrio, relógio escapular, estabilização rítmica com bola e extensão isométrica de sustentação de peso para promover cocontrações seguras. ▶ Usar esses exercícios de cadeia cinética fechada em vários planos e níveis de elevação, mas coordená-los com o posicionamento escapular apropriado. ▶ Iniciar exercícios de movimento escapular sem elevação do braço. ▶ Usar flexão do tronco e rotação anterior para facilitar a protração escapular e a extensão ativa do tronco, rotação para trás e extensão do quadril para facilitar a retração escapular. Essas mudanças posturais requerem que o paciente assuma uma postura em pé avançado para o lado contralateral e desloque ativamente o peso do corpo para a frente para protração e para trás para retração. Os pacientes que não conseguem impulsionar o movimento do tronco com os quadris a partir dessa postura podem ativamente oscilar para a frente e para trás a cada movimento recíproco. ▶ Adicionar movimento do braço aos exercícios de movimento escapular, pois o movimento escapular melhora o restabelecimento dos padrões de movimentos acoplados escapuloumerais. Manter o braço próximo ao corpo inicialmente para minimizar a carga intrínseca. ▶ Enfatizar os exercícios para o abdominal inferior e extensor do quadril a partir da posição de pé. Esses grupos musculares ajudam a estabilizar o centro (*core*) e são fundamentais para estabelecer a postura torácica. ▶ O movimento escapular ativo total é, muitas vezes, limitado pela inflexibilidade e pelas restrições miofasciais. Essas limitações dos tecidos moles devem ser aliviadas para a reabilitação escapular bem-sucedida. A dor e a restrição do movimento associadas com essas condições limita a progressão da reabilitação e gera padrões de compensação muscular, impacto e possível lesão na articulação glenoumeral.
Recuperação (3 a 8 semanas)	A estabilidade proximal e a ativação muscular são imperiosas para o movimento escapular apropriado e fortalecimento. Este depende do movimento e o movimento depende da postura. ▶ Manter a ênfase nos exercícios para os abdominais inferiores e extensores do quadril junto com exercícios de flexibilidade para os estabilizadores escapulares. ▶ Aumentar as cargas sobre os exercícios de cadeia cinética fechada, como apoios na parede, apoio na mesa de exame e apoio em prono modificados. ▶ Aumentar o nível de elevação do braço nos exercícios de cadeia cinética fechada assim que o controle escapular melhorar. Posicionar o paciente para os exercícios de cadeia cinética fechada colocando a mão sobre a mesa de exame, parede ou outro objeto e movendo o corpo em relação à mão fixada para definir o plano e o grau de elevação. Esse método assegura a posição escapular apropriada relativa à posição do braço. Se o posicionamento escapular normal não puder ser alcançado dessa maneira, a posição do braço requer ajustes. ▶ Adicionar elevação do braço e padrões de rotação para os exercícios de movimento escapular, quando capaz. ▶ Usar padrões diagonais, plano escapular e flexão. Avançar para a abdução ativa. Se as cargas intrínsecas forem muito pesadas com a introdução da elevação ativa, usar exercícios com carga axial como transição para os exercícios de cadeia cinética aberta. Nesses exercícios, o paciente aplica uma carga moderada na extremidade superior, como nos exercícios de cadeia cinética fechada, mas desliza também o braço em elevação. Deslizamentos na parede e na mesa de exame são exemplos. Incorporar movimento de tronco e quadril junto a esses exercícios. ▶ Começar os exercícios com o tubo elástico usando extensão do quadril e do tronco com retração do quadril e flexão do tronco com protração. Usar vários ângulos de tração e planos de movimento. Não enfatizar a tração para cima até que a dominância do trapézio superior seja eliminada. ▶ Quando o acoplamento escapuloumeral e o controle são atingidos, exercícios de socos com halteres podem ser introduzidos. ▶ Usar passos complementares para incorporar a contribuição da cadeia cinética e movimentos recíprocos. ▶ Variar a altura dos golpes enquanto mantém o controle escapular. ▶ Usar exercícios de investida com halteres para alcançar a sincronia e a coordenação da cadeia cinética. Variar o nível de elevação do braço, a quantidade de rotação externa e o grau de flexão do cotovelo quando de pé, ou retornar para a posição para aumentar a demanda funcional sobre os músculos escapulares. Variar a direção da investida para diversificar o plano do movimento escapular. Evitar compensações capsulares como "alada" ou "encolher". Se a compensação ocorrer, reduzir a carga até que haja movimento escapular apropriado e congruência escapulotorácica durante a realização do exercício.
Funcional (6 a 10 semanas)	▶ Quando há bom controle e movimento escapular por toda a amplitude de elevação do ombro, iniciar os exercícios pliométricos, como arremessos e pegadas de *medicine ball* e pliométricos com tubo.

(continua)

TABELA 14-51 Protocolo de reabilitação para a discinesia escapular (*continuação*)

Fase	Intervenção
	▶ Continuar incluindo a ativação da cadeia cinética. Mover para vários planos assim que o controle escapular aumentar.
	▶ Movimentos lentos, habilidosos e resistidos de esporte, como movimento de arremesso, são boas atividades para promover a estabilização da cadeia cinética enquanto sobrecarrega dinamicamente os músculos escapulares.
	▶ Exercícios como desenvolvimento completo e socos com halteres acima da cabeça, em vários planos, são exercícios avançados que requerem bom controle escapular através da ADM total e sobrecarregada da articulação glenoumeral.
	▶ Adicionar progressivamente resistência externa para os exercícios introduzidos mais cedo nesse programa. O volume de trabalho se torna uma progressão, assim como a dificuldade do exercício e a quantidade de resistência.
	▶ Desafiar a estabilidade da extremidade inferior usando pranchas de equilíbrio, trampolim, pranchas de deslizamento e aumentos na carga sobre a musculatura escapular sem descuidar dos movimentos funcionais.

Cohen BS, Romeo AA, Bach BR: Shoulder injuries. In: Brotzman SB, Wilk KE, eds.: *Clinical Orthopaedic Rehabilitation*. Philadelphia, PA: Mosby, 2003:125-250. Com permissão de Mosby.

vezes, dor profunda na articulação do ombro. Devido à gravidade da dor referida dos pontos-gatilho musculares, ela é muitas vezes mal diagnosticada como bursite subdeltoide ou tendinite do supraespinal.

A dor também pode ser percebida no ombro anterior e a região ântero-superior do braço. Em casos extremos, pode referir-se a área do extensor do antebraço e para dentro da mão.

Os achados clínicos incluem:[602]

▶ História de dificuldade para dormir no lado envolvido ou pressão sobre os pontos-gatilho. Dormir sobre o lado envolvido também pode produzir dor por causa do alongamento do músculo. Apoiar o braço envolvido em um travesseiro enquanto dorme sobre o lado não envolvido é uma ajuda significativa.

▶ Rotação interna limitada e adução do ombro, incluindo adução horizontal, em casos graves.

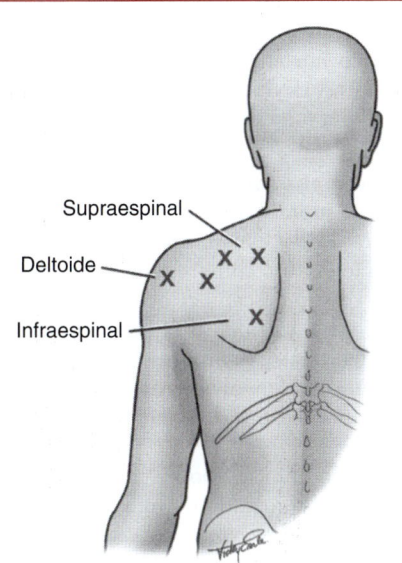

FIGURA 14-117 Local dos pontos-gatilho que podem referir dor no ombro. (Reproduzida, com permissão, de Brukner P e Khan K: *Clinical Sports Medicine*, 3rd edn. Sydney, Austrália: McGraw-Hill, 2007:271.)

▶ Fadiga do músculo da cintura escapular, em vez de fraqueza. A dor é provocada no teste resistido dos músculos infraespinal e deltoide posterior e médio.

▶ Força de preensão diminuída.

▶ Sinais positivos de impacto subacromial devido à disfunção do infraespinal.

Deltoide anterior. Os pontos-gatilho no deltoide anterior referem tipicamente dor e sensibilidade na área do próprio músculo. Os achados incluem rotação externa diminuída e extensão do ombro.

Deltoide posterior. Os pontos-gatilho nesse músculo (localizados posteriormente à cabeça do úmero) e no levantador da escápula são a causa mais frequente de dor miogênica no ombro posterior.[602] Ela é provocada no teste resistido e atinge anteriormente por sobre o ombro oposto e em direção à extremidade da rotação externa enquanto o braço está abduzido em 90° por causa da reação de encurtamento no músculo.[602]

Levantador da escápula. Esse músculo é uma das fontes miofasciais mais frequentes de dor no ombro e no pescoço. A dor é referida na base do pescoço, na articulação do ombro posterior sobre a área da cabeça do úmero e junto à borda escapular medial.

Os achados clínicos incluem:

▶ Rotação ipsilateral miofascial dolorosa do pescoço.

▶ Limitação da abdução total do ombro acompanhada pela reprodução da dor na região posterior.[602]

Esses pontos-gatilho são ativados ao segurar o telefone entre o ombro e a orelha; dormir com a cabeça sobre o braço do sofá, o que causa deformação de alongamento prolongada do músculo; estresse postural devido à assimetria da cintura escapular e sofrimento psicológico.[602]

Escalenos. O padrão de dor é similar para os três escalenos e pode incluir o tórax anterior, o braço superior ântero-lateral e posteriormente, os dedos polegar e indicador e a área escapular medial.[602] A sensibilidade é referida na fossa infraclavicular e desaparece imediatamente após a desativação dos pontos-gatilho.

Supraespinal. Raramente ocorrendo isolados, os pontos-gatilho no supraespinal referem dor à volta da área do ombro, em particular na região deltoide média e no epicôndilo lateral do úmero. Quando o músculo está envolvido de forma menos intensa, o paciente tem dificuldade para abduzir o ombro de modo completo. Como já descrito, a disfunção do supraespinal pode ter consequências de grande alcance na biomecânica do ombro.

Subescapular. A dor em pontos-gatilho subescapulares é sentida em repouso ou em movimento sobre a região do posterior ombro. A dor pode, também, estender-se sobre a escápula e o braço póstero-medial, bem distante, até o punho.

Os achados clínicos incluem:

▶ Abdução do ombro dolorosa e limitada, em especial se a rotação externa do braço for adicionada ao movimento.

▶ Adução do ombro e rotação interna resistidas dolorosas.

▶ Deslizamento posterior da articulação GU diminuído.

▶ Sinais de impacto subacromial positivos.

Trapézio. Os pontos-gatilho do trapézio são encontrados no trapézio superior próximo da clavícula distal e na borda inferior do trapézio inferior, próximo à borda escapular medial. Ambas as áreas referem dor e sensibilidade no topo do ombro sobre o acrômio.[602] Esses pontos-gatilho causam sensibilidade dos ligamentos da articulação AC. Pontos-gatilho no trapézio inferior referem dor dentro da parte ipsilateral posterior do pescoço e região suboccipital.[602]

Síndrome do desfiladeiro torácico

A queixa principal da SDT é dor difusa no braço e no ombro, em especial quando aquele está elevado além de 90°. Sintomas potenciais incluem dor localizada no pescoço, face, cabeça, extremidade superior, tórax, ombro ou axila, bem como parestesias da extremidade superior, entorpecimento, fraqueza, pressão, cansaço, edema, opacidade, ulceração ou o fenômeno de Raynaud. Essa síndrome é descrita no Capítulo 23.

Paralisia da muleta

A paralisia compressiva do plexo braquial após o uso de muletas axilares é rara, porém é bem reconhecida. Há uma série de relatos documentados de neuropatias compressivas originando-se do uso incorreto de muletas axilares, a chamada "paralisia da muleta".[603-605] O diagnóstico é feito clinicamente obtendo-se uma história cuidadosa e executando um exame físico. Isso inclui observação do paciente durante a movimentação com muletas e analisando a axila para sinais de irritação crônica, como hiperpigmentação e hipertrofia da pele. O exame neurológico detalhado costuma ser o suficiente para determinar os ramos terminais envolvidos e o nível do envolvimento.[603]

O uso incorreto das muletas axilares, com sustentação excessiva de peso sobre a barra axilar, leva a um aumento de sete vezes da força exercida sobre a axila.[606]

Síndrome da dor regional complexa (ombro/mão)

Essa condição é descrita em detalhes no Capítulo 16.

Radiculite cervical

O início da radiculite cervical (ver Cap. 20) pode ser gradual ou traumático, ou secundário a doenças do ombro, como capsulite adesiva.[244,607]

O paciente relata uma ampla variedade de sintomas, que variam de desconforto brando à dor grave que está associada com restrições de movimento do pescoço, em particular hiperextensão e rotação.[56,608] De forma objetiva, pode haver perda de lordose cervical com espasmo muscular paravertebral associado. A palpação pode revelar sensibilidade sobre a região posterior do pescoço, exacerbando os sintomas radiculares no braço.[609] O teste de força muscular, sensação e reflexos do tendão profundo ajudam a confirmar o diagnóstico.

A intervenção conservadora consiste de controle da dor e da inflamação por meio de repouso e modificação da atividade. O paciente é instruído sobre as posições a serem evitadas, incluindo rotação para o lado envolvido e extensão do pescoço. Assim que a dor estiver controlada, o programa avança para ADM cervical e exercícios de fortalecimento, educação postural, fortalecimento e condicionamento geral das extremidades superiores.

Compressão do nervo periférico

Há várias neuropatias do nervo periférico na região do ombro (Tabs. 14-12 e 14-52).

Síndrome do espaço quadrilateral. A síndrome do espaço quadrilateral idiopática trata-se de uma compressão do nervo axilar quando ele passa com a artéria circunflexa posterior através do espaço quadrilateral, é rara.

A apresentação clínica inclui:[568]

▶ Desconforto mal localizado, vago, no ombro.

▶ Dor com fadiga quando o paciente tenta manter o braço acima do nível do ombro.

▶ Parestesias em padrão não dermatômico.

▶ Sensibilidade à palpação no espaço quadrilateral.[610]

A intervenção inicial é conservadora e inclui repouso, relaxantes musculares e AINEs. A cirurgia será necessária se não houver melhora em 3 a 6 meses.[610]

Lesão do nervo supraescapular. Existem vários mecanismos de lesão do nervo supraescapular. Estes incluem tração de compressão e laceração.[611] Um impacto direto no ponto de Erb pode causar lesão do tipo compressão.[611] A neuropatia de compressão do nervo supraescapular ocorre muitas vezes na incisura escapular, sob o ligamento capsular transverso, ou na incisura espinoglenoidal. A compressão ocorre devido a inflamação extraneural, desenvolvimento de lipoma ou cisto, cicatrização após a ressecção da clavícula distal e compressão do ligamento.[612-615]

Devido a sua localização, pode ser mal diagnosticada como tendinite do manguito rotador, ruptura do manguito rotador ou doença do disco cervical.[616,617]

A causa para essa compressão pode ser trauma agudo resultante de uma QSME, fratura escapular ou lesões por esforço repetitivo envolvendo movimentos acima da cabeça.[613,617,618]

TABELA 14-52 Neuropatias periféricas no ombro

Raiz nervosa envolvida	Fraqueza muscular	Alteração sensorial	Reflexos envolvidos	Mecanismo
Nervo supraescapular (C5-C6)	Supraespinal, infraespinal (rotação externa)	Região superior do ombro a partir da clavícula para a espinha da escápula Dor na região posterior do ombro irradiando-se para o braço	Nenhum	Compressão Tração (protração escapular mais adução horizontal) Golpe direto Lesão que ocupa espaço
Nervo axilar (circunflexo) (medula posterior; C5-C6)	Deltoide, redondo menor (abdução)	Área do deltoide Dor no ombro anterior	Nenhum	Luxação GU anterior Fratura do colo cirúrgico do úmero Abdução forçada
Nervo radial (C5-C8, T1)	Tríceps, extensores do punho, extensores do dedo (extensão do ombro, punho e da mão)	Região posterior da mão	Tríceps	Fratura da diáfise do úmero Pressão direta (p. ex., paralisia da muleta)
Nervo torácico longo (C5-C6, C7)	Serrátil anterior (controle escapular)			Golpe direto Tração Compressão contra a parede torácica interna (lesão da mochila) Esforço pesado sobre a altura do ombro Esforço repetitivo
Nervo musculocutâneo (C5-C7)	Coracobraquial, bíceps, braquial (flexão do cotovelo)	Região lateral do antebraço	Bíceps	Compressão Hipertrofia muscular Golpe direto Fratura (clavícula e úmero) Luxação (anterior) Cirurgia no ombro
Nervo acessório espinal (nervo craniano XI: C3-C4)	Trapézio (elevação do ombro)	Possíveis sintomas no plexo braquial por causa da queda do ombro Ombro doloroso	Nenhum	Golpe direto Tração (depressão no ombro e rotação do pescoço para o lado oposto)
Nervo subescapular (medula posterior; C5-C6)	Subescapular, redondo maior (rotação interna)	Nenhuma	Nenhum	Impacto direto Tração
Nervo escapular dorsal (C5)	Levantador da escápula, romboide maior, romboide menor (retração e elevação escapular)	Nenhuma	Nenhum	Golpe direto Compressão
Nervo peitoral lateral (C5-C6)	Peitoral maior, peitoral menor	Nenhuma	Nenhum	Golpe direto
Nervo toracodorsal (C6-C7, C8)	Latíssimo do dorso	Nenhuma	Nenhum	Golpe direto
Nervo supraclavicular	–	Dor clavicular leve Perda sensorial sobre o ombro anterior		Compressão

Dados de Magee DJ: *Orthopedic Physical Assessment*, 5th edn. Philadelphia, PA: WB Saunders, 2008.

O nervo supraescapular é um nervo misto. Assim, a apresentação do paciente geralmente inclui:

▶ Dor intensa nas regiões posterior e lateral do ombro, que pode ter uma qualidade ardente.

▶ Atrofia e fraqueza muscular do supraespinal e do infraespinal.

▶ Mudanças na biomecânica GU com aumento da elevação da escápula ocorrendo durante a elevação do braço. Isso pode produzir achados como impacto e complicar o diagnóstico.

▶ A rotação externa total da articulação GU e adução horizontal passiva são dolorosas.[266] A EMG é o teste definitivo para a neuropatia supraescapular.[619]

A intervenção conservadora inclui repouso, gelo, analgésicos e uma série de infiltrações perineurais de corticoesteroides para reduzir a inflamação neural. Um programa de exercícios domiciliar de fortalecimento do pivô escapular, coordenação escapuloumeral e treinamento específico da atividade pode ser indicado.[614]

A intervenção cirúrgica, envolvendo neurólise, remoção do cisto ou a excisão do ligamento escapular transverso é indicada, se os sintomas persistirem.

Lesão no nervo acessório. O nervo acessório é formado pela união do nervo craniano XI e pelas raízes nervosas espinais de C3 e C4 e inerva os músculos trapézio e esternoclematoide (ECM). Assim, a disfunção do nervo causa paralisia de um e de outro.

Lesões isoladas nesse nervo resultam das forças que agem sobre a articulação GU. As lesões combinadas do nervo axilar resultam das forças que agem amplamente sobre a articulação escapulotorácica. Essas lesões estão associadas a fraturas da clavícula e/ou escápula e lesões vasculares subclávias.[620]

O curso superficial do nervo torna-o suscetível a lesões durante os procedimentos operatórios ou o trauma fechado.[621] O nervo acessório também é vulnerável a lesões do tipo alongamento,[622,623] como durante a manipulação do ombro sob anestesia.[439] Contudo, as lesões do tipo alongamento nem sempre envolvem o ECM.[624] A paresia do nervo acessório pode resultar também de patologias graves, como tumor na base do crânio ou de cirurgias.[48]

Os achados clínicos para essa condição incluem:

▶ Dor no pescoço, no ombro e na escápula medial.
▶ Redução da lordose cervical.
▶ Escápula rodada de maneira descendente.
▶ Escápula alada.
▶ Fraqueza do trapézio, em especial com elevação ativa do braço.

O teste de confirmação inclui adução resistida da escápula enquanto o fisioterapeuta aplica pressão contrária na borda medial do ângulo escapular inferior. Isso realça a fraqueza no lado afetado.

A intervenção conservadora para essa condição envolve instruir o paciente para evitar tração no nervo, fortalecimento específico do trapézio superior, médio e inferior, estimulação elétrica neuromuscular (EENM) para o trapézio superior e inferior, FNP escapular, exercícios de estabilização escapular em decúbito ventral sobre os cotovelos (Fig. 14-95) e fortalecimento da elevação do ombro. A bandagem funcional de McConnell é também usada para facilitar o músculo trapézio médio e inferior.[439]

Lesão no nervo torácico longo. As lesões no nervo torácico longo são comuns e constituem lesão do nervo periférico mais recorrente no ombro. Suas duas causas mais frequentes são trauma resultante de carregar um objeto pesado sobre o ombro ou mudança idiopática. Outras causas incluem pós-infecção, pós-infiltração, pós-parto e pós-operatória.[625] De maneira similar à outra lesão no nervo periférico, o trauma pode ser um golpe direto ou uma força de tração no nervo. A lesão por tração pode ocorrer quando há rotação simultânea da cabeça, inclinação lateral e flexão para longe do lado afetado, com o braço posicionado acima da cabeça.[85,614,626] Outros mecanismos que foram atribuídos à disfunção do nervo torácico longo incluem levantar pesos acima da cabeça, dar uma tacada no golfe e sacar no tênis.[84]

A apresentação clínica inclui:

▶ Dor difusa no pescoço e na região da escápula.
▶ A incapacidade de elevar por completo o braço acima da cabeça.
▶ Flexão e abdução do ombro são fracas e limitadas na ADMA devido à perda da força acoplada do serrátil anterior-trapézio.

O fisioterapeuta deve observar a escápula alada quando for testar o músculo serrátil anterior.

A intervenção conservadora inclui a proteção do serrátil anterior com ortótico ou restrição,[85,87,625] estimulação galvânica para o serrátil anterior, estímulo tátil,[627] exercícios de fortalecimento para os músculos romboide, peitoral, trapézio e serrátil anterior.[84,614,628] O índice médio de retorno varia de 3 a 7 meses[625,629] a 2 anos.[84]

Lesão no nervo axilar. As lesões no nervo axilar podem resultar de uma luxação GU aguda, cirurgia no complexo GU, trauma fechado na axila, hematoma secundário e formação fibrosa, compressão e tracionamento.[614,630-632]

A apresentação clínica inclui:

▶ Dor profunda na axila, ou no ombro anterior no caso de luxação GU.
▶ Formigamento na região do deltoide no ombro.
▶ A atrofia pode ser observada no deltoide e no redondo maior.
▶ Fraqueza quando eleva o braço em flexão e abdução.[614]
▶ O teste muscular manual revela fraqueza do deltoide e do redondo menor.
▶ O teste sensorial realça a perda de sensação na região deltoide lateral.

O teste diagnóstico para essa lesão compreende o paciente para abduzir o braço em 90° e trazê-lo de volta na extensão horizontal. O paciente com lesão axilar não consegue executar esse movimento.[633] A intervenção para essa lesão é, inicialmente, conservadora, consistindo de modalidades térmicas, proteção e exercícios de fortalecimento.[614] A exploração cirúrgica é indicada em casos de desnervação completa.

Lesão no nervo escapular posterior (dorsal). Essa lesão pode resultar da postura anteriorizada da cabeça e do pescoço. Isso aumenta a tensão na coluna cervical anterior, produzindo o potencial para a hipertonicidade e hipertrofia do escaleno medial.[612] A queixa principal costuma ser dor escapular que se irradia para o ombro lateral e o braço.

Lesão no nervo musculocutâneo. Embora rara, uma lesão isolada nesse nervo pode resultar em fraqueza do bíceps, coracobraquial e braquial. A lesão pode resultar da demanda de trabalho físico envolvendo flexão do ombro e flexão repetitiva do cotovelo com o antebraço pronado.[630,634,635]

A apresentação clínica inclui:

▶ Relatos: atrofia muscular e mudanças sensoriais para a porção lateral do antebraço.
▶ Fraqueza do bíceps, braquial e coracobraquial.
▶ Redução do reflexo do bíceps.
▶ Sensação diminuída no antebraço lateral.
▶ Estudo EMG positivo.

A intervenção conservadora inclui cessar a atividade extenuante e retornar de forma gradual à atividade após a resolução dos sintomas.[635]

Tensão neural adversa. É uma resposta anormal aos estímulos mecânicos do tecido neural (ver Cap. 12).[636,637] A articulação GU pode ser fonte de tensão neurológica devido à sua instabilidade multidirecional, a trauma direto ou postura pobre e tensão resultante sobre o plexo braquial.[244,638] Os movimentos de rotação externa e depressão, assim como a flexão lateral da coluna cervical para longe do lado testado, alongam o plexo braquial. Muitas vezes o paciente adota posturas para compensar as estruturas neurológicas tensas e aliviar a tensão sobre essa área. Uma dessas posturas adaptativas mais comuns é a elevação da cintura escapular.

As adesões do plexo braquial podem ser detectadas usando os testes de tensão para membro superior (TTMS) 1 e 2 (ver Cap. 12).[637]

Técnicas terapêuticas

Técnicas para aumentar a mobilidade articular

Com algumas ligeiras variações, as mesmas técnicas que são usadas para examinar deslizamentos articulares do complexo do ombro podem ser usadas para mobilizar as articulações, com o fisioterapeuta variando a intensidade das mobilizações com base na resposta do paciente e o estágio de cicatrização do tecido.

A mobilização articular é preferível ao alongamento, pois proporciona um alongamento preciso para uma parte específica da cápsula. Além disso, também pode ser executada com menos dor, carga reduzida sobre outras estruturas periarticulares e menos forças compressivas sobre estruturas articulares[420,639] quando comparada com o alongamento fisiológico.[1] Pesquisadores sugeriram que a mobilização articular, especialmente o deslizamento posterior, pode ter um importante papel na restauração da extensibilidade capsular na síndrome do impacto primário do ombro[219,227] ao prevenir ou alongar as ligações cruzadas de colágeno anormais,[280] rompendo aderências,[640] reduzindo o edema[641] ou a dor.[642] Além da articulação GU, o fisioterapeuta deve assegurar que a mobilidade nas articulações AC, EC e escapulotorácica estejam normais.

Kaltenborn[299] salientou a importância de promover deslizamentos articulares para aumentar a mobilidade capsular e da prevenção da compressão articular e da lesão dos tecidos moles periarticulares que podem ocorrer com mobilizações angulares de alavanca longa.[429] Alongamentos manuais sustentados são particularmente efetivos na reaquisição do movimento.[1,643,644] O alongamento prolongado, com carga baixa, produz alongamento plástico dos tecidos como oposição à alta resistência de tensão do alongamento curto de carga alta[440,645] (i. e., o braço é levado ao final da amplitude, forçado ligeiramente além desse alcance, e mantido na posição por 10 a 20 segundos).

Mobilização fisiológica passiva específica: úmero e escápula

Técnica do quadrante

A técnica do quadrante, previamente descrita como o teste de travamento ou bloqueio (testes especiais para ombro) pode também ser usada como técnica de mobilização, ajustando-se a intensidade de acordo com a irritabilidade da condição. Se a dor for grave, o grau IV (técnicas de oscilação pequenas no final da resistência do tecido) é usado. Se essa abordagem diminuir a dor, é reaplicada e reavaliada. Se a intervenção não produzir nenhuma mudança nos sintomas, o fisioterapeuta aumenta o grau ligeiramente ou aumenta o vigor e reavalia. Se a intervenção aumentar a dor, ele continua com a mesma intervenção, porém em nível mais baixo.

O paciente é posicionado em supino com a cabeça sustentada em um travesseiro. Usando uma pegada em forma de gancho, o fisioterapeuta palpa e estabiliza a cintura escapular posterior e anteriormente com uma das mãos, enquanto segura o cotovelo com a outra mão (ver Fig. 14-55). A partir dessa posição, ele passivamente estende, abduz e roda internamente o úmero na articulação GU enquanto mantém a posição fixada da escápula e da clavícula. Uma "protuberância" será encontrada, necessitando de uma leve adução horizontal e rotação externa do úmero.[646] O fisioterapeuta continua a elevar o úmero em abdução e rotação externa até o limite da ADM fisiológica ter sido atingido.

Assim que a técnica tiver sido concluída, o fisioterapeuta executa flexão/abdução (grande amplitude, pouca resistência) para aliviar a irritação da intervenção.

Assistência escapular

O fisioterapeuta fica de pé na frente do paciente e estabiliza sua escápula com uma das mãos. Enquanto o paciente eleva o braço, o movimento dessa estrutura é assistido pelo profissional que aplica uma força compressiva sobre ela com uma das mãos ao mesmo tempo que estabiliza a articulação AC com a outra (Fig. 14-118). Uma técnica similar pode ser usada para aumentar o movimento na amplitude final de elevação do braço (Fig. 14-119). Essa é uma boa técnica para adquirir ADM durante o período em que os controladores escapulares estão sendo fortalecidos, mas ainda não atingiram o ponto em que estão aptos a trabalhar de forma independente.

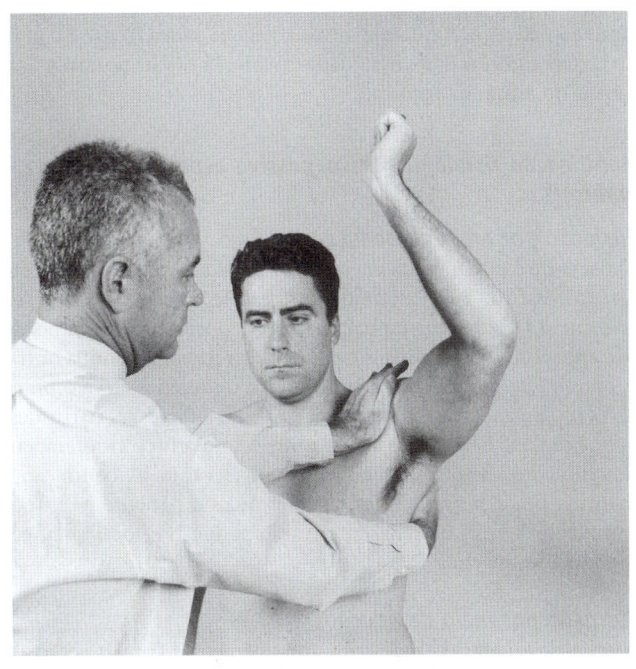

FIGURA 14-118 Assistência escapular nas amplitudes médias.

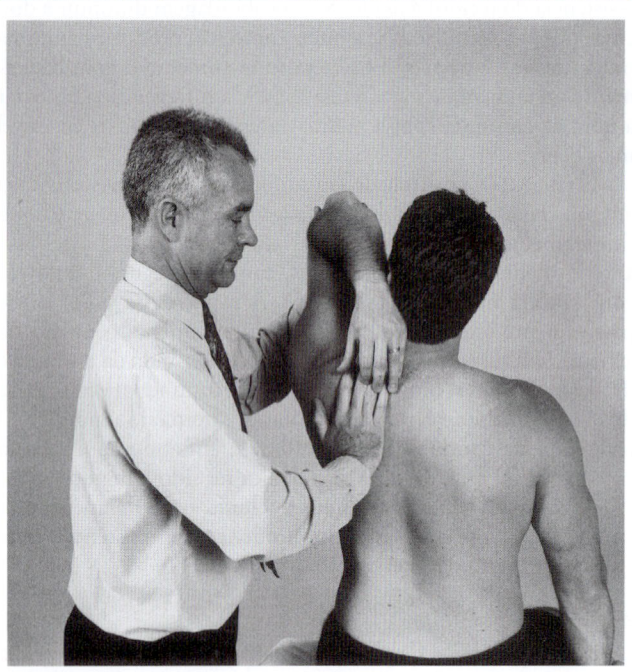

FIGURA 14-119 Assistência escapular na extremidade da amplitude.

Alongamento da cápsula posterior[153]

O paciente está deitado em decúbito lateral com o ombro afetado na direção da mesa de exame e o braço em 90° de flexão anterior. Ele é solicitado a rolar o corpo para a frente em um ângulo de 45°. Nesse ponto a escápula alada deve ser observada. O fisioterapeuta fica atrás do paciente e aplica pressão com a palma da mão na borda medial da escápula, que é deprimida em direção ao tórax posterior invertendo a escápula alada, com a quantidade de pressão escapular calibrada pela posição do fisioterapeuta em relação ao paciente. A quantidade de rolagem para a frente e o grau de flexão anterior da extremidade envolvida são importantes variáveis no ajuste da técnica.

Mobilização fisiológica ativa/passiva específica para o ombro[646]

Elevação por meio de abdução

O paciente é posicionado em supino com a cabeça sustentada em um travesseiro. Sua extremidade superior é aduzida sobre seu abdome. O fisioterapeuta palpa a região posterior do punho do paciente com uma das mãos e o antebraço proximal com a outra. A barreira de movimento é localizada, e o paciente eleva o braço no plano escapular até o limite da ADM fisiológica. A partir dessa posição, ele é instruído a ficar imóvel enquanto o fisioterapeuta aplica uma leve resistência em mais elevação. A contração é mantida por 3 a 5 segundos, após os quais o paciente relaxa por completo. A nova barreira de elevação/abdução é localizada, e a mobilização, repetida.

Elevação por meio de adução

A técnica é idêntica à descrita anteriormente, com exceção de que o componente de abdução é substituído pelo da adução, de modo que o paciente executa a combinação de elevação e adução.

Mobilizações com movimento[647]

Elevação diminuída

O paciente permanece sentado enquanto o fisioterapeuta fica de pé junto às suas costas, ao lado não envolvido. Este coloca uma das mãos sobre a escápula envolvida, e a outra, põe à frente do paciente sobre a eminência tenar ou mesmo um cinto, como na Figura 14-120, na região anterior da cabeça do úmero do ombro envolvido. O paciente é solicitado a elevar seu braço enquanto o fisioterapeuta aplica um deslizamento posterior na cabeça do úmero (evitando pressionar sobre o processo coracoide sensível). Se essa técnica for bem-sucedida, o paciente pode segurar um peso enquanto eleva o braço.

Rotação interna diminuída

O paciente senta com suas mãos o mais atrás nas costas possível. O fisioterapeuta fica de pé, de frente para ele, no lado envolvido, e coloca uma das mãos na dobra do cotovelo do paciente e o espaço interdigital da outra em sua axila para estabilizar a escápula usando uma garra lumbrical (Fig. 14-121). Enquanto mantém a estabilização da escápula, ele desliza o úmero inferiormente na fossa glenoide com a mão no cotovelo e aplica uma força de adução pressionando seu abdome contra o paciente (ver Fig. 14-121) quando este roda internamente o ombro (usando sua outra mão para ajudar, se for necessário). A técnica também pode ser executada com um cinto (Fig. 14-122).

Técnicas para aumentar a extensibilidade do tecido mole

Técnicas de Spencer[648]

As técnicas de Spencer são uma série de técnicas de alongamentos suaves. Elas são usadas para aumentar o movimento do ombro em situações nas quais a restrição é o resultado de músculos hipertônicos, capsulite adesiva inicial, fraturas consolidadas e luxa-

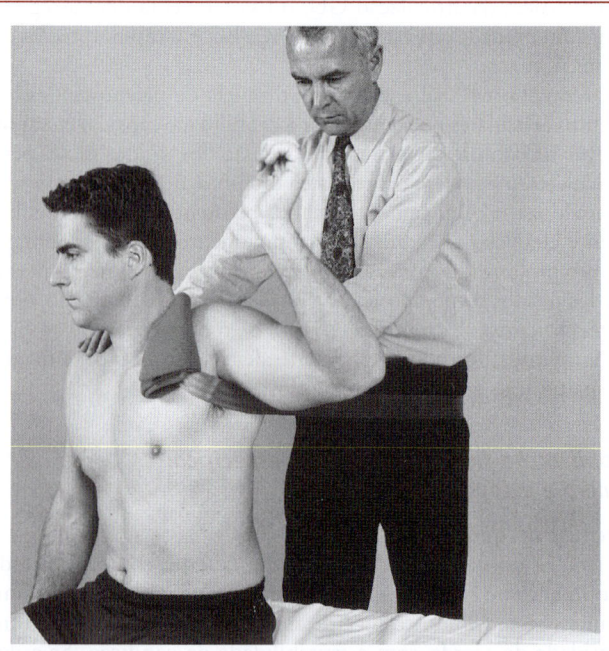

FIGURA 14-120 Mobilização com movimento para aumentar a elevação.

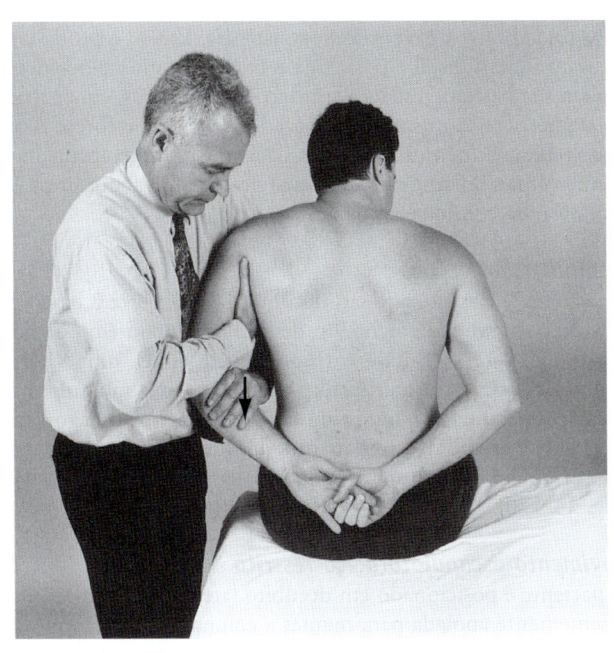

FIGURA 14-121 Mobilização com movimento para aumentar a rotação interna.

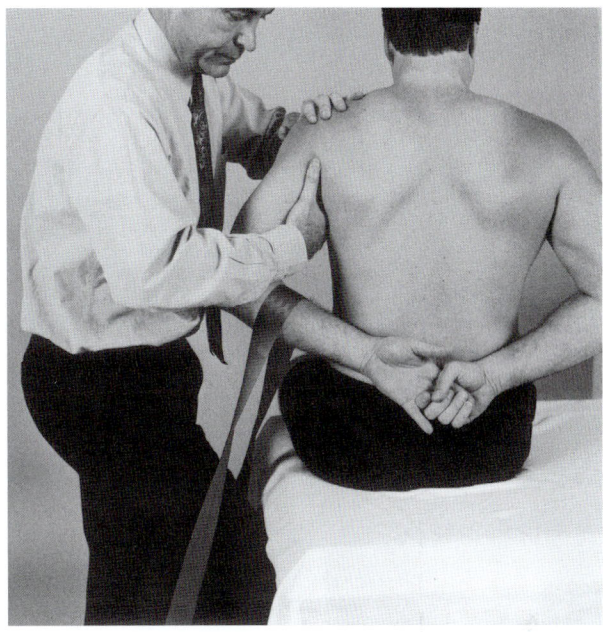

FIGURA 14-122 Mobilização com movimento para aumentar a rotação interna usando um cinto.

ções ou outras condições traumáticas ou degenerativas.[648] Forneceremos as diretrizes gerais para todas as técnicas.

O paciente é posicionado em decúbito lateral, com o lado envolvido para cima, a cabeça apoiada e joelhos e quadris flexionados. O fisioterapeuta fica de pé de frente para ele, segura o seu antebraço com uma das mãos, flexiona o cotovelo e coloca a outra mão no topo do ombro para estabilizar a cintura escapular.

▶ Para aumentar a extensão, o fisioterapeuta move o braço do paciente no plano horizontal, estendendo o ombro, ainda mantendo a flexão do cotovelo antes de retornar para sua posição horizontal neutra (Fig. 14-124).

▶ Para aumentar a flexão, o fisioterapeuta flexiona o ombro do paciente e estende o cotovelo até que o braço esteja sobre a sua orelha. Esse movimento é repetido suavemente em um movimento rítmico, com o ombro retornando para a posição neutra a cada vez.

▶ Para aumentar a circundução, o cotovelo do paciente é completamente flexionado e o ombro é abduzido em 90°. O fisioterapeuta estabiliza a cintura escapular do paciente nessa posição e, usando o cotovelo como pivô, roda gentilmente o úmero em círculos gradualmente crescentes (sentido horário e anti-horário) (Fig. 14-123). Uma força de tração pode ser superimposta sobre a manobra de circundução estendendo o cotovelo do paciente e mantendo uma força de tração no seu punho.

▶ Para aumentar a abdução, o fisioterapeuta coloca uma das mãos sobre o ombro do paciente enquanto a outra mão flexiona o seu cotovelo. Segurando o cotovelo, move suavemente o braço do paciente em abdução.

▶ Para aumentar a rotação interna, o paciente é posicionado de modo que sua mão, com o cotovelo flexionado, seja colocada atrás das costelas inferiores. O fisioterapeuta estabiliza o ombro com uma das mãos e leva suavemente o cotovelo do paciente para a frente e para trás usando a outra mão. Uma força de rotação externa também pode ser usada nessa posição.

Cada técnica é repetida de 6 a 8 vezes e tentativas são feitas para ganhar mais movimento de cada vez. A técnica é interrompida se surgir dor. Com cada movimento, o fisioterapeuta tenta exceder o ponto atingido na excursão anterior.

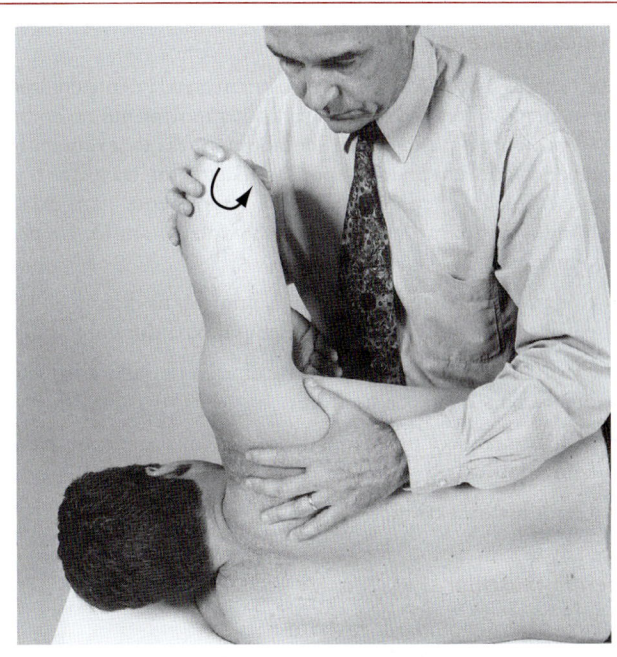

FIGURA 14-123 Técnica de Spencer para aumentar a circundução.

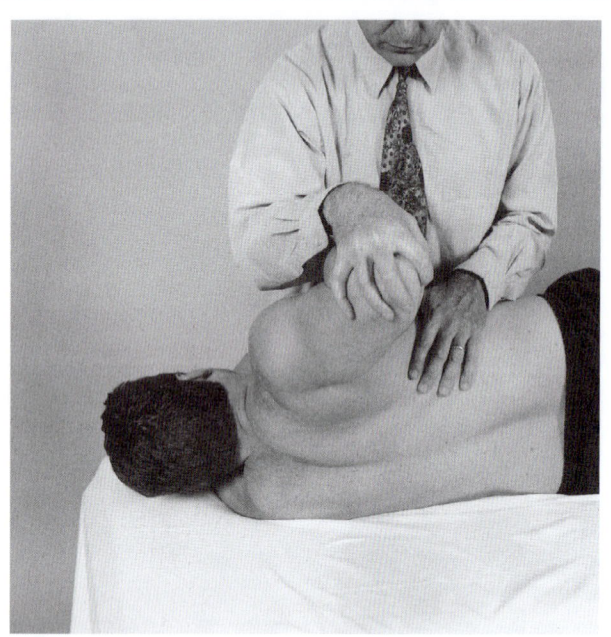

FIGURA 14-124 Técnica de Spencer para aumentar a extensão.

As posições usadas nas técnicas de Spencer podem também ser usadas com técnicas de segurar-relaxar e contrair-relaxar para tratar o ombro movendo o braço e o ombro para a barreira. Por exemplo, no caso de movimento restrito em extensão, o paciente adota a posição de extensão confortável máxima e tenta mover seu braço em flexão, enquanto o fisioterapeuta aplica uma força suave resistida isométrica. Essa posição é mantida por 3 a 5 segundos. O paciente relaxa e o fisioterapeuta aumenta a extensão do seu braço até a nova barreira.

Técnicas Indiretas

Essas técnicas suaves são usadas com o ombro agudamente doloroso. Elas usam movimentos do tronco para obter movimento no ombro.

O paciente é posicionado sentado na mesa de exame, com a mão do lado envolvido repousando em um travesseiro ou toalha enrolada e, então, se inclina ligeiramente para o lado envolvido. Enquanto mantém a mão contra o apoio, ele deve suavemente:

▸ Rodar o corpo na linha da cintura, primeiro na direção do lado envolvido, depois para longe dele, usando a dor como guia.

▸ Deslizar para o lado o tronco na direção do lado envolvido, depois para o lado contrário.

▸ Rodar sua cabeça na direção do lado envolvido, depois para o lado oposto.

▸ Elevar as coxas da mesa de exame.

Energia muscular

Movimento glenoumeral restrito

O paciente é posicionado em supino com a cabeça apoiada em um travesseiro, e o fisioterapeuta fica de pé à cabeceira da mesa de exame e estabiliza a escápula com uma das mãos. O paciente eleva o seu braço até o ponto de resistência. Então, o profissional segura o úmero distal e posiciona o complexo músculo-articulação em sua barreira restrita. Contrações excêntricas, concêntricas ou isométricas são usadas em variados níveis de esforço. Assim que o relaxamento muscular tenha ocorrido, o fisioterapeuta move o úmero mais adiante na amplitude desejada de abdução ou flexão, ou uma combinação de ambas.

Estabilização rítmica

O paciente é posicionado em decúbito lateral, eleva o braço envolvido a aproximadamente 90° de abdução e mantém essa posição (Fig. 14-125). Então, o fisioterapeuta aplica uma série de contrações isométricas alternadas controladas dos músculos agonistas e antagonistas para estimular o movimento do agonista e desenvolver estabilidade, enquanto monitora a atividade do músculo escapular. Esse exercício pode ser feito em diversas posições (Fig. 14-126).

Movimento escapulotorácico restrito

O paciente é posicionado em decúbito lateral, e sua cabeça é suficientemente apoiada para manter a coluna cervical em posição neutra. O fisioterapeuta fica de pé na sua frente e, usando uma das mãos, segura a borda inferior e medial da escápula superior. Com a outra mão, segura a região anterior do ombro. Ele traz, de forma suave, ambas as mãos unidas, erguendo a escápula. Essa posição é mantida até que os músculos relaxem (Fig. 14-62). Após o relaxamento muscular ocorrer, o fisioterapeuta move a escápula nos padrões de FNP para a escápula:

▸ Elevação com protração.

▸ Elevação com retração.

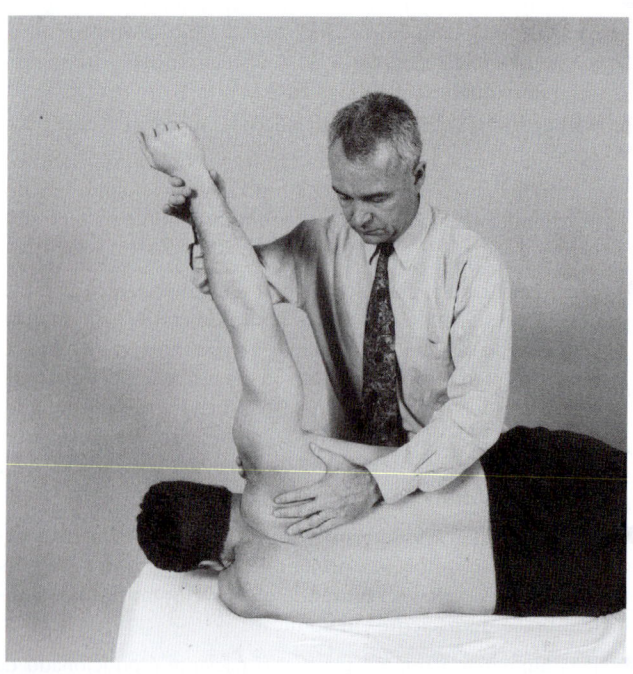

FIGURA 14-125 Estabilização rítmica em decúbito lateral.

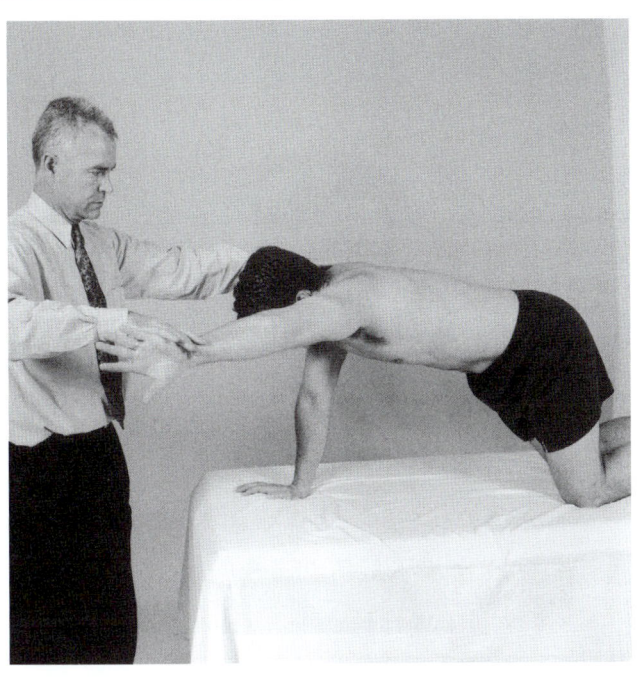

FIGURA 14-126 Estabilização rítmica em quatro apoios.

▶ Depressão com retração.
▶ Depressão com protração.

Na amplitude final de cada uma dessas diagonais, o paciente mantém a posição isometricamente segurando a escápula. Ele resiste ao fisioterapeuta quando este tenta retornar essa estrutura à posição inicial.

Técnicas miofasciais[649]

Tração do braço
O paciente está em supino, deitado próximo à borda da mesa. O fisioterapeuta fica de pé junto ao lado envolvido, de frente para a cabeça do paciente. Ele segura os dedos deste com ambas as mãos e pende suavemente para trás para exercer uma força de tração longitudinal no braço do paciente, que está em cerca de 30° de flexão. Movendo os pés, o fisioterapeuta induz abdução no braço enquanto mantém a força de tração (Fig. 14-127). Em 90° de abdução, o profissional começa a rodar externamente o braço. Este é trazido sobre a cabeça do paciente para o lado oposto do corpo até que esteja situado sobre o tórax do mesmo. Todo o movimento é, então, invertido.

Autoalongamento
"Serrote". Esse exercício é usado para alongar a cápsula anterior quando o movimento acima de 90° estiver restrito. O paciente pode ser posicionado de pé ou sentado. Mantendo o seu braço em aproximadamente 90° de flexão do cotovelo, ele executa um movimento de serrote, como se estivesse cortando madeira.

Caminhada na parede. A caminhada na parede pode ser usada para restabelecer a elevação total da amplitude. Os exercícios de relógio são uma variação desse exercício. A mão é movida para as várias posições de um relógio imaginário na parede, variando da posição de 8h para a de 12h, até 4h (ver Fig. 14-91). Isso permite a rotação do úmero por todos os variados graus de flexão ou abdução para repetir a atividade do manguito rotador. Esse exercício é primeiro executado contra uma resistência fixa, como uma parede e, então, muda para uma resistência móvel, como uma bola ou algum outro equipamento móvel.

Polias. Exercícios com polias tendem a ser usados como assistência ativa para ajudar a restabelecer o movimento completo acima da cabeça. Contudo, recomenda-se que não sejam usados até que o paciente tenha, no mínimo, 120° de elevação. A partir daí, devem ser aplicados apenas em um arco livre de dor para diminuir o potencial de impacto.

Alongamento no canto da parede. É usado para aumentar a flexibilidade da cápsula articular anterior, dos peitorais maior e menor, do deltoide anterior e do coracobraquial. O paciente fica de pé em um canto e coloca ambas as mãos na parede, niveladas com os ombros. O alongamento é aplicado movendo o tronco na direção da parede, enquanto o mantém perpendicular ao chão. O exercício pode ser modificado para alongar um ombro no vão da porta.

Abdutores horizontais. Os abdutores horizontais (deltoide posterior, infraespinal, redondo menor, romboides e trapézio médio) e a cápsula articular posterior são alongados fazendo o paciente tracionar o braço à frente do seu corpo (Fig. 14-128). Esse exercício deve ser usado com cuidado por aqueles pacientes com síndrome de impacto ou distúrbio AC.

Cápsula posterior.[153] Para alongar as estruturas escapuloumerais posteriores, o paciente pende contra a parede a borda escapular medial. O peso do seu corpo contrabalança a substituição esca-

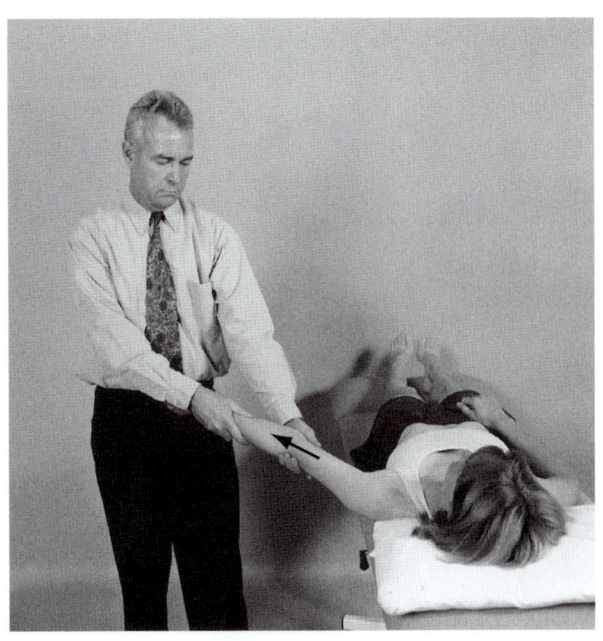

FIGURA 14-127 Tração do braço.

pulotorácica pressionando a escápula no tórax enquanto traz o braço sobre o tórax e aplica uma pressão adicional.

Cápsula inferior. O alongamento da cápsula inferior é executado colocando o braço na posição acima da cabeça completamente elevada (Fig. 14-129).

Peitoral menor. Para alongar o peitoral menor o paciente deve cruzar suas mãos atrás da cabeça (Fig. 14-130). A partir daí, ele tenta mover os cotovelos em direção posterior. Inicialmente, o fisioterapeuta monitora o exercício para garantir que o alongamento esteja ocorrendo na região correta (Fig. 14-130).

Flexores do ombro. Uma barra em forma de T ou de L é usada para esse exercício. Duas posições são usadas, dependendo da intenção do alongamento.

Para alongar o latíssimo do dorso, o redondo maior e o menor, o deltoide posterior, o tríceps e a cápsula articular inferior, o paciente é posicionado em supino com o braço acima da cabeça (Fig. 14-131). A pressão adicional pode ser aplicada com a barra.

Para alongar o deltoide anterior, o coracobraquial, o peitoral maior, o bíceps e a cápsula articular anterior, o braço do paciente é posicionado lateralmente para fora em cerca de 90° de abdução. Ele estende o braço até o limite do conforto (Fig. 14-132). A barra pode ser usada para aplicar pressão adicional em extensão do ombro.

Adutores horizontais do ombro. O paciente é posicionado em supino com o braço mantido em cerca de 120° de abdução. Uma barra em forma de T ou de L pode ser usada para aplicar pressão na extensão do ombro. Esse exercício alonga o latíssimo do dorso, o redondo maior e o menor, o deltoide posterior, o coracobra-

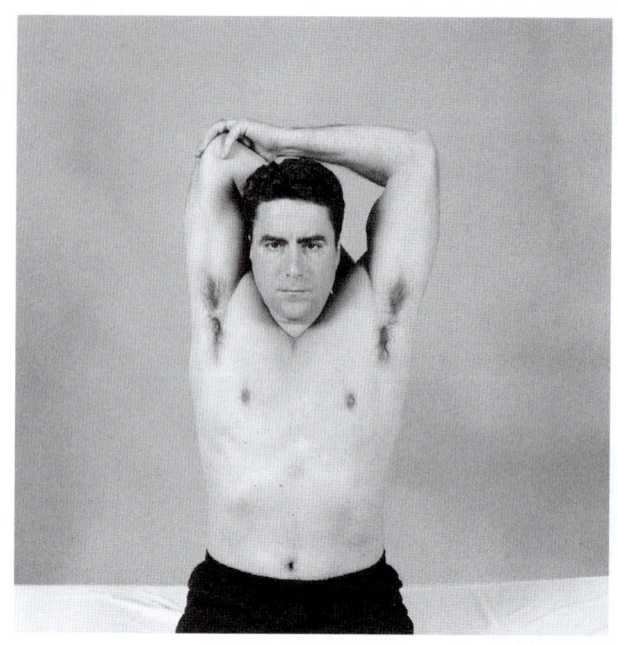

FIGURA 14-129 Alongamento da cápsula inferior.

quial, o peitoral maior e o menor, o tríceps e a cápsula articular inferior.

Rotadores internos do ombro. Uma barra em forma de T ou de L é usada para esse exercício. O paciente é posicionado em supino, e seu braço é flexionado no cotovelo e em uma de três posições de

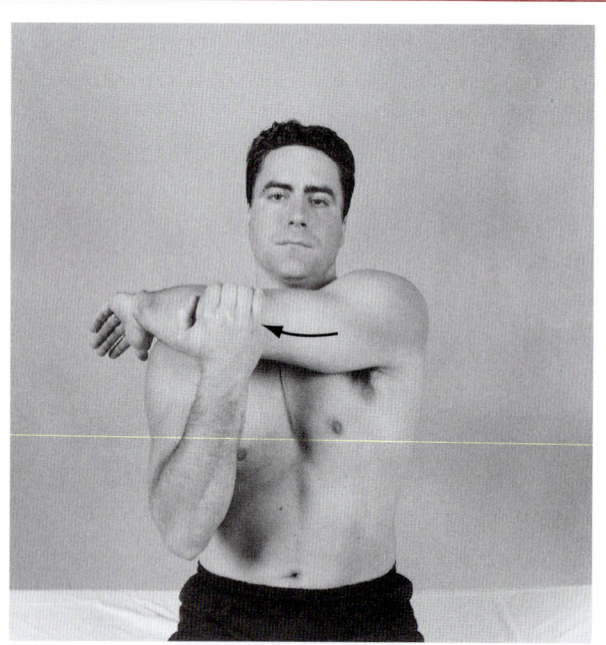

FIGURA 14-128 Adução horizontal e alongamento da cápsula posterior.

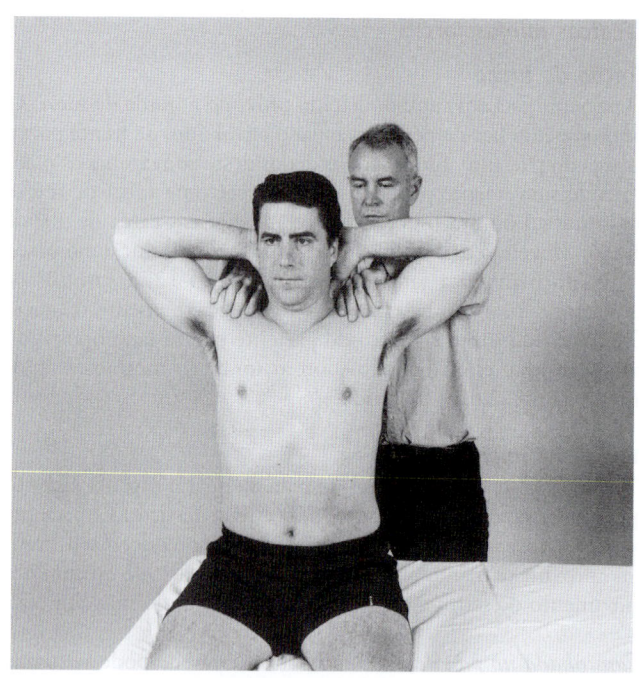

FIGURA 14-130 Alongamento do peitoral menor.

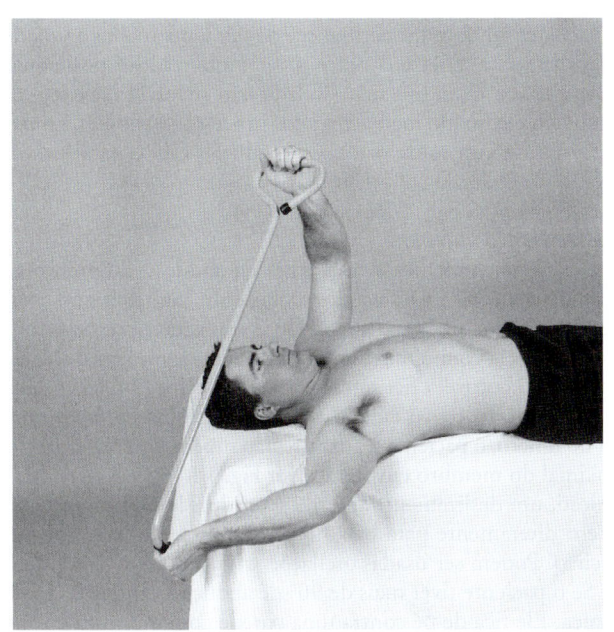

FIGURA 14-131 Exercício com a barra em forma de T ou de L para aumentar a rotação externa no ombro esquerdo.

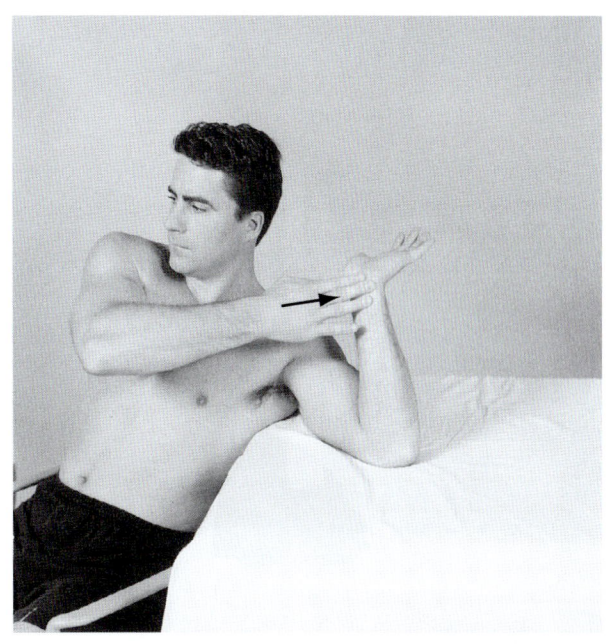

FIGURA 14-133 Rotação externa passiva.

abdução do ombro: 0, 90 (ver Fig. 14-131) e 130°. Para cada uma dessas posições, o ombro é externamente rodado até o limite do conforto. Pressão adicional é aplicada pela barra para alongar o subescapular, o peitoral maior, o deltoide anterior, o latíssimo do dorso e a cápsula articular anterior.

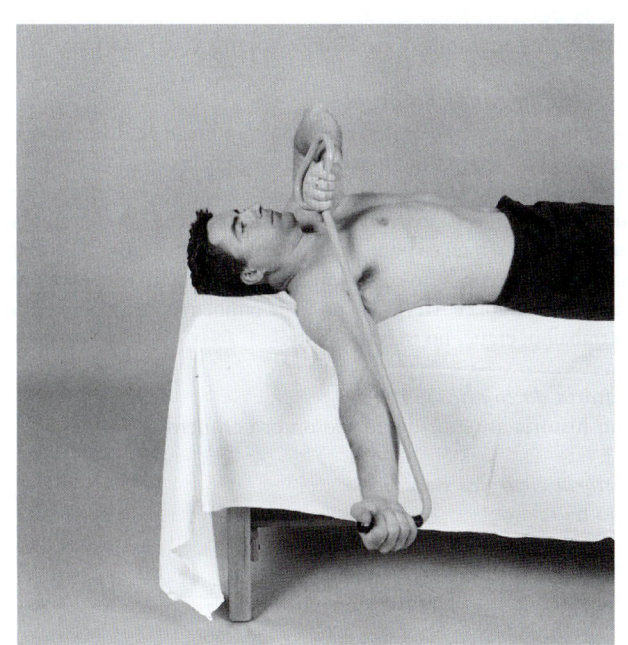

FIGURA 14-132 Exercício com a barra em forma de T ou L para aumentar a abdução horizontal.

Alternativamente, o paciente pode sentar ao lado de uma mesa de exame e colocar todo o membro superior sobre ela, inclinando o tronco, se necessário. O cotovelo é flexionado em cerca de 90° (Fig. 14-133). Com a mão do lado oposto, o paciente segura o antebraço envolvido e move-o em rotação externa até o limite do conforto. Oscilações rítmicas ou técnicas de segurar-relaxar podem ser aplicadas no final da amplitude.

Rotadores externos do ombro. Uma barra em forma de T ou de L é usada para esse exercício. O paciente é posicionado em supino, seu cotovelo é flexionado, e o braço é abduzido em uma de três posições do ombro: 0, 90 ou 130°. Para cada uma dessas posições, o ombro é internamente rotado até o limite do conforto. A pressão adicional pode, então, ser aplicada usando a barra para alongar o infraespinal, o redondo menor, o deltoide posterior e a cápsula articular posterior.

De maneira alternativa, o paciente senta-se ao lado de uma mesa de exame e coloca todo o membro superior sobre ela, inclinando o tronco, se necessário. O cotovelo é flexionado em cerca de 90°. Com a mão do lado oposto, segura o antebraço do membro envolvido e move-o em rotação interna até o limite do conforto. Oscilações rítmicas ou técnicas de segurar-relaxar podem ser aplicadas no final da amplitude.

Alongamento com toalha. O exercício de alongamento com toalha (Fig. 14-134) combina os movimentos de rotação externa e interna e, assim, alonga a cápsula.

Técnicas de automobilização[650]

Distração inferior

O paciente senta-se com o braço suspenso sobre uma cadeira de encosto alto e uma toalha enrolada em sua axila (Fig. 14-135).

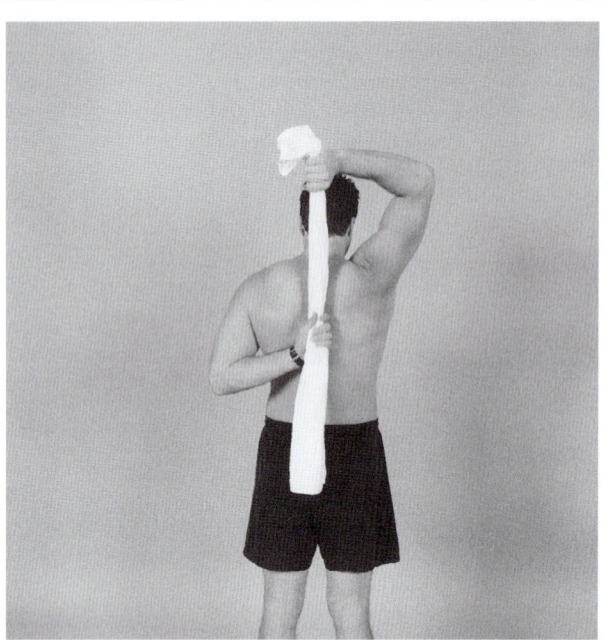

FIGURA 14-134 Alongamento com toalha.

Usando a mão contralateral, ele segura o membro envolvido bem próximo dos epicôndilos umerais ou pelo antebraço. A partir dessa posição, aplica um deslizamento inferior na articulação GU enquanto puxa o braço envolvido para baixo na direção do chão e usa oscilações rítmicas (ver Fig. 14-135). Para uma distração inferior sustentada, um peso ou uma sacola podem ser colocados na mão.

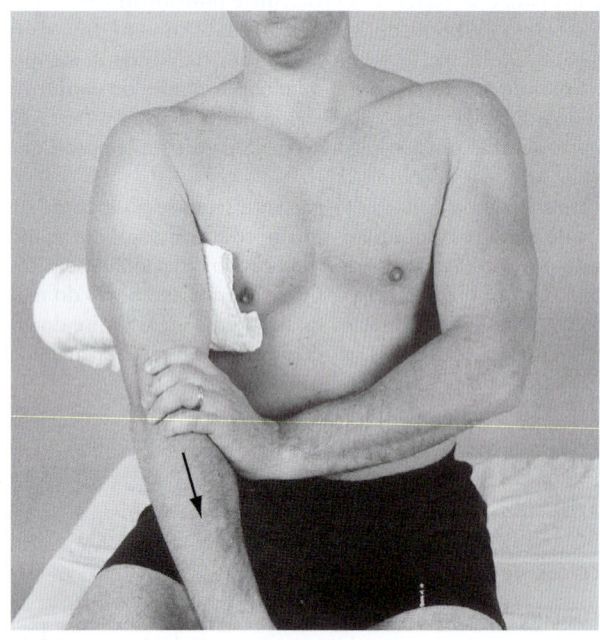

FIGURA 14-135 Autodistração inferior.

Distração inferior com adução
O paciente senta-se ou permanece de pé. Uma toalha enrolada é colocada sob a axila e o braço a ser mobilizado é posicionado sobre o tórax. Usando a mão do lado não envolvido, ele segura o antebraço envolvido logo acima dos processos estiloides e puxa-o de forma rítmica sobre o tórax em adução GU e para baixo na direção do chão (Fig. 14-136).

Deslizamento inferior
Essa é uma boa técnica se o alcance da abdução do ombro está limitado a até 90º. O paciente senta-se de lado próximo a uma mesa de exame. O braço envolvido é confortavelmente posicionado sobre ela com o máximo de abdução que puder ser tolerado sem dor. O cotovelo fica em extensão total (Fig. 14-137). Usando a mão do lado não envolvido, ou uma toalha enrolada ao redor do úmero, o paciente segura a região súpero-anterior do úmero proximal do membro envolvido (ver Fig. 14-135). A partir dessa posição, um deslizamento inferior é produzido empurrando-se o úmero diretamente para baixo ou puxando a toalha em direção ao chão. Podem ser usadas oscilações rítmicas.

Se o paciente tiver mais de 90º de abdução, é preferível outra técnica. Ele fica de pé contra uma parede com o ombro envolvido posicionado confortavelmente em abdução. O cotovelo é flexionado em cerca de 90º e a parte mais espessa do antebraço repousa contra a parede. A outra mão segura a região súpero-anterior do úmero proximal do membro envolvido e aplica um deslizamento inferior empurrando o úmero para baixo, em direção ao solo.

> **ESTUDO DE CASO   DOR NO OMBRO COM DETERMINADOS MOVIMENTOS**

HISTÓRIA E REVISÃO DE SISTEMAS

Dados demográficos gerais
O paciente é um homem de 22 anos que mora com seus pais.

História da condição atual
A dor intermitente no ombro esquerdo com início gradual começou duas semanas atrás, com um relato de ocorrência ocasional de dor na parte superior do braço esquerdo. O paciente nega entorpecimento ou formigamento na extremidade superior esquerda. A dor aumentou na última semana a ponto de levá-lo a consultar um médico, que diagnosticou a condição como impacto do manguito rotador e prescreveu fisioterapia e AINEs. O paciente também apresenta restrições no trabalho; ergue, no máximo, 5 kg.

História da condição atual
Sem história anterior de dor do ombro esquerdo.

História cirúrgica e médica
Não há relatos.

Medicamentos
800 mg de ibuprofeno todos os dias.

Estado funcional e nível de atividade
O paciente relatou rigidez e entorpecimento do ombro esquerdo ao acordar de manhã e novamente no final do dia, após trabalhar.

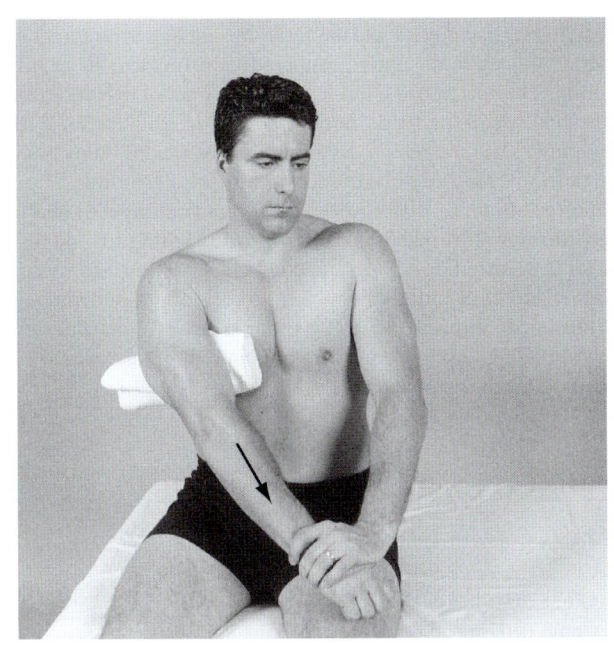

FIGURA 14-136 Distração inferior com adução.

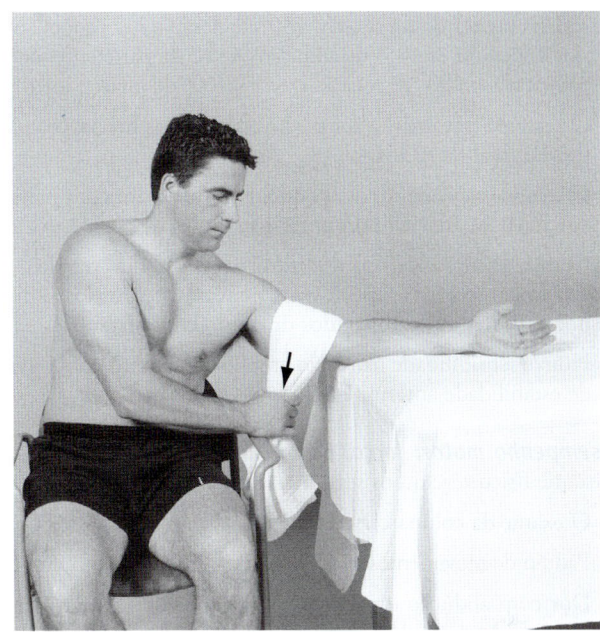

FIGURA 14-137 Autodistração inferior.

A dificuldade foi também relatada ao vestir uma jaqueta, dirigir para o trabalho durante 45 minutos e podar alguns arbustos. O paciente relatou que a dor no ombro interrompe seu sono de 2 a 3 vezes por noite e que tem dificuldade para pentear seu cabelo, escovar os dentes ou levantar seu braço sem sentir dor. Ele também relatou que costumava nadar, mas que não pode mais executar o nado livre ou o de costas por causa da dor. Descreveu, ainda, um "rangido" e um "estalido" do ombro com a atividade.

Estado da saúde (autorrelato)
Em geral, em boa saúde, mas a dor interfere nas tarefas domésticas e do trabalho.

QUESTÕES

1. Qual estrutura pode estar envolvida nesse paciente?
2. Qual poderia ser a história de dor que determinados movimentos acima da cabeça indicam?
3. Por que você acredita que os sintomas do paciente pioram com algumas atividades funcionais e recreativas?
4. Quais questões adicionais devem ser feitas para ajudar a eliminar o envolvimento cervical ou dor referida de uma estrutura visceral?
5. Qual é a sua hipótese diagnóstica para esse estágio? Liste os vários diagnósticos que podem apresentar-se com esses sinais e sintomas, e os testes que usaria para eliminar cada um.
6. Essa apresentação/história autoriza um exame de triagem do quarto/quadrante superior de Cyriax (ver Cap. 9). Por quê?

TESTES E MEDIDAS
O exame físico do paciente incluiu inspeção para atrofia muscular, palpação para áreas de sensibilidade e crepitação, teste muscular de todos os principais músculos do ombro, medida de ADMA e ADMP, observação da simetria do movimento escapulotorácico e teste específico para ruptura labial superior. Um questionamento adicional indicou que os sintomas eram de natureza mecânica, em vez de referidos. A coluna cervical também foi examinada para determinar se a patologia do pescoço estava causando dor referida no ombro.

Capacidade e resistência aeróbias
Não foram testadas.

Comunidade e reintegração ao trabalho
O paciente relata que corta grama, arruma cercas e apara plantas. Seu trabalho requer, também, carregar baldes de compostos e tirar um cortador de grama da caçamba de uma caminhonete.

Marcha, locomoção e equilíbrio
Uso funcional do braço durante a marcha.

Amplitude de movimento (incluindo comprimento muscular)
Um teste de impacto acentuadamente positivo, com a ADM do ombro esquerdo em apenas 85° para flexão ativa anterior e 80° para abdução ativa; polegar esquerdo em LIV para rotação interna com dor significativa limitando o movimento nesse ponto. A flexão passiva anterior foi medida em 150°. Quando a pressão adicional foi aplicada no final da amplitude, a mesma dor local é sentida. A rotação externa ativa e a flexão horizontal eram completas e indolores, mas a dor foi provocada com pressão adicional.

A ADM ativa da extremidade superior direita estava dentro dos limites normais.

Integridade e mobilidade articulares
▶ A palpação revelou uma leve sensibilidade das porções anterior e superior da cápsula GU e das inserções supraespinal e infraespinal. Não havia dor com a palpação direta das articulações AC ou EC.

▶ Movimentos fisiológicos passivos do ombro revelaram dor na região anterior do ombro em 150° de flexão e nas regiões anterior e superior em 85° de abdução. A dor na parte anterior foi provocada em 90° de rotação externa e 60° de rotação interna.

▶ O teste de travamento foi positivo para dor anterior no ombro no final da ADM.

▶ O teste de travamento ou bloqueio produziu dor com pressão adicional na área acromioumeral superior.

▶ Com a exceção de um deslizamento posterior restrito, os movimentos acessórios passivos estavam dentro dos limites normais quando comparados de modo contralateral.

▶ Houve sensibilidade na região anterior do ombro com o teste de estabilidade anterior em 115° de abdução.

Desempenho motor: força, potência, resistência
O exame físico revelou os seguintes achados:

▶ O exame da coluna cervical foi negativo.

▶ Padrão de movimentos antálgicos com atividades de vestir-se.

▶ Dor com abdução e rotação externa resistidas e com flexão resistida do cotovelo.

▶ Fraqueza do serrátil anterior e redução da capacidade de executar depressão posterior e elevação anterior no final da amplitude disponível da escápula.

▶ Assimetria do movimento escapular esquerdo, descrito como movimento escapulotorácico disfuncional, acompanhada pela crepitação palpável e audível.

▶ Teste de deslizamento escapular lateral positivo.

▶ Força da extremidade superior esquerda: deltoide 4/5, latíssimo do dorso 4/5, romboide 4/5, serrátil 4/5, bíceps e tríceps 4/5, supraespinal 3+/5, outros músculos do manguito rotador 4/5.

Testes especiais
▶ Testes de impacto do manguito rotador de Neer e de Hawkins-Kennedy positivos.

▶ Teste de apreensão negativo.

Dor
Dor classificada entre 5 e 6 em um total de 10 em escala analógica.

Postura
PCA, ombros arredondados, retificação da coluna torácica. Assimetria da cintura escapular manifestada pela escápula alada, posição clavicular diminuída e cabeça do úmero anterior em relação ao acrômio.

Avaliação (julgamento clínico)
O paciente é um jovem sedentário com restrições de mobilidade articular e do tecido mole, bem como desempenho muscular escapular e do ombro esquerdo prejudicado, que resulta em limitações funcionais em casa e no trabalho.

Diagnóstico fisioterapêutico
Embora a dor com o movimento acima da cabeça possa sugerir síndrome de impacto, a descrição de possíveis sintomas de instabilidade faz surgir a questão de sobreposição de instabilidade-impacto,[467] uma condição na qual a instabilidade multidirecional permite migração superior suficiente do úmero resultando em impacto deste sob o acrômio. O impacto não é um fenômeno primário, mas secundário à instabilidade. A partir do ponto de vista da reabilitação, é mais importante saber a extensão das alterações nos tecidos ou na biomecânica do que fazer um diagnóstico com base na anatomia.[128]

Por exemplo, o "diagnóstico" anatômico de impacto não fornece informação suficiente para permitir um programa de reabilitação bem-sucedido.[651] O impacto é um sinal ou sintoma clínico associado com muitas alterações no tecido que podem causar a síndrome do impacto.[119,193,651] Algumas dessas alterações, como instabilidade GU ou discinesia escapular, têm pouca relação com a patologia subacromial.[128]

QUESTÕES

1. Tendo feito o diagnóstico provisório, qual será a sua intervenção?
2. Como descrever essa condição para o paciente?
3. O que dizer-lhe sobre sua intervenção?
4. Como determinar a intensidade de sua intervenção?
5. Estime o prognóstico do paciente.
6. Quais modalidades eletroterapêuticas e agentes físicos usar na intervenção? Por quê?
7. Quais as técnicas manuais são apropriadas para esse paciente e qual a sua análise racional?
8. Quais exercícios prescrever? Por quê?

PROGNÓSTICO

Nível favorável previsto de melhora na função
Após dois meses, o paciente poderá retornar às atividades domiciliares normais e às atribuições do trabalho sem restrições.

Níveis de intervalo previstos de melhora na função
Dentro de 6 a 8 semanas, o paciente:

▶ Melhora a ADM do ombro esquerdo como na outra extremidade, em flexão anterior, abdução, rotação externa e TIV para rotação interna, permitindo um fácil vestir/despir em seis semanas.

▶ Relata dor em grau 2 em uma escala de 10, com atividade resistida ou após a atividade funcional.

▶ Melhora a força dos estabilizadores escapulares para as mesmas condições contralaterais.

▶ Demonstra ritmo escapulotorácico normal e teste de deslizamento escapular lateral (TDEL) negativo.

▶ Demonstra independência com o programa de exercícios domiciliar progressivo.

▶ Está apto a dirigir por 45 minutos para o trabalho sem dor em cinco semanas.

▶ Está apto a alcançar o bolso de trás sem dor.

▶ Está apto a pentear o cabelo sem dor.

▶ Está apto a levar 25 kg da altura do tórax para o chão, demonstrando mecânica do corpo apropriada e velocidade controlada em seis semanas e, portanto, pode satisfazer as necessidades do trabalho.

PLANO DE TRATAMENTO

Frequência e duração
Duas vezes por semana durante quatro semanas.

Reexame
Executar os testes e as medidas selecionadas para avaliar o progresso do paciente em direção aos objetivos, de forma a modificar ou redirecionar a intervenção, se houver falhas no progresso.

Critérios para alta
O paciente atinge os objetivos funcionais estabelecidos, rejeita uma intervenção futura, é incapaz de atingir os objetivos devido a complicações, ou o fisioterapeuta determina que o mesmo não irá mais se beneficiar de seus serviços.

INTERVENÇÃO
Tratar a tendinite como um processo inflamatório sem considerar a degeneração subjacente ou as deficiências de biomecânica irá resultar em alguma falha. As abordagens da intervenção devem ser feitas com base em critérios funcionais, apoiadas nos estágios da cicatrização do tendão.[652]

FASE I (0 A 2 SEMANAS)
Essa fase envolve 1 a 4 sessões de fisioterapia. A intervenção no estágio agudo inclui qualquer um dos seguintes itens: modificação do repouso e da atividade, medicamentos anti-inflamatórios, exercícios e infiltrações com corticosteroides. Ao paciente é dada uma explicação em relação à importância da adesão ao programa de exercícios domiciliar e são fornecidas instruções para o uso de crioterapia em casa.

Objetivos
- A dor em nível 5 de uma escala de 10 com movimento de resistência, 2 de uma escala de 10 em repouso.
- ADM livre de dor para flexão em 90°, extensão em 25°, rotação interna em 45° e rotação externa em 45°.
- Corrigir o movimento da extremidade superior em relação à marcha.
- Independência e adesão ao programa de exercício domiciliar.

Modalidades eletroterapêuticas e agentes físicos
Modalidades físicas, como iontoforese, ultrassom pulsado e frio foram sugeridos para o controle da dor e da inflamação. Medicamentos anti-inflamatórios, gelo e ultrassom pulsado mostraram-se efetivos na intervenção da síndrome do impacto.[34,119,653]

Programa de exercícios terapêutico e domiciliar
Os exercícios durante essa fase devem ser mantidos em arcos livres de dor quando o controle desta está sendo obtido.
- ADMA para o cotovelo, o punho e a mão.
- ADMA para a coluna cervical.
- ADMP do ombro usando bastão ou polia.
- ADMA livre de dor usando exercícios com alta repetição e baixa resistência para promover a vascularização. Os mesmos devem incluir flexão, rotação interna e externa com o cotovelo sustentado, exercício de isolamento do supraespinal (rotação interna do ombro, polegar apontando para baixo e braço erguido no plano escapular) e abdução do braço em 90°, mantendo a posição de 30° anterior ao plano mesofrontal. Os exercícios iniciais devem ser executados em uma variação, evitando a posição de impacto. Em geral, são seguidos pela progressão das contrações isométricas e isotônicas. Os exercícios isométricos são executados apertando uma bola de tênis em várias posições de elevação/abdução, ou contra um objeto firme, como uma parede ou uma bola suíça. Os isotônicos são feitos com tubo elástico, começando com ADM parcial e lentamente. Depois, total e mais rápidos.[654]
- Depressão/retração escapular.
- Exercícios de correção postural.
- A cadeia cinética precisa ser restaurada cedo no processo de reabilitação como base para a atividade e a força do ombro.[128] Retrações dos isquiotibiais, do quadril e do tronco e a força, a fraqueza ou os desequilíbrios dos rotadores do tronco, flexores e extensores do tronco e do quadril, bem como quaisquer adaptações subclínicas de padrões de postura ou de marcha devem ser corrigidos antes de iniciar a reabilitação formal da força.[1,217]
- Um programa de caminhada e o uso de bicicleta ergométrica são iniciados para manter ou melhorar o condicionamento cardiovascular do paciente.

Terapia manual
- Alongamento assistido em amplitudes livres de dor. Os exercícios de alongamento são executados pelo paciente em casa e com o fisioterapeuta até que a ADM normal seja atingida. A partir disso, um programa de fortalecimento é iniciado.
- Exercícios manualmente resistidos em amplitudes livres de dor.
- Mobilizações articulares[314] e alongamento fisiológico.[613]
- MFT é aplicada em direção perpendicular às fibras envolvidas, ligeiramente distal ou próxima ao local de sensibilidade máxima. O tempo de intervenção costuma ser de 7 a 9 minutos.
- A mobilização do quadrante do ombro esquerdo é executada bem no ponto da dor (onde a reprodução do sintoma é mais significativa).
- Padrões FNP manuais para a escápula.
- Mobilizações da escápula.
- Técnicas de tecido mole para os músculos do manguito rotador e para os estabilizadores escapulares.
- Técnicas de liberação miofascial, quando apropriado.
- Alongamentos com o TTMS, quando apropriado.

FASE II (3 A 8 SEMANAS)
Essa fase envolve de 2 a 6 sessões.

Objetivos
- Diminuir a dor para o nível 2 em uma escala de 10 com movimento resistido, 0 em uma escala de 10 em repouso.

- Desempenho das atividades funcionais, incluindo alcançar o bolso traseiro, fechar roupas íntimas, pentear o cabelo, erguer e atingir acima da cabeça e executar trabalho de peso e repetição específicos e AVDs.
- ADMA do ombro de até 90% do lado envolvido.
- Força em 4 de 5 para a musculatura da cintura escapular.
- Independência com o programa de exercício domiciliar expandido.

Modalidades eletroterapêuticas e agentes físicos
Uso contínuo de modalidades efetivas com ênfase aumentada no uso, quando necessário, em casa.

Programa de exercícios terapêutico e domiciliar
- Condicionamento cardiovascular usando programa de caminhada, EPSC e *NordicTrack*.
- Exercícios de flexibilidade para os rotadores internos e o peitoral menor.
- Exercícios de fortalecimento progressivos usando faixas elásticas, pesos livres e polias. Exercícios excêntricos são introduzidos, quando tolerados.[656,657]
- Uma tentativa deve ser feita para equilibrar a razão da força entre os rotadores internos/adutores e os rotadores externos/abdutores.[128]
- Fortalecimento do manguito rotador. Os músculos do manguito rotador, juntos com o deltoide, são importantes para criar a compressão/concavidade para manter a cabeça do úmero no soquete glenoidal.[1] Esses músculos não trabalham isolados na função do ombro – eles atuam como uma unidade nas atividades funcionais e devem, assim, ser reabilitados como uma unidade integral, em vez de cada músculo de forma individual. Exercícios para fortalecimento do manguito em cadeia fechada são uma maneira muito eficiente de voltar a desenvolver a força composta desse músculo.[119,126,128,391,393] Um sinal clínico útil para deficiências na reabilitação do manguito é a exacerbação dos sintomas clínicos quando os exercícios são iniciados. Se estes aumentam os sintomas clínicos, deve ser feita a avaliação posterior da cadeia cinética. Nessa hipótese, os exercícios devem ser redirecionados para a fonte da fraqueza, que, em geral, são os estabilizadores escapulares.[1]

Terapia manual
- Uso contínuo das técnicas efetivas do tecido mole.
- Mobilização contínua para áreas de hipomobilidade.
- Exercícios de estabilização rítmica.
- Progressão nos alongamentos passivos em amplitude livre de dor.

Treinamento neuromuscular
O treinamento neuromuscular envolve:
- Balanço em quatro apoios.
- Balanço em três apoios.
- Progressão nos apoios.
- Apoio em uma bola suíça.
- *Bodyblade*.

- Exercícios pliométricos. Desenvolvem a capacidade do atleta de gerar potência; requerem grande quantidade de esforço na fase excêntrica da atividade e força na fase concêntrica. Assim, devem ser feitos quando a cicatrização anatômica completa já tenha ocorrido.[128] De maneira similar, como grandes amplitudes de movimento são requeridas, a ADM total deve ser obtida antes que os pliométricos sejam iniciados.[128]

FASE III (MAIS DE 9 SEMANAS)
Essa fase envolve treinamento específico do esporte ou da atividade e costuma ser concluída como um programa de exercício domiciliar.

Coordenação, comunicação e documentação
Comunicação entre o fisioterapeuta, o paciente e o chefe do trabalho e complementação do tratamento do caso do paciente (direta ou indiretamente). A documentação inclui todos os elementos do tratamento do paciente/cliente, incluindo a intervenção terapêutica. O planejamento de liberação será fornecido.

Instrução ao paciente
Ao paciente são fornecidas instruções básicas relativas à anatomia dos músculos do ombro e dos tendões e à estrutura articular. As informações atêm-se à patologia da tendinite, à relação da postura com a condição atual e à importância do desempenho adequado da extremidade inferior e do tronco.

O reexame e a reavaliação periódica do programa domiciliar são executados utilizando-se instruções escritas e ilustrações. Instruir o paciente acerca das posturas apropriadas e posições e movimentos a serem evitados durante as atividades em casa e no trabalho. Falar sobre os benefícios de um programa de condicionamento contínuo para prevenir a recorrência das lesões. Instruir sobre o uso de agentes físicos, fricção transversa e massagem em casa.

Critérios para alta
O paciente recebe alta quando todos os objetivos da reabilitação forem atingidos. Instruí-lo a solicitar orientação sobre a progressão do programa ou sua interrupção. Rever o programa de exercício doméstico.

Resultado
O resultado obtido pelo paciente depende de seu nível de adesão ao programa de exercício domiciliar recomendado e do plano de intervenção, bem como das mudanças recomendadas no estilo de vida. É previsível que o mesmo retorne ao nível de trabalho anterior à lesão em dois meses, sem recorrência de dor no ombro no ano seguinte. Ele compreende as estratégias para autotratar quaisquer recorrências menores. A prevenção secundária inclui a conscientização de fatores que indicam necessidade de novo exame.

ESTUDO DE CAS — OMBRO RÍGIDO E DOLOROSO

HISTÓRIA E REVISÃO DE SISTEMAS

Dados demográficos gerais
A paciente tem 55 anos de idade e vive sozinha.

História da condição atual
A paciente relata história de sete meses de rigidez na cintura escapular, unilateral, dor e fraqueza com o diagnóstico médico de "ombro direito congelado". Não há história de trauma, mas ela relatou início abrupto de dor muito grave sete meses atrás. Durante vários dias, manifestou dor no antebraço e no polegar direito de gravidade menor e fraqueza no ombro direito.

A dor no antebraço e no polegar havia se resolvido e, embora permanecesse alguma restrição no movimento do ombro, a rigidez dolorosa mais acentuada não ocorreu até 2 ou 3 meses após o início dos sintomas. Após esse período, ela vem tendo dificuldades para executar suas funções no trabalho e buscou atenção médica. Até o momento, foi tratada com duas infiltrações de corticosteroides, as quais forneceram alívio a curto prazo.

História anterior da condição atual
Lesão no ombro direito não relacionada com o trabalho cinco anos antes, que se resolveu em dois meses com um programa de fisioterapia, incluindo ADM e exercícios de fortalecimento, os quais ela acompanhou por um mês após a alta.

História cirúrgica e médica anterior
Não observável. Cirurgia da vesícula biliar há dois anos.

Medicamentos
800 mg de ibuprofeno todos os dias e medicamentos para pressão arterial.

Outros testes e medidas
Nenhum.

Ocupação, emprego e escolaridade
A paciente é recepcionista no correio e seu trabalho envolve o monitoramento da entrada da correspondência, o que requer a abertura repetida e o levantamento de sacolas de correspondência.

Estado funcional e nível de atividade
A rigidez/entorpecimento ocorre na primeira hora da manhã e novamente no final do dia, após o trabalho. A dor interfere no sono duas vezes por noite, em especial ao se virar na cama ou ao dirigir para o trabalho (durante 30 minutos). A paciente interrompeu seu exercício aeróbio de três vezes por semana normal e os exercícios de resistência das partes inferior e superior do corpo há cerca de três meses.

Estado da saúde (autorrelato)
Em geral, a paciente goza de boa saúde, com exceção de um problema cardíaco menor (insuficiência cardíaca congestiva) e pressão arterial elevada.

QUESTÕES

1. A essa altura do exame, é possível determinar o diagnóstico da paciente? Por quê?
2. O que a história de dor no ombro durante o sono e dor/rigidez pela manhã revela ao fisioterapeuta?
3. Por que você acha que os sintomas estão relacionados à hora do dia?
4. Quais questões adicionais devem ser feitas para ajudar a eliminar a dor referida de uma estrutura visceral, dada a história médica pregressa da paciente?
5. Qual sua hipótese diagnóstica nesse estágio? Liste os vários diagnósticos que podem ser apresentados com esses sinais e sintomas e os testes a serem usados para eliminar cada um deles.
6. Essa história/apresentação autoriza um exame? Por quê?
7. Você acha que a idade da paciente é um fator a ser considerado?

TESTES E MEDIDAS DE FISIOTERAPIA
Com base no início insidioso, um exame de quarto/quadrante superior Cyriax foi executado na paciente para descartar qualquer patologia grave ou envolvimento cervical. O exame foi negativo.

Comunidade e reintegração ao trabalho
A paciente relata vários movimentos repetitivos no trabalho. Assim, este também requer alguma atenção.

Postura
A paciente demonstrou PCA. Também apresentava deficiência postural com convexidade torácica aumentada, que alterou a posição de repouso da escápula, o que leva a cabeça do úmero a mover-se em rotação interna para manter a posição de repouso na glenoide, afetando o equilíbrio da musculatura da cintura escapular.[75]

Amplitude de movimento (incluindo comprimento muscular)
Vale a pena lembrar que os estágios da capsulite do ombro não dependem do grau de movimento que está limitado. Em lesões agudas ou lesões de estágio I, a ADM pode ser bastante limitada. Nas condições de estágio III, ela não pode, necessariamente, estar tão limitada. Os achados incluem:

▶ Perda acentuada de movimento ativo e passivo no ombro em padrão capsular com a maior parte da rotação externa limitada (perda acima de 50%), seguida por abdução e rotação interna.

▶ Dor relatada nos extremos de todos os movimentos ativos.

▶ O aumento da cintura escapular estava evidente com elevação do braço como resultado da contratura capsular e inibição da musculatura do manguito rotador.

▶ A avaliação da ADMP revela a sensação de final do movimento "vazia", em que a dor bloqueia o movimento passivo antes de a resistência ser sentida pelo fisioterapeuta.[48]

Integridade e mobilidade articulares
Translação anterior da cabeça do úmero no lado envolvido, provavelmente como resultado da redução no volume capsular.[658] Translações glenoumerais globalmente limitadas com sensação de final de movimento capsular rígida.

Desempenho motor: força, potência, resistência
Nenhuma deficiência significativa nos movimentos resistidos foi observada.

Dor
Dor classificada em um nível variando de 6 a 7 em uma escala analógica visual de 10. Dor na palpação das cápsulas anterior e posterior e descrição de dor irradiando-se para a inserção deltoide.

AVALIAÇÃO (JULGAMENTO CLÍNICO)

A paciente é uma mulher obesa, sem condicionamento físico, com restrições de movimento articular e de tecido mole, além de função do ombro prejudicada.

DIAGNÓSTICO FISIOTERAPÊUTICO

Padrão 4D: Distúrbios na mobilidade das articulações, na função motora, no desempenho muscular e na amplitude de movimento associados à restrição capsular do ombro direito: capsulite adesiva do ombro direito.

PROGNÓSTICO

Níveis de intervalo previstos de melhora na função

Dentro de 6 a 8 semanas, a paciente deve:

- Melhorar a amplitude de movimento no ombro para limites normais em comparação ao lado oposto, de modo a executar tarefas do trabalho e retornar ao regime de exercícios.
- Relatar dor em nível 2 ou menos em uma escala de 10 com a atividade, ou 0 em uma escala de 10 em repouso.
- Dirigir para o trabalho sem dor.
- Estar apta a pentear o cabelo sem dor.
- Realizar o programa de exercício domiciliar progressivo com ênfase na função de forma independente.
- Executar atividades repetitivas com o ombro direito, simulando atividades e funções do trabalho.

PLANO DE TRATAMENTO

Frequência e duração

Duas a três vezes por semana, durante quatro semanas.

Reexame

Executar testes e medidas selecionados para avaliar o progresso da paciente em direção aos objetivos, de modo a modificar ou redirecionar as intervenções caso haja falha em obter progressos.

Critérios para alta

A paciente atinge os objetivos funcionais estabelecidos, rejeita uma intervenção futura, é incapaz de atingir os objetivos devido a complicações, ou o fisioterapeuta determina que a mesma não irá mais se beneficiar de seus serviços.

QUESTÕES

1. Tendo feito o diagnóstico provisório, reforce a intervenção em termos de estágios de cicatrização.
2. Como descrever essa condição à paciente?
3. O que dizer a ela sobre a intervenção?
4. Como determinar a intensidade de sua intervenção?
5. Estime o prognóstico dessa paciente.
6. Quais modalidades podem ser usadas na intervenção? Por quê?
7. Quais técnicas manuais seriam apropriadas para essa paciente, e qual sua análise racional?
8. Quais exercícios você prescreveria? Por quê?

INTERVENÇÃO

A capsulite adesiva parece piorar com o repouso e melhorar com o movimento do braço.[231] Enquanto alguns princípios básicos aplicam-se a todos os estágios, pacientes apresentando diferentes estágios de capsulite adesiva primária devem ter intervenção individualizada.[421] A paciente deve estar ciente dessa condição; dependendo de qual estágio, pode durar de 6 a 9 meses, até mesmo de 1 a 3 anos.

FASE I (0 A 2 SEMANAS)

Essa fase envolve 2 a 6 visitas ao fisioterapeuta.

Objetivos

- Diminuir a dor para nível 5 ou menos em uma escala de 10.
- Controlar a inflamação.
- Crescimento da força para 4 de 5 no teste muscular manual para a musculatura da cintura escapular.
- ADM do ombro dentro de 60% do lado não envolvido.
- Aumento da duração de sono ininterrupto.

Modalidades eletroterapêuticas e agentes físicos

O objetivo principal da intervenção para pessoas com capsulite adesiva é restaurar a função, diminuindo a resposta inflamatória e a dor. As seguintes modalidades podem ser usadas para reduzir a dor:[448]

- Estimulação galvânica de alta voltagem.
- Neuroestimulação elétrica transcutânea.[659]
- Iontoforese.
- Crioterapia.

A inflamação pode ser reduzida com o uso de:[448]

- Iontoforese.
- Fonoforese.
- Crioterapia.

O relaxamento pode ser promovido através de:[448]

- Calor úmido.
- Ultrassom.
- A hidroterapia pode ser usada para causar um "efeito de luva", que estimula os proprioceptores da pele e gera um efeito *biofeedback*.[413] A temperatura recomendada da água é de tépida a neutra. Exercícios básicos, incluindo flexão no plano da escápula, abdução horizontal e adução junto da superfície da água, são aconselhados.[421]

Programa de exercícios terapêutico e domiciliar

- Exercícios suaves, como pêndulo, circundução, polias e exercícios com um bastão ativos assistidos são realizados dentro da amplitude livre de dor.
- ADMA em amplitude livre de dor, incluindo retração/depressão escapular.
- Exercícios de correção postural. O treinamento postural é incorporado para melhorar a cifose torácica e a posição de cabeça do úmero anteriorizada durante a elevação anterior.

- Educação da postura de dormir. A compreensão do diagnóstico por meio da educação da paciente incentiva a adesão e diminui sua frustração. A posição de repouso favorável do braço em abdução confortável para melhor vascularização do manguito rotador[47] é demonstrada à paciente.[421]
- Exercícios em cadeia fechada podem ser executados precocemente durante o processo de reabilitação. Isso permite que o manguito rotador trabalhe como um compressor glenoumeral.[128] Esse exercício reduz, também, o efeito de cisalhamento do deltoide, ocasiona cocontração da força acoplada à volta do ombro e cria carga axial mediante a articulação.
- O treinamento dos pivôs escapulares deve ser iniciado tão logo seja tolerado pela paciente, para fornecer uma base estável para a mobilidade distal.
- Exercícios de flexibilidade. Um programa de alongamento que visa aos rotadores internos e adutores encurtados, como o subescapular, é iniciado antes mesmo de fortalecer os rotadores externos e os abdutores enfraquecidos.[649] A pessoa é incentivada a usar a dor como guia para limitar as atividades da vida diária, pois a inflamação e a dor alteram a mecânica do ombro. Ela é instruída a alongar o ombro até o ponto de desconforto tolerável cinco vezes por dia.
- Exercícios cardiovasculares, incluindo bicicleta ergométrica e caminhada. Estes devem ser monitorados dada a história médica de insuficiência cardíaca congestiva e pressão arterial elevada.
- Exercícios de ADMA para cotovelo, punho e mão.
- Exercícios de apertar a mão.

Terapia manual

- Mobilizações articulares suaves e movimentos fisiológicos que usam a extremidade oposta com ADMA livre de dor ajudam na redução da dor estimulando os mecanoceptores articulares e diminuindo o *input* nociceptivo.[447] Os níveis de mobilização articular usados dependem da intenção da intervenção. Graus I e II são usados para o alívio da dor, enquanto os III e IV são usados visando quaisquer hipomobilidades indolores devido à PCA.
- Técnicas para o tecido mole da musculatura cervical, torácica e do ombro, quando apropriado.
- Técnicas miofasciais, quando apropriado.

FASE II (2 A 6 SEMANAS)

Essa fase envolve 4 a 6 sessões de fisioterapia.

Objetivos

- Diminuir a dor para 2 ou menos em uma escala de 10.
- Diminuir a restrição capsular, minimizando, desse modo, a perda de movimento.[429]
- Força 4+ de 5 ou igual à da extremidade não envolvida.
- ADMA do ombro de até 80% da extremidade não envolvida.
- Desempenho das atividades funcionais, incluindo alcançar o bolso de trás, colocar roupas íntimas, pentear o cabelo, erguer e atingir acima da cabeça e executar trabalho de repetição específica com peso e as AVDs.

Modalidades eletroterapêuticas e agentes físicos

Uso continuado de modalidades efetivas com ênfase aumentada no uso, quando necessário, em casa. Nessa fase, as modalidades são empregadas para diminuir a dor e a inflamação e para aumentar a extensibilidade do tecido.[429]

O calor pode ser usado para promover o relaxamento muscular, o ultrassom pode favorecer a extensibilidade do tecido na dobra axilar, e a crioterapia pode reduzir o desconforto após o alongamento.[429] O ultrassom é aplicado antes das técnicas de mobilização, com o ombro posicionado em abdução e rotação externa, na cápsula inferior e anterior ou cápsula posterior, quando indicado.[224] O aquecimento ativo para aumentar a circulação do tecido mole é preferível à intervenção passiva.[429]

Programa de exercícios terapêutico e domiciliar

É importante educar a paciente sobre sua melhora na ADM, pois ela irá continuar a sentir dor no final da ADM e pode não reconhecer a melhora objetiva na função.[429]

Como a ADM melhorou, o exercício ativo é executado no plano da escápula em um ângulo de 30 a 45° anterior ao plano coronal.[17,429] São empregados bastões, polias e exercício de Codman com pesos, todos executados em planos retos e também diagonais.

À medida que a ADM melhora e a fraqueza do manguito rotador persiste, o isolamento do mesmo pode ser iniciado para ater-se à força e à resistência.[429]

O programa de exercícios domiciliar deve enfatizar ADM frequente, incluindo pêndulo, exercícios com uma bengala para melhorar a rotação interna e externa e a elevação.[429]

Terapia manual

Exercícios de ADMP, incluindo mobilizações articulares, são usados para restaurar o deslizamento articular e a separação.[429] O objetivo é alongar a cápsula o suficiente para permitir a restauração da biomecânica glenoumeral normal.[429]

Treinamento neuromuscular

O treinamento neuromuscular envolve:

- O balanço em quatro apoios em planos simples e, depois, multidirecionais.
- Balanço em três apoios.
- Progressão nos apoios.
- Apoio em uma bola suíça.
- *Bodyblade*.

Embora a maioria dos pacientes tenha melhora significativa por volta de 12 a 16 semanas, alguns não melhoram e podem, até mesmo, piorar. As opções incluem fisioterapia contínua ou intervenção cirúrgica, que pode incluir manipulação fechada, artroscopia ou liberação e manipulação capsular.[429] A decisão de prosseguir com a intervenção operatória em vez da conservadora depende do grau de incapacidade funcional e da resposta da paciente ao programa de reabilitação.[421]

Coordenação, comunicação e documentação

Comunicar ao médico sobre o estado da paciente (direta ou indiretamente) a cada duas semanas. O plano de alta será fornecido. A documentação das intervenções terapêuticas é registrada para cada episódio de cuidado. A comunicação adicional depende da situação doméstica, profissional e recreacional da paciente.

Instrução ao paciente

São dadas à paciente explicações sobre as mudanças fisiológicas que ocorrem com os tecidos moles e a cápsula articular e a sua relação com a capsulite adesiva. O fisioterapeuta executa um novo exame periódico e reavalia o programa domiciliar, utilizando instruções escritas e ilustrações. Educar a paciente sobre posições e movimentos a serem evitados durante o trabalho e em casa, incluindo evitar dormir sobre o ombro envolvido. Explanar os benefícios de um programa de condicionamento contínuo para prevenir a recorrência. Instruir a paciente sobre o uso domiciliar de crioterapia e sobre a importância de manter boa postura durante todo o dia.

Os pacientes são incentivados a começarem a usar o braço de maneira normal para alcançar objetos e para outras atividades diárias de uma maneira controlada e progressiva.

Critérios para alta

A paciente receberá alta quando todos os objetivos da reabilitação forem atingidos. Instruí-la a solicitar orientação sobre a progressão do programa, sua estagnação ou interrupção. Rever o programa de exercícios domiciliar. As visitas adicionais podem ser necessárias caso as demandas de trabalho atuais exacerbarem os sintomas.

Resultado

O resultado da paciente depende de seu nível de adesão ao plano de intervenção recomendado, bem como outras mudanças no estilo de vida. Ela deve retornar ao nível de dor anterior à lesão em dois meses, sem recorrência de dor no ombro no próximo ano. Ela compreende as estratégias de autotratar quaisquer recorrências menores.

QUESTÕES DE REVISÃO*

1. Qual é o padrão capsular da articulação GU?
2. A articulação do ombro é muito móvel, mas sacrifica alguma estabilidade para atingir esse grau de movimento. A porção mais fraca da cápsula do ombro está localizada:
   A. anteriormente
   B. posteriormente
   C. lateralmente
   D. inferiormente
   E. superiormente
3. Nomeie os quatro músculos que rodam internamente o ombro.
4. Nomeie os três músculos que rodam externamente o ombro.
5. Nomeie os quatro músculos que se inserem no tubérculo maior do úmero.

*Questões adicionais para testar seu conhecimento deste capítulo podem ser encontradas (em inglês) em Online Learning Center para *Orthopaedic Assessment, Evaluation, and Intervention*, em www.duttononline.net. As respostas para as questões anteriores são apresentadas no final deste livro.

REFERÊNCIAS

1. Burkhart SS: A 26-year-old woman with shoulder pain. *JAMA* 284:1559–1567, 2000.
2. Kapandji IA: *The Physiology of the Joints, Upper Limb*. New York: Churchill Livingstone, 1991.
3. Inman VT, Saunders JB: Observations on the function of the clavicle. *Calif Med* 65:158, 1946.
4. Perry J: Biomechanics of the shoulder. In: Rowe CR, ed. *The Shoulder*. New York: Churchill Livingstone, 1988:1–15.
5. Saha AK: Dynamic stability of the glenohumeral joint. *Acta Orthop Scand* 42:491–505, 1971.
6. Bost F, Inman V: The pathological changes in recurrent dislocation of the shoulder. a report of bankart's operative procedures. *J Bone Joint Surg* 24:595–613, 1942.
7. Cooper DE, Arnoczky SP, O'Brien SJ, et al.: Anatomy, histology, and vascularity of the glenoid labrum. An anatomical study. *J Bone Joint Surg Am* 74:46–52, 1992.
8. Howell SM, Galinat BJ: The glenoid-labral socket: A constrained articular surface. *Clin Orthop* 243:122–125, 1989.
9. Wilk KE, Reinold MM, Dugas JR, et al.: Current concepts in the recognition and treatment of superior labral (slap) lesions. *J Orthop Sports Phys Ther* 35:273–291, 2005.
10. Huber WP, Putz RV: Periarticular fiber system of the shoulder joint. *Arthroscopy* 13:680–691, 1997.
11. Perry J: Normal upper extremity kinesiology. *Phys Ther* 58:265–278, 1978.
12. Bradley JP, Tibone JE: Electromyographic analysis of muscle action about the shoulder. *Clin Sports Med* 4:789–805, 1991.
13. Bradley JP, Perry J, Jobe FW: The biomechanics of the throwing shoulder. *Perspect Orthop* 1:49–59, 1990.
14. Answorth AA, Warner JJP: Shoulder instability in the athlete. *Orthop Clin North Am* 26:487–504, 1995.
15. Alcheck DW, Dines DM: Shoulder injuries in the throwing athlete. *J Am Acad Orthop Surg* 3:159–165, 1995.
16. Boublik M, Hawkins RJ: Clinical examination of the shoulder complex. *J Orthop Sports Phys Ther* 18:379–385, 1993.
17. Poppen NK, Walker PS: Normal and abnormal motion of the shoulder. *J Bone Joint Surg* 58A:195–201, 1976.
18. Saha AK: Mechanisms of shoulder movements and a plea for the recognition of "Zero Position" of the glenohumeral joint. *Clin Orthop* 173:3–10, 1983.
19. Warner JJP: The gross anatomy of the joint surfaces, ligaments, labrum, and capsule. In: Matsen FA, Fu FH, Hawkins RJ, eds. *The Shoulder: A Balance of Mobility and Stability*. Rosemont, IL: Am Acad Orthop Surgeons, 1993:7–29.
20. Kibler BW: The role of the scapula in athletic shoulder function. *Am J Sports Med* 26:325–337, 1998.
21. Doody SG, Freedman L, Waterland JC: Shoulder movements during abduction in the scapular plane. *Arch Phys Med Rehabil* 51:595–604, 1970.
22. Freedman L, Munro RR: Abduction of the arm in the scapular plane: Scapular and glenohumeral movements. *J Bone Joint Surg* 48A:1503–1510, 1966.
23. Jobe FW, Moynes DR, Brewster CE: Rehabilitation of shoulder joint instabilities. *Orthop Clin North Am* 18:473–482, 1987.
24. O'Donoghue DH: Subluxing biceps tendon in the athlete. *Clin Orthop* 164:26–29, 1982.
25. Petersson CJ: Spontaneous medial dislocation of the long head of the biceps brachii in its causation. *Clin Orthop* 211:224, 1986.
26. Gerber A, Warner JJ: Thermal Capsulorrhaphy to Treat Shoulder Instability. *Clin Orthop* 400:105–116, 2002.
27. Ferrari DA: Capsular ligaments of the shoulder. *Am J Sports Med* 18:20–24, 1990.

28. O'Brien SJ, Neves MC, Armoczky SP, et al.: The anatomy and histology of the inferior glenohumeral complex of the shoulder. *Am J Sports Med* 18:449, 1990.
29. O'Connell PW, Nuber GW, Mileski RA, et al.: The contribution of the glenohumeral ligaments to anterior stability of the shoulder joint. *Am J Sports Med* 18:579–584, 1990.
30. Turkel SJ, Panio MW, Marshall JL, et al.: Stabilizing mecha-nisms preventing anterior dislocation of the glenohumeral joint. *J Bone Joint Surg Am* 63:1208–1217, 1981.
31. Harryman DT, III, Sidles JA, Harris SL, et al.: The role of the rota-tor interval capsule in passive motion and stability of the shoulder. *J Bone Joint Surg* 74A:53–66, 1992.
32. Matsen FA, III, Arntz CT: Subacromial impingement. In: Rockwood CA, Jr., Matsen FA, III, eds. *The Shoulder*. Philadelphia, PA: WB Saunders, 1990:623–648.
33. Neer CS, II: Anterior acromioplasty for the chronic impingement syndrome in the shoulder: Apreliminary report. *J Bone Joint Surg Am* 54:41–50, 1972.
34. Neer C: Impingement lesions. *Clin Orthop* 173:71–77, 1983.
35. Wickiewicz TL: *The Impingement Syndrome*. Postgraduate Advances in Sports Medicine—NATA Home Study Course, 1986.
36. Petersson CJ, Redlund-Johnell I: The subacromial space in normal shoulder radiographs. *Acta Orthop Scand* 55:57–58, 1984.
37. Weiner DS, Macnab I: Superior migration of the humeral head: A radiological aid in the diagnosis of the tears of the rotator cuff. *J Bone and Joint Surg Br* 52:524–527, 1970.
38. Flatow EL, Soslowsky LJ, Ticker JB, et al.: Excursion of the rotator cuff under the acromion. patterns of subacromial contact. *Am J Sports Med* 22:779–788, 1994.
39. Keele CA, Neil E: *Samson Wright's Applied Physiology*, 12th edn. London: Oxford University Press, 1971.
40. Aszmann OC, Dellon AL, Birely BT, et al.: Innervation of the human shoulder joint and its implications for surgery. *Clin Orthop* 330:202–207, 1996.
41. Bosley RC: Total acromionectomy. A twenty-year review. *J Bone Joint Surg* 73A:961–968, 1991.
42. Ellman H, Kay SP: Arthroscopic subacromial decompression for chronic impingement: 2- to 5-year results. *J Bone Joint Surg Br* 73:395–401, 1991.
43. Cole AJ, Reid MD: Clinical assessment of the shoulder. *J Back Musculoskel Rehabil* 2:7–15, 1992.
44. de La Garza O, Lierse W, Steiner W: Anatomical study of the blood supply in the human shoulder region. *Acta Anat* 145:412–415, 1992.
45. Willcox TM, Teotia SS, Smith AA, et al.: The biceps brachii muscle flap for axillary wound coverage. *Plastic Reconstr Surg* 110:822–826, 2002.
46. Taylor GI, Palmer JH: The vascular territories (angiosomes) of the body: Experimental study and clinical implications. *Br J Plast Surg* 40:113, 1987.
47. Rathburn JB, Macnab I: The microvascular pattern of the rotator cuff. *J Bone Joint Surg Br* 52:540–453, 1970.
48. Winkel D, Matthijs O, Phelps V: *Pathology of the Shoulder, Diagnosis and Treatment of the Upper Extremities*. Maryland, MD: Aspen, 1997:68–117.
49. Hsu A-T, Chang J-H, Chang CH: Determining the resting position of the glenohumeral joint: A cadaver study. *J Orthop Sports Phys Ther* 32:605–612, 2002.
50. Ludewig PM: *Alterations in Shoulder Kinematics and Associated Muscle Activity in Persons with Shoulder Impingement Symptoms*. Iowa City: The University of Iowa, 1998.
51. Cyriax J: *Examination of the Shoulder. Limited Range Diagnosis of Soft Tissue Lesions*, 8th edn. London: Balliere Tindall, 1982.
52. Davies GJ, DeCarlo MS: Examination of the shoulder complex. In: Bandy WD, ed. *Current Concepts in the Rehabilitation of the Shoulder, Sports Physical Therapy Section—Home Study Course*, 1995.
53. Gladstone JN, Rosen AL: Disorders of the acromioclavicular joint. *Curr Opinn Orthop* 10:316–321, 1999.
54. Turnbull JR: Acromioclavicular joint disorders. *Med Sci Sports Exerc* 30:S26–32, 1998.
55. Brody LT: Shoulder. In: Wadsworth C, ed. *Current Concepts of Orthopedic Physical Therapy—Home Study Course*. La Crosse, WI: Orthopaedic Section, APTA, Inc., 2001.
56. DePalma AF: *Surgery of the Shoulder*, 2nd edn. Philadelphia, PA: Lippincott, 1973.
57. Butters KP: Fractures of the clavicle. In: Rockwood CA, Matsen FA, eds. *The Shoulder*, 2nd edn. Philadelphia, PA: WB Saunders, 1990:432.
58. Norfray JF, Tremaine MJ, Groves HC, et al.: The clavicle in hockey. *Am J Sports Med* 5:275–280, 1977.
59. Fukuda K, Craig EV, Kai-Nan AN, et al.: Biomechanical Study of the Ligamentous System of the Acromioclavicular Joint. *J Bone Joint Surg* 68A:434–439, 1986.
60. Urist MR: Complete dislocation of the acromioclavicular joint: The nature of the traumatic lesion and effective methods of treat-ment with an analysis of 41 cases. *J Bone Joint Surg* 28:813–837, 1946.
61. Lee K, Debski RE, Chen C, et al.: Functional evaluation of the ligaments at the acromioclavicular joint during anteroposterior and superoinferior translation. *Am J Sports Med* 25:858–862, 1997.
62. Moore KL, Dalley AF: Upper limb. In: Moore KL, Dalley AF, eds. *Clinically Oriented Anatomy*. Philadelphia, PA: Williams & Wilkins, 1999:664–830.
63. Karduna AR, McClure PW, Michener LA, et al.: Dynamic measurements of three-dimensional scapular kinematics: Avalidation study. *J Biomech Eng* 123:184–190, 2001.
64. Norkin C, Levangie P: *Joint Structure and Function: A Comprehensive Analysis*. Philadelphia, PA: F.A. Davis Company, 1992.
65. Allman, FL, Jr.: Fractures and ligamentous injuries of the clavicle and its articulation. *J Bone Joint Surg* 49A:774–784, 1967.
66. Conway AM: Movements at the sternoclavicular and acromioclavicular joints. *Phys Ther Rev* 41:421–432, 1961.
67. Inman T, Saunders JR, Abbott LC: Observations on the function of the shoulder joint. *J Bone Joint Surg* 26:1–18, 1944.
68. Omer GE: Osteotomy of the clavicle in surgical reduction of anterior sternoclavicular dislocations. *J Trauma* 7:584–590, 1967.
69. Gray H: *Gray's Anatomy*. Philadelphia, PA: Lea & Febiger, 1995.
70. Paine RM, Voight M: The role of the scapula. *J Orthop Sports Phys Ther* 18:386–391, 1993.
71. Kibler WB, Chandler TJ, Livingston BP: Correlation of lateral scapular slide measurements with x-ray measurements. *MedSci Sports Exerc* 31, 1999.
72. Ludewig PM: *Functional Shoulder Anatomy and Biomechanics*. La Crosse, WI: Orthopaedic Section, APTA, 2001.
73. Williams GR, Jr., Shakil M, Klimkiewicz J, et al.: Anatomy of the scapulothoracic articulation. *Clin Orthop* 359:237–246, 1999.
74. Hollinshead WH: *Anatomy for Surgeons—the Back and Limbs*, 3rd edn. Philadelphia, PA: Harper and Row, 1982:300–308.
75. Jobe FW, Pink M: Classification and treatment of shoulder dysfunction in the overhead athlete. *J Orthop Sports Phys Ther* 18:427–431, 1993.
76. Haymaker W, Woodhall B: Peripheral nerve injuries. *Principles of Diagnosis*. London: WB Saunders, 1953.
77. Brodal A: *Neurological Anatomy*. London: Oxford University Press, 1981.
78. Mercer S, Campbell AH: Motor innervation of the trapezius. *J Man Manipulative Ther* 8:18–20, 2000.
79. Ayub E: Posture and the upper quarter. In: Donatelli RA, ed. *Physical Therapy of the Shoulder* 2nd edn. New York: Churchill Livingstone, 1991:81–90.
80. Neumann DA: Shoulder complex. In: Neumann DA, ed. *Kinesiology of the Musculoskeletal System: Foundations for Physical Rehabilitation*. St. Louis, MO: Mosby, 2002:91–132.

81. White SM, Witten CM: Long thoracic nerve palsy in a professional ballet dancer. *Am J Sports Med* 21:626–629, 1993.
82. Jobe CM: Gross Anatomy of the shoulder. In: Rockwood CA, Matsen FA, eds. *The Shoulder* 2nd edn. Philadelphia, PA: WB Saunders, 1998:35–97.
83. Connor PM, Yamaguchi K, Manifold SG, et al.: Split pectoralis major transfer for serratus anterior palsy. *Clin Orthop* 341:134–142, 1997.
84. Schultz JS, Leonard JA: Long thoracic neuropathy from athletic activity. *Arch Phys Med Rehab* 73:87–90, 1992.
85. Gregg JR, Labosky D, Hearty M, et al.: Serratus anterior paralysis in the young athlete. *J Bone Joint Surg* 61A:825–832, 1979.
86. Marks PH, Warner JJP, Irrgang JJ: Rotator cuff disorders of the shoulder. *J Hand Ther* 7:90–98, 1994.
87. Warner JJ, Navarro RA: Serratus anterior dysfunction. Recognition and treatment. *Clin Orthop* 349:139–148, 1998.
88. Leffert RD: Neurological problems. In: Rockwood CA, Jr., Matsen FR, III, eds. *The Shoulder*. Philadelphia, PA: WB Saunders, 1990:750–773.
89. Warner JJP, Micheli LJ, Arslanian LE, et al.: Scapulothoracic motion in normal shoulders and shoulders with glenohumeral instability and impingement syndrome. A study using moire topographic analysis. *Clin Orthop* 285:191–199, 1992.
90. Post M: Pectoralis major transfer for winging of the scapula. *J Shoulder Elbow Surg* 4:1–9, 1995.
91. Kapandji IA: *The Physiology of Joints*. New York: Churchill Livingstone, 1974.
92. Dunleavy K: *Relationship between the Shoulder and the Cervicothoracic Spine*. La Crosse, WI: Orthopedic Section, APTA, 2001.
93. Porterfield, J., De Rosa C: *Mechanical Neck Pain: Perspectives in Functional Anatomy*. Philadelphia, PA: WB Saunders, 1995.
94. Murray MP, Gore DR, Gardner GM, et al.: Shoulder motion and muscle strength of normal men and women in two age groups. *Clin Orthop Relat Res* 268–273, 1985.
95. Mikesky AE, Edwards JE, Wigglesworth JK, et al.: Eccentric and concentric strength of the shoulder and arm musculature in collegiate baseball pitchers. *Am J Sports Med* 23:638–642, 1995.
96. Perry J: Muscle control of the shoulder. In: Rowe CR, ed. *The Shoulder*. New York: Churchill Livingstone, 1988:17–34.
97. Culham E, Peat M: Functional anatomy of the shoulder complex. *J Orthop Sports Phys Ther* 18:342–350, 1993.
98. Gagey O, Hue E: Mechanics of the Deltoid Muscle. A New Approach. *Clin Orthop* 375:250–257, 2000.
99. Blackburn TA, McLeod WD, White B, et al.: EMG analysis of posterior rotator cuff exercises. *Athl Training* 25:40–45, 1990.
100. Perry J, Glousman RE: Biomechanics of throwing. In: Nicholas JA, Hershman EB, eds. *The Upper Extremity in Sports Medicine*. St Louis, MO: Mosby, 1990:727–751.
101. Sharkey NA, Marder RA: The rotator cuff opposes superior translation of the humeral head. *Am J Sports Med* 23:270–275, 1995.
102. Sharkey NA, Marder RA, Hanson PB: The role of the rotator cuff in elevation of the arm. *Trans Orthop Res Soc* 18:137, 1993.
103. Mathes SJ, Nahai F: Biceps brachii. In: Mathes SJ, Nahai F, eds. *Clinical Atlas of Muscle and Musculocutaneous Flaps*. St. Louis, MO: Mosby, 1979:426–432.
104. Lucas DB: Biomechanics of the shoulder joint. *Arch Surg* 107:425–432, 1973.
105. Levy AS, Kelly BT, Lintner SA, et al.: Function of the long head of the biceps at the shoulder: Electromyographic analysis. *J Shoulder Elbow Surg* 10:250–255, 2001.
106. Andrews JR, Carson WG, McLeod WD: Glenoid labrum tears related to the long head of the biceps. *Am J Sports Med* 13:337–341, 1985.
107. Basmajian JV, Deluca CJ: *Muscles Alive: Their Functions Revealed by Electromyography*. Baltimore, MD: Williams & Wilkins, 1985.
108. Basmajian JV, Bazant FJ: Factors preventing downward dislocation of the adducted shoulder joint: An electromyographic and morphological study. *J Bone and Joint Surg* 41A:1182–1186, 1959.
109. Itoi E, Kuechle DK, Newman SR, et al.: Stabilising function of the biceps in stable and unstable shoulders. *J Bone and Joint Surg Am* 75B:546–550, 1993.
110. Rodosky MW, Harner CD, Fu FH: The role of the long head of the biceps muscle and superior glenoid labrum in anterior stability of the shoulder. *Am J Sports Med* 22:121–130, 1994.
111. Pagnani M, Deng X-H, Warren RF, et al.: Effect of lesions of the superior portion of the glenoid labrum on glenohumeral translation. *J Bone and Joint Surg* 77A:1002–1010, 1995.
112. Payne LZ, Deng X, Craig EV, et al.: The combined dynamic and static contributions to subacromial impingement. *AmJ Sports Med* 25:801–808, 1997.
113. Warner JJP, McMahon PJ: The role of the long head of the biceps brachii in superior stability of the glenohumeral joint. *J Bone Joint Surg* 77A:366–372, 1995.
114. Kido T, Itoi E, Konno N, et al.: The depressor function of biceps on the head of the humerus in shoulders with tears of the rotator cuff. *J Bone Joint Surg* 82B:416–419, 2000.
115. Itoi E, Hsu HC, Carmichael SW, et al.: Morphology of the torn rotator cuff. *J Anat* 186:429–434, 1995.
116. Terry GC, Hammon D, France P, et al.: The stabilizing function of passive shoulder restraints. *Am J Sports Med* 19:26–34, 1991.
117. Rowe CR, Zarins B: Recurrent transient subluxation of the shoulder. *J Bone Joint Surg Am* 63:863–872, 1981.
118. Kibler BW: Normal shoulder mechanics and function. *Instr Course Lect* 46:39–42, 1997.
119. Kibler WB, Livingston B, Bruce R: Current concepts in shoulder rehabilitation. *Adv Op Orthop* 3:249–301, 1996.
120. Pink MM, Screnar PM, Tollefson KD: Injury prevention and rehabilitation in the upper extremity. In: Jobe FW, ed. *Operative Techniques in Upper Extremity Sports Injuries*. St. Louis, MO: Mosby, 1996:3–15.
121. Jobe FW, Tibone JE, Moynes DR, et al.: An EMG analysis of the shoulder in pitching and throwing: A preliminary report. *Am J Sports Med* 11:3–5, 1983.
122. Pagnani MJ, Galinat BJ, Warren RF: Glenohumeral instability. In: DeLee JC, Drez D, eds. *Orthopaedic Sports Medicine: Principles and Practice*. Philadelphia, PA: WB Saunders, 1993.
123. Harryman DT, III, Sidles JA, Clark JM: Translation of the humeral head on the glenoid with passive glenohumeral motion. *J Bone Joint Surg* 72A:1334–1343, 1990.
124. Kibler WB: Biomechanical analysis of the shoulder during tennis activities. *Clin Sports Med* 14:79–85, 1995.
125. Kibler WB: Evaluation of sports demands as a diagnostic tool in shoulder disorders. In: Matsen FA, Fu F, Hawkins RJ, eds. *The Shoulder: A Balance of Mobility and Stability*. Rosemont, IL: Am Acad Orthop Surgeons, 1994:379–399.
126. Kibler WB, Livingston B, Chandler TJ: Shoulder rehabilita-tion: Clinical application, evaluation, and rehabilitation protocols. *AAOS Instruct Course Lect* 46:43–53, 1997.
127. Nichols TR: A biomechanical perspective on spinal mechanisms of coordinated muscular action. *Acta Anat Nippon* 15:1–13, 1994.
128. Kibler WB: Shoulder rehabilitation: Principles and practice. *Med Sci Sports Exerc* 30:40–50, 1998.
129. Ovesen J, Nielsen S: Experimental distal subluxation in the gleno-humeral joint. *Arch Orthop Trauma Surg* 104:78–81, 1985.
130. Gibb TD, Sidles JA, Harryman DT, et al.: The effect of capsular venting on glenohumeral laxity. *Clin Orthop* 268:120–127, 1991.
131. Itoi E, Motzkin NE, Morrey BF, et al.: The static rotator cuff does not affect inferior translation of the humerus at the glenohumeraljoint. *J Trauma* 47:55–59, 1999.

132. Debski RE, Sakone M, Woo SL, et al.: Contribution of the passive properties of the rotator cuff to glenohumeral stability dur-ing anterior-posterior loading. *J Shoulder Elbow Surg* 8:324–329, 1999.
133. Lee S-B, Kim K-J, O'Driscoll SW, et al.: Dynamic glenohumeral stability provided by the rotator cuff muscles in the mid-range and end-range of motion. *J Bone Joint Surg* 82A:849–857, 2000.
134. Matsen FA, Harryman DT, Sidles JA: Mechanics of glenohumeral instability. *Clin Sports Med* 10:783–788, 1991.
135. Habermeyer P, Schuller U, Wiedemann E: The intra-articular pressure of the shoulder: An experimental study on the role of the glenoid labrum in stabilizing the joint. *J Arthrosc* 8:166–172, 1992.
136. Warner JJP, Schulte KR, Imhoff AB: *Current Concepts in Shoulder Instability, Advances in Operative Orthopedics*. St Louis, MO: CV Mosby, 1995:217–248.
137. Pearl ML, Harris SL, Lippitt SB, et al.: A system for describing positions of the humerus relative to the thorax and its use in the presentation of several functionally important arm positions. *J Shoulder Elbow Surg* 1:113–118, 1992.
138. Birac D, Andriacchi TP, Bach BR, Jr.: Time related changes following ACL rupture. *Trans Orthop Res Soc* 16:231, 1991.
139. Brewster C, Moynes-Schwab DR: Rehabilitation of the shoulder following rotator cuff injury or surgery. *J Orthop Sports Phys Ther* 18:422–426, 1993.
140. Fleckenstein JL, Shellock FG: Exertional muscle injuries: Magnetic resonance imaging evaluation. *Top Magn Reson Imaging* 3:50–70, 1991.
141. Fleckenstein JL, Weatherall PT, Parkey RW, et al.: Sports-related muscle injuries: MR imaging. *Radiology* 172:793–798, 1989.
142. Jobe FW, Nuber G: Throwing injuries of the elbow. *Clin Sports Med* 5:621, 1986.
143. Jobe FW, Moynes DR: Delineation of diagnostic criteria and a rehabilitation program for rotator cuff injuries. *Am J Sports Med* 10:336–339, 1982.
144. Townsend J, Jobe FW, Pink M, et al.: Electromyographic analysis of the glenohumeral muscles during a baseball rehabilitation program. *Am J Sports Med* 3:264–272, 1991.
145. Worrell TW, Corey BJ, York SL, et al.: An analysis of supraspinatus EMG activity and shoulder isometric force development. *Med Sci Sports Exerc* 7:744–748, 1992.
146. Keating JF, Waterworth P, Shaw-Dunn J, et al.: The relative strength of rotator cuff muscles: A cadaver study. *J Bone Joint Surg* 75B:137–140, 1993.
147. Fisher MJ, Meyer RA, Adams GR, et al.: Direct relationship between proton T2 and exercise intensity in skeletal muscle MR images. *Invest Radiol* 25:480–485, 1990.
148. Fleckenstein JL, Canby R, Parkey RW, et al.: Acute effects of exercise on MR imaging of skeletal muscle in normal volunteers. *Am J Roentgenol* 151:231–237, 1988.
149. Horrigan JM, Shellock FG, Mink JH, et al.: Magnetic resonance imaging evaluation of muscle usage associated with three exercises for rotator cuff rehabilitation. *Med Sci Sports Exerc* 31:1361, 1999.
150. Fleckenstein JL, Bertrocci LA, Nunnally RL, et al.: Exercise enhanced MRimaging of variations in forearm muscle anatomy and use: Importance in MR spectroscopy. *Am J Roentgenol* 153:693–698, 1989.
151. Fleckenstein JL, Haller RG, Lewis SF, et al.: Skeletal muscle size as a determinant of exercise performance: A new application of MRI. *Soc Magn Reson Med* 1, 1988.
152. Fleckenstein JL, Watumull D, Bertocci LA, et al.: Finger-specific flexor recruitment in humans: Depiction by exercise enhanced MRI. *J Appl Physiol* 72:1974–1977, 1992.
153. d'Hespeel CG: Current concepts: Rehabilitation of patients with shoulder impingement and tight posterior capsule. *Orthop pract* 16:9–13, 2004.
154. Grood ES, Noyes FR, Butler DL, et al.: Ligamentous and capsular restraints preventing medial and lateral laxity in intact human cadaver knees. *J Bone Joint Surg* 63A:1257–1269, 1981.
155. Glousman R, Jobe FW, Tibone JE: Dynamic EMG analysis of the throwing shoulder with glenohumeral instability. *J Bone Joint Surg* 70:220–226, 1988.
156. Babyar SR: Excessive scapular motion in individuals recovering from painful and stiff shoulders: Causes and treatment strategies. *Phys Ther* 76:226–247, 1996.
157. Bagg SD, Forrest WJ: A biomechanical analysis of scapular rotation during arm abduction in the scapular plane. *Am J Phys Med* 67:238–245, 1988.
158. McQuade KJ, Smidt GL: Dynamic scapulohumeral rhythm: The effects of external resistance during elevation of the arm in the scapular plane. *J Orthop Sports Phys Ther* 27:125–133, 1998.
159. Rabin A, Irrgang JJ, Fitzgerald GK, et al.: The intertester reliability of the scapular assistance test. *J Orthop Sports Phys Ther* 36:653–660, 2006.
160. Rockwood CA: *Rockwood and Green's Fractures in Adults*. Philadelphia, PA: Lippincott, 1991:1181–1239.
161. Lukasiewicz AC, McClure P, Michener L, et al.: Comparison of 3-dimensional scapular position and orientation between subjects with and without shoulder impingement. *J Orthop Sports Phys Ther* 29:574–583, 1999; discussion 584–586.
162. McClure PW, Michener LA, Sennett BJ, et al.: Direct 3-dimensional measurement of scapular kinematics during dynamic movements in vivo. *J Shoulder Elbow Surg* 10:269–277, 2001.
163. Borstad JD, Ludewig PM: Comparison of scapular kinematics between elevation and lowering of the arm in the scapular plane. *Clin Biomech (Bristol, Avon)* 17:650–659, 2002.
164. Dayanidhi S, Orlin M, Kozin S, et al.: Scapular kinematics during humeral elevation in adults and children. *Clin Biomech (Bristol, Avon)* 20:600–606, 2005.
165. McQuade KJ, Hwa Wei S, Smidt GL: Effects of local muscle fatigue on three-dimensional scapulohumeral rhythm. *Clin Biomech (Bristol, Avon)* 10:144–148, 1995.
166. Dvir Z, Berme N: The shoulder complex in elevation of the arm: A mechanism approach. *J Biomech* 11:219–225, 1978.
167. Schenkman M, De Cartaya VR: Kinesiology of the shoulder complex. In: Andrews J, Wilk KE, eds. *The Athlete's Shoulder*. New York: Churchill Livingstone, 1994:15–35.
168. Laumann U: *Kinesiology of the Shoulder: Electromyographic and Sterophotogrammetric Studies, Surgery of the Shoulder*. Philadelphia, PA: BC Decker Co, 1984.
169. Van Der Helm FCT: Analysis of the kinematic and dynamic behavior of the shoulder mechanism. *J Biomech* 27:527–550, 1994.
170. Kuhn JE, Plancher KD, Hawkins RJ: Scapular winging. *J Am Acad Orthop Surg* 3:319–325, 1995.
171. Jobe FW, Bradley JP, Pink M: Treatment of impingement syndrome in overhand athletes: A philosophical basis. I. *Surg Rounds Orthop* 4:19–24, 1990.
172. Lee DG: Biomechanics of the thorax. In: Grant R, ed. *Physical Therapy of the Cervical and Thoracic Spine*. New York: Churchill Livingstone, 1988:47–76.
173. Campos GER, Freitas VD, Vitti M: Electromyographic study of the trapezius and deltoideus in elevation, lowering, retraction and protraction of the shoulders. *Electromyogr Clin Neurophysiol* 34:243–247, 1994.
174. Elliott BC, Marshall R, Noffal G: Contributions of upper limb seg-ment rotations during the power serve in tennis. *J Appl Biomech* 11:433–442, 1995.
175. Kennedy K: Rehabilitation of the unstable shoulder. *Oper Tech Sports Med* 1:311–324, 1993.
176. Deutsch A, Altchek DW, Schwartz E, et al.: Radiologic measurement of superior displacement of the humeral head in the impingement syndrome. *J Shoulder Elbow Surg* 5:186–193, 1996.
177. Karduna AR, Williams GR, Williams JL, et al.: Kinematics of the glenohumeral joint: Influences of muscle forces, ligamentous constraints, and articular geometry. *J Orthop Res* 14:986–993, 1996.

178. Kelkar R, Flatow EL, Bigliani LU, et al.: The effects of articular congruence and humeral head rotation on glenohumeral kinematics. *Adv Bioeng* 28:19–20, 1994.
179. Kelkar R, Newton PM, Armengol J, et al.: Glenohumeral kinematics. *J Shoulder Elbow Surg* 2(Suppl):S28, 1993.
180. Poppen NK, Walker PS: Forces at the glenohumeral joint in abduction. *Clin Orthop* 135:165–170, 1978.
181. Howell SM: Normal and abnormal mechanics of the glenohumeral joint in the horizontal plane. *J Bone Joint Surg* 70:227–235, 1988.
182. Jarjavay JF: Sur la luxation du tendon de la longue portion du muscle biceps humeral; sur la luxation des tendons des muscles peroniers latercux. *Gaz Hebd Med Chir* 21:325, 1867.
183. Jarvholm U, Styf J, Suurkula M, et al.: Intramuscular pressure and muscle blood flow in the supraspinatus. *Eur J Appl Physiol* 58:219–224, 1988.
184. Stenlund B, Goldie I, Hagberg M, et al.: Shoulder tendinitis and its relation to heavy manual work and exposure to vibration. *Scand J Work Environ Health* 19:43–49, 1993.
185. Andersen JH, Gaardboe O: Musculoskeletal disorders of the neck and upper limb among sewing machine operators: A clinical investigation. *Am J Ind Med* 24:689–700, 1993.
186. Hermann B, Rose DW: Stellenwert von anamnese und klinischer untersuchung beim degenerativen impingement syndrom im vergleich zu operativen befunden-eine prospektive studie. *Z Orthop Ihre Grenzgeb* 134:166–170, 1996.
187. Neer CS, Poppen NK: Supraspinatus outlet. *Orthop Trans* 11:234, 1987.
188. Brewer BJ: Aging of the rotator cuff. *Am J Sports Med* 17:102–110, 1979.
189. Ogata S, Uhthoff HK: Acromial enthesopathy and rotator cuff tears: A radiographic and histologic postmortem investigation of the coracoacromial arc. *Clin Orthop* 254:39–48, 1990.
190. Uhthoff HK, Loehr J: The effect of aging on the soft tissues of the shoulder. In: Matsen FA, Fu FA, Hawkins R, eds. *The Shoulder: A Balance of Mobility and Stability*. Rosemont, IL: Am Acad Orthop Surgeons, 1993:269–278.
191. Ohlsson K, Hansson G-A, I B, et al.: Disorders or the neck and up-per limbs in women in the fish processing industry. *Occup Environ Med* 51:826–832, 1994.
192. Checkoway H, Pearce N, Dement JM: Design and conduct of occupational epidemiology studies: I. Design aspects of cohort studies. *Am J Ind Med* 15:363–373, 1989.
193. Jobe FW, Kvitne RS, Giangarra CE: Shoulder pain in the overhand and throwing athlete: The relationship of anterior instability and rotator cuff impingement. *Orthop Rev* 18:963–975, 1989.
194. Mohr KJ, Moynes Schwab DR, Tovin BJ: Musculoskeletal pattern F: Impaired joint mobility, motor function, muscle performance, and range of motion associated with localized inflammation. In: Tovin BJ, Greenfield B, eds. *Evaluation and Treatment of the Shoulder: An Integration of the Guide to Physical Therapist Practice*. Philadelphia, PA: FA Davis, 2001:210–230.
195. Jobe CM, et al.: Anterior shoulder instability, impingement and rotator cuff tear. In: Jobe FW, ed. *Operative Techniques in Upper Extremity Sports Injuries*. St Louis: Mosby-Year Book, 1996.
196. Moseley HF, Goldie I: The arterial pattern of the rotator cuff of the shoulder. *J Bone Joint Surg* 45-B:780–789, 1963.
197. Neer CS, II, Welsh RP: The shoulder in sports. *Orthop Clin North Am* 8:583–591, 1977.
198. Rothman RH, Parke WW: The vascular anatomy of the rotator cuff. *Clin Orthop* 41:176–186, 1965.
199. Bigliani LU, Morrison D, April EW: The morphology of the acromion and its relationship to rotator cuff tears. *Orthop Trans* 10:228, 1986.
200. Bigliani LU, Ticker JB, Flatow EL, et al.: The relationship of acromial architecture to cuff disease. *Clin Sports Med* 4:823–838, 1991.
201. Ling SC, Chen SF, Wan RX: A study of the vascular supply of the supraspinatus tendon. *Surg Radiol Anat* 12:161, 1990.
202. Codman EA: *The Shoulder, Rupture of the Supraspinatus Tendon and Other Lesions in or About the Subacromial Bursa*. Boston, MA: Thomas Todd Co, 1934.
203. Lindblom K: On pathogenesis of ruptures of the tendon aponeurosis of the shoulder joint. *Acta Radiol* 20:563, 1939.
204. Iannotti JP, Swiontkowski M, Esterhafi J, et al.: *Intraoperative Assessment of Rotator Cuff Vascularity Using Laser Doppler Flowmetry*. Las Vegas, NV: Am Acad Orthop Surgeons, 1989.
205. Sigholm G, Styf J, Korner L, et al.: Pressure recording in the subacromial bursa. *J Orthop Res* 6:123–128, 1988.
206. Kessel L, Watson M: The painful arc syndrome: clinical classification as a guide to management. *J Bone Joint Surg Br* 59:166–172, 1977.
207. Neer CS, II, Bigliani LU, Hawkins RJ: Rupture of the long head of the biceps related to subacromial impingement. *Orthop Trans* 1, 1977.
208. DePalma AF, Gallery G, Bennett CA: Variational anatomy and degenerative lesions of the shoulder joint. In: Blount W, ed. *American Academy of Orthopaedic Surgeons Instructional Course Lectures*. Ann Arbor: JW Edwards, 1949:255–281.
209. DePalma AF, Gallery G, Bennett CA: Degenerative lesions of the shoulder joint at various age groups which are compatible with good function. In: Blount W, ed. *American Academy of Orthopaedic Surgeons Instructional Course Lectures*. Ann Arbor: JW Edwards, 1950:168.
210. Ozaki J, Fujimoto S, Nakagawa Y, et al.: Tears of the rotator cuff on the shoulder associated with pathological changes in the acromion: A study in cadavera. *J Bone Joint Surg Am* 70-A:1224–1230, 1988.
211. Petterson G: Rupture of the tendon aponeurosis of the shoulder joint in anterior inferior dislocation. *Acta Chir Scand* 99(Suppl):1–184, 1942.
212. Sher J, Uribe J, Posada A, et al.: Abnormal findings on magnetic resonance images of symptomatic shoulders. *J Bone Joint Surg* 77A:10–15, 1995.
213. Cotton RE, Rideout DF: Tears of the humeral rotator cuff: A radiological and pathological necropsy survey. *J Bone Joint Surg* 46B:314–328, 1964.
214. Constant CR, Murley AHG: A clinical method of functional assessment of the shoulder. *Clin Orthop* 214:160–164, 1987.
215. Cohen RB, Williams GR, Jr.: Impingement syndrome and rotator cuff disease as repetitive motion disorders. *Clin Orthop* 351:95–101, 1998.
216. Soslowsky LJ, et al.: Subacromial contact (impingement) on the rotator cuff in the shoulder. *Trans Orthop Res Soc* 17:424, 1992.
217. Conroy DE, Hayes KW: The effect of joint mobilization as a component of comprehensive treatment for primary shoulder impingement syndrome *J Orthop Sports Phys Ther* 28:3–14, 1998.
218. Cofield RH: Current concepts review: Rotator cuff disease of the shoulder. *J Bone Joint Surg* 67A:974–979, 1985.
219. Hjelm R, Draper C, Spencer S: Anterior-superior capsular length insufficiency in the painful shoulder. *J Orthop Sports Phys Ther* 23:216–222, 1996.
220. Donatelli RA: Mobilization of the shoulder. In: Donatelli RA, ed. *Physical Therapy of the Shoulder*. New York: Churchill Living-stone, 1991:271–292.
221. Cofield RH, Simonet WT: Symposium on sports medicine: Part 2. The shoulder in sports. *Mayo Clin Proc* 59:157–164, 1984.
222. Morrison DS, Frogameni AD, Woodworth P: Nonoperative treatment of subacromial impingement syndrome. *J Bone Joint Surg Am* 79:732–737, 1997.
223. Akeson WH, Amiel D, Woo SL-Y: Immobility effects on synovial joints: The pathomechanics of joint contracture. *Biorheology* 17:95–110, 1980.
224. Kamkar A, Irrgang JJ, Whitney S: Non-operative management of secondary shoulder impingement syndrome. *J Orthop Sports Phys Ther* 17:212–224, 1993.

225. Greenfield B, Catlin P, Coats P, et al.: Posture in patients with shoulder overuse injuries and healthy individuals. *J Orthop Sports Phys Ther* 21:287–295, 1995.
226. Ruwe P, Pink M, Jobe FW, et al.: The normal and the painful shoulders during the breast stroke: electromyographic and cinematographic analysis of twelve muscles. *Am J Sports Med* 22:789–796, 1994.
227. Warner JJP, Micheli LJ, Arslanian LE, et al.: Patterns of flex-ibility, laxity, and strength in normal shoulders and shoulders with instability and impingement. *Am J Sports Med* 18:366–375, 1990.
228. Clarnette RG, Miniaci A: Clinical exam of the shoulder. *Med Sci Sports Exerc* 30:1–6, 1998.
229. Magee DJ: *Orthopedic Physical Assessment*, 2nd edn. Philadelphia, PA: W.B. Saunders, 1992.
230. Souza TA: History and examination of the shoulder. In: Souza TA, ed. *Sports Injuries of the Shoulder—Conservative Management*. New York: Churchill Livingstone, 1994:167–219.
231. Burkhart SS: A stepwise approach to arthroscopic rotator cuff repair based on biomechanical principles. *Arthroscopy* 16:82–90, 2000.
232. Buckle P: Musculoskeletal disorders of the upper extremities: The use of epidemiological approaches in industrial settings. *J Hand Surg Am* 12:885–889, 1987.
233. Daigneault J, Cooney LM, Jr.: Shoulder pain in older people. *J Am Geriatr Soc* 46:1144–1151, 1998.
234. Matsen FA, III, Lippitt SB, Sidles JA, et al.: Shoulder motion. In: Matsen FA, III, Lippitt SB, Sidles JA, et al., eds. *Practical Evaluation and Management of the Shoulder*. Philadelphia, PA: WB Saunders, 1994:19–58.
235. Miniaci A, Salonen D: Rotator cuff evaluation: Imaging and diagnosis. *Orthop Clin North Am* 28:43–58, 1997.
236. Gladstone J, Wilk KE, Andrews J: Nonoperative treatment of acromioclavicular joint injuries. *Op Tech Sports Med* 5:78–87, 1998.
237. Cappel K, Clark MA, Davies GJ, et al.: Clinical examination of the shoulder. In: Tovin BJ, Greenfield B, eds. *Evaluation and Treatment of the Shoulder—an Integration of the Guide to Physical Therapist Practice*. Philadelphia, PA: FA Davis, 2001: 75–131.
238. Foreman SM, Croft AC: *Whiplash Injuries: The Cervical Ac-celeration/Deceleration Syndrome*. Baltimore, MD: Williams & Wilkins, 1988.
239. Feinstein B, Langton JBK, Jameson RF, et al.: Experiments on referred pain from deep somatic tissues. *J Bone Joint Surg Am* 36:981–997, 1954.
240. Dwyer A, Aprill C, Bogduk N: Cervical zygapophyseal joint pain patterns: A study from normal volunteers. *Spine* 15:453, 1990.
241. Cloward RB: Cervical discography: A contribution to the etiology and mechanism of neck, shoulder and arm pain. *Ann Surg* 150:1052–1064, 1959.
242. Cuomo F: Diagnosis, classification, and management of the stiff shoulder. In: Iannotti JP, Williams GR, eds. *Disorders of the Shoulder: Diagnosis and Management*. Philadelphia, PA: Lippincott, Williams & Wilkins, 1999:397–417.
243. Sahrmann SA: Movement impairment syndromes of the shoulder girdle. In: Sahrmann SA, ed. *Movement Impairment Syndromes*. St Louis: Mosby, 2001:193–261.
244. Hawkins RJ, Bokor DJ: Clinical evaluation of shoulder problems. In: Rockwood CA, Matsen FA, eds. *The Shoulder*. Philadelphia, PA: WB Saunders, 1990.
245. Silliman FJ, Hawkins RJ: Clinical examination of the shoulder complex. In: Andrews JR, Wilk KE, eds. *The Athlete's Shoulder*. New York: Churchill Livingstone, 1994.
246. Barron OA, Levine WN, Bigliani LU: Surgical management of chronic trapezius dysfunction. In: Warner JJP, Iannotti JP, Gerber C, eds. *Complex and Revision Problems in Shoulder Surgery*. Philadelphia, PA: Lippincott-Raven, 1997:377–384.
247. Hoppenfeld S: *Physical Examination of the Spine and Extremities*. East Norwalk, CT: Appleton-Century-Crofts, 1976.
248. Miniaci A, Fowler PJ: Impingement in the athlete. *Clin Sports Med* 12:91–110, 1993.
249. Miniaci A, Froese WG: Rotator cuff pathology and excessive laxity or instability of the glenohumeral joint. *Sports Med Arthrosc Rev* 3:26–29, 1995.
250. Ketenjian AY: Scapulocostal stabilization for scapular winging in fascioscapulohumeral muscular dystrophy. *J Bone Joint Surg* 60A:476–480, 1978.
251. Bagg SD, Forrest WJ: Electromyographic study of the scapular rotators during arm abduction in the scapular plane. *Am J Phys Med* 65:111–124, 1986.
252. Moseley JB, Jobe FW, Pink MM, et al.: EMG analysis of the scapular muscles during a shoulder rehabilitation program. *Am J Sports Med* 20:128–134, 1992.
253. Bowling RW, Rockar PA, Erhard R: Examination of the shoulder complex. *Phys Ther* 66:1886–1893, 1986.
254. Kendall FP, McCreary EK, Provance PG: *Muscles: Testing and Function*. Baltimore, MD: Williams & Wilkins, 1993.
255. Griegel-Morris P, Larson K, Mueller-Klaus K, et al.: Incidence of common postural abnormalities in the cervical, shoulder, and thoracic regions and their asociation with pain in two age groups of healthy subjects. *Phys Ther* 72:426–430, 1992.
256. Crawford HJ, Jull GA: The influence of thoracic posture and movement on range of arm elevation. *Physiother Theory Pract* 9:143–148, 1993.
257. Sahrmann SA: *Diagnosis and Treatment of Movement Impairment Syndromes*. St Louis: Mosby, 2001.
258. Lewit K: *Manipulative Therapy in Rehabilitation of the Motor System*, 3rd edn. London: Butterworths, 1999.
259. Janda DH, Hawkins RJ: Shoulder manipulation in patients with adhesive capsulitis and diabetes mellitus. A clinical note. *J Shoulder Elbow Surg* 2:36–38, 1993.
260. Solem-Bertoft E, Thuomas KA, Westerberg CE: The influence of scapular retraction and protraction on the width of the subacromial space. *Clin Orthop* 296:99–103, 1993.
261. Turner M: Posture and pain. *Phys Ther* 37:294, 1957.
262. Jull GA, Janda V: Muscle and motor control in low back pain. In: Twomey LT, Taylor JR, eds. *Physical Therapy of the Low Back: Clinics in Physical Therapy*. New York: Churchill Livingstone, 1987:258.
263. Greenfield B: Upper quarter evaluation: Structural relationships and interindependence. In: Donatelli R, Wooden M, eds. *Orthopedic Physical Therapy*. New York: Churchill Livingstone, 1989: 43–58.
264. Keller K, Corbett J, Nichols D: Repetitive strain injury in computer keyboard users: Pathomechanics and treatment principles in individual and group intervention. *J Hand Ther* 11:9–26, 1998.
265. Pratt NE: Neurovascular entrapment in the regions of the shoulder and posterior triangle of the neck. *Phys Ther* 66:1894–1899, 1986.
266. Pecina M, Krmpotic-Nemanic J, Markiewitz A: *Tunnel Syn-dromes*. Boca Raton: CRC, 1991.
267. Bourliere F: *The Assessment of Biological Age in Man*. Geneva: WHO, 1979.
268. Rayan GM, Jensen C: Thoracic outlet syndrome: Provocative examination maneuvers in a typical population. *J Shoulder Elbow Surg* 4:113–117, 1995.
269. Sucher BM: Thoracic outlet syndrome - a myofascial variant: Part 2. Treatment. *JAOA* 90:810–823, 1990.
270. Jenkins WL: *Relationship of Overuse Impingement with Sub-tle Hypomobility or Hypermobility*. La Crosse, WI: Orthopaedic Section, APTA, 2001.
271. Diveta J, Walker ML, Skibinski B: Relationship between performance of selected scapular muscles and scapular abduction in standing subjects. *Phys Ther* 70:470–479, 1990.
272. Gibson MH, Goebel GV, Jordan TM, et al.: A reliability study of measurement techniques to determine static scapular position. *J Orthop Sports Phys Ther* 21:100–106, 1995.

273. KoslowPA, Prosser LA, Strony GA, et al.: Specificity of the lateral scapular slide test in asymptomatic competitive athletes. *J Orthop Sports Phys Ther* 33:331–336, 2003.
274. Mattingly GE, Mackarey PJ: Optimal methods for shoulder tendon palpation: A cadaver study. *Phys Ther* 76:166–174, 1996.
275. Matsen FA, Lippitt SB, Sidles JA, et al.: *Practical Evaluation and Management of the Shoulder*. Philadelphia, PA: WB Saunders, 1994.
276. Jackson D, Einhorn A: Rehabilitation of the shoulder. In: Jackson DW, ed. *Shoulder Surgery in the Athlete*. Rockville, MD: Aspen, 1985.
277. Kulund DN: *The Injured Athlete*. Philadelphia, PA: JB Lippincott, 1982.
278. Andrews JR, Gillogly S: Physical examination of the shoulder in throwing athletes. In: Zarin B, Andrews JR, Carson WG, eds. *Injuries to the Throwing Arm*. Philadelphia, PA: WB Saunders, 1985.
279. McClure PW, Flowers KR: Treatment of limited shoulder motion: A case study based on biomechanical considerations. *Phys Ther* 72:929–936, 1992.
280. Woo SL-Y, Matthews J, Akeson WH, et al.: Connective tissue response to immobility: A correlative study of biochemical and biomechanical measurements of normal and immobilized rabbit knee. *Arthritis Rheum* 18:257–264, 1975.
281. Akeson WH, Woo SL, Amiel D, et al.: The connective tissue response to immobility: Biochemical changes in periarticular connective tissue of the immobilized rabbit knee. *Clin Orthop* 93:356–362, 1973.
282. Cyriax J: *Textbook of Orthopaedic Medicine, Diagnosis of Soft Tissue Lesions*. 8th edn. London: Bailliere Tindall, 1982.
283. Neviaser RJ, Neviaser TJ: The frozen shoulder. Diagnosis and management. *Clin Orthop* 223:59–64, 1987.
284. Riddle DL, Rothstein JM, Lamb RL: Goniometric reliability in a clinical setting. shoulder measurements. *Phys Ther* 67:668–673, 1987.
285. Borstad JD, Ludewig PM: The effect of long versus short pectoralis minor resting length on scapular kinematics in healthy individuals. *J Orthop Sports Phys Ther* 35:227–238, 2005.
286. Lewis JS, Wright C, Green A: Subacromial impingement syndrome: The effect of changing posture on shoulder range of movement. *J Orthop Sports Phys Ther* 35:72–87, 2005.
287. Johanson MA: *Solutions to Shoulder Disorders*. La Crosse, WI: Orthopaedic Section, APTA, 2001.
288. Brems JJ: Rehabilitation following shoulder arthroplasty. In: Friedman RJ, ed. *Arthroplasty of the Shoulder*. New York: Thieme, 1994:99–112.
289. Brown DD, Friedman RJ: Postoperative rehabilitation following total shoulder arthroplasty. *Orthop Clin North Am* 29:535–547, 1998.
290. Hoving JL, Buchbinder R, Green S, et al.: How reliably do rheumatologists measure shoulder movement? *Ann Rheum Dis* 61:612–616, 2002.
291. Edwards TB, Bostick RD, Greene CC, et al.: Interobserver and intraobserver reliability of the measurement of shoulder internal rotation by vertebral level. *J Shoulder Elbow Surg* 11:40–42, 2002.
292. Post M, Mayer J: Suprascapular nerve entrapment: Diagnosis and treatment. *Clin Orthop* 223:126–130, 1987.
293. Warner JJP, Caborn DNM, Berger RA, et al.: Dynamic capsuloligamentous anatomy of the glenohumeral joint. *J Shoulder Elbow Surg* 2:115–133, 1993.
294. Pagnani MJ, Warren RF: Stabilizers of the glenohumeral joint. *J Shoulder Elbow Surg* 3:173–190, 1994.
295. Davies GJ, Dickhoff-Hoffman S: Neuromuscular testing and rehabilitation of the shoulder complex. *J Orthop Sports Phys Ther* 18:449–458, 1993.
296. Ozaki J: Glenohumeral movements of the involuntary inferior and multidirectional instability. *Clin Orthop* 238:107–111, 1989.
297. Leroux JL, Thomas E, Bonnel F, et al.: Diagnostic value of clinical tests for shoulder impingement. *Rev Rheum* 62:423–428, 1995.
298. Itoi E, Tadato K, Sano A, et al.: Which is more useful, the "full can test" or the "empty can test" in detecting the torn supraspinatus tendon? *Am J Sports Med* 27:65–68, 1999.
299. Kaltenborn FM: *Manual Mobilization of the Extremity Joints: Basic Examination and Treatment Techniques* 4th edn. Oslo, Norway: Olaf Norlis Bokhandel, Universitetsgaten, 1989.
300. Winkel D, Matthijs O, Phelps V: *Examination of the Shoulder, Diagnosis and Treatment of the Upper Extremities*. Gaithersburg, MD: Aspen, 1997:42–67.
301. Pfund R, Jones MA, Magarey ME, et al.: Manual test for specific structural differentiation in the subacromial space: Correlation between specific manual testing and ultrasonography. *Proceedings of the Tenth Biennial Conference. Manipulative Physiotherapists Association of Australia*, Melbourne, 1997:146.
302. Jenp Y, Malanga GA, Growney ES, et al.: Activation of the rotator cuff in generating isometric shoulder rotation torque. *Am J Sports Med* 24:477–485, 1996.
303. Gerber C, Krushell RJ: Isolated rupture of the tendon of the subscapularis muscle: Clinical features in 16 cases. *J Bone Joint Surg* 73B:389–394, 1991.
304. Safee-Rad R, Shwedyk E, Quanbury AO, et al.: Normal functional range of motion of upper limb joints during performance of three feeding activities. *Arch Phys Med Rehab* 71:505–509, 1990.
305. Mannerkorpi K, Svantesson U, Carlsson J, et al.: Tests of functional limitations in fibromyalgia syndrome: A reliability study. *Arthritis Care Res* 12:193–199, 1999.
306. Yang JL, Lin JJ: Reliability of function-related tests in patients with shoulder pathologies. *J Orthop Sports Phys Ther* 36:572–576, 2006.
307. Ellman H, Hanker G, Bayer M: Repair of the rotator cuff: End results of factors influencing reconstruction. *J Bone Joint Surg* 68A:1136–1142, 1986.
308. Lippitt SB, Harryman DT, III, Matsen FA, III: A practical tool for evaluating function. The simple shoulder test. In: Matsen FA, III, Fu FH, Hawkins RJ, eds. *The Shoulder: A Balance of Mobility and Stability*. Rosemont, IL: Am Acad Orthop Surgeons, 1993:501–518.
309. Fuchs B, Jost B, Gerber C: Posterior-inferior capsular shift for the treatment of recurrent, voluntary posterior subluxation of the shoulder. *J Bone Joint Surg* 82A:16–25, 2000.
310. Harryman DT, II, Matsen FA, III, Sidles JA: Arthroscopic man-agement of refractory shoulder stiffness. *Arthroscopy* 13:133–147, 1997.
311. Matsen FA, Lippitt SB, Sidles JA, et al.: Evaluating the shoulder. In: Matsen FA, Lippitt SB, Sidles JA, et al., eds. *Practical Evaluation and Management of the Shoulder*. Philadelphia, PA: WB Saunders, 1994:1–17.
312. Beaton DE, Richards RR: Measuring function of the shoulder. A cross-sectional comparison of five questionanaires. *J Bone and Joint Surg* 78A:882–890, 1996.
313. Beaton DE, Richards RR: Assessing the reliability and responsiveness of five shoulder questionnaires. *J Shoulder Elbow Surg* 7:565–572, 1998.
314. Roach KE, Budiman-Mak E, Songsiridej N, et al.: Development of a shoulder pain and disability index. *Arthritis Care Res* 4:143–149, 1991.
315. Hudak PL, Amadio PC, Bombardier C, et al.: Development of an upper extremity outcome measure: The dash (disabilities of the arm, shoulder, and hand). *Am J Ind Med* 29:602–608, 1995.
316. Leggin BG, Michener LA, Shaffer MA, et al.: The penn shoulder score: Reliability and validity. *J Orthop Sports Phys Ther* 36:138–151, 2006.
317. Falsone SA, Gross MT, Guskiewicz KM, et al.: One-arm hop test: Reliability and effects of arm dominance. *J Orthop Sports Phys Ther* 32:98–103, 2002.
318. Calis M, Akgun K, Birtane M, et al.: Diagnostic values of clinical diagnostic tests in subacromial impingement syndrome. *Ann Rheum Dis* 59:44–47, 2000.
319. Frieman BG, Albert TJ, Fenlin JM: Rotator cuff disease: A review of diagnosis, pathophysiology and current trends in treatment. *Arch Phys Med Rehabil* 75:604–609, 1994.

320. Post M, Cohen J: Impingement syndrome: A review of late stage ii and early stage III lesions. *Clin Orth Rel Res* 207:127–132, 1986.
321. Hawkins RJ, Kennedy JC: Impingement syndrome in athletics. *Am J Sports Med* 8:151–163, 1980.
322. Pink MM, Jobe FW: Biomechanics of swimming. In: Zachazewski JE, Magee DJ, Quillen WS, eds. *Athletic Injuries and Rehabilitation*. Philadelphia, PA: WB Saunders, 1996:317–331.
323. Ure BM, Tiling T, Kirchner R, et al.: Zuverlassigkeit der klinischen untersuchung der schulter im vergleich zur arthroskopie. *Unfallchirurg* 96:382–386, 1993.
324. MacDonald PB, Clark P, Sutherland K: An analysis of the diagnostic accuracy of the hawkins and neer subacromial impingement signs. *J Shoulder Elbow Surg* 9:299–301, 2000.
325. Rupp S, Berninger K, Hopf T: Shoulder problems in high level swimmers—impingement, anterior instability, muscular imbalance. *Int J Sports Med* 16:557–562, 1995.
326. Zaslav KR: Internal rotation resistance strength test: A new diagnostic test to differentiate intra-articular pathology from outlet (neer) impingement syndrome in the shoulder. *J Shoulder Elbow Surg* 10:23–27, 2001.
327. Wolf EM, Agrawal V: Transdeltoid palpation (the rent test) in the diagnosis of rotator cuff tears. *J Shoulder Elbow Surg* 10:470–473, 2001.
328. Patte D, Goutallier D, Monpierre H, et al.: Over-extension lesions. *Rev Chir Orthop* 74:314–318, 1988.
329. Arthuis M: Obstetrical paralysis of the brachial plexus I. diagnosis: Clinical study of the initial period. *Rev Chir Orthop Reparatrice Appar Mot* 58:124–136, 1972.
330. Walch G, Boulahia A, Calderone S, et al.: The 'dropping' and 'hornblower's' signs in evaluation of rotator-cuff tears. *J Bone Joint Surgery Br* 80:624–628, 1998.
331. Tomberlin J: *Physical Diagnostic Tests of the Shoulder: An Evidence-Based Perspective*. La Crosse, WI: Orthopedic Section, APTA, 2001.
332. Akgün K, Karamehmetoglu SS, Sahin Ü, et al.: Subakromiyal sikisma sendromu klinik tanisinda sikisma (Neer) testinin¨onemi. *Fizik Tedavi ve Rehabilitasyon Dergisi* 22:5–7, 1997.
333. Maitland G: *Peripheral Manipulation*, 3rd edn. London: Butterworth, 1991.
334. Mullen F: Locking and quadrant of the shoulder:relationships of the humerus and scapula during locking and quadrant. *Proceedings of the Sixth Biennial Conference, Manipulative Therapist Association of Australia, Adelaide, Australia*, 1989:130–137.
335. Neer CS: Anatomy of shoulder reconstruction. In: Neer CS, ed. *Shoulder Reconstruction*. Philadelphia, PA: WB Saunders, 1990:1–39.
336. Malanga GA, Jenp YN, Growney ES, et al.: EMG analysis of shoulder positioning in testing and strengthening the supraspinatus. *Med Sci Sports Exerc* 28:661–664, 1996.
337. Glascow S, Bruce RA, Yacobucci GN, et al.: Arthroscopic resection of glenoid labral tears in the athlete. *Arthroscopy* 8:48–54, 1992.
338. Liu SH, Henry MH, Nuccion S, et al.: Diagnosis of glenoid labral tears: A comparison between magnetic resonance imaging and clinical examinations. *Am J Sports Med* 24:149–154, 1996.
339. Hurley JA, Andersen TE: Shoulder arthroscopy: Its role in evaluating shoulder disorders in the athlete. *Am J Sports Med* 18:480–483, 1990.
340. Liu SH, Henry MH, Nuccion SL: A prospective evaluation of a new physical examination in predicting glenoid labral tears. *Am J Sports Med* 24:721–725, 1996.
341. Field LD, Savoie FH: Arthroscopic suture repair of superior labral detachment lesions of the shoulder. *Am J Sports Med* 21:783–791, 1993.
342. Magee DJ: *Shoulder, Orthopedic Physical Assessment*. Philadelphia, PA: WB Saunders, 1992:90–142.
343. Yergason RM: Rupture of biceps. *J Bone Joint Surg* 13:160, 1931.
344. Akgün K: *Kronik Subakromiyal Sikisma Sendromunun Konser-vatif Tedavisinde Ultrasonun Etkinligi*. Proficiency Thesis. Istanbul: University of Istanbul, 1993.
345. Bak K, Faunl P: Clinical findings in competitive swimmers with shoulder pain. *Am J Sports Med* 25:254–260, 1997.
346. O'Brien SJ, Pagnani MJ, Fealy S, et al.: The active compression test; a new and effective test for diagnosing labral tears and acromioclavicular abnormality. *Am J Sports Med* 26:610–613, 1998.
347. Kibler WB: Specificity and sensitivity of the anterior slide test in throwing athletes with superior glenoid labral tears. *Arthroscopy* 11:296–300, 1995.
348. Kim SH, Ha KI, Han KY: Biceps load test: A clinical test for superior labrum anterior and posterior lesions (slap) in shoulders with recurrent anterior dislocations. *Am J Sports Med* 27:300–303, 1999.
349. Kim SH, Ha KI, Ahn JH, et al.: Biceps load test Ii: A clinical test for slap lesions of the shoulder. *Arthroscopy* 17:160–164, 2001.
350. Mimori K, Muneta T, Nakagawa T, et al.: A new pain provocation test for superior labral tears of the shoulder. *Am J Sports Med* 27:137–142, 1999.
351. Myers TH, Zemanovic JR, Andrews JR: The resisted supination external rotation test: A new test for the diagnosis of superior labral anterior posterior lesions. *Am J Sports Med* 33:1315–1320. Epub Jul 7, 2005.
352. Powell JW, Huijbregts PA: Concurrent criterion-related validity of acromioclavicular joint physical examination tests: A systematic review. *J Man Manipulative Ther* 14:E19–E29, 2006.
353. Chronopoulos E, Kim TK, Park HB, et al.: Diagnostic value of physical tests for isolated chronic acromioclavicular lesions. *Am J Sports Med* 32:655–661, 2004.
354. Engebretsen L, Craig EV: Radiographic features of shoulder instability. *Clin Orthop* 291:29–44, 1993.
355. Neer CSI: Involuntary inferior and multidirectional instability of the shoulder: Etiology, recognition, and treatment. *Instr Course Lect* 34:232–238, 1985.
356. Neer CSI, Foster CR: Inferior capsular shift for involuntary inferior and multidirectional instability of the shoulder. *J Bone Joint Surg* 62A:897–908, 1980.
357. Pollock RG: Multidirectional and posterior instability of the shoulder. In: Norris TR, ed. *Orthopaedic Knowledge Update: Shoulder and Elbow*. Rosemont, IL: Am Acad Orthop Surgeons, 1997:85–94.
358. Emery RJH, Mullaji AB: Glenohumeral joint instability in normal adolescents: Incidence and significance. *J Bone Joint Surg* 73B:406–408, 1991.
359. Lintner SA, Levy A, Kenter K, et al.: Glenohumeral translation in the asymptomatic athlete's shoulder and its relationship to other clinically measurable anthropometric variables. *Am J Sports Med* 24:716–720, 1996.
360. Brown GA, Tan JL, Kirkley A: The lax shoulder in females. Issues, answers, but many more questions. *Clin Orthop* 372:110–122, 2000.
361. Bigliani LU: *The Unstable Shoulder*. Rosemont, IL: Am Acad Orthop Surgeons, 1995.
362. Gerber C, Ganz R: Clinical assessment of instability of the shoulder. *J Bone and Joint Surg* 66B:551, 1984.
363. Hawkins RJ, Schutte JP, Janda DH, et al.: Translation of the gleno-humeral joint with the patient under anesthesia. *J Shoulder Elbow Surg* 5:286–292, 1996.
364. Hanyman DT, et al.: Translation of the humeral head on the glenoid with passive glenohumeral motion. *J Bone and Joint Surg* 72A:1334, 1990.
365. Mok DWH, Fogg AJB, Hokan R, et al.: The diagnostic value of arthroscopy in glenohumeral instability. *J Bone and Joint Surg* 72B:698–700, 1990.
366. Callanan M, Tzannes A, Hayes KC, et al.: Shoulder instability. Diagnosis and management. *Aust Fam Physician* 30:655–661, 2001.
367. Jobe FW, Bradley JP: The diagnosis and nonoperative treatment of shoulder injuries in athletes. *Clin Sports Med* 8:419–439, 1989.
368. Levy AS, Lintner S, Kenter K, et al.: Intra- and interobserver reproducibility of the shoulder laxity examination. *Am J Sports Med* 27:460–463, 1999.

369. Speer KP, Hannafin JA, Altchek DW, et al.: An evaluation of the shoulder relocation test. *Am J Sports Med* 22:177–183, 1994.
370. Lo IK, Nonweiler B, Woolfrey M, et al.: An evaluation of the apprehension, relocation, and surprise tests for anterior shoulder instability. *Am J Sports Med* 32:301–307, 2004.
371. Rockwood CA: Subluxations and dislocations about the shoulder. In: Rockwood CA, Green DP, eds. *Fractures in Adults*—I. Philadelphia, PA: JB Lippincott, 1984.
372. Gross ML, Distefano MC: Anterior release test: A new test for occult shoulder instability. *Clin Orthop* 339:105–108, 1997.
373. Rockwood CA, Jr., Szalay EA, Curtis RJ, et al.: X-ray evaluation of shoulder problems. In: Rockwood CA, Jr., Matsen FA, III, eds. *The Shoulder*. Philadelphia, PA: WB Saunders, 1990:178–207.
374. Rubin SA, Gray RL, Green WR: The scapular "Y" view: A diagnostic aid in shoulder trauma. A technical note. *Radiology* 110:725–726, 1974.
375. Swen WA, Jacobs WG, Neve WC, et al.: Is sonography performed by the rheumatologist as useful as arthrography executed by the radiologist for the assessment of full thickness rotator cuff tears? *J Rheumatol* 25:1800–1806, 1998.
376. Kneeland JB: Magnetic resonance imaging: General principles and techniques. In: Iannotti JP, Williams GR, eds. *Disorders of the Shoulder: Diagnosis and Management*. Philadelphia, PA: Lippincott, Williams & Wilkins, 1999:911–925.
377. Tirman PF, Feller JF, Janzen DL, et al.: Association of glenoid labral cysts with labral tears and glenohumeral instability: Radiologic findings and clinical significance. *Radiology* 190:653–658, 1994.
378. Magarey ME, Hayes MG, Trott PH: The accuracy of manipulative physiotherapy diagnosis of shoulder complex dysfunction: A pilot study. *Proceedings of the Sixth Biennial Conference. Manipulative Physiotherapists Association of Australia*, Adelaide, Australia, 1989:119–129.
379. Magarey ME, Hayes MG, Frick RA, et al.: The shoulder complex: A preliminary analysis of diagnostic agreement reached from a physiotherapy clinical examination and an arthroscopic evaluation. In: Jull GA, ed. *Clinical Solutions: Proceedings of the Ninth Biennial Conference. Manipulative Physiotherapists Association of Australia*, Gold Coast, Australia, 1995:92–99.
380. Litchfield R, Hawkins R, Dillman CJ, et al.: Rehabilitation of the overhead athlete. *J Orthop Sports Phys Ther* 2:433–441, 1993.
381. Booth FW: Physiologic and biochemical effects of immobilization on muscle. *Clin Orthop* 219:15–21, 1987.
382. Eiff MP, Smith AT, Smith GE: Early mobilization versus immobilization in the treatment of lateral ankle sprains. *Am J Sports Med* 22:83–88, 1994.
383. Akeson WH, et al.: Collagen cross-linking alterations in the joint contractures: Changes in the reducible cross-links in periarticular connective tissue after 9 weeks immobilization. *Connect Tissue Res* 5:15, 1977.
384. Akeson WH, Amiel D, Abel MF, et al.: Effects of immobilization on joints. *Clin Orthop* 219:28–37, 1987.
385. Wilk KE, Arrigo C, Andrews JR: Rehabilitation of the elbow in the throwing athlete. *J Orthop Sports Phys Ther* 17:305–317, 1993.
386. Coutts RD: Continuous passive motion in the rehabilitation of the total knee patient. It's role and effect. *Orthop Rev* 15:27, 1986.
387. Dehne E, Tory R: Treatment of joint injuries by immediate mobilization based upon the spiral adaption concept. *Clin Orthop* 77:218–232, 1971.
388. Haggmark T, Eriksson E: Cylinder or mobile cast brace after knee ligament surgery. *Am J Sports Med* 7:48–56, 1979
389. Noyes FR, Mangine RE, Barber S: Early knee motion after open and arthroscopic anterior cruciate ligament reconstruction. *Am J Sports Med* 15:149–160, 1987.
390. Ellsworth AA, Mullaney M, Tyler TF, et al.: Electromyography of selected shoulder musculature during unweighted and weighted pendulum exercises. *North Am J Sports Phys Ther* 1:73–79, 2006.
391. Kibler BW: Closed kinetic chain rehabilitation for sports injuries. *Am J Phys Med Rehabil* 11:369–384, 2000.
392. Dillman CJ, Murray TA, Hintermeister RA: Biomechanical differences of open and closed chain exercises with respect to the shoulder. *J Sport Rehabil* 3:228–238, 1994.
393. Kibler WB: Concepts in exercise rehabilitation of athletic in-jury. In: Leadbetter WB, Buckwalter JA, Gordon SL, eds. *Sports-Induced Inflammation: Clinical and Basic Science Concepts*. Park Ridge, IL: Am Acad Orthop Surgeons, 1990:759–769.
394. Neer CSI, Watson KC, Stanton FJ: Recent experience in total shoulder replacement. *J Bone and Joint Surg* 64:319–337, 1982.
395. Walch G, Ascani C, Boulahia A, et al.: Static posterior subluxation of the humeral head: An unrecognized entity responsible for glenohumeral osteoarthritis in the young adult. *J Shoulder Elbow Surg* 11:309–314, 2002.
396. Hayes PRL, Flatow EL: Total shoulder arthroplasty in the young patient. *AAOS Instr Course Lect* 50:73–88, 2001.
397. DeSeze M: L'' epaule S' enile H' emorragique. L'actualit' e Rhumatologique. Paris: Expansion Scientifique Fran͚caise, 1968:107–115.
398. Garancis JC, Cheung HS, Halverson PB, et al.: "Milwaukee Shoulder"—Association of microspheroids containing hydroxyapatite crystals, active collagenase, and neutral protease with rotator cuff defects. Iii. morphologic and biochemical studies of an excised synovium showing chondromatosis. *Arthritis Rheum* 24:484–491, 1981.
399. Halverson PB, Cheung HS, McCarty DJ, et al.: "Milwaukee Shoulder"—Association of microspheroids containing hydroxyapatite crystals, active collagenase, and neutral protease with rotator cuff defects. II. Synovial fluid studies. *Arthritis Rheum* 24:474–483, 1981.
400. McCarty DJ, Halverson PB, Carrera GF, et al.: "Milwaukee Shoulder"—Association of microspheroids containing hydroxyapatite crystals, active collagenase, and neutral protease with rotator cuff defects. I. clinical aspects. *Arthritis Rheum* 24:464–473, 1981.
401. Jensen KL, Williams GR, Russell IJ, et al.: Rotator cuff tear arthropathy. *J Bone Joint Surg Am* 81-A:1312–1324, 1999.
402. Neer CS, II, Craig EV, Fukuda H: Cuff-tear arthropathy. *J Bone Joint Surg* 65-A:1232–1244, 1983.
403. Duplay S: De La P' eri-Arthrite Scapulo-Hum' erale Et Des Raideurs De L'' epaule Qui En Sont La Consequ' ence. *Arch Gen M' ed* 20:513–542, 1872.
404. Neviaser JS: Adhesive capsulitis of the shoulder. Study of pathological findings in periarthritis of the shoulder. *J Bone Joint Surg* 27:211–222, 1945.
405. Binder AI, Bulgen DY, Hazleman BL, et al.: Frozen shoulder: A long-term prospective study. *Ann Rheum Dis* 43:361–364, 1984.
406. Lloyd-Roberts GG, French PR: Periarthritis of the shoulder: A study of the disease and its treatment. *Br Med J* 1:1569–1574, 1959.
407. Bridgman JF: Periarthritis of the shoulder and diabetes mellitus. *Ann Rheum Dis* 31:69–71, 1972.
408. Miller MD, Rockwood CA, Jr.: Thawing the frozen shoulder: The "patient" patient. *Orthopedics* 19:849–853, 1997.
409. Pal B, Anderson JJ, Dick WC: Limitations of joint mobility and shoulder capsulitis in insulin and noninsulin dependent diabetes mellitus. *Br J Rheumatol* 25:147–151, 1986.
410. Fisher L, Kurtz A, Shipley M: Relationship of cheiroarthropathy and frozen shoulder in patients with insulin dependent diabetes mellitus. *Br J Rheumatol* 25:141, 1986.
411. DePalma AF: Loss of scapulohumeral motion (Frozen Shoulder). *Ann Surg* 135:193–197, 1952.
412. Bowman CA, Jeffcoate WJ, Patrick M: Bilateral adhesive capsulitis, oligoarthritis and proximal myopathy as presentation of hypothyroidism. *Br J Rheumatol* 27:62–64, 1988.
413. Speer KP, et al.: A role for hydrotherapy in shoulder rehabilitation. *Am J Sports Med* 21:850–853, 1993.
414. Wohlgethan JR: Frozen shoulder in hyperthyroidism. *Arthritis Rheum* 30:936–939, 1987.

415. Mintner WT: The shoulder-hand syndrome in coronary disease. *J Med Assoc Ga* 56:45–49, 1967.
416. Coventry MB: Problem of the painful shoulder. *JAMA* 151:177, 1953.
417. Tyber MA: Treatment of the painful shoulder syndrome with amitriptyline and lithium carbonate. *Can Med Assoc J* 111:137, 1974.
418. Bulgen DY, Binder A, Hazelman BL: Immunological studies in frozen shoulder. *J Rheumatol* 9:893–898, 1982.
419. Rizk TE, Pinals RS: Histocompatibility type and racial incidence in frozen shoulder. *Arch Phys Med Rehabil* 65:33–34, 1984.
420. Lundberg BJ: The frozen shoulder. *Acta Orthop Scand* 119(suppl):1–5, 1969.
421. Hannafin JA, Chiaia TA: Adhesive Capsulitis. A treatment approach. *Clin Orthop* 372:95–109, 2000.
422. Nash P, Hazelman BD: Frozen shoulder. *Baillieres Clin Rheumatol* 3, 1989.
423. Neviaser JS: Adhesive Capsulitis and the stiff and painful shoulder. *Orthop Clin North Am* 11:327–331, 1980.
424. Neviaser RJ: Painful conditions affecting the shoulder. *Clin Orthop* 173:63–69, 1983.
425. Reeves B: The natural history of the frozen shoulder syndrome. *Scand J Rheumatol* 4:193–196, 1975.
426. Zuckerman JD, Cuomo F: Frozen shoulder. In: Matsen FA, III, Fu FH, Hawkins RJ, eds. *The Shoulder: A Balance of Mobility and Stability*. Rosemont, IL: Am Acad Orthop Surgeons, 1993:253–267.
427. Shaffer B, Tibone JE, Kerlan RK: Frozen shoulder: A long-term follow-up. *J Bone Joint Surg Am* 74:738–746, 1992.
428. Griggs SM, Ahn A, Green A: Idiopathic adhesive capsulitis: A prospective functional outcome study of nonoperative treatment. *J Bone Joint Surg Am* 82-A:1398–1407, 2000.
429. Hannafin JA, DiCarlo EF, Wickiewicz TL, et al.: Adhesive capsulitis: Capsular fibroplasia of the glenohumeral joint. *J Shoulder Elbow Surg* 3(Suppl), 1994.
430. Rodeo SA, Hannafin JA, Tom J, et al.: Immunolocalization of cytokines and their receptors in adhesive capsulitis of the shoulder. *J Orthop Res* 15:427–436, 1997.
431. Wiley AM: Arthroscopic appearance of frozen shoulder. *Arthroscopy* 7:138–143, 1991.
432. Bunker TD, Anthony PP: The pathology of frozen shoulder. A dupuytren-like disease. *J Bone Joint Surg* 77B:677–683, 1995.
433. Grubbs N: Frozen shoulder syndrome: A review of literature. *J Orthop Sports Phys Ther* 18:479–487, 1993.
434. Uhthoff HK, Sarkar K: An algorithm for shoulder pain caused by soft tissue disorders. *Clin Orthop* 254:121, 1990.
435. Boyle-Walker KL, Gabard DL, Bietsch E, et al.: A profile of patients with adhesive capsulitis. *J Hand Ther* 10:222–228, 1997.
436. Tamai K, Yamato M: Abnormal synovium in the frozen shoulder: A preliminary report with dynamic magnetic resonance imaging. *J Shoulder Elbow Surg* 6:534–543, 1997.
437. Pajareya K, Chadchavalpanichaya N, Painmanakit S, et al.: Effectiveness of physical therapy for patients with adhesive capsulitis: A randomized controlled trial. *J Med Assoc Thai* 87:473–480, 2004.
438. McClure PW, Flowers KR: Treatment of limited shoulder motion using an elevation splint. *Phys Ther* 72:57, 1992.
439. Laska T, Hannig K: Physical therapy for spinal accessory nerve injury complicated by adhesive capsulitis. *Phys Ther* 81:936–944, 2001.
440. Rizk TE, Christopher RP, Pinals RS, et al.: Adhesive capsulitis (frozen shoulder): A new approach to its management and treatment. *Arch Phys Med Rehabil* 64:29–33, 1983.
441. Grey RG: The natural history of "Idiopathic" frozen shoulder. *J Bone Joint Surg Am* 60:564, 1978.
442. Haggart GE, Digman RJ, Sullivan TS: Management of the "frozen" shoulder. *JAMA* 161:1219–1222, 1956.
443. Withers RJW: The painful shoulder: Review of one hundred personal cases with remarks on the pathology. *J Bone Joint Surg* 31:414–417, 1949.
444. Diercks RL, Stevens M: Gentle thawing of the frozen shoulder: A prospective study of supervised neglect versus intensive physical therapy in seventy-seven patients with frozen shoulder syndrome followed up for two years. *J Shoulder Elbow Surg* 13:499–502, 2004.
445. Tovin BJ, Greenfield BH: *Impairment-Based Diagnosis for the Shoulder Girdle, Evaluation and Treatment of the Shoulder: An Integration of the Guide to Physical Therapist Practice*. Philadelphia, PA: F.A. Davis, 2001:55–74.
446. Leffert RD: The frozen shoulder. *Instr Course Lect* 34:199–203, 1985.
447. Owens-Burkhart H: Management of frozen shoulder. In: Donatelli RA, ed. *Physical Therapy of the Shoulder*. New York: Churchill Livingstone, 1991:91–116.
448. Wadsworth CT: Frozen shoulder. *Phys Ther*:1878–1883, 1986.
449. Bulgen DY, Binder A, Hazelman BL, et al.: Frozen shoulder: Prospective clinical study with an evaluation of three treatment regimens. *Ann Rheum Dis* 43:353–360, 1984.
450. D'Acre JE, Beeney N, Scott DL: Injections and physiotherapy for the painful stiff shoulder. *Ann Rheum Dis* 48:322–325, 1989.
451. DeJong BA, Dahmen R, Hogeweg JA, et al.: Intraarticular triamcinolone acetonide injection in patients with capsulitis of the shoulder: A comparative study of two dose regimes. *Clin Rehabil* 12:211–215, 1998.
452. Quigley TB: Indications for manipulation and corticosteroids in the treatment of stiff shoulder. *Surg Clin North Am* 43:1715–1720, 1975.
453. Steinbrocker O, Argyros TG: Frozen shoulder: Treatment by local injection of depot corticosteroids. *Arch Phys Med Rehabil* 55:209–213, 1974.
454. Hazelman BD: The painful stiff shoulder. *Rheumatol Phys Med* 11:413–421, 1972.
455. Binder A, Hazelman BL, Parr G, et al.: A controlled study of oral prednisone in frozen shoulder. *Br J Rheumatol* 25:288–292, 1986.
456. Gerber C, Galantay R, Hersche O: The pattern of pain produced by irritation of the acromioclavicular joint and the subacromial space. *J Shoulder Elbow Surg* 7:352–355, 1998.
457. Tyler TF, Roy T, Nicholas SJ, et al.: Reliability and validity of a new method of measuring posterior shoulder tightness. *J Orthop Sports Phys Ther* 29:262–274, 1999.
458. Kennedy JC, Alexander IJ, Hayes KC: Nerve supply of the human knee and its functional importance. *Am J Sports Med* 10:329–335, 1982.
459. Baxendale RA, Ferrell WR, Wood L: Responses of quadriceps motor units to mechanical stimulation of knee joint receptors in decerebate cat. *Brain Res* 453:150–156, 1988.
460. Lippitt SB, Harris SL, Harryman DT, II, et al.: In vivo quantification of the laxity of normal and unstable glenohumeral joints. *J Shoulder Elbow Surg* 3:215–223, 1994.
461. Flatow EL, Warner JJP: Instability of the shoulder: Complex problems and failed repairs: Part I. Relevant biomechanics, multidirectional instability, and severe glenoid loss. *Instr Course Lect* 47:97–112, 1998.
462. Rowe CR, Sakellarides HT: Factors related to recurrences of anterior dislocations of the shoulder. *Clin Orthop* 20:40, 1961.
463. Maki NJ: Cineradiographic studies with shoulder instabilities. *Am J Sports Med* 16:362–364, 1988.
464. Sidles JA, Harryman DT, Harris SL, et al.: In vivo quantification of glenohumeral stability. *Trans Orthop Res Soc* 16:646, 1991.
465. Arendt EA: Multidirectional shoulder instability. *Orthopedics* 11:113–120, 1988.
466. Garth WP, Allman FL, Armstrong WS: Occult anterior subluxations of the shoulder in noncontact sports. *Am J Sports Med* 15:579–585, 1987.
467. Jobe FW, Tibone JE, Jobe CM, et al.: The shoulder in sports. In: Rockwood CA, Jr., Matsen FA, III, eds. *The Shoulder*. Philadelphia, PA: WB Saunders, 1990:963–967.

468. Schenk TJ, Brems JJ: Multidirectional instability of the shoulder: Pathophysiology, diagnosis, and management. *J Am Acad Orthop Surg* 6:65–72, 1998.
469. Hawkins RJ, Abrams JS, Schutte J: Multidirectional instability of the shoulder-an approach to diagnosis. *Orthop Trans* 11:246, 1987.
470. Gill TD, Micheli LJ, Gebhard F, et al.: Bankhart repair for anterior instability of the shoulder: Long term outcomes. *J Bone and Joint Surg* 79A:850–857, 1997.
471. Berbig R, Weishaupt D, Prim J, et al.: Primary anterior shoulder dislocation and rotator cuff tears. *J Shoulder Elbow Surg* 8:220–225, 1999.
472. Sonnabend DH: Treatment of primary anterior shoulder dislocation in patients older than 40 years of age. *Clin Orthop* 304:74–77, 1994.
473. Tijimes J, Loyd HM, Tullos HS: Arthrography in acute shoulder dislocations. *South Med J* 72:564–567, 1979.
474. Ireland ML, Andrews JR: Shoulder and elbow injuries in the young athlete. *Clin Sports Med* 7:473–494, 1988.
475. Hovelius L, Eriksson K, Fredin H, et al.: Recurrences after initial dislocation of the shoulder. *J Bone Joint Surg Am* 65:343–349, 1983.
476. Burkhart SS, Morgan CD, Kibler WB: Shoulder injuries in overhead athletes: The "dead arm" revisited. *Clin Sports Med* 19:125–158, 2000.
477. Snyder SJ, et al.: Slap lesions of the shoulder. *Arthoscopy* 6:274, 1990.
478. Morgan CD, Burkhart SS, Palmeri M, et al.: Type Ii slap lesions: Three subtypes and their relationship to superior instability and rotator cuff tears. *Arthroscopy* 14:553–565, 199.
479. Berg EE, DeHoll D: Radiography of the medial elbow ligaments. *J Shoulder Elbow Surg* 6:528–533, 1997.
480. Urban WP, Babom DNM: Management of superior labral anterior posterior lesions. *Oper Tech Orthop* 5:223, 1995.
481. Maffet MW, Gartsman GM, Moseley B: Superior labrum-biceps tendon complex lesions of the shoulder. *Am J Sports Med*. 23:93–98, 1995.
482. Mileski RA, Snyder SJ: Superior labral lesions in the shoulder: Pathoanatomy and surgical management. *J Am Acad Orthop Surg* 6:121–131, 1998.
483. Cordasco FA, Bigliani LU: Multidirectional shoulder instability: Open surgical treatment. In: Warren RF, Craig EV, Altchek DW, eds. *The Unstable Shoulder*. Philadelphia, PA: Lippincott-Raven, 1999:249–261.
484. Snyder SJ, Banas MP, Karzel RP: An analysis of 140 injuries to the superior glenoid labrum. *J Shoulder Elbow Surg* 4:243–248, 1995.
485. Berg EE, Ciullo JV: The slap lesion: A cause of failure after distal clavicle resection. *Arthroscopy* 13:85–89, 1997.
486. Lippitt SB, et al.: Diagnosis and management of ambrii syndrome. *Tech Orthop* 6:61, 1991.
487. Borsa PA, Sauers EL, Herling DE: Patterns of glenohumeral joint laxity and stiffness in healthy men and women. *Med Sci Sports Exerc* 32:1685–1690, 2000.
488. Huston LJ, Wojtys EM: Neuromuscular performance characteris-tics in elite female athletes. *Am J Sports Med* 24:427–436, 1996.
489. Lephart SM, Warner JJP, Borsa PA, et al.: Proprioception of the shoulder joint in healthy, unstable and surgically repaired shoulders. *J Shoulder Elbow Surg* 3:371–380, 1994.
490. Burkhead WZ, Jr., Rockwood CA, Jr.: Treatment of instability of the shoulder with an exercise program. *J Bone and Joint Surg* 74A:890–896, 1992.
491. Schneider R, Prentice WE: Rehabilitation of the shoulder. In: Prentice WE, Voight ML, eds. *Techniques in Musculoskeletal Rehabilitation*. New York: McGraw-Hill, 2001:411–456.
492. Happee R, Van Der Helm FCT: The control of shoulder muscles during goal directed movements. *J Biomech* 28:1179–1191, 1995.
493. Tossy JD, Mead MC, Simond HM: Acromioclavicular separations: Useful and practical classification for treatment. *Clin Orthop* 28:111–119, 1963.
494. Rockwood CA, Jr.: Injuries to the acromioclavicular joint. In: Rockwood CA, Jr., Green DP, eds. *Fractures in Adults*. 2nd edn. Philadelphia, PA: JB Lippincott, 1984:860–910.
495. Rockwood CA, Jr., Young DC: Disorders of the acromioclavicular joint. In: Rockwood CA, Jr., Matsen FA, III, eds. *The Shoulder*. Philadelphia, PA: WB Saunders, 1990:413–468.
496. Williams GR, Nguyen VD, Rockwood CA, Jr.: Classification and Radiographic Analysis of Acromioclavicular Dislocations. *Appl Radiol*:29–34, 1989.
497. Wirth MA, Rockwood CA, Jr.: Chronic conditions of the acromioclavicular and sternoclavicular joints. In: Chapman MW, ed. *Operative Orthopaedics*, 2nd edn. Philadelphia, PA: JB Lippincott, 1993:1673–1683.
498. Gordon EJ: Diagnosis and treatment of common shoulder disorders. *Med Trial Tech Q* 28:25–73, 1981.
499. Bannister GC, Wallace WA, Stableforth PG, et al.: The management of acute acromioclavicular dislocation: A randomized prospective controlled trial. *J Bone Joint Surg* 71B:848–850, 1989.
500. Cox JS: Current method of treatment of acromioclavicular joint dislocations. *Orthopedics* 15:1041–1044, 1992.
501. Bjerneld H, Hovelius L, Thorling J: Acromioclavicular separations treated conservatively: A five year follow-up study. *Acta Orthop Scand* 54:743–745, 1983.
502. Dias JJ, Steingold RF, Richardson RA, et al.: The conservative treatment of acromioclavicular dislocation: Review after five years. *J Bone Joint Surg* 69B:719–722, 1987.
503. Glick JM, Milburn LJ, Haggerty JF, et al.: Dislocated acromioclavicular joint: Follow-up study of thirty-five unreduced acromioclavicular dislocations. *Am J Sports Med* 5:264–270, 1977.
504. Rawes ML, Dias JJ: Long-term results of conservative treatment for acromioclavicular dislocation. *J Bone Joint Surg* 78B:410–412, 1996.
505. Sleeswijk-Viser SV, Haarsma SM, Speeckaert MTC: Conservative treatment of acromioclavicular dislocation: Jones strap versus mitella. *Acta Orthop Scand* 55:483, 1984.
506. Tibone J, Sellers R, Tonino P: Strength testing after third-degree acromioclavicular dislocations. *Am J Sports Med* 20:328–331, 1992.
507. Larsen E, Bjerg-Nielsen A, Christensen P: Conservative or surgical treatment of acromioclavicular dislocation: A prospective, controlled randomized study. *J Bone Joint Surg* 68A:552–555, 1986.
508. Taft TN, Wilson FC, Oglesby JW: Dislocation of the acromioclav-icular joint: An end-result study. *J Bone Joint Surg* 69A:1045–1051, 1987.
509. Van der Windt DA, Koes BW, de Jong BA, et al.: Shoulder disorders in general practice: Incidence, patient characteristics, and management. *Ann Rheum Dis* 54:959–964, 1995.
510. Goldberg BA, Nowinski RJ, Matsen FA, III: Outcome of nonoper-ative management of full-thickness rotator cuff tears. *Clin Orthop* 1:99–107, 2001.
511. Kunkel SS, Hawkins RJ: Open repair of the rotator cuff. In: Andrews JR, Wilk KE, eds. *The Athlete's Shoulder*. New York: Churchill Livingstone, 1994:141–151.
512. Leffert RD, Rowe CR: Tendon ruptures. In Rowe CR, ed. *The Shoulder*. New York: Churchill Livingstone, 1988: 131–154.
513. Pettersson G: Rupture of the tendon aponeurosis of the shoulder joint in anterior inferior dislocation. *Acta Chir Scand* 77(suppl): 1–184, 1942.
514. Yamanaka K, Fukuda H, Hamada K, et al.: Incomplete thickness tears of the rotator cuff. *Orthop Traumatol Surg Tokyo* 26:713–717, 1983.
515. Cuillo J: Swimmer's shoulder. *Clin Sports Med* 5:115, 1984.

516. Park HB, Yokota A, Gill HS, et al.: Diagnostic accuracy of clinical tests for the different degrees of subacromial impingement syndrome. *J Bone Joint Surg Am* 87:1446–1455, 2005.
517. Chard M, Sattele L, Hazleman B: The long-term outcome of rotator cuff tendinitis-a review study. *Br J Rheumatol* 27:385–389, 1988.
518. Grimsby O, Gray JC: Interrelationship of the spine to the shoulder girdle. In: Donatelli RA, ed. *Clinics in Physical Therapy: Physical Therapy of the Shoulder*, 3rd edn. New York: Churchill Livingstone, 1997:95–129.
519. Culham E, Peat M: Spinal and shoulder complex posture. Ii: Thoracic alignment and shoulder complex position in normal and osteoporotic women. *Clin Rehabil* 8:27–35, 1994.
520. DiVeta J, Walker ML, Skibinski B: Relationship between per-formance of selected scapular muscles and scapular abduction in standing subjects. *Phys Ther* 70:470–476, 1990.
521. Greenfield B, Catlin PA, Coats PW, et al.: Posture in patients with shoulder overuse injuries and healthy individuals. *J Orthop Sports Phys Ther* 21:287–295, 1995.
522. Griegal-Morris P, Larson K, Mueller-Klaus K, et al.: Incidence of common postural abnormalities in the cervical, shoulder and thoracic regions and their association with pain in two age groups of healthy subjects. *Phys Ther* 72:425–431, 1992.
523. Carpenter E, Blasier RB, Pellizzon GG: The effects of muscle fatigue on shoulder joint position sense. *Am J Sports Med* 26:262–265, 1998.
524. Halder AM, Zhau KD, O'Driscoll SW, et al.: Dynamic contributions to superior shoulder instability. *J Orthop Res* 19:206–212, 2001.
525. Whitman JM: Research reports: http://www.Ptjournal.Org/Cgi/Content/Full/86/8/1076, The Bottom Line, *Phys Ther*, 2006.
526. McClure PW, Michener LA, Karduna AR: Shoulder function and 3-dimensional scapular kinematics in people with and with-out shoulder impingement syndrome. *Phys Ther*. 86:1075–1090, 2006.
527. Evans P: The healing process at cellular level: A review. *Physiotherapy* 66:256–260, 1980.
528. Wilk KE, Arrigo C, Andrews JR: Current concepts in rehabilitation of the athlete's shoulder. *J South Orthop Assoc* 3, 1994.
529. Cohen BS, Romeo AA, Bach BR: Shoulder injuries. In: Brotzman SB, Wilk KE, eds. *Clinical Orthopaedic Rehabilitation*. Philadelphia, PA: Mosby, 2003:125–250.
530. Davies GJ: *Compendium of Isokinetics in Clinical Usage and Rehabilitation Techniques*, 4th edn. Onalaska, WI: S &S Publishers, 1992.
531. Dvir Z: *Isokinetics: Muscle Testing, Interpretation and Clinical Applications*. New York: Churchill Livingstone, 1995.
532. Nitz AJ: Physical therapy management of the shoulder. *Phys Ther* 66:1912–1919, 1986.
533. Nicholson GG: The effects of passive joint mobilization on pain and hypomobility associated with adhesive capsulitis of the shoulder. *J Orthop Sports Phys Ther* 6:238–246, 1985.
534. Bang MD, Deyle GD: Comparison of supervised exercise with and without manual physical therapy for patients with shoulder impingement syndrome. *J Orthop Sports Phys Ther* 30:126–137, 2000.
535. Bartolozzi A, Andreychik D, Ahmad S: Determinants of outcome in the treatment of rotator cuff disease. *Clin Orthop* 308:90–97, 1994.
536. Brox JI, Staff PH, Ljunggren AE, et al.: Arthroscopic surgery compared with supervised exercises in patients with rotator cuff disease (stage ii impingement syndrome). *Br Med J* 307:899–903, 1993.
537. Ginn KA, Herbert RD, Khouw W, et al.: ARandomized controlled clinical trial of a treatment for shoulder pain. *Phys Ther* 77:802–811, 1997.
538. Norwood LA, Barrack RL, Jacobson KE: Clinical presentation of complete tears of the rotator cuff. *J Bone Joint Surg Am* 71:499–505, 1989.
539. Bateman JE: Diagnosis and treatment of rupture of the rotator cuff. *Surg Clin North Am* 43:1523–1530, 1963.
540. Essman JA, Bell RH, Askew M: Full-thickness rotator-cuff tear. Analysis of results. *Clin Orthop* 265:170–177, 1991.
541. Hawkins RJ: Surgical management of rotator cuff tears in surgery of the shoulder. In Bateman JE, Welsh RP, eds. *Surgery of the Shoulder*. New York: Dekker, 1984:161–175.
542. Bokor DJ, Hawkins RJ, Huckell GH, et al.: Results of nonoperative management of full-thickness tears of the rotator cuff. *Clin Orthop* 294:103–110, 1993.
543. Hawkins RH, Dunlop R: Nonoperative treatment of rotator cuff tears. *Clin Orthop* 321:178–188, 1995.
544. Itoi E, Tabata S: Conservative treatment of rotator cuff tears. *Clin Orthop* 275:165–173, 1992.
545. Matsen FA, III, Arntz CT, Lippitt SB: Rotator cuff. In: Rockwood CA, Matsen FA, III, eds. *The Shoulder*. Philadelphia, PA: WB Saunders, 1998:810–813.
546. Matsen FH, III, Lippitt SB, Sidles JA, et al.: *Practical Evaluation of Management of the Shoulder*. Philadelphia, PA: WB Saunders, 1994:19–150.
547. Nixon JE, DiStefano V: Ruptures of the rotator cuff. *Orthop Clin North Am* 6:423–445, 1975.
548. Ellman H: Diagnosis and treatment of incomplete rotator cuff tears. *Clin Orthop* 254:64–74, 1990.
549. Ford LT, DeBender J: Tendon rupture after local steroid injection. *South Med J* 72:827–830, 1979.
550. Watson M: Major ruptures of the rotator cuff: The results of surgical repair in 89 patients. *J Bone Joint Surg Br* 67:618–624, 1985.
551. Kennedy JD, Willis RB: The effects of local steroid injections on tendons: A biomechanical and microscopic correlative study. *Am J Sports Med* 4:11–21, 1976.
552. Adebago A, Nash P, Hazleman BL: A prospective double-blind dummy placebo controlled study comparing triamcinolone hexacetomide injection with oral diclofenic 50 mg tds in patients with rotator cuff tendinitis. *J Rheumatol* 17:1207–1209, 1990.
553. Hollingworth GR, Ellis RM, Hattersley TS: Comparison of injection techniques for shoulder pain: Results of a double-blind, randomized study. *BMJ* 287:1339–1341, 1983.
554. Jobe CM: Posterior superior glenoid impingement: expanded spectrum. *Arthroscopy* 11:530–519, 1995.
555. Paley KJ, Jobe FW, Pink MM, et al.: Arthroscopic findings in the overhand throwing athletes: Evidence of posterior internal impingement of the rotator cuff. *Arthoscopy* 16:35–40, 2000.
556. Neviaser TJ: The role of the biceps tendon in the impingement syndrome. *Orthop Clin North Am* 18:383–386, 1987.
557. Hammer WI: The use of transverse friction massage in the management of chronic bursitis of the hip or shoulder. *J Manipulative Physiol Ther* 16:107–111, 1993.
558. Uhthoff HK, Sarkar K: Calcifying tendinitis. In: Rockwood CA, Jr., Matsen FA, III, eds. *The Shoulder*. Philadelphia, PA: WB Saunders, 1990:774–788.
559. Ebenbichler GR, Erdogmus CB, Resch K, et al.: Ultrasound therapy for calcific tendinitis of the shoulder. *N Engl J Med* 340:1533–1538, 1999.
560. Bosworth BM: Calcium deposits in the shoulder and subacromial bursitis: A survey of 12,122 shoulders. *JAMA* 116:2477–2482, 1941.
561. McKendry RJR, Uhthoff HK, Sarkar K, et al.: Calcifying tendinitis of the shoulder: Prognostic value of clinical, histologic, and radiologic features in 57 surgically treated cases. *J Rheumatol* 9:75–80, 1982.
562. Booth RE, Jr., Marvel JR, Jr.: Differential diagnosis of shoulder pain. *Orthop Clin North Am* 6:353–379, 1975.
563. Chard MD, et al.: Rotator cuff degeneration and lateral epicondylitis: A comparative histological study. *Ann Rheum Dis* 53:30–34, 1994.

564. Uhthoff HK: Calcifying tendinitis. *Ann Chir Gynaecol* 85:111–115, 1996.
565. Uhtoff HK, Sarkar K, Maynard JA: Calcifying tendinitis. *Clin Orthop* 118:164–168, 1976.
566. Wefling J, Kahn MF, Desroy M: Les calcifications De L'epaule, Ii: La maladie des calcifications tendineuses multiples. *Rev Rheum* 32:325–334, 1965.
567. Loew M, Jurgowski W, Mau HC, et al.: Treatment of calcifying tendinitis of rotator cuff by extracorporeal shock waves: A preliminary report. *J Shoulder Elbow Surg* 4:101–106, 1995.
568. Rompe JD, Rumler F, Hopf C, et al.: Extracorporal shock wave therapy for calcifying tendinitis of the shoulder. *Clin Orthop* 321:196–201, 1995.
569. Ter Haar G, Dyson M, Oakley EM: The use of ultrasound by physiotherapists in Britain, 1985. *Ultrasound Med Biol* 13:659–663, 1987.
570. Mortimer AJ, Dyson M: The effect of therapeutic ultrasound on calcium uptake in fibroblasts. *Ultrasound Med Biol* 14:499–506, 1988.
571. Naccache PH, Grimard M, Roberge C, et al.: Crystal-induced neutrophil activation. I. Initiation and modulation of calcium mobilization and superoxide production by microcrystals. *Arthritis Rheum* 34:333–342, 1991.
572. Terkeltaub R, Zachariae C, Santoro D, et al.: Monocyte-derived neutrophil chemotactic factor/interleukin-8 is a potential mediator of crystal-induced inflammation. *Arthritis Rheum* 34:894–903, 1991.
573. Ark JW, Flock TJ, Flatow EL, et al.: Arthroscopic treatment of calcific tendinitis of the shoulder. *Arthroscopy* 8:183–188, 1992.
574. Klein W, Gassen A, Laufenberg B: Endoskopische subacromiale dekompression und tendinitis calcarea. *Arthoskopie* 5:247–251, 1992.
575. Gartner J: Tendinosis calcarea—rehandlungsergebnisse mit dem needling. *Z Orthop Ihre Grenzgeb* 131:461–469, 1993.
576. Warren RF: Lesions of the long head of the biceps tendon. *AAOS Instr Course Lect* 34:204–209, 1985.
577. Ehricht HG: Die osteolyse im lateralen claviculaende nach pressluftschaden. *Arch Orthop Unfallchir* 50:576–582, 1959.
578. Scavenius M, Iverson BF: Nontraumatic clavicular osteolysis in weight lifters. *Am J Sports Med* 20:463–467, 1992.
579. Cahill BR: Atraumatic osteolysis of the distal clavicle: A review. *Sports Med* 13:214–222, 1992.
580. Cahill BR: Osteolysis of the distal part of the clavicle in male athletes. *J Bone Joint Surg* 64A:1053–1058, 1982.
581. Bigliani LU, Craig EV, Butters KP: Fractures of the shoulder. In: Rockwood CA, Green DP, Bucholz RW, eds. *Fractures in Adults*. Philadelphia, PA: Lippincott, 1991.
582. Cornell CN, Schneider K: Proximal humerus fractures. In: Koval KJ, Zuckerman JD, eds. *Fractures in the Elderly*. Philadelphia, PA: Lippincott-Raven, 1998.
583. Kibler WB, McMullen J: Scapular dyskinesis and its relation to shoulder pain. *J Am Acad Orthop Surg* 11:142–151, 2003.
584. Boinet J: Snapping scapula. *Societe Imperiale de Chirurgie (2nd series)* 8:458, 1867.
585. Butters KP: The scapula. In: Rockwood CA, Matsen FA, eds. *The Shoulder*. Philadelphia, PA: WB Saunders, 1990:335–336.
586. Milch H: Partial scapulectomy for snapping in the scapula. *J Bone Joint Surg* 32A:561–566, 1950.
587. Milch H: Snapping scapula. *Clin Orthop* 20:139–150, 1961.
588. Alvik I: Snapping scapula and sprengel's deformity. *Acta Orthop Scand* 29:10–15, 1959.
589. Cooley LH, Torg JS: Pseudowinging of the scapula secondary to subscapular osteochondroma. *Clin Orthop* 162:119–124, 1982.
590. Parsons TA: The snapping scapula and subscapular exostoses. *J Bone Joint Surg* 55B:345–349, 1973.
591. Bristow WR: A case of snapping shoulder. *J Bone Joint Surg* 6:53–55, 1924.
592. Cameron HU: Snapping scapulae: A report of three cases. *Eur J Rheum Inflam* 7:66–67, 1984.
593. Cobey MC: The rolling scapula. *Clin Orthop* 60:193–194, 196.
594. Edelson JG: Variations in the anatomy of the scapula with reference to the snapping scapula. *Clin Orthop* 322:111–115, 1996.
595. Travell J, Rinzler S, Herman M: Shoulder pain: Pain and disability of the shoulder and arm. *JAMA* 120:417–422, 1942.
596. Michele AA, Davies JJ, Krueger FJ, et al.: Scapulocostal syn-drome (fatigue-postural paradox). *NY State J Med* 50:1353–1356, 1950.
597. Fourie LJ: The Scapulocostal syndrome. *S Afr Med J* 79:721–724, 1991.
598. Bazett HC, McGlone B: Note on the pain sensations which accompany deep punctures. *Brain* 51:18–23, 1928.
599. Todd TW: Posture and the cervical rib syndrome. *Ann Surg* 75:105–109, 1922.
600. Naffziger HC, Grant WC: Neuritis of the brachial plexus, mechanical in origin: The scalenus syndrome. *Surg Gynecol Obstet* 67:722–730, 1938.
601. Halliday JL: Psychosomatic medicine and the rheumatism problem. *Practitioner* 152:6–15, 1944.
602. Smolders JJ: Myofascial pain and dysfunction syndromes. In: Hammer WI, ed. *Functional Soft Tissue Examination and Treatment by Manual Methods—the Extremities*. Gaithersburg, MD: Aspen, 1991:215–234.
603. Raikin S, Froimson MI: Bilateral brachial plexus compressive neuropathy (crutch palsy). *J Orthop Trauma* 11:136–138, 1997.
604. Rudin LN: Bilateral compression of radial nerve (crutch paralysis). *Phys Ther* 31:229, 1951.
605. Poddar SB, Gitelis S, Heydemann PT, et al.: Bilateral predominant radial nerve crutch palsy: Acase report *Clin Orthop* 297:245–246, 1993.
606. Ang EJ, Goh JC, Bose K: A biofeedback device for patients on axillary crutches. *Arch Phys Med Rehabil* 70:644–647, 1989.
607. Hawkins RJ, Bilco T, Bonutti P: Cervical spine and shoulder pain. *Clin Orthop* 258:142–146, 1990.
608. Manifold SG, McCann PD: Cervical radiculitis and shoulder disorders. *Clin Orthop* 368:105–113, 1999.
609. DePalma AF: Shoulder-arm-pain of mesodermal, neurogenic, and vascular origin. In: DePalma AF, ed. *Surgery of the Shoulder*, 3rd edn. Philadelphia, PA: JB Lippincott, 1983:571–580.
610. Lubahn JD, Cermak MB: Uncommon nerve compression syndromes of the upper extremity. *J Am Acad Orthop Surg* 6:378–386, 1998.
611. Drye C, Zachazewski JE: Peripheral nerve injuries. In: Zachazewski JE, Magee DJ, Quillen WS, eds. *Athletic Injuries and Rehabilitation*. Philadelphia, PA: WB Saunders, 1996:441–463.
612. Koppell HP, Thompson WAL: *Peripheral Entrapment Neuropathies*, 2nd edn. New York: R.E. Kreiger, 1976.
613. Ringel SP, Treihaft M, Carry M, et al.: Suprascapular neuropathy in pitchers. *Am J Sports Med* 18:80–86, 1990.
614. Miller T: Peripheral nerve injuries at the shoulder. *J Man Manipulative Ther* 6:170–183, 1998.
615. Mallon WJ, Bronec PR, Spinner RJ, et al.: Suprascapular neuropathy after distal clavicle resection. *Clin Orthop* 329:207–211, 1996.
616. Fabre T, Piton C, Leclouerec G, et al.: Entrapment of the suprascapular nerve. *J Bone and Joint Surg* 81B:414–419, 1999.
617. Drez DJ, Jr.: Suprascapular neuropathy in the differential diagnosis of rotator cuff injuries. *Am J Sports Med* 4:43–45, 1976.
618. Ferretti A, Cerullo G, Russo G: Suprascapular neuropathy in volleyball players. *J Bone and Joint Surg* 69A:260–263, 1987.
619. Clein L: Suprascapular entrapment neuropathy. *J Neurosurg* 43:337–342, 1975.
620. Bonnard C, Anastakis DJ, van Melle G, et al.: Isolated and combined lesions of the axillary nerve: A review of 146 Cases. *J Bone and Joint Surg* 81B:212–217, 1999.

621. Wright TA: Accessory spinal nerve injury. *Clin Orthop* 108:15–18, 1975.
622. Wright PE, II, Jobe MT: Peripheral nerve injuries. In: Canale ST, Daugherty K, Jones L, eds. *Campbell's Operative Orthopaedics*, 9th edn. St Louis, MO: Mosby Year Book, 1998:3827–3894.
623. Cohn BT, Brahms MA, Cohn M: Injury to the eleventh cranial nerve in a high school wrestler. *Orthop Rev* 15:590–595, 1986.
624. Petersen CM: Spinal accessory nerve palsy. *J Man Manipulative Ther* 4:65–69, 1996.
625. Johnson JTH, Kendall HO: Isolated paralysis of the serratus anterior muscle. *J Bone and Joint Surg* 37A:567–574, 1955.
626. Martin JT: Postoperative isolated dysfunction of the long thoracic nerve: A rare entity of uncertain etiology. *Anesth Analg* 69:614–619, 1989.
627. Brecker LR: Jenny Mcconnell offers new technique for problem shoulders. *Adv Phys Ther*:11–12, 1993.
628. Goodman CE, Kenrick MM, Blum MV: Long thoracic nerve palsy: A follow-up study. *Arch Phys Med Rehabil* 56:352–355, 1975.
629. Dumestre G: Long thoracic nerve palsy. *J Man Manipulative Ther* 3:44–49, 1995
630. Mendoza FX, Main K: Peripheral nerve injuries of the shoulder in the athlete. *Clin Sports Med* 9:331–341, 1990.
631. Paladini D, Dellantonio R, Cinti A, et al.: Axillary neuropathy in volleyball players: Report of two cases and literature review. *J Neurol Neurosurg Psychiatry* 60:345–347, 1996.
632. Loomer R, Graham B: Anatomy of the axillary nerve and its relation to inferior capsular shift. *Clin Orthop* 291:103–106, 1993.
633. Ombregt L, Bisschop P, et al.: Nerve lesions and entrapment neuropathies of the upper limb. In: Ombregt L, ed. *A System of Orthopaedic Medicine*. London: WB Saunders, 1995: 378–401.
634. Braddom RL, Wolf C: Musculocutaneous nerve injury after heavy exercise. *Arch Phys Med Rehabil* 59:290–293, 1978.
635. Kim SM, Goodrich JA: Isolated proximal musculocutaneous nerve palsy. *Arch Phys Med Rehabil* 65:735–736, 1984.
636. Butler DL, Gifford L: The concept of adverse mechanical tension in the nervous system: Part 1: Testing for "dural tension". *Physiotherapy* 75:622–629, 1989.
637. Butler DS: *Mobilization of the Nervous Sysytem*. New York: Churchill Livingstone, 1992.
638. Brown JT: Nerve injuries complicating dislocation of the shoulder. *J Bone and Joint Surg Br* 34:562, 1952.
639. Johns R, Wright V: Relative importance of various tissues in joint stiffness. *J Appl Physiol* 17:824–830, 1962.
640. Enneking WF, Horowitz M: The intra-articular effects of immobilization on the human knee. *J Bone Joint Surg* 54-A:973–985, 1972.
641. Randall T, Portney L, Harris B: Effects of joint mobilization on joint stiffness and active motion of the metacarpophalangeal joint. *J Orthop Sports Phys Ther* 16:30–36, 1992.
642. Wyke BD: The neurology of joints. *Ann R Coll Surg Engl* 41:25–50, 1967.
643. Arem A, Madden J: Effects of stress on healing wounds: Intermittent non-cyclical tension. *J Surg Res* 42:528–543, 1971.
644. Warren CG, Lehmann JF, Koblanski JN: Elongation of rat tail: Effect of load and temperature. *Arch Phys Med Rehabil* 52:465–474, 1971.
645. Light KE, Nuzik S: Low-load prolonged stretch vs high-load brief stretch in treating knee contractures. *Phys Ther* 64:330–333, 1984.
646. Lee DG: *A Workbook of Manual Therapy Techniques for the Upper Extremity*, 2nd edn. Delta: B.C., DOPC, 1991.
647. Mulligan BR: *Manual Therapy: "Nags," "Snags," "Prp's" Etc*. Wellington: Plane View Series, 1992.
648. DiGiovanna EL: *Diagnosis and Treatment of the Upper Extremity*. In: DiGiovanna EL, Schiowitz S, eds. *An Osteopathic Approach to Diagnosis and Treatment*. Philadelphia, PA: JB Lippincott, 1991.
649. Seidel-Cobb D, Cantu R: Myofascial treatment. In: Donatelli RA, ed. *Physical Therapy of the Shoulder*, 3rd edn. New York: Churchill Livingstone, 1997:383–401.
650. Rohde J: Die Automobilisation der extremitatengelenke (III). *Zschr Physiother* 27:121–134, 1975.
651. Seltzer DG, Wirth MA, Rockwood CA: Complications and failures of open and arthroscopic arthroplasties. *Op Tech Sports Med* 2:136–150, 1994.
652. Reid DC: *Sports Injury Assessment and Rehabilitation*. New York: Churchill Livingstone, 1992.
653. Neviaser RJ, Neviaser TJ: Observations on impingement. *Clin Orthop* 254:60–63, 1990.
654. Souza TA: Impingement syndrome, tendinopathies, and degenerative joint disease. In: Souza TA, ed. *Sports Injuries of the Shoulder—Conservative Management*. New York: Churchill Livingstone, 1994:371–408.
655. Pink M, Jobe FW: Shoulder injuries in athletes. *J Clin Manage* 11:39–47, 1991.
656. Stanish WD, Rubinovich RM, Curwin S: Eccentric exercise in chronic tendinitis. *Clin Orthop* 208:65–68, 1986.
657. Curwin S, Stanish WD: *Tendinitis, Its Etiology and Treatment*. Lexington, MA: Collamore Press, 1984.
658. Roubal PJ, Dobritt D, Placzek JD: Glenohumeral gliding manipulation following interscalene brachial plexus block in patients with adhesive capsulitis. *J Orthop Sports Phys Ther* 24:66–77, 1996.
659. Rhind V, Downie WW, Bird HA, et al.: Naproxen and indomethacin in periarthritis of the shoulder. *Rheumatol Rehabil* 21:51–53, 1982.

CAPÍTULO 15

O COMPLEXO DO COTOVELO

OBJETIVOS DO CAPÍTULO

▶ *Ao concluir o capítulo, o leitor será capaz de:*

1. Descrever a anatomia das articulações, ligamentos, músculos e suprimento sanguíneo e nervoso que formam o complexo do cotovelo.

2. Descrever a biomecânica do complexo do cotovelo, incluindo as posições com espaço e com atrito articular, as barreiras articulares normais e anormais, as forças acopladas e os estabilizadores.

3. Descrever o objetivo e os componentes dos testes e das medidas para o complexo do cotovelo.

4. Executar um exame abrangente do complexo do cotovelo, incluindo palpação das estruturas articulares e do tecido mole, testes de mobilidade passiva específica e articular passiva e testes de estabilidade.

5. Avaliar os dados totais de exame para estabelecer um prognóstico.

6. Descrever a relação entre desequilíbrio muscular e desempenho funcional do cotovelo.

7. Descrever o significado dos achados-chave dos testes e das medidas e estabelecer um diagnóstico.

8. Resumir as várias causas de disfunção do cotovelo.

9. Desenvolver estratégias de intervenção confiáveis com base nos achados clínicos e nos objetivos estabelecidos.

10. Desenvolver uma hipótese diagnóstica.

11. Descrever e demonstrar estratégias de intervenção e técnicas com base nos achados clínicos e nos objetivos estabelecidos.

12. Avaliar a eficácia da intervenção, de modo a progredi-la ou modificá-la.

13. Elaborar um programa domiciliar eficaz e orientar o paciente sobre sua utilização.

VISÃO GERAL

O cotovelo apresenta uma importante função de ligação que capacita o posicionamento apropriado da mão e a transmissão de potência do ombro para mão, aumentando a versatilidade e a agilidade da extremidade superior. Diferente do ombro, o complexo do cotovelo é uma articulação inerentemente forte e estável, por causa da relação interna de suas superfícies articulares e restrições ligamentares. Contudo, a estabilidade do complexo do cotovelo permite pouco em matéria de ajustes compensatórios, tornando-o propenso a lesões por esforço repetitivo proveniente da atividade muscular repetitiva e movimentos de aceleração e desaceleração súbitos.

Anatomia

O complexo do cotovelo, fechado dentro da cápsula da articulação cubital, é composto de três articulações distintas: a articulação umeroulnar, a articulação umerorradial e a articulação radioulnar proximal.

Curiosidade Clínica

A cápsula articular do complexo do cotovelo é fina, porém forte, sendo reforçada medial e lateralmente pelos ligamentos. A cápsula articular não responde bem a lesões ou imobilização prolongada e forma, muitas vezes, um tecido cicatricial espesso que pode resultar em contraturas de flexão do cotovelo.[1-3]

Articulação umeroulnar

A ulna proximal consiste em incisura troclear (Fig. 15-1), que se articula com a tróclea do úmero em forma de carretel para gerar uma articulação em gínglimo uniaxial, constituindo superfícies articulares incongruentes em forma de sela (ver Fig. 15-1). A superfície articular da tróclea estende-se posteriormente para dentro da fossa do olécrano e sua porção medial se estende mais distal do que a porção lateral. Os 300° de superfície articular da tróclea são cobertos com cartilagem de hialina, em comparação com apenas 180° da incisura troclear.[4] Anteriormente, o sulco troclear é vertical e paralelo ao sulco longitudinal, enquanto, posteriormente, estende-se em direção oblíqua lateral e distal, formando um ângulo agudo de cerca de 15° com o eixo longitudinal do úmero.[5] Essa angulação em valgo é referida como o "ângulo de carregamento" do cotovelo.

> ### Curiosidade Clínica
>
> O ângulo de carregamento serve para direcionar a ulna lateralmente durante a extensão e aumentar o potencial para o movimento de flexão do cotovelo, já que a compensação permite espaço anteriormente para aproximação dos músculos do braço e antebraço. O ângulo de carregamento é de cerca de 11 a 14° nos homens e de 13 a 16° nas mulheres.[6-8]

Articulação umerorradial

A articulação umerorradial é uniaxial em gínglimo, formada entre o capítulo esférico do úmero e a cabeça côncava do rádio (ver Fig. 15-1). A forma dessa articulação permite que o coto-

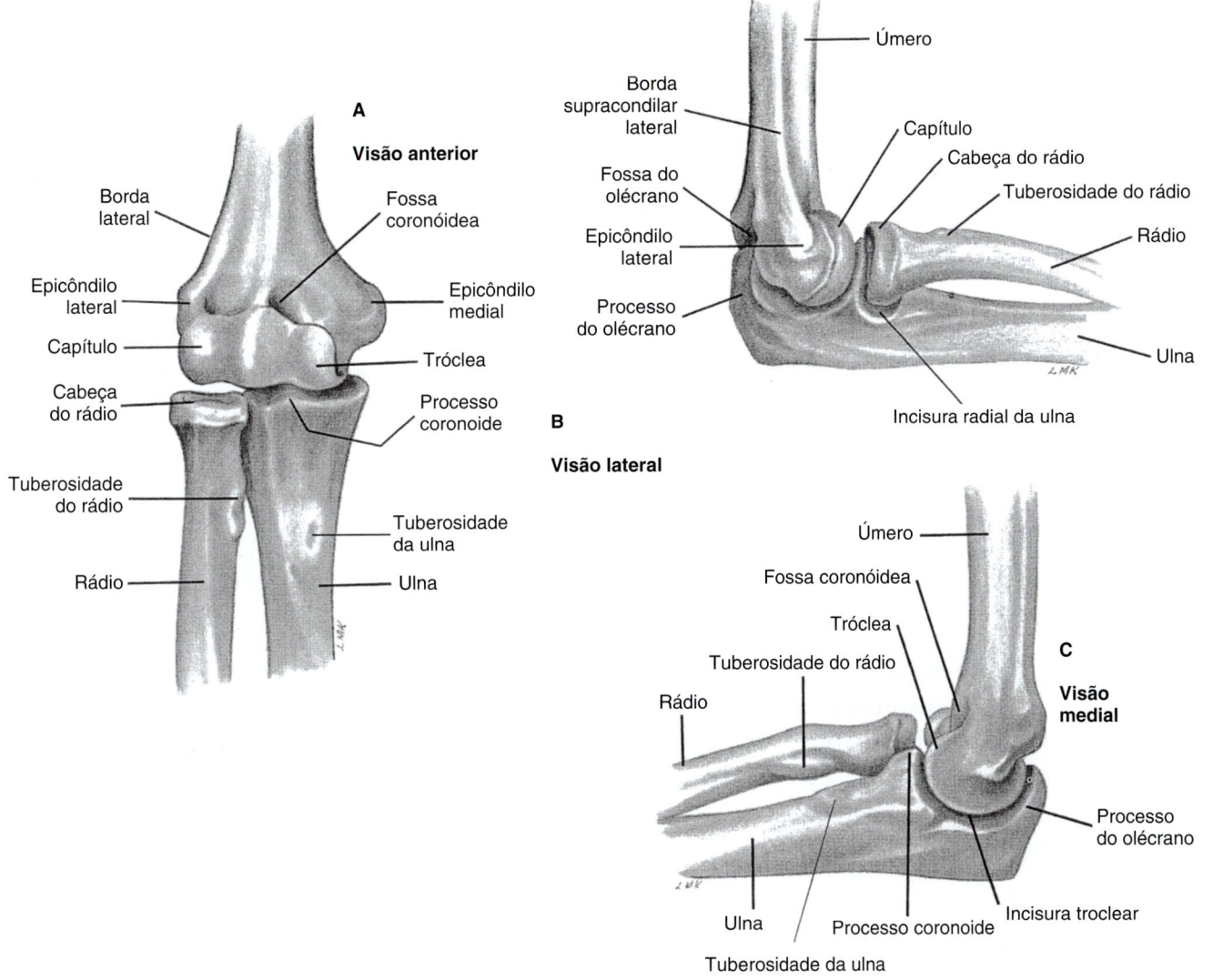

FIGURA 15-1 As estruturas ósseas do complexo do cotovelo. (Reproduzida, com permissão, de Floyd RT, Thompson CW: *Manual of Structural Kinesiology*, 14th edn. New York: McGraw-Hill, 2001:62.)

velo flexione e estenda e o rádio rode. A superfície superior da extremidade proximal do rádio é bicôncava, enquanto a cabeça do rádio é ligeiramente oval. A tuberosidade radial (ver Fig. 15-1) serve de inserção para o bíceps braquial. O úmero libera-se no cotovelo e forma os epicôndilos medial e lateral (ver Fig. 15-1).

Articulação radioulnar proximal

O rádio e a ulna situam-se lado a lado, com o rádio sendo o mais curto e o mais lateral dos dois ossos do antebraço. A articulação radioulnar proximal ou superior é uma articulação uniaxial em pivô. Ela é formada entre a periferia da cabeça radial convexa e o anel ósseo fibroso formado pela incisura radial côncava da ulna (ver Fig. 15-1), que está situada distalmente à incisura troclear e ao ligamento anular. O ligamento anular (Fig. 15-2) forma 80% da superfície articular da articulação radioulnar proximal (ver "Ligamento anular" mais adiante).

As articulações radioulnares proximal e distal formam, juntas, uma articulação bicondilar. A membrana interóssea localizada entre o rádio e a ulna serve para ajudar a distribuir as forças por todo o antebraço e proporciona inserção muscular. A maioria das fibras da membrana interóssea do antebraço está direcionada para longe do rádio em direção oblíqua medial e distal.[4] Aproximadamente 8% da força de compressão devido à sustentação de peso por meio do antebraço cruza o punho entre a porção lateral do carpo e do rádio.[4] Por causa da orientação da fibra da membrana interóssea, os 20% restantes da força de direção proximal são transferidos sobre o lado medial do carpo e da ulna através do rádio.[9]

Ligamentos

O apoio para o complexo do ombro é proporcionado por ligamentos fortes (Tab. 15-1).

Ligamento colateral medial (ulnar)

O ligamento colateral medial (LCM) estende-se dos dois terços centrais da superfície ântero-inferior do epicôndilo medial até a ulna medial proximal, desde posterior ao eixo do epicôndilo medial do cotovelo[10-12] até distal à ponta do coronoide (ver Fig. 15-2B).[13,14]

O LCM em forma de leque é, funcionalmente, o ligamento mais importante no cotovelo para fornecer estabilidade contra o estresse em valgo, em particular na amplitude de 20 a 130° de flexão e extensão,[15] com a articulação umerorradial funcionando como um estabilizador secundário para cargas em valgo.[16,17] O LCM atinge essa estabilidade pela amplitude quase total de flexão e de extensão devido à sua localização excêntrica em relação ao eixo de movimento do cotovelo.[18-21] Na extensão total do cotovelo, a estabilidade em valgo é proporcionada igualmente pelo LCM, pela cápsula articular e pelas relações articulares.[2]

Existem três componentes distintos do LCM:[10,13,22,23] os feixes anteriores, o transverso e o posterior.

Feixe anterior. É o mais forte e o mais rígido dos ligamentos colaterais do cotovelo, com carga média para falência de 260 newtons (N).[15] O feixe anterior do LCM insere-se cerca de 18 mm distal à ponta coronoide; é formado por dois outros componentes, as bandas anterior e posterior, que executam funções recíprocas:[13,18,22]

▶ A banda anterior do feixe anterior é o componente mais importante do complexo ligamentar, pois ele estabiliza primariamente o cotovelo contra o estresse valgo nas amplitudes de 20 a 120° de flexão e torna-se um limitador secundário, com mais flexão.[10,13,16-18,20,22,24,25] Recentemente, Ochi e colaboradores[11] determinaram que a porção média profunda da banda anterior, anteriormente descrita como "feixe de direção"[23] é um fator limitador no movimento umeroulnar.[18,26]

▶ A banda posterior é tensa além de 55° de flexão do cotovelo, limitando secundariamente o estresse valgo em graus meno-

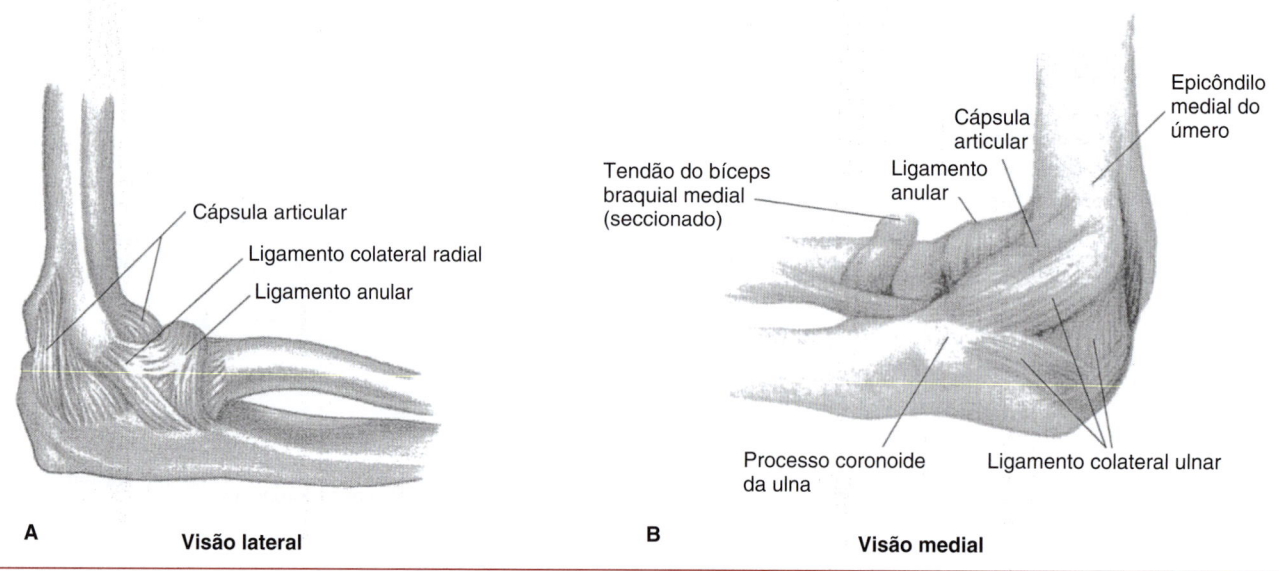

FIGURA 15-2 Articulação do cotovelo com os ligamentos detalhados. (Reproduzida, com permissão, de Floyd RT, Thompson CW: *Manual of Structural Kinesiology*, 14th edn. New York: McGraw-Hill, 2001:62.)

TABELA 15-1 Contribuições articulares e ligamentares para a estabilidade do cotovelo

Estabilização	Cotovelo estendido	Cotovelo flexionado em 90°
Estabilidade em valgo	Cápsula anterior e articular óssea do LCM (metade proximal da incisura sigmoide) *igualmente divididos*	LCM fornece 55%, 0% da cápsula anterior e articulação óssea (metade proximal da incisura sigmoide)
Estabilidade em varo	Cápsula anterior (32%) Articulação (55%) LCL (14%)	Articulação (75%) Cápsula anterior (13%) LCL (9%)
Deslocamento anterior	Ligamento oblíquo anterior Cápsula articular anterior Articulação tróclea-olécrano (mínima)	
Deslocamento posterior	Cápsula anterior Cabeça radial contra o capítulo Coracoide contra tróclea	
Distração	Cápsula anterior (85%) LCL (5%) LCM (5%) Músculos bíceps, tríceps, braquial, braquiorradial e músculos do antebraço	LCL (10%) LCM (78%) Cápsula (8%)

LCM, ligamento colateral medial; LCL, ligamento colateral lateral.
Reproduzida, com permissão, de Sobel J, Nirschl RP: Elbow injuries. In: Zachazewski JE, Magee DJ, Quillen WS, eds. *Athletic Injuries and Rehabilitation*. Philadelphia: WB Saunders, 1996:543–583.

res de flexão. A banda posterior funciona como correstrição com a banda anterior na flexão terminal do cotovelo[15,18,22,24,25] e age também como limitador primário para a extensão passiva do cotovelo. Nos graus mais altos de flexão, a banda posterior é quase isométrica e funcionalmente importante no atleta de esportes com movimentos acima da cabeça, agindo contra os estresses em valgo.[27]

Feixe transverso. O feixe transverso, também conhecido como ligamento de Cooper, tem presença variável.[10,13,28] Ele não cruza a articulação do cotovelo e compreende as fibras que correm junto da cápsula articular medial da ponta do olécrano para ulna medial, distal ao coronoide.[10,29] As fibras transversas têm pequena importância na estabilidade do cotovelo, devido ao fato de que elas se originam e se inserem na ulna.

Feixe posterior. O feixe posterior do LCM origina-se a partir do epicôndilo e introduz-se na margem medial da incisura semilunar. Esse feixe parece ser um espessamento da cápsula posterior do cotovelo.[29,30] Por ser mais fino e mais fraco do que o feixe anterior, fornece apenas restrição secundária ao estresse em valgo na flexão além de 90°.[18,19]

Ligamento colateral lateral (radial)

Diferente do LCM, o complexo do ligamento lateral (radial) (Fig. 15-3) é menos evidente e as variações individuais são comuns. O complexo do ligamento colateral lateral (LCL) consiste no ligamento anular, no ligamento colateral acessório e no ligamento colateral ulnar lateral.[15] O LCL estende-se distalmente e forma uma ampla inserção conjunta na parte proximal da ulna.[31,32] A margem proximal dessa inserção conjunta inicia na região proximal da cabeça radial, inferior à incisura radial. Dali, ela avança junto de uma borda áspera alinhada com a crista supinadora da ulna.[15] O LCL está intimamente associado às inserções do extensor radial curto do carpo e ao supinador, com o último cruzando o complexo ligamentar obliquamente de distal para proximal em sua inserção ulnar, tornando-se confluente com o ligamento anular subjacente e o LCL mais proximalmente em sua origem umeral.[15]

Como unidade, o LCL mantém as articulações ulnoumeral e radioumeral em posição reduzida quando o cotovelo está em supinação. Mais especificamente, a porção anterior do LCL estabiliza a articulação radioulnar proximal durante a supinação total; a porção posterior estabiliza a articulação durante a pronação. Quando o eixo de rotação passa pela origem do LCL, as várias fibras desse ligamento mantêm padrões consistentes de tensão, quer seja aplicada força em valgo, quer em varo ou nenhuma força ao cotovelo através do arco de flexão.[10,25] O LCL contribui

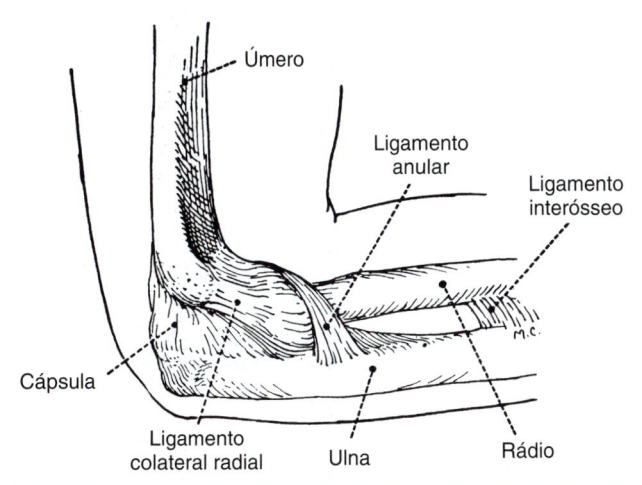

FIGURA 15-3 Região lateral do cotovelo. (Reproduzida, com permissão, de Luttgens K, Hamilton K: *Kinesiology: Scientific Basis of Human Motion*. New York: McGraw-Hill, 2002:129.)

com apenas 9% da limitação ao estresse em varo em 90° de flexão. Em extensão, o LCL contribui com 14% dessa limitação.[25]

O apoio lateral insuficiente do complexo do cotovelo resulta em hiato lateral na articulação ulnoumeral e translação posterior da cabeça radial em relação ao capítulo.[15] Entretanto, a relação radioulnar proximal permanece inalterada.

As limitações secundárias da parte lateral do cotovelo consistem em articulações ósseas, cápsula articular (Fig. 15-2A) e músculos extensores com suas bandas fasciais e septos intermusculares. Estes sustentam de forma independente a unidade do antebraço em rotação lateral para longe do úmero, em virtude de seu arranjo anatômico, e fornecem um vetor dinâmico e estático secundário que sustenta a articulação lateral.[32]

Ligamento quadrado
O ligamento quadrado é um ligamento curto e espesso que surge abaixo da incisura radial da ulna e insere-se na superfície medial do colo do rádio.[4] Esse ligamento proporciona apoio estrutural à cápsula da articulação radioulnar proximal.[4]

Ligamento anular
O ligamento anular (Fig. 15-2A e B), que é mais amplo proximal e distalmente, estende-se ao redor da cabeça radial a partir da margem anterior e posterior da incisura radial, para aproximar a cabeça radial da incisura radial e circundar a circunferência radial. O ligamento anular forma uma banda que cobre por completo 80% da cabeça radial e trabalha para manter a relação entre a cabeça do rádio e o úmero e a ulna. A circunferência interna do ligamento anular está alinhada com a cartilagem para reduzir a fricção contra a cabeça radial durante a pronação e a supinação.[4] A superfície externa do ligamento recebe inserções da cápsula do cotovelo, do ligamento colateral radial e do músculo supinador.

Bolsas
Há várias bolsas na região do cotovelo.[19] A bolsa do olécrano é a principal bolsa do complexo do cotovelo e situa-se posteriormente entre a pele e o processo do olécrano. Em condições normais, a bolsa não se comunica com a articulação do cotovelo, embora sua localização superficial a coloque em alto risco de lesão com trauma direto no cotovelo.

Outras bolsas na região posterior do cotovelo incluem a intratendínea profunda e a subtendínea profunda, que estão presentes entre o tendão do tríceps e o olécrano. Anteriormente, a bolsa bicipitorradial separa o tendão do bíceps da tuberosidade radial. Junto das regiões medial e lateral do cotovelo estão a bolsa epicondilar medial subcutânea e a epicondilar lateral subcutânea.[33]

Músculos
O antebraço consiste em três componentes fasciais principais: a parte anterior do antebraço, a parte posterior do antebraço e o compartimento referido como lateral (Tabs. 15-2 e 15-3).

Flexores do cotovelo
A análise anatômica, biomecânica e eletromiográfica tem demonstrado que os motores principais da flexão do cotovelo são bíceps, braquial e braquiorradial (Tab. 15-3).[34] Os músculos pronador redondo, flexor radial do carpo (FRC), flexor ulnar do carpo (FUC) (Fig. 15-4) e o extensor radial longo do carpo (ERLC) são

TABELA 15-2 Compartimentos musculares do antebraço

Compartimento	Principais músculos
Anterior	Pronador redondo
	Flexor radial do carpo
	Palmar longo
	Flexor superficial dos dedos
	Flexor profundo dos dedos
	Flexor longo do polegar
	Flexor ulnar do carpo
	Pronador quadrado
Posterior	Abdutor longo do polegar
	Extensor curto do polegar
	Extensor longo do polegar
	Extensor comum dos dedos
	Extensor próprio dos dedos
	Extensor do quinto dedo
	Extensor ulnar do carpo
Lateral	Braquiorradial
	Extensor radial longo do carpo
	Extensor radial curto do carpo

considerados flexores fracos do cotovelo.[33] A maioria dos flexores do cotovelo, essencialmente todos os principais músculos supinadores e pronadores, tem suas inserções distais no rádio.[4] A contração desses músculos, portanto, traciona o rádio proximalmente contra a articulação umerorradial.[35,36] A membrana interóssea transfere um componente da força muscular aplicada ao rádio para a ulna, dissipando, assim, alguma força através de duas articulações em vez de uma.[4]

Bíceps braquial. O bíceps é um músculo de duas cabeças que abrange duas articulações. A cabeça curta do bíceps surge a partir da ponta do processo coracoide da escápula, enquanto a cabeça longa surge da tuberosidade supraglenoidal da escápula (Fig. 15-5). O bíceps possui duas inserções: a tuberosidade radial e a aponeurose do bíceps braquial (ver Fig. 15-5). No cotovelo, o bíceps é um flexor dominante, mas sua função secundária é a supinação do antebraço.[37] A ação de supinação do bíceps aumenta quanto mais o cotovelo é flexionado, e sua máxima ocorre em 90°. Ela diminui, outra vez, quando o cotovelo é completamente flexionado. A atividade muscular do bíceps ausente[38] ou limitada[39] tem sido demonstrada durante a flexão do cotovelo, com o antebraço pronado.[33] O bíceps, por intermédio de sua cabeça longa, funciona, também, como flexor do ombro (Cap. 14).

Braquial. O braquial (Fig. 15-6) origina-se a partir dos dois terços inferiores da superfície anterior do úmero e insere-se na tuberosidade ulnar e no processo coronoide. O braquial é o flexor mais potente do cotovelo e tem a função de flexioná-lo independentemente do grau de pronação e supinação do antebraço.[39] Ele é o flexor mais forte do cotovelo quando o antebraço é pronado.[40]

Braquiorradial. O braquiorradial (Fig. 15-7) surge a partir dos dois terços proximais da borda supracondilar lateral do úmero e do septo intermuscular. Ele desce no antebraço e insere-se na borda lateral do processo estiloide na região distal do rádio.

TABELA 15-3 Músculos do antebraço, punho e mão: suas ações, suprimento nervoso e derivação da raiz nervosa

Ação	Ação muscular	Suprimento nervoso	Derivação da raiz nervosa
Supinação do antebraço	Supinador	Interósseo posterior (radial)	C5–C6
	Bíceps braquial	Musculocutâneo	C5–C6
Pronação do antebraço	Pronador quadrado	Interósseo anterior (mediano)	C8, T1
	Pronador redondo	Mediano	C6–C7
	Flexor radial do carpo	Mediano	C6–C7
Extensão do punho	Extensor radial longo do carpo	Radial	C6–C7
	Extensor radial curto do carpo	Interósseo posterior (radial)	C7–C8
	Extensor ulnar do carpo	Interósseo posterior (radial)	C7–C8
Flexão do punho	Flexor radial do carpo	Mediano	C6–C7
	Flexor ulnar do carpo	Ulnar	C7–C8
Desvio ulnar do punho	Flexor ulnar do carpo	Ulnar	C7–C8
	Extensor ulnar do carpo	Ulnar interósseo posterior (radial)	C7–C8
Desvio radial do punho	Flexor radial do carpo	Mediano	C6–C7
	Extensor radial longo do carpo	Radial	C6–C7
	Abdutor longo do polegar	Interósseo posterior (radial)	C7–C8
	Extensor curto do polegar	Interósseo posterior (radial)	C7–C8
Extensão dos dedos	Extensor comum dos dedos	Interósseo posterior (radial)	C7–C8
	Extensor do indicador	Interósseo posterior (radial)	C7–C8
	Extensor do dedo mínimo	Interósseo posterior (radial)	C7–C8
Flexão dos dedos	Flexor profundo dos dedos	Interósseo anterior (mediano)	C8, T1
		Interósseo anterior (mediano)	C8, T1
		Dois dedos laterais	C8, T1
	Flexor superficial dos dedos	Ulnar: dois dedos mediais	C7–C8, T1
	Lumbricais	Mediano	C8, T1
		Primeiro e segundo: mediano	C8, T1
	Interósseos	Terceiro e quarto: ulnar (ramo terminal profundo)	C8, T1
	Flexor do dedo mínimo	Ulnar (ramo terminal profundo)	
		Ulnar (ramo terminal profundo)	C8, T1
Abdução dos dedos (com os dedos estendidos)	Interósseos posteriores (dorsais)	Ulnar (ramo terminal profundo)	C8, T1
	Abdutor do dedo mínimo	Ulnar (ramo terminal profundo)	C8, T1
Adução dos dedos (com os dedos estendidos)	Interósseos palmares	Ulnar (ramo terminal profundo)	C8, T1
Extensão do polegar	Extensor longo do polegar	Interósseo posterior (radial)	C7–C8
	Extensor curto do polegar	Interósseo posterior (radial)	C7–C8
	Abdutor longo do polegar	Interósseo posterior (radial)	C7–C8
Flexão do polegar	Flexor curto do polegar	Cabeça superficial: mediano (ramo terminal lateral)	C8, T1
	Flexor longo do polegar	Cabeça ulnar profunda	C8, T1
	Oponente do polegar	Interósseo anterior (mediano)	C8, T1
		Mediano (ramo terminal lateral)	
Abdução do polegar	Abdutor longo do polegar	Interósseo posterior (radial)	C7–C8
	Abdutor curto do polegar	Mediano (ramo terminal lateral)	C8, T1
Adução do polegar	Adutor do polegar	Ulnar (ramo terminal profundo)	C8, T1
Oposição do polegar e dedo mínimo	Oponente do polegar	Mediano (ramo terminal lateral)	C8, T1
	Flexor curto do polegar	Cabeça superficial: mediano (ramo terminal lateral)	C8, T1
	Abdutor curto do polegar	Mediano (ramo terminal lateral)	C8, T1
	Oponente do dedo mínimo	Ulnar (ramo terminal profundo)	C8, T1

Reproduzida, com permissão, de Magee DJ: *Orthopedic Physical Assessment*. Philadelphia: WB Saunders, 2002.

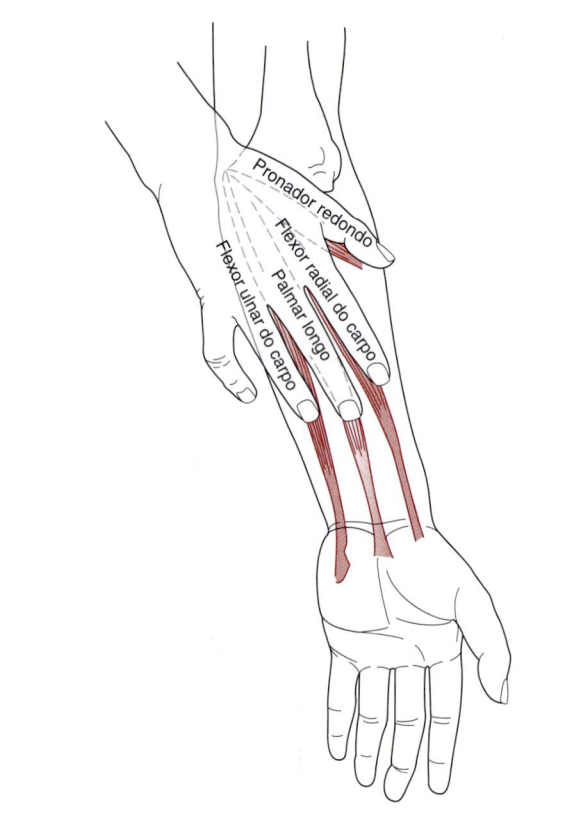

FIGURA 15-4 O grupo flexor-pronador.

O braquiorradial parece ter uma série de funções, duas das quais ocorrem com os movimentos rápidos de flexão do cotovelo. Inicialmente, age como um músculo estabilizador, superando forças centrífugas que agem sobre o cotovelo, mas também adiciona potência para aumentar a velocidade da flexão.[37]

Além disso, o braquiorradial recoloca o antebraço em prono ou supinado na sua posição neutra de pronação e supinação. Na posição neutra ou pronada, ele age como um flexor do cotovelo, ação que diminui quando o antebraço é mantido em supinação.[39,41]

Pronador redondo. O pronador redondo (Fig. 15-7) possui duas cabeças de origem: uma cabeça umeral e uma ulnar. A cabeça umeral surge a partir da borda epicondilar medial do úmero e do tendão flexor comum, e a cabeça ulnar surge a partir da região medial do processo coronoide da ulna. O pronador redondo se insere na superfície ântero-lateral do ponto médio do rádio. O músculo funciona sobretudo para pronar o antebraço, mas pode auxiliar com a flexão do cotovelo.[2,40,41]

Extensor radial longo do carpo. O ERLC surge a partir de um ponto superior ao epicôndilo lateral o úmero, no terço inferior da borda supracondilar, distal ao braquiorradial. Ele desce para o antebraço para inserir-se na superfície posterior da base do segundo metacarpal. O músculo atua como flexor fraco do cotovelo, bem como para fornecer extensão do punho e desvio radial.

Flexor radial do carpo. O FRC (Fig. 15-4) surge a partir do tendão flexor comum sobre o epicôndilo medial do úmero e insere-se na base do segundo e terceiro ossos metacarpais. O FRC flexiona o cotovelo e o punho, mas também auxilia na pronação e desvio radial do punho.

Flexor ulnar do carpo. O FUC (Fig. 15-4) possui duas cabeças de origem. A cabeça umeral surge a partir do tendão flexor comum sobre o epicôndilo medial do úmero. Ele se insere no pisiforme, hamato e quinto metacarpal. O FUC age como auxiliar na flexão do cotovelo e na flexão e no desvio ulnar do punho.

Extensores do cotovelo

Existem dois músculos que estendem o cotovelo: o tríceps e o ancôneo (Tab. 15-3).

Tríceps braquial. O tríceps braquial (Fig. 15-8) possui três cabeças de origem. A cabeça longa surge a partir da tuberosidade infraglenoide da escápula, a cabeça lateral a partir das superfícies posterior e lateral do úmero e a cabeça medial a partir da superfície posterior inferior do úmero. O músculo insere-se na superfície súpero-posterior do olécrano e fáscia profunda do antebraço. O tríceps apresenta sua força máxima em movimentos que combinam extensão do cotovelo e extensão do ombro. Do mesmo modo que o bíceps, ele é um músculo biarticular. A cabeça medial do tríceps é o extensor mais potente do cotovelo, com as cabeças lateral e longa sendo recrutadas durante cargas mais pesadas.[42]

Ancôneo. O ancôneo surge a partir do epicôndilo lateral do úmero e insere-se na região lateral do olécrano e superfície posterior da ulna. A função exata do ancôneo nos seres humanos precisa ainda ser determinada, embora apareça como a quarta cabeça do mecanismo de extensão do cotovelo, similar ao quadríceps do joelho.[4] Foi sugerido que, além de ajudar na extensão do cotovelo, o ancôneo estabiliza a cabeça da ulna em todas as posições (exceto desvio radial) e para tracionar a bolsa subancônea e a cápsula articular para fora durante a extensão, evitando, assim, o impacto.[2,43] O ancôneo foi considerado também ativo durante a pronação e supinação do antebraço.[39]

> **Curiosidade Clínica**
>
> A tendinite do ancôneo pode imitar o cotovelo de tenista, enquanto a sua hipertrofia pode comprimir o nervo ulnar.[44]

Pronadores do antebraço

Pronador redondo. Ver anteriormente.

Pronador quadrado. O pronador quadrado surge a partir do tendão flexor comum e da região imediatamente acima do epicôndilo medial. Ele se insere no quarto distal da superfície ântero-lateral do rádio.

O pronador quadrado é o principal pronador do antebraço, além de ajudar na flexão do cotovelo.

Flexor radial do carpo. Ver anteriormente.

Supinadores do antebraço

Bíceps. Ver anteriormente.

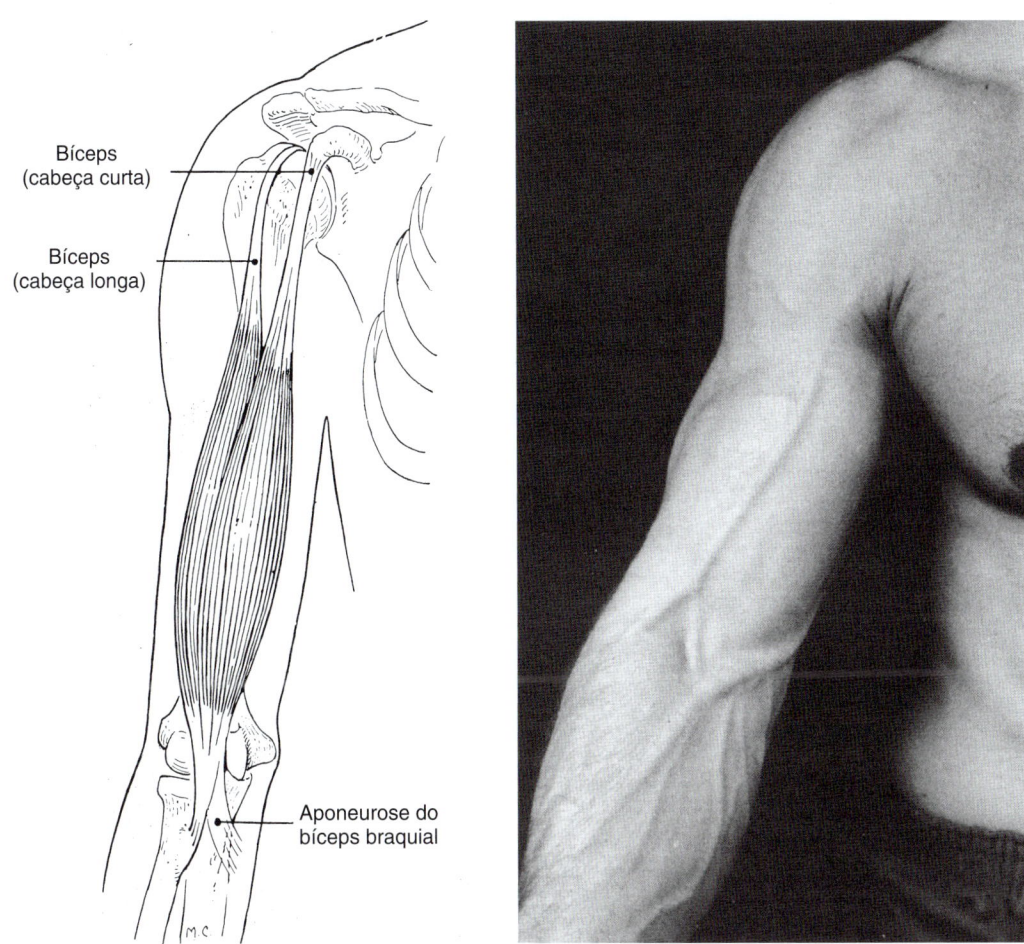

FIGURA 15-5 O bíceps. (Reproduzida, com permissão, de Luttgens K, Hamilton K: *Kinesiology: Scientific Basis of Human Motion*. New York: McGraw-Hill, 2002:132.)

Supinador. O supinador (Figs. 15-6 e 15-8) origina-se a partir do epicôndilo lateral do úmero, do LCL, do ligamento anular, da crista do supinador e da fossa ulnar. Ele se insere no terço superior da superfície ântero-lateral do rádio. O músculo supinador é o supinador mais potente do antebraço, similar ao braquial durante a flexão do cotovelo. O supinador faz a supinação do antebraço em qualquer posição do cotovelo, enquanto os anteriormente mencionados ERLC e ERCC trabalham como supinadores durante os movimentos rápidos e contra a resistência.

O sistema nervoso geralmente recruta o músculo supinador para tarefas de baixa potência, que requerem apenas o movimento de supinação, enquanto o bíceps permanece relativamente inativo – um bom exemplo da lei de parcimônia (ver Cap. 2).[4]

Túnel cubital

O túnel cubital (Fig. 15-9) é um canal fibrósseo, originalmente descrito por Feindel e Stratford.[45] O nervo ulnar passa por este túnel. O chão desse túnel é formado pelo LCM, e o teto é formado por uma aponeurose, o ligamento arqueado ou banda de Osborne, que se estende do epicôndilo medial para o olécrano e surge a partir da origem das duas cabeças do FUC.[46-49] A cabeça medial do tríceps constitui a borda posterior do túnel e suas bordas anterior e lateral são formadas pelo epicôndilo medial e olécrano, respectivamente.

O volume do túnel cubital é maior com o cotovelo mantido em extensão.[50] Quando o cotovelo está em flexão total, há a diminuição de 55% no volume do canal.[46] Vanderpool e colaboradores[51] relataram que a cada 45° de flexão do cotovelo, há um aumento concomitante de 5 mm na distância entre as inserções ulnar e umeral do ligamento arqueado. Na flexão total do cotovelo, há um alongamento de 40% do ligamento e diminuição na altura do canal de aproximadamente 2,5 mm.

Alguns outros fatores estiveram associados à diminuição no tamanho do túnel cubital. Esses incluem lesões que ocupam espaço, osteoartrite, artrite reumatoide, formação de osso heterotópico ou trauma no nervo.[50] Os pacientes com condições médicas sistêmicas, como diabete melito, hipotireoidismo, alcoolismo e insuficiência renal podem também apresentar predisposição.[52]

O edema do LCM foi também descrito como um fator predisponente.[51] Mais de 40% dos atletas com instabilidade em valgo desenvolvem neurite ulnar secundária à irritação da inflamação do LCM.[53,54]

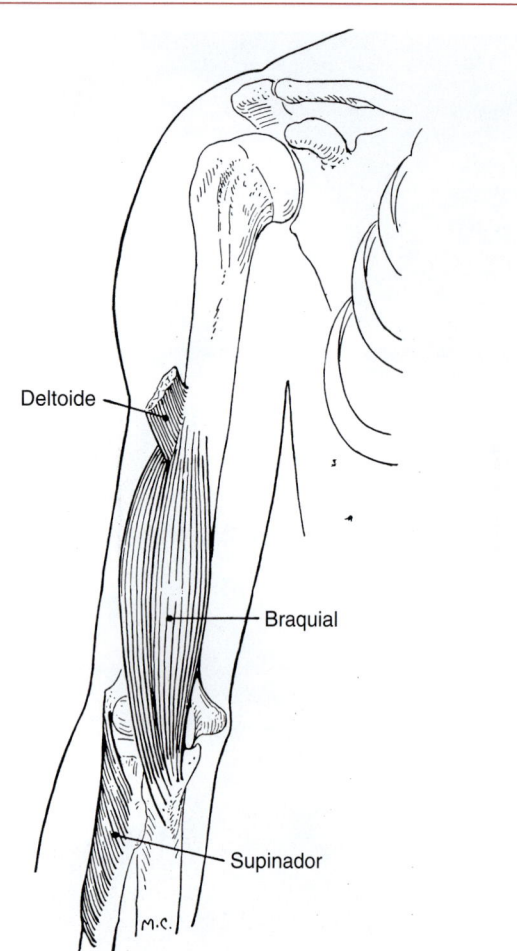

FIGURA 15-6 O braquial e o supinador. (Reproduzida, com permissão, de Luttgens K, Hamilton K: *Kinesiology: Scientific Basis of Human Motion.* New York: McGraw-Hill, 2002:133.)

O'Driscoll e colaboradores[49] observaram que o sulco na região inferior do epicôndilo medial não era tão profundo quanto o sulco posterior, e o assoalho do canal parecia subir com a flexão do cotovelo.[49] Essas mudanças levaram a alterações da área seccional do túnel cubital a partir de uma superfície arredondada para uma superfície triangular ou elíptica com a flexão do cotovelo.[46,50]

> **Curiosidade Clínica**
>
> O volume do túnel cubital é maior com o cotovelo mantido em extensão.

Fossa cubital

A fossa cubital (Fig. 15-10) representa o espaço triangular, ou depressão, que está localizado sobre a superfície anterior da articulação do cotovelo e que serve como uma "entrada" para o antebraço. Seus limites são:

▶ *Lateral.* Músculos braquiorradial e ERLC.

▶ *Medial.* Músculo pronador redondo.
▶ *Proximal.* Uma linha imaginária que passa pelos côndilos umerais.
▶ *Assoalho.* Músculo braquial.

Os conteúdos da fossa são (ver Fig. 15-10):

▶ O tendão do bíceps braquial situa-se como a estrutura central na fossa.
▶ O nervo mediano corre junto à borda lateral do músculo pronador redondo.
▶ A artéria braquial entra na fossa lateral ao nervo mediano e medial ao tendão do bíceps braquial.
▶ O nervo radial (não mostrado) corre junto à borda medial dos músculos braquiorradial e do ERLC, sendo vulnerável a lesões nesse local.
▶ A veia cubital mediana ou cutânea cubital intermediária cruza a superfície da fossa.

Nervos

O suprimento neurológico dos ossos, das articulações, dos músculos e da pele do antebraço lateral é derivado das raízes nervosas C5 a C8, que saem dos forames intervertebrais de CIV-V até CVII-TI.[55]

Nervo ulnar (C8-T1)

De sua origem como a maior ramificação do cordão medial do plexo braquial, o nervo ulnar continua junto do compartimento anterior do braço, antes de passar pelo septo intermuscular medial no nível da inserção coracobraquial.

No nível do cotovelo, o nervo ulnar passa posterior ao epicôndilo medial, onde entra no túnel cubital. A compressão do nervo ulnar no túnel cubital é uma neuropatia de compressão normal da extremidade superior, secundária apenas à síndrome do túnel do carpo (STC).[56] Depois de deixar o túnel cubital, o nervo ulnar passa entre as duas cabeças da origem do FUC e atravessa a aponeurose do flexor-pronador profundo.[57,58]

Nervo mediano (C5-T1)

O nervo mediano estende-se medialmente para baixo na parte superior do braço, cruzando a região anterior da articulação do cotovelo. O ligamento de Struthers (Fig. 15-11) surge a partir de um esporão anormal na diáfise do úmero e corre para o processo supracondilar medial.[48] O processo supracondilar com sua extensão ligamentar circunda um forame limitado medialmente pelo septo intermuscular medial e pela superfície anterior distal do epicôndilo medial, através da qual a artéria braquial e o nervo mediano passam.[59]

No ponto em que o nervo mediano passa pela fossa cubital, o nervo interósseo anterior (NIA) ramifica-se nele ao passar pelas duas cabeças do músculo pronador redondo. O NIA supre a inervação motora para o flexor profundo dos dedos (FPD) indicador e médio, para o flexor longo do polegar (FLP) e para o pronador quadrado.

Nervo radial (C5-T1)

O nervo radial situa-se superior e medialmente na parte superior do braço, ao redor da diáfise do úmero e estende-se sobre o epicôndilo lateral. Em um ponto de cerca de 10 a 12 cm proximal à articulação do cotovelo, o nervo radial passa do compartimento posterior do braço perfurando o septo intermuscular lateral.[60] O nervo estende-

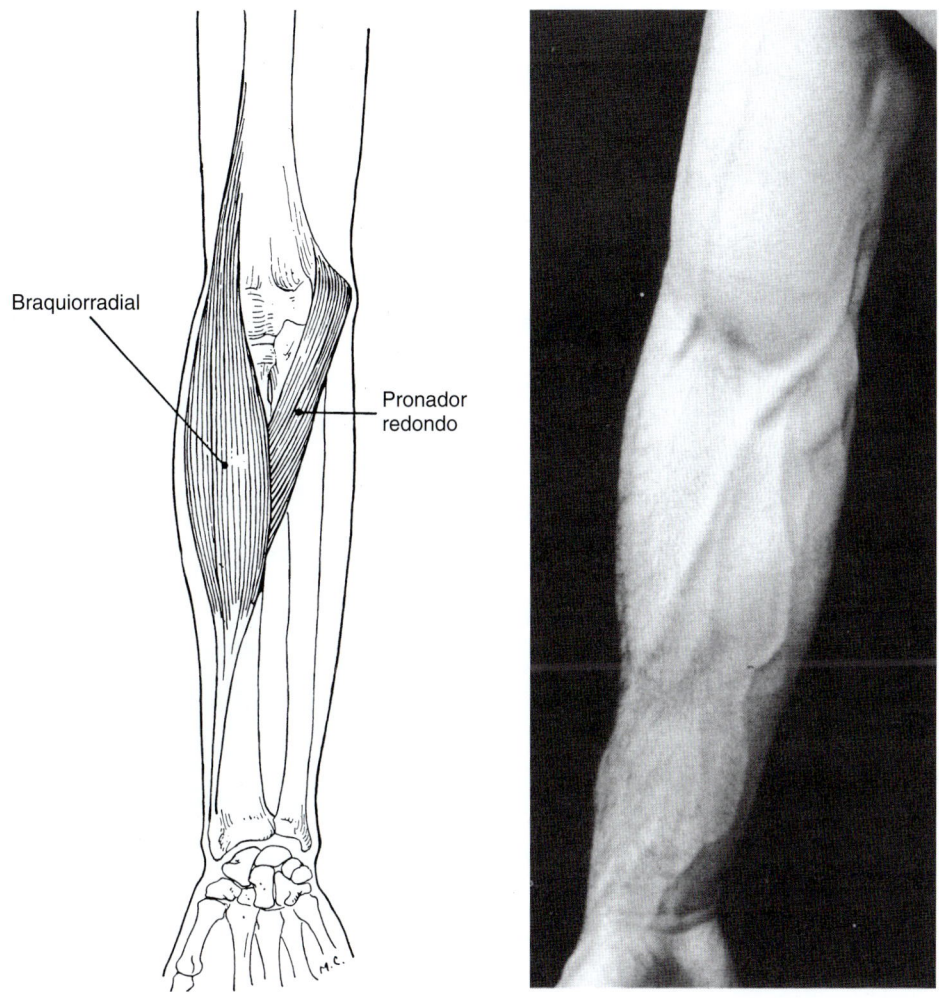

FIGURA 15-7 O braquiorradial e o pronador redondo. (Reproduzida, com permissão, de Luttgens K, Hamilton K: *Kinesiology: Scientific Basis of Human Motion.* New York: McGraw-Hill, 2002:134.)

-se na parte anterior distal do braço entre o músculo braquial e o tendão do bíceps medialmente e os músculos braquiorradial, ERLC e ERCC lateralmente.[60] Dentro de uma área de cerca de 3 cm proximal ou distal à articulação do cotovelo, o nervo radial ramifica-se em um nervo misto profundo (nervo interósseo posterior [NIP]) e uma ramificação sensorial superficial.[61,62] Após a divisão, as duas divisões terminais em geral seguem o mesmo trajeto, partilhando o epineuro simples por vários centímetros, antes que o nervo radial superficial mova-se anteriormente, para se situar abaixo da superfície do braquiorradial, e a ramificação profunda corra posteriormente para entrar no túnel radial/canal supinador, distal à origem do ERCC, no nível da articulação radioumeral.[60] Entrando no canal, a ramificação profunda supre o ERCC e passa profundamente à cabeça superficial do supinador, onde a arcada de Fröhse* pode impactar sobre o nervo (ver mais adiante).[63,64]

O nervo continua entre as duas cabeças do supinador e inerva esse músculo durante sua passagem para a região póstero-lateral do rádio. Ao emergir do supinador, uma divisão motora (que supre os músculos abdutor longo do polegar, extensor curto do polegar, extensor próprio do polegar e extensor longo do polegar) e uma ramificação lateral mista (que supre os músculos extensor ulnar do carpo, extensor comum dos dedos e extensor do dedo mínimo) podem ser observadas. A ramificação lateral permanece junto da borda radial posterior do rádio para o punho como a ramificação sensorial do NIP, que inerva a cápsula posterior (dorsal) do punho e das articulações intercarpais (ver Cap. 16).[60,64]

Túnel radial/canal supinador. O túnel radial situa-se na região anterior do rádio e tem cerca de 3 a 4 dedos de comprimento, com início proximal à articulação radioumeral e sem fim no local onde o nervo passa profundamente à parte superficial do músculo supinador.[65] A parede lateral do túnel é formada pelo braquiorradial, ERLC e ERCC. Esses músculos atravessam o nervo para formar a parede anterior do túnel radial, enquanto o assoalho do mesmo é formado pela cápsula da articulação umerorradial e a parede medial é composta pelo braquial e pelo tendão do bíceps.[60]

---

* A arcada de Fröhse é uma estrutura de arcada invertida que se liga 1 cm distalmente à extremidade fibrosa do ERCC e cerca de 2 a 4 cm distalmente à articulação radioumeral. Isso representa a borda proximal da cabeça superficial do supinador, através da qual cada nervo radial passa. Ver referência 55 para mais informações.

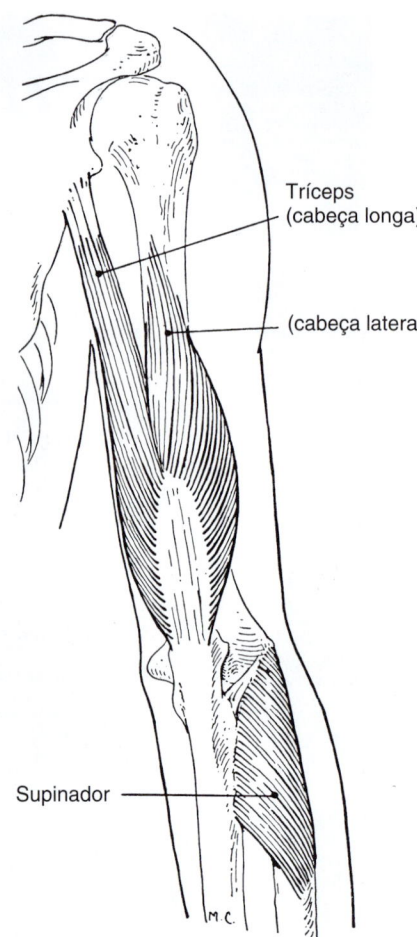 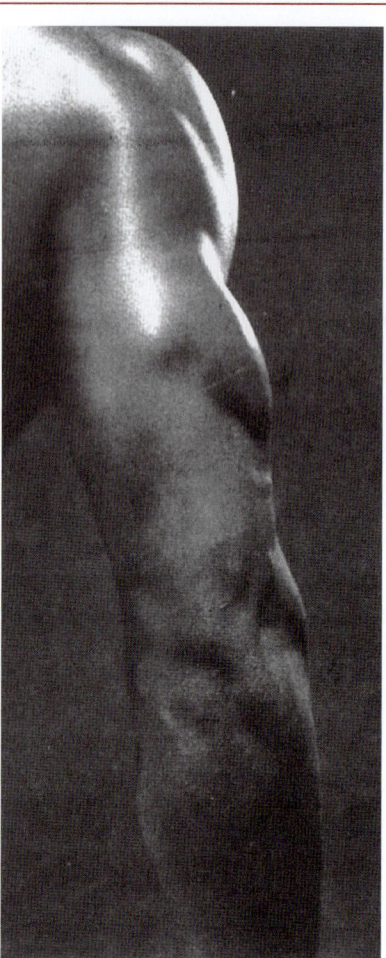

FIGURA 15-8 O tríceps e o supinador. (Reproduzida, com permissão, de Luttgens K, Hamilton K: *Kinesiology: Scientific Basis of Human Motion.* New York: McGraw-Hill, 2002:135).

Suprimento vascular

O suprimento vascular para o cotovelo inclui a artéria braquial, as artérias radial e ulnar, a artéria colateral média lateralmente e as artérias recorrentes ulnar anterior e posterior.[33]

Biomecânica

As tensões comuns que ocorrem no cotovelo incluem tensão em valgo, que resulta em cargas de tensão medial e compressão lateral; tensão em varo, que resulta em carga de tensão lateral; tensão de extensão e combinações múltiplas dessas tensões.

Cinemática articular

Flexão-extensão

A flexão-extensão do complexo do cotovelo ocorre sobre um eixo relativamente fixo de rotação, passando pelo centro dos arcos formados pela tróclea e o capítulo. A amplitude máxima

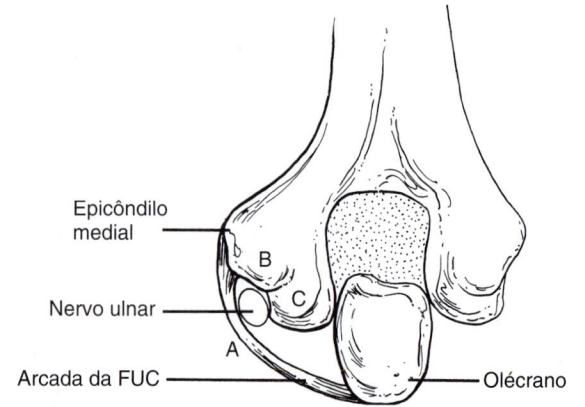

FIGURA 15-9 Anatomia seccional cruzada do túnel cubital, demonstrando três bordas. (A) Medial. (B) Anterior. (C) Lateral. A descompressão cubital afeta a borda medial, enquanto a epicondilectomia afeta as bordas medial e anterior. Se existirem anormalidades envolvendo o próprio túnel ou a borda lateral, a transposição anterior é requerida. (Reproduzida, com permissão, de Herndon JH: *Surgical Reconstruction of the Upper Extremity.* Stamford, CT: Appleton & Lange, 1999:380.)

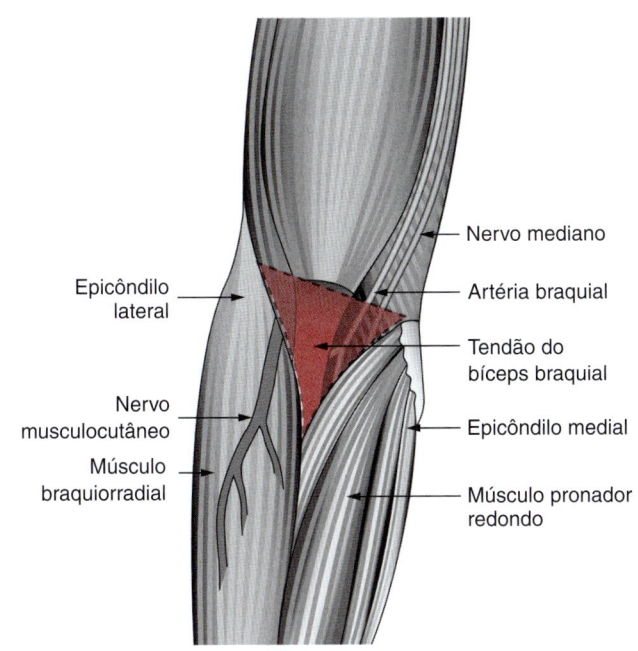

FIGURA 15-10 A fossa cubital.

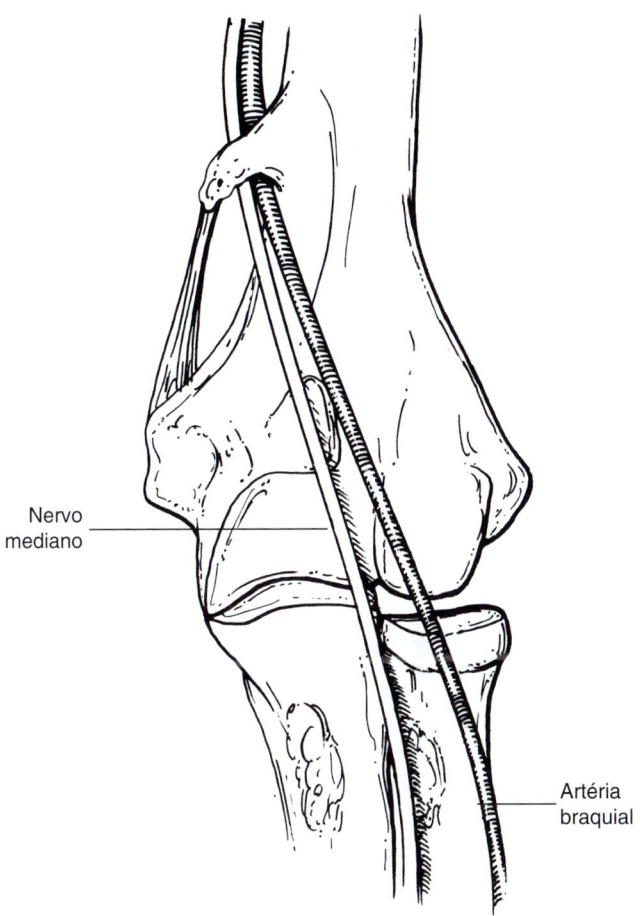

FIGURA 15-11 Ligamento de Struthers. (Reproduzida, com permissão, de Herndon JH: *Surgical Reconstruction of the Upper Extremity.* Stamford, CT: Appleton & Lange, 1999:374.)

de movimento passivo disponível no cotovelo é de 5° de hiperextensão até 145° de flexão. A extensão ativa total no cotovelo normal é de 5 a 10° mais curta do que aquela obtida por meio da extensão forçada, devido a limitações musculares passivas (bíceps, braquial e supinador).[66,67] A extensão passiva é limitada pelo impacto do processo do olécrano sobre a fossa do olécrano e a tensão na derme, as fibras do ligamento colateral ulnar e a cápsula anterior.[68] A formação excessiva de osso ectópico ao redor da fossa do olécrano também pode limitar a extensão passiva total. A flexão passiva é limitada pelas estruturas ósseas (a cabeça do rádio contra a fossa radial e o processo coronoide contra a fossa coronoide), pela tensão do ligamento capsular posterior, aproximação do tecido mole e tensão passiva no tríceps.[68]

Supinação-pronação

A pronação e a supinação requerem movimento articular simultâneo nas articulações radioulnar distal e proximal.[4] O eixo longitudinal de rotação, sobre o qual a supinação e a pronação ocorrem, consiste em passar do centro da cabeça do rádio para a superfície articular convexa ulnar na articulação radioulnar distal. A supinação na articulação radioulnar distal ocorre como um giro da cabeça radial dentro do anel fibrósseo formado pelo ligamento anular e incisura radial da ulna.[4] A artrocinemática da pronação na articulação radioulnar proximal é produzida por meio de mecanismos similares.

As restrições na amplitude passiva dos movimentos de pronação e supinação podem ser provenientes da rigidez no músculo e/ou tecidos conjuntivos (Tab. 15-4).[69,70]

Estabilidade articular

Até 50% da estabilidade do cotovelo é o resultado da cápsula articular, LCM e LCL (Tab. 15-1). Os 50% restantes estão associados à estrutura óssea da articulação (Tab. 15-1). Outras estruturas também proporcionam apoio passivo para o complexo do cotovelo. Limitações secundárias do cotovelo lateral consistem em articulações ósseas, na cápsula articular e nos músculos extensores com seus elos fasciais e septos intermusculares (ver "Forças acopladas do cotovelo"). Essas estruturas sustentam de forma independente a unidade do antebraço de rodar lateralmente para longe do úmero, por sua disposição anatômica, e proporcionam um vetor estático e dinâmico secundário apoiando a articulação lateral. A cápsula anterior protege a articulação durante a extensão, com a maior capacidade em 60° de flexão.

Há ainda controvérsia na literatura quanto a biomecânica precisa do cotovelo[71] e como os eixos de movimento se relacionam com a anatomia da articulação. De maneira biomecânica, o cotovelo funciona sobretudo como um importante elo na cadeia cinética da extremidade superior, permitindo a geração e transferência de forças que ocorrem nessa extremidade. Essas forças produzem cargas de tensão repetitivas sobre os sistemas de suporte ligamentar e muscular ao redor do cotovelo e cargas compressivas e de cisalhamento nas limitações ósseas.[72] Cargas verdadeiramente expressivas podem ser exercidas pelo cotovelo durante atividades como arremesso ou lançamento (Fig. 15-12; ver adiante).

TABELA 15-4 Estruturas que podem restringir a supinação e a pronação

Limitar a supinação	Limitar a pronação
Pronador redondo, pronador quadrado	Bíceps ou músculos supinadores
Ligamento capsular palmar na articulação radioulnar distal [a]	Ligamento capsular posterior (dorsal) na articulação radioulnar distal
Corda oblíqua, membrana interóssea e ligamento quadrado [b]	
Complexo ulnocarpal	Complexo ulnocarpal

[a] Kleinman WB, Graham TJ: The distal radioulnar joint capsule: Clinical anatomy and role in posttraumatic limitation of forearm rotation. *J Hand Surg [Am]* 23:588-599, 1998.
[b] Bert JM, Linscheid RL, McElfresh EC: Rotatory contracture of the forearm. *J Bone Joint Surg Am* 62:1163-1168, 1980.
Dados de Neumann DA: Elbow and forearm complex. In: Neumann DA, ed. *Kinesiology of the Musculoskeletal System: Foundations for Physical Rehabilitation.* St Louis: Mosby, 2002:133-171.

Articulação umeroulnar

Os movimentos produzidos na articulação umeroulnar envolvem flexão e extensão impuras, que resultam principalmente da rotação da incisura troclear côncava da ulna sobre a tróclea convexa do úmero. A partir de uma seção sagital, o elo mecânico firme entre a tróclea e a incisura troclear, contudo, limita o movimento a um plano essencialmente sagital.[4] Durante a flexão na articulação umeroulnar, a superfície côncava da incisura troclear rola e desliza sobre a tróclea convexa.

> **Curiosidade Clínica**
>
> A posição em repouso, ou com espaço articular, para a articulação umeroulnar é 70° de flexão com 10° de supinação do antebraço. A posição com atrito articular é extensão total e supinação máxima do antebraço. Para a parte da articulação entre o processo coracoide e o úmero, a posição de atrito articular é flexão máxima. O padrão capsular é muito mais limitado na flexão do que na extensão.[73]

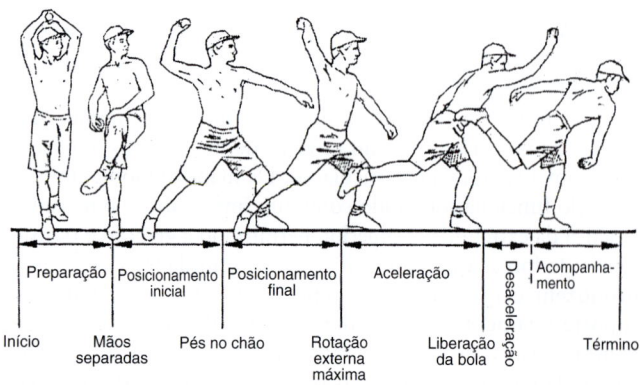

FIGURA 15-12 O arremesso do beisebol.

Articulação umerorradial

Qualquer movimento no complexo do cotovelo e do antebraço envolve movimento na articulação umerorradial. Assim, qualquer limitação do movimento na articulação umerorradial pode romper tanto a flexão e a extensão como a pronação e a supinação.[4]

Durante a flexão e a extensão do cotovelo, a articulação umerorradial segue a trajetória delineada pela anatomia da articulação ulnoumeral, à qual está firmemente inserida pelos ligamentos anular e interósseo (Cap. 16).[55] Em repouso na extensão total, existe pouco contato direto, se existir, na articulação umerorradial.[4,74] Durante a flexão ativa, contudo, a contração muscular traciona a fóvea radial contra o capítulo.[75,76]

Há também supinação e pronação nessa articulação devido a um giro da cabeça radial.

Embora a articulação umerorradial proporcione estabilidade estrutural mínima para o complexo do cotovelo, ela fornece importante resistência óssea contra forças em valgo.[4,17]

> **Curiosidade Clínica**
>
> A posição em repouso ou de espaço articular da articulação umerorradial é extensão e supinação do cotovelo. A posição com atrito articular é aproximadamente 90° de flexão do cotovelo e 5° de supinação. Não há padrão capsular verdadeiro nessa articulação, embora uma limitação clinicamente igual de pronação e supinação possa ser observada.

Articulação radioulnar proximal

Na articulação radioulnar proximal, existe um grau de liberdade que permite pronação e supinação. A pronação e a supinação envolvem as articulações no cotovelo, bem como a articulação radioulnar distal e a articulação radiocarpal. A fáscia e a musculatura do antebraço dependem da integridade e da relação radioulnar interóssea para sua eficiência mecânica.[55]

A articulação radioulnar proximal é estruturalmente ovoide, com bem pouco movimento disponível devido às suas restrições ligamentares. Como consequência, seu movimento é restrito ao acomodar o giro osteocinemático do rádio. Quando a cabeça radial forma o parceiro convexo, há uma tendência para a cabeça radial mover-se póstero-lateralmente durante a pronação e ântero-medialmente durante a supinação, mas esses movimentos são bastante reduzidos pelos ligamentos anular e interósseo.

> **Curiosidade Clínica**
>
> A posição de repouso, ou de espaço articular, para a articulação radioulnar proximal é 70° de flexão e 35° de supinação do antebraço. A posição de atrito articular é 5° de supinação do antebraço. O padrão capsular é mínimo para a perda de movimento, com dor nas amplitudes finais de pronação e supinação.[73]

Movimentos acoplados

As rotações conjuntas ocorrem no complexo do cotovelo com todos os movimentos. Além disso, os movimentos de flexão e extensão estão associados com os de adução e abdução. A capacidade de abduzir e aduzir pode facilmente ser observada durante a pronação e a supinação. Na posição totalmente supinada, a ulna está muito mais próxima da linha média do corpo do que na pronação total. Portanto, a abdução ocorre com a pronação e a adução ocorre com a supinação.

A abdução que ocorre durante a extensão na articulação umeroulnar é mais aparente do que real. O aumento no ângulo de carregamento do antebraço durante a extensão não deve ser confundido com abdução da ulna, que ocorre devido a amplitudes desiguais entre a ulna e o úmero e o rádio e o úmero (o capítulo está orientado mais anteriormente do que a tróclea). Essa imprecisão produz adução umeral conjunta com flexão e abdução umeroulnar conjunta com extensão, ambas controladas pelos ligamentos colateral radial e ulnar.[55]

Assim, é aparente que a pronação-supinação e a flexão-extensão são interdependentes e cada uma é um movimento conjunto da outra, no mínimo nos extremos da amplitude. Como a pronação e a supinação envolvem as articulações radioulnar proximal e distal e as articulações umeroulnar, umerorradial e radiocarpal, a disfunção mecânica de qualquer uma dessas articulações pode tornar-se aparente, especialmente nos extremos de flexão ou extensão do cotovelo.[55]

Forças acopladas do cotovelo

A função da musculatura do cotovelo como estabilizadora articular dinâmica é ainda obscura. As forças em varo e em valgo são produzidas pelos músculos durante os movimentos do cotovelo. As forças em valgo são produzidas pelo extensor ulnar do carpo, pelo extensor comum dos dedos, pelo extensor radial do carpo e braquiorradial, enquanto as forças em varo são produzidas pelo FRC, pelo flexor superficial dos dedos, pelo pronador redondo e pelo FUC. As forças transmitidas sobre as superfícies articulares incluem as forças criadas pelos músculos trabalhando em conjunto para produzir a atividade desejada. As forças acopladas do cotovelo importantes envolvem:[77]

▶ O tríceps/bíceps durante a extensão e a flexão do cotovelo.

▶ Pronador redondo e pronador quadrado/supinador durante a pronação e a supinação do antebraço.

▶ FRC, FUC, flexor comum dos dedos/ERLC, ERCC e extensor comum durante a flexão e extensão do punho.

▶ Tríceps/bíceps e braquiorradial; pronador redondo/supinador; e FRC, FUC/ERCC e ERLC durante atividades que requerem estabilização do cotovelo.

Exame

Como o cotovelo é um dos múltiplos elos da cadeia cinética da extremidade superior, deve ser feito um exame abrangente estático e dinâmico de toda a extremidade superior e coluna cervical, bem como do tronco, além do exame apropriado do cotovelo. O exame físico deve incluir, no mínimo, inspeção, teste de amplitude de movimento, palpação, teste de provocação e teste neuromuscular. As patologias comuns do complexo do cotovelo e suas intervenções detalhadas são descritas após o exame. A compreensão de ambas é obviamente necessária. Como a menção das várias patologias ocorre em relação aos testes e medidas e vice-versa, o leitor é incentivado a intercambiar entre as duas.

História

As lesões do cotovelo são comuns em esportes, bem como no esforço repetitivo cumulativo do atleta e do não atleta. Durante a história, o examinador deve determinar a queixa principal e a localização dos sintomas. A principal queixa do paciente pode, muitas vezes, proporcionar informações para a patologia subjacente. Pontadas de dor ou bloqueio do cotovelo indicam um corpo livre dentro da articulação. A incapacidade de estender por completo pode indicar uma série de condições, como sinovite do cotovelo,[78] especialmente se for acompanhada de dor e volume dos sulcos paraolecranianos.[79] Queixa de dor ao apoiar-se na ponta do cotovelo está geralmente associada com bursite do olécrano. Para ajudar a determinar a causa da queixa principal, devem ser obtidas respostas para as seguintes questões:

▶ Houve algum mecanismo de lesão ou trauma antecedente? As lesões traumáticas no cotovelo ocorrem muitas vezes com uma queda sobre a mão estendida (lesão QSME). Esse tipo de queda pode resultar em uma série de lesões da extremidade superior e do pescoço. No cotovelo, a lesão QSME pode resultar em lesão de hiperextensão da articulação. Se a queda foi sobre a ponta do cotovelo ou houve trauma abrupto no processo do olécrano, isso pode indicar bursite do olécrano, lesão do nervo ulnar ou fratura do olécrano.[78]

▶ O paciente é destro ou canhoto? Isso pode ter um impacto sobre a capacidade de repousar do cotovelo ou sobre o estado funcional do paciente.

▶ Há relato de dor após o esforço repetitivo ou atividades repetitivas? Hiperextensão repetitiva, acompanhada de pronação do cotovelo, causa tensão no bíceps distal e aponeurose do bíceps braquial na fossa cubital.[80]

• Os sintomas estão relacionados à ocupação do paciente? O uso impróprio ou não habitual de ferramentas, como martelos, serras e chaves de fenda podem causar dor na parte lateral ou medial do cotovelo.

• O paciente é um atleta? Uma história de "estalo" seguido de dor e edema na região medial do cotovelo em atletas de arremesso pode indicar entorse no ligamento colateral ulnar.[81] Os indivíduos envolvidos em esportes com raquete muitas vezes desenvolvem dor na parte lateral do cotovelo, sugerindo epicondilite lateral (cotovelo de tenista). Nessas situações, é útil investigar mudanças recentes no equipamento (p. ex., tamanho da cabeça da raquete de tênis, tensão das cordas e tamanho da preensão). Em um atleta de arremesso, o fisioterapeuta deve procurar detalhes como:[82]

Lesão aguda *versus* progressiva
Intensidade dos sintomas
Duração dos sintomas
Programação de arremesso
    Frequência de arremesso
    Intensidade
    Duração
    Tipos e proporção dos lançamentos feitos
    Estilo de lançamento (lateral vs. acima da cabeça – o primeiro é mais nocivo para o cotovelo)
    Tipos e proporções dos lançamentos feitos (p. ex., bolas em curva são mais nocivas do que as bolas rápidas)

Períodos de repouso empregados
Regimes de aquecimento e resfriamento empregados
Fase em que a dor se manifesta (p. ex., preparação, aceleração e acompanhamento)
Restrição do movimento
Bloqueio ou sintomas do tipo "arreio"

▶ Quanto tempo faz que o paciente apresenta os sintomas e estes estão melhorando ou piorando? Essa informação pode dar informações a respeito do estágio de cicatrização ou sobre a gravidade da condição.

▶ Onde a dor está localizada? Com algumas exceções, a dor em uma área específica do cotovelo é causada pelas estruturas físicas subjacentes ou circundantes (Tab. 15-5).

- *Dor na parte lateral do cotovelo.* Há suspeita de epicondilite se houver sensibilidade sobre uma proeminência óssea (Fig. 15-13).

- *Dor na parte medial do cotovelo.* É geralmente causada por tendinopatia no local de inserção dos flexores superficiais do antebraço e do músculo pronador redondo no epicôndilo medial.[81] Contudo, ela pode indicar, também, distensão do LCM ou compressão do nervo ulnar.

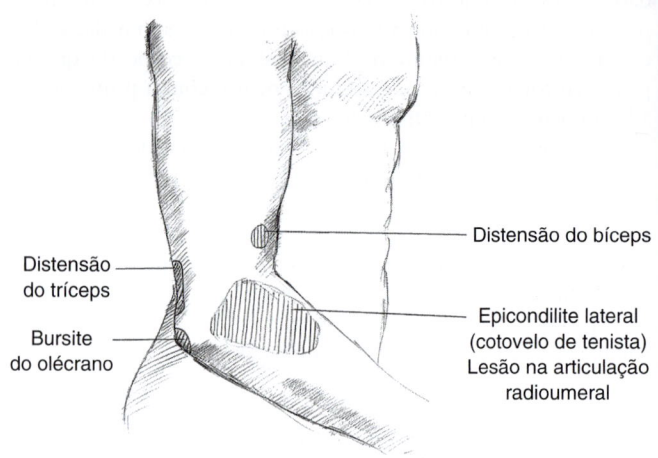

FIGURA 15-13 Locais de dores na parte lateral do cotovelo e suas possíveis causas.

- *Dor na parte posterior do cotovelo.* Sugere bursite do olécrano, tendinose do tríceps ou sobrecarga na extensão em valgo (Fig. 15-14).[83]

- *Dor na fossa cubital.* É, mais provavelmente, o resultado de ruptura do músculo braquial na junção miotendínea, uma lesão comum em alpinistas[84] ou uma lesão do bíceps braquial. A dor na fossa cubital pode estar, também, associada a uma compressão do NIP ou lesão capsular.[85]

- *Dor no braço esquerdo e no cotovelo.* Se for precipitada pelo esforço e aliviada pelo repouso pode sugerir angina.

TABELA 15-5 Diagnóstico diferencial da dor no cotovelo de acordo com a localização do sintoma

Compartimento	Principais músculos
Anterior	Distensão capsular anterior Ruptura do tendão do bíceps distal/tendinite Luxação do cotovelo Síndrome do pronador (arremessadores)
Medial	Epicondilite medial Lesão do ligamento colateral ulnar (LCM) Neurite da ulna ou subluxação do nervo ulnar Distensão do músculo flexor-pronador Fratura Cotovelo da liga menor em arremessadores fisicamente não desenvolvidos Sintomas de esforço repetitivo e sobrecarga de extensão em valgo
Póstero-medial	Fratura por estresse na ponta do olécrano Impacto posterior nos arremessadores Condromalacia troclear
Posterior	Bursite do olécrano Fratura por estresse do processo do olécrano Tendinite do tríceps
Lateral	Fratura do capítulo Radiculopatia cervical – dor referida Epicondilite lateral Lesão colateral lateral Mudanças degenerativas osteocondrais Osteocondrite dissecante (doença de Panner) Síndrome do nervo interósseo posterior Fratura da cabeça radial Síndrome do túnel radial Sinovite

LCM, ligamento colateral medial.
Dados de Conway JE: Clinical Evaluation of Elbow Injuries in the Athlete. *J Musculoskeletal Med* 10:20–28, 1988; e Wilk KE, Andrews JR: Elbow injuries. In: Brotzman SB, Wilk KE eds. *Clinical Orthopaedic Rehabilitation.* Philadelphia: Mosby, 2003:85–123.

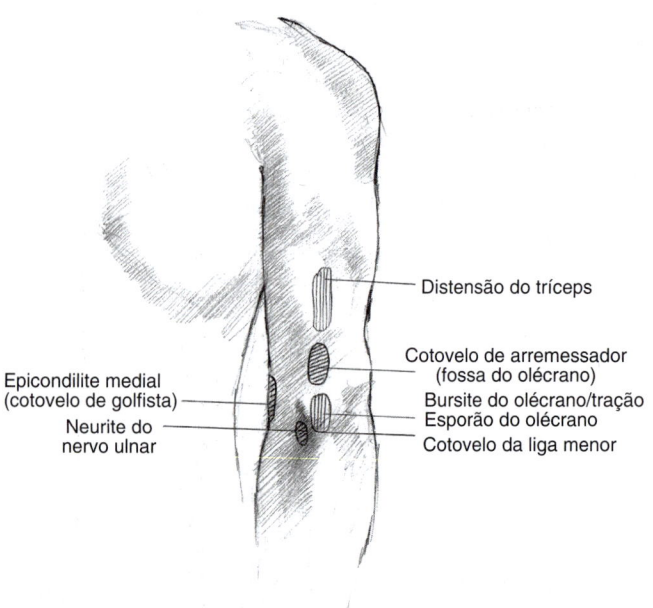

FIGURA 15-14 Locais de dor na parte posterior do cotovelo e suas possíveis causas.

▶ Há crepitação ou ruído associado? Um estalido do cotovelo é sinônimo de deslocamento recorrente relativamente comum do nervo ulnar. Entretanto, a cabeça medial do músculo tríceps ou seu tendão podem deslocar-se também sobre o epicôndilo medial e resultar em estalido quando o cotovelo é flexionado ou é estendido a partir de uma posição flexionada.[78] O deslocamento da cabeça medial do tríceps pode ocorrer em combinação com o deslocamento do nervo ulnar, produzindo um achado clínico de, no mínimo, dois estalidos no cotovelo, com ou sem desconforto no lado medial do cotovelo e com ou sem neuropatia ulnar. A crepitação articular pode indicar a presença de um corpo livre ou sinovite. Sensações de restrição ou bloqueio sugerem instabilidade articular ou um corpo articular livre.

▶ Quais atividades ou posições do braço parecem agravar a condição? Atividades de preensão e de torção tendem a tensionar as estruturas do cotovelo.

▶ A dor é constante ou intermitente? Uma escala analógica visual pode ser usada para registrar o nível de dor do paciente.

▶ Há alguma dor associada no pescoço ou no ombro? A dor intrínseca das estruturas do cotovelo é exacerbada pelo movimento da articulação do cotovelo, enquanto a dor referida independe da atividade do cotovelo (ver "Revisão de sistemas", mais adiante).[78,86]

▶ Existe alguma outra articulação que está dolorosa? Esse achado pode sugerir um componente sistêmico ou infeccioso.

▶ Os sintomas melhoram ou pioram em determinadas horas do dia ou da noite?

▶ Há alguma mudança sensorial, parestesia e fraqueza muscular no membro ipsilateral? Esses achados neurológicos são sugestivos de lesão em raiz nervosa espinal ou lesão nervosa periférica.

▶ Há alguma doença articular subjacente? Vários tipos de artrite ou osteocondrose dissecante desenvolvem-se na região do cotovelo sem causas conhecidas.[83]

▶ Qual a idade do paciente? Algumas condições do cotovelo estão relacionadas com a idade. A luxação das articulações radioumeral e radioulnar é vista em crianças com até 8 anos. Em crianças menores, a luxação da cabeça radial é comum após trações fortes no braço. A doença de Panner é vista até os 10 anos. Dos 15 aos 20 anos, é encontrada a osteocondrose dissecante, enquanto o cotovelo de tenista é visto no grupo dos 35 aos 60 anos de idade.

▶ Como a condição afeta a função do paciente nas atividades da vida diária e nas recreativas?

▶ O paciente já teve esta condição e, em caso afirmativo, como ela foi tratada e qual foi o resultado?

▶ O paciente está tomando algum medicamento? Para quais condições, além da presente, os medicamentos foram prescritos?

▶ Qual o estado de saúde geral do paciente?

Revisão de sistemas

Após a obter história e a realizar a revisão de sistemas, o fisioterapeuta está apto a determinar a adequabilidade do paciente para a fisioterapia. Sinais ou sintomas de distúrbios viscerais, vasculares, neurogênicos, psicogênicos, espondilogênicos ou sistêmicos locais ou referidos são descritos no Capítulo 9. As condições que estão fora do alcance da fisioterapia requerem que o paciente seja encaminhado para um profissional de saúde apropriado. Os cenários relacionados ao cotovelo que justificam uma investigação adicional envolvem início gradual dos sintomas e queixas de dormência ou parestesia na extremidade superior. O exame de varredura de Cyriax (ver Cap. 9) ajuda a realçar a presença ou ausência de complicações neurológicas, como paralisias da raiz nervosa espinal ou nervosas periféricas. O exame de varredura inclui teste de força dos músculos-chave (ver "Teste resistido"), teste de sensação e teste de reflexo (ver "Exame neurológico").

A reprodução dos sintomas do cotovelo ou em outros locais com o movimento cervical, em vez do movimento do ombro, é forte indicação de origem torácica superior ou cervical (ligamentos, músculos, articulações zigoapofisárias e discos) para os sintomas, com as raízes segmentares ou o plexo braquial estando envolvidos.[15]

Além da coluna torácica superior e da cervical, as articulações relacionadas que referem sintomas ao cotovelo exigem investigação, em especial o ombro.

As causas sistêmicas de dor gradual no cotovelo são gota, artrite infecciosa, poliartrite e distúrbios vasculares, como a doença de Volkmann (ver Cap. 9). A rigidez matinal que dura mais de uma hora, sinais constitucionais e sinais físicos de inflamação articular são todos indicativos de doença inflamatória. As condições sistêmicas estão tipicamente associadas a outros sinais e sintomas que não estão relacionados ao movimento e são sistêmicos por natureza (febre, calafrios, etc.). Condições respiratórias e cardiovasculares também devem ser levadas em consideração quando se examina o cotovelo.[78] A parte superior do braço está muito próxima ao tórax e suas vísceras, podendo ocorrer referência de dor no cotovelo a partir dessas estruturas.

Curiosidade Clínica

A dor grave progressiva não afetada pelo movimento, persistente durante todo o dia e também à noite, associada a sinais sistêmicos, pode indicar dor referida de uma malignidade.

Testes e medidas

Observação

Para um exame detalhado e preciso do cotovelo, o fisioterapeuta precisa visualizar ambos os braços. O cotovelo afetado deve ser inspecionado para cicatrizes, deformidades e edema. Qualquer assimetria no tamanho ou posicionamento entre as extremidades deve ser visto. O primeiro sinal de efusão é a perda das cavidades do cotovelo. A maioria dos edemas surge abaixo do epicôndilo lateral. Até o edema menor ou efusão impede a extensão total do cotovelo. A efusão articular anterior é evidência de edema significativo. O edema gradual sobre a ponta posterior do cotovelo, que pode ser do tamanho de uma bola de golfe, e que muitas vezes não é sensível à palpação, sugere bursite do olécrano. O fisioterapeuta deve observar os contornos ósseos e os tecidos moles normais. A hipertrofia do antebraço dominante é comum em tenistas e lançadores de beisebol.

> **Curiosidade Clínica**
>
> O edema súbito na ausência de trauma sugere infecção, inflamação ou gota.

O fisioterapeuta deve observar o "ângulo de carregamento" do cotovelo afetado (o ângulo formado entre o braço e o antebraço) e compará-lo com o outro lado. O ângulo de carregamento varia de 13 a 16° para mulheres e de 11 a 14° para homens.[2,8] Qualquer diferença no ângulo de carregamento do cotovelo é evidente quando este se encontra em extensão. O ângulo de carregamento aumentado é chamado de cúbito valgo. Cúbito varo, ou "deformidade em coronha", é o termo usado para descrever o ângulo de carregamento alterado. As causas mais comuns de ângulo de carregamento alterado são trauma ou distúrbios do crescimento epifisário. Por exemplo, um cúbito valgo pode ser causado por uma fratura epicondilar lateral, enquanto o cúbito em varo é, frequentemente, o resultado de fratura supracondilar.

A relação triangular dos epicôndilos e do olécrano a 90° de flexão do cotovelo (Fig. 15-15) e em extensão total é, muitas vezes, rompida pela presença de fratura, luxação ou degeneração. Em 90° de flexão, os três marcos ósseos formam um triângulo isósceles e, quando o braço está estendido, formam uma linha reta.[83,87]

A tensão excessiva no cotovelo pode ser produzida em ocupações que colocam os cotovelos em posições sustentadas de flexão e adução (p. ex., digitadores). A tensão aumenta a resistência ao movimento e jogo articular no cotovelo.[88,89] A flexão do cotovelo aumenta, também, a tensão no arco fibroso que conecta as duas cabeças do FUC, o que pode levar à compressão do nervo ulnar.[90]

Uma combinação de flexão sustentada e uma restrição no jogo articular diminui o volume global dentro do túnel cubital, o que pode aumentar o potencial da compressão do nervo ulnar.[90,91]

> **Curiosidade Clínica**
>
> A posição pronada do antebraço, combinada com a flexão do cotovelo, extensão do punho e flexão e extensão cíclica dos dedos cria forças de cisalhamento e compressivas em várias interfaces do tecido mole no antebraço.[92,93] Os pronadores e o extensor comum dos dedos encurtam-se adaptativamente com o tempo, por causa das contrações prolongadas em suas posições mais encurtadas.[88,92]

Palpação

Como são superficiais, a maioria das estruturas do cotovelo são facilmente palpáveis, tornando mais fácil para o fisioterapeuta localizar a área específica da dor. Contudo, em casos nos quais a dor é mais difusa, o diagnóstico se torna um tanto difícil.

A palpação do complexo do cotovelo é mais bem executada com o paciente sentado ou em supino, de modo que possa relaxar. Uma sequência lógica baseada na anatomia da superfície é destacada a seguir.

Estruturas ósseas. Estruturas ósseas são duras e as estruturas ligamentares parecem firmes. A palpação óssea do cotovelo deve começar com avaliação para crepitação durante a flexão e extensão do cotovelo. A presença de dor, edema ou elevação da temperatura também deve ser observada.

▶ *Epicôndilo medial e lateral (Fig. 15-15 e 15-16).* Os epicôndilos lateral e medial devem ser palpados para sensibilidade e efusão. O epicôndilo medial pode ser palpado na região medial do úmero distal, enquanto o epicôndilo lateral é mais difícil de palpar.

▶ *Linha articular.* A linha articular está localizada cerca de 2 cm para baixo a partir de uma linha imaginária unindo os dois epicôndilos, que passa medial e inferiormente. As linhas articulares são firmes na palpação e situam-se entre as duas estruturas que são mais duras.[83]

▶ *Borda supracondilar (Fig. 15-15).* Pedindo ao paciente para cerrar o punho em ligeira extensão, o ERLC pode ser sentido na borda supracondilar, que está superior ao epicôndilo lateral.[83]

▶ *Olécrano.* O olécrano (Fig. 15-16) deve ser de fácil localização. A bolsa do olécrano não será palpável a menos que esteja inflamada ou engrossada. O olécrano termina distalmente em

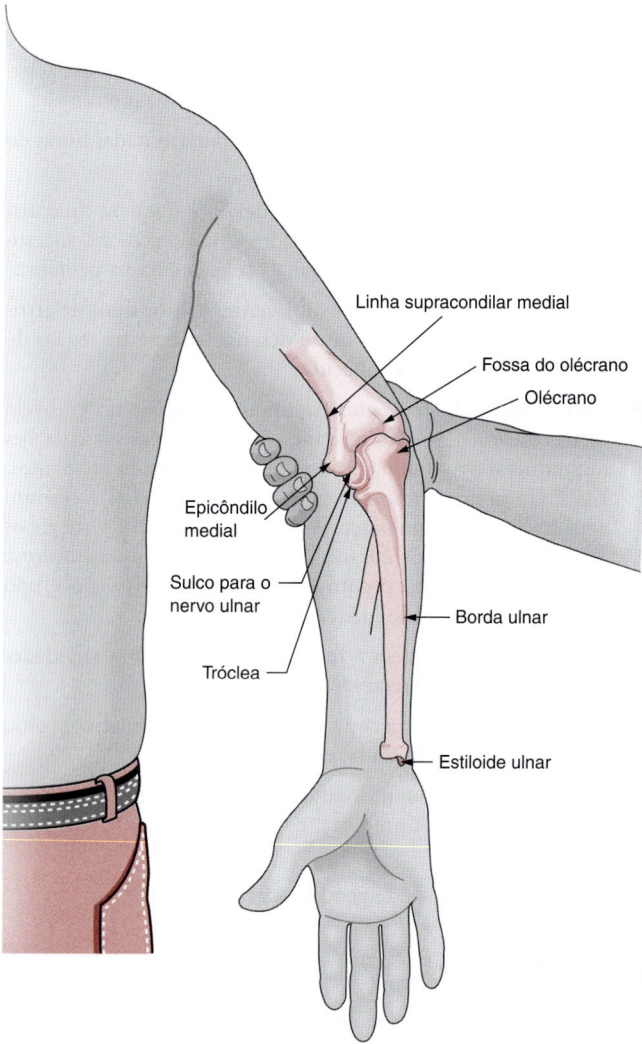

FIGURA 15-15 Pontos de palpação no cotovelo.

um ponto. Distal a esse ponto, a borda posterior da ulna pode ser palpada junto de todo o seu comprimento (Fig. 15-15). O fisioterapeuta deve avaliar a crepitação na fossa do olécrano, bem como o bloqueio de extensão sutil sugestivo de sinovite ou a presença de corpos livres intra-articulares.

▶ *Cabeça do rádio.* A cabeça do rádio está localizada na depressão da pele imediatamente distal ao epicôndilo lateral. Para palpar a cabeça radial (Fig. 15-16) na articulação umerorradial, o fisioterapeuta coloca o dedo indicador no epicôndilo umeral lateral. Desse ponto, o dedo indicador desliza posterior e distalmente entre o úmero e a cabeça do rádio (Fig. 15-16). A rotação da cabeça do rádio será observada com pronação e supinação.[83] O rádio traumaticamente luxado aparece fora de posição e sensível à palpação.

Após examinar os componentes ósseos, a atenção deve voltar-se para as estruturas do tecido mole do cotovelo, que podem ser divididas dentro de quatro zonas clínicas: medial, posterior, lateral e anterior.[83] As estruturas do tecido mole do cotovelo são mais bem observadas em 90º de flexão. O edema do cotovelo pode ser localizado tanto em uma bolsa do olécrano com edema como difuso em uma fratura supracondilar.

A região medial do cotovelo contém o nervo ulnar, os grupos do músculo flexor-pronador do punho e o LCM. O nervo ulnar pode ser sentido como um túbulo macio estendendo-se através do sulco entre o epicôndilo medial e o processo do olécrano. O dano secundário ao nervo ulnar pode ocorrer em lesões supracondilares ou epicondilares.[83] Os quatro músculos do grupo muscular flexor-pronador do punho, pronador redondo, FRC, palmar longo e FUC (Fig. 15-14), originam-se a partir do epicôndilo medial antes de bifurcar-se em caminhos separados para baixo no antebraço (ver "Músculos", mais adiante). O esforço repetitivo da massa do flexor resulta em dor e sensibilidade palpável no epicôndilo medial, estendendo-se cerca de 1 a 3 cm distalmente ao epicôndilo. A dor causada por tendinose do cotovelo medial torna-se mais intensa com o teste provocador, tal como a flexão resistida do punho e a pronação do antebraço com o cotovelo estendido e, em casos avançados, também com o cotovelo flexionado. O LCM, que tem a forma de hélice, conecta o epicôndilo medial à margem medial da incisura da tróclea da ulna. A sensibilidade nessa área pode ser causada por distensão no LCM. O teste de estresse em valgo é executado para avaliar a estabilidade do LCM (ver mais adiante).

Na região lateral do cotovelo estão os extensores do punho, o LCL e o ligamento anular. Os três músculos do grupo extensor do punho, braquiorradial, ERLC e ERCC são palpados como uma unidade, com o antebraço em posição neutra e o punho em repouso (ver "Músculos", mais adiante). Esses três músculos estão comumente envolvidos na epicondilite lateral ou "cotovelo de tenista". A sensibilidade palpável sobre o ERCC é comum nessa condição. A dor causada por tendinose da parte lateral do cotovelo é intensificada com a extensão resistida do punho e dos dedos com o cotovelo estendido e, nos casos avançados, também com o cotovelo flexionado.[83] O LCL estende-se a partir do epicôndilo lateral para o lado do ligamento anular, uma banda em formato de anel localizada profundamente na aponeurose do extensor envolvendo a cabeça e o colo do rádio. A ruptura do LCL ou do ligamento anular pode ser avaliada pela palpação da área e pelo teste do estresse em varo (ver mais adiante).

Músculos

▶ *Bíceps.* A cabeça curta do bíceps está localizada no processo coracoide (juntamente com o músculo coracobraquial).[83] A cabeça longa do bíceps não pode ser palpada em sua origem, mas, sim, no sulco intertubercular do úmero proximal. O ventre muscular do bíceps é facilmente identificável, em especial com a flexão resistida do cotovelo e a supinação do antebraço.

▶ *Braquial.* A origem do braquial pode ser palpada posteriormente à tuberosidade deltoide. Sua inserção pode ser palpada em um ponto medial à junção miotendínea na borda proximal da aponeurose bicipital.[83]

▶ *Braquiorradial.* O braquiorradial pode ser palpado a partir da borda radial da fossa cubital, distalmente ao processo estiloide radial.

▶ *Origem do flexor comum no epicôndilo medial.*

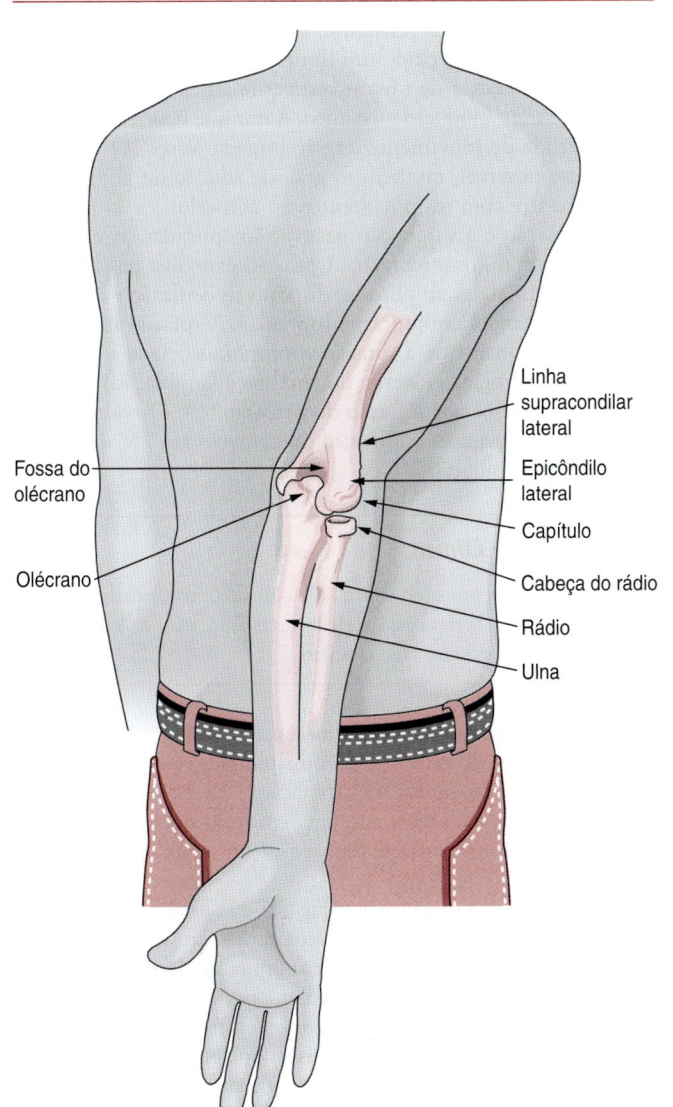

FIGURA 15-16 Visão lateral do cotovelo.

- *Origem do extensor comum no epicôndilo lateral.*
- *Supinador.* As bordas do supinador dentro da fossa cubital são formadas pelo braquiorradial (radialmente), pronador redondo (ulnarmente) e tendão do bíceps (proximalmente) (Fig. 15-10).[83]
- *Tríceps.* A palpação do tríceps pode ser simplificada quando se abduz o braço do paciente a 90°. A cabeça lateral limita diretamente o músculo braquial, enquanto a cabeça medial se estende sob as cabeças longa e lateral do tríceps. Essas duas cabeças do tríceps podem ser palpadas até sua inserção comum no olécrano (Fig. 15-17).[83]
- *Ancôneo.* O pequeno triângulo muscular pode ser palpado entre o olécrano, a borda posterior da ulna e o epicôndilo lateral (Fig. 15-16). Se a crepitação é percebida na extensão total do cotovelo, o fisioterapeuta deve, de forma manual, pressionar a bolsa subancônea superiormente durante a extensão do cotovelo. Se a crepitação diminuir, uma disfunção do ancôneo deve ser averiguada, a qual pode ser tratada com estimulação elétrica e mobilização do olécrano em direção medial ou lateral.

Amplitude de movimento ativo com pressão excessiva passiva

O paciente com dor no cotovelo deve ter uma avaliação detalhada de seu movimento (Figs. 15-18 e 15-19). A amplitude de movimento pode ser avaliada com o paciente sentado, embora a extensão do cotovelo seja mais bem avaliada com o paciente de pé. O paciente é solicitado a executar a flexão e a extensão ativa do cotovelo, pronação e supinação do antebraço e flexão e extensão do punho (Fig. 15-20). As amplitudes são registradas usando um goniômetro. *vídeo* Em um estudo de Armstrong e colaboradores,[94] a confiabilidade intra-avaliador, interavaliador e interdispositivo (goniômetros de padrão universal, goniômetro computadorizado e dispositivo de medida de rotação mecânico) das medidas das amplitudes de movimento do cotovelo e do antebraço foi avaliada. A confiabilidade intra-avaliador foi alta para todos os três dispositivos de medida.[94] A confiabilidade interavaliador foi alta para medidas de flexão e extensão com o goniômetro computadorizado e moderada para medidas de flexão e extensão com o goniômetro universal.[94] A confiabilidade interavaliador foi alta para pronação e supinação em todos os três dispositivos.[94] Os autores concluíram que medidas confiáveis do cotovelo e movimento do braço e antebraço foram alcançadas, independentemente do nível de experiência, quando foram usados os métodos padronizados.[94]

A flexão e a extensão do punho e a supinação e pronação do antebraço devem ser testadas com o cotovelo flexionado a 90° e, então, completamente estendido. Os padrões capsulares ou não capsulares devem ser determinados. O padrão capsular no cotovelo é caracterizado pela limitação de mais flexão do que extensão. Se as restrições do movimento estão presentes, a natureza e a localização da barreira de movimento e a relação da dor com a barreira de movimento devem ser observadas.[95]

As sensações de final do movimento do cotovelo devem ser classificadas como não resistente, sugerindo restrição do tecido mole, ou rígidas, sugerindo um limite mecânico ósseo. A limitação passiva necessita de uma investigação adicional para encontrar a origem do bloqueio mecânico. A dor que ocorre nos limites da amplitude de movimento sugere impacto ósseo. O fisioterapeuta deve observar, também, o grau de adução ou abdução ulnar que ocorre com os movimentos do cotovelo.

A pronação e a supinação passiva são aplicadas segurando a região proximal do antebraço. A pressão excessiva passiva é sobreposta no final das amplitudes disponíveis de flexão e extensão, usando as rotações conjuntas apropriadas. A rotação interna do antebraço (pronação) é a rotação conjunta associada à extensão do cotovelo; a rotação externa do antebraço (supinação) é a rotação conjunta associada à flexão do cotovelo.[68,80] Os valores normais para a pronação e supinação do cotovelo são 75° de pronação e 85° de supinação.[5]

> ### Curiosidade Clínica
> A supinação e a pronação reduzidas são sequelas frequentes da fratura de Colles, de mudanças degenerativas avançadas, de luxações e fraturas no antebraço e no cotovelo.

Se houve perda ampla de supinação e pronação pós-trauma, a fratura da cabeça do rádio é uma possibilidade. De interesse particular é a limitação aguda de supinação e extensão nas crianças, que resulta, provavelmente, de um "cotovelo tracionado" (também referido como "cotovelo da babá" ver a seção "Estratégias de intervenção").

A flexão passiva do cotovelo (Fig. 15-21) deve ter uma sensação de final do movimento de aproximação do tecido mole. A flexão do cotovelo combinada com a supinação deve ter uma sensação de final do movimento capsular, enquanto a flexão do cotovelo combinada com a pronação deve ter uma sensação de final do movimento óssea. A flexão passiva pode agravar a neuropatia do nervo ulnar.[68] A perda de flexão normal do cotovelo (aproximadamente 140°) pode ser causada pela artrite osteopática, corpos livres intra-articulares, rigidez da cápsula posterior ou, possivelmente, tendinose do tríceps.

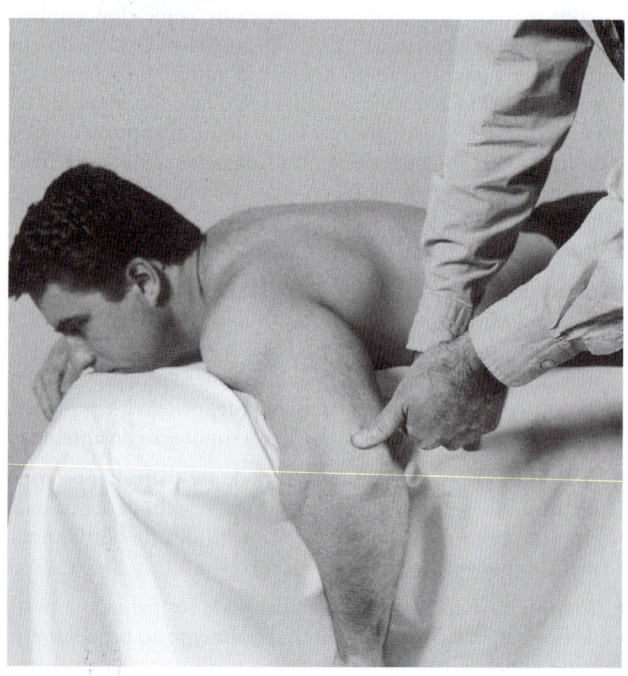

FIGURA 15-17 Palpação do tendão do tríceps.

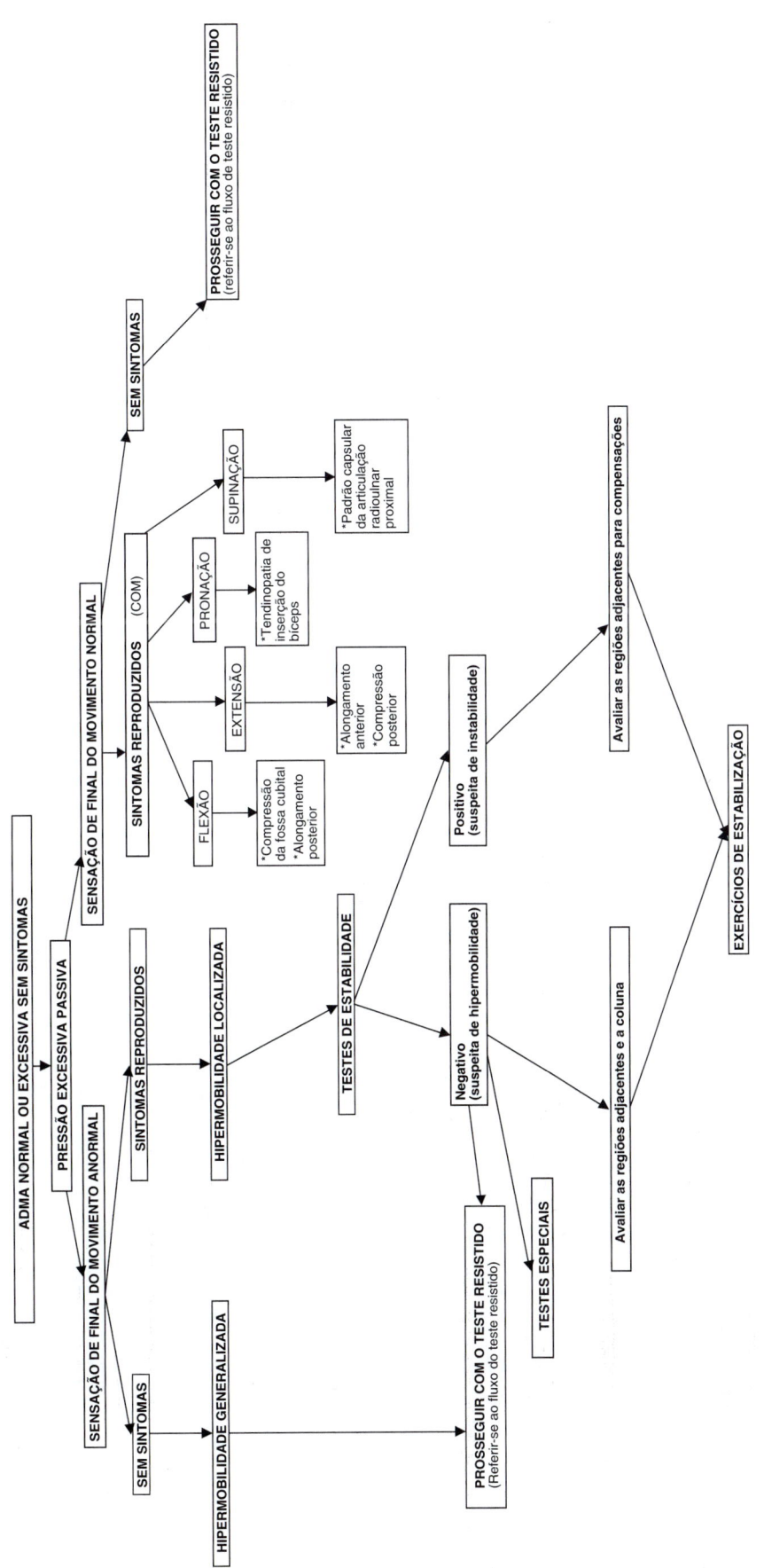

FIGURA 15-18 Sequência de exame na presença de sintomas com ADMA normal ou excessiva no cotovelo. ADMA: amplitude de movimento ativo.

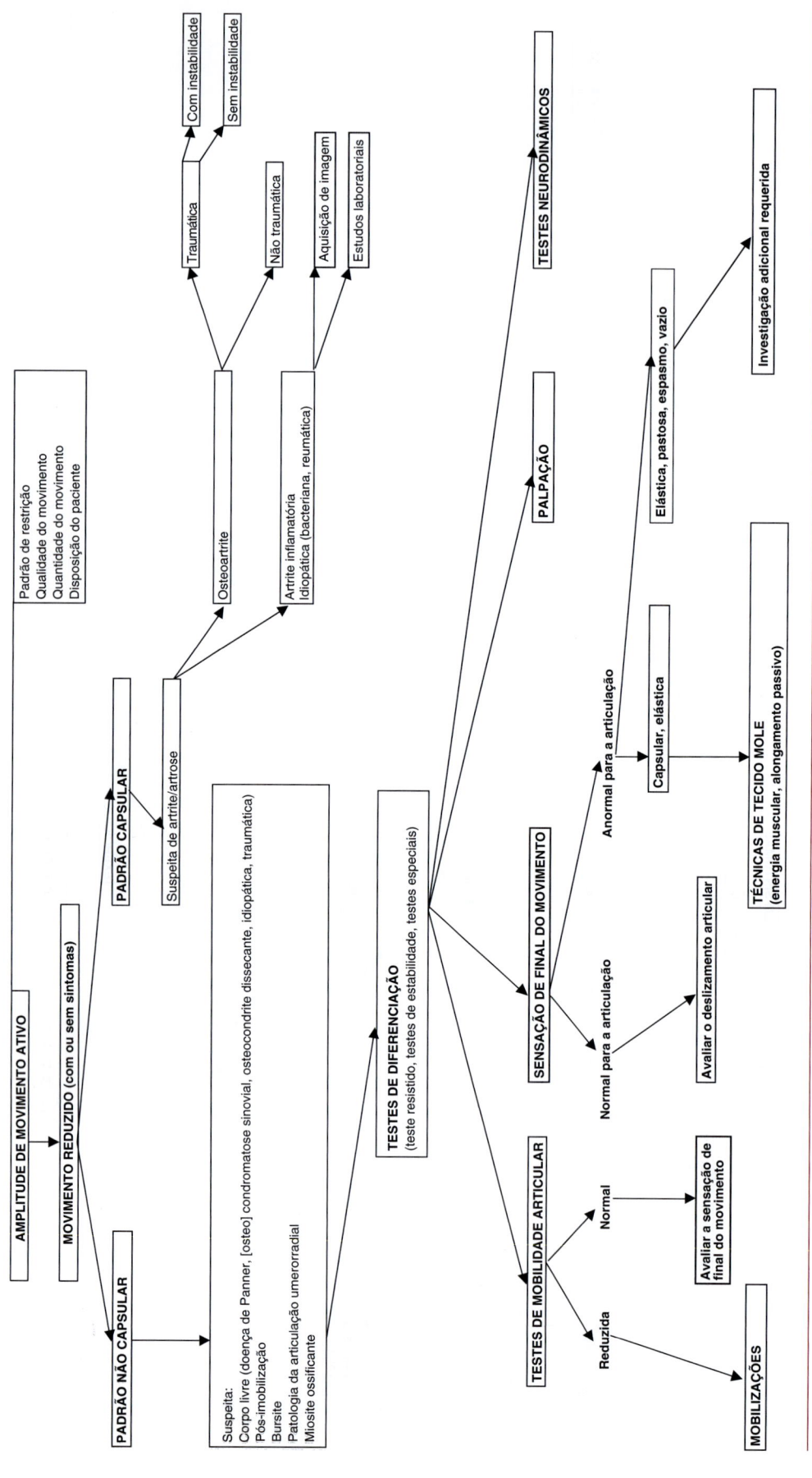

FIGURA 15-19 Sequência de exame na presença de flexão e/ou extensão dolorida no cotovelo.

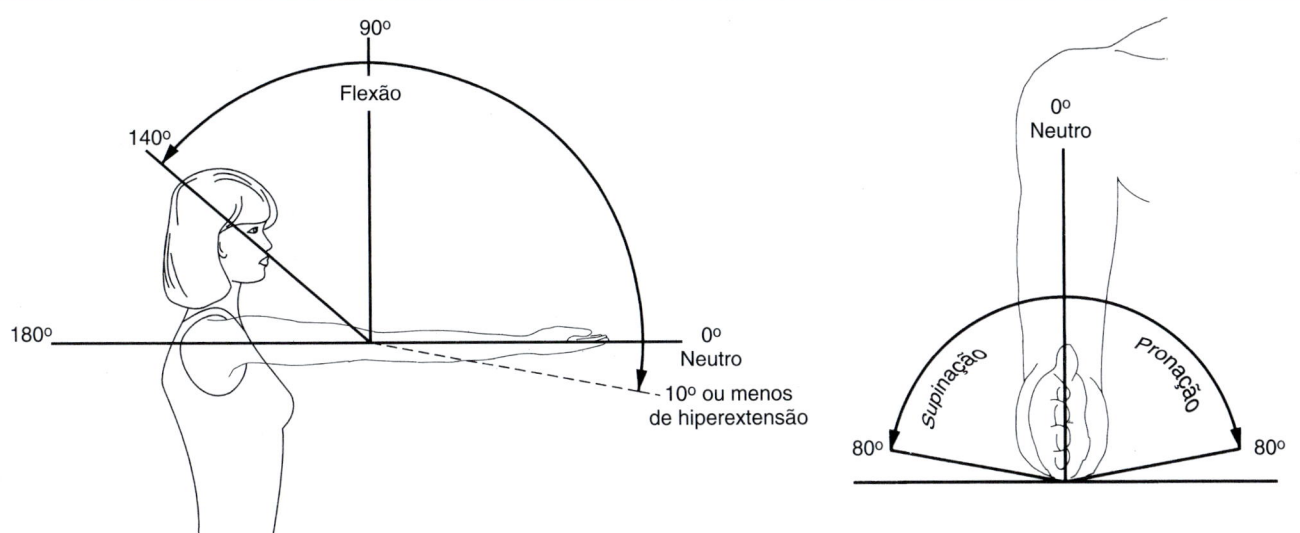

FIGURA 15-20 Flexão e extensão do cotovelo e pronação e supinação do cotovelo. (Reproduzida, com permissão, de Luttgens K, Hamilton K: *Kinesiology: Scientific Basis of Human Motion*. New York: McGraw-Hill, 2002: 560 e 561.)

A extensão passiva do cotovelo (Fig. 15-22) deve apresentar sensação de final do movimento óssea. A sensação de final de movimento elástica pode indicar um corpo livre. A extensão do cotovelo costuma ser o primeiro movimento a sofrer limitação e o último a ser restaurado quando há problemas articulares intrínsecos.[68,80] O fisioterapeuta deve ser particularmente cuidadoso com o cotovelo que perdeu ampla quantidade de extensão pós-trauma, especialmente se acompanhada de fraqueza dolorida da extensão do cotovelo, uma vez que isso pode indicar fratura do olécrano. Uma perda significativa de movimento, sem fraqueza concomitante, pode indicar miosite ossificante.

Curiosidade Clínica

A dor em todo o arco central de flexão e extensão ou pronação e supinação implica degeneração das articulações umeroulnar e radioulnar proximal, respectivamente.

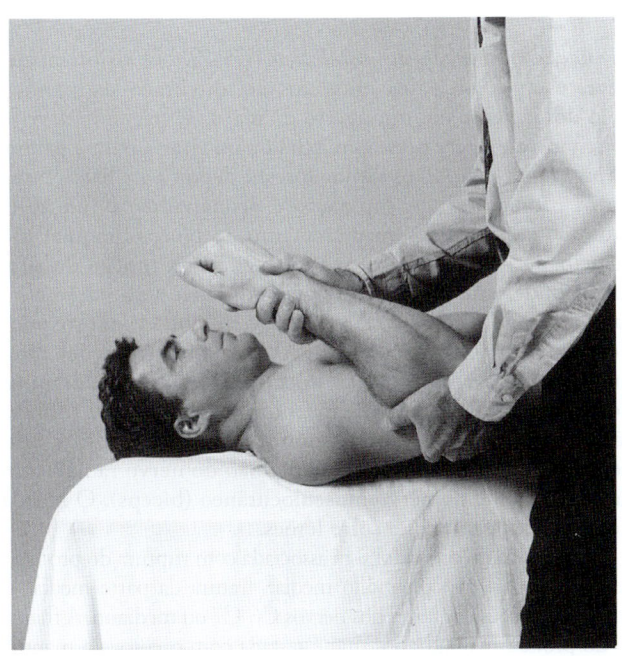

FIGURA 15-21 Flexão do cotovelo.

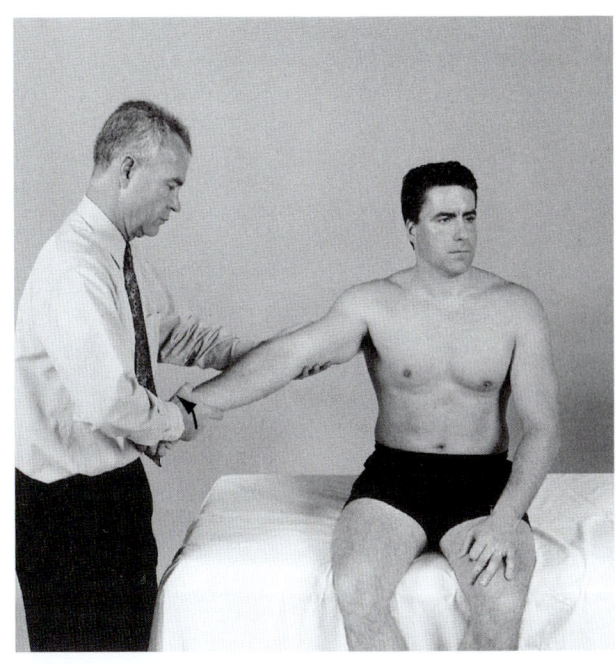

FIGURA 15-22 Extensão do cotovelo.

Movimentos combinados. O teste do movimento combinado é utilizado para avaliar o paciente que tem amplitude total de movimento, mas ainda se queixa de dores. As seguintes combinações são avaliadas:

▶ Flexão do cotovelo, adução e pronação do antebraço (Fig. 15-23).
▶ Flexão do cotovelo, abdução e supinação do antebraço (Fig. 15-21).
▶ Extensão do cotovelo, abdução e pronação do antebraço (Fig. 15-24).
▶ Extensão do cotovelo, adução e supinação do antebraço (Fig. 15-22).

Teste resistido

Além de todos os músculos do ombro que se inserem no cotovelo ou estão próximos a ele (bíceps, braquial e tríceps), o fisioterapeuta deve testar também os outros músculos responsáveis pela flexão e extensão do cotovelo e os músculos envolvidos com a supinação e pronação do antebraço e flexão e extensão do punho (Fig. 15-25). A força da flexão do cotovelo é normalmente 70% maior do que a força da extensão.[95] A força da supinação em geral é 15% maior do que a força da pronação.[96] O uso de um dinamômetro para testar os grupos musculares da extremidade superior tem sido considerado confiável.[97] O uso de testes de composição ou ruptura produz resultados confiáveis.[98]

Flexão do cotovelo (C5-6). A flexão resistida do cotovelo é testada com o cotovelo flexionado a 90°, com o antebraço em pronação *vídeo*, depois em supinação *vídeo* e após em rotação neutra. *vídeo* A dor com a flexão resistida do cotovelo com frequência implica o bíceps, especialmente se a supinação resistida for também dolorosa. O braquial está envolvido se a flexão resistida do cotovelo com o antebraço em pronação total mostrar-se dolorosa. O braquiorradial raramente está envolvido. Ambos os lados são testados para comparações.

Extensão do cotovelo (C7). A extensão resistida do cotovelo é testada com a pronação, supinação do antebraço e na posição neutra. Ambos os lados são testados para comparações. A dor com a extensão resistida do cotovelo implica o músculo tríceps, embora o músculo ancôneo também possa estar envolvido.

Pronação/supinação do antebraço (C5-7). O fisioterapeuta deve testar a força dos músculos do antebraço segurando a mão do paciente em um aperto de mãos. O paciente deve ser solicitado a exercer pressão máxima para virar a palma primeiro para cima (usando os supinadores) e depois para baixo (usando os pronadores). A supinação é primariamente função do músculo supinador, com incremento do bíceps braquial para velocidade ou para sobrepor a resistência. A função do supinador pode ser efetivamente isolada durante a avaliação clínica, colocando o cotovelo em extensão *vídeo* ou próximo à flexão terminal do cotovelo. *vídeo* Essas posições diminuem a vantagem mecânica do bíceps braquial. A fraqueza dos supinadores pode indicar tendinite, ruptura ou subluxação do tendão do bíceps no ombro. Ela pode indicar, também, lesão na raiz do nervo C5-6, lesão do nervo radial (supinador) ou lesão do nervo musculocutâneo (bíceps). O músculo supinador raramente sofre lesões.

A fraqueza do pronador está associada com ruptura do pronador redondo a partir o epicôndilo medial, fratura da parte medial do cotovelo e lesões das raízes dos nervos C6-C7 ou mediano. A fraqueza do pronador quadrado, que é testada com o cotovelo mantido em uma posição flexionada *vídeo* para neutralizar a cabeça

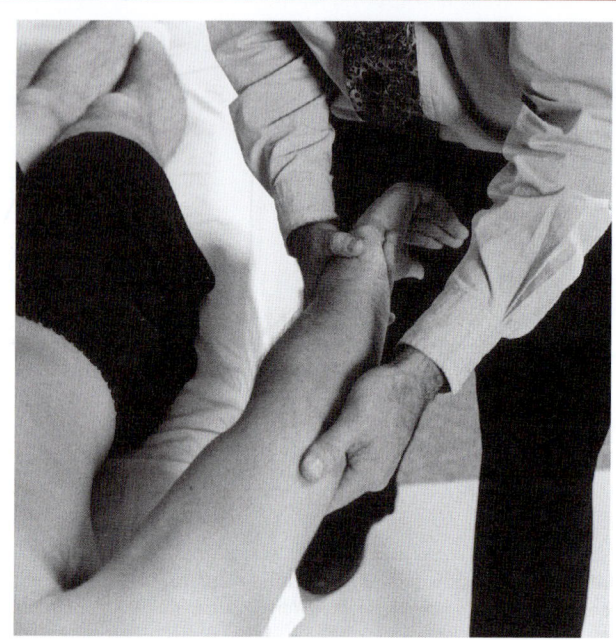

FIGURA 15-24 Movimento combinado de extensão e pronação do cotovelo.

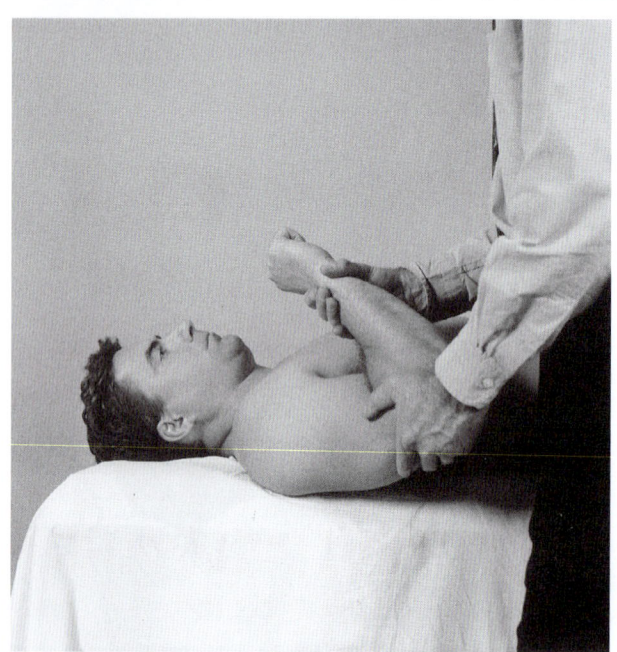

FIGURA 15-23 Movimento combinado de flexão e pronação do cotovelo.

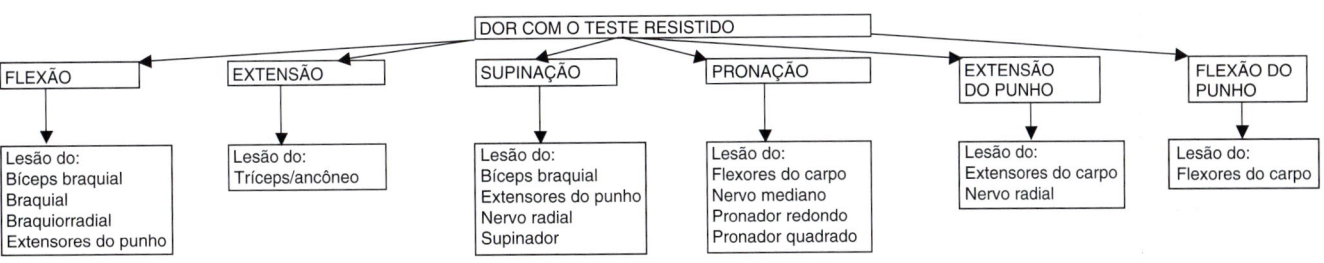

FIGURA 15-25 Sintomas reproduzidos com o teste resistido no cotovelo.

umeral do músculo pronador redondo pode indicar lesão do NIA. Os músculos pronador redondo ou quadrado, que podem ser testados juntos *vídeo* raramente se lesionam. Em indivíduos com epicondilite medial ou lateral as manobras anteriormente mencionadas são dolorosas e a flexão e a extensão resistidas do punho podem ser usadas para ajudar a diferenciar a primeira e a última, respectivamente.

Flexão do punho. O FUC é o mais forte flexor do punho. Para testar os flexores, o fisioterapeuta estabiliza a parte média do antebraço do paciente com uma das mãos enquanto coloca os dedos da outra mão na palma do paciente, com a palma de frente para ele (Fig. 15-27). Este tenta flexionar o punho, com o cotovelo flexionado e a seguir estendendo-o. A fraqueza se torna evidente na ruptura da origem do músculo, nas lesões envolvendo o nervo ulnar (C8, T1) ou mediano (C6, C7) ou na tendinite na parte medial do cotovelo.

Extensão do punho. O extensor mais poderoso do punho é o extensor ulnar do carpo. Para testar os extensores do punho, as mãos do fisioterapeuta são colocadas na mesma posição do teste precedente, com as palmas das mãos do paciente voltadas para o fisioterapeuta. O paciente estende o punho, com o cotovelo flexionado e depois estendendo-o (Fig. 15-28). A ruptura da origem do extensor, lesões da raiz do nervo C6-C8 ou epicondilite lateral podem causar fraqueza.

Desvio radial. O desvio radial resistido é testado com o cotovelo em 90° de flexão e em extensão total. A dor com o desvio radial resistido é geralmente o resultado da epicondilite lateral.

Desvio ulnar. O desvio ulnar resistido, embora raramente afetado, é testado com os dedos em flexão total e em extensão total.

Extensão dos dedos 2 a 5. Para a extensão resistida dos dedos 2 a 5, o cotovelo é posicionado em extensão total, o punho em posição neutra e as articulações metacarpofalângicas (MCF) em 90° de flexão. A dor é, geralmente, o resultado da tendinite no extensor dos dedos ou epicondilite lateral.

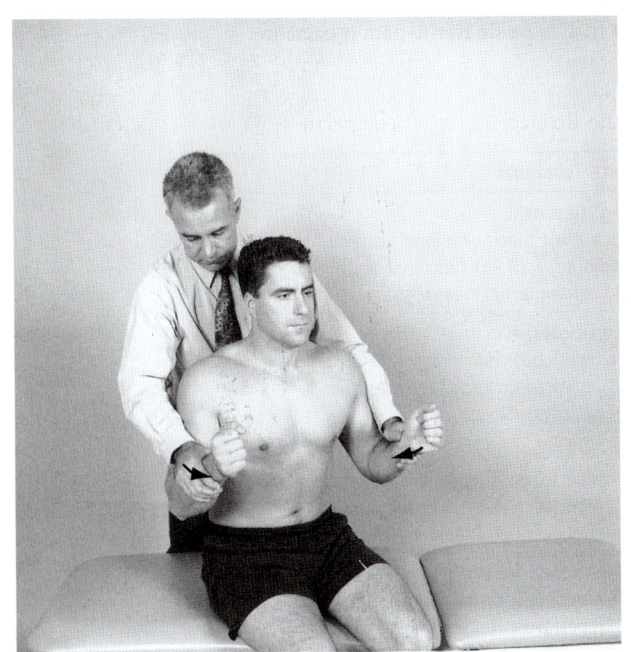

FIGURA 15-26 Flexão resistida do cotovelo.

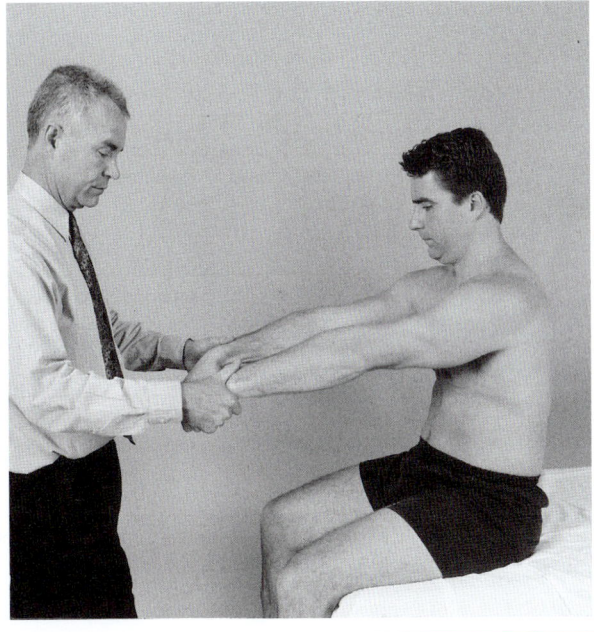

FIGURA 15-27 Flexão resistida do punho.

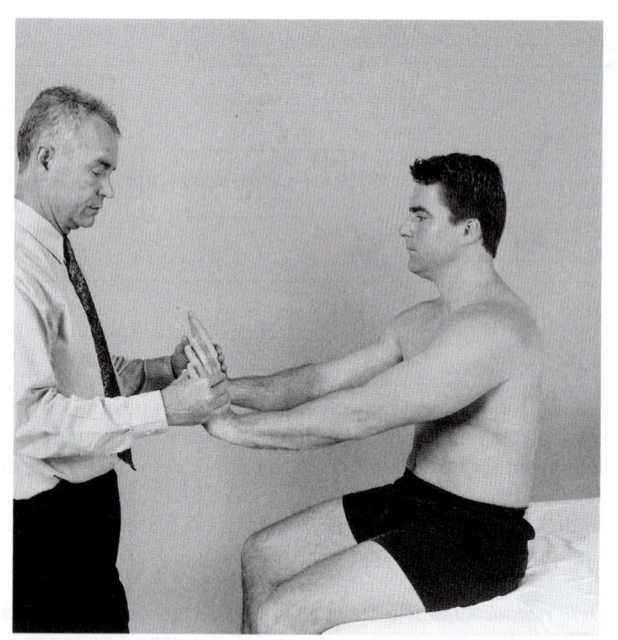

FIGURA 15-28 Extensão resistida do punho.

Extensão do segundo e terceiro dedos. Para a extensão resistida dos dedos 2 a 3, o paciente é posicionado da mesma maneira que no teste anterior. A dor com a resistência sugere epicondilite lateral.

Força funcional. A força funcional do complexo do cotovelo pode ser avaliada usando os testes listados na Tabela 15-6.

Exame neurológico. A sensação sobre o cotovelo é suprida por quatro nervos diferentes; ela é avaliada como segue: parte lateral do braço (nervo axilar, C5), parte lateral do antebraço (nervo musculocutâneo, C6), parte medial do antebraço (nervo cutâneo braquial, T1). O teste sensorial inclui também a sensibilidade de Semmes-Weinstein e a discriminação de dois pontos (ver Cap. 16). A avaliação eletromiográfica pode suplementar o exame físico neuromuscular, quando necessário. Os três principais reflexos do tendão profundo do cotovelo são o bíceps (nervo musculocutâneo, C5), braquiorradial (nervo radial, C6) e o tríceps (nervo radial, C7). O reflexo do bíceps é obtido colocando-se o polegar sobre o tendão do bíceps na fossa cubital e batendo nele com um martelo de reflexo enquanto o braço do paciente é relaxado e parcialmente flexionado. O músculo bíceps deve ser ligeiramente sentido ou visto com um espasmo. O reflexo do braquiorradial é um espasmo radial obtido batendo no tendão braquiorradial na extremidade distal do rádio. O reflexo do tríceps pode ser extraído com o braço na mesma posição de flexão parcial, relaxada. O músculo tríceps deve apresentar um espasmo quando o seu tendão é batido onde ele cruza a fossa do olécrano. Reflexos da extremidade superior diminuídos, exagerados ou ausentes são observados e comparados com o teste de reflexo no outro cotovelo.

Avaliação funcional

Do mesmo modo que o ombro, o cotovelo serve para posicionar a mão para atividades funcionais. Uma série de estudos tem relatado as exigências de amplitude de movimento para as atividades diárias. Uma amplitude total de movimento de 60 a 100° de flexão do cotovelo e 100° de supinação-pronação é necessária para tarefas como comer, vestir-se e realizar a higiene pessoal. Atividades atléticas, como arremessar uma bola de beisebol, exigem, no mínimo, uma amplitude de movimento entre 10 e 20% maior.

Teste de movimento articular passivo

Os testes de mobilidade articular passiva são usados para examinar os movimentos artrocinemáticos de uma articulação ou os deslizamentos articulares acessórios (ver Cap. 8).

Articulação ulnoumeral. O paciente é posicionado em supino, com a cabeça apoiada em um travesseiro. O fisioterapeuta senta ou fica de pé de frente para o paciente.

TABELA 15-6 Teste funcional do cotovelo

Posição inicial	Ação	Teste funcional
Sentado, o peso fixado ao punho	Flexão do cotovelo	2 kg: funcional 1,5 a 2 kg: funcionalmente razoável Flexão ativa (0 kg) funcionalmente ruim Não consegue flexionar o cotovelo: não funcional
De pé	Extensão do cotovelo com apoio na parede	5 repetições: funcional 3-4 repetições: funcionalmente razoável 1-2 repetições: funcionalmente ruim 0 repetições: não funcional
De pé, de frente para a porta	Girar a maçaneta da porta em supinação	5 repetições: funcional 3-4 repetições: funcionalmente razoável 1-2 repetições: funcionalmente ruim 0 repetições: não funcional
De pé, de frente para a porta	Girar a maçaneta da porta em pronação	5 repetições: funcional 3-4 repetições: funcionalmente razoável 1-2 repetições: funcionalmente ruim 0 repetições: não funcional

Dados de Palmer ML, Epler M: *Clinical Assessment Procedures in Physical Therapy.* Philadelphia: JB Lippincott, 1990.

Distração/compressão. O fisioterapeuta coloca os dedos ao redor do terço proximal do antebraço (Fig. 15-29). Ele aplica uma força longitudinal por meio da parte proximal do antebraço e junto da linha do úmero, para distracionar ou comprimir a articulação ulnoumeral. A qualidade e a quantidade do movimento são observadas. O teste é repetido na extremidade oposta e os achados comparados. Um método alternativo envolve posicionar o paciente em prono, com o úmero sustentado por uma toalha e o braço pendido na borda da mesa (Fig. 15-30). Usando uma das mãos para estabilizar o úmero, o fisioterapeuta utiliza a outra mão para aplicar uma força de distração na articulação ulnoumeral. Essa posição pode ser usada para avaliar os deslizamentos medial e lateral dessa articulação.

Deslizamento medial. O fisioterapeuta, usando a região medial da articulação MCF do dedo indicador da parte medial da mão, palpa e estabiliza a região medial do úmero distal (Fig. 15-31). Com a outra mão, ele palpa a região lateral do olécrano empregando a região lateral da articulação MCF do dedo indicador (ver Fig. 15-31). O cotovelo é estendido até o limite da amplitude fisiológica de movimento. A partir dessa posição, o fisioterapeuta desliza a ulna medialmente sobre o úmero fixado junto do plano médio-lateral da linha da articulação. A qualidade e a quantidade do movimento são observadas. O teste é repetido na extremidade oposta e os achados comparados.

Deslizamento lateral. Usando a região lateral da articulação MCF do dedo mínimo da parte medial da mão, o fisioterapeuta palpa e estabiliza a região lateral do úmero distal (Fig. 15-32). Com a outra mão, palpa a região medial do olécrano com a articulação MCF do dedo indicador (Fig. 15-32). O cotovelo é flexionado até o limite da amplitude fisiológica de movimento. A partir dessa posição, o fisioterapeuta desliza a ulna lateralmente sobre o úmero fixado junto do plano médio-lateral da linha articular. A

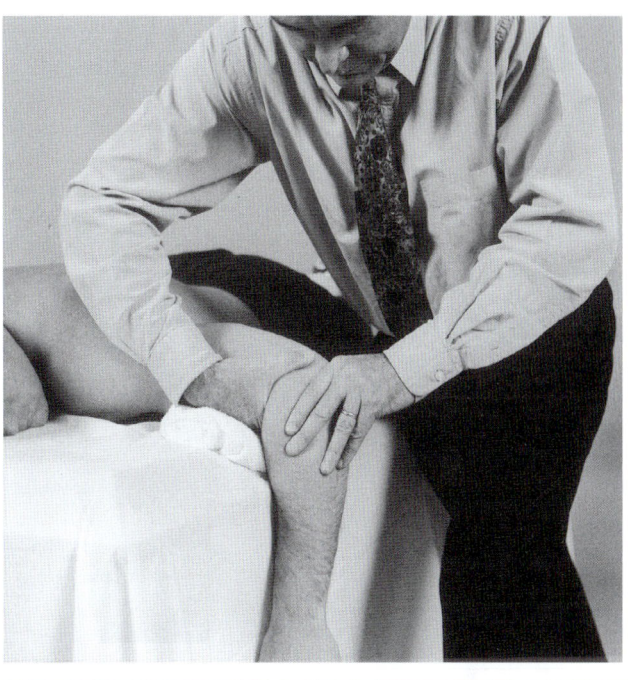

FIGURA 15-30 Distração ulnoumeral.

qualidade e a quantidade de movimento são observadas. O teste é repetido na extremidade oposta e os achados comparados.

Articulação radioumeral. Os deslizamentos articulares para a articulação radioumeral são executados com o cotovelo posicionado em 70° de flexão e 35° de supinação. O paciente é posicionado sentado, com as mãos sobre a mesa. Os seguintes testes são executados.[99,100]

Deslizamento anterior. O fisioterapeuta estabiliza o úmero e aplica um deslizamento anterior do rádio (Fig. 15-33), para avaliar o deslizamento acessório que acompanha a flexão.

Deslizamento posterior. O fisioterapeuta estabiliza o úmero e aplica deslizamento posterior do radio (Fig. 15-33) para avaliar o deslizamento acessório que acompanha a extensão.

Distração. O fisioterapeuta estabiliza a cabeça do rádio e o epicôndilo lateral. Com a outra mão, ele segura o rádio e aplica uma força de distração longitudinal junto do comprimento do rádio (Fig. 15-34). Uma força de compressão longitudinal pode ser aplicada usando a mesma posição paciente-fisioterapeuta.

Teste de movimento da cabeça do rádio. O paciente é posicionado sentado ou em supino, com o fisioterapeuta de frente para ele. A cabeça do rádio é localizada flexionando e estendendo o cotovelo. Uma vez localizada, ela é estabilizada pelo fisioterapeuta entre os dedos polegar e indicador (Fig. 15-33). A cabeça do rádio é movida em direção anterior e posterior e qualquer restrição de movimento é observada. O deslizamento posterior do rádio está acoplado com a pronação/extensão e o deslizamento anterior está acoplado com a supinação/flexão. A disfunção mais comum é a cabeça radial posterior, que é acompanhada de perda de deslizamento anterior.

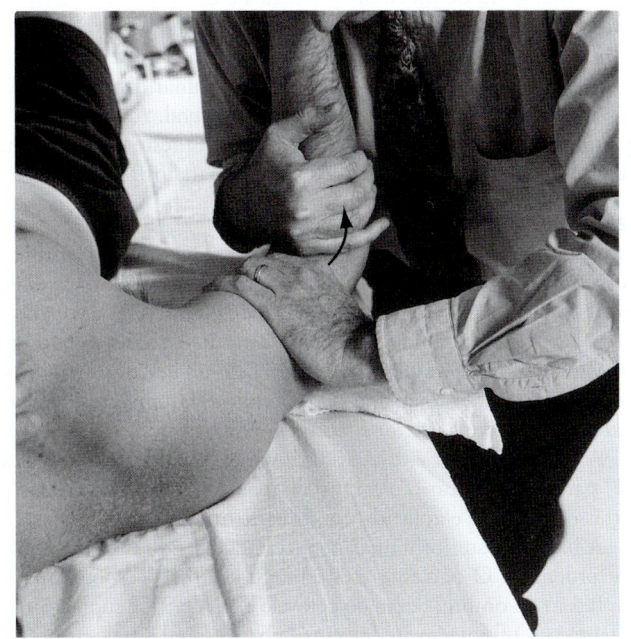

FIGURA 15-29 Compressão/distração ulnoumeral.

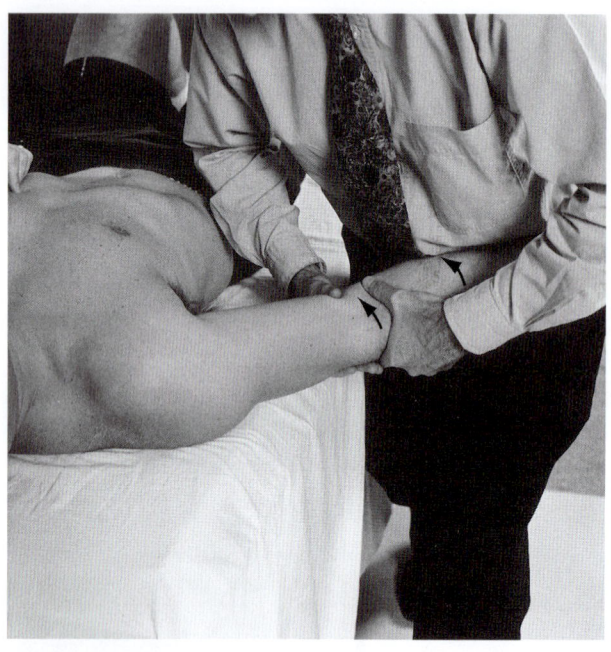

FIGURA 15-31 Deslizamento medial da articulação ulnoumeral.

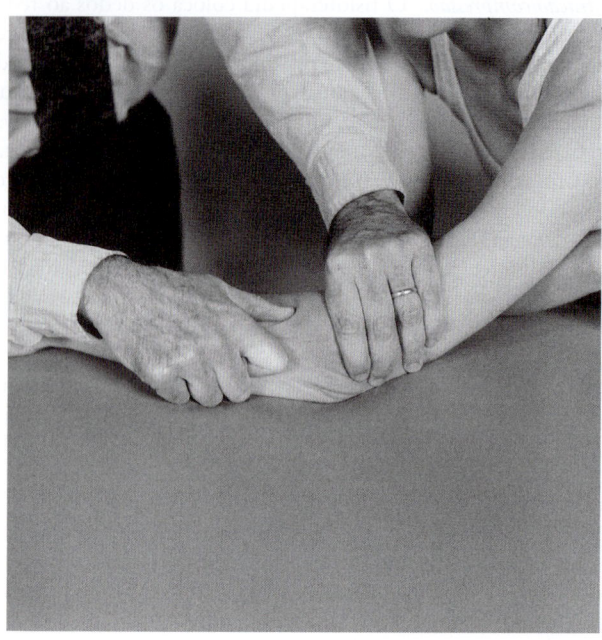

FIGURA 15-33 Deslizamentos da articulação radioumeral.

Articulação radioulnar proximal

Deslizamento ântero-posterior. O paciente é posicionado sentado ou em supino, com a cabeça repousando em um travesseiro. O fisioterapeuta palpa e estabiliza o terço proximal da ulna com uma das mãos. Com uma garra de preensão dos dedos indicador e polegar, ele palpa a cabeça do rádio em um plano póstero-lateral com a outra mão (Fig. 15-35). A partir dessa posição, o fisioterapeuta desliza a cabeça do rádio de modo ântero-posterior na articulação radioulnar proximal, em direção obliquamente ântero-medial/póstero-lateral. A qualidade e a quantidade do movimento são observadas.

Articulação radioulnar distal

Deslizamento ântero-posterior. O paciente é posicionado em supino, com a cabeça repousando em um travesseiro. O fisioterapeuta palpa e estabiliza o terço distal da ulna com uma das mãos. Com uma garra de preensão dos dedos e da eminência tenar da outra mão, o fisioterapeuta palpa o terço distal do rádio (Fig. 15-36). A partir dessa posição, o fisioterapeuta desliza o rádio de modo ântero-posterior na articulação radioulnar distal, em direção obliquamente ântero-medial/póstero-lateral. A qualidade e a quantidade do movimento são observadas. O teste é repetido na extremidade oposta e os achados são comparados.

Testes de estresse

Ligamento colateral medial (ulnar) (teste em valgo). O paciente é posicionado em supino, com sua cabeça repousada em um travesseiro. O fisioterapeuta estabiliza o úmero distal com uma das mãos e palpa a parte distal do antebraço com a outra. A banda anterior do LCM contrai-se na amplitude de 20 a 120° de flexão, tornando-se frouxa em extensão total, antes de contrair-se novamente em hiperextensão. O feixe posterior é tenso em flexão além de 55°.[10,19,24,80]

A banda anterior é testada flexionando o cotovelo entre 20 e 30° para desbloquear o olécrano de sua fossa, à proporção que o estresse em valgo é aplicado continuamente (Fig. 15-37).[21,53]

A banda posterior é mais bem testada usando uma manobra de "ordenha". O paciente está sentado e o braço é posicionado em flexão do ombro, flexão do cotovelo além de 55° e supinação do antebraço. O fisioterapeuta puxa para baixo sobre o polegar do paciente (Fig. 15-38).[21] Essa manobra gera um estresse em valgo no cotovelo fixo. O sinal positivo é indicado pela reprodução da dor.

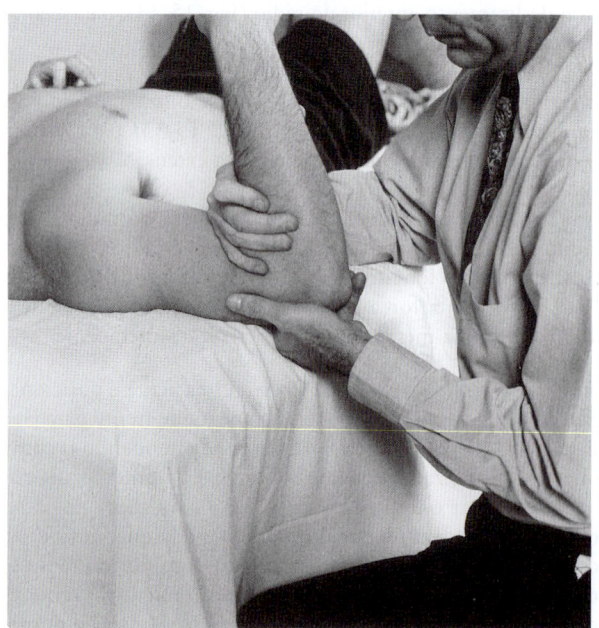

FIGURA 15-32 Deslizamento lateral da articulação ulnoumeral.

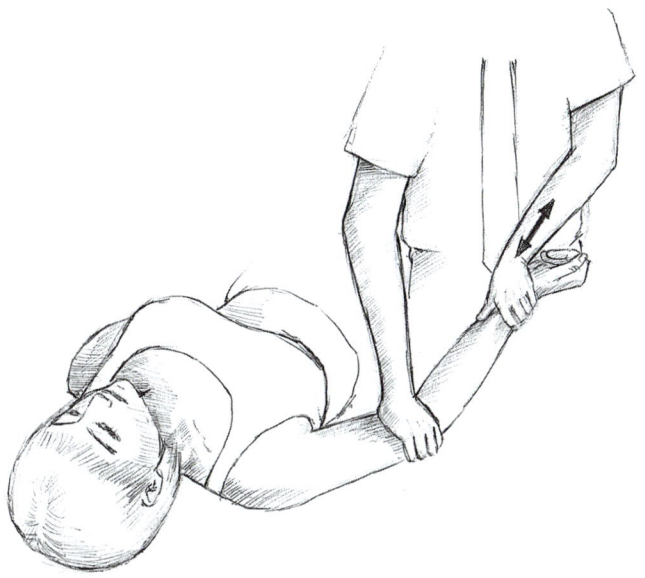

FIGURA 15-34 Distração do rádio.

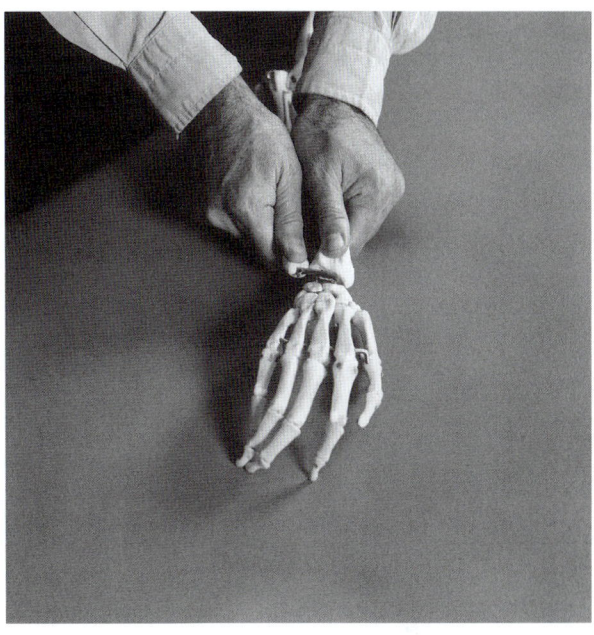

FIGURA 15-36 Deslizamento ântero-posterior da articulação radioulnar distal.

Os testes são repetidos na extremidade oposta e os achados comparados.

Teste de apreensão de deslocamento em pivô lateral. O teste de deslocamento em pivô lateral é usado no diagnóstico da instabilidade rotatória póstero-lateral. O paciente é posicionado em supino, com a extremidade envolvida acima da cabeça. O fisioterapeuta segura o punho e o cotovelo do paciente. O cotovelo é supinado com força moderada no punho e um momento em valgo e uma força compressiva são aplicados ao cotovelo durante a flexão.[101] O resultado é uma resposta típica de apreensão com reprodução dos sintomas do paciente e a sensação de que o cotovelo esteja prestes a deslocar-se. A reprodução da subluxação verdadeira e o golpe que ocorre com a redução em geral podem apenas ser realizados com o paciente sob anestesia geral ou, algumas vezes, após a infiltração de anestésico local no cotovelo.

Ligamento colateral lateral (radial) (Teste em varo). O LCL é testado com o cotovelo posicionado em 5 a 30°, exceto a extensão total. O fisioterapeuta estabiliza o úmero e aduz a ulna, produzindo uma força em varo no cotovelo (Fig. 15-39). A sensação de final do movimento é observada.

Testes especiais
Cotovelo de tenista. Existe uma série de testes para o cotovelo de tenista (epicondilite lateral). Dois deles são descritos aqui.

Teste de Cozen. O fisioterapeuta estabiliza o cotovelo do paciente com uma das mãos e este é solicitado a pronar o antebraço e estender e desviar radialmente o punho contra a resistência manual do fisioterapeuta (Fig. 15-40). A reprodução da dor na área do epicôndilo lateral indica resultado positivo do teste.

Teste de Mill. O fisioterapeuta palpa o epicôndilo lateral do paciente com uma das mãos, enquanto prona o antebraço do paciente, flexiona por completo o punho e estende o cotovelo (Fig. 15-41). A reprodução da dor na área do epicôndilo lateral indica resultado positivo do teste.

Cotovelo de golfista (epicondilite medial). O fisioterapeuta palpa o epicôndilo medial com uma das mãos, enquanto supina o antebraço e estende o punho e o cotovelo com a outra. A reprodução da dor na área do epicôndilo medial indica um resultado positivo do teste.

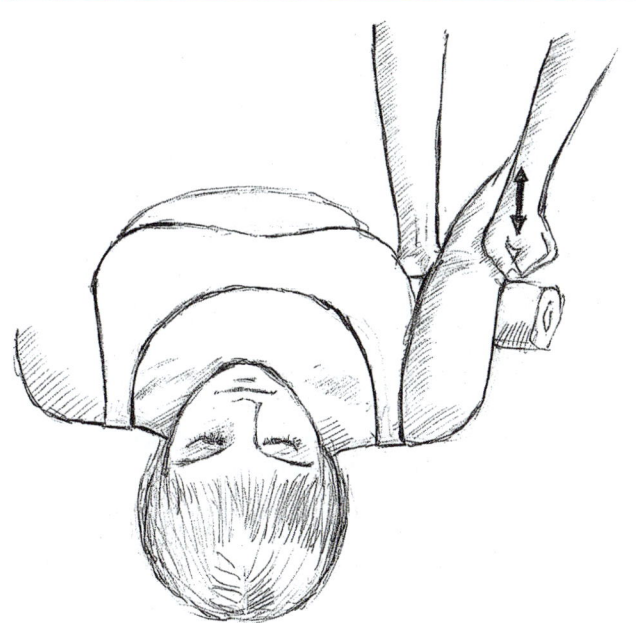

FIGURA 15-35 Deslizamento ântero-posterior da articulação radioulnar proximal.

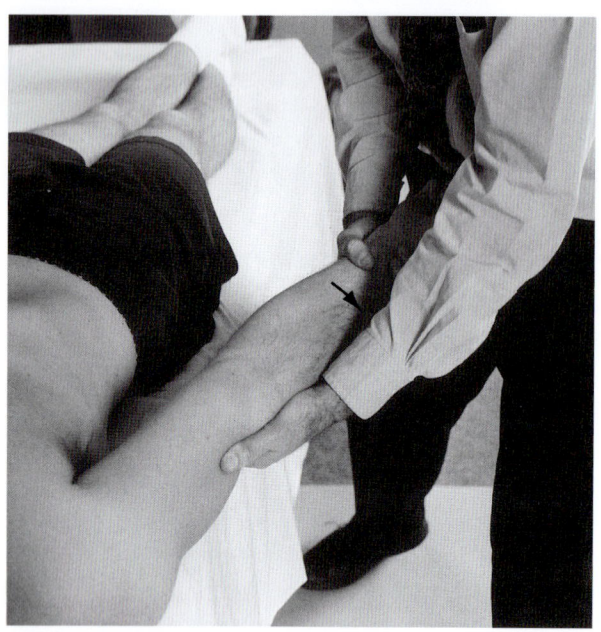

FIGURA 15-37 Teste de estresse no ligamento colateral medial.

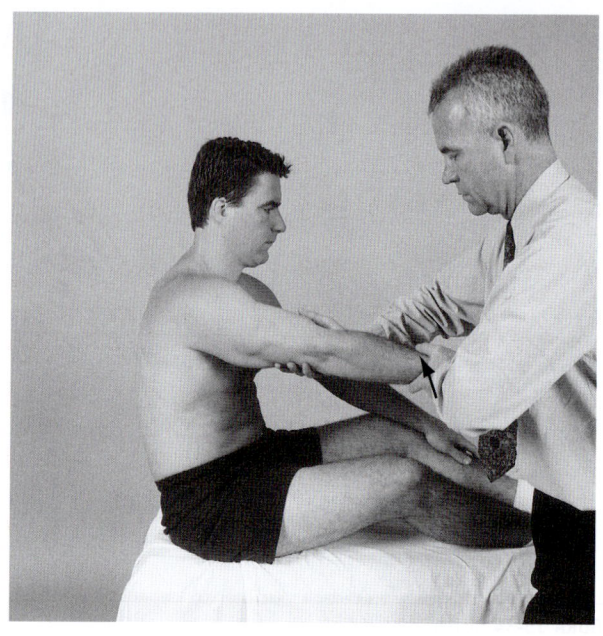

FIGURA 15-39 Teste de estresse no ligamento colateral lateral.

Teste de flexão do cotovelo para a síndrome do túnel cubital. O paciente é posicionado sentado. Ele abaixa os ombros, flexiona os cotovelos ao máximo, supina os antebraços e estende os punhos (Fig. 15-42).[102] Essa posição é mantida por 3 a 5 minutos. Formigamento ou parestesia na distribuição ulnar do antebraço e da mão indicam resultado positivo para o teste.

Teste provocativo de pressão para a síndrome do túnel cubital. A pressão é aplicada pelo fisioterapeuta, próximo ao túnel cubital, com o cotovelo mantido em 20° de flexão e o antebraço em supinação.[103]

Sinal de Tinel (no cotovelo). O fisioterapeuta localiza o sulco entre o processo do olécrano e o epicôndilo medial, através do qual o nervo ulnar passa. Esse sulco é percutido pelo dedo indicador do fisioterapeuta. O sinal positivo é indicado pela sensação de formigamento na distribuição ulnar do antebraço do ponto de percussão até a mão.

Avaliação radiográfica[104]

A série de raios X padrão do cotovelo inclui as visões ântero-posterior (A-P) e lateral.

▶ *Visão AP.* A visão AP é obtida com o cotovelo estendido e o antebraço supinado, com o feixe do raio X direcionado perpendicularmente à região anterior do cotovelo. A visão AP demonstra o umerorradial, o umeroulnar, bem como os epicôndilos medial e lateral. O ângulo de carregamento do cotovelo também pode ser medido a partir da visão ântero-posterior.

▶ *Visão lateral.* A visão lateral é obtida com o cotovelo flexionado em 90° e o antebraço em posição neutra, com o feixe do raio X direcionado perpendicularmente à região lateral do cotovelo. A visão lateral demonstra melhor o processo coronoide da ulna e a ponta do olécrano. Os coxins gordurosos são mais bem identificados na visão lateral.

Visões especiais podem ser solicitadas para definir áreas sintomáticas específicas: oblíqua, axial, da cabeça radial e de estresse. As visões oblíquas mediais são obtidas com o braço internamente rodado, o cotovelo estendido e o antebraço pronado. Essa posição permite a melhor visualização da tróclea, do olécrano e do processo coronoide da ulna. As visões oblíquas laterais são obtidas com o braço externamente rodado, o

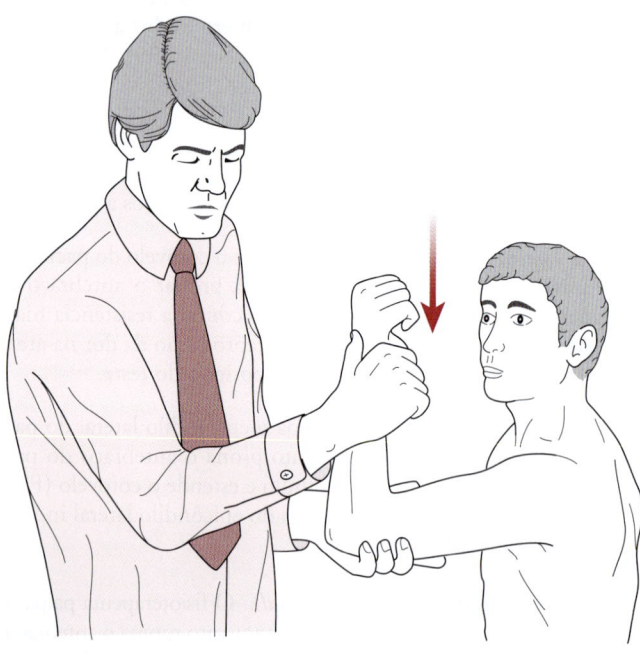

FIGURA 15-38 Manobra de "ordenha".

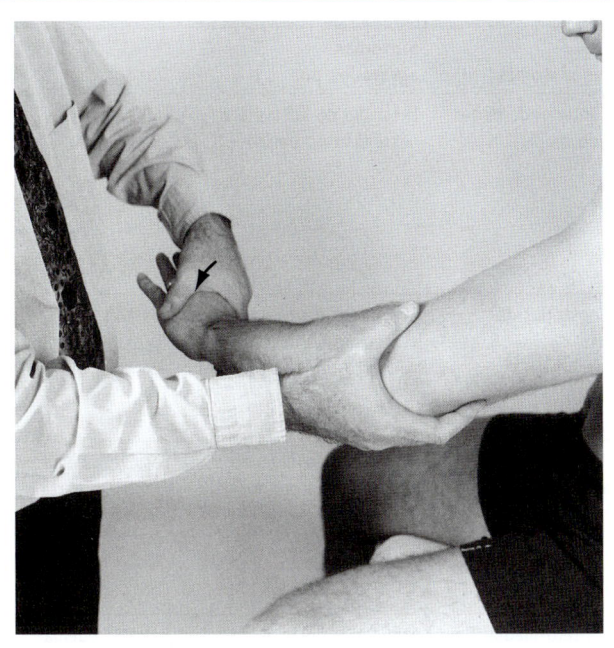

FIGURA 15-40 Teste de Cozen.

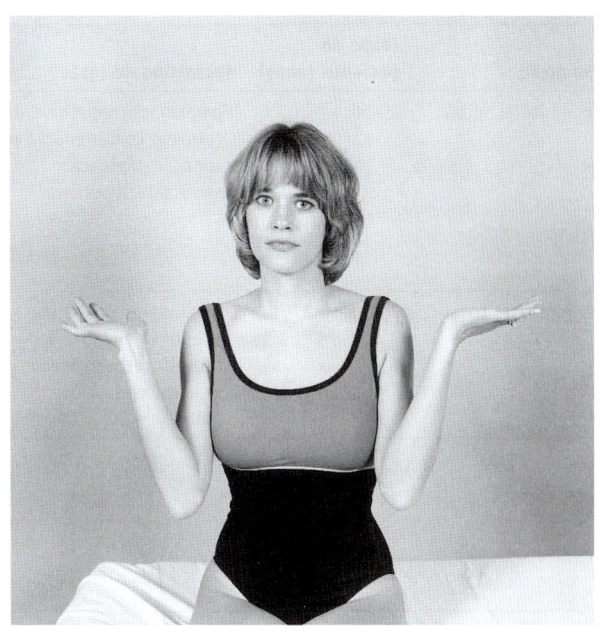

FIGURA 15-42 Teste de flexão do cotovelo.

cotovelo estendido e o antebraço supinado. A visão oblíqua lateral proporciona boa visualização da articulação radiocapitular, articulação radioulnar proximal e epicôndilo medial. Muitas vezes, fraturas não deslocadas ou minimamente deslocadas e corpos livres que não são vistos nas visões AP ou lateral são visíveis nas oblíquas. A visão axial é obtida com o braço no cassete, o cotovelo flexionado em 110° e o feixe do raio X direcionado perpendicularmente ao braço. A visão axial reversa é obtida com o antebraço no cassete, o cotovelo completamente flexionado e o feixe projetado perpendicularmente ao antebraço. As visões axial e axial reversa mostram melhor a fossa do olécrano e o olécrano, respectivamente. A visão da cabeça do rádio ajuda a identificar fraturas ocultas. Essa visão é obtida com o cotovelo flexionado em 90° e o feixe angulado em 45° em relação à parte lateral do cotovelo. A visão AP de estresse revela mudanças sutis no espaço articular e congruência com estresses em varo ou em valgo no cotovelo. Essas mudanças são então comparadas com a visão AP sem estresse ou com uma visão de estresse do lado oposto. O alargamento da articulação radiocapitular com estresse em varo reflete a lesão nos ligamentos laterais. O alargamento da articulação umeroulnar com estresse em valgo revela lesões nos ligamentos mediais.

Avaliação

Após o exame e logo que os achados clínicos tenham sido registrados, o fisioterapeuta deve determinar um diagnóstico específico ou uma hipótese de trabalho, com base no resumo de todos os achados. O diagnóstico pode estar relacionado à estrutura (diagnóstico médico) (Tabs. 15-7 e 15-8) ou um diagnóstico baseado nos padrões de prática de preferência descritos no *Guide to Physical Therapist Practice*.

Estratégias de intervenção

Devido à orientação única do complexo do cotovelo, o fisioterapeuta se depara com múltiplos desafios clínicos para reabilitar com sucesso o cotovelo lesionado.[5]

O cotovelo é o elo central na cadeia cinética da extremidade superior. É importante que ele esteja apto a se mover com liber-

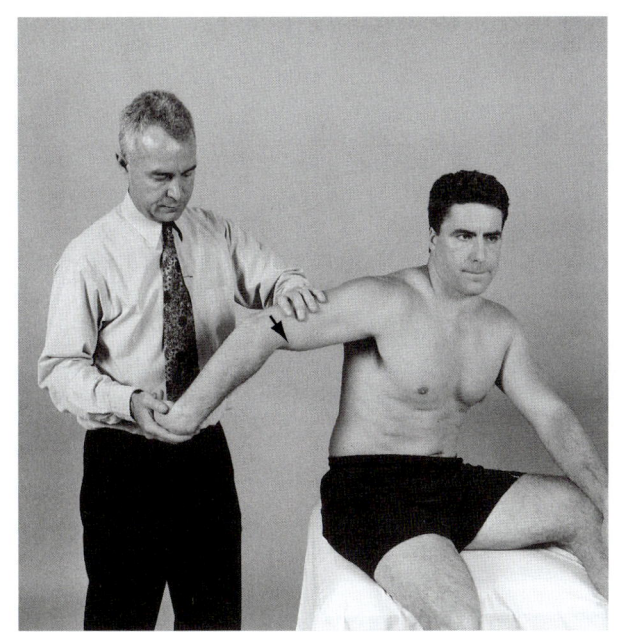

FIGURA 15-41 Teste de Mill.

TABELA 15-7 Diagnóstico diferencial para causas comuns da dor no cotovelo

Condição	Idade do paciente (anos)	Mecanismo de lesão	Área dos sintomas	Sintomas agravados por	Observação
Tendinite bicipital	20-50	Hiperextensão repetitiva do cotovelo com pronação ou pronação-supinação estressante repetitiva	Região anterior da parte distal do braço	Extensão do cotovelo e extensão do ombro	Imperceptível
Tendinite do tríceps	20-50	Esforço repetitivo da parte superior do braço e do cotovelo, especialmente em atividades como arremesso e uso do martelo	Região posterior do cotovelo	Atividades envolvendo a extensão do cotovelo ou a flexão total do cotovelo	Possível edema próximo ao ponto do cotovelo
Epicondilite lateral	35-55	Esforço repetitivo gradual	Região lateral do cotovelo	Atividades envolvendo a extensão do punho/ segurar	Possível edema (sobre a parte lateral do cotovelo)
Epicondilite medial	35-55	Esforço repetitivo gradual	Região ântero-medial do cotovelo	Atividades envolvendo a flexão do punho	Possível edema (sobre a parte medial do cotovelo)
Bursite do olécrano	20-50	Trauma	Região posterior do cotovelo	Contato com a parte posterior do cotovelo	Edema sobre a parte posterior do cotovelo
Lesão do ligamento colateral ulnar	20-45	Força em valgo excessiva para o compartimento medial do cotovelo	Região ulnar do cotovelo	Estresse em valgo do cotovelo, arremesso e lançamento	Pode haver equimose sobre a região ulnar
Compressão do nervo ulnar	20-40	Esforço repetitivo gradual Trauma	Parte medial do cotovelo, antebraço e mão 1½ dedos mediais	Atividades envolvendo a extensão do cotovelo e do punho	Atrofia dos músculos da mão, se for crônica
Compressão do nervo radial	Variável	Pode ser esforço repetitivo, trauma direto	Parte lateral do cotovelo	Variáveis	Em geral imperceptível
Compressão do nervo mediano	20-40	Esforço repetitivo gradual	Parte anterior do antebraço 3½ dedos laterais	Atividades envolvendo a extensão total do cotovelo ou pronação do antebraço	Atrofia da parte anterior do antebraço e dos músculos da mão, se for crônica

ADMA	ADMP	Sensação de final do movimento	Resistida	Testes especiais	Sensibilidade à palpação
Possível dor com flexão do cotovelo	Dor com extensão passiva do ombro e do cotovelo		Dor na flexão e supinação do cotovelo		Ventre do bíceps distal A porção miotendínea do bíceps Inserção bicipital da tuberosidade radial
Extensão do cotovelo Possível dor com flexão extrema do cotovelo	Dor com flexão passiva do ombro e do cotovelo		Dor na extensão do cotovelo		Região posterior do cotovelo
Possível dor na flexão do punho com o cotovelo em extensão	Dor na flexão do punho com o antebraço pronado e o cotovelo estendido		Dor na extensão resistida do punho e desvio radial, com o cotovelo estendido Dor na extensão do dedo	De Cozen De Mill	Parte lateral do cotovelo (sobre o ERCC e ERLC)
Dor na extensão do punho	Dor na extensão do punho e supinação do cotovelo combinadas		Dor na pronação com flexão do punho	Supinação passiva do antebraço e extensão do punho e do cotovelo	Parte ântero-medial do cotovelo
Possível dor com flexão extrema do cotovelo	Dor na flexão total do cotovelo		Forte e indolor	Estresse em valgo com o cotovelo flexionado em aproximadamente 25° e o úmero em rotação externa	Parte posterior do cotovelo
Possível dor com extensão total	Extensão passiva do cotovelo, estresse em valgo	Depende da gravidade	Em geral imperceptível		Região ulnar do cotovelo
Incapacidade de fechar completamente a mão	Total e indolor		Fraqueza ao apertar a mão	Flexão do cotovelo e teste de provocação de pressão Sinal de Tinel no cotovelo Sinal de Wartenberg Sinal de Froment	Parte ântero-medial do cotovelo
Em geral, imperceptível	Em geral, imperceptível		Dor com supinação resistida do antebraço, extensão resistida do dedo médio		A sensibilidade máxima é geralmente extraída sobre o túnel radial se houver síndrome do túnel radial
Dor na pronação do antebraço	Total e indolor		Fraqueza na pronação, flexão do punho e oposição do polegar	Sinal da bênção papal Incapacidade de executar o sinal de "OK" (síndrome do interósseo anterior) Supinação resistida (compressão da aponeurose do bíceps braquial)	Sobre o pronador redondo 4 cm distal à crista cubital, com resistência simultânea contra a pronação, flexão do cotovelo e flexão do punho – síndrome do pronador

ADMA, amplitude de movimento ativo; ADMP, amplitude de movimento passivo; ERCC, extensor radial curto do carpo; ERLC, extensor radial longo do carpo.

TABELA 15-8 Achados nas condições comuns do cotovelo e do antebraço

Condição	Achados
Extensão em valgo, síndrome de sobrecarga	Sensibilidade ao redor da ponta do olécrano (parte posterior do cotovelo) Dor com extensão passiva forçada do cotovelo Lassidão em valgo aumentada (variável)
Síndrome do túnel cubital	Sensibilidade sobre o trajeto do nervo ulnar Sinal de Tinel anormal sobre o nervo ulnar, onde ele passa pelo túnel cubital (medialmente no cotovelo) Teste de compressão do nervo ulnar anormal Teste de flexão do cotovelo anormal (variável) Sensação anormal (discriminação de dois pontos ou toque leve), dedo mínimo (quinto dedo); região ulnar do dedo anular (quarto dedo); região ulnar da mão (variável) Fraqueza e atrofia dos músculos ulnares intrínsecos inervados da mão (variável) Fraqueza do flexor profundo dos dedos para o dedo mínimo (variável) Sinais de instabilidade concomitante do nervo ulnar, instabilidade ou deformidade do cotovelo (ocasionalmente)
Síndrome do túnel radial	Sensibilidade no ventre do músculo extensor do antebraço na arcada de Fröhse (distal ao epicôndilo lateral) Teste de extensão do dedo médio reproduz a dor Fraqueza dos extensores do dedo, do polegar e do extensor ulnar do carpo (incomum); (ver texto)
Síndrome do pronador redondo	Sensibilidade na parte proximal do antebraço sobre o pronador redondo Sensação anormal (discriminação de dois pontos ou leve toque) no polegar, indicador, médio e porção radial do dedo anular (variável) Pronação resistida prolongada reproduz sintomas de fraqueza do músculo mediano inervado (variável) Rara, mas com frequência mal diagnosticada como túnel do carpo Flexão resistida do cotovelo e supinação do antebraço reproduz os sintomas (compressão na aponeurose do bíceps braquial) Flexão da articulação interfalângica proximal do dedo médio resistida reproduz os sintomas (compressão pelo flexor superficial dos dedos) Fraqueza do músculos medianos inervados (variável)
Síndrome do nervo interósseo anterior	Fraqueza do flexor longo do polegar e flexor profundo dos dedos para o dedo indicador (sinal 0) Fraqueza do pronador quadrado (variável)
Ruptura do tendão do bíceps distal	Edema Equimose Sulco palpável no tendão do bíceps Supinação e flexão do cotovelo fraca ou ausente
Distensão ou ruptura do LCU	Dor na articulação da parte medial do cotovelo em um arremessador Rupturas completas abertas no teste de estresse em valgo com o cotovelo flexionado a 25° (comparado com o lado não envolvido) Rupturas incompletas são sensíveis à palpação do LCU, mas não abertas no estresse em valgo Diferenciar de distensão do flexor-pronador ou epicondilite medial (ver texto)
Cotovelo da babá (síndrome do cotovelo tracionado)	Idade média é de 2 a 3 anos História de tração longitudinal com o cotovelo estendido Um deslizamento parcial do ligamento anular sobre a cabeça do rádio e para dentro da articulação radiocapitular História é essencial para a tomada do diagnóstico A criança tipicamente mantém o braço ao lado, com a mão pronada (palma para baixo) Redução fechada é altamente bem-sucedida (86 a 98%) (ver texto)
Cotovelo da liga mirim	O termo abrange um espectro de patologias sobre a articulação do cotovelo em arremessadores jovens em desenvolvimento (pediátricos) Quatro áreas vulneráveis distintas para o estresse de arremesso: (1) sobrecarga de tensão na parte medial do cotovelo; (2) sobrecarga de compressão na superfície articular lateral; (3) forças de cisalhamento mediais posteriores e (4) sobrecarga de extensão dos limitadores laterais Pode apresentar-se como doença de Panner (necrose do capítulo), OCD, fratura epicondilar medial, apofisite medial, ruptura do ligamento medial e formação de osteófito posterior na ponta do olécrano Esse subgrupo de atletas infantis de arremesso deve ser avaliado por um cirurgião ortopédico pediatra

LCU, ligamento colateral ulnar.
Reproduzida, com permissão, de Birnie R, Reider B: Elbow and forearm. In: Reider B, ed. *Orthopaedic Physical Examination*. Philadelphia: WB Saunders, 1999:67-98.

dade e sem dor em toda a sua amplitude de movimento disponível. Esses movimentos incluem flexão, extensão, pronação e supinação do cotovelo.

As técnicas para aumentar a mobilidade articular e para aumentar a extensibilidade do tecido mole são descritas na seção "Técnicas terapêuticas".

Fase aguda

Os objetivos da fase aguda da reabilitação do cotovelo são:

▶ Proteção do local da lesão.

▶ Restauração da amplitude de movimento livre de dor de toda a cadeia cinética.

▶ Melhora do conforto do paciente por intermédio da diminuição da dor e da inflamação.

▶ Retardo da atrofia muscular.

▶ Minimização dos efeitos nocivos da imobilização e da restrição ativa.[105-110]

▶ Manutenção do condicionamento geral.

▶ Permitir que o paciente seja independente com o programa de exercício domiciliar.

Durante os estágios iniciais da fase aguda, os princípios de PRICEMEM (proteção, repouso, gelo, compressão, elevação, terapia manual, mobilização precoce e medicação) são aplicados, quando apropriado. Gelo por 20 a 30 minutos, 3 ou 4 vezes ao dia, juntamente com drogas anti-inflamatórias não esteroides (AINEs) ou aspirina, ajuda na redução da dor e do edema.

Curiosidade Clínica

Infiltrações com corticoesteroides têm sido defendidas para as lesões no cotovelo para promover o avanço da cicatrização. Embora o uso de infiltrações locais aumente os riscos de rupturas dos tecidos, a perfuração da área de tendinose pode ser benéfica devido ao sangramento nos novos canais, que tem o potencial de transformar o processo de cicatrização fraco intrínseco em resposta extrínseca.[111,112]

Os exercícios precoces passivos e ativos assistidos são executados em todos os planos de movimento do ombro, do cotovelo 🎥 *vídeo* e do punho 🎥 *vídeo*, para nutrir a cartilagem articular e ajudar na síntese e na organização do tecido de colágeno.[5,113-116] Quando a amplitude disponível no cotovelo ocorre nas articulações umeroulnar, umerorradial e radioulnar proximal e distal, as restrições ou lassidões em qualquer uma dessas articulações podem afetar o resultado final do processo de reabilitação.

Uma contratura de flexão do cotovelo deve ser evitada, uma vez que ela pode colocar tensões anormais sobre o complexo do cotovelo, especialmente durante as atividades esportivas.[117] Uma das causas mais comuns de contratura articular no cotovelo é a formação de cicatriz na cápsula anterior e no local de inserção do braquial.[5] Essa cicatrização pode ser minimizada executando-se mobilizações nas articulações umeroulnar e umerorradial. O deslizamento posterior da ulna no úmero é utilizado para restaurar a extensão do cotovelo. A cápsula anterior pode ser alongada com alongamento de longa duração e baixa intensidade, a fim de produzir resposta plástica do tecido de colágeno.[5,118,119] Isso pode ser executado posicionando o paciente em supino, com uma toalha enrolada colocada posteriormente à articulação do cotovelo e o antebraço pendendo sobre a borda da mesa de exame (Fig. 15-43). Um pequeno peso (900 a 1.800 g) é colocado na mão e o

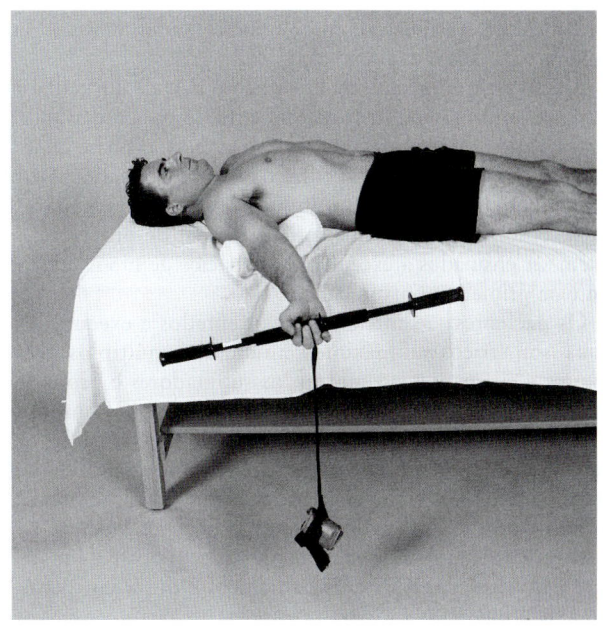

FIGURA 15-43 Extensão passiva do cotovelo.

cotovelo é estendido até o limite do conforto. O alongamento passivo é mantido por 5 a 7 minutos, a fim de evitar dor ou resposta muscular protetora. Esse exercício se torna um importante componente do programa de exercício domiciliar do paciente. Os flexores e extensores do cotovelo também podem ser alongados manualmente pelo paciente (Fig. 15-44) como parte do programa de exercício domiciliar.

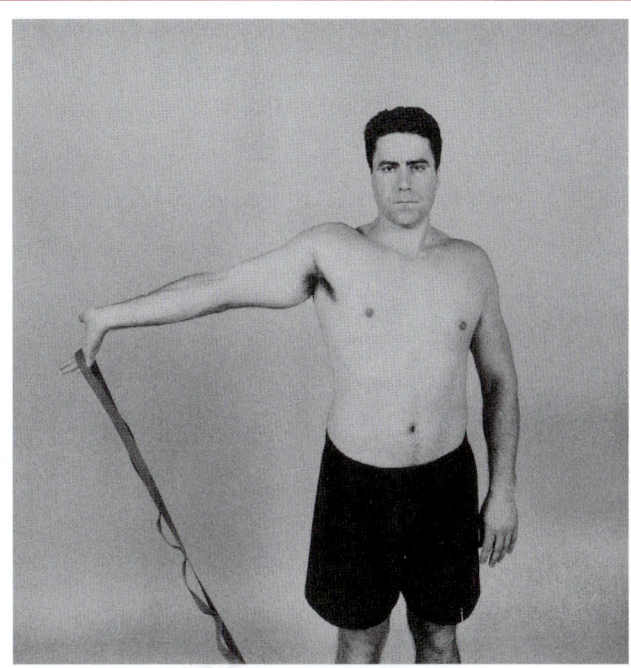

FIGURA 15-44 Extensão passiva do cotovelo.

Inicialmente, o paciente é aconselhado a diminuir o nível de atividade com o uso da dor como fator limitador, mas sem imobilizar a parte lesionada por completo.

Assim que a amplitude de movimento livre de dor tenha sido alcançada, o programa de fortalecimento do paciente avança. O programa de exercícios com base na resistência é a base da intervenção não operatória para o cotovelo e serve para retardar a atrofia da musculatura do cotovelo e do punho. Os pacientes são avançados conforme sua capacidade de participar do programa. Eles devem ser ensinados a executar os exercícios de modo independente na primeira oportunidade.

Os pacientes são inicialmente orientados a executar exercícios isométricos submáximos em ângulos múltiplos para os flexores e extensores do ombro, os supinadores e pronadores do antebraço e os flexores e extensores do punho. O programa de exercício avança de isométricos de ângulo múltiplo para exercícios resistidos progressivos concêntricos usando halteres ou tubo elástico. A resistência baixa é empregada inicialmente com uma ou duas séries de 10 repetições. Uma vez que cinco séries de 10 repetições possam ser feitas sem dor e de maneira lenta e controlada, resistência adicional é posta em pesos de 450 a 1.300 g.[5]

Os exercícios para aumentar a força incluem:

▶ Exercícios concêntricos para os flexores *vídeo* e extensores *vídeo* do punho, flexores *vídeo* e extensores *vídeo* do cotovelo e desvios ulnar *vídeo* e radial *vídeo*, executados em várias velocidades. Estes incluem exercícios para extensão do punho, exercícios para flexão do punho *vídeo* exercícios para o punho em posição neutra *vídeo*, pronação resistida, supinação resistida *vídeo*, rosca bíceps e fortalecimento do tríceps (Fig. 15-45).

▶ Resistência mecânica usando uma pequena barra ou martelo com um peso assimetricamente colocado para o fortalecimento dos pronadores (Fig. 15-46) e supinadores (Fig. 15-47) *vídeo*.

▶ Pronação e supinação excêntrica do cotovelo.

▶ O exercício com um cabo de vassoura, que é recomendado para os flexores e extensores do punho. Um peso é amarrado

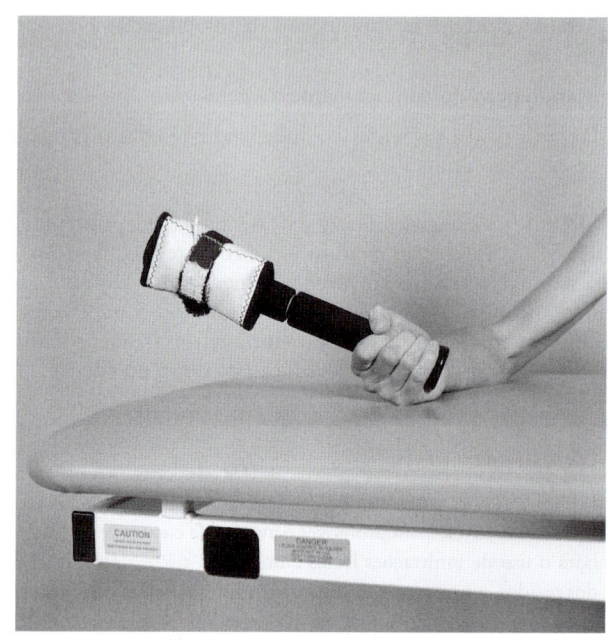

FIGURA 15-46 Exercício de fortalecimento para os pronadores.

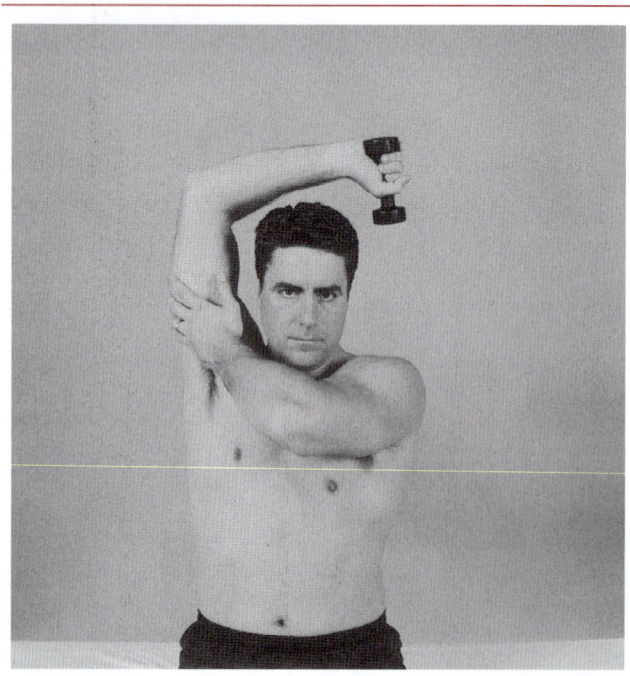

FIGURA 15-45 Fortalecimento do tríceps.

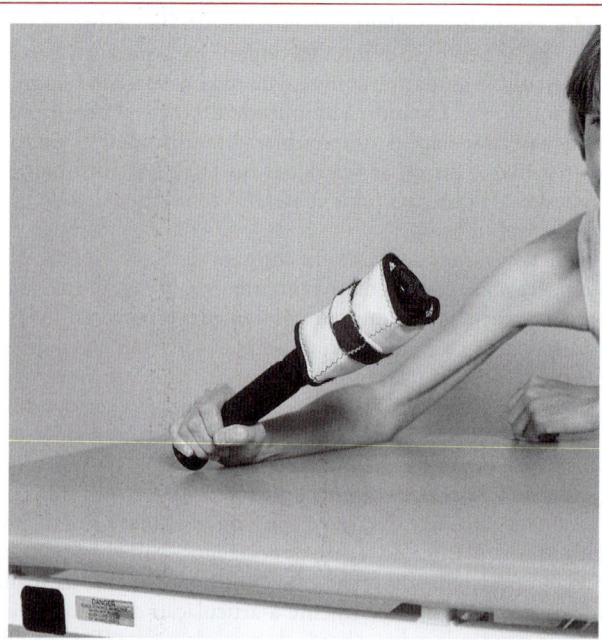

FIGURA 15-47 Exercício de fortalecimento para os supinadores.

a uma corda ou pedaço de barbante de cerca de 90 cm, que é amarrado a um cabo de vassoura ou bastão. O cabo de vassoura é mantido na frente do paciente, que está com as palmas para baixo (para os extensores do punho, ver Fig. 15-48) ou com as palmas para cima (para os flexores do carpo). O paciente enrola, então, a corda no cabo/bastão para elevar e depois abaixar o peso.

▶ Apertar uma bola de tênis para melhorar a força de preensão (assim que os sintomas tenham diminuído).

▶ Exercícios para aumentar a força nos músculos opostos, tais como os flexores do carpo e dedos, de modo a equilibrar a força acoplada.

Os exercícios para o ombro também devem ser introduzidos o mais cedo possível, embora deva ser empregado com cuidado os exercícios de rotação externa, por causa do potencial para o estresse valgo no cotovelo.[5,112,120,121] Nas fases iniciais da dor, a modificação da atividade pode envolver a alternância entre séries de baixa e alta intensidade.[122,123] A resistência é desenvolvida com o tempo, quando o paciente é capaz de tolerar mais repetições e atividades sustentadas. Se a resistência não for desenvolvida e a unidade miotendínea ficar fatigada, a porção muscular pode não mais absorver os estresses, e estresses maiores são absorvidos pelo tendão.[124] Durante todas as fases de reabilitação e exercício, o treinamento deve estar dentro dos limites fisiológicos para a resposta celular e homeostase.[125] Portanto, o teste relativo é, algumas vezes, aconselhado durante períodos de dor.

A estabilidade do ombro e do cotovelo é extremamente importante para aqueles pacientes que retornam a esportes com movimentos acima da cabeça e pode ser trabalhada usando padrões de facilitação neuromuscular proprioceptiva (FNP) com resistência crescente.

Assim que os testes funcionais estejam livres de dor, um programa de fortalecimento excêntrico baseado nos princípios de cicatrização pode ser iniciado. Esses exercícios são um componente essencial do programa de reabilitação em condições como a epicondilite medial ou lateral. A crioterapia deve ser usada imediatamente após os exercícios.

Na presença de lassidão articular que não é controlável com o exercício adequado ou com modificações ergonômicas, a imobilização pode ser efetiva.

Fase funcional

A fase funcional trabalha quaisquer problemas de sobrecarga no tecido e deficiências biomecânicas funcionais. Os objetivos da fase funcional são:

▶ Atingir a amplitude de movimento completa livre de dor na cadeia cinética superior.

▶ Restaurar a cinemática articular normal.

▶ Melhorar a força muscular dentro dos limites normais (DLN).

▶ Melhorar o controle neuromuscular.

▶ Restaurar as forças acopladas musculares normais.

Se os pés e o tronco estão estabilizados durante uma atividade, a cadeia cinética do quadrante superior envolve a coluna cervical, o desfiladeiro torácico, a coluna torácica, o ombro, o cotovelo, o punho e a mão. O quadrante superior opera como uma unidade mecânica cujos elos são funcionalmente interdependentes um do outro.

Os atletas instintivamente modificam suas técnicas de jogo para evitar movimentos que envolvam tecidos doloridos, lesionados e para evitar abuso adicional dos tecidos com esforço repetitivo.[123,125] Por exemplo, de modo a adaptar a fraqueza dos músculos do ombro, um tenista tenta gerar força com os músculos do antebraço, predispondo-se, desse modo, à tendinose do cotovelo. A aplicação de exercícios de cadeia cinética para o tratamento do cotovelo envolve o fortalecimento dos músculos do manguito rotador e daqueles ao redor da escápula. A fraqueza dos músculos do ombro, especialmente os rotadores externos, deve ser tratada em pacientes que têm tendinose crônica do cotovelo enquanto participam de esportes com raquetes ou de arremesso.[112,122]

O paciente começa os exercícios concêntricos com um tubo elástico para estimular a atividade na extremidade superior (Fig. 15-49), a princípio com o uso de velocidade e resistência baixa; a velocidade e a intensidade da resistência sofrem, desse modo, um aumento gradual.

A cocontração dos músculos ao redor do cotovelo pode ser produzida com exercícios de cadeia fechada, como o apoio, os exercícios em posição de quatro apoios e mergulhos, incorporando uma ampla variedade de equipamentos, como bolas de ginástica, pranchas BAPS, minitrampolim e prancha de deslizamento.

O treinamento pode envolver, também, cocontrações musculares dinâmicas de cadeia cinética aberta usando padrões de movimento balísticos de alta velocidade, com tubo elástico que incorpora diagonais de FNP. Esses movimentos balísticos rápidos resultam em ativação sincrônica de agonistas e antagonistas.[126-128]

A função do bíceps é integral à estabilidade do complexo do cotovelo e deve ser exercitada, enfatizando contrações musculares lentas e rápidas nos modos concêntrico e excêntrico.[5] Wilk e colaboradores[5] defendem os seguintes exercícios para aumentar a estabilidade dinâmica do cotovelo:

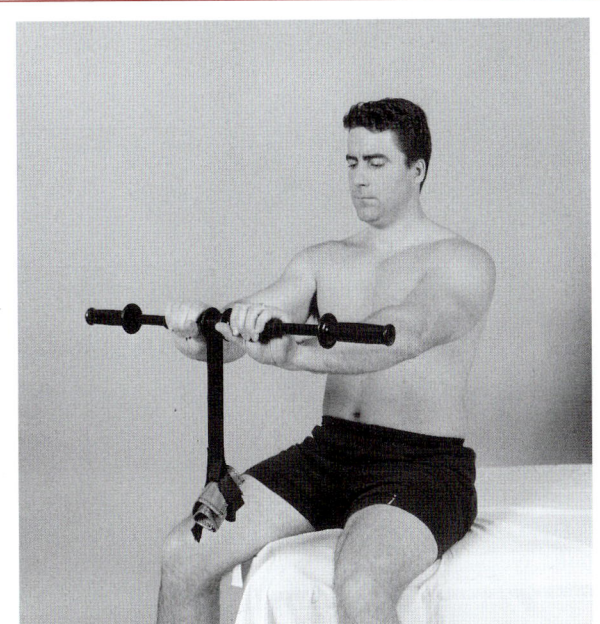

FIGURA 15-48 Exercício do cabo de vassoura.

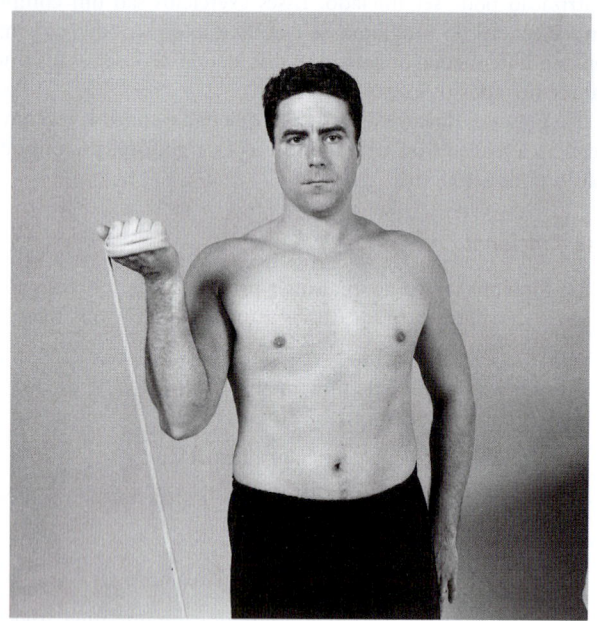

FIGURA 15-49 Exercício com tubo elástico.

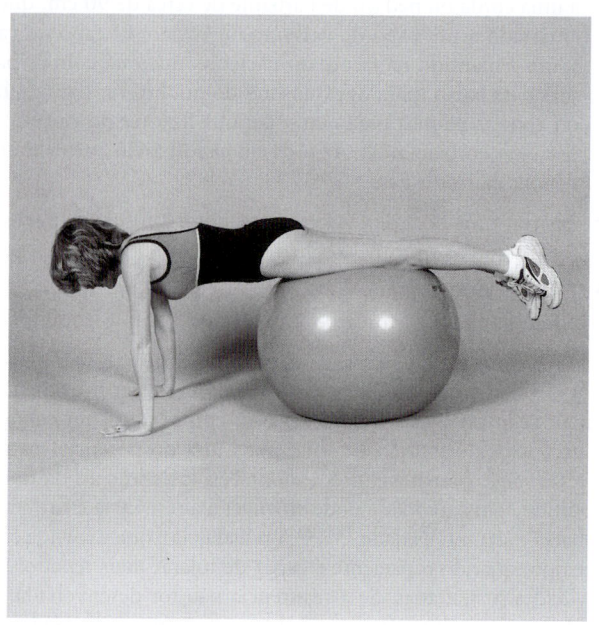

FIGURA 15-50 Exercícios de estabilização com bola suíça.

▶ O paciente flexiona o cotovelo contra a resistência proporcionada pelo tubo elástico.

▶ O paciente mantém uma posição isometricamente, enquanto o fisioterapeuta emprega resistência de estabilização rítmica anterior e posteriormente.

O procedimento é repetido para os flexores-extensores do punho e os pronadores-supinadores do antebraço.

Os exercícios pliométricos também são usados no cotovelo com tubo elástico.[129] O paciente segura o tubo elástico e flexiona por completo o cotovelo, com o ombro flexionado em cerca de 60°. Essa posição é mantida por pouco tempo. O paciente libera, então, a posição isométrica, permitindo que o cotovelo estenda-se rapidamente. Quando a extensão total é atingida, o movimento é logo invertido em flexão total.[129] Os pronadores-supinadores do antebraço podem ser exercitados de maneira similar.

Os estabilizadores do ombro, tríceps e flexores-extensores do punho podem ser treinados usando exercícios com bola suíça (Fig. 15-50), arremesso de futebol com *medicine ball* (Fig. 15-51), passe diagonal (Fig. 15-52) arremesso lateral (Fig. 15-53), aperto de bola (Fig. 15-54) e apoio ajoelhado (Fig. 15-55).

O treinamento específico do esporte é essencial antes que um atleta retorne à atividade. A frase popular "sem dor, sem ganho" não é mais aceitável durante a reabilitação musculoesquelética. Deve haver uma transição gradual de volta às atividades esportivas e outras atividades extenuantes da vida diária, dependendo da recuperação dos tecidos envolvidos e da restauração das habilidades atléticas exigidas para a execução da atividade. Com frequência, o paciente retorna prematuramente às atividades, e tem como resultado uma nova lesão. Isso é frustrante e desencorajador para o paciente.

De modo que o atleta comece a retornar às atividades esportivas, o cotovelo deve ter a amplitude de movimento total, livre de dor; nenhuma dor ou sensibilidade no exame físico e força, potência e resistência muscular adequadas que sejam de 70% do lado não envolvido.[5]

Aqueles atletas que estão retornando aos arremessos podem submeter-se a uma comparação de força por intermédio do teste isocinético. Isso pode ser atingido com o paciente na posição sentada. Velocidades de 180 e 300° por segundo são empregadas. Uma comparação bilateral deve indicar que os flexores do cotovelo do atleta

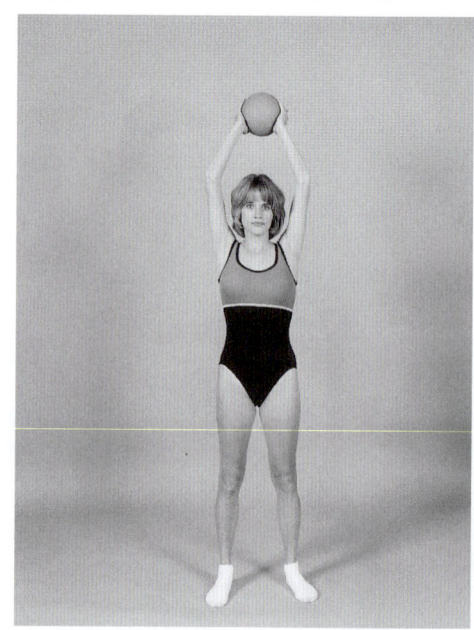

FIGURA 15-51 Arremessos de futebol com *medicine ball*.

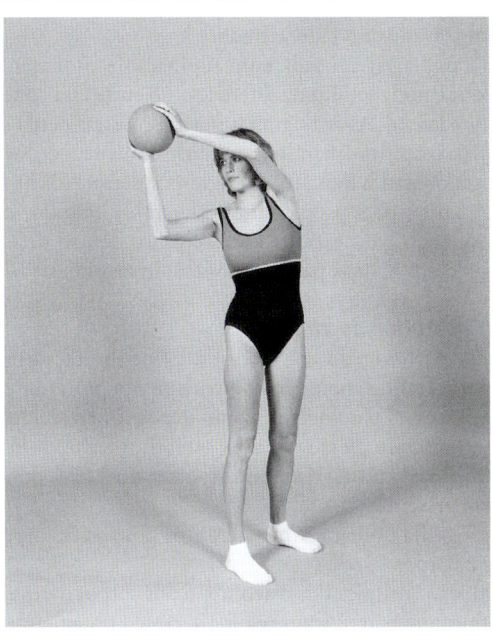

FIGURA 15-52 Diagonais de FNP.

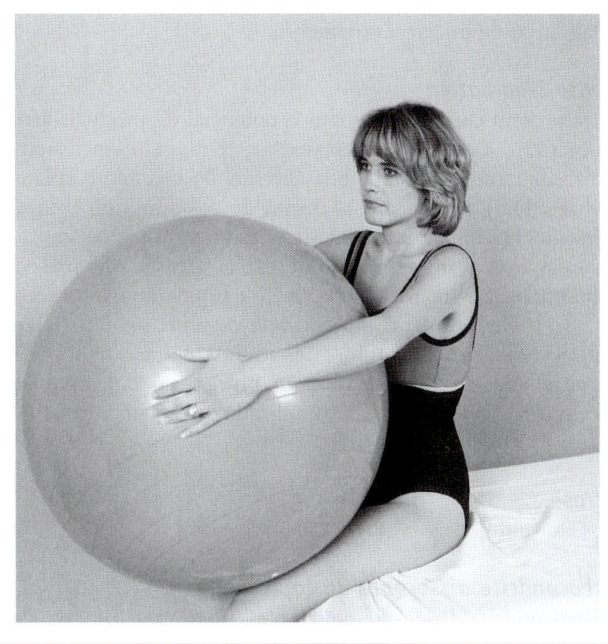

FIGURA 15-54 Aperto de bola.

que pratica manobras acima da cabeça são 10 a 20% mais fortes, os extensores do cotovelo são 5 a 15% mais fortes quando comparados com o lado não envolvido e que a razão flexor-extensor deva ser de 70 a 80% em 180° por segundo e 63 a 69% em 300° por segundo.[5]

Exercícios de fortalecimento avançados específicos para a atividade/posição do paciente são enfatizados durante a parte final dessa fase. Estes abordam fortalecimento de alta velocidade/alta energia e contrações musculares excêntricas executadas em posição funcional.[5]

Padrão de prática 4D: Distúrbios na mobilidade articular, na função motora, no desempenho muscular e na amplitude de movimento associados a distúrbios do tecido conjuntivo

Os danos envolvendo a restrição capsular incluem todas as formas de artrite. É importante que o fisioterapeuta estabeleça a causa da artrite usando a história, os testes e medidas, os resulta-

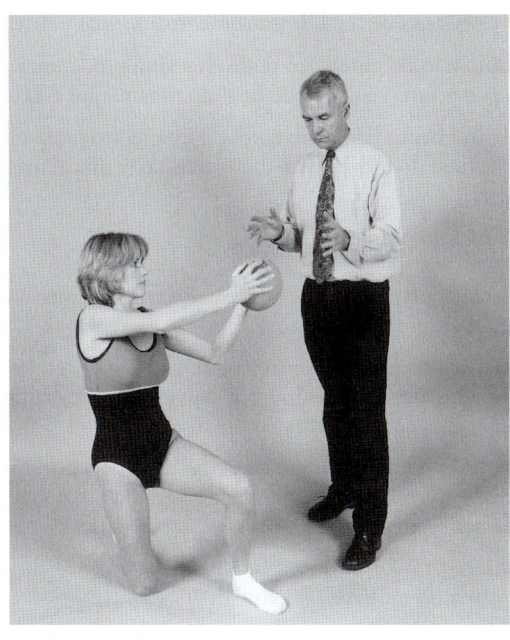

FIGURA 15-53 Passe lateral.

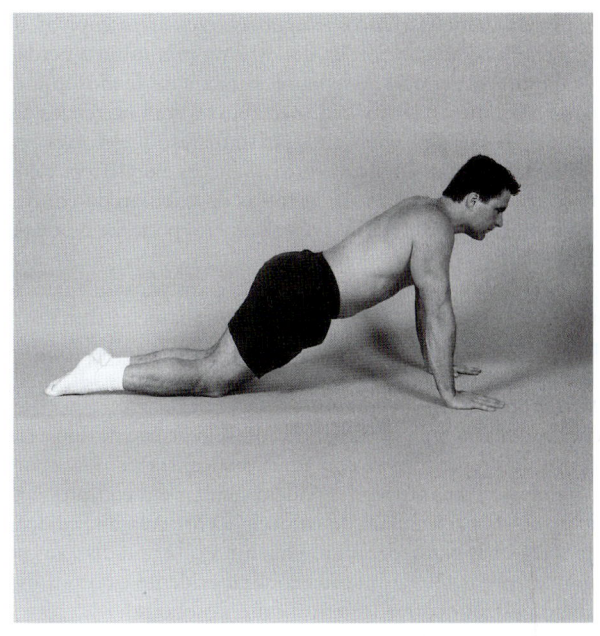

FIGURA 15-55 Apoio ajoelhado.

dos dos estudos de imagem e achados de quaisquer testes laboratoriais antes de iniciar o tratamento.

Artrite traumática
O trauma no cotovelo que tem o potencial de produzir artrite traumática é a lesão de hiperextensão, resultando em distensão da cápsula anterior e da banda anterior do ligamento colateral medial (ulnar). O paciente se queixa de dor difusa no cotovelo, especialmente na região medial. No exame, um padrão capsular de flexão passiva mais limitado do que a extensão está presente, enquanto os movimentos de pronação e supinação não são afetados. A artrite traumática no cotovelo costuma ser tratada com infiltração de corticoesteroides nos adultos, enquanto, em crianças, o tratamento recomendado é um breve período de imobilização em uma tipoia seguido de amplitude de movimento (ADM) passiva e ativa suave.

Artrose
Ver Capítulo 9.

Osteocondrite dissecante do capítulo
A osteocondrite dissecante ocorre em muitas áreas do esqueleto adolescente, e os pacientes geralmente apresentam-se com um início gradual de dor difusa na parte lateral do cotovelo, acompanhada de diminuição na amplitude de movimento, incluindo bloqueio.[130] A etiologia dessa condição não é completamente entendida, mas sua ocorrência em adolescentes relaciona-se, provavelmente, à lesão arterial focal e subsequente necrose do osso resultante do aumento das forças de compressão lateral radioumeral.[131]

A dor é sentida na articulação radiocapitular e aumenta com atividades que envolvem pronação e supinação. O exame físico demonstra perda de extensão ativa e passiva total do cotovelo. O teste resistido pode produzir crepitação, além da dor na articulação radioumeral.[131] Os raios X podem revelar achatamento ou distorção focal do capítulo e, talvez, até corpos livres.

A intervenção para essa condição depende dos achados dos exames radiográficos, clínicos e, algumas vezes, artroscópicos, mas em geral se foca no controle da dor.[131] Para minimizar a perda de força durante o período de repouso, geralmente se mostram efetivos de 3 a 4 meses de atividade não abusiva com exercícios direcionados. Os exercícios prescritos são similares àqueles para a epicondilite lateral com ênfase na força do bíceps e do tríceps e equilíbrio muscular para controlar as forças de extensão do cotovelo. Uma imobilização para limitar o movimento pode ser usada para reduzir o estresse.

A intervenção cirúrgica é reservada para pacientes não responsivos às medidas conservadoras ou para aqueles com corpos livres ou separação do capuz da cartilagem.[131]

Condromalacia radiocapitular
A condromalacia radiocapitular do cotovelo ocorre devido às forças em valgo repetitivas, como aquelas encontradas nos esportes de arremesso. Essas atividades podem resultar em compressão da articulação da parte lateral do cotovelo da articulação radiocapitular e, algumas vezes, dano subsequente à cabeça radial, ao capítulo ou a ambos. A fratura osteocondral evidente e corpos livres também podem ocorrer (osteocondrite dissecante).

Os sintomas comuns são crepitação, restrição, bloqueio e dor na parte lateral do cotovelo com flexão e extensão ativas e pronação e supinação do cotovelo. O edema e a sensibilidade localizados são observados no lado afetado.

Uma carga axial aplicada com supinação e pronação passiva provoca dor e pode ser útil na diferenciação entre essa condição de epicondilite lateral. As radiografias podem mostrar perda de espaço articular, osteófitos marginais e, possivelmente, corpos livres.

Casos moderados dessa condição respondem a AINEs e a exercícios prescritos para a epicondilite lateral. Contudo, deve ser tomado cuidado para executar os exercícios dentro de amplitudes livres de dor apenas para propósitos de segurança.

Impacto posterior do cotovelo
O impacto posterior do cotovelo resulta de limitação mecânica do osso e dos tecidos moles no compartimento posterior do cotovelo. Os processos patológicos, como depósitos de tecido fibroso na fossa do olécrano, lesão condral, osteófitos e corpos livres são, algumas vezes, a causa.[132] A insuficiência do LCM pode, também, estar presente.

A radiografia pode mostrar osteófitos posteriores ou póstero-mediais e corpos livres.

A remoção cirúrgica dos osteófitos e dos corpos livres é indicada se os sintomas não tiveram resolução com o tratamento conservador de amplitude de movimento e exercícios de fortalecimento.

Mau posicionamento do cotovelo
Lesão da ulna abduzida. Esta lesão resulta, geralmente, de uma queda sobre a mão estendida (QSME), forçando a ulna medialmente em extensão e abdução total. Os achados clínicos incluem:[133]

▶ Aumento do ângulo de carregamento e rádio aparentemente mais longo, que é forçado a deslizar distalmente. No início, a mão é mantida em leve desvio ulnar devido à alteração distal relativa do rádio. Contudo, isso geralmente se adapta, produzindo uma alteração carpal ulnar devido à tração dos músculos que realizam o desvio radial e dos extensores do carpo.

▶ A flexão do cotovelo pode estar reduzida, mas em geral apenas a sensação de final do movimento anormal é detectada.

▶ A supinação do antebraço pode estar diminuída, mas em geral apenas uma sensação de final do movimento é detectada.

▶ O deslizamento lateral no cotovelo está reduzido, com sensação de final do movimento dura anormal (a ulna é incapaz de aduzir).

▶ Extensão do punho reduzida.

Existem, potencialmente, muitas e variadas consequências dessa lesão, como:[133]

▶ O desenvolvimento de sintomas do cotovelo de tenista quando os músculos que realizam o desvio radial trabalham em excesso para corrigir o desvio ulnar.

▶ Uma lesão de tração ulnar nervosa, distensão no ligamento medial e epicondilite medial devido ao aumento do seu ângulo de carregamento.

▶ Disfunção carpal devido à biomecânica anormal do punho por causa do rádio distalmente deslocado.

▶ Lassidão do LCM devido à adaptação produzida para corrigir o desvio ulnar.

▶ Hipertonicidade e uso excessivo dos desviadores e extensores radiais quando a mão adota uma posição neutra tentando desviar ou estender radialmente.

A intervenção para essas condições envolve a correção da má posição com mobilizações articulares ou um *thrust* de alta velocidade. Essas técnicas estão descritas na seção "Técnicas terapêuticas".

Lesões da ulna aduzida. Na lesão da ulna aduzida, não há envolvimento do punho. Na verdade, a cabeça do rádio impacta o capítulo, resultando em diminuição da extensão e pronação e achados clínicos que são exatamente o oposto daqueles descritos anteriormente. As consequências dessa lesão são menos graves do que com a ulna abduzida, uma vez que o deslocamento do punho é menor devido à acomodação pelo menisco ulnar, mas elas incluem:[133]

▶ O desenvolvimento dos sintomas do cotovelo de tenista devido ao alongamento prolongado no tendão extensor comum.
▶ Lassidão do LCM.
▶ Disfunção carpal menor.
▶ Ruptura do menisco ulnar devido à compressão contínua.

Lesão na cabeça radial posterior (rotação externa da ulna). Com essa lesão, a cabeça radial desloca-se posteriormente em extensão sobre o úmero e a ulna. Em geral, há história envolvendo supinação forçada ou excessiva. O teste de amplitude de movimento demonstra diminuição da extensão do cotovelo e da pronação do antebraço. O teste de movimento passivo acessório revela redução do deslizamento radial medial e espaço diminuído, entre a ulna e o rádio.

Lesão da cabeça radial anterior (rotação interna da ulna). Com essa lesão, a cabeça radial desloca-se anteriormente em flexão sobre o úmero e a ulna. Em geral, há história envolvendo pronação forçada ou excessiva. O teste de amplitude de movimento demonstra redução da flexão do cotovelo e da supinação do antebraço. O teste de movimento acessório passivo revela deslizamento radial lateral diminuído.

Distensão do ligamento colateral medial (ulnar)
Os mecanismos mais comuns da insuficiência do LCM são atenuação crônica do valgo e das forças de rotação externa,[18,28,53,134,135] como visto no saque do tênis ou no arremesso do beisebol,[136,137] bem como em condições pós-traumáticas, em geral após uma lesão QSME.[15] As lesões associadas após o trauma incluem fraturas da cabeça radial, olécrano ou epicôndilo umeral medial.[18,28] A lesão no LCM pode ser também iatrogênica, secundária a epicondilectomia excessiva para a síndrome do túnel cubital.[138,139] A irritação do nervo ulnar, com sintomas de neurite ulnar, pode estar presente secundariamente à inflamação do complexo ligamentar.[53,140,141]

A queixa mais comum do paciente é dor na parte medial do cotovelo na origem do ligamento[131] ou no local de inserção, se há avulsão aguda.[15] Se o limitador primário ao estresse em valgo é o feixe anterior do LCM,[10,16-20,25] o exame físico para um indivíduo com insuficiência articular medial presumida deve focar-se na palpação do trajeto do LCM.[15] Deve ser feito o estresse em valgo do cotovelo.

Um estabilizador secundário importante do cotovelo é a geometria articular do complexo articular.[17,24] O estresse repetitivo na articulação pode levar à formação de osteófito e a mudanças degenerativas, que produzem dor na parte medial do cotovelo.

A intervenção para os sintomas iniciais da lesão do LCM no atleta de arremesso envolve repouso e modificação da atividade ou restrição por cerca de 2 a 4 semanas, exercícios de amplitude de movimento, modalidades de fisioterapia e AINEs.[27] Uma amostra de protocolo para a intervenção conservadora da distensão de ligamento colateral medial (ulnar) é esboçada na Tabela 15-9.

O fortalecimento e alongamento do FUC, pronador redondo e flexor superficial dos dedos são iniciados logo que o estágio inflamatório agudo tenha cedido e são executadas as amplitudes médias de movimento livres de dor.[136,142-144] São enfatizados os exercícios isométricos dos flexores do antebraço, desviadores ulnares e pronadores, de modo a aumentar seu papel como estabilizadores secundários da articulação medial. Além disso, o fortalecimento dos músculos do ombro e do cotovelo ajuda a prevenir ou minimizar a lesão e facilita a reabilitação.[131,142] Um programa de arremesso e de condicionamento bem-supervisionado é iniciado em cerca de três meses, assim que o atleta tenha readquirido a amplitude de movimento e a força totais.[27]

O reparo cirúrgico do LCM é requerido apenas para atletas profissionais de arremesso ou para aqueles envolvidos em trabalho manual pesado,[15] uma vez que a lassidão em valgo mostrou causar dano funcional mínimo com as atividades normais da vida diária.[28] O reparo cirúrgico ou a reconstrução (ver Cap. 28) pode ser executado com ou sem transposição do nervo ulnar.[145] O tendão palmar longo, que foi considerado como tendo força de tensão de 357 N, é o enxerto mais usado para a reconstrução do cotovelo,[146] embora os tendões plantar e extensor dos dedos do pé também possam ser usados.[134]

Distensão do LCL
A instabilidade rotatória póstero-lateral resulta da insuficiência do suporte de tecido mole lateral do cotovelo, especialmente o complexo do LCL.[31,101,147] Essa condição tipicamente envolve a combinação de compressão axial, rotação externa e força em valgo aplicada ao cotovelo.[148,149] Ela pode, também, ter origem iatrogênica e ter sido relatada após um debridamento agressivo subjacente dos tecidos moles laterais para pacientes com cotovelo de tenista recalcitrante.[147,150]

Instabilidade
As articulações umeroulnar e umerorradial fornecem cerca de 50% da estabilidade global do cotovelo.[17,20,21] O suporte adicional é fornecido pelos ligamentos e músculos. Os músculos flexor e pronador, que se originam no epicôndilo medial, fornecem suporte estático e dinâmico adicional para a parte medial do cotovelo,[2] com o FUC e o flexor superficial dos dedos sendo os mais efetivos nesse caso.[142]

Embora a instabilidade do cotovelo tenha sido documentada durante décadas, o mecanismo pelo qual o cotovelo torna-se recorrentemente instável foi descrito apenas na década passada, assim como também o foram os testes para a tomada de diagnóstico da instabilidade do cotovelo.[101,148]

Um sistema simples de classificação para a instabilidade do cotovelo, que consiste em cinco critérios, é necessário para o correto diagnóstico e tomada de decisão sobre o tratamento:[151-153]

TABELA 15-9 Intervenção conservadora para distensão do ligamento colateral medial (ulnar)

Fase	Intervenção
Fase 1: movimento imediato	*Objetivos* ○ Aumentar a ADM ○ Promover a cicatrização do LCU ○ Retardar a atrofia muscular ○ Diminuir a dor e a inflamação (gelo e compressão) *Amplitude de movimento* ○ Imobilização (opcional) ADM indolor (20-90°) ○ ADM ativo assistido, ADM passivo do cotovelo e punho (amplitude indolor) *Exercícios* ○ Isométricos – musculatura do punho e do cotovelo ○ Fortalecimento do ombro (sem fortalecimento da rotação externa)
Fase 2: intermediária	*Objetivos* ○ Aumentar a ADM ○ Melhorar a força e a resistência ○ Diminuir a dor e a inflamação (gelo e compressão) ○ Promover a estabilidade *Amplitude de movimento* ○ Aumentar gradualmente o movimento 0-135° (aumentar 10° por semana) *Exercícios* ○ Iniciar os exercícios isotônicos ○ Flexão do punho ○ Extensão do punho ○ Pronação-supinação ○ Bíceps-tríceps
Fase 3: avançada	*Critérios para avançar para a fase 4* ○ ADM total ○ Sem dor ou sensibilidade ○ Sem aumento na lassidão ○ 4/5 da força dos flexores-extensores do cotovelo *Objetivos* ○ Melhorar a força, a potência e a resistência. ○ Melhorar o controle neuromuscular. *Exercícios* ○ Iniciar o exercício com o tubo e programa do ombro ○ Programa dos "Dez exercícios do arremessador" ○ Programa de bíceps-tríceps ○ Supinação-pronação ○ Extensão-flexão do punho
Fase 4: retorno à atividade	*Critérios para avançar para o retorno a arremessar* ○ ADM total, indolor ○ Sem aumento na lassidão ○ O teste isocinético preenche os critérios ○ Exame clínico satisfatório *Exercícios* ○ Iniciar o programa intervalado de arremesso ○ Continuar o programa de "Dez exercícios do arremessador" ○ Continuar com os pliométricos

Reproduzida, com permissão, de Wilk KE, Andrews JR: Elbow injuries. In: Brotzman SB, Wilk KE, eds. *Clinical Orthopaedic Rehabiliation.* Philadelphia. Mosby, 2003:85–123.

1. *A fase.* (aguda, crônica ou recorrente).
2. *As articulações envolvidas.* Como o cotovelo é uma articulação complexa, existem duas categorias de instabilidade, de acordo com as articulações envolvidas, embora a instabilidade possa envolver ambas as articulações de maneira combinada:[151]

    a. *A articulação gínglima (articulação ulnoumeral).* A instabilidade pode ser congênita ou adquirida, embora a primeira seja rara. É mais comum a articulação gínglima ficar predisposta à instabilidade recorrente.

    b. *A articulação radioulnar proximal.* Envolve subluxação ou luxação da cabeça do rádio em relação à ulna, que pode ser congênita ou adquirida. A luxação da cabeça do rádio em relação à ulna é geralmente traumática e muitas vezes parte de uma fratura-subluxação de Monteggia.

3. *A direção da luxação (em valgo, em varo, anterior ou rotatória posterior).*

   a. *Luxação em valgo.* Como no joelho, os estabilizadores mediais do cotovelo são os mais fortes. O mecanismo é geralmente uma lesão QSME (pode também ser pelo uso de uma marreta) e ocorre em atletas que executam movimento acima da cabeça, como arremessadores de beisebol e lançadores de disco.[135] A instabilidade é caracterizada pela dor na região ântero-medial do braço, limitação da flexão de moderada a grave (aguda) e teste em valgo positivo a 20° de flexão. A instabilidade em valgo é vista em uma de duas variações: sobrecarga pós-traumática ou crônica.[151]

      A instabilidade em valgo pós-traumática implica ruptura do LCM.[154] Esse tipo de instabilidade pode estar associada à ruptura de outros tecidos moles na porção medial do cotovelo, incluindo o flexor comum e origem do pronador. A instabilidade em valgo costuma ser encontrada em pacientes com fraturas da cabeça do rádio associadas a rupturas do LCM ou em pacientes com instabilidade grave no cotovelo, como ocorre após uma luxação com ruptura do complexo do ligamento lateral.

      A instabilidade em valgo pode ocorrer do microtrauma repetitivo ou sobrecarga, resultando em atenuação ou ruptura da banda anterior do LCM.

   b. *Luxação em varo.* Por causa do alinhamento anatômico, as forças sobre o cotovelo são, em sua maioria, em valgo. Assim, um mecanismo varo puro de lesão é incomum.[132] Mais frequente é o varo combinado e o mecanismo rotacional externo de lesão, como em condições do tipo QSME. Entretanto, a instabilidade lateral pode ocorrer de forma aguda em pacientes com luxações no cotovelo e em muitos pacientes com instabilidade crônica ou recorrente quando o LCL falha em cicatrizar-se.[151] Pacientes com instabilidade em varo provavelmente não irão se queixar de sintomas, exceto, talvez, aqueles que usam seus braços como extremidades de sustentação de peso (indivíduos que utilizam muletas para caminhar).[151]

   c. *Luxações anteriores do cotovelo são raras.*[155] Essas lesões geralmente ocorrem com um golpe no cotovelo flexionado, que impele o olécrano anteriormente. As lesões associadas incluem fraturas do olécrano, com ruptura dos ligamentos colaterais e dano aos vasos e nervos ao redor da articulação. Durante o exame, o braço parece mais curto, enquanto o antebraço parece alongado e mantido em supinação. O cotovelo em geral é mantido em extensão.

   d. *Luxações posteriores.* A luxação posterior do cotovelo é muito mais comum do que a luxação anterior ou lateral. Com as luxações posteriores, a ulna é deslocada posteriormente em relação ao úmero distal. O braço do paciente é mantido em 45° de flexão. As luxações posteriores podem ser subdivididas em três tipos: posterior, póstero-medial e póstero-lateral.[147,153] A mais comum é a póstero-lateral, em vez da posterior direta, de modo que o processo coronoide pode passar inferiormente à tróclea. A luxação ulnar no úmero é tridimensional (o rádio se move com a ulna), de sorte que a ulna supina (roda externamente) para longe da tróclea.[151] O ligamento colateral lateral ulnar é o limitador estático primário contra a instabilidade rotatória póstero-lateral.[148] O mecanismo mais comum para instabilidade póstero-lateral envolve atenuação proximal ou avulsão das origens ligamentares ou musculares do epicôndilo lateral durante um evento traumático.[30,31,154,156-158] O teste de deslocamento de pivô lateral, também chamado de teste de instabilidade rotatória póstero-lateral, é o melhor achado no exame físico.[132] A intervenção cirúrgica para a instabilidade rotatória póstero-lateral envolve o reparo do tendão comum e origem do ligamento para o epicôndilo lateral para restabelecer a estabilidade da parte lateral do cotovelo.[15]

4. *O grau de luxação (subluxação ou luxação).* A instabilidade rotatória pode ser considerada um espectro. Ela consiste em três estágios e cada um deles apresenta aspectos clínicos, radiográficos e patológicos específicos que são previsíveis e têm implicações para o tratamento:[151]

   a. *Estágio 1.* O cotovelo subluxa em direção rotacional póstero-lateral e o paciente tem um teste de deslocamento de pivô lateral positivo associado.

   b. *Estágio 2.* O cotovelo não luxa por completo, de sorte que o coronoide permanece sob a tróclea.

   c. *Estágio 3.* O cotovelo luxa por completo, de maneira que o coronoide situa-se atrás do úmero.

5. *A presença ou ausência de fraturas associadas.* As subluxações e luxações do cotovelo podem estar associadas com fraturas no cotovelo. As fraturas-luxações mais comumente envolvem a cabeça coronoide e/ou do rádio, uma lesão muito difícil de tratar e propensa a resultados insatisfatórios, que tem sido chamada de "tríade terrível" do cotovelo.[159] Quando as cabeças do rádio e coronoide estão fraturadas em cotovelo luxado, este é estável ao valgo quando o antebraço é mantido pronado.

O diagnóstico para a instabilidade do cotovelo é feito pela história e por um exame físico cuidadoso. Os pacientes tipicamente se apresentam com uma história de crepitação dolorosa recorrente, estalido, batida ou bloqueio no cotovelo. O exame revela que isso ocorre na porção estendida do arco de movimento, com o antebraço supinado.[151] O fisioterapeuta também deve executar um exame dos nervos periféricos e pulsos distais para ajudar a determinar a gravidade da instabilidade. O edema pode tornar o diagnóstico da instabilidade do cotovelo difícil. Contudo, se o fisioterapeuta palpa os dois epicôndilos e a ponta do olécrano, os seguintes achados ajudam a determinar o diagnóstico:

▶ Se os três pontos estão no mesmo plano, suspeita-se de fratura supracondilar.

▶ Se o olécrano está deslocado do plano dos epicôndilos, suspeita-se de luxação posterior.

O diagnóstico de luxação pode ser confirmado pela radiografia.

Com pacientes que se apresentam com história de luxação, o diagnóstico de instabilidade recorrente no cotovelo deve ser suspeitado. Esse diagnóstico também deve ser considerado quando houve trauma sem luxação. A instabilidade recorrente pode, ainda, ser causada pela cirurgia. Exemplos incluem a cirurgia para o cotovelo de tenista ou cirurgia na cabeça do rádio causada pela violação da porção ulnar do complexo do LCL, com atenção inadequada quanto ao seu reparo.[101,147,150,151]

A intervenção conservadora para a instabilidade do cotovelo deve focar-se em toda a cadeia cinética, como as extremidades inferiores e o tronco.[160,161] No programa de fortalecimento estão incluídos:[161,162]

▶ Exercícios para a perna e a pelve, com ênfase no fortalecimento do grupo dos glúteos.

▶ Fortalecimento do tronco, em especial em rotação.

▶ Exercícios de controle escapulotorácico.

▶ Fortalecimento do manguito rotador, com enfoque no treinamento excêntrico.

▶ Exercícios de flexão e extensão do cotovelo.

▶ Exercícios de pronação e supinação do antebraço.

▶ Fortalecimento do punho.

A rigidez da cápsula posterior no ombro deve ser tratada e o fisioterapeuta deve garantir que o atleta de arremesso tenha 180° de movimento na articulação glenoumeral.[163]

Exercícios de FNP, de estabilização rítmica e pliométricos são usados para melhorar a estabilização funcional da articulação, começando com os exercícios com as duas mãos em alcances não provocativos e o cotovelo próximo ao corpo, avançando para atividades com uma das mãos com o braço envolvido na posição de arremesso.[33]

Uma amostra de protocolo para a intervenção conservadora após uma luxação do cotovelo é destacada na Tabela 15-10.

A intervenção cirúrgica é reservada para aqueles pacientes nos quais as medidas conservadoras falharam.

Padrão de prática 4E: Distúrbios na mobilidade articular, na função motora, no desempenho muscular na amplitude de movimento associados a inflamações localizadas

O cotovelo é um local comum de lesões por esforço repetitivo. As lesões por esforço repetitivo resultam do trauma repetitivo que leva à inflamação e/ou dano do tecido local na forma de degeneração celular e extracelular. Esse dano ao tecido pode ser cumulativo, resultando em tendinite ou tendinose, fraturas por estresse, entorses ligamentares ou miosite. Tanto fatores intrínsecos como extrínsecos contribuem para lesões por esforço repetitivo. Os fatores intrínsecos são anormalidades biomecânicas únicas para um paciente específico; os fatores extrínsecos são primariamente erros de treinamento (técnica ruim, equipamento impróprio e mudanças na duração ou na frequência da atividade).

TABELA 15-10 Intervenção conservadora após luxação no cotovelo

Fase	Intervenção
Fase 1 (dias 1 a 4)	▶ Imobilização do cotovelo em 90° de flexão em uma tipoia posterior acolchoada por 3 a 4 dias. ▶ Começar com exercícios de preensão leves (massinha ou bola de tênis). ▶ Evitar qualquer ADM passivo (o paciente executa ADM ativo quando a imobilização posterior for removida e substituída por imobilização flexível para o cotovelo ou tipoia). ▶ Evitar estresses em valgo no cotovelo. ▶ Usar crioterapia e estimulação galvânica de alta voltagem (EGAV).
Fase 2 (dias 4 a 14)	▶ Substituir a imobilização posterior com uma tipoia flexível para o cotovelo inicialmente colocada em 15 a 90°. ▶ ADM ativo do punho e dedos em todos os planos. ▶ ADM ativo do cotovelo (*evitar* estresse em valgo) – flexão – extensão – supinação – pronação. ▶ Isométricos de flexão de ângulos múltiplos. ▶ Isométricos de extensão de ângulos múltiplos (evitar o estresse em valgo). ▶ Flexão/extensão de punho. ▶ Roscas de bíceps leves. ▶ Exercícios para os ombros (evitar rotação externa do ombro, pois coloca estresse em valgo no cotovelo). O cotovelo é estabilizado durante os exercícios para o ombro.
Fase 3 (semanas 2 a 6)	▶ A imobilização flexível colocada em 0° para flexão total. ▶ Progressão ERP dos exercícios do cotovelo e punho. ▶ Liberdade para iniciar o alongamento moderado de longa duração, com carga baixa por volta de 5 a 6 semanas para a perda de extensão do paciente. ▶ Progressão gradual do peso nas roscas, extensão do cotovelo e assim por diante. ▶ Iniciar os exercícios e as manobras específicas do esporte. ▶ Exercícios de rotação externa e interna do ombro podem ser incorporados em 6 a 8 semanas. ▶ Por volta de 8 semanas, no paciente assintomático, iniciar o programa intervalado de arremesso. ▶ Não retornar à atividade até que a força esteja entre 85 a 90% do membro não envolvido.

Reproduzida, com permissão, de Wilk KE, Andrews JR: Elbow injuries. In: Brotzman SB, Wilk KE, eds. *Clinical Orthopaedic Rehabilitation*. Philadelphia. Mosby, 2003: 85–123.

Bursite do olécrano

Devido a sua localização, a bolsa do olécrano é facilmente lesada por trauma direto ou irritada pelo atrito repetitivo e sustentação de peso, causando bursite. A bursite do olécrano é comum em estudantes e lutadores, bem como em atletas de basquetebol, futebol americano, futebol sete e hóquei, esportes em que o potencial para quedas e choques no cotovelo em superfícies duras é maior.[164]

A bursite aguda apresenta-se como um edema sobre o processo do olécrano que pode variar de uma pequena distensão a uma massa com diâmetro tão grande quanto 6 cm.[165] Uma bolsa inflamada pode, ocasionalmente, tornar-se infectada, requerendo diferenciação entre bursite séptica e não séptica.[166]

A dor e o edema podem ser graduais, como nos casos crônicos, ou súbitas, como na lesão aguda ou nas infecções.[165] Hiperemia e calor sugerem infecção, enquanto sensibilidade anormal indica trauma ou infecção como causa subjacente. Os pacientes muitas vezes relataram amplitude de movimento reduzida ou uma incapacidade de vestir uma camisa de manga longa.[167] Enquanto a bursite pós-traumática simples pode ser tratada com os princípios de PRICEMEM, a bolsa infectada precisa atenção médica imediata.[167]

No diagnóstico diferencial desses casos, fraturas agudas, artrite reumatoide, gota e cistos sinoviais devem ser levados em consideração.[165] Se o paciente sentir dor acentuada ou desconforto com o movimento do cotovelo, uma tipoia ajuda a reduzir esses sintomas e acalma a articulação.[165] Em casos de edema significativo ou para distinguir-se entre bursite séptica e não séptica, a aspiração é o tratamento apropriado. A aspiração também ajuda na redução do nível de desconforto e restrição de movimento. O líquido aspirado é cultivado e avaliado para cristais a fim de eliminar a possibilidade de infecção ou gota. Após a aspiração, o cotovelo deve ser mantido em uma tipoia e reavaliado depois de uma semana. A bursite que volta apesar de três ou mais aspirações repetidas, ou a infecção que não responde a antibióticos, requer avaliação para a excisão cirúrgica.[165,167]

A infiltração com corticosteroides é usada para tratar a bursite crônica quando o diagnóstico de infecção tiver sido excluído.[165]

Síndrome do impacto no olécrano

O impacto repetitivo do olécrano na fossa do olécrano ocorre com estresses em valgo em esportes de arremesso. O estresse em ambas as superfícies articulares da articulação pode resultar na formação de corpos livres, osteófitos, condromalacia e sinovite.[168]

O paciente pode relatar restrição, estalo e crepitação que pioram com a extensão do cotovelo. A extensão total pode estar limitada por um bloqueio mecânico. Os raios X confirmam corpos livres, osteófitos do olécrano e mudanças na parte anterior do cotovelo comumente associadas.

Casos moderados respondem ao programa de reabilitação com foco na restauração do movimento, força e resistência normais. A dor contínua, corpos livres ou bloqueio mecânico são indicações para cirurgia.

Lesões nos tendões do cotovelo

As lesões nos tendões nessa região podem ser divididas em várias categorias com base da natureza de seu início e nos tecidos envolvidos. Enquanto as lesões agudas no tendão, como a laceração dos tendões flexores dos dedos, são traumáticas por natureza, as lesões por esforço repetitivo crônicas são o resultado de eventos microtraumáticos múltiplos que causam ruptura da estrutura interna do tendão e produzem tendinite ou tendinose.

Tendinite bicipital. A tendinite bicipital é uma lesão por esforço repetitivo resultante da hiperextensão do cotovelo em pronação ou flexão repetitiva combinada com supinação-pronação estressante.[80] A condição é comum em halterofilistas, jogadores de boliche e ginastas. Tipicamente, existem queixas de dor localizada na região anterior da parte distal do braço. Há sensibilidade à palpação do ventre do bíceps distal, da porção miotendínea do bíceps ou da inserção bicipital da tuberosidade radial.[68,80] Outros achados incluem dor na flexão e na supinação resistida do cotovelo e dor na extensão passiva do ombro e do cotovelo.

A reabilitação está focada na força, resistência e flexibilidade do mecanismo do flexor/supinador e no fortalecimento dos estabilizadores do ombro. Outras abordagens envolvem modalidades eletroterapêuticas e térmicas, massagem friccional transversa, avaliação de ponto-gatilho e mobilizações específicas para a articulação do cotovelo.

Ruptura do tendão do bíceps. O bíceps braquial pode sofrer lesão na junção miotendínea ou na tuberosidade radial, sendo parcial ou completamente rompido. Essas lesões distais são responsáveis por 3 a 10% de todas as rupturas do tendão do bíceps, com o restante ocorrendo no ombro.[169] As avulsões do tendão do bíceps no cotovelo ocorrem quase que exclusivamente em homens.[170] A mais típica se dá no cotovelo dominante de homens na quinta década de vida.[132] As rupturas do bíceps que envolvem contratura súbita do bíceps contra uma carga significativa com o cotovelo em 90º de flexão são comuns em halterofilistas de competição.[171]

Os achados clínicos variam, dependendo de se a ruptura é parcial ou completa. A história pode envolver o relato de dor aguda, do tipo ruptura, coincidente com lesão aguda ou edema em dores relacionadas à atividade na fossa antecubital provenientes da lesão crônica.[132] O exame físico pode revelar equimose na fossa antecubital (e algumas vezes na parte ulnar distal do braço), um degrau palpável na parte distal do bíceps, perda de força de flexão do cotovelo e preensão, mas, especialmente, perda de força na supinação do antebraço.[172]

Em indivíduos ativos, o reparo primário da avulsão aguda do tendão é recomendado. Se não for reparado, é possível haver uma perda de 30% de flexão do cotovelo e de 40% de força da supinação.[172] No período pós-operatório, o cotovelo é protegido por 6 a 8 semanas, após as quais a amplitude de movimento irrestrita e os exercícios de fortalecimento suaves são iniciados. O retorno à atividade normal não é, em geral, permitido antes de decorridos aproximadamente seis meses de cicatrização.[132]

Tendinite do tríceps. A lesão de sobrecarga do tendão do tríceps resulta da extensão repetitiva. Ela pode ocorrer em atividades tais como halterofilismo profissional, boxe, ginástica, arremesso e esportes com raquetes.

O paciente relata sensibilidade localizada na inserção do tríceps no olécrano, que é agravada com a extensão resistida do cotovelo.

Raios X são indicados para descartar o diagnóstico de apofisite do olécrano na adolescência e fratura por avulsão em adultos.

Os estágios iniciais da intervenção enfatizam os princípios de PRICEMEM. Os exercícios terapêuticos enfatizam a força do mecanismo extensor do cotovelo. Exercícios de cadeia cinética fechada são particularmente efetivos.[168] São enfatizados os exercícios para força do ombro e de estabilização escapular.

Ruptura do tendão do tríceps. As rupturas do tendão do tríceps geralmente ocorrem com uma força de desaceleração durante a extensão ou uma contração descoordenada do tríceps contra o cotovelo flexionado.[173] De modo similar à ruptura do tendão do bíceps, os achados físicos dependem de se a avulsão é parcial ou total. A perda de força na extensão do cotovelo, a incapacidade de estender acima da cabeça contra a gravidade e um degrau no tendão são observados se a ruptura for completa.[132]

O reparo primário é a opção de tratamento nas rupturas agudas completas. A lesão parcial pode ser tratada de modo conservador com imobilização por cerca de três meses, seguido por um avanço gradual da amplitude de movimento e fortalecimento.

Distensão braquial. A distensão no braquial é relativamente rara, mas pode ocorrer pelo esforço repetitivo em atividades como levantamento de peso. O braquial é propenso, também, à miosite ossificante, uma formação óssea patológica, devido ao fato de que ele provavelmente sofrerá hemorragia quando lesionado (ver mais adiante).

Similar à lesão no bíceps, a dor é sentida sobre a região anterior da parte distal do braço. Há sensibilidade palpável no ventre muscular do braquial, no nível da junção miotendínea do bíceps. A supinação resistida não é dolorosa, embora a flexão resistida no cotovelo com o antebraço pronado seja.

A intervenção conservadora envolve modalidades eletroterapêuticas e térmicas, massagem friccional transversa, avaliação do ponto-gatilho, correção de desequilíbrios musculares e mobilizações específicas para a articulação do cotovelo.

Epicondilite

Definida literalmente, epicondilite sugere inflamação em um dos epicôndilos do cotovelo. Dois tipos de epicondilite são comumente descritos: cotovelo de tenista e cotovelo de golfista (ver adiante). Ambos os tipos de epicondilite são comuns em pessoas que, com frequência, usam em excesso a parte superior do braço, particularmente com atividades que envolvam rotação do braço com flexão e extensão. Entretanto, a epicondilite lateral tem sido considerada 4 a 7 vezes mais comum do que a epicondilite medial.[174]

Epicondilite lateral (cotovelo de tenista). A epicondilite lateral, mais conhecida como cotovelo de tenista, representa uma condição patológica dos músculos extensores comuns em sua origem no epicôndilo umeral lateral. Especificamente, a condição envolve os tendões dos músculos que controlam a extensão do punho e o desvio radial, resultando em dor na porção lateral do cotovelo com contração desses músculos.[131]

A primeira descrição do cotovelo de tenista é atribuída a Runge,[175] mas o nome deriva do Lawn Tennis Arm, descrito por Morris no *Lancet*, em 1882.[176] A continuidade foi dada pelo Dr. H. P. Major, em 1883, que relatava sua própria aflição.[177] Na descrição original de Runge, ele chamou essa condição de cãibra do escritor (*Schereibekrampf*) e a atribuiu a uma periostite do epicôndilo umeral lateral.[175] Desde então, ela foi referida por uma série de nomes, incluindo epicondilalgia, dor no epicôndilo, paralisia do músico (*Musikerlähmung*)[178] e dor do tênis (*Tennisschmerz*), embora a maioria dos autores tenha usado os termos epicondilite ou cotovelo de tenista.

O cotovelo de tenista afeta entre 1 e 3% da população, ocorre mais comumente entre as idades de 35 e 50 anos com uma idade média de 45 anos,[179] raramente é visto naqueles com menos de 20 anos e afeta geralmente o braço dominante.[180-182] Cyriax[183] observou que a origem do ERCC era o local primário dessa lesão e as mudanças patológicas têm sido consistentemente documentadas nessa localização,[184-187] embora os achados sejam também encontrados do ERLC e no extensor ulnar do carpo.[131] Um terço dos pacientes também apresenta envolvimento da origem do extensor comum dos dedos.[183,186,187]

A hipótese da presença de macro ou microrrupturas no tendão do ERCC estava baseada nos achados extrapolados dos exames físicos anormais e intraoperatórios mostrando alterações significativas no tendão do ERCC.[183-185,188] No entanto, um recente estudo envolvendo dissecações amplas e microscópicas descobriu que não era possível separar a origem do ERCC daquela do tendão extensor comum e que, às vezes, os dois tendões pareciam interdigitar-se, indicando que qualquer patologia acreditada como isolada do ERCC deveria ser comum a ambos.[189]

Mais de 25 condições foram sugeridas como causa de epicondilite lateral,[183] incluindo periostite,[175,180,183,190] infecção,[191,192] bursite,[180,183,193-197] fibrilação da cabeça do rádio,[198] doença da articulação radioulnar,[199] lesão no ligamento anular,[177,200,201] beliscão na franja sinovial,[202-207] tendinite calcificada,[208] causas neurogênicas,[209,210] osteocondrite dissecante e compressão do nervo radial.[63,65,209,211-213]

Lesões capsulares e ligamentares foram também mencionadas por uma série de autores. Landelius[214] considerou a tração da cabeça do rádio no ligamento orbicular e a cápsula como sua origem. Bosworth[201,215,216] considerou o impacto do ligamento orbicular sobre a cabeça do rádio o único problema.

A disfunção da coluna cervical foi sugerida como causa do cotovelo de tenista. Uma radiculopatia franca pode enfraquecer os músculos extensores no ponto em que o uso é traumático e induzir a uma ruptura de Grau I no ventre ou no tendão muscular. A compressão menos definida da raiz nervosa pode comprometer o transporte axoplasmático, produzindo manipulação trófica do músculo, o que resulta em dano. Um segmento facilitado de C5 a C6, com sua hipertonicidade resultante, pode levar à síndrome por esforço repetitivo crônico ou coordenação ruim. Wright e colaboradores[217] descobriram que as mudanças neuronais dentro da medula espinal podem ser mais importantes do que a sensibilização nociceptora periférica no desenvolvimento de distúrbios como o cotovelo de tenista. Gunn e Milbrandt[218] discutiram uma localização reflexa da dor da radiculopatia na coluna cervical em pacientes com cotovelo de tenista resistente a intervenções e que apresentavam hipomobilidade dos segmentos do movimento cervical inferior. Maitland[220] relatou, ainda, a melhora dos sintomas da epicondilite com um programa de calor, mobilização e tração dos segmentos cervicais.[219]

O ombro também foi implicado como a causa da epicondilite lateral, devido ao efeito de uma tensão anormal na fáscia claviopeitoral no plexo braquial. Essa fáscia está inserida na clavícula ao redor do músculo subclávio. Dali, ela passa para baixo na borda superior do peitoral menor e estende-se a partir da membrana intercostal anterior para o processo coracoide. A fáscia abrange o peitoral menor e torna-se o ligamento suspensor da axila. Especula-se que se a fáscia é distorcida devido à má posição clavicular, e a tração exercida sobre o plexo braquial pode levar a problemas similares àqueles encontrados na lesão cervical. Nesses casos, alterar a posição da cintura escapular (protraí-la, retraí-la, elevá-la e comprimi-la) alteraria os sintomas produzidos durante os testes isométricos.

Qualquer que seja a origem dos sintomas, a epicondilite lateral é, geralmente, o resultado do esforço repetitivo, mas pode ser de origem traumática. Enquanto as lesões macrotraumáticas podem ser claramente explicadas pelas forças que sobrepõem a força tênsil do tecido, as lesões por esforço repetitivo são um pouco mais controversas em sua patogênese. As lesões por esforço repetitivo tendem a envolver o trauma abusivo secundário à respectiva atividade, que promove a falha no tecido microtraumático. Os tendões envolvidos na locomoção e desempenho balístico, que transmitem cargas sob condições elásticas e excêntricas, são suscetíveis à lesão. Alguns tendões, como aqueles que envolvem uma superfície convexa ou o ápice de uma concavidade, aqueles que cruzam duas articulações, aqueles com áreas de suprimento vascular insuficiente e aqueles que estão sujeitos a tensões repetitivas, são bastante vulneráveis a lesões por esforço repetitivo.[221-226] Uma possível etiologia para o esforço repetitivo do cotovelo é o fato de que a mão não possui uma função de suporte, mas age predominantemente para segurar algum objeto. A preensão repetitiva, com o punho posicionado em extensão, coloca o cotovelo em risco. Os praticantes de tênis, beisebol, arremesso de dardo, golfe, *squash*, raquetebol, natação e levantamento de peso estão predispostos a esse risco.[132]

Enquanto os termos *epicondilite* e *tendinite* são comumente usados para descrever cotovelo de tenista, estudos histopatológicos demonstram que este último, muitas vezes, não é uma condição inflamatória; ao contrário, é degenerativa, uma tendinose.[174,186]

Nirschl classificou previamente os estágios de microtrauma repetitivo:[227]

▶ A lesão de estágio 1 é, provavelmente, inflamatória, e não está associada a alterações patológicas e provavelmente se resolverá de forma espontânea.

▶ A lesão de estágio 2 está associada com alterações patológicas, como tendinose ou degeneração angiofibroblástica. Esse estágio costuma estar associado a lesões relacionadas ao esporte, como o cotovelo de tenista, e a lesões por esforço repetitivo em geral. Dentro do tendão, há uma resposta fibroblástica e outra vascular (tendinose), em vez de uma resposta celular-sanguínea imune (inflamação).

▶ A lesão de estágio 3 está associada a mudanças patológicas (tendinose) e a falha estrutural completa (ruptura).

▶ A lesão de estágio 4 exibe os aspectos de uma lesão de estágio 2 ou 3 e está associada com outras mudanças, como fibrose, calcificação da matriz mole e calcificação óssea dura. As mudanças que estão associadas a lesão de estágio 4 podem também estar relacionadas com o uso de cortisona.

Nirschl[228] postula que alguns pacientes portadores do cotovelo de tenista possam ter uma predisposição genética que os torna mais suscetíveis à tendinose em múltiplos locais. Ele chama essa condição de *síndrome mesenquimatosa* na base na linha da célula de fibroblastos e na presença de alguma anormalidade potencialmente sistêmica de ligações cruzadas no colágeno produzido pelos fibroblastos. Os pacientes podem ter síndrome mesenquimatosa se revelarem duas ou mais das seguintes condições:[223,228]

▶ Cotovelo de tenista lateral bilateral.
▶ Cotovelo de tenista medial.
▶ Síndrome do túnel cubital.
▶ Síndrome do túnel do corpo (STC).
▶ Tenossinovite de De Quervain.
▶ Dedo em gatilho.
▶ Tendinose do manguito rotador.

Apresentação clínica. Três tipos de cotovelo de tenista são reconhecidos com base na maneira como começam:

▶ O tipo de início agudo (indireto) do cotovelo de tenista está associado com um mecanismo reconhecível com dor aguda, traumas associados na ocasião[229] e uma sensação de "fraqueza ou falseio" dentro do cotovelo.[183]

▶ Ruptura do ERLC com sensibilidade nos músculos[230,231] está associada com o trauma direto na porção lateral do cotovelo, mas sem ruptura dos ligamentos.[180,232]

▶ O tipo crônico está associado com início gradual, sendo ocasionalmente chamado de neuralgia ocupacional (*Beschaftigungensneuralgie*).[233]

A dor do cotovelo de tenista está muitas vezes relacionada a atividades que envolvem preensão/extensão do punho, na proporção em que os extensores do carpo devem contrair durante as atividades de segurar para estabilizar o punho. A dor difusa e a rigidez matinal são também queixas comuns.[131] Ocasionalmente, a dor é sentida à noite e o paciente pode relatar a queda frequente de objetos, em especial se eles forem carregados com a palma da mão voltada para baixo.

A localização exata da dor é revelada pela palpação e a sensibilidade é encontrada sobre o ERCC e o ERLC, especialmente no epicôndilo lateral. O local de sensibilidade máxima é mais comum sobre a região anterior do epicôndilo lateral,[131] o próximo local mais comum é sensibilidade sobre a cabeça do rádio ou onde a parte lateral do tendão extensor comum surge a partir do osso.[183] A sensibilidade pode ser encontrada, também, em outros locais, além do edema, mas não com consistência.[183] A diferenciação entre os vários tendões é obviamente importante. São reconhecidas cinco tipos de lesões no tendão do cotovelo:

▶ Uma lesão na origem do músculo do extensor radial longo do carpo (ERLC), localizada proximal ao epicôndilo lateral (Tipo 1).

▶ Tendinopatia de inserção do ERCC (Tipo 2). Este é o local mais comum e está geralmente associado ao Tipo 5. Como o ERCC se origina também do ligamento colateral radial, envolvimento do tendão pode produzir dor nesse local ou na cabeça do rádio (Tipo 3).

▶ Distensão do ventre muscular do ERCC (Tipo 4).

▶ Inflamação na origem do extensor dos dedos (Tipo 5).

Os testes de amplitude de movimento revelam, comumente, o seguinte:

▶ Os movimentos ativos são em geral indolores, embora possa haver dor com a flexão e a extensão do cotovelo.

▶ O movimento passivo pode produzir dor, especialmente com a flexão passiva do punho com o antebraço pronado e o cotovelo estendido.

Os testes resistidos reproduzem os sintomas com extensão resistida do punho e desvio radial com o cotovelo estendido.

A dor durante a extensão resistida dos dedos também foi relatada. Os testes especiais de Cozen ou de Mill costumam ser positivos.

A coluna cervical, o ombro e o punho podem ser examinados. Como muitos casos de cotovelo de tenista parecem ser secundários a disfunções na coluna cervical ou no ombro, o teste isométrico da extensão do punho em variadas posições da coluna cervical ou do ombro auxilia na diferenciação da causa. Se a causa primária ocorrer longe do local da dor, a quantidade de desconforto no teste varia com as mudanças na posição da cabeça ou da cintura escapular. Se a dor desaparecer por completo durante essas manobras, é possível que não existam mudanças patológicas sintomáticas no cotovelo, e nenhum tratamento local é requerido. Contudo, geralmente, a dor é reduzida em vez de ser eliminada, indicando que a causa pode estar longe do local da dor e mudanças patológicas locais são, então, observadas.

O cotovelo de tenista é normalmente uma queixa autolimitada; sem intervenção, os sintomas desaparecem dentro de 8 a 12 meses.

Intervenção. A falta de concordância na literatura sobre a patogênese do cotovelo de tenista tem levado à proliferação de intervenções médicas e cirúrgicas.[234] Na verdade, mais de 40 tratamentos foram sugeridos, indicando que o remédio ideal ainda tem de ser encontrado, embora haja concordância de que o tratamento do paciente que se apresenta pela primeira vez com cotovelo de tenista deva ser conservador. Muitos estudos do uso da fisioterapia no tratamento dessa patologia são mal projetados e estatisticamente fracos.[235,236] A efetividade do ultrassom para o cotovelo de tenista é indeterminada. Um estudo[237] descobriu que essa modalidade é efetiva em um ensaio controlado por placebo, duplo-cego,[238] mas outro estudo[239] não encontrou nenhuma diferença. Um recente estudo-piloto aleatório feito por Struijs e colaboradores[240] com 31 pacientes diagnosticados com cotovelo de tenista relatou que a manipulação do punho foi mais efetiva em um acompanhamento de 3 a 6 semanas do que o ultrassom, massagem friccional e exercícios de fortalecimento e alongamento muscular. A terapia empregada foi a manipulação anterior (ventral) do escafoide (ver Cap. 16), repetida por 15 vezes, duas vezes por semana, com um máximo de nove sessões de intervenção.

A literatura recente demonstrou tendência ao tratamento da coluna cervical e torácica para esse distúrbio. Vicenzino e colaboradores[241] demonstraram que os deslizamentos laterais cervicais resultam em melhora imediata na dor na parte lateral do cotovelo, na força de preensão livre de dor e aumento da amplitude de movimento durante o teste neurodinâmico do membro superior em epicondilalgia lateral. Um estudo retrospectivo feito por Cleland e colaboradores[242] demonstrou que os pacientes que recebem técnicas de terapia manual direcionadas para a coluna cervical atingiram índices de sucesso similares ao grupo que recebeu tratamento unicamente direcionado para o cotovelo; porém, eles atingiram esse sucesso com um menor número de consultas (p = 0,01). Um ensaio clínico-piloto mais recente, feito por Cleland e colaboradores,[243] que comparou os resultados de 10 pacientes com epicondilalgia lateral que foram aleatoriamente designados para receber tratamento localizado ou tratamento localizado acrescido de terapia manual para a coluna cervicotorácica, descobriu que o último grupo demonstrou melhora mais expressiva em todas as medidas de resultados quando comparado com o grupo de tratamento localizado. Embora promissora, a réplica desses resultados é necessária em um ensaio clínico randomizado em grande escala com um grupo-controle e um acompanhamento a longo prazo antes que quaisquer conclusões significativas possam ser obtidas.

Em um ensaio randomizado feito por Bisset e colaboradores,[244] que investigou a eficácia da fisioterapia para o cotovelo de tenista (combinando técnicas de mobilização com movimento [MCM] e exercícios) comparado a uma abordagem de esperar e ver ou a infiltrações de corticosteroides em um período de 52 semanas, concluiu-se que a intervenção fisioterapêutica teve benefício superior à abordagem esperar e ver nas primeiras seis semanas e às infiltrações de cortisona após esse período.

Outras formas de fisioterapia, incluindo eletroterapia e termoterapia, não comprovaram ser efetivas.[237]

Pode-se prescrever para o paciente um aparelho ortótico como estratégia de tratamento, e muitos diferentes tipos de órteses funcionais e outros aparelhos ortóticos estão disponíveis. O tipo principal é uma banda ou esparadrapo ao redor do ventre muscular dos extensores do punho. Teoricamente, cobrir o músculo com tala, banda ou órteses funcionais deve limitar a expansão e diminuir a contribuição à produção de força pelas fibras musculares proximais à banda.[245] Contudo, os benefícios de órteses para o cotovelo de tenista permanecem sem comprovação concreta. Snyder-Mackler e Epler relataram uma comparação entre uma órtese ortopédica "padrão" e outra com uma bexiga inflada de ar,[246] mas não é possível extrapolar seus achados com a eficácia das órteses para cotovelo de tenista no tratamento dessa condição. A órtese ortopédica de contenção de força[188] (como o suporte Count-R-Force da Medical Sports, Arlington, Virginia) mostrou-se eficaz para:

▶ Atenuar os desequilíbrios de força acoplada e movimentos alterados associados ao cotovelo de tenista;[120,247,248]

▶ Diminuir a aceleração angular do cotovelo;[249]

▶ Diminuir a atividade eletromiográfica.[249]

Entretanto, contrário à crença popular, as órteses funcionais para epicondilite mostraram ter pouco efeito no amortecimento vibracional.[250] Como alternativa às órteses funcionais para o cotovelo, Gellman[251] recomenda uma órtese protetora de extensão do punho de 20° para epicondilite, a fim de diminuir a carga sobre o ERCC.[131] Em um estudo feito por Struijs e colaboradores,[245] um total de 180 pacientes foram distribuídos em três grupos: tratamento apenas com órtese, fisioterapia e a combinação destes. Os principais resultados das medidas foram índice de sucesso, gravidade das queixas, dor, incapacidade e satisfação. A fisioterapia foi superior às órteses funcionais em apenas seis semanas para dor, incapacidade e satisfação. Ao contrário, o tratamento apenas com as órteses funcionais foi superior para capacidade das atividades diárias. O tratamento combinado foi superior à órtese funcional na gravidade das queixas, incapacidade e satisfação. Entre 26 e 52 semanas, nenhuma diferença significativa foi identificada.[245] Os resultados provenientes do estudo tendem a indicar que o tratamento com órtese funcional pode ser útil como terapia inicial.

Cyriax recomenda que a manipulação de Mill (ver seção "Intervenção") para tratar a verdadeira epicondilite, uma técnica de *thrust* que pretende alongar ao máximo o tendão do ERCC, de modo a tentar separar as duas superfícies da cicatriz dolorosa.[183] A manipulação desse tipo foi, também, defendida em outros estudos.[252-254]

Nirschl e Sobel[112] tentaram determinar se os sintomas presentes são úteis no diagnóstico e direção da intervenção. Essa informação foi previamente publicada em forma de tabela.[112]

▶ *Tipos 1 e 2.* Dor benigna (não ameaçadora): A dor do Tipo 1 é caracterizada pela rigidez ou irritação leve após a atividade e se revolve dentro de 24 horas. A dor do Tipo 2 é marcada pela rigidez ou irritação leve após o exercício, dura mais de 48 horas, é aliviada com exercícios de aquecimento, não está presente durante a atividade e tem resolução dentro de 72 horas após o cessar das atividades. A dor associada aos Tipos 1 e 2 pode ser causada por inflamação peritendínea.

▶ *Tipo 3.* Dor semibenigna (provavelmente não ameaçadora): A dor do Tipo 3 é caracterizada pela rigidez ou irritação leve antes da atividade, sendo parcialmente aliviada com exercícios de aquecimento. A dor não impede a participação na atividade, e é leve durante o seu desenvolvimento. Contudo, são necessários pequenos ajustes na técnica, intensidade e duração da atividade para controlar a dor. A dor do Tipo 3 pode precisar do uso de anti-inflamatórios não esteroides.

▶ *Tipo 4.* Dor semiameaçadora: A dor do Tipo 4 é mais intensa do que a do Tipo 3 e produz mudanças no desempenho de atividades específicas do esporte ou relacionada ao trabalho. A dor leve acompanha as atividades da vida diária. A dor do Tipo 4 pode indicar dano ao tendão.

▶ *Tipo 5-7.* Dor ameaçadora: A dor do Tipo 5, caracterizada como moderada ou grave antes, durante e depois do exercício, altera muito ou impede o desempenho da atividade. A dor acompanha, mas não impede o desempenho das atividades da vida diária. O repouso completo controla a dor. Esse tipo de dor reflete dano permanente ao tendão. A dor do Tipo 6, que é similar à do Tipo 5, impede o desempenho das atividades da vida diária e persiste apesar do repouso total. A dor do Tipo 7 é uma dor consistente, irritante, intensifica-se com a atividade e regularmente interrompe o sono.

A dor dos Tipos 1 e 2 costuma ser autolimitada se as precauções apropriadas forem tomadas. A dor dos Tipos 3 e 4 geralmente respondem à terapia médica conservadora. A dor dos Tipos 5 a 7 têm mais probabilidade de precisarem de tratamento cirúrgico.[112]

Johnson[255] recomenda um tratamento que consiste em exercícios de resistência progressiva para os extensores do punho, com o cotovelo flexionado em 90° e também com o cotovelo estendido. Isso deve ser feito em um máximo de 10 repetições, pela manhã e à noite. Gradualmente, o peso deve ser aumentado, de modo que um máximo de 10 repetições seja sempre mantido. A dor aumenta na primeira semana ou duas ou três seguintes, porém, por volta da quinta ou sexta semana, a dor no cotovelo regride. Compressa de gelo ou de calor são modalidades que oferecem alívio durante o período doloroso.[255]

Wilk e Andrews[82] recomendam as orientações listadas na Tabela 15-11.

Técnica imperfeita, particularmente em esportes de raquete, é a causa de muitos problemas do cotovelo. Deve-se enfatizar o recrutamento de todo o ombro e o tronco ao rebater a bola, de maneira a dissipar as forças da forma mais ampla possível. É importante dar golpes com preensão firme e, de forma alguma com movimentos de punho para retornar a bola. Um golpe de revés (esquerda) atrasado no tênis deve ser corrigido, uma vez que esse golpe é a causa mais comum de tensão no cotovelo, se executado incorretamente.[123,174,227] Enquanto o golpe de direita demonstra boa transferência de peso, o golpe de revés defeituoso não tem transferência de peso para a frente e a parte anterior do ombro costuma ser elevada.[167] O tronco inclina-se para trás na hora do impacto e a cabeça da raquete posiciona-se para baixo.[167] O cotovelo e o punho se estendem antes do impacto, e a fonte de força é a extensão do antebraço na posição pronada, resultando em um golpe sem ritmo e desajeitado, com pronação aguda no acompanhamento.[167] Às vezes, o uso de um golpe de revés com as duas mãos pode ser útil. Uma teoria que sustenta essa hipótese é a de que o golpe de revés com uma das mãos liga cinco partes do corpo antes do impacto (quadril, tronco, ombro, cotovelo e punho), enquanto o golpe de revés com duas mãos liga apenas duas partes do corpo (quadris e tronco) antes do impacto com a bola.[131]

A bola deve atingir o ponto central das cordas, ou o "ponto doce". Quando a bola é atingida de maneira incorreta, as forças são transmitidas como uma tensão aguda acima e junto ao ventre muscular para a origem do extensor do cotovelo.[227]

Além de corrigir a técnica incorreta, a educação do paciente deve visar ao tamanho da raquete e da empunhadura e à tensão das cordas. Uma raquete de fibra de vidro, grafite ou madeira é mais adequada do que uma de metal. As raquetes de tênis com tamanho de cabeça maiores reduzem a vibração do braço.[256] As raquetes de tênis devem ter cordas de tripa, uma vez que estas são mais elásticas do que as de náilon, com 52 a 55 libras para permitir que o impacto seja distribuído e diminua as forças transmitidas para os músculos do antebrçao.[257,258] Atualmente, é recomendado o uso de raquetes de tênis de grafite de tamanho médio, com cordas de náilon de tensão média. A empunhadura não deve ser muito grande ou muito pequena,[259] e o aumento do diâmetro do cabo da raquete é útil para jogadores com extensores do punho relativamente fracos.

Se os sintomas não forem controlados com as medidas descritas anteriormente, a infiltração local de corticosteroides pode ser útil. Na década de 1950, a infiltração de corticosteroides foi relatada pela primeira vez.[207,260,261] Freeland e Gribble descobriram que a hidrocortisona não era nem menos e nem mais efetiva do que a procaína e concluíram que o alívio da dor a curto prazo era uma resposta não específica, que podia ser devido ao volume de líquido injetado ou ao trauma da introdução da agulha.[260] Subsequentemente, uma série de estudos tem mostrado os esteroides como benéficos, e isso permaneceu como um dos pilares do tratamento conservador.[262-264]

Intervenção cirúrgica. A cirurgia é indicada se os sintomas não cederem apesar dos tratamentos conservadores apropriadamente executados pelo período de seis meses.[132] Um simples teste de aperto de mãos ajuda a determinar se a intervenção cirúrgica é necessária.[265] O paciente é solicitado a executar um firme aperto de mão com o cotovelo estendido e, então, supinar o antebraço contra a resistência. O fisioterapeuta observa se o paciente sente dor na origem dos extensores do punho. O cotovelo é, então, flexionado a 90°, e a mesma manobra é executada. Se a dor diminuir na posição flexionada, o tratamento cirúrgico tem menor probabilidade de ser necessário. Se a dor é igualmente grave com o cotovelo flexionado ou estendido, então a intervenção cirúrgica será mais necessária.[265]

Os objetivos do tratamento cirúrgico da tendinose do cotovelo são remover o material patológico, estimular a neovascularização produzindo sangramento local focado e criar uma cicatriz saudável, enquanto faz o menor dano estrutural possível aos tecidos circundantes. Durante o período pós-operatório, é recomendado um

TABELA 15-11 Protocolo de reabilitação para a epicondilite lateral

Fase	Princípios da intervenção

Aguda	▶ Objetivos
	• Diminuir a inflamação/dor
	• Promover a cicatrização do tecido
	• Retardar a atrofia muscular
	   ○ Crioterapia
	   ○ Piscina
	   ○ Alongamento para aumentar a flexibilidade
	• Flexão-extensão do punho
	• Flexão-extensão do cotovelo
	• Supinação-pronação do antebraço
	   ○ Estimulação galvânica de alta voltagem (EGAV)
	   ○ Fonoforese
	   ○ Massagem friccional
	• Iontoforese (com um anti-inflamatório, como dexametasona)
	Evitar movimentos dolorosos (como segurar)

Subaguda	▶ Objetivos • Melhorar a flexibilidade • Aumentar a força e a resistência musculares • Aumentar as atividades funcionais e retornar à função • Enfatizar o fortalecimento concêntrico-excêntrico • Concentrar nos grupos musculares envolvidos • Extensão-flexão do punho • Pronação-supinação do antebraço • Flexão-extensão do cotovelo • Iniciar o fortalecimento do ombro (se deficiências forem observadas) • Continuar os exercícios de flexibilidade • Usar órtese ortopédica de contenção de força • Continuar o uso de crioterapia após o exercício ou a função • Iniciar o retorno gradual às atividades estressantes • Reiniciar de forma gradual os movimentos previamente dolorosos
Crônica	▶ Objetivos • Melhorar a força e a resistência muscular • Manter/melhorar a flexibilidade • Retornar de forma gradual às atividades esportivas de alto nível • Continuar os exercícios de fortalecimento (enfatizar os excêntrico-concêntricos) • Continuar a enfatizar as deficiências na força do ombro e do cotovelo • Continuar os exercícios de flexibilidade • Diminuir gradualmente o uso de órtese ortopédica de contenção de força • Usar crioterapia, quando necessário • Iniciar o retorno gradual à atividade esportiva • Modificações no equipamento (tamanho da empunhadura, tensão nas cordas e superfície de jogo) • Enfatizar a manutenção

Reproduzida, com permissão, de Wilk KE, Andrews JR: Elbow injuries. In: Brotzman SB, Wilk KE, eds. *Clinical Orthopaedic Rehabilitation*. Philadelphia. Mosby, 2003:85–123.

programa de reabilitação com base na resistência cuidadosamente conduzido.

Epicondilite medial (cotovelo de golfista). A epicondilite medial é apenas um terço comum tanto quanto a epicondilite lateral.[266] Ela envolve primariamente uma tendinopatia da origem do flexor comum, especificamente o FRC e a cabeça umeral do pronador redondo.[142,179,266] Em menor extensão, o palmar longo, o FUC e o flexor superficial dos dedos podem, também, estar envolvidos.[227]

O mecanismo para a epicondilite medial não está, em geral, relacionado com o trauma direto, mas sim com o esforço repetitivo. Isso ocorre comumente devido a três razões:

▶ A fadiga dos tecidos flexores e pronadores em resposta ao estresse repetido.

▶ Há mudança súbita no nível de estresse que predispõe o cotovelo a lesões ligamentares mediais.[267]

▶ O ligamento colateral ulnar falha em estabilizar o suficiente as forças em valgo.[268]

Similar à epicondilite lateral, a epicondilite medial começa como uma microrruptura, a qual ocorre com frequência em uma interface entre o pronador redondo e as origens do FRC, com o desenvolvimento subsequente de tecido de granulação inflamatório e fibrótico.[27] Em uma tentativa de acelerar a produção de tecido para compensar o índice aumentado do microdano causado pelo uso aumentado e pela redução do tempo de recuperação, uma inflamação desenvolve-se.[269] Os sintomas crônicos resultam da perda de extensibilidade dos tecidos, deixando o tendão incapaz de atenuar as cargas pesadas.

Apresentação clínica. A apresentação clínica típica para a epicondilite medial é dor e sensibilidade sobre a origem do flexor-pronador, ligeiramente distal e anterior ao epicôndilo medial. Os sintomas são relatados como sendo exacerbados com a flexão e supinação resistida do punho ou extensão ou supinação passiva do punho.[27,266]

O diagnóstico diferencial para os sintomas do cotovelo medial inclui:[270]

▶ Lesão ou insuficiência no ligamento colateral ulnar medial.[18,271,272]
▶ Compressão do nervo ulnar.
▶ Patologia intra-articular do cotovelo medial.[273]

Intervenção. A intervenção conservadora para a epicondilite medial mostrou índices de sucesso tão altos quanto 90%.[266] A intervenção conservadora para essa condição envolve inicialmente repouso, modificação das atividades e modalidades locais. A imobilização completa não é recomendada, mesmo na fase aguda, uma vez que ela elimina os estresses necessários para a maturação do novo tecido de colágeno, resultando em tecido cicatrizado que não é forte o suficiente para sobrepor os estresses associados ao retorno à atividade. Assim que a fase aguda tenha passado, o objetivo é restaurar a amplitude de movimento e corrigir os desequilíbrios de flexibilidade e força. O programa de fortalecimento avança para incluir exercícios concêntricos e excêntricos dos músculos flexores-pronadores.

A imobilização ou o uso de órtese ortopédica de contenção de força pode ser um dado adicional útil.[27]

Integração dos padrões de prática 4F e 5F: Distúrbios na mobilidade articular, na função motora, no desempenho muscular e na amplitude de movimento ou integridade dos reflexos após a ocorrência de distúrbios na coluna vertebral, compressões nervosas periféricas, síndrome compartimental e disfunção da dor miofascial

Neuropatias compressivas
Na região do cotovelo, existe uma diversidade de locais onde os nervos periféricos podem ser comprimidos (Tab. 15-12), com envolvimento dos nervos ulnar, mediano e radial e suas ramificações sendo de longe as mais comuns.[60] A Tabela 15-13 resume as estratégias de tratamento conservador com foco nas várias compressões nervosas.

Compressão do nervo ulnar (síndrome do túnel cubital). Embora o nervo ulnar esteja bem protegido acima do cotovelo, ele pode ser comprimido ou aprisionado em várias localizações (Fig. 15-9). Nirschl dividiu o sulco epicondilar medial em três zonas:[274,275]

▶ Zona I: Próxima ao epicôndilo medial.
▶ Zona II: No nível do epicôndilo medial (sulco retrocondilar).
▶ Zona III: Distal aos epicôndilos mediais (túnel cubital).

O esforço excessivo repetitivo pode resultar em compressão do nervo ulnar na zona III por um músculo FUC tenso.[168] A compressão pode também ser precipitada nas zonas II e III pela subluxação do nervo ulnar, na zona II pela sinovite do cotovelo, na zona I ou II por uma deformidade em valgo cubital ou na zona I pelo septo intermuscular medial, que desliza a partir de uma base ampla e espessa no epicôndilo medial, para uma borda fraca e fina mais próxima da diáfise umeral.[52,58,168]

Foi sugerido que, devido à localização superficial do nervo ulnar, o movimento repetitivo inicia um ciclo de inflamação e edema que inibe o seu deslizamento normal.[47,276] A lesão adicional ocorre quando as forças de tração causadas pela flexão do cotovelo produzem uma força compressiva adicional na arquitetura interna do nervo.[50,277] A gravidade da lesão nervosa será dependente da magnitude, duração e caráter das forças aplicadas.[47,276]

O ancôneo foi, também, relatado como causa da síndrome do túnel cubital; tem sido implicado em 3 a 28% das pessoas com cotovelo anatômico[49,278] e em até 9% dos pacientes que se submeteram a tratamento cirúrgico para a síndrome.[279]

Os achados clínicos para a compressão do nervo ulnar na extremidade superior dependem da localização da lesão e incluem:[280]

▶ Dor ou parestesias relacionadas a atividades envolvendo o quarto e quinto dedos, acompanhada de dor que pode se estender proximal ou distalmente na região medial do cotovelo.
▶ Dor ou parestesias que pioram à noite.
▶ Sensação diminuída na distribuição ulnar da mão.
▶ Incapacidade progressiva para separar os dedos.
▶ Perda de força e destreza de preensão.
▶ Atrofia ou fraqueza dos músculos intrínsecos ulnares da mão (sinal tardio).
▶ Contratura em garra dos dedos anular e mínimo (sinal tardio).[281]
▶ Testes de flexão do cotovelo e de provocação de pressão positivos.
▶ Sinal de Wartenberg e de Froment positivos (ver Cap. 16).
▶ Sinal de Tinel positivo no cotovelo.

A intervenção conservadora é recomendada para pacientes com sintomas intermitentes e sem mudanças na discriminação de dois pontos ou atrofia muscular. A modificação da atividade com proteção sobre o túnel cubital com um coxim de cotovelo colocado sobre a região medial-posterior,[280] limitando a flexão repetitiva extrema do cotovelo e imobilização noturna de 40 a 60° pode ser útil.[50] Nos casos graves, a imobilização é usada durante o dia ou o cotovelo é imobilizado em cerca de 45°. Os exercícios não devem reproduzir os sintomas nervosos distais e podem, portanto, precisar inicialmente ser feitos em arcos de movimento limitados.[168] Para aqueles pacientes que não conseguem responder ao tratamento conservador depois de 3 a 4 meses e que apresentam atrofia muscular, mudanças sensoriais ou sintomas persistentes, a descompressão cirúrgica ou a transposição anterior do nervo ulnar devem ser consideradas.[58]

Compressão do nervo mediano (síndrome do processo supracondilar umeral). A compressão do nervo mediano no cotovelo é

TABELA 15-12 Lesões nervosas sobre o cotovelo

Nervo	Perda motora	Perda sensorial	Perda funcional
Nervo mediano (C6-8, T1)	Pronador redondo Flexor radial do carpo Palmar longo Flexor superficial dos dedos Flexor longo do polegar Porção lateral do flexor profundo dos dedos Pronador quadrado Eminência tenar Dois lumbricais laterais	Região palmar da mão com dedos polegar, indicador, médio e porção lateral do anular Região dorsal do terço distal dos dedos indicador, médio e porção lateral do anular	Fraqueza na pronação Fraqueza na flexão e abdução do punho Perda de desvio radial no punho Incapacidade de opor ou flexionar o polegar Fraqueza na abdução do polegar Preensão fraca Sem pinça ou fraca (deformidade da "pata-de-macaco")
Nervo interósseo anterior (ramificação do nervo mediano)	Flexor longo do polegar Porção lateral do flexor profundo dos dedos Pronador quadrado Músculos da eminência tenar Dois lumbricais laterais	Nenhuma	Fraqueza na pronação, em especial em 90° de flexão do cotovelo Fraqueza da oposição e flexão do polegar Pinça fraca (sem ponta a ponta)
Nervo ulnar (C7-8, T1)	Flexor ulnar do carpo Porção medial do flexor profundo dos dedos Palmar curto Eminência hipotenar Adutor do polegar Dois lumbricais mediais Todos os interósseos	Região dorsal e palmar do dedo mínimo e porção medial do anular	Flexão do punho fraca Perda de desvio ulnar no punho Perda de flexão distal do dedo mínimo Perda de abdução e adução dos dedos Incapacidade de estender a segunda e terceira falanges dos dedos mínimo e anular (deformidade do sinal da benção papal) Perda de adução no polegar
Nervo radial (C5-8, T1)	Ancôneo Braquiorradial Extensor radial longo e curto do carpo Extensor dos dedos Extensor longo e curto do polegar Abdutor longo do polegar Extensor ulnar do carpo Extensor do indicador Extensor do dedo mínimo	Região posterior da mão (dois terços laterais) Região posterior e região lateral do polegar Dois terços proximais da região posterior dos dedos indicador, médio e metade do anular	Perda de supinação Perda de extensão do punho (queda do punho) Incapacidade de segurar Incapacidade de estabilizar o punho Perda de extensão dos dedos Incapacidade de abduzir os polegares
Nervo interósseo posterior (ramificação do nervo radial)	Extensor radial e curto do carpo Extensor dos dedos Extensor longo e curto do polegar Abdutor longo do polegar Extensor ulnar do carpo Extensor do indicador Extensor do dedo mínimo	Nenhuma	Extensão do punho fraca Extensão do dedo fraca Dificuldade em estabilizar o punho Dificuldade em segurar Incapacidade de abduzir o polegar

Dados de Magee DJ: *Orthopedic Physical Assessment,* 2nd edn. Philadelphia. WB Saunders, 1992.

relativamente rara, embora seja quase sempre mal diagnosticada como síndrome do túnel do carpo (STC).[91] O local mais próximo no qual o nervo mediano pode ser comprimido é no braço distal pelo ligamento de Struthers, uma variante anatômica presente em 0,7 a 2,7% da população.[282] Bem poucos casos de neuropatia do ligamento de Struthers são descritos na literatura.[59,283,284] O paciente pode queixar-se de dor no punho ou no antebraço medial, que é exacerbada com a extensão total do cotovelo ou pronação do antebraço.[59,284] O paciente pode, também, relatar parestesias nos dedos indicador ou médio.[59]

Na área antecubital, existem três locais de potencial compressão do nervo mediano.[91] Um local é onde o nervo passa sobre a aponeurose bicipital, uma banda fascial estendendo-se do tendão do bíceps até a fáscia do antebraço.[285] O segundo local é no nível do músculo pronador, depois de o nervo cruzar o cotovelo. O terceiro local em potencial é onde o nervo mediano se estende sob o flexor superficial dos dedos. A compressão do nervo mediano em qualquer um desses três locais constitui o que é descrito na literatura como síndrome do pronador (SP).

Síndrome do pronador. A SP é uma neuropatia de compressão do nervo mediano distal à fossa antecubital. Imaginou-se, originalmente, que o nervo mediano estivesse comprimido entre a cabeça do pronador redondo ou pelo flexor superficial dos dedos. A SP tem sido, então, expandida para abranger a compressão do nervo mediano no ligamento de Struthers e a aponeurose bicipital.

TABELA 15-13 Resumo do tratamento conservador para compressões nervosas

Nervo	Local da compressão	Intervenção
Mediano	Túnel do carpo Antebraço proximal	Imobilizar o punho na posição neutra à noite Exercícios de alongamento para o pronador redondo Períodos de repouso em supinação
Ulnar	Canal de Guyon Túnel cubital	Imobilizar o punho na posição neutra à noite Coxim para o cotovelo Educação: posicionar o cotovelo em extensão e diminuir a pressão direta sobre o nervo Alongar o flexor ulnar do carpo
Radial (interósseo posterior) Radial (sensorial)	Arcada de Fröhse Antebraço	Posicionar em supinação e evitar a pronação repetitiva e atividades de supinação Posicionar em supinação e evitar pronação repetitiva e atividades de supinação
Plexo braquial	Supraclavicular	Evitar posições provocativas Alongar os músculos encurtados e fortalecer os músculos escapulares enfraquecidos

O paciente queixa-se, tipicamente, de início gradual de dor que é sentida na região anterior do cotovelo, porção radial da palma e porção palmar do primeiro, segundo, terceiro e parte do quarto dedos. Há, com frequência, uma "densidade" associada do antebraço.[91] Diferente da STC, não há sinal de Tinel no punho e não existem sintomas noturnos.[286,287] A dor pode ser reproduzida com[56]

▶ Pressão direta aplicada sobre o pronador redondo 4 cm distal à prega cubital, com resistência simultânea contra pronação, flexão do cotovelo e flexão do punho.[288]

▶ Supinação resistida devido à compressão da aponeurose bicipital (Fig. 15-56);

▶ Resistência do flexor longo dos dedos devido à compressão exercida pelo arco do flexor superficial dos dedos (Fig. 15-56).

O diagnóstico pode ser confirmado por eletromiografia. A SP reponde bem à modificação da atividade (remoção da atividade causadora), repouso, AINEs, gelo e restauração da flexibilidade e da força apropriadas dos flexores do punho e dos pronadores do antebraço. A reabilitação beneficia aqueles casos em que a compressão está relacionada com a tendinose do cotovelo medial. Nesses casos, uma massagem suave junto às fibras ajuda na ruptura das adesões. O alívio cirúrgico pode ser necessário em casos recalcitrantes.[286]

Síndrome interóssea anterior. A síndrome interóssea anterior foi descrita pela primeira vez por Tinel, em 1918, e delineada mais tarde por Kiloh e Nevin, em 1952.[286]

As fontes potenciais de compressão do nervo interósseo anterior (NIA) incluem o músculo de Gantzer (uma cabeça acessória do flexor longo do polegar [FLP]), o músculo palmar profundo e o músculo flexor radial do carpo (FRC).[91,285,289]

A compressão do NIA resulta em dor no antebraço e perda motora do FLP, pronador quadrado e porção lateral do FPD, de modo que o paciente fica incapaz de fazer o sinal de "OK" com os dedos indicador e polegar. Isso deve ser diferenciado de ruptura do músculo ou de seu tendão. Não ocorre mudança sensorial, ainda mesmo que a NIA carregue informação sensorial da articulação radioulnar distal, articulação radiocarpal e articulações intercarpais.[290]

A dor e a fraqueza são tipicamente evocadas com a flexão resistida da articulação interfalângica do polegar e com a articulação interfalângica distal do dedo indicador.

O diagnóstico diferencial inclui amiotrofia neurálgica, ruptura do tendão do FLP e ruptura do FPD do dedo indicador. A maioria dos casos de síndrome do NIA se resolvem de maneira espontânea.[291]

Embora a SP e a síndrome do NIA sejam relativamente raras, é importante estar apto a fazer o diagnóstico diferencial das síndromes em casos de suspeita de STC. A parestesia está ausente na síndrome do NIA e presente na SP e na STC.[292] A STC envolve parestesia na lateral dos 3½ dedos, enquanto a SP envolve parestesia na lateral dos 3½ dedos e muitas vezes na distribuição da ramificação cutânea palmar do nervo mediano.[292] A parestesia na STC pode ser reproduzida pela compressão sobre o punho ou pelo teste de Phalen, enquanto a SP requer compressão no pronador redondo para reproduzir a parestesia. O sinal de Tinel está presente no pronador redondo na SP em menos de 50% dos casos.[292] A síndrome do nervo interósseo anterior é facilmente diferenciada da STC pela falta de queixas de parestesia.[292]

Compressão do nervo radial. O radial é o nervo periférico mais comumente lesionado. Por causa do seu trajeto espiral sobre a porção anterior da diáfise média do úmero e de sua posição relativamente fixa distal no braço quando penetra o septo intermuscular lateral, ele é o nervo mais lesionado associado com fraturas do úmero. As lesões do nervo radial costumam envolver uma contusão ou um alongamento suave sendo possível esperar uma recuperação total.

Uma série de compressões do nervo radial são reconhecidas e nomeadas de acordo com a localização na qual ocorrem. Quatro compressões do nervo radial são comumente citadas: paralisia do nervo radial alto, síndrome/paralisia do nervo interósseo posterior (SNIP), síndrome do túnel radial (STR) e paralisia do nervo radial superficial. Os vários sintomas dessas compressões ajudam o fisioterapeuta a determinar o nível da compressão.

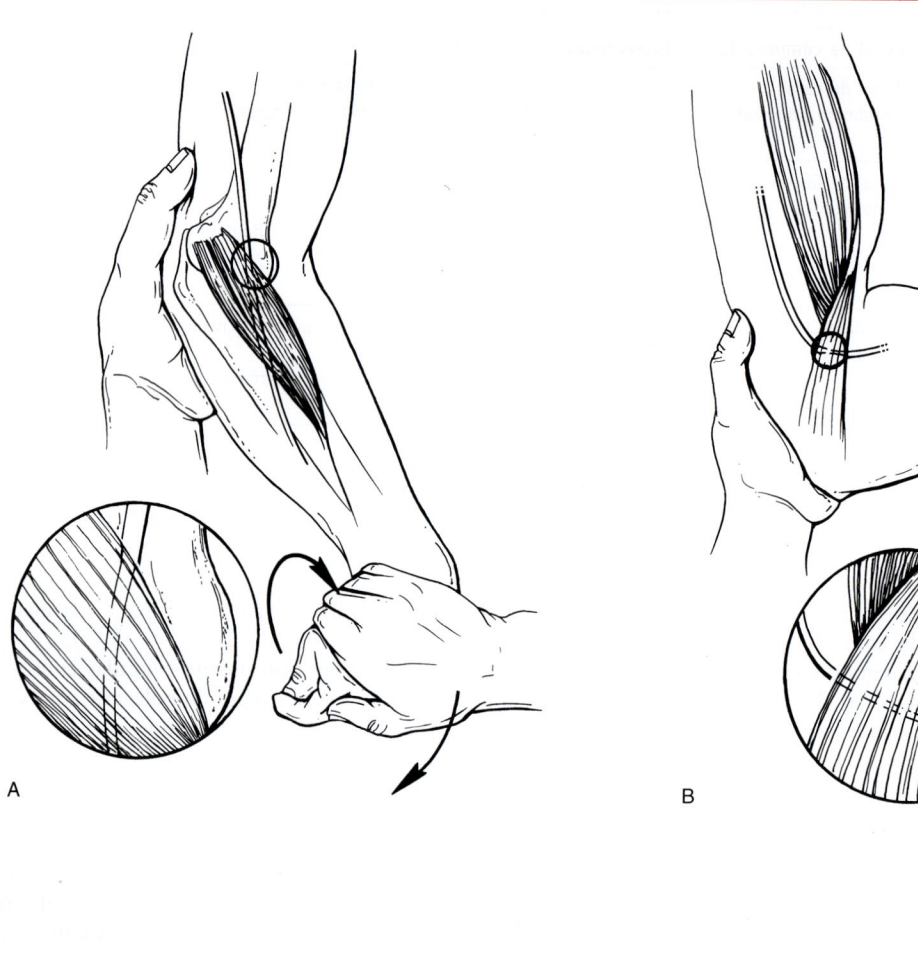
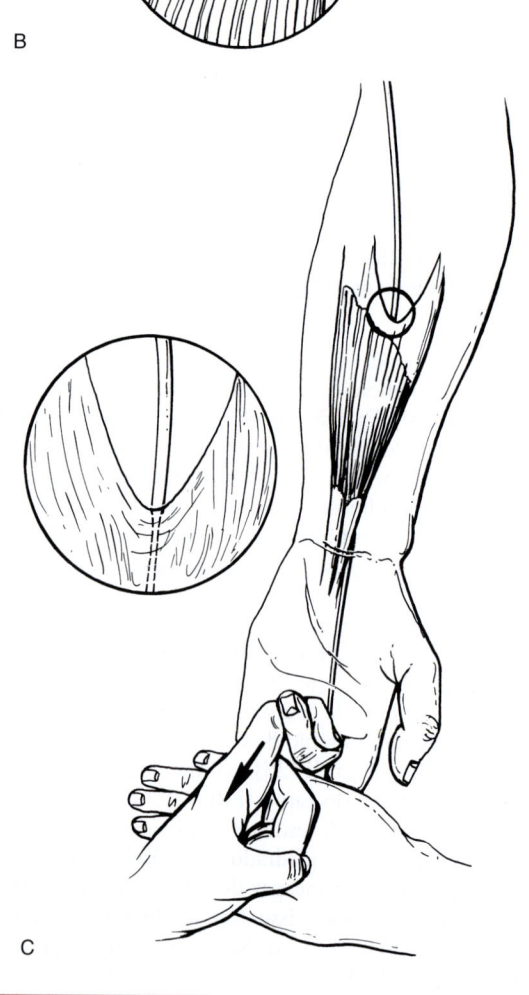

FIGURA 15-56 Testes da síndrome do pronador. (A) A dor no antebraço proximal é aumentada pela resistência à pronação e flexão do cotovelo, bem como a flexão do punho. (B) A dor no antebraço proximal aumentada pela resistência à supinação é sugestiva de compressão pela aponeurose bicipital. (C) A resistência do flexor do dedo médio produz dor no antebraço proximal, quando a compressão do nervo mediano ocorre no arco do flexor superficial dos dedos. (Reproduzida, com permissão, de Herndon JH: *Surgical Reconstruction of the Upper Extremity*. Stamford, CT: Appleton & Lange, 1999:373.)

> **Curiosidade Clínica**
>
> Há envolvimento motor e sensorial com a paralisia do nervo radial alto, envolvimento motor com a síndrome do nervo interósseo posterior (SNIP), dor com a STR e distúrbios sensoriais com a paralisia do nervo radial superficial.[293] Sintomas de dor, cãibra e sensibilidade no antebraço posterior (dorsal) proximal, sem fraqueza muscular, estão associados com STR, enquanto a SNIP envolve a perda da função motora de alguns ou de todos os músculos inervados pelo NIP, sendo caracterizada pela fraqueza.[293]

Compressão do nervo radial alto. Uma compressão nervosa espontânea pode ocorrer na parte média do braço no nível da cabeça lateral do tríceps devido ao exercício muscular extenuante.[294] Fraturas na diáfise média do úmero resulta em neuropatia radial do sulco espiral do úmero em 14% das fraturas umerais.[295] Seja qual for a causa, a paralisia do nervo radial alto resulta em perda da extensão do punho, incapacidade de estender os dedos e o polegar e redução na sensibilidade do primeiro espaço dorsal entre os dedos.[293] O envolvimento do tríceps depende do nível de compressão. Radiculopatias cervicais e a síndrome do desfiladeiro torácico devem ser consideradas no diagnóstico diferencial.

Síndrome do nervo interósseo posterior (SNIP). Existem cinco locais potenciais de compressão do NIP quando ele se estende pelo túnel radial (Fig. 15-57):[60,63,210,293]

▶ As bandas fibrosas que inserem o braquial com o braquiorradial.[65,296]
▶ A correia vascular de Henry, uma malha de vasos sanguíneos que cruza o nervo no nível do colo radial.[63,65,297]
▶ Porção proximal medial (borda-guia) do ERCC.[63,65]
▶ Entre as bandas fibrosas na borda distal e proximal do supinador.[298] A borda proximal do supinador, através da qual o nervo radial passa, é referida como a arcada de Fröhse.

Os sintomas de compressão do NIP incluem dor na lateral do cotovelo que se irradia para o antebraço distal, e é agravada pela pronação e supinação repetitivas, mais especificamente supinação resistida. A sensibilidade é observada 3 a 4 cm distal aos epicôndilos laterais onde o nervo cruza a cabeça do rádio e penetra no músculo supinador. A paralisia do NIP produz a incapacidade de estender as articulações MCF dos dedos polegar, indicador, médio, anular ou mínimo individualmente ou em conjunto.[299,300] Além disso, há perda da extensão interfalângica do polegar e abdução radial do polegar.[293] Como o NIP pode inervar o ERCC antes da entrada do nervo no túnel radial, esse músculo pode não estar envolvido na paralisia do NIP. Assim, quando a compressão dentro do túnel radial é suficiente para causar paralisia, mas não há paralisia, a condição é chamada de SNIP.[286]

A intervenção conservadora inicial envolve repouso, modificação das atividades e o uso de órtese móvel. O alongamento suave e regular dos músculos extensores do punho, com o cotovelo mantido em extensão total, é iniciado após a recuperação espontânea.[286]

Síndrome do túnel radial. A STR envolve a compressão da ramificação profunda do nervo radial. Michele e Krueger[301] foram creditados como reconhecendo a STR como uma entidade distinta, dando-lhe o nome de síndrome do pronador radial. O termo STR foi introduzido por Roles e Maudsley,[65] que sugeriram que a STR era a causa da dor resistente do cotovelo de tenista.

As mesmas estruturas implicadas na síndrome de compressão do NIP podem causar STR, embora ela seja muitas vezes interpretada como uma síndrome de compressão dinâmica.[212] Isso acontece porque a compressão do nervo ocorre durante a extensão do cotovelo, a pronação do antebraço e a flexão do punho, que leva o ERCC e a borda fibrosa da parte superficial do supinador a enrijecerem em torno do nervo. Os sintomas provenientes dessa compressão podem imitar aqueles do cotovelo de tenista, a saber, sensibilidade sobre a região lateral do cotovelo, dor no alongamento passivo dos músculos extensores e dor na extensão resistida do punho e dos dedos.[65,212] Homens e mulheres são igualmente afetados, e a compressão parece ser comum na quarta e sexta décadas de vida.[63]

A dor, que é fracamente localizada sobre a região radial do antebraço proximal, é o sintoma presente primário mais comum na STR. Na verdade, trata-se da única síndrome de compressão do nervo na qual os sinais e sintomas não estão baseados na distribuição nervosa.[302]

Na palpação, a sensibilidade máxima tende a ser encontrada sobre o túnel radial, cerca de 5 cm distal ao epicôndilo lateral, anterior ao colo radial (Fig. 15-57). A extensão resistida do dedo médio,[65] que enrijece a origem fascial do ERCC, e a supinação resistida do antebraço com o cotovelo completamente estendido[63] devem reproduzir a dor no ponto de sensibilidade máxima. O posicionamento do braço em extensão do cotovelo, pronação do antebraço e flexão do punho produz compressão significativa do nervo radial.[286]

A intervenção conservadora deve ser focada na educação para evitar o posicionamento provocativo do braço na extensão e supinação forçadas do punho e antebraço e deve incluir repouso, alongamento e imobilização.[65,303]

Se a imobilização do punho for empregada, ela deve ser enquadrada em 45° de extensão para o uso contínuo.

A intervenção cirúrgica é reservada para pacientes cujos sintomas não são aliviados pela intervenção conservadora.

Compressão do nervo sensorial radial. Os termos *síndrome de Wartenberg*[304] ou *quiralgia parestésica* são usados para descrever a mononeurite do nervo radial superficial, que pode se tornar comprimido no ponto em que penetra a fáscia entre o braquiorradial e os tendões ERLC.[285,293] Os sintomas envolvem dor forte ou ardente junto ao antebraço, ao punho e ao polegar póstero-radial, associada com flexão do punho e desvio ulnar.[293] Esses sintomas podem levar o fisioterapeuta a acreditar que a primeira articulação carpometacarpal e/ou tendões da tabaqueira anatômica estão envolvidos e que a doença de DeQuervain esteja presente.

Compressão do nervo musculocutâneo. O braquial é um flexor puro do cotovelo, enquanto o bíceps braquial é um flexor do cotovelo e supinador do antebraço.[40,305] Com a perda completa da função motora desses dois músculos devido a uma lesão do nervo musculocutâneo, a força da flexão do cotovelo funcional pode ainda ser obtida com a contração do braquiorradial e do pronador redondo.[306] O ERLC, o FUC, o FRC e o palmar longo também podem auxiliar na flexão do cotovelo.[307] O braquiorradial tem uma melhor vantagem mecânica quando o cotovelo está flexionado em 90°, mostrando-se mais ativo quando o antebraço

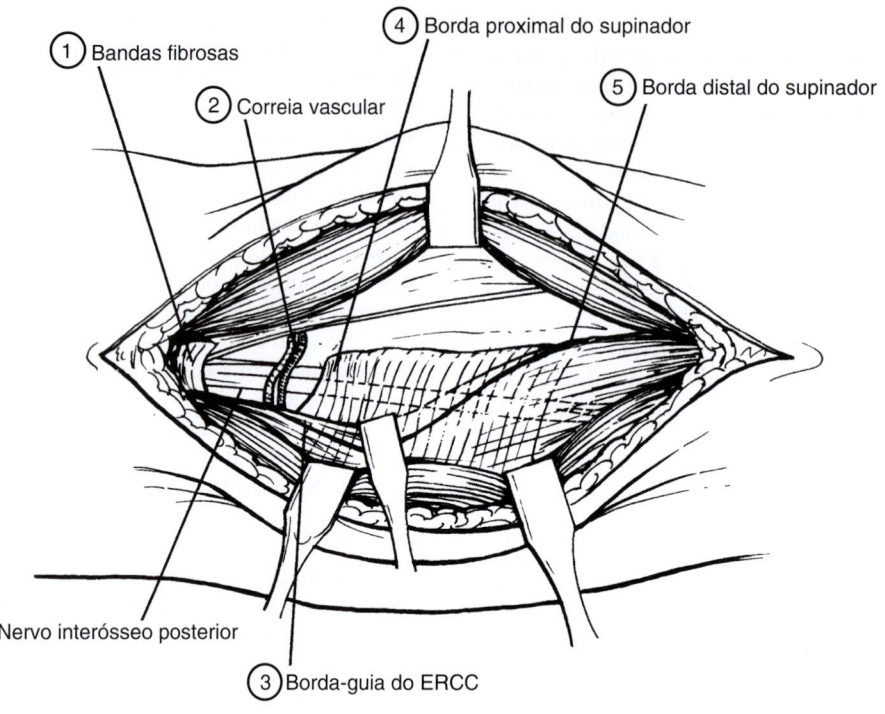

FIGURA 15-57 Locais de compressão do nervo interósseo posterior. (Reproduzida, com permissão, de Herndon JH: *Surgical Reconstruction of the Upper Extremity*. Stamford, CT: Appleton & Lange, 1999:375.)

está em posição pronada ou neutra.[307] O pronador redondo pode realizar a flexão total do cotovelo, mas acompanhada pela pronação do antebraço.[306,308] Assim, com uma paralisia nervosa musculocutânea completa, a flexão do cotovelo antigravitacional total pode ainda ser obtida, porém é mais segura com o cotovelo flexionado em 90° e o antebraço pronado.

Síndrome compartimental aguda.
Ver Capítulo 9.

Disfunção da dor miofascial
A dor no cotovelo, quando não está relacionada com a articulação ou com a microrruptura do flexor comum ou dos tendões extensores, tende a ser referida no cotovelo a partir de diversas origens, incluindo a miofascial (Fig. 15-58). Mesmo se uma microrruptura estiver presente, os pontos-gatilho podem também se manifestar nos músculos relevantes, colocando uma dor crônica nesse tendão.

Supinador. Esse músculo reflete dor e sensibilidade primariamente para o epicôndilo lateral do cotovelo, mas também no espaço posterior (dorsal) entre os dedos polegar e indicador. De acordo com Travell e Simons,[309] cada um dos locais comuns para o cotovelo de tenista pode ser considerado para os pontos-gatilho nos músculos supinador, ERLC e tríceps.

A dor referida no supinador é ativada ao jogar tênis com o cotovelo estendido, o que não permite que o bíceps braquial tome parte na supinação requerida para controlar a raquete de tênis.[310]

Tríceps braquial. Um ponto-gatilho na cabeça medial do tríceps é uma causa comum de dor na parte lateral do cotovelo da porção lateral desse músculo ou dor na parte medial do cotovelo da porção medial desse músculo.[310]

Integração dos padrões de prática 4G e 4I: Distúrbios na mobilidade articular, na função motora, no desempenho muscular e na amplitude de movimento associados com fraturas e procedimentos cirúrgicos nos ossos e no tecido mole

Fraturas na cabeça do rádio
As fraturas e luxações na cabeça do rádio[311] são lesões traumáticas que requerem tratamento adequado para impedir a incapacidade da rigidez, da deformidade, da artrite pós-traumática, do dano ao nervo ou de outras complicações graves. As fraturas e luxações da cabeça do rádio podem estar isoladas na cabeça do rádio (e colo) e no cotovelo lateral (e antebraço proximal) ou podem fazer parte de um padrão de lesão de fratura complexo combinado, envolvendo as outras estruturas do cotovelo, úmero distal ou antebraço e punho. Com exceção da ocorrência das luxações da cabeça do rádio congênitas, as fraturas e luxações da cabeça do rádio são o resultado de trauma, geralmente lesões QSME com a força do impacto transmitida até a mão através do punho e do antebraço para a cabeça do rádio, que é forçada para dentro do capítulo. O trauma agudo ou penetrante raramente causa lesão na cabeça. O punho, especialmente a articulação radioulnar distal, pode ser simultaneamente danificado e a presença de dor no punho, o incômodo ou o edema devem ser determinados. A presença de sangramento, mesmo com pequenos ferimentos, deve alertar o fisioterapeuta para a possibilidade de lesão aberta. Os sintomas neurovasculares de dormência, formigamen-

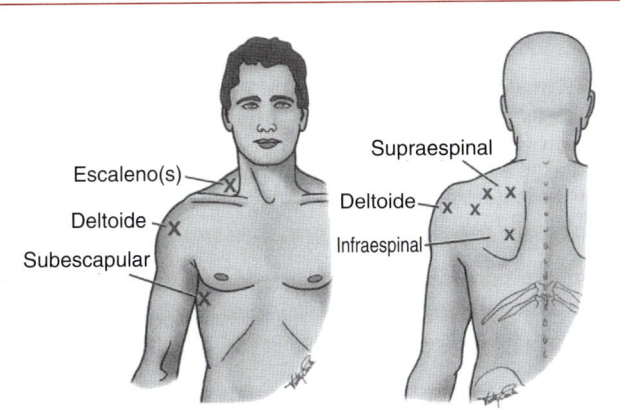

FIGURA 15-58 Pontos-gatilho miofasciais no infraespinal refletem dor na parte superior do braço. (Reproduzida, com permissão, de Brukner P and Khan K: *Clinical Sports Medicine,* 3rd edn. Sydney, Austrália: McGraw-Hill, 2007:306.)

to ou perda de sensação devem ser identificados para eliminar a lesão nervosa ou vascular. A presença de dor grave deve alertar o fisioterapeuta para a possibilidade de síndrome do compartimento.

Pacientes com fraturas e luxações da cabeça do rádio apresentam-se com edema localizado, sensibilidade e movimento restrito. O fisioterapeuta deve palpar o cotovelo, especialmente a cabeça do rádio, observando deformidades e o punho deve ser examinado procurando estabilidade da articulação radioulnar distal. Todos os três principais nervos do antebraço estão em perigo com as fraturas e as luxações do cotovelo, então o fisioterapeuta deve avaliar com cuidado a função neurovascular para todos os nervos do antebraço e da mão.

As fraturas da cabeça do rádio apresentam vários desafios durante o processo de reabilitação, pois cabeça é um estabilizador secundário para as forças em valgo no cotovelo e resiste às forças longitudinais junto ao antebraço.[312] O comprometimento do ligamento colateral medial (ulnar) torna a cabeça do rádio um estabilizador mais importante do cotovelo.[2,312,313] Um resultado bem-sucedido para essa condição se correlaciona diretamente com a precisão da redução anatômica, restauração da estabilidade mecânica, que permite o movimento inicial e a atenção aos tecidos moles. As opções de tratamento para fraturas ou luxações da cabeça do rádio incluem redução fechada com imobilização ou movimento precoce ou redução aberta com fixação interna (RAFI), substituição ou ressecção. A redução fechada e a imobilização têm, muitas vezes, altos índices de rigidez associada e a redução fechada e o movimento precoce podem ainda ter altos índices de pseudoartrose e consolidação viciosa em fraturas fragmentadas ou instáveis, apresentando resultados funcionais geralmente ruins. O tratamento aberto (incluindo fixação interna, substituição ou excisão, dependendo da fratura) está associado com melhor função a longo prazo.

Na classificação de Mason, a fratura é do Tipo I se não estiver deslocada, Tipo II se um fragmento simples estiver deslocado e do Tipo III se estiver fragmentada. O Tipo I (não deslocado) é geralmente tratado de modo conservador. O Tipo II pode ser tratado de modo conservador se a luxação for mínima. As fraturas do Tipo III geralmente requerem a intervenção cirúrgica, mas podem, ocasionalmente, ser tratadas fechadas com o movimento inicial se a cabeça do rádio não puder ser reconstruída. Se houver um bloqueio mecânico ao movimento, então o tratamento conservador não pode ser utilizado.

O uso de uma tipoia ou órtese por três dias é indicado nas fraturas do Tipo I, com os exercícios ativos de flexão do cotovelo sendo iniciados de imediato. O máximo de imobilização inicial que o paciente puder tolerar é a chave para um resultado favorável. O fortalecimento, envolvendo inicialmente os exercícios isométricos, começa em três semanas e avança para os exercícios concêntricos em 5 a 6 semanas. A resistência de altas cargas não é executada antes de oito semanas ou quando a cicatrização adequada é demonstrada nas radiografias. Wilk e Andrews[82] recomendam o protocolo pós-cirúrgico ou pós-fratura para o Tipo I ou para uma fratura do Tipo II ou III que tenha sido estabilizada com RAFI (Tab. 15-14).

As fraturas com o envolvimento de mais de 30% da superfície da cabeça do rádio, deslocamento do fragmento da fratura e características do Tipo III requerem tratamento feito por um cirurgião ortopédico.[165]

A reabilitação após as fraturas do cotovelo que sofrem fixação interna estende-se geralmente por 12 semanas. Logo após a imobilização, os exercícios de movimento ativo e passivo são iniciados. O objetivo é atingir 15 a 105° de movimento por volta do final da segunda semana. Os exercícios isométricos para flexão e extensão do cotovelo e a pronação/supinação do antebraço são iniciados dentro da primeira semana. Os exercícios de pronação/supinação ativa do antebraço não iniciam antes da sexta semana. Os exercícios concêntricos são ministrados para o ombro, o punho e a mão. As mobilizações articulares, se necessárias, começam na segunda semana e são usadas para ajudar a readquirir a extensão do cotovelo.

Por volta da terceira semana, o paciente deve estar executando exercícios isotônicos com pesos leves para flexão e extensão do cotovelo, os exercícios excêntricos e os pliométricos são prescritos na sétima semana. Ao mesmo tempo, os exercícios de reeducação neuromuscular e de treinamento funcional são adicionados.

Fratura de Monteggia

As lesões de Monteggia são a combinação de lesões envolvendo a fratura da ulna e a luxação da extremidade proximal do rádio, que, em geral, resulta do impacto direto no antebraço ou de uma lesão de QSME com o braço posicionado em hiperextensão ou hiperpronação. A classificação das fraturas-luxações de Monteggia encontra-se na Tabela 15-15.

Embora relativamente rara, essas fraturas podem apresentar-se com graves problemas e resultados funcionais ruins, se tratadas erroneamente.[216,314] As complicações envolvem dano na ramificação posterior do nervo radial, NIA e nervo ulnar, bem como pseudoartrose e ADMA insuficiente.[216]

Para as fraturas-luxações de Monteggia, o tratamento mais adequado envolve fixação interna com redução aberta da fratura diafisária da ulna. Após a cirurgia, o cotovelo é imobilizado por cerca de quatro semanas em 90 a 120° de flexão do cotovelo; depois disso, os exercícios de ADMA para a flexão do cotovelo e supinação do antebraço são iniciados. A ADMA em extensão além de 90° começa em 4 a 6 semanas após a operação.

Fraturas de Essex-Lopestri

Esse tipo é definido como fratura da cabeça do rádio com migração para o rádio próximo e ruptura da articulação radioulnar e da

TABELA 15-14 Protocolo de reabilitação para a fratura da cabeça do rádio

Fase	Semana	Intervenção
Movimento imediato ▶ Objetivos • Diminuir a dor e a inflamação. • Readquirir a ADM total do punho e do cotovelo. • Retardar a atrofia muscular.	1	▶ Começar a ADM ativo do cotovelo e ADM ativo assistido; ADM minimamente aceita (15 a 105°) por duas semanas. ▶ Começar os exercícios com massinha de silicone/preensão. ▶ Começar os exercícios de fortalecimento isométrico (cotovelo e punho). ▶ Começar os exercícios de fortalecimento isométrico para o punho.
Intermediário ▶ Objetivos • Manter a ADM total do cotovelo. • Avançar para exercícios de fortalecimento do cotovelo. • Aumentar gradualmente as demandas funcionais.	3	▶ Começar os exercícios de fortalecimento para o ombro; concentrar-se no manguito rotador. ▶ Continuar os exercícios de ADM para o cotovelo (flexão-extensão total). ▶ Começar a flexão-extensão do cotovelo com resistência leve (450 g). ▶ Começar a ADM ativo assistido e ADM passivo de supinação-pronação até a tolerância.
	6	▶ Continuar a ADM ativo assistido e a ADM passivo de supinação-pronação até o alcance total. ▶ Prosseguir com o programa para o ombro. ▶ Prosseguir com os exercícios de fortalecimento para o cotovelo.
Fortalecimento avançado ▶ Objetivos • Manter a ADM total do cotovelo. • Aumentar a força, a potência e a resistência. • Iniciar gradualmente as atividades esportivas.	7	▶ Continuar a ADM ativo assistido e a ADM passivo para a supinação-pronação total. ▶ Começar a flexão-extensão excêntrica do cotovelo. ▶ Começar o programa de exercícios pliométricos. ▶ Continuar o programa isotônico para antebraço, punho e ombro. ▶ Continuar até 12 semanas.

Reproduzida, com permissão, de Wilk KE, Andrews JR: Elbow injuries. In: Brotzman SB, Wilk KE, eds. *Clinical Orthopaedic Rehabilitation*. Philadelphia: Mosby, 2003:85–123.

TABELA 15-15 Classificação das fraturas-luxações de Monteggia[311]

Tipo	Descrição	Equivalente(s)	Percentual (%)
Tipo I	Luxação anterior da cabeça do rádio e angulação anterior da fratura da ulna.	Fratura da cabeça ou colo do rádio em vez da luxação.	60
Tipo II	Luxação posterior da cabeça do rádio e angulação posterior da fratura da ulna.	Luxação do cotovelo posterior. Fratura da cabeça ou colo do rádio em vez da luxação.	105
Tipo III	Luxação lateral da cabeça do rádio com fratura da ulna proximal.	Fratura da cabeça ou colo do rádio em vez da luxação.	20
Tipo IV	Luxação anterior da cabeça do rádio e diáfises proximais de ambos os ossos fraturados no mesmo nível.	Fratura da cabeça ou colo do rádio em vez da luxação.	5

Dados de Rabin SI: *Radial Head Fractures*. Disponível em http://www.emedicine.com/orthoped/topic276.htm, 2005.

membrana interóssea,[315] que tipicamente resulta de uma lesão do tipo QSME.[316]

ADMA suave e rotação do antebraço são iniciados em cerca de 6 semanas após a cirurgia e a imobilização com tala Muenster.

Doença de Panner

A doença de Panner (osteocondrose deformante ou osteocondrite) é uma necrose asséptica ou avascular da epífise.[317] Embora relacionada com o trauma direto ou com as mudanças na circulação, a etiologia verdadeira é desconhecida. A doença de Panner raramente é vista antes dos 5 anos de idade e após os 16 e afeta quase que exclusivamente (90%) garotos. Os principais sintomas apresentados são dores na região lateral do cotovelo, edema e limitação do movimento do cotovelo em um padrão não capsular. Se houver um fragmento deslocado, costuma ocorrer limitação indolor da extensão do cotovelo, com sensação de final do movimento suave, mas sensação de final de movimento dura quando a flexão estiver limitada.[73]

A intervenção conservadora envolve repouso do arremesso ou estresse de impacto de carga, sendo necessário, às vezes, um breve período de imobilização em uma tipoia. O avanço do exercício está baseado nos achados clínicos e na tolerância do paciente.

Fratura do olécrano

Uma fratura no processo do olécrano não é incomum devido a sua posição subcutânea e pode ser causada por lesões de alta ou baixa intensidade.[318,319] O mecanismo de alta energia é geralmente uma queda para trás sobre o cotovelo ou uma lesão do tipo QSME, que produz flexão passiva do cotovelo combinado com uma contração poderosa súbita do músculo tríceps, resultando em fratura por avulsão do olécrano.

O reconhecimento de uma fratura por avulsão envolvendo o tríceps ocorre por meio da perda de extensão ativa; por um espaço palpável, dor e edema no local da fratura e por um grande hematoma que se desenvolve na equimose difusa.[320]

O foco da intervenção para as fraturas não deslocadas ou minimamente deslocadas é permitir a restauração das superfícies articulares e manter a função do tríceps, enquanto permite amplitude de movimento inicial. O cotovelo é imobilizado em tipoia posterior ou imobilizador de cotovelo, com este flexionado em 90º. A pronação e a supinação são iniciadas em 2 a 3 dias e os movimentos fáceis de flexão e extensão começam em duas semanas. O exercício de amplitude de movimento inicial é executado em alcances médios, evitando especificamente a flexão total por até dois meses. Os exercícios de resistência são evitados por até três meses, de modo a assegurar a cicatrização do olécrano. A imobilização protegida deve continuar até que haja evidência de consolidação (aproximadamente seis semanas).

Todas as outras fraturas requerem RAFI ou excisão dos fragmentos ósseos com reparo do mecanismo extensor.[216,318,319,321] A reabilitação após a cirurgia é dependente da extensão da cirurgia e da duração da imobilização, embora a ênfase na reaquisição do movimento permaneça a mesma.

Formação óssea patológica[322]

A formação patológica de osso sobre o cotovelo ocorre de várias formas distintas, que incluem ossificação heterotópica, miosite ossificante, calcificação periarticular e ossificação ectópica.

A ossificação heterotópica é definida como a formação de osso lamelar maduro em tecidos não ósseos.

A miosite ossificante se refere à ossificação heterotópica que forma um músculo inflamado. Embora a ossificação heterotópica e a miosite ossificante sejam radiográfica e histologicamente similares, os processos são distinguidos por suas localizações anatômicas.[323]

A calcificação periarticular se refere às coleções de pirofosfatos de cálcio dentro do tecido mole, como os ligamentos colaterais ou a cápsula articular.

O termo ossificação ectópica compreende ossificação ectópica e miosite ossificante. Como a maioria dos casos de formação óssea patológica sobre o cotovelo consiste em ossificação heterotópica e miosite ossificante, a ossificação ectópica é o termo descritivo mais apropriado para esse processo.

A ossificação ectópica sobre o cotovelo pode resultar de lesão direta, trauma no eixo neural, queimaduras e distúrbios genéticos,[324] ainda que o trauma direto no cotovelo seja a causa mais comum.[325] Embora a ossificação ectópica do cotovelo possa ser assintomática, frequentemente ela causa rigidez grave no cotovelo ou até anquilose e consequente perda de função.[80,95]

Regan e Reilly[326] resumiram três fatores que predispõem o cotovelo à rigidez pós-traumática:

▶ O alto grau de congruência articular.
▶ A conformidade da articulação do cotovelo.
▶ A cobertura da cápsula articular anterior pelo braquial, predispondo à ossificação ectópica pós-traumática. A ossificação ectópica pós-traumática do cotovelo começa a formar-se duas semanas após trauma, cirurgia, queimadura ou lesão neurológica,[326-328] resultando em edema localizado no tecido e sensibilidade, hiperemia e dor.

A mobilização depois da cirurgia do cotovelo é muitas vezes retardada, pois é difícil atingir a fixação interna das fraturas cominutivas do cotovelo. Além disso, a rigidez articular pós-traumática pode ocorrer apesar do movimento agressivo inicial e das medidas profiláticas.

A rigidez no cotovelo pode desenvolver-se 1 a 4 meses depois de uma fase inicial de recuperação do movimento após a lesão.[329] A principal queixa do paciente pode ser dor, rigidez, instabilidade, perda sensorial, fraqueza ou bloqueio. Se a dor estiver presente, está localizada anteriormente, no terço médio do braço.

A flexão e a extensão ativa e passiva limitadas são características da formação de ossificação ectópica sobre o cotovelo. Contudo, em alguns pacientes, o movimento ativo e passivo pode permanecer normal, especialmente na fase inicial, e mesmo com a intervenção agressiva, incluindo imobilização estática e dinâmica e os exercícios de ADM ativo e passivo frequentes, o movimento do cotovelo pode diminuir. O teste de força revela flexão e extensão fracas e doloridas do cotovelo e as sensações de final do movimento da ADM do cotovelo ficam rígidas ou abruptas. Quando a ossificação ectópica amadurece, no período de 3 a 9 meses após a lesão, a ADM do cotovelo permanece estável, contanto que o programa de exercícios ativo e passivo seja continuado.

A ossificação ectópica sobre o cotovelo pode levar à paralisia nervosa tardia. O nervo ulnar é mais comumente afetado; no entanto, paralisias mediana e radial tardias também foram relatadas.[330-332] Essa complicação pode ocorrer vários meses ou muitos anos depois da formação do osso ectópico.

As radiografias simples estabelecem o diagnóstico de ossificação ectópica, definem a sua localização e mostram sua maturidade. As radiografias mostram ossificação ectópica tão cedo quanto duas semanas após a lesão e a incongruência articular, os osteófitos e/ou consolidação viciosa também estarão aparentes.

Quase todos os pacientes que se apresentam com rigidez do cotovelo e ossificação ectópica devem ser colocados em um programa de movimento ativo para combater a perda progressiva de movimento presente durante a maturação da ossificação ectópica. Em alguns indivíduos, o movimento do cotovelo pode melhorar; porém, em outros, ocorre a perda de movimento e o resultado pode ser a anquilose. Exercícios ativos, passivos, movimento passivo contínuo, imobilização dinâmica e imobilização estática foram defendidos, embora alguns autores sugiram que os exercícios passivos para o cotovelo aumentem a formação de ossificação ectópica e exacerbem sua rigidez,[333] mesmo que haja pouca evidência para fundamentar essa crença. Até o surgimento de um estudo prospectivo comparando pacientes com lesões no cotovelo tratadas com alongamento passivo e pacientes tratados sem alongamento passivo, a relação entre movimento passivo e formação de ossificação ectópica permanecerá obscura. Entretanto, a força passiva deve ser aplicada lenta e progressivamente, para não causar qualquer dano aos tecidos moles e provocar, desse modo, uma exacerbação.

A menos que haja contraindicação, todos os pacientes são iniciados em um programa de ADM ativo e ativo assistido.

A imobilização é também muito usada para restaurar a ADM do cotovelo. Talas dinâmicas com dobradiças podem ser empregadas para neutralizar as contraturas de flexão e extensão. Os pacientes são orientados a usar essas talas em sessões diárias de uma hora e durante o sono. Se a flexão e extensão estão limitadas, o paciente usa tala de flexão dinâmica e de extensão dinâmica, sendo aconselhado a alternar o seu uso. As do tipo tensor também estão disponíveis e são tipicamente utilizadas para contraturas rígidas. Essa tala permite que o paciente faça alongamento estático constante dos tecidos moles ao fortalecer o tensor.[325]

A ossificação ectópica do cotovelo pode ser evitada de muitas maneiras com medidas profiláticas. Os pacientes com lesão no cotovelo e fator de risco para ossificação ectópica devem ser tratados para impedir essa complicação. Duas formas de profilaxia estão disponíveis:

▶ *Agentes quimioterápicos.* Estes incluem AINEs, que têm se mostrado na diminuição da incidência e da gravidade da ossificação ectópica sobre o quadril. Não existe nenhum estudo sobre seu efeito sobre a ossificação ectópica do cotovelo.

▶ *Radiação de emissão externa de baixa dosagem.* Estudos clínicos mostraram que essa modalidade inibe a formação de ossificação ectópica após a artroplastia total do quadril.[334,335]

Patologia pediátrica

O exame do cotovelo pediátrico requer a compreensão do desenvolvimento do sistema esquelético e consciência da aparência do centro de crescimento e do tempo de fechamento epifisário.

Ao nascimento, o úmero distal, o rádio proximal e a ulna consistem, primariamente, em cartilagem. A sequência e o tempo médio do aparecimento do centro de crescimento no cotovelo procedem como segue:[336]

▶ Capítulo: sexo feminino, 4 meses; sexo masculino, 5 meses.

▶ Epicôndilo medial: sexo feminino, 5 anos; sexo masculino, 7 anos.

▶ Tróclea: sexo feminino, 8 anos; sexo masculino, 9 anos.

▶ Epicôndilo lateral: sexo feminino, 11 anos; sexo masculino, 12 anos.

O fechamento epifisário no cotovelo também ocorre em sequência, primeiro no úmero distal, com o capítulo, o epicôndilo lateral e a tróclea se fundindo na puberdade (sexo feminino, 14 anos; sexo masculino, 17 anos), e após fundindo-se na diáfise.[336] O epicôndilo medial se funde mais tarde (sexo feminino, 15 anos; sexo masculino, 18 anos). A cabeça do rádio e o olécrano fecham aos 14 anos, nas mulheres e aos 15, nos homens.

Cotovelo da liga mirim

O arremesso repetitivo resulta em mudanças hipertróficas musculares e ósseas sobre o cotovelo. O cotovelo da liga mirim é um termo comum, creditado a Brogden e Cros,[337] para lesão por avulsão na apófise medial como resultado do estresse em valgo repetitivo. O termo tem sido usado para descrever uma variedade de lesões patoanatômicas no atleta imaturo, todas elas relacionadas com a mecânica do arremesso. Fatores adicionais que influenciam o seu desenvolvimento incluem idade, maturidade esquelética, suscetibilidade individual, nível competitivo e localização geográfica.[338]

O ato de arremessar no beisebol foi descrito em cinco estágios (Fig. 15-12):[27,34,136,137]

▶ *Preparação.* Esse estágio envolve a preparação inicial, quando o cotovelo é flexionado e o antebraço é levemente pronado; é caracterizado por baixa carga no braço. A flexão do cotovelo é mantida por uma contração isométrica dos flexores do cotovelo. Durante o esforço dessa fase, o bíceps contrai-se para controlar isométrica e excentricamente o ângulo do cotovelo, enquanto o punho e os extensores do dedo movem concentricamente o punho de leve flexão para a hiperextensão.[1,339]

▶ *Posicionamento inicial.* Esse estágio inicia quando a bola deixa a mão enluvada não dominante e termina quando o pé à frente entra em contato com o chão. O ombro começa a abduzir e rodar externamente e os estresses em valgo para o cotovelo são iniciados.

▶ *Posicionamento final.* Esse estágio é caracterizado pela abdução adicional do ombro e rotação externa máxima. No cotovelo, ocorrem a flexão entre 90 e 120° e o aumento da pronação do antebraço para cerca de 90°. A estabilidade dinâmica é proporcionada pela massa muscular flexor-pronador e o tríceps se contrai isometricamente para limitar a flexão do cotovelo.[1]

▶ *Aceleração.* Essa fase é caracterizada pela geração de uma força anteriormente direcionada na extremidade superior pela musculatura do ombro, resultando em rotação interna e adução do úmero, acompanhada pela rápida extensão do ombro. O período a partir do estágio do posicionamento final até a fase de aceleração é o momento em que o cotovelo está sujeito aos estresses em valgo máximos.[340]

▶ *Acompanhamento.* Essa fase é caracterizada pela dissipação de todo o excesso de energia cinética, à medida que o cotovelo atinge a extensão total e termina quando todo o movimento é concluído. McLeod divide essa fase em liberação e desaceleração.[341]

Os movimentos repetitivos envolvidos nas várias fases de arremessos colocam grandes esforços sobre o cotovelo, em particular durante as fases de posicionamento final e de aceleração, que pode resultar em inflamação, formação de cicatriz, corpos livres, entorses ou rupturas ligamentares e as condições mais graves de osteocondrite ou fratura por avulsão (Tab. 15-16).[34,342] O cotovelo da liga mirim pode começar de forma gradual ou súbita. Em geral, o início súbito de dor é secundário à fratura no local da lesão.

A criança apresenta-se com dor e sensibilidade local na porção medial do cotovelo. Os achados físicos relacionam-se à lesão específica, mas são, comumente, desconforto ou rigidez persistente no cotovelo devido ao agravamento da lesão. A sensação de bloqueio ou "restrição" indica um fragmento livre. Se o nervo ulnar estiver comprometido, a dormência na distribuição ulnar e o sinal de Tinel podem estar presentes.

O tratamento é conservador e envolve repouso e eliminação da atividade causadora. As lesões com menos de 0,5 a 1 cm de separação apofisária são inicialmente tratadas com repouso. Isso é seguido de um programa de reabilitação similar àquele descrito para a epicondilite medial; contudo, os exercícios de resistência são evitados até que a amplitude ativa possa ser feita com movimento total sem dor (em geral 2 a 3 semanas). O arremesso é evitado por 6 a 12 semanas. Se a osteocondrite dissecante estiver presente, a articulação precisa de proteção durante vários meses.[165] Uma separação maior do que 0,5 a 1 cm, a falha em responder às medidas conservadoras ou avulsões traumáticas súbitas são indicações para cirurgia. O paciente não pode retornar ao arremesso até que o movimento e a força normais sejam completamente restabelecidos.

TABELA 15-16 Classificação das lesões do cotovelo nos atletas de arremesso

Mecanismo	Condição
Estresse medial	Distensão ou ruptura do músculo flexor Avulsão do epicôndilo medial Atenuação ou ruptura do trato do nervo ulnar no LCL
Compressão lateral	Hipertrofia da cabeça do rádio e do capítulo Necrose avascular do capítulo Fraturas osteocondrais da cabeça do rádio ou do capítulo
Extensão forçada	Formação de osteófito na ponta do processo do olécrano, formação de fragmento livre Cicatrização e deposição de tecido fibroso na fossa do olécrano

Reproduzida, com permissão, de Wilk KE, Andrews JR: Elbow injuries. In: Brotzman SB, Wilk KE, eds. *Clinical Orthopaedic Rehabilitation*. Philadelphia: Mosby, 2003:85–123.

Para evitar distúrbios no cotovelo, os atletas jovens devem aderir às regras da liga mirim, que limitam a quantidade de lançamentos por jogo, por semana e por temporada e o número de dias de repouso entre os arremessos.[78] A contagem de arremessos é o item mais importante dessas estatísticas.

Fratura supracondilar do úmero

Esse tipo de lesão do cotovelo, que é mais comum em crianças, envolve fratura da metáfise distal lisa e translúcida do úmero, como resultado da hiperextensão ou de uma queda sobre o cotovelo flexionado. As forças são transmitidas através da articulação do cotovelo para o úmero distal, produzindo uma fratura próxima do cotovelo. O fragmento do úmero distal é, em geral, posteriormente deslocado (do tipo extensão). Às vezes, uma "continuação" dos fragmentos resulta no fragmento proximal perfurando o periósteo anterior, o músculo braquial e, possivelmente, a artéria braquial e nervo mediano (do tipo flexor). Se a artéria braquial é perfurada, a lesão é potencialmente ameaçadora ao membro.

A criança apresenta-se com edema acentuado acima do cotovelo com deformidade evidente e equimose. Devido à natureza dessa condição, a circulação periférica e a função nervosa devem ser avaliadas.

A intervenção depende da gravidade. As fraturas não deslocadas são imobilizadas em tipoia simples ou imobilizador de ombro, com o cotovelo flexionado, durante três semanas, enquanto as fraturas deslocadas (fraturas que são anguladas a mais de 20°) requerem redução fechada e imobilização em um molde que não impeça a circulação, durante três semanas. Durante o período de imobilização, o paciente é monitorado de perto para mudanças na circulação periférica. Após o período de imobilização, se a avaliação pós-redução for aceitável, os exercícios de amplitude de movimento ativo são iniciados na tentativa de readquirir a extensão total. O fortalecimento do bíceps e do tríceps é também um objetivo a ser alcançado.

Cotovelo tracionado

O termo *cotovelo tracionado*, também referido como "cotovelo da babá" refere-se à lesão comum no tecido mole da articulação radioumeral nas crianças em idade pré-escolar, causada por uma força de tração longitudinal súbita sobre o punho pronado e o cotovelo estendido.[343,344] O cotovelo tracionado resulta do deslizamento da cabeça do rádio através do ligamento anular, levando as fibras desse ligamento a se interporem entre o rádio e o capítulo do úmero.[345,346]

A incidência do cotovelo tracionado é de 3% em crianças com menos de 8 anos[347] e compreende 5,6% de todas as lesões envolvendo a extremidade superior em crianças com menos de 10 anos.[346,348] O distúrbio ocorre mais em meninos do que em meninas e o cotovelo esquerdo é mais comumente afetado do que o direito.[349]

Estas são causas comuns do cotovelo tracionado:[349]

▶ O antebraço ou a mão da criança está sendo firmemente preso por um dos pais quando ela tenta escapar.

▶ A criança é erguida por um adulto do chão puxada por suas mãos.

▶ A mãe segura a mão da criança para impedi-la de cair quando esta caminha na direção da rua.

▶ A criança é erguida pela mão de uma posição deitada ou sentada ou pode, ainda, ser balançada pelas mãos várias vezes durante o curso de uma brincadeira.

▶ A própria criança dá o puxão, quando tropeça e cai, ou na tentativa de escapar das mãos do adulto.

A criança apresenta-se com um braço dolorido e oscilante que se pendura molemente com o cotovelo estendido e o antebraço pronado.[346] Em geral não há edema ou deformidade óbvia. Os locais comuns de dor são (em ordem de ocorrência) o antebraço e o punho, somente o punho e apenas o cotovelo.[345] Em todos os casos, há resistência à tentativa de supinação do cotovelo.

A intervenção de escolha é a manipulação.[346] Antes de tentá-la, é importante explicar o procedimento aos pais e ganhar a confiança da criança, apoiando suavemente o braço lesionado antes da manipulação. Durante o procedimento, o fisioterapeuta segura o punho da criança com uma das mãos enquanto a outra sustenta o cotovelo e palpa a cabeça do rádio. A atenção da criança é desviada e o antebraço é energicamente supinado com um rápido movimento, junto com a aplicação de uma pressão descendente sobre a cabeça do rádio. Um estalo na região da cabeça do rádio (palpável e às vezes audível) é indicativo de redução bem-sucedida. Algumas vezes o antebraço tem de ser pronado depois da supinação enérgica para reduzir o cotovelo tracionado. O estalo resulta da liberação do ligamento anular preso. Logo depois da manipulação, a criança geralmente começa a usar o braço novamente, mas às vezes há um atraso de um dia ou dois. Nesses casos, uma tipoia pode ser usada para dar conforto e proteger o braço de ser tracionado novamente.

Um aspecto importante no tratamento é aconselhar os pais a evitarem o esforço de tração longitudinal no braço da criança – eles não devem puxar a criança pelas mãos ou pelos punhos.[346]

Técnicas terapêuticas

Técnicas para aumentar a mobilidade articular

Com algumas pequenas variações, as mesmas técnicas que são empregadas para examinar os deslizamentos articulares do complexo do cotovelo podem ser usadas para mobilizar as articulações, com o fisioterapeuta variando a intensidade das mobilizações com base na resposta do paciente e no estágio da cicatrização do tecido.

Mobilização passiva: articulação radioulnar superior
O paciente é posicionado em supino, com a cabeça sustentada em um travesseiro. O fisioterapeuta fica de frente para o paciente.

Deslizamento ântero-medial/póstero-lateral. O fisioterapeuta palpa e estabiliza o terço proximal da ulna com uma das mãos, enquanto palpa a cabeça do rádio no plano póstero-anterior com uma garra do tipo pinça dos dedos indicador e polegar da outra mão (ver Fig. 15-33). O fisioterapeuta desliza a cabeça do rádio de modo ântero-medial/póstero-lateral na articulação radioulnar superior. A amplitude e a velocidade da técnica (i.e., grau) variam de acordo com a irritabilidade da articulação.

Mobilização acessória passiva: articulação radioulnar inferior
Deslizamento ântero-posterior. O paciente é posicionado em supino ou sentado, com o fisioterapeuta à sua frente. Usando uma das mãos, ele palpa e estabiliza o terço distal da ulna. Com uma garra do tipo pinça dos dedos e do polegar da outra mão, palpa o terço distal do rádio. O fisioterapeuta desliza o rádio de modo ântero-posterior na articulação radioulnar inferior em um plano obliquamente ântero-medial/póstero-lateral. A intensidade da técnica (i.e., grau) é variada de acordo com a irritabilidade da articulação.

Mobilizações com movimentos[350,351]
Para aumentar o movimento no cotovelo e para cotovelo de tenista. O paciente é posicionado em supino com o braço envolvido sobre a cama e o antebraço supinado. Um cinto é amarrado ao redor da região posterior do fisioterapeuta e ao redor do antebraço do paciente, de modo que a borda do cinto esteja nivelada com a articulação do cotovelo (Fig. 15-59). Usando uma das mãos, o fisioterapeuta estabiliza o úmero do paciente, enquanto a outra mão sustenta o antebraço e o punho (ver Fig. 15-59). A partir dessa posição, a ulna é deslizada lateralmente quando o fisioterapeuta move suavemente seu quadril para trás. Ajustes na direção da mobilização do deslizamento são feitos em relação ao ângulo de carregamento do cotovelo. Se não houver dor, o paciente flexiona ativamente ou estende seu cotovelo enquanto a força de mobilização é mantida. O movimento ativo pode avançar para extensão resistida do punho ou preensão resistida executada durante a mobilização.

Automobilizações
Deslizamento médio-lateral da articulação umeroulnar. O paciente pode estar sentado ou de pé no vão de uma porta, com o antebraço e a mão envolvidos estabilizados contra a parede e o cotovelo em leve flexão, próximo à extensão total. Usando a outra mão, o paciente segura o úmero do braço envolvido pelos epicôndilos umerais e aplica um deslizamento médio-lateral no cotovelo envolvido, produzindo inclinação médio-lateral na articulação umeroulnar.

Distração. O paciente senta em uma cadeira, com o ombro abduzido em 90° e o cotovelo flexionado sobre um travesseiro fir-

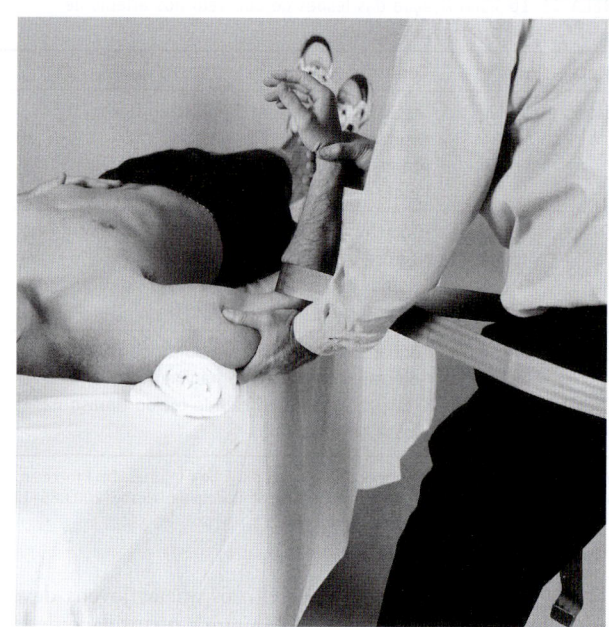

FIGURA 15-59 Mobilizações com movimento para aumentar o movimento do cotovelo.

me ou toalha enrolada. Usando a outra mão, ele segura o punho da extremidade superior envolvida e aplica lentas mobilizações oscilatórias na direção da flexão adicional do cotovelo, tendo a dor como guia.

Técnicas para aumentar a extensibilidade do tecido mole
O aumento na flexibilidade é atingido por meio de um programa de rotina alongamento que pode ser instituído no início do curso do tratamento, com ênfase no alongamento de toda a mão, antebraço e complexo do ombro. Ao alongamento deve seguir-se a aplicação de calor local, como a do ultrassom ou pela massagem friccional transversa. Os pacientes devem ser ensinados a autoexecutar essas técnicas na primeira oportunidade.

Em cada uma das técnicas seguintes, está sendo tratado o braço esquerdo e o alongamento é mantido por aproximadamente 30 segundos.

Bíceps. O paciente posiciona-se de pé ao lado de uma mesa e coloca o dorso da mão sobre a mesa com o antebraço supinado. O cotovelo é gradualmente estendido e o antebraço é movido em supinação adicional (Fig. 15-60).

Flexores do cotovelo e do punho. O paciente é posicionado de pé. Um cinto de alongamento é preso no pé do paciente e segurado pela mão do lado envolvido. Mantendo o antebraço em posição supinada e o cotovelo estendido até o limite do conforto, o paciente eleva seu braço para o lado (Fig. 15-44) até que seja sentido um alongamento.

Extensores dos dedos e do punho. O alongamento do ERCC é sempre combinado com o alongamento do ERLC e o extensor dos dedos. É indicado em todos os tipos de cotovelo de tenista e de golfista.

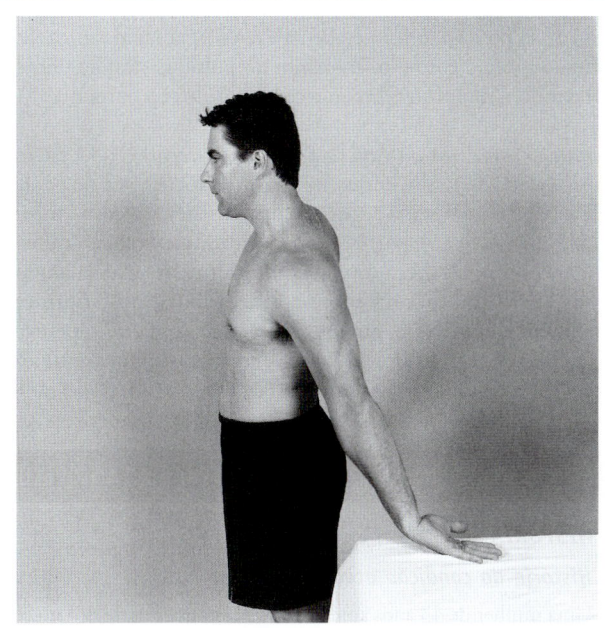

FIGURA 15-60 Alongamento do bíceps.

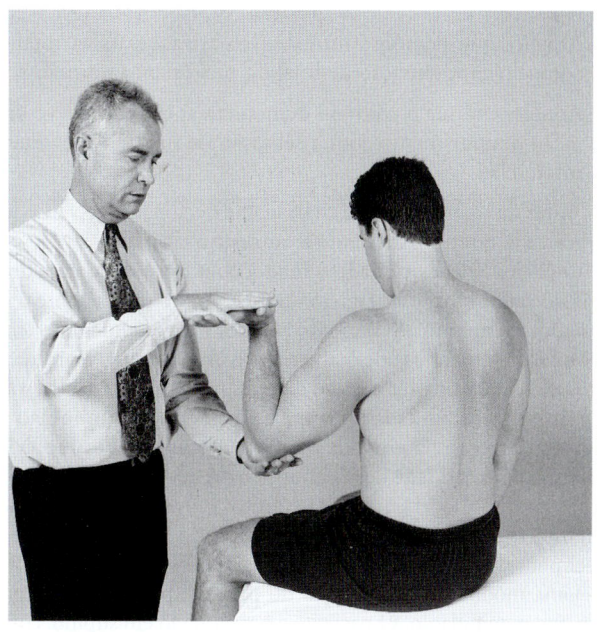

FIGURA 15-61 Alongamento para o cotovelo de golfista.

O paciente é posicionado sentado. A parte superior do braço é mantida horizontalmente, com o cotovelo flexionado em 90°, o antebraço pronado e o punho flexionado. O paciente usa a mão direita para segurar a sua mão esquerda e posiciona o punho em flexão e desvio ulnar máximos, com o antebraço em pronação máxima. O cotovelo é trazido bem lentamente em extensão.

Alongamento para cotovelo de golfista. A função dos flexores longos do punho é flexão do cotovelo, pronação do antebraço e flexão do punho. O paciente senta em uma cadeira, com o braço afetado elevado a cerca de 60°. O cotovelo é levemente flexionado, o antebraço supinado e o punho estendido (Fig. 15-61). O paciente usa a mão direita para trazer o punho e os dedos no máximo de extensão possível (ver Fig. 15-61). Enquanto mantém o punho em extensão máxima, o fisioterapeuta estende lentamente o cotovelo do paciente. Tão logo a dor ou a defesa muscular ocorram, o movimento é interrompido e o cotovelo é levemente trazido de volta em mais flexão. Se a dor desaparecer após alguns segundos, o cotovelo pode aumentar a extensão.

Alongamento do flexor do carpo com peso corporal. O alongamento é executado solicitando-se ao paciente para posicionar a palma da mão em uma mesa e o cotovelo em leve flexão, o punho em desvio ulnar e extensão máximos e o antebraço em pronação máxima. Sendo cuidadoso para evitar a dor e a distensão muscular, ele estende lentamente o cotovelo. O alongamento deve ser mantido por cerca de 40 segundos. Nesse ponto, o paciente pode tracionar gentilmente os dedos em cima da mesa para alongar os músculos flexores da palma. Contra uma resistência leve (executada pela outra mão), o braço é trazido de volta para a posição original. Esse exercício de alongamento é repetido seis vezes antes de se executar todo o procedimento no lado não envolvido.

Tratamento de energia muscular

Restrição da adução (supinação) da articulação umeroulnar.[352] O paciente é posicionado em supino com seu antebraço posicionado em supinação total, com o fisioterapeuta de pé ao lado da mesa. O paciente é solicitado a tentar pronar suavemente o seu antebraço contra uma força isométrica restringente igual à do fisioterapeuta. Essa posição é mantida por quatro segundos, então o paciente relaxa. A técnica é repetida.

Restrição da abdução (pronação).[352] Para tratar uma restrição de abdução, a posição do antebraço e a direção da contração isométrica são invertidas.

Supinação/pronação. O paciente é posicionado em supino, com sua cabeça sendo sustentada em um travesseiro. O fisioterapeuta fica de pé ou senta de frente para o paciente. Usando uma das mãos, ele palpa o terço distal do antebraço do paciente enquanto palpa a ulna proximal com a outra. A seguir supina/prona o antebraço até o final da amplitude, em torno do eixo oblíquo apropriado. A partir dessa posição, o paciente é instruído a segurar firme enquanto é aplicada uma leve resistência para mais supinação/pronação. A contração é mantida por 3 a 5 segundos; depois disso, o paciente é instruído a relaxar por completo. A nova barreira de supinação/pronação é localizada e a mobilização é repetida.

Thrust de alta velocidade, baixa amplitude

Manipulação de Mill.[73] Essa técnica é projetada para quebrar as aderências do tendão extensor comum e deixar o ligamento orbicular deslizar de volta para sua posição normal. A manipulação de Mill é usada em vez de alongar lentamente os tecidos durante os últimos poucos graus de extensão máxima do cotovelo.

Essa abordagem é indicada apenas para alguns pacientes, a saber:

▶ Aqueles que demonstram extensão ativa e passiva total do cotovelo com sensação de final do movimento normal.

▶ Aqueles em que o cotovelo demonstra apenas uma leve limitação de movimento com a sensação de final do movimento miofascial.

Antes da manipulação, a massagem friccional transversa deve ser aplicada no local, de modo a amaciar a cicatriz.

O paciente é posicionado sentado, com o fisioterapeuta de pé atrás do seu ombro (ver Fig. 15-41). O punho do paciente é flexionado. Mantendo a posição do punho, o fisioterapeuta estende o cotovelo. A manobra de Mill envolve uma extensão forçada do cotovelo, enquanto uma pressão digital simultânea é exercida sobre o ponto de sensibilidade máxima. Se a flexão do punho não for mantida, a força será exercida pela articulação do cotovelo. Mills salientou a necessidade de obter um estalo audível durante o procedimento, embora, na prática, muitos cotovelos normais possam estalar da mesma maneira,[353] indicando que o estalo é, provavelmente, apenas coincidência.

Uma modificação na posição do paciente pode ser empregada para esta manipulação. O paciente é posicionado em supino, com o seu braço para fora na borda da mesa. O fisioterapeuta ajusta a altura da mesa, de modo que a articulação do cotovelo do paciente possa ficar sobre a sua coxa, enquanto o pé do fisioterapeuta permanece em contato com o chão. O braço do paciente é colocado em leve extensão do ombro e rotação interna total (palma para baixo). Nessa posição, os vários tendões são testados quanto ao seu nível de envolvimento, fazendo cada um contrair. O tendão envolvido é, então, amaciado usando massagem friccional transversa antes que a manipulação seja aplicada, usando as posições anteriormente mencionadas. O cotovelo do paciente é levemente erguido da coxa do fisioterapeuta e, então, pende de volta para a coxa.

Após a manipulação, devem ser feitos exercícios para alongar a cicatriz.

Técnica para restrição da abdução/adução da articulação umeroulnar.[352] O paciente é posicionado sentado, enquanto o fisioterapeuta permanece de pé diante dele. Ele segura o cotovelo do paciente e coloca os dedos da mão que monitora em ambos os lados do olécrano. A outra mão é usada para manter e estabilizar o antebraço do paciente em supinação/extensão. O movimento da articulação radioulnar é testado em adução e abdução.

Se uma restrição de movimento for observada na abdução, o fisioterapeuta coloca o cotovelo do paciente em abdução e extensão total (ver Fig. 15-22) e exerce uma propulsão corretiva de hiperabdução.

Se uma restrição de movimento é observada na adução, o fisioterapeuta coloca o cotovelo do paciente em adução e extensão total (ver Fig. 15-22) e exerce propulsão corretiva de hiperadução. A assistência de energia muscular do bíceps pode ser usada para evitar o excesso na adução. Além de aplicar uma propulsão de manipulação, o fisioterapeuta executa, também, mobilizações ativas para restaurar a amplitude final da adução.

Técnica para a cabeça do rádio anterior.[352] O paciente é posicionado sentado, enquanto o fisioterapeuta fica de pé diante dele. Ele segura o braço não funcional do paciente, flexionando-o no cotovelo e pronando-o no punho (ver Fig. 15-23). O fisioterapeuta coloca o segundo e terceiro dedos de sua outra mão na prega do cotovelo do paciente, diretamente sobre a cabeça do rádio. A partir dessa posição, o fisioterapeuta exerce uma rápida força de hiperflexão sobre o cotovelo, enquanto propulsiona simultaneamente a cabeça do rádio posteriormente com os dedos da outra mão.

Disfunção somática da cabeça do rádio posterior.[352] O paciente é posicionado sentado, enquanto o fisioterapeuta fica de pé diante dele. O fisioterapeuta segura o cotovelo afetado com ambas as mãos e estende-o. A partir dessa posição, ele coloca ambos os polegares sobre a cabeça do rádio anteriormente e as falanges de ambos dedos indicadores sobre a cabeça radial posteriormente. O fisioterapeuta exerce, então, uma rápida força de hiperextensão sobre o cotovelo do paciente, enquanto induz simultaneamente uma força contrária anterior através da cabeça do rádio.

ESTUDO DE CASO — DOR NA PARTE LATERAL DO COTOVELO

HISTÓRIA

História da condição atual

Uma mulher de 43 anos apresentou-se com queixas de dor no cotovelo esquerdo que relatou ter há cerca de um ano. Ela descreveu o início da dor como gradual e atribuiu-a ao seu trabalho de operadora eletrônica, no qual passa o dia ligando e desligando plugues. Com o tempo, a dor piorou, até estar presente o tempo todo. Embora tenha sido tentada uma terapia com anti-inflamatórios, esta foi interrompida devido a uma reação adversa. A paciente foi transferida para serviços mais leves no trabalho, com uma restrição de levantamento de pesos de 4,5 kg.

História anterior à condição atual
Nenhuma história anterior de dor no cotovelo.

História cirúrgica e médica anterior
Nada consta.

Medicamentos
Nenhum.

Moradia
Vive em uma casa de dois andares.

Ocupação, emprego e escolaridade
Operadora eletrônica. Tem escolaridade de nível secundário.

Estado funcional e nível de atividade
Os objetivos da paciente eram diminuir a dor com as atividades da vida diária e estar apta a retornar ao trabalho sem dor.

Estado da saúde (autorrelatado)
Em boa saúde geral, mas a dor interfere nas tarefas em casa e no trabalho.

QUESTÕES

1. Qual é o diagnóstico mais comum caracterizado por dor lateral no cotovelo?
2. O que pode revelar ao fisioterapeuta uma história de início gradual?

3. O que uma história de atividade repetitiva pode revelar ao fisioterapeuta?
4. O que se espera observar no exame físico em termos de palpação, testes resistidos e testes especiais?
5. Quais questões adicionais devem ser feitas para ajudar a eliminar dor referida da coluna cervical ou do ombro?
6. Liste os vários diagnósticos que podem apresentar-se com estes sinais e sintomas e quais testes devem ser usados para eliminar cada um deles.
7. Essa apresentação/história justifica um exame de triagem de quadrante superior? Por quê?

TESTES E MEDIDAS DE FISIOTERAPIA

O exame físico da paciente incluiu inspeção para atrofia muscular, palpação para áreas de sensibilidade e crepitação, teste de todos os músculos principais do cotovelo, medida da amplitude de movimento ativo e passivo, observação da assimetria do ângulo de carregamento e teste específico para cotovelo de tenista e instabilidade.[111] A coluna cervical e o ombro também foram examinados.

Desempenho motor: força, potência e resistência

Embora nenhuma deficiência de força tenha sido notada nas extremidades superiores, a dor foi provocada com o teste resistido para todos os movimentos, exceto flexão do punho e pronação do cotovelo. O teste de Cozen para o cotovelo de tenista reproduziu a dor no epicôndilo lateral esquerdo.

O teste muscular manual dos músculos-chave de C6 e C7 esteve dentro dos limites normais (DLN) quando comparado com o lado não envolvido.

O teste de força da preensão esteve DLN, comparado com o lado não envolvido, exceto quando a dor foi provocada.

Aparelhos ortopédicos, protetores ou de suporte

A paciente não usa qualquer aparelho, e não tentou usar órtese ortopédica para o cotovelo de tenista.

Dor

A palpação revelou sensibilidade extrema, calor e edema leve no local e em torno do epicôndilo lateral esquerdo. A dor foi relatada em 6 de 10 em repouso após um dia de trabalho.

Postura

Posição anteriorizada da cabeça, coluna dorsal cifótica e protração dos ombros.

Amplitude de movimento (incluindo comprimento muscular)

A amplitude de movimento ativo de ambas as extremidades estava dentro dos limites normais para todos os movimentos do cotovelo e do ombro. O cotovelo direito demonstrou ADMA total, mas o esquerdo, embora tenha demonstrado amplitudes normais para flexão, extensão, pronação e supinação, exibiu dor associada a todos os movimentos. A amplitude de movimento ativo para o punho esquerdo era dolorosa para o desvio radial, mas, apesar disso, era normal.

Testes especiais

▶ A ADMA com pressão excessiva da coluna cervical não reproduziu os sintomas.
▶ Os movimentos do ombro estavam DLN e livres de dor.
▶ Compressão negativa do quadrante da coluna cervical (teste de Spurling).
▶ Teste de comprimento específico para o mecanismo extensor (flexão do punho, extensão do cotovelo e pronação do antebraço) reproduziu a dor.
▶ Nenhuma dor com o teste de comprimento específico para o mecanismo flexor (extensão do punho, extensão do cotovelo, supinação e extensão dos dedos).
▶ Os testes de tensão do membro superior (TTMS) para os nervos mediano, radial e ulnar obtiveram resultado negativo.

AVALIAÇÃO (JULGAMENTO CLÍNICO)

A paciente é sedentária, moderadamente obesa, com restrições de mobilidade do tecido mole e desempenho do cotovelo esquerdo prejudicado, resultando em limitações funcionais em casa e no trabalho.

DIAGNÓSTICO FISIOTERAPÊUTICO

Foi apresentado um diagnóstico provisório de epicondilite lateral. Dada a ambiguidade dessa designação, é muito mais importante saber a extensão das alterações nos tecidos ou na biomecânica do que realizar um diagnóstico específico com base na anatomia.[354]

QUESTÕES

1. Tendo feito um diagnóstico provisório, qual será sua intervenção?
2. Como descrever essa condição à paciente?
3. Como lhe explicar a análise racional por trás de sua intervenção?
4. Quais atividades e posições você aconselharia a paciente a evitar? Por quê?
5. Como determinar a intensidade de sua intervenção?
6. Estime o prognóstico da paciente.
7. Quais modalidades usar na intervenção dessa paciente? Por quê?
8. Quais técnicas manuais são apropriadas para a paciente e qual sua análise racional para cada uma?
9. Quais exercícios você prescreveria? Por quê?
10. Qual dispositivo terapêutico deve ser recomendado para a paciente? Por quê?

PROGNÓSTICO

Nível favorável previsto de melhora da função

Durante o curso de 4 a 6 semanas, a paciente deverá:

▶ Retornar às atividades domésticas normais e a todas as atividades do trabalho sem restrições.
▶ Demonstrar força de preensão de 90% quando comparada com o lado não envolvido.
▶ Mostrar independência com o programa de exercício domiciliar e as estratégias de prevenção.

Níveis de intervalo previstos de melhora da função

▶ A paciente estará apta a dirigir para o trabalho sem dor por 45 minutos em cinco semanas.

▶ Retorno ao trabalho para deslocamento total sem restrições em seis semanas.

PLANO TERAPÊUTICO

Frequência e duração
De 2 a 3 vezes por semana, por quatro semanas.

Critérios para alta
A paciente receberá alta quando atingir os objetivos funcionais estabelecidos, rejeitar tratamentos futuros, for incapaz de avançar para os objetivos por causa das complicações ou o fisioterapeuta determinar que ela não mais se beneficiará dos serviços de fisioterapia.

INTERVENÇÃO

Cuidar da tendinose como um processo inflamatório sem considerar a degeneração subjacente ou as deficiências biomecânicas acarretarão falhas no tratamento. A intervenção deve ter como base os critérios funcionais dos estágios de cicatrização do tendão.[355]

FASE I (SEMANAS 1 a 3)

Essa fase envolve 2 a 4 sessões de fisioterapia. As instruções são dadas em relação às posições de repouso e para evitar movimentos e atividades agravantes.

Objetivos
Os objetivos da intervenção para essa fase são:
▶ Controlar e preservar o movimento.
▶ Diminuir a dor para 5 ou menos, em uma escala de 10, durante as atividades, e para 2 ou menos em repouso.
▶ Diminuir a inflamação, conforme evidenciado pelo edema e pela sensibilidade reduzida à palpação.
▶ Aumento da flexibilidade dos extensores do punho para 90%, quando comparada com o lado não envolvido.
▶ Capacidade de cerrar o punho sem sentir dor.
▶ Promover o desenvolvimento da resistência, vascularização normal e produção de colágeno.[111]
▶ Independência com o programa de exercício domiciliar e crioterapia.

Modalidades eletroterapêuticas
Qualquer uma das seguintes terapias pode ser tentada:
▶ Compressas de gelo aplicadas ao epicôndilo lateral após os exercícios e ao final do dia.
▶ Estimulação galvânica de alta voltagem (EGAV) aplicada para aliviar a dor.
▶ Iontoforese com dexametasona.
▶ Terapia com ondas de choque.[267,356]
▶ Ultrassom pulsado com ciclo de trabalho de 20%, 3MHz de frequência e intensidade de 1,2W/cm², aplicado ao epicôndilo lateral por cinco minutos.

Programa de exercícios terapêutico e domiciliar
▶ Isométricos submáximos para os extensores do punho são executados na ADM livre de dor após massagem friccional transversa.

▶ Exercício de ADMA envolvendo flexão simultânea do punho, pronação do antebraço e extensão do cotovelo, para promover a extensibilidade do músculo e do tendão.
▶ Flexão/extensão ativa do punho livre de dor com alta repetição, para ajudar a vascularizar o tendão envolvido e para promover o alinhamento das fibras de colágeno.
▶ A paciente é orientada sobre alongamentos para o grupo supinador-extensor, bem como alongamentos para o ombro, a mão e o antebraço.

Terapia manual
▶ Mobilização lateral do antebraço esquerdo no cotovelo executada durante a extensão ativa do punho e a supinação do antebraço.
▶ Deslizamento posterior (dorsal) da mão executado no punho durante o desvio radial.
▶ Uma bandagem foi inicialmente aplicada no cotovelo para manter a mobilização lateral, mas teve seu uso interrompido após uma reação adversa. Em vez disso, a paciente foi aconselhada a usar uma órtese para o cotovelo de tenista.
▶ Massagem friccional transversa aplicada à área específica do tendão afetado para provocar hiperemia. A paciente foi instruída na técnica como parte de seu programa de exercício domiciliar.
▶ Alongamentos suaves foram aplicados aos extensores e aos flexores do punho na ADM livre de dor. A paciente foi instruída nas técnicas como parte de seu programa de exercício domiciliar.
▶ Mobilização do tecido mole aplicada até a tolerância da paciente.
▶ Início de técnicas de liberação miofascial.
▶ A acupressão pode ser introduzida, se aplicável.
▶ As mobilizações articulares são aplicáveis em quaisquer áreas de hipomobilidade na coluna cervical, no ombro ou no cotovelo.

FASE II (SEMANAS 4 a 6)

Essa fase envolve 2 a 6 sessões de fisioterapia.

Objetivos
▶ Diminuir a dor para 2 ou menos, em uma escala de 10, com a atividade, e 0 em repouso.
▶ Aumentar a ADM para atingir simultaneamente a flexão total livre de dor do punho e da mão com pronação do antebraço e extensão do cotovelo.
▶ Aumentar o desempenho muscular para atingir o teste muscular manual para 4 em uma escala de 5 de todos os grupos musculares.
▶ Força da preensão em 80%, quando comparada com o lado não envolvido.
▶ Retomada gradual das atividades com o uso de uma órtese, quando necessário.

Modalidades eletroterapêuticas
Uso continuado de modalidades efetivas, como na fase aguda, com aumento da ênfase no uso domiciliar, quando necessário.

Programa de exercícios terapêutico e domiciliar

▶ Todos os exercícios do grupo extensor-supinador do punho foram iniciados com o cotovelo em flexão.

▶ Executar alongamentos lentos e suaves para o mecanismo do extensor, 3 a 5 vezes por dia, em flexão do punho, desvio ulnar, pronação do antebraço e extensão do cotovelo.

▶ A paciente é instruída sobre exercícios concêntricos e excêntricos, para extensão do punho e supinação do antebraço, inicialmente sem resistência, e, então, de forma progressiva, mais resistência usando tubo elástico, assegurando-se de que a paciente trabalhou ao máximo em cada uma das séries.[5,129]

▶ Introdução do exercício do cabo de vassoura para o fortalecimento dos extensores do punho. Um peso é amarrado a uma corda ou pedaço de linha com cerca de 90 cm de comprimento, que é, então, amarrada a uma vassoura ou bastão. A vassoura é colocada na frente da paciente com as palmas para baixo, e ela enrola a corda na vassoura/bastão para erguer e abaixar o peso.

▶ De modo a ajudar a equilibrar as forças acopladas, a paciente também foi instruída em uma série de exercícios para aumentar a força nos músculos opositores – os flexores do punho e dos dedos.

▶ Exercícios de apertar usando massa terapêutica ou pacotes de arroz.

▶ ADMA da abdução horizontal do ombro enquanto segura um peso na mão.

▶ Exercícios de fortalecimento para o bíceps, o tríceps e o latíssimo do dorso.

▶ Progressão de um ergonômetro para a parte superior do corpo (EPSC).

Terapia manual

▶ Continuar com o uso de técnicas efetivas para o tecido mole.

▶ Continuar com as mobilizações graduadas progressivas para hipomobilidades persistentes.

▶ Manipulação de Cyriax quando indicado (contraindicado na presença de osteoartrite do cotovelo e perda de extensão total do cotovelo).

▶ Alongamento assistido para os ventres musculares do mecanismo do extensor para diminuir a tensão dos tendões envolvidos.

FASE III (MAIS DE 7 SEMANAS)

Essa fase envolve 2 a 4 sessões de fisioterapia.

Objetivos

▶ O retorno às atividades domiciliares e recreacionais normais e a todas as tarefas do trabalho sem restrições.

▶ Dor reduzida para 0, em uma escala de 10, com a atividade.

▶ Força preensão de 90 a 100%, quando comparada com o lado não envolvido.

▶ Independência com o programa de exercício domiciliar e estratégias de prevenção.

Programa de exercícios terapêutico e domiciliar

Todos os exercícios a seguir são executados em velocidades variadas, começando lentamente, aumentando de forma gradual a velocidade, quando tolerado.

▶ Atividades e exercícios envolvendo o ombro, o punho e o cotovelo foram introduzidos. Estes incluíram padrões de FNP com polias de parede e prancha Fitter.

▶ Força e resistência da cadeia cinética superior foram trabalhadas com diagonais de FNP resistida e dinamômetro de preensão.

▶ Treinamento específico do esporte ou da atividade.

▶ Pliométricos são introduzidos.[5,129]

▶ O retorno gradual à atividade normal é previsto para restauração normal da força, flexibilidade e amplitude de movimento sem dor.

A intervenção cirúrgica, reservada para pacientes que não respondem a um programa bem-estruturado de reabilitação, tem a finalidade de revitalizar, debridar e contornar a área de tendinose.[221,223,224,357,358]

Coordenação, comunicação e documentação

Comunicar-se com o médico, com a paciente, com o chefe do trabalho e com o responsável pelo tratamento respeito do estado da paciente (de forma direta ou indireta). A documentação inclui todos os elementos do tratamento da paciente/cliente. Providenciar o planejamento da alta.

Instrução à paciente

Novo exame e avaliação periódica do programa doméstico utilizando instruções escritas e ilustrações. Orientar a paciente sobre as posturas apropriadas e as posições e os movimentos a serem evitados em casa e no trabalho. Instruí-la acerca dos benefícios de um programa de condicionamento contínuo para evitar a recorrência de prejuízos.

ESTUDO DE CASO — DOR MEDIAL NO COTOVELO

HISTÓRIA

História da condição atual

Um aprendiz de carpinteiro de 23 anos foi examinado na clínica com queixas de dor no cotovelo direito, que ele relatou estar presente durante os últimos meses. O paciente descreveu o início da dor como gradual e atribuiu-a ao trabalho, no qual passa a maior parte do dia usando ferramentas de carpintaria. Com o tempo, a dor piorou e agora dói o tempo todo. Ele visitou seu médico, que prescreveu anti-inflamatórios e fisioterapia e indicou tarefas menos pesadas no trabalho.

História anterior à condição atual

Nenhuma história anterior de dor no cotovelo.

História cirúrgica e médica anterior

Nada consta.

Medicamentos

Ibuprofeno, 800 mg por dia.

Estado funcional e nível de atividade
Os objetivos do paciente eram diminuir a dor proveniente das atividades da vida diária e dos esportes recreacionais e estar apto a retornar ao trabalho sem dor.

Estado de saúde (autorrelatado)
Em boa saúde geral, mas a dor interfere nas tarefas em casa e no trabalho.

QUESTÕES

1. Qual(is) estrutura(s) você suspeita que esteja(m) falhando com as queixas de dor medial no cotovelo?
2. Qual é o provável mecanismo de lesão para esse paciente?
3. Que tipo de atividade exacerba essa condição?
4. Quais questões adicionais devem ser feitas?
5. Liste os vários diagnósticos que podem apresentar-se com esses sinais e sintomas e os testes que você usaria para descartar cada um deles.

TESTES E MEDIDAS DE FISIOTERAPIA

O exame físico do paciente incluiu:[111]

- Palpação para áreas de sensibilidade e crepitação.
- Inspeção de atrofia muscular e postura.
- Teste muscular para os músculos principais, incluindo preensão e os músculos-chave de C6 e C7.
- Medida de ADM passivo e ativo do cotovelo, do punho e do antebraço.
- Observação da simetria do ângulo de carregamento, teste específico para cotovelo de golfista e instabilidade do cotovelo.
- A coluna cervical também foi examinada para determinar se alguma patologia estava causando dor referida no cotovelo.

Desempenho motor: força, potência e resistência
Embora nenhuma deficiência na força fosse notada em cada extremidade superior, a dor foi provocada pelo teste resistido para todos os movimentos, com exceção da extensão do punho e da supinação do cotovelo. O teste especial para o cotovelo de golfista reproduziu a dor no epicôndilo medial direito.

O teste muscular manual dos músculos-chave de C6 e C7 esteve DLN, quando comparado com o lado não envolvido.

O teste de força estava DLN, quando comparado com o lado não envolvido, exceto pela dor que foi provocada.

Aparelhos ortopédicos, protetores e de suporte
O paciente não usa nenhum tipo de suporte.

Dor
A palpação revelou sensibilidade extrema, calor e leve edema no epicôndilo lateral esquerdo e à sua volta. A dor relatada foi de 5 em uma escala de 10, em repouso, após um dia de trabalho.

Postura
Posição anteriorizada da cabeça, coluna dorsal cifótica e ombros protraídos.

Amplitude de movimento (incluindo comprimento muscular)
A amplitude de movimento ativo de ambas as extremidades superiores estava dentro dos limites normais para todos os movimentos do cotovelo e do ombro. O cotovelo esquerdo demonstrou ADMA total, mas, no cotovelo direito, embora também tivesse demonstrado amplitudes normais para flexão, extensão, pronação e supinação, havia dor associada a todos os movimentos. O movimento do punho à direita estava limitado a 50° de extensão, comparado com 60° à esquerda.

Testes especiais
- ADMA com pressão excessiva na coluna cervical não reproduziu os sintomas.
- Compressão negativa do quadrante da coluna cervical (teste de Spurling).
- Teste de comprimento específico para o mecanismo extensor (flexão do punho e dos dedos, extensão do cotovelo e pronação do antebraço) não reproduziu nenhuma dor.
- Dor provocada pelo teste de comprimento específico para o mecanismo flexor (extensão do punho, extensão do cotovelo, supinação do antebraço e extensão do punho e dos dedos).
- Testes de tensão do membro superior para os nervos mediano, radial e ulnar negativos (ver Cap. 12).

AVALIAÇÃO (JULGAMENTO CLÍNICO)

O paciente é um homem jovem, atlético, com restrições de mobilidade do tecido mole e desempenho do cotovelo direito prejudicado, o que resulta em limitações funcionais em casa e no trabalho.

DIAGNÓSTICO FISIOTERAPÊUTICO

Epicondilite medial.

PROGNÓSTICO

Nível favorável previsto de melhora da função
Com o curso de 4 a 6 semanas, o paciente deve demonstrar:

- Dor referida como 0, em uma escala de 10, em repouso, e 2 com a atividade.
- ADMA livre de dor com extensão simultânea do punho, supinação do antebraço e extensão do cotovelo.
- Retorno às atividades domiciliares normais e às obrigações totais do trabalho sem restrições.
- Força de preensão em 80%, quando comparada com o lado não envolvido.
- Independência com o programa de exercício domiciliar e com as estratégias de intervenção.

Níveis de intervalo previstos de melhora da função
Retorno ao trabalho com movimento total, sem restrições, em seis semanas.

PLANO TERAPÊUTICO

Frequência e duração
2 ou 3 vezes por semana, durante seis semanas.

INTERVENÇÃO

Cuidar da tendinose como um processo inflamatório sem considerar a degeneração subjacente ou as deficiências biomecânicas acarreta as falhas no tratamento.[72] A intervenção deve ter como base os critérios funcionais dos estágios de cicatrização do tendão.[355]

FASE I (SEMANAS 1 a 3)

Essa fase envolve 2 a 4 sessões de fisioterapia. As instruções devem ser dadas em relação às posições de repouso e a evitar os movimentos e as atividades agravantes.

Objetivos
Os objetivos dessa fase de intervenção são:
- Controlar a dor e preservar o movimento.
- Diminuir a dor para 3 ou menos em uma escala de 10, com atividade, e para 1 ou menos, em repouso.
- Diminuir a inflamação conforme evidenciado por edema reduzido e sensibilidade à palpação.
- Aumento da flexibilidade dos flexores do punho em 90%, quando comparada com o lado não envolvido.
- Capacidade de cerrar e realizar flexão/extensão do punho livre de dor.
- Promover o desenvolvimento de resistência, vascularização normal e produção de colágeno.[111]
- Independência com o programa de exercício domiciliar e crioterapia.

Modalidades eletroterapêuticas
Qualquer uma das seguintes modalidades pode ser usada:
- Compressas de gelo aplicadas ao epicôndilo medial direito após os exercícios e no final do dia.
- Estimulação galvânica de alta voltagem (EGAV) para ajudar a aliviar a dor.
- Iontoforese com dexametasona.
- Terapia de ondas de choque.[267,356]
- Ultrassom pulsado com um ciclo de trabalho de 20%, frequência de 3MHz e intensidade de 1,2 W/cm^2, aplicado no epicôndilo medial por cinco minutos.

Programa de exercícios terapêutico e domiciliar
- Isométricos submáximos para os flexores do punho são executados na ADM livre de dor, seguidos de massagem friccional transversa.
- Extensão ativa do punho para inibir os flexores.
- Exercícios de flexão do punho resistidos submáximos envolvendo exercícios concêntricos e excêntricos nas amplitudes livres de dor.
- Flexão/extensão ativa do punho livre de dor, com ampla repetição para ajudar a vascularizar o tendão envolvido e promover o alinhamento das fibras de colágeno.
- O paciente é orientado sobre alongamentos para o grupo pronador do antebraço-flexor do punho, bem como alongamentos para o ombro, a mão e o antebraço.

Terapia manual
- Mobilização medial do antebraço direito e do cotovelo, executada durante a flexão ativa do punho e a pronação do antebraço.
- O deslizamento ventral da mão foi executado no punho durante o desvio ulnar.
- Bandagem aplicada inicialmente no cotovelo para manter a mobilização medial.
- Foi aplicada massagem friccional transversa para a área específica do tendão afetado, para provocar hiperemia. O paciente foi instruído sobre a técnica como parte de seu programa de exercício domiciliar.
- Alongamentos suaves foram aplicados aos extensores e aos flexores do punho e na ADMA livre de dor. O paciente foi instruído sobre as técnicas como parte de seu programa de exercício domiciliar.
- Técnicas de mobilização para o tecido mole são aplicadas até o limite de tolerância do paciente.
- Técnicas de liberação miofascial são iniciadas.
- A acupressão pode ser introduzida, se aplicável.
- Mobilizações articulares podem ser aplicadas em quaisquer áreas de hipomobilidade na coluna cervical, no ombro ou no cotovelo.

FASE II (SEMANAS 4 a 6)

Essa fase envolve 2 a 6 sessões de fisioterapia.

Objetivos
- Diminuir a dor para 2 ou menos em uma escala de 10, com a atividade, e para 0 em repouso.
- Aumento da ADM para atingir simultaneamente flexão livre de dor do punho e da mão com pronação do antebraço e extensão do cotovelo.
- Desempenho muscular aumentado para atingir o teste muscular manual em um nível de 4 ou 5 em todos os grupos musculares.
- Força de preensão em 80%, quando comparada com o lado não envolvido.
- Retomada gradual das atividades com o uso de órtese, quando necessário.

Modalidades eletroterapêuticas
Uso contínuo de modalidades *efetivas*, como na fase aguda, com aumento na ênfase do uso domiciliar, quando necessário.

Programa de exercícios terapêutico e domiciliar
Todos os exercícios do grupo flexor-pronador do punho foram iniciados com o cotovelo em flexão.
- Alongamentos lentos e suaves executados para o mecanismo do flexor, 3 a 5 vezes por dia, com extensão do punho, desvio radial, supinação do antebraço e extensão do cotovelo.
- ADMA de extensão do punho, supinação do antebraço e extensão do cotovelo simultâneos.
- O paciente é instruído sobre exercícios concêntricos e excêntricos, para flexão do punho e pronação do antebraço, inicialmen-

te sem resistência, e então, de forma progressiva, com mais resistência, com tubos elásticos, assegurando-se de que o paciente trabalhou ao máximo e cada uma das séries.[5,129]

▶ Introdução do exercício do cabo de vassoura (Fig. 15-38) para o flexor do punho. Um peso é amarrado a uma corda ou pedaço de linha de cerca de 90 cm, que é, então, preso à vassoura ou a um bastão. A vassoura é mantida na frente do paciente, com as palmas viradas para cima, e este, então, enrola a linha ou a corda em direção da vassoura/bastão, de maneira a erguer e abaixar o peso.

▶ Para ajudar no equilíbrio das forças acopladas, o paciente foi instruído, também, sobre o uso de exercícios para aumentar a força nos músculos opostos – os extensores do punho e dos dedos.

▶ Exercícios de apertar usando massa terapêutica ou pacotes de arroz para força de preensão.

▶ ADMA da abdução horizontal do ombro enquanto segura um peso.

▶ Exercícios de fortalecimento para bíceps, tríceps e latíssimo do dorso.

▶ Programa de polias para força e ADM da extremidade superior e para o tronco.

▶ Avanço do ergonômetro para a parte superior do corpo.

Terapia manual

▶ Continuar com o uso das técnicas efetivas para o tecido mole.

▶ Continuar com as mobilizações graduadas progressivas para hipomobilidades persistentes.

▶ Alongamento assistido para os ventres musculares do mecanismo flexor, para diminuir a tensão nos tendões envolvidos.

FASE III (MAIS DE 7 SEMANAS)

Essa fase envolve 2 a 4 sessões de fisioterapia.

Objetivos

▶ Retorno às atividades domiciliares e recreacionais normais e ao trabalho sem restrições.

▶ Diminuir a dor para 0 em uma escala de 10 com a atividade.

▶ Força de preensão de 90 a 100%, quando comparada com o lado não envolvido.

▶ Independência com o programa de exercício domiciliar e estratégias de prevenção.

Programa de exercícios terapêutico e domiciliar

Todos os exercícios seguintes são executados em velocidades variadas, começando lentamente, antes de aumentar a velocidade de forma gradual, quando tolerado.

▶ Atividades e exercícios envolvendo o ombro, o punho e o cotovelo foram introduzidos. Estes incluem padrões de FNP com polias de parede e prancha Fitter.

▶ Força e resistência da cadeia cinética superior foram trabalhadas com diagonais de FNP resistidas e dinamômetro de preensão.

▶ Pliométricos são introduzidos.[5,129]

▶ Treinamento específico do esporte ou da atividade.

▶ O retorno gradual à atividade normal é previsto com base na restauração da força, na flexibilidade e na amplitude de movimento normal sem dor.

Critérios para alta

O paciente recebe alta quando atinge os objetivos funcionais estabelecidos, rejeita tratamento futuro, é incapaz de avançar para os objetivos por causa das complicações ou o fisioterapeuta determina que ele não mais se beneficiará dos serviços fisioterapêuticos.

Coordenação, comunicação e documentação

Comunicar-se com o médico, com o paciente, com o chefe do trabalho e com o responsável pelo tratamento a respeito do estado do paciente (direta ou indiretamente). A documentação inclui todos os elementos do tratamento do paciente/cliente. O planejamento da liberação para a alta deve ser fornecido.

Instruções ao paciente

Novo exame e reavaliação periódica do programa domiciliar, utilizando instruções escritas e ilustrações. Orientar o paciente sobre as posturas apropriadas e as posições e os movimentos a serem evitados em casa e no trabalho. Informar o paciente sobre os benefícios de um programa de condicionamento contínuo para prevenir a recorrência das lesões.

QUESTÕES DE REVISÃO*

1. Verdadeiro ou falso: a restrição primária ao estresse valgo no cotovelo é a congruência óssea.
2. Qual é a posição com atrito articular máxima da articulação umeroulnar?
3. Quais músculos estão envolvidos na pronação do antebraço?
4. Em qual direção a maioria das luxações do cotovelo ocorrem?
5. Qual músculo pode flexionar o cotovelo se os três principais flexores do cotovelo *não* estiverem disponíveis?
   A. O pronador redondo.
   B. O flexor longo do polegar.
   C. O supinador.
   D. O pronador quadrado.

REFERÊNCIAS

1. Sobel J, Nirschl RP: Elbow injuries. In: Zachazewski JE, Magee DJ, Quillen WS, eds. *Athletic Injuries and Rehabilitation*. Philadelphia: WB Saunders, 1996:543–583.
2. An KN, Morrey BF: Biomechanics of the elbow. In: Morrey BF, ed. *The Elbow and Its Disorders*, 2nd edn. Philadelphia: WB Saunders Co, 1993:53–73.
3. O'Driscoll SW, Morrey BF, An K-N: Intraarticular pressure and capacity of the elbow. *J Arthrosc Relat Surg* 6:100–103, 1990.

---

*Questões adicionais para testar seu conhecimento deste capítulo podem ser encontradas (em inglês) em Online Learning Center para *Orthopaedic Assessment, Evaluation, and Intervention*, em www.duttononline.net. As respostas para as questões anteriores são apresentadas no final deste livro.

4. Neumann DA: Elbow and forearm complex. In: Neumann DA, ed. *Kinesiology of the Musculoskeletal System: Foundations for Physical Rehabilitation*. St. Louis: Mosby, 2002:133–171.
5. Wilk KE, Arrigo C, Andrews JR: Rehabilitation of the elbow in the throwing athlete. *J Orthop Sports Phys Ther* 17:305–317, 1993.
6. Potter HP: The obliquity of the arm of the female in extension. The relation of the forearm with the upper arm in flexion. *J Anat Physiol* 29:488–491, 1895.
7. Atkinson WB, Elftman H: The carrying angle of the human arm as a secondary sex character. *Anat Rec* 91:42–49, 1945.
8. An K-N, Morrey BF, Chao EY: The carrying angle of the human elbow joint. *J Orthop Res* 1:369–378, 1984.
9. Pfaeffle HJ, Fischer KJ, Manson TT, et al.: Role of the forearm interosseous ligament: Is it more than just longitudinal load transfer? *J Hand Surg [Am]* 25:683–688, 2000.
10. Morrey BF, An KN: Functional anatomy of the ligaments of the elbow. *Clin Orthop* 201:84–90, 1985.
11. Ochi N, Ogura T, Hashizume H, et al.: Anatomic relation between the medial collateral ligament of the elbow and the humeroulnar joint axis. *J Shoulder Elbow Surg* 8:6–10, 1999.
12. O'Driscoll SW, Jaloszynski R, Morrey BF, et al.: Origin of the medial ulnar collateral ligament. *J Hand Surg Am* 17A:164–168, 1992.
13. Floris S, Olsen BS, Dalstra M, et al.: The medial collateral ligament of the elbow joint: Anatomy and kinematics. *J Shoulder Elbow Surg* 7:345–351, 1998.
14. Neill-Cage DJ, Abrams RA, Callahan JJ, et al.: Soft tissue attachments of the ulnar coronoid process: An anatomic study with radiographic correlation. *Clin Orthop* 320:154–158, 1995.
15. Cohen MS, Bruno RJ: The collateral ligaments of the elbow: Anatomy and clinical correlation. *Clin Orthop Relat Res* 1:123–130, 2001.
16. Hotchkiss RN, Weiland AJ: Valgus stability of the elbow. *J Orthop Res* 5:372–377, 1987.
17. Morrey BF, Tanaka S, An KN: Valgus stability of the elbow: A definition of primary and secondary constraints. *Clin Orthop* 265:187–195, 1991.
18. Schwab GH, Bennett JB, Woods GW, et al.: Biomechanics of elbow instability: The role of the medial collateral ligament. *Clin Orthop* 146:42–52, 1980.
19. Morrey BF: Applied anatomy and biomechanics of the elbow joint. *Instr Course Lect* 35:59–68, 1986.
20. Sojbjerg JO, Ovesen J, Nielsen S: Experimental elbow instability after transection of the medial collateral ligament. *Clin Orthop Relat Res* 218:186–190, 1987.
21. Jobe FW, Kvitne RS: Elbow instability in the athlete. *Instr Course Lect* 40:17–23, 1991.
22. Callaway GH, Field LD, Deng XH, et al.: Biomechanical evaluation of the medial collateral ligament of the elbow. *J Bone Joint Surg* 79A:1223–1231, 1997.
23. Fuss FK: The ulnar collateral ligament of the human elbow joint. Anatomy, function and biomechanics. *J Anat* 175:203–212, 1991.
24. Morrey BF, An KN: Articular and ligamentous contributions to the stability of the elbow joint. *Am J Sports Med* 11:315–319, 1983.
25. Regan WD, Korinek SL, Morrey BF, et al.: Biomechanical study of ligaments around the elbow joint. *Clin Orthop* 271:170–179, 1991.
26. Guterieriez L: A Contribution to the study of limiting factors of elbow extension. *Acta Anat* 56:145, 1964.
27. Chen FS, Rokito AS, Jobe FW: Medial elbow problems in the overhead-throwing athlete. *J Am Acad Orthop Surgeons* 9:99–113, 2001.
28. Kuroda S, Sakamaki K: Ulnar collateral ligament tears of the elbow joint. *Clin Orthop* 208:266–271, 1986.
29. Berg EE, DeHoll D: Radiography of the medial elbow ligaments. *J Shoulder Elbow Surg* 6:528–533, 1997.
30. Josefsson PO, Johnell O, Wendeberg B: Ligamentous injuries in dislocations of the elbow joint. *Clin Orthop* 221:221–225, 1987.
31. Cohen MS, Hastings H: Diagnosis and surgical management of the acute elbow dislocation. *J Am Acad Orthop Surgeons* 6:16–23, 1998.
32. Cohen MS, Hastings H: Rotatory instability of the elbow: The role of the lateral stabilizers. *J Bone Joint Surg* 79A:225–233, 1977.
33. Ryan J: Elbow. In: Wadsworth C, ed. *Current Concepts of Orthopedic Physical Therapy—Home Study Course*. La Crosse, WI: Orthopaedic Section, APTA, 2001.
34. Jobe FW, Nuber G: Throwing injuries of the elbow. *Clin Sports Med* 5:621, 1986.
35. Schuind F, Garcia-Elias M, Cooney WP, et al.: Flexor tendon forces: In vivo measurements. *J Hand Surg* 17A:291–298, 1992.
36. Schuind FA, Goldschmidt D, Bastin C, et al.: A biomechanical study of the ulnar nerve at the elbow. *J Hand Surg [Br]*. 20:623–627, 1995.
37. Pauly JE, Rushing JL, Schering LE: An electromyographic study of some muscles crossing the elbow joint. *Anat Rec* 1:42, 1967.
38. Basmajian JV, Latif A: Integrated actions and functions of the chief flexors of the elbow: A detailed electromyographic analysis. *J Bone Joint Surg* 39A:1106–1118, 1957.
39. Funk DA, An KA, Morrey BF, et al.: Electromyographic analysis of muscles across the elbow joint. *J Orthop Res* 5:529–538, 1987.
40. Basmajian JV, Deluca CJ: *Muscles Alive*, 5th edn. Baltimore, MD: Williams & Wilkins, 1985:268–269.
41. Thepaut-Mathieu C, Maton B: The flexor function of the muscle pronator teres in man: A quantitative electromyographic study. *Eur J Appl Physiol* 54:116–121, 1985.
42. Basmajian JV, Deluca CJ: *Muscles Alive: Their Functions Revealed by Electromyography*. Baltimore, MD: Williams & Wilkins, 1985.
43. Reid DC: *Functional Anatomy and Joint Mobilization*, 2nd edn. Edmonton: University of Alberta Press, 1975.
44. Hirasawa Y, Sawamura H, Sakakida K: Entrapment neuropathy due to bilateral epitrochlearis muscles: A case report. *J Hand Surg Am* 4:181–184, 1979.
45. Feindel W, Stratford J: The role of the cubital tunnel in tardy ulnar palsy. *Can J Surg* 1:287, 1958.
46. Apfelberg DB, Larson SJ: Dynamic anatomy of the ulnar nerve at the elbow. *Plast Reconstr Surg* 51:76–81, 1973.
47. Idler RS: General principles of patient evaluation and nonoperative management of cubital syndrome. *Hand Clin* 12:397–403, 1996.
48. Khoo D, Carmichael SW, Spinner RJ: Ulnar nerve anatomy and compression. *Orthop Clin North Am* 27:317–338, 1996.
49. O'Driscoll SW, Horii E, Carmichael SE, et al.: The cubital tunnel and ulnar neuropathy. *J Bone Joint Surg* 73B:613–617, 1991.
50. Bozentka DJ: Cubital tunnel syndrome pathophysiology. *Clin Orthop Rel Res* 351:90–94, 1998.
51. Vanderpool DW, Chalmers J, Lamb DW, et al.: Peripheral compression lesions of the ulnar nerve. *J Bone Joint Surg* 50B:792–803, 1968.
52. Folberg CR, Weiss APC, Akelman E: Cubital tunnel syndrome part I: Presentation and diagnosis. *Orthop Rev* 23:136–144, 1994.
53. Conway JE, Jobe FW, Glousman RE, et al.: Medial instability of the elbow in throwing athletes: Treatment by repair or reconstruction of the ulnar collateral ligament. *J Bone Joint Surg* 74A:67–83, 1992.
54. Gabel GT, Morrey BF: Operative treatment of medial epicondylitis: Influence of concomitant ulnar neuropathy at the elbow. *J Bone Joint Surg* 77:1065–1069, 1995.
55. Lee DG: "Tennis elbow": A manual therapist's perspective. *J Orthop Sports Phys Ther* 8:134–142, 1986.
56. Spinner M, Linscheid RL: Nerve entrapment syndromes. In: Morrey BF, ed. *The Elbow and Its Disorders*. Philadelphia: Saunders, 1985:691–712.

57. Amadio PC, Beckenbaugh RD: Entrapment of the ulnar nerve by the deep flexor-pronator aponeurosis. *J Hand Surg Am* 11A:83–87, 1986.
58. Gabel GT, Amadio PC: Reoperation for failed decompression of the ulnar nerve in the region of the elbow. *J Bone Joint Surg* 72A:213–219, 1990.
59. Smith RV, Fisher RG: Struthers ligament: A source of median nerve compression above the elbow. *J Neurosurg* 38:778–779, 1973.
60. Barnum M, Mastey RD, Weiss APC, et al.: Radial tunnel syndrome. *Hand Clin* 12:679–689, 1996.
61. Hrayama T, Takemitsu Y: Isolated paralysis of the descending branch of the posterior interosseous nerve. *J Bone Joint Surg* 70A:1402–1403, 1988.
62. Spinner M: *Injuries to the Major Branches of the Peripheral Nerves of the Forearm*. Philadelphia: WB Saunders, 1978.
63. Lister GD, Belsoe RB, Kleinert HE: The radial tunnel syndrome. *J Hand Surg Am* 4:52–59, 1979.
64. Carr D, Davis P: Distal posterior interosseous nerve syndrome. *J Hand Surg Am Vol* 10:873–878, 1985.
65. Roles NC, Maudsley RH: Radial tunnel syndrome: Resistant tennis elbow as a nerve entrapment. *J Bone Joint Surg Br* 54B:499–508, 1972.
66. Cummings GS: Comparison of muscle to other soft tissue in limiting elbow extension. *J Orthop Sports Phys Ther* 5:170, 1984.
67. Kapandji IA: *The Physiology of the Joints, Upper Limb*. New York: Churchill Livingstone, 1991.
68. Hammer WI: *Functional Soft Tissue Examination and Treatment by Manual Methods*. Gaithersburg, MD: Aspen, 1991.
69. Kleinman WB, Graham TJ: The distal radioulnar joint capsule: Clinical anatomy and role in posttraumatic limitation of forearm rotation. *J Hand Surg [Am]* 23:588–599, 1.
70. Bert JM, Linscheid RL, McElfresh EC: Rotatory contracture of the forearm. *J Bone Joint Surg Am* 62:1163–1168, 1980.
71. Morrey BF, Chao EY: Passive motion of the elbow joint. *J Bone Joint Surg Am Vol* 58:501–508, 1976.
72. Kibler BW: Clinical biomechanics of the elbow in tennis: Implications for evaluation and diagnosis. *Med Sci Sports Exerc* 26:1203–1206, 1994.
73. Cyriax J: *Textbook of Orthopaedic Medicine, Diagnosis of Soft Tissue Lesions*, 8th edn. London: Bailliere Tindall, 1982.
74. Goel VK, Singh D, Bijlani V: Contact areas in human elbow joints. *J Biomech Eng* 104:169–175, 1982.
75. van Riet RP, Van Glabbeek F, Baumfeld JA, et al.: The effect of the orientation of the radial head on the kinematics of the ulnohumeral joint and force transmission through the radiocapitellar joint. *Clin Biomech (Bristol, Avon)* 21:554–559, 2006. Epub 2006 Mar 10.
76. Morrey BF, An KN, Stormont TJ: Force transmission through the radial head. *J Bone Joint Surg Am* 70:250–256, 1988.
77. Kibler BW, Press JM: Rehabilitation of the elbow. In: Kibler BW, Herring JA, Press JM, eds. *Functional Rehabilitation of Sports and Musculoskeletal Injuries*. Gaithersburg, MD: Aspen, 1998:171–182.
78. Watrous BG, Ho G, Jr.: Elbow pain. *Prim Care* 15:725–735, 1988.
79. Polley HF, Hunder GG: *Physical Examination of the Joints*. Philadelphia: WB Saunders, 1978:81–89.
80. Morrey BF, An KN, Chao EYS: Functional evaluation of the elbow. In: Morrey BF, ed. *The Elbow and Its Disorders*, 2nd edn. Philadelphia: WB Saunders, 1993:86–97.
81. Hochholzer T, Keinath C: Soweit Die Hande Greifen (4). Wenn Die Arme Knarren. *Rotpunkt* 2:62–65, 1991.
82. Wilk KE, Andrews JR: Elbow injuries. In: Brotzman SB, Wilk KE, eds. *Clinical Orthopaedic Rehabilitation*. Philadelphia: Mosby, 2003:85–123.
83. Winkel D, Matthijs O, Phelps V: *Examination of the Elbow, Diagnosis and Treatment of the Upper Extremities*. Maryland, MD: Aspen, 1997:207–233.
84. Bollen SR: Soft tissue injury in extreme rock climbers. *Br J Sports Med* 22:145–147, 1988.
85. Hochholzer T, Keinath C: Soweit Die Hande Greifen (3). Wenn Die Finger Kribbeln. *Rotpunkt* 1:46–49, 1991.
86. Katz WA: *Rheumatic Diseases, Diagnosis and Management*. Philadelphia: JB Lippincott, 1977.
87. American Academy of Orthopaedic Surgeons: *Orthopedic Knowledge Update 4: Home Study Syllabus*. Rosemont, IL: The Academy, 1992.
88. Kiser DM: Physiological and biomechanical factors for understanding repetitive motion injuries. *Semin Occup Med* 2:11–17, 1987.
89. Lewit K: *Manipulative Therapy in Rehabilitation of the Motor System*, 3rd edn. London: Butterworths, 1999.
90. Pecina M, Krmpotic-Nemanic J, Markiewitz A: *Tunnel Syndromes*. Boca Raton, FL: CRC, 1991.
91. Vennix MJ, Werstsch JJ: Entrapment neuropathies about the elbow. *J Back Musculoskeletal Rehabil* 4:31–43, 1994.
92. Keller K, Corbett J, Nichols D: Repetitive strain injury in computer keyboard users: Pathomechanics and treatment principles in individual and group intervention. *J Hand Ther* 11:9–26, 1998.
93. Anderson M, Tichenor CJ: A patient with De Quervain's tenosynovitis: A case report using an Australian approach to manual therapy. *Phys Ther* 74:314–326, 1994.
94. Armstrong AD, MacDermid JC, Chinchalkar S, et al.: Reliability of range-of-motion measurement in the elbow and forearm. *J Shoulder Elbow Surg* 7:573–580, 1998.
95. Morrey BF, Askew LJ, Chao EYS: A biomechanical study of normal functional elbow motion. *J Bone Joint Surg* 63A:872–877, 1981.
96. Bell S: Examination of the elbow. *Aust Fam Phys* 17:391–392, 1988.
97. Agre JC, Magness JL, Hull SZ, et al.: Strength testing with a portable dynamometer: Reliability for upper and lower extremities. *Arch Phys Med Rehabil* 68:454–458, 1987.
98. Bohannon RW: Make tests and break tests of elbow flexor muscle strength. *Phys Ther* 68:193–194, 1988.
99. Kaltenborn FM: *Manual Mobilization of the Extremity Joints: Basic Examination and Treatment Techniques*, 4th edn. Oslo, Norway: Olaf Norlis Bokhandel, Universitetsgaten, 1989.
100. Maitland G: *Peripheral Manipulation*, 3rd edn. London: Butterworths, 1991.
101. O'Driscoll SW, Bell DF, Morrey BF: Posterolateral rotatory instability of the elbow. *J Bone Joint Surg* 73A:440–446, 1991.
102. Buehler MJ, Thayer DT: The elbow flexion test: A clinical test for cubital tunnel syndrome. *Clin Orthop* 233:213–216, 1988.
103. Novak CB, Lee GW, Mackinnon SE, et al.: Provocative testing for cubital tunnel syndrome. *J Hand Surg Am Vol* 19:817–820, 1994.
104. Wilder RP, Guidi E: Anatomy and examination of the elbow. *J Back Musculoskeletal Rehabil* 4:7–16, 1994.
105. Booth FW: Physiologic and biochemical effects of immobilization on muscle. *Clin Orthop Relat Res* 219:15–21, 1987.
106. Eiff MP, Smith AT, Smith GE: Early mobilization *versus* immobilization in the treatment of lateral ankle sprains. *Am J Sports Med* 22:83–88, 1994.
107. Akeson WH, et al. Collagen cross-linking alterations in the joint contractures: Changes in the reducible cross-links in periarticular connective tissue after 9 weeks immobilization. *Connect Tissue Res* 5:15, 1977.
108. Akeson WH, Amiel D, Abel MF, et al.: Effects of immobilization on joints. *Clin Orthop* 219:28–37, 1987.
109. Akeson WH, Amiel D, Woo SL-Y: Immobility effects on synovial joints: The pathomechanics of joint contracture. *Biorheology* 17:95–110, 1980.
110. Woo SL-Y, Matthews J, Akeson WH, et al.: Connective tissue response to immobility: A correlative study of biochemical and

biomechanical measurements of normal and immobilized rabbit knee. *Arthritis Rheum* 18:257–264, 1975.
111. Kraushaar BS, Nirschl RP: Tendinosis of the elbow (tennis elbow). Clinical features and findings of histological, immunohistochemical, and electron microscopy studies. *J Bone Joint Surg (Am)* 81:259–278, 1999.
112. Nirschl RP, Sobel J: *Arm Care. A Complete Guide to Prevention and Treatment of Tennis Elbow.* Arlington, VA: Medical Sports, 1996.
113. Coutts RD: Continuous passive motion in the rehabilitation of the total knee patient. Its role and effect. *Orthop Rev* 15:27, 1986.
114. Dehne E, Tory R: Treatment of joint injuries by immediate mobilization based upon the spiral adaption concept. *Clin Orthop* 77:218–232, 1971.
115. Haggmark T, Eriksson E: Cylinder or mobile cast brace after knee ligament surgery. *Am J Sports Med* 7:48–56, 1979.
116. Noyes FR, Mangine RE, Barber S: Early knee motion after open and arthroscopic anterior cruciate ligament reconstruction. *Am J Sports Med* 15:149–160, 1987.
117. Andrews JR, Frank W: Valgus extension overload in the pitching elbow. In: Andrews JR, Zarins B, Carson WG, eds. *Injuries to the Throwing Arm.* Philadelphia: WB Saunders, 1985:250–257.
118. Kottke FJ: Therapeutic exercise to maintain mobility. In: Kottke FJ, Stillwell GK, Lehman JF, eds. *Krusen's Handbook of Physical Medicine and Rehabilitation.* Baltimore: WB Saunders, 1982:389–402.
119. Warren CG, Lehmann JF, Koblanski JN: Elongation of rat tail: Effect of load and temperature. *Arch Phys Med Rehabil* 52:465–474, 1971.
120. Kibler WB: Concepts in exercise rehabilitation of athletic injury. In: Leadbetter WB, Buckwalter JA, Gordon SL, eds. *Sports-Induced Inflammation: Clinical and Basic Science Concepts.* Park Ridge, IL: American Academy of Orthopaedic Surgeons, 1990:759–769.
121. Kibler WB, Chandler TJ, Pace BK: Principles of rehabilitation after chronic tendon injuries. *Clin Sports Med* 11:661–671, 1992.
122. Kibler WB: *Clinical Implications of Exercise: Injury and Performance, Instructional Course Lectures, American Academy of Orthopaedic Surgeons.* Rosemont, IL: American Academy of Orthopaedic Surgeons, 1994:17–24.
123. Leadbetter WB: Corticosteroid injection therapy in sports injuries. In: Leadbetter WB, Buckwalter JA, Gordon SL, eds. *Sports-Induced Inflammation: Clinical and Basic Science Concepts.* Park Ridge, IL: American Academy of Orthopaedic Surgeons, 1990:527–545.
124. Woo SL-Y, Tkach LV: The cellular and matrix response of ligaments and tendons to mechanical injury. In: Leadbetter WB, Buckwalter JA, Gordon SL, eds. *Sports-Induced Inflammation: Clinical and Basic Science Concepts.* Park Ridge, IL: American Academy of Orthopaedic Surgeons, 1990:189–202.
125. Novacheck TF: Running injuries: A biomechanical approach. *J Bone Joint Surg* 80-A:1220–1233, 1998.
126. Freund HJ, Budingen HJ: The relationship between speed and amplitude of the fastest voluntary contractions of human arm muscles. *Exp Brain Res* 35:407–418, 1978.
127. Marsden CD, Obeso JA, Rothwell JC: The function of the antagonist muscle during fast limb movements in man. *J Physiol* 335:1–13, 1983.
128. Wierzbicka MM, Wiegner AW, Shahani BT: Role of agonist and antagonist muscles in fast arm movements in man. *Exp Brain Res* 63:331–340, 1986.
129. Wilk KE, Voight ML, Keirns MA, et al.: Stretch-shortening drills for the upper extremities: Theory and clinical application. *J Orthop Sports Phys Ther* 17:225–239, 1993.
130. Woodward AH, Bianco AJ: Osteochondritis dissecans of the elbow. *Clin Orthop* 110:35–41, 1975.
131. Field LD, Savoie FH: Common elbow injuries in sport. *Sports Med* 26:193–205, 1998.
132. Kandemir U, Fu FH, McMahon PJ: Elbow injuries. *Curr Opin Rheumatol* 14:160–167, 2002.
133. Fryette HH: *Principles of Osteopathic Technique.* Colorado Springs, CO: Academy of Osteopathy, 1980.
134. Azar FM, Andrews JR, Wilk KE, et al.: Operative treatment of ulnar collateral ligament injuries of the elbow in athletes. *Am J Sports Med* 28:16–23, 2000.
135. Jobe FW, Stark H, Lombardo SJ: Reconstruction of the ulnar collateral ligament in athletes. *J Bone Joint Surg* 68A:1158–1163, 1986.
136. Jobe FW, Tibone JE, Moynes DR, et al.: An EMG analysis of the shoulder in pitching and throwing: A preliminary report. *Am J Sports Med* 11:3–5, 1983.
137. Jobe FW, Radovich M, Tibone JE, et al.: An EMG analysis of pitching—a second report. *Am J Sports Med* 12:218–220, 1984.
138. Froimson AI, Anouchi YS, Seitz WH, et al.: Ulnar nerve decompression with medial epicondylectomy for neuropathy at the elbow. *Clin Orthop* 265:200–206, 1991.
139. Heithoff SJ, Millender LH, Nalebuff EA, et al.: Medial epicondylectomy for the treatment of ulnar nerve compression at the elbow. *J Hand Surg Am* 15A:22–29, 1990.
140. Glousman RE: Ulnar nerve problems in the athlete's elbow. *Clin Sports Med* 9:365–370, 1990.
141. Ciccotti MG, Jobe FW: Medial collateral ligament instability and ulnar neuritis in the athlete's elbow. *Instr Course Lect* 48:383–391, 1999.
142. Davidson PA, Pink M, Perry J, et al.: Functional anatomy of the flexor pronator muscle group in relation to the medial collateral ligament of the elbow. *Am J Sports Med* 23:245–250, 1995.
143. Glousman R, Jobe FW, Tibone JE: Dynamic EMG analysis of the throwing shoulder with glenohumeral instability. *J Bone Joint Surg* 70:220–226, 1988.
144. Sisto DJ, Jobe FW, Moynes DR, et al.: An electromyographic analysis of the elbow in pitching. *Am J Sports Med* 15:260–263, 1987.
145. Smith GR, Altchek DW, Pagnani MJ, et al.: A muscle splitting approach to the ulnar collateral ligament of the elbow: Neuroanatomy and operative technique. *Am J Sports Med* 24, 575–580, 1996.
146. Wright PE: Flexor and extensor tendon injuries. In: Crenshaw AH, ed. *Campbell's Operative Orthopaedics,* 8th edn. St Louis: Mosby-Year Book, 1992:3003–3054.
147. Nestor BJ, O'Driscoll SW, Morrey BF: Ligamentous reconstruction for posterolateral rotatory instability of the elbow. *J Bone Joint Surg* 74A:1235–1241, 1992.
148. O'Driscoll SW, Morrey BF, Korinek S, et al.: Elbow subluxation and dislocation: A spectrum of instability. *Clin Orthop* 280:186–197, 1992.
149. Sojbjerg JO, Helmig P, Kjaersgaard-Andersen P: Dislocation of the elbow: An experimental study of the ligamentous injuries. *Orthopedics* 12:461–463, 1989.
150. Morrey BF: Reoperation for failed surgical treatment of refractory lateral epicondylitis. *J Shoulder Elbow Surg* 1:47–49, 1992.
151. O'Driscoll SW: Classification and evaluation of recurrent instability of the elbow. *Clin Orthop Relat Res* 370:34–43, 2000.
152. O'Driscoll SW: Classification and spectrum of elbow instability: Recurrent instability. In: Morrey BF, ed. *The Elbow and Its Disorders.* Philadelphia: WB Saunders, 1993:453–463.
153. O'Driscoll SW: Elbow instability. *Hand Clin* 10:405–415, 1994.
154. Josefsson PO, Gentz CF, Johnell O, et al.: Surgical *vs.* non-surgical treatment of ligamentous injuries following dislocation of the elbow. *J Bone Joint Surg* 69A:605–608, 1987.
155. Torchia M, DiGiovine N: Anterior dislocation of the elbow in an arm wrestler. *J Shoulder Elbow Surg* 7:539–541, 1998.

156. Doria A, Gil E, Delgado E, et al.: Recurrent dislocation of the elbow. *Int Orthop* 14:41–55, 1990.
157. Durig M, Muller W, Ruedi TP, et al.: The operative treatment of elbow dislocation in the adult. *J Bone Joint Surg* 61A:239–244, 1979.
158. Josefsson PO, Gentz CF, Johnell O, et al.: Dislocations of the elbow and intraarticular fractures. *Clin Orthop* 246:126–130, 1989.
159. Hotchkiss RN: Fractures and dislocations of the elbow. In: Rockwood CA, Green DP, Bucholz RW, et al., eds. *Fractures in Adults*. Philadelphia: Lippincott Raven, 1996:980–981.
160. Wilson FD, Andrews JR, Blackburn TA, et al.: Valgus extension overload in the pitching elbow. *Am J Sports Med* 11:83–88, 1983.
161. Azar FM, Wilk KE: Nonoperative treatment of the elbow in throwers. *Oper Tech Sports Med* 4:91–99, 1996.
162. Pappas AM, Zawacki RM, Sullivan TJ: Biomechanics of baseball pitching: A preliminary report. *Am J Sports Med* 13:216–222, 1985.
163. Burkhart SS, Morgan CD, Kibler WB: Shoulder injuries in over head athletes: The "dead arm" revisited. *Clin Sports Med* 19:125–158, 2000.
164. Reilly J, Nicholas JA: The chronically inflamed bursa. *Clin Sports Med* 6:345–370, 1987.
165. Onieal M-E: Common wrist and elbow injuries in primary care. Lippincott's primary care practice. *Musculoskeletal Cond* 3:441–450, 1999.
166. Shell D, Perkins R, Cosgarea A: Septic olecranon bursitis: Recognition and treatment. *J Am Board Fam Pract* 8:217–220, 1995.
167. Reid DC, Kushner S: The elbow region. In: Donatelli RA, Wooden MJ, eds. *Orthopaedic Physical Therapy*, 2nd edn. New York: Churchill Livingstone, 1994:203–232.
168. O'Connor FG, Wilder RP, Sobel JR: Overuse injuries of the elbow. *J Back Musculoskeletal Rehabil* 4:17–30, 1994.
169. Hempel K, Schwencke K: About avulsions of the distal insertion of the biceps brachii tendon. *Arch Orthop Unfallchir* 79:313–319, 1974.
170. McReynolds IS: Avulsion of the insertion of the biceps brachii tendon and its surgical treatment. *J Bone Joint Surg* 45A:1780–1781, 1963.
171. D'Alessandro DF, Shields CL, Jr., Tibone JE, et al.: Repair of distal biceps tendon ruptures in athletes. *Am J Sports Med* 21:114–119, 1993.
172. Morrey BF, Askew LJ, An KN, et al.: Rupture of the distal tendon of the biceps brachii: A biomechanical study. *J Bone Joint Surg* 67A:418–421, 1985.
173. Farrrar EL, Lippert FG: Avulsion of triceps tendon. *Clin Orthop* 161:242–246, 1981.
174. Nirschl RP: Elbow tendinosis: Tennis elbow. *Clin Sports Med* 11:851–870, 1992.
175. Runge F: Zur Genese Und Behandlug Des Schreibekrampfs. *Berliner klinische Wochenschrift* 46:245–246, 1873.
176. Morris H: The rider's sprain. *Lancet* 29:133–134, 1882.
177. Major HP: Lawn-tennis elbow. *BMJ* 15:557, 1883.
178. Brandesky W: Über Den Epicondylusschmerz. *Dtsch Zeitschr Chir* 219:246–255, 1929.
179. Nirschl RP: Muscle and tendon trauma: Tennis elbow. In: Morrey BF, ed. *The Elbow and Its Disorders*, 2nd edn. Philadelphia, WB Saunders, 1993:681–703.
180. Fischer AW: Üeber Die Epicondylus: Und Styloidesneuralgie, Ihre Pathogenese Und Zweckmäßige Therapie. *Archiv Klin Chir* 125:749–775, 1923.
181. Fischer E: Zur Röntgenbehandlung Der Epikondylitis Und Verwandter Krankheitszustände. *Münch Med Wochenschr* 83:149, 1936.
182. Wiesner H: Die Epicondylitis Humeri Lateralis Und Ihre Behandlung Unter Besonderer Berücksichtigung Der Hohmannschen Operation. *Zentralbl Chir* 77:787–791, 1952.
183. Cyriax JH: The pathology and treatment of tennis elbow. *J Bone Joint Surg* 18:921–940, 1936.
184. Coonrad RW, Hooper WR: Tennis elbow: Its course, natural history, conservative and surgical management. *J Bone Joint Surg* 55-A:1177–1182, 1973.
185. Goldie I: Epicondylitis Lateralis Humeri (epicondylalgia or tennis elbow). *Acta Chir Scand Suppl* 57:suppl 339:1, 1964.
186. Nirschl RP: Tennis elbow tendinosis: Pathoanatomy, nonsurgical and surgical management. In: Gordon SL, Blair SJ, Fine LJ, eds. *Repetitive Motion Disorders of the Upper Extremity*. Rosemont, IL: American Academy of Orthopaedic Surgeons, 1995: 467–479.
187. Regan W, Wold LE, Coonrad R, et al.: Microscopic histopathology of chronic refractory lateral epicondylitis. *Am J Sports Med* 20:746–749, 1992.
188. Nirschl RP, Pettrone FA: Tennis elbow. *J Bone Joint Surg [Am]* 61-A:832–839, 1979.
189. Greenbaum B, Itamura J, Vangsness CT, et al.: Extensor carpi radialis brevis. An anatomical analysis of its origin. *J Bone Joint Surg [Br]* 81:926–929, 1999.
190. Vulliet H: Die Epicondylitis Humeri. *Zentralbl Chir* 40:1311–1312, 1910.
191. Franke F: Ueber Epicondylitis Humeri. *Dtsch Med Wochenschr* 36:13, 1910.
192. Elmslie RC: Tennis elbow. *Proc R Soc Med* 23 (Part 1):328, 1929.
193. Osgood RB: Radiohumeral bursitis, epicondylitis, epicondylalgia (tennis elbow): A personal experience. *Arch Surg* 4:420–433, 1922.
194. Gruber W: *Monographie Der Bursae Mucosae Cubitales*. St Petersburg: Mém. de l'Acad. Imp. d. Science de St Petersburg, 1866.
195. Schmitt J: Bursitis Calcarea Am Epicondylus Externus Humeri: Ein Beitrag Zur Pathogenese Der Epicondylitis. *Archiv für Orthopädie und Unfall-Chirurgie* 19:215–221, 1921.
196. Crawford HD: Discussion to epicondylitis humeri (Hansson). *N Y State J Med* 43:32–33, 1943.
197. Swensen L: Tennis elbow. *J Mich State Med Soc* 48:997, 1949.
198. Neuman JH, Goodfellow JW: Fibrillation of head of radius as one cause of tennis elbow. *BMJ* 2:328–330, 1975.
199. Preiser G: Ueber 'Epicondylitis Humeri'. *Dtsch Med Wochenschr* 36:712, 1910.
200. Mills PG: The treatment of 'tennis elbow'. *BMJ* 1:12–13, 1928.
201. Bosworth DM: The role of the orbicular ligament in tennis elbow. *J Bone Joint Surg Am* 37A:527–533, 1955.
202. Trethowan WH: Tennis elbow. *BMJ* 2:1218, 1929.
203. Trethowan WH: Minor injuries of the elbow joint. *BMJ* 2:1109, 1929.
204. Ogilvie WH: Tennis elbow, Proceedings of the Royal Society of Medicine, 1929:3.
205. Bell Allen JC: Epicondylitis: Traumatic radio-humeral synovitis. *Med J Aust* 1:273–274, 1944.
206. Moore M: Radiohumeral synovitis, a cause of persistent elbow pain. *Surg Clin North Am* 33:1363–1371, 1953
207. Murley AHG: Tennis elbow: Treated with hydrocortisone acetate. *Lancet* 2:223–225, 1954.
208. Paul NW: Radio-humeral bursitisis it traumatic? Analysis and report of 314 cases. *Ind Med Surg* 26:383–390, 1957.
209. Winkworth CE: Lawn-tennis elbow. *BMJ* 6:708, 1883.
210. Kaplan EB: Treatment of Tennis elbow (epicondylitis) by denervation. *J Bone Joint Surg Am* 41A:147–151, 1959.
211. O'Sullivan S: Tennis-Elbow. *BMJ* 8:1168, 1883.
212. Moss SH, Switzer HE: Radial tunnel syndrome: A spectrum of clinical speculations. *J Hand Surg* 8:414–418, 1983.
213. Morrison DL: Tennis elbow and radial tunnel syndrome: Differential diagnosis and treatment. *JAOA* 80:823–826, 1981.
214. Landelius ESK: Tennisarmbåge Eller Epicondylalgi. *Nord Med* 10:1176–1177, 19.
215. Bosworth DM: Surgical treatment of tennis elbow: A followup study. *J Bone Joint Surg* 47A:1533–1536, 1965.

216. Crenshaw AH: Shoulder and elbow injuries. In: Crenshaw AH, ed. *Campbell's Operative Orthopaedics*, 8th edn. St Louis: Mosby-Year Book Inc., 1992.
217. Wright A, Thurnwald P, O'Callaghan J, et al.: Hyperalgesia in tennis elbow patients. *J Musculoskeletal Pain* 2:83–96, 1994.
218. Gunn C, Milbrandt W: Tennis elbow and the cervical spine. *Can Med Assoc J* 114:803–809, 1976.
219. Rompe JD, Riedel C, Betz U, et al.: Chronic lateral epicondylitis of the elbow: A prospective study of low-energy shockwave therapy and low-energy shockwave therapy plus manual therapy of the cervical spine. *Arch Phys Med Rehabil* 82:578–582, 2001.
220. Maitland G: *Vertebral Manipulation*. Sydney: Butterworth, 1986.
221. Curwin S, Stanish WD: *Tendinitis, Its Etiology and Treatment*. Lexington, MA: Collamore Press, 1984.
222. Leadbetter WB: Cell-matrix response in tendon injury. *Clin Sports Med* 11:533–578, 1992.
223. Nirschl RP: Patterns of failed tendon healing in tendon injury. In: Leadbetter WB, Buckwalter JA, Gordon SL, eds. *Sports-Induced Inflammation: Clinical and Basic Science Concepts*. Park Ridge, IL: American Academy of Orthopaedic Surgeons, 1990:609–618.
224. Teitz CC, Garrett WE, Jr., Miniaci A, et al.: Tendon problems in athletic individuals. *J Bone Joint Surg* 79-A:138–152, 1997.
225. Woo SL-Y, Gomez MA, Woo YK, et al.: Mechanical properties of tendons and ligaments. II. The relationships of immobilization and exercise on tissue remodeling. *Biorheology* 19:397–408, 1982.
226. Woo SL-Y, An K-N, Arnoczky SP, et al.: Anatomy, biology, and biomechanics of tendon, ligament, and meniscus. In: Simon SR, ed. *Orthopaedic Basic Science*. Rosemont, IL: American Academy of Orthopaedic Surgeons, 1994:45–87.
227. Nirschl RP: Prevention and treatment of elbow and shoulder injuries in the tennis player. *Clin Sports Med* 7:289–308, 1988.
228. Nirschl RP: Mesenchymal syndrome. *Virginia Med Monthly* 96:659–662, 1969.
229. Clado: Tennis-arm. *Le Progrès Médical* 16:273–277, 1902.
230. Rosenburg G: Tennisellenbogen Und Muskelriß. *Med Klin* 21:771–773, 1925.
231. Heald CB: Injuries and Sport: *A General Guide for the Practitioner*. London: Humphrey Milford and Oxford University Press, 1931.
232. von Goeldel W: Beitrag Zum Wesen Und Der Behandlung Der Epikondylitis. *Münch Med Wochenschr* 67:1147–1148, 1920.
233. Bernhardt M: Ueber Eine Wenig Bekannte Form Der Beschäftigungsneuralgie. *Neurolog Centralbl* 15:13–17, 1896.
234. Friedlander HL, Reid RL, Cape RF: Tennis elbow. *Clin Orthop* 51:109–116, 1967.
235. Foley AE: Tennis elbow. *Am Fam Phys* 48:281–288, 1993.
236. Labelle H, Guibert R, Joncas J, et al.: Lack of scientific evidence for the treatment of lateral epicondylitis of the elbow: An attempted meta-analysis. *J Bone Joint Surg* 74B:646–651, 1992.
237. Ernst E: Conservative therapy for tennis elbow. *Br J Clin Pract* 46:55–57, 1992.
238. Binder A, Hodge G, Greenwood AM, et al.: Is therapeutic ultrasound effective in treating soft tissue lesions? *BMJ* 290:512–514, 1985.
239. Lundeberg T, Abrahamsson P, Haker E: A comparative study of continuous ultrasound, placebo ultrasound and rest in epicondylalgia. *Scand J Rehabil* 20:99–101, 1988.
240. Struijs PA, Damen PJ, Bakker EW, et al.: Manipulation of the wrist for management of lateral epicondylitis: A randomized pilot study. *Phys Ther Rev* 83:608–616, 2003.
241. Vicenzino B, Collins D, Wright A: The initial effects of a cervical spine manipulative physiotherapy treatment on the pain and dysfunction of lateral epicondylalgia. *Pain* 68:69–74, 1996.
242. Cleland J, Whitman JM, Fritz J: Effectiveness of manual physical therapy to the cervical spine in the management of lateral epicondylalgia: A retrospective analysis. *J Orthop Sports Phys Ther* 34:713–724, 2004.
243. Cleland JA, Flynn TW, Palmer JA: Incorporation of manual therapy directed at the cervicothoracic spine in patients with lateral epicondylalgia: A pilot clinical trial. *J Man Manip Ther* 13:143–151, 2005.
244. Bisset L, Beller E, Jull G, et al.: Mobilisation with movement and exercise, corticosteroid injection, or wait and see for tennis elbow: Randomised trial. *BMJ* 29:29, 2006.
245. Struijs PA, Kerkhoffs GM, Assendelft WJ, et al.: Conservative treatment of lateral epicondylitis: Brace versus physical therapy or a combination of both—a randomized clinical trial. *Am J Sports Med* 32:462–469, 2004.
246. Snyder-Mackler L, Epler M: Effect of standard and aircast tennis elbow bands on integrated electromyography of forearm extensor musculature proximal to the bands. *Am J Sports Med* 17:278–281, 1989.
247. Froimson A: Treatment of tennis elbow with forearm support. *J Bone Joint Surg* 43:100–103, 1961.
248. Ilfeld FW, Field SM: Treatment of tennis elbow: Use of special brace. *JAMA* 195:67–71, 1966.
249. Groppel J, Nirschl RP: Abiomechanical and electromyographical analysis of the effects of counter force braces on the tennis player. *Am J Sports Med* 14:195–200, 1986.
250. Chiumento AB, Bauer JA, Fiolkowski P: A comparison of the dampening properties of tennis elbow braces. *Med Sci Sports Exerc* 29:123, 1997.
251. Gellman H: Tennis elbow (lateral epicondylitis). *Orthop Clin North Am* 23:75–79, 1992.
252. Marlin T: Treatment of 'tennis elbow': With some observations on joint manipulation. *Lancet* 1:509–511, 1930.
253. Bryce A: A case of 'tennis elbow' treated by luminous heat. *Br J Actinother Physiother* 5:55, 1930.
254. Kininmonth DA: Discussion on manipulation. Tennis elbow. *Ann Phys Med* 1:144, 1953.
255. Johnson EW: Tennis elbow. Misconceptions and widespread mythology. *Am J Phys Med Rehabil* 79:113, 2000.
256. Hennig EM, Rosenbaum D, Milani TL: Transfer of tennis racket vibrations onto the human forearm. *Med Sci Sports Exerc* 24:1134–1138, 1992.
257. Legwold G: Tennis elbow: Joint resolution by conservative treatment and improved technique. *Phys Sportsmed* 12:168, 1984.
258. Liu YK: Mechanical analysis of racquet and ball during impact. *Med Sci Sports Exerc* 15:388, 1983.
259. Hatze H: The effectiveness of grip bands in reducing racquet vibration transfer and slipping. *Med Sci Sports Exerc* 24:226–229, 1992.
260. Freeland DE, Gribble M, de G.: Hydrocortisone in tennis-elbow. *Lancet* 2:225, 1954.
261. Quin CE, Binks FA: Tennis elbow (epicondylalgia externa): Treatment with hydrocortisone. *Lancet* 2:221–222, 1954.
262. Clarke AK, Woodland J: Comparison of two steroid preparations to treat tennis elbow using the hypospray. *Rheumatol Rehabil* 14:47–49, 1975.
263. Day BH, Govindasamy N, Patnaik R: Corticosteroid injections in the treatment of tennis elbow. *Practitioner* 220:459–462, 1978.
264. Hughes GR, Currey HL: Hypospray treatment of tennis-elbow. *Ann Rheum Dis* 28:58–62, 1969.
265. Kraushaar BS, Nirschl RP: Pearls: Handshake lends epicondylitis cues. *Phys Sportsmed* 24:15, 1996.
266. Jobe FW, Ciccotti MG: Lateral and medial epicondylitis of the elbow. *J Am Acad Orthop Surgeons* 2:1–8, 1994.
267. Krischek O, Hopf C, Nafe B, et al.: Shock-wave therapy for tennis and golfer's elbow–1 year follow-up. *Arch Orthop Trauma Surg* 119:62–66, 1999.
268. Glousman RE, Barron J, Jobe FW, et al.: An electromyographic analysis of the elbow in normal and injured pitchers with medial collateral ligament insufficiency. *Am J Sports Med* 20:311–317, 1992.

269. Bauer M, Jonsson K, Jesefsson PO, et al.: Osteochrondritis dissecans of the elbow: A long-term follow-up study. *Clin Orthop* 284:156–162, 1992.
270. Balasubramaniam P, Prathap K: The effect of injection of hydrocortisone into rabbit calcaneal tendons. *J Bone Joint Surg* 54:729–736, 1972.
271. Baumgard SH, Schwartz DR: Percutaneous release of the epicondylar muscles for humeral epicondylitis. *Am J Sports Med* 10:233–238, 1982.
272. Barry NN, McGuire JL: Overuse syndromes in adult athletes. *Rheum Dis Clin North Am* 22:515–530, 1996.
273. Bennett JB: Articular injuries in the athlete. In: Morrey BF, ed. *The Elbow and Its Disorders*, 2nd edn. Philadelphia, PA: WB Saunders, 1993:803–831.
274. Nirschl RP: Tennis injuries. In: Nicholas JA, Herschman EB, eds. *The Upper Extremity in Sports Medicine*. St. Louis, MO: Mosby, 1990:827–842.
275. Nirschl RP: Soft tissue injuries about the elbow. *Clin Sports Med* 5:637–652, 1986.
276. Lundborg G: Surgical treatment for ulnar nerve entrapment at the elbow. *J Hand Surg Am* 17B:245–247, 1992.
277. Wilgis EF, Murphy R: The significance of longitudinal excursion in peripheral nerves. *Hand Clin* 2:761–766, 1986.
278. Dellon AL: Musculotendinous variations about the medial humeral epicondyle. *J Hand Surg Am* 11B:175–181, 1986.
279. Macnicol MF: The results of operation for ulnar neuritis. *J Bone Joint Surg* 61B:159–164, 1979.
280. Piligian G, Herbert R, Hearns M, et al.: Evaluation and management of chronic work-related musculoskeletal disorders of the distal upper extremity. *Am J Ind Med* 37:75–93, 2000.
281. Preston D, Shapiro B: *Electromyography and Neuromuscular Disorders. Clinical Electrophysiologic Correlations*. Boston, MA: Butterworth-Heinemann, 1998.
282. Terry RJ: A study of the supracondyloid process in the living. *Am J Phys Anthropol* 4:129–139, 1921.
283. Gross PT, Jones HR: Proximal median neuropathies: Electromyographic and clinical correlation. *Muscle Nerve* 15:390–395, 1992.
284. Symeonides PP: The humerus supracondylar process syndrome. *Clin Orthop* 82:141–143, 1972.
285. Anto C, Aradhya P: Clinical diagnosis of peripheral nerve compression in the upper extremities. *Orthop Clin North Am* 27:227–245, 1996.
286. Lubahn JD, Cermak MB: Uncommon nerve compression syndromes of the upper extremity. *J Am Acad Orthop Surgeons* 6:378–386, 1998.
287. Werner CO, Rosen I, Thorngren KG: Clinical and neurophysiological characteristics of the pronator syndrome. *Clin Orthop* 197:231–236, 1985.
288. Gainor BJ: The pronator compression test revisited—a forgotten physical sign. *Orthop Rev* 19:888–892, 1990.
289. Mangini V: Flexor pollicis longus: Its morphology and clinical significance. *J Bone Joint Surg* 42A:467–470, 1960.
290. Spinner M: The anterior interosseous nerve syndrome with special attention to its variations. *J Bone Joint Surg* 52A:84–94, 1970.
291. Nakano KK, Lundergran C, Okihiro MM: Anterior interosseous nerve syndromes: Diagnostic methods and alternative treatments. *Arch Neurol* 34:477–480, 1977.
292. Lee MJ, LaStayo PC: Pronator syndrome and other nerve compressions that mimic carpal tunnel syndrome. *J Orthop Sports Phys Ther* 34:601–609, 2004.
293. Plate A-M, Green SM: Compressive radial neuropathies. *AAOS Instr Course Lect* 49:295–304, 2000.
294. Manske PR: Compression of the radial nerve by the triceps muscle. *J Bone Joint Surg* 59A:835–836, 1977.
295. Wright PE, II, Jobe MT: Peripheral nerve injuries. In: Canale ST, Daugherty K, Jones L, eds. *Campbell's Operative Orthopaedics*, 9th edn. St Louis, MO: Mosby Year Book, 1998:3827–3894.
296. Sharrard WJW: Posterior interosseous neuritis. *J Bone Joint Surg* 48B:777–780, 1966.
297. Thompson WAL, Kopell HP: Peripheral entrapment neuropathies of the upper extremity. *N Engl J Med* 260:1261–1265, 1959.
298. Derkash RS, Niebauer JJ: Entrapment of the posterior interosseous nerve by a fibrous band in the dorsal edge of the supinator muscle and erosion of a groove in the proximal radius. *J Hand Surg Am* 6:524–526, 1981.
299. Steichen JB, Christensen AW: Posterior interosseous nerve compression syndrome. In: Gelberman RH, ed. *Operative Nerve Repair and Reconstruction*. Philadelphia, PA: JB Lippincott, 1991:1005–1022.
300. Hirayama T, Takemitsu Y: Isolated paralysis of the posterior interosseous nerve: Report of a case. *J Bone Joint Surg* 70A:1402–1403, 1988.
301. Michele AA, Krueger FJ: Lateral epicondylitis of the elbow treated by fasciotomy. *Surgery* 39:277–284, 1956.
302. Verhaar J, Spaans F: Radial tunnel syndrome: An investigation of compression neuropathy as a possible cause. *J Bone Joint Surg* 73:539–544, 1991.
303. Eaton CJ, Lister GD: Radial nerve compression. *Hand Clin* 8:345–357, 1992.
304. Wartenberg R: Cheiralgia Parestethica (Isolierte Neuritis Des Ramus Superficialis Nervi Radialis). *Ztschr Ges Neurol Psychiatr* 141:145–155, 1932.
305. Sunderland S: The musculocutaneous nerve. In: Sunderland S, ed. *Nerves and Nerve Injuries*, 2nd edn. Edinburgh: Churchill Livingstone, 1978:796–801.
306. Sunderland S: Voluntary movements and the deceptive action of muscles in peripheral nerve lesions. *Aust N Z J Surg* 13:160–183, 1944.
307. Kendall FP, McCreary EK, Provance PG: *Muscles: Testing and Function*. Baltimore, MD: Williams & Wilkins, 1993.
308. Bartosh RA, Dugdale TW, Nielen R: Isolated musculocutaneous nerve injury complicating closed fracture of the clavicle: A case report. *Am J Sports Med* 20:356–359, 1992.
309. Travell JG, Simons DG: *Myofascial Pain and Dysfunction—the Trigger Point Manual*. Baltimore, MD:Williams &Wilkins, 1983.
310. Smolders JJ: Myofascial pain and dysfunction syndromes. In: Hammer WI, ed. *Functional Soft Tissue Examination and Treatment by Manual Methods—the Extremities*. Gaithersburg, MD: Aspen, 1991:215–234.
311. Rabin SI: Radial Head Fractures. Available at: http://www.emedicine.com/orthoped/topic276.htm. 2005.
312. Hotchkiss RN: Displaced fractures of the radial head: Internal fixation or excision. *J Am Acad Orthop Surgeons* 5:1–10, 1997.
313. King GJW, Morrey BF, An K-N: Stabilizers of the elbow. *J Shoulder Elbow Surg* 2:165–170, 1993.
314. Bado JL: The Monteggia lesion. *Clin Orthop* 50:71, 1967.
315. Bowers WH: The distal radioulnar joint. In: Green DP, Hotchkiss RN, eds. *Operative Hand Surgery*, 3rd edn. New York: Churchill Livingstone, 1993:995.
316. Morgan WJ, Breen TF: Complex fractures of the forearm. *Hand Clin* 10:375, 19.
317. Panner HJ: A peculiar affection of the capitellum humeri resembling Calve–Perthes' disease of the hip. *Acta Radiol* 10:234, 1929.
318. Rettig AC, Waugh TR, Evanski PM: Fracture of the olecranon: A problem of management. *J Trauma* 19:23–28, 1979.
319. Horne JG, Tanzer TL: Olecranon fractures: Areviewof 100 cases. *J Trauma* 21:469–472, 1981.
320. Bach BR, Warren RF, Wickiewicz TL: Triceps rupture. A case report and literature review. *Am J Sports Med* 15:285–289, 1987.
321. O'Driscoll SW: Technique for unstable olecranon fracture-subluxations. *Oper Tech Orthop* 4:49–53, 1994.
322. Viola RW, Hastings H, II: Treatment of ectopic ossification about the elbow. *Clin Orthop Relat Res* 370:65–86, 2000.

323. Ackerman LV: Extra-osseous localized non-neoplastic bone and cartilage formation (so-called myositis ossificans). *J Bone Joint Surg* 40A:279–298, 1958.
324. Connor JM, Evans DA: Fibrodysplasia ossificans progressiva: The clinical features and natural history of 34 patients. *J Bone Joint Surg* 64B:76–83, 1982.
325. Green DP, McCoy H: Turnbuckle orthotic correction of elbow-flexion contractures after acute injuries. *J Bone Joint Surg* 61A:1092–1095, 1979.
326. Regan WD, Reilly CD: Distraction arthroplasty of the elbow. *Hand Clin* 9:719–728, 1993.
327. Hastings H: Elbow contractures and ossification. In: Peimer CA, ed. *Surgery of the Hand and Upper Extremity*. New York: McGraw-Hill, 1996:507–534.
328. Hastings H, Graham TJ: The classification and treatment of heterotopic ossification about the elbow and forearm. *Hand Clin* 10:417–437, 1994.
329. Thompson HC, Garcia A: Myositis ossificans: Aftermath of elbow injuries. *Clin Orthop* 50:129–134, 1967.
330. Garland DE, O'Hollaren RM: Fractures and dislocations about the elbow in the head-injured adult. *Clin Orthop* 168:38–41, 1982.
331. Keenan MA, Kauffman DL, Garland DE, et al.: Late ulnar neuropathy in the brain-injured adult. *J Hand Surg Am* 13A:120–124, 1988.
332. Wainapel SF, Rao PU, Schepsis AA: Ulnar nerve compression by heterotopic ossification in a head-injured patient. *Arch Phys Med Rehabil* 66:512–514, 1985.
333. Stover SL, Hataway CJ, Zeiger HE: Heterotopic ossification in spinal cordinjured patients. *Arch Phys Med Rehabil* 56:199–204, 1975.
334. Ritter MA, Seiber JM: Prophylactic indomethacin for the prevention of heterotopic bone following total hip arthroplasty. *Clin Orthop* 196:217–225, 1985.
335. Schmidt SA, Kjaersgaard-Andersen P, Pedersen NW, et al.: The use of indomethacin to prevent the formation of heterotopic bone after total hip replacement: A randomized, double-blind clinical trial. *J Bone Joint Surg* 70A:834–838, 1988.
336. Ollivierre CO, Pettrone F, Wilder RP: Pediatric elbow injury. *J Back Musculoskeletal Rehabil* 4:44-54, 1994.
337. Brogden BG, Cros NW: Little leaguer's elbow. *Am J Rad* 83:671, 1960.
338. Leffers D, Greene TL, Germaine BF: The elbow region. In: Leek JC, Gershwin ME, Fowler WM, Jr., eds. *Principles of Physical Medicine and Rehabilitation in the Musculoskeletal Diseases*. New York: Grune and Stratton, 1986:369–392.
339. DiGiovine NM, Jobe FW, Pink M, et al.: An electromyographical analysis of the upper extremity in pitching. *J Shoulder Elbow Surg* 1:15–25, 1992.
340. Bowyer BL, Gooch JL, Geringer SR: Sports medicine 2: Upper extremity injuries. *Arch Phys Med Rehabil* 74:437, 1993.
341. McLeod WD: The pitching mechanism. In: Zarins B, Andrews J, Carson WG, eds. *Injuries to the Throwing Arm,* Chap 2. Philadelphia, WB Saunders, 1985.
342. Cabrera JM, McCue FC: Nonosseous athletic injuries of the elbow, forearm, and hand. *Clin Sports Med* 5:681–700, 1986.
343. Salter RB, Zaltz C: Anatomic investigations of the mechanism of injury and pathologic anatomy of pulled elbow in young children. *Clin Orthop* 77:134–143, 1971.
344. Dee R, Carrion W: *Pulled Elbow, Principles of Orthopaedic Practice*. New York: McGraw-Hill, 1997:579.
345. Hagroo GA, Zaki HM, Choudhary MT, et al.: Pulled elbow-not the effect of hypermobility of joints. *Injury* 26:687–690, 1995.
346. Sai N: Pulled elbow. *J R Soc Med* 92:462–464, 1999
347. Corrigan AB: The pulled elbow. *Med J Aust* 2:1, 1965.
348. Amir D, Frankl U, Pogrund H: Pulled elbow and hypermobility of joints. *Clin Orthop* 257:94, 1990.
349. Matles AL, Eliopoulous K: Internal derangement of the elbow in children. *Int Surg* 48:259–263, 1967.
350. Mulligan BR: *Manual Therapy: "Nags", "Snags", "PRP's" Et*c. Wellington: Plane View Series, 1992.
351. Mulligan BR: Manual therapy rounds: Mobilisations with movement (MWM's). *J Man Manip Ther* 1:154–156, 1993.
352. DiGiovanna EL: Diagnosis and treatment of the upper extremity. In: DiGiovanna EL, Schiowitz S, eds. *An Osteopathic Approach to Diagnosis and Treatment.* Philadelphia: JB Lippincott, 1991.
353. Lahz JRS: Concerning the pathology and treatment of tennis elbow. *Med J Aust* 2:737–742, 1947.
354. Kibler WB: *Shoulder Rehabilitation: Principles and Practice. Med Sci Sports Exerc* 30:40–50, 1998.
355. Reid DC: *Sports Injury Assessment and Rehabilitation.* NewYork: Churchill Livingstone, 1992.
356. Rossouw P: Tennis elbow—is extracorporeal shock wave therapy (ESWT) an alternative to surgery? *J Bone Joint Surg Br Vol* 81-B: 306, 1999.
357. Nirschl RP: Rotator cuff tendinitis: Basic concepts of pathoetiology. In: Barr JS, Jr., ed. *Instructional Course Lectures, American Academy of Orthopaedic Surgeons*. Park Ridge, IL: American Academy of Orthopaedic Surgeons, 1989:439–445.
358. Stanish WD, Rubinovich RM, Curwin S: Eccentric exercise in chronic tendinitis. *Clin Orthop Relat Res* 208:65–68, 1986.

CAPÍTULO 16

O ANTEBRAÇO, O PUNHO E A MÃO

OBJETIVOS DO CAPÍTULO

▶ **Ao concluir o capítulo, o leitor será capaz de:**

1. Descrever a anatomia das articulações, dos ligamentos, dos músculos, do suprimento sanguíneo e nervoso que compreendem o antebraço, o punho e a mão.

2. Descrever a biomecânica do antebraço, do punho e da mão, incluindo posições com espaço e com atrito articular, barreiras articulares normais e anormais e estabilizadores.

3. Descrever o propósito e os componentes dos testes e medidas para o antebraço, o punho e a mão.

4. Executar um exame pormenorizado do antebraço, do punho e da mão, incluindo palpação das estruturas articulares e de tecido mole, testes de mobilidade passiva específica e de mobilidade articular passiva e testes de estabilidade.

5. Avaliar os dados totais do exame para estabelecer um diagnóstico.

6. Descrever a relação entre desequilíbrio muscular e desempenho funcional do antebraço, do punho e da mão.

7. Resumir o significado dos achados principais dos testes e medidas e estabelecer um diagnóstico.

8. Resumir as várias causas de disfunção no antebraço, no punho e na mão.

9. Desenvolver estratégias de intervenção autoconfiáveis com base nos achados clínicos e nos objetivos estabelecidos.

10. Desenvolver uma hipótese diagnóstica.

11. Descrever e demonstrar as estratégias de intervenção e técnicas baseadas nos achados clínicos e nos objetivos estabelecidos.

12. Avaliar a efetividade da intervenção, de modo a melhorá-la ou modificá-la.

13. Planejar um programa domiciliar de cuidado eficaz e instruir o paciente acerca do mesmo.

VISÃO GERAL

A mão é algo muito pessoal. Ela é a interface entre o paciente e seu mundo. Ela é um símbolo de força, beleza, destreza, sexualidade e sensibilidade. Quando é machucada, torna-se um símbolo da vulnerabilidade de todo paciente.

Paul W. Brand (1914-)

Em certo sentido, as articulações do ombro, do cotovelo e do punho são apenas dispositivos mecânicos que contribuem para a utilidade da mão (Fig. 16-1).[1] A sincronização biológica correta dos mesmos, associada à motivação do indivíduo, produz um nível excepcional de destreza e precisão.

O carpo, ou punho, representa uma estrutura anatômica altamente complexa, compreendendo uma estrutura-núcleo de oito ossos, mais de 20 articulações radiocarpais, intercarpais e carpometacarpais (CMCs), 26 ligamentos intercarpais e seis ou mais partes do complexo do triângulo fibrocartilagíneo.[2] Ao mesmo tempo em que essas estruturas podem ser anatomicamente diferenciadas, são funcionalmente inter-relacionadas com o movimento em determinada articulação, tendo um efeito sobre o movi-

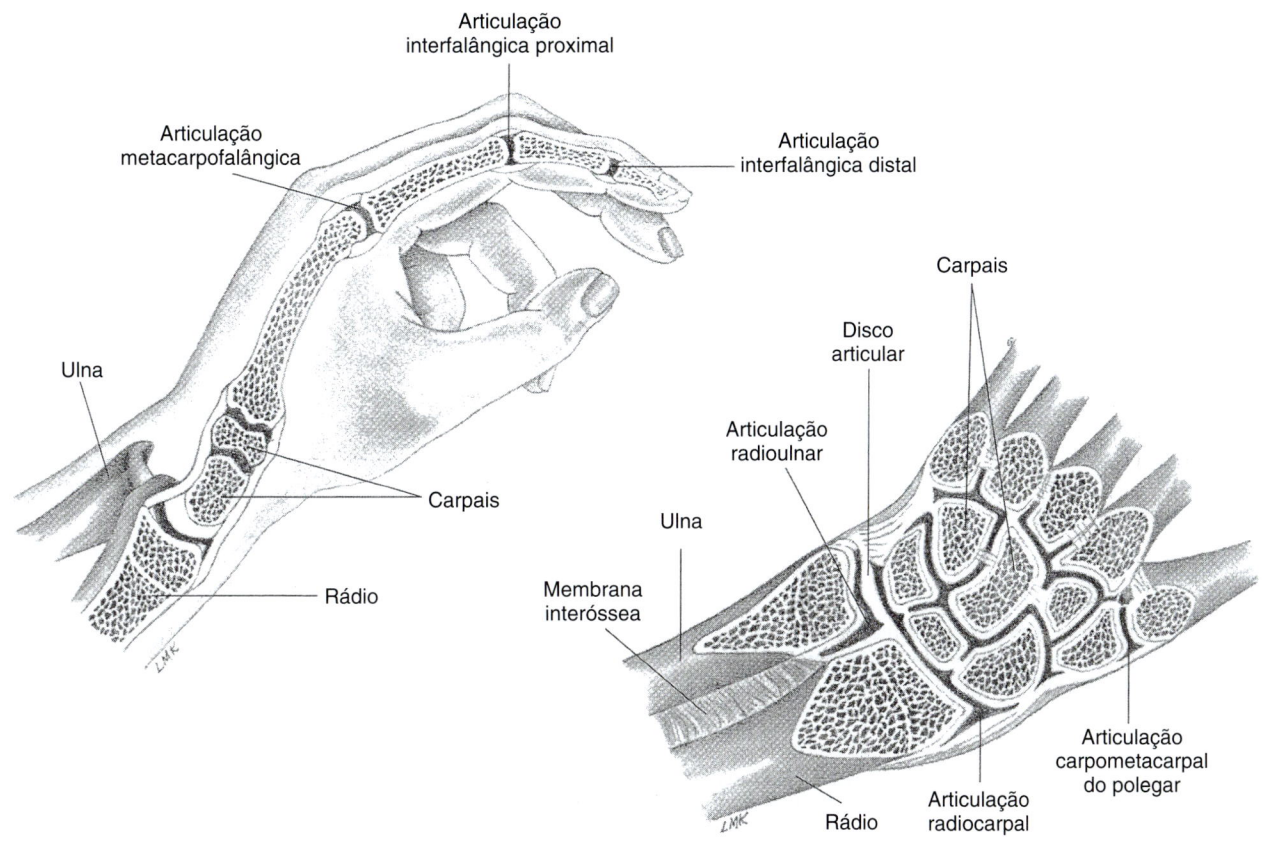

FIGURA 16-1 Estruturas articulares do punho e da mão. (Reproduzida, com permissão, de Floyd RT, Thompson CW: *Manual of Structural Kinesiology*, 14th edn. New York: McGraw-Hill, 2001:78.)

mento das articulações adjacentes. Essa relação estende-se até o cotovelo.

A mão é responsável por cerca de 90% da função do membro superior.[3] O polegar, envolvido em 40 a 50% da função da mão, é o dedo funcionalmente mais importante.[3] O indicador, envolvido em cerca de 20%, é o segundo mais importante, e o anular é o menos importante. O dedo médio, responsável por cerca de 20% de toda a função da mão, é o mais forte, sendo importante para as funções de precisão e força.[3]

As seções seguintes descrevem ossos, articulações, tecidos moles e os respectivos nervos, detalhando suas funções individuais e coletivas. Para simplificar, o antebraço, o punho e a mão estão separados dentro de seus variados compartimentos.

Anatomia

Articulação radioulnar distal

A articulação radioulnar distal (ARUD) desempenha um papel importante na função do punho e do antebraço. Trata-se de uma articulação de pivô duplo que une distalmente o rádio e a ulna e um disco articular (Fig. 16-2). Esse último, conhecido como complexo do triângulo fibrocartilagíneo (CTFC), auxilia na união distal do rádio, sendo o principal estabilizador da ARUD (ver próxima seção).[4]

Na extremidade distal, o rádio alarga-se para formar uma superfície articular côncava ampla. As médias de inclinação ulnar no plano frontal e de inclinação palmar no plano sagital dessa superfície são 23 e 119 respectivamente[5]. A extremidade distal da ulna expande-se ligeiramente para o lado, para uma cabeça arredondada, e medialmente para o processo estiloide ulnar (ver Fig. 16-2). A parte arredondada da cabeça ulnar entra em contato com a incisura ulnar do rádio lateralmente e com o CTFC distalmente.[6] O processo estiloide ulnar é cerca de 1,3 cm mais curto do que o radial, resultando em desvio mais ulnar do que radial.[6] A cápsula articular, que se insere nas margens articulares do rádio e da ulna e no disco em torno da articulação radioulnar inferior, é frouxa. Os ligamentos radioulnar palmar e dorsal fortalecem a cápsula anterior e posteriormente. A supinação pressiona a cápsula anterior, e a pronação, a parte posterior, contribuindo para a estabilidade total do punho.[7]

A ARUD transmite as cargas da mão para o antebraço.

Complexo do triângulo fibrocartilagíneo

O CTFC é essencialmente formado pelo disco de fibrocartilagem interposto entre a fileira proximal medial e a ulna distal na região medial do punho.[8] Sua função primária é intensificar a congruência da articulação e servir de proteção contra forças com-

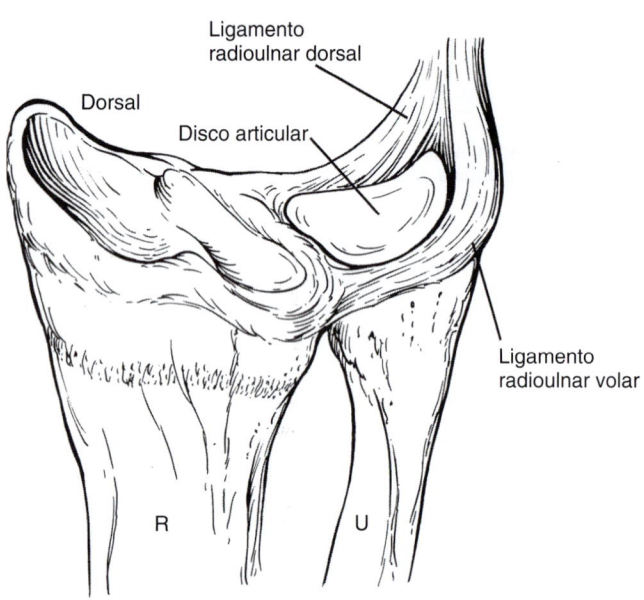

FIGURA 16-2 Complexo do triângulo fibrocartilagíneo. R, rádio; U, ulna. (Reproduzida, com permissão, de Herndon JH: *Surgical Reconstruction of the Upper Extremity*. Stamford, CT: Appleton & Lange, 1999:488.)

o semilunar da fileira carpal proximal e o CTFC. O processo estiloide radial projeta-se distalmente na porção lateral do rádio. Uma incisura ulnar coberta pela cartilagem ocupa a porção medial distal do rádio.[10] Posteriormente, um tubérculo dorsal (de Lister) surge próximo ao centro desse osso, formando uma polia em torno da qual passa o tendão do extensor longo do polegar (ELP).[9]

> **Curiosidade Clínica**
>
> O tubérculo de Lister é um local em que comumente há mudanças de atrito e ruptura potencial do tendão.[11]

Os carpais

Escafoide. O escafoide (Fig. 16-3) é o maior osso da fileira carpal proximal, e seu formato assemelha-se ao de um barco ou canoa (daí o antigo termo *navicular*).[9] Ele liga as fileiras carpais proximal e distal e ajuda a fornecer estabilidade à articulação do punho.

O escafoide é preso à fileira carpal proximal por meio de uma série de inserções ligamentares fortes, e dois terços de sua área de superfície é articular. Sua superfície proximal, convexa, articula-se

pressivas. Na verdade, o CTFC transmite cerca de 20% da carga axial da mão para o antebraço.[7] A ampla base do disco está inserida na borda medial da incisura ulnar do rádio, e seu ápice está inserido na região lateral da base do processo estiloide ulnar. As bordas anterior e posterior do disco são espessas.

Vários ligamentos originam-se do CTFC e fornecem suporte a ele. Estes incluem os ligamentos ulnossemilunar e ulnopiramidal, o colateral ulnar e os ligamentos radiulnares. Outras estruturas que fornecem suporte são:

▶ Os ligamentos ulnocarpais.

▶ A bainha do tendão extensor ulnar do carpo (EUC), que é o único tendão do punho que se insere amplamente no CTFC.

Ambas as superfícies articulares superior e inferior do CTFC são suaves e côncavas.[8] O disco separa a ulna distal do contato direto com os ossos carpais, mas permite o deslizamento entre eles, o disco e a ulna durante a pronação e a supinação.[8,9]

O CTFC é inervado pelos ramos dos nervos ulnares sensoriais póstero-interósseo, ulnar e dorsal.[9]

O punho

A articulação do punho compreende a parte distal do rádio e da ulna, os oito ossos carpais e as bases de cinco metacarpais. Os ossos carpais situam-se em duas fileiras transversas. A fileira proximal contém (de lateral para medial) o escafoide (navicular), o semilunar, o piramidal e o pisiforme. A fileira distal segura o trapézio, o trapezoide, o capitato e o hamato.

Articulação radiocarpal

A articulação radiocarpal é formada pela superfície côncava articular grande da extremidade distal do rádio, o escafoide e

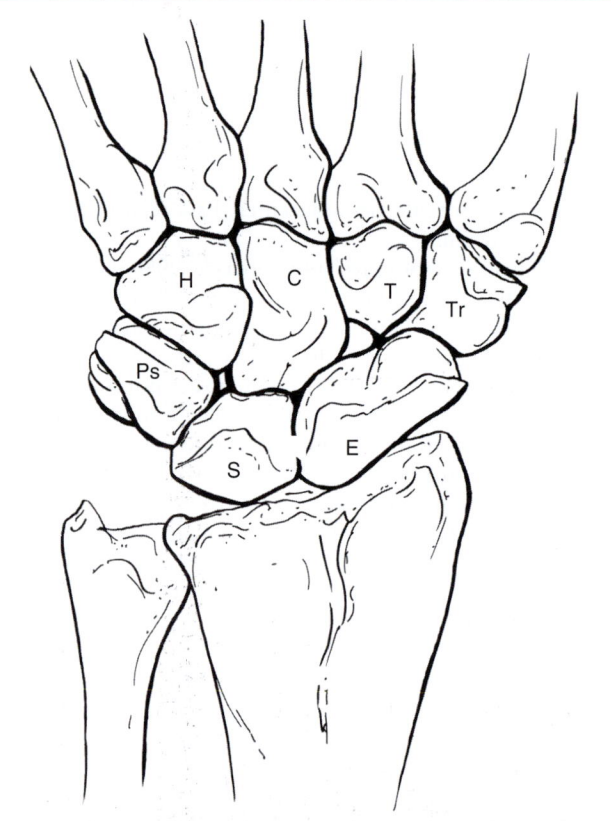

FIGURA 16-3 Carpais. H, hamato; C, capitato; T, trapezoide; Tr, trapézio; P, piramidal; Ps, pisiforme; E, escafoide; S, semilunar. (Reproduzida, com permissão, de Herndon JH: *Surgical Reconstruction of the Upper Extremity*. Stamford, CT: Appleton & Lange, 1999:484.)

com o rádio; a superfície medial côncava, com o capitato;[10] a plana com o semilunar; e distal, que consiste de duas facetas convexas, com o trapézio e o trapezoide (a articulação escafotrapeziotrapezoide [ETT]).[9] O tubérculo redondo, na parte ínfero-lateral da superfície palmar, serve como inserção do retináculo flexor e do abdutor curto do polegar (ACP).[10]

Os vasos sanguíneos para esse osso entram no escafoide ou distalmente ao punho. Essa configuração predispõe fraturas na região proximal à necrose asséptica.[12]

Semilunar. Esse osso (ver Fig. 16-3) articula-se entre o escafoide e o piramidal na fila carpal proximal. Sua superfície proximal suavemente convexa articula-se com o rádio e o CTFC na fossa semilunar;[10] a superfície lateral contém uma faceta semilunar plana para o escafoide; a medial articula-se com o piramidal; e a distal é profundamente côncava e articula-se com a borda do hamato em adução e com a região medial do capitato.[10]

Piramidal. É um osso em formato de pirâmide (Fig. 16-3), cujas superfícies palmar distal e distal-medial quase quadrada articulam-se, respectivamente, com o pisiforme, na articulação pisiforme-piramidal,[10] e com a superfície concavo-convexa do hamato. O ligamento colateral ulnar (LCU) insere-se nas superfícies medial e dorsal do piramidal.[10] Sua superfície proximal articula-se com o CTFC em adução total,[9] e a lateral, com o semilunar.

Pisiforme. Como seu nome indica, esse osso tem o formato de "P" (ver Fig. 16-3), com uma faceta articular plana dorsal para o piramidal.[10] Ele é formado dentro do tendão do flexor ulnar do carpo e serve de inserção para o retináculo do flexor, o abdutor do dedo mínimo, o ligamento colateral ulnar, o ligamento pisohamato e o ligamento pisometacarpal. O pisiforme é um osso sesamoide que funciona para aumentar o momento de flexão do flexor ulnar do carpo.[9]

Como mencionado, o pisiforme articula-se com a superfície palmar do piramidal, estando, assim, separado dos demais ossos carpais, os quais se articulam com seus vizinhos. Esse osso relaciona-se proximamente com a artéria ulnar e com o nervo em sua borda radial, este é o mais próximo.[13]

Trapézio. O trapézio apresenta um sulco sobre sua superfície palmar medial que contém o tendão do flexor radial do carpo (FRC).[10] Em suas bordas estão inseridas duas camadas do retináculo flexor. O oponente do polegar (OP) situa-se entre o flexor curto do polegar (FCP) distalmente e o abdutor curto do polegar proximalmente.[10] A superfície lateral serve de inserção para o ligamento colateral radial e para o ligamento capsular da primeira articulação carpometacarpal. A superfície de articulação distal do trapézio possui formato de sela. Medialmente, sua superfície côncava articula-se com o trapezoide, enquanto que, mais distalmente, sua superfície convexa articula-se com a segunda base metacarpal.[10] Proximalmente, sua superfície côncava articula-se com o escafoide.

Trapezoide. O trapezoide (ver Fig. 16-3) é pequeno e irregular. Sua superfície distal articula-se com a segunda base metacarpal encaixada; a medial, por meio de uma faceta côncava dentro da parte distal do capitato; lateral, com o trapézio; e a proximal, com o escafoide.[10]

Capitato. É o mais central e o maior osso carpal. Sua região distal articula-se com a terceira base metacarpal; sua borda lateral, com a região medial da segunda base metacarpal;[10] e a cabeça proximal convexa com o semilunar e o escafoide. A superfície medial desta articula-se com o semilunar, e sua região lateral, com o escafoide.[10] Medialmente, o capitato articula-se com o hamato.

Por sua localização central, o capitato serve de suporte do arco transverso proximal. Esse arco é importante para a atividade de preensão.[9,14,15]

Hamato. O hamato (ver Fig. 16-3) é um osso cuneiforme, que contribui para a parede medial do túnel do carpo. Em seu gancho (hâmulo) está inserido o retináculo flexor. Esse osso articula-se com três ossos carpais e dois metacarpais.[9] A superfície medial articula-se com o piramidal e, pela associação com o ligamento piso-hamato, com o pisiforme; a lateral com o capitato;[10] e a região distal, com a 4ª e a 5ª cabeças metacarpais.

Articulações mediocarpais

A articulação mediocarpal situa-se entre as duas fileiras de carpais. Ela é referida como uma articulação "componente", porque cada fileira tem um segmento côncavo e um convexo. Flexão do punho, extensão e desvio radial são os principais movimentos dessa articulação. Em torno de 50% do arco total de flexão e extensão do punho ocorrem no nível mediocarpal, ocorrendo mais flexão (66%) do que extensão (34%).[16]

A fileira proximal dos carpais é lateralmente convexa e medialmente côncava. O escafoide, o semilunar, o trapézio, o trapezoide e o piramidal apresentam uma superfície côncava à fileira distal dos carpais. O escafoide, o capitato e o hamato apresentam uma superfície convexa à fileira distal reciprocamente disposta.

Ligamentos carpais

A migração excessiva dos ossos carpais é impedida pelos ligamentos fortes e pelo suporte ulnar fornecido pelo CTFC (Tab. 16-1). Os principais ligamentos do punho incluem os palmares intrínsecos (Fig. 16-4), os extrínsecos volares (Fig. 16-5) e os intrínsecos e extrínsecos dorsais (Fig. 16-6).

Os ligamentos do punho, que fornecem suporte para a região, podem ser divididos em dois tipos: extrínsecos e intrínsecos (ver Tab. 16-1). Os ligamentos palmares extrínsecos fornecem a maior parte da estabilidade do punho. Os ligamentos intrínsecos são controladores rotacionais, unindo a fileira proximal em uma unidade de estabilidade rotacional.[17] A fileira proximal de carpais não tem inserções musculares. Sua estabilidade depende inteiramente dos ligamentos capsular e interósseo entre o escafoide, o semilunar e o piramidal.[18] Os ligamentos entre as fileiras carpais proximal e distal fornecem suporte, centrando-se especialmente no capitato.[10] Os mediocarpais, que são mais longos do que os ligamentos interósseos, cruzam a articulação mediocarpal e conectam os ossos das filas distal e proximal nas superfícies dorsal e palmar.[9] Nenhum ligamento mediocarpal insere-se diretamente no semilunar.

TABELA 16-1 Ligamentos do punho

Interósseos	Mediocarpais intrínsecos	Radiocarpal/ulnocarpal extrínseco
Fileira distal	*Dorsal*	*Dorsal*
Trapézio-trapezoide	Escafopiramidal	Radiocarpal dorsal
Trapezoide-capitato	Intercarpal dorsal	
Capitato-hamato		
Fileira proximal	*Palmar*	*Palmar*
Escafossemilunar	Escafotrapeziotrapezoide	Radioescafocapitato
Semilunopiramidal	Escafocapitato	Radiossemilunar longo
Piramidal-capitato	Radiossemilunar curto	
Piramidal-hamato	Radioescafossemilunar	Ulnossemilunar
		Ulnopiramidal
		Ulnocapitato

Fáscia antebraquial

A fáscia antebraquial é um "bracelete" de tecido conjuntivo denso que encaixa o antebraço e mantém as relações dos tendões que cruzam o punho. Ela é firmemente inserida à borda subcutânea da ulna, da qual envia um septo para o rádio. Esse septo divide o antebraço em um compartimento anterior e um posterior (ver adiante).

Retináculo extensor

Onde os tendões cruzam o punho, há uma estrutura ligamentar chamada de retináculo sobre os tendões e suas bainhas (Fig. 16-7), que previne o "estrangulamento" dos tendões quando estes fazem uma curva no punho.[19] O retináculo extensor estende-se da bor-

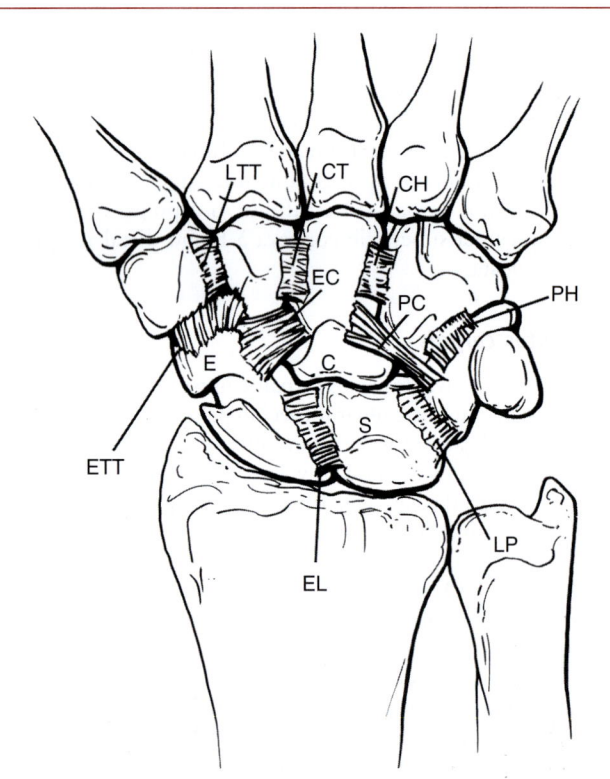

FIGURA 16-4 Ligamentos palmares intrínsecos. E, escafoide; S, semilunar; C, capitato; EL, ligamento escafossemilunar; LP, ligamento semilunopiramidal; ETT, ligamento escafotrapeziotrapezoide; EC, ligamento escafocapitato; PC, ligamento piramidal-capitato; PH, ligamento piramidal-hamato; TESTE, LTT ligamento trapeziotrapezoide; CT, ligamento capitotrapezoide; CH, ligamento capitato-hamato. (Reproduzida, com permissão, de Herndon JH. *Surgical Reconstruction of the Upper Extremity*. Stamford, CT: Appleton & Lange, 1999:487.)

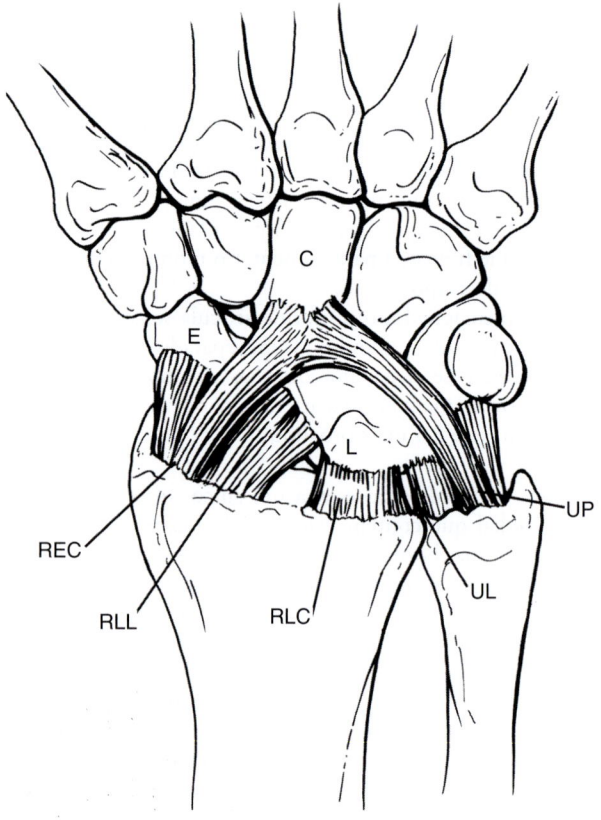

FIGURA 16-5 Ligamentos extrínsecos volares. E, escafoide; C, capitato; L, semilunar; REC, ligamento radioescafocapitato; RLC, ligamento radiossemilunar curto; RLL, ligamento radiossemilunar longo; UP, ligamento ulnopiramidal; UL, ligamento ulnossemilunar. (Reproduzida, com permissão, de Herndon JH. *Surgical Reconstruction of the Upper Extremity*. Stamford, CT: Appleton & Lange, 1999:486.)

da lateral distal do rádio sobre a superfície dorsal do antebraço distal para a superfície posterior distal da ulna e para o processo estiloide ulnar. Ele envolve uma porção do caminho em torno da ulna para inserir-se aos ossos piramidal e pisiforme. As estruturas tipo túnel, formadas pelo retináculo e pelos ossos subjacentes, são chamadas de compartimentos fibrósseos. Existem seis deles no dorso do punho (Fig. 16-7). Os compartimentos, de lateral para medial, contêm os tendões do:

1. Abdutor longo do polegar (ALP) e extensor curto do polegar (ECP)
2. Extensores radiais longo (ERLC) e curto do carpo (ERCC)
3. ELP
4. Extensor dos dedos (ED) (quatro tendões) e extensor do indicador (EI) (não mostrado)
5. Extensor do dedo mínimo (EDM)
6. Extensor ulnar do carpo (EUC)

> **Curiosidade Clínica**
>
> A sequência mnemônica 2 2 1 2 1 1 pode ser usada para lembrar a quantidade de tendões em cada compartimento.[9]

Quando esses tendões passam pelos compartimentos, são revestidos pelas bainhas sinoviais.

Os compartimentos dorsais intensificam a eficiência e a efetividade dos extensores do punho e dos dedos (ver "Capuz do extensor"). Próximo às cabeças metacarpais, as junções tendíneas inserem-se nos quatro tendões dos músculos EDs limitando seu movimento independente.[6] Por exemplo, a flexão dos dedos médio e mínimo restringe a extensão da articulação metacarpofalângica (MCF) do dedo anular porque as junções tendíneas puxam o tendão extensor deste distalmente. Ao contrário, a extensão do dedo anular exerce força extensora sobre seus vizinhos, de tal modo que eles podem ser ativamente estendidos mesmo se os tendões extensores dos dedos médio e mínimo estiverem muito próximos das junções.[6]

Retináculo flexor

O retináculo flexor (ligamento transverso do carpo) cobre a área entre o pisiforme, o hamato, o escafoide e o trapézio (Fig. 16-8). Ele transforma o arco carpal em túnel, através do qual passam o nervo mediano e alguns dos tendões da mão. Proximalmente, o retináculo insere-se no tubérculo do escafoide e no pisiforme. Distalmente, insere-se no gancho do hamato e no tubérculo do trapézio. Além disso, o retináculo:[6]

▶ Serve como local de inserção para os músculos tenar e hipotenar.

▶ Ajuda a manter o arco carpal transverso.

▶ Atua como controlador contra o estrangulamento dos tendões flexores extrínsecos.

▶ Protege o nervo mediano.

Na condição conhecida como síndrome do túnel do carpo, o nervo mediano é comprimido nesse espaço relativamente inflexível (ver a seção "Estratégias de intervenção"). Os tendões que passam *profundamente* pelo retináculo dos flexores (ver Fig. 16-8) incluem:

▶ Flexor superficial dos dedos (FSD).

▶ Flexor profundo dos dedos (FPD).

▶ Flexor longo do polegar (FLP).

▶ FRC.

As estruturas que passam *superficialmente* pelo retináculo dos flexores (ver Fig. 16-8) incluem:

▶ Nervo e artéria ulnar.

▶ Tendão do palmar longo.

▶ Ramo sensorial (ramo palmar) do nervo mediano (não mostrado).

Bainhas fibrosas entre a prega palmar distal e as articulações interfalângicas proximais (IFP) unem os tendões flexores aos dedos. Alguns cirurgiões referem-se à área na qual as bainhas contêm dois tendões como "terra sem dono".[6]

Túnel do carpo

O túnel do carpo serve de conduto para o nervo mediano e para nove tendões flexores (Fig. 16-9). O ligamento radiocarpal palmar e o complexo do ligamento palmar formam o assoalho do

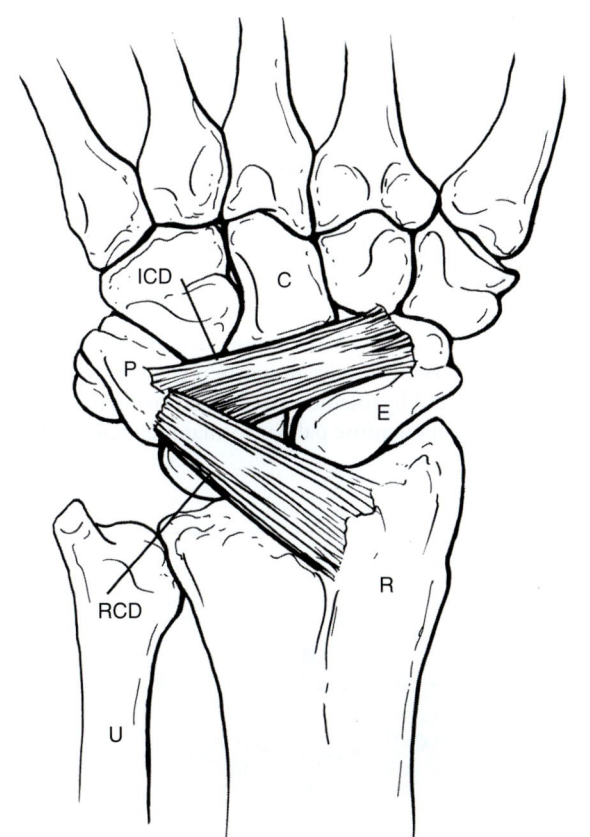

FIGURA 16-6 Ligamentos extrínsecos e intrínsecos dorsais. R, rádio; U, ulna; E, escafoide; C, capitato; P, piramidal; RCD, ligamento radiocarpal dorsal (radiopiramidal); ICD, ligamento intercarpal dorsal (escafopiramidal). (Reproduzida, com permissão, de Herndon JH: *Surgical Reconstruction of the Upper Extremity.* Stamford, CT: Appleton & Lange, 1999:486.)

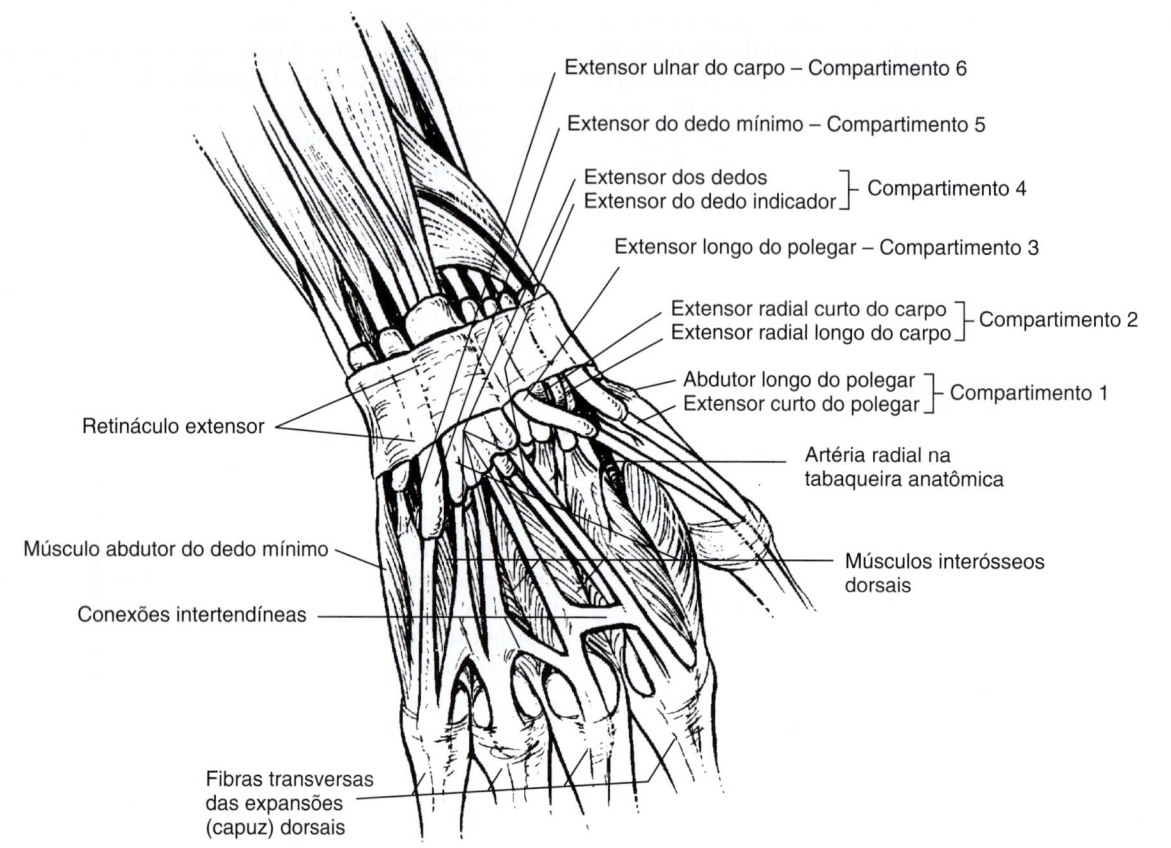

FIGURA 16-7 Tendões extensores. (Reproduzida, com permissão, de Spivak JM, DiCesare PE, Feldman DS, Koval KJ, Rokito AS, Zuckerman JD: *Orthopaedics: A Study Guide.* New York: McGraw-Hill, 1999:89.)

canal. Como mencionado anteriormente, o teto do túnel é formado pelo retináculo dos flexores (ligamento transverso do carpo). As bordas ulnar e radial são formadas pelos ossos carpais (trapézio e gancho do hamato, respectivamente). Dentro do túnel, o nervo mediano divide-se em um ramo motor e em ramos sensoriais distais.

Túnel de Guyon

O túnel de Guyon (Fig. 16-10) é uma depressão superficial ao retináculo dos flexores, localizado entre o gancho dos ossos hamato e pisiforme. O ligamento carpal (volar) palmar, o músculo palmar curto e a aponeurose palmar formam seu teto. Seu assoa-

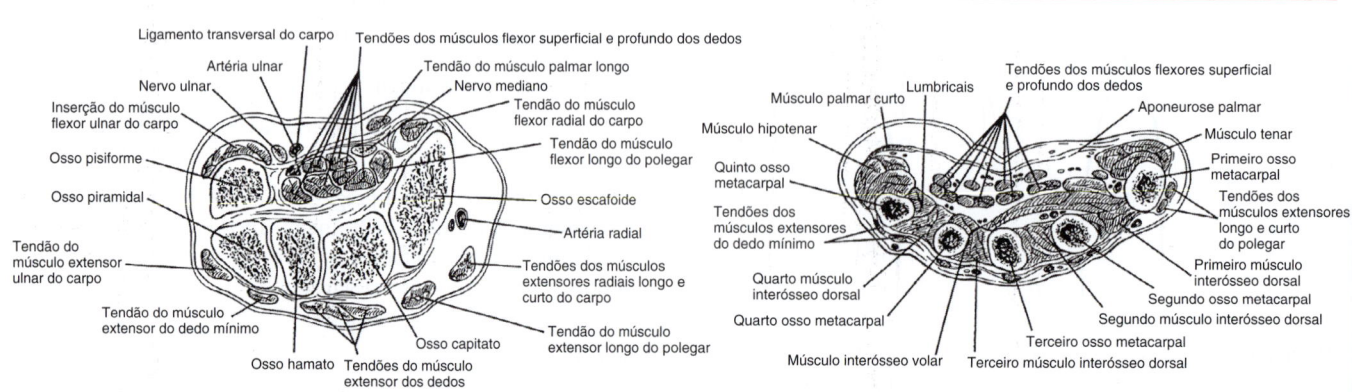

FIGURA 16-8 Secção cruzada distal da mão esquerda no nível do pisiforme e no nível da diáfise medial dos ossos metacarpais. (Reproduzida, com permissão, de Herndon JH. *Surgical Reconstruction of the Upper Extremity.* Stamford, CT: Appleton & Lange; 1999:488.)

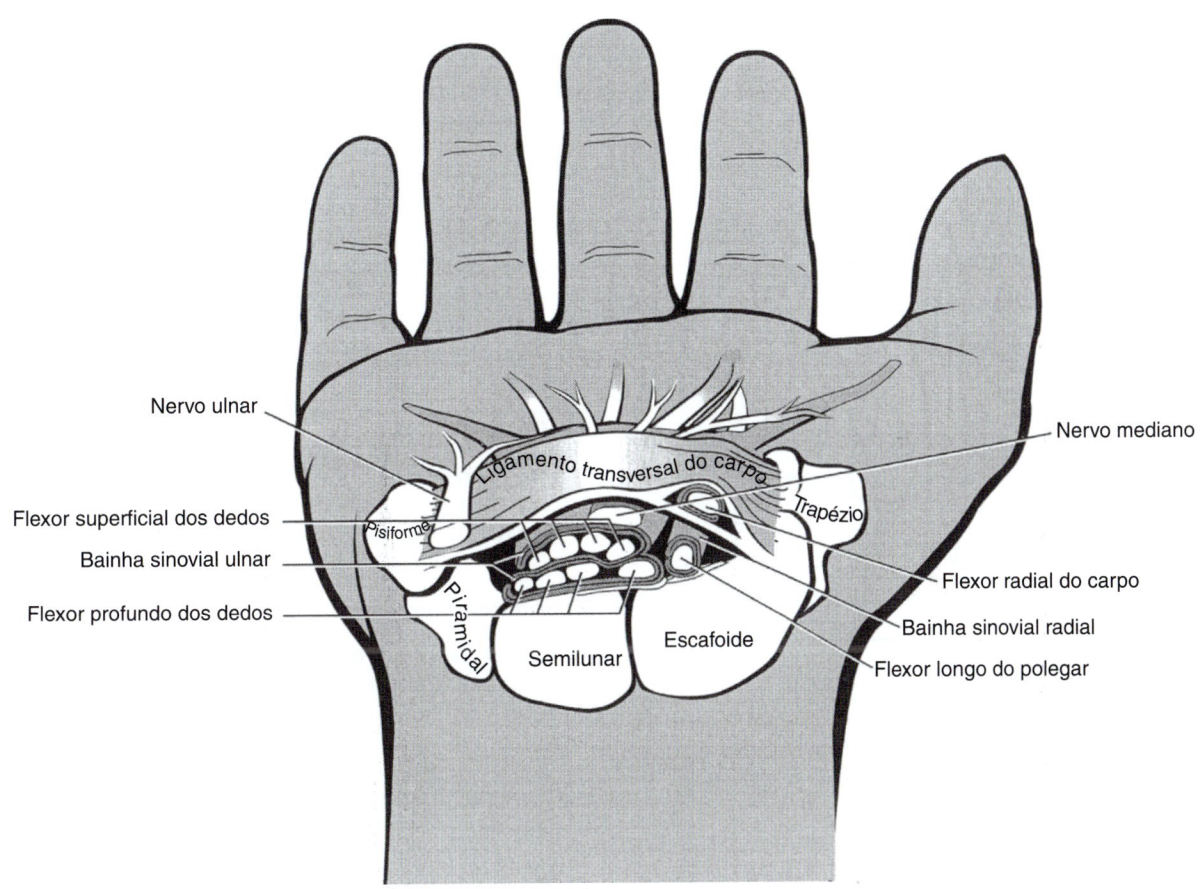

FIGURA 16-9 Vista transversa através da entrada do túnel do carpo do punho direito. (Reproduzida, com permissão, de Neumann DA: *Kinesiology of the Musculoskeletal System.* St. Louis: Mosby, 2002.)

lho é formado pelo retináculo dos flexores (ligamento transverso do carpo), pelo ligamento piso-hamato e pelo ligamento pisometacarpal.[6] O túnel serve de passagem para o nervo ulnar e a artéria dentro da mão.

Falanges

As 14 falanges consistem, cada uma, de base, diáfise e cabeça (Fig. 16-11). Duas depressões superficiais, que correspondem às cabeças em formato de polia das falanges adjacentes, marcam as bases proximais côncavas. Dois côndilos convexos distintos produzem a configuração em formato de polia das cabeças falângicas.[6]

Articulações metacarpofalângicas do 2º ao 5º dedo

Os cinco ossos metacarpais assemelham-se a versões em miniatura dos ossos longos do corpo, com diáfises alongadas e extremidades expandidas. O 2º ao 5º metacarpal articulam-se com as respectivas falanges proximais em articulações biaxiais. Suas bases alargadas proximais articulam-se com os carpais e uma com a outra em articulações planas.[10] Suas cabeças distais biconvexas são mais amplas anterior do que posteriormente, cujo motivo é discutido mais tarde.

As articulações MCFs permitem a flexão-extensão e o desvio medial-lateral associado a um leve grau de rotação axial. A forma dessas articulações permite grande amplitude de movimento, às custas da estabilidade.

Cerca de 90º de flexão estão disponíveis na segunda articulação MCF. A quantidade de flexão disponível aumenta de forma progressiva até a quinta. A extensão ativa nessas articulações é de 25 a 30º, enquanto 90º são obtidos de forma passiva. A perda de flexão e extensão na articulação CMC do dedo mínimo reduz a quantidade de oposição disponível, resultando em disfunção do padrão de preensão e em dificuldade de cerrar o punho.[6] Cerca de 20º de abdução/adução podem ocorrer em cada direção, com maior disponibilidade na extensão do que na flexão.

> **Curiosidade Clínica**
>
> Movimentos de abdução/adução das articulações MCFs são restritos na flexão e mais livres na extensão.

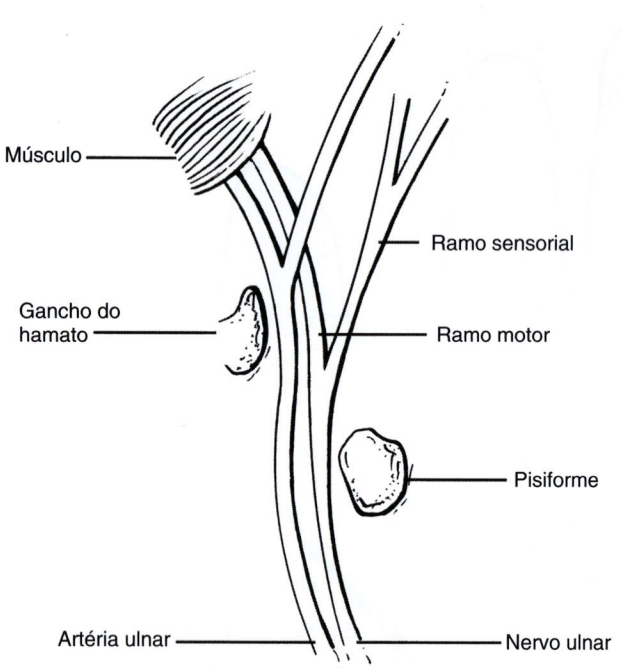

FIGURA 16-10 Anatomia coronal. Canal de Guyon. (Reproduzida, com permissão, de Herndon JH: *Surgical Reconstruction of the Upper Extremity*. Stamford, CT: Appleton & Lange, 1999:513.)

> **Curiosidade Clínica**
>
> A articulação MCF permite a flexão dos dedos indicador e médio em 75°, do anular em 80° e do dedo mínimo em 85°.[20]

As cápsulas articulares estão inseridas nas margens articulares dos metacarpais e das falanges e circundadas pelas articulações MCFs. São relativamente frouxas e redundantes, dotadas de ligamentos colaterais que passam posteriores ao eixo da articulação para flexão/extensão das articulações MCF (ver Fig. 16-11). Embora frouxos em extensão, esses ligamentos colaterais tornam-se tensos em cerca de 70 a 90° de flexão da articulação MCF.[21]

> **Curiosidade Clínica**
>
> A rigidez dos ligamentos colaterais é a principal causa da perda de flexão nas articulações MCF. Essas articulações não devem, sob quaisquer circunstâncias, ser imobilizadas em extensão ou hiperextensão por meio da retração dos ligamentos colaterais, o que pode resultar em seu travamento.[20] Em vez disso, os dedos devem ser imobilizados com as articulações MCFs flexionadas em 70 a 90°.

O aparato do capuz dorsal reforça (ou substitui) as cápsulas articulares dorsais. As placas volares fibrocartilagíneas reforçam o aspecto palmar das articulações (Fig. 16-12). As placas volares inserem-se de maneira firme às bases das falanges, mas apenas frouxamente às cabeças metacarpais pelas fibras membranáceas. Sua superfície dorsal contribui para a área da articulação, enquanto sua superfície palmar canaliza os tendões flexores dos dedos.[20]

A assimetria das cabeças metacarpais, bem como a diferença em comprimento e direção dos ligamentos colaterais, explica também o movimento rotacional da falange proximal durante a flexão-extensão e por que o desvio ulnar dos dedos costuma ser maior do que o desvio radial.[20] Os movimentos rotatórios que ocorrem são chamados de rotações conjuntas. O dedo indicador apresenta uma rotação interna conjunta com abdução e flexão, enquanto os dedos anular e mínimo têm rotação externa conjunta com abdução e flexão. O dedo mínimo não é projetado para ter rotação conjunta.

> **Curiosidade Clínica**
>
> Em contraste com as articulações interfalângicas (IFs), que são estáveis durante a maior parte de sua amplitude de movimento, as MCFs são estáveis apenas em flexão.[20]

Articulações carpometacarpais

As bordas distais dos ossos da fileira carpal distal articulam-se com as bases dos metacarpais, formando, desse modo, as articulações CMCs, as quais crescem em mobilidade do 2º ao 5º dedos.

A estabilidade para essas articulações é fornecida pelos ligamentos CMCs palmar e dorsal e intermetacarpal dorsal. Enquanto o trapezoide articula-se com apenas um metacarpal, todos os outros ossos da fileira carpal distal combinam um osso carpal com dois ou mais metacarpais (ver Fig. 16-11).

Primeira articulação carpometacarpal

O polegar, o dedo mais importante da mão, acentua, e muito, a complexidade da preensão humana.[22,23] Funcionalmente, a articulação CMC em sela (formato de sela) é a mais importante desse dedo, e consiste da articulação entre a base do primeiro metacarpal e o aspecto distal do trapézio.

As superfícies articulares do trapézio e da extremidade proximal do primeiro metacarpal são reciprocamente formatadas. Três outras articulações adjacentes têm funções relacionadas a essa articulação, que inclui as articulações entre o trapézio e o escafoide, o trapézio e o trapezoide, e a base do primeiro metacarpal e a porção radial da base do segundo metacarpal.[22,23]

Os movimentos que podem ocorrer nessa articulação incluem flexão/extensão, adução/abdução e oposição, abrangendo quantidades variadas de flexão, rotação interna e adução palmar (ver "Biomecânica" e Fig. 16-13). Embora a cápsula articular da primeira articulação CMC seja grande e relativamente frouxa, seus movimentos são controlados e sustentados pelas ações musculares e, pelo menos, cinco ligamentos: oblíquo anterior, colateral ulnar, intermetacarpal, oblíquo posterior e colateral radial. Em geral, a maioria dos ligamentos do polegar é colocada em tensão com abdução, extensão e oposição.[22,23]

Articulação metacarpofalângica do polegar

A articulação MCF do polegar é uma articulação gínglima. Sua configuração óssea, que se assemelha às articulações IFs,

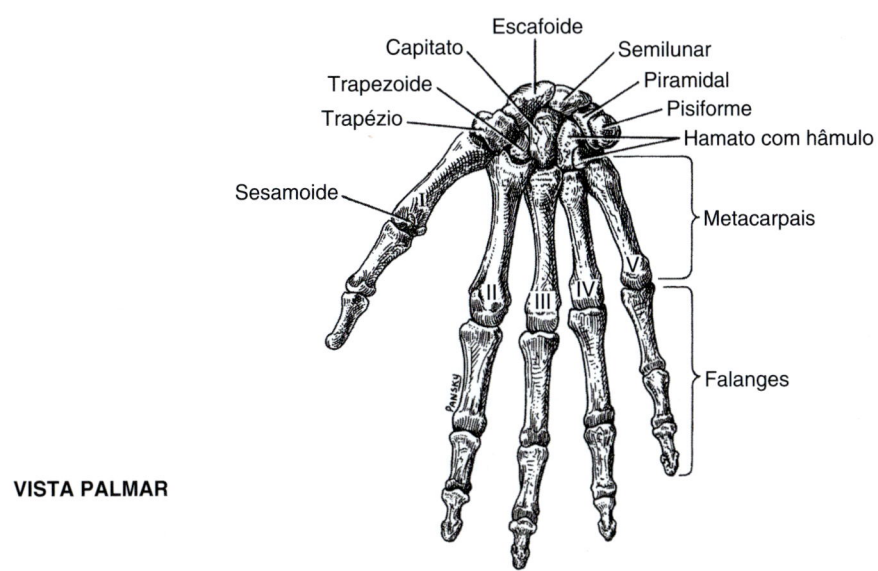
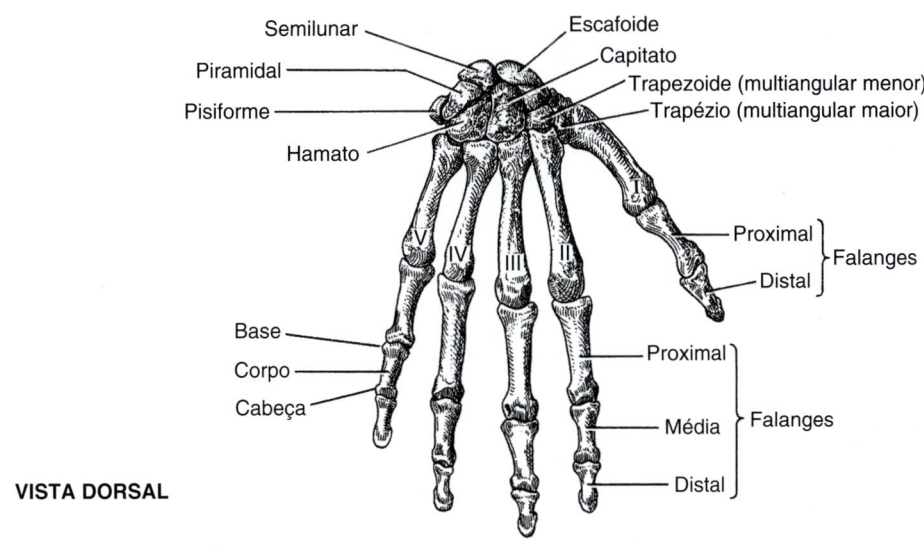
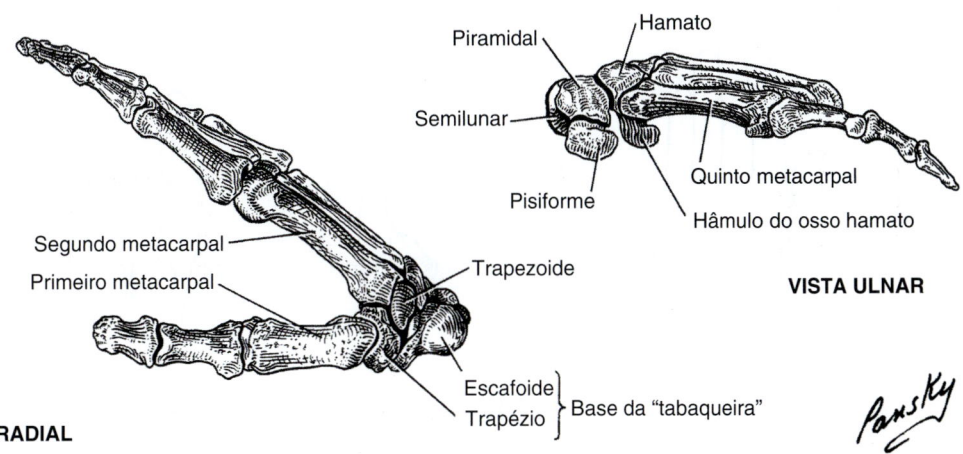

FIGURA 16-11 Ossos do punho e da mão. (Reproduzida, com permissão, de Pansky B: *Review of Gross Anatomy*, 6th ed. New York: McGraw-Hill, 1996:287.)

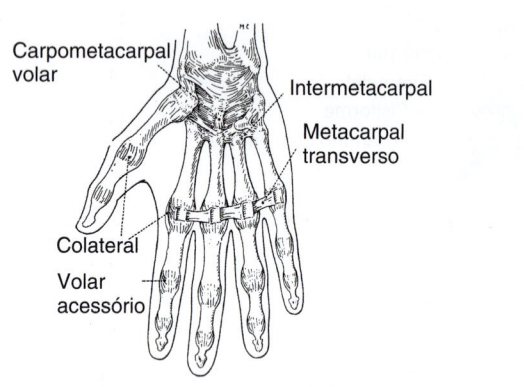

FIGURA 16-12 Placas volares. (Reproduzida, com permissão, de Luttgens K, Hamilton K: *Kinesiology: Scientific Basis of Human Motion*. New York: McGraw-Hill, 2002:140.)

lhe proporciona estabilidade inerente. Além disso, seu suporte é fornecido pelos ligamentos palmar e colateral. Essa articulação apresenta uma superfície convexa na cabeça do metacarpal e uma superfície côncava na base da falange. A área da superfície articular é aumentada pela presença da placa volar, que permite amplitude de movimento. Cerca de 75 a 80° de flexão estão disponíveis nessa articulação. Os movimentos de extensão, bem como os de abdução e adução, são insignificantes. Tração, deslizamento e movimento acessório rotatório também estão presentes.

Articulações interfalângicas

As falanges adjacentes articulam-se nas articulações gínglimas, que permitem movimento em apenas um plano. A congruência da superfície da articulação IF contribui de forma significativa para a estabilidade da articulação do dedo. Além disso, essa articulação é circundada pelas cápsulas articulares, que estão inseridas nas margens articulares das falanges.

Articulação interfalângica proximal

A IFP é uma articulação gínglima capaz de flexão e extensão. Os ligamentos e tendões de suporte fornecem estabilidades estática e dinâmica para essa articulação quando ela se estende por uma amplitude normal de 110°.[21,24-27] A cápsula que circunda a superfície articular é composta da placa volar, dos ligamentos colaterais lateral e acessório e da expansão do extensor.

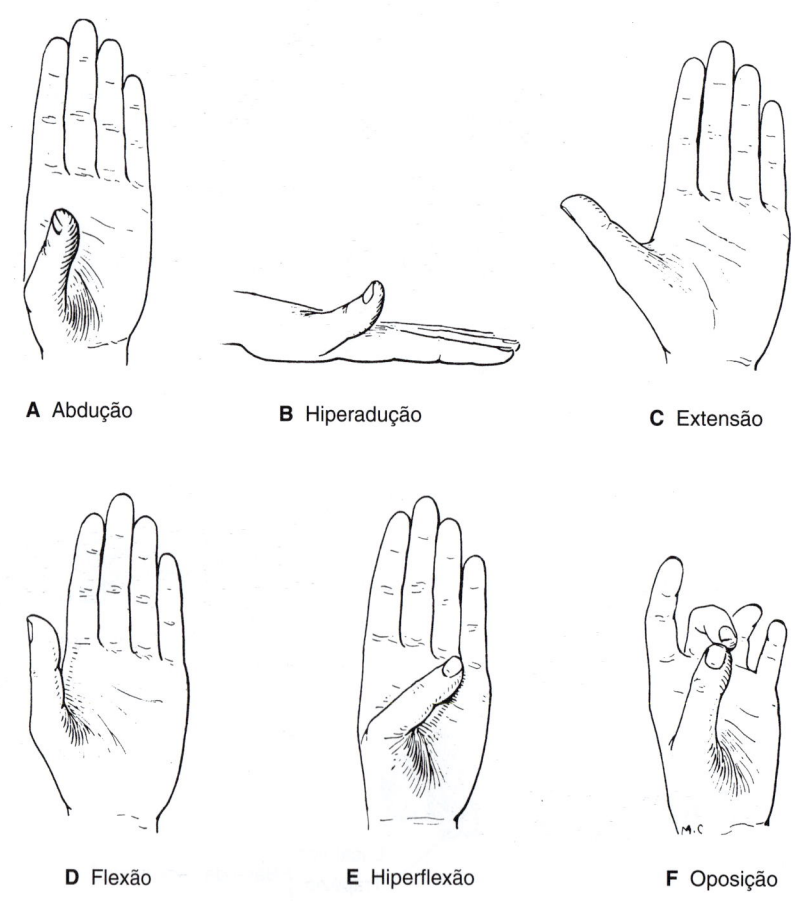

FIGURA 16-13 Movimentos do polegar. (Reproduzida, com permissão, de Luttgens K, Hamilton K: *Kinesiology: Scientific Basis of Human Motion*, New York: McGraw-Hill, 2002:141.)

Essa articulação é estável em todas as posições. A configuração da placa volar possibilita-lhe restrição estática à hiperextensão e influencia a vantagem mecânica dos tendões flexores no início da flexão da articulação IFP.[21] Além disso, a placa volar aumenta a área superficial, o que permite uma amplitude de movimento maior.

Os ligamentos colaterais espessos (verdadeiro e acessório) da articulação IFP combinam-se com a placa volar para fornecer estabilidade lateral: eles são estendidos até o máximo de 25° de flexão do dedo.[21] Por essa razão, as articulações IF são, em geral, mantidas em 25° de flexão após cirurgia, para prevenir contraturas articulares. A posição imobilizada é modificada à proporção que o paciente recupera o funcionamento.

O sistema do tendão do flexor no nível da articulação IFP é menos complexo do que o mecanismo do extensor e contribui muito pouco para as lesões nessa articulação.[21]

As bases falângicas formam, efetivamente, uma superfície em sela, com projeções ósseas permitindo inúmeros movimentos acessórios para acomodar a preensão de uma grande ordem de superfícies irregulares.

Os movimentos disponíveis nessas articulações consistem de cerca de 110° de flexão nas articulações IFPs e 90° na IF do polegar. A extensão atinge 0° naquelas e 25° nesta. Tração, deslizamento e movimento acessório também ocorrem nas articulações IF.

Articulações interfalângicas distais (IFD)

A articulação interfalângica distal apresenta estruturas similares, mas menos estabilidade e permite alguma hiperextensão. Os movimentos disponíveis consistem de cerca de 90° de flexão e 25° de extensão. Tração, deslizamento e movimento acessório também ocorrem nas articulações IFDs.

Aponeurose palmar

A aponeurose palmar localiza-se profundamente no tecido subcutâneo. Ela é uma estrutura fibrosa, densa, contínua com o tendão palmar longo e com a fáscia cobrindo os músculos tenar e hipotenar. A aponeurose estende-se distalmente para inserir-se junto aos ligamentos metacarpais transversos e às bainhas do tendão dos flexores. Ela oferece alguma proteção para a artéria e para o nervo ulnar e os vasos e nervos digitais. A partir da região central da palma, a aponeurose continua em direção aos dedos e divide-se em quatro lâminas. Quando estas lâminas abordam as articulações MCFs, dividem-se e enrolam-se em torno dos tendões de seu respectivo dedo. A contratura de Dupuytren é uma condição fibrótica da aponeurose palmar que resulta em formação de nódulo ou cicatrização da aponeurose e que pode, por fim, causar contraturas de flexão do dedo (ver a seção "Estratégias de intervenção").

Capuz do extensor

No nível da articulação MCF, o tendão do extensor dos dedos espalha-se para cobrir a região dorsal da articulação em uma estrutura semelhante a um capuz. Um tendão complexo que cobre a região dorsal dos dedos é formado a partir da combinação dos tendões de inserção do ED, do EI e do EDM. A porção distal do capuz recebe os tendões lumbricais e interósseos sobre a falange proximal. Os tendões dos músculos intrínsecos passam pela área palmar nos eixos da articulação MCF, mas dorsais aos eixos das articulações IFP e IFD. Entre as articulações MCF e IFP, o tendão do complexo ED completo, (após todas as contribuições terem sido recebidas), divide-se em três partes: uma lâmina central e duas bandas laterais:[6]

▶ *Lâmina central.* Insere-se dentro da borda dorsal proximal da falange média.

▶ *Bandas laterais.* Replicam-se sobre a falange média em um tendão terminal, que se insere na borda dorsal proximal da falange distal. A ruptura da inserção do tendão dentro da falange distal produz dedo "em martelo" (ver "Estratégias de intervenção"). As bandas laterais, compreendidas por fibras dos tendões intrínseco e extrínseco, são impedidas de se deslocarem dorsalmente pelos ligamentos retinaculares transversos, que os liga às placas volares das articulações IFP.[6]

A disposição dos músculos e dos tendões nesse capuz de expansão cria um sistema semelhante a um cabo, que fornece o mecanismo para estender as articulações MCF e IF e permite que o lumbrical e, possivelmente, os músculos interósseos ajudem na flexão das articulações MCFs.

O alongamento ou a lassidão dessas estruturas de suporte permite o "estrangulamento" das bandas laterais, transmitindo força de extensão excessiva à articulação IFP.[6]

O ligamento retinacular oblíquo (ligamento de Landsmeer) colabora no mecanismo do capuz do extensor. Ele se insere entre a placa volar IFP, onde é palmar ao eixo da articulação IFP, e o tendão terminal, onde é dorsal ao eixo da articulação IFD. A relação com as articulações IFP e IFD é essencialmente a mesma daquela dos músculos intrínsecos (lumbrical e interósseo) das articulações MCF e IFP – quando a articulação IFP estende-se, o ligamento retinacular oblíquo exerce força extensora passiva sobre a articulação IFD e, quando ela flexiona, permite que a articulação IFD flexione.[28]

A posição da IFP pode também influenciar a posição da articulação IFD por meio da ação da banda lateral, a qual tende a deslizar de modo palmar sobre a flexão da articulação IFP, diminuindo a excursão requerida para a flexão total da articulação IFD. Se o tecido cicatrizado prende as bandas laterais de modo que elas não podem se mover na direção palmar, o indivíduo então não pode flexionar por completo as articulações IFP e IFD ao mesmo tempo.[6]

Bainhas sinoviais

As bainhas sinoviais podem ser imaginadas como longos balões estreitos preenchidos com líquido sinovial, que envolvem os tendões, de modo que uma parte da parede do balão (camada visceral) situa-se diretamente sobre o tendão, enquanto a outra (camada parietal) está separada.[19] Durante os movimentos do punho, as bainhas movem-se longitudinalmente, reduzindo a fricção.

No punho, os tendões do FSD e do FPD são cobertos por uma bainha sinovial e passam dorsalmente (profundamente) ao retináculo dos flexores. Os tendões deste são dorsais daquele músculo. Na palma, esses tendões são cobertos, em distâncias variáveis, por uma bainha sinovial. Na base dos dedos, entram em um "túnel fibrósseo" formado pelos ossos dos dedos (cabeça dos metacarpais e falanges) e uma bainha de tendão digital fibrosa na superfície palmar dos dedos.

Polias dos flexores

Polias anulares (A) e cruzadas (C) (Fig. 16-14) restringem os tendões flexores aos metacarpais e às falanges e contribuem para os túneis fibrósseos através dos quais os tendões deslizam.[11] A polia A1 surge da articulação MCF e da placa volar; a A2, da falange proximal; a A3, da placa volar da articulação IFP; a A4, da falange média; e a A5, da placa volar da articulação IFD.[11] A polia C1 origina-se próximo à cabeça da falange proximal; a C2, próximo à base da falange média; e a C3, próximo à cabeça da falange média.[11]

O sistema de polia do polegar inclui a A1 surgindo a partir da placa palmar da articulação MCF, a A2 da placa palmar da articulação IF e a polia oblíqua da falange proximal.[11]

Músculos do punho e do antebraço

Os músculos do antebraço, do punho e da mão (Tab. 16-2) podem ser subdivididos em 19 músculos intrínsecos, que surgem e se inserem na mão, e em 24 músculos extrínsecos, que se originam no antebraço e se inserem na mão.[4] Os flexores, localizados no compartimento anterior, flexionam o punho e os dedos, enquanto os extensores, localizados no compartimento posterior, fazem sua extensão.

O grupo extrínseco, cujos ventres musculares situam-se próximos ao punho, juntam-se com os músculos intrínsecos, totalmente dentro da mão. Essa disposição faz com que uma grande quantidade de músculos atue na mão sem volume excessivo. Os tendões extrínsecos intensificam a estabilidade do punho ao equilibrar as forças flexoras e extensoras e comprimir os carpais.

A quantidade de excursão do tendão determina a amplitude de movimento disponível na articulação. Calcular essa quantidade de excursão necessária para produzir determinada quantidade de graus de movimento articular envolve uma apreciação de geometria. O raio de um círculo é igual a cerca de 1 radiano (57,29°). O raio matemático, que é equivalente ao braço de momento, representa a quantidade de excursão do tendão requerida para mover a articulação através de um 1 radiano.[29] Por exemplo, se o braço de momento de uma articulação é de 10 mm, o tendão deve deslizar 10 mm para mover a articulação a 60° (cerca de 1 radiano) ou 5 mm para mover a articulação a 30° (0,5 radiano).[11]

Compartimento anterior do antebraço
Músculos superficiais
Pronador redondo. O pronador redondo é descrito no Capítulo 15.

Flexor radial do carpo. O FRC (Fig. 16-15) origina-se a partir do epicôndilo umeral medial como parte do tendão flexor comum. Ele se insere na superfície ventral e na base do segundo metacarpal, fornecendo deslizamento para o terceiro metacarpal. O FRC é suprido pelo nervo mediano e possibilita a flexão e o desvio radial do punho.

Palmar longo. O palmar longo inconsistente (ver Fig. 16-15) surge do epicôndilo umeral medial, como parte do tendão flexor

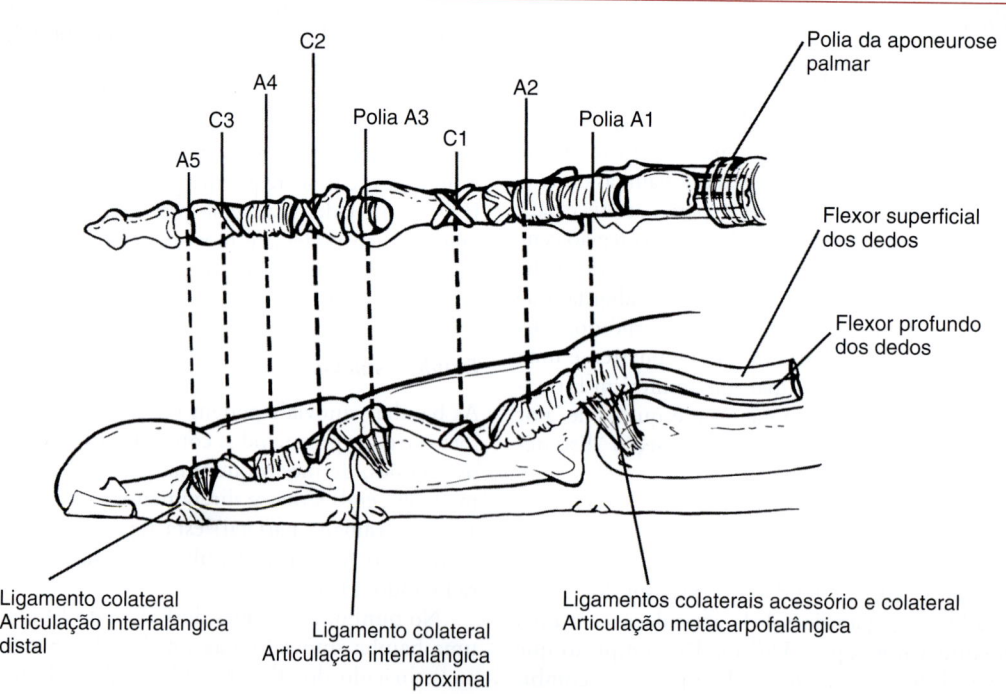

FIGURA 16-14 Polias flexoras. (Reproduzida, com permissão, de Herndon JH: *Surgical Reconstruction of the Upper Extremity*. Stamford, CT: Appleton & Lange, 1999:491.)

TABELA 16-2 Músculos do punho e da mão: suas ações e suprimento nervoso

Ação	Músculos	Suprimento nervoso
Extensão do punho	Extensor radial longo do carpo Extensor radial curto do carpo Extensor ulnar do carpo	Radial Interósseo posterior Interósseo posterior
Flexão do punho	Flexor radial do carpo Flexor ulnar do carpo	Mediano Ulnar
Desvio ulnar do punho	Flexor ulnar do carpo Extensor ulnar do carpo	Ulnar Interósseo posterior
Desvio radial do punho	Flexor radial do carpo Extensor radial longo do carpo Abdutor longo do polegar Extensor curto do polegar	Mediano Radial Interósseo posterior Interósseo posterior
Extensão dos dedos	Extensor comum dos dedos Extensor do indicador Extensor do dedo mínimo	Interósseo posterior Interósseo posterior Interósseo posterior
Flexão dos dedos	Flexor profundo dos dedos Flexor superficial dos dedos Lumbricais Interósseos Flexor do dedo mínimo	Interósseo anterior, dois dedos laterais Ulnar, dois dedos mediais Mediano 1º e 2º: mediano Terceiro e quarto: ulnar Ulnar Ulnar
Abdução dos dedos	Interósseo dorsal Abdutor do dedo mínimo	Ulnar Ulnar
Adução dos dedos	Interóseo palmar	Ulnar
Extensão do polegar	Extensor longo do polegar Extensor curto do polegar Abdutor longo do polegar	Interósseo posterior Interósseo posterior Interósseo posterior
Flexão do polegar	Flexor curto do polegar Flexor longo do polegar Oponente do polegar	Cabeça superficial: mediano Cabeça profunda: ulnar Interósseo anterior Mediano
Abdução do polegar	Abdutor longo do polegar Abdutor curto do polegar	Interósseo posterior Mediano
Adução do polegar	Adutor do polegar	Ulnar
Oposição entre polegar e dedo mínimo	Oponente do polegar Flexor curto do polegar Abdutor curto do polegar Oponente do dedo mínimo	Mediano Cabeça superficial: mediano Mediano Ulnar

comum, e insere-se no ligamento transverso do carpo e na aponeurose palmar. Ele recebe sua inervação do mediano. Sua função é flexionar o punho, e, para algumas pessoas, pode desempenhar um papel na abdução do polegar.[15]

Flexor ulnar do carpo (FUC). O FUC (Fig. 16-15) surge a partir de duas cabeças. A cabeça do úmero tem origem no epicôndilo umeral medial como parte do tendão flexor comum, enquanto, na cabeça da ulna, surge da porção proximal da borda subcutânea da ulna. O FUC insere-se diretamente no pisiforme, no hamato, via ligamento piso-hamato, e na superfície ventral da base do quinto metacarpal, via ligamento pisometacarpal. Esse flexor é inervado pelo nervo ulnar e realiza flexão e desvio ulnar do punho.

Músculo intermediário

Flexor superficial dos dedos. O FSD (ver Fig. 16-15) tem sua origem em três cabeças. A cabeça do úmero surge a partir do epicôndilo umeral medial, como parte do tendão flexor comum; a cabeça da ulna surge do processo coronoide da ulna; e a cabeça do rádio se origina da linha oblíqua do rádio. O FSD insere-se na falange média dos quatro dedos mediais via um tendão dividido, "bifurcado". Esse músculo é suprido pelo nervo mediano e flexiona as articulações IFP e interfalângica média dos quatro dedos mediais e auxilia na flexão

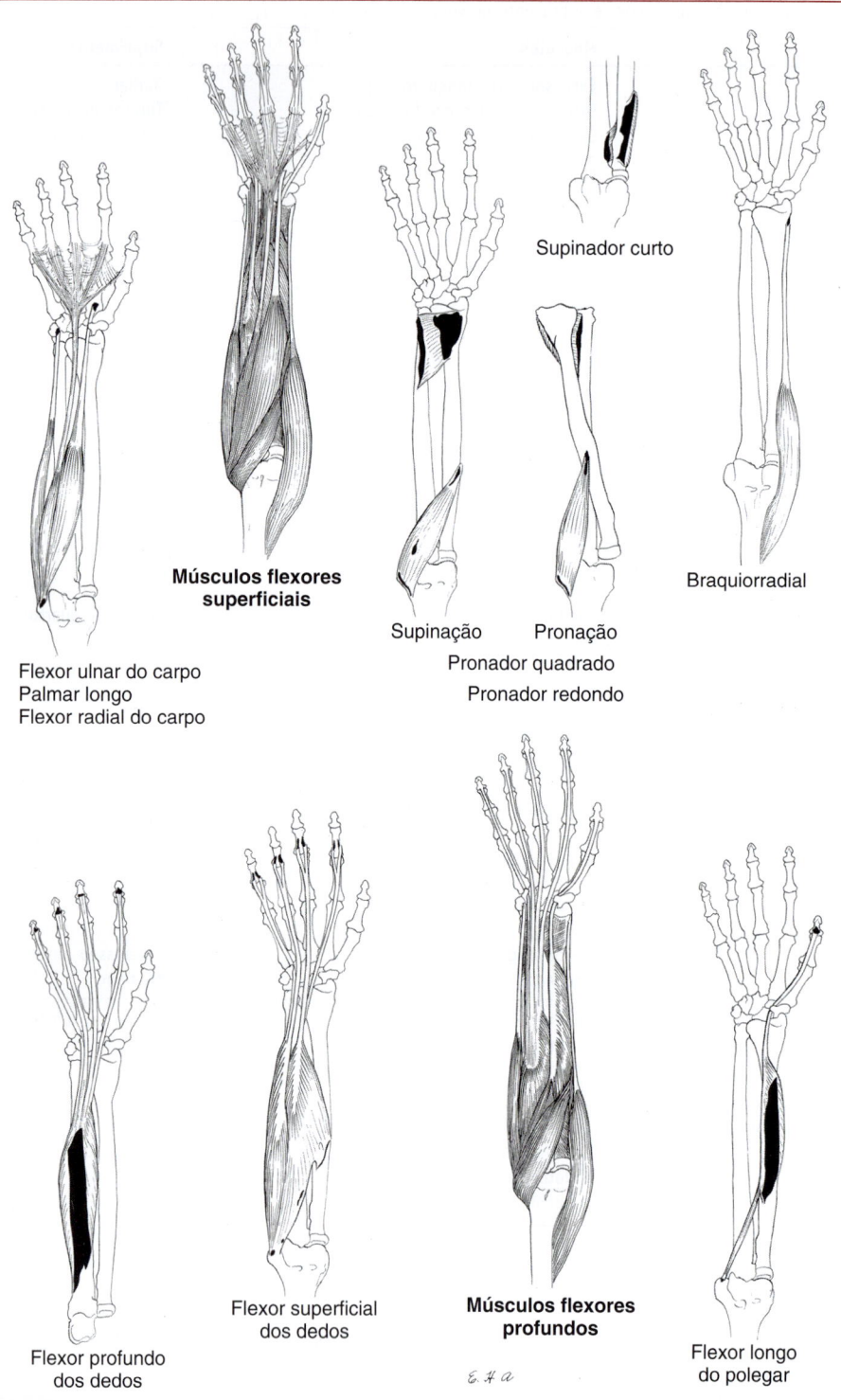

FIGURA 16-15 Músculos flexores. (Reproduzida, com permissão, de Marble HC: *The Hand: A Manual and Atlas for the General Surgeon*. Philadelphia: WB Saunders, 1961.)

do cotovelo e do punho. Além disso, tem tendões capazes de agir com relativa independência em cada dedo.

Músculos profundos

Flexor longo do polegar (ver Fig. 16-15). Tem sua origem na superfície ventral do rádio, na borda medial do processo coronoide da ulna e na membrana interóssea adjacente. Ele se insere na falange distal do polegar, sendo inervado pelo ramo interósseo anterior do nervo mediano. Sua função é flexionar o polegar.

Flexor profundo dos dedos (ver Fig. 16-15) Surge a partir das superfícies medial e ventral da ulna proximal, da membrana interóssea adjacente e da fáscia profunda do antebraço e se insere na base das falanges distais dos quatro dedos mediais. Seu suprimento nervoso é duplo: as duas cabeças mediais são supridas pelo nervo ulnar, enquanto as duas laterais são supridas pelo ramo interósseo anterior do nervo mediano. Sua função é flexionar as articulações IFDs, após o FSD flexionar as segundas falanges, além de colaborar para a flexão do punho. Os tendões do FSD e do FPD são mantidos contra as falanges por uma bainha fibrosa. Em localizações estratégicas junto da mesma, cinco polias anulares densas (designadas A1, A2, A3, A4 e A5) e três polias cruciformes mais finas (designadas C1, C2 e C3) impedem a bifurcação do tendão (ver Fig. 16-14).[30]

Diferentemente dos tendões do FSD, os do FPD não podem agir de modo independente. Para isolar a função flexora da articulação IFP desses dois músculos, o fisioterapeuta segura os dedos adjacentes em extensão, enquanto o paciente tenta flexionar o dedo que está sendo testado. Isso ancora o músculo profundo do dedo que está sendo testado distalmente e permite que o músculo superficial atue sozinho na articulação IFP.

As inserções tendíneas entre FPD e FLP são uma anomalia anatômica comum, que está ligada a uma condição que ocasiona dor crônica no antebraço, chamada síndrome de Linburg,[31] embora a associação não seja, de forma alguma, conclusiva.[32]

Pronador quadrado (ver Fig. 16-15). Surge da superfície ventral e do quarto distal da ulna, e insere-se na superfície ventral e no quarto distal do rádio. O músculo possibilita a pronação do antebraço, é inervado pelo ramo interósseo anterior do nervo mediano. O pronador quadrado é bem adequado biomecanicamente como produtor de torque efetivo e estabilizador da ARUD – sua linha de força é orientada quase perpendicular ao eixo de rotação do antebraço.[33]

Compartimento posterior do antebraço
Músculos superficiais

Extensor radial longo do carpo. O ERLC (Fig. 16-16) tem sua origem na crista supracondilar do úmero cerca de 4 a 5 cm próximo ao epicôndilo, e a parte mais espessa do músculo encontra-se junto da articulação do cotovelo. O músculo insere-se na base do segundo metacarpal. Ele estende e desvia radialmente o punho e é importante na flexão do cotovelo, perdendo parte de sua ação no punho quando o cotovelo é flexionado.[20]

Extensor radial curto do carpo. Esse músculo (ver Fig. 16-16) surge a partir do tendão extensor comum no epicôndilo lateral do úmero e do ligamento colateral radial. Ele se insere na superfície posterior da base do terceiro osso metacarpal e recebe seu suprimento nervoso do ramo interósseo posterior do nervo radial. O músculo alonga-se sobre a cabeça do rádio durante a pronação, resultando em estresse de tensão aumentado quando o antebraço está em pronação, o punho em flexão e o cotovelo estendido. A localização mais medial do ERCC, comparada com a do ERLC, torna-o o extensor primário do punho, mas também possui leve ação durante o desvio radial.

Extensor dos dedos e extensor do dedo mínimo. O ED (ver Fig. 16-16) tem origem no epicôndilo lateral do úmero e em parte do tendão extensor comum, enquanto o EDM surge a partir de um feixe muscular da região ulnar do músculo ED. Este se insere nas regiões lateral e dorsal dos quatro dedos mediais, enquanto o EDM insere-se na falange proximal do dedo mínimo. Ambos são inervados pelo ramo interósseo posterior do nervo radial. Enquanto o ED estende os quatro dedos mediais, o EDM estende o dedo mínimo.

Extensor ulnar do carpo. Surge a partir do tendão extensor comum no epicôndilo lateral do úmero e da borda posterior da ulna. Ele se insere na porção medial da base do quinto osso metacarpal (ver Fig. 16-16). É inervado pelo ramo interósseo posterior do nervo radial. O EUC é um extensor do punho em supinação e causa, primariamente, desvio ulnar do punho em pronação, trabalhando em sinergia com o FUC para impedir o desvio radial durante a pronação.[20]

A extensão do punho depende de três músculos:

▶ ERLC.

▶ ERCC.

▶ EUC.

O ERCC e o ERLC são, em geral, considerados músculos similares, mas, na verdade, diferem em muitos aspectos.[34] O ERCC, por causa de sua origem no epicôndilo, não é afetado pela posição do cotovelo, de modo que toda sua ação ocorre sobre o punho.[20] Considerados em conjunto, ambos os tendões compreendem cerca de 10% da massa muscular do antebraço e 76% da massa muscular dos extensores do punho.[35] O ERLC possui fibras musculares mais longas, a maioria no nível do cotovelo, tornando-se apenas extensor do punho após o desvio radial ser equilibrado contra as forças ulnares do EUC.

O EUC, antagonista do ELP, apresenta momento de extensão mais fraco, que se torna zero quando o punho está em pronação completa.

Assim, os três extensores do punho apresentam braço de momento de extensão dos braços bem diferentes. O ERCC é o extensor mais efetivo do punho, porque tem a maior tensão e o de braço de momento mais favorável.[20]

Músculos profundos

Abdutor longo do polegar. O ALP (ver Fig. 16-16) surge a partir da superfície dorsal da porção proximal do rádio, da ulna e da membrana interóssea e insere-se na superfície ventral da base do primeiro metacarpal. Ele é inervado pelo ramo interósseo posterior do nervo radial e age na abdução, extensão e rotação externa do primeiro metacarpal.

Extensor curto do polegar (ver Fig. 16-16). Surge a partir da superfície dorsal do rádio e da membrana interóssea, logo distal à origem do ALP. Insere-se na superfície dorsal da falange proximal do polegar via expansão do extensor. O ECP é inervado pelo ramo interósseo posterior do nervo radial e age na extensão da falange proximal do polegar.

Extensor longo do polegar. O ELP (ver Fig. 16-16) tem origem na superfície dorsal da porção média da ulna e da membrana interóssea. Ele se insere na superfície dorsal da falange distal do polegar via expansão do extensor e é inervado pelo ramo interósseo posterior do nervo radial. Ele atua na extensão da falange distal do polegar, estando, assim, envolvido na extensão da falange média e da articulação MCF do polegar.

Extensor do indicador. O EI (ver Fig. 16-16) surge a partir da superfície dorsal da ulna, distal aos outros músculos profundos, e insere-se na expansão do extensor do dedo indicador. Ele é inervado pelo ramo interósseo posterior do nervo radial e está envolvido na extensão da falange proximal do dedo indicador.

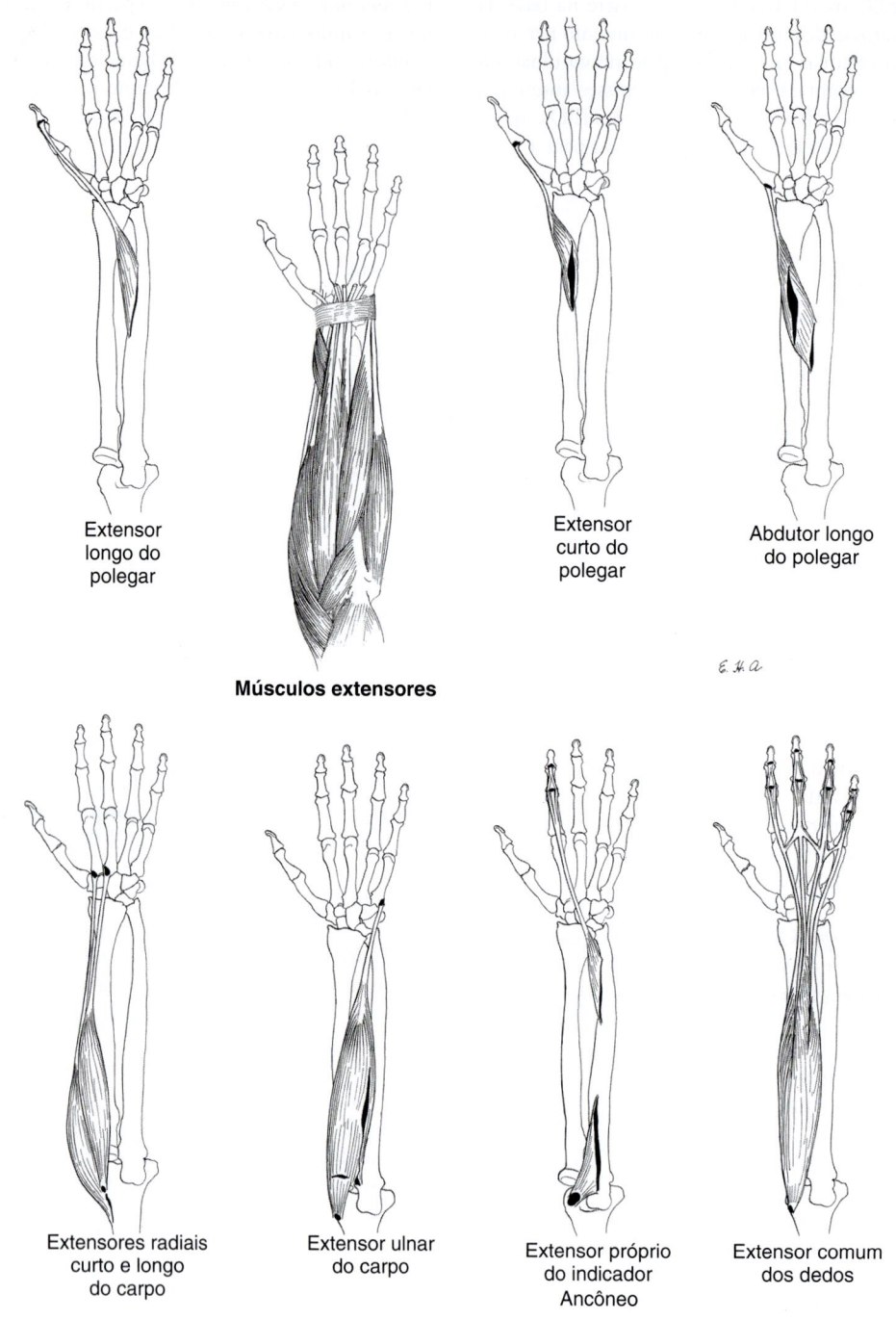

FIGURA 16-16 Músculos extensores. (Reproduzida, com permissão, de Marble HC: *The Hand: A Manual and Atlas for the General Surgeon,* Philadelphia, PA: WB Saunders, 1961.)

Músculos da mão

Os músculos da mão são aqueles que se originam e se inserem na mão, sendo os responsáveis pelos movimentos finos dos dedos.

Músculos curtos do polegar

Abdutor curto do polegar (Fig. 16-17). Surge a partir do retináculo dos flexores e do osso trapézio e insere-se na região radial da falange proximal do polegar. Esse músculo é suprido pelo nervo mediano e abduz o primeiro metacarpal e a falange proximal do polegar.

Flexor curto do polegar (ver Fig. 16-17). Surge a partir de duas cabeças. A cabeça superficial, tem origem no retináculo dos flexores e no osso trapézio, enquanto a profunda surge do soalho do canal carpal. Esse músculo insere-se na base da falange proximal do polegar. A cabeça superficial recebe sua inervação a partir do nervo mediano, enquanto a cabeça profunda é suprida pelo nervo ulnar. O músculo flexiona a falange proximal do polegar.

Oponente do polegar (ver Fig. 16-17). Surge do retináculo dos flexores e do osso trapézio e insere-se junto à superfície radial do primeiro metacarpal. É suprido pelo nervo mediano e age para flexionar, rodar e abduzir um pouco o primeiro metacar-

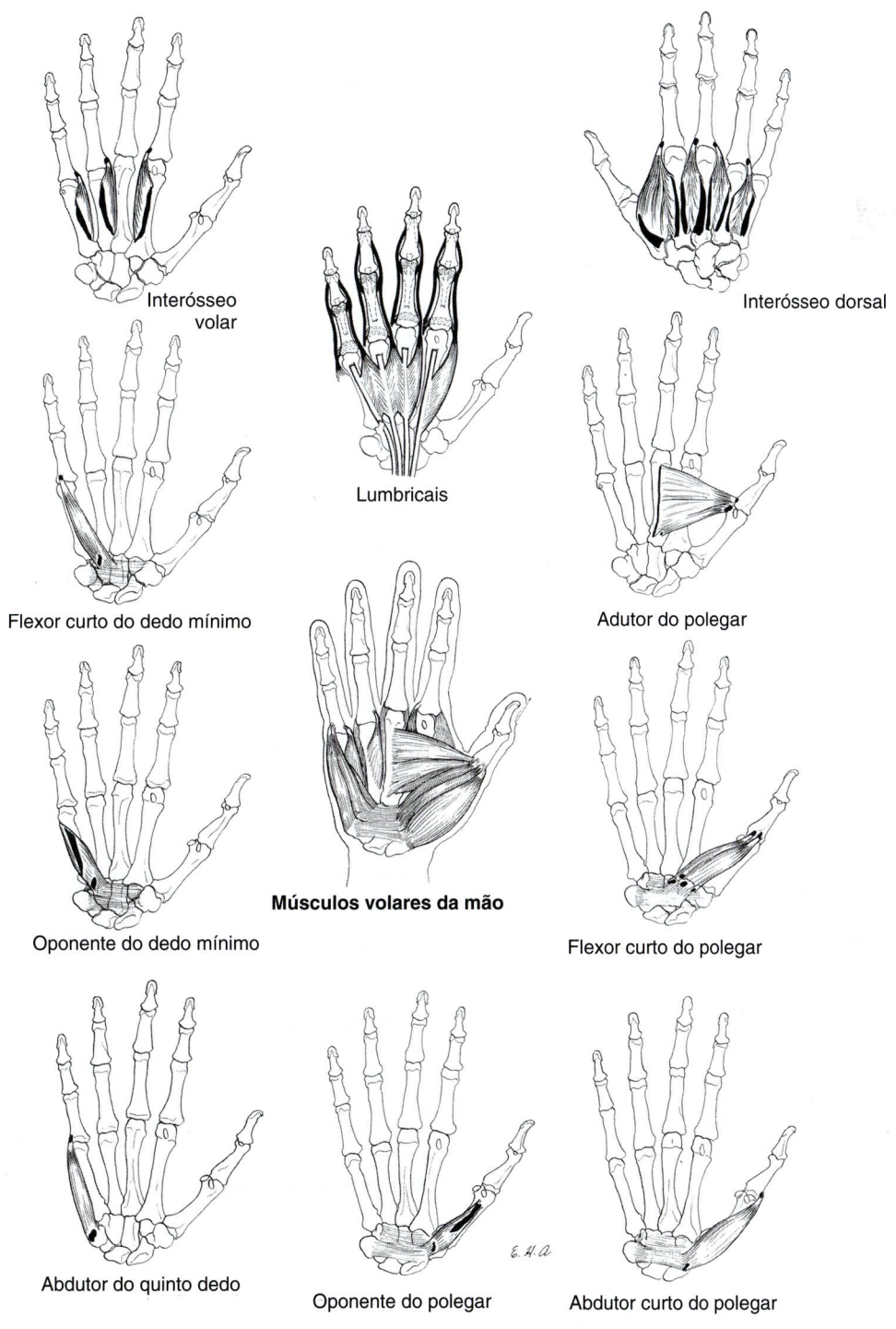

FIGURA 16-17 Músculos intrínsecos da mão. (Reproduzida, com permissão, de Marble HC: *The Hand: A Manual and Atlas for the General Surgeon*. Philadelphia: WB Saunders, 1961.)

pal sobre a palma, permitindo a oposição de cada um dos outros dedos.

Adutor do polegar (AP). Esse músculo (ver Fig. 16-17) surge a partir de duas cabeças. A cabeça transversa tem origem na superfície ventral da diáfise do terceiro metacarpal, enquanto a oblíqua surge dos ossos trapézio, trapezoide e capitato e da base do segundo e do terceiro osso metacarpal. Ele se insere na porção ulnar da base da falange proximal do polegar, sendo inervado pelo ramo profundo do nervo ulnar. O AP atua na adução do polegar e auxilia em sua oposição.

Músculos curtos do dedo mínimo

Abdutor do dedo mínimo (ADM). O ADM (ver Fig. 16-17) tem sua origem no osso pisiforme e no tendão do flexor ulnar do carpo. Ele se insere na região ulnar da base da falange proximal do quinto dedo, junto com o flexor curto do dedo mínimo. É inervado pelo ramo profundo do nervo ulnar e atua na abdução do dedo mínimo.

Flexor do dedo mínimo (FDM). Esse músculo (ver Fig. 16-17) origina-se do retináculo dos flexores e do hâmulo do osso hamato. Ele se insere sobre o aspecto ulnar da base da falange proximal do quinto dedo, junto com o abdutor do dedo mínimo. Seu suprimento nervoso é feito pelo ramo profundo do nervo ulnar. Ele flexiona a falange proximal do dedo mínimo.

Ramos profundos da artéria e do nervo ulnar entram na massa tenar e realizam um percurso dentro da região profunda da mão, passando entre o ACD e o FDM.

Oponente do dedo mínimo (ODM). O ODM (ver Fig. 16-17) surge a partir do retináculo dos flexores e do hâmulo do osso hamato, inserindo-se na borda ulnar da diáfise do quinto osso metacarpal. Ele é suprido pelo ramo profundo do nervo ulnar e fornece uma pequena quantidade de flexão e rotação externa do dedo mínimo.

Músculos interósseos da mão

Os músculos interósseos da mão são divididos, conforme sua anatomia e função, em interósseos palmares e dorsais.

Interósseos palmares. Os três interósseos palmares (ver Fig. 16-17) apresentam uma variedade de origens e inserções. O primeiro deles origina-se na superfície ulnar do segundo osso metacarpal e insere-se na porção ulnar da falange proximal do segundo dedo. O segundo surge da porção radial do quarto osso metacarpal e tem inserção na porção radial da falange proximal do quarto dedo. O terceiro nasce da porção radial do quinto osso metacarpal e insere-se na porção radial da falange proximal do quinto dedo. Os interósseos palmares são supridos pelo ramo profundo do nervo ulnar, e cada músculo age para aduzir o dedo ao qual está inserido em direção ao dedo médio. Além disso, agem para estender as falanges distais e, depois, as médias.

Interósseos dorsais. Os quatro interósseos dorsais (ver Fig. 16-17) têm origem e inserção variadas, similar a suas contrapartes palmares. Eles se originam de duas cabeças de lados adjacentes dos ossos metacarpais. O primeiro músculo interósseo dorsal insere-se na porção radial da falange proximal do segundo dedo. O segundo insere-se na porção radial da falange proximal do terceiro dedo. O terceiro insere-se na porção ulnar da falange proximal do terceiro dedo, e o quarto insere-se na porção ulnar da falange proximal do quarto dedo. Os interósseos dorsais recebem sua inervação do ramo profundo do nervo ulnar. Eles abduzem os dedos indicador, médio e anular a partir da linha média da mão.

Lumbricais

Os lumbricais são, em geral, quatro pequenos músculos intrínsecos da mão que se originam a partir dos tendões do FPD e se inserem no aparato do capuz dorsal. Ocasionalmente, mais do que quatro lumbricais estão presentes na mão.[36]

Durante a contração, eles puxam os tendões do FPD distalmente, possuindo, assim, a capacidade única de relaxar seu próprio antagonista.[6] Eles trabalham para executar o movimento de extensão da articulação IF com a articulação MCF, mantendo-a em extensão, e podem ajudar na flexão MCF.[20]

Os músculos lumbricais também são importantes na propriocepção da mão, informando sobre a posição e o movimento das articulações da mão e dos dedos.[6]

Em casos de espasmo ou contratura lumbrical, tentativas de flexionar os dedos via flexor profundo resultam em transmissão de força através dos lumbricais dentro do aparato do extensor, produzindo extensão, em vez de flexão.[6] A deformidade lumbrical maior ocorre quando há força lumbrical excessiva ou se houver desequilíbrio das forças opositoras, o que produz ação lumbrical exagerada (i.e., flexão da articulação MCF e extensão da articulação IF).[6]

Esses músculos têm inervação dupla. Os tipos I e II costumam ser supridos pelo nervo mediano, enquanto o III e IV o são pelo nervo ulnar.

Tabaqueira anatômica

A tabaqueira anatômica (Fig. 16-18) é representada por uma depressão sobre a superfície dorsal da mão na base do polegar, logo distal ao rádio. Essa estrutura pode ser observada durante a abdução radial ativa do polegar. A borda radial da tabaqueira é formada pelos tendões do ALP e do ECP, enquanto a ulnar é formada pelo tendão do ELP. Na parte mais inferior da mesma está o ramo profundo da artéria radial e a inserção tendínea do ERLC. Sob essas estruturas, são encontrados os ossos escafoide e trapézio.

> **Curiosidade Clínica**
>
> A sensibilidade com a palpação na tabaqueira anatômica sugere fratura escafoide, mas também pode ocorrer em lesões menores do punho ou em outras condições.[4]

Sistemas de arco móvel

Os ossos e tecidos moles da mão formam uma quantidade de arcos funcionais que fornecem um perfeito equilíbrio de distribuição de força em uma espiral de ângulos iguais. Os arcos da mão, que são palmarmente côncavos, intensificam a função de preensão, melhor ilustrada pela capacidade da mão humana de segurar um ovo. Uma série de arcos costuma ser reconhecida.

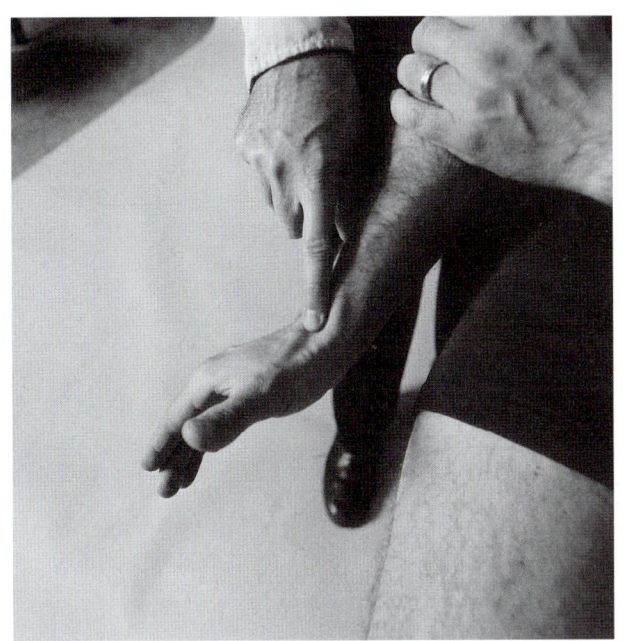

FIGURA 16-18 Tabaqueira anatômica.

▶ *Arco transverso.* O arco transverso proximal, relativamente imóvel, é formado dentro da concavidade palmar dos ossos carpais.[6] O mesmo, aprofundado lateralmente pelas projeções palmares do escafoide e do trapézio e medialmente pelo pisiforme e pelo hamato, corresponde à concavidade do punho. O arco transverso distal é mais móvel, sendo definido pelo alinhamento dos metacarpais. Ele permite que a mão se adapte aos objetos que estão na palma.[11]

▶ *Arco metacarpal.* É formado pelas cabeças metacarpais, sendo um arco transverso relativamente móvel.

▶ *Arco longitudinal.* Esse é, em essência, o arco do dedo médio e do dedo indicador. Contribui para a preensão poderosa, cobre longitudinalmente a mão, com sua base nas articulações MCF.[6]

▶ *Arcos oblíquos.* São formados pelo polegar em oposição aos demais dedos.

Neurologia

Os três nervos periféricos que suprem a pele e os músculos do punho e da mão incluem os nervos mediano, ulnar e radial.

Nervo mediano

O nervo mediano (Fig. 16-19), que se origina de duas grandes raízes – a medula medial e a medula lateral – do plexo braquial, entra no antebraço cursando ventralmente a região medial da fossa cubital e passando profundamente à aponeurose do bíceps braquial, entre as cabeças do músculo pronador redondo.

Abaixo do cotovelo, os ramos musculares deixam o nervo e suprem os músculos FRC, palmar longo e pronador redondo. O ramo interósseo anterior desprende-se na região proximal do antebraço, no nível do pronador redondo, e passa distalmente junto da superfície ventral da membrana interóssea no sulco entre os músculos FPD e FLP. O ramo interósseo anterior inerva o pronador quadrado, o FLP e o FPD para os dedos indicador e médio e, algumas vezes, o dedo anular.

Cerca de 8 cm proximal ao punho, o nervo mediano se divide em um ramo sensorial, o nervo cutâneo palmar, que passa superficialmente pelo retináculo flexor e permanece exterior ao túnel do carpo. Esse nervo supre a pele na região central da palma, sobre a eminência tenar. O restante do nervo mediano passa distalmente pelo punho, onde entra no túnel do carpo, que passa profundo ao retináculo flexor.

O nervo entra na mão pelo túnel do carpo, profundo ao tendão do palmar longo, e entre os tendões do FLP e do FSD (o mais radial dos dois). A partir desse ponto, divide-se em dois ramos, um motor, que passa dorsalmente ao retináculo flexor, e outro sensorial.

Ramo motor. Esse ramo curto entra na eminência tenar, onde em geral supre os músculos ACP, OP, FCP (ocasionalmente) e primeiro e segundo músculos lumbricais.

Ramo sensorial. O ramo digital sensorial palmar inerva a superfície palmar e a região dorsal da falange distal do polegar, o 2º e o 3º dedos e a metade radial do indicador.

Existem diversas síndromes de compressão nervosa mediana (ver seção "Compressão do nervo periférico"), cada uma com seus próprios aspectos clínicos e implicações funcionais. Por exemplo, a compressão do nervo mediano no túnel do carpo pode resultar em dormência, dor ou parestesia dos dedos e atrapalhar a capacidade do paciente de executar manobras precisas devido à perda de função motora e sensorial crítica nos dedos polegar, indicador e médio.

Nervo ulnar

O nervo ulnar foi referido como sendo o responsável pelos movimentos delicados da mão. Ele se origina a partir das raízes inferiores do plexo braquial (C8-T1). Dois ramos surgem desse nervo na parte média do antebraço:

1. *Ramo cutâneo palmar.* Supre a porção da pele sobre a eminência hipotenar.

2. *Ramo cutâneo dorsal.* De 8 a 10 cm proximal ao processo estiloide ulnar, esse ramo separa-se do tronco principal. Ele termina dentro de dois ramos digitais dorsais que suprem a sensação das regiões dorsal e ulnar da falange média dos dedos anular e mínimo.[37]

Antes de atingir o punho, o nervo ulnar ramifica-se para inervar o FPD e o FUC.

No punho, esse nervo (ver Fig. 16-19) emerge lateralmente ao tendão do FUC quando passa superficialmente ao retináculo flexor. Ele passa dentro da mão pelo túnel de Guyon, onde se divide em seus ramos terminais superficial e profundo. O ramo profundo (motor) supre os músculos FDM, ADM, OPM, OP, palmar curto e 3º e 4º lumbricais, a cabeça profunda do flexor curto do polegar e os interósseos. O ramo superficial, que é principalmente sensorial, com exceção de sua inervação ao palmar curto, divide-se em três ramos.[37] O primeiro é um ramo sensorial da região ulnar do dedo mínimo; o segundo é sensorial à área palmar ulnar central; o terceiro, muitas vezes referido como ner-

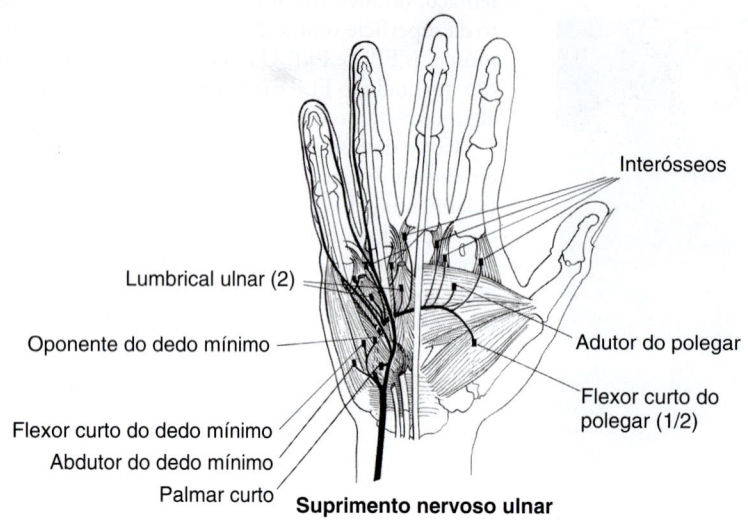
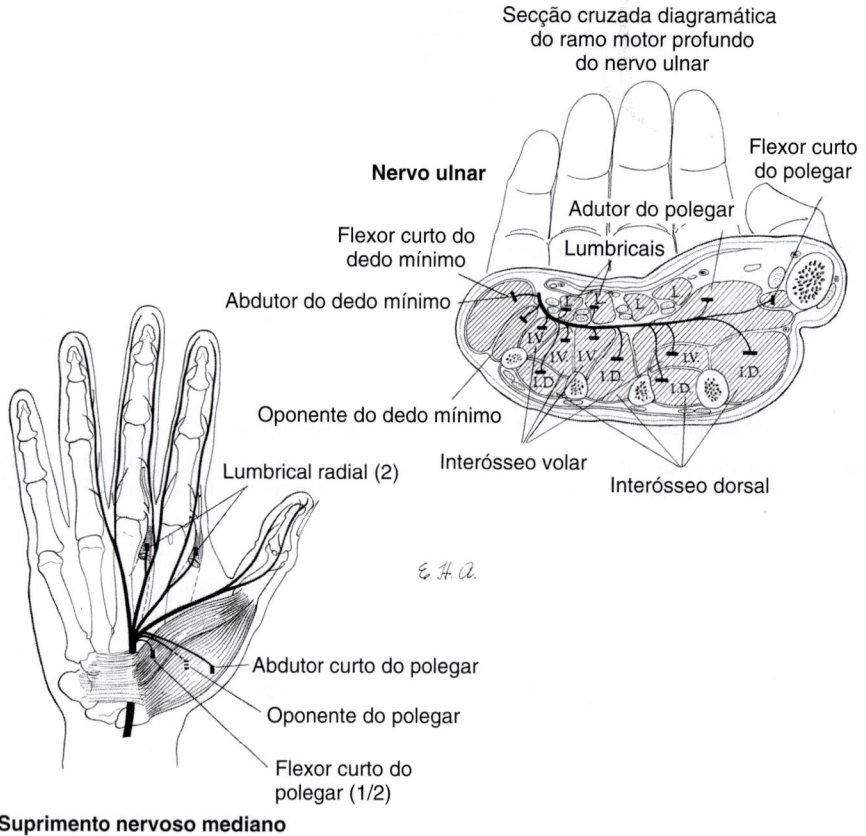

FIGURA 16-19 Nervos da mão. (Reproduzida, com permissão, de Marble HC. *The Hand: A Manual and Atlas for the General Surgeon.* Philadelphia: WB Saunders, 1961.)

vo digital comum, inerva o quarto espaço intermetacarpal. O nervo digital comum divide-se posteriormente em dois nervos digitais próprios, suprindo a porção ulnar do dedo anular e a porção radial do dedo mínimo.[37]

Há uma série de síndromes de compressão nervosa ulnar (ver "Compressão do nervo periférico"), cada uma com seus próprios aspectos clínicos e implicações funcionais. Por exemplo, a compressão do nervo ulnar no túnel cubital pode resultar em dormência, dor ou parestesia dos dedos mínimo e anular e da região ulnar-dorsal da mão, e atrapalhar de forma significativa a capacidade do indivíduo de executar atividades que exijam segurar com força, devido à perda da importante função motora no dedo mínimo e nos músculos intrínsecos da mão.

Nervo radial

Quando o nervo radial entra na fossa cubital, ele se divide tipicamente em um ramo superficial e outro profundo. O primeiro estende-se distalmente junto da borda lateral do antebraço sob a cobertura do músculo e do tendão braquiorradial. No punho, esse ramo divide-se em 4 a 5 ramos digitais, que fornecem inervação cutânea e articular. A inervação cutânea inclui os dois terços laterais do dorso da mão e os dois e meio dedos laterais dorsais à falange proximal.

Todos os ramos motores do nervo radial estão localizados no antebraço. O ramo profundo (nervo interósseo posterior) (ver Fig. 16-19) penetra e transpõe a superfície ventral do músculo supinador. Ele atinge a região profunda do antebraço posterior passando pela arcada de Fröhse. O nervo cursa subcutaneamente a partir da porção média do antebraço para uma área adjacente ao processo estiloide do rádio e termina no dorso do punho.

> **Curiosidade Clínica**
>
> A compressão do nervo radial (ver seção "Compressão do nervo periférico") pode resultar em perda de extensão no punho e nas articulações MCF dos dedos e em extensão e abdução do polegar. Uma vez que os músculos extensores do punho são sinergistas e estabilizadores para os músculos flexores dos dedos durante a preensão, essa perda pode dificultar bastante a função da mão.

Vascularização do punho e da mão

A artéria braquial bifurca-se no cotovelo nos ramos radial e ulnar, que são os principais ramos arteriais da mão.

Artéria radial

A artéria radial (Fig. 16-20) é formada a partir do ramo lateral da bifurcação da artéria braquial. Ela produz ramos na porção proximal do antebraço que formam uma anastomose em torno da articulação do cotovelo. A artéria estende-se distalmente sob a cobertura do músculo braquiorradial. Bem proximal ao punho, está localizada entre o braquiorradial e os tendões do flexor radial do carpo. Uma pequena ramificação chamada de artéria palmar superficial deixa a artéria radial 5 a 8 mm próximo à ponta do processo estiloide radial, passa entre o flexor radial do carpo e o braquiorradial e continua distalmente para contribuir com o arco palmar superficial, que supre a massa tenar. A artéria radial possui sete ramos carpais principais: três dorsais, três palmares e um ramo final que continua distalmente (ver a seguir).

Artéria ulnar

A artéria ulnar (ver Fig. 16-20) origina-se como um ramo medial da bifurcação da artéria braquial. Ela também produz ramos na porção proximal do antebraço que formam uma anastomose em torno da articulação do cotovelo. A artéria passa dorsalmente à cabeça da ulna do pronador redondo, com orientação distal e profunda ao FSD, ponto no qual ela passa de modo distal no sulco entre o FUC e o FPD, junto com o nervo ulnar. Na porção proximal do antebraço, a artéria produz um ramo interósseo comum. Ela bifurca-se, fazendo surgir as artérias interóssea anterior e posterior, que fornecem sangue às estruturas nos compartimentos anterior e posterior profundo do antebraço. A artéria emerge do punho, lateral ao tendão do flexor ulnar do carpo, passa, então, pelo túnel de Guyon e entra no compartimento superficial da mão. No nível do carpo, produz um trabalho de treliça dos vasos finos que atravessam as regiões dorsal e palmar do carpo medial. Próximo ao final da ulna, existem três ramos: um para o arco radiocarpal dorsal, um para o arco radiocarpal palmar e outro para o polo proximal do pisiforme e a região palmar do piramidal.[38]

Arcos vasculares da mão

Arcos dorsais. Os arcos dorsais são inseridos longitudinalmente em suas regiões medial e lateral pelas artérias ulnar e radial, as quais têm inserção central pelo ramo dorsal da artéria interóssea anterior. Existem três arcos transversos dorsais: radiocarpal, intercarpal e transverso metacarpal basal:[38]

▶ *Radiocarpal dorsal.* É suprido pelos ramos das artérias ulnar e radial e pelo ramo dorsal da artéria interóssea anterior.

▶ *Intercarpal dorsal.* Possui um suprimento variável, que pode incluir as artérias interósseas radial, ulnar e anterior.

▶ *Metacarpal basal.* É suprido pelas artérias perfurantes do 2º, 3º e 4º interósseos. Ele contribui para a vascularização da fileira carpal distal por meio de anastomoses com o arco intercarpal.

Arcos palmares. Similar à vascularização dorsal, a vascularização palmar é composta de três arcos transversos: o radiocarpal palmar, o intercarpal palmar e o palmar profundo:[38]

▶ *Radiocarpal palmar.* Esse arco supre a superfície palmar do semilunar e do piramidal.

▶ *Intercarpal palmar.* É pequeno, não sendo o principal contribuinte dos vasos nutrientes do carpo.

▶ *Palmar profundo.* Contribui com as artérias radial e ulnar recorrentes e envia ramos perfurantes para o arco metacarpal basal dorsal e para as artérias metacarpais palmares.

Biomecânica

O punho é a articulação principal da mão e contém vários segmentos cujos movimentos combinados geram uma amplitude de movimento total que é maior do que a soma de suas partes individuais. A osteocinemática do punho é limitada a dois graus de liberdade: flexão-extensão e desvio ulnar-radial. Sua circundução – um movimento circular completo feito pelo punho – é a combinação desses movimentos.[39] A rotação axial aparente da palma da mão – chamada de pronação e supinação – ocorre nas articulações radioulnares proximal e distal, com a mão se movendo junto com o rádio, e não separada deste.[39]

Pronação e supinação

O verdadeiro eixo para pronação-supinação pode estar situado em qualquer local entre os processos estiloides radial e ulnar, resultando não em um, mas em muitos eixos de pronação-supinação.[40,41]

Uma média de 90º de pronação do antebraço está disponível. Durante ela, a incisura côncava da ulna do rádio desliza em torno da

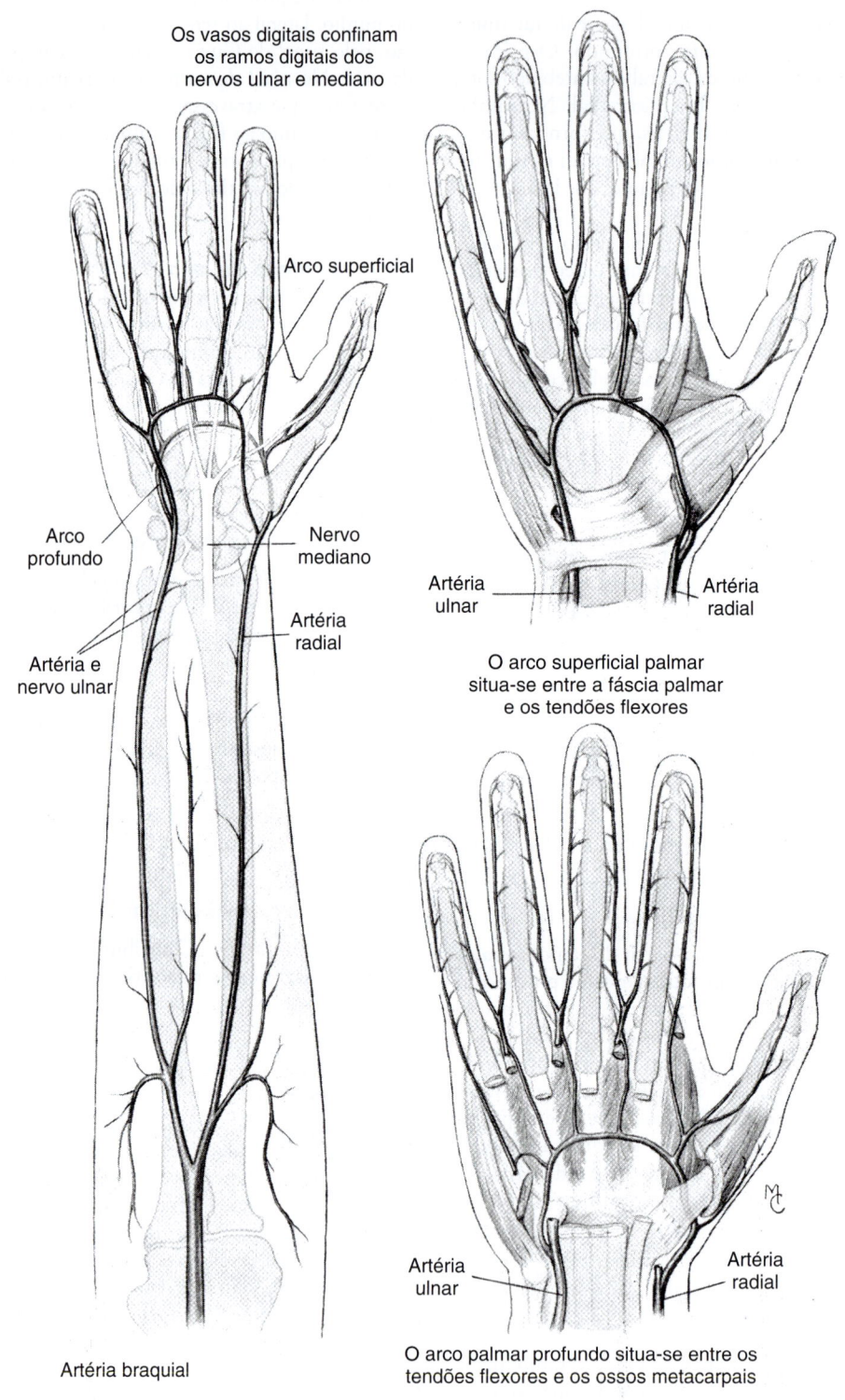

FIGURA 16-20 Suprimento vascular para a mão. (Reproduzida, com permissão, de Marble HC: *The Hand: A Manual and Atlas for the General Surgeon*. Philadelphia: WB Saunders, 1961.)

superfície periférica da cabeça ulnar convexa relativamente fixa. Esse movimento é limitado pela impactação óssea entre o rádio e a ulna.

Em torno de 85 a 90° de supinação do antebraço está disponível. A supinação é limitada pela membrana interóssea e pela impactação óssea entre a incisura ulnar do rádio e o processo estiloide ulnar.

A congruência das superfícies ARUD é máxima na amplitude média de movimento, embora, nessa posição, a articulação não seja considerada verdadeiramente travada.[6] Nela, a cartilagem triangular é alongada ao máximo, e a membrana interóssea está um tanto frouxa.

As articulações radioulnares proximal e distal estão, de modo biomecânico, estreitamente relacionadas, com a função e a estabilidade de ambas dependendo da configuração e da distância entre os dois ossos. Essa configuração e distância mantêm a tensão no ligamento e no músculo.[42] Uma mudança no comprimento da ulna tão pequena quanto 2 mm resulta em mudança na transmissão de forças de 5 a 40%.[43]

Movimento da mão em relação ao antebraço

Devido à morfologia do punho, o movimento nessa articulação complexa envolve uma interação coordenada entre uma série de articulações. Estas incluem a articulação radiocarpal, a fileira proximal e a fileira distal do carpo. Todas essas articulações permitem que o movimento ocorra em dois eixos: ântero-posterior em flexão-extensão e transverso em desvio radial e ulnar. A extensão do punho é acompanhada de um leve desvio radial e de pronação do antebraço. Sua flexão é acompanhada de um pequeno desvio ulnar e de supinação do antebraço.

Uma série de conceitos foi proposta no decorrer dos anos para explicar a biomecânica do movimento do punho.[44,45] A cinemática essencial do plano sagital envolve o mecanismo dos movimentos do carpo relacionados à cadeia central do punho, formada pelas várias articulações entre o rádio, o semilunar, o capitato e o terceiro osso metacarpal.[39] Dentro desse conceito:

▶ A cadeia radial é representada pela articulação entre o rádio e o semilunar e as articulações associadas entre o escafoide, o trapezoide e o trapézio.

▶ A articulação CMC é uma articulação rígida entre o capitato e a base do terceiro metacarpal.

▶ A cadeia ulnar ou medial é representada pela articulação entre o semilunar e o capitato. Essa cadeia sustenta fortemente os movimentos na cadeia central, enquanto ancora, ao mesmo tempo, o punho ao rádio.[44]

As cadeias radial e ulnar movem-se com a cadeia central devido a deslocamentos mútuos entre as facetas proximais do escafoide e do semilunar. Além disso, considera-se que os ossos carpais proximais movem-se nos níveis radiocarpal e mediocarpal.[20,45]

Movimentos de flexão e extensão do punho

Os movimentos de flexão e extensão do punho são divididos entre as articulações radiocarpal e intercarpal em variadas proporções.[16] A artrocinemática é baseada na sincronia de rotações convexas-sobre-côncavas nas articulações radiocarpais e mediocarpais.[39]

Durante a extensão do punho, a maior parte do movimento ocorre na articulação radiocarpal (66,5% ou 40° *versus* 33,5% ou 20° na articulação mediocarpal), associado a um leve desvio radial e pronação do antebraço.[16]

Em sua flexão, a maior parte do movimento ocorre na articulação mediocarpal (60% ou 40° *versus* 40% ou 30° na articulação radiocarpal), associado a um pequeno desvio ulnar e supinação do antebraço.[16]

Extensão

Na articulação radiocarpal (Fig. 16-21), a extensão ocorre enquanto a superfície convexa do semilunar rola dorsalmente sobre o rádio e, ao mesmo tempo, desliza na direção palmar.[39] A rotação direciona a superfície distal do semilunar em posição estendida, posterior. Na articulação mediocarpal, a cabeça do capitato rola dorsalmente sobre o semilunar e, ao mesmo tempo desliza em direção palmar.[39] Quando o punho está estendido, os ligamentos radiossemilunopiramidal e radiocapitato são alongados e desenvolve-se tensão nessa região e nos músculos flexores do dedo. A tensão dentro das estruturas estabiliza o punho em sua posição de extensão com atrito articular.[39,46,47]

A perda de extensão ativa no punho representa um considerável prejuízo funcional, incluindo o seguinte:[20]

▶ Redução na força de preensão.

▶ Perda de movimento ativo no punho, o que resulta em graves implicações ao se considerar a ação dos músculos extrínsecos da mão. Por exemplo, a força do polegar e dos flexores do dedo requer movimento e função normais da extensão do punho.

Flexão

A artrocinemática de flexão do punho é similar à da extensão, mas ocorre de maneira inversa (Fig. 16-21).

Movimentos laterais frontais do punho

Como na flexão e na extensão, os movimentos da ulna e desvio radial do punho são compartilhados entre as articulações radiocarpais e intercarpais em proporções variadas.[16] A quantidade de desvio é de cerca de 40° ulnar e 15° radial. Há um desvio ulnar fisiológico em repouso, que é facilmente demonstrado clínica e radiograficamente.

Desvio ulnar

O desvio ulnar ocorre principalmente na articulação radiocarpal.[47] Entretanto, durante ele, as articulações radiocarpais e mediocarpais contribuem de forma igual para o movimento total do punho (Fig. 16-22).[39] Na articulação radiocarpal, o escafoide, o semilunar e o piramidal rolam no sentido ulnar e deslizam radialmente uma distância significativa.[39] O desvio ulnar da articulação mediocarpal ocorre principalmente a partir do capitato rolando no sentido ulnar e deslizando levemente no sentido radial.[39] Esse movimento é limitado pelo ligamento colateral radial.[47] Embora o desvio ulnar traga o piramidal em contato com o disco articular, a falta de articulação ulnar-piramidal direta permite maior amplitude de desvio. O músculo com a melhor vantagem biomecânica para produzir desvio ulnar do punho em pronação é o EUC.[20]

Desvio radial

A artrocinemática do desvio radial no punho é similar à do ulnar (Fig. 16-22).[39] O desvio ocorre principalmente entre as fileiras proximal e distal dos ossos carpais. Esse movimento é limitado pelo impacto do escafoide no processo estiloide radial e pelo ligamento colateral ulnar. Os músculos ALP e ECP são os mais adequados para produzir desvio radial do punho.[20]

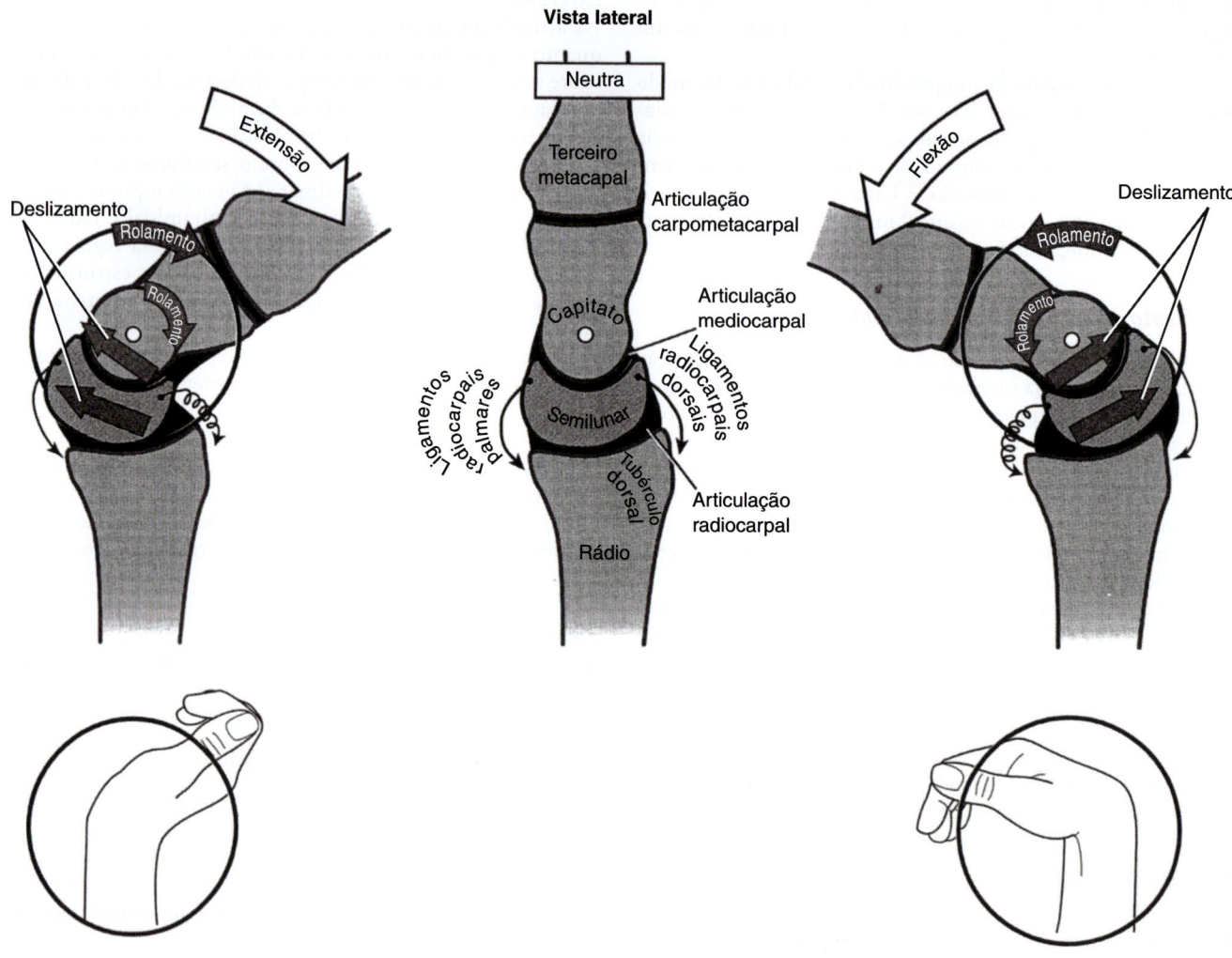

FIGURA 16-21 Modelo da cadeia central do punho direito mostrando flexão e extensão. (Reproduzida, com permissão, de Neumann DA: *Kinesiology of the Musculoskeletal System*. St Louis: Mosby, 2002.)

Curiosidade Clínica

A extensão do punho é acompanhada de desvio radial e a flexão, de desvio ulnar. O punho também permite distração relativamente extensa e movimentos acessórios de deslizamento.

As posições com espaço articular e com atrito articular do punho e da mão, além dos padrões capsulares de cada articulação, são descritos na Tabela 16-3.

Vários estudos examinaram a amplitude de movimento necessária no punho para realizar atividades funcionais. Esses estudos relatam que pelo menos 5° de flexão e 35° de extensão do punho, 10° de desvio radial e 15° de desvio ulnar são necessários para realizar atividades pessoais comuns de forma confortável.[48,49] Menos movimento é requerido para 90% de atividades de cuidado pessoal: 5° de flexão, 6° de extensão, 7° de desvio radial e 6° de desvio ulnar.[50]

Movimentos do punho e dos dedos

A posição do punho em flexão ou extensão influencia a tensão dos músculos longos ou "extrínsecos" dos dedos.

Sua posição tem repercussões importantes na posição do polegar e dos dedos. Nem os flexores nem os extensores dos dedos são longos o suficiente para permitir amplitude de movimento máxima no punho e nos dedos de maneira simultânea.[20] Na verdade, devido aos fatores que restringem a ação dos músculos antagonistas longos, a flexão completa dos dedos é possível apenas se o punho está em cerca de 20° de extensão, o que corresponde à posição favorável para a função da mão.[20] Assim, os movimentos do punho reforçam a ação dos músculos extrínsecos dos dedos e são sinergistas com os flexores digitais mais poderosos. Quando sua posição se modifica, os alcances funcionais dos tendões flexores digitais e as forças resultantes da flexão dos dedos variam. Para que a preensão seja mais efetiva e tenha força máxima, o punho deve manter-se estável e posicionado em ligeira extensão e desvio ulnar.[20]

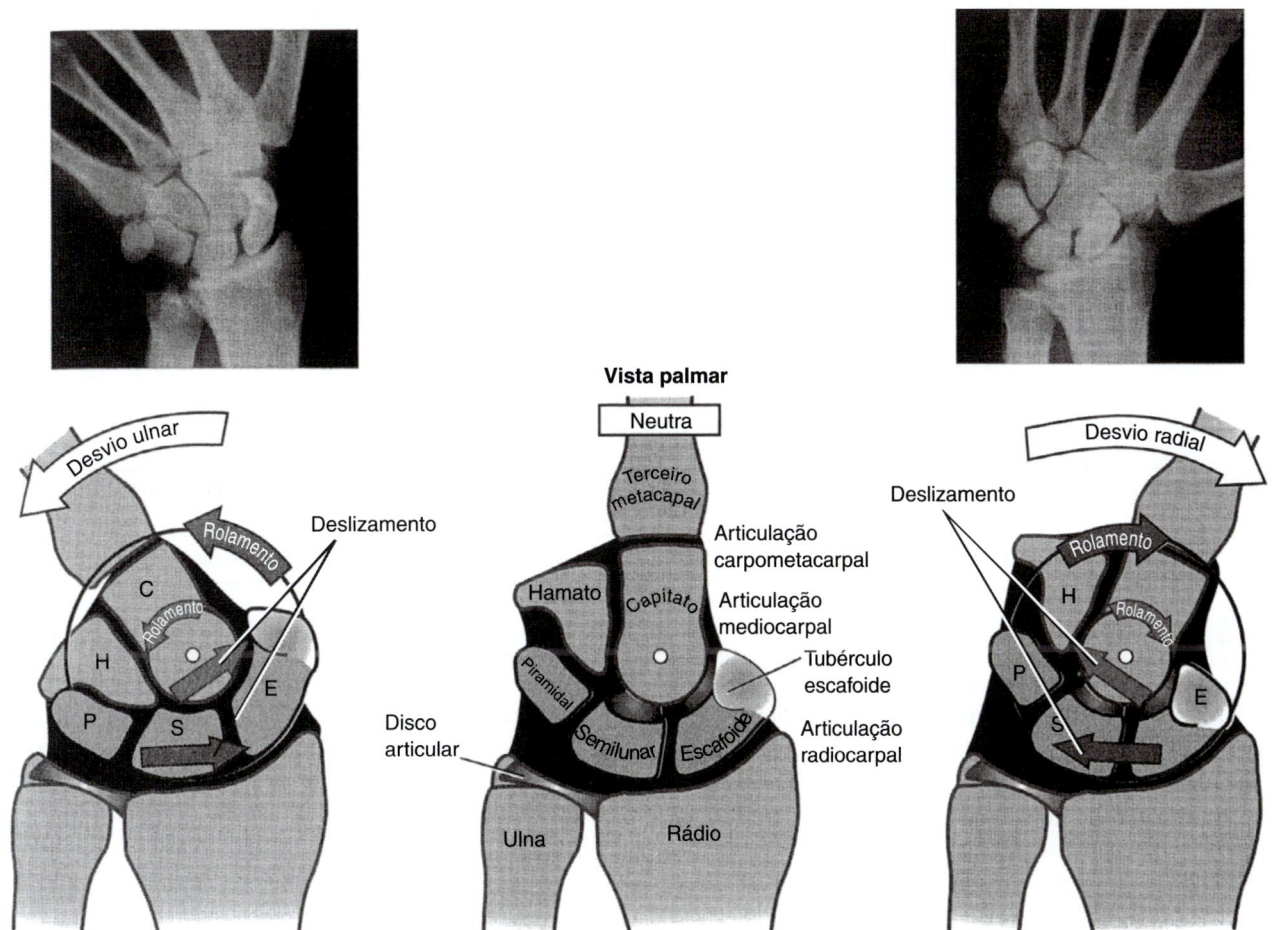

FIGURA 16-22 Raios X e representação mecânica da artrocinemática de desvio ulnar e radial para o punho direito. (Reproduzida, com permissão, de Neumann DA: *Kinesiology of the Musculoskeletal System*. St Louis: Mosby, 2002.)

Estudos avaliaram o efeito da posição do punho na força gerada nas falanges média e distal e observaram que a maior força é exercida em desvio ulnar e, a seguir, em extensão, com a menor força sendo gerada durante a flexão.[51]

Articulações dos dedos

Existem diferenças notáveis entre as articulações IF e MCF e mesmo entre as articulações no mesmo nível de cada dedo.[20] Essas diferenças são produzidas por:

▸ Forma das articulações.
▸ Orientação da superfície articular.
▸ Inserção sinovial.
▸ Disposição dos ligamentos colaterais.
▸ Grau de mobilidade na placa volar.

Esses elementos determinam o grau de mobilidade e estabilidade dessas articulações e a orientação dos segmentos distais. Quando a polpa do polegar prona-se em oposição, as polpas dos dedos supinam em rotação externa quando as articulações MCF flexionam ou quando o dedo indicador move-se radialmente. Essas variações em orientação permitem o uso favorável das polpas dos dedos para tarefas funcionais da mão (ver mais adiante).[20]

Movimentos do polegar

A primeira articulação CMC é uma articulação em sela. O aspecto característico de uma articulação desse tipo é que cada superfície articular é côncava em uma dimensão e convexa na outra. Dentro da primeira articulação CMC, o diâmetro longitudinal da superfície articular do trapézio é, em geral, côncavo da direção palmar para a dorsal, enquanto o diâmetro transverso costuma ser convexo junto da direção medial para lateral (Fig. 16-23). A superfície articular proximal do primeiro metacarpal é recíproca com o formato daquela do trapézio. Essa relação articular produz o seguinte:

▸ Tanto a flexão quanto a extensão do polegar ocorrem em um eixo ântero-posterior no plano frontal (Fig. 16-23), perpendicular ao plano sagital da flexão e extensão do dedo. Nesse plano, a superfície metacarpal é côncava, e a superfície do

TABELA 16-3 Posições com espaço articular, com atrito articular e padrões capsulares para as articulações do punho e da mão

Articulação	Com espaço articular	Com atrito articular	Padrão capsular
Radioulnar distal	10° de supinação	5° de supinação	Mínimo a sem limitação com dor nas amplitudes finais de pronação e supinação
Radiocarpal (punho)	Neutra com leve desvio ulnar	extensão	Limitação idêntica de flexão e de extensão
Intercarpal	Neutra ou leve flexão	extensão	Nenhum
Mediocarpal	Neutra ou leve flexão com desvio ulnar	extensão com desvio ulnar	Limitação idêntica de flexão e de extensão
Carpometacarpal	*Polegar:* posição intermediária entre abdução e adução e posição intermediária entre flexão e extensão *Dedos:* posição intermediária entre flexão e extensão	*Polegar:* oposição total *Dedos:* flexão total	*Polegar:* abdução e, então, extensão *Dedos:* limitação idêntica em todas as direções
Metacarpofalângica	Leve flexão	*Polegar:* oposição total *Dedos:* flexão total	Flexão e, então, extensão
Interfalângica	Leve flexão	Extensão total	Flexão e extensão

trapézio é convexa. A flexão ocorre juntamente com rotação interna do metacarpal. A extensão acontece em conjunto com sua rotação externa. Uma amplitude total de 50 a 70° está disponível.

▶ A abdução e a adução do polegar ocorrem em um eixo médio-lateral no plano sagital (Fig. 16-23), perpendicular ao plano frontal de abdução e adução do dedo. Durante esse movimento, a superfície metacarpal convexa move-se sobre o trapézio côncavo. A abdução ocorre de forma simultânea com a rotação interna. Quando acontece a adução, ocorre, ao mesmo tempo, uma rotação externa. Uma amplitude total de 40 a 60° está disponível.

▶ A oposição do polegar envolve um amplo movimento do arco, compreendendo abdução palmar sequencial e flexão da posição anatômica, acompanhada pela rotação interna do polegar. A retroposição do polegar retorna-o para a posição anatômica, movimento que incorpora elementos de adução com extensão e rotação externa do metacarpal.

Inclinação ulnar normal dos dedos

A inclinação ulnar normal dos dedos ocorre nas articulações MCF devido a uma série de fatores:[20]

▶ Assimetria das cabeças metacarpais e dos ligamentos colaterais.

▶ Fatores tendíneos: os tendões, os extensores e os flexores extrínsecos cruzam dentro da mão na porção ulnar de seu eixo longitudinal.

▶ Fatores musculares: os músculos intrínsecos apresentam inclinação predominantemente ulnar e sobrepõem-se aos com inclinação radial.

▶ Ação fisiológica do polegar, que, na preensão lateral, pressiona os dedos em direção ulnar.

A inclinação é mais acentuada no dedo indicador, menos nos dedos médio e mínimo e quase inexistente no anular. A inclinação ulnar costuma ser limitada pela resistência capsuloligamentar nas articulações MCF e pela ação dos músculos interósseos, que atuam em direção radial.[20] A fraqueza desses

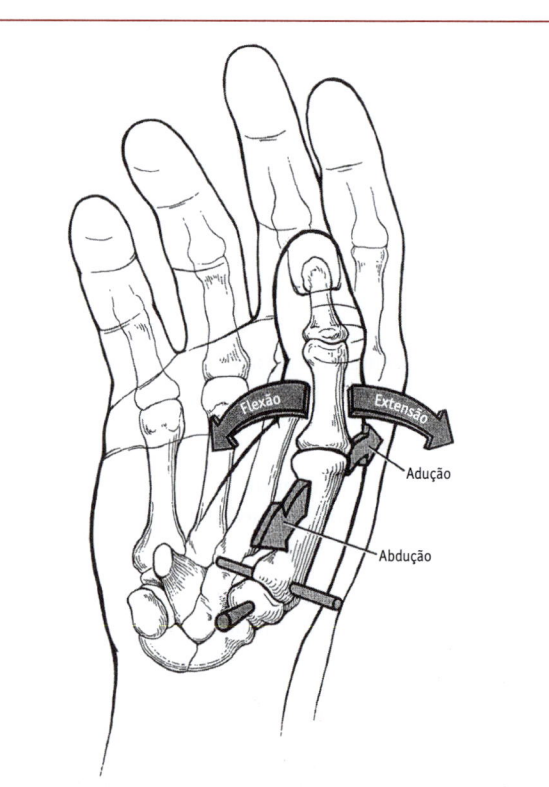

FIGURA 16-23 Osteocinemática biplanar primária na articulação CMC do polegar direito. (Reproduzida, com permissão, de Neumann DA: *Kinesiology of the Musculoskeletal System.* St Louis: Mosby, 2002.)

elementos estabilizadores, em particular na artrite reumatoide (AR), permite que a inclinação ulnar seja acentuada, resultando em desvio ulnar patológico.

Posição funcional da mão

A mão possui muitas funções importantes que nos permitem interagir com os outros e com o ambiente. Além de prover riqueza de informação sensorial, ela funciona para segurar objetos. A perda da força de preensão é um fator mensurável usado na determinação da incapacidade permanente das compensações em alguns estados patológicos.[52] A preensão é, em geral, dividida em estágios:[53,54]

▶ Abrir a mão.

▶ Posicionar e fechar os dedos para pegar o objeto e adaptar-se a sua forma.

▶ Abordagem controlada e fechamento intencional dos dedos e/ou da palma. A quantidade de força exercida é determinada pelo peso, pelas características da superfície e pela fragilidade do objeto.[55]

▶ Manutenção e estabilização da preensão. Essa fase não é usada em tarefas de precisão.

▶ Liberação do objeto.

Uma série de preensões foi reconhecida. Estas incluem a garra de punho cerrado, a garra cilíndrica, a garra esférica, de gancho, de anel, tipo pinça e de alicate (Fig. 16-24).[56,57]

As funções da mão foram melhor categorizadas adicionando-se os termos *aperto* e *preensão*, os quais são usados para descrever as funções de força ou precisão.[22,23]

Preensão de força

A preensão de força envolve o uso de força para estabilizar um objeto na mão. A força e a potência da preensão vêm da combinação de:

▶ Adução do polegar.

▶ Flexão isométrica.

▶ Aproximação das eminências tenar e hipotenar.

▶ Função intacta da porção ulnar da mão.

A participação dos músculos intrínsecos segue padrões específicos nas várias preensões de força.

▶ A garra em forma de gancho envolve os quatro interósseos dorsais, os quatro lumbricais e o ADM.

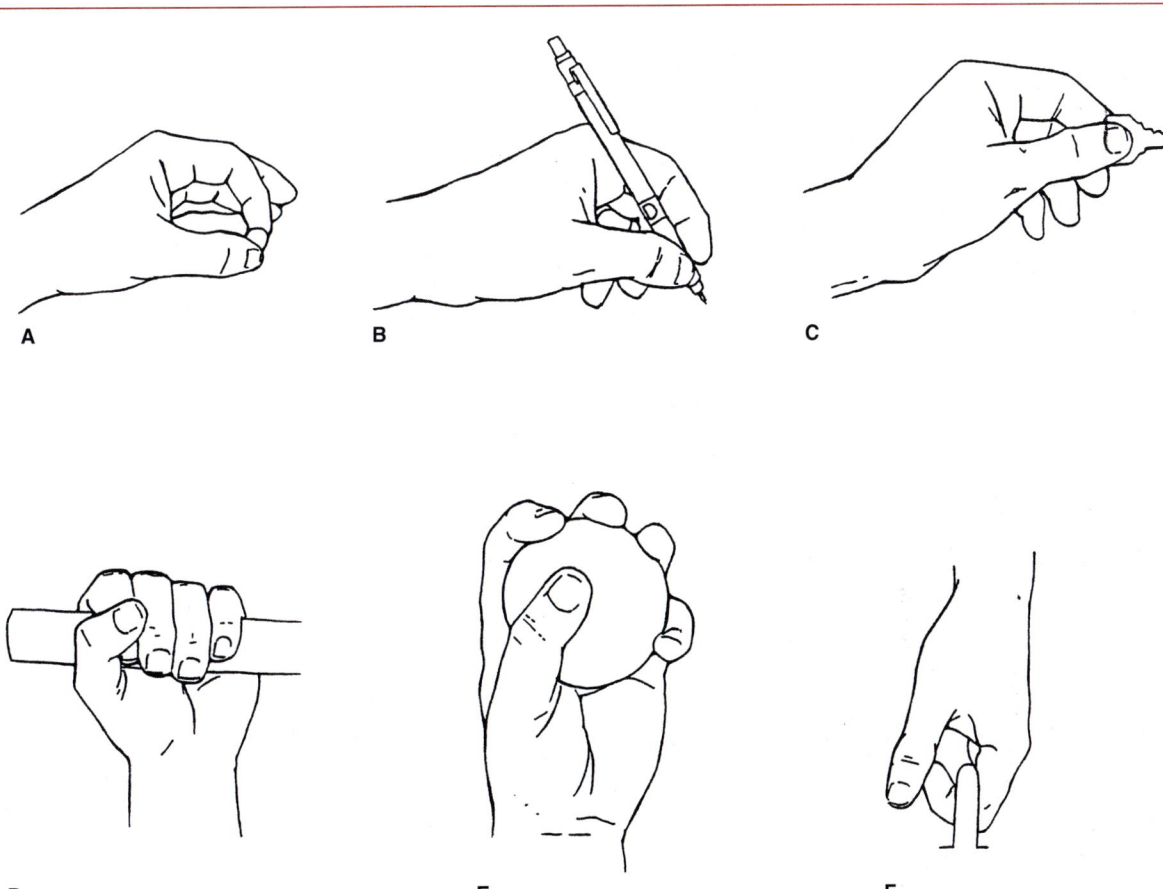

FIGURA 16-24 Preensão. *Pinça:* (A) Ponta. (B) Palmar (*three jaw-chuck*). (C) Lateral. *Garra:* (D) Cilíndrica. (E) Esférica. *Gancho:* (F) Gancho. (Reproduzida, com permissão, de Prentice WE, Voight ML: *Techniques in Musculoskeletal Rehabilitation*. New York: McGraw-Hill, 2001:342.)

▶ A garra esférica envolve todos os interósseos (com exceção do segundo), o ADM e o quarto lumbrical.[56,58]

Preensão de precisão

Na preensão de precisão, os músculos atuam principalmente de modo isotônico para fornecer o exato controle da posição do dedo e do polegar, de maneira que a posição do objeto manuseado possa ser mudada no espaço ou sobre seu próprio eixo.[53,56] Devido aos altos níveis de informação sensorial requeridos durante essas tarefas, são usadas as áreas com os maiores receptores sensoriais. Uma série de preensões de precisão são reconhecidas:[20,47]

▶ *Pinça polpa para polpa,* na qual o coxim do polegar está em oposição ao coxim de um ou mais dedos.

▶ *Preensão lateral,* na qual a região palmar do polegar pressiona contra a região radial da primeira falange do dedo indicador.

▶ *Preensão da ponta,* na qual a ponta extrema do coxim do polegar é oposta à ponta dos dedos indicador ou médio.

▶ *Pinça de três dedos* (dedos polegar, indicador e médio), igual à posição segurar uma pitada de sal.

▶ *Pinça de cinco pontas,* como a posição para pegar uma toalha de rosto.

A porção radial da mão e as articulações MCFs estão mais envolvidas na precisão ou nos tipos preensão.[20,47]

Diferentes padrões de preensão são regularmente usados durante as atividades funcionais da vida diária (Tab. 16-4).[1,59]

Exame

Elucidar a causa da dor no antebraço, no punho e na mão pode ser desafiador. O exame deve incluir todas as regiões que possam contribuir para os sintomas de dor ou entorpecimento no antebraço, no punho e na mão. Isso requer conhecimento básico do diagnóstico diferencial e deve incorporar o exame de toda a cadeia cinética, incluindo as colunas cervical e torácica.

As patologias comuns no antebraço, no punho e na mão e suas intervenções são detalhadas após esta seção. A compreensão de ambas é obviamente necessária. Como a menção das diversas patologias ocorre em referência aos testes e medidas, e vice-versa, o leitor é aconselhado intercalar a leitura de ambas as seções.

TABELA 16-4 Uso estimado de preensão para as atividades da vida diária

Tipo de preensão	Uso estimado (%)
Pinça polpa para polpa	20
Pinça lateral	20
Pinça de cinco dedos	15
Garra de punho cerrado	15
Garra cilíndrica	14
Pinça de três dedos	10
Garra esférica	4
Garra em gancho	2

Dados de McPhee SD: Functional hand evaluations: A review: *Am J Occup Ther* 41:158-163, 1987.

História

A avaliação do antebraço, do punho e da mão começa pelo registro detalhado da história, que ajuda a focar o exame. Todas as informações relevantes devem ser reunidas sobre o local, a natureza, o comportamento e o início dos sintomas atuais. Isso inclui informações sobre idade, mão dominante, atividades laborais e ocupação do paciente.

> **Curiosidade Clínica**
>
> As posições da mão de extensão, flexão ou desvio ulnar não são neutras.[60,61] Posições não neutras sustentadas da mão e do punho impõem aos nervos alongamento prolongado e períodos de alta pressão.[62] Além disso, colocam os músculos em relações de comprimento-tensão ineficientes,[61] resultando em transmissão diminuída das forças contráteis para os dedos.[61,63]

As seguintes questões devem ser abordadas:

▶ *Existem quaisquer áreas de sensibilidade localizadas?* A sensibilidade localizada pode indicar fratura carpal, principalmente do escafoide. Essas fraturas estão associadas a uma carga aplicada à porção radial da palma quando o punho está em extensão máxima,[64] e podem ser fontes contínuas de dor e disfunção (ver seção "Estratégias de intervenção"). Dor ao longo da região radial do punho e do antebraço é um sintoma comum para vários diagnósticos anatomopatológicos, incluindo doença de DeQuervain, síndrome de intersecção, instabilidades intercarpais, fratura do escafoide, neurite radial superficial, radiculite/radiculopatia cervical de C6 e artrose das primeiras articulações CMC, intercarpal ou radiocarpal.[65]

A percepção de dor do paciente pode ser medida por uma escala analógica visual.

▶ *Quando a lesão ocorreu?* A data da lesão é muito importante, em especial quando uma simples artrite traumática do punho não dura mais do que poucos dias se este for mantido em repouso.

O mecanismo de lesão deve ser minuciosamente explorado. Se o problema for relacionado a trauma, o fisioterapeuta deve verificar:

▶ As forças aplicadas.
▶ Onde e quando a lesão ocorreu.
▶ A posição do punho e da mão no momento da lesão.
▶ Se as condições eram limpas ou sujas (se há ferimento).
▶ Se ocorreu um "estalido" ou "clique".
▶ Se ocorreu edema.

Se o problema não está relacionado a trauma, o início da dor ou mudança sensorial, edema ou contratura devem ser averiguados. O fisioterapeuta precisa observar a sequência dos sintomas, o nível de dano funcional, a progressão dos sintomas, a hora do dia em que pioram e se parecem estar relacionados a postura ou trabalho.

É importante obter informação sobre o uso de medicamentos, bem como determinar se foram obtidos exames radiológicos.

O conhecimento do comportamento passado de distúrbios prévios do punho, da mão e dos dedos e suas intervenções ajudam na avaliação da natureza do problema atual.

Os objetivos do paciente devem ser averiguados. A disfunção da mão pode ser muito incapacitante; assim, devem ser feitas questões sobre as demandas funcionais e a intervenção elaborada de acordo.

Revisão de sistemas

Uma revisão completa da história médica e da saúde geral do paciente deve ser incluída com revisão de sistemas, bem como a verificação da presença de outras condições ortopédicas, neurológicas ou cardiopulmonares. Um exame de triagem do quadrante superior é executado para fornecer a visão geral da extremidade superior, para direcionar exames mais detalhados e para eliminar a referência das articulações cervical, torácica, da cintura escapular e do cotovelo.

O fisioterapeuta deve estar apto a determinar a conveniência de fisioterapia. Todas as condições inflamatórias, infecciosas ou não, são acompanhadas de dor difusa ou sensibilidade com o movimento. A AR afeta muitas vezes essa região com mais gravidade e frequência do que qualquer outra. Portanto, questões sobre outro envolvimento articular e sobre a debilidade geral devem ser abordadas. A presença da síndrome do túnel do carpo, que tende a ser exacerbada à noite, também pode indicar AR.

Se o fisioterapeuta está preocupado com quaisquer sinais ou sintomas de distúrbios visceral, vascular, neurogênico, psicogênico, espondilogênico ou sistêmico que está fora do alcance da fisioterapia (ver Cap. 9), o paciente deve ser reencaminhado ao seu médico.

Testes e medidas
Observação

O exame físico deve começar com a observação geral da postura do paciente – em especial a coluna cervical, a coluna torácica e a posição da mão em relação ao corpo. Por exemplo, o braço está preso contra o tórax de maneira protetora, o braço oscila durante o padrão da marcha, ou apenas pende livremente?

As mãos do paciente podem ser muito informativas (Tab. 16-5). A postura e o alinhamento do punho são examinados. A angulação do mesmo em desvio ulnar aumenta o cisalhamento no primeiro compartimento dorsal. Essa angulação pode predispor o paciente à síndrome de DeQuervain (ver seção "Estratégias de intervenção").[66] A proeminência da ulna distal indica instabilidade da articulação radioulnar distal.[67] A postura da mão deve ser analisada. O fisioterapeuta observa como o paciente parece relacionar-se com a mão envolvida e como ele tenta usá-la.[11] O contorno da superfície palmar, incluindo os arcos, deve ser examinado. Se um dedo estiver envolvido, sua atitude deve ser analisada. Deformidades digitais são o marco da AR.[68]

A inspeção visual do punho e da mão envolvidos é feita e comparada com o lado não envolvido. O fisioterapeuta observa lacerações, cicatrizes cirúrgicas, massas, edema localizado ou eritema. As cicatrizes devem ser examinadas para grau de aderência, grau de maturação, hipertrofia (excesso de colágeno dentro dos limites da lesão) e queloide (excesso de colágeno que não se limita às fronteiras da lesão). A localização e o tipo de edema devem ser analisados. O edema, que é o acúmulo de líquido nos espaços intercelulares, é consequência comum de cirurgia ou lesão na mão. Determina-se se o edema é generalizado ou localizado, duro ou macio. A efusão anterior sobre os tendões flexores do punho pode indicar tenovaginite reumatoide. O edema que persiste por mais de alguns dias após o trauma sugere fratura carpal. Edema localizado acompanhado de vermelhidão e sensibilidade indica infecção. A medição do edema é uma parte importante do exame físico de indivíduos com condições que afetam o punho e a mão. A volumetria, uma aplicação clínica do princípio de deslocamento de água de Arquimedes como uma medida de volume, é considerada o padrão-ouro para medir o tamanho da mão.[69] Esse método envolve abaixar o braço dentro de um tanque de metal ou Plexiglass cheio de água (o volúmetro) e medir a quantidade de água deslocada.[70] A confiabilidade e a validade das medidas volumétricas são bem estabelecidas.[69] Contudo, esse método consome tempo e requer equipamento especializado que é caro. Um método alternativo de medida é o método em forma de oito. Comparado ao método volumétrico, o figura oito é mais prático para uso clínico, visto que o procedimento leva menos tempo para ser realizado e requer equipamento mais barato e que está prontamente disponível em vários cenários clínicos.[69] A aplicação correta da fita é descrita na Tabela 16-6. Leard e colaboradores[69] relataram que o método figura oito é uma medida confiável e válida do tamanho da mão em indivíduos com condições que afetam a mão.

> **Curiosidade Clínica**
>
> Os ângulos fisiológicos normais para a postura relaxada da mão são 14 a 15° de desvio ulnar para o dedo indicador, 13° para o dedo médio, 4° para o dedo anular e 7 a 8° para o dedo mínimo.

A deformidade de pescoço de cisne é uma das encontradas com mais frequência (ver seção "Estratégias de intervenção").[68]

As unhas (Fig. 16-25) devem ser inspecionadas para ver se estão saudáveis e rosadas (Tab. 16-7). O trauma local raramente envolve mais do que 1 ou 2 dedos. As unhas devem ser verificadas para infecções ou, se parecem rígidas, para disfunção de AR. Unhas em baquetas são indicação de hipertrofia das estruturas subjacentes. A presença de paroníquia ou paroníquia pálida deve alertar o fisioterapeuta a sondar linfonodos da axila e do pescoço para sensibilidade e edema. As linhas de Beau são sulcos transversos que começam na lúnula e avançam distalmente à medida que a unha cresce. Elas resultam da suspensão temporária do crescimento da matriz da unha ocasionado por trauma ou estresse sistêmico.[71] Com o conhecimento de que as unhas crescem cerca de 0,1 mm por dia, medindo a distância entre as linhas de Beau e a cutícula, é possível determinar a data aproximada do estresse. Por exemplo, se a distância é de 5 mm, o evento de estresse ocorreu cerca de 50 dias antes. Unhas em colher (quiloníquias) podem ocorrer em uma forma de anemia por deficiência de ferro, devido a doença coronariana ou pelo uso de detergentes fortes.[71] O baqueteamento da unha, caracterizado por um alargamento bulboso da porção distal dos dedos, pode ocorrer em associação com doença cardiovascular, endocardite subaguda, *cor pulmonale* avançado e doença pulmonar.[71]

A coloração dos dedos deve ser observada. Os que têm a aparência branca podem indicar doença de Raynaud. Dedos man-

TABELA 16-5 Resumo dos achados físicos da mão

I. Variações no tamanho e na forma da mão
   A. Dedos grandes, ásperos (mão em espada)
      1. Acromegalia
      2. Doença de Hurler (gargulismo)
   B. Irregularidade bastante evidente na forma e no tamanho
      1. Doença óssea de Paget
      2. Síndrome de Maffucci
      3. Neurofibromatose
   C. Dedos-de-aranha, palma fina (aracnodactilia)
      1. Hipopituitarismo
      2. Eunuquismo
      3. Síndrome de Ehlers-Danlos, pseudoxantoma elástico
      4. Tuberculose
      5. Hábito astênico
      6. Osteogênese imperfeita
   D. Falanges em forma de salsicha
      1. Raquitismo (amolecimento das articulações)
      2. Dactilia granulomatosa (tuberculose, sífilis)
   E. Articulações fusiformes (dedos)
      1. Artrite reumatoide prematura
      2. Lúpus eritematoso sistêmico
      3. Psoríase
      4. Rubéola
      5. Sarcoidose de Boeck
      6. Osteoartrite
   F. Dedos em formato de cone
      1. Obesidade pituitária
      2. Distrofia de Frohlich
   G. Alargamento unilateral da mão
      1. Aneurisma arteriovenoso
      2. Síndrome de Maffucci
   H. Mãos quadradas, secas
      1. Cretinismo
      2. Mixedema
   I. Falange distal achatada, alargada, simples
      1. Sarcoidose
   J. Quarto e quinto metacarpais encurtados (bradimetacarpalismo)
   K. Dedo mínimo encurtado, curvado para dentro (sintoma de DuBois)
      1. Mongolismo
      2. "Problema comportamental"
      3. Gargulismo (mão ampla, curta, com a pele espessa)
   L. Má posição e abdução, dedo mínimo
      1. Síndrome de Turner (disgênese gonádica, pescoço alado, etc.)
   M. Sindactilismo
      1. Malformações congênitas do coração, grandes vasos
      2. Deformidades congênitas múltiplas
      3. Síndrome de Laurence-Moon-Biedl
      4. Em pessoas normais, como característica herdada
   N. Dedos em forma de baqueta
      1. Endocardite bacteriana subaguda
      2. Causas pulmonares
         a. Tuberculose
         b. Fístula arteriovenosa pulmonar
         c. Abcesso pulmonar
         d. Cistos pulmonares
         e. Enfisema bolhoso
         f. Osteoartropatia hipertrófica pulmonar
         g. Carcinoma broncogênico
      3. Bloqueio alveolocapilar
         a. Fibrose pulmonar intersticial
         b. Sarcoidose
         c. Envenenamento por berílio
         d. Pulmão esclerodermatoso
         e. Asbestose
         f. Tuberculose miliar
         g. Carcinoma da célula alveolar
      4. Causas cardiovasculares
         a. Duto arterioso patente
         b. Tetralogia de Fallot
         c. Complexo de Taussig-Bing
         d. Estenose pulmonar
         e. Defeito septal ventricular
      5. Estado diarreico
         a. Colite ulcerativa
         b. Enterite tuberculosa
         c. Espru
         d. Disenteria amébica
         e. Disenteria bacilar
         f. Infestação parasítica (trato gastrintestinal)
      6. Cirrose hepática
      7. Mixedema
      8. Policitemia
      9. Infecções crônicas do trato urinário (superior e inferior)
         a. Nefrite crônica
      10. Hiperparatireoidismo (telescopia da falange distal)
      11. Paquidermoperiostose (síndrome Touraine, Solente e Gole)
   O. Distúrbios articulares
      1. Artrites
         a. Osteoartrite
         b. Artrite reumatoide
         c. Lúpus eritematoso sistêmico
         d. Gota
         e. Psoríase
         f. Sarcoidose
         g. Endocrinopatia (acromegalia)
         h. Febre reumática
         i. Síndrome de Reiter
         j. Dermatomiosite
      2. Doença de reação serosa anafilática
      3. Escleroderma
II. Edema da mão
   A. Doença cardíaca (insuficiência cardíaca congestiva)
   B. Doença hepática
   C. Doença renal
      1. Nefrite
      2. Nefrose
   D. Mão hemiplégica
   E. Siringomielia
   F. Síndrome da veia cava superior
      1. Tumor do desfiladeiro torácico superior
      2. Inflamação ou tumor do mediastino
      3. Tumor no ápice pulmonar
      4. Aneurisma
   G. Anasarca generalizada, hipoproteinemia
   H. Linfedema pós-operatório (amputação radical da mama)
   I. Paralisia isquêmica (fria, azul, edemaciada, dormente)
   J. Obstrução linfática
      1. Massas linfomatosas na axila
   K. Massa axilar
      1. Tumor metastático, abcesso, leucemia, doença de Hodgkin
   L. Aneurisma da aorta ascendente ou transversa ou da artéria axilar
   M. Pressão nos vasos inominados ou subclávios
   N. Doença de Raynaud
   O. Miosite
   P. Costela cervical
   Q. Triquiníase
   R. Síndrome do escaleno anterior (anticus)
III. Efeitos neuromusculares
   A. Atrofia
      1. Indolor
         a. Esclerose amiotrófica lateral
         b. Atrofia fibular de Charcot-Marie-Tooth
         c. Siringomielia (perda de calor, frio e sensação de dor)
         d. Lepra neural
      2. Dolorosa
         a. Doença nervosa periférica
      3. Nervo radial (queda do punho)
         a. Envenenamento por chumbo, alcoolismo, polineurite, trauma
         b. Difteria, poliarterite, neurossífilis, poliomielite anterior
      4. Nervo ulnar (paralisia da benção papa)
         a. Polineurite, trauma
      5. Nervo mediano (mão em garra)
         a. Síndrome do túnel do carpo
      6. Artrite reumatoide
      7. Tenossinovite no punho
      8. Amiloidose
      9. Gota
      10. Plasmacitoma
      11. Reação anafilática
      12. Síndrome da menopausa
      13. Mixedema
   B. Pressão extrínseca sobre o nervo (cervical, axilar, supraclavicular ou braquial)
      1. Tumor de Pancoast (ápice pulmonar)
      2. Aneurismas da artéria subclávia, vasos axilares ou aorta torácica
      3. Síndrome costoclavicular
      4. Síndrome do desfiladeiro torácico superior
      5. Costela cervical

(continua)

TABELA 16-5 Resumo dos achados físicos da mão *(continuação)*

6. Artrite degenerativa da coluna cervical	2. Doença de Hodgkin	7. Espru
7. Hérnia do disco intervertebral cervical	3. Gravidez	8. Síndrome da má absorção
	4. Carcinoma gástrico	9. Gravidez
C. Síndrome ombro-mão	5. Reticulose	10. Lactação
1. Infarto do miocárdio	6. Diabete melito	11. Osteomalacia
2. Tumor de Pancoast	7. Neurite química	12. Vômito protraído
3. Tumor no cérebro	a. Antimônio, benzeno, bismuto, tetracloreto de carbono, metais pesados, álcool, chumbo arsênico, ouro, emetina	13. Obstrução pilórica
4. Neoplasias intratorácicas		14. Envenenamento por álcali
5. Doença discogênica		15. Toxicidade química
6. Espondilose cervical		a. Morfina, chumbo, álcool
7. Paniculite febril	8. Neuropatia isquêmica	H. Tremor
8. Senilidade	9. Deficiência de vitamina B	1. Doença de Parkinson
9. Oclusão vascular	10. Ateroma	2. Problema familiar
10. Hemiplegia	11. Arterioesclerose	3. Hipoglicemia
11. Osteoartrite	12. Embolia	4. Hipertireoidismo
12. Herpes zoster	G. Tetania carpodigital (espasmo carpopedal)	5. Doença de Wilson (degeneração hepatolenticular)
D. Contraturas isquêmicas (perda sensorial nos dedos)	1. Hipoparatireoidismo	6. Ansiedade
	2. Hiperventilação	7. Ataxia
1. Aplicações de bandagens (gesso)	3. Uremia	8. Atetose
E. Poliarterite nodosa	4. Nefrite	9. Alcoolismo, abuso de substância
F. Polineurite	5. Nefrose	10. Esclerose múltipa
1. Carcinoma do pulmão	6. Raquitismo	11. Coreia (de Sydenham, de Huntington)

Dados de Berry TJ: *The Hand as a Mirror of Systemic Disease.* Philadelphia: FA Davis Co, 1963; Judge RD, Zuidema GD, Fitzgerald FT: General appearance. In: Judge RD, Zuidema GD, Fitzgerald FT, eds. *Clinical Diagnosis,* 4th ed. Boston: Little, Brown and Company, 1982:29-47.

---

chados ou vermelhos sugerem doença no fígado. Dedos azulados indicam problemas circulatórios.

Quaisquer outras deformidades, como dedo em martelo e botoeira, são observadas (Tab. 16-8).

A fibrose muscular intrínseca é caracterizada por rigidez nas articulações IFs. Na flexão da articulação MCF, a extensão dos dedos torna-se tensa e a flexão é restrita. Na extensão da articulação MCF, a flexão das articulações IF é possível.

TABELA 16-6 Método de medição figura de oito

Etapa	Descrição
1	O ponto inicial para a medição com a fita métrica é o aspecto externo (superfície medial usando a posição anatômica como referência) da região mais distal do processo estiloide da ulna.
2	Mede-se, com a fita métrica, da superfície anterior (ventral) do punho até a região mais distal do processo estiloide radial.
3	A fita métrica é colocada diagonalmente cruzando a região posterior (dorsal) da mão com a superfície proximal da fita colocada sobre a linha da quinta articulação MCF.
4	Cruza-se a fita métrica sobre a superfície ventral das articulações MCFs e a superfície proximal da fita é posicionada sobre a segunda linha da articulação MCF.
5	A fita métrica envolve diagonalmente a região dorsal da mão até o ponto inicial.

MCF, metacarpofalângica.
Dados de Leard JS, Breglio L, Fraga L, et al.: Reliability and concurrent validity of the figure-of-eight method of measuring hand size in patients with hand pathology. *J Orthop Sports Phys Ther* 34:335-340, 2004.

▶ Aderências próximas à articulação MCF permitem a ação lumbrical (i.e., flexão MCF e extensão das articulações IFP e IFD).

▶ Aderências distais às articulações MCF resultam na capacidade de estendê-las e de flexionar as articulações IFP e IFD, mas não há possibilidade de se estender os dedos.

Amplitude de movimento ativo (ADMA), amplitude de movimento passivo (ADMP) com pressão excessiva

Os movimentos amplos de flexão do punho, da mão, dos dedos e do polegar, extensão e desvio ulnar e radial são testados (Figs. 16-26 e 16-27), primeiro de forma ativa e, após, passiva (Tab. 16-9). Horger[72] conduziu um estudo de confiabilidade para determinar (1) a confiabilidade intra-avaliador e intera-valiador da medição goniométrica de movimentos ativos e

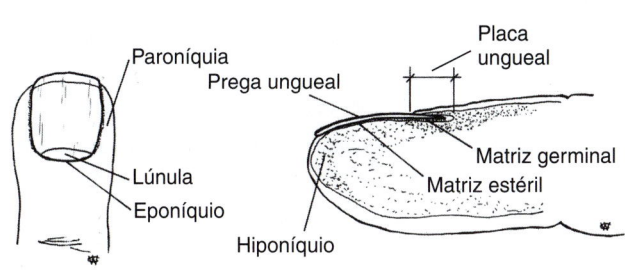

FIGURA 16-25 Anatomia da unha e do leito ungueal. (Reproduzida, com permissão, de Spivak JM, DiCesare PE, Feldman DS, Koval KJ, Rokito AS, Zuckerman JD: *Orthopaedics: A Study Guide,* New York: McGraw-Hill, 1999:98.)

TABELA 16-7 Glossário de patologias da unha

Condição	Descrição	Ocorrência
Linhas de Beau	Linhas transversas ou cristas marcando distúrbios repetidos do crescimento da unha	Doenças sistêmicas, intoxicação ou estados de deficiência nutricional de muitos tipos, trauma (de manicure)
Queda das unhas (onicomadese)	Perda completa das unhas	Algumas doenças sistêmicas, como febre escarlatina, sífilis, lepra, alopecia em áreas e dermatite de exfoliação; dermatoses, como infecção da unha, psoríase, eczema, envenenamento com arsênico
Difusão da lúnula da unha	Alastramento da lúnula	Distrofia das extremidades
Unhas em casca de ovo	Placa da unha fina, branco-azulada semitransparente, com tendência a curvar-se para cima na borda distal	Sífilis
Fragilidade das unhas	Unhas fracas ou quebradiças	Deficiência alimentar, trauma local
Hapaloníquia	Unhas muito macias, racham com facilidade	Após o contato com álcali forte; distúrbios endócrinos, má nutrição, sífilis, artrite crônica
Unhas hipocráticas	"Unhas de vidro de relógio associadas a dedos em baquetas"	Doenças respiratórias e circulatórias crônicas, em especial tuberculose pulmonar; cirrose hepática
Quiloníquia	"Unhas em colher", as unhas são côncavas na superfície externa	Disendocrinismos (acromegalia), trauma, dermatoses, sífilis, deficiências nutricionais, hipotireoidismo
Leuconíquia	Pontos brancos ou estrias ou, raramente, toda a unha torna-se branca (tipo congênito)	Trauma local, cirrose hepática, deficiências nutricionais e muitas doenças sistêmicas
Linhas de Mees	Bordas brancas transversas	Granuloma de Hodgkin, toxicidade por arsênico e tálio, febre alta, desequilíbrio nutricional local
Moniliase das unhas	Infecções (geralmente paroníquia) causadas por leveduras (*Candida albicans*)	Ocupacional (comum em preparadores de comida, dentistas, lavadores de louça e jardineiros)
Onicatrofia	Atrofia ou falha no desenvolvimento das unhas	Trauma, infecção, disendocrinismo, aplasia gonádica e muitos distúrbios sistêmicos
Onicauxe	Placa da unha excessivamente engrossada	Trauma leve persistente, doenças sistêmicas, como estase periférica, neurite periférica, sífilis, lepra, hemiplegia e, às vezes, pode ser congênita
Oníquia	Inflamação da matriz, causando deformidade da placa da unha	Trauma, infecção e diversas doenças sistêmicas
Onicodistrofia	Qualquer deformidade da placa, do leito ou matriz da unha	Muitas doenças, trauma ou agentes químicos (envenenamento, alergia)
Onicogrifose	"Unhas em garra", grau extremo de hipertrofia, algumas vezes com projeções calosas surgindo da superfície da unha	Pode ser congênita ou relacionada a diversas doenças sistêmicas crônicas (ver onicauxe)
Onicólise	Enfraquecimento da placa da unha começando na borda distal ou livre	Trauma, lesão por agentes químicos, diversas doenças sistêmicas na borda distal ou livre
Onicomadese	Ver Queda das unhas	
Onicofagia	Roer as unhas	Neurose
Onicorrexia	Divisão ou desembaraço longitudinal das unhas	Dermatose, infecções na unha, doenças sistêmicas, senilidade, lesão por agentes químicos, hipertireoidismo
Onicosquizia	Laminação e escamação das unhas em camadas finas	Dermatose, sífilis, lesão por agentes químicos
Onicotilomania	Alteração das estruturas das unhas causada pela remoção neurótica persistente das unhas	Neurose
Paquioníquia	Engrossamento extremo de todas as unhas; elas são mais sólidas e mais regulares do que na onicogrifose	Em geral congênita e associada a hiperceratose das palmas e das solas
Pterígio das unhas	Afinamento da dobra e alastramento da cutícula sobre a placa da unha	Associada a condições vasopásticas como o fenômeno de Raynaud e, ocasionalmente, hipotireoidismo

Dados de Berry TJ: *The Hand as a Mirror of Systemic Disease*. Philadelphia: FA Davis Co, 1963; Judge RD, Zuidema GD, Fitzgerald FT: General appearance. In: Judge RD, Zuidema GD, Fitzgerald FT, eds. *Clinical Diagnosis*, 4th ed. Boston: Little, Brown and Company, 1982:29-47.

TABELA 16-8 Deformidades da mão e dos dedos e suas possíveis causas

Deformidade	Possível causa
Flexão da articulação MCF	Ruptura do tendão extensor próximo à articulação MCF
Hiperextensão da articulação MCF	Paralisia dos interósseos
Aprofundamento da calha palmar e incapacidade de alongar por completo a palma	Rigidez da aponeurose palmar
Desgaste da eminência hipotenar e mão em garra com flexão do 4º e 5º dedos (mão benção do papa)	Paralisia do nervo ulnar
Queda do punho com aumento da flexão do punho, flexão da articulação MCF e extensão das articulações IFDs	Lesão do nervo radial
Atrofia tenar isolada	Artrite da articulação carpometacarpal Lesão do nervo mediano Lesão da raiz nervosa C8 ou T1
Deformidade da mão de macaco, com desgaste da eminência tenar e incapacidade de opor ou flexionar o polegar ou abduzir em seu próprio plano[110]	Paralisia do nervo mediano
Deformidade em Z do punho	Padrão de deformidade na mão reumatoide[327]
Atrofia dos intrínsecos da mão	Tumor de Pancoast
Deformidade da mão em garra	Perda de inervação motora nervosa ulnar da mão, com paralisia resultante dos músculos interósseos e atrofia muscular da eminência hipotenar; essa deformidade é mais grave em lesões distais à inervação do músculo FPD, quando a esse músculo adiciona-se a força de flexão sobre as articulações IF[6]
Hiperextensão da IFP e leve flexão da IFD	Ruptura ou paralisia do FSD
Deformidade de flexão fixa das articulações MCF e IFP, em especial nos dedos anular ou mínimo	Contratura de Dupuytren
Contratura como gancho dos músculos flexores, que piora com a extensão do punho quando comparada à flexão	Contratura isquêmica de Volkman

IFD, interfalângica distal; FPD, flexor profundo dos dedos; MCF, metacarpofalângica; IFP interfalângica proximal; IF, interfalângica; FSD, flexor superficial dos dedos.

passivos do punho sob condições clínicas e (2) o efeito de uma especialização do fisioterapeuta sobre a confiabilidade da medição. Os resultados indicaram que a medição do movimento do punho por fisioterapeutas de forma individual é altamente confiável e que a confiabilidade intra-avaliador é mais alta que a confiabilidade interavaliador para todos os movimentos ativos e passivos.[72] A confiabilidade interavaliador foi em geral mais alta entre fisioterapeutas especializados por razões não aparentes nesse estudo.[72] Com exceção da dor, fontes de erro identificadas foram encontradas como tendo pouco efeito sobre a confiabilidade da medição.[72]

Qualquer perda de movimento comparada com o punho contralateral e assintomático deve ser registrada (Fig. 16-28). A palpação pode ser executada com os testes de amplitude de movimento.

Durante a flexão, a área total dos dedos deve convergir a um ponto no punho correspondente ao pulso radial. Isso apenas pode ocorrer se o dedo indicador flexionar em um plano sagital e todos os outros em um plano cada vez mais oblíquo. Observam-se as articulações de cima. Em flexão total, o capitato dorsalmente subluxado pode ser visto como um edema local atrás e no meio do punho flexionado.

Durante a medição do movimento, deve-se estar ciente de que as posições da articulação do dedo podem afetar as amplitudes da articulação do punho (e vice-versa) devido ao comprimento constante dos tendões extrínsecos que cruzam as articulações múltiplas. Por exemplo, ocorre maior flexão do punho com a extensão dos dedos do que com os dedos em flexão, porque os tendões extensores não estão maximamente alongados. Assim, durante o exame, o fisioterapeuta deve manter todas as articulações em uma posição consistente (em geral neutra), com exceção da que está sendo medida (Fig. 16-29). Além disso, deve identificar a posição da articulação do punho e dos dedos quando medir a força dos músculos relacionados.

Disfunção somática do punho é indicada por movimento restrito para fora.

Espalmar e dobrar a mão é executado palpando-se a superfície palmar do pisiforme, do escafoide, do hamato e do trapézio com os dedos indicador e médio, e a superfície dorsal do capitato com os polegares, enquanto a mão é alternadamente espalmada e dobrada (Figs. 16-30A e B). Durante esses movimentos, o fisioterapeuta observa a quantidade e a qualidade das rotações conjuntas. A ausência de rotações conjuntas indica disfunção intercarpal.

A articulação não envolvida deve sempre ser examinada primeiro. Isso permite a determinação da função normal, acalma a ansiedade do paciente e permite uma comparação verdadeira da função.[4] Durante a palpação, o profissional deve estar alerta para qualquer espessamento sobre os tendões, sensibilidade ou áreas de flutuação.[4] Durante os testes ativo e pas-

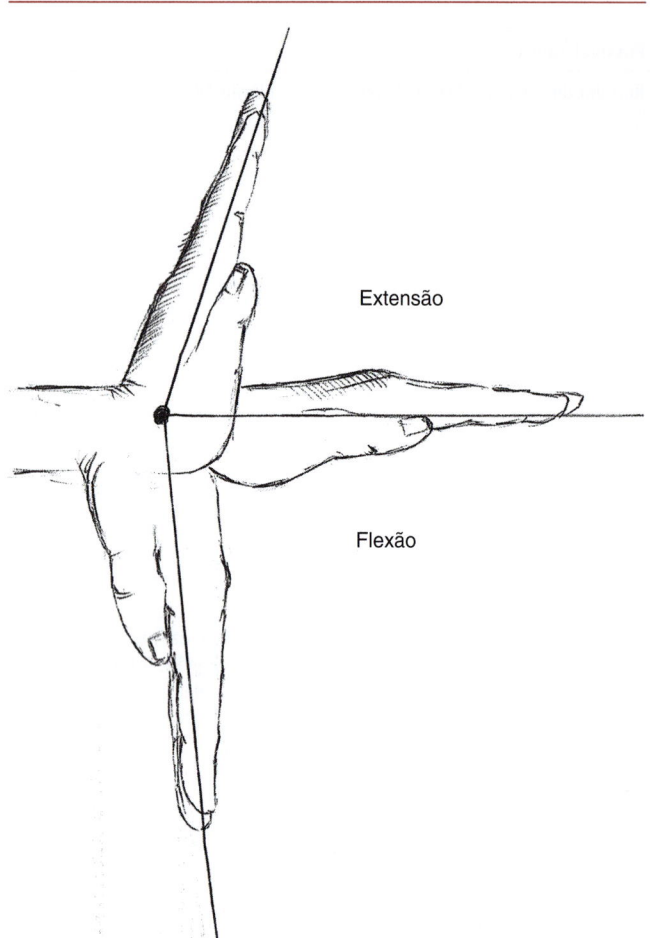

FIGURA 16-26 Flexão e extensão do punho.

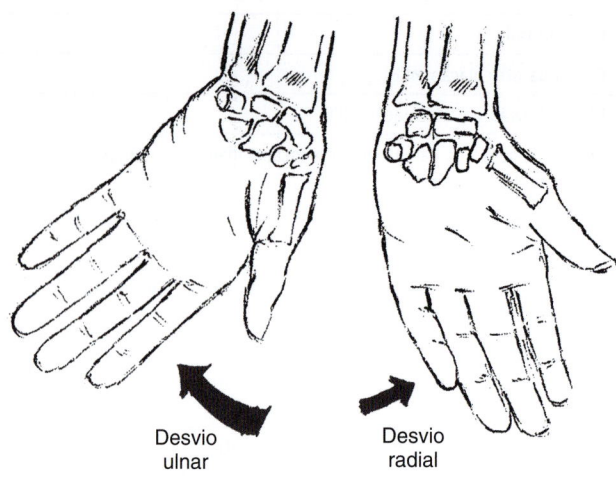

FIGURA 16-27 Desvio radial e ulnar.

sivo, a presença de crepitação deve ser determinada. Possível crepitação com movimento pode indicar uma sinovite ou vaginite da bainha do tendão.

> **Curiosidade Clínica**
>
> A crepitação em geral acompanha a tendinite aguda.

Punho
A pronação ▶ *vídeo* e a supinação ▶ *vídeo* do punho no antebraço testa provisoriamente o CTFC e as articulações radioulnares proximal e distal. A pronação-supinação forçada total sem evocar dor elimina a ARUD e o CTFC como fontes potenciais de queixas.[2]

Flexão ▶ *vídeo*, extensão ▶ *vídeo*, desvio ulnar ▶ *vídeo* e desvio radial ▶ *vídeo* do punho são avaliados. De acordo com Watson e Weinzweig,[2] qualquer perda de flexão passiva do punho é sinal de patologia carpal orgânica subjacente.

Se os movimentos de plano simples não provocam sintomas, os movimentos combinados podem ser usados. Estes incluem extensão do punho com desvio ulnar e radial e flexão do punho com desvio ulnar e radial.

Polegar
Os seguintes movimentos são testados em vários graus de flexão e extensão do punho:

▶ Abdução ▶ *vídeo*, adução ▶ *vídeo*, flexão ▶ *vídeo*, extensão ▶ *vídeo* e oposição da primeira articulação CMC (Fig. 16-31). Durante a oposição, o fisioterapeuta observa o componente de rotação conjunta do movimento.

▶ Flexão ▶ *vídeo* e extensão (Fig. 16-32) da primeira articulação MCF e flexão ▶ *vídeo* e extensão da IF (Fig. 16-33).

Dedos
Nunca deve ser presumido que a falta de flexão ou extensão ativa total da IFP é meramente secundária à dor ou à fusão articular, pois a ruptura fechada do deslize médio do capuz do extensor é facilmente confundida, inclusive, com a aparência de uma deformidade em botoeira.[21] O movimento ativo total dos dedos é a soma de todos os ângulos formados pelas articulações MCF, IFP

TABELA 16-9 Normas da amplitude de movimento ativo para o antebraço, o punho e a mão

Movimento	Graus
Pronação do antebraço	85-90
Supinação do antebraço	85-90
Desvio radial	15
Desvio ulnar	30-45
Flexão do punho	80-90
Extensão do punho	70-90
Flexão dos dedos	MCF: 85-90; IFP: 100-115; IFD: 80-90
Extensão dos dedos	MCF: 30-45; IFP: 0; IFD: 20
Abdução dos dedos	20-30
Adução dos dedos	0
Flexão do polegar	CMC: 45-50; MCF: 50-55; IF: 85-90
Extensão do polegar	MCF: 0; IF: 0-5
Adução do polegar	30
Abdução do polegar	60-70

CMC, carpometacarpal; IFD, interfalângica distal; IF, interfalângica; MCF, metacarpofalângica; IFP, interfalângica proximal.

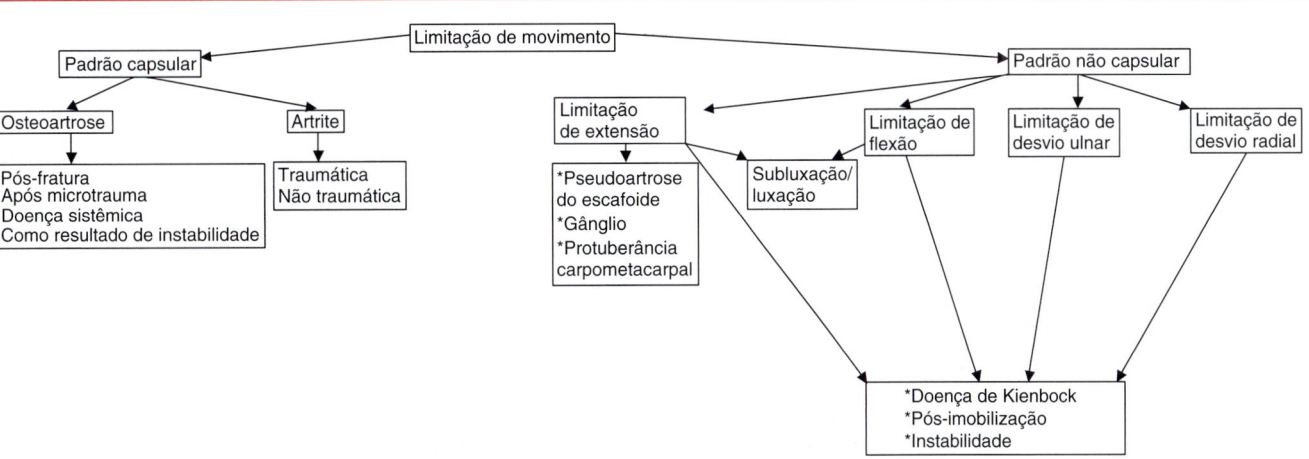

FIGURA 16-28 Algoritmo de exame na presença de perda de movimento e/ou dor no punho ou na mão.

e IFD em flexão ativa máxima simultânea, menos a deficiência de extensão total nessas articulações (incluindo hiperextensão nas articulações IF) em extensão ativa máxima.

Um valor normal para a ADMA total na ausência do dedo contralateral normal para comparação é de 260° com 85° de flexão MCF, 110° de movimento IFP 🎥 *vídeo* e 65° de movimento IFD 🎥 *vídeo*.[73]

A comparação entre movimento ativo e passivo indica a eficiência da excursão do flexor e do extensor e/ou o grau de força muscular dentro da ADMP disponível.[73] Instâncias de movimento passivo maior do que o ativo indicam deslizamento limitado do tendão devido à aderência às estruturas circundantes ou alongamento relativo do tendão causado por lesão ou cirurgia, fraqueza ou dor.[73]

Pela diversidade de articulações e músculos multiarticulares encontrados na mão, o fisioterapeuta pode precisar diferenciar entre as variadas estruturas de modo a determinar a causa de uma restrição de movimento. As estruturas do tecido mole que contribuem para a restrição do movimento incluem:[73]

▶ *Intrínsecos da mão.* O teste de Bunnell-Littler é usado para determinar se a restrição da flexão da IFP decorre de rigidez dos músculos intrínsecos ou de uma restrição da cápsula da articulação MCF, a qual é presa pelo fisioterapeuta em poucos graus de extensão com uma das mãos, enquanto a outra tenta flexionar a articulação IFP. Se a articulação não flexionar, deve-se suspeitar de rigidez dos intrínsecos ou de contração capsular da articulação.[74] A partir dessa posição, o fisioterapeuta flexiona ligeiramente a articulação MCF, relaxando, desse modo, os intrínsecos, e tenta flexionar a articulação IFP. Se a articulação puder agora flexionar, os intrínsecos estão rígidos. Se ainda não puder fazê-lo, a restrição é provavelmente causada pela contração capsular da articulação. Esse teste é também chamado de teste intrínseco-*plus*.[20]

▶ *Ligamento retinacular oblíquo (de Landsmeer).* O teste de Haines-Zancolli é usado para determinar se a restrição à flexão nas articulações IFPs é causada pela restrição da cápsula da articulação IFP ou por rigidez do ligamento retinacular oblíquo. O teste para contratura desse ligamento é igual ao de Bunnell-Littler, apenas nas articulações IFP e IFD. O examinador posiciona e segura a articulação IFP em posição neutra com uma das mãos e tenta flexionar a articulação IFD com a outra. Se nenhuma flexão for possível, isso pode ser devido ao ligamento retinacular tenso ou à contração capsular. A articulação IFP é então levemente flexionada para relaxar o ligamento retinacular. Se a IFD agora flexionar, a restrição é causada pela rigidez no ligamento retinacular. Se não flexionar, então a restrição deve-se a contração capsular.

▶ *Tendões flexores e extensores extrínsecos.* A aderência dos flexores extrínsecos é testada mantendo-se de forma passiva os dedos e o polegar em extensão total enquanto o punho é estendido passivamente. Na presença de rigidez, a tensão cada vez maior que se desenvolve no flexor enquanto o punho é estendido de modo

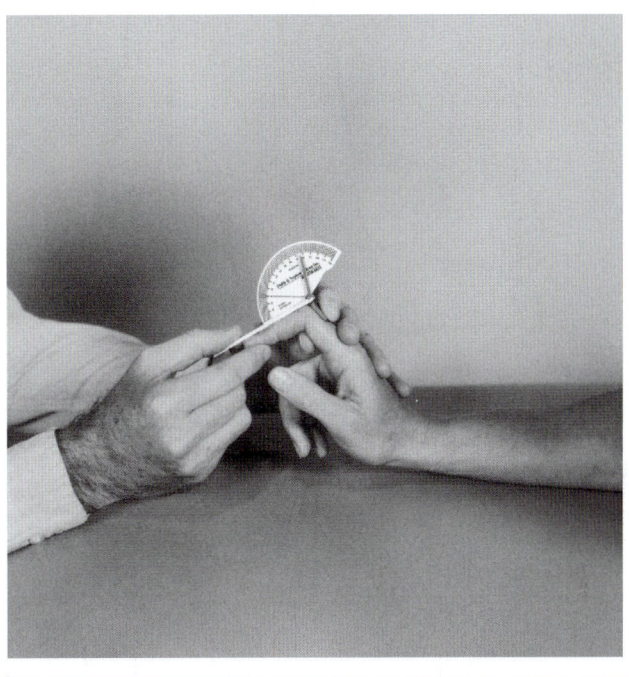

FIGURA 16-29 Medição goniométrica da articulação interfalângica proximal.

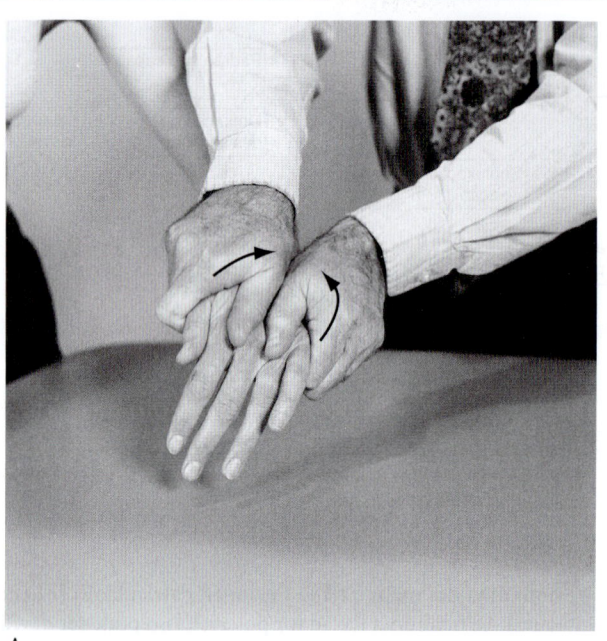
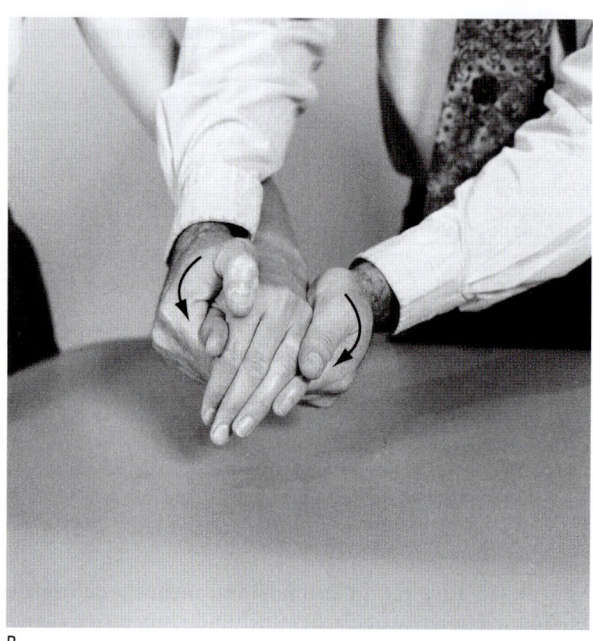

FIGURA 16-30 (A) Espalmar a mão. (B) Dobrar a mão.

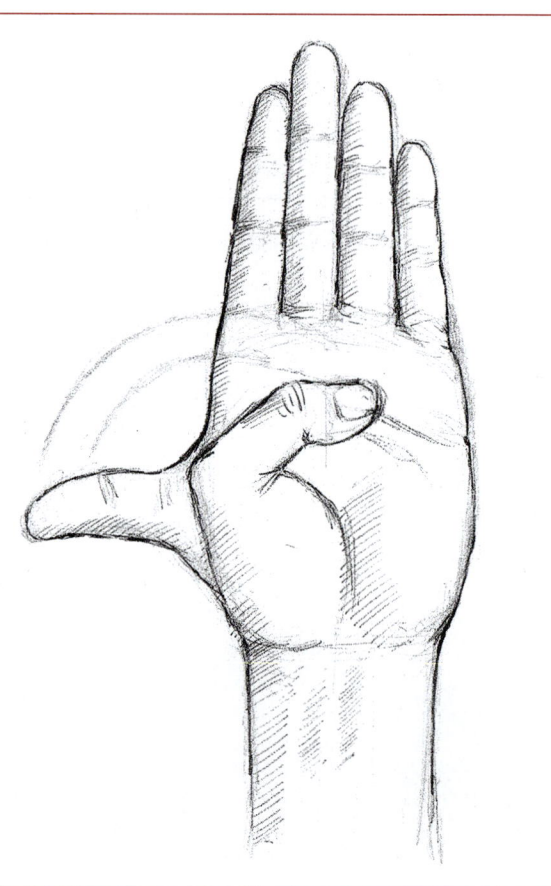
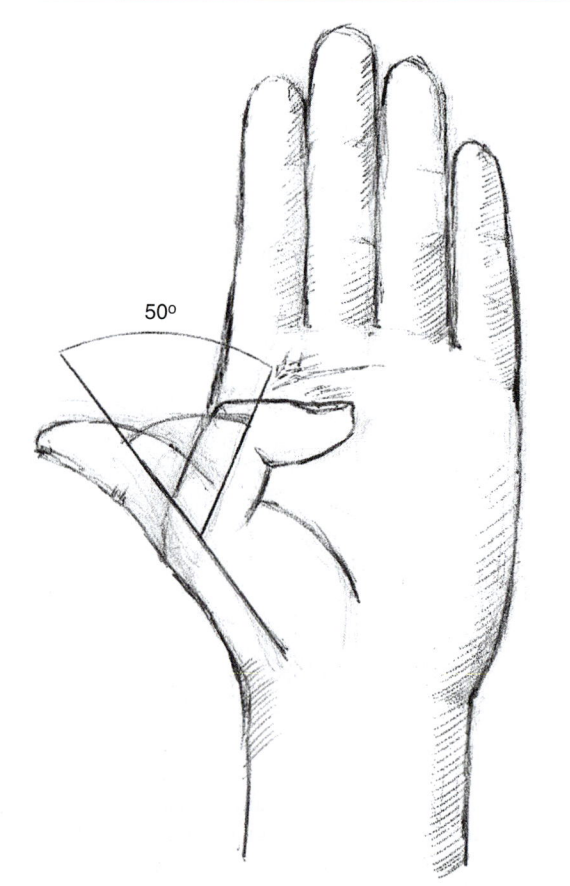

FIGURA 16-31 Oposição do polegar.

FIGURA 16-32 Flexão e extensão da primeira articulação metacarpofalângica.

CAPÍTULO 16 • O ANTEBRAÇO, O PUNHO E A MÃO

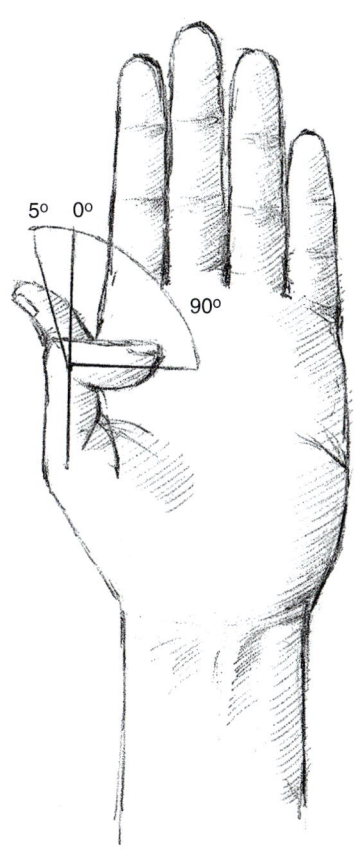

FIGURA 16-33 Flexão e extensão da primeira articulação interfalângica.

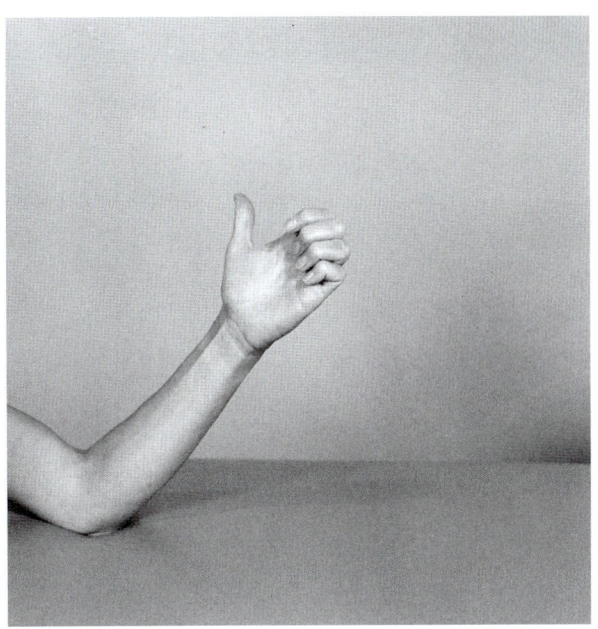

FIGURA 16-34 Mão cerrada em gancho.

Palpação e testes provocadores de dor

A palpação e os testes provocadores de dor são componentes integrais do exame físico, pois ajudam a definir as áreas de sensibilidade ao se palpar de forma sistemática a anatomia óssea e o tecido mole, enquanto a capacidade dessas estruturas é testada para suportar estresse.

passivo puxa os dedos em flexão. A aderência dos tendões extensores é simplesmente o processo inverso. Os dedos são mantidos de forma passiva em flexão total enquanto o punho é flexionado do mesmo modo. Se a tensão que puxa os dedos em extensão é detectada pelas mãos do fisioterapeuta enquanto o punho é trazido em flexão, há rigidez do extensor extrínseco.

Triagem funcional

Uma série de movimentos é usada para avaliar rapidamente a função da mão, incluindo:

1. Oposição do polegar e do dedo mínimo.
2. Mobilidade dos coxins e dos outros dedos para o coxim do polegar. A maioria das atividades funcionais da mão requer, no mínimo, 5 cm de abertura dos dedos e do polegar.[75]
3. A capacidade de cerrar a mão de três maneiras diferentes:
   a. Mão cerrada em gancho (colocando as pontas dos dedos nas articulações MCF) (Fig. 16-34).
   b. Mão cerrada-padrão (Fig. 16-35).
   c. Mão cerrada reta (colocando as pontas dos dedos nas eminências tenar e hipotenar) (Fig. 16-36). A capacidade de flexionar os dedos para dentro de 1 a 2 cm da crista palmar distal é a indicação de amplitude de movimento funcional para muitas atividades da mão.[75]

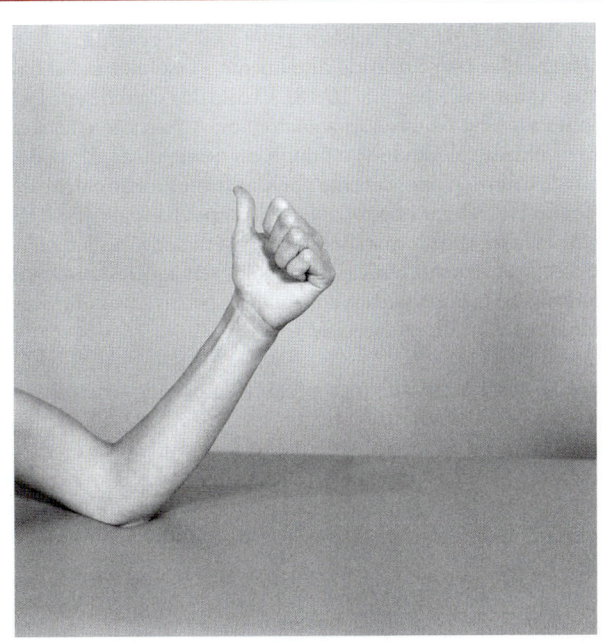

FIGURA 16-35 Mão cerrada-padrão.

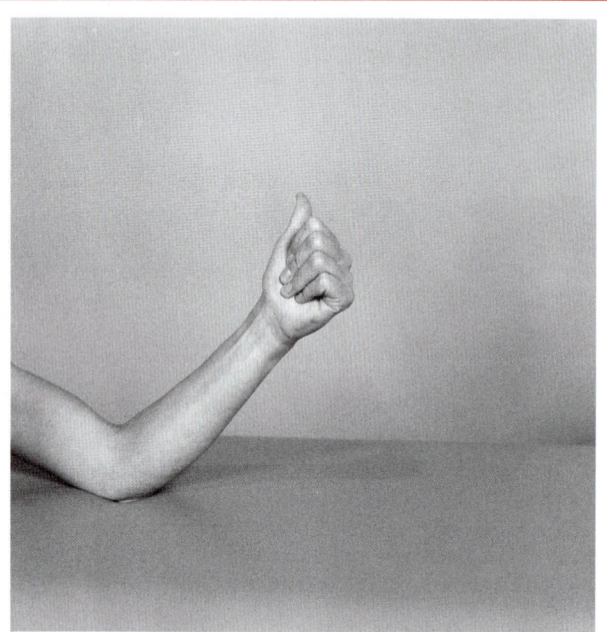

FIGURA 16-36 Mão cerrada reta.

Palpação. A palpação dos seguintes músculos, tendões, inserções, ligamentos, cápsulas e ossos deve ocorrer como indicado e ser comparada com o lado não envolvido.

Processo estiloide radial. O processo estiloide radial (Fig. 16-37) é maior e mais arredondado do que o ulnar. Ele é melhor palpado no ponto mais proximal da tabaqueira anatômica (ver adiante), durante a abdução radial do polegar. Com o desvio radial simultâneo do punho, a proeminência torna-se visível. A sensibilidade sobre o estiloide, em especial com desvio radial, indica contusão, fratura ou artrite radioescafoide.[76]

Escafoide. Esse osso é palpado distalmente ao estiloide radial na tabaqueira anatômica (ver Fig. 16-18). O colo do escafoide está localizado no assoalho da tabaqueira anatômica. A palpação é feita com mais facilidade colocando-se o punho em desvio ulnar. Ele pode ser segurado e movido passivamente por uma firme pressão entre o dedo indicador e o polegar opostos aplicada à superfície palmar e à tabaqueira anatômica de forma simultânea. Na maioria dos indivíduos, esse osso é suavemente sensível à palpação, mas aqueles com fratura, pseudoartrose ou instabilidade do escafoide sentem desconforto acentuado (ver seção "Testes especiais").[2,77]

Trapézio. Está localizado logo proximal à base do primeiro osso metacarpal, distal ao escafoide (ver Fig. 16-37). O tubérculo do trapézio situa-se anteriormente na base da eminência tenar. Ele pode tornar-se mais proeminente opondo o polegar ao dedo mínimo e ulnarmente desviando-se o punho. A sensibilidade sobre esse carpal indica artrite escafotrapezial secundária à instabilidade de escafoide.[78]

Articulação carpometacarpal do polegar. Para examinar essa articulação, o fisioterapeuta palpa com cuidado junto à diáfise do metacarpal do polegar abaixo em seu alargamento proximal. Proximal a esse alargamento está uma pequena depressão onde a articulação CMC localiza-se (ver Fig. 16-37). Ao aplicar esforços ulnar e radial diretos à articulação, o profissional pode determinar a estabilidade global da articulação quando comparado com o outro polegar. A sensibilidade nesse local sugere artrite degenerativa.

Tendões do extensor curto do abdutor longo do polegar. Esses tendões compõem o primeiro compartimento extensor do dorso do punho e, juntos, formam a borda radial da tabaqueira anatômica. A proeminência desses tendões é intensificada ao estender e abduzir radialmente o polegar. Sensibilidade sobre eles indica tenossinovite de DeQuervain.

Tubérculo de Lister. É uma pequena proeminência da extremidade dorsal e distal do rádio. É encontrado ao deslizar-se um dedo proximalmente a partir de um ponto entre os dedos indicador e médio (ver Fig. 16-37). Distal ao tubérculo de Lister está a linha da articulação do escafoide e do rádio. Os tendões do ERLC e do ERCC estendem-se radialmente ao tubérculo inserem-se na base do 2º e 3º metacarpais. O tendão do ECD estende-se ulnarmente ao tubérculo de Lister.

Semilunar. Está localizado distal e ulnarmente ao tubérculo de Lister com o punho flexionado e imediatamente proximal ao capitato, alinhado a ele (ver Fig. 16-37). O semilunar móvel pode ser sentido deslizar dorsalmente com a extensão. Ele é o carpal luxado com mais frequência, e a articulação escafossemilunar é a área mais comum para instabilidade carpal. A sinovite escafossemilunar (síndrome do punho dorsal) ou a lesão do ligamento escafossemilunar apresentam sensibilidade ou edema nessa região.[2]

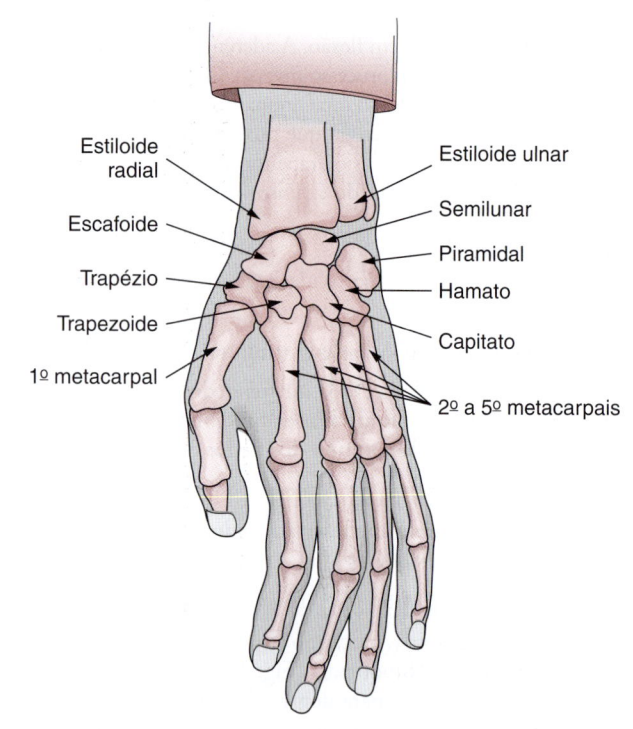

FIGURA 16-37 Palpação dos marcos ósseos.

A sensibilidade específica ao semilunar pode indicar doença de Kienböck ou necrose avascular do semilunar.[79,80]

Capitato. É localizado palpando-se proximalmente sobre a região dorsal do terceiro metacarpal até que uma pequena depressão seja observada. Enquanto se palpa essa depressão, com o punho flexionado, o fisioterapeuta deve sentir o capitato, o osso central do carpo, mover-se dorsalmente. A sensibilidade nessa depressão indica instabilidade escafossemilunar ou semilunopiramidal ou doença articular degenerativa capitossemilunar.

Segundo e terceiro metacarpais. A base do 2º e do 3º metacarpal e as articulações CMCs são localizadas ao palpar-se proximalmente junto às superfícies dorsais do indicador e dos metacarpais longos em suas respectivas bases (ver Fig. 16-37).[67] Uma proeminência óssea encontrada na base do 2º ou do 3º metacarpal pode ser uma protuberância carpal, uma variação encontrada em algumas pessoas, causada por mudanças hipertróficas de origem traumática.[67]

Cabeça da ulna e processo estiloide. A cabeça da ulna forma uma proeminência arredondada da porção ulnar do punho, que é facilmente palpada com o antebraço em pronação (ver Fig. 16-37).[67] O processo estiloide ulnar é distal à cabeça da ulna, sendo melhor localizado com o antebraço em supinação.

Complexo do triângulo fibrocartilagíneo. Está localizado distalmente ao estiloide ulnar e próximo ao piramidal (ver Fig. 16-3). Sensibilidade sobre essa estrutura indica lesão no CTFC.[4]

Hamato. O hâmulo do hamato é palpado distal e radialmente (na direção do espaço entre os dedos do polegar) ao pisiforme na região palmar (ver Fig. 16-37). Sua localização pode ser feita com mais facilidade se o fisioterapeuta colocar o meio da falange distal do polegar no pisiforme, com o polegar apontando para a direção entre o espaço interdigital e os dedos indicador e longo. O fisioterapeuta flexiona a articulação IF do polegar e pressiona para a eminência hipotenar para sentir o hâmulo firme. Este é lateralmente côncavo, e a divisão superficial do nervo ulnar pode estar envolvida sobre ele. A sensibilidade sobre esse carpal é comum e, assim, deve-se comparar os achados com o outro lado. A sensibilidade acentuada pode indicar fratura do hamato, em especial se associada à lesão QSME ou golpe no ar com raquete ou bastão.[81]

Piramidal. Esse osso é localizado desviando-se radialmente o punho enquanto se palpa distalmente o estiloide ulnar (ver Fig. 16-37). Com o desvio ulnar, o piramidal articula-se com o CTFC, que funciona como um tampão entre o estiloide e o piramidal. Sensibilidade e edema na região do hamatopiramidal costumam estar presentes com instabilidade mediocarpal, que ocorre quando o ligamento piramidal-hamato-capitato está rompido ou distendido.[82]

Pisiforme. O pisiforme está localizado sobre o aspecto flexor da palma, no topo do piramidal, na prega distal (ver Fig. 16-38). A sensibilidade dessa estrutura pode indicar artrite pisopiramidal ou inflamação do tendão do flexor ulnar do carpo.[4]

Túnel de Guyon. Localiza-se no espaço entre o hamato e o pisiforme.[6]

Túnel do carpo. A prega distal do punho marca a borda proximal do túnel do carpo, cujos limites são:

▶ Radial: tubérculo do escafoide palmar e trapézio.
▶ Ulnar: pisiforme e hamato.
▶ Dorsal: ossos carpais.
▶ Palmar: ligamento carpal transverso.
▶ Proximal: fáscia antebraquial palmar.
▶ Distal: borda distal do retináculo no nível CMC, FRC e tubérculo do escafoide.

Retináculo flexor. Transforma o arco carpal em túnel do carpo. Ele é lateralmente inserido no tubérculo do escafoide e no tubérculo do trapézio e insere-se medialmente ao pisiforme e ao hâmulo do hamato. Sua borda proximal está na prega distal do punho.

Articulações intefalângicas proximais. A palpação da articulação IFP oferece uma importante informação. Se ocorrer nos quatro planos (dorsal, palmar, medial e lateral), permite a avaliação do

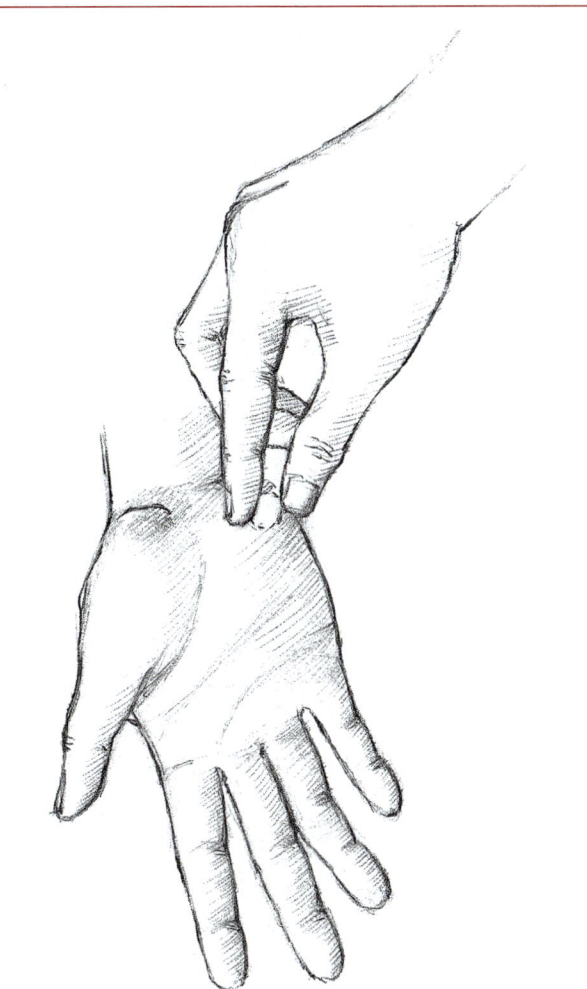

FIGURA 16-38 Palpação do pisiforme.

ponto de sensibilidade sobre as origens e inserções ligamentares, que é altamente sugestivo de ruptura do tecido mole subjacente.[21] Em casos nos quais a articulação está bastante edemaciada e sensível, essa parte do exame pode fornecer uma informação precisa mesmo vários dias após a lesão.[21]

Testes de provocação de dor
Teste de rechaço radioulnar. É usado para avaliar instabilidade na ARUD. O cotovelo do paciente é flexionado e o fisioterapeuta utiliza o polegar e o dedo indicador para estabilizar o rádio radialmente e a cabeça da ulna no sentido ulnar (Fig. 16-39). Estresse é aplicado em direção palmar-dorsal. Normalmente, não há movimento na direção palmar ou dorsal na supinação ou pronação máxima. Dor ou mobilidade aumentada com esse teste é sugestivo de instabilidade radioulnar.

Dor com flexão do punho. Para determinar se a flexão dolorosa do punho é causada por um problema entre o escafoide e o rádio, ou entre o escafoide e o trapézio e trapezoide, o punho é colocado em flexão total, com a superfície dorsal da mão repousando na mesa de tratamento. O fisioterapeuta pressiona sobre o escafoide e o segundo metacarpal em direção dorsal. Um aumento na dor com essa manobra indica problema na articulação radioescafoide.

Se não há aumento na dor, o punho é colocado em posição neutra em relação à flexão e à extensão. O fisioterapeuta estabiliza o trapézio e o trapezoide e pressiona o escafoide dorsalmente. O aumento na dor com essa manobra sugere problema na articulação do trapézio/trapezoide-escafoide.

Para determinar se a flexão dolorosa do punho decorre de um problema entre o capitato e o semilunar, ou o semilunar e o rádio, o punho é colocado em flexão total. O fisioterapeuta pressiona o semilunar em direção palmar. O aumento na dor com essa manobra indica problema na articulação capitatossemilunar. Se não aumentar, o punho é colocado em flexão total, e o profissional pressiona o semilunar em direção dorsal. O aumento na dor com essa manobra sugere problema na articulação radiossemilunar. A diminuição na dor indica problema na articulação capitatossemilunar.

Dor com extensão do punho. Para determinar se a dor com a extensão do punho é causada por um problema entre o escafoide e o rádio, ou entre o escafoide e o trapézio/trapezoide, o punho é posicionado em extensão total com a palma posicionada sobre a mesa. O fisioterapeuta pressiona sobre o rádio em direção palmar, aumentando, assim, a quantidade de extensão no punho. O aumento na dor com essa manobra indica problema na articulação radioescafoide. Se não agravar a dor, o punho é posicionado como antes e, então, examinador pressiona sobre o rádio em direção dorsal. O alívio na dor sugere problema na articulação radioescafoide, e o aumento pode significar lesão na articulação escafoide e trapézio/trapezoide.

Isso é confirmado ao colocar o punho em extensão total e pressionar sobre o escafoide em direção dorsal. Um alívio na dor com essa manobra indica problema entre o escafoide e o rádio, enquanto aumento da mesma sugere problema entre o escafoide e o trapézio/trapezoide.

O fisioterapeuta fixa o escafoide e pressiona o trapézio/trapezoide em direção palmar. A redução na dor indica problema na articulação escafoide-trapézio/trapezoide. Se a dor permanecer inalterada, o problema provavelmente estará na articulação radioescafoide. Para confirmar a hipótese, o escafoide pode ser pressionado em direção palmar enquanto o punho é mantido em extensão total. Isso deve aumentar a dor se a hipótese estiver correta.

Para determinar se a dor decorre de um problema entre o capitato e o semilunar ou entre o semilunar e o rádio, o punho é posicionado em extensão total, com a palma sobre a mesa. O fisioterapeuta pressiona sobre o rádio em direção palmar. O aumento na dor com essa manobra indica problema na articulação capitatossemilunar.

Se a dor aumenta pressionando-se o semilunar e o capitato em direção palmar, isso indica lesão na articulação radiossemilunar.

Se fixar o semilunar e pressionar o capitato em direção palmar (um movimento relativo do semilunar dorsalmente em relação ao capitato) aumenta a dor, o problema provavelmente é na articulação capitatossemilunar.

Teste de desgaste carpometacarpal do polegar. Esse teste é usado para avaliar a integridade da articulação CMC do polegar ao manter axialmente o metacarpal do polegar dentro do trapézio.[9,83] O fisioterapeuta segura o metacarpal usando os dedos polegar e indicador de uma das mãos e a região proximal da articulação CMC do polegar com a outra. Uma força compressiva axial, combinada com rotação, é aplicada à articulação. A reprodução da dor e a crepitação demonstram resultado positivo para artrose e sinovite.

Teste de Lichtman. O teste de Lichtman é provocativo para instabilidade mediocarpal.[9] O antebraço do paciente é colocado em pronação e a mão é mantida relaxada e sustentada pelo fisioterapeuta. Este move suavemente a mão do paciente do desvio radial para o ulnar enquanto comprime o punho dentro do rádio. O resultado é positivo quando a fila mediocarpal parece saltar ou estalar de uma posição palmarmente subluxada para a altura da fila proximal.[9]

Teste de Linscheid. É usado para detectar lesão ou instabilidade ligamentar da 2ª e da 3ª articulações CMCs. Ele é executado sustentando-se as diáfises metacarpais e pressionando-se distalmente as cabeças metacarpais em direção palmar (Fig. 16-40) e dorsal.[67] O resultado positivo produz dor localizada nas articulações CMC.[84]

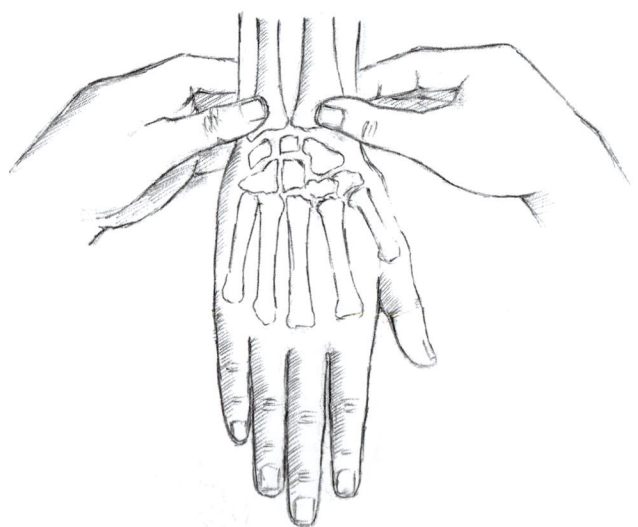

FIGURA 16-39 Teste do rechaço radioulnar.

lhados em direção palmar e depois dorsal.² A lassidão e a reprodução da dor do paciente são sinais positivos para o teste.⁹

Teste de Watson (deslocamento escafoide) para instabilidade carpal. Como o escafoide é essencial na coordenação e na estabilização dos movimentos entre as fileiras proximal e distal dos carpais, o dano aos ligamentos intrínseco e extrínseco, que sustentam o escafoide, podem resultar em dor persistente e disfunção com atividades de carga.⁷⁸,⁸⁵,⁸⁶

A manobra de deslocamento do escafoide examina a estabilidade dinâmica do punho, em particular a integridade do ligamento escafossemilunar.⁷⁸

O paciente é posicionado com o cotovelo repousando em seu colo em cerca de 90° de flexão. O antebraço está ligeiramente pronado, e o punho desviado em direção ulnar. O fisioterapeuta estabiliza o tubérculo escafoide com o polegar, e a região dorsal do escafoide com o dedo indicador (Fig. 16-42). Quando o punho é passivamente trazido em desvio radial, a flexão normal da fileira proximal força o tubérculo do escafoide para uma direção palmar (para o polegar do examinador). Este tenta evitar o movimento palmar do escafoide. Quando o mesmo está instável, seu pólo proximal é forçado a subluxar dorsalmente (Fig. 16-43).⁹ Dor no punho dorsal ou um estalido sugerem instabilidade.¹⁸,²⁶ Os resultados são comparados com os da outra mão.

Os resultados devem ser usados com cuidado, pois o teste pode ser positivo em até um terço das pessoas sem lesões,⁸⁵ e foi considerado como tendo sensibilidade de 69% e especificidade entre 64 e 68%.⁸⁷⁻⁹¹

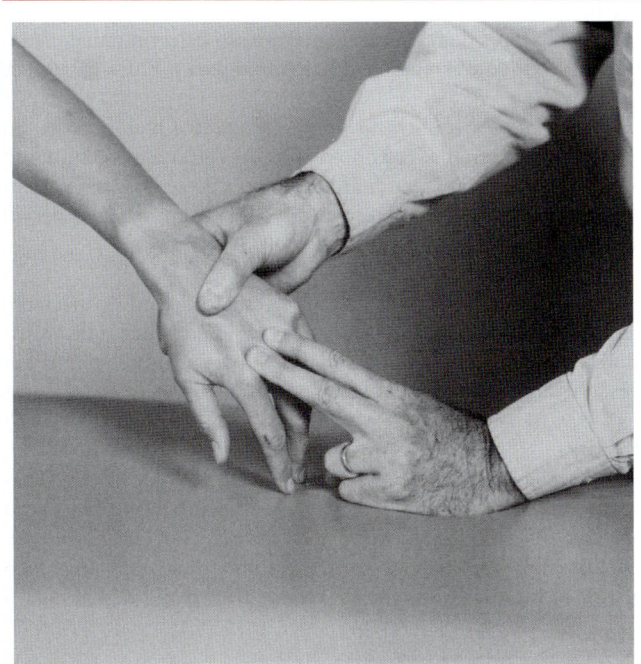

FIGURA 16-40 Teste de Linscheid.

Testes de provocação escafossemilunar
Teste de cisalhamento (rechaço) escafossemilunar. O paciente é posicionado sentado com seu antebraço em pronação. Com uma das mãos, o fisioterapeuta coloca o dedo indicador sobre a tuberosidade escafoide e o polegar sobre a região dorsal do escafoide (Fig. 16-41). Com a outra, segura o semilunar entre os dedos polegar e indicador. O semilunar e o escafoide são, então, cisa-

Teste de extensão dos dedos. Esse teste é usado para demonstrar a síndrome do punho dorsal, uma sinovite escafossemilunar localizada.⁷⁸ O fisioterapeuta instrui o paciente a flexionar completamente o punho, e depois estender de forma ativa os dedos nas articulações IF e MCF. O fisioterapeuta aplica, então, pressão sobre os dedos para flexão nas articulações MCFs, enquanto o paciente continua a estender de maneira ativa (Fig. 16-44). O resultado positivo ocorre quando há produção de dor dorsal central no punho e indica a possibilidade de doença de Kienböck, instabilidade carpal, degeneração articular ou sinovite (ver seção "Estratégias de intervenção").⁹

Teste de força
Os testes isométricos são executados na amplitude extrema e, se positivos, na amplitude neutra. Eles devem incluir os interósseos e os lumbricais. Os movimentos no plano reto de flexão, exten-

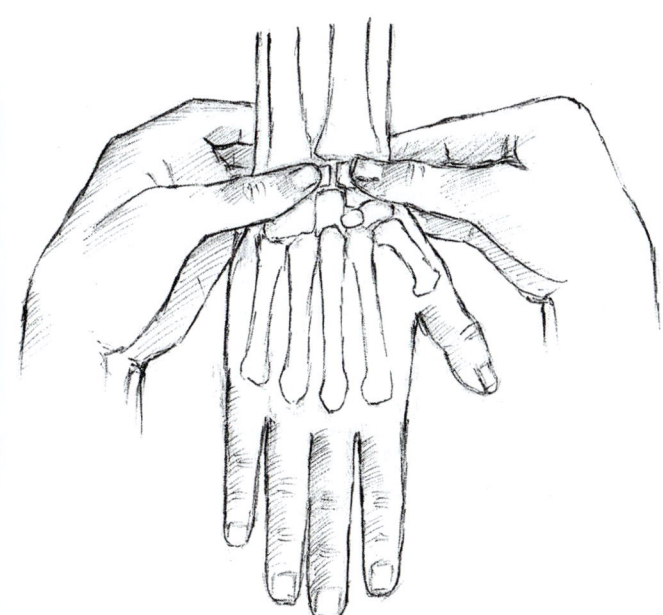

FIGURA 16-41 Teste de cisalhamento escafossemilunar.

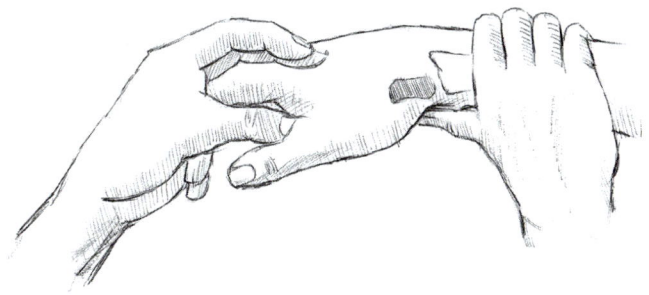

FIGURA 16-42 Teste de Watson.

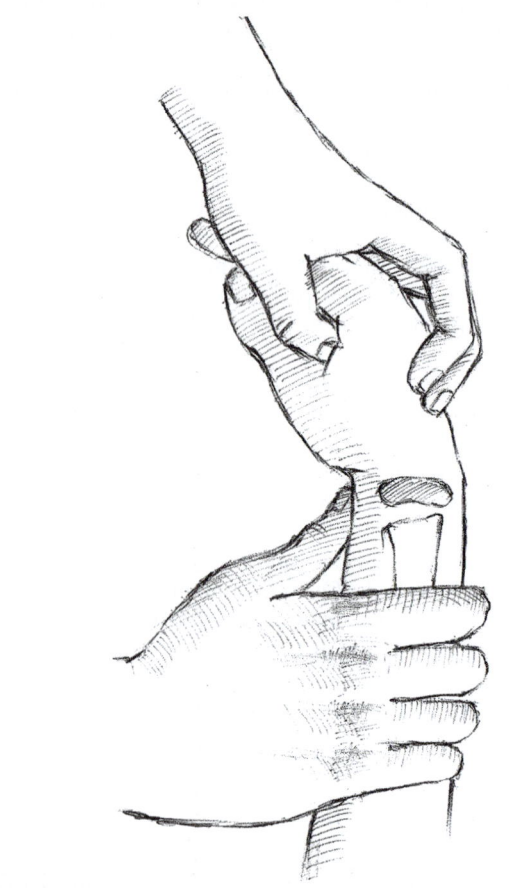

FIGURA 16-43 Teste de Watson mostrando o escafoide subluxado dorsalmente.

são e desvio ulnar e radial do punho são testados primeiro. A dor provocada por qualquer um desses testes requer um exame mais minucioso de músculos específicos. O fisioterapeuta deve ser capaz de ampliar as colocações da mão para esses testes ao observar a anatomia dos músculos a partir das figuras.

Punho
Flexor ulnar do carpo/flexor radial do carpo. Durante o teste desses músculos, a substituição pelos flexores dos dedos deve ser evita-da, não deixando o paciente cerrar o punho. O fisioterapeuta aplica uma força de resistência em extensão e desvio radial para o FUC 🎬 *vídeo* e extensão e desvio ulnar para o FRC 🎬 *vídeo*.

Extensor radial longo/curto do carpo. 🎬 *vídeo* Qualquer ação do ECD deve ser evitada, fazendo o paciente cerrar a mão enquanto o estende. O fisioterapeuta aplica a força de resistência sobre o dorso do 2º e do 3º metacarpal, direcionada em flexão e desvio ulnar.

Extensor ulnar do carpo. O EUC é testado fazendo o paciente cerrar a mão em extensão, enquanto o fisioterapeuta aplica resistência sobre o dorso ulnar da mão, com a força direcionada em flexão e desvio radial 🎬 *vídeo*.

Polegar
Abdutor longo/curto do polegar. O antebraço é colocado em posição intermediária entre supinação e pronação, ou em supinação máxima. As articulações MCF e IF são posicionadas em flexão. Os músculos são testados com abdução palmar do polegar no plano frontal para o longo 🎬 *vídeo* e no plano sagital para o curto 🎬 *vídeo*.

Oponente do polegar. O antebraço é posicionado em supinação e a região dorsal da mão repousa sobre a mesa. O paciente é solicitado a tocar o coxim do polegar e do dedo mínimo. Usando uma das mãos, o fisioterapeuta estabiliza o 1º e o 5º metacarpal e a palma da mão. Com a outra, aplica uma força para a extremidade distal do primeiro metacarpal na direção de oposição (retroposição) 🎬 *vídeo*.

Flexor longo/curto do polegar. O antebraço é posicionado em supinação e sustentado pela mesa, e a mão é posicionada de modo que a região dorsal repouse sobre ela. O polegar é aduzido. O longo é testado pela resistência aplicada à falange distal 🎬 *vídeo*, enquanto ambas as cabeças do curto são testadas pela resistência aplicada à falange proximal 🎬 *vídeo*.

Adutor do polegar. Esse músculo é testado fazendo o paciente segurar um pedaço de papel entre o polegar e a região radial da falange proximal do dedo indicador, enquanto o fisioterapeuta tenta removê-lo. Se estiver fraca ou não funcional, a articulação IF do polegar flexiona durante a manobra devido à substituição pelo FPD (sinal de Froment). Alternativamente, o músculo pode ser testado manualmente 🎬 *vídeo*

Extensor longo/curto do polegar. Ambos os músculos podem ser testados com as mãos do paciente planas sobre a mesa, palmas para baixo, erguendo apenas o polegar da mesa. Como forma alternativa, ambos podem ser testados de forma manual. Para testar cada um individualmente, a resistência é aplicada à região dorsal da falange distal para o ELP, enquanto se estabiliza a falange proximal e metacarpal 🎬 *vídeo*, e à região dorsal da falange proximal para o ECP, enquanto o primeiro metacarpal é mantido estabilizado 🎬 *vídeo*.

Intrínsecos
Lumbricais. Os quatro lumbricais são testados ao aplicar-se resistência na superfície dorsal das falanges média e distal, enquanto é estabilizada a falange proximal do dedo que está sendo testado.

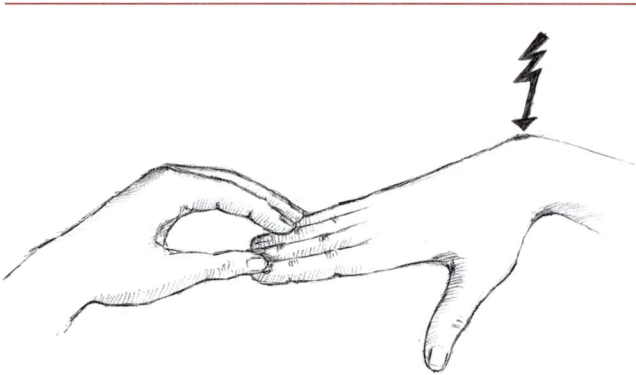

FIGURA 16-44 Teste de extensão dos dedos.

Interósseo palmar. Os interósseos palmar e dorsal atuam com os lumbricais para atingir a flexão MCF acoplada com a extensão IFP e IFD. Os três interósseos palmares aduzem também o 2º, o 4º e o 5º dedo à linha média. A resistência é aplicada pelo fisioterapeuta na região radial da extremidade distal da falange do 2º, do 4º e do 5º dedo, após estabilizar a mão e os dedos que não foram testados *vídeo*.

Interósseo dorsal/abdutor do dedo mínimo. Os quatro interósseos dorsais abduzem o 2º, o 3º e o 4º dedo a partir da linha média. O abdutor do dedo mínimo abduz o quinto dedo da linha média.

Os músculos intrínsecos são testados no plano frontal para evitar a substituição pelos flexores e extensores extrínsecos. A resistência é aplicada pelo fisioterapeuta para a região ulnar da extremidade distal da falange proximal de cada um dos quatro dedos, primeiramente estabilizando a mão e os dedos que não estão sendo testados *vídeo*.

Dedos

Flexor profundo dos dedos. Esse músculo é testado com a flexão IFD de cada dedo, enquanto as articulações MCF e IFP são estabilizadas em extensão e o punho em posição neutra *vídeo*. Devido à variabilidade da inervação para esse grupo muscular, cada um dos dedos pode ser testado para determinar se a lesão no nervo periférico está presente. O dedo indicador é suprido pelo nervo interósseo anterior, o dedo médio pelo ramo principal do nervo mediano, e os dedos anular e mínimo pelo nervo ulnar.

Flexor superficial dos dedos. Existe, normalmente, uma unidade musculotendínea para cada dedo; contudo, a ausência do FSD no dedo mínimo é comum. O fisioterapeuta deve apenas permitir que o dedo a ser testado flexione bloqueando firmemente todas as articulações dos dedos não testados, com o punho neutro *vídeo*.

Extensor dos dedos/extensor do indicador. Existe apenas um ventre muscular para esta unidade de quatro tendões. Esses três músculos são os únicos extensores da articulação MCF. Com o punho em posição neutra, a força é testada com os metacarpais em extensão e as articulações IFP/IFD flexionadas *vídeo*. O EI pode ser isolado posicionando-se o indicador e a mão na posição "número um" – o dedo indicador em extensão com os outros dedos fechados em punho cerrado. O músculo ED é testado com a resistência da extensão do dedo mínimo com os outros dedos mantidos em punho cerrado.

Para isolar a função dos músculos intrínsecos, o paciente estende ativamente a articulação MCF e depois tenta estender a articulação IFP. Como os tendões dos músculos ED, EI e EDM estão "ancorados" na articulação MCF pela extensão ativa, apenas os músculos intrínsecos podem agora estender a articulação IFP.[17] Para testar a função do tendão extensor terminal, o fisioterapeuta estabiliza a falange média e pede ao paciente para estender a articulação IFP.[11]

Flexor do dedo mínimo. O antebraço é posicionado em supinação. O fisioterapeuta estabiliza o quinto metacarpal e a palma com uma das mãos e aplica resistência à superfície palmar da falange proximal do dedo mínimo com a outra mão *vídeo*.

Oponente do dedo mínimo. O antebraço é posicionado em supinação. O paciente toca o coxim do polegar e do dedo mínimo. Usando uma das mãos, o fisioterapeuta estabiliza o 1º e o 5º metacarpal e a palma. Com a outra mão, aplica uma força na extremidade distal do quinto metacarpal em direção de oposição (retroposição) *vídeo*.

Força de preensão. A força de preensão costuma ser empregada para avaliar a função da mão. Uma série de protocolos usando um dinamômetro hidráulico selado, como o dinamômetro Jamar (Fig. 16-45) (Asimow Engineering Co., Santa Monica, CA), mostraram-se acurados, confiáveis e válidos na medição da força de preensão.[89,90] Esses equipamentos registram a força em libras por polegada quadrada e possuem manivelas ajustáveis para acomodar mãos de qualquer tamanho, ou qualquer mão que possa ter limitação de movimento da articulação do dedo.[91]

Estudos demonstraram que a segunda alça de manuseio do dinamômetro Jamar permite a força de preensão máxima para o paciente.[91,92] A preensão mais ampla usa principalmente os músculos profundos. Se for mais limitada, a excursão dos músculos profundo e superficial é usada por completo, limitando muito o trajeto de sua contribuição para a força geral de preensão.[52,91]

Infelizmente, esses testes não são muito objetivos, pois baseiam-se na sinceridade do esforço do paciente.[93] Assim, uma série de testes foi introduzida na tentativa de ajudar na detecção de esforço artificial:

▶ *Teste de força de preensão de cinco posições.*[52] Esse teste usa o dinamômetro de Jamar, e os cinco tipos de alça medem a força de preensão em cinco larguras diferentes. Em pacientes normais e motivados, a força máxima ocorre na 2ª ou 3ª larguras de preensão. A força máxima registrada na 1ª ou 5ª alça pode ser indicativa de esforço artificial, embora a confiabilidade do teste em cinco posições tenha sido questionada.[92,94]

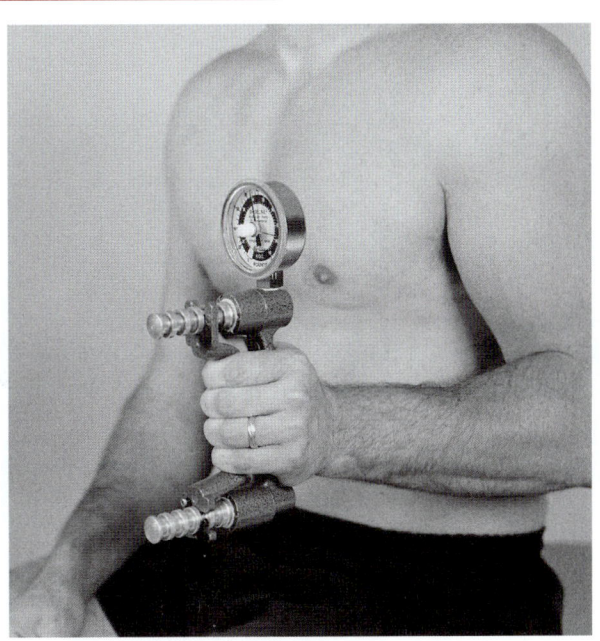

FIGURA 16-45 Medindo a força de preensão.

▶ *Teste de troca rápida de preensão, testes de força de preensão simultâneos rápidos.* O primeiro teste foi desenvolvido por Lister.[95] Ambos usam o dinamômetro de Jamar e comparam a força de preensão máxima durante um teste de força de cinco posições estático, com a força máxima registrada ao segurar repetidamente o dinamômetro em frequência rápida (80 vezes por minuto).[96,97] A medida estática da força de preensão de indivíduos normais e motivados deve ser, em média, 15% maior do que a medida dinâmica, enquanto a medida dinâmica de pacientes que não demonstraram sinceridade do esforço é igual ou maior do que a medida estática inicial.[97] Os testes de força de preensão de troca rápida e simultâneo rápido consomem tempo e, com frequência, são executados com erro no ambiente clínico.[93]

▶ *Teste repetido rápido.* O paciente senta com o seu braço ao lado, o cotovelo em 90° de flexão e o antebraço e punho em posição neutra. O dinamômetro, colocado na segunda alça de manuseio, é sustentado pelo fisioterapeuta, e o paciente segura alternadamente com ambas as mãos em 10 ocasiões, ou até que tenha que parar devido à fadiga ou desconforto. Esse teste foi considerado discriminador não confiável da fraqueza verdadeira e falsa da mão.[93]

É inteligente combinar os resultados de diferentes testes de força de preensão antes de tomar quaisquer decisões.[98]

A avaliação da força da pinça é também usada para avaliar a função da mão, com o uso de um medidor de pinça (Fig. 16-46). Valores médios para a pinça polpa a polpa de cada dedo com o polegar são apresentados na Tabela 16-10.

Avaliação funcional

A *posição funcional* do punho é aquela na qual a função favorável ocorre.[47,99] Ela envolve a sua extensão entre 20 e 35°, desvio ulnar de 10 a 15°, leve flexão de todas as articulações dos dedos, oposição do polegar em amplitude média e leve flexão das articulações MCF e IF do polegar.[47] Nessa posição, que minimiza a ação de restrição dos tendões extensores longos, as polpas dos dedos indicador e polegar estão em contato.

A *amplitude de movimento funcional* para a mão é aquela na qual a mão pode executar a maioria de suas preensões e outras atividades funcionais (Tab. 16-11).

As perdas percentuais da função digital são as seguintes: polegar, 40 a 50%; dedo indicador, 20%; dedo médio, 20%; dedo anular, 10%; dedo mínimo, 5%. A perda na mão representa 90% da extremidade superior e 54% de todo o indivíduo.

A função dos dedos está relacionada com a distribuição nervosa. A flexão e a sensação radiais dos mesmos, importantes nas preensões de precisão, são principalmente controladas pelo nervo mediano, enquanto a flexão e a sensação dos dedos ulnares, importantes para a preensão de força, são controladas pelo nervo ulnar. Os músculos do polegar, usados em todas as formas de preensão, são controlados pelos nervos mediano e ulnar. A liberação de uma preensão ou abertura da mão é controlada pelo nervo radial. A perda da relação entre os dedos polegar e indicador resulta em incapacidade de executar as habilidades motoras finas que envolvem a pinça polpa a polpa, bem como as funções que requerem força.

TABELA 16-10 Força média da pinça de polpa com os dedos separados (100 indivíduos) usando um dinamômetro hidráulico

Dedo	Pinça polpa a polpa (kg)			
	Mão masculina		Mão feminina	
	Maior	Menor	Maior	Menor
II	5,3	4,8	3,6	3,3
III	5,6	5,7	3,8	3,4
IV	3,8	3,6	2,5	2,4
V	2,3	2,2	1,7	1,6

Dados de Hunter J, Schneider LH, Mackin EJ, et al.: Evaluation of impairment of hand function. In: Hunter J, Schneider LH, Mackin EJ, et al., eds. *Rehabilitation of the Hand: Surgery and Therapy.* St Louis: CV Mosby, 1990:115.

TABELA 16-11 Amplitude de movimento funcional da mão e do punho

Amplitude de movimento	Movimento articular funcional (graus)
Flexão do punho	5-40
Extensão do punho	30-40
Desvio radial	10-20
Desvio ulnar	15-20
Flexão MCF	60
Flexão IFP	60
Flexão IFD	40
Flexão MCF do polegar	20

IFD, interfalângica distal; MCF, metacarpofalângica; IFP, interfalângica proximal.
Dados de Blair SJ, McCormick E, Bear-Lehman J, et al.: Evaluation of impairment of the upper extremity. *Clin Orthop* 221:42-58, 1987; Brumfield RH, Champoux JA: A biomechanical study of normal functional wrist motion. *Clin Orthop Relat Res* 187:23-25, 1984; Lamereaux L, Hoffer MM: The effect of wrist deviation on grip and pinch strength. *Clin Orthop* 314:152-155, 1995; Kapandji IA: *The Physiology of the Joints, Upper Limb.* New York: Churchill Livingstone, 1991; Tubiana R, Thomine J-M, Mackin E: *Examination of the Hand and Wrist.* London: Mosby, 1996; Palmer AK, Werner FW, Murphy D, et al.: Functional wrist motion: A biomechanical study. *J Hand Surg* 10A:39-46, 1985; Ryu J, Cooney WP, Askew LJ, et al.: Functional ranges of motion of the wrist joint. *J Hand Surg* 16A:409-420, 1991.

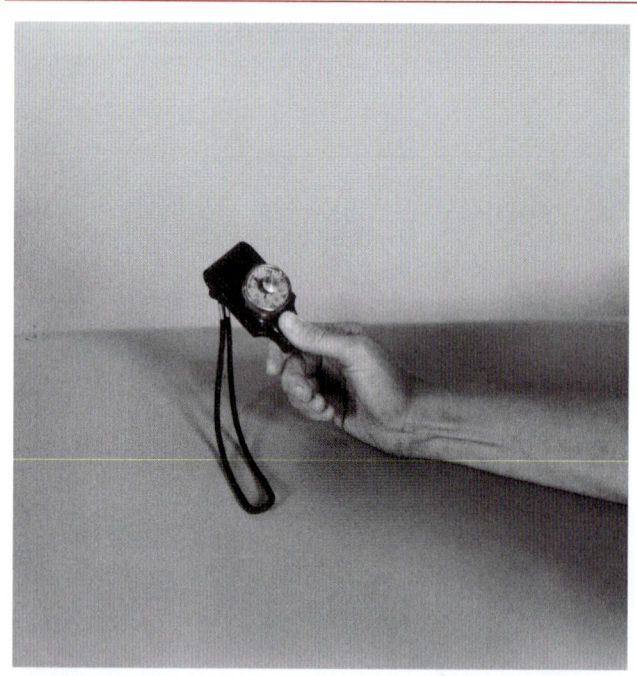

FIGURA 16-46 Medidor de pinça.

Índice de incapacidade da mão. O paciente é solicitado a classificar as sete questões seguintes em uma escala de 0 a 3, sendo a 3 a de maior dificuldade.[100]

Incapaz de executar a tarefa = 0
Capaz de completar parcialmente a tarefa = 1
Capaz de completar a tarefa, mas com dificuldade = 2
Capaz de executar normalmente a tarefa = 3

Você está apto a:
1. Vestir-se, incluindo amarrar sapatos e fechar botões?
2. Cortar sua comida?
3. Erguer uma xícara ou copo até sua boca?
4. Preparar a própria refeição?
5. Abrir portas de carros?
6. Abrir tampas de potes já abertas anteriormente?
7. Abrir e fechar torneiras?

Uma variedade de ferramentas para avaliação foi projetada para a mão, e elas podem ser categorizadas dentro das avaliações de sistema neurovascular, amplitude de movimento, sensibilidade e função (Tab. 16-12).[75]

Medidas de preensão e pinça foram resumidas em "Força de preensão". Testes de destreza incluem os seguintes:

Índice Minessota do teste de manipulação. Esse teste, que mede principalmente a coordenação ampla e a destreza, consiste de cinco funções:
1. Colocar.
2. Girar.
3. Deslocar.
4. Girar e colocar com uma das mãos.
5. Girar e colocar com ambas as mãos.

As atividades são cronometradas e relacionadas com o tempo levado pela outra mão para executá-las, e o resultado é comparado com os valores normais.[75,101]

Teste de função da mão de Jebsen-Taylor. Esse teste, que requer a menor quantidade de coordenação da extremidade, mede as habilidades de preensão e manipuladora e consiste de sete subtestes:[102]
1. Escrever.
2. Virar um cartão.
3. Pegar objetos pequenos.
4. Alimentação simulada.
5. Empilhar.
6. Pegar objetos grandes, leves.
7. Pegar objetos grandes, pesados.

Os subtestes são cronometrados e relacionados com o tempo levado pela outra mão para executá-los. Os resultados são comparados com os valores normais.[75,101]

Teste de pinos de nove buracos. Esse teste foi projetado para avaliar a destreza de cada mão.[103] O paciente é solicitado a usar uma das mãos para colocar nove pinos de 3,2 cm em um prancha de 12,7 por 12,7 cm, e então removê-los. A tarefa é cronometrada e relacionada com o tempo levado pela outra mão para realizá-la. Os resultados são comparados com os valores normais.[75,101]

Teste da prancha vazada de Purdue. Esse teste avalia a coordenação mais fina, requerendo a preensão de pequenos objetos, com categorias de medida divididas em:[104,105]
1. Mão direita.
2. Mão esquerda.
3. Ambas as mãos.
4. Mãos esquerda, direita e ambas.
5. Montagem.

Os subtestes são cronometrados e comparados com os valores normais com base no sexo e na ocupação do indivíduo.[75,101]

Teste de destreza de pequenas partes de Crawford. Envolve o uso de pinças e chave de fenda e requer que o paciente controle não apenas suas mãos, mas também pequenas ferramentas.[106] Ele se correlaciona positivamente com as atividades laborais que exigem habilidades de coordenação delicadas.[75]

O problema com a maioria desses testes e de outros é que a medida crítica da função usada é o tempo, mesmo que este não seja uma medida acurada da função.

Embora não padronizados, poucos testes simples podem ser usados para avaliar a destreza da mão. Eles incluem escrever em linha reta, abotoar e desabotoar diferentes tamanhos de botões, abrir e fechar usando uma variedade de tamanhos de zíperes (Fig. 16-47). A seguinte escala pode ser usada para classificar essas atividades:

Incapaz de executar a tarefa = 0
Apto a completar parcialmente a tarefa = 1
Apto a completar a tarefa, mas com dificuldade = 2
Apto a executar normalmente a tarefa = 3

Teste de mobilidade fisiológica passiva

Nos testes seguintes, o paciente permanece sentado, e o fisioterapeuta fica de pé ou sentado, de frente para ele. Em cada teste, o examinador observa a quantidade de movimento, bem como a reação articular. Eles são sempre repetidos e comparados com a mesma articulação da extremidade oposta.

Punho. Usando uma das mãos, o fisioterapeuta palpa e estabiliza a região distal do antebraço, enquanto usa a outra mão para segurar a mão do paciente, distal ao punho.

Flexão/extensão. Os ossos carpais são flexionados e estendidos sobre o eixo coronal apropriado por meio das articulações mediocarpal e radiocarpal.

Desvio ulnar/radial. O fisioterapeuta desvia radial e ulnarmente os ossos carpais sobre o eixo sagital apropriado por meio das articulações mediocarpal e radiocarpal.

Espalmar/dobrar: metacarpal. Usando ambas as mãos, o fisioterapeuta segura as regiões palmar e dorsal da eminência tenar

TABELA 16-12 Teste funcional do punho e da mão

Posição inicial	Ação	Teste funcional
1. Antebraço supinado, repousando em uma mesa	Flexão do punho	Erguer 0 g: Não funcional Erguer de 450 a 900 g: Funcionalmente fraco Erguer de 1.300 a 1.800 g: Funcionalmente razoável Erguer + de 2.270 g: Funcional
2. Antebraço em pronação, repousando em uma mesa	Extensão do punho erguendo de 450 a 900 g	0 repetições: Não funcional 1 ou 2 repetições: Funcionalmente fraco 3 ou 4 repetições: Funcionalmente razoável + de 5 repetições: Funcional
3. Antebraço entre supinação e pronação, repousando em uma mesa	Desvio radial erguendo de 450 a 900 g	0 repetições: Não funcional 1 ou 2 repetições: Funcionalmente fraco 3 ou 4 repetições: Funcionalmente razoável + de 5 repetições: Funcional
4. Antebraço entre supinação e pronação, repousando em uma mesa	Flexão do polegar com resistência da faixa elástica em torno do polegar	0 repetições: Não funcional 1 ou 2 repetições: Funcionalmente fraco 3 ou 4 repetições: Funcionalmente razoável + de 5 repetições: Funcional
5. Antebraço repousando em uma mesa, faixa elástica em torno do polegar e do indicador	Extensão do polegar contra a resistência da faixa elástica	0 repetições: Não funcional 1 ou 2 repetições: Funcionalmente fraco 3 ou 4 repetições: Funcionalmente razoável + de 5 repetições: Funcional
6. Antebraço repousando em uma mesa, faixa elástica em torno do polegar e do indicador	Abdução do polegar contra a resistência da faixa elástica	0 repetições: Não funcional 1 ou 2 repetições: Funcionalmente fraco 3 ou 4 repetições: Funcionalmente razoável + de 5 repetições: Funcional
7. Antebraço repousando em uma mesa	Adução do polegar, pinça lateral com um pedaço de papel	Segurar 0 s: Não funcional Segurar 1 ou 2 s: Funcionalmente fraco Segurar 3 ou 4 s: Funcionalmente razoável Segurar + de 5 s: Funcional
8. Antebraço repousando em uma mesa	Oposição do polegar, pinça polpa a polpa com um pedaço de papel	Segurar 0 s: Não funcional Segurar 1 ou 2 s: Funcionalmente fraco Segurar 3 ou 4 s: Funcionalmente razoável Segurar + de 5 s: Funcional
9. Antebraço repousando em uma mesa	Flexão dos dedos, o paciente segura uma caneca ou copo usando garra cilíndrica e ergue-o da mesa	0 repetições: Não funcional 1 ou 2 repetições: Funcionalmente fraco 3 ou 4 repetições: Funcionalmente razoável + de 5 repetições: Funcional
10. Antebraço repousando em uma mesa	O paciente tenta colocar uma luva de borracha mantendo os dedos retos	+ de 21 s: Não funcional 10 a 20 s: Funcionalmente fraco 4 a 8 s: Funcionalmente razoável 2 a 4 s: Funcional
11. Antebraço repousando em uma mesa	O paciente tenta separar e manter os dedos (abdução dos dedos) contra a resistência da faixa elástica	Segurar 0 s: Não funcional Segurar 1 ou 2 s: Funcionalmente fraco Segurar 3 ou 4 s: Funcionalmente razoável Segurar + de 5 s: Funcional
12. Antebraço repousando em uma mesa	O paciente segura um pedaço de papel entre os dedos enquanto o examinador puxa o papel	Segurar 0 s: Não funcional Segurar 1 ou 2 s: Funcionalmente fraco Segurar 3 ou 4 s: Funcionalmente razoável Segurar + de 5 s: Funcional

Dados de Palmaer ML, Epler M: *Clinical Assesment Procedures in Physical Therapy*. Philadelphia: JB Lippincott, 1990.

e hipotenar, e então espalma e dobra os ossos metacarpais sobre um eixo longitudinal (ver Figs. 16-30A e B). Esse teste também pode ser usado como técnica de mobilização ativa/passiva.

Falanges. Com uma das mãos, o fisioterapeuta palpa e estabiliza a extremidade distal da falange/metacarpal próximo à linha da articulação, enquanto, com a outra, palpa a extremidade proximal da falange adjacente.

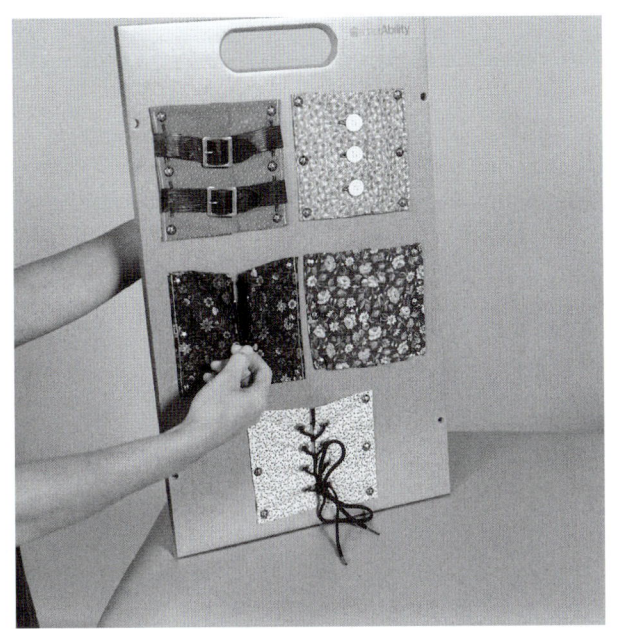

FIGURA 16-47 Testes de destreza.

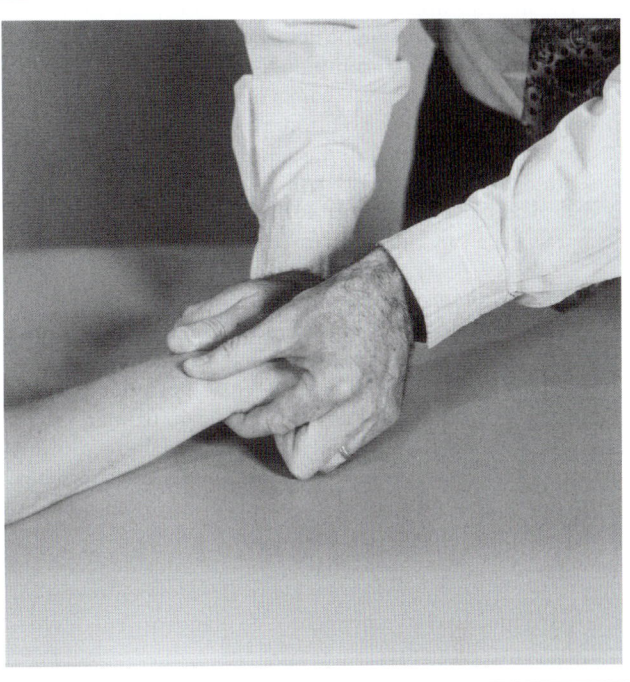

FIGURA 16-48 Teste de mobilidade da articulação radioulnar distal.

Flexão/extensão. O fisioterapeuta flexiona e depois estende a falange sobre o eixo coronal apropriado por meio da articulação IF/MCF.

Abdução/adução. O examinador abduz e depois aduz a falange sobre o eixo sagital apropriado por intermédio da articulação MCF.

Testes de mobilidade articular acessória passiva

Nos testes seguintes, o paciente permanece sentado ou em supino, com o braço repousando confortavelmente. Em cada teste, o fisioterapeuta observa a quantidade de movimento articular, bem como a reação articular. Eles são sempre repetidos e comparados com a mesma articulação da extremidade oposta.

Articulação radioulnar distal

Usando uma pinça de preensão com as duas mãos, o fisioterapeuta coloca os dois polegares sobre as regiões dorsais dos processos estiloides ulnar e radial (Fig. 16-48). A porção distal do rádio é estabilizada, e a porção distal da ulna é movimentada no sentido dorsal ou palmar em relação à porção distal do rádio (Fig. 16-48). Alternativamente, a ulna distal pode ser estabilizada e o rádio distal movimentado. Essa técnica é usada para avaliar os movimentos de plano articular necessários para pronação e supinação ou, no caso de mobilizações, para aumentar o jogo articular necessário para esses movimentos.

Articulação radiocarpal

A mão do paciente repousa sobre a mesa, com o punho apoiado em uma toalha.

▶ *Deslizamento dorsal-palmar.* Usando uma das mãos para estabilizar o antebraço distal, o fisioterapeuta segura a mão do paciente com a outra, usando os processos estiloides e o pisi-

forme como pontos de referência. A fileira proximal dos carpais é movimentada em direção dorsal e palmar (Fig. 16-49). O deslizamento dorsal testa a capacidade da articulação de estender, enquanto o deslizamento palmar avalia a capacidade da articulação de flexionar.

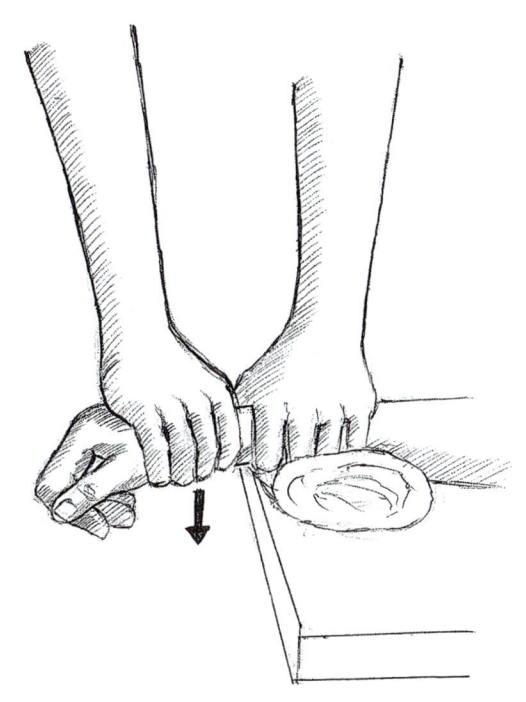

FIGURA 16-49 Deslizamento palmar da articulação radiocarpal.

▶ *Deslizamento ulnar e radial.* A mão do paciente repousa sobre a mesa, com o punho apoiado em uma toalha (Fig. 16-50). O fisioterapeuta, com uma das mãos, estabiliza o antebraço distal do paciente e, com a outra segura a mão, usando os processos estiloides e o pisiforme como pontos de referência. A fileira proximal de carpais é então movimentada no sentido dorsal e palmar. O deslizamento dorsal testa a capacidade de extensão da articulação, enquanto o deslizamento palmar avalia a capacidade da articulação de flexionar.

Articulação ulnomeniscopiramidal

O paciente é posicionado em supino ou sentado. O fisioterapeuta estabiliza o lado ulnar do punho e da mão com sua mão direita, colocando o polegar sobre a região posterior da cabeça da ulna e o dedo indicador ao redor da região palmar. Usando uma pinça de preensão, ele segura o piramidal e o pisiforme com o dedo indicador e o polegar da outra mão. Um deslizamento dorsal do pisiforme e do piramidal sobre o ulnar é aplicado (Fig. 16-51) e depois um deslizamento palmar (Fig. 16-52). Essa técnica é usada para avaliar os movimentos de plano articular necessários para pronação e supinação, ou como mobilização para aumentar os movimentos de planos articulares mencionados anteriormente.

Articulações intercarpais

Exemplo – deslizamento palmar do escafoide sobre o rádio. A mão do paciente repousa sobre a mesa ou é sustentada pelo fisioterapeuta (Fig. 16-53). Este a segura com as duas mãos, com os dedos indicadores colocados sobre a superfície palmar proximal do rádio e os polegares em contato com o escafoide dorsalmente (Fig. 16-53). O escafoide é movimentado palmarmente em relação ao rádio. O fisioterapeuta avalia o movimento do escafoide em relação ao capitato, ao semilunar, ao trapézio e ao trapezoide (coluna lateral).

Para completar o exame das articulações intercarpais, o examinador avalia o movimento do semilunar em relação ao rádio e ao capitato (coluna central) e o movimento do hamato em relação à ulna, ao semilunar e ao piramidal (coluna medial).

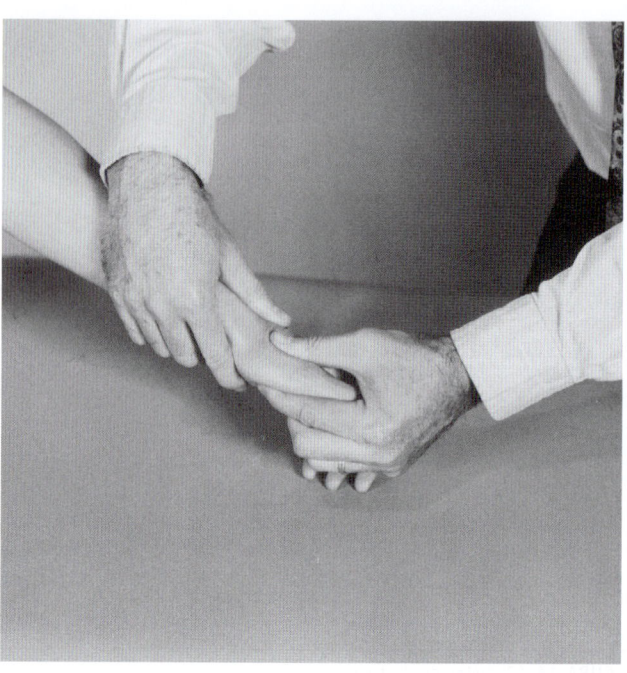

FIGURA 16-51 Deslizamento dorsal do pisiforme e do piramidal sobre a ulna.

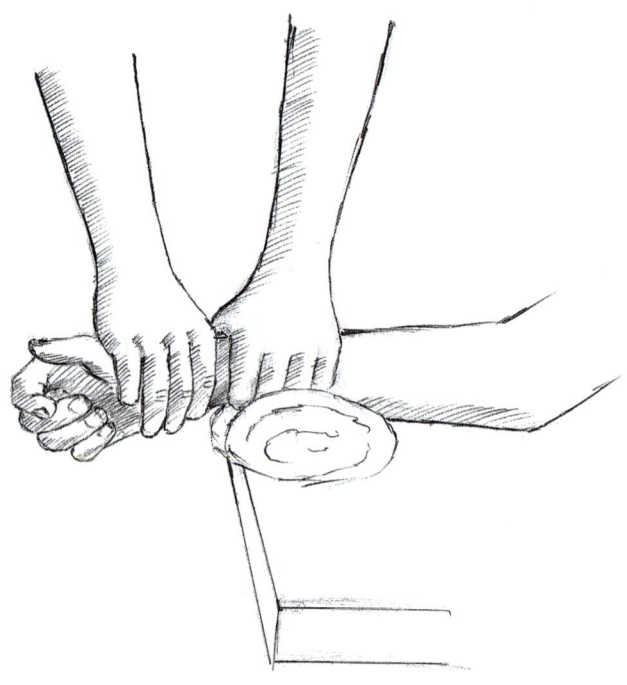

FIGURA 16-50 Deslizamento ulnar da articulação radioulnar.

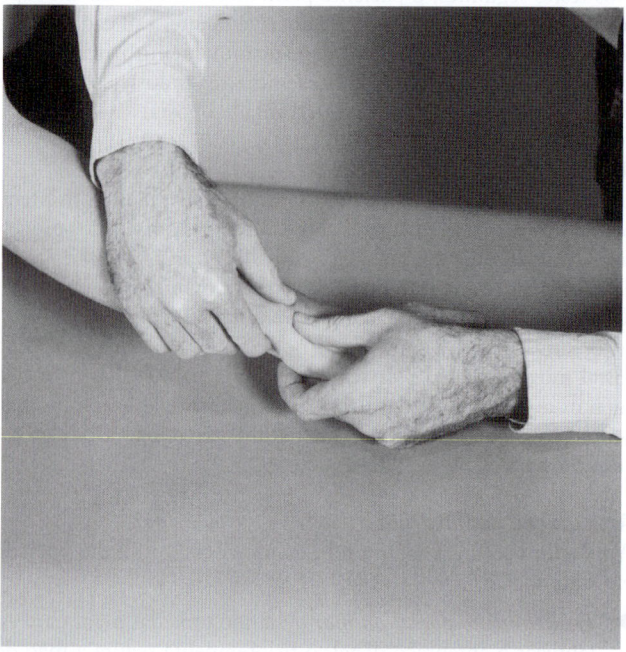

FIGURA 16-52 Deslizamento palmar do pisiforme e do piramidal sobre a ulna.

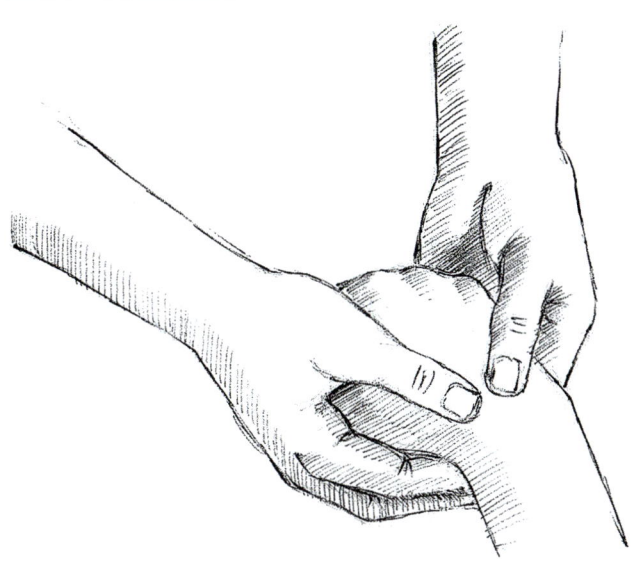

FIGURA 16-53 Deslizamento palmar do escafoide sobre o rádio.

Articulações carpometacarpais. Com uma das mãos, o fisioterapeuta usa a pinça dos dedos indicador e polegar para palpar e estabilizar o osso carpal, que se articula com o osso metacarpal que está sendo testado (Fig. 16-54). Com a pinça dos dedos indicador e polegar da outra mão, palpa o metacarpal (ver Fig. 16-54).

O osso carpal é estabilizado e o metacarpal é puxado (Fig. 16-55) e depois deslizado póstero-anteriormente junto ao plano da articulação carpometacarpal.

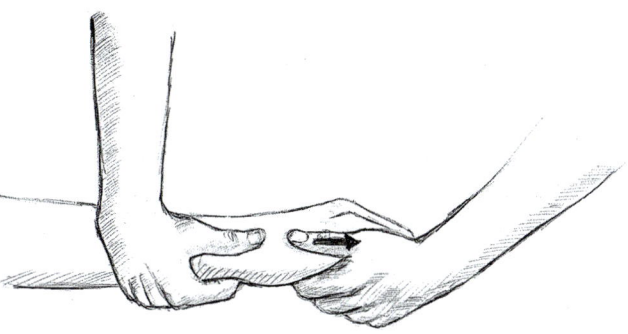

FIGURA 16-55 Distração da articulação carpometacarpal.

Primeira articulação carpometacarpal. O paciente é posicionado com a região ulnar do antebraço repousando sobre a mesa.

▶ *Deslizamento ulnar.* O deslizamento ulnar é usado para avaliar o deslizamento de flexão da articulação. Usando o polegar e o dedo indicador de uma das mãos, o fisioterapeuta estabiliza o trapézio e o trapezoide como uma unidade (Fig. 16-56). A eminência tenar da outra mão é colocada sobre o primeiro metacarpal do polegar do paciente, e os dedos envolvem o polegar para ajudar a manter uma posição com espaço articular. O fisioterapeuta aplica um deslizamento na direção ulnar com a eminência tenar na direção da região radial do metacarpal do paciente (Fig. 16-56).

▶ *Deslizamento radial.* O deslizamento radial é usado para avaliar o deslizamento de extensão da articulação. Usando o polegar e o dedo indicador de uma das mãos, o fisioterapeuta estabiliza o trapézio e o trapezoide como uma unidade. A eminência tenar da outra mão é colocada sobre o primeiro metacarpal do polegar do paciente, e os dedos envolvem o polegar para ajudar a manter a posição com espaço articular.

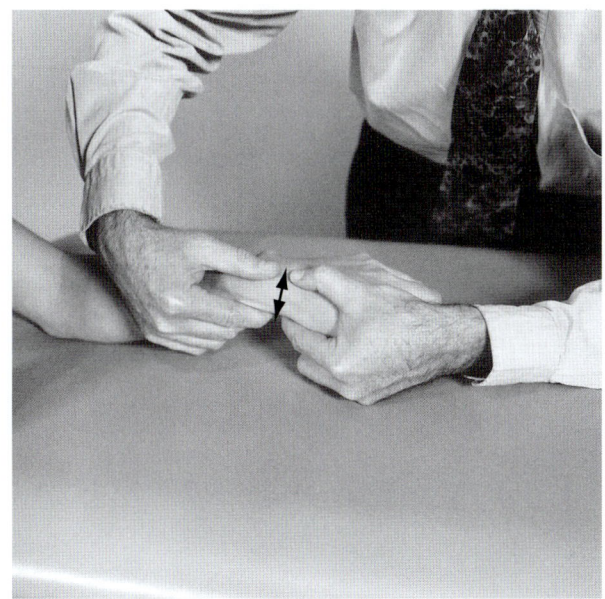

FIGURA 16-54 Teste da articulação carpometacarpal.

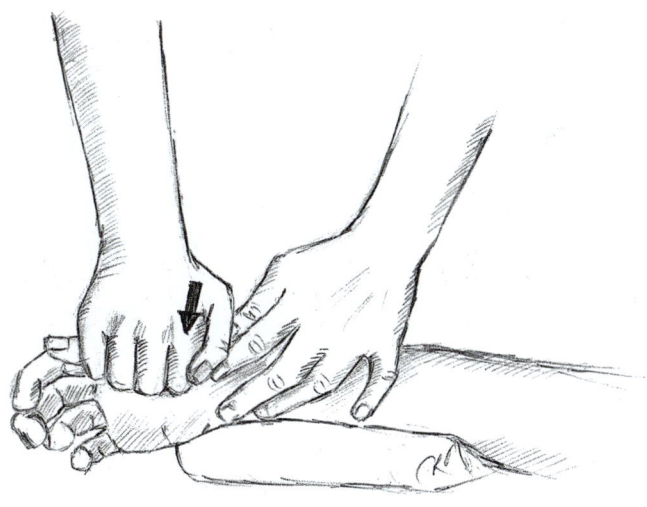

FIGURA 16-56 Deslizamento ulnar da primeira articulação carpometacarpal.

O fisioterapeuta aplica deslizamento em direção radial com a eminência tenar em direção à região ulnar do metacarpal do paciente.

▶ *Distração.* A técnica de distração pode ser usada para diminuir a dor e alongar a cápsula articular. Usando uma das mãos, o fisioterapeuta estabiliza o trapézio, enquanto a outra segura o metacarpal proximal, sendo aplicada uma força de distração de eixo longo (Fig. 16-57).

Articulações intermetacarpais

Embora essas articulações entre as cabeças metacarpais não sejam articulações sinoviais verdadeiras, o movimento nessa região ocorre durante tarefas envolvendo atos de segurar e liberar. O exemplo a seguir descreve a técnica para testar a 3ª e a 4ª articulação metacarpal.

Usando uma das mãos, o fisioterapeuta estabiliza a cabeça e o colo do terceiro metacarpal, enquanto a outra segura o quarto metacarpal de maneira similar (Fig. 16-58). A cabeça deste, então, é deslizada na direção palmar ou dorsal em relação ao terceiro metacarpal. Os outros metacarpais são testados de forma similar, com o terceiro metacarpal sempre sendo estabilizado, visto que ele serve como o centro de movimento durante os movimentos de espalmar e dobrar da mão.

Articulações metacarpofalângica/interfalângica. Usando uma pinça formada pelos dedos indicador e polegar de uma das mãos, o fisioterapeuta palpa e estabiliza a falange/metacarpal. Com a outra mão na mesma posição, ele palpa a falange adjacente (Fig. 16-59).

Distração. O fisioterapeuta estabiliza o osso proximal e depois aplica uma distração de eixo longo (Fig. 16-60).

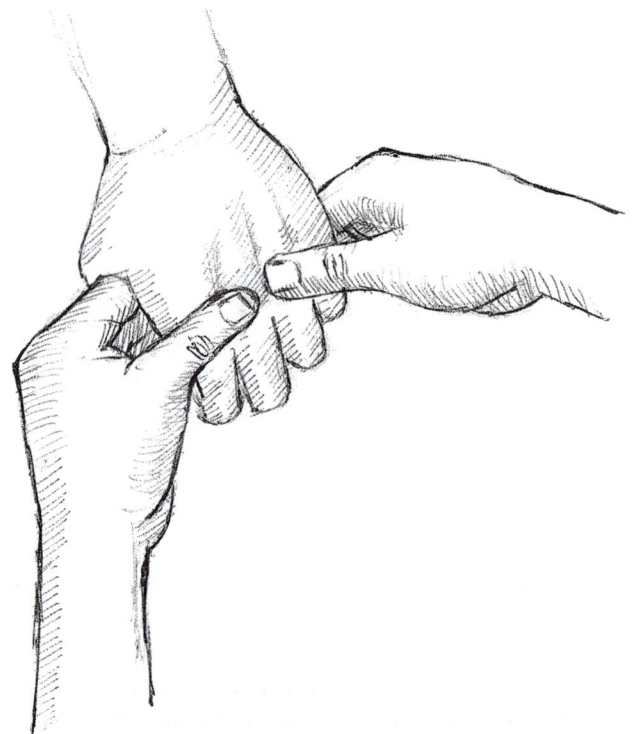

FIGURA 16-58 Teste de mobilidade da 3ª e da 4ª articulação intermetacarpal.

Deslizamento ântero-posterior. O examinador estabiliza o osso proximal e, então, desliza a falange póstero-anteriormente, junto ao plano da articulação (ver Fig. 16-59).

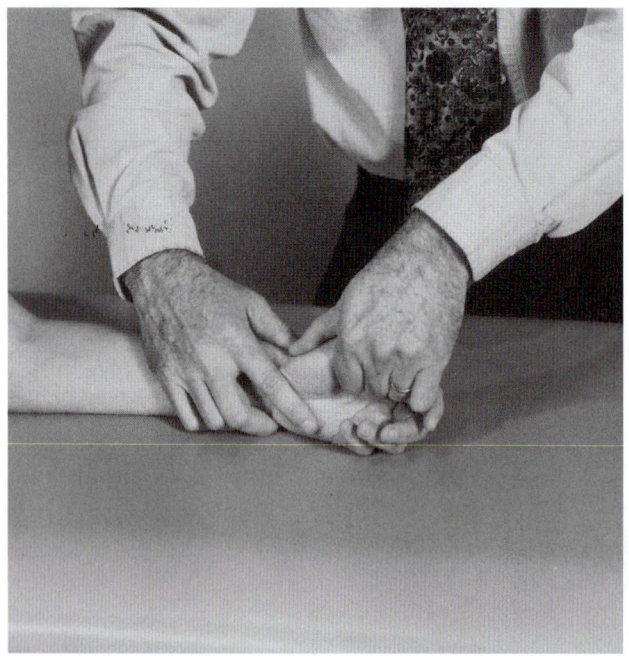

FIGURA 16-57 Distração da primeira articulação carpometacarpal.

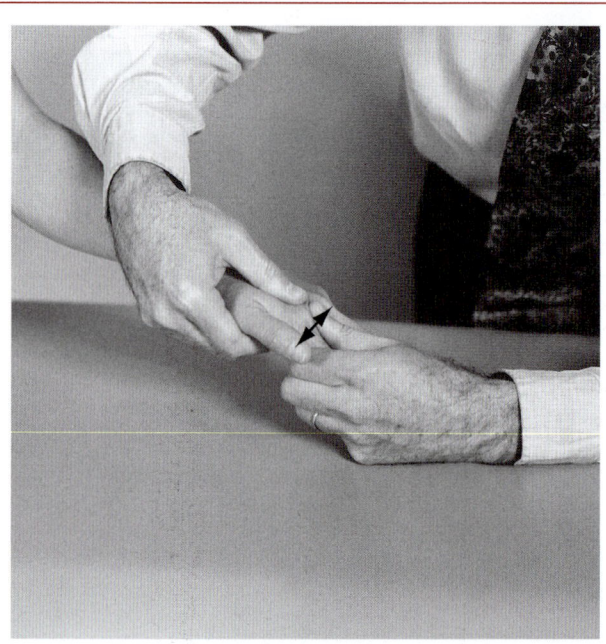

FIGURA 16-59 Teste de mobilidade da articulação metacarpofalângica.

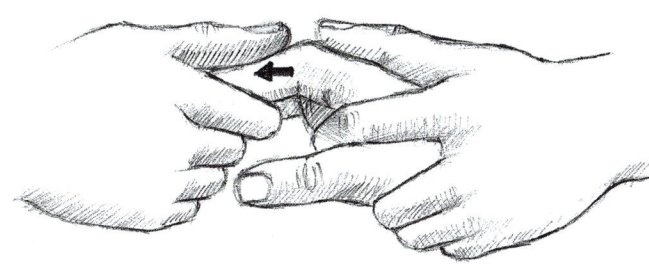

FIGURA 16-60 Distração de eixo longo das articulações metacarpofalângica e interfalângica.

Deslizamento médio-lateral. O fisioterapeuta estabiliza o osso proximal e, depois, desliza a falange médio-lateralmente, junto ao plano da articulação (Fig. 16-61).

Articulação interfalângica/primeira articulação metacarpofalângica. Com os dedos indicador e polegar em garra de preensão, o fisioterapeuta estabiliza o trapézio nas superfícies radial e ulnar com uma mão e, com o mesmo tipo de garra, segura o metacarpal proximal nas superfícies radial e ulnar com a outra. Um deslizamento radial-ulnar é então executado pela mão que está mobilizando. Um deslizamento radial é necessário para a extensão trapeziometacarpal, enquanto o deslizamento ulnar é necessário para a flexão trapeziometacarpal.

Estabilidade dos ligamentos

Uma série de testes está disponível para avaliar a estabilidade dos ligamentos do antebraço, punho, mão e articulações dos dedos. Nos seguintes testes, o paciente permanece sentado, e o fisioterapeuta fica de pé ou sentado, de frente para o paciente. O profissional deve lembrar de executar os testes no lado não envolvido para fornecer uma base de comparação.

Teste da tecla do piano. Esse teste avalia a estabilidade da ARUD.[4] O fisioterapeuta estabiliza com firmeza o rádio distal com uma das mãos e segura a cabeça da ulna entre os dedos polegar e indicador da outra mão. A cabeça ulnar é deprimida em direção anterior (como ao bater na tecla do piano).[9] O teste é positivo se houver um movimento excessivo na direção palmar ou se, na liberação da ulna, o osso saltar de volta para sua posição posterior (dorsal) alta. Pode haver também um desconforto registrado durante o teste.[67]

Teste de cisalhamento semilunopiramidal (de Reagan). A manobra de cisalhamento semilunopiramidal ou teste de Reagan,[107] avalia a estabilidade do ligamento interósseo semilunopiramidal.[4] O semilunar é movido posteriormente com o polegar de uma das mãos, enquanto o piramidal é pressionado em direção palmar pelo dedo indicador da outra mão (Fig.16-62). O punho é colocado em desvio radial (Fig. 16-63) ou ulnar (Fig. 16-64). O estresse é criado entre esses dois ossos no plano ântero-posterior. Crepitação, estalidos ou desconforto nessa área sugerem lesão no ligamento.[9,108]

Teste de cisalhamento pisopiramidal. Esse teste avalia a integridade da articulação pisopiramidal.[9] O fisioterapeuta estabiliza o punho com os dedos posterior (dorsal) ao piramidal e com o polegar sobre o pisiforme (Fig. 16-65). Este é movimentado para

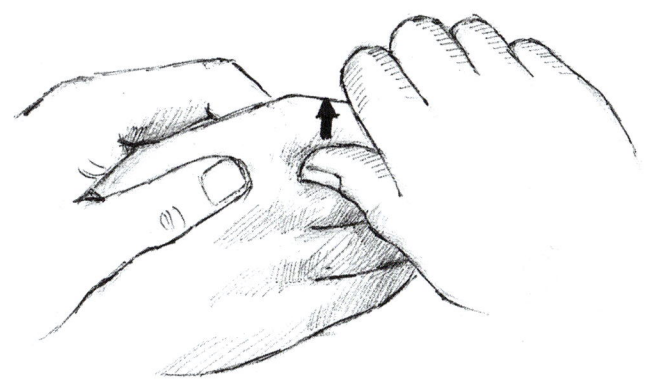

FIGURA 16-61 Deslizamento radial das articulações metacarpofalângica ou interfalângica.

trás e para a frente em direção medial e lateral. O resultado positivo do teste é manifestado com dor durante essa manobra.

Teste de deslocamento de pivô da articulação mediocarpal. O paciente é posicionado sentado, com o cotovelo flexionado em 90°, repousado em uma superfície firme e o antebraço supinado. O fisioterapeuta usa uma das mãos para estabilizar o antebraço, enquanto usa a outra para tomar a mão do paciente em desvio radial total, enquanto mantém o punho neutro em relação à flexão e à extensão. A mão do paciente é levada então para desvio ulnar total. O resultado do teste é positivo se o capitato for sentido deslocando-se para fora do semilunar e indica uma lesão na cápsula anterior e dos ligamentos interósseos.[20]

Teste de carga do complexo triângulo fibrocartilagíneo. Esse teste pode ser usado para detectar uma lesão no CTFC. Ele é executado desviando-se em direção ulnar e carregando axialmente o punho e movendo-o em direção posterior e palmar ou rodando o

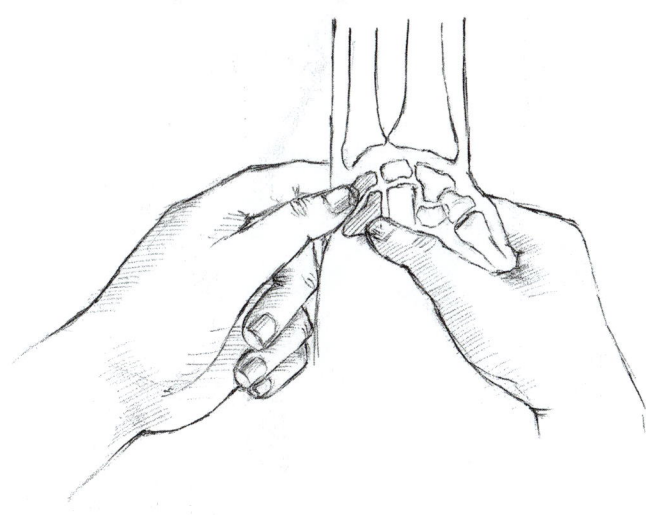

FIGURA 16-62 A manobra de cisalhamento semilunopiramidal ou teste de Reagan.

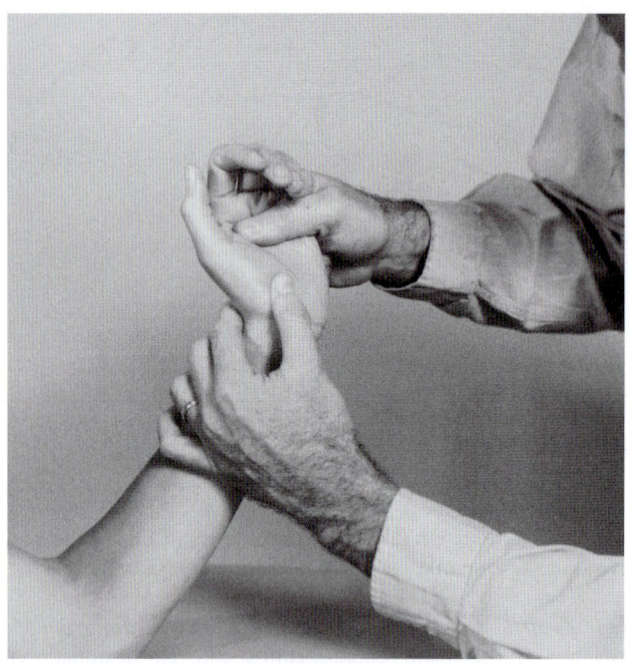

FIGURA 16-63 A manobra de cisalhamento semilunopiramidal com desvio radial.

antebraço. O resultado positivo do teste extrai dor, estalido ou crepitação.[67]

Estado neurovascular
Uma série de testes pode ser usada para verificar o estado neurovascular do punho e da mão.

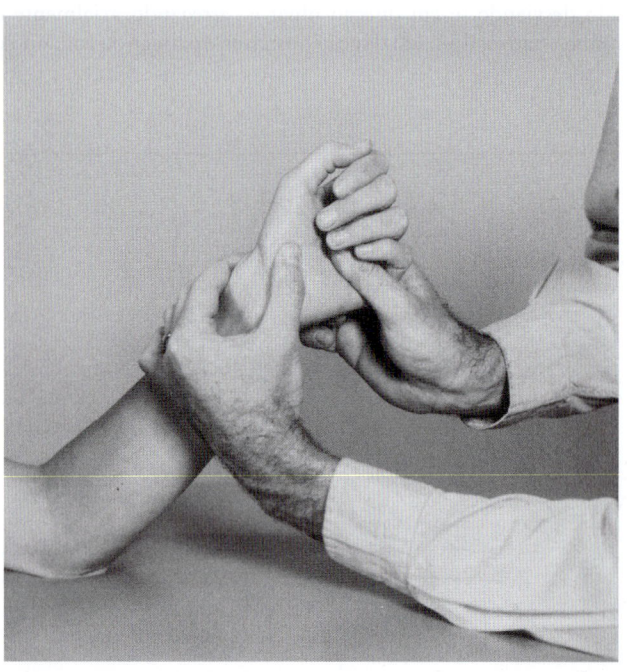

FIGURA 16-64 A manobra de cisalhamento semilunopiramidal com desvio ulnar.

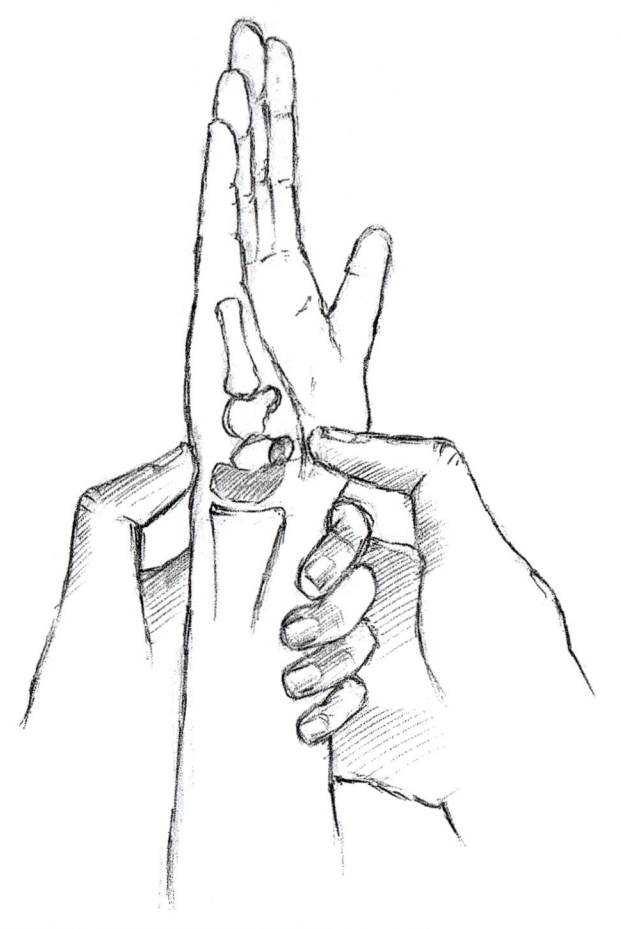

FIGURA 16-65 O teste de cisalhamento pisopiramidal.

Teste de Allen. O teste de Allen é usado para determinar a permeabilidade dos vasos que suprem a mão. O fisioterapeuta comprime as artérias radial e ulnar no punho (Fig. 16-66) e solicita ao paciente para abrir e cerrar a mão 3 a 4 vezes, para drenar o sangue venoso desta. O paciente então mantém a mão aberta, enquanto o fisioterapeuta libera a pressão sobre a artéria ulnar e sobre a artéria radial. Os dedos e a palma devem readquirir sua coloração rosada normal. Esse procedimento é repetido com a artéria radial liberada e a compressão sobre a artéria ulnar mantida. O tempo de preenchimento normal geralmente é inferior a cinco segundos. Uma diferença distinta no tempo de preenchimento sugere a dominância de uma artéria que está preenchendo a mão.[108]

Teste de Tinel para a síndrome do túnel do carpo. O teste de Tinel é usado para ajudar no diagnóstico dessa síndrome. A área sobre o nervo mediano é suavemente batida na superfície palmar do punho (Fig. 16-67). Se isso produzir formigamento na distribuição mediana, o teste é positivo.[109] O sinal de Tinel apresenta sensibilidade de 60% e especificidade de 67%.[110] A confiabilidade e a validade desse teste é moderadamente aceitável para o uso na prática clínica.[111-114]

Teste de sensibilidade
A sensação é a percepção consciente de informação sensorial básica. A sensibilidade descreve os eventos neurais que ocorrem na

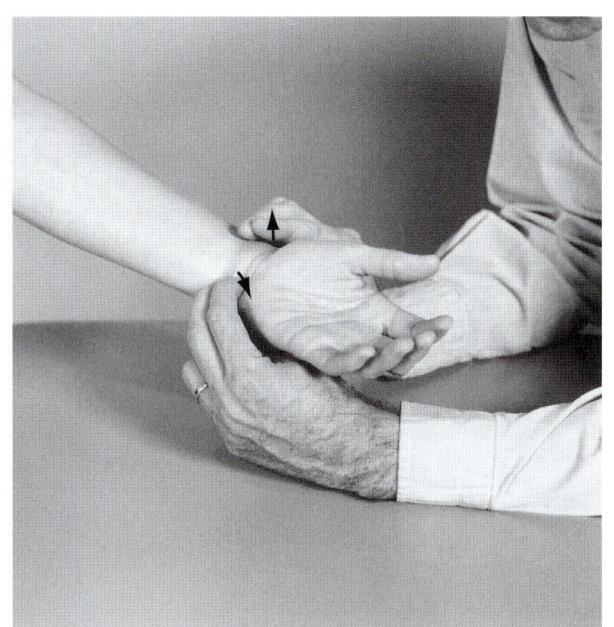

FIGURA 16-66 Teste de Allen.

periferia, nas fibras nervosas e nos receptores nervosos. A sensação é o que os fisioterapeutas reeducam, enquanto que a sensibilidade é o que eles avaliam.[115]

A avaliação da sensibilidade é um importante componente de todo exame da mão, porque a sensação é essencial para a precisão de movimentos e manipulação de objetos. As percepções sensoriais alteradas podem resultar das lesões nos nervos periféricos ou da compressão da raiz nervosa espinal. O sistema sensorial é descrito no Capítulo 2. Dois tipos de sensibilidade podem ser avaliados:[116]

▶ *Protetor.* É evidenciado pela capacidade de perceber alfinetada, toque e temperatura.

▶ *Funcional.* É evidenciado por um retorno da sensibilidade a um nível que permita que a mão realize as atividades totais da vida diária.

Existe uma hierarquia de capacidade da sensibilidade:[116,117]

▶ *Detecção.* Esse é o nível mais simples de função e requer que o paciente esteja apto a distinguir um estímulo de ponto simples do estímulo conhecido que ocorre normalmente.

▶ *Densidade ou discriminação da inervação.* Representa a capacidade de perceber que o estímulo A difere do estímulo B.

▶ *Quantificação.* Envolve organizar os estímulos táteis de acordo com o grau, textura, etc.

▶ *Reconhecimento.* É o nível mais complexo da função e envolve a identificação de objetos com a visão obstruída.

Com base nessa hierarquia, o teste de sensibilidade é classificado de modo neurofisiológico em quatro tipos: testes de limiar, de estresse, de densidade da inervação e estudos de condução nervosa sensorial.

Testes de limiar. Os testes de limiar medem a intensidade do estímulo necessário para despolarizar a membrana da célula e produzir um potencial de ação – a capacidade de detectar. Esses testes são úteis para avaliar a redução da sensibilidade nas compressões nervosas e na monitoração da recuperação nervosa após a descompressão cirúrgica.[118,119] Exemplos de testes incluem teste vibracional e teste de monofilamento de Semmes-Weinstein.

Teste vibratório. Esse teste é executado usando um diapasão de 128 Hz aplicado a uma proeminência óssea, como a ulna ou o rádio. O paciente relata a percepção do início da sensação da vibração e da cessação da vibração no amortecimento. O tempo (em segundos) no qual a sensação da vibração diminuiu além da percepção do fisioterapeuta é registrado e comparado com o lado não envolvido. Alternativamente, pode ser usado um vibrômetro, como o Bio-Thesiometer,[118] um instrumento de teste eletricamente controlado que produz vibração em uma frequência fixa (120 Hz) com amplitude variável. A cabeça que está vibrando é aplicada na ponta do dedo do paciente e a amplitude é lenta e gradualmente aumentada. O limiar é registrado como a voltagem requerida para perceber o estímulo vibratório.[118]

Teste de monofilamento de Semmes-Weinstein. A avaliação da sensibilidade cutânea foi primeiro descrita em 1899, usando crinas de cavalo de espessura variada.[120] Em 1960, Semmes e Weinstein[121] fizeram o procedimento do teste com mais precisão, quando introduziram o uso de monofilamentos de náilon sensíveis à pressão montados em bastonetes de Lucite. Esses monofilamentos, classificados de acordo com a espessura, são calibrados para exercer pressões específicas. Cada caixa consiste de 20 sondas, cada uma numerada de 1,65 a 6,65, um número que representa o logaritmo de 10 multiplicado pela força em miligramas requerida para dobrar os filamentos.[20]

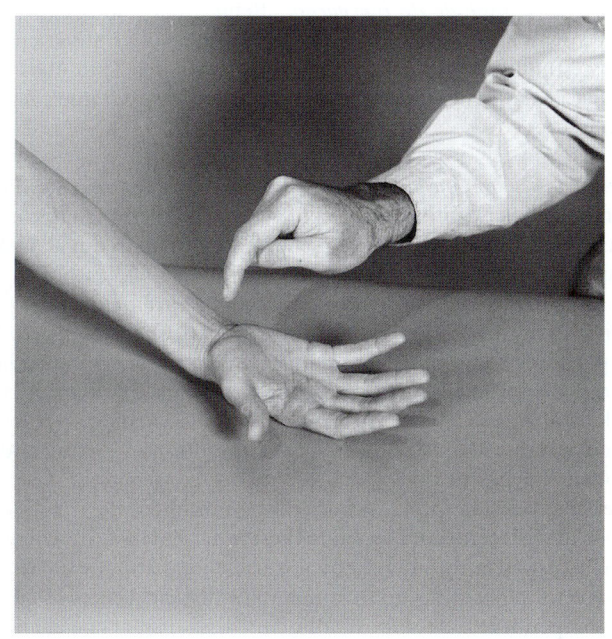

FIGURA 16-67 Teste de Tinel no punho.

Para os propósitos desse teste, a palma da mão é dividida em várias áreas e apenas um ponto (geralmente no centro) é testado em cada área:

▸ Entre a ponta do dedo e a articulação IFD.
▸ Entre a articulação IFD e a articulação IFP.
▸ Entre a articulação IFP e o espaço interdigital.
▸ Entre o espaço interdigital e a prega palmar distal.
▸ Entre a prega palmar distal e a palma central.
▸ Base da palma e punho.

O paciente tem os olhos vendados ou voltados para o lado contrário do teste durante o exame, e o fisioterapeuta aplica cada filamento perpendicular ao dedo até que o filamento se incline, começando com o de menor espessura e gradualmente aumentando a escala, até que o paciente sinta-o ou que ele se incline.[75,122] O teste é repetido três vezes para confirmação.[123] Os valores normais são representados na Tabela 16-13.

Testes de estresse. Os testes de estresse são aqueles que combinam o uso de testes sensoriais com atividades que provocam os sintomas da compressão nervosa. Esses testes são úteis em casos de relatos do paciente com compressão nervosa suave, quando nenhuma anormalidade é detectada pelo teste sensorial de linha de base. Os exemplos de testes de estresse incluem o teste de Phalen, o teste de Phalen inverso e o teste de elevação da mão.

Teste de Phalen para a síndrome do túnel do carpo. Para esse teste,[124,125] o paciente senta confortavelmente com os punhos e cotovelos flexionados (Fig. 16-68). O teste é positivo se ele sentir dormência ou formigamento dentro de 45 segundos. Para alguns pacientes, o desempenho desse teste recria a dor no punho, polegar ou antebraço.[126] O sinal de Phalen apresenta sensibilidade de 75% e especificidade de 47%. A confiabilidade e a validade do teste são moderadamente aceitáveis para o uso na prática clínica.[112-114]

Teste de Phalen reverso para a síndrome do túnel do carpo. A manobra de Phalen reversa envolve a extensão do punho e do dedo mantida por um minuto. Essa posição é a mesma que a de Phalen, com exceção de que as palmas são postas juntas. Werner e colaboradores[127] mostraram que essa manobra resulta em pressão hidrostática do canal intracarpal significativamente mais elevada quando comparada com o teste de Phalen tradicional e pode

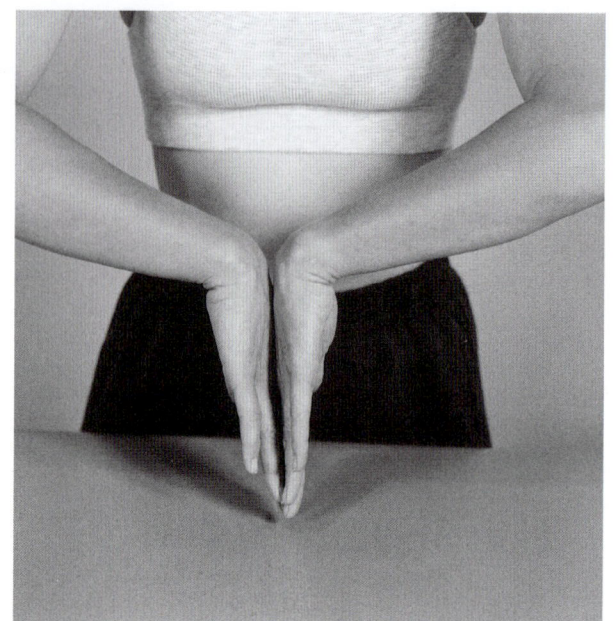

FIGURA 16-68 Teste de Phalen.

ser adicionado para a sensibilidade dos métodos de triagem convencionais.[109,128]

Teste de Elevação da mão para a síndrome do túnel do carpo. O paciente está sentado ou de pé e eleva ambos os braços acima da cabeça e os mantêm nessa posição por dois minutos ou até que sinta parestesia ou dormência nas mãos.[129] Em um estudo, esse teste foi considerado como mais específico do que os testes de Phalen e de Tinel.[129]

Testes de densidade de inervação. Representam uma classe de testes sensoriais que verificam a capacidade de discriminar entre dois estímulos idênticos colocados juntos na pele. São úteis na avaliação da sensibilidade após o reparo nervoso e durante a regeneração nervosa.[130]

Testes de discriminação de dois pontos de Weber (de Moberg). Foram inicialmente introduzidos por Weber em 1953 usando compasso de calibre, e por Moberg, em 1958,[130] usando um clipe de papel.

Hoje em dia, recomenda-se que uma ferramenta como o Disk-Criminator (Fig. 16-69) seja usada. O instrumento é explicado e demonstrado para o paciente até que uma apreciação possa ser feita entre 1 e 2 pontos em uma área de sensibilidade normal. O instrumento é aplicado, de maneira perpendicular, em todas as pontas dos dedos em uma série mista de dois e um ponto para cinco aplicações consecutivas. O paciente deve estar apto a reconhecer no mínimo 4 de 5, ou 7 de 10.[20] O fisioterapeuta repete os testes na tentativa de encontrar a distância mínima na qual o paciente distingue entre os dois estímulos, diminuir ou aumentar a distância entre os pontos, dependendo da resposta obtida.[20] Essa distância é chamada de limiar para a discriminação. A distância de discriminação normal é menor do que 6 mm, embora isso possa variar

TABELA 16-13 Teste do toque leve usando os monofilamentos de Semmes-Weinstein

Número do monofilamento	Pressão (g/mm²)	Interpretação
2,44-2,83	3,25-4,86	Toque leve normal
3,22-4,56	11,1-47,3	Toque leve diminuído
4,74-6,10	68,0-243,0	Toque leve mínimo
6,10-6,65	243,0-439,0	Sensação intacta, mas sem localização

Dados de Omer GE: Report of Committee for Evaluation of the Clinical Result in Peripheral Nervo Injury. *J Hand Surg* 8:754-759, 1983.

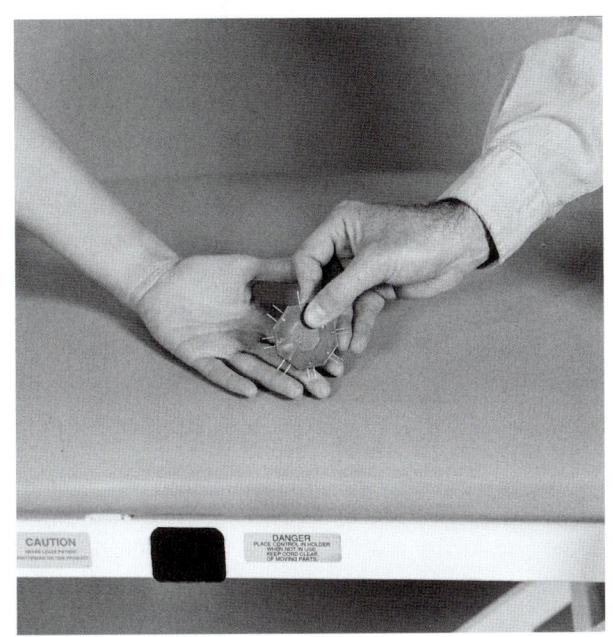

FIGURA 16-69 Disk-Criminator.

entre os indivíduos (Tabs. 16-13 e 16-14) e na área da mão, com os escores de ponta dos dedos normais entre 2 e 5 mm e escores de superfície dos dedos entre 3 e 7 mm.[123]

Estudos de condução nervosa sensorial. São testes eletrofisiológicos que avaliam a condução dos potenciais de ação sensoriais ao longo do tronco nervoso.[118] Esses testes requerem apenas a cooperação passiva do paciente, não a interpretação subjetiva de um estímulo. A diminuição da velocidade da condução nervosa ou a alteração das amplitudes potenciais indica compressão ou laceração parcial do nervo.[131]

Tensão neural e mobilidade neural
Nervo mediano. O paciente é posicionado em supino, deitado ou sentado. A coluna cervical é inclinada lateralmente e rodada para o lado oposto. A cintura escapular é posicionada em retração, depressão, extensão e rotação externa. O cotovelo é posicionado em extensão, o antebraço em supinação e o punho em extensão. Os dedos são posicionados em extensão. Há suspeita de irritação do nervo se:

▶ Com a coluna cervical na posição de repouso, a posição da extremidade superior descrita acima resultar em sintomas na porção palmar/radial da mão.

▶ Os sintomas aumentam com a inclinação lateral e rotação para longe da extremidade testada.

▶ Os sintomas diminuem com a inclinação lateral e rotação para a extremidade testada.

Se houver suspeita de aderência do nervo no punho, a coluna cervical é colocada na posição de repouso e a extremidade é posicionada como antes. Há suspeita de envolvimento neural se:

▶ Com a flexão do punho os sintomas diminuem, mas aumentam quando a coluna cervical é inclinada para o lado e rodada para longe da extremidade testada.

▶ Com a extensão do punho e a coluna cervical inclinada e rodada para a extremidade, os sintomas diminuem.

Nervo radial. O paciente é posicionado em supino ou sentado e o ombro é posicionado em retração, depressão, extensão e rotação interna. O cotovelo é posicionado em extensão, o antebraço em pronação o punho em flexão e desvio ulnar e os dedos em flexão. Se há suspeita de aderência nervosa no punho, o procedimento é similar ao do nervo mediano, com exceção que o punho é colocado em extensão e então trazido de volta em flexão.

O nervo sensorial dorsal, que pode ficar implicado (síndrome de Wartenberg; ver seção "Estratégias de intervenção") em uma variedade de lesões no lado radial por causa de sua localização superficial, pode ser alongado com uma combinação de flexão do punho e desvio ulnar.

Nervo ulnar. É usado o mesmo posicionamento da cintura escapular descrito para o teste para o nervo mediano. O cotovelo é flexionado e supinado, o punho é estendido e radialmente desviado e os dedos estendidos. Se há suspeita de aderência nervosa no punho, o procedimento é idêntico ao do nervo mediano.

Testes especiais
Teste de mobilização carpal. Esse teste é usado se há suspeita de sinovite intercarpal.[9] O fisioterapeuta segura o antebraço distal do paciente (Fig. 16-70), que é solicitado a relaxar, e mobiliza o punho (ver Fig. 16-70). A dor ou resistência a esse teste indica um resultado positivo.

Teste de sentado para de pé. É usado se há suspeita de sinovite do punho.[9] O paciente é instruído a colocar ambas as mãos nos braços de uma cadeira e a tentar erguer levemente o seu corpo. A dor ou a resistência a esse teste indica um resultado positivo.

Teste de impactação ulnar. Esse teste é usado para avaliar a articulação entre o carpo ulnar e a fibrocartilagem triangular.[9] O paciente é posicionado sentado, com o cotovelo flexionado em cerca de 90°, o punho em desvio ulnar e os dedos posicionados

TABELA 16-14 Valores normais de discriminação de dois pontos e distâncias de discriminação requeridos para determinadas tarefas

Grau/Tarefa	Distância
Normal	Menos de 6 mm
Regular	6-10 mm
Fraco	11-15 mm
Protetor	Um ponto percebido
Anestésico	Nenhum ponto percebido
Costura	6-8 mm
Ferramentas de manuseio de precisão	12 mm
Ferramentas de manuseio amplo	> 15 mm

Dados de Callahan AD: Sensibility testing. In: Hunter J, Schneider LH, Mackin E, et al., eds. *Rehabilitation of the Hand: Surgery and Therapy*. St. Louis: CV Mosby, 1990:605.

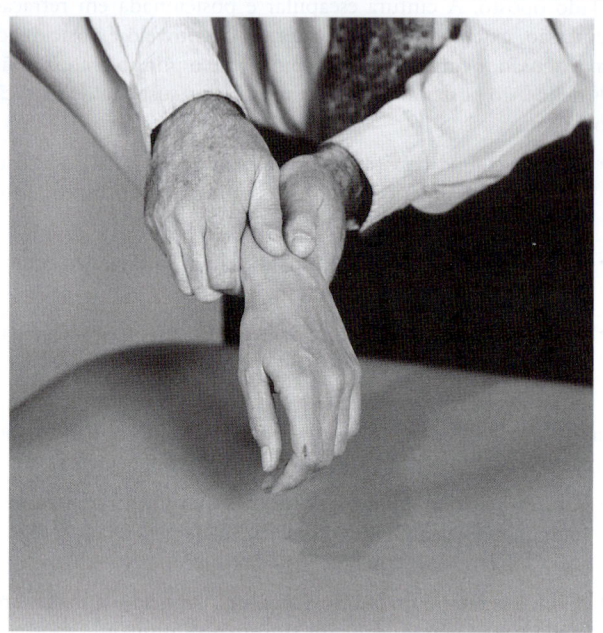

FIGURA 16-70 Teste de mobilização carpal.

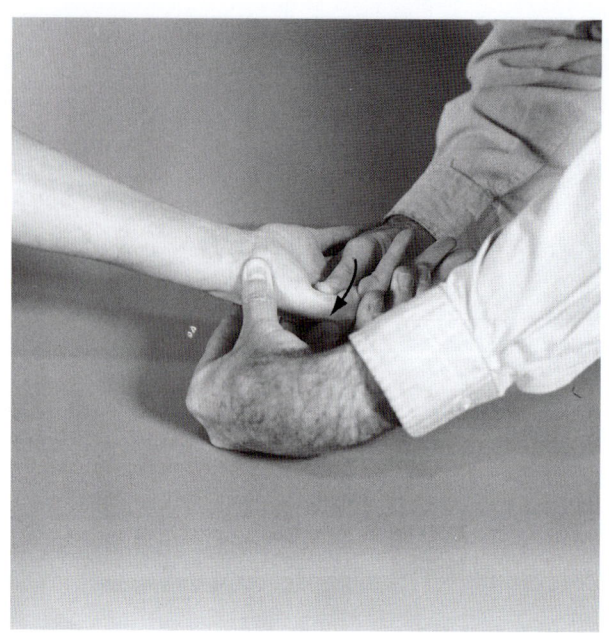

FIGURA 16-71 Teste de impactação ulnar.

em mão levemente cerrada. O fisioterapeuta sobrecarrega o punho aplicando uma força compressiva através do anular e dos metacarpais pequenos (Fig. 16-71). A dor com esse teste indica uma possível ruptura da fibrocartilagem triangular, ou síndrome de impactação ulnar (ver seção "Estratégias de intervenção").

Teste de Finkelstein.[132] Esse teste é usado para detectar a tenossinovite estenosante do ALP e do ECP. O fisioterapeuta segura o polegar do paciente, estabiliza o antebraço com uma das mãos e desvia o punho para a porção ulnar com a outra (Fig. 16-72).

Teste do flexor superficial dos dedos. É usado para testar a integridade do tendão do FSD. O fisioterapeuta segura os dedos do paciente em extensão, com exceção do dedo que está sendo testado (isso isola o tendão do FSD). O paciente é instruído a flexionar o dedo na articulação IFP. Se isso for possível, o tendão do FSD está intacto. Uma vez que esse tendão possa agir independentemente por causa da posição do dedo, ele é o único tendão que funciona na articulação IFP. A articulação IFD, movida pelo FPD, não possui força de flexão quando os outros dedos estão mantidos em extensão.

Teste do flexor profundo dos dedos. Esses tendões somente trabalham em harmonia. Para testar o FPD, estabilize a articulação IFP e a articulação MCF em extensão. Instrua o paciente a flexionar o dedo na articulação IFD. Se ocorrer a flexão, o FPD está intacto. Se nenhuma flexão for possível, o tendão está rompido ou o músculo desnervado.

Ruptura do capuz do extensor. Elson[133] descreve esse teste: a partir de 90° de flexão IFP, o paciente tenta estender a articulação IFP contra a resistência. A ausência de força de extensão na articulação IFP e de extensão fixa na articulação distal indica ruptura completa do deslize central.[21]

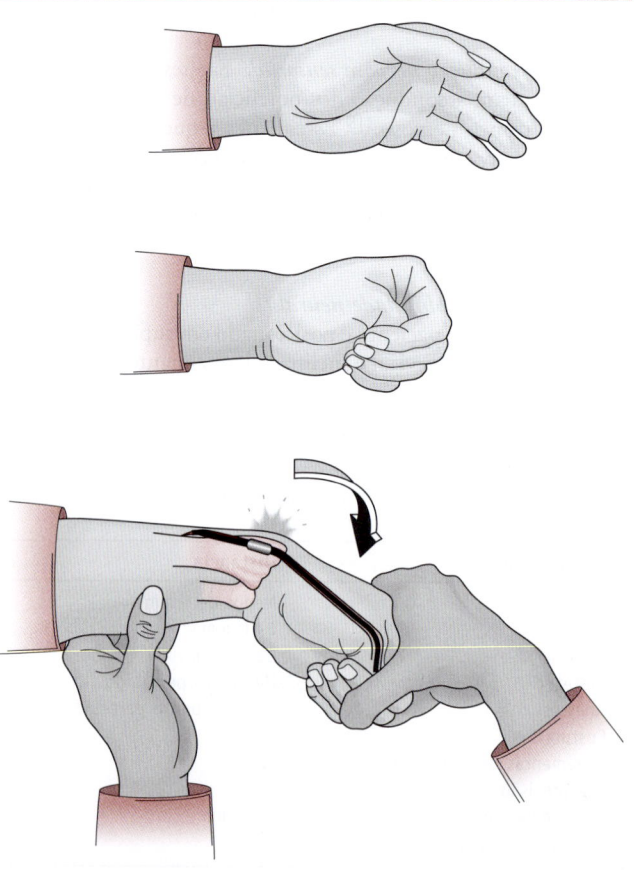

FIGURA 16-72 Teste de Finkelstein.

Sinal de Froment. Esse é mais um sinal do que um teste e pode apresentar-se como uma queixa do paciente, que relata a incapacidade de fazer a pinça entre os dedos indicador e polegar sem que ocorra flexão na articulação IFD.[134] Um sinal de Froment positivo, que resulta de fraqueza no AP e na cabeça curta dos músculos FCP, indica compressão do nervo ulnar no cotovelo ou no punho.

Sinal de Murphy. O paciente é solicitado a cerrar a mão. Se a cabeça do terceiro metacarpal está nivelada com o segundo e o quarto metacarpais, o sinal é positivo para luxação do semilunar.[135]

Teste de Wartenberg. O teste de Wartenberg é usado em pacientes que se queixam de dor no antebraço distal associada com parestesias sobre a porção radial da mão (dorsal) posterior (síndrome de Wartenberg). Esses pacientes relatam frequentemente aumento dos sintomas com o movimento do punho ou quando pinçam com força os dedos indicador e polegar. O teste de Wartenberg envolve batidas do dedo indicador sobre o nervo radial superficial (similar ao teste de Tinel para a síndrome do túnel do carpo). O teste positivo é indicado por sensibilidade local e parestesia com essa manobra. A hiperpronação do antebraço também pode causar o sinal de Tinel positivo.

Teste diagnóstico

O teste diagnóstico do antebraço, do punho e da mão é limitado a radiografias simples para a maioria dos pacientes. A sensibilidade óssea com história de trauma ou suspeita de ruptura óssea ou articular indica a necessidade de radiografias. As projeções-padrão para o punho são póstero-anterior, lateral e oblíqua. Em paciente com suspeita de lesão escafoide, a vista escafoide deve ser adicionada.[4] As condições do punho raramente requerem exames de tomografia computadorizada e exames de imagem por ressonância magnética.[108]

Avaliação

Após o exame, e uma vez que os achados clínicos tenham sido registrados, o fisioterapeuta deve determinar um diagnóstico específico ou uma hipótese de trabalho, com base no resumo de todos os achados. O diagnóstico pode ser relacionado à estrutura (diagnóstico médico) (Tabs. 16-15 e 16-16) baseado nos padrões de prática de preferência descritos no *Guide to Physical Therapist Practice*.

Estratégias de intervenção

Restaurar o equilíbrio, a beleza e a força de uma mão incapacitada é uma aventura. Os riscos são grandes. As recompensas são excitantes. As penalidades da falha são penosas.

Paul W. Brand (1914–)

A reabilitação funcional da extremidade superior enfatiza a restauração do uso funcional da mão.[75] As funções desta variam de atividades que requerem forte ação de preensão às que exigem uma precisão acurada e um toque suave. A estabilidade do punho e da mão é fornecida pela combinação de esforço muscular e suporte ligamentar, e seu movimento é fornecido por inúmeros músculos e tendões e vários elos articulados. A mão e o punho podem estar envolvidas nas atividades de cadeia cinética aberta e fechada.

Talvez a dor seja a queixa mais comum com as lesões do punho e da mão, com rigidez logo a seguir. Algumas condições, como a lesão nervosa periférica (como resultado de fratura, luxação, doença, etc.), diabete melito, síndrome de Raynaud e da dor regional complexa (DRC) são caracterizadas por perda de sensibilidade em vários graus. A recuperação sensorial avança com o tempo e o espaço de acordo com os seguintes estágios sucessivos:[136]

1. Percepção de dor e temperatura – estabelecimento da sensação protetora.
2. Percepção de estímulos vibratórios de baixa frequência (30 Hz) bem como sensação tátil de movimento.
3. Sensação tátil estática, ao mesmo tempo que a percepção de estímulos vibratórios de alta frequência (256 Hz).
4. Discriminação de dois pontos – a última forma de sensação a se desenvolver.

A recuperação motora é sempre mais lenta do que a sensorial, com o primeiro sinal de recuperação sendo a regressão da atrofia no território normalmente suprido pelo nervo lesionado.[136] Mais tarde, uma contração fraca pode ser detectada no primeiro músculo suprido pelo nervo distal à lesão, embora não seja forte o suficiente para produzir movimento ou para sobrepor a gravidade.[136]

As técnicas de fisioterapia que podem ser usadas para ajudar na recuperação motora e sensorial incluem:

▶ Atividades e técnicas para aumentar o estímulo tátil, incluindo estimulação elétrica, vibração de alta frequência (Fig. 16-73) e pancadinhas leves.
▶ Banhos de contraste (para distúrbios vasomotores).
▶ Proteção por intermédio da imobilização.
▶ Atividades de destreza (Fig. 16-74).
▶ Atividades de sustentação de peso na extremidade afetada.
▶ Mobilizações neurodinâmicas (Cap. 12).

As técnicas para aumentar a mobilidade articular e as técnicas para aumentar a extensibilidade do tecido mole são descritas na seção de "Técnicas terapêuticas".

Fase aguda

Os objetivos da fase aguda incluem:

▶ Proteção do local lesionado para permitir a cicatrização.
▶ Controle da dor e da inflamação.
▶ Controle e posterior eliminação do edema.
▶ Restauração da amplitude de movimento livre de dor em toda a cadeia cinética.
▶ Melhora do conforto do paciente pela diminuição da dor e da inflamação.
▶ Retardo da atrofia muscular.

TABELA 16-15 Diagnóstico diferencial para causas comuns da dor no punho e na mão

Condição	Idade do paciente (anos)	Mecanismo da lesão	Sintomas agravados por	Observação	ADMA
Síndrome do túnel do carpo	35-55	Esforço repetitivo gradual Ampla variedade de fatores	Atividades repetitivas do punho Posicionamento sustentado do punho em flexão	Atrofia do músculo tenar (estágios avançados)	Total e indolor
Tendinite do extensor do punho	20-50	Atividades repetitivas ou prolongadas, esforço vigoroso, posturas desconfortáveis ou estáticas, vibração e estresse mecânico localizado		Normal	
Tendinite do flexor do punho	20-50	Preensão vigorosa, movimentos rápidos do punho e mover o punho e os dedos aos extremos de amplitude	Atividades envolvendo a extensão do punho	Normal	Extensão do punho
Osteoartrite da primeira articulação carpometacarpal	40-60	Trauma repetitivo Degeneração	Uso repetitivo do polegar Preensão forte	Espessamento do tecido mole na base do polegar	Limitação média de todos os movimentos do polegar
Dedo em gatilho	50+	Desproporção entre o tendão do flexor e sua bainha de tendão		Espessamento/ enrugamento da pele na palma	Extensão diminuída do dedo Clique ou estalo com os movimentos
Tenossinovite de DeQuervain	50+	Preensão dedo-polegar repetitiva combinada com desvio radial	Esforço repetitivo, tarefas repetitivas que envolvam o esforço excessivo do polegar	Edema na parte lateral do punho/polegar	Desvio ulnar diminuído Flexão do polegar diminuída
Contratura de Dupuytren	40+	Vários fatores (álcool, diabete, epilepsia, tabagismo e trauma)		Espessamento/ enrugamento da pele na palma	Extensão do dedo diminuída
Lesão do ligamento colateral ulnar do polegar	Varia	Hiperabdução forçada e/ou estresse de hiperextensão do polegar e articulação MCF	Extensão do polegar	Edema na porção ulnar da articulação MCF	Geralmente normal
Entorse do punho	20-40	Trauma (lesão QSME)	Carregar peso em uma das mãos	Possível edema ao redor da articulação do punho	Extremos de todas as amplitudes

QSME, queda sobre a mão estendida; MCF, metacarpofalângica; ADMA, amplitude de movimento ativo; ADMP, amplitude de movimento passivo; LCU, ligamento colateral ulnar.

▶ Minimizar os efeitos nocivos da imobilização e da restrição da atividade.[137-142]

▶ Tratamento da cicatrização, se for apropriado.

▶ Manutenção do condicionamento geral.

▶ Independente dos pacientes como programa de exercício domiciliar.

A dor e o controle da inflamação é o principal foco do programa de intervenção na fase aguda. Isso pode ser executado usando os princípios do PRICEMEM (proteção, repouso, gelo, compressão, elevação, terapia manual, mobilização precoce e medicação). Gelo por 20 a 30 minutos, 3 a 4 vezes ao dia, junto com anti-inflamatórios não esteroides (AINEs) ou aspirina ajuda na redução da dor e do edema.

Um dos problemas mais significativos com o qual o fisioterapeuta se defronta no paciente com a mão lesionada é o controle e a eliminação do edema. Ele pode aumentar o risco de infecção, diminuir o movimento e inibir os fluxos arteriais, venoso e linfático.[143] Os métodos de controle incluem elevação da extremidade e da mão acima do nível do coração, exercício ativo, massagem retrógrada, compressão intermitente, bandagens de compressão contínua e banhos de contraste.

Os exercícios terapêuticos são realizados com o objetivo de adequar o reequilíbrio do tecido mole do punho para restaurar o

ADMP	Sensação de final do movimento	Resistido	Testes especiais	Sensibilidade com a palpação
		Fraqueza da garra no lado radial (crônica) Forte e indolor (aguda)	De Tinel De Phalen	Reprodução dos sintomas com compressão aplicada na região anterior do punho
Dor no punho com flexão do dedo combinada com desvio radial/ulnar		Dor com extensão do punho		Carpo anterior
Dor com extensão do punho e extensão do cotovelo combinadas		Dor com a flexão do punho		Pisiforme
				Na palma sobre a base do segundo metacarpal
Dor com rotação do polegar Dor com extensão e abdução do polegar		Fraqueza da garra no lado radial (crônica)		Tabaqueira anatômica
Total e indolor	Resistência do tecido mole à extensão do dedo	Forte e indolor		Sem dor, mas estalo do tendão do flexor sentido com a extensão do dedo
Dor na flexão do polegar combinada com desvio ulnar do punho		Dor com abdução e extensão do polegar	De Finkelstein	Punho lateral e polegar
	Resistência do tecido mole à extensão do dedo	Forte e indolor	Incapacidade de colocar a palma de sua mão completamente plana em uma superfície dura	Sem sensibilidade, mas espessamento dos tecidos moles evidente
Dor com hiperextensão/ hiperabdução passiva		Geralmente normal	Teste de estresse do LCU	Porção ulnar da articulação MCF do polegar
Dor do punho com desvio ulnar ou radial		Dor com forte resistência em qualquer direção		Linha articular medial ou lateral

alinhamento dos tendões do extensor e do flexor o mais próximo possível do normal e para prevenir a cicatrização ou as contraturas do tecido mole influenciando o processo fisiológico da formação de colágeno. O movimento é a atividade necessária para manter a mobilidade articular e a função de deslizamento do tendão. Os exercícios de amplitude de movimento são introduzidos o mais cedo possível. Estes podem ser passivos, ativos assistidos ou ativos, quando apropriado. Se o movimento protegido for necessário, ele pode ser proporcionado com esparadrapo, imobilização ou, em casos extremos, molde. Os exercícios de ADMP são executados através da amplitude de movimento disponível para manter a mobilidade articular e do tecido mole, ou um alongamento passivo pode ser aplicado na amplitude de movimento para alongar patologicamente estruturas encurtadas do tecido mole, aumentando, assim, o movimento. Dependendo do foco da intervenção, os exercícios de amplitude de movimento passivo podem incluir:

▶ Flexão e extensão MCF (Fig. 16-75);
▶ Flexão e extensão IFP (Fig. 16-76);
▶ Flexão e extensão IFD (Fig. 16-77).

Os exercícios de ADMA são executados por toda a amplitude disponível, incluem exercícios específicos e compostos.

TABELA 16-16 Achados nas condições comuns da mão e do punho

Condição	Achados
Tenossinovite estenosante de DeQuervain	▶ Sensibilidade e edema sobre o primeiro compartimento posterior (dorsal) no processo estiloide radial. ▶ Teste de Filkenstein agrava a dor.
Gânglio	▶ Massa palpável (pode ser firme ou mole). ▶ Localizações mais comuns: mão volar na prega de fixação do espaço interdigital ou prega palmar transversa, punho posterior (dorsal) próximo aos tendões do ERLC e ERCC, punho volar próximo à artéria radial. ▶ Massa transiluminada (gânglios maiores).
Doença de Dupuytren	▶ Nódulos palpáveis e cordões pré-tendíneos na aponeurose palmar, afetando mais comumente os dedos anular e mínimo. ▶ Contratura de flexão secundária das articulações MCF e, ocasionalmente, IFP.
Artrite reumatoide	▶ Edema sensível das articulações múltiplas (articulações MCF e articulação do punho mais comumente envolvidas). ▶ Edema sensível da tenossinóvia dos tendões do extensor sobre a região posterior do punho e da mão (comum). ▶ Edema sensível da tenossinóvia e dos tendões flexores na superfície volar do punho (comum). ▶ Deformidades secundárias nos casos mais graves, tal como um desvio ulnar das articulações MCF e deformidades de pescoço de cisne e em botoeira. ▶ Ruptura secundária dos tendões do extensor ou do flexor (variável).
Infecção da bainha do tendão do flexor	▶ Sinais cardinais de Kanavel presentes. ▶ Dedo mantido na posição flexionada em repouso. ▶ Edema junto da superfície volar do dedo. ▶ Sensibilidade da superfície volar do dedo junto do curso da bainha do tendão do flexor. ▶ Dor exacerbada pela extensão passiva do dedo envolvido.
Lesão no LCU da articulação MCF do polegar (polegar de esquiador ou do goleiro)	▶ Edema e sensibilidade sobre a região ulnar da articulação MCF do polegar. ▶ Dor exacerbada pelo estresse do LCU. ▶ Lassidão aumentada no LCU do polegar (lesões mais graves).
Compressão do nervo ulnar no punho	▶ Compressão do nervo ulnar no canal de Guyon reproduz os sintomas (teste mais sensível). ▶ Sinal de Tinel anormal sobre o canal de Guyon (variável). ▶ Fraqueza dos músculos intrínsecos (abdução e adução dos dedos) (casos mais graves). ▶ Atrofia dos interósseos e da eminência hipotenar (casos mais graves). ▶ Sensação anormal no dedo mínimo e na região ulnar do dedo anular (variável). ▶ Sinal de Froment anormal (variável).
Instabilidade escafossemilunar	▶ Edema sobre o punho radial. O raio X mostra hiato escafossemilunar aumentado na visão do punho cerrado (>1 mm). ▶ Sensibilidade sobre o punho posterior (dorsal) sobre o ligamento escafossemilunar. ▶ O teste de deslocamento escafoide produz estalido anormal e reproduz a dor do paciente.
Dedo em martelo	▶ Postura flexionada ou caída do dedo na articulação IFD. ▶ História de lesão de compressão (impacto de uma bola arremessada). ▶ Incapacidade de estender ativamente ou endireitar a articulação IFD.
Dedo de jérsei (avulsão FPD)	▶ Mecanismo é estresse de hiperextensão aplicado a um dedo flexionado (p. ex., agarrar a camisa de um jogador). ▶ O paciente não apresenta flexão ativa na articulação IFD (perda da função da FPD). ▶ Dedo edemaciado assume, muitas vezes, uma posição de extensão relativa comparada com outros dedos mais flexionados.
Artrite degenerativa dos dedos	▶ Nodos de Heberden (mais comum). ▶ Nodos de Bouchard (comum). ▶ Cistos de mucosa (ocasional). ▶ Redução do movimento nas articulações IF envolvidas. ▶ Instabilidade das articulações envolvidas (ocasional).

ERLC, extensor radial longo do carpo; ERCC, extensor radial curto do carpo; MCF, metacarpofalângica; LCU, ligamento colateral ulnar; IFD, interfalângica distal; FPD, flexor profundo dos dedos.
Reproduzida, com permissão, de Mass DP, Reider B: Hand and wrist. In: Reider B, ed. *The Orthopaedic Physical Examination*. Philadelphia: WB Saunders, 1999:99–158.

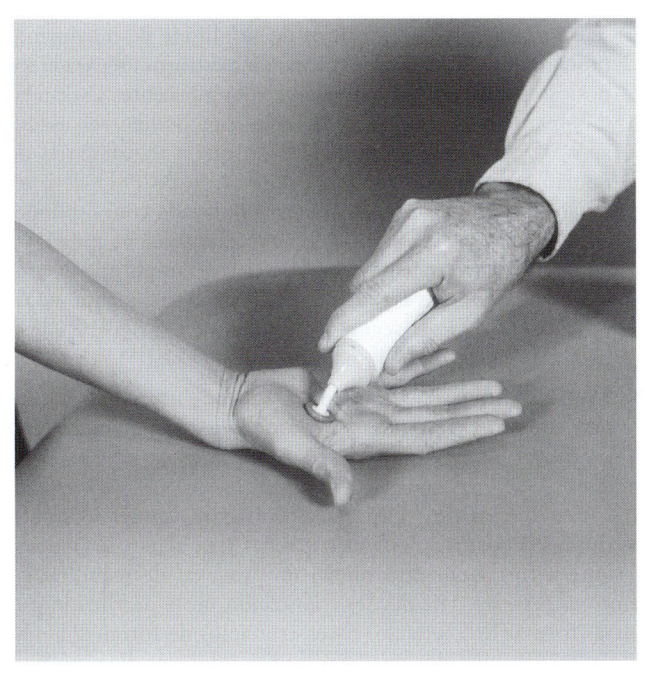

FIGURA 16-73 Estímulo tátil via vibração de alta frequência.

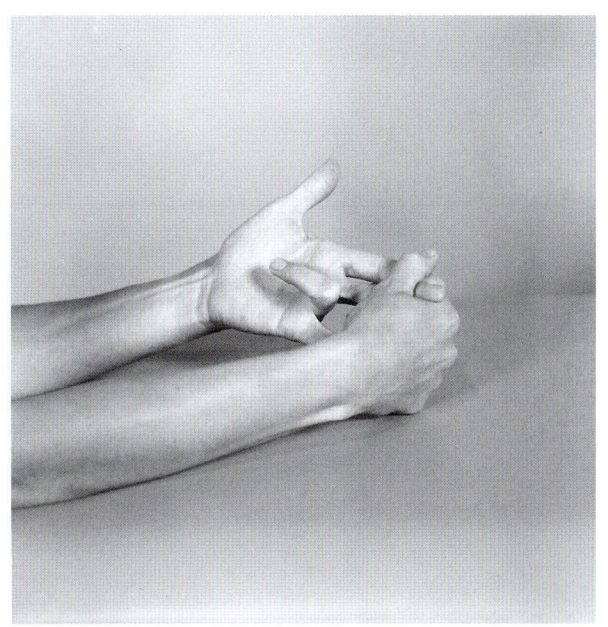

FIGURA 16-75 Flexão metacarpofalângica isolada.

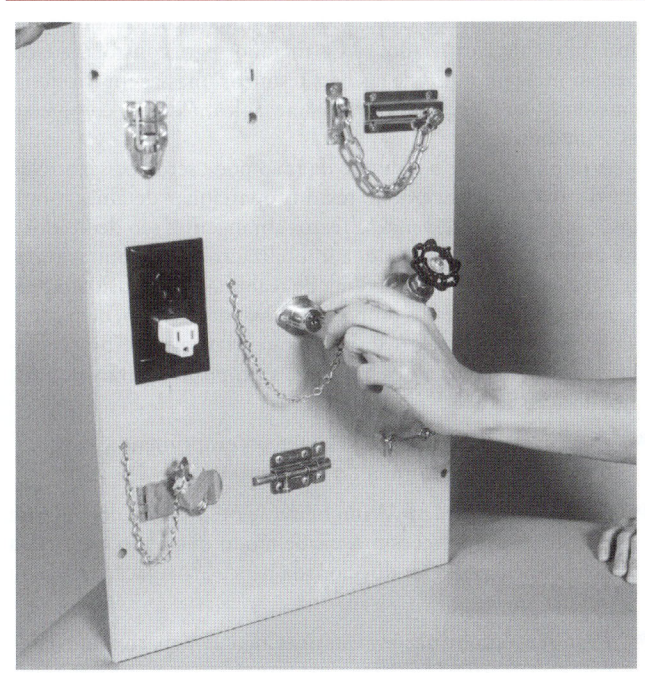

FIGURA 16-74 Atividades de destreza.

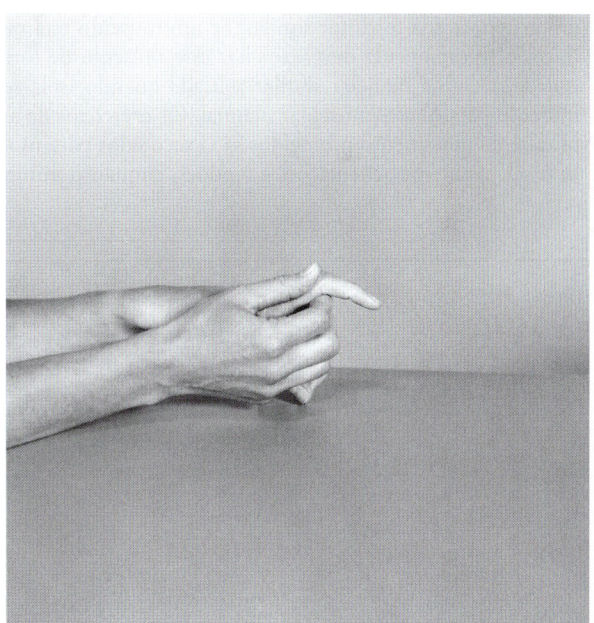

FIGURA 16-76 Flexão e extensão interfalângica proximal isolada.

Os exercícios compostos, que reproduzem as atividades funcionais normais, incluem o cerrar a mão *vídeo* e a oposição do polegar para cada dedo, além dos exercícios que envolvem o punho, o cotovelo e o ombro. Quando os exercícios ativos são usados para restaurar a mobilidade na presença de aumento da resistência do tecido, os movimentos balísticos rápidos são desaconselhados.[144] Os exemplos dos exercícios de ADMA incluem:

▶ Flexão e extensão ativa do punho e do dedo, desvio radial e ulnar do punho, adução e abdução do dedo e oposição do

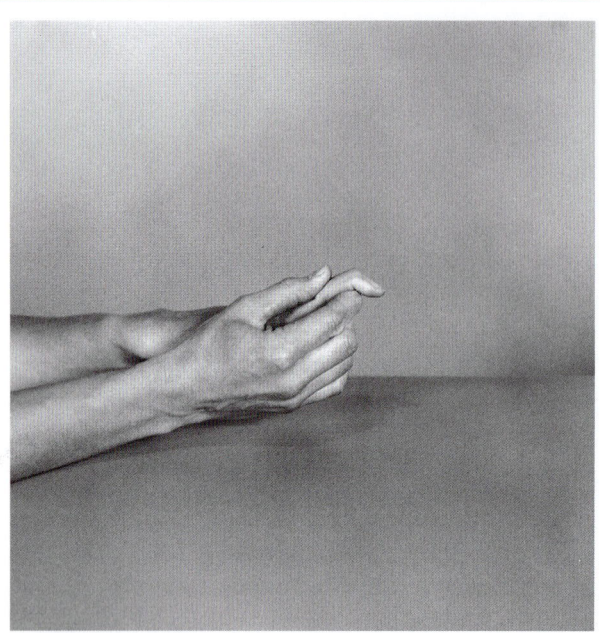

FIGURA 16-77 Flexão e extensão interfalângica distal isolada.

polegar (Fig. 16-78), flexão, extensão, abdução e adução. Os músculos do punho e da mão são geralmente exercitados como um grupo, se sua força for similar. Se um músculo está mais fraco, o fisioterapeuta deve exercitar esse músculo de forma isolada, de uma maneira similar a usada quando isola-se o músculo para o teste muscular manual. Os exercícios de amplitude de movimento protegidos são executados para mobilizar seletivamente articulações e tendões, enquanto minimi-

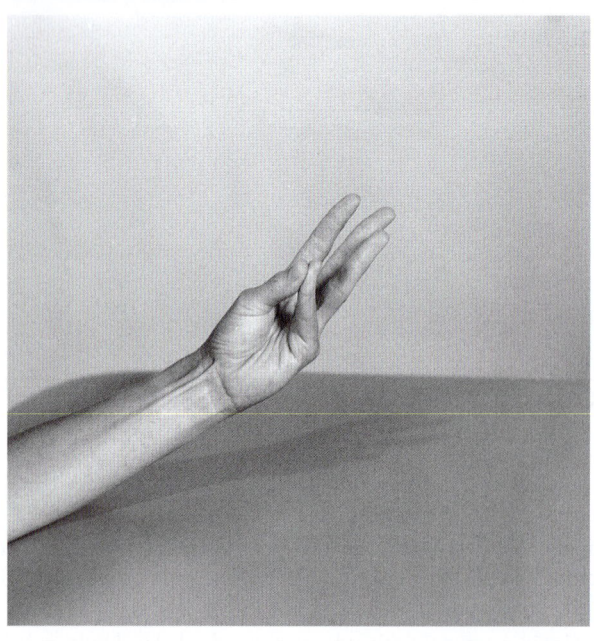

FIGURA 16-78 Oposição do polegar.

za o estresse nas estruturas que estão sendo reparadas. Como seu nome sugere, os exercícios de amplitude de movimento protegidos são executados colocando a estrutura reparada em posição protegida, enquanto os tecidos adjacentes são cuidadosamente mobilizados. Esses exercícios podem ser usados após uma lesão do nervo radial, em que a transferência do tendão do pronador redondo, do FUC e do FSD deve ser feita.[144] Após a cirurgia, a mão é imobilizada com o punho, as articulações MCFs e o polegar em extensão. Em aproximadamente quatro semanas, os exercícios de amplitude de movimento protegidos são introduzidos. Estes incluem flexão da articulação MCF, e a seguir, flexão das articulações IFP e IFD com a articulação MCF mantida em extensão.[144]

▶ Exercícios ativos de pronação *vídeo* e supinação *vídeo* do antebraço, flexão *vídeo* e extensão *vídeo* do cotovelo.

Os exercícios de ADMA avançam para isométricos submáximos e cocontrações musculares. O exercício isométrico permite o fortalecimento inicial no processo de reabilitação, sem o estresse às articulações e ao tecido mole produzido por outras formas de exercício. Esses exercícios de fortalecimento iniciais são executados nas amplitudes indolores disponíveis e avançam gradualmente, de maneira que sejam executados por toda a amplitude.

O tratamento do tecido cicatrizado é focado no controle dos estresses colocados sobre eles. Os movimentos ativo e passivo iniciais fornecem estresse controlado, estimulando a remodelagem ideal do tecido cicatrizado.[143] Os métodos para controlar a cicatrização incluem o uso de agentes térmicos, massagem friccional transversa (ver Cap. 11), vibração mecânica, técnicas compressivas e imobilização.

A imobilização do punho e da mão pode ser necessária. Não está dentro do alcance deste texto proporcionar detalhes minuciosos sobre essa intervenção. Textos abrangentes são dedicados a esse assunto.[145-148] Contudo, a imobilização pode, muitas vezes, ser parte integrante do programa de reabilitação e o fisioterapeuta precisa estar ciente dos propósitos dessa intervenção, bem como das opções disponíveis. A imobilização criativa pode proporcionar um útil adjunto ao exercício. Os propósitos gerais de uma imobilização são:[149,150]

▶ *Prevenir a deformidade.* Manter o comprimento, o equilíbrio e a excursão normal do tecido.

▶ *Imobilizar/estabilizar.* A imobilização é especialmente útil para estabilizar articulações móveis de modo que a força corretiva do exercício possa ser direcionada para a articulação rígida ou tendão aderente.[144]

▶ *Proteger.* Imobilizações estáticas não têm partes móveis e mantêm as articulações em uma posição para promover a cura e minimizar a fricção.

▶ *Corrigir a deformidade ou disfunção.* Restabelecer o comprimento, o equilíbrio e a excursão normais do tecido.

▶ *Controlar/modificar a formação de cicatrização.*

▶ *Substituir o tecido disfuncional.*

▶ *Exercício.* Talas *não convencionais* bloqueiam o movimento articular em uma direção, mas permitem o movimento em outra. Elas são comumente usadas em contraturas na flexão do cotovelo. Talas articuladas contêm no mínimo dois componentes estáticos e estão conectadas de modo a permitir o movimento em um plano na articulação. *Talas dinâmicas* são usadas para fornecer resistência ativa na direção oposta a sua linha de tração para aumentar a força muscular, bem como para aplicar alongamento passivo corretivo às aderências do tendão e contraturas articulares.[144] Talas *estáticas-progressivas* envolvem o uso de componentes não elásticos, como bandagens de enganchar e laçar, linha de Dracon, tensores e parafusos, para permitir mudanças progressivas na posição articular, bem como mudanças na ADMP sem mudar a estrutura da tala. Talas *estáticas seriais* diferem das estáticas-progressivas no fato de que elas requerem que o fisioterapeuta as remodele para acomodar os aumentos na mobilidade.

Fase funcional

A fase funcional de reabilitação começa geralmente quando as posições normais do punho e cocontrações dos flexores e extensores do punho podem ser feitas. Os objetivos dessa fase incluem:

▶ Atingir a amplitude de movimento total indolor.

▶ Restaurar a cinemática articular normal.

▶ Melhorar a força muscular para dentro dos limites normais.

▶ Melhorar o controle neuromuscular.

▶ Restaurar as relações normais de forças musculares acopladas.

Os exercícios de ADMA, iniciados durante a fase aguda, avançam até que o paciente demonstre que atingiu a amplitude máxima antecipada.

As cinemáticas articulares normais são restauradas usando técnicas de mobilização articular. Essas técnicas referem-se aos movimentos de tração e/ou deslizamento para as superfícies articulares que mantêm ou restauram o jogo normalmente permitido pela cápsula. As técnicas de mobilização articular para o antebraço, o punho e mão são descritas na seção "Técnicas terapêuticas" no final deste capítulo.

Os exercícios resistidos não apenas aumentam a força e a resistência muscular, mas também melhoram a capacidade do paciente de mobilizar ativamente as articulações rígidas.[144] Os exercícios de resistência para a mão e para o punho podem ser classificados como estáticos (isométricos) ou dinâmicos (concêntricos, excêntricos ou isocinéticos). O fortalecimento de seus músculos começa com exercícios específicos e avança para exercícios que envolvam toda a cadeia cinética superior. Os exercícios isométricos podem continuar a partir da fase aguda, quando a amplitude de movimento disponível permanece restrita. Sempre que possível, os exercícios de resistência que fortalecem os grupos musculares funcionais em vez dos músculos individuais devem ser selecionados.[144] Os exercícios específicos para o punho e a mão incluem:

▶ Exercícios resistidos em supinação (Fig. 16-79) e pronação (Fig. 16-80) *vídeo*.

▶ Exercícios para a destreza da mão e do dedo, incluindo a prancha de nove pinos (Fig. 16-81) ou exercícios de traçado com lápis.

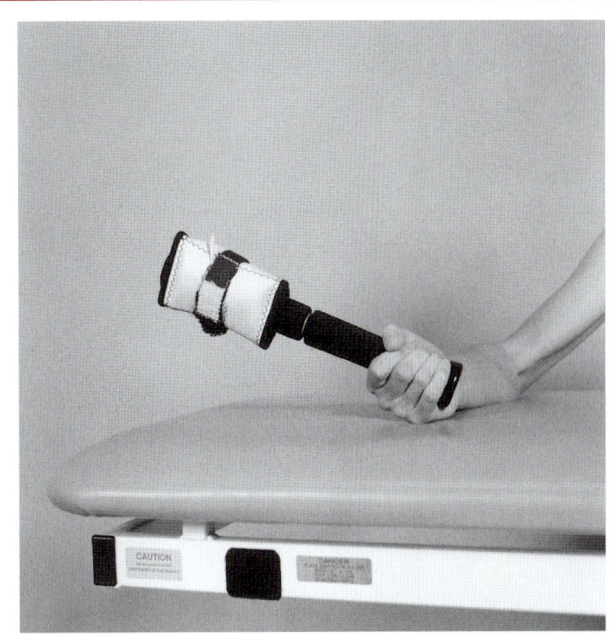

FIGURA 16-79 Supinação resistida.

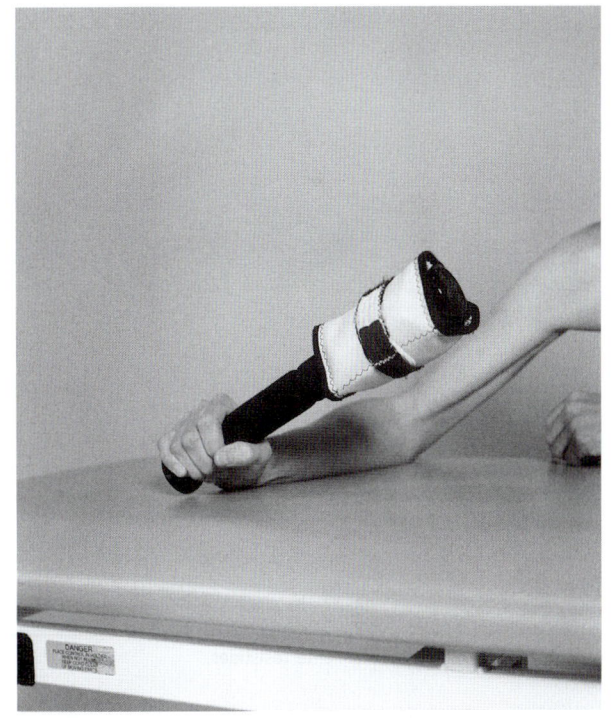

FIGURA 16-80 Pronação resistida.

▶ Exercícios manualmente resistidos (Fig. 16-82). São executados inicialmente pelo fisioterapeuta, antes de se tornarem parte da rotina de exercício domiciliar do paciente.

▶ Alongamento passivo do punho em flexão *vídeo*, extensão *vídeo*, desvio radial e desvio ulnar. Os exercícios re-

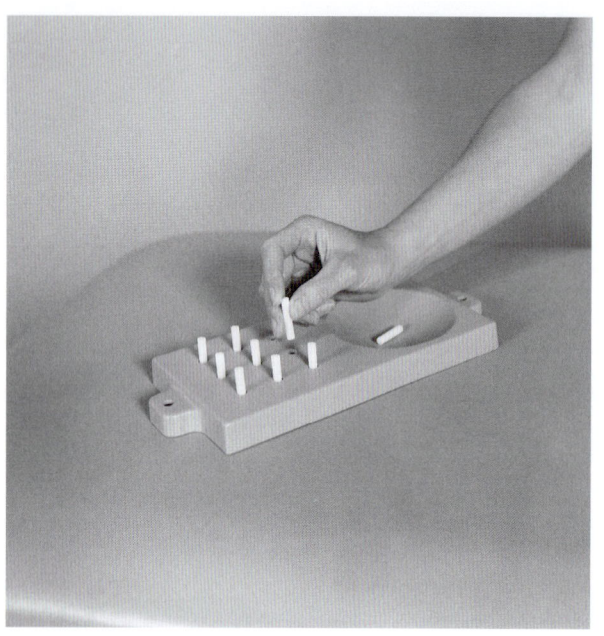

FIGURA 16-81 Prancha de nove pinos.

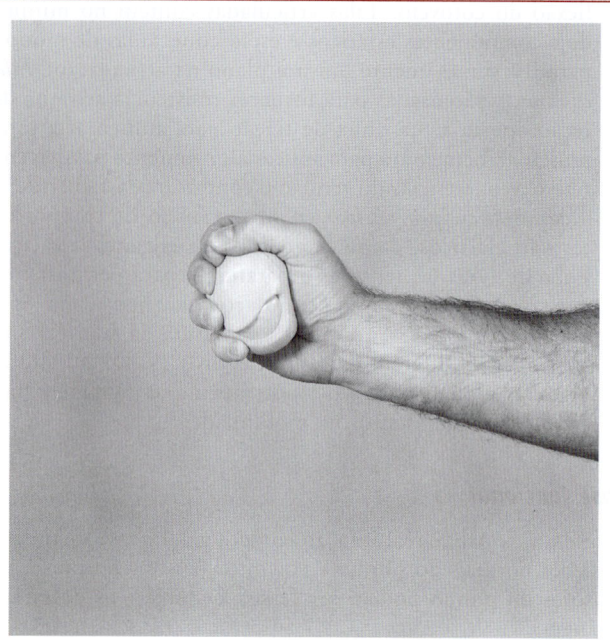

FIGURA 16-83 Exercícios com massa terapêutica.

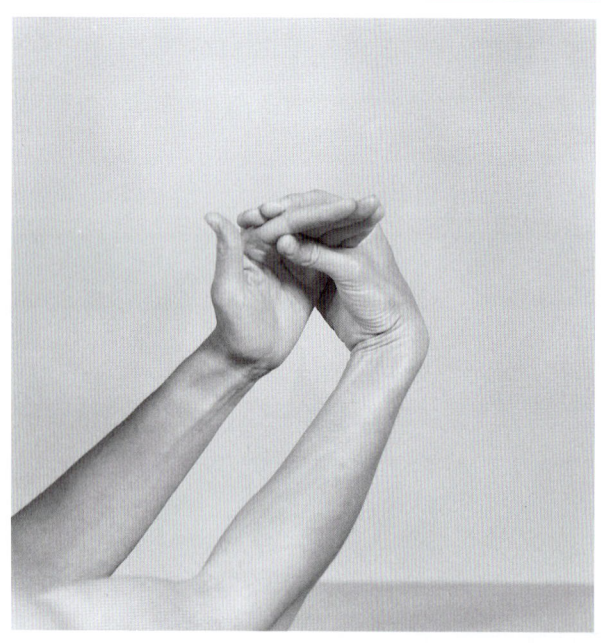

FIGURA 16-82 Exercícios manualmente resistidos.

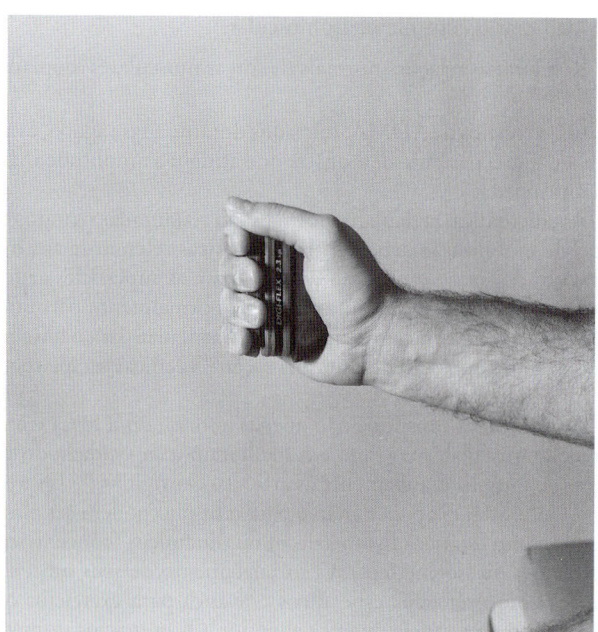

FIGURA 16-84 Exercitador de mão.

sistidos que podem ser feitos usando preensão com massa terapêutica 🎬 *vídeo* (Fig. 16-83), pano ou esponja para limpeza 🎬 *vídeo* ou um exercitador de mão (Fig. 16-84). Deve-se ter cuidado com a preensão ou os exercícios de apertar, porque eles restringem tipicamente o uso da amplitude de movimento total.

▶ Exercícios resistidos que também podem ser executados usando tubo elástico (Fig. 16-85) 🎬 *vídeo* ou halteres (Fig. 16-86).

▶ A extensão do punho deve ser feita em pronação para trabalhar contra a gravidade ou em rotação neutra do antebraço para eliminar a gravidade. Esse exercício estimula o envolvimento dos músculos ERLC, ERCC e EUC. A flexão do MCF pode ser empregada para eliminar qualquer contribuição do EUC, isolando, assim, a musculatura do punho.

▶ A flexão do punho pode ser feita em supinação, para trabalhar contra a gravidade, ou em rotação neutra do ante-

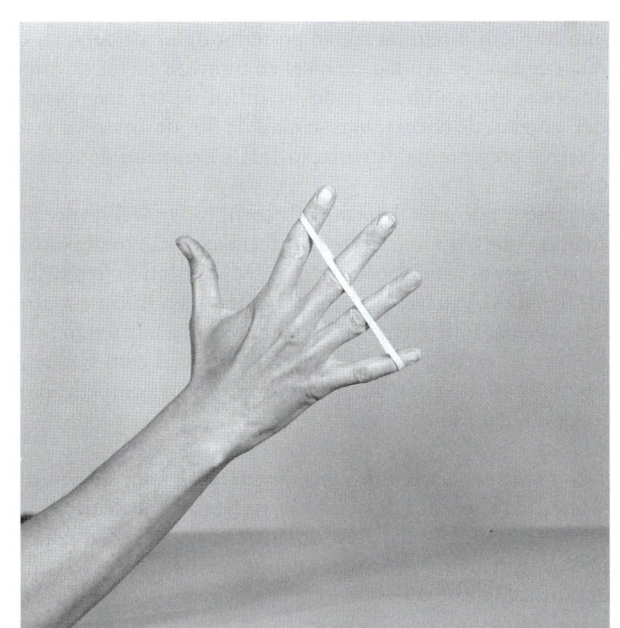

FIGURA 16-85 Abdução resistida do dedo.

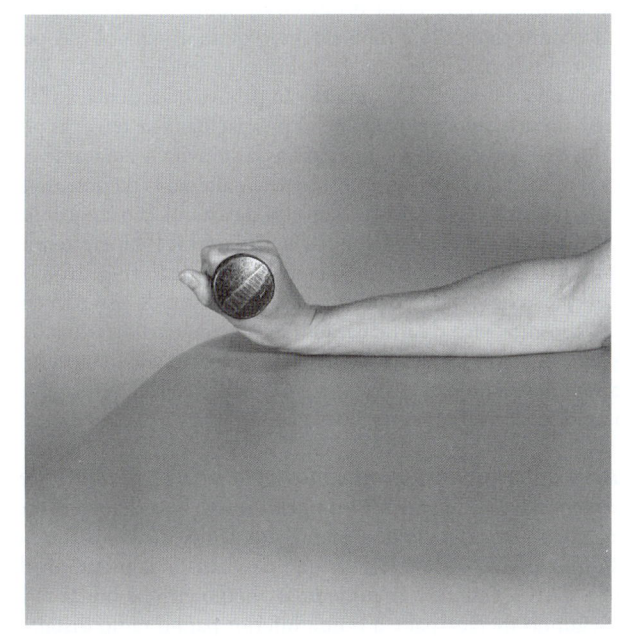

FIGURA 16-86 Extensão resistida do punho.

braço, para eliminar a gravidade. Sua flexão trabalha o FUC e o FRC.

▶ Os padrões de facilitação neuromuscular proprioceptivos (FNP) da extremidade superior que são executados ativamente e então com a resistência *vídeo*. Esses padrões incorporam as rotações conjuntas dos movimentos do dedo, da mão e do punho.

▶ Apoios na parede estimulam a extensão total do punho, enquanto os apoios totais requerem extensão total ou próximo disso *vídeo*.

Os exercícios para as outras articulações da extremidade superior são realçados nos Capítulos 14 e 15.

Padrão de prática 4D: Distúrbios na mobilidade articular, na função motora, no desempenho muscular e na amplitude de movimento associados a disfunções dos tecidos conjuntivos

Artrite reumatoide[151]

A AR é uma doença que afeta todo o corpo e todo o indivíduo. É uma doença que permanece por toda a vida, que na maioria das pessoas é apenas um pouco modificada pela intervenção.[152] O ciclo de alongamento, cura e cicatrização que ocorre como resultado do processo inflamatório visto em pacientes com AR causa dano significativo aos tecidos moles e estruturas periarticulares.[153] Como consequência, esses eventos causam dor, rigidez, dano articular, instabilidade e, por fim, deformidade. Muitas deformidades comuns podem ser vistas,[154] como desvio ulnar das articulações MCF,[155] deformidade em botoeira[156] e deformidades dos dedos em pescoço de cisne.[157]

Flutuação ulnar. A deformidade da flutuação ulnar e da subluxação palmar (Fig. 16-87A) é o resultado da interação complexa de forças e dano aos ligamentos colaterais e mecanismos dos extensores. Clinicamente, a flutuação ulnar das articulações MCF precede, muitas vezes, as deformidades do punho.[20] A flutuação ulnar resulta em um desequilíbrio que tem o efeito resultante de tracionar os dedos em desvio ulnar, pronação e subluxação palmar. A lista de causas inclui:[154,158]

▶ Sinovite subcolateral e enfraquecimento do ligamento colateral radial.

▶ Distorção e atenuação das fibras sagitais do capuz do extensor.

▶ Um deslocamento natural dos tendões dos extensores para o lado ulnar.

▶ Desvio radial do punho.

▶ Contratura secundária dos músculos intrínsecos da porção ulnar.

▶ Disfunção dos intrínsecos da porção radial.

▶ Deslocamento dos tendões dos flexores na porção ulnar.

▶ Pinça aposicional (i.e., pinça lateral ou de chave).

▶ Gravidade.

▶ A forma anatômica natural da cabeça metacarpal.

Deformidade em botoeira. A deformidade em botoeira ou em buraco de botão (Fig. 16-87B) ocorre quando o tendão extensor comum, que se insere na base da falange média, é danificado. O dano na inserção de deslize central requer esforço extra para estender a articulação, causando hiperextensão na articulação IFD. A falha das bandas laterais de se inserirem no deslize central permite que essas bandas flutuem anteriormente. Por fim, elas passam pelo eixo de rotação da articulação IFP e, em vez de estender

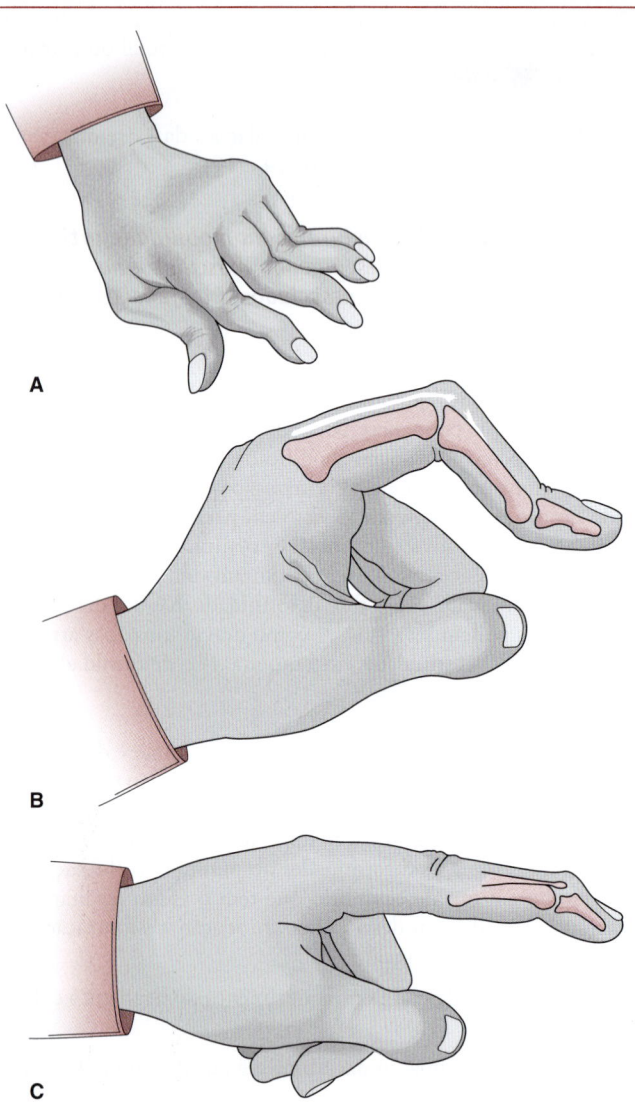

FIGURA 16-87 Deformidades do dedo. (A) Deformidade de flutuação ulnar e de pescoço de cisne. (B) Deformidade em botoeira. (C) Dedo em martelo.

canismo de lesão é uma força de flexão grave na articulação IFP ou um impacto direto na região posterior dessa articulação, que resulta em dano ao tendão extensor comum. Se ele for de origem traumática, essa condição pode ser difícil de ser diagnosticada devido ao grau de edema, mas se mais de 30° de atraso da extensão estiver presente na articulação IFP, há suspeita de lesão em botoeira.[26]

A presença de uma deformidade corrigível móvel requer pouco mais do que a imobilização da IFP em extensão total por 6 a 8 semanas, com as articulações IFD e a MCF ficando livres. Exercícios de ADMA suaves podem começar para a flexão e a extensão da articulação IFP em 4 a 8 semanas, com a tala sendo reaplicada entre os exercícios. O fortalecimento geral com frequência começa em 10 a 12 semanas. Para o retorno à competição, são necessários mais dois meses.[26]

Deformidade em pescoço de cisne (recurvado). Essa deformidade é caracterizada por uma deformidade na flexão da articulação IFD e hiperextensão da articulação IFP. Essa é a deformidade menos funcional dentre os que ocorrem dentro da mão. Além das doenças reumatológicas, outras etiologias incluem lesões no tendão terminal extensor, condições espásticas, fraturas na falange média que curam em hiperextensão e lassidão ligamentar generalizada.[157] A destruição do ligamento retinacular oblíquo do mecanismo do extensor leva ao deslocamento posterior (dorsal) das bandas laterais do mecanismo do extensor. Essa nova disposição leva ao aumento da força do extensor sobre a articulação IFP, tendo como resultado a hiperextensão dessa articulação. A posição estendida da articulação IFP alonga os tendões FSD e FPD. A tração do tendão FPD causa flexão passiva da articulação IFD. A perda resultante da função inclui incapacidade de trazer as pontas dos dedos em garra. A hipertrofia da sinovite reumatoide desloca o tendão do EUC anteriormente. A alteração na postura em uma articulação leva à postura inversa da articulação adjacente.[68]

Os achados clínicos incluem a articulação IFP hiperestendida com a articulação IFD flexionada no mesmo dedo (Fig. 16-87A).

A intervenção para a deformidade em pescoço de cisne depende do estado etiológico da articulação IFP e de suas estruturas anatômicas relacionadas. A intervenção para essa deformidade sem perda da flexão IFP é geralmente conservadora, com uma tala Silver Ring sendo usada para a correção da hiperextensão IFP.[68]

Outras deformidades produzidas pela artrite reumatoide
Desvio radial do bloqueio carpometacarpal. Essa deformidade é o resultado da ação predominante dos tendões radiais (i.e., do FRC, do ERLC e do ERCC), que desviam radialmente o bloqueio CMC. Esse desvio aumenta o ângulo entre a borda radial do segundo metacarpal e a borda inferior para o rádio distal, resultando em uma importante perda de força muscular nos flexores.[20,51]

O desvio do punho pode envolver um desvio oposto da articulação MCF, quando os elementos de estabilização dessas articulações (ligamento lateral e placa volar) estão enfraquecidos. O desvio radial do bloqueio CMC pode produzir desvio ulnar das articulações MCF por causa da interdependência das várias articulações nas cadeias longitudinais.[20,160,161]

Efeitos da artrite reumatoide
O resultado final das deformidades mencionadas é a redução na função da mão e do membro superior. Embora os seres humanos

essa articulação, agem como flexores, enquanto ainda hiperestendem a articulação distal. Tal destruição resulta também na perda da influência dos músculos interósseos, ELD e músculos lumbricais nas articulações IFP. Simultaneamente com a perda dessa influência muscular, as bandas laterais do mecanismo do extensor deslizam de forma ventral. O realinhamento do mecanismo do extensor, junto com a perda de certa influência muscular, produz uma deformidade da extensão das articulações MCF e IFD e flexão da articulação IFP (ver Fig. 16-87). Essa é a deformidade em botoeira clássica.[157] As causas são sinovite, ruptura do deslizamento central e bandas laterais deslocadas, tratáveis com sinovectomia,[159] reparo ou reconstrução do deslizamento central e recolocação das bandas laterais.

Outras causas dessa deformidade incluem lesões causadas pela divisão, ruptura, avulsão ou trauma fechado do tendão extensor comum. A deformidade "em botoeira" é secundária a lesão no tendão fechada mais comum nos esportes.[26] Nos esportes, o me-

sejam capazes de um significativo comprometimento e adaptação, a perda da função que ocorre com a AR se acumula progressivamente até um ponto no qual uma tarefa simples se torna mais difícil. A excursão diminuída dos tendões, a fraqueza dos músculos e a redução da amplitude de movimento nas articulações multiplicam os efeitos globais. Mesmo quando a força do músculo está disponível, ela pode não ser aplicada na direção mais efetiva. A lassidão articular, que foi precipitada pela sinovite e pela efusão recorrente, é progressivamente agravada. Por fim, o indivíduo não consegue lidar com as dificuldades resultantes em relação às atividades da vida diária. Esse é o ponto final característico dessa doença progressiva.

Intervenções para a artrite reumatoide da mão e do punho

Como a dor e a instabilidade do punho impedem grande parte da força proveniente dos músculos do antebraço de ser transmitida para o punho e a mão, alguma estabilização no nível do punho se faz necessária. A avaliação dos problemas do polegar e do punho envolve a avaliação cuidadosa da preensão e da pinça. Com base na patomecânica do processo reumatoide, os seguintes conceitos formam a base de qualquer intervenção que trata da artrite reumatoide da mão:[162]

1. Controlar a inflamação.
2. Focar-se nos sistemas articulares, em vez de em articulações isoladas.
3. Considerar o estado de todos os tecidos da mão.
4. Considerar o tipo de doença reumatoide. A intervenção está relacionada com o tipo de doença reumatoide:

    a. O tipo no qual a cicatrização supera o dano articular. Os pacientes com articulações rígidas devido à cicatrização saem-se muito mal após a cirurgia do tecido mole. Os pacientes nesse grupo requerem terapia agressiva e sustentada, muitas vezes durante 3 a 4 meses.

    b. O tipo no qual a lassidão articular e a lassidão do tecido tornam-se difíceis de estabilizar após os procedimentos para o tecido mole. Os pacientes nesse grupo precisam de intervenções cuidadosas e controle da ADM e da direção de movimento pelo uso de talas por muitos meses após a cirurgia.

Os componentes da intervenção para pacientes com artrite reumatoide da mão incluem:

1. *Exercícios*. A combinação de exercícios ativos e exercícios isométricos é recomendada para manter a força muscular e melhorar a amplitude de movimento. Os exercícios de amplitude de movimento que estimulam a excursão dos flexores longos são enfatizados. Os intrínsecos da mão são alongados colocando-se as articulações MF em extensão e desvio radial, enquanto se flexiona simultaneamente as articulações IFP e IFD. Os exercícios resistidos precisam ser introduzidos cuidadosamente devido à natureza inflamatória da artrite reumatoide. Exercícios de apertar usando uma esponja em uma banheira de água quente são recomendados. A cirurgia óssea e do tecido mole não terá êxito algum na restauração da função se houver desequilíbrio grave residual nas forças que agem sobre a articulação.

2. *Proteção articular/conservação de energia*. A proteção articular é o processo de redução de estresses interno e externo sobre as articulações durante a atividade funcional e ajuda a prevenir o uso errado e excessivo da mão e do punho. As técnicas de proteção articular incluem:

    a. Educação do paciente para aumentar a consciência sobre aquelas atividades que são estressantes às articulações. Em particular, a preensão tensa e prolongada deve ser evitada.

    b. A redução de forças por meio do uso de equipamento adaptativo e o evitar atividades repetitivas, posições de deformidade e levantando de pesos pesados. Muitos dispositivos de autoajuda excelentes estão disponíveis. A menos que haja um uso razoável da mão, qualquer desequilíbrio restante irá causar falha, como mostrado no ciclo secundário da doença reumatoide.

    c. O uso dos músculos e das articulações maiores/mais fortes e mais proximais quando disponíveis.

    d. O equilíbrio entre repouso e atividade planejando antecipadamente e usando períodos de repouso espaçados. Estresse, repouso e sono podem ter efeito significativo sobre os sintomas.

    e. O uso de técnicas conservadoras de energia e dispositivos laboratoriais. A conservação de energia envolve sentar quando apto, organizar o espaço de trabalho e armazenagem para acessibilidade, descansar durante as atividades, quando puder, e poupar tempo, por exemplo, comprando alimentos já preparados. Muitas marcas diferentes oferecem equipamentos adaptativos, como puxadores de zíper, utensílios de cozinha com pegadores alargados, abridores de garrafa e canetas com cabo longo.

    f. Eliminação de algumas atividades.

    g. Simplificação do trabalho.

3. *Órtese*. A órtese estática pode ser usada para imobilizar articulações doloridas e evitar a deformidade adicional por meio do posicionamento.

4. *Tratamento da dor*. O fisioterapeuta deve incentivar o paciente a investigar alternativas para a medicação da dor, como técnicas de relaxamento, ioga, melhorar a autoestima e o uso de termoterapia ou crioterapia.

Lesões do complexo do triângulo fibrocartilagíneo

As lesões no CTFC ocorrem tipicamente após uma queda sobre um punho estendido e supinado ou como resultado de um carregamento rotacional crônico.

Os pacientes com lesões do CTFC queixam-se de dor no punho medial distal à ulna, que é aumentada com a amplitude final da pronação/supinação do antebraço e com a preensão forçada. Há, muitas vezes, um estalido doloroso durante os movimentos do punho. A sensibilidade é claramente localizada na depressão anatômica dorsal, que é imediatamente distal à cabeça da ulna.[163] A mobilização passiva do côndilo carpal contra a cabeça da ulna, com o punho em desvio ulnar passivo ou ativo, irá extrair com frequência uma crepitação ou aspereza dolorosa ou, mais raramente, um estalo de verdade (teste de McMurry para o punho). A supinação passiva combinada com o desvio ulnar também pode reproduzir a dor.

As radiografias iniciais são geralmente negativas, mas podem fornecer informação sobre se uma variância a mais da ulna coexiste com a ruptura do triângulo fibrocartilagíneo (síndrome do impacto ulnocarpal).¹⁶³ Essa condição é diagnosticada nas radiografias, mostrando mudanças císticas ou erosivas na cabeça ulnar e junto do contorno proximal do semilunar.¹⁶⁴

As lesões na porção central avascular do disco não são passíveis de reparo espontâneo, enquanto as lesões na periferia vascularizada o são.¹⁶³

A intervenção conservadora para as lesões do CTFC inclui uma tala longa para o braço ou gesso moldado com o cotovelo em 90° de flexão e o antebraço e o punho em desvio ulnar e extensão por seis semanas, se o CTFC for instável.

Enquanto o punho está na tala ou no gesso, a intervenção deve incluir exercícios de amplitude de movimento proximal e de fortalecimento.

Os exercícios ativos e ativos assistidos são iniciados no punho e no antebraço após a remoção da tala, com, inicialmente, ênfase na flexão e na extensão, seguida por pronação/supinação e desvio radial/ulnar. Duas semanas após a remoção da tala, presumindo-se que o paciente esteja assintomático, o fortalecimento progressivo é iniciado para a mão e o punho, tomando-se cuidado para evitar cargas de torção no punho.

Osteoartrite

A osteoartrite (OA), a doença articular mais comum, pode ser primária ou secundária, dependendo da presença de uma condição preexistente. Enquanto a OA primária comumente envolve a primeira articulação CMC ou, algumas vezes, a articulação ETT, ela é incomum em outras partes da articulação.¹⁶³

É muito comum a OA secundária ser atribuída a um trauma antigo ou infecção. No caso de mau alinhamento do escafoide, a artrite degenerativa avança de acordo com um padrão bem específico, que leva ao colapso avançado escafossemilunar (CAES) do punho.¹⁶³ A degeneração ocorre entre o rádio e o escafoide e, a seguir, entre o semilunar e o capitato. A articulação radiossemilunar quase nunca está envolvida. Por fim, uma diástase escafossemilunar desenvolve-se e o capitato desliza por entre o semilunar e o escafoide.¹⁶⁵

Os pacientes com artrite na primeira articulação CMC apresentam tipicamente dor nessa estrutura na base do polegar, que aumenta com o uso, amplitude do movimento restrita no padrão capsular e crepitação articular.¹⁶³ Esse tipo de artrite é mais comum em mulheres do que em homens, sendo, em geral, encontrada em pacientes com 45 anos ou mais.

A intervenção conservadora inclui imobilização, modalidades térmicas (calor úmido ou parafina) e educação do paciente.

Imobilização. A tala deve posicionar a articulação CMC em abdução palmar, para maximizar a estabilidade e o alinhamento anatômico dessa articulação com a articulação IF livre.¹⁶³

Educação do paciente. O paciente deve ser aconselhado a:

▶ Minimizar ou evitar estresses mecânicos incluindo a pinça sustentada.

▶ Evitar dormir sobre as mãos, uma vez que isso força o polegar em adução.

▶ Usar dispositivos de autoajuda, como abridores de tampa de garrafa e tesouras ergonômicas.

Gota
Ver Capítulo 9.

Contratura de Dupuytren (fasciite palmar)

Estudos de população mostram que a doença de Dupuytren afeta quase sempre brancos, em particular aqueles de descendência do norte da Europa.¹⁶⁶,¹⁶⁷ A incidência aumenta com a idade avançada e, em crianças, é excepcionalmente rara.¹⁶⁸ Os homens têm de 7 a 15 vezes mais probabilidade de ter uma apresentação clínica que requeira cirurgia do que as mulheres, que tendem a desenvolver uma forma mais benigna da doença, que manifesta-se no final da vida.¹⁶⁹,¹⁷⁰

A etiologia dessa doença é tida como sendo multifatorial. Há uma incidência mais elevada nas populações alcoolista, diabética e epilética.¹⁷⁰⁻¹⁷² Em consequência da associação entre tabagismo e mudanças microvasculares na mão, algumas pessoas acreditam que o tabaco também possa desempenhar um papel nessa doença.¹⁷⁰ Embora não geralmente relacionada com trauma na mão, a doença de Dupuytren ocasionalmente desenvolve-se após lesões significativas nessa região, incluindo cirurgia.¹⁷³

A doença de Dupuytren, um processo celular ativo na fáscia da mão, é caracterizada pelo desenvolvimento de nódulos na fáscia palmar e na digital. Esses nódulos ocorrem em locais específicos junto das linhas de tensão longitudinais.¹⁶⁶,¹⁷⁰ Sua aparência é seguida pela formação de cordões como um tendão, que são devidos à mudança patológica na fáscia normal.¹⁷⁴⁻¹⁷⁶ O espessamento e o encurtamento da fáscia causa contratura, que comporta-se de maneira similar à contratura e a maturação da cicatrização da lesão.¹⁷⁰ As contraturas formam-se na articulação MCF, na IFP e, ocasionalmente, na IFD.¹⁷⁷

O diagnóstico da doença de Dupuytren em seus estágios iniciais pode ser difícil sendo baseado no nódulo palpável, nas mudanças características de pele, nas mudanças na fáscia e na contratura articular progressiva. As mudanças da pele são causadas por uma retração desta, resultando em covinhas ou depressões.

Essa doença pode ser classificada dentro de três estágios biológicos:¹⁷⁵

▶ *Primeiro estágio.* O primeiro é o estágio proliferativo, caracterizado pela proliferação intensa de miofibroblastos (as células que geram as forças responsáveis pela contração do tecido) e pela formação de nódulos.

▶ *Segundo estágio.* O segundo estágio, involucional, é representado pelo alinhamento dos miofibroblastos ao longo das linhas de tensão.

▶ *Terceiro estágio.* Durante o terceiro estágio, o residual, o tecido torna-se, em sua maior parte, não celular e destituído de miofibroblastos e apenas as bandas espessas de colágeno permanecem.¹⁷⁸

A doença é geralmente bilateral, com uma das mãos sendo mais gravemente afetada. Contudo, parece não haver associação com a dominância da mão. O paciente pode ter 1, 2 ou 3 raios envolvidos na mão mais gravemente afetada. O dedo mais comumente envolvido é o mínimo, sendo que isso ocorre em cerca de 70% dos pacientes.

As intervenções conservadoras não se provaram ainda clinicamente úteis ou de algum valor a longo prazo no tratamento das contraturas estabelecidas.¹⁷⁹ Alguns cirurgiões percebem que qualquer quantidade de contratura na articulação IFP justifica uma cirurgia, enquanto que outros sentem que 15° ou mais é uma indicação.[166,180] A cirurgia é a intervenção de escolha quando a articulação MCF contrai-se à 30° e a deformidade se torna um problema funcional.[180]

Os estudos mostraram que 50% dos resultados cirúrgicos dependem do tratamento pós-operatório da imobilização efetiva e do exercício.[170,181] A intervenção deve ser direcionada para promover a cura da incisão que, por sua vez, minimiza a cicatrização e maximiza a mobilidade da cicatriz de modo que a função da mão possa ser restaurada.[170]

O tratamento da cicatriz e a imobilização é uma parte importante do tratamento pós-operatório. A imobilização inicial é posicionada para fornecer uma leve flexão da articulação MCF de 10 a 20° com extensão da articulação IFP para permitir um alongamento máximo da ferida.[170] Exercícios ativo, ativo assistido e passivo são geralmente iniciados na primeira sessão de tratamento.

Entorses do punho

As entorses são mais comuns do que as fraturas do punho. A mais comum resulta de uma força descendente para o punho que excede sua amplitude de movimento normal. Nas lesões ligamentares, a lesão geralmente ocorre no meio do ligamento.[182]

Na apresentação comum da lesão do punho, o movimento forçado da articulação é seguido imediatamente por uma dor intensa que melhora e retorna.[4] O edema ocorre dentro de 1 a 2 horas da lesão. O grau do edema articular indica o grau da lesão. A equimose se desenvolve nas lesões graves em 6 a 12 horas. O diagnóstico diferencial inclui fratura carpal, particularmente o escafoide e o semilunar, instabilidade traumática ou ruptura ligamentar.[183]

A intervenção conservadora inclui imobilização do punho, dependendo do grau da entorse, para evitar exacerbar a lesão. Talas personalizadas feitas de gesso permitem o contorno apropriado do punho e da mão e devem cobrir a palma, permitindo que os dedos movam-se livremente, e estender-se até o meio do antebraço.[4] Manter o punho em cerca de 10° de extensão coloca-o em posição de repouso.

Entorses leves devem permanecer imobilizadas por 3 a 5 dias. Gelo por 20 a 30 minutos, 3 a 4 vezes por dia, junto com AINEs ou aspirina, ajuda na redução da dor e do edema. Entorses mais graves levam mais tempo para recuperar-se, mas devem ainda ser removidas da tala em 3 a 5 dias para evitar a rigidez.[4] Após a remoção desta, um programa de reabilitação dos movimentos do punho sem pesos deve ser iniciado. Até que a dor e o edema melhorem, os movimentos podem ser feitos na água para reduzir o esforço muscular.[182] O fisioterapeuta deve colocar uma bandagem no punho para dar suporte e ajudar a diminuir a dor. Uma vez que o paciente possa fazer três séries de 10 movimentos duas vezes por dia sem dor, as atividades esportivas podem ser gradualmente retomadas.

Luxação perissemilunar

A maioria das luxações são da variedade perissemilunar, com o semilunar deslocando-se em direção palmar. Isso é acompanhado pelo dano a ambos os ligamentos interósseos da fileira proximal e por uma possível lesão do nervo mediano.[9]

O mecanismo geral da lesão é hiperextensão do punho. A luxação é facilmente reduzida se a intervenção ocorrer logo após a lesão. A redução envolve colocar o punho em extensão e pressionar sobre o semilunar, após a qual o punho é movido em flexão e imobilizado.

Doença de Kienböck

Essa doença é uma necrose asséptica do semilunar. Quando ela avança, o colapso carpal, a incongruência articular e a OA desenvolvem-se (ver Cap. 9 para a descrição da doença). A opção de tratamento para pacientes com a doença de Kienböck sintomática depende muito da gravidade. A intervenção cirúrgica inclui artroplastia de excisão, artrodese intercarpal limitada, revascularização, artrodese entre o rádio e o semilunar e implante de feixe vascular.[184] O tratamento conservador para a doença de Kienböck envolve imobilização em um pequeno molde de gesso. Na remoção deste, entre 6 e 10 semanas, são iniciados exercícios de ADMA para o punho, o antebraço e o polegar. Dentro de 1 a 2 semanas após a remoção do gesso, os exercícios de ADMP são iniciados. Uma tala estática para o punho e o polegar é encaixada com o punho em posição neutra e o polegar colocado entre a abdução radial e palmar, sendo usada entre as sessões de exercício à noite.

Instabilidades intercarpais

A integridade da relação carpal depende da estabilidade fornecida pelos ligamentos interósseos e mediocarpais.[9] Essa relação garante que os ossos carpais movam-se como uma unidade. Inversamente, a ruptura dessa relação permite movimento independente anormal de 1 ou 2 ossos carpais. Os padrões de instabilidade são divididos em estáticos e dinâmicos. A instabilidade estática é a mais grave das duas e geralmente envolve a ruptura completa de um dos ligamentos de apoio, ou uma fratura.[9] Os padrões de instabilidade dinâmica ocorrem de modo típico quando o punho está sob tensão. Os padrões de instabilidade carpal que ocorrem dentro da mesma fileira são classificados como dissociativos, enquanto os que ocorrem sobre diferentes fileiras são classificados como não dissociativos.

Dissociativos. Dois tipos de instabilidade dissociativa foram reconhecidos:[185]

1. *Instabilidade do segmento intercalado dorsal (ISID).* A instabilidade dissociada mais comum é a dissociação escafossemilunar, na qual o ângulo escafossemilunar é maior do que 70° quando visto na radiografia. Tal instabilidade geralmente segue uma lesão QSME, quando as forças primárias são transferidas pelo punho em extensão e desvio ulnar. Quando o escafoide e o semilunar ficam dissociados, esse último não acompanha mais o escafoide em flexão, em vez disso, migra com o piramidal para uma angulação posterior.[9] O paciente com esse tipo apresenta-se com dificuldades e fraqueza ao segurar algo e queixa-se de dor crônica, vaga, no punho. O exame revela sensibilidade sobre o escafoide e/ou semilunar, lassidão entre esses ossos e um teste de deslocamento do escafoide positivo.

2. *Instabilidade do segmento intercalado ventral (ISIV).* A segunda instabilidade dissociativa mais comum é a dissociação semilunopiramidal. Esta se refere à inclinação anterior (ventral) da extremidade distal do semilunar. Os sinais e sintomas para essa instabilidade são similares aos da instabilidade escafossemilunar, exceto com relação à localização. Nesse tipo, o

semilunar permanece preso ao escafoide pelo ligamento interósseo, mas não, necessariamente, ao piramidal.[9] Durante os movimentos do punho, o semilunar segue o escafoide em uma postura flexionada, mas o piramidal não. Um ângulo escafossemilunar de menos do que 30° indica uma lesão ISIV.

Não dissociativos. Essa é a instabilidade dinâmica mais comum do punho e geralmente resulta de insuficiência dos ligamentos intercarpais posteriores (dorsais). A instabilidade não dissociativa pode não ser assintomática e o paciente pode estar apto a subluxar e reduzir a articulação à vontade.[9] Um estalo pode ser sentido quando a fileira distal volta ao lugar no extremo do desvio ulnar.[186]

A intervenção conservadora para as instabilidades carpais envolve, muitas vezes, um período experimental de imobilização. A cirurgia é reservada para casos crônicos.

Lesões da articulação interfalângica proximal
(Tab. 16-17).

Entorse do ligamento colateral ulnar do polegar
As lesões do LCU, também conhecidas como *poleger de goleiro, polegar de esquiador*[187] e *polegar de dançarino de break*, envolve a lesão na articulação MCF do polegar, sendo a lesão ligamentar mais comum da mão.[188]

O paciente queixa-se, tipicamente, de dor ou sensibilidade sobre a região ulnar da articulação MCF.

Para os propósitos de intervenção, essas lesões podem ser divididas em duas categorias:

▶ Entorses de grau I e II, na qual a maior parte do ligamento permanece intacta. A estabilidade da articulação é testada em extensão total e em 30° de flexão, o que estressa o ligamento colateral acessório e o LCU, respectivamente. Uma angulação de mais de 35° ou 15° maior do que no lado não envolvido indica estabilidade e a necessidade de intervenção cirúrgica. A intervenção para as rupturas de grau I e II é imobilização em uma espica de polegar por três semanas, com uma tala protetora adicional por duas semanas. A tala espica de polegar é um molde com base no antebraço fabricado a partir de uma abordagem radial ou palmar, é projetada para imobilizar o punho, as articulações CMCs e a MCF, permitindo que os extensores radiais e o polegar proximal descansem. As espicas de polegar podem ser usadas para a intervenção de uma série de condições, incluindo a doença de DeQuervain e a artrite CMC. Ao se aplicar essas talas, é muito importante assegurar-se que o nervo radial superficial e o nervo digital ulnar do polegar não estejam comprometidos. A tala é usada em todas as ocasiões, exceto para a higiene e o exercício. A ADMA da flexão e da extensão começa em cerca de oito semanas, tendo cuidado para não aplicar qualquer estresse de abdução na articulação MCF durante as primeiras 2 a 6 semanas.

▶ As rupturas de grau III e as avulsões ósseas deslocadas são tratadas com cirurgia e imobilização. Se o ligamento estiver completamente rompido, há uma preocupação com a lesão de Stener, na qual o LCU rompido protrai-se por baixo da aponeurose do adutor.[189] A reabilitação pós-cirúrgica envolve usar uma espica de polegar ou ortótico por três semanas, com mais duas semanas de imobilização, exceto durante os exercícios de flexão e extensão ativa. Entretanto, o avanço do exercício é o mesmo referido para os graus I e II.

As entorses colaterais radiais são classificadas e tratadas da mesma maneira.

Síndrome da impactação ulnar
A síndrome da impactação ulnar pode ser definida como a impactação excessiva da cabeça ulnar contra o CTFC e o carpo ulnar. Isso resulta em degeneração progressiva dessas estruturas.[190]

O paciente apresenta dor no punho ulnar e uma limitação de movimento. No exame físico, um movimento combinado de desvio ulnar e compressão reproduz a dor (ver seção "Testes especiais"). O diagnóstico diferencial inclui síndrome do impacto ulnar, artrose e incongruência da ARUD.[190]

É importante lembrar que, na ausência de anormalidades estruturais óbvias, a síndrome de impactação ulnar pode resultar das atividades diárias que causem sobrecarga intermitente excessiva do carpo ulnar.

A intervenção conservadora inclui o uso de tala de calha ulnar, se houver evidência de sobrecarga no punho.

Gânglios
Os gânglios são cistos finos que contêm ácido hialurônico mucoide que se desenvolve espontaneamente sobre uma cápsula articular ou bainha de tendão (ver Cap. 9). Eles são o tumor mais comum do tecido mole na mão.[108,126] Os locais comuns para os gânglios são as superfícies volar ou posterior do punho e dos dedos.[4] Eles podem ou não causar dor.[9] Frequentemente, à medida que o gânglio cresce, o paciente relata dor que é irritada pela flexão e extensão da articulação.[4]

Às vezes, os gânglios ocorrem em outras partes do punho, causando compressão do nervo ulnar ou mediano.[4] Quando há compressão, os sintomas sensoriais associados nos dedos ou a fraqueza muscular intrínseca podem ocorrer.[126] No exame, um gânglio é macio, arredondado ou multilobulado e sensível quando é aplicada pressão.

Para alívio dos sintomas, a imobilização do punho com tala é efetiva. Isso pode levar o gânglio a encolher temporariamente, embora seja incomum a imobilização ser efetiva na resolução do gânglio.[126] A aspiração com agulha pode eliminar o gânglio. Ocasionalmente, a excisão cirúrgica é indicada para o paciente com dor significativa ou desconforto estético (Tab. 16-18).

Condromalacia
A condromalacia da cabeça da ulna é geralmente vista em pacientes mais jovens após uma queda sobre o punho dorsiflexionado, com o impacto predominantemente hipotenar ou episódios repetidos de pronação e supinação estressante (atividade de trabalho ou lazer).[163] A dor está localizada na área radioulnar distal posterior e a manipulação da cabeça da ulna pode provocar crepitação ou um estalo doloroso.[164]

Pisiforme do jogador de raquete
A pisiforme do jogador de raquete é uma condição envolvendo uma pequena subluxação do pisiforme, com condromalacia ocasional da cartilagem articular da articulação pisopiramidal.[13] O provável mecanismo é um estresse de torção na cápsula da articulação pisopiramidal, com movimentos de pro-

TABELA 16-17 Características e intervenções para as lesões na articulação interfalângica proximal da mão

Lesão	Características	Intervenção
Entorse	Articulação estável com movimento ativo e passivo, radiografias negativas e dor e apenas edema.	Bandagem para conforto; começar com exercícios de ADM iniciais, gelo e AINEs.
Luxação aberto	Articulação com luxação exposta.	Irrigação, debridamento e antibióticos; tratar como qualquer fratura aberta ou luxação.
Luxação IFP posterior (dorsal):		
Tipo 1	Hiperextensão, avulsão da placa volar e ruptura do ligamento colateral menor.	Redução: breve imobilização, 3 a 5 dias, seguida de exercícios de amplitude de movimento com bandagem e a acompanhamento com raio X.
Tipo 2	Luxação posterior (dorsal), avulsão da placa volar, ruptura do ligamento colateral maior.	Similar ao tipo 1.
Tipo 3	Fratura-luxação estável: <40% do arco articular no ligamento fraturado. Fratura-luxação instável >40% do arco articular no ligamento fraturado.	Tala de bloqueio da extensão; *encaminhar a um cirurgião de mão*. Tala de bloqueio da extensão; *redução aberta com fixação interna se o tratamento fechado for impossível; encaminhar a um cirurgião de mão*.
Luxação lateral	Secundária à lesão do ligamento colateral e avulsão e/ou ruptura da placa volar; angulação > 20° indica ruptura completa.	Similar às luxações posteriores (dorsais) de tipo 1 e 2 anteriores se a articulação permanecer estável e congruente através da ADMA.
Fratura por luxação posterior (dorsal)	Secundária a uma lesão do tipo extensão ou hiperextensão da articulação IFP (que avulsa a placa volar – como lesão ligamentar ou como fratura do lábio palmar). Fratura estável: pequena fratura com menos do que 40% da base da falange média. Fratura instável: envolve > 40% da superfície articular. ▶ Fratura do lábio palmar ▶ Fratura do lábio posterior (dorsal) ▶ Fratura de Pilon	Até o 3º dia: Uma variedade de talas pode ser aplicada, dependendo da preferência do cirurgião. Isso pode ser executado com uma TBD (dorsal), imobilização ou bandagem. A TBD pode ser usada com a articulação IFP em 30° de flexão, o que permite a flexão total, mas impede os 30° finais de extensão. Alternativamente, um bloqueio de extensão de 30° estático pode ser usado, mas idealmente o dedo não pode flexionar de modo ativo. O curativo pós-operatório é removido. Os exercícios de ADMA são iniciados 15 min/h dentro da tala. 2 semanas: Os exercícios de ADMP são iniciados dentro da tala. 3 a 6 semanas: Em três semanas, a TBD é ajustada para aumentar a extensão da IFP a um índice de 10° cada semana. 6 semanas: A TBD deve estar na posição neutra por volta da sexta semana, sendo então interrompida. Os exercícios de extensão ativo e passivo são iniciados nas articulações IFP e IFD. Os exercícios de fortalecimento progressivos começam em seis semanas. As talas de extensão podem ser aplicadas quando necessário. O paciente deve ter uma tala protetora durante as atividades esportivas até 12 semanas depois da lesão.
Luxação IFP volar: Luxação volar direto	Côndilo proximal causa lesão significativa para o deslize extensor central (pode reduzir com facilidade, mas o tendão do extensor pode ser gravemente lesionado; requer exame cuidadoso).	Encaminhar a um cirurgião de mão especializado no caso dessas raras condições: redução fechada com tração, com a metatarsofalângica e a IFP do punho flexionadas e estendidas; imobilização em extensão total da articulação IFP se os raios X após a redução não mostrarem subluxação; se a redução fechada não é atingida ou a subluxação persistir, a cirurgia é recomendada.
Luxação volar radial ou ulnar	Côndilo muitas vezes força com o deslize central e a banda lateral; a redução pode ser extremamente difícil.	Igual a luxação IFP volar reto (anteriormente).

IFP, interfalângica proximal; AINEs, anti-inflamatórios não esteroides; TBD, tala de bloqueio dorsal; ADMA, amplitude de movimento ativo; ADMP, amplitude de movimento passivo; IFD, interfalângica distal.
Dados de Laimore JR, Engber WD: Serious, but often subtle finger injuries. *Phys Sports Med* 26:226, 1998; Brotzman SB, Calandruccio JH, Júpiter JB: Hand and wrist injuries. In: Brotzman SB, Wilk KE, eds. *Clinical Orthopaedic Rehabilitation*, Philadelphia: Mosby, 2003:1-83.

nação e supinação poderosos e rápidos no punho, vistos quando manuseia a raquete, particular em jogadores de *badminton*, raquetebol e *squash*.

A apresentação clínica típica é de dor, incapacidade e edema na região ulnar do punho e da palma proximal. A dor é reproduzida com o movimento passivo do pisiforme no piramidal com o punho flexionado relaxado e ulnarmente desviado.[13]

A intervenção típica para essa condição é a excisão cirúrgica do pisiforme.[13]

TABELA 16-18 Protocolo de reabilitação após a excisão do gânglio do punho

Esquema de tempo	Intervenção
2 semanas	Remover a tala de braço curto e as suturas. Iniciar a extensão e a flexão do punho ativa e ativa assistida. Continuar o uso da tala no intervalo durante o dia entre os exercícios e à noite.
2 a 4 semanas	Avançar dos exercícios de amplitude de movimento para os exercícios resistidos e de fortalecimento gradual. Interromper a tala em quatro semanas.
4 a 6 semanas	Permitir as atividades normais até a tolerância.
6 semanas	Permitir a atividade total.

Reproduzida, com permissão, de Brotzman SB, Calandruccio JH, Júpiter JB: Hand and wrist injuries. In: Brotzman SB, Wilk KE, eds. *Clinical Orthopaedic Rehabiliation*. Philadelphia: Mosby, 2003:1–83.

Padrão de prática 4E: Distúrbios na mobilidade articular, na função motora, no desempenho muscular e na amplitude de movimento associados a inflamações localizadas

Tendinite e tenossinovite

Tendinite é um termo que claramente indica inflamação do tendão ou da inserção musculotendínea, enquanto tenossinovite envolve inflamação da bainha do tendão.

As síndromes por esforço repetitivo são causas comuns de tendinite, particularmente no "atleta de fim de semana". Como regra, os tendões do ALP e do ECP estão envolvidos. Existem, contudo, algumas localizações e tipos de tendinite incomuns. Tem ocorrido aumento acentuado nos relatos da assim chamada lesão por esforço repetitivo da extremidade superior.[163] Uma das dificuldades na avaliação desse distúrbio é o estabelecimento de um diagnóstico na ausência dos achados físicos objetivos, imagens diagnósticas ou dados laboratoriais confirmadores. Esses assuntos tornam-se mais complexos quando seguradoras e advogados pedem aos fisioterapeutas para estabelecer uma relação causal entre o trabalho e as reclamações.[191,192]

A tenossinovite é frequentemente vista nas doenças reumáticas inflamatórias, no diabete melito ou em condições de hipotireoidismo (Tab. 16-19).

Os pacientes são tipicamente considerados para a cirurgia quando uma tenossinovite persistir por mais de três meses, apesar do tratamento conservador razoável na forma de medicação, repouso, infiltrações com esteroides e terapia.

Doença de DeQuervain. A doença de DeQuervain[193] é uma tenossinovite ou tenovaginite estenosante que afeta as bainhas dos tendões do primeiro compartimento posterior do punho, resultando em espessamento do retináculo do extensor, estreitamento do canal fibrósseo e a consequente compressão dos tendões, especialmente durante o desvio radial.[194] Embora originalmente imaginado como uma condição inflamatória ativa, estudos histológicos recentes descobriram que o distúrbio é caracterizado pela degeneração e pelo espessamento da bainha do tendão.[195]

Na maioria das circunstâncias, o primeiro compartimento dorsal é um compartimento simples, que contém os tendões e as bainhas sinoviais dos tendões ALP e ECP. Esses tendões permitem que o polegar flexione, estenda e pegue objetos. O uso excessivo, as tarefas repetitivas que envolvem um esforço extra do polegar ou desvio radial e ulnar do punho e artrite são os fatores causadores mais comuns, uma vez que eles causam os maiores estresses sobre as estruturas do primeiro compartimento dorsal.[66,132] Tais atividades incluem pintura, esmagar papel de parede, martelar, jogar golfe, pescar, digitar, costurar, tricotar e cortar.[66,196-199]

Frequentemente, os pacientes reportam um início gradual[66,132,200] de dor aborrecida sobre a região radial do punho, que piora ao se girar maçanetas ou chaves.[4] Os pacientes podem também observar um "estalo" no punho quando o tendão se move. O exame do punho pode revelar:

▶ Edema localizado e sensibilidade na região do processo estiloide radial[132,200] e dor no punho irradiando-se proximalmente para o antebraço e distalmente para o polegar.[132,200-202]

▶ Dor grave[132,200] com desvio ulnar e flexão e adução do polegar.[203] Uma reprodução da dor pode também ser relatada com extensão e abdução.[204]

▶ Crepitação dos tendões movendo-se através da bainha do extensor.[203,202]

▶ Espessamento palpável da bainha do extensor e dos tendões distais ao túnel do extensor.[206]

▶ Perda de abdução da articulação CMC do polegar.

▶ Um teste de Finkelstein positivo (ver Fig. 16-72).[132] Os resultados desse teste devem ser interpretados com cuidado,[207] pois podem também ser positivos na síndrome de Wartenberg (compressão do nervo sensorial radial superficial),[203,208,209] artrose do polegar basilar ou síndrome de intersecção (ver mais adiante).[209] O desvio do punho usando pressão sobre o metacarpal do indicador evita confusão com as condições do polegar.[210] Uma variação do teste de Finkelstein pode ser usada para descartar a possibilidade de liberação incompleta da doença de DeQuervain prévia.[211] Se o teste de Finkelstein normal for positivo, a abdução total do ALP seguida pela flexão da articulação MCF do polegar isola a ação do ECP. A dor com esse teste ocorre se o ECP estiver situado em uma bainha separada e não for liberado.[211]

Embora o diagnóstico seja principalmente clínico, as radiografias póstero-anterior e lateral do punho podem ser obtidas para eliminar qualquer patologia óssea, como uma fratura escafoide, radioescafoide ou artrite triescafoide e doença de Kienböck.[4]

A intervenção pode ser conservadora ou cirúrgica. A conservadora geralmente inclui repouso, modificação das atividades, imobilização e medicação com anti-inflamatórios. Em um estudo feito por Lane e colaboradores,[212] as talas de punho e AINEs foram considerados efetivos apenas em pacientes com sintomas mínimos e sem restrições das atividades diárias. Nenhum benefício adicional foi encontrado usando uma abordagem combinada de infiltração e imobilização.[213] Se a imobilização for apropriada, uma espica de polegar é fabricada com o punho em 15° de extensão, o polegar colocado entre abdução palmar e radial e a articulação MTF do polegar em 10° de flexão. Como a tala deve ser usada durante todo o dia, no encaixe da tala é importante que o polegar esteja apto a opor os dedos indicador e médio para ajudar na função da mão. A remoção da tala ocorre após cerca de 3 a 6 semanas, os exercícios de ADM são prescritos, com avanço gradual para o fortalecimento.

TABELA 16-19 Achados clínicos nas formas comuns de tenossinovite

Tenossinovite	Achados	Diagnóstico diferencial
Síndrome de intersecção	Edema, tumefação e crepitação na área de intersecção; dor sobre a região posterior do punho que é exacerbada pela flexão e extensão do punho, diferente da dor da tenossinovite de DeQuervain, que é exacerbada pelo desvio radial e ulnar; a dor se estende menos radialmente do que na tenossinovite de DeQuervain.	Síndrome de Wartenberg e tenossinovite de DeQuervain.
DeQuervain	Dor junto à região radial do punho que piora com o desvio ulnar e a extensão do punho; dor na execução da manobra de Finkelstein é patognomônica.	Artrite da primeira articulação capometacarpal, fratura e pseudoartrose escafoide, artrite radiocarpal, síndrome de Wartenberg e síndrome de intersecção.
Sexto compartimento dorsal	Dor sobre a região posterior ulnar do punho que piora com desvio ulnar e extensão do punho; outros planos de movimento podem também ser dolorosos; há sensibilidade sobre o sexto compartimento dorsal; instabilidade do extensor ulnar do carpo é mostrada fazendo o paciente circundunzir o punho enquanto leva o antebraço de pronação para supinação.	Instabilidade do extensor ulnar do carpo, ruptura do complexo do triângulo fibrocartilagíneo, ruptura do ligamento semilunopiramidal, síndrome de impacto ulnocarpal, artrite da articulação radioulnar distal e ruptura traumática da sub-bainha que normalmente estabiliza esse tendão para a ulna distal.
Síndrome do túnel do flexor radial do carpo	Dor, edema e eritema ao redor da região radial *palmar* do punho e do túnel do flexor radial do carpo; dor exacerbada pela flexão resistida do punho.	Gânglio retinacular, artrite escafotrapezoide e artrite do primeiro carpometacarpal, fratura/pseudoartrose do escafoide, artrite carpal radial, lesão na ramificação cutânea palmar do nervo mediano e síndrome de Lindberg (aderência do tendão entre o flexor longo do polegar e o flexor profundo dos dedos).
Dedo em gatilho	Dor no movimento do dedo, com ou sem disparo ou travamento associado na articulação interfalângica do polegar ou articulação interfalângica proximal dos outros dedos; pode ser crepitação ou massa nodular próxima da primeira polia anular que se move com a excursão do dedo.	Doença do tecido conjuntivo, laceração parcial do tendão, corpo estranho retido, gânglio retinacular, infecção e subluxação do tendão do extensor.

Dados de Brotzman SB, Calandruccio JH, Júpiter JB: Hand and wrist injuries. In: Brotzman SB, Wilk KE, eds. *Clinical Orthopaedic Rehabilitation*. Philadelphia: Mosby, 2003:1-83; Idler RS: Helping the patient who has wrist or hand tenosynovitis. *J Musculoskeletal Med* 14:62, 1997.

Foram publicados três relatos de casos que descrevem o tratamento de fisioterapia para a doença de DeQuervain. No primeiro, Backstrom[214] relatou a resolução completa dos sintomas em um paciente com história de dois meses de tenossinovite de DeQuervain incorporando as técnicas de mobilização de Mulligan (deslizamento radial da fileira carpal proximal e deslizamento ulnar do trapézio), manipulação do capitato, mobilizações da articulação CMC e massagem friccional transversa sobre o túnel dorsal em um plano de tratamento global. O segundo relato de caso, feito por Anderson e Tichenor,[206] descreve o uso de uma abordagem australiana (de Maitland) consistindo de mobilizações central e cervical unilateral, mobilizações do osso carpal, alongamentos da extremidade superior e cervical, massagem friccional transversa no ALP e no tendão ECP e mobilizações neurais. Neste relato de caso, o paciente não relatou dor no punho ou na mão após um programa de tratamento de seis meses. O terceiro relato de caso, feito por Walker,[65] descreve uma abordagem de tratamento baseada no dano para oito consultas, com base nos achados do exame da disfunção nas articulações radiocarpal, intercarpal e CMC isoladas. Os tratamentos consistiram de técnicas de fisioterapia manual e automobilizações aplicadas nessas articulações. Na conclusão do tratamento, o paciente atingiu um estado livre de dor e quase a função completa. Esses resultados foram mantidos em um acompanhamento de longo prazo executado 10 meses depois do tratamento.[65]

A intervenção mais invasiva começa com infiltrações de cortisona. Se 2 ou 3 infiltrações não proporcionarem alívio, a liberação cirúrgica da bainha do tendão é uma opção.[4]

Síndrome de intersecção. A síndrome de intersecção é uma tenossinovite dos extensores radiais do punho (ERLC e ERCC), onde eles cruzam sob o ALP e ECP mais obliquamente orientados.[192] Ela também pode ser localizada sobre o dorso médio do antebraço distal, aproximadamente a largura de uma das mãos da articulação do punho. Nesse local, não há tenossinóvia real; ao contrário, os tendões são alinhados pelo peritendão. A causa da síndrome de intersecção é tipicamente flexão e extensão repetitiva do punho,[215] e a condição é comum em remadores, levantadores de peso e canoístas.[210]

Embora similar à síndrome de DeQuervain, a diferenciação é feita pela distribuição da dor. Na síndrome de intersecção, a dor está localizada sobre o antebraço distal, 4 a 8 cm proximal ao tubérculo de Lister,[192] os sintomas são exacerbados pela flexão, extensão e extensão resistida do punho.

A intervenção, além dos AINEs, envolve:[192,216]

▸ Imobilização em tala do punho e do polegar, com o punho em 15 a 20° de extensão.

▸ Iontoforese/fonoforese.

▸ Massagem friccional transversa seguida de exercícios para alongamento e fortalecimento.

▶ Educação do paciente para enfatizar a importância de evitar a flexão e a extensão repetitivas do punho em combinação com uma preensão de força.

Tendinite do extensor longo do polegar. A condição é rara, com exceção na AR, ocorre quando o músculo ELP estende-se em um terceiro compartimento tenso.[217] O esforço repetitivo (paralisia do baterista), trauma direto, extensão forçada do punho e fraturas do rádio distal podem causar tendinite do ELP, que apresenta-se com os sinais clínicos e sintomas de redução da flexão do polegar, dor, edema e crepitação no tubérculo de Lister.[192]

Síndrome do extensor próprio do indicador. Um aumento do tamanho do músculo do EI, causado pelo edema ou hipertrofia proveniente do exercício repetitivo, pode causar estenose do quarto compartimento dorsal e consequente tenossinovite.[192] Uma resistência aplicada na extensão ativa do dedo indicador enquanto o punho é mantido em posição flexionada é um teste provocador confiável.[218]

Tendinite do extensor ulnar do carpo. A tendinite do EUC, uma tenossinovite do sexto compartimento dorsal, geralmente apresenta-se como dor dorsoulnar crônica, agravada com supinação e desvio ulnar do antebraço, que leva o tendão a subluxar palmarmente.[192,219]

Tendinite do flexor ulnar do carpo. O FUC é o tendão flexor do punho que se torna inflamado com mais frequência sendo muitas vezes associado com o trauma repetitivo e com esportes de raquete.[13] Os sinais e sintomas clínicos incluem dor e edema localizado proximal ao pisiforme, que é agravado com flexão do punho e desvio ulnar.[192]

Tendinite do flexor radial do carpo. Desenvolve-se geralmente devido à estenose e à tenossinovite do túnel fibrósseo do FRC dentro do ligamento metacarpal transverso. Essa tendinite produz dor e edema e desvio doloroso do punho.[192] Muitas vezes, coexiste com outras condições, incluindo fratura ou artrite ao redor da articulação CMC do polegar.

Tendinite do flexor dos dedos e dedos em gatilho. O estalo doloroso ou o engatilhar dos dedos e do polegar é devido à desproporção entre o tendão flexor e sua bainha. A condição invariavelmente ocorre no nível da cabeça metacarpal e na polia A1 (polia da articulação MCF), com o resultado de que o tendão é puxado por um canal muito estreito.[190,220-222] A condição é mais comum na bainha fibrosa do flexor dos dedos polegar, anular ou médio.[223,224]

A etiologia para essa condição é desconhecida, embora seja comum em pacientes com diabete, crianças jovens e mulheres na menopausa.[223,224] O dedo em gatilho coexiste também com as mudanças reumáticas da mão e pode ser o sinal mais precoce de AR.[225] Na ausência da doença do tecido conjuntivo, a maioria dos casos é idiopática.

O primeiro sinal costuma ser o fenômeno do gatilho – dor no movimento dos dedos, com ou sem engatilhamento ou travamento associados. A base do dedo afetado é muitas vezes sensível. Com o tempo, a condição se torna bastante dolorosa, e o movimento do dedo pode ser limitado ou ausente, especialmente na articulação IFP.[226] Durante a excursão do flexor do tendão, o fisioterapeuta pode palpar crepitação ou uma massa nodular móvel nas vizinhanças da polia A1, ou ligeiramente próximo a ela. A presença de edema é mais consistente com a tenossinovite que ocorre secundária à doença do tecido conjuntivo.

A intervenção conservadora envolve o encaixe de uma tala de bloqueio da flexão MCF apenas para o dedo envolvido, com a articulação MF sendo apenas imobilizada em extensão total, por até seis semanas.[227] Essa imobilização altera as forças mecânicas no sistema de polia proximal e estimula o deslizamento do tendão diferencial máximo. O paciente deve ser aconselhado a eliminar tais movimentos provocativos, como o segurar repetitivo ou o uso de ferramentas que apliquem pressão sobre a área.

A intervenção médica envolve uma ou uma série de infiltrações com esteroides,[228] com liberação cirúrgica do dedo em gatilho sendo reservada para os casos recalcitrantes.[192]

Rupturas do tendão

Deformidade do dedo em martelo. A deformidade do dedo em martelo é uma ruptura traumática do tendão terminal, resultando em perda da extensão ativa da articulação IFD. Essa é uma das lesões mais comuns apresentadas pelos atletas, sendo muito comum no receptor de beisebol e de futebol americano. A deformidade resulta geralmente da liberação de uma força longitudinal para a ponta do dedo.[26] A força de flexão aguda súbita que é produzida resulta em ruptura do tendão do extensor próximo a sua inserção na terceira falange ou em uma fratura na base da falange distal.

O exame físico revela deformidade da flexão da articulação IFD (ver Fig. 16-87C), que pode ser estendida de forma passiva, mas não, ativa. A falta de extensão ativa na articulação IFD é devida à tensão zero sendo proporcionada pelo extensor comum dos dedos, além do aumento tônus resultante no FPD.

O objetivo primário do tratamento é promover a cura do tendão de modo a maximizar a função e a amplitude de movimento da articulação IFD envolvida. A intervenção conservadora envolve seis semanas de imobilização. As deformidades em martelo com um fragmento de fratura grande associado são tratadas com seis semanas de imobilização após a redução aberta e a fixação interna (RAFI), geralmente com fios K.[26] A redução fechada é usada para outros tipos, seguida de seis semanas de imobilização posterior (dorsal) contínua da IFD, 0° de extensão e 15° de hiperextensão.[26] A articulação IFP deve estar livre para se mover. Se imobilizada, a tala é removida uma vez por dia, enquanto se mantém simultaneamente a articulação IFD em extensão para permitir que o ar atinja a região palmar das falanges distal e média. Após o período de imobilização, a tala ou os fixadores são removidos e o tendão terminal é avaliado. Se ele for incapaz de manter a extensão da articulação IFD, uma tala é reaplicada e o tendão é periodicamente testado. Uma vez que o tendão tenha se curado o suficiente para executar a extensão ativa da IFD, exercícios de ADMA em 20 a 35° são iniciados nessa articulação. O fisioterapeuta deve continuar a monitorar um atraso do extensor, e recomenda-se que o paciente continue a usar a tala entre as sessões de exercício, à noite e quando for competir. Os exercícios resistidos progressivos suaves (ERP) usando massa terapêutica ou um exercitador de mão são iniciados na oitava semana. Em geral, a tala é interrompida na nona semana se a extensão da IFD permanecer em 0 a 5° e não houver atraso do extensor. O uso irrestrito ocorre depois de 12 semanas.

Ruptura do flexor falângico terminal (dedo de jérsei). A ruptura do tendão do FPD de sua inserção na falange distal (dedo de jérsei) é muitas vezes mal diagnosticada como entorse do dedo ou dedo "espremido", já que não há nenhuma deformidade característica associada a ela.[26]

A lesão é tipicamente causada pela extensão passiva forçada quando o músculo FPD está se contraindo. Um exemplo comum é no futebol americano, quando o dedo flexionado é preso em uma camisa quando o atleta tenta fazer uma jogada, daí o termo "de jérsei".

Três tipos são reconhecidos:

▶ No tipo I, o tendão retrai-se para dentro da palma com ou sem fragmento ósseo.

▶ O tipo II é o mais comum. O tendão retrai-se para a articulação IFP e o vínculo longo permanece intacto. Como no tipo I, as lesões do tipo II podem ter uma pequena avulsão óssea.

▶ As lesões do tipo III envolvem um grande fragmento ósseo.

Embora essa condição possa ocorrer em qualquer dedo, o mais comumente lesionado é o anular.[229] A lesão ocorre com a extensão passiva forçada de um dedo flexionado.

Para testar a integridade do tendão, isole o FPD segurando as articulações MCF e IFP do dedo afetado em extensão total e faça o paciente tentar flexionar a IFD. Se ela flexionar, está intacta. Se não, está rompida.

A intervenção pode envolver não fazer nada, se a função estiver gravemente afetada, ou a reinserção do tendão, o que requer um período de reabilitação de 12 semanas.

Integração dos padrões de prática 4F e 5F: Distúrbios na mobilidade articular, na função motora, no desempenho muscular e na amplitude de movimento ou integridade reflexa secundários a dor referida, distúrbios na coluna vertebral, compressão do nervo periférico, síndrome da dor miofascial e síndrome da dor regional complexa

Dor referida
Diversas estruturas podem referir dor no punho e na mão, por exemplo, estruturas viscerais, neurológicas e as articulações mais proximais (ver Cap. 9). As articulações que mais comumente referem dor no punho e na mão incluem as articulações cervical, torácica, do ombro e do cotovelo.

Tumores
Ver o Capítulo 9.

Compressão nervosa periférica
As compressões nervosas periféricas são comuns no antebraço e no punho. As síndromes neurogênicas costumam ser incompletas, indicando ausência de deficiências motoras ou sensoriais graves, mas, no caso típico, elas são acompanhadas por história de dor ou distúrbios sensoriais vagos.[230] Como resultado, as lesões nervosas tendem a ser examinadas como a origem de sintomatologia aguda ou, mais comumente, crônica.[163] A perda de sensibilidade a vibração foi sugerida como indicador inicial de neuropatia da compressão periférica.[128] Estudos de condução nervosa podem ser feitos, com foco nos locais de interesse. O diabete, com suas neuropatias associadas ou quiroartopatia, pode ser uma causa subjacente da dor crônica no punho.[163]

Nervo radial. O nervo interósseo posterior (o ramo terminal do nervo radial) termina distal ao tubérculo de Lister em uma expansão bulbosa sobre a articulação do punho posterior (dorsal). As manobras de dorsiflexão repetitivas comprimem o nervo quando ele adentra na cápsula do punho posterior (dorsal), incitando a inflamação sintomática.

A principal incapacidade associada com a lesão do nervo radial é a extensão fraca do punho e dos dedos, com a adoção de uma posição chamada de "queda do punho". A posição de garra da mão é enfraquecida como resultado da estabilização fraca das articulações do punho e dos dedos, e o paciente demonstra incapacidade de estender o polegar, as falanges proximais, o punho e o cotovelo, dependendo do nível. A supinação do antebraço e a adução do polegar são também afetadas. Há também sensação diminuída ou prejudicada na superfície dorsal do primeiro espaço interósseo.

Síndrome de Wartenberg. É uma compressão do nervo radial sensorial. A inflamação dos tendões do primeiro compartimento dorsal pode resultar em neurite radial superficial, o que causa dor, parestesias e dormência nas regiões radiais do punho e da mão.[232] Além disso, os tendões dos músculos braquiorradial e ERLC podem pressionar o nervo como uma tesoura quando o antebraço está em pronação, ocasionando bloqueio proximal sobre o segmento distal do nervo no punho.[233]

O sinal de Wartenberg é descrito como: o paciente é solicitado a estender os dedos e ocorre a abdução ou garra do dedo mínimo.[134]

Compressão do nervo mediano do punho. A síndrome do túnel do carpo (STC) é uma causa de dor crônica no punho e de impedimento funcional da mão. Ela resulta da compressão isquêmica do nervo mediano no punho quando este passa pelo túnel do carpo. A compressão dá-se pelo aumento na pressão do líquido sinovial e na tensão do tendão, que diminui o volume disponível.

Moersch[234] forneceu a primeira descrição de compressão espontânea do nervo mediano em 1938 e cunhou o termo *síndrome do túnel do carpo*.[235] Um estudo em Rochester, Minnesota, que examinou registros médicos, incluiu sintomas compatíveis com a síndrome e excluiu outras doenças, achando a incidência de 125 em uma população de 100 mil no período entre 1976 e 1980.[236]

A compressão do nervo mediano pode ser o resultado de uma ampla variedade de fatores, entre eles:

▶ Retenção de líquido secundária a gravidez.[237]

▶ Disfunção renal.

▶ Acromegalia.

▶ Gota e pseudogota.[238]

▶ Mixedema ou massa.

▶ Amiotrofia. A amiotrofia neurálgica é o diagnóstico mais provável em pacientes que subitamente desenvolvem dor no braço seguida, em alguns dias, de paralisia no braço na distribuição de nervos simples ou múltiplos ou estendendo-se sobre miotomas múltiplos.²³⁹

▶ Trauma (repetitivo ou direto). Cerca de metade dos casos de STC está relacionada a trauma repetitivo ou cumulativo no local de trabalho, tornando-a a síndrome epidêmica ocupacional de nosso tempo.²⁴⁰,²⁴¹ A flexão e a extensão repetitivas frequentes ou movimentos que causam trauma palmar repetido podem ser um fator no desenvolvimento dessa síndrome. A contração forçada e repetitiva dos flexores dos dedos também pode provocar a condição, já que a demanda para a lubrificação do dedo diminui a capacidade da bainha de responder, produzindo a reação de inflamação.²⁴² O trauma agudo no punho esteve também associado à STC. Uma lesão QSME ou outro trauma pode causar uma subluxação palmar do semilunar²⁴³ ou uma fratura distal do rádio.²⁴⁴,²⁴⁵ O grau de compressão pode ser tão grande que a deficiência neurológica profunda logo se instala e, se não tratada do modo apropriado, ela pode tornar-se permanente devido à diminuição no fluxo sanguíneo capilar, produzindo isquemia do nervo.²⁴⁶ Deve ser realizada uma redução por manipulação. Se esta falhar, o paciente é encaminhado a um cirurgião para a descompressão imediata.

▶ Infecção.²⁴⁷,²⁴⁸

▶ Distúrbios do colágeno. A incidência da STC em pacientes com poliartrite é alta; 60 a 70% deles em algum momento têm uma STC significativa.²⁴⁹,²⁵⁰ Isso tende a manifestar-se junto com tenossinovite do flexor.²⁵¹

Outras causas incluem AR,²⁵² diabete, hipotireoidismo e hemodiálise.²⁵³ As causas menos comuns incluem incursão dos músculos lumbricais dentro do túnel durante os movimentos dos dedos²⁵⁴,²⁵⁵ e hipertrofia dos lumbricais.²⁵⁶

Embora ela ocorra em todos os grupos etários, a STC ocorre mais comumente entre a 4ª e 6ª década de vida. Essa condição é a neuropatia de compressão mais comum, com predominância de 9,2% em mulheres e 0,6% em homens.²⁵⁷,²⁵⁸

A pressão do túnel do carpo parece ser um fator importante na patofisiologia da STC, na proporção que a pressão aumentada sobre o nervo mediano produz deficiências de condução nervosa motora e sensorial a curto prazo e gera sintomas a partir da neuropatia do nervo mediano.²⁴⁶ Posturas extremas do punho e dos dedos aumentam a pressão no túnel.²⁵⁹ Além disso, o ângulo da articulação MCF foi considerado como tendo efeito significativo sobre a pressão do túnel do carpo durante a flexão e a extensão ativa do punho e durante manobras radioulnares. Os movimentos executados em 0° de flexão MCF exibem as mais altas pressões, seguidos por um ângulo MCF de 90°.²⁶⁰ Essa informação deve ser considerada no projeto das talas para pacientes com a condição. A sobrecarga da ponta dos dedos também foi considerada fator de aumento na pressão no túnel do carpo.²⁶¹

O diagnóstico da síndrome é mais confiável se for feito por um fisioterapeuta experiente após a revisão da história do paciente e tiver sido realizado exame físico.²⁶² Os aspectos clínicos dessa condição incluem dor intermitente e parestesias na distribuição do nervo mediano na mão, que pode tornar-se persistente quando a condição evolui.²⁴⁹,²⁶³⁻²⁶⁵ A fraqueza e a paralisia musculares podem ocorrer em alguns casos. Os sintomas tendem a ser piores à noite, exacerbados pelos movimentos enérgicos do punho e associados à rigidez matinal. A dor pode irradiar-se proximalmente para o antebraço e o braço.

O diagnóstico diferencial para essa condição inclui radiculite cervical,²⁶⁶ síndrome do desfiladeiro torácico, síndrome do pronador,²⁶⁷ isquemia da artéria coronária, tendinite, fibrosite e artrite da articulação do punho.²⁶⁸,²⁶⁹ A radiculopatia cervical é identificada pela ocorrência da irradiação proximal da dor acima do ombro, parestesias com tosse ou espirro, ou um padrão de distúrbios motores ou sensoriais fora do território do nervo mediano.²⁶³ A neuropatia ulnar deve ser considerada, já que não mais da metade dos pacientes com STC pode indicar o local de suas parestesias com segurança.²⁷⁰ A síndrome do desfiladeiro torácico pode ser uma preocupação. A isquemia cerebral transitória não é uma ocorrência rara, podendo ser reconhecida pela ausência de dor durante um episódio de dormência. Por fim, quando os sintomas persistem após a intervenção conservadora ou cirúrgica que visa o túnel do carpo, deve-se suspeitar de neuropatias do nervo mediano proximais ao túnel do carpo. Tais neuropatias podem ser causadas por diabete, vírus da imunodeficiência humana, deficiências nutricionais e compressão do nervo.²⁷¹ A compressão do nervo mediano próxima ao túnel do carpo pode ser dividida em duas categorias principais: síndrome do pronador e síndrome do nervo interósseo anterior (ver Cap. 15).²⁷¹

A avaliação física é focada sobre o exame das funções motoras e sensoriais da mão quando este é comparado ao membro não envolvido e inclui o teste de Phalen e o sinal de Tinel.¹¹⁴,²⁶³,²⁷² Um estudo²⁷³ que examinou o efeito da posição da extremidade superior na tensão do nervo mediano considerou o teste de tensão do membro superior (TTMS) para o nervo mediano como sendo específico.

Outro estudo²⁷⁴ descreveu uma manobra que suprime parestesias no túnel do carpo. Seus autores sugerem que ela pode ser útil no diagnóstico da síndrome, bem como para fornecer uma maneira de aliviar os sintomas e proporcionar uma base para o projeto de tala. Com a mão envolvida posicionada com a palma para cima, o fisioterapeuta aperta levemente as cabeças metacarpais distais juntas.²⁷⁴ Se a manobra básica não aliviar os sintomas, pode ser necessário pronar o antebraço enquanto são alongados, simultaneamente, o 3° e 4° dedo.²⁷⁴

Diversos testes clínicos podem ser usados para diagnosticar a STC. Estes incluem o estudo de condução do nervo mediano e estudos EMG. Em um estudo, o primeiro foi considerado normal em 5% dos pacientes sintomáticos;¹²⁶ enquanto o segundo foi usado em uma pesquisa²⁷⁵ que confirmou o diagnóstico de STC em apenas 61% dos casos. Contudo, a radiculopatia causada por doença da coluna cervical, neuropatia periférica difusa ou neuropatia mediana proximal pode levantar questões clínicas que o teste eletrodiagnóstico é capaz de resolver.²⁶³

A radiografia pode ser a única visão que mostra anormalidades dentro do túnel do carpo.¹⁸

A intervenção conservadora para casos leves inclui o uso de talas, modificação da atividade, diuréticos e AINEs.²⁷⁶ A análise racional para as talas foi originalmente baseada nas observações de que os sintomas da STC melhoram com o repouso e pioram com a atividade.²⁷⁷ Contudo, os parâmetros da prescrição para o tipo de tala não são padronizados,²⁷⁸ com algumas pessoas defendendo o posicionamento neutro²⁷⁹ e outras recomendando 0 a 15° de extensão do punho. O tempo para o uso da tala também é indeterminada, com alguns profissionais recomendando o uso diurno e noturno,[280] enquanto outros instruem os pacientes a usarem a imobilização à noite e durante as atividades estressantes do punho.[281] Outros ainda recomendam somente o uso noturno.[279] Talas rígidas foram consideradas como sendo superiores em relação às flexíveis no controle da pressão do túnel do carpo,[282] embora as flexíveis mais macias aumentem a confiança em pacientes com AR.[283]

Talas noturnas parecem ajudar na redução dos sintomas e permitem que o punho repouse por completo, embora um estudo tenha revelado que elas não reduziam de forma significativa a pressão intercarpal, quando comparadas com controles que não as usavam.[284] Talas durante o dia são úteis apenas se não interferirem na atividade normal. Seu posicionamento pode ser significativo.

A ioga focalizada nas posturas da parte superior do corpo foi considerada benéfica em um estudo,[285] embora o tamanho da amostra fosse pequeno e os resultados não sejam conclusivos.

As modificações ergonômicas podem ajudar a reduzir a incidência da STC e aliviar os sintomas no paciente já sintomático. A educação deste também é importante para evitar a pinça ou preensão sustentada, os movimentos repetitivos do punho e as posições sustentadas de flexão total do punho.

Exercícios de excursão do tendão isolados para os tendões flexores do dedo e exercícios de deslizamento do nervo mediano são executados. Estes incluem deslizamento isolado do tendão do FSD e do FPD de cada dedo. Os exercícios podem ter efeito positivo ao facilitar o retorno venoso ou dispersão do edema no nervo mediano.[279]

Banhos de contraste podem ser usados em sessões de 10 minutos para ajudar na redução da inflamação e do edema.

A avaliação para o tratamento cirúrgico é necessária para aqueles com atrofia do músculo tenar, sensação diminuída e sintomas persistentes intoleráveis apesar da terapia conservadora.[253]

Nervo ulnar. A compressão do nervo ulnar ocorre no cotovelo, no túnel cubital (ver Cap. 15). Sua compressão no punho pode ocorrer no canal de Guyon. Os aspectos clínicos da condição incluem:[286]

▶ Mão em garra resultante da ação antagônica do extensor comum dos dedos no quarto e no quinto dedos.
▶ Incapacidade de estender a 2ª e a 3ª falange de qualquer um dos dedos.
▶ Incapacidade de aduzir ou abduzir os dedos ou de opor todas as pontas dos dedos, como ao fazer um cone com os dedos e polegar.
▶ Incapacidade de aduzir o polegar.
▶ Sinal de Froment positivo.
▶ Atrofia dos espaços interósseos (em especial no primeiro) e da eminência hipotenar.
▶ Perda de sensação sobre a porção ulnar da mão, sobre o dedo anular e, de forma mais acentuada, sobre todo o dedo mínimo. A região ulnar da mão deve ser normal, já que é inervado pelo ramo cutâneo dorsal.

Se há suspeita de neuropatia ulnar no canal de Guyon, é sempre útil avaliar a articulação pisopiramidal e o hâmulo do hamato. As anormalidades podem estar presentes em ambos os lados, resultando em neuropatia ulnar secundária.[287] Além disso, o fisioterapeuta deve perguntar ao paciente se ele tem qualquer história médica envolvendo diabete e neuropatias periféricas.

A intervenção para a compressão do nervo ulnar pode ser cirúrgica ou conservadora, dependendo da gravidade. Indicações para intervenção cirúrgica incluem a prevenção da deformidade e o uso funcional crescente da mão. A intervenção conservadora para a compressão leve envolve a aplicação de tala protetora, educação do paciente e evitar posições e posturas que possam comprometer o nervo.

Síndrome da vibração mão-punho

A vibração é um estressante físico ao qual muitas pessoas estão expostas no trabalho, em casa ou em suas atividades sociais. Os seres humanos respondem de forma característica a determinadas frequências de vibração crítica nas quais existe transferência de energia máxima da fonte para o receptor.[288]

A síndrome da vibração mão-punho (SVMP) é frequentemente sub e mal diagnosticada como STC, uma vez que as duas entidades tipicamente coexistem.[289] Ela está associada com ocupações que envolvem a exposição a fontes de vibração, incluindo realizar perfurações de ar comprimido, triturar, e fazer perfurações elétricas e usar serras.[290]

Sua fisiopatologia é pouco compreendida, mas a exposição crônica à vibração produz distúrbios circulatórios, neurológicos, sensoriais, motores e musculoesqueléticos. Khilberg[291] estudou os efeitos e os sintomas agudos do trabalho com ferramentas de força vibratória usadas manualmente e descobriu que trabalhadores usando ferramentas de não impacto (afiadores) tinham prevalência inferior em sintomas de cotovelo e ombro que aqueles que usavam ferramentas de baixa frequência e impacto (martelos para fragmentar), mas não diferiam, nesse aspecto, de trabalhadores que usavam ferramentas de alta frequência e impacto. O trabalho com ferramentas de impacto em geral estava associado a mais alta prevalência de dor no punho do que o trabalho com as de não impacto.[288]

O diagnóstico de SVMP é fundamentado na história de exposição a vibrações da mão e do punho e sinais e sintomas neurossensoriais ou vasculares, que incluem:[204]

▶ Episódios de formigamento e dormência, os quais podem ser graduados.
▶ Deficiências sensoriais leves a graves.
▶ Dedos esbranquiçados pálidos (fenômeno de Raynaud). Esse é o sintoma mais comum e ocorre na exposição ao frio. Sua extensão e frequência de ocorrência determinam a gravidade da graduação vascular.[288]
▶ Edema do tecido dos dedos e do antebraço.
▶ Mudanças tróficas de pele.

A intervenção inclui a manutenção da temperatura central do corpo, evitar a exposição ao frio e a ferramentas de vibração, modificação do trabalho e imobilização à noite.[204]

Síndrome da dor miofascial

A causa mais frequente da dor no punho, na mão e nos dedos é referência miofascial dos flexores do antebraço e principalmente dos extensores do antebraço. Os pontos-gatilho nesses músculos aumentam a tensão sobre o tendão e, portanto, a compressão relativa das articulações carpais, que causa estalos e crepitação no punho devido ao deslizamento articular anormal.²⁹² O paciente muitas vezes relata a sensação de rigidez no punho e na mão e dor exacerbada com a flexão de ambos, que alonga esses músculos, e, na extensão total do punho, encurta-os.²⁹²

Síndrome da dor regional complexa (SDRC)

Refere-se à classificação de distúrbios que ocorrem mesmo após uma lesão menor em um membro e que são a causa principal da incapacidade.²⁹³

A SDRC, originalmente chamada de *causalgia*, foi referida por meio de uma série de nomes, incluindo osteoporose pós-traumática, atrofia de Sudeck, osteoporose transiente, algoneurodistrofia, síndrome mão-ombro, reumatismo gardenálico, reumatismo neurotrófico, distrofia neurovascular reflexa e distrofia simpática reflexa (DSR).²⁹⁴

Dois tipos de SDRC são reconhecidos pela International Association for the Study of Pain (Associação Internacional para o Estudo da Dor):

▶ **SDRC 1.** Esse tipo refere-se à síndrome da dor, previamente chamado de DSR, que envolve dor precipitada por um evento nocivo, que não está limitado a um simples nervo periférico.

▶ **SDRC 2.** Esse tipo refere-se à síndrome da dor, anteriormente chamada de causalgia, que envolve dor causada por lesão parcial ou completa direta em um nervo ou em uma de suas ramificações principais.

Os sinais e sintomas para ambos os tipos incluem dor, edema, rigidez, mudanças na temperatura da pele e suor.²⁹⁵

SDRC tipo I. A dor é classificada como simpaticamente mantida (DSM) ou simpaticamente independente (DSI), em que aquela é caracterizada por uma reação anormal do sistema nervoso simpático.²⁹⁵ O edema, que pode ser com ou sem depressão, costuma estar presente em todos os estágios da SDRC e pode resultar de instabilidade vasomotora associada a falta de movimento.²⁹⁴ A rigidez é um dos componentes da SDRC 1 que aumenta com o tempo, e sua causa é o aumento da fibrose nas estruturas ligamentares e a formação de aderência em torno dos tendões.²⁹⁴

A incidência relatada é de 1 a 2% após várias fraturas,²⁹⁶ de 2 a 5% após lesão nervosa periférica,²⁹⁷ e de 7 a 35% em estudos prospectivos da fratura de Colles.²⁹¹,²⁹⁸ Em 10 a 26% dos casos, nenhum fator precipitador foi encontrado.²⁹²,²⁹⁹ Uma série de componentes fisiológicos foi proposta, incluindo:

1. Um período significativo de estresse, ansiedade ou depressão.
2. Experiências na infância.
    a. Abuso sexual.
    b. Abuso físico.
    c. Abuso emocional.
    d. Abandono.
    e. História familiar de abuso de drogas ou álcool.
3. Experiências da vida adulta.
    a. Cuidador de idosos ou de pai doente ou outro parente.
    b. Crianças, pais ou outros parentes com problemas.
    c. Casamento infeliz.
    d. Alcoolismo.
    e. Mágoa.
    f. Abuso de qualquer tipo.
4. Baixa autoestima.
5. Uma perspectiva de vida negativa.

Contudo, não há nenhuma evidência para sustentar tais noções. Ao contrário, supõe-se que as mudanças emocionais e comportamentais observadas são um resultado, em vez da causa, da dor e da incapacidade prolongadas.³⁰⁰ O diagnóstico de SDRC é feito a partir do exame físico e da história médica do paciente, que pode incluir eventos passados de trauma, dor persistente, hiperalgesia, alodinia (percepção de estímulo não doloroso como doloroso), edema e função diminuída da área.

O tipo de dor e sua duração sejam talvez os sinais diagnósticos mais importantes. A dor costuma ser ardente por natureza, sendo de uma duração muito mais longa do que se esperaria da lesão.³⁰⁰

Uma série de outras condições precisam ser eliminadas antes de estabelecer-se um diagnóstico de SDRC 1, e estas incluem, mas não estão limitadas a:

▶ AR e artrite séptica.
▶ Gota.
▶ Hérnia de disco.
▶ Neuropatia periférica.
▶ Compressão do nervo periférico.
▶ Doença vascular periférica.

Classicamente, a SDRC 1 foi subdividida em três fases clínicas:³⁰¹,³⁰²

▶ Uma fase inflamatória aguda, que pode durar de 10 dias a 2 a 3 meses. O estágio agudo dura de 1 a 3 meses, sendo reversível se o paciente for tratado. O membro afetado torna-se corado, quente e seco, pois os vasos sanguíneos regionais estão relaxados e há estimulação das glândulas sudoríparas.²⁹⁵ A dor é difusa, grave e constante, com uma qualidade ardente, latejante ou dolorosa. Edema e crescimento aumentado de cabelos e unhas podem também ocorrer. No final desse estágio, o membro torna-se frio, suado e cianótico da vasoconstrição causada pela estimulação simpática paradoxal.²⁹⁵

▶ A fase de instabilidade vasomotora pode durar vários meses. Esse é o estágio distrófico, que dura 3 a 6 meses. Os vasos sanguíneos constritos podem reduzir a temperatura do membro em cerca de 10°.²⁹⁵ A área torna-se pálida, manchada, edematosa e suada. A dor permanece contínua, ardente ou latejante, porém é mais grave.²⁹⁵ As unhas podem quebrar ou tornar-se quebradiças e pesadamente sulcadas. O movimento do membro é limitado pelo desgaste muscular e para rigidez articular. Osteoporose e contraturas podem desenvolver-se.²⁹⁵

▶ Uma fase final fria. O estágio atrófico é caracterizado por dano irreversível aos músculos e às articulações. Durante os próximos 2 a 3 meses, os ossos atrofiam e as articulações tornam-se fracas, rígidas ou mesmo anquilosadas.[295] A dor diminui e pode tornar-se espasmódica ou rompida, mas não mais mediada pelo sistema nervoso simpático.[295] A pele é fria e parece lustrosa e pálida ou cianótica.

Nenhum estudo prospectivo está disponível que confirme esse estágio. Contudo, um estudo prospectivo de 829 pacientes[294] indicou que:

▶ Em sua fase inicial, a DSR é caracterizada pela inflamação regional e não por um distúrbio do sistema nervoso simpático. A inflamação regional aumenta depois do exercício muscular.

▶ O tremor foi encontrado em 49% e descoordenação muscular em 54% dos pacientes.

▶ Sinais simpáticos, como hiperidrose, não são frequentes.

Esses dados sustentam o conceito de resposta inflamatória regional exagerada a lesão ou cirurgia na distrofia simpática reflexa.[294,303]

A intervenção mais efetiva para a SDRC 1 é controversa. Contudo, em geral concorda-se que é necessária uma abordagem de equipe, na qual o fisioterapeuta desempenha um papel essencial, e que, quanto mais cedo a intervenção for instituída, melhor o prognóstico. A imobilização e a superproteção do membro afetado podem produzir ou exacerbar a desmineralização, mudanças vasomotoras, edema ou mudanças tróficas.[304]

A fisioterapia é a primeira linha de intervenção, sendo ela a única abordagem ou executada imediatamente após um bloqueio nervoso.[300,305]

A regra mais importante é minimizar a dor enquanto é empregada a fisioterapia. Quando dor excessiva é provocada, a que é simpaticamente mediada pode piorar.[300] É essencial não lesionar novamente a região ou agravar o problema com a reabilitação física intensa.[306] O membro afetado do paciente deve ser avaliado sempre que possível e ativamente mobilizado várias vezes por dia.[300]

A recuperação da disfunção muscular, do edema e da rigidez articular requer atividade física e exercício apropriado, e pressão e movimento são necessários para manter o movimento articular e prevenir o enrijecimento.[300] A progressão deve ocorrer de forma lenta e suave com o fortalecimento, ADMA assistida e seus exercícios. Exercícios de sustentação de peso e de sobrecarga ativa também devem ser incorporados.

Técnicas de limiar sensorial, incluindo terapia com líquido, dessensibilização de vibração, estimulação nervosa elétrica transcutânea (TENS), banhos de contraste e dessensibilização usando pressão leve e pesada de várias texturas sobre a área sensível são as técnicas a serem empregadas.

As articulações afetadas devem repousar e ser elevadas para anular a estase vascular, além de mobilizadas com suavidade várias vezes por dia.[307] A fisioterapia é aconselhada tão logo o paciente trabalhe dentro de seu limiar de dor.[300] O repouso completo da região afetada, em particular a imobilização em uma tala, é nocivo.[306,307] A capsaicina tópica é útil, assim como os AINEs.

Integração dos padrões de prática 4G e 4I: Distúrbios na mobilidade articular, na função motora, no desempenho muscular e na amplitude de movimentos associados com fraturas e procedimentos cirúrgicos nos ossos ou nos tecidos moles

Fraturas distais do rádio

A fratura distal do rádio é a lesão no punho mais comum em todos os grupos etários. O paciente idoso tende a apresentar uma fratura metafisária extra-articular, enquanto o mais jovem tem fratura intra-articular mais complicada.[183] O tratamento bem-sucedido de uma fratura do rádio distal deve levar em consideração a integridade dos tecidos moles e não confiar em gessos apertados ou restringir as estruturas de deslizamento que controlam a mão, enquanto restaura o alinhamento anatômico dos ossos (Tab. 16-20). O punho não deve ser distraído ou colocado em posição flexionada, pois essas posições anormais diminuem a vantagem mecânica dos tendões extrínsecos, aumentam a pressão no canal carpal, exacerbam a lesão ligamentar carpal e contribuem para a rigidez. A reabilitação após fratura do rádio distal é quase uniforme entre os vários tipos de fratura citadas a seguir. A Tabela 16-21 realça o protocolo geral para as fraturas do rádio distal. As diretrizes mais específicas são listadas após a descrição de cada fratura.

Fratura de Colles.[4] É definida como uma fratura completa distal do rádio com luxação dorsal do fragmento distal. O mecanismo típico de lesão é a QSME. A luxação e a angulação da fratura são evidentes na radiografia lateral – a fratura de Colles tem a deformidade de dorsiflexão característica, ou "garfo de prata". As radiografias da visão ântero-posterior mostram fratura cominuída normal.

O tratamento requer redução acurada da fratura e a manutenção do comprimento normal do rádio. O método de redução, bem como a posição da imobilização, são bastante variáveis. Na maioria dos casos, a redução fechada e uma tala são efetivas. Em outros, a redução aberta e a fixação externa são necessárias.[308] A perda de rotação total do antebraço é uma sequela comum dessa fratura.

Fratura de Smith. Essa condição, algumas vezes chamada de fratura reversa de Colles, é uma fratura completa distal do rádio com luxação palmar do fragmento distal.[309] O mecanismo geral para esse tipo de fratura é uma queda sobre a parte de trás da mão fixa. As fraturas de Smith são classificadas dentro de três tipos:[310]

▶ *Tipo I.* É descrito como a fratura transversa através da diáfise radial distal.

▶ *Tipo II.* Essa é uma fratura oblíqua através da diáfise distal, começando no lábio articulador dorsal.

▶ *Tipo III.* Esse tipo (também referido como fratura de Barton reversa) é uma fratura oblíqua começando mais adiante na superfície articular do rádio.

O tratamento usual para fratura de Smith é a redução fechada e a imobilização em gesso longo em supinação por três semanas, seguidas por 2 a 3 semanas em gesso curto para o braço.[309] Os tipos II e III, no entanto, costumam ser instáveis, requerendo RAFI.

TABELA 16-20 Classificação das fraturas do rádio distal com base na intervenção

Tipo	Descrição	Tratamento
I	Não luxada, extra-articular	Imobilização ou tala com o punho em posição neutra por 4 a 6 semanas. A tala escolhida depende do paciente, de sua condição e adesão, bem como da preferência do fisioterapeuta.
II	Luxada, extra-articular	Fratura reduzida sob anestesia local ou regional.
A	Estável	Tala, depois gesso.
B	Instável, redutível [a]	Nova manipulação, com possível aplicação de pino percutâneo para melhorar a estabilidade.
C	Irredutível	Redução aberta e fixação interna.
III	Intra-articular, não luxada	Imobilização e possível aplicação de pino percutâneo para estabilizar.
IV	Intra-articular, luxada	
A	Estável, redutível	Fixação adjunta com aplicação de pino percutâneo e, algumas vezes, fixação externa.
B	Instável, redutível	Aplicação de pino percutâneo e, provavelmente, fixação externa para melhorar a rigidez e a imobilização. A cominuição dorsal contribui para a instabilidade, assim, enxerto ósseo pode ser necessário.
C	Irredutível	Redução aberta e fixação interna, fixação externa aberta.
D	Complexa, lesão do tecido mole significativa, lesão carpal, fratura ulnar distal ou área diafisal-metafisal do rádio cominuída	Redução aberta e pino ou fixação de placa, muitas vezes suplementada com fixação externa.

[a] A instabilidade se torna evidente quando as radiografias mostram mudança na posição dos fragmentos fraturados.
Dados de Brotzman SB, Calandruccio JH, Júpiter JB: Hand and wrist injuries. In: Brotzman SB, Wilk KE, eds. *Clinical Orthopaedic Rehabilitation*. Philadelphia: Mosby, 2003:1–83; Cooney WP. Fractures of the distal radius. A modern treatment-based classification. *Orthop Clin North Am.* 24:211–216, 1993.

Fratura de Barton. Essa lesão envolve uma fratura articular dorsal ou volar do rádio distal resultando em subluxação do punho.[309] O mecanismo para esse tipo de fratura em geral inclui alguma forma de lesão direta ou violenta do punho ou pronação súbita do antebraço distal sobre o punho fixado. Desses casos, 70% das fraturas ocorrem em homens jovens. Uma técnica para reduzir as luxações sob anestesia foi descrita na literatura.[311] Ela envolve aplicar tração ao punho e então colocá-lo em supinação total, extensão média e desvio ulnar, que fecha a diástase reduzindo o escafoide para seu plano anatômico correto. O gesso acima do cotovelo é então aplicado por quatro semanas, seguido por gesso no antebraço por mais três semanas, com o punho em desvio ulnar. Outras técnicas descrevem o uso de RAFI, com 16 semanas sendo o tempo médio de recuperação.

Fratura em fivela (Buckle fracture). Refere-se a uma fratura incompleta, não luxação, do rádio distal que costuma ocorrer em crianças. A imobilização por 3 a 4 semanas em gesso curto para o braço ou tala palmar são adequadas.[126] A possibilidade de abuso deve ser considerada no caso de criança com a fratura. A consulta com um ortopedista é aconselhável para as fraturas na população pediátrica.

A fratura é tratada com gesso, RAFI ou fixação externa. O local afetado é imobilizado por seis semanas se engessado, oito semanas com um fixador externo, ou duas semanas se uma RAFI com placas e parafusos for necessária. Se a fratura não estiver luxada, a reabilitação pode durar de 2 a 6 semanas, enquanto as fraturas com luxação requerem, em geral, de 8 a 12 semanas.

A intervenção conservadora começa enquanto a fratura é imobilizada e envolve ADMA do ombro em todos os planos, flexão e extensão do cotovelo e flexão e extensão dos dedos. Os exercícios para os dedos devem incluir flexão MCF isolada, flexão composta (mão cerrada total) e mão cerrada menos intrínseca (extensão MCF com flexão IF). Se fixador ou pino estiverem presentes, deve-se prover o cuidado do local de acordo com a preferência do médico.

Após o período de imobilização, um padrão de imobilização capsular estará presente. A extensão e a supinação costumam ser limitadas e precisam ser mobilizadas. Exercícios de ADMA de flexão e extensão do punho e de desvio ulnar e radial são iniciados. Exercícios de extensão do punho são executados com os dedos flexionados, em especial as articulações MCFs. A ADMP é executada de acordo com a preferência do fisioterapeuta, imediatamente ou após 1 a 2 semanas.

Os exercícios de ADMA do punho e do antebraço avançam para exercícios de fortalecimento, usando pesos leves e elástico. A massa terapêutica pode ser uma opção para aumentar a força de preensão, se necessário. Exercícios pliométricos e de reeducação neuromuscular são os próximos, seguidos pelo retorno à função ou às atividades esportivas.

Escafoide fraturado

De todas as lesões no punho encontradas no departamento de emergência, a fratura do escafoide é uma das mais comumente negligenciadas.[312,313] Isso é problemático, dado que o escafoide é o osso carpal mais comumente fraturado devido a sua localização, sendo o único osso afetado em cerca de 70% de todos os casos de fratura carpal.[108,126,182,237] O diagnóstico preciso inicial de sua fratura é essencial, já que a morbidade associada com diagnóstico não realizado ou tardio é significativa e pode resultar em dor a longo prazo, perda de mobilidade e função diminuída.[12] Esse grau de morbidade está relacionado ao suprimento sanguíneo escasso para o escafoide, que resulta em alta incidência de pseudoartrose ou consolidação retardada e o fato de que as fraturas do escafoide são inerentemente instáveis.

TABELA 16-21 Protocolo geral para a fratura do radio pós-distal

Fase inicial (0 a 6 semanas)
A parte crítica da fase inicial de reabilitação é a limitação do edema e da rigidez na mão. O edema pode ser limitado e reduzido estimulando-se a elevação da mão acima do nível do coração e a mobilização ativa frequente, envolvendo-se os dedos e a mão em bandagens elásticas autoadesivas (p. ex., Coban, 3M, St. Paul, MN) e aplicando-se uma cobertura compressiva na mão e no punho.
- A rigidez pode ser limitada ensinando-se ao paciente um programa agressivo de exercícios de amplitude de movimento para os dedos ativos e passivos.
- O uso de um fixador externo, como uma tala para proteger a fixação percutânea ou interna, é útil para evitar o uso de curativos de circunferência restritivos no período pós-operatório inicial.
- As fraturas estáveis e as com fixação interna podem ser sustentadas com uma tala termoplástica removível, leve (tala de punho corpus).
- Uma tala bem acolchoada em forma de "pegador de açúcar"* é usada inicialmente para as fraturas radiais distais tratadas sem cirurgia, estáveis. Por fim, o cotovelo é "liberado" dessa tala (para evitar a sua rigidez) quando a fratura parece mais firme (cerca de 3 a 4 semanas).

Outra parte fundamental da fase de reabilitação inicial é o uso funcional da mão. Muitos desses pacientes são mais velhos e têm sua capacidade de adaptação à lesão do punho reduzida.
- O tratamento apropriado deve ser suficientemente estável para permitir o uso funcional da mão para atividades leves (i.e., < 2,27 kg de força).
- Quando a mão é usada para ajudar nas atividades diárias como vestir-se, alimentar-se e banhar-se, ela será mais rapidamente incorporada de volta ao papel físico funcional do paciente e pode ficar menos propensa a ficar distrófica.
- O uso funcional ajuda também a restaurar a mobilidade e a reduzir o edema.
- A maioria das fraturas é estável com a rotação do antebraço. A supinação, em particular, pode ser bem difícil de ser readquirida após a fratura do rádio distal. A iniciação de exercícios de rotação do antebraço assistida suave e ativa na fase inicial de reabilitação pode acelerar e intensificar a recuperação da supinação.
- Alguns métodos de tratamento (p. ex., fixação externa sem ligação e fixação de placa) oferece o potencial para iniciar a flexão/extensão e o desvio radial/ulnar durante a fase inicial de cicatrização. Posto que a fixação dos fragmentos é segura, a mobilização do punho é permitida na ocasião da remoção da sutura (10 a 14 dias depois da cirurgia).
- Massagem da cicatrização pode ajudar a limitar as adesões na área das incisões. Em alguns pacientes com cicatrizes elevadas ou hipertróficas, uma aplicação de Otoform (Dreve-Otoplastik GMBH, Unna, Alemanha) pode ajudar a nivelar e diminuir a cicatriz.
- O movimento ativo do ombro e do cotovelo ipsilateral é usado para evitar ombro ou cotovelo congelado durante toda a reabilitação pós-operatória.

Fase intermediária (6 a 8 semanas)
- Uma vez que a cicatrização inicial da fratura está estabelecida (entre 6 a 8 semanas depois da lesão ou da cirurgia), os pinos e a fixação externa podem ser removidos e o paciente liberado da sustentação externa.
- As radiografias devem conduzir essa transição porque algumas estruturas muito fragmentadas podem requerer suporte por mais do que oito semanas.
- Os exercícios de mobilização assistidos ativos para o antebraço e o punho são usados para maximizar a mobilidade. Não *há* papel para a manipulação *passiva na reabilitação* de *fraturas do* rádio *distal*.
- A imobilização dinâmica pode ajudar a melhorar o movimento. Em particular, se a supinação tem retorno lento, uma tala de supinação dinâmica pode ser usada de forma intermitente.

Fase final (8 a 12 semanas)
Uma vez que a consolidação esteja bem estabelecida (entre 6 a 12 semanas da lesão ou da operação), os exercícios de fortalecimento podem ser iniciados enquanto a mobilização assistida ativa continua.

Reproduzida, com permissão, de Brotzman SB, Calandruccio JH, Jupiter JB: Hand and wrist injuries. In: Brotzman SB, Wilk KE, eds. *Clinical Orthopaedic Rehabilitation*. Philadelphia: Mosby, 2003:1–83.
* N. de R.T.: Tala em forma de "Pegada de açúcar" (*sugar tong*) é uma tala que simula o formato do pegador de açúcar, com apoios ântero-posterior e laterais livres.

Embora uma fratura possa ocorrer em qualquer parte do escafoide, as áreas mais comuns são o colo e o polo proximal.

Em geral, a lesão resulta de QSME, com o punho em pronação. Os pacientes queixam-se de dor dorsal no punho e têm sensibilidade sobre a tabaqueira anatômica. No exame físico, pouco edema pode ser notado, embora a perda da concavidade da tabaqueira seja vista com frequência.[313] Muitos pesquisadores acreditam que um teste confiável para lesão do escafoide seja a compressão axial do polegar junto ao seu eixo longitudinal.[314,315] Descrito por Chen,[314] esse teste transmite a força diretamente sobre o escafoide e deve provocar dor se houver fratura. Essa pode ser uma boa prática para tratar todos os casos de entorse no punho acompanhada de dor e edema na tabaqueira anatômica na medida em que já provou ser útil para a fratura do escafoide. Mesmo com as radiografias apropriadas, essas fraturas podem ser sutis e difíceis de visualizar.[313] Em casos nos quais há alta suspeita clínica, uma vista escafoide do punho costuma ser obtida. Esta é uma vista do mão cerrada e em desvio ulnar. Tal posição reduz a condensação do osso que ocorre em uma visão ântero-posterior normal e demonstra claramente todo o comprimento da estrutura.[313]

O tratamento conservador de fraturas do escafoide é controverso. Não há concordância sobre a posição favorável para a imobilização. O tratamento atual é a imobilização com gesso em espica para o polegar de braço curto ou longo, com a posição do polegar e a duração da imobilização dependendo da localização da fratura:

- *Polo proximal.* Imobilização de 16 a 20 semanas em espica para o polegar de braço longo ou curto, com o punho em ligeira extensão e desvio radial.

- *Terço central.* Imobilização por seis semanas em espica de braço longo, seguida por mais seis semanas de espica de braço curto. Alguns fisioterapeutas defendem a imobilização do punho em desvio radial e flexão leve durante seis semanas.[64,126,237] Depois desse tempo, se a consolidação for evidente nas radiografias, o gesso em espica do polegar é aplicado por 2 a 4 semanas. Se após seis semanas a linha da fratura parecer maior ou a fratura parecer luxada, a avaliação para uma possível cirurgia é solicitada.[126,316]

▶ *Terço distal.* Imobilização durante 6 a 8 semanas em espica de polegar de braço curto.

▶ *Tuberosidade.* Imobilização durante 5 a 6 semanas em espica de polegar de braço longo ou curto.

Uma sugestão de protocolo a ser usado para a fratura do escafoide tratada com RAFI é destacada na Tabela 16-22.

Para o paciente com dor sobre a tabaqueira anatômica, mas com radiografias iniciais normais, a aplicação de uma tala em espica de polegar durante três semanas seguida por radiografias repetidas é indicada (Tab. 16-23). Se as radiografias permanecerem normais, mas a dor persistir, um exame ósseo é o próximo passo. Se esse exame for positivo, o tratamento continua igual ao da fratura aguda (Tab. 16-23). A dor crônica, a perda de movimento e a redução da força provenientes da imobilização prolongada ou da artrite inicial são comuns após fratura escafoide.

Após a remoção da tala, um padrão capsular do punho será dominante. Além disso, pode haver fraqueza dolorosa do polegar e/ou extensão do punho/desvio ulnar e a compressão do primeiro metacarpal no escafoide será dolorosa. Os exercícios de ADMA para flexão e extensão do punho e desvio radial e ulnar são iniciados o mais cedo possível após a remoção da tala, com a ADMP para os mesmos movimentos começando depois de duas semanas. Uma tala de imobilização para o punho e o polegar pode ser fabricada para o uso entre os exercícios e à noite para conforto e proteção.

Quase ao mesmo tempo em que os exercícios de ADMP, exercícios de fortalecimento suaves são iniciados com pesos de 0,5 a 1kg. Durante um período de várias semanas, o programa progride até incluir atividades de sustentação de peso, exercícios pliométricos, de cadeia aberta e fechada e reeducação neuromuscular, antes de progredir para exercícios e atividades funcionais e específicas do esporte.

A aplicação mais comum da fratura escafoide é a pseudoartrose. Fraturas escafoides perdidas e, portanto, não tratadas, avançam para pseudoartrose. Por causa da natureza precária do supri-

TABELA 16-22 Intervenção conservadora para a fratura do escafoide tratada com redução aberta e fixação interna

0 a 10 dias
▶ Elevar a tala em espica do polegar tipo "pegador de açúcar", gelo.
▶ ADM do ombro.
▶ Exercícios de ADM ativa para as articulações MCF/IPF/IFD.

10 dias a 4 semanas
▶ Remoção da sutura.
▶ Tala em espica do polegar tipo "pegador de açúcar" (imobilização do cotovelo).
▶ Continuar com a ADM para mão/ombro.

4 a 8 semanas
▶ Tala em espica do polegar de braço curto.
▶ Extensão, flexão/supinação/pronação ativa/assistida do cotovelo; continuar os dedos através de cinco ADMs ativas e ADM ativa para o ombro.

8 semanas
▶ Exame de tomografia computadorizada para verificar a consolidação das fraturas.

8 a 10 semanas
▶ Tala em espica do polegar removível.
▶ Começar o programa de exercícios domiciliar.
▶ ADM de flexão e extensão do punho assistida ativa/suave.
▶ ADM de flexão radial/ulnar do punho assistida ativa/suave.
▶ ADM para as articulações MCF/IF do polegar assistida ativa/suave.
▶ Exercício do cone tenar assistido ativo/suave.

10 a 14 semanas
▶ Interromper todas as imobilizações.
▶ Terapia ocupacional formalizada.
  • ADM de flexão/extensão do punho assistida ativa/agressiva.
  • ADM de flexão radial/ulnar do punho assistida ativa/agressiva.
  • ADM das articulações MCF/IF do polegar assistida ativa/agressiva.
  • Exercícios do cone tenar assistido ativo/agressivo.

Mais de 14 semanas
▶ Fortalecimento da garra
▶ ADM agressiva.
▶ Atividades irrestritas.

MCF, metacarpofalângica; IFP, interfalângica proximal; IFD, interfalângica distal; ADM, amplitude de movimento. Reproduzida, com permissão, de Brotzman SB, Calandruccio JH, Júpiter JB: Hand and wrist injuries. In: Brotzman SB, Wilk KE, eds. *Clinical Orthopaedic Rehabilitation.* Philadelphia: Mosby, 2003:1–83.

TABELA 16-23 Protocolo de intervenção conservadora para fraturas fechadas do escafoide usando tala de espica do polegar

0 a 6 semanas
▶ Tala em espica do polegar tipo "pegador de açúcar".
▶ ADM ativa do ombro.
▶ ADM das articulações
▶ Da 2ª a 5ª articulações MCF/IFP/IFD ativas.

6 a 12 semanas (união óssea)
▶ Sem sensibilidade à palpação, ADM indolor sem a tala.
▶ Tala em espica do polegar de braço curto.
▶ Continuar com os exercícios para o ombro e os dedos.
▶ Começar a flexão/extensão/supinação/pronação ativa do cotovelo.

12 semanas
▶ Exame de tomografia computadorizada para confirmar a consolidação. Se não consolidada, continuar a tala em espica do polegar de braço curto.

12 a 14 semanas
▶ Garantir a consolidação em 12 semanas, tala em espica do polegar removível.
▶ Começar o programa de exercícios domiciliar.
▶ ADM da flexão/extensão do punho assistida ativa/suave.
▶ ADM da flexão radial/ulnar do punho assistida ativa/suave.
▶ ADM das articulações MCF/IF do polegar assistida ativa/suave.

14 a 18 semanas
▶ Interromper toda a imobilização.
▶ Terapia ocupacional formalizada.
▶ ADM de flexão/extensão do punho assistida ativa/agressiva.
▶ ADM de flexão radial/ulnar do punho assistida ativa/agressiva.
▶ ADM das articulações MCF/IF do polegar assistida ativa/agressiva.
▶ Exercício do cone tenar assistido ativo/agressivo.

Mais de 18 semanas
▶ Fortalecimento da garra, ADM agressiva.
▶ Atividades irrestritas.

ADM, amplitude de movimento; MCF, metacarpofalângica; IFP, interfalângica proximal; IFD, interfalângica distal.
Reproduzida, com permissão, de Brotzman SB, Calandruccio JH, Júpiter JB: Hand and wrist injuries. In: Brotzman SB, Wilk KE, eds. *Clinical Orthopaedic Rehabilitation.* Philadelphia, PA: Mosby, 2003:1–83.

mento sanguíneo e do potencial para movimento na linha da fratura, a não consolidação pode ocorrer em 8 a 10% dos casos.[312,317] O índice de pseudoartrose varia com o local real da fratura. Esse fator complica até 20 a 30% das fraturas do terço proximal e 10 a 20% das fraturas do terço médio.[313] A sua ocorrência nas fraturas do terço distal é relativamente rara.[312,317]

Punho com CAEL é uma complicação tardia de fratura do escafoide, dissociação do escafossemilunar, doença de Kienböck, fratura da parte distal do rádio, doença de Preiser e deposição de cristais de pirofosfato de cálcio diidrato.[318] Essa condição é considerada resultante da perda do efeito estabilizador do escafoide, com o desenvolvimento de artrose na articulação radioescafoide. Quando a lesão progride até esse estágio, carpectomia da fileira proximal ou fusão de punho são as únicas opções para o cirurgião de mão.[312]

Protuberância carpal

A protuberância carpal é uma proeminência óssea arredondada que se apresenta entre a base do 2º e do 3º metacarpal e entre o trapezoide e o capitato, resultando da extensão forçada repetitiva do punho e de irritação subsequente dos tecidos moles. O ERLC e o ERCC costumam estar envolvidos. Essa proeminência lembra um gânglio e não é, necessariamente, patológica, embora possa causar dor e irritação dos tecidos moles locais.[320] A confirmação é feita por meio de radiografias.

A intervenção conservadora inclui tala de imobilização do punho, com este posicionado em leve extensão (10 a 15°) para reduzir a tensão nos extensores radiais do carpo.

Fraturas dos dedos

Fraturas falângicas representam cerca de 46% das fraturas da mão e do punho e são mais comuns do que as que ocorrem nos metacarpais ou carpais.[321] Elas podem ser divididas em fraturas da base, da diáfise, do colo e da cabeça. Fraturas articulares luxadas instáveis requerem cirurgia. A intervenção conservadora envolve redução fechada em posição o mais perto do normal possível com gesso ou tala.[322]

Fraturas da falange distal. Uma tala protetora é usada por 2 a 4 semanas, até que o local da fratura esteja sem sensibilidade. A ADMA começa em 2 a 4 semanas ou mais cedo, se a fratura apresentar-se estável o suficiente para tanto. A ADMP inicia em 5 a 6 semanas. Os ERPs normalmente começam em 7 a 8 semanas.

Fraturas da falange média. Se não luxadas, as talas nessas fraturas são colocadas na posição mais intrínseca por cerca de três semanas. A tala associada, ou seja, a imobilização de um dedo vizinho com o dedo lesionado, também é uma opção. A ADMA é iniciada quando a dor e o edema diminuírem. A ADMP começa em 4 a 6 semanas, com ERPs iniciando em 6 a 8 semanas.

Fraturas da falange proximal. Nas fraturas extra-articulares não luxadas, coloca-se tala com bandagem associada. A ADMA é iniciada imediatamente, com a ADMP começando em 6 a 8 semanas. Nas fraturas intra-articulares não luxadas, são usadas talas na posição mais intrínseca por 2 a 3 semanas. A ADMA começa em 2 a 3 semanas, com ADMP sendo iniciada em 4 a 8 semanas. Os ERPs em geral começam em uma consolidação clínica (8 a 12 semanas).

Técnicas terapêuticas

Liberação miofascial

Liberação do túnel do carpo

Uma série de técnicas miofasciais pode ser usada para tratar a STC.

Abrindo o canal. O paciente é posicionado sentado ou deitado com as palmas das mãos para cima. O fisioterapeuta aplica pressão centralmente a partir da superfície dorsal dos ossos carpais, junto com pressão aplicada a partir das bordas ventrais dos ossos carpais, usando uma técnica de pressão de oposição de três pontos.[323]

Liberação do abdutor curto. O paciente é posicionado sentado ou deitado em supino com a palma da mão para cima. O fisioterapeuta segura o polegar com uma das mãos e leva-o para trás em hiperextensão com abdução, enquanto realiza, simultaneamente, a técnica de abertura do canal descrita anteriormente.[323]

Alongamento do túnel do carpo. O paciente é posicionado sentado ou deitado em supino com a palma da mão para cima. O fisioterapeuta estabiliza o punho do paciente com uma das mãos e, ao mesmo tempo, hiperestende seus dedos e o punho com a outra.[323]

Técnicas para aumentar a mobilidade articular

A maioria dos testes de mobilidade descritos na seção de testes e medidas também pode ser utilizada como técnicas de mobilização. Para cada uma das seguintes intenções, o paciente é posicionado sentado com o antebraço e o punho em posição neutra, e o fisioterapeuta posicionado ao seu lado. A amplitude e a velocidade de cada uma das técnicas (i.e., o grau) variam de acordo com o estágio de cicatrização e a irritabilidade articular.

O fisioterapeuta deve conhecer as articulações responsáveis pelos movimentos individuais que ocorrem no punho e na mão, a fim de administrar a técnica mais específica.

▶ A supinação-pronação ocorre principalmente na articulação ulnomeniscopiramidal e nas articulações radioulnares proximal e inferior.

▶ A flexão do punho ocorre principalmente na articulação radiocarpal (parte distal do rádio e superfície articular do navicular e do semilunar).

▶ A extensão do punho ocorre principalmente nas articulações carpais médias (superfície articular dos ossos escafoide, semilunar e piramidal proximalmente e dos ossos trapézio, trapezoide, capitato e hamato distalmente).

Mobilizações acessórias passivas[324]

Articulações radiocarpal, ulnocarpal, mediocarpal, carpometacarpal, metacarpofalângica e interfalângica

Distração. Usando uma garra em pinça do dedo indicador e do polegar de uma das mãos, o fisioterapeuta palpa e estabiliza o osso proximal da articulação que está sendo distraída. Com a mesma posição, mas com a outra mão, palpa e mobiliza o osso distal longitudinalmente (Fig. 16-88).

Deslizamento póstero-anterior (flexão/extensão). Usando uma garra em pinça do dedo indicador e do polegar de uma das mãos, o fisiotera-

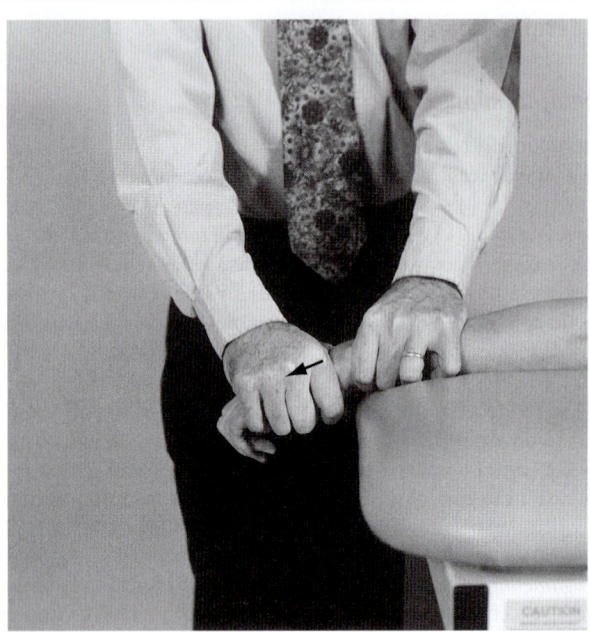

FIGURA 16-88 Distração articular.

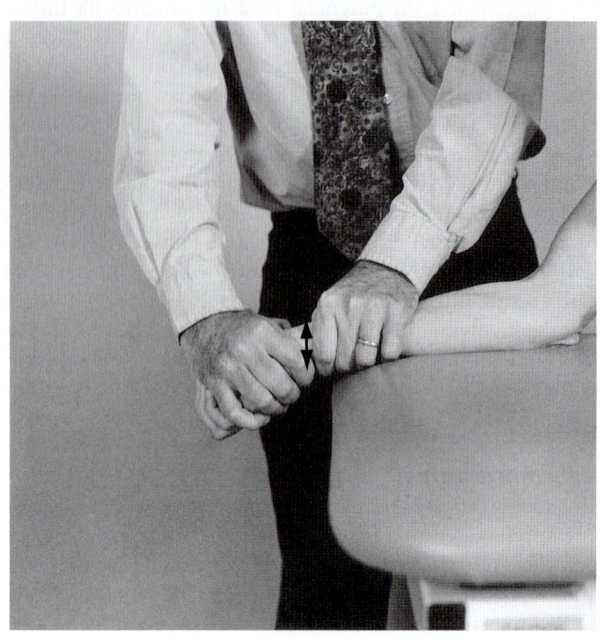

FIGURA 16-89 Deslizamento póstero-anterior.

peuta palpa e estabiliza o osso proximal da articulação que está sendo mobilizada em um plano dorsopalmar. Com a garra em pinça, desliza o osso distal ao longo do plano dorsopalmar da articulação correspondente (Fig. 16-89). A rotação conjunta apropriada do osso pode ser adicionada. Por exemplo, para restaurar a flexão na articulação radioescafoide, o fisioterapeuta roda o escafoide para o centro da palma, enquanto desliza-o em direção dorsal.

É possível tornar a técnica assistida pelo paciente flexionando/estendendo o osso distal ao redor do eixo intra-articular apropriado até o limite da amplitude de movimento fisiológica. A partir dessa posição, o paciente é instruído a realizar uma contração isométrica igual contra a resistência do fisioterapeuta. A contração é mantida por 3 a 5 segundos, após a qual o mesmo é instruído a relaxar completamente. A nova barreira de flexão/extensão é localizada e a mobilização é repetida.

Primeira articulação carpometacarpal e metacarpofalângica
Deslizamento médio-lateral (abdução/adução). Usando uma pinça do dedo indicador e do polegar de uma das mãos, o fisioterapeuta palpa e estabiliza o osso proximal da articulação que está sendo mobilizada no plano médio-lateral. Com a outra mão na mesma posição, o fisioterapeuta desliza o osso distal junto do plano médio-lateral da articulação correspondente (Fig. 16-90). A rotação conjunta apropriada do osso pode ser incluída.

É possível tornar a técnica assistida pelo paciente abduzindo/aduzindo o osso distal ao redor do eixo intra-articular apropriado até o limite da amplitude de movimento fisiológica. A partir dessa posição, o paciente realiza uma contração isométrica contra a resistência igual exercida pelo fisioterapeuta. A contração é mantida por 3 a 5 segundos, após a qual o mesmo é instruído a relaxar completamente. A nova barreira de movimento é localizada e a mobilização é repetida.

Articulações intermetacarpais. Usando a pinça do dedo indicador e do polegar de uma das mãos, o fisioterapeuta palpa e estabiliza um metacarpal. Com o polegar e o dedo indicador da outra mão, mobiliza o metacarpal vizinho em deslizamento anterior ou posterior, com a rotação conjunta apropriada (Fig. 16-91).

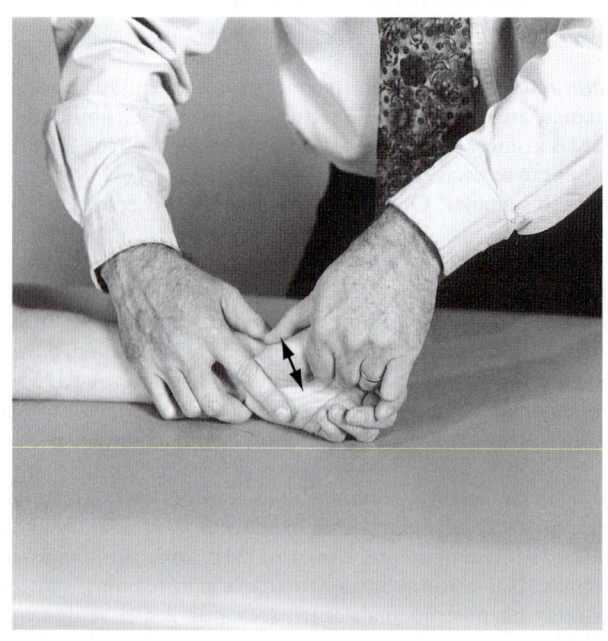

FIGURA 16-90 Deslizamento médio-lateral da primeira articulação carpometacarpal.

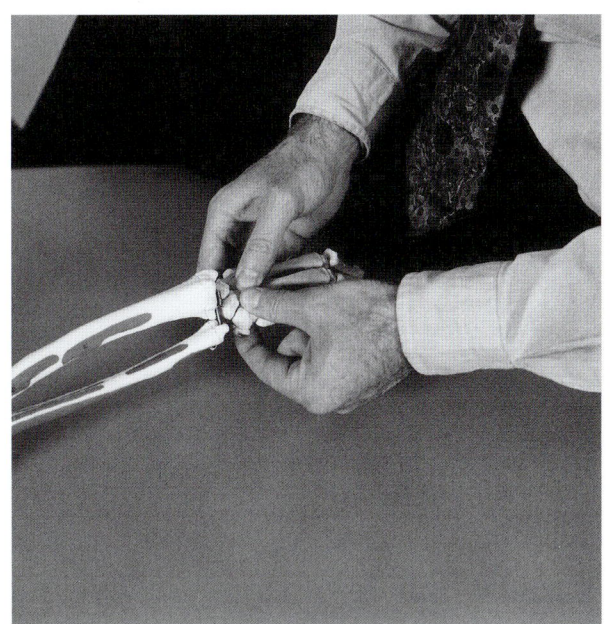

FIGURA 16-91 Mobilizações da articulação intermetacarpal.

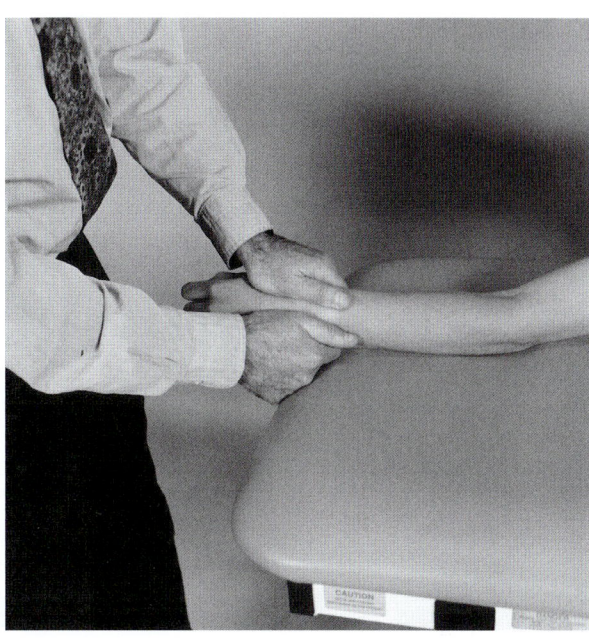

FIGURA 16-92 Mobilização com movimento para aumentar a pronação/supinação.

Articulações metacarpofalângicas. Usando a pinça do dedo indicador e do polegar de uma das mãos, o fisioterapeuta palpa e estabiliza um metacarpal. Ele coloca o polegar da outra mão sobre o dorso da falange correspondente e o dedo indicador sobre a superfície palmar da mesma falange. Enquanto aplica uma extensão de eixo longo (tração em linha reta), mobiliza a falange em direção palmar ou dorsal com a rotação conjunta apropriada.

Mobilizações com movimentos[325]

Técnica para dor e/ou perda de pronação/supinação na articulação radioulnar distal. O paciente é posicionado sentado. O fisioterapeuta segura a extremidade distal do rádio com uma das mãos e a extremidade distal da ulna com a outra (Fig. 16-92). Ele aplica deslizamento palmar da ulna sobre o rádio enquanto o paciente move, de maneira ativa, na direção dolorosa e/ou restrita (pronação ou supinação). Se isso for considerado doloroso, o fisioterapeuta desliza a ulna dorsalmente enquanto o paciente move, de maneira ativa, na direção dolorosa e/ou restrita. O procedimento de mobilização bem-sucedido é repetido várias vezes e a articulação é reavaliada.

Técnica para perda de flexão e/ou extensão do punho com dor. O paciente é posicionado sentado. Usando uma das mãos, o fisioterapeuta segura as extremidades distais do rádio e da ulna, de modo que o espaço entre o dedo indicador e o polegar fique sobre a extremidade distal do rádio. A seguir, coloca o espaço da outra mão medialmente, sobre a margem proximal dos carpais, a fim de que o dedo indicador e o polegar não fiquem em contato com o paciente. Os carpais são deslizados lateralmente, e o paciente move ativamente na direção restrita (flexão ou extensão), enquanto a mobilização é mantida. Se o deslizamento lateral não for bem-sucedido, o fisioterapeuta roda a margem proximal dos carpais sobre o rádio e a ulna em direção medial ou lateral, dependendo de qual obtém o resultado favorável.

Thrust de alta velocidade, baixa amplitude

Manipulações intercarpais

Técnicas de impulso de alta velocidade podem ser usadas em qualquer um dos ossos carpais. O exemplo seguinte descreve a técnica para o escafoide dorsalmente luxado.

O paciente é posicionado sentado, com o antebraço do lado afetado repousando sobre a mesa, com o lado palmar para baixo. O fisioterapeuta senta ou fica de pé em ângulos retos ao lado lesionado do paciente. A seguir, segura o osso escafoide do paciente entre seu polegar e o indicador. Essa garra é reforçada colocando o polegar e o indicador da outra mão no topo desses dedos. O punho afetado é, então, passivamente estendido até a amplitude final. No final da amplitude disponível, o escafoide é impulsionado em direção ventral, enquanto estende levemente o punho de forma passiva.

Técnicas para aumentar a extensibilidade do tecido mole

Várias técnicas podem ser usadas para aumentar a extensibilidade dos tecidos moles do punho, da mão e do antebraço. Estas incluem exercícios de ADMP ou ADMA que podem ser executados pelo paciente em:

▶ Flexão (Fig. 16-93) e extensão (Fig. 16-94) do punho.
▶ Desvio ulnar e radial do punho.
▶ Flexão e extensão do dedo (Fig. 16-95).
▶ Adução e abdução do dedo.
▶ Oposição, flexão, extensão, abdução e adução do polegar.

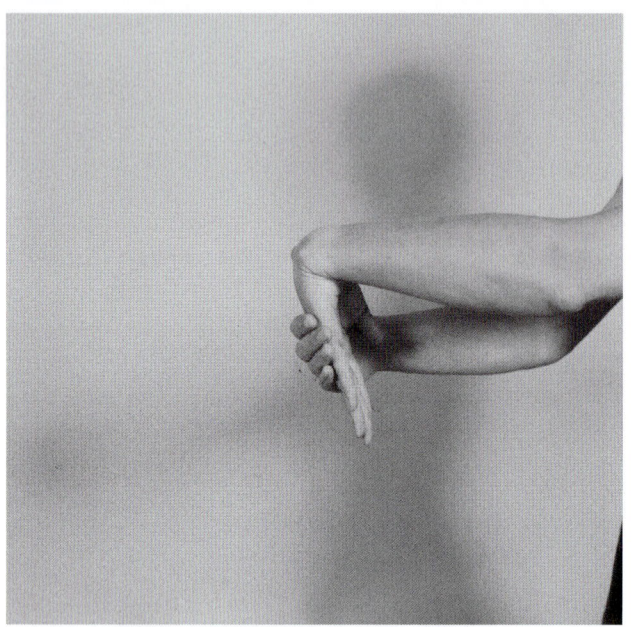

FIGURA 16-93 Flexão passiva do punho.

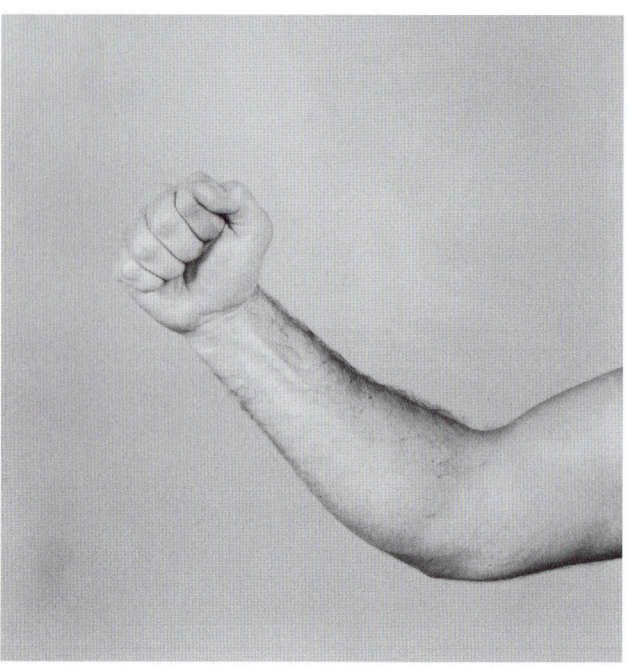

FIGURA 16-95 Flexão ativa do dedo.

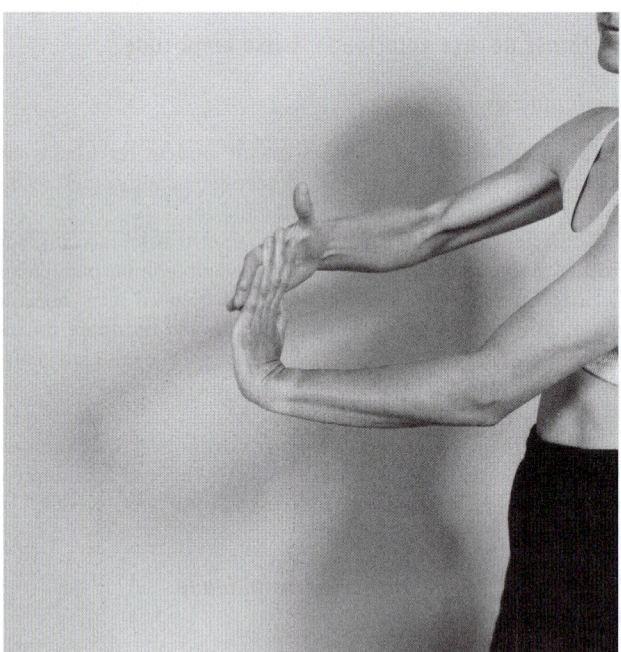

FIGURA 16-94 Extensão passiva do punho e dos dedos.

ESTUDO DE CASO — POLEGAR ESQUERDO DOLOROSO

HISTÓRIA

História da condição atual

Uma mulher de 23 anos queixou-se de dor no polegar esquerdo após executar um projeto "faça você mesmo" que envolvia várias marteladas. Ela descreveu um início gradual de dor cerca de dois meses atrás e descreveu-a como uma queimação localizada na base do polegar esquerdo. A paciente também relatou algum edema no punho. Ela atribuiu a dor às marteladas, visto que tentativas subsequentes para usar o martelo a reproduziram. Com o tempo, a dor piorou até o ponto em que dói o tempo todo, mesmo à noite. Os AINEs prescritos pelo médico duas semanas antes pareciam ajudar.

História anterior à condição atual

Nenhuma história anterior de dor no cotovelo, no punho ou na mão esquerdos.

História cirúrgica e médica anterior

Não perceptível, exceto pela remoção de cistos de gânglios no punho/mão direita cerca de um ano atrás.

Crescimento e desenvolvimento

Mão direita dominante.

Medicamento

Nenhum, exceto os AINEs prescritos.

Ocupação, emprego e escolaridade

Trabalha em escritório. Educação superior.

Estado funcional e nível de atividade

A paciente sentiu dor ao usar o aspirador de pó e ao levantar panelas e potes pesados. Seu objetivo é diminuir a dor com as atividades da vida diária.

Estado de saúde (autorrelatado)

Em geral, boa saúde, mas a dor interfere com tarefas de preensão em casa e no trabalho.

QUESTÕES

1. Quais são os diagnósticos mais comuns caracterizados por dor no polegar?
2. O que a história de início gradual e de atividade repetitiva diz ao fisioterapeuta?
3. Quais achados você espera observar no exame físico quanto a palpação, testes resistidos e testes especiais?
4. Quais questões adicionais devem ser feitas para ajudar a descartar dor referida da coluna cervical ou do ombro?
5. Cite os testes que você usaria para descartar os vários diagnósticos citados na questão 1.
6. Essa história/apresentação justifica um exame do quadrante superior? Por quê?

TESTES E MEDIDAS

O exame físico incluiu inspeção para atrofia muscular, palpação para áreas de sensibilidade e crepitação, teste de todos os músculos principais ao redor do cotovelo, do antebraço e do punho, medida de ADMA e de ADMP e teste específico para STC e síndrome de DeQuervain. A coluna cervical e as outras articulações da extremidade superior também foram examinadas para determinar se a dor estava sendo referida.

Integridade e mobilidade articulares
Os movimentos acessórios passivos do semilunar e do capitato estavam reduzidos, se comparados com o outro lado.

Desempenho motor: força, potência e resistência
- O punho esquerdo mostrou fraqueza (4 de 5) em toda a amplitude de movimento de flexão e de extensão.
- Todos os movimentos resistidos do polegar foram dolorosos; portanto, a graduação muscular foi protelada. Todos os outros dedos testados estavam normais. O teste especial para doença de DeQuervain reproduziu a dor.

Aparelhos ortóticos, protetores e de suporte
A paciente não usa nenhum aparelho.

Dor
A palpação revelou ponto de sensibilidade na base do polegar esquerdo. Crepitação fina foi observada sobre o comprimento dos tendões na tabaqueira anatômica. A dor foi relatada nas articulações carpais (6 de 10) com a preensão.

Amplitude de movimento (incluindo comprimento muscular)
- A paciente demonstrou diminuição na extensão axial da coluna cervical até a posição neutra devido a "rigidez" e a dor localizada sobre o processo espinhoso de CVI.
- A rotação cervical ativa foi de 70° para a esquerda e de 90° para a direita. Pressão excessiva na rotação para a direita revelou uma sensação de final do movimento rígida.
- Todos os movimentos do ombro esquerdo foram completos e livres de dor, embora o teste do quadrante da articulação glenoumeral direita (ver Cap. 14) tenha produzido "sensação de tração" no cotovelo direito.
- Todos os movimentos do cotovelo esquerdo foram completos e livres de dor.
- O movimento ativo do punho esquerdo foi de 60° de extensão e de 50° de flexão com dor na amplitude final relatada com ambos os movimentos.
- A amplitude de movimento ativo do polegar esquerdo estava totalmente dentro dos limites funcionais, embora o toque das pontas do polegar e do dedo mínimo fosse lento e doloroso.
- Dor reproduzida com extensão passiva do polegar esquerdo e abdução além da amplitude média.
- Nenhum déficit observado nos outros dedos.

Integridade reflexa
As extremidades superiores da paciente estavam neurologicamente intactas. Reflexos do bíceps e do tríceps normais e simétricos em ambos os lados.

Integridade sensorial
Intacto ao toque leve em todas as distribuições de C5 a T1 bilateralmente.

Testes especiais
- O teste de Phalen foi adiado devido a limitação de movimento do punho.
- O teste de Finkelstein foi positivo para dor.
- O teste de Tinel no punho direito produziu sensação de formigamento na mão.
- Testes TTMS para os nervos mediano e radial foram positivos para dor e movimento reduzido.

Avaliação (Julgamento Clínico)
A paciente é uma jovem ativa com restrições de mobilidade dos tecidos moles e desempenho do polegar esquerdo prejudicado, que resulta em dificuldades de preensão e dor à noite.

Diagnóstico Fisioterapêutico
Padrão de prática E: Distúrbios na mobilidade articular, na função motora, no desempenho muscular e na amplitude de movimento associados a inflamação localizada do polegar esquerdo, mais provavelmente doença de DeQuervain.

A partir de um ponto de vista de reabilitação, muitas vezes é mais importante saber a extensão das alterações nos tecidos ou na biomecânica do que estabelecer um diagnóstico específico com base na anatomia.[326]

QUESTÕES

1. Tendo feito um diagnóstico provisório, qual será a intervenção?
2. Como descrever essa condição à paciente?
3. Como explicar à paciente a análise racional na qual está apoiada sua intervenção?
4. Quais atividades e posições você aconselharia a paciente a evitar? Por quê?
5. Como determinar a intensidade de sua intervenção?
6. Estime o prognóstico da paciente.

7. Quais modalidades podem ser usadas na intervenção dessa paciente? Por quê?
8. Quais técnicas manuais seriam apropriadas para esse caso e qual é a análise racional para cada uma delas?
9. Quais exercícios devem ser prescritos? Por quê?
10. Qual aparelho terapêutico você recomendaria para essa paciente? Por quê?

PROGNÓSTICO

Nível favorável previsto de melhora na função
Durante o curso de 4 a 6 semanas, a paciente deve retornar às atividades domiciliares normais.

Níveis de intervalo previstos para melhora na função
A paciente será capaz de usar um martelo por 15 minutos sem dor em seis semanas.

PLANO TERAPÊUTICO

Frequência e duração
2 a 3 vezes por semana, durante quatro semanas.

Reexame
Realizar testes e medidas selecionados para avaliar o progresso da paciente quanto aos objetivos, a fim de modificar ou redirecionar a intervenção se não houver progresso.

Critérios para alta
A paciente terá alta quando alcançar os objetivos funcionais estabelecidos, rejeitar tratamento adicional, for incapaz de progredir quanto aos objetivos devido a complicações, ou o fisioterapeuta determinar que ela não irá mais se beneficiar dos serviços de fisioterapia.

INTERVENÇÃO

A intervenção deve ser apoiada nos critérios funcionais com base nos estágios de cicatrização do tendão.[327]

FASE I (1 A 3 SEMANAS)

Essa fase envolve 2 a 6 sessões de fisioterapia.

Objetivos
Os objetivos do tratamento para essa paciente são:[328]

▶ Reduzir a dor para 2 de 10 com atividade e para 0 de 10 em repouso.
▶ Manter o edema dentro de 20% do lado não envolvido.
▶ Preservar o movimento, a flexibilidade e a força.
▶ Promover o desenvolvimento de resistência e de vascularização normal e produção de colágeno.
▶ Aumentar a mobilidade cervical até os limites normais para rotação à esquerda.
▶ Independência com o programa de exercício domiciliar.

Modalidades eletroterapêuticas

▶ A combinação de repouso e massagem com gelo para o primeiro compartimento dorsal pode ser aplicada no estágio inicial.

▶ Estimulação galvânica de alta voltagem pode ser aplicada para ajudar a aliviar a dor.

▶ Ultrassom pulsado com ciclo de trabalho de 20%, frequência de 3 MHz e intensidade de 1,2 W/cm2 é aplicado na base do polegar esquerdo quando a dor grave persistir, por cinco minutos, três vezes por semana.

▶ Um método de iontoforese com dexametasona também foi iniciado.

▶ Uma tala em espica do polegar com base no antebraço foi colocada no paciente com o seguinte posicionamento: punho em 15 a 20º de extensão, articulação carpometacarpal em 40 a 50º de abdução palmar e articulação MCF em 5 a 10º de flexão. A IF do polegar é livre. A tala deve ser usada em tempo integral durante 3 a 6 semanas, exceto para exercícios e higiene.

▶ A paciente foi ensinada a evitar movimentos e atividades agravantes.

Programa de exercícios terapêutico e domiciliar

1. Exercícios de ADMA suaves por curtos períodos, que duram 10 a 20 minutos dentro das amplitudes livres de dor, são iniciados para prevenir rigidez articular e formação de aderência. Estes incluem:
    a. Abdução/adução dos dedos.
    b. Posição mais intrínseca (flexão da MCF, extensão da IFP e da IFD).
    c. Cerrar a mão.
    d. Flexão MCF e IF do polegar resguardada com o polegar inicialmente mantido em posição de abdução protegida, progredindo para flexão total, conforme tolerado.
    e. Abdução palmar e radial do polegar.
    f. Oposição do polegar, iniciando com oposição ao dedo indicador apenas e progredindo para os outros dedos, conforme tolerado.
    g. Flexão e extensão de punho.
    h. Desvio ulnar e radial do punho apenas até a posição neutra, progredindo para desvio ulnar total, conforme tolerado.
    i. Pronação e supinação do antebraço.
2. A paciente progrediu para pegar e liberar objetos pequenos enfatizando uma ampla variedade de padrões de preensão que evitam o esforço repetitivo dos primeiros compartimentos dorsais.

O programa de exercício domiciliar complementou o programa de exercício executado na clínica.

Terapia manual

▶ Mobilizações do tecido mole para a musculatura do antebraço.
▶ Massagem friccional transversa para os tendões envolvidos (ALP e ECP).
▶ Técnicas de terapia manual para aumentar a rotação cervical para a esquerda.
▶ Técnicas de TTMS, conforme apropriado.

FASE II (4 A 8 SEMANAS)

Essa fase envolve 6 a 8 sessões de fisioterapia.

Objetivos

▶ Dor em 0 de 10 com atividade.

▶ Edema dentro de 10% comparado com o lado não envolvido.

▶ Força em 5 de 5 nos testes musculares manuais de punho/mão e desempenho motor de preensão igual ao lado não envolvido.

Modalidades eletroterapêuticas
Uso contínuo de modalidades eficazes como na Fase I, com ênfase aumentada no uso, conforme necessário, em casa.

Programa de exercícios terapêutico e domiciliar

▶ Exercícios de amplitude de movimento e de alongamento.

▶ ERPs do punho em todos os planos, começando com peso de 250 g.

▶ Massa terapêutica de terapia graduada, Hand-Helper e Digi-Flex.

▶ O programa de fortalecimento progride para exercícios isométricos, como atividades que envolvem o ombro, o punho e o cotovelo. Dependendo das demandas físicas da paciente, elas podem incluir padrões de FNP com polias de parede e a prancha Fitter.

▶ Pliométricos de extremidade superior são introduzidos.

▶ A força e a resistência da cadeia cinética superior foram tratadas com diagonais de FNP resistidas e uso de um dinamômetro de preensão.

Terapia manual

▶ Exercício resistido manual dos extensores do punho, dos dedos e do polegar.

▶ Alongamento passivo.

FASE III (9 A 12 SEMANAS)

Essa fase envolve 2 a 4 sessões de fisioterapia.

Objetivos

▶ Retorno total às atividades esportivas e recreativas.

Programa de exercícios terapêutico e domiciliar

▶ Progressão contínua dos exercícios a partir da Fase II, com ênfase na variação de velocidade e de intensidade dos exercícios.

▶ Reprodução de movimentos específicos da atividade e do esporte usando resistência progressiva.

Coordenação, comunicação e documentação
Comunicar-se com o médico, com a paciente, com o chefe e com os colegas de trabalho acerca do estado da paciente (direta ou indiretamente). A documentação inclui todos os elementos de tratamento da paciente/cliente. O plano de alta será fornecido.

Instrução ao paciente
Reexame e reavaliação periódicos do programa domiciliar, utilizando instrução escrita e ilustrações. Educar a paciente acerca das posturas adequadas, da postura de punho neutra adequada e das posições e dos movimentos que devem ser evitados em casa e no trabalho. Instruir a paciente sobre os benefícios de um programa de condicionamento para prevenir recorrência de danos.

Garantir o retorno seguro à função
O retorno gradual à atividade normal é atribuído à restauração normal de força, flexibilidade e amplitude de movimento sem dor.

ESTUDO DE CASO DOR, FRAQUEZA E DORMÊNCIA DA MÃO

HISTÓRIA

História da condição atual
Uma secretária de 49 anos queixou-se de início gradual de dormência e dor na mão direita, que começou há cerca de cinco semanas. Os sintomas são sentidos principalmente no dedo indicador direito, em especial quando trabalha no computador em casa, mas também no polegar direito e no dedo médio após um dia de trabalho. Ela relata que os sintomas também pioram durante a noite e de manhã cedo. Ela observou uma leve redução na sua força de preensão, que fez com que procurasse um médico, que prescreveu fisioterapia, ibuprofeno, vitamina B6 e a administração temporária de diuréticos. A paciente nega qualquer dor no pescoço.

História cirúrgica e médica anterior
Nenhuma história de sintomas anteriores ou de diabete melito relatada pela paciente.

Medicamento
800 mg de ibuprofeno diariamente.

Outros testes e medidas
Nenhum. Raios X há um ano foram imperceptíveis (pela paciente). O médico mencionou que testes adicionais podem ser justificados (velocidade de condução nervosa, EMG).

Hábitos sociais (passados e presentes)
Fumante (meio maço por dia).

Crescimento e desenvolvimento
Destra.

Ocupação/emprego e escolaridade
Secretária em tempo integral em hospital da comunidade local nos últimos seis anos. Recentemente promovida, o que significou aumento de trabalho no computador.

Estado funcional e nível de atividade
Os sintomas interferem em seu emprego e em casa com seus trabalhos manuais. Os sintomas também interferem no sono cerca de duas vezes por noite.

QUESTÕES

1. Quais são os diagnósticos mais comuns caracterizados por sintomas nessa distribuição?
2. O que a história de início gradual e de atividade repetitiva diz ao fisioterapeuta?

3. Quais achados você espera observar no exame físico quanto a palpação, testes resistidos e testes especiais?
4. Quais questões adicionais você faria para descartar dor referida a partir das colunas cervical e torácica?
5. Quais questões adicionais devem ser feitas para descartar dor referida a partir do ombro ou do cotovelo?
6. Cite os testes que usaria para descartar os vários diagnósticos mencionados na questão 1.
7. Essa história/apresentação justifica um exame de ressonância? Por quê?

TESTES E MEDIDAS DA FISIOTERAPIA

Características antropométricas
- Altura 1,65 m; peso 90 kg.
- Evidências de atrofia leve da eminência tenar.
- Nenhuma deformidade presente na mão direita.
- Nenhum edema evidente.

Integridade tegumentar
Nenhuma cicatriz presente. Bom reabastecimento capilar.

Integridade e mobilidade articulares
Nenhum déficit observado.

Desempenho motor: força, potência e resistência
- Força de preensão e de pinça diminuída na mão direita em até 75%, comparada com a mão não envolvida.
- 4+ de 5 com teste manual do polegar direito para oposição e abdução, comparado com 5 de 5 para o polegar esquerdo.
- Todos os outros testes resistidos foram negativos.

Aparelhos ortóticos, protetores e suporte
A paciente nunca usou nenhum aparelho, como uma tala noturna.

Dor
Dor classificada em 7 ou 8 de 10 com atividade e em 5 de 10 em repouso em uma escala analógica. Nenhuma sensibilidade evocada com a palpação.

Postura
Posição da cabeça anteriorizada, coluna dorsal cifótica e ombros protraídos.

Amplitude de movimento (incluindo comprimento muscular)
Amplitude de movimento dentro dos limites normais para a extremidade superior direita, comparada com o lado não envolvido.

Integridade reflexa
Reflexos de bíceps e de tríceps normais e simétricos.

Integridade sensorial
Intacta ao leve toque e vibração para todas as pontas dos dedos, exceto para o dedo indicador. Discriminação de dois pontos diminuída para 8 mm na mão direita para teste de monofilamento de Semmes-Weinstein.

Testes especiais
Os seguintes testes especiais foram positivos:
- De Phalen.
- De Tinel.
- TTMS 1 (inclinação do nervo mediano).

AVALIAÇÃO (JULGAMENTO CLÍNICO)

A paciente demonstra sinais e sintomas clínicos de STC (Padrão de prática F): Distúrbios na função motora e desempenho muscular e amplitude de movimento associados a inflamação localizada.

QUESTÕES

1. Tendo feito o diagnóstico provisório, qual será sua intervenção?
2. Como descrever essa condição à paciente?
3. Como explicar à paciente a análise racional na qual está apoiada sua intervenção?
4. Quais atividades e posições você aconselharia a paciente a evitar? Por quê?
5. Como determinar a intensidade de sua intervenção?
6. Estime o prognóstico da paciente.
7. Quais modalidades devem ser usadas na intervenção dessa paciente? Por quê?
8. Quais técnicas manuais seriam apropriadas para esse caso e qual sua análise racional para cada uma delas?
9. Quais exercícios você prescreveria? Por quê?
10. Qual aparelho terapêutico é recomendável para essa paciente? Por quê?

PROGNÓSTICO

Nível favorável previsto de melhora na função
Dentro de dois meses, a paciente estará apta a retornar às atividades domiciliares normais e ao ciclo de trabalho total. As seguintes melhoras objetivas serão atingidas:

- ADMA total livre de dor do punho e do antebraço direitos, comparada com a extremidade não envolvida.
- Dor em 3 de 10 ou menos com atividade e em 0 de 10 em repouso.
- Restauração de força/resistência do complexo do punho/antebraço para restaurar o uso funcional da extremidade envolvida.
- Força de preensão e de pinça em 90%, comparada com o lado não envolvido.
- 5 de 5 no teste muscular manual para punho, antebraço e cotovelo ou igual à extremidade não envolvida.
- Retorno ao estado funcional e ao nível de atividade anteriores, conforme identificado pela paciente.
- Independência e adesão em relação ao programa de exercício domiciliar e à progressão.

PLANO TERAPÊUTICO

Frequência e duração
Duas vezes por semana, durante quatro semanas.

Reexame
Realizar testes e medidas selecionados para avaliar o progresso da paciente quanto aos objetivos, a fim de modificar ou redirecionar a intervenção se não houver progresso.

Critérios para alta
A paciente alcança objetivos funcionais estabelecidos, rejeita tratamento adicional, é incapaz de atingir os objetivos devido a complicações, ou o fisioterapeuta determina que ela não se beneficiará mais das sessões de fisioterapia.

INTERVENÇÃO
FASE I (1 A 5 SEMANAS)
Essa fase envolve 6 a 9 sessões de fisioterapia.

Objetivos
▶ Diminuir a inflamação para permitir a cura.
▶ Dor em 5 de 10 com atividade e em 3 de 10 em repouso.
▶ Sensorial: 7 mm no teste de discriminação de dois pontos.
▶ Aumento na atividade funcional para incluir o trabalho leve.

Modalidades eletroterapêuticas
▶ Iontoforese.
▶ TENS.
▶ Fluidoterapia para dessensibilização.
▶ Hidroterapia.
▶ Crioterapia.

Programa de exercícios terapêutico e domiciliar
▶ Exercícios posturais.
▶ Fortalecimento do antebraço, do cotovelo e da cintura escapular é iniciado.
▶ Conselho para modificar as condições de trabalho e hábitos e a postura do punho.
▶ Exercícios de deslizamento dos tendões.
  • Flexão IF ou "mão cerrada em gancho".
  • Flexão MCF, seguida de flexão IFP com "mão cerrada reta".
  • Mão cerrada total: ativo-assistido/suave.
  • Paciente executa flexão, extensão e oposição do polegar.
  • Paciente executa abdução/adução do dedo.
  • Paciente executa isométricos na posição neutra do punho para extensão e flexão do mesmo.

Terapia manual
▶ Técnicas de mobilização do tecido mole para a eminência tenar e para a região do túnel do carpo.
▶ Drenagem linfática manual usando massagem retrógrada leve.
▶ Alongamento suave da TTMS 1.

Dispositivos terapêuticos
Suporte do punho posicionado neutro ou em leve extensão, para ser usado todos os dias por 4 a 6 semanas, com o uso gradual diminuído durante quatro semanas.[329]

Treinamento sensorial
A paciente executa a dessensibilização, incluindo o uso de minivibrador, segurar diferentes materiais texturizados e friccionar os dedos em diversos materiais texturizados.[330]
A caixa com arroz também pode ser usada.

FASE II (6 A 8 SEMANAS)
Essa fase envolve 4 a 6 sessões de fisioterapia.

Objetivos
▶ ADMA total livre de dor, quando comparada com a extremidade não envolvida.
▶ Dor em 3 de 10 com atividade e em 0 de 10 em repouso.
▶ Força da preensão em 90%, quando comparada com o lado não envolvido.
▶ Tolerância aumentada para as atividades funcionais repetitivas.
▶ Sensorial: 6 mm ou menos no teste de discriminação de dois pontos.

Modalidades eletroterapêuticas
Aplicação de calor úmido antes dos exercícios e de gelo após as sessões de intervenção. Redução completa da aplicação das modalidades e ênfase aumentada no uso domiciliar, quando necessário.

Programa de exercícios terapêutico e domiciliar
▶ Os exercícios isométricos iniciados na Fase I avançam para o fortalecimento isotônico.
▶ Exercícios de apertar com massa terapêutica resistida leve são iniciados, limitados a duas sessões de três minutos por dia. O avanço do grau da massa terapêutica é determinado pelo desempenho motor e pelos resultados de avaliação da pinça.
▶ Exercícios resistidos progressivos do punho são adicionados quando a dor e os sintomas neurológicos estiverem controlados.[331] A resistência começa com 250 g e avança até 2,5 kg, quando tolerado.

Terapia manual
▶ Deslizamento do nervo mediano, quando necessário.
▶ Padrões de FNP, executados suavemente e com enfoque no componente da mão.

Coordenação, comunicação e documentação
Possível referência para parar de fumar e programas de nutrição e perda de peso. Comunicar-se com o médico, com a paciente, com o chefe e com os colegas de trabalho acerca do estado da paciente (direta ou indiretamente). A documentação inclui todos os elementos do tratamento da paciente/cliente. O plano de alta será fornecido.

Instrução à paciente
Reexame e reavaliação periódicos do programa domiciliar, utilizando instrução escrita e ilustrações. Educar a paciente acerca das mecânicas e posturas corporais apropriadas e das posições e movimentos a serem evitados em casa e no trabalho. Instruí-la sobre os benefícios de um programa de condicionamento contínuo para a prevenção do declínio funcional e para evitar a recorrência de impedimentos. Demonstração/modelagem ou uso de auxílio de audiovisual serão usados para tanto.

QUESTÕES DE REVISÃO*

1. Com quais ossos carpais o rádio está articulado?
2. Dê o nome dos ossos carpais da fileira distal.
3. Quais estruturas estendem-se para o canal de Guyon?
4. Qual combinação de sintomas indica lesão no nervo mediano?
   A. Os dedos indicador e médio perdem a capacidade de flexionar, e o dedo polegar não pode aduzir ou estender.
   B. Os dedos anular e mínimo perdem a capacidade de flexionar, e o dedo mínimo não pode abduzir ou opor-se.
   C. A incapacidade de estender o punho e os dedos interfere na preensão.
   D. Os dedos mínimo e indicador perdem a capacidade de flexionar, e o dedo polegar não pode opor-se.
5. O teste de Finkelstein é projetado para avaliar o envolvimento de qual das seguintes estruturas contráteis?
   A. Músculos extensor longo do polegar e abdutor curto do polegar.
   B. Músculos extensor curto do polegar e abdutor longo do polegar.
   C. Músculos extensor longo do polegar e abdutor longo do polegar.
   D. Músculos extensor curto do polegar e abdutor curto do polegar.

REFERÊNCIAS

1. McPhee SD: Functional hand evaluations: A review. *Am J Occup Ther* 41:158–163, 1987.
2. Watson HK, Weinzweig J: Physical examination of the wrist. *Hand Clin* 13:17–34, 1997.
3. Hume MC, Gellman H, McKellop H, et al.: Functional range of motion of the joints of the hand. *J Hand Surg* 15A:240–243, 1990.
4. Onieal M-E: Common wrist and elbow injuries in primary care. Lippincott's primary care practice. *Musculoskeletal Cond* 3:441–450, 1999.
5. Frykman GK, Kropp WE: Fractures and traumatic conditions of the wrist. In: Hunter JM, Mackin EJ, Callahan AD, eds. *Rehabilitation of the Hand: Surgery and Therapy*. St Louis, MO: Mosby-Year Book, Inc., 1995:315–336.
6. Wadsworth CT: *Anatomy of the Hand and Wrist, Manual Examination and Treatment of the Spine and Extremities*. Baltimore, MD: Williams & Wilkins, 1988:128–138.
7. Ward LD, Ambrose CG, Masson MV, et al.: The role of the distal radioulnar ligaments, interosseous membrane, and joint capsule, in distal radioulnar joint stability. *J Hand Surg Am* 25:341–351, 2000.
8. Palmer AK, Werner FW: The triangular fibrocartilage complex of the wrist—anatomy and function. *J Hand Surg* 6:153–162, 1981.
9. Waggy C: Disorders of the wrist. In: Wadsworth C, ed. *Orthopaedic Physical Therapy Home Study Course—the Elbow, Forearm, and Wrist*. La Crosse, WI: Orthopaedic Section, APTA, Inc., 1997.
10. Gray H: *Gray's Anatomy*. Philadelphia: Lea & Febiger, 1995.
11. Wadsworth C: Wrist and hand. In: Wadsworth C, ed. *Current Concepts of Orthopedic Physical Therapy—Home Study Course*. La Crosse, WI: Orthopaedic Section, APTA, 2001.
12. Wackerle JF: A prospective study identifying the sensitivity of radiographic findings and the efficacy of clinical findings in carpal navicular fractures. *Ann Emerg Med* 16:733–737, 1987.
13. Helal B: Racquet player's pisiform. *Hand* 10:87, 1978.
14. Chase RA: Anatomy and kinesiology of the hand. In: Hunter DM, Mackin E, Callaghan M, eds. *Rehabilitation of the Hand*. St Louis: Mosby, 1995.
15. Kaplan EB: Anatomy and kinesiology of the hand. In: Flynn JE, ed. *Hand Surgery*, 2nd edn. Baltimore, MD: Williams and Wilkins, 1975.
16. Sarrafian SK, Melamed JL, Goshgarian GM: Study of wrist motion in flexion and extension. *Clin Orthop Relat Res* 126:153–159, 1977.
17. Culver JE: Instabilities of the wrist. *Clin Sports Med* 5:725–740, 1986.
18. Taleisnik J: Classification of carpal instability. In: Taleisnik J, ed. *The Wrist*. New York: Churchill Livingstone, 1985:229–238.
19. Moore JS: De Quervain's tenosynovitis: Stenosing tenosynovitis of the first posterior (dorsal) compartment. *J Occup Environ Med* 39:990–1002, 1997.
20. Tubiana R, Thomine J-M, Mackin E: *Examination of the Hand and Wrist*. London: Mosby, 1996.
21. Freiberg A, Pollard BA, Macdonald MR, et al.: Management of proximal interphalangeal joint injuries. *J Trauma Injury Infect Crit Care* 46:523–528, 1999.
22. Tylor C, Schwartz R: The anatomy and mechanics of the human hand. *Artif Limbs* 2:49–62, 1955.
23. Napler JR: The prehensile movements of the human hand. *J Bone Joint Surg* 38B:902–913, 1956.
24. Kuczymski K: The proximal interphalangeal joint: Anatomy and causes of stiffness in the fingers. *J Bone Joint Surg Br* 50:656–663, 1968.
25. Eaton RG: *Joint Injuries in the Hand*. Springfield, IL: Charles C Thomas, 1971:15–32.
26. Burton RI, Eaton RG: Common hand injuries in the athlete. *Orthop Clin North Am* 4:809–838, 1973.
27. Bowers WH, Wolf JW, Jr., Nehil JL, et al.: The proximal interphalangeal joint volar plate. I. An anatomical and biochemical study. *J Hand Surg [Am]* 5:79–88, 1980.
28. Zancolli E: *Structural and Dynamic Basis of Hand Surgery*, 3rd edn. Philadelphia: JB Lippincott, 1979.
29. Brand PW, Hollister AM, Agee JM: Transmission. In: Brand PW, Hollister AM, eds. *Clinical Mechanics of the Hand*. St Louis: Mosby, 1999:61–99.
30. Holtzhausen L-M, Noakes TD: Elbow, forearm, wrist, and hand injuries among sport rock climbers. *Clin J Sports Med* 6:196–203, 1996.
31. Linburg RM, Conmstock BE: Anomalous tendon slips from the pollicis longus to the flexor digitorum profundus. *J Hand Surg* 4:79–83, 1979.
32. Rennie WRJ, Muller H: Linburg syndrome. *Can J Surg* 41:306–308, 1998.
33. Stuart PR: Pronator quadratus revisited. *J Hand Surg [Br]* 21:714–722, 1996.
34. Brand PW: *Clinical Mechanics of the Hand*. St. Louis: CVMosby, 1985.
35. Ketchum LD, Thompson DE: An experimental investigation into the forces internal to the human hand. In: Brand PW, ed. *Clinical Mechanics of the Hand*. St. Louis: CV Mosby, 1985.
36. Hollinshead WH: *Anatomy for Surgeons*, 2nd edn. New York: Harper & Row, 1969.
37. Bowers WH, Tribuzi SM: Functional anatomy. In: Stanley BG, Tribuzi SM, eds. *Concepts in Hand Rehabilitation*. Philadelphia: FA Davis, 1992:3–34.
38. Freedman DM, Botte MJ, Gelberman RH: Vascularity of the carpus. *Clin Orthop* 383:47–59, 2001.

---

*Questões adicionais para testar seu conhecimento deste capítulo podem ser encontradas (em inglês) em Online Learning Center para *Orthopaedic Assessment, Evaluation, and Intervention*, em www.duttononline.net. As respostas para as questões anteriores são apresentadas no final deste livro.

39. Neumann DA: Wrist. In: Neumann DA, ed. *Kinesiology of the Musculoskeletal System: Foundations for Physical Rehabilitation*. St. Louis: Mosby, 2002:172–193.
40. Carpener N: The hand in surgery. *J Bone Joint Surg* 38B:128, 1956.
41. Kapandji AI: *Physiologie Articulaire*. Paris: Librairie Maloine, 1963.
42. Bonnel F, Allieu Y: Les Articulations Radio Cubito Carpienne Et Medio Carpienne: Organisation Anatomique Et Bases Biomecaniques. *Ann Chir Main* 3:287–296, 1984.
43. Palmer AK: The distal radioulnar joint. *Hand Clin* 3:31, 1987.
44. Kauer JMG: The mechanism of the carpal joint. *Clin Orthop Relat Res* 202:16–26, 1986.
45. De Lange A, Kauer JM, Huiskes R: Kinematic behaviour of the human wrist joint: A Roentgenstereophotogrammetric analysis. *J Orthop Res* 3:56–64, 1985.
46. MacConnail MA, Basmajian JV: *Muscles and Movements: A Basis for Human Kinesiology*. New York: Robert Krieger, 1977.
47. Kapandji IA: The Physiology of the Joints, Upper Limb. New York: Churchill Livingstone, 1991.
48. Brumfield RH, Champoux JA: A biomechanical study of normal functional wrist motion. *Clin Orthop Relat Res* 187:23–25, 1984.
49. Palmer AK, Werner FW, Murphy D, et al.: Functional wrist motion: A biomechanical study. *J Hand Surg* 10A:39–46, 1985.
50. Nelson DL: Functional wrist motion. *Hand Clin* 13:83–92, 1997.
51. Hazelton FT, Smidt GL, Flatt AE, et al.: The influence of wrist position on the force produced by the finger flexors. *J Biomech* 8:301–306, 1975.
52. Stokes HM: The seriously uninjured hand—weakness of grip. *J Occup Med* 25:683–684, 1983.
53. Landsmeer JMF: The anatomy of the posterior (dorsal) aponeurosis of the human finger and its functional significance. *Anat Rec* 104:31–45, 1949.
54. Bendz P: Systematization of the grip of the hand in relation to finger motion systems. *Scand J Rehabil Med* 6:158–165, 1974.
55. Magee DJ: *Orthopedic Physical Assessment*, 2nd edn. Philadelphia WB: Saunders, 1992.
56. Long C, Conrad DW, Hall EA: Intrinsic–extrinsic muscle control of the hand in power grip and precision handling. *J Bone and Joint Surg* 52A:853–867, 1970.
57. Griffiths HE: Treatment of the injured worker. *Lancet* 1:729–731, 1943.
58. Landsmeer JMF: Power grip and precision handling. *Ann Rheum Dis* 21:164–170, 1962.
59. Sollerman C, Sperling L: Evaluation of activities of daily living function—especially hand function. *Scand J Rehabil Med* 10:139–145, 1978.
60. Armstrong TJ: Ergonomics and cumulative trauma disorders. *Hand Clin* 2:553–565, 1986.
61. Kiser DM: Physiological and biomechanical factors for understanding repetitive motion injuries. *Semin Occup Med* 2:11–17, 1987.
62. Butler DS: *Mobilization of the Nervous System*. New York: Churchill Livingstone, 1992.
63. Keller K, Corbett J, Nichols D: Repetitive strain injury in computer keyboard users: Pathomechanics and treatment principles in individual and group intervention. *J Hand Ther* 11:9–26, 1998.
64. Weber ER, Chao EY: An experimental approach to the mechanism of scaphoid waist fractures. *J Hand Surg* 3:142–153, 1978.
65. Walker MJ: Manual physical therapy examination and intervention of a patient with radial wrist pain: A case report. *J Orthop Sports Phys Ther* 34:761–769, 2004.
66. Muckart RD: Stenosing tendovaginitis of abductor pollicis brevis at the radial styloid (de Quervain's disease). *Clin Orthop* 33:201–208, 1964.
67. Skirven T: Clinical examination of the wrist. *J Hand Ther* 9:96–107, 1996.
68. Nalebuff EA: The rheumatoid swan-neck deformity. *Hand Clin* 5:215–214, 1989.
69. Leard JS, Breglio L, Fraga L, et al.: Reliability and concurrent validity of the figure-of-eight method of measuring hand size in patients with hand pathology. *J Orthop Sports Phys Ther* 34:335–340, 2004.
70. Beach RB: Measurement of extremity volume by water displacement. *Phys Ther* 57:286–287, 1977.
71. Judge RD, Zuidema GD, Fitzgerald FT: General appearance. In: Judge RD, Zuidema GD, Fitzgerald FT, eds. *Clinical Diagnosis*, 4th edn. Boston, MA: Little, Brown and Company, 1982:29–47.
72. Horger MM: The reliability of goniometric measurements of active and passive wrist motions. *Am J Occup Ther* 44:342–348, 1990.
73. Nicholson B: Clinical evaluation. In: Stanley BG, Tribuzi SM, eds. *Concepts in Hand Rehabilitation*. Philadelphia: FA Davis, 1992:59–91.
74. Hoppenfeld S: *Physical Examination of the Spine and Extremities*. East Norwalk, CT: Appleton-Century-Crofts, 1976.
75. Blair SJ, McCormick E, Bear-Lehman J, et al.: Evaluation of impairment of the upper extremity. *Clin Orthop* 221:42–58, 1987.
76. Whipple TL: Preoperative evaluation and imaging. In: Whipple TL, ed. *Athroscopic Surgery: The Wrist*. Philadelphia: JB Lippincott, 1992:11–36.
77. Osterman AL, Mikulics M: Scaphoid nonunion. *Hand Clin* 14:437–455, 1988.
78. Watson HK, Ashmead D, Makhlouf MV: Examination of the scaphoid. *J Hand Surg* 13A:657–660, 1988.
79. Alexander AH, Lichtman DM: Kienbock's disease. In: Lichtman DM, ed. *The Wrist and Its Disorders*. Philadelphia: WBSaunders, 1988.
80. Kienböck R: Concerning traumatic malacia of the lunate and its consequences: Degeneration and compression fractures. *Clin Orthop Relat Res* 149:4–5, 1980.
81. Polivy KD, Millender LH, Newberg A, et al.: Fractures of the hook of the hamate—a failure of clinical diagnosis. *J Hand Surg* 10A:101–104, 1985.
82. Rao SB, Culver JE: Triquetralhamate arthrodesis for midcarpal instability. *J Hand Surg* 20A:583–589, 1995
83. Swanson A: Disabling arthritis at the base of the thumb: treatment by resection of the trapezium and flexible implant arthroplasty. *J Bone Joint Surg* 54A:456, 1972.
84. Beckenbaugh RD: Accurate evaluation and management of the painful wrist following injury. *Orthop Clin North Am* 15:289–306, 1984.
85. Wolfe SW, Gupta A, Crisco JJ, III: Kinematics of the scaphoid shift test. *J Hand Surg* 22A:801–806, 1997.
86. Taleisnik J: Scapholunate dissociation. In: Taleisnik J, ed. *The Wrist*. New York: Churchill Livingstone, 1985:239–278.
87. LaStayo P, Howell J: Clinical provocative tests used in evaluating wrist pain: A descriptive study. *J Hand Surg* 8:10–17, 1995.
88. Easterling KJ, Wolfe SW: Scaphoid shift in the uninjured wrist. *J Hand Surg* 19A:604–606, 1994.
89. Mathiowetz V, Weber K, Volland G, et al.: Reliability and validity of grip and pinch strength evaluations. *J Hand Surg* 9A:222–226, 1984.
90. Schreuders TA, Roebroeck ME, Goumans J, et al.: Measurement error in grip and pinch force measurements in patients with hand injuries. *Phys Ther* 83:806–815, 2003.
91. Bechtol CO: Grip test: The use of a dynamometer with adjustable hand spacings. *J Bone Joint Surg* 36A:820–824, 1954.
92. Tredgett MW, Pimble LJ, Davis TRC: The detection of feigned hand weakness using the five position grip strength test. *J Hand Surg* 24B:426–428, 1999.
93. Tredgett MW, Davis TRC: Rapid repeat testing of grip strength for detection of faked hand weakness. *J Hand Surg* 25B:372–375, 2000.

94. Niebuhr BR, Marion R: Voluntary control of submaximal grip strength. *Am J Phys Med Rehabil* 69:96–101, 1990.
95. Lister G: *The Hand: Diagnosis and Indications*, 2nd edn. New York: Churchill Livingstone, 1984.
96. Joughin K, Gulati P, Mackinnon SE, et al.: An evaluation of rapid exchange and simultaneous grip tests. *J Hand Surg* 18A:245–252, 1993.
97. Hildreth DH, Breidenbach WC, Lister GD, et al.: Detection of submaximal effort by use of the rapid exchange grip. *J Hand Surg* 14A:742–745, 1989.
98. Stokes HM, Landrieu KW, Domangue B, et al.: Identification of loweffort patients through dynamometry. *J Hand Surg* 20A:1047–1056, 1995.
99. Norkin C, Levangie P: *Joint Structure and Function: A Comprehensive Analysis*. Philadelphia FA: Davis Company, 1992.
100. Eberhardt K, Malcus Johnson P, Rydgren L: The occurrence and significance of hand deformities in early rheumatoid arthritis. *Br J Rheum* 30:211–213, 1991.
101. Fess EE: The need for reliability and validity in hand assessment instruments [editorial]. *J Hand Surg* 11A:621–623, 1986.
102. Jebsen RH, Taylor N, Triegchmann R, et al.: Anobjective and standardized test for hand function. *Arch Phys Med Rehabil* 50:311, 1969.
103. Beckenbaugh RD, Shives TC, Dobyns JH, et al.: Kienb¨ock's disease: The natural history of Kienb¨ock's disease and consideration of lunate fractures. *Clin Orthop* 149:98–106, 1980.
104. *Purdue Pegboard Test of Manipulative Dexterity*. Chicago: Service Research Associates, 1968.
105. Tiffin J, Asker E: The Purdue Pegboard: Norms and studies of reliability and validity. *J Appl Psychol* 32:324, 1948.
106. Crawford J: *Crawford Small Parts Dexterity Test (CSPDT), Psychological Corp (Catalog): Tests, Products and Services for Business, Industry, and Government*. Cleveland, OH: Harcourt Brace Jovanovich, 1985:32.
107. Reagan DS, Linscheid RL, Dobyns JH: Lunotriquetral sprains. *J Hand Surg* 9A:502–514, 1984.
108. Onieal M-E: *The Hand: Examination and Diagnosis, American Society for Surgery of the Hand*, 3rd edn. New York: Churchill Livingstone, 1990.
109. Werner CO, Elmqvist D, Ohlin P: Pressure and nerve lesion in the carpal tunnel. *Acta Orthop Scand* 54:312–316, 1983.
110. Stewart JD, Eisen A: Tinel's sign and the carpal tunnel syndrome. *BMJ* 2:1125–1126, 1978.
111. Gellman H, Gelberman RH, Tan AM, et al.: Carpal tunnel syndrome. An evaluation of the provocative diagnostic tests. *J Bone Joint Surg* 68A:735–737, 1986.
112. Marx RG, Hudak PL, Bombardier C, et al.: The reliability of physical examination for carpal tunnel syndrome. *J hand Surg* 23B:499–502, 1998.
113. Golding DN, Rose DM, Selvarajah K: Clinical tests for carpal tunnel syndrome: An evaluation. *Br J Rheum* 25:388–390, 1986.
114. Heller L, Ring H, Costeff H, et al.: Evaluation of Tinel's and Phalen's signs in diagnosis of the carpal tunnel syndrome. *Eur Neurol* 25:40–42, 1986.
115. Mackinnon SE, Dellon AL: Sensory rehabilitation after nerve injury. In: Mackinnon SE, Dellon AL, eds. *Surgery of the Peripheral Nerve*. New York: Thieme Medical Publishers, 1988:521.
116. Anthony MS: Wounds. In: Clark GL, Shaw Wilgis EF, Aiello B, et al., eds. *Hand Rehabilitation: A Practical Guide*, 2nd edn. Philadelphia: Churchill Livingstone, 1998:1–15.
117. Fess EE: Documentation: Essential elements of an upper extremity assessment battery. In: Hunter JM, Mackin EJ, Callahan AD, eds. *Rehabilitation of the Hand: Surgery and Therapy*, 4th edn. St. Louis: Mosby, 1995:185.
118. Tan AM: Sensibility testing. In: Stanley BG, Tribuzi SM, eds. *Concepts in Hand Rehabilitation*. Philadelphia: FA Davis, 1992:92–112.
119. Gelberman RH, Szabo RM, Williamson RV, et al.: Sensibility testing in peripheral nerve compression syndromes. An experimental study in humans. *J Bone Joint Surg* 65A:632–638, 1983.
120. von Frey M, Kiesow F: Uber Die Function Der Tastkorperchen Yeit. *Ztschr Psychol Physiol Sinnesorg* 20:126–163, 1899.
121. Semmes J, Weinstein S, Ghent L, et al.: *Somatosensory Changes after Penetrating Brain Wounds in Man*. Cambridge, MA:Harvard University Press, 1960.
122. Callahan AD: Sensibility testing. In: Hunter J, Schneider LH, Mackin E, et al., eds. *Rehabilitation of the Hand: Surgery and Therapy*. St Louis: CV Mosby, 1990:605.
123. Omer GE: Report of committee for evaluation of the clinical result in peripheral nerve injury. *J Hand Surg* 8:754–759, 1983.
124. Phalen GS: The carpal tunnel syndrome: Clinical evaluation of 598 Hands. *Clin Orthop* 83:29–40, 1972.
125. Phalen GS: Spontaneous compression of the median nerve at the wrist. *JAMA* 145:1128–1133, 1951.
126. Onieal M-E: *Essentials of Musculoskeletal Care*, 1st edn. Rosemont, IL: American Academy of Orthopaedic Surgeons, 1997.
127. Werner RA, Bir C, Armstrong TJ: Reverse Phalen's maneuver as an aid in diagnosing carpal tunnel syndrome. *Arch Phys Med Rehabil* 75:783–786, 1994.
128. Brain WR, Wright AD, Wilkinson M: Spontaneous compression of both median nerves in the carpal tunnel: Six cases treated surgically. *Lancet* 1:277–282, 1947.
129. Duck-Sun A: Hand elevation: A new test for carpal tunnel syndrome. *Ann Plast Surg* 46:120–124, 2001.
130. Moberg E: Objective methods for determining the functional value of sensibility in the hand. *J Bone Joint Surg* 40A:454–476, 1958.
131. Sunderland S: *Nerves and Nerve Injuries*. Edinburgh: E & S Livingstone, Ltd, 1968.
132. Finkelstein H: Stenosing tenovaginitis at the radial styloid process. *J Bone Joint Surg* 12A:509, 1930.
133. Elson RA: Rupture of the central slip of the extensor hood of the finger: A test for early diagnosis. *J Bone Joint Surg Br* 68:229–231, 1986.
134. Preston D, Shapiro B: *Electromyography and Neuromuscular Disorders. Clinical Electrophysiologic Correlations*. Boston, MA: Butterworth-Heinemann, 1998.
135. Booher JM, Thibodeau GA: *Athletic Injury Assessment*. St Louis: CV Mosby, 1989.
136. Tubiana R, Thomine J-M, Mackin E: Examination of the peripheral nerve function in the upper limb. In: Tubiana R, Thomine J-M, Mackin E, eds. *Examination of the Hand and Wrist*. London: Mosby, 1996:261–369.
137. Booth FW: Physiologic and biochemical effects of immobilization on muscle. *Clin Orthop Relat Res* 219:15-21, 1987.
138. Eiff MP, Smith AT, Smith GE: Early mobilization versus immobilization in the treatment of lateral ankle sprains. *Am J Sports Med* 22:83–88, 1994.
139. Akeson WH, et al.: Collagen cross-linking alterations in the joint contractures: Changes in the reducible cross-links in periarticular connective tissue after 9 weeks immobilization. *Connect Tissue Res* 5:15, 1977.
140. Akeson WH, Amiel D, Abel MF, et al.: Effects of immobilization on joints. *Clin Orthop* 219:28–37, 1987.
141. Akeson WH, Amiel D, Woo SL-Y: Immobility effects on synovial joints: The pathomechanics of joint contracture. *Biorheology* 17:95–110, 1980.
142. Woo SL-Y, Matthews J, Akeson WH, et al.: Connective tissue response to immobility: A correlative study of biochemical and biomechanical measurements of normal and immobilized rabbit knee. *Arthritis Rheum* 18:257–264, 1975.
143. Walsh M, Muntzer E: Wound management. In: Stanley BG, Tribuzi SM, eds. *Concepts in Hand Rehabilitation*. Philadelphia: FA Davis, 1992:153–177.

144. Stanley BG: Therapeutic exercise: Maintaining and restoring mobility in the hand. In: Stanley BG, Tribuzi SM, eds. *Concepts in Hand Rehabilitation*. Philadelphia: FA Davis, 1992:178–215.
145. Fess EE, Phillips CA: *Hand Splinting: Principles and Methods*, 2nd edn. St Louis: CV Mosby, 1987.
146. Malick MH: *Manual on Static Hand Splinting*. Pittsburgh: Harmarville Rehabilitation Center, 1972.
147. Lohman H, Schultz-Johnson K, Coppard BM: *Introduction to Splinting: A Clinical-Reasoning & Problem-Solving Approach*. St Louis: Mosby, 2001.
148. Cannon NM: *Manual of Hand Splinting*. New York: Churchill Livingstone, 1985.
149. Gribben MG: Splinting principles for hand injuries. In: Moran CA, ed. *Hand Rehabilitation: Clinics in Physical Therapy*. New York: Churchill Livingstone, 1986:166.
150. Schultz-Johnson K: Splinting—a problem-solving approach. In: Stanley BG, Tribuzi SM, eds. *Concepts in Hand Rehabilitation*. Philadelphia: FA Davis, 1992:238–271.
151. Stanley JK: Soft tissue surgery in rheumatoid arthritis of the hand. *Clin Orthop Relat Res* 366:78–90, 1999.
152. Brewerton DA: The rheumatoid hand. *Proc R Soc Med* 59:225–228, 1966.
153. Wynn-Parry CB, Stanley JK: Synovectomy of the hand. *Br J Rheumatol* 32:1089–1095, 1993.
154. Flatt AE: Some pathomechanics of ulnar drift. *Plast Reconstr Surg* 37:295–303, 1966.
155. Shapiro JS: The etiology of ulnar drift: A new factor. *J Bone Joint Surg* 50A:634, 1968.
156. Ferlic DC: Boutonniere deformities in rheumatoid arthritis. *Hand Clin* 5:215–222, 1989.
157. Kiefhaber TR, Strickland JW: Soft tissue reconstruction for rheumatoid swan-neck and boutonniere deformities: Long-term results. *J Hand Surg Am* 18A:984–989, 1993.
158. Hastings DE, Evans JA: Rheumatoid wrist deformities and their relation to ulnar drift. *J Bone Joint Surg* 57A:930–934, 1975.
159. Pahle J: Die Synovektomie Der Proximalen Interphalangealgelenke. *Orthopaede* 2:13–17, 1973.
160. Pahle JA, Raunio P: The influence of wrist position on finger deviation in the rheumatoid hand. *J Bone Joint Surg* 51B:664, 1969.
161. Stack GH, Vaughan-Jackson OJ: The zig-zag deformity in the rheumatoid hand. *Hand* 3:62–67, 1971.
162. Marx H: Rheumatoid arthritis. In: Stanley BG, Tribuzi SM, eds. *Concepts in Hand Rehabilitation*. Philadelphia: FA Davis, 1992:395–418.
163. van Vugt RM, Bijlsma JWJ, van Vugt AC: Chronic wrist pain: Diagnosis and management. Development and use of a new algorithm. *Ann Rheum Dis* 58:665–674, 1999.
164. Taleisnik J: Pain on the ulnar side of the wrist. *Hand Clin* 3:51–68, 1987.
165. Watson HK, Brenner LH: Degenerative disorders of the wrist. *J Hand Surg Am* 10A:1002–1006, 1985.
166. McFarlane RM, Albion U: Dupuytren's disease. In: Hunter JM, Schneider LH, Mackin EJ, et al., eds. *Rehabilitation of the Hand*, 3rd edn. St. Louis: CV Mosby, 1990:867.
167. Sladicka MS, Benfanti P, Raab M, et al.: Dupuytren's contracture in the black population: A case report and review of the literature. *J Hand Surg (Br)* 21:898, 1996.
168. Urban M, Feldberg L, Janssen A, et al.: Dupuytren's disease in children. *J Hand Surg (Br)* 21:112, 1996.
169. Ross DC: Epidemiology of Dupuytren's disease. *Hand Clin* 15:53, 1999.
170. Saar JD, Grothaus PC: Dupuytren's disease: An overview. *Plast Reconstr Surg* 106:125–136, 2000.
171. Noble J, Arafa M, Royle SG, et al.: The association between alcohol, hepatic pathology and Dupuytren's disease. *J Hand Surg (Br)* 17:71, 1992.
172. Yi IS, Johnson G, Moneim MS: Etiology of Dupuytren's disease. *Hand Clin* 15, 1999.
173. Lanzetta M, Morrison WA: Dupuytren's disease occurring after a surgical injury to the hand. *J Hand Surg (Br)* 21:481, 1996.
174. Hill NA, Hurst LC: Dupuytren's contracture. In: Doyle JR, ed. *Landmark Advances in Hand Surgery. Hand Clinics*. Philadelphia: WB Saunders, 1989:349.
175. Luck JV: Dupuytren's contracture: A new concept of the pathogenesis correlated with surgical management. *J Bone Joint Surg (Am)* 41:635, 1959.
176. Rayan GM: Clinical presentation and types of Dupuytren's disease. *Hand Clin* 15:87, 1999.
177. Strickland JW, Leibovic SJ: Anatomy and pathogenesis of the digital cords and nodules. *Hand Clin* 7:645, 1991.
178. Tomasek JJ, Vaughan MB, Haaksma CJ: Cellular structure and biology of Dupuytren's disease. *Hand Clin* 15:21, 1999.
179. Hurst LC, Badalamente MA: Nonoperative treatment of Dupuytren's disease. *Hand Clin* 15:97, 1999.
180. Eckhaus D: Dupuytren's disease. In: Clark GL, Aiello B, Eckhaus D, et al., eds. *Hand Rehabilitation*. Edinburgh: Churchill Livingstone, 1993:37–42.
181. Gosset J: Dupuytren's disease and the anatomy of the palmodigital aponeuroses. In: Hueston JT, Tubiana R, eds. *Dupuytren's Disease*. Edinburgh: Churchill Livingstone, 1985.
182. Onieal M-E: Common wrist and ankle injuries. *ADVANCE Nurse Pract* 4:31–36, 1996.
183. Chin HW, Visotsky J: Wrist fractures in the hand in emergency medicine. *Emerg Med Clin North Am* 11:703–735, 1993.
184. Takase K, Imakiire A: Lunate excision, capitate osteotomy, and intercarpal arthrodesis for advanced Kienbock disease. Long-term follow-up. *J Bone Joint Surg* 83-A:177–183, 2001.
185. Linscheid RL, Dobyns JH, Beabout J: Traumatic instability of the wrist; diagnosis, classification and pathomechanics. *J Bone Joint Surg* 54A:1612–1632, 1972.
186. Ambrose L, Posner MA: Lunate-triquetral and midcarpal joint instability. *Hand Clin* 8:653–668, 1992.
187. Husband JB, McPherson SA: Bony skier's thumb injuries. *Clin Orthop Relat Res* 327:79–84, 1996.
188. Rettig AC: Current concepts in management of football injuries of the hand and wrist. *J Hand Ther* 4:42–50, 1991.
189. Stener B: Displacement of the ruptured ulnar collateral ligament of the metacarpophalangeal joint of the thumb. *J Bone Joint Surg* 44B:869–879, 1962.
190. Friedman SL, Palmer AK: The ulnar impaction syndrome. *Hand Clin* 7:295–310, 1991.
191. Kasdan ML, Millender LH: Occupational soft-tissue and tendon disorders. *Orthop Clin North Am* 27:795–803, 1996.
192. Thorson E, Szabo RM: Common tendinitis problems in the hand and forearm. *Orthop Clin North Am* 23:65–74, 1992.
193. de Quervain F: Uber Eine Form Von Chronischer Tendovaginitis. *Cor-Bl f schweiz Aertze* 25:389–394, 1895.
194. Lapidus PW, Fenton R: Stenosing tenovaginitis at the wrist and fingers: Report of 423 cases in 269 patients. *Arch Surg* 64:475–487, 1952.
195. Clarke MT, Lyall HA, Grant JW, et al.: The histopathology of de Quervain's disease. *J Hand Surg [Br]* 23:732–734, 1998.
196. Patterson DC: Dequervain's disease: Stenosing tendovaginitis at the radial styloid. *N Engl J Med* 214:101–102, 1936.
197. Cotton FJ, Morrison GM, Bradford CH: Dequervain's disease: Radial styloid tendovaginitis. *N Engl J Med* 219:120–123, 1938.
198. Diack AW, Trommald JP: Dequervain's disease: A frequently missed diagnosis. *West J Surg* 47:629–633, 1939.
199. Wood CF: Stenosing tendovaginitis at the radial styloid. *South Surgeon* 10:105–110, 1941.
200. Lamphier TA, Crooker C, Crooker JL: Dequervain's disease. *Ind Med Surg* 34:847–856, 1965.

201. Lamb DW, Hooper G, Kuczynski K: *Practice of Hand Surgery*. London, England: Blackwell Scientific Publications Ltd., 1989.
202. Reid DAC, McGrouther DA: *Surgery of the Thumb*. London, England: Butterworths, 1986.
203. Arons MS: De Quervain's release in working women: Report of failures, complications, and associated diagnoses. *J Hand Surg [Am]* 12:540–544, 1987.
204. Piligian G, Herbert R, Hearns M, et al.: Evaluation and management of chronic work-related musculoskeletal disorders of the distal upper extremity. *Am J Ind Med* 37:75–93, 2000.
205. Harrington JM, Carter JT, Birrell L, et al.: Surveillance case definitions for work related upper limb pain syndrome. *Occup Environ Med* 55:264–271, 1998.
206. Anderson M, Tichenor CJ: A patient with de Quervain's tenosynovitis: A case report using an Australian approach to manual therapy. *Phys Ther* 74:314–326, 1994.
207. Elliot BG: Finkelstein's test; a descriptive error that can produce a false positive. *J Hand Surg Am* 17B:481–482, 1992.
208. Belsole J: De Quervain's tenosynovitis diagnostic and operative complications. *Orthopedics* 12A:899, 1981.
209. Saplys R, Mackinnon SE, Dellon LA: The relationship between nerve entrapment versus neuroma complications and the misdiagnosis of de Quervain's disease. *Contemp Orthop* 15:51, 1987.
210. Williams JG: Surgical management of traumatic noninfective tenosynovitis of the wrist extensors. *J Bone Joint Surg* 59B:408, 1977.
211. Louis DS: Incomplete release of the first dorsal compartment—a diagnostic test. *J Hand Surg* 12A:87, 1987.
212. Lane LB, Boretz RS, Stuchin SA: Treatment of de Quervain's disease: Role of conservative management. *J Hand Surg [Br]* 26:258–260, 2001.
213. Weiss AP, Akelman E, Tabatabai M: Treatment of de Quervain's disease. *J Hand Surg [Am]* 19:595–598, 1994.
214. Backstrom KM: Mobilization with movement as an adjunct intervention in a patient with complicated de Quervain's tenosynovitis: A case report. *J Orthop Sports Phys Ther* 32:86–94; discussion 94–97, 2002.
215. Grundberg AB, Reagan DS: Pathologic anatomy of the forearm: Intersection syndrome. *J Hand Surg* 10A:299, 1985.
216. Hunter SC, Poole RM: The chronically inflamed tendon. *Clin Sports Med* 6:371, 1987.
217. Mogensen BA, Mattson HS: Stenosing tenovaginitis of the third compartment of the hand. *Scand J Plast Reconstr Surg* 14:127, 1980.
218. Spinner M, Olshansky K: The extensor indicis proprius syndrome. *Plast Reconstr Surg* 51:134, 1973.
219. Hajj AA, Wood MB: Stenosing tenosynovitis of the extensor carpi ulnaris. *J Hand Surg* 11A:519, 1986.
220. Hueston JT, Wilson WF: The aetiology of trigger finger. *Hand* 4:257, 1972.
221. Kolin-Sorensen V: Treatment of trigger fingers. *Acta Orthop Scand* 41:428, 1970.
222. Lipscomb PR: Tenosynovitis of the hand and wrist: Carpal tunnel syndrome, de Quervain's disease, trigger digit. *Ann Surg* 134:110, 1951.
223. Nasca RJ: "Trigger finger". A common hand problem. *J Ark Med Soc* 76:388–390, 1980.
224. Medl WT: Tendonitis, tenosynovitis, "trigger finger", and Quervain's disease. *Orthop Clin North Am* 1:375–382, 1970.
225. Pulvertaft RG: *Clinical Surgery of the Hand*. London: Butter-worths, 1966.
226. Kolind-Sorensen V: Treatment of trigger fingers. *Acta Orthop Scand* 41:428–432, 1970.
227. Evans BE, Hunter JM, Burkhalter WE: Conservative management of the trigger finger: A new approach. *J Hand Ther* 1:59–68, 1988.
228. Newport ML, Lane LB, Stuchin SA: Treatment of the trigger finger by steroid injection. *J Hand Surg* 15A:748, 1990.
229. Lubahn JD, Hood JM: Fractures of the distal interphalangeal joint. *Clin Orthop Relat Res* 327:12–20, 1996.
230. Weinstein SM: Nerve problems and compartment syndromes in the hand. *Clin Sports Med* 11:161–188, 1992.
231. Carr D, Davis P: Distal posterior interosseous nerve syndrome. *J Hand Surg Am Vol* 10:873–878, 1985.
232. Rask MR: Superficial radial neuritis and de Quervain's disease. *Clin Orthop* 131:176–178, 1979.
233. MacKinnon EJ, Dellon AL: *Surgery of the Peripheral Nerve*. New York: Thieme Medical Publishers Inc, 1988.
234. Moersch FP: Median thenar neuritis. *Proc Surg Meetings Mayo Clin* 13:220–222, 1938.
235. Slater RR, Jr., Bynum DK: Diagnosis and treatment of carpal tunnel syndrome. *Orthop Rev* 22:1095–1105, 1993.
236. Stevens JC, Sun S, Beard CM, et al.: Carpal tunnel syndrome in Rochester, Minnesota, 1961 to 1980. *Neurology* 38:134–138, 1988.
237. Gates SJ, Mooar PA: *Orthopaedics and Sports Medicine for Nurses: Common Problems in Management*. Baltimore, MD: Williams & Wilkins, 1999.
238. Ogilvie C, Kay NRM: Fulminating carpal tunnel syndrome due to gout. *J Hand Surg* 13:42–43, 1988.
239. Rosenbaum R: Disputed radial tunnel syndrome. *Muscle Nerve* 22:960–967, 1999.
240. Center for Disease Control: Occupational diseases surveillance: Carpal tunnel syndrome. *JAMA* 77:889, 1989.
241. Rempel DM, Harrison RJ, Barnhart S: Work-related cumulative trauma disorders of the upper extremity. *JAMA* 267:838–842, 1992.
242. Rowe L: The diagnosis of tendon and tendon sheath injuries. *Semin Occup Med* 1:1–6, 1987.
243. Robbins H: Anatomical study of the median nerve in the carpal canal and etiologies of the carpal tunnel syndrome. *J Bone Joint Surg* 45:953–956, 1963.
244. Bauman TD, Gelberman RH, Mubarak SJ, et al.: The acute carpal tunnel syndrome. *Clin Orthop* 156:151–156, 1981.
245. Paley D, McMurtry RY: Median nerve compression by volarly displaced fragments of the distal radius. *Clin Orthop* 215:139–147, 1987.
246. Gelberman R, Szabo RM, Williamson RV, et al.: Tissue pressure threshold for peripheral nerve viability. *Clin Orthop* 178:285–291, 1983.
247. Flynn JM, Bischoff R, Gelberman RH: Median nerve compression at the wrist due to intracarpal canal sepsis. *J Hand Surg* 20A:864–867, 1995.
248. Gerardi JA, Mack GR, Lutz RB: Acute carpal tunnel syndrome secondary to septic arthritis of the wrist. *JAOA* 89:933–934, 1989.
249. Barnes CG, Curry HLE: Carpal tunnel syndrome in rheumatoid arthritis: A clinical and electrodiagnostic survey. *Ann Rheum Dis* 26:226–233, 1970.
250. Stanley JK: Conservative surgery in the management of rheumatoid disease of the hand and wrist. *J Hand Surg Am* 17B:339–342, 1992.
251. Vainio K: Carpal canal syndrome caused by tenosynovitis. *Acta Rheumatoid Scand* 4:22–27, 1957.
252. Gelberman RH: Carpal tunnel syndrome. In: Gelberman RH, ed. *Operative Nerve Repair*. Philadelphia: JB Lippincott, 1991:939–948.
253. Von Schroeder HP, Botte MJ: Carpal tunnel syndrome. *Hand Clin* 12:643–655, 1996.
254. Cobb TK, An K, Cooney WP, et al.: Lumbrical muscle incursion into the carpal tunnel during finger flexion. *J Hand Surg* 19B:434–438, 1994.
255. Yii NW, Elliot D: A study of the dynamic relationship of the lumbrical muscles and the carpal tunnel. *J Hand Surg* 19B:439–443, 1994.

256. Robinson D, Aghasi M, Halperin N: The treatment of carpal tunnel syndrome caused by hypertrophied lumbrical muscles. *Scand J Plast Reconstr Surg* 23:149–151, 1989.
257. DeKrom MC, Knipschild PG, Kester AD, et al.: Carpal tunnel syndrome: Prevalence in the general population. *J Clin Epidemiol* 45:373–376, 1992.
258. Stevens JC, Sun S, Beard CM, et al.: Carpal tunnel syndrome in Rochester, Minnesota, 1961–1980. *Neurology* 38:134–138, 1988.
259. Szabo RM, Chidgey LK: Stress carpal tunnel pressures in patients with carpal tunnel syndrome and normal patients. *J Hand Surg* 14A:624–627, 1989.
260. Keir PJ, Bach JM, Rempel DM: Effects of finger posture on carpal tunnel pressure during wrist motion. *J Hand Surg* 23A:1004–1009, 1998.
261. Rempel D, Keir PJ, Smutz WP, et al.: Effects of static fingertip loading on carpal tunnel pressure. *J Orthop Res* 15:422–426, 1997.
262. Katz JN, Larson MG, Sabra A, et al.: The carpal tunnel syndrome: Diagnostic utility of the history and physical examination findings. *Ann Intern Med* 112:321–327, 1990.
263. D'Arcy CA, McGee S: Does this patient have carpal tunnel syndrome? *JAMA* 283:3110–3117, 2000.
264. Feuerstein M, Burrell LM, Miller VI, et al.: Clinical management of carpal tunnel syndrome: A 12 year review of outcomes. *Am J Ind Med* 35:232–245, 1999.
265. Szabo RM: Carpal tunnel syndrome-general. In: Gelberman RH, ed. *Operative Nerve Repair and Reconstruction*. Philadelphia, JB: Lippincott, 1991:882–883.
266. Bowles AP, Jr., Asher SW, Pickett JB: Use of Tinel's sign in carpal tunnel syndrome [letter]. *Ann Neurol* 13:689–690, 1983.
267. Hartz CR, Linscheid RL, Gramse RR, et al.: The pronator teres syndrome: Compressive neuropathy of the median nerve. *J Bone Joint Surg* 1981:885–890, 1981.
268. Anto C, Aradhya P: Clinical diagnosis of peripheral nerve compression in the upper extremities. *Orthop Clin North Am* 27:227–245, 1996.
269. Cambell WW: Diagnosis and management of common compression and entrapment neuropathies. *Neurol Clin* 15:549–567, 1997.
270. Loong SC: The carpal tunnel syndrome: A clinical and electrophysiological study of 250 patients. *Proc Aust Assoc Neurol* 14:51–65, 1977.
271. Lee MJ, LaStayo PC: Pronator syndrome and other nerve compressions that mimic carpal tunnel syndrome. *J Orthop Sports Phys Ther* 34:601–609, 2004.
272. Kenneally M, Rubenach H, Elvey R: The upper limb tension test: The SLR of the arm. In: Grant R, ed. *Physical Therapy of the Cervical and Thoracic Spine*. New York: Churchill Livingstone, 1988.
273. Kleinrensink GJ, Stoeckart R, Vleeming A, et al. Mechanical tension in the median nerve. The effects of joint positions. *Clin Biomech* 10:240–244, 1995.
274. Manente G, Torrieri F, Pineto F, et al.: A relief maneuver in carpal tunnel syndrome. *Muscle Nerve* 22:1587–1589, 1999.
275. Buch-Jaeger N, Foucher G: Correlation of clinical signs with nerve conduction tests in the diagnosis of carpal tunnel syndrome. *J Hand Surg [Br]* 19:720–724, 1994.
276. Chang MH, Chiang HT, Lee SSJ, et al.: Oral drug of choice in carpal tunnel syndrome. *Neurology* 51:390–393, 1998.
277. Roaf R: Compression of median nerve in carpal tunnel [letter to the editor]. *Lancet* 1:387, 1947.
278. Sailer SM: The role of splinting and rehabilitation in the treatment of carpal and cubital tunnel syndromes. *Hand Clin* 12:223–241, 1996.
279. Burke DT, Burke MM, Stewart GW, et al.: Splinting for carpal tunnel syndrome: In search of the optimal angle. *Arch Phys Med Rehabil* 75:1241–1244, 1994.
280. Kruger VL, Kraft GH, Deitz JC, et al.: Carpal tunnel syndrome: Objective measures and splint use. *Arch Phys Med Rehabil* 72:517–520, 1991.
281. Dolhanty D: Effectiveness of splinting for carpal tunnel syndrome. *Can J Occup Ther* 53:275–280, 1986.
282. Rempel D, Manojlovik R, Levinsohn DG, et al.: The effect of wearing a flexible wrist splint on carpal tunnel pressure during repetitive hand activity. *J Hand Surg* 19:106–110, 1994.
283. Callinan NJ, Mathiowetz V: Soft versus hard resting hand splints in rheumatoid arthritis: Pain relief, preference and compliance. *Am J Occup Ther* 50:347–353, 1995.
284. Luchetti R, Schoenhuber R, Alfarano M, et al.: Serial overnight recordings of intracarpal canal pressure in carpal tunnel syndrome patients with and without wrist splinting. *J Hand Surg* 19:35–37, 1994.
285. Garfinkel MS, Singhal A, Katz WA, et al.: Yoga-based intervention for carpal tunnel syndrome: A randomized trial. *JAMA* 280:1601–1603, 1998.
286. Chusid JG: *Correlative Neuroanatomy & Functional Neurology*, 19th edn. Norwalk, CT: Appleton-Century-Crofts, 1985:144–148.
287. Chidgey LK: Chronic wrist pain. *Orthop Clin North Am* 23:49–64, 1992.
288. Pelmear P, Wills M: Impact vibration and hand–arm vibration syndrome. *J Occup Environ Med* 39:1092–1096, 1997.
289. Miller RF, Lohman WH, Maldonado G, et al.: An epidemiologic study of carpal tunnel syndrome and handarm vibration in relation to vibration syndrome. *J Hand Surg* 19A:99–105, 1994.
290. Pelmear P: Vibration-related occupational injuries. In: Herrington TN, Morse LH, eds. *Occupational Injuries—Evaluation, Management, Prevention*. St Louis, MO: Mosby, 1995:411–421.
291. Khilberg S: Acute effects and symptoms of work with vibrating handheld powered tools exposing the operator to impact and reaction forces [thesis]. *Arbete och H¨alsa* 10:1–50, 1995.
292. Smolders JJ: Myofascial pain and dysfunction syndromes. In: Hammer WI, ed. *Functional Soft Tissue Examination and Treatment by Manual Methods—the Extremities*. Gaithersburg, MD: Aspen, 1991:215–234.
293. Subarrao J, Stillwell GK: Reflex sympathetic dystrophy syndrome of the upper extremity: analysis of total outcome of management of 125 cases. *Arch Phys Med Rehabil* 62:549–554, 1981.
294. Veldman PHJM, Reynen HM, Arntz IE, et al.: Signs and symptoms of reflex sympathetic dystrophy: Prospective study of 829 patients. *Lancet* 342:1012–1016, 1993.
295. Metules TJ: When a simple fall turns into years of pain. *RN* 63:65–66, 2000.
296. Bohm E: Das Sudecksche Syndrom. *Hefte zur Unfallheilkunde* 174:241–250, 1985.
297. Omer GC, Thomas MS: Treatment of causalgia. *Tex Med* 67:93–96, 1971.
298. Atkins RM, Duckworth T, Kanis JA: Features of algodystrophy after Colles' fracture. *J Bone Joint Surg* 72:105–110, 1990.
299. Acquaviva P, Schiano A, Harnden P, et al.: Les Algodystrophies: Terrain Et Facteurs Pathogeniques. Resultats D'une Enquete Multicentrique Portant Sur 765 Observations (Rapport). *Rev Rhum Mal Osteoartic* 49:761–766, 1982.
300. Dunn D: Chronic regional pain syndrome, type 1: Part I. *AORN J* 72:421–424,426,428–432,435,437–442,444–449,452–458, 2000.
301. Maurer G: Umbau, Dystrophie Und Atrophie an Den Gliedmassen (Sogenannte Sudecksche Knochenatrophie). *Erg Chir* 33:476–531, 1940.
302. Steinbrocker O: The shoulder–hand syndrome. Associated painful homolateral disability of the shoulder and hand with swelling and atrophy of the hand. *Am J Med* 3:402–407, 1947.
303. Sudeck P: Ueber Die Acute Entzundliche Knochenatrophie. *Arch Klin Chir* 62:147–156, 1900.

304. Walker SM, Cousins MJ: Complex regional pain syndromes: Including 'reflex sympathetic dystrophy' and 'causalgia'. *Anaesth Intens Care* 25:113–125, 1997.
305. Kingery WS: A critical review of controlled clinical trials for peripheral neuropathic pain and complex regional pain syndromes. *Pain* 73:123–139, 1997.
306. Wilson PR: Post-traumatic upper extremity reflex sympathetic dystrophy: Clinical course, staging, and classification of clinical forms. *Hand Clin* 13:367–372, 1997.
307. Gordon N: Review article: Reflex sympathetic dystrophy. *Brain Dev* 18:257–262, 1996.
308. McLatchie GR: *Essentials of Sports Medicine*, 2nd edn. Edinburgh: Churchill Livingstone, 1993.
309. Wilson RL, Carter MS: Management of hand fractures. In: Hunter J, Schneider LH, Mackin EJ, et al. eds. *Rehabilitation of the Hand*. St Louis: CV Mosby, 1990:284.
310. Sorenson MK: Fractures of the wrist and hand. In: Moran CA, ed. *Hand Rehabilitation: Clinics in Physical Therapy*. New York: Churchill Livingstone, 1986:191–225.
311. King RJ: Scapholunate diastasis associated with a Barton fracture treated by manipulation or Terry–Thomas and the wine waiter. *J R Soc Med* 76:421–423, 1983.
312. Ring D, Jupiter JB, Herndon JH: Acute fractures of the scaphoid. *J Am Acad Orthop Surg* 8:225–231, 2000.
313. Perron AD, Brady WJ, Keats TE, et al.: Orthopedic pitfalls in the ED: Scaphoid fracture. *Am J Emerg Med* 19:310–316, 2001.
314. Chen SC: The scaphoid compression test. *J Hand Surg* 14:323–325, 1989.
315. Waizenegger M, Barton NJ, Davis TR, et al.: Clinical signs in scaphoid fractures. *J Hand Surg* 19B:743–747, 1994.
316. Onieal M-E: *Athletic Training and Sports Medicine*, 2nd edn. Park Ridge, IL: American Academy of Orthopaedic Surgeons, 1991.
317. Ritchie JV, Munter DW: Emergency department evaluation and treatment of wrist injuries. *Emerg Med Clin North Am* 17:823–842, 1999.
318. Watson HK, Kao SD: Degenerative disorders of the carpus. In: Lichtman DM, Alexander AH, eds. *The Wrist and Its Disorders*, 2nd ed. Philadelphia: WB Saunders, 1997:583–591.
319. Watson HK, Weinzweig J, Zeppieri J: The natural progression of scaphoid instability. *Hand Clin* 13:39–49, 1997.
320. Joseph RB, Linscheid R, Dobyns JH, et al.: Chronic sprains of the carpometacarpal joints. *J Hand Surg* 6:172–180, 1981.
321. Hove LM: Fractures of the hand. Distribution and relative incidence. *Scand J Plast Reconstr Surg Hand Surg* 27:317–319, 1993.
322. Hritcko G: Finger fracture rehabilitation. In: Clark GL, Aiello B, Eckhaus D, et al., eds. *Hand Rehabilitation: A Practical Guide*, 2nd edn. Philadelphia: Churchill Livingstone, 1998:319–327.
323. Sucher BM: Myofascial release of carpal tunnel syndrome. *JAOA* 93:92–101, 1993.
324. Lee DG: *A Workbook of Manual Therapy Techniques for the Upper Extremity*, 2nd ed. Delta, B.C.: DOPC, 1991.
325. Mulligan BR: *Manual Therapy: "Nags", "Snags", "PRP's" Etc*. Wellington, New Zealand: Plane View Series, 1992.
326. Kibler WB: Shoulder rehabilitation: Principles and practice. *Med Sci Sports Exerc* 30:40–50, 1998.
327. Reid DC: *Sports Injury Assessment and Rehabilitation*. New York: Churchill Livingstone, 1992.
328. Kraushaar BS, Nirschl RP: Tendinosis of the elbow (tennis elbow). Clinical features and findings of histological, immunohistochemical, and electron microscopy studies. *J Bone Joint Surg (Am)* 81:259–278, 1999.
329. Lillegard WA, Rucker KS: *Handbook of Sports Medicine: A Symptom-Oriented Approach*. Boston, MA: Andover Medical Publishers, 1993.
330. Waylett-Rendall J: Use of therapeutic modalities in upper extremity rehabilitation. In: Hunter JM, Mackin EJ, Callahan AD, eds. *Rehabilitation of the Hand: Surgery and Therapy*, 4th edn. St Louis: Mosby, 1995.
331. Kasch M: Therapists evaluation and treatment of upper extremity cumulative trauma disorders. In: Hunter JM, Mackin EJ, Callahan AD, eds. *Rehabilitation of the Hand: Surgery and Therapy*, 4th edn. St Louis: Mosby, 1995.

SEÇÃO IIB

ARTICULAÇÕES PERIFÉRICAS: AS EXTREMIDADES INFERIORES

SEÇÃO IIB

ARTICULAÇÕES PERIFÉRICAS: AS EXTREMIDADES INFERIORES

CAPÍTULO 17

A ARTICULAÇÃO DO QUADRIL

OBJETIVOS DO CAPÍTULO

▶ **Ao concluir o capítulo, o leitor será capaz de:**

1. Descrever a anatomia da articulação, dos ligamentos, dos músculos e dos suprimentos nervoso e sanguíneo que compreendem o complexo da articulação do quadril.

2. Descrever a biomecânica da articulação do quadril, incluindo posições de espaço e atrito articular, barreiras articulares normais e anormais, pares de força e estabilizadores da articulação.

3. Descrever o propósito e os componentes do exame da articulação do quadril.

4. Realizar um exame abrangente da articulação do quadril incluindo palpação das estruturas articulares e do tecido mole, testes de mobilidade passiva específica, de mobilidade articular passiva e testes de estresse de estabilidade.

5. Avaliar os dados totais do exame para estabelecer um diagnóstico.

6. Descrever a relação entre desequilíbrio muscular e desempenho funcional do quadril.

7. Resumir as várias causas da disfunção do quadril.

8. Desenvolver estratégias de intervenção autointegradas com base nos achados clínicos e nos objetivos estabelecidos.

9. Desenvolver uma hipótese de trabalho.

10. Descrever e demonstrar as estratégias de intervenção e as técnicas baseadas nos achados clínicos e nos objetivos estabelecidos.

11. Avaliar a eficácia de uma intervenção a fim de avançá-la ou modificá-la.

12. Planejar um programa domiciliar eficaz e instruir o paciente sobre este.

VISÃO GERAL

A articulação do quadril é uma articulação esferoidal (bola e soquete) formada pela cabeça do fêmur e pelo acetábulo do osso pélvico (Fig. 17-1). A função primária do quadril é sustentar o peso da cabeça, dos braços e do tronco durante a postura ereta estática e durante as atividades dinâmicas, como caminhar, correr e subir escadas. Além disso, fornece uma via para a transmissão de forças entre a pelve e as extremidades inferiores. A articulação do quadril é uma maravilha da física transmitindo cargas verdadeiramente expressivas, tanto de tração como de compressão. Por exemplo, durante a caminhada, o quadril sustenta 1,3 a 5,8 vezes o peso do corpo e 4,5 vezes o peso do corpo na corrida. Por fim, a articulação do quadril proporciona grande amplitude de movimento ao membro inferior.

A articulação do quadril é bem projetada para proporcionar um serviço tão importante, desde que possa crescer e desenvolver-se normalmente.

O crescimento e o desenvolvimento normais da articulação do quadril decorrem do equilíbrio do crescimento geneticamente determinado do acetábulo e da presença de uma cabeça do fêmur esférica disposta em local estratégico.[1-5]

▶ A ausência da cabeça do fêmur normal durante o crescimento, como na displasia de desenvolvimento do quadril (DDQ), leva o acetábulo a ter uma forma plana.

▶ A cabeça deformada estimula a formação de um acetábulo também deformado, caso essa disfunção ocorra em idade muito precoce.[1]

Anatomia

Anatomia do osso

O osso da coxa (osso do quadril) se desenvolve inicialmente como três ossos individuais: o ílio, o ísquio e o púbis.

Ílio

O ílio (ver Fig. 17-1) é o maior dos três ossos. Ele é composto de uma grande asa do tipo leque e de um corpo inferiormente posicionado. O corpo do ílio forma os dois quintos superiores do acetábulo.

▶ A asa do ílio se estende superiormente desde a espinha ilíaca póstero-superior (EIPS) até a espinha ilíaca ântero-superior (EIAS). A asa serve como inserção para o glúteo mínimo, médio e máximo.

▶ A superfície anterior do ílio forma uma fossa e serve como inserção proximal do músculo ilíaco.

Ísquio

O ísquio (ver Fig. 17-1) é composto de um corpo, que contribui para o acetábulo, e um ramo. O ísquio forma os dois quintos posteriores do acetábulo. Juntos, o ísquio e o ramo formam o túber isquiático, que é um importante marco para palpação, pois serve de inserção para vários músculos (Tab. 17-1) e para o ligamento sacrotuberal. A espinha isquiática, localizada no corpo do ísquio, é o ponto de inserção para o ligamento sacroespinal.

Púbis

O púbis (ver Fig. 17-1) é o menor dos três ossos e consiste em um corpo e em ramos inferiores e superiores. O púbis forma o quinto anterior do acetábulo.

TABELA 17-1 Músculos que se inserem no túber isquiático

Semimembranáceo
Semitendíneo
Cabeça longa do bíceps femoral
Adutor magno
Quadrado femoral
Gêmeo inferior

Acetábulo

O ílio, o ísquio e o púbis fundem-se, juntos, dentro do acetábulo e formam uma depressão profunda na pelve lateral, que permite a transmissão próxima de peso do esqueleto axial para a extremidade inferior.[6] A superfície do acetábulo defronta lateral, inferior e anteriormente (ver Fig. 17-1). As margens anterior e posterior do acetábulo são reforçadas com osso cortical compacto, que se estende do rebordo periférico da fossa, aumentando a estabilidade da articulação durante a sustentação de peso proveniente das posições flexionada e estendida.[6] Enquanto a maior parte do desenvolvimento acetabular é determinada na idade de 8 anos,[7-9] a profundidade do acetábulo aumenta na puberdade, devido ao desenvolvimento de três centros secundários de ossificação.[1,2,10]

O diâmetro do acetábulo é levemente menor do que o da cabeça do fêmur e resulta em um encaixe incongruente das superfície articulares. Essa incongruência descarrega a articulação durante a sustentação de peso parcial, permitindo que a cabeça do fêmur subluxe lateralmente para fora do local, enquanto na sustentação de peso total, ela é forçada para dentro do acetábulo.[6] Ao redor da periferia do acetábulo situa-se um anel espesso de fibrocartilagem, conhecido como borda acetabular ou lábio (ver seção "O lábio acetabular").[6] A superfície articular do acetábulo é limitada a uma área em formato de ferradura invertida cobrindo as margens anterior, superior e posterior.[6] Essa superfí-

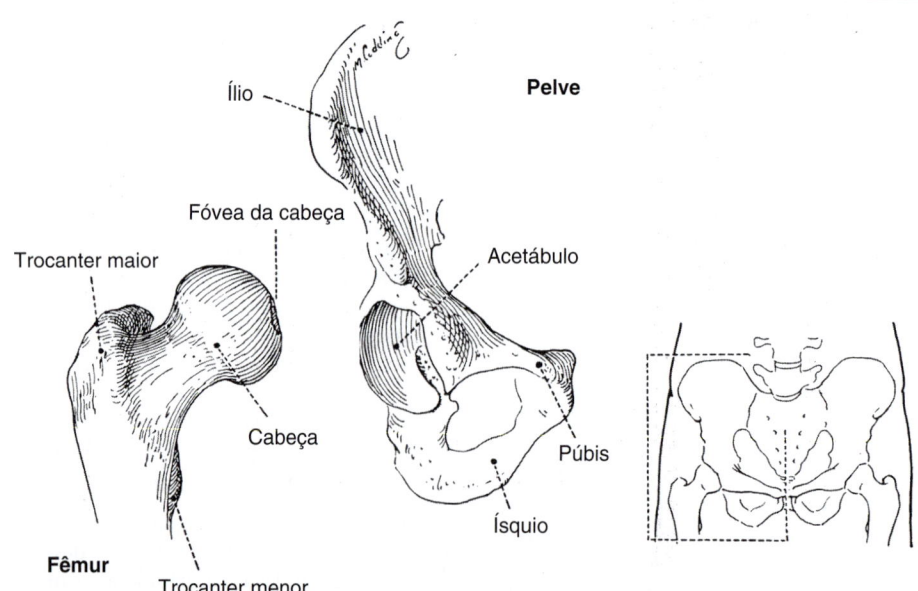

FIGURA 17-1 Ossos da articulação do quadril. (Reproduzida, com permissão, de Luttgens K, Hamilton K: *Kinesiology: Scientific Basis of Human Motion*. New York: McGraw-Hill, 2002:165.)

cie em forma crescente é coberta por uma camada espessa de cartilagem hialina, que afina próximo do centro da articulação e está ausente sobre a incisura acetabular (ver Fig. 17-1), a área ocupada pelo ligamento redondo e pela artéria obturatória.

Fêmur

O fêmur é o maior e mais forte osso do corpo. Sua extremidade proximal consiste em uma cabeça, um colo e trocanter maior e um menor (ver Fig. 17-1). Cerca de dois terços da cabeça do fêmur são cobertos com uma camada leve de cartilagem, exceto por uma depressão, a fóvea da cabeça, onde se insere o ligamento redondo.

A cabeça do fêmur é composta do núcleo do osso trabecular preso em uma fina concha de osso cortical. O esquema de trabalho trabecular da cabeça e da cartilagem hialina movediça que o cobre contribuem para a forma da cabeça dentro do acetábulo, durante a sustentação de peso total.[6] O osso trabecular no colo do fêmur e na cabeça é especialmente projetado para suportar cargas altas, devido à incorporação de padrões de compressão e de tensão primário e secundário. Contudo, dentro desse sistema trabecular, há um ponto de fraqueza, chamado de triângulo de Ward, local comum de fratura osteoporótica.[11]

O colo do fêmur está localizado entre a diáfise do fêmur e sua cabeça. Na superfície anterior do colo do fêmur encontra-se a linha intertrocantérica áspera. O colo do fêmur serve para estender as forças de sustentação de peso lateral e inferior ao fulcro articular. A crista intertrocantérica marca a junção posterior entre o colo e a diáfise do fêmur. O trocanter maior serve como inserção para vários músculos que agem na articulação do quadril (Tab. 17-2). O trocanter menor, localizado na junção póstero-medial do colo e da diáfise do fêmur, é criado a partir da tração do músculo iliopsoas.

A cabeça do fêmur é angulada anterior, superior e medialmente. O colo do fêmur é externamente rodado em relação à diáfise. O ângulo que este faz com o acetábulo é chamado de ângulo de anteversão/declinação (ver seção "Biomecânica").

Cápsula articular

A cápsula articular do quadril é uma manga cilíndrica que se insere proximalmente à pelve lateral ao lábio acetabular e estende-se lateralmente sobre a cabeça e o colo do fêmur para se inserir anteriormente na linha intertrocantérica (Fig. 17-2). Posteriormente, a cápsula insere-se no terço lateral do colo do fêmur, permitindo a inserção do tendão do obturador externo na fossa intertrocantérica posterior.[6] A cartilagem articular e a cápsula articular são mais espessas de modo ântero-superior, onde ocorrem o estresse máximo e a sustentação de peso, e mais finas em direção póstero-inferior. A cápsula articular é sustentada por ligamentos intra e extra-articulares e pelos músculos.

TABELA 17-2 Músculos que se inserem no trocanter maior

Piriforme
Glúteo médio
Glúteo mínimo
Obturador interno
Gêmeo superior
Gêmeo inferior

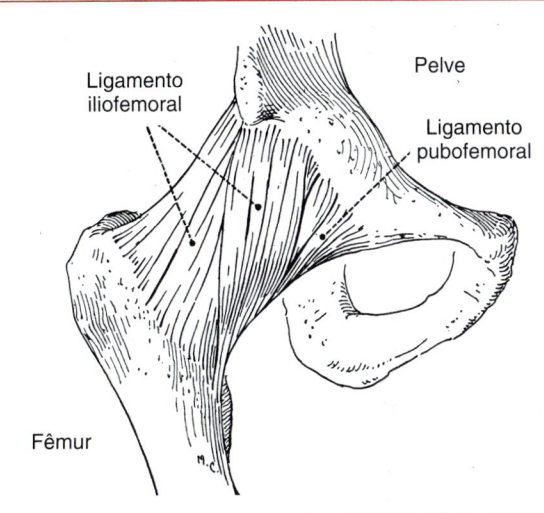

FIGURA 17-2 Visão anterior do quadril direito. (Reproduzida, com permissão, de Luttgens K, Hamilton K: *Kinesiology: Scientific Basis of Human Motion*. New York: McGraw-Hill, 2002:167.)

Ligamentos intra-articulares

Ligamento redondo[6]

O ligamento redondo, ou ligamento da cabeça do fêmur, é uma estrutura vista apenas na articulação do quadril. Ele cruza a articulação do quadril, percorre da incisura acetabular para a fóvea da cabeça do fêmur e insere-se da cabeça do fêmur à margem acetabular inferior. O ligamento está inteiramente circundado pela membrana sinovial, que forma uma bainha ao seu redor. Dentro dessa bainha, vasos e nervos passam para a cabeça do fêmur, proporcionando uma importante fonte de sangue arterial a partir de uma fina ramificação posterior da artéria ilíaca interna. Esse suprimento arterial é uma fonte significativa de sangue para a cabeça do fêmur em bebês e crianças,[12] mas se torna menos significativo na idade adulta, devido à circulação colateral das artérias circunflexas (ver seção "Suprimento vascular") que circundam o colo.[13] O ligamento da cabeça do fêmur enrijece durante a adução, a flexão e a rotação externa e contribui para os sintomas quando está lesionado. Esse ligamento pode ajudar na estabilização da articulação na amplitude de movimento (ADM) funcional da articulação do quadril, evitando a subluxação da cabeça do fêmur superior e lateralmente e verificando os extremos de rotação e adução do quadril. Por causa dessa redundância, o aperto entre a cabeça e o acetábulo pode ocorrer, causando queixas de dor e estalidos.[14] Os pacientes com rupturas totais do ligamento da cabeça do fêmur podem relatar sintomas de instabilidade articular, além de queixas de dor.[14] A interrupção crônica do suprimento sanguíneo na cabeça do fêmur esteve associada com necrose avascular e artrite degenerativa.

Ligamento transverso do acetábulo

O ligamento transverso do acetábulo é uma ligação de tecido fibroso que cobre a incisura acetabular inferior. Esta última insere as proeminências ântero-inferior e póstero-inferior na superfície semilunar do acetábulo. A região posterior do ligamento insere-se no osso sob a superfície lunar e a região anterior insere-se no lábio.[15] O ligamento acetabular transverso não contém cartilagem de células.[16] A função desse ligamento no quadril é, atualmente, desconhecida.

Lábio do acetábulo

O lábio do acetábulo é um anel composto de fibrocartilagem e tecido conjuntivo denso[17], o qual envolve a cabeça do fêmur e está inserido na margem do acetábulo. O lábio do acetábulo do quadril, em grande extensão, é similar ao menisco do joelho (ver Cap. 18) e ao lábio da articulação glenoumeral (ver Cap. 14) naquilo que aumenta a estabilidade articular, diminui a força transmitida para a cartilagem articular[18,19] e proporciona *feedback* proprioceptivo.[18,19] A maior parte do lábio do acetábulo é concebida como avascular. Contudo, estudos em cadáveres mostraram os vasos sanguíneos entrando primariamente na parte periférica do lábio, com a penetração sendo apenas em um terço externo da sua substância.[17] Extremidades nervosas e órgãos de extremidade sensorial nas camadas superficiais do lábio participam dos mecanismos nociceptivos e proprioceptivos.[20,21] O acetábulo ósseo proporciona estabilidade estática substancial à articulação do quadril.[20] O aprofundamento do soquete que é fornecido pelo lábio pode, portanto, parecer menos importante no quadril. A pesquisa indica, contudo, que o lábio aumenta a estabilidade fornecendo pressão intra-articular negativa na articulação do quadril.[22] Konrath e colaboradores[21] examinaram o papel do lábio acetabular na transmissão de carga em um estudo biomecânico, que questionou essa teoria. No estudo feito por Konrath, a distribuição da área de contato e a pressão entre o acetábulo e a cabeça do fêmur foram medidas em quadris de cadáveres antes e depois da remoção do lábio do acetábulo. Nenhuma mudança significativa sobre a área de contato, a carga e a pressão média foi observada depois da remoção do lábio.[21]

Outra possível função do lábio é melhorar a mobilidade do quadril, fornecendo uma alternativa elástica à borda óssea.[21] O lábio, que varia muito na forma e na espessura, possui uma seção cruzada triangular: uma superfície articular interna, uma superfície externa contatando a cápsula articular e uma superfície basal inserida ao osso acetabular e aos ligamentos transversos.[16] A maior parte do lábio é composta de feixes de fibra de colágeno do tipo I espessas, dispostas em paralelo à borda acetabular, com algumas fibras espalhadas por toda essa camada percorrendo obliquamente à orientação de fibra predominante.[23] A microvasculatura normal do lábio do acetábulo consiste em um grupo de pequenos vasos localizados na substância do lábio que cursam de modo circunferencial ao redor do lábio em sua inserção na superfície externa da extensão acetabular óssea.[24] Além disso, o lábio é circundado por uma sinóvia altamente vascularizada presente no recesso capsular.[24]

Ligamentos extra-articulares

Três ligamentos extra-articulares fornecem estabilidade na articulação do quadril: o ligamento iliofemoral de Bertin/Bigelow em forma de Y (ver Fig. 17-2), o ligamento pubofemoral (ver Fig. 17-2) e o ligamento isquiofemoral (Fig. 17-3).

▶ O ligamento iliofemoral é composto de duas partes: uma porção inferior (medial) e uma superior (lateral). É o ligamento mais forte do corpo, sendo orientado súpero-lateralmente e fundindo com o músculo iliopsoas. Ao limitar a amplitude da extensão do quadril, esse ligamento, com a ajuda do liga-

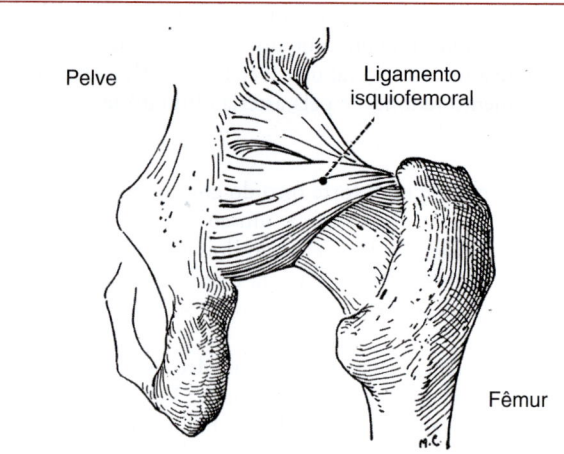

FIGURA 17-3 Visão posterior da articulação do quadril direito. (Reproduzida, com permissão, de Luttgens K, Hamilton K: *Kinesiology: Scientific Basis of Human Motion.* New York: McGraw-Hill, 2002:167.)

mento pubofemoral, permite a manutenção da postura ereta e reduz a necessidade de contração dos extensores do quadril na postura equilibrada. A adução do quadril enrijece a porção superior do ligamento iliofemoral.

▶ O ligamento pubofemoral associa-se com a banda inferior do iliofemoral e com o músculo pectíneo. A sua orientação é mais ínfero-medial. Suas fibras enrijecem em extensão e em abdução e reforçam a cápsula articular junto à superfície medial.

▶ O ligamento isquiofemoral gira posteriormente ao redor do fêmur e insere-se anteriormente, fortalecendo a cápsula. Esse ligamento, que enrijece com a rotação interna do quadril, é mais comumente lesionado do que os outros ligamentos do quadril.

Todos os ligamentos extra-articulares estão tensos na extensão do quadril, em especial a porção inferior do ligamento iliofemoral (Fig. 17-4). Inversamente, durante a flexão do quadril, eles estão todos relaxados. Na rotação externa do quadril, a porção superior do ligamento iliofemoral e o ligamento pubofemoral estão ambos tensos.

Por causa de sua força inerente, os ligamentos do quadril em geral são comprometidos apenas com macrotrauma grave envolvendo fratura/luxação do quadril.

Músculos

A articulação do quadril é circundada por uma grande quantidade de músculos, que permitem que a articulação mova-se dentro de uma grande amplitude de movimento, mas que são propensos a lesões. A origem, a inserção e a inervação desses músculos estão resumidas na Tabela 17-3. As ações e os músculos do quadril são expostos na Tabela 17-4.

Iliopsoas

O músculo iliopsoas, formado pelos músculos ilíaco e psoas maior (ver Fig. 17-5), é o mais poderoso dos flexores do quadril. Esse músculo funciona também como um adutor e rotador externo fraco do quadril. O iliopsoas insere-se na cápsula da articulação do quadril, permitindo-lhe algum suporte.

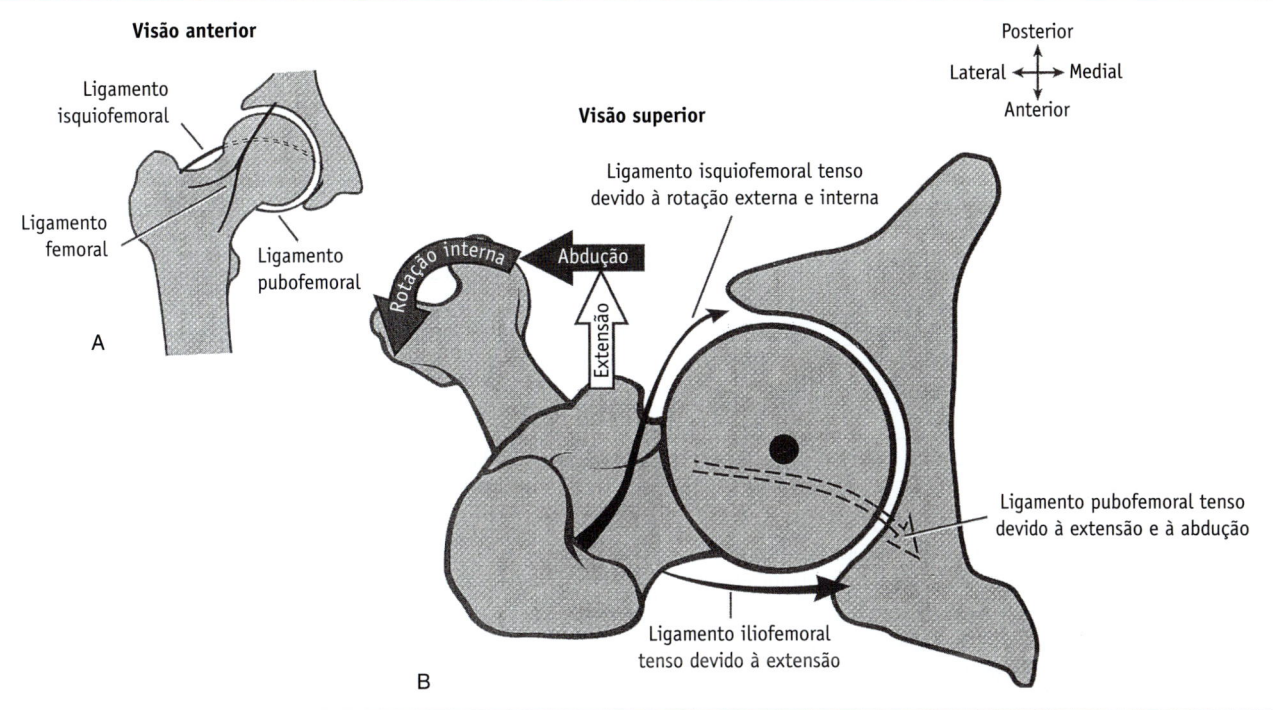

FIGURA 17-4 (A) O quadril é mostrado na posição neutra, com os três ligamentos capsulares identificados. (B) Visão superior do quadril na posição de atrito articular, isto é, completamente estendido, com leve abdução e rotação interna. (Reproduzida, com permissão, de Neumann DA: *Kinesiology of the Musculoskeletal System*. St. Louis: Mosby, 2002.)

TABELA 17-3 Origem, inserção e inervação dos músculos que agem na articulação do quadril

Músculo	Origem	Inserção	Inervação
Adutor curto	Região externa do corpo e ramo inferior do púbis	A linha do trocanter maior da linha áspera do fêmur	Nervo obturatório
Adutor longo	Em um ângulo entre a crista e a sínfise púbicas	O terço médio da linha áspera do fêmur	Nervo obturatório
Adutor magno	Ramo inferior do púbis, ramo do ísquio e a região ínfero-lateral do túber isquiático	Na linha áspera e no tubérculo adutor do fêmur	Nervo obturatório e porção tibial do nervo isquiático
Bíceps femoral	A cabeça longa surge do ligamento sacrotuberal e da região posterior do túber isquiático. A cabeça curta não age sobre o quadril	Na região lateral da cabeça da fíbula, do côndilo lateral da tuberosidade da tíbia, no ligamento colateral lateral e na fáscia profunda da perna	Porção tibial do nervo isquiático, S1
Gêmeos (superior e inferior)	Superfície súpero-dorsal da espinha do ísquio e parte ínfero-superior do túber isquiático	Superfícies superior e ínfero-medial do trocanter maior	Plexo sacral
Glúteo máximo	Linha glútea posterior do ílio, crista ilíaca, aponeurose do eretor da espinha, superfície dorsal da parte inferior do sacro, lateral do cóccix, ligamento sacrotuberal e fáscia intermuscular	Trato iliotibial da fáscia lata e tuberosidade glútea do fêmur	Nervo glúteo inferior
Glúteo médio	Superfície externa do ílio entre a crista ilíaca e a linha glútea posterior, linha glútea anterior e fáscia	Superfície lateral do trocanter maior	Nervo glúteo superior
Glúteo mínimo	Superfície externa do ílio entre as linhas glúteas anterior e inferior e a margem da incisura isquiática maior	Superfície anterior do trocanter maior	Nervo glúteo superior

(continua)

TABELA 17-3 Origem, inserção e inervação dos músculos que agem na articulação do quadril *(continuação)*

Músculo	Origem	Inserção	Inervação
Grácil	O corpo e o ramo inferior do púbis	Superfície medial superior da tíbia proximal, próximo ao tendão do semitendíneo	Nervo obturatório
Ilíaco	Dois terços superiores da fossa ilíaca e superfície superior da parte lateral do sacro	As fibras convergem com o tendão do psoas maior até o trocanter menor	Nervo femoral
Obturador externo	Ramos do púbis, ramo do ísquio, dois terços mediais da superfície externa da membrana do obturador	Fossa trocantérica do fêmur	Nervo obturatório
Obturador interno	Superfície interna da parede ântero-lateral da pelve e membrana do obturador	Superfície medial do trocanter maior	Plexo sacral
Pectíneo	Linha pectínea	Ao longo de uma linha que se estende do trocanter menor até a linha áspera	Nervos femoral ou obturatório ou obturatório acessório
Piriforme	Superfície pélvica do sacro, superfície glútea do ílio, cápsula da articulação sacroilíaca e ligamento sacrotuberal	Borda superior do trocanter maior do fêmur	Plexo sacral
Psoas maior	Processos transversos de todos os corpos vertebrais lombares e discos intervertebrais das vértebras lombares	Trocanter menor do fêmur	Plexo lombar
Quadrado femoral	Corpo do ísquio próximo ao túber isquiático	Tubérculo quadrado no fêmur	Nervo para o quadrado femoral
Reto femoral	Por duas cabeças, a partir da espinha ilíaca ântero-inferior e uma cabeça inclinada a partir do sulco acima do acetábulo	Borda superior da patela	Nervo femoral
Sartório	Espinha ilíaca ântero-superior e incisura abaixo dela	Parte superior da superfície medial da tíbia na frente do grácil	Nervo femoral
Semimembranáceo	Túber isquiático	Na região póstero-medial do côndilo medial da tíbia	Nervo tibial
Semitendíneo	Túber isquiático	Parte superior da superfície medial da tíbia atrás da inserção do sartório e abaixo da inserção do grácil	Nervo tibial
Tensor da fáscia lata	Parte anterior do lábio externo da crista ilíaca e da superfície lateral da espinha ilíaca ântero-superior	Trato iliotibial	Nervo glúteo superior

Pectíneo

O músculo pectíneo (ver Fig. 17-5) é adutor, flexor e rotador interno do quadril. Como o iliopsoas, o pectíneo insere-se na cápsula articular do quadril e a sustenta.

Reto femoral

A cabeça inclinada do reto femoral (Fig. 17-6) insere-se na cápsula do quadril; portanto, uma lesão nessa estrutura pode causar uma aderência capsular do quadril. O reto femoral combina movimentos de flexão no quadril e de extensão no joelho. Ele funciona mais efetivamente como um flexor do quadril quando o joelho está flexionado, por exemplo, quando alguém chuta uma bola.[25]

Tensor da fáscia lata

O tensor da fáscia lata (TFL) (ver Fig. 17-6) envolve os músculos da coxa. Ele age contra a tração para trás do glúteo máximo no trato iliotibial (TIT). O TFL ajuda também a flexionar, abduzir e rodar internamente o quadril. A bolsa trocantérica é encontrada profundamente nesse músculo, quando ela passa sobre o trocanter maior (ver mais adiante).[26]

Sartório

O músculo sartório (ver Fig. 17-6) é o mais longo músculo do corpo. Ele é responsável pela flexão, abdução e rotação externa do quadril e por algum grau de flexão do joelho.[27]

Glúteo máximo

O glúteo máximo (Fig. 17-7) é o maior e mais importante extensor e rotador externo do quadril. O músculo consiste em uma porção superficial e em uma profunda. A porção maior e mais superficial desse músculo insere-se na parte proximal do TIT, enquanto a porção profunda insere-se na tuberosidade glútea do

TABELA 17-4 Ações e músculos do quadril

Ação do quadril	Motores principais	Motores assistentes
Flexores	Psoas Ilíaco Pectíneo Reto femoral	Sartório Tensor da fáscia lata Grácil Adutor curto Adutor longo
Extensores	Glúteo máximo Semitendíneo Semimembranáceo Bíceps femoral (cabeça longa)	Glúteo médio (fibras posteriores) Adutor magno (porção isquiocondilar)
Abdutores	Glúteo médio	Glúteo mínimo Tensor da fáscia lata Sartório Reto femoral Piriforme (a 90° de flexão do quadril)
Adutores	Adutor magno (porção isquiofemoral) Adutor longo Adutor curto Grácil Pectíneo	
Rotadores externos	Glúteo máximo Gêmeo inferior Gêmeo superior Obturador externo Obturador interno Quadrado femoral Piriforme (com menos de 60° de flexão do quadril)	Adutor longo Adutor curto Bíceps femoral (cabeça longa) Sartório Pectíneo Glúteo médio (fibras posteriores)
Rotadores internos	Tensor da fáscia lata Glúteo mínimo	Semitendíneo Semimembranáceo Grácil Piriforme (a 90° de flexão do quadril)

Dados de Anderson LC: The anatomy and biomechanics of the hip joint. *J Back Muscu-loskeletal Rehabil* 4:145-153, 1994.

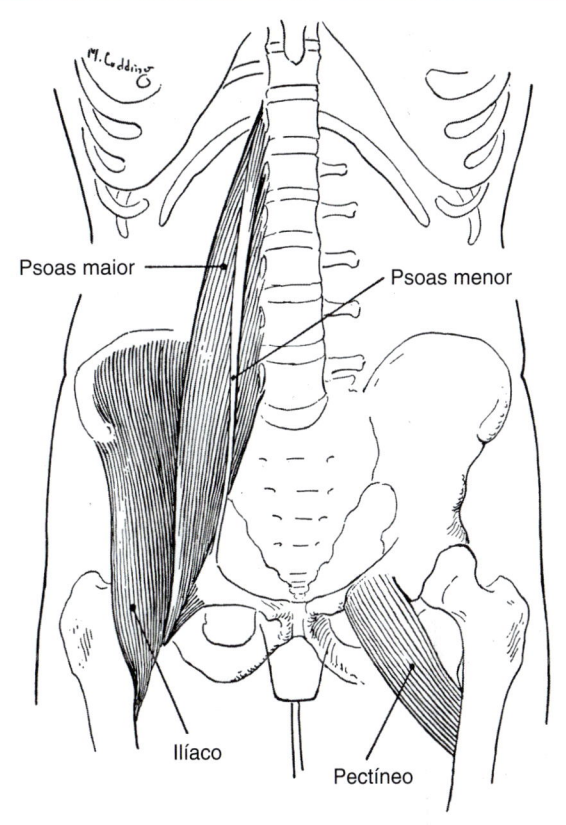

FIGURA 17-5 O psoas maior, o menor e o pectíneo. (Reproduzida, com permissão, de Luttgens K, Hamilton K: *Kinesiology: Scientific Basis of Human Motion.* New York:McGraw-Hill, 2002:170.)

fêmur. O nervo glúteo inferior, que inerva o músculo, está localizado na porção profunda.

O glúteo máximo geralmente é ativo apenas quando o quadril está em flexão, como durante o ato de subir escadas ou andar de bicicleta, ou quando a extensão do quadril for resistida.[25]

Glúteo médio
O glúteo médio (Fig. 17-8) é o principal abdutor do quadril e um estabilizador primário do quadril e da pelve. Devido à sua forma e função, o glúteo médio é conhecido como o deltoide do quadril. Na superfície profunda desse músculo está localizado o nervo glúteo superior e os vasos glúteos superior e inferior.

O músculo pode ser dividido em duas partes funcionais: uma porção anterior e uma posterior. A porção anterior trabalha para flexionar, abduzir e rodar internamente o quadril. A porção posterior estende e roda externamente o quadril.

O músculo também age para proporcionar suporte pélvico durante a posição em apenas uma perna.[28] Além de seu papel estabilizador, o glúteo médio funciona como desacelerador da adução do quadril.

Glúteo mínimo
O glúteo mínimo (Fig. 17-9) é um músculo bastante fino situado entre o músculo glúteo médio e a superfície externa do ílio. Trata-se do principal rotador interno do fêmur. Ele recebe assistência do tensor da fascia lata, do semitendíneo, do semimembranáceo e do glúteo médio.[25] Além disso, abduz a coxa e ajuda o glúteo médio com o suporte pélvico.

Piriforme
O piriforme (Fig. 17-10) é o mais superior dos rotadores externos do quadril, atua em menos de 60° de flexão do quadril. Em 90°, inverte sua ação muscular, tornando-se um rotador interno e abdutor do quadril.[29] O piriforme, com sua associação ao nervo isquiático, pode ser uma fonte comum de dor nas nádegas e na perna.[30-33]

Obturador interno
O obturador interno (Fig. 17-10) é normalmente um rotador externo do quadril e rotador interno do ílio, mas se torna um abdutor do quadril em 90° de flexão do quadril.[34]

Obturador externo
O obturador externo (Fig. 17-10) nomeado por sua localização externa na pelve, é um adutor e rotador externo do quadril.[16]

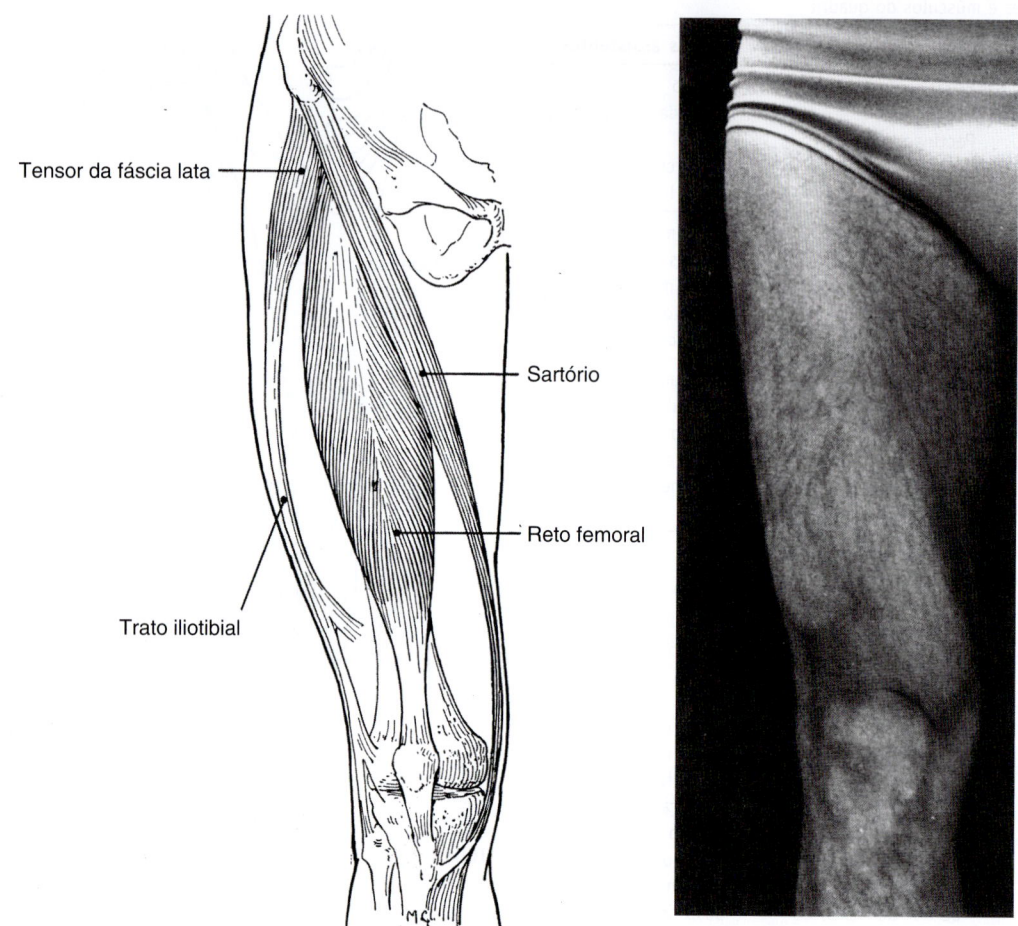

FIGURA 17-6 Músculos da parte anterior da coxa. (Reproduzida, com permissão, de Luttgens K, Hamilton K: *Kinesiology: Scientific Basis of Human Motion*. New York:McGraw-Hill, 2002:171.)

Gêmeos

Os músculos gêmeos superior e inferior (Fig. 17-10) são considerados acessórios ao tendão obturador interno. O gêmeo superior é o menor dos dois. Ambos os gêmeos funcionam como rotadores externos menores do quadril.[16]

Quadrado femoral

O músculo quadrado femoral (Fig. 17-10) é um músculo quadrilateral, plano, localizado entre o gêmeo inferior e a região superior do adutor magno. O quadrado femoral é um rotador externo do quadril. O quadrado femoral e o gêmeo inferior partilham a mesma inervação (L4-5).[16] Por sua vez, o obturador interno e o gêmeo superior partilham também a mesma inervação (L5-S1).[16]

Isquiotibiais

O grupo de músculos isquiotibiais consiste no bíceps femoral, no semimembranáceo e no semitendíneo.

Bíceps femoral. O bíceps femoral (Fig. 17-10) surge de uma cabeça curta e de outra longa. Apenas a cabeça longa age sobre o quadril. A cabeça longa é ativa durante as condições que requerem quantidades menores de força, tal como desaceleração do membro no final da fase de oscilação e durante a extensão forçada do quadril.[35] O bíceps femoral estende o quadril, flexiona o joelho e realiza rotação externa da tíbia.

Semimembranáceo. O semimembranáceo (Fig. 17-10) recebe este nome devido à sua origem membranácea no túber isquiático.

Semitendíneo. O semitendíneo (Fig. 17-10) surge a partir do túber isquiático e insere-se como parte da pata-de-ganso na região súpero-medial da tíbia e fáscia profunda da perna.

Todos os três músculos do complexo isquiotibial (com exceção da cabeça curta do bíceps) trabalham com o adutor magno posterior e glúteo máximo para estender o quadril. Os isquiotibiais flexionam também o joelho e aduzem com fraqueza o quadril. A cabeça longa do bíceps femoral ajuda na rotação externa da coxa e da perna; os músculos semimembranáceo e semitendíneo mais distais ajudam com a rotação interna da coxa e da perna. Quando os isquiotibiais contraem-se, suas forças são exercidas nas articulações do quadril e do joelho simultaneamente; de modo funcional, contudo, elas podem mobilizar ativamente apenas uma das duas articulações ao mesmo tempo. Comparado com caminhar e com o *jogging* (caminhada rápida), a corrida é uma atividade estressante para os isquiotibiais e aumenta as demandas al-

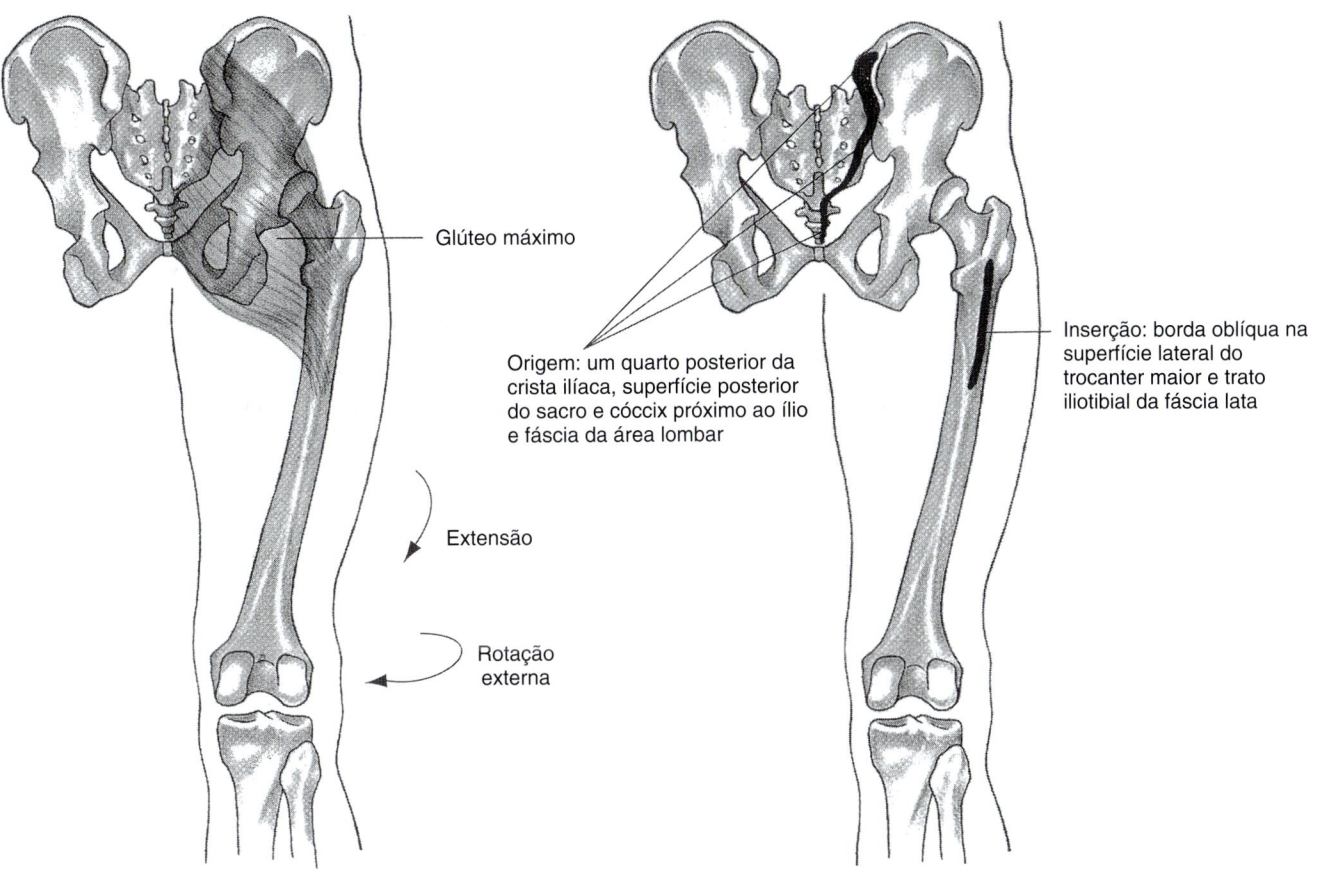

FIGURA 17-7 Músculo glúteo máximo. (Reproduzida, com permissão, de Floyd RT, Thompson CW: *Manual of Structural Kinesiology,* 14th edn. New York:McGraw--Hill, 2001:129.)

tas em suas inserções de tendão, em especial durante as contrações excêntricas. Na corrida, os isquiotibiais têm três funções principais:

1. Eles desaceleram a extensão do joelho no final da fase de oscilação para a frente do ciclo da marcha. Por meio de contração excêntrica, os isquiotibiais desaceleram o momento de avanço (ou seja, a oscilação da perna) em aproximadamente 30° a menos de extensão total do joelho. Essa ação ajuda a fornecer estabilização dinâmica para o joelho que sustenta peso.
2. No contato do pé, os isquiotibiais alongam-se para facilitar a extensão do quadril por meio de uma contração excêntrica, estabilizando, assim, a perna para a sustentação de peso.
3. Os isquiotibiais ajudam o gastrocnêmio a estender paradoxalmente o joelho durante a fase de largada no ciclo da corrida.

Adutores do quadril

Os adutores do quadril (Fig. 17-11) são encontrados na região medial da articulação.

Adutor magno. O adutor magno é o adutor mais poderoso, sendo ativo em vários graus de todos os movimentos do quadril, exceto na abdução. A porção posterior do adutor magno é algumas vezes considerada funcionalmente um isquiotibial pelo seu alinhamento anatômico. Devido ao seu tamanho, o adutor magno tem menor probabilidade de ser lesionado do que outros adutores do quadril.[36]

Adutor longo. Durante a adução resistida, o adutor longo é o músculo mais proeminente dos adutores e forma a borda medial do triângulo femoral. O adutor longo ajuda também na rotação externa, na extensão e na rotação interna em outras posições. O adutor longo sofre estiramentos com facilidade.[37]

Grácil. O grácil (ver Fig. 17-11) é o mais superficial e medial dos músculos adutores do quadril. Ele é, também, o mais forte. O grácil funciona para aduzir e flexionar a coxa e flexionar e rodar internamente a perna.

Os outros adutores do quadril são os músculos adutor curto e o pectíneo.

Bolsa

Há mais de uma dúzia de bolsas nessa região.[28] As mais significativas clinicamente são descritas a seguir.

Bolsa do iliopsoas

Muitos nomes foram usados para descrever a bolsa do iliopsoas (BIP), como bolsa do iliopsoas, ilíaca, iliofemoral e subpsoas.[39] A BIP (Fig. 17-12) é a maior e mais frequente bolsa em torno do quadril, presen-

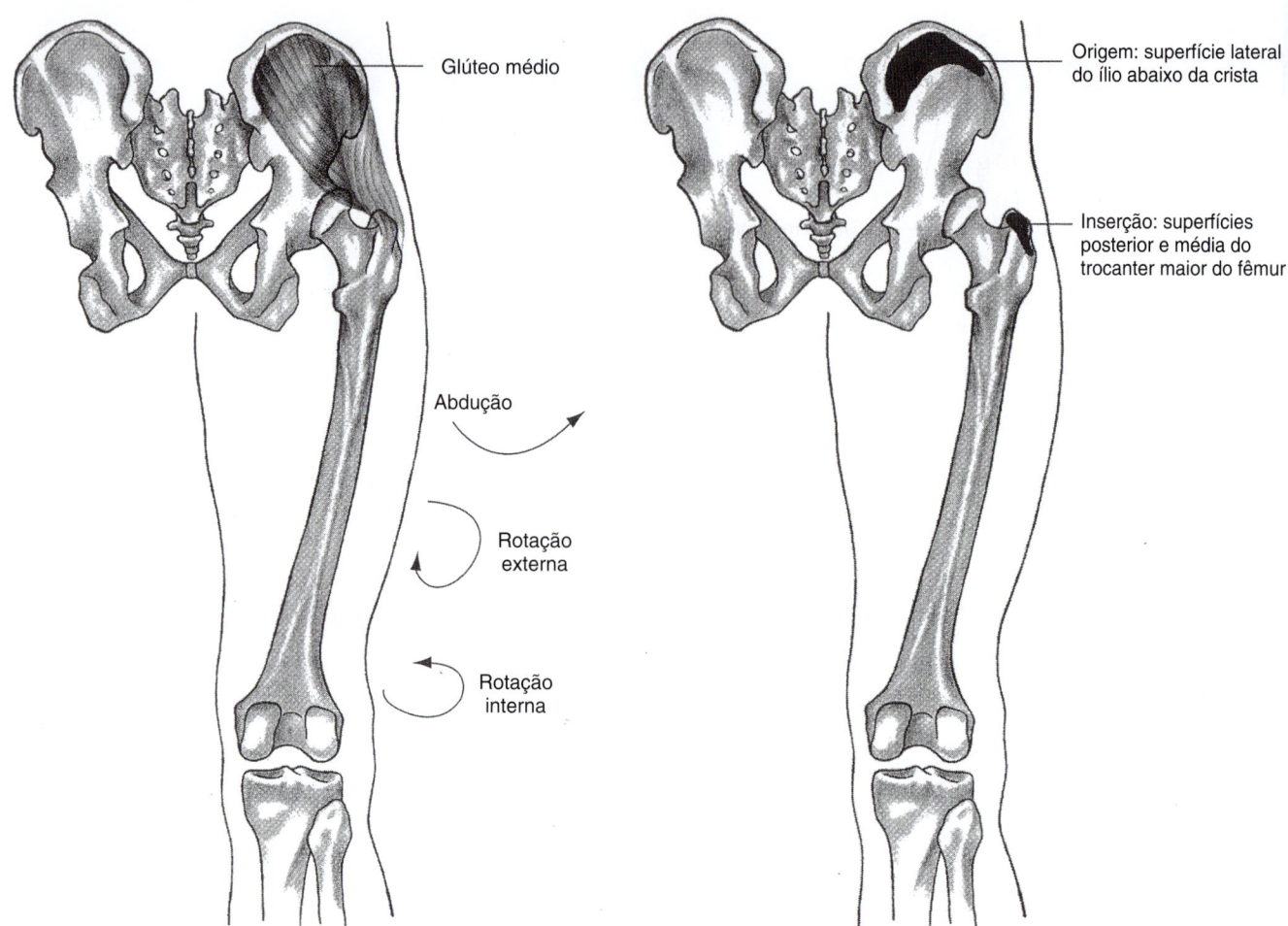

FIGURA 17-8 Músculo glúteo médio. (Reproduzida, com permissão, de Floyd RT, Thompson CW: *Manual of Structural Kinesiology*, 14th edn. New York: McGraw-Hill, 2001:128.)

te em 98% dos indivíduos adultos normais, em geral bilateralmente.[40] A BIP está situada profundamente no tendão do iliopsoas e serve para proteger o tendão de estruturas na região anterior da cápsula articular do quadril. Suas dimensões podem ter até 7 cm de comprimento e 4 cm de largura.[40] Seus limites anatômicos incluem o músculo iliopsoas anteriormente, a eminência pectínea e a cápsula articular do quadril posteriormente, o ligamento iliofemoral lateralmente e o lábio do acetábulo medialmente.[41]

Em 15% dos pacientes, a bolsa do iliopsoas comunica-se com a articulação do quadril por meio de um ponto de 1 mm a 3 cm de afinamento capsular relativo entre os ligamentos iliofemoral e pubofemoral.[11,39] Enquanto essa conexão pode ocorrer em base congênita,[39] esse número sobe para 30 a 40% em pacientes com patologia articular.[42]

Igualmente a outras bolsas, a bolsa do iliopsoas pode ficar inflamada, distendida. A inflamação e a distensão dessa bolsa estão mais comumente associadas com a artrite reumatoide, mas é encontrada em associação com a atividade atlética, síndromes de esforço excessivo e de impacto, osteoartrose, sinovite vilonodular pigmentada, condromatose sinovial, infecção, pseudogota, doença óssea com metástase e, em raros casos, após a artroplastia total do quadril (ver seção "Intervenções").

Bolsa trocantérica

Existem duas bolsas trocantéricas clinicamente significativas: uma entre o glúteo médio e o mínimo e outra superficial (ver Fig. 17-12). A bolsa superficial (subtrocantérica) está localizada entre o trocanter maior e o TFL. A compressão e a fricção da bolsa pelo TFL encurtado adaptativamente pode resultar em bursite trocantérica.

Bolsa isquioglútea

A bolsa isquioglútea (ver Fig. 17-12) está localizada entre os músculos ísquio e o glúteo máximo. Ela pode ser doloridamente comprimida entre o túber isquiático e a superfície dura de uma cadeira quando o indivíduo está sentado, produzindo uma bursite isquiática. Essa condição é, muitas vezes, referida como *traseiro de tecelão*.

Triângulo femoral

Por razões topográficas, é importante compreender a anatomia do triângulo femoral. Ele é definido superiormente pelo ligamento inguinal, medialmente pelo adutor longo e lateralmente pelo sartório (Fig. 17-13). O assoalho do triângulo é

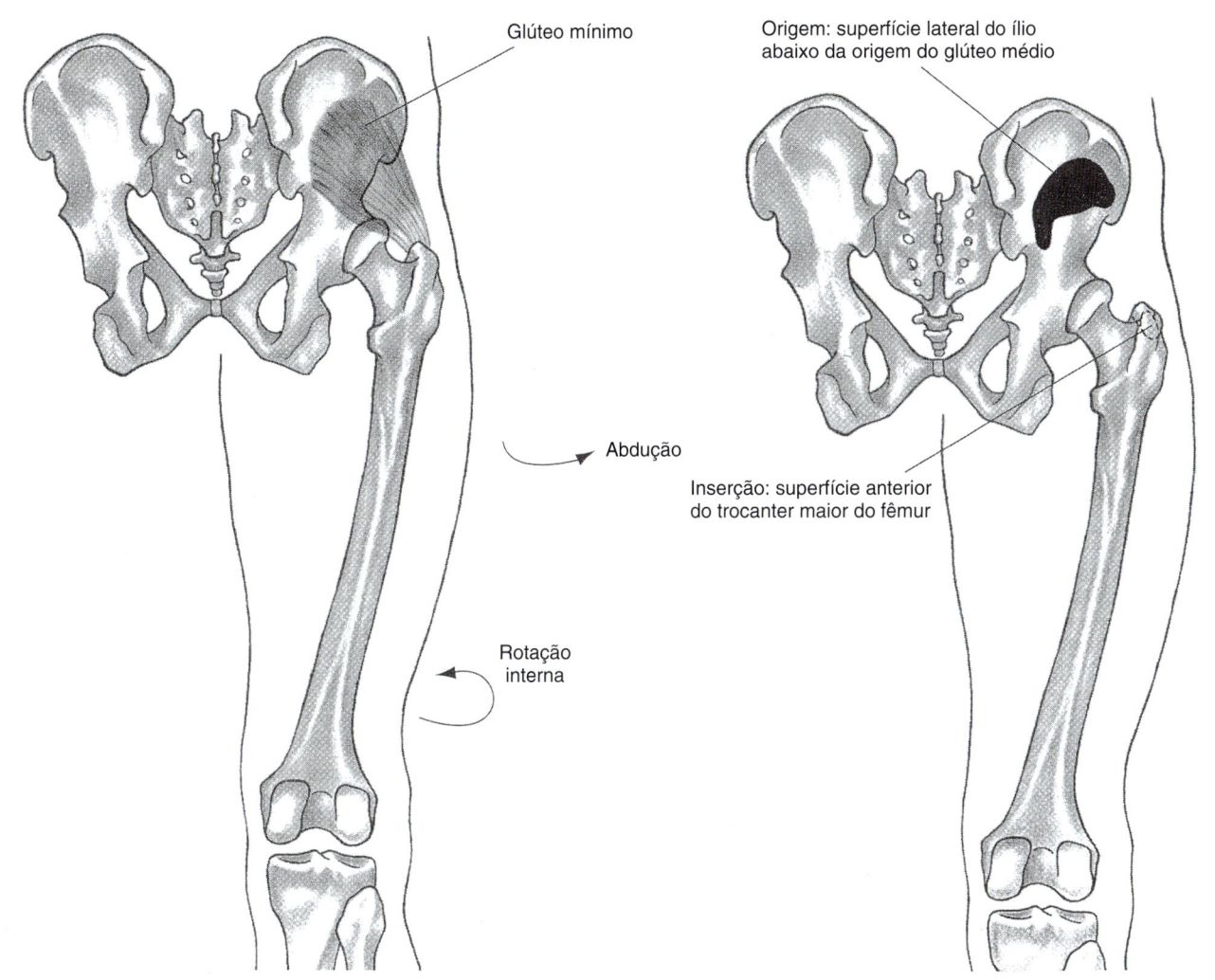

FIGURA 17-9 Músculo glúteo mínimo. (Reproduzida, com permissão, de Floyd RT, Thompson CW: *Manual of Structural Kinesiology*, 14th edn. New York: McGraw-Hill, 2001:127.)

formado pelas porções do iliopsoas na porção lateral e pelo pectíneo na porção medial (Fig. 17-14). Uma série de estruturas neurovasculares passa por este triângulo. Estas incluem (de medial a lateral) a veia femoral, a artéria e o nervo (Fig. 17-14). Assim, o fisioterapeuta deve ter cuidado quando palpar essa área ou plicar técnicas do tecido mole.

Neurologia

A região glútea posterior recebe inervação cutânea pelo nervo subcostal; pelo nervo ilio-hipogástrico; os ramos de L1, L2 e L3 e os ramos primários dorsais (nervos clúnios) de S1, S2 e S3.[44]

A região anterior do quadril possui o seu suprimento cutâneo dividido ao redor do ligamento inguinal. A área superior a esse ligamento é suprida pelo nervo ilio-hipogástrico. A área inferior ao ligamento é suprida pelo nervo subcostal, pela ramificação femoral do nervo genitofemoral e pelo nervo ilioinguinal (ver Cap. 2).[44]

Os nervos dos músculos que cruzam a articulação do quadril (femoral, obturatório, glúteo superior e o nervo para o quadrado femoral) suprem também a cápsula articular e a articulação. Portanto, a dor referida originária da articulação do quadril pode ser sentida em qualquer ponto na coxa, na perna ou no pé.

Suprimento vascular

A artéria ilíaca externa se torna a artéria femoral quando passa sob o ligamento inguinal. A artéria femoral forma duas ramificações. A porção anterior do colo femoral e a porção anterior da cápsula da articulação do quadril são supridas pela artéria circunflexa femoral lateral. A artéria circunflexa femoral medial (ACFM) perfura e supre a cápsula da articulação do quadril posterior e a sinóvia.[44] A ramificação profunda da ACFM origina de dois a quatro vasos retinaculares superiores e, ocasionalmente, os vasos retinaculares inferiores.[45,46]

A maior parte da cabeça do fêmur, que compreende sua metade superior ou dois terços superiores, é suprida pela artéria epifisária lateral, uma ramificação terminal da ACFM.[13] A artéria epifisária inferior, que é uma ramificação da artéria circunflexa

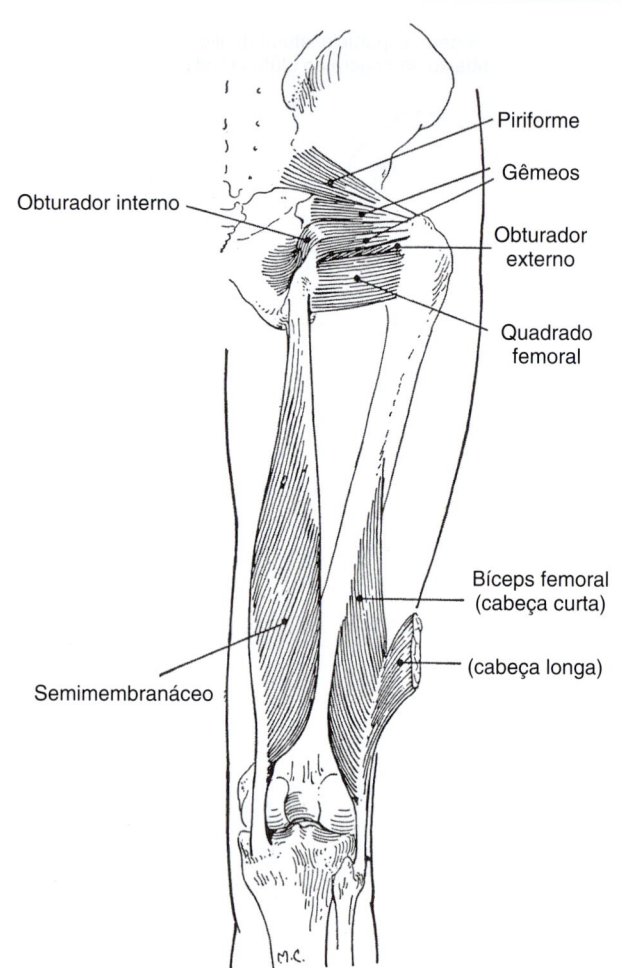

FIGURA 17-10 Músculos posteriores profundos da coxa direita. (Reproduzida, com permissão, de Luttgens K, Hamilton K: *Kinesiology: Scientific Basis of Human Motion*. New York:McGraw-Hill, 2002: 173.)

15º de extensão, 30 a 50º de abdução e 25 a 30º de adução. A rotação externa do quadril chega a 40 a 60º e a rotação interna, a 30 a 40º (Tab. 17-5). Os movimentos sobre a articulação do quadril podem ocorrer de forma independente; contudo, os extremos de movimento requerem movimento na pelve.[49]

> **Curiosidade Clínica**
>
> A amplitude final de flexão do quadril está associada à rotação posterior do osso ílio. A amplitude final de extensão do quadril está associada à sua rotação anterior. A abdução e a adução do quadril estão associadas à inclinação para cima/para baixo da pelve (ver Tab. 17-6).

A estrutura e o formato do quadril permitem a mobilidade e a estabilidade. A estabilidade é particularmente importante para a sustentação de peso e a deambulação. No corpo humano, o centro de gravidade está localizado no segundo nível vertebral sacral, vários segmentos acima e medial à cabeça do fêmur. O controle da massa do corpo desse apoio distante requer a geração de forças de equilíbrio contrárias significativas, bem como da capacidade da articulação de sustentar a alta compressão e as tensões.[50]

A análise quantitativa e qualitativa da geração de forças compressivas no quadril e dos mecanismos musculares durante a sustentação de peso tem sido abrangentemente documentada.[51-58] Durante a caminhada, os extensores do quadril têm um papel fundamental e estabilizador no início de cada passada. Quando o peso do corpo é deslocado para o membro à frente, os músculos extensores contraem-se agudamente para preservar a postura ereta, resistindo à queda para a frente da pelve e do tronco.[59] A posição flexionada do quadril, antes de atingir a estabilidade passiva fornecida pela extensão total no apoio médio, cria a demanda (ver Cap. 13). Na posição de pé, a fraqueza dos extensores do quadril leva a pelve a pender para a frente.[59]

A relação entre o fêmur proximal, o trocanter maior e a largura total do colo do fêmur é afetada pela tração muscular e pelas forças transmitidas por meio da articulação do quadril (Fig. 17-15). Além disso, a nutrição articular normal, a circulação e o tônus muscular durante o desenvolvimento desempenham um importante papel.[1,60-62]

Na posição anatômica, a orientação da cabeça do fêmur causa a força de contato entre o fêmur e o acetábulo para ser forte na região ântero-superior da articulação.[63] Como a região anterior da cabeça do fêmur fica um tanto exposta nessa posição, a articulação tem mais flexibilidade na flexão do que na extensão.[64]

O colo do fêmur fica sujeito ao cisalhamento e às forças de torção, em virtude de sua orientação oblíqua em relação à diáfise do fêmur.[6] As forças descendentes agem para deslocar a cabeça do fêmur inferiormente e para inclinar o colo do fêmur para baixo. Para conter essas forças, o colo desenvolveu um sistema único de trabéculas obliquamente orientadas que percorrem a cabeça e o colo.[6] O ângulo entre a diáfise do fêmur e o colo é chamado de ângulo do colo/inclinação. Esse ângulo é de cerca de 125 a 130º (Fig. 17-16),[29] mas pode variar com os tipos corporais. Em uma pessoa alta, o *ângulo do colo* é mais largo. O oposto é verdadeiro para indivíduos com menor estatura. O ângulo do colo tem influência importante sobre os quadris (Fig. 17-17). O aumento no ângulo do colo

lateral, contribui para a vascularização da área inferior da cabeça do fêmur. O suprimento para a cabeça do fêmur da artéria do ligamento da cabeça do fêmur é bastante variável.[47] O suprimento sanguíneo para a porção de sustentação de peso da cabeça do fêmur é derivado da ACFM.[48]

Duas outras ramificações são formadas a partir da artéria ilíaca interna: as artérias glúteas inferior e superior. Essas artérias suprem a porção superior da cápsula e o músculo glúteo máximo.

Biomecânica

A articulação do quadril é classificada como uma articulação ovoide não modificada e possui três graus de liberdade. Essa disposição permite movimento em três planos: sagital (flexão e extensão ao redor do eixo transversal), frontal (abdução e adução ao redor de um eixo ântero-posterior) e transverso (rotação interna e externa ao redor do eixo vertical). Os três eixos passam pelo centro da cabeça do fêmur.

A amplitude de movimento ativo (ADMA) do quadril é variável. A flexão do quadril atinge, em média, de 110 a 120º, 10 a

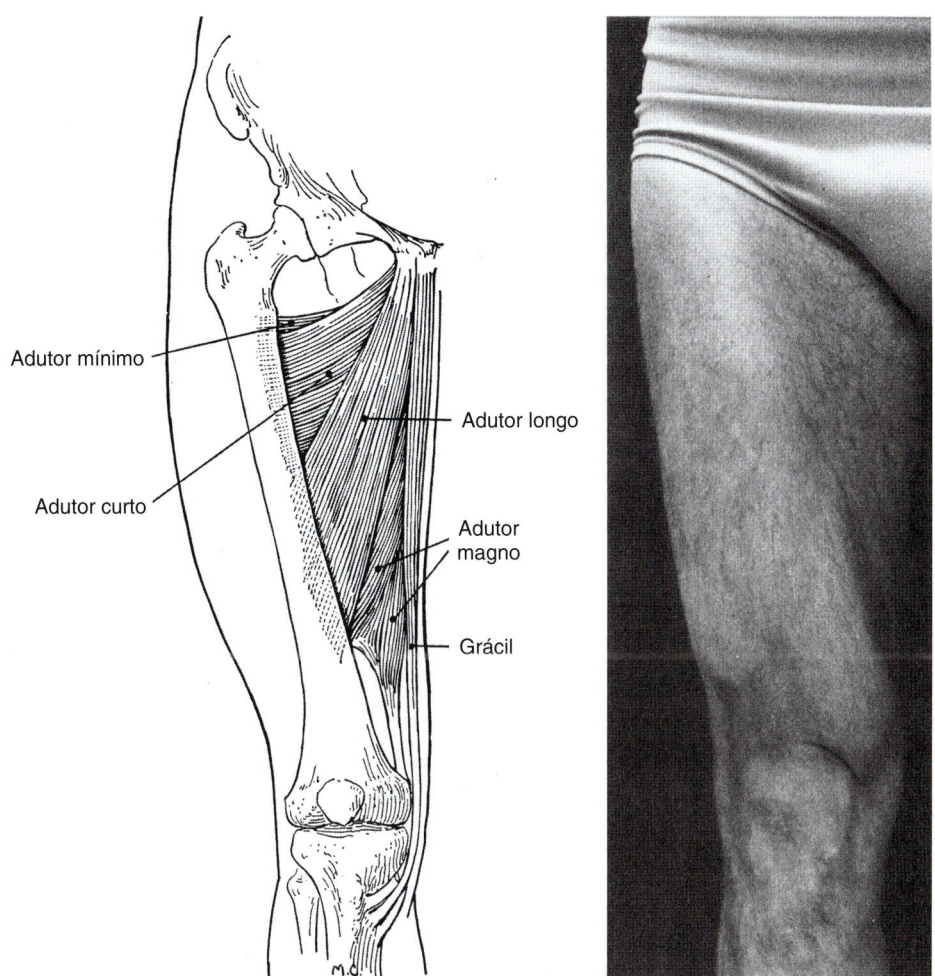

FIGURA 17-11 Músculos adutores do quadril. (Reproduzida, com permissão, de Luttgens K, Hamilton K: *Kinesiology: Scientific Basis of Human Motion*. New York:McGraw-Hill, 2002:176.)

leva a cabeça do fêmur a ser direcionada mais superiormente no acetábulo e é conhecido como coxa valga (Fig. 17-16). Esta tem os seguintes efeitos na articulação do quadril:

▶ Ela muda a orientação da força de reação do quadril da direção vertical normal para uma que está quase em paralelo com a diáfise femoral.[65,66] Esse deslocamento lateral da força de reação da articulação reduz a superfície de sustentação de peso, resultando em aumento na tensão aplicada sobre as superfícies articulares não especializadas em sustentar tais cargas.

▶ Ela encurta o braço de momento dos abdutores do quadril, colocando-os em posição de desvantagem mecânica.[66] Isso leva os abdutores a contraírem-se com mais vigor para estabilizar a pelve, produzindo um aumento na força de reação da articulação.[64]

▶ Ela aumenta o comprimento total da extremidade inferior, afetando outros componentes na cadeia cinética. A coxa valga tem o efeito de diminuir o ângulo fisiológico normal no joelho. Isso aumenta a pressão mecânica sobre a região medial da articulação do joelho e aumenta a tensão sobre a região lateral da articulação.

Se o ângulo do colo for reduzido, ele é conhecido como coxa vara (Fig. 17-16). A coxa vara resulta em orientação mais horizontal do colo. Essa posição aumenta as forças de cisalhamento para baixo sobre a cabeça do fêmur e as forças de alongamento tensas através do osso trabecular superior ao longo da porção lateral do colo.[6] Na coxa vara, as forças de compressão da articulação são significativamente reduzidas quando o trocanter maior é deslocado lateral e superiormente, o que aumenta o ângulo efetivo de tração e o braço de alavanca dos abdutores do quadril.[67] Enquanto as forças compressivas reduzidas geradas sobre as superfícies articulares servem para diminuir a incidência de dano à cartilagem articular, o aumento nas forças de cisalhamento e de tensão na junção cabeça/colo femoral aumenta significativamente a incidência de dano à placa epifisial.[6]

O alinhamento femoral no plano transversal influencia também a mecânica da articulação do quadril. O *ângulo de torção* do fêmur descreve a rotação relativa que existe entre a diáfise e o colo do fêmur. Normalmente, como visto de cima, o colo se projeta em média de 10 a 15° anteriormente a um eixo mediolateral aos côndilos femorais. A orientação anterior do colo do fêmur ao eixo transversal dos côndilos femorais é conhecida como anteversão (Fig. 17-18), enquanto a orien-

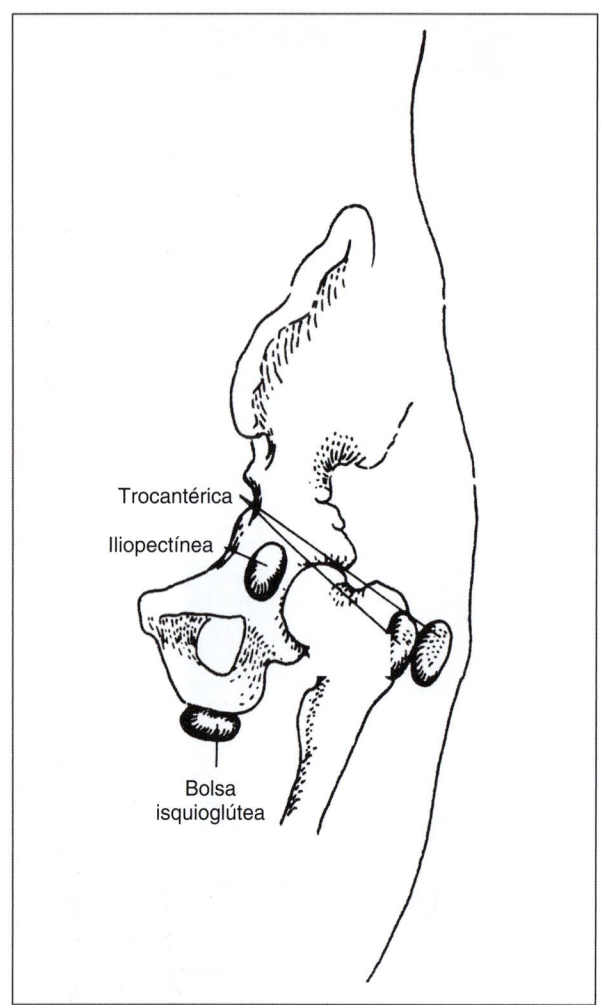

FIGURA 17-12 As bolsas do quadril. (Reproduzida, com permissão, de Simon RR, Koenigsknecht SJ: *Emergency Orthopedics: The Extremities*, 4th edn. New York:McGraw-Hill, 2001:408.)

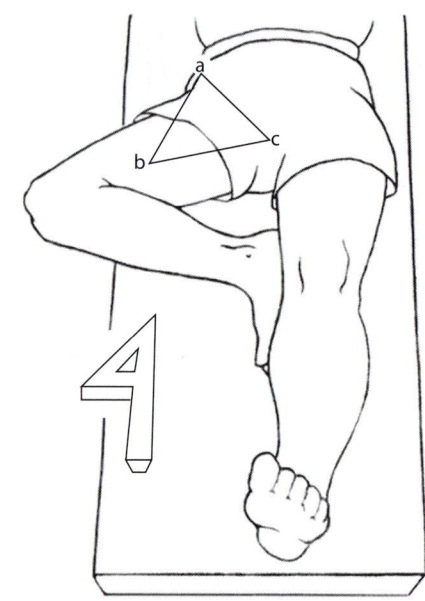

FIGURA 17-13 Marcos do triângulo femoral. (Reproduzida, com permissão, de Spivak JM, et al.: *Orthopaedics: A Study Guide*. New York: McGraw-Hill, 1999:158.)

tação inversa é conhecida como retroversão.[64,68,69] A amplitude normal para o alinhamento femoral no plano transversal em adultos é de 12 a 15º de anteversão (Fig. 17-18).[69,70] Em geral, os bebês nascem com cerca de 30º de anteversão femoral.[71,72] Esse ângulo costuma diminuir para 15º por volta dos 6 anos devido ao crescimento ósseo e ao aumento da atividade muscular. Indivíduos com anteversão excessiva em geral tem mais ADM de rotação interna do quadril do que rotação externa e adotam a postura típica "sentar como rã" como posição de conforto. Há também a posição dos dedos para dentro durante a sustentação de peso.[64]

A anteversão excessiva direciona a cabeça do fêmur para a região anterior do acetábulo quando os côndilos femorais estão alinhados em sua orientação normal. Alguns estudos têm sustentado a hipótese de que o aumento persistente na anteversão femoral predispõe à osteoartrite (OA) do quadril,[67,73-76] e do joelho,[77-79] embora outros estudos tenham refutado isso.[80-82]

A posição mais estável do quadril é a posição-padrão normal: extensão, ligeira abdução e leve rotação interna do quadril.[16,58,83] As comumente citadas posições com atrito articular (repouso) do quadril estão entre 10 e 30º de flexão, 10 a 30º de abdução e 0 a 5º de rotação externa.

Quando o peso do corpo está igualmente distribuído sobre ambas as pernas durante a postura ereta, as forças que agem na articulação do quadril são equivalentes à metade do peso parcial composto do tronco, cabeça e extremidades superiores.[84] Esse peso parcial representa 60% da massa total, então cada ponta seria comprimida por uma força igual a 30% do peso total. No apoio em apenas um membro, contudo, o deslocamento do centro de gravidade para longe do membro de apoio muda acentuadamente as forças necessárias para manter o equilíbrio e criar um estado de desequilíbrio. Esse estado requer a geração de forças de compensação pela musculatura do quadril, de modo a manter o equilíbrio. A articulação do quadril é o fulcro para o total das forças. Dependendo da duração do braço de momento criado pelos músculos abdutores, a força adicionada dos abdutores do quadril que agem na articulação do quadril pode aumentar as pressões transportadas pela articulação em níveis que excedem três vezes o peso corpóreo.[84]

Durante a deambulação, essas forças articulares compressivas são multiplicadas pelas forças de reação ao solo e as forças de inércia relacionadas com a aceleração e a desaceleração do membro inferior. Devido à tensão muscular, a compressão do quadril é aproximadamente a mesma que o peso do corpo durante a fase de oscilação.[85] Contudo, durante a fase de apoio, o pico das forças articulares pode variar de 300 a 400% do peso do corpo em velocidade de caminhada normal, para 550% do peso do corpo durante a caminhada rápida e a corrida e tão alto quanto 870% do peso do corpo durante um salto.[25,86] Subir e descer escadas aumenta as cargas sobre o quadril em cerca de 10 a 20%, respectivamente.[25,87] Quando a dor acompanha a degeneração da articulação do quadril, o corpo compensa tentando reduzir as forças geradas sobre as superfícies articulares. Como a contribuição da massa do corpo não pode ser mudada, o paciente

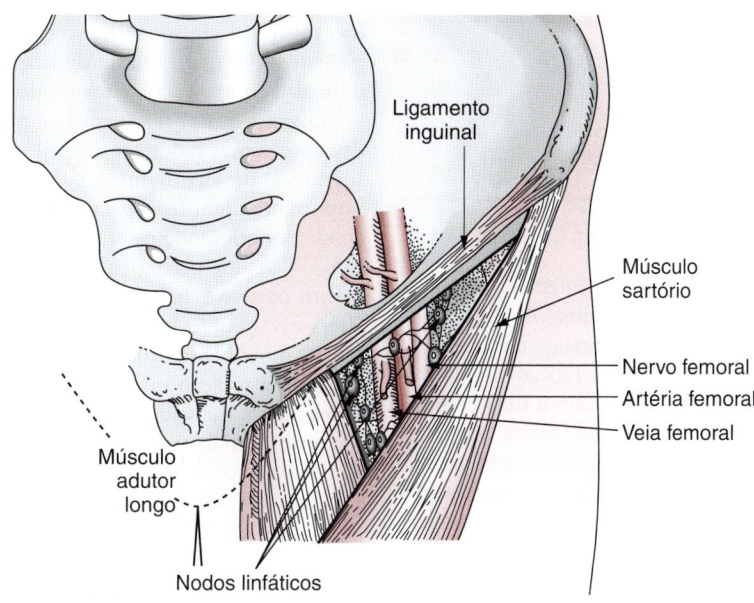

FIGURA 17-14 Triângulo femoral.

tenta reduzir as pressões articulares deslocando a parte superior do tronco sobre o membro de apoio durante a fase de apoio. Enquanto essa manobra diminui as forças de compressão articulares, a energia expandida ao inclinar lateralmente o tronco durante o apoio aumenta de forma significativa o custo de energia da marcha. Para um paciente com quadril dolorido, o uso de uma bengala ou muleta na mão contralateral ao quadril envolvido pode ser empregado para reduzir o movimento excessivo do tronco e para diminuir a pressão sobre a articulação do quadril.[88]

De acordo com Cyriax,[89,90] o padrão capsular do quadril é uma limitação acentuada da flexão, abdução e rotação interna. Kaltenborn[83] considera que o padrão capsular do quadril tem a extensão mais limitada do que a flexão, a rotação interna mais limitada do que a externa e a abdução mais limitada do que a adução. Klassbo[91] e colaboradores realizaram um estudo de teste teórico de observação, transversal e descritivo envolvendo 168 pacientes (idade média 61,7 anos, variação 36 a 90 anos), dos quais 50 não tinham OA do quadril, 77 portavam OA unilateral do quadril e 41 apresentavam OA bilateral, com base em relatos radiológicos. O propósito do estudo foi dispor e descrever padrões de amplitude de movimento passivo (ADMP) e contabilizar o número de quadris que apresentavam padrões capsulares de Cyriax e de Kaltenborn. Um profissional testou a ADMP bilateralmente, usando um goniômetro e um protocolo padronizado. As limitações da ADMP foram calculadas comparando normas de quadris sem sintomas ($n = 100$) no estudo, com padrão de Kaltenborn e em pacientes com OA unilateral do quadril ($n = 77$), com ou sem OA do quadril. As limitações estavam dispostas por tamanho em padrões de ADMP. Os padrões e os números dos quadris com padrões correspondentes aos de Cyriax e de Kaltenborn foram computados. Entre 68 e 138 padrões de ADMP foram identificados pelo uso de diferentes normas de ADMP para definir limitações. Os resultados desse estudo revelaram que poucos quadris com OA mostraram padrão capsular de Cyriax e nenhum demonstrou o padrão capsular de Kaltenborn. Além disso, concluiu-se que era impossível antecipar a evidência radiológica da OA do quadril pela grande variedade de padrões de ADMP.

Exame

Lesões e doenças do quadril podem ser extremamente incapacitantes. Muitas estruturas podem refletir dor no quadril e na virilha e os sintomas são muitas vezes confusos para o paciente e desafiadores

TABELA 17-5 Amplitudes normais e sensações de final do movimento no quadril

Movimento	Amplitude de movimento (graus)	Sensação de final do movimento
Flexão	110-120	Aproximação ou alongamento do tecido
Extensão	10-15	Alongamento do tecido
Abdução	30-50	Alongamento do tecido
Adução	25-30	Aproximação ou alongamento do tecido
Rotação externa	40-60	Alongamento do tecido
Rotação interna	30-40	Alongamento do tecido

Dados de Beattie P: The hip. In: Malone TR, McPoil T, Nitz A, eds. *Orthopaedic and Sports Physical Therapy*, 3rd edn. St. Louis, MO: CV Mosby, 1996:506.

TABELA 17-6 Movimento do quadril e movimentos associados
Flexão (rotação posterior)
Extensão (rotação anterior)
Abdução (ascendente)
Adução (descendente)
Rotação interna
Rotação externa

para o fisioterapeuta. As patologias comuns e as intervenções para a articulação do quadril são detalhadas após o exame. A Tabela 17-7 resume os achados clínicos, diagnósticos diferenciais e estratégias de intervenção de algumas condições do quadril e a Tabela 17-8 descreve alguns dos achados físicos para algumas das causas mais comuns de dor no quadril e na coxa. A compreensão da patologia e os achados clínicos é obviamente necessária. A identificação da fonte de dor é essencial se quisermos fornecer alívio duradouro dos sintomas. As apresentações agudas geralmente têm uma causa nítida e identificável, enquanto nas condições crônicas a verdadeira etiologia pode não ser tão óbvia. Como a menção das várias patologias ocorre em relação ao exame e vice-versa, o leitor é incentivado a alternar a leitura entre as duas.

História

A importância da tomada da história não pode ser enfatizada em excesso, uma vez que as causas de dor no quadril são numerosas

(Tab. 17-9). A história deve determinar o início dos sintomas, o mecanismo da lesão, se houver algum, e a principal queixa do paciente. Um questionário de triagem médica para a pelve, para o quadril e para a coxa é fornecido na Tabela 17-10.

Queixas de dor no quadril ou na virilha, rigidez matinal, rigidez após sentar e dor no quadril com a sustentação de peso são sugestivas de envolvimento articular, tal como osteoartrite. É importante identificar pacientes com OA sintomáticos e excluir condições que podem ser confundidas ou que coexistem com a OA.[92,93] A dor periarticular que não é reproduzida pelo movimento passivo e palpação articular direta sugere uma etiologia alternativa, como bursite, tendinite ou periostite. Os dois primeiros movimentos que sofrem redução na OA do quadril costumam ser a rotação interna e a flexão do quadril, embora, como previamente mencionado, isso pode variar significativamente.[94] A distribuição das articulações doloridas é útil para distinguir OA de outros tipos de artrite, pois a articulação MCF, do punho, do cotovelo, do tornozelo e do ombro são localizações improváveis para a OA, com exceção após o trauma. A idade do paciente também ajuda no diagnóstico de osteoartrite. A OA do quadril é diagnosticada com mais frequência em pacientes acima dos 60 anos, ainda que ela possa ocorrer mais cedo.

Os pacientes que se apresentam com macrotrauma agudo (p. ex., quedas e acidentes automobilísticos) e que relatam ter dificuldade em mover os quadris ou sustentar peso requerem radiografias para descartar fraturas e/ou luxações. As quedas sobre a parte externa do quadril são causas comuns de bursite trocantérica ou contusão da crista ilíaca. Essa lesão pode envolver também os músculos abdominais e/ou glúteos em seus locais de inserção. Quando os músculos abdominais estão envolvidos, os pacientes podem queixar-se de dor com a inspiração profunda ou ter dificuldades com a rotação do tronco.[95] As forças macrotraumáticas aplicadas ao longo do fêmur, como aquelas que ocorrem com lesões contra o painel de instrumentos do automóvel e quedas sobre o joelho podem resultar em dano na cartilagem articular, ruptura do lábio acetabular, fratura pélvica ou subluxação do quadril. A perda imediata de movimento após o trauma direto nessa área indica a presença de fratura no quadril, ou pélvica, ou luxação. Contusões posteriores no glúteo máximo e no nervo isquiático podem ocorrer de uma pancada direta na nádega.[95] Em tais casos, o paciente pode queixar-se de dor nas nádegas e dor, dormência e/ou formigamento irradiando-se para baixo no curso do nervo isquiático. Os atletas e os indivíduos sedentários correm risco de fraturas por estresse do colo do fêmur ou dos ramos pélvicos. Pancadas na parte anterior da coxa podem produzir contusões no quadríceps. Essas contusões podem resultar também em miosite ossificante. O nervo femoral está protegido e não lesiona com facilidade. Esforços musculares agudos na região do quadril e da coxa, em especial nos isquiotibiais, são geralmente vistos no atleta, ocorrendo com mais frequência após corridas curtas, salto, queda ou colisão.[95] A redução significativa ou perda de função motora precisa sempre de estudos de imagem para descartar fraturas por avulsão e/ou lesão nervosa (ver Cap. 31). Esforços excessivos no quadríceps, em muitos casos envolvendo o reto femoral, ocorrem em velocistas e saltadores. Os adutores mais forçados são o longo e o magno, enquanto os isquiotibiais lesionados envolvem a cabeça curta do bíceps femoral.[96-98]

Se o paciente for incapaz de lembrar de algum mecanismo específico, o fisioterapeuta deve suspeitar de uma causa sistêmica (ver seção "Revisão de sistemas", no Cap. 9) ou biomecânica. O quadril é

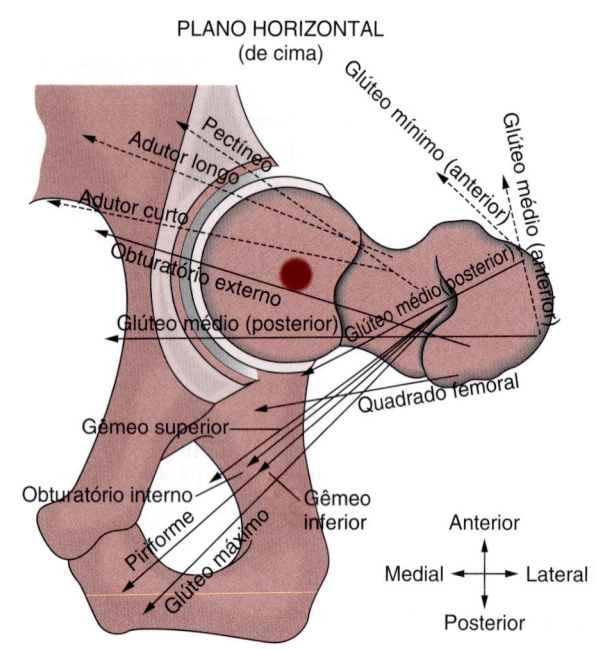

FIGURA 17-15 Uma visão superior representa a linha de força do plano horizontal de vários músculos que cruzam o quadril. O eixo longitudinal de rotação está na direção súpero-inferior através da cabeça do fêmur. Para maior clareza, os músculos tensor da fáscia lata, o sartório e os isquiotibiais não são mostrados. Os rotadores externos são indicados pelas linhas sólidas e os rotadores internos pelas pontilhadas. (Reproduzida, com permissão, de Neumann DA: *Kinesiology of the Musculoskeletal System.* St, Louis: Mosby, 2002.)

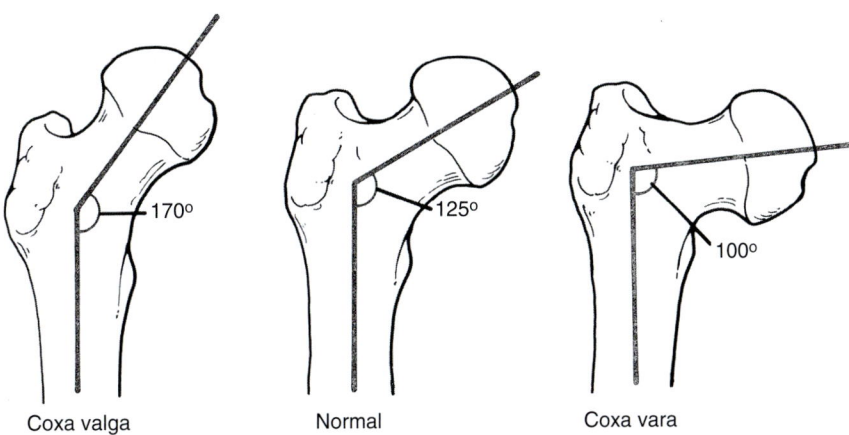

FIGURA 17-16 Ângulos da diáfise do colo. (Reproduzida, com permissão, de Richardson JK, Iglarsh ZA. *Clinical Orthopaedic Physical Therapy*. Philadelphia, WB Saunders; 1994.)

uma região propensa a lesões por esforço excessivo. Caminhar ou correr pode agravar a bursite trocantérica, síndrome de fricção do TIT, esforços nos isquiotibiais e adutores ou fratura por estresse no colo do fêmur. A dor causada por bursite é frequentemente referida ao longo do curso do músculo que ela protege e das estruturas neurológicas adjacentes.[95] A bursite do obturador interno pode refletir dor nas costas e nas nádegas ou ao longo do nervo isquiático. A bursite subtrocantérica apresenta dor referida na região lombar, na coxa lateral, no joelho e quadril.[95] A bursite iliopectínea refere dor ao longo do nervo femoral e da coxa anterior. A bursite ilioglútea refere dor ao longo dos nervos femoral posterior ou cutâneo.[95]

Questões sobre o ambiente de trabalho, participação atlética e outras atividades diárias e recreacionais ajudam o fisioterapeuta a identificar os fatores de risco para o trauma cumulativo que pode

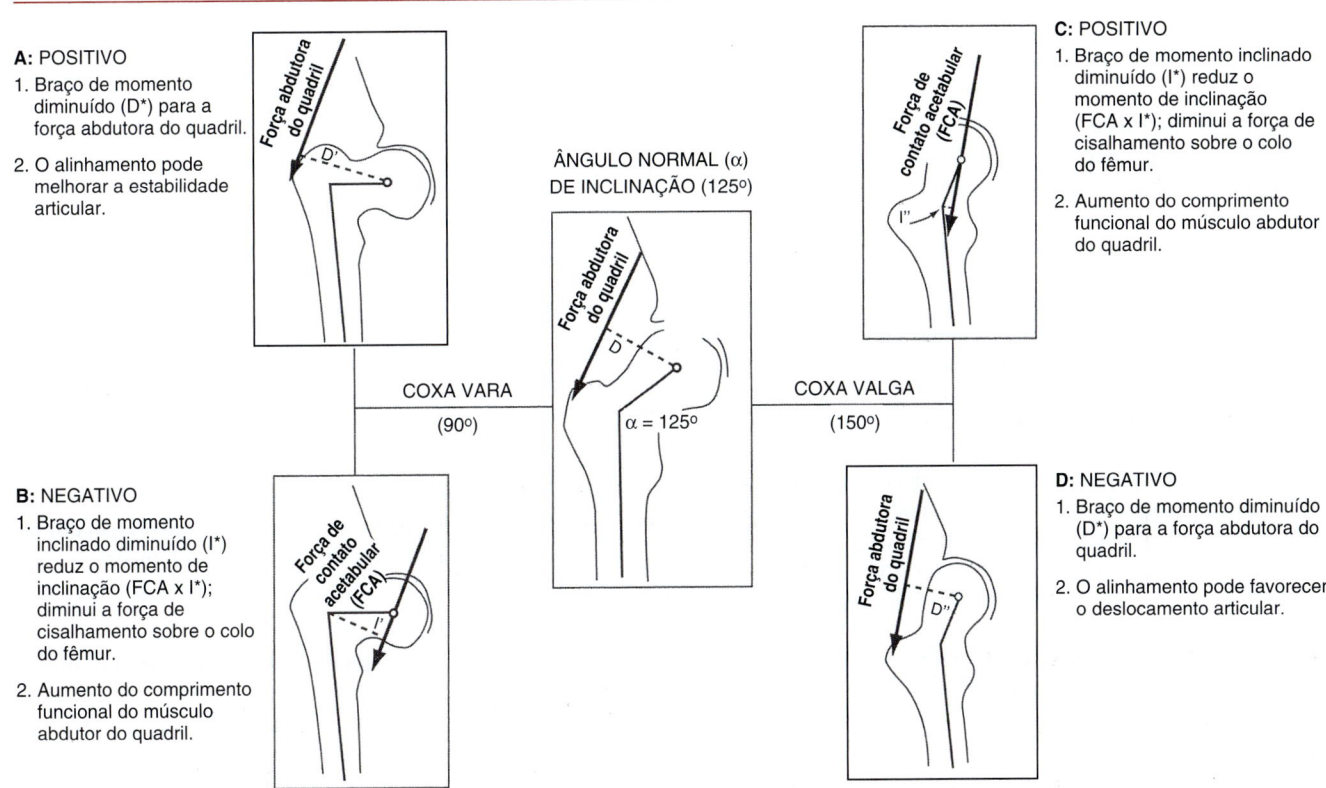

FIGURA 17-17 Os efeitos biomecânicos positivos e negativos da coxa vara e da coxa valga são contrastados. Como referência, um quadril com ângulo normal de inclinação (α = 125°) é mostrado no centro da amostra. *D* é o braço de momento usado pela força condutora do quadril; *I* é o braço de momento inclinado sobre o colo femoral. (Reproduzida, com permissão, de Neumann DA: *Kinesiology of the Musculoskeletal System*. St Louis: Mosby, 2002.)

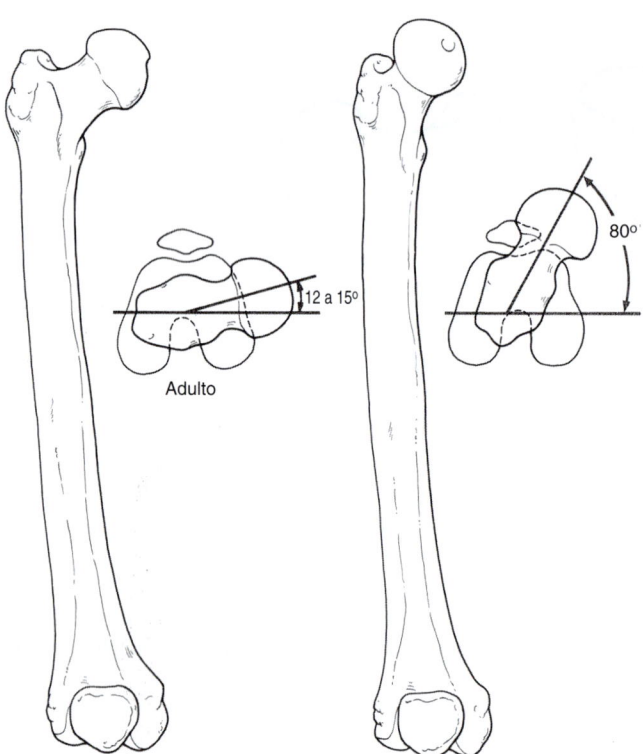

FIGURA 17-18 O ângulo de anteversão femoral. Os valores normais são representados à esquerda. O diagrama à direita ilustra um grande aumento na anteversão femoral. (Reproduzida, com permissão, de Richardson JK, Iglarsh ZA: *Clinical Orthopaedic Physical Therapy.* Philadelphia: WB Saunders, 1994.)

não estar aparente para o paciente.[95] Atividades e posições que ativam e aliviam os sintomas devem ser identificadas (Tab. 17-11).

As áreas do quadril e pélvica são também locais comuns para dor referida (Tab. 17-12). O diagnóstico diferencial da dor no quadril é descrito no Capítulo 9. Para ajudar na determinação da distribuição dos sintomas, um diagrama da dor deve ser preenchido pelo paciente (ver o Cap. 8). Depois disso, o paciente deve ser estimulado a descrever o tipo de sintomas apresentados para cada uma das áreas realçadas no diagrama, bem como os movimentos ou posições que aumentam ou diminuem os sintomas. A localização da dor pode fornecer ao fisioterapeuta valiosas informações (Tab. 17-12). A dor na virilha pode ter origem local ou ser referida. Uma das causas mais comuns de dor na virilha no paciente idoso é OA do quadril. Contudo, a OA do quadril pode também causar dor na parte posterior do trocanter maior, parte anterior da coxa e joelho devido aos diversos nervos que cruzam o quadril.[99]

A dor na parte lateral e posterior do quadril (nádega) pode ser irradiada da coluna lombar.

A dor que melhora ou piora em determinadas horas do dia fornece algumas pistas. A patologia da articulação do quadril costuma estar associada com rigidez ao levantar. Essas patologias incluem:

▶ Osteoartrite (OA) da articulação do quadril;

▶ Artrite reumatoide da articulação do quadril; rigidez matinal prolongada (mais de uma hora) deve alertar para esse tipo de artrite inflamatória;

▶ Necrose avascular da cabeça do fêmur.

Registros de pontadas de dor com atividades de sustentação de peso indicam a presença de um corpo frouxo dentro da articulação. Ruídos dentro e ao redor da articulação são resultantes de muitas causas. Uma das causas mais comuns é um quadril "com estalido", especialmente se este ocorrer de forma consistente aproximadamente em 45° de flexão do quadril. Esse tipo de estalido é causado pelo tendão do iliopsoas que passa sobre o trocanter maior ou acetábulo anterior. Os outros tipos de estalidos no quadril são descritos na seção "Intervenção".

Devem ser coletadas informações em relação às atividades ou posições que parecem agravar ou diminuir os sintomas. Por exemplo, a posição sentada prolongada em uma superfície dura pode agravar sintomas na bolsa isquiática, enquanto a dor na nádega com a posição sentada prolongada sobre uma superfície macia tem mais probabilidade de ser o resultado de lesão de disco lombar. Como o quadril é uma articulação de sustentação de peso, é muito importante colher informações sobre o papel da sustentação de peso nas atividades dolorosas, em particular se o paciente sente dores mesmo em repouso, bem como durante a sustentação de peso, ou se atividades específicas de sustentação de peso (p. ex., subir escadas e caminhar) são a causa do aumento da dor. A sustentação de peso tende a agravar patologias articulares.

Por fim, o fisioterapeuta deve determinar o impacto que a condição do paciente tem sobre as atividades da sua vida diária.

Revisão de sistemas

A dor referida para o quadril é comum e deve ser avaliada na ausência de trauma agudo ou quando os sintomas não se originam claramente do quadril. A dor pode ser referida à região do quadril a partir de uma série de origens neuromusculoesqueléticas (ver Cap. 9). Elas incluem:

▶ Disfunção da sínfise púbica.

▶ Disfunção da articulação sacroilíaca.

▶ Doença degenerativa do disco torácico inferior e lombar.

▶ Disfunções da faceta lombar e impactos da raiz nervosa da coluna.

▶ Estenose lombar com claudicação neurogênica.

▶ Compressões do nervo periférico (nervo cutâneo lateral da coxa).

▶ Síndrome da dor miofascial.

▶ Espondiloartropatia.

As queixas associadas à dor referida incluem:

▶ Dor na coxa, dor no joelho e dor na perna com ou sem dor no quadril pode ser indicativa de radiculopatia lombar.

▶ A dor que diminui ao subir escadas indica que o paciente apresenta estenose da coluna lombar.

A dor referida está quase sempre relacionada com a postura e o posicionamento. A fonte mais comum de dor referida no quadril é lombar, incluindo causas neurogênicas (compressão da raiz nervosa) e espondilogênicas (faceta ou articulação sacroilíaca). As condições específicas que refletem sintomas na região da pelve, do quadril e da coxa em adultos incluem câncer, fraturas patológicas do colo do fêmur e osteonecrose da cabeça do fêmur (necrose avascular). Em crianças, a dor e a perda de amplitude na articulação do quadril devem sempre alertar o fisioterapeuta para

TABELA 17-7 História, achados clínicos, diagnóstico diferencial e estratégias de intervenção de algumas condições do quadril

Diagnóstico	História	Achados físicos	Diagnóstico diferencial
Doença de Legg-Calvé-Perthes	Início gradual (1 a 3 meses) de claudicação com dor no quadril ou no joelho	Abdução, flexão e rotação interna do quadril limitadas	Artrite juvenil e outras condições inflamatórias do quadril
Epifisiólise proximal do fêmur	Apresentação aguda (< 1 mês) ou crônica (até seis meses); a dor pode ser irradiada para o joelho ou parte anterior da coxa	Dor e rotação interna limitada, perna mais confortável em rotação externa; a apresentação crônica pode ter discrepância no comprimento da perna	Distensão muscular e fratura por avulsão
Fratura por avulsão	Contração muscular súbita, violenta; pode ser ouvido ou sentido um "estalo"	Dor no alongamento passivo e na contração ativa do músculo envolvido; dor na palpação da apófise envolvida	Distensão muscular e epifisiólise proximal do fêmur
Contusão da crista ilíaca	Trauma direto na crista ilíaca	Sensibilidade sobre a crista ilíaca; pode ter dor durante a deambulação e abdução ativa do quadril	Contusão e fratura
Contusão	Trauma direto no tecido mole	Dor na palpação e movimento; equimose	Contusão da crista ilíaca, fratura e miosite ossificante
Miosite ossificante	Contusão com hematoma cerca de 2 a 4 semanas antes	Dor na palpação; massa firme pode ser palpável	Contusão, tumores de tecido mole e formação de calo a partir da fratura anterior
Fratura por estresse do colo do fêmur	Desconforto persistente na virilha que aumenta com a atividade, história de exercício de resistência e mulheres com tríade da atleta (transtorno alimentar, amenorreia, osteoporose)	A ADM é dolorosa, dor na palpação do do trocanter maior	Bursite trocantérica, osteoma osteoide, distensão muscular
Osteoma osteoide	Dor vaga no quadril presente à noite que aumenta durante as atividades	Movimento restrito e atrofia do quadríceps	Fratura por estresse do colo do fêmur e bursite trocantérica
Síndrome do trato iliotibial	Dor na parte lateral do quadril, na coxa ou no joelho; estalido quando o trato iliotibial passa sobre o trocanter maior	Teste de Ober positivo	Bursite trocantérica
Bursite trocantérica	Dor sobre o trocanter maior na palpação; dor durante as transições da posição de pé para a deitada e vice-versa	Dor na palpação do trocanter maior	Síndrome do trato iliotibial e fratura por estresse do colo do fêmur
Necrose avascular da cabeça do fêmur	Dor aguda ou latejante na virilha, parte lateral do quadril ou na nádega; história de uso prolongado de esteroides; fratura prévia e epifisiólise proximal do fêmur	Dor na deambulação, abdução e rotação interna e externa	Doença articular degenerativa precoce
Síndrome do piriforme	Dor posterior aguda, pode irradiar-se para baixo, na perna, imitando sintomas radiculares, história de competição em trilha ou permanecer na posição sentada por tempo prolongado	Dor na rotação externa ativa, rotação interna passiva do quadril e palpação da incisura isquiática	Compressão da raiz nervosa, fraturas por estresse
Bursite do iliopsoas	Dor e estalido na parte medial da virilha ou da coxa	Reprodução dos sintomas com flexão/extensão ativa e passiva do quadril	Fratura por avulsão
Meralgia parestética	Dor ou parestesia na parte anterior ou lateral da coxa e da virilha	Distribuição anormal do nervo cutâneo lateral da coxa durante o exame sensorial	Outras causas de neuropatia periférica
Artrite degenerativa	Dor e rigidez progressivas	Redução na rotação interna a princípio, em todos os movimentos posteriormente, dor na deambulação	Artrite inflamatória

(continua)

TABELA 17-7 História, achados clínicos, diagnóstico diferencial e estratégias de intervenção de algumas condições do quadril *(continuação)*

Diagnóstico	Testes especiais	Intervenção	Referência
Doença de Legg-Calvé-Perthes	CSC e ISE normais; radiografias simples positivas (inicialmente com mudanças na epífise, mais tarde com achatamento da cabeça do fêmur)	Manter ADM e seguir a posição da cabeça do fêmur em relação ao acetábulo radiograficamente	Cirurgia ortopédica, se não resolvida
Epifisiólise proximal do fêmur	Radiografias simples mostram, inicialmente, alargamento da epífise; após, deslizamento do fêmur sob a epífise	Evitar sustentação de peso e colocação cirúrgica de pino	Cirurgia ortopédica urgente com deslizamentos grandes, agudos
Fratura por avulsão	Radiografias simples; se estas forem negativas, TC ou IRM	Programa de reabilitação de aumento progressivo da ADM e fortalecimento	Cirurgia ortopédica de >-2cm de deslocamento
Contusão da crista ilíaca	Radiografias simples, se houver suspeita de fratura	Repouso, gelo, AINEs, esteroides locais e infiltração de anestésicos para a dor grave; retorno gradual às atividades com proteção do local	FT apropriada
Contusão	Radiografias simples negativas	Repouso, gelo, compressão, alongamento estático e AINEs	FT apropriada
Miosite ossificante	Exame de radiografia ou ultrassom revela hematoma intramuscular calcificado típico	Gelo, alongamento da estrutura envolvida, AINEs; ressecção cirúrgica após 1 ano, se o tratamento conservador falhar	FT apropriada; cirurgia ortopédica, se necessária a ressecção
Fratura por estresse do colo do fêmur	Radiografias simples podem mostrar defeitos corticais no colo do fêmur (superfície superior ou inferior); exame ósseo, IRM ou TC também são usadas se as radiografias simples forem negativas e houver suspeita desse diagnóstico	Fratura da superfície inferior; evitar sustentação de peso até evidência de cicatrização (em geral 2 a 4 semanas) com retorno gradual às atividades; fratura da superfície superior: RAFI	Cirurgia ortopédica para RAFI
Osteoma osteoide	Radiografias simples, se forem negativas e os sintomas persistirem IRM ou TC	Remoção cirúrgica se não responder à terapia médica com aspirina ou AINEs	Cirurgia ortopédica
Síndrome do trato iliotibial	Teste de Ober positivo	Modificação da atividade, e do calçado; programa de alongamento, massagem com gelo e AINEs	FT apropriada
Bursite trocantérica	Radiografias simples, exame ósseo e IRM negativa	Gelo, AINEs, alongamento do trato iliotibial, proteção do trauma direto e infiltração com esteroides	FT apropriada
Necrose avascular da cabeça do fêmur	Radiografias simples e IRM	Sustentação de peso protegida, exercícios para maximizar a função do tecido mole (força e suporte) e substituição total do quadril	Tentativa de FT apropriada; cirurgia ortopédica
Síndrome do piriforme	Estudos EMG podem ser úteis; IRM da coluna lombar, se houver suspeita de compressão da raiz nervosa	Alongamento, AINEs, repouso relativo e correção da atividade lesiva	FT apropriada
Bursite do iliopsoas	Radiografias simples são negativas	Alongamento do iliopsoas e infiltração com esteroides	FT apropriada
Meralgia parestética	Teste de velocidade de condução nervosa pode ser útil	Evitar a compressão externa do nervo (roupa, equipamento, *pannus*)	—
Artrite degenerativa	Radiografias simples ajudam no diagnóstico e no prognóstico	Maximizar o suporte e a força dos tecidos moles, gelo, AINEs, modificação das atividades, bengala e substituição total	Tentativa de FT apropriada, cirurgia ortopédica

CSC, contagem sanguínea completa; TC, tomografia computadorizada; EMG, eletromielografia; ISE, índice de sedimentação de eritrócito; IRM, imagem por ressonância magnética; AINEs, drogas anti-inflamatórias não esteroides; RAFI, redução aberta com fixação interna; FT, fisioterapia; ADM, amplitude de movimento. Dados de Adkins SB, Figler RA: Hip pain in athletes. *Am Fam Phys* 61:2109–2118, 2000.

TABELA 17-8 Achados físicos em algumas das causas mais comuns de dor no quadril e na coxa

Condição	Descrição dos achados
Osteoartrite do quadril	Sensibilidade sobre a cápsula da parte anterior do quadril Dor reproduzida pela rotação passiva do quadril Amplitude de movimento restrita (a rotação é geralmente a primeira a ser afetada) Dor reproduzida pelo teste de Stinchfield (ver seção "Testes especiais") Claudicação do abdutor (casos mais graves) Discrepância funcional do comprimento da perna (se a contratura da abdução se desenvolveu)
Fratura do quadril	Sensibilidade sobre a cápsula da parte anterior do quadril ou na região intertrocantérica Membro externamente rodado e encurtado (fraturas deslocadas) Teste de Stinchfield dolorido ou não pode ser executado
Meralgia parestética	Sensação alterada sobre a parte ântero-lateral da coxa Sintomas reproduzidos pela pressão ou percussão medial à espinha ilíaca ântero-superior
Tendinite do piriforme	Sensibilidade à palpação profunda próxima ao gancho do trocanter maior Dor reproduzida pelo alongamento do piriforme
Tendinite do glúteo máximo	Sensibilidade próxima da dobra glútea na região inferior do glúteo máximo Dor reproduzida com o teste de Yeoman (ver Cap. 27)
Tendinite do glúteo médio	Sensibilidade próxima ao trocanter maior Dor reproduzida pela abdução resistida do quadril
Bursite trocantérica	Sensibilidade sobre a região lateral do trocanter maior Estalido ou crepitação percebido durante a flexão-extensão do quadril (ocasionalmente) Trato iliotibial tenso revelado pelo teste de Ober (variável) – ver seção "Testes especiais"
Distensão ou contusão do quadríceps	Sensibilidade e edema da área envolvida do quadríceps Fraqueza durante a contração do quadríceps Restrição da flexão do joelho, especialmente com o quadril estendido Pivô palpável do quadríceps (luxações mais graves) Calor e firmeza no quadríceps (miosite ossificante iminente)
Distensão dos isquiotibiais	Sensibilidade e edema no local da lesão Equimose (frequentemente) Extensão do joelho e elevação de perna reta restritas Pivô palpável nos isquiotibiais lesionados (lesões mais graves) Sinal trípode anormal
Fratura ou ruptura da pelve	Sensibilidade na sínfise púbica, na crista ilíaca ou nas articulações sacroilíacas Dor em resposta aos testes de compressão pélvica (teste de compressão pélvica lateral, de compressão pélvica ântero-posterior e de estresse da sínfise púbica) Dor com o teste de Patrick ou teste de Gaenslen (especialmente na articulação sacroilíaca – ver Cap. 27)

Reproduzida, com permissão, de Martell JM, Reider B: Pelvis, hip and thigh. In: Reider B, ed. *The Orthopaedic Physical Examination*. Philadelphia, PA: WB Saunders, 1999:159–199.

a possibilidade de sinovite transitória, doença de Legg-Calvé-Perthes, ou epifisiólise proximal do fêmur (Tab. 17-13).

O exame de triagem do quadrante inferior de Cyriax pode ser usado para avaliar a presença de lesões no neurônio motor superior ou inferior ou referência de sintomas da coluna (ver Cap. 9). O teste muscular-chave é usado para avaliar a debilidade neurológica (ver também seção "Testes ativos, passivos e resistidos").

Os pontos-gatilho em pacientes com síndrome da dor miofascial podem causar sintomas localizados e refletidos que se assemelham, em sua maioria, aos padrões referidos de radiculopatias.[95]

A evidência de inflamação intensa durante o exame sugere processos infecciosos ou microcristalinos, como gota ou pseudogota. Perda de peso, fadiga, febre e perda de apetite devem ser verificadas, pois são indicativos de doença sistêmica, como polimialgia reumática, artrite reumatoide, lúpus ou sepse.

Exemplos de dor viscerogênica (ver Cap. 9) incluem cálculos renais (dor que irradia para a virilha), cistos ovarianos ou gestação ectópica (dor que irradia para as costas ou para o quadril ou ao longo do nervo isquiático, quando há compressão direta) e diverticulite ou hérnias inguinais (dor que irradia sobre o abdome ou nas costas ou para a virilha).[95]

A dor referida nas nádegas pode ser uma forma de dor vasculogênica (ver Cap. 9) e ocorre em pacientes que têm claudicação vascular da estenose ou da aorta distal ou vasos ilíacos comuns.[95]

Se, após a história e a revisão de sistemas, o fisioterapeuta estiver preocupado com quaisquer sinais ou sintomas de distúrbio visceral, vascular ou sistêmico, o paciente deve ser encaminhado ao profissional de cuidado de saúde adequado.

Testes e medidas

O quadril pode ser uma das articulações mais desafiadoras para ser examinada. Diferente do joelho ou do tornozelo, a articulação não é prontamente palpável e deve-se realizar diversos testes e manobras provocativas para identificar as anormalidades ósseas ou intra-articulares.[95] Além disso, muitas das estruturas do teci-

TABELA 17-9 Causas potenciais de dor no quadril

Tipo de dor/estrutura envolvida	Causa
Cartilagem articular	Lesão condral Osteoartrite
Distúrbios na infância	Displasia congênita Doença de Legg-Calvé-Perthes Epifisiólise proximal do fêmur
Inflamação	Bursite trocantérica Bursite do psoas Tendinite Sinovite tóxica
Infecção	Artrite séptica Osteomielite
Ruptura do lábio	
Neoplasia	
Neurológica	Compressão nervosa local
Esforço repetitivo	Fraturas por estresse do fêmur Distensões musculares Hérnia inguinal Hérnia femoral
Referida	Patologia do disco lombar Doença articular – degenerativa da coluna lombar Pubalgia atlética Radiculopatia Síndrome do piriforme Patologia da articulação sacroilíaca Patologia do trato geniturinário Patologia da parede abdominal
Sistêmica	Artrite reumatoide Doença de Crohn Psoríase Síndrome de Reiter Lúpus eritematoso sistêmico
Trauma	Contusão do tecido mole Fraturas da cabeça do fêmur Luxação da cabeça do fêmur Lesão por avulsão Miosite ossificante
Vascular	Necrose avascular Osteonecrose

Dados de Martin RL, Enseki KR, Draovitch P, et al.: Acetabular labral tests of the hip: Examination and diagnostic challenges. *J Orthop Sports Phys Ther* 36:503–515, 2006.

do mole são difíceis de identificar manualmente, mas podem ser isoladas com as habilidades clínicas apropriadas.

Observação

O fisioterapeuta observa a região do quadril, verifica a presença de cicatrizes, anormalidades anatômicas, atrofia muscular, ferimentos, edema, etc. Uma massa de tecido mole localizado ou edema pode indicar bursite, contusão muscular aguda ou ruptura com hematoma, fratura por avulsão, miosite ossificante, tumores, infecções ou trombose venosa profunda.[95] A atrofia muscular assimétrica indica, geralmente, radiculopatia ou neuropatia periférica, mas pode também ser causada por ruptura do tendão. A equimose pode ser vista com contusões, ruptura muscular, fratura e pacientes com diátese de sangramento.[95] Lesões vesiculares de pele que têm distribuição dermatômica podem ser encontradas em casos de herpes-zóster. Pontos cor de café-com-leite maiores do que 3 cm e presentes em número maior do que seis são característicos de neurofibromatose. Rachaduras de pele podem ser causadas por artrite psoriática secundária, reações a medicamentos ou uma das doenças vasculares de colágeno. A deformidade articular ou óssea evidente deve levantar suspeitas de fratura ou luxação. O paciente é observado de frente, de costas e laterais para verificar o alinhamento geral do quadril, da pelve, da coluna e das extremidades inferiores (ver Cap. 13).

A dor e a disfunção muscular podem produzir disfunções de movimento e posturais na articulação do quadril.[100] De acordo com Kendall,[101] o alinhamento ideal da pelve é observado quando a EIAS está no mesmo plano vertical que a sínfise púbica. O grau de inclinação pélvica, medido como o ângulo entre o plano horizontal e a linha que insere a EIAS com a EIPS, varia de 5 a 12° em indivíduos normais.[102] Tanto a EIAS baixa em mulheres como a lombar estruturalmente plana em homens podem causar variações estruturais no alinhamento pélvico, o que pode ser mal interpretado como danos posturais adquiridos.[100] De acordo com Sahrmann, todos os itens seguintes são necessários para indicar a presença de dano postural do quadril:[100]

▶ Aumento ou redução na profundidade da curva lombar normal.

▶ Desvio acentuado da linha horizontal entre a EIAS e a EIPS.

▶ Aumento ou redução no ângulo da articulação do quadril no plano ântero-posterior, com alinhamento neutro da articulação do joelho.

O seguinte deve ser examinado:[100]

▶ Os glúteos devem ser simétricos e arredondados, sem pender frouxamente. A síndrome pélvica cruzada (ver Cap. 26) demonstra fraqueza e inibição dos músculos glúteos.[103] Essa síndrome pode ser facilmente identificada fazendo com que o paciente realize uma ponte parcial com sustentação em uma perna. Essa manobra resulta em cãibra dos músculos isquiotibiais dentro de poucos segundos se a síndrome pélvica cruzada estiver presente. A atrofia da nádega comparada com o outro lado também indica paralisia do nervo glúteo superior ou inferior. Uma protuberância do músculo glúteo costuma indicar ruptura de Grau III. O edema da nádega ocorre com o "sinal da nádega".[89]

> ### Curiosidade Clínica
>
> A síndrome pélvica cruzada é apresentada pelos músculos isquiotibiais e flexores do quadril adaptativamente encurtados e músculos glúteos e eretores da coluna lombar inibidos.

▶ Edema sobre o trocanter maior indica bursite trocantérica.

▶ Encurtamento adaptativo dos adutores curtos do quadril é indicado por um volume distinto nos músculos do terço superior da coxa.[103]

▶ O volume do tensor da fáscia lata (TFL) não deve ser distinto. Um sulco visível que passa por baixo da região late-

TABELA 17-10 Questionário de triagem clínica para a região da pelve, do quadril e da coxa

	Sim	Não
Você teve recentemente algum trauma, como uma queda?		
Algum médico lhe disse que você tem osteoporose?		
Algum médico lhe disse que você tem problemas na circulação sanguínea em seus quadris?		
Você atualmente toma esteroides ou submeteu-se a terapia prolongada com esteroides?		
A sua dor alivia quando você descansa em posição confortável?		
Você tem história de câncer?		
Um membro próximo de sua família (pais ou irmãos) foi diagnosticado com câncer?		
Você perdeu peso recentemente, mesmo que não tenha feito dieta ou exercícios?		
Você teve mudança recente no seu funcionamento intestinal, como fezes escuras ou sangramento no reto?		
Você teve diarreia ou constipação que durou mais do que alguns dias?		
Você tem dor aguda na virilha, no quadril ou na coxa que aumenta com a atividade física, como caminhar ou correr?		

Reproduzida, com permissão, de Du Vall RE, Godges J: introduction to physical therapy differential diagnosis: The clinical utility of subjective examination. In: Wilmarth MA, ed. *Medical Screening for the Physical Therapist. Orthopaedic Section Independent Study Course 14.1.1.* La Crosse, WI: Orthopaedic Section, APTA, Inc, 2003:1-44.

ral da coxa pode indicar que o TFL apresenta esforço repetitivo e tanto ele como o TIT estão adaptativamente encurtados.[103]

A arquitetura e a posição da articulação do quadril e da extremidade inferior são observadas.

▶ Na artrite aguda e na osteoartrose ampla, a articulação do quadril é geralmente mantida em flexão e rotação externa. Isso pode ser compensado pela inclinação anterior da pelve, junto com o aumento da lordose da coluna lombar.

▶ Rotação externa excessiva da perna, acompanhada de artelhos para fora, ocorre na retroversão extrema do colo do fêmur ou na epifisiólise proximal do fêmur.

▶ O aumento da flexão do quadril de pé pode resultar da fraqueza ou do alongamento excessivo dos músculos oblíquo interno ou reto abdominal. Esse aumento também pode ser devido a uma contratura da flexão do quadril.

▶ Aumento da extensão do quadril na posição de pé relaxada é indicativo de postura curvada para trás. Isso é caracterizado por inclinação pélvica posterior e hiperextensão dos joelhos, resulta em alongamento da cápsula articular anterior do quadril e estresse nos músculos iliopsoas e no tendão.

▶ Assimetria lateral na posição de pé relaxada é caracterizada pela crista ilíaca alta em um dos lados. A diferença na altura entre as duas cristas deve ser maior do que 1,3 cm para ter significado clínico. A assimetria lateral pode causar um sinal de Tredelenburg positivo (ver seção "Testes especiais"), que indica fraqueza do abdutor do quadril.

A observação dos componentes inferiores da cadeia cinética envolve:

▶ O grau de geno valgo/varo (ver Cap. 18);
▶ O grau de torção tibial (ver Cap. 18);
▶ A quantidade de inversão/eversão calcânea (ver Cap. 18).

TABELA 17-11 Relatos subjetivos e possíveis diagnósticos[95]

Relato subjetivo	Possível diagnóstico
Dor que piora ao sentar em superfícies duras, ao andar de bicicleta e ficar de pé por tempo prolongado	Bursite isquioglútea
Dor ao agachar, deitar-se sobre o lado envolvido, subir escadas e caminhar.	Bursite subtrocantérica
Um clique ou estalido que ocorre durante as atividades de corrida e de dança	Síndrome do estalo do quadril
Dor ao sentar-se por tempo prolongado, na flexão do tronco e tossir/espirrar	Hérnia de disco lombar
Dor com atividades que envolvam a extensão lombar	Estenose espinal, espondilolistese ou síndrome da faceta
Dor noturna não relacionada com o movimento	Malignidade
Dor ao caminhar, que alivia com o cessar da atividade	Claudicação vascular
Dor que parece ser afetada pelo clima	Condição artrítica ou síndrome da fibromialgia
Perda progressiva ou mudança na função motora, intestinal, urinária ou sexual	Mielopatia, síndrome do cone medular ou síndrome da cauda equina

Dado de Feinberg JH: Hip pain: Differential diagnosis. *J Back Musculoskeletal Rehabil* 4:154-173, 1994.

TABELA 17-12 Diagnóstico diferencial para dor na área do quadril ou da nádega

Distribuição da dor	Causa potencial	Distribuição da dor	Causa potencial
Área da virilha	Fraturas por estresse da pelve e do fêmur		Sinovite transitória
	Sinovite induzida por cristais (gota)		Infecção
	Hérnia inguinal/femoral		Prótese frouxa
	Calcificação muscular		Nodos linfáticos inflamados
	Distensão do adutor do quadril		Distensão muscular abdominal inferior
	Bursite iliopectínea		Dor referida das vísceras ou do nervo espinal
	Distensão do iliopsoas ou fratura por avulsão do trocanter menor	Área púbica	Distensão da sínfise púbica
	Artrite do quadril		Osteíte púbica
	Artrose do quadril		Distensão do músculo abdominal
	Fratura do colo do fêmur		Infecção na bexiga
	Osteonecrose da cabeça do fêmur	Área da parte lateral da nádega	Bursite trocantérica
	Disfunção da sínfise púbica:		Tendinite dos abdutores ou rotadores externos
	▶ Osteíte púbica		Apofisite do trocanter maior
	▶ Osteomielite púbica		Dor referida da coluna lombar média ou inferior
	▶ Artrite piogênica		Trombose das artérias glúteas
	▶ Fratura púbica	Parte anterior e lateral da coxa	Distensão do quadríceps
	▶ Osteólise púbica		Meralgia parestética
	▶ Dor sinfisial pós-parto		Compressão do nervo femoral
			Trombose da artéria femoral ou da veia safena magna
			Fratura por estresse do fêmur
	Lesão da articulação sacroilíaca		Dor referida do quadril ou da coluna lombar média
	Tumor	Parte medial da coxa	Distensão dos músculos adutores
	Pedra na uretra		Compressão do nervo obturatório
	Hérnia		Dor referida do quadril ou do joelho
	Sinovite inflamatória (p. ex., artrite reumatoide, espondilite anquilosante e lúpus eritematoso sistêmico)	Espinha ilíaca ântero-superior	Apofisite do sartório ou do reto femoral
			Distensão do glúteo, dos abdominais oblíquos, do tensor da fáscia lata e quadrado do lombo
	Subluxação		Compressão do nervo ílio-hipogástrico
	Luxação	Crista ilíaca	Dor referida da coluna lombar superior

Dados de Beattie P: The hip. In: Malone TR, Mc Poil T, Nitz A, eds. Orthopedic and Sports Physical Therapy, 3rd edn. St. Lowis, MO: CV Mosby 1996:506

Marcha. A análise das fases de apoio e balanço da marcha é essencial para determinar os problemas que devem ser tratados durante a intervenção (ver Cap. 13). Os determinantes da marcha na fase de apoio envolvem a interação entre a pelve e o quadril e articulações do quadril e distais do membro (joelho e tornozelo).[104,105] O fisioterapeuta precisa observar se:[58]

▶ O paciente está usando aparelho de auxílio. Se estiver, ele está na altura certa e é usado da maneira correta?

▶ Há falta de movimento no quadril, em particular a extensão. A falta de extensão pode ter impacto sobre a marcha (ver Cap. 13).

▶ Há deslocamento horizontal lateral da pelve e do tronco sobre a perna de apoio durante a fase de balanço. Isso pode indicar um sinal de Trendelenburg positivo (ver seção "Testes especiais"). A ativação do mecanismo do abdutor na sustentação de peso é necessária para estabilizar o quadril e a pelve e evitar a inclinação lateral excessiva da pelve para o lado contralateral durante a fase de balanço.

▶ O alinhamento do tornozelo está na posição neutra. A pronação excessiva do tornozelo aumenta o grau de rotação interna do quadril, que pode colocar estresse maior sobre os rotadores do quadril. Isso é especialmente traumático para os rotadores do quadril que cruzam as proeminências ósseas, aumentando o risco de bursite; de modo inverso, a supinação causa rotação externa maior.

A forte ativação dos extensores do quadril (com os abdutores) é necessária na batida do calcanhar no apoio inicial, de 30° de flexão inicial para cerca de 10° de extensão na elevação do calcanhar.[104] Se os flexores do quadril são curtos ou estão rígidos em relação aos músculos abdominais, pode haver excesso na inclinação pélvica anterior e aumento da extensão lombar durante essa fase.[100]

Testes de carga articular. A dor na sustentação de peso é uma queixa comum em alguns pacientes com patologia da articulação do quadril, incluindo artrite reumatoide e osteoartrite.[58] Dependendo da capacidade do paciente, os seguintes testes de sustentação de peso podem produzir dor:

▶ *Degrau alto.* O paciente coloca um pé sobre uma cadeira e então inclina-se sobre ela (Fig. 17-19). A manobra flexiona o quadril elevado e estende o outro. O teste é repetido no outro lado. Esse teste fornece ao fisioterapeuta indicações quanto à amplitude de flexão e extensão do quadril.

▶ *De pé unilateral.* O paciente fica de pé em apenas uma perna (Fig. 17-20). A incapacidade de manter a pelve na posição ao manter-se em pé unilateralmente é chamada de teste de Tredelenburg positivo (ver seção "Testes especiais").

Palpação

O exame palpatório identifica anormalidades anatômicas e locais doloridos. Uma massa palpável após o trauma agudo que não é

TABELA 17-13 Sinais de alerta para a região da pelve, do quadril e da coxa

Condição	Sinais de alerta
Câncer de colo	Idade acima dos 50 anos Distúrbios intestinais (p. ex., sangramento retal ou fezes escuras) Perda de peso inexplicada História de câncer de colo em familiar próximo Dor que não modifica pelas posições ou pelo movimento
Fraturas patológicas do colo do fêmur	Mulheres mais velhas (> 70 anos) com dor no quadril, na virilha ou na coxa História de queda de uma posição de pé Dor grave e constante que piora com o movimento Uma extremidade inferior encurtada e rodada externamente
Osteonecrose da cabeça do fêmur (necrose avascular)	História de uso de corticosteroides a longo prazo (p. ex., em pacientes com artrite reumatoide, lúpus eritematoso sistêmico ou asma) História de necrose avascular do quadril contralateral Trauma
Doença de Legg-Calvé-Perthes	Meninos com idade entre 5 e 8 anos com dor na virilha ou na coxa Marcha antálgica Queixas de dores agravadas com o movimento do quadril, especialmente abdução e rotação interna do quadril
Epifisiólise proximal do fêmur	Adolescentes obesos História de edema de crescimento ou trauma recente Virilha dolorida exacerbada com a sustentação de peso Perna envolvida mantida em rotação externa Limitações de amplitude de movimento de rotação interna e abdução

Reproduzida, com permissão, de DuVall RE, Godges J: Introduction to physical therapy differential diagnosis: The clinical utility of subjective examination. In: Wilmarth MA, ed. *Medical Screening for the Physical Therapist. Orthopaedic Section Independent Study Course 14.1.1.* La Crosse, WI: Orthopaedic Section, APTA, Inc., 2003:1–44.

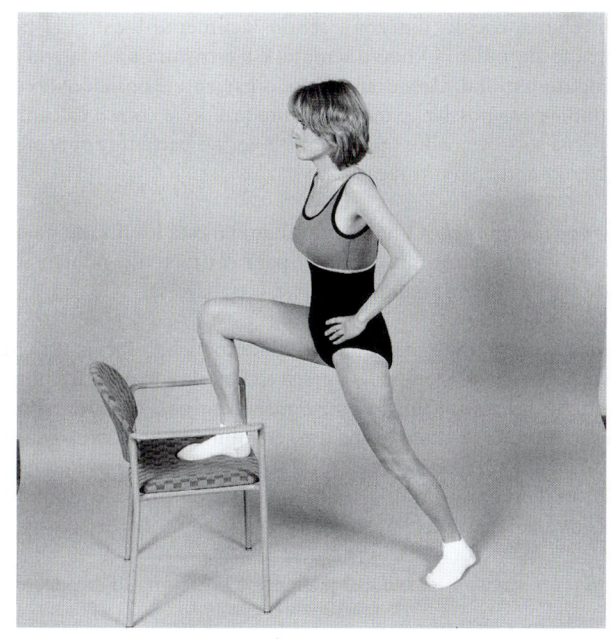

FIGURA 17-19 O degrau alto.

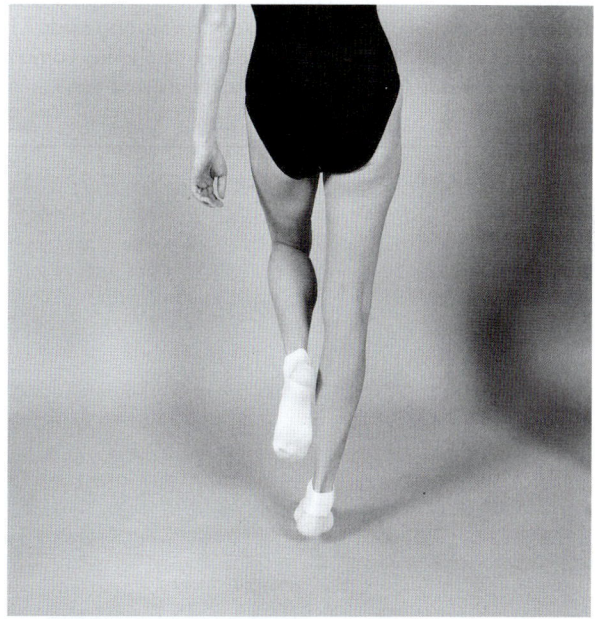

FIGURA 17-20 De pé unilateralmente.

bem-definida geralmente indica ruptura muscular, espasmo ou hematoma.[95] Uma massa que se desenvolveu 2 a 3 semanas depois da lesão inicial, quente e eritematosa pode ser a primeira indicação de miosite ossificante. A bursite geralmente se apresenta com algum edema localizado, calor e eritema e sem história de trauma agudo. Os pontos-gatilho são geralmente identificados como nódulos discretos ou bandas dentro do tecido muscular. Não há edema associado e nenhum calor ou eritema. O mau alinhamento postural ou ósseo aumenta o risco de lesões traumáticas e por esforço repetitivo. As relações anatômicas das articulações da extremidade inferior devem ser comparadas, procurando por deformidades em valgo e em varo, pé cavo ou plano, mobilidade da coluna, anteversão do quadril, assimetria pélvica e discrepâncias no comprimento da perna (ver Cap. 27).

Hoppenfeld[106] defende uma abordagem de palpação organizada por regiões. Sob este sistema, a palpação das estruturas ósseas ocorre separadamente da palpação dos tecidos moles. Enquanto isso pode ser útil para o fisioterapeuta, as restrições de tempo quase sempre determinam que ambos sejam examinados de forma simultânea.

> **Curiosidade Clínica**
>
> Os marcos seguintes são úteis para localizar o centro de rotação da articulação do quadril:[11]
>
> - O ponto médio entre o EIAS e a sínfise púbica, sobre o pulso femoral.
> - A ponta superior do trocanter maior em linha com o centro de rotação.

Região anterior do quadril e da virilha

Espinha ilíaca ântero-superior. A espinha ilíaca ântero-superior (EIAS) serve como origem para o músculo sartório e para o TFL. Ambos podem ser localizados flexionando e abduzindo o quadril do paciente, que produz um sulco que se assemelha a um V invertido próximo da EIAS. A porção lateral do V invertido é formada pelo TFL, enquanto a porção medial é formada pelo tendão do sartório.

Espinha ilíaca ântero-inferior. A espinha ilíaca ântero-inferior (EIAI) (Fig. 17-21) é percebida no espaço formado pelo sartório e pelo TFL, durante a flexão passiva do quadril, no espaço conhecido como *triângulo femoral lateral*. O nervo cutâneo lateral da coxa passa através desse triângulo. A compressão desse nervo produz uma condição chamada *meralgia parestésica* (ver Cap. 9). A EIAI serve como origem para o tendão do reto femoral.

Tubérculo púbico. O tubérculo púbico é localizado encontrando a prega da virilha e, então, percorrendo uma direção ínfero-medial ou seguindo o tendão do adutor longo proximalmente. Nos homens, o cordão espermático percorre diretamente sobre o tubérculo e pode ser sensível à palpação mesmo em indivíduos normais. As hérnias inguinais são geralmente encontradas cranial e medialmente ao tubérculo, enquanto as femorais estão localizadas lateralmente ao tubérculo.

Adutor magno. O adutor magno é palpável em um pequeno triângulo na parte distal da coxa, posterior ao músculo grácil e anterior ao semimembranáceo.

Reto femoral. O reto femoral tem sua origem na EIAI e está localizado distal à EIAS, entre o TFL e o sartório.

Bolsa do iliopsoas. Na eminência iliopectínea, o músculo iliopsoas faz um ângulo de cerca de 30° em direção póstero-lateral. Para palpar essa bolsa, o paciente é supinado, com o quadril posicionado em cerca de 40° de flexão e rotação externa e repousando em um travesseiro. Na extremidade proximal do fêmur, o fisioterapeuta palpa o tubérculo do adutor e, então, vai para a EIAS. Dali, prossegue para o ligamento inguinal, sob a dobra do oblíquo externo e para dentro do triângulo femoral. A bolsa do psoas está localizada sob o assoalho do triângulo, próximo ao ramo púbico.

Triângulo femoral. A artéria femoral situa-se superficial e medialmente ao músculo iliopsoas, sendo facilmente localizada pela palpação do pulso. O nervo femoral é a estrutura mais lateral no triângulo femoral. Para examiná-lo, o paciente é posicionado em supino, se for possível para o paciente fazê-lo, e com o calcanhar da perna sobre o joelho oposto. Isso coloca o paciente em posição de flexão-abdução e rotação externa.

Ligamento inguinal. O ligamento inguinal está localizado na dobra da virilha, partindo da EIAS para o tubérculo púbico. Ele pode ser localizado usando a palpação transversa.

Adutor longo. Junto com o grácil, o adutor longo forma a borda medial do triângulo femoral. O grácil está localizado medial e posteriormente ao adutor longo. Este é mais bem observado durante a adução resistida, quando forma uma estrutura do tipo cordão, distal ao tubérculo púbico, antes de cruzar sob o sartório. Ele muitas vezes é sensível em bailarinos, líderes de torcida e outros indivíduos que executam atividades extenuantes com abdução do quadril.

Região lateral do quadril.
O paciente é posicionado em decúbito lateral.

Crista ilíaca. A crista ilíaca é fácil de ser localizada. Os nervos clúneos são estruturas superficiais e podem ser identificados superiormente à crista.

Trocanter maior. A borda superior do trocanter maior representa o eixo transversal do quadril e, quando a perna está abduzida, visualiza-se uma depressão óbvia sobre o trocanter maior. O glú-

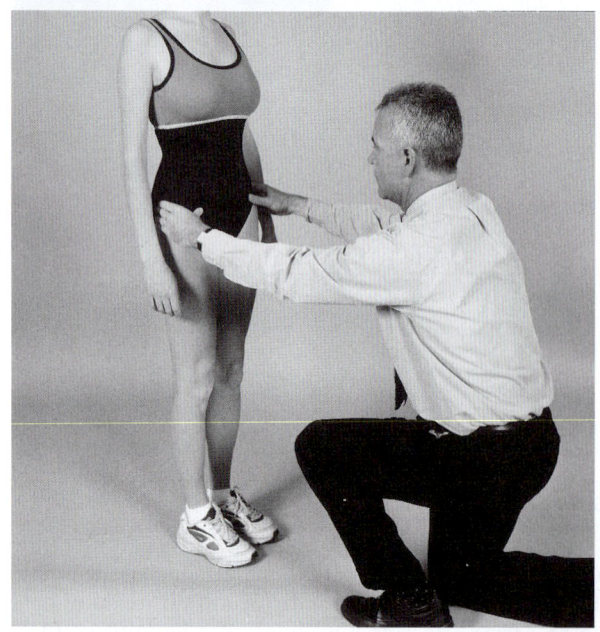

FIGURA 17-21 Palpação da EIAS.

teo médio insere-se na porção superior do trocanter e pode ser palpado na região lateral (Fig. 17-22).[107]

A palpação do trocanter maior é também empregada para avaliar o ângulo de anteversão e retroversão com a utilização do teste de Craig (ver seção "Testes especiais").

Trocanter menor. O trocanter menor, por ser encoberto pelo iliopsoas (Fig. 17-22) e pelo adutor magno, é difícil de palpar diretamente, mas pode estar localizado sobre a região posterior, se o quadril estiver posicionado em extensão e rotação interna. Nesse caso, a palpação é executada profundamente no túber isquiático.

Inserção do piriforme. A origem do piriforme pode ser encontrada na região medial do ponto superior do trocanter maior (Fig. 17-22). Movendo-se inferiormente a partir deste ponto e do quadrado do lombo sobre o tubérculo quadrado (Fig. 17-22) as seguintes inserções de tendão podem ser palpadas: gêmeo superior, obturador interno e gêmeo inferior (Fig. 17-22).

Psoas. A inserção para o psoas está localizada sobre a região inferior do trocanter maior (Fig. 17-22) e pode ser encontrada posicionando a perna do paciente em rotação interna máxima do quadril. Assim que a região superior do trocanter maior for localizada, o fisioterapeuta move-se em direção posterior/medial/inferior para localizar a região inferior do trocanter maior.

Bolsa subtrocantérica. A bolsa subtrocantérica não pode ser palpada diretamente. Contudo, ela pode ser testada posicionando-se a perna do paciente em hiperadução. Nesse ponto, o paciente é solicitado a abduzir o quadril isometricamente contra a resistência do fisioterapeuta. A contração dos abdutores do quadril comprime a bolsa e pode causar dor, se esta estiver inflamada.

Região posterior do quadril. O paciente é posicionado em decúbito lateral.

Quadrado do lombo. A palpação do quadrado do lombo é mais bem executada com o paciente em decúbito lateral, com o braço abduzido acima da cabeça para abrir o espaço entre a crista ilíaca e a décima segunda costela.

Túber isquiático. Uma série de estruturas tem sua inserção no túber isquiático. Estas incluem a bolsa isquiática, o tendão semimembranáceo, o ligamento sacrotuberal, o bíceps femoral, o tendão semitendíneo e os tendões do quadrado femoral, adutor magno e gêmeo inferior. O túber isquiático é mais bem palpado na posição de decúbito lateral com o quadril flexionado em 90º (ver Cap. 27). Essa posição move o glúteo máximo para cima, permitindo a palpação direta do túber. A *bolsa isquiática* está localizada na região inferior e medial do túber isquiático. O diagnóstico de bursite isquiática está baseado na história de dor ao sentar em uma superfície dura e sensibilidade na palpação do túber isquiático.

Nervo isquiático. Uma das estruturas mais importantes a ser palpada nessa área é o nervo isquiático. Ele pode ser localizado para palpação em um ponto no meio do percurso entre o trocanter maior e o túber isquiático. A sensibilidade desse nervo pode ser produzida por um espasmo do músculo piriforme ou pelo trauma direto.

Testes ativos, passivos e resistidos

Os procedimentos clínicos para executar as medidas de ADM variam e existe discordância entre a precisão das estimativas visuais comparadas com as medidas de goniômetro. Um estudo feito por Holm e colaboradores,[108] compreendendo 25 pacientes (6 homens, 19 mulheres; idade média de 68,5 anos, variação entre 46 e 76 anos) com osteoartrite do quadril, verificada clínica e radiologicamente, examinou a confiabilidade das medidas goniométricas e estimativas visuais da ADM do quadril. As medidas da ADM do quadril (abdução 🎥*vídeo*, adução 🎥*vídeo*, extensão 🎥*vídeo*, flexão 🎥*vídeo*, rotação interna 🎥*vídeo* e externa 🎥*vídeo*) foram registradas por quatro equipes diferentes no mesmo dia e foram repetidas uma semana depois. As equipes 1, 2 e 3 eram formadas por fisioterapeutas que utilizaram medidas de goniômetro padronizadas. A equipe 4 envolveu um cirurgião ortopédico experiente que fazia as avaliações apenas com estimativas visuais. Com exceção da abdução ($p = 0,03$), não houve diferenças significativas entre as medidas registradas nas primeiras e segundas ocasiões para os mesmos testes. O coeficiente de variação foi de 5,5% para flexão (mais baixo) e 26,1% para extensão (mais alto). A reprodutibilidade foi melhor para flexão. Houve, também, alta confiabilidade quando todos os arcos de movimento foram somados (abdução + adução + extensão + flexão + rotação interna/externa). Com exceção da rotação interna, houve diferenças bastante significativas entre as equipes quando duas pessoas executaram as medidas comparadas aos valores medidos por somente um indivíduo. A concordância, expressada como o índice de concordância padronizado, entre estimativas visuais feitas por um indivíduo (o cirurgião ortopédico) e as medidas goniométricas feitas por dois fisioterapeutas experientes, foi de 0,77 e 0,83, o que indica boa concordância.

Bierma-Zeinstra e colaboradores[109] realizaram um estudo para comparar a confiabilidade das medidas dos movimentos dos quadris obtida com dois instrumentos (um inclinômetro eletrônico e um goniômetro de dois braços) e investigar se os dois instrumentos e as diferentes posições do corpo produzem os mesmos dados de medidas. Os movimentos ativo e passivo máximos do quadril foram medidos simultaneamente com ambos os instru-

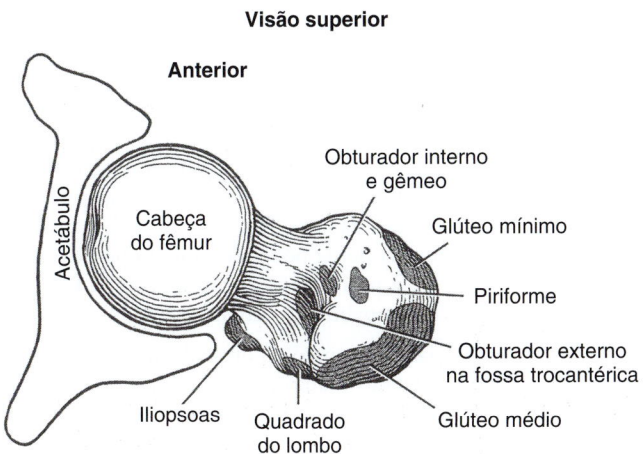

FIGURA 17-22 A região superior do fêmur direito. As inserções distais dos músculos são mostradas em cinza. (Reproduzida, com permissão, de Neumann DA: *Kinesiology of the Musculoskeletal System*. St. Louis: Mosby, 2002.)

mentos em curtos intervalos. Os resultados do estudo demonstraram o seguinte:[109]

▶ A variabilidade intra-avaliador foi mais baixa com o inclinômetro nas medidas de rotações passivas do quadril.

▶ Os dois instrumentos mostraram variabilidade intra-avaliador para os movimentos do quadril em geral.

▶ O inclinômetro mostrou variabilidade interavaliador mais baixa nas medidas de rotação interna ativa.

▶ Mais movimento rotacional foi medido com o goniômetro de dois braços e mais extensão e flexão com o inclinômetro. Além disso, mais movimento rotacional foi encontrado na posição pronada comparada com as posições sentada e supinada.

O estudo concluiu que o inclinômetro é mais confiável nas medidas de rotação do quadril; para os movimentos do quadril, em geral, o goniômetro de dois braços é tão preciso quando usado apenas por um avaliador; e os dois instrumentos e algumas posições não são intercambiáveis durante as medidas consecutivas.[109]

Durante o exame da ADM, o fisioterapeuta deve observar quais posições da ADM são indolores e quais posições levam o paciente a sentir dor (Fig. 17-23). O padrão capsular do quadril parece variável, mas não é um método confiável para determinar a presença de osteoartrite quando usado de modo isolado;[91] sensações desconfortáveis de dor com movimentos ativos indicam a presença de corpo livre dentro da articulação. No final da ADM disponível, uma pressão excessiva passiva é aplicada para determinar a sensação de final do movimento. Os alcances e as sensações de final do movimento normais para os vários movimentos do quadril são destacados na Tabela 17-5. Sensações de final do movimento anormais comuns no quadril são: capsular firme antes da amplitude final esperada; a sensação de final do movimento vazia proveniente de dor grave, como no sinal da nádega e bloqueio ósseo em casos de osteoartrite avançada.[11] A abdução e a adução horizontal do fêmur ocorrem quando o quadril está em 90° de flexão. Como essas ações requerem ações simultâneas e coordenadas de vários músculos, elas podem ser usadas para avaliar a força global dos músculos do quadril.

O teste resistido dos músculos que cruzam a articulação do quadril (Tab. 17-4) é executado para fornecer ao fisioterapeuta informações sobre a integridade da unidade neuromuscular e para realçar a presença de distensões musculares (ver seção "Revisão de sistemas").[106]

Se a história indicar que movimentos repetitivos ou posições sustentadas causam os sintomas, o fisioterapeuta deve fazer o paciente reproduzir esses movimentos ou posições.[110]

> **Curiosidade Clínica**
>
> Na criança, a dor e a perda de amplitude na articulação do quadril deve sempre alertar o fisioterapeuta para a possibilidade de sinovite transitória, doença de Legg-Calvé-Perthes ou epifisiólise proximal do fêmur.

Além de relatos de dor e ADM global, o fisioterapeuta observa, também, informações sobre fraqueza, sensação de final do movimento articular, palpação da articulação em movimento e rigidez muscular.

Flexão. Os seis músculos primariamente responsáveis pela flexão do quadril são o ilíaco, o psoas maior, o pectíneo, o reto femoral, o sartório e o TFL (Tab. 17-4). O flexor primário do quadril é o músculo iliopsoas.

O movimento de flexão do quadril pode ser testado sentado ou em supino, primeiro com o joelho flexionado (Fig. 17-24) e depois estendido. Com o quadril flexionado, a ADM deve ser de aproximadamente 110 a 120°. Mais flexão do quadril pode ficar disponível com o joelho flexionado.

Os testes resistidos são executados:

▶ Para testar a força do iliopsoas, o paciente permanece sentado com a coxa erguida e a resistência é aplicada pelo fisioterapeuta ▶*vídeo*.

▶ A ação do músculo sartório, que flexiona, abduz e roda externamente o quadril, é testada pedindo ao paciente para conduzir a região plantar do pé em direção ao joelho oposto ▶*vídeo*. O fisioterapeuta aplica resistência no maléolo medial e na região lateral da coxa para resistir à flexão, à abdução e à rotação externa.

Uma fraqueza indolor da flexão do quadril raramente é bom sinal. Embora ela possa indicar protrusão do disco no nível L1 ou L2, essas protrusões não são comuns. A causa mais provável é a compressão dos nervos por um neurofibroma ou invasão metastásica. A dor com o movimento ativo ou com os testes resistidos deve alertar o fisioterapeuta a examinar os tecidos contráteis individualmente. O alongamento passivo também pode produzir dor em uma estrutura contrátil.

Extensão. O extensor primário do quadril é o glúteo máximo (Tab. 17-4). Os isquiotibiais servem também como extensores do quadril. A extensão do quadril envolve a ajuda do adutor magno, do glúteo médio e mínimo e ajuda indireta dos abdominais e do eretor da espinha.[111]

O paciente é posicionado pronado sobre a extremidade da mesa. Quando o fisioterapeuta palpa a massa da nádega e estabiliza o sacro para impedir que a coluna lombar se estenda, o paciente ergue a coxa em direção ao teto (Fig. 17-25). Com um padrão de recrutamento normal, a ordem de disparo deve ser o glúteo máximo, o eretor da espinha oposto e, depois, o eretor da espinha ipsilateral e os isquiotibiais.[103] Padrões de recrutamento inadequados são demonstrados por:

1. Ativação inicial dos isquiotibiais e eretor da espinha com contração retardada do glúteo máximo. O bíceps femoral tem a tendência de ficar encurtado e ativo em excesso, resultando em ativação retardada do glúteo máximo.[112]

2. O fato de que o eretor da espinha inicia o movimento com atividade retardada do glúteo máximo. Isso levaria a pequena, se alguma, extensão da articulação do quadril, à medida que o levantamento da perna pode ser atingido pela inclinação pélvica anterior e pela hiperextensão da coluna lombar. Esse é um padrão de movimento extremamente inadequado.

A ADM normal para a extensão do quadril é de aproximadamente 10 a 15°. A extensão reduzida do quadril com o joelho estendido pode ocorrer por uma série de razões, como:

▶ Encurtamento adaptativo do iliopsoas, caracterizado por aumento da lordose lombar, a extremidade inferior externamente rodada e um sulco observável no TIT de pé.[113]

▶ A contratura de flexão do quadril.

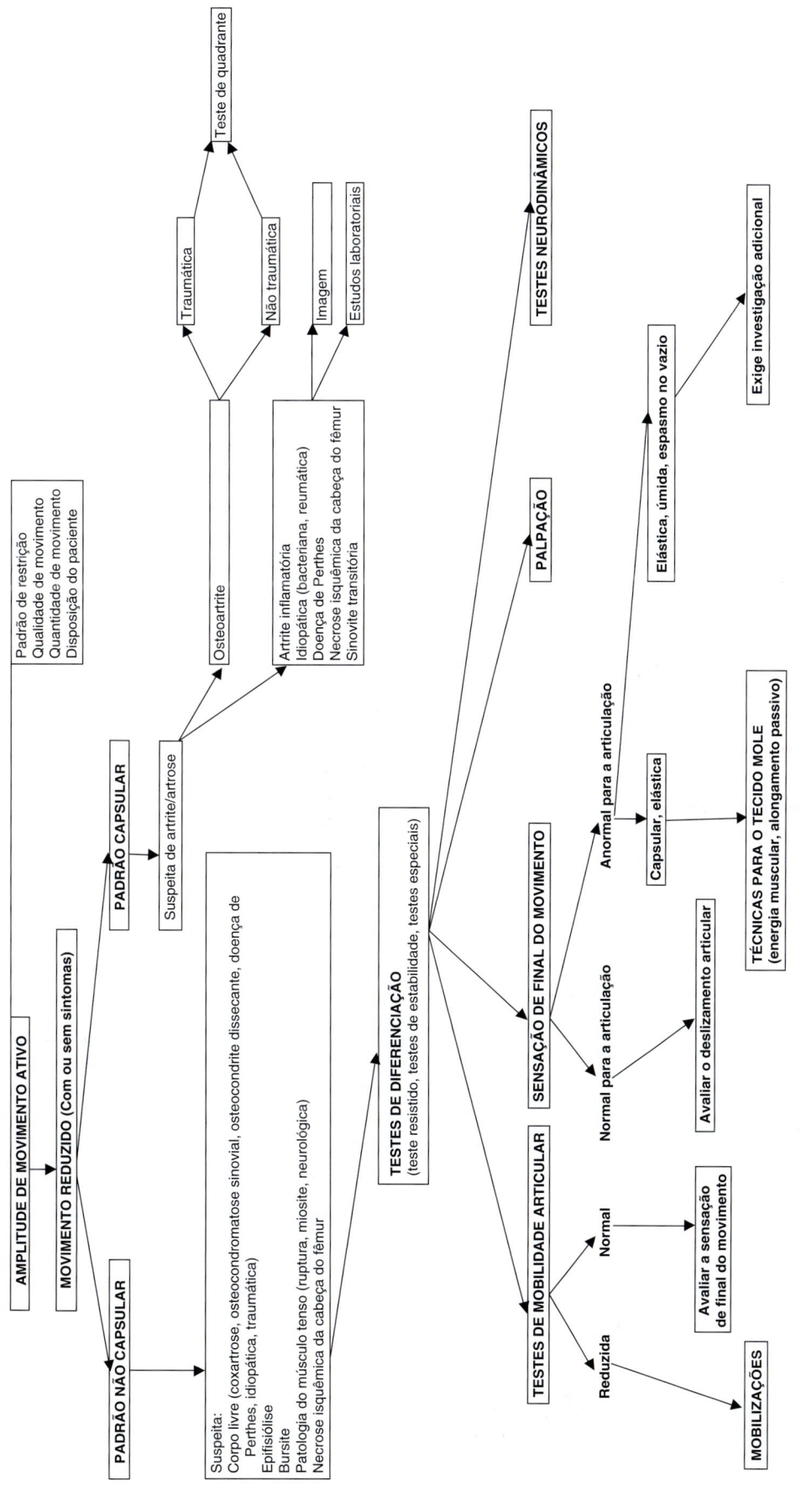

FIGURA 17-23 Sequência do exame na presença de ADMA livre de sintomas ou incompleta no quadril.

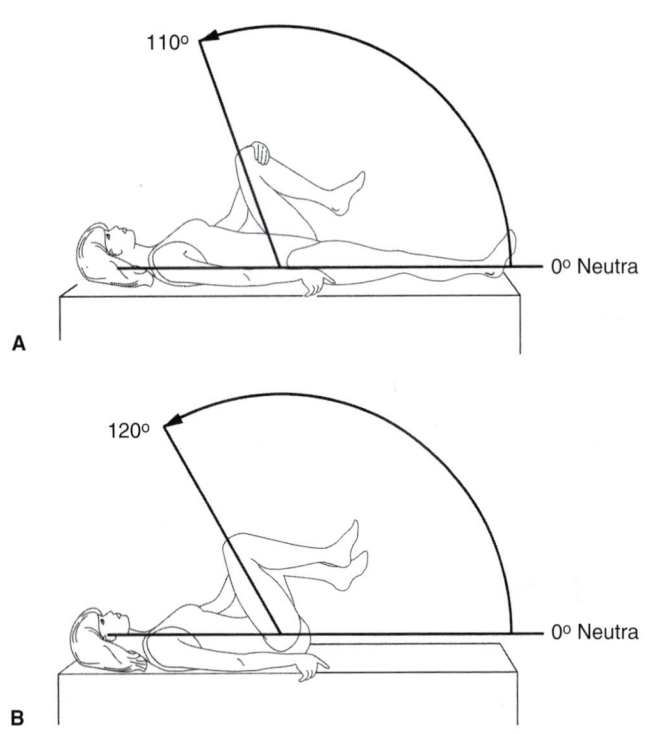

FIGURA 17-24 Flexão do quadril. (A) Posição inicial. (B) Flexão máxima sem rotação da pelve. (Reproduzida, com permissão, de Luttgens K, Hamilton K: *Kinesiology: Scientific Basis of Human Motion*. New York: McGraw-Hill, 2002:565.)

Como antes, o sacro é estabilizado e o paciente é solicitado a elevar a coxa da mesa. A força do glúteo máximo é testada com o joelho flexionado 🎥*vídeo*. O papel dos isquiotibiais no quadril pode ser testado com o joelho estendido. Observando o ombro do paciente durante esse teste, o padrão de recrutamento pode ser analisado. O ombro oposto deve ser observado ao ser erguido da cama. Com o padrão anormal, o mesmo ombro ergue-se da cama. Pacientes que usam esse recrutamento anormal terão sempre uma musculatura torácica bem desenvolvida na região posterior e, como resultado, desenvolvem problemas na junção toracolombar.[103]

A resistência é, então, aplicada pelo fisioterapeuta. Um achado fortemente dolorido com a extensão do quadril resistida indica uma distensão muscular de Grau I do glúteo máximo ou dos isquiotibiais. Ela pode indicar, ainda, bursite glútea ou distensão lombossacral. A força dos isquiotibiais mediais e laterais é também testada usando flexão do joelho, com o paciente posicionado em prono (ver Cap. 18).

> ### Curiosidade Clínica
>
> Embora a força do extensor do quadril no idoso tenha sido identificada como indicador primário da habilidade de caminhar, do desempenho físico e do equilíbrio, a avaliação da força do extensor do quadril nessa população é comumente despercebida, uma vez que a presença da dor, de contraturas e da mobilidade reduzida limitam, muitas vezes, a capacidade do paciente idoso com dano no quadril ou na coluna de adotar uma posição pronada.[59] Nessas situações, o fisioterapeuta deve modificar a posição do teste para acomodar o paciente.

Abdução/adução. A ADM da adução e da abdução do quadril pode ser testada na posição supina, garantindo que as EIAS estejam niveladas e as pernas perpendiculares à linha que une as EIAS (Fig. 17-25).

Abdução. O paciente está em supino ou em decúbito lateral. O fisioterapeuta monitora a EIAS ipsilateral e o paciente abduz a perna. O movimento de abdução é interrompido quando a EIAS parece mover-se. Os movimentadores primários para esse movimento são o glúteo médio/mínimo e o TFL. O quadrado do lombo funciona como estabilizador da pelve. A sequência correta de disparo para a abdução do quadril em decúbito lateral deve ser glúteo médio, seguido pelo quadrado lombar e TFL depois de cerca de 15° de abdução do quadril. Padrões alterados demonstram:

1. Rotação externa da perna durante o movimento ascendente, indicando uma iniciação e dominância do movimento pelo TFL, acompanhada de fraqueza do glúteo médio/mínimo. O TFL tem a tendência de encurtar-se e ficar ativo em excesso.[112]

2. Que a rotação externa total da perna ocorre durante o levantamento da perna, indicando a substituição da atividade de flexão do quadril e do iliopsoas para o verdadeiro movimento de abdução. Se o piriforme está encurtado e ativo em excesso, a rotação externa da perna é reforçada.[112]

3. Que a inclinação pélvica lateral no início do movimento indica que o quadrado do lombo, que tem a tendência de encurtar-se e ativar em excesso, está estabilizando a pelve e iniciando o movimento.[112] Isso indica um padrão de movimento extremamente inadequado.

Adução. A adução do quadril é testada com o paciente em supino e com a perna não envolvida aduzida sobre a outra perna ou mantida em flexão. Como apresentado anteriormente, a EIAS é monitorada para o movimento, indicando o final da amplitude para adução. O adutor primário do quadril é o adutor longo. O encurtamento adaptativo dos adutores do quadril pode, em princípio, resultar em inibição do glúteo médio, redução na estabilidade anterior, tendinite do trato iliotibial e a dor na parte anterior do joelho. A dor pode ser referida dos adutores do quadril para dentro do quadril ântero-lateral, para a virilha, para a parte medial da coxa, para a parte anterior do joelho e para a tíbia medial. A dor nessas regiões com a abdução passiva ou adução ativa indica distensão de um dos adutores. A causa da dor pode ser diferenciada entre o grácil de duas articulações e os outros adutores do quadril (longo, curto e pectíneo) da seguinte maneira: o paciente é posicionado em decúbito lateral, e com a perna testada sustentada pelo fisioterapeuta. Este coloca o quadril na posição completamente abduzida e o joelho é flexionado (Fig. 17-26). Se nenhuma dor for reproduzida com essa manobra, o paciente é solicitado a estender o joelho (Fig. 17-27), trazendo, dessa forma, o grácil e implicando-o, se a dor for desse modo reproduzida. Isso pode ser confirmado com a adução resistida do quadril e a flexão do joelho. Se outros adutores do quadril estiverem envolvidos, isso pode ser confirmado com a adução resistida (longo e curto) ou adução resistida e flexão do quadril (pectíneo).

A força do grupo do músculo adutor do quadril é testada em decúbito lateral 🎥*vídeo*, flexionando a perna não envolvida sobre a perna testada ou sustentando a parte superior da perna e

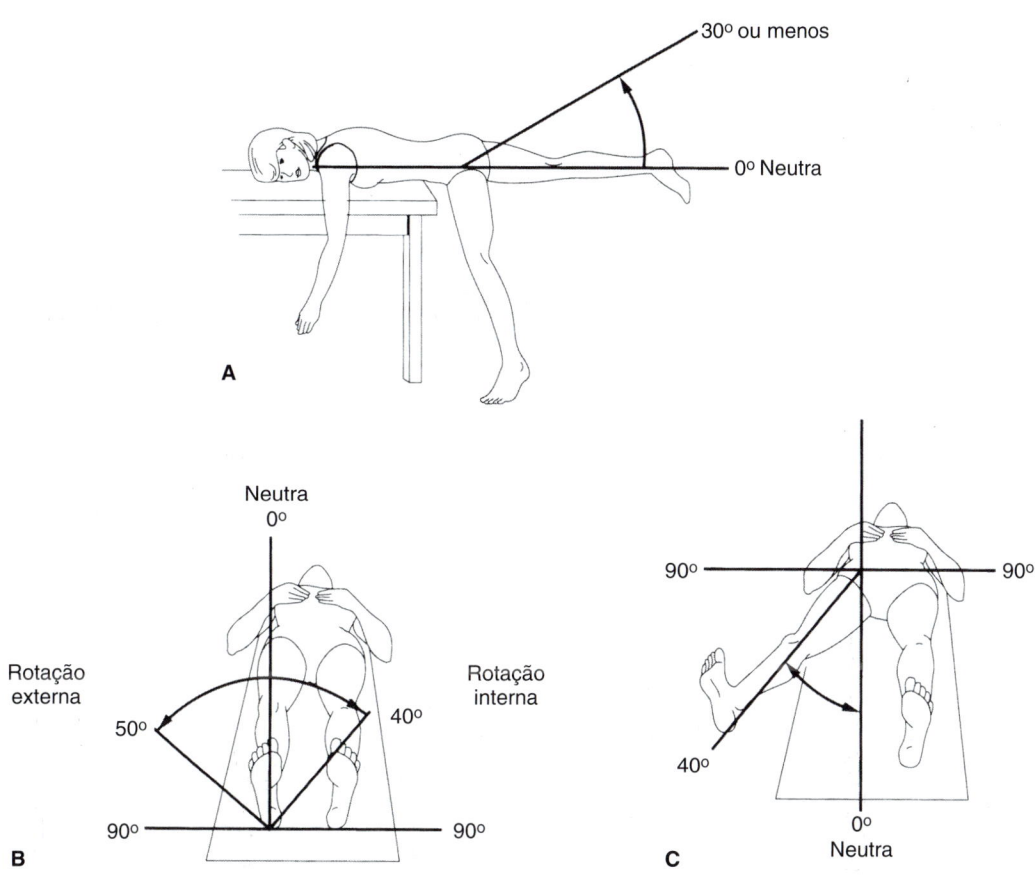

FIGURA 17-25 Extensão do quadril, rotação interna e externa e abdução. (A) Hiperextensão. (B) Rotação interna e externa. (C) Abdução. (Reproduzida, com permissão, de Luttgens K, Hamilton K: *Kinesiology: Scientific Basis of Human Motion.* New York: McGraw-Hill, 2002:566.)

aplicando resistência. Essa posição alonga também os abdutores do quadril e pode ser uma fonte de dor no caso de síndrome do trato iliotibial.

A força do glúteo médio e do mínimo é testada com o paciente em decúbito lateral *vídeo*. O paciente executa a abdução do quadril da parte mais superior da perna sem que ocorra qualquer flexão ou rotação externa. O fisioterapeuta aplica resistência na coxa distal.

Um achado fortemente doloroso com a adução resistida costuma ser o resultado da lesão do adutor longo, enquanto uma fraqueza indolor com a abdução resistida é muitas vezes encontrada na paralisia da quinta raiz lombar devido à hérnia de disco do mesmo nível.

Rotação interna e externa. Embora uma série de músculos contribua para a rotação externa do fêmur (ver Tab. 17-4), seis músculos trabalham unicamente como rotadores externos.[25] São o piriforme, o gêmeo superior, o obturador interno, o obturador externo e o quadrado femoral. A ADM normal para a rotação externa do quadril é de cerca de 40 a 60°. A rotação externa excessiva do quadril pode indicar retroversão do quadril.

O principal rotador interno do fêmur é o glúteo mínimo, assistido pelo glúteo médio, pelo TFL, pelo semitendíneo e pelo semimembranáceo. Estima-se que os rotadores internos do fê-mur possuam apenas cerca de um terço da força dos rotadores externos.[84] A ADM normal para a rotação interna é cerca de 30 a 40°. A rotação interna excessiva do quadril indica anteversão deste.

Se houver assimetria entre as duas posições, de modo que mais ADM esteja disponível na posição pronada em comparação com a supinada, uma restrição muscular provavelmente estará presente.[114] Quando a assimetria da ADM de rotação interna é muito maior do que o alcance de rotação externa nas posições de quadril flexionado e estendido, a anteversão estrutural está presente.[114] Se houver retroversão, o alcance da rotação externa é maior do que o da rotação interna nas posições flexionada e estendida do quadril.[114]

Para avaliar a ADM dos rotadores do quadril, o paciente é posicionado em supino, com a perna em 90° de flexão do quadril e 90° de flexão do joelho (Fig. 17-28). De maneira alternativa, o paciente pode ser posicionado em prono, com o joelho flexionado a 90° e o quadril na posição neutra (Fig. 17-29). Uma vez que as medidas de ADM tenham estabelecido a força dos rotadores internos *vídeo* e dos rotadores externos *vídeo* é, então, avaliada.

Flexibilidade

As restrições no movimento limitam a capacidade funcional, diminuem a força muscular (afetando negativamente a relação ten-

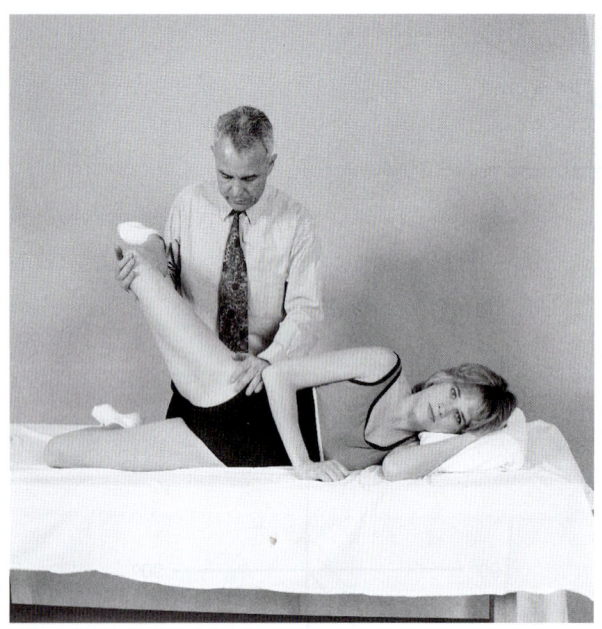

FIGURA 17-26 Abdução do quadril e flexão do joelho.

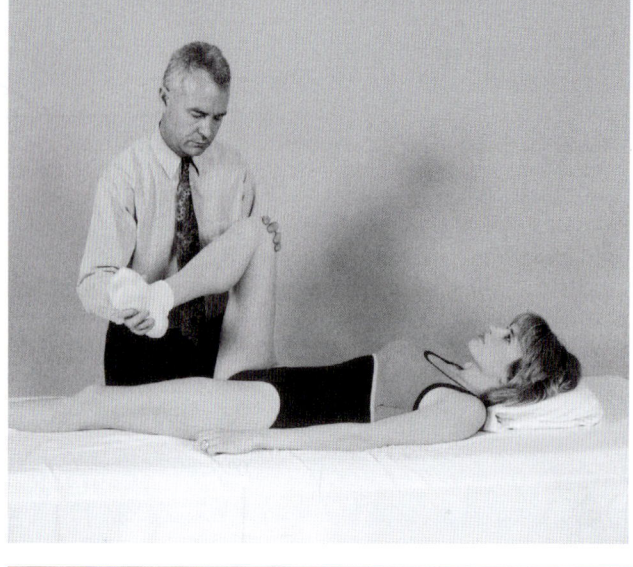

FIGURA 17-28 Avaliação da rotação externa passiva do quadril com o paciente em supino.

são-comprimento muscular) e têm efeito colateral sobre a biomecânica articular e muscular. Os testes para a flexibilidade do quadril são descritos na seção "Testes especiais".

Avaliação funcional
Além da análise da marcha, a função do quadril pode ser avaliada por meio da observação durante as atividades funcionais, como sentar e levantar ou pelo autorrelato, que permite ao paciente classificar a sua capacidade de realizar as atividades da vida diária. A Tabela 17-14 destaca a ferramenta de avaliação funcional para o quadril.[115]

A escala de classificação do quadril de Harris (Tab. 17-15) é a ferramenta de avaliação funcional mais usada para o quadril, podendo avaliar o estado do paciente após o início de artrite traumática e uma variedade de distúrbios do quadril.

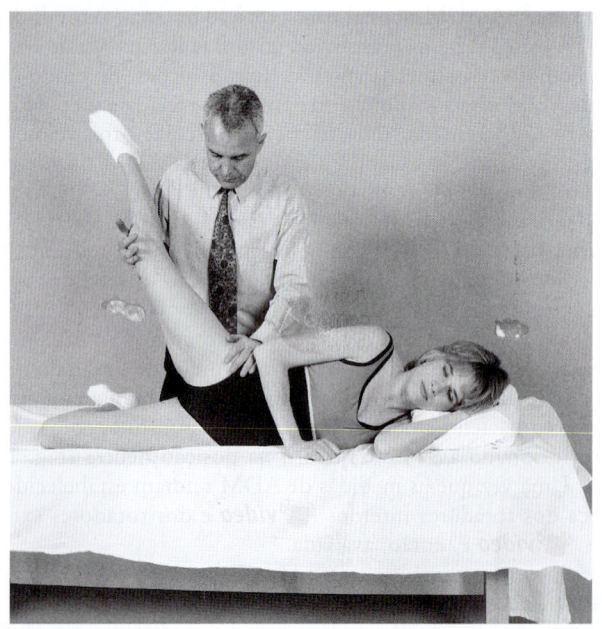

FIGURA 17-27 Abdução do quadril e extensão do joelho.

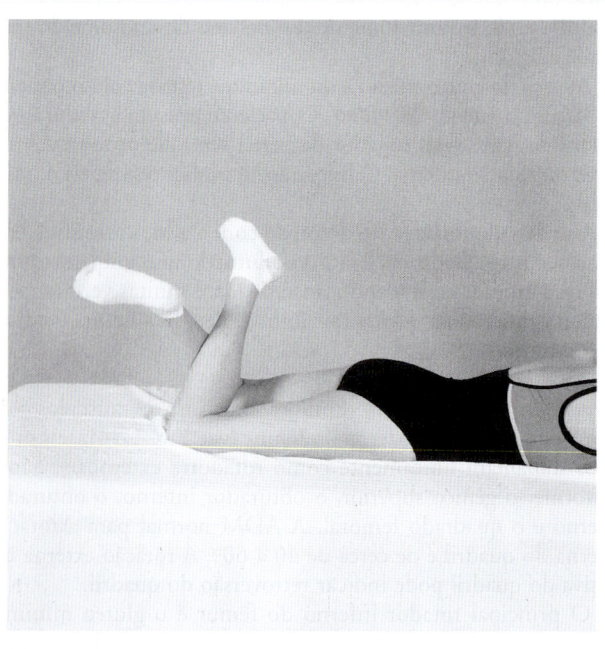

FIGURA 17-29 Rotação externa do quadril.

TABELA 17-14 Testes funcionais do quadril

Posição inicial	Ação	Teste funcional
De pé	Flexão do quadril: levantar o pé em um degrau de 20 cm e retornar	5 a 6 repetições: funcional 3 a 4 repetições: funcionalmente satisfatório 1 a 2 repetições: funcionalmente fraco 0 repetições: não funcional
De pé	Extensão do quadril: sentar em uma cadeira e voltar a ficar de pé	5 a 6 repetições: funcional 3 a 4 repetições: funcionalmente satisfatório 1 a 2 repetições: funcionalmente fraco 0 repetições: não funcional
De pé	Abdutores do quadril: levantar uma perna para equilibrar-se enquanto mantém a pelve nivelada	Manter 1 a 1,5 minutos: funcional Manter 30 a 59 segundos: funcionalmente satisfatório Manter 1 a 29 segundos: funcionalmente fraco Não consegue manter: não funcional
De pé	Adutores do quadril: caminhar 6 metros para os lados	6 a 8 metros em uma direção: funcional 3 a 6 metros em uma direção: funcionalmente satisfatório 1 a 3 metros em uma direção: funcionalmente fraco 0 metro: não funcional
De pé	Rotação interna do quadril: testar a perna fora do chão (segurar-se em um objeto para equilibrar-se, se necessário), rodar internamente o quadril que não está sustentando peso	10 a 12 repetições: funcional 5 a 9 repetições: funcionalmente satisfatório 1 a 4 repetições: funcionalmente fraco 0 repetições: não funcional
De pé, de frente para uma porta fechada	Rotação externa do quadril: testar a perna fora do chão (segurar-se em um objeto para equilibrar-se, se necessário), rodar externamente o quadril que não está sustentando peso	10 a 12 repetições: funcional 5 a 9 repetições: funcionalmente satisfatório 1 a 4 repetições: funcionalmente fraco 0 repetições: não funcional

Exame dos padrões de movimento

Alguns dos movimentos passivos foram avaliados na seção "Testes ativos, passivos e resistidos". Um teste adicional é descrito a seguir.

Enrolar o tronco. Esse teste verifica a capacidade do paciente de sentar a partir de uma posição supina e avalia a relação entre os músculos abdominais e iliopsoas. O paciente é posicionado em supino com os quadris e os joelhos flexionados, ambos os pés planos sobre a cama.

Durante a tentativa do paciente de sentar a partir de uma posição supina, pouca flexão do tronco será evidente se o iliopsoas for dominante, uma vez que a maior parte da flexão ocorre no quadril. O paciente é solicitado a sentar enquanto faz flexão plantar ativa dos tornozelos, removendo, assim, o efeito do iliopsoas.[111] O paciente progressivamente flexiona a coluna, começando na região cervical, até que a região lombar esteja flexionada. Tão logo o iliopsoas ficar envolvido no movimento, os pés do paciente se erguerão da cama. Normalmente, o paciente deve estar apto a enrolar-se, de modo que as colunas torácica e lombar estejam fora da cama antes que os pés levantem. Um paciente em excelentes condições pode completar um exercício de sentar completo sem levantar os pés da cama.

Movimentos acessórios passivos

Devido à congruência extrema dos padrões articulares do quadril, essa é uma área de difícil de avaliar com um certo grau de precisão, especialmente quando os deslizamentos que ocorrem são muito pequenos. Assim, apenas um movimento acessório, a distração lateral, costuma ser examinado.

O paciente é posicionado em supino com o quadril e o joelho flexionados em 90°, com o joelho colocado sobre o ombro do fisioterapeuta (Fig. 17-30). O fisioterapeuta coloca uma das mãos sobre o trocanter maior e a outra perto da região superior da parte medial da coxa (ver Fig. 17-30). Uma força de distração e outra de compressão são aplicadas alinhadas ao colo do fêmur. O teste é positivo se um movimento excessivo for detectado.

Testes neurológicos

Hoppenfeld[106] defende o uso convencional do teste muscular manual e o teste de sensação para o exame neurológico do quadril.

Para o teste de sensação, o fisioterapeuta deve estar ciente do padrão dermatômico, bem como das áreas supridas pelos nervos periféricos (nervo cutâneo femoral inferior, nervo cutâneo lateral da coxa e nervo cutâneo femoral posterior).

A parestesia ou a anestesia não são comumente encontradas na nádega, no quadril ou na região da virilha, devido ao grau de sobreposição do dermátomo. Entretanto, a parestesia na região da "sela" deve ser considerada um sinal de compressão da cauda equina.

Testes especiais

Os testes especiais são meramente confirmatórios e não devem ser usados somente para formar um diagnóstico. Os resultados desses

TABELA 17-15 Escala de classificação do quadril de Harris

Escala de função do quadril de Harris

(Circule um em cada grupo)

Dor (44 pontos no máximo)

Nenhum/ignora	44
Leve, ocasional, sem comprometer a atividade	40
Suave, sem efeito na atividade normal, dor após a atividade anormal, ministra aspirina	30
Moderada, tolerável, faz concessões, codeína ocasional	20
Acentuada, limitações graves	10
Totalmente incapaz	0

Função (47 pontos no máximo)

Marcha (distância máxima percorrida) (33 pontos no máximo)

1. Claudicação:
   - Nenhuma — 11
   - Leve — 8
   - Moderada — 5
   - Incapaz de caminhar — 0
2. Apoio:
   - Nenhum — 11
   - Bengala, longas caminhadas — 7
   - Bengala tempo integral — 5
   - Muleta — 4
   - Duas bengalas — 2
   - Duas muletas — 0
   - Incapaz de caminhar — 0
3. Distância percorrida:
   - Ilimitada — 11
   - 6 quadras — 8
   - 2 a 3 quadras — 5
   - Apenas em ambientes fechados — 2
   - Cama e cadeira — 0

Atividades funcionais (14 pontos no máximo)

1. Escadas:
   - Normalmente — 4
   - Normalmente com corrimão — 2
   - Qualquer método — 1
   - Incapaz — 0
2. Colocar meias e amarrar sapatos:
   - Com facilidade — 4
   - Com dificuldade — 2
   - Incapaz — 0
3. Sentar:
   - Qualquer cadeira, 1 hora — 5
   - Cadeira alta, 30 min — 3
   - Incapaz de sentar por 30 min em qualquer cadeira — 0
4. Entrar em transporte público:
   - Capaz para usar o transporte público — 1
   - Incapaz de usar o transporte público — 0

Ausência de deformidade (requer todos os quatro) (4 pontos no máximo)

1. Adução fixada <10° — 4
2. Rotação interna fixa em extensão <10° — 0
3. Discrepância no comprimento da perna menor do que 1,25 cm
4. Contratura da flexão pélvica <30°

Amplitude de movimento (5 pontos no máximo)

Instruções

Registrar 10° de adução fixa como "–10 de abdução, adução a 10°"
De maneira similar, 10° de rotação externa fixa como "–10° de rotação interna, rotação externa a 10°"
De maneira similar, 10° de rotação externa fixa com mais 10° de rotação externa como "–10° de rotação interna, rotação externa a 10°"

Flexão permanente	Variação	Fator do índice	Valor do índice*
(1)___			
A. Flexão a	___°		
(0-45°)		1,0	
(45-90°)		0,6	
(90-120°)		0,3	
(120-140°)		0,0	
B. Abdução a	___°		
(0-15°)		0,8	
(15-30°)		0,3	
(30-60°)		0,0	
C. Adução a	___°		
(0-15°)		0,2	
(15-60°)		0,0	
D. Rotação externa em extensão a	___°		
(0-30°)		0,4	
(30-60°)		0,0	
E. Rotação interna em extensão a	___°		
(0-60°)		0,0	

*Valor do índice = Amplitude × Fator do Índice
Valor do índice total (A + B + C + D + E)___
Total de pontos para a amplitude de movimento___ (multiplicar o valor do índice total × 0,05)
Pontos da dor:___
Pontos funcionais:___
Ausência de pontos de deformidade:___
Pontos da amplitude de movimento:___
Total de pontos:___
(máximo de 100 pontos)
Comentários

Dados de Harris WH: Traumatic arthritis of the hip after dislocation and acetabular fractures. Treatment by mold artroplasty: An end-result study using a new method of result evaluation. *J Bone Joint Surg* 51:737-755, 1969.

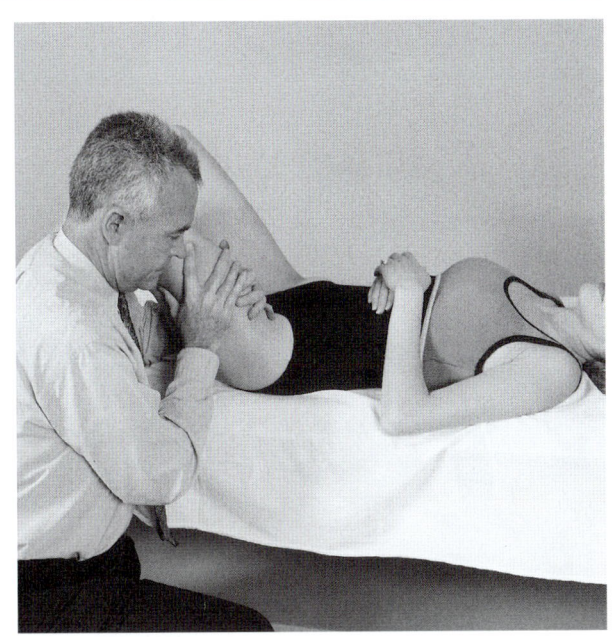

FIGURA 17-30 Distração na articulação do quadril.

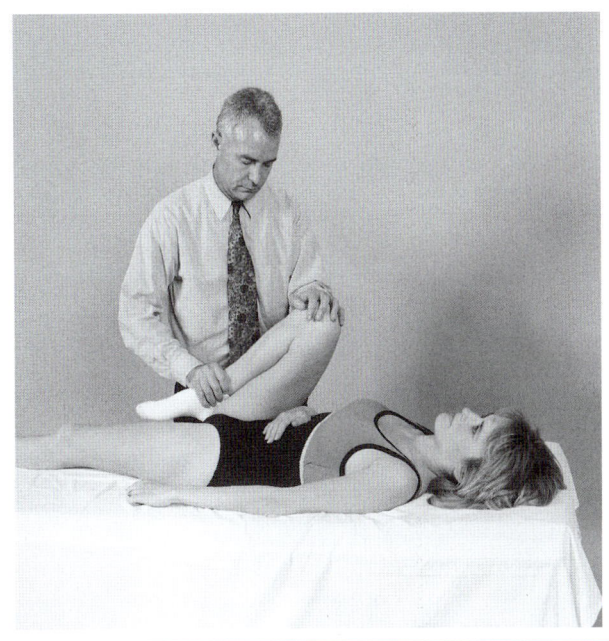

FIGURA 17-31 Teste do quadrante.

testes são utilizados em conjunto com outros achados clínicos para conduzir o fisioterapeuta. Para garantir a precisão desses testes, ambos os lados devem ser testados para fins de comparação.

Teste do quadrante. O teste de quadrante é um teste dinâmico dos quadrantes interno e externo da superfície da articulação do quadril.[116]

O paciente é posicionado em supino, próximo da borda da cama, com seu quadril flexionado e o pé repousando sobre a cama. O fisioterapeuta coloca uma das mãos sobre o topo do joelho do paciente. O quadril testado é colocado em 90° de flexão, com o joelho flexionado com conforto. A partir desse ponto, o fisioterapeuta aduz o quadril até o ponto no qual a pelve do paciente começa a erguer-se da mesa, para avaliar o quadrante interno (Fig. 17-31). A posição de flexão e adução do quadril tem o potencial de comprimir ou estressar uma série de estruturas, incluindo:[116]

▶ As superfícies articulares da articulação do quadril;
▶ A inserção do TFL e o sartório;
▶ O músculo iliopsoas;
▶ O TIT e o feixe neurovascular;
▶ A inserção do pectíneo;
▶ A inserção do adutor longo;
▶ O colo do fêmur.

Assim, deve-se ter cuidado ao interpretar os resultados desse teste. Na amplitude final de flexão e adução, uma força de compressão é aplicada no joelho junto ao eixo longitudinal do fêmur. A partir desse ponto, o fisioterapeuta move o quadril em posição de flexão e abdução para examinar o quadrante externo. Durante todo o movimento, o fêmur é mantido entre a rotação interna e a externa e o movimento na articulação do quadril deve seguir o arco suave de um círculo. Um achado anormal é a resistência sentida em qualquer lugar durante o arco. A resistência pode ser causada por aspereza capsular, aderência, restrição miofascial ou perda de congruência articular.

Teste de FABER ou de Patrick. O teste de FABER (flexão, abdução, rotação externa) (Fig. 17-32) é o teste de triagem para disfunção da articulação sacroilíaca (SI), lombar ou do quadril ou espasmo do iliopsoas.

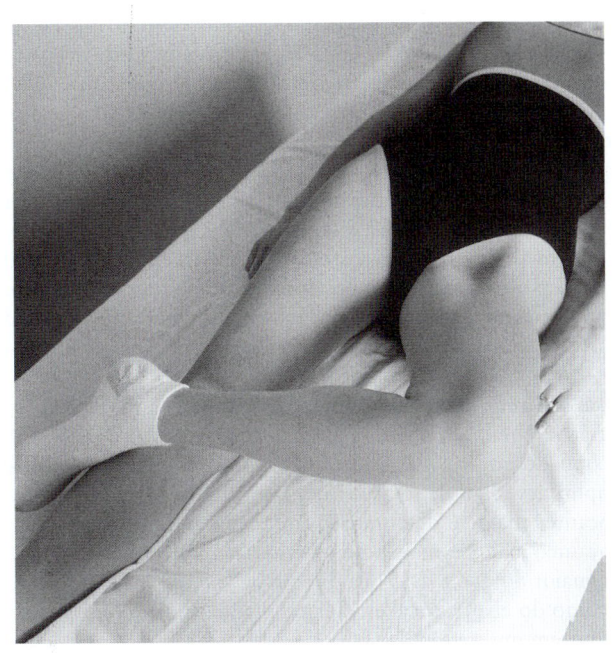

FIGURA 17-32 Teste de FABER.

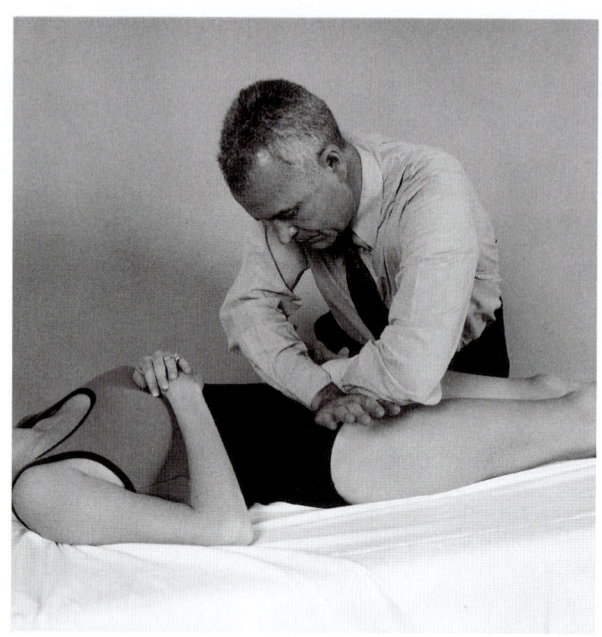

FIGURA 17-33 Intervalo anterior da articulação SI.

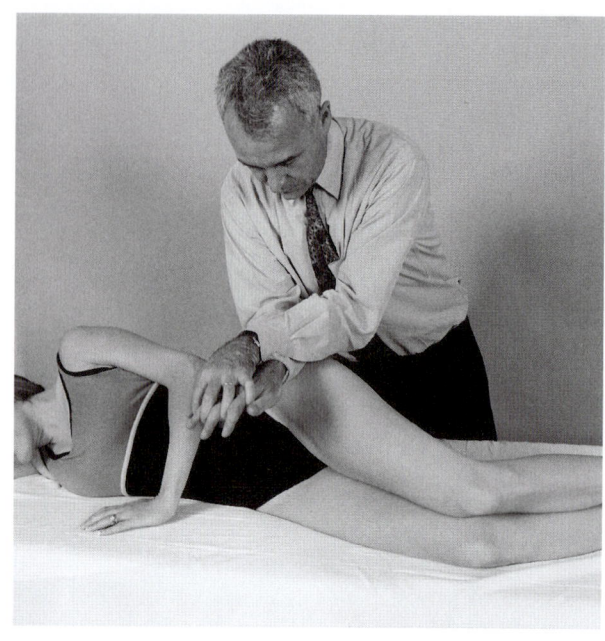

FIGURA 17-34 Intervalo posterior da articulação SI.

O paciente é posicionado em supino. O fisioterapeuta coloca o pé do membro testado no topo do joelho da perna oposta (ver Fig. 17-32) (colocar a sola do pé da perna testada contra a região medial da coxa oposta pode ser mais confortável para o paciente com patologia do joelho). O fisioterapeuta abaixa lentamente a perna testada em abdução, na direção da mesa de exame. Um teste positivo resulta em dor e/ou perda de movimento quando comparado com o lado não envolvido.

Fazer o paciente demonstrar a localização da dor com esse teste ajuda na sua interpretação.

Teste de provocação SI. Uma série de testes pode ser usada para examinar a articulação sacroilíaca (SI) (ver Cap. 27). A menos que a história do paciente ou o exame físico realce a presença de disfunção sacroilíaca, o fisioterapeuta baseia-se em dois testes de estresse simples para descartar a patologia sacroilíaca: os testes de intervalo anterior (Fig. 17-33) e de intervalo posterior (Fig. 17-34).

Além dos testes provocativos, os movimentos passivos do quadril podem ser examinados com o osso do quadril estabilizado. Os movimentos do quadril e seus respectivos movimentos do osso do quadril entre parênteses são apresentados na Tabela 17-6.

Teste de Craig. Este teste é usado para avaliar a anteversão/retroversão femoral. O paciente é posicionado em prono com o joelho flexionado em 90°. O fisioterapeuta roda o quadril através de amplitudes totais de rotação interna e externa, enquanto palpa o trocanter maior e determina o ponto na amplitude no qual o trocanter maior é mais proeminente lateralmente. Se o ângulo for maior do que 8 a 15° na direção da rotação interna, quando medido do eixo vertical e do eixo longo da tíbia, considera-se o fêmur em anteversão.[68,75,114,117]

Um estudo[117] evidenciou que esse teste é preciso estando dentro de 4° de medidas intraoperatórias, para a avaliação da anteversão/retroversão femoral e era mais preciso do que as técnicas de medida radiográficas.

Teste de flexão-adução. Esse teste é usado como triagem para a patologia precoce do quadril.[118] O paciente é posicionado em supino e o quadril é passivamente flexionado em 90° e rotação neutra. A partir dessa posição, o fisioterapeuta estabiliza a pelve e o quadril é aduzido passivamente. A sensação de final do movimento, a restrição, o desconforto ou a dor resultantes são observados e comparados com o lado normal.

Sinal de Trendelenburg. O sinal de Trendelenburg indica fraqueza do músculo glúteo médio durante a sustentação de peso unilateral. Essa posição produz forte contração do glúteo médio, que é poderosamente ajudado pelo glúteo mínimo e pelo TFL, de modo a manter a pelve na horizontal. Por exemplo, quando o peso do corpo é sustentado pelo pé direito, os abdutores do quadril direito contraem-se isométrica e excentricamente para impedir o lado esquerdo da pelve de ficar puxado para baixo.

O fisioterapeuta agacha-se ou ajoelha-se por trás do paciente, com seus olhos nivelados com a pelve do paciente e garante que o paciente não esteja inclinado para um lado durante o teste. Este é solicitado a posicionar-se de pé em um só membro por cerca de 30 segundos e o fisioterapeuta observa se a pelve permanece nivelada. Caso isso ocorra, o resultado do teste é negativo. Um sinal de Trendelenburg positivo é indicado se durante a sustentação de peso unilateral a pelve pender em direção ao membro não sustentado (Fig. 17-35). Uma série de disfunções pode produzir o sinal de Trendelenburg. Estas incluem paralisia do nervo glúteo superior, hérnia de disco lombar, fraqueza do glúteo médio e degeneração avançada do quadril.

Teste da queda pélvica.[92] O paciente coloca um pé em um banco de 20 cm ou degrau para ficar de pé e ereto. Ele, então, abaixa a

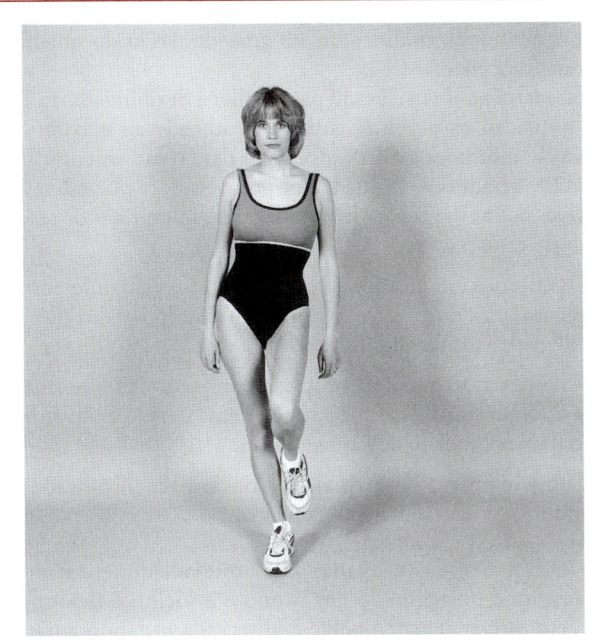

FIGURA 17-35 Trendelenburg positivo.

perna que não está sustentando peso para o chão. Ao fazer isso, não deve haver abdução do braço, movimento pélvico ou anterior, ou flexão do tronco, nem deve haver qualquer adução ou rotação interna do quadril que está sustentando peso. Essas compensações são indicativas de quadril instável ou de rotadores externos fracos.

Sinal da nádega. Para testar a presença dessa síndrome (ver Cap. 9), o paciente é posicionado em supino. O fisioterapeuta executa elevação de perna reta unilateral. Se houver restrição unilateral, o examinador flexiona os joelhos e observa se a flexão do quadril aumenta. Se isso tiver como causa a coluna lombar ou os isquiotibiais, a flexão aumenta. Se a flexão do quadril não aumentar quando o joelho estiver flexionado, é um sinal positivo do teste da nádega. Se o sinal da nádega for encontrado, o paciente deve retornar imediatamente ao médico para investigação adicional.

Alongamento do piriforme.[95] A compressão do nervo isquiático pelo piriforme pode ser reproduzida alongando maximamente o músculo piriforme. O paciente deita em supino e ambas as pernas ficam planas na mesa de exame. Uma perna é erguida e o quadril e o joelho são maximamente flexionados. O quadril é então internamente rodado e aduzido por completo. A dor que irradia para baixo da perna constitui um teste positivo para a síndrome do piriforme.

Teste de Stinchfield. O teste de Stinchfield é projetado para ajudar a determinar a fonte da dor nas costas, nas nádegas, na virilha e/ou na perna do paciente. Este é posicionado em supino e solicitado a erguer a sua perna, sem dobrar o joelho, a cerca de 30°. Se essa manobra não reproduzir a dor, o fisioterapeuta aplica pressão descendente, na tentativa de estender o quadril flexionado, enquanto o paciente resiste a essa força. A dor produzida com ou sem resistência é avaliada pela sua localização. Se a dor for sentida na virilha ou na parte anterior da coxa, ela é considerada como proveniente do quadril; se vier das nádegas ou da coluna lombar, a fonte mais provável é a articulação sacroilíaca ou a coluna lombar. O teste de Stinchfield não deve ser confundido com o teste de elevação de perna reta usado para detectar problemas neuromeníngeos. O teste de Stinchfield não é dependente da amplitude obtida, mas sim da localização dos sintomas. A única maneira na qual os dois diagnósticos podem ser confundidos é se uma lesão lombar estivesse produzindo restrição na elevação da perna reta em 30° ou abaixo, mas outros sinais e sintomas podem ajudar a diferenciar os dois. Infelizmente, o teste de Stinchfield não foi submetido aos critérios de validade de pesquisa, assim, não existem números de sensibilidade ou especificidade disponíveis.

Teste de percussão púbica-patelar auscultatório.[119-121] O teste de percussão púbica-patelar auscultatório é usado quando há suspeita de fratura oculta do quadril. O paciente é posicionado em supino e o fisioterapeuta coloca a cabeça do estetoscópio sobre a sínfise púbica. Com as extremidades inferiores estendidas e simetricamente posicionadas, o fisioterapeuta bate (percussiona) cada patela e compara o som produzido. A nota da percussão deve ter qualidade e intensidade de som simétricas. Qualquer ruptura óssea ao longo do percurso de condução (fêmur) resultará em redução da intensidade do som e em som de qualidade ruim. A confiabilidade e a validade da técnica foi demonstrada.[119] Tiru e colaboradores[122] observaram um valor de prognóstico positivo de 0,98, sensibilidade acima de 0,96 e especificidade de 0,76. Um teste de percussão púbica-patelar positivo deve justificar a imagem diagnóstica, incluindo exame ósseo ou aquisição de imagem por ressonância magnética (IRM), mesmo que as radiografias iniciais do quadril resultem negativas.[119]

Testes de comprimento muscular

Teste de Thomas e teste de Thomas modificado. O teste de Thomas original foi projetado para testar a flexibilidade do complexo do iliopsoas, mas foi modificado e expandido para avaliar uma série de outras estruturas de tecido mole.

O teste original envolvia o posicionamento do paciente em supino, com um joelho sendo mantido no tórax no ponto onde a coluna lombar começa a flexionar (Fig. 17-36). O fisioterapeuta avalia se a coxa da perna reta mantém o contato com a superfície da mesa. Se a coxa estiver erguida da superfície da mesa de tratamento, o teste é positivo. O resultado positivo indica redução da flexibilidade dos músculos reto femoral, iliopsas ou de ambos.

Uma versão modificada desse teste é comumente usada. Para a versão modificada, o paciente é posicionado sentado na extremidade da cama. A partir dessa posição, ele é solicitado a deitar, enquanto traz ambos os joelhos até o tórax. Uma vez nessa posição, ele executa uma inclinação pélvica posterior. Enquanto o quadril contralateral é mantido na flexão máxima de quadril com os braços, o membro testado é abaixado na extremidade da cama em direção ao chão (Fig. 17-37). Nessa posição, a coxa deve estar em paralelo à cama, em rotação neutra, nem abduzida, nem aduzida, com a parte inferior da perna estando perpendicular à coxa e em rotação neutra. Deve haver de 100 a 110° de flexão do joelho presentes com a coxa em contato com a mesa.

Se a coxa estiver erguida fora da mesa de tratamento, deve suspeitar-se de diminuição na flexibilidade do complexo do músculo iliopsoas. Se o reto femoral estiver adaptativamente encurta-

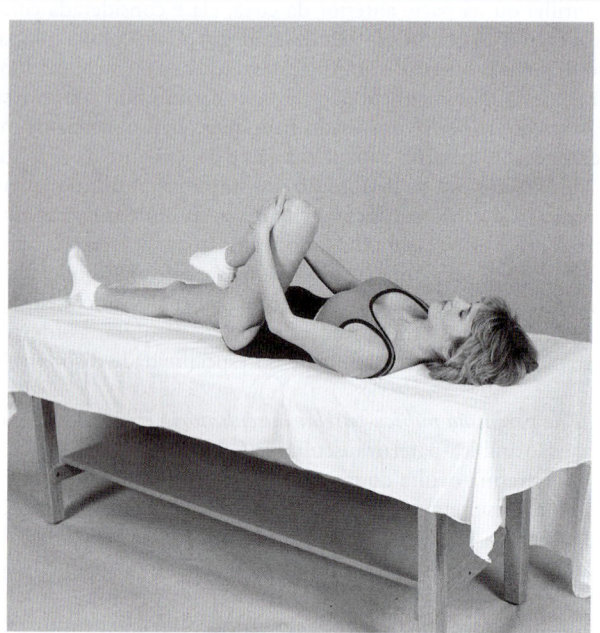

FIGURA 17-36 Teste de Thomas.

reto femoral está implicado, enquanto, se a pressão excessiva não produz nenhuma modificação no grau de flexão do quadril, o iliopsoas está envolvido.

Esse teste também é usado para avaliar a flexibilidade do TFL, caso o quadril da perna testada esteja aduzido ao máximo, enquanto se monitora a EIAS ipsilateral para o movimento. Deve haver 20° de adução do quadril disponíveis.

Duas coisas devem ser lembradas para interpretar os resultados desse teste:

▶ Os critérios são arbitrários e mostraram-se variando entre os gêneros e a dominância e dependem dos tipos e dos níveis de atividade empreendidos pelo indivíduo.[123]

▶ A rigidez aparente pode simplesmente ser a tensão normal do tecido, produzindo um desvio da perna devido a um aumento da flexibilidade dos antagonistas.

Como sempre, a causa da assimetria deve ser encontrada (ou, no mínimo, procurada) e determinada.

Teste de Ely. Serve para avaliar a flexibilidade do reto femoral. O paciente é posicionado em prono e o joelho é flexionado. Se o reto estiver tenso, a pelve é observada rodando anteriormente no início da amplitude de flexão do joelho e o quadril flexiona.

Teste de Ober. É usado para avaliar a rigidez do TIT e do TFL (ver teste de Thomas).[124] O paciente é colocado na posição de decúbito lateral, com o quadril estendido e abduzido e o joelho flexionado, a parte proximal da perna pende passivamente para o membro contralateral (Fig. 17-38). O teste é considerado positivo quando a perna não consegue abaixar. O teste de Ober modificado é executado da mesma maneira, com exceção do joelho, que fica estendido.[125] Pode haver algumas dúvidas a respeito da confiabilidade do teste de Ober como medida para a rigidez do

do, a quantidade de extensão do joelho aumenta com a aplicação de pressão excessiva na extensão do quadril.[111] Se a redução na flexibilidade é demonstrada com o iliopsoas, tentativas de corrigir a posição do quadril devem resultar em aumento na rotação externa da coxa.[111]

A aplicação de pressão excessiva na flexão do joelho também pode ser usada. Se o aumento na flexão do mesmo produz aumento na flexão do quadril (a coxa eleva-se mais alto da cama), o

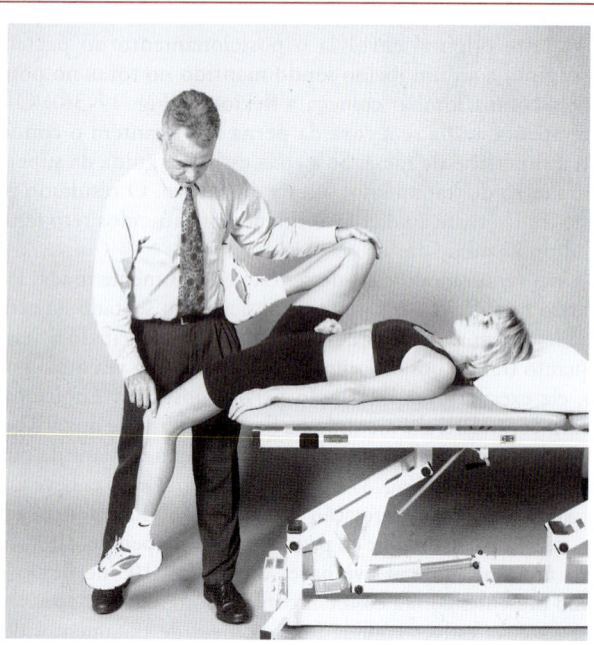

FIGURA 17-37 Teste de Thomas modificado.

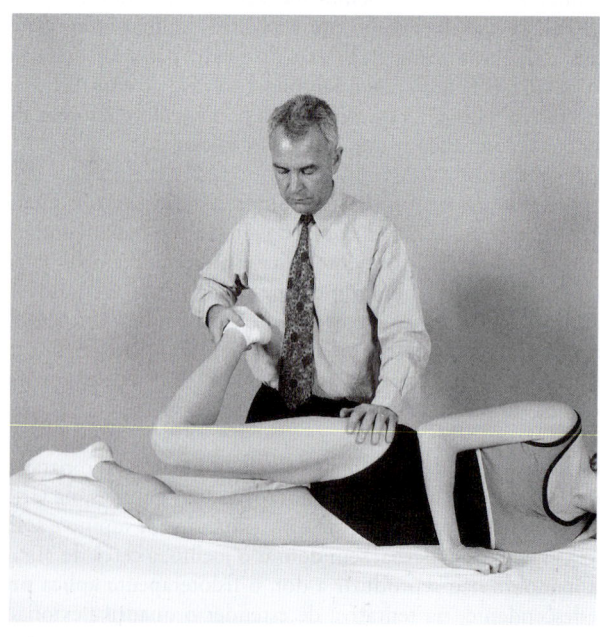

FIGURA 17-38 Teste de Ober.

TIT.[126] Um estudo realizado por Reese e Bandy[125] foi feito para determinar a confiabilidade interavaliador do teste de Ober e do teste de Ober modificado na avaliação da flexibilidade do TIT, com o uso de um inclinômetro, para medir o ângulo de adução do quadril e para determinar se existia diferença entre as medidas da flexibilidade do TIT nos testes mencionados. Sessenta e um indivíduos, com uma idade média de 24,2 (DP = 4,3) anos, foram medidos durante as duas sessões em dois dias consecutivos.[125] Durante cada sessão de medida, os indivíduos foram posicionados em seu lado esquerdo e, com um inclinômetro no epicôndilo lateral do fêmur, a adução do quadril foi medida durante o teste de Ober (joelho em 90° de flexão) e o teste de Ober modificado (joelho estendido).[125] Se o membro estivesse na horizontal, ele era considerado estando a 0°; se abaixo da horizontal (aduzido), ele foi registrado como um número positivo e se abaixo da horizontal (abduzido), foi registrado como um número negativo. Os valores de CIC calculados para a confiabilidade intra-avaliador da medida repetida foram 0,90 para o teste de Ober e 0,91 para o teste e Ober modificado.[125] Os resultados do teste-t dependente indicaram ADM do quadril em adução significativamente maior, usando o teste de Ober modificado quando comparado com o teste de Ober.[125] O estudo concluiu que o uso do inclinômetro para medir a adução do quadril usando o teste de Ober e o teste de Ober modificado parece ser um método confiável para a medida da flexibilidade do TIT, e a técnica é bem fácil de usar.[125] Contudo, visto que o teste de Ober modificado permite ADM de adução do quadril significativamente maior do que o teste de Ober, os dois procedimentos de exame não devem ser usados de modo permutável para a medida da flexibilidade do TIT.[125]

Teste de elevação da perna reta para o comprimento do isquiotibial. O paciente é posicionado em supino, com as pernas juntas e estendidas. O fisioterapeuta fica de pé no lado da perna a ser testada e segura o tornozelo do paciente com uma das mãos, enquanto coloca a outra sobre a espinha ilíaca ântero-superior contralateral (EIAS). Com o joelho do paciente estendido, o fisioterapeuta eleva a perna do paciente, flexionando o quadril até que o movimento seja sentido na espinha ilíaca ântero-superior oposta. O ângulo de flexão da mesa de tratamento é medido. O examinador retorna a perna para a mesa e repete a manobra com a outra perna. Os isquiotibiais são considerados encurtados se a perna reta não puder ser erguida a um ângulo de 80° da horizontal, enquanto a outra permanece reta.[103] Qualquer limitação de flexão é interpretada como sendo causada pelos músculos isquiotibiais adaptativamente encurtados.

Esse teste de elevação de perna reta também pode ser empregado como triagem para a tensão neural adversa, particularmente do nervo isquiático (ver Cap. 12).

Teste de elevação da perna reta 90-90. O comprimento dos isquiotibiais pode também ser avaliado com o paciente posicionado em supino e a perna testada flexionada no quadril e no joelho em 90°. A partir dessa posição, estende o joelho da perna envolvida sem estender o quadril (Fig. 17-39). A medida é obtida na primeira barreira de resistência.

Piriforme. O paciente é posicionado em supino. Após estabilizar a pelve do paciente através da região lateral da crista ilíaca e da

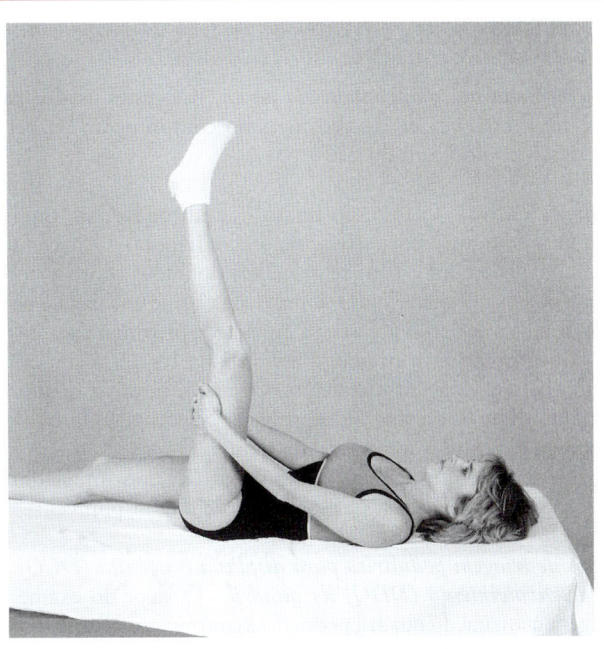

FIGURA 17-39 Elevação de perna reta 90-90.

EIAS usando uma das mãos, o fisioterapeuta flexiona o quadril envolvido a 60° com a outra mão. A 60° de flexão do quadril, o piriforme age como um abdutor puro do fêmur.[29] O fisioterapeuta aplica, então, uma pressão descendente através do eixo longo do fêmur e, a seguir, aduz o quadril envolvido. O quadril é aduzido até que o fisioterapeuta perceba o osso do quadril mover-se sob a mão estabilizadora.[127] A partir dessa posição, estresse adicional pode ser aplicado ao piriforme movendo o quadril em rotação interna.[128] O teste é repetido no quadril contralateral e os resultados comparados.

O teste de FARI (flexão, adução e rotação interna) foi defendido para detectar a compressão do nervo isquiático no piriforme. O paciente é posicionado em decúbito lateral, com a extremidade envolvida para cima e o fisioterapeuta fica de pé atrás do paciente. Segurando o joelho do paciente, o fisioterapeuta traz a extremidade envolvida para a posição de flexão, adução e rotação interna do quadril. Se a dor for provocada na intersecção do nervo isquiático e do piriforme durante o teste, o resultado é considerado positivo.[129,130] O teste de FARI tem demonstrado sensibilidade de 0,88, uma especificidade de 0,83, uma + RL de 5,2 e uma – RL de 0,14.[129,131]

Adutores do quadril. O paciente é posicionado em supino, e a perna a ser testada deve permanecer próxima da borda da mesa. A perna que não será testada está 15 a 25° abduzida na articulação do quadril com o calcanhar sobre a extremidade da mesa. Mantendo o joelho testado em extensão, o fisioterapeuta abduz passivamente a perna testada. A amplitude normal é de 40°. Quando a amplitude total é atingida, o joelho da perna testada é flexionado passivamente e a perna mais abduzida. Se a amplitude máxima não aumentar quando o joelho for flexionado, os adutores de uma articulação (pectíneo, adutor magno, adutor longo e adutor curto) estão encurtados. Se a amplitude não aumentar com o joelho passivamente flexionado, os adutores de duas articulações (grácil, bíceps femoral, semimembranáceo e semitendíneo) estão encurtados.

Discrepância no comprimento da perna. Os testes usados para detectar a presença de discrepâncias no comprimento da perna são descritos no Capítulo 27.

Teste de Fulcro. O teste do fulcro[132] é utilizado para testar a presença de fratura por estresse da diáfise femoral. O paciente é posicionado sentado, com seus joelhos dobrados sobre a borda da mesa e os pés balançando. Uma toalha firme enrolada é colocada sob a coxa envolvida, sendo movida de proximal para distal, enquanto uma suave pressão é aplicada na região posterior do joelho pela mão do fisioterapeuta. O teste é positivo quando o paciente relata dor aguda ou expressa apreensão quando o fulcro do braço é colocado sob o local da fratura. O teste do fulcro não foi sujeito a pesquisas de validade de critérios, assim, nenhum dado de sensibilidade ou de especificidade está disponível.

Testes de triagem pediátrica para displasia congênita (DCQ) ou de desenvolvimento (DDQ) do quadril. O valor do exame de triagem neonatal do quadril permanece controverso.[123] Atualmente, os testes que incluem aqueles resumidos a seguir são usados para examinar o bebê. O exame requer paciência e habilidade, e o recém-nascido deve estar relaxado em uma superfície firme.

O examinador tenta reduzir a elevação ou a subluxação usando as manobras de Ortolani e de Barlow (ver Fig. 17-40).[133]

Com o recém-nascido em supino, o fisioterapeuta coloca as pontas dos dedos médio e indicador sobre o trocanter maior, com o polegar junto da coxa medial. A perna do bebê é posicionada em rotação neutra com 90° de flexão do quadril, sendo abduzida de leve, enquanto se ergue anteriormente.[133] Com a abdução é possível sentir uma batida quando a cabeça do fêmur desliza sobre a borda posterior do acetábulo e dentro da depressão (ver Fig. 17-40). Essa é a batida originalmente descrita por Ortolani,[134] chamada de sinal de entrada, quando o quadril se reassenta com essa manobra. Mantendo a mesma posição, a perna é, então, aduzida de modo suave, enquanto uma leve pressão é direcionada posteriormente sobre o joelho, e uma batida palpável é notada quando a cabeça do fêmur desliza sobre a borda posterior do acetábulo e fora da depressão.[133] Essa batida foi originalmente descrita por Barlow,[135] sendo chamada de sinal de saída, já que o quadril desloca-se com essa manobra. Ambos os testes são projetados para detectar o movimento entre a cabeça do fêmur e o acetábulo.[133] A capacidade de reprodução desses testes depende da lassidão ligamentar ou capsular, que, em geral, desaparece com a idade de 10 a 12 semanas.[133]

No bebê de 3 a 12 meses de idade, o principal achado clínico é a limitação da abdução do quadril. Na posição de supino, com o quadril em 90° de flexão e uma das mãos estabilizando a pelve, cada quadril deve abduzir com facilidade a 75° e aduzir a 30° passando a linha média.[133]

Além dos testes especiais, o fisioterapeuta procura pela assimetria entre as extremidades inferiores. Dobras assimétricas da coxa, aparência de perna curta e trocanter maior proeminente podem ser achados significativos.[133]

Assim que a criança consegue andar, os sinais físicos são mais notáveis. Existe uma claudicação típica, e a criança, muitas vezes, anda sobre os dedos no lado afetado. Se ambos os quadris estão deslocados, lordose lombar aumentada, nádegas proeminentes e padrão de marcha gingada são perceptíveis.[133] Quando o paciente é solicitado a ficar de pé sobre a perna afetada, a pelve cai para o lado oposto e o tronco inclina-se na direção do lado envolvido (teste de Trendelenburg positivo).[133]

Além dos testes clínicos, é possível detectar DCQ ou DDQ com radiografias ou ultrassom (ver "Estratégias de intervenção").

Estratégias de intervenção

A articulação do quadril e os tecidos adjacentes são propensos a lesões do tecido mole, a síndromes de impacto, a desequilíbrios musculares de força e flexibilidade e distúrbios articulares. Trata-se também de uma área de referência de sintomas para outras regiões. A intervenção para a articulação do quadril deve levar em consideração as influências que a coluna lombar, a pelve e as extremidades inferiores podem ter sobre essa área. É importante que o fisioterapeuta veja o quadril como parte de uma cadeia cinética que se estende do pé até a coluna lombar. Uma disfunção em qualquer parte dessa cadeia cinética pode ter efeito direto ou indireto sobre a função do quadril e os sintomas.

As técnicas para aumentar a mobilidade articular e a extensibilidade do tecido mole são descritas na seção "Técnicas terapêuticas".

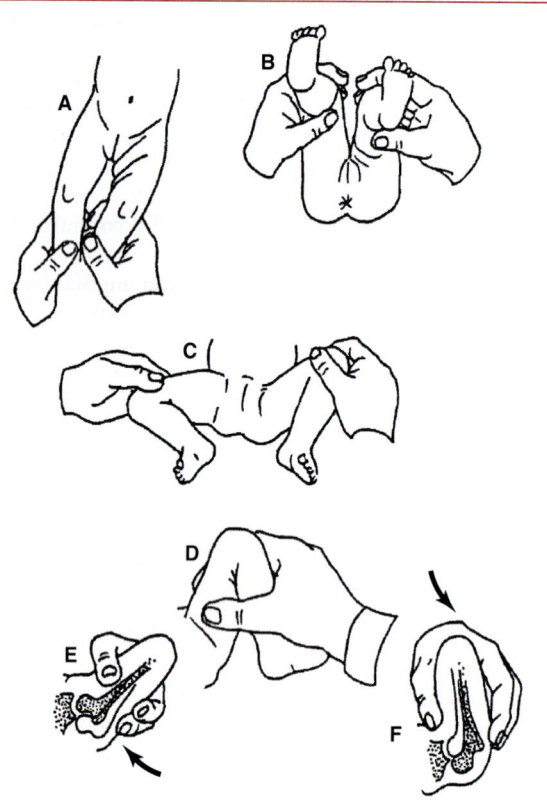

FIGURA 17-40 Testes de triagem para o deslocamento de desenvolvimento. (A) Dobras de pele assimétricas. (B) Teste de Galeazzi. (C) Limitação da abdução. (D-F) Testes de Ortolani e de Barlow. (Reproduzida, com permissão, de Skinner HB: *Current Diagnosis and Treatment in Orthopedics*, 3rd. edn. New York: McGraw-Hill, 2003:596.)

Fase aguda

Durante a fase aguda, os princípios de PRICEMEM (proteção, repouso, gelo, compressão, elevação, terapia manual, movimento inicial e medicamentos) são aplicados quando apropriado. A elevação da articulação do quadril geralmente não é aplicável ou possível. Os objetivos da fase aguda são:

▶ Proteger o local da lesão;

▶ Restaurar a ADM livre de dor de toda a cadeia cinética;

▶ Melhorar o conforto do paciente pela redução da dor e da inflamação;

▶ Retardar a atrofia muscular;

▶ Minimizar os efeitos nocivos da imobilização e da restrição da atividade;[136-141]

▶ Manter o condicionamento geral;

▶ Promover a independência do paciente com o programa de exercícios domiciliar.

A promoção e o avanço da cura envolvem a redução da função de sustentação de peso do quadril por meio de repouso, modificação da atividade ou uso de aparelho auxiliar. Esses aparelhos podem ser necessários para compensar a carga sobre a articulação do quadril e promover um padrão de marcha simétrico.[58,142] O uso de andador para a movimentação funcional máxima e segurança pode ser requerido para alguns pacientes.[58]

Calçados com palmilhas feitas sob encomenda ajudam a diminuir a dor no início da sustentação de peso.

De acordo com a tolerância do paciente, o fisioterapeuta deve, também, tentar remover quaisquer outros estresses à articulação do quadril, como as restrições articulares na coluna lombar ou na articulação sacroilíaca, e quaisquer desequilíbrios musculares.

A abordagem durante essa fase depende do tecido específico envolvido:

▶ As lesões do tecido contrátil são tratadas com repouso, massagem friccional suave, exercícios isométricos suaves e exercícios de amplitude de movimento livre de dor e modalidades apropriadas.

▶ As lesões articulares são mais bem tratadas ao colocá-las em posição com espaço articular (flexão, abdução e rotação externa) e as mobilizações articulares de Graus I e II.

Um programa de alongamento progressivo é iniciado para os músculos que são propensos ao encurtamento adaptativo. Estes incluem os flexores do quadril, os adutores curtos do quadril, o sartório, o piriforme, o reto femoral, os isquiotibiais, o TFL e o TIT. Os alongamentos podem ser feitos a partir de técnicas de relaxamento pós-isométricas, liberação miofascial e outras técnicas manuais (ver seção "Técnicas". O autoalongamento é ensinado ao paciente (Fig. 17-41) e pode ser executado junto com as técnicas de facilitação e reeducação para os músculos que são propensos a enfraquecerem ou inibirem. Estes incluem os músculos glúteos e o eretor da espinha lombar.

Quando os desequilíbrios musculares são o foco da atenção, o paciente pode avançar para a estimulação sensorial motora por meio do treinamento de equilíbrio e coordenação. Essas atividades são, em geral, feitas com sustentação de peso, se não há contraindicações (dor ou instabilidade) à sustentação de peso e à resistência.[58] Sempre que possível, exercícios ativos são feitos dentro de um contexto funcional. A contração simultânea dos extensores e dos abdutores do quadril na sustentação de peso é o padrão de coativação normal empregado na fase de postura inicial da marcha.[58,104] Os exercícios e o treinamento de equilíbrio de pé podem ser usados para reforçar esse padrão. No início, são executados com suporte duplo no membro e, depois, avançam para o suporte simples na perna à medida que o paciente progride. Assim que os exercícios de sustentação de peso no suporte duplo no membro possam ser feitos, as atividades de marcha são introduzidas. A marcha envolve a integração de toda a cadeia cinética inferior. Suas disfunções tendem a estar relacionadas às alterações biomecânicas que ocorrem durante as fases de balanço e/ou postura da marcha.[58] Elas incluem dor na sustentação de peso ou movimento, restrições da amplitude articular, fraqueza muscular funcional, discrepância no comprimento das pernas ou deformidade[58] (ver Cap. 13).[60] Procedimentos de treinamento da marcha[143,144] para a fase de postura envolvem o uso de contatos manuais na pelve para conduzir, alongar e aplicar aproximação ou resistência articular. Esses exercícios promovem o desenvolvimento de padrões apropriados de controle neuromuscular. Uma prancha de equilíbrio pode ser usada para a prática do deslocamento de peso (Fig. 17-42). Atividades de postura unilateral também podem ser executadas (Fig. 17-43).

Os componentes essenciais da marcha na fase de balanço[104] a desenvolver são:

▶ Rotação para a frente da pelve na flexão do quadril da fase de balanço;

▶ Mergulho (queda) pélvico de cerca de 5° no lado do membro de balanço;

▶ A flexão do quadril a um máximo de 30° (ativação dos flexores do quadril) com a flexão do joelho e a dorsiflexão cinemática.

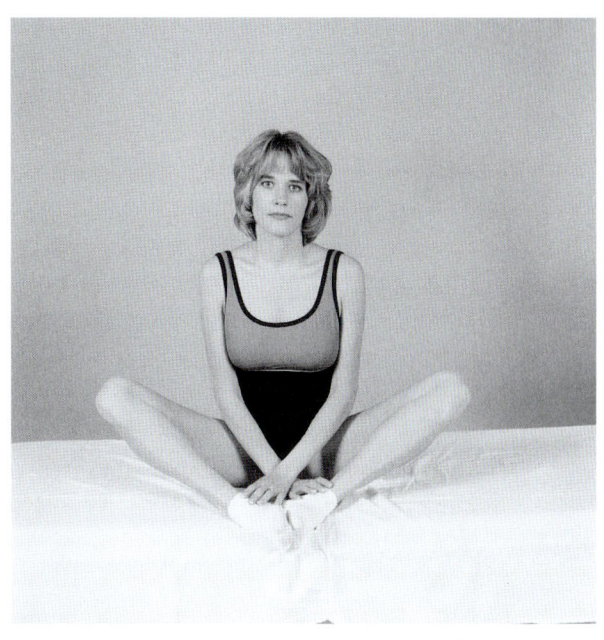

FIGURA 17-41 Autoalongamento para a articulação do quadril.

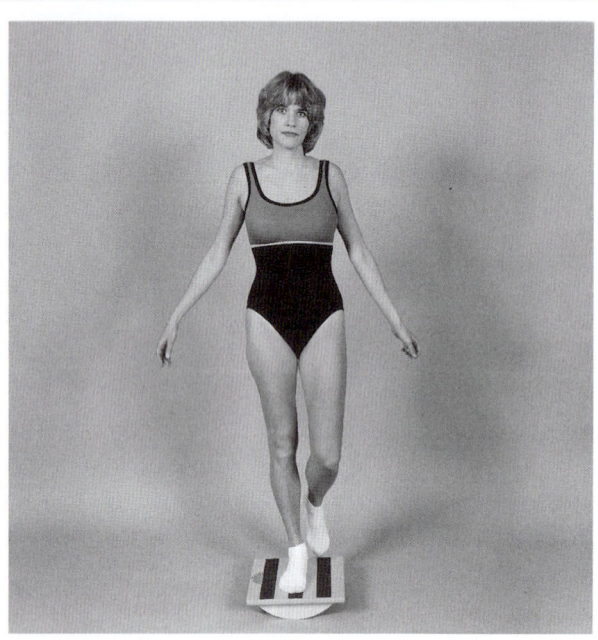

FIGURA 17-42 Deslocamento de peso e exercício de equilíbrio.

A flexão ativa do quadril com adução, flexão do joelho e dorsiflexão do pé estimula a fase de balanço normal da marcha e promove o controle do equilíbrio na sustentação de peso na perna em posição ereta.[58] Uma *multi-hip machine* pode ser utilizada quando os músculos do quadril tornam-se mais fortes.

Exercícios funcionais como o sentar-levantar-sentar requerem a ativação simultânea dos músculos do quadril coordenados com outros padrões de tronco e membros normalmente usados para executar a atividade.[58] De modo similar, programas de exercício de tarefa orientada (solidificação do trabalho) devem ser instituídos para o paciente que pretende reassumir algum tipo de atividade que requer um nível predeterminado de desempenho.

O condicionamento cardiovascular pode ser mantido durante essa fase usando um ergonômetro para a parte superior do corpo. Se tolerada, uma bicicleta ergométrica pode ser usada.

Fase funcional

O paciente avança para o estágio funcional quando não há mais nenhuma dor e quando a amplitude de movimento é igual àquela do membro não envolvido. Ele também deve estar apto a executar caminhadas normais e atividades da vida diária sem dor. Os objetivos dessa fase são:

▸ Atingir a amplitude de movimento total livre de dor.
▸ Restaurar a cinemática articular normal.
▸ Melhorar a força muscular para dentro dos limites normais.
▸ Melhorar o controle neuromuscular.
▸ Restaurar a relação de pares de força muscular normal.

Os seguintes exercícios são recomendados para essa fase:

▸ Exercícios em quatro apoios incorporando balanço para a frente e para trás. Esses exercícios ajudam a alongar a cápsula articular e aplicam compressão articular.
▸ Fazer investidas, *vídeo* agachar-se *vídeo* e circundução do quadril. Esses exercícios estimulam a sustentação de peso enquanto aumentam a ADM e alongam a cápsula.
▸ Exercícios de cadeia aberta com pesos de caneleira ou elástico medicinal podem ser usados para desenvolver a força e a resistência de toda a musculatura do quadril *vídeo* (Fig. 17-44). Os exercícios são inicialmente executados a partir de contrações concêntricas e, então, avançam para contrações excêntricas.
▸ Ponte. A ponte utiliza o peso do corpo como força de resistência dos extensores e abdutores do quadril.[58] Existe uma variedade de exercícios de ponte, do tradicional (onde o paciente deita em supino com os quadris e joelhos flexionados e os pés repousando na mesa e, então, eleva o tronco até que ele esteja em paralelo com as coxas) *vídeo* aos exercícios de ponte unilaterais mais difíceis (Fig. 17-45) *vídeo*. A resistência manualmente aplicada pode ser superimposta sobre a pelve ou sobre as coxas para gerar tensão muscular máxima nos músculos que se contraem.
▸ O fortalecimento do músculo glúteo médio é, muitas vezes, um importante componente do programa de reabilitação do quadril. O glúteo médio pode ser fortalecido posicionando-se em decúbito lateral, com a parte superior da perna em leve extensão e rotação externa do quadril *vídeo* (Fig. 17-46), ou de pé com o exercício da queda pélvica (Fig. 17-47). O exercício da queda pélvica envolve ficar de pé sobre um degrau com a perna envolvida e abaixar a perna não envolvida para fora do degrau enquanto mantém ambos os joelhos travados.
▸ A bicicleta ergométrica é usada para aumentar a força da extremidade inferior, a resistência e a amplitude durante os movimentos recíprocos repetitivos das extremidades inferiores.[58] A análise eletromiográfica dos músculos do membro inferior durante o pedalar mostrou que o pico mais alto de atividade

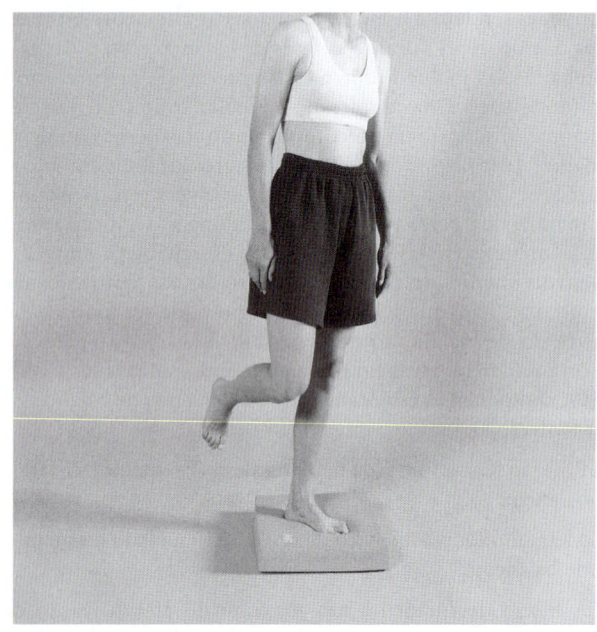

FIGURA 17-43 Exercício de postura unilateral.

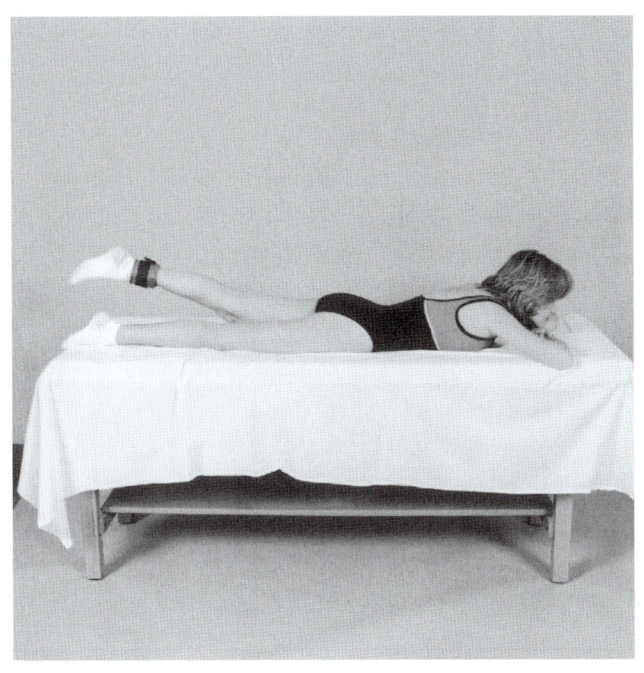

FIGURA 17-44 Extensão do quadril de cadeia aberta usando pesos de manguito.

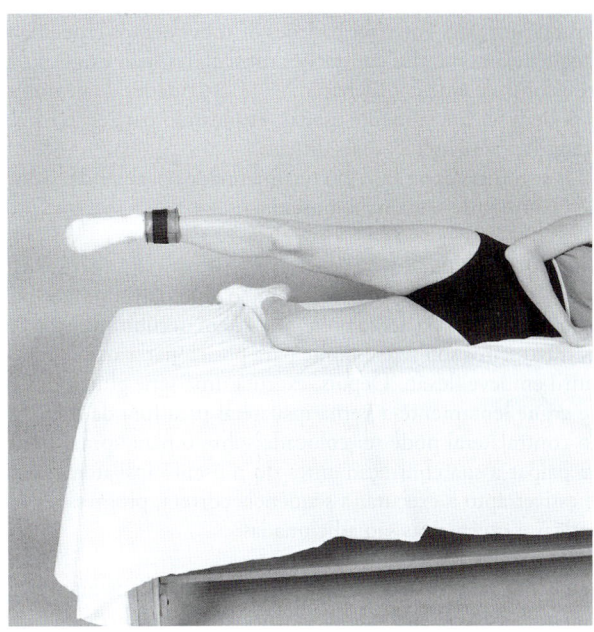

FIGURA 17-46 Fortalecimento do abdutor do quadril.

para os músculos glúteo máximo e bíceps femoral, enquanto extensores do quadril, ocorreu durante a pedalada de baixo.[145] A bicicleta ergométrica também foi considerada efetiva para aumentar a ADM na articulação do quadril como alongamento estático.[146] Ela é um modo conveniente de exercitar-se em casa; contudo, o uso de protocolos vigorosos deve ser cuidadosamente monitorado para efeitos cardíacos, especialmente devido ao fato de que a pressão arterial e os índices cardíacos aumentam acentuadamente durante esse tipo de exercícios.[58,147]

▶ Caminhar em uma piscina, nadar e pular também podem ser incorporados.

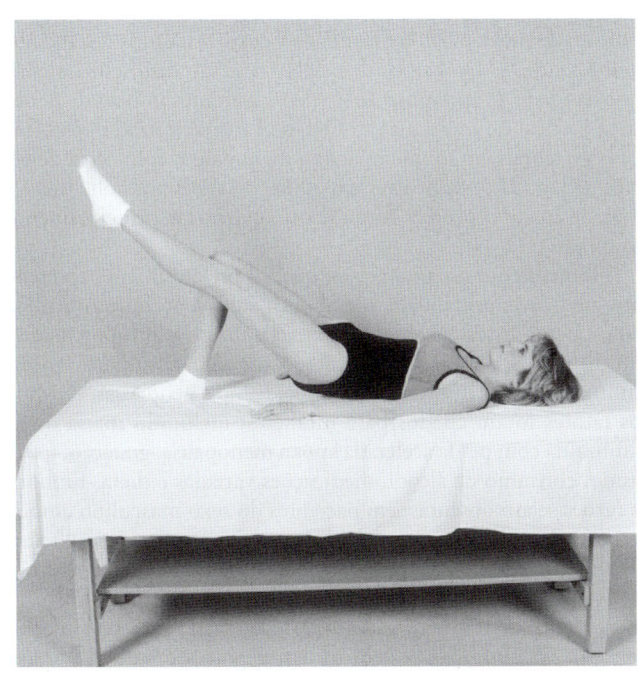

FIGURA 17-45 Ponte unilateral.

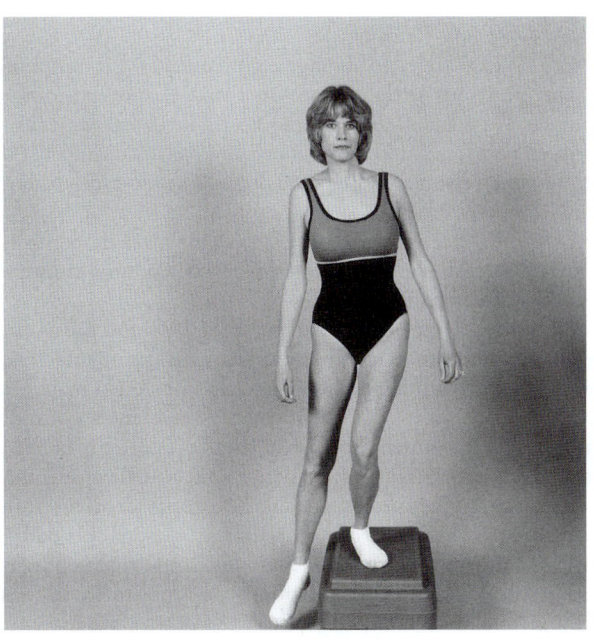

FIGURA 17-47 Exercício da queda pélvica.

Os exercícios de reeducação neuromuscular para o quadril são prescritos para enfatizar padrões de movimentos específicos e de sequenciamento das contrações musculares. Isso exige alto nível de controle e de coordenação.[148-151] Atividades de deambulação podem ser inicialmente usadas, avançando para exercícios da extremidade unilaterais mais difíceis.

Os seguintes exercícios são recomendados para ajudar a corrigir os padrões de sequência muscular.

Extensão do quadril

Método 1. Esse exercício foca-se sobre o glúteo máximo e o paraespinal lombar. O paciente posiciona-se em decúbito ventral com dois travesseiros sob seu abdome para posicionar a articulação do quadril em leve flexão. Depois, executa uma série glútea unilateral e ergue lentamente a perna ipsilateral para fora da mesa. Sua mão contralateral pode ser colocada sobre o paraespinal lombar para palpar a sua contração antes do músculo ipsilateral. Assim que estiver apto a executar a sequência correta, progressões concêntricas e excêntricas são adicionadas.

Método 2. Esse exercício foca-se sobre o grupo do latíssimo do dorso, do multífido e do glúteo. O paciente é posicionado de pé e inclina-se sobre a borda da mesa, com um travesseiro sob o abdome. Ele mantém a pelve na posição neutra funcional enquanto executa um movimento de retração do ombro pronado em pivô, como se estivesse tentando colocar o cotovelo em seu bolso de trás. Enquanto o movimento é sustentado, o paciente adiciona extensão do quadril contralateral para facilitar o grupo glúteo. O exercício é repetido até que o controle e a qualidade possam ser mantidos.

Abdução do quadril

Método 1. Esse exercício abrange o glúteo médio, o mínimo e o TFL. O paciente é posicionado em decúbito lateral com um travesseiro sob o quadril contralateral. Enquanto mantém a pelve perpendicular ao chão, eleva a perna superior para o teto, assegurando-se de que a pelve não oscile para trás, estimulando os flexores do quadril.

Método 2. Esse exercício abrange o glúteo médio e o mínimo. O paciente posiciona-se de pé, com uma faixa elástica em torno do tornozelo. Ele mantém uma posição neutra funcional enquanto dá um passo para fora com a perna presa com o elástico (Fig. 17-48), executando-se, assim, a combinação de abdução em cadeia aberta e fechada.

Quando o paciente demonstra um alto nível de controle e coordenação com algum movimento específico, uma resistência posterior é adicionada.

Os padrões de facilitação neuromuscular proprioceptiva (FNP) executados como movimentos isotônicos maximamente resistidos podem ser considerados um exercício isocinético manual. O fisioterapeuta utiliza várias quantidades de resistência por toda a amplitude de movimento para equiparar o esforço máximo do paciente. Os padrões favoráveis para a aplicação de alongamento, resistência e estímulos articulares proprioceptivos foram resumidos para cada um dos músculos do quadril. Os padrões de FNP também podem ser executados isometricamente contra a resistência em qualquer ponto na amplitude de movimento articular.

Um protocolo mais intensivo precisa ser adotado para o atleta que retorna após uma lesão. Programas desse tipo tentam incorporar atividades que estimulam as circunstâncias reais e padrões de contração usados no esporte.[58,152] Exemplos de dois desses protocolos estão resumidos nas Tabelas 17-16 e 17-17.

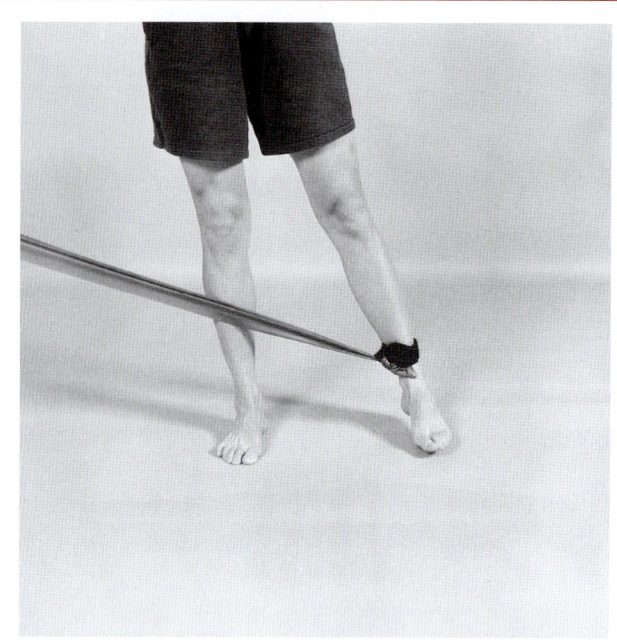

FIGURA 17-48 Exercício para o quadril em cadeia fechada e aberta.

Padrão de prática 4A: Prevenção primária/redução do fator de risco para a desmineralização esquelética

Osteoporose transitória idiopática do quadril

A osteoporose é a doença óssea mais prevalente entre a população idosa, e as fraturas dessa natureza são consideradas como tendo morbidade substancial, mortalidade e custos elevados de cuidado com a saúde.[153] Dois tipos de osteoporose são distinguidos com base na idade da apresentação[154] e em diferentes índices de perda óssea cortical ou trabecular.[155] O Tipo I é caracterizado pelas fraturas vertebrais em mulheres após a menopausa, com cerca de 65 anos; o Tipo II pode ocorrer em ambos os sexos por volta dos 75 anos de idade e produz fraturas osteoporóticas principalmente no quadril.[155]

Homens com osteoporose do quadril provavelmente apresentam alguma anormalidade metabólica subjacente que contribui para a perda óssea. As etiologias mais comuns são hipogonadismo, uso de álcool e corticosteroides, uso de anticonvulsivantes, síndromes de má absorção, hipertireoidismo e neoplasias.[156] Muitos fatores foram citados para mulheres, incluindo massa óssea diminuída com perda acelerada após a menopausa, gestação, tabagismo, consumo de álcool, medicações variadas e dieta. Embora as razões sejam obscuras, em pacientes do sexo masculino ambos os quadris podem estar envolvidos, enquanto entre as mulheres, o esquerdo é comprometido com muito mais frequência.[157]

A dor no quadril começa de forma espontânea, sem história antecedente de trauma. A condição é agravada pela sustentação de peso. Os sintomas podem tornar-se graves o suficiente para resultarem em claudicação. Os achados clínicos são autolimitados e resolvem-se no período de 2 a 6 meses sem sequelas perma-

TABELA 17-16 Retorno ao esporte para corredores após lesões do tecido mole

Capacidade aeróbia e resistência

Ciclismo
▶ Incorporando o aquecimento apropriado e intervalos de resfriamento, o condicionamento cardiovascular pode ser feito em bicicleta ergométrica ou normal, se os sintomas permitirem.
▶ A atenção ao encaixe apropriado na bicicleta é importante, pois a dor no quadril e nas costas pode ser o resultado de biomecânica imprópria.
▶ Se a bicicleta não foi usada como método de treinamento cruzado no passado, um período de construção de base apropriado é necessário:
- Aquecimento de 3 a 5 minutos em 70 a 90 rpm, em 55 a 65% da frequência cardíaca máxima estimada para a idade.
- 10 a 15 minutos em 80 a 90 rpm, em 70 a 75% da frequência cardíaca máxima estimada para a idade, durando essa fase não mais do que 3 a 5 minutos por sessão se os sintomas e a condição cardiovascular permitirem.
- Resfriamento de 3 a 5 minutos a 70 rpm, em 55 a 65% da frequência cardíaca máxima estimada para a idade.

Movimentos na água
▶ Os movimentos na água funda mostraram-se um meio efetivo de treinamento cruzado para corredores, com boa especificidade de sobrecarga.
▶ O uso de um dispositivo de flutuação intensifica o conforto dos iniciantes.
▶ Intervalos de aquecimento e resfriamento apropriados devem ser incorporados, bem como um período de construção de base, se essa for uma atividade não conhecida.

Corrida
Tão logo os sintomas permitam, o retorno à corrida deve ser iniciado. Isso deve consistir em uma corrida em piso nivelado ou esteira, no início, com velocidade que traga a frequência cardíaca em não mais do que 60% do máximo estimado para a idade (compasso de aquecimento), durante períodos que não exacerbem os sintomas (em geral, menos de 15 minutos). Logo que os sintomas permitirem, a duração (quilometragem) deve ser aumentada em não mais do que 10% por semana. Assim que uma base substancial de quilometragem tenha sido feita sem o retorno dos sintomas, pode haver adição do treinamento específico de velocidade. Isso consiste em "estresse aeróbio" (explosões curtas de aceleração dentro de uma corrida longa), ou "tempo" (corridas de duração maior na, ou próximo da, passada da corrida), ou ainda em intervalos mais regimentados, por meio de trilha ou com uso de cronômetro.
▶ Para maratonistas, a distância percorrida em qualquer intervalo pode variar de 400 m a uma distância de 10 km ou de 4,8 a 8 km na passada da maratona.
▶ Para corredores de curta distância, os intervalos devem ser relativamente menores. Por exemplo, um corredor de 10 km pode fazer intervalos de 100 a 400 m em uma passada de corrida de 5 km e de 400 m até 3,2 km em uma passada de 10 km.

Intervalos específicos de velocidade devem ser feitos não mais do que uma vez por semana, inicialmente, e devem prosseguir com cuidado. A distância total da velocidade de trabalho não deve representar mais de 10% da quilometragem semanal total. Fortalecimento adicional pode ser obtido com a incorporação de subidas. O treinamento de subida específico deve ser feito não mais do que duas vezes por semana e prosseguido com cautela.
▶ O monitoramento da frequência cardíaca ajuda a evitar a velocidade excessiva na subida.
▶ Manter a forma apropriada na descida da corrida reduz o risco de lesões de impacto.
▶ Para evitar lesão por uso excessivo, a periodização da quilometragem, o terreno, o intervalo do treinamento, o calçado apropriado, etc., são essenciais. Por exemplo, o seguinte esquema de treinamento inicial de maratona demonstra boa periodização de intensidade, duração e terreno:
- Domingo: 16 km em 70% da frequência cardíaca máxima estimada para a idade em esteiras.
- Segunda: 4,8 km em 70% da frequência cardíaca máxima estimada para a idade em esteiras inclinadas.
- Terça: 9,6 km em 70% da frequência cardíaca máxima estimada para a idade em esteiras inclinadas.
- Quarta: Descanso, ou forma alternativa de treinamento (p. ex., natação, ciclismo).
- Quinta: 8 km, consistindo de 1,6 km de aquecimento, 3,2 a 4,8 de intervalo de trabalho em 80 a 85% da frequência cardíaca máxima estimada para a idade, e 1,6 km de resfriamento (trilha).
- Sexta: 4,8 km a 70% da frequência cardíaca máxima estimada para a idade em terreno plano.
- Sábado: Descanso ou forma alternativa de treinamento.

Equilíbrio/reeducação proprioceptiva

Equilíbrio/exercícios de alcance
Os seguintes exercícios são efetuados em 3 a 5 séries de 10 a 15 alcances.
▶ Equilíbrio de postura unilateral estendendo um ou ambos os braços em várias direções a uma distância máxima, evitando o uso da outra perna para o equilíbrio contrário. Desafios adicionais podem ser colocados ao segurar um peso leve, uma *medicine ball* ou um elástico de resistência.
▶ Alcance anterior. Estimula os isquiotibiais, o sóleo, o gastrocnêmio e os extensores do quadril/costas (dependendo da altura do alcance).
▶ Alcance posterior acima da cabeça. Estimula o glúteo, o quadríceps e os extensores do quadril/costas.
▶ Alcance rotacional para o lado. Estimula o glúteo, o quadríceps, os estabilizadores do tronco, os abdutores do quadril e os abdominais.

Fortalecimento

Exercícios em cadeia cinética aberta
Os seguintes exercícios são executados usando-se aparelhos com peso, caneleiras de peso ou elástico de resistência: 3 a 5 séries de 15 a 18 repetições.
▶ Flexão do quadril
▶ Extensão do quadril
▶ Abdução do quadril
▶ Adução do quadril

Exercícios funcionais em cadeia cinética fechada
Os seguintes exercícios são executados: 3 a 5 séries de 15 a 18 repetições, observando-se a deterioração da forma apropriada devido à fadiga.

(continua)

TABELA 17-16 Retorno ao esporte para corredores após lesões do tecido mole *(continuação)*

Capacidade aeróbia e resistência

Abaixamentos. O avanço é feito de miniabaixamentos a abaixamentos profundos se os sintomas permitirem, com desafios de peso adicional.

Investida. O avanço é feito de investidas anteriores/posteriores retas e laterais para investidas rotacionais quando apropriado, aumentando-se a distância das mesmas ou usando-se peso adicional, quando apropriado.

Subir e descer degraus. Variações são feitas com a altura do degrau e a direção do passo (lateral, anterior, posterior ou rotacional) quando apropriado, com desafios adicionais de aumento de distância do degrau ou o uso de peso adicional quando apropriado.

Flexibilidade

Exercícios de flexibilidade

Esses exercícios são feitos após o aquecimento do atleta. Por exemplo, após caminhar por, no mínimo, de 3 a 5 minutos, ou após uma ducha ou banho morno. A ênfase deve ser na técnica apropriada e na forma. O alongamento deve ser mantido por, pelo menos, 15 a 30 segundos.
A pessoa executa de 3 a 5 repetições de cada alongamento em ambos os lados em uma base regular.
- ▶ Gastrocnêmio/sóleo
- ▶ Isquiotibiais
- ▶ Quadríceps
- ▶ Glúteos
- ▶ Psoas

Dados de Schunk C, Reed K: *Clinical Practice Guidelines*. Gaithersburg, MD: Aspen, 2000.

---

nentes.[157] A biópsia da sinóvia revela achados normais ou leve inflamação crônica (suave, mínima ou confusa).[158]

Os achados radiográficos são característicos e tornam-se aparentes dentro de semanas ou meses do início dos achados clínicos. A osteoporose progressiva e acentuada da cabeça de fêmur é identificada nas radiografias simples.[158] Essa condição, não é, em geral, encontrada no acetábulo, mas pode ser vista no colo do fêmur. O espaço articular é normal e o osso subcondral femoral está intacto.

O diagnóstico diferencial envolve necrose avascular, osteoartrite, artrite séptica e artrite reumatoide.[158] A intervenção para a osteoporose é abordada no Capítulo. 9.

Padrão de prática 4D: Distúrbios na mobilidade articular, na função motora, no desempenho muscular e na amplitude de movimento associados a disfunções dos tecidos conjuntivos

Osteoartrite

A osteoartrite (OA) é definida como uma perda focal da cartilagem articular com reação óssea subcondral variável. Sua prevalência varia de 7 a 25% em adultos com 55 anos ou mais na população europeia branca.[159] Estudos da história natural da OA do quadril demonstram claramente a heterogeneidade do avanço da doença e a falta de concordância universal em relação à definição de seu avanço. A maioria define a progressão pelos aspectos radiológicos, como perda de espaço articular, osteófitos e esclerose.[160,161] Contudo, a demonstração de correlação entre os aspectos radiográficos e os sintomas clínicos não é fácil: os fatores que diferenciam a OA sintomática da assintomática são desconhecidos.[162] As duas sequelas clínicas da OA que são mais relevantes nos estudos epidemiológicos são dor na articulação e impedimento funcional.

O início da condição costuma ser gradual, embora, em alguns poucos casos, a dor inicie de forma abrupta. O desenvolvimento da OA em qualquer local da articulação depende da predisposição generalizada à condição e das anormalidades da carga biomecânica que agem nas articulações específicas.[163] Fatores de risco individuais que podem estar associados a uma suscetibilidade generalizada ao distúrbio incluem obesidade, história familiar e hipermobilidade.[162] Aqueles que refletem as lesões biomecânicas locais incluem trauma menor a uma articulação já doente, anormalidades da forma articular e atividade física.[162]

TABELA 17-17 Retorno ao esporte após a osteíte púbica

Fase I

1. Adução estática contra uma bola de futebol colocada entre os pés e deitado supino: cada adução é mantida por 30 segundos e repetida 10 vezes.
2. Exercícios abdominais executados em direção reta ou oblíqua. O paciente pratica 5 séries até cansar.
3. Exercício abdominal combinado à flexão do quadril (esmagamento). O paciente começa na posição supina e com uma bola de futebol/basquete colocada entre os joelhos. Ele executa 5 séries até cansar.
4. Exercício de equilíbrio em uma prancha inclinada por 5 minutos.
5. Exercícios de um só pé em uma prancha de escorregar, com os pés em paralelo, formando um ângulo de 90° entre si. 5 séries de trabalho contínuo de 1 minuto são executadas com cada perna, e em ambas as posições.

Fase II (a partir da terceira semana)

1. Exercícios de abdução e adução da perna em decúbito lateral. O paciente executa 5 séries de 10 repetições de cada um dos exercícios.
2. Exercícios de extensão das costas em prono sobre a extremidade da mesa de tratamento. O paciente executa 5 séries de 10 repetições.
3. Abdução/adução de pé com uma das pernas segurando um peso. O paciente executa 5 séries de 10 repetições do exercício para cada perna.
4. Exercícios abdominais nas direções à frente reta e oblíqua. O paciente executa 5 séries até cansar.
5. Exercício de coordenação de uma perna, estendendo o joelho e balançando os braços no mesmo ritmo (esqui *cross-country* em uma perna). O paciente executa 5 séries de 10 repetições para cada perna.
6. Movimentos de *skate* em uma prancha deslizante. Isso é feito 5 vezes para um trabalho contínuo de 1 minuto.

Dados de Holmich P, Uhrskou P, Ulnits L, et al.: Effectiveness of active physical training as treatment for long-standing adductor-related groin pain in athletes: Randomised trial. *Lancet* 353:439-443, 1999.

A dor da OA do quadril pode variar bastante em sua intensidade e natureza, algumas vezes dificultando o diagnóstico inicial.[164] A dor pode ser sentida na área das nádegas, da virilha, da coxa ou do joelho e pode configurar-se como dor aborrecida ou dores de pontadas agudas. O desconforto em geral está relacionado à atividade, e o exercício pode induzir crises de dor que duram várias horas.[164] À medida que o processo da doença aumenta, o paciente começa a ter dificuldades para subir escadas com a perna afetada e pode ter problemas para colocar meias curtas ou longas.[165] Em estágios avançados, há declínio na participação das atividades recreacionais e o paciente pode queixar-se de dor intensa presente à noite ou durante o repouso. A rigidez do quadril é comum, em particular após a inatividade, e pode ser a queixa atual.

Os sinais físicos iniciais incluem restrição da rotação interna e abdução ou flexão do quadril afetado, com dor no final da amplitude.[164] Birrell e colaboradores[166] observam que à medida que a quantidade de planos restritos de movimento do quadril aumenta, a especificidade ou a eliminação no diagnóstico de OA aumenta. Quando a especificidade aumenta, a sensibilidade ou eliminação de um diagnóstico de OA diminui em pacientes com OA de suave a moderada e grave do quadril.[94,166] Essa troca, quando a sensibilidade diminui enquanto a especificidade aumenta, é comum com a sensibilidade e a especificidade.[94] O valor diagnóstico da redução da ADM no quadril é melhor quando presente em dois ou três planos de movimento (razão de probabilidade positiva de 2,5 a 5), caso seja comparado com apenas um plano de movimento (razão de probabilidade positiva de 1,9).[94,166]

O diagnóstico pode ser, geralmente, confirmado pela radiografia; a largura do espaço articular de 2,5 mm ou menos indica perda substancial de cartilagem na articulação do quadril e osteófitos, esclerose do osso subcondral ou cistos estão geralmente presentes.[164] Como mencionado, as radiografias podem ser enganosas, devido à insensibilidade relativa de seus achados com sinais e sintomas clínicos. Dois estudos separados feitos por Bierma-Zeinstra e colaboradores[167] e Altman e colaboradores[168] examinaram a relação entre pacientes com sinais e sintomas clínicos de OA do quadril e achados radiográficos. O diagnóstico clínico de OA prematura do quadril de acordo com Bierma-Zeinstra e colaboradores[167] incluiu variáveis como rotação externa diminuída sem agravamento da dor ao sentar e mais de 60 anos de idade. Os critérios do estudo de Altman e colaboradores incluíram rotação interna do quadril de menos de 15° e idade de mais de 50 anos. As propriedades de medida diagnóstica, como sensibilidade, especificidade e razões de probabilidade, são estatísticas de probabilidade; consequentemente, resultados falso-positivos e falso-negativos serão sempre possíveis.[94]

O estreitamento do espaço articular associado à OA pode relaxar os ligamentos de suporte, tornando-os menos efetivos e produzindo mudanças no sinal proprioceptivo. Além disso, essa condição esteve relacionada a deficiências na propriocepção e no equilíbrio do paciente.[169,170] O estreitamento do espaço articular pode, também, resultar em redução relativa no comprimento dos músculos que cruzam a articulação do quadril, que poderia ser capaz de resultar em desvantagem mecânica dos músculos que agem na articulação do quadril. Além disso, a OA do quadril pode ter manifestações nas articulações vizinhas, em particular na coluna lombar e nos pés. Isso é provável pois a rigidez articular associada com a doença diminui a quantidade de rotação disponível no quadril, forçando a coluna lombar e o pé a compensar a perda.

As revisões sistemáticas concluíram que o exercício reduz a dor e a incapacidade em pacientes com OA do quadril. Weigl e colaboradores[171] mostraram que os exercícios de fortalecimento, o treinamento de flexibilidade, de relaxamento e de resistência diminuíram a dor e melhoraram a função física em pacientes com OA.[94] Van Baar e colaboradores[172] mostraram que o exercício melhorou a função e reduziu a dor em pacientes com OA do quadril mas, posteriormente, descobriram que o efeito benéfico do exercício diminuiu ao longo do tempo.[94,173] A pesquisa sobre o uso de fisioterapia manual no tratamento da OA do quadril é limitada. Hoeskma e colaboradores,[174] em um ensaio clínico aleatório comparando a efetividade de dois programas de terapia diferentes em um grupo de pacientes com OA do quadril, demonstraram a superioridade da fisioterapia manual acrescida do exercício sobre apenas o exercício para a melhora da dor e da ADM. MacDonald e colaboradores,[175] em uma série de casos descrevendo os resultados de pacientes individuais com OA do quadril tratados com fisioterapia manual e exercício, registraram que todos os pacientes exibiram reduções na dor e aumentos na ADMP, bem como significativa melhora clínica na função. As limitações inerentes das séries de casos, contudo, não permitem a identificação de uma relação de causa e efeito. Uma pesquisa adicional, incluindo ensaios clínicos aleatórios, é necessária para revelar o efeito exato da fisioterapia manual e do exercício no tratamento da OA.[175]

Com base na pesquisa mencionada, os objetivos da intervenção compreendem alívio dos sintomas, minimizando a incapacidade e o prejuízo e reduzindo o risco do avanço da doença.[164] A intervenção nos estágios iniciais inclui:

▶ Educação e capacitação. Dar conselhos sobre o que os pacientes podem fazer por si próprios é de imenso valor.

▶ Modalidades para relaxamento muscular, alívio da dor e anti-inflamatórios.

▶ Modificação das atividades da vida diária e autocuidado são alguns dos componentes mais importantes. Os pacientes estão, muitas vezes, assustados com o fato de que o uso irá "desgastar" uma articulação de quadril danificada e acreditam que precisam de "permissão" para usá-la.[164] A evidência sugere que, enquanto a articulação afetada é beneficiada pela carga regular para ajudar a manter sua integridade, a atividade prolongada ou pesada pode causar dano adicional.[176] Os pacientes precisam aprender o equilíbrio adequado e estabelecer períodos de atividade intercalados com o repouso.

▶ É importante manter a amplitude total de movimento do quadril, se possível. Além dos exercícios específicos para tanto, atividades como natação ou ciclismo podem ser benéficas. Esportes de contato e atividades como movimentar-se, que podem ocasionar carregamento de alto impacto repetitivo do quadril, devem ser evitados.[176]

▶ Dieta e peso. Não há evidência do envolvimento de qualquer fator alimentar na etiopatogênese da OA do quadril.[164] Contudo, é possível que a obesidade possa acelerar seu avanço ou causar mais dor. A redução no peso pode melhorar de forma significativa os sintomas, aumentar a mobilidade e beneficiar o estado da saúde do paciente.[177]

▸ Muitas pessoas com artrite da coluna ou das pernas sentem-se mais confortáveis usando palmilhas ou outros calçados com boas propriedades de absorção de choque do que tênis normais. *Sorbithane* e outras solas internas de absorção de choque, disponíveis em lojas esportivas e de calçados, são benéficas.[164]

▸ Uma simples bengala pode fazer grande diferença, reduzindo a carga no quadril em cerca de 20 a 30%, mas deve ser dada atenção a seu comprimento, características e uso. Na maioria dos casos, será mais benéfica se mantida no lado afetado do corpo, se alcançar ao topo da pelve e se possuir uma boa ponteira e um pegador confortável.[164]

O paciente é aconselhado a:

▸ Praticar aquecimentos adequados antes de exercitar-se;

▸ Prestar atenção e respeitar as limitações de seu corpo e não exercitar-se com desconforto;

▸ Não usar medicação para encobrir a dor do exercício.

Outras medidas:

▸ Técnicas manuais para alongar a cápsula e manter a mobilidade, em particular as técnicas de distração. Após essas distrações, um programa de alongamento razoavelmente vigoroso em flexão, abdução e rotação externa deve ser iniciado. A posição FABER, ou sentado de pernas cruzadas, é ideal para isso. Alongar a cápsula da articulação do quadril envolve manter o alongamento por até uma hora.

▸ Os exercícios de fortalecimento são executados para os grupos musculares principais da região do quadril, em especial o glúteo médio.

A intervenção cirúrgica para a OA avançada do quadril é estudada no Capítulo 29.

Artrite reumatoide

A artrite reumatoide é uma disfunção sistêmica, inflamatória e crônica de etiologia desconhecida, caracterizada por períodos de exacerbação e de remissão, que acabam resultando em destruição das superfícies articulares e incapacidade progressiva.[165]

Nas fases iniciais da doença, as manifestações sistêmicas da capacidade, como mal-estar, perda de peso e fadiga são observadas.[165] O paciente sente dor vaga e rigidez no quadril, em especial quando levanta da cama pela manhã. Com o tempo, esses sintomas tornam-se mais graves e persistentes e são acompanhados de espasmos musculares protetores. Por fim, desenvolve-se uma contratura de flexão do quadril.

A intervenção conservadora envolve tratamento farmacológico e exercícios ativos de quadril dentro dos limites da dor para preservar o movimento articular e manter a boa tonicidade muscular.[165] As modificações nas atividades delineadas pela OA do quadril também são defendidas. O paciente é orientado a respeito de atividades de proteção articular e sobre como fazer interrupções frequentes.

Espondilite anquilosante

A espondilite anquilosante (EA), também conhecida como doença de Marie-Strümpell ou espondilite reumatoide, é uma forma de artrite inflamatória que costuma ser caracterizada pelo envolvimento inicial das articulações sacroilíacas, envolvimento tardio das articulações espinais e envolvimento ocasional das articulações do quadril e de outras articulações do corpo (ver Cap. 9).[165] O paciente tem, em geral, entre 15 e 40 anos, e a EA afeta de 1 a 3 em cada mil pessoas. Embora homens e mulheres sejam afetados em proporções iguais, cursos suaves da doença são mais comuns nas mulheres.[178] Os achados clínicos no quadril incluem padrão capsular inicial de restrição de movimento.

Um programa de exercício é muito importante para que esses pacientes mantenham os resultados funcionais (ver Cap. 9).[179] O objetivo da terapia com exercícios é manter a mobilidade das articulações não envolvidas pelo maior tempo possível e impedir o enrijecimento. Deve ser seguido um regime rigoroso de exercícios diários, que envolve exercícios de posicionamento e extensão espinal, de respiração e para as articulações periféricas. Várias vezes por dia o paciente deve deitar em decúbito ventral por cinco minutos e ser aconselhado a dormir em um colchão duro e a evitar deitar de lado. A natação é a melhor rotina esportiva.

Necrose avascular da cabeça do fêmur

A necrose avascular é uma condição na qual há isquemia progressiva e morte secundária dos osteócitos ou das células ósseas da cabeça do fêmur, resultando em colapso e posterior desenvolvimento de artrite degenerativa.[165] A necrose avascular da cabeça do fêmur é descrita em mais detalhes no Capítulo 9.

Ruptura labial acetabular

As rupturas labiais do quadril são mais comuns do que imaginava-se anteriormente.[11] Nos últimos 15 anos, foram realizados numerosos estudos sobre a localização e os aspectos anatômicos das rupturas do lábio do acetábulo, incluindo estudos em cadáveres, artroscópicos e de imagem por ressonância magnética (IRM).[180] Em estudos de determinados indivíduos com ruptura do lábio, os pesquisadores têm atribuído a doença a uma variedade de causas.[181] O trauma direto, as atividades esportivas e certos movimentos do quadril, como movimentos de torção e de giro, foram citados como causas da ruptura labial.[181] Contudo, um grande percentual dessas rupturas não está associada a qualquer evento ou causa específica conhecida. Dois tipos comuns de mecanismos foram reconhecidos:

1. Pessoa jovem com lesão de giro no quadril, geralmente uma força de rotação externa em posição hiperestendida.

2. Pessoa mais velha com história de displasia do quadril e/ou acetabular, ou o resultado de movimentos de pivô e de giro repetitivos.

Essas rupturas representam a causa mais comum dos sintomas mecânicos do quadril. Em um estudo recente, foram considerados como sendo a causa em mais de 20% dos atletas com dor na virilha.[182]

As rupturas labiais podem ser classificadas de acordo com a localização, a etiologia e o tipo:[183]

▸ *Localização.* Em relação à localização, as rupturas podem ser anteriores, posteriores ou superiores (lateral), embora as do primeiro tipo pareçam ser os mais comuns.[183] As rupturas labiais anteriores são também comuns em pacientes com doença degenerativa do quadril ou displasia acetabular. A razão mais provável para a predominância das rupturas labiais anteriores deve-se ao fato de que essa região está sujeita a forças ou estresses maiores do que outras regiões do lábio.[181] Por causa da orientação anterior do acetábulo e da cabeça do fêmur, esta tem o menor limitador ósseo anteriormente e baseia-se, entretanto, no lábio, na cápsula articular e nos ligamentos para sua estabilidade.[181]

▶ *Etiologia.* Em relação à etiologia, as rupturas podem ser degenerativas, displásicas, traumáticas ou idiopáticas. As primeiras também são vistas em associação com artropatias inflamatórias.

▶ *Tipo.* As rupturas labiais foram classificadas dentro de quatro tipos: retalho radial (o tipo mais comum), fibrilado radial, periférico longitudinal e anormalmente móvel.[14] Seldes e colaboradores[24] classificaram as rupturas labiais acetabulares em Tipos 1 e 2, com base em seus aspectos anatômicos e histológicos.

- As rupturas do Tipo 1 consistem na separação do lábio da superfície da cartilagem articular. Tendem a ocorrer na zona de transição entre o lábio fibrocartilagíneo e a cartilagem hialina articular.[24] São perpendiculares à superfície articular e, em alguns casos, estendem-se para o osso subcondral.
- As rupturas do Tipo 2 consistem em um ou mais planos de divisão de profundidade variável dentro da substância do lábio.[24]

Ambos os tipos estão associados à proliferação de condrócito e à hialinização da fibrocartilagem labial junto às bordas do defeito. Todas as rupturas labiais estão associadas ao aumento da microvascularidade dentro da substância do lábio na base da rupturas adjacente à inserção do lábio no osso.[144] A formação de osteófitos é, algumas vezes, vista dentro dessas rupturas.

O diagnóstico da ruptura do lábio do acetábulo é feito com base na história e no exame físico. Contudo, deve ser lembrado que essa condição pode ter uma variedade de apresentações clínicas, associadas a amplo grau de achados clínicos.[23]

▶ *História.* Como a lesão labial reduz a pressão articular e aumenta a lassidão da articulação, os sintomas de ruptura labial são, em geral, mecânicos: quebras, pontadas, travamento, instabilidade e estalido doloroso. Pode haver ou não história de trauma. Na presença de um incidente recordado, o trauma pode variar de intenso a bem leve, como torção ou queda.[23] A lesão é, em geral, causada pela articulação do quadril sendo forçada em rotação. A dor é maior na virilha, mas pode ocorrer na região do trocanter ou da nádega.[23] A crise aguda pode ser gradual. É comum ser aguda com estalido, trancada ou sensação de travamento.[23] As atividades que envolvem a adução forçada da articulação do quadril em associação com a rotação em ambas as direções tendem a agravar a dor.[23]

▶ *Exame físico.* No exame, a ADM pode não estar limitada, mas pode haver dor nos extremos.[23] Há pouca informação sobre a sensibilidade, a especificidade ou as razões de probabilidade associadas com testes clínicos simples ou grande variedade de testes no diagnóstico da ruptura labial.[14] De modo geral, o movimento combinado de flexão e rotação causa dor na virilha. Mais precisamente, as manobras específicas que causam dor na virilha envolvem:[184]

- Flexão, adução e rotação interna da articulação do quadril (com rupturas labiais ântero-superiores);
- Hiperextensão, abdução e rotação externa passivas (com rupturas posteriores), com o paciente deitado em supino na borda da mesa; um achado positivo com esse teste é a apreensão ou a dor intensa.
- Teste de elevação de perna reta resistido.
- Flexão aguda no quadril com rotação externa e abdução total, seguidas por extensão, abdução e rotação interna (rupturas anteriores).[185]
- Extensão, abdução e rotação externa movida para uma posição flexionada, aduzida e internamente girada (rupturas posteriores).[185]

Em geral, o fisioterapeuta deve suspeitar de ruptura labial acetabular quando o paciente com radiografias normais se queixa de dor de longa duração e estalido na virilha ou na parte anterior do quadril, dor com flexão passiva do quadril combinada com adução e rotação interna e dor com elevação da perna reta ativa e tem restrição mínima na ADM.[181] O diagnóstico costuma ser confirmado por artrografia, IRM com administração intravenosa ou intra-articular de contraste ou artroscopia.[21]

A intervenção fisioterapêutica apropriada para um paciente com ruptura labial acetabular ainda precisa ser estabelecida.[181] A intervenção conservadora inclui repouso na cama com ou sem tração, seguido de período de sustentação de peso protegida e uso de medicações anti-inflamatórias não esteroides. Lewis e Sahrmann[181] recomendam o uso de elementos-chave no exame para desenvolver um plano de intervenção (Tab. 17-18). O tratamento cirúrgico consiste em artrotomia ou artroscopia com ressecção de todo o lábio ou da porção dele que está rompida. No período pós-operatório, o protocolo pode ser dividido em três fases:[182,185,186]

Fase 1 (dias 1 a 7):

- Sustentação de peso até a tolerância com muletas.
- Séries isométricas para quadríceps e glúteo.
- ADM em todos os planos de movimento.
- Ponte de cadeia fechada, deslocamentos de peso e exercícios de equilíbrio.
- Abdução, adução, flexão e tensão de pé de cadeia aberta sem resistência.
- Evitar exercícios de elevação de perna reta.

Fase 2 (semanas 2 a 3):

- Avançar sem as muletas e normalizar a marcha.
- Avançar os exercícios de ADM para o alongamento de amplitude final dentro da tolerância.
- Bicicleta ergométrica, se tolerado.
- Cadeia aberta acima da faixa elástica resistida do joelho ou exercícios leves com polia.

Fase 3 (semanas 4 a 6):

- Continuar os exercícios de flexibilidade.
- Avançar para os exercícios de fortalecimento resistido em cadeia fechada.
- Atividades funcionais introduzidas assim que for tolerado.

Impacto femoroacetabular[14]

O impacto femoroacetabular (IFA) ocorre quando há redução na liberação articular entre o fêmur e o acetábulo. Dois tipos de IFA foram descritos: *roda* e *pinça*. O impacto do tipo *roda* ocorre quando a cabeça do fêmur apresenta uma larga área anormal, com perda da junção esférica normal entre a cabeça do fêmur e o colo. Essa deformidade causa contato anormal entre o fêmur e o acetábulo, particularmente quando a flexão do quadril é combinada com adução e

TABELA 17-18 Intervenção conservadora para as rupturas labiais acetabulares com base nos achados do exame[181]

Exame	Intervenção
Testes de posições e movimentos	Alinhamento da postura, em particular observando a presença de hiperextensão do quadril, como evidente na hiperextensão ou inclinação pélvica posterior, ou ambos. Na posição sentada, os movimentos femorais acompanham a extensão. Precisão das flexões ativa e passiva do quadril. Na posição pronada, o padrão de extensão do quadril como indicação da participação relativa dos músculos isquiotibiais e glúteo máximo. Efeito da flexão passiva do joelho no movimento femoral na posição pronada. Padrão e amplitude da rotação do quadril nas posições pronada e sentada; essa avaliação inclui amplitudes assimétricas, sugerindo a presença de anteversão ou retroversão femoral. Na posição de 4 apoios, o alinhamento da articulação do quadril e a presença de sintomas na posição e quando rola para trás em direção aos calcanhares.
Força muscular (capacidade do músculo de gerar força) e padrão de controle	Os músculos abdutor do quadril, glúteo máximo, iliopsoas e rotador lateral profundo quando não dolorosos, os músculos rotadores laterais profundos são mais bem testados com o quadril em flexão.
Comprimento e rigidez muscular	Músculos isquiotibiais medial e lateral.
Avaliação da marcha	Observando particularmente a falta de flexão apropriada do joelho na batida do calcanhar e na fase final de apoio, pé plano no chão prolongado durante o apoio e hiperextensão do joelho que causa hiperextensão do quadril. Caminhar com o quadril em rotação lateral como correção imprópria da anteversão femoral.
Modificação das atividades funcionais	Evitar sentar: ▶ Com os joelhos mais baixos do que o quadril. ▶ Com as pernas cruzadas ou sentar sobre as pernas, de modo que o quadril esteja rodado. ▶ Em extremos de alterações posturais ou de contrações da musculatura flexora do quadril. ▶ Com pressão sobre o fêmur, o que pode gerar as forças sobre a articulação do quadril; ao contrário, a pressão deve ser sobre o túber isquiático. Ao levantar-se de uma cadeira que está atrás de uma mesa ou sair do carro, os pacientes devem evitar forçar ou rodar a pelve sobre o fêmur em apoio. Ao caminhar em uma esteira, os pacientes devem ter cuidado para não permitir a hiperextensão excessiva do quadril. Os pacientes devem evitar o treinamento de peso do quadríceps femoral e dos músculos isquiotibiais, além de quaisquer exercícios que causem hiperextensão do quadril.

Dados de Lewis CL, Sahrmann SA: Acetabular labral tears. Phys Ther 86:110–121, 2006.

rotação interna. O impacto tipo *roda* esteve implicado na etiologia das lesões labiais e condrais ântero-superiores. O impacto do tipo *pinça* é causado por um acetábulo anormal com aumento da cobertura. Essa cobertura pode ser geral (coxa profunda) ou anterior local (retroversão acetabular). Os impactos do tipo *pinça* são considerados mais comuns em mulheres de meia-idade esportistas, enquanto os do tipo *roda* são mais comuns em atletas jovens do sexo masculino.

Corpos livres

Em casos avançados de OA, a articulação do quadril torna-se suscetível aos corpos livres dentro da articulação, os quais podem ser um pedaço de cartilagem ou osso. Se forem grandes o suficiente, podem causar distração articular, o que produz inibição muscular e problemas com a marcha.

O paciente relata, em geral, uma pontada de dor súbita na perna durante a sustentação de peso e frouxidão episódica da perna. Os achados clínicos incluem a sensação solta de final do movimento no quadril, que muitas vezes é indolor. Essa sensação em geral é encontrada durante a extensão passiva do quadril, já que esta é a posição de atrito articular.

A confirmação e a intervenção envolvem técnicas artroscópicas para identificar e, então, remover o corpo livre.

A criança que claudica

É um desafio avaliar o quadril pediátrico devido a suas inúmeras mudanças durante o desenvolvimento. Com os bebês, a mielomeningocele (espinha bífida), a artrogripose e a displasia congênita do quadril (DCQ) são as principais preocupações. Doenças potencialmente graves incluem sepse articular ou óssea, tumores primários ou metástase no osso, doença de Legg-Calvé-Perthes e epifisiólise proximal do fêmur (EPF) (Tab. 17-14). Uma causa mais benigna para a claudicação é a sinovite do "quadril irritável"/transitória. A claudicação é uma razão comum de apresentação de crianças em setores de emergência e acidentes. Uma proporção delas tem história precedente de lesão, mas nem sempre isso ocorre. A preocupação principal é encontrar a patologia grave e começar o tratamento apropriado para a condição subjacente.

A idade-marco para o prognóstico de condições pediátricas do quadril é 8 anos. Essa é a idade na qual a maior parte do desenvolvimento do acetábulo está completa.[1] Em crianças com menos de 8 anos, as deformidades na cabeça do fêmur como resultado do processo de doença, tal como doença de Perthes ou necrose asséptica secundária à intervenção de DCQ, podem ser acomodada pelas mudanças secundárias no desenvolvimento do acetábulo.[1] Depois dos 8 anos, a acomodação da forma acetabular na cabeça do fêmur deformada pode não ser possível.

O teste de flexão-adução pode fornecer a indicação inicial da doença subjacente no quadril, muitas vezes antes de qualquer mudança mensurável na abdução, na rotação interna ou na flexão total do arco.[118] Muitas vezes, esse é o primeiro movimento do quadrante a sofrer restrição.[187,188]

Doença de Legg-Calvé-Perthes (osteocondrite dissecante).

A doença de Legg-Calvé-Perthes, uma disfunção do quadril em crianças mais novas, foi descrita na virada do século XX de forma independente por Legg, Calvé, Perthes e Waldenström.[1] A incidência da condição varia de forma considerável de lugar para lugar. Índices baixos, de cerca de 5 a 6 por 100 mil foram registrados em British Columbia, Massachusets, e em Wessex rural, Inglaterra, enquanto índices de 11 a 15,6 por 100 mil foram encontrados em Liverpool, Inglaterra.

Existe a evidência epidemiológica, histológica e radiográfica significativa para sustentar a teoria de que a doença de Legg-Calvé-Perthes é, provavelmente, a manifestação local de uma disfunção generalizada da cartilagem epifisiária no fêmur proximal devido ao seu suprimento sanguíneo incomum e precário.[189,190]

Sua causa definitiva permanece desconhecida. Muitas teorias etiológicas foram propostas. A maioria envolve complicações vasculares, com episódios repetidos de infarto e anormalidades subsequentes.[191]

O início é gradual e o curso é prolongado por um período de vários anos. O sinal inicial é a claudicação. A criança pode ser menor do que o esperado para a sua idade. Pode haver, também, um leve arrastar da perna e ligeira atrofia dos músculos da coxa. Um sinal de Trendelenburg positivo é visto com frequência. Pode haver um dedo lateralizado para fora da extremidade envolvida. O paciente queixa-se de dor vaga na virilha, que irradia para a coxa medial e para a região interna do joelho. O espasmo muscular é outra queixa comum nos estágios iniciais da doença. No exame, há sempre redução da abdução e da rotação interna diminuídas. O exame de ADM pode mostrar contratura na flexão e na abdução do quadril.

A intervenção para a doença de Legg-Calvé-Perthes permanece controversa. Crianças com menos de 6 anos (possivelmente 5 anos nas meninas) e aqueles com envolvimento da EPF e ADM normal são muitas vezes acompanhados com exames físicos intermitentes e radiografias a cerca de cada dois meses. Nos casos mais graves, existe discordância a respeito de se a intervenção cirúrgica ou a conservadora é a mais benéfica.[1] Em estudos de revisão a longo prazo, é aparente que os resultados melhoram com o passar do tempo.[192,193] A maioria dos pacientes (70 a 90%) torna-se ativa e livre de dor, seja qual for a intervenção. O prognóstico é muito melhor se não houver colapso da cabeça do fêmur. Um aspecto importante da intervenção é o refreamento da cabeça do fêmur no acetábulo. Isso é assegurado mantendo-se o quadril em abdução e rotação interna suave por um período prolongado, mediante um suporte Scottish-Rite de Atlanta. Embora este mantenha o quadril em abdução, permite cerca de 90° de flexão. Isso proporciona liberdade para que o paciente corra e ande de bicicleta enquanto usa o suporte.[194] Vale a pena observar que o tratamento com abdução forçada pode levar ao dano da fise lateral.[195,196] As vantagens da intervenção cirúrgica para o controle da cabeça do fêmur são menor tempo de restrição de movimentos, um controle mais permanente e talvez a remodelagem melhorada da cabeça do fêmur.

Epifisiólise proximal do fêmur.

A epifisiólise proximal do fêmur (EPF) é o distúrbio mais comum do quadril em adolescentes. A idade média para meninas nas quais essa condição se desenvolve é de 12,1 ± 1 anos e para meninos 14,4 ± 1,3 anos.[197] O termo epifisiólise proximal do fêmur é, na verdade, um termo errôneo — ele é caracterizado pela luxação anterior súbita ou gradual do colo do fêmur da epífise femoral, enquanto a cabeça permanece no acetábulo.[1] Os efeitos da coxa vara e valga demonstram os princípios que estão subjacentes ao mecanismo dessa condição. Enquanto o fêmur adulto tem um ângulo de colo de cerca de 125°, o fêmur em desenvolvimento demonstra, inicialmente, coxa valga bastante maior.[198] A falha da placa epifisiária ocorre como resultado das forças de cisalhamento, que são aplicadas em paralelo com a superfície da placa de crescimento.[64,199] A história natural da EPF é que a epífise femoral por fim irá fundir-se com o colo do fêmur no final da adolescência. Duas complicações devastadoras que podem afetar adversamente o resultado são necrose avascular e condrólise. Essas complicações são sequelas incomuns na luxação não tratada, mas são graves no tratamento cirúrgico e conservador da EPF.[200] O episódio traumático inicial pode ser tão mínimo como virar-se na cama. Os pacientes com EPF crônica geralmente têm história de dor na virilha ou na parte medial da coxa de meses ou anos.[1] Cerca de 45% terão dor no joelho ou na parte inferior da coxa como sintoma inicial.[201] Se o paciente puder caminhar, o faz com dificuldade e com claudicação, muitas vezes com rotação externa do pé envolvido. A dor é relatada como entorpecedora, incômoda e pode haver, também, uma leve fraqueza da perna. O quadril mostrará, muitas vezes, redução da ADM diminuída, particularmente da rotação interna, abdução e flexão. Na flexão passiva do quadril, o paciente com frequência roda externamente a perna.

Com base na história do paciente, no exame físico e nas radiografias, a EPF pode ser classificada como um quadril estável ou instável.[200,202] No quadril estável, a sustentação de peso é possível com ou sem muletas. No quadril instável, o paciente apresenta-se mais com sintomas do tipo fratura, com dor tão grave que a sustentação de peso torna-se impossível.[1]

Os objetivos da intervenção são o alívio dos sintomas, contenção da cabeça do fêmur e restauração da ADM.[203] O método

TABELA 17-19 Diferenciação das patologias do quadril pediátrico

	Luxação congênita do quadril	Artrite séptica	Doença de Legg-Calvé-Perthes	Sinovite transitória	Epifisiólise proximal do fêmur
Idade	Nascimento	Menos de 2 anos; rara em adultos	2 a 13 anos	2 a 12 anos	Homens: 10 a 17 anos; mulheres 8 a 15 anos
Incidência	Mulher > homem; esquerda > direita; negros < brancos		Homens > mulheres; rara em negros; 15% bilateral	Homem > mulher; unilateral	Homem > mulher; negros > brancos
Observação	Membro curto, associado com torcicolo	Criança irritável, quadril sem movimento, trocanter maior proeminente e leve indisposição	Membro curto, trocanter maior mais alto; atrofia do quadríceps e espasmo do adutor	Flexão, abdução e rotação externa diminuídas, atrofia da coxa e espasmo muscular	Membro curto, obesidade, atrofia do quadríceps e espasmo do adutor
Posição	Flexionado e abduzido	Flexionado, abduzido e externamente rodado			Flexionado, abduzido e externamente rodado
Dor		Dor moderada com palpação e movimento passivo; muitas vezes refletida para o joelho	Início gradual, dor no quadril, na coxa e no joelho	Aguda: dor grave no joelho; moderada: dor na coxa e no joelho; sensibilidade sobre o quadril	Dor vaga no joelho, área suprapatelar, coxa e quadril; dor no movimento extremo
História	Pode ser parto de cócoras	Terapia com esteroides; febre	20 a 25% familiar, peso baixo ao nascimento e retardo no crescimento	Febre baixa	Pode ser trauma
Amplitude de movimento	Abdução limitada	Diminuída (padrão capsular)	Abdução e extensão limitada	Flexão diminuída, extensão e rotação interna limitadas	Rotação interna limitada, aumento da abdução e flexão e espasmo do adutor externo
Testes especiais	Sinal de Galeazzi, sinal de Ortolani e sinal de Barlow	Aspiração articular			
Marcha		Recusa-se a caminhar	Marcha antálgica após a atividade	Recusa-se a caminhar; marcha antálgica	Aguda: antálgica; crônica: rotação externa de Trendelenburg
Achados radiológicos	Luxação ascendente e lateral e desenvolvimento retardado do acetábulo	Exame de TC; abscesso localizado; aumento da separação do centro de ossificação	Em estágios: aumento da densidade, fragmentação e achatamento da epífise	Normal no início; espaço articular medial ampliado	Luxação da epífise femoral superior, especialmente na posição de rã

Dados de Richardson JK, Iglarsh ZA: *The Hip, Clinical Orthopaedic Physical Therapy.* Philadelphia, WB: Saunders, 1994:367–368.

atual de escolha é fixação cirúrgica no local. Outros tratamentos são epifisiodese, osteotomia, procedimento de recuperação ou tala em espica. A intervenção conservadora inclui o uso de tração para o alívio dos sintomas, em casa ou no hospital, por períodos que variam de 1 a 2 dias até várias semanas; sustentação de peso parcial com uso de muletas, de modo a descansar a articulação inflamada, dolorida; e medicação anti-inflamatória.[203] O propósito da contenção é manter o formato de esfera da cabeça do fêmur.

Sinovite transitória. É a causa mais comum de dor no quadril e de claudicação em crianças em idade pré-escolar e escolar inicial. A sinovite transitória é também conhecida como sinovite tóxica, quadril irritável e quadril observável. A criança, geralmente, apresenta-se com claudicação de início agudo, sem história de episódio provocador. Costuma haver dor unilateral no quadril, no joelho ou na coxa e a criança pode recusar-se a mover a perna afetada em qualquer direção devido à dor. Se a ADM puder ser examinada, ela em geral está limitada na abdução e na rotação interna, embora com ADM suave, lenta, seja possível obter a amplitude passiva total do quadril. A intervenção para a sinovite transitória é redução da sustentação de peso por 1 a 2 semanas, e administração de medicações anti-inflamatórias não esteroides. A condição é autolimitada, a não ser que uma condição mais grave, como artrite séptica ou artrite reumatoide juvenil esteja presente.[204]

Displasia congênita ou de desenvolvimento do quadril. (DCQ ou DDQ) Até 10% dos bebês nos Estados Unidos nascem com luxação congênita do quadril.[205] O acrônimo DCQ (displasia congênita do quadril) é confuso e foi usado como sinônimo de luxação congênita ou doença congênita do quadril. O quadril luxado é um sinal físico, não um diagnóstico, e o termo congênito significa presente ao nascimento.[133]

Assim, o acrônimo DDQ (displasia de desenvolvimento do quadril) substitui o DCQ. O termo *desenvolvimento* evoca a dimensão temporal, admitindo-se que a displasia ou a luxação possam ocorrer antes ou após o nascimento, enquanto displasia significa anormalidade do desenvolvimento e abrange um amplo espectro de problemas no quadril.[133]

A DDQ inclui quadris que são instáveis, malformados, subluxados ou deslocados. A instabilidade é a incapacidade do quadril de resistir a uma força externamente aplicada sem desenvolver subluxação ou luxação.[133] A subluxação é uma luxação incompleta com algum contato residual entre a cabeça do fêmur e o acetábulo, enquanto luxação indica separação completa da cabeça do fêmur do acetábulo.[133]

A etiologia da DDQ é multifatorial, abordando fatores mecânicos e fisiológicos. No útero, o quadril está em posição de flexão e abdução, que resulta em um tendão do iliopsoas apertado e orientação ântero-lateral do acetábulo.[206] O iliopsoas tenso pode empurrar a cabeça do fêmur para fora, posteriormente, com extensão do quadril durante o pontapé. O lábio (borda cartilagínea do acetábulo) torna-se evertido e achatado.

O acetábulo e a cabeça do fêmur desenvolvem-se rapidamente no período neonatal. Quando o acetábulo e a cabeça do fêmur estão na posição correta, cada um reforça o desenvolvimento do outro por meio desse contato físico; contudo, se o quadril não estiver concentricamente reduzido, ele se desenvolverá de maneira displásica.[207-209] Se o quadril reduz de forma espontânea dentro de poucos dias, o seu desenvolvimento, em geral, processa-se normalmente. Em contrapartida, se a subluxação ou a luxação

persistir, a cabeça do fêmur torna-se achatada sobre a superfície póstero-medial, o acetábulo torna-se raso e displásico, e a anteversão aumenta de forma gradual.[207-209] Além disso, os músculos que circundam o quadril encurtam e contraem.

A luxação prolongada implica um difícil retorno da cabeça do fêmur ao acetábulo e está associada à incidência mais alta de OA e função prejudicada do quadril na fase adulta.[205]

Programas clínicos de triagem são importantes na redução da incidência de cirurgia (Fig. 17-49). A avaliação inicial foi registrada levando a resultado bem-sucedido em 90 e 96% das crianças radiográfica e funcionalmente.[207-209] A avaliação neonatal inicial para a luxação do quadril inclui um exame usando os testes de Barlow e de Ortolani (ver a seção "Testes especiais").[210,211] Entretanto, existem luxações que não são detectadas ou que ocorrem mais tarde, após o exame de triagem neonatal normal.[212-214] Exames posteriores incluem avaliação das dobras glúteas, da altura dos joelhos e do grau de abdução do quadril.[211] Em crianças mais velhas, claudicação, caminhar sobre os dedos, dedos para dentro ou para fora podem ser secundários a DDQ.[133]

O objetivo da intervenção é obter e manter com segurança a redução concêntrica do quadril, fornecendo um ambiente para o desenvolvimento ósseo normal. A intervenção preferida é o uso de um suspensório de Pavlik, um regime de intervenção fora da clínica que fornece redução efetiva em 90% dos casos.[211] Os suspensórios empregam flexão e abdução livre para direcionar a cabeça do fêmur dentro do acetábulo, usando tempo, gravidade e movimento para retornar o quadril para a posição reduzida. Esses instrumentos requerem de 3 a 6 meses de uso contínuo para o quadril tornar-se radiograficamente estável. Contudo, se a condição não for detectada até o bebê ter seis semanas, ou se o suspensório for ineficaz após três semanas, a aplicação de tração da pele, a redução fechada e o gesso em forma de espica podem ser necessários.[211] A redução aberta e a recolocação de gesso também são opções. Em casos raros, é requerida a substituição total do quadril em idades mais avançadas.

Integração dos padrões de prática 4C e 4D: Distúrbios na mobilidade articular, na função motora, no desempenho muscular e na amplitude de movimento associados ao desempenho muscular devido ao desempenho muscular prejudicado e à disfunção do tecido conjuntivo

Estalido do quadril (coxa saltitante)
Existem múltiplas etiologias para o estalido do quadril (coxa saltitante), as quais são categorizadas como interna, externa e intra-articular.[215,216]

1. As causas internas foram atribuídas a:
    a. Estalo do iliopsoas sobre as estruturas profundas a ele, isto é, a cabeça do fêmur, o trocanter menor proximal, a fáscia do pectíneo e a eminência iliopectínea, que produz um estalido na região anterior da virilha.[217-220]
    b. Tenossinovite estenosante da inserção do iliopsoas.[221]

2. As causas externas envolvem o estalido do trato iliotibial ou do glúteo máximo sobre o trocanter maior.[217,219,220,222-224] Essa condição é mais comum em mulheres com pelve ampla e trocanteres proeminentes, sendo exacerbada pela corrida em ladeiras.[225]

3. As causas intra-articulares compreendem condromatose sinovial, corpos livres, fragmentos de fraturas e ruptura labiais.[226-

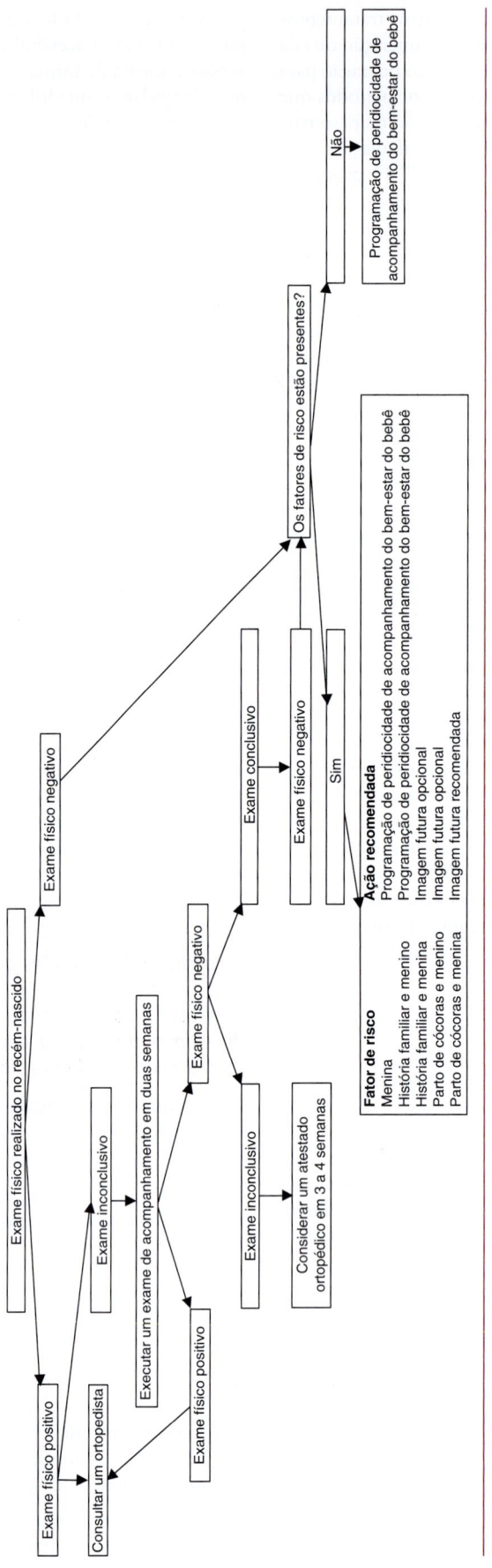

FIGURA 17-49 Algoritmo da displasia do quadril.

228 Tanto o estalido do ligamento iliofemoral sobre a cabeça do fêmur anterior[218,229,230] como o estalido da cabeça longa da origem do bíceps sobre o ísquio foram descritos.[231]

Apesar da disponibilidade de vários testes diagnósticos, a etiologia real permanece evasiva. Quando nenhuma causa é identificada, como na maioria dos pacientes, a condição é classificada como miopatia de origem idiopática.

A intervenção é apoiada na etiologia. Se um desequilíbrio do TFL ou do iliopsoas está produzindo os sintomas, a intervenção é focada no recondicionamento e na prevenção. Isso inclui aumentar a flexibilidade dos tecidos moles e corrigir quaisquer desequilíbrios de força. Se o TIT está tenso, a ênfase é sobre o alongamento do mesmo.

Contratura de flexão

A contratura de flexão no quadril é uma ocorrência comum. As contraturas de flexão do quadril podem resultar de:

▶ Encurtamento adaptativo do músculo iliopsoas ou do reto femoral.
▶ Contratura do complexo capsuloligamentar anterior do quadril.

Essas mudanças no tecido mole e nos tecidos conjuntivos em torno do quadril são as possíveis consequências de OA, de lesão ou posturas sustentadas envolvendo a flexão do quadril.

A rotação anterior da pelve resultante desloca o peso sustentado do quadril para uma região mais fina da cartilagem hialina, no fêmur e no acetábulo, e coloca os extensores do quadril em estado de tensão de nível baixo.[11]

As contraturas de flexão são diagnosticadas usando-se o teste de Thomas.

A intervenção para essa condição está apoiada na causa. O encurtamento adaptativo dos tecidos contráteis pode ser melhorado mediante energia muscular, alongamento passivo e técnicas miofasciais. O alongamento do complexo capsuloligamentar é executado por meio de mobilizações de distração de Nível III e alongamento prolongado.

Síndromes de redução do movimento do quadril

Sahrmann, em seu excelente livro *Movement Impairment Syndromes*,[100] descreve três das síndromes de redução do movimento do quadril. A intervenção para essas síndromes foca-se na correção dos desequilíbrios musculares. As estruturas adaptativamente encurtadas são alongadas e os músculos fracos fortalecidos.

Síndrome do deslizamento femoral anterior. Os achados característicos para essa condição resultam do deslizamento posterior insuficiente da cabeça do fêmur durante a flexão do quadril. Tipicamente, o paciente queixa-se de dor na virilha, em particular durante a flexão do quadril, a marcha e a corrida. As consequências dessa síndrome são:

▶ Alongamento da cápsula articular anterior e enrijecimento das estruturas posteriores, resultando em ADM de extensão excessiva do quadril.
▶ Aumento ou redução no comprimento dos rotadores externos do quadril.
▶ Redução do deslizamento posterior da cabeça do fêmur.
▶ Redução do comprimento do TFL no lado envolvido.
▶ Fraqueza e alongamento do iliopsoas no lado envolvido.
▶ Dominância da atividade do isquiotibial sobre a atividade do glúteo máximo, sendo que ambos estão encurtados.

Extensão do quadril com síndrome da extensão do joelho. Os achados característicos para essa condição resultam da participação insuficiente do glúteo máximo durante a extensão do quadril ou do quadríceps durante a extensão do joelho. Em geral, o paciente queixa-se de dor no local de inserção do isquiotibial sobre o túber isquiático e junto do ventre muscular, em particular durante a extensão resistida do quadril, a flexão do joelho, ou ambas. As consequências dessa síndrome são:

▶ Redução da flexão do quadril devido à hipertrofia dos isquiotibiais.
▶ Dominância da atividade do isquiotibial sobre a atividade do glúteo máximo.
▶ Fraqueza do glúteo máximo e dos rotadores externos do quadril.
▶ Redução do comprimento dos isquiotibiais.
▶ Aumento da frequência das tensões nos isquiotibiais.

Hipermobilidade do movimento femoral acessório. Os achados característicos para essa condição resultam das mudanças degenerativas iniciais na articulação do quadril e da compressão aumentada dentro da mesma devido às forças de alongamento no reto femoral e nos isquiotibiais. Em geral, o paciente queixa-se de dor profunda na articulação do quadril e na virilha anterior, que pode se estender junto à coxa medial e anterior, em particular durante a marcha. As consequências dessa síndrome são:

▶ Marcha levemente antálgica.
▶ Rotação interna do quadril durante a postura simples de perna.
▶ Rotação externa do quadril com a flexão passiva do joelho em pronação.
▶ Rotação média do fêmur com extensão do joelho quando sentado.
▶ Reto femoral e isquiotibial são mais rígidos do que o iliopsoas e os rotadores internos intrínsecos do quadril.
▶ Dor anterior no quadril com o teste de FABER.

Padrão de prática 4E: Distúrbios na mobilidade articular, na função motora, no desempenho muscular e na amplitude de movimento associados a inflamações localizadas

Além daquelas condições que produzem amplitude de movimento, função motora e desempenho muscular prejudicados atribuídos à inflamação, esse padrão inclui condições que causam dor e resguardo muscular sem a presença de mudanças estruturais. Tais condições incluem:

▶ Torções dos ligamentos do quadril.
▶ Distensões dos músculos do quadril.
▶ Disfunções internas da articulação do quadril, como rupturas labiais.
▶ Síndromes periarticulares: tendinites, bursites, capsulites e tenossinovites.
▶ Pubalgia.

As lesões por uso excessivo do quadril resultam do microtrauma repetitivo que leva à inflamação e dano local no tecido na forma de degeneração celular e extracelular. Esse dano ao tecido pode ser cumulativo, resultando em miosite, bursite, entorses ligamentares, sinovite articular, degeneração cartilaginosa, fraturas por estresse, lesão nervosa neuropráxica ou axonal e tendinite ou tendinose. A intervenção bem-sucedida requer a identificação correta da lesão.

Entorses da articulação do quadril

A história clássica de entorses da articulação do quadril é a torção vigorosa da extremidade inferior do tronco.[232] Os achados clínicos incluem incapacidade de circundução da perna devido à dor.[233]

A intervenção conservadora inclui bandagem em espica para o quadril. Muletas são usadas para a movimentação com sustentação parcial de peso. Essa deambulação continua até que o paciente consiga mover-se sem dor.[234] Depois, avança-se para exercícios de fortalecimento e flexibilidade, e os testes funcionais de saltar, correr, correr para trás, cortar e fazer movimentos de pivô, no caso de atletas, devem ser satisfatoriamente aplicados antes do retorno ao esporte.[232]

Distensões musculares

As distensões musculares no quadril podem ocorrer de forma gradual ou traumática, embora as de primeiro e segundo grau sejam lesões frequentes nas atividades esportivas.[58] Os músculos adutores, iliopsoas, reto do abdome, glúteo médio e isquiotibiais estão comumente envolvidos.

Adutores. Os músculos adutores do quadril, incluindo o grácil, o pectíneo e os adutores longo, curto e maior são a causa mais frequente de dor na região da virilha, com o adutor longo sendo o lesionado com mais frequência.[37,235] Suas distensões são conhecidas por causarem problemas duradouros.[236]

Existe uma série de fatores que levam à distensão do adutor, incluindo o desequilíbrio muscular de ação combinada dos músculos que estabilizam a articulação do quadril, resultando de fadiga ou de sobrecarga de abdução.[237] Estudos laboratoriais mostraram que os exercícios de fortalecimento podem proteger esses músculos de lesões.[238]

Essa condição está associada a atividades de saltar, correr e girar, em particular quando a rotação externa da perna afetada é um componente adicional da atividade.[233] Jogadores de futebol envolvidos com chutes que são interrompidos pelo pé de um oponente ou com movimentos de carrinho com uma perna abduzida são muito vulneráveis a lesões adutoras. Na verdade, a incidência de dor na virilha entre os jogadores de futebol masculino é de 10 a 18% por ano.[239-241]

Os sinais e sintomas são reconhecidos com facilidade:[242]

▶ Dor em pontadas na área da virilha com inícios e paradas súbitos.

▶ Edema ou equimose vários dias após a lesão.

▶ Dor com resistência manual à adução do quadril quando testado em diferentes graus de flexão do quadril (0° [grácil], 45° [adutor longo e curto], 90° [se combinada com adução, pectíneo]).

▶ Possível defeito palpável em rupturas graves.

▶ Resguardo muscular.

O diagnóstico diferencial inclui distensões do músculo abdominal, hérnia inguinal, osteíte púbica e dor irradiada da articulação do quadril ou da coluna lombar.

A intervenção conservadora envolve os princípios PRICEMEM no estágio agudo (ver Cap. 10). Isso é seguido pelas aplicações de calor, de isométricos no adutor do quadril e de alongamento suave durante a fase subaguda, avançando para um programa de resistência graduado, incluindo exercícios concêntricos e excêntricos, movimentos diagonais de FNP para promover o equilíbrio da força e da flexibilidade ao redor da articulação e o retorno gradual à atividade total. Como parte do programa de reabilitação, qualquer desequilíbrio entre os adutores e os abdominais precisa ser verificado. Além disso, o fisioterapeuta deve examinar o paciente em sua atividade esportiva, pois a técnica incorreta pode sobrecarregar e cansar os adutores.

Iliopsoas. Como o mais forte flexor do quadril, o iliopsoas é um dos músculos mais lesionados nessa região.[243] O mecanismo de lesão é a extensão forçada do quadril enquanto ele está ativamente flexionado. Os achados clínicos incluem:

▶ Queixas de dor nas tentativas de aceleração em atividades de salto em altura.

▶ Aumento da dor com flexão, adução e rotação externa resistida.[232]

A intervenção conservadora envolve repouso, gelo e compressão durante a fase aguda, após, avança para deitar-se em decúbito lateral, uso de calor, programa de exercícios resistido graduado e instruções específicas sobre aquecimento e desaquecimento apropriados. A recuperação dessa condição pode ser longa, e as recorrências são frequentes.

Quadríceps. As distensões do quadríceps envolvem com mais frequência o reto femoral e ocorrem durante esportes que envolvem corrida rápida, saltos ou pulos. Em geral, o paciente se queixa de dor local e sensibilidade na parte anterior da coxa, que pode ser gradual no início ou sentida subitamente durante uma contração muscular explosiva. As distensões de Grau I resultam em dor com a contração ativa resistida e com o alongamento passivo. As distensões de Grau II causam dor significativa com alongamento passivo e ativo não oposto. As rupturas completas do reto são raros e estão geralmente associados com um defeito palpável quando o músculo está contraído. Durante o período inicial após a lesão, os princípios PRICEMEM são aplicados. O alongamento livre de dor e a mobilização do tecido mole são instituídos cedo para preservar a ADM. As elevações de perna reta são iniciadas na posição supinada e avançam para a sentada estendida. Séries para o quadríceps de arco curto em amplitudes livres de dor são expandidas para a amplitude total, quando toleradas. Os exercícios de cadeia cinética fechada com peso submáximo são iniciados em arcos curtos e avançam para a amplitude total. Tanto os exercícios concêntricos como excêntricos são executados. Deve ser dada atenção para a força e para a flexibilidade do flexor do quadril e para os isquiotibiais para assegurar o equilíbrio muscular correto.

Reto do abdome. As distensões do reto do abdome em geral ocorrem quando o músculo está fortemente contraído, como se estivesse movendo-se em posição alongada e prolongada. Essas distensões são comuns em esportes como tênis, luta livre, polo com cavalos, levantamento de peso e futebol. Tendem a ser o resultado de força abdominal inadequada e/ou técnica incorreta.[232] Como pode ser difícil fazer a diferenciação entre essa condição e a inflamação de um dos órgãos abdominais internos, um médico deve ser consultado toda vez que houver qualquer dúvida.[243]

Essas lesões são difíceis de curar. Embora distensões suaves possam levar apenas entre 2 a 3 semanas para recuperarem-se, o retorno prematuro ao esporte possibilita grandes rupturas musculares, levando à formação de hérnia na parede abdominal.[232]

A intervenção conservadora é idêntica à de todas as distensões musculares e implica repouso, gelo e compressão durante a fase aguda, avançando para calor e alongamento suave, programa de exercícios resistidos gradual e instruções específicas sobre aquecimento e desaquecimento adequados. O treinamento e o retreinamento do reto do abdome incluem meio abdominal com os joelhos dobrados, para eliminar a compensação pelo iliopsoas.[232,243]

Isquiotibiais. Os isquiotibiais são os músculos do quadril mais comumente lesionados, especialmente em corredores rápidos e de fundo.[233] A ruptura dos isquiotibiais é tipicamente parcial e costuma ocorrer durante a fase excêntrica do uso muscular, quando o músculo desenvolve tensão enquanto alonga. A maioria das lesões de músculo/tendão ocorre próximo à junção miotendínea. O isquiotibial mais comumente lesionado é o bíceps femoral.

É mais provável que a distensão ocorra durante dois estágios do ciclo de corrida: balanço final à frente e arrancada (saída dos dedos).[58,152,244] Essa condição apresenta uma lista variada de causas potenciais, dentre elas:[234]

▶ *Uma lesão anterior nos isquiotibiais.* Há forte correlação entre uma história de lesão prévia nos isquiotibiais e a recorrência. Isso provavelmente é devido ao fato de que a lesão inicial resulta em perda de extensibilidade e de força excêntrica.

▶ *Doença articular degenerativa lombar.* A dor e a lesão lombares resultam em ADM restrita e redução na extensibilidade dos isquiotibiais. Além disso, a dor lombar tem demonstrado diminuir a propriocepção e o controle neuromuscular das extremidades inferiores. Presume-se que os músculos e os tendões sejam mais suscetíveis a lesões quando envelhecem, mas não está claro o motivo pelo qual as lesões dos tecidos moles com suprimento nervoso L5 e S1 têm essa forte correlação com a idade avançada, enquanto há pouca correlação, se há, entre idade avançada e lesões do tecido mole com um suprimento nervoso L2-L4. Apesar de não haver comprovação, parece que as raízes nervosas lombares de L5 e S1, que suprem os isquiotibiais e os músculos da panturrilha, têm maior probabilidade de serem afetadas pela degeneração espinal relacionada à idade do que o suprimento nervoso dos músculos do quadríceps (L2, L3 e L4).[245]

▶ *Inadequações biomecânicas.* (p. ex., inclinação pélvica anterior, calçado incorreto e inadequação do comprimento da perna).

▶ *Inclinação pélvica anterior.* Um achado comum é a inclinação anterior dos ossos do quadril do lado lesionado que aumenta a tensão nos isquiotibiais e causa uma posição alongada de sua origem e inserção. Essa posição pélvica alterada contribui, também, para a redução no comprimento dos isquiotibiais. Cibulka e colaboradores[246] pesquisaram o tratamento com manipulação para corrigir uma posição no osso do quadril anterior em pacientes que tiveram lesões nos isquiotibiais. Após apenas um tratamento, o pico do torque dos isquiotibiais isocinéticos aumentou em aproximadamente 21,5% quando comparado com os controles.[246] Contudo, a melhora funcional para esse aumento no torque não foi trabalhada. Uma das razões citadas para a incidência significativamente maior das lesões nos isquiotibiais em atletas de origem africana é porque eles têm a tendência a ter um aumento da pelve anteriormente inclinada.

▶ *Inadequação do comprimento da perna.* A perna mais curta pode desenvolver isquiotibiais extremamente tensos.

▶ *Disposição anatômica.* Um fator que torna os músculos isquiotibiais tão suscetíveis à lesão é sua disposição anatômica. Ser um grupo muscular biarticular significa que eles são mais suscetíveis ao encurtamento adaptativo[247] e podem estar também sujeitos a mudanças de comprimento maiores. Durante os movimentos diários, como caminhar, agachar-se e sentar, a flexão do quadril e do joelho ocorre junta, com efeitos opostos no comprimento dos isquiotibiais. Contudo, na corrida e nos saltos, em particular, o joelho está estendido e o quadril flexionado, levando os isquiotibiais a comprimentos longos onde o risco de ruptura muscular é significativo. Os antagonistas aos motores primários, os músculos que são usados para controlar ou resistir ao movimento, correm um risco maior de lesão do que os próprios motores primários. Enquanto o corpo sofre desaceleração, esses músculos se contraem enquanto estão sendo rapidamente alongados. Portanto, eles estão executando "ações excêntricas". O bíceps femoral (53%) é o músculo mais comumente distendido do complexo dos isquiotibiais. A anatomia do bíceps femoral ajuda a explicar o seu índice de lesão mais elevado. Em primeiro lugar, ele possui uma cabeça longa e uma curta, com suprimentos nervosos separados. Essa inervação dual pode levar a uma estimulação sem sincronia das duas cabeças. A contração mal-controlada de diferentes partes do grupo muscular pode significar capacidade reduzida de gerar tensão efetiva para controlar as cargas impostas ao músculo. Pode haver variações anatômicas nas inserções do bíceps femoral, o que talvez predisponha determinadas pessoas a lesões. Burkett sugeriu que a inserção femoral extensiva da cabeça curta do bíceps femoral com deficiência de força subjacente predispõe os isquiotibiais à distensão. A cabeça longa do bíceps femoral origina-se da parte inferior do ligamento sacrotuberoso; porém, argumenta-se que o bíceps femoral possui uma função triarticular, sendo, portanto, mais predisposto à lesão do que outros músculos isquiotibiais. A inserção do bíceps femoral para dentro da cabeça da fíbula pode, também, ser um fator que predispõe à lesão. Uma lesão prévia no joelho ou no tornozelo, que resulta em alteração no movimento da articulação tibiofibular superior pode afetar a biomecânica do bíceps femoral. Essa noção é especulativa. Entretanto, a excursão incompleta do joelho causada pelo dano meniscal provoca carregamento excessivo do bíceps femoral.[248] Esse músculo age como um rotador lateral do joelho semiflexionado e do quadril estendido. Dadas as demandas de rotação de muitos esportes, essa função predispõe também o bíceps femoral à lesão.

▶ *Postura incorreta.* Por exemplo, a síndrome cruzada inferior de Janda, que está associada com o encurtamento adaptativo dos flexores do quadril e do eretor da espinha, músculos glúteos e abdominais fracos/inibidos, inclinação pélvica anterior e hiperlordose da coluna.

▶ *Desequilíbrio muscular.* O equilíbrio muscular é um termo usado para descrever a relação entre:

- Grupos musculares agonistas com antagonistas. Os isquiotibiais são diretamente antagonistas ao quadríceps durante os primeiros 160 a 165º de extensão da perna, mas assumem ação extensora paradoxal junto com a batida do pé.
- A relação dos grupos musculares agonistas entre membros (glúteo máximo inibido).
- Razões dos músculos excêntricos com concêntricos.
- Razões dos isquiotibiais com o estabilizador do tronco.

▶ *Flexibilidade diminuída.* Isso tem sido há tempos citado como a causa primária das lesões nos isquiotibiais, embora haja pouca evidência, se houver, para sustentar essa teoria. Na verdade, a evidência sugere que não existe nenhuma correlação entre medidas de flexão passiva do quadril e lesões nos isquiotibiais, visto que a amplitude mínima está entre 85 e 90º. Uma diferenciação deve ser feita entre a flexibilidade ativa (a amplitude de movimento absoluta em uma articulação ou série de articulações que é atingível em um esforço momentâneo com a ajuda de um parceiro ou uma peça de equipamento) e flexibilidade passiva (a capacidade de assumir e manter posições estendidas usando apenas a tensão dos agonistas e sinergistas, enquanto os antagonistas são alongados). A pesquisa tem evidenciado que a flexibilidade ativa, que requer a combinação de flexibilidade passiva e força muscular, está mais intimamente relacionada com o nível de realização esportiva do que a flexibilidade passiva.

▶ *Força dos isquiotibiais.* A relação global entre a força e o risco de lesões nos isquiotibiais não é esclarecida revisando os estudos disponíveis. Muitos autores têm comentado as limitações do teste isocinético e a especificidade dos tipos de treinamento. Poucos estudos têm registrado a relação entre forças concêntricas e excêntricas e a frequência da lesão nos isquiotibiais. Kibler[249] afirmou que o teste esportivo ou específico da atividade é mais apropriado para a avaliação do atleta. Zachazewski[250] comentou que, para um teste ter valor de prognóstico, ele deve incorporar algumas das características dinâmicas específicas ao esporte. Lephart e colaboradores[251] afirmam que os valores de pico de torque baixos não estão, necessariamente, relacionados com a capacidade funcional. Mais recentemente, sugeriu-se que a força excêntrica pobre nos grupos dos músculos isquiotibiais pode ser um fator causador de distensões dos isquiotibiais.

▶ *Atividade precipitadora.* A maioria das lesões dos isquiotibiais ocorrem durante a corrida ou no final da fase de balanço ou na batida do pé, quando os isquiotibiais estão trabalhando para desacelerar o membro, enquanto controlam também a extensão do joelho. Em ambas essas fases da corrida, os isquiotibiais geram valores de pico de torque e trabalham ao máximo de modo excêntrico para desacelerar a perna. Com a flexão vigorosa do quadril e a extensão do joelho durante a fase de oscilação da corrida rápida, os grupos dos músculos isquiotibiais são colocados sob cargas extremamente altas em posição alongada, quando eles devem mudar de trabalhar excentricamente, para desacelerar a extensão do joelho no final da oscilação, para concentricamente, tornando-se extensores ativos da articulação do quadril. Foi proposto que essa mudança rápida de atividade da função excêntrica para a concêntrica dos isquiotibiais é o momento no qual o músculo fica mais vulnerável a lesões. Kujala e colaboradores[248] sugeriram também que, durante a fase de balanço, os isquiotibiais sejam colocados sob cargas extremamente altas em posição alongada.

▶ *Aquecimento inadequado.*

▶ *Fadiga.* Um músculo cansado do treinamento ou do esforço excessivos é facilmente danificado. Em um estudo com jogadores de futebol profissionais, quase a metade (47%) das lesões nos isquiotibiais nas partidas ocorreram durante os últimos quinze minutos do primeiro ou do segundo tempo. Kyrolainen e colaboradores[252] observaram o padrão de recrutamento dos músculos da perna durante diferentes velocidades de corrida. As maiores mudanças no padrão da atividade muscular foram observadas no bíceps femoral à medida que a velocidade aumentava de um trote lento para a velocidade máxima. Pinniger e colaboradores[253] descobriram que, quando os jogadores de futebol cansavam durante a corrida, havia a ativação mais precoce dos músculos bíceps femoral e semitendíneo. A assincronia pode ser devida à fadiga muscular local e/ou fadiga neural como resultado da "irritação ou dano junto da via do suprimento nervoso do músculo". A fadiga geral secundária a padrões de sono errôneos, ao estresse ou à nutrição inadequada pode resultar em fadiga do sistema nervoso central.

▶ *Coordenação deficiente.* Muitas distensões dos isquiotibiais ocorrem durante a ultima parte da fase de oscilação ou na batida do calcanhar, tempo durante o qual os isquiotibiais trabalham excentricamente de forma máxima para desacelerar a perna.

Outros fatores de predisposição sem comprovação incluem a confecção do solado do calçado, superfície de jogo, nível de hidratação, tensão neural adversa, experiência do treinador e níveis hormonais (níveis de testosterona em repouso anormalmente baixos e razão de cortisona/testosterona desfavorável durante a recuperação após o exercício).[97,248,254-256]

É provável que a combinação dos fatores acima mencionados desempenhe um papel importante nas lesões dos isquiotibiais. Alguns desses fatores são modificáveis, outros não. Os fatores modificáveis incluem desequilíbrios musculares entre flexibilidade e força, condicionamento geral e superfície de jogo.

Os achados clínicos associados com lesões dos isquiotibiais envolvem:

▶ O paciente relata um mecanismo distinto de lesão com dor imediata durante a corrida ou enquanto desacelera rapidamente.[232] Nos casos agudos, o paciente pode relatar um "estalo" ou a sensação de ruptura.

▶ Relato de sensibilidade com alongamento passivo dos isquiotibiais.

▶ Dor na parte posterior da coxa, muitas vezes próximo à nádega, que piora com a flexão resistida do joelho.

▶ Sensibilidade à palpação, que geralmente está localizada na origem do músculo no túber isquiático, mas pode, também, estar presente no ventre muscular e nas inserções distais.

Com distensões de Grau I, a marcha parece normal e existe dor apenas com amplitude extrema de levantamento de perna reta.

O paciente com a condição de Grau II movimenta-se normalmente, com marcha antálgica, ou com um dos joelhos flexionado. A flexão resistida do joelho e a extensão do quadril são dolorosas e fracas.

A distensão de Grau III requer o uso de muletas para movimentação. Em casos graves, equimose, hemorragia e um defeito muscular podem ser visíveis vários dias após a lesão.[232]

O diagnóstico diferencial para a dor posterior na coxa inclui neoplasias, protrusões evidentes do disco com sinais definitivos de impacto da raiz nervosa, apofisite do túber isquiático ou, ainda, fratura por avulsão. O exame da coluna lombar é importante, pois a lesão muscular pode estar relacionada com dor referida, com inibição e fraqueza muscular subsequentes.[257]

Um estudo randomizado e controlado feito por Sherry e Best[258] investigou a efetividade de dois programas de reabilitação diferentes para o tratamento das distensões agudas dos isquiotibiais. Onze atletas foram designados a um protocolo que consistia em alongamento estático, resistência dos isquiotibiais progressiva isolada e gelo (grupo STST). Treze atletas foram designados a um programa de exercícios de agilidade e estabilização do tronco passiva e gelo (grupo PATS). Nenhuma diferença significativa foi encontrada entre os grupos em relação ao tempo requerido para o retorno ao esporte, mas houve diferença acentuada sobre o índice de novas lesões depois de duas semanas e um ano. Depois de duas semanas, seis dos 11 atletas no grupo STST sofreram de distensão recorrente dos isquiotibiais comparados com nenhum dos atletas no grupo PATS. Depois de um ano, sete dos 10 atletas no grupo STST comparados com um dos 13 no grupo PATS sofreram distensão recorrente nos isquiotibiais.

Os pacientes com distensão de Grau I podem continuar as atividades. A distensão de Grau II requer, em geral, de 5 a 21 dias para recuperação, enquanto uma lesão de Grau III pode exigir de 3 a 12 semanas para reabilitação.

O protocolo realçado na Tabela 17-20 é recomendado. Os desequilíbrios musculares de força e flexibilidade devem ser visados, e as técnicas apropriadas para alongar os isquiotibiais precisam ser ensinadas. Ênfase especial deve ser colocada no carregamento excêntrico. Onde há possibilidade de fatores biomecânicos, incluindo inclinação anterior da pelve, disfunção da articulação sacroilíaca e da coluna lombar e discrepâncias no comprimento das pernas, eles devem ser corrigidos. Como há grande variação no tempo de reabilitação, em qualquer ocasião, de 2 a 3 semanas até 2 a 6 semanas, não deve ser permitido ao atleta retornar à participação total em esportes até que as razões de flexibilidade e força tenham sido restauradas e que ele esteja apto a realizar sem dor os exercícios pliométricos e funcionais.[232,234]

Tendinite

Reto femoral. A tendinite do reto femoral é tipicamente relacionada ao esporte, de esforço excessivo agudo ou crônico. A dor está em geral localizada na origem (EIAS) ou distal a ela. O paciente, muitas vezes, queixa-se de dor na virilha durante corrida ou levantamento do joelho. Na maioria dos casos, o motivo é o encurtamento adaptativo. A intervenção envolve alongamento e massagem friccional transversa (MFT).

Iliopsoas. A tendinite do complexo do iliopsoas quase sempre envolve o alongamento excessivo do ventre muscular. O paciente queixa-se de dor na virilha, que pode se irradiar para dentro da coxa anterior. A flexão resistida e a rotação externa do quadril são, muitas vezes, dolorosas. Além disso, a flexão passiva ou a rotação interna/extensão passiva do quadril são dolorosas. O local afetado é quase sempre distal ao ligamento inguinal, e medial ao músculo sartório. A intervenção conservadora envolve MFT e alongamento.

Contusões no quadríceps

O termo *charley-horse* é sinônimo de contusão do músculo quadríceps. Essas contusões são bastante comuns e variam em seu grau de desconforto. Tendem a decorrer de um impacto direto na coxa anterior, com o vasto lateral e o intermédio sendo os músculos envolvidos com mais frequência.

O paciente, muitas vezes, descreve um mecanismo específico e queixa-se de dor irritante sobre a coxa. Os achados clínicos envolvem:

▶ Sensibilidade palpável sobre a região ântero-lateral da coxa.

▶ Tumefação variável. O edema extremo deve alertar o fisioterapeuta para a possibilidade de lesão nos vasos principais.

▶ Aumento da dor com flexão do joelho, algumas vezes acompanhada de espasmo.

▶ Hematoma palpável.

As contusões do quadríceps são classificadas de acordo com a perda funcional:[259]

▶ *Grau I.* Em contusões leves, o paciente demonstra sensibilidade localizada, sem alteração da marcha. O movimento do joelho pode ser feito sem dor até o máximo de 90º de flexão.

▶ *Grau II.* Em contusões moderadas, o paciente demonstra tumefação e massa muscular sensível. O movimento de flexão do joelho é restrito a menos de 90º e a marcha antálgica está presente. Há incapacidade de subir escadas ou levantar-se de uma cadeira sem considerável desconforto.

▶ *Grau III.* Em contusões graves, o paciente não pode dobrar seus joelhos além de aproximadamente 45º. Ele não consegue caminhar sem ajuda. A sensibilidade acentuada e o edema estão presentes.

A intervenção conservadora envolve o avanço gradual da amplitude de movimento e dos exercícios de fortalecimento.

Contusão da crista ilíaca

A contusão da crista ilíaca é resultante de impacto direto, em geral a da espinha ilíaca ântero-superior (EIAS), ou próximo a ela. A contusão é classificada de I a III, dependendo da extensão do dano. As do Nível I limitam funcionalmente o paciente por cerca de 5 a 14 dias, enquanto as de Níveis II e III podem fazê-lo por 14 a 21 dias.

Em geral, o paciente relata sensibilidade sobre a EIAS. A dor aumenta com a extensão passiva e, flexão resistida do quadril, rotação externa e abdução, movimentos ativos do tronco e com atividades como sorrir, tossir ou espirrar.[232]

A intervenção inicial dentro de 2 a 4 horas é essencial para evitar a dor grave e o movimento limitado do tronco. A interven-

TABELA 17-20 Protocolo para lesão aguda nos isquiotibiais

Fase	Protocolo
I (aguda): 1 a 7 dias	Repouso, gelo, compressão e elevação para controlar a hemorragia e minimizar a inflamação e a dor. Anti-inflamatórios não esteroides são um tratamento quase universalmente aceito e o único aspecto controverso ao seu uso é o tempo apropriado de administração. A recomendação mais comum na literatura é o uso a curto prazo (3 a 7 dias), com início logo após a lesão. Todavia, em tese, seria benéfico retardar o tratamento até 2 a 4 dias após a lesão, pois isso interfere com a quimiotaxia das células, necessária para o reparo e a remodelagem do músculo em regeneração. O exercício de movimento inicial é em princípio importante para prevenir ou diminuir a adesão dentro do tecido conjuntivo. A flexão ativa do joelho e os exercícios e extensão podem ser executados durante o tratamento com gelo. É importante que os exercícios sejam livres de dor para evitar lesões adicionais durante a fase de reabilitação.
II (subaguda): dia 3 para > 3 semanas	Começar quando os sinais de inflamação (edema, calor, hiperemia e dor) começam a se resolver. Nessa fase é importante continuar a ação muscular para evitar a atrofia e promover a consolidação. Os exercícios de força concêntricos regulares podem começar nesta fase, quando o atleta tiver atingido a amplitude de movimento total sem dor. A recomendação comum neste estágio é ângulo articular múltiplo, contração isométrica submáxima. Se o atleta sentir dor, a intensidade deve diminuir. Nesta fase, outras atividades podem ser iniciadas para manter o condicionamento cardiovascular, como, por exemplo, andar na bicicleta ergométrica, nadar ou outras atividades de resistência controlada.
III (remodelagem): 1 a 6 semanas	Para evitar que os músculos isquiotibiais fiquem menos flexíveis depois da lesão, o alongamento dos isquiotibiais pode começar na terceira fase. O fortalecimento excêntrico pode também ser iniciado. Contudo, o exercício concêntrico antecede o excêntrico, pois a contração excêntrica gera força maior do que a concêntrica (ver Cap. 1).
IV (funcional): 2 semanas a 6 meses	O objetivo, nesta fase, é retornar ao esporte sem nova lesão. Isso é atingido aumentando a força dos isquiotibiais e a flexibilidade aos valores normais para o atleta individual. Simultaneamente, as atividades de corrida livres de dor são aumentadas da caminhada rápida em intensidade baixa à corrida e, por fim, à corrida rápida. A participação sem dor em atividades específicas do esporte é o melhor indicador da prontidão para o retorno ao esporte.
V (retorno à competição): 3 semanas a 6 meses	Quando o atleta retornar à competição, o objetivo é evitar novas lesões. O foco deve ser, portanto, na manutenção e no fortalecimento.

Dados de Clanton TO, Coupe KJ: Hamstring strains in athletes: Diagnosis and treatment. *J Am Acad Orthop Surg* 6:237–248, 1998.

ção inicial envolve gelo, compressão, repouso e anti-inflamatórios. Exercícios iniciais de movimento, com ênfase na flexão lateral do tronco para o lado oposto da lesão, devem ser iniciados quando tolerado, e podem ser acompanhados por neuroestimação elétrica transcutânea (TENS). Assim que os sintomas diminuem, exercícios de alongamento nivelados suaves são adicionados, além dos exercícios de fortalecimento do tronco. Exercícios especialmente efetivos incluem sentar alongado, elevações de perna reta com o quadril externamente rodado, bem como adução de flexão diagonal de FNP, rotação externa para extensão, abdução e rotação interna.

A profilaxia da lesão com acolchoamento adequado da crista ilíaca usando materiais como espuma de alta densidade e ortoplasto é recomendada.

Pubalgia

A pubalgia é um termo coletivo para todas as disfunções que causam dor crônica na região do tubérculo púbico e nas estruturas inseridas no osso púbico (região inguinal), incluindo osteíte púbica, uma condição inflamatória crônica e de uso excessivo da sínfise púbica e ramos isquiáticos adjacentes. Uma série de anormalidades nas articulações e nos músculos ao redor da virilha pode aumentar o estresse mecânico colocado sobre a região púbica (Fig. 17-50):

▶ ADM do quadril limitada.

▶ Aumento do tônus muscular do adutor.

▶ Aumento do tônus do reto abdominal.

▶ Encurtamento do músculo iliopsoas muitas vezes associado com hipomobilidade da coluna lombar superior.

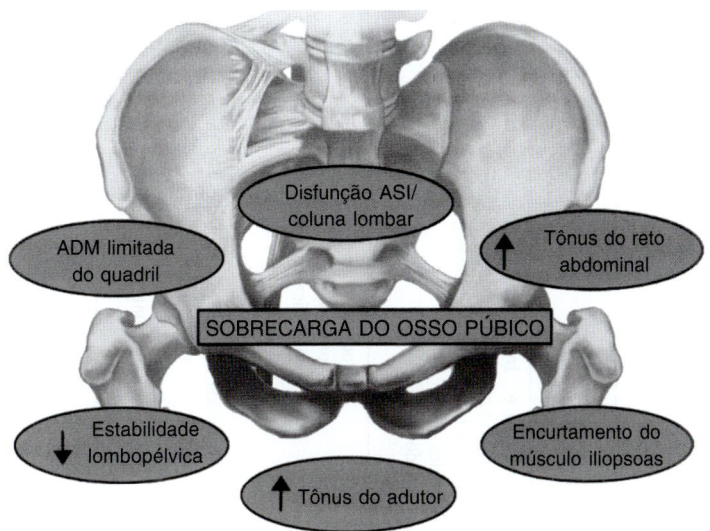

FIGURA 17-50 Fatores que levam à sobrecarga do osso púbico. (Reproduzida, com permissão, de Brukner P E Khan K: *Clinical Sports Medicine*, 3rd edn. Sydney, Austrália: McGraw-Hill, 2007:407.)

▶ Disfunção da articulação sacroilíaca (ASI)/coluna lombar.
▶ Redução da estabilidade lombopélvica.

A condição tende a resultar de lesões esportivas. Ela provém de um movimento unipodal, no qual a perna que sustenta o peso é rodada, enquanto a outra executa um movimento como chute, ou durante atividades como correr ou trabalho de pivô. Durante esse tipo de movimento, pequenos cisalhamentos ocorrem na sínfise púbica. A condição é rara em mulheres – o que pode ser explicado pelas variações na anatomia da pelve entre homens e mulheres, pelas diferenças de força entre os gêneros ou por níveis de participação.

A pubalgia apresenta-se como uma dor abdominal inferior com esforço, de mínimo a sem dor em repouso, a qual é aumentada com atividades que envolvam adução resistida do quadril. Após a dor inicial, ela desaparece quando o indivíduo está aquecido, para apenas retornar, muitas vezes de forma intensa, após a atividade. Por fim, a dor aumenta com o esforço e diminui um pouco com o repouso.

Na maioria dos casos, é unilateral no início, avançando para dor bilateral em cerca de 40% dos casos.[260] Os achados do exame incluem:

▶ A dor pode ser obtida com a flexão passiva do quadril, quando combinada com adução do quadril ou com abdução passiva com o joelho reto ou dobrado. Contudo, em alguns casos, a ADM pode parecer normal.
▶ Ponto de sensibilidade nos tubérculos púbicos, inserção do reto do abdome, origem do adutor e ramo púbico inferior.
▶ A dor é intensificada com abdominais e adução resistida do quadril.

A dor na virilha é uma queixa comum atribuída a várias disfunções (ver Tab. 17-21), necessitando de conhecimento pormenorizado do diagnóstico diferencial. A palpação das estruturas relevantes ajuda na localização da causa, bem como o teste resistido dos diferentes músculos abdominais.

Uma vez que o diagnóstico tenha sido estabelecido, a intervenção conservadora deve ser causal:

▶ Um período de medicações anti-inflamatórias e de repouso relativo.
▶ A massagem friccional transversa pode ser aplicada localmente.
▶ Ultrassom, estimulação elétrica, termoterapia e crioterapia.
▶ Alongamento, quando tolerado, para os músculos que circundam a área lesionada:
  • Os adutores longos e curtos.
  • Os flexores do quadril (iliopsoas e reto femoral).
  • Rotadores internos do quadril.
  • Abdominais.
  • Músculos glúteos.
▶ Alongamento dos mesmos grupos musculares. Os exercícios de fortalecimento são executados de modo isométrico inicialmente; após, concêntrica e excentricamente e, por fim, isocineticamente, quando apropriado.
▶ Treinamento de estabilidade para o centro.
▶ Treinamento de propriocepção.

Aquecimentos efetivos e preparação antes da atividade esportiva desempenham um importante papel preventivo.

Em casos de falha da intervenção conservadora, o que é comum, a intervenção cirúrgica (reparo do assoalho pélvico) ou a cessação da atividade ofensiva tornam-se as únicas opções do paciente.[260] A reabilitação pós-cirúrgica implica muitos dos mesmos exercícios e modalidades que os programas de reabilitação tradicionais referidos anteriormente.

Bursite

Trocantérica/subtrocantérica. A bursite trocantérica é o nome coletivo dado à inflamação de qualquer uma das bolsas tro-

TABELA 17-21 Diferenciação das patologias do quadril

Fator	Luxação congênita do quadril	Artrite séptica	Doença de Legg-Calvé-Perthes	Sinovite transitória	Epifisiólise proximal do fêmur	Necrose avascular	Doença articular degenerativa	Fratura
Idade	Nascimento	Menos de 2 anos; rara em adultos	2 a 13 anos	2 a 12 anos	Homens 10 a 17 anos; mulheres 8 a 15 anos	30 a 50 anos	> 40 anos	Adultos mais velhos
Incidência	Mulher > homem; esquerda > direita; negros < brancos		Homem > mulher; rara em negros; 15% bilateral	Homem > mulher; unilateral	Homem > mulher; negros > brancos	Homem > mulher	Mulher > homem	Mulher > homem
Observação	Membro curto associado com torcicolo	Criança irritável; quadril imóvel; trocanter maior proeminente; leve indisposição	Membro curto, trocanter maior alto; atrofia do quadríceps; espasmo do adutor	Flexão, abdução e rotação externa reduzidas, atrofia da coxa e espasmo muscular	Membro curto, obesidade, atrofia do quadríceps e espasmo do adutor		Frequentemente obeso, crepitação articular e atrofia dos músculos glúteos	Equimose; pode ter edema; membro curto
Posição	Flexionada e abduzida	Flexionada, abduzida e externamente rodada			Flexionada, abduzida e externamente rodada			Rotação externa
Dor		Branda com a palpação e o movimento passivo; muitas vezes refletida ao joelho	Início gradual; dor no quadril, coxa e joelho	Aguda, dor grave no joelho, moderada: dor na coxa e no joelho; sensibilidade sobre o quadril	Dor vaga no joelho, área suprapatelar, coxa e quadril; dor no movimento extremo	50% de dor aguda e 50% de dor gradual e intermitente nas extremidades excessivas de amplitude	Início gradual e dor com queda da pressão barométrica	Dor grave na área da virilha
História	Pode ser parto de cócoras	Terapia com esteroides, febre	20 a 25% familiar, peso baixo ao nascimento e atraso no crescimento	Febre de grau baixo	Pode ser trauma		Pode ser trauma prolongado e mecânica corporal defeituosa	Pode ser trauma ou queda
Amplitude de movimento	Abdução limitada	Reduzido (padrão capsular)	Abdução e extensão limitadas	Flexão diminuída, extensão e rotação interna limitadas	Rotação interna, abdução e flexão limitadas; espasmo do adutor externo aumentado	Redução da amplitude de movimento	Movimento diminuído na rotação interna e externa e flexão extrema	Limitada
Testes especiais	Sinal de Galeazzi, sinal de Ortolani e sinal de Barlow	Aspiração articular						
Marcha		Recusa-se a caminhar		Recusa-se a caminhar e a marcha é antálgica	Aguda: antálgica; crônica: rotação externa e Trendelenburg	Claudicação da coxa	Claudicação	
Achados radiológicos	Luxação ascendente e lateral e desenvolvimento retardado do acetábulo	Exame de TC: abscesso localizado; separação da ossificação aumentada	Em estágios: densidade diminuída, fragmentação e achatamento do centro da epífise	Marcha antálgica após a atividade	Normal à primeira vista, espaço articular medial ampliado	Luxação da epifisiólise proximal do fêmur, em especial, na posição de rã	Achatamento seguido pelo colapso da cabeça do fêmur	Aumento da densidade óssea, osteófitos e cistos subarticulares; cartilagem articular degenerada	Linha de fratura e possível luxação; colo do fêmur curto

Dados de Richardson JK, Iglarsh ZA: *The Hip, Clinical Orthopaedic Physical Therapy.* Philadelphia: WB Saunders, 1994:367–368.

cantéricas, as quais ficam inflamadas por meio da fricção ou do trauma direto, como uma queda sobre o lado do quadril. A bursite trocantérica é a segunda causa mais frequente de dor lateral no quadril.[261]

A história pode revelar queixas de dor lateral na coxa, na virilha e nos glúteos, em especial quando o paciente deita sobre o lado envolvido.[262] Embora a dor seja tipicamente localizada na região do quadril, pode irradiar-se distalmente para o joelho e para a parte inferior da perna.

De forma objetiva, os achados clínicos envolvem:

▶ Reprodução da dor com palpação ou com alongamento do trato iliotibial (TIT) sobre o trocanter, com adução do quadril ou nos extremos de rotação interna ou externa.[263]
▶ Abdução, extensão ou rotação interna resistidas do quadril também são dolorosas.
▶ Existe, muitas vezes, rigidez dos adutores do quadril, que leva os pés do paciente a cruzarem a linha média, resultando em estresse aumentado na bolsa trocantérica.

Os diagnósticos diferenciais compreendem:[26,264]

▶ Tendinopatia dos músculos glúteo médio ou máximo, com ou sem calcificação.
▶ Hérnia inguinal ou femoral.
▶ Irritação da raiz nervosa L4-L5.
▶ Meralgia parestética.
▶ Quadril "estalante".
▶ Neoplasia espinal inferior.
▶ Tumor pélvico.
▶ Infecção do quadril.
▶ Necrose avascular.
▶ Fratura por estresse do fêmur.
▶ Tumor ósseo ou do tecido mole.

Existem poucas evidências de pesquisa sobre a intervenção fisioterapêutica para a bursite trocantérica.[265] A intervenção em geral consiste em remover os fatores causadores ao alongar os tecidos moles da coxa lateral, em especial o tensor da fáscia lata e o trato iliotibial e focando-se na flexibilidade dos rotadores externos, quadríceps e flexores do quadril. O fortalecimento dos abdutores do quadril e o estabelecimento do equilíbrio muscular entre os adutores e abdutores também é importante. Outras práticas envolvem calor e ultrassom. A massagem friccional transversa também foi defendida.[266] Ortóticos podem ser prescritos se houver falha biomecânica na cadeia cinética causada por disfunção do tornozelo/pé. A infiltração com esteroides na área de sensibilidade sobre o trocanter maior pode ser útil em casos particularmente intensos ou persistentes.

Iliopsoas/iliopectínea. A bolsa do iliopsoas está localizada entre a porção anterior da cápsula articular do quadril e a junção miotendínea do iliopsoas. Embora essa condição pareça reconhecida pela comunidade médica, relatos continuam a ser publicados. Isso pode resultar do fato de que a entidade muitas vezes existe por anos sem ser identificada. A queixa geral é dor na virilha ou no quadril anterior, cujo agravamento se dá pela hiperextensão lombar ou do qua-

dril ou pela caminhada vigorosa. Nas populações mais velhas, a bursite do psoas pode imitar condições como patologia do quadril, patologia da raiz nervosa L2 a L3 e meralgia parestética.

Outros achados são poucos e incluem:

▶ Dor com flexão e adução passiva do quadril no final da amplitude.
▶ Dor com extensão e rotação externa passiva do quadril, aumentada se os flexores do quadril forem resistidos nessa posição.
▶ Sensibilidade palpável da bolsa envolvida.

A intervenção conservadora é formada por um programa de alongamento e fortalecimento dos rotadores e pelos flexores do quadril. Johnston e colaboradores[267] publicaram uma abordagem conservadora para a bursite do iliopsoas, com base em um estudo retrospectivo de nove pacientes portadores dessa condição. O protocolo recomendado consiste nos seguintes exercícios:

▶ Exercícios resistidos de rotação interna e externa do quadril, sentado, usando resistência com elástico.
▶ Exercícios resistidos de rotação externa/abdução, deitado em decúbito lateral, usando resistência com elástico.
▶ Miniagachamentos, sustentando peso sobre a perna afetada.
▶ Alongamento do flexor do quadril, do quadríceps e dos músculos piriforme/lateral do quadril (Fig. 17-51) e dos isquiotibiais.

Isquiática. Uma bursite isquiática (nádegas de tecelão) envolve duas bolsas diferentes, uma entre o túber isquiático e na parte inferior do ventre do glúteo máximo e outra entre os tendões do bíceps femoral e semimembranáceo. A inflamação dessas bolsas resulta, geralmente, de compressão crônica ou de trauma direto.

Com a bursite isquiática, o paciente relata, tipicamente, dor ao sentar em uma cadeira firme, assim que as nádegas tocam o

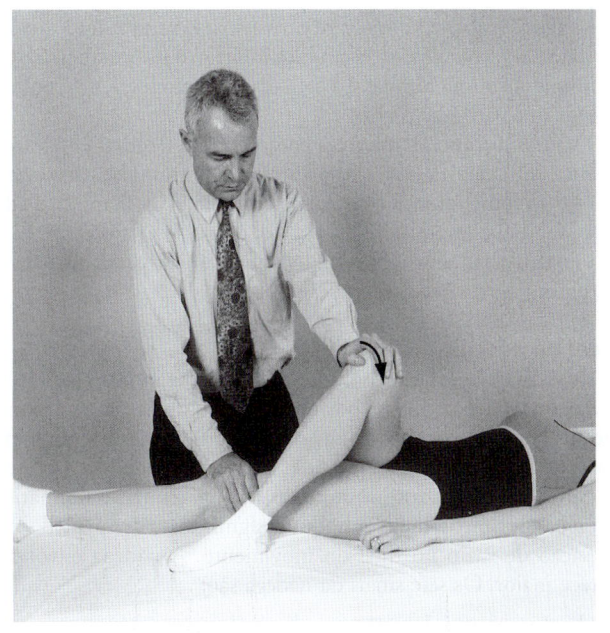

FIGURA 17-51 Alongamento do piriforme.

assento. A bursite isquiática tende a afetar pessoas magras mais do que os indivíduos obesos e mulheres mais do que homens. Ela é também comum em ciclistas.

O diagnóstico diferencial deve incluir impacto da raiz nervosa lombar, síndrome dos isquiotibiais, síndrome do piriforme e tendinopatia de inserção dos isquiotibiais. Tais condições podem ser diferenciadas entre si mediante a história, a palpação e o teste resistido, pois pacientes com bursite isquiática geralmente não se queixam de dor na parte posterior da coxa ou demonstram flexibilidade dos isquiotibiais e inadequações de força.

A intervenção conservadora deve ser causal. Isso envolve repouso relativo, o uso de assentos acolchoados, massagem para o tecido mole, correção da força dos isquiotibiais e de deficiências de flexibilidade e medidas anti-inflamatórias tais como massagem com gelo e ultrassom.

Glútea. A inflamação da bolsa glútea (localizada acima e atrás do trocanter maior, debaixo do glúteo máximo e médio) é uma das causas mais frequentes de dor pseudorradicular no membro inferior. O paciente está, em geral, entre a quarta e a quinta décadas de vida e queixa-se de dor na área glútea e do trocanter. A dor pode alastrar-se para a coxa exterior ou posterior e para os músculos da panturrilha e o maléolo. Diferentemente da dor causada por lesão de disco, os sintomas não estão relacionados ao sentar, mas apenas ao caminhar e ao subir escadas. O padrão típico é dor com rotação interna passiva e abdução, e rotação externa resistida ou abdução.

A intervenção conservadora deve ser causal. Isso envolve o uso de assento acolchoado e medidas anti-inflamatórias, como massagem com gelo e ultrassom.

Integração dos padrões de prática 4C, 4F e 5F: Distúrbios na mobilidade articular, na função motora, no desempenho muscular e na amplitude de movimento associados a distúrbios na coluna vertebral, sinal da nádega, disfunção da dor miofascial (padrões de dor referida), compressões nervosas periféricas

Se os testes e as medidas são negativos para distúrbio do quadril ou para disfunção da cadeia cinética inferior, o fisioterapeuta deve examinar a coluna lombar e a articulação sacroilíaca, que podem refletir dor para essa região.

Muitas disfunções internas, como hérnias femoral e inguinal, doença inflamatória pélvica, prostatite e nefrolitíase, produzem dor no abdome inferior e na região da virilha (ver Cap. 9). Todas essas condições estão além do alcance da prática fisioterapêutica, e o encaminhamento apropriado a um clínico geral, urologista ou ginecologista deve ser prescrito.

Sinal da nádega
O sinal da nádega é um conjunto de sinais que indicam a presença de uma grave patologia posterior do eixo da flexão e da extensão no quadril. Entre as causas da síndrome estão osteomielite, fratura do sacro/pelve, infecções, sacroiliíte, hematoma glúteo, bursite séptica, abcesso isquiorretal, tumor e bursite reumática. Os achados típicos incluem fraqueza significativa do quadril, com sensação de vazio no final do movimento. A nádega envolvida parece maior. Os sete sinais da nádega são:

▶ Levantamento da perna reta limitado.
▶ Flexão da quadril limitada.
▶ Flexão do tronco limitada.
▶ Padrão não capsular de restrição do quadril.
▶ Extensão do quadril dolorosa e fraca.
▶ Tumefação glútea.
▶ Sensação de final do movimento vazia na flexão do quadril.

Meralgia parestésica
Pacientes com meralgia parestésica descrevem ardência, friagem, dor do tipo relâmpago, dor muscular profunda e formigamento ou anestesia evidente na coxa ântero-lateral (ver Cap. 9). Pode haver, também, perda de pelos local na coxa ântero-lateral.[268] Os sintomas podem ser exacerbados quando o quadril está estendido, como ao deitar em decúbito lateral, ou ao ficar de pé ereto. Sentar-se pode aliviar os sintomas em alguns pacientes, mas exacerbá-los em outros. Por fim, pode não haver posição que forneça alívio.[268]

A intervenção inicial da meralgia parestésica é conservadora, e os pacientes beneficiam-se de analgésicos, anti-inflamatórios não-esteroides, roupas leves e perda de peso.

Síndrome do piriforme
A síndrome do piriforme é o resultado da compressão do nervo isquiático pelo músculo piriforme quando este passa através da incisura isquiática (ver Cap. 9). Os achados clínicos envolvem:[269]

▶ Restrição na amplitude de movimento da adução do quadril e da rotação interna.
▶ Teste de FABER positivo.
▶ Glúteos máximo, médio e bíceps femoral fracos.
▶ Sintomas neurológicos no membro ínfero-posterior se o nervo fibular estiver envolvido.
▶ Perna ipsilateral encurtada.

A intervenção conservadora para essa condição inclui o alongamento estático suave livre de dor do músculo piriforme (Fig. 17-51), técnica de esforço e esforço contrário, terapia para o tecido mole (deslizamento longitudinal combinado com rotação do quadril interna passiva, bem como deslizamento transverso e liberação longitudinal sustentada, com o paciente em decúbito lateral), massagem com gelo na região glútea e técnicas de *spray* e alongamento.[232,270] As infiltrações locais com corticosteroides ou de botox podem ser úteis nos casos mais graves.[271]

Compressão do nervo obturatório
A compressão da divisão anterior do nervo obturatório na coxa foi descrita recentemente como uma possível causa de dor na região adutora, sendo documentada pelos estudos de condução nervosa.[272] Supõe-se que a fáscia sobre o nervo contribua para sua compressão, ou talvez permita o desenvolvimento de uma síndrome de compartimento.[272]

Disfunção da dor miofascial
A dor miofascial é referida dentro do quadril a partir dos seguintes músculos: quadrado do lombo, piriforme, glúteo mínimo e adutor longo.

Quadrado do lombo. Esse músculo é talvez uma das fontes mais omitidas de dor no quadril. Seus pontos-gatilho mais superficiais produzem dor referida no ílio lateral e no trocanter maior, assim como para dentro da virilha na região do ligamento inguinal. A sensibilidade na região trocantérica pode ser maldiagnosticada como bursite trocantérica.

Os achados clínicos incluem:

▶ Restrição dos movimentos da articulação do quadril pelo espasmo lombar.

▶ Sensibilidade trocantérica e na nádega.

▶ Perna contralateral encurtada.

▶ Movimento ilíaco ipsilateral flexionado.

A intervenção conservadora inclui alongamento suave, estático, livre de dor muscular, técnicas para o tecido mole e fortalecimento progressivo.

Glúteo mínimo. Os pontos-gatilho podem estar localizados nas porções posterior e anterior desse músculo. O ponto-gatilho posterior reflete dor na nádega medial inferior, dentro da coxa posteriormente e na panturrilha. Há o potencial de aumentar o tônus nos músculos isquiotibiais e da panturrilha. O alongamento do glúteo mínimo antes desses dois permite que estes se alonguem muito mais prontamente. O ponto-gatilho anterior refere sintomas para a região inferior da nádega e para a coxa lateral e a perna até o maléolo lateral.

A intervenção conservadora inclui alongamento suave estático livre de dor muscular, técnicas para o tecido mole e fortalecimento progressivo.

Adutor longo. Os pontos-gatilho nesse músculo referem-se fortemente ao quadril e para a região anterior do joelho. Os achados clínicos compreendem:

▶ Dor com o teste de força resistida.

▶ Teste de FABER positivo para a dor.

▶ Restrição acentuada para a abdução do quadril.

A intervenção conservadora inclui alongamento suave, estático, livre de dor muscular, técnicas para o tecido mole e fortalecimento progressivo.

Padrão de prática 4G: Distúrbios na mobilidade articular, na função motora, no desempenho muscular e na amplitude de movimento associados a fraturas

Avulsões

As avulsões apofisárias da pelve e do fêmur proximal ocorrem com mais frequência em atletas do sexo masculino de 10 a 20 anos, geralmente como resultado direto de atividades vigorosas ou descoordenadas, como chutar, saltar, saltar com barreiras, correr rapidamente e fazer embaixadas, envolvendo o sartório ou o tensor da fáscia lata.[232,273] A espinha ilíaca anterior é um local comum para a lesão, em especial do meio até o fim da adolescência, quando a crista ilíaca une-se ao ílio. Os achados clínicos incluem:[274]

▶ Pontos de sensibilidade.

▶ Crepitação.

▶ Hematoma.

▶ Movimento limitado do quadril.

▶ Dor com flexão resistida, extensão passiva do quadril aumenta a dor no local.

A intervenção conservadora envolve compressão com gelo e espica para o quadril, além de repouso no leito, progredindo para movimentação com auxílio de muletas e modificação das atividades. O retorno às atividades normais segue um período de treinamento de força, flexibilidade e função.[232]

Fratura por estresse do colo/cabeça do fêmur

As fraturas por estresse resultam da remodelagem óssea acelerada em resposta ao estresse repetido. Embora essa condição seja uma etiologia de dor no quadril relativamente incomum, se não diagnosticada a tempo, pode ocorrer o avanço para uma complicação grave.[275] Estima-se que até 5% de todas as fraturas por estresse envolvam o colo do fêmur, com mais 5% envolvendo a cabeça do fêmur.[276] A fratura ocorre tipicamente na porção superior (fraturas de tensão lateral) ou na inferior (fraturas de compressão lateral) do colo do fêmur.[277] Estas podem evoluir para fratura completa e deslocada se deixadas sem tratamento.

O sintoma mais frequente é o início de dor súbita, em geral associado a uma mudança recente no treinamento (em particular, aumento na distância ou na intensidade) ou mudança na superfície de treinamento. O mais precoce e frequente é dor profunda na área da coxa, inguinal e anterior da virilha.[277] A dor pode também ocorrer na região lateral ou ântero-medial da coxa. Ela costuma ocorrer com a sustentação de peso ou nos extremos de movimento do quadril e pode irradiar-se para o joelho. Casos menos graves podem ter dor apenas após uma longa corrida. A dor noturna pode ocorrer caso a fratura avance. As fraturas por estresse são geralmente classificadas como fadiga ou fraturas de insuficiência:[121]

▶ Fraturas por estresse de fadiga são causadas pelas forças repetitivas ou anormalmente elevadas da ação muscular e/ou torques de sustentação de peso e são, muitas vezes, encontradas em pessoas com densidades ósseas normais. Esse tipo de fratura por estresse no quadril é mais comum em atletas envolvidos no treinamento intenso, incluindo militares.

▶ As fraturas por estresse de insuficiência estão associadas com indivíduos que têm densidades ósseas comprometidas. Como as fraturas por estresse de insuficiência estão associadas com a redução da densidade mineral óssea, elas tendem a ser mais comuns em idosos, especialmente nas mulheres após a menopausa. Outros fatores que predispõem a essa condição incluem tratamentos com radiação, artrite reumatoide devido em parte ao desuso associado e ao tratamento com corticosteroide e metotrexato, insuficiência renal, coxa vara, distúrbios metabólicos e doença de Paget.

O exame físico é, muitas vezes, negativo, embora possa haver um padrão não capsular do quadril,[121] sensação de final do movimento ou dor nos extremos de rotação interna ou externa ou dor com a rotação externa resistida.[278] Além disso, o teste de percussão púbica-patelar auscultatório pode ser positivo (ver seção de "Testes especiais").

O diagnóstico diferencial inclui OA do quadril, sintomas referidos da coluna, bursite trocantérica ou artrite séptica.

As radiografias obtidas logo após o início dos sintomas foram relatadas com resultado positivo em apenas 20% dos casos.[277] O diagnóstico é mais bem confirmado com cintilografia óssea, embora esta tenha se mostrado também propensa a resultados falso-negativos.[279] A intervenção varia de acordo com os achados da cintilografia óssea.[277]

▶ Se há apenas um exame positivo, ou esclerose e nenhuma linha de fratura nas radiografias, a intervenção varia de repouso no leito modificado a não sustentação de peso com muletas até que os sintomas desapareçam. Uma vez livre de dor, a sustentação de peso é avançada. Quando a sustentação de peso parcial significativa é livre de dor, o ciclismo e a natação são permitidos. Radiografias semanais são obtidas até que o atleta sustente o peso total sem dor. Corrida e caminhada na água progridem. Se o paciente permanecer livre de dor, a corrida na superfície é iniciada, com a etapa inicial não sendo superior a 400 metros.

▶ Se houver uma linha de fratura evidente sem nenhuma luxação e for provado que apenas o córtex está envolvido, um período inicial de repouso no leito ou não sustentação de peso completa é necessário. O paciente avança de sustentação de peso parcial para total, com o uso de muletas quando os sintomas permitirem. Os roentgenogramas a cada 2 ou 3 dias durante a primeira semana são necessários para detectar qualquer alargamento da linha da fratura. Se a cura não ocorrer, a fixação interna com pinos no quadril é o procedimento indicado.

Uma fratura visível com evidência radiográfica de abertura ou luxação é significativa e requer intervenção cirúrgica, geralmente na forma de parafuso no quadril e placa. As fraturas deslocadas devem ser tratadas como emergência ortopédica.

Avaliação

Após o exame e uma vez que os achados clínicos tenham sido registrados, o fisioterapeuta deve determinar um diagnóstico específico ou uma hipótese de trabalho, com base no resumo de todos os achados. Esse diagnóstico pode ser relacionado à estrutura (diagnóstico médico) (Tab. 17-22) ou baseado nos padrões de prática de preferência, como descrito no *Guide to Physical Therapist Practice*.

Técnicas terapêuticas

Técnicas para aumentar a mobilidade articular
Técnicas de mobilização articular passiva
As mobilizações dessa articulação costumam ser executadas usando-se alongamento sustentado para diminuir a restrição capsular

TABELA 17-22 Diagnóstico diferencial para causas comuns da dor no quadril

Condição	Idade do paciente (anos)	Mecanismo da lesão/início	Área dos sintomas	Sintomas agravados por	Observação
Bursite trocantérica	15-45	Trauma direto Microtrauma	Região lateral do quadril/coxa	Deitado no lado envolvido	Não perceptível
Distensão na virilha	20-40	Sobrecarga súbita	Coxa ântero-medial Coxa medial	Corrida	Possível ferimento ao redor da coxa medial
Ruptura dos músculos isquiotibiais	15-45	Sobrecarga súbita	Nádegas e coxa posterior	Corrida	Possível ferimento ao redor da coxa posterior
Síndrome do piriforme	25-55	Gradual	Nádegas e coxa posterior Parte posterior da perna	Sentar por tempo prolongado	Não perceptível
Osteoartrite do quadril	+ 50	Gradual	Coxa anterior Coxa ântero-medial	Sustentação de peso	Possível atrofia dos músculos da coxa Marcha alterada
Síndrome do trato iliotibial	25-55	Uso excessivo	Região lateral da coxa Região lateral do joelho		Não perceptível
Bursite do psoas	20-40	Uso excessivo	Coxa ântero-medial		Não perceptível
Patologia do disco lombar/torácico	20-50	Gradual Sobrecarga súbita	Varia de acordo com a raiz do nervo espinal envolvida, mas ocorre na distribuição dermatômica	Flexão lombar/torácica (inclinar/sentar) Atividades que aumentam a pressão intratecal	Pode ter desvio associado do tronco

ADMA, amplitude de movimento ativo; ADMP, amplitude de movimento passivo.

da articulação do quadril, com o alongamento ditado pela direção da restrição, em vez de sê-lo pela regra côncavo-convexa. Por exemplo, se a extensão da articulação do quadril está restrita, o fêmur distal é movido em direção à extensão do quadril.[188]

A articulação é, inicialmente, colocada em posição neutra, e aos poucos é movida para mais perto da amplitude final. As rotações podem ser combinadas com alongamento sustentado executado no plano principal. A distração ou técnicas de compressão são utilizadas de forma isolada ou combinadas com as rotações.

Distração. É indicada para dor e hipomobilidade na articulação do quadril, como em casos nos quais a dor é sentida pelo paciente antes que a resistência do tecido seja observada pelo fisioterapeuta.

O paciente é posicionado em supino e seu quadril é mantido em posição de repouso. A coxa é segurada pelo fisioterapeuta o mais proximal possível, e uma força de distração é aplicada na linha do colo do fêmur (ver Fig. 17-52). Um cinto também pode ser usado para realizar essa técnica.

A distração caudal é empregada para proporcionar alívio temporário da dor na articulação e para alongar a aderência capsular, que é acentuada na porção inferior da cápsula articular.[51,58] Durante essa distração, o fisioterapeuta roda passivamente o quadril do paciente usando o braço/mão em volta da coxa média e do seu próprio corpo.

Tração da perna (deslizamento inferior). O paciente é posicionado em supino, com o quadril em posição de repouso. O fisioterapeuta segura o tornozelo do paciente e aplica uma série de oscilações ao longo do comprimento da perna (Fig. 17-52). Um assistente ou um cinto pode ser necessário para fornecer estabilização ao quadril.

Mobilizações de atrito do quadrante. As mobilizações do quadrante envolvem flexão e adução do quadril combinadas com compressão articular simultânea por meio do fêmur.[58,188,280,281] A coxa flexionada e aduzida percorre um arco de 90 a 140° de flexão enquanto é mantida a compressão articular. Esse arco de movimento deve ser suave e livre de dor. Em articulações anormais, dor ou alguma obstrução ao arco ocorre durante o movimento. Em casos não agudos específicos, o procedimento pode ser usado como mobilização efetiva, nas quais as mobilizações de Graus II a III são aplicadas inteiramente perpendiculares a todo o arco.[58,280]

ADMA	ADMP	Resistida	Sensibilidade à palpação
Abdução com rotação do quadril dolorosa	Dor na amplitude final da rotação externa do quadril Dor com rotação externa e abdução do quadril	Dor com abdução do quadril resistida Dor com rotação interna do quadril resistida	Coxa lateral sobre o trocanter maior
Extensão do quadril com apenas o movimento limitado	Dor na amplitude final da extensão do quadril Dor na amplitude final da abdução do quadril	Dor com adução do quadril resistida	Próximo à coxa medial
Rotação externa do quadril limitada e dolorosa Elevação de perna reta limitada e dolorosa	Dor na amplitude final da flexão do quadril Dor na amplitude final da extensão do quadril Dor com a elevação de perna reta passiva	Dor com extensão do quadril resistida Dor com flexão do joelho resistida	Coxa posterior
Elevação de perna reta limitada e dolorosa	Dor na amplitude final de rotação externa do quadril Dor com a elevação de perna reta passiva	Dor com rotação externa do quadril resistida	Nádegas
Rotação interna e extensão do quadril limitadas Rotação interna do quadril dolorosa Extensão do quadril dolorosa	Dor na amplitude final da rotação interna do quadril Todos os movimentos parecem rígidos	Abdução do quadril fraca Fraqueza geral dos músculos do quadril	Quadril anterior
Dor no movimento da extensão para a flexão do joelho	Dor na amplitude final da rotação externa do quadril com abdução	Todos os testes resistidos foram negativos	Epicôndilo lateral do fêmur Região lateral do joelho
Extensão do quadril com apenas o movimento limitado	Dor na amplitude final da extensão do quadril	Dor com flexão do quadril resistida	Quadril anterior
Aumento dos sintomas com a flexão do tronco Aumento dos sintomas com a flexão do quadril com o joelho estendido (EPR)	Sintomas invariavelmente aumentados com a elevação de perna reta passiva	Fraqueza de fadiga do miótomo associado	Possível sensibilidade sobre o segmento espinal envolvido

Deslizamento posterior. Essa manobra é empregada para aumentar a flexão e a rotação interna do quadril. O paciente é posicionado em supino com os quadris na extremidade da mesa. Ele estabiliza sua pelve flexionando o quadril oposto e segurando a coxa com as mãos (Fig. 17-53). O fisioterapeuta posiciona-se de pé junto da porção média da coxa do paciente e deixa o quadril a ser mobilizado em sua posição de repouso. Um cinto é colocado ao redor do ombro do fisioterapeuta e sob a coxa do paciente, para ajudar a sustentar o peso da extremidade inferior. O fisioterapeuta coloca a mão mais distalmente sob o cinto e a região distal da coxa do paciente e a mão próxima da superfície anterior na região proximal da coxa do paciente. Mantendo os cotovelos estendidos e flexionando os joelhos, o fisioterapeuta aplica uma força através da mão proximal em direção posterior (Fig. 17-53).

Deslizamento anterior. Essa manobra é usada para aumentar a extensão e a rotação externa do quadril. O paciente é posicionado em prono, com o tronco repousando sobre a mesa, seus quadris sobre a borda e o pé oposto no chão (Fig. 17-54). O fisioterapeuta fica de pé junto da porção medial da coxa do paciente e um cinto é colocado ao redor do ombro do fisioterapeuta e sob a coxa do paciente para ajudar a sustentar o peso da extremidade inferior. Usando a mão mais distalmente, o fisioterapeuta segura a parte inferior da perna do paciente. Ele coloca a sua mão proximal posteriormente sobre a região proximal da coxa do paciente, abaixo da nádega (Fig. 17-54). Mantendo os cotovelos estendidos e flexionando os joelhos, o fisioterapeuta aplica uma força através da mão proximal em direção anterior.

Deslizamento inferior. Essa manobra é usada para aumentar a flexão do quadril. O paciente é posicionado em supino com o quadril e o joelho cada um flexionado a 90° e a parte inferior da perna colocada sobre o ombro do fisioterapeuta. A parte superior do corpo do paciente pode ser estabilizada com o uso de um cin-

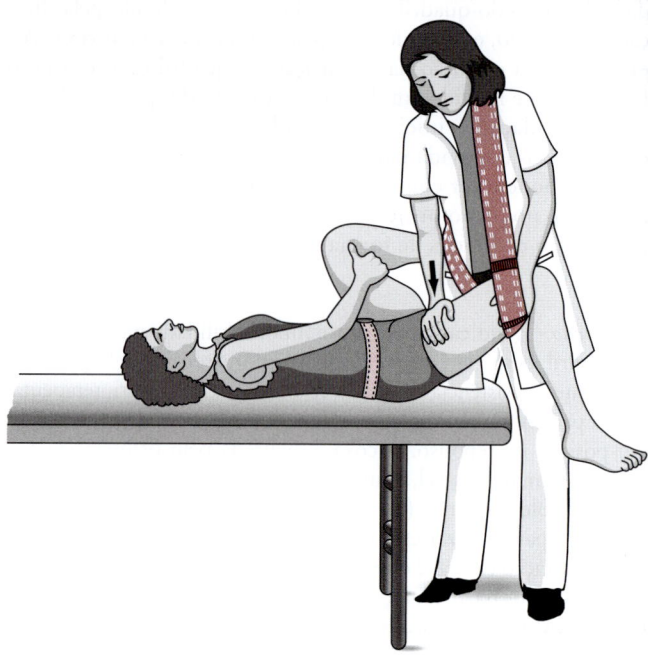

FIGURA 17-53 Deslizamento posterior da articulação do quadril.

to. O fisioterapeuta segura a região anterior do fêmur proximal o mais longe possível e trava os dedos. Um deslizamento inferior é aplicado utilizando as mãos, enquanto embala simultaneamente a coxa do paciente em flexão.

Mobilizações com movimento[282,283]
Para restaurar a rotação interna do quadril.[284] Trata-se de uma boa técnica a ser empregada quando o paciente apresenta sinais precoces de degeneração da articulação do quadril, como indica-

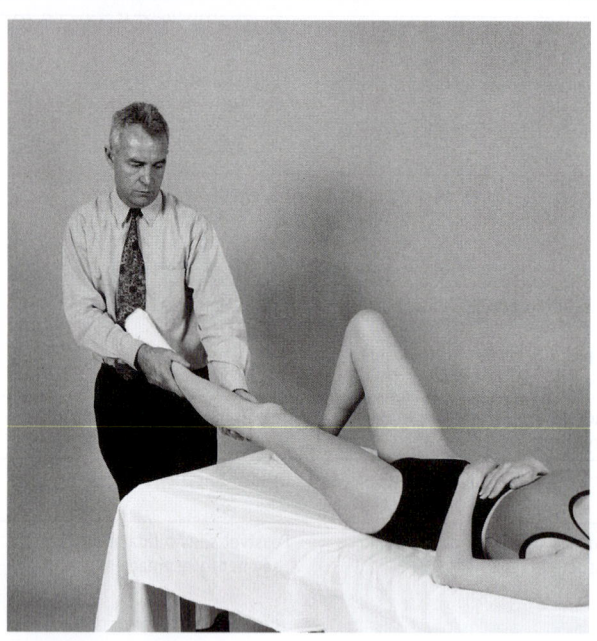

FIGURA 17-52 Tração da perna.

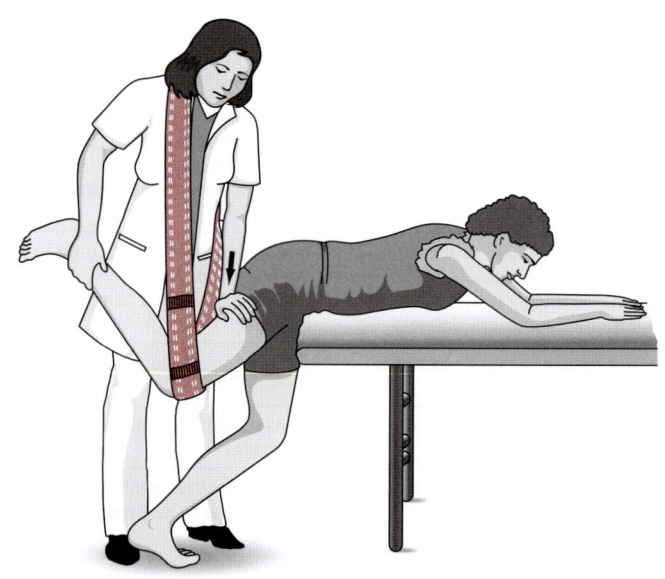

FIGURA 17-54 Deslizamento anterior da articulação do quadril.

do pelos sinais capsulares menores e leves mudanças degenerativas nas radiografias. Um cinto que possa ser alterado em seu comprimento é requerido para a técnica.

O paciente é posicionado em supino com o quadril envolvido e o joelho flexionado e o pé levemente fora da borda da cama, enquanto o fisioterapeuta fica de pé ao lado da porção envolvida, de frente para a cabeça do paciente. Um cinto é colocado em volta das costas do profissional, logo abaixo da articulação do quadril, e em volta da coxa do paciente, o mais proximalmente possível, de modo que o cinto esteja na horizontal. Usando a mão mais próxima da cabeça do paciente, o fisioterapeuta segura a crista ilíaca lateral do lado afetado, com o cotovelo na prega da virilha do terapeuta para estabilizar a pelve durante a manobra. Este prende com a outra mão a porção média da coxa do paciente. A partir dessa posição, estende lentamente seus próprios quadris para aplicar uma força de distração na articulação do quadril do paciente enquanto mantém a fixação do ílio.

Se a manobra produzir qualquer dor, ela deve ser interrompida. Isso deve ser diferenciado do desconforto, que pode ser causado pela colocação inadequada do cinto.

Para restaurar a flexão do quadril. A técnica para restaurar a flexão do quadril é idêntica àquela descrita acima, exceto que durante a distração o fisioterapeuta flexiona passivamente o quadril do paciente em flexão através da inclinação lateral da cintura.[284]

Técnicas para aumentar a extensibilidade do tecido mole

A eficácia das técnicas manuais para melhorar a amplitude de movimento (ADM) do quadril foi relatada na literatura. Crosman e colaboradores[285] estudaram os efeitos da massagem dos isquiotibiais (deslizamento, "massagem profunda", fricção) na amplitude da flexão do quadril em pessoas normais e observaram melhoras significativas após a massagem do tecido mole (MTM).[58] Godges e colaboradores[286] relataram variações de flexão e extensão do quadril melhoradas em pacientes e em indivíduos normais após a aplicação de alongamentos manuais para grupos musculares, opondo-se a cada movimento respectivo, em combinação com exercício dos músculos agonistas.

Terapia miofascial

O início da dor miofascial está, muitas vezes, associado ao estresse de sobrecarga agudo ou à sobrecarga muscular crônica. Além das técnicas manuais resumidas a seguir, *spray* e alongamento também são aplicáveis.

O paciente é posicionado de forma confortável para permitir o alongamento do músculo envolvido durante a aplicação simultânea do *spray* na área envolvida.[287] O *spray* é direcionado em um ângulo de 30° da pele e aplicado em varreduras unidirecionais paralelas à distância de 45 cm da superfície do corpo.[287] Precauções contra a inalação do *spray* e danos à pele devem ser observadas.[58]

Alongamento miofascial: passivo e ativo.[288] O paciente é posicionado em supino com os quadris e os joelhos flexionados, com o fisioterapeuta de pé ao lado da porção afetada, olhando para a mesa. Este coloca ambas as mãos sobre a região posterior da coxa do paciente, próximo da região poplítea, aplicando uma força crescente na direção da limitação do movimento, até o ponto de provocar dor. A posição é mantida por três segundos. A partir dessa posição, o paciente pressiona sua coxa contra a resistência das mãos do fisioterapeuta, criando contração isométrica na direção oposta ao movimento passivo. A posição é mantida por três segundos. O fisioterapeuta relaxa toda a força e retorna o quadril à posição inicial. O paciente descansa por três segundos, e todo o procedimento é repetido. Essa manobra é executada três vezes, com cada repetição permitindo uma liberdade maior de movimento. A técnica pode ser repetida em outra direção do movimento limitado.

Liberação miofascial passiva: quadril e joelho combinados.[288] O paciente é posicionado em supino, com os quadris e os joelhos flexionados em 90°, se possível, e o fisioterapeuta fica de pé no lado da disfunção, de frente para a mesa. A partir dessa posição, o quadril é colocado em abdução e rotação externa até o ponto final do movimento livre de dor. Usando uma das mãos, o fisioterapeuta palpa a região medial do joelho do paciente e estabiliza o membro em posição de rotação externa-abdução. Com a outra mão, segura o pé ou a perna do paciente e roda externamente a tíbia até sua posição máxima livre de dor. Essa posição é mantida por três segundos, enquanto o fisioterapeuta aumenta a pressão do movimento com ambas as mãos até que o músculo relaxe. Durante a pressão, o quadril e o joelho retornam lentamente à extensão total sobre a mesa, liberando a pressão das mãos apenas nos últimos 5° de extensão total. O paciente repousa e a técnica é repetida.

Esse procedimento também pode ser feito com o quadril em adução e rotação interna, quando o fisioterapeuta coloca uma das mãos sobre a região lateral do joelho do paciente e move a tíbia em rotação interna.

Liberação miofascial com tração da articulação do quadril.[288] O paciente é posicionado em supino, com o fisioterapeuta sentado ao lado da mesa junto ao membro afetado, à sua frente. O tornozelo e a canela do paciente são colocados na axila do fisioterapeuta e mantidos na posição pela firme adução do braço. Ele segura a perna reta do paciente acima do joelho e roda o quadril interna e externamente, testando a facilidade de movimentos. O quadril é colocado em posição de facilitação, sendo mantido assim firmemente. A partir dessa posição, aplica-se tração na totalidade da perna inclinando-se para trás, criando uma tração que é feita pela axila e aumentando de forma gradual a rotação na liberdade de movimento. Mantém-se essa posição por três segundos, e o fisioterapeuta gira rapidamente o quadril por completo na direção oposta. A posição é mantida por três segundos. A perna é liberada e relaxada da posição. O paciente descansa por três segundos e o movimento é repetido.

Energia muscular

As técnicas de energia muscular são usadas para tratar uma ampla variedade de disfunções contráteis e não contráteis do tecido sobre o quadril, como espasmo muscular, encurtamento adaptativo e aderências fibrosas. Elas podem produzir descongestão, aumentar o fluxo e melhorar a consciência proprioceptiva.[289]

Isquiotibiais

Inferior. O paciente é posicionado em supino, com o fisioterapeuta de pé ao lado da porção envolvida, de frente para o paciente. O tornozelo deste é colocado sobre o ombro daquele, que repousa uma das mãos sobre a região anterior do joelho para manter a perna em extensão total (Fig. 17-55). A perna reta é elevada em flexão do quadril e dorsiflexão do tornozelo até o ponto do início da dor, no qual é mantida. O paciente é solicitado a pressi-

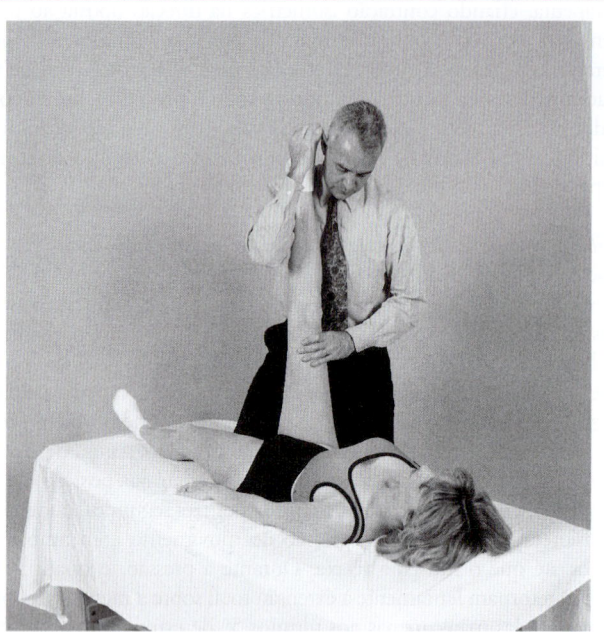

FIGURA 17-55 Alongamento dos isquiotibiais e do gastrocnêmio.

oná-la contra o ombro do fisioterapeuta e a realizar flexão plantar do tornozelo por 3 a 5 segundos (rotação interna e externa da perna inferior pode ser superimposta na flexão do joelho para enfatizar os posteriores mediais e laterais da coxa, respectivamente). O paciente descansa por três segundos e a técnica é repetida.

Superior. O paciente é posicionado em supino, com o fisioterapeuta de pé ao lado da porção envolvida, de frente para o paciente. O quadril e o joelho são flexionados em 90º. O paciente flexiona o joelho e simultaneamente realiza flexão plantar do tornozelo para a barreira de movimento. Nesse ponto, o fisioterapeuta solicita que o paciente contraia isometricamente, enquanto o fisioterapeuta fornece uma força igual e oposta durante 10 segundos. O paciente estende ativamente o joelho e dorsiflexiona o tornozelo até a nova barreira de resistência.

Alongamento do adutor do quadril. O paciente é posicionado em supino com ambas as pernas retas, com o fisioterapeuta ao lado da mesa junto da porção envolvida, de frente para o paciente. Este flexiona a perna afetada no quadril e no joelho e coloca o pé sobre a mesa ao lado do outro joelho como na posição FABER (ver Fig. 17-32). O paciente abduz e roda externamente o quadril flexionado, de modo que a região plantar do pé situe-se ao lado da região medial do joelho estendido. O fisioterapeuta repousa uma das mãos sobre a EIAS do lado não envolvido e a outra na região medial do joelho flexionado do paciente, mantendo-o em sua posição de flexão, rotação externa-abdução do quadril. A partir dessa posição, o paciente exerce uma força suave ascendente em adução, rotação interna-flexão, contra uma força igual e oposta do fisioterapeuta. A contração é mantida por 3 a 5 segundos. O paciente relaxa e o procedimento é repetido.

De maneira alternativa, o paciente pode ser posicionado em prono. Enquanto monitora o movimento lombopélvico com uma das mãos, o fisioterapeuta pode mover passivamente o quadril envolvido em abdução usando a outra mão/braço (Fig. 17-56).

Piriforme. O paciente é posicionado em supino com a perna envolvida e aduzida sobre a perna não envolvida. O fisioterapeuta estabiliza a pelve na EIAS, enquanto aplica compressão longitudinal para o fêmur (Fig. 17-39). O paciente tenta abduzir e rodar externamente a parte inferior da perna, enquanto o fisioterapeuta aplica uma resistência igual e oposta durante 10 segundos. O paciente aduz e roda internamente o fêmur com a ajuda do fisioterapeuta. O procedimento é repetido de 3 a 5 vezes.

Iliopsoas. O paciente é posicionado pronado. Usando uma das mãos para estabilizar a parte lombar, o fisioterapeuta estende passivamente o quadril do paciente até o ponto de restrição (Fig. 17-57). Técnicas de alongar-relaxar, contrair-relaxar e contrair-relaxar agonistas podem ser usadas para aumentar mais a amplitude. Pode-se tornar a técnica mais específica rodando internamente o quadril e inclinando para o lado a coluna para longe do lado do alongamento.

De maneira alternativa, uma técnica similar pode ser executada em decúbito lateral (Fig. 17-58). O paciente é instruído a flexionar o quadril não envolvido e manter sua posição usando seus braços para ajudar a estabilizar a região lombopélvica. Enquanto monitora o movimento lombopélvico com uma das mãos, o fisioterapeuta estende passivamente a coxa com a outra mão/braço. A vantagem dessa técnica é que variados graus de adução/abdução do quadril e flexão/extensão do joelho podem ser controlados. A desvantagem é que a técnica exige mais fisicamente do fisioterapeuta.

Iliopsoas/reto femoral. O paciente é posicionado pronado. Usando uma das mãos para estabilizar a parte lombar, o fisioterapeuta flexiona passivamente o joelho do paciente, de modo que a re-

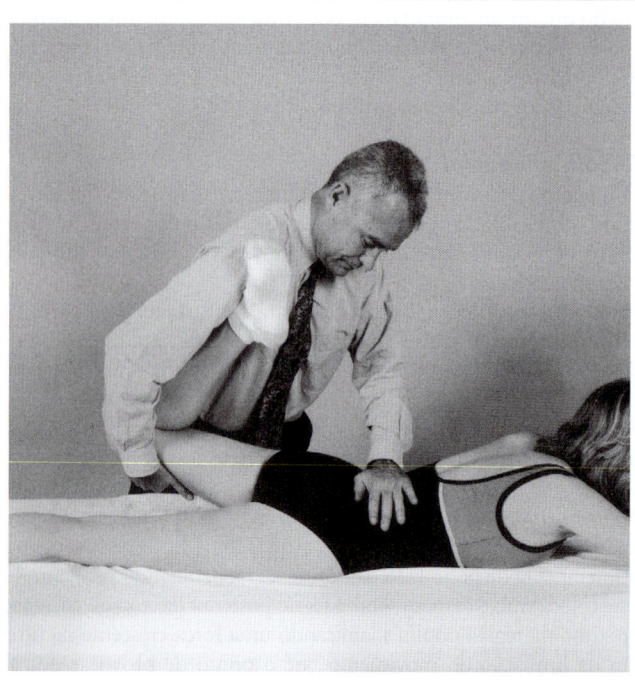

FIGURA 17-56 Técnica de energia muscular para alongar os adutores do quadril.

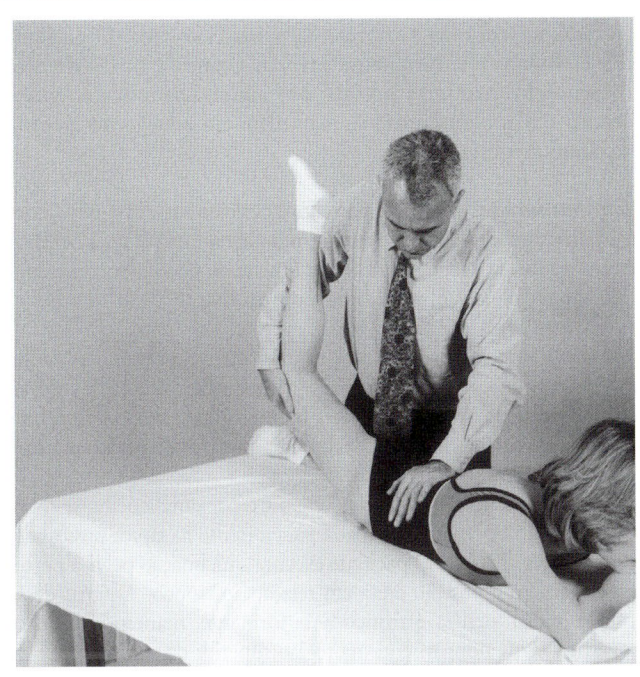

FIGURA 17-57 Técnica de energia muscular para alongar o iliopsoas.

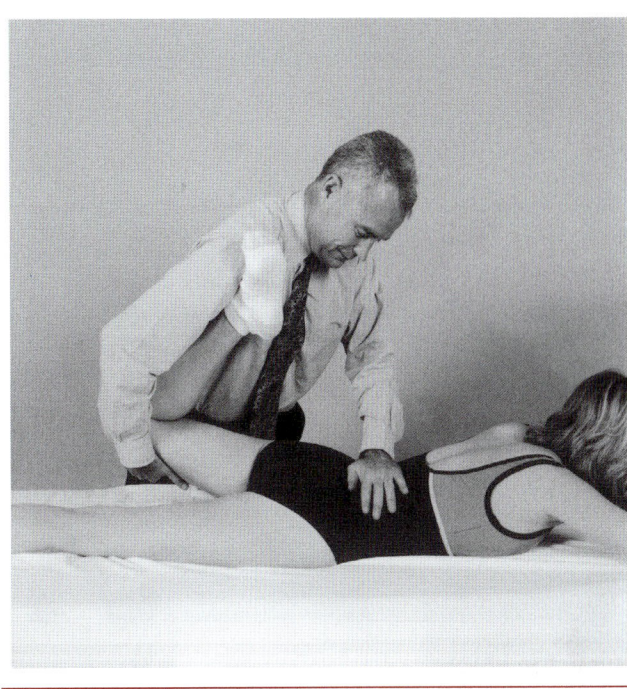

FIGURA 17-59 Técnica de energia muscular para o iliopsoas/reto femoral.

gião posterior do pé esteja repousando contra o ombro (Fig. 17-59) e, então, eleva a coxa do paciente da mesa até o ponto de restrição. Essa técnica pode ser fisicamente exigente para o fisioterapeuta, que pode ser facilitada com o uso de uma mesa de eleva-

ção. Se esta for usada, o fisioterapeuta começa a técnica com a mesa elevada e, enquanto a coxa é mantida em elevação, a mesa é abaixada para aplicar o alongamento do músculo. Um cinto de alongamento também pode ser usado.

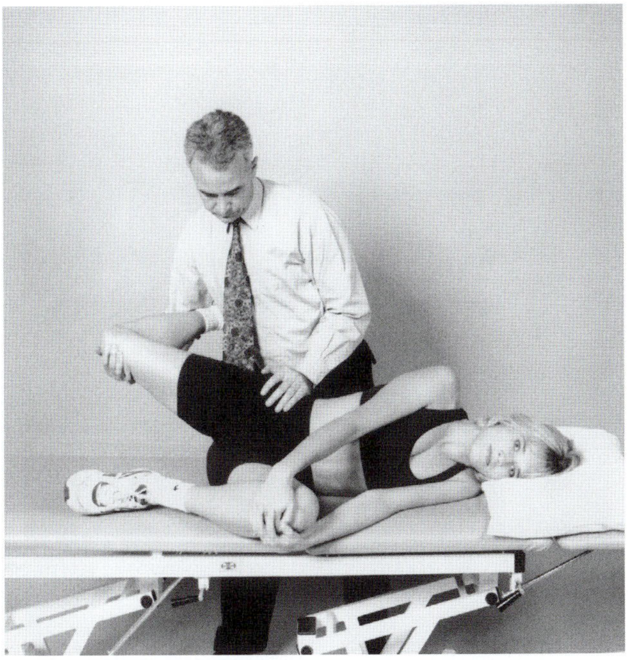

Glúteo máximo. O paciente é posicionado em supino. Usando uma das mãos, o fisioterapeuta estabiliza a pelve no lado não envolvido. Dependendo da ADM disponível no joelho, o fisioterapeuta flexiona por completo do joelho (se este for incapaz de tolerar a flexão, apenas o quadril é flexionado) e flexiona o quadril até o ponto de restrição. Técnicas de alongar-relaxar, contrair-relaxar e contrair-relaxar agonista podem ser usadas para aumentar mais a amplitude. As técnicas de relaxamento pós-isométrico podem ser empregadas para facilitar o glúteo máximo com o treinamento de inclinações pélvicas posteriores, ponte e outros exercícios de fortalecimento.

Automobilização e autoalongamento

Cápsula ântero-inferior. O paciente repousa o pé sobre uma cadeira à sua frente (ver Fig. 17-19). Enquanto mantém a coluna em posição neutra funcional, inclina-se lentamente na direção da cadeira, alongando, desse modo, a região ântero-inferior da articulação do quadril da perna ereta. A posição é mantida por cerca de 30 segundos.

Alongamento do piriforme e da cápsula posterior. O paciente adota a posição de quatro apoios. A automobilização é feita mediante a realização de movimentos oscilatórios de sentar para trás, na direção da articulação do quadril a ser mobilizada (Fig. 17-60).

Os rotadores internos do quadril são alongados de modo similar ao antes mencionado, exceto que a região lateral do pé e inferior da perna situam-se sobre o banco ou sobre a mesa *hi-lo*.

FIGURA 17-58 Técnica de energia muscular para o iliopsoas com o paciente em decúbito lateral.

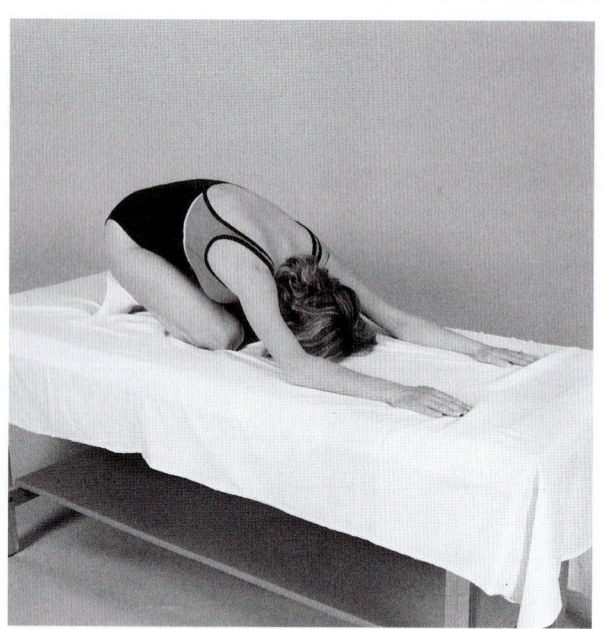

FIGURA 17-60 Alongamento da cápsula posterior.

perna fique acima da borda da mesa (Fig. 17-61). Um peso é colocado ao redor do tornozelo da perna envolvida. O paciente pode elevar ativamente a perna envolvida contra o puxão do peso do tornozelo, manter a posição por alguns segundos e, então, permitir que a perna mova-se mais além em adução no quadril, relaxando a contração.

Alongamento abdominal. O paciente é posicionado em supino, com suas pernas pendendo sobre a extremidade da mesa (Fig. 17-62). A técnica pode ser executada de forma unilateral, pendendo a extremidade não envolvida sobre a borda da mesa (Fig. 17-63).

Iliopsoas e reto femoral. Embora uma série de exercícios tenha sido defendida para alongar esses grupos musculares, devido ao seu potencial de aumentar o cisalhamento anterior da vértebras lombares de forma direta ou indireta, a posição de pé/ajoelhada é a preferida.

Um travesseiro é colocado no chão e o paciente ajoelha-se sobre ele com a outra perna posicionada para a frente na típica posição de investida (Fig. 17-64). O paciente executa a inclinação pélvica posterior e mantém a posição ereta em relação ao tronco. A partir dessa posição inicial, desliza o tronco anteriormente, mantendo-o quase na vertical. Um alongamento na região superior da coxa anterior da perna ajoelhada deve ser sentido. O reto femoral pode ser mais alongado a partir dessa posição, segurando o tornozelo da perna ajoelhada e elevando o pé em direção às nádegas (Fig. 17-65).

Isquiotibiais. Uma série de técnicas desenvolveu-se, com o passar dos anos, para alongar os isquiotibiais. O problema com a maioria dessas técnicas deve-se ao fato de elas não proporcionarem muita proteção à coluna lombar enquanto o alongamento é executado.

O alongamento dos isquiotibiais deve ser ensinado com o paciente em uma posição de supino. A coluna lombar é protegida sobrepondo-a com uma pequena toalha enrolada para manter

Para alongar os rotadores internos e para aumentar a rotação externa, o paciente deixa que a gravidade mova o joelho da perna envolvida na direção do chão ou aplica pressão com as mãos.

Distração. O paciente é posicionado em decúbito lateral, próximo à borda da mesa, com o lado envolvido mais elevado. Um travesseiro firme pode ser colocado entre as coxas do paciente e o quadril envolvido é estendido, de modo que a parte inferior da

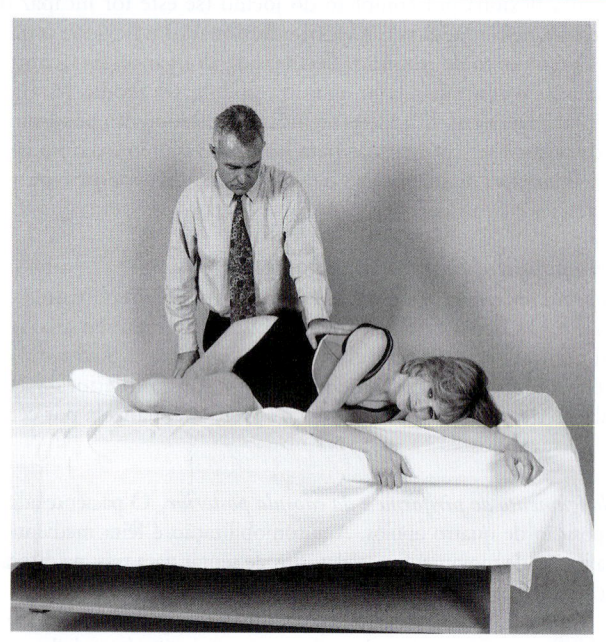

FIGURA 17-61 Distração da cápsula articular passiva e auxiliada pela gravidade.

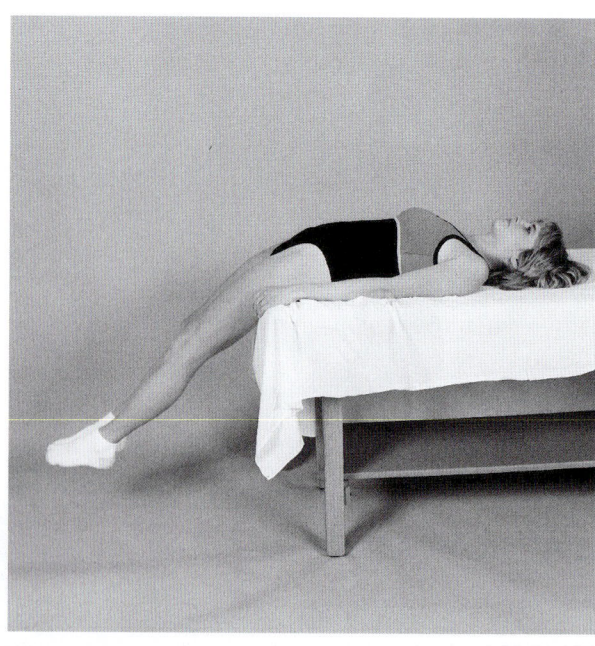

FIGURA 17-62 Alongamento abdominal.

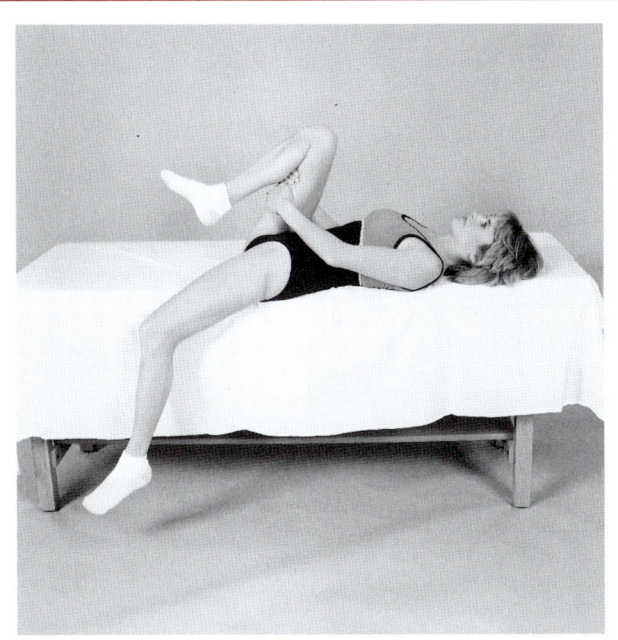

FIGURA 17-63 Alongamento do flexor do quadril e abdominal unilateral.

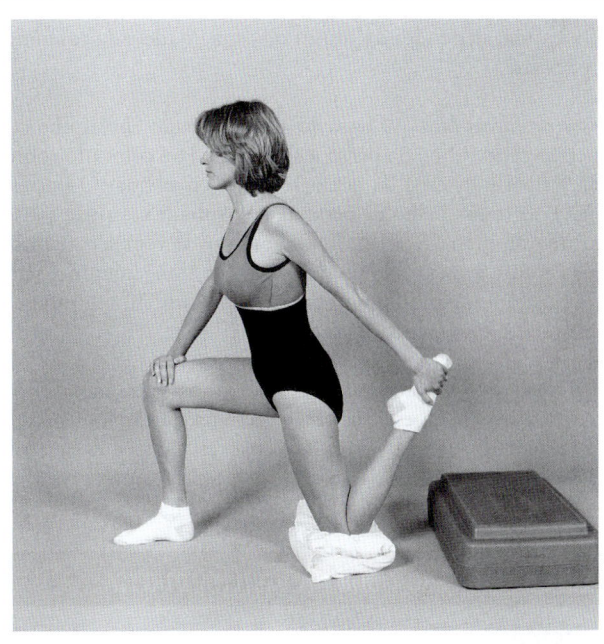

FIGURA 17-65 Alongamento do psoas e do reto femoral.

uma leve lordose, ou fazendo o paciente sustentar uma inclinação pélvica oposta à lordose durante o alongamento. A perna não envolvida é mantida ereta enquanto o paciente flexiona o quadril para o lado a ser testado em cerca de 90° (ver Fig. 17-39). A partir dessa posição, o paciente estende o joelho da perna testada até que um alongamento seja sentido sobre a região posterior da coxa. A posição é mantida por cerca de 30 segundos, antes de permitir que o joelho flexione levemente.

Adutores do quadril. O paciente fica de pé diante da mesa com seus pés separados e seus dedos apontando para a frente. A pelve é inclinada para adotar uma posição neutra funcional da coluna. Para alongar o músculo adutor esquerdo, o paciente investe para a direita, enquanto mantém o joelho esquerdo estendido (Fig. 17-66).

Glúteo máximo e extensores curtos do quadril. Esse alongamento é executado na posição de supino puxando um ou am-

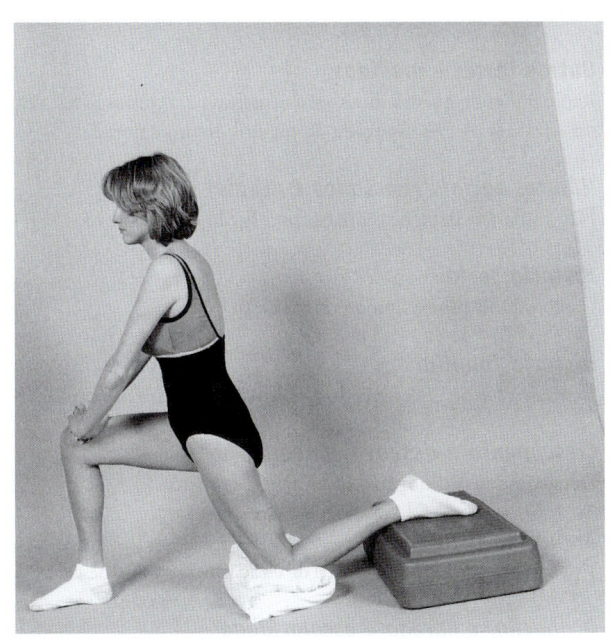

FIGURA 17-64 Alongamento do psoas.

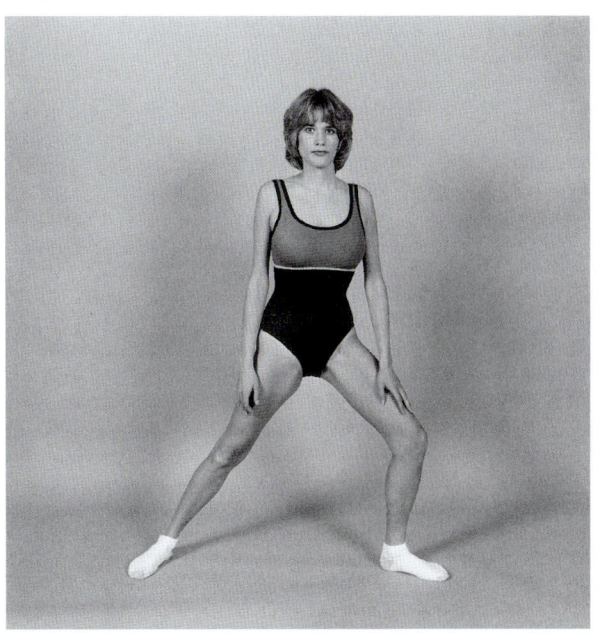

FIGURA 17-66 Alongamento do adutor do quadril de pé.

bos joelhos na direção do tórax (ver Fig. 17-36) ou na posição de investida, dependendo muito da capacidade e da tolerância do paciente.

Tensor da fáscia lata. O paciente é posicionado em supino com as pernas retas. O pé da perna a ser alongada é colocado sobre a mesa na parte externa da perna reta não envolvida. O paciente atinge e segura o joelho da perna não envolvida e o puxa sobre e por cima da perna reta. Ambos os ombros devem ser mantidos planos contra a mesa. No ponto em que o alongamento é sentido, a posição é mantida por aproximadamente 30 segundos. O alongamento é repetido 10 vezes (Fig. 17-67).

Trato iliotibial. O paciente de pé, próximo a uma mesa, com a perna não envolvida estando mais próxima da cama e o equilíbrio sustentado. Ambas as pernas estão cruzadas e o quadril é translacionado para fora da mesa até que o alongamento seja sentido na parte externa do quadril e da coxa (Fig. 17-68).[290]

ESTUDO DE CASO   DOR NA VIRILHA DIREITA

HISTÓRIA

Dados demográficos gerais
Um homem falante de inglês de 62 anos.

História da condição atual
O paciente apresentou-se com queixas de dor irritante na virilha direita que varia em gravidade e estende-se para a coxa anterior, até o joelho. A dor começou de forma gradual cerca de três meses atrás. Inicialmente, ele sentiu rigidez toda vez que sentava por períodos prolongados de tempo ou após uma noite de sono. Ele relata que não pode mais caminhar a distância que costumava e que subir escadas é muito doloroso.

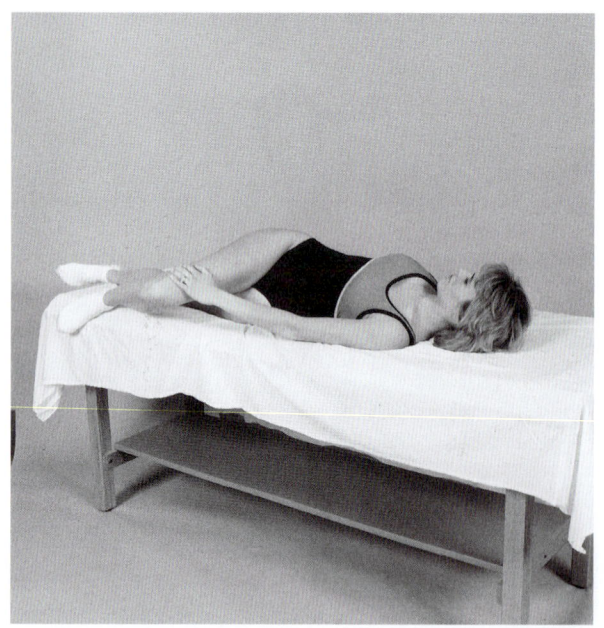

FIGURA 17-67 Alongamento do tensor da fáscia lata.

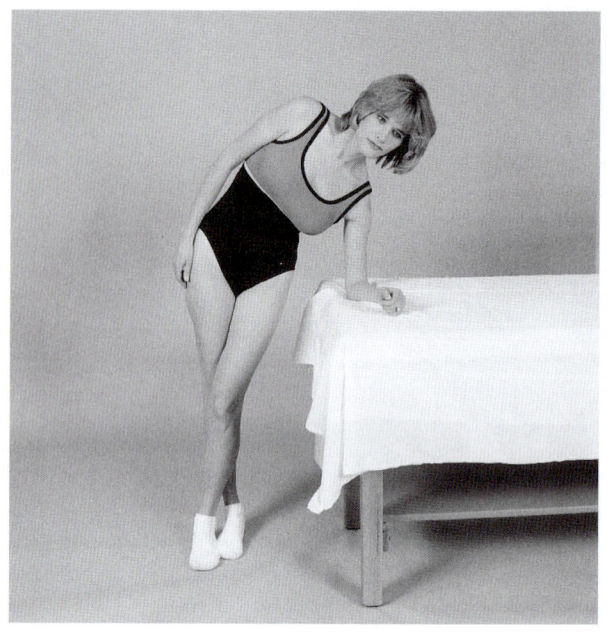

FIGURA 17-68 Alongamento do trato iliotibial.

História anterior à condição atual
Uma longa história de osteoartrite da coluna e pontadas de dor na virilha direita. O paciente apresenta, também, história de dor ciática no lado direito.

História cirúrgica e médica anterior
O paciente fez uma substituição articular total do joelho direito cerca de quatro meses atrás.

Medicamentos
Celecoxib.

Outros testes e medidas
Radiografias do quadril direito são negativas para corpos livres, tumores e fratura. A OA avançada do quadril direito é notada.

Hábitos sociais (passados e atuais)
Não fumante. Bebe ocasionalmente. Estilo de vida ativo.

História social
Casado. Dois filhos, ambos vivem perto dele.

História familiar
Nenhuma história relevante de problemas do quadril na família.

Crescimento e desenvolvimento
Desenvolvimento normal; dominância esquerda.

Ambiente social
Vive em apartamento. Um lance de escadas para subir e descer.

Ocupação, emprego e escolaridade
Ferroviário aposentado. Educação de nível secundário.

Estado funcional e nível de atividade
O paciente demonstra dificuldade para erguer-se de uma cadeira e ir da cama para a cadeira.

Estado de saúde (autorrelatado)
Em bom estado geral de saúde, mas a dor interfere nas tarefas domésticas e no auxílio a sua esposa doente.

Revisão de sistemas
Imperceptível.

QUESTÕES

1. Liste as possíveis estruturas que podem produzir dor na virilha.
2. O que a história de dor com rigidez matinal e dor ao subir/descer escadas revela ao fisioterapeuta?
3. Quais outras atividades podem aumentar os sintomas do paciente? Por quê?
4. Para ajudar a eliminar várias causas de dor na virilha, quais outras questões podem ser feitas?
5. Qual é sua hipótese de trabalho nesse estágio? Liste os vários diagnósticos que apresentam esses sinais e sintomas e os testes que usaria para eliminar cada um.
6. Essa apresentação/história autoriza um exame de triagem de quarto inferior de Cyriax? Por quê?

Testes e medidas
Devido à natureza gradual da dor do paciente, um exame de triagem de quadrante inferior foi realizado, mas falhou ao obter quaisquer sinais e sintomas de patologia grave ou comprometimento neurológico evidente. O exame físico incluiu inspeção para atrofia muscular, palpação para áreas de sensibilidade e crepitação, teste muscular de todos os músculos principais sobre o quadril, medida de amplitude de movimento ativo e passivo e testes especiais.

Comunidade e integração/reintegração ao trabalho
O paciente é aposentado.

Ambiente, casa e barreiras no trabalho
Dificuldades nos cuidados que dispensa à esposa.

Marcha, locomoção e equilíbrio
A hiperextensão excessiva do joelho esquerdo é observada durante a postura, em especial durante a fase de arranque, quando o paciente movimenta-se circunduzindo o quadril direito. O comprimento de passada mais curto e a batida do calcanhar reduzida são observados à direita. O paciente também demonstrou falta de extensão do quadril e flexão plantar do tornozelo no final da postura de perna simples.[291]

Integridade tegumentar
Não foi testada.

Integridade e mobilidade articular
Compressão negativa e o teste de distração da articulação sacroilíaca (ver Cap. 27). Testes de estresse púbico negativos (ver Cap. 27). Teste de atrito positivo e teste de FABER do quadril direito. Sensação de final do movimento capsular anormal observada no quadril direito. A contratura de flexão de 5° é observada no joelho esquerdo.

Desempenho motor: força, potência e resistência
A força da musculatura da coxa direita é de 4 em 5, comparada com a extremidade contralateral, em particular nos músculos glúteo médio, glúteo máximo e isquiotibiais. A fraqueza dos adutores do quadril esquerdo é observada.

Dispositivos ortóticos, protetores e de auxílio
O paciente movimenta-se com bengala.

Dor
A dor é classificada em 8 de 10 ao subir escadas e após levantar pela manhã.

Postura
Ao ficar de pé, uma obliquidade da pelve direita mais alta foi observada. A extremidade direita inferior é mantida em abdução relativa, enquanto a extremidade esquerda inferior é posta em adução relativa no quadril. O joelho direito está levemente flexionado. Curvas de escoliose nas costas e na coluna cervical são observadas. Foi encontrada uma pequena discrepância de 3 cm no comprimento das pernas, com a esquerda mais curta.

Amplitude de movimento (incluindo comprimento muscular)
Padrão capsular de movimento observado no quadril direito com extensão, abdução e rotação interna acentuadamente diminuídas. No levantamento reto de perna, estão disponíveis 70° à esquerda, enquanto 55° estão disponíveis à direita. A adução mostra-se limitada à esquerda. Abdução com limitação à direita.

Integridade reflexa
Reflexos de Aquiles e patelar normais e simétricos bilateralmente.

Autocuidado e tratamento domiciliar
O paciente tem a esposa doente, a qual é incapaz de executar quaisquer tarefas domésticas.

Integridade sensorial
O membro direito distal está com o sistema neurovascular intacto.

AVALIAÇÃO (JULGAMENTO CLÍNICO)
O paciente é uma pessoa idosa, moderadamente obesa, com suspeita de OA avançada do quadril direito, com dor em atividades de sustentação de peso, incluindo subir escadas, o que resulta em limitações funcionais em casa.

DIAGNÓSTICO FISIOTERAPÊUTICO
Mobilidade articular, função motora e desempenho muscular prejudicados e amplitude de movimento associada a restrição capsular, inflamação localizada e postura prejudicada.

PROGNÓSTICO
Nível favorável previsto de melhora na função
Durante o período de seis semanas, uma triagem de intervenção de fisioterapia conservadora será executada na tentativa de atingir o resultado funcional mais alto possível para o paciente.

QUESTÕES

1. Qual será sua intervenção?
2. Como descrever essa condição ao paciente?

3. O que dizer-lhe sobre sua intervenção?
4. Como determinar a intensidade da intervenção?
5. Estime o prognóstico do paciente.
6. Dado o diagnóstico fisioterapêutico, por que não é possível planejar a intervenção com base nos estágios de cura?
7. Quais modalidades você pode usar na intervenção desse paciente? Por quê?
8. Quais técnicas manuais são apropriadas para esse paciente e qual a sua análise racional?
9. Quais exercícios devem ser prescritos? Por quê?

PLANO DE TRATAMENTO

Intervenção direta

DOR E CONTROLE DA INFLAMAÇÃO. Modalidades como calor úmido, hidroterapia e TENS podem ser usadas para minimizar o edema e diminuir a dor.[292,293] Enquanto o gelo é mais efetivo no estágio agudo, o calor é mais benéfico nos estágios subagudo ou crônico.

PROMOÇÃO E PROGRESSO DA CURA. A perda do excesso de peso reduz a carga assumida pela articulação do quadril direito e pode ser feita com a combinação de dieta e exercícios. A proteção articular desempenha um papel significativo nas atividades diárias. O uso de um dispositivo de assistência diminui a função de sustentação de peso do quadril. Uma bengala, usada corretamente no lado não envolvido, reduz as forças sobre o lado afetado um pouco mais do que o peso do corpo, diminuindo a magnitude da força resultante sobre a articulação.[294-298]

TÉCNICAS MANUAIS ESPECÍFICAS. Uma variedade de técnicas específicas de alongamento manual pode ser usada para alongar o iliopsoas, os isquiotibiais, o quadríceps, o piriforme e o gastrocnêmio. O foco é inicialmente colocado sobre os flexores do quadril e os isquiotibiais, enquanto a mobilidade diminuída do paciente o força a gastar mais tempo na posição sentada, colocando esses músculos em posição adaptativamente encurtada.

ANÁLISE E INTEGRAÇÃO DAS CADEIAS CINÉTICAS ABERTA E FECHADA NA REABILITAÇÃO. Os exercícios de fortalecimento são indicados para a musculatura da coxa anterior e posterior, os adutores e abdutores do quadril, o gastrocnêmio e os abdominais. São recomendados exercícios concêntricos em cadeia aberta e fechada.

CONTROLANDO O EXCESSO E AS CARGAS DE FORÇA. Os exercícios de fortalecimento são empregados para complementar o regime de alongamento, a fim de fornecer melhores capacidades de absorção de choque à articulação, diminuindo, assim, a magnitude das forças de concussão sobre ela. Os grupos musculares previamente mencionados são fortalecidos com ênfase nos exercícios que estimulam as atividades funcionais. Por exemplo, o tríceps pode ser fortalecido estimulando-se o levantar de uma cadeira com a ajuda dos braços.

Um dos objetivos do paciente com OA do quadril é readquirir a extensibilidade muscular dos flexores, dos abdutores e dos rotadores internos e extensores. Vários alongamentos ou técnicas para o tecido mole podem ser usadas.

- ▶ Alongamento sustentado para o quadrante interno da flexão.
- ▶ Alongamento na posição FABER enquanto o ílio é mantido estabilizado. O programa domiciliar envolve sentar com as pernas cruzadas em um banco ou pilha de jornais, baixando progressivamente a altura até chegar a sentar no chão. Avançar para deitar em supino com as pernas nessa posição (solas tocando-se).
- ▶ Alongamento em extensão e rotação interna.
- ▶ Alongamento dos adutores na posição FABER em decúbito ventral.
- ▶ Suspensão (axial e de compensação) da extremidade envolvida.
- ▶ Pêndulo do quadril. O paciente fica de pé em um degrau e balança a perna afetada como se fosse um pêndulo.

Outros exercícios para readquirir a extensibilidade muscular incluem:
1. O paciente adota uma boa postura ao sentar, com os quadris flexionados, abduzidos e externamente rodados. Ele é solicitado a girar o tronco à esquerda e, então, a trazer seu joelho esquerdo para o tórax. O exercício é repetido no outro lado.
2. Extensão deitada em decúbito lateral. O paciente é posicionado em decúbito lateral com a coxa não envolvida presa contra o tórax. O fisioterapeuta estende passivamente o quadril envolvido, assegurando-se de que nenhum movimento ocorra na coluna lombar.
3. Extensão da subida. O paciente eleva a perna e coloca o pé sobre uma cadeira. Enquanto mantém a outra perna reta, inclina-se na cadeira para aumentar a flexão do quadril elevado e a extensão do quadril inferior. O mesmo é repetido no outro lado. Esse é um excelente exercício para as pessoas mais velhas e pode ser usado como parte de um avanço de sustentação de peso funcional em agachamento total.
4. Séries para o glúteo máximo com estimulação elétrica deitado em decúbito ventral. O paciente é posicionado em decúbito ventral. Os coxins são colocados sobre os extensores do quadril (nádegas), com um coxim úmido quente colocado no topo para aplicar alguma compressão.
5. Subir escadas de lado.
6. Caminhar. Se não existe nenhuma antalgia na marcha, o paciente deve ser estimulado a caminhar. O caminhar livre de dor é um excelente método de mobilização articular. Se a sustentação total de peso sem dor não é possível, o paciente deve ser ensinado a caminhar em uma piscina com o uso de colete salva-vidas.

Todos os exercícios anteriores devem ser feitos com frequência e os alongamentos mantidos por períodos sustentados.

FORÇA E CONDICIONAMENTO GERAL. O nível de condicionamento geral do paciente deve ser mantido durante o período de intervenção. Isso é particularmente importante para aqueles com osteoartrite, devido aos níveis de atividade.[299] Isso pode ser executado de maneira segura por meio de exercícios de baixo impacto usando um ergonômetro para a parte superior do corpo ou uma bicicleta ergométrica, evitando as amplitudes dolorosas como o ajuste da altura do assento. Caminhar na água pode, também, ser uma boa opção, com a temperatura da água a 30°C.[300,301]

EDUCAÇÃO. O paciente é instruído a evitar cadeiras baixas, levantamento de peso sustentado e inclinações profundas do joelho. Ele é aconselhado a sentar em cadeiras altas e em assento de toalete elevado. A importância da adesão ao programa de exercício domiciliar é explicada, já que é importante perder peso para reduzir as forças sobre a articulação.

RETORNO À FUNÇÃO. Um retorno gradual à função é recomendado. Os exercícios para fortalecimento, flexibilidade e treinamento de resistência são mantidos, e o paciente deve evitar agachar-se muito ou atividades de dobrar o joelho em um futuro imediato.[302]

Frequência e duração
2 a 3 vezes por semana, durante seis semanas.

Reexame
Executar testes e medidas selecionados para avaliar o progresso do paciente em direção aos objetivos de forma a modificar ou redirecionar a intervenção se ele falhar em progredir.

Critérios para alta
O paciente deve ser liberado quando atingir os objetivos funcionais estabelecidos, rejeitar novas intervenções, ser incapaz de progredir para os objetivos por causa das complicações ou o fisioterapeuta determinar que ele não será mais beneficiado pelo serviço de fisioterapia.

Coordenação, comunicação e documentação
Comunicar-se com o médico sobre o estado de saúde do paciente (direta ou indiretamente). A documentação inclui todos os elementos do tratamento do cliente/paciente. O planejamento da alta será fornecido.

Instrução relacionada ao paciente
Reexame e reavaliação periódicos do programa domiciliar utilizando instrução e ilustrações. Educar o paciente nas posturas apropriadas e posições e movimentos a serem evitados em casa e no trabalho. Mostrar ao paciente os benefícios de um programa de condicionamento contínuo para prevenir a recorrência de impedimentos.

ESTUDO DE CASO — DOR NA COXA

HISTÓRIA

Dados da condição atual
Um homem de 22 anos sofreu uma pancada na coxa direita há cerca de duas semanas, quando jogava futebol. Ele se queixa de dor irritante na região anterior de sua coxa. A dor é pior com as atividades que envolvem agachar-se ou chutar. Ele relata também uma tumefação na frente de sua coxa. O paciente visitou seu médico, que diagnosticou a condição como contusão profunda no quadríceps e prescreveu oito semanas de fisioterapia.

História anterior à condição atual
Nenhuma história anterior de dor na coxa.

História cirúrgica e médica anterior
- Nenhuma história anterior de dor no quadril ou no joelho.
- Nenhuma cirurgia ou dor nas costas foi relatada.
- Nenhuma cirurgia de joelho relatada.
- História de entorses crônicas de tornozelo.

Medicamentos
Nenhum.

Outros testes e medidas
Resultados pendentes das radiografias.

Ocupação, emprego e escolaridade
Estudante em tempo integral em uma universidade local pelos últimos dois anos.

Estado funcional e nível de atividade
Muito ativo. Além de futebol, joga tênis e raquetebol.

Estado de saúde (autorrelato)
Em boa saúde geral.

QUESTÕES

1. Dado o mecanismo específico da lesão, liste todas as estruturas que possam estar lesionadas e que requerem exame específico.
2. Qual condição poderia estar presente com a história de dor em um ventre muscular após contusão?
3. Quais outras atividades você suspeita que possam aumentar os sintomas do paciente? Por quê?
4. Em um paciente com início gradual de dor, quais questões devem ser feitas para ajudar a destacar as várias causas de dor anterior da coxa?
5. Qual é sua hipótese de trabalho nesse estágio?
6. Essa apresentação/história autoriza um exame de quadrante inferior? Por quê?

Testes e medidas

Comunidade e integração/reintegração ao trabalho
O paciente revela ter dificuldade em ir para o quarto, o que envolve subir dois lances de escadas.

Marcha, locomoção e equilíbrio
O exame da marcha revelou:
- Redução na fase de apoio da perna direita, redução no comprimento da passada direita e Trendelenburg direito levemente positivo.
- O paciente demonstrou dificuldade com o teste de alcance-equilíbrio da extremidade inferior unilateral. Esse teste envolve ficar de pé sobre a perna envolvida e atingir variadas direções e diversas alturas com a extremidade não envolvida.
- O mesmo demonstrou, ainda, capacidade diminuída com o teste de alcance-equilíbrio da extremidade superior unilateral. O teste envolve ficar de pé sobre a perna lesionada e atingir várias direções e diferentes alturas com as extremidades superiores.

Integridade tegumentar
Nenhum sinal de rubor ou estrias observado à volta da contusão. O edema parece estender-se para o joelho direito. A massa palpável é cerca de 4 x 8 cm na coxa direita lateral anterior e é sensível à palpação.

Desempenho motor: força, potência e resistência
- Dor na tentativa de agachamento. Paciente apto a executar o miniagachamento.
- Dor com extensão isométrica e resistida do joelho direito.
- Dor com flexão resistida com o quadril colocado em extensão máxima.
- Força em 5 de 5 para todos os grupos musculares, com exceção da flexão do quadril direito e extensão do joelho direito, que foram classificadas em 4 de 5, devido mais à dor do que à fraqueza aparente.

Dor
A dor é classificada em 7 de 10 na escala análogo-visual.

Amplitude de movimento (incluindo comprimento muscular)
- Amplitude de movimento do quadril direito diminuída para 5° na extensão do quadril devido à dor, e 100° na flexão do quadril quando o joelho está flexionado.

▶ Amplitude de movimento do joelho direito reduzida pela dor em 85° de flexão.

▶ A amplitude de movimento das outras articulações estava dentro dos limites normais.

▶ Teste de Thomas positivo na extremidade inferior direita.

▶ Teste de Ober positivo, indicando encurtamento adaptativo do trato iliotibial na extremidade inferior direita.

Integridade reflexa
Aquiles normal e simétrico e patelar reflete bilateralmente.

Integridade sensorial
Intacta ao toque leve L2 a S1 bilateralmente.

AVALIAÇÃO (JULGAMENTO CLÍNICO)
O paciente é um homem jovem, saudável e fisicamente ativo, que sofreu contusão de Grau II na coxa e está tendo dificuldades para subir/descer escadas devido à dor e à perda de ADM no joelho.

DIAGNÓSTICO FISIOTERAPÊUTICO
Mobilidade articular, função motora e desempenho muscular prejudicados e amplitude de movimento associada a desempenho muscular, inflamação localizada dos tecidos moles da coxa.

QUESTÕES
1. Tendo feito o diagnóstico provisório, resuma as três fases de sua intervenção.
2. Como descrever essa condição ao paciente?
3. Como explicar-lhe a análise racional de sua intervenção?
4. Como determinar a intensidade de sua intervenção?
5. Estime o prognóstico do paciente.
6. Quais modalidades seriam apropriadas para este indivíduo? Por quê?
7. Quais técnicas manuais seriam apropriadas para o paciente e qual a sua análise racional?
8. Quais exercícios você prescreveria? Por quê?

PROGNÓSTICO

Nível favorável previsto de melhora na função
Em oito semanas ou menos, o paciente poderá retornar às atividades esportivas normais e estará apto a subir/descer escadas sem dor ou dificuldade. O paciente estará apto a:

▶ Atingir a ADM total e livre de dor no quadril e no joelho direitos quando comparados com o lado não envolvido.

▶ Reportar dor de nível 2 em 10 ou menos com a atividade, e de 0 em 10 em repouso.

▶ Demonstrar força de flexão do quadril direito e extensão do joelho direito de grau 5 em 5 com o teste muscular manual e teste funcional em cadeia fechada quando comparado com a extremidade não envolvida.

▶ Demonstrar padrão de marcha normal e livre de dor em todas as superfícies.

▶ Demonstrar independência e adesão ao programa de exercícios domiciliares e referir conhecimento do avanço ao retorno ao esporte.

PLANO DE TRATAMENTO

Frequência e duração
Duas vezes por semana, durante oito semanas.

Reexame
Executar testes e medidas selecionados para avaliar o progresso em direção aos objetivos, de modo a modificar ou redirecionar a intervenção se o paciente falhar em mostrar avanços.

Critérios para alta
O paciente atinge objetivos funcionais, rejeita a intervenção posterior, é incapaz de progredir na direção dos objetivos por causa das complicações ou o fisioterapeuta determina que o paciente não irá mais beneficiar-se do tratamento.

Intervenção

Fase I (semana 0 a 3)
Essa fase envolve tipicamente 2 a 6 sessões de fisioterapia.

OBJETIVOS
▶ Dor de nível 5 em 10 ou menos com a atividade.
▶ Padrão de marcha normal.
▶ ADM do quadril direito livre de dor e flexão do joelho dentro de 20° do normal. Manter a extensão do quadril direito estando dentro dos limites normais com o joelho estendido.
▶ Força de 4 em 5 no teste muscular manual em áreas de fraqueza detectada no exame.

MODALIDADES ELETROTERAPÊUTICAS
▶ Iontoforese.
▶ Estimulação elétrica.
▶ Crioterapia.
▶ Ultrassom.
▶ Fonoforese.

PROGRAMA DE EXERCÍCIOS TERAPÊUTICO E DOMICILIAR
▶ Exercícios de flexibilidade para os isquiotibiais, o quadríceps, o trato iliotibial, os flexores e os adutores do quadril.
▶ Exercícios de sustentação de peso em situação livre de dor, incluindo mergulhos, deslocamentos de peso, investidas (anterior, posterior e lateral) e subir/descer.
▶ Exercícios em cadeia de não sustentação de peso, incluindo ADM livre de dor e exercícios de fortalecimento com ênfase no glúteo máximo, no glúteo mínimo e nos adutores.
▶ Treinamento cardiovascular usando EPSC (ergonômetro para a parte superior do corpo).

TERAPIA MANUAL
▶ Técnicas de liberação miofascial e mobilizações para o tecido mole, quando indicado.
▶ Alongamento suave passivo para o quadríceps direito, o TIT e os flexores do quadril direito. Tomar cuidado com o fortalecimento do quadril para evitar miosite ossificante.

Reeducação Neuromuscular

▶ Treinamentos de equilíbrio e alcance.

▶ Treinamento da marcha.

▶ SDPBT (sistema de plataforma biomecânica do tornozelo).

Fase II (Semanas 4 a 8)
Essa fase envolve tipicamente 4 a 8 sessões de fisioterapia.

Objetivos

▶ Dor de grau 2 em 10 ou menos com a atividade.

▶ ADM livre de dor, normal, do quadril e do joelho direitos.

▶ Retorno ao nível funcional prévio para a AVD.

Modalidades Eletroterapêuticas.
Uso contínuo das modalidades que são benéficas.

Programa de Exercícios Terapêutico e Domiciliar

▶ Avanço dos exercícios de flexibilidade.

▶ Avanço dos exercícios de fortalecimento.

▶ Avanço dos exercícios de sustentação de peso prévio e adição de polias e exercícios com elástico para as quatro direções do quadril.

Terapia Manual

▶ Padrões de facilitação neuromuscular proprioceptiva (FNP).

▶ Técnicas para o tecido mole, quando apropriado.

▶ Continuação dos alongamentos passivos, quando necessário.

Reeducação Neuromuscular

▶ Continuação dos exercícios prévios.

▶ Introdução das atividades pliométricas, quando tolerado.

Fase III (Retorno ao esporte)

Coordenação, Comunicação e Documentação. Comunicar-se com o médico e o paciente. A documentação inclui todos os elementos do tratamento do paciente/cliente. O planejamento da alta será fornecido.

RESULTADOS
Os resultados dependem da adesão do paciente ao programa de exercícios domiciliar recomendado e ao plano de intervenção.

QUESTÕES DE REVISÃO*

1. Qual é a posição de atrito articular do quadril?
2. Em qual direção o acetábulo está angulado?
3. Qual ligamento contém o suprimento sanguíneo para a cabeça do fêmur?
4. O ligamento pubofemoral é tenso em quais direções?
5. Qual músculo é conhecido como deltoide do quadril?

REFERÊNCIAS

1. Weinstein SL: Natural history and treatment outcomes of childhood hip disorders. *Clin Orthop Relat Res* 344:227–242, 1997.
2. Ponseti IV: Growth and development of the acetabulum in the normal child. Anatomical, histological, and roentgenographic studies. *J Bone Joint Surg* 60A:575–585, 1978.
3. Skirving AP, Scadden WJ: The African neonatal hip and its immunity from congenital dislocation. *J Bone Joint Surg Br* 339–341, 1979.
4. Coleman CR, Slager RF, Smith WS: The effect of environmental influence on acetabular development. *Surg Forum* 9:775–780, 1958.
5. Harrison TJ: The influence of the femoral head on pelvic growth and acetabular form in the rat. *J Anat* 95:127–132, 1961.
6. Anderson LC: The anatomy and biomechanics of the hip joint. *J Back Musculoskeletal Rehabil* 4:145–153, 1994.
7. Harris NH: Acetabular growth potential in congenital dislocation of the hip and some factors upon which it may depend. *Clin Orthop* 119:99–106, 1976.
8. Harris NH, Lloyd-Roberts GC, Gallien R: Acetabular development in congenital dislocation of the hip with special reference to the indications of acetabuloplasty and pelvic or femoral realignment osteotomy. *J Bone Joint Surg* 57B:46–52, 1975.
9. Lindstrom JR, Ponseti IV, Wenger DR: Acetabular development after reduction in congenital dislocation of the hip. *J Bone Joint Surg* 61A:112–118, 1979.
10. Harrison TJ: The growth of the pelvis in the rat-A mensural and morphological study. *J Anat* 92:236–260, 1958.
11. Fagerson TL: Hip. In: Wadsworth C, ed. *Current Concepts of Orthopedic Physical Therapy—Home Study Course.* La Crosse, WI: Orthopaedic Section, APTA, 2001.
12. Agus H, Omeroglu H, Ucar H, et al.: Evaluation of the risk factors of avascular necrosis of the femoral head in developmental dysplasia of the hip in infants younger than 18 months of age. *J Pediatr Orthop* 11:41–46, 2002.
13. Trueta I, Harrison MHM: The normal vascular anatomy of the femoral head in adult man. *J Bone Joint Surg* 35B:442–461, 1953.
14. Martin RL, Enseki KR, Draovitch P, et al.: Acetabular labral tears of the hip: Examination and diagnostic challenges. *J Or-thop Sports Phys Ther* 36:503–515, 2006.
15. Maquet PG, Van de Berg AJ, Simonet JC: Femorotibial weight-bearing areas. Experimental determination. *J Bone Joint Surg* 57-A:766–771, 1975.
16. Williams PL, Warwick R, Dyson M, et al.: *Gray's Anatomy*, 37th edn. London: Churchill Livingstone, 1989.
17. Petersen W, Petersen F, Tillmann B: Structure and vascularization of the acetabular labrum with regard to the pathogenesis and healing of labral lesions. *Arch Orthop Trauma Surg* 123:283–288. Epub Jun 7, 2003.
18. Adeeb SM, Sayed Ahmed EY, Matyas J, et al.: Congruency effects on load bearing in diarthrodial joints. *Comput Meth Biomech Biomed Eng* 7:147–157, 2004.
19. Narvani AA, Tsiridis E, Kendall S, et al.: A preliminary report on prevalence of acetabular labrum tears in sports patients with groin pain. *Knee Surg Sports Traumatol Arthrosc* 11:403–408, 2003.
20. Kim YT, Azuma H: The nerve endings of the acetabular labrum. *Clin Orthop* 320:176–181, 1995.
21. Konrath GA, Hamel AJ, Olson SA, et al.: The role of the acetabular labrum and the transverse acetabular ligament in load transmission in the hip. *J Bone Joint Surg* 80A:1781–1788, 1998.

---

*Questões adicionais para testar seu conhecimento deste capítulo podem ser encontradas (em inglês) em Online Learning Center para *Orthopaedic Assessment, Evaluation, and Intervention*, em www.duttononline.net. As respostas para as questões anteriores são apresentadas no final deste livro.

22. Takechi H, Nagashima H, Ito S: Intra-articular pressure of the hip joint outside and inside the limbus. *J Japanese Orthop Assoc* 56:529–536, 1982.
23. Narvani AA, Tsiridis E, Tai CC, et al.: Acetabular labrum and its tears. *Br J Sports Med* 37:207–211, 2003.
24. Seldes R, Tan V, Hunt J, et al.: Anatomy, histologic features, and vascularity of the adult acetabular labrum. *Clin Orthop Relat Res* 382:232–240, 2001.
25. Hall SJ: The biomechanics of the human lower extremity. *Basic Biomechanics*, 3rd edn. New York: McGraw-Hill, 1999:234–281.
26. Gordon EJ: Trochanteric bursitis and tendinitis. *Clin Orthop* 20:193–202, 1961.
27. Johnson CE, Basmajian JV, Dasher W: Electromyography of the sartorius muscle. *Anat Rec* 173:127–130, 1972.
28. Janda V: On the concept of postural muscles and posture in man. *Aust J Physiother* 29:83–84, 1983.
29. Kapandji IA: *The Physiology of the Joints, Lower Limb*. New York: Churchill Livingstone, 1991.
30. Durrani Z, Winnie AP: Piriformis muscle syndrome: An under-diagnosed cause of sciatica. *J Pain Symptom Manage* 6:374–379, 1991.
31. Julsrud ME: Piriformis syndrome. *J Am Podiat Med Assoc* 79:128–131, 1989.
32. Pace JB, Nagle D: Piriformis syndrome. *Western J Med* 124:435–439, 1976.
33. Steiner C, Staubs C, Ganon M, et al.: Piriformis syndrome: Patho-genesis, diagnosis, and treatment. *J Am Osteopath Assoc* 87:318–323, 1987.
34. Harvey G, Bell S: Obturator neuropathy. An anatomic perspective. *Clin Orthop Relat Res* 363:203–211, 1999.
35. Anderson MA, Gieck JH, Perrin D, et al.: The relationship among isokinetic, isotonic, and isokinetic concentric and eccentric quadriceps and hamstrings force and three components of athletic performance. *J Orthop Sports Phys Ther* 14:114–120, 1991.
36. Holmich P: Adductor related groin pain in athletes. *Sports Med Arth Rev* 5:285–291, 1998.
37. Hasselman CT, Best TM, Garrett WE: When groin pain signals an adductor strain. *Phys Sports Med* 23:53–60, 1995.
38. Shbeeb MI, Matteson EL: Trochanteric bursitis (greater trochanter pain syndrome). *Mayo Clin Proc* 71:565–569, 1996.
39. Melamed A, Bauer C, Johnson H: Iliopsoas bursal extension of arthritic disease of the hip. *Radiology* 89:54–58, 1967.
40. Armstrong P, Saxton H: Ilio-psoas bursa. *Br J Radiol* 45:493–495, 1972.
41. Chandler SB: The iliopsoas bursa in man. *Anat Rec* 58:235–240, 1934.
42. Sartoris DJ, Danzig L, Gilula L, et al.: Synovial cysts of the hip joint and iliopsoas bursitis: A spectrum of imaging abnormalities. *Skeletal Radiol* 14:85–94, 1985.
43. Yamamoto T, Marui T, Akisue T, et al.: Dumbbell-shaped iliopsoas bursitis penetrating the pelvic wall: A rare complication of hip arthrodesis. A case report. *J Bone Joint Surg* 85-A:343–345, 2003.
44. Croley TE: Anatomy of the hip. In: Echternach JL, ed. *Physical Therapy of the Hip*. New York: Churchill Livingstone, 1990:1–16.
45. Bruce J, Walmsley R, Ross JA: *Manual of Surgical Anatomy*. Edinburgh: Churchill Livingstone, 1964.
46. Sevitt S, Thompson RG: The distribution and anastomoses of arteries supplying the head and neck of the femur. *J Bone Joint Surg [Br]* 47-B:560–573, 1965.
47. Bachiller FG, Caballer AP, Portal LF: Avascular necrosis of the femoral head after femoral neck fracture. *Clin Orthop Relat Res* 399:87–109, 2002.
48. Gautier E, Ganz K, Krugel N, et al.: Anatomy of the medial femoral circumflex artery and its surgical implications. *J Bone Joint Surg Br Vol* 82:679–683, 2000.
49. Cibulka MT, Sinacore DR, Cromer GS, et al.: Unilateral hip rotation range of motion asymmetry in patients with sacroiliac joint regional pain. *Spine* 23:1009–1015, 1998.
50. Inman VT: Functional aspects of the abductor muscles of the hip. *J Bone Joint Surg Am* 29:607–619, 1947.
51. Turek SL: *Orthopaedics—Principles and Their Application*, 4th edn. Philadelphia: JB Lippincott, 1984
52. Cailliet R: *Soft Tissue Pain and Disability*. Philadelphia: FADavis, 1980.
53. Yamomoto S, Suto Y, Kawamura H, et al.: Quantitative gait evaluation of hip diseases using principal component analysis. *J Biomech* 16:717, 1983.
54. Neumann DA, Cook TM: Effects of load and carry position on the electromyographic activity of the gluteus medius muscles during walking. *Phys Ther* 65:305–311, 1985.
55. Clark JM, Haynor DR: Anatomy of the abductor muscles of the hip as studied by computed tomography. *J Bone Joint Surg* 69A:1021, 1987.
56. Isacson J, Brostrom LA: Gait in rheumatoid arthritis: An electromyographic investigation. *J Biomech* 21:451, 1988.
57. Neumann DA, Soderberg GL, Cook TM: Electromyographic analysis of the hip abductor musculature in healthy right-handed persons. *Phys Ther* 69:431–440, 1989.
58. Yoder E: Physical therapy management of nonsurgical hip problems in adults. In: Echternach JL, ed. *Physical Therapy of the Hip*. New York: Churchill Livingstone, 1990:103–137.
59. Perry J, Weiss WB, Burnfield JM, et al.: The supine hip extensor manual muscle test: A reliability and validity study. *Arch Phys Med Rehabil* 85:1345–1350, 2004.
60. Gage JR, Camy JM: The effects of trochanteric epiphysiodesis on growth of the proximal end of the femur following necrosis of the capital femoral epiphysis. *J Bone Joint Surg* 62A:785–794, 1980.
61. Osborne D, Effmann E, Broda K, et al.: The development of the upper end of the femur with special reference to its internal architecture. *Radiology* 137:71–76, 1980.
62. Schofield CB, Smibert JG: Trochanteric growth disturbance after upper femoral osteotomy for congenital dislocation of the hip. *J Bone Joint Surg* 72B:32–36, 1990.
63. Afoke NYP, Byers PD, Hutton WC: Contact pressures in the human hip joint. *J Bone Joint Surg [Am]* 69B:536, 1987.
64. Oatis CA: Biomechanics of the hip. In: Echternach J, ed. *Clinics in Physical Therapy: Physical Therapy of the Hip*. New York: Churchill Livingstone, 1990:37–50.
65. Pauwels F: *Biomechanics of the Normal and Diseased Hip*. Berlin: Springer-Verlag, 1976.
66. Maquet PGJ: *Biomechanics of the Hip as Applied to Osteoarthritis and Related Conditions*. Berlin: Springer-Verlag, 1985.
67. Menke W, Schmitz B, Schild H, et al.: Transversale Skelettachsen der unteren Extremitat bei Coxarthrose. *Zeitschr Orthop* 129:255–259, 1991.
68. Pizzutillo PT, MacEwen GD, Shands AR: Anteversion of the femur. In: Tonzo RG, ed. *Surgery of the Hip Joint*. New York: Springer-Verlag, 1984.
69. Lausten GS, Jorgensen F, Boesen J: Measurement of anteversion of the femoral neck, ultrasound and CT compared. *J Bone Joint Surg [Am]* 71B:237, 1989.
70. Gross MT: Lower quarter screening for skeletal malalignment—suggestions for orthotics and shoewear. *J Orthop Sports Phys Ther* 21:389–405, 1995.
71. Fabry G: Torsion of the femur. *Acta Orthop Belg* 43:454–459, 1977.
72. Fabry G, MacEwen GD, Shands AR, Jr.: Torsion of the femur. A follow-up study in normal and abnormal conditions. *J Bone Joint Surg Am* 55:1726–1738, 1973.
73. Giunti A, Moroni A, Olmi R, et al.: The importance of the angle of anteversion in the development of arthritis of the hip. *Italian J Orthop Traumatol* 11:23–27, 1985.

74. Reikeras O, Hoiseth A: Femoral neck angles in osteoarthritis of the hip. *Acta Orthop Scand* 53:781–784, 1982.
75. Reikeras O, Bjerkreim I, Kolbenstvedt A: Anteversion of the acetabulum and femoral neck in normals and in patients with osteoarthritis of the hip. *Acta Orthop Scand* 54:18–23, 1983.
76. Terjesen T, Benum P, Anda S, et al.: Increased femoral anteversion and osteoarthritis of the hip. *Acta Orthop Scand* 53:571–575, 1982.
77. Eckhoff DG: Femoral anteversion in arthritis of the knee [letter]. *J Pediat Orthop* 15:700, 1995.
78. Eckhoff DG, Montgomery WK, Kilcoyne RF, et al.: Femoral morphometry and anterior knee pain. *Clin Orthop* 302:64–68, 1994.
79. Aranow S, Zippel H: Untersuchung zur femoro-tibialen Tor-sion bei Patellainstabilitaten. Ein Beitrag zur Pathogenese rezidi-vie-render und habitueller Patellaluxationen. *Beitr Orthop Trau-mat* 37:311–326, 1990.
80. Swanson AB, Greene PW, Jr., Allis HD: Rotational deformities of the lower extremity in children and their clinical significance. *Clin Orthop* 27:157–175, 1963.
81. Hubbard DD, Staheli LT, Chew DE, et al.: Medial femoral torsion and osteoarthritis. *J Pediat Orthop* 8:540–542, 1988.
82. Kitaoka HB, Weiner DS, Cook AJ, et al.: Relationship between femoral anteversion and osteoarthritis of the hip. *J Pediat Orthop* 9:396–404, 1989.
83. Kaltenborn FM: *Manual Mobilization of the Extremity Joints: Basic Examination and Treatment Techniques*, 4th edn. Oslo, Norway: Olaf Norlis Bokhandel, Universitetsgaten, 1989.
84. Johnston RC: Mechanical considerations of the hip joint. *Arch Surg* 107:411, 1973.
85. Paul JP, McGrouther DA: Forces transmitted at the hip and knee joint of normal and disabled persons during a range of activities. *Acta Orthop Belg* 41:78, 1975.
86. Bergmann G, Graichen F, Rohlmann A: Hip joint loading during walking and running, measured in two patients. *J Biomech* 26:969, 1993.
87. Bergmann G, Graichen F, Rohlmann A: Is staircase walking a risk for the fixation of hip implants. *J Biomech* 28:535, 1995.
88. Norkin C, Levangie P: *Joint Structure and Function: A Comprehensive Analysis*. Philadelphia: F.A. Davis Company, 1992.
89. Cyriax J: *Textbook of Orthopaedic Medicine, Diagnosis of Soft Tissue Lesions*, 8th edn. London: Bailliere Tindall, 1982.
90. Cyriax JH, Cyriax PJ: *Illustrated Manual of Orthopaedic Medicine*. London: Butterworth, 1983.
91. Klassbo M, Harms-Ringdahl K, Larsson G: Examination of passive ROM and capsular patterns in the hip. *Physiother Res Int* 8:1–12, 2003.
92. Spiera H: Osteoarthritis as a misdiagnosis in elderly patients. *Geriatrics* 42, 1987.
93. Schon L, Zuckerman JD: Hip pain the elderly: Evaluation and diagnosis. *Geriatrics* 43:48–62, 1988.
94. Cibulka MT, Threlkeld J: The early clinical diagnosis of os-teoarthritis of the hip. *J Orthop Sports Phys Ther* 34:461–467, 2004.
95. Feinberg JH: Hip pain: differential diagnosis. *J Back Muscu-loske-letal Rehabil* 4:154–173, 1994.
96. Hoskins W, Pollard H: The management of hamstring injury—Part 1: Issues in diagnosis. *Man Ther* 10:96–107, 2005.
97. Brockett CL, Morgan DL, Proske U: Predicting hamstring strain injury in elite athletes. *Med Sci Sports Exerc* 36:379–387, 2004.
98. Verrall GM, Slavotinek JP, Barnes PG, et al.: Clinical risk fac-tors for hamstring muscle strain injury: A prospective study with correlation of injury by magnetic resonance imaging. *Br J Sports Med* 35:435–439; discussion 440, 2001.
99. Wroblewski BM: Pain in osteoarthrosis of the hip. *Practitioner* 1315:140–141, 1978.
100. Sahrmann SA: Movement impairment syndromes of the hip. In: Sahrmann SA, ed. *Movement Impairment Syndromes*. St Louis: Mosby, 2001:121–191.
101. Kendall FP, McCreary EK, Provance PG: *Muscles: Testing and Function*. Baltimore, MD: Williams & Wilkins, 1993.
102. Deusinger R: Validity of pelvic tilt measurements in anatomical neutral position. *J Biomech* 25:764, 1992.
103. Jull GA, Janda V: Muscle and Motor control in low back pain. In: Twomey LT, Taylor JR, eds. *Physical Therapy of the Low Back: Clinics in Physical Therapy*. New York: Churchill Livingstone, 1987:258.
104. Inman VT, Ralston HJ, Todd F: *Human Walking*. Baltimore, MD: Williams & Wilkins, 1981.
105. Lehmkuhl LD, Smith LK: *Brunnstrom's Clinical Kinesiology*. Philadelphia: FA Davis, 1983.
106. Hoppenfeld S: *Physical Examination of the Hip and Pelvis, Physical Examination of the Spine and Extremities*. East Norwalk, CT: Appleton-Century-Crofts, 1976:143.
107. Echternach JL: Evaluation of the hip. In: Echternach JL, ed. *Physical Therapy of the Hip*. New York: Churchill Livingstone, 1990:17–32.
108. Holm I, Bolstad B, Lutken T, et al.: Reliability of goniometric measurements and visual estimates of hip ROM in patients with osteoarthrosis. *Physiother Res Int* 5:241–248, 2000.
109. Bierma-Zeinstra SM, Bohnen AM, Ramlal R, et al.: Comparison between two devices for measuring hip joint motions. *Clin Rehabil* 12:497–505, 1998.
110. McKenzie R, May S: History. In: McKenzie R, May S, eds. *The Human Extremities: Mechanical Diagnosis and Therapy*. Waikanae, New Zealand: Spinal Publications, 2000:89–103.
111. Janda V: *Muscle Function Testing*. London: Butterworths, 1983.
112. Vasilyeva LF, Lewit K: Diagnosis of muscular dysfunction by inspection. In: Liebenson C, ed. *Rehabilitation of the Spine: A Practitioner's Manual*. Baltimore: Lippincott Williams & Wilkins, 1996:113–142.
113. Clark MA: *Integrated Training for the New Millenium*. Thousand Oaks, CA: National Academy of Sports Medicine, 2001.
114. Gelberman RH, Cohen MS, Hekhar S, et al.: Femoral anteversion. *J Bone Joint Surg* 69B:75, 1987.
115. Palmer ML, Epler M: *Clinical Assessment Procedures in Physical Therapy*. Philadelphia: JB Lippincott, 1990.
116. Maitland GD: *The Peripheral Joints: Examination and Recording Guide*. Adelaide, Australia: Virgo Press, 1973.
117. Ruwe PA, Gage JR, Ozonoff MB, et al.: Clinical determination of femoral anteversion: A comparison with established techniques. *J Bone Joint Surg* 74:820, 1992.
118. Woods D, Macnicol M: The flexion-adduction test: An early sign of hip disease. *J Pediatr Orthop* 10:180–185, 2001.
119. Adams SL, Yarnold PR: Clinical use of the patellar-pubic percussion sign in hip trauma. *Am J Emerg Med* 15:173–175, 1997.
120. Peltier LF: The diagnosis of fractures of the hip and femur by auscultatory percussion. *Clin Orthop Relat Res* 9–11, 1977.
121. Gurney B, Boissonnault WG, Andrews R: Differential diagnosis of a femoral neck/head stress fracture. *J Orthop Sports Phys Ther* 36:80–88, 2006.
122. Tiru M, Goh SH, Low BY: Use of percussion as a screening tool in the diagnosis of occult hip fractures. *Singapore Med J* 43:467–469, 2002.
123. Harvey D: Assessment of the flexibility of elite athletes using the modified Thomas test. *Br J Sports Med* 32:68–70, 1998.
124. Grelsamer RP, McConnell J: *The Patella: A Team Approach*. Gaithersburg, MD: Aspen, 1998.
125. Reese NB, Bandy WD: Use of an inclinometer to measure flexibility of the iliotibial band using the Ober test and the modified Ober test: Differences in magnitude and reliability of measurements. *J Orthop Sports Phys Ther* 33:326–330, 200.
126. Melchione WE, Sullivan MS: Reliability of measurements ob-tai-ned by the use of an instrument designed to indirectly measure iliotibial band length. *J Orthop Sports Phys Ther* 18:511–515, 1993.

127. Lee DG: *The Pelvic Girdle: An Approach to the Examination and Treatment of the Lumbo-Pelvic-Hip Region*, 2nd edn. Edinburgh: Churchill Livingstone, 1999.
128. Janda V: Evaluation of muscle imbalance. In: Liebenson C, ed. *Rehabilitation of the Spine*. Baltimore, MD: Lippincott, Williams & Wilkins, 1996:97–112.
129. Fishman LM, Dombi GW, Michaelsen C, et al.: Piriformis syndrome: Diagnosis, treatment, and outcome—a 10-year study. *Arch Phys Med Rehabil* 83:295–301, 2002.
130. Fishman LM, Schaefer MP: The piriformis syndrome is underdiagnosed. *Muscle Nerve* 28:646–649, 2003.
131. Fishman LM, Zybert PA: Electrophysiologic evidence of piriformis syndrome. *Arch Phys Med Rehabil* 73:359–364, 1992.
132. Johnson AW, Weiss CB, Wheeler DL: Stress fractures of the femoral shaft in athletes—more common than expected: A new clinical test. *Am J Sports Med* 22:248–256, 1994.
133. Aronsson DD, Goldberg MJ, Kling TF, et al.: Developmental dysplasia of the hip. *Pediatrics* 94:201–208, 1994.
134. Ortolani M: Un segno poco noto e sue importanza per la diagnosi precoce di prelussazione congenita dell'anca. *Pediatria* 45:129–136, 1937.
135. Barlow TG: Early diagnosis and treatment of congenital dislocation of the hip. *J Bone Joint Surg [Br]* 44:292–301, 1962.
136. Booth FW: Physiologic and biochemical effects of immobilization on muscle. *Clin Orthop Relat Res* 219:15–21, 1987.
137. Eiff MP, Smith AT, Smith GE: Early mobilization versus immobilization in the treatment of lateral ankle sprains. *Am J Sports Med* 22:83–88, 1994.
138. Akeson WH, et al.: Collagen cross-linking alterations in the joint contractures: Changes in the reducible cross-links in periarticular connective tissue after 9 weeks immobilization. *Connect Tissue Res* 5:15, 1977.
139. Akeson WH, Amiel D, Abel MF, et al.: Effects of immobilization on joints. *Clin Orthop* 219:28–37, 1987.
140. Akeson WH, Amiel D, Woo SL-Y: Immobility effects on synovial joints: The pathomechanics of joint contracture. *Biorheology* 17:95–110, 1980.
141. Woo SL-Y, Matthews J, Akeson WH, et al.: Connective tissue response to immobility: A correlative study of biochemical and biomechanical measurements of normal and immobilized rabbit knee. *Arthritis Rheum* 18:257–264, 1975.
142. Mennet P, Egger B: *Hüftdisziplin*. Rheinfelden, Switzerland: Solbadklink Rheinfelden, 1986.
143. Rothstein JM: Muscle biology: Clinical considerations. *Phys Ther* 62:1823, 1982.
144. Carr JH: *A Motor Relearning Programme for Stroke*. Rockville, MD: Aspen, 1987.
145. Mohr TM, Allison JD, Patterson R: Electromyographic analysis of the lower extremity during pedalling. *J Orthop Sports Phys Ther* 2:163, 1981.
146. Hubley CL, Kozey JW, Stanish WD: The effects of static stretching exercises and stationary cycling on range of motion at the hip joint. *J Orthop Sports Phys Ther* 6:104, 1984.
147. Negus RA, Rippe JM, Freedson P, et al.: Heart rate, blood pressure, and oxygen consumption during orthopaedic rehabilitation exercise. *J Orthop Sports Phys Ther* 8:346, 1987.
148. Knott M, Voss DE: *Proprioceptive Neuromuscular Facilitation*, 2nd edn. New York: Harper & Row, 1968.
149. Malone T, Nitz AJ, Kuperstein J, et al.: *Neuromuscular concepts*. In: Ellenbecker TS, ed. *Knee Ligament Rehabilitation*. Philadelphia: Churchill Livingstone, 2000:399–411.
150. Risberg MA, Mork M, Krogstad-Jenssen H, et al.: Design and implementation of a neuromuscular training program following anterior cruciate ligament reconstruction. *J Orthop Sports Phys Ther* 31:620–631, 2001.
151. Saliba V, Johnson G, Wardlaw C: Proprioceptive neuromuscular facilitation. In: Basmajian JV, Nyberg R, eds. *Rational Manual Therapies*. Baltimore, MD: Williams & Wilkins, 1993.
152. Stanton PE: Hamstring injuries in sprinting—the role of eccentric exercise. *J Orthop Sports Phys Ther* 10:343, 1989.
153. Bukata SV, Rosier RN: Diagnosis and treatment of osteoporosis. *Curr Opin Orthop* 11:336–340, 2000.
154. Gallagher JC: The pathogenesis of osteoporosis. *Bone Miner* 9:215–217, 1990.
155. Riggs BL, Wahner HW, Duun WL, et al.: Differential changes in bone mineral density of the appendicular and axial skeleton with aging: Relationship to spinal osteoporosis. *J Clin Invest* 67:328–335, 1981.
156. Kelepouris N, Harper KD, Gannon F, et al.: Severe osteoporosis in men. *Ann Intern Med* 123:452–460, 1995.
157. Wilson A, Murphy W, Hardy D, et al. Transient osteoporosis: Transient bone marrow edema? *Radiology* 167:757–760, 1988.
158. Major NM, Helms CA: Idiopathic transient osteoporosis of the hip. *Arthritis Rheum* 40:1178–1179, 1997.
159. Tepper S, Hochberg MC: Factors associated with hip osteoarthritis: Data from the first National Health and Nutrition Examination Survey (NHANES-I). *Am J Epidemiol* 137:1081–1088, 1993.
160. Danielsson L: Incidence and prognosis of coxarthrosis. *Acta Orthop Scand* 66(Suppl):9–87, 1964.
161. Seifert MH, Whiteside CG, Savage O: A 5-year follow-up of fifty cases of idiopathic osteoarthritis of the hip. *Ann Rheum Dis* 28:325–326, 1969.
162. Cooper C, Campbell L, Byng P, et al.: Occupational activity and the risk of hip osteoarthritis. *Ann Rheum Dis* 55:680–682, 1996.
163. Felson DT: Epidemiology of hip and knee osteoarthritis. *Epidemiol Rev* 10:1–28, 1988.
164. Dieppe P: Management of hip osteoarthritis. *BMJ* 311:853–857, 1995.
165. Spear CV: Common pathological problems of the hip. In: Echternach JL, ed. *Physical Therapy of the Hip*. New York: Churchill Livingstone, 1990:51–69.
166. Birrell F, Croft P, Cooper C, et al.: Predicting radiographic hip osteoarthritis from range of movement. *Rheumatology (Oxford)* 40:506–512, 2001.
167. Bierma-Zeinstra SM, Oster JD, Bernsen RM, et al.: Joint space narrowing and relationship with symptoms and signs in adults consulting for hip pain in primary care. *J Rheumatol* 29:1713–1718, 2002.
168. Altman R, Alarcon G, Appelrouth D, et al.: The American College of Rheumatology criteria for the classification and reporting of osteoarthritis of the hand. *Arthritis Rheum* 33:1601–1610, 1990.
169. Guralnik J, Ferrucci L, Simonsick EM, et al.: Lower-extremity function in persons over the age of 70 years as a predictor of subsequent disability. *N Engl J Med* 332:556–560, 1995.
170. Fried LP, Guralnik JM: Disability in older adults: Evidence regarding significance, etiology, and risk. *J Am Geriatr Soc* 45:92–100, 1997.
171. Weigl M, Angst F, Stucki G, et al.: Inpatient rehabilitation for hip or knee osteoarthritis: 2 year follow up study. *Ann Rheum Dis* 63:360–368, 2004.
172. van Baar ME, Dekker J, Oostendorp RA, et al.: The effectiveness of exercise therapy in patients with osteoarthritis of the hip or knee: A randomized clinical trial. *J Rheumatol* 25:2432–2439, 1998.
173. van Baar ME, Dekker J, Oostendorp RA, et al.: Effectiveness of exercise in patients with osteoarthritis of hip or knee: Nine months' follow up. *Ann Rheum Dis* 60:1123–1130, 2001.
174. Hoeksma HL, Dekker J, Ronday HK, et al.: Comparison of man-ual therapy and exercise therapy in osteoarthritis of the hip: A randomized clinical trial. *Arthritis Rheum* 51:722–729, 2004.

175. MacDonald CW, Whitman JM, Cleland JA, et al.: Clinical outcomes following manual physical therapy and exercise for hip osteoarthritis: A case series. *J Orthop Sports Phys Ther* 36:588–599, 2006.
176. Minor MA, Hewett JE, Webel RR, et al.: Efficacy of physical conditioning exercise in patients with rheumatoid arthritis and osteoarthritis. *Arthritis Rheum* 32:1396–1405, 1989.
177. Felson DT: The epidemiology of osteoarthritis: Prevalence and risk factors. In: Keuttner KE, Goldberg VM, eds. *Osteoarthritic Disorder*s. Rosemont, IL: American Academy of Orthopaedic Surgeons, 1995:13–24.
178. Haslock I: Ankylosing spondylitis. *Baillieres Clin Rheumatol* 7:99, 1993.
179. Kraag G, Stokes B, Groh J, et al.: The effects of comprehensive home physiotherapy and supervision on patients with ankylosing spondylitis: An 8-month follow-up. *J Rheumatol* 21:261–263, 1994.
180. Byrd JW: Labral lesions: Anelusive source of hip pain case reports and literature review. *Arthroscopy* 12:603–612, 1996.
181. Lewis CL, Sahrmann SA: Acetabular labral tears. *Phys Ther* 86:110–121, 2006.
182. Narvani AA, Tsiridis E, Kendall S, et al.: Prevalence of acetabular labrum tears in sports patients with groin pain. *Knee Surg Sports Traumatol Arthrosc* in press.
183. McCarthy J, Noble P, Aluisio F, et al.: Anatomy, pathologic features, and treatment of acetabular labral tears. *Clin Orthop Relat Res* 406:38–47, 2003.
184. Leunig M, Werlen S, Ungersbock A, et al.: Evaluation of the acetabulum labrum by MR arthrography. *J Bone Joint Surg* 79B:230–234, 1997.
185. Fitzgerald RH: Acetabular labrum tears. Diagnosis and treatment. *Clin Orthop* 311:60–68, 1995.
186. Burnett RS, Rocca GJ, Prather H, et al.: Clinical presentation of patients with tears of the acetabular labrum. *J Bone Joint Surg Am* 88: 8–1457, 2006.
187. Lesquesne M: Diseases of the hip in adult life. *Folia Rheumatol* 17A:5–24, 1967.
188. Maitland G: *Peripheral Manipulatio*n, 3rd edn. London: Butterworth, 1991.
189. Barker DJP, Hall AJ: The epidemiology of Perthes' disease. *Clin Orthop* 209:89–94, 1986.
190. Ponseti IV, Maynard JA, Weinstein SL, et al.: Legg–Calv' e–Perthes disease. Histochemical and ultrastructural observations of the epiphyseal cartilage and the physis. *J Bone Joint Surg* 65A:797–807, 1983.
191. Martinez AG, Weinstein SL: Recurrent Legg–Calve–Perthes disease. *J Bone Joint Surg* 73A:1081, 1991.
192. Catterall A: *Legg–Calv' e-Perthes Disease.* Edinburgh: Churchill Livingstone, 1982.
193. Herring JA, Williams JJ, Neustadt JN, et al.: Evolution of femoral head deformity during the healing phase of Legg–Calv' e–Perthes disease. *J Pediatr Orthop* 13:14–45, 1993.
194. Wenger DR, Ward WT, Herring JA: Current concepts review. Legg–Calve–Perthes disease. *J Bone Joint Surg* 73A:778, 1991.
195. Hernigou P, Odent T, Manicom O, et al.: Total hip arthroplasty for the treatment of septic hip arthritis in adults with sickle-cell disease. *Rev Chir Orthop Reparatrice Appar Mot* 90:557–560, 2004.
196. Hernigou P, Galacteros F, Bachir D, et al.: Deformities of the hip in adults who have sickle-cell disease and had avascular necrosis in childhood. A natural history of fifty-two patients. *J Bone Joint Surg Am* 73:81–92, 1991.
197. Loder RT, Farley FA, Herzenberg JE, et al.: Narrow window of bone age in children with slipped capital femoral epiphysis. *J Pediatr Orthop* 13:290–293, 1993.
198. Goss CM: *Anatomy of the Human Body by Henry Gray, FR*S. Philadelphia: Lea & Febiger, 1973.
199. Chung SMK, Hirata TT: Multiple pin repair of the slipped capital femoral epiphysis. In: Black J, Dumbleton JH, eds. *Clinical Biomechanics. A Case History Approac*h. New York: Churchill Livingstone, 1981.
200. Aronsson DD, Loder RT: Treatment of the unstable acute slipped capital femoral epiphysis. *Clin Orthop* 322:99–110, 1996.
201. Carney BT, Weinstein SL: Long term follow up slipped capital femoral epiphysis. *J Bone Joint Surg [Am]* 73, 1991.
202. Loder RT, Richards BS, Shapiro PS, et al.: Acute slipped capital epiphysis: The importance of physeal stability. *J Bone Joint Surg* 75A:134–140, 1993.
203. Herring JA: The treatment of Legg–Calv' e–Perthes disease. Acritical reviewof the literature. *J Bone Joint Surg Am Vol* 76:448–458, 1994.
204. Adkins SB, Figler RA: Hip pain in athletes. *Am Fam Phys* 61:2109–2118, 2000.
205. Churgay CA, Caruthers BS: Diagnosis and treatment of congenital dislocation of the hip. *Am Fam Phys* 45:1217–1228, 1992.
206. McKibbin B: Anatomical factors in the stability of the hip joint in the newborn. *J Bone Joint Surg [Br]* 52:148–159, 1970.
207. Screening for developmental dysplasia of the hip: Recommendation statement. *Am Fam Phys* 73:1992–1996, 2006.
208. Cady RB: Developmental dysplasia of the hip: Definition, recognition, and prevention of late sequelae. *Pediatr Ann* 35:92–101, 2006.
209. Hart ES, Albright MB, Rebello GN, et al.: Developmental dysplasia of the hip: Nursing implications and anticipatory guidance for parents. *Orthop Nurs* 25:100–109; quiz 110–111, 2006.
210. Boeree NR, Clarke NMP: Ultrasound imaging and secondary screening for congenital dislocation of the hip. *J Bone Joint Surg [Br]* 76-B:525–533, 1994.
211. Curry LC, Gibson LY: Congenital hip dislocation: the impor-tance of early detection and comprehensive treatment. *Nurse Pract* 17:49–55, 1992.
212. Williamson J: Difficulties of early diagnosis and treatment of congenital dislocation of the hip in Northern Ireland. *J Bone Joint Surg [Br]* 54:13–17, 1972.
213. Davies SJ, Walker G: Problems in the early recognition of hip dysplasia. *J Bone Joint Surg [Br]* 66:479–484, 1984.
214. Galasko CS, Galley S, Menon TJ: Detection of congenital dislocation of the hip by an early screening program, with particular reference to false negatives. *Isr J Med Sci* 16:257–259, 1980.
215. Allen WC, Cope R: Coxa saltans: The snapping hip revisited. *J Am Acad Orthop Surg* 3:303–308, 1995.
216. Teitz CC, Garrett WE, Jr., Miniaci A, et al.: Tendon problems in athletic individuals. *J Bone Joint Surg* 79-A:138–152, 1997.
217. Jacobson T, Allen WC: Surgical correction of the snapping iliopsoas tendon. *Am J Sports Med* 18:470–474, 1990.
218. Lyons JC, Peterson LFA: The snapping iliopsoas tendon. *Mayo Clin Proc* 59:327–329, 1984.
219. Sammarco GJ: The dancer's hip. *Clin Sports Med* 2:485–498, 1983.
220. Schaberg JE, Harper MC, Allen WC: The snapping hip syndrome. *Am J Sports Med* 12:361–365, 1984.
221. Micheli LJ: Overuse injuries in children's sports. *Orthop Clin North Am* 14:337–360, 1983.
222. Binnie JF: The snapping hip. *Ann Surg* 58:59–66, 1913.
223. Mayer L: Snapping hip. *Surg Gynecol Obstet* 29:425–428, 1919.
224. Brignall CG, Brown RM, Stainsby GD: Fibrosis of the gluteus maximus as a cause of snapping hip. A case report. *J Bone Joint Surg Am Vol* 75:909–910, 1993.
225. Faraj AA, Moulton A, Sirivastava VM: Snapping iliotibial band: Report of ten cases and review of the literature. *Acta Orthop Belg* 67:19–23, 2001.
226. Altenberg AR: Acetabular labrum tears: A cause of hip pain and degenerative arthritis. *South Med J* 70:174–175, 1977.
227. Dorrell JH, Catterall A: The torn acetabular labrum. *J Bone Joint Surg* 68B:400–403, 1986.

228. Ikeda T, Awaya G, Suzuki S: Torn acetabular labrum in young patients: Arthroscopic diagnosis and management. *J Bone Joint Surg* 70B:13–16, 1988.
229. Howse AJG: Orthopaedists aid ballet. *Clin Orthop* 89:52–63, 1972.
230. Quirk R: Ballet injuries: The Australian experience. *Clin Sports Med* 2:507–514, 1983.
231. Rask MR: "Snapping bottom": Subluxation of the tendon of the long head of the biceps femoris muscle. *Muscle Nerve* 3:250–251, 1980.
232. Lambert SD: Athletic injuries to the hip. In: Echternach J, ed. *Physical Therapy of the Hip*. New York: Churchill Livingstone, 1990:143–164.
233. Klaffs CE, Arnheim DD: *Modern Principles of Athletic Training*. St Louis: CV Mosby, 1989.
234. Ellison AE, Boland AL, Jr., DeHaven KE, et al.: *Athletic Train-ing and Sports Medicine*. Chicago: American Academy of Or-thopaedic Surgery, 1984.
235. Lovell G: The diagnosis of chronic groin pain in athletes: Areview of 189 cases. *Aust J Sci Med Sport* 27:76–79, 1995.
236. Renstrom P, Peterson L: Groin injuries in athletes. *Br J Sports Med* 14:30–36, 1980.
237. Holmich P, Uhrskou P, Ulnits L, et al.: Effectiveness of active physical training as treatment for long-standing adductor-related groin pain in athletes: Randomised trial. *Lancet* 353:439–443, 1999.
238. Garrett WEJ, Safran MR, Seaber AV, et al.: Biomechanical comparison of stimulated and nonstimulated skeletal muscle pulled to failure. *Am J Sports Med* 15:448–454, 1987.
239. Ekstrand J, Gillquist J: Soccer injuries and their mechanisms: A prospective study. *Med Sci Sports Exerc* 15:267–270, 1983.
240. Nielsen AB, Yde J: Epidemiology and traumatology of injuries in soccer. *Am J Sports Med* 17:803–807, 1989.
241. Engstrom B, Forssblad M, Johansson C, et al.: Does a major knee injury definitely sideline an elite soccer player? *Am J Sports Med* 18:101–105, 1990.
242. Casperson PC, Kauerman D: Groin and hamstring injuries. *Athletic Training* 17:43, 982.
243. Peterson L, Renstrom P: *Sports Injuries—Their Prevention and Treatment*. Chicago: Year Book Medical Publishers, 1986.
244. Sutton G: Hamstrung by hamstring strains: A review of the literature. *J Orthop Sports Phys Ther* 5:184–195, 1984.
245. Orchard JW, Farhart P, Leopold C: Lumbar spine region pathology and hamstring and calf injuries in athletes: Is there a connection? *Br J Sports Med* 38:502–504; discussion 502–504, 2004.
246. Cibulka MT, Delitto A, Koldehoff RM: Changes in innominate tilt after manipulation of sacro-iliac joint in patients with lowback pain. An experimental study. *Phys Ther* 68:1359–1363, 1988.
247. Janda V: Muscle strength in relation to muscle length, pain and muscle imbalance. In: Harms-Ringdahl K, ed. *Muscle Strength*. New York: Churchill Livingstone, 1993:83.
248. Kujala UM, Orava S, Jarvinen M: Hamstring injuries. Current trends in treatment and prevention. *Sports Med* 23:397–404, 1997.
249. Kibler WB: Concepts in exercise rehabilitation of athletic injury. In: Leadbetter WB, Buckwalter JA, Gordon SL, eds. *Sports-Induced Inflammation: Clinical and Basic Science Concepts*. Park Ridge, IL: American Academy of Orthopaedic Surgeons, 1990:759–769.
250. Zachazewski JE: Flexibility for sports. In: Sanders B, ed. *Sports Physical Therapy*. Norwalk, CT: Appleton and Lange, 1990:201–238.
251. Lephart SM, Perrin DH, Fu FH, et al.: Relationship between selective physical characteristics and functional capacity in the anterior cruciate ligament-deficient athlete. *J Orthop Sports Phys Ther* 16:174–181, 1992.
252. Kyrolainen H, Avela J, Komi PV: Changes in muscle activity with increasing running speed. *J Sports Sci* 23:1101–1109, 2005.
253. Pinniger GJ, Steele JR, Groeller H: Does fatigue induced by repeated dynamic efforts affect hamstring muscle function? *Med Sci Sports Exerc* 32:647–653, 2000.
254. Askling C, Karlsson J, Thorstensson A: Hamstring injury occurrence in elite soccer players after preseason strength training with eccentric overload. *Scand J Med Sci Sports* 13:244–250, 2003.
255. Croisier JL, Forthomme B, Namurois MH, et al.: Hamstring muscle strain recurrence and strength performance disorders. *Am J Sports Med* 30:199–203, 2002.
256. Proske U, Morgan DL, Brockett CL, et al.: Identifying athletes at risk of hamstring strains and how to protect them. *Clin Exp Pharmacol Physiol* 31:546–550, 2004.
257. Tafazzoli F, Lamontagne M: Mechanical behaviour of hamstring muscles in low-back pain patients and control subjects. *Clin Biomech (Bristol, Avon)* 11:16–24, 1996.
258. Sherry MA, Best TM: A comparison of 2 rehabilitation programs in the treatment of acute hamstring strains. *J Orthop Sports Phys Ther* 34:116–125, 2004.
259. Jackson DW: Quadriceps contusions in the young athlete. *J Bone Joint Surg* 55:95, 1973.
260. Meyers WC, Foley DP, W.E. G, et al.: Management of severe lower abdominal or inguinal pain in high-performance athletes. *Am J Sports Med* 28:2–8, 2000.
261. Roberts WN, Williams RB: Hip pain. *Prim Care* 15:783–793, 198.
262. Traycoff RB: Pseudotrochanteric bursitis: The differential diagnosis of lateral hip pain. *J Rheumatol* 18:1810–1812, 1991.
263. Hammer WI: The use of transverse friction massage in the management of chronic bursitis of the hip or shoulder. *J Man Physiol Ther* 16:107–111, 1993.
264. Buckingham RB: Bursitis and tendinitis. *Compr Ther* 7:52–57, 1981.
265. Cibulka MT, Delitto A: A comparison of two different methods to treat hip pain in runners. *J Orthop Sports Phys Ther* 17:172–176, 1993.
266. Hammer WI: Friction massage. In: Hammer WI, ed. *Functional Soft Tissue Examination and Treatment by Manual Methods*. Gaithersburg, MD: Aspen, 1991:235–249.
267. Johnston CAM, Kindsay DM, Wiley JP: Treatment of iliopsoas syndrome with a hip rotation strengthening program: Aretrospec-tive case series. *J Orthop Sports Phys Ther* 29:218–224, 1999.
268. Ivins GK: Meralgia paresthetica, the elusive diagnosis: Clini-cal experience with 14 adult patients. *Ann Surg* 232:281–286, 2000.
269. Smolders JJ: Myofascial pain and dysfunction syndromes. In: Hammer WI, ed. *Functional Soft Tissue Examination and Treatment by Manual Methods—The Extremities*. Gaithersburg, MD: Aspen, 1991:215–234.
270. Roy S, Irvin R: *Sports Medicine—Prevention, Evaluation, Management, and Rehabilitation*. Englewood Cliffs, NJ: Prentice-Hall, 1983.
271. Fishman LM, Anderson C, Rosner B: BOTOX and physical therapy in the treatment of piriformis syndrome. *Am J Phys Med Rehabil* 81:936–942, 2002.
272. Bradshaw C, McCrory P, Bell S, et al.: Obturator neuropathy a cause of chronic groin pain in athletes. *Am J Sports Med* 25:402–408, 1997.
273. Miller ML: Avulsion fractures of the anterior superior iliac spine in high school track. *Athletic Training* 17:57, 1982.
274. Andersen JL, George F, Krakauer LJ, et al.: *Year Book of Sports Medicine*. Chicago: Year Book Medical Publishers, 1982.
275. Boden BP, Osbahr DC: High-risk stress fractures: Evaluation and treatment. *J Am Acad Orthop Surg* 8:344–353, 2000
276. Clough TM: Femoral neck stress fracture: The importance of clinical suspicion and early review. *Br J Sports Med* 36:308–309, 2002.
277. Fullerton LR, Jr., Snowdy HA: *Femoral neck stress fractures*. *Am J Sports Med* 16:365–367, 1988.
278. Jones DL, Erhard RE: Diagnosis of trochanteric bursitis versus femoral neck stress fracture. *Phys Ther* 77:58–67, 1997.
279. Keene JS, Lash EG: Negative bone scan in a femoral neck stress fracture. *Am J Sports Med* 20:234–236, 1992.

280. Grieve GP: The hip. *Physiotherapy* 69:196, 1983.
281. Maitland GD: The hypothesis of adding compression when examining and treating synovial joints. *J Orthop Sports Phys Ther* 2:7, 1980.
282. Mulligan BR: *Manual Therapy: "NAGS", "SNAGS", "PRP'S" etc*. Wellington: Plane View Series, 1992.
283. Mulligan BR: Manual therapy rounds: Mobilisations with movement (MWM's). *J Man Manip Ther* 1:154–156, 1993.
284. Mulligan BR: Mobilisations with movement (MWMS) for the hip joint to restore internal rotation and flexion. *J Man Manip Ther* 4:35–36, 1996.
285. Crosman LJ, Chateauvert SR, Weisberg J: The effects of massage to the hamstring muscle group on range of motion. *J Orthop Sports Phys Ther* 6:168, 1984.
286. Godges JJ, MacRae H, Longdon C, et al.: The effects of two stretching procedures on hip range of motion and gait economy. *J Orthop Sports Phys Ther* 10:350, 1989.
287. Travell JG, Simons DG: *Myofascial Pain and Dysfunction—The Trigger Point Manual*. Baltimore, MD: Williams & Wilkins, 1983.
288. Schiowitz S: Diagnosis and treatment of the lower extremity—the hip. In: DiGiovanna EL, Schiowitz S, eds. *An Osteopathic Approach to Diagnosis and Treatment*. Philadelphia: JB Lippin-cott, 1991:325–330.
289. Mottice M, Goldberg D, Benner EK, et al.: *Soft Tissue Mobilization*. JEMD Company, 1986.
290. Kisner C, Colby LA: *Therapeutic Exercise. Foundations and Techniques*. Philadelphia: FA Davis, 1997.
291. Morrison JB: The mechanics of the knee joint in relation to normal walking. *J Biomech* 3:51, 1970.
292. Haralson K: Physical modalities. In: Banwell BF, Gall V, eds. *Physical Therapy Management of Arthritis*. New York: Churchill Livingstone, 1987.
293. Michlovitz SL: The use of heat and cold in the management of rheumatic diseases. In: Michlovitz SL, ed. *Thermal Agents in Rehabilitation*. Philadelphia: FA Davis, 1990.
294. Baxter ML, Allington RO, Koepke GH: Weight-distribution variables in the use of crutches and canes. *Phys Ther* 49:360–365, 1969.
295. Blount WP: Don't throw away the cane. *J Bone Joint Surg* 38A:695–708, 1956.
296. Joyce BM, Kirby RL: Canes, crutches and walkers. *Am Fam Phys* 43:535–542, 1991.
297. Kumar R, Roe MC, Scremin OU: Methods for estimating the proper length of a cane. *Arch Phys Med Rehabil* 76:1173–1175, 1995.
298. Vargo MM, Robinson LR, Nicholas JJ: Contralateral vs. ipsilateral cane use: Effects on muscles crossing the knee joint. *Am J Phys Med Rehabil* 71:170–176, 1992.
299. Panush RS, Lane NE: Exercise and the musculoskeletal system. *Baillieres Clin Rheumatol* 8:79–102, 1994.
300. Gerber LH, Hicks JH: Exercises in the rheumatic diseases. In: Basmajian JV, Wolf SL, eds. *Therapeutic Exercise*. Baltimore, MD: Williams & Wilkins, 1990.
301. Golland A: Basic hydrotherapy. *Physiotherapy* 67:258, 1981.
302. Bourne MH, Hazel WA, Scott SG, et al.: Anterior knee pain. *Mayo Clin Proc* 63:482–491, 1988.

CAPÍTULO 18

O COMPLEXO DA ARTICULAÇÃO DO JOELHO

OBJETIVOS DO CAPÍTULO

▶ **Ao concluir o capítulo, o leitor será capaz de:**

1. Descrever a anatomia da articulação, dos ligamentos, dos músculos e do suprimento sanguíneo e nervoso que compreendem o complexo da articulação do joelho.

2. Descrever a biomecânica das articulações tibiofemoral e patelofemoral, incluindo as forças envolvidas com as atividades de cadeias fechada e aberta, as posições com espaço e com atrito articulares, as barreiras articulares normal e anormal, os pares de força e os estabilizadores articulares.

3. Descrever o propósito e os componentes de um exame para o complexo da articulação do joelho.

4. Executar um exame detalhado do complexo da articulação do joelho, incluindo palpação das estruturas articulares e do tecido mole, testes de mobilidade ativa e passiva específicos, testes de estabilidade e testes especiais.

5. Entender o propósito do teste da função muscular e ir além da informação dos achados.

6. Descrever o significado do desequilíbrio muscular em termos de desempenho muscular funcional.

7. Resumir o significado dos achados principais da história e dos testes e das medidas do complexo do joelho e estabelecer um diagnóstico.

8. Descrever as patologias comuns do complexo da articulação do joelho e sua relação com a restrição.

9. Desenvolver as estratégias de intervenção autoconfiáveis com base nos achados clínicos e nos objetivos estabelecidos.

10. Aplicar técnicas ativas e passivas para o complexo da articulação do joelho e suas estruturas circundantes, usando a intensidade e a duração corretas.

11. Avaliar a efetividade da intervenção de modo a ampliá-la ou modificá-la.

12. Planejar um programa domiciliar eficaz e instruir o paciente sobre este.

13. Ajudar o paciente a desenvolver as estratégias de intervenção autoconfiáveis.

VISÃO GERAL

O complexo da articulação do joelho é extremamente elaborado e inclui três superfícies articulares, que formam duas articulações distintas contidas dentro de uma simples cápsula: a patelofemoral e a tibiofemoral. Apesar de sua proximidade com a articulação tibiofemoral, a patelofemoral pode ser considerada uma entidade independente, da mesma maneira que as articulações craniovertebrais o são quando comparadas com o resto da coluna cervical. Em 15 a 20% da população, um osso sesamoide acessório, junto ao gastrocnêmio, a fabela, está presente como parte do complexo da articulação do joelho.[1,2] A fabela, quando ocorre, articula-se com o côndilo lateral do fêmur, sendo, em razão disso, um sesamoide articular.

O joelho é uma das articulações mais lesionadas do corpo. Os tipos de lesões nessa região vistos clinicamente podem ser generalizados dentro das seguintes categorias:

▶ Entorses ou distensões inespecíficas e outras lesões menores, incluindo as por esforço repetitivo.

▶ Contusões.

▶ Lesões de menisco ou de ligamento.

É importante que o fisioterapeuta esteja familiarizado com os procedimentos diagnósticos e terapêuticos apropriados para todas as categorias de lesão. Além disso, ele deve ter boa compreensão do diagnóstico diferencial, já que a dor na coxa, no joelho e na panturrilha pode ser o resultado de um amplo espectro de condições.

Anatomia
Articulação tibiofemoral

A articulação tibiofemoral consiste da extremidade distal do fêmur e da extremidade proximal da tíbia (Fig. 18-1). Sobre essa articulação recaem grandes demandas em termos de estabilidade e mobilidade. O fêmur é o maior osso do corpo e representa cerca de 25% da altura de um indivíduo.[3] Sua região distal (Fig. 18-2) é composta de dois côndilos do fêmur, separados entre si por uma incisura ou fossa intercondilar, a qual recebe o ligamento cruzado anterior (LCA) e o ligamento cruzado posterior (LCP).

> **Curiosidade Clínica**
>
> A incisura intercondilar estreita esteve associada a aumento nas lesões no LCA.[4]

Os côndilos do fêmur (ver Fig. 18-2) projetam-se posteriormente da diáfise femoral. O côndilo lateral menor possui formato de bola, sendo voltado anteriormente, enquanto o côndilo medial tem formato elíptico voltado para dentro. Aquele serve de origem para o poplíteo. O epicôndilo lateral é a origem da cabeça lateral do gastrocnêmio e do ligamento colateral lateral (LCL). O epicôndilo medial (ver Fig. 18-2) é o local de inserção do adutor magno, da cabeça medial do gastrocnêmio e do ligamento colateral medial (LCM).

O comprimento ântero-posterior do côndilo medial do fêmur adulto é, em média, 1,7 cm maior do que sua parte contrária lateral, resultando no aumento do comprimento de sua superfí-

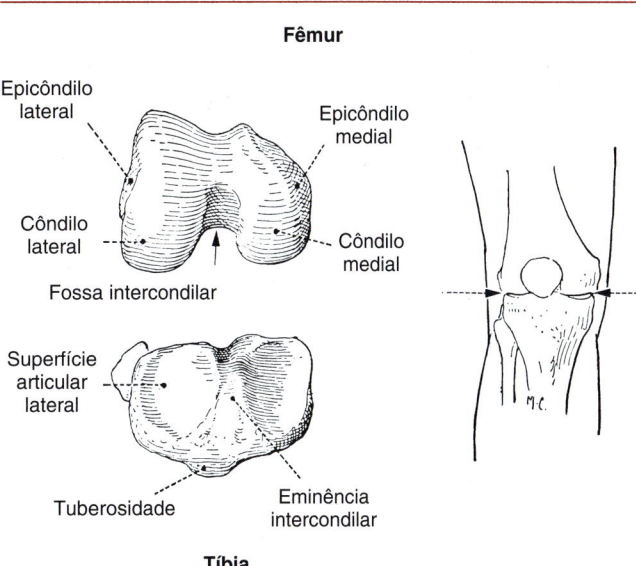

FIGURA 18-2 Superfícies articuladas do joelho. (Reproduzida, com permissão, de Luttgens K, Hamilton K, *Kinesiology: Scientific Basis of Human Motion,* New York, NY: McGraw-Hill; 2002:183.)

cie articular quando comparado com a superfície do côndilo lateral.[5] Assim, as superfícies articuladas são assimétricas, trabalhando em harmonia.[2] A porção distal e posterior do côndilo do fêmur articula-se com a tíbia.

A tíbia proximal (ver Fig. 18-2) é composta de dois platôs, separados entre si pela eminência intercondilar, incluindo as espinhas tibiais medial e lateral.[6] Eles são côncavos em direção mediolateral. Na direção ântero-posterior, o platô tibial medial é também côncavo, enquanto o lateral é convexo, produzindo mais assimetria e aumento na mobilidade lateral. O platô medial tem uma área de superfície cerca de 50% maior do que a do platô lateral, e sua superfície articular é três vezes mais espessa.[7] A concavidade dos platôs tibiais é acentuada pela presença dos meniscos (ver adiante).

Articulação patelofemoral

A articulação patelofemoral é complexa, dependendo de restrições dinâmicas e estáticas para sua função e estabilidade.

A patela (Fig. 18-3), um osso sesamoide onipresente, encontrado em pássaros e mamíferos, desempenha um importante papel na biomecânica do joelho. Sua anatomia articular não é complicada: trata-se de um osso muito duro, em formato triangular, situado na incisura intercondilar e encravado no tendão do músculo quadríceps femoral, acima, e no tendão patelar, abaixo. Sua superfície posterior pode incluir até sete facetas (Fig. 18-4C). As facetas lateral e medial côncavas são separadas por uma crista vertical.[8] Uma faceta menor, conhecida como faceta ímpar, encontrada medialmente, é delineada por uma segunda crista vertical (ver Fig. 18-4)[9]. Estudos radiográficos e em cadáveres classificaram a patela em quatro tipos, com base no tamanho e no formato das facetas lateral e medial (Tab. 18-1, Fig. 18-5).[10]

A superfície posterior da patela, em especial a porção central, é coberta por uma camada de cartilagem de hialina. Essa cartilagem

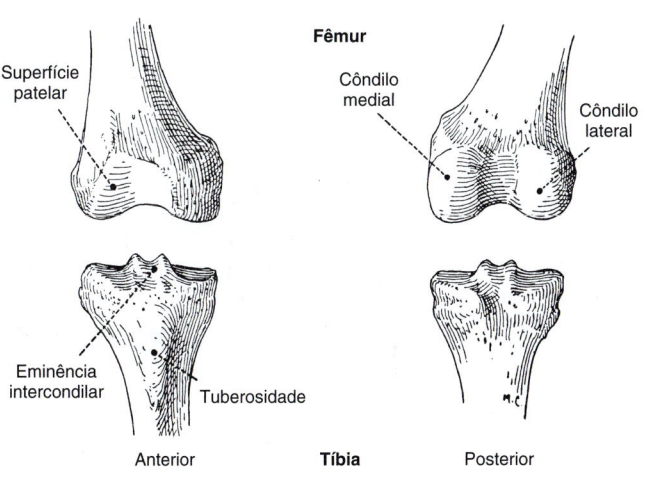

FIGURA 18-1 Visões anterior e posterior dos ossos da articulação tibiofemoral. (Reproduzida, com permissão, de Luttgens K, Hamilton K, *Kinesiology: Scientific Basis of Human Motion.* New York, NY: McGraw-Hill; 2002:183.)

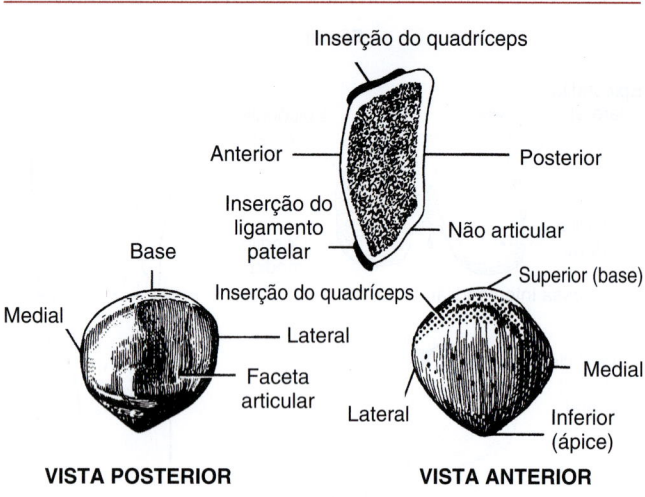

FIGURA 18-3 Patela. (Reproduzida, com permissão, de Pansky B: *Review of Gross Anatomy,* 6th edn. New York: McGraw-Hill, 1996:539.)

articular é a mais grossa do corpo (de até 7 mm de espessura), sendo única em sua falta de conformidade com o osso subjacente.[11] A cartilagem de hialina tem por função minimizar a fricção que ocorre nas áreas de contato funcionais das superfícies articulares.

A superfície patelar do fêmur é dividida entre facetas medial e lateral, que correspondem à superfície posterior da patela.[12] A articulação patelofemoral tem a função de:[13]

▸ Providenciar uma articulação com baixa fricção.

▸ Proteger a região distal do fêmur de traumas e o quadríceps do desgaste de atrito.

▸ Melhorar a aparência estética do joelho.

▸ Melhorar o braço de alavanca (distância entre o centro de gravidade e o centro de rotação) do quadríceps. Isso é obtido ao elevar o músculo quadríceps femoral do centro de rotação do joelho. Desse modo, aumenta-se a eficiência do músculo, ajudando-o a estender a perna. A contribuição patelar para aumentar o braço de alavanca do extensor do joelho cresce com o aumento da extensão deste.

▸ Diminuir a quantidade de estresse de cisalhamento tibiofemoral ântero-posterior colocado sobre a articulação do joelho.

Cápsula articular e sinovial

A cápsula do complexo da articulação do joelho é composta de uma membrana fibrosa fina, forte, que é a maior cápsula sinovial do corpo. Ela ultrapassa anteriormente cerca de dois dedos de largura sobre a patela para formar a bolsa suprapatelar. Posteriormente, ascende para as origens do gastrocnêmio. Na parte inferior, insere-se junto das bordas das superfícies articulares dos platôs tibiais, com exceção da eminência intercondilar e de uma pequena porção da região intercondilar anterior.[14] A membrana sinovial alinha a porção interior da cápsula da articulação do joelho. Ao revestir a cápsula articular, a membrana sinovial exclui os ligamentos cruzados da porção interior da articulação do joelho, tornando-os extrassinoviais, ainda que intra-articulares.

A articulação do joelho, localizada acima da patela, retrai a cápsula do joelho durante a sua extensão. Assim, tem função similar à do ancôneo, no cotovelo.

Articulação tibiofibular proximal

A articulação tibiofibular proximal é uma articulação quase plana, com uma pequena convexidade sobre a faceta tibial oval e uma leve concavidade da cabeça fibular. Ela está localizada abaixo do platô tibial, sobre o côndilo lateral da tíbia. A faceta articular tibial tem faces lateral, posterior e inferiormente. Embora seja muitas vezes descrita como um ovoide simples, sinovial e modificado, funciona como selar modificada quando combinada com a articulação tibiofibular distal.

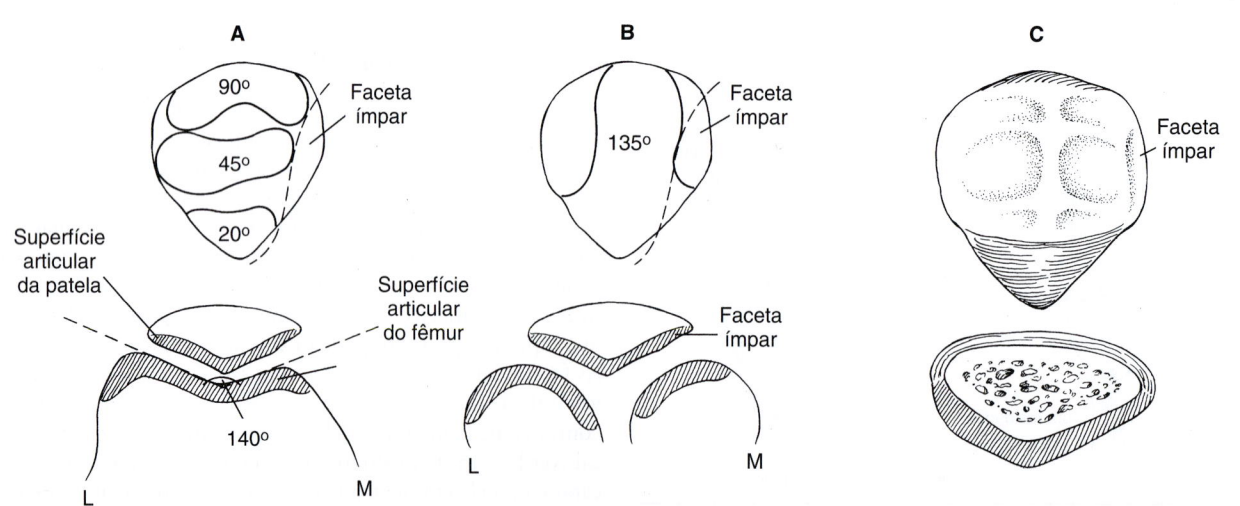

FIGURA 18-4 Superfícies articulares da patela. L, lateral; M, medial. (Reproduzida, com permissão, de Zachazewski JE, Magee DJ, Quillen WS: *Athletic Injuries and Rehabilitation.* Philadelphia, PA: WB Saunders, 1996.)

TABELA 18-1 Classificação dos tipos de patela

Tipo	Tamanho da faceta	Forma da faceta
I	Igual	Côncava
II	Medial < lateral	Côncava
III	Medial < lateral	Convexa medialmente, côncava lateralmente
IV	Medial < lateral	Medialmente plana ou estreita

Reproduzida de McConnell J, Fulkerson JP: The knee: Patellofemoral and soft tissue injuries. In: Zachazewski JE, Magee DJ, Quillen WS, eds. *Athletic Injuries and Rehabilitation*, Philadelphia, PA: WB Saunders, 1996:693-728, com permissão de Elsevier.

A cápsula articular do complexo da articulação tibiofibular proximal é mais espessa anterior do que posteriormente e, em 10% da população, a cápsula sinovial é contínua com a da articulação do joelho.[15] A articulação recebe suporte dos ligamentos anterior (Fig. 18-6) e posterior e de uma membrana interóssea, a qual está inserida entre a borda medial da fíbula e a borda lateral da tíbia, fornecendo inserção para os músculos anterior e posterior profundos da perna. A maioria de suas fibras passa obliquamente em direção inferior e lateral.

A articulação tibiofibular proximal tem mais movimento do que sua parte distal. O movimento que ocorre nessa articulação consiste de dois deslizamentos, um em direção súpero-inferior e outro em direção ântero-posterior.[7] Esses movimentos são possíveis por causa da orientação da linha articular, que facilita, também, o giro osteocinemático da fíbula. O movimento pode ser reduzido pela fibrose articular ou por restrições do tecido mole; o bíceps femoral pode tracioná-lo ou mantê-lo posteriormente, enquanto o tibial anterior pode tracioná-lo ou mantê-lo anteriormente (Fig. 18-6).

Embora o padrão capsular de restrição para essa articulação seja obscuro, é provável que seja indicado pela dor durante uma contração isométrica do bíceps femoral com o joelho em 90° de flexão. A posição com atrito articular para essa articulação, igualmente questionável, é a dorsiflexão do tornozelo com sustentação de peso.

A tíbia e a fíbula são vulneráveis a fraturas no terço inferior de sua diáfise. As subluxações anteriores ocorrem nessa estrutura como resultado da tensão na articulação medial do joelho ou de uma entorse de inversão do tornozelo. As subluxações posteriores ocorrem como resultado da tensão na articulação lateral do joelho. Essa última lesão é, muitas vezes, negligenciada devido a danos ligamentares mais grave no joelho.

O suprimento nervoso da articulação é providenciado pelos nervos fibular comum e articular recorrente, enquanto o sanguíneo é provido por um ramo perfurante da artéria fibular e da artéria tibial anterior.

Ligamentos

A estabilidade estática do complexo da articulação do joelho depende de quatro ligamentos principais, que fornecem restrição primária para o movimento anormal do joelho (Tab. 18-2):

▶ LCA (Fig. 18-7).
▶ LCP (Fig. 18-7).
▶ LCM (tibial) (Fig. 18-7).
▶ LCL (fibular) (Fig. 18-7).

Ligamentos cruzados

Os ligamentos cruzados são intra-articulares e extrassinoviais por causa da invaginação posterior da membrana sinovial. Estes diferem dos de outras articulações, pois restringem o movimento normal, em vez do anormal.

Os dois ligamentos cruzados intra-articulares centrais originam seu nome da palavra latina *crucere* (cruzar) porque cruzam um ao outro (Fig. 18-8). Os LCA e LCP situam-se, ambos, no centro da articulação (ver Fig. 18-8) e são nomeados de acordo com seus locais de inserção na tíbia.[15] Eles são os principais estabilizadores do joelho e restringem contra as translações anterior (LCA) e posterior (LCP) da tíbia no fêmur. Além disso, limitam a rotação interna e externa excessiva e o movimento varo da tíbia.[16]

> **Curiosidade Clínica**
>
> Um estudo[17] analisou a rotação acoplada interna-externa da tíbia, descobrindo que, quando uma força anterior foi aplicada à tíbia de um joelho com ligamentos intactos, a rotação interna ocorreu, enquanto uma força posterior produziu rotação externa do osso. Esses movimentos, rotações com translação anterior e posterior acopladas, foram considerados maiores na flexão do que na extensão próxima.[18] Outro estudo[19] referiu esse aumento como sendo mais acentuado em um ângulo de 20° de flexão do que em extensão total ou em 90° de flexão.

Os ligamentos cruzados são supridos pelo nervo articular posterior, um ramo do nervo tibial posterior.[20] Além disso, contêm

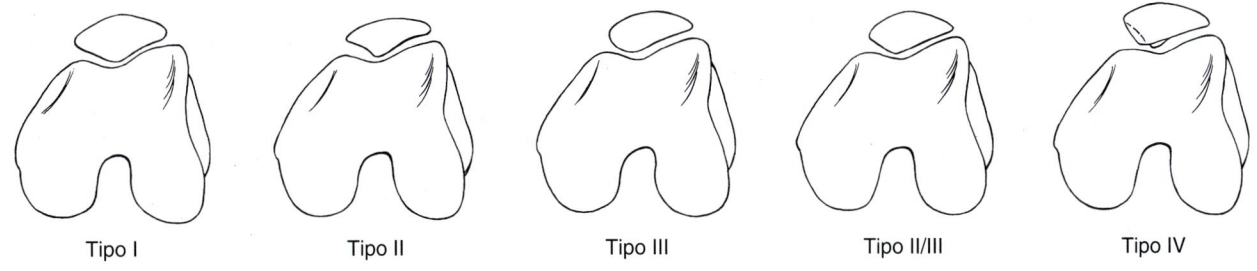

Tipo I — Tipo II — Tipo III — Tipo II/III — Tipo IV

FIGURA 18-5 Formas de patela. (Reproduzida, com permissão, de Zachazewski JE, Magee DJ, Quillen WS: *Athletic Injuries and Rehabilitation*. Philadelphia, PA: WB Saunders, 1996.)

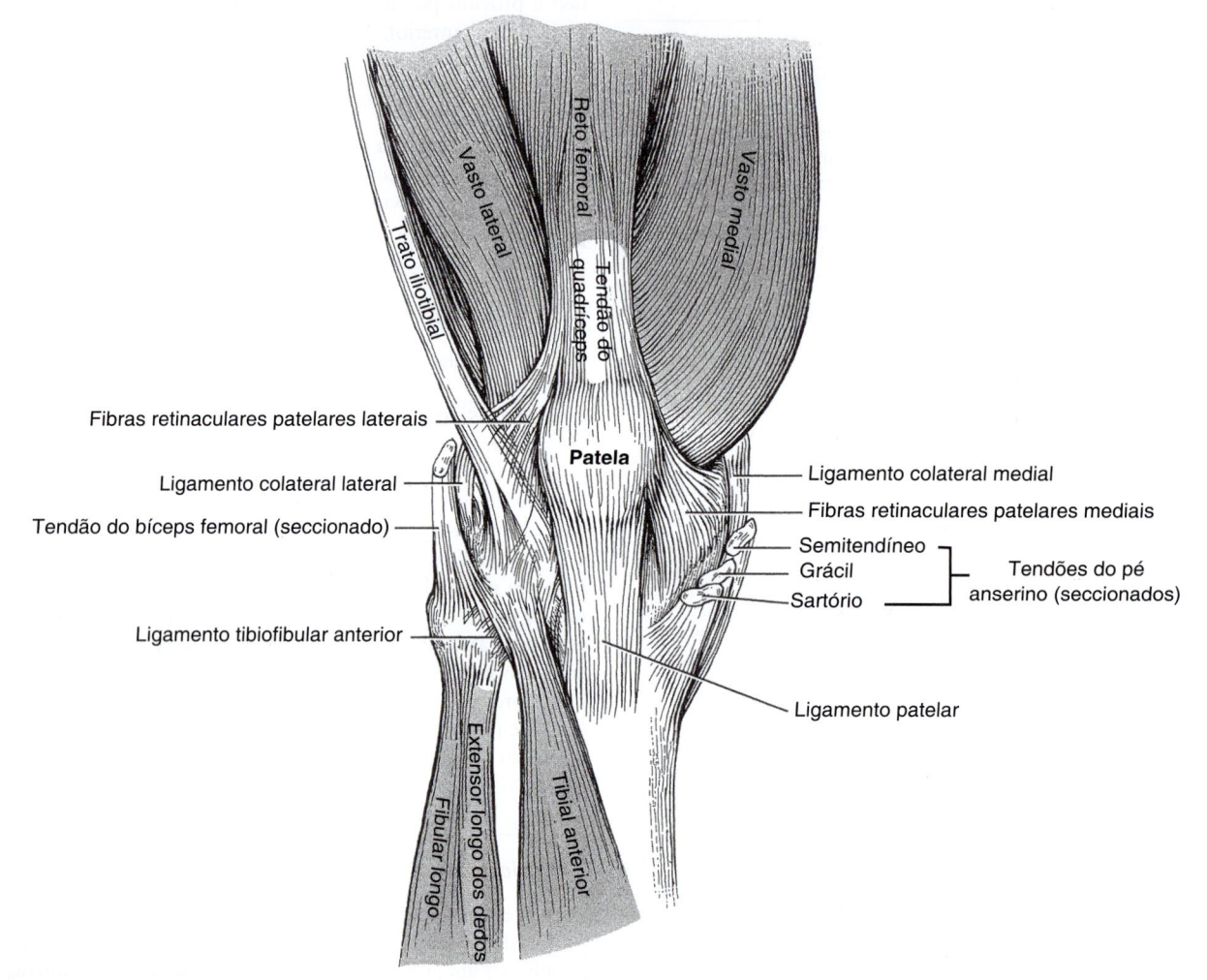

FIGURA 18-6 Visão anterior do joelho direito. (Reproduzida, com permissão, de Neumann DA: *Kinesiology of the Musculoskeletal System*. St. Louis, MO: Mosby, 2002.)

mecanorreceptores, sugerindo que a ruptura da estrutura do ligamento pode causar desaferenciação da articulação.[21] A evidência de função proprioceptiva do LCA vem das observações histológicas extensivas demonstrando que o ligamento parece conter terminações nervosas proprioceptivas.[22,23] Na verdade, Krauspe e colaboradores,[20] em estudos de fibras simples, identificaram um total de 26 mecanorreceptores no ligamento cruzado em 13 animais.

Embora esses ligamentos funcionem juntos, são descritos de forma separada.

Ligamento cruzado anterior. É uma estrutura única e um dos mais importantes ligamentos para a estabilidade do joelho, servindo como restrição primária para a translação anterior da tíbia relativa ao fêmur e restrição secundária à rotação interna e externa do joelho que não está sustentando peso.[24-27] Uma lesão nessa região encerra com muitas carreiras esportivas promissoras.[28,29]

O LCA (ver Fig. 18-8) é composto de inúmeros fascículos individuais. Estes, por sua vez, são formados por numerosas redes de fibrilas de colágeno, que se entrelaçam. Os fascículos originam-se na região interna do côndilo lateral do fêmur (ver Fig. 18-8), na incisura intercondilar, e viajam oblíqua e distalmente ao longo da articulação do joelho.[16] Eles têm inserção sobre a superfície intercondilar anterior do platô tibial, onde misturam-se parcialmente com o menisco lateral. Como os fascículos estendem-se ao longo da articulação do joelho até seus locais de inserção, dobram-se e conferem uma aparência levemente espiralada ao ligamento, fenômeno que é mais proeminente durante a flexão do joelho.[30,31]

O tecido sinovial que envolve esse ligamento consiste de uma camada íntima, de frente para a cavidade articular, e de uma camada subsinovial,[16] a qual está em contato direto com o LCA e contém estruturas neurovasculares.

O articular posterior é o principal nervo para o ligamento em questão, embora as fibras aferentes também tenham sido encontradas nos nervos articulares medial e lateral.[32]

Como ocorre com todos os ligamentos, o LCA comporta-se como uma estrutura viscoelástica, permitindo a dissipação da energia e o ajuste de seu comprimento e a distribuição de carga interna como uma função da história de carga.[33,34] Isso significa que o

TABELA 18-2 Restrições primárias e secundárias do joelho

Movimento tibial	Restrições primárias	Restrições secundárias
Translação anterior	LCA	LCM, LCL; terço médio da cápsula médio-lateral, borda poplítea, borda semimembranácea, trato iliotibial
Translação posterior	LCP	LCM, LCL; terço posterior da cápsula medio lateral, tendão do músculo poplíteo, ligamentos meniscofemoral anterior e posterior
Rotação valga	LCM	LCA, LCP; cápsula posterior quando o joelho está totalmente estendido, borda membranácea
Rotação vara	LCL	LCA, LCP; cápsula posterior quando o joelho está totalmente estendido, borda poplítea
Rotação lateral	LCM, LCL	Borda poplítea
Rotação medial	LCA, LCP	Ligamentos meniscofemorais ântero-posteriores, borda semimembranácea

LCA, ligamento cruzado anterior; LCL, ligamento colateral lateral; LCM, ligamento colateral medial; LCP, ligamento cruzado posterior. Reproduzida, com permissão, de Irrgang JJ, Safran MC, Fu FH: The knee: Ligamentous and meniscal injuries. In: Zachazewski JE, Magee DJ, Quillen WS, eds. *Athletic Injuries and Rehabilitation*. Philadelphia, PA: WB Saunders, 1996:623-692. Com permissão de Elsevier.

LCA normal é capaz de ajustes microscópicos aos estresses internos com o tempo, influenciando, assim, a lassidão, os estresses e a cinemática da articulação, de modo sutil, porém potencialmente importante.[35] Um fator anatômico que contribui para o recrutamento seletivo de fibras durante a carga tênsil é a localização específica das inserções do LCA no fêmur e na tíbia. Esses diferentes locais de inserção permitem que diferentes fibras do LCA sejam recrutadas com cada mudança tridimensional na posição da articulação.[30,35-37]

Butler e colaboradores[38] mostraram que, qualquer que seja o ângulo de flexão do joelho, o LCA absorve cerca de 90% da força causadora da translação anterior. Seu feixe ântero-medial é tenso na flexão, enquanto, na extensão, as fibras póstero-laterais são alongadas. Essas propriedades únicas não apenas o tornam o ligamento "crucial" da articulação do joelho, mas também aumentam seu potencial para sofrer lesões.[27,39,40] A observação sobre a orientação e as tensões variadas do LCA têm importância clínica refletida de uma série de maneiras e ajudam a definir:[35]

▶ *Mecanismo da lesão.* Como a porção póstero-lateral do ligamento é tensa quando o joelho está em extensão, ela é lesionada com mais frequência.[35]

▶ *Como os testes diagnósticos são executados.* Quando o LCA é testado para fibras rompidas, a articulação do joelho deve ser avaliada para estabilidade em várias posições, em especial em leve flexão.

▶ *Reconstrução cirúrgica.* A reconstrução deve ser o objetivo da substituição das porções danificadas do LCA nos ângulos relevantes da articulação.

A força tênsil do LCA é igual à dos colaterais do joelho, porém é metade da do LCP.[41] Como suas fibras são inflexíveis, forçar o LCA em mais do que 5% além de seu comprimento de repouso pode resultar em ruptura.[27] Vários fatores influenciam a quantidade de tensão no LCA:

▶ A carga compressiva da articulação tibiofemoral, como ocorre durante a sustentação de peso, mostrou-se redutora da lassidão ântero-posterior e capaz de enrijecer a articulação quando comparada com a posição sem sustentação de peso.[42] Essas mudanças parecem refletir o aumento do esforço suportado pelo LCA durante a transição da não sustentação de peso para a sustentação.[43] Assim, a crença popular nos efeitos benéficos da sustentação de peso inicial e nos exercícios de cadeia cinética fechada (ECCFs) após a reconstrução do LCA são passíveis de questionamentos (Tab. 18-3).[43]

▶ Exercícios de subir escadas usando equipamento de exercício, como o Stairmaster 4000PT (Randall Sports Medicine, Kirkland, WA) mostraram-se úteis para produzir esforço moderado no LCA, comparados com outras atividades de reabilitação (ver Tab. 18-3).[44]

▶ As circunstâncias que causam as mais altas cargas e esforços sobre o LCA durante as atividades diárias são:[35]

- Extensão poderosa do quadríceps no joelho, movendo-o de cerca de 40° de flexão para a extensão total.
- Hiperextensão do joelho.
- Rotação tibial interna excessiva; varo excessivo ou estresse valgo sobre a tíbia se um ligamento colateral estiver rompido.

As estimativas[45,46] e medidas[24,25] mostraram que o esforço diferencial máximo medido no LCA é, em média, de 5% durante qualquer exercício de reabilitação.[35,47] Esse esforço representa apenas cerca de um quarto do esforço da carência do LCA normal, sugerindo que esses exercícios sobrecarregam esse ligamento em apenas uma pequena fração de sua capacidade de falha.[33,35,37]

Ligamento cruzado posterior. Localiza-se posteriormente à inserção dos cornos posteriores dos meniscos lateral e medial na parte posterior da fossa intercondilar posterior da tíbia.[48] Desse ponto, estende-se oblíqua, medial, anterior e superiormente para inserir-se na superfície lateral do côndilo medial do fêmur (ver Fig. 18-8).

As informações sobre a função biomecânica do LCP são insuficientes, se comparadas com as do LCA. É sabido que aquele é 50% mais espesso e tem duas vezes a força tênsil do

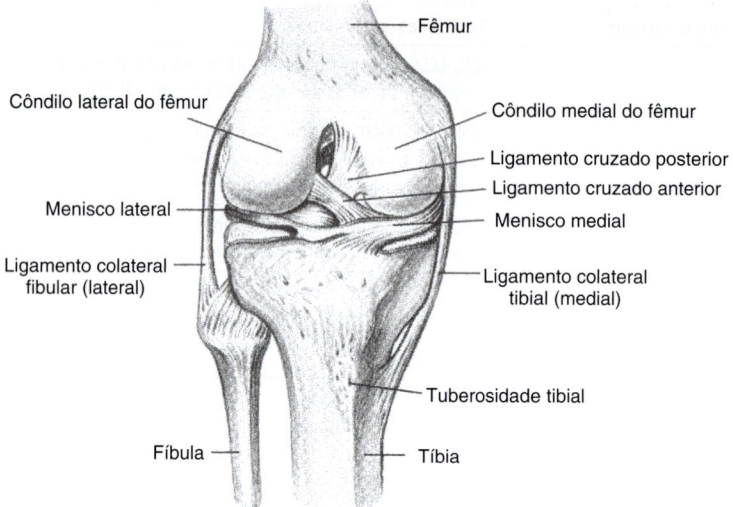
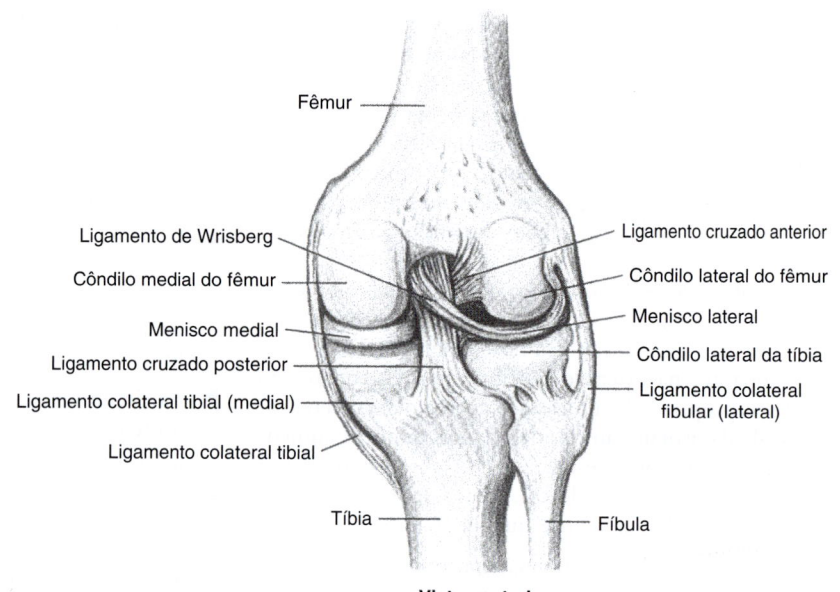
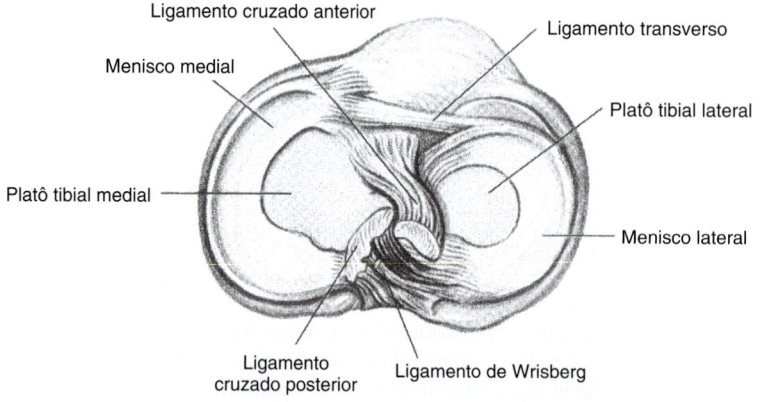

FIGURA 18-7 Ligamentos e meniscos do joelho direito. (Reproduzida, com permissão, de Floyd RT, Thompson CW: *Manual of Structural Kinesiology*. 14th edn. New York: McGraw-Hill, 2001:146.)

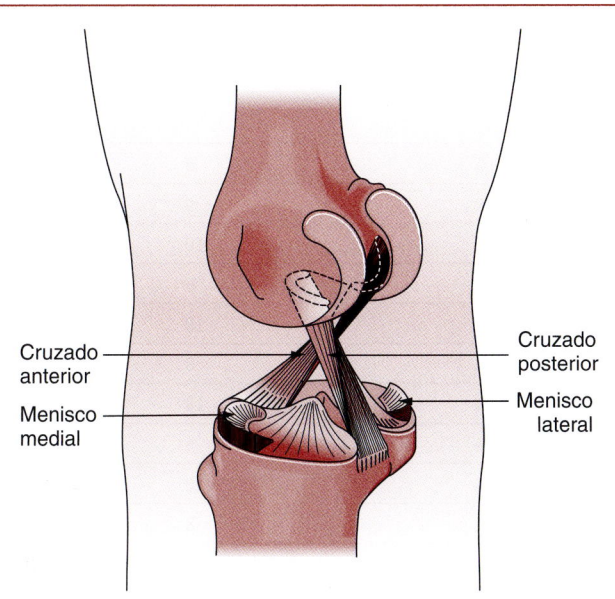

FIGURA 18-8 Aparência cruciforme dos dois ligamentos cruzados.

que este.[49] Como o LCA, o LCP consiste de dois feixes: ântero-lateral e póstero-medial. O primeiro é tenso em flexão, enquanto o segundo é tenso em extensão. De acordo com Butler e colaboradores,[38] o LCP fornece de 90 a 95% da restrição total à translação posterior da tíbia sobre o fêmur, com o restante sendo providenciado pelos ligamentos colaterais, pela porção posterior das cápsulas medial e lateral e pelo tendão poplíteo. O LCP é sobrecarregado de forma significativa se uma força posteriormente direcionada é aplicada à tíbia quando o joelho está flexionado em 90° ou mais enquanto está em rotação neutra.[50] Se a mesma força é aplicada à tíbia quando o joelho está em extensão terminal, a carga sobre o LCP não aumenta.[50] Isso é contrário à crença popular de que a hiperextensão do joelho é o mecanismo de lesão do LCP. Este restringe, também, a rotação interna da tíbia sobre o fêmur e ajuda a prevenir a instabilidade póstero-medial no joelho.[51]

É necessária uma força significativa para romper o LCP. Dessa forma, as rupturas são, em geral, o resultado de lesões graves de contato, que muitas vezes ocorrem em situações traumáticas, como contra o painel do carro durante uma colisão.

Ligamento colateral medial

O LCM e o LCL são considerados os ligamentos extra-articulares.

O LCM, ou ligamento colateral tibial (ver Fig. 18-7), desenvolve-se como uma condensação da cápsula articular.[52] Ele é subdividido em uma parte superficial e outra profunda.

▶ A parte superficial é espessa, plana e se insere em forma de leque proximalmente sobre o côndilo medial do fêmur, distal ao tubérculo adutor, a partir do qual estende-se para a superfície medial da tíbia cerca de 6 cm abaixo da linha da articulação, cobrindo a artéria ínfero-medial do joelho e o nervo.[53] Ela se mescla com a porção póstero-medial da cápsula e, quando combinada, é referida como ligamento oblíquo posterior.[54] A parte superficial é separada da profunda por uma bolsa.

▶ A parte profunda (ligamento capsular medial) é uma continuação da cápsula. Ela se funde com o menisco medial e consiste de uma porção meniscofemoral superior e outra inferior.

As fibras anteriores do LCM são tensas, quando em flexão, e podem ser palpadas com facilidade nessa posição. As fibras posteriores, que são tensas em extensão, associam-se à cápsula e à borda medial do menisco medial, tornando-as difíceis de palpar.

As informações sobre a função biomecânica dos ligamentos colaterais são bem escassas, se comparadas com as do LCA. Ele parece ser o estabilizador primário da porção medial do joelho contra as forças valgas e a rotação externa da tíbia, em especial quando o joelho está flexionado.[55] Grood e colaboradores[56] determinaram que o LCM era a restrição primária, fornecendo entre 57 e 78% do momento de restrição total contra a força valga em 5 e 25° de flexão.[57]

Ligamento colateral lateral

O LCL, ou ligamento colateral fibular (ver Fig. 18-7), surge do côndilo lateral do fêmur e estende-se distal e posteriormente para inserir-se dentro da cabeça da fíbula. Ele forma parte do chamado complexo ligamentar arqueado. Esse complexo também compreende o tendão do bíceps femoral, o trato iliotibial e o poplíteo.

O LCL desenvolve-se independentemente em forma de cordão e permanece livre a partir da cápsula articular e do menisco lateral. É separado dessas estruturas pelo tendão poplíteo e enquadrado pela ferida do tendão do bíceps femoral. O ligamento pode ser dividido em três partes:

1. *Anterior.* Essa parte consiste da cápsula articular.
2. *Média.* Essa é considerada parte do trato iliotibial e cobre o ligamento capsular.
3. *Posterior.* Essa porção em formato de Y do ligamento é parte do complexo do ligamento arqueado, que sustenta a cápsula posterior.[58,59]

A função principal do LCL é resistir às forças em varo. Ele oferece a maior parte da restrição vara a 25° de flexão do joelho[60,61] e em extensão total.

Outras restrições

Algumas estruturas no joelho aumentam claramente as funções do LCA e do LCP. Elas são conhecidas como restrições secundárias (ver Tab. 18-2).[35] Estas incluem as estruturas nas bordas póstero-lateral e póstero-medial do joelho, que controlam a translação tibial anterior relativa ao fêmur.[35,50,62,63]

A sinergia da estabilidade dinâmica para o LCP é fornecida pela contração sem oposição do complexo do quadríceps, que aumenta a translação tibial anterior. Ao contrário, a contração isolada dos isquiotibiais resulta em translação posterior da tíbia, que é sinérgica ao LCA. A cocontração dos isquiotibiais e do quadríceps foi referida como responsável pela atenuação da translação tibial em uma ou outra direção.[35] O complexo musculotendíneo poplíteo (CMTP) contribui para a estabilização da articulação do joelho póstero-lateral estática e dinâmica.[64] Durante a ativação concêntrica, o poplíteo roda internamente a tíbia sobre o fêmur. Durante a ativação excêntrica, ele age como restrição secundária à rotação externa tibial sobre o fêmur (ver seção "Poplíteo").[65]

TABELA 18-3 *Ranking* de comparação do pico dos valores da tensão do LCA durante as atividades de reabilitação comumente prescritas

Atividade de reabilitação	Pico do esforço (média ± DPI)	Número de indivíduos
Contração isométrica do quadríceps a 15° (30 Newton metros [Nm] de torque de extensão)	4,4 (0,6)%	8
Agachamento com corda esportiva	4,0 (1,7)%	8
Extensão-flexão ativa do joelho com 45 N de carga	3,8 (0,5)%	9
Teste de Lachman (150 N de carga de cisalhamento anterior: 30° de flexão)	3,7 (0,8)%	10
Agachamento	3,6 (1,3)%	8
Extensão-flexão ativa (sem carga) do joelho	2,8 (0,8)%	18
Contração simultânea do quadríceps e dos isquiotibiais a 15°	2,8 (0,9)%	8
Contração isométrica do quadríceps a 30° (30 Nm de torque de extensão)	2,7 (0,5)%	18
Subir escadas	2,7 (2,9)%	5
Tração anterior (150 N de carga de cisalhamento anterior: 90° de flexão)	1,8 (0,9)%	10
Bicicleta ergométrica	1,7 (1,9)%	8
Contração isométrica dos isquiotibiais a 15° (a −10 Nm de torque de flexão)	0,6 (0,9)%	8
Contração simultânea dos isquiotibiais e do quadríceps a 30°	0,4 (0,5)%	8
Extensão-flexão passiva do joelho	0,1 (0,9)%	10
Contração isométrica do quadríceps a 60° (30 Nm de torque de extensão)	0,0%	8
Contração isométrica do quadríceps a 90° (30 Nm de torque de extensão)	0,0%	18
Contração simultânea do quadríceps e dos isquiotibiais a 60°	0,0%	8
Contração simultânea do quadríceps e dos isquiotibiais a 90°	0,0%	8
Contração isométrica dos isquiotibiais a 30°, 60° e 90° (a −10 Nm de torque de flexão)	0,0%	8

LCA, ligamento cruzado anterior; DPI, desvio padrão implicado.
Dados de Beynnon BD, Fleming BC: Anterior cruciate ligament strain in-vivo: A review of previous work. *J Biomech* 31:519-525, 1998.

A articulação do joelho também é externamente fortalecida pelo ligamento da patela, pelo ligamento poplíteo oblíquo e pela fabela.

▶ O ligamento da patela, ou tendão da patela, situa-se na porção mais espessa do tendão do quadríceps femoral, entre o topo da patela e a tíbia (Fig. 18-6). Ele fortalece a porção anterior da articulação do joelho e impede a perna inferior de ficar excessivamente flexionada.

▶ O ligamento poplíteo oblíquo, localizado na superfície posterior da articulação do joelho, é um espessamento denso na cápsula posterior, composto da continuação do tendão poplíteo e de parte da inserção do semimembranáceo.[56] Ele surge posteriormente ao côndilo medial da tíbia e estende-se de modo súpero-medial para inserir-se na cápsula fibrosa posterior. Esse ligamento proporciona reforço à cápsula lateral, limita a rotação ântero-medial da tíbia e impede a hiperextensão do joelho.[16]

▶ A fabela está localizada na borda póstero-lateral do joelho e pode ser óssea ou cartilagínea em sua composição. Quando está presente, existe um ligamento fabelofibular, que se estende superior e obliquamente da cabeça lateral do gastrocnêmio para o estiloide fibular.[59] O ligamento fabelofibular ajuda na prevenção da rotação interna excessiva da tíbia e adiciona maior suporte ligamentar às regiões lateral e póstero-lateral do joelho.[66] Seebacher e colaboradores descobriram, por meio da dissecação, que o ligamento arqueado estava verdadeiramente dilatado na ausência de fabela.[1]

> **Curiosidade Clínica**
>
> Estudiosos mais tradicionais classificam o tendão da patela como ligamento, pois ele faz a conexão entre dois ossos (tíbia e patela). Contudo, como essa estrutura insere-se na unidade do quadríceps para a tíbia, funciona como um tendão.

Meniscos

Os meniscos lateral e medial, em forma de crescente (Fig. 18-7), inseridos no topo dos platôs tibiais, situam-se entre a cartilagem articular do fêmur e da tíbia. Os meniscos do joelho, que já foram descritos como "remanescentes sem função dos músculos da perna",[67] são agora reconhecidos como fundamentais à função normal do joelho. O suprimento sanguíneo para os meniscos, que é essencial para o reparo bem-sucedido do menisco, vem das artérias capsulares perimeniscais, que são ramos das artérias lateral, medial e média do joelho.[16] Os 25% externos do menisco lateral (com exceção da borda póstero-lateral do menisco lateral adjacente ao tendão poplíteo) e os 30% externos dos meniscos mediais são vascularizados, dando a essas áreas o potencial para cura.[68] As porções internas remanescentes são consideradas avasculares. Apesar da falta de vascularização, as rupturas envolvendo a zona avascular podem ser curadas. Essa capacidade de cicatrização pode ser melhorada com a adição de um coágulo de fibrina ou com técnicas como a trepanação.[69,70]

Menisco medial

O menisco medial em formato de U ou semilunar (ver Fig. 18-7), com a separação mais ampla de seus cornos anterior e posterior, é maior e mais espesso do que sua parte contrária lateral e situa-se no platô tibial medial côncavo.[71] Esse menisco é mais amplo posterior do que anteriormente. Está inserido nos platôs anterior e posterior pelos ligamentos coronários, os quais, por sua vez, inserem-se às bordas meniscais externas com a borda tibial e restringem o movimento do menisco. O menisco medial tem também uma inserção na porção mais profunda do LCM e na cápsula articular do joelho. Os cornos do menisco medial estão mais à parte do que os do lateral, que torna o primeiro quase semilunar e o segundo quase circular (ver Fig. 18-7). O corno posterior do menisco medial recebe um pedaço do tendão semimembranáceo.

O ligamento transverso do joelho serve como um elo entre os meniscos lateral e medial.

Menisco lateral

O menisco lateral forma um círculo incompleto em formato de C[71] e assenta-se sobre o platô tibial lateral convexo (ver Fig. 18-7). Ele é menor e mais fino do que sua parte contrária medial, além de ser mais móvel.

O menisco lateral possui uma relação interessante com o tendão poplíteo, que o sustenta durante a extensão do joelho e separa-o da articulação (ver discussão posterior).[64] Sua periferia insere-se na tíbia, na cápsula e no ligamento coronário, mas não no LCL. Os dois ligamentos meniscofemorais, os ligamentos de Humphrey e de Wrisberg, inserem-se nos meniscos laterais.[5]

▶ O ligamento de Humphrey estende-se anteriormente do menisco lateral para o LCP.

▶ O ligamento de Wrisberg (Fig. 18-7) estende-se do côndilo medial do fêmur ao corno posterior do menisco lateral, posterior ao LCP, onde é inserido.[72]

Gray[53] descreve essas estruturas como dando suporte para a cápsula durante o movimento rotacional da tíbia e a estabilização do menisco.

O menisco lateral muitas vezes é associado à aparência dos cistos sinoviais preenchidos, que podem ocorrer após uma pequena lesão ao menisco, produzindo uma ruptura interna pequena. Quando o líquido começa a unir-se dentro dessa ruptura, é pressionado mais fundo e para dentro do menisco. O edema, por fim, produz uma pequena saliência sobre a região lateral do menisco.

Função dos meniscos

Os meniscos ajudam em diversas funções, incluindo transmissão de carga, absorção de choques, lubrificação e nutrição articular, estabilidade mecânica secundária (principalmente o corno posterior do menisco medial, que bloqueia a translação anterior da tíbia sobre o fêmur)[71] e a condução dos movimentos.[73]

Transmissão de carga. O menisco é viscoelástico, com grande rigidez em índices de deformação mais altos. Muitos estudos confirmaram seu papel na transmissão de carga ao mostrar a área de contato reduzida e os picos de estresses articulares após a meniscectomia total ou parcial.[74-76] O menisco lateral carrega 70% da carga compressiva no compartimento lateral, em comparação com apenas 40% pelo menisco medial no seu respectivo compartimento.[71,77-79] Convertendo as forças de carga articular para estresses arqueados na direção radial sobre suas fibras colágenas circunferenciais e levando vantagem por sua natureza viscoelástica, os meniscos transmitem de 50 a 60% da carga articular quando o joelho está em extensão e de 85 a 90% quando o joelho está em flexão.[77-86]

Absorção de choques. Por sua natureza viscoelástica, os meniscos são capazes de ajudar na absorção de choques. Durante o padrão de marcha normal, a superfície articular do joelho sustenta até seis vezes o peso do corpo, com acima de 70% dessa carga sustentada pelo platô tibial medial.[71,87] Este sustenta a maior parte dessa carga durante a fase de postura da marcha quando o joelho está estendido, com o platô tibial lateral sustentando cargas muito menores impostas durante a fase de oscilação.[87] Isso é compensado pelo fato de que o platô tibial medial tem uma área de superfície áspera 50% maior do que o platô lateral e a cartilagem articular que é cerca de três vezes mais espessa que a cartilagem articular lateral.[88]

> ### Curiosidade Clínica
>
> Uma meniscectomia pode reduzir a capacidade de absorção de choque do joelho em cerca de 20%.[89] A perda de apenas 20% de um menisco pode levar a um aumento de 350% nas forças de contato.[90]

Lubrificação articular. Os meniscos ajudam na lubrificação articular comprimindo o líquido sinovial dentro da cartilagem articular, o que reduz as forças de fricção durante a sustentação de peso. Uma meniscectomia aumenta o coeficiente de fricção dentro do joelho, potencializando, desse modo, os estresses sobre as superfícies articulares.[91]

Estabilidade articular. Os meniscos aprofundam as superfícies articulares dos platôs tibiais. Isso aumenta a estabilidade do joelho, em especial durante a rotação axial e os estresses valgo-varo.[91-95]

Se o LCA estiver intacto, os meniscos não contribuem de forma significativa para a estabilidade ântero-posterior.[96-99] Contudo, se estiver deficiente, o corno posterior do menisco medial funciona como restrição secundária à translação ântero-posterior ao fazer a união entre o fêmur e a tíbia.[97,100] Em contraste, o aumento da mobilidade do menisco lateral o impede de contribuir para a estabilidade ântero-posterior.[96] Essa diferença ajuda a explicar a incidência mais alta de ruptura no menisco medial observada em joelhos com LCA deficientes.[101]

Condução dos movimentos. O menisco lateral possui grande mobilidade, pois não se insere ao LCL e, como mencionado, sua inserção capsular é interrompida pela passagem do tendão do músculo poplíteo.[64,102] Durante o movimento do joelho, os meniscos movem-se sobre o platô tibial com os côndilos do fêmur para manter a congruência articular.[102] O fêmur, acompanhado pelos meniscos, move-se anteriormente sobre a tíbia durante a extensão e posteriormente durante a flexão.[91,102,103] Thompson e colaboradores[104] demonstraram que a excursão média ântero-posterior dos meniscos durante um arco de movimento de 120° foi de 5,1 mm no medial e 11,2 mm no lateral. As porções internas dos meniscos, que são inseridas por seus cornos ao platô tibial, movem-se com a tíbia. Como o corpo de cada menisco é fixado à volta do côndilo do fêmur, eles se movem com o fêmur. Portanto, durante os movimentos entre tíbia e fêmur, a distorção dos meniscos é inevitável.

▶ Durante a flexão do joelho, os meniscos movem-se em direção posterior. O menisco medial é movido cerca de 5 mm pela tração do tendão semimembranáceo, e o lateral é puxado a cerca de 11 mm pelo poplíteo, resultando em rotação externa da tíbia.

▶ Durante a extensão, os meniscos movem-se anteriormente.

▶ Durante a rotação externa da tíbia, seguem o deslocamento dos côndilos do fêmur, o que significa que o menisco medial é pressionado em direção posterior e o lateral é puxado anteriormente. Durante a rotação interna, ocorre o oposto. Essas rotações são conjuntas, integram tanto a flexão quanto a extensão, mas podem também ser adjuntas e independentes, o que é melhor demonstrado com o joelho semiflexionado. A rotação externa conjunta da tíbia em relação ao fêmur durante os últimos estágios da extensão do joelho é parte de um mecanismo de travamento chamado de trava interna, descrito a seguir.

▶ O ligamento coronário medial é alongado durante a rotação externa da tíbia, enquanto o lateral é alongado durante sua rotação interna.

Bolsas

Existe uma série de bolsas situadas nos tecidos moles em volta da articulação do joelho (Fig. 18-9). Elas reduzem a fricção e protegem o movimento de uma parte do corpo sobre a outra.

Bolsas infrapatelares superficial e profunda

A bolsa infrapatelar superficial está localizada entre o tendão da patela e a pele, enquanto a infrapatelar profunda está localizada entre o tendão e a tíbia (ver Fig. 18-9).

Bolsa pré-patelar

A bolsa pré-patelar está localizada entre a pele e a região anterior da patela (ver Fig. 18-9).

Bolsa tibiofemoral

As bolsas tibiofemorais consistem de uma bolsa entre a cabeça do músculo gastrocnêmio e a cápsula articular em ambos os lados, outra bolsa entre o LCL e ambos os bíceps femorais e o poplíteo, e ainda uma bolsa entre o LCM e o côndilo do fêmur. Há também uma série de bolsas entre os vários tendões da pata-de-ganso e entre o ligamento colateral medial e a pata-de-ganso superficial (ver Fig. 18-9).

As bolsas à volta do joelho podem ter contato umas com as outras e com a cápsula articular do joelho.

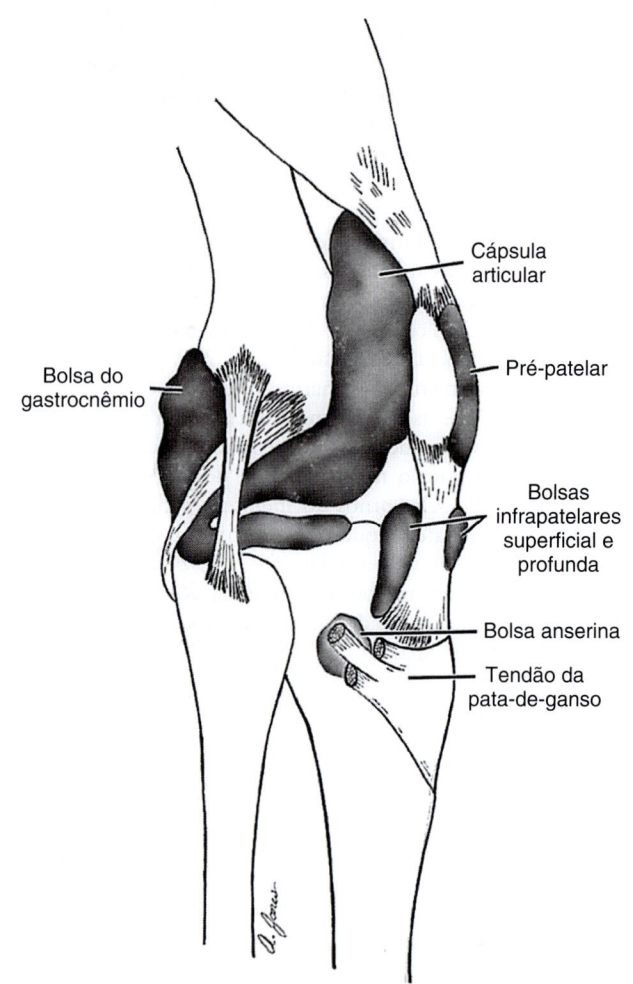

FIGURA 18-9 Bolsas do joelho. (Reproduzida, com permissão, de Simon RR, Koeningsknecht SJ: *Emergency Orthopedics: The Extremities*, 4th edn. New York: McGraw-Hill, 2001:452.)

Curiosidade Clínica

Um "cisto de Baker" (ver Fig. 18-10) pode ocorrer com o acúmulo de líquido onde existe uma conexão natural entre a bolsa semimembranácea e a articulação do joelho.

Plica

Plicas sinoviais do joelho foram primeiramente descritas no início do século XX.[105,106] Estudos em cadáveres mostraram que ela estava presente em 20 a 50% dos joelhos,[10,107,108] com a maior prevalência em pessoas de descendência japonesa.[106,109-112]

A plica sinovial representa uma sobra de três cavidades separadas no mesênquima sinovial do joelho em desenvolvimento. Essas cavidades supostamente se fundem dentro de uma cavidade no estágio de 12 semanas de crescimento fetal.[113,114] O tamanho e a extensão dessa sobra dependem do grau de reabsorção.[115]

subdivididos em medial e lateral (Fig. 18-6) para o exame médico e os propósitos de intervenção (Fig. 18-11).[120,121] Eles servem para inserir a patela a uma série de estruturas, incluindo o fêmur, os meniscos e a tíbia, medial e lateralmente.[9]

O retináculo lateral é o mais forte e mais espesso. Consiste de duas camadas distintas de tecido conjuntivo fibroso: os retináculos superficial e profundo. Essas estruturas estão orientadas longitudinalmente com o joelho estendido.[121]

▶ O retináculo superficial consiste de fibras do vasto lateral (VL) e do trato iliotibial.[122]

▶ O retináculo profundo consiste do ligamento patelofemoral lateral, das fibras profundas do trato iliotibial e do ligamento patelotibial lateral.[122]

Embora localizado parcialmente profundo ao trato iliotibial, o retináculo lateral associa-se ao bíceps femoral para formar o tendão conjunto.[1,121] Essa relação explica por que os isquiotibiais adaptativamente encurtados provocam sintomas patelofemorais.[9] Está bem estabelecido que o encurtamento adaptativo do retináculo lateral é um achado comum na disfunção patelofemoral.[123-127]

Dado o fato de que o retináculo medial é mais fino do que o lateral, não é considerado tão significativo para a posição e o ajuste da patela quanto sua parte contrária lateral.

Músculos

Os principais músculos que atuam sobre o complexo da articulação do joelho são o quadríceps, os isquiotibiais (semimembranáceo, semitendíneo e bíceps femoral), o gastrocnêmio, o poplíteo e os adutores do quadril (Tab. 18-4).

Quadríceps

Os músculos do quadríceps agem para estender o joelho quando o pé está fora do chão, embora, mais comumente, trabalhem como desaceleradores, impedindo que o joelho dobre quando o pé toca no chão.[128,129] Os quatro músculos que o

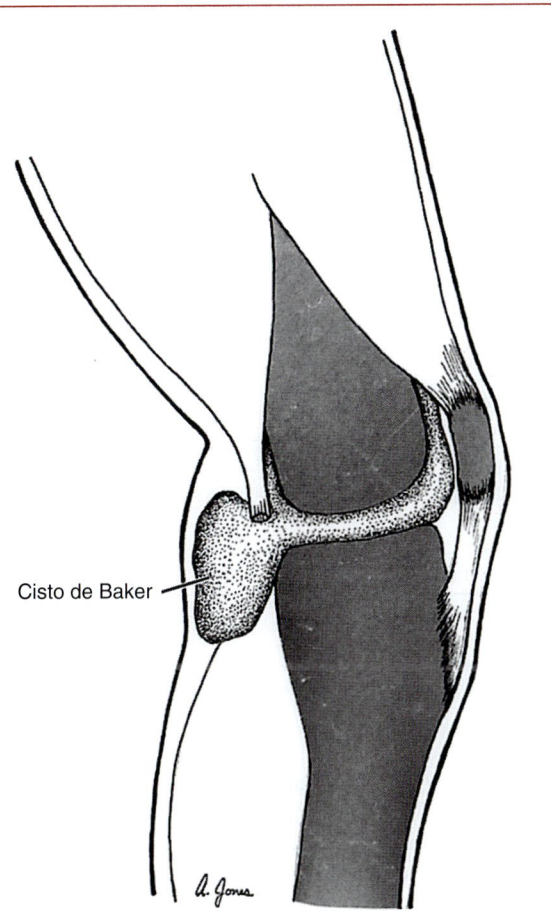

FIGURA 18-10 Cisto de Baker. (Reproduzida, com permissão, de Simon RR, Koenigsknecht SJ: *Emergency Orthopedics: The Extremities*, 4th edn. New York: McGraw-Hill, 2001:452.)

As três articulações envolvidas no joelho em desenvolvimento das quais as sobras desenvolvem-se são:[113]

1. A articulação entre a fíbula e o fêmur.
2. A articulação entre a tíbia e o fêmur.
3. A articulação entre a patela e o fêmur.

A plica mais comum no joelho é chamada de plica anterior ou inferior, ou ligamento mucoso.[113,116] É representada por uma dobra como uma fita estendendo-se do coxim gorduroso para a incisura intercondilar do fêmur e revestindo o LCA. As plicas para os lados medial e lateral da patela, que estão dispostas em um plano horizontal do coxim gorduroso para o lado do retináculo patelar, são referidas como as plicas súpero-medial e súpero-lateral ou membrana suprapatelar ou, ainda, saliência sinovial medial ou lateral.[113]

Foi sugerido que as plicas sinoviais sintomáticas são uma das causas da dor anterior no joelho em crianças e adolescentes.[117-119]

Retináculos

Os retináculos em forma de asa são formados a partir de estruturas na 1ª e na 2ª camada da articulação do joelho. Podem ser

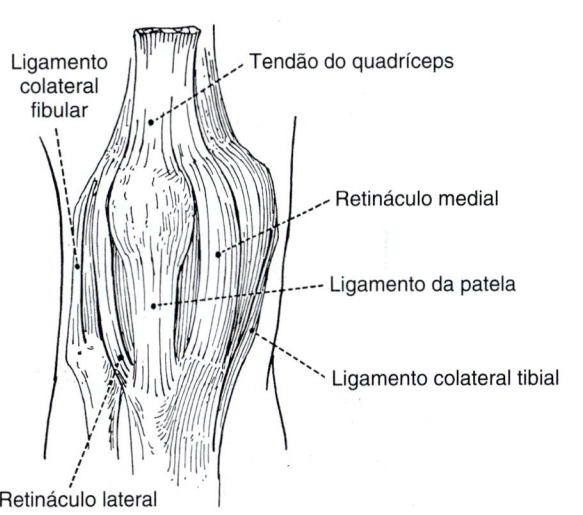

FIGURA 18-11 Retináculo do joelho. (Reproduzida, com permissão, de Luttgens K, Hamilton K: *Kinesiology: Scientific Basis of Human Motion*. New York: McGraw-Hill, 2002:184.)

TABELA 18-4 Músculos do joelho: ação, suprimento nervoso e derivação da raiz nervosa

Ação	Músculos envolvidos	Suprimento nervoso	Derivação da raiz nervosa
Flexão do joelho	Bíceps femoral	Isquiático	L5, S1-2
	Semimembranáceo	Isquiático	L5, S2-2
	Semitendíneo	Isquiático	L5, S1-2
	Grácil	Obturatório	L2-3
	Sartório	Femoral	L2-3
	Poplíteo	Tibial	L4-5, S1
	Gastrocnêmio	Tibial	S1-2
	Tensor da fáscia lata	Glúteo superior	L4-5
Extensão do joelho	Reto femoral	Femoral	L2-4
	Vasto medial	Femoral	L2-4
	Vasto intermédio	Femoral	L2-4
	Vasto lateral	Femoral	L2-4
	Tensor da fáscia lata	Glúteo superior	L4-5
Rotação interna da perna flexionada (sem sustentação de peso)	Poplíteo	Tibial	L4-5
	Semimembranáceo	Isquiático	L5, S1-2
	Semitendíneo	Isquiático	L5, S1-2
	Sartório	Femoral	L2-3
	Grácil	Obturatório	L2-3
Rotação externa da perna flexionada (sem sustentação de peso)	Bíceps femoral	Isquiático	L5, S1-2

Reproduzida, com permissão, de Magee DJ: *Orthopedic Physical Assessment*, 2nd edn. Philadelphia, PA: WB Saunders, 1992, com permissão de Elsevier.

compõem são o reto femoral e os vastos intermédio, lateral e medial (Fig. 18-12). O tendão do quadríceps representa a convergência dessas quatro unidades e insere-se na região anterior do polo superior da patela. O grupo muscular do quadríceps é suprido pelo nervo femoral.

Reto femoral. É o único músculo do quadríceps que cruza a articulação do quadril (ver Fig. 18-12). Ele se origina na espinha ilíaca ântero-inferior. Os demais originam-se na diáfise femoral. Isso dá à articulação do quadril considerável importância em relação ao mecanismo extensor do joelho no exame e na intervenção.[129] A linha de tração do reto femoral, em relação à patela, está em um ângulo de cerca de 5° com a diáfise do fêmur[129] (ver Fig. 18-12).

Vasto intermédio. Origina-se na parte proximal do fêmur (ver Fig. 18-12), e sua linha de ação está diretamente alinhada com o fêmur.

Vasto lateral. (Fig. 18-6) É composto de duas partes funcionais: o VL e o vasto lateral oblíquo (VLO)[128] (ver Fig. 18-12). O primeiro possui uma linha de tração de cerca de 12 a 15° com o eixo longo do fêmur no plano frontal, enquanto o segundo tem tração de 38 a 48°[129] (ver Fig. 18-12).

Vasto medial. (Fig. 18-6) Apresenta duas partes funcionais anatomicamente distintas:[128] o vasto medial oblíquo (VMO) e o vasto medial próprio, ou longo (VML).[130]

Vasto medial oblíquo. O VMO surge do tendão do adutor magno.[131] Se for normal, seu local de inserção é a borda medial da patela, em torno de um terço à metade do caminho para o polo proximal. Se permanecer junto ao polo proximal da patela e não a atingir, existe o aumento potencial para o alinhamento imperfeito.[11]

O vetor do VMO é medialmente direcionado, formando um ângulo de 50 a 55° com o eixo mecânico da perna.[128,131-133] O VMO é menos ativo na posição totalmente estendida,[134-136] e desempenha um pequeno papel na extensão do joelho, atuando no realinhamento da patela medialmente durante a manobra de extensão. Ele é ativo nessa função durante toda a amplitude da extensão.

De acordo com Fox,[137] o vasto medial é o mais fraco do grupo do quadríceps e parece ser o primeiro músculo do grupo a atrofiar e o último a se reabilitar.[138] A razão VMO/VL normal da atividade eletromiográfica na extensão do joelho de pé de 30 a 0° é de 1:1,[139] mas em pacientes que têm dor patelofemoral, a atividade no VMO diminui de forma significativa; em vez de ser tonicamente ativo, ele se torna fásico na ação.[140] A presença de edema também inibe esse músculo, o que requer quase metade do volume de efusão para inibi-lo em relação ao necessário para o reto femoral e os músculos VL.[141]

O VMO tende a ser inervado de forma independente das demais partes do quadríceps por um ramo separado do nervo femoral.[128]

Vasto medial longo. O vasto medial longo (VML) origina-se da região medial do fêmur superior e insere-se anteriormente no tendão do quadríceps, conferindo-lhe uma linha de ação de cerca de 15 a 17° do eixo longo do fêmur no plano frontal.[129]

Como o grupo do quadríceps está anatomicamente alinhado com a diáfise do fêmur e não com o eixo mecânico da extremidade inferior, uma força lateral dinâmica é aplicada à patela durante a extensão do joelho.[142]

Isquiotibiais

Como grupo, os isquiotibiais funcionam primariamente para estender o quadril e flexionar o joelho. São supridos pelos ramos do nervo isquiático.

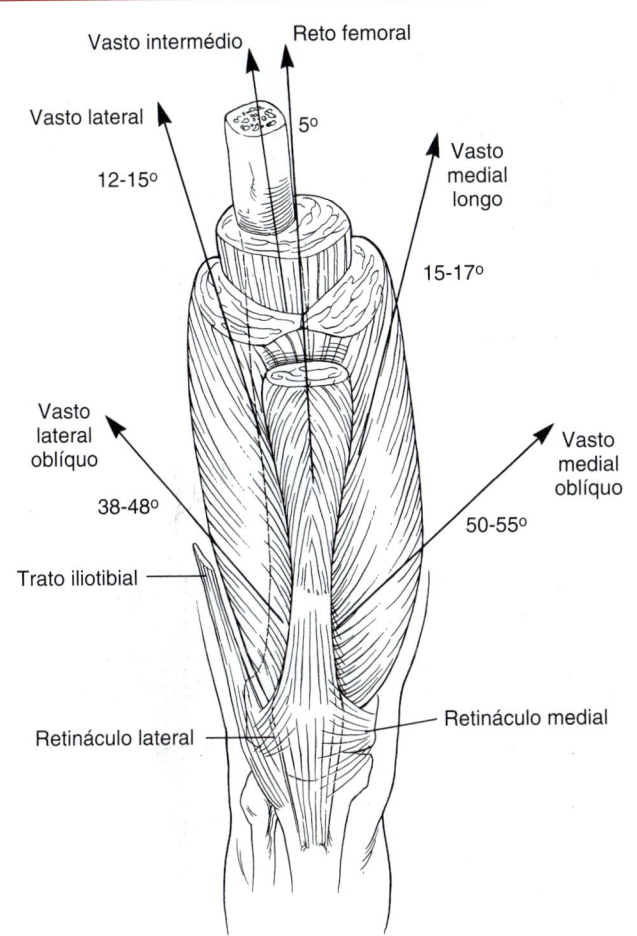

FIGURA 18-12 Quadríceps. (Reproduzida, com permissão, de Zachazewski JE, Magee DJ, Quillen WS: *Athletic Injuries and Rehabilitation*. Philadelphia, PA: WB Saunders, 1996:697.)

Semimembranáceo. Esse músculo (Fig. 18-13) origina-se da faceta lateral do túber isquiático e recebe parte do ramo isquiático. Ele insere-se sobre a região póstero-medial do côndilo medial da tíbia e tem uma expansão importante que reforça a borda póstero-medial da cápsula do joelho. O semimembranáceo puxa o menisco em direção posterior e gira internamente a tíbia sobre o fêmur, durante a flexão do joelho, embora sua função primária seja a de estender o quadril e flexionar o joelho.

Semitendíneo. (ver Fig. 18-13) Origina-se da porção superior do túber isquiático via um tendão partilhado com a cabeça longa do bíceps femoral. Ele se estende distalmente, tornando-se um cordão sobre cerca de dois terços do caminho para a coxa póstero-medial. Passando sobre o LCM, insere-se na superfície medial da tíbia e na fáscia profunda da perna inferior, distal à inserção do grácil e posterior à inserção do sartório. Essas três estruturas, em conjunto, são chamadas de *pata-de-ganso* ("pé anserino") nesse ponto. Como o semimembranáceo, o semitendíneo funciona para estender o quadril, flexionar o joelho e girar internamente a tíbia.

Bíceps femoral. O bíceps femoral (ver Fig. 18-13) é um músculo de duas cabeças. A mais longa origina-se a partir da faceta ínfero--medial do túber isquiático, e a mais curta, do lábio lateral da linha áspera do fêmur. O músculo insere-se sobre o côndilo lateral da tíbia e a cabeça da fíbula. O bíceps femoral funciona estendendo o quadril, flexionando o joelho e girando externamente a tíbia. A camada superficial do tendão comum foi identificada como responsável pela promoção de uma força principal, criando rotação tibial externa e controlando a rotação interna do fêmur.[143] A tração do bíceps sobre a tíbia retrai a cápsula articular e traciona o trato iliotibial posteriormente, mantendo-o tenso durante toda a flexão.

Gastrocnêmio

O gastrocnêmio origina-se acima do joelho com duas cabeças, cada uma delas inserida em um côndilo do fêmur e na cápsula articular (Fig. 18-14). Mais ou menos no meio do trajeto, descendo a perna, os músculos gastrocnêmios unem-se para formar uma aponeurose. Quando esta se contrai de forma progressiva, incorpora o tendão do sóleo, um músculo amplo e liso profundo ao gastrocnêmio. A aponeurose e o tendão do sóleo terminam em um tendão liso, chamado de *tendão do calcâneo*, que tem inserção na região posterior do calcâneo. As cabeças do gastrocnêmio e do sóleo são coletivamente conhecidas como *tríceps sural* (ver Cap. 19).

Embora a função primária do complexo gastrocnêmio-sóleo seja realizar flexão plantar no tornozelo e supinar a articulação subtalar, o gastrocnêmio também flexiona ou estende o joelho, dependendo de se a extremidade inferior está ou não sustentando peso. Kendall e colaboradores[144] propuseram que a fraqueza desse músculo pode causar hiperextensão do joelho. Além disso, foi sugerido que ele atua como antagonista do LCA, exercendo tração anteriormente direcionada sobre a tíbia durante toda a amplitude de movimento de flexão-extensão do joelho, em particular quando o joelho está próximo da extensão.[145,146]

Poplíteo

O poplíteo origina-se do côndilo lateral do fêmur próximo do LCL (Fig. 18-15). Esse músculo tem várias inserções, incluindo a região lateral do côndilo lateral do fêmur, a região póstero-medial da cabeça da fíbula e o corno posterior do menisco lateral.[147] A base mais larga desse músculo triangular insere-se de forma oblíqua para dentro da parte póstero-superior da tíbia, acima da linha do sóleo. Ele possui várias funções importantes, incluindo o reforço do terço posterior do ligamento capsular lateral[58] e o destravamento do joelho durante a flexão da sua extensão terminal. Essa última tarefa é executada ao rodar internamente a tíbia sobre o fêmur (um bom exemplo de músculo arqueado), impedindo o impacto do corno posterior do menisco lateral ao arrastá-lo posteriormente e, com o LCP, impedindo o deslizamento posterior da tíbia.[58,148-150] Como as lesões na articulação do joelho muitas vezes envolvem algum componente de rotação no plano transverso e o músculo poplíteo foi descrito como um estabilizador importante, principal, dinâmico, rotatório, de plano transverso da articulação do joelho, a compreensão de sua função em relação às outras estruturas póstero-laterais da articulação do joelho é importante.[151] Inserido ao tendão poplíteo está o ligamento popliteofibular, que constitui uma forte inserção entre o tendão poplíteo e a fíbula. Esse ligamento adiciona estabilidade póstero--lateral.[152-155] Uma porção medial do poplíteo penetra a articulação, tornando-se intracapsular com o menisco lateral. Essa parte do tendão é sensível à dor, e as lesões nesse local podem, muitas vezes, imitar uma lesão meniscal sobre a região lateral da linha

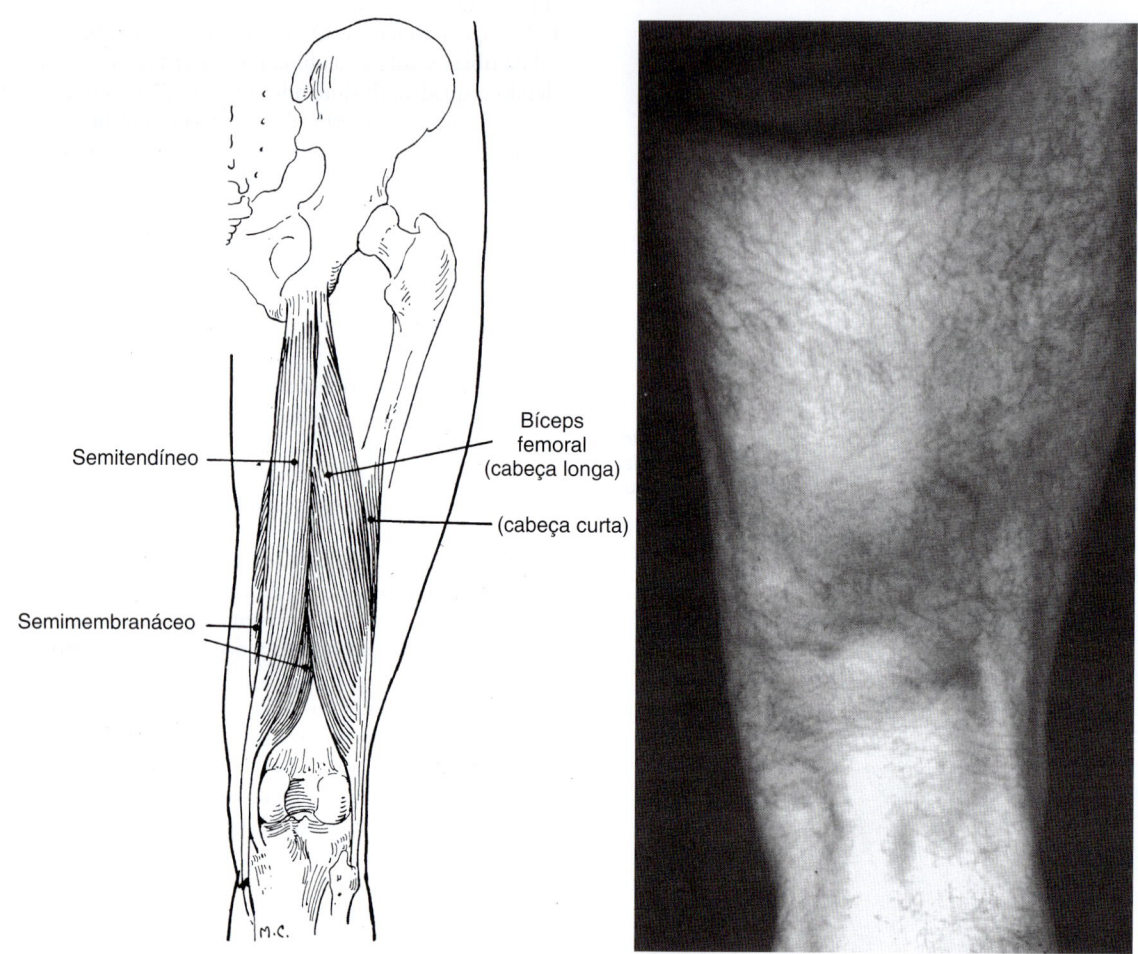

FIGURA 18-13 Músculos isquiotibiais. (Reproduzida, com permissão, de Luttgens K, Hamilton K: *Kinesiology: Scientific Basis of Human Motion*. New York: McGraw-Hill, 2002:191.)

articular.[64] A diferenciação entre essas duas condições é elucidada com a reprodução da dor durante a flexão resistida em posição estendida e externamente rodada da tíbia se o poplíteo estiver envolvido.

Adutores do quadril

Embora alguns dos adutores do quadril desempenhem um papel indireto na estabilidade medial do joelho (Tab. 18-5), são, em essência, movedores do quadril, e assim são descritos no Capítulo 17. A exceção é o músculo grácil de duas articulações que, além de aduzir e flexionar o quadril, ajuda na flexão do joelho e na rotação interna da parte inferior da perna. O grácil é o terceiro membro do grupo pata-de-ganso.

Tensor da fáscia lata

O tensor da fáscia lata (TFL) surge do lábio externo da crista ilíaca e da superfície lateral da espinha ilíaca ântero-superior (EIAS). Sobre a superfície lateral achatada da coxa, a fáscia lata encorpa-se para formar uma banda forte, o trato iliotibial.[16] Quando o quadril está flexionado, o TFL é anterior ao trocanter maior e ajuda a manter o quadril em flexão. Quando ele é estendido, o TFL move-se posteriormente sobre o trocanter maior para ajudar no movimento. Esse músculo é também um extensor fraco do joelho, mas apenas quando este já se encontra estendido. O músculo é suprido pelo nervo glúteo superior, L4 a L5.

Trato (banda) iliotibial

O trato, ou banda, iliotibial começa como uma grande cobertura das regiões superior e lateral da pelve e da coxa em continuidade com a fáscia lata (Fig. 18-16). Ele se insere distal e lateral à patela no tubérculo de Gerdy no côndilo lateral da tíbia. Anteriormente, insere-se na borda lateral do tensão da patela. Na parte posterior, está inserido no tendão do bíceps femoral. Lateralmente, associa-se a uma expansão aponeurótica do VL.[156] (ver Cap. 17).

Da mesma forma que o tendão da patela, o trato iliotibial pode ser visualizado como um ligamento ou um tendão. Sua localização adjacente ao centro de rotação do joelho permite que ele funcione como um estabilizador ântero-lateral do joelho no plano frontal[157] e como flexor e extensor do mesmo.[129,158] Durante a posição de pé estática, sua função primária é manter a extensão do quadril e do joelho, dando aos músculos da coxa uma oportunidade de repousar. Durante a caminhada ou a corrida, o trato iliotibial ajuda a manter a flexão do quadril e é o suporte principal para o joelho agachar-se da extensão total até 30° de flexão. Na flexão do joelho acima de 30°, o

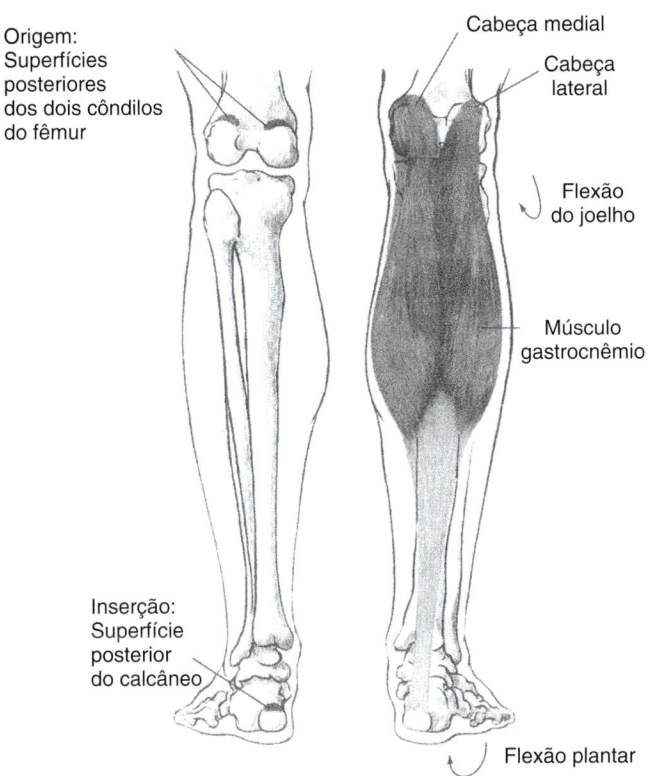

FIGURA 18-14 Gastrocnêmio. (Reproduzida, com permissão, de Floyd RT, Thompson CW: *Manual of Structural Kinesiology,* 14th edn. New York: McGraw-Hill, 2001:168.)

trato iliotibial torna-se um flexor fraco do joelho, bem como um rotador externo da tíbia.

Principais nervos e vasos sanguíneos

A estrutura posterior da articulação do joelho é um complexo de nervos e vasos sanguíneos. O suprimento sanguíneo para essa área vem das artérias femoral, poplítea e genicular.[16]

Nervo femoral
O curso e a distribuição do nervo femoral são descritos no Capítulo 2.

Nervo safeno. O nervo safeno é o maior ramo cutâneo do nervo femoral (L2-4). Ele deixa o canal subsartorial a cerca de 8 a 10 cm acima do côndilo medial do joelho e divide-se em ramos para a região medial do joelho. Sua compressão durante esse curso pode resultar de trauma direto, joelho valgo ou instabilidade do joelho, levando a neurite safena.

Nervo isquiático
O nervo isquiático (ver Cap. 2) fornece ramos motores para os isquiotibiais e todos os músculos abaixo do joelho.[159] Dele depende, também, a inervação sensorial para a coxa posterior e toda a perna e o pé abaixo do joelho (exceto a região medial, que é inervada pelo nervo safeno).[159] As divisões tibial e fibular do nervo isquiático suprem a região posterior do joelho. O nervo fibular comum é formado pelas quatro divisões posteriores (L4, L5 e S1, S2) do plexo sacral e o nervo tibial é formado por todas as cinco divisões anteriores (L4, L5 e S1-S3).

Nervo fibular comum. Este é um componente do nervo isquiático até a parte superior do espaço poplíteo. No ápice da fossa poplítea, o fibular comum inicia seu curso independente, descendo junto à borda posterior do bíceps femoral, antes de estender-se diagonalmente sobre o dorso da articulação do joelho para a porção externa superior da perna próximo à cabeça da fíbula.[16] Ramos sensoriais são produzidos no espaço poplíteo. Estes incluem os ramos articulares superior e inferior da articulação do joelho e o nervo cutâneo sural lateral.[16] Esse nervo junta-se ao nervo calcâneo medial (do nervo tibial) para formar o nervo sural, suprindo a pele na região dorsal inferior da perna, o maléolo externo e a porção lateral do pé e o quinto dedo.[16]

O nervo fibular comum curva-se em torno da região lateral da fíbula em direção à região anterior do osso, antes de passar profundamente pelas duas cabeças do músculo fibular longo, quando se divide em três ramos terminais: o articular recorrente e os nervos fibular superficial e profundo. O primeiro acompanha a artéria recorrente tibial anterior, suprindo ramos para as articulações tibiofibular e do joelho e um ramo do músculo tibial anterior.

Nervo tibial. Esse nervo é o mais largo dos dois ramos do nervo isquiático. Ele começa seu próprio curso na parte superior do espaço poplíteo e desce verticalmente por esse espaço, passando entre as cabeças do músculo gastrocnêmio para o dorso da perna e para a região póstero-medial do tornozelo, onde seus ramos terminais suprem o pé e o tornozelo (ver Cap. 19).

O nervo tibial supre os músculos gastrocnêmio, plantar, sóleo, poplíteo, tibial posterior, flexor longo dos dedos e flexor longo do hálux. Os ramos articulares passam pelas articulações do joelho e do tornozelo.

Biomecânica

Articulação tibiofemoral

A articulação tibiofemoral, ou articulação do joelho, é do tipo ginglimoide, ou gínglima modificada, que apresenta seis graus de liberdade. A configuração óssea do complexo da articulação do joelho é geometricamente incongruente e gera pouca estabilidade inerente à articulação. Sua estabilidade é, portanto, dependente das restrições estáticas da cápsula articular, dos ligamentos e dos meniscos e das restrições dinâmicas do quadríceps, dos isquiotibiais e do gastrocnêmio.[35,160] Como os ligamentos partilham as funções de carregamento de carga tênsil com as unidades musculotendíneas, essas estruturas podem ser consideradas um complemento às funções uma da outra de forma direta.[35]

Os movimentos que ocorrem sobre o joelho consistem de flexão e extensão, acoplados com outros movimentos, como varo e valgo e rotação externa e interna. Isso porque o eixo longitudinal do joelho não é perpendicular ao plano sagital, mas está situado junto à linha que insere as origens dos ligamentos colaterais nos epicôndilos medial e lateral do fêmur.[12,161]

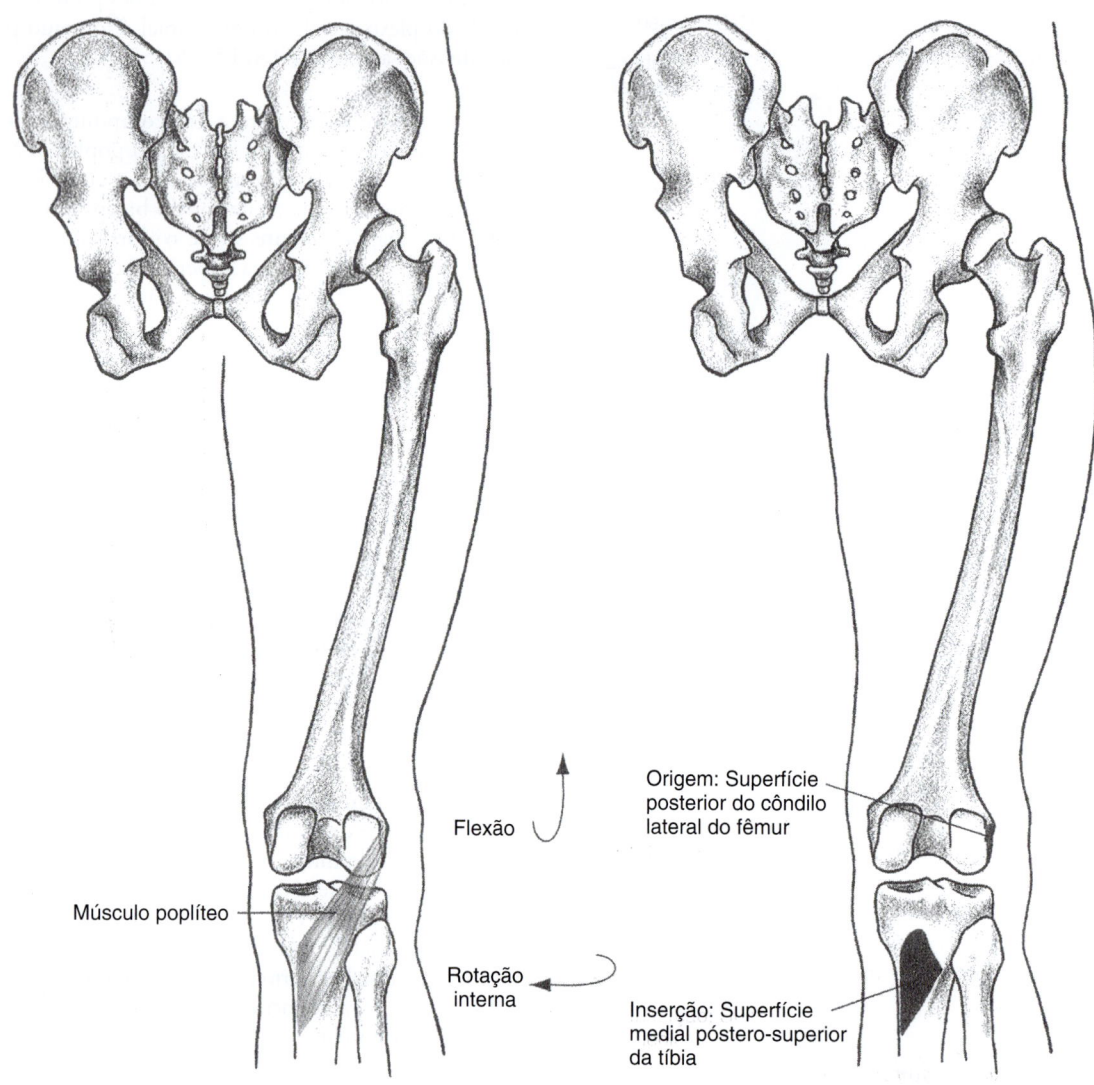

FIGURA 18-15 Músculo poplíteo. (Reproduzida, com permissão, de Floyd RT, Thompson CW: *Manual of Structural Kinesiology*, 14th edn. New York: McGraw-Hill, 2001:155.)

Todos os movimentos sobre a articulação tibiofemoral consistem de rolamento, deslizamento e rotação entre os côndilos do fêmur e os platôs tibiais (Fig. 18-17). Esses movimentos ocorrem quase ao mesmo tempo, ainda que em direções diferentes, e servem para manter a congruência articular.[5,162]

▶ A flexão e a extensão ocorrem com uma translação médio-lateral em torno do eixo médio-lateral. Na posição de pé relaxada, com o joelho reto ou levemente flexionado, a força do vetor é atrás do joelho, de modo que há uma tendência para a flexão posterior do mesmo, a menos que o quadríceps se contraia.[102]

▶ Uma angulação varo-valga ocorre com a translação ântero-posterior em torno do eixo ântero-posterior.

▶ A rotação externa e interna da articulação ocorre com a translação súpero-inferior no eixo súpero-inferior e no plano transversal. A amplitude de movimento (ADM) disponível na rotação depende da posição do joelho em flexão-extensão.[163]

A quantidade de rotação aumenta de forma progressiva, de nenhuma rotação na extensão terminal para 70° de rotação (40° de rotação externa e 30° de rotação interna) disponível a 90° de flexão. A quantidade de rotação disponível diminui quando a flexão posterior ocorre.[5,103]

Durante os primeiros 30° de flexão do joelho, o LCL fornece a maior contribuição para resistir ao varo tibial e o CMTP fornece a maior contribuição para resistir à rotação externa tibial e translação posterior.[151,164] Para a flexão ser iniciada a partir de uma posição de extensão total, a articulação do joelho deve primeiro ser "destravada". Como mencionado, o "serviço de serralheiro" é fornecido pelo músculo poplíteo, que atua para rodar internamente a tíbia em relação ao fêmur, possibilitando a flexão.[88]

Durante a flexão do joelho, o fêmur rola posterior e desliza anteriormente, com o movimento oposto ocorrendo na extensão. Essa disposição assemelha-se a uma roda gêmea rolando sobre um trilho central. Entre 120 e 160° de flexão do joelho estão

TABELA 18-5 Adutores do quadril envolvidos na estabilidade do joelho

Músculo	Inserção proximal	Inserção distal	Inervação
Adutor longo	Crista e sínfise púbica	Por uma aponeurose ao terço médio da linha áspera do fêmur	Nervo obturatório, L3
Adutor magno	Ramo inferior do púbis, ramo do ísquio e região ínfero-lateral do túber isquiático	Por uma aponeurose à linha áspera e pelo tubérculo do adutor do fêmur	Nervo obturatório e porção tibial do nervo isquiático, L2-4
Grácil	Aponeurose fina das margens mediais da metade inferior do corpo do púbis, o todo do ramo inferior e parte de união do ramo do ísquio	Parte superior e superfície medial da tíbia, abaixo do côndilo da tíbia e proximal ao tendão do semitendíneo	Nervo obturatório, L2

disponíveis, dependendo da posição do quadril e da circunferência dos tecidos moles em torno da perna e da coxa.

Nos últimos 30 a 5° de extensão do joelho com sustentação de peso, o côndilo lateral do fêmur, junto com o menisco lateral, torna-se congruente, realizando o eixo de movimento mais lateralmente. O deslizamento tibial torna-se agora muito maior no lado medial, que produz rotação interna do fêmur, e os ligamentos, intrínseco e extrínseco, começam a apertar-se próximo à extensão terminal. Nesse ponto, os cruzados se cruzam e são enrijecidos.

Nos últimos 5° de extensão, a rotação é o único movimento que acompanha a extensão. Essa rotação é referida como o mecanismo de "trava interna", sendo um movimento característico do joelho normal, no qual a tíbia roda externa e o fêmur, internamente quando o joelho aproxima-se da extensão (Fig. 18-18). Esse movimento é referido como função complexa da geometria de superfície, tensão nas estruturas ligamentares e ação dos músculos,[165,166] e foi descrito *in vivo*[167-170] e *in vitro*.[171,172]

Em geral, de 0 a 15° de hiperextensão estão disponíveis no joelho.[173] Durante a mesma, o fêmur não continua a rolar anteriormente, mas, ao contrário, inclina-se anteriormente. Isso cria compressão anterior entre ele e a tíbia.[144] No joelho normal, o contato ósseo não limita a hiperextensão, como faz no cotovelo. Em vez disso, a hiperextensão é realizada pelas estruturas do tecido mole. Quando o joelho hiperestende-se, o eixo da coxa estende-se oblíqua, inferior e posteriormente, o que tende a colocar a força de reação ao solo anterior ao joelho. Nessa posição, as estruturas posteriores são colocadas em tensão, o que ajuda a estabilizar a articulação, evitando a necessidade de atividade muscular do quadríceps.[148]

> ### Curiosidade Clínica
> A transição da não sustentação para a sustentação de peso, supostamente, produz um aumento triplo da translação anterior da tíbia em relação ao fêmur no joelho com deficiência no LCA, comparado com o contralateral normal.[174]

O padrão capsular normal da articulação do joelho é a limitação significativa da flexão e a limitação leve da extensão. A razão da flexão para a extensão é de cerca de 1:10; assim, 5° de extensão limitada corresponde de 45 a 60° de limitação da flexão. As causas do padrão capsular no joelho são as mesmas de qualquer outra articulação. Estas incluem artrite traumática, artrite reumatoide e reativa, osteoartrite, artrite monarticular e sensível a esteroides, sinovite cristal ou gota, hemartrose e artrite séptica.

Articulação patelofemoral

A patela é um componente passivo do mecanismo extensor do joelho, no qual as relações estáticas e dinâmicas da tíbia e do fêmur subjacente determinam o padrão do trajeto patelar. Quan-

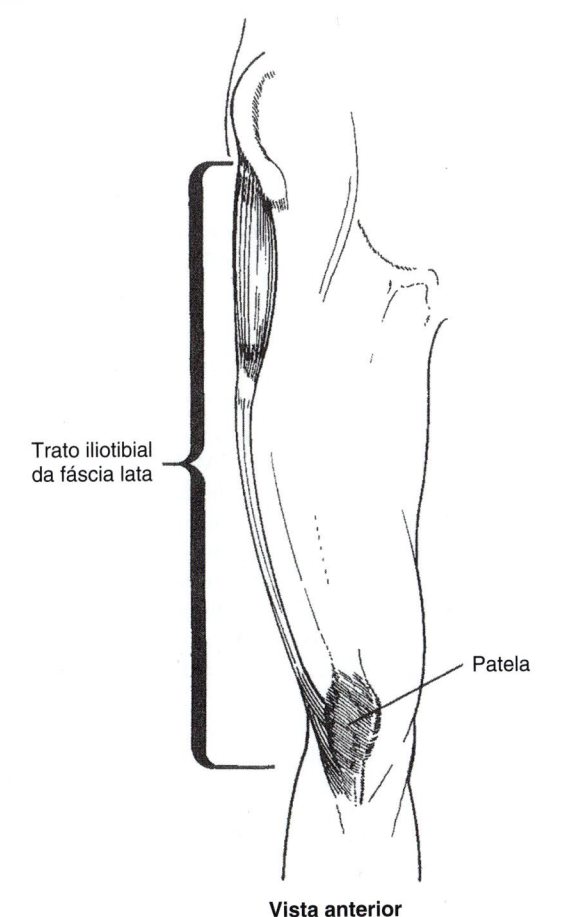

FIGURA 18-16 Trato iliotibial. (Reproduzida, com permissão, de Hall SJ: *Basic Biomechanics*, 3rd edn. New York: McGraw-Hill, 1999: Fig. 5-7.)

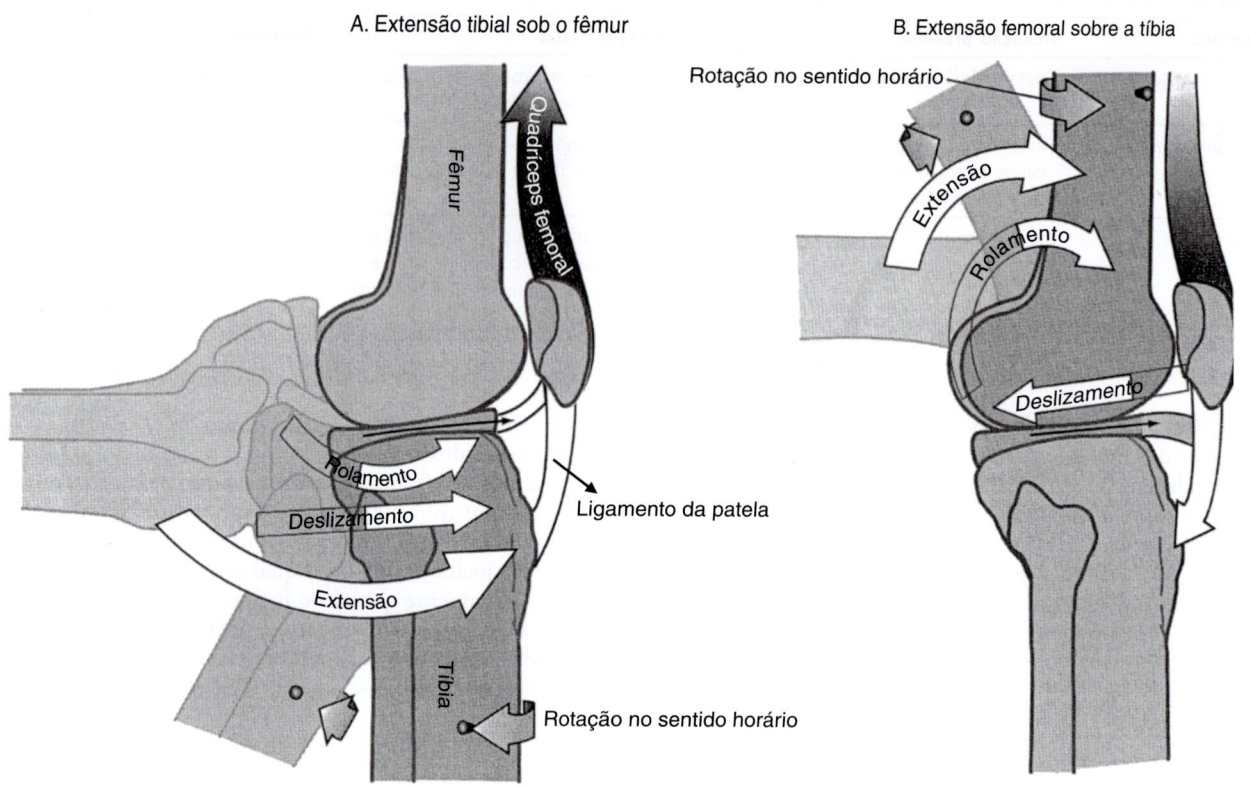

FIGURA 18-17 Artrocinemática ativa de extensão do joelho. (Reproduzida, com permissão, de Neumann DA: *Kinesiology of the Musculoskeletal System*. St. Louis, MO: Mosby, 2002.)

do o joelho flexiona, as forças de compressão entre a patela e o fêmur aumentam (ver seção "Força de reação da articulação patelofemoral") à medida que a área de superfície de contato aumenta, na tentativa de normalizar a carga de unidade de estresse de contato. Ainda que a área de superfície aumente com a flexão do joelho, ela não consegue suportar essas forças de reação articular aumentadas. Para ajudar no controle das forças em torno da articulação patelofemoral, existe uma série de restrições estáticas e dinâmicas. As restrições estáticas incluem:

▶ *Retináculo medial.* Embora não tão significativo quanto sua parte contralateral, o retináculo medial é a restrição estática primária ao deslocamento patelar lateral a 20° de flexão do joelho, contribuindo com 60% da força de restrição total.[175]

▶ *Configuração óssea da tróclea.* A articulação patelofemoral é intrinsecamente instável, pois o tubérculo tibial situa-se lateral ao eixo longo do fêmur e do músculo quadríceps e a patela está, portanto, sujeita à força lateralmente direcionada.[176] Se ela falha ao engatar-se com segurança no sulco patelar no início da flexão, desliza lateralmente e, à medida que a flexão prossegue, pode deslocar-se por completo ou deslizar de volta medialmente para sua posição correta.[176] As causas do comprometimento insuficiente incluem:

- Patela anormalmente alta.
- Displasia patelar.
- Sulco patelar insuficientemente desenvolvido (tróclea).

▶ *Ligamento patelomeniscal medial e retináculo lateral.* Essas estruturas contribuem com 13 e 10% da restrição à translação da patela, respectivamente.

▶ *Restrições passivas.* As restrições passivas à translação da patela são fornecidas pelas estruturas que formam o retináculo lateral superficial e profundo.

As restrições dinâmicas primárias ao movimento patelar são os músculos quadríceps, em particular o VMO. A atividade deste aumenta à proporção que o torque em volta do joelho aumenta, e ele fornece a única estabilidade medial dinâmica para a patela.[136,141] Contudo, o vetor muscular do VMO é mais vertical do que o normal quando o desalinhamento patelar está presente, tornando-o menos efetivo como estabilizador dinâmico.[177,178] A sincronização das contrações desse músculo relativas às dos demais, em especial o VL, parece também essencial e foi considerada anormal com o desalinhamento patelar.[128,179-182]

As deficiências na sincronização da atividade muscular foram identificadas em outras condições musculoesqueléticas, como a dor na região lombar, na qual a atividade eletromiográfica (EMG) do abdome transverso foi referida como atrasada, em comparação a um grupo-controle[181,183] (ver Cap. 26).

Um estudo feito por Cowan e colaboradores,[181] que descobriu que, na média, o início da atividade EMG do VL ocorreu antes da do VMO em indivíduos com síndrome de dor patelofemoral, parece conferir suporte a essa teoria. Assim, acredita-se que o treinamento específico do VMO melhora o trajeto patelar.[181]

Ângulo do quadríceps

O ângulo do quadríceps (Q) pode ser descrito como aquele formado pela bissecção de duas linhas: uma desenhada da EIAS ao centro da patela, e a outra desenhada do centro da patela ao tubérculo tibial[184] (Fig. 18-19). O ângulo é uma medida da tendência da patela para mover-se lateralmente quando os músculos do quadríceps estão contraídos.[185,186]

O ângulo Q foi originalmente descrito por Brattström,[187] embora muitos autores já tivessem referido a importância do joelho valgo e sua relação com a instabilidade patelofemoral. Brattström afirmou que esse ângulo era formado pelo vetor resultante da força do quadríceps e do tendão patelar com o joelho em uma posição "estendida não girada".

Diversos valores normais para o ângulo Q foram reportados na literatura.[118,184,188-191] As amplitudes mais citadas são 8 a 14° para homens e 15 a 17° para mulheres. É possível que a discrepância entre os sexos resulte da pelve mais ampla da mulher, embora isso ainda deva ser provado. Na verdade, não está claro ainda, na média, que as mulheres possuem um ângulo muito maior.[189,192] Ângulos de mais de 20° são considerados anormais (Fig. 18-19) e são indicativos do deslocamento potencial da patela.[193-195]

O ângulo Q pode variar de modo significativo com o grau da pronação e supinação do pé, e quando comparado com as medidas feitas na posição supina.[191,196] O que confunde essa medida é que esse ângulo é maior em pacientes com tuberosidade tibial lateralizada e que pode ser falsamente normal quando a patela está com deslocamento lateral.[11]

A importância do ângulo Q normal foi salientada em um estudo de Huberti e Hayes[196a] que concluiu que, com um ângulo Q fisiológico normal, as distribuições de pressão sobre a patela eram consideravelmente uniformes em cada um dos ângulos de flexão do joelho testados (20, 30, 60, 90 e 120°) entre as facetas medial e lateral. Em comparação, quando o ângulo Q fisiológico foi diminuído em 10°, a pressão de contato patelar aumentou em 53% a 20° de flexão do joelho. Contudo, quando o ângulo de flexão do joelho aumentou além de 20°, a pressão de contato realmente diminuiu, com o valor mais baixo em 90°.[196a]

Embora essa medida tenha sido usada para avaliar e tratar patologias da articulação patelofemoral, poucos estudos examinaram sua confiabilidade. Greene e colaboradores[197] avaliaram a confiabilidade interavaliador e intra-avaliador da medida do ângulo Q comparando medições do ângulo clinicamente derivadas com medições radiograficamente derivadas. A análise de confiabilidade foi realizada usando coeficientes de correlação intraclasse (CCIs). Para medições interavaliador, os CCIs variaram de 0,17 a 0,29 para as quatro variáveis avaliadas (direita e esquerda, extensão e flexão). Para medições intra-avaliador, variaram de 0,14 a 0,37. O CCI médio entre medições derivadas clínica e radiograficamente variou de 0,13 a 0,32, que demonstra confiabilidade insuficiente interavaliador e intra-avaliador de medida do ângulo Q e correlação insuficiente entre ângulos Q derivados clínica e radiograficamente.

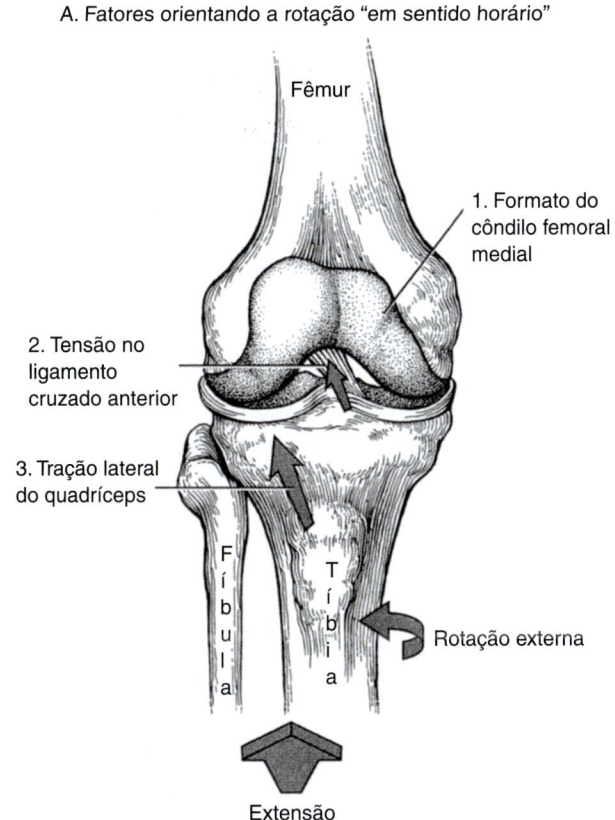

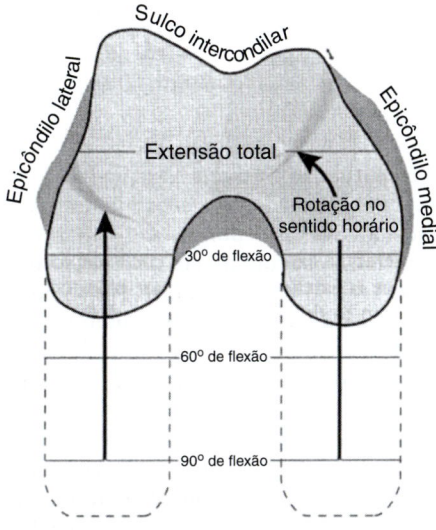

FIGURA 18-18 Mecanismo de travamento "no sentido horário". (Reproduzida, com permissão, de Neumann DA: *Kinesiology of the Musculoskeletal System*. St. Louis, MO: Mosby, 2002.)

Curiosidade Clínica

Embora o ângulo Q aumentado esteja tradicionalmente associado a joelhos valgos, alguns dos ângulos mais altos são encontrados em pacientes com a combinação de joelho varo e torção tibial proximal.[186,198]

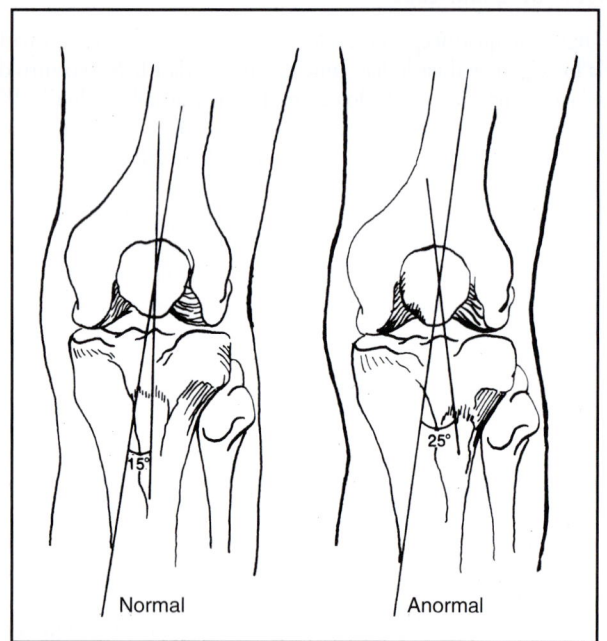

FIGURA 18-19 Ângulo Q. (Reproduzida, com permissão, de Simon RR, Koenigsknecht SJ: *Emergency Orthopedics: The extremities,* 4th edn. New York: McGraw-Hill, 2001:469.)

TABELA 18-6 Contato entre a patela e o fêmur durante a amplitude de flexão do joelho

Amplitude de flexão do joelho (graus)	Contato da faceta
0	Sem contato
15-20	Polo inferior
45	Polo médio
90	Todas as facetas
Flexão total (135)	Faceta ímpar e região lateral

Dados de Goodfellow JW, Hungerford DS, Woods C: Patellofemoral joint mechanics and pathology: I and II. *J Bone Joint Surg* 58B:287-299. 1976; Aglietti P, Insall JN, Walker PS, et al.: A new patella prosthesis. *Clin Orthop* 107:175-187, 1975.

O ângulo A é uma outra medida usada para avaliar e tratar patologia da articulação patelofemoral e usada também como medida quantitativa de realinhamento patelar. Esse ângulo é definido como a relação entre o eixo longitudinal patelar e o tendão da patela, ou a orientação da patela ao tubérculo tibial. O ângulo é criado desenhando-se linhas imaginárias através da patela longitudinalmente e a partir da tuberosidade tibial até o ápice do polo inferior da patela. Um ângulo A maior de 35° é, muitas vezes, citado como uma causa de patomecânica patelar. Ehrat e colaboradores[199] realizaram um estudo para determinar a confiabilidade intra-avaliador e interavaliador para essa medida. Os resultados do estudo indicaram que o ângulo A não era reproduzível e que estudos adicionais são necessários antes que ele possa ser usado como ferramenta de avaliação confiável para posição patelar.

Contato e carga patela-fêmur

Considerando os frequentes problemas associados à articulação patelofemoral, é notável que, por grande parte do tempo, as superfícies articulares dessa estrutura não estão sequer em contato.[200] Na verdade, não há contato ósseo com o fêmur em extensão total do joelho, ou quando se está de pé ou caminhando em uma superfície nivelada (Tab. 18-6).[11,201,202]

A quantidade de contato entre a patela e o fêmur parece variar de acordo com uma série de fatores, incluindo (1) o ângulo da flexão do joelho, (2) a localização do contato, (3) a superfície da área de contato e (4) a força de reação da articulação patelofemoral (FRAP).[200] Cada um desses fatores é discutido separadamente.

Ângulo de flexão do joelho. Quando a flexão prossegue, o vetor do quadríceps torna-se mais perpendicular, e a força sobre a patela aumenta de forma gradual (Fig. 18-20).[203] Essa força crescente é um pouco dissipada pelo aumento do contato patelofemoral com a flexão crescente (ver discussão posterior).[138] Contudo, como a força aumenta mais rápido do que a área da superfície, o estresse na patela aumenta de forma acentuada com a flexão.[201] Qualquer desequilíbrio entre os músculos quadríceps lateral e medial pode afetar o alinhamento patelar e a distribuição da pressão nos ângulos de flexão inferior de menos de 60°.[200] Isso pode produzir uma rotação da patela no plano coronal.[204] Em ângulos de flexão mais altos, os desequilíbrios são capazes de produzir uma inclinação da patela no plano sagital.[204]

Localização do contato. Em condições normais, quando o joelho flexiona de 10 a 90°, a área de contato desloca-se gradualmente do polo distal para o proximal da patela.[202,205-207] Na extensão total, esta não está em contato com o fêmur, mas repousa sobre o coxim gorduroso supratroclear.[204] Da extensão total para 10° de flexão, a tíbia roda internamente, permitindo que a patela mova-se dentro da tróclea.[200] Isso coloca o terço distal patelar em contato com o fêmur. Com 10 a 20° de flexão, a patela faz contato com a superfície lateral desse osso na superfície patelar inferior.[202,208] As superfícies médias da região inferior patelar entram em contato com o fêmur por volta de 30 a 60° de flexão, ponto no qual a patela está bem assentada no sulco.[202,208] Se o joelho continua a flexionar a 90°, a patela move-se lateralmente e sua área de contato move-se proximalmente.[200] A 90° de flexão, toda a superfície articular da patela (com exceção da faceta estranha) está em contato com o fêmur.[202,208] Além de 90°, a patela desloca-se para a incisura intercondilar. Nesse ponto, as superfícies medial e lateral da mesma estão em contato com o fêmur, e o tendão do quadríceps articula-se com o sulco patelar do fêmur.[200] A cerca de 120° de flexão do joelho, não há contato entre a patela e o côndilo medial do fêmur.[178,209] A 135° de flexão do joelho, a faceta estranha da patela faz contato com o côndilo.[202,208]

Superfície da área de contato.[205] De 0 a 60° de flexão, a magnitude da área de contato patelofemoral aumenta à medida que a flexão prossegue. Alguns autores propuseram que a área de contato quadruplica quando o joelho flexiona de 10 a 60°.[77,182] De 0 a 30° de flexão, a borda medial da patela situa-se lateral ao centro do sulco patelar.[200] Entre 30 e 60°, ela se move medialmente para tornar-se centrada no sulco. O contato entre o tendão do quadríceps e o fêmur começa a mais de 70° de flexão.[205] Quando o joelho está flexionado além de 90°, a patela inclina-se de modo que sua faceta medial articula-se com o côndilo medial do fêmur.[200] Quando a flexão aproxima-se de 120°, a área de contato

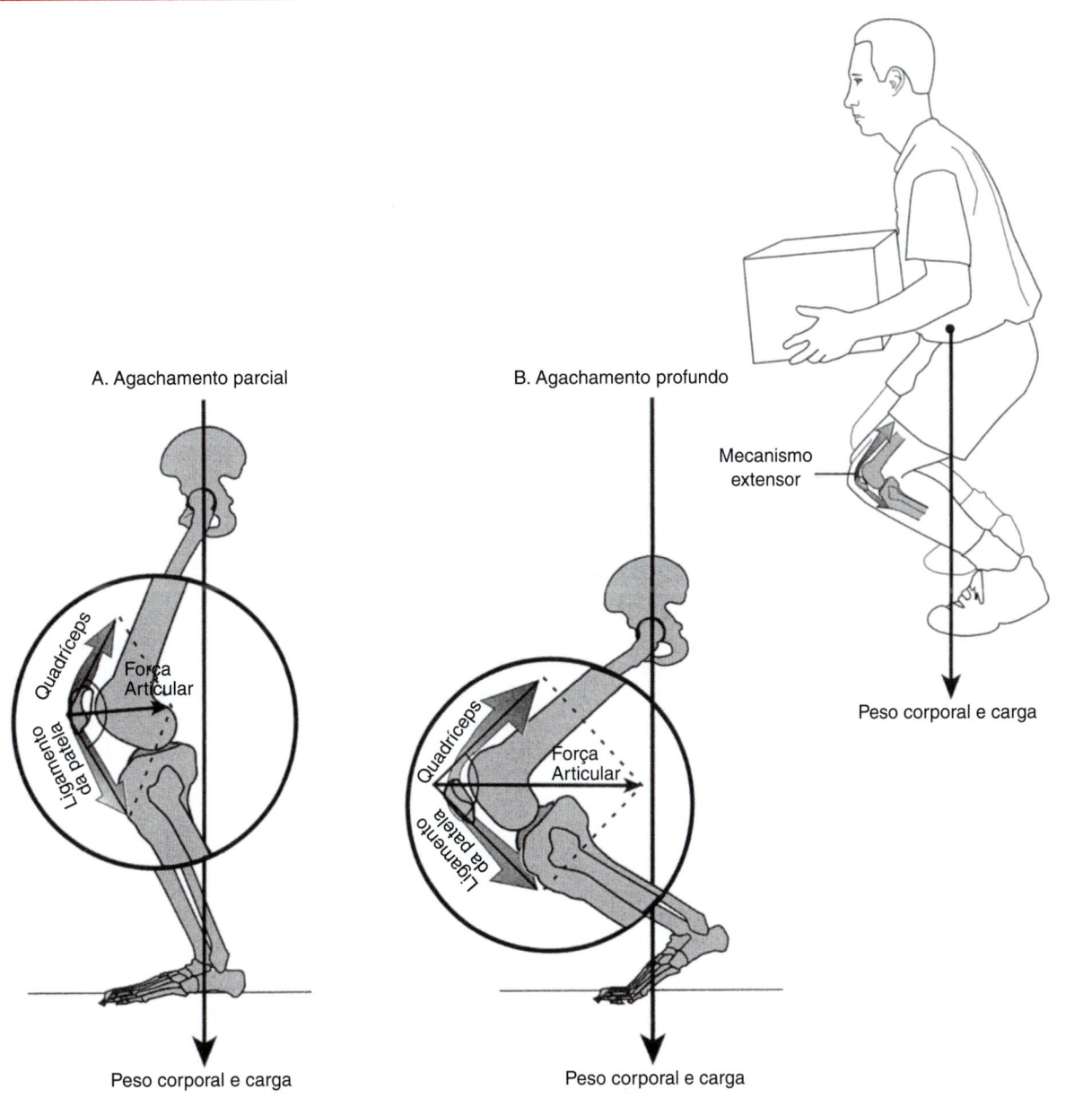

FIGURA 18-20 A relação entre a profundidade da posição de agachamento e a força de compressão dentro da articulação patelofemoral. (Reproduzida, com permissão, de Neumann DA: *Kinesiology of the Musculoskeletal System*. St. Louis, MO: Mosby, 2002.)

move-se para trás, em direção ao centro da patela. Esse é o ponto de área de contato máxima entre a patela e o fêmur.[206]

Força de reação da articulação patelofemoral. A FRAP causa compressão da articulação patelofemoral. Essas forças resultam do aumento na tensão do tendão da patela e do quadríceps e do aumento da acuidade do ângulo Q que ocorre durante a flexão do joelho.[182,207,210,211] A força máxima no músculo quadríceps e no tendão da patela é gerada a 60° de flexão com os valores aproximando-se de 3.000 newtons (N).[207] As forças no tendão da patela são 30% maiores do que no quadríceps a 30° de flexão, enquanto ocorre o inverso a 90 e 120° de flexão.[207] Qualquer desequilíbrio nesse músculo que produza redução na magnitude ou na direção da tensão do VMO pode resultar em deslocamento significativo da patela lateralmente, colocando a FRAP quase totalmente na faceta patelar lateral.[200]

Esse desequilíbrio é observado de forma mais acentuada durante uma carga excêntrica. Por exemplo, em atividades como caminhar, a superfície patelar está sujeita a forças que são uma vez e meia o peso normal do corpo, três vezes o peso normal do corpo para subir escadas, e de 7 a 8 vezes o peso corporal ao agachar-se.[194,206,212-214]

Dadas as forças que são geradas dentro da articulação patelofemoral normal, é fácil constatar que um aumento nessas forças de cisalhamento e de compressão tem o potencial de contribuir para a dor patelofemoral.[184,215,216] Elas são imediatamente acentuadas pela atividade física, podendo levar a mudanças na cartilagem articular e consequente perda da mesma atribuível à pressão excessiva sobre a faceta da patela lateral.[217] Em particular, a região central distal da patela pode sofrer degeneração relacionada ao estresse de cisalhamento anormal e ao contato deficiente no início da flexão do joelho. Esse processo de mudanças pode resultar em dor na cartilagem articular e em irritação do osso subcondral, sinovite e resposta inflamatória dentro do joelho.[217,218]

Estabilidade patelar

Uma vez encaixada, a patela é mantida no lugar enquanto a flexão prossegue por meio de dois mecanismos:

1. *Restrições estáticas.* As restrições estáticas primárias para essa articulação são os retináculos medial e lateral e o contato da patela com a borda lateral do sulco patelar.

    a. A tensão apropriada dentro dos retináculos assegura a localização patelar no sulco. A tensão inapropriada resulta em pressão excessiva sobre as superfícies da articulação patelofemoral lateral (síndrome da pressão patelofemoral lateral) ou subluxação medial da patela a partir de seu sulco.

    b. A tróclea age como um parachoque para a patela. Algumas vezes, esta se encaixa corretamente no início da flexão, mas subluxa-se ou luxa-se enquanto a flexão prossegue.[176] O não encaixamento pode ser o resultado de uma margem troclear lateral defeituosa, um sulco raso incomum ou mau alinhamento (se o joelho valgo excessivo está presente, a força aplicada lateralmente direcionada à patela é maior).

2. *Restrições dinâmicas.* As restrições dinâmicas da articulação patelofemoral são o músculo quadríceps e o mecanismo extensor em geral. A tensão fornecida por esses tecidos moles pode impedir que a patela deslize lateralmente. Contudo, as estruturas laterais tensas demais ou estruturas mediais deficientes podem aumentar a força lateralmente direcionada. Isso pode resultar em má colocação da patela ou em possível subluxação.[137] As estruturas laterais (VL, retináculo lateral e trato iliotibial) podem estar tensas por fibrose do VL[219] ou adaptativamente encurtadas sem nenhuma razão evidente.[176] As estruturas mediais (retináculo medial) podem estar frouxas após lesão no retináculo medial, alongamento após luxações repetidas ou desgaste grave do vasto medial.[176]

Localização patelar

A localização patelar, especificamente a má localização patelar, continua a ser assunto de muitos estudos.[178,182,220-222] No joelho normal, a patela desliza em uma trajetória sinuosa inferior e superiormente durante a flexão e a extensão, respectivamente, cobrindo uma distância de 5 a 7 cm em relação ao fêmur.[223] Uma curva côncava, lateral, em formato de C, é produzida pela patela quando ela se move de 120° de flexão para cerca de 30° de extensão do joelho; a curva lateral produz o seu deslizamento medial gradual no plano frontal e inclinação medial no plano sagital;[182,221] e a extensão adicional do joelho (entre 30 e 0°) produz deslizamento lateral no plano frontal e inclinação lateral no plano sagital.[182,221]

Um mecanismo proposto para a localização patelar anormal é o desequilíbrio na atividade ou tensão das restrições medial e lateral.[180,181,224]

A causa do desequilíbrio tende a ser hipertônus do VL, tensor da fáscia lata ou trato iliotibial excessivamente tenso.[200] Outras articulações dentro da cadeia cinética inferior também podem influenciar a localização da patela.

Atividades de cadeia cinética aberta e fechada

Com relação à cadeia cinética inferior, que inclui a coluna lombar, as articulações pélvicas, o quadril, o joelho, o pé e as articulações do tornozelo, os movimentos que ocorrem durante as atividades podem ser descritos como de cadeia fechada ou aberta.

> **Curiosidade Clínica**
>
> Um movimento de cadeia fechada no complexo da articulação do joelho ocorre quando este se inclina ou se endireita enquanto a extremidade inferior está sustentando peso ou quando o pé está em contato com qualquer superfície firme. Movimentos de cadeia aberta ocorrem quando o joelho inclina-se ou endireita-se quando o pé não está em contato com qualquer superfície.

Como o complexo da articulação do joelho é uma parte integrante da cadeia cinética inferior, o movimento em qualquer membro da cadeia cinética influencia a mecânica da articulação do joelho, necessitando de exame de ambos como parte de uma avaliação pormenorizada. Os exercícios de cadeia cinética precisam ser monitorados de forma cuidadosa para detectar a influência de qualquer movimento anormal que ocorra em uma porção do segmento, sobre as porções remanescentes da cadeia cinética.[225] Por exemplo, a biomecânica normal estabelece que a articulação tibiofemoral estende-se durante a fase de apoio médio à medida que o corpo ultrapassa o pé fixado. A pronação excessiva na magnitude ou na duração evita que a articulação do joelho obtenha a rotação externa da tíbia necessária para a extensão, que, por sua vez, pode afetar a localização da patela.[141,226]

Outro exemplo ocorre durante a fase descendente de um agachamento, que requer flexão simultânea do quadril e do joelho e dorsiflexão do tornozelo. Se o movimento de dorsiflexão for limitado, a pronação da articulação subtalar aumenta para compensar essa carência.[225,226] O aumento da pronação, que está acoplada à rotação interna da extremidade inferior, resulta em aumento no ângulo Q funcional e contribui para a dor patelofemoral.[225]

Se o movimento que é efetivado no complexo do joelho ocorrer como cadeia cinética fechada ou aberta, há implicações para a biomecânica e para as forças compressivas articulares induzidas. Uma quantidade significativa de estudos[41,227-239] examinou a biomecânica do joelho durante as atividades de cadeias aberta e fechada e tentou quantificar e comparar as forças de tensão do ligamento cruzado, as forças compressivas tibiofemorais e a atividade muscular sobre o joelho durante essas atividades.

Movimento de cadeia fechada

Articulação tibiofemoral. Durante a flexão do joelho de cadeia fechada, os côndilos do fêmur rolam para trás e deslizam anteriormente sobre a tíbia. Durante a extensão do joelho de cadeia fechada, eles rolam anteriormente e deslizam para trás. Durante a flexão do joelho de cadeia fechada, quando o fêmur desliza posteriormente, a distância entre as inserções tibial e femoral do LCA aumenta. Como o ligamento não pode alongar-se, ele guia os côndilos do fêmur em direção anterior.[173] Em contraste, durante a extensão em cadeia fechada do joelho, a distância entre as inserções femoral e tibial do LCP aumenta. Como ele não pode estender-se, puxa os côndilos em direção posterior quando o joelho é estendido.[173]

Foi sugerido por alguns estudos que o exercício de cadeia fechada, com o carregamento axial da articulação e forças compressivas articulares resultantes e minimização das forças de cisalhamento exercidas sobre o joelho, pode proteger o enxerto do cruzado anterior durante os exercícios do quadríceps com o uso de contornos da articulação, fornecendo, assim, maior estabilização para o joelho.[240,241] Outros estudos mostraram que ECCFs como o agachamento não protegem, necessariamente, o LCA mais do que os exercícios de flexão de cadeia aberta e extensão (ver Tab. 18-3)[242]. Contudo, aumentar a resistência durante o ECCF não gera aumento significativo nos valores de esforço do LCA, diferente da resistência aumentada com os exercícios de flexão-extensão de cadeia aberta.[242]

Pode parecer que os exercícios de cadeia fechada são apenas benéficos se executados em amplitude restrita, com alguns estudos demonstrando que, se forem feitos em mais do que 30° de flexão do joelho, podem exacerbar os problemas patelofemorais.[229,231]

Assim, estabelece-se o "paradoxo do exercício",[230] no qual o paciente arrisca realizar um esforço excessivo do LCA se esses exercícios forem executados em menos de 30° de flexão do joelho, mas provoca complicações da articulação patelofemoral se forem executados em mais do que 60° de flexão.[232] Em consequência, os pacientes submetidos à reabilitação do LCA suscetíveis à dor patelofemoral devem ser advertidos sobre as complicações potenciais dessa articulação quando são executados esses exercícios. Os mesmos devem, também, ser instruídos a informar o fisioterapeuta sobre qualquer dor prévia no joelho que se acentue durante o processo de reabilitação.

Articulação patelofemoral. Durante os ECCF, o braço de alavanca da flexão aumenta quando o ângulo de flexão do joelho aumenta. Além disso, a força de reação articular cresce proporcionalmente mais durante a flexão do joelho do que a magnitude da área de contato.[178] Assim, a pressão articular eleva-se de forma gradual à proporção que o joelho flexiona de 0 a 90°,[178] com os valores máximos ocorrendo a 90° de flexão.[206] Contudo, como essa força crescente está distribuída sobre uma grande área de contato patelofemoral, o contato de estresse por unidade de área é minimizado. Mudanças de 10° no ângulo Q podem aumentar as pressões de contato patelofemorais em cerca de 45% a 20° de flexão.[206] Se o ângulo Q fica maior, a patela tende a localizar-se mais lateralmente.[138] Uma redução de 50% na tensão no VMO pode deslocar a patela lateralmente em até 5 mm.[204] De 90 a 120° de flexão, a pressão articular permanece essencialmente não modificada, pois o tendão do quadríceps está em contato com a tróclea, que aumenta de modo efetivo a área de contato.[243]

Dessa forma, para a articulação patelofemoral, os ECCFs são executados na amplitude de flexão de 0 a 45°, com cuidado ao realizá-los entre 90 e 50° de flexão do joelho, ponto em que as FRAPs são bem maiores.[243]

Movimento de cadeia aberta

Articulação tibiofemoral. Durante a flexão de cadeia aberta, a tíbia rola e desliza posteriormente sobre o fêmur, sendo que, durante a extensão, ocorre o contrário. A extensão do joelho na cadeia aberta envolve a rotação externa conjunta da tíbia, e a flexão do joelho de cadeia aberta envolve a rotação interna conjunta da mesma.

Atividades de cadeia aberta produzem forças de cisalhamento na articulação tibiofemoral na direção do movimento tibial. Por exemplo, a extensão do joelho em cadeia cinética aberta produz estresses de cisalhamento anteriores.[244] Como o LCA fornece 85% da força de restrição ao cisalhamento tibial,[38] a extensão do joelho em cadeia aberta pode comprometer um ligamento reparado ou reconstruído,[245] em especial nos últimos 45° de extensão,[244,246,247] embora, em extensão total, o LCA não esteja sob nenhuma tensão.[25,228,245,248-250] Contudo, se a resistência for aplicada na parte inferior da perna durante os exercícios de cadeia cinética aberta (ECCAs), o aumento na tensão do LCA é evidenciada,[25] em especial nos últimos poucos graus de extensão.[35] Esses exercícios são mais indicados do que os ECCFs se for requerida força tênsil mínima do LCP. Como a tensão neste, em geral, aumenta com a flexão do joelho, as ADMs do joelho menores do que 60° minimizam a força tênsil do LCP.[232] As forças compressivas mais elevadas que ocorrem durante as amplitudes inicial e final nos ECCAs servem para descarregar um pouco da força tênsil nos respectivos ligamentos cruzados.[232]

Os ECCAs e os ECCFs parecem igualmente efetivos para minimizar a força tênsil no LCA, exceto durante os 25° finais de extensão do joelho nos exercícios do primeiro tipo.

A flexão do joelho de cadeia aberta resultante da contração isolada dos isquiotibiais reduz a tensão no LCA durante toda a ADM,[25] mas aumenta a tensão sobre o LCP quando a flexão passa de 30 para 90°.[248]

> ### Curiosidade Clínica
>
> É prudente excluir os 25° finais de amplitude de extensão do joelho para o paciente que usa ECCA para reabilitação imediata após uma lesão no LCA.[232]

Articulação patelofemoral. Na atividade de cadeia aberta, as forças sobre a patela estão em seu nível mais baixo a 90° de flexão. Quando o joelho estende-se a partir dessa posição, o braço de alavanca de flexão (unidade de contato de estresse) para o joelho aumenta, tendo seu auge entre 35 e 40° de flexão, enquanto a área de contato da patela diminui.[214,229] Isso produz um aumento na FRAP em um ponto em que a área de contato é muito pequena. Em 0° de flexão (extensão total do joelho), a força do quadríceps é alta, mas a unidade de contato de estresse é baixa.

Assim, os ECCAs para a articulação patelofemoral devem ser feitos nas amplitudes entre 25 e 90° de flexão (60 a 90°, se existem lesões patelares distais) ou a 0° de extensão (ou hiperextensão) a partir de um ponto de vista do estresse da cartilagem.[243] Eles não são recomendados para a articulação patelofemoral entre 0 a 45° de flexão do joelho, em especial se houver lesões patelares proximais, porque a FRAP é significativamente maior.[243]

> ### Curiosidade Clínica
>
> O aumento da tensão no LCP ocorre acima de 65° de flexão do joelho nos ECCFs e acima de 30° com os ECCAs.[232] Portanto, é prudente limitar a flexão do joelho durante um e outro exercício aos ângulos do joelho abaixo de 30° após uma lesão nesse ligamento.[232]

Exame

As patologias comuns para o complexo da articulação do joelho são detalhadas após esta seção. A compreensão de ambas é obviamente necessária. Como a menção das várias patologias ocorre em relação ao exame, e vice-versa, o leitor é aconselhado a abordar as duas discussões.

História

Com uma grande quantidade de testes específicos disponíveis para o complexo da articulação do joelho, é tentador negligenciar o importante papel da história, que pode detalhar a cronologia e o mecanismo dos eventos. O diagnóstico de muitos distúrbios das articulações tibiofemoral e patelofemoral muitas vezes pode ser feito apenas com base na história completa e no exame físico. As histórias familiar do paciente, médica e do problema atual de joelho são necessárias para o diagnóstico completo. Um questionário de triagem médico para as regiões do joelho, da perna, do tornozelo e do pé é fornecido na Tabela 18-7.

É importante elucidar a natureza exata e a localização da queixa principal do paciente. A queixa é dor, instabilidade, ou ambas? Se a queixa principal for dor, há uma história de trauma recente? Questões sobre o início dos sintomas (traumático *versus* gradual) são, como ocorre em qualquer articulação, importantes. Lesões agudas são muitas vezes traumáticas e podem estar associadas com dor e instabilidade. Relatos de dor imediata e incapacidade de sustentar peso podem indicar lesão no músculo, no ligamento ou por fratura e devem estar relacionados às queixas atuais do paciente para identificar a causa provável. O fisioterapeuta deve determinar de forma exata como aconteceu a lesão – foi um golpe traumático, uma lesão por contato, uma lesão sem contato, ou o paciente caiu? A posição da articulação no momento da força traumática dita quais estruturas anatômicas estão em risco de lesão; por essa razão, um aspecto importante na obtenção da história do paciente em lesões agudas é permitir que ele descreva a posição do joelho e a direção das forças no momento em que ocorreu a lesão.[251] A direção para a qual o paciente estava girando e a direção do golpe ajudam a determinar as estruturas provavelmente afetadas.[252] Lesões de giro podem resultar em lesões nos ligamentos ou no menisco. Lesões de contato podem resultar em contusão óssea profunda, contusões musculares e lesão ligamentar ou meniscal quando combinadas com rotação ou hiperextensão.

Os mecanismos primários de lesão no joelho são trauma direto, força vara ou valga (com ou sem rotação), hiperextensão, flexão com translação posterior, força de giro e uso excessivo.[55]

▶ *Trauma direto*. Um impacto direto na região anterior do joelho pode causar lesão patelar. Microtrauma repetitivo à patela também pode ser um fator. Bloom[253] descreve uma condição chamada de *joelho-de-avião*, no qual um passageiro frequente na classe executiva sofre impactos repetidos do passageiro à sua frente quando o assento é subitamente reclinado.

▶ *Força valga*. História de força valga no joelho sem rotação pode indicar dano ao menisco medial, ao ligamento colateral, à placa epifisária ou subluxação de deslocamento patelar.[251] Se houver rotação, é possível haver dano ao LCA ou à cápsula póstero-medial (a chamada tríade maldita).

▶ *Força vara*. História de força vara com rotação pode envolver o LCL, a cápsula póstero-lateral e o LCP.[251]

▶ *Hiperextensão*. Uma força de hiperextensão pode resultar em lesões no LCA e rupturas do menisco médio associados. Queixas de encurvamento ou de lassidão após a lesão reforçam a suspeita de envolvimento ligamentar.

▶ *Flexão*. Durante a flexão, quando a tíbia é rodada internamente, o corno posterior do menisco medial é puxado para o centro da articulação. Se excessivo, esse movimento produz uma lesão de tração no menisco medial, rompendo-o de sua inserção periférica e provocando uma ruptura longitudinal da substância do menisco.[252]

▶ *Flexão com translação posterior*. Esse mecanismo pode resultar em lesão do LCP.

▶ *Força de giro*. Lesões do menisco estão, em geral, associadas a uma força de torção que combina compressão e rotação, muitas vezes em atividades que requerem manobras de corte.[253] Além disso, o LCA costuma ser lesionado durante le-

TABELA 18-7 Questionário de triagem médica para as regiões do joelho, da perna, do tornozelo e do pé

	Sim	Não
Você teve febre recentemente?		
Você tomou algum antibiótico ou outro medicamento para infecção recentemente?		
Você fez alguma cirurgia recente?		
Você fez alguma infiltração recente em uma ou mais articulações?		
Você teve algum corte, lesão ou ferida aberta recentemente?		
Você foi diagnosticado como tendo alguma doença imunossupressora?		
Você tem história de problemas cardíacos?		
Você tem história de câncer?		
Você realizou recentemente uma longa viagem de carro, de ônibus ou de avião?		
Você ficou acamado recentemente por alguma razão?		
Você começou recentemente algum programa de treinamento físico vigoroso?		
Você tem dor crescente ou intensa no quadril, na coxa ou na panturrilha que aumenta com a atividade física, como caminhada ou corrida?		
Você recentemente sofreu algum golpe ou qualquer outro trauma em alguma das pernas?		

Reproduzida, com permissão, de DuVall RE, Godges J: Introduction to physical therapy differential diagnosis: The clinical utility of subjective examination. In: Wilmarth MA, ed. *Medical Screening for the Physical Therapist*. Orthopaedic Section Independent Study Course 14.1.1 La Crosse, WI: Orthopaedic Section, APTA, 2003:1-44.

sões de giro traumáticas, quando a tíbia move-se anteriormente em relação ao fêmur, em geral acompanhada por estresse valgo.[252] Nenhum impacto direto ao joelho ou à perna é requerido, mas o pé tende a estar fixo, e o paciente lembra-se de uma sensação de "estalido" na ocasião da lesão. Similar ao LCA, as lesões do LCP ocorrem, muitas vezes, durante o giro com um pé fixo, no qual a força da lesão é direcionada posteriormente contra a tíbia com o joelho flexionado.[252]

▶ *Esforço repetitivo.* A lesão patelar pode resultar do esforço repetitivo.[253] Tipicamente, existe uma mudança associada no programa de treinamento de 4 a 6 semanas, o que inclui (1) aumentar a carga de treinamento em mais do que 10% por semana; (2) não permitir a redução de 15% da semana em repouso; (3) não usar um padrão de dias alternados ou de dificuldade-facilidade; (4) mudar rapidamente o treinamento de solo plano para inclinado; (5) correr em uma direção em uma via angulada; (6) correr com calçados velhos ou (7) andar de bicicleta com calçados inadequados que fixam a rotação tibial em relação ao pedal.[253]

A localização da dor pode fornecer pistas sobre a sua causa (Figs. 18-21 a 18-24). Inicialmente, o fisioterapeuta deve considerar as estruturas anatômicas adjacentes à área de dor para determiná-la. Dor na região medial do joelho pode ser causada por vários motivos, que variam de patologia musculoesquelética localizada a não musculoesquelética (Tab. 18-8).[254] Por exemplo, lesões do menisco medial resultam em dor na linha da articulação medial posterior e dor leve na linha da articulação medial.[251] A dor no joelho medial sugere, também, lesão no LCM. A lesão colateral medial produz dor no côndilo medial do fêmur, na linha articular medial ou na tíbia proximal.[251] Dor na linha articular lateral pode ser causada por lesão no LCL. Edema localizado sobre estruturas específicas do joelho, como o LCM ou o LCL, também acompanha a dor. A sensação dolorosa na linha articular médio-lateral é, muitas vezes, causada por lesão do menisco lateral. A dor na articulação patelofemoral é anterior, irradiando-se medial e lateralmente, mas primariamente para dentro, em torno

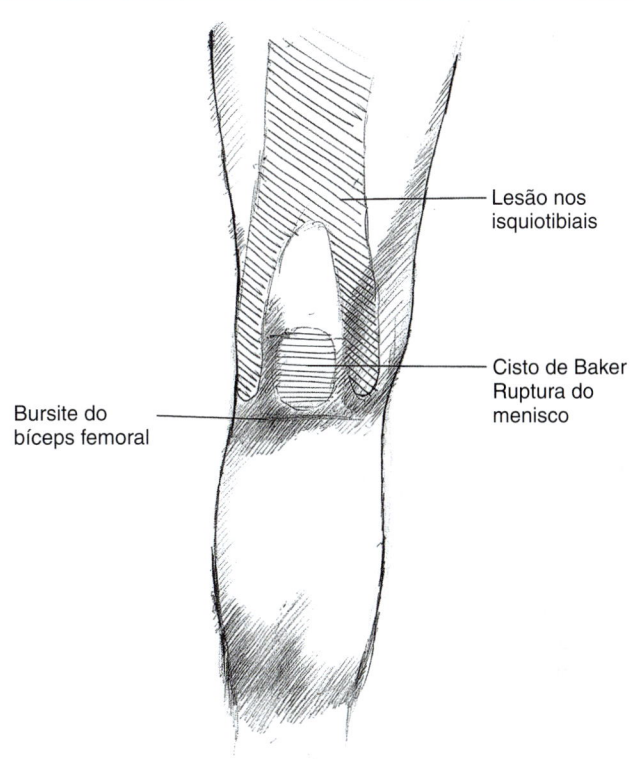

FIGURA 18-22 Dor na região posterior do joelho e as possíveis causas.

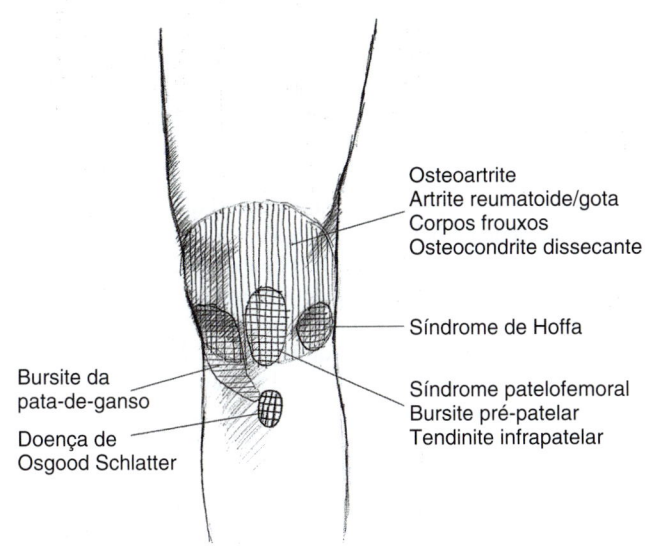

FIGURA 18-21 Dor na região anterior do joelho e as possíveis causas.

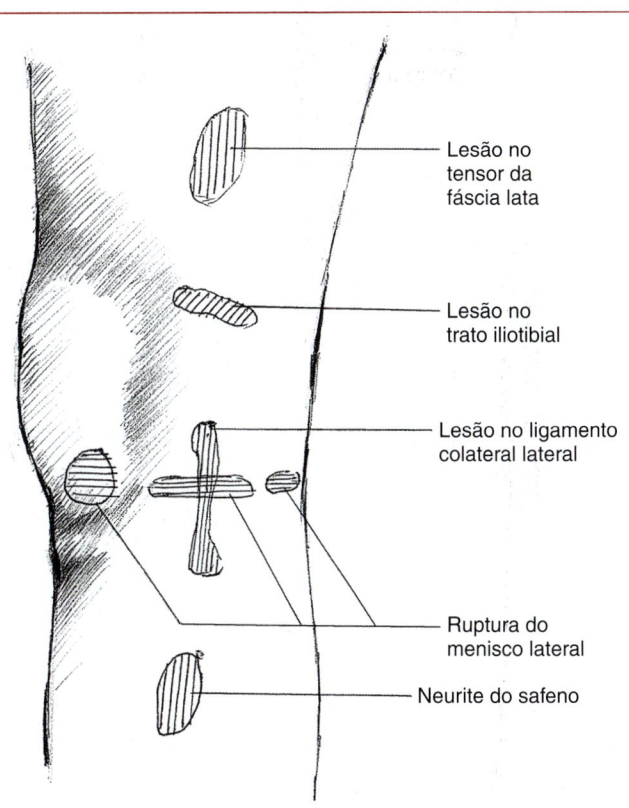

FIGURA 18-23 Dor na região lateral do joelho e as possíveis causas.

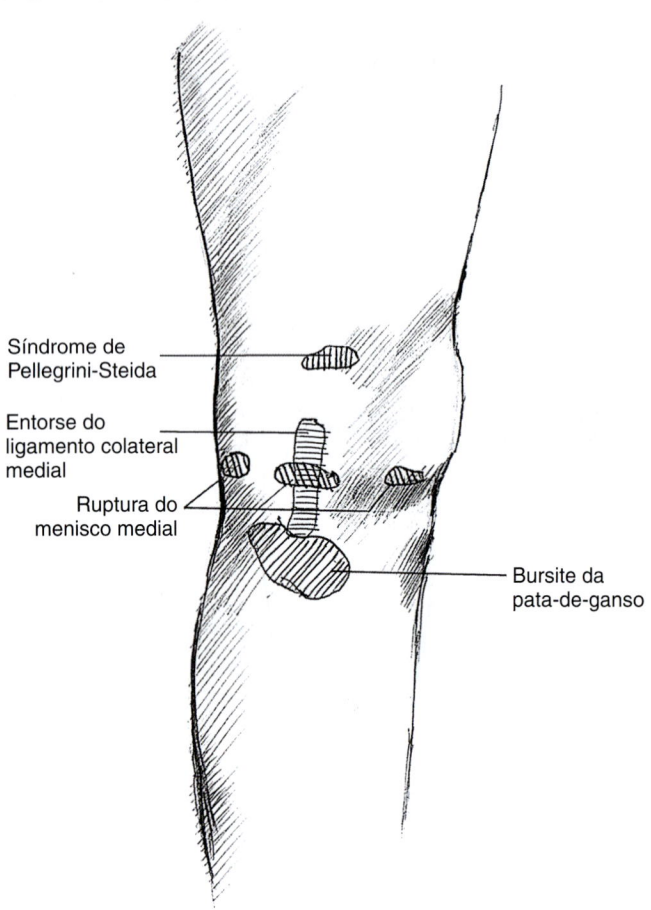

FIGURA 18-24 Dor na região medial do joelho e as possíveis causas.

TABELA 18-8 Diagnóstico diferencial de dor na região medial do joelho

Causa	Condição
Musculoesquelética local	Síndrome patelofemoral
	Ruptura do menisco medial
	Tendinite patelar
	Subluxação patelar lateral
	Tendinite da pata-de-ganso
	Bursite da pata-de-ganso
	Lesão no vasto medial
	Neuropatia do safeno
	Entorse do ligamento colateral medial
	Fratura do platô tibial medial
	Fratura por estresse do platô tibial medial
	Fratura por estresse da porção proximal da tíbia
Tumores	Osteocondroma
	Condroblastoma
	Tumor de células gigantes
	Osteoma osteoide
	Osteossarcoma
	Sarcoma de Ewing
	Condrossarcoma
	Fibrossarcoma
	Sinovite vilonodular pigmentada
	Sinovite nodular localizada
Doença sistêmica	Distúrbio da tireoide (doença de Grave)
	Linfoma
	Leucemia
	Mieloma
Vascular/inflamatória	Artrite reumatoide
	Síndrome de Reiter
	Tromboflebite do safeno
	Trombose venosa profunda
Neuromusculoesquelética leve	Displasia de quadril
	Patologia lombossacral
	Neuropatia do obturatório

Dados de Rosenthal MD, Moore JH, DeBerardino TM: Diagnosis of medial knee pain: Atypical stress fracture about the knee joint. *J Orthop Sports Phys Ther* 36:526-534. 2006.

ou sob a patela.[253] A dor posterior no joelho pode ser secundária à efusão articular, que produz distensão da cápsula posterior, tensão leve do gastrocnêmio ou ruptura do LCP.[251] É possível que a dor nessa região, acompanhada de estalido, indique um cisto de Baker (ver Fig. 18-10).

A dor que não melhora com repouso sugere origem não mecânica ou quimicamente induzida, como uma reação inflamatória. Uma articulação quente e edemaciada sem história de trauma deve provocar suspeitas de hemofilia, artrite reumatoide, infecção ou gota.

A qualidade da dor fornece ao fisioterapeuta algumas informações. Quando localizada profundamente no joelho indica dano a um dos ligamentos cruzados. Dor generalizada na região do joelho é caracteristicamente referida, causada por contusão ou ruptura parcial de um músculo ou ligamento.[255] Os pacientes com condição crônica muitas vezes têm várias queixas, e a investigação histórica ajuda a identificar a causa original. Os pacientes nem sempre reconhecem a importância que uma lesão antiga pode ter na sua condição atual, mas essas opções devem ser consideradas, se o fisioterapeuta for incapaz de fazer um diagnóstico com as informações disponíveis.

Na presença de trauma, o enfoque principal da história deve estabelecer se o paciente sofreu efusão ou hemartrose. (A avaliação do edema é descrita mais adiante, na seção "Observação") A efusão é o modo pelo qual a articulação reage a todos os estresses e, em geral, demora várias horas para acumular-se. Ela pode resultar de sangue na articulação ou de produção excessiva do líquido sinovial. O esquema de tempo do início fornece ao fisioterapeuta pistas em relação à natureza da efusão. A sinovial em geral leva de 6 a 12 horas para desenvolver-se e produz dor aguda, intensa, quando a cápsula articular é distendida. Por constraste, a hemartrose aguda é bem-formada após 1 a 2 horas, deixando o joelho muito tenso e inflamado. Os dois diagnósticos que representam mais de 80% das causas de hemartrose aguda tensa são a ruptura do LCA e o deslocamento patelar.[256] Outras causas de efusão intra-articular incluem ruptura do LCM e fratura intra-articular. Pacientes com lesão meniscal relatam, muitas vezes, episódios repetitivos de efusão.[253]

Relatos de moagem, estalidos e cliques no joelho com uma manobra específica são comuns, mas podem não ter relação com um processo patológico.[158] Contudo, relatos de "estalido" envolvendo a rotação súbita do fêmur ou da tíbia podem indicar dano ao LCA, ao LCM, ao ligamento coronário ou ao menisco ou, ainda, fratura osteocondral.[158] Entorses nos ligamentos do joelho costumam ser mais dolorosas do que a ruptura completa, pois esta não tem fibras intactas nas quais a dor de origem mecânica possa ocorrer. A instabilidade do joelho costuma ser descrita como uma sensação de "frouxidão", deslizamento ou "pinotes". Dor aguda, aborrecida, em geral indica um problema mecânico.

O comportamento da dor do paciente pode ser uma ferramenta valiosa para determinar a causa da dor. Perguntas devem ser feitas para verificar se determinados tipos de atividades acarretam os sintomas. Por exemplo, a dor pode ser observada após o repouso ou determinadas atividades. Dor e rigidez pela manhã, que diminuem com atividade ou movimento podem indicar uma queixa articular degenerativa. Queixas de travamento ou pseudotravamento durante a flexão ativa ou passiva e a extensão podem realçar uma estrutura disfuncional. O travamento verdadeiro do joelho é raro; contudo, corpos livres podem causar travamento recorrente ou a sensação de algo pegajoso ou interferindo no movimento. O "travamento" que ocorre com a extensão indica lesão no menisco, espasmo muscular dos isquiotibiais ou compressão do ligamento cruzado. O que ocorre durante a flexão sugere lesão no corno posterior do menisco medial. Com a irritabilidade patelar não há bloqueio mecânico verdadeiro, embora possa haver rigidez, rangido ou inibição rápida do movimento.[253]

Como sempre, um início gradual de dor deve alertar o fisioterapeuta para a possibilidade de uma condição grave. A dor no joelho pode ser referida do quadril, das costas e da articulação sacroilíaca. Queixas de dor em pontada, dor em queimadura e dor que desce pela perna devem ser cuidadosamente investigadas usando um exame lombar para descartar a possibilidade de sintoma radicular.

O fisioterapeuta deve determinar quais atividades funcionais reproduzem a dor ou exacerbam os sintomas. As seguintes afirmações devem ser revistas como generalizações, pois sempre existem exceções.

▶ As atividades de sustentação de peso envolvendo carga de giro com sustentação de peso (p. ex., entrar e sair de carros com assentos baixos) tendem a agravar lesões meniscais.

▶ A dor na articulação patelofemoral muitas vezes se desenvolve como resultado de atividades em extensão, como uma corrida média ou de fundo ou andar de bicicleta, e continua no final do dia e de madrugada, interrompendo o sono.[253]

▶ Subir ou descer escadas é, em geral, difícil para pacientes com patologias no joelho. Os com lesão meniscal queixam-se de aumento da dor ao subir escadas, enquanto os com lesão na articulação patelofemoral queixam-se de aumento na sensação dolorosa quando as descem.

▶ Pacientes com lesão meniscal ou dor patelofemoral raramente podem agachar-se por completo sem sentir dor.

▶ Queixas de dor com atividades nas quais seja necessário ajoelhar-se têm mais probabilidade de indicar lesão patelofemoral do que meniscal.

▶ Sentar-se tende a provocar mais sintomas em pacientes com disfunção patelofemoral do que naqueles com lesões meniscal ou ligamentar.

Um início gradual, não traumático, de dor no joelho indica disfunção da articulação patelofemoral ou doença articular degenerativa sintomática do complexo da articulação do joelho. Os aspectos clínicos característicos de osteoartrite (OA) sem complicação da articulação do joelho são dor aborrecida e irritante que ocorre no final do dia ou após períodos prolongados de pé e caminhadas.[257] Quando a doença avança, há dor e rigidez ao levantar-se pela manhã, que melhora com atividade ou repouso e limitação de movimento no padrão capsular.

Dor anterior no joelho

Distúrbios de dor relacionados à articulação patelofemoral são os distúrbios de joelho mais comuns encontrados por profissionais da ortopedia e da medicina esportiva. Dor na região anterior do joelho é associada com mais frequência à disfunção patelofemoral, que é, muitas vezes, origem de impedimento.[258] Devido à prevalência desses distúrbios, existe uma tendência significativa de saltar etapas com o paciente que apresenta esse tipo de dor, prosseguindo diretamente para o diagnóstico de dor patelofemoral.[138] Contudo, isso deve ser evitado, em especial sabendo-se que a literatura está repleta de descrições de técnicas de exame físico para a avaliação da articulação patelofemoral e ainda não existe consenso quanto à intervenção de tratamento mais eficiente para essa condição.[124,223,259-264] A maioria dos equívocos surge do fato de que distúrbios patelofemorais em geral não apresentam nenhuma falha estrutural identificável e objetiva.

> **Curiosidade Clínica**
>
> O diagnóstico diferencial de dor anterior no joelho (ver Cap. 9) inclui rupturas do menisco, síndrome da plica sinovial medial, artrite inflamatória ou degenerativa, tumores da articulação, lesões ligamentares que imitam instabilidade patelar, osteocondrite dissecante do côndilo medial do fêmur, bursite pré-patelar, tendinite patelar, inflamação do coxim gorduroso patelar e síndrome de Sindig-Larsen-Johansson.[8,138,265-267]

Classicamente, a dor da disfunção da articulação patelofemoral é anterior, mas também apresenta-se medial,[186,268] lateral[186,268] ou poplítea.[184] Atividades específicas ajudam no diagnóstico diferencial. Dor causada por mau alinhamento rotacional da patela é tipicamente exacerbada com atividade e aliviada com repouso. Queixas de dor que ocorrem quando o paciente ergue-se de uma posição sentada, sobe escadas ou agacha-se estão associadas à disfunção patelofemoral. O chamado sinal da sala de cinema[186] – dor com o sentar prolongado – tradicionalmente esteve associado a dor patelar de qualquer origem. A congestão venosa e o alongamento dos tecidos dolorosos são explicações potenciais para esse sintoma.[243] Atividades que envolvem carregamento excêntrico do joelho e aumento do trabalho de corrida em subidas tendem a provocar tendinite patelar, enquanto dor patelar inferior após um chute vigoroso, virada na natação ou entrega de uma bola rápida no críquete tendem a envolver o coxim gorduroso,[269] o qual também é irritado com o exercício de elevação de perna reta.[262]

Se houver suspeita de disfunção patelofemoral, o fisioterapeuta deve procurar evidências de variantes anatômicas e/ou disfunção biomecânica envolvendo o quadrante inferior. Essas variantes ocorrem em qualquer uma das seguintes articulações: quadril, patelofemoral, tibiofemoral, subtalar, intertarsal ou qualquer combinação dessas articulações. Exemplos de disfunções biomecânicas que podem causar distúrbios patelofemorais incluem anteversão femoral, joelho valgo, rotação externa tibial e rotação interna femoral excessivos e displasia do VMO.

O edema raramente é relatado com lesões por uso excessivo de início gradual, exceto no caso de irritação da plica, síndrome da fricção do trato iliotibial (SFTIT), irritação da pata-de-ganso ou doença de Osgood-Schlatter.[158] Após a história, uma hipótese é feita e depois testada com o exame físico. De forma ideal, o fisioterapeuta será capaz de citar e identificar estruturas responsáveis pelas queixas do paciente e a história de lesão para ajudar no diagnóstico diferencial.

Revisão de sistemas

A dor e a disfunção no joelho podem surgir de várias fontes. A dor no joelho que piora ao longo do tempo deve levar à avaliação de doença sistêmica e complicações por uso excessivo, como tendinite. Uma queixa subjetiva de rigidez pode implicar edema e a mobilidade articular e a efusão devem ser avaliadas. Queixas de fraqueza devem ser acompanhadas de exame da força do paciente e do padrão da marcha.

O fisioterapeuta precisa considerar a probabilidade de um diagnóstico específico baseado na idade. Por exemplo, uma epifisiólise proximal do fêmur tem menos probabilidade de ser a causa de início de dor recente em um homem de 40 anos de idade completamente desenvolvido do que teria em um adolescente. A dor no joelho pode ser referida a partir da região lombossacral (segmentos L3 a S2) ou do quadril. Por exemplo, dor ântero-medial é referida dos níveis espinais L2 e L3, enquanto dor póstero-lateral no joelho é referida dos níveis L4, L5 e S1 a S2. Os nervos periféricos também são capazes de irradiar dor nessa área. A dor medial no joelho que apresenta uma qualidade ardente sugere neurite nervosa safena. Uma história familiar de problemas no joelho, artrite reumatoide ou osteoartrite pode precisar de mais investigação, com exames de laboratório ou raios X. A dor constante e ardente por natureza deve alertar o fisioterapeuta para a possibilidade de distrofia simpática reflexa, gota ou dor radicular. Aquela que é intermitente, em geral, indica um problema mecânico (menisco). O questionário de saúde deve ser projetado para fornecer evidência de problemas sistêmicos não diagnosticados que estão relacionados à disfunção no joelho (p. ex., doença de Lyme). O Capítulo 9 descreve algumas das causas mais comuns de dor referida no joelho e causas de natureza mais grave.

Testes e medidas

Observação

A observação do exame começa quando o fisioterapeuta recebe o paciente e termina quando ele está indo embora. Essa observação informal deve ocorrer a cada visita.

A quantidade de edema presente fornece ao fisioterapeuta informações valiosas quanto ao dano interno do qual possa ter resultado. Edema difuso indica líquido na articulação, edema sinovial ou ambos. Uma efusão pode ser detectada ao constatar-se a perda do sulco peripatelar e ao palpar o líquido. O edema perceptível sobre a região medial sugere uma pequena efusão; esse sinal pode não estar presente com efusões maiores. O edema é examinado com o paciente posicionado em supino, da seguinte maneira:[270]

▶ *Rechaço patelar (efusão máxima).* O rechaço da patela é uma técnica útil para detectar a efusão. Com uma das mãos, o fisioterapeuta segura a coxa do paciente na região anterior a cerca de 10 cm acima da patela, colocando os dedos medial e polegar lateralmente (Fig. 18-25). O joelho é estendido. Com a outra mão, segura a parte inferior da perna a cerca de 5 cm distalmente à patela, colocando os dedos medial e polegar lateralmente. A mão mais próxima exerce compressão contra

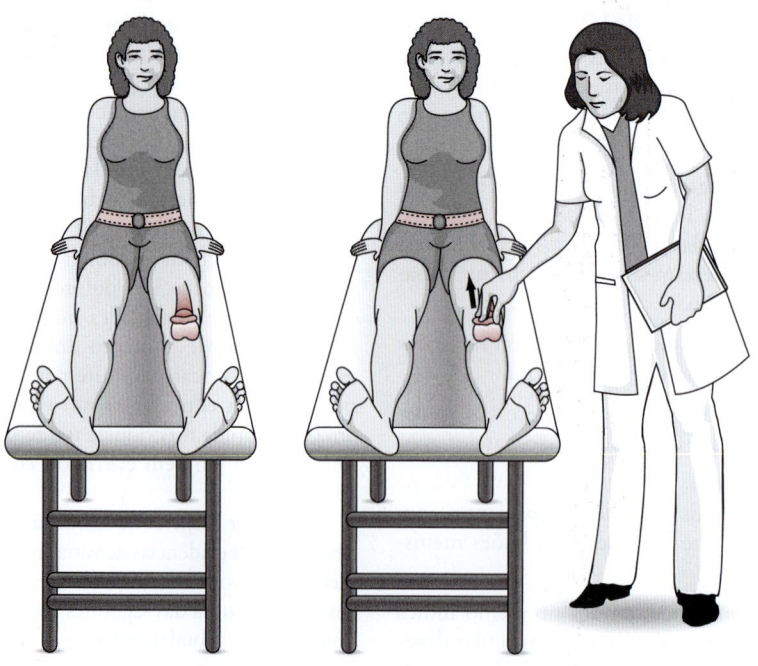

FIGURA 18-25 Rechaço patelar.

as regiões anterior, lateral e medial da coxa e, enquanto mantém essa pressão, desliza distalmente. A mão distal exerce compressão de maneira similar e desliza proximalmente. Usando o dedo indicador da mão distal, o fisioterapeuta bate na patela contra o fêmur. Na articulação normal do joelho, com um mínimo de líquido livre, a patela move-se diretamente para dentro do côndilo do fêmur e não há sensação de batida sob as pontas dos dedos do fisioterapeuta. Contudo, no joelho com excesso de líquido, a patela está "flutuando"; assim, o rechaço leva-a a bater contra tal côndilo. Essa sensação é transmitida para as pontas dos dedos do profissional. O teste positivo indica efusão sinovial acentuada ou hemartrose na articulação do joelho. Algumas vezes, esse teste produz resultados falso-positivos. Quando esse é o caso, os testes com o lado não envolvido em geral também são positivos.

▶ *Teste para efusão moderada.* Usando uma das mãos, o fisioterapeuta segura a coxa do paciente na região anterior a cerca de 10 cm acima da patela, colocando os dedos medial e polegar lateralmente. O joelho é estendido. Depois, coloca os dedos indicador e médio da outra mão no nível do espaço articular medial e o polegar no espaço articular lateral. Os dedos exercem leve pressão. A mão mais proximal então desliza distalmente, exercendo pressão moderada, até que a borda superior da patela seja atingida. O teste é positivo quando o polegar e os dedos são empurrados para longe um do outro pela quantidade moderada de líquido na articulação.

▶ *Teste para efusão mínima.* Aplicando pressão moderada sobre a região dorsal dos dedos de uma das mãos, o fisioterapeuta golpeia distalmente ao espaço articular medial sobre o lado medial do joelho, para a linha média da região anterior da coxa, a cerca de 10 cm proximal à patela. Ao fazer isso, a porção medial da patela é deslocada de sua borda medial-distal para sua borda medial-proximal. Esse movimento é repetido 2 a 3 vezes. Logo após, o mesmo movimento é executado contra a região lateral do joelho. O teste é positivo quando, no final do movimento da mão do fisioterapeuta, na porção lateral do joelho, a pequena reentrância da porção medial da articulação preenche-se temporariamente com líquido. Isso indica uma leve efusão sinovial no joelho.

Se não há edema, mas evidência de contusão ou sangramento dentro da área tibial, a ruptura da cápsula articular pode estar presente, ou epifisiólise proximal do fêmur, se o paciente for adolescente. O edema poplíteo, que comprime os nervos tibiais ou fibulares comuns, ou ambos, provoca queixas de parestesia ou anestesia.

A observação formal do paciente está dividida em três seções: exames de pé, sentado e deitado.

De pé e caminhando. O paciente é solicitado a ficar de pé, com os pés ligeiramente separados e bem-alinhados. Essa posição pode ser usada tanto para avaliar o alinhamento global dos membros como para identificar possíveis anormalidades do pé. Um exame físico cuidadoso do quadril, do joelho e do tornozelo é executado, observando-se restrições estáticas e, em grau maior, restrições dinâmicas.[119] Após essa posição, o paciente fica de pé com a mesma largura dos ombros separando os pés. Todo o tronco e as extremidades inferiores são observados. Sinais de atrofia devem ser vistos e correlacionados com outros achados. Áreas comuns incluem a região medial do quadríceps após trauma, lesão nervosa ou cirurgia do joelho.

Grau de retroversão ou anteversão femoral. A retroversão-anteversão femoral é observada se os pés estão rodados para fora ou para dentro, respectivamente, em posição relaxada. A posição da patela é examinada para ver se ela "olha para dentro" (chamada patela estrábica), que indica anteversão femoral. Essa condição resulta em rotação interna do sulco femoral e aumento no ângulo Q. Esteve associada à mecânica patelofemoral anormal.[138,271] Mesmo se a patela parecer reta na presença de anteversão femoral, pode estar sendo mantida assim pelas estruturas laterais tensas.[262]

Discrepância no comprimento das pernas. Compensações para as discrepâncias no comprimento das pernas incluem pronação excessiva do pé, dedos para fora (abdução da parte anterior do pé) e marcha de joelho flexionado ou postural.[272,273]

Grau do joelho varo. O joelho varo (Fig. 18-26) pode ser o resultado do movimento do arco da tíbia ou do varo na articulação do joelho. Um momento de varo aumentado contribui para a degeneração prematura do joelho e, quando exagerado, é, muitas vezes, indicativo de doença articular degenerativa avançada.[274] Com base na relação entre as regiões proximal e distal do fêmur, a modificação na orientação entre a diáfise e o colo muda a orientação da articulação tibiofemoral, alterando, assim, as forças de sustentação de peso na articulação do joelho. Por exemplo, o aumento no ângulo normal de inclinação do quadril (coxa valga) redireciona a diáfise femoral mais lateralmente do que o normal,

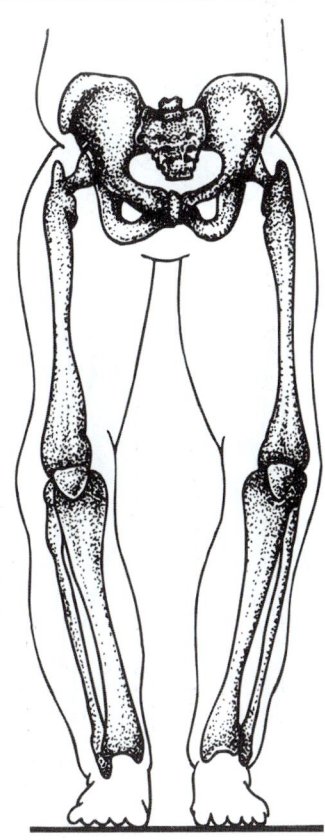

FIGURA 18-26 Joelho varo. (Reproduzida, com permissão, de Brukner P, Khan K: *Clinical Sports Medicine,* 3rd edn. New York: McGraw-Hill, 2007:54.)

resultando na redução do ângulo valgo fisiológico normal do joelho (joelho varo). Isso implica deslocamento do eixo mecânico para o compartimento medial do joelho, aumentando as forças de compressão medialmente.[57]

Grau do joelho valgo. O joelho valgo (Fig. 18-27) resulta da mudança da angulação do fêmur causada por anteversão femoral, torção tibial ou pronação excessiva do pé. O joelho valgo aumenta o ângulo Q deslocando a tuberosidade tibial lateralmente e pode estar associado à dor patelofemoral.[275]

Grau de flexão do joelho. O joelho flexionado na posição de pé relaxada é, muitas vezes, indicativo de alterações artríticas.

Grau do joelho recurvado ou hiperextensão. O joelho recurvado pode ser a expressão de lassidão ligamentar generalizada ou estar associado à patela alta.[195] Sua hiperextensão produz estresse sobre a cápsula posterior, afrouxando o LCA, e alterações nas forças compressivas atuando sobre a superfície articular anterior da tíbia.[274] As forças compressivas anteriores forçam o polo inferior da patela a ser levado posteriormente para dentro do coxim gorduroso, produzindo irritação.

Avaliação do ângulo Q. O ângulo Q corretamente medido contribui de modo significativo para a avaliação do mau alinhamento patelofemoral. Contudo, basear-se somente nessa medida para determinar tal alinhamento é uma grande simplificação. Como ocorre com outros sinais clínicos, um valor anormal não identifica, necessariamente, a origem da dor. O próprio ângulo Q não é patológico em uma pequena porcentagem de pacientes com dor patelar.[276]

O ângulo Q deve ser avaliado de forma dinâmica e estática. É essencial que seja medido de maneira consistente.

▶ *Dinamicamente.* A posição preferida para esse teste é de pé, em apenas uma perna, sem sapatos. A hiperpronação dos pés pode ser mascarada, a menos que o pé e o tornozelo estejam colocados em posição neutra subtalar (ver Cap. 19).[277] A medida é obtida usando-se uma linha imaginária desenhada da EIAS para o centro da patela, e uma segunda linha da tuberosidade tibial para o centro da patela (ver Fig. 18-19). A posição de sustentação de peso é estimulada no paciente em supino por meio da dorsiflexão dos tornozelos, estendendo os joelhos e apontando os dedos para cima.

▶ *Estaticamente.* A posição preferida para esse teste é em supino. A medida é primeiro obtida com o membro em posição relaxada. Se o joelho é passivamente flexionado em cerca de 20°, o ângulo Q será visto aumentando poucos graus. A rotação externa passiva do pé e da tíbia irá, então, elevar mais o ângulo para 25 a 30° em indivíduos com ligamentos frouxos.[277] O fisioterapeuta pode medir, também, a posição do tubérculo tibial em relação à linha média do sulco patelar. Com o joelho flexionado a 90°, o tubérculo deve situar-se a menos de 20 mm lateral à linha média do fêmur na borda superior dos côndilos deste; uma distância superior a essa indica tubérculo com lateralização anormal.[11]

Grau de torção tibial.[278] Essa medida é indicada pela posição dos pés em relação à patela. A torção tibial externa aumenta o ângulo Q, enquanto a torção interna o reduz.[138] A maioria dos estudos focados na dor anterior no joelho examinou as relações coronais no joelho (ângulo Q, inclinação patelar, subluxação patelar). Poucos detiveram-se nas relações rotacionais, de forma mais específica na orientação rotacional da tíbia para o fêmur.[279] Essa relação rotacional no plano transversal é referida como a *versão do joelho*, a qual é reconhecida como um fator no contexto do joelho osteoartrítico.[280-282] O significado dessa característica rotacional anterior do joelho com dor é que a patela é presa à tíbia pelo tendão infrapatelar e pelo retináculo; se a tíbia está rodada externamente em relação ao fêmur, a patela será tracionada lateralmente em virtude dessa inserção.[279] Se esta não está livre para transferir-se lateralmente, devido a suas inserções do tecido mole e a sua conformidade com o sulco patelar, o aumento da pressão é colocado sobre a faceta lateral, produzindo, assim, a condição chamada de *síndrome da compressão patelar lateral.*[279,283]

Ângulo da tíbia em relação ao chão. Se o ângulo da tíbia em relação ao chão é de 10° ou mais, a extremidade requer quantidade excessiva de pronação da articulação subtalar para produzir um pé plantígrado.[195]

Razão da altura do tendão da patela em relação à patela. Essa medida é melhor obtida radiograficamente. O comprimento do tendão da patela deve ser igual ou um pouco mais longo do que a altura da patela.[284] Se existe uma razão de mais do que 15 ou 20%, deve haver suspeita de patela alta. Se a razão é menor do que isso, há suspeita de patela baixa.

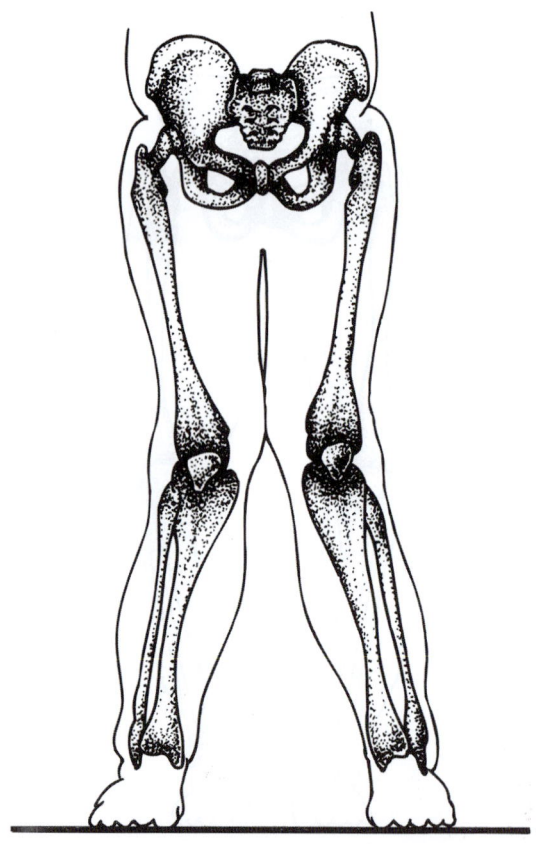

FIGURA 18-27 Joelho valgo. (Reproduzida, com permissão, de Brukner P, Khan K: *Clinical Sports Medicine,* 3rd edn. New York: McGraw-Hill, 2007:55.)

Subtalar neutra. Um aspecto muitas vezes negligenciado, que impacta diretamente com a articulação patelofemoral, é o alinhamento do pé. O pé que sustenta peso normal exibe uma quantidade suave de pronação. Se ele se prona em excesso, uma rotação interna compensatória da tíbia pode ocorrer. Isso produz quantidade excessiva de estresse rotatório e movimento de abdução dinâmica no joelho, que deve ser absorvido pelos tecidos moles peripatelares na articulação do joelho.[195,223,271,285] Esse estresse força a patela a deslocar-se lateralmente.[286,287] Além disso, uma mudança na posição do tálus afeta o comprimento funcional da perna. A supinação subtalar leva a perna a alongar-se, enquanto a pronação encurta-a.

Marcha. A mecânica anormal do pé é manifestada durante a deambulação e os padrões de marcha anormais podem sugerir uma condição neurológica subjacente. A avaliação da marcha permite que o fisioterapeuta identifique os desvios dos pés, dos tornozelos, dos joelhos ou da articulação do quadril – como a pronação excessiva da articulação subtalar ou mediotarsal, dorsiflexão limitada do tornozelo, anormalidades de torção tibial ou femoral, e varo ou valgo excessivo no joelho – que podem colocar as estruturas do joelho em risco de microtrauma posterior.[158]

Durante a marcha normal, o joelho deve ser observado flexionando cerca de 15° no contato inicial antes de estender-se para a posição neutra na fase de apoio final.[274] Um aumento de 5° de pronação na posição média, período em que o pé deve estar em supinação, sustenta mais potencial para produzir dor do que se ocorrer 5° durante a fase de contato.[226]

Como as forças de reação articulares aumentam com a magnitude da contração do quadríceps e com o ângulo de flexão do joelho,[288] os pacientes com dor patelofemoral adotam, muitas vezes, estratégias de compensação da marcha para reduzir as demandas musculares. A evidência na sustentação dessa premissa foi relatada por Dillon e colaboradores,[289] que descobriram que pessoas com dor patelofemoral limitavam a quantidade de flexão do joelho na fase de apoio durante a caminhada plana e em declives.

Uma lesão no LCA produz mudanças específicas na biomecânica da extremidade inferior durante a marcha.[290] Enquanto pessoas saudáveis demonstram um torque extensor no joelho entre 10 e 45% da fase de apoio,[291-293] a análise da marcha de indivíduos com deficiência recente do LCA mostra adaptações funcionais em uma alta proporção de pacientes, com um torque extensor que dura quase toda a fase de apoio.[291] Outra análise mostrou, também, a redução no momento de flexão do joelho na amplitude de 0 a 40° de flexão em pacientes que têm ruptura crônica desse ligamento.[294,295]

Quando o membro normal move-se para a fase de apoio média, a gravidade e a inércia geram um momento que tende a flexionar o joelho. Como os músculos do quadríceps equilibram essa força, a redução no momento de flexão sugere decréscimo no momento desse músculo.[296] Tal redução foi observada em ambos os membros dos pacientes que tinham apenas um joelho com o LCA rompido.[295]

Andriacchi[296] nomeou esse achado de *marcha que evita o quadríceps*, embora nem todos os pacientes que têm o LCA rompido apresentem tal condição, e sua prevalência parece estar relacionada, em parte, ao tempo decorrido desde a lesão.[297] Em atividades que envolvem os ângulos de flexão do joelho de menos de 30° (i.e., os da marcha normal), a marcha que evita o quadríceps é mais efetiva na prevenção da translação tibial anterior.[296,298,299] Em atividades que envolvem os ângulos de flexão do joelho de 40° ou mais (p. ex., saltar ou fazer mudanças bruscas na direção da corrida), a contração aumentada dos isquiotibiais é efetiva na prevenção da translação tibial anterior.[145,299-301]

Adaptações da marcha em pessoas com lesão do LCA submetidas a cirurgia de reconstrução são menos claras por duas razões:[290]

1. Muito poucas análises pormenorizadas da marcha foram conduzidas nessa população.
2. A grande variação nos procedimentos cirúrgicos e de reabilitação e as características do paciente, e sua adesão à reabilitação, limitam a generalização desses resultados potenciais.

A marcha também é afetada pelo joelho recurvado, porque, durante a resposta de carga na marcha, uma pessoa com essa condição transfere o peso do corpo diretamente do fêmur para a tíbia, sem a absorção de energia muscular normal e o acolchoamento que o joelho flexionado fornece. Isso pode provocar dor na articulação tibiofemoral medial (compressão) e nas estruturas ligamentares posteriores (tênsil). Em pessoas com fraqueza do quadríceps, a compensação ocorre ao hiperestender o joelho para proporcionar maior estabilidade ao joelho.

A análise da marcha é descrita no Capítulo 13.

Sentado

Extensão ativa do joelho. Embora formalmente avaliada como parte da amplitude de movimento ativo com pressão excessiva passiva (ver adiante), a extensão ativa do joelho pode ser usada durante a fase de observação do exame. O paciente estende por completo o joelho a partir de uma posição flexionada. Normalmente, a patela segue uma linha reta ou uma curva em "C" côncava lateral, suave, gradual, à medida que o joelho se estende. A presença de um "sinal J", no qual a patela desliza lateralmente quando o joelho aproxima-se da extensão ou da apreensão com o movimento envolvendo estresse lateral ou medial, torna necessário confirmar a instabilidade patelar.[11]

A patela pode ser comprimida com a palma da mão durante a amplitude de movimento total, sendo que as lesões ulceradas podem ser sensíveis a esse teste provocador.[11] Contudo, deve ser tomado cuidado com essa manobra, pois pode causar dor em pacientes de outro modo assintomáticos.

As lesões patelares distais são, com frequência, sensíveis a esse teste nos graus iniciais de flexão do joelho, enquanto as lesões proximais são sensíveis a cerca de 90°.[11] Essa informação ajuda o fisioterapeuta a conduzir a intervenção. Crepitação no joelho é um achado inespecífico e pode estar associado a lesões cartilagíneas e sinoviais.[11] Embora muitas vezes seja uma preocupação para o paciente, porque ele acredita que a condição seja indicativo de artrite, não é raro que a crepitação resulte de estruturas retinaculares laterais tensas, profundas e passíveis de serem melhoradas com as técnicas de alongamento retinacular.[262]

Deitado. O mau alinhamento pode ser observado em determinados pacientes, em repouso na posição supina, enquanto que em outros, é necessário uma avaliação dinâmica (caminhar, correr, agachar-se, etc.) para detectar um alinhamento anormal. O teste de tração lateral pode ser realizado para avaliar a localização patelar.[302] O paciente é posicionado em supino com o joelho estendido, e o fisioterapeuta pede para ele realizar uma contração isométrica de quadríceps, enquanto observa a localização patelar. O teste é considerado positivo se a patela se localizar mais lateral que superiormente e negativo se o deslocamento superior for igual ao lateral.[302] Entretanto, como o teste de tração lateral possui confiabilidade intra-avaliador insuficiente e interavaliador fraca, deve-se tomar cuidado ao colocar muita ênfase nesse teste quando tomar decisões clínicas.

Exame do quadril. Com o paciente em supino e depois em prono, o quadril é flexionado e rodado quando o fisioterapeuta verifica uma fonte de dor referida.[186] Como o mau alinhamento patelar pode estar associado a encurtamento adaptativo, as seguintes estruturas (em ordem decrescente de frequência) são avaliadas:[177,186]

▶ *Retináculo lateral (ver seção "Testes especiais").* Um retináculo lateral tenso pode tracionar a patela lateralmente.

▶ *Isquiotibiais (ver seção "Testes especiais").* Quando uma pessoa com os isquiotibiais tensos corre, há redução no comprimento da passada e um potencial para o quadríceps cansar na tentativa de superar a resistência passiva desses músculos.[303] A rigidez dos mesmos produz também o aumento na flexão do joelho na batida do calcanhar. Como o joelho não pode endireitar-se, um aumento na dorsiflexão é requerida para posicionar o corpo sobre o pé apoiado.[262] Se a amplitude de dorsiflexão total já ocorreu na articulação talocrural, alguma amplitude adicional é obtida por meio da pronação subtalar. Isso tem o efeito de aumentar a força do vetor valgo e o ângulo Q dinâmico.[262,304]

▶ *Trato iliotibial (ver seção "Testes especiais").* O trato iliotibial é tenso ao máximo em 20 a 30° de flexão. O encurtamento adaptativo dessa estrutura pode causar uma localização lateral e inclinação da patela e, muitas vezes, alongamento do retináculo medial.[226]

▶ *Tensor da fáscia lata e reto femoral (ver seção "Testes especiais").* O encurtamento adaptativo dessas estruturas aumenta a quantidade de compressão da patela sobre o fêmur.[226]

▶ *Rotadores do quadril.* Os rotadores do quadril acentuam a anteversão ou a retroversão.[226]

▶ *Comprimento calcâneo-sóleo.* A redução na ADM da dorsiflexão da articulação talocrural resulta em pronação subtalar compensatória durante a movimentação e a sustentação de peso.[305] A tensão do tecido mole é particularmente predominante durante o estirão do crescimento adolescente, na qual os ossos longos crescem com mais rapidez do que os tecidos moles circundantes.[306]

Amplitude de movimento ativo com pressão excessiva passiva

O teste de ADM para a articulação tibiofemoral inclui avaliação de flexão e extensão do joelho, rotação tibial interna e externa. O movimento normal do joelho (Tab. 18-9) foi descrito como 0° de extensão a 140° de flexão, embora a hiperextensão seja presença frequente em variados graus.[307] Em geral, contudo, a melhor maneira de averiguar o movimento normal é examinar o joelho contralateral, provando que ele não apresenta condições anormais.

O teste de ADM pode, muitas vezes, ser diagnóstico e fornece ao fisioterapeuta algumas pistas quanto à causa do problema (Fig. 18-28). É importante examinar primeiro o joelho não envolvido para amenizar os medos do paciente e determinar qual é a ADM normal. Além disso, a observação desse joelho pode proporcionar informação sobre a articulação patelofemoral e a localização da patela.[308]

TABELA 18-9 Amplitudes normais e sensações de final do movimento no joelho

Movimento	Amplitude de movimento (graus)	Sensação de final do movimento
Flexão	0-135	Aproximação ou alongamento do tecido
Extensão	0-15	Alongamento do tecido
Rotação externa da tíbia sob o fêmur	30-40	Alongamento do tecido
Rotação interna da tíbia sob o fêmur	20-30	Alongamento do tecido

> **Curiosidade Clínica**
>
> A amplitude do movimento total do joelho requer:
> - Superfícies articulares congruentes.
> - Função muscular adequada.
> - Cápsula articular com capacidade e flexibilidade adequadas.
> - Espaço efetivo nos recessos articulares medial e lateral, na incisura intercondilar e na bolsa suprapatelar.
> - Movimento meniscal suficiente.[309]

Vários estudos demonstraram que medidas goniométricas da ADM do joelho realizadas em ambiente clínico são altamente confiáveis.[310-314] Rothstein e colaboradores mostraram que a confiabilidade intra-avaliador e interavaliador para a flexão era alta (r = 0,91-0,99 e r = 0,88-0,97, respectivamente).[310] Watkins e colaboradores mostraram que a confiabilidade interavaliador para medidas da ADM do joelho obtidas por estimativa visual era 0,83 para flexão e 0,82 para extensão.[314]

Movimentos passivos, como em outras partes, determinam a quantidade de movimento disponível e a sensação de final do movimento. Por exemplo, a hiperextensão passiva do joelho com pressão excessiva (Fig. 18-29) é executada para avaliar (a partir da sensação de final do movimento) se a extensão do mesmo está limitada como resultado de alguma disfunção articular. Tais disfunções incluem artrite ou artrose, lesão de um dos meniscos ou presença de corpo livre. Hayes e colaboradores[315] descobriram que a confiabilidade intra-avaliador de sensação de final do movimento e julgamentos de dor/resistência no joelho em geral é boa, especialmente após ser considerada a mudança do paciente e distribuições desequilibradas. A confiabilidade interavaliador, contudo, em geral não era aceitável, mesmo após levar em conta esses fatores.[315] Em um estudo separado, Hayes e colaboradores[316] exploraram a validade de constructo e a confiabilidade teste-reteste do componente de movimento passivo do sistema de diagnóstico de tecido mole de Cyriax e compararam os padrões hipotéticos e reais de restrição, a sensação de final do movimento e a sequência de dor/resistência (SD/R) de 79 pacientes com OA do joelho e examinaram associações entre esses indicadores de disfunção e constructos de movimento articular relacionados, intensidade da dor e cronicidade. Os resultados do estudo são abordados a seguir.

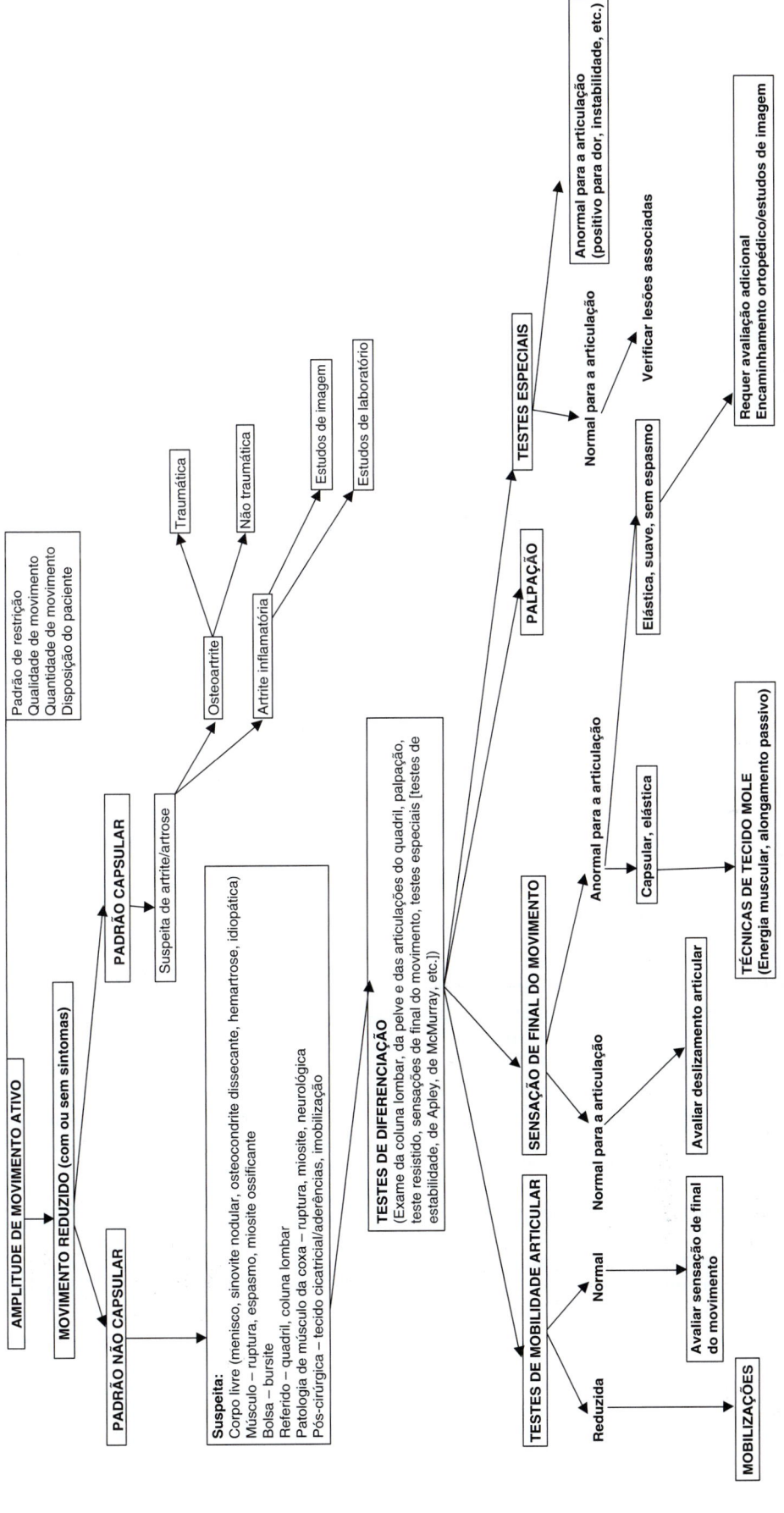

FIGURA 18-28 Sequência de exame na presença de amplitude de movimento ativo livre de sintomas ou incompleta no joelho.

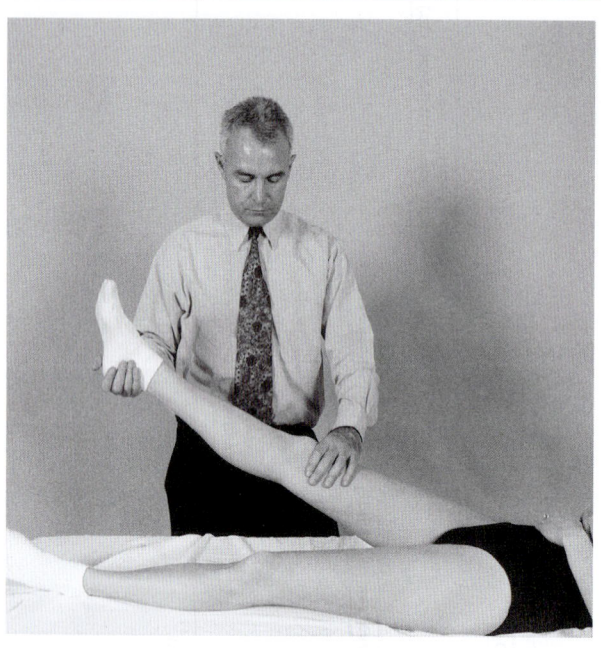

FIGURA 18-29 Pressão excessiva passiva de extensão do joelho.

De acordo com as hipóteses baseadas nas afirmações de Cyriax sobre indivíduos com OA, muitos pacientes tinham sensações capsulares no final do movimento para extensão; os com sensação de final do movimento de aproximação de tecido para flexão tinham mais ADM de flexão do que os com sensações capsulares de final do movimento, e a SD/R estava significativamente relacionada com a intensidade de dor ($p = 0,35$, extensão; $p = 0,30$, flexão).[316]

Contrário às hipóteses baseadas nas afirmações de Cyriax, muitos pacientes tinham padrões não capsulares, sensações de final do movimento de aproximação de tecido para flexão e o que Cyriax chamava de dor em sincronia com resistência para ambos os movimentos.[316] A intensidade da dor não diferiu, dependendo da sensação no final do movimento. A SD/R não estava correlacionada com cronicidade ($p = 0,03$, extensão; $p = 0,01$, flexão).[316]

A confiabilidade, conforme analisada por CCIs (CCI [3,1]) e coeficientes k de Cohen, foi aceitável ($\geq 0,80$) ou quase aceitável para ADM (CCI = 0,71-0,86, extensão; CCI = 0,95-0,99, flexão) mas não para sensação no final do movimento ($k = 0,17$, extensão; $k = 0,48$, flexão) e SD/R ($k = 0,36$, extensão; $k = 0,34$, flexão).[316]

O estudo concluiu que o uso de uma definição quantitativa do padrão capsular, sensações de final do movimento e SD/R como indicadores de OA do joelho deve ser reexaminada, e a validade da SD/R como representante de cronicidade e a confiabilidade da sensação no final do movimento e a SD/R são questionáveis.[316]

Outros descobriram que uma razão de perda de extensão para perda de flexão durante a amplitude de movimento passivo (ADMP) entre 0,03 e 0,50 era mais provável que um padrão não capsular em pacientes com um joelho inflamado ou osteoartrose (razão de probabilidade = 3,2).[317]

De acordo com as teorias osteopáticas da disfunção somática,[318] as seguintes diretrizes são usadas:

▶ Se a restrição ao movimento é oposta à direção que o osso parece ter percorrido (p. ex., a tíbia apresenta deslizamento articular reduzido), mobilizações ou manipulações são as intervenções de escolha.

▶ Se a restrição ao movimento está na mesma direção que o osso parece ter-se movido e o movimento oposto parece ser excessivo (uma modificação ocorreu na posição de início geral), há suspeita de desequilíbrio muscular, e uma técnica de energia muscular deve ser utilizada.

▶ Se o paciente demonstra amplitude normal, mas sente dor com o movimento, a articulação pode não ser imperfeita.

▶ Se um músculo está hipertônico, uma disfunção espinal pode estar presente (a menos que a causa seja um trauma), produzindo hipermobilidade.

Mesmo perdas menores de movimento do joelho tem efeitos contrários. É comum haver perda de flexão e extensão; entretanto, a perda de extensão costuma ser mais debilitante.[319] Quando superior a 5° pode provocar dor patelofemoral e claudicação durante a marcha.[320] No entanto, a flexão restrita não afeta de forma acentuada a marcha, contanto que o joelho esteja flexionado em, no mínimo, 60°.[321] A redução na velocidade da corrida está associada à perda de flexão de 10° ou mais,[322] enquanto uma deficiência na extensão acima de 10° é pouco tolerada por pessoas ativas.[323] Uma perda de mais de 20° de extensão pode causar discrepância funcional significativa no comprimento das pernas.[322]

Testes de movimento patelar. Provavelmente, a parte mais importante do exame patelofemoral é a observação da dinâmica da localização patelar na sustentação e na não sustentação de peso.

Um agachamento unilateral (teste de Waldron) é usado para avaliar a função patelofemoral.[324] O paciente fica de pé sobre a perna afetada, e o fisioterapeuta senta ou agacha-se próximo a ele. Usando toda a superfície da palma de sua mão, exerce leve pressão na direção ântero-posterior contra a patela do paciente (Fig. 18-30). A partir dessa posição, este inclina lentamente o joelho, se possível, a cerca de 90°, enquanto o fisioterapeuta palpa para identificar crepitação e travamento da patela e avalia o curso do movimento patelar. A crepitação ou o travamento indicam condropatia ou artrose patelofemoral. No mau alinhamento patelar ou no caso de patologias da superfície articular femoral correspondente, o movimento patelar pode estar prejudicado. A patela é observada enquanto o paciente inicia a flexão do joelho para ver se ela se encaixa suavemente na extremidade proximal da tróclea ou se o faz mais distalmente do que o normal. Sua lateralização ocorre durante a flexão, em particular quando o ângulo Q é excessivo.

Os testes de mobilidade passiva para a patela são resumidos na seção "Testes de estabilidade patelar".

Flexão. A quantidade de flexão do joelho deve ser avaliada para verificar se o movimento está restrito pelas estruturas tensas. Se não há suspeita de nenhuma restrição, são requeridos os testes para lassidão ligamentar generalizada e para retináculos patelares anormalmente frouxos (ver discussão posterior).

Os flexores primários do joelho são os três músculos isquiotibiais, auxiliados pelos músculos grácil, sartório, poplíteo, gastrocnêmio e TFL (de 45 a 145° de flexão; ver Tab. 18-4). Enquanto o

exerce uma leve pressão. A sensação normal de final do movimento em geral é a mesma da aproximação do tecido mole. A limitação na flexão além da de aproximação do tecido mole costuma ser o resultado de lesão articular, como artrite ou artrose (padrão capsular), lesão de um dos meniscos ou um corpo livre.[270]

A rotação da tíbia em relação ao fêmur é possível quando o joelho está flexionado e não sustenta peso, com a capacidade rotacional maior a cerca de 90° de flexão.[88]

Extensão. Os músculos quadríceps – reto femoral e vastos, lateral, medial e intermédio – são os extensores primários do joelho (ver Tab. 18-4). Ajudando também na sua extensão na flexão de 0 a 30°, estão o trato iliotibial e o TFL.

O paciente estende o joelho e o fisioterapeuta aplica pressão excessiva, estabilizando a coxa e puxando o tornozelo para cima, em direção ao teto (ver Fig. 18-29), enquanto permite a rotação externa conjunta da tíbia. Sob condições normais, a sensação de final do movimento é, em geral, dura.

A limitação do movimento ativo do joelho pode ter uma série de causas. É possível haver alguma deficiência neurológica causada por hérnia de disco intervertebral, com perda de movimento do joelho como sintoma primário. Qualquer lesão aguda que cause dor limita o movimento ativo do joelho como resultado da inibição muscular.[325] A inibição reflexa do quadríceps foi bem documentada em toda a literatura, sendo considerada resultante da dor ou da efusão, ou ambos, embora a etiologia exata deva ainda ser determinada.[256,325-330]

Algumas das causas propostas para essa inibição reflexa incluem:

▶ O resultado do alongamento capsular.[329]
▶ O resultado do aumento da pressão intra-articular.[325]

Na presença de várias síndromes dolorosas, como a síndrome da dor regional complexa,[326] é possível a ocorrência de inibição muscular adicional. Na maioria dos pacientes, as limitações do movimento resolvem-se quando a dor e a efusão se dissipam. Contudo, a inibição do quadríceps pode permitir que o tecido cicatrizado se forme enquanto o joelho é mantido em posição flexionada. A atrofia do quadríceps e a contratura de flexão costumam ocorrer, e as atividades da vida diária tornam-se mais difíceis de serem executadas. A imobilização articular complica todos esses fatores. O desuso possivelmente induz à formação de elos cruzados anormais entre as fibras de colágeno em localizações anormais,[331,332] diminuindo sua extensibilidade[333] e promovendo a cicatrização intra e extra-articular.

Movimentos de tornozelo. Os movimentos do tornozelo são testados porque uma série de estruturas mantêm relação comum com o pé, o tornozelo e o complexo articular do joelho (ver Cap. 19) e podem, portanto, ter um impacto sobre a função do joelho. Por exemplo, encurtamento adaptativo do gastrocnêmio, principalmente na presença de músculos isquiotibiais adaptativamente encurtados, produz aumento da flexão no joelho durante o contato inicial e na fase de apoio da marcha.[204]

Movimentos de quadril. Vários músculos cruzam o quadril e o joelho. Estes incluem o reto femoral, o grácil, o sartório e os isquiotibiais. O encurtamento adaptativo de qualquer uma dessas estruturas causa alterações na mecânica postural e na marcha. Os

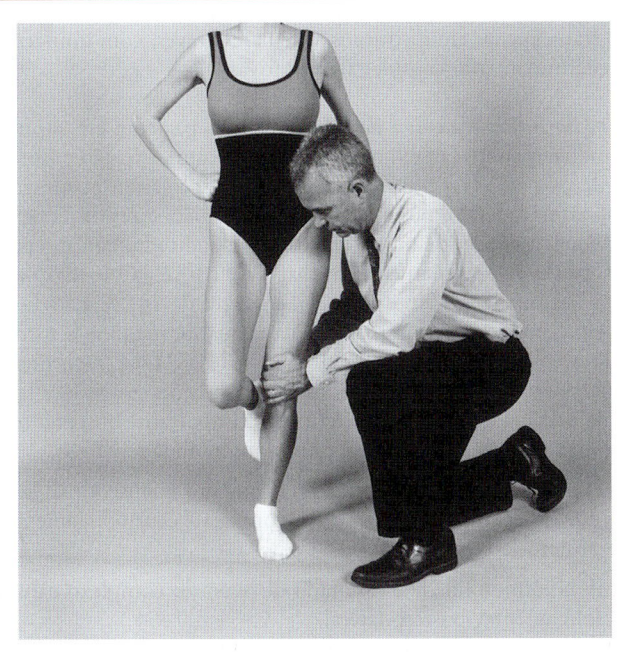

FIGURA 18-30 Teste de Waldron.

paciente está em supino, usando uma das mãos, o fisioterapeuta segura a região anterior da parte inferior de sua perna, proximal aos maléolos, enquanto a outra prende a região anterior da coxa, logo acima da patela. O quadril é flexionado a cerca de 90° e estabilizado com uma das mãos, enquanto o joelho é flexionado com a outra (Fig. 18-31). No final da ADM, o fisioterapeuta

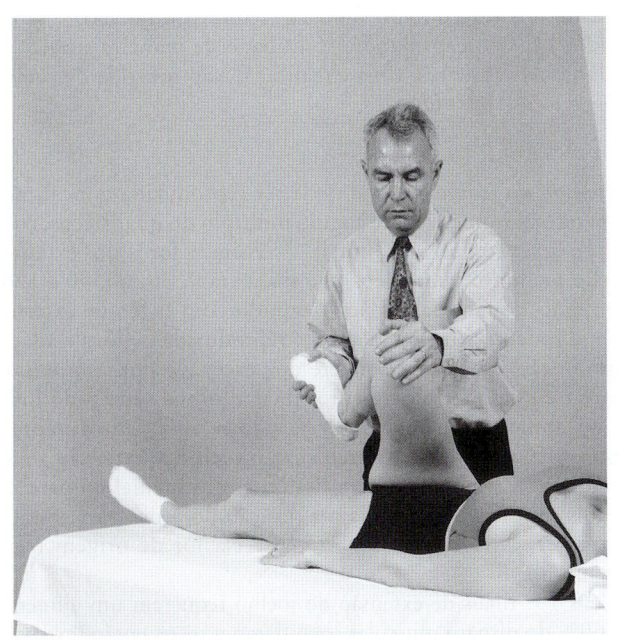

FIGURA 18-31 Pressão excessiva passiva em flexão do joelho.

rotadores do quadril também influenciam outros aspectos da cadeia cinética inferior. Sahrmann defende o teste de relação comprimento-força dos rotadores externos do quadril devido a sua função de cadeia cinética fechada de desacelerar a rotação interna da extremidade inferior.[158,334]

Teste de movimento acessório passivo
Os testes de movimento acessório passivo, ou deslizamentos articulares, são realizados no final da amplitude disponível do paciente para determinar se a própria articulação é responsável pela perda de movimento.

Rotação externa passiva da tíbia. Com o paciente em supino, usando uma das mãos, o fisioterapeuta segura a região póstero-medial do pé e traz o tornozelo para a flexão plantar máxima. A outra mão é posicionada sobre a região anterior da coxa, proximal à patela, de modo que os dedos indicador e médio possam palpar o espaço articular medial[270] (Fig. 18-32). O joelho do paciente está flexionado em 90° e o quadril em cerca de 45°. A mão distal executa uma rotação externa da tíbia, enquanto mantém o tornozelo em flexão plantar máxima (ver Fig. 18-32). No final da ADM, o fisioterapeuta exerce leve pressão superior. Sob condições normais, a sensação de final do movimento é firme. É importante observar se a dor é provocada ou se há hiper ou hipomobilidade:[270]

▶ Dor com rotação externa passiva da tíbia pode ser resultado de lesão do ligamento meniscotibial, do menisco medial, do LCM ou do complexo capsuloligamentar póstero-medial.

▶ A hipermobilidade com essa manobra pode ser resultado de lesão do complexo capsuloligamentar póstero-medial, muitas vezes em combinação com lesões do LCM e do LCA. Essa condição também pode ser vista em bailarinos.

▶ A hipomobilidade da rotação externa passiva tibial é encontrada apenas em distúrbios articulares graves, com limitações de movimento capsular significativas.

Rotação interna passiva da tíbia. Com o paciente em supino, usando a mão ipsilateral, o fisioterapeuta segura a região póstero-medial do pé e traz o tornozelo para a flexão plantar máxima. A mão contralateral é posicionada sobre a região anterior da coxa, proximal à patela, de modo que os dedos indicador e médio possam palpar o espaço articular medial (Fig. 18-32). O joelho deve estar flexionado em 90° e o quadril em cerca de 45°. A mão distal executa uma rotação interna da tíbia enquanto mantém o tornozelo em flexão plantar máxima. No final da ADM, o fisioterapeuta exerce leve pressão superior. Sob condições normais, a sensação de final do movimento é firme. É importante observar se a dor é provocada ou se há hiper ou hipomobilidade:[270]

▶ A dor é o resultado de lesão do ligamento meniscotibial lateral, do menisco lateral ou do complexo capsuloligamentar póstero-lateral.

▶ A hipermobilidade é resultado de lesão do complexo capsuloligamentar póstero-lateral.

▶ A hipomobilidade é vista apenas em distúrbios articulares graves, com limitações de movimento capsular significativas.

Teste de força
O teste muscular amplo é útil na análise de deficiências nas extremidades inferiores. O teste de força envolve o desempenho de testes isométricos resistidos. A articulação é colocada em sua posição de repouso para minimizar quaisquer forças de compressão articular.

Flexão do joelho. A força dos flexores do joelho (os isquiotibiais) pode ser avaliada posicionando-se o paciente em decúbito ventral, com o joelho flexionado em cerca de 80 a 90°. Ao rodar internamente a tíbia (Fig. 18-33) e com flexão resistida do joelho, o fisioterapeuta pode, em tese, avaliar a integridade dos isquiotibiais mediais (semimembranáceo e semitendíneo). O bíceps femoral é avaliado de maneira similar ao rodar externamente a tíbia e realizar flexão resistida do joelho (Fig. 18-34) *vídeo*.

Extensão do joelho. A dor pode ser reproduzida e localizada com o teste isométrico de ângulo múltiplo do quadríceps, conforme descrito por McConnell.[179] Assim, a força dos extensores do joelho (o quadríceps) é testada em 0, 30, 60, 90 e 120° de flexão e mantida por um segundo com o fêmur externamente rodado, para ver se a dor é reproduzida ou localizada. A reprodução com o teste sugere dor excessiva por compressão patelar e qualquer movimento tibial anormal verificado indica instabilidade ligamentar.[335] Se a dor é observada durante o teste, McConnell propõe retornar o joelho à extensão total, produzindo e mantendo um deslizamento medial da patela e depois retornar o joelho para a posição dolorosa para testá-lo outra vez. Essa ação reduz a dor se ela for de origem patelofemoral.[179]

Os 15° finais de extensão do joelho requerem um aumento de 60% do disparo muscular.[336] A demora na extensão (extensão passiva maior do que extensão ativa do joelho) indica leve perda de função do quadríceps.[158,262,337]

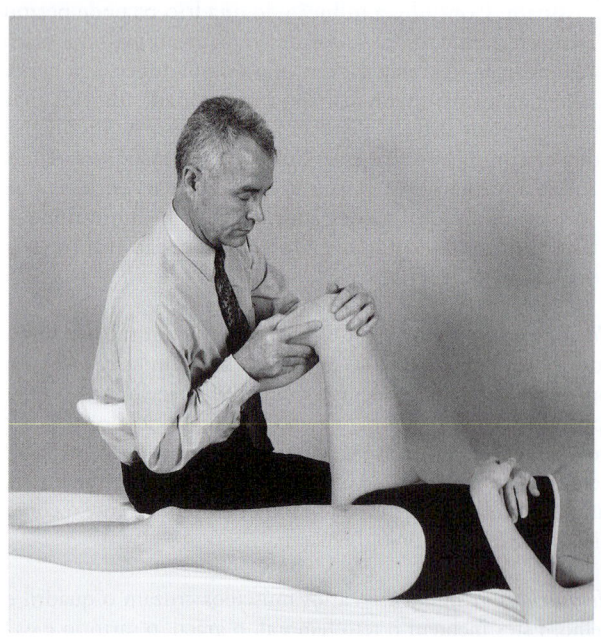

FIGURA 18-32 Rotação externa passiva da tíbia.

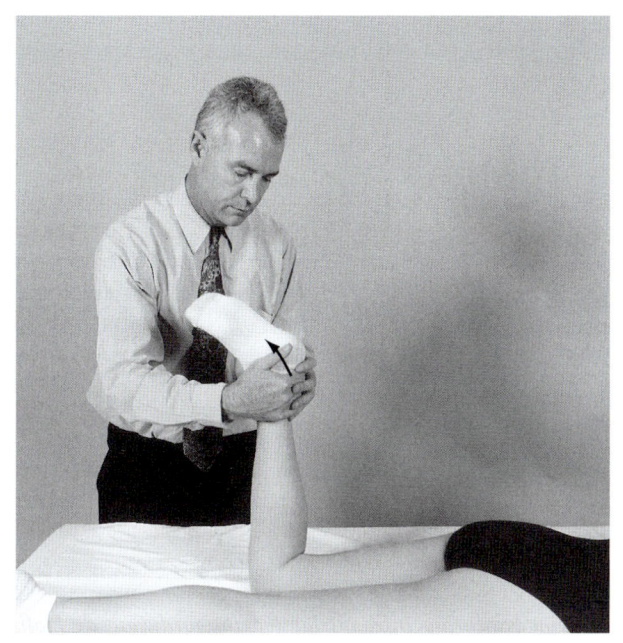

FIGURA 18-33 Teste de força: isquiotibiais mediais.

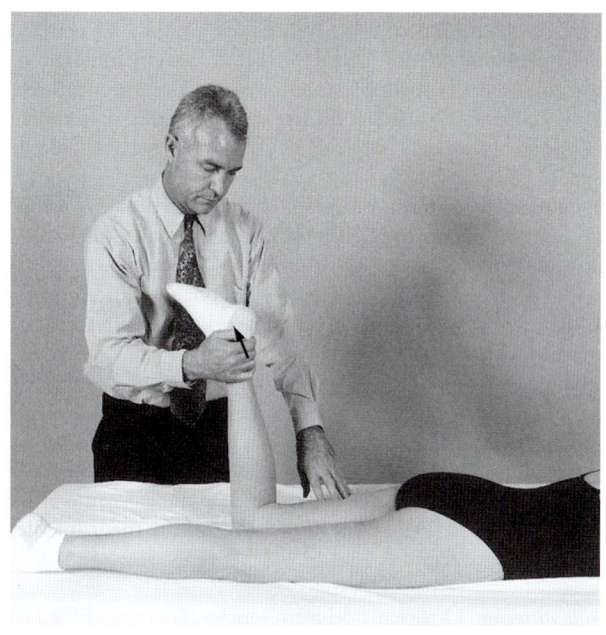

FIGURA 18-34 Teste de força: bíceps femoral.

Flexão plantar. A elevação do calcanhar pode ser usada para avaliar a força do gastrocnêmio. Esta é testada devido a sua estreita relação com o joelho e sua importância na função da extremidade inferior. O paciente é posicionado de pé, inclinado contra uma parede ou apoiado no fisioterapeuta com os joelhos estendidos. Um pé é testado de cada vez enquanto o paciente executa 10 a 20 elevações dos dedos (dependendo da idade e da capacidade física) enquanto estiver de pé.

▶ O paciente faz eversão do pé e eleva os dedos para testar a cabeça lateral.
▶ O paciente faz inversão do pé e eleva os dedos para testar a cabeça medial.

O músculo sóleo é testado da mesma forma, com o paciente realizando uma elevação unilateral do calcanhar com o joelho flexionado.

Palpação

A palpação dos tecidos moles em torno do joelho é fundamental e muitas vezes revela informação mais importante que qualquer ferramenta de aquisição de imagem. Para a palpação ser confiável, o fisioterapeuta deve ter conhecimento básico da anatomia da superfície (Figs. 18-35 e 18-36), e os resultados desse exame são correlacionados com outros achados. Uma sequência lógica deve ser empregada. A pele, os retináculos, o tendão do quadríceps e o tendão da patela são palpados para excluir origens de dor no tecido mole. Diferenças na temperatura entre os joelhos sugere inflamação no mais quente dos dois. As seguintes estruturas devem ser identificadas e palpadas.

Região posterior. O paciente é posicionado em pronação. O fisioterapeuta localiza a fossa poplítea. O semimembranáceo e o semitendíneo formam a borda medial proximal da fossa. Profundamente, caso esteja presente, está localizado o cisto de Baker. Com o joelho em posição levemente flexionada, o tendão fino e redondo do semitendíneo deve ser fácil de palpar. Medial e lateralmente a esse tendão estão as partes profundas do semimembranáceo. O pulso poplíteo pode estar localizado logo abaixo da prega do joelho, mais para a porção lateral do que para a medial, e posteriormente ao platô tibial. Medial ao pulso está o tendão do semimembranáceo. Nesse ponto, se o polegar pressiona mais profundamente, a inserção do LCP é localizada quando emerge da parte de trás da tíbia. Em circunstâncias normais, essa inserção será mais sensível. Um pouco lateral a isso está a inserção do ligamento meniscofemoral. Este e o LCP curvam-se para dentro, para se inserirem na região interior do côndilo medial do fêmur.

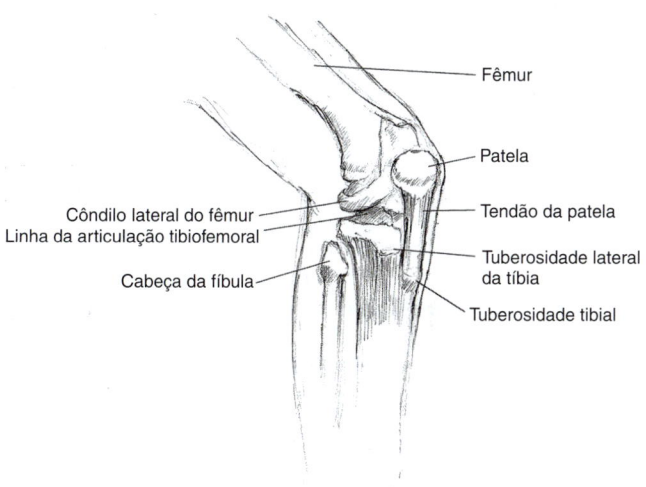

FIGURA 18-35 Estruturas palpáveis na superfície ântero-lateral do joelho.

Na parte lateral proximal da fossa, é encontrado o tendão do bíceps, palpável junto com o nervo fibular comum. O tendão do grácil é medial e anterior à parte medial do semimembranáceo. A palpação executada medial e anteriormente a esse ponto leva ao músculo sartório. Os tendões do sartório, do grácil e do semitendíneo formam a pata-de-ganso. Os músculos sartório e grácil são diferenciados como segue: o grácil contrai-se durante a adução do quadril, enquanto o sartório contrai-se durante a abdução. A palpação mais anterior leva ao côndilo medial do fêmur e ao tubérculo do adutor. A sensibilidade na região anterior do côndilo, associada à sensação de estalido quando o joelho é flexionado, indica uma plica sintomática.[338] O tubérculo do adutor é o local de inserção para o retináculo patelar e o ligamento patelofemoral medial, além de ser um marco da sensibilidade com o deslocamento patelar lateral.[270] O tubérculo do adutor é também o local de inserção do adutor magno e a origem do LCM. As bordas distais da fossa poplítea são palpadas posicionando-se o joelho do paciente em leve flexão. A cabeça medial do gastrocnêmio é palpada profunda e medialmente à fossa, enquanto a cabeça lateral é encontrada profunda e medialmente ao tendão do bíceps femoral.

Região anterior. O paciente deita em supino com o quadril e a coxa posicionados em extensão. O fisioterapeuta palpa as bordas medial e lateral da patela. O VMO normalmente insere-se no terço superior ou na metade da patela medial e é prontamente palpável. Em pacientes com mau alinhamento da patela, esse músculo pode ser displásico e praticamente invisível, inserindo-se proximal ao polo superior desta.[339] A palpação na inserção do reto femoral sobre a região superior da patela é apenas possível se esta estiver posicionada levemente para a frente.[270] Queixas de dor distal nessa região durante a extensão do joelho indicam uma possível lesão do ligamento-tendão da patela no polo inferior. Em algumas pessoas, a continuação do tendão do músculo VL, o retináculo patelar lateral, é palpável na porção lateral da patela.[270]

A palpação do espaço articular é feita com mais facilidade quando a tíbia está rodada interna e externamente durante a posição flexionada. A parte anterior do menisco medial é palpável no espaço articular medial, com a tíbia externamente rodada, entre o ligamento-tendão da patela e a borda anterior do LCM. Em circunstâncias normais, o menisco medial não é palpável além de 30° de flexão.[270] O ligamento meniscotibial medial ou coronário, que se insere no menisco medial para a tíbia, é palpável anteriormente com o joelho posicionado em 90° de flexão e a tíbia externamente rodada ao máximo (a rotação externa passiva do joelho provoca dor se o ligamento estiver danificado).[270]

> **Curiosidade Clínica**
>
> A sensibilidade da linha articular em geral está associada com lesão tibiofemoral, como a ruptura de ligamento colateral ou meniscal; ela também pode estar associada à patologia patelar, ainda que as razões sejam multifatoriais.[195,265,268]

Outras estruturas palpáveis para sensibilidade na região anterior do joelho incluem:

▸ *Base (polo inferior) da patela.* A sensibilidade na ponta inferior da patela indica tendinite patelar.

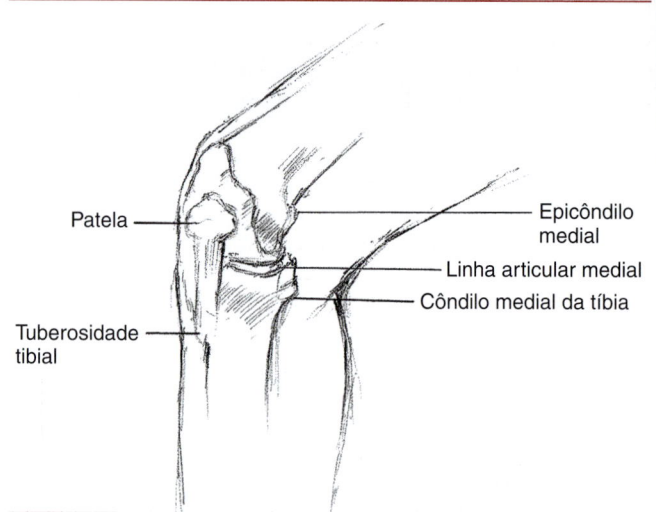

FIGURA 18-36 Estruturas palpáveis na superfície ântero-medial do joelho.

▸ *Coxim gorduroso infrapatelar (coxim gorduroso de Hoffa).* Essa estrutura está localizada entre o ligamento da patela (anteriormente) e a cápsula articular anterior (posteriormente).
▸ *Retináculo lateral.*
▸ *Ápice da patela.*
▸ *Retináculo acessório do trato iliotibial.*
▸ *Retináculo medial.*
▸ *Facetas patelares medial e lateral.* Essas facetas, prontamente palpadas usando-se os dedos polegar e indicador, podem ser testadas para sensibilidade e alinhamento (como a saliência da faceta lateral sobre o sulco patelar), pressionando-se a patela para um lado e para o outro (teste de deslizamento) e, após, torcendo-se os dedos em torno e sob as bordas da patela. A palpação das facetas não deve provocar dor. O fisioterapeuta deve estar apto a palpar sob um terço da patela. A inclinação desta (porção lateral para baixo) reflete o retináculo tenso, especialmente se a inclinação não puder ser corrigida de forma passiva pelo fisioterapeuta.[339] Quando a patela estiver deslocada lateralmente pelo fisioterapeuta e o paciente relatar desconforto repentino e considerável quando o joelho se aproxima da extensão, isso é chamado de sinal de apreensão (ver seção "Testes especiais").[339] A combinação de inclinação e sensibilidade da faceta lateral na ausência de quaisquer outros achados positivos durante o exame físico sugere mau alinhamento da patela clinicamente significativo.[339]
▸ *Restrições dinâmicas.* O paciente é solicitado a contrair o quadríceps. Em indivíduos com mau alinhamento, o VMO não é identificado pela visão ou palpação; ele se insere não muito adiante do polo proximal da patela e permanece mole mesmo com a contração máxima do quadríceps.[186] No joelho normal, o VMO é sentido contraindo-se ao mesmo tempo que o VL.

Região lateral. A cabeça da fíbula pode ser palpada ao acompanhar o tendão do bíceps femoral distalmente. Ela é, muitas vezes, mais distal e posterior do que o esperado. Na porção lateral, o maior ponto no côndilo lateral do fêmur é o epicôndilo lateral, que é a origem do LCL. Este é melhor palpado quando o quadril está rodado externamente ao máximo e o joelho flexionado a 90° na postura de perna cruzada em "figura de quatro".[270] Se o LCL é seguido até a cabeça da fíbula, será sentido em associação com o bíceps femoral. Na região póstero-lateral do côndilo está a inserção da cabeça lateral do gastrocnêmio. Anteriormente existe um pequeno sulco circular, que é onde o tendão do poplíteo estabelece-se sobre o côndilo lateral. A sensibilidade nessa localização, logo atrás do LCL, anterior ou posterior a ele, sugere dano ao músculo poplíteo.[270] Na região ântero-lateral do joelho está o tubérculo de Gerdy, a maior proeminência medial no ápice da cabeça fibular, que serve de inserção para o trato iliotibial.

O espaço articular lateral é palpado a partir do ponto lateral ao ligamento-tendão da patela. A parte anterior do menisco lateral é melhor palpada com o joelho estendido.

Região medial. O maior ponto da região medial do fêmur é o epicôndilo medial, que é a origem do LCM. Superiormente a esse ponto está o tubérculo do adutor e, acima dele, a borda supracondilar, que é a inserção para o VMO. Sensibilidade bem localizada na região medial do joelho, fora da linha articular, pode indicar neuroma.[337]

Testes funcionais

O resultado funcional após lesão no joelho deve considerar a perspectiva do paciente, e não apenas as medidas objetivas da instabilidade. As exigências de movimento funcional do joelho variam de acordo com tarefas específicas. Na caminhada em piso nivelado normal, 60 a 70° de flexão do joelho são requeridos. Essa exigência aumenta para 80 a 85° para subir escadas, e para 120 a 140° para corrida.[3] Em torno de 120° de flexão do joelho são necessários para atividades como agachar-se para amarrar o sapato ou para vestir as meias.[340] A Tabela 18-10 resume as quantidades de ADM do joelho que devem estar disponíveis para as atividades comuns da vida diária.

Testes subjetivos. Pesquisas clínicas estão dando grande ênfase na perspectiva do paciente, com o uso de instrumentos de qualidade de vida relacionados com a saúde. Uma série de escalas de classificação do joelho baseadas no paciente foram desenvolvidas (Tab. 18-11). Elas incluem:

Índice WOMAC. O Western Ontario and McMaster Universities Osteoarthritis (WOMAC) (Tab. 18-12) é uma medida bastante usada de sintomas e incapacidade física, originalmente desenvolvido para pessoas com OA do quadril e do joelho.[341] A medida foi desenvolvida para avaliar mudanças clinicamente significativas, relevantes para o paciente em estado saudável como resultado da intervenção.[342] As evidências da confiabilidade (teste-reteste), validade e sensibilidade desse teste foram fornecidas por pacientes com OA que se submeteram a artroplastia total de quadril ou de joelho[341] e por aqueles com OA que receberam anti-inflamatórios não esteroides (AINEs).[343] O WOMAC avalia três dimensões: dor, rigidez e função física, com 5, 2 e 17 questões, respectivamente[344] (ver Tab. 18-12). Cada subescala é somada para se obter um escore máximo de 20, 8 e 68, respectivamente. Há também um escore-índice ou escore global, que é mais comumente calculado pela soma dos escores para as três subescalas.[344]

Questionário do Comitê de Documentação Internacional do Joelho (IKDC). Esse questionário foi criado a fim de ajustar padrões para a avaliação de lesão ligamentar no joelho.[345] Seu formato utiliza quatro domínios para a classificação final: função autorrelatada do paciente, sintomas autorrelatados, ADM e exame de ligamento. A pior classificação em qualquer um dos quatro domínios (normal, quase normal, anormal ou gravemente anormal) determina a classificação final do joelho.

Escala para o joelho de Lysholm.[346] Essa escala costuma ser usada como um sistema de escore de relato subjetivo projetado para avaliar o resultado da intervenção e o resultado pós-cirúrgico dos joelhos dos pacientes. Ela consiste de oito itens relacionados à claudicação: necessidade de um dispositivo de assistência, capacidade de agachar-se ou subir escadas e presença de dor, edema, travamento ou "frouxidão" e atrofia da perna.[347] Os pontos são atribuídos para cada nível de capacidade ou incapacidade relatada, com o escore perfeito sendo de 100 (Tab. 18-13). Os projetistas dessa escala descobriram que aqueles que sofrem de instabilidade do joelho tinham um escore significativamente menor do que os com instabilidade mínima ou ausente (média = 75,6 e 93,6, respectivamente).

Sistema de classificação do joelho de Cincinnati. A versão de autorrelato do sistema de classificação do joelho de Cincinatti utiliza a combinação de nível funcional e relato de sintomas para chegar a uma classificação de incapacidade global para o joelho.[348] A escala fornece um sistema de escore de pontos para o tipo de atividade relacionada aos esportes e frequência de participação, que permite um resultado de avaliação baseado nas atividades comuns do paciente.

Exame de resultado do joelho (KOS). Esse teste consiste de duas escalas separadas: a escala de atividades da vida diária (EAVD) e a escala de atividade esportiva (EAE). A EAVD (Tab. 18-14)[349] avalia o espectro total de sintomas e limitações funcionais que podem ocorrer devido a disfunções de joelho.[347] A confiabilidade teste-reteste dessa escala é 0,97.[350] A escala EAE inclui fatores comumente experimentados durante atividades esportivas.

TABELA 18-10 Amplitude de movimento aproximada requerida para as atividades comuns da vida diária

Atividade	Amplitude de movimento de flexão requerida (graus)
Correr	120-140
Agachar-se	120
Amarrar o sapato	120
Vestir as meias	120
Descer escadas	110
Sentar e levantar	85
Subir escadas	80
Fase de balanço da marcha	70
Fase de apoio da marcha	20

Dados de Laubenthal KN. Smidt GL, Kettelkamp DB: A quantitative analysis of knee motion for activities of daily living. Phys Ther 52:34-42, 1972.

TABELA 18-11 Índices de questionários do joelho

Índices	Indicação	Confiabilidade	Validade	Comentário
Western Ontario and McMaster Universities Osteoarthritis Index Bellamy[a]	Osteoartrite	Alta para osteoartrite	Alta para osteoartrite	Forte para dor, rigidez e função física na osteoartrite
Questionário do Comitê de Documentação Internacional do Joelho[b]	Lesão ligamentar do joelho	Boa	Alta	Sem sensibilidade para função relacionada a esportes. Não tão sensível a mudanças com o passar do tempo
Escore do Joelho de Lysholm[c]	Lesões ligamentares e meniscais	Boa	Imprecisa	Não é útil para funções individuais intensas. O escore apresenta baixa importância na classificação de dor e instabilidade. Desempenhos psicométricos aceitáveis como medidas de resultado para pacientes com lesão meniscal do joelho
Sistema de Classificação do Joelho de Cincinnati[d]	Lesões inespecíficas do joelho	Desconhecida	Imprecisa	Permite avaliação do resultado com base nas atividades comuns do paciente
Exame de Resultado do Joelho[e]	Lesões inespecíficas do joelho	Alta para limitações funcionais	Alta para limitações funcionais	Sensível para limites funcionais para uma variedade de danos
Escala de função da extremidade inferior[f]	Todas as condições da extremidade inferior	Alta para artroplastia total de quadril e joelho	Alta para artroplastia total de quadril e joelho	Útil com pacientes após artroplastia

Dados de Manal TJ, Dickerson-Schnatz A: Disorders of the tibiofemoral joint. In: Wilmarth MA, ed. *Evidence-Based Practice for the Upper and Lower Quarter. Orthopaedic Physical Therapy Home Study Course* 13.2.2. La Crosse, WI: Orthopaedic Section, APTA, 2003:1-44.
[a] Dados de Bellamy N, Buchanan WW, Goldsmith CH, et al.: Validation study of WOMAC: a health status instrument for measuring clinically important patient-relevant outcomes following total hip or knee arthroplasty in osteoarthritis. *J Orthop Rheumatol* 1:95-108, 1988.
[b] Dados de Hefti F, Muller W, Jacob RP, et al.: Evaluation of knee ligament injuries with the IKDC form. *Knee Surg Sports Traumatol Arthrosc* 1:226-234, 1993. Irrgang JJ, Anderson AF, Boland AL, et al.: Responsiveness of the international knee documentation committee subjective knee form. *Am J Sports Med* 34:1567-1573, 2006. Epub Jul 26, 2006; Anderson AF, Irrgang JJ, Kocher MS, et al.: The international knee documentation committee subjective knee evaluation form: Normative data. *Am J Sports Med* 34:128-135, 2006. Epub Oct 11, 2005; Irrgang JJ. Anderson AF, Boland AL, et al.: Development and validation of the international knee documentation committee subjective knee form. *Am J Sports Med* 29:600-613, 2001; Irrgang JJ, Ho H, Harner CD, et al.: Use of the International Knee Documentation Committee guidelines to assess outcome following anterior cruciate ligament reconstruction. *Knee Surg Sports Traumatol Arthrosc* 6:107-114, 1998.
[c] Dados de Tegner Y, Lysholm J: Rating systems in the evaluation of knee ligament injuries. *Clin Orthop* 198:43-49, 1985; Briggs KK, Kocher MS, Rodkey WG, et al.: Reliability, validity, and responsiveness of the Lysholm knee score and Tegner activity scale for patients with meniscal injury of the knee. *J Bone Joint Surg Am* 88:698-705, 2006.
[d] Dados de Tegner Y, Lysholm J: Rating systems in the evaluation of knee ligament injuries. *Clin Orthop* 198:43-49, 1985; Phillips N, Benjamin M, Everett T, et al.: Outcome and progression measures in rehabilitation following anterior cruciate ligament injury. *Phys Ther Sports* 1:106-118, 2000; Noyes FR. McGinniss GH, Mooar LA: Functional disability in the anterior cruciate insufficient knee syndrome. Review of knee rating systems and projected risk factors in determining treatment. *Sports Med* 1:278-302, 1984.
[e] Dados de Irrgang JJ, Snyder-Mackler L, Wainner RS, et al.: Development of a patient-reported measure of function of the knee. *J Bone Joint Surg* 80A:1132-1145, 1998.
[f] Dados de Binkley JM, Stratford PW, Lott SA, et al.: The Lower Extremity Functional Scale (LEFS): scale development, measurement properties, and clinical application. North American Orthopaedic Rehabilitation Research Network. *Phys Ther* 79:371-383, 1999.

Escala de função da extremidade inferior. Essa escala foi projetada para ser aplicada a todas as condições da extremidade inferior de origem musculoesquelética.[351]

Embora esses instrumentos sejam comumente usados para avaliar pacientes após cirurgia ou trauma de joelho, relativamente poucos estudos têm sido desenvolvidos para compará-los à avaliação de pacientes atletas e àqueles estudos que tinham desenho transversal e, portanto, não haviam avaliado a confiabilidade ou como era o desempenho dos instrumentos com o passar do tempo. Marx e colaboradores realizaram um estudo para determinar a confiabilidade, a validade e a sensibilidade da escala de Lysholm, a escala de classificação de joelho de esportes da American Academy of Orthopaedic Surgeons (AAOS) (ver a seção "Testes funcionais avançados"), a EAVD do KOS e o sistema de classificação do joelho de Cincinnati em pacientes atletas com ampla variedade de disfunções do joelho. De acordo com o estudo, a confiabilidade foi alta para todas as escalas, com o CCI variando de 0,88 a 0,95. Como para a validade de constructo, as correlações entre as escalas de joelho variaram de 0,70 a 0,85 e as entre as escalas de joelho e a escala de componente físico da Forma Curta-36 (FC-36) e as classificações de gravidade do paciente e do médico variaram de 0,59 a 0,77. A sensibilidade, verificada com a média de resposta padronizada, variou de 0,8 para o sistema de classificação do joelho de Cincinnati a 1,1 para a EAVD.

Escala de avaliação da articulação patelar. Essa escala avalia sete componentes da função da articulação patelofemoral (Tab. 18-15).

TABELA 18-12 Western Ontario and McMaster Universities Osteoarthritis Index (WOMAC)

Nome: _____
Terapeuta responsável: _____

Este levantamento questiona a quantidade de dor, rigidez e incapacidade que você está sentindo. Por favor, responda às questões de forma apropriada. Se estiver inseguro sobre como respondê-las, por favor, forneça a melhor resposta possível. (Marque suas respostas com um "X".)

SEÇÃO A: DOR

As seguintes questões dizem respeito à quantidade de dor que você está sentindo atualmente devido à artrite em seus quadris e/ou joelhos. Para cada situação, coloque a quantidade de dor recentemente vivenciada.

Questão: **Qual a quantidade de dor que você sente?**

	Nenhuma	Suave	Moderada	Acentuada	Extrema
1. Caminhando em uma superfície plana	☐	☐	☐	☐	☐
2. Subindo ou descendo escadas	☐	☐	☐	☐	☐
3. À noite na cama	☐	☐	☐	☐	☐
4. Sentado ou deitado	☐	☐	☐	☐	☐
5. De pé ereto	☐	☐	☐	☐	☐

SEÇÃO B: RIGIDEZ ARTICULAR

As seguintes questões dizem respeito à quantidade de rigidez articular (não dor) que você está sentindo atualmente em seus quadris e/ou joelhos. A rigidez é uma sensação de restrição ou morosidade no movimento de suas articulações.

	Nenhuma	Suave	Moderada	Acentuada	Extrema
1. Qual a intensidade da rigidez após acordar pela manhã?	☐	☐	☐	☐	☐
2. Qual a intensidade da rigidez após sentar, deitar ou repousar no fim do dia?	☐	☐	☐	☐	☐

SEÇÃO C: FUNÇÃO FÍSICA

As seguintes questões dizem respeito à sua função física. Por meio delas, medimos sua capacidade de mover-se e cuidar de si mesmo. Para cada uma das seguintes atividades, indique o grau de dificuldade que você está vivenciando atualmente devido à artrite em seus quadris e/ou joelhos. (Marque suas respostas com um "X")

Questão: **Qual o grau de dificuldade que você tem com:**

	Nenhuma	Suave	Moderada	Acentuada	Extrema
1. Descer escadas	☐	☐	☐	☐	☐
2. Subir escadas	☐	☐	☐	☐	☐
3. Levantar-se de uma posição sentada	☐	☐	☐	☐	☐
4. Ficar de pé	☐	☐	☐	☐	☐
5. Inclinar-se para o chão	☐	☐	☐	☐	☐
6. Caminhar em terreno plano	☐	☐	☐	☐	☐
7. Entrar/sair do carro	☐	☐	☐	☐	☐
8. Fazer compras	☐	☐	☐	☐	☐
9. Colocar meias	☐	☐	☐	☐	☐
10. Levantar-se da cama	☐	☐	☐	☐	☐
11. Tirar meias	☐	☐	☐	☐	☐
12. Deitar-se na cama	☐	☐	☐	☐	☐
13. Entrar/sair do banho	☐	☐	☐	☐	☐
14. Sentar	☐	☐	☐	☐	☐
15. Entrar/sair do banheiro	☐	☐	☐	☐	☐
16. Realizar afazeres domésticos pesados	☐	☐	☐	☐	☐
17. Realizar afazeres domésticos leves	☐	☐	☐	☐	☐

Testes funcionais objetivos. Os testes funcionais para o joelho são introduzidos quando o paciente está apto a executar movimentos ativo e resistido sem dor.

TABELA 18-13 Escala para o joelho de Lysholm

Categoria	Escore
CLAUDICAÇÃO	
Nenhuma	5
Leve ou periódica	3
Grave e constante	0
SUSTENTAÇÃO	
Nenhuma	5
Bengala ou muleta	3
Sustentação de peso impossível	0
TRAVAMENTO	
Sem travamento e sem sensações de restrição	5
Restrição, mas sem sensação de travamento	4
Travamento	
Ocasional	2
Frequente	3
Articulação travada ao exame	0
INSTABILIDADE	
Nunca	30
Raramente durante o esporte ou outro exercício intenso	25
Frequentemente durante o esporte ou outro exercício intenso (incapacidade de participação)	20
Ocasionalmente nas atividades diárias	10
Muitas vezes nas atividades diárias	5
A cada passo	0
DOR	
Nenhuma	30
Inconstante e leve durante exercício intenso	25
Acentuada no afrouxamento	20
Acentuada durante exercício intenso	15
Acentuada durante ou após caminhar mais de 2 km	10
Acentuada durante ou após caminhar menos de 2 km	5
Constante	0
EDEMA	
Nenhum	10
Com o falseio	7
No exercício intenso	5
No exercício comum	2
Constante	0
SUBIR ESCADAS	
Sem problemas	10
Ligeiramente prejudicado	6
Um passo de cada vez	2
Impossível	0
AGACHAMENTO	
Sem problemas	5
Ligeiramente prejudicado	4
Apenas até 90°	2
Impossível	0

Dados de Tegner Y, Lysholm J: Rating systems in the evaluation of knee ligament injuries. *Clin Orthop* 198:43-49, 1985.

Escore de função locomotora agregada (FLA). O escore FLA é formado somando-se os escores de tempo médios (segundos) de três funções locomotoras (tempo de caminhada, subida e descida de escadas) e tempo necessário para transferência da posição sentada para de pé.[352]

▶ *Tempo de caminhada de oito metros.* O paciente é solicitado a caminhar 8 m no seu próprio passo naturalmente preferido com ou sem auxílio conforme apropriado. Três repetições da caminhada são realizadas e o tempo médio é registrado.

▶ *Tempo de subida e de descida de escadas.* O paciente é solicitado a subir e descer sete degraus (quatro de 15 cm e três de 20 cm) no seu passo confortável naturalmente preferido. O método empregado para realizar a atividade é registrado, ou seja, se ele usa pernas alternadas, se se apoia no corrimão ou se sempre se conduz com uma perna. O paciente é cronometrado (em segundos) e solicitado a repetir o teste quatro vezes. O tempo médio das quatro repetições é calculado.

▶ *Tempo de transferência.* O paciente é solicitado a caminhar, no seu próprio passo natural, uma distância de 2 m até uma cadeira (com a altura do assento de 0,46 m, típico de um assento sanitário) e sentar, depois levantar imediatamente e caminhar de volta ao início. É marcado o tempo do paciente (em segundos) à medida que ele se aproxima e se afasta da cadeira. O paciente realiza o teste três vezes e o tempo médio é calculado.

O escore FLA demonstrou excelente confiabilidade intra-avaliador com um CCI estatístico alto, intervalos de confiança estreitos, erro-padrão de medida baixo (EPM) e diferença detectável menor baixa (DDM).[352] Significativamente, a medida demonstra correlação de tamanho moderada com dois questionários de autorrelato validados de função física (SF-36 e WOMAC) e parece ser mais sensível à mudança, induzida por intervenção de exercício, do que qualquer outra.[352]

Testes funcionais simples de sustentação de peso. O teste de sustentação de peso funcional mais simples para o joelho é a posição agachada. O paciente deve estar apto a realizar essa manobra sem dor.

Marcha do pato/sinal de Childress. O paciente agacha-se com os dedos apontando para fora e caminha para a frente. Essa manobra é similar ao teste McMurray para lesão do menisco (embora mais cansativa). Dor ou crepitação durante o teste indicam lesão do corno posterior do menisco ou do LCM.[353] Pacientes com lesão patelofemoral podem executar a marcha do pato sem dificuldade, mas demonstram dificuldades ao levantar do agachamento.[253]

Testes funcionais avançados. Testes funcionais mais avançados para o joelho incluem salto vertical, salto funcional, agachamento em uma perna e testes de corrida.[347]

Escala de classificação do joelho nos esportes da American Academy of Orthopedic Surgeons. A escala de classificação do joelho nos esportes da AAOS foi incluída no Sistema de Avaliação e Tratamento de dados de resultados musculoesqueléticos (MODEMS) para atletas com disfunções no joelho. Esse instrumento tem cinco partes, com um total de 23 questões: uma seção central (sete

TABELA 18-14 Medida relatada pelo paciente da função do joelho

ESCALA DAS ATIVIDADES DA VIDA DIÁRIA

Instruções: O seguinte questionário é projetado para determinar os sintomas e as limitações que você sente por causa de seu joelho enquanto executa suas atividades diárias comuns. Por favor, responda cada questão verificando a afirmação que melhor o descreve nos últimos 1 a 2 dias. Para determinada questão, mais de uma das afirmações pode descrevê-lo, mas, por favor, marque APENAS a que melhor se adapta às suas atividades diárias comuns.

SINTOMAS

1. Em que grau a dor no joelho afeta seu nível de atividade diária?
   - 5 Nunca tenho dor no joelho.
   - 4 Tenho dor no joelho, mas ela não afeta minha vida diária.
   - 3 A dor afeta levemente minha atividade.
   - 2 A dor afeta moderadamente minha atividade.
   - 1 A dor afeta gravemente minha atividade.
   - 0 A dor no joelho me impede de executar todas as atividades diárias.

2. Em que grau o desgaste e o ranger de seu joelho afetam seu nível de atividade diária?
   - 5 Nunca tenho desgaste ou ranger no joelho.
   - 4 Tenho desgaste ou ranger no joelho, mas isso não afeta minha atividade diária.
   - 3 Desgaste ou ranger afeta levemente minha atividade.
   - 2 Desgaste ou ranger afeta moderadamente minha atividade.
   - 1 Desgaste ou ranger afeta gravemente meu joelho.
   - 0 Desgaste ou ranger no joelho me impede de executar minhas atividades diárias.

3. Em que grau a rigidez no joelho afeta seu nível de atividade diária?
   - 5 Nunca tenho rigidez no joelho.
   - 4 Tenho rigidez no joelho, mas ela não afeta minha atividade diária.
   - 3 A rigidez afeta levemente minha atividade diária.
   - 2 A rigidez afeta moderadamente minha atividade.
   - 1 A rigidez afeta gravemente minha atividade.
   - 0 A rigidez no joelho me impede de fazer todas as atividades diárias.

4. Em que grau o edema no joelho afeta seu nível de atividade diária?
   - 5 Nunca tenho edema no joelho.
   - 4 Tenho edema no joelho, mas ele não afeta atividades diárias.
   - 3 O edema afeta levemente minha atividade diária.
   - 2 O edema afeta moderadamente minha atividade diária.
   - 1 O edema afeta gravemente minha atividade diária.
   - 0 O edema no joelho me impede de fazer todas as atividades diárias.

5. Em que grau o falseio de seu joelho afeta seu nível de atividade diária?
   - 5 Nunca tenho falseio no joelho.
   - 4 Tenho falseio no joelho, mas ele não afeta minha atividade diária.
   - 3 O falseio afeta levemente minha atividade diária.
   - 2 O falseio afeta moderadamente minha atividade diária.
   - 1 O falseio afeta gravemente minha atividade diária.
   - 0 O falseio do joelho me impede de executar todas as atividades diárias.

6. Em que grau a deformação de seu joelho afeta seu nível de atividade diária?
   - 5 Não tenho deformação em meu joelho.
   - 4 Tenho deformação no joelho, mas ela não afeta meu nível de atividade diária.
   - 3 A deformação afeta levemente minha atividade diária.
   - 2 A deformação afeta moderadamente minha atividade diária.
   - 1 A deformação afeta gravemente minha atividade diária.
   - 0 A deformação no joelho me impede de executar todas as atividades diárias.

7. Em que grau a fraqueza ou a falta de força de sua perna afeta seu nível de atividade diária?
   - 5 Minha perna nunca parece fraca.
   - 4 Minha perna parece fraca, mas isso não afeta minha atividade diária.
   - 3 A fraqueza afeta levemente minha atividade diária.
   - 2 A fraqueza afeta moderadamente minha atividade diária.
   - 1 A fraqueza afeta gravemente minha atividade diária.
   - 0 A fraqueza da perna me impede de executar todas as atividades diárias.

(continua)

TABELA 18-14 Medida relatada pelo paciente da função do joelho *(continuação)*

INCAPACIDADE FUNCIONAL COM AS ATIVIDADES DA VIDA DIÁRIA

8. Como seu joelho afeta sua capacidade de caminhar?
   - 5 Meu joelho não afeta minha capacidade de caminhar.
   - 4 Tenho dor em meu joelho quando caminho, mas ela não afeta minha capacidade de caminhar.
   - 3 Meu joelho me impede de caminhar mais do que 1,6 km.
   - 2 Meu joelho me impede de caminhar mais do que 800 m.
   - 1 Meu joelho me impede de caminhar mais de um quarteirão.
   - 0 Meu joelho me impede de caminhar.
9. Por causa do seu joelho, você caminha com muletas ou bengala?
   - 3 Posso caminhar sem muletas ou bengala.
   - 2 Por causa do meu joelho, caminho com muleta ou bengala.
   - 1 Por causa do meu joelho, caminho com duas muletas.
   - 0 Por causa de meu joelho, não posso caminhar, mesmo com muletas.
10. Seu joelho leva-o a mancar quando caminha?
    - 2 Posso caminhar sem mancar.
    - 1 Algumas vezes, por causa do meu joelho, caminho mancando.
    - 0 Por causa de meu joelho, não posso caminhar sem mancar.
11. Como seu joelho afeta sua capacidade de subir escadas?
    - 5 Meu joelho não afeta minha capacidade de subir escadas.
    - 4 Tenho dor em meu joelho quando subo escadas, mas ela não limita minha capacidade de subir escadas.
    - 3 Estou apto a subir normalmente escadas, mas preciso me apoiar no corrimão.
    - 2 Estou apto a subir escadas um degrau de cada vez, apoiando-me no corrimão.
    - 1 Tenho que usar muletas ou uma bengala para subir escadas.
    - 0 Não subo escadas.
12. Como seu joelho afeta sua capacidade de descer escadas?
    - 5 Meu joelho não afeta minha capacidade de descer escadas.
    - 4 Sinto dor no joelho ao descer escadas, mas ela não limita minha capacidade de descer escadas.
    - 3 Sou capaz de descer escadas normalmente, mas preciso me apoiar no corrimão.
    - 2 Sou capaz de descer escadas um degrau de cada vez, apoiando-me no corrimão.
    - 1 Tenho que usar muletas ou uma bengala para descer escadas.
    - 0 Não posso descer escadas.
13. Como seu joelho afeta sua capacidade de ficar de pé?
    - 5 Meu joelho não afeta minha capacidade de ficar de pé. Posso ficar de pé por uma quantidade ilimitada de tempo.
    - 4 Sinto dor no joelho quando fico de pé, mas ela não limita minha capacidade de ficar de pé.
    - 3 Por causa do meu joelho, não posso ficar de pé mais de uma hora.
    - 2 Por causa do meu joelho, não posso ficar de pé mais de meia hora.
    - 1 Por causa do meu joelho, não posso ficar de pé mais de 10 minutos.
    - 0 Não posso ficar de pé por causa do meu joelho.
14. Como seu joelho afeta sua capacidade de ajoelhar-se?
    - 5 Meu joelho não afeta minha capacidade de ajoelhar. Posso ajoelhar-me por tempo indeterminado.
    - 4 Tenho dor quando me ajoelho, mas ela não limita minha capacidade de ajoelhar.
    - 3 Não posso me ajoelhar por mais de uma hora.
    - 2 Não posso me ajoelhar por mais de meia hora.
    - 1 Não posso me ajoelhar por mais de 10 minutos.
    - 0 Não posso me ajoelhar.
15. Como seu joelho afeta sua capacidade de agachar-se?
    - 5 Meu joelho não afeta minha capacidade de agachar. Posso agachar-me a qualquer hora.
    - 4 Sinto dor quando me agacho, mas ainda posso fazê-lo a qualquer hora.
    - 3 Não posso me agachar mais do que três quartos do normal.
    - 2 Não posso me agachar mais do que a metade do normal.
    - 1 Não posso me agachar mais do que um quarto do normal.
    - 0 Não posso me agachar totalmente.
16. Como seu joelho afeta sua capacidade de sentar com ele dobrado?
    - 5 Meu joelho não afeta minha capacidade de sentar com ele dobrado. Posso sentar por períodos ilimitados de tempo.
    - 4 Sinto dor quando sento com os joelhos dobrados, mas ela não limita minha capacidade de sentar.
    - 3 Não posso sentar com meu joelho dobrado por mais de uma hora.
    - 2 Não posso sentar com meu joelho dobrado por mais de meia hora.
    - 1 Não posso sentar com meu joelho dobrado por mais de 10 minutos.
    - 0 Não posso sentar com meu joelho dobrado.

(continua)

TABELA 18-14 Medida relatada pelo paciente da função do joelho *(continuação)*

17. Como seu joelho afeta sua capacidade de levantar-se de uma cadeira?
    - 5   Meu joelho não afeta minha capacidade de levantar-me de uma cadeira.
    - 4   Sinto dor quando me levanto da posição sentada, mas ela não afeta minha capacidade de levantar-me dessa posição.
    - 3   Por causa do meu joelho, posso apenas me levantar de uma cadeira com o auxílio das mãos e dos braços.
    - 0   Por causa do meu joelho, não posso levantar-me de uma cadeira.

questões) sobre rigidez, edema, dor e função e quatro seções (quatro questões cada) sobre dor, travamento ou restrição, afrouxamento e limitações atuais na atividade devido ao joelho.

Salto vertical. O salto vertical é um movimento explosivo, no qual a velocidade vertical do tronco é de importância decisiva para o salto em altura. Esse teste é usado na medicina do esporte e os pesquisadores consideraram-no significativamente relacionado ao desempenho atlético.[354-360] Ele é executado da seguinte maneira. Uma medida de base é feita do mais alto ponto que o paciente pode atingir enquanto permanece com o pé plano. As pontas de seus dedos são cobertas com giz e ele é solicitado a saltar o mais alto possível, marcando a parede com o giz das pontas dos dedos. Depois são permitidos outros três saltos, após os quais o fisioterapeuta subtrai o alcance da linha de base do salto vertical máximo para obter a distância do salto vertical.

Testes de salto funcionais

▶ *Salto em distância.* Esse teste tem boa confiabilidade teste-reteste (0,79 a 0,99),[357,358,360-365] embora sua correlação com a potência e o teste de força isocinética não seja clara.[320,356,358,365-368] O paciente fica de pé sobre a perna envolvida, com os dedos o mais próximo possível da posição inicial. As mãos são colocadas atrás das costas ou sobre os quadris. Ele tenta, então, saltar o mais distante possível, aterrissando com a mesma extremidade. Três tentativas são permitidas. A distância é medida da partida dos dedos até a aterrissagem do calcanhar e é, comparada com a distância do salto da perna não envolvida e contada como uma porcentagem. As distâncias saltadas são influenciadas pela idade e pelo sexo.[364] Padrões para atletas universitários são uma média de 155 cm para homens e de 121 cm para mulheres.[369] A sensibilidade do teste foi considerada de 52%, e a especificidade, de 97%.[370] Barber e colaboradores[358] descobriram uma relação significativa entre o salto em apenas uma perna e as limitações subjetivas de correr, saltar e aterrissar.

▶ *Salto triplo.*[357,371] O teste do salto triplo é similar ao teste do salto em distância, exceto pelo fato de que o paciente salta por três vezes consecutivas e o escore é a distância medida da partida do dedo e da aterrissagem do calcanhar no terceiro salto. Um estudo relatou alta correlação entre a força isocinética concêntrica do músculo quadríceps e o salto triplo em distância.[368]

▶ *Salto marcado de 6 m.*[358,360,362] Esse teste é confiável, com um CCI variando de 0,66 a 0,77,[357,361] considerado como um dos melhores indicadores da função.[366] O fisioterapeuta demarca a distância de 6 m e o paciente a percorre saltando com apenas uma perna. O tempo levado é medido ao 0,01 segundo mais próximo e comparado com a perna não envolvida. Esse teste funcional avalia a força, a resistência, a propriocepção, o equilíbrio e a potência das várias estruturas do joelho. Ele é recomendado para o uso em atletas que retornam ao esporte. Sua sensibilidade é de 49%, e a especificidade, 94%.[370]

▶ *Salto em cruzamento.* O salto em cruzamento tem um CCI de 0,96 para a confiabilidade teste-reteste.[357] Seus re-

TABELA 18-15 Escala de avaliação da articulação patelofemoral

Função	Pontos
CLAUDICAÇÃO	
Nenhuma	5
Leve ou episódica	3
Grave	0
DISPOSITIVOS DE AUXÍLIO	
Nenhum	5
Bengala ou imobilização	3
Incapaz de sustentar peso	0
SUBIR ESCADAS	
Sem problemas	20
Leve impedimento	15
Muito lentamente	10
Um passo de cada vez, sempre com a mesma perna primeiro	5
Incapaz	0
CREPITAÇÃO	
Nenhuma	5
Incômoda	3
Limita as atividades	2
Grave	0
INSTABILIDADE (FROUXIDÃO)	
Nunca	20
Ocasionalmente, com atividades vigorosas	10
Frequentemente, com atividades vigorosas	8
Ocasionalmente, com atividades diárias	5
Frequentemente, com atividades diárias	2
Todos os dias	0
EDEMA	
Nenhum	10
Apenas após atividades vigorosas	5
Após caminhar ou realizar atividades moderadas	2
Constante	0
DOR	
Nenhuma	35
Ocasionalmente, com atividades vigorosas	30
Acentuada, com atividades vigorosas	20
Acentuada, após caminhar 1.600 m ou dor em repouso leve ou moderada	15
Acentuada com caminhada < 1.600 m	10
Constante e grave	0

Pontuação: 90-100 pontos, excelente; 80-90 pontos, bom; 60-79 pontos, insuficiente; < 60 pontos, fraco.
Dados de Karlson J, Thomee R, Sward L: Eleven year follow-up of patellofemoral pain syndromes. *Clin J Sports Med* 6:23, 1996.

sultados têm relação com o parâmetro isocinético de amplitude de aceleração e são considerados o melhor indicador de função do joelho.[366] O teste é executado como segue. O paciente coloca seus pés atrás da linha inicial, e uma fita de medida é disposta perpendicularmente a ela. Ele fica sobre uma perna no lado direito da fita métrica e salta apenas com essa perna para o lado esquerdo, volta para o direito e, então, para o esquerdo, tentando impulsionar-se para a frente o mais longe possível a cada salto. O escore é a distância medida da partida, onde então os dedos, e à aterrissagem, onde para o calcanhar no terceiro salto. Três tentativas são permitidas, e os dois lados são comparados como uma porcentagem um do outro.

▶ *Salto em escadas.* O paciente sobe e desce vários degraus (20 a 25 degraus são recomendados) saltando, enquanto o tempo é cronometrado. Primeiro salta com a perna não envolvida e depois com a envolvida.[371]

▶ *Salto de lado a lado.* Steadman[372] defende o uso do salto de Heiden de lado a lado. Esse teste envolve fazer o paciente saltar de lado a lado em uma linha colocada a aproximadamente 1,5 a 1,8 m de distância. A aterrissagem é controlada com uma flexão suave do joelho, equilibrando o corpo sobre o pé mais próximo da linha. O paciente salta então lateralmente para a outra linha, aterrissando sobre o pé oposto de forma controlada, em posição semiagachada sobre apenas uma perna.[373] Esse exercício é executado de lado a lado por 5 a 10 minutos. A evidência de aterrissagem imperfeita, perda de equilíbrio ou músculos abalados no lado envolvido indica fraqueza do quadríceps.[373]

Teste de agachamento em uma perna. O paciente equilibra-se sobre uma perna, e então agacha-se sobre a mesma enquanto mantém o tronco ereto. A quantidade de flexão no joelho é medida com um goniômetro e comparada com a medida similar da perna não envolvida. Se uma das mãos ou a extremidade oposta tocar o chão, a medida é refeita. Embora aparentemente seja um teste estático, revela a capacidade dinâmica dos músculos quadríceps, isquiotibiais, glúteo e gastrocnêmio para manter o controle excêntrico e para o paciente manter o equilíbrio.

Testes de corrida

▶ *Figura-de-oito.* Dois cones são posicionados com 10 m de distância um do outro. O paciente é solicitado a correr em torno deles em figura-de-oito, para uma certa quantidade de rotações, realizando as voltas em vez de saltar e cortar, enquanto o fisioterapeuta marca a corrida. A razão do tempo de uma corrida em figura-de-oito para o de uma corrida em linha reta é uma das maneiras mais definitivas de comparar pacientes com joelho com LCA deficiente a indivíduos com joelho normal.[374]

▶ *Carioca.* O teste do carioca envolve fazer o paciente correr lateralmente com um cruzamento das pernas e entrelaçamento dos pés. Começa-se com uma das pernas à frente e a outra por trás desta. Esse movimento é realizado por uma distância de 8 pés,[375] ou 24,4 m.[376]

▶ *Corrida em ziguezague.*[367,377] A corrida em ziguezague consiste em fazer o paciente correr entre cones ou distâncias variadas.

Teste de estresse

Os testes de estresse são usados para determinar a integridade da articulação, dos ligamentos e dos meniscos. A história completa e o exame físico podem diagnosticar cerca de 90% das lesões ligamentares. Os estabilizadores primários do complexo da articulação do joelho são o LCA, responsável pela restrição da translação anterior da tíbia; o LCP, responsável pela restrição da translação posterior da tíbia; o LCM, que restringe a translação medial (estresse em valgo); e o LCL, que restringe a translação lateral (estresse em varo) (Tab. 18-16).

O objetivo dos testes de estresse é identificar o grau de separação e a qualidade ou a sensação de final do movimento da separação quando o estresse é aplicado em uma direção específica. Ligamentos intactos têm a sensação abrupta e firme no final do movimento, enquanto ligamentos lesionados têm uma sensação suave ou indefinida, dependendo do grau da lesão. Deve-se sempre fazer a comparação com o joelho não envolvido antes de fazer a determinação. É importante lembrar que dor e edema dificultam a sensibilidade desses testes.[378] Detalhes sobre a relevância clínica dos testes especiais mais comuns são descritos na Tabela 18-17.

A instabilidade funcional grave do joelho parece ocorrer de modo imprevisível. As razões para tais discrepâncias são desconhecidas, mas podem ser o resultado de:[35]

▶ Definições variadas de instabilidade.

▶ Graus variados de dano ao LCA.[379,380]

▶ Combinações diferentes de lesões.[62]

▶ Diferentes mecanismos de compensação para a perda do LCA.

▶ Diferenças na reabilitação.

▶ Demandas físicas diversas e expectativas de diferentes populações.

Instabilidade medial de um plano: estresse de abdução valga. O paciente é posicionado em supino, com o joelho envolvido estendido. O fisioterapeuta aplica uma forte força valga, com uma força contrária aplicada no côndilo lateral do fêmur (Fig. 18-37). Normalmente, existe pouco ou nenhum movimento valgo no joelho e, se presente, deve ser menor do que a quantidade do movimento varo. Sob condições normais, a sensação de final do movimento é firme. Com a degeneração dos compartimentos lateral ou medial, os movimentos varo e valgo podem estar aumentados, enquanto as sensações de final do movimento serão normais.

Com o joelho testado em extensão total, qualquer instabilidade demonstrável é, em geral, muito significativa. A dor com essa manobra é causada pelo aumento na tensão das estruturas colaterais mediais ou pela inserção dessas estruturas no menisco medial. Se a dor ou uma quantidade excessiva de movimento é detectada em comparação com a outra extremidade, há suspeita de hipermobilidade ou instabilidade. As seguintes estruturas podem estar implicadas:

▶ Fibras superficiais e profundas do LCM.

▶ Ligamento oblíquo posterior.

▶ Cápsula póstero-medial.

▶ Ligamento capsular medial.

▶ LCA.

▶ LCP.

TABELA 18-16 Limitações primárias e secundárias do joelho

Movimento tibial	Restrições primárias	Restrições secundárias
Translação anterior	LCA	LCM, LCL: terço médio da cápsula médio-lateral; ângulo poplíteo, ângulo semimembranáceo, trato iliotibial
Translação posterior	LCP	LCM, LCL: terço posterior da cápsula médio-lateral; tendão do poplíteo; ligamentos meniscofemorais anterior e posterior
Rotação em valgo	LCM	LCA, LCP: cápsula posterior quando o joelho estiver completamente estendido, ângulo semimembranáceo
Rotação em varo	LCL	LCA, LCP: cápsula posterior quando o joelho estiver completamente estendido, ângulo poplíteo.
Rotação lateral	LCM, LCL	Ângulo poplíteo.
Rotação medial	LCA, LCP	Ligamentos meniscofemorais ântero-posteriores, ângulo semimembranáceo.

LCA, ligamento cruzado anterior; LCL, ligamento colateral lateral; LCM, ligamento colateral medial; LCP, ligamento cruzado posterior.
Reproduzida, com permissão, de Irrgang JJ, Safran MC, Fu FH: The knee: Ligamentous and meniscal injuries. In: Zachazewski JE, Magee DJ, Quillen WS, eds. *Athletic Injuries and Rehabilitation*. Philadelphia, PA: WB Saunders, 1996:623–692. Com permissão de Elsevier.

Curiosidade Clínica

Em um estudo de Garvin e colaboradores[381] com 23 pacientes com ruptura do LCM cirurgicamente comprovada, achados de imagem por ressonância magnética (IRM) do joelho foram avaliados retrospectivamente. A IRM revelou a ruptura em todos os casos, embora quando a lesão era grave, a distinção entre rupturas parciais de alto grau e rupturas completas tenha sido difícil.[381] O exame físico indicou ruptura em 22 casos (96%).[381] A alta prevalência de lesões de menisco e do ligamento cruzado associadas foi vista (em 23 [100%] e 12 [52%] casos, respectivamente). Rupturas do LCL ocorreram em 13 pacientes (57%) e em pelo menos uma lesão óssea em 22 (96%); a maioria das lesões foi no compartimento lateral. Lesões do côndilo lateral do fêmur foram muitas vezes geográficas (em 14 [70%] dos 20 casos) ou impactadas (em 5 [25%]).[381]

O teste é, então, repetido em 10 a 30° de flexão (ver Fig. 18-37) para avaliar melhor o LCM, o ligamento oblíquo posterior e o LCP. A instabilidade valga de um plano em 30° de flexão em geral denota a ruptura de, no mínimo, segundo grau do terço médio do ligamento capsular e das fibras paralelas do LCM.

As fibras posteriores do LCM podem ser isoladas colocando o joelho em 90° de flexão com rotação externa total da tíbia.[270] O fêmur é impedido de rodar pelo ombro do fisioterapeuta. Este coloca uma das mãos sobre o dorso do pé e outra sobre o calcanhar e aplica uma força rotacional externa usando o pé como alavanca (ver Fig. 18-37).

Instabilidade lateral de um plano. O paciente é posicionado em supino com o joelho envolvido em extensão total. O fisioterapeuta aplica uma forte força vara, com uma força contrária aplicada no côndilo medial do fêmur (ver Fig. 18-37). Para avaliar a quantidade do movimento varo, a manobra deve ser repetida várias vezes, aplicando leve pressão superior no final da amplitude de movimento. Em condições normais, a sensação de final do movimento é firme após leve movimento. Diferente do teste de estresse valgo, o teste varo foi considerado altamente duvidoso, com muitos achados falso-negativos.[382]

Teoricamente, se esse teste for positivo para dor ou movimento excessivo, em comparação com a outra extremidade, as seguintes estruturas podem estar implicadas:

▶ LCL.
▶ Ligamento capsular lateral.
▶ Complexo arqueado-poplíteo.
▶ LCA.
▶ LCP

Se a instabilidade é clara, um ou ambos os ligamentos cruzados podem estar envolvidos, bem como, em alguns casos, o tendão do bíceps femoral e o trato iliotibial, levando à instabilidade rotatória, se não a curto prazo, certamente durante um tempo prolongado.[150]

O teste é, então, repetido em 10 a 30° de flexão com a tíbia em rotação externa total (ver Fig. 18-37) para melhor avaliar o LCL, a cápsula póstero-lateral e o complexo arqueado-poplíteo.

Instabilidade anterior de um plano. Assegurar a integridade do LCA é essencial para manter as propriedades biomecânicas normais da articulação do joelho, proteger suas estruturas periarticulares e impedir a osteoartrite prematura. As articulações do joelho com deficiências do LCA apresentam instabilidades rotatórias que expõem os ligamentos de suporte e os meniscos adjacentes a esse ligamento a um dano adicional e a doença articular degenerativa.[27] Sinais e sintomas de instabilidade rotatória crônica do joelho com deficiências no LCA incluem edema, dor, "frouxidão" das articulações, artrite e possíveis lesões meniscais subsequentes.

Vários testes foram defendidos para avaliar a integridade do LCA. Os três mais usados são o teste de Lachman, o teste de deslocamento em pivô (ver "Instabilidade rotatória ântero-lateral") e o teste da gaveta anterior.

TABELA 18-17 Testes especiais comuns da articulação tibiofemoral

Estrutura avaliada	Teste inicial	Teste mais específico	Resultados e indicações
LCM [a]	Extensão total estresse em valgo > 5 mm; verificar o LCP e o LCA	Estresse em valgo em flexão a 30° > 5 mm	Estresse em valgo em 30° de flexão > 10 mm; verificar o LCA
LCL [a]	Extensão total estresse em varo; verificar o LCL, o LCP e o LCA	Estresse em varo em flexão a 30° isola o LCL	Se existir lassidão, o LCL está lesionado; extensão da lesão dependente da excursão e da sensação de final do movimento
LCP [b]	Gaveta posterior	Curvatura posterior; a ativação do quadríceps mostra translação anterior da tíbia	Se a lassidão aumentar com a gaveta posterior na rotação externa, avaliar o ângulo póstero-lateral
LCA [c]	Gaveta anterior > 6 mm	Teste de Lachman com sensação de final do movimento vazia	Deslocamento de pivô; diferença no artrômetro > 3 mm de lado a lado
Ângulo póstero-lateral [d]	Gaveta posterior aumentada em 30° e normal em 90°	Gaveta póstero-lateral	Teste de rotação externa em prono aumentado a 30°, não a 90°; se existir ambos, verificar o LCP
Menisco [e]	Usar composto	Composto do teste de McMurray, do teste de Apley e da sensibilidade da linha articular	Se positivo, indica lesão meniscal

[a] Dados de Andrews JR, Axe MJ: The classification of knee ligament instability. *Orthop Clin North Am* 16:69–82, 1985.
[b] Dados de Andrews JR, Axe MJ: The classification of knee ligament instability. *Orthop Clin North Am* 16:69–82, 1985; Rubinstein RA, Jr., Shelbourne KD, McCarroll JR et al.: The accuracy of the clinical examination in the setting of posterior cruciate ligament injuries. *Am J Sports Med* 22:550–557, 1994.
[c] Dados de Andrews JR, Axe MJ: The classification of knee ligament instability. *Orthop Clin North Am* 16:69–82, 1985; Katz JW, Fingeroth RJ: The diagnostic accuracy of ruptures of the anterior cruciate ligament comparing the Lachman's test, the anterior drawer sign, and the pivot-shift test in acute and chronic knee injuries. *Am J Sports Med* 14:88–91, 1986; Daniel DM, Malcom LL, Losse G, et al.: Instrumented measurement of anterior laxity of the knee. *J Bone Joint Surg* 67–A:720–725, 1985.
[d] Dados de Andrews JR, Axe MJ: The classification of knee ligament instability. *Orthop Clin North Am* 16:69–82, 1985; Covey DC: Injuries of the posterolateral corner of the knee. *J Bone Joint Surg Am* 83–A:106–118, 2001.
[e] Dados de Stratford PW, Binkley J: A review of the McMurray test: Definition, interpretation, and clinical usefulness. *J Orthop Sports Phys Ther* 22:116–120, 1995; Corea JR, Moussa M, al Othman A: McMurray's test tested. *Knee Surg Sports Traumatol Arthrosc* 2:70–72, 1994.
Reproduzida, com permissão, de Manal TJ, Dickerson-Schnatz A: Disorders of the tibiofemoral joint. In: Wilmarth MA, ed. *Evidence-Based Practice for the Upper and Lower Quarter. Orthopaedic Physical Therapy Home Study Course* 13.2.2. La Crosse, WI: Orthopaedic Section, APTA, 2003:1–44.

Teste de Lachman. Torg e colaboradores[383] foram os primeiros a publicar uma descrição do teste de Lachman (Fig. 18-38), no qual o joelho é mantido em 30° de flexão enquanto a tíbia é translacionada anteriormente em relação ao fêmur (Fig. 18-39).

A precisão e a confiabilidade desse teste variam. Katz e colaboradores descobriram que nas mãos de um clínico experiente, sua precisão de 81,8% sensível e 96,8% específica,[384] aumentando para 100% com o paciente sob anestesia.[385,386] Em comparação, Cooperman e colaboradores[387] relataram que o valor preditivo de um teste positivo foi de 47% para todos os examinadores, enquanto o de teste negativo foi de 70%, resultados que indicam que os julgamentos do teste de Lachman têm confiabilidade limitada e podem ser mais úteis para prever que um paciente não tem lesão no LCA do que para prever que o LCA está lesionado.[387]

Essas discrepâncias ocorrem, provavelmente, porque há uma série de fatores que influenciam os resultados do teste. Estes incluem:

▶ A incapacidade do paciente de relaxar.
▶ O grau de flexão do joelho.
▶ O tamanho da mão do fisioterapeuta.
▶ A estabilização (e, assim, o relaxamento) da coxa do paciente.

De acordo com Weiss e colaboradores,[388] esses fatores podem ser minimizados pelo uso do teste de Lachman modificado. O paciente é posicionado em supino, com os pés repousando firmemente na extremidade da mesa e com os joelhos flexionados de 10 a 15°. O fisioterapeuta estabiliza a extremidade distal do fêmur usando a coxa em vez da mão, como no teste de Lachman, e então tenta deslocar anteriormente a tíbia do paciente. Se esta se mover para a frente e a concavidade do ligamento-tendão da patela tornar-se convexa, o resultado é considerado positivo.

A classificação da instabilidade do joelho é a que segue:[51,389,390]

1 + (suave): 5 mm ou menos.

2 + (moderada): 5 a 10 mm.

3 + (grave): mais de 10 mm.

É possível que ocorram resultados falso-negativos com esse teste, causados por hemartrose significativa, espasmo protetor dos isquiotibiais ou ruptura do corno posterior do menisco medial.[383]

Teste da gaveta anterior. O teste de Lachman é uma modificação do teste da gaveta anterior, o qual apresenta uma série de variações (Fig. 18-40), todas envolvendo posicionar o paciente em supino.[270]

▶ *Teste da gaveta anterior em 80° de flexão sem rotação.*[270] O fisioterapeuta segura a parte inferior da perna do paciente distal ao espaço articular do joelho flexionado em 80°, e a parte inferior da perna não é rodada. O fisioterapeuta fixa a perna sentando sobre seus pés. É possível colocar os polegares no espaço articular ou distal a ele para avaliar a mobilidade. Deve ser testada a tensão na musculatura. É importante que todos

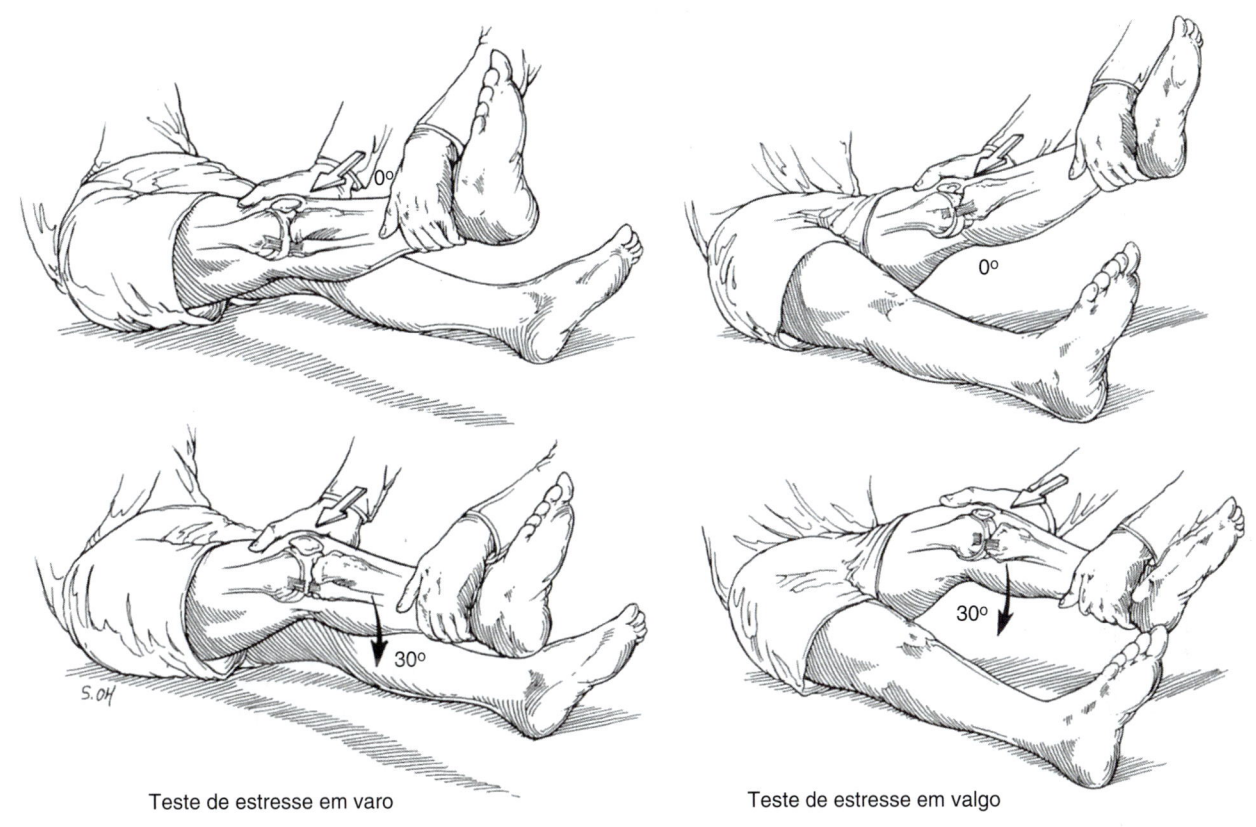

Teste de estresse em varo   Teste de estresse em valgo

FIGURA 18-37 Teste de varo e valgo.

os músculos em torno do joelho estejam relaxados para permitir que qualquer movimento de translação ocorra. Com ambas as mãos, o fisioterapeuta puxa abruptamente a parte inferior da perna à frente. O teste é positivo quando um movimento anterior anormal da tíbia ocorre comparado com a outra extremidade.

▶ *Teste da gaveta anterior em 80° de flexão e rotação externa máxima.*[270] As posições iniciais do paciente e do fisioterapeuta são as mesmas do teste da gaveta anterior em 80° de flexão sem rotação, exceto pelo fato de que a parte inferior da perna está posicionada em rotação externa máxima. Para o desempenho, referir-se à descrição anterior. O LCA e as estruturas capsuloligamentares mediais e póstero-mediais são testados nessa posição. Se o teste for positivo, há, provavelmente, instabilidade rotatória ântero-medial. As estruturas póstero-medial e medial específicas afetadas podem ser mais diferenciadas pelos testes de estresse de abdução (valgo) previamente descritos.

▶ *Teste da gaveta anterior em 80° de flexão e 50% de rotação interna.*[270] As posições iniciais do paciente e do fisioterapeuta são as mesmas do teste da gaveta anterior em 80° de flexão sem rotação, exceto pelo fato de a parte inferior da perna estar colocada em 50% de rotação interna. Para o desempenho, referir-se à descrição daquele teste. O LCA e as estruturas capsuloligamentares póstero-laterais são testados nessa posição. Se o resultado for positivo, há, provavelmente, uma instabilidade rotatória ântero-lateral. Os testes (varo) de adução (instabilidade lateral de um plano) permitem a determinação adicional de quais estruturas lateral e póstero-lateral estão afetadas.

▶ *Teste da gaveta anterior em 80° de flexão e rotação interna máxima.*[270] As posições iniciais do paciente e do fisioterapeuta são as mesmas do teste da gaveta anterior em 80° de flexão sem rotação, exceto pelo fato de que a parte inferior da perna está, agora, internamente rodada ao máximo. O desempenho do teste é o mesmo do descrito anteriormente para aquele teste. Quando estiver em rotação interna máxima, o LCP restringe completamente a translação anterior da tíbia. Assim, para o teste demonstrar a translação anterior excessiva, o LCP, o LCA e as estruturas capsuloligamentares lateral e póstero-lateral têm de estar afetadas.

O teste da gaveta anterior em 80° de flexão sem rotação foi considerado com 40,9% sensível e 96,8% específico.[384] Falso-negativos podem ocorrer pelas mesmas razões do teste de Lachman.

Comparação dos testes de Lachman e da gaveta anterior. O teste de Lachman tem duas vantagens sobre o teste da gaveta anterior em 90° de flexão do joelho. Primeiro, todas as partes do LCA são mais ou menos igualmente tensas. Segundo, em lesões agudas, muitas vezes é impossível posicionar o joelho em 90° de flexão por causa de uma hemartrose. Em um estudo de pacientes com ruptura do LCA, o teste de Lachman foi positivo em 80% dos indivíduos não anestesiados e em 100% dos anestesiados. Em comparação, o sinal da gaveta anterior foi positivo em 9% daqueles e em 52% destes.[391]

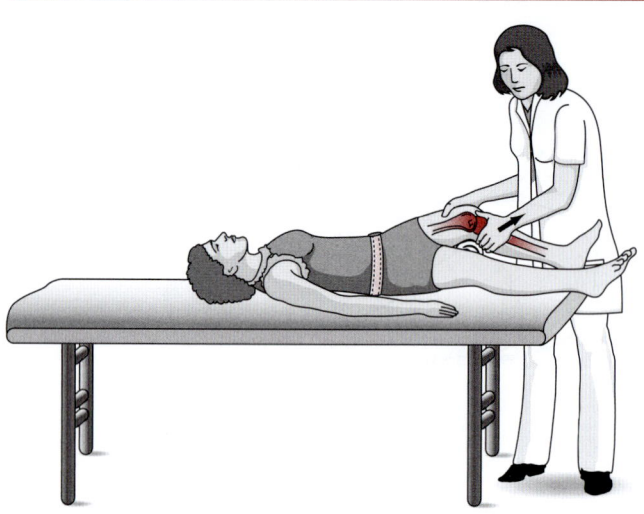

FIGURA 18-38 Teste de Lachman.

Jonsson e colaboradores[392] compararam ambos testes em 45 pacientes com lesão aguda no LCA e em 62 com lesão crônica no joelho. Eles foram testados enquanto anestesiados ou não, e o diagnóstico foi verificado pela artroscopia. Os resultados do teste de Lachman para o grupo da lesão aguda foi de 87% (conscientes) e 100% (anestesiados). Os resultados do teste da gaveta anterior foram de 33 e 98%, respectivamente. O grupo com a lesão crônica marcou um teste de Lachman positivo em 97% (conscientes) e 99% (anestesiados). O teste da gaveta anterior foi positivo em 92 e 100%, respectivamente.

De acordo com Larson,[393] o teste de Lachman provou ser o mais sensível para a ruptura do LCA. Contudo, esse artigo carece de dados estatísticos para verificar tal afirmação. Outro estudo[386] que comparou os dois testes relatou sensibilidade de 99% para o teste de Lachman e de 70% para o sinal da gaveta anterior.

Instabilidade posterior de um plano. O LCP é muito forte e raras vezes se rompe. Ele costuma ser lesionado em impactos contra o painel do carro ou em atividades de flexão do joelho (ajoelhando-se sobre a patela). Vários testes foram defendidos para avaliar a integridade do LCP.[270]

Sinal de gravidade (Godfrey). O paciente é posicionado em supino, com o joelho flexionado em cerca de 90°. O fisioterapeuta avalia o contorno das tuberosidades tibiais. Quando há ruptura (parcial) do LCP, a tuberosidade tibial do lado envolvido está menos visível do que a do lado não envolvido (Fig. 18-41).[353] Essa discrepância é causada pela translação posterior anormal, resultante de ruptura do ligamento. Em caso de dúvida, o paciente é solicitado a contrair os isquiotibiais levemente ao pressionar os calcanhares nas mãos do fisioterapeuta. Essa manobra, em geral, resulta em aumento na translação posterior da tíbia sendo, muitas vezes, executada como um teste rápido da integridade do LCP.

Teste da gaveta posterior. O paciente é posicionado em supino, com o joelho flexionado em 90°. O fisioterapeuta tenta um deslocamento posterior da tíbia no fêmur (Fig. 18-42). Em um estudo cego, aleatório e controlado envolvendo 39 pacientes para avaliar as habilidades de exame clínico de cirurgiões ortopédicos com treinamento em medicina do esporte. Rubinstein e colaboradores[394] relataram que a precisão para detectar rupturas do LCP foi de 96%, com sensibilidade de 90% e uma especificidade de 99%. A precisão do exame foi mais alta para a lassidão posterior de graus II e III do que para a lassidão de grau I.[394] Os examinadores concordaram em 81% do tempo sobre o grau de ruptura do LCP para qualquer paciente.[394]

Instabilidades rotatórias. Instabilidades rotatórias ou complexas ocorrem quando movimento anormal ou patológico está presente em dois ou mais planos. As lassidões ligamentares presentes na articulação do joelho nessas situações permitem que o movimento ocorra em torno dos eixos sagital, coronal e horizontal.

Instabilidade póstero-lateral. Esse tipo de instabilidade é relativamente raro, pois requer lassidão cruzada posterior completa. Ela ocorre quando o platô tibial lateral subluxa-se posteriormente sobre o fêmur, com o eixo deslocando-se posterior e medialmente

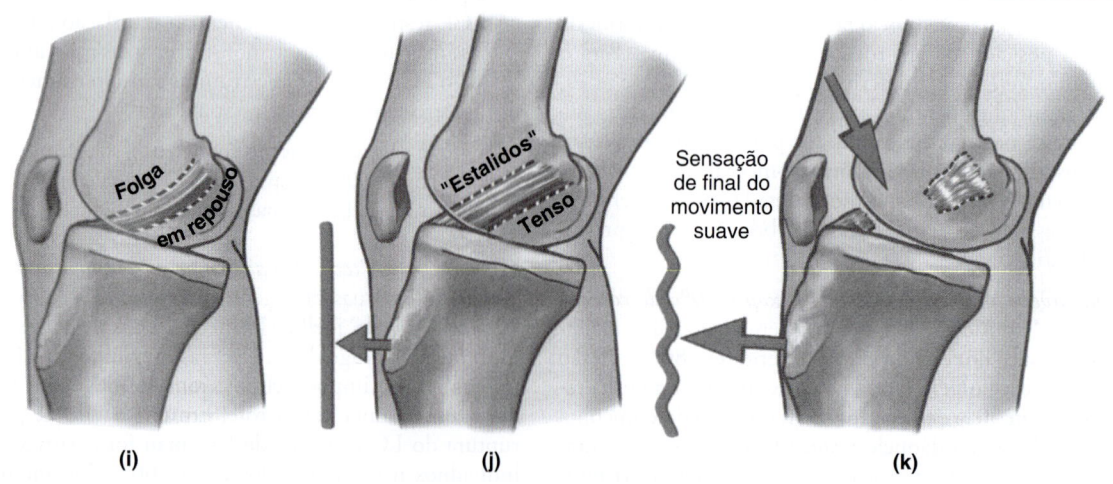

FIGURA 18-39 Ligamento cruzado anterior durante o teste de Lachman.

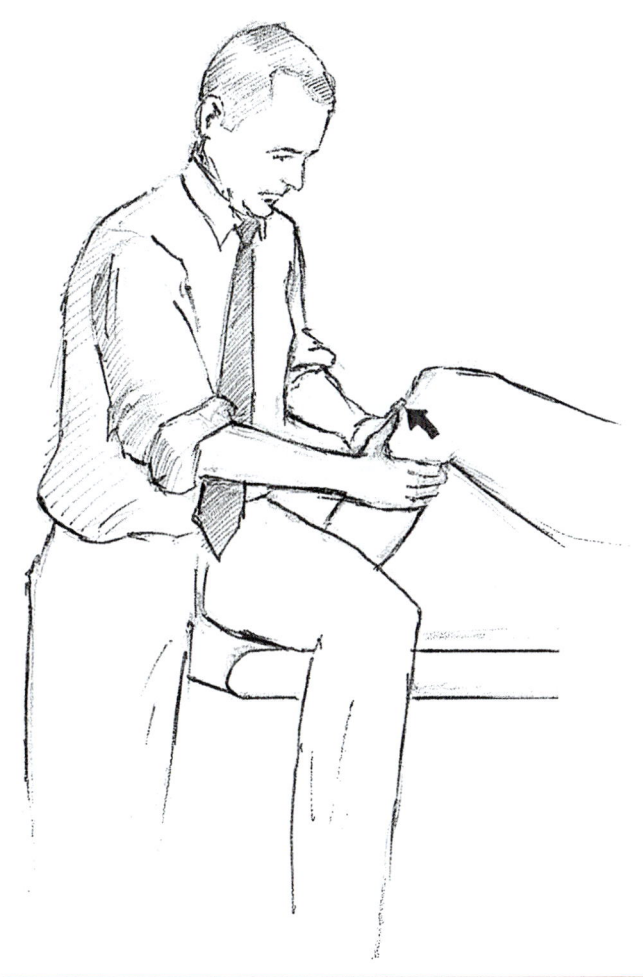

FIGURA 18-40 Teste da gaveta anterior.

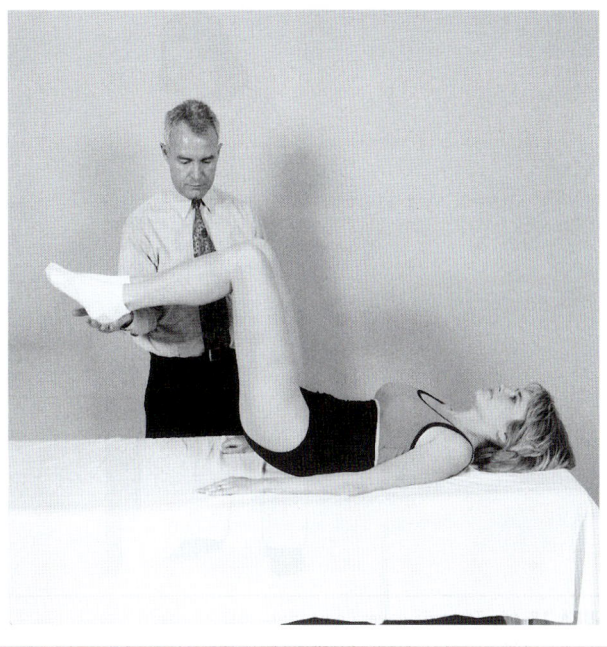

FIGURA 18-41 Sinal de Godfrey.

para a área articular medial. Com um teste de hiperextensão, esse deslocamento posterior é evidente e foi rotulado como *sinal recurvado de rotação externa*.

Teste da gaveta póstero-lateral ativo.[395] O paciente senta com o pé sobre o chão em rotação neutra e o joelho flexionado de 80 a 90°. Ele contrai isometricamente os isquiotibiais enquanto o fisioterapeuta estabiliza o pé. O resultado positivo confirma uma subluxação posterior do platô tibial lateral.

Teste da gaveta póstero-lateral de Hughston.[51,390] O paciente é posicionado em supino com a perna envolvida flexionada no quadril a 45°, o joelho flexionado de 80 a 90° e a parte inferior da perna em leve rotação externa.[396] O fisioterapeuta pressiona a parte inferior da perna posteriormente. Se a tíbia rodar em direção posterior durante o teste, o resultado é positivo para instabilidade póstero-lateral, indicando que as seguintes estruturas podem estar lesionadas:

▶ LCP.
▶ Complexo poplíteo-arqueado.
▶ LCL.
▶ Cápsula póstero-lateral.

Os testes de estabilidade medial e lateral de um plano, descritos anteriormente, podem ser usados para diferenciar quais estruturas lateral e póstero-lateral estão afetadas.

Teste recurvado de rotação externa de Hughston.[51,390] Esse teste é usado para detectar a relação anormal entre o fêmur e a tíbia na extensão do joelho. O paciente é posicionado em supino, com as pernas retas, e o fisioterapeuta fica nos pés da mesa. Este segura suavemente os grandes artelhos dos pés do paciente ao mesmo tempo e ergue-os da mesa, enquanto observa as tuberosidades tibiais de ambas as pernas. O paciente deve estar completamente relaxado. Na presença de instabilidade rotatória póstero-lateral, o joelho move-se em relativa hiperextensão na porção lateral e a tíbia roda externamente.[396]

Instabilidade rotatória póstero-medial: teste da gaveta póstero-medial de Hughston. O paciente é posicionado em supino com a perna envolvida flexionada no quadril a 45°, o joelho flexionado de 80 a 90° e a parte inferior da perna em leve rotação interna.[396] O fisioterapeuta pressiona a parte inferior da perna em direção posterior. Se a tíbia rodar posteriormente durante o teste, o resultado é positivo para instabilidade póstero-medial, indicando que as seguintes estruturas podem estar lesionadas:

▶ LCP.
▶ Ligamento oblíquo posterior.
▶ LCM.
▶ Cápsula póstero-medial.
▶ LCA.

Os testes de estabilidade medial e lateral de um plano, descritos anteriormente, são usados para diferenciar, mais adiante, quais estruturas medial e póstero-medial estão afetadas.

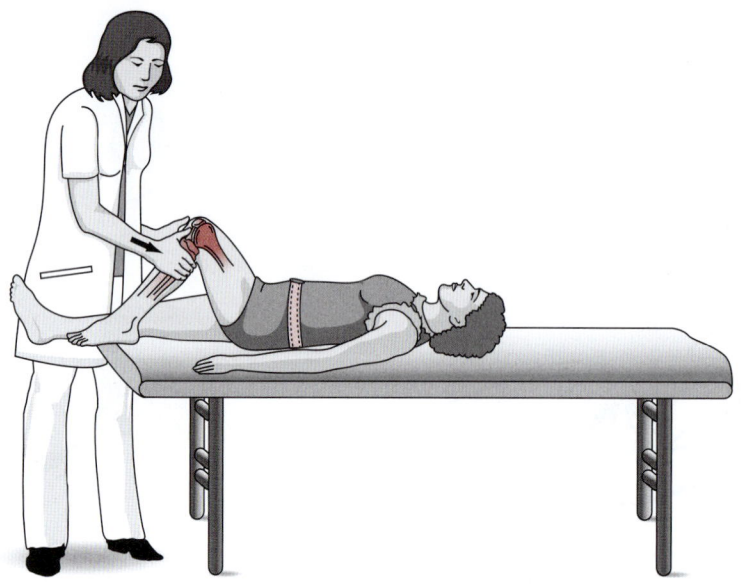

FIGURA 18-42 Teste da gaveta posterior.

Instabilidade rotatória ântero-lateral. É muito provável que a patologia para essa condição envolva o LCA, e, clinicamente, a instabilidade permite que o côndilo tibial medial subluxe-se posteriormente, pois o eixo de movimento moveu-se para o compartimento articular lateral.[150]

O diagnóstico de instabilidade ântero-lateral é feito com base na demonstração de uma subluxação anterior do platô tibial lateral, quando o joelho aproxima-se da extensão, e a redução espontânea da subluxação durante a flexão, nos testes de deslocamento de pivô lateral.[150] Essa forma de instabilidade costuma ocorrer quando a pessoa está desacelerando ou mudando de direção e o deslocamento súbito do compartimento lateral é sentido como um fenômeno de "frouxidão", muitas vezes associado à dor.[150]

Teste de deslocamento de pivô. Esse teste foi primeiramente descrito por Galway e colaboradores[397] em 1972 e citado, desde então, por uma série de autores.[398-401]

O deslocamento de pivô é a subluxação anterior do platô tibial lateral que ocorre quando a parte inferior da perna é estabilizada em (quase) extensão total, enquanto a flexão posterior produz redução palpável, como um salto.[402] O deslocamento de pivô é a instabilidade dinâmica mais reconhecida do joelho, e foi demonstrado que se correlaciona à redução da atividade esportiva,[403] degeneração da cartilagem,[404,405] nova lesão, dano meniscal,[406] artrite articular[406] e história de sintomas de instabilidade.[407,408]

Como a maioria dos pacientes com ruptura do LCA queixa-se de sensação de "frouxidão", esse teste é considerado, na literatura atual, capaz de identificar a instabilidade rotacional.[398,399,401]

Existem dois tipos principais de testes clínicos para determinar a presença de deslocamento de pivô: o teste de redução e o de subluxação.

▶ ***Teste de redução.*** Nesse teste, o joelho é flexionado de extensão total sob um momento valgo.[408] Redução súbita do platô tibial lateral anteriormente subluxado é vista no deslocamento de pivô.[397]

▶ ***Teste de subluxação.*** Esse teste é, efetivamente, o inverso do teste de redução.[51] Contudo, apenas 35 a 75% dos pacientes cujo pivô de joelho é executado sob anestesia irão senti-lo quando acordarem.[386,409-411] O teste começa com o joelho estendido. O fisioterapeuta roda internamente a tíbia com uma das mãos e aplica estresse valgo à articulação do joelho com a outra (Fig. 18-43). Quando flexiona de forma gradual a articulação do joelho com LCA deficiente, a tíbia anterior subluxada estala de volta no alinhamento normal de 20 a 40° de flexão.[398]

Embora a especificidade do teste de deslocamento de pivô seja muito alta, ou seja, 98% (IC 95%, 25-38), há pouca concordância na literatura em relação à sensibilidade do teste, que varia entre 0 e 98%.[386,391,412] Contudo, em uma metanálise que observou 28 estudos para avaliar a precisão dos testes clínicos para diagnosticar rupturas do LCA, Benjaminse e colaboradores[413] descobriram que esse teste é muito específico tanto em condições agudas quanto em crônicas e recomendaram que esse teste e o teste de Lachman sejam realizados em todos os casos de suspeita de lesão no LCA.

O teste pode ser positivo com uma lesão no LCA isolada,[386,414] ruptura ou alongamento da cápsula lateral,[400,415] embora uma lesão no LCM reduza a probabilidade de deslocamento de pivô mesmo com uma lesão no LCA.[386,416]

Teste de MacIntosh (deslocamento de pivô verdadeiro). O teste de MacIntosh[417] é o mais usado para detectar a instabilidade ântero-lateral, embora Hughston e colaboradores,[51] Slocum e Losee e colaboradores[415] tenham descrito variações, com esses últimos autores tendo recebido créditos por descrever a instabilidade de forma simultânea e independente de MacInstosh.

O fisioterapeuta pega a perna relaxada do paciente segurando o tornozelo com uma das mãos e flexiona-a colocando a palma

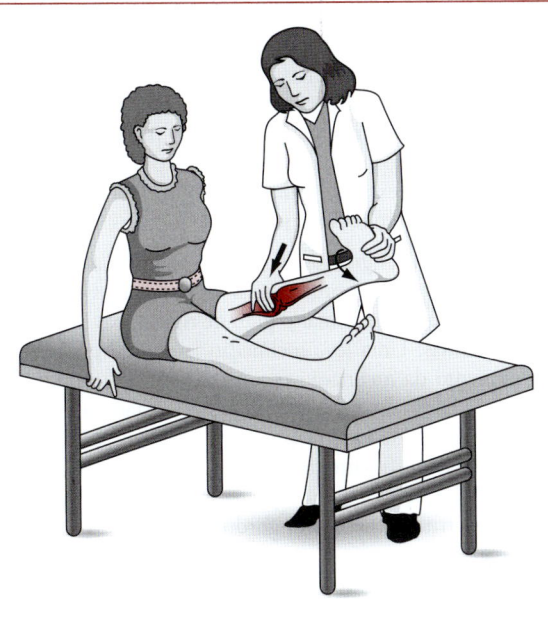

Instabilidade ântero-medial. Pacientes que demonstram deslocamento condilar tibial ântero-medial excessivo durante o teste da gaveta anterior exibem instabilidade ântero-medial, pois o eixo de movimento deslocou-se para o compartimento articular lateral.[150] A patologia envolve o LCA, o LCM e a cápsula medial posterior, que, junto com suas fibras de reforço, são chamados de ligamento oblíquo posterior.[150]

Teste de Slocum. Consiste de duas partes, projetadas para avaliar as instabilidades rotatória e anterior.[418] O paciente é posicionado em supino, com o joelho flexionado em 80 a 90° e o quadril flexionado em 45°.

Para a primeira parte do teste, o pé da perna envolvida é colocado em 30° de rotação interna. A rotação interna excessiva resulta em tensão das estruturas remanescentes e pode levar a um resultado falso-negativo. O fisioterapeuta senta sobre os pés do paciente para manter sua posição e tracionar a tíbia anteriormente (Fig. 18-44). O resultado positivo decorre do movimento que acontece primariamente na porção lateral do joelho e indica lesão de uma ou mais das seguintes estruturas:

▶ LCA.
▶ Cápsula póstero-lateral.
▶ Complexo arqueado-poplíteo.
▶ LCL.
▶ LCP.

Se esse teste inicial for positivo, a segunda parte do mesmo, que avalia a instabilidade rotatória ântero-medial, é menos confiável.[419]

A segunda parte é similar à primeira, exceto pelo pé do paciente, que é colocado em torno de 15° de rotação externa. Novamente, colocando o pé em rotação externa excessiva, o fisioterapeuta corre o risco de obter um resultado falso-negativo durante o teste. O

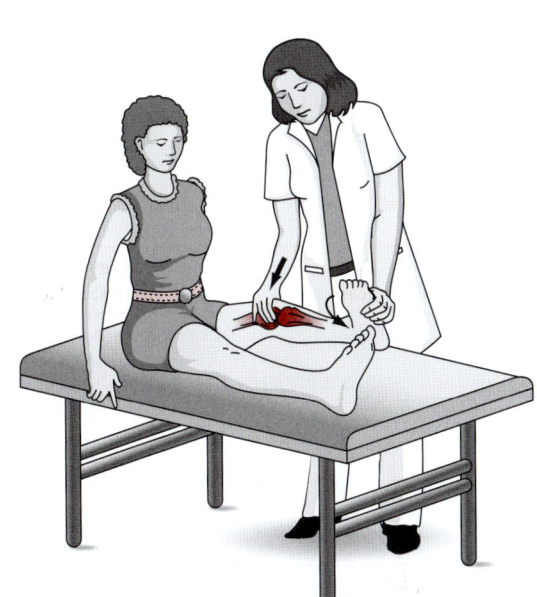

FIGURA 18-43 Teste de deslocamento de pivô.

da outra sobre a cabeça lateral do gastrocnêmio. O joelho é então estendido, e um leve estresse valgo é aplicado a sua região lateral para sustentar a tíbia. Sob a influência da gravidade, o fêmur cai para trás e, à medida que o joelho aproxima-se da extensão, o platô tibial subluxa-se anteriormente. Essa subluxação pode ser acentuada ao se rodar internamente a tíbia de modo suave com a mão que está embalando o pé e o tornozelo. Nesse ponto, uma expressiva força valga é colocada sobre o joelho pela mão superior, impingindo, assim, o platô tibial subluxado contra o côndilo lateral do fêmur, apertando as duas superfícies articulares juntas. Essa posição impede a fácil redução, pois a tíbia está flexionada sobre o fêmur. A cerca de 30 a 40° de flexão, o platô deslocado da tíbia se reduz, muitas vezes de forma acentuada.

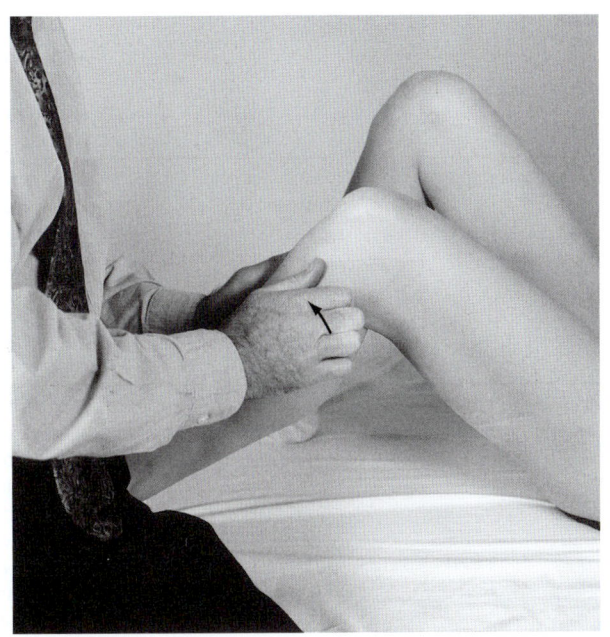

FIGURA 18-44 Teste de Slocum.

movimento que ocorre primariamente sobre a porção medial do joelho é um resultado positivo e indica lesão de uma ou mais das seguintes estruturas:

▶ LCM.
▶ Ligamento oblíquo posterior.
▶ Cápsula póstero-medial.
▶ LCA.

Testes de estabilidade patelar

A estabilidade patelar é avaliada pressionando suavemente a patela medial e lateralmente enquanto o joelho é mantido em posição de 90° de flexão. Essa posição é usada porque coloca todos os retináculos em alongamento. Se o teste der positivo para lassidão, um teste adicional é executado aplicando-se deslizamentos patelares mediais e laterais, inclinações e rotações, com o joelho em extensão relaxada e observando quaisquer limitações de movimento ou excursão excessiva (Tab. 18-18).[262]

▶ *Deslizamento.* O componente do deslizamento determina a quantidade de desvio lateral da patela no plano frontal. Um deslocamento lateral de 5 mm da patela causa uma redução de 50% na tensão VMO.[420] No joelho normal, quando está completamente estendido e relaxado, a patela pode ser passivamente deslocada de forma medial e lateral em cerca de 1 cm para cada direção, ou cerca de um terço da largura da patela.[177] O deslocamento de mais da metade da patela sobre a região medial ou lateral é considerado anormal.[9] Se o paciente ficar apreensivo à medida que a manobra de deslizamento está sendo executada, o problema provavelmente será de encaixe patelar insuficiente. Um deslizamento medial reduzido da patela tem sido considerado como estando relacionado ao trato iliotibial e/ou rigidez do retináculo lateral.[421]

▶ *Inclinação.* O grau de inclinação patelar é avaliado comparando-se a altura da borda patelar medial com a da borda lateral, o que ajuda a determinar o grau de rigidez nas fibras retinaculares profundas. Uma leve inclinação lateral da patela é normal. O aumento da inclinação medial resulta de um retináculo lateral tenso. Se as estruturas laterais passivas estão muito tensas, a patela se inclina de modo que a borda medial esteja mais elevada do que a lateral (inclinação lateral), tornando a borda posterior da borda lateral difícil de palpar.[262] Uma inclinação posterior resulta em irritação no coxim gorduroso.

▶ *Rotação.* O componente da rotação determina se há qualquer desvio do eixo longo da patela do eixo longo do fêmur. Se o polo inferior estiver postado lateralmente ao eixo longo do fêmur, o paciente tem a patela externamente rodada, enquanto, se o polo inferior está postado medial ao eixo longo, apresenta patela internamente rodada.

Se o paciente apresenta um ou mais desses componentes, o fisioterapeuta precisa determinar quais deles, se algum, está anormal.

TABELA 18-18 Avaliando a inclinação, a orientação e o deslizamento

Testes e medida	Procedimento	Determinação do achado positivo	População	Valores de confiabilidade de kappa
Inclinação súpero-inferior [a]	O examinador estima visualmente o alinhamento patelar enquanto palpa os polos patelares superior e inferior	Orientação patelar classificada de acordo com uma escala ordinal que se estende de –2 para +2, com –2 representando o polo patelar inferior abaixo do polo superior e +2 representando o polo patelar inferior acima do polo superior	27 indivíduos assintomáticos	Intra-avaliador, $k = 0,50$ Interexaminador, $k = 0,30$
Inclinação anterior [b]	O examinador palpa o polo patelar inferior	Se o examinador palpa, em geral, o polo inferior, não existe o anterior; se a pressão descendente no polo superior é requerida para palpar o inferior, considera-se que não há inclinação anterior	66 pacientes encaminhados à fisioterapia que normalmente se submeteriam à avaliação de alinhamento patelofemoral	Interavaliador, $k = 0,24$
Componente da inclinação anterior/posterior [c]	O examinador palpa os polos patelares superior e inferior	Classificado 0, 1 ou 2; 0 se o polo patelar inferior é tão facilmente palpado quanto o superior; 1 se o polo patelar inferior não é tão facilmente palpado, quanto o superior; 2 se o polo inferior não é claramente palpado em comparação com o superior	56 indivíduos, 25 dos quais tinham joelhos sintomáticos	Intra-avaliador, $k = 0,03–0,23$ Interavaliador, $k = 0,04$

(continua)

TABELA 18-18 Avaliando a inclinação, a orientação e o deslizamento *(continuação)*

Testes e medida	Procedimento	Determinação do achado positivo	População	Valores de confiabilidade de kappa
Rotação [a]	O examinador posiciona os dedos indicadores junto dos eixos longitudinais do patelar e estima o ângulo agudo formado	Classificado de acordo com a escala ordinal que se estende de −2 até +2: −2 indica que o eixo longitudinal da patela é mais lateral do que o eixo do fêmur; +2 indica que a patela é mais medial do que o eixo do fêmur	27 indivíduos assintomáticos	Intra-avaliador, $k = 0,41$ Interavaliador, $k = -0,03$
Rotação patelar [b]	O examinador determina a relação entre eixo longitudinal da patela e do fêmur	O eixo longitudinal da patela deve estar alinhado com a EIAS; se a extremidade distal da patela for medial, ela é considerada como estando medialmente rodada; se a extremidade distal for lateral, ela é considerada como estando lateralmente rodada	66 pacientes encaminhados à fisioterapia que normalmente se submeteriam à avaliação de alinhamento patelofemoral	Interavaliador, $k = 0,36$
Componente da rotação patelar [c]		Classificado de −1, 0 a +1: 0 quando o eixo longo patelar estiver paralelo com o eixo longo do fêmur; 1 quando o polo patelar inferior for lateral ao eixo do fêmur e classificado como rotação patelar lateral; −1 quando o polo inferior for medial ao eixo do fêmur e classificado como rotação patelar medial		Intra-avaliador, $k = 0,06$ até $0,00$ Interexaminador, $k = -0,03$
Inclinação médio-lateral [a]	O examinador estima o alinhamento patelar enquanto palpa as regiões medial e lateral da patela	Orientação patelar classificada de acordo com uma escala ordinal que se estende de −2 até +2 com −2 representando a inclinação lateral, 0 sem inclinação e +2 a inclinação medial.	27 indivíduos assintomáticos	Intra-avaliador, $k = 0,57$ Interexaminador, $k = 0,18$
Inclinação medial/lateral [b]	O examinador palpa as bordas lateral e medial com os dedos indicador e polegar	Se o dedo que palpa a borda medial estiver mais alto do que o que palpa a borda lateral, então a patela é considerada lateralmente inclinada; se o dedo que palpa a borda lateral estiver mais alto do que o que palpa a patela medial, então a patela está medialmente inclinada	66 pacientes encaminhados à fisioterapia que normalmente se submeteriam à avaliação de alinhamento patelofemoral	Intra-avaliador, $k = 0,28-0,33$ Interexaminador, $k = 0,21$
Inclinação medial/lateral [c]	O examinador tenta palpar a superfície posterior das bordas medial e lateral da patela	Classificado como 0, 1 ou 2: 0 se o examinador palpa a borda posterior nas porções lateral e medial; 1 se >50% da borda lateral pode ser palpada, mas a superfície superior não pode; 2 se <50% da borda lateral puder ser palpada	56 indivíduos, 25 dos quais tinham joelhos sintomáticos	Intra-avaliador, $k = 0,44-0,50$ Interavaliador, $k = 0,19$

(continua)

TABELA 18-18 Avaliando a inclinação, a orientação e o deslizamento *(continuação)*

Testes e medida	Procedimento	Determinação do achado positivo	População	Valores de confiabilidade de kappa
Teste da inclinação patelar [c]	O examinador ergue a borda da patela a partir do epicôndilo lateral do fêmur	Classificado como tendo um ângulo positivo, neutro ou negativo em relação ao plano horizontal	99 joelhos, dos quais 26 eram sintomáticos	Interavaliador, $k = 0{,}20$–$0{,}35$
Posição médio-lateral [a]	O examinador estima visualmente o alinhamento patelar enquanto palpa os lados dos epicôndilos laterais com os dedos indicadores e a linha média da patela com os polegares	A orientação patelar classificada de acordo com uma escala ordinal que se estende de −2 até +2 com −2 representando deslocamento lateral, 0 sem deslocamento apreciável e +2 um deslocamento medial	27 indivíduos assintomáticos	Intra-avaliador, $k = 0{,}40$ Interavaliador, $k = 0{,}03$
Orientação médio-lateral [d]	Com o joelho apoiado em 20° de flexão, o examinador identifica os epicôndilos medial e lateral do fêmur e a linha média da patela. Ele, então, marca os epicôndilos medial e lateral e a linha média patelar com uma fita	As distâncias entre a linha média da patela e os côndilos medial e lateral são medidas	20 estudantes de fisioterapia saudáveis	Interavaliador Distância média: CCI = 0,91 Distância lateral: CCI = 0,94
Deslocamento medial/ lateral [b]	O examinador palpa os epicôndilos medial e lateral com os dedos indicadores enquanto palpa simultaneamente a linha média da patela com os polegares	A distância entre os dedos indicadores e polegares devem ser as mesmas; quando a distância do dedo indicador que palpa os epicôndilos laterais for menor, a patela está lateralmente deslocada; quando a distância do dedo indicador que palpa os epicôndilos mediais for menor, a patela está medialmente deslocada	66 pacientes encaminhados à fisioterapia que normalmente se submeteriam à avaliação de alinhamento patelofemoral	Interavaliador, $k = 0{,}10$
Deslizamento medial/ lateral [c]	O examinador usa a medida da fita para registrar a distância dos côndilos medial e lateral do fêmur para a patela média	Classificado como 0 ou 1: 0 se a distância do epicôndilo medial à patela média equivale à distância do epicôndilo lateral à patela média; 1 se a distância do epicôndilo medial à patela média for 0,5 cm maior do que a do côndilo lateral à patela média	56 indivíduos, 25 dos quais tinham joelhos sintomáticos	Intra-avaliador, $k = 0{,}11$–$0{,}35$ Interavaliador, $k = 0{,}02$

[a] Dados de Tomisch DA, Nitz AJ, Threlkeld AJ, et al.: Patellofemoral alignment: Reliability. *J Orthop Sports Phys Ther* 23:200–208, 1996.
[b] Dados de Fitzgerald GK, McClure PW: Reliability of measurements obtained with four tests for patellofemoral alignment. *Phys Ther* 75:84–92, 1995.
[c] Dados de Watson CJ, Propps M, Galt W, et al.: Reliability of Mcconnell's classification of patellar orientation in symptomatic and asymptomatic subjects. *J Orthop Sports Phys Ther* 29:378–385; 1999; discussion 386–393.
[d] Dados de Herrington LC: The Inter-tester reliability of a clinical measurement used to determine the medial-lateral orientation fo the patella. *Man Ther* 7:163–167, 2002.
Reproduzida, com permissão, de Cleland J: Knee. *Orthopedic Clinical Examination: An Evidence-Based Approach for Physical Therapists.* Carlstadt, NJ: Icon Learning Systems, LLC, 2005:271–320, com permissão de Elsevier.

Testes de lesão meniscal

Teste de McMurray modificado. O teste de McMurray foi originalmente desenvolvido para diagnosticar lesões no corno posterior do menisco medial. Em um estudo feito por Dervin e colaboradores[422] para determinar a precisão e a confiabilidade fisioterápica para o diagnóstico clínico de rupturas de meniscos instáveis em pacientes com OA sintomática do joelho, o teste de McMurray foi o único indicador positivo de ruptura meniscal instável.[422]

O paciente é posicionado em supino e o fisioterapeuta flexiona maximamente o quadril e o joelho. Isso é executado segurando o pé do paciente de tal maneira que o polegar esteja em lateral, os dedos indicador e médio estejam mediais e os dedos anular e mínimo segurem a borda medial do pé (Fig. 18-45). O polegar de uma das mãos é colocado contra a região lateral do joelho do paciente (ver Fig. 18-45). Ao rodar a parte inferior da perna do paciente várias vezes, o fisioterapeuta pode avaliar se ele está completamente relaxado. Enquanto a parte inferior da perna está ligeiramente rodada, a mão ipsilateral do fisioterapeuta move o pé do paciente em direção vara. O joelho é flexionado até o limite do conforto, após o qual o pé é trazido em direção valga com rotação interna simultânea da parte inferior da perna. O fisioterapeuta estende gentilmente o joelho em cerca de 120° e ao mesmo tempo exerce pressão valga sobre ele com a mão. Esse teste é positivo quando um clique palpável ou uma batida audível, que também é dolorosa, é obtida. Imagina-se que a dor com a rotação externa passiva implica lesões do corno posterior do menisco lateral, enquanto a dor com a rotação interna passiva sugere lesões do corno posterior do menisco medial; contudo, falso-positivos são comuns.

Quando o teste é positivo, a lesão pode estar localizada no corno posterior, ou em outro local no menisco medial. Lesões no menisco lateral também podem provocar dor durante esse teste.

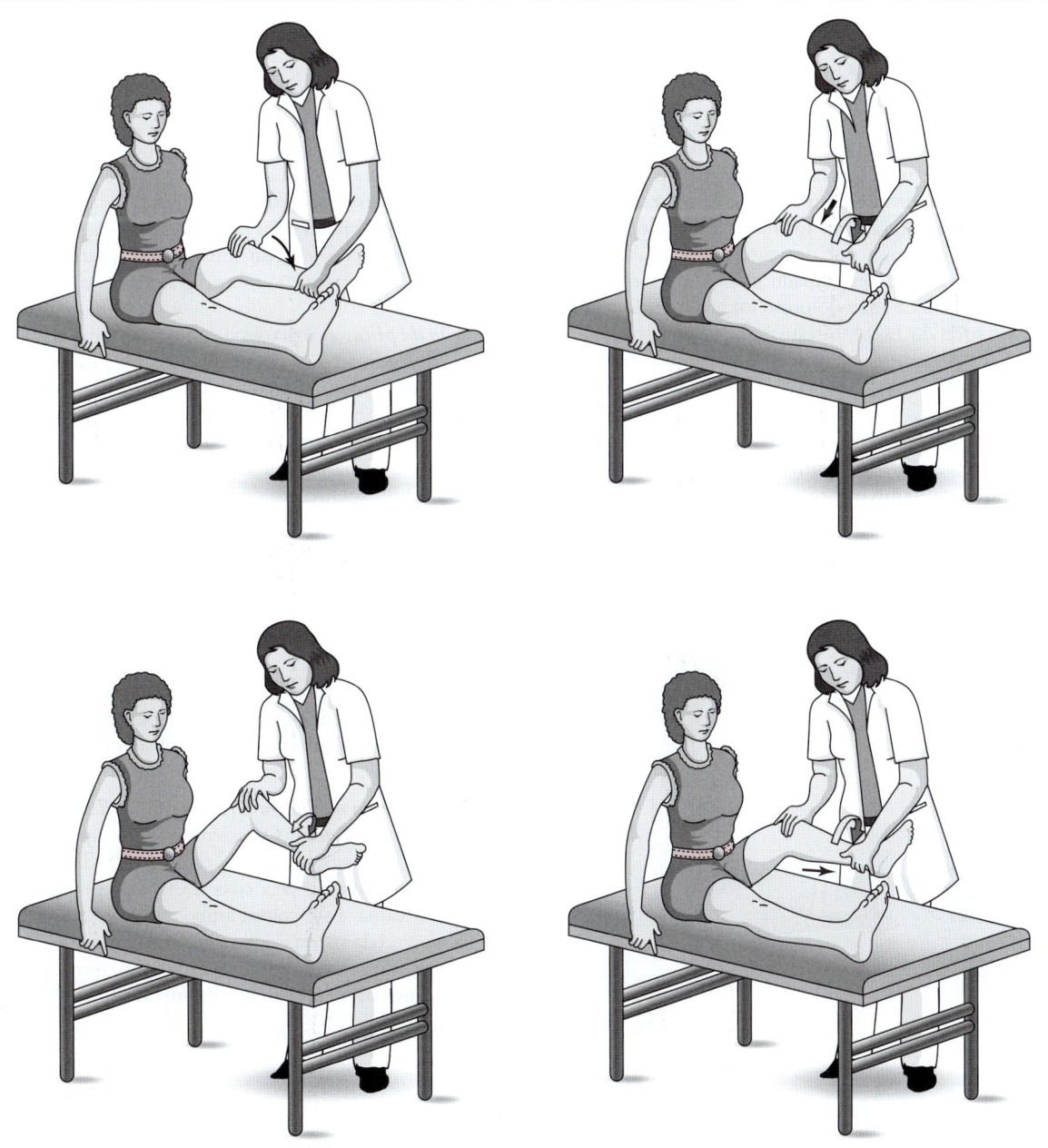

FIGURA 18-45 Teste de McMurray.

Se o resultado for negativo, uma lesão meniscal pode ainda estar presente. Uma após outra, as manobras similares podem ser repetidas, primeiro com pressão valga e rotação externa, então com pressão vara e rotação externa e por fim com pressão vara e rotação interna.

Teste de Apley.[423] O paciente é colocado na posição pronada, com o joelho flexionado a 90°. A coxa do paciente é estabilizada pelo joelho do fisioterapeuta. Este aplica rotação interna e externa com compressão na parte inferior da perna, observando qualquer dor e a qualidade do movimento (Fig. 18-46). A dor com essa manobra pode indicar lesão no menisco.

Teste de deslocamento de sensibilidade de Steinmann.[270] O teste de Steinmann pode ser usado para diagnosticar lesões meniscais. O paciente é posicionado em supino, enquanto o fisioterapeuta fica de pé a seu lado. Usando uma das mãos, ele segura a parte inferior da perna do paciente próximo ao maléolo. Com a outra, segura a porção lateral da parte inferior da perna o mais próximo possível do joelho enquanto palpa o espaço articular medial com o polegar. O joelho é estendido e a linha articular entre o tendão da patela e o LCM é palpada. Após o local doloroso ser localizado com o polegar, a pressão contra esse lado é mantida enquanto o joelho é flexionado. Após vários graus de movimento, a dor desaparece e o local doloroso pode, às vezes, novamente ser palpado mais posteriormente no espaço articular. Se o local mais doloroso for encontrado no espaço articular no nível do LCM, o teste é menos confiável, pois o menisco medial e o ligamento movem-se posteriormente durante a flexão.

Teste de opressão médio-lateral de Anderson.[424] Esse teste pode ser usado para detectar lesões meniscais. O paciente é posicionado em supino, enquanto o fisioterapeuta segura a perna envolvida entre o tronco e o braço. O profissional coloca os dedos indicador e polegar da outra mão sobre a linha articular da parte anterior do joelho. Este é flexionado em 45°, e um estresse valgo é aplicado quando ele é, simultaneamente, um pouco flexionado, seguido por um componente varo enquanto é estendido, produzindo um movimento circular do joelho. A manobra é repetida, aumentando-se os estresses em valgo e em varo a cada rotação.

Em um estudo que examinou 100 joelhos com o teste de opressão médio-lateral de Anderson, bem como com uma artroscopia, o teste foi considerado com precisão de 68%.[424]

Teste de O'Donahue. O paciente é posicionado em supino, com o joelho flexionado em 90°. O fisioterapeuta estabiliza a coxa e roda a tíbia medial e lateralmente duas vezes e então a flexiona e roda completamente mais uma vez em ambas as direções. A dor em ambas as posições é um sinal positivo para irritação capsular ou ruptura meniscal.

Outros testes especiais

Os testes especiais restantes para o complexo da articulação do joelho são realizados de acordo com as necessidades do fisioterapeuta, a estrutura de cada articulação e as queixas subjetivas (Tab. 18-19). Esses testes são executados apenas se houver alguma indicação de que podem ser úteis para atingir um diagnóstico. Eles ajudam a confirmar ou implicar uma estrutura particular e também podem fornecer informação sobre o grau de dano do tecido.

Irritação da plica. A irritação da plica possui um padrão característico de apresentação. A dor anterior no joelho é episódica e associada com um estalido doloroso, "falseio" e a sensação de alguma restrição no joelho. A palpação cuidadosa do retináculo patelar e do coxim gorduroso, com o joelho estendido e depois flexionado, é usada para detectar plicas sensíveis e para diferenciar a sensibilidade dentro do coxim gorduroso daquela sobre o corno anterior dos meniscos.

▶ *Teste de estrangulamento patelar.* Esse teste também pode ser usado para detectar a irritação da plica. O paciente adota a posição de decúbito lateral, com o lado a ser testado para cima. Usando a palma da mão, o fisioterapeuta pressiona a patela medialmente e a mantém nessa posição. Enquanto isso, o fisioterapeuta flexiona o joelho do paciente e roda internamente a tíbia com a outra mão. O joelho é estendido a partir da posição flexionada enquanto o fisioterapeuta palpa quaisquer batidas.

▶ *Deslocamento médio em cerca de 30° de flexão do joelho (teste de Mital-Hayden).* O paciente está em supino sobre a cama, com o joelho sustentado em cerca de 30° de flexão por uma toalha enrolada ou pela coxa do fisioterapeuta, que repousa sobre a cama. Este coloca ambos os polegares unidos na região lateral da patela e a pressiona medialmente. Se um estalo doloroso for obtido durante o teste, há, provavelmente uma plica sinovial mediopatelar sintomática.

Tendinite suprapatelar ou infrapatelar. O paciente é posicionado em supino, com a extremidade inferior estendida.

▶ *Teste infrapatelar.* O fisioterapeuta faz pressão sobre a região suprapatelar, palpa sob o polo inferior da patela e verifica a sensibilidade, o que indica tendinite infrapatelar.

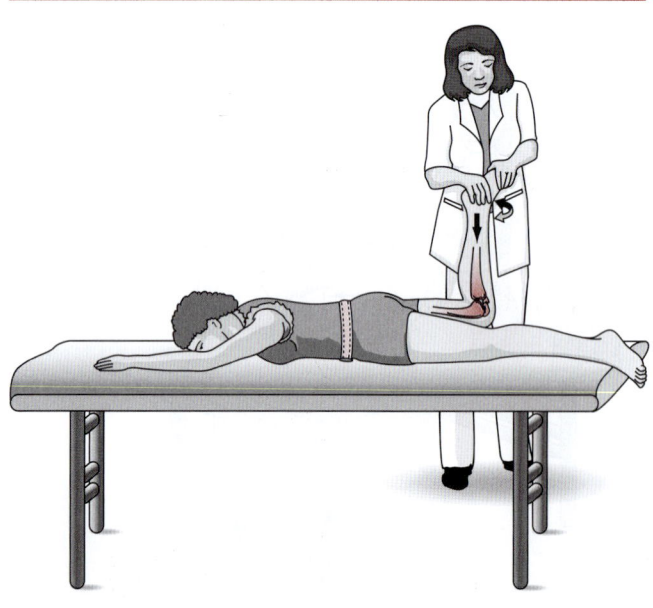

FIGURA 18-46 Teste de Apley.

TABELA 18-19 Queixa subjetiva, diagnóstico potencial e teste de confirmação

Queixa subjetiva	Diagnóstico potencial	Teste(s) de confirmação
Meu joelho dói quando me levanto da cadeira ou subo escadas	Disfunção patelofemoral	Teste de opressão patelofemoral
Meu joelho vacila quando desço o meio-fio	Subluxação/deslocamento da patela	Teste de apreensão da patela
Meu joelho trava	1. Menisco medial rompido 2. Corpo solto dentro da articulação do joelho	Teste de McMurray e testes de opressão e de distração
Meu joelho parece inchado e tenso	Líquido dentro do joelho	Testes de efusão patelar
Meu joelho vira, jogando para fora	1. Articulação o joelho instável (ligamento cruzado ou colateral rompido) 2. Menisco medial rompido menisco	Testes de estresse em valgo e em varo, da gaveta anterior, de Lachman, da gaveta posterior, de força (triagem neurológica), de teste do menisco
Não consigo endireitar meu joelho	1. Líquido no joelho 2. Menisco rompido	Testes do menisco, teste de rechaço patelar, teste do salto domiciliar
Sinto dores na parte interna da minha perna	1. Ligamento colateral medial rompido 2. Bursite, bolsa do pé anserino	Teste de estresse em valgo Palpação da bolsa da pata-de-ganso
Giro o corpo rapidamente ao praticar esportes com meu corpo parado. Minha perna subitamente cedeu e o joelho inchou	Menisco medial rompido	Teste de Apley e de McMurray
Tenho pernas arqueadas e elas doem	1. Osteoartrite 2. Instabilidade ligamentar	Amplitude de movimento (capsular) Teste de opressão patelofemoral Testes de estabilidade ligamentar
Tenho edema na parte posterior do meu joelho	Cisto poplíteo	Palpação da fossa poplítea
Quando aterrisso com força e meu joelho dói	1. Fratura patelar 2. Condromalacia 3. Síndrome do coxim gorduroso 4. Bursite pré-patelar 5. Bursite infrapatelar	Radiografia Palpação
Não posso mover meu joelho em qualquer direção sem sentir dores	Articulação do joelho infectada	Aspiração articular

Dados de Hoppenfeld S: Physical examination of the knee joint by complaint. *Orthop Clin North Am* 10:3–20, 1979.

▶ *Teste suprapatelar.* O fisioterapeuta faz pressão sobre a região infrapatelar, palpa sob o polo superior da patela e verifica a sensibilidade, o que indica tendinite suprapatelar.

Integridade das superfícies articulares patelofemorais. Esses testes envolvem a aplicação de compressão manual para a patela na tentativa de provocar dor.

Teste de McConnell. Esse teste envolve a compressão manual para a patela com a palma da mão em vários ângulos de flexão do joelho para comprimir as facetas articulares.[262] Embora os achados tenham pouca influência sobre a intervenção global, eles podem indicar ao fisioterapeuta quais ângulos de flexão devem ser evitados durante o exercício.

Teste de Zohler. O paciente está em supino na cama, com o joelho estendido e repousando sobre a mesa. O fisioterapeuta pressiona a patela em direção distal e, enquanto isso, instrui o paciente a contrair o quadríceps. Se o teste for doloroso, há probabilidade de haver condromalacia patelar sintomática, embora o teste possa ser positivo em uma grande proporção de pessoas assintomáticas.

Teste de Clarke. E similar ao teste de Zohler, exceto pelo fato de que o fisioterapeuta aplica uma força compressiva crescente à base da patela enquanto o paciente contrai ativamente o quadríceps. Como o teste de Zohler, este pode ser positivo em uma grande quantidade de pessoas assintomáticas.

Teste de Waldron. Veja a seção "Testes de movimento patelar".

Mobilidade patelar e testes do retináculo. Os deslizamentos patelares podem ser usados para examinar a mobilidade retinacular. A patela deve estar apta a transferir, no mínimo, 33% de sua largura medial e lateralmente. A incapacidade de fazer isso indica tensão dos retináculos. A hipermobilidade da patela é demonstrada quando ela pode ser 100% transferida de sua largura medial ou lateralmente.

O retináculo lateral é avaliado pela inclinação patelar ou pelo deslocamento (deslizamento) médio-lateral.[179,425-427] Uma série de posições podem ser usadas para avaliar a flexibilidade do tecido retinacular do paciente.

▶ *Deslocamento medial.*[270] Com o paciente em supino e o joelho estendido, o fisioterapeuta coloca ambos os polegares juntos na região lateral da patela e pressiona-a medialmente (Fig. 18-47). A quantidade de movimento e a sensação de final do movimento

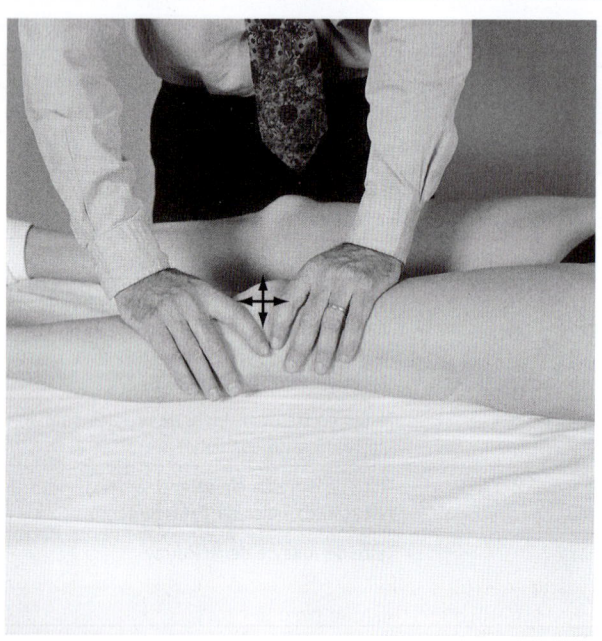

FIGURA 18-47 Teste de mobilidade patelar.

são avaliadas. Muitas vezes, a patela é considerada como tendo menos amplitude de movimento medial do que lateral. Se essa condição é patológica, isso é melhor determinado pela comparação com o lado não envolvido. Seu movimento tende a ser limitado após cirurgia e após imobilização.

▶ *Deslocamento lateral.* O paciente está em supino, com o joelho estendido. O fisioterapeuta coloca as pontas dos dedos de ambas as mãos contra a região medial da patela e pressiona-a lateralmente (Fig. 18-47). A quantidade de movimento e a sensação de final do movimento são avaliadas. A patela possui mais amplitude de movimento lateral do que medial. Quando ela refere instabilidades, a mobilidade lateral está, em geral, aumentada de modo anormal. Esse movimento patelar muitas vezes é limitado após cirurgia ou imobilização.

▶ *Deslocamento distal.* O paciente está em supino, com o joelho estendido. Com as eminências tenar e hipotenar colocadas contra a base da patela, o fisioterapeuta pressiona-a em direção distal. Como nos dois testes anteriores, a quantidade de movimento e a sensação de final de movimento são avaliadas. O movimento costuma ser limitado em instância de patela alta (posição alta da mesma), após cirurgia ou imobilização.

▶ *Técnica pronada.* O fisioterapeuta flexiona passivamente o joelho do paciente em 90° e roda internamente a tíbia. A extremidade inferior é, a seguir, movida em adução do quadril. O teste é positivo para rigidez das estruturas laterais se o quadril não puder ser completamente aduzido. Esse teste também pode ser feito na posição de decúbito lateral, com o lado envolvido para cima.

▶ *Inclinação lateral da patela.* Com o paciente em supino e com o joelho estendido e relaxado, o fisioterapeuta tenta erguer a borda lateral da patela. A incapacidade de fazê-lo acima do plano horizontal é indicação de rigidez do retináculo lateral.

▶ *Técnica em decúbito lateral.*[262] Com o joelho da perna de cima flexionado a 20°, a patela é movida em direção medial para a mesa de tratamento. O fisioterapeuta deve estar apto a expor o côndilo lateral do fêmur, a menos que os tecidos do retináculo lateral superficial estejam tensos. Para testar as fibras profundas, ele coloca uma das mãos sobre o meio da patela, tira a folga do deslizamento e aplica pressão ântero-posterior sobre a sua borda medial. O côndilo lateral do fêmur deve mover-se livremente para fora. Esse teste pode também ser usado como técnica de intervenção.[262]

Teste de apreensão de Fairbank para instabilidade patelar. O teste de Fairbank[428] é melhor executado com o paciente em supino, com a perna sustentada em cerca de 30° de flexão do joelho. O fisioterapeuta aplica uma força lateralmente direcionada para a região medial da patela, tentando subluxá-la lateralmente enquanto aplica uma pequena quantidade de flexão passiva no joelho.[195]

Teste de Wilson para osteocondrite dissecante. Esse teste pode ser realizado quando há suspeita de osteocondrite dissecante do joelho. Com o paciente em supino, o fisioterapeuta flexiona o quadril e o joelho deste em 90°. A compressão axial é menos exercida no joelho pressionando-o proximalmente, em linha com a tíbia, com a mão mais distal. A parte inferior da perna é mantida em rotação, enquanto o joelho é medialmente estendido, mantendo a compressão axial. Em muitos casos de osteocondrite dissecante, o paciente sente dor porque a pressão sobre as superfícies cartilagíneas mediais é bastante aumentada com essa manobra.

Flexibilidade dos isquiotibiais. O ângulo poplíteo é o método mais popular relatado na literatura para avaliar a tensão dos isquiotibiais, em especial na presença de contratura de flexão do joelho.[429] O paciente é posicionado em supino, e o quadril oposto é estendido. Esse ângulo é determinado medindo-se o ângulo que a tíbia forma com a linha estendida do fêmur quando o quadril ipsilateral é flexionado em 90° e o joelho do membro que está sendo examinado está passivamente estendido ao máximo para a resistência inicial do tecido.[430] O ângulo poplíteo atinge, no máximo, 180° do nascimento até os 2 anos.[429] A partir daí, diminui para uma média de 155° por volta dos 6 anos e permanece estável daí em diante.[429] Um ângulo de menos de 125° sugere tensão significativa dos isquiotibiais.[429]

A flexibilidade desses músculos também pode ser avaliada com a elevação passiva de perna, enquanto se assegura de que a coluna lombar está achatada sobre a mesa de tratamento e a pelve, estabilizada. Contudo, esse método pode ser usado apenas se há extensão total no joelho da perna que está sendo examinada. O comprimento normal dos isquiotibiais permite de 80 a 85° de flexão do quadril quando o joelho está estendido e a coluna lombar achatada.[262]

Flexibilidade do trato iliotibial. O principal sinal de contratura iliotibial é a presença, quando o paciente está em supino, de uma contratura de abdução se o quadril e o joelho estão estendidos, que é eliminada quando o quadril e o joelho estão flexionados.[431] Outros testes incluem o seguinte:

Teste dos retináculos. O paciente é colocado na posição em decúbito ventral, e o joelho é totalmente estendido. Essa posição aperta o trato iliotibial. O fisioterapeuta aplica uma força medial e oblíqua à patela com os polegares. Em torno de 0,5 a 1 cm do movimento da patela deve ser avaliado.

Teste de Ober. O teste de Ober para o comprimento do trato iliotibial é descrito no Capítulo 17.

Teste em decúbito ventral. Esse teste relativamente novo pode ser usado para estimar o grau de contratura do trato iliotibial.[431] O paciente é posicionado em decúbito ventral em uma superfície plana. O fisioterapeuta fica de pé, junto ao membro oposto à perna que está sendo testada. Com uma das mãos, segura o tornozelo da perna envolvida, colocando-a em abdução máxima no quadril, enquanto a outra mão aplica pressão à nádega da perna envolvida para achatar a pelve e corrigir qualquer deformidade na flexão no quadril. Este é mantido em rotação neutra, com o joelho flexionado em 90°. Depois, é aduzido de forma gradual até que uma sensação de final do movimento seja atingida. O ângulo de abdução da coxa relativo ao eixo vertical do corpo é medido e comparado com a medida do outro lado.[431]

Testes para tendinite iliotibial. A tendinite do trato iliotibial pode ser classificada dentro de quatro graus, com base na dor e na limitação da atividade:[432]

▶ *Grau I.* Dor que começa após a atividade e que não restringe a distância nem a velocidade da atividade atlética.
▶ *Grau II.* Dor que começa durante a atividade que não restringe a distância ou a velocidade.
▶ *Grau III.* Dor que começa durante a atividade que pode restringir a distância ou a velocidade.
▶ *Grau IV.* Dor tão grave que impede a participação atlética.

Teste de Renne.[156] O paciente fica de pé sobre a perna afetada e flexiona o joelho em 30 a 40°. Um teste positivo é indicado quando um "rangido" palpável é produzido quando a manobra traz o trato iliotibial em contato firme com o côndilo lateral do fêmur.

Teste de compressão de Noble.[433] O paciente é posicionado em supino, com o joelho afetado flexionado em 90°. A pressão é aplicada sobre a parte proximal proeminente do côndilo lateral do fêmur quanto o joelho é estendido de forma gradual. O teste positivo é indicado quando a dor é reproduzida em 30 a 40°.

Teste do rangido. O paciente fica de pé sobre a perna envolvida. Quando flexiona o joelho a cerca de 30°, um "rangido" ocorre sobre o côndilo femoral lateral.[434]

Flexibilidade do quadríceps. A flexibilidade do quadríceps é examinada com o paciente em decúbito ventral flexionando passivamente o joelho e levando o calcanhar para as nádegas. A coluna lombar é monitorada e estabilizada, se necessário, para impedir o movimento. O calcanhar deve tocar as nádegas. O reto femoral adaptativamente encurtado costuma ser a estrutura que impede esse movimento (ver adiante).

Estudos por imagem (ver também o Capítulo 31)
Articulação patelofemoral

▶ *Radiografias laterais.*[339] As radiografias devem incluir uma vista lateral com os côndilos posteriores aproximados o máximo possível. A distância entre os côndilos laterais do fêmur e a tróclea é a medida da profundidade troclear. A ausência do sulco em qualquer ponto junto do arco troclear é patológica. A convergência da tróclea óssea e dos côndilos laterais do fêmur em uma radiografia lateral é chamada de sinal cruzado.

▶ *Radiografias axiais.*[339] A visão lateral deve ser obtida da maneira descrita por Merchant e colaboradores, mas com o joelho flexionado em 50° em vez de em 45° para uma melhor detecção da inclinação e do deslocamento laterais. O deslocamento lateral, em particular, é mais proeminente nos graus iniciais de flexão, antes que a patela se engaje no sulco troclear.

Estratégias de intervenção

Lesões agudas do joelho são uma ocorrência normal. Um estudo[435] demonstrou, talvez não com surpresa, que o tipo de lesão aguda mais comum nessa região está relacionado ao esporte, ocorrendo em homens com menos de 35 anos e com gravidade moderada. Estudos[435-437] que compararam ambos os sexos, reportaram altos índices de lesões esportivas em homens. Esse achado pode refletir quantidades maiores de homens que participam de atividades esportivas ou maior frequência de lesões em homens que participam de esportes.

De particular interesse são as quedas não relacionadas com o esporte, observadas de 2 a 3 vezes com mais frequência em mulheres do que em homens, exceto no grupo de idade com mais de 55 anos, para o qual a incidência de quedas é igual para ambos os sexos.[435]

A maioria das dores no joelho de origem não traumática diminui com a intervenção conservadora.[438] Abordagens diferentes foram enfatizadas com o passar dos anos, incluindo a educação do paciente,[439-441] modificação da atividade,[138,440,442,443] alongamento e fortalecimento muscular progressivo (em particular o vasto medial para a articulação patelofemoral),[127,138,439,441-446] treinamento funcional da extremidade inferior,[447] suportes e imobilizações patelares externos,[138,439,441,448,449] ortóticos para o pé (Tab. 18-20),[449,450] e bandagem para melhorar o trajeto da patela.[439,442,445,451,452]

Essa ampla gama de intervenções levanta a questão de se qualquer uma delas é eficaz ou se a combinação de algumas é recomendada. O que está claro é que os impedimentos e as limitações funcionais achados durante o exame devem conduzir a intervenção. O tratamento exitoso requer o detalhamento de fatores que influenciam esses impedimentos e limitações funcionais e a determinação do estágio de cicatrização.

Qualquer que seja a causa da lesão no joelho, o objetivo do programa terapêutico é o de retornar o paciente a um nível favorável de função. A ênfase durante a reabilitação deve ser atingir um equilíbrio entre permitir a cura das estruturas danificadas, melhorando a força da musculatura de controle, e aumenta a eficiência das restrições estáticas. Além disso, devem ser consideradas as várias forças colocadas sobre o joelho durante os exercícios de cadeia fechada e aberta, de modo que o processo de cura possa acontecer.

As técnicas para aumentar a mobilidade articular e a extensibilidade do tecido mole são descritas na seção "Técnicas terapêuticas".

TABELA 18-20 Ensaios clínicos aleatórios e outros estudos experimentais relacionados aos ortóticos do pé e à síndrome da dor patelofemoral

Pesquisadores	Variáveis independentes	Variáveis dependentes	N	Significado estatístico	Importância clínica	Projeto do estudo
Eng JJ e Pierrynowski MR [a]	Grupo de exercícios (série isométrica para o quadríceps, elevação de perna reta, alongamento) e grupo ortótico mole	Dor máxima (escala analógica visual) com atividades (caminhar, correr, subir e descer escadas, sentar uma hora, agachar)	20 mulheres com dor patelofemoral (grupo de comparação, n = 10; grupo experimental, n = 10)	Estatisticamente significativo ($P < 0,05$) nas semanas 4, 6 e 8	Clinicamente importante quando comparado com o grupo-controle	Ensaio clínico aleatório
Eng JJ E Pierrynowski MR [b]	Caminhar e correr com e sem ortóticos	Amplitude de movimento para as articulações do joelho, talocrural e subtalar para cada plano de movimetno	10 mulheres com síndrome de dor patelofemoral e parte anterior do pé vara e calcâneo valgo > 6°	Nenhuma diferença significativa no joelho, com exceção da amplitude de movimento no plano transverso e frontal	Não pode determinar	Análises de medidas repetidas
Hung Y e Gross MT [c]	Três posições do pé (supinado, pronado e neutro)	Razão EMG o vasto medial oblíquo-vasto lateral (série de isométricos para o quadríceps; um agachamento de perna, 0 a 50°)	16 indivíduos normais (20 indivíduos começaram o estudo)	Nenhuma diferença significativa	Sem importância clínica	Análises de medidas repetidas
Tomaro J e Burdett RG [d]	Caminhar com e sem ortóticos	EMG: tibial anterior, fibular longo, gastrocnêmio	10 indivíduos com história de patologia igual (3 homens e 7 mulheres)	Eletromiograma muscular médio, nenhuma diferença significativa; duração e postura tibial anterior x 100% $P < 0,05$	Sem importância clínica	Medidas repetidas com aleatoriedade
Nawoczenski DA et al. [e]	Correr com ortóticos	Rotação interna tibial	20 corredores amadores com dores no membro inferior	Uma redução de 2,1° na rotação tibial	Clinicamente importante	Análises de medida repetidas

[a] Dados de Eng JJ, Pierrynowski MR: The effect of soft foot orthotics on three-dimensional lower-limb kinematics during walking and running. *Phys Ther* 74:836-844, 1994.
[b] Dados de Eng JJ, Pierrynowski MR: Evaluation of soft foot orthotics in the treatment of patellofemoral pain syndrome. *Phys Ther* 73:63-68; discussion 68-70, 1993.
[c] Dados de Hung YJ, Gross MT: Effect of foot position on eletromyographic activity of the vastus medialis oblique and vastus lateralis during lower-extremity weight-bearing activities. *J Orthop Sports Phys Ther* 29: 93-102, 1999; discussion 103-105.
[d] Dados de Tomaro J, Burdett RG, The effects of foot orthotics on the EMG activity of selected lewg muscles during gait. *J Orthop Sports Phys Ther* 18:532-536, 1993.
[e] Dados de Nawoczenski DA, Cook TM, Saltzman CL: The effect of foot orthotics on three-dimensional kinematics of the leg and rearfoot during running. *J Orthop Sports Phys Ther* 21:317-327, 1995.
Reproduzida, com permissão, de Lohman EB, Harp T: Patellofemoral pain: A critical appraisal of the literature. In: Wilmarth MA, ed.: *Evidence-Based Practice for the Upper and Lower Quarter. Orthopaedic Physical Therapy Home Study Course* 13.2.1, La Crosse, WI: Orthopaedic Section, APTA, 2003:1-44.

Fase aguda

Cada tentativa é feita para proteger a articulação, a fim de promover e avançar a cura. Os objetivos durante essa fase são:

- Reduzir a dor e o edema.
- Controlar a inflamação.
- Readquirir a amplitude de movimento.
- Minimizar a atrofia e a fraqueza muscular.
- Atingir o controle neuromuscular inicial.
- Manter ou melhorar o condicionamento físico geral do paciente.

A redução da dor e o controle do edema são extremamente importantes, pois ambos podem inibir a função e o controle muscular normal. Dor, edema e inflamação são minimizados com a ajuda dos princípios de PRICEMEM (proteção, repouso, gelo, compressão, elevação, terapia manual, movimento inicial e medicação). Gelo por 20 a 30 minutos, 3 a 4 vezes ao dia, junto com AINEs ou aspirina, ajuda na redução da dor e do edema.

Exercícios terapêuticos

Vários ensaios clínicos usaram exercícios terapêuticos como parte de um programa de intervenção abrangente para as articulações tibiofemoral e patelofemoral.[232,240,247,453–455,456]

Uma vez que a dor, o edema e a inflamação estão sob controle, exercícios de ADM iniciais controlados podem começar. Na fase aguda de cicatrização, as intervenções focam-se na carga reduzida do complexo articular, o que pode incluir correção postural, modificação da atividade ou o uso de um dispositivo auxiliar. A imobilização pode ser necessária para proporcionar a proteção adequada (ver a discussão sob a seção "Fase funcional"). Os exercícios prescritos para o complexo da articulação do joelho incluem aqueles que promovem o controle neuromuscular, a sincronização, o equilíbrio e a propriocepção.

Os exercícios recomendados para essa fase incluem adequação muscular isométrica (série de quadríceps *vídeo*, de isquiotibiais e de glúteo), flexão ativa do joelho (deslizamentos de calcanhar *vídeo*), elevações da perna reta (se apropriado) (Fig. 18-48), balanços de quadril *vídeo* e mobilizações da patela (ver Fig. 18-47). Atividades de facilitação neuromuscular proprioceptiva (FNP) podem ser iniciadas com exercícios de velocidade lenta, força baixa e controlados. A estimulação elétrica é útil para facilitar a atividade muscular e promover a reeducação muscular.[457] O treinamento do VMO deve ser considerado uma aquisição de habilidade motora, e não um procedimento de fortalecimento,[141,458] com o objetivo do treinamento sendo o de produzir uma modificação da relação tensão-comprimento entre esse músculo e seu antagonista, o VL. Isso pode resultar em mudança do ponto de equilíbrio, que irá capacitar o alinhamento apropriado da patela.[459] Se o controle muscular do VMO é pobre, *biofeedback* pode ser empregado para aumentar o treinamento do adutor do quadril.[460] A bandagem pode ser um adjunto (ver discussão posterior).

Assim que o controle muscular é atingido, exercícios leves de cadeia fechada são iniciados. As contrações do quadríceps devem ser incentivadas nas posições funcionais para o joelho que provocam dor, como sentar e subir escadas. O benefício dos ECCF é que diminuem as forças de cisalhamento e enfati-

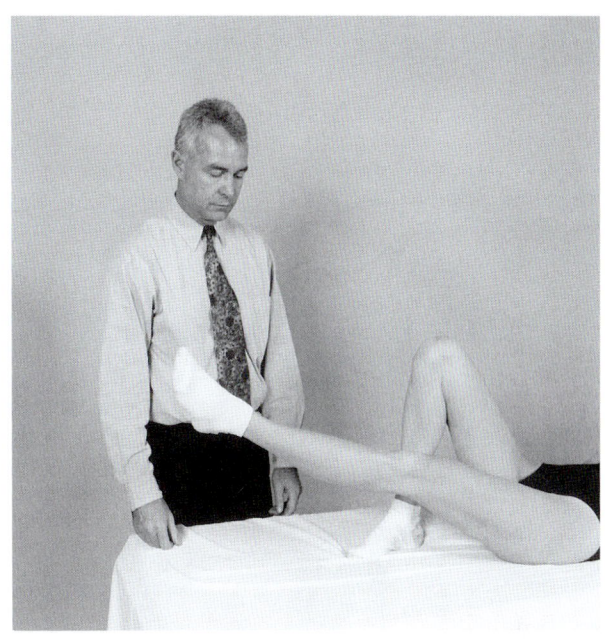

FIGURA 18-48 Elevação de perna reta.

zam as cocontrações.[461,462] As recomendações gerais para sua prática (p. ex., miniagachamento, subir degraus, *leg press*) são de 0 a 20°,[456] ou de 0 a 40° de flexão.[231] Todos os exercícios trabalhados na clínica devem ser executados pelo paciente em casa sempre que possível.

Articulação tibiofemoral

Exercícios de cadeia cinética fechada devem ser iniciados assim que tolerados.[228] Eles incluem, em princípio, deslizamentos na parede e elevações do calcanhar. Depois, avançam para incluir *leg press*, trenó do quadril e agachamento.[463] Eles são executados no início de forma bilateral e, em seguida, unilateralmente, se houver evidência de boa estabilidade dinâmica.

Exercícios de cocontração para os isquiotibiais e o quadríceps, que reduzem mais as forças de cisalhamento tibiofemoral,[240,241,301,464,465] podem ser realizados com o paciente fazendo pontes de perna simples, inclinando as costas sobre uma bola suíça (ver Cap. 26) e elevando a perna não envolvida do chão, enquanto a perna envolvida é usada para manter o equilíbrio. A cocontração pode também ser executada através de deslizamentos na parede de perna simples usando a bola suíça (Fig. 18-49), com a perna não envolvida apoiando a maior parte do peso do corpo.

A bicicleta ergométrica há tempos é reconhecida como um útil exercício terapêutico para a reabilitação do joelho, para controlar a ADM e as forças de impacto nessa articulação.

- A ADM no joelho pode ser controlada ajustando-se a altura do assento.
- As forças de impacto podem ser ajustadas na maioria das bicicletas variando a resistência da interface pedal-pé.

A quantidade de esforço sobre o LCA durante o uso da bicicleta ergométrica é relativamente baixa, comparada com outras atividades de reabilitação[466] (ver Tab. 18-3).

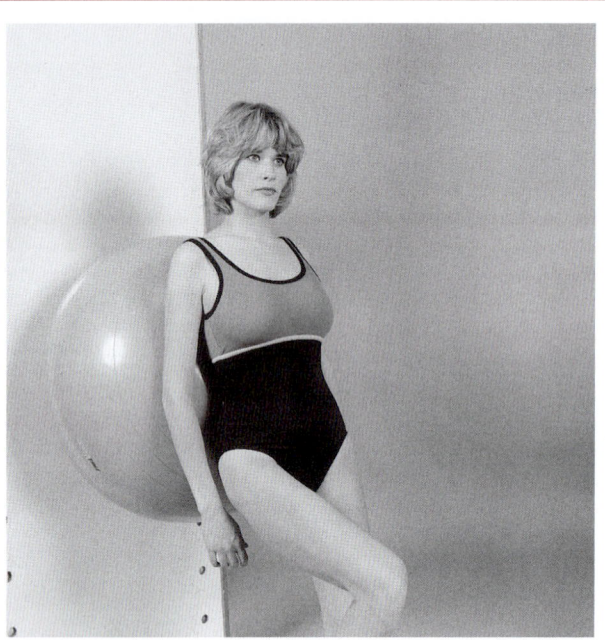

FIGURA 18-49 Deslizamento na parede sobre a bola suíça.

Articulação patelofemoral

A reabilitação que inclui a combinação de fortalecimento muscular, alongamento e bandagem patelofemoral é benéfica para produzir um ambiente interno biomecânico que promove a cicatrização máxima do tecido.[467] Uma série de sistemas foram usados para classificar os indivíduos com distúrbios patelofemorais (Tab. 18-21). Como em qualquer distúrbio, embora o uso de um sistema de classificação possa ajudar, o fisioterapeuta deve formular intervenções de tratamento efetivas baseadas nos achados provenientes da história, no exame subjetivo, no exame físico e na avaliação funcional.

Foram identificadas várias atividades que aumentam a compressão patelofemoral. Estas incluem saltar, subir escadas, agachar-se, sentar por tempo prolongado com o joelho flexionado além de 40°, ajoelhar-se por tempo prolongado, levantar-se de cadeiras, deitar pronado ou ficar de pé com o joelho recurvado.[9,138] Durante os estágios iniciais de recuperação, o paciente deve tentar evitar essas atividades ou diminuir a exposição. Na presença de disfunções biomecânicas do pé, incluindo a pronação, o calçado correto deve ser usado. Se o mau alinhamento da extremidade inferior for grave, um ortótico para o pé deve ser prescrito.[448,459] O tipo de ortótico usado depende do diagnóstico. Mais comumente, é usado para corrigir o pé plano de modo que a patela não incline mais. A pronação do pé impede a torção interna da tíbia e um momento valgo no joelho. Klingman e colaboradores[468] mostraram que os ortóticos postos no antepé medial resultam em posição mais medial da patela durante as radiografias de sustentação de peso estáticas. Na presença do joelho recurvado, elevação de calcanhar pode ser colocada para o trabalho durante o exercício. É razoável, portanto, para pacientes especiais, prescrever um dispositivo ortótico para o calçado.[178,469]

Permanece obscuro em que extensão existem exercícios específicos para fortalecer o VMO.[11,137,470] Wilk e colaboradores[303] acreditam que o foco no fortalecimento do músculo deve ocorrer apenas se suas fibras inserem-se na patela em uma posição que possa impedir sua lateralização dinamicamente (50 a 55°). O VMO não estende o joelho e não é, portanto, ativado pelas elevações da perna reta tradicionais,[471] mesmo com adução.[472] Contudo, por causa de sua relação com o adutor magno e seu suprimento nervoso separado na maioria dos casos,[128] o fisioterapeuta deve, ainda, enfatizar a adução da coxa, enquanto minimiza a rotação interna do quadril, para facilitar a contração do VMO.[460] De acordo com Hodges e Richardson,[473] a ativação do adutor magno melhora de forma significativa a contração desse músculo na sustentação de peso, mas a contração máxima do adutor magno na não sustentação de peso é requerida antes de facilitar a atividade do VMO.

Os rotadores externos e abdutores do quadril afetam o controle do membro inferior, e um programa de fortalecimento que trabalhe esses grupos musculares deve ser integrado na progressão global. Por exemplo, a fraqueza dos rotadores externos do quadril permite que ocorra uma pronação descontrolada e excessiva do pé junto com a rotação interna femoral excessiva, ambas contribuindo para o aumento no alinhamento valgo do joelho, aumentando, desse modo, o ângulo Q.[158] O fortalecimento dos rotadores do quadril precisa ser iniciado na cadeia cinética aberta, mas deve ser avançado para o fortalecimento na cadeia cinética fechada tão logo o controle muscular funcional esteja presente.[158]

Os exercícios durante essa fase incluem:

- Séries de quadríceps isométricas a 20° de flexão, avançando para isométricos de ângulos múltiplos.
- Deslizamentos do calcanhar com a tíbia posicionada primeiro em rotação interna e, depois, externa.
- Elevações de perna reta executadas com a coxa rodada externamente e o joelho flexionado a 20°. Executando o exercício dessa maneira, é possível permitir uma quantidade mínima de força de contato patelofemoral enquanto se força ao máximo o componente vasto medial do músculo quadríceps.[206,229,474] A resistência avança de 0 a 2,25 kg.
- Elevações de perna reta executadas em abdução com a coxa externamente rotada para melhorar o fortalecimento do glúteo médio.
- Exercícios de extensão terminal do joelho com baixa resistência (quadríceps de arco curto) executados com a perna externamente rodada de 50 a 20° (Fig. 18-50). A resistência avança de 0 a 2,25 kg.
- Exercícios de adução do quadril executados na posição de decúbito lateral no lado envolvido, com o quadril internamente rodado e o joelho flexionado a 20°.[131,475] (Fig. 18-51). Essa posição coloca a patela a meio caminho entre os dois côndilos do fêmur.

Os exercícios funcionais que incorporam toda a cadeia cinética inferior são implementados tão logo sejam tolerados. Kibler[476] defende o seguinte protocolo:

- Extensão ativa do quadril e ativação do quadríceps com o pé plano ao chão ou subir e descer de um degrau plano. Isso ativa novamente o padrão de sequenciamento normal para toda a perna.
- Isolamento e ativação máxima do quadríceps em posição de cadeia fechada trabalhando com o pé em uma prancha inclinada, removendo efetivamente o quadril e o tornozelo da ativação total, mas colocando carga máxima sobre o joelho leve-

TABELA 18-21 Sistemas de classificação para a síndrome patelofemoral não cirúrgica

Lohman [a]	Wilk e colaboradores [b]	Holmes e colaboradores [c]
1. Constrito em excesso – estruturas laterais ou inferiores tensas (inclinação, deslizamento, inclinação ântero-posterior) 2. Combinação – estruturas laterais tensas e estruturas médias frouxas 3. Subconstritas – estruturas laterais e médias frouxas (jogo articular excessivo) resultando em instabilidade (subluxação ou luxação) 4. Normal – alinhamento normal, mas doloroso (p. ex., tendinite, apofisite ou bursite) 5. Incapaz ou não especificado – a causa subjacente de síndrome de dor patelofemoral não pode ser determinada 6. Outras causas – osteocondrose dissecante, condromalacia da patela, dor simpaticamente mantida, fraturas, plicas sinoviais	1. Síndrome da compressão patelar – síndrome da pressão lateral excessiva; síndrome da pressão global 2. Instabilidade patelar – subluxação patelar crônica; luxação patelar recorrente 3. Disfunção biomecânica 4. Trauma direto na patela – lesão da cartilagem articular (isolada); fratura e luxação; lesão da cartilagem articular com mau alinhamento associado 5. Lesões do tecido mole – plica suprapatelar, síndrome do coxim gorduroso; dor no ligamento patelofemoral medial; síndrome da fricção do trato iliotibial 6. Síndromes de uso excessivo – tendinite; apofisite 7. Osteocondrite dissecante 8. Distúrbios neurológicos – distrofia simpática reflexa; dor simpaticamente mantida	1. Instabilidade patelofemoral – subluxação ou luxação, episódio simples; subluxação ou luxação lateral ou médio, recorrente; luxação crônica da patela, congênito ou adquirido; fraturas associadas, osteocondral ou de avulsão 2. Dor patelofemoral com mau alinhamento – ângulo de quadríceps funcional aumentado (anteversão femoral, torção tibial externa, joelho valgo, hiperpronação do pé); retináculo lateral tenso; estabilizadores mediais asperamente inadequados; dissociação elétrica; patela alta; patela baixa; tróclea femoral displásica 3. Dor patelofemoral sem mau alinhamento – retináculo lateral e médio tenso; plica (média, lateral, suprapatelar); osteocondrite dissecante (patela, tróclea femoral); condromalacia patelar traumática; síndrome do coxim gorduroso; retinaculite média; osteoartrite patelofemoral (pós-traumática, idiopática); tendinite da patela; tendinite do quadríceps; bursite pré-patelar; apofisite (de Osgood-Schlatter, de Sindig-Larsen-Johanssen); patela bipartida sintomática; outros traumas (ruptura do tendão do quadríceps, ruptura do tendão da patela, fratura da patela, fratura da epífise proximal do fêmur, contusão, joelho inchado ou de lutador, instabilidade do ligamento cruzado); distrofia simpática reflexa

[a] Dados de Lohman EB: Diagnosis and management of patellofemoral pain. In: Godges J, Deyle G, eds. *Lower Quadrant: Evidence-Based Description of Clinical Practice*. Orthop Phys Ther Clin North Am, 1998:367–396.
[b] Dados de Wilk KE, Davies GJ, Mangine RE, et al.: Patellofemoral disorders: a classification system and clinical guidelines for nonoperative rehabilitation. *J Orthop Sports Phys Ther* 28:307–322, 1988.
[c] Dados de Holmes SWJ, Clancy WGJ: Clinical classification of patellofemoral pain and dysfunction. *J Orthop Sports Phys Ther* 28:299–306, 1998.
Reproduzida, com permissão, de Lohman EB, Harp T: Patellofemoral pain: A critical appraisal of the literature. In: Wilmarth MA, ed. *Evidence-Based Practice for the Upper and Lower Quarter. Orthopaedic Physical Therapy Home Study Course* 13.2.1 La Crosse, WI: Orthopaedic Section, APTA, 2003:1–44.

mente flexionado. Deve ser tomado cuidado para não exercitar quando houver dor, pois isso pode indicar que o controle muscular é insuficiente.[141]

▶ Postura unilateral com extensão do quadril, ligeira flexão do joelho e rotação do quadril e do tronco.

A correção das inflexibilidades musculares é extremamente importante no processo de reabilitação. Essa atividade pode ser mais desafiadora usando superfícies mais macias (Fig. 18-52). O alongamento dos flexores do quadril *vídeo*, do trato iliotibial, do retináculo lateral, dos isquiotibiais e do gastrocnêmio é iniciado durante essa fase. A análise racional para o alongamento do trato iliotibial e do retináculo lateral é bem reconhecida.[121,439,477] O encurtamento adaptativo nos isquiotibiais e nos gastrocnêmios esteve associado à pronação compensatória.[304] Além disso, os isquiotibiais adaptativamente encurtados causam aumento da flexão do joelho e maiores forças de compressão patelofemorais, em especial durante a fase de apoio da marcha.[293] A correção dos desequilíbrios musculares está baseada em uma análise total quanto ao efeito que essas intervenções terão sobre o processo patológico ou sobre outras estruturas da cadeia cinética. Por exemplo, o alongamento dos isquiotibiais de um paciente idoso para aliviar os estresses no joelho pode exacerbar os sintomas de estenose de recesso lateral, pois esses músculos adaptativamente encurtados podem estar auxiliando na manutenção da pelve sobre uma inclinação posterior.[478]

Fase funcional

A fase funcional da reabilitação do joelho trabalha quaisquer problemas de sobrecarga do tecido e deficiências biomecânicas funcionais. Uma vez que os sintomas dolorosos tenham melhorado, o paciente pode aumentar gradualmente as atividades de carga

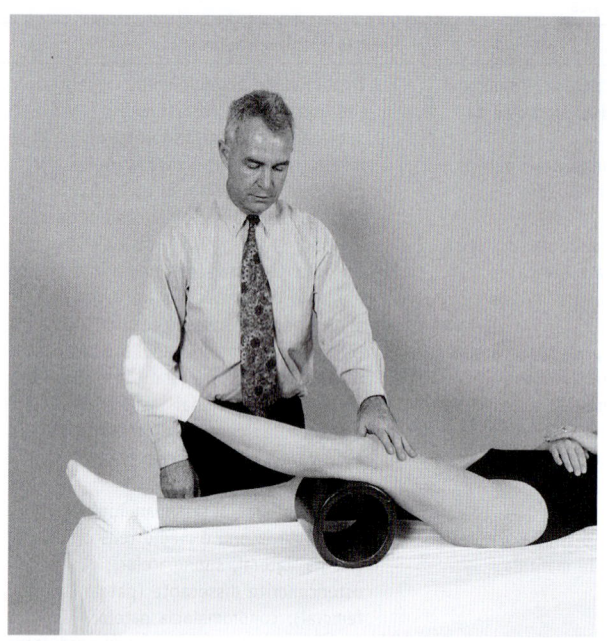

FIGURA 18-50 Exercício de quadríceps de arco curto em rotação externa.

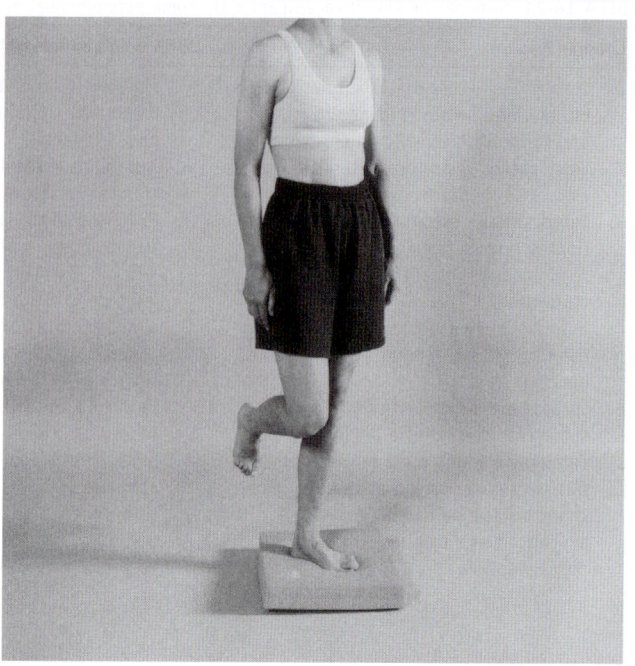

FIGURA 18-52 Postura unilateral em uma superfície macia.

articular. Os pacientes avançam tipicamente para essa fase quando os exercícios de extensão terminal do joelho podem ser feitos com pesos de 11 a 13 kg.[9] Entre os objetivos para essa fase estão:

▶ Atingir a amplitude de movimento total livre de dor.
▶ Restaurar a cinemática articular normal.
▶ Melhorar a força muscular.
▶ Melhorar o controle neuromuscular.
▶ Restaurar as relações de pares de força muscular normais.

Os exercícios de ADM durante essa fase incluem exercícios de flexão e extensão; bicicleta ergométrica, progressão para a resistência moderada e deslizamentos na parede de pé ⏵vídeo. Os exercícios na bicicleta ergométrica são inicialmente executados com um assento atlo (proporcionando cerca de 15° de flexão do joelho na perna reta).

Há controvérsia sobre se os exercícios do joelho devem ser feitos na forma de cadeia aberta ou fechada.[231] Os ECCF como agachamento, *leg press*, levantamento de peso e força livre foram usados como práticas centrais por atletas para intensificar o desempenho no esporte.[479,480] Esses exercícios multiarticulares desenvolvem os maiores e mais poderosos músculos do corpo e têm similaridades biomecânicas e neuromusculares a muitos movimentos atléticos, como correr e saltar.[232] Os ECCA parecem ser menos funcionais em termos de muitos movimentos atléticos e têm, primariamente, um papel de suporte em programas de força e condicionamento. Contudo, é aconselhável que a combinação de ambos seja usada.

Exercícios de cadeia fechada

Os ECCF durante essa fase incluem o avanço dos exercícios realizados durante a fase aguda. Além disso, outros são introduzidos, os quais incluem subidas (Fig. 18-53) e descidas (Fig. 18-54) ⏵vídeo de escadas, ficar na ponta do pé em uma perna ⏵vídeo (Fig. 18-55) e agachar, mergulhos e agachamentos parciais (Fig. 18-56) com resistência adicional,[439] *leg press* na posição sentada, investidas frontais e laterais ⏵vídeo (Fig. 18-57), exercícios pliométricos ⏵vídeo (Figs. 18-58 e 18-59), exercícios em prancha deslizante (Fig. 18-60), caminhada re-

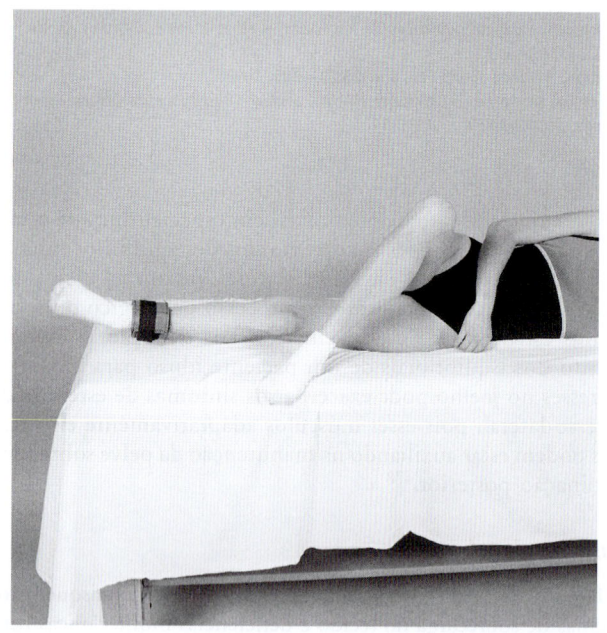

FIGURA 18-51 Elevação de perna reta em decúbito lateral em adução.

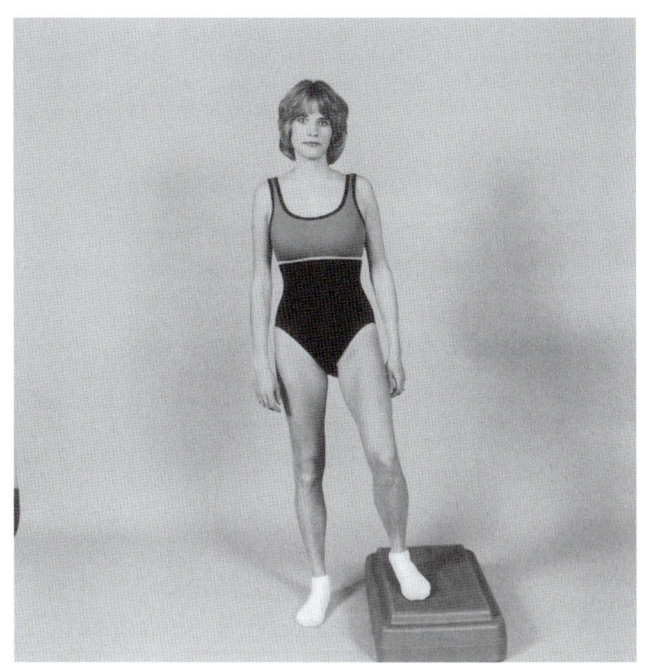

FIGURA 18-53 Passo lateral para cima.

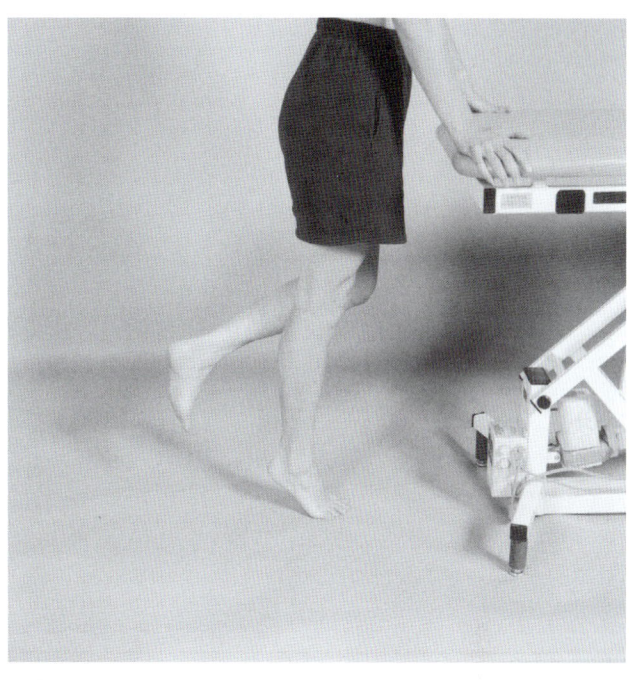

FIGURA 18-55 Elevações de calcanhar com apenas uma perna.

sistida com sustentação de peso com contrações da perna em todos os quatro planos 🎥*vídeo* (flexão, extensão, abdução e adução) usando faixa elástica (Figs. 18-61 e 18-62), atividades de equilíbrio 🎥*vídeo* e exercícios de agilidade[481] 🎥*vídeo* (Fig. 18-63).

Na presença da versão para o joelho, um adjunto ao regime de exercícios normal pode ser o fortalecimento dos rotadores tibiais internos (semimembranáceo, grácil, semitendíneo, sartório), com ênfase no alongamento dos isquiotibiais, em particular do bíceps femoral, enquanto adiciona alongamento do trato iliotibi-

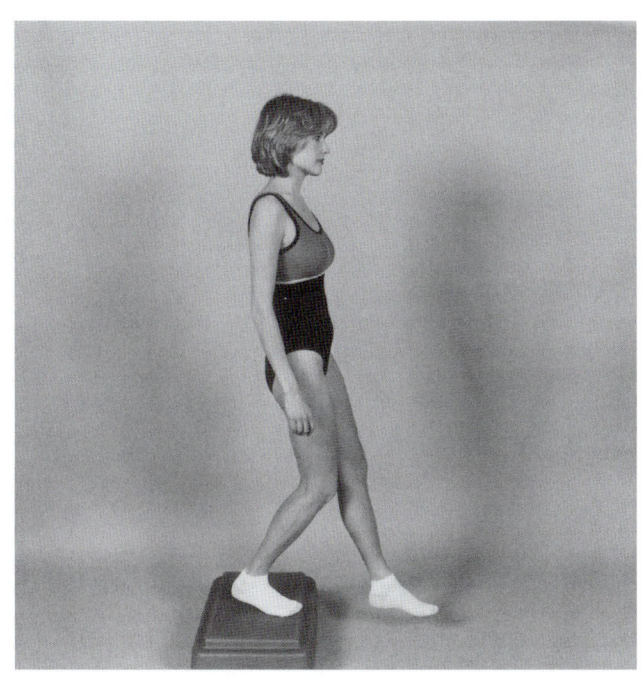

FIGURA 18-54 Passo para baixo.

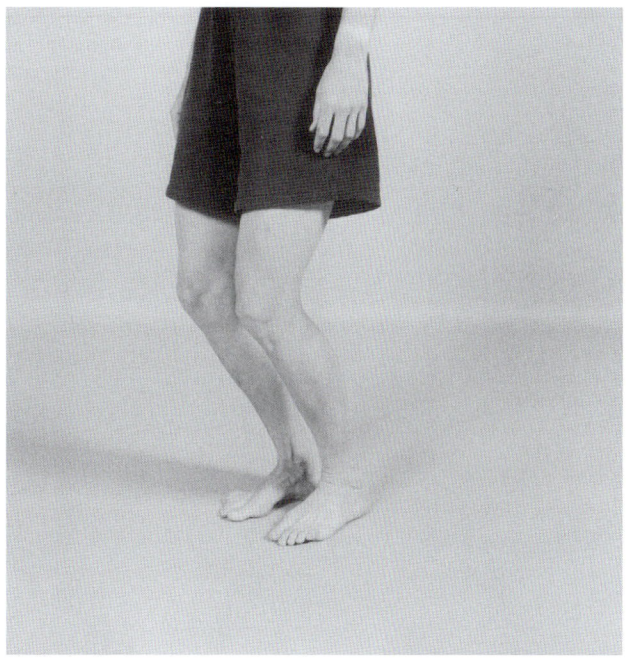

FIGURA 18-56 Agachamento parcial.

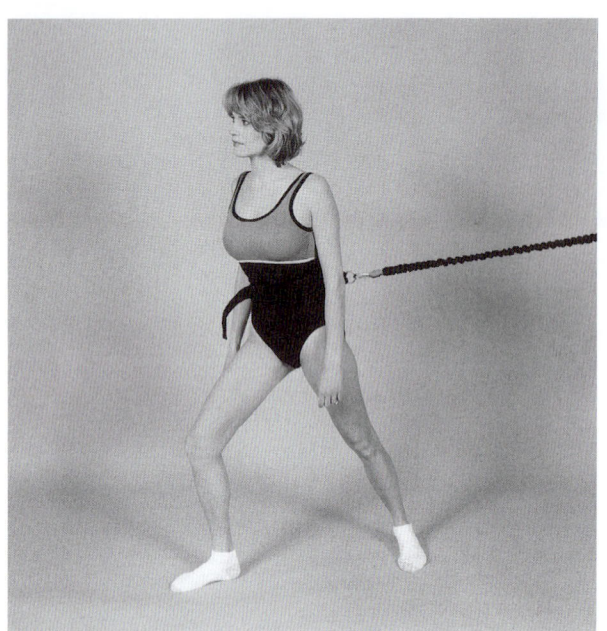

FIGURA 18-57   Investidas laterais resistidas.

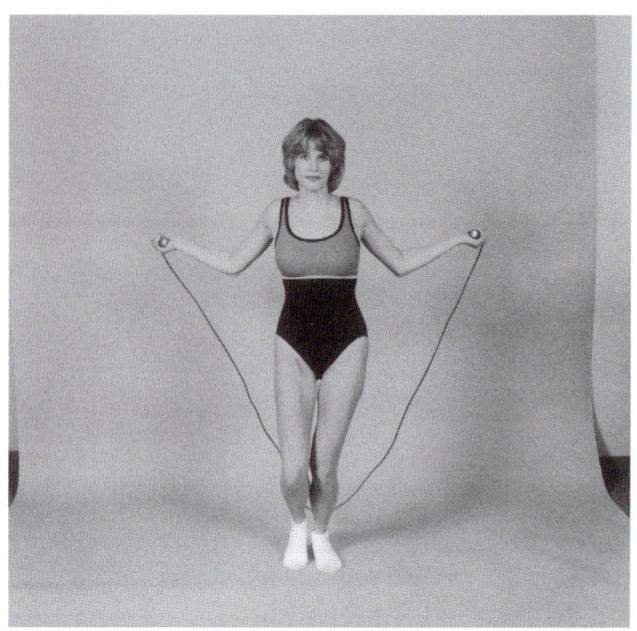

FIGURA 18-59   Pular corda como exercício pliométrico.

al.[279] ECCFs para fortalecer os isquiotibiais, gastrocnêmios e quadríceps de maneira funcional incluem uma variedade de exercícios em um aparelho para subir degraus. O paciente fica de pé sobre o aparelho de costas para trabalhar o quadríceps e de frente para trabalhar os isquiotibiais. Uma esteira inclinada pode ser usada para exercitar seletivamente os isquiotibiais, gastrocnêmios e quadríceps como segue:

▶ Caminhar ou correr em uma superfície inclinada trabalha excentricamente o quadríceps.
▶ Caminhar ou correr em aclive trabalha concentricamente os gastrocnêmios e os isquiotibiais.
▶ Caminhar ou correr em declive de costas trabalha excentricamente os gastrocnêmios e os isquiotibiais.

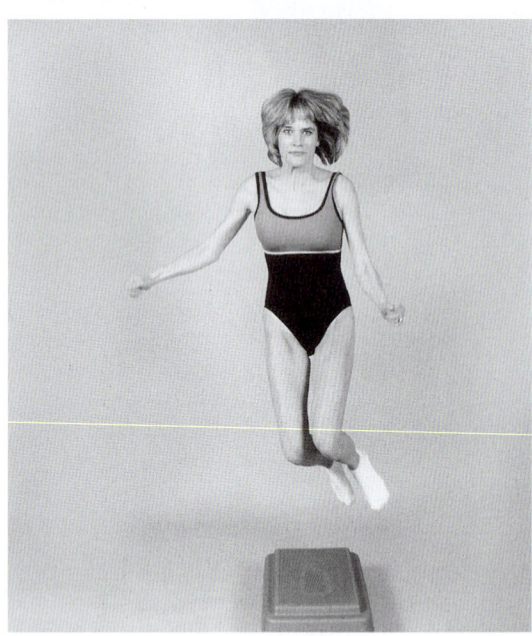

FIGURA 18-58   Exercício pliométrico.

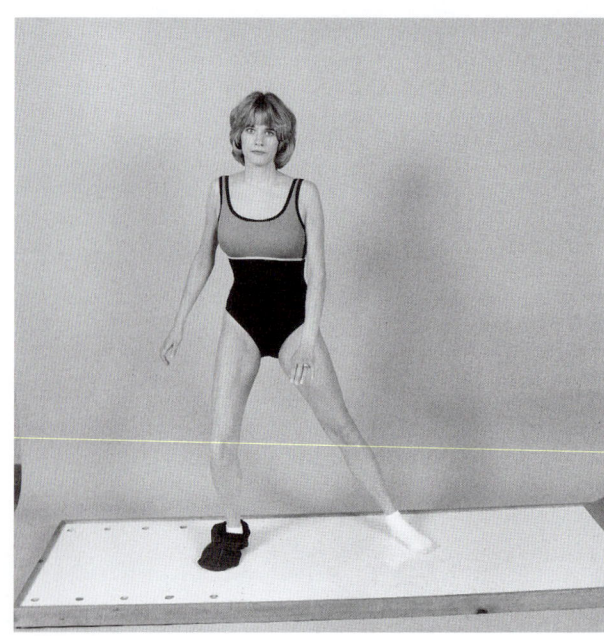

FIGURA 18-60   Exercícios de deslizamento na prancha.

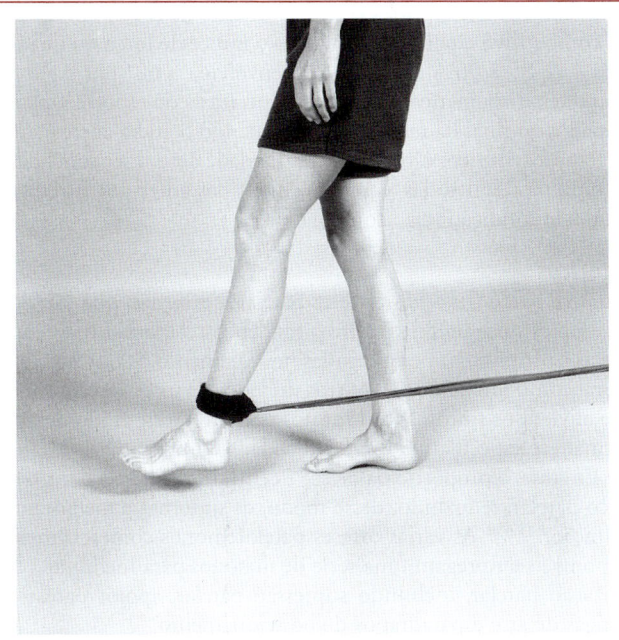

FIGURA 18-61 Exercício com o tubo elástico, exemplo 1.

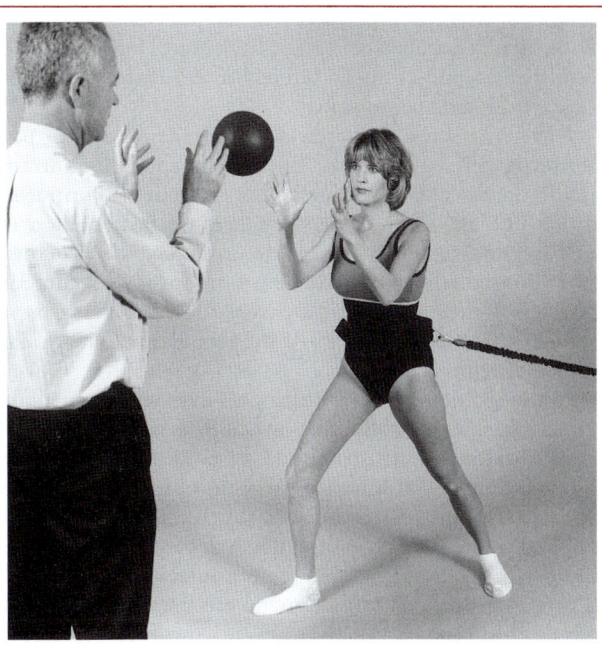

FIGURA 18-63 Exercícios de agilidade.

▶ Caminhar de costas em aclive trabalha concentricamente o quadríceps.

A interação entre o VMO e o VL durante essa fase da reabilitação continua a ser de grande interesse.[178,482,483] Um estudo feito por Mirzabeigi e colaboradores[484] tentou isolar o VMO do VL, do vasto intermediário e do VML, usando nove séries de exercícios de fortalecimento. Esses exercícios incluíram extensão isométrica do joelho com o quadril em posição neutra, 30° de rotação externa e 30° de rotação interna; extensão isocinética do joelho com amplitude total; extensão isocinética do joelho no arco terminal de 30°; decúbito lateral ipsilateral e extensão total contralateral do joelho e ficar de pé e saltar do agachamento total. Embora o estudo conclua que os exercícios isométricos em rotação neutra e externa do quadril desafiaram o VMO e o VL, nenhum dos exercícios demonstrou o isolamento do VMO.[484] Outros estudos registraram que certas atividades de cadeia cinética fechada fortalecem o VMO. Essas incluem andar de bicicleta e caminhada morro acima e com retroesteira.[260,439,470,474,475,485] Ambos produziram menores forças restritivas sobre a articulação patelofemoral do que a caminhada para a frente.[486]

Exercícios de cadeia aberta

Os ECCAs durante essa fase incluem exercícios de extensão do joelho na posição sentada e de flexão do joelho e são vistos como exercícios de uma única articulação, de um grupo muscular.[232] Usando o conhecimento da forças compressivas na articulação, os exercícios de cadeia aberta (p. ex., quadríceps de arco curto ▶*vídeo*, isométricos de ângulo múltiplo) devem ser executados em amplitude de flexão do joelho de 50 a 90° ou de 90 a 50°.[231,471] Outros exercícios incluem:

▶ Elevações da perna reta em quatro planos (flexão, extensão, abdução, adução), avançando para cerca de 10% do peso corporal na resistência.

▶ Abaixamento da perna em supino.

▶ Abaixamento da perna sentado.

▶ Avanço do quadríceps de arco curto para cerca de 10% do peso corporal na resistência.

Swenson e colaboradores[487] recomendaram o uso do exercício de cadeia aberta de quatro minutos para dor patelofemoral.

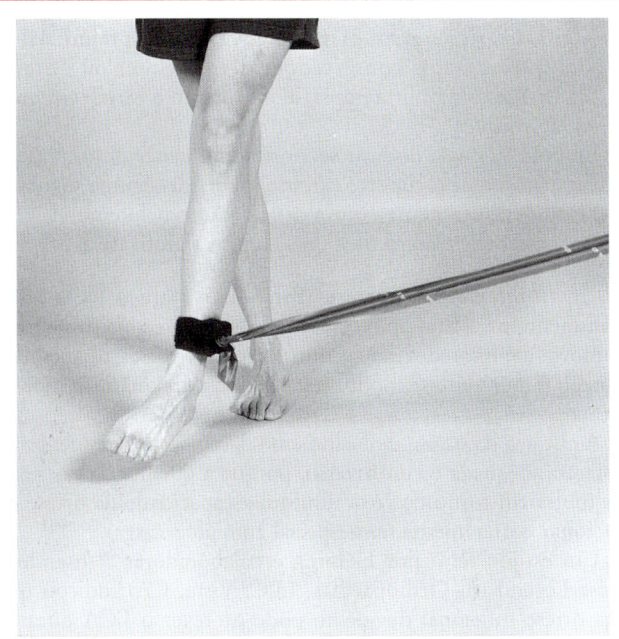

FIGURA 18-62 Exercício com tubo elástico, exemplo 2.

O protocolo de exercícios foi desenvolvido por Glen Porter, ATC, um treinador de basquetebol na Michigan State University, e Alan Glock, médico, um cirurgião ortopédico em Richmond, Indiana. Ele é executado como segue:

O paciente senta na borda de uma cadeira, com a parte superior da perna sustentada. Então é solicitado a contrair o músculo quadríceps com o joelho em extensão. A contração é mantida por um minuto, depois a perna é flexionada a 45° por 30 segundos. Quatro ciclos de extensão e flexão constituem o programa do VMO de quatro minutos. Inicialmente, o exercício é executado de 4 a 6 vezes por dia. Pesos para o tornozelo são adicionados após 1 a 2 semanas, e a quantidade das séries é reduzida.[487]

A estratégia de reabilitação funcional deve ser para melhorar progressivamente a estabilidade postural da extremidade inferior dinâmica tridimensional. Isso pode ser alcançado usando uma progressão de tarefa multiplanar integrando a função da extremidade inferior de sustentação e de não sustentação de peso.[151] Um exemplo de exercício de não sustentação de peso é ficar de pé em flexão de joelho unilateral junto com a rotação interna tibial e rotação externa do quadril, executado ativamente ou com uma banda de resistência.[151] Para fazer uso eficiente da resistência elástica, a ativação concêntrica rápida deve ser seguida pela ativação excêntrica mais lenta.[151] Para os exercícios de sustentação de peso, investidas para a frente e laterais em variadas superfícies podem ser usadas. Tarefas de velocidade são progressivamente aumentadas e as respostas espontâneas atingidas fazendo o paciente responder a dicas aleatórias para dar a direção do movimento. O uso simultâneo de bolas de diferentes tamanhos e pesos para pegar e arremessar pode aumentar a especificidade e servir como distração para avaliar melhor a verdadeira capacidade do paciente de manter a estabilidade postural bem-controlada, tridimensional e dinâmica da extremidade inferior.[151]

Para alguns pacientes, o retorno aos esportes pode ser o objetivo. Como as atividades extenuantes exercem cinco vezes mais força do que a que é exercida com os vários testes de estresse do ligamento,[488] o fisioterapeuta não pode se basear nos resultados desses testes como um modo de avaliar a prontidão do paciente para retornar ao esporte. Quando a força e a resistência atingem, no mínimo, 70% da extremidade não envolvida com o teste isocinético, os exercícios mais avançados (FNP), envolvendo movimentos de alta velocidade, de alta força e sem direcionamento, são iniciados, cessando as manobras curtas de cortar, saltar e girar se os sintomas de instabilidade desenvolverem-se.[489,490] Atividades de correr, saltar e girar devem ser incluídas nos exames clínicos de tais pacientes para obter-se uma avaliação verdadeira.[371] Os critérios para determinar o retorno à prática esportiva incluem:

▶ ADMA e ADMP totais comparadas com o joelho não envolvido. Sugeriu-se que o paciente deve ter 8 a 118° de movimento no joelho, demonstrar um padrão de marcha normal, subir e descer escadas e não demonstrar nenhum desvio na marcha quando correr, antes de participar de uma atividade atlética.[373,491]

▶ Uma razão do quadríceps para os isquiotibiais de 2 para 3 e igual ou maior do que 75% da perna não envolvida.

▶ Capacidade de executar agachamento de uma perna por 15 a 20 repetições.

▶ Cinemática articular normal.

O retorno aos esportes com movimento de cortar em um nível competitivo é permitido quando o índice de força do quadríceps é de 85 a 90% da perna não envolvida a 60° por segundo com o teste isocinético. Exercícios específicos do esporte são adicionados ao final da fase funcional, quando o atleta aproxima-se do retorno. Avanços específicos da atividade devem ser concluídos de modo a testar todas as partes envolvidas antes que o retorno completo à função seja aconselhado.

Ortóticos

Ortótico patelofemoral. Órteses patelares externas, que vão desde simples sustentadores sobre o tendão patelar até órteses complexas, costumam ser empregadas no tratamento da dor patelofemoral como um adjunto a outros métodos de intervenção. Ainda que aliviem os sintomas em muitos pacientes, seu modo de ação permanece especulativo e sua efetividade é imprevisível.[263]

Em tese, o propósito da órtese é centralizar a patela dentro do sulco patelar, reduzindo, desse modo, os sintomas e melhorando a função.[448,492] As várias órteses patelofemorais comercialmente disponíveis empregam uma série de métodos para melhorar a localização patelar, incluindo supressão patelar, apoios patelares, bexigas de ar e esparadrapos de posicionamento.

Apesar do amplo uso da órtese patelofemoral, apenas alguns estudos tentaram documentar sua efetividade no alinhamento patelar correto. Usando a IRM, Koskinen e Kujala[493] relataram uma redução quantitativa na luxação patelar lateral usando a órtese Segurança (Axini, Boliden, Suécia), enquanto Worrell e colaboradores[494] consideraram que a Palumbo (Dynorthotics LP, Viena, VA) reduzia a luxação patelar lateral e aumentava a congruência patelofemoral a 10° de flexão. Esses estudos, contudo, usaram técnicas de imagem estáticas e, portanto, a localização patelar real não foi avaliada. Essa é uma limitação importante, pois a localização patelar é considerada uma entidade dinâmica. Estudos comparando os procedimentos ativos e passivos mostraram que o movimento patelar é significativamente influenciado pelo grau de contração do quadríceps.[207,263,495,496] Finestone e colaboradores[497] descobriram que algumas órteses eram menos efetivas e mais prejudiciais à pele do que a terapia conservadora (i. e., manter ou evitar a atividade que causa dor, terapia, alongamento e fortalecimento muscular simples).[498]

Embora se possa discutir se a órtese influencia a localização patelar, parece que o suporte externo, pode, de alguma maneira, interagir mecanicamente com a articulação patelofemoral, pois muitos pacientes relatam melhoras clínicas significativas.

Órtese tibiofemoral. Órteses funcionais para o joelho são comumente prescritas após lesões no LCA ou reconstrução para promover a cura, reduzindo a translação anterior da tíbia em relação ao fêmur e, desse modo, restaurando a cinemática articular normal.[21,499,500]

A eficácia da órtese de joelho em relação ao fornecimento de proteção adequada é controverso, porque a obediência dos tecidos moles em torno da coxa diminui a capacidade da órtese de funcionar corretamente, em especial com altas cargas.[500,501]

Um estudo feito por Fleming e colaboradores[500] usando a órtese Legend (dj Orthopaedics, LLC, Vista, CA) indicou que uma órtese funcional do joelho pode proteger o LCA durante uma carga de cisalhamento ântero-posterior no joelho que sustenta e não sustenta peso e durante os torques internos no que

que não sustenta peso. Contudo, esse estudo usou apenas uma órtese e um ângulo de flexão do joelho (20º).

Risberg e colaboradores,[502] mediante ensaios clínicos aleatórios, prospectivos de órtese após lesão ou reconstrução no LCA, não encontraram nenhuma diferença em relação a lassidão articular, dor, força muscular e testes funcionais do joelho entre pacientes que usaram e não usaram órtese funcional para o joelho durante a reabilitação pós-cirúrgica.

Vários estudos indicaram que pessoas com joelhos deficientes no LCA têm propriocepção prejudicada.[503-505] Se as órteses funcionais intensificam a propriocepção nos joelhos afetados permanece obscuro. Embora poucos estudos tenham visado a relação entre propriocepção e medidas de resultado funcional,[503,504] as comparações feitas ao efeito dos suportes funcionais na propriocepção entre joelhos com LCA reconstruídos e o joelho contralateral não envolvido não demonstrou ainda nenhuma melhora na propriocepção com o uso de tais recursos[506] e nenhum efeito no resultado a longo prazo.[21]

De modo interessante, bandagem ou órtese de neoprene mostraram-se benéficos para a propriocepção em pessoas normais e naquelas com diferentes tipos de disfunções no joelho, incluindo osteoartrite e ruptura do LCA.[21,507]

Bandagem

O uso de esparadrapo no tratamento de distúrbios patelofemorais foi originalmente proposto por McConnell, cujo índice de sucesso inicial em um estudo não controlado foi de 96%.[439]

O objetivo primário da bandagem[179,508] é tracionar a patela para fora de uma área dolorosa, descarregando-a, assim, e reduzindo a dor, em vez da correção do mau alinhamento patelofemoral.[439,509,510] A extensão na qual isso é possível e a quantidade de deslocamento requerido para fornecer alívio à dor variam conforme cada paciente e conforme cada estudo (Tab. 18-22).[11] Na verdade, o deslocamento não precisa ser perceptível para haver a melhora. Bockrath e colaboradores[509] evidenciaram que a bandagem mudava a percepção da dor, mas que não estava associada a mudanças de posição patelar. Um estudo de tomografia computadorizada (TC) recente,[511] envolvendo 16 mulheres (idades entre 16 e 25 anos) que tinham dor anterior no joelho relacionada a incongruência patelofemoral, avaliou o efeito da bandagem patelar sobre esse distúrbio. Elas se submeteram ao exame de TC com o músculo quadríceps relaxado e contraído antes e depois da fita patelar. O estudo descobriu que a bandagem não afetou de modo significativo a lateralização patelar ou a inclinação e concluiu que, embora possa ser efetiva no controle da dor anterior no joelho, ela não o é medializando a patela.[511] Outro estudo descobriu que a bandagem de McConnell era efetiva para mover a patela medialmente, mas ineficaz na manutenção dessa diferença após exercício.[512]

Um objetivo secundário da bandagem é aumentar as características proprioceptivas da articulação patelofemoral.[513,514] Grabiner[515] e colaboradores postularam que o VMO precisa de tempo para desenvolver força, em relação ao VL, para favorecer a localização da patela. Esse atraso de tempo pode levar a patela a trilhar lateralmente. Ao aplicar a bandagem sobre um VL excessivamente fortalecido, o fisioterapeuta pode estar apto a mudar a excitação relativa do VMO e do VL, diminuindo a tração deste,[11,179,508] embora os mecanismos pelos quais isso ocorre sejam desconhecidos.

O objetivo final da bandagem para o mau alinhamento da patela é o de colocá-la em posição adequada, de modo que a área de contato entre ela e o fêmur seja maximizada.[257] Essa posição dispõe a patela em paralelo com o fêmur nos planos sagital e frontal, a meio caminho entre os dois côndilos quando o joelho está flexionado a 20º.[262]

Quando a bandagem é aplicada, o fisioterapeuta avalia:

▶ O alinhamento global do membro. Isso inclui a avaliação dos alinhamentos dinâmicos na marcha normal, nos calcanhares e com os pés nas posições invertida e evertida; subir escadas e agachamento.

▶ O efeito sobre as amplitudes funcionais dolorosas e livres de dor.

A partir dessas informações, a posição patelar é ajustada pela bandagem. O desvio mais óbvio é sempre corrigido primeiro. Muitas vezes, o reposicionamento da patela envolve posicioná-la de modo que esteja o mais centralizada possível entre os dois côndilos do fêmur e em paralelo com o eixo longo desse osso. O componente do deslizamento pode ser corrigido deslizando-se firmemente a patela em direção medial e colocando o esparadrapo na borda patelar lateral (Fig. 18-64). O componente da inclinação pode ser corrigido ao aplicar esparadrapo firme na patela medialmente, que eleva a borda lateral e fornece alongamento passivo às estruturas laterais (Fig. 18-65). Para corrigir a rotação externa, é requerido esparadrapo firme no polo inferior médio e medialmente. Para a correção da rotação interna, é necessário esparadrapo firme no polo superior médio para baixo e medialmente.

Além da bandagem, *biofeedback*, alongamento das estruturas laterais e um programa de exercício domiciliar são recomendados. Para uma descrição mais detalhada da aplicação da bandagem, é recomendado ao leitor um excelente livro, *The Patella: A Team Approach*.[178]

Lesher e colaboradores[516] tentaram determinar o valor de prognóstico e a confiabilidade interavaliador de itens de exames clínicos selecionados a fim de desenvolver uma regra de prognóstico clínica (RPC) para determinar quais pacientes responderiam de modo adequado a uma técnica de aplicação de bandagem patelar para deslizamento medial. Uma RPC é, por definição, um número ideal de itens de exame clínico usados para prover um diagnóstico ou prognóstico. Dois itens (teste de inclinação da patela positivo ou varo tibial > 5º, +LR = 4,4 [95% CI = 1,3–12,3] e –LR de 0,53 [0,38–0,86]) compreendem a RPC. A aplicação desta melhorou a probabilidade de resultado bem-sucedido de 52% para 83%. Como nesse estudo a RPC era de nível IV, ela precisa de validação em uma amostra separada antes de ser implementada em uma base ampla.[517]

A bandagem pode também ser usada em pacientes com OA patelar. Um ensaio clínico controlado[518] descobriu que os pacientes atingiram redução significativa na dor depois da bandagem na parte média do joelho para o realinhamento da patela.

Apoios para caminhar

Os resultados de uma série de estudos[519-521] demonstraram que os apoios reduzem as forças sobre a extremidade inferior durante a caminhada plana quando a velocidade é controlada. Schwameder e colaboradores[522] reportaram 12 a 25% de redução no pico e na média da força de reação ao solo, momentos articulares do joelho e forças de cisalhamento e compressivas tibiofemorais dirigindo-se para um gradiente de 25º.

Willson e colaboradores[519] observaram que o uso dos apoios tende a reduzir as forças de reação articulares verticais no joelho presentes na condição sem apoios. Diferenças de 4,4% foram achadas nas forças de reação verticais no joelho entre as condições dos não apoios, apoio posterior e apoio anterior.[519] Contudo, o im-

TABELA 18-22 Os efeitos da bandagem na dor patelofemoral

Pesquisadores	Número de intervenções	Porcentagem da melhora e importância clínica	Modelo de estudo
Eburne e Bannister [a]	3 meses ou até ficar livre da dor	Ambos os grupos 50% – sem importância clínica	Ensaio de controle aleatório duplo-cego
McConnell [b]	8 sessões	92%, sem controle – não pode determinar	Experimental
Gerrard [c]	5 sessões	96%, sem controle – não pode determinar	Experimental
Powers e colaboradores [d]	1 sessão	78%, sem controle – importância clínica	Experimental
Salsich e colaboradores [e]	1 sessão	92,6%, sem controle – importância clínica	Experimental
Bockrath e colaboradores [f]	1 sessão	54%, sem controle – nenhuma diferença	Experimental
Kowall e colaboradores [g]	8 sessões para mais de 1 mês	44%, sem controle – nenhuma diferença estatística entre os grupos, mas de importância clínica	Ensaio de controle aleatório
Clark e colaboradores [h]	6 sessões (5 sessões de bandagem)	Nenhuma diferença estatística entre os grupos ou importância clínica	Ensaio de controle aleatório duplo-cego

[a] Dados de Eburne J, Bannister G: The McConnell regime versus isometric quadríceps exercises in the management of anterior knee pain. A randomized prospective controlled trial. *The Knee* 3:151–153, 1996.
[b] Dados de McConnell JS: Patella alignment and quadriceps strength. *Proceedings of the MTAA Conference. Adelaide,* 1987.
[c] Dados de Gerrard B: The patello-femoral pain syndrome: a clinical trial of the McConnell programme. *Aust J Phyiother* 35:71–80, 1989.
[d] Dados de Powers CM, Landel R, Perry J: Timing and intensity of vastus muscle activity during functional activities in subjects with and without patellofemoral pain. *Phys Ther* 76:946–955, 1996; discussion 956–957.
[e] Dados de Salsich GB, Brechter JH, Farwell D, et al.: The effects of patellar taping on knee kinetics, kinematics, and vastus lateralis muscle activity during stair ambulation in individuals with patellofemoral pain. *J Orthop Sports Phys Ther* 32:3–10, 2002.
[f] Dados de Bockrath K, Wooden C, Worrell T, et al.: Effects of patella taping on patella position and perceived pain. *Med Sci Sports Exerc* 25:989–992, 1993.
[g] Dados de Kowall MG, Kolk G, Nuber GW, et al.: Patellar taping in the treatment of patellofemoral pain. A prospective randomized study. *Am J Sports Med* 24:61–66, 1996.
[h] Dados de Clark HD, Wells GA, Huet C, et al.: Assessing the quality of randomized trials: reliability of the Jadad scale. *Control Clin Trials* 20:448–452, 1999.
Reproduzida, com permissão, de Lohman EB, Harp T: Patellofemoral pain: A critical appraisal of the literature. In: Wilmarth MA, ed.: *Evidence-Based Practice for the Upper and Lower Quarter. Orthopaedic Physical Therapy Home Study Course* 13.2.1 La Crosse, WI: Orthopaedic Section, APTA, 2003:1–44.

pulso angular extensor do joelho foi maior com todas as condições de apoio do que na de não apoio. Assim, caminhar com esse tipo de sustentação causou uma posição mais flexionada do joelho por meio da postura, reduzindo as forças verticais de osso sobre osso e aumentando as cinéticas extensoras do joelho (muscular) internas.[519] Essa redução do estresse na extremidade inferior durante uma velocidade da marcha mais rápida pode significar um modo menos nocivo de exercício para as populações saudáveis e patológicas semelhantes. Assim, o uso de apoios para caminhar pode levar a um estímulo de treinamento aumentado como resultado da grande velocidade da marcha e de condições de carga na extremidade inferior reduzidas, comparadas com a velocidade de caminhar autosselecionada.[519]

Padrão de prática preferido 4C: Distúrbios no desempenho muscular

As condições no padrão 4C incluem aquelas que produzem dor patelofemoral como resultado do mau alinhamento dos mecanismos de localização patelar, mas não são acompanhados por episódios de instabilidade. O termo *mau alinhamento* implica que as limitações estáticas ou dinâmicas da articulação patelofemoral são insuficientes para permitir a localização patelar normal. O mau alinhamento parece ser uma condição necessária, porém não suficiente para o início da dor anterior no joelho. Os sintomas parecem ser disparados por um gatilho ou ser uma combinação de fatores estruturais e dinâmicos, cuja natureza varia de paciente para paciente. Os fatores estruturais incluem o tamanho do côndilo lateral do fêmur, a profundidade do sulco patelar e o ângulo de tensão entre o quadríceps e o tendão da patela (ver seção "Dor anterior no joelho – Padrão de prática 4E").[277]

O aquecimento coordenado dos músculos estabilizadores dinâmicos é importante para o funcionamento normal da articula-

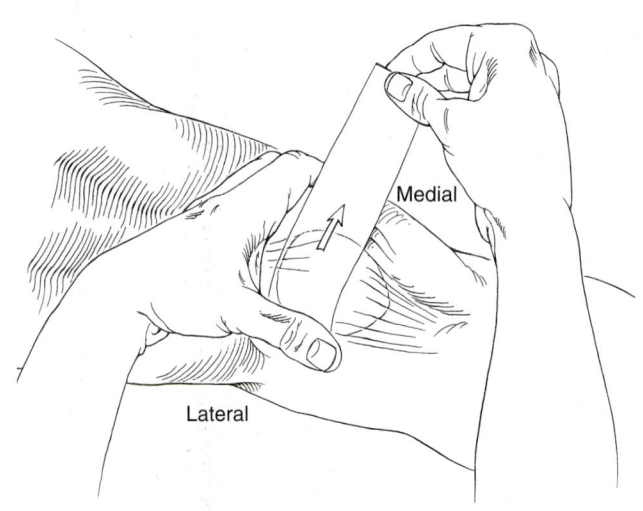

FIGURA 18-64 Bandagem patelar para a correção do deslizamento. (Reproduzida, com permissão, de Zachazewski JE, Magee DJ, Quillen WS: *Athletic Injuries and Rehabilitation.* Philadelphia, PA: WB Saunders, 1996: 715.)

CAPÍTULO 18 • O COMPLEXO DA ARTICULAÇÃO DO JOELHO

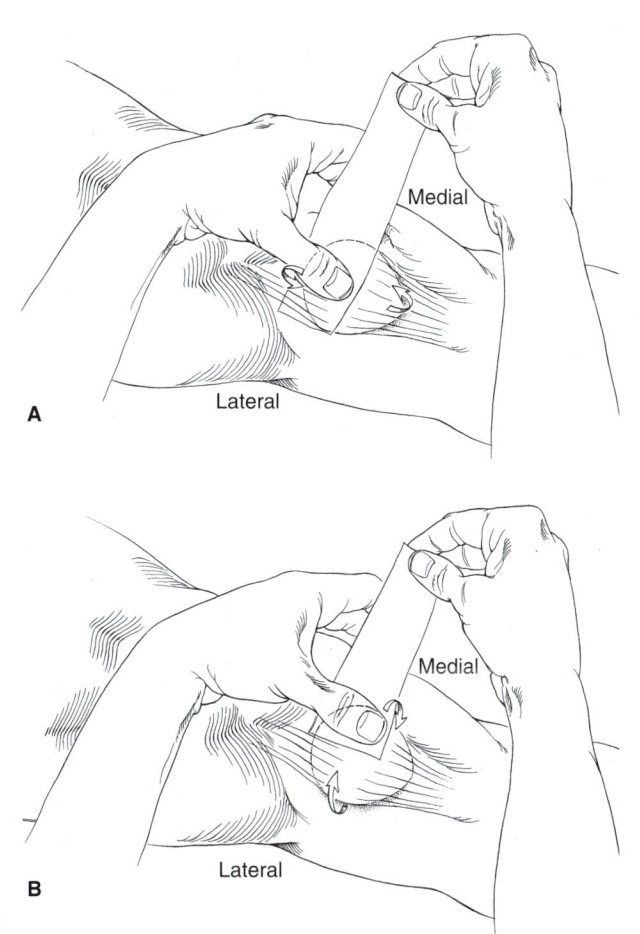

FIGURA 18-65 A e B. Bandagem patelar para correção da inclinação. (Reproduzida, com permissão, de Zachazewski JE, Magee DJ, Quillen WS: *Athletic Injuries and Rehabilitation*. Philadelphia, PA: WB Saunders, 1996.)

ção patelofemoral. A evidência EMG da ativação muscular pobremente coordenada tem sido documentada em outras articulações, como no ombro.[523] No joelho, o VMO pode ser proximalmente posicionado e anormalmente orientado e a sincronicidade de suas contrações pode ser mal realizada em relação àquelas dos músculos circundantes.[137,186,439,472,475,524]

A intervenção para a má localização da patela deve procurar restaurar o equilíbrio da produção de força dos estabilizadores medial e lateral da articulação patelofemoral e tentar restabelecer o controle funcional do VMO (ver "Estratégias de intervenção").[178,179,277,439,442,451,452,508]

Padrão de prática preferido 4D: Distúrbios na mobilidade articular, na função motora, no desempenho muscular e na amplitude de movimento associados a disfunções do tecido conjuntivo

Defeitos na cartilagem articular

Os defeitos na cartilagem articular do joelho são uma causa comum de dor e disfunção funcional. Como uma reabilitação conservadora e o cuidado paliativo para essa condição são frequentemente malsucedidos, muitos pacientes optam por procedimentos cirúrgicos projetados para facilitar o reparo ou transplante do tecido de cartilagem autógeno.[525] As técnicas de reparação incluem:

▶ *Lavagem artroscópica e debridamento*. Esse procedimento é executado para reduzir a inflamação e a irritação mecânica dentro de uma determinada articulação. O debridamento inclui a suavização das superfícies articulares fibriladas ou meniscais, raspagem de osteófitos que limitam o movimento e remoção de sinóvia inflamada.[526]

▶ *Microfratura*. O objetivo cirúrgico da microfratura é a perfuração controlada da placa do osso subcondral para permitir o efluxo de elementos de medula de pluripotência em um defeito condral.[526]

▶ Enxerto osteocondral autólogo de mosaicoplastia.

▶ *Implante de condrócito autólogo (ICA)*. Esse é um procedimento de restauração da cartilagem no qual uma solução concentrada de condrócitos autólogos é implantada em um defeito com o objetivo de restaurar a cartilagem de hialina na área lesionada.[526]

▶ *Transferência de autoenxerto osteocondral (TAO)*. O autoenxerto osteocondral é mais claramente indicado para lesões sintomáticas, unipolares, do côndilo do fêmur distal em articulações não degenerativas que têm alinhamento de membro apropriado, bem como a estabilidade ligamentar e a competência meniscal.[526]

▶ *Transplante de aloenxerto osteocondral*. Em contraste com o TAO, o aloenxerto osteocondral baseia-se no tecido obtido de doação de cadáveres em vez do joelho do próprio paciente. Os benefícios do aloenxerto incluem eliminação da morbidade do doador e a capacidade de fornecer uma cartilagem articular completamente formada, sem limitação específica em relação ao tamanho do defeito. Os problemas do procedimento são a disponibilidade do enxerto, viabilidade celular, imunogenicidade e risco de transmissão de doenças.[526]

A progressão da reabilitação pós-cirúrgica é projetada com base nas quatro fases biológicas da maturação da cartilagem: proliferação, de transição, remodelagem e maturação. A duração de cada fase varia dependendo da lesão, do paciente e das especificidades da cirurgia.[525]

▶ *Fase de proliferação*. Essa fase dura geralmente de 4 a 6 semanas após a cirurgia. Seus objetivos são proteger o reparo, diminuir o edema, restaurar gradualmente a ADMP e a sustentação de peso e melhorar o controle voluntário do quadríceps.

▶ *Fase de transição*. Consiste, normalmente, da 4ª a 12ª semana após a cirurgia. Durante essa fase, o paciente avança da sustentação de peso parcial à total, enquanto a ADM total e a flexibilidade do tecido mole são atingidas.[525] Nessa fase, o paciente resume a maior parte das atividades normais da vida diária.

▶ *Fase de remodelagem*. Essa fase costuma ocorrer de 3 a 6 meses após a cirurgia. Nesse ponto, o paciente observa a melhora dos sintomas e tem ADM normal. Durante esta fase, atividades de impacto baixo a moderado, como andar de bicicleta, jogar golfe e marcha leve são aos poucos incorporadas.

▶ *Fase de maturação.* Essa fase começa no período de 4 a 6 meses e pode durar de 15 a 18 meses após a cirurgia. A duração varia com base no tamanho e na localização da lesão e no procedimento cirúrgico específico executado.

Osteoartrite tibiofemoral

A OA foi identificada como uma causa comum de incapacidade nos Estados Unidos.[527,528] Trinta e três por cento das pessoas com idade entre 63 e 94 anos são afetadas por OA do joelho, que com frequência limita a capacidade de levantar de uma cadeira, ficar confortavelmente de pé, caminhar e usar escadas.[529,530]

Essa condição pode afetar um ou mais dos três compartimentos do joelho: tibiofemoral medial, tibiofemoral lateral e patelofemoral. Durante muitos anos, tem sido considerada uma condição "de desgaste" ou "degenerativa", uma visão apoiada pelas pesquisas epidemiológicas que demonstram associações com determinadas ocupações e escolhas de vida, e sua predominância aumenta com a idade avançada.[531] Fatores de risco estabelecidos incluem ocupações fisicamente exigentes, em particular trabalhos que envolvam ajoelhar-se ou agachar-se,[319,532-535] alguns esportes,[536,537] idade avançada, sexo feminino, evidência de OA em outras articulações, obesidade[538] e lesão prévia ou cirurgia no joelho.[539]

Os achados clínicos da OA no joelho incluem edema, que varia de mínimo a grave, dependendo do estágio clínico. A articulação pode também ser quente ao toque, embora isso também dependa do estágio e da gravidade. Em geral, o paciente queixa-se de dor com atividades de sustentação de peso e, ocasionalmente, em repouso. A perda de movimento, caso presente, tende a mostrar-se em um padrão capsular. A fraqueza muscular talvez seja a correlação mais longa e melhor estabelecida da limitação funcional em pessoas com OA, em particular no joelho.[532,540-542]

A participação regular em uma atividade física foi reconhecida durante anos como sendo benéfica no tratamento da OA do joelho.[543-549] Exercícios para fortalecer o quadríceps estão se tornando aceitos como um tratamento conservador útil para essa condição.[550] Enquanto há concordância de que a terapia com exercícios pode ser útil, o efeito dela sobre a dor, sobre a força do quadríceps e sobre a função física parece ser de pequeno a moderado na maioria dos ensaios clínicos.

Puett e Griffin[543] revisaram 15 ensaios controlados da intervenção conservadora para a OA do quadril e do joelho de 1966 até 1993 e concluíram que o exercício reduz a dor e melhora a função em pacientes com a condição no joelho, mas que o regime de exercício ideal tem ainda que ser determinado.[543] Além dos exercícios de fortalecimento, a caminhada e o exercício aeróbio resultam em melhoras funcionais em pacientes com OA do joelho.[543-549] Contudo, a caminhada na esteira sem sustentação de peso ainda não diminuiu a dor associada com essa condição.[551]

Deyle e colaboradores[454] conduziram um ensaio aleatório comparando o uso de técnicas de terapia manual para o joelho, o quadril, o pé, o tornozelo e a coluna lombar combinadas com exercícios para fortalecimento da extremidade inferior, ADM e resistência em um grupo de pacientes com OA do joelho que receberam tratamento com ultrassom de placebo. O estudo concluiu que pacientes com OA do joelho que foram tratados com fisioterapia manual e exercício sentiram melhoras clínica e estatisticamente significativas em autopercepções de dor, rigidez e capacidade funcional e na distância percorrida em seis minutos. Os efeitos benéficos da intervenção, que são atingidos em oito visitas clínicas, persistem de quatro semanas a um ano após a conclusão do tratamento clínico.[454] Um aspecto importante do tratamento descrito por Deyle e colaboradores foi que os impedimentos que estavam presentes em outras articulações além da do joelho foram tratados. Isso enfatiza a necessidade de avaliar e tratar uma variedade de problemas que pacientes com OA do joelho pode ter para melhorar a resposta ao tratamento.[552]

Além dos exercícios que melhoram a força da extremidade inferior, a ADM e a resistência cardiovascular, recomenda-se, agora, que programas de terapia com exercício incluam também técnicas para melhorar o equilíbrio e a coordenação e forneçam aos pacientes uma oportunidade de praticar as várias habilidades que eles provavelmente encontrarão durante as atividades diárias normais.[553]

A intervenção conservadora para essa disfunção envolve AINEs, infiltrações de cortisona, educação do paciente, perda de peso, exercício terapêutico, modalidades térmicas e ortóticos para calçados.[454,550] O uso de calçados com sola bem-acolchoada é recomendado, assim como períodos de repouso frequentes durante o dia. Solas internas com calço em um ângulo de 5 a 10° de uma seção frontal foram consideradas úteis para a OA do compartimento medial.[554,555] O paciente é instruído sobre os princípios de proteção articular e aconselhado a procurar alternativas para ficar de pé, ajoelhar-se e agachar-se por tempo prolongado.[550]

> **Curiosidade Clínica**
>
> Exercícios isocinéticos e isotônicos devem ser prescritos cuidadosamente para evitar as forças compressivas excessivas ou as forças de cisalhamento no joelho.

Osteoartrite patelofemoral

A OA patelofemoral é diagnosticada correlacionando-se a dor patelofemoral com as mudanças radiográficas consistentes com a degeneração articular. A diferenciação dos subtipos idiopáticos e pós-traumáticos é feita com base na história. A intervenção para essa condição é, em geral, conservadora, a menos que coexista com doença articular degenerativa tibiofemoral, hipótese na qual a substituição total do joelho pode ser recomendável.

O termo *condromalacia patelar* há muito define uma categoria que envolve dor anterior no joelho e, especificamente, retropatelar. O termo *condromalacia* foi primeiro usado por Aleman, em 1928.[556] Ele empregou a expressão "condromalacia pós-traumática da patela" para descrever lesões da patela encontradas na cirurgia supostamente tendo sido causadas por trauma prévio. Com o tempo, esse termo tornou-se geral, sem nenhum sistema de classificação de concordância ou definições de termos.[277]

A condromalacia verdadeira refere-se a um amaciamento da cartilagem sobre a região posterior da patela e estima-se que ocorra em menos de 20% das pessoas com dor anterior no joelho.[194] A síndrome é mais comum em indivíduos com 12 a 35 anos de idade, e a maioria dos estudos mostra a predominância em mulheres.[117,193,194,446,487,557]

Dois tipos de condromalacia foram descritos. Um envolve degeneração da superfície da patela, é dependente da idade e, muitas vezes, assintomático. O outro tipo envolve degeneração basal. Esse tipo resulta de trauma e localização anormal da patela e é sintomático.[202]

A condromalacia é classificada dentro de quatro graus, de acordo com o nível de degeneração artroscopicamente observado:[558]

▸ *Grau 1.* Doença fechada. Esse nível é caracterizado por uma superfície articular intacta esponjosa. O amaciamento é reversível. Uma bolha ou porção aumentada da superfície articular é percebida.

▸ *Grau 2.* Doença aberta. Esse nível é caracterizado por fissuras que podem, inicialmente, ser óbvias ou não.

▸ *Grau 3.* Fibrilação exuberante grave ou aparência "de carne de caranguejo".

▸ *Grau 4.* A fibrilação tem espessura total e as modificações erosivas estendem-se até o osso, que pode estar exposto. Isso significa, com efeito, que a OA e sua consequente extensão dependem do tamanho da lesão.

Como a cartilagem não possui suprimento nervoso, as próprias lesões condrais são, em geral, assintomáticas,[559] embora a cartilagem que está sobre o osso permaneça como potencial origem de dor devido à irritação do osso subcondral ricamente inervado ou à pressão anormal sobre ele.[487]

A intervenção conservadora para OA patelofemoral inclui a remoção de quaisquer desequilíbrios musculares de flexibilidade ou força. Ocasionalmente, o realinhamento cirúrgico pode mostrar-se benéfico, quando a degeneração articular está isolada da articulação patelofemoral.

Artrofibrose

O termo *artrofibrose* foi usado para descrever um espectro de condições do joelho, no qual a perda de movimento é o achado principal.[480,560-564] Ele é talvez melhor definido como uma condição de movimento restrito do joelho, caracterizada pela formação de cicatriz proliferativa densa, na qual as aderências intra e extra-articulares podem, de forma progressiva, espalhar-se até o limite do movimento articular.[565] Esse tecido cicatricial denso pode obliterar o recesso parapatelar, a bolsa suprapatelar, a incisura intercondilar e, por fim, as superfícies articulares.[322] A patela inferior e a compressão patelar crônica também podem ser desenvolvidos como consequência desse processo.[322]

A artrofibrose pode ocorrer como resultado da cascata inflamatória após lesão ou tratamento cirúrgico. Embora a inflamação esteja, sem dúvida, presente em grande quantidade de pessoas, não está claro por que uma forma agressiva dessa condição desenvolve-se em alguns pacientes.

De modo a diagnosticar a artrofibrose com precisão, outras causas de movimento ativo e passivo restrito do joelho devem primeiro ser eliminadas. Causas mecânicas incluem perda de congruência articular (p. ex., como resultado de fratura, ruptura do menisco ou corpo livre), interrupção do mecanismo extensor ou flexor, efusão substancial[566,567] ou colocação não isométrica de enxerto durante a reconstrução do LCA.[323,331,562] Alguns pesquisadores acreditam que a reconstrução do LCA feita dentro de três semanas após a lesão aumenta a probabilidade de artrofibrose[568,569] embora outros discordem.[570] A reabilitação fraca ou não supervisionada,[331] pré ou pós-operatoriamente, com protocolos de movimento atrasado, aumenta ainda mais o risco.[571]

Os sintomas variam e, muitas vezes, não se correlacionam com a gravidade da condição. Como a artrofibrose em geral ocorre após trauma ou procedimento cirúrgico, dor e rigidez podem ser os sintomas iniciais.

▸ A presença de dor complica a rigidez preexistente no joelho.[322,572] Embora a dor possa já estar presente, muitas vezes torna-se evidente quando a degeneração articular e a artrite ocorrem por causa da artrofibrose duradoura. A dor também pode ser constante, em especial quando associada à síndrome da dor regional complexa.[322,572]

▸ A rigidez tende a ser o sintoma primário, muitas vezes piorando nas horas matinais.[565] Os pacientes queixam-se de joelho edemasiado, quente, o qual é doloroso com a tentativa de movimento.

A artrofibrose global do joelho manifesta-se como limitação acentuada de flexão, extensão e deslizamento patelar associado à inflamação articular separada, bem como a formação intra-articular de tecido fibroso. Isso pode avançar para condrificação e ossificação de tecidos moles.[565]

A função do quadríceps pode estar reduzida ou ausente por causa da dor.[572] Quando a função desse músculo diminui, sua capacidade de agir como absorvedor de choques é reduzida, o que pode levar à degeneração articular adicional. Com frequência, o joelho é mantido em posição flexionada, acentuando a compressão da parte posterior da cápsula e dos isquiotibiais.

A crepitação e a fraqueza costumam estar presentes com o edema após ficar-se de pé e caminhar por tempo prolongado. Mesmo quando o paciente não tem dor, a perda do movimento e a fraqueza do quadríceps são prejuízos substanciais ao desempenho das atividades da vida diária. Uma marcha antálgica, com o joelho flexionado, é vista com frequência.[323] Embora possa haver efusão, o edema é, muito mais vezes, o resultado dos tecidos capsulares e pericapsulares inflamados e espessados.

A flexão e a extensão passiva do joelho são, muitas vezes, restritas em padrão capsular e os deslizamentos médio-lateral e súpero-inferior são reduzidos. Essa restrição do movimento passivo tem uma sensação de final do movimento como um pulo, refletindo a densidade e a rigidez do tecido peripatelar engrossado, inflamado ou cicatrizado.

A intervenção inclui exercícios de amplitude de movimento e o alongamento das estruturas específicas. Quando um platô é atingido durante os esforços de reabilitação para restaurar o movimento ou quando há perda progressiva de movimento, a intervenção adicional de manipulação suave do joelho sob anestesia pode proporcionar melhora. A manipulação fechada ou tentativas vigorosas para obter movimento passivo podem causar ruptura indiscriminada do tecido intra-articular,[561] compressão tibiofemoral e patelofemoral excessiva, com risco de dano ou fratura condral,[309,561,573] ruptura do ligamento da patela[561,573] e, inclusive, fratura femoral.[561] A manipulação também foi observada como fator desencadeante da síndrome da dor regional complexa.[573]

Disfunção do deslizamento ântero-posterior: Tíbia sob o fêmur[318]

Nessa condição, a tíbia demonstra deslizamento articular anterior ou posterior restrito. Esse movimento é acoplado à flexão-extensão do joelho. O movimento da tíbia sob o fêmur em extensão está acoplado ao deslizamento anterior. Em flexão, está acoplado ao deslizamento posterior. As queixas iniciais ou achados são restrições de movimentos de flexão ou extensão.

A técnica usada para tratar essa disfunção é uma modificação do teste da gaveta anterior. O paciente é posicionado em supino, com o joelho envolvido flexionado e o pé plano sobre a mesa, enquanto o fisioterapeuta senta sobre o pé do paciente, ancorando-o, envolve com ambas as mãos a tíbia proximal, com os polegares na frente dos côndilos medial e lateral, e faz pressão sobre eles. A mão do fisioterapeuta envolve a perna e a segura firmemente abaixo do espaço poplíteo. A seguir, cria um deslizamento translatório ântero-posterior direto da tíbia sob o fêmur, primeiro tracionando a tíbia anteriormente com ambas as mãos, antes de pressioná-la posteriormente com ambos os polegares.

Instabilidade tibiofemoral

O trauma intrínseco e extrínseco ao joelho ocorre com frequência. Vários fatores predispõem um indivíduo à lassidão da articulação do joelho:

- Microtrauma repetitivo.
- Macrotrauma grave.
- Genética.[574]
- Sexo.[574]
- Fatores étnicos.[574]

A lassidão contribui para o desenvolvimento e o avanço da OA do joelho. Ela pode, também, ser consequência de OA moderada a grave, embora alguns joelhos tornem-se mais estáveis com o tempo por causa da formação de osteófitos. A lassidão está associada a movimento articular mais abrupto, deslocamentos grandes e distribuição subfavorável das grandes forças sobre a cartilagem articular.[575,576] Como a instabilidade significativa ou o dano às estruturas internas da articulação do joelho podem danificar as superfícies articulares e levar a mudanças degenerativas, é imperativo que essas lesões sejam tratadas o mais precocemente possível.

Não há apresentação clínica típica para a instabilidade do joelho em termos de história. Contudo, relatos de "frouxidão" devem ser analisados com cuidado, bem como qualquer evidência de travamento ou "aprisionamento" dentro da articulação.[150]

O exame pode revelar lassidão. A direção desta determina a intervenção, a qual consiste de fortalecimento muscular, correção de desequilíbrios musculares e uso de restrições passivas, como ortóticos.

Ruptura do ligamento cruzado anterior

Mais de 250 mil atletas são diagnosticados com lesões no LCA a cada ano, tornando o tratamento de lesões relacionadas ao esporte o assunto mais amplamente discutido no campo da medicina esportiva.[577] Essa ênfase é resultado da sua frequência crescente e da controvérsia que cerca seu tratamento. Fatores da lesão no LCA foram divididos em intrínsecos e extrínsecos:[578]

- Fatores intrínsecos incluem incisura intercondilar estreita, LCA fraco, lassidão articular global generalizada e mau alinhamento da extremidade inferior.
- Fatores extrínsecos abrangem interações anormais do quadríceps e dos isquiotibiais, controle neuromuscular alterado, interface do calçado com a superfície, superfície de jogo e estilo de jogo do atleta.

O sexo também está implicado. Índices de lesão no LCA são de 2 a 8 vezes mais altos em mulheres do que em homens que participam dos mesmos esportes.[578,579] A especulação sobre a possível etiologia dessas lesões em mulheres centrou-se em:[580]

- *Alinhamento anatômico e diferenças estruturais.* Diferenças na largura pélvica e no ângulo tibiofemoral entre homens e mulheres possivelmente afeta toda a extremidade inferior.[581] A magnitude do ângulo do quadríceps femoral (ângulo Q) e a largura da incisura femoral são consideradas possíveis fatores anatômicos que contribuem para a disparidade dos índices da lesão no LCA entre homens e mulheres.[580] Em tese, ângulos Q maiores aumentam a tensão lateral do quadríceps femoral sobre a patela e colocam estresse medial sobre o joelho.[581] Seu aumento também diminui a efetividade funcional do quadríceps como extensor do joelho e dos isquiotibiais – o grupo muscular antagonista responsável por exercer força posterior sobre a tíbia proximal para proteger o LCA.

- *Incisura femoral.* A incisura intercondilar estreita é um fator de predisposição para as rupturas do LCA.[582] Em um estudo com cadáveres, Norwood e Cross[583] mostraram que o LCA impinge a incisura intercondilar anterior com o joelho em extensão total.[580] A forma da incisura femoral varia segundo o sexo e contribui para a incidência desse tipo de lesão.[584] Uma incisura pequena, em formato de A, pode não estar realmente prendendo um LCA de tamanho normal, mas pode ser um sinal de ligamento congenitamente menor.[584]

- *Lassidão articular.* Vários estudos mostraram que a lassidão articular tende a ser maior em mulheres do que em homens,[585-587] embora a relação entre essa condição e lesão não esteja clara.

- *Influência hormonal.* Hormônios, em especial o estrógeno, o estradiol e a relaxina, podem estar indiretamente envolvidos com o aumento de casos de lesão no LCA em mulheres.[588,589]

- *Tamanho do LCA.* As mulheres em geral possuem o LCA menor do que o dos homens, levando a um aumento do risco de falha do tecido.[590]

- *Padrões de força e ativação musculares.* Vários pesquisadores documentaram que as mulheres possuem força muscular significativamente menor no quadríceps e nos isquiotibiais em comparação com os homens, mesmo quando a força muscular é normalizada para o peso do corpo.[587,591-594]

É impossível dizer que qualquer mecanismo é responsável pelas lesões no LCA. A diversidade de fatores intrínsecos e extrínsecos que vêm à tona torna o foco em uma única variável difícil.[4]

Todas as rupturas do LCA (i. e., entorses) são categorizadas como lesões de graus I, II ou III. Rupturas ligamentares são classificadas de acordo com o grau da lesão, que varia de fibras de ligamentos alongados em excesso (i. e., rupturas parciais ou moderadas) a rupturas ligamentares (i. e., rupturas parciais ou totais). O termo *ruptura da substância média* refere-se ao local da lesão no LCA e indica ruptura de ligamento central quando oposto a uma ruptura nos locais de inserção óssea do ligamento. Quase todas as rupturas do LCA são de substância média completas.[39,40] Atletas jovens podem revelar lesões na placa de crescimento (p. ex., fraturas de avulsão), em vez de rupturas da substância média, pois a cartilagem epifisária em suas placas de crescimento é estruturalmente mais fraca do que seus ligamentos, colágenos ou ossos. No passado, a pesquisa mostrou que as rupturas nos complexos do LCA de atletas jovens resultaram, em geral, em fraturas de avulsão, e não em rupturas da substância média. Estudos recentes, contudo, sugerem agora que os atletas jovens podem apresentar rupturas nessa área similares àquelas dos atletas adultos.[2,595]

Deficiências sintomáticas do LCA nas articulações do joelho de atletas jovens estão sujeitas aos mesmos efeitos nocivos a longo prazo que ocorrem em adultos atletas.[596] Aqueles podem também estar mais predispostos a condições de joelho mais degenerativas a longo prazo como resultado de mais anos de instabilidades rotatórias crônicas do joelho provenientes das deficiências do ligamento.[597]

Lesões associadas do joelho. Lesões no LCA isoladas são raras, pois o ligamento funciona junto com outras estruturas do joelho. Quando a região externa do joelho recebe um impacto direto que causa estresse valgo, o LCM muitas vezes é rompido primeiro, seguido pelo LCA, que se torna o segundo componente de uma lesão relacionada ao esporte.[27] Lesões do menisco podem ocorrer junto com rupturas do LCA. Em torno de 49% dos pacientes com lesões do LCA relacionadas ao esporte apresentam rupturas do menisco.[598]

A transecção do LCA provoca leves mudanças degenerativas na cartilagem, mas a desaferenciação adicional da articulação do joelho produz mudanças degenerativas graves.[599,600] Isso sugere que a informação sensorial da articulação desempenha uma função nas estratégias de movimento adaptativo, de modo que as posições e as cargas potencialmente perigosas são evitadas.

Mecanismo de lesão. A maioria dos estudos publicados sobre o LCA é direcionada para a mecânica básica do ligamento, o método de reparo cirúrgico e a reabilitação.[244,601-604] Infelizmente, pouco se sabe sobre o mecanismo real da lesão durante a atividade esportiva, ainda que o esqui nas montanhas[605,606] tenha sido um esporte estudado de forma detalhada, a partir do qual três causas comuns de lesão no LCA foram discutidas:

▶ A primeira é referida como o mecanismo "pé fantasma".[606] Esse mecanismo ocorre quando um esquiador cai para trás com o joelho flexionado e a tíbia roda internamente. A combinação de uma forte contração do quadríceps (para manter o equilíbrio) com uma bota rígida que falha ao liberar leva à ruptura do LCA.[607] Isso ocorre durante uma aterrissagem dura, quando o esquiador está desequilibrado.

▶ No segundo mecanismo, quando o esquiador aterrissa sobre o esqui, a concha posterior rígida da bota, combinada com uma forte contração do quadríceps para manter o equilíbrio, desliza a tíbia anteriormente, levando a uma manobra de tensão anterior.

▶ O terceiro mecanismo, rotação valga, parece ser mais comum em homens que participam de esqui montanha abaixo ou de trilhas. Ocorre quando a borda (medial) interna da frente do esqui fica presa na neve. A perna é abduzida e externamente rodada, enquanto o esquiador é levado momentaneamente para a frente. Esquiar em alta velocidade e com equipamento inadequado são também fatores que contribuem para esse tipo de lesão.

É lamentável que pouca atenção tenha sido direcionada para o mecanismo das lesões no LCA em outros esportes, embora a desaceleração súbita, a mudança abrupta de direção e o pé fixado sejam citados como elementos-chave para essa condição.[607] Por exemplo, um mecanismo comum de lesão ao LCA ocorre quando força lateral excessiva (i. e., estresse valgo) é aplicada na região exterior da articulação do joelho. Esse tipo de lesão é visto muitas vezes em atividades de esportes de contato (p. ex., futebol americano, futebol e rúgbi), resultando de batidas ou pancadas na porção lateral do joelho. Uma lesão de entorse do LCA ocorre quando o joelho está em extensão total e o fêmur externamente é rodado sobre a tíbia flexionada. O dano resulta de mudanças abruptas na aceleração, na direção ou na velocidade que atingem o joelho. Manobras muitas vezes vistas em atividades esportivas, como futebol americano, basquetebol e futebol, causam torção no LCA. Esquiadores de *snowboard* podem sofrer o mesmo mecanismo de lesão quando seus pés e tornozelos estão presos nas botas de esquiar e seus joelhos sofrem impacto. Um modo menos comum de lesão no LCA ocorre com hiperflexão ou hiperextensão extrema da articulação do joelho.[27]

Exame. Os diagnósticos de lesões no LCA relacionadas ao esporte podem ser difíceis, e os fisioterapeutas devem considerar muitos fatores ao determinar as melhores opções de tratamento para esses pacientes. Histórias e exames físicos pormenorizados são essenciais para os diagnósticos precisos dessas lesões. Os pacientes comumente descrevem a sensação de seu joelho "estalar" ou "afrouxar" quando a tíbia subluxa anteriormente. Outros sinais e sintomas incluem dor, disfunção imediata e instabilidade do joelho envolvido, além de incapacidade de caminhar sem auxílio. Em raras instâncias, quando os pacientes têm lesões isoladas no LCA, que não envolvem rupturas meniscais ou colaterais relacionadas, a sensibilidade local em torno da articulação do joelho pode estar ausente.[597]

Um sinal clássico dessas lesões é a hemartrose aguda (i. e., extravasamento de sangue dentro de uma articulação ou cavidade sinovial).[608] Os sinais e sintomas dessa condição (i. e., dor, edema e rigidez articular) tornam os exames médicos mais difíceis para os fisioterapeutas e são desconfortáveis para os pacientes.

A atrofia do quadríceps é um achado constante em pacientes com LCA rompido.[609-613] Vários autores constataram redução no torque extensor maior do que o esperado com base na redução do volume do quadríceps quando medido com TC,[610,611,614-616] enquanto que os músculos isquiotibiais não têm deficiência de força comparável. Parece que mesmo a intervenção conservadora pode corrigir apenas parcialmente a deficiência.[617] A diferença no torque foi relatada como persistindo após a reconstrução do LCA, com o uso de enxertos autógenos ou aloenxertos provenientes do ligamento patelar,[617,618] ou com o uso de enxertos semitendíneos.[619,620]

Durante o exame, é importante que o fisioterapeuta observe o joelho contralateral para comparações de linha de base. Isso é especialmente indicado em crianças com lassidões inerentes ou congênitas, como o joelho travado (joelho valgo) ou pernas para dentro (joelho recurvado). Deve-se lembrar, também, que a dor que o paciente sente durante o exame pode afetar a precisão dos resultados. Testes manuais comuns para avaliar o LCA incluem o da gaveta anterior e o de Lachman (ver "Teste de estresse").

Artrômetro. Um artrômetro, como o KT-1000, é um aparelho de teste mecânico para verificar a instabilidade do ligamento ântero-posterior do joelho. O dispositivo não invasivo avalia a quantidade de deslocamento entre o fêmur e a tíbia por uma determinada força em milímetros.

Embora a maioria dos pacientes que apresenta ruptura total do LCA tenha demonstrado aumento da translação tibial no teste instrumental,[621] não se sabe exatamente quantos deles terão "frouxidão" do joelho ou quantos terão dano evidente ou latente da cartilagem dentro de alguns anos.[35,622,623]

Estudos de imagens. As radiografias podem identificar mudanças associadas à instabilidade rotatória crônica das deficiências no LCA. Elas referem, também, fraturas de avulsão da espinha tibial ou incisuras intracondilares hipoplásicas com espinhas tibiais reduzidas, que indicam ausência congênita dos ligamentos cruzados.[26]

Exames de IRM são úteis para diagnosticar lesões no LCA, embora seu uso na discriminação entre rupturas totais ou parciais seja limitado. Esse tipo de recurso diagnóstico, contudo, pode detectar rupturas meniscais associadas que as radiografias de rotina não mostram.[2] Os exames de IRM e as radiografias são necessários para avaliar se as placas de crescimento dos atletas jovens estão fechadas ou abertas, fator que afeta as decisões relativas ao tratamento.

Joelho recurvado ("pernas de sabre")[624]

O joelho recurvado é uma posição do complexo da articulação do joelho na qual a ADM ocorre além da neutra ou 0° de extensão.[148] O joelho recurvado parece ser mais comum em mulheres do que em homens e pode resultar de hábito postural, lassidão articular aumentada ou lesão no joelho.

Tradicionalmente, a reabilitação é indicada apenas para quando há controle muscular fraco do joelho, como ocorre após trauma ou acidente vascular cerebral. Contudo, alguém pode questionar se o joelho recurvado predispõe o indivíduo à lesão. Certamente as estruturas posteriores (as estruturas do tecido mole capsulares e não capsulares, incluindo o complexo arqueado, a cápsula posterior, o menisco lateral, o ligamento fabelofibular e o bíceps femoral) estão estressadas com o joelho recurvado. A cápsula posterior forma duas bolsas que se estendem sobre a superfície articular do côndilo do fêmur e dos platôs tibiais.[147] A cápsula é fina sobre a região posterior dos côndilos, mas é apoiada pelas duas cabeças do gastrocnêmio e reforçada pelo ligamento poplíteo oblíquo. O ligamento arqueado reforça a cápsula também lateralmente. A estabilidade é internamente melhorada pelo menisco lateral, que forma uma superfície articular côncava para a articulação com o côndilo lateral convexo do fêmur.[5]

Uma história pormenorizada conduz o fisioterapeuta à suspeita de joelho recurvado como fator contribuinte para lesão do joelho ou de outra parte inferior da perna. Indivíduos afetados podem apresentar uma variedade de diagnósticos para a extremidade inferior. É duvidoso que sua condição primária seja joelho recurvado. Os pacientes podem ter história de lesão que os forçou à hiperextensão. Exemplos incluem aterrissar de um salto sobre o joelho estendido; impacto na região ântero-medial da tíbia proximal, forçando a articulação em hiperextensão; e lesão de hiperextensão de rotação interna sem contato. A partir da revisão anatômica e biomecânica, parece que a possível consequência do joelho recurvado no indivíduo ativo pode ser aumento no estresse colocado sobre o LCA, a articulação anterior ou o ângulo póstero-lateral do joelho. Os sintomas atribuíveis a essa disfunção incluem:

▶ *Dor na articulação ântero-medial.* Essa dor resulta das forças compressivas no compartimento tibiofemoral médio. Ela pode ser acentuada se um alinhamento varo estiver presente.

▶ *Dor póstero-lateral no joelho.* Essa dor resulta da tensão colocada sobre as estruturas posteriores, sendo agravada pela subida ou por extensão forçada do joelho durante a sustentação de peso.[92]

O paciente pode queixar-se também de instabilidade durante as atividades da vida diária. Noyes e colaboradores descreveram a síndrome póstero-lateral como uma lesão nas estruturas póstero-laterais em associação com o LCA rompido.[625] Essa síndrome não costuma ser caracterizada por história de lesão e aumento gradual de dor no joelho. Loudon e colaboradores[626] descobriram uma correlação positiva entre joelho recurvado e lesão no LCA em atletas do sexo feminino. Hutchison e Ireland[627] atribuíram a postura recurvada e a lassidão na cápsula posterior à postura habitual.

Pacientes com joelho recurvado são facilmente identificados quando de pé estáticos. A visão sagital demonstra melhor essa postura. As pessoas podem apresentar-se com rotação interna femoral excessiva, joelho varo ou valgo, varo tibial ou pronação articular subtalar excessiva, que é mais observável no plano frontal.

Ao executar atividades como subir degraus, os pacientes irão usar um momento de força para fortalecer a extremidade inferior, sendo incapazes de controlar a extensão terminal no joelho com sustentação de peso. Kendall e colaboradores[144] relataram que a postura de hiperextensão do joelho é causada a partir da fraqueza no gastrocnêmio.

A propriocepção em pessoas com joelho recurvado pode ser deficiente, em especial próximo à amplitude final de extensão. Um estudo[626] demonstrou que aquelas que se posicionaram em hiperextensão sem lesão do joelho eram incapazes de reproduzir ângulos de articulação deste nos últimos 15° de extensão comparados com ângulos de 45 e 60° no aparelho *leg press*. Os indivíduos podem perceber a posição hiperestendida do joelho como "normal" e, quando são submetidos a uma atividade mais vigorosa, têm tendência a ficar em hiperextensão, colocando o joelho em risco de lesão.[626,627]

Se há suspeita de joelho recurvado como contribuinte para os sintomas, atenção especial é necessária para identificar a instabilidade póstero-lateral. Isso pode ser atingido usando o teste da gaveta póstero-lateral e o teste de estresse varo em 30°. Se o recurvado for unilateral, o fisioterapeuta deve avaliar a coluna lombar e a pelve para obliquidade ou desequilíbrio muscular. Além disso, o quadril deve ser avaliado para rotação interna excessiva, que contribui para joelho recurvado, e as articulações subtalar e do meio do pé devem ser verificadas para possível pronação excessiva, que permite a rotação interna excessiva da tíbia (ver Cap. 19).

Pacientes com joelho recurvado precisam aprender que 0° de extensão é a posição normal do joelho e que a hiperextensão deve ser evitada.[628] Eles são ensinados a manter o joelho no mesmo plano que o pé. A sugestão verbal é útil, mas outras estratégias, como o uso temporário de fita posterior no joelho, podem fornecer um *feedback* sensorial direto. A posição neutra deve, então, ser executada sobre os exercícios de fortalecimento dinâmico.

O sequenciamento muscular deve ser realizado, com os isquiotibiais e o gastrocnêmio disparando juntos com o quadríceps para guiar o joelho em extensão, em vez de usar a força passiva da gravidade.[587] Os pacientes devem avançar para os exercícios de sustentação de peso que requerem o uso sequencial de controle excêntrico e concêntrico da extremidade inferior, por exemplo, extensão terminal resistida, equilíbrio em apenas uma perna, minimergulhos, agachamentos, subir e descer degraus, investidas e aterrissagem de saltos.

O controle do joelho durante a marcha pode ser ensinado em associação com os exercícios previamente mencionados. Noyes e colaboradores recomendam que o paciente mantenha a flexão do joelho de 5° durante toda a fase de apoio da marcha.[625] O calcanhar elevado de 2,5 a 5 cm pode ser usado no treinamento inicial para criar um momento de flexão no joelho, e o tronco deve ser mantido em posição ereta *versus* inclinação anterior do quadril flexionado durante o apoio médio para evitar o deslocamento anterior do peso corporal.[625] A rotação interna femoral excessiva também precisa ser controlada durante essa fase da marcha.[625]

O treinamento contínuo do paciente com o joelho recurvado deve focar-se nas tarefas funcionais. Estas incluem subir escadas e transferências de sentado para de pé. Durante a fase de impulsão de subir escadas, os pacientes são treinados a evitar pressionar o joelho em extensão. Eles podem ter tendência a hiperestender seus joelhos com outras atividades diárias, como inclinar-se anteriormente para escovar os dentes ou ficar de pé durante longo tempo.

A fase final da reabilitação foca-se nas atividades mais complexas e nas habilidades específicas do esporte. É importante que os atletas envolvidos em práticas de salto e corte dominem a posição flexionada do joelho. Henning e colaboradores[228] sugeriram que cargas extremas são colocadas sobre o LCA quando o joelho está reto ou quase, durante o ficar parado, o agachar, o aterrissar de saltos e as paradas súbitas enquanto corre. A ênfase deve ser posta em flexionar o joelho durante essas atividades esportivas para prevenir lesões no LCA. Os isquiotibiais adaptativamente encurtados oferecem proteção a essas articulações e não devem ser alongados.

Rupturas meniscais

Devido ao inter-relacionamento dos meniscos com outras estruturas do joelho, sua ruptura é a causa mais comum de sintomas meniscais no joelho. O dano de colágeno e proteoglicanos pode ser causado por fatores mecânicos (rupturas ou ressecção cirúrgica), degradação de enzimas, ou síntese de moléculas novas, com mau funcionamento.[71] Lesões no joelho podem resultar em danos meniscais isolados ou combinados. Esse tipo de dano costuma ocorrer quando o paciente tenta virar, girar ou mudar de direção quando sustenta peso, mas podem resultar também do contato com a região medial ou lateral do joelho enquanto a extremidade inferior está fixa.[57] O dano de colágeno leva a uma hidratação anormal e a uma cascata irreversível de alteração do tecido.[71] Quando os proteoglicanos estão danificados (e o colágeno permanece intacto), essas mudanças nos tecidos são reversíveis. Por exemplo, a imobilização leva à perda de proteoglicanos, que é revertida após o retorno do movimento estimular os fibrocondróticos a sintetizar novas moléculas de proteoglicanos.[71]

Diversas rupturas meniscais são reconhecidas (Fig. 18-66). Com o envelhecimento, o tecido meniscal degenera e pode deslaminar, tornando-se, assim, mais suscetível à ruptura por estresse de cisalhamento, resultando em rupturas de corte horizontal.[629] Sem os meniscos, as cargas sobre as superfícies articulares aumentam de forma significativa, acarretando um enorme potencial para lesões da cartilagem articular e a artrite degenerativa.

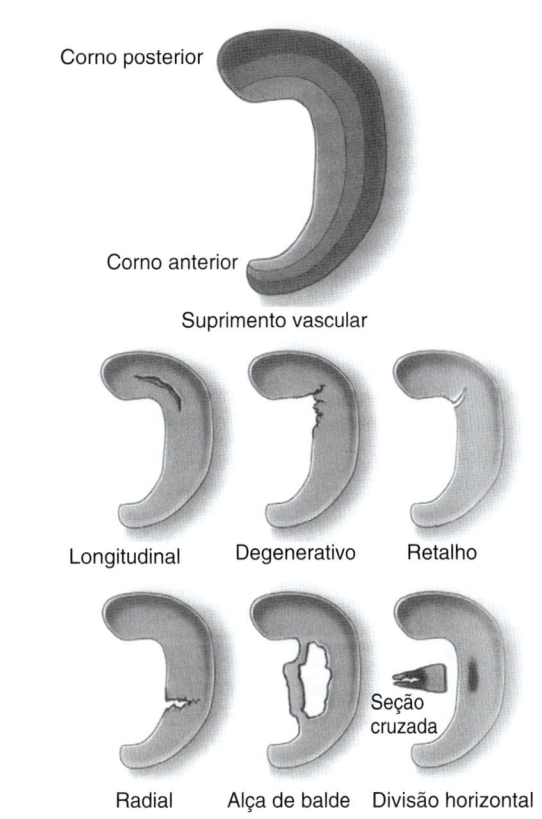

FIGURA 18-66 Orientação da ruptura meniscal e zonas de vascularização. (Reproduzida, com permissão, de Brukner P, Khan K: *Clinical Sports Medicine*, 3rd. Edn. New York: McGraw-Hill, 2007:468.)

Como os meniscos são fibras indolores, são a ruptura e o sangramento dentro das inserções periféricas, bem como a tração sobre a cápsula, que provavelmente produzem os sintomas.[252] Na verdade, 16% dos pacientes assintomáticos possuem rupturas meniscais demonstradas na IRM, com a incidência aumentando para 36% entre aqueles com mais de 45 anos.[630]

Pacientes com lesões meniscais apresentam-se tipicamente com história de edema, estalido ou clique e dor junto da linha articular. Com as rupturas do corno posterior, o menisco pode retornar a sua posição anatômica normal com extensão. Se a ruptura estende-se anteriormente além do LCM, criando uma ruptura em alça de balde, então o fragmento do menisco instável não pode mover-se de volta para uma posição anatômica.[252] Tal condição pode resultar em travamento do joelho em uma posição flexionada. O menisco lateral, sendo mais móvel, tem menor probabilidade de estar associado ao travamento ao caminhar como resultado da tração contra o menisco medial ou lateral rompido.[630] O travamento do joelho tem maior incidência em pacientes mais jovens com rupturas meniscais, pois os mais velhos apresentam maior probabilidade de sofrer rupturas degenerativas com menos sintomas mecânicos e início gradual.[252]

A dor na linha articular é considerada resultante de irritação capsular. Rupturas meniscais são sintomáticas quando envolvem uma porção do menisco anormalmente móvel.[631] A forma e a localização do dano determina os sintomas e os achados clínicos.

Nos dias atuais, existem quatro abordagens conservadoras para a intervenção das lesões meniscais: reabilitação, meniscectomia, reparo meniscal e transplante de aloenxerto.[57] A intervenção de escolha depende de vários fatores, incluindo idade, demandas de atividade, tamanho e localização da ruptura e do dano no tecido colateral.[632]

As lesões meniscais que podem ser tratadas de modo conservador (aproximadamente um terço) incluem o menisco difusamente degenerativo. A menos que a ruptura seja aguda, periférica e estável, a avascularidade relativa do terço médio e do terço interno de ambos os meniscos indica baixo potencial de cicatrização nessas áreas.

Se o joelho está travado ou não pode ser completamente estendido, o fragmento de menisco rompido está deslocado e deve ser tratado com cirurgia. Embora a maioria das rupturas periféricas seja reparada com êxito por causa das capacidades de cicatrização do menisco, as do terço interno são, em geral, tratadas pelas meniscectomias[57] (ver Cap. 29).

A intervenção conservadora para as rupturas meniscais focа-se na resolução de danos como edema, ADM restrita e força usando exercícios, imobilização e medicamentos de administração oral. Um exemplo de protocolo de reabilitação para o reparo meniscal lateral é esboçado no Quadro 18-1.

Ruptura do ligamento cruzado posterior

A ruptura do LCP talvez seja responsável por 3 a 20% de todas as lesões do joelho, dependendo da origem, o que sugere que muitas permanecem não diagnosticadas.[634,635] Por causa de sua força inerente, o dano ao LCP ocorre, em geral, apenas com trauma significativo, como acidente de carro[636] ou quando se aterrissa de um salto em posição de joelho hiperflexionada.[637]

Muitas lesões no LCP isoladas curam-se com a intervenção conservadora, em especial pelo fato de que inúmeros pacientes com deficiência nesse ligamento não relatam instabilidade funcional.[638] Contudo, estudos de acompanhamento a longo prazo dessas lesões revelaram o desenvolvimento progressivo de dor e degeneração do compartimento medial da articulação tibiofemoral.[639]

Achados clínicos para a ruptura do LCP incluem dor na região posterior da articulação do joelho agravada ao se ajoelhar. A instabilidade pode ou não estar presente, dependendo da gravidade da ruptura.

O foco da intervenção é a restauração da amplitude de movimento e o fortalecimento do quadríceps, o qual é importante para ajudar a reduzir a translação tibial posterior.[640] O fortalecimento dos isquiotibiais é atrasado por cerca de 6 a 8 semanas após a lesão, para reduzir o potencial de estresse no LCP. A combinação de ECCA e ECCF é iniciada para promover a estabilidade dinâmica do joelho. Exercícios de extensão de cadeia cinética aberta de resistência pesada na variação de 45 a 20° de flexão são evitados para proteger a articulação patelofemoral.[214,229]

Exercícios importantes incluem agachamentos, investidas e extensões do joelho de cadeia fechada. Exercícios de equilíbrio e proprioceptivos também são realizados. Pliométricos são introduzidos para pacientes apropriados, como atletas.

O retorno ao esporte pode ocorrer tão rápido quanto 6 a 8 semanas, mas, em média, leva de 12 a 16 semanas, desde que não estejam presentes fatores complicadores, os quais incluem alinhamento varo e valgo significativo ou dano adicional aos tecidos.

O tratamento de pacientes com lesões no LCP combinadas com outras lesões de ligamento ou capsulares é menos definitivo.

Instabilidade patelofemoral

A instabilidade da patela pode ser produzida por:

▶ *Patela pequena.* A patela menor diminui a estabilidade durante seu trajeto.[11,641,642]

▶ *Sulco patelar superficial.* O termo *tróclea femoral displásica* implica um sulco intercondilar superficial, em especial na borda lateral, que, muitas vezes, contribui para a instabilidade.[11,641,642]

Há forte evidência que implica a profundidade do sulco troclear do fêmur para o mau alinhamento da patela anormal relativo ao fêmur.[643] Powers[643] comparou sulco troclear ou ângulo do sulco, usando IRM pneumático, de 23 mulheres com distúrbios patelofemorais para 12 sem história de distúrbios patelofemorais em vários graus de flexão do joelho (45, 56, 27, 18, 9 e 0°). O estudo indicou que a profundidade do sulco troclear correlacionava-se com a cinética da patela. A superficialidade do sulco foi considerada um indicativo da inclinação lateral dos ângulos estudados entre 27 e 0° e luxação da patela lateral em 9 e 0°.[643] Esses achados sugerem que a profundidade do sulco patelar afeta a orientação da patela nos primeiros 30° de flexão do joelho para a inclinação lateral e os primeiros 10° para o deslizamento lateral.[644]

▶ *Posição patelar anormal.* A patela pode situar-se muito proximal ou distalmente em relação à tróclea, condições chamadas de *patela alta* e *patela baixa* respectivamente.[224,645,646] A patela alta, como uma entidade separada, não contribui, necessariamente, para a dor no joelho, mas pode, com certeza, contribuir para a má localização lateral, levando a patela a entrar no sulco patelar mais tarde em flexão do joelho. A patela baixa ocorre raramente em pessoas de outro modo saudáveis. Ela é vista em anões acondroplásicos, que raramente têm dor anterior no joelho e também como complicação pós-operatória da cirurgia no joelho.[323,647,648] Vários métodos radiográficos para o diagnóstico da patela alta e baixa foram registrados na literatura.[646,649-651]

▶ *Desequilíbrio muscular entre o VMO e o VL.*[124,137,445] Esses desequilíbrios foram discutidos na seção "Biomecânica", anteriormente.

▶ *Lassidão ligamentar generalizada ou mau alinhamento complexo de toda a extremidade (joelho recurvado).*[177,278,652]

A instabilidade tende a ser identificada por meio da história, com o paciente relatando episódios de luxação ou subluxação. Esta precisa ser diferenciada da "frouxidão", que pode ser simplesmente a inibição reflexa do quadríceps secundária à dor. A direção da instabilidade em geral é lateral, com a instabilidade medial quase sempre secundária às causas iatrogênicas.[277] Na palpação, a sensibilidade do polo retinacular medial e patelar distal ou a sensibilidade do quadríceps distal podem ser provocadas.[303]

A quantidade de episódios é importante, pois os pacientes que sofreram luxações pela primeira vez e que têm subluxações sem tanta frequência devem ser submetidos a uma tentativa de intervenção conservadora ou avaliação artroscópica limitada para lesões osteocondrais documentadas,[177] enquanto a instabilidade recorrente é indicação para intervenção cirúrgica.[277] Quando a instabilidade e sua direção são estabelecidas, a causa anatômica da instabilidade é determinada.

QUADRO 18-1 PROTOCOLO DE REABILITAÇÃO PÓS-CIRÚRGICA PARA O REPARO DO MENISCO LATERAL

1ª semana
- Movimento passivo contínuo (MPC): ADMP 10 a 70° (extensão/flexão do joelho), 3 x 60 minutos por dia.
- Sem exercícios de ADMA.
- Sustentação parcial de peso com muletas (20% do peso corpal).
- Imobilização para o joelho fixada em extensão (durante quatro semanas); usar de dia e à noite; removê-la para exercitar-se e para o MPC.
- Modalidades para diminuir o edema e a dor: gelo 6 x 10 minutos por dia, estimulação elétrica nervosa transcutânea (TENS) 2 x 20 minutos por dia.
- Mobilizações da patela, grau baixo, 5 minutos por dia.
- Massagem para o tecido mole (póstero-lateral, suprapatelar), 15 minutos por dia.
- Contrações isométricas do quadríceps (em 20° de flexão), 10 x 30 segundos por dia.
- Estimulação muscular elétrica (EME) para o quadríceps (em 20° de flexão): 30 contrações por dia (duração de 4 segundos [85 Hz], 20 segundos de descanso por dia).
- Programa aeróbio com ergômetro para a parte superior do corpo, 10 minutos por dia.
- Programa de fortalecimento para a extremidade superior e o tronco, 30 minutos por dia.

2ª semana
- Continuar com o programa descrito acima.
- Sustentação parcial de peso com muletas (20% do peso do corpo).
- Objetivo da AMDP: 0 a 90°.
- Exercícios de ADMA para extensão (na amplitude disponível).
- Sem exercícios de ADMA para flexão.
- Contrações isotônicas sentadas para o quadríceps, 60 a 0° de flexão (contra resistência manual, Theraband), 6 x 20 repetições por dia.
- EME para o quadríceps (60° de flexão), 30 contrações por dia (duração de 4 segundos [85 Hz], 20 segundos de descanso por dia).
- Exercícios na piscina (marcha, equilíbrio, coordenação), 20 minutos por dia.

3ª semana
- Continuar com o programa descrito anteriormente.
- Sustentação parcial de peso com muletas (50% do peso do corpo).
- Objetivo da ADM: 0 a 120°, interromper o MPC quando o objetivo for atingido.
- Exercícios de flexibilidade para o quadríceps (posição de Thomas), 6 x 30 segundos por dia.
- Exercícios proprioceptivos bilaterais (flexão do joelho, 10 a 20°) em superfícies instáveis diferentes, 6 x 1 minuto por dia
- Exercícios de equilíbrio bilaterais (Sistema de Estabilidade Biodex), 6 x 30 segundos por dia.

- Isocinéticos (velocidades de 30 e 60° por segundo) na ADM limitada (40 a 90° de flexão) para o quadríceps, 3 x 20 repetições por dia.
- Bicicleta ergométrica para o exercício de ADM suave (baixa resistência), 3 x 15 minutos por dia.

4ª semana
- Continuar com o programa descrito anteriormente.
- Sustentação parcial de peso com muletas (70% do peso corporal).
- Objetivo da ADM: 0 a 130°.
- Começar exercícios de AMDA suaves para flexão.
- Miniagachamentos bilaterais (0 a 40°), 6 x 20 repetições por dia.
- Treinamento proprioceptivo e de equilíbrio unilateral (flexão do joelho, 10 a 20°), 6 x 20 segundos por dia.
- Exercícios isométricos para os isquiotibiais (em 0, 20, 40, 60 e 80° de flexão), 6 x 30 repetições por dia.
- *Leg press* estimulado na inserção da cadeia fechada (Sistemas Biodex), alcance de 0 a 60°, velocidade de 90° por segundo, 3 x 30 repetições por dia.
- Programa de corrida dentro d'água (com roupa apropriada), 20 minutos por dia.

5ª semana
- Continuar com o programa descrito anteriormente.
- Sustentação total de peso para a marcha *nivelada* (evitar escadas), interromper o uso de muletas.
- Objetivo da ADM: garantir 0 a 130° com os exercícios ativo e passivo.
- Interromper o uso da imobilização para o joelho, usar uma proteção de neoprene.
- Exercícios de flexibilidade: adicionar alongamento para os isquiotibiais, gastrocnêmio/sóleo, trato iliotibial, flexores do quadril, adutores, 3 x 30 segundos para cada grupo muscular.
- Treinamento proprioceptivo e de equilíbrio unilateral (flexão do joelho, 10 a 20°), 6 x 30 segundos por dia.
- Isocinéticos para o quadríceps (velocidades de 30, 60, 90, 120, 150 e 180° por segundo, alcance 110 a 0°), 6 x 10 repetições (cada velocidade) por dia.
- Exercícios para os isquiotibiais (0 a 90° de flexão) com Theraband, 5 x 20 repetições por dia.
- Bicicleta ergométrica (aumentar a resistência), 3 x 20 minutos por dia.

6ª semana
- Continuar com o programa descrito anteriormente.
- Exercício de flexão passiva no final da ADM (flexão sem carga), 6 x 10 minutos por dia.
- Semiagachamentos bilaterais (0 a 60°), 6 x 20 repetições por dia.
- Treinamento de rapidez/de reação bilateral, 10 x 30 segundos por dia.

(continua)

QUADRO 18-1 PROTOCOLO DE REABILITAÇÃO PÓS-CIRÚRGICA PARA O REPARO DO MENISCO LATERAL (continuação)

▶ Treinamento de agilidade (movimentos laterais com cordão esportivo), 3 x 15 minutos por dia.

7ª semana
▶ Continuar com o programa descrito anteriormente.
▶ Exercícios de "sentar sobre os calcanhares" (flexão carregada), 12 x 1 minuto por dia.
▶ Permitido usar as escadas.
▶ Miniagachamentos laterais (0 a 40°), 6 x 20 repetições por dia.
▶ Isocinéticos para o quadríceps e os isquiotibiais (velocidades 180, 210, 240, 270 e 300° por segundo); alcance, 110 a 0°, 6 x 10 repetições (cada velocidade) por dia.
▶ Programa de fortalecimento nos aparelhos de peso (leg press, exercícios para perna), 1 x 30 minutos por dia.
▶ Programa de resistência na bicicleta ergométrica, 1 x 45 minutos por dia.

8ª semana
▶ Continuar com o programa descrito anteriormente.
▶ Objetivo da ADMP: simetria.
▶ Avançar com os miniagachamentos unilaterais para semiagachamentos.
▶ Programas de investidas (frontal, lateral, diagonal), 3 x 25 cada um.

▶ *Stairmaster*, 1 x 30 minutos por dia.

9ª semana
▶ Continuar com o programa descrito anteriormente.
▶ Intensificar o programa de fortalecimento (2 x 45 minutos por dia) e de resistência (1 x 60 minutos por dia).

10ª semana
▶ Continuar com o programa descrito anteriormente.
▶ Objetivo do "sentar sobre os calcanhares": simetria.
▶ Programa de pliométricos (salto bilateral vertical e horizontal), 1 x 20 minutos por dia.
▶ Retorno controlado aos esportes.

11ª a 14ª semana
▶ Continuar com o programa descrito anteriormente.
▶ Se não houver problemas, interromper a reabilitação no final da 12ª semana.
▶ Intensificar treinamento com gelo específico para o esporte até que a integração completa ao treinamento com a equipe tenha ocorrido.

Dados de Bizzini M, Gorelick M, Drobny T: Lateral meniscus repair in a professional ice hockey goaltender: A case report with a 5-year follow-up. *J Orthop Sports Phys Ther* 36:89–100, 2006.

As instabilidades do ligamento cruzado podem causar dor patelofemoral secundária por meio do aumento das pressões de contato patelofemoral e padrões de carga articular anormais.

Plica sintomática

A síndrome da plica tem sido associada a dor anterior e a clique, aprisionamento, travamento ou pseudotravamento do joelho, e pode até imitar o desequilíbrio interno agudo do joelho.[111,338,653-658]

Existe alguma controvérsia sobre a predominância da síndrome da plica, com alguns registros sugerindo que ela não existe.[659-661] Jackson e colegas,[111,661] Dandy[660] e colaboradores[107,108,224,338,662-665] afirmaram que embora as plicas possam na verdade causar sintomas, a síndrome é superdiagnosticada e muitas plicas sinoviais normais são removidas. Ao contrário, outros autores consideram a síndrome da plica como sendo uma causa comum de dor anterior no joelho que é muitas vezes mal diagnosticada e acreditam que uma membrana suprapatelar quase nunca é assintomática.[116,666,667]

Sherman e Jackson[668] propuseram uma série de critérios para o diagnóstico da plica sinovial sintomática:

▶ História dos sintomas clínicos apropriados.
▶ Falha da intervenção conservadora.
▶ Achado artroscópico de plica com borda fibrótica avascular que colide sobre o côndilo medial do fêmur durante a flexão do joelho. Esse é, muitas vezes, um diagnóstico de exclusão e pode ser confirmado apenas na artroscopia.
▶ Nenhuma outra anormalidade no joelho que possa explicar os sintomas. Foi também sugerido que a área localizada de condromalacia no local de impacto por uma plica no côndilo do fêmur é evidência de que seja a causa dos sintomas.

Achados clínicos. A plica mediopatelar (chamada também de *proeminência de Lino*), embora seja a menos comum, é muitas vezes causa de problemas quando se torne espessada, resultando em dor com a palpação sobre a área parapatelar medial. A gravidade dos sintomas não é proporcional ao tamanho ou à largura da plica sinovial.[111] Também não parece haver correlação entre a duração dos sintomas e a presença de mudanças patológicas na plica.[669]

Uma banda palpável ou estalido, em especial sobre o côndilo medial do fêmur, deve ser buscada. Em um estudo de plicas no joelho, clique foi reportado em 64%, "frouxidão" em 59%, e pseudotravamento em 45% dos pacientes.[338] Uma série de testes especiais foi elaborada para a detecção da irritação da plica (ver "Testes especiais").

As plicas não são muito bem visualizadas nas radiografias simples, mas um artrograma de contraste duplo pode demonstrar uma plica suprapatelar ou anterior.[664,670-674] Radiografia horizontal pode evidenciar uma proeminência sinovial.[654,675,676]

A intervenção conservadora para a síndrome da plica envolve alongamento do quadríceps, dos isquiotibiais e do gastrocnêmio, bem como alongamento isométrico, crioterapia, ultrassom, contenção patelar, medicamento anti-inflamatório e um programa de treinamento esportivo alterado.[108,653,677-680] Em um estudo não controlado,[681] esse tipo de intervenção resultou em melhora em 40% dos pacientes durante o período de um ano.

Infiltração nas plicas sinoviais com corticosteroides e anestésico local em outro estudo não controlado[682] foi reportado como tendo excelentes resultados em 73% dos pacientes.

Quando os pacientes são, de fato, sintomáticos ou quando as medidas conservadoras falharem, a excisão cirúrgica é a melhor alternativa de cura.

Síndromes de compressão patelar
Síndromes de compressão patelar resultam de uma patela extremamente contraída, cujo movimento está bastante restrito pelos tecidos moles circundantes.

Síndrome de compressão patelar lateral.[137,177,421,683] O retináculo lateral tenso pode ser o responsável pela inclinação patelar e pela pressão excessiva sobre a faceta patelar lateral, produzindo a síndrome de pressão lateral excessiva, descrita por Ficat e Hungerford.[261] O paciente queixa-se de dor sobre o retináculo lateral.[177,218,684] O diagnóstico é confirmado clinicamente pelo deslizamento patelar medial reduzido e pela evidência de inclinação patelar lateral.

Os estabilizadores mediais são importantes na síndrome de pressão lateral e o VMO frequentemente fica atrofiado, provavelmente como resultado da nova posição patelar, da dor associada e da inflamação resultante.[303] A presença de mudanças na fibra nervosa no retináculo lateral[121,177] faz surgir a possibilidade de que essas mudanças possam ser catalisadoras de dor, embora não esteja claro se o mau alinhamento precede as mudanças nervosas ou vice-versa. O principal problema a longo prazo com a síndrome da pressão lateral excessiva é um desequilíbrio crônico da carga da faceta e o efeito subsequente sobre a cartilagem articular e o tecido mole circundante.

Felizmente, essa condição parece responder bem a uma abordagem conservadora que consiste de:[303]

▶ Alongamento das estruturas retinaculares laterais.
▶ Bandagem patelar para corrigir a inclinação lateral excessiva e para aplicar alongamento de longa duração, com carga baixa, no retináculo lateral.
▶ Alongamento dos isquiotibiais, do quadríceps e do trato iliotibial.
▶ Alongamento do VMO.
▶ Medidas anti-inflamatórias.
▶ Modificação da atividade por meio da minimização da movimentação em escadas e agachamentos profundos do joelho.

Síndrome de contratura infrapatelar.[685] O termo *síndrome de contratura infrapatelar (SCIF)* foi primeiro referido por Paulos e colaboradores, em 1987.[323] Essa condição é caracterizada por restrição do movimento patelar, já que ambos os retináculos, medial e lateral, estão excessivamente tensos. Essa restrição pode resultar em redução na flexão e na extensão do joelho. Outro termo para essa condição, *síndrome da pressão patelar global*, foi proposto por Wilk e colaboradores.[303]

Seu desenvolvimento parece estar relacionado a trauma direto e a hiperplasia fibrosa subsequente patológica nos tecidos peripatelares, ou secundária à imobilização prolongada após cirurgia.[323]

A SCIF foi descrita com três estágios progressivos: estágio prodrômico, ativo e residual.[686]

Estágio prodrômico. O primeiro estágio, o prodrômico, começa entre 2 e 8 semanas após o trauma no joelho. A amplitude de movimento do mesmo é dolorosa, há redução na mobilidade patelar e retardo no extensor. Esse cenário é, em geral, observado em pacientes que falharam na reabilitação pós-operatória de rotina. Sem saber, o paciente pode avançar para o segundo estágio dentro de 6 a 20 semanas. A detecção inicial da SCIF é importante, pois apenas o Estágio 1 é passível de intervenção conservadora. A reabilitação começa com mobilizações patelares iniciais, alongamento dos isquiotibiais, dos flexores do quadril, do quadríceps, do gastrocnêmio e do trato iliotibial, com ênfase na restauração da extensão total do joelho. Outros componentes nesse estágio incluem ADMA, fortalecimento isométrico de ângulo múltiplo do quadríceps, estimulação neuromuscular, neuro estimulação elétrica transcutânea e AINEs. Ao executar as mobilizações da patela, os deslizamentos devem ser mantidos por uma longa duração (1 a 12 minutos) para intensificar a remodelação do tecido mole.[303,687] Atividades como ciclismo, extensões resistidas, inclinações profundas do joelho ou agachamentos profundos (além de 60º) não devem ser iniciadas até que a mobilidade patelar seja restaurada, para impedir a compressão patelar excessiva e pressões de contato articular patelofemoral.[303]

Estágio ativo. No segundo estágio, existe perda do extensor por causa da restrição da ADMP e ADMA do joelho. Há também mudanças de textura no tecido no tendão da patela. Isso cria o sinal de proeminência positivo: um degrau abrupto ou "proeminência" desse tendão para o tubérculo tibial.[323] Os pacientes que avançam para o Estágio 2 exigem cirurgia, com debridamento intra-articular e extra-articular. A reabilitação diária imediata com movimento passivo contínuo, ADMA total e talas de extensão noturnas são as opções.

Estágio residual. O terceiro estágio é observável na artrose patelofemoral significativa e em uma patela de condução baixa em oito meses, ou até mesmo anos após o início da SCIF. Classificações adicionais distinguem a compressão patelar primária, causada pela contratura infrapatelar (ver seção separada), da secundária, resultado de intervenção cirúrgica ou imobilização pós-cirúrgica. A história do paciente inclui, tipicamente, queixas de dor no joelho e tensão; edema, crepitação e "falseio" também podem ser registrados. Durante o exame físico, o diagnóstico pode ser feito para uma perda de 10º ou menos de extensão, perda de flexão de 25º ou mais e mobilidade patelar significativamente reduzida, como demonstrado pelo deslizamento patelar diminuído. Achados adicionais incluem atrofia do quadríceps femoral, crepitação patelofemoral palpável, sinovite difusa e marcha de joelho flexionada ou antálgica.

Os pacientes no Estágio 3 de SCIF em geral falham em responder a todas as tentativas da fisioterapia.

Padrão de prática preferido 4E: Distúrbios na mobilidade articular, na função motora, no desempenho muscular e na amplitude de movimento associados a inflamações localizadas

Tendinite
A tendinite patelar (joelho de saltador) e a tendinite do quadríceps são condições de uso excessivo que costumam estar associadas a sobrecarga excêntrica durante as atividades de desaceleração (p. ex., salto e aterrissagem repetidos, corrida ladeira abaixo). A

associação entre a tendinite patelar e o salto foi primeiramente descrita por Maurizio,[688] mas o termo *joelho de saltador* originou-se de Blazina e colaboradores.[689] Alguns autores afirmam que o termo *tendinite patelar* é impróprio, porque o "tendão" da patela, que se insere em dois ossos, é, na verdade, um ligamento.[690,691]

Os altos estresses a que essas áreas são submetidas durante o funcionamento da cadeia cinética fechada coloca-as em risco de lesões por uso excessivo. O uso excessivo é simplesmente a má combinação entre os estresses em determinada estrutura e sua capacidade de dissipar as forças, resultando em modificações inflamatórias.[692]

O diagnóstico de tendinite é baseado na história detalhada e na palpação cuidadosa do tendão em flexão e em extensão. A dor na palpação próxima à inserção patelar está presente na tendinite patelar e na tendinite do quadríceps. Essas condições são, em geral, autolimitadas e respondem ao repouso, ao alongamento, ao fortalecimento excêntrico,[455,693,694] imobilização e outras técnicas conservadoras. Ao tratar as lesões por uso excessivo, é essencial que o fisioterapeuta limite a inflamação crônica e a degeneração, trabalhando em ambos os lados do problema: a força do tecido deve ser maximizada pelo treinamento apropriado, e o tempo de cura adequado deve ser permitido antes de retornar à participação total.[692]

Vários protocolos foram defendidos para a intervenção conservadora da tendinite patelar. Stanish e colaboradores[694] propuseram o seguinte programa de fortalecimento de exercício excêntrico para o tipo crônico do problema.

É feito um período de aquecimento de cinco minutos consistindo de uma série de 3 a 5 alongamentos estáticos mantidos por 15 a 30 segundos cada. Depois, o paciente, a partir de uma posição de pé, flexiona os joelhos, caindo abruptamente para um agachamento, retornando, a seguir, para a posição inicial. A velocidade da queda é aumentada até que ele esteja apto a executá-la o mais rápido possível sem dor. Nessa etapa, sacos de areia são colocados sobre os ombros do paciente para aumentar a carga sobre o tendão. À parte de alguns desconfortos menores durante os exercícios e alguma dormência muscular pós-exercício, os procedimentos devem ser feitos sem dor.[694]

Reid[695] propõe um protocolo com base na gravidade da lesão. Lesões de grau I, caracterizadas por impedimento funcional indevido e dor apenas após a atividade, são tratadas com o aquecimento adequado antes e com treinamento e massagem com gelo depois. Com as lesões de graus I e II, modificação da atividade, aquecimento localizado da área, avaliação de flexibilidade detalhada e avaliação das técnicas atléticas são recomendadas. Além disso, um programa concêntrico-excêntrico para o grupo muscular tibial anterior é prescrito, que avança para um programa puramente excêntrico quando a dor diminui.[696]

O paciente começa com o pé em flexão plantar total. O fisioterapeuta aplica pressão excessiva sobre o dorso do pé, colocando-o em flexão plantar adicional e alongamento do tibial anterior. Aquele executa uma contração concêntrica em dorsiflexão total, que é resistida pelo profissional. A contração excêntrica é então executada quando este resiste o movimento da dorsiflexão total para a flexão plantar total. Essa manobra é repetida até o ponto de fadiga do tibial anterior.[696] Tão logo quanto possível, o programa de aumento de carga excêntrico é adicionado.

Não está claro por que um programa inicialmente direcionado ao grupo do músculo tibial anterior deve ser terapêutico para o tendão infrapatelar e o ligamento, mas acredita-se que ele possa alongar o ligamento infrapatelar, mudar a razão da força quadríceps para a parte posterior da perna ou alterar a biomecânica da partida e da aterrissagem.[695]

A intervenção cirúrgica é, em geral, requerida apenas se uma tendinite significativa desenvolve-se e é bem-sucedida na maioria dos pacientes.[697]

Síndrome da fricção do trato iliotibial

Como o seu nome sugere, a SFTIT é uma lesão por estresse repetitiva que resulta da fricção do trato iliotibial quando ele desliza sobre o côndilo lateral do fêmur proeminente a cerca de 30° de flexão do joelho. (Fig. 16-67). A fricção ocorre na parte posterior do trato, que é sentido mais tenso contra o côndilo lateral do fêmur do que nas fibras anteriores.[698,699] A fricção causa um desenvolvimento gradual de espessamento da bolsa vermelho-marrom do côndilo femoral lateral.

A SFTIT é a síndrome de uso excessivo mais comum do joelho, sendo particularmente comum em corredores de longa distância (32 a 64 km/semana). Além disso, atletas que treinam em terrenos montanhosos, ladeiras niveladas ou vias irregulares também correm riscos, em especial se correm em declives acentuados,[699,700] o que posiciona o joelho em flexão significativamente menor do que o normal no contato inicial. Por fim, correr em superfícies anguladas pode resultar em inadequação no comprimento da perna e em mudança no ângulo Q, aumentando o estresse sobre o trato iliotibial.

Embora a maioria dos casos dessa síndrome tenha sido relatada em corredores de distância, qualquer pessoa que pratique atividades que requerem flexão e extensão repetitiva do joelho, como esqui, treinamento de circuito, levantamento de peso e esportes de salto, está propensa a desenvolver essa patologia.[477] A SFTIT também é comum em ciclistas.[432,701,702] Supõe-se que esse fato decorre da batida da pedalada, que leva o trato iliotibial a ser puxado anteriormente sobre a pedalada inferior e posteriormente sobre a superior. Fatores extrínsecos incluem a altura excessiva do assento da bicicleta ou a posição em cunha do pedal. Se as cunhas são muito giradas para dentro, no pedal, a tíbia roda também internamente, resultando em força valga no joelho e aumento da tensão do trato isquiotibial.

Um estudo realizado em seis cadáveres feito por Muhle e colaboradores[703] descobriu que, em quatro deles, algumas fibras do tendão iliotibial permaneciam em contato com o côndilo lateral do fêmur durante a extensão. Com a flexão adicional, o tendão iliotibial move-se posteriormente e contata o epicôndilo lateral do fêmur e o LCL, indicando uma fase na flexão do joelho durante a qual ocorre impacto do trato. Em corredores, esse impacto acontece de forma predominante durante a fase de apoio inicial, logo após o primeiro contato.[477] Em geral, quanto mais rápida a velocidade da corrida, menor o tempo gasto na zona de impacto, pois o ângulo de flexão do joelho no contato inicial aumenta com a velocidade.[704-706]

Subjetivamente, o paciente relata dor com o movimento repetitivo do joelho. Raramente há história de trauma. Embora a caminhada em uma superfície nivelada geralmente não reproduza os sintomas, em especial se uma marcha de perna rígida for usada,[156,699] subir ou descer escadas muitas vezes agrava a dor.[707] Os pacientes não se queixam de dor durante a corrida rápida, o agachamento ou durante atividades de parada e arrancada como tênis, raquetebol ou *squash*.[699] O avanço dos sintomas é muitas vezes associado com mudanças nas superfícies de treinamento, aumento da distância ou

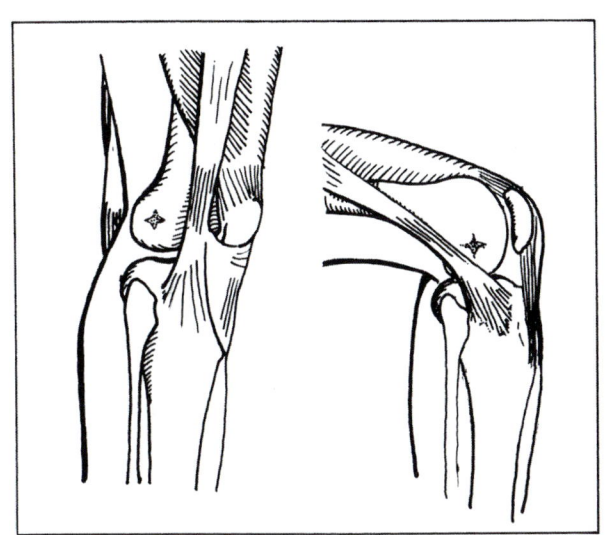

FIGURA 18-67 Síndrome da fricção do trato iliotibial. (Reproduzida, com permissão, de Simon RR, Koenigsknecht SJ. *Emergency Orthopedics: The Extremities*, 4th edn. New York: McGraw-Hill, 2001:451.)

treinamento em vias congestionadas. A dor lateral no joelho é descrita como difusa e de difícil localização.

Objetivamente, há sensibilidade localizada à palpação no côndilo lateral do fêmur ou no tubérculo de Gerdy na porção ântero-lateral da tíbia proximal. Os testes resistidos provavelmente são negativos para a dor. Os testes especiais para o trato iliotibial (teste de Ober, teste de compressão de Noble e teste do rangido) devem ser positivos para dor ou crepitação, ou ambas, em especial a 30° de flexão do joelho com sustentação de peso. Pode haver, também, mudanças biomecânicas associadas. Além do trato iliotibial tenso, os seguintes achados estiveram associados a problemas de fricção nessa estrutura, embora eles tenham ainda que ser melhor estudados: estrutura do pé cavo (calcâneo varo),[708] diferença no comprimento da perna (com a síndrome desenvolvendo-se no lado mais curto),[709,710] fadiga,[711] torção tibial interna (tensão no retináculo lateral aumentada), epicôndilo lateral do fêmur anatomicamente proeminente e joelho varo.[712]

Um estudo feito por Fredericson e colaboradores[713] descobriu que corredores de fundo com SFTIT têm a força da abdução do quadril mais fraca na perna envolvida, comparada com a perna não envolvida e os sintomas melhoraram com o retorno bem-sucedido da força do abdutor do quadril. Para controlar o movimento do plano coronal durante a fase de apoio, o glúteo médio e o TFL devem exercer um movimento contínuo no abdutor do quadril. Corredores cansados ou com os músculos do glúteo médio fracos são propensos ao aumento na adução da coxa e rotação interna no apoio médio. Isso, por sua vez, leva a um aumento do vetor valgo no joelho e aumento da tensão sobre o trato iliotibial, tornando-o mais propenso a impactos.[713]

A intervenção conservadora para a SFTIT consiste de modificação da atividade para reduzir o estresse irritante (diminuir a distância percorrida, mudar a posição do assento da bicicleta e substituir as superfícies de treinamento), usando novos tênis de corrida,[714] aplicações de gelo ou calor, fortalecimento dos abdu-

tores do quadril e alongamento do trato iliotibial.[193] A intervenção cirúrgica, consistindo de ressecção da metade posterior do trato iliotibial no nível que passa sobre o côndilo lateral do fêmur, é reservada para casos que não responderam a intervenções prévias.[702]

Bursite
Vários tipos de bursite são diferenciados:

▶ *Bursite infrapatelar superficial e profunda.* A inflamação dessas bolsas em geral resulta de irritação mecânica durante atividades como ajoelhar ("joelho de freira") ou trauma direto.

▶ *Bursite pré-patelar ("joelho da dona-de-casa").* A inflamação dessa bolsa é vista em pacientes que sofrem trauma recorrente menor na parte anterior do joelho. Aqueles cuja ocupação requer longos períodos ajoelhados são os mais propensos. O diagnóstico é direto, com a dor e possível edema presentes na palpação da bolsa pré-patelar.

▶ *Bursite superficial da pata-de-ganso.* Essa condição pode envolver qualquer uma das bolsas situadas entre os vários tendões da pata-de-ganso superficial, ou uma bolsa entre o ligamento colateral medial e a pata-de-ganso superficial. A inflamação dessas bolsas é comum em nadadores inexperientes e corredores de fundo. Os achados clínicos incluem dor medial no joelho distal à linha articular, tíbia externamente rodada comparada com o lado não envolvido.

▶ *Bursite do LCM.*[685] A bursite do LCM foi primeiramente descrita por Brantigan e Voshell[715] como inflamação das bolsas profundas ao LCM.[715-717] Por causa de sua proximidade com o menisco medial ou o ligamento meniscotibial medial, essa condição é mal diagnosticada. Os pacientes descrevem dor junto da linha articular medial, confirmada no exame físico por uma massa sensível palpável que é exacerbada colocando-se o joelho sob uma carga valga. Devido à proximidade entre o tendão semimembranáceo e a bolsa, as rotações interna e externa podem, também, impingir-se sobre a bolsa e provocar dor.[715] A aquisição de imagem não é essencial, mas o exame de IRM pode mostrar a inflamação.[225]

A intervenção para bursite inclui a remoção da irritação. Isso implica o alongamento das estruturas adaptativamente encurtadas ou mobilizações articulares para ajudar a corrigir o alinhamento.

Síndrome de Sindig-Larsen-Johansson e doença de Osgood-Schlatter

Essa condição é uma apofisite do tubérculo tibial (doença de Osgood-Schlatter) e do polo inferior da patela (síndrome de Sindig-Larsen-Johansson) que ocorre em pessoas esqueleticamente imaturas, em especial aquelas envolvidas em esportes que exigem flexão do joelho com carga repetitiva.

A doença de Osgood-Schlatter apresenta-se entre as idades de 8 e 13 anos em mulheres e 10 e 15 anos em homens, os quais são afetados cerca de três vezes mais.[695] Em 25 a 33% dos casos há envolvimento bilateral.[718] A condição é o resultado da ossificação retrógrada do tubérculo tibial, produzindo uma apofisite. Ainda que autolimitada na maioria de suas manifestações, pode avançar para uma necrose avascular.

A síndrome de Sindig-Larsen-Johansson tende a ocorrer antes do estirão do crescimento. A fragmentação do tubérculo tibial ou a calcificação irregular do polo patelar inferior podem ser observadas nas radiografias. A dor é, em geral, relatada com o uso do joelho em atividades como atletismo, ciclismo ou extensão resistida. A área envolvida é sensível e proeminente no exame físico.

A intervenção para ambas as condições costuma ser sintomática, incluindo intervalos curtos de medicamentos anti-inflamatórios, enfoque sobre a flexibilidade dos isquiotibiais e fortalecimento do quadríceps de intensidade moderada. A tradicional abordagem de limitação da atividade não é mais considerada necessária. Raramente é requerida a excisão dos ossículos sintomáticos. Casos mais persistentes exigem imobilização por 6 a 8 semanas.[695]

Contusão no quadríceps

As contusões no quadríceps, resultantes de impacto direto, são muito incapacitantes.[719] As contusões da porção anterior do músculo costumam ser mais graves do que as envolvendo a porção lateral devido às diferenças na massa muscular presentes nessas duas áreas.

Como em qualquer outra parte do corpo, as contusões são classificadas de acordo com a gravidade. Uma contusão de grau I produz apenas leve desconforto, sem edema e sem deficiências nocivas na marcha. O paciente com uma contusão de grau II pode ou não ter um ciclo de marcha normal. As de grau III são muito raras, devido à falta de tecido no ventre muscular.

Essas lesões são frustrantes para o fisioterapeuta e para o paciente, pois existem, em geral, poucos achados clínicos e radiográficos, resultando em diagnóstico feito por meio de exclusões. A IRM é útil na fase aguda, mas este permanece um diagnóstico que está amplamente apoiado na história.

Se a intervenção para essas contusões ocorre muito cedo ou é muito agressiva, a miosite ossificante pode desenvolver-se. Trata-se de uma formação óssea patológica resultante de dano ao tecido muscular, sangramento e dano ao periósteo do fêmur, resultando em formação óssea ectópica.[720,721]

A intervenção inclui gelo e compressão de 24 horas aplicados imediatamente, o que deve ser continuado até que todos os sinais e sintomas desapareçam. Exercícios de alongamento do quadríceps livres de dor e suaves iniciam no primeiro dia, avançando para exercícios resistidos, quando tolerado, em geral no segundo dia. Se houver marcha anormal, pode-se recomendar ao paciente o uso de muletas até que o padrão normal da marcha retorne.

Pacientes com contusão de grau I podem continuar com as atividades normais, quando tolerado. Aqueles com contusão de grau II podem requerer de 3 a 21 dias para a reabilitação. Já os de grau III podem precisar de três semanas a três meses para cura completa.

Joelho de turfe ou joelho de lutador

O joelho de turfe, ou joelho de lutador, é uma lesão ao tecido mole subjacente ao joelho. Ela é causada por um mecanismo de cisalhamento dentro do tecido subcutâneo. O edema e a sensibilidade estão presentes, mas o edema está presente nos tecidos extra-articulares e deve ser diferenciada de uma efusão articular verdadeira. Uma efusão articular é caracterizada por uma patela rechaçada, e o líquido intra-articular é móvel e pode ser pressionado para e a partir da bolsa suprapatelar. Esses sinais estão ausentes no joelho de turfe, mas há edema móvel no tecido mole e a sensação de líquido subcutâneo está presente na palpação. Essa lesão reponde bem ao repouso e impedimento de trauma agravante.

Síndrome de Hoffa (coxim gorduroso)

O coxim gorduroso infrapatelar pode ser a causa de dor anterior no joelho. Essa síndrome foi primeiro descrita por Hoffa,[722] em 1904. Ela representa a hipertrofia e a inflamação do coxim gorduroso infrapatelar secundária ao impacto entre os côndilos do fêmur e o platô tibial durante a extensão do joelho. O trauma direto e o uso excessivo foram também atribuídos como causas. A irritação pode, ainda, ser produzida pela inclinação posterior do polo inferior da patela.

Os sintomas incluem dor anterior no joelho inferior ao polo da patela. A dor é exacerbada pela extensão do joelho, em particular pela hiperextensão, mas não por sua flexão.[303] A inspeção pode revelar edema patelar inferior e sensibilidade associada do coxim gorduroso quando palpado através do tendão. Sua palpação direta em ambos os lados do tendão da patela quando o joelho é movido de flexão para extensão total é dolorosa, se houver inflamação. Um teste-diagnóstico, chamado de *teste da pancada* (extrair dor com hiperextensão passiva do joelho), é, algumas vezes, útil.[255] Deve-se tentar, com cuidado, procurar outras causas da inflamação, como OA, antes de concluir que o coxim gorduroso é a fonte primária da dor.[277] Radiografias simples são invariavelmente negativas, mas as anormalidades do coxim gorduroso são visíveis na IRM.[723]

A intervenção conservadora inclui repouso, gelo, medicamentos anti-inflamatórias e iontoforese ou fonoforese. Infiltrações de corticosteroides locais dentro do coxim gorduroso são referidas por alguns fisioterapeutas, pois elas podem ser diagnósticas e terapêuticas.

As intervenções terapêuticas são direcionadas às causas da hiperextensão por meio de intervenções ortóticas, como levantamento de calcanhar e fita no polo superior, mantendo a patela em deslizamento posterior.

Nos casos recalcitrantes, a ressecção cirúrgica das porções do coxim gorduroso é indicada.

Retinaculite medial

A retinaculite medial é uma condição rara, observada quase sempre apenas em corredores. Acredita-se que ela represente a ruptura por fadiga na inserção capsular medial dentro da patela. Um exame ósseo positivo na borda medial da patela confirma o diagnóstico.

Cisto de Baker

Em geral, o cisto de Baker é assintomático, mas, na presença de efusão sinovial, ele pode edemaciar com o líquido e ficar doloroso. Desse modo, ele fica tão grande que protrai através de tecidos moles, próximo à fossa poplítea, entre as cabeças do gastrocnêmio. As rupturas do cisto podem ocorrer e elas podem imitar os sintomas de ruptura do gastrocnêmio.

Os achados clínicos com os cistos maiores incluem dor com flexão e extensão passivas do joelho, com sustentação de peso, e dor e proeminência aumentada do edema com flexão resistida. A intervenção conservadora para essa condição envolve, normalmente, o tratamento do distúrbio articular que levou o cisto a edemaciar. O tratamento médico inclui aspiração ou ressecção cirúrgica.

Tendinite do poplíteo

A tendinite do poplíteo é comum em corredores se exercitam em superfícies de terra, que produzem estresses rotatórios laterais oblíquos para o joelho, ou que com frequência correm em descidas. A condição manifesta-se, tipicamente, como ponto de sensibilidade na região lateral do joelho, correspondendo ao local de inserção do poplíteo, que é exacerbada com o carregamento excêntrico.

A tendinite do poplíteo pode ser diagnosticada fazendo o paciente sentar de modo que a perna esteja na posição de figura de quatro, com a região lateral do tornozelo repousando no joelho contralateral. A intervenção envolve a modificação no regime de treinamento, ultrassom e massagem friccional transversa.

Joelho de nadador de peito

Essa condição de dor e sensibilidade localizada sobre a região medial do joelho está, muitas vezes, associada a desempenho do chute em chicote, usado no nado de peito.[88] O chicotear forçado junto com a parte inferior da perna impulsiona a perna inferior em leve abdução no joelho, com irritação subsequente e inflamação do LCM no joelho. Em um estudo da cinemática do nado de peito,[724] descobriu-se que os ângulos de abdução do quadril de menos de 37° ou mais do que 42° no início do chute, resultaram em aumento acentuado na incidência da dor no joelho.[88]

Dor anterior no joelho

A dor anterior no joelho, ou síndrome da dor patelofemoral, é um sintoma complexo comumente reconhecido caracterizado por dor na proximidade da patela que piora ao sentar e subir escadas,[138,725] caminhar inclinado e agachar.[726] Ela é uma razão recorrente para encaminhamento a fisioterapia.[442] Um estudo clínico de lesões no esporte britânico mostrou que 5,4% das lesões totais vistas e 25% de todos os problemas de joelho tratados durante um período de cinco anos foram atribuídos a essa síndrome.[727]

Embora a dor anterior no joelho possa ocorrer em qualquer pessoa, em particular atletas, as mulheres que não são atletas parecem estar mais propensas a esse problema do que os homens que não são atletas.[728]

Os pacientes que apresentam-se com várias condições patelofemorais registram, invariavelmente, sintomas similares, que levaram anteriormente ao uso indiscriminado de termos como *dor anterior no joelho* e *condromalacia da patela*. Vários autores propuseram sistemas de classificação usando diversos critérios clínicos, radiográficos, etiológicos e patológicos para classificar os pacientes.[125,278,728-733] Até recentemente, o melhor e mais abrangente sistema de classificação para distúrbios patelofemorais era o desenvolvido por Merchant,[278] que usou um modelo médico baseado na etiologia e consiste de cinco principais categorias, como segue:

1. Trauma.
2. Displasia patelofemoral.
3. Condromalacia idiopática da patela.
4. Osteocondrite dissecante.
5. Plicas sinoviais.

Com a mudança na profissão de fisioterapia do modelo médico para o modelo com base na incapacidade, o modelo de Merchant não é mais tão útil. O propósito do sistema de classificação da fisioterapia é ajudar no diagnóstico apropriado e na intervenção com base no impedimento. Para determinar a classificação, o fisioterapeuta deve responder às seguintes perguntas:

▶ O problema está, de fato, relacionado à articulação patelofemoral ou a estruturas relacionadas?

▶ Está presente um desequilíbrio muscular?

▶ Está presente uma inflamação?

▶ Há instabilidade?

Determinar a classificação proporciona uma condução significativa para as opções de intervenção. A instabilidade patelofemoral, em especial a recorrente, requer, em geral, intervenção cirúrgica, enquanto a dor patelofemoral resultante de inflamação ou de desequilíbrio muscular responde bem à intervenção conservadora.[277]

Os impedimentos resultantes da disfunção patelofemoral estão relacionados a problemas que não podem ser melhorados pela fisioterapia e àqueles que podem.

Variação anatômica. Uma série de aspectos anatômicos pode ter impacto sobre a função da articulação patelofemoral e um subsequente distúrbio:

▶ Displasia troclear femoral.[183,703]

▶ Morfologia patelar e quantidade de congruência da articulação patelofemoral.

▶ O posicionamento natural da patela (alta ou baixa).[184,216,284,734,735]

Sexo.[211] Uma razão comumente citada para o motivo pelo qual as mulheres têm mais dor anterior no joelho do que os homens é a diferença na orientação e no alinhamento da extremidade inferior. A pelve mais ampla das mulheres move as articulações do quadril mais adiante lateralmente em relação à linha média. Isso produz um ângulo valgo aumentado do quadril e do joelho e para o solo. Elas também apresentam prevalência maior de aumento da anteversão femoral, o que também eleva o ângulo valgo.[736] Embora o aumento do empuxe valgo sobre a patela não seja, necessariamente, um problema, cresce a tendência de pressão lateral excessiva sobre ela, o que pode, então, levar a estresse retinacular em seu entorno e, em alguns indivíduos, concavidade da faceta lateral e dor anterior no joelho.

Padrão de prática preferido 4G: Distúrbios na mobilidade articular, no desempenho muscular, na amplitude de movimento associados com fratura

Rupturas do tendão ou fraturas

Rupturas do tendão da patela e do quadríceps e fraturas patelares em geral resultam de sobrecarga excêntrica do mecanismo extensor ou de trauma direto. Esses casos são fáceis de diagnosticar, pois o paciente é incapaz de estender ativamente o joelho e há um defeito palpável no local da lesão. As radiografias confirmam fraturas ou avulsões. Em indivíduos com o esqueleto imaturo, são possíveis fraturas envolvendo a epífise tibial proximal, as quais são evidentes nas radiografias e, muitas vezes, requerem intervenção cirúrgica.

TABELA 18-23 Diagnóstico diferencial das causas comuns da dor no joelho

Condição	Idade do paciente	Mecanismo da lesão	Área dos sintomas	Agravados por sintomas	Observação
Síndrome patelofemoral	20-50	Gradual Macrotrauma Microtrauma	Joelho anterior	Sentar por tempo prolongado Escadas Ajoelhar-se	Possível espessamento/ edema do tecido mole no joelho anterior
Tendinite patelar	15-50	Gradual (sobrecarga excêntrica repetida durante atividades de desaceleração)	Joelho anterior	Agachar, saltar	Em geral não é perceptível
Ruptura do quadríceps	20-40	Sobrecarga repentina	Coxa anterior	Agachar	Possível ferimento sobre o joelho/coxa anterior Possível edema sobre o joelho/coxa anterior
Osteoartrite do joelho	Mais de 50	Gradual, devido ao microtrauma Macrotrauma	Generalizada no joelho	Sustentar peso	Possível espessamento/ edema ao redor do joelho
Distensão/ ruptura do ligamento cruzado anterior	15-45	Trauma no joelho (desaceleração repentina, mudança abrupta de direção, força valga, força rotatória) enquanto o pé está fixo	Varia de acordo com o número de estruturas associadas envolvidas Tipicamente associado com edema imediato do joelho (hemartrose aguda)	Sustentar peso	Edema no joelho
Lesão no ligamento colateral	Varia	Trauma na região contralateral do joelho (valgo ou varo)	Fêmur distal na região médio ou lateral, dependendo de se o LCM ou o LCL estão envolvidos	Estresse em varo (LCL) Estresse em valgo (LCM)	Edema pode estar presente, dependendo da extensão do trauma
Bursite pré-patelar	15-50	Trauma direto na região anterior do joelho História de ajoelhar-se por tempo prolongado	Joelho anterior	Ajoelhar-se	Edema local, flutuação
Luxação/ subluxação patelar	Varia	Lesão de giro com o fêmur internamente rodado sobre o pé fixo, embora possa não haver história de trauma	Varia de acordo com os tecidos envolvidos	Sustentar peso	Dependente do grau do trauma
Patologia do disco lombar	20-50	Gradual Sobrecarga repentina sobre a coluna lombar	Dermátomo L3	Flexão do tronco Inclinar-se	Pode ter desvio do tronco associado

LCM, ligamento colateral medial; LCL, ligamento colateral lateral; ERP, em pé relaxado.

Integração dos padrões de prática preferidos 4F e 5F: Distúrbios na mobilidade articular, na função motora, no desempenho muscular e na amplitude de movimento associados com a síndrome de dor regional complexa (distrofia simpática reflexa), síndromes de dor miofascial (síndromes de dor referida) e compressão do nervo periférico

Compressão do nervo periférico

Neuropatia por compressão do nervo safeno.[685] A paralisia do nervo safeno é um impacto do ramo cutâneo grande do nervo femoral pela fáscia de seus três músculos limitantes (ântero-lateralmente pelo vasto medial, póstero-lateralmente pelo adutor longo e medialmente pelo sartório) quando ele sai do canal adutor.[716,737-739] Às vezes, os ramos dos vasos femorais também podem causar impacto sobre o nervo. O início pode ser gradual ou secundário a trauma ou a cirurgias no joelho.

A compressão desse nervo pode causar dor acentuada na região medial do joelho. Os pacientes descrevem sensação de queimação na distribuição sensorial do nervo, que tende a piorar à noite e é exacerbada por atividade do membro inferior. O sintoma pode ser confundido com um desequilíbrio interno do joelho ou bursite da pata-de-ganso.

O exame físico revela sinal de Tinel no canal adutor. Muitas vezes, há sensibilidade local associada. Mudanças podem ser referidas na distribuição sensorial do nervo. Não há fraqueza motora. A confirmação de lesão safena é feita por meio de flexão resistida do joelho ou adução resistida da coxa, que deve aumentar a dor, ou de pressão sobre a abertura safena, na fáscia subsartorial,

ADMA	ADMP	Sensação de final do movimento	Resistida	Sensibilidade com a palpação
Geralmente sem amplitudes limitadas	Dor na amplitude final da flexão do joelho	Geralmente imperceptível	Geralmente sem dor com os testes resistidos	Joelho anterior especialmente com a compressão da patela
Geralmente imperceptível	Dor na amplitude final da flexão do joelho	Geralmente imperceptível	Pode ter dor com a extensão resistida do joelho	Sobre o tendão patelar, inferior ou superior ao patelar
Flexão do joelho limitada	Dor com extensão do quadril e flexão do joelho combinadas	Espasmo/vazio dependendo da extensão da lesão	Dor com flexão resistida do quadril Dor com extensão resistida do joelho	Coxa anterior
Perda de movimento em padrão capsular	Dor na amplitude final da flexão e extensão do joelho	Imperceptível	Fraqueza generalizada	Tipicamente joelho posterior, se presente de um tudo
Perda de alguma flexão e extensão do joelho (dependendo da extensão do edema)	Dor nas amplitudes finais	Perda da sensação de final do movimento firme com a gaveta anterior/Lachman	Dor com rotação resistida do joelho	Depende das lesões associadas
Depende da extensão do trauma	Possível dor na amplitude final da rotação tibial	Depende da extensão da lesão	Geralmente negativa	Fêmur médio distal para a linha articular média (LCM) Fêmur lateral distal para a linha articular lateral (LCL)
Imperceptível	Às vezes a flexão passiva é dolorosa	Geralmente imperceptível	Geralmente imperceptível	Região anterior do joelho
Dependente da extensão do trauma	Dependente da extensão do trauma, geralmente há presença de apreensão	Espasmo/vazio	Geralmente incapaz de exercitar-se após a dor	Côndilo lateral do fêmur, retinacular, faceta patelar
Geralmente dor com a flexão do tronco	Imperceptível	Pode ter postura EPR dolorosa	Fraqueza fatigável no miótomo associado	Pode ter sensibilidade sobre o segmento espinal envolvido

produzindo irradiação da dor. Flexão ativa do joelho além de 60° também pode reproduzir a dor.

Estudos de eletromiografia e de condução nervosa ajudam a eliminar radiculopatias de L3 e L4 e colaboram no diagnóstico.[737] Diagnosticar bloqueios do nervo periférico com lidocaína também é uma opção. Casos leves a moderados são tratados com repouso, medicamentos anti-inflamatórios, gelo, ultrassom e neuroestimulação elétrica transcutânea.[716,739,740] Intervenções de segunda linha incluem bloqueios nervosos terapêuticos com fenol.[738] Casos refratários a essas intervenções são tratados com liberação cirúrgica de bandas fasciais e neurectomia.[739]

Neuropatia por compressão do nervo fibular superficial. Esse nervo pode ser comprimido como resultado de fibrose após golpe direto[741,742] ou cirurgia. Os sintomas tipicamente incluem dor sobre a região distal lateral da perna e do tornozelo, imitando sintomas de herniação de disco, com irritação da raiz do nervo L5. Contudo, a diferenciação pode ser feita com percussão ou pressão sobre o nervo em seu ponto de saída, que causa reprodução dos sintomas nessa síndrome.[743]

Disfunção de dor miofascial: vasto lateral

Esse músculo refere dor profunda na patela, e os pacientes queixam-se de rigidez na articulação do joelho e ruídos altos de estalidos que a patela libera repentinamente durante a flexão do joelho.[744] A disfunção do vasto medial, que age contra a tração lateral dos outros três músculos do quadríceps e garante movimento patelar adequado, pode causar disfunção patelofemoral e dor. As deformidades estruturais, como desvio valgo do joelho ou pronação excessiva do pé, colocam tensão adicional sobre esse músculo e perpetuam a atividade do ponto-gatilho.[744]

Síndrome da dor regional complexa (distrofia simpática reflexa)

Essa condição é caracterizada por dor intratável no joelho de duração considerável. O paciente pode parecer gravemente incapacitado, muitas vezes usando muletas, ansioso e deprimido. A presença de cianose ou de manchas indica disfunções autonômicas. Também pode haver diferença perceptível na temperatura entre a área envolvida e o membro contralateral. Em casos tardios, ocorrem mudanças tróficas da pele. Além disso, o desgaste do quadríceps e a rigidez da articulação podem ser evidentes.

O diagnóstico inicial é a chave para a intervenção bem-sucedida. A intervenção inclui uma abordagem de equipe abrangente envolvendo o médico e o fisioterapeuta. A regra mais importante é evitar a dor excessiva.[745] O repouso absoluto na região afetada, em particular a imobilização com gesso, é prejudicial.[746,747]

É importante não lesar novamente a região ou agravar o problema com a reabilitação física agressiva.[747] Assim, a progressão deve ocorrer de forma lenta e suave.

▶ São prescritos exercícios para fortalecimento, ADMA assistido e ADMA. Exercícios de sustentação de peso e de carga com estresse ativo também devem ser incorporados.

▶ Devem ser usadas técnicas de limiar sensorial, incluindo fluidoterapia, dessensibilização por vibração, neuroestimulação elétrica transcutânea, banhos de contraste e dessensibilização usando pressão leve e pesada de várias texturas sobre a área sensível.

▶ As articulações afetadas devem repousar e ser elevadas para agir contra a estase vascular, mas também devem ser mobilizadas de forma suave várias vezes por dia.[746]

Avaliação

Após o exame, e assim que os achados clínicos tenham sido registrados, o fisioterapeuta deve determinar um diagnóstico específico ou uma hipótese de trabalho, com base no resumo de todos os achados. Esse diagnóstico pode ser relacionado à estrutura (diagnóstico médico) (Tab. 18-23) ou ser baseado nos padrões de prática preferidos descritos no *Guide to Physical Therapist Practice* (livro de Voight).

Técnicas terapêuticas

Técnicas para aumentar a mobilidade articular

Mobilizações

As mobilizações descritas nesta seção devem sempre ser complementadas com exercícios ou técnicas de automobilização executadas em casa pelo paciente.

Mobilizações patelofemorais

Vários estudos na literatura recomendam o uso de mobilizações patelares como um dos componentes de uma intervenção de fisioterapia para distúrbios patelofemorais.[181,748] Essas mobilizações são indicadas para serem executadas em uma variedade de direções com o objetivo de aumentar a mobilidade da patela, presumivelmente para permitir que seja melhor localizada. Essas incluem mobilizações superiores, inferiores e deslizamentos medial e lateral. Contudo, a partir de uma perspectiva baseada em evidências, não há um estudo aleatório que apoie a eficácia das mobilizações patelofemorais no tratamento dos distúrbios patelofemorais no presente.

Distrações na articulação tibiofemoral. A distração articular é usada para controlar a dor e a mobilidade geral. Nessa articulação, ela tende a ocorrer quando ocorre flexão. Usando a porção em repouso da articulação como ponto inicial e a tíbia rodada de forma neutra, rotação externa ou interna, são usadas diferentes amplitudes de flexão. Uma variedade dessas técnicas pode ser usada para aplicar força de tração de eixo longo na articulação tibiofemoral (Fig. 18-68).

Deslizamento posterior da tíbia sob o fêmur. Essa técnica é usada para aumentar o deslizamento articular associado à flexão da articulação tibiofemoral. Essa intervenção é idêntica ao teste de mobilidade articular fisiológica passiva usado para avaliar a articulação (Fig. 18-69). A ênfase da técnica de mobilização na articulação tibiofemoral varia de acordo com a ADM que está sendo tratada.

Nas amplitudes médias de flexão, o deslizamento posterior da tíbia é aplicado ao longo do plano da articulação, enquanto, nos últimos graus de flexão, é aplicado com a rotação congruente de rotação interna da tíbia. A mobilização ativa também é empregada posicionando-se o pé e a perna do paciente em rotação interna e pedindo para que a puxe isometricamente com os isquiotibiais.

Deslizamento posterior do fêmur sobre a tíbia. Essa técnica é usada para aumentar o deslizamento articular associado à extensão da articulação tibiofemoral. Essa intervenção é idêntica ao teste de mobilidade articular fisiológica passiva usado para avaliar a articulação (Fig. 18-70). Se o fisioterapeuta está tentando readquirir os últimos 10 a 30° de extensão, enfatiza-se o posicionamento da tíbia em rotação externa, aplicando-se um deslizamento posterior do fêmur. Assim, é tratada a rotação conjunta.

Articulação tibiofibular proximal. As mobilizações para essa articulação são idênticas às usadas para avaliá-la, descritas nos testes de mobilidade articular fisiológica passiva do exame.

As restrições miofasciais dessa articulação ocorrem com a cabeça da fíbula na posição anterior ou posterior, e, na ausência do encurtamento adaptativo, os testes de mobilidade passiva são normais. Essa intervenção deve objetivar a causa do desequilíbrio muscular, mas se o tratamento direto for tentado, as técnicas de mobilização ativa (energia muscular) são usadas.

▶ Para aumentar o movimento posterior, o paciente é solicitado a contrair os isquiotibiais. O bíceps femoral é inserido na cabeça da fíbula e ajuda na condução do fibular posteriormente.

▶ Para aumentar o deslizamento anterior, o paciente é solicitado a contrair o tibial anterior, cuja inserção puxa a fíbula anteriormente.

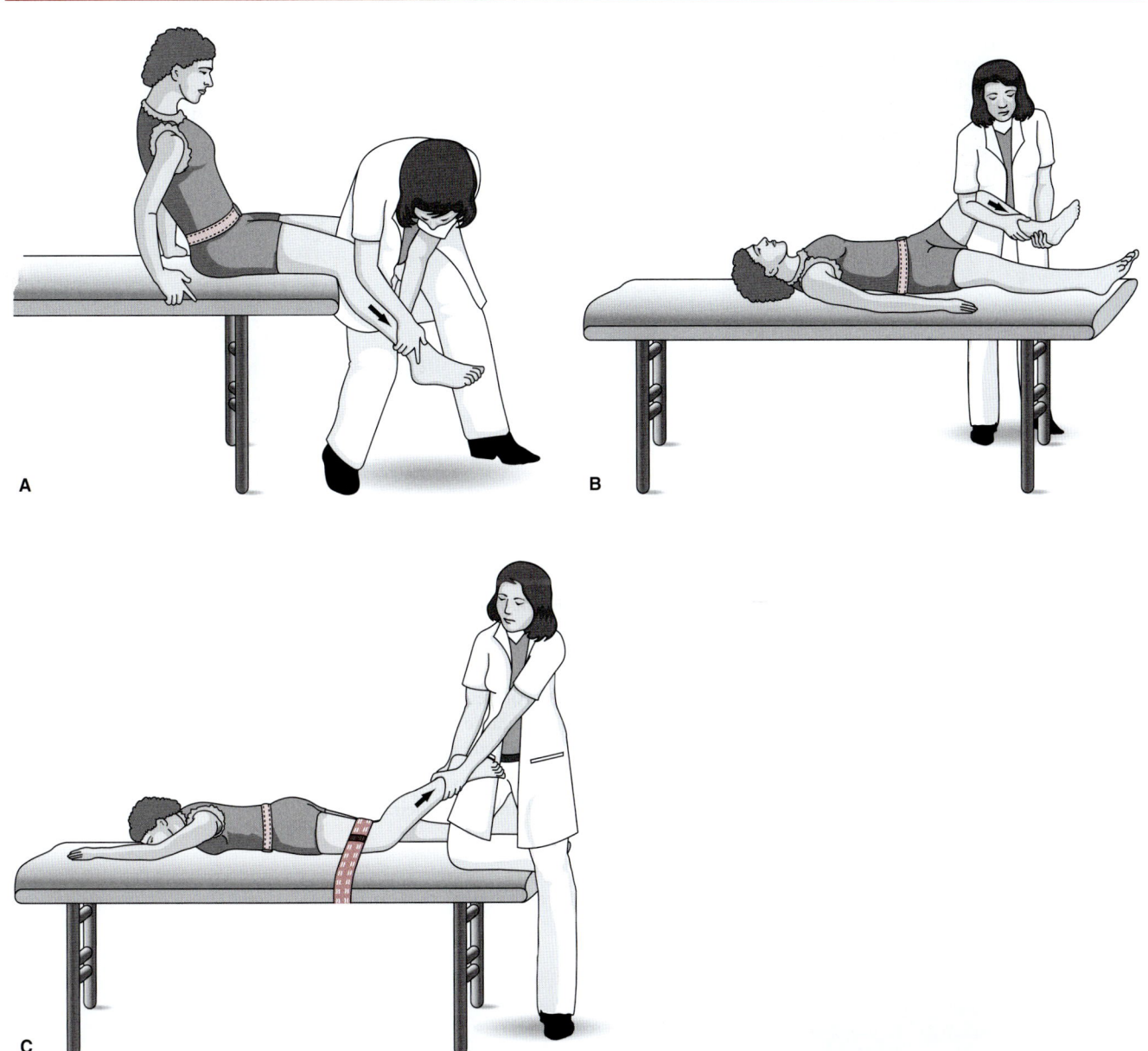

FIGURA 18-68 Distração na articulação tibiofemoral.

Restrições de hipomobilidade pericapsular também ocorrem com a cabeça da fíbula posicionada anterior ou posteriormente. O teste de mobilidade passiva demonstra movimento reduzido com sensação capsular no final do movimento. O tratamento são alongamentos capsulares ântero-mediais (pé em flexão plantar; Fig. 18-71) ou póstero-mediais (pé em dorsiflexão).

Técnicas de energia muscular

Trato iliotibial/tensor da fáscia lata. O paciente é posicionado em supino com o joelho não envolvido flexionado e apoiado pelo fisioterapeuta, enquanto a coxa da perna envolvida repousa sobre a mesa com a perna pendendo na borda (Fig. 18-72). Enquanto estabiliza a perna não envolvida, o fisioterapeuta move a outra perna em adução do quadril até o ponto de restrição. Técnicas de alongar-relaxar, contrair-relaxar e técnicas de contrair-relaxar do agonista podem ser usadas para aumentar a amplitude.

Quadríceps. O paciente é posicionado em supino e o fisioterapeuta flexiona o seu joelho até o ponto de restrição (Fig. 18-73). Técnicas de alongar-relaxar, contrair-relaxar e de contrair-relaxar do agonista são usadas para aumentar mais a amplitude.

Automobilizações
Para aumentar a extensão

▶ Hiperextensões com toalha. Uma toalha com altura suficiente para elevar a panturrilha e a coxa fora da mesa é colocada

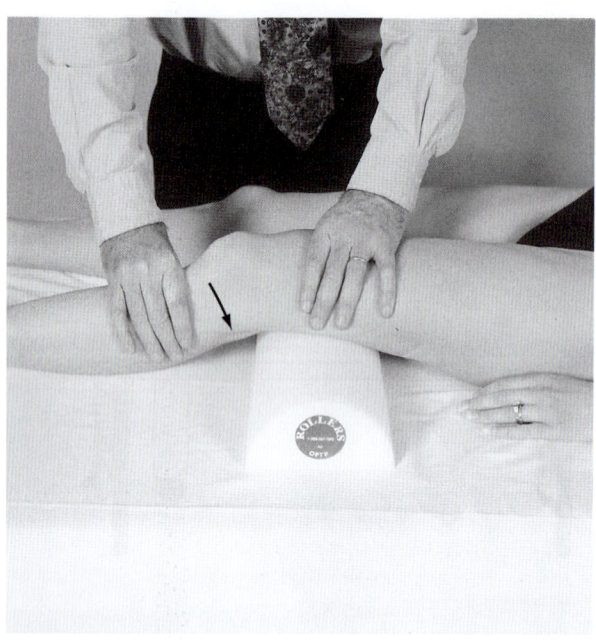

FIGURA 18-69 Deslizamento posterior da tíbia.

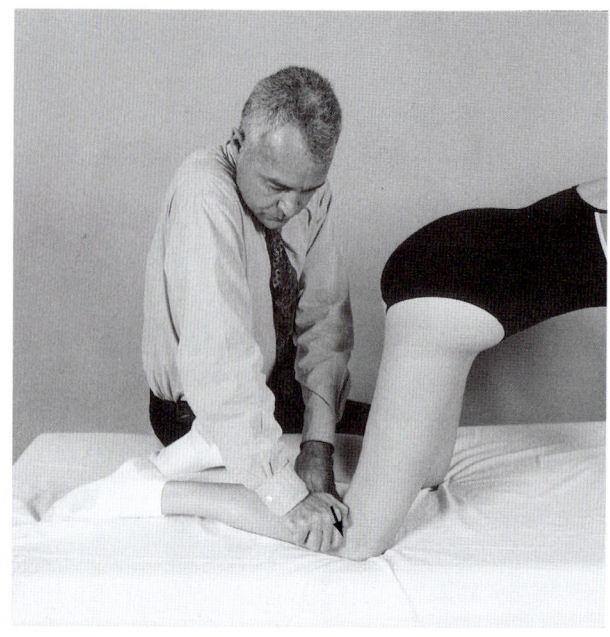

FIGURA 18-71 Mobilização da articulação tibiofibular proximal.

sob o calcanhar (Fig. 18-74). Um peso pode ser adicionado à parte anterior da tíbia ou do fêmur para ajudar a recuperar a hiperextensão no joelho.
▶ Suspensões em prono (Fig. 18-75) 🎬 *vídeo*.

▶ Ajuste do quadríceps. Esses exercícios são feitos várias vezes durante o dia e também podem ser realizados durante o exercício de extensão com toalha.
▶ Extensão de pé (Fig. 18-76) com o pé colocado sobre um banco ou cadeira.

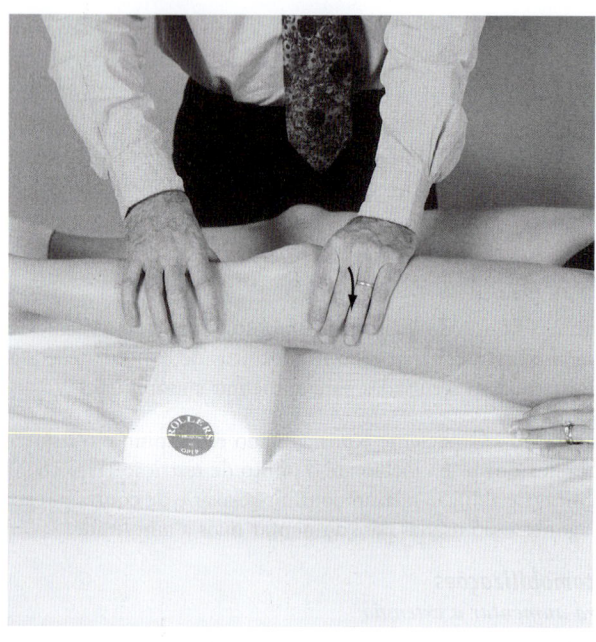

FIGURA 18-70 Deslizamento posterior do fêmur.

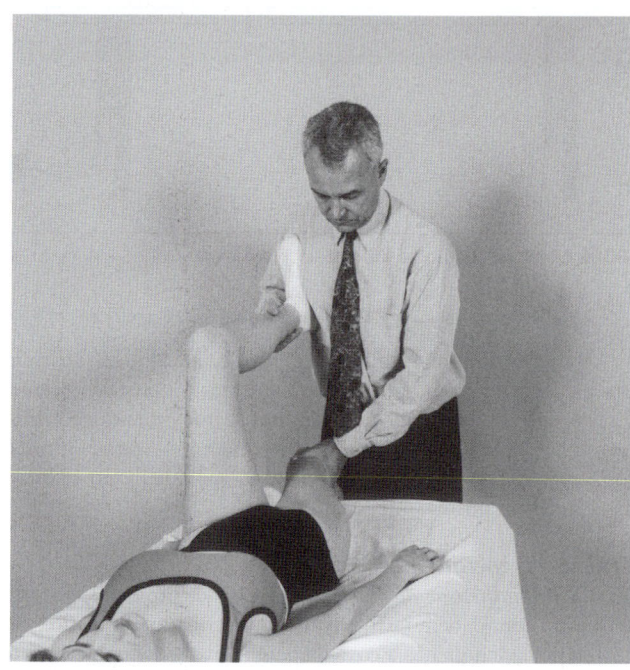

FIGURA 18-72 Alongamento do trato iliotibial à direita.

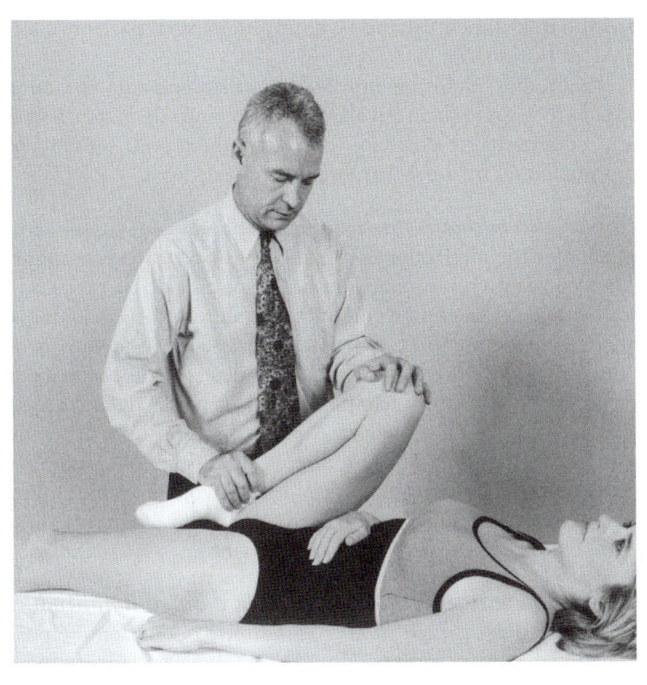

FIGURA 18-73 Técnica de energia muscular para o quadríceps.

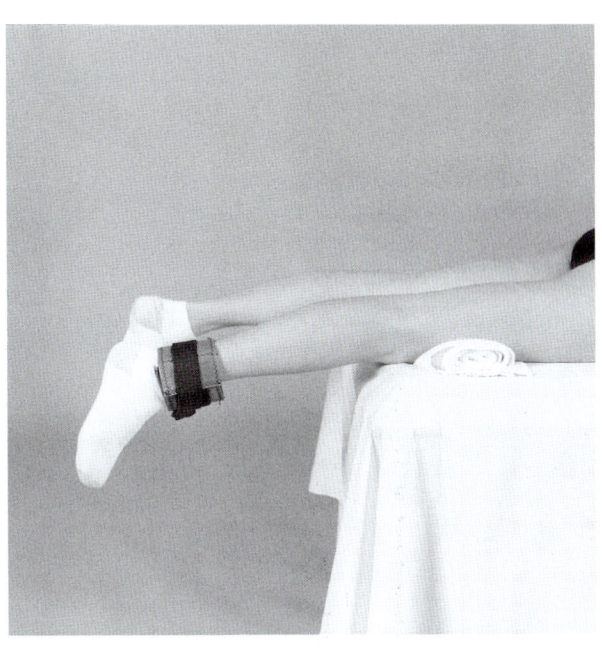

FIGURA 18-75 Suspensões em prono.

Para aumentar a flexão

▶ Deslizamentos na parede em supino são realizados até que 90° de flexão sejam atingidos, seguidos de deslizamentos do calcanhar na posição sentada com pressão excessiva passiva (Fig. 18-77).

▶ O paciente é posicionado em supino ou sentado. Uma toalha/travesseiro enrolado de tamanho suficiente é colocada sob o joelho de modo que ele seja ativamente flexionado e a toalha/travesseiro possa ser mantida no lugar funcionando como apoio. Com as duas mãos, o paciente segura a região anterior da parte inferior da perna e entrelaça os dedos. Puxando com

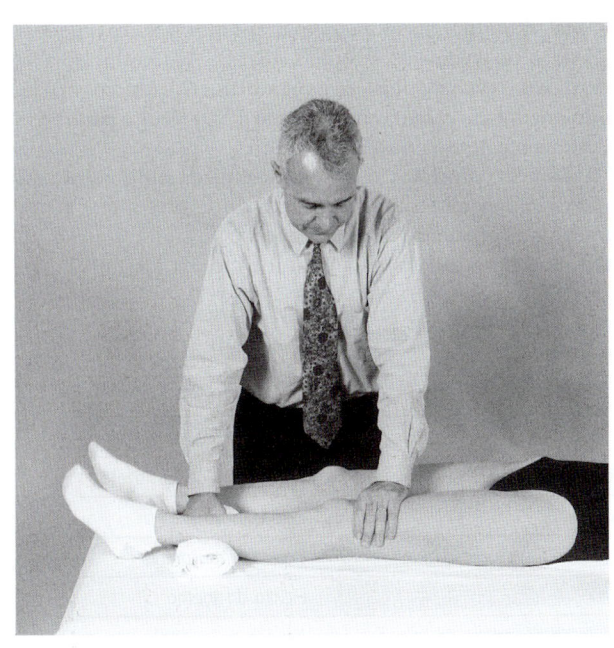

FIGURA 18-74 Hiperextensão com a toalha.

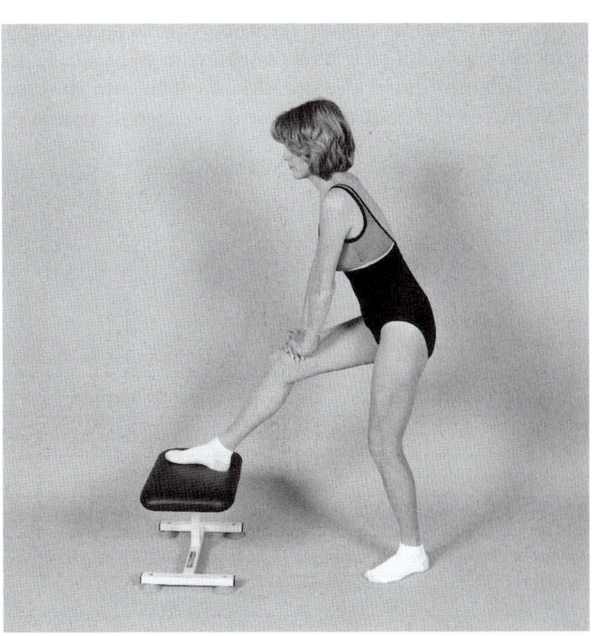

FIGURA 18-76 Extensão em pé.

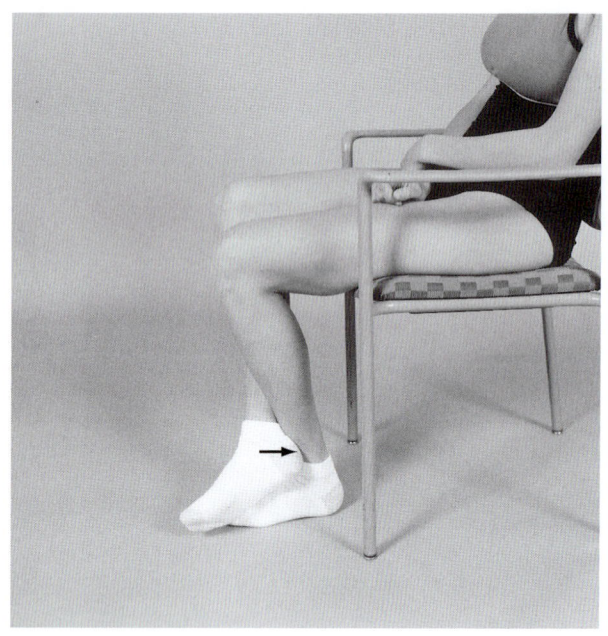

FIGURA 18-77 Deslizamentos de calcanhar sentado com pressão excessiva passiva.

suavidade a parte inferior da perna posteriormente, a flexão do joelho pode ser aumentada.

▶ O paciente é posicionado em quatro apoios, com o joelho sobre uma superfície acolchoada e com o pé posicionado em inversão e flexão plantar. Ele tenta manter o calcanhar para baixo com a mão direita enquanto traz a nádega até o calcanhar, ao mesmo tempo mantendo a rotação interna.

Mobilizações com movimentos[749]

Técnica para melhorar a flexão do joelho. Como regra geral para usar mobilização com técnicas de movimento (ver Cap. 11) para dor no joelho, o fisioterapeuta desliza medialmente em caso de dor na parte medial deste e lateralmente em caso de dor na parte lateral.[749]

O paciente está na posição deitada em prono e o fisioterapeuta de pé no lado da articulação envolvida contralateral. Um cinto é colocado ao redor da cintura do fisioterapeuta e da parte inferior da perna do paciente. Aquele estabiliza a coxa com uma das mãos e com a outra sustenta a parte inferior da perna. Ele desliza o joelho medialmente usando o cinto, enquanto o paciente é solicitado a flexioná-lo.

Para aplicar deslizamento lateral, o fisioterapeuta fica de pé ao lado da extremidade envolvida e usa o cinto de maneira similar. O deslizamento posterior (dorsal) também pode ser tentado, se o medial ou o lateral não forem bem-sucedidos.

Técnica alternativa. O paciente é posicionado em supino, com o joelho envolvido flexionado de modo que o pé repouse sobre a cama, enquanto o fisioterapeuta fica de pé ao lado da extremidade envolvida. Um cinto é colocado ao redor do tornozelo do paciente e por ele mantido. O fisioterapeuta segura o joelho envolvido com as duas mãos entrelaçando os dedos e colocando a palma de uma das mãos sobre o platô tibial e a palma da outra sobre a extremidade distal do fêmur. A partir dessa posição, aproxima as mãos, deslizando a tíbia em direção posterior, enquanto o paciente tenta flexionar ativamente o joelho envolvido e aplicar pressão em flexão adicional com o cinto. A técnica é repetida várias vezes, e a amplitude de movimento e os sintomas são reavaliados.

Técnicas de thrust de alta velocidade e baixa amplitude

Correção para a cabeça fibular posterior.[750] O paciente é posicionado em supino, com o fisioterapeuta de pé ao lado da mesa, oposto à disfunção. Este segura o pé e o tornozelo do paciente da extremidade envolvida com a mão que não realiza o *thrust* e flexiona o quadril e o joelho do paciente a 90°. O fisioterapeuta primeiro coloca o dedo indicador de sua mão que realiza o *thrust* na prega poplítea, monitorando a cabeça fibular não funcional. Depois, prende o pé do paciente no lado da disfunção em sua axila. Ele exerce um rápido movimento de *thrust* para baixo na tíbia distal e na fíbula enquanto puxa simultaneamente a cabeça fibular anteriormente com seu dedo indicador.

Técnicas para aumentar a extensibilidade do tecido mole

Aumentar a extensibilidade dos tecidos moles é a marca do protocolo de reabilitação funcional do joelho e inclui alongamento do trato iliotibial, dos isquiotibiais, do quadríceps, dos flexores do quadril e do tendão do calcâneo[179,303] (Tab. 18-24). As técnicas de alongamento para o trato iliotibial, os isquiotibiais, o quadríceps e os flexores do quadril são descritas no Capítulo 17. A técnica para o tendão do calcâneo é descrita no Capítulo 19.

Pacientes com rotação interna acentuada do quadril podem requerer alongamento das estruturas anteriores a ele, a fim de aumentar a rotação externa disponível e possibilitar que os músculos glúteos trabalhem na amplitude interna.[460]

TABELA 18-24 Alongamento muscular: posições de alongamento máximo e de estiramento

Músculo	Alongamento máximo	Estiramento
Gastrocnêmio	Articulação subtalar neutra, extensão do joelho	Dorsiflexão do tornozelo
Sóleo	Articulação subtalar neutra, flexão do joelho	Dorsiflexão do tornozelo
Isquiotibiais mediais	Rotação externa, abdução e flexão do quadril	Extensão do joelho
Isquiotibiais laterais	Rotação interna e flexão do quadril	Extensão do joelho
Reto femoral	Extensão do quadril	Flexão do joelho
Tensor da fáscia lata	Flexão do joelho, extensão e rotação interna do quadril	Adução do quadril
Trato iliotibial	Extensão do quadril, rotação neutra do quadril, leve flexão do quadril	Adução do quadril

Técnica de mobilização dos tecidos moles para o tensor da fáscia lata

O paciente é colocado em decúbito lateral, com a parte superior da perna flexionada no quadril a cerca de 80°, de costas para o fisioterapeuta (Fig. 18-78). Este coloca os polegares de ambas as mãos na extremidade proximal do tensor da fáscia lata e depois aplica pressão profunda em direção caudal, seguindo o caminho do músculo (Fig. 18-78). O deslizamento profundo é repetido várias vezes, e a flexibilidade do músculo é reavaliada. Também é possível usar o nó do dedo médio ou a ponta do cotovelo para aplicar a pressão profunda, embora a força excessiva deva ser evitada.

Mobilização dos tecidos moles da área dos isquiotibiais

O paciente é colocado em decúbito ventral, com os joelhos apoiados em posição flexionada. Usando uma das mãos, o fisioterapeuta estabiliza a área posterior dos isquiotibiais e, com palma da outra, usa o nó dos dedos para aplicar uma série de golpes verticais (Fig. 18-79). Ele também usa o nó do dedo médio ou a ponta do cotovelo para aplicar a pressão profunda.

Técnicas de liberação miofascial

Em cada uma das seguintes técnicas, a pressão aplicada sustentada segue os padrões de forma tridimensional, sendo mantida por um mínimo de 3 a 5 minutos ou até que o amaciamento ou liberação ocorra.

Liberação miofascial da área suprapatelar e do quadríceps. O paciente é posicionado em supino. Usando uma das mãos, o fisioterapeuta pressiona suavemente a patela em direção caudal, enquanto puxa a área do quadríceps cranialmente com a outra mão.

Liberação miofascial da área infrapatelar. O paciente é posicionado em supino. Usando uma das mãos, o fisioterapeuta pressiona suavemente a patela em direção cranianal, enquanto

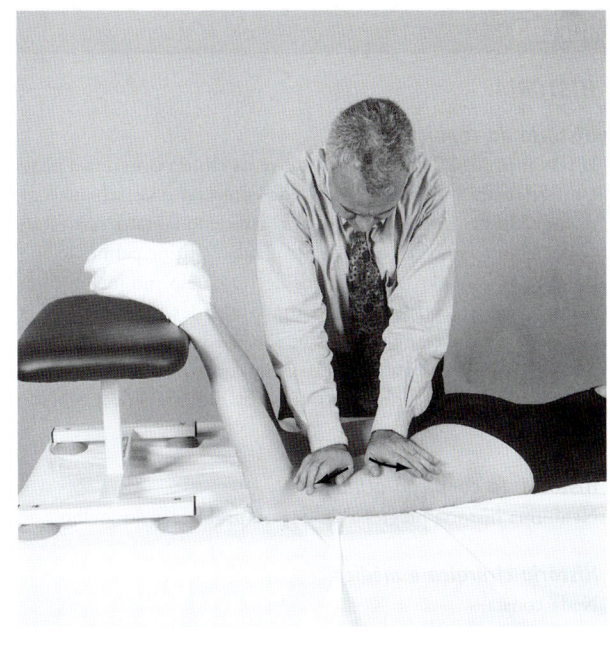

FIGURA 18-79 Mobilização do tecido mole dos isquiotibiais.

puxa a região posterior da parte inferior da perna caudalmente com a outra mão.

Liberação miofascial da área do tríceps sural. O paciente é posicionado em decúbito ventral, com a perna envolvida flexionada no joelho e o pé repousando sobre o ombro do fisioterapeuta. Usando ambas as mãos, o fisioterapeuta pressiona os dedos fundo na área do gastrocnêmio e afasta lateralmente (Fig. 18-80).

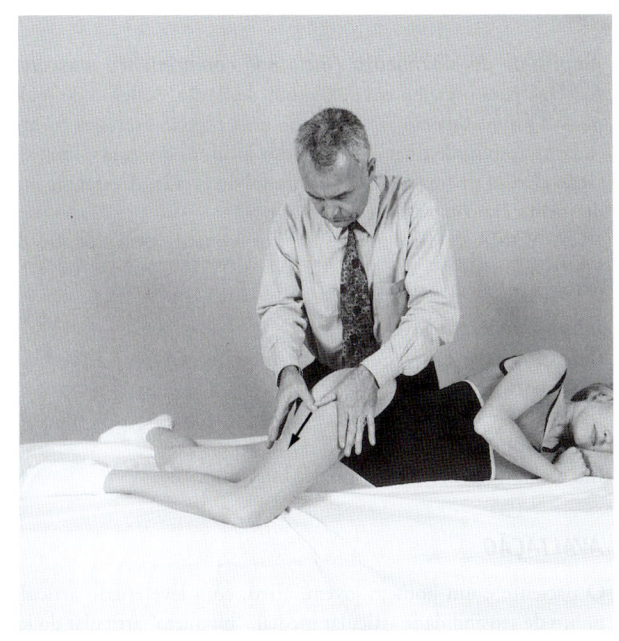

FIGURA 18-78 Mobilização do tecido mole do tensor da fáscia lata.

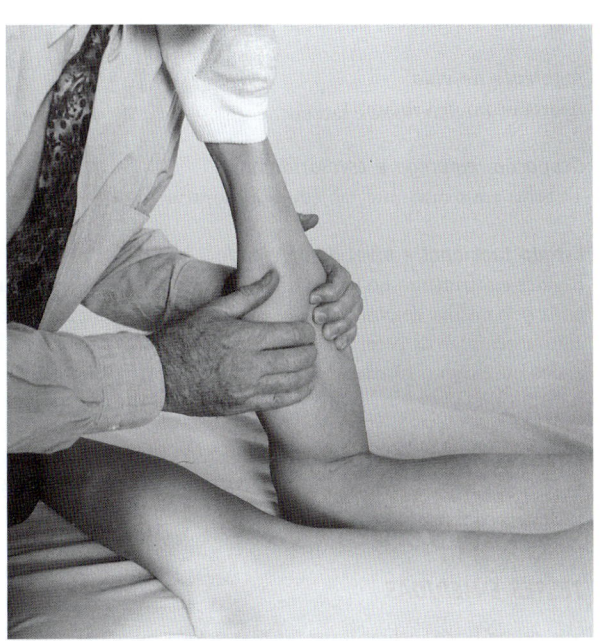

FIGURA 18-80 Liberação miofascial do tríceps sural.

ESTUDO DE CASO DOR NA PARTE MEDIAL DO JOELHO

HISTÓRIA

História da condição atual
Um homem de 27 anos apresentou-se na clínica com dor repentina e intermitente no joelho direito que começou duas semanas atrás, quando ele sentiu seu joelho direito girar enquanto descia escadas. O paciente relatou sensação de "frouxidão", principalmente ao subir escadas, e sensações ocasionais de "bloqueio" no joelho direito. A dor, segundo ele, aumentou com atividades envolvendo flexão do joelho. O paciente procurou seu médico, que pediu radiografias, diagnosticou a condição como uma possível ruptura meniscal medial e prescreveu fisioterapia. Ele também recebeu um par de muletas.

História da condição atual
Nenhuma história pregressa de dor ou problemas no joelho.

História cirúrgica e médica
Nada consta.

Medicamentos
Nenhum.

Estudos de imagem
As radiografias eram negativas para corpos livres, tumores e fratura.

Hábitos sociais (passados e presentes)
Não fumante e não alcoolista; estilo de vida ativo.

História social
Solteiro, mora sozinho.

História familiar
Nenhuma história relevante de problemas no joelho na família.

Ambiente de vida
Apartamento de solteiro.

Ocupação, emprego e escolaridade
Trabalha em tempo integral; educação superior.

Estado funcional e nível de atividade
Rigidez e sofrimento no joelho direito estavam presentes ao levantar-se pela manhã, embora houvesse edema mínimo. A dor aumentou com sustentação de peso, em especial ao caminhar em planos inclinados ou escadas. O edema aumentava no final do dia e após o trabalho.

Estado de saúde (autorrelato)
O paciente relatou estar com saúde geral boa, mas a dor interfere nas tarefas de casa e do trabalho.

TESTES E MEDIDAS

Seu exame físico incluiu inspeção para atrofia muscular, palpação para áreas de sensibilidade e crepitação, teste muscular de todos os músculos principais, medida de ADMA e ADMP e teste específico para ruptura meniscal medial (testes de McMurray, de McIntosh, de Apley e de Steinmann modificados) e instabilidade (testes de Lachman e de deslocamento de pivô).

Características antropométricas
O paciente tem 1,81 m e 81 kg. As medidas da circunferência do quadríceps direito e do VMO estavam normais, comparadas com o outro lado. Edema mínimo foi observado na linha articular medial.

Comunidade e integração/reintegração ao trabalho
O paciente relatou que trabalha na área de construção, a qual envolve muitos exercícios de subida, levantamento de peso e agachamento.

Marcha, locomoção e equilíbrio
O paciente estava deambulando bem com muletas, usando sustentação de peso conforme tolerado.

Integridade e mobilidade articulares

▶ A palpação revelou ponto sensível ao longo da linha articular medial do joelho direito.

▶ Os movimentos acessórios passivos estavam reduzidos em flexão, comparados com o outro lado.

Desempenho motor: força, potência, resistência
O exame físico revelou que o paciente só era capaz de flexionar o joelho ativamente até 60° (ver a seguir). Força normal foi encontrada entre as amplitudes de 0 e 60° de flexão.

Dor
A dor foi classificada em 8 de 10 com determinadas posições de joelho e com sustentação de peso.

Postura
A postura geral era boa.

Amplitude de movimento (incluindo comprimento muscular)
A ADM para o joelho era de 0 a 60° de flexão. A flexão do joelho passiva foi medida em 70°. Quando uma pressão excessiva foi aplicada na amplitude final, a mesma dor local foi evocada e uma sensação elástica de final do movimento foi detectada. A extensão ativa do joelho era completa e livre de dor.

A ADMA da extremidade inferior esquerda estava dentro dos limites normais.

Integridade reflexa
Reflexos patelar e do tendão do calcâneo normais e simétricos bilateralmente.

Integridade sensorial
Intacto ao toque leve em L2 a S2, bilateralmente.

AVALIAÇÃO

O paciente é um homem jovem, ativo, com leve efusão articular, ponto de sensibilidade articular medial, "bloqueio" articular do joelho direito e dor com sustentação de peso, que resulta em limitações funcionais em casa e no trabalho.

DIAGNÓSTICO FISIOTERAPÊUTICO

Mobilidade articular, função motora, desempenho muscular e ADM prejudicados associados a distúrbios de ligamento ou de outros tecidos conjuntivos do joelho direito. Os achados clínicos indicam possível ruptura meniscal medial.

INTERVENÇÃO

Um programa de intervenção conservadora foi realizado na tentativa de melhorar a tolerância às atividades domiciliares e do trabalho. O paciente foi instruído a evitar ECCF e a restringir a sustentação de peso durante a deambulação por 3 a 5 semanas.

Infelizmente, ele não respondeu bem à abordagem conservadora. Foi reencaminhado ao médico e passou por meniscectomia e reparo meniscal (ver Cap. 29 para a discussão desses procedimentos).

ESTUDO DE CASO DOR NA PARTE ANTERIOR DO JOELHO ESQUERDO

HISTÓRIA

História da condição atual[685]
Uma mulher de 30 anos apresentou-se com história de dor progressiva na parte anterior do joelho esquerdo. A dor tinha iniciado de maneira gradual três meses depois que ela começou a jogar hóquei. Ela negou qualquer mecanismo traumático. A dor aumenta com hiperflexão e atividades de sustentação de peso, melhora com repouso, mas parece agravar-se com a posição sentada prolongada. A paciente também notou dificuldade em atingir a extensão completa do joelho e tem edema e rigidez intermitentes. Tentativas anteriores com anti-inflamatórios orais apenas melhoraram levemente a dor.

História da condição atual
Nenhuma história prévia de cirurgia ou lesão no joelho.

História cirúrgica e médica
Nada consta.

Medicamentos
Nenhum.

Outros testes e medidas
Radiografias foram negativas para corpos livres, tumores e fraturas.

Hábitos sociais (passados e presentes)
Não fumante e não alcoolista; estilo de vida ativo.

História social
Solteira; mora sozinha.

História familiar
Nenhuma história relevante de problemas no joelho na família.

Crescimento e desenvolvimento
Desenvolvimento normal; destra.

Ambiente de vida
Casa de dois andares.

Ocupação, emprego e escolaridade
Trabalha em tempo integral, educação superior.

Estado funcional e nível de atividade
A paciente negou qualquer bloqueio de seu joelho esquerdo, embora sentisse o joelho afrouxar em algumas ocasiões devido à dor. Narrou aumento da dor em escadas, principalmente ao subir, e com a posição sentada prolongada.

Estado de saúde (autorrelato)
A paciente relatou estar em boa saúde geral, mas sente dor intermitente com as tarefas de casa e do trabalho.

QUESTÕES

1. Quais estruturas você suspeita que estão danificadas nessa paciente e que requerem exame específico?
2. O que a história de dor com posição sentada prolongada e de movimentos na escada pode dizer ao fisioterapeuta?
3. Quais outras atividades você suspeita que aumentariam os sintomas da paciente? Por quê?
4. Para ajudar a descartar as várias causas de dor na parte anterior do joelho, quais outras perguntas podem ser feitas?
5. Qual é sua hipótese de trabalho nesse estágio? Cite os vários diagnósticos que podem apresentar-se com esses sinais e sintomas e os testes que você usaria para descartar cada um deles.
6. Essa história/apresentação justifica um exame? Por quê?

TESTES E MEDIDAS

Devido à natureza gradual da dor da paciente, foi realizado um exame do quadrante inferior, que não evocou nenhum sinal ou sintoma de patologia grave, nem comprometimento neurológico evidente. O exame físico incluiu uma inspeção para atrofia muscular, palpação para áreas de sensibilidade e crepitação, teste muscular de todos os principais músculos ao redor do joelho, mensuração de ADMA e ADMP e testes especiais.

Características antropométricas
A paciente tem 1,76 m e 75 kg. Medidas de circunferência para o quadríceps esquerdo e o VMO revelaram atrofia leve do VMO, comparadas com o membro contralateral. A inspeção do joelho esquerdo revelou efusão 1+.

Comunidade e integração/reintegração ao trabalho
A paciente afirmou que trabalhava em um escritório.

Marcha, locomoção e equilíbrio
A paciente estava deambulando com padrão de marcha antálgica leve e fase de apoio aumentada do lado esquerdo.

Integridade tegumentar
Não testada.

Integridade e mobilidade articulares
▶ Patela baixa foi observada.
▶ Não havia crepitação.

▶ Testes especiais (incluindo Lachman, da gaveta anterior e teste de estresse em varo e em valgo próximo de 0 e 30° de flexão cada um) foram negativos. O teste de McMurray foi positivo no lado esquerdo.

Desempenho motor: força, potência, resistência
Foi observada fraqueza do glúteo médio do lado esquerdo. A rotação externa de quadril era mais fraca no lado esquerdo do que no direito.

Dor
O tendão da patela esquerdo estava contraído e sensível. A sensibilidade também foi observada sobre as facetas patelares medial e lateral, sobre a linha articular medial anterior e sobre a fossa poplítea. Os ligamentos colaterais, as estruturas laterais e os músculos isquiotibiais não estavam dolorosos. A dor foi classificada em 8 de 10 ao subir escadas e após ficar sentada por tempo prolongado.

Postura
A postura geral era boa.

Amplitude de movimento (incluindo comprimento muscular)
Faltou 3° de extensão total e 10° de flexão total no joelho esquerdo. O joelho esquerdo exibia um sinal J positivo. A ADMA da extremidade inferior direita estava dentro dos limites normais. Déficits de flexibilidade bilateral foram encontrados no trato iliotibial, no gastrocnêmio e no reto femoral, sendo mais acentuados no lado esquerdo.

Integridade reflexa
Reflexos da patela e do calcâneo normais e simétricos bilateralmente.

AVALIAÇÃO
A paciente é uma mulher jovem, ativa, com leve efusão articular, ponto de sensibilidade e dor com atividades de sustentação de peso, incluindo subir escadas, que resultam em limitações funcionais em casa e no trabalho.

DIAGNÓSTICO FISIOTERAPÊUTICO
Essa paciente parece ter danos de função motora, desempenho muscular, mobilidade articular, inflamação localizada e ADM prejudicada. De forma mais específica, parece se enquadrar na categoria de dor patelar com mau alinhamento, com presença de instabilidade leve.

PROGNÓSTICO

Nível previsto favorável de melhora na função
Foi planejada uma tentativa de intervenção conservadora para o curso de seis semanas, a fim de melhorar a tolerância da paciente às atividades domésticas normais e ao trabalho.

QUESTÕES

1. Tendo feito o diagnóstico provisório, qual será a sua intervenção?
2. Como descrever essa condição à paciente?
3. Como explicar-lhe a análise racional por trás de sua intervenção?
4. Quais atividades você aconselharia a paciente a evitar? Por quê?
5. Como determinar a intensidade de sua intervenção?
6. Estime o prognóstico dessa paciente.
7. Quais modalidades podem ser usadas nessa intervenção? Por quê?
8. Quais técnicas manuais seriam apropriadas para a paciente e qual sua análise racional?
9. Quais exercícios você prescreveria? Por quê?

Controle da dor e da inflamação
Foi aplicado calor úmido no joelho antes e uma compressa fria depois de cada sessão. Também é possível aplicar massagem com gelo antes e depois da atividade.

Promoção e progressão da saúde
O mau alinhamento e a má localização foram tratados inicialmente com bandagem, estabilização muscular e estimulação elétrica. Teria sido usado ortótico se isso não fornecesse alívio.

Modificação de exercício é uma das chaves para um programa de reabilitação bem-sucedido, e a identificação do mecanismo de desencadeamento é importante. A ADM na qual a resistência não promoveu desconforto foi identificada, sendo planejado um programa de fortalecimento utilizando essa amplitude livre de dor.[141]

Técnicas manuais específicas
Uma variedade de técnicas de alongamento manual foi usada para alongar o reto femoral, o trato iliotibial e o gastrocnêmio. Mobilizações patelares foram realizadas nas amplitudes finais de flexão e de extensão.

O alongamento do retináculo lateral foi feito manualmente, após uma aplicação de ultrassom, e a paciente foi instruída nas técnicas de alongamento a serem realizadas em casa.

Análise e integração das cadeias cinéticas aberta e fechada na reabilitação
A atrofia do VMO e a deficiência de força no glúteo médio foram tratadas. Tanto os ECCF quanto os ECCA foram incluídos no protocolo, certificando-se de permanecer nas amplitudes seguras. A carga excêntrica foi estimulada durante o processo de reabilitação e incorporada aos exercícios funcionais dos cinco padrões básicos de atividade do quadríceps:[141]

1. Ajuste isométrico do quadríceps com a perna reta e elevação da perna.
2. Extensão de joelho concêntrica, isométrica ou isocinética.
3. Trabalho concêntrico de padrão de impulso extensor (agachamento).
4. Trabalho excêntrico isotônico em padrão de extensão da perna.
5. Trabalho do quadríceps excêntrico em padrão de agachamento de impulso extensor.

Controle de abuso e cargas de força: estabilização e flexibilidade
A intervenção foi iniciada sem ortóticos; se não houver progresso, esse recurso serve como terapia suplementar.[141] Exercícios domiciliares para alongar o trato iliotibial, o reto femoral e o gastrocnêmio foram prescritos para complementar o programa de alongamento manual. Alongamentos de segmentos distais e proximais foram incluídos.

Manutenção da força geral e do condicionamento
Para manter o nível de condicionamento geral da paciente durante o período de intervenção, o uso de um ergonômetro para a parte superior do corpo foi prescrito. Como alternativa, uma bicicleta ergométrica foi usada, evitando-se as amplitudes dolorosas por meio do ajuste da altura do assento.

Treinamento neuromuscular
Controle específico do VMO e do glúteo médio foi requerido.

Educação da paciente
A paciente foi instruída no uso de calor úmido e gelo e bandagem. As razões para não se exercitar devido à dor foram discutidas, e a paciente foi orientada a evitar o agachamento profundo ou atividades de flexão do joelho em futuro imediato.[9] Exercícios para o VMO foram projetados para ocorrer em sessões frequentes, mas curtas, distribuídas ao longo de todo o dia. Um programa de alongamento domiciliar também foi incluído.

Retorno à função
O retorno gradual à função foi implementado, com base no desenvolvimento das habilidades neuromusculares específicas para as atividades esportivas da paciente. Exercícios para continuar o treinamento de fortalecimento, flexibilidade e resistência foram mantidos, e a paciente foi instruída a continuar usando gelo após as atividades.[9]

Frequência e duração
As sessões foram programadas para 2 ou 3 vezes por semana, durante quatro semanas.

Reavaliação
Testes e medidas selecionados foram realizados para avaliar o progresso da paciente quanto aos objetivos, a fim de modificar ou redirecionar a intervenção, se não houver progresso.

Critérios para alta
A paciente receberá alta quando alcançar os objetivos funcionais estabelecidos, recusar intervenção adicional, for incapaz de progredir quanto aos objetivos por causa das complicações ou quando o fisioterapeuta determinar que ela não irá mais se beneficiar das sessões de fisioterapia.

Coordenação, comunicação e documentação
O estado da paciente foi comunicado a ela e a seu médico. A documentação incluiu todos os elementos do tratamento da paciente/cliente. O plano de alta foi fornecido.

Educação do paciente
Reexame e reavaliação periódicos do programa domiciliar foram planejados, utilizando instrução escrita e ilustrações. A paciente foi instruída quanto a posturas adequadas e quanto a posições e movimentos a serem evitados em casa e no trabalho. Ela também foi orientada acerca dos benefícios de um programa de condicionamento em andamento para prevenir a recorrência de danos.

ESTUDO DE CASO DOR NA PARTE LATERAL DO JOELHO COM CORRIDA

HISTÓRIA

História da condição atual
Um corredor de 22 anos queixou-se de dor na parte lateral do joelho direito que se irradiava até a parte lateral da coxa e para baixo até a região proximal da parte lateral da tíbia. A dor era agravada com a corrida, especialmente em subidas, e tinha começado cerca de seis semanas atrás, quando ele iniciou treinamento para triatlo. O paciente relatou que não tinha dor ao caminhar. Ele procurou seu médico, que prescreveu uma sequência de AINEs e recomendou fisioterapia.

História da condição atual
Nenhuma história prévia de dor na extremidade inferior.

História cirúrgica e médica
Nada consta.

Medicamentos
Ibuprofeno, 800 mg por dia.

Estado funcional e nível de atividade
A dor estava interferindo no treinamento para um triatlo. O paciente também sentiu dor ao subir escadas.

Estado de saúde (autorrelato)
O paciente relatou estar em boa saúde geral.

QUESTÕES

1. Quais estruturas podem estar com problemas relacionados às queixas de dor na parte lateral do joelho agravada com a corrida?
2. O que a história de início gradual de dor relacionada à mudança no treinamento pode dizer ao fisioterapeuta?
3. Por que você acha que os sintomas do paciente pioram com a corrida em subidas, mas não afetam a caminhada?
4. Quais perguntas adicionais devem ser feitas para ajudar a descartar dor referida na coluna lombar?
5. Qual é sua hipótese diagnóstica nesse estágio? Cite os vários diagnósticos que podem apresentar esses sinais e sintomas e os testes que devem ser usados para descartar cada um deles.
6. Essa apresentação/história justifica um exame? Por quê?

TESTES E MEDIDAS

O exame físico do paciente revelou uma área de edema leve sobre o côndilo lateral do fêmur esquerdo. Uma pequena ondulação da pele foi observada ao longo da linha média do comprimento lateral da coxa esquerda.

Marcha, locomoção e equilíbrio
O paciente deambulou com evidência de puxão do calcanhar. Os pés eram mantidos em leve rotação externa durante toda a marcha, com o lado direito mais visível do que o esquerdo. Foi observada pronação excessiva com marcha e sustentação de peso, o lado direito mais do que o esquerdo. Os equilíbrios dinâmico e estático estavam reduzidos na perna direita, conforme evidenciado nas atividades de equilíbrio unilateral.

Desempenho motor: força, potência, resistência
▶ Força da extremidade inferior classificada em 5 de 5 para os músculos principais da extremidade inferior.
▶ A dor foi evocada com abdução resistida do quadril.

▶ Foi observada dominância dos isquiotibiais sobre o glúteo máximo.

Aparelhos ortóticos, protetores e de suporte
O paciente nunca tinha usado nenhum aparelho, mas foi informado de que tinha uma discrepância no comprimento da perna. A análise do calçado revelou uso de compressão excessiva no meio da sola do pé.

Dor
▶ A dor foi classificada em 7 de 10 com corrida.

▶ A dor foi provocada com palpação resistida da parte lateral do joelho, do TFL e do glúteo médio.

▶ Foi sentida leve crepitação sobre o côndilo do fêmur direito durante o movimento do joelho.

▶ O teste de compressão de Noble mostrou-se positivo para dor.

Postura
▶ A postura do paciente era muito ereta.

▶ A crista ilíaca era cerca de 2,5 cm mais baixa no lado direito.

▶ A posição relaxada do calcâneo demonstrou pronação bilateral, presente mais no direito do que no esquerdo.

▶ Havia leve joelho valgo, bilateralmente.

Amplitude de movimento (incluindo comprimento muscular)
A ADMA do joelho direito estava dentro dos limites normais, em comparação com o lado não envolvido. Um arco doloroso foi evocado em cerca de 30° de flexão com a extensão ativa do joelho. Outros achados incluíram:

▶ Flexibilidade reduzida do gastrocnêmio com dorsiflexão ativa limitada a 0° bilateralmente quando o pé estava em posição neutra subtalar e o joelho estendido.

▶ Flexibilidade reduzida do quadríceps bilateralmente usando teste de Ely em 90° de flexão do joelho.

▶ Flexibilidade reduzida dos isquiotibiais bilateralmente, conforme demonstrado com a elevação da perna reta de 70°.

▶ Teste de Thomas positivo com 20° de flexão do quadril e flexão do joelho em 40°.

▶ Teste de Ober positivo para flexibilidade reduzida e dor, com a perna aduzida mensurada em 12,5 cm a partir da mesa.

Integridade reflexa
Reflexos patelar e do calcâneo normais e simétricos, bilateralmente.

Integridade sensorial
Intacto ao toque leve em L2 a S1, bilateralmente.

DIAGNÓSTICO FISIOTERAPÊUTICO
Integração de padrões de prática 4D e 4E: distúrbios na mobilidade das articulações, na função motora, no desempenho muscular e na ADM associados a distúrbio de ligamento ou de outro tecido mole e com inflamação localizada, em especial síndrome do trato iliotibial.

QUESTÕES
1. Tendo feito o diagnóstico provisório, qual será sua intervenção?
2. Como descrever essa condição ao paciente?
3. Por que você acha que o paciente tem os sintomas em apenas uma das pernas?
4. Como explicar-lhe a análise racional por trás de sua intervenção?
5. Quais atividades você aconselharia o paciente a evitar? Por quê?
6. Como determinar a intensidade de sua intervenção?
7. Estime o prognóstico.
8. Quais modalidades podem ser usadas na intervenção desse paciente? Por quê?
9. Quais técnicas manuais seriam apropriadas para esse paciente e qual sua análise racional?
10. Quais exercícios você prescreveria? Por quê?

PROGNÓSTICO
Nível previsto favorável de melhora na função
Durante o período de seis semanas, o paciente demonstrou:

▶ Dor em 2 de 10 com atividade.

▶ Dorsiflexão ativa de tornozelo até, pelo menos, 10°.

▶ Movimento do teste de Ober aumentado *versus* teste inicial.

▶ Elevação da perna reta por 15° *versus* avaliação inicial.

▶ Retorno ao nível funcional anterior com exercícios na escada.

▶ Padrão de marcha normalizado com possível uso de ortótico para corrigir a pronação e a discrepância no comprimento das pernas.

▶ Independência e adesão ao programa de exercício domiciliar.

PLANO DE TRATAMENTO
Frequência e duração
As sessões foram planejadas para duas vezes por semana, durante quatro semanas.

Reexame
Testes e medidas selecionados foram realizados para avaliar o progresso do paciente quanto aos objetivos, a fim de modificar ou redirecionar a intervenção, se não houver progresso.

Critérios para alta
O paciente receberá alta quando alcançar os objetivos funcionais estabelecidos, recusar intervenção adicional, for incapaz de progredir quanto aos objetivos devido a complicações ou quando o fisioterapeuta determinar que ele não se beneficiará mais das sessões de fisioterapia.

FASE I (1 A 3 SEMANAS)
Essa fase envolve, tipicamente, 2 a 4 sessões de fisioterapia.

Objetivos
▶ Redução da inflamação, conforme evidenciado por redução do edema, normalização da temperatura da pele ou sensibilidade diminuída à palpação.

▶ Dor em 5 de 10 ou menos com atividade.

▶ Aumento da flexibilidade, com o teste de Thomas mostrando 10° de flexão do quadril e, pelo menos, 50° de flexão de joelho; dorsiflexão ativa de tornozelo demonstrada em, pelo menos, 5° na posição subtalar neutra, com o joelho estendido.

▶ Teste de Ober mostrando adução da perna para 7,5 cm da mesa.

▶ Elevação da perna reta em 75°.

Modalidades eletroterapêuticas e térmicas

▶ Crioterapia, conforme necessário, após as atividades.

▶ Modalidades térmicas superficiais ou profundas usadas conforme necessário antes das técnicas de alongamento e manuais.

▶ Iontoforese.

▶ Ultrassom pulsado ou contínuo.

Programa de exercícios terapêutico e domiciliar

▶ Exercícios de alongamento sustentado para os isquiotibiais, o quadríceps, o gastrocnêmio e o trato iliotibial.

▶ Exercícios de fortalecimento que incluam agachamentos parciais, passos largos e investidas nas direções anterior e lateral.

▶ Caminhada, conforme tolerado.

▶ Uso de ergonômetro para parte superior do corpo.

Terapia manual

▶ Técnicas de tecido mole para o TFL e para o trato iliotibial.

▶ Alongamento passivo suave dos isquiotibiais, do quadríceps, do gastrocnêmio e do trato iliotibial.

Treinamento neuromuscular

▶ O paciente obteve um levantador de calcanhar de 1,25 cm e foi instruído cerca de seu uso.

▶ Treinamento no sistema de plataforma biomecânico de tornozelo (SPBT) foi fornecido na posição de pé, alternando velocidade e direção de rotação.

▶ Atividades de pé e de alcance unilaterais foram ensinadas, usando a perna não envolvida para alcançar, bem como as extremidades superiores.

▶ Foram realizados exercícios de marcha, incluindo caminhar para trás; caminhada de suporte de equilíbrio para a frente e para trás e cariocas.

FASE II (4 A 6 SEMANAS)

Essa fase, normalmente, envolve 2 a 4 sessões de fisioterapia.

Objetivos

▶ Resolução do processo inflamatório, conforme evidenciado pela eliminação de sensibilidade à palpação.

▶ Dor em 0 de 10 com atividade.

▶ Flexibilidade dentro de 90% das normas aceitas para elevação da perna reta, testes de Ober e de Thomas.

▶ Equilíbrios estático e dinâmico iguais aos do lado não envolvido.

▶ Retorno ao estado funcional anterior e pronto para progressão de retorno à corrida.

Modalidades eletroterapêuticas

Modalidades eletroterapêuticas eficazes foram continuadas.

Programa de exercícios terapêutico e domiciliar

▶ Alongamento estático sustentado dos músculos descritos na Fase I.

▶ Alongamento dinâmico dos isquiotibiais e dos glúteos usando exercícios de marcha alta e de chute alto.

▶ Agachamentos em 90°, conforme tolerado.

▶ Rotação lateral; investidas posteriores e póstero-laterais.

▶ Subir e descer escadas, progredindo para saltos usando alturas de degrau apropriadas, variando de 10 a 29 cm.

▶ *Leg press.*

▶ Extensão da perna.

▶ Giro da perna.

▶ Exercícios de agilidade, incluindo corridas de ida e volta, carioca nas escadas, exercícios de corrida e de corte em todas as direções, saltos e corrida para trás.

▶ Condicionamento cardiovascular, incluindo ergômetro para a parte superior do corpo, bicicleta ergométrica e degraus, usando, neste exercício, múltiplas abordagens e posições do pé.

▶ Caminhada de condicionamento progredindo do nível do solo para montanhas e terreno irregular.

Terapia manual

▶ Liberação miofascial profunda para o TFL e para o trato iliotibial.

▶ Alongamento contínuo dos músculos, conforme descrito na Fase I.

Treinamento neuromuscular

▶ Progressão de SPBT, incluindo desafios de arremessar e segurar, drible com bola, olhos fechados e mudanças de velocidade e de direção.

▶ Exercícios de equilíbrio e alcance de apoio unilateral.

Resultados

O resultado do paciente depende da adesão ao programa de exercício domiciliar recomendado e ao plano de intervenção, bem como de outras mudanças de estilo de vida recomendadas. É previsto que o paciente retorne ao nível pré-lesão em seis semanas, sem recorrência no ano seguinte. Ele entende as estratégias para prevenir limitações funcionais adicionais e para autotratar quaisquer recorrências menores.

ESTUDO DE CASO   LESÃO NO JOELHO COM EDEMA RÁPIDO

HISTÓRIA

História da condição atual

Um homem de 22 anos teve início repentino de dor no joelho direito duas semanas atrás, quando seu calcanhar direito estava no solo enquanto o resto do seu corpo girou para a esquerda. O paciente ouviu um estalo alto e caiu no chão. A dor foi forte e localizada na região póstero-lateral da parte proximal da tíbia. Inicialmente, foi incapaz de permanecer de pé sem ajuda e foi medicado por um cirurgião ortopédico no dia seguinte. A reconstrução do LCA direito foi agendada. O paciente visitou a clínica na semana passada para uma avaliação pré-operatória; a sessão de hoje é sua segunda visita.

História da condição atual
Nenhuma história anterior de dor ou de problemas no joelho.

História cirúrgica e médica
Nada consta.

Medicamentos
Ibuprofeno, quando necessário, para dor.

Hábitos sociais (passados e presentes)
Não fumante, não alcoolista; estilo de vida ativo.

História familiar
Nenhuma história relevante de problemas de joelho na família.

Ambiente de vida
Vive em uma casa no estilo rancho.

Ocupação, emprego e escolaridade
Estudante universitário.

Estado funcional e nível de atividade
Rigidez e dormência leve no joelho direito ao acordar pela manhã, com edema mínimo.

Estado de saúde (autorrelato)
O paciente relatou boa saúde geral.

TESTES E MEDIDAS
O exame físico incluiu inspeção para atrofia muscular, palpação de áreas de sensibilidade e de crepitação, teste muscular dos músculos principais ao redor do joelho direito e medidas de ADMP e ADMA.

Marcha, locomoção e equilíbrio
O paciente movimentava-se bem com muletas, usando sustentação de peso quando tolerado.

Integridade tegumentar
Não testada.

Integridade e mobilidade articulares
- Teste de Lachman positivo.
- Teste de deslocamento de pivô positivo.
- Teste da gaveta anterior positivo.
- Testes de deslocamento de pivô inverso, de McMurray, de Apley e de Slocum negativos.
- Testes de estresse em varo e em valgo negativos.

Desempenho motor: força, potência, resistência
O exame revelou força global do joelho envolvido como estando em 3 de 5, embora os resultados possam ser afetados pela dor.

Dor
A dor estava classificada em 7 de 10 com as atividades funcionais simples.

Postura
A postura global é boa.

Amplitude de movimento (incluindo comprimento muscular)
A ADM do joelho envolvido estava claramente limitada à posição aberta flexionada para o joelho. O paciente era incapaz de atingir a extensão terminal. Os comprimentos musculares secundários à dor não foram avaliados.

DIAGNÓSTICO FISIOTERAPÊUTICO
Padrão D: distúrbios na mobilidade das articulações, na função motora, no desempenho muscular e na ADM associados a disfunções ligamentares ou de outros tecidos conjuntivos do joelho direito. Há suspeita de ruptura do LCA.

INTERVENÇÃO
Estudos recentes sugerem que os pacientes devem submeter-se a fisioterapia pré-operatória, dirigida por fisioterapeutas experientes, por no mínimo 3 a 4 semanas para obter ADM total e força no joelho e para diminuir a rigidez articular e a imobilidade.[568,751,752] Durante as sessões pré-operatórias, o fisioterapeuta deve prestar particular atenção à marcha do paciente, à força da extremidade inferior e à ADM.

O potencial de cura primário do LCA foi considerado extremamente precário em estudos clínicos e experimentais.[406,753-756] Isso, provavelmente, é devido a seu suporte sanguíneo mínimo e à presença de líquido articular, sendo que ambos contribuem para o potencial de cura reduzido.[756-758] Um estudo[758] relatou dois casos raros de cura espontânea de ruptura aguda do LCA, embora as lesões estivessem próximas da origem ou da inserção do ligamento.

Os pacientes com rupturas parciais (graus I e II) ou "isolada" (deslocamento de pivô negativo), que conduziam um estilo de vida sedentário e a participação de atividades lineares sem aceleração, são considerados candidatos à intervenção conservadora.[489] Para retornar aos níveis de atividade normais pré-lesão, contudo, os mesmos devem estar completamente reabilitados e medidas de proteção (p. ex., ortóticos e restrições da atividade) devem ser tomadas para impedir lesões adicionais ao joelho. Para esses indivíduos, é necessário um programa de fisioterapia bem planejado, com o tempo de recuperação de cerca de 20 semanas.

A intervenção conservadora para esses pacientes não significa "não intervenção", pois eles precisam de tratamento agressivo para reduzir a dor e o edema, proteger a articulação de lesão posterior, readquirir o movimento, aumentar a força e a resistência e retornar à função.[458] Vários protocolos de reabilitação para a extremidade inferior após lesão ou cirurgia foram registrados na literatura.[212,230,264,372,571,759-768] Para o atleta de meia-idade ou mais velho, a fisioterapia muitas vezes é o tratamento de escolha, a menos que o paciente queira participar de atividades esportivas que exponham o joelho a forças de rotação vigorosas. Algumas delas, contudo, devem ser evitadas, em especial as que envolvem saltar, arrancadas e paradas rápidas e movimentos laterais abruptos (p. ex., futebol e basquetebol).

Exercícios de ADM, que são iniciados o mais cedo possível, devem ser feitos com cuidado, de modo a não agravar mais a lesão no tecido mole e prolongar a dor e a efusão. A falha em curar a dor e a efusão e em melhorar a ADM deve levantar suspeitas de menisco rompido deslocado.[489]

A maioria dos autores salienta a importância do fortalecimento dos músculos quadríceps, gastrocnêmio-sóleo e isquiotibiais para impedir ou minimizar a atrofia e manter ou melhorar a força.[212,230,264,571,579,759-762,764,766,767,769] Os exercícios de fortalecimento devem ser feitos dentro de uma ADM limitada, determinada pela tolerância e pela resposta do paciente ao exercício.[228,230,372,760,761,766,767] Outros recomendam exercícios de cadeia cinética fechada[240,571,760,766] para promover a cocontração da musculatura da coxa e limitar a translação tibial anterior. Um protocolo de reabilitação do joelho abrangente deve incluir todos esses fatores.

FASE I/FASE PRÉ-OPERATÓRIA

Objetivos

▶ Controlar o edema após a lesão.

▶ Obter ADMA.

▶ Atingir o padrão de marcha normal.

Modalidades eletroterapêuticas

A crioterapia é usada para controlar a inflamação e o edema.

Programa de exercícios de amplitude de movimento e domiciliar

A ADM deve ser restaurada no final da fase aguda, que costuma durar de 1 a 3 semanas.

Treinamento da marcha

Muletas são necessárias até que o paciente seja capaz de andar sem mancar. Ele é incentivado a avançar sua sustentação de peso corporal conforme tolerado. Quando isso é atingido, o fisioterapeuta foca-se sobre a normalização do padrão da marcha.

Estudos de análise da marcha demonstraram padrões adaptativos que refletem "evitar o quadríceps" e o "esforço repetitivo dos isquiotibiais".[295,489]

Programa de exercícios de fortalecimento e domiciliar

O treinamento de força começa assim que o paciente diminuir o edema e readquirir a ADMA total e um padrão de marcha normal. Os exercícios que causam translação tibial anterior (exercícios do quadríceps femoral de cadeia aberta) devem ser evitados para impedir o estresse indevido sobre as restrições secundárias e para evitar os sintomas patelofemorais.[489]

O treinamento neuromuscular é um componente importante do processo de reabilitação, de modo que o paciente possa aumentar o controle neuromuscular e a estabilidade dinâmica da articulação.[770]

Educação do paciente

É extremamente importante que os pacientes aprendam seus limites de atividade, de modo que uma mudança no estilo de vida evite atividades nocivas.[489] É permitido aos atletas retomar as atividades esportivas quando puderem executar todas as habilidades específicas requeridas pelo esporte, para a satisfação de fisioterapeutas e de médicos.[771] Suportes funcionais para o joelho podem ser prescritos. Embora os estudos pareçam indicar que eles fornecem pouca estabilidade mecânica, parecem melhorar a confiança e a consciência proprioceptiva. Se os pacientes continuam sentindo instabilidade no joelho ou se ocorrerem lesões secundárias, podem ser aconselhados a modificar sua participação nas atividades esportivas ou a se submeterem a reparos cirúrgicos.

QUESTÕES DE REVISÃO*

1. Nomeie a estrutura da articulação do joelho que é extra-articular e extrassinovial.
2. Cite as três funções dos meniscos.
3. Qual nervo periférico é primariamente responsável pela extensão do joelho?
4. A anteversão do quadril pode resultar em qual deformidade do joelho?
5. Qual faceta da patela deve estar envolvida se a dor for reproduzida em 20 a 30° de flexão do joelho?

REFERÊNCIAS

1. Seebacher JR, Inglis AE, Marshall JL, et al.: The structure of the posterolateral aspect of the knee. *J Bone Joint Surg* 64 A:536–541, 1982.
2. Clasby L, Young MA: Management of sports-related anterior cruciate ligament injuries. *AORN J* 66:609–625, 628, 630; quiz 632–636, 1997.
3. Reinking MF: Knee anatomy and biomechanics. In: Wadsworth C, ed. *Disorders of the Knee—Home Study Course*. La Crosse, WI: Orthpaedic Section, APTA, Inc., 2001.
4. Kirkendall DT, Garrett WEJ: The anterior cruciate ligament enigma. Injury mechanisms and prevention. *Clin Orthop* 64–68, 2000.
5. Kapandji IA: *The Physiology of the Joints, Lower Limb*. New York: Churchill Livingstone, 1991.
6. Tortora GJ, Anagnostakos NP: *Principles of Anatomy and Physiology*, 5th edn. New York: Harper Row, 1987.
7. Nordin M, Frankel VH: *Basic Biomechanics of the Musculoskeletal System*, 2nd edn. Philadelphia, PA: Lea & Febiger, 1989.
8. Reider B, Marshall JL, Koslin B, et al.: The anterior aspect of the knee joint: An anatomical study. *J Bone Joint Surg Am* 63 A:351–356, 1981.
9. Bourne MH, Hazel WA, Scott SG, et al.: Anterior knee pain. *Mayo Clin Proc* 63:482–491, 1988.
10. Wiberg G: Roentgenographic and anatomic studies on the femoropatellar joint. *Acta Orthop Scand* 12:319–410, 1941.
11. Grelsamer RP: Patellar malalignment. *J Bone Joint Surg Am* 82-A:1639–1650, 2000.
12. Yoshioka Y, Siu D, Cooke TDV: The anatomy and functional axes of the femur. *J Bone Joint Surg* 69-A: 873–879, 1987.
13. Brick GW, Scott RD: The patellofemoral component of total knee arthroplasty. *Clin Orthop* 231:163–178, 1988.
14. Jouanin T, Dupont JY, Lassau FP: The synovial folds of the knee joint: Anatomical study. *Anat Clin* 4:47, 1983.

---

*Questões adicionais para testar seu conhecimento deste capítulo podem ser encontradas (em inglês) em Online Learning Center para *Orthopaedic Assessment, Evaluation, and Intervention*, em www.duttononline.net. As respostas para questões anteriores são apresentadas no final deste livro.

15. Gray H: The Joints: Articulation of the lower limb. In: Clemente CD, ed. *Anatomy of the Human Body*, 13th edn. Philadelphia, PA: Lea & Febiger, 1985:309–310, 397, 401.
16. Pick TP, Howden R: *Gray's Anatomy*, 15th edn. New York: Barnes & Noble Books, 1995.
17. Gollehon DL, Torzilli PA, Warren RF: The role of the posterolateral and cruciate ligaments in the stability of the human knee. *J Bone Joint Surg Am* 69-A:233–242, 1987.
18. Lerat JL, Moyen BL, Cladiere F, et al.: Knee instability after injury to the anterior cruciate ligament. Quantification of the lachman test. *J Bone Joint Surg Br* 82:42–47, 2000.
19. Markolf KL, Kochan A, Amstutz HC: Measurement of knee stiffness and laxity in patients with documented absence of the anterior cruciate ligament. *J Bone Joint Surg Am* 66-A:242–253, 1984.
20. Krauspe R, Schmidt M, Schaible H-G: Sensory innervation of the anterior cruciate ligament. An electrophysiological study of the response properties of single identified mechanoreceptors in the cat. *J Bone Joint Surg* 74-A:390–397, 1992.
21. Beynnon BD, Good L, Risberg MA: The effect of bracing on proprioception of knees with anterior cruciate ligament injury. *J Orthop Sports Phys Ther* 32:11–15, 2002.
22. Biedert RM, Stauffer E, Friederich NF: Occurrence of free nerve endings in the soft tissue of the knee joint. A histologic investigation. *Am J Sports Med* 2:430–433, 1992.
23. Haus J, Halata Z, Refior HJ: Proprioception in the human anterior cruciate ligament. Basic morphology. A light microscopic, scanning and transmission electron microscopic study. *Z Orthop* 130:484–494, 1992.
24. Beynnon B, Howe JG, Pope MH, et al.: The measurement of anterior cruciate ligament strain in vivo. *Int Orthop* 16:1–12, 1992.
25. Beynnon BD, Fleming BC, Johnson RJ, et al.: Anterior cruciate ligament strain behavior during rehabilitation exercises in vivo. *Am J Sports Med* 23:24–34, 1995. Course lectures 44:255–273, 1995.
26.
27. Stanish WD, A. L: New concepts of rehabilitation following anterior cruciate reconstruction. *Clin Sports Med* 12:25–58, 1993.
28. Erikson E: Acute Sports Injuries: An introduction and brief overview. In: Harries M, et al., eds. *Oxford Textbook of Sports Medicine*. New York: Oxford University Press, 1994:341.
29. Johnson RJ: Acute knee injuries: An introduction. In: Harries M, et al., eds. *Oxford Textbook of Sports Medicine*. New York: Oxford University Press, 1994:342–344.
30. Arnoczky SP, Matyas JR, Buckwalter JA, et al.: Anatomy of the anterior cruciate ligament. In: Jackson DW, Arnoczky SP, Woo SL-Y, et al., eds. *The Anterior Cruciate Ligament. Current and Future Concepts*. New York: Raven Press, 1993:5–22.
31. Samuelson TS, Drez D, Maletis GB: Anterior cruciate ligament graft rotation: Reproduction of normal graft rotation. *AmJ Sports Med* 24, 1996.
32. Gomez-Barrena E, Munuera L, Martinez-Moreno E: Neural pathways of anterior cruciate ligament traced to the spinal ganglia. *Trans Orthop Res Soc* 17:503, 1992.
33. Haut RC: The mechanical and viscoelastic properties of the anterior cruciate ligament and of ACL fascicles. In: Jackson DW, Arnoczky SP, Woo SL-Y, et al., eds. *The Anterior Cruciate Ligament. Current and Future Concepts*. New York: Raven Press, 1993:63–73.
34. Kwan MK, Lin TH, Woo SL-Y: On the viscoelastic properties of the anteromedial bundle of the anterior cruciate ligament. *J Biomech* 26:447–452, 1993.
35. Frank CB, Jackson DW: The science of reconstruction of the anterior cruciate ligament. *J Bone Joint Surg* 79:1556–1576, 1997.
36. Takai S, Woo SL-Y, Livesay GA, et al.: Determination of the in situ loads on the human anterior cruciate ligament. *J. Orthop Res* 11:686–695, 1993.
37. Butler DL, Guan Y, Kay MD, et al.: Location-dependent variations in the material properties of the anterior cruciate ligament. *J Biomech* 25:511–518, 1992.
38. Butler DL, Noyes FR, Grood ES: Ligamentous restraints to anterior posterior drawer in the human knee: A biomechanical study. *J Bone Joint Surg Am* 62-A:259–270, 1980.
39. Arnoczky SP: Anatomy of the anterior cruciate ligament. In: Urist MR, ed. *Clinical Orthopedics and Related Research*. Philadelphia, PA: J B Lippincott, 1983:19–20, 26–30.
40. Cabaud HE: Biomechanics of the anterior cruciate ligament. In: Urist MR, ed. *Clinical Orthopedics and Related Research*. Philadelphia, PA: JB Lippincott, 1983:26–30.
41. Kennedy JC, Hawkins RJ, Willis RB: Strain gauge analysis of knee ligaments. *Clin Orthop* 129:225–229, 1977.
42. Bargar WL, Moreland JR, Markolf KL, et al.: In vivo stability testing of post meniscectomy knees. *Clin Orthop* 150:247–252, 1980.
43. Fleming BC, Renstrom PA, Beynnon BD, et al.: The effect of weightbearing and external loading on anterior cruciate ligament strain. *J Biomech* 34:163–170, 19.
44. Fleming BC, Beynnon BD, Renstrom PA, et al.: The strain behavior of the anterior cruciate ligament during stair climbing: An in vivo study. *Arthroscopy* 15:185–191, 1999.
45. O'Connor JJ, Zavatsky A: Anterior cruciate ligament function in the normal knee. In: Jackson DW, Arnoczky SP, Woo SL-Y, et al., eds. *The Anterior Cruciate Ligament, Current and Future Concepts*. New York: Raven Press, 1993:39–52.
46. O'Connor JJ, Zavatsky A: Anterior cruciate ligament forces in activity. In: Jackson DW, Arnoczky SP, Woo SL-Y, et al., eds. *The Anterior Cruciate Ligament, Current and Future Concepts*. New York: Raven Press, 1993:131–140.
47. Beynnon BD, Johnson RJ, Fleming BC: The mechanics of anterior cruciate ligament reconstruction. In: Jackson DW, Arnoczky SP, Woo SL-Y, et al., eds. *The Anterior Cruciate Ligament Current and Future Concepts*. New York: Raven Press, 1993:259–272.
48. Noyes FR, Grood ES, Butler DL, et al.: Clinical biomechanics of the knee: Ligamentous restraints and functional stability. In: Funk FJJ, ed. *American Academy of Orthopedic Surgeon's Symposium on the Athlete's Knee*. St. Louis, MO:Mosby, 1980:1–35.
49. Kennedy JC, Hawkins RJ, Willis RB, et al.: Tension studies of human knee ligaments, yield point, ultimate failure, and disruption of the cruciate and tibial collateral ligaments. *J Bone Joint Surg* 58-A:350, 1976.
50. Markolf KL, Wascher DC, Finerman GAM: Direct in vitro measurement of forces in the cruciate ligaments. Part II: The effect of section of the posterolateral structures. *J Bone Joint Surg* 75-A:387–394, 1993.
51. Hughston JC, Andrews JR, Cross MJ, et al.: Classification of knee ligament instabilities. Part 1. *J Bone Joint Surg* 58 A:159–172, 1976.
52. Merida-Velasco JA, Sanchez-Montesionos I, Espin-Ferra J, et al.: Development of the human knee joint ligaments. *Anat Rec* 248:259–268, 1997.
53. Gray H: *Gray's Anatomy*. Philadelphia, PA: Lea &Febiger, 1995.
54. Hughston JC, Jacobson KE: Chronic posterolateral rotatory instability of the knee. *J Bone Joint Surg* 67A:351–359, 1985.
55. Tria AJ: *Ligaments of the Knee*. New York: Churchill Livingstone, 1995.
56. Grood ES, Noyes FR, Butler DL, et al.: Ligamentous and capsular restraints preventing medial and lateral laxity in intact human cadaver knees. *J Bone Joint Surg* 63A:1257–1269, 1981.
57. Greenfield B, Tovin BJ, Bennett JG: Knee. In: Wadsworth C, ed. *Current Concepts of Orthopedic Physical Therapy*. La Crosse, WI: Orthopaedic Section, APTA, 2001.
58. Sudasna S, Harnsiriwattanagit K: The ligamentous structures of the posterolateral aspect of the knee. *Bull Hosp Jt Dis Orthop Inst* 50:35–40, 1990.

59. Kaplan EB: The fabellofibular and short lateral ligaments of the knee joint. *J Bone Joint Surg* 43A:169–179, 1961.
60. DeLee JC, Riley MD: Acute straight lateral instability of the knee. *Am J Sports Med* 11:404–411, 1983.
61. Nicholas JA: Lateral instability of the knee. *Orthop Rev* 6:33–44, 1977.
62. Terry GC, Norwood LA, Hughston JC, et al.: How iliotibial tract injuries of the knee combine with acute anterior cruciate ligament tears to influence abnormal anterior tibial displacement. *Am J Sports Med* 21:55–60, 1993.
63. Wroble RR, Grood ES, Cummings JS, et al.: The role of the lateral extraarticular restraints in the anterior cruciate ligament-deficient knee. *Am J Sports Med* 21:257–262, 1993.
64. Last RJ: The popliteus muscle and the lateral meniscus. *J Bone Joint Surg* 32B:93–99, 1950.
65. Pasque C, Noyes FR, Gibbons M, et al.: The role of the popliteofibular ligament and the tendon of popliteus in providing stability in the human knee. *J Bone Joint Surg Br* 85:292–298, 2003.
66. Watanabe Y, Moriya H, Takahashi K, et al.: Functional anatomy of the posterolateral structures of the knee. *Arthroscopy* 9:57–62, 1993.
67. Sutton JB: *Ligaments: Their Nature and Morphology*. London: M. K. Lewis, 1897.
68. Arnoczky SP, Warren RF: Microvasculature of the human meniscus. *Am J Sports Med* 10:90–95, 1982.
69. Arnoczky SP, Warren RF, Spivak JM: Meniscal repair using an exogenous fibrin clot: An experimental study in dogs. *J Bone Joint Surg* 70 A:1209–1217, 1988.
70. Barber FA, Click SD: Meniscus repair rehabilitation with concurrent anterior cruciate reconstruction. *Arthoscopy* 13:433, 1997.
71. Alford W, Cole BJ: The indications and technique for meniscal transplant. *Orthop Clin North Am* 36:469–84, 2005.
72. Wallace LA, Mangine RE, Malone T: The knee. In: Gould JA, Davies GJ, eds. *Orthopaedic and Sports. Physical Therapy*. St. Louis, MO: Mosby, 1985:342–363.
73. Fritz JM, Irrgang JJ, Harner CD: Rehabilitation following allograft meniscal transplantation: A review of the literature and case study. *J Orthop Sports Phys Ther* 24:98–106, 1996.
74. Jackson DW, McDevitt CA, Simon TM, et al.: Meniscal transplantation using fresh and cryopreserved allografts. *Am J Sports Med* 20:644–656, 1992.
75. Baratz ME, Fu FH, Mengato R: Meniscal Tears: The effect of meniscectomy and of repair on intraarticular contact areas and stress in the human knee. A preliminary report. *Am J Sports Med* 14:270–275, 1986.
76. Radin EL, Delamotte F, Maquet P: The role of the menisci in the distribution of stress in the knee. *Clin Orthop* 185:290–294, 1984.
77. Ahmed AM, Burke DL: In vitro measurement of static pressure distribution in synovial joints: I. Tibial surface of the knee. *J Biomed Eng* 105:216–225, 1983.
78. Seedholm BB, Hargreaves DJ: Transmission of the load in the knee joint with special reference to the role of the meniscipart II. *Med Eng* 8:220–228, 1979.
79. Walker PS, Erkman MJ: The role of the menisci in force transmission across the knee. *Clin Orthop* 109:184–192, 1975.
80. Fukubayashi T, Kurosawa H: The contact area and pressure distribution pattern of the knee: Astudy of normal and osteoarthritic knee joints. *Acta Orthop Scand* 51:871–879, 1980.
81. Kettlekamp DB, Jacobs AW: Tibiofemoral contact area: Determination and implications. *J Bone Joint Surg* 54 A:349–356, 1972.
82. Shrive NG, O'Connor JJ, Goodfellow JW: Load bearing in the knee joint. *Clin Orthop* 131:279–287, 1978.
83. Anderson DR, Woo SL-Y, Kwan MK, et al.: Viscoelastic shear properties of the equine medial meniscus. *J Orthop Res* 9:550–558, 1991.
84. Arnoczky SP, Adams M, DeHaven K, et al.: Meniscus. In: Woo SL, Buckwalter JA, eds. *Injury and Repair of the Musculoskeletal Soft Tissues*. Chicago, IL: American Academy of Orthopaedic Surgeons, 1987:487–537.
85. Bullough PG, Vosburgh F, Arnoczky SP: The menisci of the knee. In: Insall JN, ed. *Surgery of the Knee*. New York: Churchill Livingstone Inc, 1984:135–146.
86. Rosenberg LC, Buckwalter JA, Coutts R, et al.: Articular cartilage. In: Woo SL-Y, Buckwalter JA, eds. *Injury and Repair of the Musculoskeletal Soft Tissues*. Chicago, IL: American Academy of Orthopaedic Surgeons, 1988:401–482.
87. Morrison JB: The mechanics of the knee joint in relation to normal walking. *J Biomech* 3:51, 1970.
88. Hall SJ: *The Biomechanics of the Human Lower Extremity, Basic Biomechanics*, 3rd edn. New York: McGraw-Hill, 1999: 234–281.
89. Voloshin AS, Wosk J: Shock absorption of meniscectomized and painful knees. A comparative in vivo study. *J Biomed Eng* 5:157–193, 1983.
90. Fukuda Y, Takai S, Yoshino N, et al.: Impact load transmission of the knee jointinfluence of leg alignment and the role of meniscus and articular cartilage. *Clin Biomech (Bristol, Avon)* 15:516–21, 2000.
91. Renstrom P, Johnson RJ: Anatomy and biomechanics of the menisci. *Clin Sports Med* 9:523–538, 1990.
92. Markloff KL, Bargar WL, Shoemaker SC, et al.: The role of joint load in knee stability. *J Bone Joint Surg* 63 A:570–585, 1981.
93. Smillie IS: *Injuries of the Knee Joint*. London: Churchill Livingstone Inc., 1971.
94. Shields CL, Silva I, Yee L, et al.: Evaluation of residual instability after arthroscopic meniscectomy in anterior cruciate deficient knees. *Am J Sports Med* 15:129–131, 1987.
95. Wang CJ, Walker PS: Rotational laxity of the human knee. *J Bone Joint Surg* 56 A:161 170, 1974.
96. Levy M, Torzelli PA, Gould JD, et al.: The effect of lateral meniscectomy on the motion of the knee. *J Bone Joint Surg* 71 A:401–406, 1989.
97. Levy M, Torzelli PA, Warren RF: The effect of medial meniscectomy on anterior-posterior motion of the knee. *J Bone Joint Surg* 64 A:883–888, 1982.
98. Bargar WL, Moreland JR, Markloff KL, et al.: Invivo stability testing of post-meniscectomy knees. *Clin Orthop* 150:247–252, 1980.
99. Hsieh HH, Walker PS: Stabilizing mechanisms of the loaded and unloaded knee joint. *J Bone Joint Surg* 58A:87–93, 1976.
100. Sullivan D, Levy IM, Sheskier S, et al.: Medial restraints to anterior-posterior motion of the knee. *J Bone Joint Surg* 66A:930–936, 1984.
101. Thompson WO, Fu FH: The meniscus in the cruciate-deficient knee. *Clin Sports Med* 12:771–796, 1993.
102. Kapandji IA: *The Physiology of Joints, Lower Limb*, 2nd edn. New York: Churchill Livingstone, Inc., 1970.
103. Norkin C, Levangie P: *Joint Structure and Function: A Comprehensive Analysis*. Philadelphia, PA: FA Davis, 1992.
104. Thompson WO, Thaete FL, Fu FH, et al.: Tibial meniscal dynamics using three-dimensional reconstruction of magnetic resonance imaging. *Am J Sports Med* 19:210–215, 1991.
105. Fullerton A: The surgical anatomy of the synovial membrane of the knee-joint. *Br J Surg* 4:191–200, 1916.
106. Mayeda P: Ueber Das Strangartige Gebilde in Der Knigel–Enkhoehle (Chordi Cavi Artioularis Genu). Mitt Med Fak, Kaisert University, Tokyo 21:507–553, 1918.
107. Hardaker WT, Whipple TL, Bassett FH, III: Diagnosis and treatment of the plica syndrome of the knee. *J Bone Joint Surg* 62-A:221–225, 1980.
108. Zanoli S, Piazzai E: The synovial plica syndrome of the knee. Pathology, differential diagnosis and treatment. *Ital J Orthop Traumatol* 9:241–250, 1983.

109. Aoki T: The "Ledge" Lesion in the knee. *Proceedings of the Twelfth Congress of Orthopaedic Surgery and Traumatology. Excerpta Medica International Congress Series,* Amsterdam, Excerpta Medica, 1972:462.
110. Iino S: Normal arthroscopic findings in the knee joint in adult cadavers. *J Orthop Sci* 14:467–523, 1939.
111. Jackson RW, Marshall DJ, Fujisawa Y: The pathologic medial shelf. *Orthop Clin North Am* 13: 307–312, 1982.
112. Sakakibara J: Arthroscopic study on iino's band (plica synovialis mediopatellaris). *J Orthop Sci* 50:513–522, 1976.
113. Johnson DP, Eastwood DM, Witherow PJ: Symptomatic synovial plicae of the knee. *J Bone Joint Surg Am* 75-A:1485–1496, 1993.
114. Gray DJ, Gardner E: Prenatal development of the human knee and superior tibiofibular joints. *Am J Anat* 86:235–287, 1950.
115. Ogata S, Uhthoff HK: The development of synovial plica in human knee joints: An embryologic study. *Arthroscopy* 6:315–321, 1990.
116. Johnson LL: *Diagnostic and Surgical Arthroscopy: The Knee and Other Joints.* St. Louis, MO: Mosby, 1981.
117. Dugdale TW, Barnett PR: Historical background: Patello-femoral pain in young people. *Orthop Clin North Am* 17:211–219, 1986.
118. Fairbank JCT, Pynsent PB, van Poortvliet JA, et al.: Mechanical factors in the incidence of knee pain in adolescents and young adults. *J Bone Joint Surg* 66B:685–693, 1984.
119. Cox JS, Cooper PS: Patellofemoral instability. In: Fu FH, Harner CD, Vince KG, eds. *Knee Surgery.* Baltimore, MD: Williams & Wilkins, 1994:959–962.
120. Warren LF, Marshall JL: The supporting structures and layers on the medial side of the knee. *J Bone Joint Surg Am* 61:56–62, 1979.
121. Fulkerson JP, Gossling HR: Anatomy of the knee joint lateral retinaculum. *Clin Orthop* 153:183–188, 1980.
122. Terry GC, Hughston JC, Norwood LA: The anatomy of the iliopatellar band and iliotibial tract. *Am J Sports Med* 14:39–44, 1986.
123. Fulkerson JP: The etiology of patellofemoral pain in young, active patients: A prospective study. *Clin Orthop* 179:129–133, 1983.
124. Fulkerson JP: *Disorders of the Patellofemoral Joint: Evaluation and Treatment, Evaluation and Treatment of Injured Athletes Course.* Cape Cod, MA: Boston University, 1993.
125. Insall JN: Chondromalacia patellae: Patellar malalignment syndrome. *Orthop Clin North Am* 10:117–127, 1979.
126. Kramer P: Patellar malalignment syndrome: Rationale to reduce excessive lateral pressure. *J Orthop Sports Phys Ther* 8:301–309, 1986.
127. Paulos L, Rusche K, Johnson C, et al.: Patellar malalignment: A treatment rationale. *Phys Ther* 60:1624–1632, 1980.
128. Lieb F, Perry J: Quadriceps function. *J Bone Joint Surg Am* 50:1535, 1968.
129. Grelsamer RP, McConnell J: *Normal and Abnormal Anatomy of the Extensor Mechanism, The Patella: A Team Approach.* Gaithersburg, MD: Aspen, 1998:11–24.
130. Hallisey MJ, Doherty N, Bennett WF, et al.: Anatomy of the junction of the vastus lateralis tendon and the patella. *J Bone Joint Surg Am* 69, 1987.
131. Bose K, Kanagasuntheram R, Osman MBH: Vastus medialis oblique: An anatomic and physiologic study. *Orthopedics* 3:880–883, 1980.
132. Koskinen SK, Kujala UM: Patellofemoral relationships and distal insertion of the vastus medialis muscle: A magnetic resonance imaging study in nonsymptomatic subjects and in patients with patellar dislocation. *Arthroscopy* 8:465–468, 1992.
133. Raimondo RA, Ahmad CS, Blankevoort L, et al.: Patellar stabilization: A quantitative evaluation of the vastus medialis obliquus muscle. *Orthopedics* 21:791–795, 1998.
134. Nakamura Y, Ohmichi H, Miyashita M: *EMG Relationship During Maximum Voluntary Contraction of the Quadriceps, IX Congress of the International Society of Biomechanics,* Waterloo, Ontario, 1983.
135. Knight KL, Martin JA, Londerdee BR: EMG comparison of quadriceps femoris activity during knee extensions and straight leg raises. *Am J Phys Med* 58:57–69, 1979.
136. Brownstein BA, Lamb RL, Mangine RE: Quadriceps torque and integrated electromyography. *J Orthop Sports Phys Ther* 6:309–314, 1985.
137. Fox TA: Dysplasia of the quadriceps mechanism: Hypoplasia of the vastus medialis muscle as related to the hypermobile patella syndrome. *Surg Clin North Am* 55:199–226, 1975.
138. Tria AJ, Palumbo RC, Alicia JA: Conservative care for patellofemoral pain. *Orthop Clin North Am* 23:545–554, 1992.
139. Reynolds L, Levin TA, Medeiros JM, et al.: EMG activity of the vastus medialis oblique and the vastus lateralis in the their role in patellar alignment. *Am J Sports Med* 62:62–70, 1983.
140. Moller BN, Krebs B, Tideman-Dal C, et al.: Isometric contractions in the patellofemoral pain syndrome. *Arch Orthop Trauma Surg* 105:24, 1986.
141. Reid DC: *Anterior Knee Pain and the Patellofemoral Pain Syndrome, Sports Injury Assessment and Rehabilitation.* New York: Churchill Livingstone, 1992:345–398.
142. Larson RL, Jones DC: Dislocations and ligamentous injuries of the knee. In: Rockwood CA, Green DP, eds. *Fractures in Adults,* 2nd edn. Philadelphia, PA: JB Lippincott, 1984:1480–1591.
143. Gill DM, Corbacio EJ, Lauchle LE: Anatomy of the knee. In: Engle RP, ed. *Knee Ligament Rehabilitation.* New York: Churchill Livingstone, 1991:1–15.
144. Kendall FP, McCreary EK, Provance PG: *Muscles: Testing and Function.* Baltimore, MD: Williams & Wilkins, 1993.
145. O'Connor JJ: Can muscle co-contraction protect knee ligaments after injury or repair? *J Bone Joint Surg* 75-B:41–48, 1993.
146. Fleming BC, Renstrom PA, Goran O, et al.: The gastrocnemius muscle is an antagonist of the anterior cruciate ligament. *J Orthop Res* 19:1178–1184, 2001.
147. Timm KE: Knee. In: Richardson JK, Iglarsh ZA, eds. *Clinical Orthopaedic Physical Therapy.* Philadelphia, PA: WB Saunders, 1994:399–482.
148. Brownstein B, Noyes FR, Mangine RE, et al.: Anatomy and biomechanics. In: Mangine RE, ed. *Physical Therapy of the Knee.* New York: Churchill Livingstone, 1988:1–30.
149. Magee DJ: *Orthopedic Physical Assessment,* 2nd edn. Philadelphia, PA: WB Saunders, 1992.
150. Reid DC: Knee ligament injuries, anatomy, classification, and examination. In: Reid DC, ed. *Sports Injury Assessment and Rehabilitation.* New York: Churchill Livingstone, 1992:437–493.
151. Nyland J, Lachman N, Kocabey Y, et al.: Anatomy, function, and rehabilitation of the popliteus musculotendinous complex. *J Orthop Sports Phys Ther* 35:165–79, 2005.
152. Veltri DM, Deng XH, Torzilli PA, et al.: The role of the cruciate and posterolateral ligaments in stability of the knee. A biomechanical study. *Am J Sports Med* 23:436–443, 1995.
153. Veltri DM, Deng XH, Torzilli PA, et al.: The role of the popliteofibular ligament in stability of the human knee. A biomechanical study. *Am J Sports Med* 24:19–27, 1996.
154. Maynard MJ, Deng XH, Wickiewicz TL, et al.: The poplite-ofibular ligament. rediscovery of a key element in posterolateral stability. *Am J Sports Med* 24:311–316, 1996.
155. Veltri DM, Warren RF, Wickiewicz TL, et al.: Current status of allographic meniscal transplantation. *Clin Orthop* 306:155–162, 1994.
156. Renne JW: The iliotibial band friction syndrome. *J Bone Joint Surg* 57:1110–1111, 1975.
157. Evans P: The postural function of the iliotibial tract. *Ann R Coll Surg Engl* 61:271–280, 1979.

158. Pease BJ, Cortese M: *Anterior Knee Pain: Differential Diagnosis and Physical Therapy Management, Orthopaedic Physical Therapy Home Study Course* 92–1. La Crosse, WI: Orthopaedic Section, APTA, 1992.
159. Vloka JD, Hadzic AEA, et al.: The division of the sciatic nerve in the popliteal fossa: Anatomical implications for popliteal nerve blockade. *Anesth Analg* 92:215–217, 2001.
160. Wojtys EM, Huston LJ: Neuromuscular Performance in normal and anterior cruciate ligament-deficient lower extremities. *Am J Sports Med* 22:89–104, 1994.
161. Hollister AM, Jatana S, Singh AK, et al.: The axes of rotation of the knee. *Clin Orthop* 290:259–268, 1993.
162. Goodfellow J, O'Connor J: The mechanics of the knee and prothesis design. *J Bone Joint Surg* 60B:358, 1978.
163. Boeckmann RR, Ellenbecker TS: Biomechanics. In: Ellen-becker TS, ed. *Knee Ligament Rehabilitation*. Philadelphia, PA: Churchill Livingstone, 2000:16–23.
164. Nielsen S, Helmig P: The static stabilizing function of the popliteal tendon in the knee. An experimental study. *Arch Orthop Trauma Surg* 104:357–362, 1986.
165. Blankevoort L, Huiskes R, De Lange A: The envelope of passive knee joint motion. *J Biomech* 21:705–720, 1988.
166. Ishii Y, Terajima K, Koga Y, et al.: Screw home motion after total knee replacement. *Clin Orthop* 358:181–187, 1999.
167. Asai O: The combination method for diagnosis of meniscus lesion in the knee (Translation by O Asai). *Nippon Seikeigeka Gakkai Zasshi* 7:625–633, 1981.
168. Kuriwaka Y: A biomechanical study of osteoarthritis of the knee with special reference to the rotatory movement of the knee joint. (Translation by Y. Kunuaka). *Nippon Seikeigeka Gakkai Zasshi* 56:713–726, 1982.
169. Lafortune MA, Cavanagh PR, Sommer HJ, III., et al.: Three-dimensional kinematics of the human knee during walking. *J Biomech* 25:347–357, 1992.
170. Tasker T, Waugh W: Articular changes associated with internal derangement of the knee. *J Bone Joint Surg* 64B:486–488, 1982.
171. Eckhoff DG, Smith D, Schecter R, et al.: Automatic rotation (screw-home) in the cruciate deficient and prosthetic knee. *Trans Orthop Res Soc* 21:216, 1996.
172. Schlepckow P: Experimental studies of the kinematics of the stable and unstable human knee joint. Experimentelle Untersuchungen Zur Kinematik Des Stabilen and Instabilen Menschlichen Kniegelenkes. *Z Orthop Ihre Grenzgeb* 127:711–715, 1989.
173. McGinty G, Irrgang JJ, Pezzullo D: Biomechanical considerations for rehabilitation of the knee. *Clin Biomech* 15:160–166, 2000.
174. Beynnon BD, Fleming BC, Labovitch R, et al.: Chronic anterior cruciate ligament deficiency is associated with increased translation of the tibia during the transition from non-weightbearing to weightbearing. *J Orthop Res* 20:332–337, 2002.
175. Desio SM, Burks RT, Bachus KN: Soft tissue restraints to lateral patellar translation in the human knee. *Am J Sports Med* 26:59–65, 1998.
176. Dandy DJ: Chronic patellofemoral instability. *J Bone Joint Surg Br* 78:328–335, 1996.
177. Fulkerson JP: *Disorders of the Patellofemoral Joint*. Baltimore, MD: Williams & Wilkins, 1997.
178. Grelsamer RP, McConnell J: *The Patella: A Team Approach*. Gaithersburg, MD: Aspen, 1998.
179. McConnell J: *Conservative Management of Patellofemoral Problems, The Patella. A Team Approach*. Gaithersburg, MD: Aspen, 1998:119–136.
180. Voight M, Weider D: Comparative reflex response times of the vastus medialis and the vastus lateralis in normal subjects and subjects with extensor mechanism dysfunction. *Am J Sports Med* 10:131–137, 1991.
181. Cowan SM, Bennell KL, Hodges PW, et al.: Delayed onset of electromyographic activity of vastus medialis obliquus relative to vastus lateralis in subjects with patellofemoral pain syndrome. *Arch Phys Med Rehabil* 82:183–189, 2001.
182. Ahmed AM, Burke DL, Hyder A: Force Analysis of the Patellar Mechanism. *J Orthop Res* 5:69–85, 1987.
183. Hodges P, Richardson C: Inefficient muscular stabilisation of the lumbar spine associated with low back pain: A motor control evaluation of transversus abdominis. *Spine* 21:2540–2650, 1996.
184. Insall JN, Falvo KA, Wise DW: Chondromalacia patellae. A prospective study. *J Bone Joint Surg* 58 A:1–8, 1976.
185. Grana WA, Kriegshauser LA: Scientific basis of extensor mechanism disorders. *Clin Sports Med* 4:247–257, 1985.
186. Hughston JC, Walsh WM, Puddu G: *Patellar Subluxation and Dislocation, Saunders Monographs in Clinical Orthopaedics*. Philadelphia, PA: WB Saunders, 1984.
187. Brattström H: Shape of the intercondylar groove normally and in recurrent dislocation of the patella. *Acta Orthop Scand* 68:1–48, 1964.
188. Aglietti P, Insall JN, Cerulli G: Patellar pain and incongruence. *Clin Orthop* 176:217–224, 1983.
189. Horton MG, Hall TL: Quadriceps femoris muscle angle: Normal values and relationships with gender and selected skeletal measures. *Phys Ther* 69:897–901, 1989.
190. Hsu RWW, Himeno S, Coventry MB, et al.: Normal axial alignment of the lower extremity and load-bearing distribution at the knee. *Clin Orthop* 255:215–227, 1990.
191. Woodland LH, Francis RS: Parameters and Comparisons of the quadriceps angle of college aged men and women in the supine and standing positions. *Am J Sports Med* 20:208–211, 1992.
192. Kernozek TW, Greer NL: Quadriceps angle and rearfoot motion: Relationships in walking. *Arch Phys Med Rehabil* 74:407–410, 1993.
193. Cox JS: Patellofemoral problems in runners. *Clin J Sports Med* 4:699–715, 1985.
194. Percy EC, Strother RT: Patellalgia. *Phys Sports Med* 13:43–59, 1985.
195. Carson WG: Diagnosis of extensor mechanism disorders. *Clin Sports Med* 4:231–246, 1985.
196. Olerud C, Berg P: The variation of the quadriceps angle with different positions of the foot. *Clin Orthop* 191:162–165, 1984.
196a. Huberti HH, Hayes WC: Contact pressures in chondromalacia patellae and the effects of capsular reconstructive procedures. *J Orthop Res* 6:499–508, 1988.
197. Greene CC, Edwards TB, Wade MR, et al.: Reliability of the quadriceps angle measurement. *Am J Knee Surg* 14:97–103, 2001.
198. Harrison MM, Cooke TDV, Fisher SB, et al.: Patterns of knee arthrosis and patellar subluxation. *Clin Orthop* 309:56–63, 1994.
199. Ehrat M, Edwards J, Hastings D, et al.: Reliability of assessing patellar alignment: The a angle. *J Orthop Sports Phys Ther*. 19:22–27, 1994.
200. Rand JA: The patellofemoral joint in total knee arthroplasty. *J Bone Joint Surg Am* 76:612–620, 1994.
201. Aglietti P, Insall JN, Walker PS, et al.: A new patella prosthesis. *Clin Orthop* 107:175–187, 1975.
202. Goodfellow JW, Hungerford DS, Woods C: Patellofemoral joint mechanics and pathology: I and II. *J Bone Joint Surg* 58B:287–299, 1976.
203. Kaufer H: Patellar biomechanics. *Clin Orthop* 144:51–54, 1979.
204. McConnell J, Fulkerson JP: The knee: Patellofemoral and soft tissue injuries. In: Zachazewski JE, Magee DJ, Quillen WS, eds. *Athletic Injuries and Rehabilitation*. Philadelphia, PA: WB Saunders, 1996:693–728.
205. Hehne H-J: Biomechanics of the Patellofemoral Joint and Its Clinical Relevance. *Clin Orthop* 258:73–85, 1990.

206. Huberti HH, Hayes WC: Patellofemoral contact pressures. The Influence of Q-angle and tendofemoral contact. *J Bone Joint Surg* 66-A:715–724, 1984.
207. Huberti HH, Hayes WC, Stone JL, et al.: Force ratios in the quadriceps tendon and ligamentum patellae. *J Orthop Res* 21:49–54, 1984.
208. Fujikawa K, Seedholm BB, Wright V: Biomechanics of the patellofemoral joint. Parts 1 and 2. Study of the patellofemoral compartment and movement of the patella. *Eng Med* 12:3–21, 1983.
209. Kwak SD, Colman WW, Ateshian GA, et al.: Anatomy of the human patellofemoral joint articular cartilage: Surface curvature analysis. *J Orthop Res* 15:468–472, 1997.
210. Bishop RED, Denham RA: A note on the ratio between tensions in the quadriceps tendon and infrapatellar ligament. *Eng Med* 6:53–54, 1977.
211. Buff HU, Jones JC, Hungerford DS: Experimental determination of forces transmitted through the patello-femoral joint. *J Biomech* 21:17–23, 1988.
212. Pevsner DN, Johnson JRG, Blazina ME: The patellofemoral joint and its implications in the rehabilitation of the knee. *Phys Ther* 59:869–874, 1979.
213. McDonald DA, Hutton JF, Kelly IG: Maximal isometric patellofemoral contact force in patients with anterior knee pain. *J Bone Joint Surg Am* 71B:296–299, 1989.
214. Reilly DT, Martens M: Experimental analysis of the quadriceps muscle force and patello-femoral joint reaction force for various activities. *Acta Orthop Scand* 43:126–137, 1972.
215. Heywood WB: Recurrent dislocation of the patella. *J Bone Joint Surg* 43-B:508–517, 1961.
216. Hvid I, Andersen L, Schmidt H: Chondromalacia patellae: The relation to abnormal patellofemoral joint mechanics. *Acta Orthop Scand* 52:661–666, 1981.
217. Fulkerson JP, Arendt EA: Anterior knee pain in females. *Clin Orthop* 372:69–73, 2000.
218. Fulkerson JP, Tennant R, Jaivin J, et al.: Histologic evidence of retinacular nerve injury associated with patellofemoral malalignment. *Clin Orthop* 197:196–205, 1985.
219. Lloyd-Robert GC, Thomas TG: The etiology of quadriceps contracture in children. *J Bone Joint Surg Br* 46-B:498–502, 1964.
220. Heegaard J, Leyvraz P-F, Van Kampen A, et al.: Influence of soft structures on patellar three-dimensional tracking. *Clin Orthop* 299:235–243, 1994.
221. van Kampen A, Huiskes R: The three-dimensional tracking pattern of the human patella. *J Orthop Res* 8:372–382, 1990.
222. Ateshian GA, Kwak SD, Soslowsky LJ, et al.: A stereophotogrammetric method for determining in situ contact areas in diarthrodial joints, and a comparison with other methods. *J Biomech* 27:111–124, 1994.
223. Carson WG, James SL, Larson RL, et al.: Patellofemoral disorders—physical and radiographic examination. Part I. Physical examination. *Clin Orthop* 185:178–186, 1984.
224. Insall JN: Patellar pain: Current concepts review. *J Bone Joint Surg* 64 A:147–152, 1982
225. Irrgang JJ, Rivera J: Closed kinetic chain exercises for the lower extremity: Theory and application. *Sports Physical Therapy Section Home Study Course: Current Concepts in Rehabilitation of the Knee*, 1994.
226. Tiberio D: The Effect of excessive subtalar joint pronation on patellofemoral mechanics: A theoretical model. *J Orthop Sports Phys Ther* 9:160–165, 1987.
227. Arms SW, Pope MH, Johnson RJ, et al.: The biomechanics of anterior cruciate ligament rehabilitation and reconstruction. *Am J Sports Med* 12:8–18, 1984.
228. Henning CE, Lynch MA, Glick C: An in vivo strain gauge study of elongation of the anterior cruciate ligament. *Am J Sports Med* 13:22–26, 1985.
229. Hungerford DS, Barry M: Biomechanics of the patellofemoral joint. *Clin Orthop* 144:9–15, 1979.
230. Paulos LE, Noyes FR, Grood ES: Knee rehabilitation after anterior cruciate ligament reconstruction and repair. *Am J Sports Med* 9:140–149, 1981.
231. Steinkamp LA, Dilligham MF, Markel MD, et al.: Biomechanical considerations in patellofemoral joint rehabilitation. *Am J Sports Med* 21:438–444, 1993.
232. Escamilla RF, Fleisig GS, Zheng N, et al.: Biomechanics of the knee during closed kinetic chain and open kinetic chain exercises. *Med Sci Sports Exerc* 30:556–569, 1998.
233. Ariel BG: Biomechanical analysis of the knee joint during deep knee bends with heavy loads. In: Nelson R, Morehouse C, eds. *Biomechanics IV*. Baltimore, MD: University Park Press, 1974:44–52.
234. Dahlkvist NJ, Mayo P, Seedhom BB: Forces during squatting and rising from a deep squat. *Eng Med* 11:69–76, 1982.
235. Nisell R, Nemeth G, Ohlsen H: Joint forces in extension of the knee. Analysis of a mechanical model. *Acta Orthop Scand* 57:41–46, 1986.
236. Meglan D, Lutz G, Stuart M: Effects of closed chain exercises for ACL rehabilitation upon the load in the capsule and ligamentous structures of the knee. *Orthop Trans* 17:719–720, 1993.
237. Andrews JG, Nay JG, Vaughan CL: Knee shear forces during a squat exercise using a barbell and a weight machine. In: Matsui H, Kobayashi K, eds. *Biomechanics VIII*-B. Champaign, IL: Human Kinetics, 1983:923–927.
238. Harttin HC, Pierrynowski MR, Ball KA: Effect of load, cadence, and fatigue on tibio-femoral joint force during a half squat. *Med Sci Sports Exerc* 21:613–618, 1989.
239. Stuart MJ, Meglan DA, Lutz GE, et al.: Comparison of intersegmental tibiofemoral joint forces and muscle activity during various closed kinetic chain exercises. *Am J Sports Med* 24:792–799, 1996.
240. Palmitier RA, An KN, Scott SG, et al.: Kinetic chain exercises in knee rehabilitation. *Sports Med* 11:402–413, 1991.
241. Ohkoshi Y, Yasuda K, Kaneda K, et al.: Biomechanical analysis of rehabilitation in the standing position. *Am J Sports Med* 19:605–611, 1991.
242. Beynnon BD, Johnson RJ, Fleming BC, et al.: The strain behavior of the anterior cruciate ligament during squatting and active flexion and extension: A comparison of an open and a closed kinetic chain exercise. *Am J Sports Med* 25:823–829, 1997.
243. Grelsamer RP, McConnell J: *Applied Mechanics of the Patellofemoral Joint, The Patella: A Team Approach*. Gaithersburg, MD: Aspen, 1998:25–41.
244. Grood ES, Suntay WJ, Noyes FR, et al.: Biomechanics of the knee extension exercise. *J Bone Joint Surg* 66A:725–734, 1984.
245. Yasuda K, Sadaki T: Exercise after anterior cruciate ligament reconstruction: The force exerted on the tibia by the separate isometric contractions of the quadriceps of the hamstrings. *Clin Orthop* 220:275–283, 1987.
246. Kaufman KR, An KN, Litchy WJ, et al.: Dynamic joint forces during knee isokinetic exercise. *Am J Sports Med* 19:305–316, 1991.
247. Yack HJ, Collins CE, Whieldon TJ: Comparison of closed and open kinetic chain exercise in the anterior cruciate ligament-deficient knee. *Am J Sports Med* 21:49–54, 1993.
248. Lutz GE, Palmitier RA, An KN, et al.: Comparison of tibiofemoral joint forces during open-kinetic-chain and closed-kinetic- chain exercises. *J Bone Joint Surg A*m75:732–739, 1993.
249. Nisell R, Ekholm J: Joint load during the parellel squat in powerlifting and force analysis of in vivo bilateral quadriceps tendon rupture. *Scand J Sports Sci* 8:63–70, 1986.
250. Sawhney R, Dearwater S, Irrgang JJ, et al.: *Quadriceps Exercise Following Anterior Cruciate Ligament Reconstruction without Anterior Tibial Translation, American Conference of the American Physical Therapy Association, Anaheim, C*A, 1990.

251. Clancy WG: Evaluation of acute knee injuries. In: Finerman G, ed. *American Association of Orthopaedic Surgeons, Symposium on Sports Medicine: The Knee*. St. Louis, MO: Mosby, 1985:185–193.
252. Solomon DH, Simel DL, Bates DW, et al.: The rational clinical examination. Does this patient have a torn meniscus or ligament of the knee? Value of the physical examination. *JAMA* 286:1610–1620, 2001.
253. Bloom MH: Differentiating between meniscal and patellar pain. *Phys Sports Med* 17:95–108, 1989.
254. Rosenthal MD, Moore JH, DeBerardino TM: Diagnosis of medial knee pain: Atypical stress fracture about the knee joint. *J Orthop Sports Phys Ther* 36:526–534, 2006.
255. Safran MR, Fu FH: Uncommon causes of knee pain in the athlete. *Orthop Clin North Am* 26:547–559, 1995.
256. Fahrer H, Rentsch HU, Gerber NJ, et al.: Knee effusion and reflex inhibition of the quadriceps. *J Bone Joint Surg* 70B:635–638, 1988.
257. Dieppe P: The classification and diagnosis of osteoarthritis. In: Kuettner KE, Goldberg WM, eds. *Osteoarthritic Disorders*. Rosemont, IL: American Academy of Orthopaedic Surgeons, 1995:5–12.
258. Sisk TD: Knee Injuries, in Crenshaw AH, ed. *Campbell's Operative Orthopaedics*, 7th edn. St. Louis, MO: Mosby, 1987:2283–2496.
259. Boden BP, Pearsall AW, Garrett WE, Jr., et al.: Patellofemoral instability: Evaluation and management. *J Am Acad Orthop Surg* 5:47–57, 1997.
260. Brody LT, Thein JM: Nonoperative treatment for patellofemoral pain. *J Orthop Sports Phys Ther* 28:336–344, 1998.
261. Ficat P, Hungerford DS: *Disorders of the Patellofemoral Joint*. Baltimore, MD: Williams & Wilkins, 1977.
262. Grelsamer RP, McConnell J: *Examination of the Patellofemoral Joint, The Patella: A Team Approach*. Gaithersburg, MD: Aspen, 1998:109–118.
263. Shellock FG, Mink JH, Deutsch AL, et al.: Patellofemoral joint: Identification of abnormalities using active movement, "unloaded" vs "loaded" kinematic MR Imaging techniques. *Radiology* 188:575–578, 1993.
264. Zappala FG, Taffel CB, Scuderi GR: Rehabilitation of patellofemoral joint disorders. *Orthop Clin North Am* 23:555–565, 1992.
265. Bentley G, Dowd G: Current concepts of etiology and treatment of chondromalacia patella. *Clin Orthop* 189:209, 1984.
266. Insall JN: Patella pain syndromes and chondromalacia patellae. *Instr Course Lect* 30:342–356, 1981.
267. Kummel B: The treatment of patellofemoral problems. *Prim Care* 7:217–229, 1980
268. Karlson S: Chondromalacia patellae. *Acta Chir Scand* 83:347–381, 1940.
269. McConnell J: Fat pad irritation—a mistaken patellar tendinitis. *Sports Health* 9:7–9, 1991.
270. Winkel D, Matthijs O, Phelps V: *Examination of the Knee*. Gaithersburg, MD: Aspen, 1997
271. James SL: Chondromalacia patella. In: Kennedy JC, ed. *The Injured Adolescent Knee*. Baltimore, MD: Williams & Wilkins, 1979.
272. Wallace L: *Lower Quarter Pain: Mechanical Evaluation and Treatment*. Cleveland, OH: Western Reserve Publishers, 1984.
273. Wallace L: Rehabilitation following patellofemoral surgery. In: Davies GJ, ed. *Rehabilitation of the Surgical Knee*. Ronkonkoma, NY: Cypress, 1984:60–62.
274. Sahrmann SA: Movement impairment syndromes of the hip. In: Sahrmann SA, ed. *Movement Impairment Syndromes*. St. Louis, MO: Mosby, 2001:121–191.
275. Larson RL: Subluxation-dislocation of the patella. In: Kennedy JC, ed. *The Injured Adolescent Knee*. Baltimore, MD: Williams & Wilkins, 1979.
276. Post WR: Clinical evaluation of patients with patellofemoral disorders. *Arthroscopy* 15:841–851, 1999.
277. Holmes SWJ, Clancy WGJ: Clinical classification of patellofemoral pain and dysfunction. *J Orthop Sports Phys Ther* 28:299–306, 1998.
278. Merchant AC: Classification of patellofemoral disorders. *Arthroscopy* 4:235–240, 1988.
279. Eckhoff DG, Brown AW, Kilcoyne RF, et al.: Knee version associated with anterior knee pain. *Clin Orthop* 339:152–155, 1997.
280. Eckhoff DG, Johnston RJ, Stamm ER, et al.: Version of the osteoarthritic knee. *J Arthroplasty* 9:73–80, 1994.
281. Takai S, Sakakida K, Yamashita F, et al.: Rotational alignment of the lower limb in osteoarthritis of the knee. *Int Orthop* (SICOT) 9:209–216, 1985.
282. Yagi T, Sasaki T: Tibial torsion in patients with medial-type osteoarthritic knee. *Clin Orthop* 213:177–182, 1986.
283. Ficat P, Ficat C, Bailleux A: Syndrome D'hyperpression Externe De La Rotule (S.H.P.E.). *Rev Chir Orthop* 61:39–59, 1975.
284. Insall JN, Goldberg V, Salvati E: Recurrent dislocation and the highriding patella. *Clin Orthop* 88:67–69, 1972.
285. James SL, Bates BT, Osternig LR: Injuries to runners. *Am J Sports Med* 6:40–49, 1978
286. Sammarco GJ, Hockenbury RT: Biomechanics of the foot and ankle. In: Frankel VH, Nordin M, eds. *Basic Biomechanics of the Musculoskeletal System*. Baltimore, MD: Williams & Wilkins, 2000.
287. Wright DG, Desai SM, Henderson WH: Action of the subtalar and ankle joint complex during stance phase of walking. *J Bone Joint Surg* 46 A:361–382, 1964.
288. Maquet PG: *Biomechanics of the Knee*. New York: Springer-Verlag, 1984.
289. Dillon P, Updyke W, Allen W: Gait analysis with reference to chondromalacia patellae. *J Orthop Sports Phys Ther* 5:127–131, 1983.
290. DeVita P, Hortobagyi T, Barrier J: Gait biomechanics are not normal after anterior cruciate ligament reconstruction and accelerated rehabilitation. *Med Sci Sports Exerc* 30:1481–1488, 1998.
291. Devita P, Hortobagyi T, Barrier J, et al.: Gait adaptations before and after anterior cruciate ligament reconstruction surgery. *Med Sci Sports Exerc* 29:853–859, 1997.
292. Devita P, Torry M, Glover K, et al.: A functional knee brace alters joint torque and power patterns during walking and running. *J Biomech* 29:583–588, 1996.
293. Winter DA: Biomechanical motor patterns in normal walking. *J Mot Behav* 15:302–329, 1983.
294. Andriacchi TP, Birac D: Functional testing in the anterior cruciate ligament-deficient knee. *Clin Orthop* 288:40–47, 1993.
295. Berchuck M, Andriacchi TP, Bach BR, et al.: Gait adaptations by patients who have a deficient anterior cruciate ligament. *J Bone Joint Surg* 72-A:871–877, 1990.
296. Andriacchi TP: Dynamics of pathological motion: Applied to the anterior cruciate deficient knee. *J Biomech* 23:99–105, 1990.
297. Birac D, Andriacchi TP, Bach BR, Jr.: Time related changes following ACL rupture. *Trans Orthop Res Soc* 16:231, 1991.
298. Mikosz RP, Andriacchi TP, Andersson GBJ: Model analysis of factors influencing the prediction of muscle forces at the knee. *J Orthop Res* 6:205–214, 1988.
299. Mikosz RP, Wu CD, Andriacchi TP: Model interpretation of functional adaptations in the ACL-deficient patient. *Proc North Am Congr Biomech* 2:441, 1992.
300. More RC, Karras BT, Neiman R, et al.: Hamstrings—an anterior cruciate ligament protagonist. An in vitro study. *Am J Sports Med* 21:231–237, 1993.
301. Renstrom P, Arms SW, Stanwyck TS, et al.: Strain within the anterior cruciate ligament during hamstring and quadriceps activity. *Am J Sports Med* 14:83–87, 1986.
302. Watson CJ, Leddy HM, Dynjan TD, et al.: Reliability of the lateral pull test and tilt test to assess patellar alignment in subjects with symptomatic knees: Student raters. *J Orthop Sports Phys Ther*. 31:368–74, 2001.

303. Wilk KE, Davies GJ, Mangine RE, et al.: Patellofemoral disorders: A classification system and clinical guidelines for nonoperative rehabilitation. *J Orthop Sports Phys Ther* 28:307–322, 1998.
304. Root M, Orien W, Weed J: *Clinical Biomechanics*. Los Angeles, CA: Clinical Biomechanics Corp, 1977.
305. Powers CM, Maffucci R, Hampton S: Rearfoot posture in subjects with patellofemoral pain. *J Orthop Sports Phys Ther* 22:155–160, 1995.
306. Subotnick SI: The foot and sports medicine. *J Orthop Sports Phys Ther* 2:53–54, 1980.
307. Barber-Westin SD, Noyes FR, Andrews M: A rigorous comparison between the sexes of results and complications after anterior cruciate ligament reconstruction. *Am J Sports Med* 25:514–526, 1997.
308. Mendelsohn CL, Paiement GD: Physical examination of the knee. *Prim Care* 23:321–328, 1996.
309. Enneking WF, Horowitz M: The intra-articular effects of immobilization on the human knee. *J Bone Joint Surg* 54-A:973–985, 1972.
310. Rothstein JM, Miller PJ, Roettger RF: Goniometric reliability in a clinical setting. Elbow and knee measurements. *Phys Ther* 63:1611–1615, 1983.
311. Clapper MP, Wolf SL: Comparison of the reliability of the orthoranger and the standard goniometer for assessing active lower extremity range of motion. *Phys Ther* 68:214–218, 1988.
312. Brosseau L, Tousignant M, Budd J, et al.: Intratester and intertester reliability and criterion validity of the parallelogram and universal goniometers for active knee flexion in healthy subjects. *Physiother Res Int* 2:150–166, 1997.
313. Gogia PP, Braatz JH, Rose SJ, et al.: Reliability and validity of goniometric measurements at the knee. *Phys Ther* 67:192–195, 1987.
314. Watkins MA, Riddle DL, Lamb RL, et al.: Reliability of goniometric measurements and visual estimates of knee range of motion obtained in a clinical setting. *Phys Ther* 71:90–96, 1991; discussion 96–97.
315. Hayes KW, Petersen CM: Reliability of assessing endfeel and pain and resistance sequence in subjects with painful shoulders and knees. *J Orthop Sports Phys Ther* 31:432–445, 2001.
316. Hayes KW, Petersen C, Falconer J: An examination of cyriax's passive motion tests with patients having osteoarthritis of the knee. *Phys Ther* 74:697–707, 1994; discussion 707–709.
317. Fritz JM, Delitto A, Erhard RE, et al.: An examination of the selective tissue tension scheme, with evidence for the concept of a capsular pattern of the knee. *Phys Ther* 78:1046–1056, 1998; discussion 1057–1061.
318. Schiowitz S: Diagnosis and treatment of the lower extremity—the knee. In: DiGiovanna EL, Schiowitz S, eds. *An Osteopathic Approach to Diagnosis and Treatment*. Philadelphia, PA: JB Lippincott, 1991:330–346.
319. Cooper C, McAlindon T, Coggon D, et al.: Occupational activity and osteoarthritis of the knee. *Ann Rheum Dis* 53:90–93, 1994.
320. Sachs RA, Daniel DM, Stone ML, et al.: Patellofemoral problems after anterior cruciate ligament reconstruction. *Am J Sports Med* 17:760–765, 1989.
321. Benum P: Operative mobilization of stiff knees after surgical treatment of knee injuries and posttraumatic conditions. *Acta Orthop Scand* 53:625–631, 1982.
322. Cosgarea AJ, DeHaven KE, Lovelock JE: The surgical treatment of arthrofibrosis of the knee. *Am J Sports Med* 22:184–191, 1994.
323. Paulos LE, Rosenberg TD, Drawbert J, et al.: Infrapatellar contracture syndrome. An unrecognized cause of knee stiffness with patella entrapment and patella infera. *Am J Sports Med* 15:331–341, 1987.
324. Waldron VD: A test for chondromalacia patella. *Orthop Rev* 12:103, 1983.
325. DeAndrade JR, Grant C, Dixon ASJ: Joint distension and reflex muscle inhibition in the knee. *J Bone Joint Surg* 47A:313–322, 1965.
326. Stanton-Hicks M, Janig W, Hassenbusch S, et al.: Reflex sympathetic dystrophy: Changing concepts and taxonomy. *Pain* 63:127–133, 1995.
327. Jensen K, Graf BK: The effects of knee effusion on quadriceps strength and knee intraarticular pressure. *Arthroscopy* 9:52–56, 1993.
328. Jones DW, Jones DA, Newham DJ: Chronic knee effusion and aspiration: The effect on quadriceps inhibition. *Br J Rheumatol* 26:370–374, 1987.
329. Snyder-Mackler L, De Luca PF, Williams PR, et al.: Reflex inhibition of the quadriceps femoris muscle after injury or reconstruction of the anterior cruciate ligament. *J Bone Joint Surg Am* 76:555–560, 1994.
330. Stratford P: Electromyography of the quadriceps femoris muscles in subjects with normal knees and acutely effused knees. *Phys Ther* 62:279–283, 1981.
331. Sprague NF, III.: Motion-limiting arthrofibrosis of the knee: The role of arthroscopic management. *Clin Sports Med* 6:537–549, 1987.
332. Steadman JR et al.: Surgical treatment of arthrofibrosis of the knee. *J Orthop Tech* 1:119–127, 1993.
333. Akeson WH, Woo SL, Amiel D, et al.: The connective tissue response to immobility: Biochemical changes in periarticular connective tissue of the immobilized rabbit knee. *Clin Orthop* 93:356–362, 1973.
334. Sahrmann SA: *Diagnosis and Treatment of Muscle Imbalances Associated with Regional Pain Syndromes, Lecture Outline*. New Brunswick, NJ, 1991.
335. Segal P, Jacob M: *The Knee*. Chicago, IL: Year Book Medical Publishers, 1983.
336. Lieb F, Perry J: Quadriceps function: An antomical and mechanical study using amputated limbs. *J Bone Joint Surg* 50 A:1535–1547, 1968.
337. Grelsamer RP, McConnell J: *The History and Physical Examination, The Patella: A Team Approach*. Gaithersburg, MD: Aspen, 1998:43–55.
338. Broom HJ, Fulkerson JP: The plica syndrome: A new perspective. *Orthop Clin North Am* 17:279–281, 1986.
339. Grelsamer RP, Stein DA: Rotational malalignment of the patella. In: Fulkerson JP, ed. *Common Patellofemoral Problems*. Rosemont, IL: American Academy of Orthopaedic Surgeons, 2005:19–28.
340. Laubenthal KN, Smidt GL, Kettelkamp DB: A quantitative analysis of knee motion for activities of daily living. *Phys Ther* 52:34–42, 1972.
341. Bellamy N, Buchanan WW, Goldsmith CH, et al.: Validation study of WOMAC: A health status instrument for measuring clinically important patient-relevant outcomes following total hip or knee arthroplasty in osteoarthritis. *J Orthop Rheumatol* 1:95–108, 1988.
342. Bellamy N: Outcome measurement in osteoarthritis clinical trials. *J Rheumatol* 43(Suppl):49–51, 1995.
343. Bellamy N, Buchanan WW, Goldsmith CH, et al.: Validation study of WOMAC: A health status instrument for measuring clinically important patient relevant outcomes to antirheumatic drug therapy in patients with osteoarthritis of the hip or knee. *J Rheumatol* 15:1833–1840, 1988.
344. McConnell S, Kolopack P, Davis AM: The western ontario and mcmaster universities osteoarthritis index (WOMAC): A review of its utility and measurement properties. *Arthritis Rheum* 45:453–461, 2001.
345. Hefti F, Muller W, Jakob RP, et al.: Evaluation of knee ligament injuries with the IKDC form. *Knee Surg Sports Traumatol Arthrosc* 1:226–234, 1993.
346. Lysholm J, Gilquist J: Evaluation of knee ligament surgery results with special emphasis on the use of a scoring scale. *Am J Sports Med* 10:150–154, 1982.

347. Manske R, Vequist SW: Examination of the knee with special and functional testing. In: Wadsworth C, ed. *Disorders of the Knee—Home Study Course*. La Crosse, WI: Orthopaedic Section, APTA, 2001.
348. Noyes FR, McGinniss GH, Mooar LA: Functional disability in the anterior cruciate insufficient knee syndrome. Review of knee rating systems and projected risk factors in determining treatment. *Sports Med* 1:278–302, 1984.
349. Irrgang JJ, Safran MC, Fu FH: The knee: ligamentous and meniscal injuries. In: Zachazewski JE, Magee DJ, Quillen WS, eds. *Athletic Injuries and Rehabilitation*. Philadelphia, PA: WB Saunders, 1996:623–692.
350. Irrgang JJ, Snyder-Mackler L, Wainner RS, et al.: Development of a patient-reported measure of function of the knee. *J Bone Joint Surg* 80A:1132–1145, 1998.
351. Binkley JM, Stratford PW, Lott SA, et al.: The lower extremity functional scale (Lefs): Scale development, measurement properties, and clinical application. North American orthopaedic rehabilitation research network. *Phys Ther* 79:371–383, 1999.
352. McCarthy CJ, Oldham JA: The reliability, validity and responsiveness of an aggregated locomotor function (ALF) score in patients with osteoarthritis of the knee. *Rheumatology (Oxford)* 43:514–517, 2004. Epub Jan 13, 2004.
353. Strobel M, Stedtfeld HW: *Diagnostic Evaluation of the Knee*. Berlin: Springer-Verlag, 1990.
354. Wilson G, Murphy A: The efficacy of isokinetic, isometric and vertical jump tests in exercise science. *Aust J Sci Med Sport* 27:20–24, 1995.
355. Curl WW, Markey KL, Mitchell WA: Agility training following anterior cruciate ligament reconstruction. *Clin Orthop* 172:133–136, 1983.
356. Delitto A, Irrgang JJ, Harner CD, et al.: Relationship of isokinetic quadriceps peak torque and work to one-legged hop and vertical jump in ACL reconstructed subjects. *Phys Ther* 73:S85, 1993.
357. Bolga LA, Keskula DR: Reliability of lower extremity functional performance tests. *J Orthop Sports Phys Ther* 26:138, 1997.
358. Barber SD, Noyes FR, Mangine RE, et al.: Quantative assessment of functional limitations in normal and anterior cruciate ligament-deficient knees. *Clin Orthop* 255:204–214, 1990.
359. Blackburn JR, Morrissey MC: The relationship between open and closed kinetic chain strength of the lower limb and jumping performance. *J Orthop Sports Phys Ther* 27:430–435, 1998.
360. Fitzgerald GK, Lephart SM, Hwang JH, et al.: Hop tests as predictors of dynamic knee stability. *J Orthop Sports Phys Ther* 31:588–597, 2001.
361. Booher LD, Hench KM, Worrell TW, et al.: Reliability of three single hop tests. *J Sports Rehabil* 2:165–170, 1993.
362. Daniel D, Malcolm L, Stone ML, et al.: Quantification of knee instability and function. *Contemp Orthop* 5:83–91, 1982.
363. Hu HS, Whitney SL, Irrgang JJ, et al.: Test-retest reliability of the one-legged vertical jump test and the one-legged standing hop test. *J Orthop Sports Phys Ther* 15:51, 1992.
364. Ageberg E, Zatterstrom R, Moritz U: Stabilometry and one-leg hop test have high test-retest reliability. *Scand J Med Sci Sports* 8:198–202, 1998.
365. Sekiya I, Muneta T, Ogiuchi T, et al.: Significance of the single-legged hop test to the anterior cruciate ligament-reconstructed knee in relation to muscle strength and anterior laxity. *Am J Sports Med* 26:384–388, 1998.
366. Wilk KE, Romaniello WT, Soscia SM, et al.: The relationship between subjective knee scores, isokinetic testing, and functional testing in the ACL-reconstructed knee. *J Orthop Sports Phys Ther* 20:60–73, 1994.
367. Tegner Y, Lysholm J, Lysholm M, et al.: A performance test to monitor rehabilitation and evaluate anterior cruciate ligament injuries. *Am J Sports Med* 14:156–159, 1986.
368. Shaffer SW, Payne ED, Gabbard LR, et al.: Relationship between isokinetic and functional tests of the quadriceps. *J Orthop Sports Phys Ther* 19:55, 1994.
369. DeCarlo MA, Snell KE: Normative data for range of motion and single-leg hop in high school athletes. *J Sports Rehabil* 6:246–255, 1997.
370. Noyes FR, Barber SD, Mangine RE: Abnormal lower limb asymmetry determined by function hop tests after anterior cruciate ligament rupture. *Am J Sports Med* 19:513–518, 1991.
371. Risberg MA, Ekeland A: Assessment of functional tests after anterior cruciate ligament surgery. *J Orthop Sports Phys Ther* 19:212, 1994.
372. Steadman JR: Rehabilitation of acute injuries of the anterior cruciate ligament. *Clin Orthop* 172, 1983.
373. Markey KL: Functional rehabilitation of the anterior cruciate deficient knee. *Sports Med* 12:407–417, 1991.
374. Fonseca ST, Magee KF, Wessel J, et al.: Validation of a performance test for outcome evaluation of knee function. *Clin J Sports Med* 2:251–256, 1992.
375. Lephart SM, Perrin DH, Fu FH, et al.: Functional performance tests for the anterior cruciate ligament insufficient athlete. *Athletic Trainer* 26:44–50, 1991.
376. Lephart SM, Perrin DH, Fu FH, et al.: Relationship between selective physical characteristics and functional capacity in the anterior cruciate ligament-deficient athlete. *J Orthop Sports Phys Ther* 16:174–181, 1992.
377. Barber SD, Noyes FR, Mangine RE, et al.: Rehabilitation after ACL reconstruction: function testing. *Sports Med Rehabil Series* 8:969–974, 1992.
378. Austermuehle PD: Common knee injuries in primary care. *Nurse Pract* 26:32–45 2001; quiz 46–47.
379. Rauch G, Wirth T, Dorner P, et al.: Is conservative treatment of partial or complete anterior cruciate ligament rupture still justified? An analysis of the recent literature and a recommendation for arriving at a decision. *Z Orthop* 129:438–446, 1991.
380. Sommerlath K, Odensten M, Lysholm J: The late course of acute partial anterior cruciate ligament tears. A nine to 15-year follow-up evaluation. *Clin Orthop* 281:152–158, 1992.
381. Garvin GJ, Munk PL, Vellet AD: Tears of the medial collateral ligament: Magnetic resonance imaging findings and associated injuries. *Can Assoc Radiol J* 44:199–204, 1993
382. Harilainen A: Evaluation of knee instability in acute ligamentous injuries. *Ann Chir Gynaecol* 76:269–273, 1987.
383. Torg JS, Conrad W, Kalen V: Clinical diagnosis of anterior cruciate ligament instability in the athlete. *Am J Sports Med* 4:84–93, 1976.
384. Katz JW, Fingeroth RJ: The diagnostic accuracy of ruptures of the anterior cruciate ligament comparing the lachman's test, the anterior drawer sign, and the pivotshift test in acute and chronic knee injuries. *Am J Sports Med* 14:88–91, 1986.
385. DeHaven K: Arthroscopy in the diagnosis and management of the anterior cruciate deficient knee. *Clin Orthop* 172:52–56, 1983.
386. Donaldson WF, Warren RF, Wickiewicz TL: A comparison of acute anterior cruciate ligament examinations. *Am J Sports Med* 13:5–10, 1985.
387. Cooperman JM, Riddle DL, Rothstein JM: Reliability and validity of judgments of the integrity of the anterior cruciate ligament of the knee using the lachman's test. *Phys Ther* 70:225–233, 1990.
388. Weiss JR, Irrgang JJ, Sawhney R, et al.: A functional assessment of anterior cruciate ligament deficiency in an acute and clinical setting. *J Orthop Sports Phys Ther* 11:372–373, 1990.
389. Hanten WP, Pace MB: Reliability of measuring anterior laxity of the knee joint using a knee ligament arthrometer. *Phys Ther* 67:357–359, 1987.
390. Hughston JC, Andrews JR, Cross MJ, et al.: Classification of knee ligament instabilities. Part 2. *J Bone Joint Surg* 58 A:173–179, 1976.
391. DeHaven KE: Diagnosis of acute knee injuries with hemarthrosis. *Am J Sports Med* 8:9–14, 1980.

392. Jonsson T, Althoff B, Peterson L, et al.: Clinical diagnosis of ruptures of the anterior cruciate ligament. *Am J Sports Med* 10:100–102, 1982.
393. Larson RL: Physical examination in the diagnosis of rotatory instability. *Clin Orthop* 172:38–44, 1983.
394. Rubinstein RA, Jr., Shelbourne KD, McCarroll JR, et al.: The accuracy of the clinical examination in the setting of posterior cruciate ligament injuries. *Am J Sports Me*d. 22:550–7, 1994.
395. Shino K, Horibe S, Ono K: The voluntary evoked posterolateral drawer sign in the knee with posterolateral instability. *Clin Orthop* 215:179–186, 1987.
396. Hughston JC, Norwood LA: The posterolateral drawer test and external rotation recurvatum test for posterolateral rotary instability of the knee. *Clin Orthop* 147:82–87, 1980.
397. Galway HR, Beaupre A, MacIntosh DL: Pivot shift: A clinical sign of symptomatic anterior cruciate deficiency. *J Bone Joint Surg* 54B:763–764, 1972.
398. Jensen K: Manual laxity tests for anterior cruciate ligament injuries. *J Orthop Sports Phys Ther* 11:474–481, 1990.
399. Jakob RP, St¨aubli HU, Deland JT: Grading the pivot shift. *J Bone Joint Surg* 69B:294–299, 1987.
400. Losee RE: Concepts of the pivot shift. *Clin Orthop* 172:45–51, 1983.
401. Noyes FR, Grood ES, Cummings JF, et al.: An analysis of the pivot shift phenomenon. *Am J Sports Med* 19:148–155, 1991.
402. Neeb TB, Aufdemkampe G, Wagener JH, et al.: Assessing anterior cruciate ligament injuries: The association and differential value of questionnaires, clinical tests, and functional tests. *J Orthop Sports Phys Ther* 26:324–231, 1997.
403. Kaplan N, Wickiewicz TL, Warren RF: Primary surgical treatment of anterior cruciate ligament ruptures. A long-term follow-up study. *Am J Sports Med* 18:354–358, 1990.
404. Conteduca F, Ferretti A, Mariani PP, et al.: Chondromalacia and chronic anterior instabilities of the knee. *Am J Sports Med* 19:119–123, 1991.
405. Tamea CD, Henning CE: Pathomechanics of the pivot shift maneuver. *Am J Sports Med* 9:31–37, 1981.
406. Noyes FR, Mooar PA, Matthews DS, et al.: The symptomatic anterior cruciate-deficient knee. Part I. The long-term functional disability in athletically active individuals. *J Bone Joint Surg* 65-A:154–162, 1983.
407. Kujala UM, Nelimarkka O, Koskinen SK: Relationship between the pivot shift and the configuration of the lateral tibial plateau. *Arch Orthop Trauma Surg* 111:228–229, 1992.
408. Bull AM, Andersen HN, Basso O, et al.: Incidence and mechanism of the pivot shift. An in vitro study. *Clin Orthop* 363:219–231, 1999.
409. Bach BR, Jr., Jones GT, Sweet FA, et al.: Arthroscopy-assisted anterior cruciate ligament reconstruction using patellar tendon substitution. Two- to four-year follow-up results. *Am J Sports Med* 22:758–767, 1994.
410. Daniel DM, Stone ML, Riehl B: Ligament surgery: The evaluation of results. In: Daniel DM, Akeson WH, O'Connor JJ, eds. *Knee Ligaments, Structure, Function and Repai*r. New York: Raven Press, 1990:521–534.
411. Norwood LA, Andrews JR, Meisterling RC, et al.: Acute anterolateral rotatory instability of the knee. *J Bone Joint Surg* 61 A:704–709, 1979.
412. Otter C, Aufdemkampe G, Lezeman H: *Diagnostiek Van Knieletsel En Relatie Tussen De Aanwezigheid Van Knieklachten En De Resultaten Van Functionele Testen En Biodex-Test, Jaarboek 1994 Fysiotherapie Kinesitherapi*e. Houten: Bohn, Stafleu, van Loghum, 1994:195–228.
413. Benjaminse A, Gokeler A, van der Schans CP: Clinical diagnosis of an anterior cruciate ligament rupture: A meta-analysis. *J Orthop Sports Phys Ther* 36:267–88, 2006.
414. Harilainen A, Sandelin J, Osterman K, et al.: Prospective preoperative evaluation of anterior cruciate ligament instability of the knee joint and results of reconstruction with patellar ligament. *Clin Orthop* 297:17–22, 1993.
415. Losee RE, Johnson TR, Southwick WO: Anterior subluxation of the lateral tibial plateau. A diagnostic test and operative repair. *J Bone Joint Surg* 60 A:1015–1030, 1978.
416. Gerber C, Matter P: Biomechanical analysis of the knee after rupture of the anterior cruciate ligament and its primary repair. An instant-centre analysis of function. *J Bone Joint Surg* 65B:391–399, 1983.
417. MacIntosh DL, Galway RD: The lateral pivot shift. *A Symptomatic and Clinical Sign of Anterior Cruciate Insufficiency, 85th Annual Meeting of American Orthopaedic Association, Tucker's Town, Bermud*a, 1972.
418. Slocum DB, Larson RL: Rotary instability of the knee. *J Bone Joint Surg* 50A, 1968.
419. Slocum DB, James SL, Larson RL, et al.: A clinical test for anterolateral rotary instability of the knee. *Clin Orthop* 118:63–69, 1976.
420. Ahmed AM, Shi S, Hyder A, et al.: *The Effect of Quadriceps Tension Characterisitcs on the Patellar Tracking Pattern, Transactions of the 34th Orthopaedic Research Society, Atlant*a, 1988.
421. Puniello MS: Iliotibial band tightness and medial patellar glide in patients with patellofemoral dysfunction. *J Orthop Sports Phys Ther* 17:144–148, 1993.
422. Dervin GF, Stiell IG, Wells GA, et al.: Physicians' accuracy and interrator reliability for the diagnosis of unstable meniscal tears in patients having osteoarthritis of the knee. *Can J Surg* 44:267–274, 2001.
423. Apley AG: The diagnosis of meniscus injuries: Some new clinical methods. *J Bone Joint Surg* 29B:78–84, 1947.
424. Anderson AF: Clinical diagnosis of meniscal tears: Description of a new manipulation test. *Am J Sports Med* 14:291–296, 1982.
425. Fithian DC, Mishra DK, Balen PF, et al.: Instrumented measurement of patellar mobility. *Am J Sports Med* 23:607–615, 1995.
426. Kolowich PA, Paulos LE, Rosenberg TD, et al.: Lateral release of the patella: Indications and contraindications. *Am J Sports Med* 18:359–365, 1990.
427. Teitge RA, Faerber W, Des Madryl P, et al.: Stress radiographs of the patellofemoral joint. *J Bone Joint Surg* 78-A:193–203, 1996.
428. Fairbank HA: Internal derangement of the knee in children. *Proc R Soc Med* 3:11, 1937.
429. Kuo L, Chung W, Bates E, et al.: The hamstring index. *J Pediatr Orthop* 17:78–88, 1997.
430. Thompson NS, Baker RJ, Cosgrove AP, et al.: Musculoskeletal modelling in determining the effect of botulinum toxin on the hamstrings of patients with crouch gait. *Dev Med Child Neurol* 40:622–625, 1998.
431. Gautam VK, Anand S: A new test for estimating iliotibial band contracture. *J Bone Joint Surg* 80B:474–475, 1998.
432. Holmes JC, Pruitt AL, Whalen NJ: Iliotibial band syndrome in cyclists. *Am J Sports Med* 21:419–424, 1993.
433. Noble HB, Hajek MR, Porter M: Diagnosis and treatment of iliotibial band tightness in runners. *Phys Sports Med* 10:67–74, 1982.
434. Lehman WL, Jr.: Overuse syndromes in runners. *Am Fam Phys* 29:152–161, 1984.
435. Yawn BP, Amadio P, Harmsen WS, et al.: Isolated acute knee injuries in the general population. *J Trauma Inj Infect Crit Care* 48:716–723, 2000.
436. Kannus P, Jarvinen M: Incidence of knee injuries and the need for further care: Aone-year prospective follow-up study. *J Sports Med Phys Fitness* 29:321–325, 1989.
437. Nielsen AB, Yde J: Epidemiology of acute knee injuries: A prospective hospital investigation. *J Trauma* 31:1644–1648, 1991.
438. Henry JH, Crosland JW: Conservative treatment of patellofemoral subluxation. *Am J Sports Med* 7:12–14, 1979.

439. McConnell J: The management of chondromalacia patellae: A long-term solution. *Aust J Physiother* 32:215–223, 1986.
440. Reid DC: The myth, mystic and frustration of anterior knee pain [editorial]. *Clin J Sports Med* 3:139–143, 1993.
441. Shelton GL: Conservative management of patellofemoral dysfunction. *Prim Care* 19:331–350, 1992.
442. Hilyard A: Recent advances in the management of patellofemoral pain: The Mcconnell programme. *Physio-therapy* 76: 559–565, 1990.
443. Kujala UM: Patellofemoral problems in sports medicine. *Ann Chir Gynaecol* 80:219–223, 1991.
444. Garrick JG: Anterior knee pain (chondromalacia patella). *PhysSports Med* 17:75–84, 1989
445. Fulkerson JP, Shea KP: Current concepts review: Disorders of patellofemoral alignment. *J Bone Joint Surg* Am 72:1424–1429, 1990.
446. Levine J: Chondromalacia patellae. *Phys Sports Med* 7:41–49, 1979.
447. O'Neill DB: Arthroscopically assisted reconstruction of the anterior cruciate ligament. *J Bone Joint Surg* 78A:803–813, 1996.
448. Palumbo PM: Dynamic patellar brace: A new orthosis in the management of patellofemoral pain. *Am J Sports Med* 9:45–49, 1981.
449. Walsh WM, Helzer-Julin M: Patellar tracking problems in athletes. *Prim Care* 19:303–330, 1992.
450. Whitelaw GP, Rullo DJ, Markowitz HD, et al.: A conservative approach to anterior knee pain. *Clin Orthop* 246:234–237, 1989.
451. Gerrard B: The patello-femoral pain syndrome: Aclinical trial of the Mcconnell programme. *Aust J Physiother* 35:71–80, 1989.
452. Gilleard W, McConnell J, Parsons D: The effect of patella taping on the onset of vastus medialis obliquus and vastus lateralis muscle activity in persons with patellofemoral pain. *Phys Ther* 78:25–32, 1998.
453. Andriacchi TP: Functional analysis of pre- and postknee surgery: Total knee arthroplasty and ACL reconstruction. *J Biomech Eng* 115:575–581, 1993.
454. Deyle GD, Henderson NE, Matekel RL, et al.: Effectiveness of manual physical therapy and exercise in osteoarthritis of the knee. A randomized, controlled trial. *Ann Intern Med* 132:173–181, 2000.
455. Bennett JG, Stauber WT: Evaluation and treatment of anterior knee pain using eccentric exercise. *MedSci Sports Exerc* 18:526–530, 1986.
456. Doucette SA, Child DP: The effect of open and closed chain exercise and knee joint position on patellar tracking in lateral patellar compression syndrome. *J Orthop Sports Phys Ther* 23:104–110, 1996.
457. Bohannon RW: The effect of electrical stimulation to the vastus medialis muscle in a patient with chronically dislocating patella. *Phys Ther* 63:1445–1447, 1983.
458. Mariani P, Caruso I: An electromyographic investigation of subluxation of the patella. *J Bone Joint Surg Br* 61:169, 1979.
459. Villar RN: Patellofemoral pain and the infrapatellar brace: A military view. *Am J Sports Med* 13:313, 1985.
460. Grelsamer RP, McConnell J: Conservative management of patellofemoral problems. In: Grelsamer RP, McConnell J, eds. *The Patella: A Team Approach*. Gaithersburg, MD: Aspen, 1998:109–118.
461. Chu DA: Rehabilitation of the lower extremity. *Clin Sports Med* 14:205–222, 1995
462. Lehman RC, Host JV, Craig R: Patellofemoral dysfunction in tennis players. A dynamic problem. *Clin J Sports Med* 14:177–205, 1995.
463. Griffin LY: Ligamentous injuries. In: Griffin LY, ed. *Rehabilitation of the Injured Knee*, 2nd edn. St. Louis, MO: Mosby, 1995:149–164.
464. Baratta R, Solomonow M, Zhou BH, et al.: Muscular coactivation: The role of the antagonist musculature in maintaining knee stability. *Am J Sports Med* 16:113–122, 1988.
465. Hawkins RJ, Misamore GW, Merritt TR: Follow-up of the acute nonoperated isolated anterior cruciate ligament tear. *Am J Sports Med* 14:205–210, 1986.
466. Fleming BC, Beynnon BD, Renstrom PA: The strain behavior of the anterior cruciate ligament during bicycling: An in vivo study. *Am J Sports Med* 26:109–118, 1998.
467. Dye S: Patellofemoral pain without malalignment: A tissue homeostasis perspective. In: Fulkerson JP, ed. *Common Patellofemoral Problems*. Rosemont, IL: American Academy of Orthopaedic Surgeons, 2005:1–9.
468. Klingman RE, Liaos SM, Hardin KM: The effect of subtalar joint posting on patellar glide position in subjects with excessive rearfoot pronation. *J Orthop Sports Phys Ther* 25:185–191, 1997.
469. Pedowitz WJ, Kovatis P: Flatfoot in the adult. *J Am Acad Orthop Surg* 3:293–302, 1995.
470. LeVeau BF, Rogers C: Selective training of the vastus medialis muscle using EMG biofeedback. *Phys Ther* 60:1410–1415, 1980.
471. Soderberg G, Cook T: An electromyographic analysis of quadriceps femoris muscle settings and straight leg raising. *Phys Ther* 63:1434, 1983.
472. Karst GM, Jewett PD: Electromyographic analysis of exercises proposed for differential activation of medial and lateral quadriceps femoris muscle components. *Phys Ther* 73:286–295, 1993.
473. Hodges P, Richardson C: An investigation into the effectiveness of hip adduction in the optimization of the vastus medialis oblique contraction. *Scand J Rehabil Med* 25:57–62, 1993.
474. Doucette SA, Goble EM: The effect of exercise on patellar tracking in lateral patellar compression syndrome. *Am J Sports Med* 20:434–440, 1992.
475. Hanten WP, Schulthies SS: Exercise effect on electromyographic activity of the vastus medialis oblique and the vastus lateralis muscles. *Phys Ther* 70:561–565, 1990.
476. Kibler BW: Closed kinetic chain rehabilitation for sports injuries. *Phys Med Rehabil Clin N Am* 11:369–384, 2000.
477. McNicol K, Taunton JE, Clement DB: Iliotibial band friction syndrome in athletes. *Can J Appl Sport Sci* 6:76–80, 1981.
478. Laus M, Tigani D, Alfonso C, et al.: Degenerative spondylolisthesis: Lumbar stenosis and instability. *Chir Organi Mov* 77:39–49, 1992.
479. Cahill BR, Griffith EH: Effect of preseason conditioning on the incidence and severity of high school football knee injuries. *Am J Sports Med* 6:180–184, 1978.
480. Klein W, Shah N, Gassen A: Arthroscopic management of postoperative arthrofibrosis of the knee joint: Indication, technique, and results. *Arthroscopy* 10:591–597, 1994.
481. Thome' e R: A comprehensive treatment approach for patellofemoral pain syndrome in young women. *Phys Ther* 77:1690–1703, 1997.
482. Witvrouw E, Sneyers C, Lysens R, et al.: Reflex response times of vastus medialis oblique and vastus lateralis in normal subjects and subjects with patellofemoral pain syndrome. *J Orthop Sports Phys Ther* 24:160–165, 1996.
483. Kasman GS, Cram JR, Wolf SL: *Clinical Applications in Surface Electromyography: Chronic Musculoskeletal Pain*. Gaithersburg, MD: Aspen, 1998.
484. Mirzabeigi E, Jordan C, Gronley JK, et al.: Isolation of the vastus medialis oblique muscle during exercise. *Am J Sports Med* 27:50–53, 1999.
485. Lange GW, Hintermeister RA, Schlegel T, et al.: Electromyographic and kinematic analysis of graded treadmill walking and the implications for knee rehabilitation. *J Orthop Sports Phys Ther* 23:294–301, 1996.
486. Flynn TW, Soutas-Little RW: Patellofemoral joint compressive forces in forward and backward running. *J Orthop Sports Phys Ther* 21:277–282, 1995.
487. Swenson EJ, Jr., Hough DO, McKeag DB: Patellofemoral dysfunction: How to treat, when to refer patients with problematic knees. *Postgrad Med* 82:125–141, 1987.

488. Noyes FR, Grood ES, Butler DL, et al.: Knee ligament tests: What do they really mean? *Phys Ther* 60:1578–1581, 1980.
489. Williams JS, Bernard RB: Operative and nonoperative rehabilitation of the ACL-injured knee. *Sports Med Arth Rev* 4:69–82, 1996.
490. Engle RP, Canner GC: Proprioceptive Neuromuscular Facilitation (PNF) and modified procedures for Anterior Cruciate Ligament (ACL) instability. *J Orthop Sports Phys Ther* 11:230, 1989.
491. Lephart SM, Borsa PA: Functional rehabilitation of knee injuries. In: Fu FH, Harner C, eds. *Knee Surgery*. Baltimore, MD: Williams & Wilkins, 1993.
492. Hunter LY: Braces and Taping. *Clin Sports Med* 4:439–454, 1985.
493. Koskinen SK, Kujala UM: Effect of patellar bracing on patellofemoral relationships. *Scand J Med Sci Sports* 1:119–122, 1991.
494. Worrell T, Ingersoll CD, Bockrath-Puliese K, et al.: Effect of patellar taping and bracing on patellar position as determined by MRI in patients with patellofemoral pain. *Athl Train* 33:16–20, 1998.
495. Brossmann J, Muhle C, Schroder C, et al.: Patellar tracking patterns during active and passive knee extension: Evaluation with motion-triggered cine MR Imaging. *Radiology* 187:205–212, 1993.
496. Sasaki T, Yagi T: subluxation of the patella. *Int Orthop* 10:115–120, 1986. Femoral pain: Prospective randomized controlled clinical trial in a military setting. *Clin Orthop* 293:208–210, 1993.
497.
498. Arroll B, Ellis-Pegler E, Edwards A, et al.: Patellofemoral pain syndrome: A critical review of the clinical trials on nonoperative therapy. *Am J Sports Med* 25:207–212, 1997.
499. Branch TP, Hunter R, Donath M: Dynamic EMG analysis of anterior cruciate deficient legs with and without bracing during cutting. *Am J Sports Med* 17:35–41, 1989.
500. Fleming BC, Renstrom PA, Beynnon BD, et al.: The influence of functional knee bracing on the anterior cruciate ligament strain biomechanics in weightbearing and nonweightbearing knees. *Am J Sports Med* 28:815–824, 2000.
501. Liu SH, Daluiski A, Kabo JM: The effects of thigh soft tissue stiffness on the control of anterior tibial displacement by functional knee orthoses. *J Rehabil Res Dev* 32:135–140, 1995.
502. Risberg MA, Holm I, Steen H, et al.: The effect of knee bracing after anterior cruciate ligament reconstruction: A prospective, randomized study with two years' follow-up. *Am J Sports Med* 27:76–83, 1999.
503. Borsa PA, Lephart SM, Irrgang JJ, et al.: The effects of joint position and direction of joint motion on proprioceptive sensibility in anterior cruciate ligament-deficient athletes. *Am J Sports Med* 25:336–340, 1997.
504. Barrett DS: Proprioception and function after anterior cruciate ligament reconstruction. *J Bone Joint Surg* 73B:833–837, 1991.
505. Corrigan JP, Cashman WF, Brady MP: Proprioception in the cruciate deficient knee. *J Bone Joint Surg* 74-B:247–250, 1992.
506. Risberg MA, Beynnon BD, Peura GD, et al.: Proprioception after anterior cruciate ligament reconstruction with and without bracing. *Knee Surg Sports Traumatol Arthrosc* 7:303–309, 1999.
507. Barrett DS, Cobb AG, Bentley G: Joint proprioception in normal, osteoarthritic and replaced knees. *J Bone Joint Surg* 73-B:53–56, 1991.
508. McConnell J: Promoting effective segmental alignment. In: Crosbie J, McConnell J, eds. *Key Issues in Musculoskeletal Physiotherapy*. Boston, MA: Butterworth Heinemann, 1993:172–194.
509. Bockrath K, Wooden C, Worrell T, et al.: Effects of patella taping on patella position and perceived pain. *Med Sci Sports Exerc* 25:989–992, 1993.
510. Gerrard B: The Patello-femoral pain syndrome in young, active patients: A prospective study. *Clin Orthop* 179:129–133, 1989.
511. Gigante A, Pasquinelli FM, Paladini P, et al.: The effects of patellar taping on patellofemoral incongruence. A computed tomography study. *Am J Sports Med* 29:88–92, 2001.
512. Larsen B, Andreassen E, Urfer A, et al.: Patellar taping: A radiographic examination of the medial glide technique. *Am J Sports Med* 23:465–471, 1995.
513. Marumoto JM, Jordan C, Akins R: Abiomechanical comparison of lateral retinacular releases. *Am J Sports Med* 23:151–155, 1995.
514. Masse Y: "La Trochl´ eoplastie." Restauration De La Goutti` ere Trochl´ eene Dans Les Subluxations Et Luxations De La Rotule. *Rev Chir Orthop* 64:3–17, 1978.
515. Grabiner M, Koh T, Draganich L: Neuromechanics of the patellofemoral joint. *Med Sci Sports Exerc* 26:10–21, 1994.
516. Lesher JD, Sutlive TG, Miller GA, et al.: Development of a clinical prediction rule for classifying patients with patellofemoral pain syndrome who respond to patella taping. *J Orthop Sports Phys Ther* 36:854–866, 2006.
517. McGinn TG, Guyatt GH, Wyer PC, et al.: Users' guides to the medical literature: XXII: How to use articles about clinical decision rules. Evidencebased medicine working group. *JAMA* 284:79–84, 2000.
518. Cushnaghan J, McCarthy C, Dieppe P: Taping the Patella Medially: A New Treatment for Osteoarthritis of the Knee Joint? *BMJ* 308:753–755, 1994.
519. Willson J, Torry MR, Decker MJ, et al.: Effects of walking poles on lower extremity gait mechanics. *Med Sci Sports Exerc* 33:142–147, 2001.
520. Brunelle EA, Miller MK: The effects of walking poles on ground reaction forces. *Res Q Exerc Sport* 69, 1998.
521. Neureuther G: Ski Poles in the summer. *Landesarszt der Bayerischen Bergwacht Munich Med. Wacherts* 13:123, 1981.
522. Schwameder H, Roithner R, Muller E, et al.: Knee joint forces during downhill walking with hiking poles. *J Sport Sci* 17:969–978, 1999.
523. Rowe CR, Pierce DS, Clark JG: Voluntary dislocation of the shoulder: A preliminary report on a clinical, electromyographic, and psychiatric study of 26 patients. *J Bone Joint Surg* 55 A:445–460, 1973.
524. Wise HH, Fiebert IM, Kates JL: EMG biofeedback as treatment for patellofemoral pain syndrome. *J Orthop Sports Phys Ther* 6:95–103, 1984.
525. Reinold MM, Wilk KE, Macrina LC, et al.: Current concepts in the rehabilitation following articular cartilage repair procedures in the knee. *J Orthop Sports Phys Ther* 36:774–794, 2006.
526. Lewis PB, McCarty LP, III, Kang RW, et al.: Basic science and treatment options for articular cartilage injuries. *J Orthop Sports Phys Ther* 36:717–727, 2006.
527. Prevention FtCfDCa: Prevalence of Disabilities and Associated Health Conditions-United States, 1991–1992. *JAMA* 272:1735–1736, 1994.
528. Panush RS, Lane NE: Exercise and the musculoskeletal system. *Baillieres Clin Rheumatol* 8:79–102, 1994.
529. Felson DT, Naimark A, Anderson JJ, et al.: The prevalence of knee osteoarthritis in the elderly. The Framingham osteoarthritis study. *Arthritis Rheum* 30:914–918, 1987.
530. Felson DT: The epidemiology of knee osteoarthritis: results from the Framingham osteoarthritis study. *Sem Arthritis Rheum* 20:42–50, 1990.
531. Peyron JG, Altman RD: The epidemiology of osteoarthritis. In: Moskowitz RW, Howell DS, Goldberg VM, et al., eds. *Osteoarthritis: Diagnosis and Medical/Surgical Management*. Philadelphia, PA: WB Saunders, 1992:15–37.
532. Anderson JJ, Felson DT: Factors associated with osteoarthritis of the knee in the first national health and nutrition examination survey. *Am J Epidemiol* 128:179–189, 1988.
533. Felson DT, Hannan MT, Naimark A: Occupational physical demands, knee bending and knee osteoarthritis: Results from the Framingham study. *J Rheumatol* 18:1587–1592, 1991.
534. Jensen LK, Eenberg W: Occupation as a risk factor for knee disorders. *Scand J Work Environ Health* 22:165–175, 1996.

535. Maetzel A, Makela M, Hawker G, et al.: Osteoarthritis of the hip and knee and mechanical occupational exposure: A systematic overview of the evidence. *J Rheumatol* 24:1599–1607, 1997.
536. Kujala UM, Kaprio J, Sarna S: Osteoarthritis of weight bearing joints of lower limbs in former elite male athletes. *BMJ* 308:231–234, 1994.
537. Kujala UM, Kettunen J, Paananen H, et al.: Knee osteoarthritis in former runners, soccer players, weight lifters, and shooters. *Arthritis Rheum* 38:539–546, 1995.
538. Felson DT, Zhang Y, Hannan MT, et al.: Risk factors for incident radiographic knee osteoarthritis in the elderly: The Framingham study. *Arthritis Rheum* 40:728–733, 1997.
539. Felson DT: Epidemiology of hip and knee osteoarthritis. *Epidemiol Rev* 10:1–28, 1988
540. Baker K, McAlindon T: Exercise for knee osteoarthritis. *Curr Opin Rheumatol* 12:456–463, 2000.
541. Wessel J: Isometric strength measurements of knee extensors in women with osteoarthritis of the knee. *J Rheumatol* 23:328–331, 1996.
542. Slemenda C, Heilman DK, Brandt KD, et al.: Quadriceps weakness and osteoarthritis of the knee. *Ann Intern Med* 127:97–104, 1998.
543. Puett DW, Griffin MR: Published trials of nonmedicinal and noninvasive therapies for hip and knee osteoarthritis. *Ann Intern Med* 121:133–140, 1994.
544. Fisher NM, Pendergast DR, Gresham GE, et al.: Muscle rehabilitation: Its effect on muscular and functional performance of patients with knee osteoarthritis. *Arch Phys Med Rehabil* 72:367–374, 1991.
545. Fisher NM, Gresham GE, Pendergast DR: Effects of a quantitative progressive rehabilitation program applied unilaterally to the osteoarthritic knee. *Arch Phys Med Rehabil* 74:1319–1326, 1993.
546. Fisher NM, Gresham GE, Abrams M, et al.: Quantitative effects of physical therapy on muscular and functional performance in subjects with osteoarthritis of the knees. *Arch Phys Med Rehabil* 74:840–847, 1993.
547. Kovar PA, Allegrante JP, MacKenzie CR, et al.: Supervised fitness walking in patients with osteoarthritis of the knee. A randomized, controlled trial. *Ann Intern Med* 116:529–534, 1992.
548. Ettinger WH, Jr., Burns R, Messier SP, et al.: A randomized trial comparing aerobic exercise and resistance exercise with a health education program in older adults with knee osteoarthritis. The fitness arthritis and seniors trial. *JAMA* 277:25–31, 1997.
549. Lane NE, Buckwalter JA: Exercise: A cause of osteoarthritis? *Rheum Dis Clin North Am* 19:617–633, 1993.
550. Brandt KD: Nonsurgical management of osteoarthritis, with an emphasis on nonpharmacologic measures. *Arch Fam Med* 4:1057–1064, 1995.
551. Mangione KK, Axen K, Haas F: Mechanical unweighting effects on treadmill exercise and pain in elderly people with osteoarthritis of the knee. *Phys Ther* 76:387–394, 1996.
552. Fitzgerald GK, Oatis C: Role of physical therapy in management of knee osteoarthritis. *Curr Opin Rheumatol* 16:143–147, 2004.
553. Fitzgerald GK, Childs JD, Ridge TM, et al.: Agility and perturbation training for a physically active individual with knee osteoarthritis. *Phys Ther* 82:372–382, 2002.
554. Yasuda K, Sasaki T: The mechanics of treatment of the osteoarthritic knee with a wedged insole. *Clin Orthop* 215:162–172, 1985.
555. Yasuda K, Sasaki T: Clinical evaluation of the treatment of osteoarthritic knees using a newly designed wedged insole. *Clin Orthop* 221:181–187, 1985.
556. Aleman O: Chondromalacia post-traumatica patellae. *Acta Chir Scand* 63:149–190, 1928.
557. Beck JL, Wildermuth BP: The female athlete's knee. *Clin J Sports Med* 4:345–366, 1985.
558. Outerbridge RE: The aetiology of chondromalacia patellae. *J Bone Joint Surg* 43B:752–757, 1961.
559. Dye SF, Vaupel GL: The pathophysiology of patellofemoral pain. *Sports Med Arthrosc Rev* 2:203–210, 1994.
560. Gillespie MJ, Friedland J, DeHaven K: Arthrofibrosis: Etiology, classification, histopathology, and treatment. *Op Tech Sports Med* 6:102–110, 1998.
561. Parisien JS: The role of arthroscopy in the treatment of postoperative fibroarthrosis of the knee joint. *Clin Orthop* 229:185–192, 1988.
562. Richmond JC, Assal M: Arthroscopic management of arthrofibrosis of the knee, including infrapatellar contraction syndrome. *Arthroscopy* 7:144–147, 1991.
563. Sebastianelli WJ, Gillespie MJ, Hicks DG, et al.: The histopathology of arthrofibrosis. *Arthroscopy* 9:359–360, 1993.
564. Shelbourne KD, Johnson GE: Outpatient surgical management of arthrofibrosis after anterior cruciate ligament surgery. *Am J Sports Med* 22:192–197, 1994.
565. Lindenfeld TN, Wojtys EM, Husain A: Operative treatment of arthrofibrosis of the knee. *J Bone Joint Surg Am* 81-A:1772–1784, 1999.
566. Delcogliano A, Franzese S, Branca A, et al.: Light and scan electron microscopic analysis of cyclops syndrome: Etiopathogenic hypothesis and technical solutions. *Knee Surg Sports Traumatol Arthrosc* 4:194–199, 1996.
567. Jackson DW, Schaefer RK: Cyclops syndrome: Loss of extension following intra-articular anterior cruciate ligament reconstruction. *Arthroscopy* 6:171–178, 1990
568. Shelbourne KD, Wilckens JH, Mollabashy A, et al.: Arthrofibrosis in Acute anterior cruciate ligament reconstruction. The effect of timing of reconstruction and rehabilitation. *Am J Sports Med* 19:332–336, 1991.
569. Wasilewski SA, Covall DJ, Cohen S: Effect of surgical timing on recovery and associated injuries after anterior cruciate ligament reconstruction. *Am J Sports Med* 21:338–342, 1993.
570. Hunter RE, Mastrangelo J, Freeman JR, et al.: The impact of surgical timing on postoperative motion and stability following anterior cruciate ligament reconstruction. *Arthroscopy* 12:667–674, 1996.
571. Shelbourne KD, Nitz P: Accelerated. *Rehabilitation after Anterior Cruciate Ligament Reconstruction. Am J Sports Med* 18:292–299, 1990.
572. Lindenfeld TN, Bach BR, Jr., Wojtys EM: Reflex sympathetic dystrophy and pain dysfunction in the lower extremity. *J Bone Joint Surg* 78-A:1936–1944, 1996.
573. Christel P, Herman S, Benoit S, et al.: A comparison of arthroscopic arthrolysis and manipulation of the knee under anaesthesia in the treatment of postoperative stiffness of the knee. *French J Orthop Surg* 2:348–355, 1988.
574. Silman AJ, Day SJ, Haskard DO: Factors associated with joint mobility in an adolescent population. *Ann Rheum Dis* 46:209–212, 1987.
575. Woo SL-Y, Lewis JL, Suh J-K, et al.: Acute injury to ligament and meniscus as inducers of osteoarthritis. In: Kuettner KE, Goldberg VM, eds. *Osteoarthritic Disorders*. Rosemont, IL: American Academy of Orthopaedic Surgeons, 1995:185–196.
576. Buckwalter JA, Lane NE, Gordon SL: Exercise as a cause for osteoarthritis. In: Kuettner KE, Goldberg BA, eds. *Osteoarthritic Disorders*. Rosemont, IL: American Academy of Orthopaedic Surgeons, 1995:405–417.
577. Johnson DL: Acute knee injuries: An introduction. *Clin Sports Med* 12:344, 1993.
578. Arendt E, Dick R: Knee injury patterns among men and women in collegiate basketball and soccer. NCAA data and review of literature. *Am J Sports Med* 23:694–701, 1995.
579. Bjordal JM, Arnly F, Hannestad B, et al.: Epidemiology of anterior cruciate ligament injuries in soccer. *Am J Sports Med* 25:341–345, 1997.

580. Huston LJ, Greenfield ML, Wojtys EM: Anterior cruciate ligament injuries in the female athlete. Potential risk factors. *Clin Orthop* 372:50–63, 2000.
581. Shambaugh JP, Klein A, Herbert JH: Structural measures as predictors of injury in basketball players. *Med Sci Sports Exerc* 23:522–527, 1991.
582. Muneta T, Takakuda K, Yamomoto H: Intercondylar notch width and its relation to the configuration of cross-sectional area of the anterior cruciate ligament. *Am J Sports Med* 25:69–72, 1997.
583. Norwood LA, Cross MJ: The intercondylar shelf in the anterior cruciate ligament. *Am J Sports Med* 5:171–176, 1977.
584. Ireland ML: Special concerns of the female athlete. In: Fu FH, Stone DA, eds. *Sports Injuries: Mechanism, Prevention, and Treatment*, 2nd edn. Baltimore, MD: Williams & Wilkins, 1994:153–162.
585. Grana WA, Moretz JA: Ligamentous laxity in secondary school athletes. *JAMA* 240, 1978.
586. Hutchinson MR, Ireland ML: Knee injuries in female athletes. *Sports Med* 19:288–302, 1995.
587. Huston LJ, Wojtys EM: Neuromuscular performance characteristics in elite female athletes. *Am J Sports Med* 24:427–436, 1996.
588. Liu SH, Al-Shaikh RA, Panossian V, et al.: Estrogen affects the cellular metabolism of the anterior cruciate ligament. A potential explanation for female athletic injury. *Am J Sports Med* 25:704–709, 1997.
589. Slauterbeck JR, Narayan RS, Clevenger C, et al.: Effects of estrogen level on the tensile properties of the rabbit anterior cruciate ligament. *J Orthop Res* 17:405–408, 1999.
590. Ireland ML: The Female ACL: Why is it more prone to injury? *Orthop Clin North Am* 33:637–651, 2002.
591. Griffin JW, Tooms RE, Zwaag RV, et al.: Eccentric muscle performance of elbow and knee muscle groups in untrained men and women. *Med Sci Sports Exerc* 25:936–944, 1993.
592. Hakkinen K, Kraemer WJ, Newton RU: Muscle activation and force production during bilateral and unilateral concentric and isometric contractions of the knee extensors in men and women at different ages. *Electromyogr Clin Neurophysiol* 37:131–142, 1997.
593. Kanehisa H, Okuyama H, Ikegawa S, et al.: Sex difference in force generation capacity during repeated maximal knee extensions. *Eur J Appl Physiol* 73:557–562, 1996.
594. Miller AEJ, MacDougall JD, Tarnopolsky MA, et al.: Gender differences in strength and muscle fiber characteristics. *Eur J Appl Physiol* 66:254–262, 1993.
595. Mizuta H, et al.: The conservative treatment of complete tears of the anterior cruciate ligament in skeletally immature patients. *J Bone Joint Surg* 77:890, 1995.
596. Parker AW, Drez D, Cooper JL: Anterior cruciate injuries in patients with open physes. *Am J Sports Med* 22:47, 1994.
597. Micheli LJ, Jenkins M: Knee injuries. In: Micheli LJ, ed. *The Sports Medicine Bible*. Scranton, PA: Harper Row, 1995:130.
598. Daniel DM, et al.: Fate of the ACL-injured patient. The *Am J Sports Med* 22:642, 1994.
599. O'Connor BL, Visco DM, Brandt KD, et al.: Neurogenic acceleration of osteoarthrosis. The effects of previous neurectomy of the articular nerves on the development of osteoarthrosis after transection of the anterior cruciate ligament in dogs. *J Bone Joint Surg* 74-A:367–376, 1992.
600. Vilensky JA, O'Connor BL, Brandt KD, et al.: Serial kinematic analysis of the canine hindlimb joints after deafferentation and anterior cruciate ligament transection. *Osteoarthritis Cartilage* 5:173–182, 1997.
601. Gillquist J, Messner K: Anterior cruciate ligament reconstruction and the long-term incidence of gonarthrosis. *Sports Med* 27:143–156, 1999.
602. Hoher J, Moller HD, Fu FH: Bone tunnel enlargement after anterior cruciate ligament reconstruction: Fact or fiction? *Knee Surg Sports Traumatol Arthrosc* 6:231–240, 1998.
603. Howell SM: Principles for placing the tibial tunnel and avoiding roof impingement during reconstruction of a torn anterior cruciate ligament. *Knee Surg Sports Traumatol Arthrosc* 6:S49–S55, 1998.
604. Kumar PJ, McPherson EJ, Dorr LD, et al.: Rehabilitation after total knee arthroplasty: A comparison of 2 rehabilitation techniques. *Clin Orthop* 331:93–101, 1996.
605. Elmqvist L-G, Johnson RJ: Prevention of cruciate ligament injuries. In: Feagin JA, ed. *The Crucial Ligaments: Diagnosis and Treatment of Ligamentous Injuries About the Knee*, 2nd edn. New York: Churchill Livingstone, 1994:495–505.
606. Ettlinger CF, Johnson RJ, Shealy JE: A method to help reduce the risk of serious knee sprains incurred in alpine skiing. *Am J Sports Med* 23:531–537, 1995.
607. Feagin J, J. A., Lambert KL: Mechanism of injury and pathology of anterior cruciate ligament injuries. *Orthop Clin North Am* 16:41–45, 1985.
608. Liu SH, et al.: The Diagnosis of acute complete tears of the anterior cruciate ligament. *J Bone Joint Surg* 77:586, 1995.
609. Gerber C, Hoppeler H, Claassen H, et al.: The lower-extremity musculature in chronic symptomatic instability of the anterior cruciate ligament. *J Bone Joint Surg* 67-A:1034–1043, 1985.
610. Kariya Y, Itoh M, Nakamura T, et al.: Magnetic resonance imaging and spectroscopy of thigh muscles in cruciate ligament insufficiency. *Acta Orthop Scand* 60:322–325, 1989.
611. Lorentzon R, Elmqvist LG, Sjostrom M, et al.: Thigh musculature in relation to chronic anterior cruciate ligament tear: Muscle size, morphology, and mechanical output before reconstruction. *Am J Sports Med* 17:423–429, 1989.
612. Noyes FR, Mangine RE, Barber S: Early knee motion after open and arthroscopic anterior cruciate ligament reconstruction. *Am J Sports Med* 15:149–160, 1987.
613. Yasuda K, Ohkoshi Y, Tanabe Y, et al.: Quantitative evaluation of knee instability and muscle strength after anterior cruciate ligament reconstruction using patellar and quadriceps tendon. *Am J Sports Med* 20:471–475, 1992.
614. Elmqvist LG, Lorentzon R, Johansson C, et al.: Knee extensor muscle function before and after reconstruction of anterior cruciate ligament tear. *Scand J Rehabil Med* 21:131–139, 1989.
615. Fink C, Hoser C, Benedetto KP, et al.: (Neuro) Muskulare Veranderungen Der Kniegelenksstabilisierenden Muskulatur Nach Ruptur Des Vorderen Kreuzbandes. Sportverletz. *Sportsch* 8:25–30, 1994.
616. Lopresti C, Kirkendall DT, Streete GM: Quadriceps insufficiency following repair of anterior cruciate ligament. *J Orthop Sports Phys Ther* 9:245–249, 1988.
617. Snyder-Mackler L, Delitto A, Bailey SL, et al.: Strength of the quadriceps femoris muscle and functional recovery after reconstruction of the anterior cruciate ligament. A prospective, randomized clinical trial of electrical stimulation. *J Bone Joint Surg Am* 77:1166–1173, 1995.
618. Yahia LH, Newman N, Rivard CH: Neurohistology of lumbar spine ligaments. *Acta Orthop Scand* 59:508–512, 1988.
619. Rosenberg TD, Pazik TJ, Deffner KT: Primary quadruped semitendinosus ACL reconstruction: A comprehensive 2-year evaluation. *Proceedings of the Twentieth SICOT Congres, Amsterdam, SICOT*, 1996:177–178.
620. Kramer J, Nusca D, Fowler P, et al.: Knee flexor and extensor strength during concentric and eccentric muscle actions after anterior cruciate ligament reconstruction using the semitendinosus tendon and ligament augmentation Device. *Am J Sports Med* 21:285–291, 1993.
621. Daniel DM, Malcom LL, Losse G, et al.: Instrumented measurement of anterior laxity of the knee. *J Bone Joint Surg* 67-A:720–725, 1985.
622. Indelicato PA, Bittar ES: A perspective of lesions associated with ACL insufficiency of the knee. A review of 100 cases. *Clin Orthop* 198:77–80, 1985.

623. Irvine GB, Glasgow MMS: The natural history of the meniscus in anterior cruciate insufficiency. Arthroscopic analysis. *J Bone Joint Surg* 74-B:403–405, 1992.
624. Loudon JK, Goist HL, Loudon KL: Genu recurvatum syndrome. *J Orthop Sports Phys Ther* 27:361–367, 1998.
625. Noyes FR, Dunworth LA, Andriacchi TP, et al.: Knee hyperextension gait abnormalities in unstable knees. *Am J Sports Med* 24:35–45, 1996.
626. Loudon JK, Jenkins WJ, Loudon KL: The relationship between static posture and ACL injury in female athletes. *J Orthop Sports Phys Ther* 24:91–97, 1996.
627. Hutchison MR, Ireland ML: Knee injuries in female athletes. *Sports Med* 19:288–302, 1995.
628. Rubinstein RA, Shelbourne KD, VanMeter CD, et al.: Effect on knee stability if hyperextension is restored immediately after autogenous bone-patellar tendon-bone anterior cruciate ligament reconstruction. *Am J Sports Med* 23:365–368, 1995.
629. Egner E: Knee joint meniscal degneration as it relates to tissue fiber structure and mechanical resistance. *Pathol Res Pract* 173:310–324, 1982.
630. Boden SD, Davis DO, Dina TS, et al.: A prospective and blinded investigation of magnetic resonance imaging of the knee: Abnormal findings in asymptomatic subjects. *Clin Orthop* 282:177–185, 1992.
631. O'Connor RL: *Arthroscopy*. Philadelphia, PA: JB Lippincott, 1977.
632. Diment MT, DeHaven KE, Sebastianelli WJ: *Current Concepts in Meniscal Repair*. Orthopedics 16:973–977, 1993.
633. Tria AJ, Klein KS: *An Illustrated Guide to the Knee*. New York: Churchill Livingstone, 1992.
634. Miyasaka KC, Daniel DM, Stone ML, et al.: The incidence of knee ligament injuries in the general population. *Am J Knee Surg* 4:3–8, 1991.
635. Cooper DE, Warren RF, Warner JJP: The PCL and posterolateral structures of the knee: Anatomy, function and patterns of injury. *Instr Course Lect* 40:249–270, 1991.
636. Trickey EL: Injuries to the PCL: Diagnosis and treatment of early injuries and reconstruction of late instability. *Clin Orthop* 147:76–81, 1980.
637. Insall JN, Hood RW: Bone block transfer of the medial head of the gastrocnemius for posterior cruciate insufficiency. *J Bone Joint Surg* 65 A:691–699, 1982.
638. Harner CD, Hoher J: Evaluation and treatment of posterior cruciate ligament injuries. *Am J Sports Med* 26:471–482, 1998.
639. Dejour H, Walch G, Peyrot J, et al.: The natural history of rupture of the PCL. *French J Orthop Surg* 2:112–120, 1988.
640. Tibone JE, Antich TJ, Perry J, et al.: Functional analysis of untreated and reconstructed posterior cruciate ligament injuries. *Am J Sports Med* 16:217–223, 1988.
641. Picard F, Saragaglia D, Montabaron E, et al.: Étude Morphom´etrique De L´articulation Fémoro-Patellaire À Partir De L´incidence Radiologique De Profil. *Rev Chir Orthop* 83:104–111, 1997.
642. Dejour H, Walch G, Neyret P, et al.: La Dysplasie De La Trochl´ee F´emorale. *Rev Chir Orthop* 76:45–54, 1990.
643. Powers CM: Patellar kinematics. Part II. The influence of the depth of the trochlear groove in subjects with and without patellofemoral pain. *Phys Ther* 80:965–973, 2000.
644. Lohman EB, Harp T: Patellofemoral pain: A critical appraisal of the literature. In: Wilmarth MA, ed. *Evidence-based practice for the upper and lower quarter. Orthopaedic Physical Therapy Home Study Course 13.2.1*. La Crosse, WI: Orthopaedic Section, APTA, 2003:1–44.
645. Brattstr¨om H: Patella alta in non-dislocating knee joints. *Acta Orthop Scand* 41:578–588, 1970.
646. Blackburn J, Peel T: A new method of measuring patellar height. *J Bone Joint Surg* 58B:241–245, 1977.
647. Noyes FR, Wojtys EM, Marshall MT: The early diagnosis and treatment of developmental patella infera syndrome. *Clin Orthop* 265:241–252, 1991.
648. Paulos LE, Wnorowski D, Greenwald AE: Infrapatellar contracture syndrome. *Am J Sports Med* 22:440–449, 1994.
649. Blumensaat C: Die Lageabweichungen Und Verrunkungen Der Kniescheibe. *Ergeb Chir Orthop* 31:149–223, 1938.
650. Fulkerson JP, Schutzer SF, Ramsby GR, et al.: Computerized tomography of the patellofemoral joint before and after release or realignment. *Arthroscopy* 3:19–24, 1987.
651. Grelsamer RP, Meadows S: The modified insall-salvati ratio for assessment of patellar height. *Clin Orthop* 282:170–176, 1992.
652. Turner MS: The association between tibial torsion and knee joint pathology. *Clin Orthop* 302:47–51, 1994.
653. Amatuzzi MM, Fazzi A, Varella MH: Pathologic synovial plica of the knee. Results of conservative treatment. *Am J Sports Med* 18:466–469, 1990.
654. De la Caffiniere JY, Mignot M, Bruch JM: Pli Synovial Interne Et Chondropathie Rotulienne. *Rev Chir Orthop* 67:479–484, 1981.
655. Hughston JC, Whatley GS, Dodelin RA, et al.: The role of the suprapatellar plica in internal derangement of the knee. *Am J Orthop* 5:25–27, 1963.
656. Patel D: Arthroscopy of the plicae–synovial folds and their significance. *Am J Sports Med* 6:217–225, 1978.
657. Pipkin G: Knee injuries: The role of suprapatellar plica and suprapatellar bursa in simulating internal derangements. *Clin Orthop* 74:161–176, 1971.
658. Vaughan-Lane T, Dandy DJ: The synovial shelf syndrome. *J Bone Joint Surg* 64-B:475–476, 1982.
659. Dandy DJ: *Arthroscopic Surgery of the Knee*. New York: Churchill Livingstone, 1981.
660. Dandy DJ: Arthroscopy in the treatment of young patients with anterior knee pain. *Orthop Clin North Am* 17:221–229, 1986.
661. Jackson RW: The sneaky plicae (editorial). *J Rheumat* 7:437, 1980.
662. Apple JS: Infrapatellar plica on lateral knee arthrograms. *AJR: Am J Roentgenol* 141:843, 1983.
663. Dupont JY: La Place Des Replis Synoviaux Dans La Patholgie Du Genou. *Rev Chir Orthop* 71:401–403, 1985.
664. Lupi L, Bighi S, Cervi PM, et al.: Arthrography of the plica syndrome and its significance. *Eur J Radiol* 11:15–18, 1990.
665. Patel D: Plica as a cause of anterior knee pain. *Orthop Clin North Am* 17:273–277, 1986.
666. Fujisawa Y, Jackson R, Marshall DM: Problems caused by the medial and lateral synovial folds of the patella. *Kansetsukyo* 1:40–44, 1976.
667. Reid GD, Glasgow M, Gordon DA, et al.: Pathologic plicae of the knee mistaken for arthritis. *J Rheumat* 7:573–576, 1980.
668. Sherman RMP, Jackson RW: The pathological medial plica: Criteria for diagnosis and prognosis. *J Bone Joint Surg* 71-B:351, 1989.
669. Richmond JC, McGinty JB: Segmental arthroscopic resection of the hypertrophic retropatellar plica. *Clin Orthop* 178:185–189, 1983.
670. Apple JS, Martinez S, Hardaker WT, et al.: Synovial plicae of the knee. *Skeletal Radiol* 7:251–254, 1982.
671. Aprin H, Shapiro J, Gershwind M: Arthrography (Plica Views). A noninvasive method for diagnosis and prognosis of plica syndrome. *Clin Orthop* 183:90–95, 1984.
672. Brody GA, Pavlov H, Warren RF, et al.: Plica synovialis infrapatellaris: Arthrographic sign of anterior cruciate ligament disruption. *AJR Am J Roentgenol* 140:767–769, 1983.
673. Pipkin G: Lesions of the suprapatellar plica. *J Bone Joint Surg* 32-A:363–369, 1950.
674. SanDretto MA, Wartinbee DR, Carrera GF, et al.: Suprapatellar plica synovialis: A common arthrographic finding. *J Can Assoc Radiol* 33:163–166, 1982.
675. Deutsch AL, Resnick D, Dalinka MK, et al.: Synovial plicae of the knee. *Radiology* 141:627–634, 1981.

676. Thijn CJP, Hillen B: Arthrography and the medial compartment of the patello-femoral joint. *Skeletal Radiol* 11:183–190, 1984.
677. Fisher RL: Conservative treatment of patellofemoral pain. *Orthop Clin North Am* 17:269–272, 1986.
678. Morrison RJ: Synovial plicae syndrome. *J Manipulative Physiol Ther* 11:296–299, 1988.
679. Newell SG, Bramwell ST: Overuse injuries to the knee in runners. *Phys Sports Med* 12:80–92, 1984.
680. Subotnick SI, Sisney P: The plica syndrome: A cause of knee pain in the athlete. *J Am Podiatr Med Assoc* 76:292–293, 1986.
681. Rovere GD, Nichols AW: Frequency, associated factors, and treatment of Breaststroker's knee in competitive swimmers. *Am J Sports Med* 13:99–104, 1985.
682. Rovere GD, Adair DM: The medial synovial shelf plica syndrome. Treatment by intraplical steroid injection. *Am J Sports Med* 13:382–386, 1985.
683. Jeffreys TE: Recurrent dislocation of the patella due to abnormal attachment of the iliotibial tract. *J Bone Joint Surg* 45-B:740–743, 1963.
684. Fulkerson JP, Schutzer SF: After failure of conservative treatment of painful patellofemoral malalignment: Lateral release or realignment? *Orthop Clin North Am* 17:283–288, 1996.
685. Ellen MI, Jackson HB, DiBiase SJ: Uncommon causes of anterior knee pain: A case report of infrapatellar contracture syndrome. *Am J Phys Med Rehabil* 78:376–380, 1999.
686. Paulos LE, Wnorowski DC, Greenwald AE: Infrapatellar contracture syndrome: diagnosis, treatment, and long-term followup. *Am J Sports Med* 22:440–449, 1994.
687. Woo SL-Y, Buckwalter JA: *Injury and Repair of the Musculoskeletal Tissue.* Park Ridge, IL: American Academy of Orthopaedic Surgeons, 1988.
688. Maurizio E: La Tendinite Rotulea Del Giocatore Di Pallavolo. *Arch Soc Tosco Umbra Chir* 24:443–445, 1963.
689. Blazina ME, Kerlan RK, Jobe F, et al.: Jumper's knee. *Orthop Clin North Am* 4:665–678, 1973.
690. Anderson JE: *Grant's Atlas of Anatomy* 7th edn. Baltimore, MD: Williams & Wilkins, 1980.
691. Hollinshead WH, Rosse C: *Textbook of Anatomy.* Philadelphia, PA: Harper & Row, 1985.
692. Fredberg U, Bolvig L: Jumper's knee. *Scand J Med Sci Sports* 9:66–73, 1999.
693. Fyfe I, Stanish WD: The use of eccentric training and steching in the treatment and prevention of tendon injuries. *Clin J Sports Med* 11:601–624, 1992.
694. Stanish WD, Rubinovich RM, Curwin S: Eccentric exercise in chronic tendinitis. *Clin Orthop* 208:65–68, 1986.
695. Reid DC: Bursitis and knee extensor mechanism pain syndromes. In: Reid DC, ed. *Sports Injury Assessment and Rehabilitation.* New York: Churchill Livingstone, 1992:399–437.
696. Black JE, Alten SR: Howi manage infrapatellar tendinitis. *Physician Sports Med* 12:86–90, 1984
697. Popp JE, Yu SS, Kaeding CC: Recalcitrant patellar tendinitis, magnetic resonance imaging, histologic evaluation, and surgical treatment. *Am J Sports Med* 25:218–222, 1997.
698. Noble CA: The treatment of iliotibial band friction syndrome. *Br J Sports Med* 13:51–54, 1979.
699. Noble CA: Iliotibial band friction syndrome in runners. *Am J Sports Med* 8:232–234, 1980.
700. Lindenberg G, Pinshaw R, Noakes TD: Iliotibial band friction syndrome in runners. *Phys Sportsmed* 12:118–130, 1984.
701. Sutker AN, Jackson DW, Pagliano JW: Iliotibial band syndrome in distance runners. *Phys Sports Med* 9:69–73, 1981.
702. Biundo JJ, Jr., Irwin RW, Umpierre E: Sports and other soft tissue injuries, tendinitis, bursitis, and occupation-related syndromes. *Curr Opin Rheumatol* 13:146–149, 2001.
703. Muhle C, Ahn JM, Yeh L: Iliotibial band friction syndrome: MR Imaging findings in 16 patients and MR arthrographic study of six cadaveric knees. *Radiology* 212:103–110, 199.
704. Mann RA, Hagy J: Biomechanics of walking, running, and sprinting. *Am J Sports Med* 8:345–350, 1980.
705. Mann RA: *Biomechanics of Running, Aaos Symposium on the Foot and Leg in Running Sports.* St. Louis, MO: Mosby, 1982:30–44.
706. Orchard JW, Fricker PA, Abud AT, et al.: Biomechanics of the iliotibial band friction syndrome in runners. *Am J Sports Med* 24:375–379, 1996.
707. Barber FA, Sutker AN: Iliotibial band syndrome. *Sports Med* 14:144–148, 1992.
708. Lineger JM, Christensen CP: Is iliotibial band syndrome often overlooked? *Phys Sports Med* 20:98–108, 1984.
709. Krissoff WB, Ferris WF: Runners' injuries. *Phys Sports Med* 7:55–63, 1979.
710. Krivickas LS: Anatomical factors associated with overuse sports injuries. *Sports Med* 24:132–146, 1997.
711. Messier SP, Pittala KA:Etiologic factors associated with selected running injuries. *Med Sci Sports Exerc* 20:501–505, 1988.
712. Schwellnus MP: Lower limb biomechanics in runners with the iliotibial band friction syndrome. *Med Sci Sports Exerc* 25:S68, 1993.
713. Fredericson M, Cookingham CL, Chaudhari AM, et al.: Hip abductor weakness in distance runners with iliotibial band syndrome. *Clin J Sport Med* 10:169–175, 2000.
714. Pinshaw R, Atlas V, Noakes TD: The nature and response to therapy of 196 consecutive injuries seen at a runners'. *Clin S Afr Med J* 65:291–298, 1984.
715. Brantigan OC, Voshell AF: The tibial collateral ligament: Its function, its bursae and its relation to the medial meniscus. *J Bone Joint Surg Am* 25:121–131, 1943.
716. Worth RM, Kettlekamp DB, Defalque RJ, et al.: Saphenous nerve entrapment: A cause of medial knee pain. *Am J Sports Med* 12:80–81, 1984.
717. Voshell AF, Brantigan OC: Bursitis in the region of the tibial collateral ligament. *J Bone Joint Surg Am* 26:793–798, 1944.
718. Mital MA, Matza RA: Osgood-schlatter's disease: The painful puzzler. *Phys Sports Med* 5:60, 1977.
719. Ryan J, Wheeler J, Hopkinson W: Quadriceps contusion: West point update. *Am J Sports Med* 19:299–303, 1991.
720. Beauchesne RP, Schutzer SF: Myositis ossificans of the piriformis muscle: An unusual cause of piriformis syndrome. A case report. *J Bone Joint Surg Am* 79:906–910, 1997.
721. Thompson HC, Garcia A: Myositis ossificans: Aftermath of elbow injuries. *Clin Orthop* 50:129–134, 1967.
722. Hoffa A: The influence of the adipose tissue with regard to the pathology of the knee joint. *J Am Med Assn* 43:795–796, 1904.
723. Jacobson JA, Lenchik L, Ruhoy MK, et al.: MR Imaging of the Infrapatellar Fat Pad of Hoffa. *Radiographics* 17:675–691, 1997.
724. Vizsolyi P, et al.: Breaststroker's knee. *Am J Sports Med* 15:63, 1987.
725. Heng RC, HawCS: Patello-femoral pain syndrome. *Curr Orthop* 10:256–266, 1996.
726. Douchette SA, Goble EM: The effects of exercise on patellar tracking in lateral patellar compression syndrome. *Am J Sports Med* 20:434–440, 1992.
727. Devereaux MD, Lachman SM: Patello-femoral arthralgia in athletes attending a sports injury clinic. *Br J Sports Med* 18:8–21, 1984.
728. Hughston JC: Subluxation of the patella. *J Bone Joint Surg* 50 A:1003–1026, 1968.
729. Ficat P, Bizou H: Luxations R´ ecidivantes De La Routle. *Rev Orthop* 53:721, 1967.
730. Fulkerson JP, Kalenak A, Rosenberg TD, et al.: Patellofemoral pain. *Am Acad Orthop Surg Instruct Course Lect* 1992:57–71.
731. Martinez S, Korobkin M, Fondren FB, et al.: Diagnosis of patellofemoral malalignment by computed tomography. *J Comput Assist Tomogr* 7:1050–1053, 1983.

732. Merchant AC, Mercer RL, Jacobsen RH, et al.: Roentgenographic analysis of patellofemoral congruence. *J Bone Joint Surg* 56A:1391–1396, 1974.
733. Minkoff J, Fein L: The Role of Radiography in the evaluation and treatment of common anarthrotic disorders of the patellofemoral joint. *Clin Sports Med* 8:203–260, 1989.
734. Geenen E, Molenaers G, Martens M: Patella alta in patellofemoral instability. *Acta Orthop Belg* 55:387–393, 1989.
735. Moller BN, Krebs B, Jurik AG: Patellar height and patellofemoral congruence. *Arch Orthop Trauma Surg* 104:380–381, 1986.
736. Hvid I, Andersen LI: The quadriceps angle and its relation to femoral torsion. *Acta Orthop Scand* 53:577–579, 1982.
737. Kimura J: Diseases of the root and plexus in electrodiagnosis. In: Kimura J, ed. *Diseases of Nerve and Muscle: Principles and Practice*, 2nd edn. Philadelphia, PA: FA Davis, 1989:507.
738. Lippitt AB: Neuropathy of the saphenous nerve as a cause of knee pain. *Bull Hosp Jt Dis Orthop Inst* 52:31–33, 1993.
739. Romanoff ME, Cory PC, Kalenak A, et al.: Saphenous nerve entrapment in the adducter canal. *Am J Sports Med* 17:478–481, 1989.
740. Magora F, Aladjemoff L, Tannenbaum J, et al.: Treatment of pain by transcutaneous electrical stimulation. *Acta Anaesthesiol Scand* 22:589–592, 1978.
741. Sunderland S: Traumatized nerves, roots and ganglia: Musculoskeletal factors and neuropathological consequences. In: Knorr IM, Huntwork EH, eds. *The Neurobiologic Mechanisms in Manipulative Therapy*. New York: Plenum Press, 1978:137–166.
742. Tibrewall SB, Goodfellow JW: Peroneal nerve palsy at the level of the lower third of the leg. *J R Soc Med* 77:72–73, 1984.
743. Sridhara CA, Izzo KL: Terminal sensory branches of the superficial peroneal nerve: An entrapment syndrome. *Arch Phys Med Rehab* 66:789–791, 1985.
744. Smolders JJ: Myofascial pain and dysfunction syndromes. In: Hammer WI, ed. *Functional Soft Tissue Examination and Treatment by Manual Methods—The Extremities*. Gaithersburg, MD: Aspen, 1991:215–234.
745. Dunn D: Chronic regional pain syndrome, type 1: Part I. *AORN J* 72:421–424, 426. 428–432, 435, 437–442, 444–449, 452–458, 2000.
746. Gordon N: Review article: Reflex sympathetic dystrophy. *Brain Dev* 18:257–262, 1996.
747. Wilson PR: Post-traumatic upper extremity reflex sympathetic dystrophy: Clinical course, staging, and classification of clinical forms. *Hand Clin* 13:367–372, 1997.
748. Cowan SM, Bennell KL, Crossley KM, et al.: Physical therapy alters recruitment of the vasti in patellofemoral pain syndrome. *Med Sci Sports Exerc.* 34:1879–1885, 2002.
749. Mulligan BR: *Manual Therapy: "Nags", "Snags", "Prp's" etc.* Wellington: Plane View Series, 1992.
750. Schiowitz S: Diagnosis and treatment of the lower extremity—the foot and ankle. In: DiGiovanna EL, Schiowitz S, eds. *An Osteopathic Approach to Diagnosis and Treatment*. Philadelphia, PA: JB Lippincott, 1991:338–346.
751. Graf BK, et al.: Risk factors for restricted motion after anterior cruciate reconstruction. *Orthopedics* 17:909–912, 1994.
752. Mohtadi NH, Webster-Bogaert S, Fowler PJ: Limitation of motion following anterior cruciate ligament reconstruction. *Am J Sports Med* 19:620–624, 1991.
753. Andersson C, Odensten M, Good L, et al.: Surgical or nonsurgical treatment of acute rupture of the anterior cruciate ligament. A randomized study with long-term follow-up. *J Bone Joint Surg* 71-A:965–974, 1989
754. Hefti FL, Kress A, Fasel J, et al.: Healing of the transected anterior cruciate ligament in the rabbit. *J Bone Joint Surg* 73-A:373–383, 1991.
755. Kleiner JB, Roux RD, Amiel D, et al.: Primary healing of the anterior cruciate ligament (ACL). *Trans Orthop Res Soc* 11:131, 1986.
756. Nagineni CN, Amiel D, Green MH, et al.: Characterization of the intrinsic properties of the anterior cruciate and medial collateral ligament cells: An in vitro cell culture study. *J Orthop Res* 10:465–475, 1992.
757. Andrish J, Holmes R: Effects of Synovial Fluid on Fibroblasts in Tissue Culture. *Clin Orthop* 138:279–283, 1979.
758. Kurosaka M, Yoshiya S, Mizuno T, et al.: Spontaneous healing of a tear of the anterior cruciate ligament. A report of two cases. *J Bone Joint Surg Am* 80:1200–1203, 1998.
759. Antich TJ, Brewster CE: Rehabilitation of the nonreconstructed anterior cruciate ligament-deficient knee. *Clin Sports Med* 7:813–826, 1988.
760. Bynum EB, Barrack RL, Alexander AH: *Open Versus Closed Kinetic Chain Exercises in Rehabilitation after Anterior Cruciate Ligament Reconstruction: A Prospective Randomized Study*, Annual conference of the American Academy of Orthopaedic Surgeons, New Orleans, 1994.
761. Frndak PA, Berasi CC: Rehabilitation concerns following anterior cruciate ligament reconstruction. *Sports Med* 12:338–346, 1991.
762. Mangine RE, Noyes FR, DeMaio M: Minimal protection program: Advanced weight bearing and range of motion after ACL reconstruction-weeks 1–5. *Orthopedics* 15:504–515, 1992.
763. Seto JL, Brewster CE, Lombardo SJ: Rehabilitation of the knee after anterior cruciate ligament reconstruction. *J Orthop Sports Phys Ther* 11:8–18, 1989.
764. Shelbourne KD, Wilckens JH: Current concepts in anterior cruciate ligament rehabilitation. *Orthop Rev* 19:957–964, 1990.
765. Silfverskold JP, Steadman JR, Higgins RW: Rehabilitation of the anterior cruciate ligament in the athlete. *Sports Med* 6:308–319, 1988.
766. Steadman JR, Forster RS, Silfverskold JP: Rehabilitation of the knee. *Clin Sports Med* 8:605–627, 1989.
767. Steadman JR, Sterett WI: The surgical treatment of knee injuries in skiers. *Med Sci Sports Exerc* 27:328–333, 1995.
768. Timm KE: Postsurgical knee rehabilitation. A five-year study of four methods and 5381 patients. *Am J Sports Med* 16:463–468, 1988.
769. Gryzlo SM, Patek RM, Pink M: Electromyographic analysis of knee rehabilitation exercises. *J Orthop Sports Phys Ther* 20:36–43, 1994.
770. Lephart SM, Pincivero DM, Giraldo JL, et al.: The role of proprioception in the management and rehabilitation of athletic injuries. *Am J Sports Med* 25:130–137, 1997.
771. Janarv PM, et al.: Anterior cruciate ligament injuries in skeletally immature patients. *J Pediatr Orthop* 16:673, 1996.

CAPÍTULO 19

O TORNOZELO E O PÉ

OBJETIVOS DO CAPÍTULO

▶ *Ao concluir o capítulo, o leitor será capaz de:*

1. Descrever a anatomia das articulações, dos ligamentos, dos músculos e dos suportes sanguíneo e nervoso que compreendem o complexo do pé e do tornozelo.

2. Descrever a biomecânica do complexo do pé e do tornozelo, incluindo as posições com espaço articular e com atrito articular, as sensações normais e anormais de final do movimento, a cinesiologia e os efeitos das atividades das cadeias aberta e fechada.

3. Descrever o objetivo e os componentes dos testes e das medidas do complexo do pé e do tornozelo.

4. Realizar um exame detalhado do complexo do pé e do tornozelo, incluindo palpação das estruturas de tecido mole e articulares, teste de amplitude de movimento, testes de mobilidade articular passiva e testes de estabilidade.

5. Discutir a importância dos achados principais a partir de testes e medidas.

6. Avaliar os dados de exame totais para estabelecer um diagnóstico fisioterapêutico.

7. Descrever a importância do desequilíbrio muscular em relação ao desempenho muscular funcional e aos efeitos nocivos sobre a cadeia cinética inferior.

8. Desenvolver exame autoconfiante e estratégias de intervenção.

9. Descrever as estratégias de intervenção com base nos achados clínicos e nos objetivos estabelecidos.

10. Aplicar técnicas manuais para o complexo do pé e do tornozelo, usando o grau, a direção e a duração corretos.

11. Incluir exercícios terapêuticos apropriados na progressão da intervenção.

12. Avaliar a eficácia da intervenção, a fim de melhorá-la ou modificá-la.

13. Estabelecer um programa domiciliar eficaz e instruir o paciente acerca do mesmo.

VISÃO GERAL

O tornozelo e o pé formam uma estrutura complexa composta de 28 ossos (incluindo dois sesamoides) e 55 articulações (incluindo 30 sinoviais), interconectados por ligamentos e músculos.

O pé passou por várias adaptações evolutivas, tornando-se apropriado para a locomoção bípede.[1] Inicialmente, era plantígrado, o que permitia que a maior parte de sua sola fosse uma superfície de sustentação de peso. Depois, o grande artelho posicionou-se junto com os demais dedos do pé e, devido à imobilidade relativa do primeiro metatarsal na articulação metatarsofalângica (MTF), hoje quase não apresenta preensão. Então, a retração progressiva dos metatarsais e das falanges tornaram-nos pequenos em comparação com o tarso hipertrofiado. Por fim, o lado medial do pé tornou-se maior e mais forte do que o dos outros primatas.

A articulação do tornozelo sustenta maior carga por área do que qualquer articulação do corpo.[2] As articulações e os ligamentos do complexo do pé e do tornozelo agem como estabilizadores e adaptam-se de forma constante durante, atividades de sustentação de peso. Isso ocorre, particularmente, em superfícies irregulares. O tornozelo e o pé sustentam cargas que são, de fato, grandes. Forças verticais máximas alcançam 120% do peso corporal durante a caminhada e chegam a 275% na corrida.[3] Cinco vezes o peso do corpo é colocado sobre a articulação talocrural durante o contato inicial na corrida.[3] Como consequência, estima-se que um homem de peso médio de 68,1 kg absorva 63,5 toneladas em cada pé enquanto caminha 1,6 km e 110 toneladas, enquanto corre.[4] Cerca de 60% dessa carga de sustentação de peso é carregada pela parte traseira do pé, 8% pela parte média e 28% pelas cabeças metatarsais,[5] com a 2ª e a 3ª delas sustentando as maiores pressões na parte anterior do pé.[6] Embora o complexo do tornozelo e do pé em geral se adapte bem aos estresses da vida diária, estresses repentinos ou não antecipados nessa região têm potencial para produzir disfunção.

Anatomia

O complexo do pé e do tornozelo é um arranjo musculoesquelético sofisticado, desenhado para facilitar várias funções com e sem sustentação de peso.[7] Anatômica e biomecanicamente, o pé é, muitas vezes, subdividido em parte traseira ou posterior (o tálus e o calcâneo), parte média (o navicular, o cuboide e os três cuneiformes) e parte anterior (os 14 ossos dos dedos, os cinco metatarsais e os sesamoides medial e lateral) (Tab. 19-1 e Fig. 19-1).

Parte posterior do pé

A função da parte posterior do pé é:

▶ Converter o torque do membro inferior.
▶ Influenciar a função e o movimento das partes média e anterior do pé.
▶ Converter as rotações transversas da extremidade inferior em movimentos de plano sagital, transversal e frontal.[8]

Parte média do pé

A parte média do pé transmite movimento da parte posterior até a anterior e promove a estabilidade, enquanto a parte anterior do pé adapta-se ao terreno, ajustando-se a superfícies irregulares.[8]

Parte anterior do pé

Os ossos da parte anterior do pé são divididos em tarsais, metatarsais e falanges. Os sete ossos tarsais ocupam a metade proximal do pé (ver Fig. 19-2), sendo que a fila proximal de tarsais compreende o tálus e o calcâneo. O tálus (astrágalo) insere o pé na perna. Seu eixo longo inclina-se ântero-medialmente e para baixo, e sua cabeça distal é medial ao calcâneo e em um nível mais alto (ver Fig. 19-1). O calcâneo (ou osso do calcanhar) (ver Fig. 19-2) é o maior osso tarsal, e também o que é fraturado com mais frequência. Ele se articula com o tálus superiormente, com o cuboide lateralmente e com o navicular medialmente. Do sentido medial para o lateral, a fileira tarsal distal contém os cuneiformes medial, intermédio e lateral e o cuboide, que está quase em paralelo com a fileira proximal e que forma um arco transverso e convexo na face dorsal (Fig. 19-2). Em direção medial, o navicular é posicionado entre o tálus e os cuneiformes (ver Fig. 19-2). Lateralmente, o cuboide é posicionado entre o calcâneo e o cuneiforme lateral e o 4º e o 5º metatarsais (ver Fig. 19-2). O primeiro metatarsal é o mais curto e o mais forte (ver Fig. 19-1), enquanto o segundo é o mais longo e o menos móvel, servindo como critério anatômico para abdução e adução do pé.[9] As falanges do pé, embora similares em número e distribuição às da mão, são mais curtas e mais largas.

> ### Curiosidade Clínica
>
> A articulação mediotarsal, ou articulação de Chopart, consiste das articulações calcaneocubóidea e talonavicular e conecta a parte posterior à parte média do pé. A articulação mediotarsal facilita a adução e a abdução da parte anterior,[7] e a tarsometatarsal ou articulação de Lisfranc, conecta as partes média e anterior do pé.[7]

As formas das superfícies articulares da perna e do pé são descritas na Tabela 19-2. Sua observação é importante quando são examinados os deslizamentos articulares ou são realizadas mobilizações articulares. A maior parte da estabilidade do pé e do tornozelo é fornecida por uma ampla série de ligamentos (Tab. 19-3).

TABELA 19-1 Articulações do pé e do tornozelo: suas posições com espaço e atrito articulares e padrões capsulares

Articulações da parte posterior do pé	Posição com espaço articular	Posição com atrito articular	Padrão capsular
Articulação tibiofibular	Flexão plantar	Dorsiflexão máxima	Dor em estresse
Articulação talocrural	10º de flexão plantar e o meio entre inversão e eversão	Dorsiflexão máxima	Flexão plantar, dorsiflexão
Articulação subtalar	Meio entre os extremos de amplitude de movimento	Supinação	Varo e valgo
Articulações da parte média do pé			
Articulações mediotarsais	Meio entre os extremos de amplitude de movimento	Supinação	Dorsiflexão, flexão plantar, adução e rotação interna
Articulações da parte anterior do pé			
Articulações tarsometatarsais	Meio entre os extremos de amplitude de movimento	Supinação	Nenhum
Articulações metatarsofalângicas	10º de extensão	Extensão total	Hálux: extensão e flexão do 2º ao 5º dedo: variável
Articulações interfalângicas	Leve flexão	Extensão total	Flexão e extensão

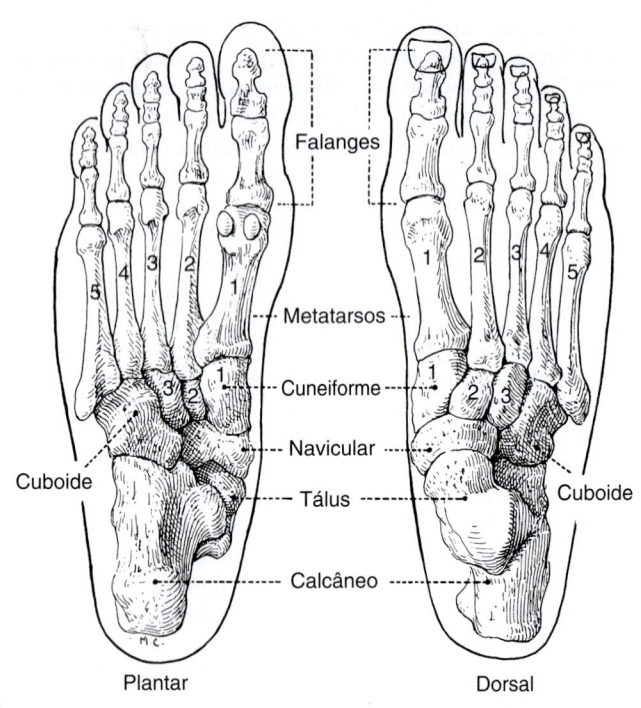

FIGURA 19-1 Ossos do pé: vistas plantar e dorsal. (Reproduzida, com permissão, de Luttgens K, Hamilton K. *Kinesiology: Scientific Basis of Human Motion*. New York: McGraw-Hill; 2002:196.)

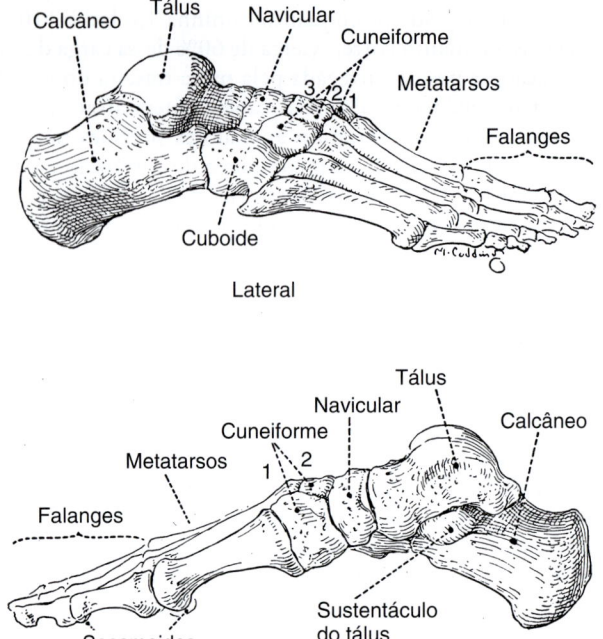

FIGURA 19-2 Ossos do pé: vistas lateral e medial. (Reproduzida, com permissão, de Luttgens K, Hamilton K. *Kinesiology: Scientific Basis of Human Motion*. New York: McGraw-Hill; 2002:197.)

Articulação tibiofibular distal

A articulação tibiofibular distal (Fig. 19-3) é classificada como sindesmose, exceto cerca de 1 mm da porção inferior, que é coberta por cartilagem hialina. Ela consiste de uma superfície tibial côncava e outra convexa ou plana na extremidade distal medial da fíbula e é alongada pela sinóvia da articulação talocrural, cujas fibras são orientadas inferior e lateralmente. A fíbula serve de

TABELA 19-2 Formas das superfícies articulares da perna e do pé

Articulação	Osso proximal e forma de sua superfície articular	Osso distal e forma de sua superfície articular
Tibiofibular inferior	Tíbia – côncava	Fíbula – convexa
Talocrural	Tíbia – côncava na direção ântero-posterior e côncavo--convexo-côncava na direção médio-lateral	Fíbula – convexa na direção ântero-posterior e convexo-côncavo-convexa na direção médio-lateral
Talocalcânea	Tálus – faceta posterior bicôncava, faceta média biconvexa e faceta anterior convexa	Calcâneo – faceta posterior biconvexa, faceta média bicôncava e faceta anterior côncava
Talonavicular	Tálus – biconvexa	Navicular – bicôncava
Calcaneocubóidea	Calcâneo – convexa na direção médio-lateral e côncava na direção súpero-inferior (em forma de sela)	Cuboide – côncava na direção médio-lateral e convexa na direção súpero-inferior (em forma de sela)
Cuboideonavicular	Navicular – planar	Cuboide – planar
Cuneonavicular	Navicular – levemente convexa	Cuneiformes – levemente côncava
Intercuneiforme	Cuneiformes (medial e intermédio) – planar	Cuneiformes (intermédio e lateral) – planar
Cuneocuboide	Cuneiforme lateral – planar	Cuboide – planar
Tarsometatarsal	Cuneiformes e cuboide – planar a levemente convexa	Bases dos metatarsais – planar a levemente côncava
Metatarsofalângica	Metatarsais – biconvexa	Falanges proximais – bicôncava
Interfalângica	Falanges proximais – convexa na direção súpero-inferior e côncava na direção médio-lateral	Falanges médias – côncava na direção súpero-inferior e convexa na direção médio-lateral

TABELA 19-3 Articulações do tornozelo e do pé e ligamentos associados

Articulação	Ligamento associado	Direção das fibras	Movimentos limitados
Tibiofibular distal	Tibiofibular anterior	Distal-lateral	Deslizamento distal e posterior da fíbula
	Tibiofibular posterior	Distal-lateral	Deslizamento distal e anterior da fíbula
	Interósseo	Distal-lateral	Separação da tíbia e da fíbula
Tornozelo	Deltoide (colateral medial)		
	Superficial		
	Tibionavicular	Plantar anterior	Translação lateral e rotação externa do tálus
	Calcaneotibial	Plantar e plantar posterior	Eversão (abdução do tálus, do calcâneo e do navicular)
	Talotibial posterior	Plantar posterior	Dorsiflexão, translação lateral e rotação externa do tálus
	Profundo		
	Talotibial anterior	Anterior	Abdução do tálus quando em flexão plantar ou eversão
	Colateral lateral ou fibular		
	Talofibular anterior	Ântero-medial	Inversão e flexão plantar
			Deslocamento anterior do tálus
			Rotação interna do tálus
	Calcaneofibular	Distal posterior e medial	Inversão e dorsiflexão
	Talofibular posterior	Horizontal	Dorsiflexão
			Deslocamento posterior do pé
			Inversão
Subtalar	Talocalcâneo lateral (anterior)	Ântero-lateral distal	Separação articular durante inversão e dorsiflexão
	Deltoide	(Ver tornozelo)	
	Colateral lateral		
	Talocalcâneo medial (posterior)	Distal	Translação anterior do tálus e inversão
	Ligamento cervical	Distal póstero-lateral	Inversão
	Interósseo	Distal e lateral	Separação articular
Suporte ligamentar principal dos arcos longitudinais	Plantar longo	Anterior, levemente medial	Eversão
	Plantar curto	Anterior	Eversão
	Calcaneonavicular plantar	Posterior (dorsal) ântero-medial	Eversão
	Aponeurose plantar	Anterior	Eversão
Mediotarsal ou transversa	Bifurcado		Separação articular
	Banda medial	Longitudinal	Flexão plantar
	Banda lateral	Horizontal	Inversão
	Talonavicular posterior (dorsal)	Longitudinal	Flexão plantar do tálus sobre o navicular
	Calcaneocubóideo posterior (dorsal)	Longitudinal	Inversão, flexão plantar
	Ligamentos suportando os arcos		
Intertarsal	Ligamentos posterior (dorsal) e plantar		Movimento articular em direção que causa tensão no ligamento
	Ligamentos interósseos conectando cuneiformes, cuboide e navicular		Achatamento do arco transverso ou longitudinal
Tarsometatarsal	Posterior (dorsal), plantar e interósseo		Separação articular
Intermetatarsal	Posterior (dorsal), plantar e interósseo		Separação articular
	Metatarsal transverso profundo		Separação articular
			Achatamento do arco transverso
Metatarsofalângica	Cápsula fibrosa		
	Posterior (dorsal), fina – separada dos tendões extensores pela bolsa		Flexão
	Plantar		
	Inseparável da superfície profunda dos ligamentos plantar e colateral		Extensão
	Colateral	Plantar anterior	Flexão, abdução ou adução em flexão
Interfalângica	Colateral		Flexão, abdução ou adução em flexão
	Plantar		Extensão

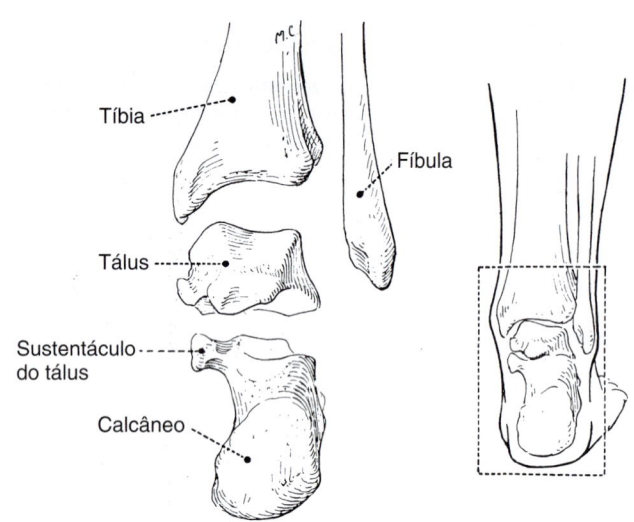

FIGURA 19-3 Articulação tibiofibular distal. (Reproduzida, com permissão, de Luttgens K, Hamilton K, *Kinesiology: Scientific Basis of Human Motion.* New York: McGraw-Hill; 2002:194.)

inserção muscular e ligamentar, fornecendo estabilidade para o tálus na articulação talocrural. Ela é o segundo osso mais longo do esqueleto e de sustentação de peso principal.

Como na articulação tibiofibular proximal (ver Cap. 18), o suporte para essa articulação é fornecido principalmente por ligamentos. Ela é estabilizada por um conjunto de quatro, conhecidos como ligamentos sindesmóticos. São eles: o ligamento interósseo inferior, o tibiofibular ínfero-anterior, o tibiofibular ínfero-posterior e o transverso inferior. Entre eles, o interósseo inferior é o estabilizador primário.

Articulação talocrural (tornozelo)

A articulação talocrural é formada pelo tálus e pela parte distal da tíbia. O tálus, em forma de sela, é o elo entre o pé e a perna por meio da articulação do tornozelo (ver Fig. 19-3), considerada a base mecânica deste, ele distribui o peso corporal para trás, em direção ao calcanhar e para a frente até a parte média do pé. Essa capacidade provém da superfície articular maciça do tálus, que espalha e concentra forças. Ele é dividido em cabeça (anteriormente), colo e corpo (posteriormente).

▶ *Corpo.* A superfície em forma de cúpula do corpo articula-se com a tíbia. Ele é convexo na direção ântero-posterior e levemente côncavo nas direções médio-lateral e superior.[9] A forma dessa superfície articular pode ser comparada à de um cone com a base e o ápice virados de modo lateral e medial, respectivamente. Como a região superior do corpo do tálus tem a forma de cunha, com a porção mais ampla anterior, nenhum movimento em varo/valgo é possível quando o tornozelo é posicionado em dorsiflexão máxima, a menos que o encaixe ou os ligamentos tibiofibulares estejam comprometidos.

▶ *Colo.* O colo é uma região estreita entre a cabeça e o corpo do tálus e é medialmente inclinado. Suas superfícies ásperas servem de inserções para os ligamentos. Inferior ao colo está o sulco do tálus que, quando o tálus e o calcâneo estão articulados, cobre o seio do tarso e é ocupado pelos ligamentos interósseo talocalcâneo e cervical.

▶ *Cabeça.* A superfície plantar da cabeça possui três áreas articulares, separadas por bordas lisas. A área maior, localizada em uma posição mais posterior, é oval, levemente convexa e repousa sobre uma projeção da parte medial do calcâneo tipo prateleira chamada *sustentáculo do tálus*. As outras duas conectam o tálus com o navicular e o ligamento calcaneonavicular plantar.

O maléolo medial estende-se distalmente até cerca de um terço da altura do tálus, enquanto o lateral estende-se em direção distal até cerca de dois.[14]

A cápsula fibrosa da articulação do tornozelo é relativamente fina em suas regiões anterior e posterior. Está alinhada com a membrana sinovial e é reforçada pelos ligamentos colaterais (ver a seguir).

> **Curiosidade Clínica**
>
> Não há inserção de nenhum tendão no tálus, exceto um pequeno deslize do tibial posterior. Entretanto, muitos ligamentos se inserem nele.

O tálus recebe seu suprimento sanguíneo das ramificações das artérias tibial anterior e posterior (Fig. 19-4), sendo muito suscetível à necrose asséptica, principalmente com fraturas proximais.[10]

Ligamentos talocrurais

Os principais ligamentos da articulação talocrural são divididos em dois grupos principais: colaterais laterais e colaterais mediais (deltoide).

Colaterais laterais. O complexo do ligamento colateral lateral consiste de três bandas separadas, que funcionam em conjunto como estabilizadores estáticos da parte lateral do tornozelo. Cada um dos ligamentos laterais é importante na estabilização da articulação do tornozelo e/ou subtalar, dependendo da posição do pé. Desse modo, esses ligamentos são comumente envolvidos em distensões de tornozelo.[11-15]

Ligamento talofibular anterior (LTFA). Esse espessamento da cápsula anterior estende-se desde a superfície anterior do maléolo fibular, lateral à cartilagem articular do maléolo lateral, até a parte anterior da faceta lateral do tálus e até a superfície lateral do colo do tálus (Fig. 19-5).

O LTFA é uma estrutura intracapsular e possui cerca de 2 a 5 mm de espessura e de 10 a 12 mm de comprimento.[16] Sua função é resistir à inversão de tornozelo em flexão plantar. Seja qual for a posição do tornozelo, esse costuma ser o primeiro ligamento a se romper na lesão por inversão.[16] As funções acessórias do LTFA incluem resistência ao deslocamento talar anterior a partir do encaixe e resistência à rotação interna do tálus dentro do encaixe.[17]

> **Curiosidade Clínica**
>
> O LTFA exige carga máxima mais baixa para produzir insuficiência dos ligamentos laterais; contudo, tem a taxa mais alta de insuficiência desse grupo.[18]

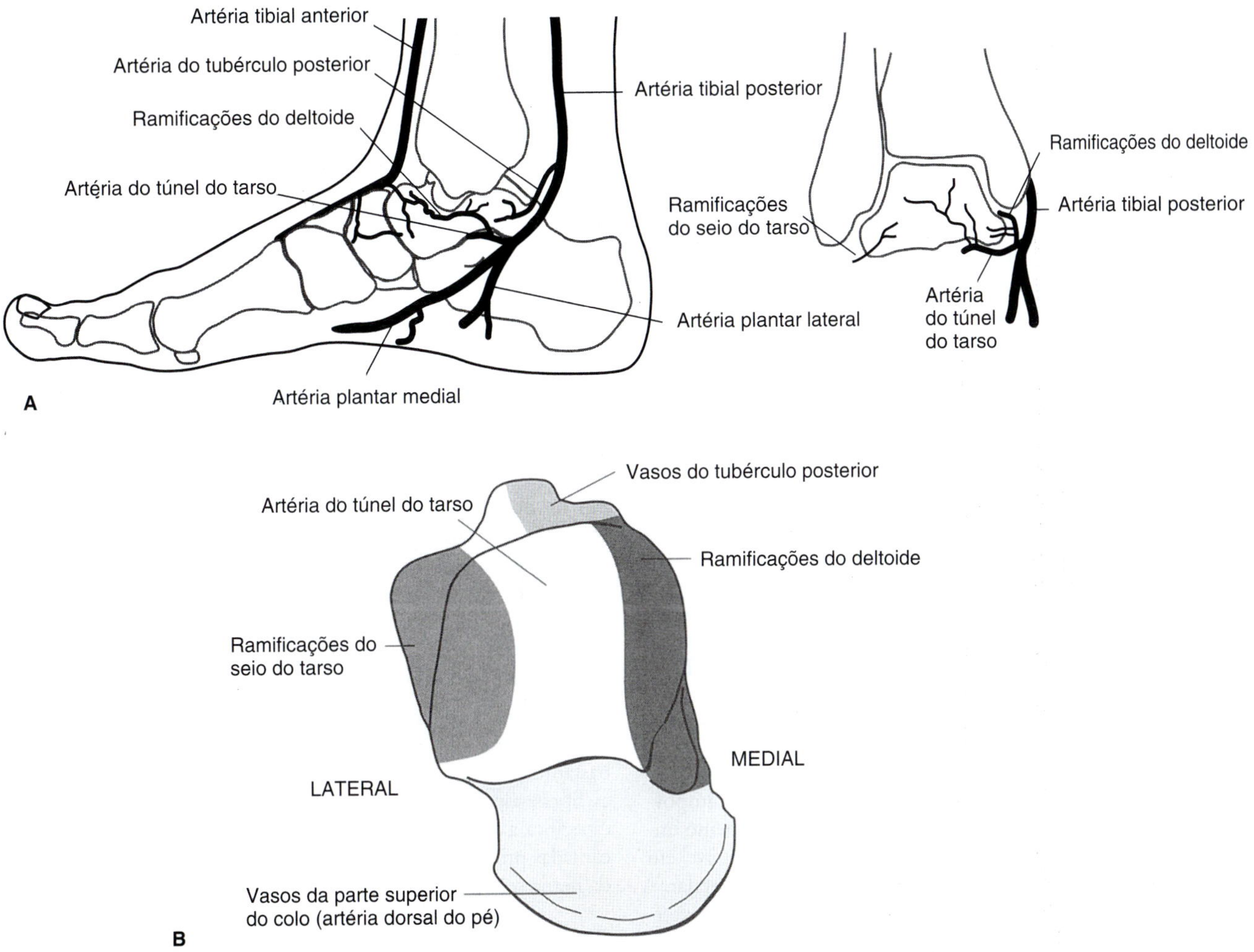

FIGURA 19-4 Suporte vascular para o tálus. A. Suporte sanguíneo extraósseo para o tálus. B. Suporte sanguíneo regional para o tálus. (Reproduzida, com permissão, de Kelikian AS: *Operative Treatment of the Foot and Ankle,* New York: Appleton-Lange; 1999:36.)

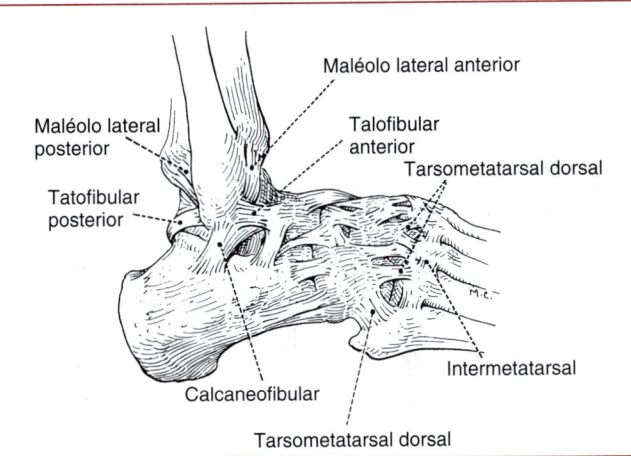

FIGURA 19-5 Ligamentos laterais da articulação do tornozelo. (Reproduzida, com permissão, de Luttgens K, Hamilton K: *Kinesiology: Scientific Basis of Human Motion.* New York: McGraw-Hill; 2002:195.)

Ligamento calcaneofibular (LCF). O LCF (ver Fig. 19-5), uma estrutura extra-articular coberta pelos tendões fibulares, é maior e mais forte do que o LTFA.[16] Ele se abre em leque em 10 a 40° a partir da ponta do maléolo fibular até a parte lateral do calcâneo, paralelo ao eixo horizontal da articulação subtalar. Esse ligamento efetivamente atravessa as articulações do tornozelo e subtalar, que têm eixos de rotação bastante diferentes.[19-22] Assim, sua inserção é desenhada de modo a não restringir o movimento de nenhuma articulação, mesmo que se mova de forma independente ou simultânea.[21,23,24] Contudo, de forma indireta, o LCF ajuda na estabilidade talofibular durante a dorsiflexão devido a sua localização anatômica, onde pode agir como um ligamento colateral verdadeiro e evitar a inclinação talar em inversão.[23,25] Quando a articulação do tornozelo passa de dorsiflexão para flexão plantar, o LCF é menos capaz de resistir à inclinação talar para inversão, enquanto o LTFA é mais capaz de resisti-la.[23]

Ligamento talofibular posterior (LTFP). É o mais forte do complexo do ligamento lateral (ver Fig. 19-5).[16] Por isso, quase nunca é lesado, exceto em distensões graves do tornozelo. Ele está unido à cápsula articular, e sua orientação é relativamente horizontal. Sua inserção no tálus envolve quase toda a porção não articular da parte posterior do tálus até o sulco para o tendão do flexor longo do hálux e anteriormente até a fossa digital da fíbula, que transmite os vasos que suprem o tálus e a fíbula.[26,27]

Talocalcâneo interósseo lateral (TCIL). Este não costuma ser incluído nesse grupo, embora seja importante na estabilidade subtalar e da parte lateral do tornozelo.[16,28] Ele varia em configuração a partir de uma estrutura retangular distinta que alcança a articulação subtalar, até um ligamento em forma de leque junto com o LCF inferiormente, que se expande até se inserir ao longo de toda a porção inferior do ligamento tibiofibular anterior.[23]

Seu papel na instabilidade subtalar ainda não está completamente compreendido. É possível que uma lesão do LCF possa resultar em maior instabilidade sintomática relativa para indivíduos com insuficiência de TCIL, comparado com alguém que tem o mesmo intacto.[23,26]

> **Curiosidade Clínica**
>
> Em dorsiflexão, o LTFP é maximamente estressado e o LCF é tensionado, enquanto o LTFA é frouxo. De modo inverso, em flexão plantar, o LTFA é tensionado, enquanto o LCF e o LTFP tornam-se frouxos.[27,29-31]

Além disso, mantendo a estabilidade da parte lateral do tornozelo, os ligamentos laterais desempenham um papel importante na estabilidade rotacional deste.[23] Um comprometimento importante do LTFA e/ou do LCF leva a um aumento mensurável em inversão sem nenhuma inclinação do tálus ou intervalo subtalar.[23] A perda de função do LTFA permite o aumento na rotação externa da perna e desbloqueia a articulação subtalar, possibilitando mais inversão e acarretando instabilidade sintomática.[23]

Colaterais mediais. Em conjunto, os ligamentos colaterais mediais formam uma estrutura ligamentar de formato triangular conhecida como ligamento deltoide (Fig. 19-6). Amplas variações foram observadas na descrição anatômica desse ligamento, mas, em geral, admite-se que ele consiste de fibras superficiais e profundas.

Fibras superficiais

▶ *Tibionavicular (ver Fig. 19-6).* Essas fibras estendem-se desde o maléolo medial até a tuberosidade do navicular e resistem à translação lateral e à rotação externa do tálus.

▶ *Talotibial posterior (ver Fig. 19-6).* Essas fibras estendem-se em direção póstero-lateral desde o maléolo medial até o lado medial e a tuberosidade medial do tálus. Elas resistem à dorsiflexão do tornozelo e à translação lateral e à rotação externa do tálus.

▶ *Calcaneotibial (ver Fig. 19-6).* Essas fibras finas estendem-se desde o maléolo medial até o sustentáculo do tálus. São orientadas de modo que resistam à abdução do tálus, do calcâneo e do navicular quando o pé e o tornozelo são posicionados em flexão plantar e eversão.[20]

Fibras profundas

▶ *Talotibial anterior (ver Fig. 19-6).* As fibras desse ligamento forte estendem-se desde a ponta do maléolo medial até a região anterior da superfície medial do tálus. Elas são orientadas de modo a resistir à abdução do tálus quando ele está em flexão plantar e eversão. Tal é a força dessas fibras que uma lesão nesse ligamento costuma estar associada a fraturas por avulsão.

Enquanto o ligamento calcaneotibial é muito fino e suporta apenas forças insignificantes antes de falhar, os ligamentos talotibiais são bastante fortes.[34,35] Rasmussen e colaboradores[38,39] descobriram que as fibras superficiais do ligamento deltoide limitaram de maneira específica a abdução talar ou a inclinação talar negativa, mas que as camadas profundas do mesmo romperam-se com a rotação externa da perna sem a porção superficial estar envolvida.

> **Curiosidade Clínica**
>
> O grau dos ligamentos do tornozelo, do mais fraco até o mais forte, é ordenado da seguinte forma: LTFA, LTFP, LCF e complexo deltoide, respectivamente.[36]

Articulação subtalar (talocalcânea)

A articulação subtalar (Fig. 19-7) é uma articulação sinovial composta e bicondilar que consiste de duas superfícies ovoides modificadas, separadas por suas próprias cavidades articulares (do tipo macho e fêmea) (Fig. 19-7). As duas superfícies, que consistem de articulações anterior e posterior, são conectadas por uma membrana interóssea.

▶ A articulação anterior consiste de uma faceta côncava no calcâneo e de uma faceta convexa no tálus. O componente anterior está situado em posição mais medial do que o posterior, dando ao plano da articulação uma média de 42° (± 9°) superior a partir do plano transversal do pé e de 23° (± 11°) medial a partir do plano sagital do pé.[37]

▶ A articulação posterior consiste de uma faceta convexa no calcâneo e de outra côncava no tálus (ver Fig. 19-7).

Essa relação assegura que as regiões anteriores e posteriores possam mover-se em direções opostas durante os movimentos

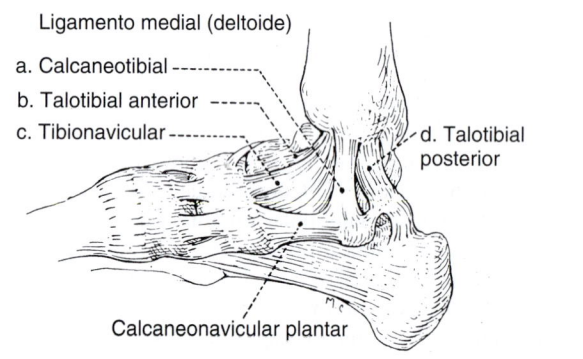

FIGURA 19-6 Ligamentos mediais da articulação do tornozelo. (Reproduzida, com permissão, de Luttgens K, Hamilton K. *Kinesiology: Scientific Basis of Human Motion.* New York: McGraw-Hill; 2002:195.)

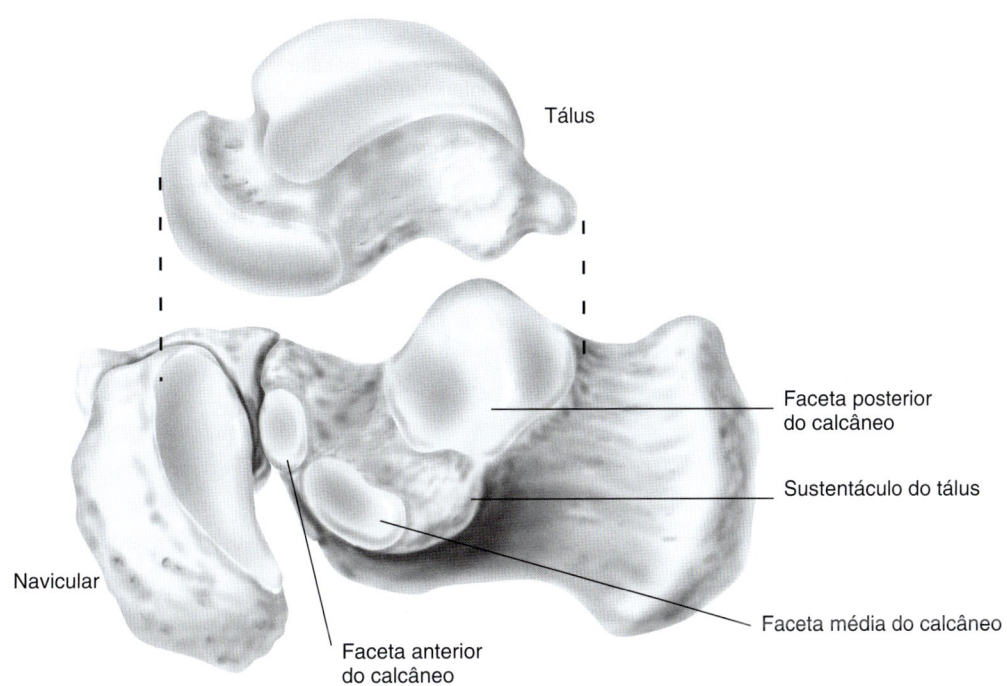

FIGURA 19-7 Articulação subtalar. (Reproduzida, com permissão, de Kelikian AS. *Operative Treatment of the Foot and Ankle*. New York: Appleton-Lange; 1999.:496.)

funcionais (enquanto a região anterior está movendo-se medialmente, a posterior move-se lateralmente).

O calcâneo, o maior osso tarsal, projeta-se posteriormente à tíbia e à fíbula. Ele serve como osso de sustentação de peso e como braço curto para os músculos da panturrilha que estão inseridos em sua superfície posterior. A pele e a gordura sobre a área distal inferior desse osso são especializadas para suportar fricção e absorção de impacto.[38]

Curiosidade Clínica

A pele da sola do pé é mais grossa do que a de qualquer outro lugar do corpo. Sob a pele da área do calcanhar há um coxim adiposo cuja função é controlar cargas compressivas acima da capacidade de tolerância dos corpos adiposos de outros segmentos corporais. A área do calcanhar compreende um padrão "esburacado" de glóbulos de gordura subcutânea nos septos fibroelásticos de 13 a 21 mm de espessura apoiando-se no calcâneo.[39] Os septos mais próximos desse osso possuem alinhamento concêntrico, com padrão oposto ao padrão reverso do alinhamento concêntrico localizado mais próximo da pele. Esses padrões opostos criam um efeito de torsão, que resiste à compressão, amortece o contato inicial do calcanhar e permite que a pele resista a forças de até cinco vezes o peso do corpo durante a corrida.[39] Contudo, após os 40 anos, a espessura da gordura subcutânea diminui, resultando em perda de absorção de impacto.[40] Esse efeito pode ser neutralizado utilizando-se um salto com contraforte côncavo, cuja função é concentrar o volume total do coxim adiposo ao redor do calcâneo.

A bolsa retrocalcânea situa-se anterior à tuberosidade calcânea póstero-superior do calcâneo. Ela lubrifica o tendão do calcâneo anteriormente, bem como sua região superior.[41] A superfície superior ou proximal do calcâneo é dividida em terços.

▶ *O terço posterior.* Essa é uma superfície rugosa côncavo-convexa em extensão, a convexidade transversa. Ela sustenta tecido fibroadiposo entre o tendão do calcâneo e a articulação do tornozelo. Distal à faceta articular posterior está uma depressão áspera que se estreita em um sulco no lado medial – o sulco do calcâneo – completando o seio do tarso com o tálus.[9]

▶ *O terço médio.* Essa superfície carrega a faceta talar posterior e é oval e convexa ântero-posteriormente.

▶ *O terço anterior.* Essa superfície é parcialmente articular.

Ligamentos talocalcâneos

Vários ligamentos fornecem suporte para essa articulação, embora exista alguma confusão acerca das descrições e da nomenclatura. Em relação ao seio do tarso, o ligamento mais medial é o interósseo talocalcâneo, que se ramifica superiormente em bandas mediais e laterais (Figs. 19-8 e 19-9).[23] O ligamento cervical e as porções do retináculo estão localizados mais lateralmente. Os ligamentos cervical e interósseo talocalcâneo são, muitas vezes, em sua forma coletiva, chamados de ligamentos interósseos.[42]

Talocalcâneo interósseo medial (posterior). O ligamento talocalcâneo interósseo medial estende-se desde o tubérculo medial do tálus até a região posterior do sustentáculo do tálus e da área do calcâneo posterior ao sustentáculo do tálus. Sua função é estabilizar a translação anterior do tálus (em especial

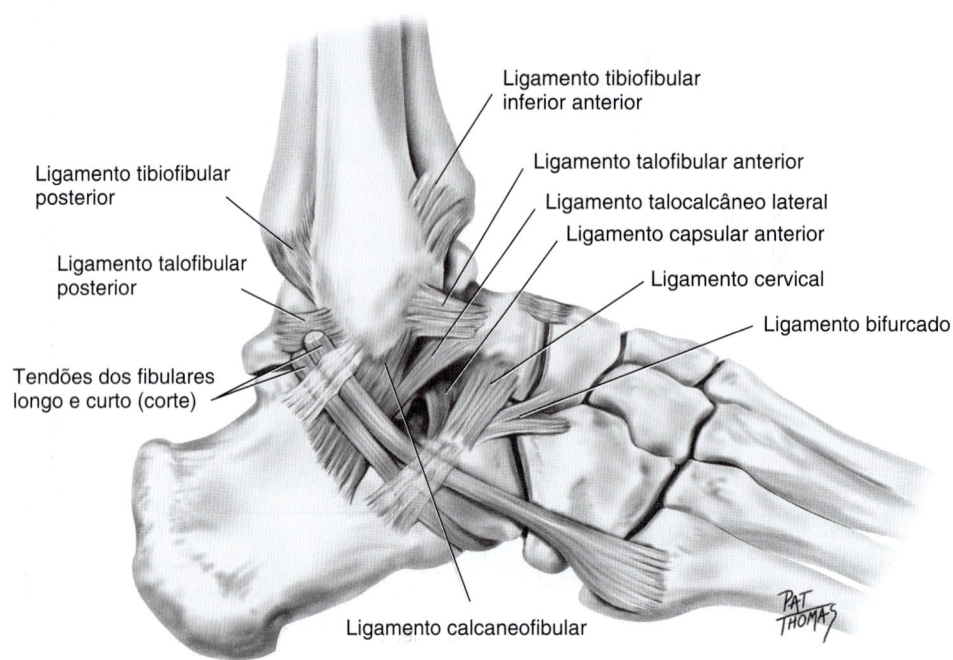

FIGURA 19-8 Ligamentos talocalcâneos. (Reproduzida, com permissão, de Kelikian AS. *Operative Treatment of the Foot and Ankle.* New York: Appleton-Lange; 1999:434.)

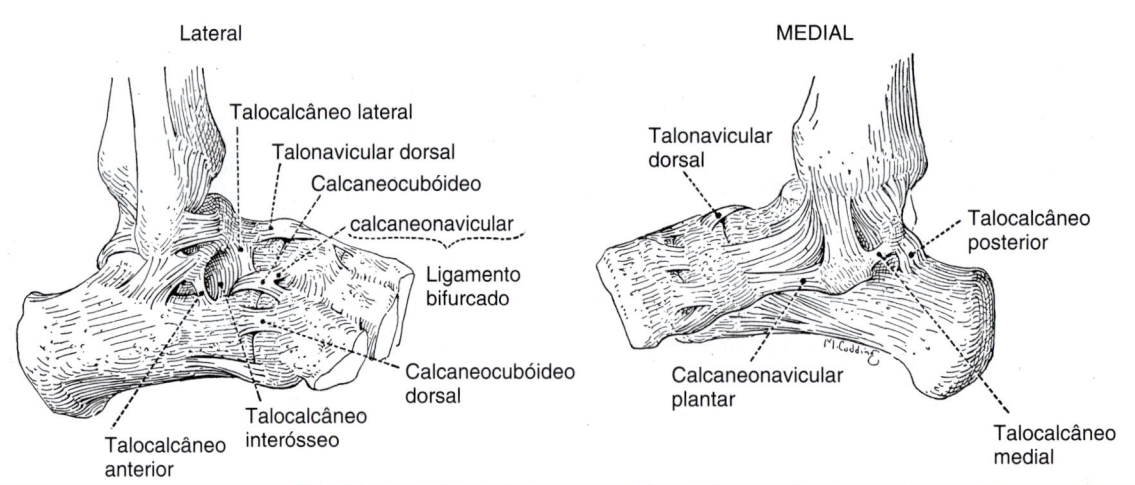

FIGURA 19-9 Ligamentos das articulações tarsais. (Reproduzida, com permissão, de Luttgens K, Hamilton K. *Kinesiology: Scientific Basis of Human Motion.* New York: McGraw-Hill; 2002:197.)

na fase de contato inicial do ciclo da marcha), produzindo eversão passiva desse osso. Isso resulta em postura fechada da parte lateral do pé e da fíbula. Lesões nesse ligamento, que, em geral, ocorre com distensões em inversão e fraturas por compressão rotacional do calcâneo, podem permitir movimento anterior excessivo do tálus. É possível que esse excesso resulte em tendinite do tibial posterior[43] e, algumas vezes, do calcâneo.[44]

Talocalcâneo interósseo lateral (anterior). O ligamento talocalcâneo interósseo origina-se do teto do seio do tarso e estende-se em direção póstero-inferior a partir do processo lateral do tálus até a superfície lateral do calcâneo, anterior ao ligamento calcaneofibular. Sua função é evitar a separação desses dois ossos durante os movimentos de inversão. Essa estrutura altamente inervada costuma ser lesionada por um mecanismo de dorsiflexão e de inversão.[45]

Complexo da articulação mediotarsal (tarsal transversa)

O complexo da articulação mediotarsal consiste das articulações talonavicular e calcaneocubóidea.

Talonavicular

A articulação talonavicular (ver Fig. 19-2) é classificada como ovoide modificada, composta, sinovial. É formada por componentes do tálus, do navicular, do calcâneo e do ligamento calcaneonavicular plantar (mola). A cabeça anterior convexa e arredondada do tálus ajusta-se dentro da concavidade do navicular posterior e do componente anterior da articulação subtalar e repousa sobre a superfície dorsal do ligamento de mola. A cápsula articular é bem-desenvolvida apenas posteriormente, onde forma a parte anterior do ligamento interósseo.

Calcaneocubóidea

A articulação calcaneocubóidea (ver Fig. 19-2) é classificada como uma articulação em sela modificada, sinovial, simples.

A superfície anterior do calcâneo, que se articula com a superfície posterior, moldada de forma recíproca ao cuboide, é um pouco convexa em direção horizontal oblíqua e relativamente côncava na direção vertical oblíqua.[46]

O cuboide, mais lateral na fileira tarsal distal, encontra-se entre o calcâneo proximalmente e o 4º e 5º metatarsais em direção distal. Na superfície dorsal, estão inseridos os ligamentos calcaneocubóideo dorsal, cubonavicular, cuneocubóideo e cubometatarsal e, na margem proximal da crista plantar, as fibras profundas do ligamento plantar longo.[9] Na parte proximal medial saliente da superfície plantar, estão inseridas tiras estreitas do tendão do tibial posterior e do flexor curto do hálux. Na parte áspera da superfície do cuboide medial, estão inseridos os ligamentos interósseo, cuneocubóideo e cubonavicular e, em direção proximal, o calcaneocubóideo medial, que é a porção lateral do ligamento bifurcado.[47]

A cápsula é espessada dorsalmente para formar o ligamento calcaneocubóideo dorsal. A articulação tem uma falange plantar grande para fornecer suporte adicional durante a sustentação de peso.

Vários ligamentos ajudam a fornecer suporte para essa região. O ligamento de mola (calcaneonavicular plantar; Fig. 19-9) conecta o osso navicular ao sustentáculo do tálus no calcâneo. Os ligamentos da articulação calcaneocubóidea incluem o ligamento plantar longo e uma porção do ligamento bifurcado (ver Figs. 19-8 e 19-9) dorsalmente.

O ligamento plantar longo e forte insere-se na superfície plantar do calcâneo, na tuberosidade da superfície plantar do osso cuboide e nas bases do 2º, 3º e 4º (e possivelmente quinto) metatarsais.[47] O ligamento plantar fornece suporte plantar indireto para a articulação, limitando a quantidade de achatamento do arco longitudinal lateral do pé.[50] Junto com o sulco no osso cuboide, forma um túnel para a passagem do tendão do fibular longo ao longo da superfície plantar do pé.[47]

O ligamento bifurcado (ver Fig. 19-9) sustenta as regiões medial e lateral do pé no momento da sustentação de peso em posição plantar flexionada (rodada).

O ligamento calcaneocubóideo plantar (ver Fig. 19-9), também conhecido por ligamento plantar curto, é uma estrutura relativamente ampla e forte, do tipo correia, que se estende da área do tubérculo anterior do calcâneo até a superfície plantar adjacente do osso cuboide. Ele fornece suporte plantar para a articulação e, possivelmente, ajuda a limitar o achatamento do arco longitudinal lateral.

Cuneonavicular

A articulação cuneonavicular é classificada como ovoide modificada, composta, sinovial. O navicular apresenta uma superfície convexa para a superfície côncava dos cuneiformes combinados. Estes, de tipo cunha, articulam-se com o navicular proximal e com as bases do 1º até o 3º metatarsal distalmente (ver Fig. 19-1). A superfície proximal dos três cuneiformes forma uma concavidade para o navicular. O cuneiforme medial é o maior; o intermédio, o menor. Nos cuneiformes intermédio e lateral, a superfície dorsal é a base da cunha, mas, no medial, a cunha é invertida, um fator essencial na formação do arco transverso. A forma de cunha desses ossos também fornece uma cavidade para as estruturas neurovasculares e musculotendíneas do pé.

Os cuneiformes, assim como as articulações com ossos metatarsais, formam a articulação de Lisfranc.[9] Esse ligamento corre entre os cuneiformes mediais e a base do segundo metatarsal. Sua ruptura provoca deslocamento da parte medial do pé, visto que o primeiro metatarsal e o cuneiforme medial separam-se do segundo metatarsal e do cuneiforme intermédio.

A cavidade articular e a cápsula da articulação cuneonavicular são contínuas com as das articulações intercuneiforme e cuneocubóidea, e a sinóvia é contínua com a cavidade articular e a cápsula dessas articulações, as 2ª e 3ª articulações cuneometatarsais e as articulações intermetatarsais de cada base, exceto a da quinta.

Articulações intercuneiforme e cuneocubóidea

Essas articulações (ver Fig. 19-1) são classificadas como ovoides modificadas, compostas, sinoviais. A cápsula articular e a sinóvia são contíguas a todas essas articulações e à articulação cuneonavicular.

Disfunções na articulação cuneocubóidea resultam de um colapso das estruturas de sustentação plantar ou de trauma direto. Tais disfunções podem resultar em subluxação do cuboide em direção plantar (a borda medial do cuboide move-se inferiormente). Nas articulações intercuneiformes, o terceiro cuneiforme pode subluxar sobre o segundo.

Cubometatarsal

Lateralmente, o cuboide articula-se com o 4º e o 5º metatarsais distal e com o calcâneo proximalmente. Quando considerada de forma isolada, a articulação cubometatarsal é classificada como sinovial, ovoide modificada composta. Em conjunto, formam uma articulação em sela modificada. A cápsula articular e a sinóvia das 4ª e 5ª articulações cubometatarsais são separadas das demais articulações tarsometatarsais por um ligamento interósseo.

Cubonavicular

A articulação cubonavicular (ver Fig. 19-1) é classificada como sindesmose ou superficial plana. Se a articulação é sinovial, a cápsula e a sinóvia são contínuas com a articulação cuneonavicular.

Intermetatarsal

A 1ª articulação intermetatarsal (ver Fig. 19-1) é classificada como ovoide modificada, sinovial, simples, enquanto a 2ª, a 3ª e a 4ª são classificadas como compostas. Se a articulação é sinovial, a cápsula e a sinóvia são contínuas com a articulação cuneonavicular. O movimento nessas estruturas se restringe ao deslizamento dorsal/plantar, produzindo um movimento de dobradiça e de abertura em leque do pé. Proximalmente, as cinco articulações metatarsais se articulam com as tarsais e entre si por meio de concavidades amplas.[9]

Metatarsofalângicas

As articulações MTF (ver Fig. 19-1) são classificadas como ovoides modificadas, sinoviais, simples. A cápsula e a sinóvia em cada uma delas são confinadas à sua própria articulação e são dorsalmente finas, enquanto plantarmente se associam aos ligamentos plantar e colateral. A rotação que ocorre nos estágios iniciais de desenvolvimento dos membros resulta no polegar sendo o dedo mais lateral na mão, enquanto o hálux (grande artelho) é o dedo mais medial no pé.[48]

As bases côncavas das falanges proximais (ver Fig. 19-1) articulam-se com as cabeças convexas dos metatarsais. A primeira articulação MTF, com sua superfície articular mais extensa na região plantar do metatarsal do que na dorsal, permite maior liberdade de movimento,[48] e sua superfície plantar forma dois sulcos para a articulação com os sesamoides halucais (ver próxima seção). O quinto metatarsal tem um processo estiloide lateral em sua base, que serve de inserção para o tendão do fibular curto. A área do estiloide muitas vezes sofre avulsão durante lesões de inversão aguda do pé.[9]

Existem três tipos reconhecidos da parte anterior do pé com base no comprimento dos ossos metatarsais, embora não esteja claro se esses vários tipos afetam a função do pé de alguma maneira:[48]

▶ *Index plus.* Esse tipo é caracterizado pelo primeiro metatarsal sendo maior do que o segundo, com os outros três de comprimentos progressivamente decrescentes, de modo que 1 > 2 > 3 > 4 > 5.

▶ *Index plus-minus.* Nesse tipo, primeiro metatarsal é do mesmo comprimento que o segundo, com os outros diminuindo de forma progressiva em comprimento, de modo que 1 = 2 > 3 > 4 > 5.

▶ *Index minus.* Com esse tipo, o segundo é mais longo do que o primeiro e que o terceiro metatarsais. Os demais são progressivamente menores do que o terceiro, de modo que 1 < 2 > 3 > 4 > 5.

A estabilidade das articulações MTF é fornecida principalmente por um complexo ligamentar musculocapsular plantarmente, e medial e lateralmente pelos ligamentos colaterais medial e lateral, respectivamente.[53]

Primeira articulação metatarsofalângica

A primeira articulação MTF se localiza entre a cabeça da primeira metatarsal e a falange proximal. Embora haja alguma variação anatômica em cada indivíduo, a primeira MTF tende a ser uma articulação condilar em gínglimo, em forma excêntrica.[49] A articulação é estabilizada em seu dorso pela cápsula e pela expansão do tendão extensor do hálux e lateralmente pelos ligamentos colaterais. A superfície plantar da cápsula é reforçada por uma placa fibrocartilagínea conhecida por ligamento acessório plantar. Ela contém os ossos sesamoides medial e lateral.

> **Curiosidade Clínica**
>
> Os sesamoides estão contidos dentro do tendão do flexor curto do hálux e aumentam o braço de alavanca para flexão da articulação MTF, análoga à função da patela na extensão do joelho.[50]

Os sesamoides são conectados na parte distal à base da falange proximal, por extensões do flexor curto do hálux denominadas placas plantares. Em geral, são plantares aos côndilos medial e lateral do coxim metatarsal. Eles são separados na parte plantar da primeira cabeça metatarsal por uma crista, que ajuda a estabilizá-los, e são conectados entre si pelo ligamento intersesamoidal. O abdutor do hálux insere-se no sesamoide medial, e o adutor insere-se no lateral. O flexor longo (Fig. 19-10) atravessa as duas cabeças do flexor curto do hálux para correr plantarmente ao ligamento intersesamoidal. Os sesamoides sustentam até três vezes o peso do corpo durante o ciclo de marcha normal, sendo que o sesamoide medial sustenta a maior parte da força.[51-57]

Interfalângica

O hálux tem duas falanges, enquanto cada um dos dedos remanescentes tem três (ver Fig. 19-1). As interfalângicas (IF) são classificadas como articulações em sela simples, modificadas e sinoviais. A fossa articular em forma de sela da cabeça da falange proximal articula-se com a base da falange média. Esta recebe a menor e mais plana falange distal.

Ossos acessórios

Os acessórios são ossos anômalos que falham em se unir durante a ossificação de desenvolvimento. Eles ocorrem em 10% da população. Os locais mais comuns incluem o maléolo fibular, o maléolo tibial, o navicular e o tálus.

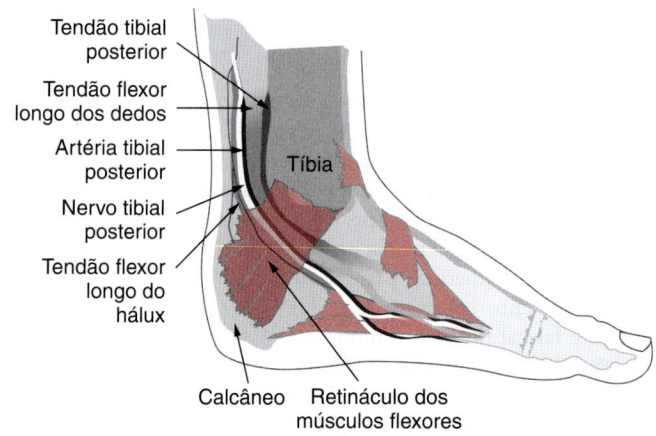

FIGURA 19-10 Músculos mediais do tornozelo.

O navicular acessório é mais comum no pé.⁵⁸ Ocorre na borda plantar medial do navicular, no local de inserção do tendão do tibial posterior.⁵⁹ Sua incidência na população geral foi registrada como sendo de 4 a 14%.⁵⁹,⁶⁰

A parte posterior do tálus muitas vezes exibe um centro de ossificação separado, surgindo entre 8 e 10 anos de idade em meninas e entre 11 e 13 em meninos. A fusão costuma ocorrer um ano após seu aparecimento.⁶¹,⁶² Quando esta não ocorre, um osso trígono é formado (ver a seção *"Patologias"*).

> **Curiosidade Clínica**
>
> Um osso acessório pode ser diferenciado radiograficamente de uma fratura, enquanto aquele tem uma borda arredondada, esta apresenta uma borda aguda.

Fáscia plantar/aponeurose plantar

A fáscia plantar é a camada fascial de revestimento da região plantar do pé que se origina do osso do calcanhar e se insere, mediante uma rede complexa, na parte plantar anterior do pé. Ela é uma camada rígida, fibrosa, composta histologicamente de fibras colágenas e elásticas. Os termos *fáscia plantar* e *aponeurose plantar* são, muitas vezes, usados de forma alternada, embora, de modo estrito, apenas a parte central da fáscia plantar seja amplamente aponeurótica.⁶⁴

A fáscia plantar tende a ser registrada como análoga à palmar. Contudo, diferente desta, que costuma ser fina, a fáscia plantar é uma estrutura grossa e não apenas desempenha um papel de suporte e de proteção, mas também está intricadamente envolvida na função de sustentação de peso do pé.⁶⁴ É dividida em três áreas principais: uma porção central e seções medial e lateral, cada uma orientada longitudinalmente na superfície plantar do pé.²⁷

▶ *Porção central.* Esta é a principal porção da fáscia plantar, tanto do ponto de vista anatômico quanto do funcional.⁶⁴ É a mais espessa e mais forte, sendo mais estreita proximalmente, onde se insere no processo medial da tuberosidade calcânea, proximal ao flexor curto dos dedos. Esse local de inserção está, muitas vezes, envolvido na condição chamada fasciíte plantar (ver "Estratégias de intervenção"); contudo, pode ocorrer dor em qualquer lugar ao longo da estrutura. A partir dessa inserção, a porção central da fáscia abre-se em leque e torna-se mais fina distalmente. Suas fibras são orientadas de forma longitudinal e aderem ao músculo flexor curto dos dedos adjacentes.⁶⁴ Ela envolve o músculo flexor curto dos dedos em ambos os lados, formando os septos intermusculares medial e lateral, que fixam a fáscia plantar à parte profunda da planta do pé.⁶⁴ Na diáfise média da 2ª à 5ª articulações MTFs, o corpo da porção central ramifica-se em cinco tratos longitudinais superficiais,⁶⁴ os quais terminam inseridos e fundidos aos tecidos subcutâneos e à pele. Devido às conexões anatômicas dessa porção da fáscia, a dorsiflexão do dedo desliza os coxins plantares distalmente, aplicando tensão na aponeurose plantar. A porção central funciona principalmente como estabilizador dinâmico do arco longitudinal medial durante atividades de sustentação de peso.

▶ *Porções lateral e medial.* Menores e mais delgadas, são finas e cobrem a superfície inferior dos músculos abdutor do dedo mínimo e abdutor do hálux, respectivamente.

Na posição de pé e de sustentação de peso, a fáscia plantar desempenha um papel importante no suporte de peso do corpo em razão de suas inserções por meio do arco longitudinal. Durante as diferentes fases da marcha, ela assume várias funções biomecânicas. Por exemplo, durante o momento de retirada do dedo no ciclo da marcha, o efeito-guindaste sobre a fáscia plantar ajuda a reconstituir o arco e a gerar mais rigidez no pé para a propulsão.*,⁶⁵ Durante a batida do calcanhar e durante a primeira metade da fase de apoio do ciclo da marcha com os dedos na posição neutra, a fáscia plantar relaxa, achatando o arco. Isso permite que o pé se acomode às irregularidades na superfície de caminhada e absorva o choque.⁶⁵ Quando o pé prossegue do apoio para a retirada dos dedos do solo, estes dorsiflexionam e, por meio de suas inserções nos dedos pela placa plantar, a fáscia plantar contrai-se. Esta é puxada sobre as cabeças metatarsais, fazendo com que elas sejam deprimidas, elevando o arco longitudinal.⁶⁴ Durante a fase de oscilação da marcha, a fáscia plantar está sob pouca tensão e parece não desempenhar papel funcional importante.

Retináculos

Existem quatro retináculos importantes no tornozelo, que têm a função de ligar os tendões da perna quando eles atravessam o tornozelo para entrar no pé (Figs. 19-11 e 19-12).⁹,¹³

▶ *Retináculo dos músculos extensores.* O retináculo extensor consiste de duas partes, a superior e a inferior (Fig. 19-12). A parte superior tem a função de conter os tendões do extensor longo dos dedos, do extensor longo do hálux, do tibial anterior e do fibular terceiro. A parte inferior, em forma de Y, consiste de uma banda superior e outra inferior que evita o "estrangulamento" dos tendões dorsais.

▶ *Retináculo superior dos músculos fibulares (Fig. 19-11).* Amarra firmemente os tendões do fibular longo e do curto atrás do maléolo fibular.

▶ *Retináculo dos músculos flexores (Fig. 19-11).* Fornece uma estrutura de suporte firme para o flexor longo dos dedos, para o flexor longo do hálux, para o tibial posterior e para o feixe neurovascular.

Músculos extrínsecos da perna e do pé

Os músculos extrínsecos do pé (Tab. 19-4) se dividem nos seguintes compartimentos: anterior, posterior superficial, posterior profundo e lateral.

Compartimento anterior

Esse compartimento contém os dorsiflexores (extensores) do pé, os quais incluem o tibial anterior, o extensor longo dos dedos, o extensor longo do hálux e o fibular terceiro (ver Fig. 19-12).

---

*A orientação da aponeurose promove inversão do calcâneo e supinação da articulação subtalar quando ela está sob tensão, o que eleva o arco longitudinal e fornece uma alavanca rígida para propulsão.

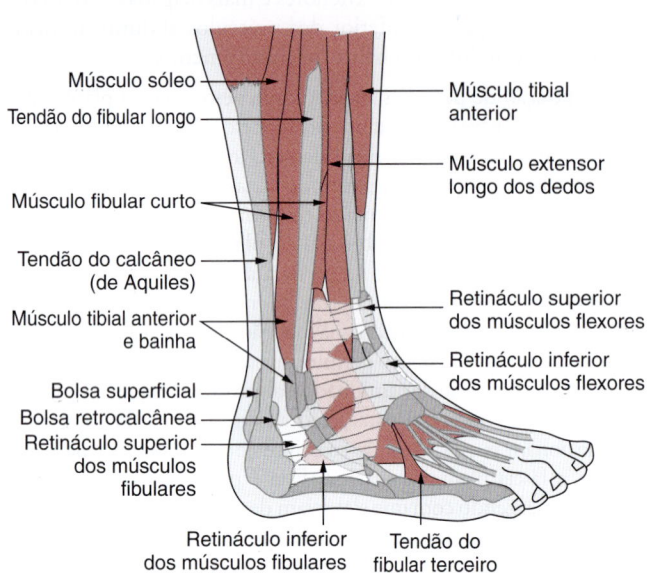

FIGURA 19-11 Visão lateral do pé e do tornozelo.

e os tecidos subcutâneos, a qual não é visível, a menos que esteja patologicamente inflamada. Mais profundo ao tendão está o coxim de gordura pré-calcâneo, uma área triangular de tecido adiposo, também conhecida por triângulo de Kager. Mais anterior a esse coxim estão os tendões do flexor profundo da panturrilha, predominantemente o flexor longo do hálux, que se sobrepõe à parte posterior da tíbia e do tálus.

Não há bainha sinovial circundando o tendão do calcâneo. O peritendão, que é coberto pelo endotendão, é composto de uma bainha fina, denominada epitendão, e de uma outra bainha externa fina, o peritendão, composto de tecido areolar gorduroso, enche os interstícios do compartimento fascial no qual o tendão está inserido.[74] O peritendão é capaz de alongar 2 a 3 cm com o movimento do tendão, permitindo que o tendão do calcâneo deslize com suavidade.[75]

Compartimento profundo posterior

Esse compartimento contém os flexores do pé, que se estendem por trás do maléolo medial. Eles incluem o tibial posterior (Fig. 19-14), o flexor longo dos dedos (ver Fig. 19-14) e o flexor longo do hálux (ver Fig. 19-15).

A função principal do músculo tibial posterior é inverter o pé e fazer flexão plantar. Além disso, fornece suporte para o arco longitudinal medial.[76]

O flexor longo dos dedos tem a função de flexionar as falanges dos quatro dedos laterais e de ajudar na flexão plantar.

Compartimento superficial posterior

Esse compartimento, localizado posteriormente à membrana interóssea, contém os músculos da panturrilha, que fazem a flexão plantar do pé. Nesse compartimento incluem-se o gastrocnêmio, o sóleo e o músculo plantar (ver Fig. 19-13).

Tríceps sural. O tríceps sural compreende as duas cabeças do gastrocnêmio (Fig. 19-14), que surgem das regiões posteriores da parte distal do fêmur, e o sóleo, que surge da tíbia e da fíbula, os quais se unem para formar o tendão do calcâneo.[66]

A cabeça medial do gastrocnêmio é, sem dúvida, o componente maior e, de acordo com estudos eletromiográficos (EMG), o mais ativo dos dois durante a corrida.[67,68]

O sóleo (Fig. 19-13), como não atravessa a articulação do joelho, está sujeito à atrofia precoce por desuso com subtreinamento e/ou imobilização.[67]

O tendão do calcâneo é formado pela união dos tendões do gastrocnêmio e do sóleo. As fibras desses músculos se entrelaçam e giram à medida que descem, produzindo uma área de estresse alto 2 a 6 cm acima da inserção distal do tendão.[69] Existe uma região de relativa avascularidade na mesma área,[70] que se correlaciona bem com o local de algumas lesões do tendão do calcâneo, incluindo ruptura espontânea total.[67,71,72]

O músculo plantar (Fig. 19-13) possui seu próprio tendão e não contribui com nenhuma fibra para o tendão do calcâneo.[73]

Tendão do calcâneo. É o mais espesso e mais forte do corpo.[66] Quando se solta dos músculos posteriores da panturrilha, estende-se distalmente para inserir-se cerca de 1,9 cm abaixo da porção superior do osso do calcanhar, na região medial do calcâneo. Há duas bolsas no ponto de inserção desse tendão sobre o calcâneo: a bolsa retrocalcânea (Fig. 19-11), que se situa profundamente no tendão, adjacente ao calcâneo; e a bolsa superficial (Fig. 19-11), que fica superficial à porção distal do tendão, entre o próprio tendão

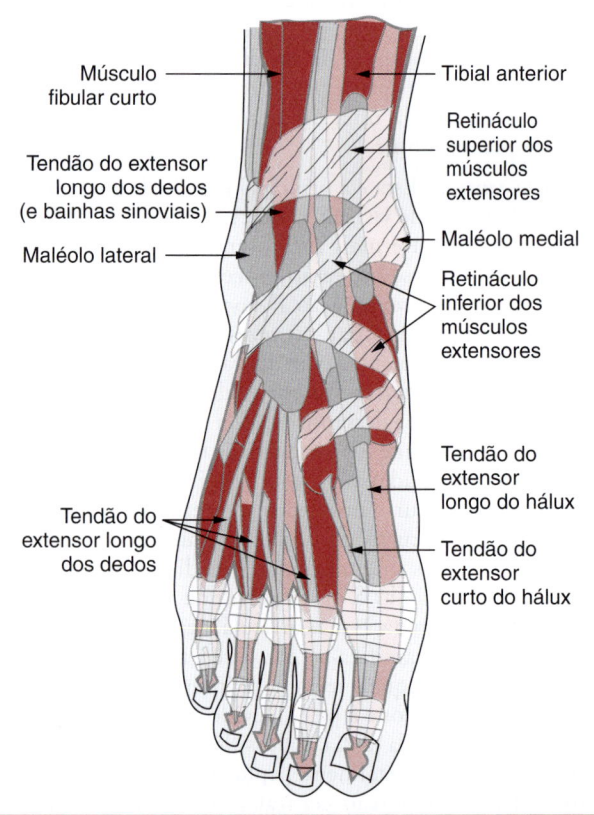

FIGURA 19-12 Tendões e retináculos das partes dorsal e anterior do pé e do tornozelo.

TABELA 19-4 Inserções e inervação dos músculos extrínsecos

Músculo	Proximal	Distal	Inervação
Gastrocnêmio	Côndilos medial e lateral do fêmur	Superfície posterior do calcâneo por meio do tendão do calcâneo	Tibial S2 (S1)
Plantar	Linha supracondilar lateral do fêmur	Superfície posterior do calcâneo por meio do tendão do calcâneo	Tibial S2 (S1)
Sóleo	Cabeça da fíbula, terço proximal da diáfise, linha solear e diáfise média da parte posterior da tíbia	Superfície posterior do calcâneo por meio do tendão do calcâneo	Tibial S2 (S1)
Tibial anterior	Distal ao côndilo tibial lateral, metade proximal da diáfise da tíbia lateral e membrana interóssea	Primeiro osso cuneiforme, superfícies medial e plantar e base do primeiro metatarsal	Fibular profundo L4 (L5)
Tibial posterior	Superfície posterior da tíbia, dois terços proximais posteriores da tíbia e membrana interóssea	Tuberosidade do osso navicular, expansão tendínea para outros tarsais e metatarsais	Tibial L4 e L5
Fibular longo	Côndilo lateral da tíbia, cabeça e dois terços proximais da fíbula	Base do primeiro metatarsal e primeiro cuneiforme, lado lateral	Fibular superficial L5 e S1 (S2)
Fibular curto	Dois terços distais da lateral da diáfise da fíbula	Tuberosidade do quinto metatarsal	Fibular superficial L5 e S1 (S2)
Fibular terceiro	Cordão lateral do extensor longo dos dedos	Tuberosidade do quinto metatarsal	Fibular profundo L5 e S1
Flexor longo do hálux	Dois terços distais posteriores da fíbula	Base da falange distal do hálux	Tibial S2 (S3)
Flexor longo dos dedos	Três quintos médios da parte posterior da tíbia	Base da falange distal dos quatro dedos laterais	Tibial S2 (S3)
Extensor longo do hálux	Metade média da diáfise anterior da fíbula	Base da falange distal do hálux	Fibular profundo L5 e S1
Extensor longo dos dedos	Côndilo lateral da parte proximal da tíbia, superfície anterior da diáfise da fíbula	Um tendão para quatro dedos laterais, até a falange média, estendendo-se até as falanges distais	Fibular profundo L5 e S1

O flexor longo do hálux flexiona o hálux e também ajuda na flexão plantar.

Compartimento lateral

Esse compartimento contém os fibulares longo e curto (ver Fig. 19-11), cujos tendões ficam atrás do maléolo lateral em um túnel fibrósseo formado por um sulco na fíbula e no retináculo superficial dos músculos fibulares. O retináculo fibular e o ligamento calcaneofibular posterior formam a parede posterior desse túnel.

> ### Curiosidade Clínica
> Os músculos fibulares agem como flexores plantares e eversores do pé.[77,78] O fibular longo também abduz a parte anterior do pé no plano transverso, sustentando o arco longitudinal medial.[79]

Músculos intrínsecos do pé

As quatro camadas musculares dos intrínsecos da parte plantar do pé (Tab. 19-5) se localizam abaixo da fáscia plantar da aponeurose plantar, bem como os ligamentos plantares da parte posterior e da parte média do pé. Os músculos intrínsecos fornecem apoio para o pé durante a propulsão.[80]

Primeira camada
A primeira camada é a mais plantar e consiste de:

▶ *Abdutor do hálux (Fig. 19-15).* Surge do processo medial da tuberosidade do calcâneo e insere-se no lado medial da base da falange proximal do hálux.

▶ *Abdutor curto do dedo mínimo (ver Fig. 19-15).* Surge do processo lateral da tuberosidade do calcâneo, bem como da aponeurose plantar e insere-se no lado lateral da base da falange proximal do dedo mínimo.

▶ *Flexor curto dos dedos (ver Fig. 19-15).* Surge do processo medial da tuberosidade do calcâneo, lateral ao abdutor do hálux e profundamente à porção central da fáscia plantar, e insere-se na falange média dos quatro dedos laterais.

Segunda camada

▶ *Flexor acessório dos dedos (quadrado plantar; Fig. 19-16).* Esse músculo surge da tuberosidade do calcâneo via duas cabeças. A cabeça medial surge da superfície medial do calcâneo e da borda medial do ligamento plantar longo, enquanto a lateral surge da borda lateral da superfície plantar do calcâneo e da borda lateral do ligamento plantar longo. O músculo termina nos cordões tendíneos, unindo os tendões do flexor longo ao 2º, 3º, 4º e, ocasionalmente, 5º dedos.

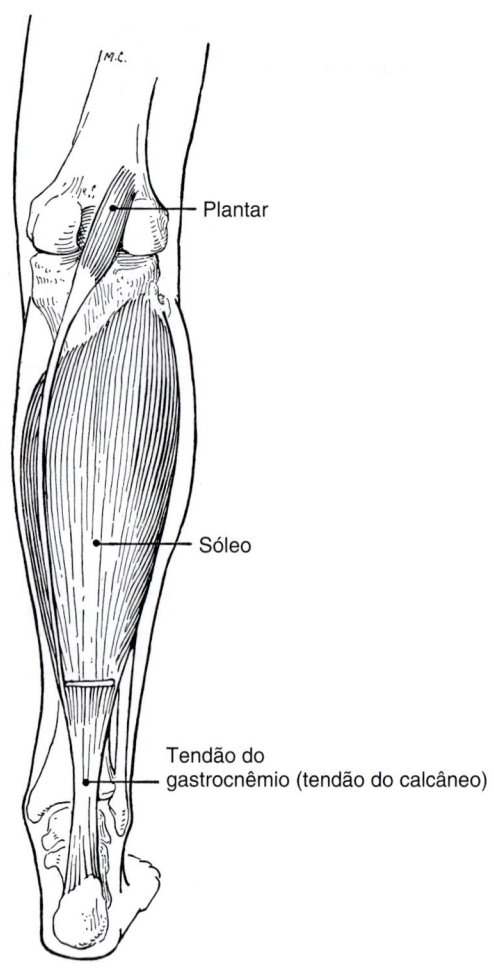

FIGURA 19-13 Músculo plantar. (Reproduzida, com permissão, de Luttgens K, Hamilton K. *Kinesiology: Scientific Basis of Human Motion.* New York: McGraw-Hill; 2002:205.)

▶ *Lumbricais.* Existem quatro lumbricais (ver Fig. 19-16), e todos eles surgem do tendão do flexor longo dos dedos. O primeiro surge do lado medial do tendão do segundo dedo; o segundo, dos lados adjacentes dos tendões para o 2º e o 3º dedos; o terceiro, dos lados adjacentes dos tendões para o 3º e o 4º dedos; e o quarto, dos lados adjacentes dos tendões para o 4º e o 5º dedos. Eles se inserem com os tendões do extensor longo dos dedos e os interósseos nas bases das falanges terminais dos quatro dedos laterais. Sua função é flexionar a articulação MTF e estender a articulação IF proximal.

Terceira camada
▶ *Flexor curto do hálux (Fig. 19-17).* Surge da parte medial da superfície plantar do osso cuboide, da porção adjacente do cuneiforme lateral e do tendão tibial posterior e insere-se nas partes medial e lateral da falange proximal do hálux.
▶ *Flexor curto do dedo mínimo (ver Fig. 19-16).* Surge da bainha do fibular longo, da base do quinto osso metatarsal, e insere-se no lado lateral da base da falange proximal do dedo mínimo.
▶ *Adutor do hálux (ver Fig. 19-17).* Surge via duas cabeças, uma oblíqua e outra transversa. A oblíqua surge das bases do 2º, 3º e 4º ossos metatarsais e da bainha do fibular longo. A transversa surge das cápsulas articulares da 2ª, 3ª, 4ª e 5ª cabeças MTF e do ligamento metatarsal transverso profundo. O adutor do hálux insere-se na face lateral da base da falange proximal do hálux.

Quarta camada
▶ *Interósseos dorsais.* Os quatro interósseos dorsais são bipenados e surgem dos lados adjacentes dos ossos metatarsais. O primeiro insere-se na face medial e o segundo na lateral, da falange proximal do segundo dedo; o terceiro, na face lateral da falange proximal do terceiro dedo; e o quarto, na do quarto. Os interósseos dorsais têm a função de abduzir o 2º, o 3º e o 4º dedos a partir de um eixo ao longo do segundo raio metatarsal.
▶ *Interósseos plantares (Fig. 19-17).* Os três interósseos plantares são unipenados e surgem das bases e dos lados mediais do 3º, 4º e 5º ossos metatarsais. Eles se inserem nas faces mediais das bases das falanges proximais do 3º, 4º e 5º dedos e têm a função de aduzir os três dedos laterais.

Músculos intrínsecos dorsais

Os músculos intrínsecos dorsais do pé são: o extensor curto do hálux (ECH) e o extensor curto dos dedos (ECD). O primeiro insere-se na base da falange proximal do hálux, enquanto o segundo insere-se na base da 2ª, 3ª e 4ª falanges proximais. Esses dois músculos são inervados pelo ramo terminal lateral do nervo fibular profundo.

Arcos do pé

Nenhuma discussão sobre a anatomia do pé é completa sem a menção aos vários arcos, os quais sustentam o pé por meio de três mecanismos:[81]

▶ Relação óssea entre os tarsais e os metatarsais.
▶ Suporte ligamentar a partir da aponeurose plantar e dos ligamentos plantares.
▶ Suporte muscular.[82]

Existem três arcos principais: os longitudinais medial e lateral e o transverso.

▶ O *arco longitudinal medial* é importante na função do pé durante as atividades de sustentação de peso. É composto pelo calcâneo, pelo tálus, pelo navicular, pelo cuneiforme medial e pelos primeiros metatarsais (dois sesamoides). Enquanto um pouco da integridade do arco depende da arquitetura óssea, também é fornecida sustentação pelos ligamentos e pelos músculos, incluindo o ligamento calcaneonavicular plantar (mola), a fáscia plantar, o tibial posterior, o fibular longo, o flexor longo dos dedos, o flexor longo do hálux (FLH) e o fibular longo (FL).[79,83,84] O grupo muscular do sóleo e do gastrocnêmio também foi observado como tendo efeito sobre o arco e pode achatá-lo com encurtamento adaptativo.[79] Além de ser a fonte principal do movimento no plano frontal, o

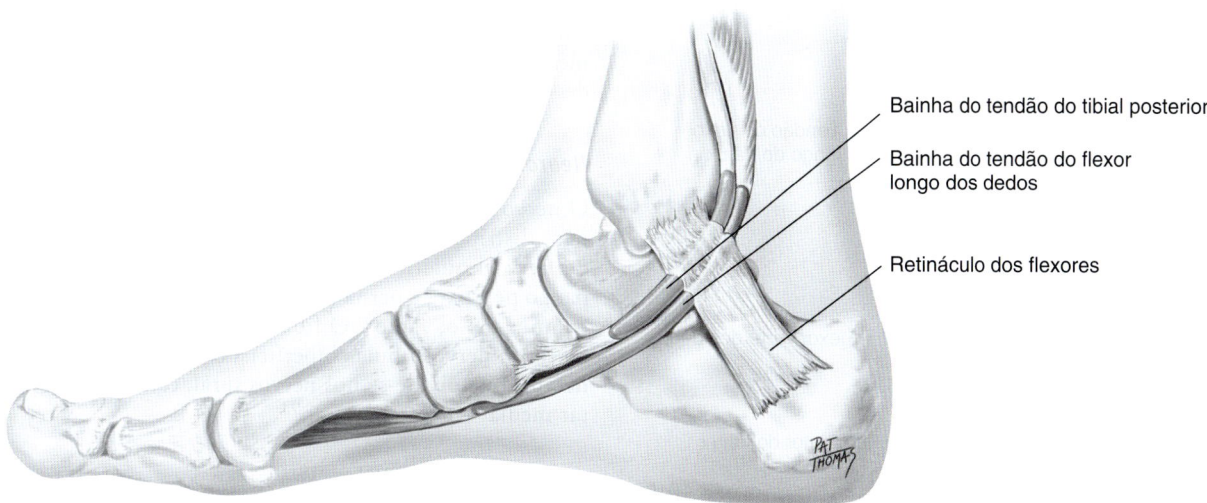
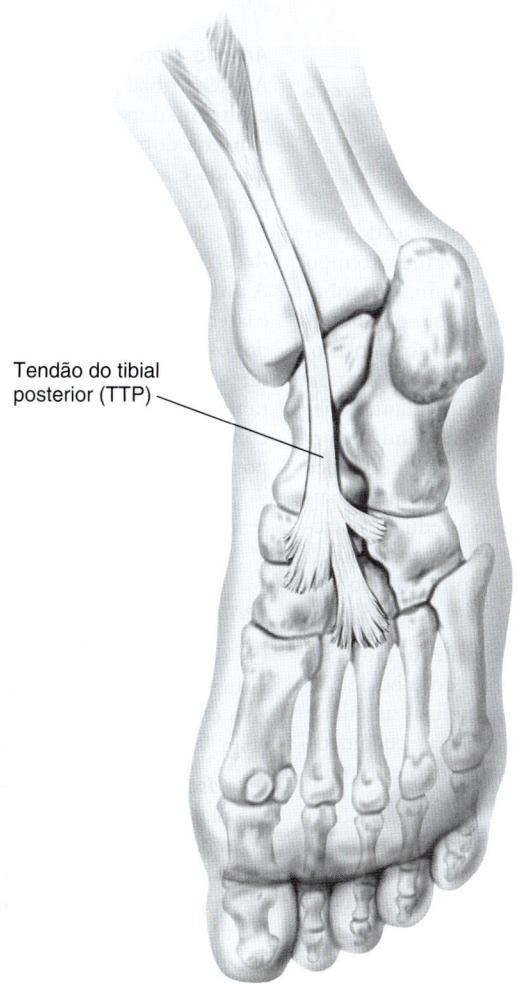

FIGURA 19-14 O tibial posterior. (Reproduzida, com permissão, de Kelikian AS. *Operative Treatment of the Foot and Ankle*. New York: Appleton-Lange; 1999:300.)

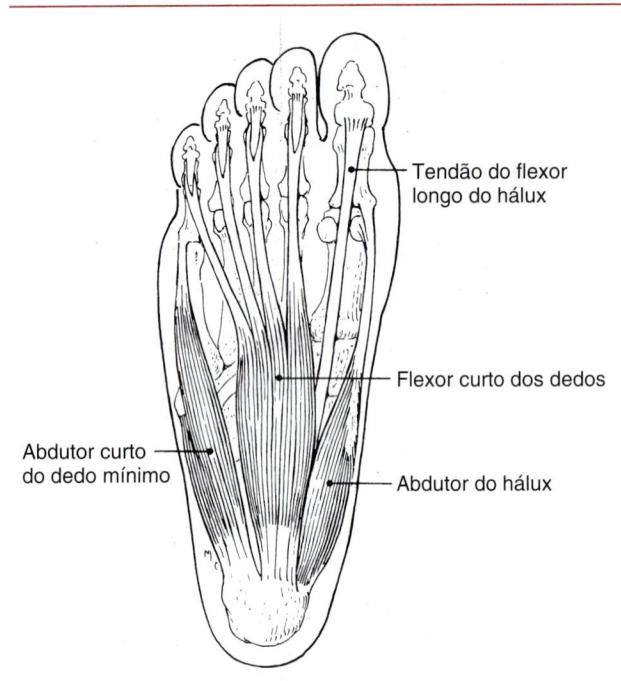

FIGURA 19-15 Músculos plantares – camada superficial. (Reproduzida, com permissão, de Luttgens K, Hamilton K. *Kinesiology: Scientific Basis of Human Motion*. New York: McGraw-Hill; 2002:207.)

arco também é a principal estrutura de sustentação de peso do pé.[85] A análise do arco longitudinal medial por muito tempo foi utilizada por fisioterapeutas para fazer determinações sobre anormalidades do pé, com o arco alto indicando o pé supinado e o arco baixo ou caído associado a pé em prono ou plano, respectivamente.[86] Entretanto, alguns estudos descobriram maior incidência de fraturas por estresse, fasciite plantar, metatarsalgia e lesões na extremidade inferior, incluindo esforços no joelho e síndrome do trato iliotibial em indivíduos com arcos altos, comparados com aqueles que têm arcos baixos.[87-89] Essa diferença sempre foi atribuída à redução da capacidade de absorção de choque do pé com arco mais alto,[90] embora um estudo tenha registrado que a altura do arco não afeta a absorção de choque.[91]

▶ O *arco longitudinal lateral*, que é mais estável e menos móvel do que o longitudinal medial, consiste do calcâneo, do cuboide e do quinto metatarsal. O ligamento plantar longitudinal superior e profundo suporta as articulações calcaneocubóidea e cubometatarsal, junto com os músculos fibular curto, longo e terceiro, abdutor do dedo mínimo e flexor curto dos dedos.[92]

▶ O *arco transverso* forma a convexidade do dorso do pé e consiste de cabeças metatarsais 1 a 5, incluindo os sesamoides (arco I); cuneiformes 1 a 3 e cuboide (arco II); e navicular e cuboide (arco III). O adutor do hálux, o fibular longo e os tibiais, posterior e anterior, adicionam sustentação dinâmica a esse arco.

Placa ungueal

A placa ungueal é composta de células escamosas queratinizadas, limitada por pregas ungueais proximais e laterais.[93] O epônimo fica entre a porção distal do leito ungueal e a prega ungueal distal e marca a transição do dedo normal para a epiderme.[93] As placas das unhas dos dedos das mãos crescem, em média, 3 mm por mês, enquanto as dos dedos dos pés crescem metade a um terço desse índice.[93]

Neurologia

O nervo safeno, o maior ramo cutâneo do nervo femoral, fornece distribuição cutânea para a região medial do pé. Ramos do nervo isquiático fornecem a inervação sensorial e motora para o pé e para a perna (ver Cap. 2). Os nervos tibial e fibular comuns são os ramos. O fibular comum sucessivamente divide-se em nervos fibular superficial e profundo (Fig. 19-18). O nervo tibial divide-se nos nervos sural, calcâneo medial, plantar medial e plantar lateral.[93]

Suporte vascular

Dois ramos da artéria poplítea, a artéria tibial anterior e a artéria tibial posterior formam o suporte sanguíneo principal para o pé.

Artéria tibial anterior

A artéria tibial anterior supre o compartimento anterior da perna e entra no dorso do pé sob os retináculos superior e inferior como a artéria dorsal do pé. Esta (Fig. 19-18) dá origem à artéria arqueada e à primeira artéria metatarsal dorsal e plantar, que suprem o dorso do pé e os dedos.

Artéria tibial posterior

A artéria tibial posterior, que supre os compartimentos posterior e lateral e 75% do sangue para o pé, entra no pé depois de circundar os maléolos mediais. Nesse ponto, divide-se em artérias plantares mediais e laterais, que servem a parte plantar do pé. Um ramo principal da artéria tibial posterior, a artéria fibular, supre o compartimento lateral, bem como muitas estruturas da parte posterior do pé.

Biomecânica

Terminologia

Os eixos de movimento da articulação do tornozelo podem ser vistas na Fig. 19-19. Os movimentos da perna, do pé e do tornozelo consistem de movimentos de plano simples e multiplanares (Fig. 19-20). Os movimentos de plano simples incluem:

▶ *Movimentos de inversão e eversão no plano frontal.* Há alguma confusão na literatura quanto aos termos *inversão* e *eversão*. Em alguns textos de anatomia ou de cinesiologia, inversão é descrita como a combinação de supinação e adução, enquanto eversão é considerada a combinação de pronação e abdução.[94] Neste texto, eversão é a combinação de pronação, abdução e dorsiflexão, enquanto inversão é o conjunto de supinação, adução e flexão plantar (ver movimentos triplanares adiante). Dessa forma, a eversão pode ser descrita como movimento de plano frontal do pé ao redor de um eixo ântero-posterior no qual a região medial da sola move-se em direção plantar. A inversão é considerada movimento de plano

TABELA 19-5 Músculos intrínsecos do pé

Músculo	Proximal	Distal	Inervação
Extensor curto dos dedos	Superfície superior distal do calcâneo	Superfície dorsal do segundo até o quarto dedos, base da falange proximal	Fibular profundo S1 e S2
Flexor curto do hálux	Superfície plantar dos ossos cuboide e terceiro cuneiforme	Base da falange proximal do hálux	Plantar medial S3 (S2)
Flexor curto dos dedos	Tuberosidade do calcâneo	Cordão do tendão na base da falange média de cada um dos quatro dedos laterais	Plantar medial e lateral S3 (S2)
Extensor curto do hálux	Superfícies lateral e superior distal do calcâneo	Superfície dorsal da falange proximal	Fibular profundo S1 e S2
Abdutor do hálux	Tuberosidade do calcâneo e aponeurose plantar	Base da falange proximal, face medial	Plantar medial L5 e S1 (L4)
Adutor do hálux	Base do 2º, 3º e 4º metatarsais e ligamentos plantares profundos do primeiro dedo	Falange proximal da parte lateral	Plantar medial e lateral S1 e S2
Lumbricais	Face medial e adjacentes do tendão do flexor longo dos dedos para cada dedo lateral	Face medial da falange proximal e borda do extensor	Plantar medial e lateral L5, S1 e S2 (L4)
Interósseos plantares			
Primeiro	Base e face medial do terceiro metatarsal	Base da falange proximal e borda do extensor do terceiro dedo	
Segundo	Base e face medial do quarto metatarsal	Base da falange proximal e borda do extensor do quarto dedo	Plantar medial e lateral S1 e S2
Terceiro	Base e face medial do quinto metatarsal	Base da falange proximal e borda do extensor do quinto dedo	
Interósseos dorsais			
Primeiro	1º e 2º ossos metatarsais	Falange proximal e borda do extensor do segundo dedo medialmente	
Segundo	2º e 3º ossos metatarsais	Falange proximal e borda do extensor do segundo dedo lateralmente	Plantar medial e lateral S1 e S2
Terceiro	3º e 4º ossos metatarsais	Falange proximal e borda do terceiro dedo lateralmente	
Quarto	4º e 5º ossos metatarsais	Falange proximal e borda extensor do quarto dedo lateralmente	
Abdutor do dedo mínimo	Parte lateral do quinto osso metatarsal	Falange proximal do quinto dedo	Plantar lateral S1 e S2

frontal do pé ao redor de um eixo ântero-posterior no qual a região lateral da sola move-se em direção plantar.

▶ *Movimentos de dorsiflexão e de flexão plantar no plano sagital.* Esses termos indicam movimento no tornozelo e na articulação mediotarsal, que ocorre no plano sagital ao redor de um eixo mediolateral.[95] A flexão plantar é o movimento do pé para baixo, na direção do solo, e a dorsiflexão é um movimento do pé para cima, na direção da tíbia.

▶ *Movimentos de adução e de abdução no plano horizontal.* Esses termos descrevem movimentos da parte anterior do pé no plano horizontal ao redor de um eixo súpero-inferior.[95] A abdução move a parte anterior do pé lateralmente, enquanto a adução a move medialmente na parte média do pé.

O movimento triplanar descreve um movimento ao redor de um eixo obliquamente orientado ao longo de todos os três planos do corpo. Esses movimentos ocorrem nas articulações talocrural, subtalar e mediotarsal e no 1º e 5º raios.[96] A pronação e a supinação são consideradas movimentos triplanares (Fig. 19-21). Os três movimentos no plano corporal em pronação são abdução no plano transverso, dorsiflexão no plano sagital e eversão no plano frontal (Fig. 19-20).[96] Os três movimentos de plano corporal em supinação são o movimento combinado de adução, flexão plantar e inversão (Fig. 19-20).[96] Em pronação, a parte anterior do pé é rodada com o hálux para baixo e o dedo mínimo para cima, enquanto que na supinação ocorre o inverso.

Articulação tibiofibular distal

As duas articulações tibiofibulares (proximal e distal) são descritas como articulações individuais, mas, de fato, funcionam como um par. Os movimentos que ocorrem nessas articulações são, principalmente, resultado da influência do tornozelo.

▶ A supinação do pé produz deslizamento distal e posterior da cabeça da fíbula.

▶ A pronação produz deslizamento proximal e anterior, com rotação externa da fíbula.

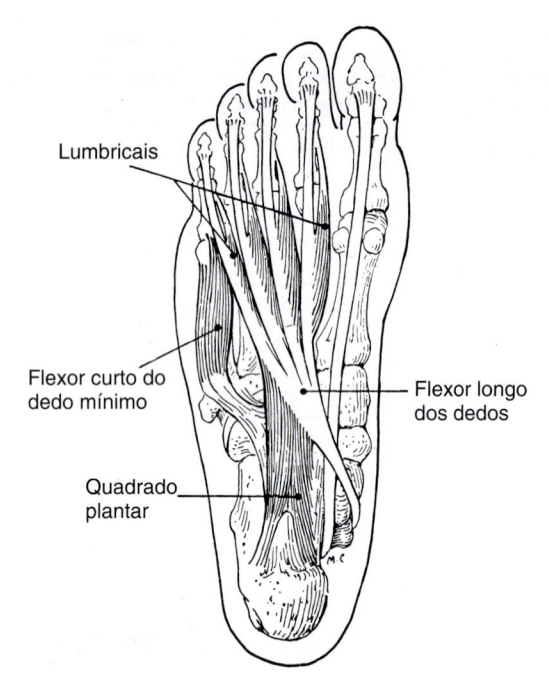

FIGURA 19-16 Músculos plantares – camada média. (Reproduzida, com permissão, de Luttgens K, Hamilton K. *Kinesiology: Scientific Basis of Human Motion*. New York: McGraw-Hill; 2002:207.)

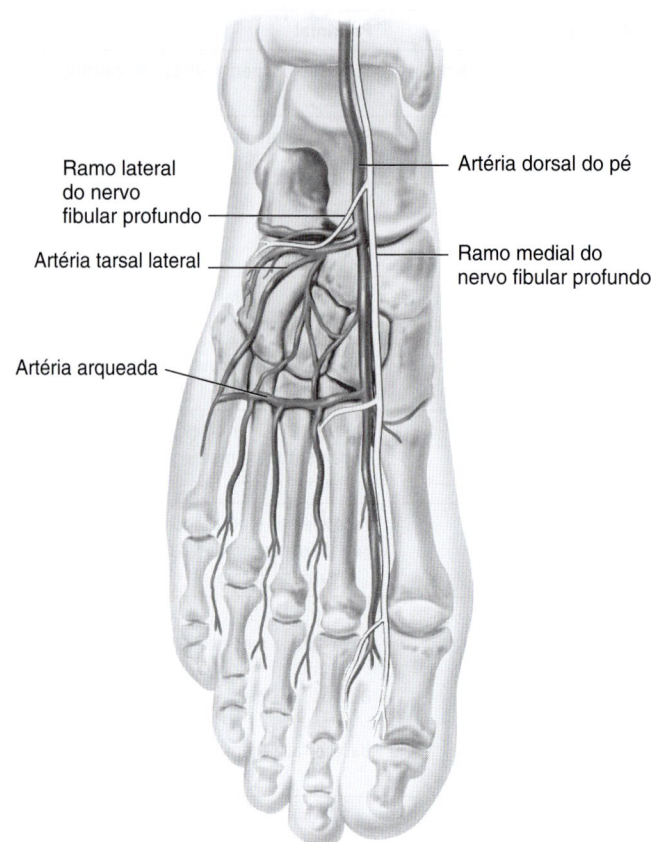

FIGURA 19-18 Nervo fibular profundo. (Reproduzida, com permissão, de Kelikian AS. *Operative Treatment of the Foot and Ankle*. New York: Appleton-Lange; 1999:3.)

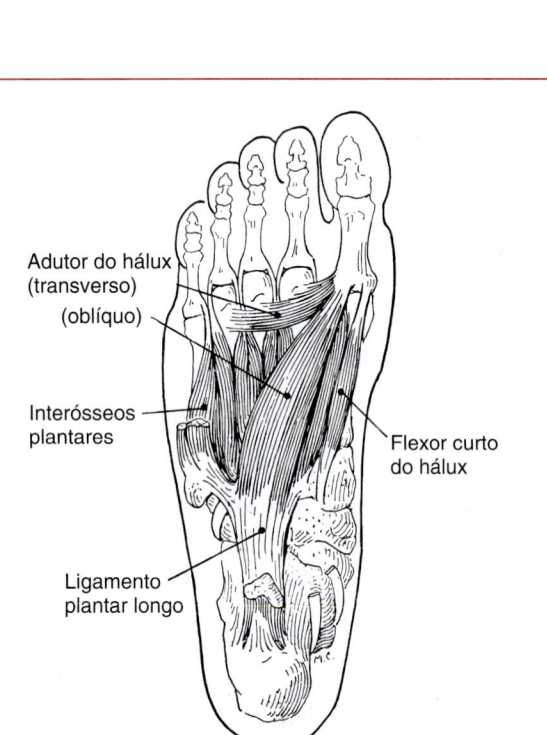

FIGURA 19-17 Músculos plantares – camada profunda. (Reproduzida, com permissão, de Luttgens K, Hamilton K. *Kinesiology: Scientific Basis of Human Motion*. New York: McGraw-Hill; 2002:207.)

▶ A flexão plantar do pé produz deslizamento distal, com leve rotação medial da fíbula.

▶ A dorsiflexão do tornozelo produz deslizamento proximal. A fíbula roda externamente ao redor de seu eixo longitudinal.

Durante esses movimentos, contudo, é a tíbia que realiza a maior quantidade de movimento, quando ela roda ao redor da fíbula. Isso é a consequência provável de mais peso corporal sobre o osso maior. Na rotação ipsilateral, a tíbia e a fíbula rodam lateralmente, mas, em termos relativos, aquela se move mais lateralmente do que esta, causando deslizamento anterior e superior relativo da cabeça da fíbula sobre a tíbia na articulação superior. Na rotação contralateral, a tíbia roda mais medialmente, produzindo um deslizamento fibular posterior e inferior relativo na articulação.

Os ligamentos da articulação talofibular distal são lesionados com mais frequência do que o ligamento talofibular anterior.[97] Muitas vezes, as lesões da sindesmose do tornozelo ocorrem como resultado de rotação externa forçada do pé ou durante a rotação interna da tíbia com o pé em flexão plantar.[17] A hiperdorsiflexão também pode ser um mecanismo contribuinte.[98]

O padrão capsular dessa articulação é, provavelmente, dor com dorsiflexão do tornozelo com sustentação de peso, visto que isso gera maior tensão ligamentar (Tab. 19-1). Pela mesma razão,

Articulação talocrural

A talocrural é classificada como uma articulação em dobradiça sinovial ou em sela modificada. Há consenso de que o movimento entre a tíbia e o pé é a combinação complexa de movimento das articulações talocrural e subtalar, limitado pela forma das articulações e pela interação de tecido mole.[23]

Os movimentos primários nessa articulação são dorsiflexão e flexão plantar (Fig. 19-22), com amplitude total de 70 a 80°. A quantidade máxima de dorsiflexão necessária na articulação talocrural durante a marcha é cerca de 10°.[96,99,100] e ocorre na fase de apoio, antes da elevação do calcanhar.[101] A orientação do seu eixo é de, em média, 20 a 30° posterior ao plano frontal quando passa posteriormente do maléolo medial para o lateral (ver Fig. 19-19),[24,84,102] pode ser estimada clinicamente como uma linha que passa inferiormente do maléolo medial para o lateral (com orientação média de 10° para o plano horizontal), com a parte distal da perna do adulto orientada verticalmente.[84,102,103] Embora o movimento talocrural ocorra, de forma mais específica, no plano sagital, uma quantidade considerável de movimento parece ocorrer no plano horizontal, em especial durante a rotação interna da tíbia ou a pronação do pé.[84,102]

Devido ao ajuste do tálus dentro do encaixe, este é capaz de produzir uma leve separação dos maléolos tibiais e da fíbula durante os extremos de dorsiflexão e flexão plantar.[104] Além disso, em decorrência do ajuste, a tíbia acompanha o tálus durante a sustentação de peso, de modo que a articulação talocrural roda externamente com supinação e internamente com pronação.[105] Portanto, a tíbia roda em direção interna durante a pronação e externa durante a supinação.[106]

A estabilidade para essa articulação na sustentação de peso é fornecida pelas superfícies articulares, enquanto, na não sustentação de peso, os ligamentos parecem fornecer a maior parte da estabilidade.[25]

Teoricamente, o padrão capsular da articulação do tornozelo é mais de restrição de flexão plantar do que de dorsiflexão, embora clinicamente isso pareça ser invertido (Tab. 19-1). A posição com atrito articular é a dorsiflexão em sustentação de peso, enquanto a posição com espaço articular é o meio entre supinação e pronação.

Articulação subtalar

A articulação subtalar é responsável por inversão e eversão da parte posterior do pé. Em torno de 50% da inversão aparente do tornozelo observada realmente vêm da articulação subtalar.[107] O eixo de movimento para essa articulação é de cerca de 45° da horizontal e 20° medial ao plano sagital médio.[22,37,84] Ele se move durante o movimento da articulação,[108-110] e permite que ela produza um movimento triplanar, que foi comparado a um navio no mar, ou a uma dobradiça mitrada oblíqua.[111] Esse movimento é o de pronação/supinação e varia se a articulação está sustentando peso (cadeia fechada) ou não (cadeia aberta).[112]

▶ Durante as atividades de sustentação de peso, a pronação envolve a combinação de eversão calcânea, adução e flexão plantar do tálus e rotação interna da tíbia, enquanto a supinação envolve a combinação de inversão calcânea, abdução e dorsiflexão do tálus e rotação externa da tíbia (ver Fig. 19-21).[113]

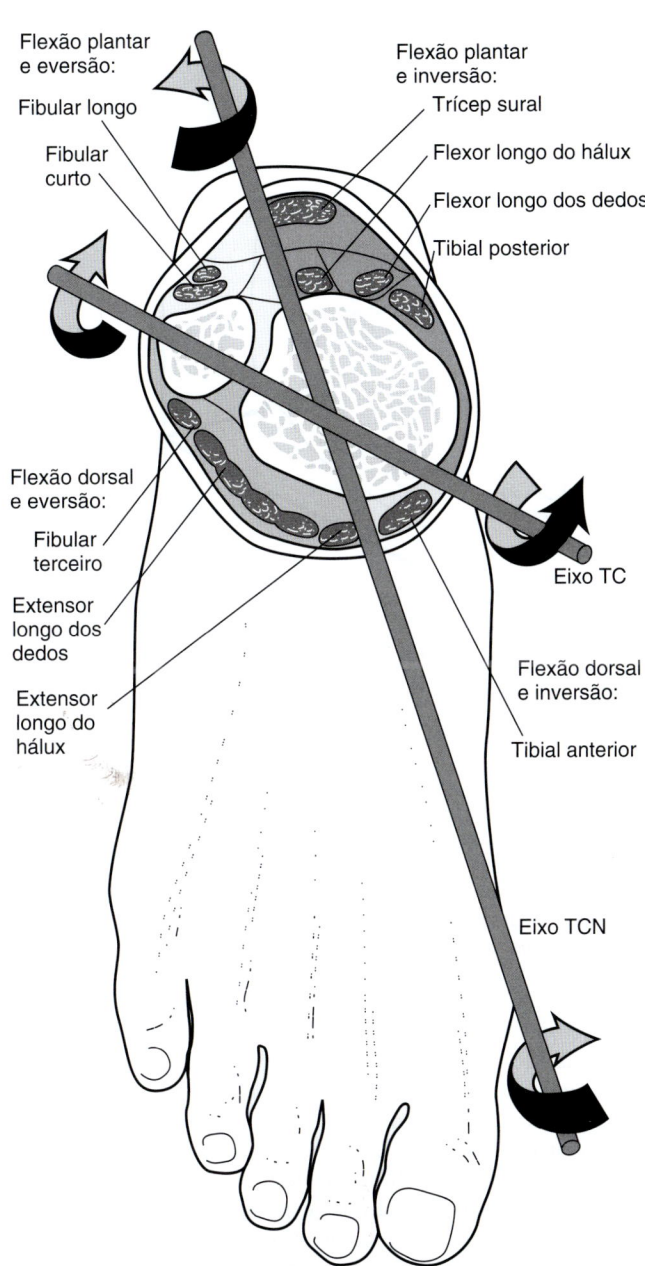

FIGURA 19-19 Eixos de movimentação talocrural e talocalcaneonavicular e sua relação com os músculos extrínsecos do pé e do tornozelo. TC, transcrural; TCN, talocalcaneonavicular. (Reproduzida, com permissão, de Kelikian AS. *Operative Treatment of the Foot and Ankle*. Stamford, CT: Appleton &Lange; 1999,213.)

a posição com atrito articular é considerada como dorsiflexão do tornozelo com sustentação de peso.

Curiosidade Clínica

Devido à interação entre as articulações tibiofibulares proximal e distal com a função do joelho e do tornozelo, o fisioterapeuta deve sempre avaliar a mobilidade funcional desses dois complexos ao tratar um ou outro.

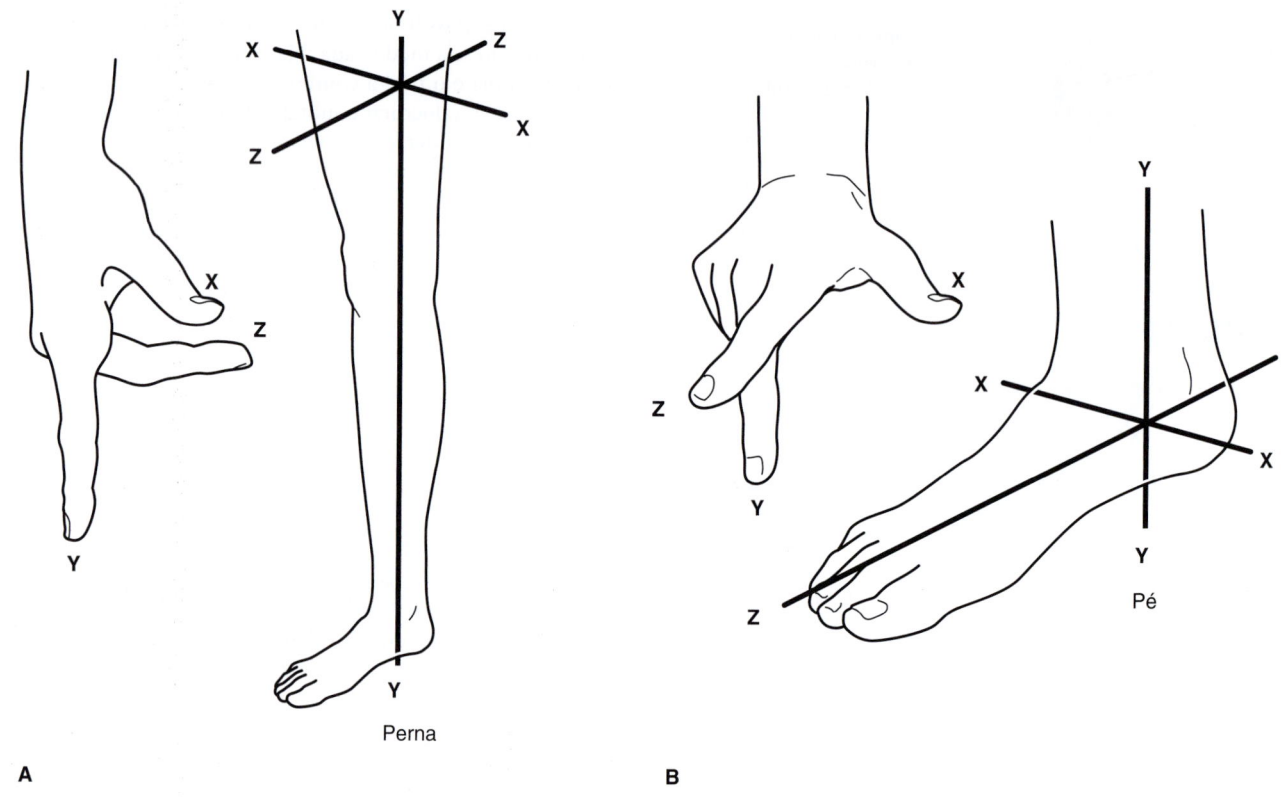

FIGURA 19-20 Movimentos no plano da mão e do tornozelo. **(A)** A mão é pronada e o punho está em posição neutra. Os três dedos estão todos perpendiculares entre si. O polegar representa o eixo X através do qual ocorre flexão e extensão. O dedo indicador representa o eixo Y através do qual ocorre rotação interna e externa. O dedo médio representa o eixo Z através do qual ocorre abdução e adução. **(B)** Se o punho é estendido, é representado o sistema coordenado do pé. (Reproduzida, com permissão, de Kelikian AS. *Operative Treatment of the Foot and Ankle.* New York: Appleton-Lange; 1999,457.)

▶ Durante atividades sem sustentação de peso, a pronação envolve a combinação de eversão calcânea e abdução e dorsiflexão do tálus, ao passo que a supinação envolve uma combinação de inversão calcânea e adução e flexão plantar do tálus (ver Fig. 19-21).[113]

A articulação subtalar controla a supinação e a pronação em conjunto com as articulações tarsais transversas da parte média do pé. Uma e outra são mensuradas clinicamente pela quantidade de inversão e eversão calcânea e da parte posterior do pé. Em indivíduos normais, há uma relação inversão para eversão de 2:3 a 1:3, que equivale a cerca de 20° de inversão e 10° de eversão.[21,84,96,111] Para a marcha normal, um mínimo de 4 a 6° de eversão e de 8 a 12° de inversão são necessários.[110]

Na marcha normal, o pé precisa pronar e supinar 6 a 8° a partir da posição neutra.[114] Se o fizer em excesso, pode ocorrer rotação interna compensatória da tíbia. Isso aumenta a quantidade de estresse rotatório e o momento de abdução dinâmica que deve ser absorvido pelos tecidos moles peripatelares na articulação do joelho.[115-118] Esses estresses podem forçar a patela a deslocar-se lateralmente e resultar em disfunção patelofemoral.[3,119] Além disso, mudanças na posição do tálus podem afetar o comprimento funcional da perna. A supinação subtalar faz com que a perna alongue, enquanto a pronação subtalar a encurta. Assim, a posição média da articulação subtalar, neutra, é considerada a amplitude na qual essa articulação deve agir para prevenir disfunção. A posição neutra é, na verdade, a medida do ângulo entre uma linha que secciona o terço distal da parte inferior da perna e outra que secciona o calcâneo.[120] A bissecção deste representa a posição dos côndilos plantares, pois o calcâneo é quase perpendicular aos côndilos. O ângulo entre as bissecções deve ser de 0° no pé normal, mas, de fato, é 2 a 3° no varo (invertido em muitos indivíduos).[121]

> **Curiosidade Clínica**
>
> Sob o ponto de vista matemático, a posição neutra da articulação subtalar é o ângulo no qual a relação de inversão para eversão calcânea é de cerca de 2:1.[96]

A estabilidade para a articulação subtalar é fornecida pelos ligamentos calcaneofibular, cervical, interósseos talocalcâneos, fibulotalocalcâneo (ligamento de Rouviere) e pelo retináculo dos múscuos extensores.[122]

O padrão capsular dessa articulação varia. Em condições artríticas crônicas, há a limitação crescente de inversão, mas com artrite traumática, a eversão parece mais limitada clinicamente. A posição com atrito articular representa a inversão total, enquanto a posição com espaço articular, a inversão/flexão plantar (Tab. 19-1).

Complexo articular mediotarsal (tarsal transverso)

A função do complexo da articulação mediotarsal é fornecer ao pé um mecanismo adicional para elevação e abaixamento do arco e absorver um pouco do movimento tibial no plano horizontal, que é transmitido para o pé durante o apoio.[105,123] Movimentos ao redor de dois eixos (Fig. 19-23) nessa articulação envolvem:[81]

▶ Um movimento rotacional ao redor de um eixo longitudinal em inversão e eversão, que pode ser observado na elevação e depressão do arco medial do pé durante a fase de apoio da marcha.[21,22]

▶ Um eixo oblíquo, produzindo os movimentos sagitais próximos de dorsiflexão e abdução da parte anterior do pé e flexão plantar e adução da parte anterior do pé.[21]

Os dois eixos são dependentes da posição da articulação subtalar.[21,110,123] Quando esta é pronada, os dois conjuntos de eixos ficam paralelos um ao outro, permitindo a quantidade máxima de movimento na articulação mediotarsal. Quando é supinada, os dois conjuntos de eixos se opõem, permitindo que ocorra pouco movimento.

Durante a marcha, a articulação mediotarsal possui duas funções:[81]

▶ Permitir adaptação do pé ao terreno irregular no apoio inicial.

▶ Fornecer estabilidade ao pé durante o apoio final.

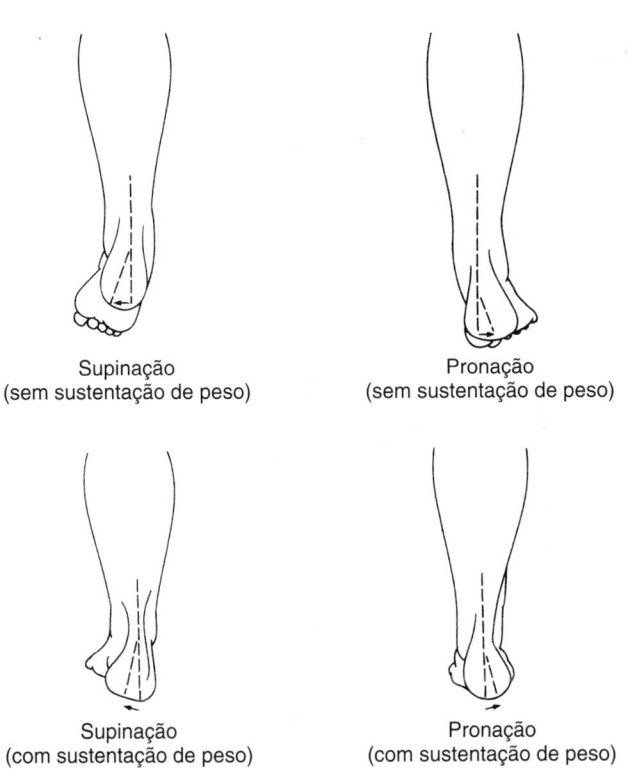

FIGURA 19-21 Pronação e supinação, com e sem sustentação de peso. (Reproduzida, com permissão, de Magee DJ, *Orthopedic Physical Assessment*. Philadelphia: WB Saunders, 2002.)

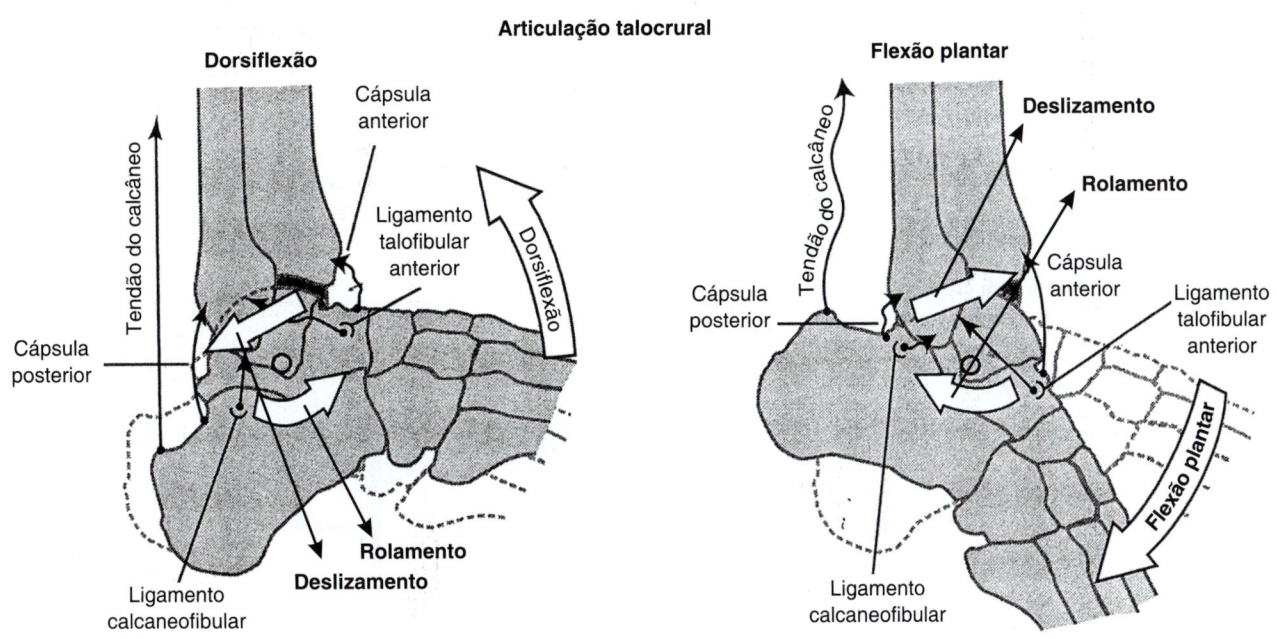

FIGURA 19-22 Artrocinemática da articulação talocrural na dorsiflexão passiva. (Reproduzida, com permissão, de Neumann DA: *Kinesiology of the Musculoskeletal System*. St. Louis: Mosby, 2002.)

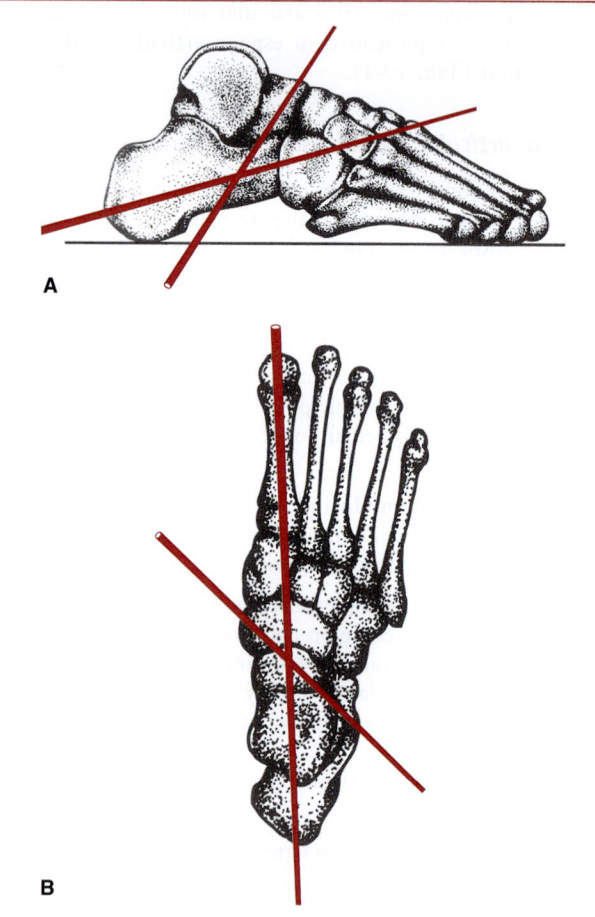

FIGURA 19-23 Eixos oblíquo e longitudinal da articulação mediotarsal. (Reproduzida, com permissão, de Brukner P, Khan K: *Clinical Sports Medicine*, 3ª ed. New York:McGraw-Hill, 2007:45.)

Em tese, como ovoide modificada, o complexo articular pode subluxar em dorsiflexão/flexão plantar, abdução/adução, com ou sem rotação. Na prática, as subluxações mais encontradas são as lesões por inversão/dorsiflexão ou eversão/flexão plantar.[46] O padrão capsular do complexo articular mediotarsal é a limitação de dorsiflexão, flexão plantar, adução e rotação interna (Tab. 19-1). A posição com atrito articular para a articulação mediotarsal é a supinação (Tab. 19-1), e a com espaço articular situa-se entre os extremos de amplitude de movimento.

Articulação cuneonavicular

A articulação cuneonavicular tem 1 a 2° de liberdade: flexão plantar/dorsiflexão e inversão/eversão. Seu padrão capsular é a limitação de dorsiflexão, flexão plantar, adução e rotação interna. A posição de atrito articular é a supinação, e a com espaço articular situa-se entre os extremos de amplitude de movimento (Tab. 19-1).

Articulações intercuneiforme e cuneocubóidea

Devido a sua pouca curvatura, essas articulações apresentam apenas um grau de liberdade: inversão/eversão. A posição com atrito articular é a supinação. A posição com espaço articular é considerada como a metade entre os extremos de amplitude de movimento (Tab. 19-1).

Articulação cubometatarsal

O padrão capsular dessa articulação é a limitação de dorsiflexão, flexão plantar, adução e rotação interna. A posição com atrito articular é a pronação, e a com espaço articular está entre os extremos de amplitude de movimento (Tab. 19-1).

Articulação cubonavicular

Sua posição com atrito articular é a supinação. A posição com espaço articular situa-se entre os extremos de amplitude de movimento (Tab. 19-1).

Articulações intermetatarsais

A posição com atrito articular para essas articulações é a supinação. A posição com espaço articular está entre os extremos de amplitude de movimento (Tab. 19-1).

Articulações metatarsofalângicas

As articulações MTF têm 2° de liberdade: flexão/extensão e abdução/adução. Sua amplitude de movimento é variável, de 40 a 100° de dorsiflexão (com a média de 84°), 3 a 43° de flexão plantar (média de 23°) e 5 a 20° varo e valgo.[124] A posição com atrito articular para as articulações MTF é a extensão total. Seu padrão capsular é variável, com mais limitação de extensão do que de flexão. A posição com espaço articular é 10° de extensão.

Primeira articulação metatarsofalângica

A função do hálux é fornecer estabilidade para a região medial do pé e propulsão normal durante a marcha. O alinhamento normal da primeira articulação MTF varia entre 5° varo e 15° valgo.[125] A dorsiflexão é o movimento mais importante dessa articulação (Fig. 19-24), durante a marcha normal, é de aproximadamente 60°. As arrancadas (corridas), os agachamentos (futebol e basebol) e as elevações (dança) se caracterizam pela necessidade de dorsiflexão superior a 90°.

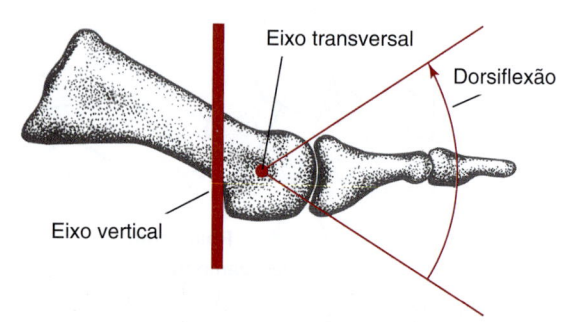

FIGURA 19-24 Movimento do hálux ao redor do eixo transversal da primeira articulação metatarsofalângica. (Reproduzida, com permissão, de Brukner P, Khan K: *Clinical Sports Medicine*, 3ª ed. New York:McGraw-Hill, 2007:46.)

A primeira articulação MTF se caracteriza por uma discrepância acentuada entre os movimentos ativo e passivo, de cerca de 30° de movimento ativo.

O primeiro raio do pé consiste do primeiro metatarsal e do primeiro osso cuneiforme (medial). Esses dois ossos atuam como uma unidade funcional, desempenhando papel importante no fornecimento de integridade estrutural ao pé nas atividades de sustentação de peso.[84] A Figura 19-25 mostra o eixo de movimentação desse raio. Três músculos extrínsecos inserem-se na sua base: tibial anterior, tibial posterior e fibular longo. A necessidade de avaliação clínica da mobilidade posterior (dorsal) do primeiro raio se baseia em seu papel funcional nas atividades de sustentação de peso. Qualquer ruptura em seu movimento normal (hipo ou hipermobilidade) reduz a capacidade do primeiro raio de estabilizar adequadamente a coluna medial do pé e o arco longitudinal, aumentando o potencial de lesões na cabeça do primeiro osso metacarpal.[126]

Articulações interfalângicas

Cada uma das articulações IF tem um grau de liberdade: flexão/extensão. O padrão capsular é mais limitação de flexão do que de extensão. A posição com atrito articular é a extensão total (Tab. 19-1), e a posição com espaço articular é de leve flexão.

Exame

As patologias comuns para o complexo do pé e do tornozelo são detalhadas após o exame. A compreensão de ambos é necessária. Como há menção a várias patologias associadas ao exame e vice-versa, o leitor é orientado a alternar sua leitura.

O exame é usado para identificar anormalidades estáticas e dinâmicas e estruturais ou mecânicas do pé. O diagnóstico clínico é feito com base na avaliação das mudanças na mobilidade articular e das alterações teciduais no pé e no tornozelo e no efeito que estas têm nas funções e no restante da cadeia cinética inferior.

A forma exata do exame depende bastante da gravidade da condição.

> **Curiosidade Clínica**
>
> Na lesão aguda, o objetivo do exame é determinar a ocorrência de algum dano grave e verificar a necessidade de reencaminhar o paciente a um novo exame médico. Nesse estágio, o exame físico pode ser modificado, e às vezes reduzido, devido à dor aguda e ao estado inflamatório dos tecidos.

Os testes de sustentação de peso não podem ser feitos se o paciente não puder sustentá-lo, e a maioria dos testes de estresse será impossível caso as articulações não possam ser levadas a suas amplitudes totais. Nesses casos, o fisioterapeuta deve confiar muito na história do paciente.

História

Os objetivos principais do história são:

▶ Determinar o mecanismo de lesão, se houver.

▶ Determinar a gravidade da condição.

▶ Verificar quando os sintomas começaram.

▶ Determinar a área, a natureza e o comportamento dos sintomas.[127]

▶ Determinar a estrutura específica lesionada.[128]

▶ Detectar condições sistêmicas (p. ex., doença do colágeno, neuropatia, radiculopatia e problemas vasculares) ou a presença de patologia grave.

As informações sobre a queixa principal do paciente devem incluir se, quando, onde e como a lesão ocorreu. Detalhes sobre o mecanismo de lesão permitem que o fisioterapeuta deduza o estado patológico e as estruturas envolvidas, embora deva ser lembrado que a recordação do paciente acerca do mecanismo envolvido com frequência não corresponde às estruturas danificadas.[16,129] Muitas distensões de tornozelo ocorrem quando o pé está em flexão plantar, invertido e aduzido (Tab. 19-6). Esse mesmo mecanismo também

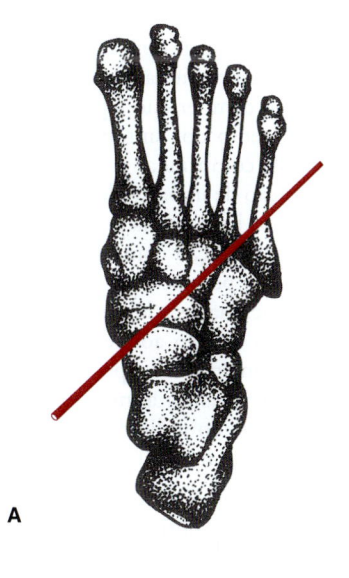
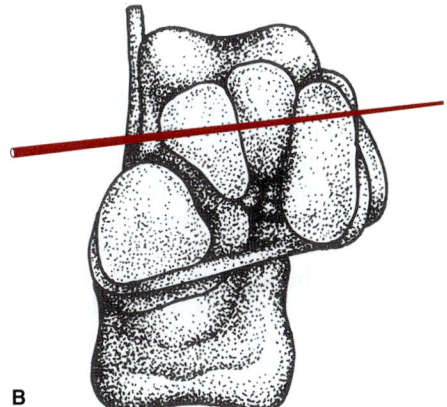

FIGURA 19-25 Eixo do primeiro raio de movimento. (Reproduzida, com permissão, de Brukner P, Khan K: *Clinical Sports Medicine*, 3ª ed. New York: McGraw-Hill, 2007:45.)

pode levar a uma fratura maleolar ou talar. Os históricos envolvendo mudanças repentinas nos padrões de treinamento talvez indiquem lesão por uso excessivo. Lesão por dorsiflexão com estalido e dor associados na região lateral do tornozelo que diminui rapidamente é um possível indício de ruptura do retináculo fibular.[130]

O local e a gravidade da dor são mensurados mediante um diagrama corporal e uma escala analógica visual, respectivamente. A distribuição da dor é importante, e o fisioterapeuta deve determinar se o padrão é referido, associado a uma estrutura, relacionado a um dermátomo ou nervo periférico ou é de natureza sistêmica.[131] A fratura por estresse ou a tendinite tendem a ser localizadas, enquanto a dor difusa está associada a síndromes de compartimento.

Devem ser coletadas informações sobre as atividades que agravam os sintomas. Por exemplo, dor com dorsiflexão forçada e eversão e com atividades de agachamento sugerem instabilidade do tornozelo. A ocorrência de dor depois da execução de alguma atividade é um indício de lesão crônica ou por uso excessivo. Dor durante uma atividade sugere estresse na estrutura lesionada.

Informações sobre o tempo de lesão, o início do edema e a sua localização são importantes. Muitas vezes, o paciente aponta a localização da dor. Ele pode ouvir "estalido", "crepitação" ou "estouro" no momento da lesão, o que pode indicar lesão ligamentar ou fratura. O paciente muitas vezes relata que seu tornozelo ficou fraco e/ou instável no momento do trauma inicial ou algum tempo depois. A incapacidade de sustentar peso ou a presença de dor grave e edema imediato indicam lesão grave, como ruptura capsular, fratura ou distensão ligamentar de Grau III.[132-135]

Se não houver evento traumático, o fisioterapeuta determina se ocorreu mudança na intensidade do exercício ou da atividade (p. ex., aumento da quilometragem para corredores), na superfície de treinamento ou no peso do corpo ou no uso de calçados (agentes causais).[16,129] Além disso, é importante averiguar se os sintomas variam com a atividade, o tipo de terreno ou mudanças na posição. Queixas de cãibra podem acompanhar fadiga muscular ou claudicação intermitente a partir de insuficiência arterial. A fasciite plantar costuma estar associada a início gradual de dor no calcanhar. A tendinite do calcâneo é uma lesão por esforço repetitivo associada a início gradual de dor calcânea posterior. Sintomas que aumentam durante a caminhada ou a corrida em terreno irregular, em comparação com terreno regular, sugerem instabilidade do tornozelo. Aumento dos sintomas ao caminhar ou correr em superfícies duras, comparadas a uma superfície mais macia, indica falta de absorção de impacto do pé ou do sapato. A dor relacionada a determinada hora do dia pode indicar problema relacionado à atividade, ou condição como fasciite plantar, se a mesma é sentida ao sustentar o peso pela primeira vez ao acordar.

Além disso, questões relacionadas a lesões prévias de tornozelo, objetivos do paciente em relação aos resultados funcionais, nível e intensidade de envolvimento em esportes e história médica são importantes para individualizar a intervenção.

O impacto da lesão na vida do indivíduo, no trabalho e nas exigências atléticas direcionam a intervenção inicial.[16,129]

▶ Se a deambulação indolor for essencial, então a imobilização rígida (i.e., a tala) pode ser apropriada.

▶ Se o retorno rápido à competição esportiva for de extrema importância, a imobilização funcional é preferida.

Revisão de sistemas

Visto que os sintomas podem ser referidos distalmente para a perna, o pé e o tornozelo a partir de outras articulações e condições, o fisioterapeuta deve ser capaz de realizar o diagnóstico diferencial a partir dos sinais e sintomas presentes (ver Cap. 9). A causa dos sintomas referidos pode ser de origem neurológica ou sistêmica. Se qualquer distúrbio envolvendo uma raiz nervosa específica (L4, L5, S1 ou S2) estiver sob suspeita, torna-se necessário realizar os testes sensoriais, motores e reflexos. Lesões do nervo periférico também ocorrem nessa região e, muitas vezes, são desconhecidas. Estas incluem neuroma de Morton e compressão do nervo tibial ou de suas ramificações, do nervo fibular profundo, do nervo fibular superficial e dos nervos sural e safeno.[136]

Problemas sistêmicos que envolvem a perna, o pé e o tornozelo incluem diabete melito (neuropatia periférica), osteomielite, gota e pseudogota, doença da célula falciforme, síndrome da dor

TABELA 19-6 Sequência de exame na presença de uma história de trauma de inversão do pé e do tornozelo.

História de trauma de inversão
Possível patologia / estrutura envolvida
Ligamentares:
• Lesão do ligamento talofibular anterior / calcaneofibular
• Lesão do ligamento bifurcado
• Lesão do ligamento metatarsal do quinto cuboide
• Lesão dos ligamentos tibiotalar anterior e tibionavicular
• Lesão do ligamento tibiofibular interósseo
Articulares:
• Artrite traumática da articulação talocrural
• Artrite traumática da articulação subtalar
• Artrite traumática da articulação tarsal transversa
• Síndrome da compressão tibiotalar posterior
• Síndrome do seio do tarso
• Instabilidade da sindesmose tibiofibular
Musculares:
• Tenossinovite dos músculos fibulares
• Tendinite dos músculos fibulares
• Ruptura do retináculo superior dos extensores
• Aquilodinia
• Tenossinovite ou tendinite do extensor do hálux
• Tenossinovite ou tendinite do extensor dos dedos
Neurológicas:
• Alongamento excessivo do nervo fibular comum / fibular superficial / nervo fibular profundo
Ósseas:
• Fratura por avulsão da base do quinto metatarsal
• Fratura da diáfise do quinto metatarsal
• Fratura por avulsão no calcâneo lateral
• Fratura por avulsão no cuboide
• Fratura do processo calcâneo anterior
• Fratura osteocondral do tálus
• Fratura do tubérculo lateral do tálus
• Fratura navicular
• Fratura do colo do tálus
• Fratura da cabeça do tálus

Dados de Winkel D, Matthijs O, Phelps V: Appendix F. In: Winkel D, Matthijs O, Phelps V, eds. *Diagnosis and Treatment of the Lower Extremities*. 1997, Gaithersburg, MD: Aspen, 1997:645-646.

regional complexa, doença vascular periférica e artrite reumatoide (ver Cap. 9). Problemas sistêmicos, como artrites reumatoides, podem estar associados a outros sinais e sintomas, incluindo dor em outras articulações, embora essa dor também possa ser o resultado de supercompensação no restante da cadeia cinética.

Sinais no pé e no tornozelo que devem alertar o fisioterapeuta para uma condição mais gradual incluem:

▶ Incapacidade imediata e contínua de sustentar peso pode indicar fratura.

▶ Dor noturna, que indica malignidade, hemartrose, fratura ou infecção.

▶ Dor ampla com o tornozelo valgo e sensibilidade com pressão na parte distal da fíbula sugerem fratura fibular.

▶ Dor e fraqueza durante a eversão resistida, indicam fratura da quinta base metatarsal.

▶ Dor na panturrilha e/ou sensibilidade, edema depressível, aumento da temperatura da pele, dilatação venosa superficial ou cianose, indícios da presença de trombose venosa profunda, requer atenção médica imediata (ver Cap. 9).

▶ Sensações de calor ou frio no pé. O pé anormalmente quente demonstra inflamação local, mas também pode originar-se de um tumor na região pélvica ou lombar.[137] Um pé muito frio em geral indica problema vascular.[137]

Testes e medidas

Observação

A observação da extremidade inferior é extensa. É muito importante observar toda a cadeia cinética durante avaliações da perna, do pé e do tornozelo. As posturas de sustentação e de não sustentação de peso no pé são comparadas.

Observar o indivíduo enquanto ele se move de sentado para de pé e caminhando para a área de tratamento proporciona ao fisioterapeuta a visão da capacidade funcional do paciente na sustentação de peso e fornece a primeira oportunidade para análise da marcha.[103] Uma parte importante do exame do pé e do tornozelo é a avaliação da marcha (ver Cap. 13).

> **Curiosidade Clínica**
>
> Em geral, os pacientes com lesão de tornozelo evitam a progressão calcanhar-até-dedos normal para diminuir a sustentação de peso e a dorsiflexão dolorosa do tornozelo.[138] Em vez disso, existe a probabilidade de adotar uma progressão dedos-até-calcanhar ou dedos-para-fora com quantidades variadas de circundução do quadril ou marcha de passos altos para descarregar mais o tornozelo.[139]

As seguintes avaliações são realizadas com o paciente de pé:

▶ *Alturas pélvica e de ombro.*

▶ *Curvatura espinal.*

▶ *Rotação pélvica.*

▶ *Grau de rotação do quadril.* No fêmur, os ângulos de anteversão e de retroversão devem ser observados (ver Cap. 17). Rotação interna excessiva do quadril para o quadril contralateral resulta em possível achatamento do arco longitudinal medial e dos dedos dos pés para dentro/entorse interna da tíbia (dedos de pombo). Rotação externa excessiva do quadril para longe do quadril oposto resulta em elevação do arco longitudinal medial.

▶ *Grau de flexão ou de hiperextensão do joelho.* O joelho recurvado coloca a articulação talocrural em mais flexão plantar do que o normal e, muitas vezes, é um mecanismo compensatório no membro mais longo de indivíduos que têm desigualdade no comprimento das pernas (ver Cap. 27).[140] O aumento na flexão do joelho executa a mesma compensação para desigualdade no comprimento das pernas.[140]

▶ *O grau de varo e de valgo do joelho e da tíbia.* Varo excessivo da tíbia, joelho varo ou parte anterior do pé em varo aumentam o ângulo frontal da articulação talocrural, a qual promove sustentação de peso excessiva na região lateral do pé, a menos que a pronação compensatória esteja disponível para trazer a região medial do pé para a superfície de suporte.[140] A tíbia em varo refere-se à posição do plano frontal do terço distal da perna, pois ela se relaciona com a superfície de suporte.[109] Vários métodos para medir o ângulo varo da tíbia foram propostos. O mais confiável parece ser a medida tomada na fase de apoio do calcâneo em repouso,[141] que é mensurada como descrito a seguir. O paciente fica de pé em um ângulo normal e base de suporte. A orientação da parte posterior do pé para a perna é verificada (ver anteriormente). Se a orientação for aceitável, o fisioterapeuta mede a relação do plano frontal da tíbia com o plano transversal. A tíbia em varo está presente quando a extremidade distal da linha de bissecção da perna estiver mais próxima do plano sagital médio do que a extremidade proximal (ver Fig. 19-26). Se a perna for angulada na direção oposta, a tíbia em valgo está presente. Deve-se tomar cuidado com a interpretação desses achados, pois medidas estáticas foram consideradas como tendo validade questionável em relação ao movimento dinâmico previsto.[142-144]

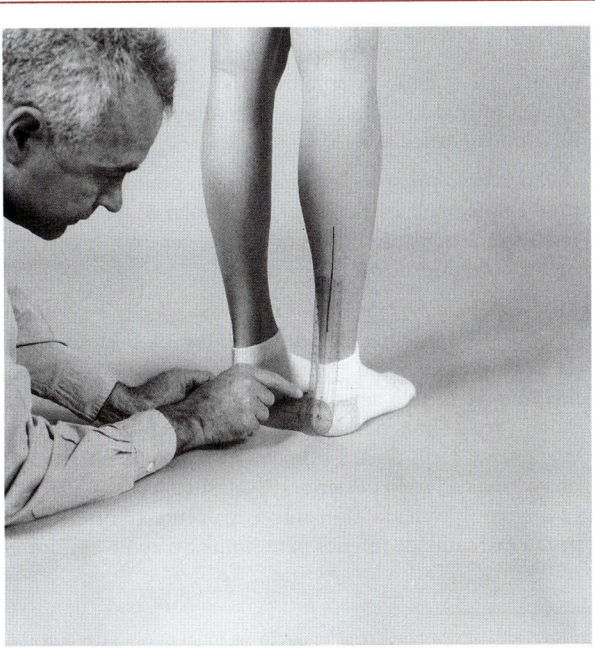

FIGURA 19-26 Orientação da parte posterior do pé em relação à perna.

> **Curiosidade Clínica**
>
> O cálculo da posição subtalar neutra se baseia em uma proporção normal de 2:1 de inversão em relação à eversão. Para localizar essa posição, o paciente deve posicionar-se em decúbito ventral, com o quadril oposto flexionado, abduzido e rodado externamente. Para avaliar o tornozelo direito, o fisioterapeuta usa o polegar e o indicador da mão esquerda para palpar as cavidades sobre o colo do tálus de cada lado da porção anterior do tornozelo. Com o polegar e o indicador da outra mão, agarra a cabeça do 4º e 5º metatarsais e gira o pé para trás e para a frente. No momento em que o pé for invertido, surge uma saliência na região lateral. Com a eversão, pode-se sentir a saliência na parte medial. A posição subtalar neutra é o ponto em que a cabeça talar se projeta igualmente nas faces medial e lateral.

▶ ***Componentes rotacionais da tíbia.*** A torção tibial é avaliada enquanto o paciente está sentado, com seus pés pendendo da extremidade da cama, de modo que os joelhos estejam em cerca de 90º de flexão.[103] O polegar de uma das mãos é colocado sobre o ápice de um maléolo, e o dedo indicador da mesma mão, sobre o ápice do outro maléolo. Uma estimativa qualitativa da direção e da magnitude da torção tibial pode ser feita imaginando-se uma linha que passe ao longo dos maléolos e estimando-se sua orientação para o plano frontal da parte proximal da tíbia.[140] Como alternativa, pode ser medida com o paciente em prono, com o joelho flexionado em 90º. A articulação subtalar é posicionada e estabilizada em posição subtalar neutra.* Quando a posição neutra subtalar for estabelecida, uma linha é desenhada na sola do pé paralela ao comprimento do fêmur. Uma segunda linha é desenhada paralela ao pé. O ângulo entre essas linhas é o de torção tibial.[145] Costuma haver um ângulo de 12 a 18º com relação ao plano frontal.[146] A torção tibial é, em geral, menor em crianças. Uma posição de rotação interna relativa da tíbia produz aumento na rigidez para a articulação subtalar antes do apoio médio devido à estabilização prematura do arco longitudinal do pé.[147] A rotação externa excessiva da tíbia coloca um esforço aumentado ao longo do arco longitudinal, bem como na primeira articulação MTF.[147]

▶ ***A articulação tibiofibular distal.*** Sob o ponto de vista estrutural e funcional, a articulação tibiofibular distal é parte integrante da articulação talocrural e deve ser examinada juntamente com o tornozelo.

▶ ***Orientação da parte posterior do pé em relação à perna (Fig. 19-27).*** Essa orientação é um indicador da posição subtalar de sustentação de peso, a qual pode ser avaliada por meio da medição do ângulo agudo formado por uma linha representando a região posterior do terço distal da perna e outra aproximadamente 1 cm distal à primeira marca, representando a linha média da região posterior do calcâneo (ver Fig. 19-22).[140] O ângulo é avaliado enquanto o paciente transfere o peso para a extremidade inferior para simular o apoio em um único

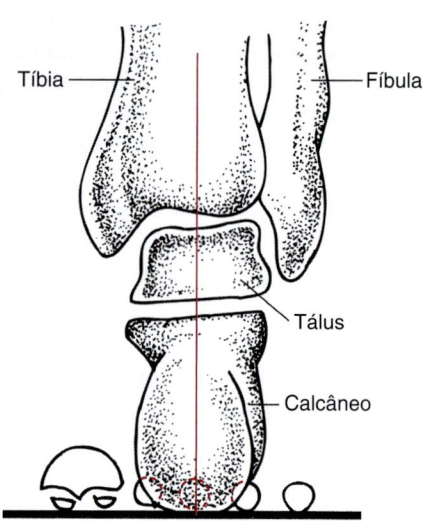

FIGURA 19-27 Relação normal entre as partes anterior e posterior do pé em posição neutra. (Reproduzida, com permissão, de Brukner P, Khan K: *Clinical Sports Medicine*, 3ª ed. New York: McGraw-Hill, 2007:43.)

membro. Se as linhas forem paralelas ou em varo leve (2 a 8º), a orientação da parte posterior do pé em relação à perna é considerada normal.[148] O movimento da parte posterior do pé em eversão (em valgo) na execução dessa manobra é um indicador de pronação subtalar.[96] A pronação do pé manifesta-se por meio de: eversão do calcanhar, abdução da parte anterior do pé, redução no arco longitudinal medial, rotação interna da perna em relação ao pé e dorsiflexão das articulações subtalar e mediotarsal. Se o calcanhar for excessivamente valgo, a parte anterior do pé, excessivamente abduzida, ou houver rotação externa excessiva da tíbia, a quantidade de dedos visíveis é maior no lado afetado que no lado normal, se a perna for observada por trás ("sinal de muitos dedos") (Fig. 19-28).[43] Ao se erguer os dedos, o calcâneo se movimenta para uma posição de inversão. A incapacidade inversora do calcâneo indica a presença de alguma anormalidade no mecanismo articular subtalar ou de fraqueza no músculo tibial posterior.[43,147]

▶ ***O pé de sustentação de peso.*** Os componentes principais do pé de sustentação de peso normal são:[121,149]

- Os dois côndilos planares do calcâneo estão sobre o solo. Um plano imaginário representando essa superfície é aplicado à superfície plantar do calcâneo. As cabeças metatarsais devem repousar sobre esse plano. Se o mesmo for perpendicular à bissecção do calcâneo, a relação da parte anterior do pé até sua parte posterior é normal ou neutra.

- Durante a marcha, a eversão calcânea do pé "normal" varia de 6 a 8º. Inicialmente, o pé permanece em pronação, logo após o contato do calcanhar (ver Cap. 13 – "Análise da marcha").

- Todas as cabeças metatarsais ficam em um plano, que é o mesmo dos côndilos plantares do calcâneo.[150]

- A saliência do pé é nivelada com a superfície plantar do calcanhar.

---

*A posição subtalar neutra refere-se à posição em todos os ossos das articulações subtalares e das articulações talocrurais se alinham favoravelmente em suas posições com espaço articular – uma posição nem de pronação nem de supinação.

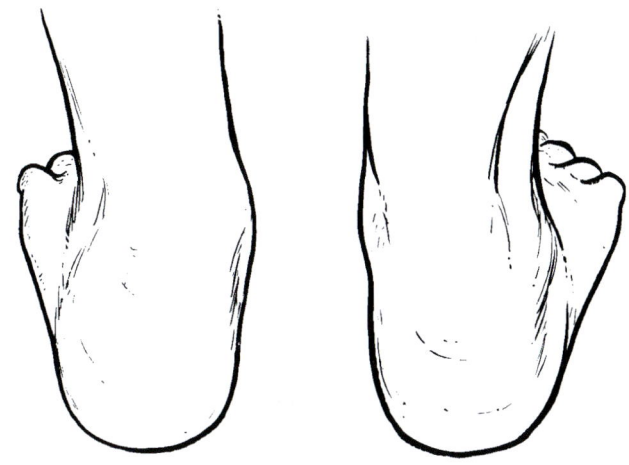

FIGURA 19-28 Sinal de "muitos dedos". (Reproduzida, com permissão, de Spivak JM, DiCesare PE, Feldman DS, Koval KJ, Rokito AS, Zuckerman JD: *Orthopaedics: A Study Guide*. New York: McGraw-Hill, 2007:737.)

- Relação normal da parte anterior do pé até a parte posterior (ver a seguir).
- A orientação do terço distal da parte inferior da perna deve ser vertical, para posicionar o pé de forma adequada para a fase de apoio.
- A articulação mediotarsal é pronada ao máximo, enquanto as articulações subtalar, MTF e IF estão na posição neutra.
- A presença de um arco medial estático bem-definido deve ser observada, bem como sua formação dinâmica com a elevação do calcanhar (Fig. 19-29).

▶ *Relação da parte anterior do pé até sua parte posterior.* A medição goniométrica da parte anterior do pé em relação a sua parte posterior é um procedimento de rotina utilizado pelos especialistas em reabilitação. De maneira geral, também pode ser feita por meio de estimativas visuais. O alinhamento neutro entre ambas as partes está presente quando uma linha representando a região plantar das cabeças metatarsais é perpendicular à linha que secciona a parte posterior do pé. O ângulo entre ambas as partes do pé é de cerca de 10 a 12°.[121,149] Parte anterior em varo é o termo usado para descrever a inversão da parte anterior do pé para longe de sua posição neutra; enquanto parte anterior em valgo descreve uma posição evertida dessa parte do pé.[140] A relação pode ser avaliada com o paciente posicionado em prono, com o joelho estendido e os pés sobre a extremidade da mesa. A posição neutra subtalar é localizada usando-se o método descrito anteriormente; leve pressão é aplicada às cabeças metatarsais enquanto se mantém essa posição. Isso determina a relação entre a parte anterior e a posterior do pé e de ambas com a bissecção da parte inferior da perna. Uma inclinação em varo ou em valgo da parte anterior do pé em relação à posterior torna-se significativa quando o primeiro metatarsal está em posição de flexão plantar, pois isso coloca a parte posterior do pé em posição invertida durante a sustentação de peso.[147]

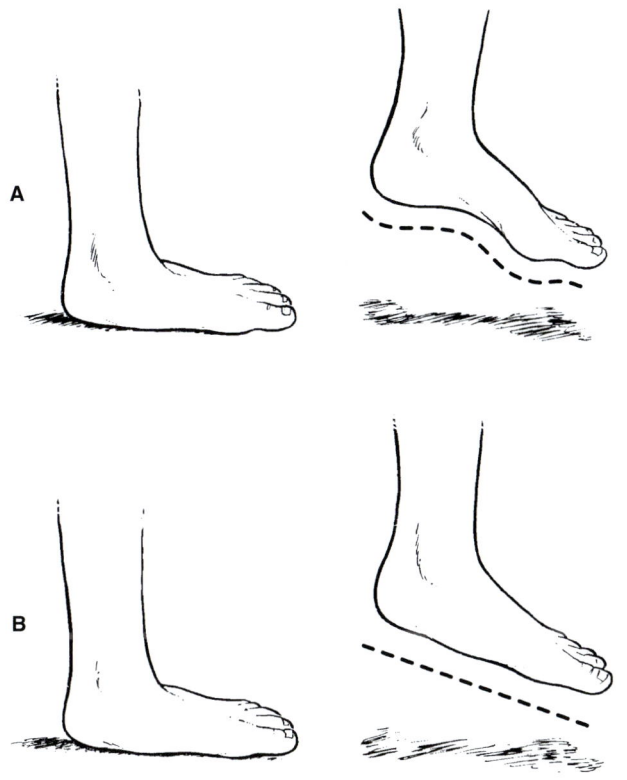

FIGURA 19-29 Pé plano flexível (**A**) *versus* rígido (**B**). (Reproduzida, com permissão, de Spivak JM, DiCesare PE, Feldman DS, Koval KJ, Rokito AS, Zuckerman JD: *Orthopaedics: A Study Guide*. New York: McGraw-Hill, 1999:166.)

Somers e colaboradores verificaram a confiabilidade das estimativas goniométrica e visual das medidas relacionadas à posição da parte anterior do pé, nos casos em que pessoas experientes e inexperientes foram responsáveis pela realização dos testes de avaliação. Para a execução dessas medições eles recrutaram dois fisioterapeutas (com 10 anos ou mais de experiência) e dois estudantes de fisioterapia. As medições foram feitas em 10 indivíduos (faixa etária de 20 a 31 anos) sem nenhum tipo de patologia. Cada pé foi avaliado duas vezes com o goniômetro e duas vezes com estimativas visuais. Como estimativas de confiabilidade, foram utilizados o coeficiente de correlação intraclasse (CCI) e os coeficientes de erro de variação do método. Considerando os avaliadores experientes e inexperientes, não houve nenhuma diferença significativa na confiabilidade dos resultados interavaliadores ou dos resultados intra-avaliadores, independentemente do método de avaliação. Com o goniômetro, as estimativas da confiabilidade dos resultados interavaliadores (CCI 2,1) variava de 0,08 a 0,78 para os avaliadores experientes e de 0,16 a 0,65 para os inexperientes. Com base nas estimativas visuais, os valores do CCI (2,1) variavam de 0,51 a 0,76 para os avaliadores experientes e de 0,53 a 0,57 para os inexperientes. A confiabilidade dos resultados intra-avaliadores (CCI 2,2), para o goniômetro, era de 0,38 para os avaliadores experientes e de 0,42 para os inexperientes. Nas estimativas visuais, os valores do CCI (2,2) eram de 0,81 para os avaliadores experientes e de 0,72 para os inexperientes. Embora, aparentemente, a experiência não influencie as medições da posição da parte anterior do pé, entre as duas técnicas, as estimativas visuais talvez sejam mais confiáveis.

▶ *Desvios do pé em sustentação de peso.* Incluem pé plano (eixo da articulação subtalar com inclinação baixa), pé cavo (eixo da articulação subtalar com inclinação alta) (Fig. 19-30), talipe equino (pé em flexão plantar), talipe equinovaro (pé supinado) e hálux valgo.[103]

▶ *Grau de pronação ou supinação do pé sem sustentação de peso.* O paciente é posicionado em prono, com o pé estendido sobre a borda da mesa. O fisioterapeuta segura o pé sobre a 4ª e a 5ª cabeças metatarsais com uma das mãos. Os dois lados do tálus são palpados no dorso do pé usando o polegar e o indicador da outra mão. O pé é dorsiflexionado de forma passiva até se sentir uma resistência. Nesse ponto e enquanto mantém a posição dorsiflexionada, o fisioterapeuta move o pé para trás e para a frente ao longo do arco de supinação e de pronação. Durante a supinação, deve-se sentir uma saliência lateral no tálus, enquanto, durante a pronação, sente-se uma saliência medial. A supinação na articulação subtalar ocorre em associação com uma inversão calcânea de 20° (Fig. 19-31), enquanto na pronação, a inversão calcânea é de 10° (Fig. 19-32).

▶ *Grau de artelho para fora.* O pé normal em posição de pé relaxada adota uma leve posição do artelho para fora de cerca de 12 a 18° a partir do eixo sagital do corpo (ângulo de Fick).[136]

▶ *Parte anterior do pé equino.* Para avaliar a parte anterior do pé equino, o fisioterapeuta estabiliza a parte posterior do pé com uma das mãos e aplica pressão em toda a sua parte anterior, pressionando por meio das cabeças metatarsais, em dorsiflexão. Se a declinação plantar das estruturas laterais não puder ser reduzida de modo que a atitude em flexão plantar não seja mais visível, recomenda-se fazer a identificação positiva da parte anterior de pé equino.[149]

▶ *Presença de saliência talar.* O paciente é posicionado de pé, e o fisioterapeuta observa se a cabeça talar fica excessivamente saliente no lado medial da parte média do pé, o que indica pronação excessiva da articulação subtalar durante a sustentação de peso. A tensão do grupo gastrocnêmio-sóleo é indicada por uma proeminência do sóleo, principalmente no lado medial do tendão do calcâneo.

Outras áreas que devem ser examinadas incluem:

▶ *Condição das unhas.* Ao examinar as unhas, uma abordagem sistemática é usada, envolvendo a inspeção da sua forma, de seu contorno e de sua cor. O fisioterapeuta deve observar a presença de hematomas subungueais, exostose subungueal, onicocriptose, oniquia, onicauxe, onicomicose, paroníquia, tínea do pé ou bolhas.

▶ *Deformidades dos dedos.* Contrações da cápsula das articulações IF ou MTF dos dedos dos pés em associação com o en-

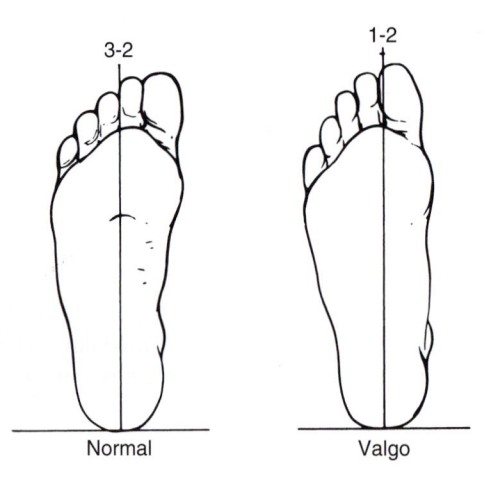

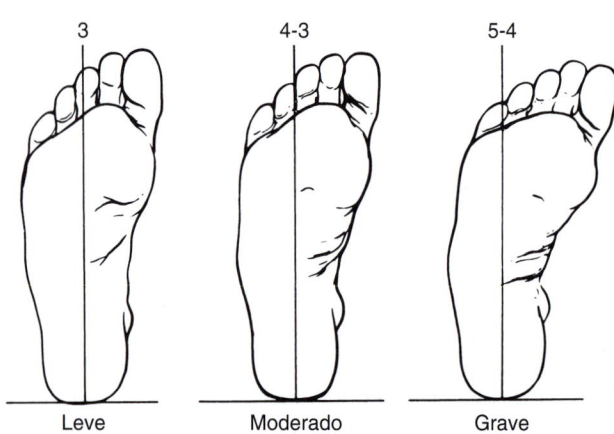

FIGURA 19-30 Metatarso aduzido leve, moderado e grave. (Reproduzida, com permissão, de Spivak JM, DiCesare PE, Feldman DS, Koval KJ, Rokito AS, Zuckerman JD: *Orthopaedics: A Study Guide.* New York: McGraw-Hill, 1999:822.)

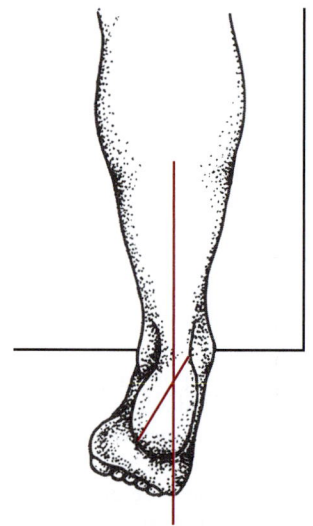

FIGURA 19-31 Supinação da articulação subtalar com inversão calcânea de 20°. (Reproduzida, com permissão, de Brukner P, Khan K: *Clinical Sports Medicine,* 3ª ed. New York: McGraw-Hill, 2007:44.)

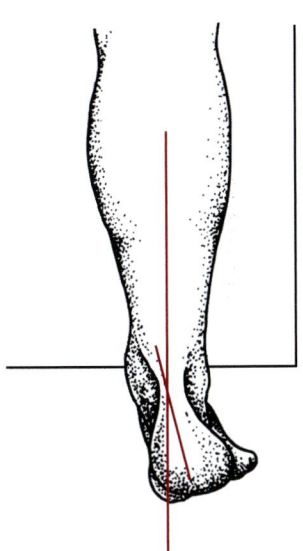

FIGURA 19-32 Pronação da articulação subtalar com eversão calcânea de 10°. (Reproduzida, com permissão, de Brukner P, Khan K: *Clinical Sports Medicine*, 3ª ed. New York: McGraw-Hill, 2007:44.)

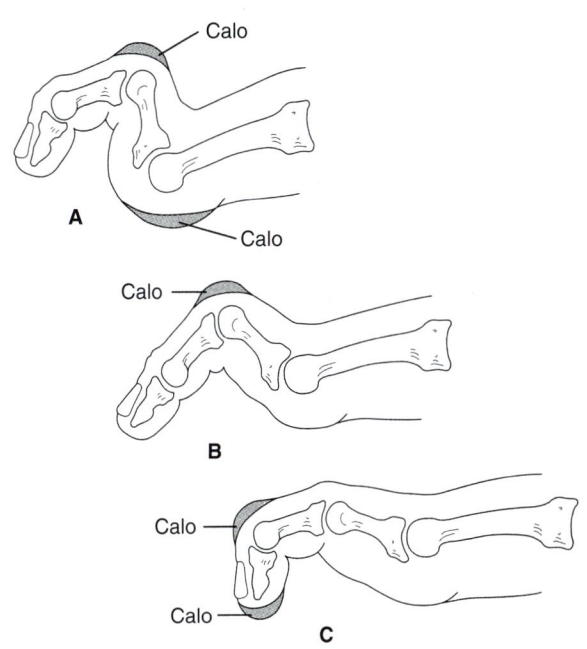

FIGURA 19-33 Deformidades dos dedos. A. Dedo em garra. B. Dedo em martelo. C. Dedo em bastão. (Reproduzida, com permissão, de Magee DJ, ed. *Orthopedic Physical Assessment*. Philadelphia: WB Saunders; 2002.)

curtamento do tendão podem produzir uma série de deformidades, que variam de dedo em martelo a dedo em bastão e dedo em garra. *Dedo em martelo* (Fig. 19-33B) em geral envolve contratura de flexão da superfície plantar da articulação interfalângica proximal (IFP), com contratura leve de extensão associada da articulação MTF. *Dedo em bastão* (ver Fig. 19-33C) resulta de deformidade em flexão da articulação interfalângica distal (IFD) com contratura plantar. Muitas vezes, um calo ou calosidade está presente no dorso da articulação afetada. Calos são similares a calosidades, mas têm um ninho central. A deformidade do *dedo em garra* (ver Fig. 19-33A) é uma contratura mais avançada de cápsulas e musculatura intrínseca que também pode estar associada ao pé cavo (Fig. 19-30) e à patologia muscular primária ou neurológica dos músculos lumbricais e interósseos. O dedo em garra resulta em hiperextensão das articulações MTF e flexão das articulações IFP e IFD.

▶ *Hálux limitado funcional.* Clinicamente, essa incapacidade da primeira articulação MTF de estender-se é determinada avaliando-se a amplitude de movimento disponível nessa articulação, enquanto o primeiro raio é impedido de fazer flexão plantar. O paciente é posicionado de pé, com os pés separados na mesma distância entre os ombros. Ele é solicitado a elevar ativamente o hálux enquanto mantém os outros dedos e o pé no solo. A quantidade de extensão do hálux é medida; menos de 10° é considerada limitada.[151] Esse teste foi referido como tendo sensibilidade de 0,72 e especificidade de 0,66.[151]

▶ *A perna, o pé e o tornozelo são examinados para a presença de equimose, edema ou angulação incomum.* A equimose pode estar presente, mas o sangue em geral fixa-se ao longo das regiões medial ou lateral do calcanhar.[16,129] A aparência de placas preto-azuladas nas regiões posterior e póstero-lateral de um ou dos dois tornozelos de um jovem corredor de distância é encontrada em uma condição chamada *calcanhar preto*, que resulta do estresse por cisalhamento ou beliscão do calcanhar entre o contraforte e a sola do sapato na batida do calcanhar durante a corrida.

Porções de líquido extracelular no dorso do pé e ao redor dos maléolos são encontrados após lesão ou cirurgia.[103] Logo após uma distensão de ligamento lateral, o edema é limitado à parte lateral do tornozelo. A seguir, é difuso, e a localização de sensibilidade pode ser difícil. O método figura de oito é uma forma objetiva de medir a quantidade de edema (ver "Testes especiais").

▶ *Formação de calo.* Os calos fornecem ao fisioterapeuta um indicador do grau de estresses de cisalhamento aplicados ao pé e indicam áreas de sustentação de peso anormais.[152] Em quantidades adequadas, fornecem proteção, mas, em excesso, causam dor. A formação de calo sob a 2ª e 3ª cabeças metatarsais indica pronação excessiva em um pé flexível ou neuroma de Morton (interdigital) (ver Cap. 9) se sob a 2ª até a 4ª (Fig. 9-9). Um calo sob a 5ª e, às vezes, a 4ª cabeça metatarsal pode indicar pé anormalmente rígido.

▶ *Qualquer evidência de dano circulatório ou de mudanças vasomotoras.* Coloração vermelho-tijolo ou cianose quando a perna está pendente indicam lesão, em especial se a cor muda quando a perna é elevada. Mudanças vasomotoras incluem alterações nas unhas, na textura da pele, umidade ou ressecamento de pele anormais e perda de pelo nos pés. Mudanças vasomotoras podem estar associadas à síndrome da dor regional complexa (ver Cap. 9).

▶ *Tipo de sapatos.* Sapatos com calcanhar alto foram associados a encurtamento adaptativo do complexo gastrocnêmio-sóleo, dor no joelho e dor lombar.[50,153] Eles também foram relacionados a aumento potencial de distensões no tornozelo, hálux valgo, joanetes, metatarsalgia, neuromas interdigitais, compressão do nervo periférico e fraturas por estresse.[50,153] Sapatos com calcanhar negativo resultam em hiperextensão dos joelhos.

▶ *Sustentação de peso e padrões de desgaste do sapato.* A maior quantidade de desgaste na sola do sapato deve ocorrer sob a saliência do pé, na área correspondente à 1ª, 2ª e 3ª articulações MTF, e leve desgaste na lateral do calcanhar. Sapatos de corrida velhos que pertencem a pacientes que pronam excessivamente tendem a mostrar aumento da compressão do arco medial da parte média da sola e desgaste extenso das regiões laterais do contraforte do calcanhar e medial da parte anterior do pé. A porção superior do sapato deve demonstrar uma prega transversal no nível das articulações MTF. A primeira dessas articulações é rígida e produz uma linha de prega que se estende obliquamente, da frente e medial para trás e lateral.[154] A cúpula na parte posterior do calçado, que é formada pelo contraforte do calcanhar (Fig. 19-34), deve ser vertical e simétrica em relação ao sapato e ser de material durável o suficiente para manter o calcanhar no local.[155] A inclinação medial da cúpula, com abaulamento do lábio lateral do contraforte, indica pé em prono.[154] Uma protuberância lateral do contraforte do calcanhar indica pé supinado. O arrastamento do sapato sugere fraqueza do tibial anterior.[81] A forma deste influencia a quantidade de movimento que o sapato permite.[156] Como o grau de curvatura do contraforte aumenta, mais mobilidade do pé está disponível.

O componente de não sustentação de peso do exame é iniciado com o paciente sentado na borda da cama, com os pés pendentes. Estes devem adotar a posição de inversão e de flexão plantar. O pé plano não estrutural ou móvel toma uma configuração mais normal na não sustentação de peso, enquanto o pé plano fixo ou estrutural mantém seu estado plano. Colocando uma das mãos sobre a patela e a outra sobre as pontas dos maléolos, o fisioterapeuta deve observar cerca de 20 a 30° de rotação externa do tornozelo em relação ao joelho.[147]

Palpação

Palpação cuidadosa deve ser realizada ao redor da perna, do pé e do tornozelo para diferenciar sensibilidade de ligamentos especí-

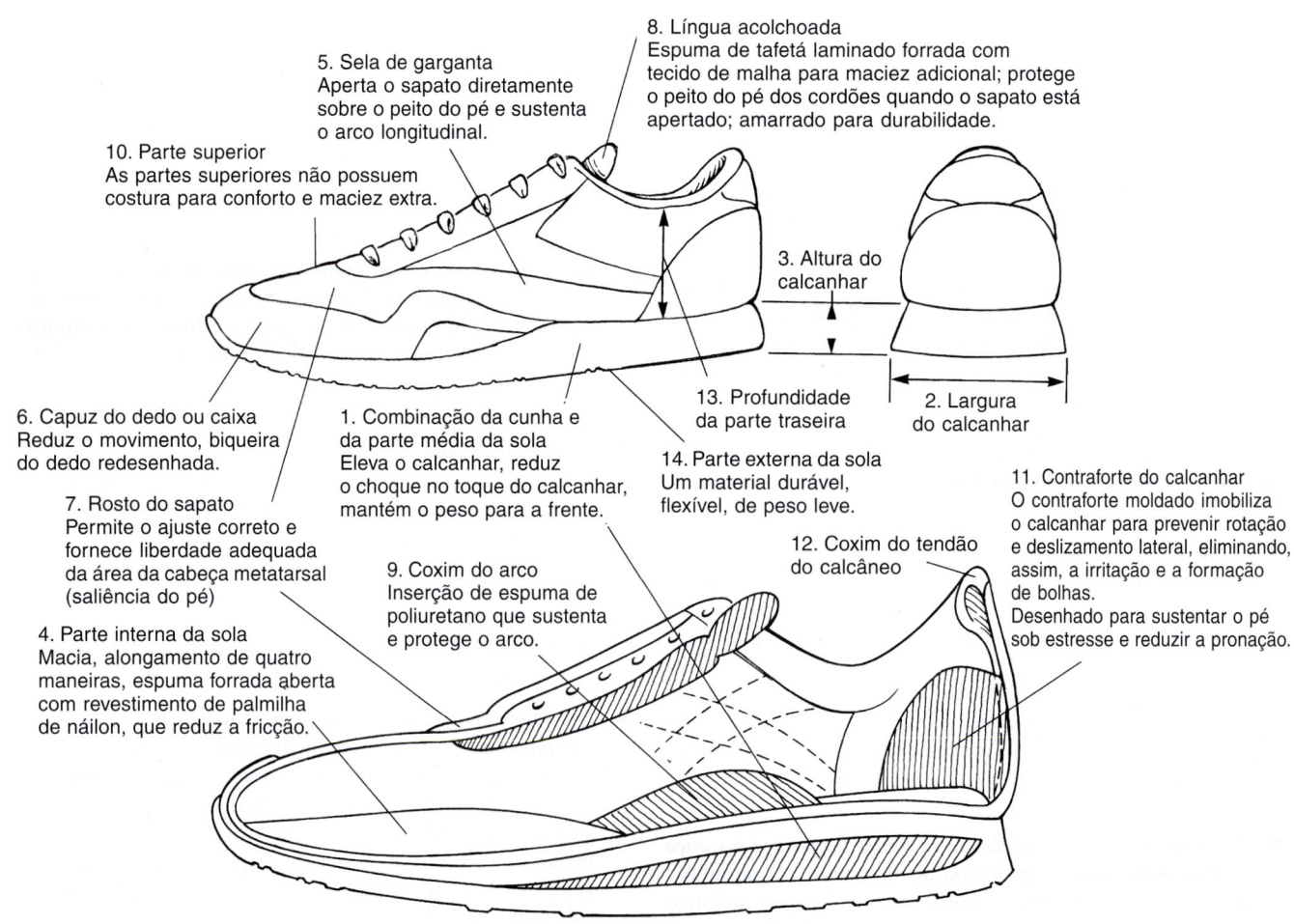

FIGURA 19-34 Estrutura do sapato. (Reproduzida, com permissão, de Zachazewski JE, Magee DJ, Quillen WS, eds. *Athletic Injuries and Rehabilitation*. Philadelphia: WB Saunders; 1996.)

ficos e de outras estruturas. Áreas de edema localizado e equimose sobre os ligamentos nas regiões mediais ou laterais do pé e do tornozelo devem ser observadas.

Região posterior do pé e do tornozelo

Tendão do calcâneo. O tendão do calcâneo é inspecionado para mudanças de contorno, como edema, eritema e espessamento. Quaisquer intervalos ou nódulos no tendão e em locais específicos de dor devem ser examinados com cuidado. Intervalos palpáveis no tendão acompanhados de incapacidade de ficar na ponta dos dedos sugerem ruptura do tendão.

Calcâneo. Na extremidade distal do tendão do calcâneo está a tuberosidade do calcâneo. Sua região posterior e o tecido mole adjacente são palpados para evidência de exostose ("saliência de bomba" ou doença de Haglund) e edema associado (bursite retrocalcânea). O processo medial inferior do calcâneo, distal à porção de sustentação de peso, é a inserção da fáscia plantar, sendo muitas vezes sensível por fasciite plantar.

Região anterior e ântero-medial do pé e do tornozelo.
Enquanto estiver lendo esta seção, o leitor pode considerar útil remover o sapato e a meia e se autopalpar.

O hálux e as falanges. Começando medialmente, o fisioterapeuta localiza e palpa o hálux e suas duas falanges. O primeiro osso metatarsal é mais proximal, cuja cabeça deve ser palpada para sensibilidade na região lateral (joanete) e inferior (sesamoidite).

Movendo-se lateralmente a partir das falanges do hálux, o fisioterapeuta palpa as falanges e as cabeças metatarsais dos outros quatro dedos.

A sensibilidade da segunda cabeça metatarsal indica a presença da doença de Freiberg, uma osteocondrite da segunda cabeça metatarsal (ver Cap. 9). Um calo sob a 2ª e a 3ª cabeças metatarsais sugere queda do arco metatarsal. Sensibilidade palpável na região da 3ª e 4ª cabeças metatarsais é indício da presença de neuroma de Morton, em especial se a dor aguda característica entre os dedos, derivada dessa condição, for aliviada ao caminhar descalço. Sensibilidade na região lateral da quinta cabeça metatarsal é provável presença de joanete de alfaiate.

Cuneiforme. O primeiro cuneiforme está localizado na extremidade proximal do primeiro metatarsal (ver Fig. 19-2) e é palpado para verificar sensibilidade.

Navicular. É o osso mais proeminente da região medial do pé. Sua tuberosidade pode ser localizada movendo-se proximalmente a partir da região medial do primeiro cuneiforme (ver Fig. 19-2). A linha da articulação talonavicular é diretamente proximal a ela. Além disso, o tibial posterior que se torna mais proeminente com flexão plantar resistida, adução e supinação, pode ser usado como referência quando se insere na superfície plantar do navicular (ver mais adiante). A sensibilidade desse osso indica presença de fratura ou osteocondrite (doença de Köhler).

2º e 3º cuneiformes. Esses dois ossos são palpados movendo-se lateralmente a partir do primeiro cuneiforme (ver Fig. 19-1). Sua sensibilidade indica fratura do cuneiforme.

Pulso da artéria dorsal do pé. O pulso dessa artéria, uma ramificação da artéria tibial anterior, pode ser palpado sobre o tálus, os ossos cuneiformes (Fig. 19-35), entre o 1º e o 2º cuneiforme ou entre o 1º e o 2º ossos metatarsais.

Maléolo medial. O maléolo medial é palpado para edema ou sensibilidade. Movendo-se proximalmente a partir da região anterior do maléolo medial, a região distal da tíbia é palpada. Distal a ele está o osso do tálus. Movendo-se em direção distal à tíbia, o fisioterapeuta palpa os tendões do extensor longo (ver Fig. 19-12), o tibial anterior (ver Fig. 19-12) e os retináculos extensores superior e inferior (Fig. 19-12). O tendão do tibial anterior é visível no nível do cuneiforme medial e na base do primeiro osso metatarsal, principalmente se o pé é posicionado em dorsiflexão e supinação.

Tálus. O tálus é localizado pelo movimento a partir da região distal do maléolo medial ao longo de uma linha unindo a tuberosidade navicular. Ele pode ser localizado com mais facilidade

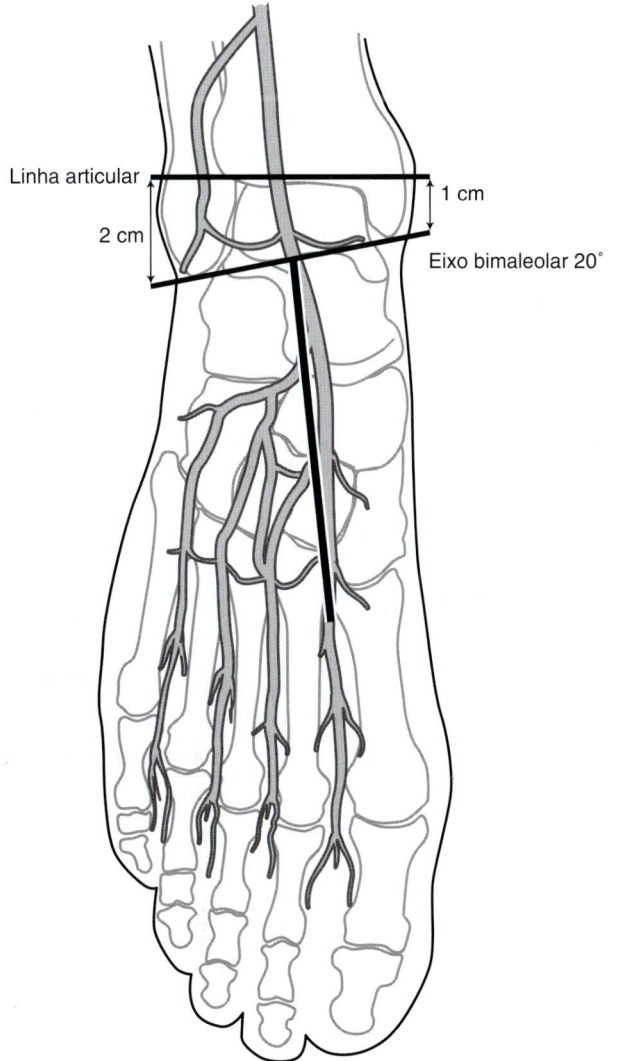

FIGURA 19-35 Método topográfico para localizar o pulso da artéria dorsal do pé. (Reproduzida, com permissão, de Kelikian AS. *Operative Treatment of the Foot and Ankle.* New York: Appleton-Lange; 1999:3)

mediante eversão e inversão do pé. A eversão faz com que a cabeça talar torne-se mais proeminente, enquanto a inversão faz com que ela fique menos visível.

Sustentáculo do tálus. É uma proeminência óssea do calcâneo tipo prateleira (Fig. 19-3) que pode ser palpada distal e inferior ao maléolo medial. Em sua região dorsal, a linha da articulação talocalcânea é palpável.

Tendão do tibial posterior. Esse tendão (Fig. 19-14) é palpável no nível do maléolo medial, em especial com o pé mantido em flexão plantar e supinação. Distal e medialmente a ele, o cruzamento dos tendões do flexor longo dos dedos e do flexor do hálux pode ser sentido.

Artéria tibial posterior. A artéria tibial posterior (Fig. 19-10) localiza-se posteriormente ao maléolo medial e anterior ao tendão do calcâneo.

Ligamentos deltóideos. Os ligamentos deltóideos são muito difíceis de serem diferenciados; portanto, em geral, são palpados como grupo, na região medial do tornozelo (ver Fig. 19-6).

Regiões anterior e ântero-lateral do pé e do tornozelo
Crista tibial. A crista tibial é palpada para sensibilidade, que pode indicar presença de canelite. Edema nessa área sugere a presença de síndrome do compartimento anterior. Os músculos dos compartimentos lateral (fíbula) e anterior (tibial anterior e extensores longos) são palpados aqui para edema ou sensibilidade. Sua presença nessas estruturas indica inflamação.

Maléolo lateral. Localiza-se na região distal da fíbula; e distal a ele, está o calcâneo.

Fibular longo. (Fig. 19-11) Estende-se superficialmente atrás do maléolo lateral. A pronação e a flexão plantar resistidas do pé tornam o tendão mais proeminente.

Fibular curto. A origem do fibular curto é mais distal do que a do longo e fica mais profunda (Fig. 19-12). Ele se torna superficial na região lateral do pé, em sua inserção na tuberosidade do quinto metatarsal.

Ligamento talofibular anterior. Pode ser palpado 2 a 3 dedos de largura ântero-inferior ao maléolo lateral (ver Fig. 19-5).[132] Essa é, em geral, a área de sensibilidade mais acentuada após uma distensão por inversão. A região anterior da sindesmose tibiofibular distal também pode ser sensível após esse tipo de lesão.

Ligamento calcaneofibular. Pode ser palpado 1 a 2 dedos de largura inferior ao maléolo lateral (ver Fig. 19-5).[132]

Ligamento talofibular posterior. Pode ser palpado póstero-inferiormente à borda posterior do maléolo lateral (ver Fig. 19-5).[132]

Seio do tarso. É visível como um espaço côncavo entre o tendão lateral do músculo extensor longo dos dedos e a região anterior do maléolo lateral. A origem do extensor curto dos dedos é no nível desse túnel.

Cuboide. O osso cuboide é palpado distalmente cerca de um dedo de largura a partir do seio do tarso (ver Fig. 19-2).

Amplitude de movimento ativo e passivo
O teste de amplitude de movimento é dividido em amplitude de movimento ativo (ADMA) e amplitude de movimento passivo (ADMP), com pressão excessiva sobreposta no final da amplitude disponível para avaliar a sensação de final do movimento. Testes de ADMA são usados para avaliar a disposição do paciente para mover-se e a presença de padrões de restrição de movimento, como um padrão capsular ou não capsular. A sensação de final do movimento fornece ao fisioterapeuta informações acerca da causa de restrição deste. As amplitudes e as sensações de final do movimento normais para a parte inferior da perna, do tornozelo e do pé são descritas na Tabela 19-7. As posições com espaço e atrito articular e os padrões capsulares para o tornozelo e o pé são descritos na Tabela 19-1.

Em primeiro lugar, faz-se a avaliação da amplitude de movimento ativo geral do pé e do tornozelo na posição sem sustentação de peso (Fig. 19-36), com os movimentos dolorosos

TABELA 19-7 Amplitudes normais de movimento e sensações de final do movimento para parte inferior da perna, tornozelo e pé

Movimento	Amplitude normal (graus)	Sensação de final do movimento
Flexão plantar	3-50	Alongamento de tecido
Dorsiflexão	20	Alongamento de tecido
Inversão da parte posterior do pé (supinação)	20	Alongamento de tecido
Eversão da parte posterior do pé (pronação)	10	Alongamento de tecido
Flexão dos dedos	Hálux: MTF, 45; IF, 90 Quatro dedos laterais: MTF, 40; IFP, 35; IFD, 60	Alongamento de tecido
Extensão dos dedos	Hálux: MTF, 70; IF, 0 Quatro dedos laterais: MTF, 40; IFP, 0; IFD, 30	Alongamento de tecido

Dados de Rasmussen O: *Stability of the ankle joint.* Acta Orthop Scand Suppl 211:56-78, 1985; Seto JL, Brewster CE: *Treatment approaches following foot and ankle injury.* Clinical Sports Med 13:295, 1985.

sendo realizados por último. As articulações do quadril e do joelho também são verificadas conforme requerido. Os testes de sustentação geralmente são realizados após os testes sem sustentação de peso.

Se os sintomas são sentidos durante os testes gerais, então testes passivos, ativos e resistidos de estruturas específicas devem ser realizados. Se os testes gerais forem negativos, é possível que não haja necessidade imediata de prosseguir com um exame mais detalhado, embora isso deva ser feito se nenhuma outra região parecer ser a causa do problema.

Articulação tibiofibular distal. Embora movimentos específicos nessa articulação não possam ser produzidos de forma voluntária, a função dessa articulação pode ser avaliada de maneira indireta, solicitando-se ao paciente para girar ao redor dos dois pés em cada direção enquanto sustenta peso.

Dorsiflexão. O paciente é posicionado em supino, com o joelho levemente flexionado e sustentado por um travesseiro, enquanto o fisioterapeuta posiciona-se de pé aos pés da mesa, de frente para ele *vídeo*.

A dorsiflexão ativa é, inicialmente, realizada com o joelho flexionado (Fig. 19-37). Durante a dorsiflexão, deve-se evitar a pronação nas articulações subtalar e mediotarsal oblíqua. O pé é levemente invertido para bloquear o arco longitudinal.[147] Com o joelho flexionado em cerca de 90°, o comprimento do músculo sóleo é examinado. Pressão excessiva passiva em dorsiflexão quando o joelho está nessa posição avalia o movimento articular, bem como o comprimento do sóleo. Este está implicado se for provocada dor durante o teste, em especial se a flexão plantar resistida mostra-se dolorosa ou mais dolorosa com o joelho flexionado do que com ele estendido. Com o joelho flexionado, 20° de dorsiflexão depois da posição anatômica (o pé em 90° em relação aos ossos da perna) são encontrados em pessoas normalmente flexíveis.[157] A flexibilidade do músculo sóleo também pode ser avaliada de pé em indivíduos com capacidade corporal, pede-se que o paciente realize um agachamento profundo ou um alongamento.

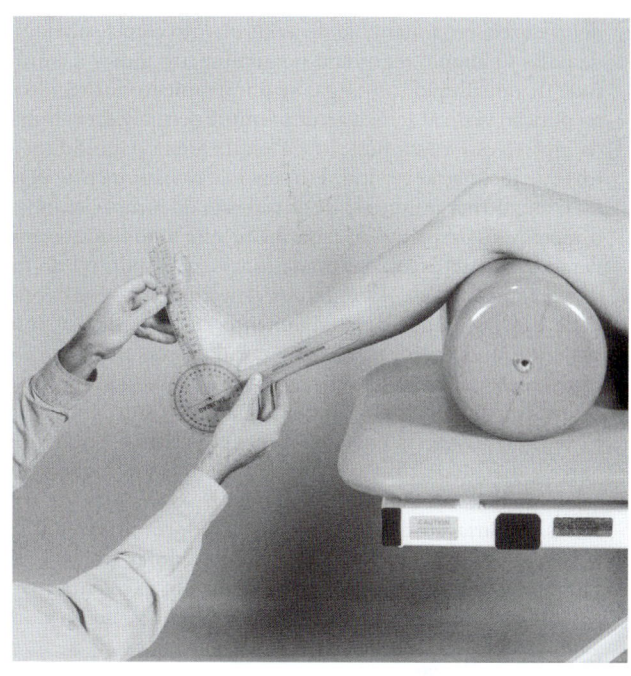

FIGURA 19-37 Medição goniométrica de dorsiflexão ativa.

▶ *Agachamento.* Se o comprimento do músculo for normal, o paciente é capaz de colocar todo o pé no solo, incluindo o calcanhar, enquanto estiver na posição agachada total (Fig. 19-38). Se o sóleo estiver encurtado, o calcanhar não tocará o solo.

▶ *Alongamento.* O goniômetro de gravidade deve ser centralizado 15 cm abaixo da tuberosidade localizada na crista tibial.

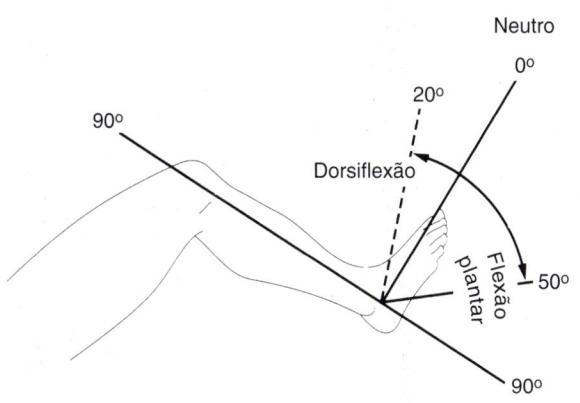

FIGURA 19-36 Amplitude de dorsiflexão e de flexão plantar da articulação do tornozelo. (Reproduzida, com permissão, de Luttgens K. Hamilton K. *Kinesiology: Scientific Basis of Human Motion.* New York: McGraw-Hill; 2002:567.)

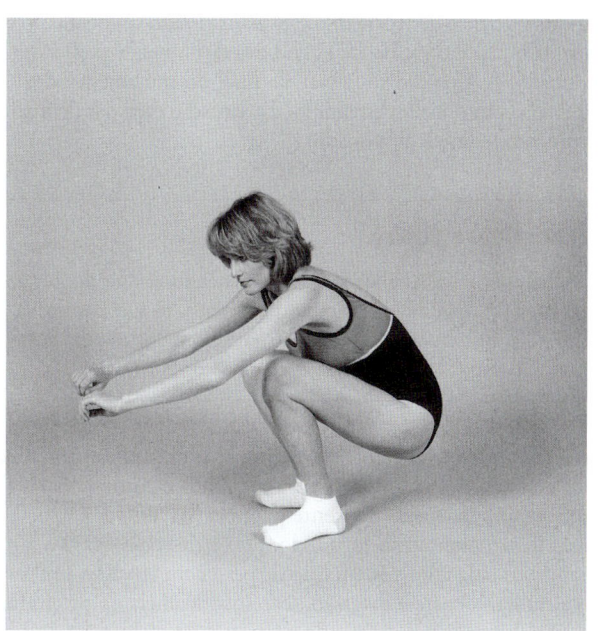

FIGURA 19-38 Teste do comprimento do sóleo.

O paciente deve manter o equilíbrio com auxílio de uma cadeira e executar a manobra de alongamento com sustentação de peso. O ângulo registrado no goniômetro indica a amplitude de dorsiflexão sob carga. Se o instrumento for regulado na posição vertical zero, a agulha sempre permanecerá alinhada em relação a essa posição e a escala girará para indicar o nível de inclinação vertical. Em seguida, o instrumento registra o ângulo e a amplitude de dorsiflexão do tornozelo. Esse é o método mais adequado para medir essa amplitude, considerando que reflete a amplitude funcional disponível do indivíduo. Bennell e colaboradores[158] avaliaram a confiabilidade dos resultados do alongamento em dorsiflexão, com sustentação de peso, intra e interavaliadores, com base em testes realizados em 13 indivíduos saudáveis. Foram utilizados dois métodos para avaliar o alongamento em dorsiflexão: (1) distância entre o hálux e a parede e (2) ângulo entre a diáfise da tíbia e a vertical, usando um inclinômetro. A análise dos dados foi feita com base na média de três testes. A variação dos CCIs interavaliadores foi de 0,97 a 0,98. Os valores dos CCIs interexaminadores foram 0,97 (ângulo) e 0,99 (distância), indicando um excelente nível de confiabilidade em ambos os métodos para avaliar o alongamento em dorsiflexão.[158]

Curiosidade Clínica

O encurtamento adaptativo crônico do músculo sóleo pode ser causado por corrida excessiva ou por tibial posterior ou quadríceps fracos. Isso resulta em pronação da parte anterior do pé e estresse valgo no joelho.

Para avaliar o comprimento do gastrocnêmio, o paciente é colocado em supino com o joelho estendido e o tornozelo na posição subtalar neutra. Ele é então solicitado a dorsiflexionar o tornozelo, e é aplicada pressão excessiva passiva em dorsiflexão. A amplitude normal é de 20°. Se o gastrocnêmio estiver encurtado, a dorsiflexão será reduzida quando o joelho for estendido; ela aumenta se o joelho for flexionado. A sensação muscular de final do movimento deve ser observada com o joelho estendido, e a sensação capsular de final do movimento, com ele flexionado.

Curiosidade Clínica

A redução na flexibilidade do gastrocnêmio resulta de várias disfunções, incluindo disfunção da articulação subtalar ou da articulação transtarsal e distensão no tornozelo, calçado com calcanhar alto ou mecânica fraca de marcha/corrida.

Flexão plantar. O paciente é posicionado em supino, com a perna sustentada por um travesseiro, enquanto o fisioterapeuta fica de pé aos pés da mesa, de frente para ele 🎥 *vídeo*. O paciente realiza flexão plantar no tornozelo. Esta é de cerca de 30 a 50°.[96] Quando testada com sustentação de peso com elevação unilateral do calcanhar, ocorre a inversão dele. Insuficiência do pé em fazer inversão indica instabilidade do pé/tornozelo, disfunção do tibial posterior ou encurtamento adaptativo.[159]

Inversão (supinação) e eversão (pronação) da parte posterior do pé. O paciente é posicionado em prono, enquanto o fisioterapeuta fica de pé aos pés da mesa, de frente para ele. Tanto a inversão da parte posterior do pé (Fig. 19-39) quanto a eversão (Fig. 19-40) são testadas alinhando-se o eixo longitudinal da perna e o eixo vertical do calcâneo. O movimento passivo de inversão da parte posterior do pé (supinação) costuma ser de 20°,[150] enquanto a quantidade de eversão (pronação) é de 10°.[150]

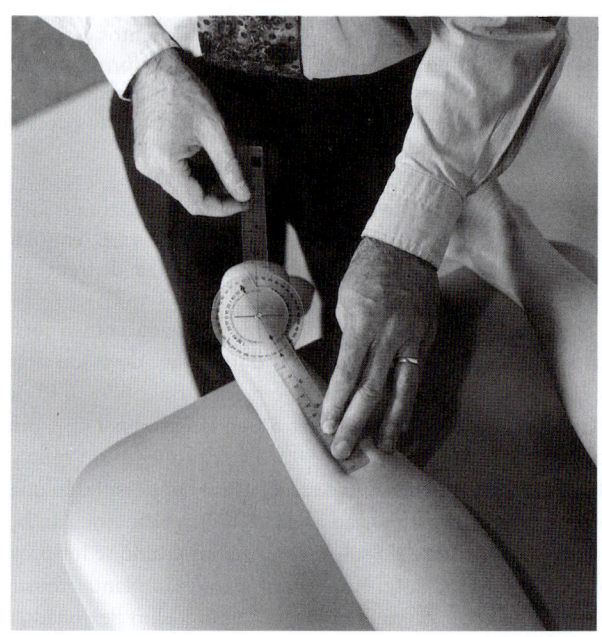

FIGURA 19-39 Inversão do tornozelo.

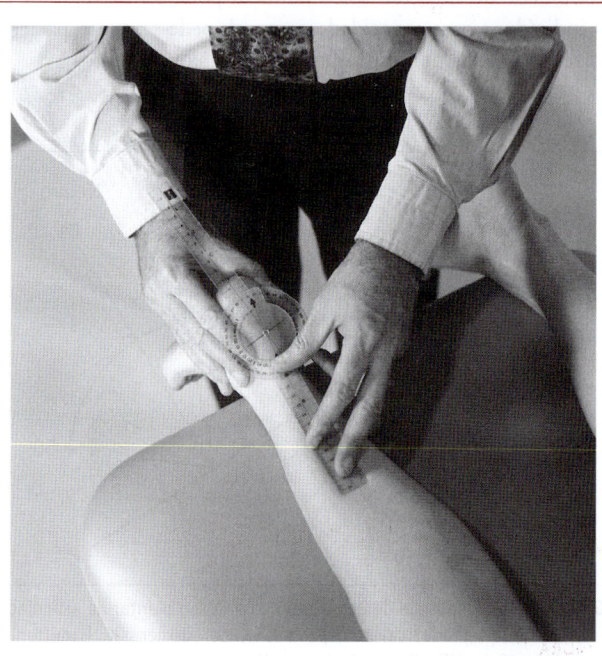

FIGURA 19-40 Eversão do tornozelo.

Movimento do hálux. O paciente é posicionado em supino, com a perna sustentada por um travesseiro, enquanto o fisioterapeuta fica de pé aos pés da mesa, de frente para ele. A extensão ativa do hálux é realizada e passivamente assistida sem dorsiflexionar o primeiro raio. De maneira geral, a quantidade de mobilidade posterior (dorsal) é classificada como: normal, hipomóvel ou hipermóvel. Embora esse método de avaliação seja comum, sua confiabilidade e validade não são satisfatórias.[126] A extensão do hálux ocorre principalmente na articulação MTF. Sua extensão passiva nessa articulação demonstra elevação do arco longitudinal medial (efeito molinete) e rotação externa da tíbia.[160] Essa extensão requer entre 55 e 90° na fase de apoio final,[161] dependendo do comprimento do passo, da flexibilidade do sapato e do ângulo de colocação do pé com o hálux para dentro/hálux para fora.[140] São considerados normais 45° de flexão da primeira articulação MTF e 90° de flexão da IF.[147]

Teste de força
Tornozelo

Músculos gastrocnêmio e plantar. Inicialmente, o teste de força da flexão plantar pode ser realizado sem sustentação de peso. Se nessas condições nenhuma fraqueza de flexão estiver aparente, um teste é realizado na posição funcional, de pé, com o joelho estendido e o pé oposto fora do solo (Fig. 18-55) *vídeo*. Tecnicamente, o calcanhar eleva-se na amplitude de movimento total enquanto de pé, com apoio em uma perna indicando 3/5 (fraco), com teste muscular com cinco elevações de calcanhar em apenas um membro indicando 4/5 (bom) e 10 elevações de calcanhar em apenas um membro indicando 5/5 (normal). A partir de um ponto de vista funcional, uma amplitude mais ampla de resultado pode, às vezes, ser mais útil. A Tabela 19-8 descreve um método alternativo de resultado.

Músculo sóleo. O sóleo produz flexão plantar da articulação do tornozelo, seja qual for a posição do joelho. Para determinar o funcionamento individual desse músculo como flexor plantar, o joelho é flexionado para minimizar o efeito do gastrocnêmio. O teste do sóleo é semelhante ao do gastrocnêmio, exceto que o paciente deve elevar o calcanhar unilateralmente, com algum grau de flexão do joelho. A capacidade de realizar 10 a 15 elevações dessa maneira é considerada normal, 5 a 9 é classificada como regular, 1 a 4, como fraca, e nenhuma, como não funcional. Alternativamente, o teste de força do sóleo pode ser realizado com o paciente em prono *vídeo*.

Músculo tibial anterior. O músculo tibial anterior produz o movimento de dorsiflexão e de inversão. O joelho deve permanecer flexionado durante o teste para permitir a dorsiflexão completa. O pé é posicionado em dorsiflexão e em inversão. A perna é estabilizada, e a resistência é aplicada à região dorsal medial da parte anterior do pé em flexão plantar e eversão (Fig. 19-41) *vídeo*.

Músculo tibial posterior. O músculo tibial posterior produz movimento de inversão em posição de flexão plantar. A perna é estabilizada na posição anatômica, com o tornozelo em leve flexão plantar. A resistência é aplicada à borda medial da parte anterior do pé em eversão e dorsiflexão (Fig. 19-42) *vídeo*.

TABELA 19-8 Teste funcional do pé e do tornozelo

Posição inicial	Ação	Teste funcional
De pé em uma perna	Dedos elevados e parte anterior dos pés fora do solo (dorsiflexão)	10 a 15 repetições: funcional 5 a 9 repetições: funcionalmente regular 1 a 4 repetições: funcionalmente fraco 0 repetições: não funcional
De pé em uma perna	Calcanhares elevados do solo (flexão plantar)	10 a 15 repetições: funcional 5 a 9 repetições: funcionalmente regular 1 a 4 repetições: funcionalmente fraco 0 repetições: não funcional
De pé em uma perna	Região lateral do pé elevada do solo (eversão de tornozelo)	5 a 6 repetições: funcional 3 a 4 repetições: funcionalmente regular 1 a 2 repetições: funcionalmente fraco 0 repetições: não funcional
De pé em uma perna	Região medial do pé elevada do solo (inversão de tornozelo)	5 a 6 repetições: funcional 3 a 4 repetições: funcionalmente regular 1 a 2 repetições: funcionalmente fraco 0 repetições: não funcional
Sentado	Puxar uma pequena toalha até a parte inferior dos dedos ou pegar e soltar um pequeno objeto (p. ex., lápis, bolinha de gude, bolas de algodão) (flexão dos dedos)	10 a 15 repetições: funcional 5 a 9 repetições: funcionalmente regular 1 a 4 repetições: funcionalmente fraco 0 repetições: não funcional
Sentado	Dedos elevados do solo (extensão dos dedos)	10 a 15 repetições: funcional 5 a 9 repetições: funcionalmente regular 1 a 4 repetições: funcionalmente fraco 0 repetições: não funcional

Dados de Palmer ML, Epler M: *Clinical Assessment Procedures in Physical Therapy.* Philadelphia: JB Lippincott, 1990.

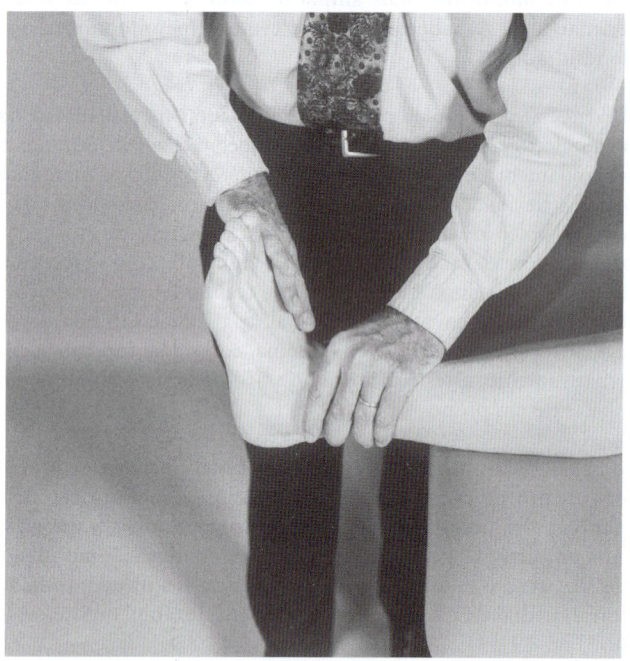

FIGURA 19-41 Teste manual do músculo tibial posterior.

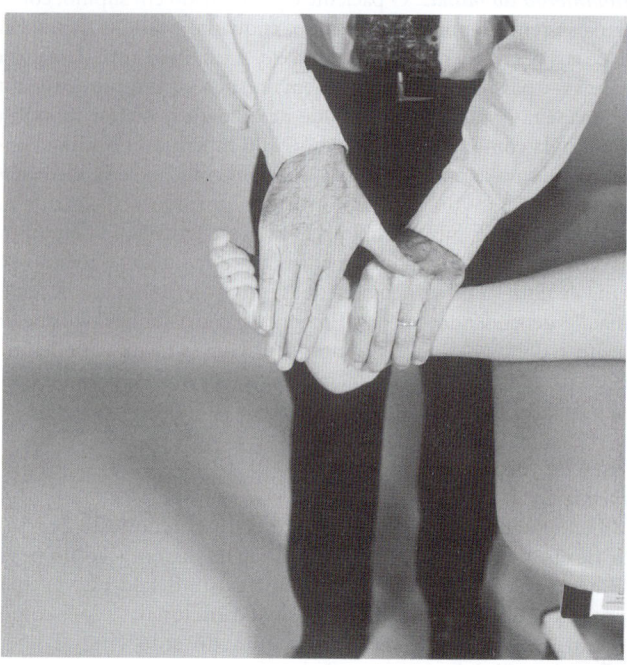

FIGURA 19-43 Teste manual do grupo muscular fibular.

Músculos fibulares longo, curto e terceiro. Os músculos do compartimento lateral 🎥 *vídeo* e o músculo fibular terceiro 🎥 *vídeo* produzem o movimento de eversão. O paciente é posicionado em supino, com o pé sobre a borda da mesa e o tornozelo na posição anatômica. A resistência é aplicada à borda lateral da parte anterior do pé (Fig. 19-43).

Dedos. Os graus para os dedos diferem do formato usual, porque a gravidade não é considerada.

0: Sem contração.
Com sinal ou 1: A contração muscular é palpada, mas não ocorre movimento.
Fraco ou 2: O paciente pode completar parcialmente a amplitude de movimento.
Regular ou 3: O paciente pode completar a amplitude do teste.
Bom ou 4: O paciente pode completar a amplitude do teste, mas pode ter menos resistência no lado do teste do que no lado oposto.
Normal ou 5: O paciente pode completar a amplitude de teste e tem resistência máxima no lado do teste, comparado ao lado normal.

Músculos flexores curto e longo do hálux. O músculo flexor curto 🎥 *vídeo* e o flexor longo do hálux 🎥 *vídeo* produzem flexão da articulação MTF e da IF. O pé é mantido na posição média. O primeiro metatarsal é estabilizado, e a resistência é aplicada abaixo das falanges proximal e distal do hálux com extensão do artelho.

Músculos flexores curto e longo dos dedos. Ambos os músculos produzem flexão da articulação IF. O movimento é testado com o pé na posição anatômica. Se o gastrocnêmio estiver encurtado, impedindo o tornozelo de assumir a posição anatômica, o joelho é flexionado. Os dedos podem ser testados ao mesmo tempo.

O pé é mantido na posição média e os metatarsais são estabilizados. A resistência é aplicada abaixo das falanges distal e proximal 🎥 *vídeo*.

Músculos extensores longo e curto do hálux. 🎥 *vídeo* Produzem o movimento de extensão das articulações IF e MTF. O pé é man-

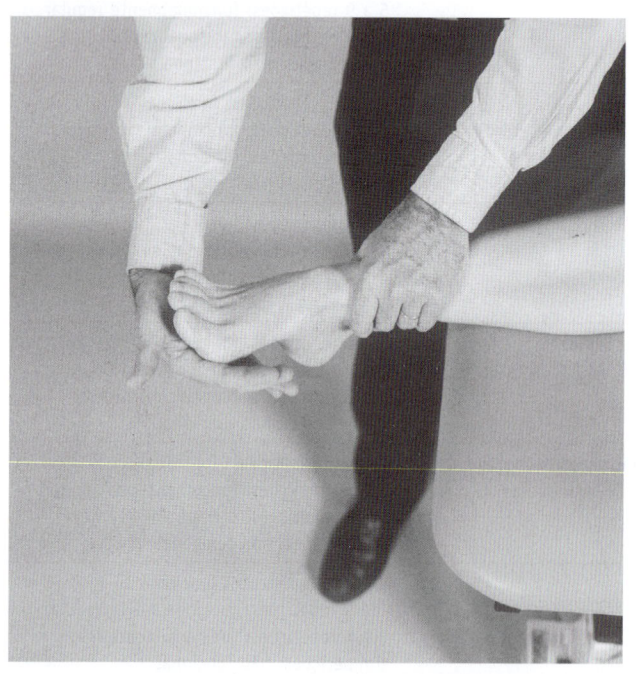

FIGURA 19-42 Teste manual do músculo tibial anterior.

tido em posição média. A resistência é aplicada ao dorso das duas falanges do primeiro dedo com ele em flexão.

Músculos extensores longo e curto dos dedos. Produzem o movimento de extensão das articulações MTF e IF dos quatro dedos laterais a partir de uma posição flexionada 🎬 *vídeo*. A resistência é aplicada à superfície dorsal das falanges proximal e distal com os dedos em flexão.

Músculos intrínsecos do pé. Para testar esses músculos, o paciente deve permanecer na posição supina ou sentada. Muitos indivíduos são incapazes de contrair de forma voluntária os músculos intrínsecos do pé individualmente.

Músculo abdutor do hálux. Os metatarsais são estabilizados e a resistência é aplicada da direção medial para a extremidade distal da primeira falange 🎬 *vídeo*.

Músculo adutor do hálux. Os metatasais são estabilizados e a resistência é aplicada na face lateral da falange proximal do primeiro dedo 🎬 *vídeo*.

Músculos lumbricais. Os quatro metatarsais laterais são estabilizados, e a resistência é aplicada às falanges médias e distais dos quatro dedos laterais.

Músculos interósseos plantares. Os três metatarsais laterais são estabilizados, e a resistência é aplicada às falanges média e distal.

Músculos interósseos dorsais e abdutor do dedo mínimo. Os metatarsais são estabilizados, e a resistência é aplicada:

▶ Interósseos dorsais: aplicada nas falanges média e distal.
▶ Abdutor do dedo mínimo: aplicada na face lateral da falange proximal do quinto dedo.

Testes funcionais
Testes subjetivos
Ferramenta de avaliação funcional da articulação do tornozelo (FAFAT). A FAFAT[162] é composta de 12 questões classificando a capacidade funcional do tornozelo (Tab. 19-9), as quais são baseadas nas ferramentas de avaliação previamente usadas para determinar o nível funcional do joelho.[163-165]

Índice de função do pé. Essa é uma medida de resultado funcional que consiste de três subseções: dor, incapacidade (Tab. 19-10) e atividade. Um estudo de Budiman-Mak e colaboradores[166] examinou a confiabilidade teste-reteste (coeficiente de correlação intra-avaliadores, CCI = 0,87), a consistência interna (0,96) e a validade de constructo e de critério do questionário.

Testes objetivos
Testes de sustentação de peso. Na sustentação de peso, com os pés fixos, o paciente deve ser solicitado a realizar o seguinte, enquanto o fisioterapeuta observa qualquer reprodução de dor ou de movimento anormal:

▶ *Sustentação de peso nas bordas do pé.* O paciente sustenta o peso nas bordas mediais dos pés enquanto mantém os joelhos estendidos. Ele sustenta peso nas bordas laterais dos pés enquanto mantém a extensão do joelho.

▶ *Elevação do calcanhar.* Além de ser um teste de triagem geral, a elevação do calcanhar também avalia a capacidade do arco medial de aumentar e produzir um arco supinado/invertido. Em condições normais, o tendão do tibial posterior inverte a parte posterior do pé quando o paciente eleva o calcanhar. Com função do tibial posterior fraca ou ausente, o paciente apenas rola sobre o lado externo do pé e demonstra capacidade reduzida de elevar unilateralmente o calcanhar.

▶ *Giro da parte inferior da perna.* Esse tipo de giro é usado para testar a capacidade do pé de supinar sobre o lado ipsilateral e sua capacidade de pronar sobre o lado contralateral.

Os resultados desses testes talvez não sejam úteis para formar um diagnóstico definitivo, mas podem ser a única maneira de reproduzir os sintomas do paciente, e, portanto, serão importantes na formação do mesmo.

Teste de apoio em uma única perna. A instabilidade crônica do tornozelo é uma consequência frequente após uma distensão lateral. A incapacidade de se apoiar em uma única perna está associada, de forma consistente, à instabilidade do tornozelo.[167]

Teste de equilíbrio de excursão em estrela. Teste clínico com o propósito de detectar déficits de desempenho funcional, associados a patologias na extremidade inferior em indivíduos saudáveis.[167] Consiste de uma série de tarefas de alcance da extremidade inferior em uma direção que desafia o controle, a resistência, a amplitude de movimento e a capacidade proprioceptiva dos pacientes. Quanto maior for o alcance do paciente com uma perna, enquanto estiver equilibrando-se na perna oposta, melhor será seu desempenho funcional. Com os pés descalços, deve-se permanecer de pé no centro de uma grade colocada no solo, com oito linhas estendendo-se em incrementos de 45°, a partir do centro.[168] Os pacientes devem continuar apoiando-se em uma única perna, enquanto estiverem tentando tocar com a outra linha mais distante possível e, em seguida, retornar para um apoio bilateral, enquanto mantêm o equilíbrio.[168] O teste deve ser repetido com a perna contralateral.

Exame funcional
Ver Tabela 19-8.

Mobilidade articular passiva
Os testes de mobilidade articular passiva avaliam os movimentos acessórios disponíveis entre as superfícies articulares. Essas mesmas técnicas podem ser utilizadas para aumentar o jogo articular usando vários graus de mobilização. Como acontece em qualquer outro complexo articular, a qualidade e a quantidade de movimento articular devem ser avaliadas para determinar o nível de envolvimento articular. Os testes de movimento do jogo articular devem ser realizados em ambos os lados para permitir a realização de comparações. O paciente é posicionado deitado.

Articulação tibiofibular distal. O fisioterapeuta segura a tíbia e a fíbula, cada osso com uma mão (Fig. 19-44). Enquanto a mão direita evita o movimento descendente do maléolo medial, a mão esquerda desliza a fíbula, anterior e posteriormente, em relação à

TABELA 19-9 Ferramenta de avaliação funcional da articulação do tornozelo (FAFAT)

1. Como você descreve o nível de dor que sente em seu tornozelo?
   _____ (0) Muito maior do que no outro tornozelo.
   _____ (1) Levemente maior do que no outro tornozelo.
   _____ (2) Igual em quantidade ao outro tornozelo.
   _____ (3) Levemente menor do que no outro tornozelo.
   _____ (4) Muito menor do que no outro tornozelo.
2. Como você descreve qualquer edema em seu tornozelo?
   _____ (0) Muito maior do que no outro tornozelo.
   _____ (1) Levemente maior do que no outro tornozelo.
   _____ (2) Igual em quantidade ao outro tornozelo.
   _____ (3) Levemente menor do que no outro tornozelo.
   _____ (4) Muito menor do que no outro tornozelo.
3. Como você descreve a capacidade de seu tornozelo quando caminha em superfícies irregulares?
   _____ (0) Muito menor do que no outro tornozelo.
   _____ (1) Levemente menor do que no outro tornozelo.
   _____ (2) Igual em capacidade ao outro tornozelo.
   _____ (3) Levemente maior do que no outro tornozelo.
   _____ (4) Muito maior do que no outro tornozelo.
4. Como você descreve a sensação total de estabilidade de seu tornozelo?
   _____ (0) Muito menos estável do que o outro tornozelo.
   _____ (1) Levemente menos estável do que o outro tornozelo.
   _____ (2) Igual em estabilidade ao outro tornozelo.
   _____ (3) Levemente mais estável do que o outro tornozelo.
   _____ (4) Muito mais estável do que o outro tornozelo.
5. Como você descreve a sensação total de força de seu tornozelo?
   _____ (0) Muito mais fraco do que o outro tornozelo.
   _____ (1) Levemente mais fraco do que o outro tornozelo.
   _____ (2) Igual em força ao outro tornozelo.
   _____ (3) Levemente mais forte do que o outro tornozelo.
   _____ (4) Muito mais forte do que o outro tornozelo.
6. Como você descreve a capacidade de seu tornozelo quando desce escadas?
   _____ (0) Muito menor do que a do outro tornozelo.
   _____ (1) Levemente menor do que a do outro tornozelo.
   _____ (2) Igual em quantidade ao outro tornozelo.
   _____ (3) Levemente maior do que a do outro tornozelo.
   _____ (4) Muito maior do que a do outro tornozelo.
7. Como você descreve a capacidade de seu tornozelo quando corre?
   _____ (0) Muito menor do que a do outro tornozelo.
   _____ (1) Levemente menor do que a do outro tornozelo.
   _____ (2) Igual em quantidade ao outro tornozelo.
   _____ (3) Levemente maior do que a do outro tornozelo.
   _____ (4) Muito maior do que a do outro tornozelo.
8. Como você descreve a capacidade de seu tornozelo de "cortar" ou mudar de direção quando corre?
   _____ (0) Muito menor do que a do outro tornozelo.
   _____ (1) Levemente menor do que a do outro tornozelo.
   _____ (2) Igual em quantidade ao outro tornozelo.
   _____ (3) Levemente maior do que a do outro tornozelo.
   _____ (4) Muito maior do que a do outro tornozelo.
9. Como você descreve o nível de atividade total de seu tornozelo?
   _____ (0) Muito menor do que o do outro tornozelo.
   _____ (1) Levemente menor do que o do outro tornozelo.
   _____ (2) Igual em quantidade ao outro tornozelo.
   _____ (3) Levemente maior do que o do outro tornozelo.
   _____ (4) Muito maior do que o do outro tornozelo.
10. Qual estado descreve melhor sua capacidade de sentir seu tornozelo começar a "girar"?
    _____ (0) Muito mais tarde do outro tornozelo.
    _____ (1) Um pouco mais tarde do outro tornozelo.
    _____ (2) Ao mesmo tempo que o tornozelo.
    _____ (3) Um pouco mais cedo do outro tornozelo.
    _____ (4) Muito antes do outro tornozelo.

(continua)

TABELA 19-9 Ferramenta de Avaliação Funcional da Articulação do Tornozelo (FAFAT) *(continuação)*

11. Comparado com o outro tornozelo, qual opção melhor descreve sua capacidade de resposta ao seu tornozelo começando a "girar"?
    _____(0) Muito mais tarde do que no outro tornozelo.
    _____(1) Um pouco mais tarde do que no outro tornozelo.
    _____(2) Ao mesmo tempo em que o outro tornozelo.
    _____(3) Um pouco mais cedo do que no outro tornozelo.
    _____(4) Muito mais cedo do que no outro tornozelo.
12. Após um incidente típico de seu tornozelo "girando", qual opção melhor descreve o tempo requerido para retornar à atividade?
    _____(0) Mais de dois dias.
    _____(1) 1 a 2 dias.
    _____(2) Mais de uma hora e menos de um dia.
    _____(3) 15 minutos a uma hora.
    _____(4) Quase imediatamente.

Dados de Rozzi SL, Lephart SM, Sterner R, et al.: *Balance training for persons with functionally unstable ankles.* J Orthop Sports Phys Ther 29:478-486, 1999.

TABELA 19-10 Subseção de incapacidade do índice de função do pé

A linha à direita de cada item representa o tipo de dificuldade que você teve durante a última semana realizando uma atividade por causa de sua condição do pé. No lado esquerdo está "Sem dificuldade" e, no direito, "Muito difícil, incapaz". Coloque uma marca vertical na linha para indicar quanta dificuldade você teve realizando cada atividade por causa de seus pés durante a última semana. Se não realizou nenhuma atividade durante esse período, escreva, nesse item, N/A.

Quanta dificuldade você tem ao realizar as seguintes atividades:

1. Caminhar ao redor de casa? _____ Sem dificuldade _____ Muito difícil, incapaz
2. Caminhar na rua em solo irregular? _____ Sem dificuldade _____ Muito difícil, incapaz
3. Caminhar quatro ou mais quarteirões? _____ Sem dificuldade _____ Muito difícil, incapaz
4. Subir escadas? _____ Sem dificuldade _____ Muito difícil, incapaz
5. Descer escadas? _____ Sem dificuldade _____ Muito difícil, incapaz
6. Ficar de pé na ponta dos dedos? _____ Sem dificuldade _____ Muito difícil, incapaz
7. Levantar de uma cadeira? _____ Sem dificuldade _____ Muito difícil, incapaz
8. Subir ou descer da calçada? _____ Sem dificuldade _____ Muito difícil, incapaz
9. Caminhar rápido ou correr? _____ Sem dificuldade _____ Muito difícil, incapaz

Subseção de dor do índice de função do pé

A linha à direita de cada item representa a quantidade de dor no pé que você sentiu durante a última semana em relação a várias questões. No lado esquerdo está "Sem dor" e, no direito, "Pior dor possível". Coloque uma marca vertical na linha para indicar como estava a dor no seu pé durante a última semana em resposta a cada uma das questões. Se determinada questão não se aplicar, escreva, nesse item, N/A.

Qual a gravidade da sua dor no pé:

1. Na fase pior? _____ Sem dor _____ Pior dor possível
2. Ao caminhar descalço? _____ Sem dor _____ Pior dor possível
3. Ao ficar de pés descalços? _____ Sem dor _____ Pior dor possível
4. Ao caminhar usando sapatos? _____ Sem dor _____ Pior dor possível
5. Ao ficar de pé usando sapatos? _____ Sem dor _____ Pior dor possível
6. No final do dia? _____ Sem dor _____ Pior dor possível
Escore: _____ _____ /15 = _____ %

tíbia. Para avaliar o movimento do componente tibial, a mão esquerda estabiliza a fíbula e o maléolo lateral, e a direita desliza a tíbia, anterior e posteriormente, em relação à fíbula.

Distração de eixo longo do tornozelo e do pé. O fisioterapeuta estabiliza o segmento proximal e aplica tração no segmento distal. Esse teste é realizado nas articulações talocrural (Fig. 19-45), subtalar (Fig. 19-46), MTF e IF.

Deslizamento ântero-posterior. Para testar o movimento anterior, o fisioterapeuta estabiliza a tíbia e a fíbula e leva o tálus e o pé para a frente (Fig. 19-47). Empurrar o tálus e o pé juntos em direção posterior sobre a tíbia e a fíbula (Fig. 19-48) testa o movimento na posterior.

Os deslizamentos ântero-posteriores também podem ser aplicados nas articulações mediotarsal, tarsometatarsal, MTF e IF.

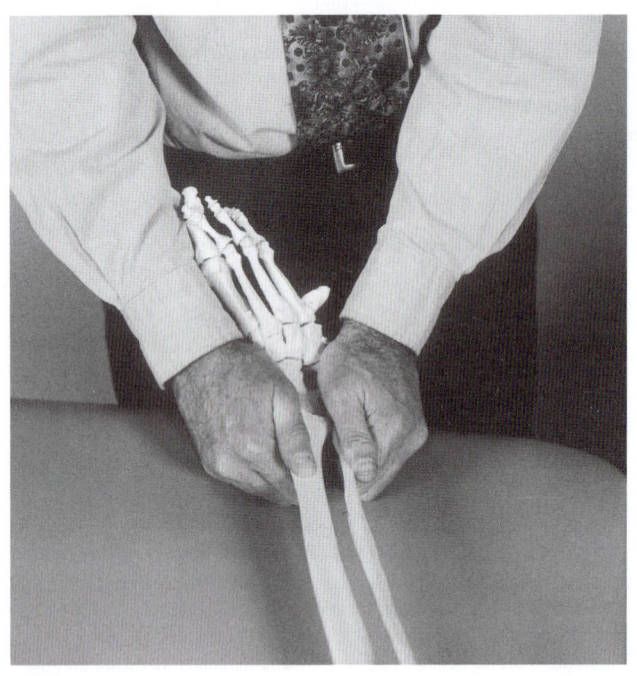

FIGURA 19-44 Teste de mobilidade da articulação tibiofibular distal.

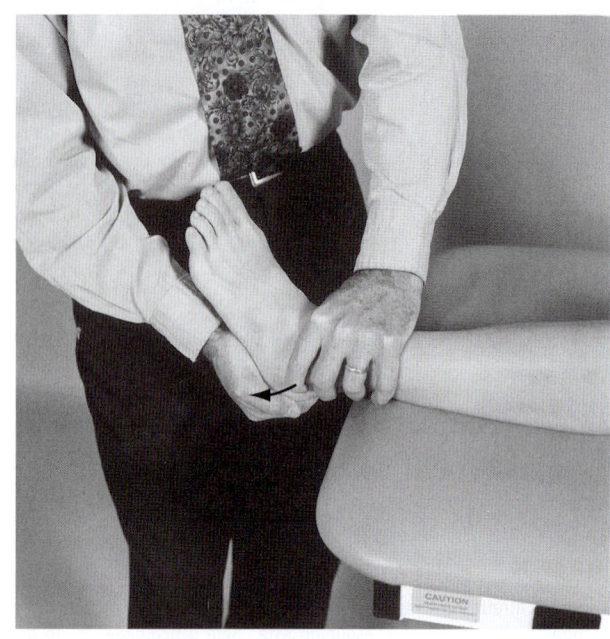

FIGURA 19-46 Distração de eixo longo da articulação subtalar.

Excursão tibial. Excursões tibiais em direções anteriores e posteriores ocorrem durante dorsiflexão e flexão plantar, respectivamente. Esse movimento pode ser avaliado na posição sem sustentação de peso. O calcâneo e o tálus são fixados contra uma superfície estável, e a tíbia e a fíbula são deslizadas na direção anterior e na posterior (Fig. 19-49).[86]

Abdução-adução (subtalar). O paciente é posicionado em supino, com o joelho levemente flexionado e apoiado por um travesseiro. O fisioterapeuta fica de pé aos pés da mesa, de frente para ele. Então, agarra a parte anterior do pé e coloca-o em adução (Fig. 19-50) e em abdução (Fig. 19-51). A quantidade e a qualidade dos movimentos em relação ao outro pé são comparadas. A

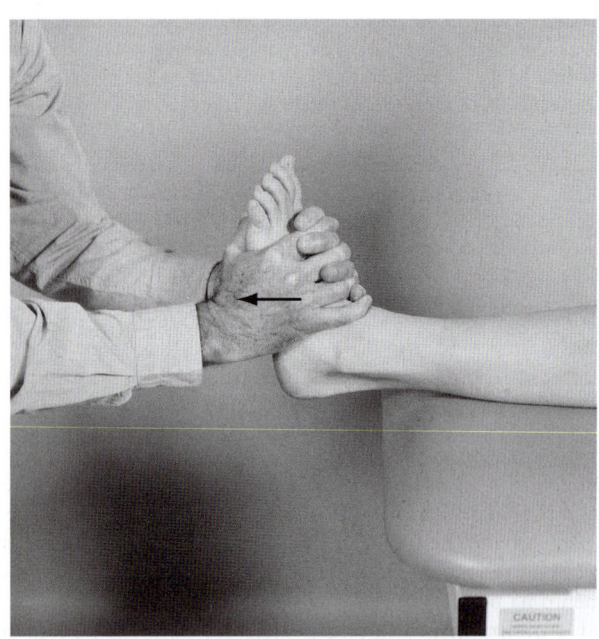

FIGURA 19-45 Distração de eixo longo da articulação talocrural.

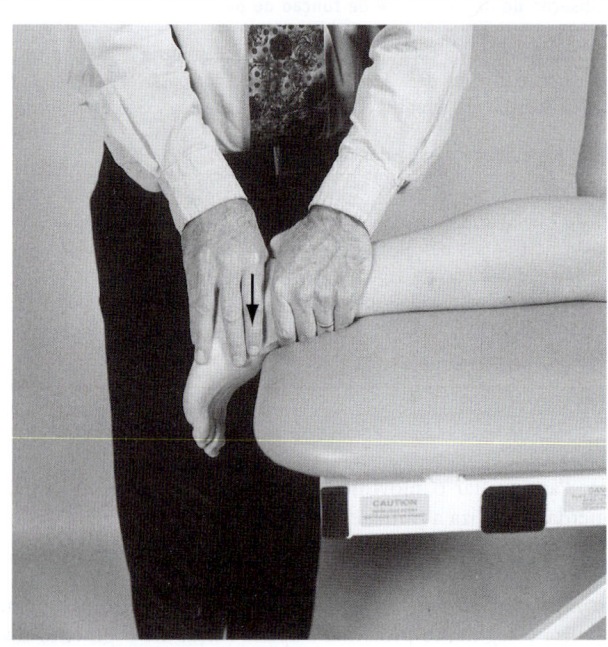

FIGURA 19-47 Deslizamento anterior.

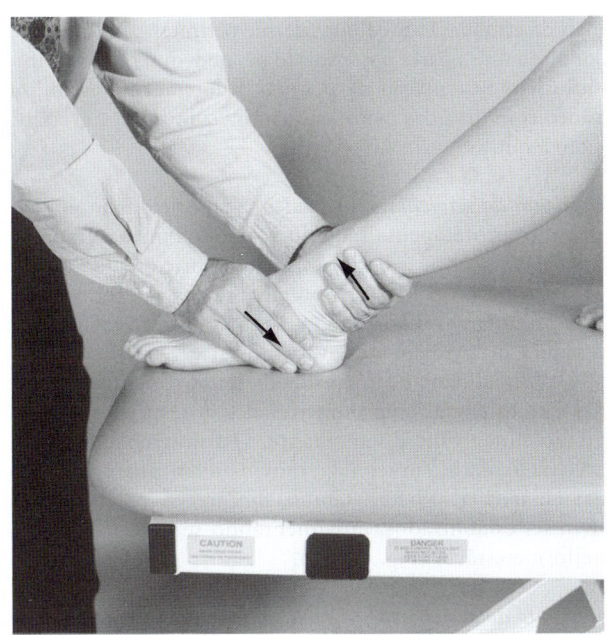

FIGURA 19-48 Deslizamento posterior.

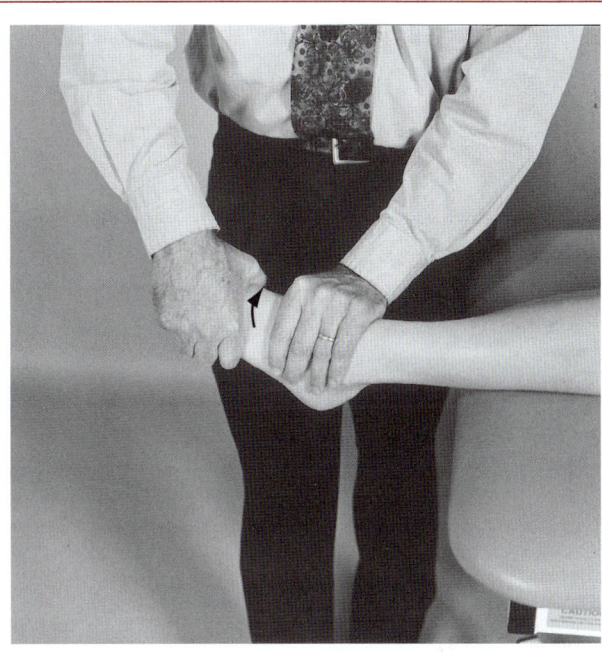

FIGURA 19-50 Adução da parte anterior do pé.

amplitude de adução costuma ser duas vezes a da abdução, cerca de 30 e 15°, respectivamente.[133]

Inversão-eversão do calcâneo. O movimento da articulação subtalar é extremamente importante para a função normal do pé. Uma perda de eversão faz com que a sustentação de peso ocorra ao longo da porção lateral da articulação do tornozelo.

O paciente é posicionado em supino, com o joelho levemente flexionado e apoiado por um travesseiro, enquanto o fisioterapeuta fica de pé aos pés da mesa, de frente para ele. O profissional segura o calcâneo com uma das mãos, enquanto a outra bloqueia o tálus. Sobre este, o calcâneo é passivamente invertido (varo) e evertido (valgo) (Fig. 19-52). A quantidade e a qualidade dos movimentos em relação ao outro pé são ob-

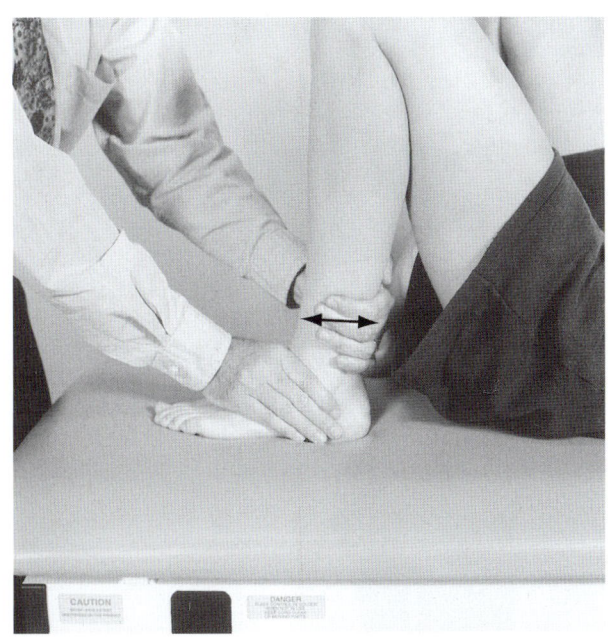

FIGURA 19-49 Excursão tibial.

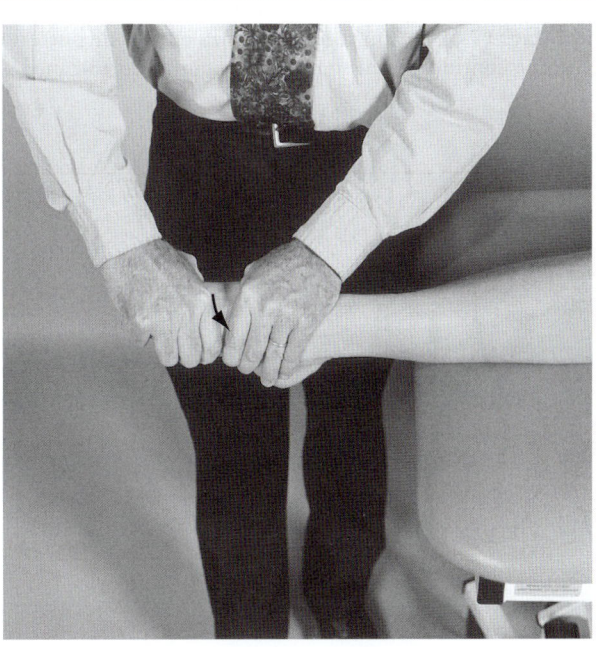

FIGURA 19-51 Abdução da parte anterior do pé.

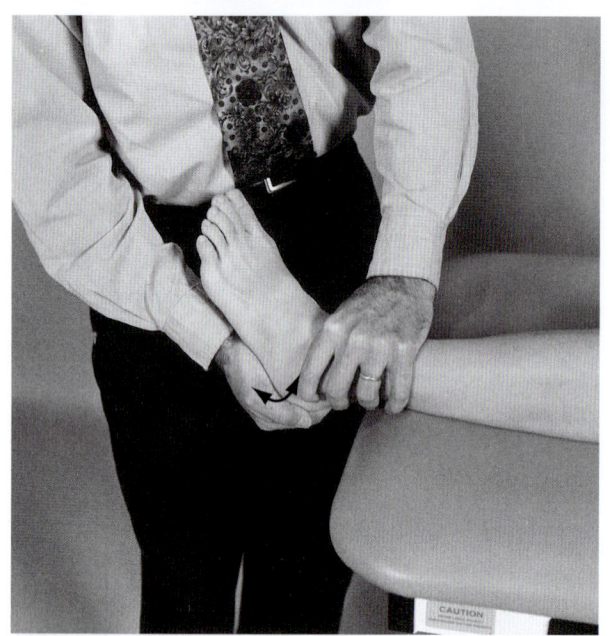

FIGURA 19-52 Inversão e eversão do calcâneo.

servadas. Embora existam algumas diferenças, em geral a eversão mede de 5 a 10°, enquanto a inversão mede em torno de 20 a 30°.[21,96,147]

Articulações tarsais transversas (talonavicular e calcaneocubóidea). O paciente se posiciona em supino com o joelho flexionado aproximadamente 60°, e o calcanhar repousando sobre a mesa. Usando uma das mãos, o fisioterapeuta segura e fixa o tálus e o calcâneo no nível do colo talar. A outra mão segura o navicular, usando o tubérculo navicular como ponto de referência (Fig. 19-53) e, em seguida, desliza o cuboide posteriormente (no sentido dorsal) ou sentido plantar do calcâneo.

Movimento da articulação mediotarsal. Os movimentos rotacionais da articulação mediotarsal, que permitem que a parte anterior gire sobre a parte posterior do pé, podem ser observados na posição sem sustentação de peso. O fisioterapeuta estabiliza o calcâneo com uma das mãos, enquanto faz inversão e eversão do pé com a outra.[86]

Movimento do navicular. O paciente é posicionado em supino, com o fisioterapeuta sentado aos pés da mesa, virado para o lado oposto. O pé a ser examinado é posicionado sobre um travesseiro ou no colo do fisioterapeuta. Este segura o pé e o tálus com uma das mãos, bloqueando este último. Com a outra, segura o navicular e move-o dorsal e ventralmente (Fig. 19-54). A qualidade e a quantidade de movimento são observadas e comparadas com o outro lado. O teste da articulação navículo-cuneiforme é semelhante. O fisioterapeuta segura e trava o navicular e, em seguida, movimenta o cuneiforme sobre o navicular (Fig. 19-55). Como alternativa, os cuneiformes podem ser estabilizados, movimentando-se o navicular para o cuneiforme estável (Fig. 19-56).

Movimento do cuneiforme. O paciente permanece deitado. Para testar o movimento intercuneiforme, o fisioterapeuta estabiliza um dos cuneiformes, enquanto movimenta o cuneiforme adjacente com a outra mão (Fig. 19-57).

Movimento do cuboide. O paciente é posicionado em prono, com o fisioterapeuta de pé aos pés da mesa. O joelho é flexionado e repousado sobre um travesseiro. Usando uma das mãos, o fisioterapeuta segura o calcâneo, bloqueando-o, enquanto com o polegar da outra mão, move o cuboide plantarmente (Fig. 19-58). A qualidade e a quantidade de movimento são observadas.

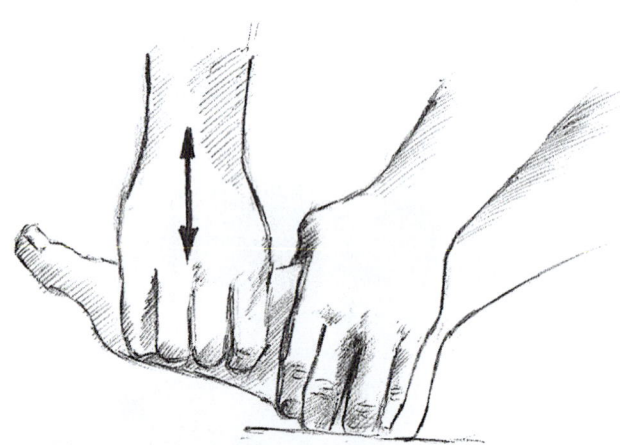

FIGURA 19-53 Teste de mobilidade das articulações tarsais transversas.

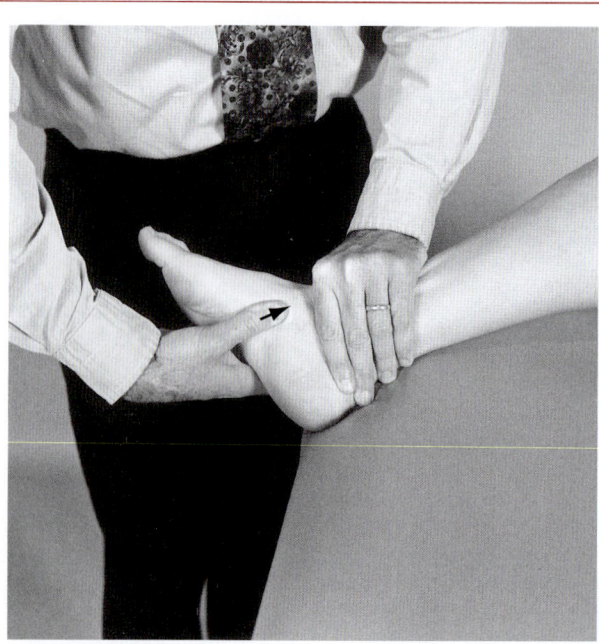

FIGURA 19-54 Movimento do navicular.

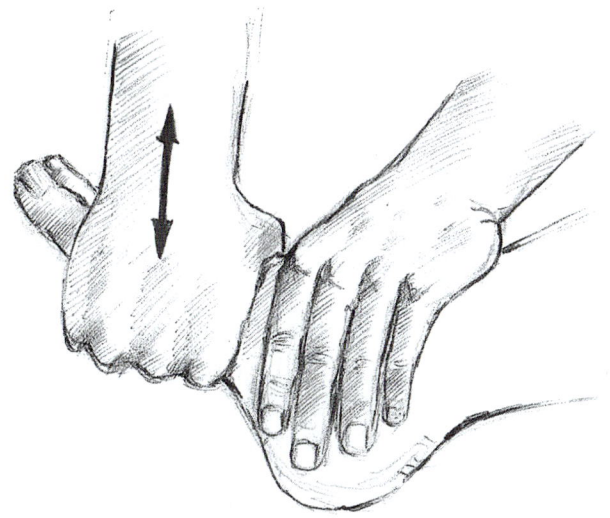

FIGURA 19-55 Teste de mobilidade das articulações navículo-cuneiformes.

Movimento cuneiforme-metatarsal e cubometatarsal. Os movimentos rotacionais de pronação e supinação dessas articulações são avaliados com o paciente em supino, com os joelhos flexionados e com o calcanhar repousando sobre a cama (Fig. 19-59). Para facilitar a estabilização, pode-se usar um saco de areia (Fig. 19-59). Usando a mão esquerda, o fisioterapeuta estabiliza os cuneiformes e o cuboide. Com a direita segura as diáfises metatarsais e aplica força rotacional no sentido plantar, em relação ao quinto metatarsal, para avaliar a supinação e a pronação posterior (dorsal).

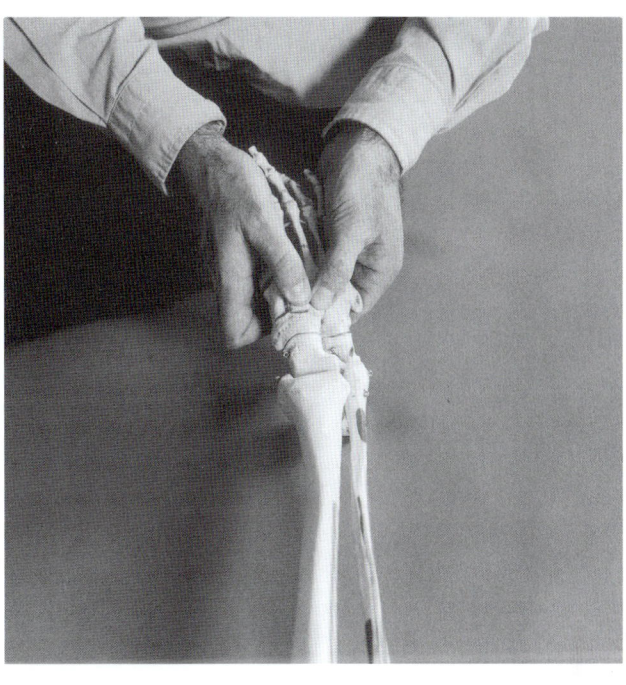

FIGURA 19-57 Teste de mobilidade das intercuneiformes.

Movimento da primeira articulação metatarsofalângica (primeiro raio). O paciente é posicionado em supino, com o fisioterapeuta aos pés da mesa virado para o lado oposto a ele. A seguir, segura e bloqueia a primeira articulação MTF, antes de segurar a primeira articulação metatarsal do hálux e movê-la em extensão e flexão (em direções dorsal e ventral, respectivamente) (Fig. 19-60). Para

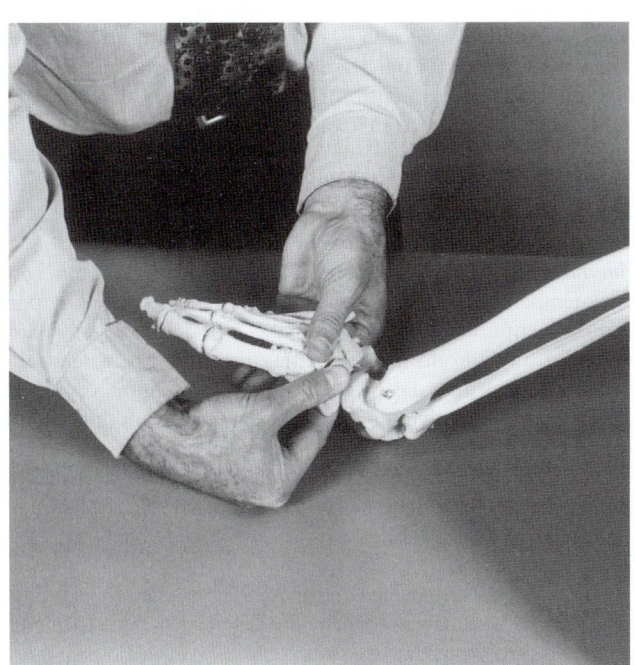

FIGURA 19-56 Método alternativo para testar a mobilidade das articulações navículo-cuneiformes.

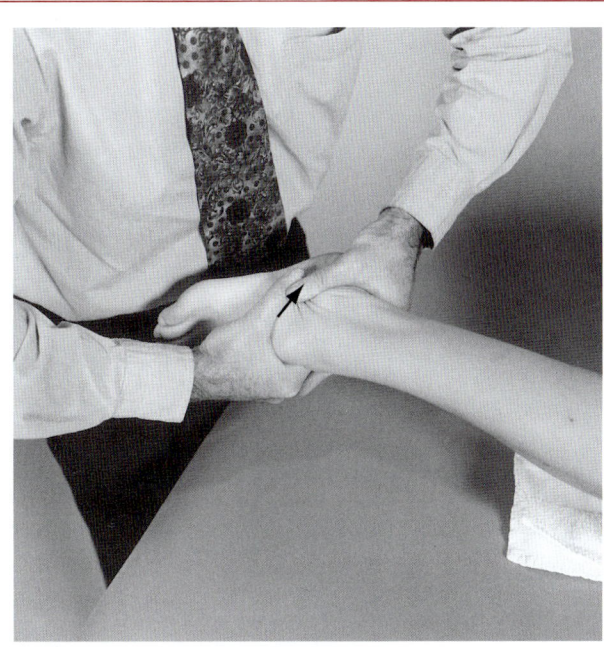

FIGURA 19-58 Movimento do cuboide.

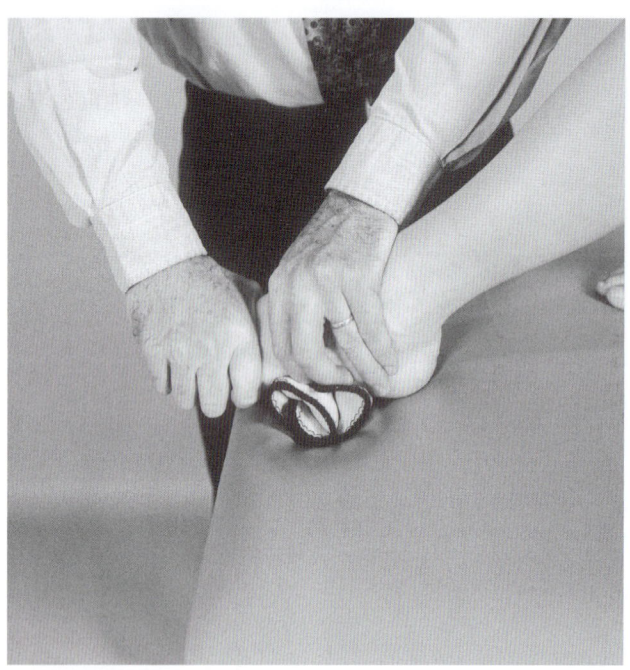

FIGURA 19-59 Teste de mobilidade dos movimentos cuneiforme-metartarsal e cubometatarsal.

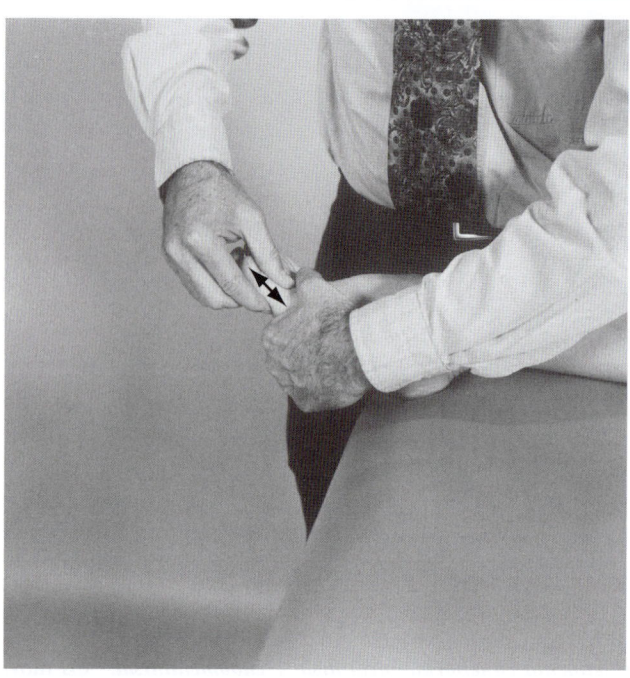

FIGURA 19-61 Distração e compressão do eixo longo da primeira articulação metatarsofalângica.

avaliar a capacidade capsular e articular, o fisioterapeuta pode aplicar, também, respectivamente, distração e compressão no eixo longo (Fig. 19-61).

A amplitude limitada pode resultar da combinação de fatores biomecânicos, como pronação excessiva ou restrição de deslizamento articular.[169] Para examinar a rotação conjunta dos metatarsais, o fisioterapeuta bloqueia o segundo metatarsal para avaliar o primeiro e bloqueia o terceiro para avaliar o segundo. A quantidade e a qualidade de movimento são observadas e comparadas com o outro lado.

Movimento do quinto metatarsal. O paciente é posicionado em prono, com o fisioterapeuta de pé ao lado da mesa. Usando uma das mãos, este segura o cuboide e estabiliza-o. Com a outra, segura o quinto metatarsal e move-o dorsal e ventralmente (Fig. 19-62). Para examinar o movimento rotatório do metatarsal, o fisioterapeuta bloqueia o quarto metatarsal e examina o movimento do quinto. Para examinar o movimento do quarto, o terceiro metatarsal é bloqueado. A qualidade e a quantidade de movimento são observadas e comparadas com o outro lado.

Movimento falângico. O paciente é posicionado em supino, com o fisioterapeuta sentado aos pés da mesa virado para o lado oposto do paciente. O pé a ser examinado é posicionado sobre um travesseiro no colo do fisioterapeuta, que segura o metatarsal e bloqueia-o com uma das mãos. Com a outra, segura a primeira falange que se articula com aquele metatarsal. Após aplicar leve tração, o fisioterapeuta examina os movimentos dorsal, ventral, de abdução, de adução e rotatório. A quantidade e a qualidade dos mesmos são observadas e comparadas com o outro lado.

Testes especiais

Os testes especiais são apenas confirmatórios e não devem ser utilizados de forma isolada para formar um diagnóstico. Seus resultados são usados junto com outros achados clínicos. A seleção para o uso desses testes está a critério do fisioterapeuta, sendo baseada na história completa do paciente. A fim de assegurar sua precisão, os dois lados devem ser testados para fazer a comparação.

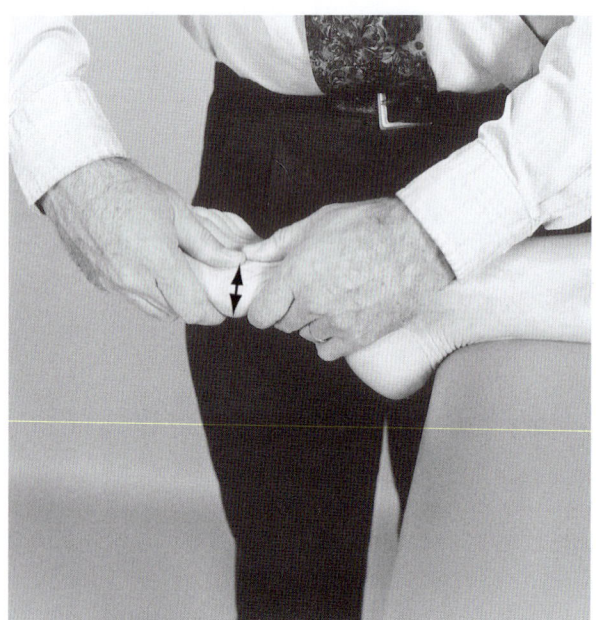

FIGURA 19-60 Movimento da primeira articulação metatarsofalângica.

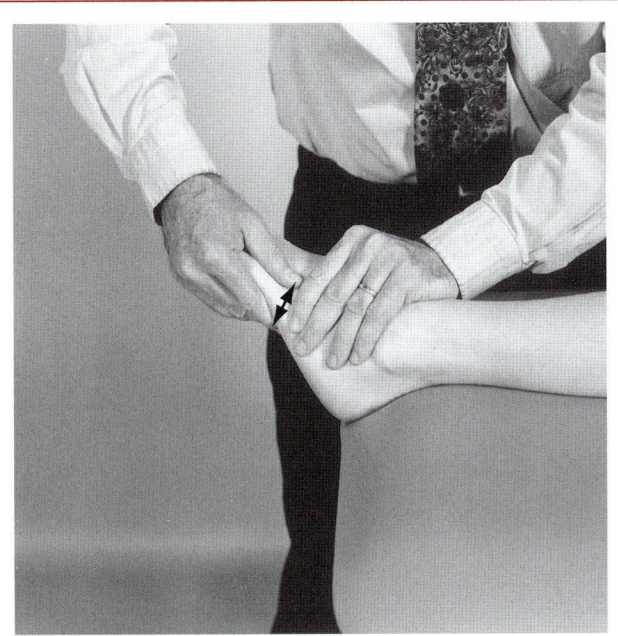

FIGURA 19-62 Movimento do quinto metatarsal.

Avaliação perimétrica do tornozelo. O fisioterapeuta necessita de um método confiável para medir o perímetro do tornozelo, após a ocorrência de uma lesão, para possibilitar a quantificação clínica do volume do edema. Há dois métodos para fazer esse tipo de avaliação:

▶ *Método da figura de oito.* O paciente deve permanecer sentado ou se posicionar em supino. O fisioterapeuta então coloca uma fita métrica entre o tendão do tibial anterior e maléolo lateral. A fita deve ser deslocada no sentido medial e colocada numa posição distal em relação à tuberosidade navicular. A seguir, o fisioterapeuta deve deslocar a fita ao longo do arco, colocando-a numa posição proximal ao quinto metatarsal. Dando continuidade ao processo, a fita deve ser deslocada pelo tendão do tibial anterior e ao redor do tornozelo, em um ponto distal ao maléolo medial, antes de ser deslocada ao longo do tendão do calcâneo e colocada em posição distal ao maléolo lateral, encontrando, finalmente, sua ponta inicial. Tatro-Adams e colaboradores[170] confirmaram que o método da figura de oito é uma ferramenta confiável para medir o perímetro do tornozelo.

▶ *Método volumétrico.* O paciente deve colocar o pé em um volumômetro cheio de água até tocar a parede frontal do instrumento com a ponta dos dedos. A seguir, o fisioterapeuta deve medir a quantidade de água deslocada.

Petersen e colaboradores realizaram um estudo para determinar a confiabilidade intra e interavaliadores dos dois métodos de avaliação em indivíduos com edema articular e chegaram à conclusão que havia alta confiabilidade interavaliadores nos métodos volumétrico (CCI = 0,99) e da figura de oito (CCI = 0,98). Além disso, o índice de confiabilidade intra-avaliadores também foi alto (CCIs = 0,98-0,99). Os autores concluíram que ambos os métodos eram confiáveis para medir edemas no tornozelo, embora tenham recomendado o método da figura oito porque é fácil de usar, economiza tempo e seu custo não é elevado. Entretanto, o método volumétrico é mais adequado para medir edemas difusos na extremidade inferior.

Testes de estresse ligamentar. O exame das estruturas ligamentares do tornozelo e do pé é essencial, não só por causa da grande diversidade destas, mas também por causa da estabilidade que elas fornecem. Resultados positivos para os testes de estabilidade ligamentar incluem movimento excessivo em comparação com o mesmo teste na extremidade não envolvida, dor (dependendo da gravidade) ou apreensão.

Encaixe/sindesmose

Teste da batida (clunk). O paciente é posicionado em supino, com o pé sobre a extremidade da mesa. O fisioteapeuta usa uma das mãos para estabilizar a perna na parte distal, enquanto segura com a outra o calcanhar e move o calcâneo medial e lateralmente (ver Fig. 19-52).[171] Um impacto pode ser sentido na medida em que o tálus bate na tíbia e na fíbula se houver aumento significativo do encaixe.[132]

Como alternativa, o paciente pode ser posicionado em supino, com o joelho flexionado até o ponto em que o tornozelo estiver na posição de dorsiflexão completa (ver Fig. 19-49). O fisioterapeuta aplica pressão excessiva em mais dorsiflexão segurando os côndilos femorais com uma das mãos e inclinando para baixo, em direção à mesa. Ele usa a outra mão para tracionar a tíbia (pernas) anteriormente. Como o tornozelo está em posição com atrito articular, nenhum movimento deve ser observado.

Teste pontual.[172,173] O teste pontual, também conhecido por teste de palpação, é utilizado para exercer pressão sobre a sindesmose tibiofibular distal anterior. O paciente deve ficar sentado ou em supino. O fisioterapeuta pressiona, de forma gradual, diretamente a região anterior da sindesmose tibiofibular distal. O teste é considerado positivo se o paciente sentir dor.

Manobra dorsiflexora.[173,174] A finalidade dessa manobra é forçar a porção anterior mais larga da cúpula talar localizada no encaixe do tornozelo, induzindo a separação da tíbia e da fíbula distal. O paciente deve sentar na borda da mesa, e, a seguir, o fisioterapeuta estabiliza sua perna com uma das mãos e, com a outra, movimenta passivamente o pé em dorsiflexão. A sensação de dor na sindesmose tibiofibular distal é um resultado positivo. Geralmente, ocorrem variações na manobra dorsiflexora, conhecidas por teste de compressão da dorsiflexão,[172] em indivíduos que movimentam a articulação talocrural em dorsiflexão extrema, durante a sustentação bilateral de peso. Além de solicitar ao paciente que observe a dor que sente nessa posição, o fisioterapeuta, com auxílio de um inclinômetro, deve verificar a posição da tíbia. A seguir, o paciente fica na posição ereta para que o profissional possa aplicar compressão mediolateral com as duas mãos sobre o maléolo da perna lesionada. Essa compressão deve ser mantida enquanto o paciente se movimenta novamente em dorsiflexão e informa se houve alguma alteração na dor no fim da amplitude em comparação com o movimento anterior. O resultado do teste é considerado positivo se houver redução na intensidade da dor no fim da amplitude ou aumento na amplitude de movimento em dorsiflexão.

Teste de salto com uma perna.[173,175] Para a realização desse tipo de teste, o paciente deve ficar de pé sobre a perna lesionada e saltar continuamente. Nussbaum e colaboradores[175] registraram casos de pacientes com lesões sindesmóticas que não conseguiam completar uma série de 10 saltos unilaterais repetidos, sem dor significativa. Entretanto, esse teste deve ser usado com muito cuidado, e somente quando outros testes especiais apresentarem resultados negativos, levando em consideração que implica na separação da sindesmose tibiofibular distal.[173]

Teste da perna cruzada.[173,176] Esse teste é uma simulação do teste de compressão (ver mais adiante) e tenta induzir a separação da sindesmose distal. O paciente deve sentar em uma cadeira e repousar a perna lesionada no joelho da perna não lesionada. O ponto de repouso deve ser aproximadamente o meio da panturrilha. A seguir, ele deve aplicar uma força suave sobre a região medial do joelho da perna em teste. A dor sentida na área de sindesmose distal sugere a presença de lesão. Talvez esse teste não seja aplicável em pacientes com patologia no joelho ou no quadril, considerando que possivelmente tenham dificuldade em ficar na posição necessária para realizá-lo. Os dados sobre a confiabilidade e a validade desse teste ainda não estão disponíveis.

Teste da batida no calcanhar.[173,177] O objetivo desse teste é forçar o tálus no encaixe, na tentativa de separar a sindesmose distal. O paciente deve sentar na borda da mesa, mantendo o tornozelo em posição de repouso na flexão plantar. O examinador, então, segura a sua perna com uma das mãos e aplica, com a outra, uma batida suave e firme com o punho no calcanhar. A força é aplicada no centro deste e alinhada com o eixo longo da tíbia. A dor sentida pelo paciente na sindesmose tibiofibular distal sugere a presença de lesão. Embora seja recomendado para ajudar a diferenciar entre distensão sindesmótica e distenção na parte lateral do tornozelo, esse teste não é específico para a distensão sindesmótica levando em consideração que também foi recomendado para avaliar a possível presença de fratura tibial por estresse.[178] Os dados sobre sua confiabilidade e validade ainda não estão disponíveis.

Teste da gaveta posterior. O teste da gaveta posterior também pode ser usado para avaliar a presença de instabilidade na articulação tibiofibular inferior. O paciente deve estar em supino, com o quadril e o joelho completamente flexionados para fornecer o máximo de dorsiflexão de tornozelo possível. Isso leva a parte anterior ampla do tálus de volta ao encaixe. Uma força de estabilização anterior é, então, aplicada na perna, e o pé e o tálus são deslocados posteriormente. Se a articulação tibiofibular inferior for estável, não haverá gaveta disponível; se houver instabilidade, haverá uma gaveta.

Teste de compressão (compressão tibiofibular distal). Nesse teste, o fisioterapeuta comprime entre o terço superior e o médio da perna em um ponto cerca de 15 a 20 cm abaixo do joelho (Fig. 19-63).[138] A dor sentida no terço distal da perna indica sindesmose de ajuste, caso a presença de fratura de tíbia e/ou fíbula, contusão da panturrilha ou síndrome do compartimento forem descartadas.[130,179]

Colaterais laterais. Os colaterais laterais resistem à inversão e são formados pelo conjunto que inclui o talofibular anterior, o calcaneofibular e o talofibular posterior. Uma função adicional dos ligamentos laterais do tornozelo é prevenir movimento varo excessivo, em especial durante a flexão plantar. Em flexão plantar extrema, o encaixe não estabiliza a parte anterior e mais larga do tálus, e o movimento em varo do tornozelo é, então, possível.

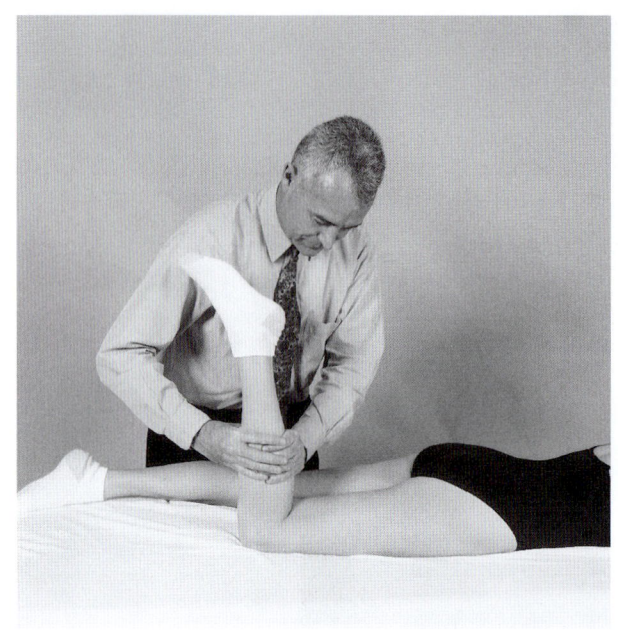

FIGURA 19-63 Teste de compressão.

Inclinação talar. O paciente é posicionado em supino e sua perna é estabilizada com a mão em garra lumbrical, enquanto a outra mão é posicionada sobre o encaixe e no colo do tálus, de modo que os dedos indicadores estejam juntos no ponto entre o fibular e o tálus. Então, o fisioterapeuta move o pé do paciente em flexão plantar e inversão total, sendo aplicada uma força na tentativa de aduzir (tracionar) o calcâneo, formando, assim, um intervalo na parte lateral do tornozelo (Fig. 19-64). Dor na região lateral do tornozelo com esse teste e/ou deslocamento (dependendo da gravidade) pode indicar distensão no ligamento.

Teste da gaveta anterior. O teste de estresse de gaveta anterior é realizado para estimar a estabilidade do LTFA.[28,180,181] Ele é realizado com o paciente sentado na extremidade da mesa ou deitado em supino com o joelho flexionado para relaxar os músculos gastrocnêmio-sóleo e o pé apoiado perpendicularmente à perna.[182,183] O fisioterapeuta usa uma das mãos para estabilizar a região distal da perna, enquanto a outra segura o calcanhar e posiciona o tornozelo em 10 a 15º de flexão plantar (Fig. 19-65). O calcanhar é puxado suavemente para a frente e, se o teste for positivo, o tálus, e com ele o pé, roda anteriormente para fora do encaixe do tornozelo, ao redor do ligamento deltoide intacto, que é o centro de rotação.

Esse teste tem confiança limitada, principalmente se for negativo, ou se for realizado sem anestesia na presença de defesa muscular.[184] Foi relatado que 4 mm de lassidão no LTFA, resultando de atenuação pós-traumática ou fibrose, produz gaveta anterior clinicamente aparente (2 mm é um intervalo normal).[185,186]

Sinal da ondulação. Outro sinal positivo para a ruptura do LTFA, se a dor ou o espasmo forem mínimos, é a presença de uma ondulação localizada na frente da ponta do maléolo lateral durante o teste da gaveta anterior.[187] Isso resulta da pressão negativa criada pelo movimento do tálus para a frente, que leva a pele para dentro no lado da ruptura do ligamento.[188] Esse sinal de ondula-

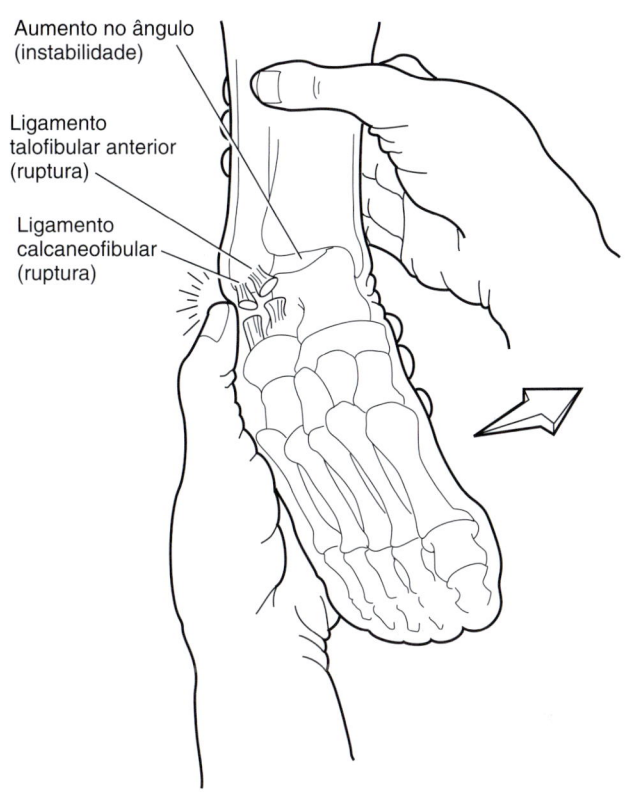

FIGURA 19-64 Teste de inclinação talar. (Reproduzida, com permissão, de Spivak JM, DiCesare PE, Feldman DS, Koval KJ, Rokito AS, Zuckerman JD: *Orthopaedics: A Study Guide*. New York: McGraw-Hill, 1999:168.)

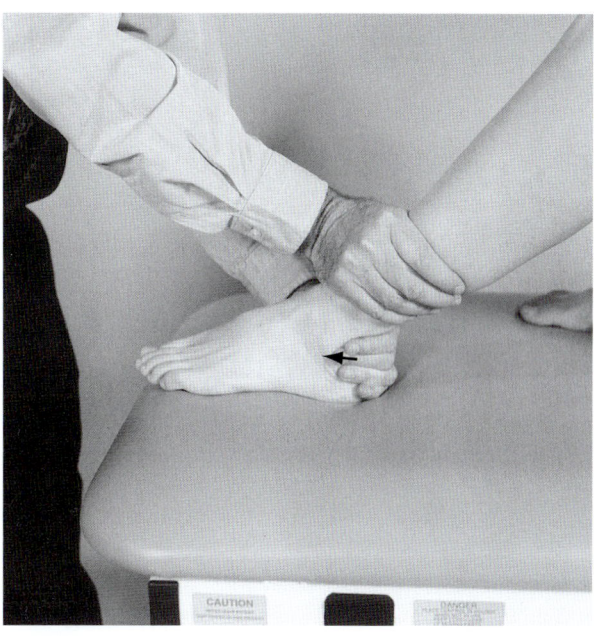

FIGURA 19-65 Teste da gaveta anterior.

ção também é visto com a ruptura combinada do LTFA e dos ligamentos calcaneofibulares.[187] Contudo, o sinal está presente apenas dentro das primeiras 48 horas após a lesão, devido ao hematoma organizado e reparo de tecido que bloqueia a comunicação entre a articulação e os tecidos subcutâneos.[187]

Ligamento calcaneofibular. A manobra de estresse em inversão é um teste que tenta avaliar a integridade do LCF.[180] O paciente é posicionado em supino. A perna é estabilizada com uma mão, enquanto a outra, em movimento, segura o calcanhar em forma de concha. O tornozelo é dorsiflexionado via calcâneo até um ângulo reto (dorsiflexão total não é praticável) e invertido. A adução e uma translação ântero-medial do calcâneo são, então, aplicadas, tendendo-se a produzir intervalo na lateral da articulação. Dor na região lateral do tornozelo com esse teste e/ou deslocamento (dependendo da gravidade) pode indicar distensão do ligamento.

Talofibular posterior. O paciente fica em prono ou em supino e a perna é agarrada ou o fibular estabilizado. A perna é estabilizada em rotação interna, e o pé é colocado em dorsiflexão total. O fisioterapeuta roda externamente o calcanhar/calcâneo, movendo, assim, a inserção talar do ligamento para longe do maléolo. Dor na região lateral do tornozelo com esse teste e/ou deslocamento (dependendo da gravidade) indica distensão do ligamento.

Colaterais mediais (complexo deltóideo). Os colaterais mediais têm a função de resistir à eversão. Devido a sua força, esses liga- mentos são, em geral, lesionados apenas como resultado de trauma importante.

Teste de Kleiger (rotação externa).[17,138,189] Avalia a integridade do complexo do ligamento deltoide, mas também envolve a sindesmose, se for produzida dor sobre os ligamentos tibiofibulares anterior ou posterior e a membrana interóssea.[179,190] Se esse teste for positivo, é necessária verificação adicional para determinar a origem dos sintomas.

O paciente senta com as pernas pendentes sobre a borda da mesa, com o joelho flexionado em cerca de 90º e o pé relaxado. O fisioterapeuta estabiliza a parte inferior da perna com uma das mãos e, usando a outra, roda o pé lateralmente (Fig. 19-66). Dor nas regiões medial e lateral do tornozelo e/ou deslocamento do tálus a partir do maléolo medial (dependendo da gravidade) com esse teste sugere ruptura do ligamento deltóideo. A dor sentida na região ântero-lateral da sindesmose tibiofibular distal é um sinal positivo de lesão sindesmótica.[172] Alonso colaboradores[172] registraram alguns dados que indicam que o teste de rotação externa é mais confiável que o de compressão e o de dorsiflexão-compressão nos diagnósticos de lesões sindesmóticas.

Teste de Thompson para ruptura do tendão do calcâneo. Nesse teste, o paciente é posicionado em prono ou ajoelhado, com os pés sobre a borda da mesa. Com o paciente relaxado, o fisioterapeuta aperta levemente o músculo da panturrilha (Fig. 19-67) e observa a produção de flexão plantar. A ausência desta indica ruptura completa do tendão do calcâneo.[191]

Teste de Patla para o tibial posterior.[159] O paciente é posicionado em prono, com o joelho flexionado em 90º. O fisioterapeuta estabiliza o calcâneo em eversão e o tornozelo em dorsiflexão com uma das mãos. Com a outra, toca a superfície plantar das bases do 2º, 3º e 4º metatarsais com o polegar, enquanto os dedos indi-

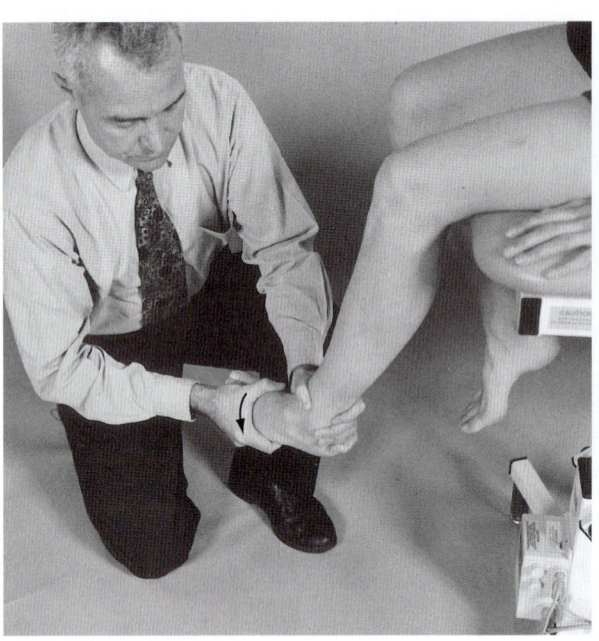

FIGURA 19-66 Teste de Kleiger.

cador e médio contatam a superfície plantar do navicular. A seguir, empurra o navicular e as cabeças metatarsais dorsalmente e compara a sensação de final do movimento e a resposta do paciente com o lado não envolvido. O resultado positivo é indicado pela reprodução dos sintomas.

Linha de Feiss.[192] É usado para avaliar a altura do arco medial, usando a posição navicular. Com o paciente sem sustentação de peso, o fisioterapeuta marca o ápice do maléolo medial e a região plantar da primeira articulação MTF e traça uma linha entre os dois pontos. O navicular é palpado na região medial do pé, e uma avaliação é feita quanto à posição do mesmo em relação à linha imaginária. O paciente fica, então, de pé, com os pés afastados cerca de 7,6 a 15,6 cm. Na sustentação de peso, o navicular costuma ficar sobre a linha ou muito próximo dela. Se cair um terço da distância até o solo, representa um pé plano de primeiro grau; se cair dois terços da distância, representa um pé plano de segundo grau; e se permanecer no solo, representa um pé plano de terceiro grau.

Sinal de "muitos dedos". O paciente fica de pé, em posição relaxada normal, enquanto o fisioterapeuta observa-o por trás. Uma quantidade maior de dedos será observada no lado envolvido em relação ao lado normal se o calcanhar estiver em valgo, a parte anterior do pé, abduzida, ou a tíbia, rodada externamente mais do que o normal (Fig. 19-28).[193]

Testes de estabilidade articular

Teste da queda navicular. Esse teste é um método pelo qual se avalia o grau em que o tálus se flexiona plantarmente no espaço sobre o calcâneo, que foi estabilizado pelo solo, durante a pronação da articulação subtalar.[194,195]

O fisioterapeuta palpa a posição do tubérculo navicular quando o pé do paciente não está sustentando peso, em repouso sobre o solo, com a articulação subtalar neutra. O fisioterapeuta tenta, então, quantificar o deslocamento inferior do tubérculo navicular enquanto o paciente assume 50% de sustentação de peso sobre o pé testado.[140] Uma queda navicular maior do que 10 mm da posição neutra para a posição de pé relaxada sugere colapso excessivo do arco longitudinal medial da pronação anormal.[195,196]

Esse teste foi considerado confiável intra-avaliadores, variando de CCI = 0,61 a 0,79, e interavaliadores, com CCI = 0,57.[140]

Oscilação talar.[197] É um teste de estabilidade para a articulação subtalar, realizado com o paciente posicionado em decúbito lateral, com quadril e joelho flexionados (Fig. 19-68). O fisioterapeuta senta sobre a mesa de costas para o paciente e coloca ambas as mãos à volta do tornozelo distalmente aos maléolos. A seguir, aplica uma leve força de distração no tornozelo antes de aplicar um movimento de oscilação no pé para cima e para baixo (ver Fig. 19-68). Um "estalo" deve ser sentido no final de cada um dos movimentos.

Rotação passiva do pé. Esse teste avalia a integridade das articulações mediotarsal e tarsometatarsal, nas quais o fisioterapeuta aplica um movimento rotacional. Na articulação mediotarsal, a fila proximal dos ossos tarsais (navicular, calcâneo e tálus) é estabilizada, e a fila distal (cuneiformes e cuboides) é rodada em ambas as direções. Na tarsometatarsal, a fila distal dos tarsais é estabilizada, e os metatarsais são girados em ambas as direções.

Estado vascular

Sinal de Homans. O paciente é posicionado em supino, com os joelhos estendidos. O fisioterapeuta estabiliza a coxa com uma das mãos e dorsiflexiona passivamente o tornozelo do paciente com a outra. Com o uso dessa manobra, a dor na panturrilha indica presença do sinal de Homans positivo para tromboflebite da veia profunda, principalmente se houver sinais associados, incluindo palidez e edema na perna e perda da artéria dorsal do pé.

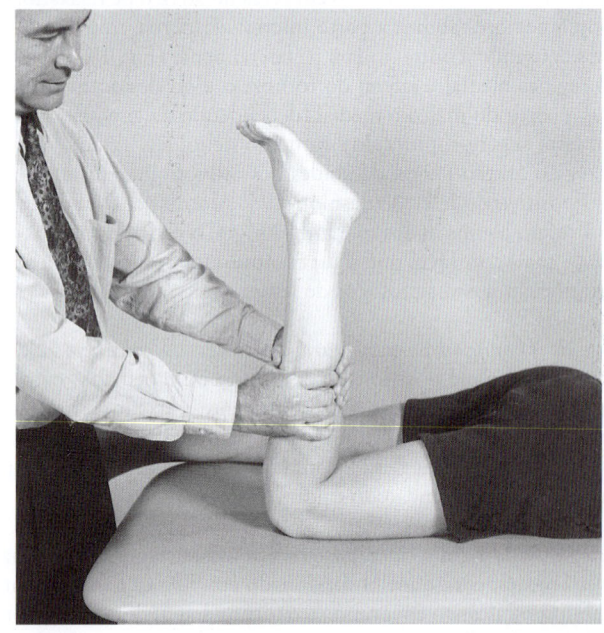

FIGURA 19-67 Teste de Thompson.

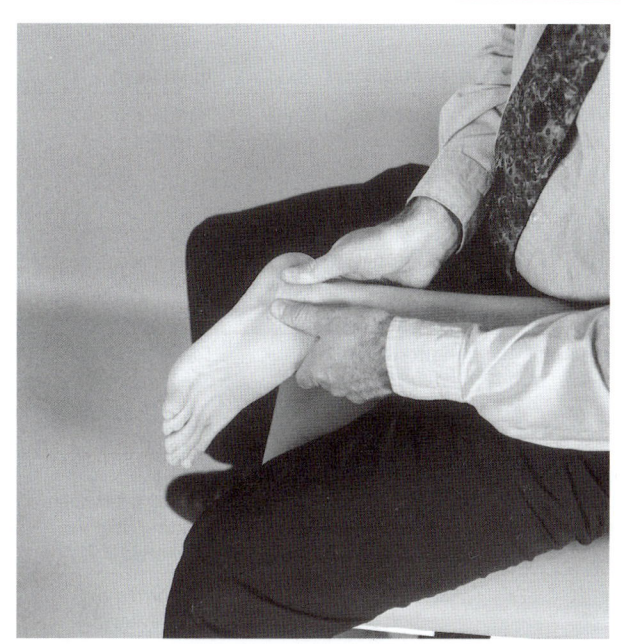

FIGURA 19-68 Teste de oscilação talar.

Teste de Buerger. O paciente é posicionado em supino, com o joelho estendido, e o fisioterapeuta eleva a sua perna para cerca de 45° e a mantém assim por, no mínimo, três minutos. A descoloração do pé é positiva para circulação arterial fraca, especialmente se, quando o paciente senta com as pernas na borda da mesa, leva de 1 a 2 minutos para a coloração do membro ser restaurada.

Artéria dorsal do pé. A artéria dorsal do pé pode ser palpada lateralmente ao tendão do extensor longo do hálux sobre o dorso do pé (ver Fig. 19-35).

Testes neurológicos. O teste sensorial, motor e reflexo aplicável deve ser executado se há suspeita de distúrbio relacionado a uma raiz nervosa espinal (L4-S2) ou ao nervo periférico. Uma causa neurológica de dor no pé deve ser avaliada, em especial se for persistente. O paciente, em geral, queixa-se de dor fracamente localizada que é agravada pela atividade, mas pode ocorrer também em repouso. Qualquer diferença na sensação entre as extremidades deve ser observada e mapeada de forma detalhada usando um objeto pontiagudo. As inervações segmentares e periféricas são listadas no Capítulo 2. Reflexos comuns testados nessa área são o reflexo calcâneo (S1-S2) e o reflexo tibial posterior (L4-L5). As patologias específicas associadas à compressão nervosa periférica são descritas na seção "Estratégias de intervenção".

Os reflexos patológicos (Babinski e Oppenheim), testados quando há suspeita de lesão no neurônio motor superior, são descritos no Capítulo 2.

Teste de Morton.[198] O paciente é posicionado em supino. O fisioterapeuta segura o pé em torno das cabeças metatarsais e comprime-as juntas. Com essa manobra, a reprodução da dor indica neuroma ou fratura por estresse.

Teste de Duchenne.[198] O paciente é posicionado em supino, com as pernas retas. O fisioterapeuta empurra através da sola a primeira cabeça metatarsal e pressiona o pé em dorsiflexão. O paciente é solicitado a realizar flexão plantar com o pé. Se a borda medial dorsiflexiona e não oferece nenhuma resistência enquanto a lateral faz flexão plantar, é possível que exista uma lesão do nervo fibular superficial ou uma lesão da raiz nervosa L4, L5 ou S1.

Sinal de Tinel. Existem duas localizações à volta do tornozelo onde o sinal de Tinel pode ser observado. O ramo tibial anterior do nervo fibular profundo pode ser examinado sobre a região anterior do tornozelo. O nervo tibial posterior pode ser visto atrás do maléolo medial. Formigamento ou parestesia com esse teste é considerado um achado positivo.

Estudos de imagem

Radiografia. A sensibilidade óssea na porção posterior dos 6 cm inferiores da fíbula ou da tíbia e a incapacidade de sustentar peso imediatamente após a lesão são indicações para obter-se radiografias, a fim de descartar fratura do tornozelo.[199-201]

Se há sensibilidade óssea sobre o navicular e/ou o quinto metatarsal, bem como incapacidade de sustentar peso imediatamente após a lesão, é necessário tirar radiografias do pé.[199-200]

O valor dos roentgenogramas (ver Cap. 31) de estresse é um tópico controverso, embora possam ser úteis na avaliação do tornozelo deslocado.[16,129] As imagens a serem obtidas incluem inversão para avaliar a inclinação talar e o estresse com tração anterior. A precisão desses testes aumenta com o uso de anestesia local e a comparação com o tornozelo não envolvido.

O teste de tração anterior é feito com uma visão lateral do tornozelo em posição neutra enquanto se tenta transferir manualmente o pé anteriormente em relação à perna.[16,129] A translação do plano sagital do tálus em relação à tíbia é medida. Quando comparada com o mesmo pé, porém sem aplicar estresse, subluxação anterior de mais de 3 mm indica lesão do LTFA.[202]

O teste de inclinação talar é usado muito mais vezes, considerado mais confiável. Nesse exame, um encaixe ou visão AP do tornozelo mantido em posição neutra com leve flexão plantar com estresse de inversão aplicado ao pé é obtido.[16,129] O ângulo a ser medido é aquele formado por uma linha em paralelo ao osso subcondral da tíbia distal e do tálus proximal. É consenso que um teste de inclinação talar positivo ocorre quando o tornozelo lesionado possui ângulo tibiotalar estressado de 5°[203] a 15°[204] maior do que o lado não envolvido. Contudo, o número absoluto de graus não é tão importante quanto a instabilidade funcional do paciente, pois lassidão nem sempre significa instabilidade.[16,129]

Outras técnicas de imagem incluem artrografia, tenografia fibular e imagem por ressonância magnética (IRM).

Avaliação

Imediatamente após a realização do exame, porém depois do registro dos achados clínicos, o fisioterapeuta deve determinar um diagnóstico específico ou uma hipótese de trabalho, com base no resumo de todos os achados. O diagnóstico pode ser relacionado à estrutura (diagnóstico médico) (Tab. 19-11) ou basear-se em padrões práticos preferenciais, de acordo com o *Guide to Physical Therapist Practice.*

TABELA 19-11 Diagnóstico diferencial de causas comuns de dor na perna, no pé e no tornozelo

Condição	Idade do paciente (anos)	Mecanismo da lesão	Área dos sintomas	Sintomas agravados por	Observação
Distenção no gastrocnêmio	20-40	Excesso repentino de carga	Parte superior da panturrilha	Elevação do calcanhar	Marcha antálgica
Fasciite plantar	20-60	Gradual, sem causa conhecida	Sola do pé (sob o calcanhar)	Sustentação de peso, especialmente nos primeiros momentos da manhã	Arcos achatados Pé pronado
Tendinite do calcâneo	20-40	Uso excessivo posterior do tornozelo	Parte posterior do tornozelo	Saltos e corridas	Edema de menor importância na parte
Tendinite tibial posterior	20-40	Uso excessivo do pé pronado	Parte medial do tornozelo, ao longo do tendão	Atividades envolvendo flexão plantar com sustentação de peso	Possível edema peritendíneo sobre a parte medial do tornozelo
Neuroma de Morton	40-60	Gradual, sem causa conhecida	Sola do pé	Sustentação de peso	Pé pronado Arcos achatados
Bursite retrocalcânea	Varia	Irritação direta da bolsa, geralmente causada pelo tipo de calçado	Parte posterior do pé	Fricção	Possível edema e eritema da parte posterior do pé
Tendinite tibial anterior	15-45	Uso excessivo	Perna inferior anterior	Atividades envolvendo dorsiflexão repetitiva	Nada consta
Síndrome do túnel do tarso	25-50	Pós-traumático, neoplásico, inflamatório, caminhada rápida e pesada retenção de fluidos, mecânica anormal do pé/tornozelo ou deformidade do pé em valgo	Maléolo medial, distribuição do nervo tibial posterior até a perna ou para baixo no arco medial, e superfície plantar do pé e dos dedos	Pronação dinâmica excessiva nas caminhadas e nas corridas	Pé pronado, pé plano e possível edema
Entorse na parte média do pé no pé	15-40	Esportes de aterrisagem de impacto quando na posição fixa	Parte média do pé	Caminhar na ponta dos dedos	Geralmente sem nenhuma observação
Síndrome do estresse tibial medial	15-30	Uso excessivo	Parte anterior inferior da perna Parte póstero-medial inferior da perna	Exercícios envolvendo a extremidade inferior	
Fratura do metatarsal por estresse	15-45	Uso excessivo	Parte anterior do pé	Atividades de sustentação de peso	Possível edema sobre o local da fratura
Referida	Varia	Os sintomas podem ser referidos a partir da coluna lombar, dos quadris ou dos joelhos, ou de doenças sistêmicas como o diabete melito (DM), espondiloartropatia (síndrome de Reiter)	Pode ser dermatômica se o nervo espinal estiver envolvido; semelhante a estocadas no caso de DM; e calcanhares bilaterais no caso da síndrome de Reiter	Atividades não relacionadas ao pé e ao tornozelo; sem relação com atividades	Varia, mas pode não ser observada

ADMA	ADMP	Resistida	Testes especiais	Sensibilidade à palpação
Dorsiflexão dolorosa e limitada	Dor com excesso de pressão na dorsiflexão Amplitude restrita de dorsiflexão com o joelho estendido	Dor com flexão plantar		Da parte intermediária até a parte superior da panturrilha
Dor total e sem dor	Dor com excesso de pressão na extensão do hálux	Fraqueza intrínseca do pé	Pressão aplicada sobre o local da inserção fascial plantar do calcâneo	Região plantar do calcanhar
Dorsiflexão dolorosa e limitada	Dor com excesso de pressão na dorsiflexão Amplitude restrita de dorsiflexão com o joelho estendido	Dor com flexão plantar		Parte posterior do tornozelo
Dor na eversão Dor na flexão plantar	Dor com excesso de pressão na eversão Dor com o excesso de pressão na flexão plantar	Dor na inversão resistida com o pé flexionado na posição plantar	Exclusão da hipótese de cisalhamento com a simetria de elevação do calcanhar	Parte medial do tornozelo
Dor total e sem dor	Dor com excesso de pressão na extensão do dedo	Forte e sem dor		Espaços entre os dedos
Geralmente sem nenhuma observação	Geralmente sem nenhuma observação	Geralmente sem nenhuma observação	Palpação	Imediatamente acima do local de inserção do tendão do calcâneo sobre o calcâneo
Dor combinada com flexão plantar e inversão	Dor com excesso de pressão na flexão plantar	Dor na flexão plantar		Parte inferior ântero-lateral da perna
Dor total e sem dor	Dor com flexão plantar extrema e eversão	Flexão fraca do dedo (tardia)	Sinal de Tinel positivo sobre o túnel do tarso	Geralmente não há sensibilidade
Geralmente sem nenhuma observação	Geralmente sem nenhuma observação	Geralmente sem nenhuma observação	Sustentação de peso lateral e radiografias anteriores e posteriores	Sensibilidade generalizada na parte média do pé
Dor combinada com flexão plantar e inversão	Dor total e sem dor	Dor com flexão plantar. Dor na eversão		Parte póstero-medial da panturrilha
Geralmente sem nenhuma observação	Geralmente sem nenhuma observação	Geralmente sem nenhuma observação	Palpação, ultrassom, diapasão, varredura óssea, ressonância magnética e tomografia computadorizada	Ponto máximo de sensibilidade sobre o osso, no local da fratura
Geralmente sem nenhuma observação	Geralmente sem nenhuma observação	Geralmente sem nenhuma observação, porém pode haver presença de fraqueza se o nervo espinal estiver envolvido	Sensação, reflexos do tendão profundo testes laboratoriais	Sensibilidade na articulação no caso de espondiloartropatia

Estratégias de intervenção

Devido à natureza integrada do pé e do tornozelo em atividades funcionais, a reabilitação pode ser organizada em torno de um esquema comum para a maioria das patologias nessa região.[205]

As técnicas para aumentar a mobilidade articular e a extensibilidade do tecido mole são descritas na seção "Técnicas terapêuticas".

Fase aguda

Os objetivos durante a fase aguda incluem:

- Diminuir a dor, a inflamação e o edema.
- Proteger a área afetada de uma nova lesão.
- Restabelecer a amplitude de movimento livre de dor.
- Prevenir a atrofia muscular.
- Aumentar a tolerância à sustentação de peso.
- Aumentar o controle neuromuscular.
- Manter os níveis de condicionamento físico.
- Alcançar a independência do paciente com um programa de exercícios domiciliares.

O controle da dor, da inflamação e do edema é feito por meio da aplicação dos princípios de PRICEMEM (*p*roteção, *r*epouso, *g*elo, *c*ompressão, *e*levação, *t*erapia *m*anual, *m*ovimento *i*nicial e *m*edicamentos). Gelo de 20 a 30 minutos de 3 a 4 vezes por dia, anti-inflamatórios não esteroides (AINEs) ou aspirina ajudam na redução da dor e do edema.

O tornozelo lesionado deve ser posicionado e sustentado na quantidade máxima de dorsiflexão permitida pela dor e efusão, quando apropriado. Isso coloca a articulação em sua posição com atrito articular ou posição de maior congruência,[206] o que permite menor distensão capsular e efusão articular resultante. Com as luxações do tornozelo, essa posição produz a aproximação das extremidades do ligamento rompido em lesões de Grau III para reduzir a quantidade de aberturas na cicatriz, e reduz a tensão nos ligamentos lesionados de Graus I e II.[16,129]

Os meios pelos quais a articulação é sustentada ou protegida durante essa fase variam, dependendo da gravidade da lesão, das necessidades individuais do paciente e de sua condescendência antecipada com quaisquer restrições impostas pelo fisioterapeuta.[16,129] Por exemplo, luxações leves ou moderadas do tornozelo (Graus I e II) podem ser prontamente sustentadas pelo uso de bandagem elástica, tira adesiva de Gibney aberta (com ou sem incorporação de coxim de feltro), fita[207-212] ou algum tipo de estribo termoplástico, como um *Air Cast* (ver a próxima seção).[213, 214] Uma das principais vantagens desse tipo de imobilização é que a dorsiflexão e a flexão plantar protegidas e livres de dor são permitidas, enquanto a inversão e a eversão são minimizadas.

Para aumentar a amplitude de movimento, o fisioterapeuta pode executar alongamentos capsulares suaves e mobilizações articulares de Graus I ou II. Os exercícios nessa fase incluem alongamentos com toalhas 🎥 *vídeo* (Fig. 19-69), círculos 🎥 *vídeo* e bombas 🎥 *vídeo* de tornozelo, exercícios de sistema de plataforma biomecânico de tornozelo de nível inferior (BAPS) (Fig. 19-70), exercícios ativos e ativos assistidos em planos retos (flexão plantar, dorsiflexão, inversão e eversão) e planos de facilitação neuromuscular proprioceptiva (FNP). Exercícios para os intrínsecos do pé incluem dobrar os dedos do pé com uma toalha 🎥 *vídeo* (Fig. 19-71) ou fazer o paciente pegar bolas de gude com os dedos do pé e colocá-las em um pequeno recipiente 🎥 *vídeo*.

Exercícios isométricos dentro da tolerância de dor e amplitude de movimento livre de dor são iniciados para todos os movi-

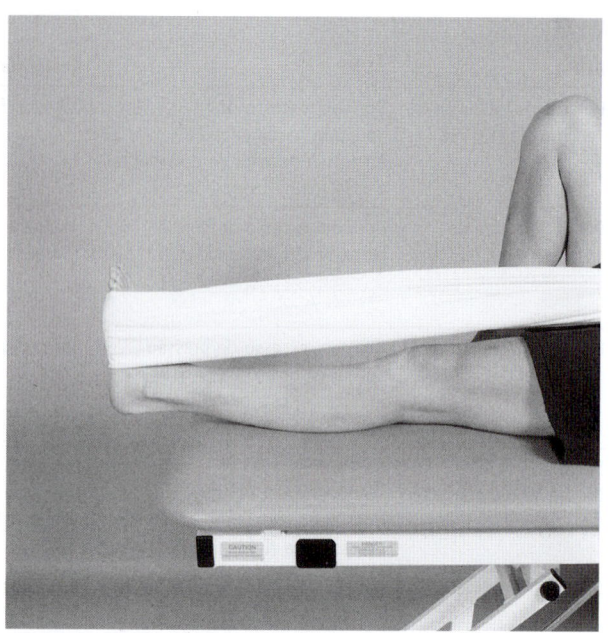

FIGURA 19-69 Alongamento com toalhas.

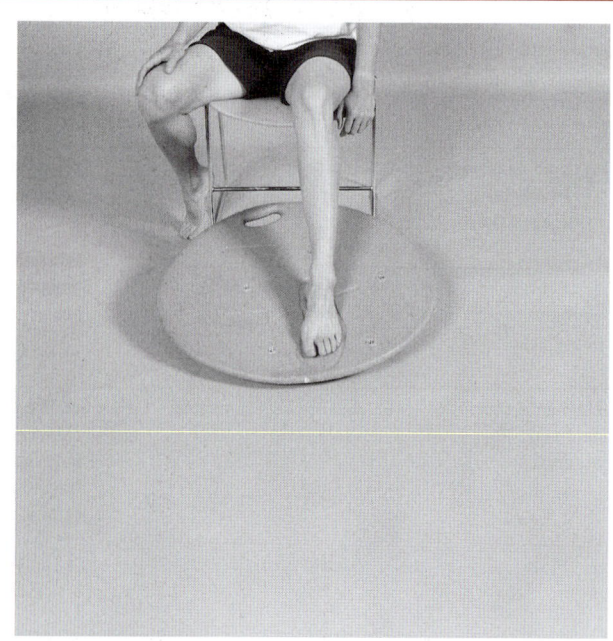

FIGURA 19-70 Exercício de prancha BAPS.

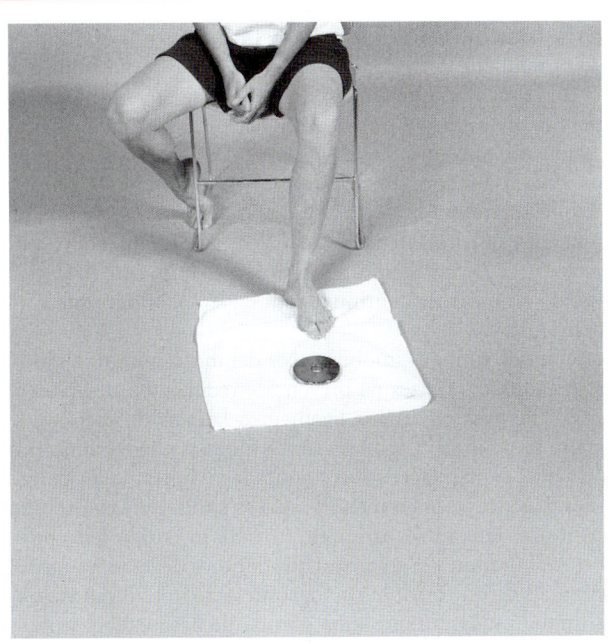

FIGURA 19-71 Dobrar de dedos do pé em uma toalha.

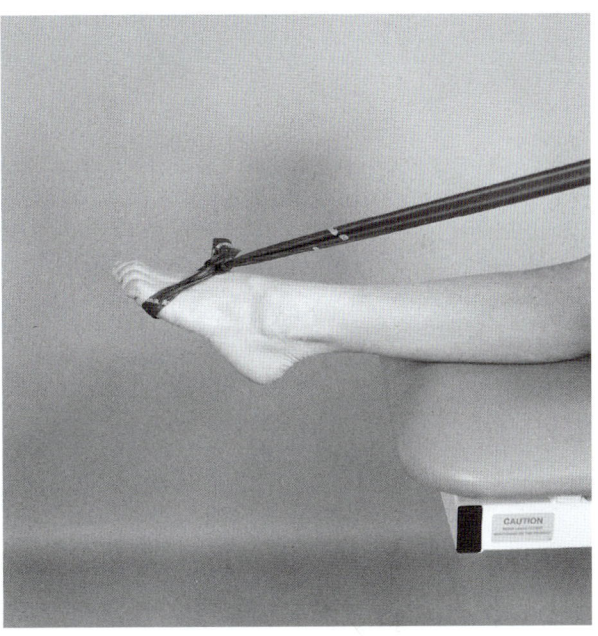

FIGURA 19-72 Exercícios de resistência em flexão plantar.

mentos. Em princípio, são executados de modo submáximo, avançando para contrações isométricas máximas quando tolerado. Os isométricos manuais leves em todos os planos podem também ser iniciados ao longo de toda a amplitude livre de dor. O movimento e o exercício ativo são opções para aumentar a circulação local e promover a reabsorção de qualquer edema no ligamento.[215,216] Essas atividades avançam para incluir exercícios concêntricos e excêntricos (Figs. 19-72 a 19-75), assim que os isométricos sejam livres de dor. Exercícios de cadeia cinética fechada para a extremidade inferior na posição sentada podem também ser feitos durante essa fase.

Cada grupo muscular deve ser fortalecido com um exercício específico, que isola o músculo ou o grupo. A resistência (tubo/banda elásticas, pesos, aparelhos isocinéticos, exercícios com o peso do corpo, etc.) é aumentada quando tolerada. A ênfase deve ser sobre a resistência baixa e a persistência em todas as posições livres de dor. Com o avanço do programa, a amplitude articular aumenta de uma posição sem estresse para uma mais cansativa. Como em todos os exercícios, o paciente deve tornar-se participante ativo. Os exercícios aprendidos na clínica precisam ser integrados da forma apropriada em um regime de exercícios domiciliares.

A sustentação de peso livre de dor, quando tolerada, é estimulada com o uso de quaisquer dispositivos de assistência apropriados, como bengala ou muletas 🎬 *vídeo*. Durante a movimentação, a proteção e o posicionamento articular são continuados, quando necessário, mediante técnicas de fita, estribos termoplásticos ou órteses funcionais para caminhar.[217,218] O uso de muletas ou outros aparelhos de assistência costuma ser continuado até que o paciente demonstre marcha não compensada livre de dor. Enquanto usar muletas, o movimento livre de dor do tornozelo durante o ciclo normal da marcha continua a ser estimulado. O paciente deve ser incentivado a usá-las na marcha da forma mais normal possível, dadas as limitações no movimento do tornozelo ou do joelho 🎬 *vídeo*.

A aplicação de gelo é continuada depois das atividades terapêuticas ou após a sustentação de peso prolongada, para prevenir ou minimizar qualquer recorrência de edema.

Para se avançar para a fase funcional do programa de reabilitação, a sustentação de peso livre de dor e o padrão de marcha não-compensado devem estar presentes. Nessa ocasião muletas ou outros aparelhos de auxílio são interrompidos. Contudo, a dor pode ainda ser sentida durante atividades mais vigorosas do que a marcha.

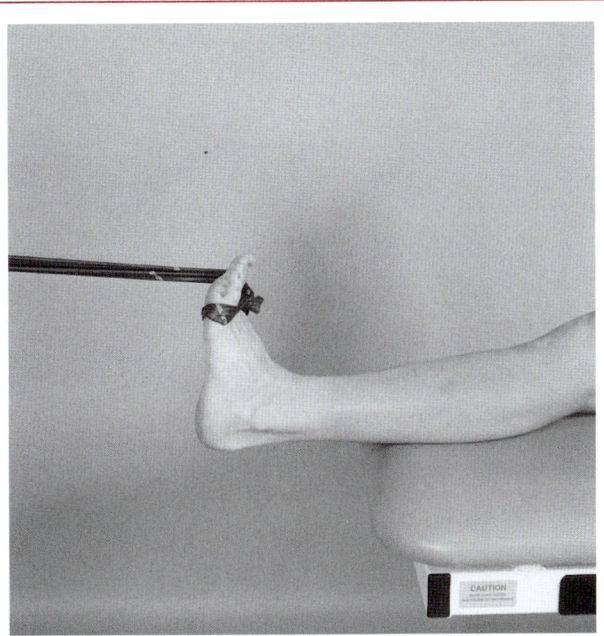

FIGURA 19-73 Exercícios de resistência em dorsiflexão.

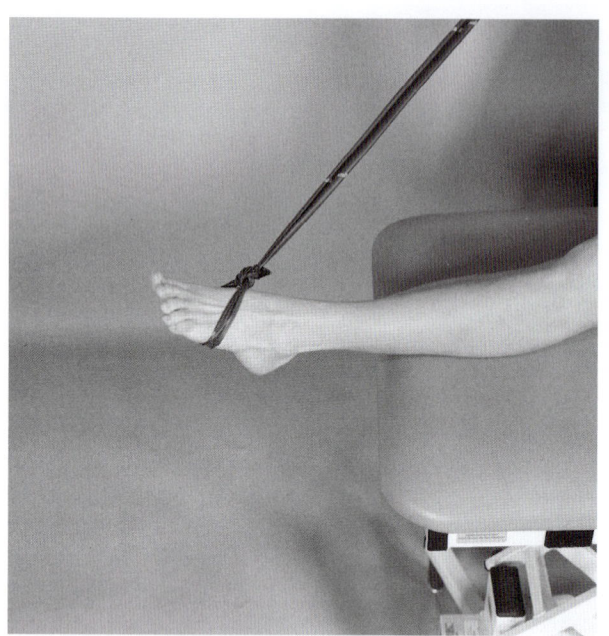

FIGURA 19-74 Exercícios de resistência em eversão.

Imobilização

A imobilização pode desempenhar um papel importante na intervenção inicial e na prevenção de lesões no tornozelo. De forma mais incisiva, sua função é comprimir, proteger e sustentar. Ela funciona também para limitar a amplitude de movimento da articulação lesionada, mais especificamente a flexão plantar, que é uma posição precária para o tornozelo lesionado.[132]

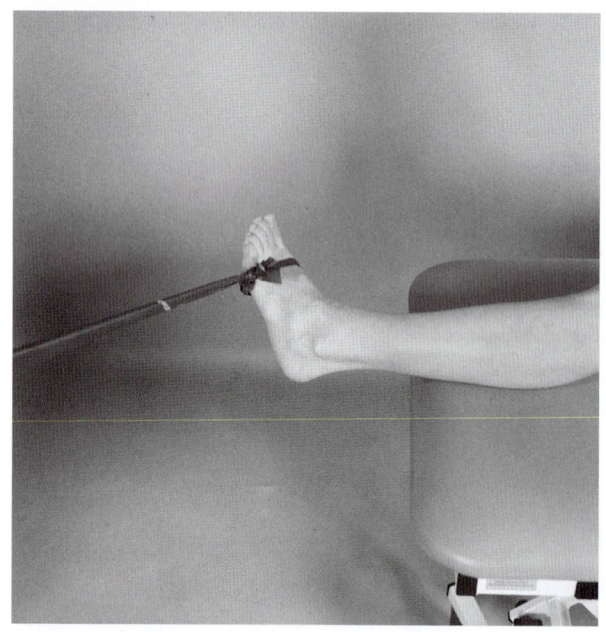

FIGURA 19-75 Exercícios de resistência em inversão.

Imobilizações funcionais que fornecem estabilização médio-lateral, como a *Air Cast* (Air Cast, Inc., Summit, NJ), proporcionam também força compressiva, que ajuda a diminuir a efusão.[16,129] Pacientes que sofrem de lesão de ligamento de Grau II podem requerer mais proteção e suporte do que aquele que pode ser dado por um aparelho termoplástico. Em casos como esse, deve-se levar em consideração o uso de uma órtese de caminhar funcional, com um tornozelo fixado ou dobrável (que possa ter o movimento restrito), permitindo apenas a flexão plantar e a dorsiflexão.[16,129] A vantagem da órtese é que ela é removível, possibilitando ao paciente continuar com o gelo para minimizar a inflamação.

Acima de tudo, as imobilizações demonstraram que são biomecanicamente eficazes na prevenção, redução ou desaceleração de movimentos lesivos aos ligamentos laterais do tornozelo.[219] Embora um estudo[220] tenha relatado que elas não eram tão eficazes quanto as bandagens leves aplicadas, clinicamente parecem ser tão benéficas, se não mais, do que as bandagens na prevenção das entorses laterais de tornozelo.[221-225] Um estudo feito por Sitler e colaboradores[223] reportou que o índice de lesão no tornozelo era mais do que o triplo em jogadores não imobilizados do que nos imobilizados durante uma partida de basquetebol intramuros em West Point.

Na presença de instabilidade, a articulação do tornozelo é melhor sustentada por uma tipoia comercial, com ou sem bandagens, dependendo do estresse gerado pelo esporte.[16,129]

Imobilização noturna

A imobilização noturna do tornozelo foi sugerida para prevenir a contratura noturna do complexo gastrocnêmio-sóleo, que se supõe nociva à cura da fáscia plantar.[226-228] A imobilização mantém o tornozelo fixado em 5° de dorsiflexão e os dedos levemente dorsiflexionados alongados (i.e., em comprimento funcional).[39] Para a maioria dos pacientes, essa órtese reduz a dor matinal de forma considerável.[228] Powell e colaboradores[227] realizaram um estudo cruzado usando imobilização com o tornozelo em dorsiflexão como o único método de tratamento em 47 pacientes, com melhora em 80% dos pés lesionados.

Fase funcional

O avanço para a fase funcional ocorre quando há dor e sensibilidade mínimas, ADMP total e força graduada em 4/5 a 5/5 com o teste de força manual, quando comparado com o lado não envolvido.[205] A recorrência de sintomas não deve ser provocada. Os objetivos dessa fase são:

▶ Restaurar a cinemática articular normal.

▶ Atingir amplitude de movimento total livre de dor.

▶ Melhorar o controle neuromuscular da extremidade inferior em uma postura de sustentação de peso total em superfícies niveladas e desniveladas.

▶ Melhorar ou readquirir a força e a resistência da extremidade inferior por meio da integração dos exercícios de cadeia cinética e local.

▶ Retorno ao nível de funcionamento ou recreacional anterior.

As atividades durante essa fase incluem o avanço dos exercícios manualmente resistidos, exercícios isotônicos com tubo em dorsiflexão 🎬 *vídeo*, flexão plantar, 🎬 *vídeo* inversão

🎬 *vídeo* e eversão 🎬 *vídeo*. Os exercícios com tubo também são muito úteis para flexão 🎬 *vídeo* e extensão 🎬 *vídeo* dos dedos do pé. A introdução de exercícios em cadeia fechada deve ser feita com aumento gradativo na sustentação de peso. Os especiais incluem marcha sentado no solo 🎬 *vídeo* ou em travesseiro, 🎬 *vídeo* apoio unilateral no solo, 🎬 *vídeo* levantamento de peso, 🎬 *vídeo* posição bilateral de pé e a elevação unilateral do calcanhar, 🎬 *vídeo* posição de pé com alongamento do gastrocnêmio, 🎬 *vídeo* deslizamento na parede, 🎬 *vídeo* andar com o calcanhar 🎬 *vídeo* e pressão da perna em supino 🎬 *vídeo*. Técnicas de imobilização específicas[229] e de alongamento muscular são iniciadas para aumentar a amplitude de movimento. A ênfase é colocada em reobter qualquer movimento que tenha sido perdido. Readquirir o movimento de dorsiflexão, por exemplo, pode ser auxiliado pelo uso de uma prancha inclinada ou cordão de alongamento no calcanhar.[209,218]

Exercícios proprioceptivos são especialmente importantes para o retorno funcional total e para a prevenção de lesões.[16,129] Supõe-se que três fatores causem a instabilidade funcional da articulação do tornozelo:[230]

▶ Instabilidade anatômica ou mecânica.

▶ Fraqueza muscular.

▶ Deficiências na propriocepção articular.

Uma das consequências mais comuns de lesão no tornozelo é a alteração da velocidade de condução motora do nervo fibular e da função protetora dos músculos fibulares para a articulação do tornozelo.[213,231,232] A redução no tempo de reação fibular demonstrou-se continuada por até 12 semanas após a lesão,[213,231] apesar de um retorno quase total da força (96%), em comparação com o lado contralateral.[231] Além disso, foi demonstrado que, em pessoas normais, há aumento na latência da resposta dos músculos fibulares com o aumento da flexão plantar, indicando perda de reflexos protetores nessa posição.[233] O paciente deve treinar e ser reabilitado em todas as posições potencialmente lesivas.[16,129]

Um estudo realizado por Rozzi colaboradores [162] demonstrou que um curso de quatro semanas de treinamento de equilíbrio em apenas uma perna apresentou melhora na capacidade de equilíbrio treinado e não treinado. Os exemplos de exercícios para reforçar a propriocepção incluem apoio unilateral sobre um travesseiro, 🎬 *vídeo* elevação lateral, 🎬 *vídeo* estocadas em um travesseiro, 🎬 *vídeo* elevações posteriores 🎬 *vídeo* e marcha cruzada 🎬 *vídeo*.

Os exercícios multidirecionais e de múltiplas articulações devem iniciar o mais cedo possível. Esses incluem exercícios de FNP para o tornozelo, que avançam conforme a tolerância do paciente.[234]

As atividades de equilíbrio multidirecional evoluem de exercícios de cadeia aberta, sem sustentação de peso, até que a amplitude de movimento seja completa e indolor, sem progredir para sustentação de peso total.[16,129] Quanto maior a gravidade da lesão, mais essencial a necessidade de atividades em pranchas de equilíbrio multidirecionais e atividades de reabilitação de sustentação de peso.[235-242] Elas são efetivas para fazer o paciente avançar em direção a um retorno progressivo à função. Os avanços na caminhada ou no *jogging* começam em superfícies planas, subir e descer escadas para a frente e para trás, avançando para giros, mudanças de direção e movimentos laterais, durante a corrida e carregamento excêntrico, como correr em escadas.[132]

É necessário o desenvolvimento de trabalhos adicionais para determinar o efeito em treinar a sensibilidade à musculatura do tornozelo para neutralizar estímulos potencialmente lesivos. Enquanto isso, as atividades de equilíbrio multidirecional e os treinamentos proprioceptivos continuam sendo os focos dos programas de reabilitação.

Testes que se correlacionam de forma satisfatória com a boa recuperação são descer escadas, caminhar sobre os calcanhares ou na ponta dos pés e equilibrar-se sobre uma trave quadrada.[132,243] Para alguns pacientes, o objetivo pode ser retornar ao esporte. O avanço para esse nível ocorre quando houver:[205]

▶ ADM ativa e passiva total livre de dor.

▶ Nenhuma queixa de dor ou sensibilidade.

▶ 75 a 80% de força dos flexores plantares, dorsiflexores, inversores e eversores, comparando-se com o lado não envolvido.

▶ Equilíbrio de postura unilateral adequado (30 s com os olhos fechados).

Antes de ser autorizado a retornar à competição, o paciente deve ser submetido a um teste funcional que simule todas as exigências do esporte praticado.[16,129] Uma análise de observação deve ser feita acerca da qualidade de movimento e se não há favorecimento da extremidade lesionada de alguma maneira.[16,129] Atividades durante essa fase envolvem exercícios de corte, corridas rápidas, exercícios cruzados com cariocas e atividades esportivas específicas, como pular em circuito e dribles.[132]

É importante lembrar o paciente de que o tempo de latência da resposta fibular, de força total e sentido proprioceptivo sobre o tornozelo pode não retornar durante muitas semanas após o reinício da atividade.[213,231,244]

Bandagens

Historicamente, a bandagem era o método de preferência do fisioterapeuta esportivo para tentar prevenir entorses de tornozelo. Ela é eficaz na restrição do movimento do tornozelo e também para diminuir a incidência dessas entorses.[245-250] Contudo, embora inicialmente restrinja o movimento, ela perde 50% de seu suporte de adesão após pouco mais de 10 minutos de exercício.[220,250-258] Por causa da deterioração de seu suporte e do custo, imobilizações de tornozelo removíveis e recicláveis foram projetadas como uma alternativa a ela.[16,129]

O uso de bandagem para aumento da propriocepção permanece controverso. Formula-se a hipótese de que ela pode oferecer sugestões cutâneas adicionais ou facilitação geral em níveis mais altos ou espinais, intensificando, assim, a percepção dos sinais de movimento de outras fontes proprioceptivas,[259-262] embora isso ainda tenha que ser provado de forma conclusiva.[260,263,264]

As instabilidades mais comuns tratadas com esse tipo de recurso incluem alargamento da pinça maleolar, inversão da instabilidade do tornozelo, instabilidade plantar da articulação talonavicular e inversão ou eversão da instabilidade da articulação talocalcânea.[16,129]

▶ O encaixe maleolar é coberto com bandagem circunferencialmente à volta do maléolo medial e lateral.

▶ As instabilidades talocalcâneas são cobertas com bandagem à volta do colo do tálus e do calcanhar. Com exceção da articulação tibiofibular inferior (que é uma sindemose), a bandagem pode oferecer melhora temporária dos sintomas e da função.

A decisão de se utilizar ou não algum tipo de bandagem ou imobilização protetora durante o retorno à atividade para evitar novas lesões é uma decisão baseada em cada atleta e em seu caso específico. Nenhum tipo de bandagem ou imobilização previne todas as lesões.[16,129]

> **Curiosidade Clínica**
>
> Muitas vezes, um atleta pode argumentar que seu desempenho será afetado de forma adversa pelo uso de bandagem ou imobilização.[16,129] Uma revisão da literatura demonstra que, para o movimento e a função atlética normais, não parece haver impacto adverso na função ou no desempenho.[221,257,265-269] Na verdade, um estudo envolvendo jogadores de futebol demonstrou redução quíntupla na incidência de entorses de tornozelo recorrentes com o uso de órteses semirrígidas, sem afetar significativamente o desempenho dos esportistas.[225]

Calçado

O tipo de tênis usado durante o basquetebol, cano alto *versus* cano baixo, foi estudado e mostrou não ter relação com a incidência de lesões.[246] Contudo, não parece que o aumento da altura do calçado possa intensificar a resistência passiva à inversão quando o pé está em flexão plantar, e pode também aumentar a resistência passiva permitida pela bandagem e pela órtese.[220]

Um dos vários fatores contribuintes para as lesões na corrida é o uso de calçado impróprio ou gasto. Na média, os tênis de corrida desgastam-se entre 480 e 800 km, embora esses números sejam meras estimativas, e a distância real na qual um tênis desgasta-se pode variar de acordo com o estilo de corrida, as técnicas de treinamento e as condições ambientais, incluindo terreno e clima. Correr com um tênis que não forneça mais a proteção adequada em termos de acolchoamento, tração e suporte pode causar dor no calcanhar, fissura óssea, tendinite e fraturas por estresse.

> **Curiosidade Clínica**
>
> Em geral, um corredor com arco longitudinal medial alto e pé em formato de C, muitas vezes caracterizado como "supinador", tende a pronar para baixo durante uma distância média e deve, portanto, usar tênis com palmilhas mais macias e mais acolchoadas, em especial em suas bordas laterais.
>
> De maneira similar, o corredor com arco longitudinal medial baixo, muitas vezes caracterizado como "pronador", tende a produzir rolamento medial excessivo do pé durante a fase de apoio e deve, portanto, usar tênis projetado para controle de movimentos da parte posterior do pé e com solas médias duras ou rígidas feitas de plástico ou de espuma de alta densidade, que permitam pronação mínima.[270]

Ortóticos

Uma ortese é qualquer dispositivo usado para sustentar, alinhar ou proteger as articulações ou segmentos do corpo, melhorando, assim, sua função.[271] Ela é indicada quando, durante o exame, for constatada a ocorrência de variações biomecânicas significativas em relação à situação normal.

Os objetivos principais de uma órtese do pé ou tornozelo são:[271]

▶ Distribuir niveladamente as forças de sustentação de peso sobre a região plantar do pé.

▶ Reduzir o estresse sobre as estruturas anatômicas locais ou proximais ao pé e ao tornozelo por meio da atenuação da força ou do controle do movimento articular.

▶ Prevenir, corrigir ou compensar a presença de deformidades.

Uma ampla variedade de materiais está disponível para a fabricação de ortóticos feitos sob medida, que variam em elasticidade, plasticidade, complacência e rigidez. As órteses rígidas geralmente são fabricadas de material termoplástico duro, grafite ou fibra de vidro. As semirrígidas são fabricadas de couro, borracha, cortiça, polipropileno e copolímeros.

As órteses biomecânicas para o pé incorporam o conceito de suporte. Os suportes podem referir-se à adição de um material extrínseco (relativamente não compressível) à estrutura da órtese, ou de um suporte intrínseco (usando material relativamente rígido) embutido na estrutura ortótica, cuja função é equilibrar o mau alinhamento do pé. A vantagem dos suportes extrínsecos é que podem ser ajustados com facilidade, enquanto que o ajuste dos suportes intrínsecos é mais difícil.

Apesar do uso difundido das órteses, surgem questões sobre suas bases pelas seguintes razões:[271]

▶ A definição de alinhamento do pé "normal" presume que qualquer situação fora dos critérios de "normal" deve ser anormal e associada a patologia, ainda que estudos tenham mostrado que os critérios usados para descrever "normal" aplicam-se a poucas pessoas e que muitos indivíduos assintomáticos mostram anormalidades do pé, mas satisfazem esses critérios.[272-274] Ao corrigir um mau alinhamento usando um ortótico, é preciso determinar de forma mais definitiva a relação causal entre o mau alinhamento e os sintomas do paciente.

▶ A determinação da subtalar neutra, na medida em que é fundamental para a prescrição de ortóticos, é relativamente não confiável. Enquanto a confiabilidade intra-avaliadores na determinação da subtalar neutra foi considerada aceitável,[251,275] a confiabilidade inter-avaliadores dos escores determinaram que os fisioterapeutas são, com frequência, incapazes de concordar entre si acerca da subtalar neutra.[272,275]

Elevação para o calcanhar

O uso de elevações para o calcanhar é defendido, na literatura, para uma variedade de condições, incluindo tendinite de Aquiles e apofisite calcânea.[44] O material usado para fazer a elevação pode ser modificado para aumentar a absorção de impacto em casos de ferimentos calcâneos e esporões de calcâneo.[276]

Heel cups*

Os *heel cups* são usados para condições similares às dos elevadores de calcanhar, com o benefício adicional de melhorar a distribuição das forças ao longo do calcanhar e porque as paredes medial e lateral contêm os coxins gordurosos do calcâneo, melhorando, assim, a capacidade natural de absorção de impacto.[40,271,277]

---

*N. de R.T: *Heel cups* é uma calcanheira que apresenta um acoplamento lateral para o calcâneo.

Calços

Calços pré-fabricados ou feitos sob medida são referidos como "suporte" quando usados em órteses funcionais de pé. Eles costumam ser uma opção para inclinar todo o pé ou parte do mesmo medial ou lateralmente, para prevenir o movimento ou mudar a forma de sustentação de peso do pé.

Padrão de prática preferido 4B: Distúrbios na mobilidade articular, na função motora, no desempenho muscular e na amplitude de movimento associados à postura

Achados clínicos com esse padrão incluem dor em posições sustentadas, deformidades estruturais e desvios, amplitude de movimento limitada a um padrão não escapular de restrição e cinemáticas alteradas.

Pé pronado

No pé normal, o ângulo entre suas partes posterior e anterior cruza a 90°, com projeção descendente do centro da massa a 135°, de modo que toda a força age contrariamente à outra, resultando em força de rede e velocidade de rotação zero.[278] Quaisquer mudanças nessa relação anatômica podem afetar o equilíbrio estático. A pronação do pé cria um ângulo maior do que 90° entre a parte posterior e a anterior do pé. O equilíbrio estático pode apenas ser mantido, agora, por meio de uma força de ação contrária, como o alongamento passivo do mecanismo plantar. A pronação do pé e do tornozelo durante a fase de apoio da marcha é, essencialmente, um colapso temporário do tornozelo, da parte posterior e da parte média do pé. Esse colapso natural fornece uma estrutura mais adaptável que permite a absorção de impacto e mudanças na formação de base e evita o esforço excessivo sobre as articulações ou ligamentos.[86] Alguma pronação do pé é necessária durante as atividades funcionais. Contudo, em excesso tem sido relacionada a lesões por uso excessivo do membro quando a manutenção do equilíbrio torna-se a função dos músculos, de forma mais específica o fibular curto e o tibial posterior.[44,279-282] A pronação excessiva ocorre como resultado de uma série de diferentes fatores, os quais incluem:[149]

▶ Causas congênitas, incluindo coalizões tarsais, metatarsais varo e pé valgo convexo.[4,48,283]

▶ De desenvolvimento, incluindo talipe calcaneovalgo, talipe calcaneovaro, lassidão ligamentar e/ou tendão do calcâneo tenso e parte anterior do pé em varo.[4,48,283,284]

▶ Equino no tornozelo, resultando em aumento do dorsiflexão da parte anterior do pé na parte posterior do mesmo, à volta do eixo da articulação mediotarsal oblíqua.

▶ Subtalar varo.

▶ Coluna lateral plantar flexionada, que resulta em pronação devido ao fato de o 4º e o 5º metatarsais serem mais baixos do que o terceiro metatarsal adjacente, que produz força de pronação com a sustentação de peso.

▶ Parte posterior do pé em varo associada à pronação excessiva da parte anterior do pé e ressupinação retardada.

O paciente com pé pronado sintomático queixa-se, tipicamente, de dor junto ao arco longitudinal medial. Em algumas ocasiões, há dor lateral, debaixo da ponta da fíbula, secundária ao impacto do calcâneo contra a fíbula. A dor costuma ser agravada mantendo-se de pé por tempo prolongado e caminhando, sendo aliviada com repouso.[285] Muitas vezes, esses pacientes tornam-se sintomáticos quando aumentam seu nível de atividade de forma súbita.

O exame em geral revela achatamento do arco longitudinal associado a deformidade em valgo do calcanhar, edema medial na articulação talonavicular, arco longitudinal medial baixo e abdução da parte anterior sobre a parte posterior do pé na articulação tarsal transversa.[285,286]

Dois termos podem ser usados para descrever o pé pronado: fraco e hipermóvel. Ambos podem causar sintomas nas atividades diárias de sustentação de peso devido à fadiga postural.

Pé fraco. O pé fraco produz pronação moderada. A pronação grave, com achatamento do pé, está associada à lassidão congênita ou ligamentar, e julga-se que ocorre se o pé está pronado além de 25% da fase de apoio.[4,114,149,287] A deformidade do pé plano adquirida é sintomática e progressiva, resultante da perda de função do músculo/tendão tibial posterior e/ou da perda da integridade das estruturas ligamentares que sustentam as articulações do arco e da parte posterior do pé. O pé fraco é caracterizado pelo aumento geral na amplitude de movimento nas articulações subtalar e mediotarsal, com o calcanhar posicionado em valgo e o arco medial caído. Além disso, a parte anterior do pé fica externamente posicionada sobre a parte posterior, e o pé, em geral, com os dedos voltados para fora.[149]

Pé hipermóvel. Ocasionalmente, um pé que parece normal sem sustentação de peso (exame estático) pode pronar de maneira excessiva durante a corrida (exame dinâmico). Como consequência, é normal, para esse tipo de pé, revelar sintomas apenas com a corrida, o que enfatiza a importância de executar exames estático e dinâmico do pé.

A hipermobilidade no pé e no tornozelo pode aumentar o estresse sobre o osso e os tecidos moles, em especial os ligamentos, e uma confiança excessiva no suporte muscular.[81]

A intervenção para o pé anormalmente pronado e sintomático depende do tipo, mas em geral envolve:

▶ *Alívio do estresse anormal nos tecidos.*

▶ *Alongamento do complexo gastrocnêmio-sóleo.*

▶ *Atividade e modificação do calçado.* Calçados que possuem controle da parte posterior do pé, alto padrão de enlace e parte final mais reta podem ser suficientes para controlar o movimento excessivo, em particular se não for grave.[81,288] Uma parte final mais reta é mais adequada para indivíduos com pronação excessiva.

▶ *Bandagem.* Bandagem ou sustentador de arco são usados para limitar a pronação excessiva.[289,290]

▶ *Órteses.*

Pé plano

O paciente com pouco ou nenhum arco longitudinal com sustentação de peso total é considerado portador de pé plano ou chato. Pés planos e arco longitudinal mínimo são padrões em bebês e comuns em crianças com até 6 anos de idade.[291] Diz-se que o pé plano é flexível se o arco puder ser recriado com o paciente na ponta dos pés; foi reportado em 15% da população geral,[292] com a maioria sendo assintomática.[293] Se o mesmo for doloroso, outras causas devem ser buscadas, como coalizão tarsal, tálus vertical ou navicular acessório.[59]

O pé plano rígido, uma condição relativamente rara, posiciona o calcâneo em valgo e a região mediotarsal em pronação, resultando em luxação do navicular (dorsalmente) e tálus que se defronta medial e inferiormente.

As deformidades congênitas extrínsecas podem causar pronação anormal. Estas incluem displasia do quadril, antitorção femoral, entorses femorais e joelho em varo ou valgo. Essas anormalidades produzem rotação do membro inferior, que leva às seguintes consequências:

▶ *Rotação externa excessiva do membro inferior.* Desloca o centro de gravidade na sustentação de peso para a região medial do pé. De modo ideal, o centro de gravidade durante a sustentação de peso deve passar pelo centro dos pés. Esse aumento no estresse medial leva o tálus a realizar flexão plantar e aduzir, enquanto o calcâneo inclina-se lateralmente (para valgo).

▶ *Rotação interna excessiva do membro inferior.* Produz sustentação de peso excessiva sobre a região lateral do pé. Na tentativa de deslocar o centro de gravidade mais medialmente, a parte anterior do pé abduz sobre a posterior, ou o pé abduz sobre a perna. Essas compensações produzem pronação excessiva da articulação subtalar.

Pé rígido

A supinação normal é projetada para permitir que o pé funcione como uma alavanca rígida durante o início do apoio, a conversão de torque e o mecanismo de alongamento da perna.[86] O pé anormalmente supinado é descrito como rígido, o qual tem como características um arco alto, rotação externa da tíbia aumentada, parte anterior do pé em varo e incapacidade de pronar durante a fase de apoio. Sem a quantidade normal de pronação necessária para permitir a dissipação de estresses, o pé perde a capacidade de absorção de impactos.

Existem três classificações de supinação anormal:[4,149]

▶ *Pé cavo.* Esse tipo é caracterizado pela parte anterior do pé com flexão plantar fixa, ou em equino, que coloca a parte posterior do pé em posição neutra durante a sustentação de peso.[284] O arco longitudinal alto do pé cavo resulta em sustentação de peso limitada sobre a região plantar, o que aumenta a pressão sobre o calcanhar e sobre as cabeças metatarsais.[285] O exame físico revela uma configuração em varo do calcanhar, elevação acentuada do arco longitudinal, nenhum edema medial na articulação talonavicular, parte anterior do pé aduzida em relação à parte posterior e rotação externa da perna.[285,286]

▶ *Pé cavovaro.* Esse tipo é caracterizado por coluna medial em flexão plantar fixa ou primeiro raio, o que coloca o calcâneo em varo ou inversão durante a sustentação de peso, de modo que o pé aterrisse sobre sua borda lateral.[284]

▶ *Pé equinovaro.* Demonstra a parte anterior ou posterior do pé em flexão plantar fixa, sem nenhuma compensação ocorrendo durante a sustentação de peso.

A intervenção para o pé cavo sintomático é de sustentação e envolve o uso de calçado macio, com acolchoamento adequado para fornecer mais proteção no meio da sola para a região plantar do pé.[285] Órteses de contato total aumentam a superfície de sustentação de peso e são recomendadas para esse tipo de pé.[294]

Deformidades e desvios articulares específicos
Articulação talocrural

Talipe equino. A ausência de um mínimo de 10° de dorsiflexão na articulação talocrural é chamada de talipe equino.[96] A causa comum para tanto é o encurtamento adaptativo dos grupos musculares gastrocnêmio e sóleo. Outras causas incluem trauma, deformidades ósseas de espasticidade estrutural e doença inflamatória. Essa disfunção muitas vezes resulta em transferência excessiva de forças para a parte anterior do pé e aumento da pronação na articulação subtalar.[146]

Problemas comuns associados a esse tipo de pé incluem dor no arco medial, dor na parte posterior da perna, fasciíte plantar, metatarsalgia, entorse lateral do tornozelo e dor talonavicular.[81]

Articulação subtalar

Parte posterior do pé em varo. É a deformidade estrutural do pé mais comum e mais encontrada da articulação subtalar. O calcâneo varo (subtalar varo) é o componente mais importante da parte posterior do pé em varo (Fig. 19-76). Este é caracterizado pela posição invertida do calcâneo quando está na posição neutra da articulação subtalar, o que limita a eversão e a pronação dessa articulação quando o pé está em contato com o chão. A combinação de calcâneo varo e qualquer inclinação medial da tíbia produz uma parte posterior do pé varo total, a qual é comum entre 2 a 3° e em geral se apresenta sem problemas.[295]

O significado prático da parte posterior do pé em varo é que, na batida do calcanhar, o calcâneo é invertido mais do que o normal e seu côndilo medial está mais distante do solo, resultando em aumento no contato lateral do calcanhar. Para trazer a porção medial do pé para o solo, o calcâneo deve virar para fora (Fig. 19-77). A eversão é produzida pela pronação da articulação subtalar. Dessa maneira, a parte posterior do pé em varo força a articulação subtalar a submeter-se a uma quantidade excessiva de pronação. Além disso, esta ocorre muito rapidamente, o que pode resultar em exostose retrocalcânea.

A compensação parcial ocorre se a articulação subtalar é pronada de modo anormal, mas não possui ADM de pronação disponível suficiente para levar o côndilo medial do calcâneo para o solo.[121] Em resposta à parte posterior do pé em varo, um calo muitas vezes forma-se sob a segunda cabeça metatarsal e, para um grau inferior, sob a 3ª e 4ª cabeças metatarsais.[121] O calo não

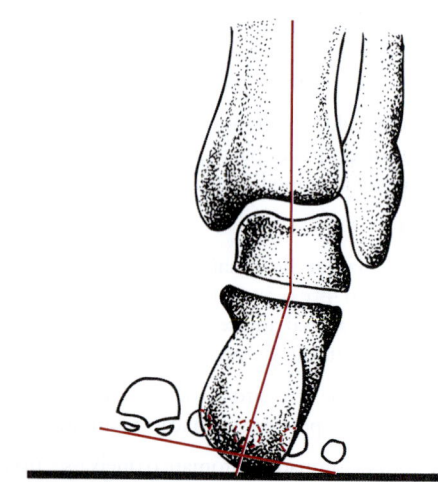

FIGURA 19-76 Parte posterior do pé em varo. (Reproduzida, com permissão, de Brukner P e Khan K: *Clinical Sports Medicine*, 3ª ed. New York: McGraw-Hill, 2007:53.)

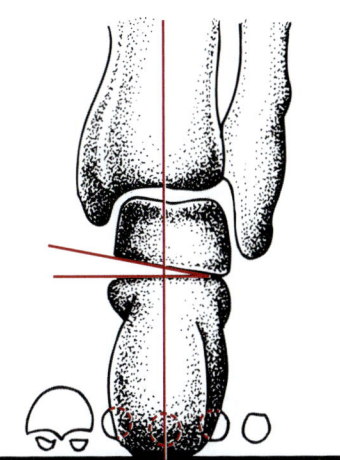

FIGURA 19-77 Compensação da parte posterior do pé em varo. (Reproduzida, com permissão, de Brukner P e Khan K: *Clinical Sports Medicine,* 3ª ed. New York: McGraw-Hill, 2007:53.)

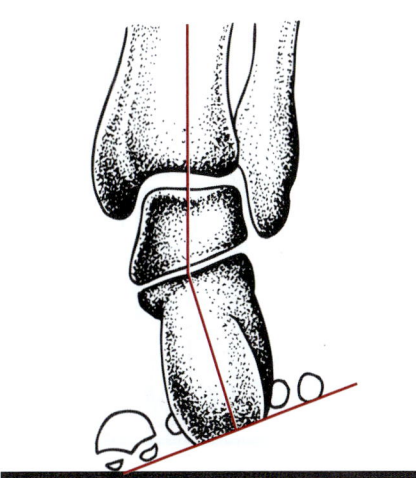

FIGURA 19-78 Parte posterior do pé em valgo. (Reproduzida, com permissão, de Brukner P e Khan K: *Clinical Sports Medicine,* 3ª ed. New York: McGraw-Hill, 2007:53.)

ocorre sob a primeira porque a estabilidade da última depende do músculo fibular longo.

Se não houver nenhuma compensação na articulação subtalar, o mediotarsal pode compensar com aumento da mobilidade e colapso do arco longitudinal medial.[86]

Quando a parte posterior do pé em varo é grande, a articulação metatarsal e a parte anterior do pé podem estar móveis demais quando o calcanhar ergue-se do chão durante a propulsão. Além disso, o pé pode não se tornar rígido até que o calcanhar erga-se, em vez de fazê-lo antes do levantamento.

Outros distúrbios do tecido que podem resultar da parte posterior do pé em varo incluem fasciite plantar, metatarsalgia ou fatores de estresse do segundo raio e hálux valgo. Os efeitos proximais da compensação da articulação subtalar para a parte posterior do pé em varo são substanciais. A pronação rápida e excessiva, que ocorre durante a fase de contato da marcha, coloca um grande estresse sobre o músculo primário que desacelera a pronação da articulação subtalar, o tibial posterior, produzindo sintomas de uso excessivo neste.[121]

Além do estresse extremo colocado sobre o músculo tibial posterior, a pronação da articulação subtalar anormal pode produzir rotação interna excessiva da parte inferior da perna.[121] Normalmente, a tíbia gira uma média de 19º durante a movimentação.[21] No início da fase de apoio, gira internamente à medida que o tálus faz flexão plantar e aduz. No final da fase de apoio, ela deve girar externamente, pressionando o tálus em dorsiflexão e abdução. Qualquer rotação adicional deve ser absorvida no joelho, no quadril ou na articulação sacroilíaca, ou ainda entre os segmentos vertebrais.

A pronação da articulação subtalar anormal aumenta também o estresse valgo sobre o joelho, e sintomas de um esforço leve do ligamento colateral medial podem surgir.[121]

A parte posterior do pé em varo costuma ocorrer com a tíbia em varo ou o pé cavo.[81]

Parte posterior do pé em valgo. A parte posterior do pé em valgo (Fig. 19-78) envolve eversão do calcâneo quando a articulação subtalar está em sua posição neutra. As articulações mediotarsal e subtalar supinam para compensar (Fig. 19-79). Essa deformidade estrutural está, muitas vezes, associada a joelho valgo ou a tíbia valga e pode levar à pronação excessiva e supinação limitada.

Articulação mediotarsal

Parte anterior do pé em varo. É definida como inversão da parte anterior do pé sobre a posterior, quando a articulação subtalar é mantida em posição neutra (Fig. 19-80).[96] Algumas partes anteriores do pé em varo são normais e, em pessoas assintomáticas, existe, em geral, 7º em varo.[296]

Essa deformidade óssea de plano sagital da parte anterior do pé/primeiro raio,[297] com aumento do estresse aplicado à região plantar medial do pé, é considerada a causa intrínseca simples

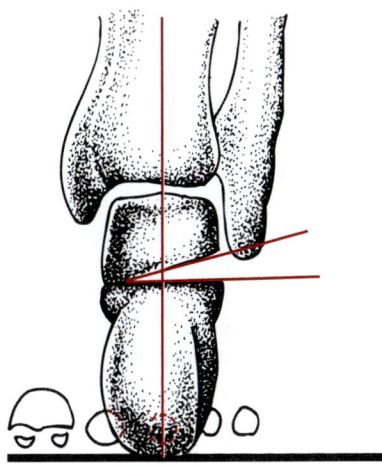

FIGURA 19-79 Compensação da parte posterior do pé em valgo. (Reproduzida, com permissão, de Brukner P e Khan K: *Clinical Sports Medicine,* 3ª ed. New York: McGraw-Hill, 2007:53.)

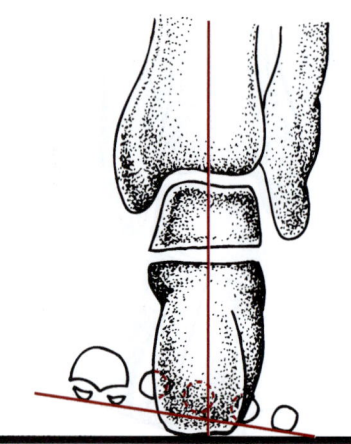

FIGURA 19-80 Parte anterior do pé em varo. (Reproduzida, com permissão, de Brukner P e Khan K: *Clinical Sports Medicine*, 3ª ed. New York: McGraw-Hill, 2007:52.)

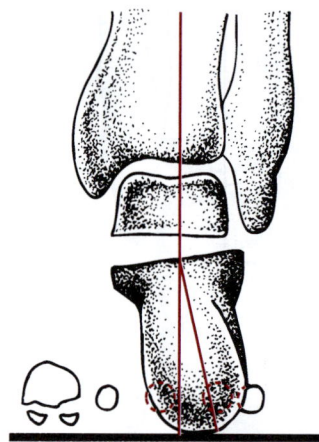

FIGURA 19-81 Compensação da parte anterior do pé em varo. (Reproduzida, com permissão, de Brukner P e Khan K: *Clinical Sports Medicine*, 3ª ed. New York: McGraw-Hill, 2007:52.)

mais comum de dor mecânica e de disfunção no pé, no terço inferior da perna e no joelho (Tab. 19-12).[284]

Como a porção medial do pé é mais alta do que a lateral, a parte anterior assume posição invertida ou vara. Para auxiliar a porção medial da parte anterior do pé a atingir o chão, a articulação subtalar pode pronar-se de forma excessiva quando a fase de apoio inicia (Fig. 19-81). Essa compensação coloca a articulação mediotarsal em sua posição móvel máxima, na ocasião em que ela deveria estar em posição supinada estável (logo antes e durante a propulsão). A compensação pode gerar:

▶ Estresses extremos sobre o fibular longo e a parte anterior do pé.

TABELA 19-12 Efeitos da parte anterior do pé em varo

Flexão plantar/adução do tálus
↓
Músculos do pé disparam fora de sincronia
↓
Extremidade inferior gira internamente
↓
Articulação mediotarsal hipermóvel
↓
Polia cuboide menos eficiente
↓
Tendão fibular menos funcional
↓
Primeiro raio hipermóvel
↓
2º e 3º metatarsais sustentam muito peso
↓
Metatarsais largos e separados
↓
Joanetes, fraturas, calos

Hunter S, Prentice WE: *Rehabilitation of the ankle and foot*. In: Prentice WE, Voight MI, eds. *Techniques in Musculoskeletal Rehabilitation*. New York: McGraw-Hill, 2001:605. Reproduzida com permissão de McGraw-Hill.

▶ Dorsiflexão e hipermobilidade subsequente do primeiro raio.[121,150]

▶ Fasciite plantar.[121]

▶ Hálux valgo, deformidade do joanete e subluxação da primeira articulação MTF.[284]

Como o complexo do primeiro raio não contribui de modo eficaz com a propulsão, a segunda cabeça metatarsal sofre carregamento excessivo, com potencial para formação de calo sob a segunda cabeça metatarsal, metatarsalgia ou fratura por estresse do segundo metatarsal.[121,298] Além disso, o alinhamento da parte anterior para a posterior do pé no plano frontal é anormal, o que predispõe o quinto dedo a pressionar o calçado, resultando no dedo em martelo.[149]

A extensão terminal do joelho durante a fase de apoio média requer que a tíbia gire externamente sobre o fêmur. Se a articulação do joelho compensa fazendo o fêmur girar medialmente com a tíbia, o problema é transferido para uma estrutura mais proximal, em geral a articulação do quadril, o músculo piriforme ou a articulação sacroilíaca, aumentando o estresse tanto para o tecido contrátil como para o não contrátil.[121]

Parte anterior do pé em valgo. Essa disfunção ocorre quando o plano da cabeça metatarsal está em posição evertida ou valga. Existem dois tipos estruturais de deformidade da parte anterior do pé em valgo (Fig. 19-82).

▶ Todas as cabeças metatarsais podem estar evertidas.

▶ A primeira cabeça metatarsal pode estar em flexão plantar, enquanto da 2ª à 5ª cabeças situam-se no plano apropriado (pé cavovaro).

Se o primeiro raio está em flexão plantar, a compensação ocorre na articulação subtalar em forma de supinação rápida desta (Fig. 19-83). Isso desloca o peso lateralmente para a quinta cabeça metatarsal.[96,284] Se não ocorrer nenhuma compensação dessa articulação em resposta à parte anterior do pé em valgo, o peso do corpo é sustentado sobre a porção medial da parte dianteira do

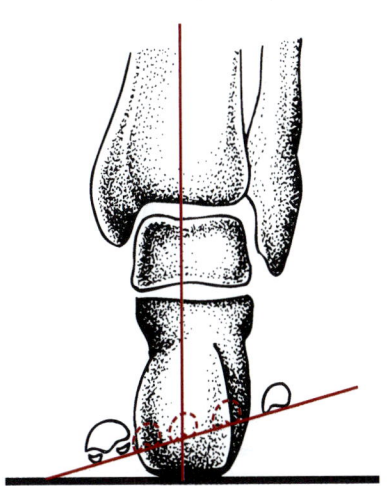

FIGURA 19-82 Parte anterior do pé em valgo. (Reproduzida, com permissão, de Brukner P e Khan K: *Clinical Sports Medicine*, 3ª ed. New York: McGraw-Hill, 2007:52.)

pé.[121] Para trazer a porção lateral do pé para o solo, a supinação compensatória na articulação subtalar é necessária,[121] a qual ocorre com uma frequência que é muito mais breve do que no pé normal.[149] Um dos efeitos distais do pé anormalmente supinado é que a articulação mediotarsal é incapaz de adaptar-se a superfícies desniveladas, o que leva a uma suscetibilidade aumentada a entorses de inversão lateral (Tab. 19-13).[121]

Além disso, a capacidade de absorção de impactos do joelho fica também comprometida, pois a rotação interna da parte inferior da perna necessária para a flexão é atrasada. Isso pode influenciar o desenvolvimento de problemas na região lateral do joelho ou na articulação patelofemoral.[120,150] As forças aumentadas podem também descer até a extremidade in-

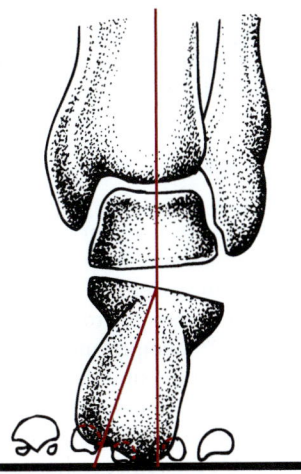

FIGURA 19-83 Compensação da parte anterior do pé em valgo. (Reproduzida, com permissão, de Brukner P e Khan K: *Clinical Sports Medicine*, 3ª ed. New York: McGraw-Hill, 2007:52.)

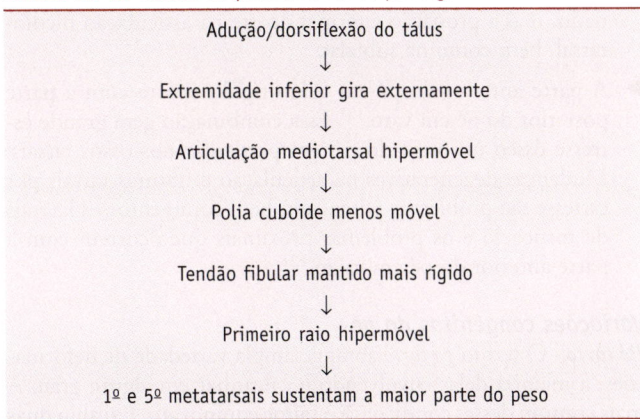

TABELA 19-13 Efeitos da parte anterior do pé valgo

Adução/dorsiflexão do tálus
↓
Extremidade inferior gira externamente
↓
Articulação mediotarsal hipermóvel
↓
Polia cuboide menos móvel
↓
Tendão fibular mantido mais rígido
↓
Primeiro raio hipermóvel
↓
1º e 5º metatarsais sustentam a maior parte do peso

Hunter S, Prentice WE: *Rehabilitation of the ankle and foot*. In: Prentice WE, Voight MI, eds. *Techniques in Musculoskeletal Rehabilitation*. New York: McGraw-Hill, 2001:605. Reproduzida com permissão de McGraw-Hill.

ferior e contribuir para o desenvolvimento da disfunção nas costas ou no sacro.

Parte posterior do pé equino. Também é uma deformidade, mas ocorre no plano sagital. As cabeças metatarsais, mesmo que perpendiculares à bissecção calcânea, não estão niveladas com os côndilos plantares do calcâneo, o que resulta em flexão plantar relativa das estruturas da parte anterior do pé quando comparadas com a parte posterior. O efeito funcional dessa deformidade é que a articulação do tornozelo deve mover-se mediante uma grande excursão de dorsiflexão para permitir que o corpo mova-se para a frente sobre o pé durante a fase de apoio média.[127]

A própria articulação subtalar é incapaz de compensar de forma direta a parte anterior do pé equino, porque tem pouca dorsiflexão. Assim, a articulação mediotarsal tende a tornar-se a fonte de dorsiflexão. Se esta prover a dorsiflexão necessária, a articulação subtalar deve estar pronada. Contudo, o tempo pelo qual a pronação subtalar máxima é necessária para a articulação mediotarsal (no levantamento do calcanhar) coincide com o tempo no qual a articulação subtalar deve estar em posição supinada para a propulsão.[127]

Mais proximalmente, se o pé e o tornozelo são incapazes de fornecer a dorsiflexão necessária, o movimento no plano sagital pode ser obtido na articulação do joelho. Isso resulta em força de hiperextensão no joelho quando o corpo avança sobre o pé e a tíbia.

Deformidades das partes anterior e posterior do pé combinadas. Combinações de deformidades ocorrem com frequência.

▶ A parte posterior do pé varo apresenta-se em associação com a parte anterior do pé varo ou valgo.[121] No pé que exibe as partes posterior e anterior em varo, a pronação da articulação subtalar compensatória é acentuada durante todas as fases de contato, apoio médio e propulsão do ciclo da marcha.[121]

▶ A parte anterior do pé varo pode ser combinada com a parte anterior do pé valgo flexível.[121] Clinicamente, essa condição demonstra quantidade significativa de pronação durante o apoio. Quando a articulação subtalar inicia a pronação, a mobilidade articular mediotarsal aumenta e a parte anterior do pé em valgo torna-se flexível.[121] O pé está anormalmente pronado, mas a pronação anormal ocorre na articulação mediotarsal, bem como na subtalar.

▶ A parte anterior do pé em valgo rígido ocorre com a parte posterior do pé em varo.[121] Essa combinação gera grande estresse ósseo no meio do pé, em particular nos ossos tarsais. Mudanças degenerativas na articulação e fraturas tarsais por estresse são problemas potenciais, bem como entorses laterais de tornozelo e os problemas proximais que ocorrem com a parte anterior do pé em valgo.[121]

Variações congênitas do pé

Pé torto. O termo *pé torto* abrange ampla variedade de deformações, a maioria delas envolvendo o calcanhar em algum grau. A mais comum dessas condições é o talipe equinovaro. Existem duas categorias: a forma flexível e a forma resistente. A primeira responde à intervenção conservadora com órteses e modificação do calçado. A segunda é invariavelmente associada à rigidez e exige intervenção cirúrgica.

Pé valgo convexo. Essa deformidade é também conhecida como pé "de base oscilante". É caracterizada pelo deslocamento dorsal e lateral primário da articulação talocalcaneonavicular. Isso resulta no navicular articulando-se com a parte dorsal do tálus, travando-o na posição vertical, impedindo a dorsiflexão normal da parte posterior do pé.[284,299] A compensação para essa perda de movimento é a dorsiflexão na parte média do pé.[86]

Deformidades metatarsais. Quatro deformidades metatarsais costumam ser reconhecidas:[297]
▶ *Metatarso aduzido.* Deformidade de plano transverso, com adução dos cinco metatarsais que ocorre na articulação tarsometatarsal (Fig. 19-31).
▶ *Metatarso varo.* Deformidade caracterizada por subluxação medial das articulações tarsometatarsais, com disfunções de adução e inversão dos metatarsais, o que resulta em incapacidade da parte anterior do pé de ser passivamente abduzida para a posição neutra.[284]
▶ *Metatarso adutovaro.* Essa deformidade de plano frontal e transverso da adução e inversão da parte anterior do pé ocorre na articulação tarsometatarsal.
▶ *Parte anterior do pé aduzida.* Essa deformidade de plano transverso e frontal combinada de adução e inversão da parte anterior do pé ocorre na articulação mediotarsal.

Padrão de prática preferido 4D: Distúrbios na mobilidade articular, na função motora, no desempenho muscular e na amplitude de movimento associados a disfunções dos tecidos conjuntivos

Espondiloartropatias soronegativas

A espondilite anquilosante (EA), a artrite psoriática e a síndrome de Reiter são todas capazes de produzir dor no pé e no tornozelo. Embora a primeira afete, de forma predominante, o esqueleto axial, também pode atingir as articulações MTF.[285]

A artrite psoriática ocorre, em geral, acompanhada de lesões de pele. Contudo, em 10 a 15% dos casos, não existe nenhum problema dermatológico.[285] A condição é caracterizada pelo envolvimento simétrico das mãos e dos pés, muito mais vezes no nível das articulações IF distais.[285]

A síndrome de Reiter consiste de uma tríade de conjuntivite, uretrite e artrite assimétrica. Essa condição afeta joelhos, pés e tornozelos.[285]

Artrite pós-traumática

A artrite pós-traumática que está associada à repetição de entorses por inversão é mais comum que a osteoartrite no tornozelo. Esse tipo de trauma resulta de lesões diretas na cartilagem e/ou de alterações biomecânicas (mau alinhamento, alteração nas forças de sustentação de peso e carga articular incongruente). De maneira geral, os indivíduos com essa condição relatam a presença de rigidez e de dor isolada no tornozelo e se queixam de pegada, travamento, estalido e episódios dolorosos.[285a] O tratamento da artrite pós-traumática nessa região por meios conservadores é extremamente difícil, devido ao conjunto atípico de desafios. De acordo com a peculiaridade de cada caso, a abordagem conservadora inclui uso de medicamentos (AINEs, corticosteroides), educação do paciente (perda de peso, evitar ou alterar atividades, uso de bengala), alteração nos sapatos (elevação do salto para evitar ocorrência de dorsiflexão), imobilização, fortalecimento e tratamento do sintoma (calor, gelo e/ou estímulo elétrico). As opções cirúrgicas incluem artrodese e artroplastia.

Osteocondrose

A osteocondrose é uma lesão que ocorre em algum centro de ossificação e resulta em inflamação, degeneração, recalcificação, necrose e/ou fragmentação. Geralmente ocorre no centro epifisário de um osso longo ou em uma área apofisiária de inserção de tendão. Tipicamente, a osteocondrose em áreas apofisiárias é conhecida por apofisite. Os adolescentes podem desenvolver apofisite resultante de lesão por uso excessivo, enquanto os adultos, de maneira geral, desenvolvem tendinite.[63] Os exemplos mais comuns de osteocondrose incluem a doença de Sever (ver mais adiante) e a doença de Freiberg.

▶ *Doença de Freiberg.* A osteocondrose no centro epifisário do metatarsal (o segundo metatarsal geralmente é o mais envolvido) é causada por estresse anormal, resultando em edema e dor localizada. A doença de Freiberg pode resultar de pronação anormal ou de um segundo metatarsal excessivamente longo. A intervenção para esse tipo de doença inclui a recuperação da biomecânica normal, utilizando-se um coxim ou uma barra metatarsal para reduzir as forças de sustentação de peso sobre o osso.

Osteocondrite dissecante[63]

A osteocondrite dissecante e as lesões osteocondrais representam a mesma entidade e se relacionam a lesões na cartilagem articular e/ou no osso subjacente. As posições ântero-lateral e póstero-medial do tálus são suscetíveis a lesões quando a articulação talocrural sofre estresse por torção, por meio de impacto ou de cargas cíclicas.[300] Sempre que houver envolvimento do osso subcondral, existe a possibilidade de ocorrer necrose avascular, resultando em infarto ósseo. Se a cartilagem sobrejacente permanecer intacta, cria-se um espaço entre o osso vivo e a cartilagem articular. De maneira geral, o resultado é o crescimento interno de tecido fibroso permitindo a cicatrização, caso esse tecido não esteja deslocado. Os sintomas associados estão relacionados à estabilidade do fragmento e são semelhantes àqueles geralmente relatados depois de entorses no tornozelo. Os sintomas são leves se o fragmento for mantido pela cartilagem, mas são mais graves se o fragmento quebrar-se na articulação, com a sensação de abrir espaço, logo após dor aguda, pegada e/ou travamento. A intervenção e o prognóstico dependem do tamanho e do local da lesão, assim como da estabilidade do fragmento. É necessário evitar atividades que possam interromper a cicatrização do fragmento. Essas atividades incluem sustentações de peso que possam causar entorses, como equilíbrio desafiador e exercícios proprioceptivos. O tratamento cirúrgico envolve debridamento e estabilização do fragmento. Os enxertos são uma alternativa imprescindível nos casos de necrose óssea significativa.

Hálux rígido

O hálux rígido é caracterizado por dorsiflexão reduzida da primeira articulação MTF e dor e edema na região dorsal da articulação.[50] Dois tipos foram descritos: adolescente e adulto.

▶ *Adolescente.* É consistente com osteoartrite dissecante ou distúrbio articular localizado.

▶ *Adulto.* É uma artrite degenerativa mais generalizada.[49] A causa desse processo é desconhecida. Possíveis etiologias incluem artropatia induzida por cristais (gota, pseudogota), artrite reumatoide, espondiloartropatias soronegativas, degeneração pós-traumática, fraturas intra-articulares ou lesão osteocondrótica da primeira cabeça metatarsal.[49,301] A dorsiflexão repetitiva da primeira articulação MTF pode também levar ao desenvolvimento de hálux rígido, embora nenhum estudo tenha ligado os níveis de atividade física a seu desenvolvimento.[301]

As características de ambos os tipos incluem rigidez e dor na articulação MTF, o que está associado a dificuldade durante o ciclo da marcha, em especial em caminhadas ou corridas em aclives, ao subir escadas ou durante a fase de balanço da marcha.[49] Como cerca de 75º de dorsiflexão do hálux são necessários para a marcha normal, sua extensão limitada proporciona a sensação de pulo sobre o dedo, podendo necessitar de rotação externa do pé para permitir a liberação do dedo. Desse modo, é possível que o paciente apresente transferência de estresse lateral quando tenta descarregar a articulação MTF do hálux, o que pode produzir sinovite nas articulações MTF inferiores ou mesmo fraturas por estresse dos metatarsais inferiores.[49]

O osteófito da cabeça metatarsal dorsal, ou joanete dorsal, pode friccionar contra o calçado, causando abrasão ou ulceração. O paciente pode ainda sentir formigamento e dormência sobre o dorso do dedo devido à compressão dos nervos cutâneos.

Costuma haver sensibilidade à palpação das regiões dorsal e, em especial, lateral da articulação. As radiografias demonstram perda do primeiro espaço da articulação MTF, formação de osteófitos dorsal e lateral na cabeça metatarsal e, ocasionalmente, fragmentos soltos na articulação.[169]

A intervenção inicial envolve modificações no calçado, repouso e AINEs. Um calçado com caixa para os dedos com profundidade adicional pode ser útil para diminuir a pressão dorsal sobre a primeira articulação MTF, enquanto um calçado com sola rígida ou ortótico rígido sob medida com extensão de Morton pode ser benéfico na limitação da dorsiflexão do dedo. Uma sola de base oscilante ajuda a reduzir a extensão do hálux durante a marcha normal. Infiltração de corticosteroides intra-articular é considerada uma medida paliativa. Se os sintomas aumentarem ou as medidas conservadoras falharem, intervenção cirúrgica pode ser a solução.

O procedimento mais comum recomendado é a queilectomia, a excisão do dorsal 25 a 33% da cabeça metatarsal. Isso remove os osteófitos lesivos, melhora a dorsiflexão do dedo e preserva a boa cartilagem articular nas regiões medial e plantar da cabeça metatarsal.[302] A osteotomia de dorsiflexão da falange proximal (procedimento de Moberg) pode ser usada junto com a queilectomia em pacientes selecionados para aumentar a dorsiflexão funcional do dedo.[303]

Coalizão tarsal

A coalizão tarsal é uma conexão fibrosa, cartilagínea ou óssea de dois ou mais ossos na parte média ou posterior do pé.[59,304] Em geral, apresenta-se durante a adolescência, em uma idade média de 13 anos,[305] quando a coalizão está ossificando-se e o movimento subtalar torna-se mais limitado. A maioria é bilateral,[304,306] e ocorre em menos de 1% da população geral.[304] As coalizões calcaneonavicular e talocalcânea são as mais comuns.[59,304,305,307,308]

A coalizão talocalcânea parcial ou completa altera de forma significativa a mecânica do complexo da articulação do tornozelo, pois o movimento de compensação ocorre no nível dessa articulação.

O paciente com coalizão tarsal apresenta-se tipicamente com dor vaga e tem início gradual. É possível que exista o relato de história de "entorses de tornozelo" frequentes ou dor generalizada nas partes média e anterior do pé.[305] Os sintomas muitas vezes começam ou são exacerbados pelo treinamento atlético.

O exame físico mostra movimento limitado ou nenhum subtalar em comparação com o outro pé e músculos fibulares ocasionalmente tensos.[309] Fibulares espásticos foram relatados em menos de 1% desses pacientes.[308] O diagnóstico de tais malformações costuma ser bastante difícil. As radiografias simples incluem visões AP, lateral e oblíqua do pé.[59,304]

O objetivo do tratamento conservador é reduzir o estresse, relaxar os músculos fibulares e sustentar o pé. Isso pode ser feito com o uso de aparelhos ortóticos e exercício, embora a imobilização temporária possa ser necessária.[59,304] Se o tratamento conservador falhar, contudo, uma ressecção talvez seja necessária para restaurar a mobilidade e diminuir a dor.[304,305]

Osso trígono

O osso trígono está presente em aproximadamente 10% da população geral e, na maioria das vezes, é unilateral.[61,136,310,311] A origem desse ossículo é congênita ou adquirida. Sob o ponto de vista congênito, pode ser uma separação persistente do centro secundário do tubérculo lateral do remanescente do tálus posterior, imediatamente após a repetição de microtraumas durante a fase de desenvolvimento.[61,311] A forma adquirida pode ser secundária a uma fratura real que ainda não tenha sido unida.[61,311,312]

Os sintomas associados ao osso trígono incluem dor com flexão plantar máxima, na medida em que o tálus posterior colide com a tíbia posterior.[63] De acordo com as peculiaridades de cada situação, a intervenção envolve redução do sintoma com recuperação da resistência normal, amplitude de movimento e biomecânica. Caso os sintomas persistam, pode ser necessário fazer a remoção cirúrgica do osso, embora isso tenha de ser adiado até a maturidade esquelética ser atingida.[63]

Hálux valgo

Hálux valgo é o termo usado para descrever uma deformidade da primeira articulação MTF na qual a falange proximal é lateralmente desviada em relação ao primeiro metatarsal. O termo foi ampliado para incluir vários graus de primeiro metatarsal com desvio varo/valgo da falange proximal, desvio medial da primeira cabeça metatarsal e formação de joanete.

O hálux valgo foi observado quase exclusivamente em populações que usam calçados, embora alguns fatores anatômicos predispostos tornem alguns pés mais vulneráveis do que outros aos efeitos dos fatores extrínsecos. Foi constatado que mulheres apresentam essa condição em uma proporção de 9:1, comparadas com homens;[313] além disso, foi observada em 22 a 36% dos adolescentes.[314–319]

A deformidade resulta de uma subluxação lateral do músculo FLH, que transforma tanto este quanto o flexor curto em adutores, puxando a IFP medial e a IFD lateralmente.[169] Além disso, o músculo abdutor do hálux desliza sob a cabeça metatarsal e provoca a pronação do hálux, em 70 a 90% nos casos graves.[320]

Com o desvio lateral crescente do hálux, a articulação MTF torna-se incongruente, os sesamoides subluxam lateralmente, o hálux prona, a região medial da primeira cabeça metatarsal torna-se mais proeminente e a sustentação de peso desloca-se da primeira cabeça metatarsal para a segunda e, possivelmente, a terceira.[50,147] Essa transferência de peso pode resultar na formação de ceratose plantar dolorosa, dedo em martelo ou deformidade de dedo cruzado do segundo dedo.[50]

A causa do hálux valgo é obscura, mas diversos fatores são citados, como calçados apertados, metatarso primo varo, pé plano, pronação da parte anterior do pé, hiperlassidão articular e hereditariedade.[314,315] A condição costuma estar associada a desvio medial do primeiro metatarsal, conhecido como metatarso primo varo.[50]

O joanete compensado é uma deformidade leve, sem subluxação da articulação MTF e sem subluxação sesamoide lateral acentuada.[321] O joanete descompensado é uma deformidade variando de moderada a grave, caracterizada por ângulo do hálux valgo maior do que 25°, ângulo intermetatarsal maior do que 15°, subluxação sesamoide lateral e pronação do hálux.[321]

A intervenção deve ser conservadora, se possível. Esta inclui calçados mais largos e órtóticos.[314,315,317] O alongamento do tendão do calcâneo deve ser usado em casos de contratura. O espaçador de dedos simples pode ser usado entre o 1º e o 2º dedo, e um coxim de silicone colocado sobre o joanete pode ser útil para aliviar a pressão direta sobre a proeminência.[50] Em casos de pé plano associado a hálux valgo, um suporte de arco longitudinal medial com extensão de Morton sob a primeira articulação MTF também pode aliviar os sintomas.[50]

Entretanto, se a dor persistir, é necessário fazer o realinhamento estrutural do primeiro metatarsal varo, caso a deformidade torne-se mais grave e descompensada.

Dedo de turfa (turf toe)

O termo "dedo de turfa" refere-se a uma entorse da primeira articulação MTF.[50] Essa condição afeta primariamente jogadores de futebol americano, beisebol e futebol. Jogadores de futebol americano correm risco maior de ter essa lesão se mudarem de direção ao aterrissar de um salto ou se outro jogador aterrissa sobre a parte posterior de seu calcanhar, forçando a primeira articulação MTF em hiperdorsiflexão.[7,322] Jogadores de futebol tendem a desenvolver o problema no pé de apoio durante a dorsiflexão forçada no chute. Acreditava-se, em princípio, que a superfície de grama artificial nos campos de futebol levava os atletas a pararem mais rápido durante o movimento de parar e girar, forçando, assim, o dedo para a frente do calçado. Contudo, é mais provável que os calçados flexíveis de turfe, mais leves, projetados para esse tipo de superfície, sejam os responsáveis. Esse aumento na flexibilidade do calçado causa lesão em hiperextensão repetitiva do hálux. A tendência dos gramados artificiais tornarem-se duros e rígidos com o tempo pode ser um fator contribuinte.[323] A hipermobilidade do primeiro raio certamente causa problemas biomecânicos. A teoria indica que, durante a marcha, o arco longitudinal medial entra em colapso por causa do excesso de movimento posterior (dorsal) no primeiro raio. Esse colapso diminui efetivamente a capacidade do pé para impulsionar o corpo para a frente durante a marcha. O aumento na excursão posterior (dorsal) do primeiro raio gira o pé em pronação, forçando o segundo metatarsal a suportar uma proporção excessiva do peso do corpo.[126] O aumento resultante na magnitude e a duração da pronação diminuem significativamente a capacidade do músculo fibular longo em estabilizar o primeiro metatarsal.[126] Como consequência, os tecidos ligamentares que limitam o movimento de dorsiflexão de final de amplitude do primeiro metatarsal sofrem aumento de estresse, resultando em lassidão articular.[126] Por causa dessas consequências mecânicas, a hipermobilidade do primeiro raio foi envolvida em várias condições, geralmente acompanhadas de pronação excessiva ou prolongada, incluindo metatarsalgia menor, pé plano adquirido, tendinite tibial posterior e fissuras ósseas.[126,324]

O mecanismo de lesão também envolve hiperflexão e estresse varo e valgo da primeira articulação MTF.[7,322] Com a hiperflexão forçada do hálux, ocorre a ruptura da placa plantar e dos ligamentos colaterais. Em lesões mais graves, a cápsula pode, na verdade, romper a cabeça metatarsal.[58] Uma fratura do sesamoide e a luxação dorsal da primeira articulação MTF também são possíveis.[54]

Clinicamente, os pacientes apresentam a primeira articulação MTF vermelha, edemaciada e rígida. Podem ter história de lesão de dorsiflexão simples ou lesões múltiplas do hálux. A articulação apresenta-se sensível plantar e dorsalmente. Jogadores podem manifestar claudicação e incapacidade de correr ou saltar por causa da dor.

O dedo de turfa desenvolve-se em associação com uma lesão crônica, e os resultados de longo prazo incluem redução do movimento da primeira articulação MTF, início prejudicado e hálux rígido.[322] Em 50% dos atletas, os sintomas ainda são persistentes cinco anos mais tarde.[325]

Clanton e Ford[325] classificaram a gravidade dessas lesões em Graus I a III:

▶ Grau I: lesão de alongamento menor às restrições do tecido mole com pouca dor, edema ou incapacidade.

▶ Grau II: ruptura parcial das estruturas capsuloligamentares, com dor, edema, equimose e incapacidade moderados.

▶ Grau III: ruptura completa da placa plantar, com edema, dor, equimose e incapacidade grave de suportar peso normalmente. Radiografias do pé devem ser obtidas para eliminar a fratura dos sesamoides ou da superfície articular da cabeça metatarsal e para verificar a congruência da articulação.

A intervenção inicial para essa condição é repouso, gelo, curativo de compressão e elevação. Os AINEs sempre são recomendados. O dedo deve ser imobilizado para limitar a dorsiflexão com alças múltiplas de bandagem colocadas sobre a região dorsal da falange proximal do hálux e cruzada sob a saliência do pé de modo plantar,[54] ou pode ser usada uma placa de aço para a parte anterior do pé.[58] Exercícios de amplitude de movimento passivo e de resistência progressiva são iniciados assim que os sintomas permitam.[54,169] Pacientes com entorses de Grau I em geral podem retornar aos esportes logo os sintomas permitam, algumas vezes imediatamente. As entorses de Grau II requerem de 3 a 14 dias de repouso do treinamento atlético. As de Grau III requerem muletas por poucos dias e até seis semanas de afastamento do esporte. O retorno ao esporte muito prematuro após a lesão pode provocar incapacidade prolongada. O reinício dos treinamentos é indicado quando o dedo do pé puder ser dorsiflexionado a 90°.[325]

Entorses

A entorse é definida como uma lesão que alonga as fibras do ligamento. É a lesão mais comum em esportes e atividades recreacionais,[326] mas permanece um diagnóstico difícil e um desafio terapêutico. Sem tratamento, as entorses de tornozelo podem causar instabilidade crônica e impedimento.[132]

Lesões no ligamento do tornozelo constituem de 4,7 a 24,4% de todas as que ocorrem em esportes individuais,[327] e de 10 a 28% de todas as que ocorrem em esportes de corrida e de saltos.[328,329] A maioria ocorre em pessoas de 21 a 30 anos, embora as lesões em grupos de idade mais jovens e mais velhos tendam a ser mais graves.[330] Mais de 40% das entorses de tornozelo pode avançar para problemas crônicos.[186,202,331-339]

A estabilidade dinâmica é fornecida para o tornozelo lateral pela força dos tendões fibular longo e curto.

Stormont e colaboradores[25] mostraram, há pouco, que a instabilidade do tornozelo e, desse modo, a entorse, apenas ocorrem durante o carregamento e o descarregamento sistemático, mas não enquanto o tornozelo está completamente carregado, devido a restrições articulares. Em posição neutra ou dorsiflexão, o tornozelo é estável, pois a entorse mais ampla do tálus está no encaixe. Contudo, na flexão plantar, a estabilidade do tornozelo diminui, pois a porção posterior estreita do tálus está no encaixe.[132] Assim, o mecanismo mais comum de entorse de tornozelo é aquele de inversão e flexão plantar.[16,58] Com a eversão e a rotação externa, o deltoide e/ou os ligamentos da articulação tibiofibular distal podem estar lesionados, produzindo as chamadas entorses medial e central, respectivamente. Lesões de eversão no ligamento deltoide são responsáveis por 5% das entorses de tornozelo.[11,134,340]

O prognóstico para essa condição é inversamente proporcional à gravidade e ao grau da lesão (Tab. 19-14),[341] à idade do paciente e à frequência da recorrência.[16,129] Ele piora quando o tornozelo já esteve anteriormente lesionado,[333] assim como quando as entorses ocorrem em pacientes mais jovens,[333] talvez em decorrência da grande energia mecânica da lesão.[16,129]

Entorse (inversão) lateral do tornozelo. Entorses do complexo ligamentar lateral representam 85% das entorses de ligamento do tornozelo.[210,326] Na população mais jovem, as de tipo grave são incomuns no esqueleto imaturo, pois os ligamentos costumam ser mais fortes do que o osso,[306,342,343] o que requer que uma fratura fisária seja descartada.[16,58]

O LTFA, que é o menos elástico dos ligamentos laterais,[152] está envolvido em 60 a 70% de todas as entorses de tornozelo, enquanto que 20% envolvem o LTFA e o LCF.[11,134,340] A sequência das rupturas ligamentares em uma lesão de inversão é a seguinte: LTFA, cápsula ântero-lateral (que está bem perto deste e resulta em hemartrose, quando rompida) e ligamento tibiofibular distal. A entorse de inversão progressiva resulta em ruptura do LCF. Quando a força de inversão continua, o LTFP, o mais forte dos ligamentos laterais, rompe-se.[13,210] Essa ruptura pode estar associada a deslocamento do tornozelo, avulsão do maléolo lateral distal ou fratura espiral, fratura do maléolo medial, do colo talar ou fraturas de compressão medial.[210] A maioria (86%) das rupturas do ligamento do tornozelo ocorrem na porção média; desse modo, apenas 14% são lesões por avulsão.[134]

As entorses altas do tornozelo, ou entorses sindesmóticas, que envolvem a ruptura das estruturas ligamentares entre a fíbula distal e a tíbia, proximal à articulação talocrural, ocorrem com menos frequência que as laterais, sendo uma forma menos conhecida de lesão no tornozelo do que estas. Os mecanismos de lesões relacionadas a entorses sindesmóticas do tornozelo incluem:[173,176,344]

▶ Rotação externa vigorosa do pé resultando em alargamento no encaixe do tornozelo, quando o tálus for acionado em rotação externa dentro do encaixe.

▶ Eversão vigorosa do tálus, com alargamento do encaixe.

▶ Dorsiflexão vigorosa, com alargamento do encaixe, quando a região anterior mais larga da cúpula talar penetrar no espaço articular.

Com todos esses mecanismos, a fíbula distal sofre pressão lateral, juntamente com a tíbia distal, afastando-se de sua articulação. A instabilidade crônica da sindesmose aumenta o estresse de cisalhamento e altera os padrões de pressão de contato, que predispõem os indivíduos a mudanças cartilaginosas articulares degenerativas na articulação talocrural.[173,176,344]

TABELA 19-14 Sistema de graduação da entorse de tornozelo de West Point

Critério	Grau I	Grau II	Grau III
Localização da sensibilidade	LTFA	LTFA, LCF	LTFA, LCF, LTFP
Edema, equimose	Leve, local	Moderado, local	Significativo, difuso
Capacidade de sustentação de peso	Total ou parcial	Dificuldade com muletas	Impossível sem dor significativa
Dano ao ligamento	Alongado	Ruptura parcial	Ruptura completa
Instabilidade	Nenhuma	Nenhuma ou leve	Definida

LTFA, ligamento talofibular anterior; LCF, ligamento calcaneofibular; LTFP, ligamento talofibular posterior.
Dados de Gerber JP, Williams GN, Scoville CR et al: Persistent disability associated with ankle sprains: A prospective examination of an athletic population. Foot Ankle Int 19:653-660,1998.

As entorses do ligamento lateral são mais comuns do que as do ligamento medial por duas razões principais:[36]

▶ O maléolo lateral projeta-se mais distalmente do que o maléolo medial, produzindo menos obstrução óssea à inversão do que à eversão.

▶ O ligamento deltoide é muito mais forte do que os laterais.

Enquanto o exame físico é confiável para o diagnóstico de fratura do tornozelo,[200] a confiabilidade para detectar entorses laterais pode não ser tão definitiva, em especial se o exame for executado logo após a lesão.[188] O local de um exame físico no diagnóstico foi revisto em uma série de 160 pacientes,[188] comparando a precisão dentro de 48 horas da lesão com aquela de 4 a 7 dias. A especificidade e a sensibilidade do exame físico tardio para presença ou ausência de lesão de ligamento lateral foram de 84 e 96%, respectivamente, indicando que um diagnóstico clínico razoavelmente preciso é possível se o exame for retardado por cerca de quatro dias após a lesão.[345] As lesões no pé e no tornozelo podem ser rapidamente descartadas como entorses no tornozelo, principalmente na população adolescente (Tab. 19-15). O médico que examinar o pé e o tornozelo precisa ter conhecimento de outras patologias potenciais que devem ser levadas em consideração nos casos de encaminhamento de adolescentes para tratamento fisioterapêutico, com diagnóstico de entorse. Essas outras patologias incluem osteocondrose, osteocondrite dissecante, ossículo acessório, síndrome do impacto anterior, síndrome do seio do tarso, coalizão tarsal e fraturas epifisárias.[63]

O mecanismo da lesão pode oferecer algumas pistas. História de dorsiflexão forçada pode resultar em entorse da sindesmose tibiofibular distal, a qual costuma ser acompanhada por queixas de dor que excedem em muito a quantidade de edema e que aumentam com a rotação externa do pé.[132] A flexão plantar forçada resulta em entorses capsulares anteriores. Estas são caracterizadas por dor que piora com flexão plantar passiva e dorsiflexão resistida.[132]

Nenhum sintoma simples ou teste pode fornecer um diagnóstico completamente preciso de ruptura de ligamento de tornozelo lateral, mas o conjunto de achados pode ser fortemente indicativo:[188]

▶ Ausência de edema na ocasião do exame físico tardio (após quatro dias) sugere que não há ruptura de ligamento, enquanto o edema extensivo é indicativo de ruptura.[346]

▶ Dor na palpação do ligamento envolvido sugere comprometimento.

▶ Presença de hematoma sugere ruptura.

▶ Teste de tração anterior positivo sugere ruptura.

▶ Impedimento da capacidade de caminhar após a lesão sugere envolvimento da estrutura.

Um estudo[188] demonstrou que a combinação de sensibilidade no nível do ligamento talofibular anterior, hematoma lateral, descoloração e teste de tração positivo indicou ruptura de ligamento em 95% dos casos, enquanto a ausência desses achados sempre indicou ligamento intacto.

Entorses laterais de tornozelo podem ser classificadas como segue:

▶ Entorses de Grau I caracterizadas por edema mínimo ou ausente e sensibilidade localizada sobre o LTFA requerem uma

TABELA 19-15 Patologias potenciais associadas a lesões no tornozelo em adolescentes

Patologia	Definição	Sinais e sintomas
Osteocondrose de Sever	Apofisite calcânea	Dor localizada e sensibilidade na inserção do calcâneo
Osteocondrite talocrural dissecante	Lesão na cartilagem articular e/ou no osso subjacente	Fisgada, travamento e/ou dores penetrantes repentinas
Ossículos acessórios na fíbula ou na tíbia distais	Centros de ossificação que não se fundiram	Sensibilidade e dor localizada Osso acessório com bordas arredondadas nas radiografias
Osso trígono acessório	Ossículo acessório no processo póstero-lateral do tálus	Dor na região posterior com flexão plantar máxima Osso acessório com bordas arredondadas nas radiografias
Impacto na parte anterior do tornozelo	Espessamento da cápsula articular com ou sem esporões ósseos na articulação talocrural anterior	Dor na região anterior com dorsiflexão repentina Redução na amplitude do movimento de dorsiflexão – sensação de final do movimento rígido, na presença de esporões ósseos
Síndrome do seio do tarso	Lesão nas estruturas localizadas dentro do seio do tarso	Instabilidade na parte posterior do pé Sensibilidade inferior e anterior ao ligamento talofibular anterior
Coalizão tarsal	União congênita entre dois ossos tarsais; de modo geral uma coalizão calcaneonavicular ou talocalcânea	Sensibilidade localizada sobre a articulação envolvida Pé plano rígido e espasmo muscular do fibular, com inversão
Fraturas epifisárias na tíbia distal	Lesão na placa de crescimento	Sensibilidade na tíbia distal Incapacidade para sustentar peso

Dados de Martin R: *Considerations for differential diagnosis of an ankle sprain in the adolescent.* Orthop Pract 16:21-22, 2004.

média de 11,7 dias antes da retomada completa das atividades atléticas.[347]

▶ Entorses de Grau II são caracterizadas por edema localizado e sensibilidade lateral mais difusa. Precisam de cerca de 2 a 6 semanas para o retorno à função atlética completa.[348,349]

▶ Entorses de Grau III são caracterizadas por edema, dor e equimose significativa, exigindo encaminhamento a um especialista.[350] Podem exigir mais de seis semanas para o retorno à função. Para os casos agudos, a duração média da incapacidade foi relatada como estando entre 4,5 a 26 semanas, e apenas 25 a 60% dos pacientes estão livres de sintomas em 1 a 4 anos após a lesão.[351] Existe alguma controvérsia sobre o tratamento apropriado das lesões de Grau III, em particular em atletas de alto nível.[16,129] Em um resumo de todos os estudos de prospecção e controlados sobre essas lesões, concluiu-se que o prognóstico a longo prazo é de bom a excelente em 80 a 90% dos pacientes, seja qual for o tipo de intervenção escolhido.[352]

Intervenção. A intervenção conservadora é tida como uniformemente eficaz no tratamento de entorses de Grau I e II,[353] e entorses altas do tornozelo (Tab. 19-16), sendo que, em geral, os pacientes permanecem assintomáticos e funcionalmente estáveis com o passar do tempo.

Embora o tratamento conservador possa ser apropriado, o tempo necessário para o retorno à função em qualquer programa aumenta na mesma proporção em que a gravidade da lesão. A intervenção dos estágios agudos foca-se em tentativas agressivas para:

▶ Minimizar a efusão para acelerar a cura.
▶ Promover precocemente o início dos movimentos.
▶ Promover a sustentação de peso inicial suportada/protegida, quando tolerado.
▶ Retorno protegido à atividade.
▶ Prevenção de novas lesões.

A intervenção inicial abrange crioterapia, compressão e elevação para auxiliar na redução da dor, do edema e de efeitos hipóxicos secundários.[354] Embora o movimento inicial e a mobilidade, em vez da imobilização, tenham demonstrado a estimulação da orientação do feixe de colágenos e a promoção da cura,[355] deve ser lembrado que a força ligamentar total não é obtida por um período de vários meses.[356-359]

Exercícios de amplitude de movimento ativo, como o bombear do tornozelo e dos dedos do pé (30 repetições, quatro vezes por dia) são estimulados durante essa fase, mas dentro de limites livres de dor.[138]

A sustentação de peso protegida com uma órtese é permitida, sendo realizada conforme a tolerância tão logo quanto possível.[17] Quando a cicatrização avança e o paciente está apto a sustentar mais peso sobre seu tornozelo, há o aumento correspondente no uso de exercícios de sustentação de peso (cadeia fechada). Uma atividade útil durante essa fase é o "exercício cruzado". O pacien-

TABELA 19-16 Resumo dos tratamentos conservadores para entorses no tornozelo

Fase/critério	Descrição da intervenção
Fase I	Controle da dor e de edemas: repouso, aplicação de gelo, compressão, elevação, estímulo elétrico, dedos em espiral, bomba para o tornozelo e crioterapia Estabilização temporária (i.e., tala de braço curto, tipoia, bandagem e elevação do calcanhar) Uso de muletas, sem sustentação de peso
Fase II Subsídio da dor e de edemas Sustentação parcial de peso com uso de dispositivos auxiliares	O paciente pode deambular com sustentação parcial de peso, sem dor Treino de equilíbrio no nível inferior: permanência de pé em posição bilateral ou equilíbrio em um coxim ou sobre várias camadas de toalhas Fortalecimento do nível inferior com uso de Theraband
Fase III O paciente pode deambular com sustentação total de peso, sem dor, possivelmente necessitando ainda de proteção para elevação do calcanhar ou de imobilização do tornozelo	Treinamento de equilíbrio unilateral Progressão de elevações duplas para elevações com apenas um calcanhar Caminhar em esteira ou caminhar sobre o solo Progresso para caminhadas rápidas
Fase IV Capacidade para elevações do calcanhar com apoio unilateral	Caminhadas rápidas sem dor e sem elevação do calcanhar Progressão de corrida para corrida rápida Corridas rápidas e manobras de corte Treinamentos específicos para esportes

O tempo de progressão de cada indivíduo depende da gravidade da lesão e da capacidade do paciente e dos critérios aplicáveis à progressão em cada fase.
Dados de Lin CF, Gross ML, Weinhold P: *Ankle syndesmosis injuries: Anatomy, biomechanics, mechanism of injury, and clinical guidelines for diagnosis and intervention.* J Orthrop Sports Phys Ther 36:372-384, 2006

te fica de pé sozinho ou com ajuda mínima externa apenas sobre o membro envolvido. Então, move o membro não envolvido em flexão, extensão, abdução e adução do quadril. O exercício é inicialmente executado sobre uma superfície firme e com os olhos abertos. Quando ocorre a melhora, o exercício é executado sobre uma superfície acolchoada ou prancha de equilíbrio, primeiro com os olhos abertos e, depois, fechados.

Nos estágios subagudos do processo de reabilitação (4 a 14 dias) o paciente começa os exercícios de equilíbrio dinâmico e os proprioceptivos. O suporte externo pode ainda ser necessário durante essa fase. Utilizando uma prancha de equilíbrio, ele se equilibra sobre o membro envolvido enquanto brinca de "pegar" com o fisioterapeuta. A intensidade desse exercício pode ser variada usando bolas de diferentes pesos e tamanhos. O fisioterapeuta também pode tornar os exercícios mais desafiadores ao arremessar a bola em variadas direções. Isso exigirá um deslocamento no centro de gravidade e o ajustamento instantâneo do equilíbrio.

O alongamento do gastrocnêmio na posição sentada estendida com uma faixa ou lençol pode ser introduzido nessa fase (seis repetições de 20 segundos cada) para promover a dorsiflexão do tornozelo além da posição neutra, capacitando um padrão de marcha muito próximo do normal.[138] Exercícios progressivos de cadeia aberta (sem sustentação de peso) com resistência elástica são executados (duas séries de 30 repetições cada) para flexão, dorsiflexão, inversão e eversão plantar isolada. A bicicleta ergométrica pode também ser usada (com intensidade confortável de até 30 minutos) para treinamento de resistência cardiovascular e controle da amplitude de movimento do tornozelo.[148]

Na fase de cicatrização avançada (2 a 4 semanas após a lesão), os objetivos são:

▶ Restauração da ADMA normal.
▶ Marcha normal sem dispositivos de auxílio.
▶ Desempenho livre de dor nas atividades funcionais de sustentação de peso total.
▶ Intensificação da propriocepção.

Atividades para ajudar a atingir esses objetivos incluem caminhar com toda a planta do pé tocando o solo ântero-posteriormente (10 minutos para 20 repetições), exercícios com carioca e exercícios de equilíbrio em minitrampolins (postura unilateral com os olhos abertos e, depois, fechados, e atividades de agarrar e passar a *medicine ball*).

As atividades pliométricas são introduzidas durante o retorno/desafio funcional à fase de atividade. Incluem saltos a partir do tornozelo com os dois pés, saltos com apenas um pé, e então saltos com apenas um pé em várias direções. Se forem apropriados, saltos com barreiras ou saltos simples podem ser introduzidos.

Entorses de tornozelo recorrentes

O paciente que sofre de entorses recorrentes e instabilidade funcional é um desafio para o fisioterapeuta e para os demais membros da equipe de medicina esportiva.

Entorses de tornozelo recorrentes podem ser causadas por:[16,129]

▶ Cura dos ligamentos em posição alongada.
▶ Fraqueza dos ligamentos devido à fraqueza inerente da cicatriz.
▶ Fraqueza do músculo fibular (entorse de tornozelo curada de forma incompleta).
▶ Instabilidade tibiofibular distal.
▶ Hipermobilidade hereditária.
▶ Perda de propriocepção do tornozelo.
▶ Impacto pelo fascículo distal do ligamento tibiofibular anterior e/ou do tecido da cicatriz capsular (tecido do menisco) na articulação talofibular.
▶ Problemas não diagnosticados associados, como subluxação cuboide ou instabilidade subtalar.

A instabilidade funcional e a perda da cinemática do tornozelo normal como complicação das entorses de tornozelo podem levar ao início de mudanças degenerativas.[183,335] O deslocamento talar de mais de 1 mm reduz a superfície de sustentação de peso do tornozelo em cerca de 42,3%,[181,360,361] criando, assim, sustentação de peso assimétrica pela superfície articular. Desse modo, a mudança degenerativa pode ter como causa as pequenas quantidades de deslocamento articular ou as forças de cisalhamento anormais da instabilidade.

A instabilidade lateral crônica manifesta-se por lesões recorrentes com dor, sensibilidade, algumas vezes lesões sobre os ligamentos laterais.[186,333,362-365] Muitas destas, em torno de 30%,[333] podem ser assintomáticas entre os eventos. Outras podem manifestar-se com dor lateral crônica, sensibilidade, edema ou enrijecimento, provocando grandes dificuldades em esportes e atividades da vida diária.[186,333,363] História de insegurança, instabilidade e frouxidão [28,364,366] é bem mais importante no diagnóstico do que o exame físico no caso de entorses agudas e recorrentes.[333,367]

Em geral, as queixas subjetivas incluem:

▶ Entorses frequentes.[331,337]
▶ Dificuldade para correr em superfícies desniveladas.[331]
▶ Dificuldade em cortar e saltar em eventos esportivos.[186,331,338]
▶ Sensações de "frouxidão".[332,334,337]
▶ Dor recorrente [186,332,334,336,337] e edema.[331,334,336-338]
▶ Sensibilidade.[331,332,334]
▶ Instabilidade ao correr.[202]
▶ Fraqueza.[186,202]

A intervenção para essa condição deve iniciar com um ensaio de tratamento conservador por 2 a 3 meses.[203,331,339,368,369] As seguintes intervenções mostraram-se úteis em alguns pacientes: calço de calcanhar lateral, fortalecimento do músculo fibular, exercícios proprioceptivos/coordenação, bandagens, suportes termoplásticos de tornozelo e/ou imobilizador curto de perna.

Muitos pacientes com instabilidade do tornozelo são tratados de forma satisfatória com reparo final ou reconstrução dos ligamentos laterais.[333,370-375] Contudo, apesar da cirurgia, alguns permanecem com incapacidade persistente, incluindo instabilidade subjetiva ou objetiva, inclinação talar persistente, alongamento dos ligamentos, dor, edema e limitações na amplitude de movimento.[364,376]

De acordo com Hinterman e colaboradores,[23] uma série de condições pode imitar a instabilidade do tornozelo:

▶ Subluxação do tendão fibular.

▶ Instabilidade da articulação de Chopart. Trauma de inversão e flexão plantar do pé pode resultar em avulsão do ligamento bifurcado e, algumas vezes, do talonavicular. Lesões na articulação de Chopart são encontradas com frequência em sua fase aguda, porém maldiagnosticadas como entorse de tornozelo lateral se o exame clínico não for executado com cuidado.
▶ Coalizão talocalcânea e talonavicular.
▶ Disfunção tibial posterior.

Entorse na parte média do pé
Uma entorse da articulação tarsometatarsal ocorre, em geral, a partir de uma carga axial indireta sobre o pé em flexão plantar e girado, com ou sem abdução.[377] No exame, o paciente jovem terá sensibilidade à palpação direta sobre essa área, e dor com pronação e supinação passivas da parte média do pé enquanto a parte posterior é mantida estabilizada.[377]

Radiografias do pé incluem sustentação de peso ântero-posterior e vistas lateral e oblíqua para eliminar a possibilidade de luxação. Os metatarsais devem estar alinhados com seus respectivos cuneiformes.[58]

A intervenção conservadora progride se a luxação dos metatarsais na radiografia for menor do que 2 mm e inclui um ortótico ou bota para fratura se o paciente for incapaz de sustentar peso com conforto.[58] Um calçado rígido e ortóticos para sustentar o arco longitudinal medial são recomendados para o retorno às atividades.[378]

Síndrome do seio do tarso
O seio do tarso se localiza entre o colo inferior do tálus e a região superior do calcâneo. Sua posição é inferior e levemente anterior ao LTFA. A síndrome do seio do tarso é uma entorse da articulação subtalar com lesão no ligamento interósseo talocalcâneo. O mecanismo dessa lesão envolve entorse por inversão em uma posição plantar flexionada que afeta as articulações talocrural e subtalar, e, algumas vezes, é difícil de ser distinguida de uma entorse de tornozelo simples.[58]

Os sintomas incluem sensação de instabilidade na parte posterior do pé ao caminhar em terreno irregular, e, em geral, a observação revela edema no seio do tarso. Costuma haver dor com a palpação e a pronação,[343] possivelmente devido à cicatrização nos elementos do tecido mole do seio do tarso.[378]

A intervenção inclui mobilização e manipulação específica à articulação, seguidas de fortalecimento e de exercícios proprioceptivos. Um ortótico pode ser usado para limitar a pronação e manter o pé em posição neutra funcional.

Infiltração seletiva de cortisona na articulação subtalar também pode ser diagnóstica ou terapêutica.[343]

Síndrome cuboide
A síndrome cuboide (cuboide travado, síndrome da falha da calcaneocubóidea, cuboide subluxado) é comum, mas poucas vezes reconhecida.[379] A articulação calcaneocubóidea tende a ser bastante móvel, mas pode ser bastante subluxada lateral e dorsalmente por forças excessivas. Essa em geral, é uma ocorrência temporária. A etiologia foi proposta como sendo secundária a uso excessivo, aumento do peso corporal, treino sobre superfícies desniveladas ou entorse lateral de tornozelo ou de pé.[379,380]

A síndrome cuboide apresenta-se com início gradual de dor lateral na parte média do pé localizada próximo do 4º e 5º metatarsais na região dorsal da articulação cuboide ou calcaneocubóidea.[379] Muitas vezes, o paciente sente como se estivesse caminhando com uma pequena pedra em seu calçado. O desconforto máximo é obtido pressionando-se diretamente o sulco fibular na superfície plantar do calcâneo.[58] Na ocasião, o gancho do osso sob a superfície cuboide quebra ou o ligamento plantar curto se rompe, produzindo dor no calcanhar.

Achados comuns no exame físico são a parte anterior do pé em valgo sutil e pé pronado, bem como o tendão fibular longo tenso.[379,381,382] O pé pronado torna a articulação mediotarsal instável. A análise cuidadosa da marcha geralmente revela que a dor é reproduzida no apoio terminal, no início da elevação do tornozelo. Outros achados incluem fraqueza assimétrica do músculo fibular longo e redução na amplitude de movimento da parte lateral do pé.

A intervenção para essa condição inclui manipulação da parte média do pé, alongamento do tendão fibular e acolchoamento/emplastro plantar.[379,381]

Subluxação da articulação talocrural
Existem, essencialmente, dois tipos de subluxações nessa articulação, anterior e posterior, que resultam em perda de flexão plantar e dorsiflexão, respectivamente.

▶ A subluxação anterior costuma ser causada por inversão, força de flexão plantar. Os achados clínicos incluem limitação de dorsiflexão, deslizamento talar posterior reduzido e/ou rotação externa conjunta do tálus.
▶ A subluxação posterior pode ser de compensação ou outro tipo de pé plano ou de lesão de dorsiflexão. Os achados clínicos incluem perda de balanço talar da flexão plantar, deslizamento anterior e/ou rotação talar conjunta medial.

Em geral, a intervenção para esse tipo de lesão é a técnica de empuxe de alta velocidade aplicada à articulação.

Padrão de prática preferido 4E: Distúrbios na mobilidade articular, na função motora, no desempenho muscular e na amplitude de movimento associados a inflamações localizadas

A lista de patologias potenciais para as lesões de tecido mole do pé acompanhadas de inflamação localizada é extensa.

Inflamação ou infecção das unhas e da pele
Hematoma subungueal. O hematoma subungueal é também chamado de "unhas do pé pretas" ou "dedo-de-corredor" e resulta do sangramento sob as unhas causados por fricção crônica ou batida do dedo contra calçados mal-ajustados ou de trauma evidente na região dorsal do dedo.[383] Devido à sensibilidade extrema do leito da unha, a dor pulsante significativa está, muitas vezes, associada a esse problema, com ou sem palpação.

No caso de calçados mal-ajustados, tratamento profilático é recomendado. Tênis esportivos devem ser um número maior do que os calçados normais na maioria dos casos.[152]

Para um hematoma existente, o tratamento de escolha envolve a descompressão usando um clipe de papel aquecido até ficar vermelho ou agulha de espessura 18, aquecida em álcool fervente, para fazer uma abertura através da unha.[384]

Exostose subungueal. Trata-se de um osso hipertrófico, afetando, geralmente, a borda medial do hálux, como resultado de pressão excessiva, que produz dor durante a deambulação.[385] O diagnóstico preciso dessa condição requer uma radiografia.[384]

A intervenção conservadora exige aprofundamento da região anterior do calçado para o dedo e a redução da largura das unhas hipertróficas.

Onicocriptose. A onicocriptose é mais conhecida como crescimento interno das unhas do pé. Está associada a infecção piogênica secundária ou paroníquia.[384] Se não estiver associada à paroníquia, é tratada de modo conservador removendo-se a porção lesiva da unha, e então amaciando sua borda com uma curetagem.[384]

Oníquia. É a infecção de um ou de ambos os lados da unha e da placa ungueal, que pode resultar de uma série de fatores, incluindo pressão crônica sobre a placa ungueal, alergias, lixamento ou corte inadequado das unhas ou uso de determinados sabonetes.[384]

Onicauxe. É o crescimento excessivo da unha, que pode ser resultado de micro ou macrotrauma, neurite periférica, idade avançada, transtornos da alimentação ou redução da circulação, produzindo distorção do crescimento.[383,384,386] O diagnóstico é feito a partir das características básicas de uma placa de unha hipertrófica, distrófica e com descoloração.[387]

A intervenção conservadora para essa condição envolve debridamento mecânico ou químico da placa ungueal. [387]

Onicomicose. A onicomicose (Fig. 19-84) é uma condição crônica de fungos nas unhas, muitas vezes responsável por causar onicauxe.[388]

Tínea do pé. É mais conhecida como pé-de-atleta, apresenta-se com vermelhidão ou coceira, mas também pode manifestar-se como pele seca e esfarelada (Fig. 19-85).[384] O tratamento é simples e envolve embeber o pé com meia xícara de vinagre em um recipiente com água uma vez por dia e aplicar um agente antifungicida.[384]

Bolhas. Bolhas ocorrem em decorrência de fricção e cisalhamento e dão ao fisioterapeuta valiosa informação sobre onde o estresse do pé está ocorrendo. Além do fato óbvio de que calçados apertados produzem bolhas, outras causas incluem movimento excessivo, como pronação e supinação.

Tendinite

A tendinite por uso excessivo nos tendões que cobrem o tornozelo pode ser vista em erros de treinamento, mudanças súbitas de padrões de treinamento, desequilíbrio musculotendíneo, mau alinhamento anatômico, calçado inadequado ou crescimento forçado súbito.[343] A tendinite pode também ser vista em adolescentes que recomeçam a jogar após um período de treinamento reduzido.[389]

Tendinite fibular. A tendinite do tendão fibular é particularmente comum em bailarinos jovens e patinadores no gelo, mas pode ser vista em qualquer atleta de corridas. Após entorse por inversão repetida, as bainhas dos tendões fibulares longo e curto podem ficar alongadas e inflamadas (pé-de-corredor). A instabilidade entre o 4º e o 5º metatarsais também está associada a essa condição.

O paciente, em geral, apresenta-se com dor posterior e distal ao maléolo lateral.[389] Pode haver edema associado durante fase aguda. Também há dor com eversão resistida do pé.

A intervenção para tendinite fibular inclui um programa de alongamento, fortalecimento, gelo e, algumas vezes, imobilização[389] durante a prática de esportes de contato.

Subluxação do tendão fibular. É uma condição incomum, mas potencialmente incapacitante, que afeta atletas jovens,[390] sendo, muitas vezes, difícil de ser distinguida da entorse de tornozelo lateral aguda.[391]

Os sintomas agudos são dor na fíbula posterior distal, edema, equimose e apreensão, ou incapacidade de everter o pé contra a

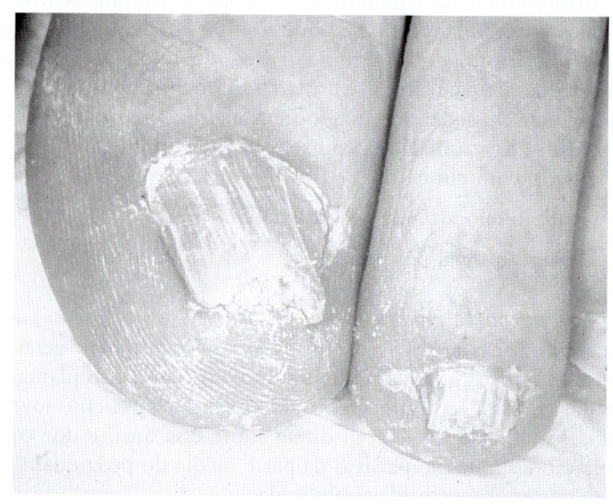

FIGURA 19-84 Onicomicose. (Reproduzida, com permissão, de O'Connor FG, Wilder RP. *Textbook of Running Medicine.* New York: McGraw-Hill; 2001:279.)

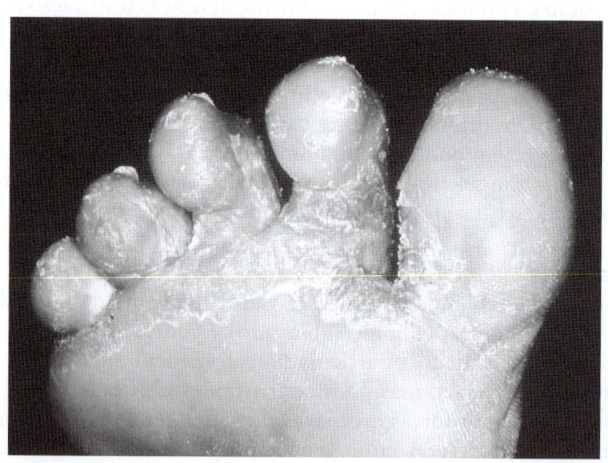

FIGURA 19-85 Tínea do pé. (Reproduzida, com permissão, de O'Connor FG, Wilder RP. *Textbook of Running Medicine.* New York: McGraw-Hill; 2001:278.)

resistência.[58] Os sintomas crônicos são dor lateral no tornozelo, estalido ou estalo e instabilidade.[58] A subluxação crônica do tendão fibular pode confundir-se ou coexistir com a instabilidade crônica do tornozelo.

Em alguns atletas jovens, há predisposições anatômicas à subluxação do tendão fibular, por exemplo, sulco de fíbula ausente ou superficial,[77,343,392,393] possivelmente combinado com pé plano, parte posterior do pé em valgo ou retináculo fibular frouxo/ausente.[77,78,389,392,394] O retináculo pode romper-se de forma traumática a partir de uma dorsiflexão forçada violenta do tornozelo com contração reflexa dos músculos fibulares e deslocamento.[77,78,310,343,394-396]

Essa condição pode ser um episódio agudo que se transforma em problema crônico devido ao diagnóstico incorreto.[58] Seu diagnóstico no estágio agudo pode ser equivocadamente referido como entorse de tornozelo simples.[397] O paciente jovem pode apresentar sintomas agudos após uma suposta entorse com dor e edema sobre a região póstero-lateral do tornozelo. Mais comumente do que se supõe, a apresentação inicial pode ser de semanas a meses após a lesão.[310] O adolescente queixa-se de entorses de tornozelo de inversão recorrentes e instabilidade lateral, com um estalido doloroso sobre o tornozelo.[398] A instabilidade crônica contribui para a subluxação crônica do tendão fibular, com o desenvolvimento de um retináculo fibular superficial incompetente.[77,398] Isso é confundido, também, com a rara lesão isolada no ligamento talofibular posterior.[77,78,393,394]

No exame físico, a subluxação é provocada por dorsiflexão e eversão forçada do tornozelo. Pode haver dor posterior ao maléolo lateral em uma situação aguda, bem como no teste do puxão anterior negativo.[58]

Muitos procedimentos cirúrgicos diferentes foram descritos para o tratamento da subluxação crônica do tendão fibular.[77,390,394,396,397]

Tendinite tibial posterior. O tendão tibial posterior situa-se posteriormente ao maléolo medial e sustenta o arco medial do pé. Ele está alinhado com uma bainha tenossinovial, que se torna inflamada, produzindo tenossinovite. Sem tratamento, a condição avança para uma consequente ruptura.[399]

A disfunção tibial posterior é um distúrbio complexo da parte posterior do pé. Há controvérsia sobre se a persistência da instabilidade rotacional após a entorse de tornozelo provoca disfunção tibial posterior ou vice-versa. Essa condição causa instabilidade do tornozelo, sobrecarregando seus ligamentos, em especial o deltoide.[43]

A dor é sentida em uma das três localizações:

▸ Distal ao maléolo medial na área do navicular.
▸ Proximal ao maléolo medial.
▸ Na origem ou na inserção musculotendínea (tipoias de perna medial).

A tendinite tibial posterior é vista com relativa frequência em bailarinos, corredores e patinadores no gelo, em especial entre indivíduos com pé pronado e arco longitudinal achatado.[157] Esportes de corrida que requerem mudanças rápidas de direção (basquetebol, tênis, futebol e hóquei no gelo) também aumentam o estresse aplicado sobre o tendão.[76] Fatores contribuintes incluem encurtamento adaptativo do complexo gastrocnêmio-sóleo e fraqueza tibial posterior.

No exame físico, o paciente revela dor na flexão e inversão plantar resistida do tornozelo,[76] com sensibilidade à palpação junto ao curso do tendão posterior ao maléolo medial e em sua inserção para dentro do navicular. É possível que o edema esteja presente. Algumas vezes, a dor é secundária a um osso navicular acessório.[76] Com a ruptura completa, o navicular subluxa-se inferiormente e o paciente movimenta-se com o pé achatado, sendo incapaz de produzir qualquer levantamento dos dedos.

Radiografias simples raramente são úteis, embora a IRM ou o exame ósseo[400] possam ajudar no diagnóstico.

A intervenção para a disfunção tibial posterior depende da causa, mas a abordagem geral inclui alongamento do tibial posterior, fortalecimento, órteses, imobilização ocasional e gelo.[76]

Patla e Abbott[159] descreveram uma condição chamada de rigidez miofascial tibial posterior (RMTP) como um fator contribuinte na dor do calcanhar. Em contraste com a tendinite tibial posterior, não é caracterizada por inflamação do tendão ou da bainha do tendão. O paciente com RMTP queixa-se de dor imediata no calcanhar na sustentação de peso pela manhã, a qual intensifica com o aumento da carga das atividades, mas diminui durante o dia. Não há lesão ou atividade específica identificada como causa. Os achados físicos incluem:[159]

▸ Depressão do arco medial ao ficar de pé.
▸ Calcâneo neutro ou invertido ao ficar de pé.
▸ Aparência de pé plano e levantamento diminuído durante a marcha.
▸ Redução da amplitude de movimento de flexão plantar e inversão calcânea com sustentação de peso durante o levantamento do calcanhar.
▸ Amplitude de movimento passivo total de dorsiflexão e flexão plantar, mas pode haver desconforto na amplitude final.
▸ Teste de comprimento tibial posterior (ver "Testes especiais") mostra redução da extensibilidade e, muitas vezes, produz dor.

A intervenção para essa condição busca corrigir os impedimentos do músculo tibial posterior. A mesma técnica e contatos usados no teste valem para o tratamento, com exceção de que o alongamento manual é mantido por cerca de dois minutos, sendo repetido cerca quatro vezes, usando pressão ligeiramente mais forte a cada vez.

Tendinite tibial anterior. A tendinite tibial anterior é vista com maior frequência em atletas corredores. O exame mostra ponto de sensibilidade sobre o tendão quando ele cruza o tornozelo. A intervenção conservadora inclui alongamento tibial anterior, fortalecimento, órteses e algumas vezes imobilização e gelo.

Tendinite do flexor longo do hálux. O FLH está alinhado por uma bainha tenossinovial, que pode ficar inflamada. Essa condição é caracterizada por dor posterior ao maléolo medial, muitas vezes confundida com tendinite tibial posterior.[401]

Em geral, a tendinite do FLH apresenta-se no paciente jovem como dor com flexão resistida do hálux, bem como dor posterior e inferior ao maléolo medial. Bailarinos que assumem a postura de flexão plantar repetida de *demipointe* ou *pointe* são particularmente suscetíveis, com o tendão travado em *demipointe* no último grupo.[381,402,403] Ela pode ser vista também em corredores e ginastas.

O tendão inflama devido a levantamentos forçados com a parte anterior do pé, onde o FLH está alongado entre o tubérculo posterior e sustentáculo do tálus. O tendão também pode estar irritado com a flexão plantar, no ponto em que é comprimido sobre o tubérculo talar posterior.[401]

A intervenção conservadora inclui gelo, alongamento, fortalecimento, redução da atividade, correção de técnicas inadequadas, órteses, calçados com sola dura e AINEs.[404]

A intervenção cirúrgica envolve a liberação da bainha do tendão.

Tendinite do tendão do calcâneo. Provavelmente não por acaso que Homero decidiu que os calcanhares de seu herói grego, Aquiles, seriam a única área vulnerável de seu corpo.[405] Essa vulnerabilidade continua até hoje, com a tendinite do tendão do calcâneo sendo a síndrome por uso excessivo mais comum da parte inferior da perna,[72] responsável por 5 a 18% do número total de lesões em corridas.

O tendão do calcâneo está colocado sob forças de carregamento excêntricas rápidas e extremas durante atividades como corrida, pedalar de pé, balé, ginástica, futebol e basquetebol.[404,406]

Seu mecanismo subjacente não é bem-compreendido, mas uma série de mecanismos foi proposta. A hipótese biomecânica é a mais conhecida. Imediatamente após o pé fazer contato com o solo em posição supinada, ele prona, a seguir supina novamente quando o levantamento do dedo aproxima-se.[44,117] O pé pronado concede força de rotação interna por meio da tíbia, enquanto a extensão do joelho produz uma força de rotação externa.[406] O pé pronado em excesso coloca a parte medial do tendão sob tensão, gerando rotação tibial interna obrigatória, que tende a arrastar o tendão do calcâneo medialmente.[407] As transições rápidas e repetidas da pronação para a supinação levam o tendão do calcâneo a submeter-se a uma ação de "chicote" ou "laçação" (Fig. 19-86).[408] Além disso, se o pé permanecer em posição pronada após a extensão do joelho ter começado, a rotação tibial lateral no joelho e a rotação tibial medial no pé resultam em ação de "opressão" ou de entorse do tendão.[44]

Outro mecanismo possível envolve a contração excêntrica do tríceps sural durante o apoio. Sua contração máxima está associada a adução e supinação do pé. Na batida do calcanhar, os músculos da panturrilha submetem-se a um rápido encurtamento, antes de alongarem-se no momento em que a tíbia gira para a frente sobre o pé. Os mesmos encurtam-se outra vez durante a fase de propulsão à frente.[409] Essas alterações rápidas de ação muscular podem causar microrrupturas do tendão.

Além das causas já descritas, uma série de outros fatores parece contribuir para o desenvolvimento da tendinite do tendão calcâneo.

▶ *Alongamento.* Em um estudo de McCrory e colaboradores,[408] se um corredor adotou ou não o alongamento do gastrocnêmio em sua rotina de treinamento aparece como sendo um importante discriminador entre os grupos de lesionados e não lesionados. De maneira específica, corredores lesionados têm menos probabilidade de ter adotado o alongamento dentro de sua rotina de treinamento regular. Se os hábitos de alongamento estão relacionados à incidência das lesões por uso excessivo permanece indeterminado.[410-413]

▶ *Variáveis de treinamento.* A incidência de lesões por uso excessivo esteve fortemente associada à passada de treinamento mais rápida, com corredores lesionados correndo a uma velocidade bem superior do que os não lesionados.[67,410,414] O treinamento em colinas também foi sugerido como um fator etiológico no início da tendinite do tendão do calcâneo.[69,409,415]

▶ *Fadiga.* O treinamento excessivo foi correlacionado à fadiga do músculo da panturrilha e a microrrupturas do tendão.[44,117]

▶ *Variáveis isocinéticas.* A insuficiência muscular foi citada como um fator significativo na incapacidade de restringir excentricamente a dorsiflexão durante o início da fase de apoio do treinamento.[408,414-416]

▶ *Variáveis antropométricas.* Em um estudo, foi constatado que 20% dos corredores lesionados com tendinite do tendão do calcâneo tinham pé cavo.[117] Clement e colaboradores,[415] após terem observado o pé cavo rígido, sugeriram que a pronação excessiva de compensação resultante de sua inflexibilidade é uma precursora desse tipo de tendinite. Outros estudos relacionaram, também, pés com arco alto à incidência de várias síndromes por uso excessivo.[67,281,417,418]

▶ *Idade.* O papel que a idade desempenha na tendinite do tendão do calcâneo não é conclusivo, com alguns estudos encontrando correlação,[408,419] e outros [412,418,420-422] não achando nenhuma associação entre idade e patogênese das lesões de corridas.

▶ *Tipo de calçado.* Calçados com travas prendem os pés à superfície durante a fase de sustentação simples na corrida e aumentam a garra do pé do atleta, mas também transferem forças de cisalhamento lateral e de torque diretamente para o pé e o tornozelo e ao longo do tendão do calcâneo.[407] As solas dos calçados com travas têm absorção de impacto mínima, transferindo a força vertical diretamente para o tendão do calcâneo.[423] Isso aumenta sua sobrecarga, causando microtrauma e inflamação.

▶ *Disfunção da articulação sacroilíaca.* Mudanças na mecânica da articulação sacroilíaca, quando comparada com a porção contralateral também estiveram associadas a essa disfunção.[407] A função primária da pelve parece ser a de absorção de impactos, transmitindo o peso do tronco e das extremidades superiores para as inferiores e distribuindo as forças de reação ao solo.[95,424] A combinação de forças de reação ao solo, que

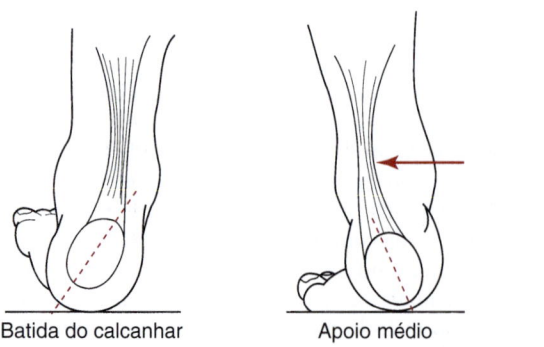

FIGURA 19-86 Ação de "chicote" no tendão do calcâneo. (Reproduzida, com permissão, de Brukner P e Khan K: *Clinical Sports Medicine,* 3ª ed. New York: McGraw-Hill, 2007: fig 32.5.)

tendem a girar o ílio posteriormente, e as forças do tronco fornece um mecanismo de estabilidade.[95,424] A disfunção posterior foi relatada por vários autores como sendo a lesão mais comum da articulação sacroilíaca.[425-427] Isso resulta em encurtamento funcional e rotação externa da perna lesionada,[428-430] e ambos influenciam a cadeia cinemática da extremidade inferior da seguinte maneira:[407]

- A posição do pé e do tornozelo será em rotação externa, em vez de neutra, na batida do calcanhar.
- Devido à transferência de peso do corpo sobre a perna afetada durante o restante da fase de apoio, o carregamento da região lateral do calcanhar retorna curto, a pronação seguinte, prolongada, e a inversão, retardada. Desse modo, a quantidade de dorsiflexão no tornozelo é diminuída, minimizando a tensão nos tecidos moles plantares. Isso, por sua vez, reduz a alavancagem do tendão do calcâneo, e o mecanismo de suporte[423] pode não ser ativado devido à hiperextensão insuficiente do hálux.
- Por causa da ineficiência relativa do mecanismo de suporte no levantamento do pé, junto com a redução da alavancagem do tendão do calcâneo, o tríceps sural ativa mais unidades motoras para assegurar desempenho contínuo, colocando carregamento adicional sobre o tendão do calcâneo.

A tendinite calcânea manifesta-se sob duas formas: de inserção e de não inserção, com a primeira envolvendo a interface osseotendínea, e a segunda ocorrendo bem proximal à inserção do tendão sobre o calcâneo, dentro ou em volta da substância do tendão.[406] A tendinite de não inserção pode ser referida como peritendinite, peritendinite com tendinite ou tendinite pura.[406,431]

▶ *Peritendinite.* A inflamação na peritendinite está limitada ao peritendão, e o resultado pode ser o seu espessamento.

▶ *Peritendinite com tendinite.* Essa condição descreve um segundo estágio de inflamação, no qual uma porção do próprio tendão do calcâneo está envolvida no processo de doença.

▶ *Tendinite pura.* Essa condição, que afeta tipicamente o "atleta de fim de semana", é caracterizada pela degeneração mucoide microscópica e macroscópica do tendão.

Os sintomas clínicos consistem de início gradativo da dor e de edema no tendão do calcâneo, de 2 a 3 cm proximal à respectiva inserção, sendo que a dor é exacerbada pela atividade. Alguns pacientes apresentam dor e rigidez matinal ao longo do tendão, sendo que outros se queixam de dor no início das atividades, que melhora após o aquecimento muscular. Nos estágios iniciais da condição, a rigidez matinal pode ser o único sintoma, enquanto a dor é sentida mesmo em repouso nos estágios avançados.[66]

A maioria dos pacientes sintomáticos é composta de corredores que se queixam de dor na região posterior do calcanhar, cerca de 2 cm proximal à margem superior do calcâneo, que aumenta durante as atividades de corrida.[74] A dor piora com o passar tempo, até que iniba a corrida, ponto no qual o indivíduo procura um fisioterapeuta.

O diagnóstico diferencial para dor posterior no calcanhar inclui bursite retrocalcânea,[74] doenças metabólicas, artrite e doenças condropáticas da articulação do tornozelo, tíbia vara, osso trígono, contusão calcânea, fasciite plantar, fratura calcânea por estresse, síndrome por impacto e fraturas por estresse da fíbula ou tíbia (ver Cap. 9).[407,432]

O tendão do calcâneo e o calcanhar podem ser examinados com o paciente sentado ou pronado. Durante a observação, muitas vezes pode-se constatar pé pronado e a presença de edema é comum.

A palpação sistemática é executada sobre o tendão, sobre o calcanhar, junto da borda posterior do calcâneo e para baixo no coxim do calcanhar. A localização da sensibilidade é extremamente importante. Se estiver localizada de 2 a 6 cm proximal à inserção indica tendinite de não inserção, enquanto dor na junção osseotendínea é mais indicativa de tendinite de inserção.[406] Se há uma área no próprio tendão discreta e dolorosa com pressão de lado a lado dos dedos, isso indica frequentemente área de degeneração mucoide ou ruptura parcial pequena do tendão.[74] Se a sensibilidade está na região da bolsa retrocalcânea, que é observada mediante pressão lateral nessa área, esta é a origem primária do envolvimento.[74]

Uma falta de 20° de dorsiflexão na extensão do joelho significa rigidez do gastrocnêmio, e a incapacidade de dorsiflexionar 30°, implica também o sóleo.[74]

A análise da marcha revela marcha antálgica, com a perna envolvida mantida em rotação externa durante as fases de apoio e balanço. Há, muitas vezes, dor com o teste resistido do complexo gastrocnêmio-sóleo.

A intervenção para tendinite calcânea varia, com a quantidade recomendada de repouso dependendo da gravidade dos sintomas:[73]

▶ *Tipo I.* Caracterizado por dor que é sentida apenas depois da atividade. Esses pacientes devem reduzir seu exercício em 25%.

▶ *Tipo II.* Caracterizado por dor que ocorre durante e após a atividade, mas não afeta o desempenho. Esses pacientes devem reduzir seu treinamento em 50%.

▶ *Tipo III.* Caracterizado por dor durante e após a atividade e afeta o desempenho. Esses pacientes devem interromper temporariamente a corrida.

A intervenção conservadora que, na maioria das vezes, envolve modificações em fatores extrínsecos (erros de treinamento, como aumento repentino na quilometragem, corridas excessivas em colinas e tênis inadequados), inclui alongamento do calcâneo, fortalecimento excêntrico dos músculos da panturrilha, correção de quaisquer assimetrias de cadeia cinética (assimetrias das costas, pélvicas e do flexor do quadril; anteversão femoral; pronação do pé),[433,434] modalidades eletroterapêuticas, quando apropriado, uso do calçado correto e ortóticos. As órteses apropriadamente projetadas feitas a partir de um molde do pé mantido em posição subtalar neutra e não sustentação de peso fornecem benefícios significativos.[66]

Uma revisão da literatura feita por Goodnite,[435] que investigou a prática com base em evidências para identificar a melhor intervenção em pacientes com tendinite recorrente do calcâneo, com base na validade e na força, recomendou o programa excêntrico de 12 semanas descrito por Alfredson e colaboradores.[436] Resumidamente, esse programa consiste de dois tipos de exercícios excêntricos: carga excêntrica sobre os músculos da panturrilha, com o joelho dobrado e com o joelho estendido; e três séries de 15 repetições usando inicialmente o peso do corpo, instruindo o paciente para prosseguir, a menos que a dor se torne insuportável. Esses exercícios devem ser executados duas vezes por dia, todos os dias da semana, durante 12 semanas. Nos casos em que sentir apenas dor leve ou desconforto, o paciente deve ser instruído para aumentar a carga, usando uma mochila pesada. O paciente do estudo de Goodnite, com 37 anos de idade, seguiu rigorosamente o programa e iniciou com sucesso os treinamentos para maratona dentro de três semanas após o início do programa com exercícios excêntricos.[435]

Ruptura do tendão do calcâneo

A ruptura do tendão do calcâneo foi descrita pela primeira vez em 1575 e relatada na literatura em 1633.[437] A etiologia da ruptura espontânea é apenas parcialmente compreendida, embora uma série de teorias tenha sido proposta, incluindo microtrauma,[438] funcionamento deficiente do mecanismo inibidor,[439] degeneração do tendão mucoide e hipóxica,[440] perfusão reduzida[441] e esteroides injetados de forma sistêmica ou local.[442] Contudo, o fato de que o pico da incidência da ruptura do tendão do calcâneo ocorre no grupo de meia-idade, e não na população mais velha, tende a dar crédito a uma etiologia mecânica.[443] Três atividades estiveram implicadas na ruptura:[444]

▶ Arranque com a sustentação de peso sobre a parte anterior do pé enquanto estende o joelho.

▶ Dorsiflexão súbita com sustentação total de peso, como ocorre em um escorregão ou uma queda.

▶ Dorsiflexão violenta, tal como a que ocorre ao saltar ou cair de uma altura e aterrissar sobre um pé com flexão plantar.

O diagnóstico é feito com base quase que exclusivamente na história e nos achados físicos. A história clássica são relatos de dor súbita na área da panturrilha, muitas vezes associada a um estalido audível, seguido por dificuldade em firmar-se sobre o pé.[443] O exame físico revela edema da panturrilha, bem como uma deficiência palpável no tendão (algumas vezes chamado de batida de machadinha), bem como equimose à volta dos maléolos.[445] Talvez o sinal mais confiável de ruptura completa seja um resultado positivo no teste de espremer de Thompson (ver Fig. 19-67).[191,446]

A intervenção conservadora consiste de imobilização com gesso curto ou longo na posição equina de gravidade (10 a 20° de flexão plantar). Contudo, essa abordagem parece resultar em alta incidência de nova ruptura (10 a 30%)[447-450] e redução da função máxima.[439,451,452] Isso pode ser explicado pelo fato de que é impossível restaurar o comprimento correto do tendão do calcâneo com tratamento conservador.[443] A intervenção cirúrgica para a ruptura do tendão calcâneo é descrita no Capítulo 29.

Doença de Sever (apofisite do calcâneo)

A doença de Sever é uma apofisite de tração na inserção do tendão do calcâneo, sendo uma causa comum de dor no calcanhar de crianças atleticamente ativas, com 61% dos casos ocorrendo bilateralmente.[453]

A apófise do calcâneo serve de inserção para o tendão do calcâneo superiormente e para a fáscia plantar e os músculos curtos da sola do pé inferiormente.[454] Esse centro secundário de ossificação do calcanhar aparece aos 9 e, em geral, funde-se aos 16 anos.[58] A idade média do início para essa condição é entre 8 e 13 anos.[455]

Fatores envolvidos na etiologia da doença de Sever incluem iniciar um novo esporte ou temporada, pronação do pé e complexo gastrocnêmio-sóleo tenso.[456] Costuma haver história de aumento na atividade de corrida, início de um novo esporte ou início de uma nova temporada.[58] Ginastas jovens e bailarinos são particularmente suscetíveis a essa condição por causa de seus altos saltos ou aterrissagens repetitivos.[456] O tendão do calcâneo tenso em geral está associado ao estirão do crescimento recente e não está relacionado a alguma lesão específica.[58]

Ainda que, muitas vezes, as radiografias sejam normais, esclerose ou fragmentação da apófise podem ser vistas nas radiografias simples.[58]

A localização da dor difere daquela da fasciite plantar em relação ao fato de que seu ponto focal é mais posterior do que plantar.

A intervenção começa com alongamento do cordão do calcanhar, usando calcanheiras ou calços de calcanhar e evitando andar descalço até tornar-se assintomático.[343]

Doença de Iselin

A doença de Iselin é uma apofisite de tração da tuberosidade do quinto metatarsal. É mais comum em crianças mais velhas atleticamente ativas e adolescentes. O centro secundário de ossificação aparece como uma mancha pequena de osso em formato de concha orientada ligeiramente oblíqua à diáfise metatarsal, localizada na região plantar lateral da tuberosidade do quinto metatarsal. Essa apófise está dentro do local de inserção do tendão fibular curto. O centro aparece em meninas, em média aos 9, e em meninos, aos 12 anos. Em geral, funde-se à diáfise por volta dos 11 e 14 anos, respectivamente.

O paciente típico está envolvido em esportes de corrida, corte e salto. Essas atividades resultam em estresse de inversão para essa área. Em geral, há dor sobre a região, mas nenhuma história específica de trauma. A eversão resistida reproduz a dor. O exame ósseo tende a ser positivo. A doença de Iselin é diferenciada de fratura por avulsão da base do quinto metatarsal, porque a apófise está localizada em paralelo com o eixo longo da diáfise e a fratura de avulsão é de natureza transversa.

A intervenção inclui imobilização para a dor aguda e fisioterapia para fortalecimento dos tendões fibulares.[457]

Fasciite plantar/síndrome do esporão do calcâneo

A fasciite plantar, definida como dor provocada pela inserção da fáscia plantar, com ou sem esporão no calcanhar, afeta 10% da população.[458-460] Essa condição é um processo inflamatório. Recentemente, Waugh[461] propôs que o termo síndrome da dor crônica é a definição mais precisa de condições inflamatórias aceitáveis, como a epicondilite. Portanto, os indivíduos que sofriam da tradicional fasciite plantar poderiam ser descritos com maior precisão como portadores de dor plantar no calcanhar.[462]

A etiologia da fasciite plantar é pouco entendida, embora uma série de fatores tenha sido proposta:

▶ *Obesidade.*[463] A obesidade foi constatada em 40% dos homens e 90% das mulheres com fasciite plantar.[464,465] Índices de massa corporal superiores a 30 kg/m² aumentam o risco de desenvolver dor plantar no calcanhar.[466]

▶ *Ocupacional.* Há associação entre fasciite plantar e caminhar e ficar de pé por muito tempo ("calcanhar de policial")[65] ou mudança súbita nos estresses colocados sobre o pé, comparando essa condição com outros distúrbios de estresse repetitivo, como a síndrome do túnel do carpo e o cotovelo de tenista.

▶ *Lesão aguda.* Embora menos comum, a fasciite plantar pode estar associada a uma lesão aguda do calcanhar. Alguns indivíduos recordam pisar em um seixo ou em outro objeto duro antes de a dor começar ("contusão da pedra").[65]

▶ *Anatômica.* O coxim do calcanhar é especialmente constituído como um eficiente absorvedor de choques para atenuar os picos nas forças dinâmicas e para amortecer as vibrações.[467] Parte da energia impactante envolvida no deslocamento do coxim do calcanhar durante a movimentação é dissipada, e parte dela é recuperada no recuo elástico subsequente. Dois estudos que examinaram as propriedades mecânicas do coxim do calcanhar[468,469] descobriram que a espessura e o índice de compressibilidade (IC; razão da espessura do coxim do calcanhar carregado para o não carregado) eram maiores em pacientes com dor plantar no calcanhar. Esse achado implica que a perda de elasticidade do coxim pode ser um fator na síndrome da dor plantar no calcanhar.

▶ *Causas biomecânicas.* Pessoas com arcos altos (pé cavo) ou baixos (pé plano) correm risco aumentado por causa do estresse repetitivo que está sendo colocado sobre a fáscia.[65] Da mesma forma, o encurtamento adaptativo dos músculos da panturrilha e do tendão do calcâneo, movimento excessivo da parte posterior do pé (em especial a pronação excessiva) ou parte posterior rígida do pé varo podem também colocar o paciente em risco de estresses sobre a fáscia plantar.[281,470-472] Amis e colaboradores[471] constataram que 78% dos pacientes com dor no calcanhar apresentavam limitações de pelo menos 5° na dorsiflexão. Kibler e colaboradores[472] observaram que 90% dos atletas de corridas portadores de fasciite plantar, apresentavam deficiência dorsiflexora de 5° no lado afetado, além da posição neutra, ou de 10° ou mais em comparação com o lado não afetado. A fraqueza dos músculos intrínsecos do pé também foi citada como causa. Esses fatores aumentam o momento de tensão máxima na fáscia, que, mesmo sob circunstâncias normais, sofre tensão cerca de duas vezes o peso do corpo durante a caminhada no momento quando o calcanhar da perna que puxa começa a elevar-se do chão. Assim, uma história precisa do calçado deve ser obtida: muitas vezes, os pacientes usam calçados com pouco acolchoamento ou suporte de arco inadequado, ou caminham descalços em superfícies duras.

Ainda que mais comum em pessoas ativas, a fasciite plantar também afeta indivíduos sedentários, apesar de as razões para isso continuarem imprecisas. A fasciite plantar continua a ser uma entidade difusa, embora os calçados modernos sejam projetados com diversos tipos de acolchoamento para o calcanhar. Mesmo que mais comum na meia-idade, ela ocorre em pessoas mais jovens, embora raramente exista sozinha nesse grupo etário e, em geral, coincide com a apofisite do calcâneo.[58] Considerando que a fáscia plantar ajuda no desenvolvimento da força de arranque durante a corrida e o salto, não é surpresa que a fasciite plantar seja particularmente predominante em corredores e tenistas, bem como em atletas que participam de esportes com raquetes, futebol, ginástica e basquetebol.[65]

O papel do esporão de calcanhar na fasciite plantar é controverso.[65] Metade dos pacientes afetados apresentam-no,[464] sendo que 16 a 27% da população o têm sem sintomas.[155,473] Acredita-se que a maior tensão da fáscia plantar causa hemorragia perióstea e reação inflamatória, o que resulta na projeção de novo osso e na formação do esporão de calcâneo,[474] mas este se mostra muito mais vezes associado ao músculo flexor curto dos dedos do que à fáscia plantar.[157,404,471,475-478]

Como a dor crônica subcalcânea é uma manifestação comum de muitas condições, os seguintes diagnósticos devem ser excluídos:

▶ *Espondiloartropatias inflamatórias.* Essas disfunções devem ser consideradas quando articulações ou áreas múltiplas estão envolvidas. Até 16% dos pacientes que se apresentam com dor no calcanhar são diagnosticados com alguma disfunção artrítica sistêmica.[39,65]

▶ *Fratura calcânea por estresse.*[479] A história para fraturas calcâneas por estresse geralmente envolve aumento súbito na atividade de corridas, como aquele visto em militares em campo ou na reserva.

▶ *Compressão nervosa.*[479-481] A dor no calcanhar foi recentemente observada envolvendo o nervo para o abdutor do dedo mínimo, o primeiro ramo do nervo plantar lateral.[482] Em um quinto dos casos de dor inferior no calcanhar, esta pode ser causada pela compressão do nervo entre o músculo abdutor do dedo mínimo e o quadrado plantar ou pela inflamação da fáscia plantar.[482] A percussão positiva (sinal de Tinel) sobre a região medial do calcanhar leva à suspeita de compressão do nervo para o abdutor do dedo mínimo ou síndrome do túnel do tarso.[39]

▶ *Tumores.* Os tumores nessa área são bastante raros, apresentando-se como massas palpáveis ou erosões ósseas do calcâneo.

▶ *Infecções.*[483] Como nas infecções em outras partes do corpo, costuma haver algum edema e/ou eritema e história de indisposição ou febre.

▶ *Neuropatia (diabética, alcóolica).*[479] História de dor ardente, dormência ou parestesias pode ser obtida de pacientes com dor neuropática. Um exame neurológico minucioso confirma o diagnóstico.

▶ *Síndrome do coxim gorduroso.*[38,484] Dor enquanto se salta na ponta dos pés ajuda a distinguir essa condição da síndrome do coxim gorduroso.

O diagnóstico de fasciite plantar tende a ser feito com base nos achados clínicos. Estes incluem história de dor e sensibilidade sobre a região medial plantar do calcanhar, em especial durante a sustentação de peso no início da manhã. Supõe-se que isso decorra do fato de que, pela manhã, a fáscia plantar está fria, contraída ou rígida.[485] O paciente pode, também, relatar dor que se irradia até a panturrilha e em direção aos dedos do pé. Nos casos graves, a dor pode ter qualidade pulsante ou ardente. Interferência nas atividades diárias é comum.[486] Em geral, a fasciite plantar é unilateral, embora, em 15 a 30% dos indivíduos, ambos os pés sejam afetados.[65,487] A dor no calcanhar muitas vezes diminui durante o dia, mas piora com o aumento da atividade (como correr, subir escadas ou andar na ponta dos pés) ou após um período sentado.

Durante o exame físico, há dor localizada na palpação junto à borda medial da fáscia ou em sua origem na borda anterior do calcâneo, embora a pressão firme com o dedo seja necessária para localizar o ponto de sensibilidade máxima.[39] A área principal de sensibilidade costuma ficar sobre e distal ao tubérculo medial do calcâneo, havendo uma área dolorosa muito pequena. A sensibilidade no centro da parte posterior do calcanhar pode resultar de ferimento ou atrofia do coxim do calcanhar ou de bursite subcalcânea.[464] Um leve edema na área é comum.[471] A rigidez do tendão do calcâneo é encontrada em 78% dos pacientes.[464,471]

Para testar a fasciite plantar, a fáscia precisa ser colocada em alongamento com um teste do tipo estrangulamento. O calcanhar do paciente é manualmente fixado em eversão. O fisioterapeuta pega o primeiro metatarsal e coloca-o em dorsiflexão antes de estender o hálux o mais longe possível. A dor deve ser extraída no tubérculo medial.

É importante observar que quase 90% dos pacientes com fasciite plantar que se submetem à intervenção conservadora melhoram de forma significativa dentro de 12 meses, embora cerca de 10% possam desenvolver sintomas persistentes e muitas vezes incapacitantes.[488] Esse esquema de tempo para a resolução dos sintomas sugere que as intervenções presentes são ineficazes e que o tempo, por si só, cura o paciente. Uma revisão recente da literatura sobre intervenções na fasciite plantar concluiu que a qualidade das informações sobre eficácia dos tratamentos de dor no calcanhar têm um nível muito baixo.[459] A intervenção, assim, inclui:

▶ *Imobilização noturna.* As evidências sobre imobilização noturna para tratar sintomas crônicos são limitadas.[489]

▶ *Órteses.*

▶ *Calcanheiras/bandagens.* Lynch e colaboradores[490] realizaram um teste prospectivo não cego com 103 indivíduos aleatórios com fasciite plantar divididos em três grupos de tratamento: anti-inflamatório (anti-inflamatórios não esteroides e infiltrações de esteroides), acomodativo (calcanheira viscoelástica) ou mecânico (bandagens durante quatro semanas, seguidas de órtese sob medida). No final de três meses, não houve diferença significativa no nível de atividade e no primeiro estágio da dor entre os grupos. Entretanto, o grupo de tratamento mecânico (bandagem) atingiu uma pontuação de VAS* melhor que o grupo acomodativo (calcanheira), além de ter apresentado um melhor índice de resultados regulares ou excelentes. Um teste aleatório controlado realizado por Hyland e colaboradores[462] constatou que as bandagens calcâneas para inversão do calcanhar e elevação do arco longitudinal medial são ferramentas mais eficazes para o alívio da fasciite plantar do que o alongamento, simulação de bandagens ou nenhum tratamento, depois de uma semana. O uso de bandagens é considerado uma maneira de reforçar o coxim gorduroso do calcanhar e o arco longitudinal medial. Aconselha-se escolher uma de molde baixo de 2,5 cm.[74] Antes de aplicá-la, o paciente deve estar relaxado, e o calcanhar e o pé colocados em posição neutra. A tensão excessiva por meio das tiras leva a queixas durante a atividade. É importante fazer o paciente sustentar peso por todo o pé antes de aplicar as bandagens de fechamento finais. Deve-se tomar cuidado ao aplicá-las na região medial, lateral ou dorsal do pé. A tensão no fluxo da bandagem é essencial se a ruptura da pele for evitada com sua aplicação repetida.[74]

▶ *Alongamento e fortalecimento.* Existem algumas evidências de alongamento da fáscia plantar no tratamento da fasciite plantar crônica.[491]

---

*N. de R.T.: VAS: Visual Analogue Score, em português denominado Escore Análogo Visual.

▶ *Massagem por fricção profunda.* A massagem pode ser manual, 🎬 *vídeo* com uma bola de tênis 🎬 *vídeo* ou com uma bola de golfe 🎬 *vídeo*.

▶ *Infiltração de corticosteroides.* As evidências de administração de corticosteroides por meio de iontoforese, para alívio da dor, são limitadas.[489]

▶ *Iontoforese de dexametasona.*

▶ *Modificações no calçado.*

▶ *AINEs.*

▶ *Imobilização.* Casos recalcitrantes ou de longa duração de fasciite plantar requererem imobilização, que pode tomar a forma de uma imobilização curta para caminhar posicionada de forma neutra (plantígrada) por 4 a 6 semanas. Pacientes com dor grave e limitação acentuada da atividade são melhor tratados com uma tala para caminhar moldada abaixo do joelho, por 3 a 4 semanas.[39] Ela fornece repouso relativo, reduz a pressão sobre o calcanhar em sua batida, fornece sustentação ao arco e impede o aperto do tendão do calcâneo.

Uma tala noturna posicionada em 5° de dorsiflexão é usada por mais seis semanas quando a imobilização é removida e o paciente pode retomar o programa de alongamento e fortalecimento por mais seis semanas quando esta for removida.[65]

▶ *Litrotripsia extracorpórea de choque de ondas.*[492]

▶ *Radiofrequência na lesão.*

▶ *Fasciotomia plantar aberta e endoscópica e neurólise cirúrgica (em casos extremamente recalcitrantes).* Foi relatado que cerca de 5% dos pacientes diagnosticados com fasciite plantar submeteram-se à cirurgia para a condição.[490,493]

Uma série de ensaios clínicos examinou a eficácia de algumas combinações de intervenções para a fasciite plantar. A University of Pittsburgh Medical Center Foot and Ankle Clinic defendeu o tratamento conservador da fasciite plantar de inserção usando um tratamento padronizado desde 1992.[494] O tratamento é o que segue:

▶ Usar AINEs diretamente por quatro semanas.

▶ Dirigir-se à University of Pittsburgh Sports Medicine Clinic para um programa de exercício domiciliar de instrução sobre alongamento (quatro exercícios) e alongamento da fáscia plantar (dois exercícios). O paciente é instruído a continuar os exercícios por seis séries, mantendo cada uma por 30 segundos, três vezes por dia.

▶ Usar tala noturna todas as noites ao deitar-se.

▶ Usar órtese ou calcanheira todas as vezes que calçar sapatos.

Os resultados relatados nesse estudo não eram tão bons quanto o resultado médio reportado em outros estudos publicados, com apenas 51% sendo assintomáticos após quatro meses.[494] Os autores citaram que as razões para isso eram que os demais estudos podem ter incluído pessoas com outras causas de dor subcalcânea que não a fasciite plantar verdadeira, tornando a comparação direta difícil.

A falta de intervenção universal para essa condição e o pequeno nível de êxito provavelmente derivam de suas várias causas. A resposta fraca a uma intervenção pode decorrer, em parte, de técnicas não específicas e inadequadas ou do diagnóstico impreciso. O trauma etiológico para fasciite plantar ocorre após o pico das cargas da batida do calcanhar ter sido atingido e quando o centro da massa avança além do tornozelo. Isso tende a indicar que as forças associadas com a batida do calcanhar não estão diretamente ligadas aos estresses aplicados à fáscia plantar. Na verdade, as maiores cargas de força sobre o pé durante a marcha ocorrem na parte anterior do mesmo. Essas forças foram consideradas como sendo de 15 a 25% mais altas do que aquelas que ocorrem durante a batida do calcanhar. Felizmente, o pé possui uma estrutura mecânica para lidar com essas cargas – o mecanismo de Windlass. Quando o calcanhar ergue-se sobre as articulações MTFs, a fáscia plantar, por meio de sua inserção para dentro das bases dos dedos, "ventila" a si própria em torno das cabeças metatarsais do tipo tambor. Isso cria um efeito como uma suspensão, que puxa a região proximal do calcanhar para mais perto da saliência do pé e eleva o arco longitudinal medial, que, por sua vez, fornece uma plataforma estável sobre a qual a propulsão pode ocorrer. Fundamental à eficiência do mecanismo Windlass é a capacidade da primeira articulação MTF de dorsiflexionar durante a fase de elevação do calcanhar na marcha. A incapacidade de fazê-lo é chamada de limite funcional do hálux (ver "Exame").

Considerando-se que, aparentemente, a fasciite plantar é decorrente de danos, é bastante lógico que os exames fisioterapêuticos também se baseiem em danos.[489] Essa abordagem deve ser investigada em vários testes aleatórios controlados. Pollard e So[495] relataram a recuperação total de um indivíduo de 35 anos de idade, com história de três meses de fasciite plantar, utilizando uma combinação de mobilizações talocrural e talocalcânea, alongamento, fortalecimento, órtese sob medida e modalidades de dor. Patla e Abbott[159] relataram a recuperação de atividades funcionais indolores com alongamento manual do tibial posterior em dois pacientes com queixas primárias de fasciite plantar. Em uma série de casos, Young e colaboradores[489] trataram quatro pacientes usando uma abordagem fisioterapêutica com base em danos, com ênfase na terapia manual. Todos os quatro pacientes demonstraram alívio total da dor e retorno às atividades.[489]

Com base nesses estudos, as intervenções na fasciite plantar devem incluir o seguinte:

▶ Repouso ou pelo menos eliminação de qualquer atividade com carga axial contínua do calcanhar e força de tensão sobre a fáscia.

▶ Calçados com boa absorção de impactos no calcanhar e sustentação do arco longitudinal medial e da banda da fáscia plantar são recomendáveis. O fisioterapeuta deve identificar qualquer sobrecarga do tecido que esteja ocorrendo, bem como quaisquer deficiências biomecânicas (inflexibilidade do flexor plantar e fraqueza) e adaptações funcionais (correr na ponta dos pés, comprimento da passada encurtado, inversão do pé).

▶ Exercícios de fortalecimento. Uma série de exercícios de fortalecimento é prescrita para a fasciite:

• *Enrugar a toalha.* Uma toalha é colocada sobre uma superfície macia, e o pé sobre ela. O paciente puxa a toalha ao encontro do corpo torcendo os dedos, tentando, em seguida, movimentar a tolha no sentido contrário 📹*vídeo*.

• *Pegar bolinhas de gude.* Algumas bolinhas de gude são colocadas no chão, próximo a um recipiente. Enquanto mantém o calcanhar no chão, o paciente usa os dedos do pé para pegar as bolinhas e colocá-las no recipiente.

• *Batida no hálux.* O paciente é instruído a manter o calcanhar no chão e erguer todos os dedos do pé. Ele é solicitado a bater o hálux no chão enquanto mantém os outros quatro dedos no ar. Depois, inverte o movimento.

▶ Um regime de alongamento do gastrocnêmio e da banda fascial medial é especialmente importante antes de levantar-se pela manhã e após períodos de tempo sedentários durante o dia, bem como antes e depois de exercícios.[496]

• *Gastrocnêmio e sóleo.* Os pacientes são ensinados a alongar os componentes do gastrocnêmio e do sóleo 📹*vídeo* e os componentes do tríceps sural de modo independente. O alongamento deve ser feito de maneira que minimize o estresse sobre a fáscia plantar. Após um aquecimento, o paciente fica de pé com as mãos colocadas contra a parede. Com um pé à frente e outro atrás, inclina seu tronco em direção à parede, deslocando o peso sobre o pé que está à frente, enquanto estende o joelho da perna que está atrás. O calcanhar que está atrás permanece no chão e a dianteira do pé que está à frente é internamente girada e supinada, para estabilizar o arco longitudinal medial, colocando o pé na posição com atrito articular, e permitindo que o alongamento seja isolado no tendão do calcâneo.[65] O alongamento é então repetido na outra perna. Um alongamento similar pode ser executado começando em um degrau de escada com apenas os dedos dos pés na escada e os dois terços restantes do pé suspensos no degrau. Ao inclinar-se para a frente para equilibrar-se, o calcanhar, o tendão do calcâneo e a panturrilha são alongados. Essa prática também pode ser realizada de pé, com o calcanhar rente ao solo e a parte anterior do pé em posição 2 x 4.

• *Alongamento da fáscia plantar.* O alongamento da fáscia plantar é executado com o paciente sentado com as pernas cruzadas, a perna lesionada sobre a contralateral. Então, enquanto usa a mão no lado afetado, o paciente coloca seus dedos sobre a base dos dedos do pé no fundo do pé (distal às articulações MTF) e puxa-os de volta em direção ao queixo, até que um alongamento seja sentido no arco do pé. O alongamento correto é confirmado palpando-se a tensão na fáscia plantar com a mão contralateral executando o exercício. Em um ensaio aleatório prospectivo de Di Giovanni e colaboradores,[491] 101 pacientes que tinham fasciite plantar proximal crônica por, no mínimo, 10 meses foram aleatoriamente colocados em um de dois grupos de tratamento. A idade média era de 46 anos. Todos receberam palmilhas macias pré-fabricadas e terapia de três semanas com Celecoxib, além de assistirem a um vídeo educacional sobre fasciite plantar. Eles receberam, ainda, instruções para um programa de alongamento do tecido da fáscia plantar (Grupo A) ou um programa de alongamento do tendão do calcâneo (Grupo B). Todos os indivíduos completaram a subescala da dor do Índice de Função do Pé e uma inspeção de resultado relevante que abrangeu medidas de resultados genéricas e específicas da condição relacionadas a dor, função e satisfação com o resultado do tratamento. Os pacientes foram reavaliados após oito semanas. A avaliação posterior teve o retorno de 82 pacientes. Com exceção da duração dos sintomas ($P < 0,01$), variações para as medidas de base não revelaram nenhuma diferença significativa entre os grupos. Os escores da subescala da dor do Índice da Função do Pé mostraram resultados bem melhores para os pacientes tratados com o programa de alongamento da fáscia plantar em relação aos itens 1 (pior dor; P = 0,02) e 2 (primeiros passos pela manhã; P = 0,006).[491] A análise dos índices de resposta às medidas dos resultados revelou, também, diferenças significativas em relação a dor, limitações da atividade e satisfação do paciente, com grande melhora observada no grupo tratado com o programa de alongamento da fáscia plantar.

Os alongamentos são executados duas vezes por dia, começando com alongamento sustentado por um minuto e avançando para três minutos, quando tolerado.[482] O período de repouso requer dorsiflexão e flexão plantar suaves enquanto o tendão do calcâneo descansa, aplicação na panturrilha de uma compressa quente para intensificar o alongamento subsequente e utilizar um período de repouso ativo.[65] Massagem na área do arco e do calcanhar ou rolar o pé sobre uma bola de tênis ou uma lata também pode ser útil.

▶ Os ortóticos podem ser importantes na intervenção da fasciite plantar, mas apenas após um exame cuidadoso do calçado para assegurar que o forro do calcanhar está bem-ajustado, há bom acolchoamento do calcanhar e arco de sustentação longitudinal adequado.[497] Uma ampla variedade de inserções para calçados rígidos, semirrígidos e macios estão disponíveis no comércio, embora as órteses plásticas rígidas raramente aliviem os sintomas e, muitas vezes, agravem a dor no calcanhar.[464] As órteses feitas de materiais mais macios fornecem acolchoamento, reduzindo o impacto ao caminhar em até 42%.[39] Como a fáscia plantar é alongada durante o achatamento do pé, as órteses devem ser projetadas para manter o arco longitudinal medial durante a deambulação e devem ser prescritas em mosaicos de acomodação de comprimento total ou três quartos de comprimento de *plastazote* de densidade média.[39]

O tipo de ortótico prescrito depende dos achados:[65]

- *Pé normal.* Calcanheiras devem ser usadas para acolchoar o calcanhar. Cyriax recomendou elevações de calcanhar para aliviar o esforço sobre a fáscia plantar durante o tratamento inicial,[128] e elevações de calcanhar bilaterais de 6 a 9 mm são algumas vezes bem-sucedidas, mas seu uso deve ser interrompido tão logo quanto possível.[74]

- *Pé plano (pé chato).* Para esse tipo de pé, a órtese é usada para estabilizar o arco e, assim, diminuir o esforço sobre a fáscia plantar. Um tipo de ortótico da *University of California – Biomechanics Laboratory* (UC-BL) é indicado.

- *Pé cavo (arco alto).* O arco excessivamente alto, ou pé cavo, pode causar incapacidade de virar para fora para dissipar o estresse. Nessa situação, o ortótico de escolha pode ser aquele que se foca no revestimento para aumentar a área de contato total do pé.

Bursite

Bursite retrocalcânea. É uma condição específica caracterizada por dor anterior ao tendão calcâneo, superior a sua inserção sobre o osso do calcanhar. Esse tipo de bursite parece ser mais comum em pessoas mais velhas e em atletas amadores de nível inferior.[75,498]

A bolsa torna-se inflamada, hipertrofiada e aderente ao tendão subjacente, resultando em dor profunda e edema visível.[41,75] Os achados característicos incluem dor com um aperto de dois dedos superior e anterior à inserção calcânea e dor com dorsiflexão passiva.[58]

A bursite retrocalcânea é tratada de modo conservador com modificações no calçado (muitas vezes na parte posterior, se necessário) e elevação do calcanhar.[58] Em casos raros, uma bursectomia com ressecção associada da margem superior posterior do osso do calcanhar é necessária.

Uma pequena porcentagem da população possui bolsa subcalcânea adventícia, que pode inflamar e causar dor no calcanhar.[473]

Bursite da parte anterior do tornozelo. É comum em *skatistas* jovens e jogadores de hóquei.[58] Pode apresentar-se com edema sobre a parte anterior do tornozelo ou sobre os maléolos. Um coxim em forma de rosca no *skate* onde a área de irritação tem contato em geral diminui a pressão nesse ponto.[58]

Deformidade de Haglund.[499] Refere-se a uma proeminência anormal da borda lateral posterior superior do calcâneo. Por causa de sua associação com vários tipos de calçado, é muitas vezes referida como "saliência de bomba",[500] calcanhar alto[501] e calcanhar de inverno.[502,503]

Muitas vezes, a proeminência é um esporão ósseo ou osteófito adquirido como consequência de uma pressão subcutânea pelo uso de calçados mal-encaixados em adolescentes do sexo feminino, patinadores no gelo, jogadores de futebol e corredores,[157] mas também é possível que seja uma variação congênita. Qualquer que seja a etiologia, essas proeminências agravam a bolsa retrocalcânea sobre a superfície profunda do tendão do calcâneo, produzindo bursite retrocalcânea associada ou tendinite calcânea.[58]

No exame físico, uma saliência, com 2 a 3 cm de diâmetro, costuma estar localizada mais para a porção lateral do calcanhar, e há, muitas vezes, um espessamento que acompanha a pele sobrejacente. A dor é observada durante palpação proximal e um pouco lateral à inserção do tendão do calcâneo.[496] Algumas vezes, a parte posterior do pé em varo é encontrada. Acredita-se que o pé de arco alto ou cavo muda a posição calcânea e aumenta a proeminência dessa borda.[496] Antes do início da intervenção, o diagnóstico diferencial deve ser considerado, incluindo doença sistêmica, tendinite do calcâneo ou condições intrínsecas do calcâneo, como infecção ou tumor.[58]

A intervenção envolve aliviar a fricção imposta pelo forro do calçado, usando-se um forro mais macio, aumentando-se o tamanho do sapato em 50%, acolchoando-se a proeminência ou usando-se uma elevação de calcanhar para elevar o calcanhar do calçado.[75,503,504] O alongamento e o fortalecimento calcâneo e o uso de modalidades locais como ultrassom são também recomendados.[58] A excisão cirúrgica da deformidade é reservada para sintomas persistentes em atletas jovens.[500,503,505]

Metatarsalgia

Durante o ciclo normal da marcha, o centro de pressão avança junto à região plantar do pé do calcanhar na batida deste para os dedos, na arrancada. Em princípio, o centro de pressão está localizado no centro do calcanhar, então acelera rapidamente sobre a parte média do pé, para atingir a parte anterior, onde está localizado sob a 2ª e a 3ª cabeças metatarsais, em vez de sob a 1ª e a 5ª e o calcâneo, como se pensava anteriormente.[50,86,90] Essa força de sustentação de peso é quase igual ao peso do corpo, a qual é mais de duas vezes a carga suportada pelos outros dedos do pé em conjunto.

Qualquer condição biomecânica intrínseca ou extrínseca que aumenta o estresse sobre as cabeças metatarsais pode resultar em dor e desenvolvimento de ceratoses plantares dolorosas ou calos.[156] A ceratose plantar pode ser difusa, grande ou pequena e discreta.

▶ O pé de Morton, com o primeiro metatarsal curto e o segundo relativamente longo, resulta em aumento da carga na segunda cabeça metatarsal e desenvolvimento de um calo doloroso.[506]

▶ Pacientes com as primeiras articulações metatarsal-cuneiforme anormalmente frouxas, resultando em primeiro raio hipermóvel, podem ter sustentação de peso aumentada sob o 2º e o 3º metatarsais, o que tende a causar um calo difuso e doloroso.[50]

▶ O côndilo lateral proeminente de um metatarsal inferior pode resultar em ceratose plantar discreta menor, a qual é, raramente, sensível à palpação.

▶ O tendão do calcâneo pode aumentar a carga na parte anterior do pé na fase de apoio final e resultar em metatarsalgia.[50]

▶ O uso de sapatos de salto alto aumenta extrinsecamente a carga na parte anterior do pé e pode levar à metatarsalgia difusa.

A intervenção envolve o uso de coxim metatarsal colocado proximal às cabeças metatarsais dolorosas. Coxins adesivos de formas e tamanhos diferentes estão disponíveis para cada uma das várias cabeças metatarsais. Ortóticos feitos sob medida podem, também, ser especificamente moldados para o pé cavo, a fim de diminuir a carga sobre o primeiro e o segundo raios plantares flexionados, de modo a distribuir o peso por igual sobre a parte anterior do pé. Um paciente com o primeiro raio hipermóvel pode beneficiar-se de uma sustentação de arco longitudinal feita sob medida com espica da parte anterior do pé medial. O alongamento calcâneo é útil no tratamento inicial da metatarsalgia. O uso de salto alto deve ser desestimulado em pacientes com essa condição.

Se não houver resposta à intervenção conservadora, condilectomia plantar cirúrgica pode ser requerida para a resolução de uma ceratose plantar discreta. Calos dolorosos difusos mais generalizados, como aqueles vistos sob a 1ª e a 2ª cabeças metatarsais no pé cavo, podem requerer osteotomias de calço fechado dorsais das bases metatarsais para obter o alívio da dor.[156]

Sinovite idiopática. A sinovite idiopática da 2ª ou 3ª articulação MTF é outra causa de metatarsalgia. Essa condição resulta em distensão dolorosa da articulação, edema do segundo dedo, calor e movimento limitado da articulação MTF.[507] A sinovite da segunda articulação MTF ocorre, provavelmente, como resultado do atrito da placa plantar devido a um segundo metatarsal longo.[508] A instabilidade dorsal dessa articulação pode desenvolver-se com a subluxação ou o deslocamento articular. Uma deformidade de dedo em martelo ou dedo em garra é comum.

Inicialmente, o paciente desenvolve dor à palpação nas regiões plantar e dorsal da articulação MTF. A instabilidade articular pode ser diagnosticada com o teste de mobilidade articular passiva.

A intervenção conservadora inclui AINEs, coxim metatarsal, aplicação de bandagem no dedo em posição plantar flexionada e calçado acomodador. Uma infiltração de corticosteroides intra-articular em combinação com a modificação da sola do calçado mostrou resultados de melhora em 93% de 15 casos.[509] A dor persistente na segunda articulação MTF, apesar das medidas conservadoras, pode necessitar de sinovectomia cirúrgica para evitar deslocamento ou deformidade do dedo.

Metatarsalgia do quinto dedo. Em geral, acontece devido ao trabalho excessivo do fibular longo/curto secundário a tornozelo instável. O trabalho excessivo do curto leva a instabilidade do quinto metatarsal nas articulações intermetatarsais ou cubometatarsais. O paciente aponta para o tubérculo do quinto metatarsal e queixa-se de dor junto à parte proximal do músculo fibular. A intervenção conservadora envolve colocar um emplastro ou bandagem sobre o dorso do pé e também um emplastro sobre a região medial, indo de proximal para distal. Esses dois emplastros são então conectados com emplastros de bandagem sob o pé, na sola.

Impacto da parte anterior do tornozelo

O impacto da parte anterior do tornozelo pode estar relacionado ao tecido ósseo ou ao tecido mole. Pacientes com esse problema apresentam-se com dor exacerbada na parte anterior do tornozelo durante a dorsiflexão extrema.[16,58]

O impacto ósseo pode ser visto em jovens bailarinos que exercitam a dorsiflexão extrema do tornozelo, irritando o periósteo sobre o colo do tálus, levando a exostose e desconforto com o *pliés*.[456]

Uma forma de impacto do tecido mole pode ser secundária a sinovite ou capsulite generalizada. Pode desenvolver-se após episódios agudos ou recorrentes de entorse de tornozelo de inversão ou em ginastas adolescentes que sustentam dorsiflexão forçada repetida na aterrissagem e no desarme.

O impacto da parte ântero-lateral do tornozelo decorrente de cápsula articular expressada e cicatrizada é uma sequela frequente de entorses recorrentes. Wolin e colaboradores[510] relataram, em 1950, que a dor e o edema recorrentes após lesão aos ligamentos laterais sem instabilidade em pacientes com história prévia de entorses de tornozelo era devido ao tecido conjuntivo com hialina que surge da porção ântero-inferior da cápsula articular talofibular. Eles acreditavam que os sintomas resultavam da opressão do tecido na articulação talofibular durante o movimento. Quando essa massa de tecido e a sinóvia aumentam de tamanho, o impacto da massa do tecido entre o tálus, a tíbia e a fíbula causam mais irritação e dor. Isso foi confirmado artroscopicamente e pela IRM.[511-518]

Bassett e colaboradores[519] relatam uma causa de dor crônica no tornozelo após entorse de inversão em sete pacientes como sendo causada por impacto talar por um fascículo distal do ligamento tibiofibular ínfero-anterior.

No exame físico, costuma haver dor à palpação anteriormente com ou sem edema palpável.[306] Radiografias de tornozelo simples podem ser úteis para determinar um problema ósseo, mas o exame ósseo é, em geral, necessário para o diagnóstico definitivo. A IRM também pode ser diagnóstica.

A intervenção para a variedade do impacto do tecido mole inclui interromper temporariamente a aterrissagem, o gelo,[404] os anti-inflamatórios e os exercícios, para alongar o tendão do calcâneo e fortalecer os dorsiflexores. Às vezes, um coxim enrolado sobre a parte anterior do tornozelo pode fornecer alívio temporário.[306]

A artroscopia é indicada se o tratamento conservador falhar. Uma sinovectomia parcial[520] ou excisão de osteófitos é exitosa, mas deve ser seguida de exercícios, para prevenir a recorrência.

Impacto da parte posterior do tornozelo

O impacto da parte posterior do tornozelo, ou síndrome de compressão talar,[61] é visto muito mais vezes em bailarinos, patinadores no gelo ou ginastas.[58] Esses esportes requerem flexão plantar excessiva do tornozelo, comprimindo suas estruturas posteriores.[61,401]

No exame físico, o paciente sente dor na palpação da parte posterior do tornozelo, bastante aumentada com a flexão plantar forçada.[58,64]

Radiografias simples podem eliminar uma etiologia óssea (i.e., osso trígono).[61] A etiologia do tecido mole inclui irritação do FLH, cápsula posterior espessada ou invaginada, sinovite e debridamento calcificado.[401,521,522]

Sesamoidite

Essa condição foi definida como inflamação e edema das estruturas peritendíneas dos sesamoides. O sesamoide tibial (medial) e o fibular (lateral) estão situados sob a primeira cabeça metatarsal. Estão propensos a lesões em esportes de contato e alto impacto repetitivos.[50] Como o sesamoide tibial sustenta a maior força sob a primeira cabeça metatarsal, é o lesionado com mais frequência.[50]

Embora o trauma direto ou a dorsiflexão forçada do hálux possam fraturar agudamente os sesamoides, a maioria das lesões ocorre por uso excessivo. Doze por cento das lesões do complexo do hálux são desses ossos.[52]

Sua etiologia inclui fratura por estresse (40%), fraturas agudas (10%), condromalacia, sinovite, sesamoidite (30%), osteocondrite (10%), artrite (5%) e bursite (5%).[52] Sesamoides bipartidos ou multipartidos ocorrem em 5 a 33% da população e são bilaterais em 25%.[55,523]

O diagnóstico de sesamoidite é de exclusão.[524] Essa condição está associada a trauma local, dor durante a sustentação de peso e edema do tecido mole plantar.[525] A dorsiflexão passiva da articulação MTF enquanto o sesamoide é palpado exacerba a dor. A bursite sesamoidal apresenta-se com edema, eritema e sensibilidade com pinçamentos de lado a lado. Um cisto de bolsa de amplitude plantar ou preenchido com líquido pode ser palpado sob os sesamoides.

A intervenção conservadora envolve repouso da atividade provocadora, AINEs e calçados de salto baixo com sustentação proximal à cabeça metatarsal, para diminuir a carga sobre o sesamoide envolvido.[526] Uma ou duas infiltrações de corticosteroides na região dos sesamoides pode ser útil.[50] A falha de vários meses de cuidado conservador pode resultar na necessidade de excisão cirúrgica do osso lesionado para aliviar os sintomas.[526]

Síndrome do estresse tibial medial

A dor na parte anterior ou medial da perna induzida pelo exercício foi reportada como sendo responsável por 69% de todas as lesões que causam dores nas pernas em atletas.[527] Durante os últimos 30 anos, uma série de termos genéricos, como "síndrome tibial medial", "síndrome do estresse tibial", "talas de canela", "síndrome tibial posterior", "síndrome do sóleo" e "periostite", foram desenvolvidos para descrever a dor nas pernas relacionada ao exercício. Entre todos esses termos, síndrome do estresse tibial medial (SETM) é o mais apropriado.

Não está definido o mecanismo patofisiológico preciso ou a lesão patológica específica na SETM é conhecida, embora ela pareça envolver irritação do periósteo, indicada pela captação linear difusa em um exame ósseo ao longo do comprimento da tíbia.[528] O local anatômico da anormalidade foi razoavelmente definido. Inicialmente, acreditava-se que o músculo tibial posterior era a origem. Contudo, informação recente identificou a inserção da fáscia do sóleo medial como a origem mais provável.

A queixa mais comum nesses pacientes é uma dor incômoda junto à tíbia póstero-medial média ou distal. No início desse processo, a dor pode surgir no começo de uma corrida, resolver-se com o esforço contínuo, para apenas voltar no fim ou após o exercício.[529] De maneira alternativa, pode ser apenas observada no final da corrida. Nesse estágio inicial, a dor tende a acalmar-se com o repouso imediato.[529] Com o treinamento continuado, pode tornar-se mais grave, aguda e persistente.[529] Os pacientes podem tentar testes de repouso completo, mas ela volta com a retomada do treino. Com a cronicidade crescente, a dor pode estar presente com a deambulação ou mesmo em repouso.[529]

O uso excessivo ou a fraqueza do tibial anterior, do extensor longo ou curto dos dedos podem ser fatores causadores das exostoses da perna, como também a pronação excessiva ou anormal, a dorsiflexão restrita da articulação talocrural, os erros de treinamento e o calçado inadequado.[81]

Com exceção da dor e dos pontos de sensibilidade na região ântero-medial da tíbia, que aumentam com a dorsiflexão ativa e o alongamento passivo em flexão plantar, existem poucos achados objetivos. Contudo, a dor costuma surgir com a atividade e aliviada com o repouso.

Como na maioria das lesões por uso excessivo, a intervenção para as exostoses da perna envolve modificação da atividade, seguida do retorno gradual aos esportes, assegurando-se de identificar e corrigir quaisquer erros de treinamento ou biomecânica de pé anormais.

Padrão de prática preferido 5F: Distúrbios na mobilidade articular, no desempenho muscular e na amplitude de movimento, ou na integridade do reflexo secundário à lesão de nervo periférico

A neuropatia de compressão é caracterizada pela compressão do nervo periférico pela fáscia, pelo ligamento, por um sulco ósseo ou por um arco tendíneo de origem muscular. Neuropraxias nervosas surais e paralisias nervosas fibulares não são complicações frequentes de lesões ligamentares laterais do tornozelo, mas são problemáticas.[16,129] A avaliação eletromiográfica revela que até 80% dos pacientes com entorses graves têm alguma evidência de lesão nervosa fibular.[16,129]

Neuroma interdigital

O nome da condição é um termo impróprio, já que o neuroma verdadeiro não existe. De forma mais precisa, existe um espessamento dos tecidos à volta do nervo devido a fibrose perineural, degeneração fibrinoide, desmielinização e fibrose endoneural.[50,530] Em um estudo realizado com 91 pacientes portadores de neuromas interdigitais, a razão homem para mulher era de 1:9.[531]

Ainda que uma causa comum dessa condição seja a compressão crônica do nervo interdigital, ela pode decorrer de uma lesão de dorsiflexão aguda nos dedos do pé, com lesão associada aos ligamentos colaterais da articulação MTF.[50,153]

Os sintomas são, em geral, exacerbados por sustentação de peso e um pouco aliviados removendo-se o sapato e aplicando uma massagem na parte anterior do pé.[50,153] A seleção ruim do calçado, como usar um tênis de trilhas firme ou um de asfalto para corridas de longa distância, pode aumentar as forças de impacto sobre a parte anterior do pé e contribuir para os sintomas do neuroma.[50] Tênis estreitos e com solado alto também foram implicados.

O exame físico revela sensibilidade no espaço entre os dedos plantarmente entre as cabeças metatarsais.[50] Apertar a parte anterior do pé com uma das mãos enquanto se palpa com cuidado o espaço interno envolvido com o polegar e o indicador da outra mão é bem-sucedido na obtenção do desconforto acentuado.[50] Essa compressão pode produzir um estalo doloroso audível, conhecido como sinal de Mulder.[532] A palpação cuidadosa da articulação MTF, das cabeças metatarsais e da falange proximal deve ser executada para eliminar patologia óssea ou articular localizada, como sinovite da articulação MTF, fratura por estresse ou doença de Freiberg, que também causam problemas de dor na parte anterior do pé.[50] Um sinal de Tinel positivo sobre o túnel do tarso ou múltiplos espaços sintomáticos entre os dedos devem alertar o fisioterapeuta para a possibilidade de compressão nervosa mais proximal ou neuropatia periférica subjacente.[50] Estudos eletromiográficos e teste de velocidade de condução nervosa devem ser executados nesses casos.[153]

A intervenção, inicialmente, é evitar a atividade ofensiva, treinamento cruzado em esportes de baixo impacto e modificações no calçado.[50] A troca para calçados mais largos, mais confortáveis, com solas macias e melhor absorção de impactos muitas vezes melhora os sintomas.[50] Um coxim metatarsal, como um de feltro com adesivo, colocado próximo ao interespaço sintomático, é útil.[50] Este também pode ser incorporado dentro de um ortótico semirrígido de comprimento total feito sob medida.[50] Um ensaio com AINEs é indicado na tentativa de diminuir a inflamação em torno do nervo interdigital.[50] Uma tentativa com vitamina B6 obteve sucesso no tratamento da síndrome do túnel do carpo e pode ser útil no tratamento da neurite interdigital.[533]

Os casos que falham em responder a 2 a 3 meses de tratamento com as medidas conservadoras antes descritas podem beneficiar-se de infiltração de corticosteroides dentro do interespaço lesionado.[50] Uma a duas infiltrações podem ser tentadas, mas infiltrações múltiplas devem ser evitadas, pois esse medicamento pode causar atrofia do coxim gorduroso plantar.[50] A cirurgia é a última alternativa de intervenção.

Compressão do nervo fibular profundo/síndrome do túnel do tarso anterior

A compressão do nervo fibular profundo foi primeiro relatada em 1963,[534] recebendo o nome de síndrome do túnel do tarso anterior em 1968.[535]

No nível do tornozelo, os ramos motor e sensorial do nervo fibular profundo estão presentes (Fig. 19-87).

A síndrome do túnel do tarso[536] ocorre quando há contusão no ramo terminal do nervo fibular profundo, quando o mesmo se estende sob os tendões tibial posterior e extensor curto do hálux, e acima do 1º e 2º cuneiformes, onde está relativamente desprotegido.[537] A compressão, em geral, resulta de botas tensas e tiras de calçados de salto alto, gânglio, pé cavo ou trauma direto.[536,538] A síndrome do túnel do tarso anterior parcial[539] ocorre quando o ramo motor para o extensor curto dos dedos ou apenas o ramo sensorial do nervo fibular profundo está comprimido sob o retináculo dos extensores.[537]

Pacientes com síndrome do túnel do tarso anterior queixam-se de dor incômoda nas regiões medial e dorsal do pé, ardência em torno da unha do hálux e sensação de formigamento nas bordas adjacentes do hálux e do segundo dedo, os quais são exacerbados com a flexão plantar e melhoram com o repouso.[537,538,540,541]

O exame revela fraqueza ou atrofia do músculo extensor curto dos dedos e redução do movimento com a extensão dos dedos.[537]

A intervenção conservadora envolve alteração das atividades diárias ou esportivas, modificações nos calçados usados, órteses e, se necessário, AINEs.[537] A intervenção cirúrgica, reservada para aqueles pacientes que não respondem às medidas conservadoras dentro de três meses, envolve a descompressão do nervo.[537]

Nervo fibular superficial

Embora as lesões no nervo superficial no nível do tornozelo sejam relativamente raras, o nervo pode ser alongado com entorses de tornozelo laterais (inversão) ou tornar-se comprimido quando perfura a fáscia profunda para tornar-se subcutâneo acerca de 10 a 12 cm acima do maléolo lateral.[153,542-546] Os pacientes queixam-se de sensação diminuída sobre o dorso do pé, que é exacerbada pela atividade.

Síndrome do túnel do tarso

A síndrome do túnel do tarso (STT) é uma neuropatia de compressão do nervo tibial quando este passa pelo túnel anatômico, entre o retináculo dos flexores e o maléolo medial (ver também Cap. 9). Além disso, pode haver envolvimento dos ramos terminais do nervo tibial e dos nervos medial e plantar lateral. Esses últimos são, muitas vezes, chamados de nervo tibial posterior. O início da STT pode ser repentino ou gradual. O diagnóstico diferencial inclui fasciíte plantar, síndrome de dor crônica no calcanhar e tenossinovite do flexor longo do hálux. Os achados clínicos estão resumidos no Capítulo 9. Os fatores etiológicos para essa condição podem ser classificados como internos e externos. Os primeiros incluem variações anatômicas, como músculo flexor longo dos dedos acessório. Os segundos incluem pronação excessiva, que pode enrijecer o retináculo dos flexores e o ligamento calcaneonavicular. A intervenção conservadora inclui o uso de órteses para corrigir as anormalidades biomecânicas de marcha. Especificamente, uma órtese de pé em espica com a parte posterior em varo limita a pronação excessiva. Em casos de pronação excessiva do início da parte posterior do pé e pronação da articulação subtalar na batida do calcanhar, uma órtese calcanheira aprofundada ajuda a controlar o movimento da parte posterior do pé. Em casos de hiperpronação grave, um calço para a parte posterior do pé pode ser útil.

Neuropatia periférica

A neuropatia periférica é caracterizada pela perda progressiva de fibras nervosas, o que predispõe o paciente a extremidades dolorosas ou insensíveis, comprometimento vascular e ulceração neuropática.[547,548] Em casos mais graves, em que não há controle da condição, pode resultar em amputação. As funções nervosas associadas a essa condição incluem velocidade de condução nervosa reduzida, sensação de temperatura diminuída, redução da resposta reflexa do tendão, alterações na função autonômi-

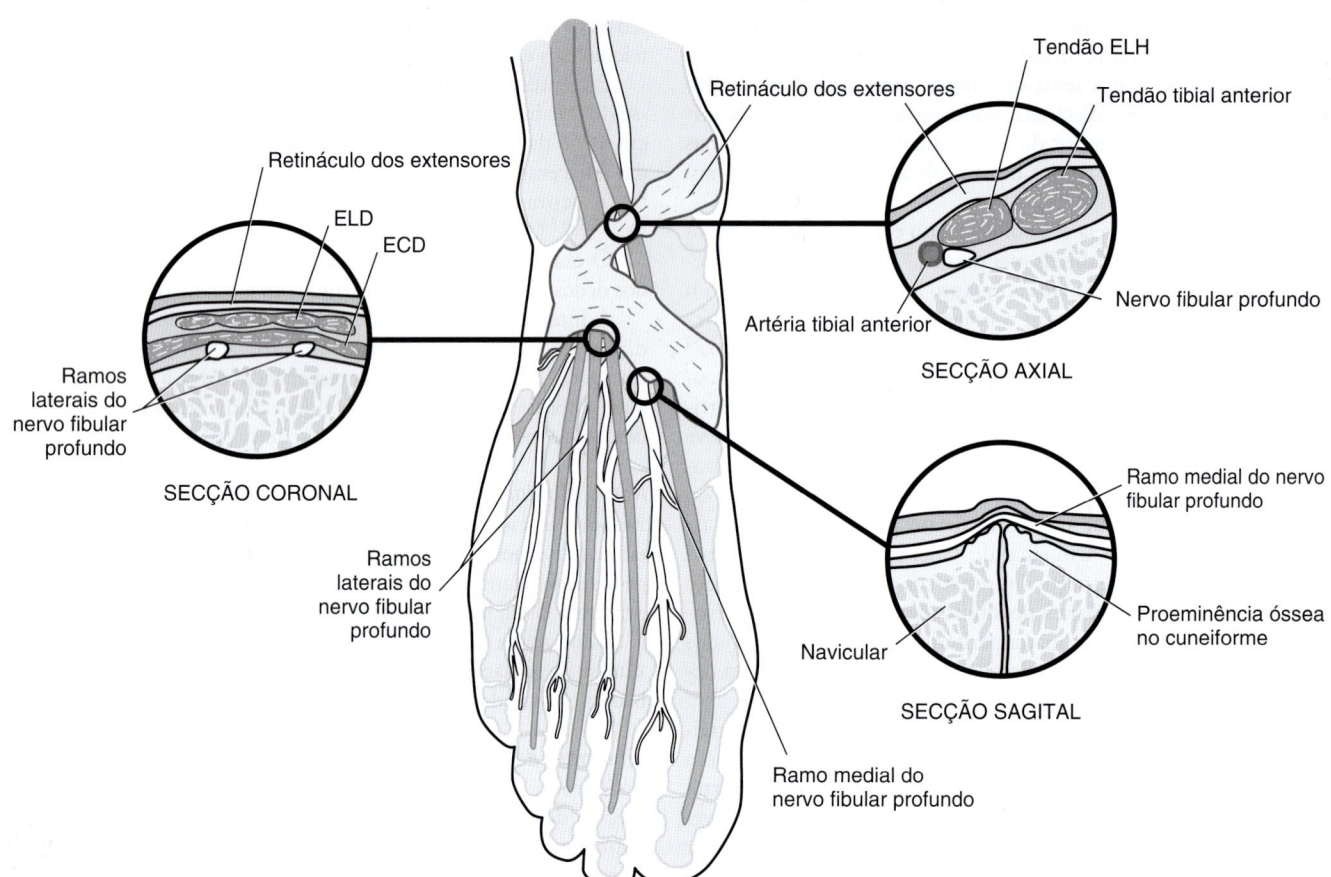

FIGURA 19-87 Locais de compressão do nervo fibular profundo. ECD, extensor curto dos dedos; ELD, extensor longo dos dedos; ELH, extensor longo do hálux. (Reproduzida, com permissão, de Kelikian AS. *Operative Treatment of the Foot and Ankle*. New York: Appleton-Lange; 1999:209.)

ca e menor capacidade de detectar a vibração e o toque. A neuropatia periférica é uma complicação de diabete melito dependente de insulina (Tipo I) e não dependente de insulina (Tipo II).[547,548]

A perda de sensação nas pernas e nos pés impede o paciente de detectar cortes menores ou traumas, que podem tornar-se infectados, colocando-o em alto risco de desenvolver úlcera neuropática. A neuropatia motora pode causar atrofia muscular e desequilíbrios, causando deformidades e elevando a pressão da região plantar do pé. Isso pode ocorrer em paciente diabético que participa de esportes nos quais as forças atuantes na sola do pé podem ser significativas. A disfunção autonômica pode levar à redução da perspiração e produção de óleo sebáceo, causando ressecamento, quebra e, por fim, fissuras na pele. Assim, um bom cuidado com os pés é essencial. Recomenda-se que o fisioterapeuta avalie regularmente a condição geral da pele dos pés e das pernas do paciente (ressecamento, rachaduras e fissuras) e a temperatura da pele. Pele vermelha e quente indica presença de infecção, celulite ou fratura não detectada. Pele fria e palidez indicam redução do fluxo sanguíneo. Outros sinais de comprometimento vascular incluem redução dos pulsos e pressões nos dedos do pé, pele seca e lustrosa sem crescimento de pelos e unhas esfareladas e espessadas. Rachaduras e mau cheiro podem ser indicativos de infecção por fungos. Calos e formação de calosidades, bolhas e joanetes reforçam a presença de calçado mal-ajustado ou deformidade (contratura equina, dedos em garra e artropatia de Charcot). O pé de Charcot (fundo oscilante) ocorre quando os ossos na região plantar são proeminentes, resultando em arco longitudinal diminuído e aumento do potencial para fraturas. Outras condições a serem observadas incluem verrugas plantares e unhas encravadas.

A sensação do pé pode ser testada usando filamentos de Semmes-Weinstein, que são monofilamentos de náilon calibrados com rigidez indicada por números crescentes.[547,548] A sensação protetora do pé foi definida como a capacidade de sentir um monofilamento de 5,07, enquanto sensação ausente é definida como a incapacidade de sentir um monofilamento de 6,10.[547]

O foco primário da intervenção para essa população de pacientes deve ser a educação em relação à inspeção e cuidados apropriados dos pés e das unhas.

As seguintes instruções devem ser dadas:

▶ Os pés devem ser lavados todos os dias com água morna, não muito quente. Esta pode ressecar a pele e facilmente queimar o pé. A temperatura da água pode ser verificada usando um termômetro. Os pés não devem ser encharcados, para evitar a maceração da pele.

▶ A pele deve ser inspecionada, no mínimo, uma vez por dia para cortes, machucados, bolhas, edema e calos. Um espelho pode ser usado onde necessário. Se a pele estiver seca, pode ser aplicada loção na planta, na sola e nas laterais dos pés, mas não entre os dedos, o que pode criar um ambiente úmido, propício para infecções por fungos e bactérias.

▶ As unhas dos pés devem ser cortadas retas uma vez por semana. Arredondar as pontas das unhas aumenta o potencial para encravá-las e a probabilidade de cortar a pele. Se o paciente possui neuropatia retinal e visão ruim, é mais conveniente que as unhas sejam aparadas por alguém da família ou por um profissional.

▶ O paciente deve evitar caminhar descalço ou usar sandálias.

▶ Os pés devem ser protegidos de temperaturas quentes ou frias.

▶ O paciente deve exercitar-se um pouco todo dia. Exercícios de não impacto incluem ciclismo e natação. O treinamento da marcha é apropriado para manter a mobilidade e alterar os padrões de marcha para diminuir as pressões plantares anormais.[547]

▶ Se possível, deve-se evitar o cigarro, pois este leva os vasos sanguíneos a se comprimirem.

Calçados e ortóticos apropriados devem ser prescritos, se apropriados, para reduzir as pressões plantares e aumentar a área de sustentação de peso.[81] A tala de contato total (TCT) é considerada o melhor padrão para a deambulação devido a sua capacidade de reduzir a pressão sobre as partes média e anterior, distribuindo a pressão sobre toda a superfície do pé.[81] De maneira alternativa, pode ser prescrita uma bota pré-fabricada ou uma órtese de tornozelo pé bivalvular.

Na presença de ferida decorrente de diabete, o debridamento agudo frequente do tecido não viável mostrou ser um método efetivo para acelerar a cicatrização.[549] Isso pode ser feito com escalpelo ou tenazes. O debridamento enzimático e o autolítico podem ser usados como adjuntos para o debridamento agudo.[549] O primeiro vale-se de pomadas que contêm papaína ou ureia ou outras enzimas que ajudam a reduzir os vínculos entre tecido com necrose e o leito da ferida. O segundo usa curativos úmidos secundários retentivos (hidrogel e hidrocoloide) para criar um ambiente úmido que ajude a manter os líquidos da ferida em contato com seu leito.

Síndrome da dor regional complexa

O paciente mais clássico com síndrome da dor regional complexa apresenta dor regional grave, edema, disestesia ao toque leve (alodinia), instabilidade vasomotora e relata dor fora de proporção em relação ao grau de lesão (ver Cap. 9).[550]

Síndrome da dor miofascial

Pode surgir dor no tornozelo ou no pé, e as causas mais prováveis são pontos-gatilho nos músculos tibial anterior, extensor dos dedos ou fibular longo.[551]

Tibial anterior. Os pontos-gatilho nesse músculo podem referir dor, sensibilidade e rigidez profundas na parte anterior do tornozelo e do hálux. Eles são ativados por pronação e dorsiflexão excessivas do pé.[551]

Extensor dos dedos. Pontos-gatilho desse músculo podem referir dor e sensibilidade sobre o dorso do pé e para dentro dos três dedos médios.

Fibular longo. Pontos-gatilho desse músculo podem referir dor posterior ao maléolo lateral. Esse músculo costuma ser tensionado nas lesões de entorse de inversão do tornozelo e pode, portanto, ser a origem de dor residual no tornozelo lateral.[551]

Padrão de prática preferido 4G: Distúrbios na mobilidade articular, na função motora, no desempenho muscular e na amplitude de movimento associados a fraturas

Fraturas por estresse

Uma fratura por estresse ou fadiga é a quebra que se desenvolve no osso após carregamento cíclico, submáximo. Os fatores extrínsecos que resultam em fraturas por estresse na perna e no pé são corridas em superfícies duras; tênis inadequados para corrida ou aumento repentino na distância da corrida. Os fatores intrínsecos a serem considerados na avaliação são mau alinhamento da extremidade inferior, principalmente a pronação excessiva. No pé, as duas localizações mais comuns para essas fraturas são a diáfise metatarsal e o calcâneo.[552]

Fratura metatarsal por estresse. Pacientes que aumentam de forma abrupta seu treinamento, quer em quilometragem, em tempo gasto em atividades de alto impacto ou em treinamento de intensidade, são suscetíveis a fraturas por estresse.[50] O 2º e o 3º metatarsais são os lesionados com mais frequência.[553] Estudos com militares constataram que as fraturas por estresse eram mais comuns em mulheres, pessoas mais velhas e brancos.[554,555] A amenorreia está presente em até 20% das mulheres que se exercitam com vigor e pode ser tão alta quanto 50% em corredoras de elite e bailarinas.[556] Corredoras de longa distância, bailarinas e ginastas são notórias por seu hábitos alimentares para atingir um corpo com baixo teor de gordura apesar dos horários rigorosos de treinamento. Pacientes com amenorreia há mais de seis meses tiveram a mesma perda óssea de mulheres após a menopausa.[557] Toda a densidade mineral óssea do corpo é significativamente inferior em atletas com amenorreia, o que as predispõe a fraturas por estresse.[557]

Um estudo recente descobriu que a estimulação da fadiga dos flexores plantares dos dedos dos pés resultava em aumento na tensão do segundo metatarsal. Portanto, a fadiga muscular do pé pode ser importante na etiologia das fraturas metatarsais por estresse.[558] Embora vários estudos tenham tentado correlacionar a forma do pé, o calçado e os ortóticos com a incidência de fraturas por estresse, nenhum deles tem mostrado conclusivamente uma relação direta,[276,559-561] ainda que um estudo tenha observado redução na incidência de fraturas metatarsais em pés com arco baixo usando um ortótico semirrígido.[87]

O paciente com fratura metatarsal por estresse relata, geralmente, leve desconforto na parte anterior do pé, que pode ser aliviada com repouso, mas, quando a condição piora, a dor é sentida enquanto caminha e mesmo em repouso.[50] Algumas vezes, existe sensibilidade local do metatarsal envolvido, edema, endurecimento e massa palpável.[553,562] Os sintomas apresentam-se de 4 a 5 semanas após uma mudança no regime de treinamento.[553]

Radiografias ântero-posteriores, laterais e oblíquas do pé podem não mostrar a fratura por 3 a 6 semanas, embora um exame ósseo com tecnécio seja positivo já 48 a 72 horas após o início dos sintomas.[50]

A intervenção para fratura metatarsal por estresse inclui repouso da atividade nociva e treinamento cruzado em esporte de baixo impacto.[50] A sustentação de peso até a tolerância é permitida com calçados confortáveis ou rígidos. Se esta for dolorosa, ou a fratura for diagnosticada tardiamente, uma pequena tala ou calçado com solado duro são usados por 4 a 6 semanas, até que a cura do calo seja radiograficamente observada.[553,562]

Segundo metatarsal proximal. A fratura por estresse do segundo metatarsal proximal difere de outras fraturas metatarsais por estresse porque pode ser difícil de curar e resulta em pseudoartrose crônica. A anatomia dessa área é tal que a base da diáfise está embutida no arco ósseo do pé, sendo, portanto, rígida (articulação de Lisfranc). Isso tende a colocar uma quantidade anormal de estresse sobre essa área, em particular em bailarinos jovens.[563-566]

Outros fatores predisponentes incluem amenorreia, anorexia nervosa, pé cavo e impacto da parte anterior do tornozelo, com consequente hiperpronação.[563]

No exame físico, haverá dor no primeiro espaço entre os dedos, em geral acompanhada de dor no segundo metatarsal proximal.[567]

As primeiras radiografias do pé muitas vezes serão negativas; em virtude disso, um exame ósseo costuma ser necessário, o qual pode ser inespecífico, com sinovite, reação do estresse e fratura por estresse como diferenciais.[567]

A intervenção para a fatura por estresse do segundo metatarsal consiste de 6 a 8 semanas de repouso, com calçado duro ou imobilização,[563,567] com retorno gradual às atividades quando a sensibilidade desaparecer.

Fratura navicular por estresse. Embora as fraturas naviculares por estresse sejam raras, são as fraturas mais comuns da parte média do pé e apresentam-se com início gradual ou história de flexão e inversão agudas.[7] As queixas incluem dor crônica difusa, mas sensível à palpação sobre o dorso do pé e/ou a região medial da parte média do mesmo.[553]

Essa condição é vista com mais frequência em jogadores de basquetebol, saltadores com barreiras e corredores, nos quais o ciclo repetido de carregamento resulta em falha por fadiga na porção central, relativamente avascular, do navicular tarsal.[58,310,568] O carregamento cíclico sobre o navicular pode ser exacerbado devido a primeiro metatarsal curto, metatarsal aduzido ou dorsiflexão, ou, ainda, movimento subtalar limitado.[58]

Para confirmar o diagnóstico, exame ósseo ou de tomografia computadorizada (TC) podem ser necessários, já que os filmes simples raramente são conclusivos.[568]

A intervenção varia de acordo com o tipo de fratura. Se não estiver luxada, é tratada com uma tala curta para a perna, sem sustentação de peso por 6 a 8 semanas.[343,568] Se a fratura falha em curar-se ou estiver deslocada, recorre-se a intervenção cirúrgica de fixação com parafuso de compressão e enxerto ósseo adicional onde necessário.[343,568]

O retorno ao esporte leva um tempo máximo de 16 a 20 semanas.[553]

Fratura sesamoide por estresse. O paciente jovem com fratura sesamoide por estresse apresenta-se com início gradual de dor e edema sob a região plantar da primeira articulação MTF.[310,569] A dor costuma ser agravada pela atividade e aliviada com o repouso. O diagnóstico diferencial inclui metatarsalgia, bursite, sesamoidite e sesamoide bipartido.[569]

A intervenção inicial é repouso da atividade de alto impacto lesiva e calçado com solado rígido, ou uma tala curta de perna por 6 a 8 semanas. Se imobilizado, um exame de TC é executado com oito semanas para detectar sinais de necrose avascular. Se esta estiver presente e o paciente jovem apresentar sintomas persistentes, a ressecção pode ser necessária.[53] Escolhas cirúrgicas incluem excisão do sesamoide envolvido ou enxerto ósseo na tentativa de atingir união e preservar o sesamoide.

Um tratamento alternativo é o uso de um coxim em "C" ou "J", que descarrega o sesamoide lesionado. Coxins com a face posterior adesiva podem ser fixados à parte interna da sola do calçado, ou ser incorporados a órteses moldadas sob encomenda para descarregar o sesamoide.

Fraturas

Fraturas em pilão. Essas fraturas resultam de uma força de compressão axial, na qual a tíbia é conduzida para dentro do tálus, dividindo-se e rompendo a extremidade distal da tíbia e rompendo completamente a articulação do tornozelo, resultando em morbidade de longo prazo na maioria dos casos.[570]

Fraturas do domo talar. São as fraturas condrais mais comuns, também conhecidas como osteocondrite dissecante, fraturas transcondrais ou fraturas escamadas.[7]

Essas lesões, que se manifestam com edema persistente, dor ao caminhar, travamento do tornozelo e crepitação, tendem a apresentar-se como "tornozelo torcido que não curou".[7]

A intervenção varia de nenhuma até imobilização, ou artroscopia para fragmentos maiores.[7]

Fraturas talares. Fraturas principais da cabeça, do colo e do corpo do tálus estão associadas a mecanismos de alta energia, com metade das lesões talares principais envolvendo fraturas do colo, 15 a 20% envolvendo fraturas talares e o restante envolvendo fraturas da cabeça.[7] O mecanismo de lesão costuma envolver carga axial com o pé em flexão plantar ou dorsiflexão excessiva, resultando em compressão da cabeça do tálus contra a região anterior da tíbia.[571]

A intervenção varia de acordo com a localização e a gravidade, com fraturas não deslocadas tratadas com imobilização curta para perna de não sustentação de peso por 6 a 8 semanas, e fraturas deslocadas requerendo a redução de emergência.[7]

Fraturas unimaleolares. As unimaleolares são as fraturas do tornozelo mais comuns.[7] Seu grau de estabilidade depende de sua localização, com aquelas localizadas abaixo da articulação tibiotalar apresentando tendência à estabilidade.[7] Cerca de 85% das fraturas maleolares laterais ocorrem sem dano à região medial da articulação do tornozelo, e não causam deslocamento anormal do tálus.[572,573] As fraturas maleolares mediais são, muitas vezes, vistas em conjunto com outras fraturas.

Fraturas bimaleomares e trimaleolares. Essas fraturas, como seus nomes indicam, envolvem 2 a 3 maléolos. A fratura bimaleolar resulta de uma força grave de pronação/abdução/rotação externa, que parte os maléolos laterais e avulsiona o maléolo medial. A fratura trimaleolar envolve fratura do maléolo medial, lateral e "posterior", que resulta, tipicamente, de uma força acentuada de abdução e rotação externa grave tão forte que o tálus move-se posteriormente o suficiente para partir a borda posterior da tíbia.

A intervenção para as fraturas bimaleolares permanece controversa, enquanto, em geral, concorda-se que as trimaleolares requerem redução aberta e fixação interna.[574]

Calcâneo. O calcâneo é o maior osso tarsal e o lesionado com mais frequência, sendo responsável por mais de 60% das fraturas do pé,[575] sendo uma causa comum e muitas vezes maldiagnosticada de dor no calcanhar.[576] Com a quantidade crescente de pessoas de meia-idade e idosas envolvidas em atividades recreacionais ativas, a medicina esportiva teve de incorporar o entendimento de como essas condições estão relacionadas a esses diferentes grupos etários.[58] Atividades de saltar ou atividades novas podem precipitar a quebra da frágil arquitetura de calcâneos osteoporóticos.[58] A sensibilidade na compressão médio-lateral do calcanhar (teste de espremer) deve levar à suspeita de fratura do calcâneo por estresse.[39]

A intervenção conservadora mostrou resultados clínicos de longo prazo fracos, com perda significativa da função do tornozelo.[577,578]

Fraturas metatarsais. Todas as fraturas do quinto metatarsal foram indiscriminadamente rotuladas como "fratura de Jones". A fratura de Jones verdadeira do quinto metatarsal proximal, causada pela adução da parte anterior do pé, ocorre na junção diametafisária, envolvendo a articulação do 4º e 5º metatarsais. A fratura de base do quinto metatarsal mais comum é a fratura por avulsão da tuberosidade causada pela tração do fibular curto e da banda lateral da fáscia plantar durante a inversão da parte posterior do pé.[579]

O quinto metatarsal proximal possui suprimento sanguíneo pobre e corre risco significativo para união retardada ou pseudoartrose. Essas fraturas devem ser tratadas com imobilização em tala curta para a perna sem sustentação de peso por 6 a 8 semanas ou até que a cura seja observada radiograficamente. Se uma pseudoartrose estabelecida desenvolver-se, fixação com parafusos e/ou enxerto ósseo podem ser necessários.[580]

Técnicas terapêuticas

Técnicas para aumentar a mobilidade articular

Mobilizações articulares
Com algumas pequenas variações, as mesmas técnicas usadas para examinar os deslizes articulares descritos nas seções de teste e medidas podem ser empregadas para mobilizar as articulações, com o fisioterapeuta variando a intensidade das mobilizações com base na resposta do paciente e no estágio de cicatrização do tecido.

Mobilizações tipo chicote com o cuboide.[581] Essa técnica utiliza mobilizações de 5º para corrigir cuboides subluxados (síndrome cubóidea). As contraindicações para uso desse tipo de mobilização na síndrome cubóidea são as seguintes:

▶ Ausência de sensação no pé e no calcanhar.

▶ Ausência de amplitude completa de movimento na flexão plantar do tornozelo.

▶ Fratura: Na dor aguda no pé e no tornozelo, as normas de Otawa sugerem a obtenção de radiografias do pé, nos casos de dor em sua parte média ou na ocorrência das condições enumeradas a seguir: sensibilidade na base do quinto metatarsal, sensibilidade no navicular ou incapacidade de sustentação de peso imediata ou procura por departamentos de atendimento de emergências.

▶ Entorse aguda do tornozelo com sinais objetivos de lassidão ligamentar (edema, sinais dolorosos e positivos de tração).

Essa técnica é aplicada com o paciente posicionado em decúbito ventral, em quatro apoios ou de pé na posição "de colocar ferradura". O fisioterapeuta deve posicionar-se atrás do paciente ou ao pé da mesa de tratamento. O joelho da extremidade envolvida deve estar apoiado, para permitir o relaxamento dos músculos da perna. Os polegares do fisioterapeuta se cruzam e exercem pressão sobre a região plantar do cuboide. Os dedos se sobrepõem sobre a região posterior do pé, que se mantém firme para controlar o movimento do tornozelo. Quando essa técnica for aplicada com o paciente de pé, o movimento do tratamento se origina na flexão e no alongamento do quadril e do joelho. Nas posições em decúbito ventral ou em quatro apoios, o movimento é induzido no joelho. Nas três posições, o joelho flexiona e alonga passivamente, assegurando que o paciente permaneça relaxado e permitindo algum recuo da perna em que estiver sendo aplicado o movimento de 5º. No meio de um dos movimentos, no momento em que o joelho recuar em flexão, os polegares devem ser acionados contra o cuboide, em direção póstero-lateral (dorsal), enquanto os dedos induzem inversão, adução ou compressão. Essa monobra pode ser repetida várias vezes, dependendo da resposta do paciente. A mesma técnica pode ser aplicada em outras articulações, incluindo a talonavicular (ver Fig. 19-88).

As alterações imediatas, após a aplicação bem-sucedida dessa técnica, são: menor sensibilidade à palpação; a elevação do tornozelo de uma única perna apresenta melhora e é menos dolorosa; melhora na resistência muscular fibular, principalmente do músculo fibular longo; e menos dor na sustentação de peso e durante a deambulação.

A intervenção, depois de um tratamento manual bem-sucedido, consiste de fortalecimento dos flexores plantares, em especial o fibular. Se a história do paciente revelar a presença de entorses recorrentes do tornozelo, recomenda-se instituir treinamento proprioceptivo adequado. O alívio da dor e o restabelecimento das funções são imediatos e prolongados. Entretanto, nos casos

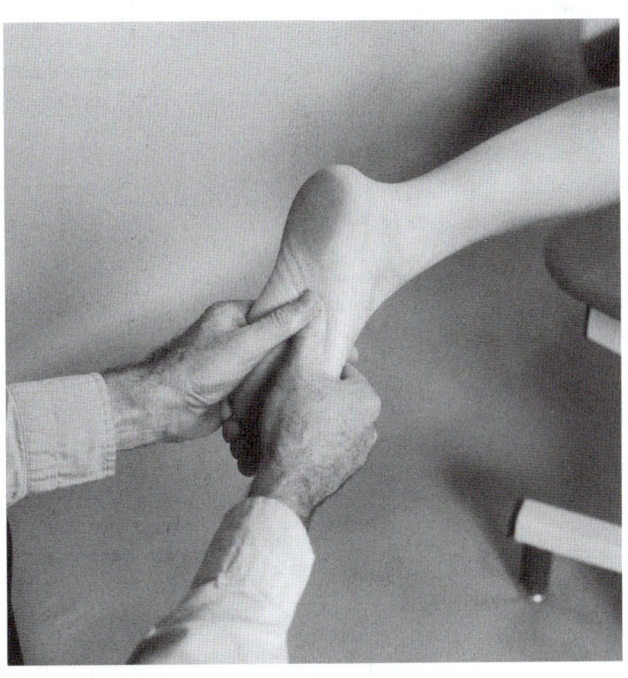

FIGURA 19-88 Manipulação talonavicular.

de recorrência da condição, o tratamento de acompanhamento deve incluir a imobilização do pé com bandagens (usando a técnica *Low-die*, por exemplo), o uso de arcos de apoio ou de órteses (normais ou feitas sob medida), alongamento e/ou mobilização do tecido mole dos músculos fibulares e ajustes em treinamentos assimétricos ou nos padrões habituais de uso diário.

Mobilizações com movimento (MWM)[582]
Para reduzir a dor sobre a região medial do pé com inversão. A dor na porção medial do pé pode ser causada por uma deficiência posicional da base do primeiro metatarsal.[582] O paciente é posicionado em supino, com o seu pé repousando sobre a mesa. O fisioterapeuta fica de pé do lado envolvido, de frente para os pés do paciente. Usando uma das mãos, estabiliza a diáfise do primeiro metatarsal, enquanto a outra é usada para agarrar e estabilizar a diáfise do segundo metatarsal. A partir dessa posição, desliza a base do primeiro metatarsal para baixo, sobre o segundo. Enquanto mantém o deslizamento, o paciente é solicitado a inverter o pé quando o fisioterapeuta aplica pressão contrária para cima no segundo metatarsal. Se essa manobra for indolor, a técnica é repetida várias vezes, e a articulação e o movimento são reavaliados.

Para reduzir a dor sob o arco transverso (metatarsalgia anterior). Essa condição é caracterizada por dor sob as cabeças dos metatarsais médios com flexão e extensão dos dedos do pé.[582] O paciente é posicionado em supino, com o pé repousando sobre a mesa. O fisioterapeuta fica de pé no lado envolvido junto aos pés da mesa. Usando a parte interna dos dedos polegar e indicador, segura a cabeça de um dos metatarsais médios (p. ex., o segundo); com o outro dedo polegar e o indicador, a cabeça metatarsal adjacente (a terceira). A segunda cabeça é deslizada e mantida sobre a terceira enquanto o paciente flexiona os dedos do pé. Se isso for doloroso, o procedimento é invertido, de modo que a terceira cabeça metatarsal seja deslizada para baixo sobre a segunda enquanto o paciente flexiona os dedos. A técnica exitosa é repetida várias vezes, e a articulação e a amplitude de movimento são reavaliadas.

Para aumentar a flexão plantar do tornozelo. O paciente é posicionado em supino, com o joelho flexionado e o pé repousando na cama. O fisioterapeuta posiciona-se aos pés da mesa. Usando uma das mãos, coloca a eminência hipotenar proximal à linha da articulação e enrola o polegar e os dedos em torno da parte inferior da perna. Com a outra mão, coloca o espaço entre os dedos polegar e indicador em torno do tálus, de modo que o polegar e o indicador inclinem-se distalmente e situem-se logo abaixo dos maléolos. O fisioterapeuta adota uma posição de investida. A tíbia e a fíbula são deslizadas o mais posteriormente possível usando uma das mãos. Sem liberar esse deslizamento, o fisioterapeuta gira o tálus ventralmente com a outra mão enquanto o paciente ajuda com a flexão plantar.

Para aumentar a dorsiflexão do tornozelo. O paciente é posicionado em decúbito ventral, com o joelho estendido e a articulação do tornozelo nivelada com a extremidade da cama. Uma pequena toalha enrolada é colocada sob o seu tornozelo. O fisioterapeuta posiciona-se aos pés da cama e, usando uma das mãos, segura o calcâneo e estabiliza-o. O espaço entre os dedos polegar e indicador da outra mão envolve a parte posterior do tornozelo. A partir dessa posição, o calcâneo é puxado em direção ao solo com uma das mãos, enquanto a outra estabiliza o tornozelo (Fig. 19-89). Enquanto este é dorsiflexionado pelo paciente, o deslizamento é mantido. A manobra é repetida várias vezes, e a articulação e a amplitude de movimento são reavaliadas.

Técnicas para aumentar a extensibilidade do tecido mole
Técnicas miofasciais
Articulações do joelho e do tornozelo, extensão do eixo longo. O paciente permanece em supino, enquanto o fisioterapeuta posiciona-se de costas para ele. Com uma das mãos, este segura firmemente a parte anterior do pé e o tálus. Com a outra, prende o calcâneo. O cotovelo do fisioterapeuta mantém a extensão do eixo longo, com pressão na região poplítea. Ele coloca o pé em flexão-extensão corretiva e em movimentos de abdução-adução e, mantendo essa posição, usa a mão que está posicionada em direção craniana para gerar inversão e eversão calcânea.

Técnicas de energia muscular
Gastrocnêmio. Desequilíbrios musculares do gastrocnêmio podem resultar do encurtamento adaptativo crônico.

O paciente é posicionado em supino, com os seus joelhos estendidos, a sua articulação subtalar em posição neutra e o tornozelo dorsiflexionado até o ponto da primeira resistência. Ele é solicitado a realizar flexão plantar ativamente de seu pé contra a força igual e oposta do fisioterapeuta (Fig. 19-90). A contração é mantida por 10 segundos, e então dorsiflexiona ativamente o tornozelo até um novo ponto de resistência; são executadas de 3 a 5 repetições.

Sóleo. O paciente adota a posição pronada, com o joelho flexionado a 90° e a articulação subtalar neutra. O fisioterapeuta dorsiflexiona passivamente o pé do paciente até a barreira de resistência. Este é solicitado a realizar flexão plantar ativamente contra a força igual e oposta exercida pelo fisioterapeuta. A contração é mantida por 10 segundos, após a qual ele relaxa, e o tornozelo é

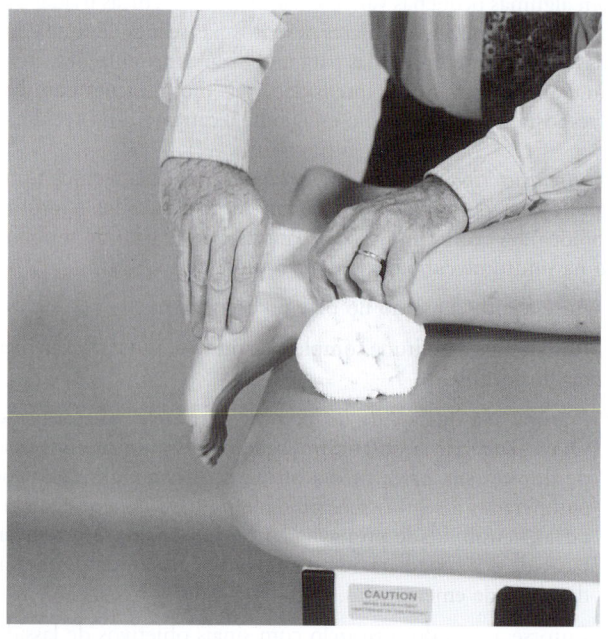

FIGURA 19-89 Técnica para aumentar a dorsiflexão.

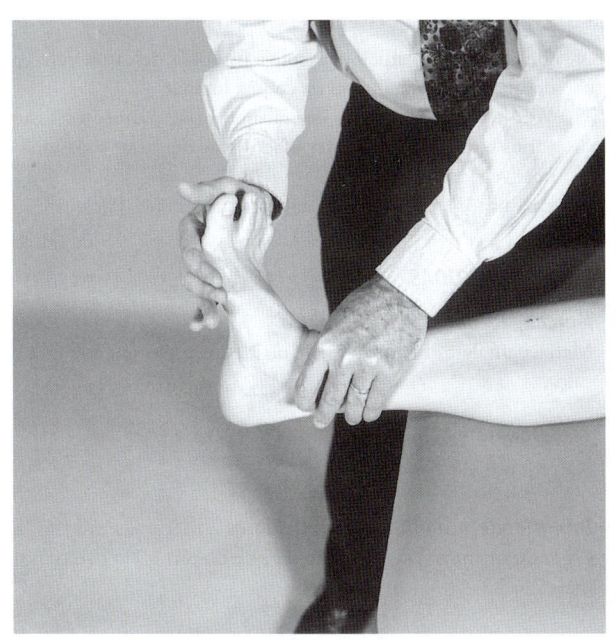

FIGURA 19-90 Alongamento do gastrocnêmio.

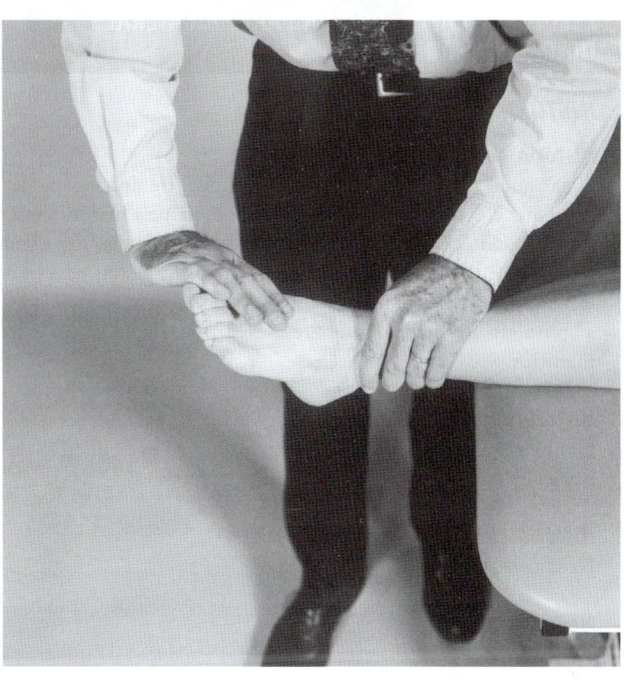

FIGURA 19-92 PNF – Eversão/flexão plantar em dorsiflexão e inversão

passivamente dorsiflexionado até a nova barreira; são realizadas de 3 a 5 séries antes de reavaliar-se o movimento.

Técnicas PNF

As técnicas PNF, usando as diagonais da flexão plantar/dorsiflexão, pronação/supinação e adução/abdução, costumam ser aplicadas para aumentar a amplitude de movimento e fortalecer o tornozelo e o pé. Os contatos manuais isolam os grupos musculares e fornecem estímulos táteis (Figs. 19-91 e 19-92).

Técnicas de automobilização

Alongamento do gastrocnêmio. Ver Figura 19-69.

Alongamento do sóleo. Ver Figura 19-93.

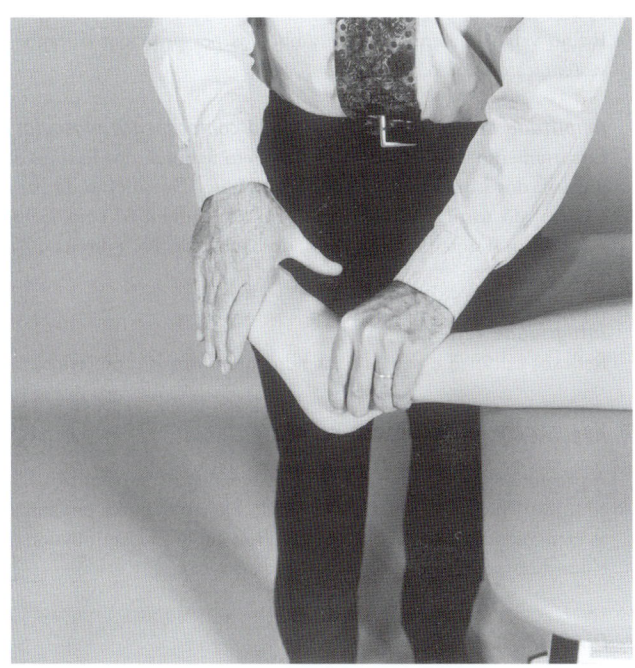

FIGURA 19-91 PNF – Inversão/flexão plantar em dorsiflexão e eversão

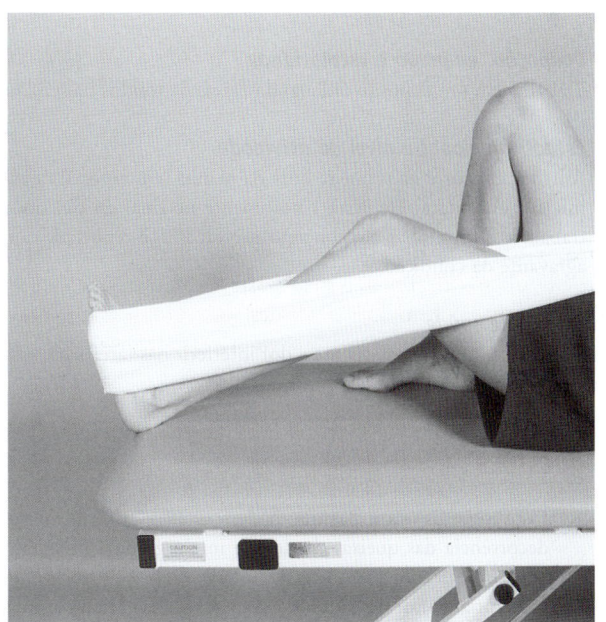

FIGURA 19-93 Alongamento do sóleo.

ESTUDO DE CASO — DOR NA PARTE BILATERAL DO CALCANHAR

HISTÓRIA

História da condição atual
Uma mulher de 54 anos com início gradual de dor incômoda e constante em ambos os calcanhares, que piora pela manhã, em especial quando coloca os pés no chão, e no final do dia. A paciente nega dormência ou formigamento em ambos os pés ou na área do tornozelo. A dor aumentou durante a última semana, estimulando-a a consultar um médico, que prescreveu fisioterapia e anti-inflamatórios.

História anterior à condição atual
Dor bilateral do calcanhar com cerca de dois meses de duração que, havia alguns anos, se resolveu de forma espontânea.

História cirúrgica e médica anterior
Nada consta.

Medicamentos
AINEs foram prescritos para alívio da dor e redução da inflamação no estágio agudo.[464]

Outros testes e medidas
Radiografias que mostraram a presença de esporão de calcâneo.

Hábitos sociais (passados e presentes)
Estilo de vida sedentário.

Crescimento e desenvolvimento
Acima do peso na infância.

Ambiente de vida
Vive em uma casa do tipo rancho, com carpetes em todas as peças, com exceção do banheiro.

Ocupação, emprego e escolaridade
Trabalha em um depósito ordenando caixas de tecidos há seis anos.

Estado funcional e nível de atividade
A irritação ocorre na primeira hora da manhã, em especial quando inicia a sustentação de peso, e novamente no final do dia, após o trabalho. O caminhar em concreto no trabalho é reportado como agravante da condição.

Estado de saúde
Em boa saúde geral, mas sente a dor interferir nas tarefas em casa e no trabalho.

QUESTÕES

1. Liste todas as estruturas que podem estar com problemas em decorrência das queixas de dor de início gradual bilateral na parte do calcanhar.
2. A história de dor no calcanhar com sustentação de peso inicial pela manhã fornece ao fisioterapeuta pistas em relação ao diagnóstico?
3. Por que você acha que os sintomas da paciente pioram com a sustentação de peso?
4. Quais questões adicionais solicitaria para descartar referência do quadril, do joelho ou da coluna lombar?
5. Você tem uma hipótese de trabalho nesse momento? Liste os vários testes que podem ser usados para descartar cada uma das possíveis causas.
6. Essa história/apresentação autoriza um exame? Por quê?

TESTES E MEDIDAS

Marcha, locomoção e equilíbrio
Marcha antálgica bilateral, que é mais perceptível quando está descalça.

Integridade tegumentar
Não foi testada.

Integridade e mobilidade articulares
Os deslizamentos da articulação do pé e do tornozelo parecem normais.

Desempenho motor: força, potência, resistência
Força da extremidade inferior 4+/5 bilateralmente. Intrínsecos do pé 4/5 bilateralmente.

Ortóticos, protetores, aparelhos de suporte
A paciente não tentou proteções para o calcanhar, ortóticos ou talas noturnas.

Dor
A dor varia de 2 a 8 de 10, de acordo com o nível de atividade e a hora do dia. Tipicamente, a dor é pior no início e no final do dia.

Postura
Joelho valgo bilateralmente, e ambos os pés pronados durante a sustentação de peso.

Amplitude de movimento (incluindo comprimento muscular)
Encurtamento adaptativo bilateral do reto femoral, dos flexores do quadril, dos isquiotibiais e do gastrocnêmio. Dorsiflexão da parte bilateral do tornozelo a 2° com joelho estendido, 8° com joelho flexionado. A dorsiflexão (passiva) do hálux é de 30° à direita e 25° à esquerda.

Integridade reflexa
Reflexos calcâneo e patelar bilateralmente normais e simétricos.

AVALIAÇÃO (JULGAMENTO CLÍNICO)

A paciente é uma mulher obesa, moderadamente descondicionada, com restrições de mobilidade do tecido mole e fraqueza em ambas as extremidades inferiores, o que resultou em limitações funcionais e dor durante suas tarefas no trabalho e em casa.

DIAGNÓSTICO FISIOTERAPÊUTICO

Mobilidade articular, função motora e desempenho muscular prejudicados, amplitude de movimento associada a distúrbios ligamentares ou outros do tecido conjuntivo e inflamação localizada em ambos os calcanhares. O diagnóstico provisório é de fasciite plantar bilateral.

QUESTÕES

1. Tendo feito o diagnóstico provisório, como você realizaria sua intervenção nas fases de cicatrização?
2. Como descrever essa condição à paciente?
3. Como relatar-lhe a análise racional que fundamenta a sua intervenção?
4. Como determinar a intensidade da intervenção?
5. Estime o prognóstico da paciente.
6. Quais modalidades você pode usar na intervenção dessa paciente? Por quê?
7. Quais técnicas manuais são apropriadas para a paciente, e qual sua análise racional?
8. Quais exercícios você prescreveria? Por quê?

PROGNÓSTICO: NÍVEL FAVORÁVEL DE MELHORA PREVISTO NA FUNÇÃO

A paciente deve retornar às atividades diárias normais e às tarefas de trabalho sem dor. A duração da intervenção será determinada após avaliar a resposta inicial da paciente. Estabelecer objetivos é difícil com a fasciite plantar, dado que a condição pode, às vezes, durar por 10 a 12 meses. Contudo, o fisioterapeuta deve estabelecer o objetivo usando metas executáveis e esquemas de tempo razoáveis.

- Dor em 2 de 10 ou menos com a atividade.
- Tolerância para ficar de pé aumentou para 30 minutos sem sentir dor.
- Padrão de marcha normal sem dispositivos de auxílio.
- Estabilidade da parte média do pé por meio de exercício ou ortóticos.
- Deambular pela manhã sem dor em seis semanas.
- Capacidade de executar o autotratamento da condição.

PLANO DE CUIDADO: FREQUÊNCIA E DURAÇÃO

Duas vezes por semana, durante quatro semanas. Nessa fase, a paciente avança nas 2 a 4 semanas seguintes para um programa domiciliar.

INTERVENÇÃO

O tratamento da fasciite plantar envolve uma série de componentes. Não há consenso sobre a modalidade mais eficaz ou a combinação de modalidades.

FASE I (1 a 4 SEMANAS)

Essa fase envolve, tipicamente, 1 a 4 sessões de fisioterapia.

Objetivos

- Dor em 4/10 ou menos com as atividades de sustentação de peso.
- Dorsiflexão a 5° com subtalar neutra e joelho estendido, 10° com o joelho flexionado.
- Dorsiflexão do hálux a 50°.
- Padrão de marcha normal.
- Encurtamento adaptativo para flexores do quadril, reto femoral, isquiotibiais e gastrocnêmio.
- Força do pé/tornozelo em 4+/5.

Modalidades eletroterapêuticas

- Iontoforese/fonoforese.
- Estimulação elétrica.
- Crioterapia. A massagem com gelo deve ser aplicada na área 2 a 3 vezes por dia.

Programa de exercícios terapêutico e domiciliar

- Alongamento do tendão do calcanhar em posição subtalar neutra.[74]
- Alongamento específico da fáscia plantar, do gastrocnêmio, dos flexores do quadril, dos isquiotibiais ou do reto femoral.
- Alongamento específico dos flexores dos dedos do pé, para estabelecer amplitude de movimento total na articulação MTF e no hálux.
- Fortalecimento fibular, do gastrocnêmio/sóleo e do tibial posterior.
- Fortalecimento dos intrínsecos do pé e de outros músculos.[74,583] Exercícios para os flexores curto e longo do pé são praticados de forma intensiva. A paciente executa três séries de exercícios segurando uma toalha até cansar, com intervalos de um minuto entre cada um. Pequenos pesos são adicionados na toalha para aumentar a resistência. A paciente, então, puxa com o pé em rotação interna.[65] Isométricos de arco com sustentação de peso total e flexão direta são também prescritos.[65] Ela fica de pé com os pés a 30 cm de distância um do outro e os joelhos flexionados sobre o segundo dedo. A seguir, tenta tornar o arco longitudinal medial o mais alto possível enquanto mantém a cabeça do primeiro metatarsal no solo. Cada contração isométrica é mantida por uma contagem de seis. A paciente avança para três séries de 20.
- Condicionamento cardiovascular usando bicicleta ergométrica, Starimaster e EPSC.

Educação da paciente

A paciente deve ser aconselhada a evitar atividades de corrida, saltos e práticas atléticas, e a não caminhar descalça em superfícies duras. Como os calçados usados podem agravar a fasciite plantar por causa da falta de revestimento e/ou suporte, eles devem ter um arco de suporte e calcanhares acolchoados.[584] Um calçado esportivo com laços foi considerado mais terapêutico do que sandálias abertas.[39]

Treinamento da marcha

O treinamento da marcha é fornecido para a estabilidade máxima da postura e sustentação de peso, quando tolerado.

Terapia manual

As técnicas de terapia manual para a fasciite plantar incluem:

- Técnicas para o tecido mole envolvendo massagem para o tecido profundo na fáscia plantar e técnicas para alongar o gastrocnêmio e o sóleo.
- Liberação miofascial para os músculos gastrocnêmio e sóleo.
- Técnicas de segurar-relaxar para os músculos flexores do quadril, reto femoral e isquiotibiais.

FASE II (5 A 8 SEMANAS)

Essa fase envolve, tipicamente, 1 a 6 sessões de fisioterapia.

Objetivos

- Padrão de marcha normal sem dispositivo de assistência.
- Dor em 2/10 ou menos com a atividade de sustentação de peso.
- Força do pé e tornozelo em 5/5.
- Demonstrar adesão ao programa domiciliar de exercícios.

Programa de exercícios terapêutico e domiciliar

- Continuar com os exercícios de flexibilidade, exercícios para os flexores intrínsecos do pé, alongamentos da fáscia plantar e massagem.
- Exercícios de cadeia cinética fechada, incluindo elevações de dedos e de calcanhar; corda para investidas para a frente, para trás e laterais; progressão para subir/descer degraus.
- Exercícios de fortalecimento com Theraband para a musculatura do pé e do tornozelo.
- Atividades de caminhada e de corrida graduadas.

Treinamento neuromuscular

- SPBT
- Caminhada para a frente e para trás, avançando para pulos no lugar e saltos, se apropriado ou tolerado.

Terapia manual

- Técnicas para o tecido mole, incluindo massagem para o tecido profundo nas áreas calcâneas anterior e medial.
- Exercícios de resistência manuais em todos os planos de movimento e em planos combinados.
- Alongamento passivo para as áreas com deficiência.

FASE III (A PARTIR DE 9 SEMANAS)

Essa fase envolve adesão ao programa domiciliar de exercícios.

Objetivos

Os objetivos para essa paciente devem diferir de forma significativa daqueles para atletas. Para estes, os objetivos devem incluir:

- Retorno à participação esportiva total.
- Introdução de pliométricos, se necessário.

RESULTADOS

Os resultados da paciente dependem do nível de adesão ao programa de exercício domiciliar recomendado e do plano de intervenção, bem como de outras mudanças recomendadas no estilo de vida. Igual a todas as lesões musculoesqueléticas, o retorno à atividade deve ser gradual e planejado. Em casos nos quais o ponto de sensibilidade pode ser encontrado e todas as medidas anteriores falharam, infiltração com corticosteroides deve ser considerada.[65] A maioria dos fisioterapeutas recomenda no máximo 2 a 3 infiltrações. Se nenhuma resposta for obtida, aplicações adicionais provavelmente não serão úteis.

A liberação da fáscia plantar[487] está reservada para casos extremamente persistentes. Apenas aqueles pacientes que falharam em responder a todo o protocolo por, no mínimo, 6 a 12 meses são considerados como malsucedidos no tratamento com medidas conservadoras.[464,585]

É antecipado que a paciente retornará ao nível de competição pré-lesão em 2 a 3 meses e que a recorrência da dor no calcanhar deve cessar dentro de um ano. Ela entende as estratégias para autotratar quaisquer pequenas recorrências.

CRITÉRIOS PARA ALTA

De maneira ideal, a paciente recebe alta quando atingir seus objetivos funcionais estabelecidos, não necessitar mais de tratamento, for incapaz de progredir para os objetivos por restrições do plano de saúde ou o fisioterapeuta determinar que ela não irá mais beneficiar-se de seus serviços.

COORDENAÇÃO, COMUNICAÇÃO E DOCUMENTAÇÃO

Comunicar ao médico e à paciente o estado de saúde desta (direta ou indiretamente). A documentação inclui todos os elementos do tratamento. O plano de alta será fornecido.

INSTRUÇÕES RELACIONADAS À PACIENTE

Reexame e reavaliação periódicos do programa domiciliar, usando instruções escritas e ilustrações. Instruir a paciente nas atividades a serem evitadas durante o trabalho e em casa. Informá-la sobre os benefícios do programa de condicionamento contínuo para evitar o declínio funcional e a recorrência de lesões. Assistência de modelo/demonstração será usada para o ensino.

ESTUDO DE CASO — DOR NO CALCANHAR

HISTÓRIA

História da condição atual

Uma mulher de 34 anos queixa-se de início gradual de dor na região posterior do tornozelo direito, que começou cerca de três meses atrás, quando ela iniciou um programa de corridas, mas que não tinha piorado de forma significativa até a semana passada. A dor é pior pela manhã e após manter posições por tempo prolongado. A paciente nega dormência ou formigamento no pé ou na área do tornozelo. O aumento da dor na última semana a convenceu a visitar seu médico, que prescreveu fisioterapia e um elevador de calcanhar para usar em todos os seus calçados.

História anterior da condição atual

Dor similar na parte posterior do calcanhar direito, com cerca de um mês de duração, alguns anos atrás, que curou de forma espontânea.

História cirúrgica e médica anterior

Nada consta.

Medicamentos

Naproxeno (diariamente).

Estado funcional e nível de atividade
A dor ocorre nas primeiras horas da manhã.

Estado de saúde
Em boa saúde, mas sente que a dor interfere nas tarefas em casa e no trabalho.

QUESTÕES

1. Liste a(s) estrutura(s) e diagnósticos diferenciais que podem estar envolvidos com as queixas de dor unilateral no calcanhar relacionada à corrida.
2. O que a história de nenhuma piora significativa da dor diz ao fisioterapeuta?
3. Por que você acredita que os sintomas pioram após o repouso?
4. Quais questões adicionais devem ser feitas?
5. Qual é a sua hipótese de trabalho nessa fase? Se você tem mais de uma hipótese, quais testes usar para descartar cada uma delas?
6. Essa apresentação/história autoriza um exame de triagem de quadrante inferior? Por quê?

TESTES E MEDIDAS

Comunidade e integração/reintegração ao trabalho
A paciente relata permanecer longos períodos de pé durante o dia.

Marcha, locomoção e equilíbrio
▶ Evidência de marcha antálgica à direita durante a fase de apoio.
▶ Liberação prematura do calcanhar.
▶ Pronação excessiva durante a fase de apoio à direita.
▶ Extremidade inferior direita mantida em rotação externa durante a marcha.

Integridade integumentar
Evidência de edema mínimo na região posterior do calcanhar.

Integridade e mobilidade articulares
Deslizes articulares do pé e do tornozelo parecem normais. A crepitação é sentida com a palpação durante a dorsiflexão e a flexão plantar ativa.

Desempenho motor: força, potência, resistência
▶ Sensibilidade com palpação na junção tenoperióstica do tendão do calcâneo.
▶ Dor com flexão plantar, testada com elevações repetitivas do calcanhar.
▶ Força de extremidade inferior em 4+/5 bilateralmente. Intrínsecos do pé em 4/5 bilateralmente.

Dor
A dor varia de 2 a 6/10, de acordo com o nível de atividade.

Postura
Postura calcânea relaxada indicando pronação excessiva.

Amplitude de movimento (incluindo comprimento muscular)
▶ Encurtamento adaptativo bilateral dos isquiotibiais e do gastrocnêmio.

▶ Flexão plantar ativa do tornozelo em 30°, dorsiflexão em 5°.

AVALIAÇÃO

Mobilidade articular, função motora e desempenho muscular prejudicados, amplitude de movimento associada a distúrbios ligamentares ou outros do tecido conjuntivo e inflamação localizada no calcanhar.

Diagnóstico fisioterapêutico provisório: tendinite de calcâneo à direita.

QUESTÕES

1. Tendo feito o diagnóstico provisório, qual será a sua intervenção?
2. Como você descreveria essa condição à paciente?
3. Como explicar-lhe a análise racional que fundamenta sua intervenção?
4. Quais atividades você aconselharia à paciente a evitar? Por quê?
5. Como determinar a intensidade de sua intervenção e em qual fase a iniciar?
6. Estime o prognóstico dessa paciente.
7. Quais modalidades devem ser usadas na intervenção? Por quê?
8. Quais técnicas manuais são apropriadas para essa paciente? Por quê?
9. Quais exercícios você irá prescrever? Por quê?

PROGNÓSTICO: NÍVEL FAVORÁVEL PREVISTO DE MELHORA NA FUNÇÃO

Durante o curso de dois meses, a paciente deve demonstrar o seguinte:

▶ Retorno às atividades domiciliares normais e profissionais sem dor.
▶ Dor em 2/10 ou menos com a atividade e 0/10 em repouso.
▶ ADMA do pé e do tornozelo envolvidos em 40° de flexão plantar e 10° de dorsiflexão em posição subtalar neutra com o joelho estendido, 15° com o joelho flexionado.
▶ Razão de inversão para eversão de 2:1.
▶ Força de 5/5 nos testes musculares manuais para o gastrocnêmio/sóleo.

INTERVENÇÃO

Fortalecimento gradual do tendão do calcâneo mediante regimes de tratamento ativos,[44] começando com alongamento suave e exercício isométrico na amplitude livre de dor.

FREQUÊNCIA E DURAÇÃO

Duas vezes por semana, durante três semanas.

FASE I (1 A 2 SEMANAS)

Essa fase envolve, tipicamente, 1 a 3 sessões de fisioterapia. A paciente é aconselhada a usar calçados que tenham o calcanhar firme e a parte anterior flexível.[586] Calços para o calcanhar de 12 a 15 mm são recomendados nos calçados, pois reduzem de forma significativa a magnitude da força da batida do calcanhar durante a caminhada e a corrida.[44,587] Se a parte anterior do pé não for flexível, o braço de alavanca do complexo gastrocnêmio-sóleo aumenta, causando mais estresse sobre o tendão do calcâneo.[588]

Uma elevação para o calcanhar de 0,63 mm pode ser colocada no calçado para diminuir a quantidade de estresse sobre o tendão enquanto deambular, pois assim o tornozelo é colocado em leve flexão plantar.[586]

Modalidades eletroterapêuticas

▶ Estimulação elétrica.

▶ Crioterapia.

▶ Banhos em turbilhão: frio ou contraste.

▶ Iontoforese. Uso de ultrassom ou de fonoforese, dependendo da eficácia. De modo ideal, o fisioterapeuta deve limitar a quantidade de modalidades eletroterapêuticas, a menos que ocorram benefícios significativos.

Programa de exercícios terapêutico e domiciliar

▶ Cessar as corridas, os saltos e as atividades atléticas.

▶ ADMA para o tornozelo, incluindo bombas e círculos de tornozelo.

▶ Prescrição de proteção com uso contínuo de elevações para calcanhar.

▶ Exercício cardiovascular usando bicicleta, natação ou EPSC, quando apropriado.

▶ Alongamentos do gastrocnêmio e do sóleo em posição subtalar neutra.

Terapia manual

As técnicas de terapia manual para essa fase incluem mobilização do tecido mole do gastrocnêmio e o sóleo e massagem friccional transversa no tendão do calcâneo, graduadas de acordo com a dor.

FASE II (A PARTIR DE 3 SEMANAS)

Essa fase envolve, tipicamente, 3 a 7 sessões de fisioterapia.

Modalidades eletroterapêuticas

Uso continuado de ultrassom, fonoforese e/ou iontoforese, se eficaz.

Programa de exercícios terapêutico e domiciliar

▶ Exercícios de flexibilidade para o gastrocnêmio/sóleo, o tendão do calcâneo, os flexores dos dedos do pé, a fáscia plantar e os isquiotibiais.

▶ Exercícios de fortalecimento usando elástico ou manguitos de pesos para os músculos principais da extremidade inferior, em especial o grupo gastrocnêmio/sóleo.

▶ Exercícios de cadeia fechada, incluindo elevações dos dedos do pé, SPBT, discos de tornozelo, bicicleta ergométrica, esteira e Stairmaster.

▶ Treinamento progressivo da marcha para a estabilidade do apoio e controle da pronação excessiva. Considerar o uso de ortóticos para controlar a pronação, se necessário.

Treinamento neuromuscular

▶ Pliométricos envolvendo avanço para saltos no lugar e saltos quando tolerado, começando com saltos no lugar somente com a perna do lado envolvido, e exercícios no trampolim com ambas as pernas, antes de avançar para a corrida em exteriores em aclive e declive e treinamento de intervalo de baixo impacto.

▶ Investidas em direções para a frente, para trás e laterais.

O programa de treinamento típico começa em um nível de baixo impacto, com baixa resistência e alta repetição, aumentando gradualmente para alta resistência e baixas repetições, e aumento da velocidade para força máxima e efeito de força explosivo.

Tão logo os sintomas desapareçam, um programa de carregamento excêntrico é iniciado, o qual deve ter o seguinte formato:[586]

1. Aquecimento do tendão por meio de atividades ou modalidades.
2. Alongamentos calcâneos (joelho reto para o gastrocnêmio e dobrado para o sóleo).
3. Exercícios de cair e parar:
   a. Ficar de pé sobre uma pedra ou degrau, de modo que o calcanhar esteja sem suporte.
   b. Erguer-se na ponta dos pés.
   c. Permitir que o calcanhar abaixe até onde for possível.
   d. Avançar para queda (abaixar rapidamente).
   e. Executar três séries de 10 repetições.
   f. Avançar quando os sintomas permitirem.
4. Repetir os alongamentos.
5. Gelo para resfriar de 5 a 10 minutos.

Terapia manual

As técnicas de terapia manual nessa etapa incluem:

▶ Massagem friccional transversa para o local específico da lesão no tendão do calcâneo.

▶ Liberação miofascial para os músculos isquiotibiais, gastrocnêmio e sóleo, como indicado, para aumentar o comprimento e a elasticidade dos tecidos.

COORDENAÇÃO, COMUNICAÇÃO E DOCUMENTAÇÃO

Comunicar ao médico e à paciente sobre o estado desta (direta e indiretamente). A documentação inclui todos os elementos de tratamento. O plano de alta será fornecido.

INSTRUÇÃO RELACIONADA À PACIENTE

Reexame e reavaliação periódicos do programa domiciliar, utilizando instruções e ilustrações escritas. Educar a paciente quanto às atividades a serem evitadas durante o trabalho e em casa. Instruí-la sobre os benefícios de um programa de condicionamento contínuo para evitar o declínio funcional e a recorrência das lesões. Auxílios de modelagem/demonstração serão usados para o ensino.

REEXAME

Executar testes e medidas selecionados para avaliar o progresso da paciente em direção aos objetivos, de forma a modificar ou redirecionar a intervenção se houver falha em atingir progressos.

CRITÉRIOS PARA ALTA

A paciente receberá alta quando atingir seus objetivos funcionais estabelecidos, recusar tratamento adicional, for incapaz de avançar os objetivos por causa de complicações ou o fisioterapeuta determinar que ela não se beneficiará mais de seus serviços.

RESULTADOS

Os resultados da paciente dependem da extensão da lesão, do nível de adesão ao programa de exercício domiciliar recomendado e do plano de intervenção, bem como de outras mudanças recomendadas no estilo de vida. É antecipado que a paciente irá retornar ao nível de trabalho pré-lesão em dois meses, sem recorrência de dor no calcanhar nos anos seguintes. Esta entende as estratégias para autotratar quaisquer recorrências menores.

QUESTÕES DE REVISÃO*

1. Nomeie os três ligamentos associados à articulação tibiofibular distal.
2. Qual nervo está envolvido com a síndrome do túnel do tarso?
3. Quais estruturas mantêm o arco longitudinal?
4. A supinação do pé durante a sustentação de peso é a combinação de quais movimentos do calcâneo e do tálus?
5. O neuroma de Morton envolve com mais frequência qual nervo?

REFERÊNCIAS

1. Schiowitz S: Diagnosis and treatment of the lower extremity—the knee. In: DiGiovanna EL, Schiowitz S, eds. *An Osteopathic Approach to Diagnosis and Treatment*. Philadelphia: JB Lippin-cott, 1991:330–346.
2. Sartoris DJ: Diagnosis of ankle injuries: The essentials. *J Foot Ankle Surg* 33:101–107, 1994.
3. Sammarco GJ, Hockenbury RT: Biomechanics of the foot and ankle. In: Frankel VH, Nordin M, eds. *Basic Biomechanics of the Musculoskeletal System*. Baltimore: Williams and Wilkins, 2000.
4. Mann RA: *Biomechanics of Running, AAOS Symposium on the Foot and Leg in Running Sports*. St. Louis: CV Mosby Co, 1982:30–44.
5. Cavanagh PR, Rodgers MM, Iiboshi A: Pressure distribution under symptom-free feet during barefoot standing. *Foot Ankle Int* 7:262–276, 1987.
6. Gieve DW, Rashi T: Pressures under normal feet in standing and walking as measured by foil pedobarography. *Ann Rheum Dis* 43:816, 1984.
7. Wedmore IS, Charette J: Emergency department evaluation and treatment of ankle and foot injuries. *Emerg Med Clin North Am* 18:86–114, 2000.
8. Donatelli RA: Normal anatomy and biomechanics. In: Donatelli RA, ed. *Biomechanics of the Foot and Ankle*. Philadelphia: WB Saunders, 1990:3–31.
9. Subotnick SI: Normal anatomy. In: Subotnick SI, ed. *Sports Medicine of the Lower Extremity*, 2nd edn. Philadelphia: Churchill Livingstone, 1999:75–111.
10. Mulfinger G, Trueta J: The blood supply to the talus. *J Bone Joint Surg* 52B:160, 1970.
11. Brostrom L: Sprained ankles: I. Anatomic lesions on recent sprains. *Acta Chir Scand* 128:483–495, 1964.
12. Cailliet R: *Foot and Ankle Pain*, 2nd edn. Philadelphia: F. A. Davis, 1983:148–158.
13. Cox JS: Surgical and nonsurgical treatment of acute ankle sprains. *Clin Orthop* 198:118–126, 1985.
14. Hamilton WG: Surgical anatomy of the foot and ankle. *Clin Symp* 37:1–32, 1985.
15. Moseley HF: Traumatic disorders of the ankle and foot. *Clin Symp* 17:1–30, 1965.
16. Safran MR, Benedetti RS, Bartolozzi AR, III., et al.: Lat-eral ankle sprains: A comprehensive review: Part 1: Etiology, pathoanatomy, histopathogenesis, and diagnosis. *Med Sci Sports Exerc* 31:S429–S437, 1999.
17. Hockenbury RT, Sammarco GJ: Evaluation and treatment of ankle sprains—clinical recommendations for a positive outcome. *Phys Sports Med* 24:57–64, 2001.
18. Attarian DE, McCracken HJ, Devito DP, et al.: A biomechanical study of human lateral ankle ligaments and autogenous reconstructive grafts. *Am J Sports Med* 13:377–381, 1985.
19. Close JR: Some applications of the functional anatomy of the ankle joint. *J Bone Joint Surg* 38-A:761–781, 1956.
20. Hintermann B, Nigg BM, Sommer C, et al.: Transfer of movement between calcaneus and tibia in vitro. *Clin Biomech* 9:349–355, 1994.
21. Inman VT: *The Joints of the Ankle*. Baltimore: Williams & Wilkins, 1991.
22. Manter JT: Movements of the subtalar and transverse tarsal joints. *Anat Rec* 80:397–400, 1941.
23. Hintermann B, et al.: Biomechanics of the unstable ankle joint and clinical implications. *Med Sci Sports Exerc* 31:S459–S469, 1999.
24. Mann RA: Functional anatomy of the ankle joint ligaments. In: Bateman JE, Trott AW, eds. *The Foot and Ankle*. New York: BC Decker Inc, 1980:161–170.
25. Stormont DM, Morrey BF, An K-N, et al.: Stability of the loaded ankle. *Am J Sports Med* 13:295–300, 1985.
26. Burks RT, Morgan J: Anatomy of the lateral ankle ligaments. *Am J Sports Med* 22:72–77, 1994.
27. Sarrafian SK: Anatomy of foot and ankle. Philadelphia: Lippincott, 1994:239–240.
28. Anderson KJ, Lecocq JF: Operative treatment of injury to the fibular collateral ligaments of the ankle. *J Bone Joint Surg* 36A:825–832, 1954.
29. Colville MR, Marder RA, Boyle JJ, et al.: Strain measurement in lateral ankle ligaments. *Am J Sports Med* 18:196–200, 1990.
30. Rasmussen O: Stability of the ankle joint. *Acta Orthop Scand Suppl* 211:56–78, 1985.
31. Renstrom PA, Wertz M, Incavo S, et al.: Strain in the lateral ligaments of the ankle. *Foot Ankle* 9:59–63, 1988.
32. Harper MC: Deltoid ligament: An anatomical evaluation of function. *Foot Ankle* 8:19–22, 1987.
33. Siegler S, Block J, Schneck CD: The mechanical characteristics of the collateral ligaments of the human ankle joint. *Foot Ankle* 8:234–242, 1988.
34. Rasmussen O, Kroman-Andersen C, Boe S: Deltoid ligament: Functional analysis of the medial collateral ligamentous apparatus of the ankle joint. *Acta Orthop Scand* 54:36–44, 1983.
35. Rasmussen O, Tovberg-Jensen I: Mobility of the ankle joint: Recording of rotatory movements in the talocrural joint in vitro with and without the lateral collateral ligaments of the ankle. *Acta Orthop Scand* 53:155–160, 1982.
36. Attarian DE, McCracken HJ, Devito DP, et al.: Biomechanical characteristics of human ankle ligaments. *Foot Ankle* 6:54–58, 1985.
37. Isman RE, Inman VT: Anthropometric studies of the human foot and ankle. *Bull Prosthet Res* 4:97–129, 1969.

---

*Questões adicionais para testar seu conhecimento deste capítulo podem ser encontradas (em inglês) em Online Learning Center para *Orthopaedic Assessment, Evaluation, and Intervention*, em www.duttononline.net. As respostas para as questões anteriores são apresentadas no final deste livro.

38. Jahss MH, Kummer F, Michelson JD: Investigations into the fat pads of the sole of the foot: Heel pressure studies. *Foot Ankle* 13:227–232, 1992.
39. Singh D, Angel J, Bentley G, et al.: Fortnightly review. Plantar fasciitis. *BMJ* 315:172–175, 1997.
40. Jorgensen U, Bojsen-Möller F: Shock absorbency factors in the shoe/heel interaction—with special focus on role of the heel pad. *Foot Ankle* 9:294–299, 1989.
41. Frey CC, Rosenburg Z, Shereff M, et al.: The retrocalcaneal bursa: Anatomy and bursography. *Foot Ankle* 13:203–207, 1982.
42. Williams PL, Warwick R, Dyson M, et al.: *Gray's Anatomy*, 37th edn. London: Churchill Livingstone, 1989.
43. Hintermann B: Tibialis posterior dysfunction: A review of the problems and personal experience. *Foot Ankle Surg* 3:61–70, 1997.
44. Clement DB, Taunton JE, Smart GW: Achilles tendinitis and peritendinitis: Etiology and treatment. *Am J Sports Med* 12:179–183, 1984.
45. Gagey O, Hue E: Mechanics of the deltoid muscle. A new approach. *Clin Orthop Relat Res* 375:250–257, 2000.
46. Bojsen-Möller F: Calcaneocuboid joint and stability of the longitudinal arch of the foot at high and low gear push off. *J Anat* 129:165–176, 1979.
47. Pick TP, Howden R: *Gray's Anatomy*, 15th edn. New York: Barnes & Noble Books, 1995.
48. Jahss MH: *Disorders of the Foot*. Philadelphia: WB Saunders, 1982.
49. Weinfeld SB, Schon LC: Hallux metatarsophalangeal arthritis. *Clin Orthop Relat Res* 349:9–19, 1998.
50. Hockenbury RT: Forefoot problems in athletes. *Med Sci Sports Exerc* 31:S448–S458, 1999.
51. Jahss MH: The sesamoids of the hallux. *Clin Orthop* 157:88–97, 1981.
52. McBryde AM, Jr., Anderson RB: Sesamoid problems in the athlete. *Clin Sports Med* 7:51–60, 1988.
53. Richardson EG: Injuries to the hallucal sesamoids in the athlete. *Foot Ankle* 7:229–244, 1987.
54. Sammarco GJ: Turf toe. *Instr Course Lect* 42:207–212, 1993.
55. Scranton PE, Rutkowski R: Anatomic variations in the first ray. Part B. Disorders of the sesamoids. *Clin Orthop* 151:256–264, 1980.
56. Van Hal ME, Keeve JS, Lange TA, et al.: Stress fractures of the sesamoids. *Am J Sports Med* 10:122–128, 1982.
57. Whittle AP: Fractures of the foot in athletes. *Oper Tech Sports Med* 2:43–57, 1994.
58. Omey ML, Micheli LJ: Foot and ankle problems in the young athlete. *Med Sci Sports Exerc* 31:S470–S486, 1999.
59. Sullivan JA: The child's foot. In: Morrissy RT, ed. *Lovell and Winter's Pediatric Orthopaedics*, 4th edn. Philadelphia: Lippincott, 1996:1077–1135.
60. Chen YJ, Shih HN, Huang TJ, et al.: Posterior tibial tendon tear combined with a fracture of the accessory navicular: A new subclassification? *J Trauma Injury Infect Crit Care* 39:993–996, 1995.
61. Brodsky AE, Khalil MA: Talar compression syndrome. *Am J Sports Med* 14:472–476, 1986.
62. McDougall A: The os trigonum. *J Bone Joint Surg* 37B:257–265, 1955.
63. Martin R: Considerations for differential diagnosis of an ankle sprain in the adolescent. *Orthop Pract* 16:21–22, 2004.
64. Hedrick MR: The plantar aponeurosis. *Foot Ankle Int* 17:646–649, 1996.
65. Charles LM: Why does my foot hurt? Plantar fasciitis. *Lippincotts Prim Care Pract* 3:408–409, 1999.
66. Scioli MW: Achilles tendinitis. *Orthop Clin North Am* 25:177–182, 1994.
67. Soma CA, Mandelbaum BR: Achilles tendon disorders. *Clin Sports Med* 13:811–823, 1994.
68. Gerdes MH, Brown TW, Bell A, et al.: A flap augmentation technique for Achilles tendon repair. Postoperative strength and functional outcome. *Clin Orthop* 280:241–246, 1992.
69. Reynolds NL, Worrell TW: Chronic Achilles peritendinitis: Etiology, pathophysiology, and treatment. *J Orthop Sports Phys Ther* 13:171–176, 1991.
70. Carr AJ, Norris SH: The blood supply of the calcaneal tendon. *J Bone Joint Surg* 71B:100–101, 1989.
71. Lagergren C, Lindholm A: Vascular distribution in the Achilles tendon: An angiographic and microangiographic study. *Acta Chir Scand* 116:491–495, 1958.
72. Nelen G, Martens M, Bursens A: Surgical treatment of chronic Achilles tendinitis. *Am J Sports Med* 17:754–759, 1989.
73. Nichols AW: Achilles tendinitis in running athletes. *J Am Board Fam Pract* 2:196–203, 1989.
74. Reid DC: Heel pain and problems of the hindfoot. In: Reid DC, ed. *Sports Injury Assessment and Rehabilitation*. New York: Churchill Livingstone, 1992:437–493.
75. Myerson MS, McGarvey W: Disorders of the Achilles tendon insertion and Achilles tendinitis. *AAOS Instr Course Lect* 48:211–218, 1999.
76. Conti SF: Posterior tibial tendon problems in athletes. *Orthop Clin North Am* 25:109–121, 1994.
77. Clarke HD, Kitaoka HB, Ehman RL: Peroneal tendon injuries. *Foot Ankle* 19:280–288, 1998.
78. Brage ME, Hansen ST: Traumatic subluxation/dislocation of the peroneal tendons. *Foot Ankle* 13:423–431, 1992.
79. Thordarson DB, Schotzer H, Chon J, et al.: Dynamic support of the human longitudinal arch. *Clin Orthop* 316:165–172, 1995.
80. Mann R, Inman V: Phasic activity of intrinsic muscles of the foot. *J Bone Joint Surg* 46A:469–480, 1964.
81. Appling SA, Kasser RJ: Foot and ankle. In: Wadsworth C, ed. *Current Concepts of Orthopedic Physical Therapy—HomeStudy Course*. La Crosse, WI: Orthopaedic Section, APTA, 2001.
82. Reeser LA, Susman RL, Stern JT: Electromyographic studies of the human foot: Experimental approaches to hominid evolution. *Foot Ankle* 3:391–406, 1983.
83. Huang C, Kitaoka HB, An K, et al.: Biomechanical evaluation of longitudinal arch stability. *Foot Ankle* 14:352–357, 1993.
84. Hicks JH: Mechanics of the foot. *J Anat* 87:345–357, 1953.
85. Saltzman CL, Nawoczenski DA: Complexities of foot architecture as a base of support. *J Orthop Sports Phys Ther*. 21:354–360, 1995.
86. Donatelli R: Normal anatomy and pathophysiology of the foot and ankle. In: Wadsworth C, ed. *Contemporary Topics on the Foot and Ankle*. La Crosse, WI: Orthopedic Section, APTA, Inc., 2000.
87. Simkin A, Leichter I, Giladi M, et al.: Combined effect of foot structure and an orthotic device on stress fractures. *Foot Ankle* 10:25–29, 1989.
88. Giladi M, Milgrom C, Stein M, et al.: The low arch, a protective factor in stress fractures: A prospective study of 295 military recruits. *Orthop Rev* 14:709–712, 1985.
89. Cowan DN, Jones BH, Robinson JR: Foot morphological characteristics and risk of exercise-related injury. *Arch Fam Med* 2:773–777, 1993.
90. Roy KJ: Force, pressure, and motion measurements in the foot. *Clin Podiatr Med Surg* 5:491–508, 1988.
91. Nachbauer W, Nigg B: Effects of arch height of the foot on ground reaction forces in running. *Med Sci Sports Exerc* 23:1264–1269, 1992.
92. MacConnail MA, Basmajian JV: *Muscles and Movements: A Basis for Human Kinesiology*. New York: Robert Krieger Pub Co, 1977.
93. Mayeaux EJ, Jr.: Nail disorders. *Dermatology* 27:333–351, 2000.
94. Kapandji IA: *The Physiology of the Joints, Lower Limb*. New York: Churchill Livingstone, 1991.
95. Williams PL, Warwick R: *Gray's Anatomy*, 36th edn. Philadelphia, PA: W.B. Saunders Company, 1980.

96. Root M, Orien W, Weed J: *Clinical Biomechanics: Normal and Abnormal Function of the Foot*. Los Angeles: Clinical Biomechanics Corp, 1977.
97. Vaes PH, Duquet W, Casteleyn PP, et al.: Static and dynamic roentgenographic analysis of ankle stability in braced and non-braced stable and functionally unstable ankles. *Am J Sports Med* 26:692–702, 1998.
98. Edwards GS, DeLee JC: Ankle diastasis without fracture. *Foot Ankle* 4:305–312, 1984
99. Murray MP: Gait as a total pattern of movement. *Am J Phys Med* 46:290, 1967.
100. Perry J: The mechanics of walking: A clinical interpretation. In: Perry J, Hislop HJ, eds. *Principles of Lower Extremity Bracing*. NewYork: American Physical Therapy Association, 1967:9–32.
101. Scott SH, Winter DA: Talocrural and talocalcaneal joint kinemetics and kinetics during the stance phase of gait. *J Biomech* 24:743–752, 1991.
102. Barnett CH, Napier JR: The axis of rotation at the ankle joint in man: Its influence upon the form of the talus and mobility of the fibula. *J Anat* 86:1–9, 1952.
103. Giallonardo LM: Clinical evaluation of foot and ankle dysfunction. *Phys Ther* 68:1850–1856, 1988.
104. Close JR, Inman VT: The action of the ankle joint. Prosthetic devices research project. *Inst Eng Res* 11:5, 1952.
105. Lundberg A, Goldie I, Kalin B, et al.: Kinematics of the an-kle/foot complex: Plantar flexion and dorsiflexion. *Foot Ankle* 9:194–200, 1989.
106. Levens AS, Inman VT, Blosser JA: Transverse rotations of the lower extremity in locomotion. *J Bone Joint Surg* 30A:859–872, 1948.
107. Stephens MM, Sammarco GJ: The stabilizing role of the lateral ligament complex around the ankle and subtalar joints. *Foot Ankle* 13:130–136, 1992.
108. O'Connor JJ, Leardini A, Catani F: The one degree of freedom nature of the human ankle/subtalar complex. *J Bone Joint Surg [Br]* 79-B:364–365, 1997.
109. Hunt GC: *Functional Biomechanics of the Subtalar Joint, Orthopaedic Physical Therapy Home Study Course 92-1: Lower Extremity*. La Crosse, WI: Orthopaedic Section, APTA, Inc., 1992.
110. Subotnick SI: Biomechanics of the subtalar and midtarsal joints. *J Am Podiatry Assoc* 65:756–764, 1975.
111. Close JR, Inman VT, Poor PM, et al.: The function of the subtalar joint. *Clin Orthop* 50:159–179, 1967.
112. Oatis CA: Biomechanics of the foot and ankle under static conditions. *Phys Ther* 68:1815–1821, 1988.
113. Green DR, Whitney AK, Walters P: Subtalar joint motion. *J Am Podiatr Med Assoc* 69:83–91, 1979.
114. Mann RA, Hagy J: Biomechanics of walking, running, and sprinting. *Am J Sports Med* 8:345–350, 1980.
115. Carson WG: Diagnosis of extensor mechanism disorders. *Clin Sports Med* 4:231–246, 1985.
116. Carson WG, James SL, Larson RL, et al.: Patellofemoral disorders—physical and radiographic examination. Part I. Physical examination. *Clin Orthop* 185:178–186, 1984.
117. James SL, Bates BT, Osternig LR: Injuries to runners. *Am J Sports Med* 6:40–49, 1978
118. James SL: Chondromalacia patella. In: Kennedy JC, ed. *The Injured Adolescent Knee*. Baltimore: Williams & Wilkins, 1979.
119. Wright DG, Desai SM, Henderson WH: Action of the subtalar and ankle joint complex during stance phase of walking. *J Bone Joint Surg* 46A:361–382, 1964.
120. McPoil TG, Jr., Brocato RS: The foot and ankle: Biomechan-ical evaluation and treatment. In: Gould JA, Davies GJ, eds. *Orthopaedic and Sports Physical Therapy*. St Louis, MO: CV Mosby, 1985:313–341.
121. Tiberio D: Pathomechanics of structural foot deformities. *Phys Ther* 68:1840–1849, 1988.
122. Harper MC: The lateral ligamentous support of the subtalar joint. *Foot Ankle* 11:354–358, 1991.
123. Elftman H: The transverse tarsal joint and its control. *Clin Orthop Relat Res* 16:41–45, 1960.
124. Joseph J: Range of movement of the great toe in men. *J Bone Joint Surg* 36B:450–457, 1954.
125. Hardy RH, Clapham JCR: Observations on hallux valgus: Based on a controlled series. *J Bone Joint Surg* 33B:376–391, 1951.
126. Cornwall MW, Fishco WD, McPoil TG, et al.: Reliability and validity of clinically assessing first-ray mobility of the foot. *J Am Podiatr Med Assoc* 94:470–476, 2004.
128. Cyriax J: *Textbook of Orthopaedic Medicine, Diagnosis of Soft Tissue Lesions*, 8th edn. London: Bailliere Tindall, 1982.
129. Safran MR, Zachazewski JE, Benedetti RS, et al.: Lateral ankle sprains: A comprehensive review part 2: Treatment and rehabilitation with an emphasis on the athlete. *Med Sci Sports Exerc* 31:S438–S447, 1999.
130. Marder RA: Current methods for the evaluation of ankle ligament injuries. *J Bone Joint Surg* 76A:1103–1111, 1994.
131. Magee DJ: Lower leg, ankle, and foot. In: Magee DJ, ed. *Orthopedic Physical Assessment*. Philadelphia: W.B. Saunders, 2002:765–845.
132. Adamson C, Cymet T: Ankle sprains: Evaluation, treatment, rehabilitation. *Md Med J* 46:530–537, 1997.
133. Bordelon RL: Clinical assessment of the foot. In: Donatelli RA, ed. *Biomechanics of the Foot and Ankle*. Philadelphia: WBSaunders, 1990:85–98.
134. Brostrom L: Sprained ankles: III. Clinical observations in recent ligament ruptures. *Acta Chir Scand* 130:560–569, 1965.
135. Cox JS: The diagnosis and management of ankle ligament injuries in the athlete. *Athl Train* 18:192–196, 1982.
136. Kelikian H, Kelikian AS: *Disorders of the Ankle*. Philadelphia: W. B. Saunders, 1985.
137. Winkel D, Matthijs O, Phelps V: Examination of the ankle and foot. In: Winkel D, Matthijs O, Phelps V, eds. *Diagnosis and Treatment of the Lower Extremities*. Maryland, MD: Aspen, 1997:375–401.
138. Brosky T, Nyland A, Nitz A, et al.: The ankle ligaments: Consideration of syndesmotic injury and implications for rehabilitation. *J Orthop Sports Phys Ther* 21:197–205, 1995.
139. Turco VJ: Injuries to the foot and ankle in athletes. *Orthop Clin North Am* 8:669–682, 1977.
140. Gross MT: Lower quarter screening for skeletal malalignment—suggestions for orthotics and shoewear. *J Orthop Sports Phys Ther* 21:389–405, 1995.
141. McPoil TG, Schuit D, Knecht HG: A comparison of three positions used to evaluate tibial varum. *J Am Podiatr Med Assoc* 78:22–28, 1988.
142. Hamill J, Bates BT, Knutzen KM, et al.: Relationship between selected static and dynamic lower extremity measures. *Clin Biomech* 4:217–225, 1989.
143. Knutzen KM, Price A: Lower extremity static and dynamic relationships with rearfoot motion in gait. *J Am Podiatr Med Assoc* 84:171–180, 1994.
144. McPoil TG, Cornwall MW: The relation-ship between static lower extremity measure-ments and rearfoot motion during walking. *J Orthop Sports Phys Ther* 24:309–314, 1996.
145. Staheli LT: Rotational problems of the lower extremity. *Orthop Clin North Am* 18:503–512, 1987.
146. Hunt GC, Brocato RS: Gait and foot pathomechanics. In: Hunt GC, ed. *Physical Therapy of the Foot and Ankle*. Edinburgh: Churchill Livingstone, 1988.
147. MannRA: Biomechanical approach to the treatment of foot problems. *Foot Ankle* 2:205–212, 1982.
148. Roy S, Irvin R: *Sports Medicine—Prevention, Evaluation, Management, and Rehabilitation*. Englewood Cliffs, NJ: Prentice-Hall, 1983.

149. Subotnick SI: Clinical biomechanics. In: Subotnick SI, ed. *Sports Medicine of the Lower Extremity*. Philadelphia: Churchill Livingstone, 1999:127–156.
150. Root M, Orien W, Weed J: *Clinical Biomechanics*. Los Angeles: Clinical Biomechanics Corp, 1977.
151. Payne C, Chuter V, Miller K: Sensitivity and specificity of the functional hallux limitus test to predict foot function. *J Am Podiatr Med Assoc* 92:269–271, 2002
152. Reid DC: *Sports Injury Assessment and Rehabilitation*. New York: Churchill Livingstone, 1992.
153. Schon LC: Nerve entrapment, neuropathy, and nerve dysfunction in athletes. *Orthop Clin North Am* 25:47–59, 1994.
154. Hertling D, Kessler RM: *Management of Common Musculoskeletal Disorders: Physical Therapy Principles and Methods*, 3rd edn. Philadelphia: Lippincott Williams & Wilkins, 1996.
155. Baxter DE: The heel in sport. *Clin Sports Med* 13:683–693, 1994.
156. Baxter DE, Zingas C: The foot in running. *J Am Acad Orthop Surg* 3:136–145, 1995.
157. Leach RE, Dizorio E, Harvey RA: Pathologic hindfoot conditions in the athlete. *Clin Orthop* 177:116–121, 1983.
158. Bennell KL, Talbot RC, Wajswelner H, et al.: Intra-rater and inter-rater reliability of a weight-bearing lunge measure of ankle dorsiflexion. *Aust J Physiother* 44:175–180, 1998.
159. Patla CE, Abbott JH: Tibialis posterior myofascial tightness as a source of heel pain: Diagnosis and treatment. *J Orthop Sports Phys Ther* 30:624–632, 2000.
160. Rose GK, Welton GA, Marshall T: The diagnosis of flat foot in the child. *J Bone Joint Surg* 67B:71–78, 1985.
161. Bojsen-M¨oller F, Lamoreux L: Significance of dorsiflexion of the toes in walking. *Acta Orthop Scand* 50:471–479, 1979.
162. Rozzi SL, Lephart SM, Sterner R, et al.: Balance training for persons with functionally unstable ankles. *J Orthop Sports Phys Ther* 29:478–486, 1999.
163. Lysholm J, Gilquist J: Evaluation of knee ligament surgery results with special emphasis on the use of a scoring scale. *Am J Sports Med* 10:150–154, 1982.
164. Tegner Y, Lysholm J, Lysholm M, et al.: A performance test to monitor rehabilitation and evaluate anterior cruciate ligament injuries. *Am J Sports Med* 14:156–159, 1986.
165. Noyes FR, Barber SD, Mooar LA: A rationale for assessing sports activity levels and limitations in knee disorders. *Clin Orthop* 246:238–249, 1989.
166. Budiman-Mak E, Conrad KJ, Roach KE: The foot function index: A measure of foot pain and disability. *J Clin Epidemiol* 44:561–570, 1991.
167. Forkin DM, Koczur C, Battle R, et al.: Evaluation of kinesthetic deficits indicative of balance control in gymnasts with unilateral chronic ankle sprains. *J Orthop Sports Phys Ther* 23:245–250, 1996.
168. Hertel J, Braham RA, Hale SA, et al.: Simplifying the star excursion balance test: Analyses of subjects with and without chronic ankle instability. *J Orthop Sports Phys Ther* 36:131–137, 2006.
169. Katcherian DA: Pathology of the first ray. In: Mizel MS, Miller RA, Scioli MW, eds. *Orthopaedic Knowledge Update, Foot and Ankle*. Rosemont, IL: American Academy of Orthopaedic Surgeons, 1998:157–159.
170. Tatro-Adams D, McGann SF, Carbone W: Reliability of the figure-of-eight method of ankle measurement. *J Orthop Sports Phys Ther* 22:161–163, 1995.
171. Peng JR: Solving the dilemma of the high ankle sprain in the athlete. *Sports Med Arthrosc Rev* 8:316–325, 2000.
172. Alonso A, Khoury L, Adams R: Clinical tests for ankle syndesmosis injury: Reliability and prediction of return to function. *J Orthop Sports Phys Ther* 27:276–284, 1998.
173. Lin CF, Gross ML, Weinhold P: Ankle syndesmosis injuries: Anatomy, biomechanics, mechanism of injury, and clinical guidelines for diagnosis and intervention. *J Orthop Sports Phys Ther* 36:372–384, 2006.
174. Taylor DC, Englehardt DL, Bassett FH: Syndesmosis sprains of the ankle. The influence of heterotopic ossification. *Am J Sports Med* 20:146–150, 1992.
175. Nussbaum ED, Hosea TM, Sieler SD, et al.: Prospective evaluation of syndesmotic ankle sprains without diastasis. *Am J Sports Med* 29:31–35, 2001.
176. Kiter E, Bozkurt M: The crossed-leg test for examination of ankle syndesmosis injuries. *Foot Ankle Int* 26:187–188, 2005.
177. Lindenfeld T, Parikh S: Clinical tip: Heel-thump test for syndesmotic ankle sprain. *Foot Ankle Int* 26:406–408, 2005.
178. Starkey C, Ryan JL: *Evaluation of Orthopedic and Athletic Injuries*. Philadelphia, PA: F.A. Davis Company, 2002.
179. Hopkinson WJ, et al. Syndesmosis sprains of the ankle. *Foot Ankle Int* 10:325, 1990.
180. Hollis JM, Blaiser RD, Flahiff CM: Simulated lateral ankle ligamentous injury: Change in ankle stability. *Am J Sports Med* 23:672–677, 1993.
181. Johnson EE, Markolf K: The contribution of the anterior talofibu-lar ligament to ankle laxity. *J Bone Joint Surg* 65A:81–88, 1983.
182. Landeros O, Frost HM, Higgins CC: Anteriorly unstable ankle due to trauma: Areport of 29 cases. *J Bone Joint Surg* 48A:1028, 1966.
183. Landeros O, Frost HM, Higgins CC: Post traumatic anterior ankle instability. *Clin Orthop* 56:169–178, 1968.
184. Frost HM, Hanson CA: Technique for testing the Drawer sign in the ankle. *Clin Orthop* 123:49–51, 1977.
185. Gould N, Selingson D, Gassman J: Early and late repair of lateral ligaments of the ankle. *Foot Ankle* 1:84–89, 1980.
186. Staples OS: Rupture of the fibular collateral ligaments of the ankle. *J Bone Joint Surg* 57A:101–107, 1975.
187. Aradi AJ, Wong J, Walsh M: The dimple sign of a ruptured lateral ligament of the ankle: Brief report. *J Bone Joint Surg [Br]* 70-B:327–328, 1988.
188. van Dijk CN, Lim LSL, Bossuyt PMM, et al.: Physical examination is sufficient for the diagnosis of sprained ankles. *J Bone Joint Surg [Br]* 78-B:958–962, 1996.
189. Kleiger B: Mechanisms of Ankle Injury. *Orthop Clin North Am* 5:127–146, 1974.
190. Katznel A, Lin M: Ruptures of the ligaments about the tibiofibular syndesmosis. *Injury* 25:170–172, 1984.
191. Thompson TC, Doherty JH: Spontaneous rupture of tendon of Achilles: A new clinical diagnostic test. *J Trauma* 2:126, 1962.
192. Palmer ML, Epler M: *Clinical Assessment Procedures in Physical Therapy*. Philadelphia: JB Lippincott, 1990.
193. Johnson KA: Posterior tibial tendon. In: Baxter DE, ed. *The Foot and Ankle in Sport*. St Louis: CV Mosby, 1995.
194. Picciano AM, Rowlands MS, Worrell T: Reliability of open and closed kinetic chain subtalar joint neutral positions and navicular drop test. *J Orthop Sports Phys Ther* 18:553–558, 1993.
195. Mueller MJ, Host JV, Norton BJ: Navicular drop as a compos-ite measure of excessive pronation. *J Am Podiatr Med Assoc* 83:198–202, 1993.
196. Brody DM: Techniques in the evaluation and treatment of the injured runner. *Orthop Clin North Am* 13:541–558, 1982.
197. Mennell JM: *Foot Pain*. Boston: Little, Brown, and Co, 1969.
198. Evans RC: *Illustrated Essentials in Orthopedic Physical Assess-ment*. St. Louis: Mosby-Year book Inc, 1994.
199. Stiell IG, Greenberg GH, McKnight RD, et al.: Decision rules for the use of radiography in acute ankle injuries: Refinement and prospective validation. *JAMA* 269:1127–1132, 1994.
200. Stiell IG, McKnight RD, Greenberg GH, et al.: Implementation of the Ottawa ankle rules. *JAMA* 271:827–832, 1994.
201. Leddy JJ, Smolinski RJ, Lawrence J, et al.: Prospective evaluation of the Ottawa ankle rules in a university sports medicine center.

With a modification to increase specificity for identifying malleolar fractures. *Am J Sports Med* 26:158–165, 1998.
202. Anderson KJ, Lecocq JF, Lecocq. EA: Recurrent anterior subluxation of the ankle joint: Areport of two cases and an experimental study. *J Bone Joint Surg* 34A:853–860, 1952.
203. Cass JR, Morrey BF: Ankle instability: Current *Concepts, Diagnosis, and Treatmen*t. *Mayo Clin Proc* 59:165–170, 1984.
204. Sedlin ED: A device for stress inversion or eversion Roentgenograms of the ankle. *J Bone Joint Surg* 42A:1184–1190, 1960.
205. Kibler BW: Rehabilitation of the ankle and foot. In: Kibler BW, Herring JA, Press JM, eds. *Functional Rehabilitation of Sports and Musculoskeletal Injurie*s. Gaithersburg, MD: Aspen, 1998:273–283.
206. Kessler RM, Hertling D: *Management of Common Muscu-loskeletal Disorder*s. Philadelphia: Harper and Row, 1983:379–443.
207. Hettinga DL: Inflammatory response of synovial joint structures. In: Gould JA, Davies GJ, eds. *Orthopaedic and Sports Physical Therapy*. St. Louis: C. V. Mosby, 1985:87–117.
208. Maadalo A, Waller JF: Rehabilitation of the foot and ankle link-age system. In: Nicholas JA, Hershman EB, eds. *The Lower Extremity and Spine in Sports Medicine*. St. Louis: C. V. Mosby, 1986:560–583.
209. McClusky GM, Blackburn TA, Lewis TA: A treatment for ankle sprains. *Am J Sports Med* 4:158–161, 1976.
210. O'Donoghue DH: Treatment of ankle injuries. *Northwest Med* 57:1277–1286, 1958.
211. Vegso JJ, Harmon LE: Non-operative management of athletic ankle injuries. *Clin Sports Med* 1:85–98, 1982.
212. Wilkerson GB: Treatment of ankle sprains with external compression and early mobilization. *Phys Sports Med* 13:83–90, 1985.
213. Konradsen L, Olesen S, Hansen HM:Ankle sensorimotor control and eversion strength after acute ankle inversion injuries. *Am J Sports Med* 26:72–78, 1998.
214. Korkala O, Rusanen M, Jokipii P, et al.: A prospective study of the treatment of severe tears of the lateral ligament of the ankle. *Int Orthop* 11:13–17, 1987.
215. Knight KL, Aquino J, Johannes SM, et al.: A re-examination of Lewis' cold induced vasodilation in the finger and ankle. *Athl Train* 15:248–250, 1980.
216. Knight KL, Londeree BR: Comparison of blood flow in the ankle of uninjured subjects during therapeutic applications of heat, cold, and exercise. *Med Sci Sports Exerc* 12:76–80, 1980.
217. Knue J, Hitchings C: The use of a rigid stirrup for prophylactic ankle support. *Athl Train* 18:121, 1982.
218. Quillen WS: An alternative management protocol for lateral ankle sprains. *J Orthop Sports Phys* Ther 2:187–190, 1981.
219. L¨ ofvenberg R, Karrholm J: The influence of an ankle orthosis on the talar calcaneal motions in chronic lateral instability of the ankle: A stereophotogrammetric analysis. *Am J Sports Med* 21:224–230, 1993.
220. Shapiro MS, Kabo JM, Mitchell PW, et al.: Ankle sprain prophylaxis: An analysis of the stabilizing effects of braces and tapes. *Am J Sports Med* 22:78–82, 1994
221. Gross MT, Clemence LM, Cox BD, et al.: Effect of ankle orthosis on functional performance for individuals with recurrent ankle sprains. *J Orthop Sports Phys Ther* 25:245–252, 1997.
222. Sharpe SS, Knapik J, Jones B: Ankle braces effectively reduce recurrence of ankle sprains in female soccer players. *J Athl Train* 32:21–24, 1997.
223. Sitler M, Ryan J, Wheeler B, et al.: The efficacy of a semi-rigid ankle stabilizer to reduce acute ankle injuries in basketball: A randomized clinical study at West Point. *Am J Sports Med* 22:454–461, 1994.
224. Stover CN: Air stirrup management of ankle injuries in the athlete. *Am J Sports Med* 8:360–365, 1980.
225. Surve I, Schwellnus MP, Noakes T, et al. A fivefold reduction in the incidence of recurrent ankle sprains in soccer players using the sport-stirrup orthosis. *Am J Sports Med* 22:601–606, 1994.
226. Mizel MD,Marymont JV, Trapman E: Treatment of plantar fasci-itis with a night splint and shoe modification consisting of a steel shank and anterior rocker bottom. *Foot Ankle Int* 17:732–735, 1997.
227. Powell MW, Post WR, Keener JK: Effective treatment of chronic plantar fasciitis with dorsiflexion night splints: A cross-over prospective randomized study. *Foot Ankle Int* 19:10–18, 1998.
228. Wapner KL, Sharkey PF: The use of night splints for treatment of recalcitrant plantar fasciitis. *Foot Ankle* 1:135–137, 1991.
229. Kaltenborn FM: *Manual Mobilization of the Extremity Joints: Basic Examination and Treatment Technique*s, 4th edn. Oslo, Norway: Olaf Norlis Bokhandel, Universitetsgaten, 1989.
230. Lentell GL, Katzman LL, Walters MR: The relationship between muscle function and ankle stability. *J Orthop Sports Phys Ther* 11:605–611, 1990.
231. Kleinrensink GJ, Stoeckart R, Meulstee J, et al.: Lowered motor conduction velocity of the peroneal nerve after inversion moments. *Am J Sports Med* 24:362–369, 1996.
232. Nawoczenski DA, Owen MG, Ecker ML, et al.: Objective evaluation of peroneal response to sudden inversion stress. *J Orthop Sports Phys Ther* 7:107–109, 1985.
233. Lynch SA, Edlund U, Gottlieb D, et al.: Electromyographic latency changes in the ankle musculature during inversion moments. *Am J Sports Med* 24:362–369, 1996.
234. Voss DE, Ionta MK, Myers DJ: *Proprioceptive Neuromuscu-lar Facilitation: Patterns and Technique*s, 3rd edn. Philadelphia: Harper and Row, 1985:1–342.
235. Docherty CL, Moore JH, Arnold BL: Effects of strength training on strength development and joint position sense in functionally unstable ankles. *J Athl Train* 33:310–314, 1998.
236. Fiore RD, Leard JS: A functional approach in the rehabilitation of the ankle and rear foot. *Athl Train* 16:231–235, 1980.
237. Hoffman M, Payne VG: The effects of proprioceptive ankle disk training on healthy subjects. *J Orthop Sports Phys Ther* 21:90–93, 1995.
238. Keggereis S: The construction and implementation of functional progressions as a component of athletic rehabilitation. *J Orthop Sports Phys Ther* 5:14–19, 1985.
239. Mattacola CG, Lloyd JW: Effects of a 6 week strength and proprioception training program on measures of dynamic balance: A single case design. *J Athl Train* 32:127–135, 1997.
240. Sheth P, Yu B, Laskowski ER, et al.: Ankle disk training influences reaction times of selected muscles in a simulated sprain. *Am J Sports Med* 25:538–543, 1997.
241. Tropp H, Askling C, Gillquist J: Prevention of ankle sprains. *Am J Sports Med* 13:259–262, 1985.
242. Wester JU, Jespersen SM, Nielsen DK, et al.: Wobble board training after partial sprains of the lateral ligaments of the ankle: A prospective randomized study. *J Orthop Sports Phys Ther* 23:332–336, 1996.
243. Kaikkonen A, et al. A performance test protocol and scoring scale for evaluation of ankle injuries. *Am J Sports Med* 22:462–469, 1994.
244. Leanderson J, Eriksson E, Nilsson C, et al.: Proprioception in classical ballet dancers: A prospective study on the influence of an ankle sprain proprioception in the ankle joint. *Am J Sports Med* 24:370–374, 1996.
245. Abdenour TE, Saville WA, White RC, et al.: The effect of ankle taping upon torque and range of motion. *Athl Train* 14:227–228, 1979.
246. Barnett JR, Tanji JL, Drake C, et al. High versus lowtop shoes for the prevention of ankle sprains in basketball players: A prospective randomized study. *Am J Sports Med* 21:582–596, 1993.
247. Delacerde FG: Effect of underwrap conditions on the supportive effectiveness of ankle strapping with tape. *J Sports Med Phys Fitness* 18:77–81, 1978.
248. Garrick JG, Requa RK: Role of external support in the prevention of ankle sprains. *Med Sci Sports Exerc* 5:200–203, 1973.

249. Metcalfe RC, Schlabach GE, Looney MA, et al.: A comparison of moleskin tape, linen tape and lace up brace on joint restriction and movement performance. *J Athl Train* 32:136–140, 1997.
250. Pederson TS, Richard MD, Merrill G, et al.: The effects of spatting and ankle taping on inversion before and after exercise. *J Athl Train* 32:29–33, 1997.
251. Bunch RP, Dednarski K, Holland D, et al.: Ankle joint support: A comparison of reusable lace on braces with taping and wrapping. *Phys Sportsmed* 13:59–62, 1985.
252. Fumich RM, Ellison AE, Guerin GJ, et al.: The measured effect of taping on combined foot and ankle motion before and after exercise. *Am J Sports Med* 9:165–170, 1981.
253. Glick JM, Gordon RB, Nishimoto D: The prevention and treatment of ankle injuries. *Am J Sports Med* 4:136–141, 1976.
254. Laughman RK, Carr TA, Chao EY, et al.: Three-dimensional kinematics of the taped ankle before and after exercise. *Am J Sports Med* 8:425–431, 1980.
255. Malina RM, Plagenz LB, Rarick GL: Effect of exercise upon measurable supporting strength of cloth and tape on ankle wraps. *Res Q* 34:158–165, 1963.
256. Manfroy PP, Ashton-Miller JA, Wojtys EM: The effect of exercise, pre-wrap and athletic tape on the maximal active and passive ankle resistance to ankle inversion. *Am J Sports Med* 25:156–163, 1997.
257. Paris DL, Vardaxis V, Kokkaliaris J: Ankle ranges of motion during extended activity periods while taped and braced. *J Athl Train* 30:223–228, 1995.
258. Rarick GL, Bigley G, Karst R, et al.: The measurable support of the ankle joint by conventional methods of taping. *J Bone Joint Surg* 44A:1183–1190, 1962.
259. Karlsson J, Andreasson GO: The effect of external ankle support in chronic lateral ankle joint instability. *Am J Sports Med* 20:257–261, 1992.
260. Refshauge KM, Kilbreath SL, Raymond J: The effect of recurrent ankle inversion sprain and taping on proprioception at the ankle. *Med Sci Sports Exerc* 32:10–15, 2000.
261. Gandevia SC, McCloskey DI: Joint sense, muscle sense, and their combination as position sense, measured at the distal interphalangeal joint of the middle finger. *J Physiol* 260:387–407, 1976.
262. Provins KA: The effect of peripheral nerve block on the appreci-ation and execution of finger movements. *J Physiol* 143:55–67, 1958.
263. Jerosch J, Hoffstetter I, Bork H, et al.: The influence of orthoses on the proprioception of the ankle joint. *Knee Surg Sports Traumatol Arthrosc* 3:39–46, 1995.
264. Robbins S, Waked E, Rappel R: Ankle taping improves proprioception before and after exercise in young men. *Br J Sports Med* 29:242–247, 1995.
265. Lindley TR, Kernozed TW: Taping and semirigid bracing may not affect ankle functional range of motion. *J Athl Train* 30:109–112, 1995.
266. MacKean LC, Bell G, Burnham RS: Prophylactic ankle brac-ing versus taping: Effects of functional performance in female basketball players. *J Orthop Sports Phys Ther* 22:77–82, 1995.
267. MacPherson K, Sitler M, Kimura I, et al.: Effects of a semirigid and soft shell prophylactic ankle stabilizer on selected performance tests among high school football players. *J Orthop Sports Phys Ther* 21:147–152, 1995.
268. Verbrugge JD: The effects of semirigid air stirrup bracing versus adhesive ankle taping on motor performance. *J Sports Orthop Phys Ther* 23:320–325, 1996.
269. Wiley JP, Nigg BM: The effect of an ankle orthosis on ankle range of motion and performance. *J Orthop Sports Phys Ther* 23:362–369, 1996.
270. Wilk BR, Gutierrez W: Shoes and athletic injuries: Analyzing shoe design, wear pattern and manufacturers' defects. *AMAA Q* Winter 2000.
271. Cornwall MW: Foot and ankle orthosis. In: Wadsworth C, ed. *Contemporary Topics in the Foot and Ankle*. La Crosse, WI: Orthopaedic section, APTA, Inc., 2000.
272. Smith-Oricchio K, Harris BA: Interrater reliability of subtalar neutral, calcaneal inversion and eversion. *J Orthop Sports Phys Ther* 12:10–15, 1990.
273. McPoil TG, Knecht HG, Schuit D: A survey of foot types in normal females between the ages of 18 and 30 years. *J Orthop Sports Phys Ther* 9:406–409, 1988.
274. Garbalosa JC, McClure MH, Catlin PA, et al.: The frontal plane relationship of the forefoot to the rearfoot in an asymptomatic population. *J Orthop Sports Phys Ther* 20:200–206, 1994.
275. Elveru RA, Rothstein JM, Lamb RL: Goniometric reliability in a clinical setting: Subtalar and ankle measurements. *Phys Ther* 68:672–677, 1988.
276. Milgrom C, Giladi M, Kashton H, et al.: A prospective study of the effect of a shock-absorbing orthotic device on the incidence of stress fractures in military recruits. *Foot Ankle* 6:101–104, 1985.
277. Nawoczenski DA: Orthoses for the foot. In: Nawoczenski DA, Epler ME, eds. *Orthotics in Functional Rehabilitation of the Lower Limb*. Philadelphia, PA: WB Saunders, 1997:116–155.
278. Hamill J, Knutzen KM: *Biomechanical Basis of Human Movement*. Media, PA: Williams & Wilkins, 1995.
279. Lutter L: Injuries in the runner and jogger. *Minn Med* 63:45–52, 1980.
280. Viitasalo JT, Kvist M: Some biomechanical aspects of the foot and ankle in athletes with and without shin splints. *Am J Sports Med* 11:125–130, 1983.
281. Messier SP, Pittala KA: Etiologic factors associated with selected running injuries. *Med Sci Sports Exerc* 20:501–505, 1988.
282. DeLacerda FG: A study of anatomical factors involved in shin splints. *J Orthop Sports Phys Ther* 2:55–59, 1980.
283. Mann RA: Biomechanics of the foot. *Instr Course Lect* 31:167–180, 1982.
284. Donatelli RA: Abnormal biomechanics of the foot and ankle. *J Orthop Sports Phys Ther* 9:11–16, 1987.
285. Mann RA: Pain in the foot. *Postgrad Med* 82:154–162, 1987.
285a. Martin RL, Stewart GW, Conti SF: Posttraumatic ankle arthritis: an update on conservative and surgical management. *J Orthop Sports Phys Ther* 37:253–259, 2007.
286. Dahle LK, Mueller MJ, Delitto A, et al.: Visual assessment of foot type and relationship of foot type to lower extremity injury. *J Orthop Sports Phys Ther* 4:70–74, 1991.
287. Buchbinder MR, Napora NJ, Biggs EW: The relationship of abnormal pronation to chondromalacia of the patella in distance runners. *J Am Podiatr Med Assoc* 69:159, 1979.
288. Johanson MA, Donatelli R, Wooden MJ, et al.: Effects of three different posting methods on controlling abnormal subtalar pronation. *Phys Ther* 74:149–161, 1994.
289. Hadley A, Griffiths S, Griffiths L, et al.: Antipronation taping and temporary orthoses: Effects on tibial rotation position after exercise. *J Am Podiatr Med Assoc* 89:118–123, 1999.
290. Keenan AM, Tanner CM: The effect of high-dye and low-dye taping on rearfoot motion. *J Am Podiatr Med Assoc* 91:255–261, 2001.
291. Staheli LT: Evaluation of planovalgus foot deformities with special reference to the natural history. *J Am Podiatr Med Assoc* 77:2–6, 1987.
292. Barry RJ, Scranton J, P.E.: Flatfeet in children. *Clin Orthop* 181:68–75, 1983.
293. Griffin LY: Common sports injuries of the foot and ankle seen in children and adolescents. *Orthop Clin North Am* 25:83–93, 1994.
294. McPoil TG: The foot and ankle. In: Malone TR, McPoil TG, Nitz AJ, eds. *Orthopaedic and Sports Physical Therapy*, 3rd edn. St Louis, MO: Mosby-Year-Book, Inc, 1997:261–293.

295. Subotnick SI: The foot and sports medicine. *J Orthop Sports Phys Ther* 2:53–54, 1980.
296. Garbolosa JC, McClure MH, Catlin PA, et al.: Frontal plane relationship of the forefoot to the rearfoot in an asymptomatic population. *J Orthop Sports Phys Ther* 20:200–206, 1994.
297. McCrea JD: Pediatric *Orthopaedics of the Lower Extremity*. Mt Kisco, NY: Futura Publishing Co, 1985.
298. Hutton WC, Dhanedran M: The mechanics of normal and hallux valgus feet—a quantitative study. *Clin Orthop* 157:7–13, 1981.
299. Herdon CH, Heyman CH: Problems in the recognition and treatment of congenital convex pes valgus. *J Bone Joint Surg* 45A:413–418, 1963.
300. Thein LA: The child and adolescent athlete. In: Zachazewski JE, Magee DJ, Quillen WS, eds. *Athletic Injuries and Rehabilitation*. Philadelphia: WB Saunders Company, 1996:933–956.
301. Mann RA: Hallux rigidus. *Instr Course Lect* 39:15–21, 1990.
302. Mann RA: Hallux rigidus: Treatment by cheilectomy. *J Bone Joint Surg* 70A:400–406, 1988.
303. Moberg E: A simple operation for hallux rigidus. *Clin Orthop* 142:55–56, 1979.
304. Elkus RA: Tarsal coalition in the young athlete. *Am J Sports Med* 14:477–480, 1986.
305. O'Neill DB, Micheli LJ: Tarsal coalition: A follow-up of ado-lescent athletes. *Am J Sports Med* 17:544-549, 1989.
306. Hunter-Griffin LY: Injuries to the leg, ankle, and foot. In: Sullivan JA, Grana WA, eds. *The Pediatric Athlete*. Park Ridge, IL: American Academy of Orthopaedic Surgeons, 1990:187–198.
307. Mitchell GP, Gibson JMC: Excision of calcaneonavicular bar for painful spasmodic flatfoot. *J Bone Joint Surg* 49B:281–287, 1967.
308. Stormont DM, Peterson HA: The relative incidence of tarsal coalition. *Clin Orthop* 181:28–36, 1983.
309. Harris RI, Beath T: Etiology of peroneal spastic flatfoot. *J Bone Joint Surg* 30B:624–634, 1948.
310. Keene JS, Lange RH: Diagnostic dilemmas in foot and ankle injuries. *JAMA* 256:247–251, 1986.
311. Marotta JJ, Micheli LJ: Os trigonum impingement in dancers. *Am J Sports Med* 20:533–536, 1992.
312. Ihle CL, Cochran RM: Fracture of the fused os trigonum. *Am J Sports Med* 10:47–50, 1982.
313. Frey C: Foot health and shoewear for women. *Clin Orthop Relat Res* 372:32–44, 2000.
314. Geissele AE, Stanton RP: Surgical treatment of adolescent hallux valgus. *J Pediatr Orthop* 10:642–648, 1990.
315. McDonald MD, Stevens, DB: Modified Mitchell bunionectomy for management of adolescent hallux valgus. *Clin Orthop* 332:163–169, 1996.
316. Cole S: Foot Inspection of the school child. *J Am Podiatry Assoc* 49:446–454, 1959.
317. Coughlin MJ: Juvenile bunions. In: Mann RA, Coughlin MJ, eds. *Surgery of the Foot and Ankle*, 6th edn. St. Louis: Mosby-Year Book, 1993:297–339.
318. Craigmile DA: Incidence, origin, and prevention of certain foot defects. *Br Med J* 2:749–752, 1953.
319. Scranton PE, Jr., Zuckerman JD: Bunion surgery in adolescents: Results of surgical treatment. *J Pediatr Orthop* 4:39–43, 1984.
320. Mann RA: The great toe. *Orthop Clin North Am* 20:519–533, 1989.
321. Baxter DE: Treatment of the bunion deformity in athletes. *Orthop Clin North Am* 25:33–39, 1994.
322. Rodeo SA, O'Brien S, Warren RF, et al.: Turf-toe: An analysis of metatarsophalangeal joint sprains in professional football players. *Am J Sports Med* 18:280–285, 1990.
323. Bowers KD, Jr., Martin RB: Impact absorption: New and old astroturf at West Virginia University. *Med Sci Sports Exerc* 6:217–221, 1974.
324. Glasoe WM, Yack HJ, Saltzman CL: Anatomy and biomechanics of the first ray. *Phys Ther* 79:854–859, 1999.
325. Clanton TO, Ford JJ: Turf toe injury. *Clin Sports Med* 13:731–741, 1984.
326. Garrick JG: The frequency of injury, mechanism of injury, and epidemiology of ankle sprains. *Am J Sports Med* 5:241–242, 1977.
327. Garrick JG: Characterization of the patient population in a sports medicine facility. *Phys Sportsmed* 13:73–76, 1985.
328. Barker HB, Beynnon BD, Renstrom P: Ankle injury risk factors in sports. *Sports Med* 23:69–74, 1997.
329. Kaeding CC, Whitehead R: Musculoskeletal injuries in adolescents. *Prim Care Clin Office Pract* 25:211–223, 1998.
330. Vargish T, et al.: The ankle injury-indications for the selective use of X-rays. *Injury* 14:507, 1983.
331. Brand RL, Black HM, Cox JS: The natural history of inadequately treated ankle sprains. *Am J Sports Med* 5:248–249, 1977.
332. Brostrom L, Sundelin P: Sprained ankles: IV. Histologic changes in recent and "chronic" ligament ruptures. *Acta Chir Scand* 132:248–253, 1966.
333. Brostrom L: Sprained Ankles: V. Treatment and prognosis in recent ligament ruptures. *Acta Chir Scand* 132:537–550, 1966.
334. Brostrom L: Sprained ankles: VI. Surgical treatment of "chronic" ligament ruptures. *Acta Chir Scand* 132:551–565, 1966.
335. Harrington KD: Degenerative arthritis of the ankle secondary to long standing lateral ligament instability. *J Bone Joint Surg* 61A:354–361, 1979.
336. Javors JR, Violet JT: Correction of chronic lateral ligament instability of the ankle by use of the Brostrom procedure. *Clin Orthop* 198:201–207, 1985.
337. Lauttamus L, Korkala O, Tanskanen P: Lateral ligament injuries of the ankle: Surgical treatment of the late cases. *Ann Chir Gynaecol* 71:164–167, 1982.
338. Riegler HF: Reconstruction for lateral instability of the ankle. *J Bone Joint Surg* 66A:336–339, 1984.
339. Stewart MJ, Hutchings WC: Repair of the lateral ligament of the ankle. *Am J Sports Med* 6:272–275, 1978.
340. Brostrom L, Liljedahl S-O, Lindvall N: Sprained ankles: II. Arthrographic diagnosis of recent ligament ruptures. *Acta Chir Scand* 129:485–499, 1965.
341. Gerber JP, Williams GN, Scoville CR, et al.: Persistent disability associated with ankle sprains: A prospective examination of an athletic population. *Foot Ankle Int* 19:653–660, 1998.
342. Dias LS: Fractures of the distal tibial and fibular physes. In: Rockwood CA, Jr., Wilkins KE, King RE, eds. *Fractures in Children*, 3rd edn. Philadelphia: Lippincott, 1991:1314–1381.
343. McManama GB, Jr.: Ankle injuries in the young athlete. *Clin Sports Med* 7:547, 1988.
344. Pena FA, Coetzee JC: Ankle syndesmosis injuries. Foot Ankle Clin 11:35–50, viii, 2006.
345. Klenerman L: The management of sprained ankle. *J Bone Joint Surg Br Vol* 80:11–20, 1998.
346. Prins JG: Diagnosis and treatment of injury to the lateral ligament lesion of the ankle: A comparative clinical study. *Acta Chir Scand* 486(Suppl):3–149, 1978.
347. Thorndike A: *Athletic Injuries: Prevention, Diagnosis and Treatment*. Philadelphia: Lea and Febiger, 1962.
348. Inman VT: Sprains of the ankle. In: Chapman MW, ed. *AAOS Instr Course Lect* 294–308, 1975.
349. O'Donoghue DH: *Treatment of Injuries to Athletes*. Philadel-phia: W. B. Saunders, 1976:698–746.
350. Gronmark T, Johnson O, Kogstad O: Rupture of the lateral ligaments of the ankle. *Foot Ankle* 1:84–89, 1980.
351. Iversen LD, Clawson DK: *Manual of Acute Orthopaedic*s. Boston: Little, Brown, and Company, 1982.
352. Kannus P, Renstrom P: Current concepts review: Treatment of acute tears of the lateral ligaments of the ankle. *J Bone Joint Surg* 73A:305–312, 1991.

353. Balduini FC, Tetzelaff J: Historical perspectives on injuries of the ligaments of the ankle. *Clin Sports Med* 1:3–12, 1982.
354. Prentice WE: Using therapeutic modalities in rehabilitation. In: Prentice WE, Voight ML, eds. *Techniques in Muscu-loskeletal Rehabilitation*. New York: McGraw-Hill, 2001:289–303.
355. Eiff MP, Smith AT, Smith GE: Early mobilization versus immobilization in the treatment of lateral ankle sprains. *Am J Sports Med* 22:83–88, 1994.
356. Noyes FR, Torvik PJ, Hyde WB, et al.: Biomechanics of ligament failure: II. An analysis of immobilization, exercise, and reconditioning effects in primates. *J Bone Joint Surg* 56A:1406–1418, 1974.
357. Tipton CM, James SL, Mergner W, et al.: Influence of exercise in strength of medial collateral knee ligaments of dogs. *Am J Physiol* 218:894–902, 1970.
358. Tipton CM, Matthes RD, Maynard JA, et al.: The influence of physical activity on ligaments and tendons. *Med Sci Sports Exerc* 7:165–175, 1975.
359. Vailas AC, Tipton CM, Mathes RD, et al.: Physical activity and its influence on the repair process of medial collateral ligaments. *Connect Tissue Res* 9:25–31, 1981.
360. Dias LS: The lateral ankle sprain: An experimental study. *J Trauma* 19:266–269, 1977.
361. Ramsey PL, Hamilton WC: Lateral talar subluxation: The effect of tibiotalar contact surfaces. *J Bone Joint Surg* 57A:567–568, 1975.
362. Brand RL, Collins MDF, Templeton T: Surgical repair of ruptured lateral ankle ligaments. *Am J Sports Med* 9:40–44, 1981.
363. Freeman MAR, Dean MRE, Hanham IWF: The etiology and prevention of functional instability of the foot. *J Bone Joint Surg* 47B:678–685, 1965.
364. Karlsson J, Bergstern T, Peterson L: Reconstruction of the lateral ligaments of the ankle for chronic lateral instability. *J Bone Joint Surg* 70-A:581–588, 1988.
365. Ruth CJ: The surgical treatment of injuries of the fibular collateral ligaments of the ankle. *J Bone Joint Surg* 43A:229–239, 1961.
366. Hintermann B: Biomechanik Der Sprunggelenke: Unfallmechanismen. [Biomechanics of the ankle joint: Injury mechanisms.] *Swiss Surg* 4:63–69, 1998.
367. Orava S, Jaroma H, Suvela M: Radiological instability of the ankle after Evan's repair. *Acta Orthop Scand* 54:734–738, 1983.
368. Nicholas JA: Ankle injuries in athletes. *Orthop Clin North Am* 15:153–175, 1974.
369. Tropp H: *Functional Instability of the Ankle Joint*. Linkoping, Sweden: Linkoping University, 1985.
370. Elmslie RC: Recurrent subluxation of the ankle joint. *Ann Surg* 100:364–367, 1934.
371. Hintermann B: Die Anatomische Rekonstruktion Des Aussenbandapparates Mit Der Plantarissehne. [Anatomical reconstruction of the lateral ligament complex of the ankle.] *Oper Orthop Traumatol* 10:210–218, 1998.
372. Karlsson J, Bergsten T, Lansinger O, et al.: Surgical treatment of chronic lateral instability of the ankle joint: A new procedure. *Am J Sports Med* 17:268–274, 1989.
373. Karlsson J, Eriksson BI, Bergsten T, et al.: Comparison of two anatomic reconstructions for chronic lateral instability of the ankle joint. *Am J Sports Med* 25:48–53, 1997.
374. Rudert M, Wülker N, Wirth CJ: Reconstruction of the lateral ligaments of the ankle using a regional periosteal flap. *J Bone Joint Surg* 79-B:446–451, 199.
375. Sammarco GJ, Diraimondo CV: Surgical treatment of lateral ankle instability syndrome. *Am J Sports Med* 16:501–511, 1988.
376. Rosenbaum D, Becker HP, Sterk J, et al.: Functional evaluation of the 10-year outcome after modified Evans repair for chronic ankle instability. *Foot Ankle Int* 18:765–771, 1997.
377. Curtis MJ, Myerson M, Szura B: Tarsometatarsal joint injuries in the athlete. *Am J Sports Med* 21:497–502, 1993.
378. Clanton TO, Porter DA: Primary care of foot and ankle injuries in the athlete. *Clin Sports Med* 16:435–466, 1997.
379. Marshall P, Hamilton WG: Cuboid subluxation in ballet dancers. *Am J Sports Med* 20:169–175, 1992.
380. Blakeslee TJ, Morris JL: Cuboid syndrome and the significance of midtarsal joint stability. *J Am Podiatr Med Assoc* 77:638–642, 1987.
381. Khan K, Brown J, Way S, et al.: Overuse injuries in classical ballet. *Sports Med* 19:341–357, 1995.
382. Newell SG, Woodie A: Cuboid syndrome. *Phys Sportsmed* 9:71–76, 1981.
383. Hefland AE: Nail and hyperkeratotic problems in the elderly foot. *Am Fam Phys* 39:101–110, 1989.
384. Subotnick SI: Foot injuries. In: Subotnick SI, ed. *Sports Medicine of the Lower Extremity*. Philadelphia: Churchill Liv-ingstone, 1999:207–260.
385. Bendl BJ: Subungual exostosis. *Cutis* 26:260, 1980.
386. Zook EG: The perionychium: Anatomy, physiology, and care of injuries. *Clin Plast Surg* 8:27, 1981.
387. Bartolomei FJ: Onychauxis. *Clin Podiatr Med Surg* 12:215–220, 1995.
388. Krausz CE: Nail Survey of 12,500 Patients. *Br J Chiropody* 48:239, 1983.
389. Sammarco GJ: Peroneal tendon injuries. *Orthop Clin North Am* 25:135–145, 1994.
390. Micheli LJ, Waters PM, Sanders DP: Sliding fibular graft repair for chronic dislocation of the peroneal tendons. *Am J Sports Med* 17:68–71, 1989.
391. Clanton TO, Schon LC: Athletic injuries to the soft tissues of the foot and ankle. In: Mann RA, Coughlin MJ, eds. *Surgery of the Foot and Ankle*, 6th edn. St. Louis: Mosby-Year Book, 1993:1167–1177.
392. Frey CC, Shereff MJ: Tendon injuries about the ankle in athletes. *Clin Sports Med* 7:103–118, 1988.
393. Niemi WJ, Savidakis J, Dejesus JM: Peroneal subluxation: A comprehensive review of the literature with case presentations. *J Foot Ankle Surg* 36:141–145, 1997.
394. Stover CN, Bryan DR: Traumatic dislocation of the peroneal tendons. *Am J Surg* 103:180–186, 1962.
395. Arrowsmith SR, Fleming LL, Allman FL: Traumatic dislocations of the peroneal tendons. *Am J Sports Med* 11:142–146, 1983.
396. Eckert WR, Davis FA: Acute rupture of the peroneal retinaculum. *J Bone Joint Surg* 58A:670–673, 1976.
397. Slatis P, Santavirta S, Sandelin J: Surgical treatment of chronic dislocation of the peroneal tendons. *Br J Sports Med* 22:16–18, 1988.
398. Sobel M, Geppert MJ, Warren RF: Chronic ankle instability as a cause of peroneal tendon injury. *Clin Orthop Relat Res* 296:187–191, 1993.
399. Kettlecamp D, Alexander H: Spontaneous rupture of the posterior tibialis tendon. *J Bone Joint Surg* 51A:759, 1969.
400. Groshar D, Liberson A, Alperson M, et al.: Scintigraphy of posterior tibial tendinitis. *J Nucl Med* 38:247–249, 1997.
401. Hamilton WG, Geppert MJ, Thompson FM: Pain in the posterior aspect of the ankle in dancers. *J Bone Joint Surg* 78A:1491–1500, 1996.
402. Garth WP: Flexor hallucis tendonitis in a ballet dancer. *J Bone Joint Surg* 63A:1489, 1981.
403. Koleitis GJ, Micheli LJ, Klein JD: Release of the flexor hallucis longus tendon in ballet dancers. *J Bone Joint Surg* 78A:1386–1390, 1996.
404. Teitz CC: Sports medicine concerns in dance and gymnastics. *Pediatr Clin North Am* 29:1399–1421, 1982.
405. Morford M, Lenardon RJ: *Classical Mythology*. New York: Longman, Inc., 1985:3329–3335.
406. Clain MR, Baxter DE: Achilles tendinitis. *Foot Ankle* 13:482–487, 1992.

407. Voorn R: Case Report: Can sacroiliac joint dysfunction cause chronic Achilles tendinitis? *J Orthop Sports Phys Ther* 27:436–443, 1998.
408. McCrory JL, Martin DF, Lowery RB, et al.: Etiologic factors associated with achilles tendinitis in runners. *Med Sci Sports Exerc* 31:1374–1381, 1999.
409. Smart GW, Taunton JE, Clement DB: Achilles tendon disorders in runners: A review. *Med Sci Sport Exerc* 12:231–243, 1980.
410. Jacobs SJ, Berson BJ: Injuries to runners: A study of entrants to a 10,000 meter race. *Am J Sports Med* 14:151–155, 1986.
411. Pinshaw R, Atlas V, Noakes TD: The nature and response to therapy of 196 consecutive injuries seen at a runners' clinic. *S Afr Med J* 65:291–298, 1984.
412. Brunet ME, Cook SD, Brinker MR, et al.: A survey of running injuries in 1505 competitive and recreational runners. *J Sports Med Phys Fitness* 30:307–315, 1990.
413. van Mechelen W, Hlobil H, Kemper HCG, et al.: Prevention of running injuries by warm-up, cool-down and stretching exercises. *Am J Sports Med* 21:711–719, 1993.
414. Hess GP, Cappiello WL, Poole RM, et al.: Prevention and treat-ment of overuse tendon injuries. *Sports Med* 8:371–384, 1989.
415. Clement DB, Taunton JE, Smart GW, et al.: A survey of overuse running injuries. *Phys Sportsmed* 9:47–58, 1981.
416. Renstrom P, Johnson RJ: Overuse injuries in sports: A review. *Sports Med* 2:316–333, 1985.
417. Lyshold J, Wiklander J: Injuries in runners. *Am J Sports Med* 15:168–171, 1987.
418. Sheehan GA: An overview of overuse syndromes in distance runners. *Ann N Y Acad Sci* 301:877–880, 1977.
419. Barry NN, McGuire JL: Overuse syndromes in adult athletes. *Rheum Dis Clin North Am* 22:515–530, 1996.
420. Gudas CJ: Patterns of lower extremity injury in 224 runners. *Exerc Sports Med* 12:50–59, 1980.
421. Hogan DG, Cape RD: Marathoners over sixty years of age: results of a survey. *J Am Geriatr Soc* 32:121–123, 1984.
422. Janis LR: Results of the Ohio runners sports medicine survey. *J Am Podiatr Med Assoc* 10:586–589, 1986.
423. Sarrafian SK: *Functional Anatomy, Anatomy of the Ankle and Foot*. Philadelphia, PA: J.B. Lippincott Company, 1992:559–590.
424. Kapandji IA: *The Physiology of Joints*. NewYork, NY: Churchill Livingstone, 1974.
425. Grieve GP: *Common Vertebral Joint Problems*. New York, NY: Churchill Livingstone Inc, 1981.
426. Menell JB: *The Science and Art of Joint Manipulation, Spinal Column*. London, England: J & A Churchill Ltd, 1952.
427. Mennell JM: *Back Pain. Diagnosis and Treatment Using Manipulative Techniques*. Boston, MA: Little, Brown & Company, 1960.
428. Hartman SL: *Handbook of Osteopathic Technique*, 2nd edn. London, England: Unwin Hyman Ltd., Academic Division, 1990.
429. Magee DJ: *Lumbar Spine, Pelvic Joints, Orthopedic Physical Assessment*. Philadelphia, PA: W.B. Saunders Company, 1987:182–238.
430. Ombreght L, Bisshop P, Veer TJ, et al.: *Applied Anatomy of the Sacroiliac Joint, A System of Orthopaedic Medicine*. Philadelphia, PA: W.B. Saunders Company, 1991:690–708.
431. Puddu G, Ippolito E, Postacchini F: A classification of Achilles tendon disease. *Am J Sports Med* 4:145–150, 1976.
432. Lohrer H: Seltene *Ursachen Und Differentialdiagnosen Der Achillodynie*. *Sportverl-Sportschad* 5:182–185, 1991.
433. Bates BT, Osternig LR, Mason B, et al.: Foot orthotic devices to modify selected aspects of lower extremity mechanics. *Am J Sports Med* 7:338–342, 1979.
434. Leach RE, Schepsis AA: *Achilles Tendinitis*. Forum Medicus, Inc, 1986.
435. Goodnite EA: The practical use of evidence-based practice in determining the best treatment for a patient with recurrent Achilles tendinitis. *Orthop Pract* 17:12–14, 2005.
436. Alfredson H, Pietila T, Jonsson P, et al.: Heavy-load eccentric calf muscle training for the treatment of chronic Achilles tendinosis. *Am J Sports Med* 26:360–366, 1998.
437. Pare A: *Les oeuvres*, 9th edn. Lyon: Claude Rigaud et Claude Obert, 1633.
438. Fox JM, Blazina ME, Jobe FW, et al.: Degeneration and rupture of the Achilles tendon. *Clin Orthop* 107:221–224, 1975.
439. Inglis AE, Scott WN, Sculco TP, et al.: Surgical repair of ruptures of the tendo achillis. *J Bone Joint Surg* 58A:990–993, 1976.
440. Kager H: Zur Klinik Und Diagnostik Des Achillesshnenrisses. *Chirurgie* 11:691–695, 1939.
441. Langergren C, Lindholm A: Vascular distribution in the Achilles tendon. *Acta Chir Scand* 116:491–495, 1958.
442. Maffulli N, Dymond NP, Regine R: Surgical repair of ruptured Achilles tendon in sportsmen and sedentary patients: A longitudinal ultrasound assessment. *Int J Sports Med* 11:78–84, 1990.
443. Popovic N, Lemaire R: Diagnosis and treatment of acute ruptures of the Achilles tendon: Current concepts review. *Acta Orthop Belg* 65:458–471, 1999.
444. Arner O, Lindholm A, Orell SR: Histologic changes in subcutaneous rupture of the Achilles tendon. *Acta Chir Scand* 116:484, 1958/1959.
445. Wills CA, Washburn S, Caiozzo V, et al.: Achilles Tendon rupture: A review of the literature comparing surgical versus non-surgical treatment. *Clin Orthop* 207:156–163, 1986.
446. Fierro NL, Sallis RE: Achilles tendon rupture: Is casting enough. *Postgrad Med* 98:145–151, 1995.
447. Cetti A, Christensen SE, Ejsted R, et al.: Operative versus non-operative treatment of Achilles tendon rupture. *Am J Sports Med* 21:791–799, 1993.
448. Jacobs D, Martens M, Van Audekercke R, et al.: Comparison of conservative and operative treatment of Achilles tendon rupture. *Am J Sports Med* 6:107–111, 1978.
449. Lea RB, Smith L: Non-surgical treatment of tendo Achilles rupture. *J Bone Joint Surg* 54A:1398–1407, 1972.
450. Leppilahti J, Orava S: Total Achilles tendon rupture. *Sports Med* 25:79–100, 1998.
451. Soma CA, Mandelbaum BR: Repair of acute Achilles tendon ruptures. *Orthop Clin North Am* 26:241–246, 1995.
452. Nistor L: Surgical and non-surgical treatment of Achilles tendon rupture. *J Bone Joint Surg* 63A:394–399, 1981.
453. Micheli LJ, Ireland ML: Prevention and management of calcaneal apophysitis in children: An overuse syndrome. *J Pediatr Orthop* 7:34–38, 1987.
454. Mafulli N: Intensive training in young athletes. *Sports Med* 9:229–243, 1990.
455. Stanitski C: Management of sports injuries in children and adolescents. *Orthop Clin North Am* 19:689–698, 1988.
456. Meeusen R, Borms J: Gymnastic injuries. *Sports Med* 13:337–356, 1992.
457. Canale ST, Williams KD: Iselin's disease. *J Pediatr Orthop* 12:90–93, 1992.
458. Crawford F: Plantar heel pain and fasciitis. *Clin Evid* 1589–1602, 2004.
459. Crawford F, Thomson C: Interventions for treating plantar heel pain. *Cochrane Database Syst Rev* 3, 2003.
460. Crawford F, Atkins D, Edwards J: Interventions for treating plantar heel pain. *Cochrane Database Syst Rev* 3, 2000.
461. Waugh EJ: Lateral epicondylalgia or epicondylitis: What's in a name? *J Orthop Sports Phys Ther* 35:200–202, 2005.
462. Hyland MR, Webber-Gaffney A, Cohen L, et al.: Randomized controlled trial of calcaneal taping, sham taping, and plantar fascia stretching for the short-term management of plantar heel pain. *J Orthop Sports Phys Ther* 36:364–371, 2006.
463. Warren BL, Jones CJ: Predicting plantar fasciitis in runners. *Med Sci Sports Exerc* 19:71–73, 1987.

464. DeMaio M, Paine R, Mangine RE, et al.: Plantar fasciitis. *Orthopedics* 16:1153–1163, 1993.
465. Williams PL, Smibert JG, Cox R, et al.: Imaging study of the painful heel syndrome. *Foot Ankle* 7:345–349, 1987.
466. Riddle DL, Pulisic M, Pidcoe P, et al.: Risk factors for plantar fasciitis: A matched case-control study. *J Bone Joint Surg Am* 85-A:872–877, 2003.
467. Sarrafian SK: Functional anatomy of the foot and ankle. In: Sarrafian SK, ed. *Anatomy of the Foot and Ankle: Descriptive, Topographic, Functional*, 2nd edn. Philadelphia: J.B. Lippincott, 1993:474–602.
468. Prichasuk S: The heel-pad in plantar heel pain. *J Bone Joint Surg* 76-B:140–142, 1994.
469. Tsai WC, Wang CL, Hsu TC, et al.: The mechanical properties of the heel pad in unilateral plantar heel pain syndrome. *Foot Ankle Int* 20:663–668, 1999.
470. Schepsis AA, Leach RE, Gorzyca J: Plantar fasciitis: Etiology, treatment, surgical results, and review of the literature. *Clin Orthop* 266:185–196, 1991.
471. Amis J, Jennings L, Graham D, et al.: Painful heel syndrome: Radiographic and treatment assessment. *Foot Ankle* 9:91–95, 1988.
472. Kibler WB, Goldberg C, Chandler TJ: Functional biomechanical deficits in running athletes with plantar fasciitis. *AmJ Sports Med* 19:66–71, 1991.
473. Barrett SL, Day SV, Pugnetti TT, et al.: Endoscopic heel anatomy: Analysis of 200 fresh frozen specimens. *J Foot An-kle Surg* 34:51–56, 1995.
474. DuVries HL: Heel spur (calcaneal spur). *Arch Surg* 74:536–542, 1957.
475. Tanz SS: Heel pain. *Clin Orthop* 28:169–178, 1963.
476. Wolgin M, Cook C, Graham C, et al.: Conservative treatment of plantar heel pain: Long-term follow-up. *Foot Ankle* 15:97–102, 1994.
477. Kier R: Magnetic resonance imaging of plantar fasciitis and other causes of heel pain. *MRI Clin North Am* 2:97–107, 1994.
478. Rubin G, Witten M: Plantar calcaneal spurs. *Am J Orthop* 5:38–55, 1963.
479. Karr SD: Subcalcaneal heel pain. *Orthop Clin North Am*25:161–175, 1994.
480. Hendrix CL, Jolly JP, Garbalosa JC, et al.: Entrapment neuropathy: The etiology of intractable chronic heel pain syndrome. *J Foot Ankle Surg* 37:273–279, 1998.
481. Meyer J, Kulig K, Landel R: Differential diagnosis and treatment of subcalcaneal heel pain: A case report. *J Orthop Sports Phys Ther* 32:114–124, 2002.
482. Pfeffer GB: Planter heel pain. In: Baxter DE, ed. *The Foot and Ankle in Sport*. St Louis: Mosby, 1995:195–206.
483. Kosinski M, Lilja E: Infectious causes of heel pain. *J Am Podiatr Med Assoc* 89:20–23, 1999.
484. Jahss MH, Michelson JD, Desai P, et al.: Investigations into the fat pads of the sole of the foot: Anatomy and histology. *Foot Ankle* 13:233–242, 1992.
485. Chandler TJ, Kibler BW: A biomechanical approach to the prevention, treatment and rehabilitation of plantar fasciitis. *Sports Med* 15:344–352, 1993.
486. Kwong PK, Kay D, Voner RT, et al.: Plantar fasciitis: Mechanics and pathomechanics of treatment. *Clin Sports Med* 7:119–126, 1988.
487. Furey JG: Plantar fasciitis: The painful heel syndrome. *J Bone Joint Surg* 57(A):672, 1975.
488. Davis PF, Severud E, Baxter DE: Painful heel syndrome: Results of nonoperative treatment. *Foot Ankle Int* 15:531–535, 1994.
489. Young B, Walker MJ, Strunce J, et al.: A combined treatment approach emphasizing impairment-based manual physical therapy for plantar heel pain: A case series. *J Orthop Sports Phys Ther* 34:725–733, 2004.
490. Lynch DM, Goforth WP, Martin JE, et al.: Conservative treatment of plantar fasciitis: A prospective study. *J Am Podiatr Med Assoc* 88:375–380, 1998.
491. DiGiovanni BF, Nawoczenski DA, Lintal ME, et al.: Tissue-specific plantar fascia-stretching exercise enhances outcomes in patients with chronic heel pain. Aprospective, randomized study. *J Bone Joint Surg* 85-A:1270–1277, 2003.
492. Rompe JD, Schoellner C, Nafe B: Evaluation of low-energy extracorporeal shock-wave application for treatment of chronic plantar fasciitis. *J Bone Joint Surg* 84-A:335–341, 2002.
493. Scherer PR: Heel spur syndrome. Pathomechanics and nonsurgical treatment. Biomechanics Graduate Research Group for 1988. *J Am Podiatr Med Assoc* 81:68–72, 1991.
494. Martin RL, Irrgang JJ, Conti SF: Outcome study of subjects with insertional plantar fasciitis. *Foot Ankle Int* 19:803–811, 1998.
495. Pollard H, So V: Management of plantar fasciitis: A case report. *J Sports Chiropr Rehabil* 13:136–137, 2004.
496. Van Wyngarden TM: The painful foot, part II: Common rearfoot deformities. *Am Fam Phys* 55:2207–2212, 1997.
497. Tanner SM, Harvey JS: How we manage plantar fasciitis. *Phys Sports Med* 16:39, 1988.
498. Jones D, James S: Partial calcaneal osteotomy for retrocalcaneal bursitis. *Am J Sports Med* 12:72, 1984.
499. Haglund P: Beitrag Zur Klinik Der Achillessehne. *Z Orthop Chir* 49:49–58, 1927.
500. Dickinson PH, Coutts MB, Woodward EP, et al.: Tendo achillis bursitis: A report of twenty-one cases. *J Bone Joint Surg* 48:77–81, 1966.
501. Fowler A, Philip JF: Abnormality of the calcaneus as a cause of painful heel: Its diagnosis and operative treatment. *Br J Surg* 32:494–498, 1945.
502. Nisbet NW: Tendo Achilles bursitis ("winter heel"). *Br J Surg* 2:1394–1395, 1954.
503. Stephens MM: Haglund's deformity and retrocalcaneal bursitis. *Orthop Clin North Am* 25:41–46, 1994.
504. Taylor GJ: Prominence of the calcaneus: Is operation justified? *J Bone Joint Surg* 68(B):467–470, 1986.
505. Keck S, Kelley P: Bursitis of the posterior part of the heel. *J Bone Joint Surg* 47(A):267–273, 1965.
506. Morton DJ: *The Human Foot: Its Evolution, Physiology, and Functional Disorders*. New York: Columbia Press, 1935.
507. MannRA, Mizel MS:Monarticular nontraumatic synovitis of the metatarsophalangeal joint: A new diagnosis? *Foot Ankle* 6:18–21, 1985.
508. Fortin PT, Myerson MS: Second metatarsophalangeal joint instability. *Foot Ankle Int* 16:306–313, 1995.
509. Trepman E, Yeo SJ: Nonoperative treatment of metatarsophalangeal synovitis. *Foot Ankle Int* 16:771–777, 1995.
510. Wolin I, Glassman F, Sideman S, et al.: Internal derangement of the talofibular component of the ankle. *Surg Gynecol* 91:193–200, 1950.
511. Ferkel RD, Karzel RP, Pizzo WD, et al.: Arthroscopic treatment of anterolateral impingement of the ankle. *Am J Sports Med* 19:440–446, 1991.
512. Ferkel RD, Fischer SP: Progress in ankle arthroscopy. *Clin Orthop* 240:210–220, 1989.
513. Guhl JF: *Soft Tissue (Synovial) Pathology, Ankle Arthroscopy: Pathology and Surgical Technique*, 2nd edn. Thorofare, NJ: Slack Publishing, 1993:93–135.
514. Martin DF, Baker CL, Curl WW, et al.: Operative ankle arthroscopy: Long-term follow-up. *Am J Sports Med* 17:16–23, 1989.
515. Martin DF, Curl WW, Baker CL: Arthroscopic treatment of chronic synovitis of the ankle. *Arthroscopy* 5:110–114, 1989.
516. McCarroll J, Schrader JW, Shelbourne KD, et al.: Meniscoid lesions of the ankle in soccer players. *Am J Sports Med* 15:255–257, 1987.
517. Reynaert P, Gelen G, Geens G: Arthroscopic treatment of anterior impingement of the ankle. *Acta Orthop Belg* 60:384–388, 1994.
518. Schonholtz GJ: *Arthroscopic Surgery of the Shoulder, Elbow, and Ankle*. Springfield, IL: Charles C Thomas, 1989.
519. Bassett FH, Gates HS, III., Billys JB, et al.: Talar impingement by the anteroinferior tibiofibular ligament. *J Bone Joint Surg* 72A:55–59, 1990.

520. Thein R, Eichenblat M: Arthroscopic treatment of sports-related synovitis of the ankle. *Am J Sports Med* 20:496–498, 1992.
521. Howse AJG: Posterior block of the ankle joint in dancers. *Foot Ankle* 3:81–84, 1982.
522. Johnson RP, Collier BD, Carrera GF: The os trigonum syndrome, use of bone scan in the diagnosis. *J Trauma* 24:761, 1984.
523. Scranton PE: Pathologic and anatomic variations of the sesamoids. *Foot Ankle* 1:321–326, 1981.
524. Dobas DC, Silvers MD: The frequency of partite sesamoids of the metatarsophalangeal joint. *J AmPodiatry Assoc* 67:880–882, 1977.
525. Coughlin MJ: Sesamoid pain: Causes and surgical treatment. *Instr Course Lect* 39:23–35, 1990.
526. Mann RA: Metatarsalgia: Common causes and conservative treatment. *Postgrad Med* 75:150–167, 1984.
527. Orava S, Puranen J: Athletes' leg pain. *Br J Sports Med* 13:92–97, 1979.
528. Blue JM, Mathews LS: Leg injuries. *Clin Sports Med* 16:467–478, 1997.
529. Andrish JT: Leg Pain, in DeLee JC, Drez D, eds.: *Orthopedic Sports Medicine*. Philadelphia: W.B. Saunders, 1994:1603–1607.
530. Graham CE, Graham DM: Morton's neuroma: A microscopic evaluation. *Foot Ankle* 5:150, 1984.
531. Wu KK: Morton's interdigital neuroma: A clinical review of its etiology, treatment, and results. *J Foot Ankle Surg* 35:112–119, 1996.
532. Mulder JD: The causative mechanism in Morton's metatarsalgia. *J Bone Joint Surg* 33B:94–95, 1951.
533. Szabo RM: Carpal tunnel syndrome-general. In: Gelberman RH, ed. *Operative Nerve Repair and Reconstruction*. Philadelphia: J. B. Lippincott, 1991:882–883.
534. Koppell HP, Thompson WAL: *Peripheral Entrapment Neuropathies*. Baltimore: Williams & Wilkins, 1963.
535. Marinacci AA: *Applied Electromyography*. Philadelphia: Lea & Febriger, 1968.
536. Borges LF, Hullett M, Selker DJ, et al.: The anterior tarsal tunnel syndrome. *J Neurosurg* 54:89–92, 1981.
537. Dellon AL: Deep peroneal nerve entrapment on the dorsum of the foot. *Foot Ankle* 11:73–80, 1990.
538. Zengzhao L, Jiansheng Z, Li Z: Anterior tarsal syndrome. *J Bone Joint Surg* 73B:470–473, 1991.
539. Krause KH, Witt T, Ross A: The anterior tarsal syndrome. *J Neurol* 217:67–74, 1977.
540. Gessini L, Jandolo B, Pietrangeli A: The anterior tarsal syndrome: Report of four cases. *J Bone Joint Surg* 66A:786–787, 1984.
541. Ombregt L, Bisschop P, ter Veer HJ, et al.: Nerve lesions and entrapment neuropathies of the lower limb. In: Ombregt L, ed. *A System of Orthopaedic Medicine*. London: WB Saunders, 1995:932–937.
542. Hyslop GH: Injuries to the deep and superficial peroneal nerves complicating ankle sprain. *Am J Surg* 51:436–439, 1941.
543. Pecina M, Krmpotic-Nemanic J, Markiewitz A: *Tunnel Syndromes*. Boca Raton: CRC, 1991.
544. Acus RW, Flanagan JP: Perineural fibrosis of superficial peroneal nerve complicating ankle sprain: A case report. *Foot Ankle Int* 11:233–235, 1991.
545. Meals RA: Peroneal-nerve palsy complicating ankle sprain: Report of two cases and review of the literature. *J Bone Joint Surg* 59-A:966–968, 1977.
546. Nitz AJ, Dobner JJ, Kersey D: Nerve injury and grades II and III ankle sprains. *Am J Sports Med* 13:177–182, 1985.
547. Mueller MJ, Diamond JE, Delitto A, et al.: Insensitivity, limited joint mobility, and plantar ulcers in patients with diabetes mellitus. *Phys Ther* 69:453–462, 1989.
548. Mueller MJ: Etiology, evaluation, and treatment of the neuropathic foot. *Crit Rev Phys Rehabil Med* 3:289–309, 1992.
549. Reddy M, Kohr R, Queen D, et al.: Practical treatment of wound pain and trauma: A patient-centered approach. An overview. *Ostomy Wound Manage* 49(4 Suppl):2–15, 2003.
550. Dietz FR, Matthews KD, Montogomery WJ: Reflex sympathetic dystrophy in children. *Clin Orthop* 258:225–231, 1990.
551. Smolders JJ: Myofascial pain and dysfunction syndromes. In: Hammer WI, ed. *Functional Soft Tissue Examination and Treatment by Manual Methods—the Extremities*. Gaithersburg, MD: Aspen, 1991:215–234.
552. McBryde AM, Jr.: Stress fractures in athletes. *J Sports Med* 3:212–217, 1975.
553. Monteleone GP: Stress fractures in the athlete. *Orthop Clin North Am* 26:423, 1995.
554. Brudvig TJ, Gudger TD, Obermeyer L: Stress fractures in 295 trainees: A one-year study of incidence as related to age, sex, and race. *Mil Med* 148:666–667, 1983.
555. Protzman PR: Physiologic performance of women compared to men at the U.S. Military Academy. *Am J Sports Med* 7:191–196, 1979.
556. Marshall LA: Clinical evaluation of amenorrhea. In: Agostini R, Titus S, eds. *Medical and Orthopedic Issues of Active and Athletic Women*. Philadelphia: Hanley and Belfus, 1994:152–163.
557. Myburgh KH, Bachrach LK, Lewis B, et al.: Low bone mineral density at axial and appendicular sites in amenorrheic athletes. *Med Sci Sports Exerc* 25:1197–1202, 1993.
558. Sharkey NA, Ferris L, Smith TS, et al.: Strain and loading of the second metatarsal during heel life. *J Bone Joint Surg* 77A:1050–1057, 1995.
559. Pester S, Smith PC: Stress fractures in the lower extremities of soldiers in basic training. *Orthop Rev* 21:297–303, 1992.
560. Gardner LI, Dziados JE, Jones BH, et al.: Prevention of lower extremity stress fractures: A controlled trial of a shock absorbent insole. *Am J Public Health* 78:1563, 1988.
561. Schwellnus MP, Jordaan G, Noakes TD: Prevention of common overuse injuries by the use of shock absorbing in-soles: A prospective study. *Am J Sports Med* 18:636–641, 1990.
562. Gross RH: Fractures and dislocations of the foot. In: Rockwood CA, Jr., Wilkins KE, King RE, eds. *Fractures in Children*, 3rd edn. Philadelphia: Lippincott, 1991:1383–1453.
563. Harrington T, Crichton KJ, Anderson IF: Overuse ballet injury of the base of the second metatarsal: A diagnostic problem. *Am J Sports Med* 21:591–598, 1993.
564. Hamilton WG: Foot and ankle injuries in dancers. In: Mann RA, Coughlin MJ, eds. *Surgery of the Foot and Ankle*, 6th edn. St. Louis: Mosby-Year Book, 1993:1241–1276.
565. Micheli LJ, Sohn RS, Solomon R: Stress fractures of the second metatarsal involving Lisfranc's joint in ballet dancers. *J Bone Joint Surg* 67A:1372–1375, 1985.
566. O'Malley MJ, Hamilton WG, Munyak J: Fractures of the distal shaft of the fifth metatarsal: "Dancer's fracture". *Am J Sports Med* 24:240–243, 1996.
567. O'Malley MJ, Hamilton WG, Munyak J, et al.: Stress fractures at the base of the second metatarsal in ballet dancers. *Foot Ankle* 17:89–94, 1996.
568. Torg JS, Pavlov H, Cooley LH, et al.: Stress fractures of the tarsal navicular: A retrospective review of twenty-one cases. *J Bone Joint Surg* 64A:700–712, 1982.
569. Biedert R: Which investigations are required in stress fracture of the great toe sesamoids? *Arch Orthop Trauma Surg* 112:94–95, 1993.
570. Bourne RB, Rorabeck CH, MacNab J: Intra-articular fractures of the distal tibia: The pilon fracture. *J Trauma* 23:591–595, 1983.
571. Tomaro JE: Injuries of the leg, foot, and ankle. In: Wadsworth C, ed. *Contemporary Topics on the Foot and Ankle—Home Study Course*. La Crosse, WI: Orthopaedic Section, APTA, Inc., 2000.
572. Clarke HJ, Michelson JD, Cox QGK, et al.: Tibio-talar stability in bimalleolar ankle fractures: A dynamic in vitro contact area study. *Foot Ankle Int* 11:222–227, 1991.
573. Michelson JD, Clarke HJ, Jinnah RH: The effect of loading on tibiotalar alignment in cadaver ankles. *Foot Ankle Int* 10:280–284, 1990.

574. Ho R, Abu-Laban RB: Ankle and foot. In: Rosen P, Barker FJ, II, Braen G, et al., eds. *Emergency Medicine: Concepts and Clinical Practice*, 3rd edn. St Louis: Mosby, 1998:821.
575. Starosta D, Sacceti A, Sharkey P, et al.: Calcaneal fracture with compartment syndrome of the foot. *Ann Emerg Med* 17:144, 1988.
576. Leabhart JW: Stress fractures of the calcaneus. *J Bone Joint Surg* 41(A):1285–1290, 1959.
577. Kitaoka HB, Schaap EJ, Chao EYS, et al.: Displaced intra-articular fractures of the calcaneus treated non-operatively. *J Bone Joint Surg* 76A:1531–1540, 1994.
578. Thoradson DB, Kreiger LE: Operative vs. non-operative treatment of intra-articular fractures of the calcaneus: A prospective randomized trial. *Foot Ankle Int* 17:2–9, 1996.
579. Lawrence SJ, Botte MJ: Jones' fractures and related fractures of the proximal fifth metatarsal. *Foot Ankle* 14:358–365, 1993.
580. Torg JS, Balduini FC, Zelko RR, et al.: Fractures of the fifth metatarsal distal to the tuberosity. *J Bone Joint Surg* 66A:209–214, 1984.
581. Landel R: Treatment of cuboid syndrome: Manual reduction via grade 5 mobilization. *Orthop Pract* 17:37–38, 2005.
582. Mulligan BR: *Manual Therapy: "Nags", "Snags", "PRP's" Etc*. Wellington: Plane View Series, 1992.
583. Anderson RB, Foster MD: Operative treatment of subcalcaneal pain. *Foot Ankle* 9:317–323, 1989.
584. Weiner BE, Ross AS, Bogdan RJ: Biomechanical heel pain: A case study. Treatment by use of Birkenstock sandals. *J Am Podiatry Assoc* 69:723–726, 1979.
585. Gill LH: Plantar fasciitis: Diagnosis and conservative management. J Am Acad Orthop Surg 5:109–117, 1997.
586. Schunk C, Reed K: *Clinical Practice Guidelines*. Gaithersburg, MD: Aspen, 2000.
587. Lowdon A, Bader DL, Mowat AG: The effect of heel pads on the treatment of Achilles tendinitis: A double blind trial. *Am J Sports Med* 12:431–435, 1984.
588. Wojtys EM: Sports injuries in the immature athlete. *Orthop Clin North Am* 18:689–708, 1987.

SEÇÃO III
INTRODUÇÃO À COLUNA VERTEBRAL

Estrutura

A especificação básica da coluna vertebral é dar estabilidade estrutural, permitindo ampla mobilidade, assim como proteger a medula espinal e os tecidos neurais axiais.[1] Além desses objetivos, a coluna também contribui com as exigências funcionais da marcha e das posturas estáticas de sustentação de peso (ver Cap. 13).[1]

A vértebra é a estrutura básica da coluna. Ela funciona como unidade de sustentação de peso da coluna vertebral sendo perfeitamente adequada para esse propósito. Embora essa estrutura sólida forneça resistência suficiente ao corpo vertebral, especialmente para suportar cargas estáticas, é muito pesada e não tem a flexibilidade necessária para a sustentação de cargas dinâmicas.[2] Em vez disso, o corpo vertebral é formado por uma camada externa forte de osso cortical e por uma concavidade, que é reforçada por suportes verticais e horizontais chamados *trabéculas*.

O termo *coluna vertebral* descreve o conjunto de vértebras, excluindo as costelas, o esterno e a pelve. A coluna vertebral normal é composta de 29 vértebras (sete cervicais, 12 torácicas, cinco lombares e cinco sacrais) e de quatro segmentos coccígeos. O adágio que diz que "a função segue a forma" se aplica em todos os sentidos aos estudos da coluna vertebral. Embora todas as vértebras tenham características semelhantes, cada uma delas apresenta detalhes específicos que refletem a sua respectiva função (Tab. III-1).

Qualquer segmento móvel na coluna vertebral é definido como duas vértebras adjacentes. A junção entre duas vértebras consecutivas forma três articulações. Uma delas forma-se entre dois corpos vertebrais e o disco intervertebral (DIV). As outras duas formam-se pela junção dos processos articulares superiores de uma vértebra e dos processos articulares inferiores da vértebra localizada imediatamente acima. Essas últimas são conhecidas como articulações zigoapofisárias.

A coluna vertebral tem 24 pares de facetas ou articulações zigoapofisárias, que localizam-se posteriormente e projetam-se a partir do arco neural das vértebras. As características regionais dessas articulações são descritas nos respectivos capítulos. Sob o ponto de vista mecânico, elas se classificam como articulações planas, considerando que as superfícies articulares são essencialmente achatadas.[3] As superfícies articulares são revestidas por cartilagem hialina e, como a maioria das articulações sinoviais, apresentam pequenos meniscoides adiposos ou fibrosos, semelhantes a bordas, que se projetam entre as superfícies articulares, a partir das margens.[4] Essas dobras sinoviais intra-articulares atuam como preenchimentos de espaços durante o deslocamento articular e auxiliam ativamente na dispersão de fluidos sinoviais dentro da cavidade articular.[1] Os processos articulares atuam como barreiras mecânicas, principalmente contra torções ou cisalhamentos excessivos, permitindo alguns movimentos e bloqueando outros:[3]

▶ As superfícies articulares horizontais favorecem a rotação axial.

▶ As superfícies articulares verticais (nos planos sagital ou frontal) bloqueiam a rotação axial.

A maior parte das superfícies das articulações zigoapofisárias é orientada em algum ponto entre os planos horizontal e vertical. Na coluna cervical, tais articulações são relativamente achatadas, aumentando aos poucos as respectivas áreas superficiais e, nos segmentos inferiores, tendem a formar um ângulo de 45° em relação ao plano horizontal.[5-8] Na região torácica, elas seguem uma direção quase vertical, enquanto permanecem em uma orientação essencialmente coronal, facilitando a rotação axial e resistindo ao deslocamento anterior.[9] Na espinha lombar, elas são verticais com uma superfície curva em forma de J, predominantemente no plano sagital, o que permite restringir a rotação e resistir ao cisalhamento anterior.[1] A compreensão da função e da estrutura variável das articulações zigoapofisárias humanas, assim como seu relacionamento com outros componentes da coluna vertebral, é um requisito importante nos exames e nas intervenções em indivíduos portadores de distúrbios mecânicos espinais dolorosos.[1]

Os DIVs da coluna vertebral estão localizados entre as superfícies adjacentes superiores e inferiores dos corpos vertebrais desde CII até SI e têm formas semelhantes à dos corpos. Cada disco é composto de *núcleo pulposo* interno, *anel fibroso* externo e de placas terminais cartilaginosas limitantes. O anel e as placas terminais apoiam o disco ao corpo vertebral. Os discos contribuem com 20 a 25% da extensão da coluna vertebral. Nas regiões cervical e lombar, eles são mais espessos anteriormente, e isso contribui para a lordose normal (ver mais adiante). Na região torácica, cada um dos DIVs tem espessura uniforme. O Capítulo 20 apresenta a descrição do DIV de cada uma das regiões espinais.

A coluna tem quatro junções, e cada uma delas é diferente na orientação do elemento posterior e na curvatura espinal. As vértebras de transição podem ocorrer em qualquer uma das junções. A transição pode ser "total", embora seja tipicamente parcial. Essas junções, descritas por Schmorl e Junghanns[10] como *ontogenicamente inquietas*, de maneira geral são ricas em anomalias:[11]

▶ A junção craniovertebral se localiza entre a coluna cervical e o atlas, o áxis e a cabeça. Essa região será abordada no Capítulo 22.

▶ A junção cervicotorácica representa a região em que a coluna cervical móvel e os segmentos superiores relativamente mais rígidos da coluna torácica se encontram e onde se inserem os músculos fortes das extremidades superiores e da cintura escapular. Essa região será descrita nos Capítulos 23 e 25.

▶ A junção toracolombar localiza-se entre a coluna torácica, com sua grande capacidade para rotação, e a coluna lombar, com rotação limitada. Essa região será abordada no Capítulo 25.

▶ A junção lombossacral está localizada entre a coluna lombar, com sua capacidade para flexionar e estender, e a rigidez relativa das articulações sacroilíacas. Essa região será descrita nos Capítulos 26 e 27.

Embora altamente variável, a linha de gravidade que atua sobre uma pessoa de pé, com postura ideal, passa pelo processo mastoide do osso temporal, anterior à segunda vértebra sacral, posterior ao quadril e anterior ao joelho e ao tornozelo (ver Cap. 13).[3] Na coluna vertebral, a linha de a gravidade está sobre o lado côncavo do ápice da curvatura de cada região. Como consequência, a postura ideal permite que a gravidade produza um torque que ajuda a manter a forma ideal de cada curvatura espinal.[3]

Zona neutra

Sob o ponto de vista mecânico, o sistema espinal apresenta uma natureza instável e depende da contribuição dos músculos, além dos elementos passivos da coluna descritos previamente, para manter a estabilidade e controlar o movimen-

TABELA III-1 Características individuais da coluna vertebral[1]

	Corpo	Faceta articular superior	Faceta articular inferior	Processo espinhoso	Canal vertebral	Processos transversos	Comentários
Atlas (CI)	Nenhum	Côncava; face geralmente superior	Variando de achatada para levemente côncava; face geralmente inferior	Nenhum; substituído por um pequeno tubérculo posterior	Triangular; maior da região cervical	Maior da região cervical	Duas grandes massas laterais são unidas por arcos anteriores e posteriores
Áxis (CII)	Alto, com dentes verticais salientes	Varia de achatada para levemente convexa; face geralmente superior	Achatada; face anterior e inferior	Maior da região cervical bífida	Grande e triangular	Formam tubérculos anteriores e posteriores	Apresenta grandes processos espinais
CIII-CVI	Mais largo do que profundo; tem processos uncinados	Achatada; face posterior e superior	Como anteriormente	Bífido	Grande e triangular	Terminam como tubérculos anteriores e posteriores	É considerada como vértebra cervical típica
CVII	Mais largo do que profundo	Idem à anterior	Transição para vértebras torácicas típicas	Grande e proeminente; facilmente palpável	Triangular	Espessos e proeminentes; podem ter um grande tubérculo anterior formando uma "costela extra"	Geralmente é denominada "saliência vertebral" por causa do grande processo espinhoso
TII-TIX	A largura e a profundidade são iguais. Facetas costais para inserção das cabeças das costelas 2 a 9	Achatada; face predominantemente posterior	Achatada; face predominantemente anterior	Comprido e pontiagudo; inclina-se inferiormente	Arredondado; menor do que a cervical	Projetam-se no sentido horizontal e levemente posterior; apresentam facetas costais para tubérculos de costelas	É considerada a vértebra torácica típica
TI e TX-XII	A largura e a profundidade são iguais. TI tem uma faceta total para a costela 1 e uma faceta parcial para a costela 2. TX a TXII apresentam facetas costais	Idem à anterior	Idem à anterior	Idem ao anterior	Idem à anterior	TX-TXII podem não ter facetas costais	É considerada como vértebra torácica atípica, principalmente pela forma de inserção da costela
LI-LV	Mais largo do que profundo; LV é levemente encravada (i.e., a altura anterior é maior do que a posterior)	Levemente côncava; face variando de medial a póstero-medial	LI-IV: levemente convexa; face variando de lateral a ântero-lateral. LV: achatada; face anterior e levemente lateral	Robusto e retangular	Triangular; contém a cauda equina	Delgado, projeta-se lateralmente	Os processos articulares superiores apresentam corpos mamilares
Sacro	O corpo fundido da primeira vértebra sacral é mais evidente	Achatada; face posterior e levemente medial	Nenhuma	Nenhum; substituído por vários tubérculos espinais	Idem à anterior	Nenhum; substituídos por vários tubérculos transversos	
Cóccix	Fusão de quatro vértebras elementares	Elementar	Elementar	Não desenvolvido	Termina na SI	Não desenvolvidos	

Reproduzida, com permissão, de Neumann DA: Axial skeleton: osteology and arthrology. In: Neumann DA, ed. Kinesiology of the Musculoskeletal System: Foundations for Physical Rehabilitation. St. Louis, MD: Mosby, 2002:251-310. Com permissão de Elsevier.

to.[12,13] Embora os músculos do tronco tenham força e resistência suficientes para atender às demandas de controle espinal, a eficácia do sistema muscular depende de seu controlador, o sistema nervoso central (SNC).[12,13] Este interpreta continuamente o *status* da estabilidade, planeja mecanismos para vencer desafios previsíveis e inicia rapidamente as atividades em resposta a desafios inesperados.[13] Para complicar ainda mais essa situação, a atividade muscular deve ser coordenada para manter o controle da coluna dentro de uma hierarquia de níveis interdependentes: controle da translação e da rotação intervertebral; controle da orientação/postura espinal; e controle do corpo em relação ao ambiente, além da manutenção de uma série de funções homeostáticas, como respiração e continência.[13,14,15]

Panjabi,[12] para definir a região de lassidão ao redor da posição neutra de repouso de um segmento espinal, utilizou o termo *zona neutra*. Essa zona é a posição segmentar em que ocorre a carga mínima nas estruturas passivas (DIV, articulações zigoapofisárias e ligamentos) e ativas (músculos e tendões que controlam o movimento da coluna vertebral), e durante o movimento da coluna vertebral produzido com resistência interna mínima.[2]

A eficácia do sistema de apoio passivo é um fator da capacidade dos ligamentos, do DIV e das articulações zigoapofisárias de resistir às forças de translação, compressão e torção.[16-21]

Uma grande quantidade de músculos exerce efeitos mecânicos sobre a coluna e a pelve, sendo que todos os músculos são exigidos para manter o controle ideal.[13] Bergmark[22] propôs o conceito de diferentes músculos do tronco desempenhando diferentes papéis no fornecimento de estabilidade dinâmica para a coluna que, mais tarde, foi aprimorado por outros pesquisadores.[23-28,29,30] Os músculos específicos que fornecem estabilidade e suas interações são descritos nos capítulos referentes ao tema.

Panjabi e colaboradores[19] estudaram o efeito das forças musculares intersegmentares sobre a zona neutra e a amplitude de movimento (ADM) de uma unidade espinal funcional lombar submetida a momentos puros de flexão-extensão, de inclinações laterais e de rotação. Forças musculares simuladas foram aplicadas no processo espinal da vértebra móvel de segmento de movimento simples usando dois vetores de forças simétricas e iguais direcionados lateral, anterior e inferiormente. Essa força muscular simulada manteve ou reduziu os movimentos do segmento lombar de indivíduos sãos e lesionados, com exceção da ADM de flexão, que aumentou.[19]

Levantou-se a hipótese de que qualquer alteração na ativação muscular pode resultar em aumento das forças de compressão espinal, o que foi reconhecido como fator de risco para fraturas na placa terminal vertebral, especialmente se for aplicada por repetidas vezes.[31,32] Uma outra consequência é que a insuficiência muscular resultante de fadiga pode deslocar a carga para tecidos passivos,[33,34] aumentando o risco de lesões na coluna.

> **Curiosidade Clínica**
>
> Atividades como cargas repetitivas agudas apresentam um efeito significativo na redução da rigidez dos tecidos passivos da coluna por causa na natureza viscoelástica dos músculos, dos tendões, dos ligamentos e dos DIVs.[35,36]

Acredita-se, também, que a pressão intra-abdominal dê estabilidade ao tronco (ver Cap. 26).[37-41]

Movimentos da coluna vertebral

Os movimentos da coluna vertebral ocorrem em padrões diagonais, como combinações de flexão ou extensão, com movimentos conjugados de inclinação lateral e rotação. Esses movimentos, como os de qualquer lugar, são produzidos pela ação coordenada dos nervos e dos músculos. Os músculos agonistas e sinergistas iniciam e executam os movimentos, enquanto os antagonistas controlam e modificam os movimentos. A quantidade de movimento disponível em cada região da coluna é um fator de inúmeras variáveis, que incluem:

▶ Relação altura vertebral-disco.
▶ Complacência da fibrocartilagem.
▶ Dimensões e forma das placas terminais vertebrais adjacentes.
▶ Idade.
▶ Doença.
▶ Sexo.

O tipo de movimento disponível é regulado:

▶ Pela forma e pela orientação das articulações.
▶ Pelos ligamentos e músculos do segmento e pelo tamanho e localização de seus processos.

Incluindo translações e rotações ao redor de três eixos diferentes, considera-se que a coluna apresenta seis graus de liberdade.[42] Embora ocorram variações na ADM em cada segmento vertebral, as quantidades relativas de movimento de cada região são bem documentadas:[43,44]

▶ Na região craniovertebral superior (do osso occipital até CII), há comparativamente pouca flexão-extensão, enquanto da região medial até a parte inferior da coluna cervical permite movimentos de flexão-extensão crescentes de cerca de 10° no nível de CII-CIII, até uma média de 20° em CV-CVI e CVI-CVII. A rotação axial na coluna cervical superior é de 30 a 40° em cada direção, porém varia de 5 a 6° na coluna cervical inferior.
▶ Os movimentos de flexão-extensão (ver Fig. III-1) são de cerca de 4° na coluna torácica superior, 6° na coluna torácica média e 12° na coluna torácica inferior. A inclinação lateral na coluna torácica superior é de 6°, e a rotação axial é de 5 a 6°.
▶ Na coluna lombar, há aumento gradual de movimentos de flexão-extensão de cerca de 12° em LI-LII e de até 20° no nível LV-SI. Sua inclinação lateral é maior em LIII-LIV, onde atinge cerca de 8 a 9°. A rotação axial na coluna lombar é mínima.
▶ Embora vários padrões de movimento tenham sido propostos para a articulação sacroilíaca,[45-48] o modelo preciso para esse movimento tem permanecido completamente indefinível.[49-51] As autópsias demonstram que, até uma idade avançada, pequenos movimentos são mensuráveis sob diferentes condições de carga.[52,53]

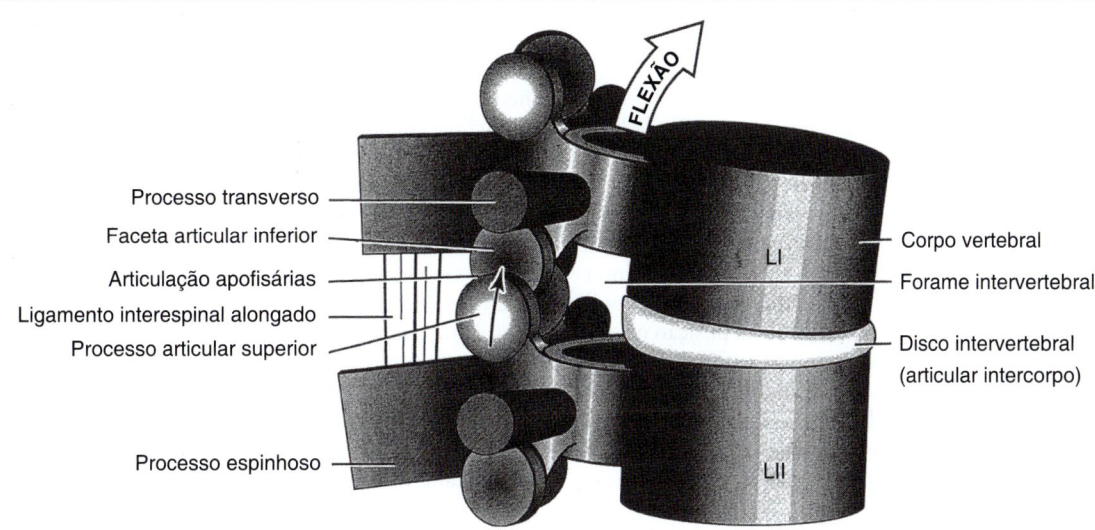

FIGURA III-1 Junção entre LI e LII demonstrando flexão segmentar. (Reproduzida, com permissão, de Neumann DA: *Kinesiology of the Musculoskeletal System*, St. Louis, MD: Mosby, 2002.)

Em geral, as articulações zigoapofisárias da coluna humana são capazes de executar apenas dois movimentos principais: deslizar para cima e deslizar para baixo. Se esses movimentos forem na mesma direção, ocorre flexão ou extensão. Se forem em direções opostas, ocorre a inclinação lateral. Como a orientação das facetas articulares não corresponde exatamente aos planos de movimento puro, este ocorre muito raramente.[42] De fato, muitos movimentos da coluna acontecem de maneira tridimensional devido ao fenômeno de acoplamento. O acoplamento envolve dois ou mais movimentos individuais que ocorrem ao mesmo tempo no segmento, e descobriu-se que ocorrem nas regiões lombar,[54] torácica[55] e cervical.[56] Descrições sobre os tipos de acoplamento que ocorrem nessas regiões são apresentadas nos respectivos capítulos. Todo movimento normal nessas regiões envolve os dois lados do segmento, que se movem simultaneamente ao redor do mesmo eixo. Isto é, o movimento do lado direito de um segmento produz um movimento igual no lado esquerdo do mesmo segmento. Se os dois lados de um segmento vertebral forem igualmente danificados (hipo ou hipermóveis), não há mudança no eixo de movimento, exceto no caso em que ele deixa de existir, como na anquilose óssea. Onde existe um dano de movimento simétrico, não há desvio perceptível do trajeto de flexão ou de extensão (inclinação lateral e rotação prejudicadas), mas, em vez disso, o trajeto é encurtado por hipomobilidade (gerando movimento reduzido) ou aumentado por hipermobilidade (gerando movimento aumentado).

Qualquer alteração nas estruturas do segmento móvel pode resultar em perda de movimento, perda de integridade do segmento (instabilidade) ou perda de função. Essas mudanças resultam principalmente de lesão, mudanças de desenvolvimento, fusão, consolidação de fratura, infecção curada ou artrodese cirúrgica.[44] A perda de integridade do segmento móvel, que pode ser mensurada com roentgenogramas de flexão-extensão, é definida como o movimento ântero-posterior de uma vértebra sobre outra maior do que 3,5 mm na coluna cervical, maior do que 2,5 mm na coluna torácica e maior do que 4,5 mm na coluna lombar.[57] Essa condição também pode ser definida como a diferença no movimento angular de dois segmentos móveis adjacentes maiores que:

- 11º na coluna cervical.
- 15º em LI-LII, LII-LIII e LIII-LIV.
- 20º em LIV-LV.
- 25º entre LV-SI.

Leis de movimento espinal fisiológico de Fryette[58]

Ainda que referidas como leis, as descrições de Fryette de movimento espinal são consideradas mais como conceitos, pois sofreram revisões e modificações com o passar do tempo. Esses conceitos servem como orientações úteis na avaliação e na intervenção de disfunções espinais e são citados em muitos textos que descrevem a biomecânica da coluna.

Primeira lei de Fryette

"Quando qualquer parte da coluna lombar ou torácica estiver na posição neutra, a inclinação lateral de uma vértebra será para o lado oposto da rotação dessa vértebra".

De acordo com Fryette, o termo *posição neutra* é interpretado como qualquer posição na qual as articulações zigoapofisárias não estão encaixadas em nenhuma superfície de contato e a posição na qual os ligamentos e as cápsulas do segmento não estão sob tensão. Essa lei descreve o acoplamento das colunas torácica e lombar. A coluna cervical não está incluída nessa lei, pois as articulações zigoapofisárias dessa região estão sempre encaixadas. Quando uma vértebra lombar ou torácica é inclinada para o lado a partir de sua posição neutra, o corpo vertebral roda para a convexidade que está sendo formada, com a rotação máxima ocorrendo perto do ápice da curva formada.

Disfunções que ocorrem na amplitude neutra são chamadas pelos osteopatas de *disfunções do tipo I*.

Segunda lei de Fryette

"Quando qualquer parte da coluna estiver em posição de hiperextensão ou hiperflexão, a inclinação lateral da vértebra será para o mesmo lado que sua rotação".

Simplificando, quando o segmento estiver sob carga, o acoplamento da inclinação lateral e a rotação ocorrem para o mesmo lado. De acordo com Fryette, o termo *posição não neutra* é interpretado como qualquer posição na qual as articulações zigoapofisárias estão encaixadas na superfície de contato, a posição na qual os ligamentos e as cápsulas do segmento estiverem sob tensão ou em posições de flexão ou extensão. Essa lei descreve o acoplamento que ocorre nas áreas CII a TIII da coluna.

As disfunções que ocorrem nas amplitudes de flexão ou de extensão são chamadas pelos osteopatas de *disfunções do tipo II*.

Terceira lei de Fryette

A terceira lei de Fryette diz que, se o movimento em um plano for introduzido na coluna, qualquer movimento que ocorrer em uma outra direção será, portanto, restrito.

Movimentos combinados

Aparentemente, seja qual for o acoplamento que ocorre, há muita semelhança entre um movimento envolvendo flexão seguida de inclinação lateral esquerda e um movimento envolvendo inclinação lateral esquerda seguida de flexão. Entretanto, embora os dois movimentos tenham o mesmo resultado final, utilizam diferentes métodos para atingi-lo. O mesmo pode-se dizer dos seguintes movimentos combinados:

▶ Flexão e inclinação lateral direita, seguidas de inclinação lateral direita e de flexão.

▶ Extensão e inclinação lateral direita, seguidas de inclinação lateral direita e de extensão.

▶ Extensão e inclinação lateral esquerda, seguidas de inclinação lateral esquerda e de extensão.

Usando movimentos combinados, o fisioterapeuta pode, muitas vezes, reproduzir um sintoma que não foi reproduzido usando os movimentos planares de flexão, extensão, inclinação lateral e rotação.[59-61] Contudo, deve-se tomar cuidado com o uso de movimentos combinados, em especial em casos agudos e subagudos, pois a redução dos sintomas por meio de modalidades e de exercícios suaves pode ser preferível à possibilidade de exacerbar a condição do paciente com o uso de um exame de movimento abrangente.

Usando um modelo biomecânico, a restrição de extensão, inclinação lateral e rotação para o mesmo lado da dor denomina-se *restrição de fechamento*, enquanto a restrição de movimentos opostos (flexão, inclinação lateral e rotação para o lado oposto da dor) denomina-se *restrição de abertura*. Os movimentos que envolvem flexão e inclinação lateral para o lado oposto dos sintomas provocam alongamento das estruturas no lado dos sintomas, enquanto os que envolvem extensão e inclinação lateral para o lado dos sintomas produzem a compressão das estruturas nesse mesmo lado.[59-61] Um exemplo de padrão de alongamento é dor no lado direito da coluna que aumenta com flexão seguida de movimento de inclinação lateral esquerda ou movimento de inclinação lateral esquerda seguido de flexão. O padrão de flexão envolve dor no lado direito da coluna que aumenta com movimento envolvendo extensão seguida de inclinação lateral direita, ou inclinação lateral direita seguida de extensão.

A reprodução do sintoma que ocorre com movimentos combinados em geral segue um padrão lógico e previsível. Entretanto, em algumas situações, é possível encontrar padrões ilógicos. Como a coluna vertebral consiste de muitos segmentos articulados, os movimentos são complexos e tendem a envolver vários segmentos, resultando em restrições que podem ser complexas e aparentemente ilógicas. Um exemplo desse padrão é dor no lado direito da coluna que aumenta com a combinação de flexão e inclinação lateral direita e que diminui com a combinação de extensão e inclinação lateral direita. Os movimentos recém-descritos envolvem a combinação de movimentos de alongamento e de compressão. Esses padrões ilógicos indicam, tipicamente, o envolvimento de mais de uma estrutura.[59-61] É claro, também podem indicar ao fisioterapeuta que o paciente não apresenta dano musculoesquelético.

Bloqueio espinal

As técnicas de bloqueio espinal utilizam acoplamentos ou movimentos combinados para examinar ou tratar a coluna. Seu objetivo é localizar uma técnica para um segmento específico e proteger os segmentos adjacentes contra as forças empregadas. Dois métodos de bloqueio são bastante citados:

1. *Congruente.* O bloqueio congruente ou ligamentar envolve levar a articulação até sua amplitude total, usando o acoplamento normal de inclinação lateral e rotação para contrair os ligamentos e a cápsula, estabilizando, assim, a articulação. A desvantagem desse tipo de bloqueio é que os ligamentos e a cápsula recebem o impacto da força de mobilização, podendo causar mais danos se a articulação for hipermóvel nessa direção. Essa forma de intervenção tem sido defendida em casos de instabilidade articular.[62]

2. *Incongruente.* Para o bloqueio incongruente ou articular, leva-se a articulação até a sua amplitude completa, enquanto emprega-se, de forma deliberada, a rotação incongruente e a inclinação lateral para bloquear, essencialmente, as superfícies articulares umas sobre as outras e, assim, travar a articulação sem alongar a cápsula ou os ligamentos. O bloqueio incongruente tende a produzir bloqueio muito mais firme e a minimizar o potencial de alongamento excessivo da cápsula e dos ligamentos. Ele tem sido promovido como o método de escolha em casos de instabilidade ligamentar.[62] Entretanto, a presença de instabilidade articular descarta esse método de bloqueio.

A detecção do nível segmentar em que o bloqueio está ocorrendo é um processo relativamente fácil nas colunas torácica e cervical, levando em consideração a acessibilidade dos processos transversos ou dos espinhosos para a palpação. Dependendo do tipo de bloqueio requerido, o paciente é posicionado sentado ou deitado em supino e o fisioterapeuta posiciona passivamente a coluna cervical ou torácica na posição desejada.

Entretanto, o bloqueio da coluna lombar é um procedimento mais difícil e, embora essas técnicas possam ser realizadas com o paciente na posição sentada, são mais fáceis de executar com ele em decúbito lateral. As descrições tradicionais de técnicas de bloqueio para a coluna lombar incluem detalhes sobre como bloquear a coluna pela parte superior e inferior, com o paciente posicionado em decúbito lateral. Isso envolve empregar tração especificamente direcionada no braço do paciente, enquanto o bloqueio pela parte inferior utiliza flexão ou extensão dos quadris até que o movimento seja sentido em um nível segmentar específico da coluna lombar. Para ilustrar esses conceitos, seguem alguns exemplos.

Bloqueio pela parte superior na coluna lombar
Os bloqueios pela parte superior na coluna lombar são obtidos puxando-se o braço do paciente que está mais perto da maca em uma direção específica, dependendo do tipo de bloqueio requerido. Conforme a direção da tração do braço, o bloqueio superior pode ser produzido em extensão ou em flexão. Técnicas mais complexas utilizam a tração de braço que bloqueia a coluna lombar, em combinação de extensão-flexão e rotação-inclinação lateral da coluna.

Bloqueio em extensão-flexão
Bloqueio em extensão. O paciente é posicionado em decúbito lateral, de frente para o fisioterapeuta, com os quadris e os joelhos levemente flexionados. Para facilitar o bloqueio superior de extensão, a parte superior do braço do paciente deve ser posicionada com o cotovelo flexionado e o ombro estendido, de modo que fique posterior ao tronco. Para assegurar que a parte superior da coluna seja posicionada em extensão, deve-se tracionar a parte inferior do braço verticalmente, na direção do teto (Fig. III-2).

Bloqueio em flexão. O paciente é posicionado em decúbito lateral, de frente para o fisioterapeuta, com os quadris e os joelhos levemente flexionados. O fisioterapeuta coloca a parte superior do braço do paciente anterior em relação ao tronco, de tal maneira que a palma fique plana na maca e adjacente à cintura. Em seguida, a parte inferior do braço e a cintura escapular são trazidas para a frente, paralelamente à maca (Fig. III-3).

Técnica de bloqueio para produzir inclinação lateral direita. O paciente é posicionado em decúbito lateral, de frente para o fisioterapeuta, com os quadris e os joelhos levemente flexionados. Se o paciente estiver na posição de decúbito lateral direito, então o braço direito é trazido para a direção dos pés (i.e., caudal) (Fig. III-4).

Técnica de bloqueio para produzir inclinação lateral esquerda. O paciente é posicionado em decúbito lateral, de frente para o fisioterapeuta, com os quadris e os joelhos levemente flexionados. Se estiver na posição de decúbito lateral direito, então o braço direito é trazido superiormente na direção da cabeça, paralelamente à mesa.

Quando as técnicas precedentes forem dominadas, o fisioterapeuta pode progredir para as intervenções mais complexas de bloqueio em flexão-extensão e em rotação-decúbito lateral.

Técnica de bloqueio usando combinação de inclinação lateral com flexão-extensão. O componente de inclinação lateral do bloqueio é realizado de forma simultânea com o movimento de flexão-extensão, alterando-se a direção da tração do braço.

Inclinação lateral esquerda em extensão. Com o paciente na posição de decúbito lateral direito, o braço direito e a cintura escapular são trazidos em direção oblíqua, resultante da tração cranial e vertical (Fig. III-5). Essa técnica, com a localização da sensação de final do movimento, pode ser utilizada para testar a capacidade da articulação de atingir a ADM total ou para posicionar o paciente para mobilizar um lado do segmento.

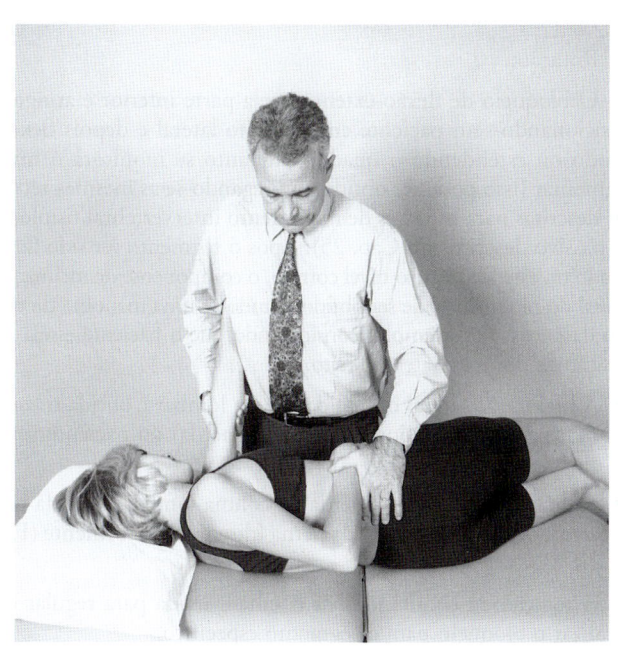

FIGURA III-2 Direção da tração do braço para bloqueio em extensão pela parte superior.

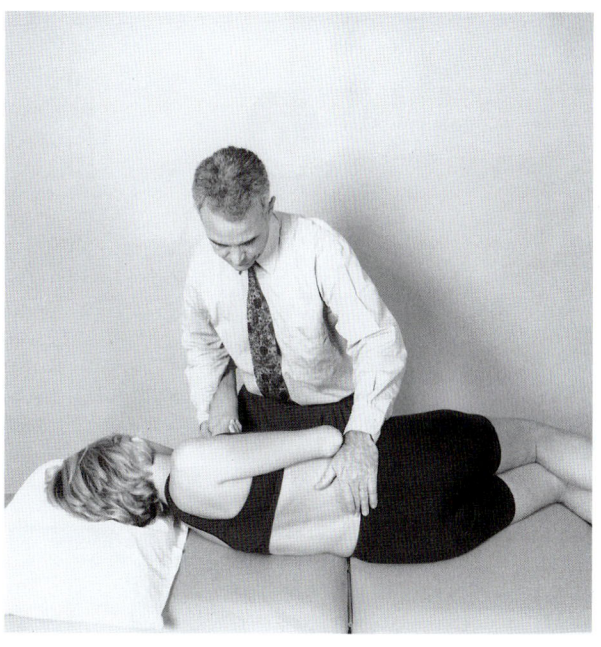

FIGURA III-3 Direção da tração do braço para bloqueio em flexão pela parte superior.

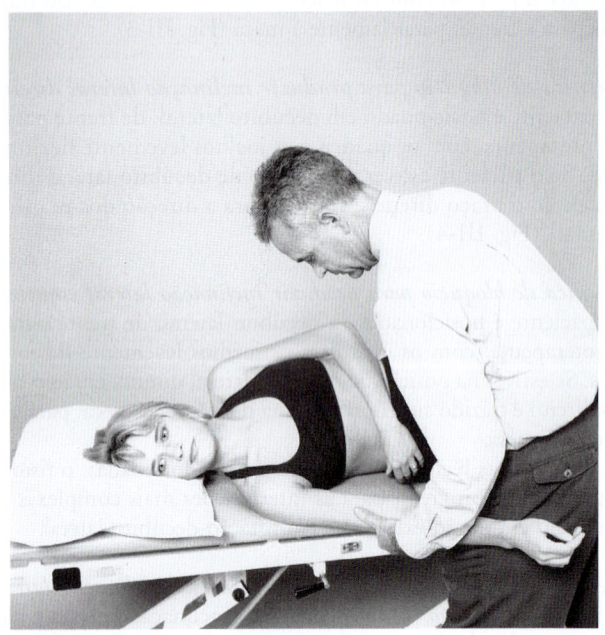

FIGURA III-4 Direção da tração do braço para produzir inclinação lateral direita da coluna lombar.

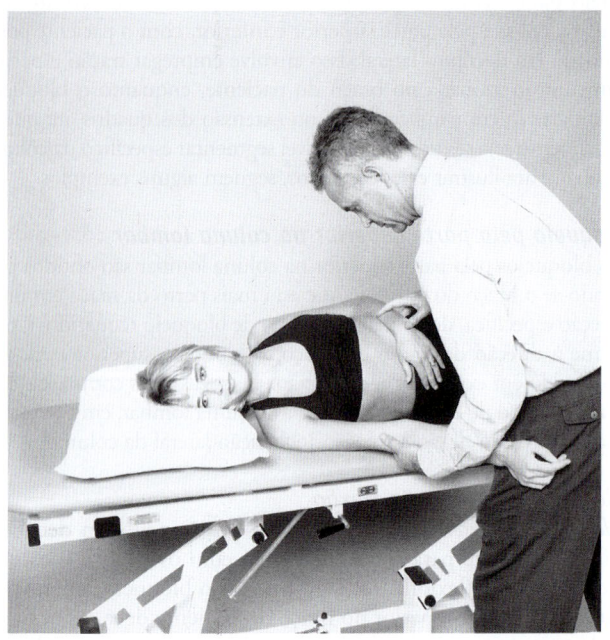

FIGURA III-6 Direção da tração do braço para produzir inclinação lateral direita em flexão.

Inclinação lateral direita em flexão. Com o paciente em decúbito lateral direito, o braço direito e a cintura escapular são trazidos em direção oblíqua resultante da tração caudal e horizontal (Fig. III-6). Essa técnica, com a localização da sensação de final do movimento, geralmente é usada para testar a capacidade da articulação de atingir a ADM total ou para posicionar o paciente para mobilizar um lado do segmento.

Bloqueio pela parte inferior na coluna lombar

Quando o bloqueio for pela parte inferior, recomenda-se que a coluna seja bloqueada na seguinte sequência:

1. Flexão ou extensão.
2. Inclinação lateral.
3. Rotação.

O bloqueio de flexão-extensão pela parte inferior é atingido posicionando-se o paciente em decúbito lateral e depois flexionando ou estendendo o quadril enquanto se monitora o nível segmentar (isso pode ser obtido empregando-se as mesmas técnicas descritas para os testes de movimento intervertebral fisiológico passivo descritos no Cap. 25). Após o segmento ter sido flexionado ou estendido até o nível correto, o componente de inclinação lateral do bloqueio pode ser obtido usando-se uma manobra de tração da perna. Por exemplo, considerando que o paciente esteja na posição de decúbito lateral direito:

▶ A inclinação lateral direita da coluna lombar é obtida trazendo-se a parte superior da perna (esquerda) do paciente inferiormente (Fig. III-7).

▶ A inclinação lateral esquerda da coluna lombar é obtida trazendo-se a parte inferior da perna (direita) inferiormente (Fig. III-8).

A rotação da coluna lombar é, então, usada para regular ou localizar o bloqueio para o segmento específico.

Na realidade, é difícil certificar-se de qual tipo de bloqueio está sendo feito em quaisquer séries determinadas de articulações espinais. A pesquisa dos movimentos acoplados na coluna lom-

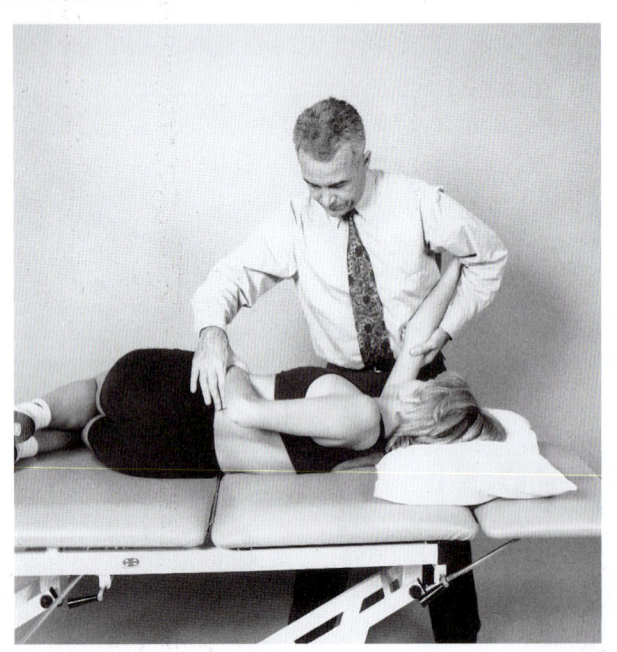

FIGURA III-5 Direção da tração do braço para produzir inclinação lateral esquerda em extensão.

TABELA III-2 Acoplamento da coluna lombar.

Autor	Neutra	Flexão	Extensão
Farfan[1]	—	Contralateral	Contralateral
Kaltenborn[2]	—	Ipsilateral	Ipsilateral
Grieve[3]	—	Ipsilateral	Contralateral
Fryette[4]	Contralateral	Ipsilateral	Ipsilateral
Evjenth[5]	—	Ipsilateral	Contralateral

[1] Farfan HF: *Mechanical Disorders of the Low Back.* Philadelphia: Lea & Febiger, 1973;[2] Kaltenborn FM: *The Spine: Basic Evaluation and Mobilization Techniques.* Wellington, New Zealand: University Press, 1993; [3]Grieve GP: *Common Vertebral Joint Problems.* New York: Churchill Livingstone, 1981;[4] Fryette HH: *Principles of Osteopathic Technique.* Colorado Springs, CO: American Academy of Osteopathy, 1980;[5] Evjenth O, Hamberg J: *Muscle Stretching in Manual Therapy, a Clinical Manual.* Alfta, Sweden: Alfta Rehab Forlag, 1984.

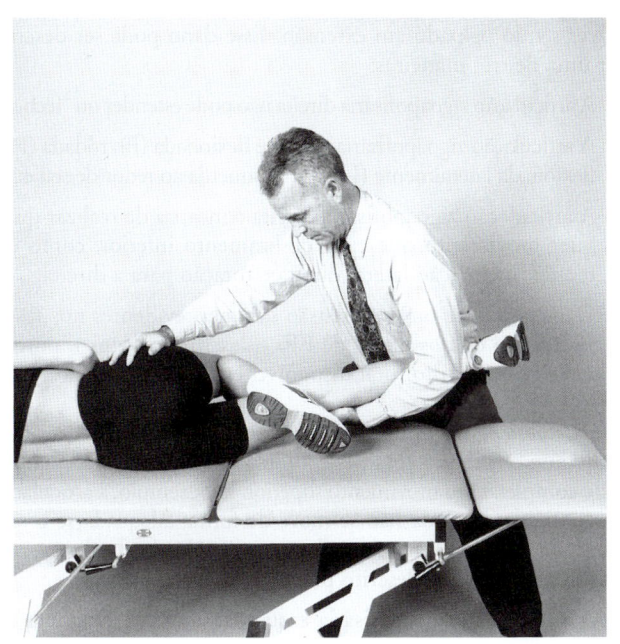

FIGURA III-7 Tração da parte inferior da perna para obter inclinação lateral direita.

bar inferior contrariou muitas teorias sobre acoplamento da inclinação lateral-rotação e não há razão para supor que nenhuma outra área da coluna não seja mais previsível (Tab. III-2).

A partir do trabalho sobre a junção lombossacral, parece perfeitamente possível que, quando um bloqueio congruente é aplicado em LIV-LV, um bloqueio incongruente está ocorrendo em LV-SI. Consequentemente, o uso de um bloqueio incongruente para evitar instabilidades ligamentares e de um congruente para proteger instabilidades articulares representa dificuldades, pois o fisioterapeuta não pode ter certeza do que está ocorrendo em qualquer tempo determinado, embora seja melhor evitar a direção da instabilidade ou da hipermobilidade.

Exame da coluna vertebral e da pelve

Na melhor das hipóteses, a grande maioria dos diagnósticos de disfunção espinal deve ser considerada provisória. A confirmação da precisão diagnóstica ocorre nas situações em que a intervenção produz melhoras. Entretanto, o fisioterapeuta também deve levar em consideração os efeitos benéficos do placebo. A eficácia da intervenção deve ser provada com séries completas e bem-executadas de acompanhamentos clínicos, usando medições válidas de resultados que demonstrem benefícios óbvios, acentuados e imediatos que não podem ser explicados por nenhum outro fator.[63]

O número excessivo de condições que podem causar dor nessa região complica o exame da coluna. Borenstein e colaboradores [64,65] citaram mais de 50 causas de dor no pescoço ou nas costas. Além disso, há poucas evidências científicas para estabelecimento de muitas das indicações diagnósticas atribuídas à dor espinal, como instabilidade, doença degenerativa do disco e subluxação.[66]

O objetivo do exame é identificar de forma correta se a pessoa afetada será beneficiada por uma intervenção fisioterapêutica. A identificação correta de um diagnóstico requer o uso de ferramentas de mensuração baseadas em evidências que sejam válidas, específicas e sensíveis. Há vários métodos para examinar e avaliar a coluna, e cada um deles resulta em uma conclusão que determina o curso da intervenção.[67,68] Infelizmente, muitos dos procedimentos atuais usados para examinar a coluna apresentam deficiências metodológicas.[66-68]

Uso de sistemas tradicionais de classificação

Nos últimos anos, foram feitas tentativas de usar uma grande variedade de métodos para classificar a dor espinal em síndromes, principalmente a dor lombar. A síndrome é uma variedade de sinais e sintomas que, em conjunto, caracterizam uma condição particular. Ao classificá-las, sugere-se que o paciente tenha mais probabilidade de responder a determinado tipo de inter-

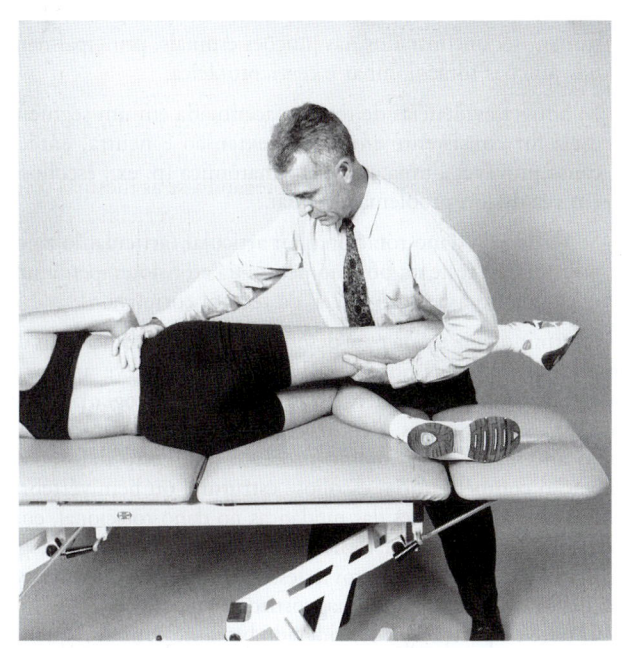

FIGURA III-8 Tração da parte inferior da perna para proporcionar inclinação lateral esquerda.

venção exclusiva. O termo *síndrome* implica que o diagnóstico específico é desconhecido. Na coluna, onde foi historicamente comprovado que é difícil determinar diagnósticos específicos, as síndromes se tornaram muito populares. Os critérios usados para caracterizá-las incluem:

▶ Patoanatomia.[69,70] Essa estratégia envolve o uso de correlações para produzir categorias. Sua desvantagem é a dificuldade de identificar uma causa patoanatômica relevante para a maioria dos pacientes.[71]

▶ Presença ou ausência de radiculopatia.[72,73]

▶ Localização e tipo de dor.[74]

▶ Duração dos sintomas (aguda, subaguda ou crônica).[75]

▶ Estado de atividade e de trabalho.[73,76]

▶ Danos identificados durante o exame físico.

▶ Direção de movimento que reproduz, torna periféricos ou centraliza os sintomas.[77,78]

As classificações mais comuns são descritas mais adiante. O uso de sistemas de classificação apresenta algum valor prognóstico e orienta os fisioterapeutas para intervenções específicas.[79]

Sistema osteopático

Os osteopatas contam com os resultados dos testes de movimento ativo e dos testes de posição para determinar sua abordagem de intervenção. *Observação:* Esses profissionais usam o termo flexão lateral em vez de inclinação lateral.

Teste de posição

O teste de posição envolve a palpação dos tecidos moles sobre os processos transversos da coluna para determinar a presença de irregularidades rotacionais palpáveis e alterações na tensão dos tecidos em um nível segmentar quando a coluna for posicionada em flexão ou em extensão, em comparação com a posição neutra. Para localizar o processo transverso, o fisioterapeuta deve, inicialmente, localizar o processo espinhoso, para determinar o nível e, em seguida, movimentá-lo suavemente no sentido lateral e superior, colocando os polegares em ambos os lados do processo. Portanto, o fisioterapeuta deve estar bem familiarizado com a chamada palpação em camadas, para certificar-se de que os dedos que estão fazendo a palpação estão monitorando as posições dos processos transversos em um determinado nível segmentar. As disfunções vertebrais ocorrem como a combinação de movimentos nos três planos. A rotação é o movimento principal. Do ponto de vista teórico, nesse lado a disfunção rotacional, que resulta da alteração no eixo de rotação produzido pelo lado mais rígido do segmento, será palpada como sensação muito mais firme de final do movimento. A direção da rotação é definida pelo processo transverso mais posterior, e o nome posicional é osteocinemática, não tendo nenhuma relação estabelecida com qualquer articulação.

Teste de posição em extensão. Se uma rotação segmentar acentuada estiver evidente no limite de extensão, isso indica que uma das facetas é incapaz de completar seu movimento inferior (i.e., permanece em posição relativamente flexionada). A direção da rotação resultante (observada em relação à parte anterior do corpo vertebral) informa ao fisioterapeuta qual das facetas não está se movendo. Por exemplo, a articulação zigoapofisária não se move normalmente se o segmento for rodado para a *esquerda,* quando estiver sendo palpado em extensão. Esse dano pode ser descrito por uma de três maneiras:

1. A articulação zigoapofisária direita não pode estender ou "fechar".
2. A articulação zigoapofisária direita é flexionada (F), rodada (R) e flexionada lateralmente (L) para a esquerda ao redor de seu eixo.
3. A articulação zigoapofisária direita é incapaz de realizar qualquer movimento que exija deslizamento inferior, como extensão, inclinação lateral direita e rotação para a direita.

Danos de FRL ou de extensão são mais evidentes nos testes de posição do que os danos de ERL (descritos a seguir), porque há menos movimento total disponível em extensão.

Teste de posição em flexão. Se uma rotação segmentar acentuada é evidente em flexão total, isso indica que uma das facetas não pode completar seu movimento superior. Por exemplo, a articulação zigoapofisária esquerda não se move de forma adequada se o segmento for rodado para a esquerda, quando palpado em flexão. O dano pode ser descrito por uma de três maneiras:

1. A articulação zigoapofisária esquerda não pode flexionar ou "abrir".
2. A articulação zigoapofisária esquerda é estendida (E), rodada (R) e flexionada lateralmente (L) para a esquerda.
3. A articulação zigoapofisária esquerda é incapaz de realizar qualquer movimento que exija deslizamento superior, como flexão, rotação para a direita e inclinação para o lado direito.

Teste em posição neutra. O teste posicional é realizado na posição neutra da coluna por três razões:

1. Se houver algum dano rotacional em um segmento apenas na posição neutra, não sendo evidente em flexão total ou em extensão total, provavelmente sua causa seja neuromuscular e não de origem mecânica. Esses danos neuromusculares costumam ser encontrados nas junções espinais, principalmente nas junções toracolombar e cervicotorácica.
2. Se houver evidências de rotação acentuada em um segmento e ela for consistente em flexão, extensão e neutra, então a causa provável é uma anomalia anatômica (p. ex., escoliose), em vez de um problema articular.
3. Se a causa do dano rotacional for articular (articulação zigoapofisária), o teste na posição neutra dá ao fisioterapeuta uma ideia quanto à posição inicial da técnica corretiva.

A terminologia usada para descrever distúrbios rotacionais dos movimentos espinais puros (ERL ou FRL) descreve apenas os danos posicionais e cinéticos. Não indica a patologia provável. Razões para esses danos, além das disfunções de movimento, incluem anomalias ósseas, como processo transverso deformado, adaptação compensatória, escoliose estrutural ou hemivértebra.

Em teoria, as análises das mudanças no dano rotacional, entre flexão total e extensão total, fornecem indicações quanto à patologia. Assim, em conjunto com outros testes, como o de movimento ativo, essa análise ajuda a avaliar os diagnósticos biomecânicos.

O teste de posição foi considerado bastante confiável quando usado por fisioterapeutas experientes para identificar níveis segmentares com base na posição relativa dos processos espinhosos.[80] Os resultados da confiabilidade interavaliadores ficam um tanto confusos quando esse profissionais têm de determinar anormalidades segmentares lombares com base em testes de posição,[81,82] ou insuficientes quando tentam verificar o nível segmentar de processos espinhosos acentuados.[83]

> **Curiosidade Clínica**
>
> O fisioterapeuta deve estar ciente de que o teste de posição é insensível a danos simétricos e, dessa forma, o resultado pode ser falso-negativo.

Sistema de McKenzie [77,78]

O diagnóstico mecânico e a abordagem de classificação de McKenzie é um método de custo baixo e não invasivo de avaliar pacientes com dor lombar (DL) que utiliza sinais físicos, comportamento dos sintomas e sua relação com os movimentos do teste lombar de amplitude final para determinar a classificação e a intervenção adequada (ver também os Caps. 20, 23 e 26).

A abordagem de McKenzie classifica a DL mecânica em três componentes principais:

▶ Diagnóstico mecânico.
▶ Tratamento mecânico com base em diagnóstico mecânico.
▶ Prevenção de recorrências por meio de:
  - Ênfase sobre a responsabilidade do paciente em relação à sua própria recuperação
  - Exploração total das forças geradas pelo próprio paciente, antes de evoluir para a aplicação de forças externas.

De acordo com McKenzie, os sintomas da patologia lombar e/ou cervical demonstram a presença de fenômeno de centralização e de periferização.[77,84,85]

▶ A centralização de sintomas se refere à eliminação imediata ou final da extensão mais distal da dor radicular ou referida, na direção da linha média da coluna, em resposta a estratégias de aplicação de cargas terapêuticas. A centralização é mais comum com a extensão, principalmente com movimentos repetidos de amplitude final. Embora a centralização dos sintomas possa estar associada ao aumento de DL, de maneira geral indica melhorias na condição do paciente e dá ao fisioterapeuta uma preferência direcional.
▶ A periferização de sintomas indica a presença de movimento na direção oposta e geralmente está associada a prognósticos mais fracos.

A elaboração de histórias é um componente integral da abordagem de McKenzie. O objetivo das histórias é fornecer informações ao fisioterapeuta sobre:

- Impressão geral da apresentação clínica.
- Local da dor.
- Estágio do distúrbio.
- Estado da condição. A gravidade do problema é utilizada para orientar o vigor do exame.
- Identificação de sinais de alerta.
- Possibilidade de avaliar as melhorias em relação à linha básica da apresentação sintomática/mecânica.
- Fatores agravantes/atenuantes (principalmente o papel desempenhado pela postura). Isso ajuda o fisioterapeuta a desenvolver um diagnóstico hipotético por tipo de síndrome.
- Limites funcionais sobre a qualidade de vida do paciente.

Durante a observação inicial, a postura do paciente, sentado ou de pé, revela como a coluna é habitualmente submetida a cargas estáticas. Além disso, o paciente deve executar um movimento simples em cada direção do plano de movimento (ver adiante), enquanto o fisioterapeuta observa a quantidade e a qualidade do movimento, ou seja, a capacidade do paciente de atingir a amplitude final, com inversão da curva espinal e sem desviar do plano de movimento pretendido.[86] A avaliação precisa do efeito causado por posições de movimentos repetidos/sustentados sobre o padrão de dor é o componente principal do exame de McKenzie (ver Tab. III-3). As direções do plano de movimento avaliadas nas colunas cervical e lombar são aquelas em que ocorrem posturas antálgicas com apresentação clínica.[86]

▶ *Coluna cervical.* Os movimentos observados incluem protrusão, flexão, retração, extensão, inclinação lateral à direita e à esquerda e rotação à direita e à esquerda.

▶ *Coluna lombar.* Os movimentos observados incluem flexão, extensão e deslizamento lateral à direita e à esquerda.

Os testes dinâmicos e estáticos são realizados depois de a quantidade e a qualidade do movimento serem avaliadas pelo desempenho de movimentos simples, em cada plano de movimento.[86] Os efeitos da carga em determinada direção do plano de movimento são evidenciados por meio de cargas repetidas (dinâmicas) ou sustentadas (estáticas). Os testes de cargas estáticas geralmente são usados quando os testes dinâmicos não fornecem estratégias claras de aplicação de cargas. Tipicamente, com o uso de testes estáticos e dinâmicos, a carga na direção sagital de um plano de movimento é avaliada em primeiro lugar, a menos que o paciente apresente antalgia significativa na direção coronal, sen-

TABELA III-3 Vários efeitos dos testes de movimento

Termo	Definição
Produção	Não há sintomas na posição de repouso, mas eles podem ser produzidos pelo movimento
Aumento	Aumento nos sintomas atuais
Redução	Redução nos sintomas atuais
Eliminação	O movimento elimina os sintomas que surgem na posição de repouso
Piora	Os sintomas aumentam ou tornam-se piores.
Não pioram	Os sintomas aumentam com o movimento (mas não tornam-se piores).
Não melhoram	Sintomas reduzidos/abolidos com o movimento (não permanecem).
Melhora	Sintomas se apresentam reduzidos/eliminados/melhores.
Dor durante os movimentos	Presença de dor durante os movimentos.
Dor no final da amplitude	A dor ocorre no final da amplitude.
Nenhum efeito	O movimento não exerce nenhum efeito sobre os sintomas.

do que, nessa hipótese, esse plano de movimento é avaliado em primeiro lugar.[86] Se o plano coronal não fornecer respostas satisfatórias, deve-se explorar o plano de movimentos transversais.

▶ *Testes dinâmicos.* Esses testes envolvem a execução de um único movimento, na direção do plano de movimento em estudo, seguida de movimentos repetitivos na mesma direção, enquanto o fisioterapeuta faz a monitoração rigorosa das respostas dos mecanismos e dos sintomas durante o movimento, no final da amplitude e depois da carga dinâmica. A evolução dos testes inclui o seguinte:[86]

▶ Coluna cervical: Flexão com o paciente sentado; retração com o paciente sentado; retração seguida de extensão com o paciente sentado; retração com o paciente deitado; e retração e extensão com o paciente deitado. Se necessário, os seguintes testes também devem ser realizados: protrusão com o paciente sentado; retração com inclinação lateral para a direita, com paciente sentado; retração com inclinação lateral para a esquerda, com o paciente sentado; retração com rotação à direita com o paciente sentado; e retração com rotação à esquerda com o paciente sentado.

▶ Coluna lombar: Flexão com o paciente de pé; extensão com paciente de pé; flexão e extensão com paciente deitado. Se necessário, os seguintes testes também devem ser realizados: deslizamento lateral à direita com o paciente de pé ou extensão em prono com deslocamento lateral à direita com o paciente de pé; e deslizamento lateral à esquerda com o paciente de pé ou extensão em decúbito ventral com deslocamento lateral à esquerda.

▶ *Testes estáticos.* Esses testes geralmente são usados como auxiliares para confirmar testes dinâmicos ou para explorar os efeitos da carga quando os dinâmicos não produzirem conclusões definitivas.[86]

- Coluna cervical: Protrusão, flexão, retração (com o paciente sentado ou em supino), retração e extensão (com o paciente sentado, em prono ou em supino), inclinação do lado retraído para a esquerda ou para direita, e retrações retraídas à direita ou à esquerda.

- Coluna lombar: paciente sentado com postura relaxada, sentado mantendo a postura ereta, de pé com postura relaxada, extremidades eretas, em prono em extensão, sentado durante longo tempo, deslocamento lateral à direita ou à esquerda, e rotação em flexão.

O raciocínio clínico intrínseco ao método de McKenzie classifica as respostas mecânicas e sintomáticas à carga em três síndromes principais: postural, de disfunção e de desarranjo (Tab. III-4 e Fig. III-9).

A *síndrome postural* e proposta como resultante da aplicação de cargas sustentadas nos tecidos durante as posturas/posições de final de amplitude. A dor associada à síndrome postural é de início gradual, imprecisa, localizada, de linha média, simétrica e nunca é referida.

Posturas prolongadas agravam a dor, porém movimento a suprime. No exame, o paciente não demonstra deformidade espinal nem perda de amplitude, e os movimentos repetidos não produzem os sintomas. O início dos sintomas, que depende do tempo (em geral ocorre após mais de 15 minutos), é provocado com posições sustentadas de final de amplitude.

A *síndrome de disfunção* é proposta como resultante do encurtamento adaptativo de alguns tecidos moles e do estiramento excessivo de outros. A dor intermitente associada a essa condição é local, adjacente à linha média da coluna e não referida. A exceção ocorre no caso de uma aderência da raiz do nervo,* em que a dor pode ser sentida na nádega, na coxa ou na panturrilha (Tab. III-5). A aderência da raiz do nervo representa o único momento em que o paciente sente dor na síndrome de disfunção e o único momento em que os sintomas distais são reproduzidos repetidas vezes como parte do tratamento.

Atividades e posições no final da amplitude agravam a dor, enquanto aquelas que evitam amplitudes finais reduzem os sintomas. No exame, o paciente demonstra perda de movimento ou de função, o que a distingue da síndrome postural. Movimentos repetidos não alteram os sintomas, e a perda de movimento ou de função pode ser simétrica ou assimétrica.

A *síndrome de desarranjo* é considerada resultante do deslocamento ou de alteração na posição de estruturas articulares. A estrutura articular envolvida com mais frequência é o disco intervertebral, e McKenzie divide esses distúrbios em desarranjos de disco posterior e de disco anterior. Os desarranjos posteriores são ainda subdivididos em sete categorias. Os desarranjos de 1 a 6 são posteriores, enquanto o 7 é um desarranjo anterior (ver Figs. III-10 e III-11 e Tab. III-6).

A dor de uma síndrome dessa natureza, que, em geral, é de início repentino e associada a parestesia ou dormência, é imprecisa ou aguda, podendo ser central, unilateral, simétrica ou assimétrica. Ainda que possa ser referida na nádega, na coxa, na perna ou no pé, a dor varia em intensidade e em distribuição. A posição inclinada, sentada ou sustentada agrava os desarranjos posteriores, enquanto caminhar e ficar de pé agravam os desarranjos anteriores. Os pacientes com desarranjo posterior muitas vezes sentem-se melhor quando caminham ou deitam, e os com desarranjo anterior em geral sentem-se melhor sentados e em outras posições flexionadas. No exame, observa-se um deslocamento lateral. Há sempre alguma perda de movimento e de função. Determinados movimentos produzem, aumentam ou fazem com que os sintomas fiquem periféricos (se afastam da coluna), porém outros diminuem, suprimem ou centralizam os sintomas. McKenzie defende uma grande variedade de princípios de carga para redução de desarranjos.

- Extensão.
- Flexão.
- Movimento lateral.
- Progressão da força:
  - Forças estáticas geradas pelo paciente:
    - Posicionamento para a amplitude média.
    - Posicionamento para o final de amplitude.
  - Forças dinâmicas geradas pelo paciente:
    - Movimento do paciente para a amplitude média.

---

* N. de R.T. Raiz do nervo aderente: termo usado por McKenzie, que significa que o nervo sofreu um pinçamento no passado, causou um episódio de ciatalgia, foi tratado, mas o processo de reparação deixou aderências que agora imitam o movimento total da raiz nervosa.

TABELA III-4 Resumo das três síndromes de McKenzie

	Respostas sintomáticas ou mecânicas	Frequência das queixas (respostas)	Ponto de extração das respostas	Taxa de extração de respostas	Persistência da resposta após a cessação da carga	Taxa de resolução da síndrome	Respostas durante o movimento	Respostas em amplitude final sem impedimento mecânico	Respostas em amplitude final com impedimento mecânico	Respostas específicas do plano de movimento	Estratégias de carga preferidas	Motivos de falha do paciente
Postural	Exclusivamente	Intermitente	Amplitude final sintomáticas sustentada	Início tardio depois do posicionamento sustentado da amplitude final	Nenhuma	Semanas	Nenhuma	Sintomáticas	Não há	Direção específica do plano de movimento	Evitar sintomas	Desconhecimento, fadiga, autoconsciência.
Disfunção	Sintomáticas e mecânicas	Intermitente	Amplitude final restrita	Imediata na amplitude final restrita	Nenhuma	Meses	Nenhuma	Nenhuma	Mecânicas e sintomáticas	Direção específica do plano de movimento	Provocar os sintomas	Evitação de sintomas
Desarranjo	Sintomáticas e mecânicas	Intermitente ou constante	Durante o movimento; amplitude final obstruída ou não obstruída	Imediata ou tardia, durante o movimento, em amplitudes finais obstruídas ou não obstruídas	Às vezes persiste	Dias	Sim	Mecânicas e sintomáticas	Mecânicas e sintomáticas	A carga na direção de um plano de movimento pode afetar a outra	Buscar a centralização, evitar a periferização	Evitação de sintomas de centralização

Reproduzida, com permissão, de Jacob G, McKenzie R: *Spinal therapeutics based on responses to loading*. In: Liebenson C, ed. *Rehabilitation of the Spine: A Practitioner's Manual*. Baltimore, MD: Lippincott Williams & Wilkins, 1996:242.

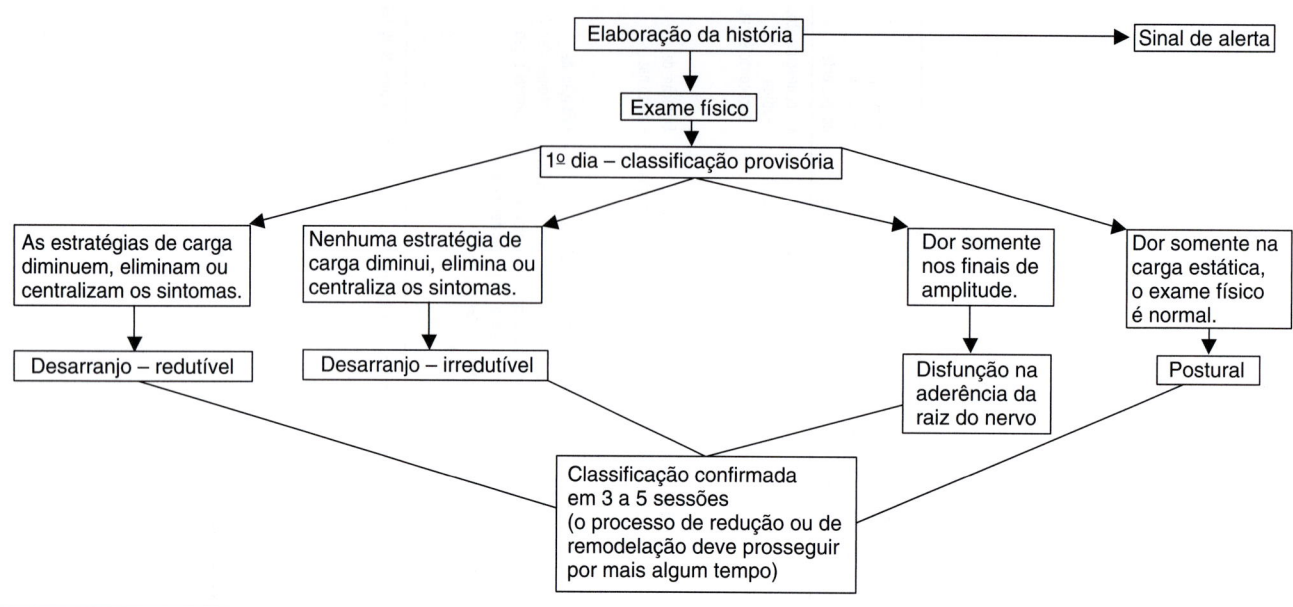

FIGURA III-9 Algoritmo da classificação de McKenzie.[77,78]

- Movimento do paciente para o final da amplitude.
- Movimento do paciente para as amplitudes extremas, usando excessiva pressão.
- Geração de forças clínicas:
  - O paciente se movimenta para a amplitude média, com sobrepressão exercida pelo fisioterapeuta.
  - O paciente se movimenta para o final de amplitude, com sobrepressão exercida pelo fisioterapeuta.
- Mobilização clínica.
- Técnica clínica *thrust* de alta velocidade.
- Forças alternativas:
  - Posição inicial: com carga *versus* sem carga.
  - Estratégia: sagital, frontal ou uma combinação.
  - Fator tempo: mantido ou repetido.
  - Ângulo do plano frontal durante a execução de procedimentos combinados.

TABELA III-5 Características da aderência da raiz do nervo

A síndrome da aderência da raiz do nervo geralmente surge após a resolução de uma síndrome de desarranjo ou no período pós-cirúrgico (6 a 12 semanas)

História
- Dor ciática ou cirurgia nos últimos meses; houve alguma melhora, mas agora não está mudando.
- Sintomas intermitentes na perna, coxa/panturrilha (contração).
- Atividade consistente produziu sintomas ao toque e à longa permanência, sentado ou caminhando.
- A dor na perna não persiste quando cessa o movimento ou quando muda de posição.

Exame
- Flexão claramente restrita na posição de pé – produz, de forma consistente, dor concordante/contração na amplitude final.
- Nenhuma redução/eliminação rápida de sintomas produziu nenhum sintoma distal prolongado.
- Perda moderada/grande de flexão (pode demonstrar desvio).
- O movimento de flexão melhora se o joelho for flexionado.
- A FD não produz nenhum efeito.
- Sem rápidas alterações na apresentação mecânica com teste de movimentos repetidos.

Intervenção
- Flexão na posição sentado com aumento na extensão do joelho.
- Flexão de pé.
- Flexão em degrau (perna oposta sobre a cadeira).
- Encerrar a sessão com ED/EP
- Monitoração da resposta mecânica à extensão. Deve permanecer inalterada depois de flexões repetidas.

FD = flexão em decúbito; ED = extensão em decúbito; EP = extensão de pé.

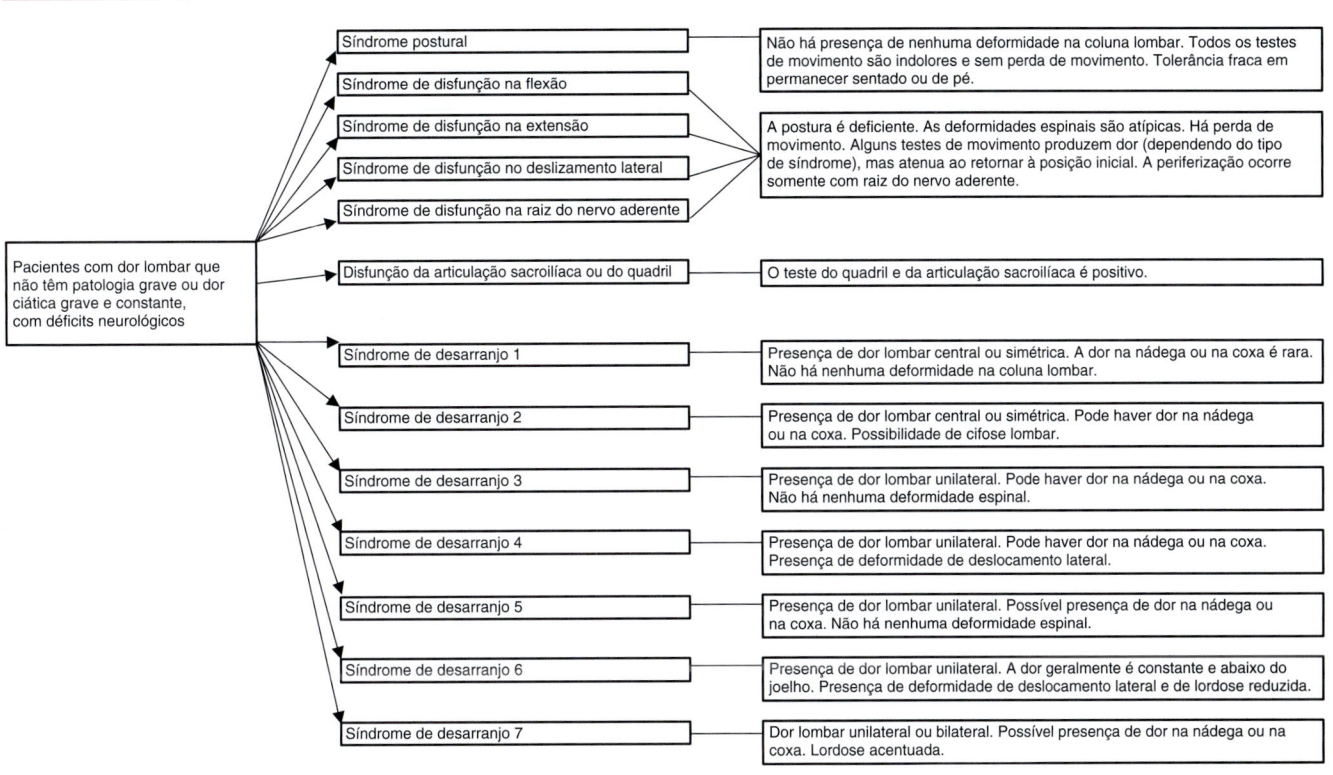

FIGURA III-10 Classificação de McKenzie – região lombar.

Depois de a história subjetiva e a avaliação mecânica serem feitas na seção inicial, o fisioterapeuta deve ter uma ideia sobre a categoria mecânica a que pertence o paciente. Dependendo da síndrome, deve-se prescrever um programa doméstico de autotratamento, e os pacientes devem ser incentivados a aceitar a responsabilidade por sua intervenção e recuperação. Os programas específicos para a coluna cervical e lombar são descritos nos respectivos capítulos.

A confiabilidade interavaliadores do método de McKenzie para realizar testes clínicos e classificar pacientes com síndromes de DL foi investigada em vários estudos.[67,84,87-94]

Os movimentos repetidos são um componente integral do exame e usados no esforço para reproduzir os sintomas. Essa variável foi considerada confiável no exame da coluna em diversos estudos.[93,95]

Em um estudo,[93] a confiabilidade interavaliadores entre dois fisioterapeutas treinados no método foi alta para classificar pacientes com síndromes de DL de McKenzie e excelente para julgar mudança do estado de dor, incluindo o fenômeno de centralização, durante o exame da coluna lombar.[91,93] Os resultados de um estudo feito por Kilpikoski também sugeriram que a confiabilidade interavaliadores para realizar testes clínicos e classificar pacientes com DL nas principais síndromes de McKenzie é alta quando os fisioterapeutas foram treinados no método.[94]

Donahue e colaboradores[87] sugeriram que o método McKenzie não era confiável para detectar a presença de deslocamento lateral, mas que um componente lateral relevante poderia ser detectado com segurança usando-se resposta do sintoma aos movimentos repetidos. Entretanto, Tenhula e colaboradores[90] observaram uma relação significativa entre resultados positivos em um teste de movimento de inclinação para o lado contralateral e um deslocamento lateral lombar, indicando que o primeiro é um teste clínico útil para confirmar a presença de deslocamento lateral em pacientes com DL.

Kilby e colaboradores[92] descobriram que o "algoritmo de McKenzie" (Fig. III-9) é confiável no exame de comportamento da dor e na resposta da dor com movimentos repetidos, mas que não é confiável na detecção de dor na amplitude final e no deslocamento lateral.

Riddle e Rothstein[67] verificaram que essa abordagem não era confiável quando os fisioterapeutas classificavam pacientes nas síndromes de McKenzie. Eles sugeriram que uma fonte potencial de insegurança estava em determinar a presença de deslocamento lateral e, em caso positivo, em que direção, e, ainda, se a dor era central ou periférica durante os movimentos do teste.[67]

Sistema de classificação baseado no tratamento (CBT)[96,97]

Esse sistema, proposto por Delitto e colaboradores,[96] utiliza informações coletadas no exame físico e em autorrelatos de dor (escala e diagrama de dor) e de incapacidade (questionário modificado de Oswestry). A classificação determina se a condição encontrada pode ser tratada com fisioterapia ou se é necessário o atendimento por outro tipo de profissional. O sistema CBT foi concebido para o tratamento de pacientes em estágio agudo, sendo que a determinação da precisão se baseia no alinhamento de várias estruturas corporais, no efeito dos movimentos sobre os sintomas, na natureza dos sintomas, no grau de incapacidade e nos objetivos da administração, em vez de estritamente no tempo decorrido desde a lesão.[97]

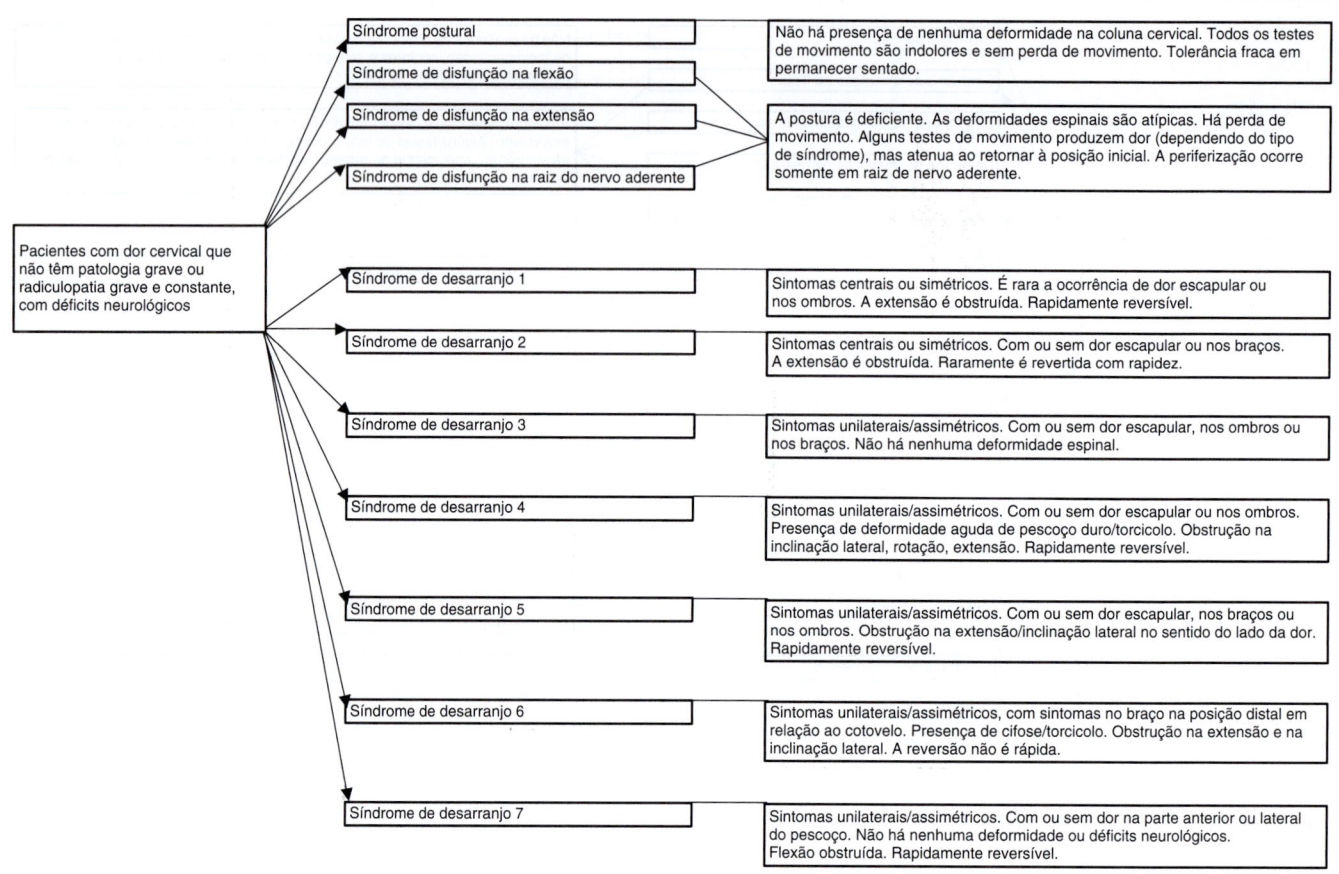

FIGURA III-11 Classificação de McKenzie – região cervical

Pacientes no estágio agudo são aqueles com níveis mais altos de incapacidade (escores de Oswestry acima de 30) que registram dificuldade acentuada na execução de atividades da vida diária como sentar, levantar e caminhar. Os objetivos da intervenção são melhorar a capacidade de realizar atividades diárias básicas, reduzir a incapacidade e permitir ao paciente avançar em sua reabilitação.[97] Os casos nesse estágio são designados a uma classificação que orienta a intervenção inicial. Há sete classificações para pacientes no estágio agudo:[96]

1. Imobilização.
2. Mobilização lombar.
3. Mobilização sacroilíaca.
4. Síndrome de extensão.
5. Síndrome de flexão.
6. Deslocamento lateral.
7. Tração.

Cada classificação possibilita achados de exames importantes e intervenções recomendadas. Para facilitar as comparações, essas sete classificações podem ser resumidas em quatro, com base nas semelhanças das intervenções prescritas.

1. Imobilização.
2. Mobilização (sacroilíaca ou lombar).
3. Exercícios específicos (flexão, extensão ou correção de deslocamento lateral).
4. Tração.

Imobilização

O propósito dessa classificação é identificar pacientes com instabilidade segmentar lombar. Geralmente os achados significativos de exames podem ser obtidos na história e incluem relatos de episódios frequentes de sintomas precipitados por perturbações mínimas, uso recorrente de manipulação com alívio de sintomas de curto prazo, trauma ou sintomas reduzidos com o uso de colete.[96]

A intervenção para essa categoria focaliza-se nos exercícios de fortalecimento para os extensores da coluna e exercícios abdominais, bem como exercícios de estabilização cujo objetivo é melhorar o controle dinâmico da coluna lombar.[97]

Mobilização

Essa classificação inclui pacientes com prováveis indicações para mobilização ou manipulação da região sacroilíaca ou lombar. A mobilização da região sacroilíaca é indicada para casos de assimetrias dos pontos de referência pélvicos (espinhas ilíacas ântero-superiores, espinhas ilíacas póstero-superiores e cris-

TABELA III-6 Comparação entre as síndromes de desarranjo lombar e cervical de McKenzie

Desarranjos lombares	Desarranjos cervicais
Desarranjo 1 Dor central ou simétrica em toda a extensão da região lombar; raramente ocorre dor na nádega e na coxa; não há nenhuma deformidade.	**Desarranjo 1** Dor central ou simétrica ao redor de CV-CVII; raramente ocorre dor escapular e/ou no ombro; não há nenhuma deformidade.
Desarranjo 2 Dor central ou simétrica em toda a extensão da região lombar com ou sem dor na nádega e/ou na coxa; presença de cifose lombar.	**Desarranjo 2** Dor central ou simétrica ao redor de CV-CVII com ou sem dor escapular, no ombro ou na parte superior do braço; presença de cifose cervical.
Desarranjo 3 Dor unilateral ou assimétrica em toda a extensão da região lombar com ou sem dor na nádega e/ou na coxa; não há nenhuma deformidade.	**Desarranjo 3** Dor unilateral ou simétrica ao redor de CIII-CVII com ou sem dor escapular, no ombro ou na parte superior do braço; não há nenhuma deformidade.
Desarranjo 4 Dor unilateral ou assimétrica em toda a extensão da região lombar com ou sem dor na nádega e/ou na coxa; presença de escoliose lombar.	**Desarranjo 4** Dor unilateral ou simétrica ao redor de CV-CVII com ou sem dor escapular, no ombro ou na parte superior do braço; com deformidade, pescoço duro ou torcicolo.
Desarranjo 5 Dor unilateral ou assimétrica em toda a extensão da região lombar com ou sem dor na nádega e/ou na coxa e dor isquiática estendendo-se até abaixo do joelho; não há nenhuma deformidade.	**Desarranjo 5** Dor unilateral ou simétrica ao redor de CV-CVII com ou sem dor escapular ou no ombro e com sintomas de braço distal em relação ao cotovelo; não há nenhuma deformidade.
Desarranjo 6 Dor unilateral ou assimétrica em toda a extensão da região lombar com ou sem dor na nádega e/ou na coxa e dor isquiática estendendo-se até abaixo do joelho; presença de escoliose lombar.	**Desarranjo 6** Dor unilateral ou simétrica ao redor de CV-CVII com ou sem sintomas de braço distal em relação ao cotovelo, com presença de cifose cervical, pescoço duro agudo ou torcicolo.
Desarranjo 7 Dor simétrica ou assimétrica em toda a extensão da região lombar com ou sem dor na nádega e/ou na coxa, com lordose lombar acentuada.	**Desarranjo 7** Dor simétrica ou assimétrica ao redor de CIV-CV-CVI com ou sem dor anterior/ântero-latreral; não há nenhuma deformidade.

Dados de MaKenzie RA: *The Cervical and Thoracic Spine: Mechanical Diagnosis and Therapy*. Waikanae, NZ: Spinal Publications, 1990; McKenzie RA. *The Lumbar Spine: Mechanical Diagnosis and Therapy*. Waikanae, NZ: Spinal Publications, 1981; Moss JM. *Cervical and lumbar pain syndromes*. In: Boyling JD, Palastanga N, Eds. *Grieve's Modern Manual Theraphy: The Vertebral Column*, 2nd. ed. Edinburgh: Churchill Livingstone, 1984: 391-400.

tas ilíacas) com o paciente na posição de pé e, se houver resultados positivos, em 3 dos 4 testes a seguir:

1. Assimetria na altura da espinha ilíaca póstero-superior com o paciente sentado.
2. Teste de flexão de pé.
3. Teste em prono com flexão do joelho.
4. Teste em supino até a posição sentada.

A intervenção do estágio agudo para essa categoria envolve uma técnica de manipulação proposta para a região da articulação sacroilíaca, técnicas de energia muscular e exercícios de ADM para a coluna lombossacral.[97]

Acredita-se que a mobilização lombar seja indicada pela presença de:

▶ Dor paraespinal unilateral na região lombar.
▶ Quantidades assimétricas de ADM de inclinação lateral lombar com o paciente de pé em padrão "aberto" (ADM de flexão e de inclinação lateral dolorosa e limitada para o lado oposto da dor) ou padrão "fechado" (ADM de inclinação lateral e de extensão dolorosa e limitada para o mesmo lado da dor).

A intervenção para essa categoria consiste de técnicas de mobilização ou de manipulação lombar e exercícios de ADM para a coluna lombossacral.

Exercícios específicos

O achado do exame principal que coloca os pacientes em uma classificação de exercício específica é a presença de centralização com movimento da coluna lombar baseado no método de McKenzie.[77] Quando a flexão ou extensão lombar produzir centralização, o paciente é tratado com exercícios específicos na direção que produz a centralização. Eles também são instruídos a evitar posições que façam com que os sintomas se tornem periféricos durante o exame.

Os achados de exames primários que levam à classificação de deslocamento lateral, no qual os ombros são deslocados da pelve no plano frontal, são uma deformidade visível no plano frontal, com ADM de inclinação lateral assimétrica na posição de pé. Se a correção da deformidade produzir centralização, deve-se instruir o paciente a fazer exercícios específicos com a finalidade de corrigir o deslocamento lateral (i.e., translocação pélvica).[77]

Tração

Essa classificação é reservada para pacientes com sinais e sintomas de compressão de raiz nervosa que são incapazes de centralizar com quaisquer movimentos lombares. A intervenção do estágio agudo envolve o uso de mecânica ou autotração[98] na tentativa de produzir centralização.

No sistema CBT, pacientes considerados em estágio mais crônico são tratados com um programa de condicionamento cujo objetivo é melhorar a força, a flexibilidade e o condicionamento ou com um programa de trabalho de recondicionamento.[96]

Modelo biomecânico canadense[99]

O modelo canadense é uma abordagem eclética que se fundamenta no amálgama de doutrinas e de técnicas que incorporam os conceitos biomecânicos dos noruegueses,[62,100-102] os princípios de tensão tecidual seletiva de Cyriax,[74,103] os conceitos de energia muscular dos osteopatas americanos,[104-106] o teste de movimento combinado de Edwards,[61] as técnicas manipulativas de Stoddard,[107] as várias abordagens para terapia de estabilização,[24,108-110] os protocolos de exercício de McKenzie,[77,78] os conceitos de equilíbrio muscular de Janda, Jull e Sahrmann[111-113] e os princípios de reeducação do movimento dos fisioterapeutas integracionistas sensoriais e de desenvolvimento neurológico.[114,115]

O princípio básico da abordagem canadense é que, dado um entendimento da anatomia e da biomecânica da articulação, de um segmento ou de uma região, os mecanismos patológicos podem ser extrapolados usando-se uma série de procedimentos de teste. Esses testes incluem os exames de triagem do quadrante superior e inferior de Cyriax para diagnóstico diferencial (ver Cap. 9), teste de movimento não combinado (plano) e combinado, testes de movimento intervertebral fisiológico passivo (MIVFP), testes de movimento intervertebral acessório passivo (MIVAP) e testes de estabilidade segmentar.

Após os testes de movimento ativo, o fisioterapeuta deve ser capaz de determinar os movimentos planares (flexão, extensão e inclinação lateral e rotação para os ambos lados) que ocasionam os sintomas. Entretanto, ainda não é possível determinar se uma articulação ou tecido mole é responsável pela dor. Para ajudar nessa tarefa, dois testes são usados, o MIVFP e o MIVAP.

Teste de movimento intervertebral fisiológico passivo

Os testes de MIVFP são usados para determinar a quantidade de mobilidade segmentar disponível na coluna. Eles avaliam a capacidade que cada segmento tem de se mover através de sua amplitude de movimento normal. Os processos espinhosos adjacentes do segmento são palpados de forma simultânea e o movimento entre eles é avaliado à medida que o segmento estende-se passivamente ao longo de sua amplitude fisiológica. Se os dois processos espinhosos se moverem ao mesmo tempo, não há movimento no segmento e existe hipomobilidade. Se o movimento entre eles parecer excessivo quando comparado com o nível acima ou abaixo, há suspeita de hipermobilidade ou instabilidade.

Assim que a amplitude fisiológica tenha sido avaliada, pode ser classificada como normal, excessiva ou reduzida, comparada com o segmento vizinho. Outros achados positivos para hipomobilidade são a amplitude reduzida em um padrão capsular ou não capsular nos testes de movimento ativo, o deslizamento articular reduzido e a mudança na sensação de final do movimento a partir da norma esperada para tal articulação. A sensação de final do movimento e o deslizamento articular são avaliados nos testes de MIVAP (descritos a seguir). Portanto, a partir desses testes, é possível obter uma das três conclusões abaixo:

1. O movimento articular é classificado como normal. Se o teste de MIVFP de determinada articulação espinal tiver amplitude e sensação de final do movimento normais, a articulação, em geral, pode ser considerada normal, pois, na coluna, a instabilidade produzirá, invariavelmente, hipermobilidade. Contudo, em uma articulação periférica, é possível ter amplitude normal na presença de instabilidade articular. Assim, se a articulação periférica apresentar amplitude fisiológica normal, a estabilidade da articulação precisa ser examinada usando-se os testes de estabilidade segmentar (ver discussão mais adiante) antes que o fisioterapeuta possa considerar a articulação normal.

2. O movimento articular é classificado como reduzido (hipomóvel). A hipomobilidade pode ser dolorosa, sugerindo o esforço agudo de uma estrutura, ou indolor, sugerindo contratura ou aderência da estrutura testada. Se o movimento for considerado reduzido (hipomóvel), o teste de MIVAP é realizado para determinar, mediante os deslizamentos articulares, se isso é o resultado de restrição articular ou extra-articular.

3. O movimento é classificado como excessivo (hipermóvel). Se o movimento detectado for excessivo, os testes de estabilidade segmentar são realizados para determinar a presença de hipermobilidade ou de instabilidade (ver discussão a seguir).

É importante observar que os julgamentos de rigidez articular feitos por fisioterapeutas experientes que examinam pacientes em suas próprias clínicas foram considerados pouco confiáveis em vários estudos. Em dois deles,[95,116] os testes de terapia manual que provocam os sintomas foram considerados mais confiáveis do que avaliar a rigidez na coluna. Smedmark e colaboradores[117] investigaram a confiabilidade interavaliadores do teste de movimento intervertebral passivo, o qual foi avaliado independentemente por dois fisioterapeutas cujas formações (educação e experiência clínica) eram iguais. Sessenta e um pacientes solicitando tratamento para problemas cervicais em uma clínica particular foram incluídos no estudo, no qual três segmentos da coluna cervical e a mobilidade da primeira costela foram classificados como rígidos ou não rígidos. Os dados analisados por combinação de porcentagem e coeficiente κ indicaram uma confiabilidade interavaliadores maior do que a esperada. Os resultados demonstraram confiabilidade interavaliadores entre 70 e 87% e coeficientes κ variando entre 0,28 e 0,43, considerados apenas fracos ou moderados.

Entretanto, em um estudo de Gonnella e colaboradores,[118] o desempenho de cinco fisioterapeutas em avaliar a mobilidade passiva da coluna vertebral de cinco pacientes endomórficos assintomáticos foi avaliado para verificar a confiabilidade inter e intrafisioterapeutas, pelos critérios de graduação e pelos próprios pacientes. A confiabilidade intra-avaliadores foi considerada razoável ou boa; não houve confiabilidade interavaliadores. A confiabilidade foi mais alta em LI a LIII e mais baixa em LV a SI. Foram identificados problemas relativos a comportamentos idiossincráticos, que podem desenvolver-se com a experiência, a características do paciente e ao próprio instrumento de avaliação.

Teste de movimento intervertebral acessório passivo

Nos testes de MIVAP, o fisioterapeuta avalia os deslizamentos articulares ou os movimentos acessórios de cada articulação e determina o tipo de sensação de final do movimento encontrado.

Os movimentos acessórios são involuntários. Com poucas exceções, os músculos não podem restringir os deslizamentos de uma articulação, em especial se forem testados na posição com espaço articular em uma articulação periférica e no final da amplitude disponível nas articulações espinais.[119] Assim, se o deslizamento articular for restrito, a causa é restrição articular, como a superfície ou a cápsula articular. Se o mesmo for normal, então a restrição deve ser de uma fonte extra-articular, como uma estrutura periarticular ou um músculo.

A determinação do tipo de sensação de final do movimento é muito importante, principalmente em articulações que têm apenas pequenas amplitudes normais, como as da coluna. Para executar a sensação de final do movimento, deve-se avaliar o ponto de resistência para verificar a qualidade e a sensibilidade. Forças adicionais são necessárias quando a amplitude final de uma articulação é alcançada e os limites elásticos são desafiados. Esse espaço, denominado *zona final do jogo articular* (*end play zone*), exige que uma força de pressão excessiva seja alcançada e, quando esta é liberada, a articulação volta para seus limites elásticos. Como a dor em geral não limita o movimento em testes passivos deliberados e específicos, os testes de MIVAP são melhores para avaliar a confiança da limitação com base na resistência tecidual, em vez da disposição do paciente, e são mais precisos do que os testes ativos ao determinar o padrão de restrição. Se a dor for reproduzida com o teste de sensação de final do movimento, é útil associar a dor com o início de resistência tecidual para verificar a gravidade do problema (ver Cap. 11). Uma sensação de final do movimento normal indica amplitude normal, mas, se for anormal, sugere amplitude anormal, seja hipo ou hipermóvel. Se as limitações articulares forem sensíveis, a amplitude será quase normal, mas acompanhada de sensação de final do movimento espástica, pois a contração muscular reflexa pode impedir o movimento em amplitude anormal e dolorosa.[119,120] Se não for sensível, a amplitude fisiológica será maior e a sensação de final do movimento será mais macia do que a sensação capsular esperada, sugerindo o comprometimento da estrutura sob exame. Uma sensação de final do movimento capsular dura indica hipomobilidade pericapsular, porém, se for apertada, indica hipomobilidade patomecânica.

Os testes de MIVAP são realizados simétrica ou assimetricamente. Eles são descritos nos capítulos pertinentes desse texto. De forma genérica, os simétricos são usados quando os movimentos planares produzem dor nos testes de movimento ativo, e os assimétricos são usados quando os movimentos combinados causam dor nos testes de movimento ativo.

Deve-se tomar cuidado ao se avaliar julgamentos clínicos apenas de acordo com os resultados do teste de movimento acessório, pois poucos estudos examinaram sua validade e confiabilidade em relação à coluna ou às extremidades e pouco se sabe sobre a validade desses exames para muitas indicações.[121]

Hayes e Peterson[122] avaliaram dois fisioterapeutas que usaram posições padronizadas para julgar dois movimentos de joelho e cinco de ombro. Os avaliadores não entrevistaram as pessoas e não viram os resultados dos testes anteriores. Eles aplicaram pressão excessiva e observaram a sensação de final do movimento enquanto os pacientes identificaram o momento em que sua dor foi reproduzida. Após o teste, os pacientes avaliaram a intensidade da dor. As análises incluíram percentuais dos coeficientes κ de concordância, ponderado e máximo e intervalos de segurança. As análises foram repetidas para pacientes cuja intensidade de dor no teste não mudou durante os exames. Os coeficientes κ intra-avaliadores variaram de 0,65 a 1,00 para sensação de final do movimento, e os coeficientes ponderados κ intra-avaliadores variaram de 0,59 a 0,87 para a sequência de resistência à dor. Muitos coeficientes não modificados permaneceram estáveis ou melhoraram para os pacientes. Coeficientes κ interavaliadores para sensação de final do movimento e coeficientes κ ponderados para sequência de resistência à dor variaram de –0,01 a 0,70. Os autores concluíram que, de maneira geral, a confiabilidade de julgamentos de sensação de final de movimento e de resistência à dor no joelho e no ombro era boa, especialmente após contar com mudança do paciente e distribuições desequilibradas. Entretanto a confiabilidade interavaliadores não foi aceita, mesmo após contar com esses fatores.[122]

Em outro estudo separados os mesmos autores[123] examinaram a relação entre dor e sensação de final do movimento normais e anormais (patológicas) durante a avaliação de movimento fisiológico passivo no joelho e no ombro. Os fisioterapeutas analisaram pacientes com dor unilateral no ombro ou no joelho, cada um por duas vezes. Os movimentos fisiológicos passivos, dois no joelho e cinco no ombro, foram testados aplicando-se pressão excessiva no final da ADM, utilizando posições padronizadas. Os pacientes relataram a quantidade de dor (0 a 10) imediatamente após o avaliador ter registrado a sensação de final do movimento. Os autores concluíram que a patologia desta estava associada a mais dor do que quando não havia anormalidade durante o teste no joelho ou no ombro. Deve-se suspeitar da existência de alguma disfunção quando há presença de sensação de final do movimento anormal (patológica).[123]

Com base na revisão da literatura dos bancos de dados MEDLINE e CINAHL durante o período de 1980 a 2000, usando as palavras-chave *palpação de movimento* (*motion palpation*), *movimento acessório* (*accessory motion*) e *movimento intervertebral* (*intervertebral motion*), Huijbregts[124] fez uma revisão de 28 estudos confiáveis. As seguintes conclusões foram tiradas a partir desse estudo:

▶ A concordância intra-avaliadores variou de menos do que provável até concordância moderada ou substancial.

▶ A concordância interavaliadores apenas raramente excedeu concordância de fraca a favorável.

▶ As escalas de classificação que medem a ausência *versus* a presença ou a magnitude da resposta de dor produziram valores de concordância mais altos do que as escalas de classificação de mobilidade.

Testes de estabilidade segmentar

Esses testes destinam-se a movimentos que não devem existir até um grau apreciável. Eles incluem manobras que induzem cisalhamentos não fisiológicos rotacionais, anteriores, posteriores e transversos ao segmento. A limitação no diagnóstico clínico de instabilidade segmentar está na dificuldade de detectar com precisão o movimento intersegmentar excessivo, porque até o teste radiológico funcional é muitas vezes insensível e não confiável.[125,126] Deve-se suspeitar de instabilidade na presença de teste de estabilidade positivo junto com outros achados clínicos e sintomas de instabilidade. Provavelmente os testes de estabilidade positivos sejam irrelevantes na ausência de outros achados clínicos. A hipermobilidade se manifesta clinicamente pela presença de aumento da amplitude fisiológica em uma ou mais direções ou amplitude normal com dor e espasmo ao seu final.

A pesquisa indica que fisioterapeutas especializados conseguem distinguir indivíduos com espondilólise sintomática devido a DL com base no achado de aumento do movimento intersegmentar no nível acima da deficiência da parte.[127,128]

Os vários testes de estabilidade são descritos nos capítulos específicos desse texto.

Orientações gerais para a intervenção de disfunção espinal

Existem várias intervenções para indivíduos com distúrbios espinais de origem neuromusculoesquelética, sendo que o maior desafio para o fisioterapeuta é identificar a intervenção mais apropriada. Depois de examinar a lista completa de causas para essas condições, a escolha da intervenção parece uma tarefa impossível, particularmente quando se trata de DL crônica ou dor no pescoço.

Entretanto, em muitos casos, a causa da dor espinal é de natureza mecânica. Isso talvez seja explicado pelo fato de que a direção do movimento espinal que está associado ao aumento nos sintomas é o reflexo das estratégias de movimento e das posturas que são repetidas por determinado indivíduo a cada dia.[129] Sackett e colaboradores[130] definiram o termo *medicina baseada em evidências* como a integração da melhor pesquisa com experiência clínica e valores para os pacientes. O fisioterapeuta tem a responsabilidade de traduzir a evidência para o paciente individual, com sua apresentação clínica, preferências e experiências.[131] Com base nas evidências atuais, ainda não é possível fazer recomendações específicas para o tratamento de pacientes com dor lombar. Portanto, a abordagem mais lógica é identificar o movimento primário ou a disfunção postural e focalizar a intervenção na orientação ao paciente acerca das estratégias que limitam esse movimento ou postura. Essa abordagem deve ser complementada com as seguintes estratégias:

▶ Repouso no leito não é recomendado como intervenção para DL simples.[132] Em casos de dor grave, pode ser necessário o confinamento ao leito por alguns dias (recomenda-se o máximo de dois dias).[133]

▶ Técnicas de proteção articular reduzem e controlam a dor minimizando movimentos repetitivos em ADM dolorosas. Na coluna cervical, isso é obtido com o uso de colar cervical com retirada gradual. Na coluna lombar, uma almofada própria pode ser usada para sustentar a coluna na posição de lordose lombar normal.

▶ A educação do paciente é um componente importante de qualquer processo de reabilitação. O paciente deve ser orientado a encontrar a posição neutra ou a posição de função favorável da coluna, a qual é menos dolorosa e representa a posição de estresses biomecânicos minimizados.[134] Ele deve também ser aconselhado a permanecer o mais ativo possível e a continuar as atividades de trabalho e diárias normais sempre que possível.[132,133]

▶ Os fatores causadores também devem ser tratados. Esses, em geral, incluem desequilíbrios na função muscular. Mais uma vez, o paciente deve ser ensinado a corrigir esses desequilíbrios por meio de exercícios de fortalecimento, autoalongamentos ou técnicas de automobilização.

▶ Os exercícios de fortalecimento da coluna começam com exercícios isométricos de plano simples em posição neutra na posição supina, seguidos pelos mesmos exercícios nas posições sentada e de pé. Estes progridem para contrações isométricas de movimentos combinados e, quando os sintomas permitem, para contrações concêntricas dos vários grupos musculares locais e adjacentes.

▶ Técnicas de terapia manual, incluindo técnicas de tecido mole, mobilização e manipulação, são usadas para exame e para intervenção, a fim de determinar a fonte e a contribuição relativa de várias estruturas para a dor e a disfunção do paciente e para aliviar a dor e melhorar a mobilidade e a função, respectivamente. Há evidência moderada de que a manipulação é mais eficaz do que placebo para alívio da DL aguda de curto prazo.[132,133] Entretanto, os efeitos de manipulação a longo prazo não foram demonstrados. Aparentemente, a manipulação espinal aumenta a ADM espinal e a elevação da perna reta, mas não se sabe se reduz as hérnias do disco intervertebral.[135] Complicações após sua realização, embora raras, podem ser catastróficas, especialmente na coluna cervical.[136,137] As técnicas de alongamento do tecido mole, pressão profunda, massagem e tração ajudam a aliviar a dor, enquanto as técnicas miofasciais são usadas para auxiliar o alongamento do componente não contrátil do tecido mole.[134]

▶ O controle neuromuscular também deve ser restabelecido, o qual deve ser ensinado primeiro nas posições estáticas, avançando, em seguida, para incluir o controle durante as atividades dinâmicas e funcionais, por meio do programa de estabilização apropriado.[109,134]

▶ O condicionamento aeróbio deve ser mantido ou melhorado durante todo o processo de reabilitação. No caso de lesões envolvendo as colunas cervical e torácica, isso é alcançado com o uso de bicicleta ergométrica, esteira ou *stair-stepper*.* Para lesões na coluna lombar, um ergonômetro corporal superior pode ser usado se o equipamento mencionado anteriormente exacerbar os sintomas.

A restauração completa da função espinal ocorre apenas quando o paciente torna-se capaz de progredir para atividades dinâmicas envolvendo o tronco e as extremidades, sem o surgimento de dor ou exacerbação dos sintomas.

REFERÊNCIAS

1. Singer KP, Boyle JJW, Fazey P: Comparative anatomy of the zygapophysial joints. In: Boyling JD, Jull GA, eds. *Grieve's Modern Manual Therapy: The Vertebral Column.* Philadelphia: Churchill Livingstone, 2004:17–29.
2. Bogduk N, Twomey LT: Anatomy and biomecharilcs of the lumbar spine. In: Bogduk N, Twomey LT, eds. *Clinical Anatomy of the Lumbar Spine and Sacrum,* 3rd ecin. Edinburgh: Churchili Livingstone, 1997:2–53; 81–152; 171–176.
3. Neumann DA: Axial skeleton: osteology and arthrology. In: Neumann DA, cd. *Kinesiology of the Musculoskeletal System: Foundations for Physical Rehabilitation.* St. Louis, MD: Mosby, 2002:251–310.
4. Singer KP, Giles LGP: Manual therapy considerations at the thoracolumbar junction: An anatomical and functional perspective. *J Manipulative Physiol Ther* 13:83–88, 1990.
5. Pal GP, Sherk HH: The vertical stability of the cervical spine. *Spine* 13:447, 1988.
6. Pal GP, Routal RV, Saggu SK: The orientation of the articular facets of the zygapophyseal joints at the cervical and upper thoracic region. *J Anat* 198:431–441, 2001.
7. Pal GP, Routal RV: The role of the vertebral laminae in the stability of the cervical spine. *J Anal* 188:485–489, 1996.
8. Pal GP, Routal RV: A study of weight transmission through the cervical and upper thoracic regions of the vertebral column in man. *J Anat* 148:245–261, 1986.
9. Gregersen GG, Lucas DB: An in vivo study of the axial rotation of the human thoracolumbar spine. *J Bone Joint Surg Am* 49:247–262, 1967.
10. Schmorl G, Junghanns H: *The Human Spine in Health and Discase,* 2nd edn. New York: Grune & Stratton, 1971.

---

* N. de R.T. Aparelho para subir degraus.

11. Wigh R: The thoracolumbar and lumbosacral transitional junctions. Spine 5:215–222, 1980.
12. Panjabi MM: The stabilizing system of the spine. part 1. function, dysfunction adaption and enhancement. *J Spinal Disord* 5:383–389, 1992.
13. Hodges PW: Motor control of the trunk. In: Boyling JD, Juil GA, eds. *Grieve's Modern Manual Therapy: The Vertebral Column.* Philadelphia: Churchill Livingstone, 2004: 119–139.
14. Tencer AF, Ahmed AM: The role of secondary variables in the measurement of the mechanical properties of the lumbar intervertebral joint. *J Biomech Eng* 103:129–137, 1981.
15. Wilder DG, Pope MH, Seroussi RE, et al.: The balance point of the intervertebral motion segment: an experimental study. *Bull Hosp Joint Dis Orthop Inst* 49:155–169, 1989.
16. Mimura M, Panjabi M, Oxland T, et al.: Disc degeneration affects the multidirectional flexibility of the lumbar spine. *Spine* 19:1371–1380, 1994.
17. Kaigle A, Holm S, Hansson T: Experimental instability in the lumbar spine. *Spine* 20:421–430, 1995.
18. Wilke H, Wolf S, Claes L, et al.: Stability of the lumbar spine wilh different muscle groups: A biomechanical in vitro study. *Spine* 20:192–198, 1995.
19. Panjabi M, Abumi K, Duranceau J, et al.: Spinal stability and intersegmental muscle forces. a biomechanical model. *Spine* 14:194–199, 1989.
20. Nachemson A, Morris JM: In vivo measurements of intradiscal pressure. *J Bone Joint Surg* 46:1077, 1964.
21. Nachemson A: Disc pressure measurements. *Spine* 6:93–97, 1981.
22. Bergmark A: Stability of the lumbar spine. a study in mechanical engineering. *Acta Orthop Scand* 230:20–24, 1989.
23. Hodges P, Richardson C: Inefficient muscular stabilisation of the lumbar spine associated with low back pain: A motor control evaluation of transversus abdominis. *Spine* 21:2540–2650, 1996.
24. Richardson CA, Jull GA, Hodges P, et al.: *Therapeutic Exercise for Spinal Segmental Stabilization in Low Back Pain.* London: Churchill Livingstone, 1999.
25. Cholewicki J, McGill S: Mechanical stability of the in vivo lumbar spine: Implications for injury and chronic low back paln. *Clin Biomech* 11:1–15, 1996.
26. Stokes IAF, Gardner-Morse M: Lumbar spine maximum efforts and muscle recruitment patterns predicted by a model with multijoint muscles and joints with stiffness. *J Biomech* 27:1101–1104, 1994.
27. Comerford MJ, Mottram SL: Functional stability re-training: Principles and strategies for managing mechanical dysfunction. *Man Ther* 6:3–14, 2001.
28. Comerford MJ, Mottram SL: Movement and stability dysfunction-contemporary developments. *Man Ther* 6:15–26, 2001.
29. Gardner-Morse M, Stokes I, Laible J: Role of muscles in lumbar spine stability in maximum extension efforts. *J Orthop Res* 13:802–808, 1995.
30. O'Sullivan P, Twomey L, Allison G: Evaluation of specific stabilizing exercise in the treatment of chronic low back pain with radiologic diagnosis of spondylolysis or spondylolisthesis. *Spine* 22:2959–2967, 1997.
31. Bowman SM, Keaveny TM, Gibson LJ, et al.: Compressive creep behavior of bovine trabecular bone. *J Biomech* 27:301–310, 1994.
32. Brinckmann P, Biggemann M, Hilweg D: Fatigue fracture of human lumbar vertebrae. *Clin Biomech* 3:(Suppl):Sl–S23, 1988.
33. Mannion AF, Connolly B, Wood K, et al.: The use of surface emg power spectral analysis in the evaluation of back muscle function. *J Rehabil Res Dev* 34:427–439, 1997.
34. Roy SH, De Luca CJ, Casavant DA: Lumbar muscle fatigue and chronic lower back pain. *Spine* 14:992–1001, 1989.
35. Best TM, McElhaney J, Garrett WE, Jr., et al.: Characterization of the passive responses of live skeletal muscle using the quasi-linear theory of viscoelasticity. *JBiomech* 27:413–419, 1994.
36. Keller TS, Spengler DM, Hansson TH: Mechanical behavior of the human lumbar spine, I: Creep analysis during static compressive loading. *J Orthop Res* 5:467–478, 1987.
37. Cresswell A, Grundstrom H, Thorstensson A: Observations on intra-abdominal pressure and patterns of abdominal intramuscular activity in man. *Acta Physiol Scand* 144:409-418, 1992.
38. Cresswell A, Oddsson L, Thorstensson A: The influence of sudden perturbations on trunk muscle activity and intra-abdominal pressure while standing. *Exp Brain Res* 98:336–341, 1994.
39. Hodges PW, Cresswell AG, Daggfeldt K, et al.: In vivo measurement of the effect of intra-abdominal pressure on the human spine. *J Biomech* 34:347–353, 2001.
40. Marras WS, Mirka GA: Intra-abdominal pressure during trunk extension motions. *Clin Biomech* 11:267, 1996.
41. McGill SM, Norman RW: Reassessment of the role of intra-abdominal pressure in spinal compression. *Ergonomics* 30:1565–1588, 1987.
42. Grieve GP: *Common Vertebral Joint Problems.* New York: Churchill Livingstone Inc, 1981.
43. White AA, Panjabi MM: *Clinical Biomechanics of the Spine,* 2nd edn. Philadelphia: J B Lippincott, 1990.
44. *American Medical Association: Guides to the Evaluation of Permanent Impairment,* 5th edn. Chicago: American Medical Association, 2001.
45. Aiderink GJ: The sacroiliac joint: review of anatomy, mechanics and function. *J Orthop Sports Phys Ther* 13:71, 1991.
46. Lee DG: *The Pelvic Girdle: An Approach to the Examination and Treatment of the Lumbo-Pelvic-Hip Region,* 2nd edn. Edinburgh: Churchill Livingstone, 1999.
47. Grieve GP: The sacroiliac joint. *Physiotherapy* 62:384–400, 1976.
48. Kirkaldy-Willis WH, Hill RJ: A more precise diagnosis for low back pain. *Spine* 4:102–109, 1979.
49. Wang M, Bryant JT, Dumas GA: A new in vitro measurement technique for small three-dimensional joint motion and its application to the sacroiliac joint. *Med Eng Phys* 18:495–501, 1996.
50. Van der Wurff P, Meyne W, Hagmeijer RHM: Clinical tests of the sacroiliac joint, a systematic methodological review. part 2: validity. *Man Ther* 5:89–96, 2000.
51. Ross J: Is the sacroiliac joint mobile and how should it be treated? *Br J Sports Med* 34:226, 2000.
52. Miller JAA, Schultz AB, Andersson GBJ: Load-displacement behaviour of sacroiliac joints. *J Orthop Res* 5:92–101, 1987.
53. Vleeming A, Van Wingerden JP, Dijkstra PF: Mobility in the sacroiliac joints in the elderly: A kinematic and radiological study. *Clin Biomech* 7:170–176, 1992.
54. Krag MH: *Three-Dimensional Flexibility Measurements of Preload Human Vertebral Motion Segments.* New Haven, CT: School of Medicine, Yale University, 1975.
55. Seifert MH, Whiteside CG, Savage O: A 5-year follow-up of fifty cases of idiopathic osteoarthritis of the hip. *Ann Rheum Dis* 28:325–326, 1969.
56. Farfan HF: The scientific basis of manipulative procedures. *Clin Rheum Dis* 6:159–177, 1980.
57. White AA, Panjabi MM: *Clinical Biomechanics of the Spine,* 2nd edn. Philadelphia: Lippincott-Raven, 1990:106–108.
58. Fryette HH: *Principles of Osteopathic Technique.* Colorado Springs, CO: Academy of Osteopathy, 1980.
59. Brown L: An introduction to the treatment and examination of the spine by combined movements. *Physiotherapy* 74:347–353, 1988.
60. Edwards BC: Combined movements of the lumbar spine: examination and clinical significance. *Aust J Physiother* 25:26–32, 1979.
61. Edwards BC: Combined movements of the lumbar spine: examination and treatment. In: Palastanga N, Boyling JD, eds. *Grieve's Modern Manual Therapy of the Vertebral Column.* Edinburgh: Churchill Livingstone, 1994:561–566.

62. Kaltenborn FM: *The Spine: Basic Evaluation and Mobilization Techniques.* Wellington, New Zealand: University Press, 1993.
63. Nachemson A: Introduction to treatment of neck and back pain. In: Nachemson AL, Jonsson E, eds. *Neck and Back Pain: Tire Scientific Evidence of Causes, Diagnosis, and Treatment.* Philadelphia: Lippincott Williams and Wilkins, 2000:237–239.
64. Borenstein D, Wiesel SW: *Low Back Pain: Medical Diagnosis and Comprehensive Management.* Philadelphia: WB Saunders, 1989.
65. Borenstein D, Wiesel SW, Boden SD: *Neck Pain: Medical Diagnosis and Comprehensive Management.* Philadelphia: WB Saunders, 1996.
66. Nachemson A, Vingard E: Assessment of patients with neck and back pain: a best evidence synthesis. In: Nachemson AL, Jonsson E, eds. *Neck and Back Pain: The Scientific Evidence of Causes, Diagnosis, and Treatment.* Philadelphia: Lippincott Williams and Wilkins, 2000:189–235.
67. Riddle DL, Rothstein JM: Intertester reliabilty of McKenzie's classifications of the syndrome types present in patients with low back pain. *Spine* 18:1333–1344, 1993.
68. Riddle DL: Classification and low back pain; a review of the literature and critical analysis of selected systems. *Phys Ther* 78:708–737, 1998.
69. Bernard TN, Kirkaldy-Willis WH: Recognizing specific characteristics of nonspecific low back pain. *Clin Orthop* 217:266–280, 1987.
70. Mooney V: The syndromes of low back disease. *Orthop Clin North Am* 14:505–515, 1983.
71. Abenhaim L, Rossignol M, Gobeille D, et al.: The prognostic consequences in the making of the initial medical diagnosis of work-related back injuries. *Spine* 20:791–795, 1995.
72. Bigos S, Bowyer O, Braen G, et al.: *Acute Low Back Problema in Adulta.* Rockville, MD: AHCPR Publication 95–0642. Agency for Health Care Policy and Research, Public Health Service, U.S. Department of Health and Human Services, 1994.
73. Spitzer WO: Approach to the problem. In: scientific approach to the assessment and management of activity-related spinal disorders: A monograph for clinicians. *Spine* 12:9–11, 1987.
74. Cyriax J: *Textbook of Orthopaedic Medicine, Diagnosis of Soft Tissue Lesions,* 8th edn. London: Bailliere Tindall, 1982.
75. Von Korff M: Studying the natural history of back pain. *Spine* 19:2041–2046, 1994.
76. Quebec task force on spinal disorders: Scientific approach to the assessment and management of activity-related spinal disorders: a monograph for clinicians. Report of the Quebec task force on spinal disorders. *Spine* 12(Suppl):1–59, 1987.
77. McKenzie RA: *The Lumbar Spine: Mechanical Diagnosis and Therapy.* Waikanae, NZ: Spinal Publication, 1981.
78. McKenzie RÃ: *The Cervical and Thoracic Spine: Mechanical Diagnosis and Therapy.* Waikanae, NZ: Spinal Publications, 1990.
79. Bouter LM, van Tulder MW, Koes BW: Methodologic issues in low back pain research in primary care. *Spine* 23:2014–2020, 1998.
80. Downey BJ, Taylor NP, Niere KR: Manipulative physiotherapists can reliably palpate nominated lumbar spinal levels. *Maia Ther* 4:151–156, 1999.
81. Keating JC, Bergmann TP, Jacobs GE, et al.: Interexaminer reliability of eight evaluative dimension of a lumbar segmental abnormality. *J Manipulative Physiol Ther* 13:463–470, 1990.
82. Deepak S, Covvath R: Reliability of palpation assessment in non-neutral dysfunctions of the lumbar spine. *Orthop Pract* 16:23–26, 2004.
83. Binkley J, Stratford PW, Gill C: Interrater rehability of lumbar accessory motion mobility testing. *Physl Ther Rev* 75:786–792; discussion 793–795, 1995.
84. Donelson R, Silva G, Murphy K: Centralization phenomenon: Its usefulness in evaluating and treating referred pain. *Spine* 15:211–213, 1990.
85. Donelson R, Aprill C, Medcalf R, et al.: A prospective study of centralization in lumbar referred pan. *Spine* 22:1115–1122, 1997.
86. Jacob G, McKenzie R: Spinal therapeutics based on responses to loading. In: Liebenson C, ed. *Rehabilitation of the Spine: A Practitioner's Manual.* Baltimore, MD: Lippincott Williams & Wilkins, 1996:225–252.
87. Donahue MS, Riddle DL, Sullivan MS: Intertester reliabilty of a modified version of McKenzie's lateral shift assessment obtained on patients with low back pan. *Phys Ther* 76:706–726, 1996.
88. Donelson R: Reliability of the Mckenzie assessment. *J Orthop Sports Phys Ther* 30:770–773, 2000.
89. Donelson R, Grant W, Kamps C, et al.: Pain response to sagittal end-range spinal motion. A prospective, randomized, multicentered trial. *Spine* 16:5206–S212, 1991.
90. Tenhula JA, Rose SJ, Delitto A: Association between direction of lateral lumbar shift, movement tests, and side of symptoms in patients with low back pain syndromes. *Phys Ther* 70:480–486, 1990.
91. Fritz JM, Delitto A, Vignovic M, et al.: Interrater reliability of judgements of the centralisation phenomenon and status change during movement testing in patients with low back pan. *Arch Phys Med Rehabil* 81:57–60, 2000.
92. Kilby J, Stigant M, Roberts A: The reliability of back pain assessment by physiotherapists using a "McKenzie algorithm." *Physiotherapy* 76:579–583, 1990.
93. Razmjou H, Kramer JF, Yamada R: Intertester reliability of the McKenzie evaluation in assessing patients with mechanical low back pan. *J Orthop Sports Phys Ther* 30:368–383, 2000.
94. Kilpikoski S, Airaksinen O, Kankaanpaa M, et al.: Interexaminer reliability of low back pan assessment using the Mckenzie method. *Spine* 27:E207–E214, 2002.
95. Maher C, Adams R: Reliability of pain and stiffness assessments in clinical manual lumbar spine examination. *Phys Ther* 74:801–807, 1994.
96. Delitto A, Erhard RE, Bowling RW: A treatment-based classification approach to low back syndrome: Identifying and staging patients for conservative management. *Phys Ther* 75:470–489, 1995.
97. Fritz JM, George S: The use of a classification approach to identify subgroups of patients with acute low back pain. Interrater reliability and short-term treatment outcomes. *Spine* 25:106–114, 2000.
98. Natchev E: *A Manual onAutotraction.* Stockholm, Sweden: Folksam Scientific Council, 1984.
99. Meadows JTS: *The Principles of the Canadian Approach to the Lumbar Dysfunction Patient, Management of Lumbar Spine Dysfunction – Independent Home Study Course.* La Crosse, WI: APTA, Orthopaedic Section, 1999.
100. Kaltenborn FM: *Manual Mobilization of the Extremity Joints: Basic Examination and Treatment Techniques,* 4th edn. Oslo, Norway: Olaf Norlis Bokhandel, Universitetsgaten, 1989.
101. Evjenth O, Gloeck C: *Symptom Localization in the Spine and Extremity Joints.* Minneapolis: OPTP, 2000.
102. Evjenth O, Hamberg J: *Muscle Stretching in Manual Therapy, a Clinical Manual.* Alfta, Sweden: Alfta Rehab Forlag, 1984.
103. Cyriax JH, Cyriax PJ: *Illustrated Manual of Orthopaedic Medicine.* London: Butterworth, 1983.
104. Mennell JB: *The Science and Art of Joint Manipulation.* London: J & A Churchill, 1949.
105. Mennell JM: *Back Pain. Diagnosis and Treatment Using Manipulative Techniques.* Boston, MA: Little, Brown & Company, 1960.
106. Mitchell FL, Moran PS, Pruzzo NA: *An Evaluation and Treatment Manual of Osteopathic Muscle Energy Procedures.* Manchester, MO: Mitchell, Moran and Pruzzo Associates, 1979.
107. Stoddard A: *Manual of Osteopathic Practice.* New York: Harper & Row, 1969.

108. McGill SM, Childs A, Liebenson C: Endurance times for low back stabilization exercises: Clinical targets for testing and training from a normal database. *Arch Phys Med Rehabil* 80:941–944, 1999.
109. Sweeney TB, Prentice C, Saal JA, et al.: Cervicothoracic muscular stabilization techniques. In: Saal JA, ed. *Physical Medicine and Rehabilitation, State of the Art Reviews: Neck and Back Pain.* Philadelphia: Hanley & Belfus, 1990:335–359.
110. Hyman J, Liebenson C: Spinal stabilization exercise program. In: Liebenson C, ed. *Rehabilitation of the Spine: A Practitioner's Manual.* Baltimore: Lippincott Williams & Wilkins, 1996:293–317.
111. Jull GA, Janda V: Muscle and motor control in low back pain. In: Twomey LT, Taylor JR, eds. *Physical Therapy of the Low Back: Clinics in Physical Therapy.* New York: Churchill Livingstone, 1987:258.
112. Janda V: Muscles and motor control in cervicogenic disorders: assessment and management. In: Grant R, ed. *Physical Therapy of the Cervical and Thoracic Spine.* New York: Churchill Livingstone, 1994:195–216.
113. Sahrmann SA: *Diagnosis and Treatment of Movement Impairment Syndromes.* St Louis, MD: Mosby, 2001.
114. Knott M, Voss DE: *Proprioceptive Neuromuscular Facilitation,* 2nd edn. New York: Harper & Row Pub Inc., 1968.
115. Feldenkrais M: *The Elusive Obvious.* Cupertino, CA: Meta Publications, 1981.
116. Maher C, Latimer J, Adams R: An investigation of the reliability and validity of posteroanterior spinal stiffness judgments made using a reference-based protocol. *Phys Ther* 78:829–837, 1998.
117. Smedmark V, Wallin M, Arvidsson I: Inter-examiner reliability in assessing passive intervertebral motion of the cervical spine. *Man Ther* 5:97–101, 2000.
118. Gonnella C, Paris SV, Kutner M: Reliability in evaluating passive intervertebral motion. *Phys Ther Rev* 62:436–444, 1982.
119. Exelby L: The locked lumbar facet joint: Intervention using mobilizations with movement. *Man Ther* 6:116–121, 2001.
120. Janda V: Muscles, motor regulation and back problems. In: Korr IM, ed. *The Neurological Mechanisms in Manipulative Therapy.* New York: Plenum, 1978:27.
121. Riddle DL: Measurement of accessory motion: critical issues and related concepts. *Phys* Ther 72:865–874, 1992.
122. Hayes KW, Petersen CM: Reliability of assessing end-feel and pain and resistance sequence in subjects with painful shoulders and knees. *J Orthop Sports Phys Ther* 31:432-445, 2001.
123. Petersen CM, Hayes KW: Construct validity of Cyriax's selective tension examination: Association of end-feels with pain ath the lince and shoulder. *J Orthop Sports Phys Ther* 30:512–527, 2000.
124. Huijbregts PA: Spinal motion palpation: A review of reliability studies. *J Man Manipulative Ther* 10:24–39, 2002.
125. Dvorak J, Panjabi M, Novotny J, et al.: Clinical validation of functional flexion-extension roentgenograms of the lumbar spine. *Spine* 6:943–950, 1991.
126. Pope M, Frymoyer J, Krag M: Diagnosing instability. *Clin Orthop* 296:60–67, 1992.
127. Phillips DR, Twomey LT: Comparison of manual diagnosis with a diagnosis established by a uni-levei spinal block procedure. In: Singer KP, ed. *Proceedings of the Eighth Biennial Conference, Manipulative Therapist Association of Australia.* Perth, Australia: 1993:55–61.
128. Avery A: *The Reliability of Manual Physiotherapy Palpation Techniques in the Diagnosis of Bilateral Pars Defects in Subjects with Chronic Low Back Pain.* Western Australia: Curtin University of Technology, 1996.
129. Maluf KS, Sahrmann SA, Van Dillen LR: Use of a classification system to guide non-surgical management of a patient with chronic low back pain. *Phys Ther* 80:1097–1111, 2000.
130. Sackett DL, Strauss SE, Richardson WS, et al.: Evidence *Based Medicine: How lo Practice and Teach Ebm,* 2nd edn. Edinburgh, Scotland: Churchill Livingstone, 2000.
131. Bekkering GE, van Tulder MW, Hendriks EJ, et al.: Implementation of clinical guidelines on physical therapy for patients with low back pain: Randomized trial comparing patient outcomes after a standard and active implementation strategy. *Phys Ther* 85:544–555, 2005.
132. Waddell G, Feder G, McIntosh A, et al.: *Low Back Pain Evidence Review.* London: Royal College of General Practitioners, 1996.
133. van Tulder MW, Waddell G: Conservative treatment of acute and subacute low back pain. In: Nachemson AL, Jonsson E. eds. *Neck and Back Pain: The Scientific Evidence of Causes, Diagnosis, and Treatment.* Philadelphia: Lippincott Williams and Wilkins, 2000:241–269.
134. Cole AJ, Farrell JP, Stratton SA: Functional rehabilitation of cervical spine athletic injuries. In: Kibler BW, Herring JA, Press JM, eds. *Functional Rehabilitation of Sports and Musculoskeletal Injuries.* Gaithersburg, MD: Aspen, 1998:127–148.
135. Haldeman S: Spinal manipulative therapy. A status report. *Clin Orthop Retal Res* 179:62–70, 1983.
136. Kleynhans AM: Complications of and contraindications to spinal manipulative therapy. In: Haldeman S, ed. *Modern Developments in the Principles and Practice of Chiropractic.* New York: Appleton-Century-Crofts, 1980.
137. Assendelft WJ, Bouter SM, Knipschild PG: Complications of spinal manipulation: A comprehensive review of the literature. *J Fam Pract* 42:475–480, 1996.

CAPÍTULO 20

O DISCO INTERVERTEBRAL

OBJETIVOS DO CAPÍTULO

▶ **Ao concluir o capítulo, o leitor será capaz de:**

1. Listar os vários componentes do disco intervertebral.

2. Descrever a composição química e a função de cada um dos componentes intervertebrais.

3. Definir as semelhanças e as diferenças dos discos em cada região espinal.

4. Descrever os processos patológicos envolvidos na degeneração e na degradação do disco intervertebral.

5. Descrever as diferenças entre protrusão, extrusão e sequestro.

6. Identificar as várias forças que agem sobre o disco e como este reage.

7. Listar as características de dano no disco em cada nível segmentar.

8. Descrever a análise racional para o uso das várias estratégias na intervenção de danos discais.

VISÃO GERAL

Sob o ponto de vista filogenético, o disco intervertebral (DIV) é uma estrutura relativamente nova. Ele forma uma sínfise ou anfiartrose entre duas vértebras adjacentes e representa a maior estrutura avascular do corpo.[1] Na coluna vertebral humana, as alturas combinadas dos DIVs são responsáveis por cerca de 20 a 33% de sua extensão total.[2] A presença de um disco não apenas permite movimento do segmento em qualquer direção até o ponto em que ele mesmo é alongado, mas também permite aumento significativo na capacidade de sustentação de peso da coluna.[3] Seu funcionamento normal é muito importante para permitir que ocorra a biomecânica adequada da coluna e para reduzir a possibilidade de interferência mecânica entre qualquer uma das estruturas neurais. Embora seja incapaz de executar movimentos independentes, o movimento do disco ocorre durante movimentos clinicamente definidos de flexão-extensão, inclinação lateral e rotação axial.[4] Os principais estresses suportados pelo DIV são compressão axial, cisalhamento, inclinação e rotação, seja de forma isolada ou combinada entre si.

O papel do disco é único, pois ele opera como um sistema osmótico, mantendo os corpos vertebrais adjacentes juntos, e, ao mesmo tempo, afastando-os. Assim, essa é uma estrutura dinâmica que responde aos estresses aplicados a partir do movimento vertebral ou de cargas estáticas.

Há diferenças regionais dentro da coluna, cada uma com função e demandas específicas. Tradicionalmente, todos os discos vertebrais são compostos de três partes: o anel fibroso (AF); a placa terminal vertebral e a massa gelatinosa central, denominada núcleo pulposo (NP) (Fig. 20-1). Entretanto, essa descrição se baseia na anatomia de um disco lombar, estrutura onde ocorreu a maior parte das pesquisas e cuja anatomia foi extrapolada por vários autores para todos os DIVs.[5] No desenvolvimento de modelos de exame clínico e de intervenção é importante avaliar a diferença anatômica dos DIVs de toda a coluna.[5]

Discos lombares

Anéis fibrosos

Na coluna lombar, a superfície superior e inferior dos corpos vertebrais são comparativamente grandes e planas, o que reflete sua função de transferência de carga. Já o disco lombar apresenta uma forma cilíndrica, determinada pela integridade do AF. Este consiste de 10 a 12 (muitas vezes 15 a 25) lâminas concêntricas de tecido colágeno, predominantemente do tipo I,[6] unidas por gel proteoglicano.[7] Embora o número de camadas anulares diminua com a idade, há um espessamento gradual das remanescentes.[8] As fibras do AF são orientadas em aproximadamente 65° a partir da vertical (Fig. 20-2). As fibras de cada lâmina ou lamela mantêm a mesma inclinação de 65° na direção oposta à lamela precedente e, como resultado, cada duas lâminas têm a mesma orientação. Assim, em qualquer momento, apenas 50% das fibras permanecem sob estresse com forças rotacionais. Essa alteração na direção das fibras de cada lamela é essencial para permitir que o disco resista às forças de torção.[9]

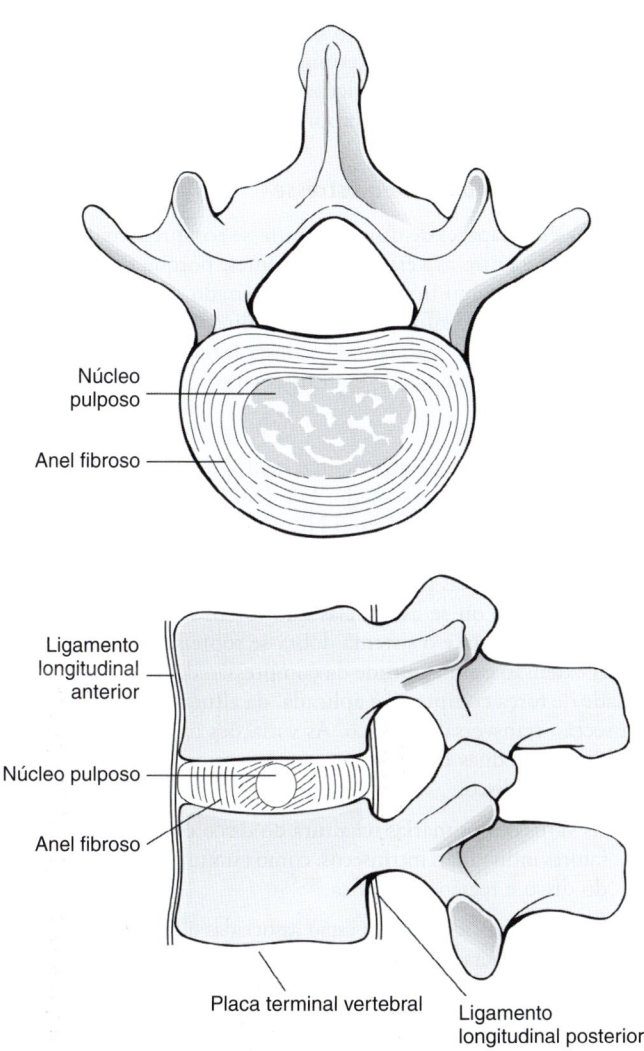

FIGURA 20-1 Disco intervertebral. (Reproduzida, com permissão, de Dutton M. *Manual Therapy of the Spine*. New York: McGraw-Hill; 2002:112.)

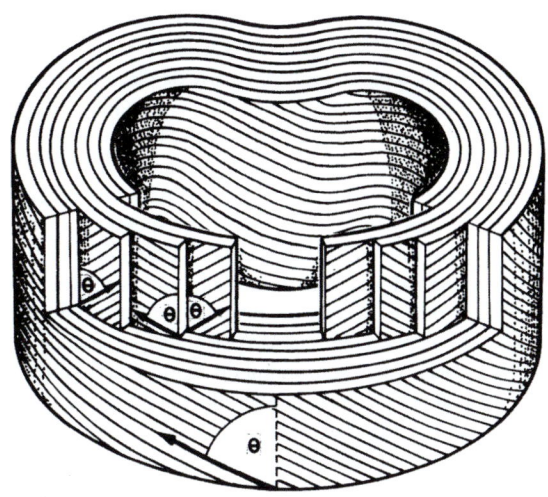

FIGURA 20-2 Anel fibroso. (Reproduzida, com permissão, de Bogduk N, Twomey LT. *Clinical Anatomy of the Lumbar Spine and Sacrum*. New York: Churchill Livingstone; 1997:15.)

Cada lamela é mais espessa anterior do que posteriormente, fazendo com que os discos lombares sejam mais finos, embora mais compactos, na parte posterior do que na anterior.[10] Como consequência, a parte posterior do anel possui fibras mais finas, porém mais fortes, sendo capaz de resistir à tensão aplicada a essa área durante atividades e posturas de flexão, que ocorrem com mais frequência do que as de extensão.[11] Entretanto, devido à predominância de atividades de flexão durante a vida, podem ocorrer danos causados por fadiga na região posterior do disco, tornando-o um local comum de lesão.[1] A aparência do disco em forma de cunha produzida pela configuração das lamelas contribui para a lordose normal dessa região.[1]

A camada mais externa do anel insere-se na apófise do anel das vértebras superiores e inferiores associando-se às fibras periósteas (fibras de Sharpey). Essas fibras, que fazem a inserção no osso, podem ser consideradas como ligamentos e, como tal, sua função principal é limitar o movimento entre as vértebras adjacentes.[5] As partes internas das lamelas inserem-se nas placas terminais cartilaginosas superiores e inferiores, formando um invólucro ao redor do núcleo pulposo.[11]

Núcleo pulposo

Os DIVs lombares de adultos jovens e saudáveis contêm um NP composto de massa semifluida de material mucoide. Esse material é claro, firme e gelatinoso.[11]

> **Curiosidade Clínica**
>
> A consistência total do NP muda com o avanço da idade, visto que seu conteúdo de água diminui e, assim, ele se torna mais seco.

Ao nascimento, o conteúdo de água do NP é de cerca de 80%. No indivíduo mais velho, representa 68%. A maior parte dessa mudança de conteúdo ocorre na infância e na adolescência, com apenas cerca de 6% ocorrendo na idade adulta.[12] A porção do NP que não é água é composta de células que são, basicamente, condrócitos e uma matriz que consiste de proteoglicanas, fibras colágenas, outras proteínas não colágenas e elastina.[1,13,14]

Com exceção de indivíduos muito jovens, não há limite claro entre o NP e o AF, o que lembra uma zona de transição.[15] A composição biomecânica do NP é semelhante à do AF, exceto que o primeiro contém, principalmente, colágeno do tipo II, em oposição ao segundo, que apresenta o do tipo I.[6] O colágeno interage com a substância fundamental para formar uma concentração proporcional aos requisitos viscoelásticos do AF.

Placas terminais vertebrais

Cada placa terminal vertebral consiste de uma camada de hialina e de fibrocartilagem de cerca de 0,6 a 1 mm de espessura,[16] que cobre o topo ou a base do disco e separa-o do corpo vertebral adjacente. Perifericamente, a placa terminal é circundada pela apófise do anel.[11]

Ao nascimento, a placa terminal é parte da placa de crescimento do corpo vertebral, mas, em torno dos 20 anos de idade, é separada dele por uma placa subcondral. Durante esse tempo, a placa é bilaminar, com uma zona de crescimento e outra área articular.[17] Com o aumento da idade, a zona de crescimento torna-se mais fina e desaparece, deixando apenas uma placa articular espessa.

A nutrição do disco se dá por meio da difusão de nutrientes da anastomose ao AF e dos plexos arteriais subjacentes à placa terminal. Embora quase todo o AF seja permeável aos nutrientes, apenas as porções centrais da placa terminal são permeáveis. Acima de 10% da superfície da placa, o osso subcondral do centro é deficiente. Nesses pontos, a medula óssea está em contato direto com a placa terminal, aumentando, assim, a nutrição do disco e da placa.[18] É possível que uma ação de bomba mecânica produzida pelo movimento da coluna ajude na difusão dos nutrientes.

Portanto, as duas placas terminais de cada disco cobrem o NP em sua totalidade, mas não toda a extensão do AF.

> **Curiosidade Clínica**
>
> Devido a sua inserção às placas terminais vertebrais na periferia, os AFs são fortemente ligados ao DIV. Entretanto, são apenas fracamente ligados aos corpos vertebrais[19] e podem ser completamente separados destes por trauma. É por essas e outras razões morfológicas que as placas terminais são vistas como constituintes do DIV, e não como parte do corpo vertebral lombar.[17]

Entre as idades de 20 e 65 anos, a placa terminal se afina e os forames vasculares no osso subcondral tornam-se ocluídos, diminuindo a nutrição para o disco. Ao mesmo tempo, o osso subjacente torna-se mais fraco e a placa terminal, de forma gradual, dobra-se dentro do corpo vertebral, tornando-se mais vulnerável no centro, onde pode ocorrer fratura.[11] A presença de dano na placa terminal do corpo vertebral reduz a pressão no NP do disco adjacente em até 57% e dobra o tamanho dos chamados picos de estresse na região posterior do AF.[20]

Inervação

A metade externa do DIV, o ligamento longitudinal posterior e a dura-máter são inervados pelo nervo sinuvertebral,[21] que é considerado oriundo do ramo ventral e do tronco simpático[22] (Fig. 20-3). As terminações nervosas são simples ou complexas, encapsuladas ou não, e existem como terminações nervosas livres. Foi sugerido que, além de função nociceptiva, essas terminações nervosas, podem ter também, função proprioceptiva.[23,24]

Ações do disco durante o estresse

Os DIVs são capazes de distribuir estresse compressivo de maneira uniforme entre as vértebras adjacentes, porque o NP e o AF interno agem como um líquido pressurizado, no qual a pressão não varia com a localização ou com a direção.[25,26] Estudos biomecânicos parecem indicar que o disco fornece flexibilidade em cargas baixas e estabilidade em cargas altas.[27,28]

Compressão axial

Compressão axial ou carga espinal ocorre durante a sustentação de peso, seja de pé ou sentado. Foi demonstrado experimentalmente que o AF, mesmo sem o NP, pode opor-se às mesmas forças verticais que um disco intacto consegue por curtos períodos,[29] desde que as lamelas não se curvem. Entretanto, se a compressão for prolongada ou se as lamelas não forem mantidas juntas, as lâminas se curvam e o sistema dobra-se sobre si mesmo.

A extensão e a magnitude da compressão dependem da quantidade de força compressiva aplicada, da altura do disco e da área da secção transversal do disco. As variações na altura podem ser divididas em duas categorias: variações primárias e secundárias na altura do disco.

1. As variações primárias na altura do disco estão relacionadas a fatores individuais intrínsecos, como estatura, sexo, idade, nível do disco e região geográfica.[30,31]

2. As mudanças secundárias estão associadas a fatores extrínsecos, como degeneração, anormalidade ou tratamento clínico. Procedimentos cirúrgicos, como nucleotomia, discectomia e quimionucleólise, reduzem a altura do disco, resultando na remoção de uma parte do NP ou em dano à capacidade de ligação de água da matriz extracelular.[32-34] Além disso, há mudanças diárias na altura do disco, que são causadas por trocas de líquido e resposta ao movimento de deformação.[35]

Com as variações na altura do disco, é possível esperar mudanças em seu comportamento mecânico. Um resultado importante surgido de um estudo recente é que o deslocamento axial, a saliência póstero-lateral do disco e a tensão de tração nas fibras periféricas do AF são uma função da força compressiva axial e da altura do disco.[36]

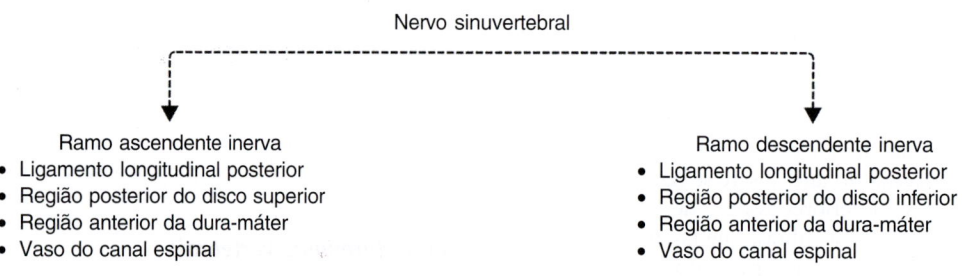

FIGURA 20-3 Nervo sinuvertebral. (Reproduzida, com permissão, de Dutton M. *Manual Therapy of the Spine*. New York: McGraw-Hill; 2002:283.)

Sob a mesma força axial, os discos com uma relação altura-área mais alta geram valores maiores de deslocamento axial, de saliência de disco e de tensão de tração nas fibras periféricas do AF.

O NP é deformável, mas relativamente incompressível. Portanto, quando ele recebe uma carga vertical, a pressão nuclear sobe, absorvendo e transmitindo as forças de compressão para as placas terminais vertebrais e para o AF.[11]

▶ A resistência da placa terminal depende da força do osso subjacente e da capacidade sanguínea do corpo vertebral.

▶ O AF torna-se abulado radialmente,[37] retardando e graduando as forças.

A pressão periférica aumenta a tensão sobre as fibras colágenas, que resistem até atingir o equilíbrio, no ponto em que a pressão radial se igualar à tensão do colágeno.[4]

Esse equilíbrio acontece de duas formas:

1. A pressão é transferida de uma placa terminal para outra, aliviando, assim, a carga sobre o AF.
2. O NP fixa o AF evitando que ele se dobre sob a carga axial sustentada.

Outras estruturas que fornecem resistência à carga axial da coluna são:

▶ O ligamento longitudinal anterior, que oferece resistência se a coluna estiver em sua lordose normal. A lordose lombar, enquanto de pé, é cerca de 50% maior do que quando sentado.[38]

▶ O processo articular inferior, que pode causar impacto sobre a lâmina abaixo durante lordose acentuada.

Durante compressão axial do DIV:

1. A água é extraída do disco. A perda é de 5 a 11%.[39]

    a. Ocorre uma resposta de deformação rápida (1,5 mm nos primeiros 2 a 10 minutos)[40] que depois diminui (para em torno de 1 mm por hora).[29]
    b. A deformação atinge o platô em 90 minutos.[41]
    c. Em um período de 16 horas do dia, ocorre perda de 10% na altura do disco.
    d. A altura do indivíduo é restaurada com a retirada da carga. Para tanto, a melhor posição é a supina, com os joelhos para cima (melhor do que na posição supina estendida).[42]

2. A pressão intradiscal aumenta.

Colapso do sistema. Sob circunstâncias normais, o NP age como um sistema hidráulico fechado. Dentro desse sistema, a pressão de líquido aumenta de forma acentuada quando o volume aumenta (por infiltração de líquido ou por absorção)[32] e reduz quando o volume diminui (por excisão cirúrgica ou carga de compressão axial).[34] Por meio de um mecanismo similar, as mudanças degenerativas relativas à idade reduzem o conteúdo de água do NP entre 15 a 20%,[35] causando queda de até 30% na pressão.[43] De fato, a carga está sendo transferida para o AF. O AF posterior é o mais afetado, por ser a parte mais estreita do disco e a menos capaz de sustentar grandes forças compressivas.[36]

A placa terminal também é suscetível durante a compressão, sendo capaz de suportar apenas um décimo do estresse que o AF consegue controlar.[9] Mesmo se a carga axial ocorrer de modo uniforme sobre a superfície da placa terminal, a falha dessa estrutura tende a ocorrer sobre o NP, indicando que a parte central da placa é mais fraca do que a periferia.[44]

Até cerca de 40 anos, 55% da carga compressiva através do centro é suportada pelo osso esponjoso,[45] sendo o restante pelo osso cortical. Depois dessa idade, as trabéculas horizontais são absorvidas no centro do corpo vertebral, enfraquecendo, assim, a parte que sobrepõe o NP. Isso resulta em apenas 35% do estresse axial controlado pelo osso esponjoso, com a maior proporção agora indo para o osso cortical.[45] Como este enfraquece com um grau menor de deformação do que o osso esponjoso, a falha compressiva ocorre muito mais prontamente no osso cortical.[45]

A dor que se origina desse processo tende a aumentar durante o curso do dia, em especial em um indivíduo que tenha passado uma quantidade considerável de tempo com a coluna lombar flexionada (p. ex., os motoristas de caminhão).[46]

Distração

Distração simétrica da coluna é uma força rara no funcionamento diário e, como consequência, o disco é menos resistente à distração do que à compressão.[47] Embora a distração assimétrica ocorra constantemente com o movimento espinal (inclinação lateral da coluna causa compressão ipsilateral e distração contralateral), a distração simétrica, em que todos os pontos de um corpo vertebral movem-se por uma distância igual para longe de seu corpo adjacente, ocorre apenas em momentos como suspensão vertical ou tração terapêutica.

O AF parece ser o principal responsável pela restrição da distração, com a orientação oblíqua das fibras colágenas tornando-se mais verticais à proporção que a força de tração é aplicada. Por essa razão, o AF pode ser a origem da dor nas costas reproduzida com tração.

Rotação axial

Em torno de 65% da resistência à torção do DIV é resistida por uma combinação de tensão e impactação da articulação zigoapofisária contralateral e tensão dos ligamentos supraespinal e interespinal, com o disco contribuindo com cerca de 35% da resistência.[48] Durante a rotação axial, que produz torção do DIV, as fibras colágenas do AF que são orientadas na mesma direção do giro são alongadas e resistem à força de torção, enquanto as demais permanecem relaxadas, compartilhando, assim, o estresse de giro.

Durante a torção segmentar forçada, a primeira estrutura a falhar é a articulação zigoapofisária, o que normalmente ocorre em cerca de 1 a 2° de rotação segmentar.[48] Como o colágeno alonga apenas cerca de 4% antes do dano, a rotação segmentar máxima em cada nível segmentar é limitada em até cerca de 3°.[9,49] A falha macroscópica do DIV provavelmente ocorre apenas na presença de trauma extremo, com acompanhamento de fratura da articulação zigoapofisária.[50] Entretanto, a incisão cirúrgica dessa articulação, ou facetectomia, que aumenta a quantidade de rotação que o segmento é capaz de controlar, também aumenta de forma significativa o estresse nas fibras do AF posterior.[48,50]

Na ausência de lesão na articulação zigoapofisária, cirurgia ou outro dano, a rotação axial deve ser conjunta com outros movimentos para causar lesão de disco.[51] Por exemplo, a combinação de flexão lombar máxima e rotação, que aumenta a quantidade de rotação antes da articulação zigoapofisária fazer contato, foi associada a trauma no AF.[52,53]

Cisalhamento

Cisalhamento é o movimento de um corpo vertebral ao longo da superfície de seu adjacente. Ele ocorre em qualquer plano. A resistência às forças de cisalhamento é imposta por várias estruturas, incluindo as articulações zigoapofisárias, as fibras do AF do DIV e os ligamentos segmentares.

No cisalhamento para a frente, as fibras do AF das regiões laterais do disco, em sua maioria, resistem ao movimento, porque estão paralelas a ele.[54] Aquelas anguladas posteriormente relaxam durante o cisalhamento para a frente, mas são tensionadas durante o cisalhamento para trás.[54] As fibras anteriores e posteriores dão alguma contribuição para o cisalhamento anterior e posterior, porém muito menos do que as fibras laterais.[54]

As fibras anteriores e posteriores são envolvidas principalmente durante o cisalhamento lateral, novamente com aquelas orientadas na direção do cisalhamento sob tensão. Assim como ocorre na torção, apenas metade das fibras contribui para a resistência, e as forças de cisalhamento produzem muitas rupturas no DIV.[54] É possível argumentar que a presença de terminações nervosas livres na parte externa do AF indique a capacidade nociceptiva no disco, e qualquer perturbação dessas terminações pode, então, ser considerada potencialmente dolorosa, embora não haja evidência direta para provar esse fato.

Inclinação

Os movimentos de inclinação podem ocorrer em qualquer direção, produzindo movimento oscilante e efeito de cisalhamento de translação sobre o DIV. O NP tende a ser comprimido e o AF curva-se na direção do movimento oscilante,[55] e há a tendência de alongamento do AF na direção oposta, enquanto a pressão na região posterior do NP é aliviada. Embora a deformação possa ocorrer em um disco saudável, o deslocamento do NP pode ser evitado pelo AF que o envolve. Este dobra-se na sua região comprimida, pois não é fixado pelo NP, que está exercendo efeito nas fibras do AF no lado oposto do disco.[9]

Alterações na estrutura do disco

Ainda que, aparentemente, o destino do DIV lombar seja a regressão e a destruição tecidual, não está claro por que mudanças semelhantes relacionadas à idade permanecem assintomáticas em um indivíduo, embora causem dor lombar grave em outros. As mudanças básicas que influenciam as respostas do disco ao envelhecimento parecem ser bioquímicas e afetam os níveis de conteúdo de colágeno no NP.

Com a idade, há aumento no conteúdo de colágeno do NP e do AF e mudança no tipo de colágeno presente.[56] O colágeno elástico do NP torna-se mais fibroso, enquanto o do AF de tipo I torna-se mais elástico.[56] Eventualmente, eles chegam a se parecer um com o outro. Além disso, a concentração de proteínas não colágenas aumenta no NP. A mudança na constituição do colágeno altera as propriedades biomecânicas do disco, tornando-o menos elástico, talvez devido a mudanças a partir de microtraumas.[56]

> **Curiosidade Clínica**
>
> Em geral, com o passar do tempo, o DIV torna-se mais seco, mais rígido, menos deformável e menos capaz de recuperar-se da resposta ao movimento da deformação.

Acreditava-se que a perda de estatura que ocorre com a idade era o resultado de uma perda na altura do DIV. Mais recentemente, foi demonstrado que, entre os 20 e os 70 anos, o disco, de fato, aumenta sua altura em cerca de 10% e que a perda de estatura com a idade tem como causa mais provável a erosão da placa terminal vertebral.[57]

Quando o NP torna-se mais fibroso, a sua capacidade de controlar cargas compressivas fica comprometida, transferindo mais peso para o AF, resultando na separação das lamelas e na formação de cavidades dentro dele.[56]

Degeneração

A dor nas costas, com ou sem radiculopatia, é um problema clínico relevante. Em pacientes com dor isquiática causada por hérnia de disco, os exames radiográficos, como mielogramas, tomografias computadorizadas (TCs) e imagem por ressonância magnética (IRM) demonstram compressão da raiz nervosa por um disco herniado. Entretanto, a dor isquiática pode ter várias causas (Tab. 20-1).

> **Curiosidade Clínica**
>
> De 20 a 30% dos indivíduos sem nenhuma história de dor isquiática têm achados anormais em exames radiográficos.[58]

As mudanças degenerativas são tentativas do corpo de autocurar-se à proporção que envelhece. Se uma parte dessa cura envolver a estabilização de uma articulação instável, o movimento articular pode ser reduzido por espasmos musculares ou aumentando-se a área de superfície da articulação.[59] A biologia da degeneração do DIV não é bem compreendida, mas imagina-se que seja um processo normal, ao contrário do processo patológico que ocorre com degradação (ver Tab. 20-2 e discussão a seguir).

O diagnóstico associado a doenças degenerativas de disco inclui:

▶ Dor lombar idiopática.
▶ Radiculopatia lombar.
▶ Mielopatia.
▶ Estenose lombar.
▶ Espondilose.
▶ Osteoartrite.

TABELA 20-1 Algumas causas de dor isquiática

Compressão de raiz nervosa
Tumor
Abscesso
Artrite
Colapso vertebral
Sinovite inflamatória
Doença inflamatória do nervo
Toxinas (álcool, metais pesados)
Diabete melito
Sífilis

Dados de Judge RD, Zuidema GD, Fitzgerald FT: *Musculoskeletal system*. In: Judge RD, Zuidema GD, Fitzgerald FT, eds. *Clinical Diagnosis*, 4th ed. Boston: Little, Brown and Company, 1982:365-403.

TABELA 20-2 Comparação entre degeneração e degradação do disco

Degeneração	Degradação
Ocorrem mudanças na bioquímica no início da idade adulta e na meia-idade	Degradação vasculogênica do núcleo
Fenda circunferencial e ruptura do anel	Ruptura circunferencial e radial do anel
Nenhuma migração de núcleo	O núcleo migra pelas fissuras radiais
Não deslocado	O núcleo produz herniações através do anel
Disco mantém ou aumenta a altura	O disco é reabsorvido

▶ Doença degenerativa de disco.
▶ Degeneração da articulação zigoapofisária.

Aparentemente, a degeneração de disco envolve a ruptura estrutural do AF e mudanças mediadas por célula em todo o DIV e no osso subcondral.[60] Kirkaldy-Willis propôs um sistema para descrever o espectro de degeneração envolvendo três estágios ou níveis (Tab. 20-2).[61] Na realidade, os três estágios que resistiram ao teste do tempo são definidos como disfunção precoce, instabilidade intermediária e estabilização final.

1. *Disfunção precoce.* Esse estágio é caracterizado por mudanças patológicas menores, resultando em função anormal dos elementos posteriores e do DIV.[62] Os resultados de autópsia mostraram que a degeneração do disco começa entre 20 e 25 anos de idade.[63] A hérnia ocorre com mais frequência no final desse estágio, considerando que há desenvolvimento de rachaduras e de fendas no anel, mas também podem ocorrer durante o último estágio. A degeneração parece começar cedo na parte superior da coluna lombar, com fraturas na placa terminal e nódulos de Schmorl relacionados à carga vertical desses segmentos.[56] Um nódulo de Schmorl representa o deslocamento de tecido cartilaginoso desde a placa terminal até o corpo vertebral. Um estudo[64] apresentou evidências de que a história familiar de hérnia de disco lombar tratado cirurgicamente exerce influência importante na doença degenerativa de disco lombar, indicando que pode haver um fator genético no desenvolvimento dessa condição como expressão de degeneração de disco.

2. *Instabilidade intermediária.* Esse estágio é caracterizado por lassidão da cápsula articular posterior e do AF. A ruptura do anel fibroso está associada à dor nas costas.[65] Todos os tecidos esqueléticos adaptam-se aos aumentos nas demandas mecânicas, mas nem sempre o fazem com rapidez suficiente. As pessoas que, de repente, mudam para uma ocupação de demanda física podem submeter seus tecidos a um aumento na carga repetitiva, fazendo com que o dano por fadiga se acumule em pouco tempo. A capacidade dos tecidos espinais de se fortalecerem em resposta ao aumento nas forças musculares pode tornar-se restrita pela saúde e pela idade, de modo que o dano por fadiga se acumula mais rápido em pessoas de meia-idade, sedentárias e que, de forma repentina, tornam-se ativas.[66]

3. *Estabilização final.* Esse estágio é caracterizado por fibrose das articulações posteriores e da cápsula, por perda de material de disco, por formação de rupturas radiais do AF e pela formação de osteófitos.[67] A formação de osteófitos ao redor do complexo de três articulações aumenta a superfície de sustentação de peso e diminui a quantidade de movimento, produzindo um segmento móvel mais rígido e, dessa forma, menos doloroso.[60]

A experiência clínica tem mostrado que é possível, para o complexo de três articulações, passar por todas essas três fases com pouca sintomatologia.

Degradação do disco

A degradação do disco é um processo mais agressivo do que as mudanças degenerativas que ocorrem com a idade (ver Tab. 20-2) e, embora as mudanças macroscópicas sejam semelhantes às da degeneração relacionada à idade, a degradação é um processo mais acelerado.

Sob condições normais, o NP é controlado pelo AF. Qualquer distúrbio do equilíbrio na estrutura desses tecidos leva a destruição tecidual, dano funcional e dor lombar.[50] A distribuição de carga desigual para o DIV é um fator predisponente principal na ruptura radial do AF,[50] o que pode ser causado pelo efeito de torção da vértebra superior ao rodar em direção constante com movimentos sagitais. A região póstero-lateral do AF tende a enfraquecer primeiro.[68] Se as camadas internas do AF posterior se romperem na presença de NP que ainda é capaz de curvar-se para dentro do espaço esquerdo pela ruptura, os sintomas da doença de disco provavelmente vão ser sentidos, com a localização do canal espinal de transgressão do disco determinando o tipo de comprometimento neural, padrão clínico de dor e, muitas vezes, o resultado.[68] Deve-se lembrar de que o grau de comprometimento neural e o potencial para dor não podem ser julgados com precisão pelo tamanho ou pelo tipo de material do disco. Com frequência, fragmentos grandes e livres podem não causar déficit neurológico ou dor.[69]

Três tipos principais de hérnia de disco lombar são reconhecidos:

1. *Contido (protrusão).* Com a hérnia contida, o material nuclear, ao esforço, projeta-se para fora através da ruptura, sem sair do AF externo ou do ligamento longitudinal posterior (Fig. 20-4). As hérnias contidas são confinadas ao canal central. O disco torna-se abaulado contra a dura-máter e o ligamento longitudinal posterior, produzindo dor do tipo somática, fracamente localizada e imprecisa, na região sacroilíaca e nas costas. Em relação aos tipos de hérnia de disco lombar, Yasuma e colaboradores[70] descreveram o processo degenerativo da matriz e concluíram que muitas hérnias são protrusões do NP que ocorrem antes dos 60 anos de idade, sendo que, após essa idade, predomina o prolapso do AF. Entretanto, Eckert e Decker[71] e Taylor e Akeson,[72] encontraram fraturas de placa terminal cartilaginosa em 60% das massas herniadas e em 50% dos fragmentos sequestrados, respectivamente. Como o NP em geral ainda é contido, o paciente sente mais dor pela manhã, após o NP ter embebido mais líquido, devido ao volume adicionado e ao aumento subsequente na pressão sobre estruturas sensíveis à dor. Recentemente tem sido dada atenção à ruptura interna do NP na hérnia contida.[73] Nessa condição, o NP se torna inflamado e se invagina entre as camadas anulares. A compressão do disco durante as posições sentada e inclinada aumenta a dor, pois as estruturas nociceptivas dentro do AF são irritadas ainda mais. Em geral, há mínima ou nenhuma

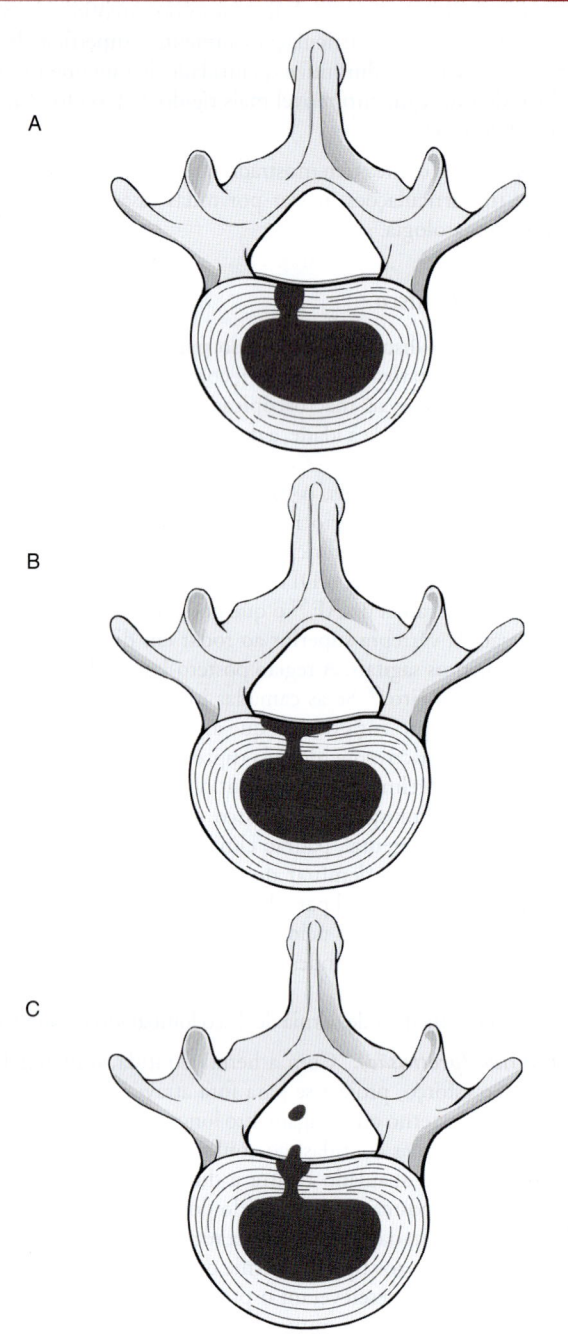

FIGURA 20-4 Representação esquemática de discos intervertebrais herniados (A), extruídos (B) e sequestrados (C). (Reproduzida, com permissão, de Dutton M. *Manual Therapy of the Spine*. McGraw-Hill; 2002:114.)

dor na perna e mínima ou qualquer limitação no teste de elevação da perna reta (EPR) (ver Cap. 12).[73]

2. *Extrusão (prolapso)*. Com a extrusão, o material nuclear permanece preso ao disco, mas escapa do AF ou do ligamento longitudinal posterior para abaular-se póstero-lateralmente dentro do canal intervertebral (ver Fig. 20-4). Nos casos em que o NP abre uma ruptura para a periferia, parece lógico que estresses adicionais possam forçá-lo a migrar através da ruptura. Entretanto, em condições normais, o material nuclear é intrinsecamente aderente e não produz herniações através do AF, mesmo que suas fibras estejam enfraquecidas por uma incisão radial.[74]

3. *Sequestro*. O material nuclear migrante foge totalmente do contato com o disco e se torna um fragmento livre no canal intervertebral (ver Fig. 20-4).

Como parte de sua história lesiva, o disco pode ou não percorrer sequencialmente cada estágio de herniação, produzindo sintomas que variam de dor nas costas a radiculopatia bilateral.

Compressão nervosa

Extrusões e sequestros afetam o tecido nervoso. Prolapsos centrais, embora relativamente raros, produzem danos na parte superior do neurônio motor se ocorrerem na coluna cervical ou torácica e danos na bexiga ou no intestino se ocorrerem na coluna lombar (síndrome da cauda equina).[75] Uma compressão substancial da raiz afeta as fibras nervosas, produzindo parestesia e interferência na condução. Em 1934, Mixter e Barr sugeriram que o tecido do DIV desloca-se para dentro do canal espinal, comprimindo e, portanto, irritando a raiz nervosa e causando dor isquiática.[76] Embora esse conceito tenha sido amplamente aceito por muitos anos, agora foi demonstrado que apenas a compressão mecânica da raiz nervosa não explica a dor isquiática e a radiculopatia.[77-79] O achado cirúrgico que comprimiu mecanicamente as raízes nervosas torna-se sensível e resulta de estudos histológicos e bioquímicos no tecido do disco lombar herniado, levando à noção de dor isquiática inflamatória induzida.[77-80] Modelos mais recentes de radiculopatia lombar sugerem que é provável que os mecanismos adjacentes resultem, em parte, de um produto químico local irritante, como proteoglicanas liberadas de um disco, e criando reação inflamatória, reação autoimune a partir da exposição aos tecidos do disco, aumento da concentração de ácido lático ou pH mais baixo ao redor das raízes nervosas.[78,81]

Inflamação

Por repetidas vezes, os pesquisadores têm encontrado células inflamatórias, fosfolipase A_2 de enzima pró-inflamatória, imunoglobulinas e vários mediadores inflamatórios nos tecidos de discos herniados.[77,82] Sabe-se também que a neovascularização desses discos pode promover a formação de tecido de granulação[79,80,83] e, em associação com os vasos sanguíneos, foram registrados depósitos de imunoglobulinas.[78]

A presença de inflamação nas hérnias de disco explica os achados clínicos de melhora na dor radicular após a administração de anti-inflamatórios não esteroides (AINEs) ou corticosteroides.

Reação autoimune

Vários investigadores concluíram que, de certa forma, o NP adulto é "escondido" do sistema imune e que a exposição de material de disco nuclear ao sistema circulatório provoca reação autoimune. Essa ideia recebeu alguma credibilidade com a identificação de anticorpos ao NP no soro de pacientes e em modelos animais.[77,78,80]

Lesões específicas de disco lombar[84]

Uma grande porcentagem das causas mecânicas de dor nas costas, principalmente a dor lombar, é atribuída a patologias do DIV. A hérnia na coluna lombar ocorre desde a adolescência até a idade adulta e tem prognóstico favorável na maioria das circunstâncias.

Vários diagnósticos plausíveis, dependendo da distribuição de sintomas, devem ser eliminados antes da confirmação de uma radiculopatia lombar. Esses diagnósticos incluem:

▶ Patologia da articulação do quadril (doença articular degenerativa, necrose avascular, sinovite, etc.).[85]

▶ Meralgia parestésica. Essa síndrome, também conhecida como síndrome de Bernhardt-Roth, tem como característica dor ou disestesia na parte ântero-lateral da coxa causada por compressão do nervo cutâneo femoral lateral na espinha ilíaca ântero-superior (ver Cap. 9). Trummer e colaboradores[86] registraram que a hérnia de disco lombar pode imitar a meralgia parestésica, e Kallgren e Tingle[87] observaram que essa última pode imitar radiculopatia lombar devido à semelhança dos sintomas.

▶ Irritação da raiz nervosa espinal por esporões osteofíticos.

▶ Disfunção pélvica ou sacroilíaca.

▶ Claudicação intermitente causada pela compressão das artérias ilíaca ou iliofemoral.

▶ Espondilolistese.

▶ Estenose do recesso lateral.

▶ Distensão muscular.

▶ Fratura por estresse da vértebra lombar/torácica (explosão e compressão).

▶ Neoplasia.

▶ Lesão do nervo periférico isolado ou neurite.

▶ A amiotrofia diabética, que é relativamente incomum, pode ser o sintoma de apresentação de diabete melito não controlado.[88]

A distribuição dos sintomas do paciente e os resultados do exame físico podem auxiliar a obtenção do diagnóstico diferencial.

Nos níveis LI-LII, os nervos saem do forame intervertebral acima do disco. De LII para baixo, saem da dura-máter um pouco mais proximal do que o forame, através do qual eles passam, e em ângulo de obliquidade decrescente e comprimento crescente dentro do canal espinal. A raiz do nervo L3 estende-se atrás da região inferior do corpo vertebral e do disco LIII. A raiz nervosa de L4 cruza todo o corpo vertebral, saindo, em seguida, do canal espinal na região superior do disco LIV em ângulo de aproximadamente 60°. A raiz nervosa L5 surge na região inferior do quarto disco lombar em um ângulo de cerca de 45° e cruza o quinto corpo vertebral até sair na região superior do disco LV. A raiz nervosa S1 surge em um ângulo de 30° e cruza o disco LV-SI.

Lesões altas de disco lombar[89]
Embora os discos herniados geralmente se originem a partir dos níveis LIV-LV ou LV-SI,[90] de 1 a 11% desses discos têm sua origem nos níveis LI-LII, LII-LIII ou LIII-LIV.[91-93] O movimento reduzido e o estresse na coluna lombar superior e a influência protetora do ligamento longitudinal posterior podem ser os responsáveis pela disparidade.[93]

A radiculopatia lombar alta em geral não irradia dor para a parte posterior da perna, mas causa início gradual de dor na virilha ou na parte anterior da coxa, que é, muitas vezes, aliviada em posição flexionada e intensificada na posição de pé. Invariavelmente, o reflexo cremastérico superficial também está presente.[94]

O diagnóstico diferencial para sintomas de raiz nervosa lombar superior inclui espondilolistese e causas infecciosas, como discite ou abscesso epidural.

Compressão da terceira raiz nervosa lombar
Raramente ocorre alguma compressão nesse nível. Os achados clínicos incluem:

▶ Dor na área lombar média, na parte superior da nádega, em toda parte anterior da coxa e do joelho, na parte medial do joelho e logo acima do tornozelo.

▶ Sinais durais de flexão de joelho em prono e, às vezes, teste de EPR positivo.

▶ Perda acentuada do movimento de extensão.

▶ Fraqueza leve do iliopsoas e perda mais volumosa de quadríceps.

▶ Hipoestesia da região medial do joelho e da parte inferior da perna.

▶ Reflexo patelar ausente ou reduzido.

Compressão da quarta raiz nervosa lombar
Cerca de 40% dos danos do DIV afetam esse nível, aproximadamente a mesma quantidade que afeta a raiz L5.[68] A protrusão de disco nesse nível irrita a 4ª, a 5ª ou, com protrusão maior, ambas as raízes (Tab. 20-3). Os achados clínicos para lesões nesse nível incluem:

▶ Dor localizada na área lombar ou na crista ilíaca, na parte interna da nádega, na parte externa da coxa e da perna e sobre o pé até o hálux.

▶ Sinais durais positivos de EPR, EPR bilateral e cruzada e flexão do pescoço (ver Cap. 12).[95]

▶ Desvio lateral acentuado da coluna lombar e limitação ampla de flexão para um dos lados (ambos os achados são comuns).

▶ Dorsiflexão fraca do tornozelo.

▶ Hipoestesia da parte inferior externa da perna e do hálux.

▶ Reflexos tibial posterior, patelar e tibial anterior reduzidos.

Compressão da quinta raiz nervosa lombar
Esse nível é afetado tanto quanto a quarta raiz nervosa e costuma haver compressão pelo disco LIV-LV, bem como pelo disco LV-SI (ver Tab. 20-3).

Os achados clínicos para lesões nesse nível incluem:

▶ Dor na área sacroilíaca, na parte inferior da nádega, na parte lateral da coxa e da perna, nos três dedos internos e na parte medial da sola do pé.

▶ EPR unilateral e flexão de pescoço positivas.[95]

▶ Desvio lateral durante a flexão.

▶ Fraqueza dos músculos fibular, extensor do hálux e abdutor do quadril.

▶ Hipoestesia da parte externa da perna e dos três dedos internos e da parte medial da sola do pé.

▶ Reflexos diminuídos no fibular longo, no calcâneo e no extensor do hálux.

TABELA 20-3 Síndromes radiculares comuns da coluna lombar

Nível do disco	Raiz nervosa	Déficit motor	Déficit sensorial	Comprometimento reflexo
LIII-LIV	L4	Quadríceps	Parte ântero-lateral da coxa	Joelho Parte anterior do joelho Parte medial da perna e do pé
LIV-LV	L5	Extensor longo do hálux	Parte lateral da coxa	Isquiotibiais mediais Parte ântero-lateral da perna Parte médio-dorsal do pé Tornozelo
LV-SI	S1	Flexores plantares do tornozelo	Parte posterior da perna	Parte lateral do pé

Dados da American Medical Association: *Guides to Evaluation of Permanent Impairment*, 5th. ed. Chicago: American Medical Association, 2001.

Primeira, segunda e terceira raízes sacrais[84]

De acordo com Cyriax, a 1ª, a 2ª e a 3ª raízes sacrais podem ser comprimidas por uma protrusão do quinto disco lombar. Os achados clínicos com lesões no nível SI (ver Tab. 20-3) incluem:

▶ Dor na região lombar das nádegas até a sola do pé e o calcanhar.

▶ EPR limitada.

▶ Fraqueza dos músculos da panturrilha, fibular e isquiotibiais.

▶ Atrofia da massa glútea (a fraqueza nem sempre é detectável).

▶ Hipoestesia nos dois artelhos externos, na parte externa do pé e na parte externa da perna até a região lateral do joelho.

Na paralisia da segunda raiz sacral, os sinais são os mesmos que os da primeira raiz nervosa sacral, exceto que os músculos fibulares são poupados e a hipoestesia termina no calcanhar. Com paralisia da terceira raiz sacral, a EPR em geral é normal, e nenhuma paralisia é detectada. Entretanto, o paciente pode relatar dor na virilha e na parte interna da coxa até o joelho.[75]

Compressão da quarta raiz nervosa sacral

As lesões nessa raiz nervosa sempre são preocupantes, pois uma paralisia permanente pode levar à incontinência e à impotência.[75,96] Os achados clínicos para lesões nesse nível incluem:

▶ Dor nas áreas sacral inferior, fibular e genital.

▶ Parestesia na área da "sela".

▶ Nenhum sinal dural positivo.

▶ Possível limitação de todos os movimentos lombares.

▶ Disfunção da bexiga, do intestino ou genital.

▶ Reflexo anal superficial positivo e movimento de fechamento e abertura anal reduzido.[94]

Prolapso vertical (nódulo de Schmorl)

O nódulo de Schmorl é a herniação da substância do disco através da placa cartilaginosa do DIV dentro do corpo da vértebra adjacente[97] (Fig. 20-5). Geralmente, esses prolapsos verticais do disco são assintomáticos e ocorrem como achados incidentais em radiografias. Na verdade, o nódulo de Schmorl crônico foi registrado como o dano mais comum do DIV e de toda a coluna.[98] Essa condição tende a ser mais comum em homens do que em mulheres, fator atribuído às cargas espinais maiores nos homens.[97]

As teorias propostas para explicar a patogênese dos nódulos de Schmorl incluem as seguintes:

▶ De desenvolvimento, em que os defeitos embriônicos, como intervalos de ossificação, canais vasculares e defeitos de extrusão do notocórdio, formam pontos de fraqueza nos quais os nódulos de Schmorl podem ocorrer.[14]

▶ Degenerativas, em que o processo de envelhecimento produz locais de fraqueza na placa terminal cartilaginosa, resultando em formação de nódulos de Schmorl.[98,99]

▶ Patológicas, quando as doenças enfraquecem o DIV e/ou os corpos vertebrais.[100,101]

▶ Traumáticas, em que os traumas agudos e crônicos destroem as placas terminais cartilaginosas, resultando em hérnia de disco. Ainda que muitos ortopedistas aceitem que os nódulos de Schmorl sejam causados por trauma, nenhum estudo mostrou relação causal direta entre episódios traumáticos e a formação de nódulo de Schmorl agudo.

Uma vez que tenha ocorrido essa condição, a proliferação subsequente de cartilagem e a ossificação reativa podem desenvolver-se junto ao tecido deslocado.[102] Essa ossificação circunda o tecido deslocado e separa-o da parte esponjosa do corpo verte-

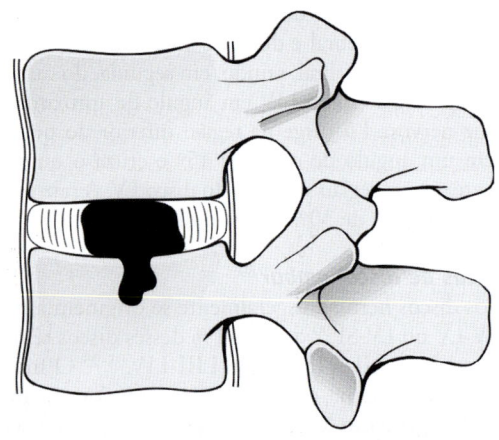

FIGURA 20-5 Doença degenerativa de disco lombar e nódulo de Schmorl. (Reproduzida, com permissão, de Dutton M. *Manual Therapy of the Spine.* New York: McGraw-Hill; 2002:122.)

bral. A formação desse capuz cartilaginoso ou calcificação da protrusão age para resistir à sua expansão.[1]

Compressão da raiz nervosa aderente

Os sintomas típicos dessa condição incluem radiculopatia prolongada com flexão do tronco ou do pescoço e limitação protraída do movimento da extremidade inferior durante o teste de mobilidade neurodinâmica (ver Cap. 12).[103] Esse diagnóstico deve ser feito apenas após a rejeição cuidadosa de outras hipóteses mais comuns. Além disso, os exames físicos que revelam sinais de tensão da raiz nervosa (ver Cap. 12) sugerem radiculopatia verdadeira.[103]

Exame

O diagnóstico de hérnia de disco se baseia, primariamente, na história e nos achados do exame físico e, em algumas ocasiões, nos resultados de testes de imagem. Os testes de imagem podem ser enganadores. A evidência anatômica de um disco herniado é encontrada em 20 a 30% dos testes de imagem (mielografia, TC e IRM) entre pessoas normais.[104-106] O exame físico convencional de suspeita de hérnia consiste de testes de força dos músculos-chave e de amplitude do movimento lombar, teste sensorial e de reflexo do tendão profundo e testes de mobilidade dural, como o teste de EPR. É importante lembrar que, nos casos de hérnia de disco, nenhum teste simples no exame físico tem alta precisão diagnóstica de forma isolada.[107]

História

Vários estudos de pesquisa foram realizados para estabelecer a validade da história para uso no diagnóstico de hérnia de disco lombar.[104,107-109]

> **Curiosidade Clínica**
>
> Deyo e colaboradores[104] registraram sensibilidade de 95% para distribuição de dor isquiática no diagnóstico de hérnia de disco lombar e estimaram em 0,1% a probabilidade de que esteja presente na ausência de tal dor. Da mesma forma, altos graus de sensibilidade foram encontrados em outros estudos.[107-109] A radiculopatia é um achado tão sensível (95%) que sua ausência quase descarta uma hérnia de disco clinicamente importante, embora seja apenas 88% específica para hérnia.[110] Por outro lado, a sensibilidade de pseudoclaudicação ao detectar estenose espinal é de 60%, enquanto a combinação de pseudoclaudicação e idade acima de 50 anos tem sensibilidade de 90% (especificidade de 70%).[110]

Um estudo[111] mostrou que, levando-se em consideração a história e os achados de IRM, os pacientes mais velhos com hérnia protruída têm mais probabilidade de sentir dor na virilha, com o índice de envolvimento do disco LIV-LV sendo mais alto do que o de envolvimento de LV-SI. Esses resultados corroboram as conclusões do estudo feito por Murphey,[112] que descobriu que a dor na virilha e nos testículos era rara com doença de disco LV-SI, mas razoavelmente comum com doença de disco LIV-LV.

De maneira geral, a presença de dor na perna indica protrusão maior do que apenas dor nas costas.[113] Tosse, espirro ou manobra de Valsalva exacerbam os sintomas.

As queixas de dor do paciente geralmente se relacionam aos seguintes fatores:

▶ Se ocorreu embebição ou desidratação excessiva no disco.[114] Embebição excessiva, que resulta da ausência prolongada de forças compressivas, pode provocar estresse mecânico sobre o AF externo inervado ou sobre outras estruturas posteriores, resultando em dor e mobilidade diminuída após repouso. A desidratação resulta da aplicação de forças compressivas prolongadas, que reduz o tamanho do disco e permite mobilidade segmentar translacional excessiva e compressão nas estruturas segmentares normalmente descarregadas.[114] Esse mecanismo resulta em aumento dos sintomas e em redução da mobilidade ao longo do dia.

▶ Se a raiz nervosa estiver envolvida. As raízes nervosas isquêmicas respondem ao aumento nos sintomas se um movimento aumentar a compressão sobre ela.[114] Tais movimentos incluem extensão lombar e inclinação para o lado ipsilateral. Isso provavelmente acontece porque os pacientes com envolvimento da raiz nervosa adotam postura de flexão e de inclinação para o lado contralateral, embora, em alguns casos, essa posição possa resultar em aumento nos sintomas devido ao aumento na tensão e na redução na circulação intraneural.[114]

A capacidade do disco de manter sua pressão hidrostática é um fator de extrusões ou de sequestros prévios, cirurgia e degeneração de disco.[36,60] Em tese, se a pressão hidrostática for mantida após uma protrusão de disco póstero-lateral, o paciente terá aumento da dor com flexão, flexão com rotação contralateral ou inclinação lateral.[114] Os sintomas tendem a aumentar com a repetição desses movimentos, mas a melhorar com movimentos nas direções opostas, embora inicialmente possam aumentar, dependendo da posição do NP.[114]

Observação

Deslocamento pélvico lateral. Pacientes com dor lombar relacionada ao disco tendem a apresentar deslocamento ou inclinação pélvica quando a dor isquiática aguda está presente. Nesses casos, podem inclinar-se para o lado oposto da dor, produzindo a chamada escoliose isquiática.[115] É provável que o deslocamento pélvico lateral seja o tipo mais comum. De acordo com o sistema de classificação de McKenzie (ver Seção III, "Introdução à coluna vertebral" e o Cap. 26), o desarranjo 4 exige a presença de deformidade de deslocamento lateral relevante.[113] A determinação dessa condição ajuda a acelerar a recuperação de desarranjos, corrigindo, primeiramente, a deformidade de deslocamento lateral.[113] Embora ainda seja controversa, acredita-se que a direção da inclinação seja resultado da posição relativa da hérnia de disco em relação ao nervo espinal (Fig. 20-6). Teoricamente, quando a hérnia é lateral à raiz nervosa, o paciente pode desviar as costas para o lado oposto do nervo irritado, que tem o efeito de afastar a raiz nervosa do fragmento do disco (Fig. 20-6). Esse movimento é demonstrado de forma drástica em pacientes com hérnias de disco laterais extremas, cujos esforços na inclinação para o lado da hérnia exagera de forma acentuada a dor e a parestesia.[116] Quando a hérnia for medial à raiz nervosa, o paciente pode inclinar-se para o lado da lesão no esforço de descomprimir a raiz nervosa[117] (Fig. 20-6). Existe também a hipótese de que essa seja uma posição protetora que resulta de:

▶ Irritação de uma articulação zigoapofisária.

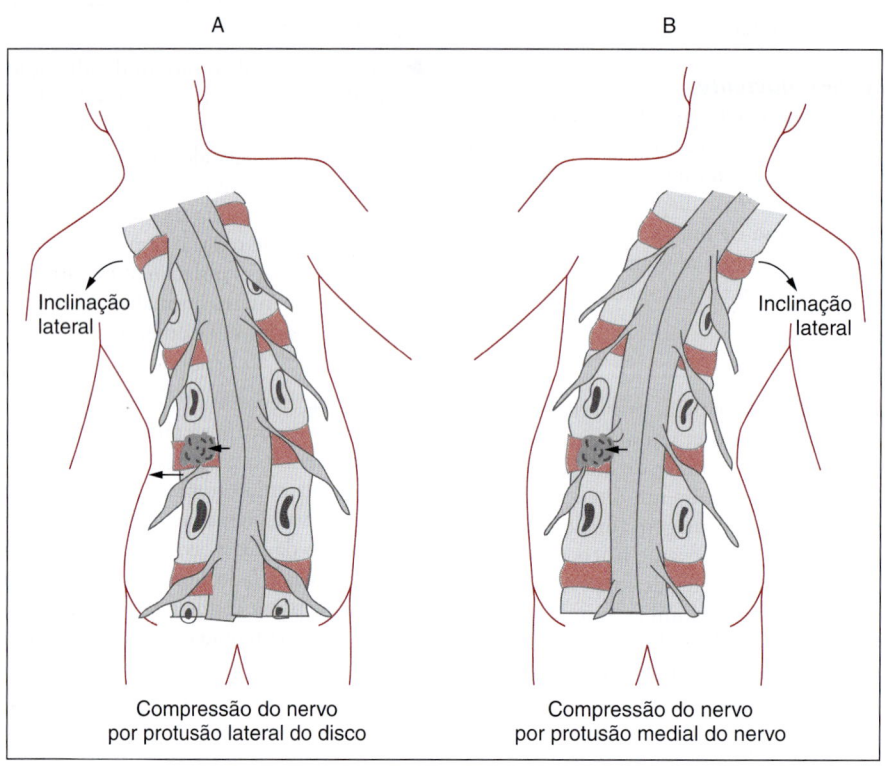

FIGURA 20-6 Compressão da raiz nervosa por protrusão lateral (A) ou medial (B) do disco medial.

- Irritação de um nervo espinal ou de sua conexão dural, causada por hérnia de disco[58] e pelo espasmo muscular resultante.[118]
- Espasmo do músculo quadrado do lombo e, ocasionalmente, do músculo ilíaco.
- Tamanho da protrusão de disco. Em um estudo prospectivo com 45 pacientes com inclinação escoliótica isquiática (ângulo de Cobb > 4º), Suk e colaboradores[116] descobriram que, durante a cirurgia, não se observou que a direção da escoliose estava relacionada à localização da compressão da raiz nervosa, mas, em vez disso, estava relacionada ao lado da hérnia de disco. Porter e Miller[119] analisaram o mecanismo de escoliose isquiática e concluíram que o disco herniado foi considerado reduzido em tamanho por alongamento ou abaulamento interno no lado convexo da escoliose, denominando esse fenômeno de descompressão autonômica.[119]

Em primeiro lugar, o fisioterapeuta deve determinar a presença do deslocamento e, em seguida, determinar sua relevância nos sintomas presentes. Para tanto, pode-se utilizar uma sequência de testes de deslizamento lateral, cuja finalidade é corrigir manualmente o deslocamento, empurrando a pelve para sua posição correta[113] (Fig. 20-7) 🎥 *vídeo*. Se o deslizamento lateral produzir centralização ou tornar periféricos os sintomas do paciente, o teste é considerado positivo para deslocamento lateral relevante.[120] Além disso, para o deslocamento ser significativo, o paciente deve exibir incapacidade de autocorrigir a linha média anterior quando tiver de deslocar na direção oposta ao deslocamento.[121]

O deslocamento deve ser corrigido usando deslizamentos laterais, antes de o paciente tentar os exercícios de extensão de McKenzie.[122] Deslocamentos laterais ou deformidades considerados irrelevantes, pelos critérios de McKenzie, podem ser tratados apenas com movimentos no plano sagital (p. ex., princípios de extensão).[113]

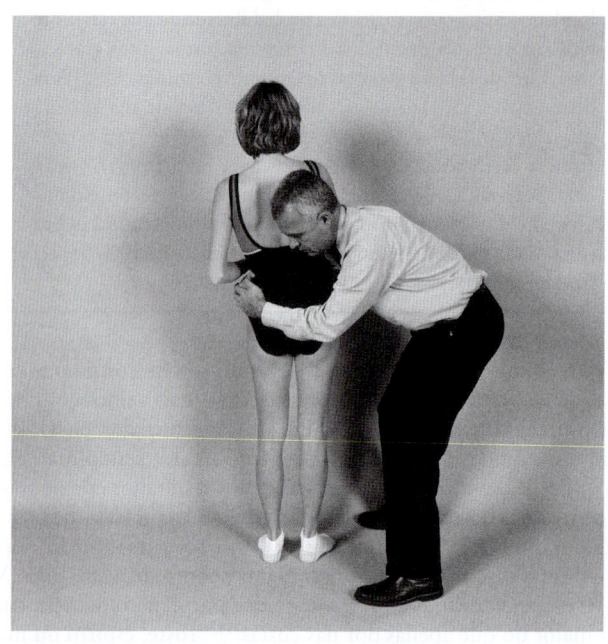

FIGURA 20-7 Correção manual do deslocamento.

De acordo com Riddle e Rothstein, os fisioterapeutas concordam 60% das vezes quanto à presença e à direção do deslocamento lateral. O valor de κ de 0,26 indica confiabilidade fraca.[123] Um estudo similar feito por Donahue e colaboradores com 49 pacientes com dor lombar examinou o nível de concordância interavaliadores na avaliação de apenas o deslocamento lateral. A concordância foi de 47%, estatisticamente similar à obtida por mero acaso.[121]

Análise da marcha

A análise da marcha (ver Cap. 13) fornece informações quantitativas sobre a função dinâmica de grupos musculares específicos. Na análise cinética, os momentos externos que agem sobre as articulações são calculados a partir das medições de força e de movimento e dos parâmetros do segmento corporal.[124]

> **Curiosidade Clínica**
>
> A fraqueza do gastrocnêmio é um sinal clínico associado ao envolvimento do disco LV-SI (nível neurológico S1), enquanto a fraqueza do extensor longo do hálux é um sinal positivo de envolvimento do disco LIV-LV (neurológico L5).

A fraqueza muscular e a redução na capacidade de caminhar estão entre os vários déficits funcionais associados a núcleos pulposos lombares herniados.[95,124]

Amplitude de movimento ativo

Acredita-se que o desvio do tronco durante a flexão esteja associado a hérnias de disco, sendo que a direção do desvio é determinada pela posição relativa da compressão sobre o nervo. O tipo de resposta do disco aos movimentos depende da atividade. Por exemplo, aparentemente, caminhar movimenta o NP para uma localização mais central, enquanto permanecer sentado por longo tempo desloca o disco para uma posição menos vantajosa.[114]

Mobilidade neurodinâmica

O Capítulo 12 descreve os testes de mobilidade neurodinâmica para ajudar a confirmar hérnia de disco lombar, que incluem EPR, EPR bilateral, sinal de EPR cruzada, teste de *slump*, flexão do joelho em prono (alongamento do nervo femoral) e testes de corda de arco.

Quanto menor o ângulo de um teste de EPR positivo, mais específico o teste se torna e maior a protrusão de disco encontrada na cirurgia.[104,125] As EPRs limitadas em 60° são moderadamente sensíveis para discos lombares herniados mas não são específicos, pois a limitação muitas vezes é observada na ausência de hérnia de disco.[104,126,127] Embora seja menos sensível, a EPR cruzada é altamente específica.[126-128] Portanto, esse teste sugere concordância com o diagnóstico, sendo que o de EPR ipsilateral é mais eficaz em descartá-lo.

O teste de alongamento do nervo femoral (ver Cap. 12) provavelmente seja a melhor opção de rastreamento simples para avaliar radiculopatias lombares altas. Ele foi positivo em 84 a 95% dos pacientes com discos lombares altos,[33,90,129] embora possa ser falsamente positivo na presença de iliopsoas ou reto femoral tenso ou de qualquer patologia ao redor ou na articulação do quadril, na articulação sacroilíaca e na coluna lombar.

O Capítulo 25 apresenta a descrição do restante do exame da coluna lombar, incluindo os testes musculares principais para os miótomos e o teste reflexo. O Capítulo 2 descreve o teste de sensação (toque leve e de alfinetadas).

Intervenção

Embora não sejam tão favoráveis quanto para a dor lombar simples, as histórias naturais de radiculopatia e de hérnia de disco ainda são excelentes, com cerca de 50% dos pacientes se recuperando nas primeiras duas semanas e 70% em seis semanas.[130] A Tabela 20-4 apresenta a descrição dos fatores prognósticos para resultados positivos nas intervenções conservadoras nos casos de hérnia de disco lombar.

> **Curiosidade Clínica**
>
> A intervenção concentra-se no retorno às atividades normais o mais rápido possível, na educação e no envolvimento do paciente e nos exercícios terapêuticos.

O repouso completo na cama não é recomendado no período de 4 a 6 semanas após o início dos sintomas.[131,132] Em geral, recomenda-se a cirurgia depois de 4 a 6 semanas, se os sintomas persistirem, após os exames de IRM e das varreduras por TC.[133] Entretanto, após a cirurgia, entre os pacientes que optarem pela intervenção cirúrgica, de 10 a 40% apresentarem queixas de dor, de disfunção motora ou de redução no exercício das atividades diárias.[134,135] Ito e colaboradores[133] mostraram que era possível tratar pacientes com hérnia de disco lombar com abordagens conservadoras, se eles pudessem tolerar os sintomas dessa condição durante dois meses após o início dos sintomas.[134] Usando técnicas de varreduras por TC, foi possível mostrar que 66% dos casos de hérnia de disco poderiam normalizar ou se recuperar, parcial ou totalmente, com o passar do tempo, e que grandes propulsões de núcleos lombares herniados podem diminuir, ou mesmo desaparecer, em alguns pacientes atendidos com sucesso com tratamentos conservadores.[134,136] O programa de McKenzie (ver Seção III, "Introdução à coluna" e o Cap. 26) pode ser valioso para estratégias de intervenção total e, nos casos de centralização da dor, é possível prever respostas satisfatórias à fisioterapia.[137,138] Além da história normal, o método de McKenzie faz as seguintes perguntas:

▶ Os sintomas são constantes ou intermitentes?

▶ Qual a localização dos sintomas?

▶ Os sintomas melhoram ou pioram com a flexão anterior, na posição sentada, ao levantar da posição sentada, na posição de pé, ao caminhar, ao deitar, ao levantar-se da posição deitada, em repouso e/ou em movimento? Muitas dessas informações podem ser obtidas perguntando-se ao paciente se as atividades diárias produzem os sintomas.

O exame físico do método de McKenzie envolve a avaliação ampla do paciente para medir as respostas, reações ou efeitos da carga espinal, bem como para verificar a presença do

TABELA 20-4 Fatores prognósticos de resultado positivo com intervenção conservadora para hérnia de disco lombar

Resultado	Fator
Favorável	Ausência de EPR cruzada
	Movimento espinal em extensão que não reproduz dor na perna
	Alívio maior que 50% da dor na perna nas primeiras seis semanas do início
	Aspectos psicossociais limitados
	Profissional autônomo
	Nível educacional correspondente a mais de 12 anos
	Ausência de estenose espinal
	Retorno progressivo de déficit neurológico nas primeiras 12 semanas
Desfavorável	EPR cruzada positiva
	Dor na perna produzida com extensão espinal
	Alívio maior que 50% de redução na dor na perna nas primeiras seis semanas do início
	Aspectos psicossociais dominantes
	Compensação do trabalhador
	Nível educacional correspondente a mais de 12 anos
	Estenose espinal concomitante
	Déficit neurológico progressivo
	Síndrome da cauda equina
Neutro	Grau de EPR
	Resposta a repouso no leito
	Resposta a cuidado passivo
	Sexo
	Idade
Questionável	Tamanho atual da hérnia de disco lombar
	Posição do canal na hérnia de disco lombar
	Nível espinal da hérnia de disco lombar
	Material da hérnia de disco lombar

EPR, elevação da perna reta.
Dados de Saal JA: Natural history and nonoperative treatment of lumbar disc herniation. *Spine* 21:2S-9S, 1996.

fenômeno de centralização. As mesmas manobras devem ser repetidas com o tronco nas seguintes posições: posição neutra; posição deslocada para o lado da patologia; e posição afastada da patologia. Sob o ponto de vista teórico, os exercícios de final do movimento afastam o NP do lado da carga de compressão, os exercícios de flexão movimentam o NP posteriormente e os exercícios de extensão movimentam o NP anteriormente.[113,139-144] Os exercícios na amplitude intermediária são mais adequados para pacientes com sintomas de compressão neural.[145] A correção postural e a manutenção de lordose normal também fazem parte integrante do programa de McKenzie.

Nos casos de radiculopatia, o objetivo é diminuir os sintomas irradiados no membro e, em consequência, centralizar a dor usando manobras ou posições específicas, como a correção do deslocamento lateral (Fig. 20-7) *vídeo*. Após a identificação dessa posição de centralização, o paciente deve ser orientado a executar essas manobras várias vezes durante o dia.[79]

Além disso, o paciente deve ser orientado sobre um programa de estabilização espinal (Cap. 26), no qual a mecânica da zona neutra é praticada em várias posições para diminuir o estresse na coluna lombossacral. Os exercícios de estabilização lombar são recomendados para melhorar a função lombar em pacientes portadores de lesões nessa região, de maneira que possam melhorar o nível de atividades diárias.[134] Em tese, esses exercícios fortalecem os músculos estabilizadores, que controlam e limitam a livre movimentação de uma vértebra sobre a outra, acelerando, dessa forma, o processo de recuperação de discos herniados. O Capítulo 26 apresenta uma descrição da progressão dos exercícios de estabilização lombar.

O programa de intervenção é tão eficaz quanto o programa concomitante de exercícios domiciliares, monitorado continuamente pelo fisioterapeuta, que, por sua vez, deve avaliar o conhecimento que o paciente tem dos exercícios e, quando necessário, atualizar o programa.

Discos cervicais

Na coluna cervical há cinco discos, sendo que o primeiro se localiza entre CII e CIII. Os discos são nomeados de acordo com a vértebra acima (o disco CIV fica entre CIV e CV) (Fig. 20-8). A anatomia do disco cervical é diferente da anatomia dos DIVs lombares. Por ocasião do nascimento, o núcleo pulposo cervical constitui apenas 25% de todo o disco, e não 50%, como nos discos lombares.[146]

A relação entre altura do DIV e altura do corpo (2:5) é maior na coluna cervical, e os DIVs correspondem a aproximadamente 25% da altura da coluna cervical do sentido superior para inferior.[147] Esse aumento na relação de altura resulta na maior amplitude de movimento possível. O núcleo pulposo se apoia no centro do disco, ou perto dele, ficando em posição mais posterior do que anterior. A superfície inferior do disco é côncava, e a superfície ínfero-anterior do centro projeta-se para baixo até cobrir parcialmente o aspecto anterior.

> **Curiosidade Clínica**
>
> O DIV cervical, assim como seu desenvolvimento, é diferente do disco lombar.

Várias características distinguem o disco cervical do lombar:[148]

▶ Anteriormente, o AF cervical consiste de fibras alares entrelaçadas, enquanto posteriormente, não apresenta nenhuma fibra oblíqua e consiste apenas de fibras com orientação vertical.

▶ Em essência, o AF cervical tem a estrutura de um ligamento interósseo anterior denso, com poucas fibras, para controlar o NP posteriormente.

▶ Em nenhuma região do AF cervical lamelas sucessivas apresentam orientações alternadas. Na realidade, apenas em sua porção anterior – onde se entrelaçam as fibras com orientação oblíqua, no sentido ascendente e medial – ocorre um padrão cruzado.

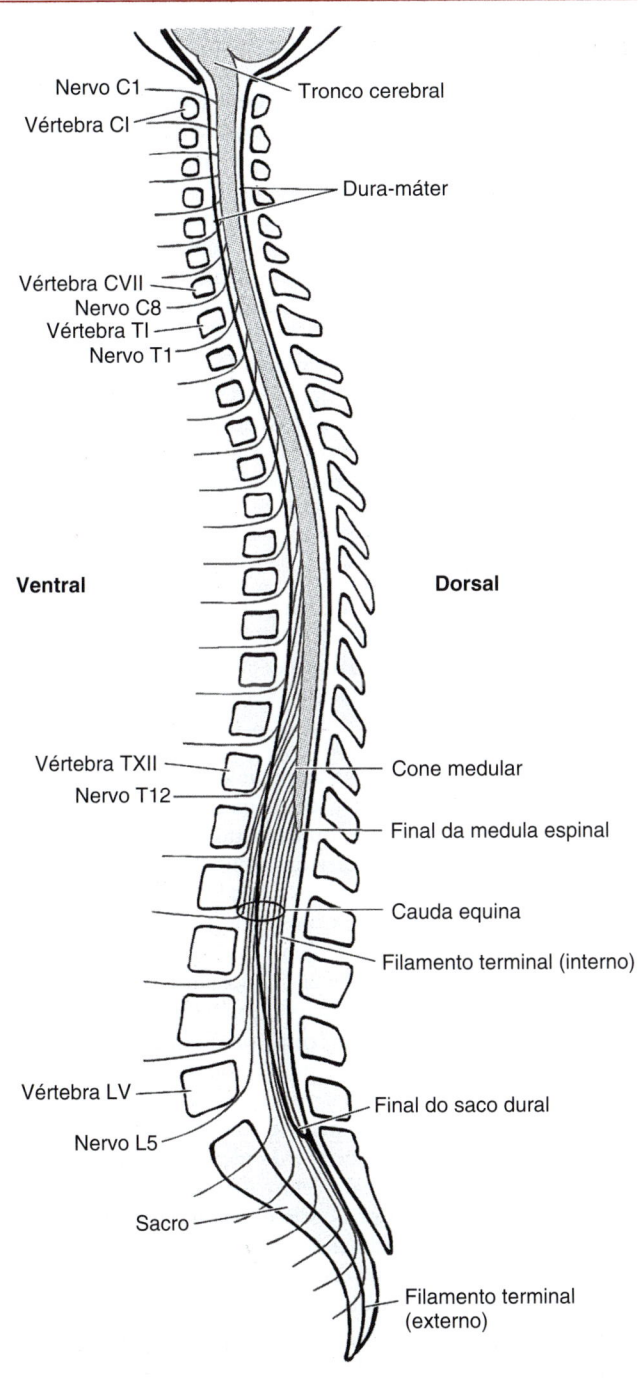

FIGURA 20-8 Ilustração esquemática das relações entre as raízes nervosas espinais e as vértebras. (Reproduzida, com permissão, de Dutton M. *Manual Therapy of the Spine*. New York: McGraw-Hill; 2002:120.)

▶ Póstero-lateralmente, o NP é controlado apenas pelas fibras alares do ligamento longitudinal posterior, sob ou através do qual o material nuclear passa, se houver herniação. As articulações uncovertebrais, que reforçam a região póstero-lateral do DIV, dão proteção adicional contra hérnia de disco.

▶ Ausência de AF sobre a região uncovertebral. Nessa região, as fibras colágenas são rompidas durante os primeiros 7 a 15 anos de vida, deixando fendas que se estendem de forma progressiva ao longo da parte posterior do disco. Em vez de uma mudança etária incidental, essa ruptura foi interpretada como permitindo[149] ou resultando de[150] movimentos rotatórios das vértebras cervicais (ver próxima seção).

▶ A rotação axial de uma vértebra cervical típica ocorre ao redor de um eixo oblíquo, perpendicular ao plano de suas facetas.[150]

Como na coluna lombar, o DIV cervical funciona como um sistema dinâmico, porém fechado, distribuindo igualmente as mudanças de pressão a todos os componentes do receptáculo (i.e., as placas terminais e o AF) e ao longo da superfície do corpo vertebral. Observou-se que, na 1ª e 2ª década de vida, antes da ossificação completa, ocorrem rupturas laterais no anel fibroso, provavelmente induzidas pelo movimento da coluna cervical na postura em bipedestação.[151] Essas rupturas tendem a aumentar na direção da região medial do DIV. O desenvolvimento de rupturas nos dois lados pode resultar em separação transversa completa do disco. Esse processo é observado na coluna cervical inferior, na 2ª e na 3ª década de vida, quando o DIV separa-se em duas metades iguais.[151] Com esse processo de envelhecimento, o NP rapidamente sofre fibrose, de modo que, na terceira década, sua natureza se torna fibrocartilaginosa.[152] Quase todas as pessoas com idade acima de 40 anos apresentam evidências de degeneração do disco cervical.[153] De acordo com Töndury e Theiler,[154] na 4ª e na 5ª década de vida, o NP costuma secar, sem ocorrência de extrusão aguda. Esse desenvolvimento pode ser visualizado nas radiografias convencionais como achatamento dos processos uncovertebrais e estreitamento do espaço do DIV.[155] Esse processo pode resultar na perda de elasticidade e em aumento dos estresses nas placas terminais vertebrais.

Essas mudanças relacionadas à idade são química e morfologicamente evidentes e muito mais perceptíveis no NP do que no AF. A doença degenerativa de disco nessa região resulta em redução na altura do disco, submetendo os elementos ósseos a aumentos na carga.[147] A separação do DIV na 2ª e na 3ª década de vida pode resultar em instabilidade segmentar.[151] Da mesma forma, isso permite que o NP se mova para o canal espinal, causando, basicamente, protrusão ou extrusão do disco e resultando em compressão da raiz nervosa.[151]

A raiz nervosa é dividida em raízes anteriores e posteriores, que são responsáveis pelas funções motora e sensorial, respectivamente. Ebraheim e colaboradores[161] descreveram a anatomia quantitativa do sulco da raiz nervosa cervical e dividiram-na em três zonas: medial (pedículo), central (forame da artéria vertebral) e lateral. A zona medial do sulco da raiz nervosa cervical corresponde ao forame intervertebral e desempenha um papel importante na etiologia da radiculopatia cervical.[156] Esse forame, que pode ser dividido ainda em uma zona de entrada (medial) e uma zona de saída (lateral), assemelha-se à forma de um funil. A zona de entrada corresponde à parte estreita do funil, e o formato da bainha radicular é cônico, sendo que os pontos de partida do saco dural central são a parte maior.[156] Em consequência, a compressão da raiz nervosa ocorre mais na zona de entrada dos forames intervertebrais.

A ocorrência de compressão das raízes anteriores, das raízes posteriores ou de ambas depende das várias estruturas anatômicas ao redor das raízes nervosas. Anteriormente, a compressão das raízes provavelmente seja causada por discos proeminentes e osteófitos da região uncovertebral, enquanto o processo articular superior, o ligamento amarelo e os tecidos fibrosos perirradiculares geralmente afetam a parte posterior do nervo.[156-159] Os osteófitos se desenvolvem em resposta à intensificação desse estresse e a partir de mudanças degenerativas das articulações zigoapofisárias e uncovertebrais. Eles aumentam a área superficial disponível e diminuem a força total sobre as placas terminais.[160] As artérias radiculares que se localizam dentro das conexões das raízes durais são comprimidas por osteófitos, levando ao espasmo e à redução da perfusão vascular.[160] Além disso, pode haver obstrução venosa, resultando em edema e redução adicional na perfusão das raízes nervosas.[160]

Lesões de disco cervical

A coluna cervical é vulnerável aos mesmos danos da coluna lombar, e qualquer fraqueza nas estruturas adjacentes resulta em abaulamento ou ruptura de disco. Por definição, a radiculopatia cervical é um distúrbio da raiz nervosa da coluna cervical e, de maneira geral, é causada por uma hérnia de disco cervical ou por outro tipo de lesão que ocupa espaço, resultando em inflamação na raiz do nervo, impacto ou ambos. Considerando-se a estrutura do AF cervical, as possibilidades que surgem para mecanismos de dor discogênica são esforços ou rupturas do AF anterior, principalmente após trauma por hiperextensão e esforço das porções alares do ligamento longitudinal posterior, quando alongado por um disco abaulado.[148]

Análises das proporções anatômicas da coluna cervical indicam que a doença discogênica pode ter impacto nas estruturas neurais do canal espinal ósseo. O diâmetro ântero-posterior da coluna cervical tende a ficar mais estreito em pacientes com hérnia, resultando em mielopatia.[162-164] Isto é, pacientes com canais amplos podem não ser mielopáticos, inclusive com o mesmo grau de herniação. No disco lombar, os prolapsos são comuns. Na coluna cervical, o prolapso para a frente não o é, e a hérnia de disco cervical não deve ser considerada como uma versão em miniatura de hérnia de disco lombar, a qual é diferente desta, extremamente rara antes dos 30 anos de idade, com incidência máxima na faixa etária entre 45 e 54 anos e só um pouco menos comum no grupo de 35 a 44 anos de idade.[165] As hérnias de disco agudas às vezes resultam em compressão de raízes nervosas. Os discos cervicais podem se tornar dolorosos como parte da cascata degenerativa, a partir de microtraumas repetitivos ou de cargas simples excessivas. A indicação de que a degeneração exerce influência maior na hérnia de disco cervical explica por que essa condição é muito rara em pessoas com idade inferior a 30 anos e o motivo pelo qual a idade média é de cerca de 50 anos.[166,167]

O nível mais comum de envolvimento de raiz nervosa cervical foi registrado no 7º (CVII, 60%) e no 6º (CVI, 25%) disco,[159,168] seguido pelo disco CIV-V.[166,167,169] Em um estudo em 18 cadáveres realizado por Tanaka e colaboradores,[156] observou-se que as raízes nervosas C5 saíam sobre a região média do DIV, enquanto C6 e C7 atravessavam sua parte proximal. As raízes nervosas C8 tiveram pouca sobreposição com o disco CVII-TI no forame intervertebral. As radículas C6 e C7 passaram dois níveis de disco no saco dural. Da mesma forma, foi encontrada alta incidência das conexões intradurais entre as radículas dorsais dos segmentos CV, CVI e CVII.[156] Essas conexões e a relação entre o curso da raiz nervosa e o DIV explicam a variação clínica de sintomas resultantes de compressão da raiz nervosa na coluna cervical.[156]

Os DIVs cervicais herniados em geral permanecem normais em altura ou mudam apenas levemente, sem anormalidade nas articulações de Luschka.[166] Esclerose e formação de osteófitos nessas articulações acompanham o estreitamento de discos na espondilose. Esses fatos indicam que as articulações de Luschka sustentam uma parte da carga axial até o DIV na coluna cervical. Dessa maneira, a degeneração de disco tem influência mais importante do que o trauma na produção de hérnia na coluna cervical, sendo comum o paciente acordar com hérnia de disco cervical, interpretando-a, de forma equivocada, como um "torcicolo".

> **Curiosidade Clínica**
>
> A hérnia de disco cervical assintomática é muitas vezes encontrada na IRM para outras doenças.[159] Boden e colaboradores[153] registraram a incidência de protrusões de disco cervical na população assintomática como sendo 10 a 15%, dependendo da idade.

Outros fatores associados ao aumento de risco incluem trabalho manual pesado, que requer levantamento de mais de 12 kg, tabagismo e dirigir ou operar equipamento de vibração.[170]

A degeneração de discos cervicais ocorre de maneira previsível. O NP e o AF formam pequenos cistos[70,171] e fissuras como as primeiras mudanças de ruptura após a morte de condrócitos e a separação de fibras ou feixes de fibras. Em seguida, eles se estendem e unem-se para formar fendas horizontais e verticais.[166] A força de cisalhamento para o disco por movimento translacional pode levar à fibrilação da matriz, como na cartilagem da articulação osteoartrítica. Algumas das fendas verticais estendem-se até a placa terminal cartilaginosa e porções desta podem ser arrancadas.

O DIV cervical é inervado pelo nervo sinuvertebral, formado por ramos da raiz nervosa ventral e do plexo simpático.[172] Uma vez formado, o nervo volta para dentro do forame intervertebral, ao longo da região posterior do disco, abastecendo porções do anel, do ligamento longitudinal posterior, do periósteo do corpo vertebral e do pedículo e das veias epidurais adjacentes. Como na coluna lombar, a dor associada a lesões de disco cervical provavelmente ocorre a partir de um processo inflamatório iniciado pela compressão da raiz nervosa, resultando em edema.

Dentro da raiz nervosa comprimida, os vasos sanguíneos intrínsecos apresentam permeabilidade aumentada, levando a raiz nervosa a edema.[173] Edema crônico e fibrose dentro da raiz nervosa podem alterar o limiar de resposta e aumentar a sensibilidade à dor.[174] Os mediadores químicos neurogênicos de dor, liberados dos corpos celulares dos neurônios sensoriais, e os mediadores não neurogênicos, liberados do tecido do disco, podem influenciar o início e perpetuar essa resposta inflamatória.[175] O gânglio da raiz posterior foi envolvido na patogênese da dor radicular. As descargas prolongadas originam-se nos corpos celulares do gânglio da raiz posterior como resultado de uma breve pressão.[173] Além dos produtos químicos produzidos por esses gânglios, a membrana que circunda o gânglio da raiz posterior é mais permeável do que a que se localiza ao redor da raiz nervosa, permitindo resposta inflamatória local mais acentuada.[173] O suprimento de sangue para a raiz nervosa em geral não é comprometido por herniação aguda, a menos que a compressão seja grave.[160,176] Um estudo envolvendo pacientes sob anestesia local descobriu que a compressão da raiz nervosa cervical produzia dor no membro, enquanto a pressão no disco produzia dor no pescoço e na borda medial da escápula.[150,177] Infiltrações intradiscais e estímulos elétricos do disco também sugeriram que a dor no pescoço é referida por um AF externo danificado.[177,178] Além disso, foram encontrados espasmos musculares nessa região após o estímulo elétrico do disco.

A capacidade de autorreparo do disco é limitada pelo fato de que apenas as regiões periféricas do AF recebem sangue e, ainda assim, em pequena quantidade.

Exame

O objetivo de vários achados de exames clínicos é dar suporte ao diagnóstico de radiculopatia cervical, incluindo história do paciente, limitações da amplitude de movimento cervical, exame neurológico e manobras específicas (i.e., manobra de Spurling). A maior parte desses itens apresentou níveis satisfatórios ou melhores de confiabilidade.[179] Entretanto, levando em consideração as variações na apresentação clínica da radiculopatia cervical, recomenda-se usar uma combinação de resultados de testes antes de estabelecer um diagnóstico.[179]

História

É importante obter histórias detalhadas para estabelecer o diagnóstico de radiculopatia cervical e para descartar outras causas, como síndrome do desfiladeiro torácico e neurite braquial. Em primeiro lugar, o fisioterapeuta deve determinar a queixa principal (i.e., dor na cabeça ou no pescoço, dormência, fraqueza, função do pescoço diminuída) e a localização dos sintomas.[149,180] Desenhos anatômicos de dor podem ser úteis para uma rápida revisão do padrão de dor.

> **Curiosidade Clínica**
>
> Muitas vezes, os pacientes com hérnia de disco cervical são mais jovens, ao passo que, enquanto a maioria daqueles com sintomas radiculares devido à degeneração de disco estão na meia-idade.

Henderson e colaboradores revisaram as apresentações clínicas de radiculopatia cervical em 736 pacientes:[181] 99,4% tinham dor no braço; 85,2% relatavam déficits sensoriais; 79,7% apresentavam dor no pescoço; 71,2% mostravam déficits reflexos; 68% tinham déficits motores; 52,5% sentiam dor escapular; 17,8%, dor na parte anterior do tórax; 9,7%, dores de cabeça; 5,9%, dor no braço e na parte anterior do tórax; e 1,3%, dor no braço e no lado esquerdo do tórax (angina cervical). Os déficits neurológicos correspondiam ao nível de disco lesado em cerca de 80% dos pacientes.[173]

De maneira geral, o paciente costuma relatar história de dor no pescoço antes do início da dor no braço. O início de desconforto costuma ser gradual e pode variar de dor imprecisa a dor abrasadora grave.[149,180] Inicialmente os sintomas são referidos para a parte medial da escápula e, em seguida, ao longo da parte superior ou inferior do braço e para dentro da mão, dependendo da raiz nervosa que estiver envolvida.[149,180]

Tipicamente, os pacientes com lesão no disco cervical sentem dor grave, que os impede de ficar em posição confortável.[173] Os sintomas tendem a agravar-se por extensão ou rotação da cabeça para o lado da dor (manobra de Spurling) (Fig. 20-9). O agravamento dos sintomas pela extensão do pescoço muitas vezes ajuda a diferenciar etiologias radiculares de dor muscular no pescoço ou condições patológicas do ombro com dor muscular secundária no pescoço.[173]

Hérnias de disco CII-CIII são raras[182] na etiologia traumática ou espontânea e afetaram apenas oito dos 2.786 pacientes (0,28%) dos casos espondilóticos cervicais cirúrgicos de um estudo realizado durante 10 anos.[183] É difícil identificar essa condição no exame clínico, pois os pacientes, em geral, não apresentam fraqueza motora específica e anormalidade reflexa. Além de ser rara, a radiculopatia da terceira raiz nervosa cervical resulta de mudanças patológicas no disco entre o 2º e o 3º níveis cervicais. O ramo

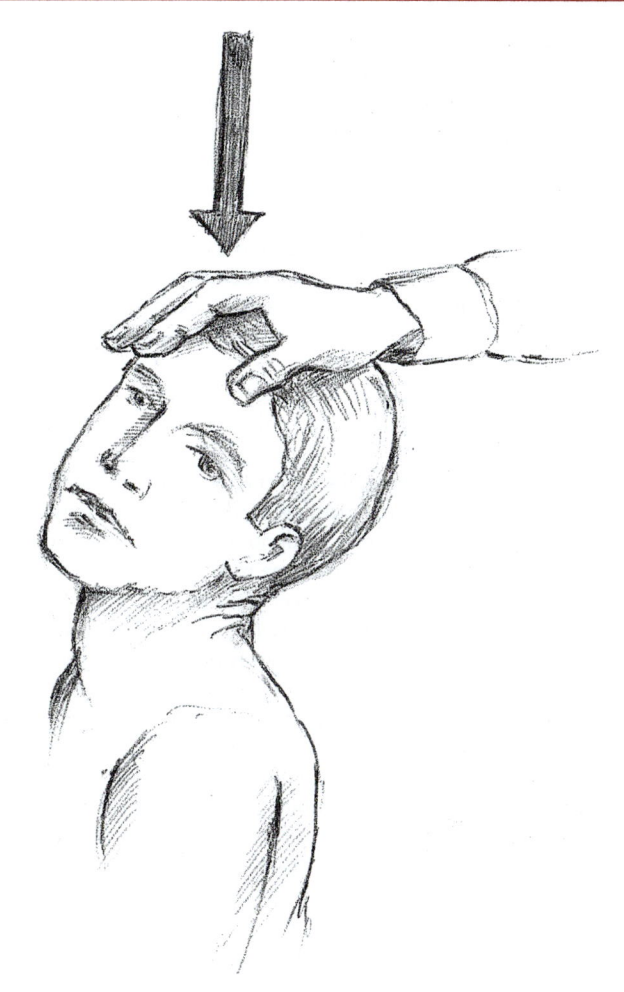

FIGURA 20-9 Manobra de Spurling.

posterior do terceiro nervo cervical inerva a região suboccipital, e o envolvimento deste causa dor nessa região, muitas vezes estendendo-se para a parte posterior do ouvido.

A radiculopatia da quarta raiz nervosa cervical pode ser uma causa inexplicável de dor no pescoço e no ombro.[173] A dormência que se estende da região caudal do pescoço até a região superior do ombro pode estar presente. A dificuldade respiratória durante o exercício pode ser registrada no envolvimento diafragmático (C3-C5).

A radiculopatia da quinta raiz nervosa cervical apresenta-se com dormência em distribuição tipo "*epaulet*", começando na região superior do ombro e estendendo-se lateralmente até a parte média do braço.[173] A ausência de dor na amplitude de movimento do ombro e a ausência de sinais de impacto ajudam a diferenciar a radiculopatia da quinta raiz nervosa cervical de outras condições patológicas do ombro.[173]

A radiculopatia da sexta raiz nervosa cervical apresenta-se com dor que se irradia desde o pescoço até a região lateral do bíceps, descendo para a região lateral do antebraço, para a região dorsal do espaço de membrana entre o polegar e o dedo indicador e para as pontas desses dedos.[173] A dormência ocorre na mesma distribuição.

A sétima raiz é envolvida com mais frequência por radiculopatia cervical. O paciente tem dor irradiada ao longo da parte posterior do ombro, muitas vezes estendendo-se para a região escapular, no sentido descendente ao longo do tríceps e, em seguida, ao longo do dorso do antebraço e no dorso do dedo médio.[173] De maneira geral, é comum o paciente pronar o antebraço enquanto tenta descrever a localização dos sintomas, sendo que essa é uma observação útil para diferenciar os sintomas da mão daqueles da radiculopatia da sexta raiz nervosa cervical e da síndrome do túnel do carpo.[173]

A radiculopatia da oitava raiz nervosa cervical em geral apresenta-se com sintomas que se estendem para a região medial do braço e do antebraço e para a borda medial da mão e dos dois dedos supridos pelo nervo ulnar.[173] Geralmente a dormência envolve as regiões dorsal e volar desses dedos e da mão e estende-se até a região medial do antebraço. O paciente costuma relatar alguma dificuldade em usar as mãos para atividades da vida diária.[173]

Os pacientes podem apresentar, também, sintomas radiculares que resultam de outras patologias. Estas incluem schwannomas, meningiomas e tumores benignos e malignos do corpo vertebral.[173] Os tumores de Pancoast na parte apical do pulmão podem envolver as raízes nervosas cervicais caudais e, inclusive, a cadeia simpática.[173] A neurite idiopática do plexo braquial é considerada de natureza viral e manifesta-se com dor grave no braço que implica déficits motores polirradiculares. O envolvimento polirradicular também pode ser observado com abscessos epidurais.[173]

Em pacientes de meia-idade ou mais velhos, geralmente os sintomas são o resultado de mudanças degenerativas e de compressão das estruturas neurais por osteófitos, em vez de hérnia de disco. Episódios anteriores de sintomas similares ou dor localizada no pescoço são importantes para o diagnóstico e a intervenção final. Os pacientes mais velhos podem ter tido episódios anteriores de dor no pescoço ou apresentar história de artrite na coluna cervical. Os sintomas na perna associados à disfunção no pescoço, em especial entre idosos, devem levantar a suspeita de mielopatia espondilótica cervical (ver Cap. 23).[164]

Mecanismo
A posição da cabeça e do pescoço no momento da lesão também deve ser observada. Hérnias agudas de disco e estreitamento repentino do forame neural ocorrem a partir de lesões envolvendo extensão cervical, inclinação lateral ou rotação e carga axial.[184,185]

O fisioterapeuta deve estar ciente de que os distúrbios do plexo braquial da parte superior do tronco podem ser confundidos com radiculopatia de C5 ou C6. Essa condição, muitas vezes referida como *queimadura* ou *picada*, é considerada resultante de tração ou de forças compressivas no plexo braquial ou nas raízes nervosas cervicais.[186,187] Em alguns casos, são necessários estudos eletrodiagnósticos e de IRM para estabelecer o diagnóstico.

A compressão nervosa periférica no membro superior, incluindo compressão dos nervos supraescapular, mediano e ulnar, também pode ser confundida com radiculopatia cervical:[149,180]

▶ A neuropatia supraescapular pode ser confundida com uma radiculopatia de C5 ou C6, mas poupa os músculos deltoide e bíceps.

▶ As radiculopatias de C6 e C7 têm mais probabilidade de serem confundidas com neuropatias medianas.

▶ A radiculopatia de C8 deve ser diferenciada de neuropatias ulnares e do síndrome do desfiladeiro torácico.

É importante diferenciar a radiculopatia do oitavo nervo cervical da fraqueza do nervo ulnar. A função do flexor profundo dos dedos nos dedos médio e indicador e do flexor longo do polegar no polegar pode ser afetada por radiculopatia do oitavo nervo, e não por compressão do nervo ulnar.[173] Com exceção do adutor do polegar, os músculos tenares curtos são poupados no envolvimento do nervo ulnar, mas comprometidos na radiculopatia do oitavo nervo cervical ou do primeiro nervo torácico.[173] A compressão do nervo interósseo anterior pode mascarar-se como radiculopatia do oitavo nervo cervical ou do primeiro nervo torácico, mas não causa mudanças sensoriais ou tem envolvimento do músculo tenar.[173]

Observação
O fisioterapeuta usa as posições ou os movimentos da cabeça e do pescoço que aumentam ou diminuem os sintomas para ajudar no diagnóstico e planejar a intervenção. Em geral, o paciente com radiculopatia cervical tem inclinação da cabeça para o lado oposto da lesão e mantém o pescoço de forma rígida. Esses pacientes queixam-se de intensificação da dor na parte posterior do pescoço em posições que causam estreitamento do forame: extensão, inclinação lateral ou rotação para o lado sintomático.

Amplitude de movimento ativo
A amplitude de movimento ativo geralmente está reduzido na direção da dor, que costuma ser extensão, rotação e inclinação lateral, seja na direção da raiz nervosa afetada ou afastada dela. A inclinação lateral para longe do lado afetado aumenta o deslocamento da hérnia de disco sobre a raiz nervosa, porém a mesma inclinação induz dor por compressão da raiz nervosa no local do forame neural.[184,185]

A dor na parte anterior do pescoço, ao longo do ventre do músculo esternocleidomastóideo, que é agravada por rotação para o lado contralateral é, com mais frequência, resultado de esforço muscular.[173] Dor nos músculos posteriores do pescoço, que se agrava com a flexão da cabeça, sugere etiologia miofascial.[173] Pacientes que apresentam dor grave na região suboccipal muitas vezes sofrem mudanças patológicas na coluna cervical superior.[173] A dor pode irradiar para a parte posterior do ouvido ou para a parte inferior do pescoço. Muitas vezes, a rotação do pescoço está bastante restrita.

Palpação

Um achado inespecífico na palpação é a sensibilidade observada ao longo dos paraespinais cervicais, ao longo do lado ipsilateral da raiz nervosa afetada e sobre o trapézio superior. A sensibilidade pode ocorrer, também, ao longo dos músculos a que se referem os sintomas (p. ex., escápula medial, parte proximal do braço e epicôndilo lateral), bem como hipertonicidade ou espasmo associado nesses músculos dolorosos.

Teste neurológico

No exame físico, o teste muscular manual determina o nível da raiz nervosa e pode detectar fraqueza sutil em uma distribuição de músculo miotomal ou principal. Fraqueza de abdução do ombro sugere patologia de C5, enquanto dificuldade de flexão do cotovelo e de extensão do punho sugere radiculopatia de C6, e fraqueza de extensão do cotovelo e de flexão do punho ocorre com radiculopatia de C7. Por fim, fraqueza de extensão do polegar e de desvio ulnar do punho pode ser observada em radiculopatias de C8.[177] O Capítulo 23 apresenta descrições desses testes musculares.

O exame sensorial deve apresentar um padrão dermatômico de sensação reduzida ou de perda de sensação. Além disso, pacientes com radiculite podem ter hiperestesia ao toque leve e ao exame de alfinetada.[177] Entretanto, esse tipo de exame pode ser muito subjetivo, visto que exige resposta do paciente.

Os reflexos do tendão profundo são úteis (ver Tab. 20-5). Qualquer grau de reflexo pode ser normal,[188] de modo que sua assimetria possa ser mais utilizável:

▶ O reflexo do bíceps braquial ocorre no nível de C5-C6. O braquiorradial é outro reflexo dessa mesma região.

▶ O reflexo do tríceps testa as raízes nervosas de C7-C8.

▶ O reflexo pronador é útil para diferenciar problemas na raiz nervosa de C6 e de C7. Se for anormal, junto com um reflexo anormal do tríceps, então é mais provável que o nível de envolvimento seja em C7. Esse reflexo é realizado batendo-se na região volar do antebraço em posição neutra e com o cotovelo flexionado.[188,189]

Testes especiais

Teste de Spurling. Os testes provocativos para radiculopatia cervical incluem o teste de compressão foraminal ou teste de Spurling.[190] Para a realização desse teste o paciente deve rodar a cabeça para o lado não envolvido e depois para o lado envolvido (Fig. 20-9). Em seguida, o fisioterapeuta aplica com cuidado uma pressão descendente sobre a cabeça, que deve permanecer na posição neutra. O teste é considerado positivo se a dor irradiar para o membro ipsilateral, para o lado do movimento de rotação.[191] Dor no pescoço sem irradiação para o ombro ou para o braço não constitui um teste positivo. Condições como estenose, espondilose cervical, osteófitos ou hérnia de disco estão relacionadas a testes positivos. Nos diagnósticos de radiculopatia aguda, o teste de Spurling foi considerado muito específico (93%) e não sensível (30%).[192] Portanto, o teste original não é útil como rastreamento, embora seja clinicamente importante para ajudar nos casos de confirmação de radiculopatia cervical.

Foram sugeridas modificações nesse teste dividindo-o em três estágios, sendo que cada um deles é mais provocativo.[193] Se os sintomas forem reproduzidos, o examinador não precisa passar para o estágio seguinte. O primeiro estágio envolve aplicar compressão com a cabeça na posição neutra. No segundo, a compressão é aplicada com a cabeça em extensão. O estágio final envolve compressão com a cabeça em extensão e rotação para o lado não envolvido e, em seguida, para o lado envolvido.

Distração manual. A distração cervical manual suave também pode ser usada como teste de exame físico com o paciente na posição supina. A resposta positiva é indicada pela redução dos sintomas no pescoço ou no membro.

Testes de mobilidade neurodinâmica. O teste de tensão no membro superior (ver Cap. 12) serve para diferenciar entre o envolvimento de estruturas neurais e não neurais.[147]

Sinal de Bakody. Esse teste[194,195] é usado para verificar a presença de sintomas radiculares, em especial os que envolvem as raízes nervosas C4 ou C5. Permanecendo sentado ou em supino, o paciente eleva o braço em abdução, de modo que a mão ou o antebraço repouse no topo da cabeça. Se essa posição aliviar ou diminuir os sintomas, deve-se suspeitar de um problema de compressão extradural cervical, como disco herniado ou compressão de raiz nervosa. O nível segmentar específico é determinado pela distribuição dermatômica dos sinto-

TABELA 20-5 Síndromes radiculares comuns da coluna cervical

Nível do disco	Raiz nervosa	Déficit motor	Déficit sensorial	Comprometimento reflexo
CIV-CV	C5	Deltoide Bíceps	Parte ântero-lateral do ombro e do braço	Bíceps
CV-CVI	C6	Extensores do punho Bíceps	Parte lateral do antebraço e da mão Polegar	Braquiorradial Pronador redondo
CVI-CVII	C7	Flexores do punho Tríceps Extensores dos dedos	Dedo médio	Tríceps
CVII-TI	C8	Flexores dos dedos Intrínsecos da mão	Parte medial do antebraço e da mão, dos dedos mínimo e anular	Nenhum
TI-TII	T1	Intrínsecos da mão	Parte medial do antebraço	Nenhum

Dados da American Medical Association: *Guides to the Evaluation of Permanent Impairment*, 5th ed. Chicago: American Medical Association, 2001.

mas. Se estes aumentarem com a manobra, significa que há aumento de pressão no triângulo interescaleno.[195]

Intervenção

Pouco se sabe sobre a história natural da radiculopatia cervical e há poucos estudos aleatórios controlados comparando intervenção cirúrgica e conservadora, embora os dados dos resultados fundamentem o conceito de que um disco deslocado pode ter prognóstico mais favorável do que a patologia de disco contido.[196,197]

A intervenção conservadora consiste de repouso modificado, colar cervical, "*dose-packs*" de corticosteroide oral e AINEs.[198,199] Os corticosteroides orais foram utilizados para reduzir inflamações associadas a compressões, ainda que não exista estudo controlado que dê suporte à sua utilização na intervenção de radiculopatia cervical.[184,196] O efeito benéfico desses fármacos resulta de suas propriedades anti-inflamatórias. Os corticosteroides epidurais cervicais também foram usados em pacientes que não responderam aos medicamentos, à tração e ao programa planejado de fisioterapia.

Os programas de exercícios para pacientes com hérnias de disco são individualizados.[180] Os exercícios de estabilização cervical e cervicotorácica formam a base da progressão do exercício terapêutico (ver Cap. 23). Muitos pacientes obtêm analgesia com o uso controlado de retração cervical ou deslizamento posterior da coluna cervical inferior, em combinação com extensão da coluna cervical inferior e flexão da coluna cervical superior (queixo contraído),[200] embora o uso repetitivo desse exercício tenha potencial para causar danos, devendo ser usado apenas enquanto o paciente estiver obtendo benefícios.

A maioria dos estudos que investigou os resultados de pacientes com radiculopatia cervical usou medições genéricas de autorrelatos ou medições do nível de dor. Duas medições específicas da condição que foram consideradas confiáveis e válidas em pacientes com radiculopatia cervical são o Índice de Incapacitação do Pescoço (Cap. 23) e a Escala Funcional Específica de Pacientes (Cap. 7).[201]

Intervenção cirúrgica. Esta é reservada para pacientes com dor radicular persistente que não respondem a medidas conservadoras (ver discussão mais adiante).[202] Em geral, a decisão de prosseguir com a intervenção cirúrgica é tomada quando há debilidade miotômica ou de extremidade significativa, dor grave ou que persista além de um período arbitrário de intervenção "conservadora" de 2 a 8 semanas.[203]

Discos torácicos

Os DIVs da coluna torácica foram pesquisados de maneira insuficiente, embora alguns estudos preliminares indiquem que o disco torácico típico tenha sido adaptado a partir de um desenho cervical, em vez de um desenho lombar.[5] Os corpos das vértebras torácicas II a X aumentam de tamanho e mudam a forma no sentido descendente da coluna e, o mais importante, cada corpo tem duas semifacetas para a inserção das costelas.[5] Eles são mais estreitos e mais planos do que os das colunas cervical e lombar e contribuem com cerca de um sexto da extensão da coluna torácica.[204] O tamanho do disco na região torácica aumenta de forma gradual da parte superior para a inferior. A relação altura do disco-estatura corporal é de 1:5, comparada com 2:5 na coluna cervical e 1:3 na coluna lombar;[205,206] é a menor relação na coluna, o que proporciona a menor quantidade de movimento.[207] O movimento é mais restrito pela orientação da lamela do AF[54] e do NP relativamente pequeno, que é localizado mais centralmente dentro do AF e tem menor capacidade de crescimento.[208] A secção transversal um tanto circular do disco torácico permite que a força de torção seja uniformemente distribuída ao redor de sua circunferência, tornando-a mais capaz de sustentar esses tipos de força.[1]

Na coluna torácica, as raízes nervosas segmentares situam-se, basicamente, atrás da região ínfero-posterior da parte superior do corpo vertebral, e não atrás do disco, o que reduz a possibilidade de compressão da raiz nos danos do disco torácico.[209] Em uma revisão de 280 pacientes, Arce e Dohrmann[210] descobriram que a hérnia de disco torácico constitui 0,25 a 0,75% de todas as hérnias de disco na coluna. Como os forames intervertebrais são muito grandes nesses níveis, o contato ósseo com as raízes nervosas raramente é encontrado na coluna torácica,[209] e como os dermátomos nessa região têm quantidade pequena de sobreposição, não é possível contar com eles para determinar a raiz nervosa específica envolvida no processo.

Em comparação com as regiões cervical e lombar, onde o canal espinal é triangular ou oval na secção transversal e oferece grande excursão lateral para as raízes nervosas, o canal espinal torácico médio é pequeno e circular, tornando-se triangular nos níveis superior e inferior. Nos níveis de TIV a TIX é mais estreito.[209] O tamanho desse canal também é restrito pelos pedículos, permanecendo dentro dos limites das vértebras e não se bifurcando, como o faz na coluna cervical. Isso predispõe a medula espinal à compressão mais do que na coluna cervical, não fosse pelo tamanho menor da medula e a forma mais oval do canal torácico. Apesar disso, as protrusões de disco centrais são mais comuns na região torácica do que em outras regiões da coluna e, como o NP é pequeno no tórax, as protrusões são, invariavelmente, do tipo anular, enquanto as nucleares são raras.[209] Um dos complicadores é o fato de que essa área apresenta suporte vascular fraco, recebendo sangue de apenas uma artéria radicular. Essa fisiologia torna a medula espinal torácica bastante vulnerável a danos causados por massas extradurais ou mesmo por excesso de zelo na manipulação.

Lesões de disco torácico

Foram encontrados discos herniados em todos os níveis da coluna torácica, embora sejam mais comuns em sua região inferior.[211,212]

Nos níveis cervical e lombar, os nervos espinais torácicos surgem da medula como um grande ramo ventral e um pequeno ramo dorsal, que se unem para formar uma raiz nervosa espinal curta. Não há plexos nessa área, e os nervos espinais formam os intercostais.[213] O curso intraespinal da raiz nervosa torácica superior é quase horizontal (como na coluna cervical). Portanto, o nervo pode ser comprimido apenas por seu disco correspondente. Entretanto, na parte mais inferior da coluna, o curso das raízes nervosas torna-se mais oblíquo, e elas podem ser comprimidas por danos de disco de dois níveis consecutivos (raiz de T12 pelo 11º ou 12º disco).[213]

Aparentemente, em muitos casos de hérnia de disco torácico, os fatores etiológicos principais são as mudanças degenerativas no disco.[214] McKenzie[215] argumenta que a síndrome do desarranjo pode ser dividida em posterior e anterior por suas apresentações clínicas distintas. O sistema de classificação de McKenzie é descrito na Seção IV – "Introdução à coluna vertebral". O desarranjo anterior é raro na coluna torácica. Os seguintes padrões podem ser observados na coluna torácica:[215]

▶ *Desarranjo 1.* Em geral, produz dor central ou simétrica entre TI e TXII. Esses desarranjos são rapidamente reversíveis.

▶ *Desarranjo 2.* Esse tipo é raro e surge como resultado de trauma agudo ou de patologia grave; produz cifose aguda.

▶ *Desarranjo 3.* Tipicamente, produz dor unilateral ou assimétrica na região torácica, com ou sem irradiação ao redor da parede torácica. Esses desarranjos são rapidamente reversíveis.

Curiosidade Clínica

As manifestações clínicas de hérnia de disco torácico são extremamente variáveis e vagas. Isso, muitas vezes, resulta em longos atrasos entre a apresentação e o diagnóstico.

As características clínicas predominantes de hérnia de disco torácica são: dor na linha média das costas e sintomas de mielopatia compressiva que progridem durante meses ou anos.[210] Um estudo[216] descobriu que 70% dos pacientes tinham sinais de compressão na medula espinal, embora a dor isolada na raiz ocorresse em apenas 9% deles. Características incomuns de hérnia incluem sintoma de Lhermitte precipitado por rotação da coluna torácica,[217] claudicação neurogênica com fraqueza dependente da posição[218] e paraplegia flácida.[219]

O exame da coluna torácica é detalhado no Capítulo 25.

Algumas hérnias de disco torácico são assintomáticas. A incidência de protrusões de disco torácico assintomáticas é de aproximadamente 37%, reforçando o ponto de vista de que os fisioterapeutas devem interpretar com cuidado os achados de IRM torácica.[211,212]

Níveis TI e TII

As hérnias de disco nesses níveis são bastante raras,[220] o que pode ser devido à proteção fornecida pela presença da 1ª e da 2ª costelas. A compressão do nervo nos níveis segmentares TI e TII pode resultar em dormência, formigamento e fraqueza da mão e dor no braço e na parte medial do antebraço.[220] A radiculopatia em TI também está associada com a síndrome de Horner.[220] Além disso, o paciente pode apresentar reflexos reduzidos no bíceps e no tríceps.[220]

Níveis TII e TIII

A hérnia de disco nesses níveis é o tipo mais raro.[221] Os sintomas produzidos por essa hérnia incluem dor referida na direção da clavícula, da espinha escapular e do lado interno da parte superior do braço.[221]

Níveis TIII a TVIII

A compressão dos nervos nesses níveis inferiores resulta em sintomas sentidos na parte lateral ou anterior do tronco.[222] A compressão da dura-máter na coluna torácica resulta em dor referida unilateralmente, extrassegmentar. A compressão no nível TVI da dura-máter causa dor até a base do pescoço e para baixo até a cintura, enquanto a compressão dural em TXII pode referir dor para cima até TVI e para baixo até o sacro.[222]

Níveis TIX a TXI

Em alguns casos, as hérnias de disco torácico inferiores foram associadas à dor que irradia para as nádegas, confundindo o diagnóstico com o de uma compressão de raiz lombossacral.[223] A presença de um disco herniado no nível torácico inferior com aparência de radiculopatia lombossacral é melhor explicada pelo arranjo anatômico da medula espinal e dos corpos vertebrais. Em adultos, o cone medular termina entre a 12ª vértebra torácica e a terceira lombar, e a intumescência lombar da medula em geral se localiza no nível torácico inferior. Portanto, a hérnia de disco torácico inferior comprime os nervos espinais lombossacrais depois que eles saem da intumescência lombar da medula espinal e produz sintomas de radiculopatia lombossacral compressiva. Assim, caso se desenvolva em um canal já apertado, pode produzir sintomas bilaterais e distúrbios no esfincter, como nos casos de pacientes com dano no cone medular.[224]

Um estudo retrospectivo realizado por Brown e colaboradores[225] descobriu que 77% dos 40 pacientes com hérnia de disco torácico sintomática, tratados sem cirurgia, foram capazes de retornar ao seu nível de atividade anterior. As hérnias que requerem tratamento cirúrgico são incomuns, correspondendo a menos de 2% de todas as operações realizadas em DIVs herniados.[226]

Eletrodiagnóstico

Os estudos eletrodiagnósticos são importantes para identificar anormalidades fisiológicas da raiz nervosa nas colunas cervical, torácica e lombar e foram considerados úteis no diagnóstico de radiculopatia,[227] tendo boa correlação com achados na mielografia e na cirurgia.[228,229]

O eletromiograma apresenta duas partes: os estudos de condução nervosa e o exame com eletrodo tipo agulha. Para executar os estudos de condução nervosa é necessário colocar eletrodos de superfície sobre um ventre muscular ou uma área sensorial e estimular o nervo, suprindo o músculo ou a área sensorial a partir de pontos fixos ao longo do nervo. A partir desse estímulo, é possível medir a amplitude, a latência distal e a velocidade de condução. A amplitude reflete o número de axônios intactos, enquanto a latência distal e a velocidade de condução refletem o grau de mielinização.[170,196,230]

O tempo do exame é importante, pois ondas agudas positivas e potenciais de fibrilação ocorrem pela primeira vez no período de 18 a 21 dias após o início da radiculopatia.[196,231] Portanto, é melhor retardar esse estudo até três semanas após a lesão, para que ele seja o mais objetivo possível. O uso principal da eletromiografia é diagnosticar danos na raiz nervosa nos casos em que o diagnóstico for incerto ou para distinguir radiculopatia de outros danos que não estiverem claros no exame físico.[196] Anormalidades eletrodiagnósticas podem persistir após a recuperação clínica por meses ou até anos, e, em alguns pacientes, persistem indefinidamente.[232,233]

Tração: mecânica ou manual

A tração mecânica ou manual foi, durante muito tempo, a intervenção preferencialmente usada em toda a coluna, com a intenção de melhorar a amplitude de movimento e tratar os danos da articulação zigoapofisária e a hérnia de disco.[234-239] Embora sua eficácia não tenha sido comprovada cientificamente em testes aleatórios controlados, costuma ser usada e considerada benéfica para reduzir a dor radicular.[200]

Com frequência a tração é usada junto com a aplicação de modalidades eletroterapêuticas, incluindo calor úmido e estimulação elétrica sobre os músculos paraespinais, para auxiliar no relaxamento e na remoção do edema.[240]

Para essa intervenção ser eficaz, a força exercida deve ser suficiente para superar a resistência do tecido mole antes do relaxamento da musculatura envolvida. Um estudo em cadáveres[238] demonstrou comprimento médio inicial de 7,5 mm sob 9 kg de tração lombar (9 mm nos pacientes mais jovens, 5,5 mm nos de meia-idade e 7,5 mm nos idosos). Uma resposta ao movimento (*creep*) de 1,5 mm seguiu-se a esse alongamento durante os 30 minutos seguintes e um *set** de 2,5 mm reduzindo para 0,5 mm com liberação. O alongamento foi maior na coluna saudável (11 a 12 mm) e menor na coluna com mudanças degenerativas (3 a 5 mm). A resposta ao movimento (*creep*) foi mais rápida no grupo jovem e não houve *set* nessa faixa etária. Quarenta por cento do alongamento foi o resultado do realinhamento da lordose, com apenas 0,9 mm de separação segmentar e 0,1 mm de *set* segmentar.

É necessária a aplicação de uma força de tração de 9 a 11 kg na coluna cervical para a erradicação total da lordose nessa região.[241] As forças de tração necessárias para induzir a separação dos segmentos vertebrais nessa região variam entre 13 e 22 kg, com o grau de separação não muito diferente em 7, 30 e 60 segundos de duração.[242]

A tração pode ser aplicada de forma contínua ou intermitente, com o paciente sentado ou deitado.[243] A tração intermitente produz duas vezes mais separação do que a sustentada.[241] A duração recomendada varia de dois minutos a 24 horas.[244] Embora a separação dos segmentos vertebrais ocorra após cerca de sete segundos e requeira força de tração de 9 kg na coluna cervical,[242] o relaxamento muscular ocorre no período de 20 a 25 minutos.[235]

Piva e colaboradores[245] recomendaram a realização de um teste de tração cervical nos casos em que a flexão for o único movimento cervical que estiver restrito.

Realizada manualmente, a tração pode consumir muito tempo e, nas colunas lombar e torácica, requer boa quantidade de força – cerca de 12 vezes o peso do corpo do paciente é necessária para desenvolver distração significativa dos corpos vertebrais. No entanto, usando-se essa técnica, é possível obter um grau maior de especificidade, principalmente se forem executadas usando as técnicas de travamento espinal para localizar a distração em um nível específico. Com a tração manual o alívio da dor ou a centralização dos sintomas também é uma indicação para o uso de tração mecânica.

A descompressão axial vertebral, um método mais moderno para causar distração, provavelmente representa uma versão de tração de tecnologia superior, embora não haja evidência na literatura atual para dar suporte a esse tipo de intervenção.

Estudos de tração apresentaram vários resultados.[234,239] A partir da experiência clínica, aparentemente a tração produz melhores resultados se pelo menos um dos movimentos espinais for completo e livre de dor. Contudo, a realização de testes de uma sessão de curta duração é válida mesmo se todos os movimentos forem restritos.

A tração espinal é contraindicada nas seguintes condições:
- Lumbago agudo.
- Instabilidade.
- Insuficiência respiratória ou cardíaca.
- Irritação respiratória.
- Reações dolorosas.
- Grande extrusão.
- Hérnia de disco medial.
- Estado mental alterado (isso inclui a incapacidade do indivíduo de relaxar).

Na coluna cervical, a posição e o arranjo do paciente variam de acordo com os achados. Se ele estiver demonstrando sinais motores, o pescoço é posicionado em 20 a 30º de flexão durante a tração para ajudar a "abrir" o forame anterior.[246] Uma força de tração em 0º ou em 20º de flexão é defendida se o paciente apresentar predominância de sintomas sensoriais e o fisioterapeuta estiver tentando alargar o forame posterior.[247] Uma força de tração de 15º de extensão é defendida para a separação das superfícies da articulação zigoapofisária.[247]

Na intervenção de distúrbios da coluna cervical,[246] a tração cervical em supino foi considerada mais eficaz do que na posição sentada.

Modalidades eletroterapêuticas e físicas

Modalidades como estímulo elétrico também foram consideradas úteis em estudos não controlados.[184] Aparentemente elas ajudam a reduzir a dor muscular associada e o espasmo, mas devem ser limitadas à fase inicial de controle de dor da intervenção.

Uma vez que haja controle da dor e da inflamação, a intervenção do paciente deve progredir para restaurar a amplitude de movimento completa e a flexibilidade dos músculos da coluna, do tronco e das extremidades.

Intervenção cirúrgica

A base racional primária para cirurgia em qualquer forma de prolapso do DIV é aliviar a irritação ou a compressão da raiz nervosa causada por material herniado.

Cirurgia para radiculopatia cervical

O tratamento cirúrgico de hérnias de disco cervicais é indicado para um percentual muito pequeno de indivíduos, incluindo aqueles com evidência de mielopatia cervical ou de déficits neurológicos progressivos e dor não aliviada, e aqueles para os quais o tratamento conservador não deu resultado durante um período de três meses. Muitas vezes, lesões patológicas compressivas que causam radiculopatia cervical (hérnia de fragmento de disco mole ou esporões ósseos espondilóticos) são localizadas anteriormente à raiz nervosa.[248] Em geral, os discos cervicais laterais são removidos pela abordagem posterior, enquanto a abordagem anterior é usada com discos prolapsados na linha média que comprometem a medula espinal, ou alguns discos paramedianos que comprometem a medula espinal ou a raiz nervosa, mas que não se estendem além da margem lateral da medula cervical.[249]

---

* N. de R.T.: A diferença entre o comprimento de repouso de uma estrutura e seu comprimento imediatamente após uma carga ter sido removida é chamada de *set*.

Os procedimentos comuns para lesões no disco cervical incluem: (1) fusão e descompressão anterior; (2) laminectomia e laminotomia-facectectomia e (3) laminoplastia.

Fusão e descompressão anterior

A abordagem anterior é o procedimento mais comum para tratamento de discos herniados no pescoço. Os discos laterais e centrais podem ser removidos por meio dessa abordagem. Os resultados da discotomia apresentam uma probabilidade aproximada de 95% de alívio da dor irradiada do braço, variando de bom a excelente.[250] De maneira geral, há alguma melhora na dormência da extremidade superior. Em geral, o paciente pode retomar suas atividades, sem restrições, dentro de um período que varia de 3 a 6 meses após a cirurgia. As complicações decorrentes dessa cirurgia são muito raras, sendo que as mais comuns são: amigdalite transitória, rouquidão, dificuldade de deglutição, problemas de fusão óssea e pseudoartrose. Embora as fusões forneçam estabilidade inerente ao segmento móvel e imobilizem potencialmente discos degenerativos dolorosos e articulações de facetas, as desvantagens, em especial segmentos cervicais espinais com alta mobilidade, incluem maior possibilidade de progressão de mudanças degenerativas em outros níveis de disco, exigindo, no final, a realização de cirurgia complementar.[251]

Laminectomia

Em geral, esse procedimento é indicado para casos de estenose espinal e foi estruturado para fazer a ressecção da lâmina, em um ou em ambos lados, para ampliar o espaço axial disponível para a medula espinal. No contexto de doença no disco cervical, a indicação desse procedimento ocorre na presença de mais de três níveis de degeneração de disco com compressão anterior da medula espinal. A abordagem anterior é o tratamento ideal para hérnias de disco cervical com um único nível. As complicações da abordagem posterior incluem: instabilidade resultando em cifose, dor miofascial recalcitrante e cefaleia occipital. A cifose pós-laminectomia exige cirurgia de revisão. No caso de presença de cifose preexistente, a abordagem anterior é a melhor opção, pois nos casos de pacientes portadores dessa condição, a laminectomia pode acelerar a cifose. Como alternativa para a laminectomia, a foraminotomia pode ser usada na remoção de hérnias de disco unilaterais com nível único. Isso envolve a remoção de 50% da articulação zigoapofisária em um dos lados. Esse procedimento é bastante eficaz quando a dor radicular no braço for mais intensa do que a dor axial no pescoço. A foraminotomia também pode ser executada anteriormente, sendo que a taxa de sucesso no alívio da dor radicular é de 91%.[252]

Laminoplastia

A laminoplastia costuma ser indicada para os casos de mielopatia espondilótica de vários níveis. Estudos comparativos relativos a essa condição entre a laminectomia e a laminoplastia mostraram que a recuperação funcional dos pacientes com essa última é superior.[253-256] Ademais, a incidência de lesões na medula espinal com esse procedimento é cerca de dez vezes menor do que com a laminectomia.[253-256] Em geral, ocorrem lesões nas raízes nervosas em aproximadamente 11% das cirurgias.[253-256] Essa complicação é exclusiva da laminoplastia, e a etiologia sugerida é a tração na raiz nervosa com migração posterior da medula espinal.[253-256]

Na melhor das hipóteses, o cirurgião escolhe a técnica que elimina diretamente a lesão de compressão do nervo, enquanto preserva o segmento móvel da coluna. O procedimento de microforaminotomia anterior tem mostrado resultados promissores em preservar o máximo possível o disco remanescente no espaço intervertebral, enquanto elimina a lesão patológica compressiva.[257,258] As vantagens dessa técnica são muitas, incluindo: remoção apenas da massa danificada; preservação da maior parte do disco e do segmento móvel; procedimento operatório e estada hospitalar mais curtos; a anulação de um procedimento de fusão e dos problemas potenciais; e retorno mais rápido à atividade total. As desvantagens são problemas de longo prazo relacionados à degeneração de disco e remoção unilateral de uma articulação uncovertebral.[251]

Cirurgia para radiculopatia lombar

Várias características de pacientes com dor isquiática parecem prever a necessidade eventual de cirurgia. Estas incluem trabalho com demanda mental (oposto ao trabalho sem demanda mental ou nenhum trabalho); início gradual da dor; aumento da dor ao tossir, espirrar ou esforço; e dificuldade em calçar meias.[259]

Os objetivos da cirurgia lombar para radiculopatia são aliviar a dor e restaurar a função neural. Há uma quantidade considerável de literatura que reflete a evolução na cirurgia de disco lombar, o procedimento neurocirúrgico realizado com maior frequência. Em 1909, Oppenheim e Krause foram os primeiros a remover o que se pensava ser um tumor espinal lombar (encondroma, cordoma).[260] Outras cirurgias se seguiram, levando Mixter e Barr a sistematizarem, em 1934, o diagnóstico e o tratamento operatório de prolapso de disco lombar.[76]

A hérnia de disco lombar é uma das poucas causas de dor espinal que pode ser tratada cirurgicamente de maneira bem-sucedida.[261] Várias opções cirúrgicas estão disponíveis. As mais comuns são descritas aqui.

Terapia intradiscal enzimática (quimionucleólise)

A terapia intradiscal enzimática é sugerida como um estágio intermediário, minimamente invasivo, entre o tratamento conservador e a intervenção cirúrgica aberta para prolapso de DIV lombar contido.

Duas enzimas são usadas *in vivo*: quimiopapaína e colagenase. O conceito terapêutico básico da terapia intradiscal é diminuir a capacidade de retenção da água das cadeias laterais de polissacarídeo. Supõe-se que isso resulte em redução na pressão no DIV, com redução subsequente no tamanho da protrusão do disco e alívio da tensão na raiz nervosa.

O índice de sucesso da quimionucleólise com quimiopapaína ou colagenase foi calculado em cerca de 72 a 52%, respectivamente.[262,263] Entretanto, o resultado final a partir da quimionucleólise, seguida de cirurgia na hipótese de insucesso, permanece mais fraco do que o resultado a partir de discectomia primária.[264] Consequentemente, em princípio, embora seja um procedimento excelente, a quimionucleólise não é usada com muita frequência. As complicações associadas a esse procedimento incluem reações alérgicas, hemorragia subaracnoide lombar e paraplegia.

Discectomia

A discectomia é um procedimento cirúrgico que costuma ser executado na população geral, com altos índices de sucesso registrados na literatura.[265] Há, atualmente, forte evidência em relação à eficácia relativa da discectomia cirúrgica *versus* quimionucleólise *versus* placebo.[264]

Hemilaminectomia e discectomia

Essas discectomias em geral são abordadas posteriormente. A discectomia póstero-lateral é usada para tratar DIVs lombares herniados. Seu objetivo é descomprimir a raiz nervosa envolvida enquanto é minimizada a formação de tecido cicatricial e se evita dano ao nervo iatrogênico.

Discectomia percutânea

A discectomia percutânea é um procedimento minimamente invasivo que utiliza uma sonda para aspiração automática do material do NP a partir do DIV. Como a sonda é inserida por meio de uma cânula, o procedimento causa dano mínimo aos músculos, aos ossos e às articulações das costas e nenhuma aderência no espaço epidural. Portanto, a expectativa é que o período de convalescença seja curto. Essa prática é indicada para pacientes com dor radicular, com teste de EPR positivo e sinais e sintomas neurológicos positivos (atrofia, fraqueza, dor isquiática) que não responderam a, pelo menos, seis semanas de terapia conservadora. Sua aplicação também é sugerida para pacientes com hérnia de DIV simples, sem estenose ou quaisquer outros fatores adicionais, os quais incluem fragmentos de DIV na medula espinal, artrite espinal grave e hipertrofia do ligamento amarelo.

Microdiscectomia

A função da microdiscectomia é descomprimir tecidos neurais removendo-se o material do DIV que está causando compressão e irritação na raiz nervosa. Seu índice de sucesso é alto, atingindo mais de 90% em alguns estudos.[265] De maneira geral, após esse procedimento, os pacientes são capazes de retornar a seus níveis anteriores de atividade, incluindo participação em esportes recreativos. Entretanto, em alguns casos, essa cirurgia também foi associada a recuperações longas e a períodos protraídos de incapacidade.[266,267]

Discectomia a laser

Como o nome sugere, essa técnica utiliza *laser* para remover tecido discal e, dessa forma, aliviar a pressão sobre a raiz nervosa. No entanto, como não trata a patologia real, seu índice de sucesso é muito inferior ao da discectomia-padrão.[268]

Laminectomia

A laminectomia é definida como a remoção de uma lâmina. O procedimento completo envolve a remoção de toda a lâmina, junto com o processo espinhoso e o ligamento amarelo caudal e cranial à lâmina. Sua desvantagem é que pode produzir efeito desestabilizante no segmento móvel.[269]

Descompressão

A descompressão da coluna lombar é definida como uma laminectomia com facetectomia parcial. A descompressão também pode ser acompanhada por laminectomia parcial e aumento do canal, laminoplastia lombar expansiva, laminotomia unilateral para descompressões bilaterais ou pediculotomia parcial.

Fusão

Há pouco consenso entre os cirurgiões da coluna em relação às indicações favoráveis para cirurgia de fusão lombar. Alguns acreditam que muitos indivíduos com estenose espinal são candidatos apropriados para a fusão espinal. Outros acreditam que a maioria desses pacientes deve passar apenas por laminectomia, pois as mudanças degenerativas que ocorreram produzem estabilidade inerente do segmento móvel.

Há, também, controvérsias quanto ao uso de cirurgia de fusão *versus* abordagens não cirúrgicas para doença degenerativa de disco sem hérnia ou estenose.[270] A fusão espinal está associada à exposição cirúrgica mais ampla, dissecção mais extensa e tempos de operação mais longos do que a laminectomia.

A fusão lombar oferece várias vantagens teóricas[235] como complemento para a excisão de hérnias de DIVs lombares:

▶ Redução ou eliminação de movimento segmentar.

▶ Redução de estresses mecânicos por meio da regeneração do espaço do disco.

▶ Redução da incidência de herniação adicional no espaço de disco afetado.

A fusão circunferencial foi defendida como alternativa para melhorar os índices de fusão e os resultados clínicos da intervenção na coluna lombossacral. Entretanto, esse tipo de intervenção pode ser um grande desafio, levando em consideração que exige a retração do saco tecal e a ruptura bilateral da faceta ou a fusão intercorporal lombar posterior.[272]

Opções alternativas incluem fusões sequenciais anteriores e posteriores ou fusão intercorporal lombar posterior no momento da fusão póstero-lateral simultânea. Em 1982, Harms e Rolinger[272] sugeriram a colocação de enxerto ósseo e malha de titânio, via rota transforaminal, dentro do espaço do disco que anteriormente sofreu distração, usando instrumentação de parafuso do pedículo (fusão intercorporal lombar transforaminal [FILT]).

Outras opções para fusão da coluna lombar incluem enxerto ósseo com abordagem póstero-lateral sem instrumentação (fusão facetária ou fusão intertransversal), abordagem póstero-lateral com parafusos no pedículo ou fusão intercorporal lombar posterior ou anterior (FILA) com enxertos ósseos, placas ou pinos metálicos.[271]

As complicações da FILA incluem lesões do íleo, lesão vascular e visceral, ejaculação precoce nos homens e trombose venosa.[273] As complicações da FILT abrangem sangramento epidural, lesão neural, instabilidade pós-cirúrgica, fibrose epidural e aracnoidite.[273] Muitas das complicações relatadas para esses procedimentos estão relacionadas à abordagem, não ao dispositivo.

Artrodese intercorporal lombar

A artrodese intercorporal lombar tornou-se a intervenção de escolha para pacientes com dor lombar incapacitante atribuída à degeneração do DIV e à instabilidade. Os enxertos ósseos disponíveis para colocação incluem aloenxerto e autoenxerto.

Intervenção pós-cirúrgica

Os pacientes que se submetem a cirurgia espinal fazem fisioterapia como parte da reabilitação. Embora haja grande quantidade de informação a partir de orientações da prática clínica baseada em evidências para o tratamento de muitas condições musculoesqueléticas, há relativamente pouca informação disponível sobre o tratamento fisioterapêutico de indivíduos que passaram por cirurgia espinal.

Testes aleatórios controlados comparando vários programas de atividade física[274-277] demonstraram os benefícios desses, os quais incluíram menos dor e incapacidade, melhora da amplitude de movimento e mais satisfação com o tratamento.

Antes da cirurgia, é importante que os pacientes recebam conselhos sobre cuidados com a coluna, precauções pós-cirúrgicas e instruções sobre exercícios básicos.

A intervenção pós-cirúrgica é tão variada quanto o número de tipos de cirurgia. A seguir apresentamos algumas orientações para reabilitação pós-cirúrgica. Os objetivos primários para o período inicial são:

- Redução da dor e da inflamação.
- Prevenção de complicações pós-cirúrgicas.
- Proteção do local cirúrgico.
- Prevenção de hérnia recorrente.
- Manutenção da mobilidade dural.
- Melhora de função.
- Minimização dos efeitos prejudiciais da imobilização.[278-283]
- Retorno precoce às atividades funcionais apropriadas. Os pacientes em geral podem tomar banho sozinho uma semana após a cirurgia.
- Retorno seguro às obrigações ocupacionais. Pacientes com ocupação sedentária podem retornar ao trabalho dentro de 7 a 10 dias depois da cirurgia. Devem-se evitar posições e posturas prolongadas.
- Educação do paciente sobre a mecânica corporal correta e autocuidados independentes.

O paciente deve ser orientado sobre a retomada gradual das atividades diárias. Imobilização ou repouso prolongados são desaconselhados. Em vez disso, o paciente deve ser estimulado a caminhar por curtos períodos e distâncias várias vezes ao dia.

A fisioterapia ambulatorial, se aplicável, começa na segunda ou na terceira semana. O exame fisioterapêutico inclui:

- História completa.
- Inspeção no local da cirurgia.
- Dados antropométricos.
- Exame postural.
- Exame neural, incluindo mobilidade neurodinâmica e teste de força.

De acordo com as circunstâncias, os componentes da intervenção fisioterapêutica incluem programa de exercício graduado, com pequena amplitude de movimento, exercícios isométricos máximos de perna e braço quando apropriado.

Intervenções adicionais incluem modalidades eletroterapêuticas, agentes físicos e massagem da cicatriz. A educação do paciente é muito importante, principalmente a educação postural e informações sobre a mecânica corporal.

Os exercícios de fortalecimento progressivo para os estabilizadores espinais devem iniciar na quarta semana após a cirurgia.

Os exercícios de condicionamento cardiovascular devem ser introduzidos na primeira oportunidade, com base na tolerância do paciente, e incluem bicicleta ergométrica, ergônomo corporal superior, *stair-stepper* e natação em piscina. Inicialmente, as sessões são breves (5 a 10 minutos) e aumentadas aos poucos, até 30 a 60 minutos.

Se a dor for mínima, atividades como *jogging* são permitidas em 6 a 8 semanas. Quando o paciente retomar essas atividades, elas devem ser feitas no período da manhã, quando a hidratação do DIV atinge seu nível máximo.[284] Esportes de alto impacto, como basquetebol e futebol, em geral são permitidos após a 12ª semana.

ESTUDO DE CASO   DOR CERVICAL GRAVE

HISTÓRIA

Uma mulher de 35 anos apresentou-se na clínica com o que descreveu como uma "cãibra" no pescoço ao levantar da cama algumas horas atrás. Ela informou que sentia dor na parte inferior do pescoço, que se irradiava para o ombro e o braço direitos e, anterior e posteriormente, sobre a área torácica direita superior. Ela também se referiu a uma sensação de formigamento na região radial do antebraço direito, na mão e nos dedos. A dor era agravada por tosse, espirro e esforço e estava perturbando seu sono. A dor diminuía quando permanecia na posição vertical e quando caminhava. A história cirúrgica e médica pregressa da paciente não tinha nada de excepcional e ela afirmou estar em bom estado de saúde geral.

QUESTÕES

1. Qual é sua hipótese diagnóstica nesse momento?
2. Essa apresentação/história justifica a realização de exame de varredura no quadrante superior de Cyriax? Por quê?
3. Qual é a importância da dor agravada por tosse, espirro e esforço?
4. Lesões em quais estruturas podem causar sensações de formigamento?

TESTES E MEDIDAS

A observação da paciente revelou que a lordose cervical foi reduzida e que sua cabeça foi mantida em flexão neutra e desvio para a esquerda. Embora a história indicasse uma hipótese diagnóstica de hérnia de disco na região cervical, o início gradual, apesar de comum para tal patologia, exigiu um exame de varredura do quadrante superior. Além disso, a varredura pode ser usada para confirmar a hipótese, enquanto são descartadas as causas mais graves para esses sintomas. É sempre importante eliminar outras causas possíveis de sintomas no pescoço e nos membros, incluindo lesões de plexo braquial, lesões que ocupam espaço (tumores benignos ou malignos, cistos), síndrome do desfiladeiro torácico, compressão nervosa a partir de impacto da faceta ou do osteófito, tendinite ou rupturas do manguito rotador, bursite subacromial, tendinite bicipital e epicondilite lateral. Esses distúrbios são distinguidos por manobras provocadoras positivas específicas, na ausência de outros achados neurológicos. O exame de varredura revelou o seguinte:

- Limitação acentuada do movimento cervical ativo e passivo, com sensação de final do movimento espasmódica na rotação para a direita, na inclinação para o lado direito e na extensão.
- Leve compressão na cabeça da paciente reproduziu a dor, que foi aliviada pela distração geral. O teste de Spurling é desnecessário nesse caso.

▶ Sensibilidade palpável foi evocada sobre a região direita do segmento CVI-CVII.

▶ Presença de hipoestesia no dermátomo C7.

▶ O reflexo do tendão profundo do tríceps foi hiporreflexivo.

▶ Foi observada fraqueza nos músculos principais de C7 (extensores do cotovelo e flexores do punho).

▶ Um exame especial revelou teste do desfiladeiro torácico negativo e teste de mobilidade neurodinâmica positivo nos testes radiais e medianos.

▶ Envolvimento negativo da artéria vertebral.

QUESTÕES

1. O exame de varredura confirma a hipótese de trabalho? Como?
2. Levando em consideração os achados do exame, qual é o diagnóstico? É necessário fazer testes adicionais?

AVALIAÇÃO

Os achados do exame indicam diagnóstico provisório de compressão do sétimo nervo cervical.

QUESTÕES

1. Após a obtenção do diagnóstico provisório, qual será a sua intervenção?
2. Por ordem de prioridade e com base nos estágios de cicatrização, quais serão os objetivos de sua intervenção?

INTERVENÇÃO

A intervenção inicial é direcionada para a redução da dor e da inflamação usando gelo local e modalidades eletroterapêuticas como ultrassom e estímulos elétricos, juntamente com os AINEs prescritos pelo médico.[285] A tração manual ou mecânica são tentativas válidas para remover a compressão do nervo. A escolha da posição é determinada pelo conforto da paciente e pela capacidade do fisioterapeuta. Em posição supina fica mais fácil realizar a técnica, além de ser mais confortável para a paciente, porque não há carga sobre a coluna. Depois que a fase aguda diminuir, a paciente progride através da amplitude de movimento e de exercícios de fortalecimento, conforme descrito no Capítulo 23.

ESTUDO DE CASO   DOR LOMBAR E NA PERNA

HISTÓRIA

Um homem de 32 anos, desempregado, apresentou-se com queixas de dor grave na região lombar, que se irradiava para a nádega direita, a parte posterior da coxa, a panturrilha e a parte lateral do pé e dos dois dedos. O paciente era levemente obeso e preferiu ficar de pé na sala de espera. Essa postura revelou o quadril e o joelho flexionados no lado direito durante a sustentação de peso, com cifose moderada e uma rotoescoliose com convexidade da coluna lombar para a direita e retração da cintura escapular. A dor nas costas havia iniciado cerca de duas semanas atrás, após ficar sentado por algumas horas e, inicialmente, foi aliviada com repouso. Nos dias seguintes, ela piorou de forma gradual. O paciente revelou que a dor se agravou com inclinação da cintura e na posição sentada e diminuiu com a inclinação para o lado direito, com os quadris e os joelhos flexionados. Dificuldade para assumir a postura ereta após deitar ou sentar também foi relatada. O paciente relatou incapacidade para jogar *softball* ou levantar e carregar seu filho de 2 anos. O questionamento adicional revelou que ele tinha história de dor leve nas costas, porém estava em boa saúde e não tinha registros de dano no intestino ou na bexiga.

QUESTÕES

1. Você tem uma hipótese diagnóstica nesse estágio?
2. Essa apresentação/história justifica um exame de Cyriax no quadrante inferior? Por quê?
3. Quais são os diagnósticos potenciais para dor lombar agravada por inclinação na cintura e na posição sentada?
4. Cite as condições que podem causar a distribuição de sintomas descrita por esse paciente.

TESTES E MEDIDAS

Foi realizado um exame do quadrante inferior, com base nos registros de início de sintomas relativamente gradual e dor na perna. Os achados do exame são os seguintes:

▶ O paciente demonstrou restrição acentuada da marcha e do movimento lombar.

▶ A amplitude de movimento lombar ativo revelou restrição significativa de flexão do tronco em cerca de 35° a partir da posição cifótica inicial, que reproduziu a dor na parte posterior da perna. O paciente tentou compensar durante a flexão de tronco com inclinação nos quadris e nos joelhos.

▶ O paciente era incapaz de executar extensão lombar ou inclinação para o lado direito devido a um aumento agudo na irradiação da dor para a nádega direita e a parte posterior da coxa.

▶ A inclinação da coluna lombar para o lado esquerdo estava limitada em 25%, produzindo leve dor no lado direito da região lombar.

▶ O teste de compressão de Farfan (ver Cap. 26) reproduziu a dor nas costas, na nádega direita e na parte posterior da coxa, e a pressão póstero-anterior aplicada nos segmentos LIV e LV provocou sensação de final do movimento espasmódica.

▶ A EPR direita reproduziu a dor, irradiando-se para a parte posterior da perna direita, e um espasmo nos músculos isquiotibiais em 15°. A aplicação de dorsiflexão passiva do tornozelo aumentou os sintomas. A EPR esquerda estava limitada pelo espasmo em 60°, produzindo dor lombar no lado direito, na nádega direita e na parte posterior da coxa. A adição de flexão ou dorsiflexão do pescoço à EPR esquerda não teve efeito sobre os sintomas. O teste de *slump* foi protelado, visto que nenhuma informação adicional seria alcançada, tendo ainda o risco de agravar a condição do paciente.

▶ O teste de flexão do joelho em pronação foi negativo em ambos os lados.

▶ Os testes cinéticos ipsilateral e contralateral para a articulação sacroilíaca (ver Cap. 27) foram positivos em ambos os lados.

- O teste de músculo principal revelou fraqueza dos flexores plantares e eversores do tornozelo direito.
- O teste sensorial revelou sensação reduzida para alfinetada sobre a borda lateral do pé direito e do dedo e sobre a pele da panturrilha direita póstero-lateral.
- Foi observada sensibilidade palpável dos paraespinais lombares.
- Os reflexos do tendão profundo estavam reduzidos no tornozelo direito, mas o teste da medula espinal foi pouco expressivo. A palpação revelou sensibilidade sobre a área paravertebral no lado direito.

QUESTÕES

1. O exame de varredura do quadrante inferior confirmou a hipótese de trabalho? Como?
2. Tendo em vista os achados obtidos no exame de varredura, é possível elaborar o diagnóstico provisório ou será necessário fazer testes adicionais? Quais informações o teste adicional revelaria?
3. Que condições uma EPR positiva em 15° com espasmo muscular pode indicar?
4. Por que você acredita que o teste de flexão do joelho na posição pronada foi negativo?

AVALIAÇÃO

Os achados nesse paciente indicam a presença de prolapso ou de extrusão do quinto disco lombar, com compressão isolada do primeiro nervo sacral espinal.

QUESTÕES

1. Após a elaboração do diagnóstico provisório, qual será sua intervenção?
2. Quais outras condições você deve suspeitar se a intervenção não melhorar a condição do paciente?
3. Por ordem de prioridade e com base nos estágios de cicatrização, quais serão os objetivos de sua intervenção?

INTERVENÇÃO

É necessário tomar muito cuidado com esse paciente, pois a progressão para a síndrome da cauda equina é uma possibilidade real. A intervenção, nesse caso, inclui:

- Correção manual do deslocamento.
- Educação do paciente.
- Tração manual específica (ver Cap. 26). A tração lombar propiciou algum alívio ao paciente.
- Abordagem de exercício de McKenzie.[122] O programa deve ser iniciado somente após uma avaliação abrangente, na qual as posições que centralizam a dor são determinadas.[286]
- Início de um programa de caminhada.

O paciente foi aconselhado a manter um período de repouso modificado por 48 horas. Quando retornou, foi iniciada uma série de sessões de tração mecânica sustentada de curta duração (oito minutos), com o paciente em tração 90/90 em supino em 60% do peso corporal.[287] O paciente recebeu orientação sobre exercícios de amplitude de movimento ativo suave, de deslizamentos unilaterais do calcanhar e de rotações pélvicas a serem realizados sem aumentar sinais e sintomas periféricos. Depois de algumas sessões, ele progrediu para tração em prono, inclinações pélvicas posteriores, progressão de McKenzie e exercícios de estabilização lombar.[288]

ESTUDO DE CASO   DOR LOMBAR GRAVE

HISTÓRIA

Uma mulher de 49 anos apresentou-se na clínica com história de dor lombar grave durante uma semana. Ela relatou início agudo de dor lombar penetrante, que se irradiava imediatamente para a nádega esquerda e para a região lateral da perna e do pé esquerdos. A dor era exacerbada por movimento, espirro, tosse, e diminuía com repouso. Havia parestesia e dormência sobre a região lateral da perna e do pé esquerdos e o dorso do pé esquerdo e dor moderada na perna direita. Quando questionada mais tarde, a paciente mencionou urgência urinária. A história referiu dor lombar intermitente durante o último ano. Não havia episódio de trauma nas costas. A paciente trazia consigo os resultados pouco expressivos de um mielograma tomográfico computadorizado convencional da coluna lombossacral.

QUESTÕES

1. Com base nesses achados, qual seria a sua hipótese diagnóstica nesse estágio?
2. Essa apresentação/história justifica a realização de um exame de varredura? Por quê?
3. O fato de não ter havido trauma preocupa o fisioterapeuta?

EXAME

Com base na história e nos sintomas descritos, foi realizada uma varredura lombar nessa paciente, cujos resultados foram os seguintes:

- Reprodução dos sintomas com flexão torácica de amplitude final e rotação para o lado esquerdo. Todos os outros movimentos estavam normais.
- Redução da força muscular (4/5) nos dorsiflexores do pé, nos flexores plantares, no glúteo máximo, no tibial anterior e nos músculos gastrocnêmios do lado esquerdo.
- Redução na sensação para alfinetadas nos dermátomos L5 e S1.
- Reflexo aquileu reduzido no lado esquerdo e respostas plantares flexoras bilateralmente.
- O alongamento do nervo isquiático por um teste de EPR a 15° reproduziu a dor lombar que, às vezes, irradiava-se para a perna esquerda. O teste de EPR cruzada foi negativo.

AVALIAÇÃO

A apresentação clínica da paciente, que incluía dor lombar aguda irradiando-se para baixo na perna fraca através dos dermátomos L5 e S1, EPR positiva e danos sensoriais e motores das raízes correspondentes, era um forte indicador de doença de disco lombar aguda, embora houvesse alguns achados raros. Portanto, o diagnóstico provisório foi hérnia de disco lombar com compressão de raiz L5-S1.

Foi realizada uma intervenção de tentativa de seis sessões, mas a paciente não respondeu e foi reencaminhada a seu médico para fazer testes adicionais.

Um estudo de IRM da coluna toracolombar mostrou um disco protuberante e osteófitos posteriores em TXI-TXII, com invasão do canal espinal subjacente e compressão sobre a medula subjacente. Não houve evidência de compressão de raiz L5 ou S1 nos forames intervertebrais de saída. Um mês mais tarde, foi executado um procedimento cirúrgico para remover o disco abaulado e os osteófitos em TXI-TXII. Após a cirurgia, os déficits motores e sensoriais da paciente e sua urgência urinária foram completamente resolvidos, com redução significativa na dor lombar.

QUESTÕES DE REVISÃO*

1. Quais são os três componentes do DIV?
2. Descreva três funções do disco.
3. A altura do disco aumenta ou diminui com a idade?
4. Cite os três estágios de degeneração de disco propostos por Kirkaldy-Willis.
5. Em um grande levantamento da população norte-americana, a prevalência combinada de quais dois níveis segmentares eram responsáveis por 75% das hérnias de disco cervical?

REFERÊNCIAS

1. Lundon K, Bolton K: Structure and function of the lumbar intervertebral disk in health, aging, and pathological conditions. *J Orthop Sports Phys Ther* 31:291–306, 2001.
2. White AA, Punjabi MM: *Clinical Biomechanics of the Spine*, 2nd edn. Philadelphia, PA: J.B. Lippincott Company, 1990.
3. Buckwalter JA: Spine update: Aging and degeneration of the human intervertebral disk. *Spine* 20:1307–1314, 1995.
4. Huijbregts PA: Lumbopelvic region: Anatomy and biomechanics. In: Wadsworth C, ed. *Current Concepts of Orthopaedic Physical Therapy—Home Study Course*. La Crosse, WI: Orthopaedic Section, APTA, 2001. *Additional questions to test your understanding of this chapter can be found in the Online Learning Center for *Orthopaedic Assessment, Evaluation, and Intervention* at www.duttononline.net.
5. Mercer S: Comparative anatomy of the spinal disc. In: Boyling JD, Jull GA, eds. *Grieve's Modern Manual Therapy: The Vertebral Column*. Philadelphia: Churchill Livingstone, 2004:9–16.
6. Ghosh P, Bushell GR, Taylor TKF, et al.: Collagens, elastin and noncollagenous protein of the intervertebral disk. *Clin Orthop* 129:124–132, 1977.
7. Taylor JR: The development and adult structure of lumbar intervertebral disks. *J Man Med* 5:43–47, 1990.
8. Tsuji H, Hirano N, Ohshima, H, et al.: Structural variation of the anterior and posterior anulus fibrosus in the development of the human lumbar intervertebral disk: A risk factor for intervertebral disk rupture. *Spine* 18:204–210, 1993.
9. Hickey DS, Hukins DWL: Relation between the structure of the annulus fibrosus and the function and failure of the intervertebral disk. *Spine* 5:100–116, 1980.
10. Marchand F, Ahmed AM: Investigation of the laminate structure of lumbar disc anulus fibrosus. *Spine* 15:402–410, 1990.
11. Bogduk N, Twomey LT: Anatomy and biomechanics of the lumbar spine. In: Bogduk N, Twomey LT, eds. *Clinical Anatomy of the Lumbar Spine and Sacrum*, 3rd edn. Edinburgh: Churchill Livingstone, 1997:2–53, 81–152, 171–176.
12. Naylor A: The biophysical and biomechanical aspects of intervertebral disk herniation and degeneration. *Ann R Coll Surg Engl* 31:91–114, 1962.
13. Buckwalter JA, Cooper RR, Maynard JA: Elastic fibers in human intervertebral disks. *J Bone Joint Surg* 58:73–76, 1976.
14. Coventry MB, Ghormley RK, Kernohan JW: The intervertebral disk: Its microscopic anatomy and pathology. Part 1: Anatomy, development and physiology. *J Bone Joint Surg* 28A:105–111, 1945.
15. Akeson WH, Woo SL, Taylor TK, et al.: Biomechanics and biochemistry of the intervertebral disks: The need for correlation studies. *Clin Orthop* 129:133–140, 1977.
16. Eyring EJ: The biochemistry and physiology of the intervertebral disk. *Clin Orthop* 67:16–28, 1969.
17. Coventry MB: Anatomy of the intervertebral disk. *Clin Orthop* 67:9–17, 1969.
18. Nachemson AL: The lumbar spine: An orthopedic challenge. *Spine* 1:59–71, 1976.
19. Inoue H: Three dimensional architecture of lumbar intervertebral disks. *Spine* 6:138–146, 1981.
20. Adams MA, McNally DS, Wagstaff J, et al.: Abnormal stress concentrations in lumbar intervertebral disks following damage to the vertebral body: A cause of disc failure. *Eur Spine J* 1:214–221, 1993.
21. Bogduk N: The innervation of the lumbar spine. *Spine* 8:286–293, 1983.
22. Edger MA, Nundy S: Innervation of the spinal dura matter. *J Neurol Neurosurg Psychiatry* 29:530–534, 1966.
23. Malinsky J: The ontogenetic development of nerve terminations in the intervertebral disks of man. *Acta Anat* 38:96–113, 1959.
24. Kumar S, Davis PR: Lumbar vertebral innervation and intra-abdominal pressure. *J Anat* 114:47–53, 1973.
25. Adams MA, McNally DS, Wagstaff J, et al.: Abnormal stress concentrations in lumbar intervertebral disks following damage to the vertebral body: A cause of disc failure. European Spine Society (Acromed) Award paper. *Euro Spine J* 1:214–221, 1993.
26. Adams MA, McNally DM, Chinn H, et al.: Posture and the compressive strength of the lumbar spine. International Society of Biomechanics Award Paper. *Clin Biomech* 9:5–14, 1994.
27. Osti OL, Vernon-Roberts B, Frazer RD: Annulus tears and intervertebral disk degeneration: A study using an animal model. *Spine* 15:762, 1990.
28. Panjabi M, Hult EJ, Crisco J, III, et al.: Biomechanical studies in cadaveric spines. In: Jayson MIV, ed. *The Lumbar Spine and Back Pain*. New York: Churchill Livingstone, 1992:133–135.
29. Markolf KL, Morris JM: The structural components of the intervertebral disk. *J Bone Joint Surg* 56A:675–687, 1974.
30. Böstman OM: Body mass index and height in patients requiring surgery for lumbar intervertebral disk herniation. *Spine* 18:851–854, 1993.
31. Heliövaara M: Body height, obesity, and risk of herniated lumbar intervertebral disk. *Spine* 12:469–472, 1987.
32. Andersson GBJ, Schultz AB: Effects of fluid injection on mechanical properties of intervertebral disks. *J Biomech* 12:453–458, 1979.

---

*Questões adicionais para testar seu conhecimento deste capítulo podem ser encontradas (em inglês) em Online Learning Center para *Orthopaedic Assessment, Evaluation, and Intervention,* em www.duttononline.net. As respostas para as questões anteriores são apresentadas no final deste livro.

33. Abdullah AF, Wolber PG, Warfield JR, et al.: Surgical management of extreme lateral lumbar disc herniations. *Neurosurgery* 22:648–653, 1988.
34. Brinckmann P, Grootenboer H: Change of disc height, radial disc bulge and intradiscal pressure from discectomy: An in-vitro investigation on human lumbar discs. *Spine* 16:641–646, 1991.
35. Adams MA, Hutton WC: The effect of posture on the fluid content of lumbar intervertebral disks. *Spine* 8:665–671, 1983.
36. Adams MA, McMillan DW, Green TP, et al.: Sustained loading generates stress concentrations in lumbar intervertebral disks. *Spine* 21:434–438, 1996.
37. Adams MA, Dolan P: Recent advances in lumbar spinal mechanics and their clinical significance. *Clin Biomech* 10:3–19, 1995.
38. Lord MJ, Small JM, Dinsay JM, et al.: Lumbar lordosis: Effects of sitting and standing. *Spine* 22:2571–2574, 1997.
39. Kraemer J, Kolditz D, Gowin R: Water and electrolyte content of human intervertebral disks under variable load. *Spine* 10:69–71, 1985.
40. Kazarian LE: Dynamic response characteristics of the human lumbar vertebral column. *Acta Orthop Scand* 146:1–86, 1972.
41. Kazarian LE: Creep characteristics of the human spinal column. *Orthop Clin North Am* 6:3–18, 1975.
42. Tyrell AJ, Reilly T, Troup JDG: Circadian variation in stature and the effects of spinal loading. *Spine* 10:161–164, 1985.
43. Nachemson A: Disc pressure measurements. *Spine* 6:93–97, 1981.
44. Horst M, Brinkmann P: Measurement of the distribution of axial stress on the end plate of the vertebral body. *Spine* 6:217–232, 1981.
45. Yoganandan N, Myklebust JB, Wilson CR, et al.: Functional biomechanics of the thoracolumbar vertebral cortex. *Clin Biomech* 3:11–18, 1988.
46. Kelsey JL, Hardy RJ: Driving of motor vehicles as a risk factor for acute herniated lumbar intervertebral disk. *Am J Epidemiol* 102:63–73, 1975.
47. Markolf KL: Deformation of the thoracolumbar intervertebral joints in response to external loads. *J Bone Joint Surg* 54A:511–533, 1972.
48. Ueno K, Liu YK: A three-dimensional nonlinear finite element model of lumbar intervertebral joint in torsion. *J Biomech Eng* 109:200–209, 1987.
49. White AA, Panjabi MM: Clinical biomechanics of the spine. 2nd edn. Philadelphia: Lippincott-Raven, 1990:106–108.
50. Farfan HF, Cossette JW, Robertson GH, et al.: The effects of torsion on the lumbar intervertebral joints: The role of torsion in the production of disc degeneration. *J Bone Joint Surg* 52A:468–497, 1970.
51. Ahmed AM, Duncan MJ, Burke DL: The effect of facet geometry on the axial torque-rotation response of lumbar motion segments. *Spine* 15:391–401, 1990.
52. Hindle RJ, Pearcy MJ: Rotational mobility of the human back in forward flexion. *J Biomed Eng* 11:219–223, 1989.
53. Pearcy MJ: Twisting mobility of the human back in flexed postures. *Spine* 18:114–119, 1993.
54. Galante JO: Tensile properties of human lumbar annulus fibrosis. *Acta Orthop Scand* 100–104(Suppl), 1967.
55. Shah JS: Structure, morphology and mechanics of the lumbar spine. In: Jayson MIV, ed. *The Lumbar Spine and Backache*, 2nd edn. London: Pitman, 1980:359–405.
56. Farfan HF: *Mechanical Disorders of the Low Back*. Philadelphia: Lea & Febiger, 1973.
57. Roberts N, Gratin C, Whitehouse GH: MRI analysis of lumbar intervertebral disk height in young and older populations. *J MRI* 7:880–886, 1997.
58. Bianco AJ: Low back pain and sciatica. Diagnosis and indications for treatment. *J Bone Joint Surg* 50A:170, 1968.
59. Dupuis PR: The natural history of degenerative changes in the lumbar spine. In: Watkins RG, Collis JS, eds. *Principles and Techniques in Spine Surgery*. Rockville, MD: Aspen Publications, 1987:1–4.
60. Adams MA, McNally DS, Dolan P: Stress distributions inside intervertebral disks: The effects of age and degeneration. *J Bone Joint Surg* 78A:965–972, 1996.
61. Kirkaldy-Willis WH: The three phases of the spectrum of degenerative disease. In: Kirkaldy-Willis WH, ed. *Managing Low Back Pain*. New York: Churchill Livingstone, 1983:75–90.
62. Miller JA, Schmatz C, Schultz AB: Lumbar disc degeneration: correlation with age, sex, and spine level in 600 autopsy specimens. *Spine* 13:173–178, 1988.
63. Kelsey JL, White AA: Epidemiology and impact of lowback pain. *Spine* 5:133–142, 1980.
64. Matsui H, Kanamori M, Ishihara H, et al.: Familial predisposition for lumbar degenerative disc disease. A case-control study. *Spine* 23:1029–1034, 1998.
65. Moneta GB, Videman T, Kaivanto K, et al.: Reported pain during lumbar discography as a function of annular ruptures and disc degeneration. *Spine* 19:1968–1974, 1994.
66. Dolan P, Earley M, Adams MA: Bending and compressive stresses acting on the lumbar spine during lifting activities. *J Biomech* 27:1237–1248, 1994.
67. Wedge JH: The natural history of spinal degeneration. In: Kirkaldy-Willis WH, ed. *Managing Low Back Pain*. New York: Churchill Livingstone, 1983:3–8.
68. Saal JA: Natural history and nonoperative treatment of lumbar disc herniation. *Spine* 21:2S–9S, 1996.
69. Rydevik B, Garfin SR: Spinal nerve root compression. In: Szabo RM, ed. *Nerve Compression Syndromes: Diagnosis and Treatment*. Thorofare, NJ: Slack, 1989:247–261.
70. Yasuma T, Koh S, Okamura T, et al.: Histological changes in aging lumbar intervertebral disks: Their role in protrusions and prolapses. *J Bone Joint Surg* 72A:220–229, 1990.
71. Eckert C, Decker A: Pathological studies of intervertebral disks. *J Bone Joint Surg* 29:447–454, 1947.
72. Taylor TKF, Akeson WH: Intervertebral disk prolapse: A review of morphologic and biochemical knowledge concerning the nature of prolapse. *Clin Orthop* 76:54–79, 1971.
73. Jonsson B, Stromqvist B: Clinical appearance of contained and non-contained lumbar disc herniation. *J Spinal Disord* 9:32, 1996.
74. Brinckmann P: Injury of the anulus fibrosus and disc protrusions. *Spine* 11:149–153, 1986.
75. Kostuik JP, Harrington I, Alexander D, et al.: Cauda equina syndrome and lumbar disc herniation. *J Bone Joint Surg* 68A:386–391, 1986.
76. Mixter WJ, Barr JS, Jr.: Rupture of the intervertebral disk with involvement of the spinal canal. *N Engl J Med* 211:210–215, 1934.
77. Gronblad M, Virri J, Tolonen J, et al.: A controlled immunohistochemical study of inflammatory cells in disc herniation tissue. *Spine* 19:2744–2751, 1994.
78. Habtemariam A, Gronblad M, Virri J, et al.: Immunocytochemical localization of immunoglobulins in disc herniations. *Spine* 16:1864–1869, 1996.
79. Saal JS, Franson R, Dobrow RC, et al.: High levels of phospholipase A2 activity in lumbar disc herniation. *Spine* 15:674–678, 1990.
80. Tolonen J, Gronblad M, Virri J, et al.: Basic fibroblast growth factor immunoreactivity in blood vessels and cells of disc herniations. *Spine* 20:271–276, 1995.
81. Happey T, Pearson CH, Palframan J, et al.: Proteoglycans and glycoproteins associated with collagen in the human intervertebral disk. *Z Klin Chem* 9:79, 1971.
82. Gronblad M, Virri J, Tolonen J, et al.: A controlled biochemical and immunohistochemical study of human synovialtype (group II) phospholipase A2 and inflammatory cells in macroscopically

normal, degenerated, and herniated human lumbar disc tissues. *Spine* 22:1–8, 1996.
83. Kang JD, Georgescu HI, McIntyre-Larkin L, et al.: Herniated lumbar intervertebral disks spontaneously produce matrix metalloproteinases, nitric oxide, interleukin-6, and prostaglandin E2. *Spine* 21:271–277, 1996.
84. Cyriax J: *Textbook of Orthopaedic Medicine, Diagnosis of Soft Tissue Lesions*, 8th edn. London: Bailliere Tindall, 1982.
85. Halland AM, Klemp P, Botes D, et al.: Avascular necrosis of the hip in systemic lupus erythematosus: The role of MRI. *Br J Rheumatol* 32:972–976, 1993.
86. Trummer M, Flaschka G, Unger F, et al.: Lumbar disc herniation mimicking meralgia paresthetica: Case report. *Surg Neurol* 54:80–81, 2000.
87. Kallgren MA, Tingle LJ: Meralgia paresthetica mimicking lumbar radiculopathy. *Anesth Analg* 76:1367–1368, 1993.
88. Naftulin S, Fast A, Thomas M: Diabetic lumbar radiculopathy: Sciatica without disc herniation. *Spine* 18:2419–2422, 1993.
89. Nadler SF, Campagnolo DI, Tomaio AC, et al.: High lumbar disc: Diagnostic and treatment dilemma. *Am J Phys Med Rehabil* 77:538–544, 1998.
90. Porchet F, Frankhauser H, de Tribolet N: Extreme lateral lumbar disc herniation: A clinical presentation of 178 patients. *Acta Neurochir (Wien)* 127:203–209, 1994.
91. Fontanesi G, Tartaglia I, Cavazzuti A, et al.: Prolapsed intervertebral disk at the upper lumbar level. *Ital J Orthop Traumatol* 13:501–507, 1987.
92. Bosacco SJ, Berman AT, Raisis LW, et al.: High lumbar disc herniation. *Orthopedics* 12:275–278, 1989.
93. Hsu K, Zucherman J, Shea W, et al.: High lumbar disc degeneration: Incidence and etiology. *Spine* 15:679–682, 1990.
94. Hoppenfeld S: *Physical Examination of the Spine and Extremities*. East Norwalk, CT: Appleton-Century-Crofts, 1976.
95. Jonsson B, Stromqvist B: The straight leg rising test and the severity of symptoms in lumbar disc herniation. *Spine* 20:27–30, 1995.
96. O'Laoire SA, Crockard HA, Thomas DG: Prognosis for sphincter recovery after operation for cauda equina compression owing to lumbar disc prolapse. *BMJ* 282:1852–1854, 1981.
97. Schmorl G, Junghanns H: *The Human Spine in Health and Disease*, 2nd edn (American). New York: Grune & Stratton, 1971.
98. Coventry MB, Ghormley RK, Kernohan JW: The intervertebral disk: Its microscopic anatomy and pathology. Part II. Changes in the intervertebral disk concomitant with age. *J Bone Joint Surg* 27A:233–247, 1945.
99. Hilton RC, Ball J, Benn RT: Vertebral end plate lesions (Schmorl's nodes) in the dorsolumbar spine. *Ann Rheum Dis* 35:127–132, 1976.
100. Yasuma T, Saito S, Kihara K: Schmorl's nodes: Correlation of x-ray and histological findings in postmortem specimens. *Acta Pathol Jap* 38:723–733, 1988.
101. Keyes DC, Compere EL: The normal and pathological physiology of the nucleus pulposus of the intervertebral disk. *J Bone Joint Surg* 14:897–938, 1932.
102. Prescher A: Anatomy and pathology of the aging spine. *Eur J Radiol* 27:181–195, 1998.
103. Butler DL, Gifford L: The concept of adverse mechanical tension in the nervous system: Part 1: Testing for "dural tension". *Physiotherapy* 75:622–629, 1989.
104. Deyo RA, Rainville J, Kent DL: What can the history and physical examination tell us about low back pain? *JAMA* 268:760–765, 1992.
105. Weisel SE, Tsourmas N, Feffer H, et al.: A study of computer-assisted tomography, I: The incidence of positive CAT scans in an asymptomatic group of patients. *Spine* 9:549–551, 1984.
106. Boden SD, Davis DO, Dina TS, et al.: Abnormal magnetic resonance scan of the lumbar spine in asymptomatic subjects: A prospective investigation. *J Bone Joint Surg* 72A:403–408, 1990.
107. Andersson GBJ, Deyo RA: History and physical examination in patients with herniated lumbar discs. *Spine* 21:10S–18S, 1996.
108. Van den Hoogen HMM, Koes BW, Van Eijk JT, et al.: On the accuracy of history, physical examination, and erythrocyte sedimentation rate in diagnosing low back pain in general practice. *Spine* 20:318–327, 1995.
109. Roach KE, Brown MD, Albin RD, et al.: The sensitivity and specificity of pain response to activity and position in categorizing patients with low back pain. *Phys Ther* 77:730–738, 1997.
110. Deyo RA: Understanding the accuracy of diagnostic tests. In: Weinstein JN, Rydevik B, Sonntag V, eds. *Essentials of the Spine*. Philadelphia, PA: Raven Press, 1995:55–70.
111. Yukawa Y, Kato F, Kajino G, et al.: Groin pain associated with lower lumbar disc herniation. *Spine* 22:1736–1739, 1997.
112. Murphey F: Sources and patterns of pain in disc disease. *Clin Neurosurg* 15:343–351, 1968.
113. McKenzie RA: *The Lumbar Spine: Mechanical Diagnosis and Therapy*. Waikanae, NZ: Spinal Publication, 1981.
114. Huijbregts PA: Lumbopelvic region: Aging, disease, examina-tion, diagnosis, and treatment. In: Wadsworth C, ed. *Current Concepts of Orthopaedic Physical Therapy—Home Study Course*. La Crosse, WI: Orthopaedic Section, APTA, 2001.
115. Lorio MP, Bernstein AJ, Simmons EH: Sciatic spinal deformity—lumbosacral list: An "unusual" presentation with review of the literature. *J Spinal Disord* 8:201–205, 1995.
116. Suk KS, Lee HM, Moon SH, et al.: Lumbosacral scoliotic list by lumbar disc herniation. *Spine* 26:667–671, 2001.
117. DePalma AF, Rothmani, RH: *The Intervertebral Disk*. Philadelphia: WB Saunders, 1970.
118. Maigne R: *Diagnosis and Treatment of pain of Vertebral Origin*. Baltimore: Williams & Wilkins, 1996.
119. Porter RW, Miller CG: Back pain and trunk list. *Spine* 11:596–600, 1986.
120. Battie MC, Cherkin DC, Dunn R, et al.: Managing low back pain: Attitudes and treatment preferences of physical therapists. *Phys Ther* 74:219–226, 1994.
121. Donahue MS, Riddle DL, Sullivan MS: Intertester reliability of a modified version of McKenzie's lateral shift assessment obtained on patients with low back pain. *Phys Ther* 76:706–726, 1996.
122. McKenzie RA: Manual correction of sciatic scoliosis. *N Z Med J* 76:194–199, 1972.
123. Riddle DL, Rothstein JM: Intertester reliability of McKenzie's classifications of the syndrome types present in patients with low back pain. *Spine* 18:1333–1344, 1993.
124. Morag E, Hurwitz DE, Andriacchi TP, et al.: Abnormalities in muscle function during gait in relation to the level of lumbar disc herniation. *Spine* 25:829–833, 2000.
125. Shiqing X, Quanzhi Z, Dehao F: Significance of straight-leg-raising test in the diagnosis and clinical evaluation of lower lumbar intervertebral disk protrusion. *J Bone Joint Surg* 69A:517–522, 1987.
126. Hakelius A, Hindmarsh J: The comparative reliability of preoperative diagnostic methods in lumbar disc surgery. *Acta Orthop Scand* 43:234, 1972.
127. Hakelius A, Hindmarsh J: The significance of neurological signs and myelographic findings in the diagnosis of lumbar root compression. *Acta Orthop Scand* 43:239–246, 1972.
128. Spangfort EV: The lumbar disc herniation: A computer aided analysis of 2504 operations. *Acta Orthop Scand (Suppl)* 142:1–95, 1972.
129. Christodoulides AN: Ipsilateral sciatica on the femoral nerve stretch test is pathognomonic of an L4/5 disc protrusion. *J Bone Joint Surg* 71B:88–89, 1989.
130. Weinstein JN: A 45-year-old man with low back pain and a numb left foot. *JAMA* 280:730–736, 1998.

131. Vroomen PC, de Krom MC, Slofstra PD, et al.: Conservative tre-at-ment of sciatica: A systematic review. *J Spinal Disord* 13:463–469, 2000.
132. Vroomen PC, de Krom MC, Wilmink JT, et al.: Lack of effectiveness of bed rest for sciatica. *N Engl J Med* 340:418–423, 1999.
133. Ito T, Takano Y, Yuasa N: Types of lumbar herniated disc and clinical course. *Spine* 26:648–651, 2001.
134. Bakhtiary AH, Safavi-Farokhi Z, Rezasoltani A: Lumbar stabilizing exercises improve activities of daily living in patients with lumbar disc herniation. *J Back Musculoskeletal Rehabil* 18:55–60, 2005.
135. Manniche C, Asmussen KH, Vinterberg H, et al.: Back pain, sciatica and disability following first-time conventional haemilaminectomy for lumbar disc herniation. Use of "Low Back Pain Rating Scale" as a postal questionnaire. *Dan Med Bull* 41:103–106, 1994.
136. Delauche-Cavallier MC, Budet C, Laredo JD, et al.: Lumbar disc herniation. Computed tomography scan changes after conservative treatment of nerve root compression. *Spine* 17:927–933, 1992.
137. Donelson R: The McKenzie approach to evaluating and treating low back pain. *Orthop Rev* 19:681–686, 1990.
138. Stankovic R, Johnell O: Conservative management of acute low back pain. A prospective randomized trial: McKenzie method of treatment versus patient education in "mini back school." *Spine* 15:120–123, 1990.
139. Shah JS, Hampson WGJ, Jayson MIV: The distribution of surface strain in the cadaveric lumbar spine. *J Bone Joint Surg* 60B:246–251, 1978.
140. Gill K, Videman T, Shimizu T, et al.: The effect of repeated extensions on the discographic dye patterns in cadaveric lumbar motion segments. *Clin Biomech* 2:205–210, 1987.
141. Krag MH, Seroussi RE, Wilder DG, et al.: Internal displacement distribution from in vitro loading of human thoracic and lumbar spinal motion segments: Experimental results and theoretical predictions. *Spine* 12:1001–1007, 1987.
142. Schnebel BE, Simmons JW, Chowning J, et al.: A digitizing technique for the study of movement of intradiscal dye in response to flexion and extension of the lumbar spine. *Spine* 13:309–312, 1988.
143. Beattie P, Brooks WM, Rothstein J, et al.: Effect of lordosis on the position of the nucleus pulposus in supine subjects. *Spine* 19:2096–2102, 1994.
144. Fennell AJ, Jones AP, Hukins DWL: Migration of the nucleus pulposus within the intervertebral disk during flexion and extension of the spine. *Spine* 21:2753–2757, 1996.
145. Schnebel BE, Watkins RG, Dillin W: The role of spinal flexion and extension in changing nerve root compression in disc herniations. *Spine* 14:835–837, 1989.
146. Taylor JR: Regional variation in the development and position of the notochordal segments of the human nucleus pulposus. *J Anat* 110:131–132, 1971.
147. Walsh R, Nitz AJ: Cervical spine. In: Wadsworth C, ed. *Current Concepts of Orthopedic Physical Therapy—Home Study Course*. La Crosse, WI: Orthopaedic Section, APTA, 2001.
148. Mercer SB, Bogduk N: The ligaments and anulus fibrosus of human adult cervical intervertebral disks. *Spine* 24:619–626, 1999.
149. Kokubun S, Sakurai M, Tanaka Y: Cartilaginous endplate in cervical disc herniation. *Spine* 21:190–195, 1996.
150. Murphey F, Simmons JC: Ruptured cervical disc: experience with 250 cases. *Am J Surg* 32:83, 1966.
151. Dvorak J: Epidemiology, physical examination, and neurodiagnostics. *Spine* 23:2663–2673, 1998.
152. Oda J, Tanaka H, Tsuzuki N: Intervertebral disk changes with aging of human cervical vertebra: From neonate to the eighties. *Spine* 13:1205–1211, 1988.
153. Boden SD, McCowin PR, Davis DO, et al.: Abnormal magnetic resonance scans of the cervical spine in asymptomatic subjects: A prospective investigation. *J Bone Joint Surg* 72A:1178–1184, 1990.
154. Tondury G, Theiler K: *Entwicklungsgeschichte und Fehlbildung der Wirbels¨aule*. Stuttgart, Hyppokrates, 1958.
155. Garvey TA, Eismont FJ: Diagnosis and treatment of cervical radiculopathy and myelopathy. *Orthop Rev* 20:595–603, 1991.
156. Tanaka N, Fujimoto Y, An HS, et al.: The anatomic relation among the nerve roots, intervertebral foramina, and intervertebral disks of the cervical spine. *Spine* 25:286–291, 2000.
157. Goodman BW: Neck pain. *Prim Care* 15:689–707, 1988.
158. Brooker AEW, Barter RW: Cervical spondylosis: A clinical study with comparative radiology. *Brain* 88:925–936, 1965.
159. Gore DR, Sepic SB, Gardner GM, et al.: Roentgenographic findings in the cervical spine of asymptomatic people. *Spine* 6:521–526, 1987.
160. Manifold SG, McCann PD: Cervical radiculitis and shoulder disorders. *Clin Orth Relat Res* 368:105–113, 1999.
161. Ebraheim NA, An HS, Xu R, et al.: The quantitative anatomy of the cervical nerve root groove and the intervertebral foramen. *Spine* 21:1619–1623, 1996.
162. Ferguson RJ, Caplan LR: Cervical spondylitic myelopathy: history and physical findings. *Neurol Clin* 3: 373–382, 1985.
163. Adams CBT, Logue V: Studies in spondylotic myelopathy 2. The movement and contour of the spine in relation to the neural complications of cervical spondylosis. *Brain* 94:569–586, 1971.
164. Young WF: Cervical spondylotic myelopathy: A common cause of spinal cord dysfunction in older persons. *Am Fam Phys* 62:1064–1070, 1073, 2000.
165. Kondo K, Molgaard C, Kurland L, et al.: Protruded intervertebral cervical disc. *Minn Med* 64:751–753, 1981.
166. Kokubun S: Cervical disc herniation (in Japanese). *Rinsho Seikei Geka* 24:289–297, 1989.
167. O'Laoire SA, Thomas DGT: Spinal cord compression due to prolapse of cervical intervertebral disk (herniation of nucleus pulposus): Treatment in 26 cases by discectomy without interbody bone graft. *J Neurosurg* 59:847–853, 1983.
168. Ward R: Myofascial release concepts. In: Nyberg N, Basmajian JV, eds. *Rational Manual Therapies*. Baltimore: Williams & Wilkins, 1993:223–241.
169. Kelsey JL: An epidemiological study of the relationship between occupations and acute herniated lumbar intervertebral disks. *Int J Epidemiol* 4:197–205, 1975.
170. Leblhuber F, Reisecker F, Boehm-Jurkovic H, et al.: Diagnostic value of different electrophysiologic tests in cervical disc prolapse. *Neurology* 38:1879–1881, 1988.
171. Motoe T: Studies on topographic architecture of the annulus fibrosus in the developmental and degenerative process of the lumbar intervertebral disk in man (in Japanese). *J Jpn Orthop Assoc* 60:495–509, 1986.
172. Bogduk N, Windsor M, Inglis A: The innervation of the cervical intervertebral disks. *Spine* 13:2–8, 1988.
173. Rao R: Neck pain, cervical radiculopathy, and cervical myelopathy: Pathophysiology, natural history, and clinical evaluation. *J Bone Joint Surg Am Vol* 84-A:1872–1881, 2002.
174. Cooper RG, Freemont AJ, Hoyland JA, et al.: Herniated intervertebral disk-associated periradicular fibrosis and vascular abnormalities occur without inflammatory cell infiltration. *Spine* 20:591–598, 1995.
175. Chabot MC, Montgomery DM: The pathophysiology of axial and radicular neck pain. *Semin Spine Surg* 7:2–8, 1995.
176. Farfan HF, Kirkaldy-Willis WH: The present status of spinal fusion in the treatment of lumbar intervertebral joint disorders. *Clin Orthop* 158:198, 1981.
177. Schutter H: *Intervertebral Disk Disorders, Clinical Neurology*, Chapter 41. Philadelphia: Lippincott-Raven, 1995.
178. Cloward RB: The clinical significance of the sinu-vertebral nerve of the cervical spine in relation to the cervical disk syndrome. *J Neurol Neurosurg Psychiatry* 23:321, 1960.

179. Wainner RS, Fritz JM, Irrgang JJ, et al.: Reliability and diagnos-tic accuracy of the clinical examination and patient self-report measures for cervical radiculopathy. *Spine* 28:52–62, 2003.
180. Saal JS, Saal JA, Yurth EF: Nonoperative management of herniated cervical intervertebral disk with radiculopathy. *Spine* 21:1877–1883, 1996.
181. Henderson CM, Hennessy RG, Shuey HM, Jr., et al.: Posteriorlateral foraminotomy as an exclusive operative technique for cervical radiculopathy: A review of 846 consecutively operated cases. *Neruosurgery* 13:504–512, 1983.
182. Good DC, Couch JR, Wacaser L: Numb, clumsy hands and high cervical spondylosis. *Surg Neurol* 22:285–291, 1984.
183. Chen TY: The clinical presentation of uppermost cervical disc protrusion. *Spine* 25:439–442, 2000.
184. Cole AJ, Farrell JP, Stratton.SA: Cervical spine athletic injuries. *Phys Med Rehabil Clin North Am* 5:37–68, 1994.
185. Marks MR: Cervical spine injuries and their neurologic implications. *Clin Sports Med* 9:263–278, 1990.
186. Barnes R: Traction injuries to the brachial plexus in adults. *J Bone Joint Surg* 31B:10–16, 1949.
187. Clancy WG:Brachial plexus and upper extremity peripheral nerve injuries. In: Torg JS, ed. *Athletic Injuries to the Head Neck and Face*. Philadelphia: Lea & Febiger, 1982:215–222.
188. Braddom RL: Management of common cervical pain syndromes. In: Lisa JAD, ed. *Rehabilitation Medicine: Principles and Practice*, 2nd edn. Philadelphia: J.B. Lippincott, 1993:1038.
189. Malanga GA, Campagnolo DI: Clarification of the pronator reflex. *Am J Phys Med Rehabil* 73:338–340, 1994.
190. Spurling RG, Scoville WB: Lateral rupture of the cervical intervetebral discs.A common cause of shoulder and arm pain. *Surg Gynecol Obstet* 78: 350–358, 1944.
191. Jahnke RW, Hart BL: Cervical stenosis, spondylosis, and herniated disc disease. *Radiol Clin North Am* 29:777–791, 1991.
192. Tong HC, Haig AJ, Yamakawa K: The Spurling test and cervical radiculopathy. *Spine* 27:156–159, 2002.
193. Bradley JP, Tibone JE, Watkins RG: History, physical examination, and diagnostic tests for neck and upper extremity problems. In: Watkins RG, ed. *The Spine in Sports*.St. Louis: Mosby-Year-Book Inc., 1996.
194. Davidson RI, Dunn EJ, Metzmaker JN: The shoulder abduction test in the diagnosis of radicular pain in cervical extradural compressive monoradiculopathies. *Spine* 6:441–446, 1981.
195. Evans RC: *Illustrated Essentials in Orthopedic Physical Assessment*. St. Louis: Mosby-Year book Inc, 1994.
196. Ellenberg MR, Honet JC, Treanor WJ: Cervical radiculopathy. *Arch Phys Med Rehabil* 75:342–352, 1994.
197. Reiners K, Toyka KV: Management of cervical radiculopathy. *Eur Neurol* 35:313–316, 1995.
198. Grisoli F, Graziani N, Fabrizi AP, et al.: Anterior discectomy without fusion for treatment of cervical lateral soft disc extrusion: A follow-up of 120 cases. *Neurosurgery* 24:853–859, 1989.
199. Gore DR, Sepic SB: Anterior cervical fusion for degenerated or protruded discs.A review of one hundred forty-six patients. *Spine* 9:667–671, 1984.
200. Dreyer SJ, Boden SD: Nonoperative treatment of neck and arm pain. *Spine* 23:2746–2754, 1998.
201. Cleland JA, Fritz JM, Whitman JM, et al.: The reliability and construct validity of the Neck Disability Index and patient specific functional scale in patients with cervical radiculopathy. *Spine* 31:598–602, 2006.
202. Dillin W, Booth R, Cuckeler J, et al.: Cervical radiculopathy: A review. *Spine* 11:988–991, 1986
203. Aldrich F: Posterolateral microdiscectomy for cervical mono-radiculopathy caused by posterolateral soft cervical disc seques-tration. *J Neurosurg* 72:370–377, 1990.
204. Oliver J, Middleditch A: *Functional Anatomy of the Spine*. Oxford: Butterworth-Heinemann, 1991.
205. Kapandji IA: *The Physiology of the Joints, the Trunk and Vertebral Column*. New York: Churchill Livingstone, 1991.
206. Reuben JD, Brown RH, Nash CL: In-vivo effects of axial loading on healthy adolescent spines. *Clin Orthop Relat Res* 139:17–27, 1979.
207. DiGiovanna EL, Schiowitz S: *An Osteopathic Approach to Diagnosis and Treatment*. Philadelphia: JB Lippincott, 1991.
208. Seifert MH, Whiteside CG, Savage O: A 5-year follow-up of fifty cases of idiopathic osteoarthritis of the hip. *Ann Rheum Dis* 28:325–326, 1969.
209. Lyu RK, Chang HS, Tang LM, et al.: Thoracic disc herniation mimicking acute lumbar disc disease. *Spine* 24:416–418, 1999.
210. Arce CA, Dohrmann GJ: Thoracic disc herniation: Improved diagnosis with computed tomographic scanning and a review of the literature. *Surg Neurol* 23:356–361, 1985.
211. Wood KB, Blair JM, Aepple DM, et al.: The natural history of asymptomatic thoracic disc herniations. *Spine* 22:525–530, 1997.
212. Wood KB, Garvey TA, Gundry C, et al.: Thoracic MRI evaluation of asymptomatic individuals. *J Bone Joint Surg* 77A:1634–1638, 1995.
213. Gray H: *Gray's Anatomy*. Philadelphia: Lea & Febiger, 1995.
214. Martucci E, Mele C, Martella P: Thoracic intervertebral disk protrusions. *Ital J Orthop Traumatol* 10:333–339, 1984.
215. McKenzie RA: *The Cervical and Thoracic Spine: Mechanical Diagnosis and Therapy*. Waikanae, NZ: Spinal Publications, 1990.
216. Maiman DJ, Larson SJ, Luck E, et al.: Lateral extracavitary approach to the spine for thoracic disc herniation: Report of 23 cases. *Neurosurgery* 14:178–182, 1984.
217. Jamieson DRS, Ballantyne JP: Unique presentation of a prolapsed thoracic disk: Lhermitte's symptom in a golf player. *Neurology* 45:1219–1221, 1995.
218. Morgenlander JC, Massey EW: Neurogenic claudication with positionally weakness from a thoracic disk herniation. *Neurology* 39:1133–1134, 1989.
219. Hamilton MG, Thomas HG: Intradural herniation of a thoracic disc presenting as flaccid paraplegia: Case report. *Neurosurgery* 27:482–484, 1990.
220. Kumar R, Buckley TF: First thoracic disc protrusion. *Spine* 11:499–501, 1986.
221. Kumar R, Cowie RA: Second thoracic disc protrusions. *Spine* 17:120–121, 1992.
222. Bland JH: Diagnosis of thoracic pain syndromes. In: Giles LGF, Singer KP, eds. *Clinical Anatomy and Management of the Thoracic Spine*. Oxford: Butterworth-Heinemann, 2000:145–156.
223. Albrand OW, Corkill G: Thoracic disc herniation: Treatment and prognosis. *Spine* 4:41–46, 1979.
224. Byrne TN, Waxman SG: *Spinal Cord Compression: Diagnosis and Principles of Management*. Philadelphia: FA Davis, 1990.
225. Brown CW, Deffer PA, Akmakjian J, et al.: The natural history of thoracic disc herniation. *Spine* 17:97–102, 1992.
226. Rothman RH, Simeone FA: *The Spine*, 3rd edn. Philadelphia: WB Saunders, 1992.
227. Wilbourn AJ, Aminoff MJ: The electrophysiologic examination in patients with radiculopathies. AAEE Minimonograph 32. *Muscle Nerve* 11:1099–1114, 1988.
228. Herring SA, Weinstein SM: Electrodiagnosis in sports medicine. *Phys Med Rehabil State Art Rev* 3:809–822, 1989.
229. Marinacci AA: A correlation between operative findings in cervical herniated disc with electromyograms and opaque myelograms. *Electromyography* 6:5–20, 1966.
230. Eisen A, Aminoff MJ: Somatosensory evoked potentials. In: Aminoff MJ, ed. *Electrodiagnosis in Clinical Neurology*, 2nd edn. New York: Churchill Livingstone, 1986:535–573.

231. Johnson EW: *Practical Electromyography*, 2nd edn. Baltimore: Williams & Wilkins, 1988.
232. Speer KP, Bassett FH: The prolonged burner syndrome. *Am J Sports Med* 18:591–594, 1990.
233. Bergfeld JA, Hershman E, Wilbourne A: Brachial plexus injury in sports: A five-year follow-up. *Orthop Trans* 12:743–744, 1988.
234. Beurskens AJ, de Vet HC, Koke AJ, et al.: Efficacy of traction for nonspecific low back pain: 12-week and 6-month results of a randomized clinical trial. *Spine* 22:2756–2762, 1997.
235. Harris PR: Cervical traction: Review of literature and treatment guidelines. *Phys Ther* 57:910–914, 1977.
236. Licht S: *Massage, Manipulation and Traction*. Conneticut: E. Licht, 1960.
237. Natchev E: *A Manual on Autotraction*. Stockholm, Sweden: Folksam Scientific Council, 1984.
238. Twomey L: Sustained lumbar traction. An experimental study of long spine segments. *Spine* 10:146–149, 1985.
239. Zylbergold RS, Piper MC: Cervical spine disorders. A comparison of three types of traction. *Spine* 10:867–871, 1985.
240. Reed BV: Effect of high voltage pulsed electrical stimulation on microvascular permeability to plasma proteins: a possible mechanism of minimizing edema. *Phys Ther* 68:491–495, 1988.
241. Grieve GP: Neck Traction. *Physiotherapy* 68:260–265, 1982.
242. Colachis SC, Strohm BR: Cervical traction: Relationship of traction time to varied tractive force with constant angle of pull. *Arch Phys Med Rehabil* 46:815–819, 1965.
243. Gartland GJ: A survey of spinal traction. *Br J Phys Med* 20:253–258, 1957.
244. Crue BL, Todd EM: The importance of flexion in cervical traction for radiculitis. *USAF Med* 8:374–380, 1957.
245. Piva SR, Erhard R, Al-Hugail M: Cervical radiculopathy: a case problem using a decision making algorithm. *J Orthop Sports Phys Ther* 30:745–754, 2000.
246. Deets D, Hands KL, Hopp SS: Cervical traction: A comparison of sitting and supine positions. *Phys Ther* 57:255–261, 1977.
247. Wong AMK, Leong CP, Chen C: The traction angle and cervical intervertebral separation. *Spine* 17:136–138, 1992.
248. Jho HD, Kim WK, Kim MH: Anterior microforaminotomy for treatment of cervical radiculopathy: Part 1—disc-preserving "functional cervical disc surgery". *Neurosurgery* 51:46–53, 2002.
249. Houser OW, Onofrio BM, Miller GM, et al.: Cervical disk prolapse. *Mayo Clin Proc* 70:939–945, 1995.
250. Gore DR, Sepic SB: Anterior cervical fusion for degenerated or protruded discs. A review of one hundred forty-six patients. *Spine* 9:667–671, 1984.
251. Johnson JP, Filler AG, McBride DQ, et al.: Anterior cervical foraminotomy for unilateral radicular disease. *Spine* 25:905–909, 2000.
252. Johnson JP, Filler AG, McBride DQ, et al.: Anterior cervical foraminotomy for unilateral radicular disease. *Spine* 25:905–909, 2000.
253. Aita I, Wadano Y, Yabuki T: Curvature and range of motion of the cervical spine after laminaplasty. *J Bone Joint Surg Am* 82-A:1743–1748, 2000.
254. Nowinski GP, Visarius H, Nolte LP, et al.: A biomechanical comparison of cervical laminaplasty and cervical laminectomy with progressive facetectomy. *Spine* 18:1995–2004, 1993.
255. Herkowitz HN: Cervical laminaplasty: Its role in the treatment of cervical radiculopathy. *J Spinal Disord* 1:179–188, 1988.
256. Kimura I, Oh-Hama M, Shingu H: Cervical myelopathy treated by canal-expansive laminaplasty. Computed tomographic and myelographic findings. *J Bone Joint Surg Am* 66:914–920, 1984.
257. Jho HD: Microsurgical anterior cervical foraminotomy: A new approach to cervical disc herniation. *J Neurosurg* 84:155–160, 1996.
258. Jho HD: Anterior microforaminotomy for cervical radiculopathy: Disc preservation technique. In: Rengachary SS, Wilkins RJ, eds. *Neurosurgical Operative Color Atlas*. Baltimore: Williams & Wilkins, 1998:43–52.
259. Vroomen PC, de Krom MC, Knottnerus JA: Diagnostic value of history and physical examination in patients suspected of sciatica due to disc herniation: A systematic review. *J Neurol* 246:899–906, 1999.
260. Loew F, Caspar W: Surgical approach to lumbar disc herniations. *Adv Stand Neurosurg* 5:153–174, 1978.
261. Vucetic N, Astrand P, Guntner P, et al.: Diagnosis and prognosis in lumbar disc herniation. *Clin Orthop Relat Res* 361:116–122, 1999.
262. Nordly EJ, Wright PH: Efficacy of chymopapain in chemonucleolysis: A review. *Spine* 19:2578–2583, 1994.
263. Wittenberg RH, Oppel S, Rubenthaler FA, et al.: Five-year results from chemonucleolysis with chymopapain or collagenase: A prospective randomized study. *Spine* 26:1835–1841, 2001.
264. Gibson JN, Grant IC, Waddell G: The Cochrane review of surgery for lumbar disc prolapse and degenerative lumbar spondylosis. *Spine* 24:1820–1832, 1999.
265. Atlas SJ, Deyo RA, Keller RB, et al.: The Maine Lumbar Spine Study, Part II: 1-year outcomes of surgical and nonsurgical management of sciatica. *Spine* 21:1777–1786, 1996.
266. Hadler NM, Carey PS, Garrett J: The influence of indemnification by workers compensation insurance on recovery from acute back ache. *Spine* 20:2710–2715, 1995.
267. Junge A, Dvorak J, Ahrens S: Predictors of bad and good outcome of lumbar disc surgery: A prospective clinical study resulting in recommendations for screening to avoid bad outcomes. *Spine* 20:460–468, 1995.
268. Sherk HH, Black JD, Prodoehl JH, et al.: Laser diskectomy. *Orthopedics* 16:573–576, 1993.
269. Chen WJ, Lai PL, Niu CC, et al.: Surgical treatment of adjacent instability after lumbar spine fusion. *Spine* 26:E519–E524, 2001.
270. Malter AD, McNeney B, Loeser JD, et al.: 5-year reoperation rates after different types of lumbar spine surgery. *Spine* 23:814–820, 1998.
271. Vishteh AG, Dickman CA: Anterior lumbar microdiscectomy and interbody fusion for the treatment of recurrent disc herniation. *Neurosurgery* 48:334–337; discussion 338, 2001.
272. Harms J, Rolinger H: A one-stage procedure in operative treatment of spondylolisthesis: Posterior (dorsal) traction-reposition and anterior fusion [in German]. *Z Orthop Ihre Grenzgeb* 120:343–347, 1982.
273. Phillips FM, Cunningham B: Intertransverse lumbar interbody fusion. *Spine* 27:E37–E41, 2002.
274. Danielsen J, Johnsen R, Kibsgaard S, et al.: Early aggressive exercise for postoperative rehabilitation after discectomy. *Spine* 25:1015–1020, 2000.
275. Johannsen F, Remvig L, Kryger P, et al.: Supervised endurance training compared to home training after first lumbar diskectomy: A clinical trial. *Clin Exp Rheumatol* 12:609–14, 1994.
276. Kjellby-Wendt G, Styf J: Early active training after lumbar discectomy: A prospective, randomized and controlled trial. *Spine* 23:2345–2351, 1998.
277. Skall F, Manniche C, Nielsen C: Intensive back exercises 5 weeks after surgery of lumbar disk prolapse: A prospective randomized multicentre trial with historical control. *Ugeskr Laeger* 156:643–646, 1994.
278. Booth FW: Physiologic and biochemical effects of immo-bilization on muscle. *Clin Orthop Relat Res* 219:15–21, 1987.
279. Eiff MP, Smith AT, Smith GE: Early mobilization versus immobilization in the treatment of lateral ankle sprains. *Am J Sports Med* 22:83–88, 1994.

280. Akeson WH, et al. Collagen cross-linking alterations in the joint contractures: Changes in the reducible cross-links in periarticular connective tissue after 9 weeks immobilization. *Connect Tissue Res* 5:15, 1977.
281. Akeson WH, Amiel D, Abel MF, et al.: Effects of immobilization on joints. *Clin Orthop* 219:28–37, 1987.
282. Akeson WH, Amiel D, Woo SL-Y: Immobility effects on synovial joints: The pathomechanics of joint contracture. *Biorheology* 17:95–110, 1980.
283. Woo SL-Y, Matthews J, Akeson WH, et al.: Connective tissue response to immobility: A correlative study of biochemical and biomechanical measurements of normal and immobilized rabbit knee. *Arthritis Rheum* 18:257–264, 1975.
284. White T, Malone T: Effects of running on intervertebral disk height. *J Orthop Sports Phys Ther* 12:410, 1990.
285. Malanga GA: The diagnosis and treatment of cervical radiculopathy. *Med Sci Sports Exerc* 29:S236–S245, 1997.
286. Donelson R, Silva G, Murphy K: Centralization phenomenon: its usefulness in evaluating and treating referred pain. *Spine* 15:211–213, 1990.
287. Frymoyer JW: Back pain and sciatica. *NEngl J Med* 318:291–300, 1988.
288. Vanharanta H, Videman T, Mooney V: McKenzie exercise, back track and back school in lumbar syndrome. *Orthop Trans* 10:533, 1986.

CAPÍTULO 21

A ARTÉRIA VERTEBRAL

OBJETIVOS DO CAPÍTULO

▶ **Ao concluir o capítulo, o leitor será capaz de:**

1. Descrever a anatomia e a distribuição da artéria vertebral.

2. Descrever as quatro porções comumente reconhecidas da artéria vertebral.

3. Resumir as causas de oclusão ou de comprometimento da artéria vertebral.

4. Reconhecer as características de oclusão ou de comprometimento da artéria vertebral.

5. Descrever os vários testes especiais para a avaliação da permeabilidade do sistema vertebrobasilar.

VISÃO GERAL

A circulação principal da fossa craniana posterior origina-se a partir do sistema da artéria vertebrobasilar (AVB). Os primeiros estudos sobre a artéria vertebral (AV) foram registrados nos idos de 1844.[1] Em 1962, Williams e Wilson[2] apresentaram uma descrição detalhada do comprometimento da AVB, indicando que os sintomas reversíveis estavam relacionados à ineficácia do sistema basilar.

Desde aquela época, o reconhecimento da importância da AV continuou crescendo, sendo que, atualmente, ela é discutida pelos fisioterapeutas com mais detalhes do que qualquer outra artéria. Por essa razão, foi contemplada com seu próprio capítulo. Para compreender totalmente seu significado, faremos a revisão de sua anatomia e função.

Anatomia

A AV aparece durante a quinta e a sexta semanas de desenvolvimento intrauterino, a partir de uma anastomose costal posterior entre as seis artérias cervicais posteriores e a artéria intersegmentar póstero-lateral.[3,4]

Ao longo de seu curso, pode ser visualizada em quatro porções: proximal, transversa, suboccipital e intracraniana [5,6] (Fig. 21-1).

O sistema da AVB consiste de três vasos principais: duas artérias vertebrais e uma artéria basilar. Esta é formada pelas duas artérias vertebrais que se unem na linha média.

Porção proximal

Essa porção estende-se a partir da origem da artéria até seu ponto de entrada para a coluna cervical. Em geral, a artéria vertebral origina-se da superfície posterior da artéria subclávia, mas também pode originar-se do arco aórtico e da artéria carótida comum.[7]

A AV estende-se no sentido vertical, ligeiramente medial e, a seguir, lateral ao longo do pescoço e medial ao escaleno anterior, para alcançar o forame transverso da coluna cervical inferior, embora sua direção exata dependa de seu ponto exato de origem. Sua origem anômala nessa região foi sugerida como um fator potencial de aumento da probabilidade de comprometimento do fluxo sanguíneo, devido à compressão pelos músculos longo do pescoço ou escaleno.

Em cerca de 88% dos indivíduos, a artéria entra no forame transverso de CVI, ou até mais acima, no forame transverso de CIV.[8]

> **Curiosidade Clínica**
>
> A tortuosidade e a compressão dessa porção da artéria são comuns. Essas condições podem ser congênitas, musculares (resultando da compressão pelo longo do pescoço e pelo escaleno) ou consequência do avanço da idade.

Porção transversa

A segunda porção da AV estende-se a partir do ponto de entrada da coluna vertebral para o forame transverso de CII (ver Fig. 21-1). Como já descrito, a origem dessa parte da artéria costuma ser no nível CVI, mas isso pode variar entre os indivíduos, e mesmo de um lado a outro na mesma pessoa.

Durante toda essa seção da coluna vertebral, a artéria dispõe-se verticalmente em um canal verdadeiro, denominado canal transverso. Este é formado pelos forames ósseos transversos em cada nível espinal e pelos músculos intertransversários sobrejacentes anteriores e posteriores, os escalenos e o longo do pescoço. A dimensão do canal transverso é proporcional ao diâmetro da artéria, que também é variável, com um diâmetro médio de 6 mm, cerca de 1 a 2 mm maior do que o da artéria. Dentro do canal, a artéria é circundada por uma bainha perióstea que é aderente aos limites do canal e fornece proteção adicional à artéria. Entretanto, a artéria está muito próxima dos processos uncinados de cada

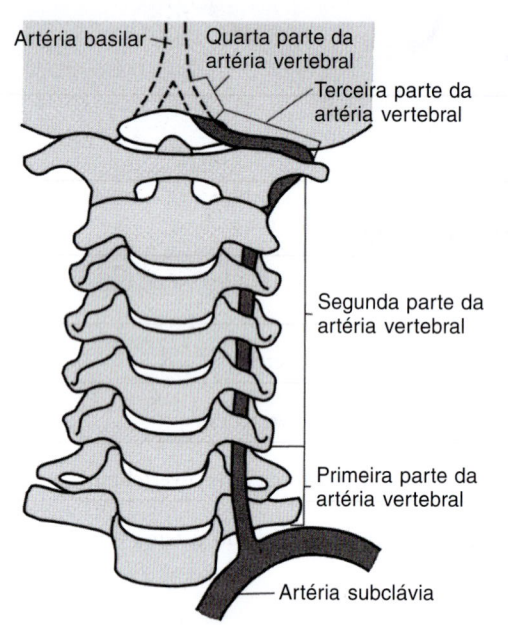

FIGURA 21-1 As quatro partes da artéria vertebral. (Reproduzida com permissão de Dutton M. *Manual Therapy of the Spine*. New York: McGraw-Hill; 2002:65.)

corpo vertebral sobre sua região medial, sendo propensa à compressão pela formação de osteófito ou subluxação da articulação zigoapofisário.[6,9] A AV no forame transverso também é adjacente às raízes espinais anteriores. O alargamento arterial decorrente de hematoma intramural ou de aneurisma dissecante pode causar radiculopatia, comprimindo ou alongando a raiz espinal.[10]

A tortuosidade dessa porção arterial também pode ocorrer por causa de uma origem anormal da artéria proveniente da aorta. Essa condição é caracterizada pela alça dentro dos forames intervertebrais, a ponto de causar erosão do pedículo e alargamento do forame intervertebral com a compressão da raiz nervosa,[11] e até uma fratura do arco neural.

As porções proximal e suboccipital da artéria são mais elásticas e menos musculares do que a parte transversa.[12] Acredita-se que essa variação seja a adaptação para a grande mobilidade requerida nas porções proximal e transversal.

Porção suboccipital

Essa porção da artéria estende-se a partir de sua saída do áxis até seu ponto de penetração dentro do canal espinal. Ela pode ser, ainda, subdividida em quatro partes:

1. Dentro do forame transverso de CII (ver Fig. 21-2). Essa porção situa-se em um canal ósseo completo formado pelas duas curvas do forame transverso de CII. A curva inferior é quase vertical, mas a superior é mais horizontal e com orientação lateral.

2. Entre CII e CI (ver Fig. 21-2). A segunda parte estende-se verticalmente para cima até o forame transverso de CII. Durante todo o seu curso, é coberta pelos músculos levantador da escápula e oblíquo inferior da cabeça. A compressão da AV ocorre em condições nas quais esses músculos apresentam tônus aumentado ou perda de flexibilidade.[13] É também nesse nível que a AV é submetida ao maior estresse mecânico, levando em consideração que mais de 50% da rotação da coluna cervical ocorre nele.

3. No forame transverso de CI (ver Fig. 21-2). Em sua terceira parte, a porção suboccipital da AV inclina-se posterior e medialmente nesse forame, pelo qual está completamente envolvida.

4. Entre o arco posterior do atlas e sua entrada no forame magno (ver Fig. 21-2). Ao sair do forame transverso de CI, a artéria e o nervo de CI giram atrás da massa do processo articular superior do atlas para cruzar seu arco posterior em um sulco no qual a artéria é presa por um ligamento occipito-atloidiano. As anomalias nessa porção da artéria incluem ossificação do ligamento occipito-atloidiano do sulco do atlas, girando em um túnel ósseo completo. A partir da extremidade medial desse sulco, a artéria estende-se para a frente, para dentro e para cima, perfurando a membrana atlantoccipital posterior (ver Fig. 21-2). A artéria penetra a dura-máter na região lateral do forame magno cerca de 1,5 cm lateral à linha média do pescoço. Essa porção superior extracraniana da AV é relativamente superficial e coberta apenas pelos músculos trapézio, semiespinal e reto da cabeça. Uma vez que há osso inflexível abaixo dela e apenas músculos acima, a artéria é vulnerável a traumas diretos nessa região, enquanto, no restante de seu curso, é ameaçada mais por traumas penetrantes ou por processos de doença, tais como osteofitose ou aterosclerose.[14,15]

Embora a artéria seja afetada pelo movimento vertebral na região cervical inferior, é atingida ainda mais entre CII e o osso occipital.[16]

> **Curiosidade Clínica**
>
> A AV é mais vulnerável à compressão e ao alongamento nos níveis de CI ou CII, por causa da quantidade de rotação cervical que pode ocorrer na articulação atlantoaxial.[17]

Além disso, como o forame transverso de CI é mais lateral do que o de CII, a artéria deve inclinar-se lateralmente entre as duas vértebras. Nesse ponto, a AV é vulnerável ao impacto de:

▶ Postura anormal.[13]

▶ Excursão da massa transversa de CI durante a rotação. Cerca de 50% da rotação axial cervical ocorre entre CI e CII. Como consequência, existe grande excursão da massa transversa de CI nesse processo. A artéria é alongada e o tamanho do lúmen pode ser reduzido.[16,18] Qualquer redução dessa natureza é mais profunda na presença de doença arterial.

▶ Membrana atlantoaxial.

Porção intracraniana

Essa porção da artéria vertebral estende-se desde sua inserção na dura-máter no espaço aracnoide, no nível do forame magno, até a formação da artéria basilar pela união da linha central das duas artérias na borda inferior da ponte (Fig. 21-3).

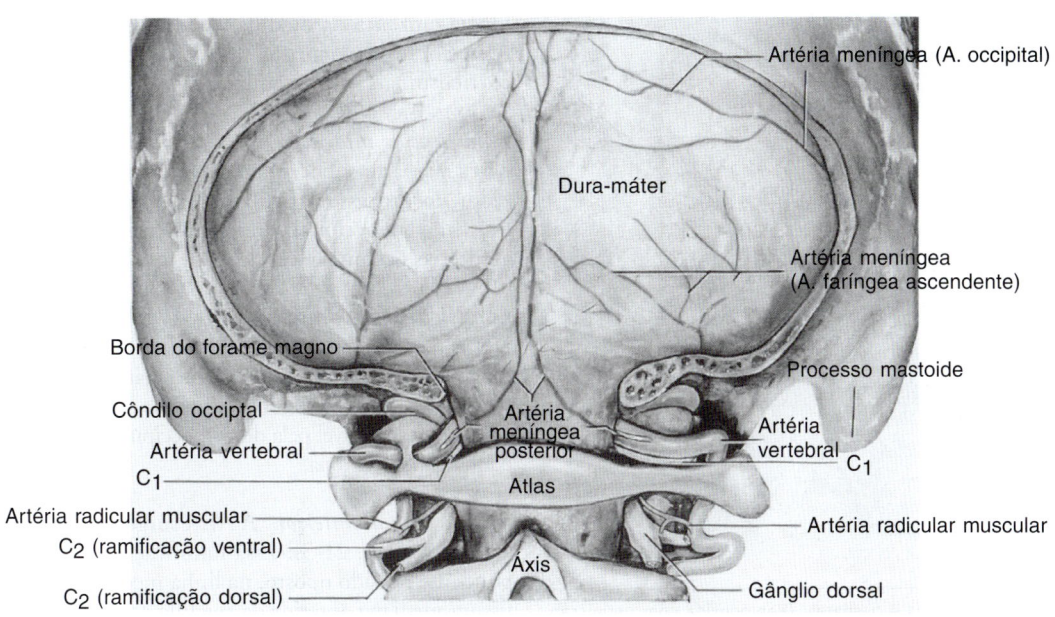

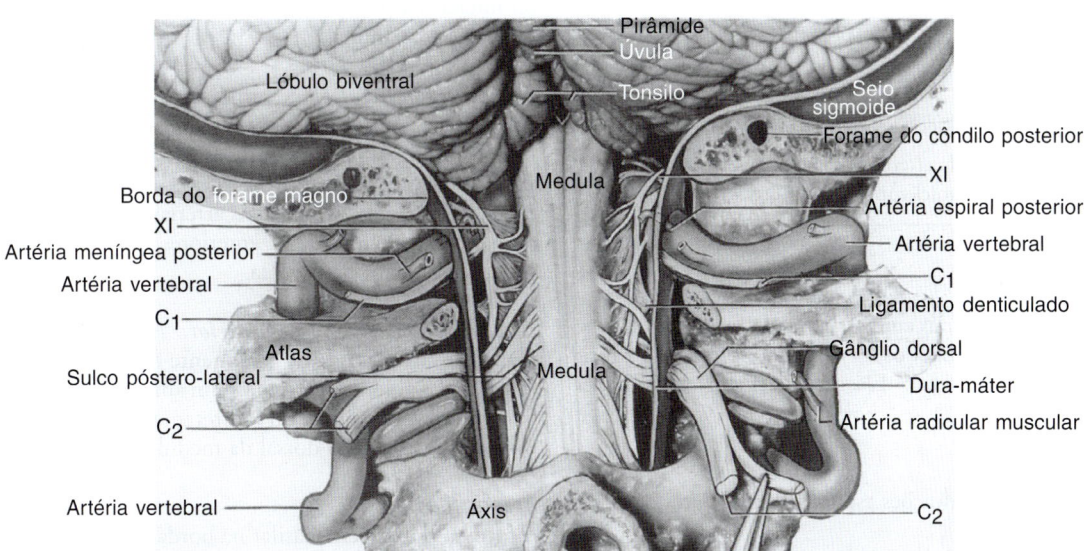

FIGURA 21-2 A artéria vertebral esquerda passando por um anel ósseo sobre o arco do atlas. (Reproduzida com permissão de Wilkins RH, Rengachary SS, eds. *Neurosurgery*. New York: McGraw-Hill; 1996:933.)

Curiosidade Clínica

A artéria mais vulnerável à lesão de alongamento durante a rotação do pescoço costuma ser aquela que é contralateral ao lado da rotação.[19,20] Por exemplo, a artéria esquerda é mais vulnerável na rotação para a direita. Durante a rotação para a direita, o forame transverso esquerdo de C1 move-se anterior e levemente para a direita. Esse movimento implica o alongamento acentuado sobre a artéria esquerda, aumentando a penetração do ângulo formado entre seus cursos ascendente e póstero-medial.

Após penetrar no crânio, a artéria inclina-se medialmente em direção à medula oblonga. Ela segue para cima, à frente da medula, para alcançar a borda inferior da ponte, onde as artérias de cada lado se encontram e se unem para formar a artéria basilar. A mudança principal na estrutura da artéria ocorre quando ela se torna intracraniana.[6] As túnicas adventícia e média tornam-se mais finas e há uma redução significativa na quantidade de fibras elásticas nessas camadas.[12] Essa redução de elasticidade pode resultar em distorção da AV durante a extensão e a rotação da cabeça.[16,18,21]

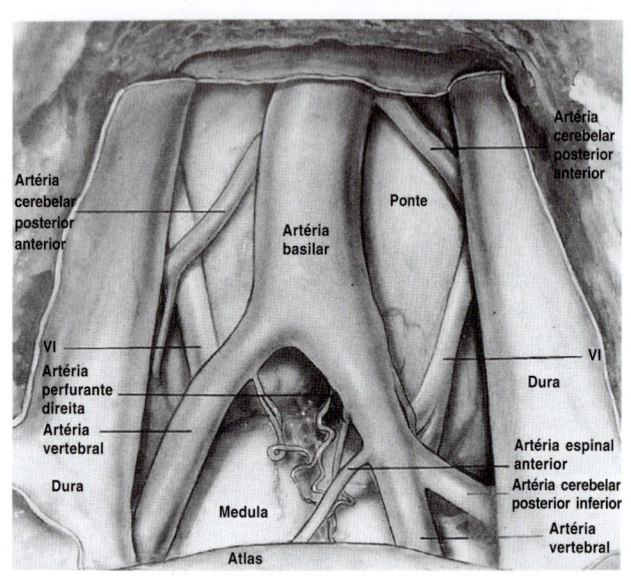

FIGURA 21-3 Artérias vertebrais e basilares. (Reproduzida com permissão de Wilkins RH, Rengachary SS, eds. *Neurosurgery.* New York: McGraw-Hill; 1996:936.)

> **Curiosidade Clínica**
>
> A porção intracraniana da artéria é propensa a obstruções mecânicas, como placas ateroscleróticas e estenoses.[13]

Ramificações

Ao todo, as artérias vertebrais contribuem com cerca de 11% do fluxo sanguíneo cerebral total, os 89% remanescentes são supridos pelo sistema da carótida.[22] Elas produzem as ramificações cervicais e cranianas.

Ramificações cervicais

As cervicais incluem ramificações espinais e musculares.

Ramificações espinais.[10] Cada uma das artérias vertebrais produz ramificações simples, que se fundem para formar a artéria espinal anterior (AEA). Esta desce na fissura anterior mediana, sendo suprida pelas artérias radiculares anteriores (em geral, de 2 a 4). Enquanto a derivação da AEA é bilateral, as radiculares anteriores surgem exclusiva ou predominantemente de uma artéria. Isso ajuda a explicar como o comprometimento unilateral da AV pode causar infarto da medula espinal bilateral.

As artérias espinais posteriores (AEPs) em pares originam-se superiormente, a partir das artérias vertebrais ou das artérias cerebelares póstero-inferiores (ACPIs). As AEPs também são supridas pelas artérias radiculares posteriores (em geral, 2 ou 3), que surgem exclusiva ou predominantemente a partir de uma AV, demonstrando, uma vez mais, como uma dissecação unilateral da AV pode provocar infarto da medula espinal bilateral. As AEPs suprem de um quinto a um quarto da medula espinal posterior, incluindo as colunas posteriores, os cornos dorsais posteriores e partes dos tratos corticospinal e espinotalâmico. A AEA é o suprimento arterial exclusivo para a substância cinzenta da medula. A área divisória entre as AEPs e a AEA abrange os cornos dorsais anteriores e parte dos tratos corticospinais e espinotalâmicos.

Ramificações musculares. As ramificações musculares surgem a partir da parte suboccipital da artéria, à medida que ela gira ao redor do processo articular posterior do atlas. Elas suprem os músculos suboccipitais profundos e entram em anastomose com as artérias occipital e cervical.

Ramificações cranianas

No crânio, a AV gera, primeiramente, pequenas ramificações meníngeas, que suprem o osso e a dura-máter da fossa cerebelar. É possível que a isquemia desses tecidos, que ocorre com a oclusão da AV, possa ser responsável pela dor suboccipital que, muitas vezes, acompanha danos à artéria.[17]

Artéria espinal anterior. A AEA surge próxima à terminação da artéria (ver Fig. 21-3). Essa ramificação une-se com sua correspondente no lado oposto, na linha média, e então desce junto da fissura mediana anterior da medula espinal, onde recebe reforço das ramificações espinais das artérias regional, vertebral, cervical ou intercostal posterior e lombar. Juntas, suprem a medula espinal e a cauda equina.

Artéria espinal posterior. Em certas situações, as AEPs (ver Fig. 21-2) surgem das artérias vertebrais, e não da ACPI, sua origem mais comum. As AEPs acompanham a extensão da medula espinal e da cauda equina sobre as regiões anterior e posterior da raiz espinal dorsal em cada lado. As artérias posteriores são reforçadas da mesma maneira que as anteriores, porém suprem uma área superficial menor da medula.

Artéria cerebelar posterior inferior. A ACPI (ver Fig. 21-3) é a maior ramificação da AV, geralmente formando-se no lado oposto à medula oblonga, cerca de 1 cm abaixo da formação da artéria basilar. Ela supre, direta ou indiretamente, a medula e o cerebelo e, via AEPs, a porção dorsal da medula espinal.

Artéria basilar

A formação da artéria basilar na borda inferior da ponte marca o término da AV. A artéria basilar é formada pela união das duas artérias vertebrais e estende-se em uma fissura sobre a superfície anterior da ponte (ver Fig. 21-3). Direta e indiretamente, a artéria basilar supre a ponte, a área visual do lobo occipital, o labirinto membranáceo, a medula, o lobo temporal, o tálamo posterior e o cerebelo.

Circulação colateral

Felizmente, há uma redundância inerente no suprimento vascular do cérebro. Os vasos posteriores e anteriores, assim como os provenientes das artérias carótidas internas, formam uma rede anastomótica por meio do círculo de Willis. Portanto, a oclusão da AV esquerda pode ser compensada pela perfusão da AV direita, da artéria occipital, das artérias cervicais descendente e profunda e das artérias carótidas internas.[23,24] Na realidade, há evidências que sugerem que a velocidade e o volume do fluxo sanguíneo aumentam nessas artérias para compensar a oclusão em algum outro vaso.[25]

Comprometimento da artéria vertebral

A insuficiência vertebrobasilar (IVB) está associada a sinais e sintomas de comprometimento neurológico focal, com início repentino e curta duração. Os sinais e sintomas se relacionam a áreas específicas supridas pelos vasos vertebrobasilares. Aparentemente, os danos e a oclusão nas artérias vertebrais ocorrem por causa da proximidade da AV e das estruturas ligamentares e ósseas da coluna cervical.[26] A ocorrência de traumas nessa área pode levar a trombose, dissecação, transecção, hematoma transmural, pseudoaneurisma e espasmo da AV. O comprometimento dessa artéria também pode ocorrer devido a seu envolvimento aterosclerótico, a doença da célula falciforme (ver Cap. 9), a artrite reumatoide, a fibroplasias arteriais, a fístula arteriovenosa e a várias síndromes congênitas.

Qualquer que seja a causa do comprometimento da AV, o diagnóstico requer alto índice de suspeita para o pronto reconhecimento e intervenção.

Oclusão

A AV está sujeita a sofrer oclusão por causas externas e internas.

Causas externas

A compressão extracraniana da AV pode ocasionar sintomas neurológicos, dependendo da penetração da oclusão ou da presença de condições patológicas subjacentes, tais como aterosclerose, doença da célula falciforme, displasia fibromuscular, artrite reumatoide ou osteogênese imperfeita.

Considerando que mais de 50% da rotação da coluna cervical ocorre na articulação atlantoaxial, presume-se que a AV é particularmente vulnerável a estresses nesse nível por meio de compressão, alongamento e torções. Haynes e colaboradores[27] estudaram os efeitos da rotação atlantoaxial sobre a dimensão do lúmen da artéria vertebral, a fim de determinar a causa do estreitamento deste lúmen durante a rotação. O estudo envolveu um modelo de AV, no nível de CI e CII, cadáveres de outros espécimes e oito pacientes humanos. Os resultados demonstraram que não ocorreu nenhuma alteração na dimensão do lúmen nos pacientes humanos com rotação total da coluna espinal cervical, enquanto a compressão e a torção da parede vascular foram demonstradas no modelo e nos cadáveres de espécimes, com rotação de final de amplitude assim que a AV sai do forame transverso de CII.[27] Entretanto, não foi encontrada nenhuma evidência que dê suporte à teoria de que o alongamento da AV contribui para a estenose do lúmen.[27]

Além da porção de CI e CII, a AV é vulnerável à compressão na região que se estende ao longo dos forames transversos de CVI a CI. Por causa da fixação da coluna nesse segmento, as subluxações de um corpo vertebral sobre o outro exercem tensão indevida e tração sobre a artéria. As posições da coluna cervical podem causar compressão da AV.[21,28] A rotação-extensão-tração parece ser a mais estressante, seguida por rotação-extensão, somente rotação, apenas flexão lateral, somente extensão e depois flexão.[21,28,29]

A oclusão unilateral da AV raramente resulta em déficit neurológico, em decorrência do suprimento colateral que passa pelas artérias vertebral contralateral e cerebelar póstero-inferior.[30]

> **Curiosidade Clínica**
>
> O mecanismo mais comum de lesão por trauma não penetrante na AV é hiperextensão do pescoço, com ou sem rotação, ou flexão cervical lateral.[31,32] Esses movimentos resultam em alongamento e ruptura da íntima e da média, sobretudo nos pontos em que a artéria é presa a um osso.[33,34]

Após a ruptura primária da íntima, o sangue flui para dentro da parede arterial, entre a íntima e a média, causando hematoma intramural e espessamento da parede do vaso. A hemorragia subíntima pode produzir vários graus de estenose, enquanto a subadventícia causa pseudoaneurisma. A ruptura da artéria não está sempre relacionada a um trauma extraordinário e, assim, esse aspecto pode não aparecer na história, a menos que os sintomas iniciem logo após a lesão. A presença de pseudoaneurisma é um aspecto angiográfico comumente observado após movimentos súbitos do pescoço e da cabeça. Nessa lesão, as duas camadas internas da AV se rompem a partir da túnica adventícia, que, sob a influência da pressão arterial, incha-se lentamente e, algumas vezes, rompe-se.

> **Curiosidade Clínica**
>
> Mesmo na ausência de trauma subjacente, a rotação (cerca de 20°) e a extensão cervical (cerca de 20°) reduzem o lúmen da artéria vertebral, de modo que o fluxo sanguíneo é comprometido a ponto de quase inexistir.[35] Portanto, uma patologia subjacente pode ser imóvel, e o paciente pode não se queixar de sintomas do tipo vascular antes de um infarto, exceto com movimentos específicos.[36]

Existem áreas inerentemente mais frágeis da AV, sujeitas a grandes estresses durante os movimentos da cabeça mencionados antes. Essas áreas estão localizadas:[37]

- Em seu ponto de entrada no forame transverso de C6.
- Em qualquer local no canal ósseo secundário em decorrência de deslocamentos por fratura da coluna.
- Entre CI e CII. Conforme discutido, entre as possíveis razões para a preponderância de lesões nesse nível está a grande amplitude de movimento disponível na articulação atlantoaxial.[38] Se a restrição principal à rotação atlantoaxial, o ligamento alar, for rompida, o grau desse movimento aumenta em cerca de 30%.[39] A insuficiência do ligamento alar foi observada após acidentes automobilísticos com colisão traseira, mas também pode existir por um defeito congênito do processo odontoide.[40] Outros fatores que contribuem para a preponderância de lesões no segundo nível da articulação cervical são a fixação da bainha perióstea da artéria à dura-máter, a superficialidade da artéria nessa região e o arco neural duro sob a artéria.
- Durante seu curso do forame de CI até seu ponto de entrada no crânio, como resultado de trauma direto.

Dissecação. A dissecação da AV extracraniana (infarto vertebrobasilar – IVB) é reconhecida com frequência crescente como causa de acidente vascular cerebral (AVC), e dissecações espontâneas da carótida e das artérias vertebrais são causas reconhecidas de AVC em adultos jovens e na meia-idade.[41-44] A dissecação traumática também ocorre na parte extracraniana das artérias carótidas internas, muitas vezes após traumas abruptos moderados.[45]

Estudos *post mortem* mostraram que as deficiências neurológicas, ou mesmo a morte, ocorreram depois de lesões na parte posterior do pescoço em até oito dias após o acidente.[46,47] Os achados clínicos mais comuns são sintomas isquêmicos cerebelares ou do tronco cerebral precedidos por dor grave no pescoço ou dor de cabeça occipital, ou ambas. Às vezes, os pacientes relatam sintomas radiculares.[42]

Atividades associadas à dissecação da AV. Várias atividades normais mostraram produzir dissecação da AV, em sua maioria combinadas com fatores predisponentes subjacentes, como aterosclerose e anomalias congênitas; poucas ocorreram de forma isolada.[36,48-53]

Manipulação cervical e AVC. A manipulação espinal, sobretudo a manipulação da coluna superior, foi associada a ocorrências adversas graves, incluindo dissecação da AV[54] e da carótida interna,[55] resultando em AVCs[56] e, pelo menos, em um óbito.[57] Entretanto, as evidências envolvendo manipulações cervicais com essas consequências graves são conflitantes, especialmente considerando-se o fato de que mesmo movimentos normais do pescoço estão associados a dissecações espontâneas. O achado recíproco de aumento do fluxo sanguíneo na artéria carótida durante a oclusão da AV foi feito por Stern,[58] que demonstrou que o índice de fluxo na artéria carótida contralateral aumentou de 1,5 a 2 vezes com oclusão experimental na AV. Essas alterações no fluxo após a oclusão da artéria paralela servem como mecanismo de segurança aparente e podem explicar o motivo pelo qual a maioria dos pacientes não sofre nenhuma lesão durante a manipulação cervical.

> **Curiosidade Clínica**
> Estima-se que o risco potencial de dissecações da artéria vertebrobasilar após a manipulação seja de 1 em 1,3 milhões de sessões de intervenção[59], e de 1 em 400 mil manipulações.[60]

Frisoni e Anzola[61] concluíram que a dissecação da AV na articulação atlantoaxial com ruptura íntima, sangramento intramural ou pseudoaneurisma, resultando em trombose ou embolia, é o mecanismo da dissecação vertebrobasilar associada a manipulações quiropráticas. O mesmo estudo descobriu que a assimetria do tamanho e o curso anômalo da AV, a aterosclerose, a osteoartrite e a lassidão do ligamento vertebral são possíveis fatores de risco para a dissecação vertebrobasilar.[61] Entretanto, Apesar dos registros de 115 casos de acidentes cerebrovasculares após a manipulação em publicações de língua inglesa, durante o período de 1966 a 1998 (198 artigos), na realidade, não existe nenhuma informação detalhada sobre a magnitude das forças que foram exercidas ou o tipo de procedimento utilizado. Sugeriu-se que, em muitos casos, a manipulação cervical pode ter sido administrada em pacientes que já tinham dissecação espontânea em andamento.[62]

> **Curiosidade Clínica**
> Todo profissional da saúde que usa a manipulação cervical deve estar ciente das consequências adversas potenciais.

Causas internas

Aterosclerose e trombose. A aterosclerose da parte extracraniana da AV afeta sobretudo as porções proximal e transversa e deixa a parte suboccipital relativamente livre. Na porção transversa da artéria, essa condição ocorre em qualquer nível entre CII e CIV e tende a ocorrer em níveis da artéria opostos aos esporões osteofíticos. Castaigne e colaboradores[63] investigaram 44 pacientes com oclusões da artéria vertebrobasilar e descobriram que a aterosclerose era a causa em quase 90% dos casos, em grande parte afetando as porções proximal e intracraniana da artéria. Nesse estudo, cerca de 40% dos indivíduos tinham estenose concomitante da carótida.

Como em qualquer outra artéria, a aterosclerose pode produzir sinais e sintomas resultantes de isquemia dos tecidos fornecidos pela artéria distal à oclusão. Entretanto, a condição pode ser assintomática se a artéria contralateral não estiver obstruída e apresentar o calibre adequado.

A trombose ocorre em qualquer nível da AV, porém é mais comum nas porções suboccipital e intracraniana do que na porção transversa.[64]

Fibrodisplasia arterial. Essa condição é uma angiopatia segmentar não ateromatosa, não inflamatória, de etiologia desconhecida. Ocorre em menos de 1% de todos os pacientes que realizam angiogramas cerebrais, mas é a terceira lesão estrutural mais frequente que afeta a artéria cerebral, depois da aterosclerose e da dissecação.[65] Acredita-se que a fibrodisplasia arterial seja hereditária, afetando principalmente pacientes do sexo feminino jovens e de meia-idade.

Síndrome de Klippel-Trenaunay. Essa síndrome consiste de uma variedade de anomalias, incluindo malformação capilar, veias varicosas ou malformações venosas, além de hipertrofia dos tecidos ósseo e mole envolvendo principalmente membros e, em grau muito menor, estruturas intra-abdominais, torácicas ou faciais.[66,67] As anormalidades vasculares ocorrem com mais frequência na extremidade inferior, mas foram observadas também em outras áreas (cabeça, pescoço, nádegas, abdome, tórax e cavidade oral). Teoricamente, a síndrome de Klippel-Trenaunay resulta de uma anormalidade mesodérmica.[68] Essa síndrome é diagnosticada com base na presença de quaisquer dois entre os três aspectos mencionados anteriormente, e qualquer intervenção baseia-se na gravidade dessas características.

Fístulas arteriovenosas. Trata-se de uma comunicação anormal entre a artéria vertebral extracraniana, ou uma de suas ramificações musculares ou radiculares, e uma veia adjacente. Ela possui causas variáveis, incluindo dissecações traumáticas ou aneurismas dissecantes, ocorrendo de forma espontânea como resultado de doença existente, tal como displasia fibromuscular, ou como uma condição congênita. A maioria das fístulas arteriovenosas espontâneas ocorre no nível de CII a CIII e vem diretamente da AV a partir do que se acredita ser uma pequena ruptura na parede arterial.⁶⁹,⁷⁰ Embora rara, é possível ocorrer mielopatia progressiva proveniente de uma fístula arteriovenosa intracraniana.⁷¹ Nesses casos, a embolização endovascular, como procedimento único ou seguida de cirurgia, é a intervenção de escolha.

Manifestações clínicas da insuficiência vertebrobasilar

As manifestações clínicas do comprometimento vertebrobasilar são difíceis de distinguir de outras causas da isquemia do tronco cerebral (ver adiante), podendo incluir as seguintes: vertigem, distúrbios visuais, episódios de queda (perda repentina de tonicidade postural sem perda de consciência), ataxia, disartria, disfagia, hemiplegia, hemianestesia, náusea e tinido nos ouvidos. Na verdade, nenhum padrão consistente simples de sinais e sintomas neurológicos é patognomônico no comprometimento da artéria vertebral. Os sintomas presentes mais comuns são vertigem, náusea e dor de cabeça, que podem apresentar natureza sutil, intermitente e até crônica.[13,72-74]

Curiosidade Clínica

Terret[75] propôs a seguinte lista de sinais e sintomas associados à IVB

- Tontura
- Episódios de queda
- Diplopia
- Disartria
- Disfagia
- Ataxia da marcha
- Náusea
- Dormência
- Nistagmo

Vertigem. Vertigem ou tontura é um sintoma bastante relatado na clínica fisioterápica.[13,73,74] Levando em consideração as diferentes áreas do cérebro que são supridas pela AV e suas ramificações, a tontura, embora seja o sintoma mais comum de insuficiência dessa artéria, raras vezes é um sintoma isolado, sobretudo nos estágios avançados da condição. O exame de pacientes com vertigem relacionada ao comprometimento da AV deve focalizar a diferenciação entre disfunção vestibular central ou periférica e vertigem cervical. A disfunção vestibular central refere-se ao envolvimento dos componentes de processamento central do sistema vestibular, tais como o cerebelo e o tronco cerebral. A disfunção vestibular periférica refere-se à disfunção do nervo vestibular e de órgãos terminais. O termo vertigem cervical descreve a patogênese não vestibular desse sintoma.[18,76] Tatlow e Bammer[18] provaram que a causa da vertigem em pacientes com prejuízo da AV era cervical, e não vestibular. Para tanto, os pacientes foram colocados em uma cama Stryker, de modo a determinar se os sintomas da vertigem eram consequência do movimento de todo o corpo ou do movimento da cabeça em relação ao tronco. Cada paciente imobilizado na cama Stryker tinha todo o corpo girado para cima em bloco, em um ângulo de 360° (sem movimento da cabeça e do pescoço em relação ao tronco), e não houve queixa de sintomas. Entretanto, houve reprodução dos sintomas quando o tronco estava parado, mas a cabeça e o pescoço se movimentavam em relação a ele.

Náusea. A náusea é um desconforto do estômago que muitas vezes acompanha a urgência de vomitar, mas nem sempre leva ao esvaziamento forçado voluntário ou involuntário do estômago através da boca (vômito). Este é um sintoma que acompanha muitas condições diferentes, incluindo infecção, intoxicação alimentar, enjoo de movimento, intestino bloqueado, doença, concussão ou lesão cerebral, apendicite, distúrbios do sistema nervoso central, tumores cerebrais, hemicranias e insuficiência da AV.

Dor de cabeça. A dor de cabeça associada a IVB tende a ser unilateral occipital, com vertigem e náusea associadas.[33] Em geral, é aguda e abrupta em seu início e localizada no mesmo lado do comprometimento.

Além de vertigem, náusea e dor de cabeça, os seguintes sinais e sintomas também estão relacionados, direta ou indiretamente, à insuficiência da AV:[33,77,78]

▶ Síndromes de Wallenberg, de Horner e similares.
▶ Parestesia bilateral ou quadrilateral.
▶ Hemiparestesia.
▶ Escotoma (uma área permanente ou temporária de visão reduzida ou ausente).
▶ Perda periódica de consciência.
▶ Anestesia labial/perioral.
▶ Paralisia/anestesia hemifacial.
▶ Hiper-reflexia.
▶ Sinais positivos de Babinski, de Hoffman ou de Oppenheim.
▶ Clônus.
▶ Disfasia.

Os médicos precisam estar cientes desses sinais e sintomas e considerar a dissecação da AV no início do diagnóstico diferencial, tendo em vista o potencial de devastação das consequências neurológicas, a fim de reduzir a morbidade e a mortalidade.[33]

Síndrome da inversão subclávia. Esse tipo de síndrome envolve a obstrução de uma artéria subclávia proximal, fluxo vertebral invertido com sifonamento do sangue do cérebro e sintomas cerebrovasculares.[79-81]

A síndrome da inversão subclávia produz sintomas cerebrais como os "episódios de queda",[82] que envolvem perda súbita de tonicidade postural sem perda de consciência. Isso pode ocorrer ao caminhar ou virar o pescoço para olhar para os lados ou para cima, com cefaleia, tontura ou vertigem.[83]

Mais recentemente, foi reconhecida a existência de uma síndrome relacionada, conhecida por "inversão subclávia-coronária". Essa síndrome possui a mesma patologia anatômica que a de uma oclusão ou estenose da artéria subclávia proximal esquerda. Porém, a inversão consiste no sifonamento de sangue do miocárdio através do enxerto da artéria mamária interna esquerda para a artéria subclávia.[84] Essa síndrome pode se manifestar pela redução do pulso no braço esquerdo, pela diferença de pressão sanguínea maior ou igual a 20 mmHg nas extremidades superiores e pelo desenvolvimento de isquemia do miocárdio.[85]

Estudos de imagem

A angiografia convencional tem sido o padrão de ouro no diagnóstico da patologia arterial e venosa no pescoço. Essa técnica mostra o lúmen arterial e permite a caracterização extensiva das dissecações das artérias carótida e vertebral.[86] Entretanto, a angiografia da AV não é isenta de riscos. Ela é invasiva e de custo elevado. As técnicas de angiografia de ressonância magnética (ARM) são menos invasivas e estão substituindo o procedimento convencional no diagnóstico das dissecações das artérias carótida e vertebral. Ela é altamente sensível e específica para identificar estenoses e oclusões e mostra o hematoma intramural.[87]

As técnicas de ultrassonografia são úteis na avaliação inicial de pacientes que possuem dissecação da artéria carótida.[88] A sonografia de Doppler permite a visualização direta da árvore vascular, enquanto avalia a velocidade do fluxo sanguíneo e as formas de onda de pressão. Embora o local da dissecação às vezes não esteja visível, é possível identificar padrões anormais de fluxo em mais de 90% dos pacientes.[88]

Exame fisioterapêutico da artéria vertebral

Os procedimentos de triagem para identificar pacientes com risco de IVB, antes das intervenções por meio de terapias manuais, foram amplamente defendidos e usados pelos fisioterapeutas durante muitos anos, tendo sido descritos pela primeira vez por Maitland, em 1968.[89] Em geral, recomenda-se que todos os pacientes com dor no pescoço façam exames de triagem subjetivos de IVB e sejam avaliados para verificar sua capacidade em executar movimentos ativos do pescoço.[90] Aqueles que apresentarem sintomas associados a IVB devem ser encaminhados para realização de investigações adicionais. Os pacientes com história subjetiva negativa devem ser submetidos a exames físicos passivos complementares, sob a forma de testes de estresse para o sistema vertebrobasilar, para possibilitar futuras avaliações e verificar a presença de IVB.[91]

Testes positivos da AV são aqueles em que os sinais ou sintomas mudam, sobretudo se as mudanças provocadas incluírem aquelas previamente mencionadas. Os achados mais sutis abrangem demora significativa nas respostas verbais às questões de orientação, com alguma inconsistência nas mesmas; mudanças no tamanho da pupila e nistagmo.[17]

É amplamente reconhecido que as manobras terapêuticas passivas aplicadas à coluna cervical apresentam um pequeno risco de AVC iatrogênico. Isso é bastante pertinente em relação às manipulações cervicais (pressão de alta velocidade, técnicas de Grau V). Tradicionalmente, os fisioterapeutas têm buscado apoio apenas nos testes de pré-manipulação manuais existentes (ver a seguir) para determinar a adequação de uma técnica de Grau V, embora seu nível de sensibilidade não esteja claro o suficiente.[92,93] Estudos realizados por Haynes[94] e por Cote e colaboradores,[95] sendo que este último encontrou sensibilidade de 0% e valor preditivo positivo de 0%, sugerem que os testes de IVB têm pouco valor diagnóstico. Consequentemente, a pergunta lógica que se faria é "como proceder na ausência de certeza?".[91] Portanto, é prudente evitar manipulação cervical em pacientes com qualquer grau de incerteza. Mesmo na ausência de qualquer sintoma, seria importante introduzir a aplicação de movimentos ou de cargas incrementais maiores ou investigar o fluxo da artéria vertebrobasilar antes da execução de uma técnica de Grau V na coluna cervical.

> **Curiosidade Clínica**
>
> As técnicas de Grau V nunca devem ser executadas nos casos em que a sonografia Doppler ou a varredura por ARM do pescoço revelar a presença de lentidão no fluxo sanguíneo da artéria vertebrobasilar.[96]

Nos casos em que o fisioterapeuta tiver de executar mobilizações cervicais de Graus I a IV, em vez da técnica de pressão de Grau V, recomenda-se utilizar o *Australian Physiotherapy Association's Protocol for Premanipulative Testing of the Cervical Spine*, embora isso não deva ser considerado como uma orientação prescritiva.[90] Esse protocolo recomenda o fisioterapeuta manter a posição de pré-imobilização imediata (Fig. 21-4) pelo menos durante 10 segundos para testar a desobstrução do sistema vertebrobasilar. Outros instrumentos recomendam avaliar as respostas do paciente por mais 10 segundos para observar qualquer resposta latente.[19,30] O teste clínico da AV deve ser interrompido se forem percebidos sinais ou sintomas positivos. Durante os testes, o profissional deve observar os olhos do paciente para verificar uma possível presença de nistagmo ou de mudanças no tamanho da pupila, e deve fazê-lo contar na ordem inversa para avaliar a qualidade de fala. O paciente deve relatar quaisquer mudanças de sintomas, por mais insignificantes que possam parecer.

Vários outros testes reconhecidos que podem ser utilizados para avaliar a desobstrução da AV são descritos a seguir. É importante que o fisioterapeuta tenha sempre em mente que, como a confiabilidade e a validade desses testes ainda não foram comprovadas, não é aconselhável usá-los como meio de triagem nos casos de IVB.[97] Antes de tirar qualquer conclusão, deve-se utilizar uma combinação da descrição dos sintomas feita pelo paciente com a história médica, as considerações apresentadas na Tabela 21-1 e testes mais específicos de fluxo sanguíneo.[97] Como alternativa, a decisão pode ser não colocar a coluna cervical do paciente em situações extremas de rotação e de inclinação lateral, tanto no exame como na intervenção, para evitar a realização desses testes.

Testes manuais

Teste inicial

O teste inicial consiste em fazer o paciente girar a cabeça para cada lado enquanto estiver na posição sentada. O músculo longo do pescoço e o escaleno giram a coluna cervical e podem comprimir a AV no lado contralateral da rotação.[13] A presença de compressão muscular da artéria pode ser testada mais adiante, ao combinar a flexão cervical com a rotação para colocar o oblíquo inferior da cabeça em alongamento.[13] Se a rotação provocar tontura, às vezes é possível incluir ou excluir o aparelho vestibular da parte

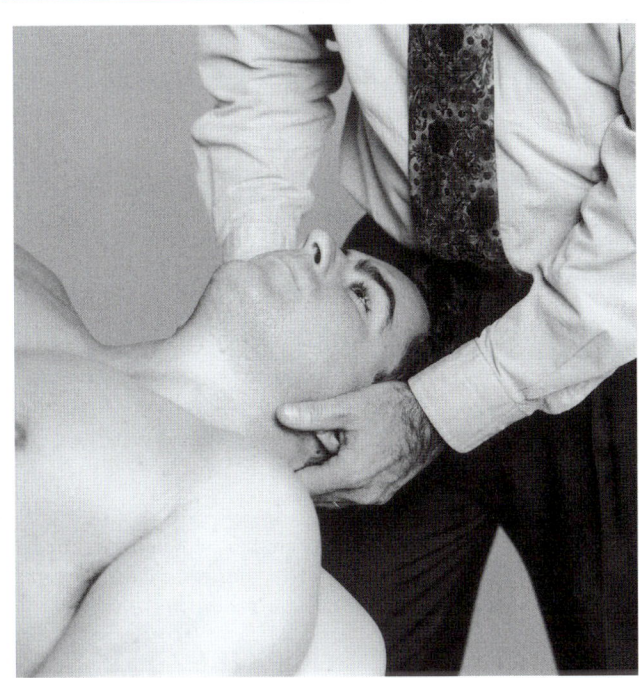

FIGURA 21-4 Teste pré-manipulativo.

interna do ouvido como fonte do problema.[93] Na posição de pé, o fisioterapeuta deve segurar a cabeça do paciente com firmeza, enquanto ele gira o tronco e mantém os pés fixos, produzindo, dessa maneira, rotação sustentada da coluna cervical de final de amplitude de movimento.[98] Teoricamente, como o fluido do canal semiarticular não é interrompido por esse teste, as respostas positivas excluem o labirinto da parte interna do ouvido.[93]

Teste de Barre

O teste de Barre pode ser utilizado para insuficiência da AV, principalmente nos casos em que o paciente for incapaz de deitar em posição supina.

O paciente permanece sentado, com os braços bem estendidos e os antebraços supinados. Em seguida, deve fechar os olhos e mover a cabeça e o pescoço em extensão e rotação máxima (Fig. 21-5). O teste positivo é aquele em que um dos braços estendidos se desloca em direção ao chão e prona, indicando o lado da insuficência.

Teste de Hautard (de Hautant, de Hautart ou de Hautarth)[99,100]

A exemplo do que ocorre no teste de Barre, a perda proprioceptiva, em vez da tontura, é o foco da busca no teste de Hautard. Este consiste de duas partes. O paciente permanece sentado. Ambos os braços estão ativamente flexionados a 90° nos ombros. Os olhos são mantidos fechados por poucos segundos, enquanto o fisioterapeuta observa qualquer perda de posição de um ou de ambos os braços. Se os braços se moverem, a causa da perda proprioceptiva não é vascular. Se a primeira parte do teste for negativa, o paciente deve estender e girar o pescoço. Como a segunda parte é executada em busca de uma causa vascular para a tontura, os olhos podem ficar abertos ou fechados. Com os olhos abertos, o examinador pode observar o nistagmo e as mudanças no tamanho da pupila. Cada posição deve ser mantida por 10 a 30 segundos. Se a flutuação dos braços ocorrer com a segunda parte do teste, há suspeita de causa vascular para os sintomas.

Teste do quadrante cervical[89]

O paciente deve estar posicionado em supino. Essa posição implica movimento passivo na coluna cervical, em comparação com a posição sentada, podendo, portanto, testar melhor a capacidade da AV de sustentar um alongamento. O fisioterapeuta move passivamente a cabeça do paciente em extensão e inclinação lateral (Fig. 21-6). Mantendo essa posição, o examinador gira a cabeça do paciente para o mesmo lado da inclinação lateral e mantém por 30 segundos. O teste positivo produz os sintomas referidos se a artéria oposta estiver afetada.

Teste de DeKleyn-Nieuwenhuyse[101]

O paciente é colocado em posição supina. O fisioterapeuta move passivamente a cabeça do mesmo em extensão e rotação. O teste é positivo se os sintomas referidos são produzidos quando a artéria oposta estiver envolvida. Apesar de ser difundido em uma quantidade de textos, esse teste não é recomendado por causa do estresse de tração acentuada que exerce sobre a AV.[100]

Teste progressivo

Uma série de testes progressivos pode ser utilizada para avaliar a desobstrução da AV, a qual é mais vulnerável à compressão na região da coluna cervical do que na região inferior.

Parte superior. O paciente deve permanecer deitado em posição supina, com a cabeça apoiada sobre a borda da mesa, e o fisiote-

TABELA 21-1 Nove fatores a serem levados em consideração nos testes da artéria vertebral

1. Redundância inerente ao suprimento sanguíneo – circulação colateral
2. Morfologia da artéria vertebral no nível atlantoaxial.
3. Biomecânica da coluna cervical superior – inclinação lateral contralateral concorrente com rotação cervical.
4. Causas não vasculares da tontura (tontura cervicogênica e vertigem posicional paroxística benigna[VPPB]).
5. Quantidade de rotação cervical a ser utilizada.
6. História médica anterior (AIT, AVC, fatores de risco cardíaco, espondilose cervical).
7. Propriedades psicométricas dos testes da artéria vertebral (sensibilidade de 0%).
8. Força a ser aplicada.
9. Risco potencial de lesão com a manipulação (pressão, técnicas rotacionais *versus* não pressão, técnicas não rotacionais).

Dados de Vidal PG: *Vertebral artery testing as a clinical screen for vertebrobasilar insufficiency: Is there any diagnostic value? Orthop Pract* 16:7-12, 2004.
AIT = Ataque isquêmico transitório. AVC = Acidente vascular cerebral.

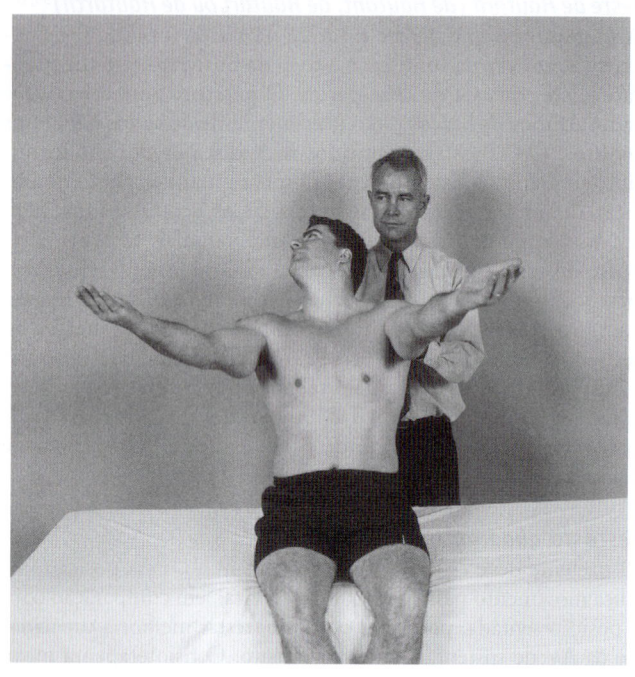

FIGURA 21-5 Teste de Barre.

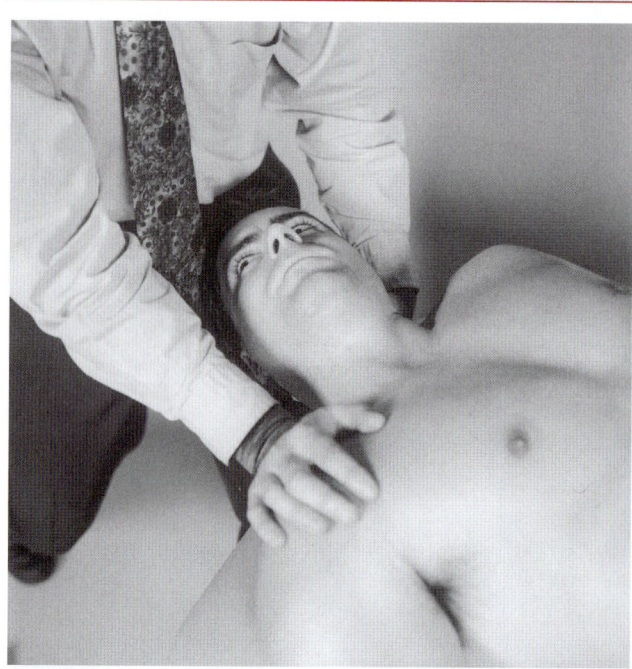

FIGURA 21-6 Teste do quadrante cervical.

rapeuta, de pé, na cabeceira, de frente para os ombros. Com uma das mãos, sustenta a coluna média e a cervical inferior, enquanto sustenta o osso occipital com a outra (Fig. 21-7).

1. Mantendo a coluna inferior e a cervical média em posição neutra, o fisioterapeuta estende a região craniovertebral, mantendo essa posição por 30 segundos e observando quaisquer sintomas ou sinais produzidos.

2. A seguir, adiciona uma força de compressão no crânio e a mantém por 30 segundos, observando quaisquer sintomas ou sinais produzidos.

3. O examinador gira a região craniovertebral para a esquerda, mantendo essa posição por 30 segundos e observando quaisquer sintomas ou sinais produzidos (ver Fig. 21-7).

O teste deve ser repetido com a região craniovertebral girada para a direta.

Parte inferior. Após um período de cerca de 10 segundos, a cabeça do paciente é posicionada em repouso sobre a mesa, sem travesseiro. Como antes, o fisioterapeuta fica de pé na cabeceira do paciente, de frente para os ombros. Com uma das mãos, palpa a junção cervicotorácica, e com a outra palpa o crânio e as articulações craniovertebrais (Fig. 21-8).

1. O fisioterapeuta fixa a junção cervicotorácica e craniovertebral e estende a coluna cervical média e inferior. Essa posição é mantida por 30 segundos, observando-se quaisquer sinais ou sintomas produzidos.

2. A partir dessa posição estendida ao máximo, o fisioterapeuta gira a coluna cervical média para a esquerda (ver Fig. 21-8) e mantém a posição por 30 segundos, observando quaisquer sintomas ou sinais produzidos.

3. A partir dessa posição de extensão e rotação à esquerda, o fisioterapeuta aplica uma força de tração na coluna cervical média. Essa posição é mantida por 30 segundos, observando quaisquer sintomas ou sinais produzidos.

O teste é repetido com a coluna cervical estendida, com rotação e tração para a direita.

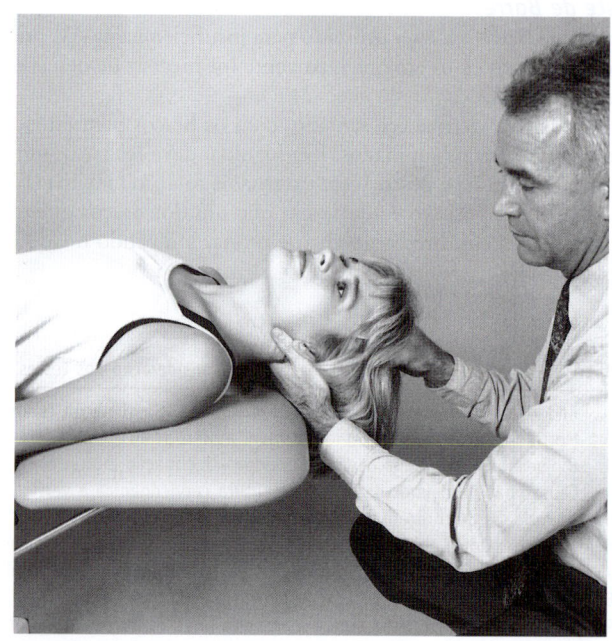

FIGURA 21-7 Teste da artéria vertebral superior.

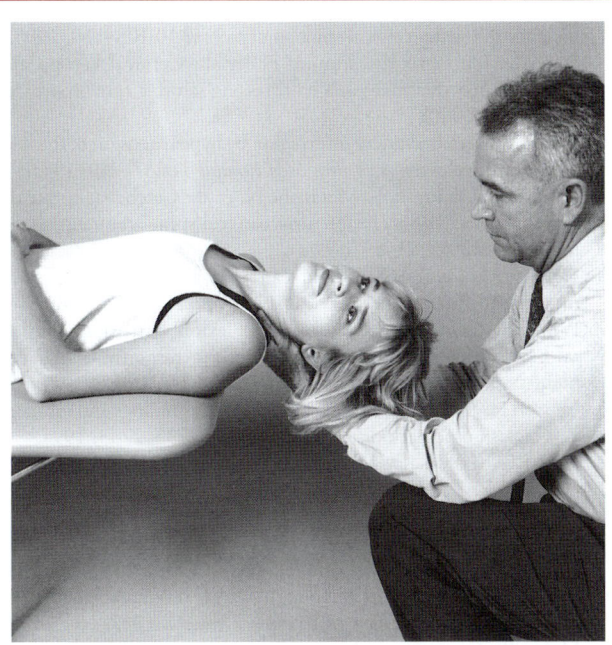

FIGURA 21-8 Teste da artéria vertebral inferior.

Curiosidade Clínica

Após o teste de AV positivo ou respostas positivas na história, o paciente deve ser tratado com muito cuidado. As intervenções posteriores, sobretudo a manipulação da coluna cervical, não devem ser liberadas. Ele não deve, sob qualquer circunstância, ter permissão para deixar a clínica até que seu médico seja contatado, e até que as disposições necessárias sejam feitas para o transporte seguro uma instituição apropriada.

ESTUDO DE CASO   PACIENTE COM TONTURA

O seguinte estudo de caso ilustra a história comum e os achados para IVB.

HISTÓRIA

Uma mulher de 62 anos sem nenhuma história de vertigem ou de tontura dirigiu-se à clínica para sua sessão de fisioterapia programada para doença degenerativa da articulação cervical. Durante o curso da conversação, a paciente mencionou ter sentido tontura após uma lavagem capilar em um salão de beleza. Ela tinha visitado seu cabeleireiro no início daquele dia e relatou vertigem grave, dor occipital, dificuldade em ficar de pé e dormência periódica do braço e da perna direita. Ela também disse sentir hipoestesia em um tipo de distribuição em luva e meia.

TESTES E MEDIDAS

A maior parte do exame de fisioterapia foi negativa. Embora os reflexos do tendão profundo e a força muscular estivessem normais, foram observados distúrbios de equilíbrio e presença de nistagmo.[102] Levando em consideração presença de nistagmo, a paciente foi encaminhada a seu médico para mais testes.

Após uma angiografia de ressonância magnética, foi realizado um diagnóstico de insuficiência da artéria vertebrobasilar com infarto cerebelar causado por hiperextensão do pescoço no salão de beleza. A paciente recebeu tratamento conservador, com repouso e medicação, e a vertigem melhorou uma semana após a lesão, capacitando-a a caminhar sem ajuda.

DISCUSSÃO

A síndrome de AVC no salão de beleza foi descrita pela primeira vez por Weintraub[103], em 1993. Desde então, vários autores têm descrito casos similares.[104,105] Como essa condição não é amplamente reconhecida, é necessário uma história cuidadosa na presença de sintomas como os descritos, os quais, muitas vezes, são considerados não específicos e atribuídos a neurose, dor de cabeça psicogênica ou menopausa, sobretudo quando os estudos de imagem não apresentam achados específicos. A radiografia de rotina, a tomografia computadorizada e os estudos de IRM não costumam ajudar a identificar lesões nessa síndrome. Portanto, é necessário cuidado especial para avaliar os achados clínicos durante o exame dos sistemas nervoso e auditivo para elevação das costas ou disfunção cerebelar.

O mecanismo fisiopatológico mais provável da síndrome do AVC do salão de beleza é a estenose da AV causada pela compressão na junção atlantoccipital. Essa compressão provoca dano na íntima, formação de trombo, estenose da artéria por meio da fibrose ou embolia seguida de infarto do tronco cerebral ou cerebelo.

QUESTÕES DE REVISÃO*

1. De qual artéria a AV costuma surgir?
2. Qual é a variação mais comum na origem da AV?
3. Descreva o curso da terceira parte da artéria (suboccipital).
4. Liste as ramificações geradas diretamente pela artéria basilar.
5. Qual(is) dos nervos cranianos não é (são) vascularizado(s) pela AV?

REFERÊNCIAS

1. Quain R: *The Anatomy of the Arteries of the Human Body and Its Application to Pathology and Operative Surgery, With a Series of Lithographic Drawings*. London: Taylor and Walton, 1844.
2. Williams D, Wilson T: The diagnosis of the major and minor syndromes of basilar insufficiency. *Brain* 85:741–744, 1962.
3. Padget DH: The development of cranial arteries in the human embryo. *Contrib Embryol* 32:205–262, 1948.
4. Cavdar S, Arisan E: Variations in the extracranial origin of the human vertebral artery. *Acta Anat* 135:236, 1989.
5. George B, Laurian C: *The Vertebral Artery: Pathology and Surgery*. New York: Springer-Verlag Wien, 1987.

---

*Questões adicionais para testar seu conhecimento deste capítulo podem ser encontradas (em inglês) em Online Learning Center para *Orthopaedic Assessment, Evaluation, and Intervention*, em www.duttononline.net. As respostas para as questões anteriores são apresentadas no final deste livro.

6. Thiel HW: Gross morphology and pathoanatomy of the vertebral arteries. *J Manipulative Phys Ther* 14:133–141, 1991.
7. Gray H: *Gray's Anatomy*. Philadelphia: Lea & Febiger, 1995.
8. Rieger P, Huber G: Fenestration and duplicate origin of the left vertebral artery in angiography. *Neuroradiology* 25:45–50, 1983.
9. Sheehan S, Bauer RB, Meyer JS: Vertebral artery compression in cervical spondylosis. *Neurology* 10:968–986, 1960.
10. Crum B, Mokri B, Fulgham J: Spinal manifestations of vertebral artery dissection. *Neurology* 55:304–306, 2000.
11. Anderson RE, Sheally CN: Cervical pedicle erosion and rootlet compression caused by a tortuous vertebral artery. *Radiology* 96:537–528, 1970.
12. Wilkinson IMS: The vertebral artery: extra and intra-cranial structure. *Arch Neurol* 27:393–396, 1972.
13. Aspinall W: Clinical testing for cervical mechanical disorders which produce ischemic vertigo. *J Orthop Sports Phys Ther* 11:176–182, 1989.
14. Hadley LA: Tortuosity and deflection of the vertebral artery. *AMR* 80:306–312, 1958.
15. Cooper DF: Bone erosion of the cervical vertebrae secondary to tortuosity of the vertebral artery. *J Neurosurg* 53:106–108, 1980.
16. DeKleyn A, Nieuwenhuyse P: Schwindelanfaalle und Nystagumus bei einer bestimmeten Lage des Kopfes. *Acta Otolaryngol* 11:155–157, 1927.
17. Feudale F, Liebelt E: Recognizing vertebral artery dissection in children: a case report. *Pediatr Emerg Care* 16:184–188, 2000.
18. Tatlow TWF, Bammer HG: Syndrome of vertebral artery compression. *Neurology* 7:331–340, 1957.
19. Fast A, Zincola DF, Marin EL: Vertebral artery damage complicating cervical manipulation. *Spine* 12:840, 1987.
20. Ouchi H, Ohara I: Extracranial abnormalities of the vertebral artery detected by selective arteriography. *J Cardio Surg* 18:250–261, 1973.
21. Toole J, Tucker S: Influence of head position upon cerebral circulation. *Arch Neurol* 2:616–623, 1960.
22. Hardesty WH, Whitacre WB, Toole JF, et al.: Studies on vertebral artery blood flow in man. *Surg Gynecol Obstet* 116:662, 1963.
23. Bogduk N: Cervical causes of headache and dizziness. In: Grieve GP, ed. *Modern Manual Therapy of the Vertebral Column*.New York: Churchill Livingstone, 1986:289–302.
24. Bogduk N: The anatomical basis for cervicogenic headache. *J Manipulative Physiol Ther* 15:67–70, 1992.
25. Kuether T, Nesbit G, Clark W, et al.: Rotational vertebral artery occlusion: A mechanism of vertebrobasilar insufficiency. *Neurosurgery* 41:427–433, 1997.
26. Giacobetti FB, Vaccaro AR, Bos-Giacobetti MA, et al.: Vertebral artery occlusion associated with cervical spine trauma. *Spine* 22:188–192, 1997.
27. Haynes M, Cala L, Melsom A, et al.: Vertebral arteries and cervical rotation: modeling and magnetic resonance angiography studies. *J Manipulative Physiol Ther* 25:370–383, 2002.
28. Brown BSJ, Tissington-Tatlow WF: Radiographic studies of the vertebral arteris in cadavers. *Radiology* 81:80–88, 1963.
29. Haynes MJ: Doppler studies comparing the effects of cervical rotation and lateral flexion on vertebral artery blood flow. *J Manipulative Physiol Ther* 19:378–384, 1996.
30. Golueke P, Sclafani S, Phillips T: Vertebral artery injury-diagnosis and management. *J Trauma* 27:856–865, 1987.
31. Hayes P, Gerlock AJ, Cobb CA: Cervical spine trauma: A cause of vertebral artery injury. *J Trauma* 20:904–905, 1980.
32. Schwarz N, Buchinger W, Gaudernak T, et al.: Injuries of the cervical spine causing vertebral artery trauma: case reports. *J Trauma* 31:127–133, 1991.
33. Auer RN, Krcek J, Butt JC: Delayed symptoms and death after minor head trauma with occult vertebral artery injury. *J Neurol Neurosurg Psychiatry* 57:500–502, 1994.
34. Bose B, Northrup BE, Osterholm JL: Delayed vertebrobasilar insufficiency following cervical spine injury. *Spine* 10:108–110, 1985.
35. Endo K, Ichimaru K, Shimura H, et al.: Cervical vertigo after hair shampoo treatment at a hairdressing salon: a case report. *Spine* 25:632, 2000.
36. Nagler W: Vertebral artery obstruction by hyperextension of the neck: report of three cases. *Arch Phys Med Rehabil* 54:237–240, 1973.
37. Miyachi S, Okamura K, Watanabe N, et al.: Cerebellar stroke due to vertebral artery occlusion after cervical spine trauma: two case reports. *Spine* 19:83–89, 1994.
38. Panjabi M, Dvorak J, Duranceau J, et al.: Three-dimensional movement of the upper cervical spine. *Spine* 13:727, 1988.
39. Panjabi M,Dvorak J, Crisco J, et al.: Flexion, extension, and lateral bending of the upper cervical spine in response to alar ligament transections. *J Spinal Disord* 4:157–167, 1991.
40. Jónsson H, Jr., Cesarini K, Sahlstedt B, et al.: Findings and out-come in whiplash-type neck distortions. *Spine* 19:2733–2743, 1994.
41. Hart RG, Easton JD: Dissections. *Stroke* 16:925–927, 1985.
42. Caplan LR, Zarins C, Hemmatti M: Spontaneous dissection of the extracranial vertebral artery. *Stroke* 16:1030–1038, 1985.
43. Biller J, Hingtgen WL, Adams HP, et al.: Cervicocephalic arterial dissections. A ten-year experience. *Neurol Clin* 1:155–182, 1986.
44. Mas JL, Bousser MG, Hasboun D, et al.: Extracranial vertebral artery dissections: a review of 13 cases. *Stroke* 18:1037–1047, 1987.
45. Mokri B: Traumatic and spontaneous extracranial internal carotid artery dissections. *J Neurol* 237:356–361, 1990.
46. Schmitt HP, Gladisch R: Multiple Frakturen des Atlas mit zweizeitiger todlicher Vertebralisthrombose nach Schleudertrauma der Halswirbelsaule. *Arch Orthop Unfallchir* 87:235–244, 1977.
47. Schneider RC, Schemm GW: Vertebral artery insufficiency in acute and chronic spinal trauma. *J Neurosurg* 18:348–360, 1961.
48. Sherman DG, Hart RG, Easton JD: Abrupt change in head position and cerebral infarction. *Stroke* 12:2–6, 1981.
49. Hanus SH, Homer TD, Harter DH: Vertebral artery occlusion complicating yoga exercises. *Arch Neurol* 34:574–575, 1977.
50. Russell WR: Yoga and vertebral artery injuries. *BMJ* 1:685–690, 1972.
51. Biousse V, Chabriat H, Amarenco P, et al.: Roller-coaster-induced vertebral artery dissection. *Lancet* 346:767, 1995.
52. Goldstein SJ: Dissecting hematoma of the cervical vertebral artery. case report. *J Neurosurg* 56:451–454, 1982.
53. Wechsler B, Kim H, Hunter J: Trampolines, children, and strokes. *Am J Phys Med Rehabil* 80:608–613, 2001.
54. Hillier CEM, Gross MLP: Sudden onset vomiting and vertigo following chiropractic neck manipulation. *J Postgrad Med* 74:567–568, 1998.
55. Peters M, Bohl J, Thömke F, et al.: Dissection of the internal carotid artery after chiropractic manipulation of the neck. *Neurology* 45:2284–2286, 1995.
56. Jeret JS, Bluth MB: Stroke following chiropractic manipulation: report of 3 cases and review of the literature. *J Neuroimaging* 10:52, 2000.
57. Klougart N, Leboeuf-Y de C, Rasmussen LR: Safety in chiropractic practice, part 1: The occurrence of cerebrovascular accidents after manipulation to the neck in Denmark from 1978–1988. *J Manipulative Physiol Ther* 19:371–377, 1996.
58. Stern WE: Circulatory adequacy attendant upon carotid artery occlusion. *Arch Neurol* 21:455–465, 1969.
59. Assendelft WJ, Bouter SM, Knipschild PG: Complications of spinal manipulation: A comprehensive review of the literature. *J Fam Pract* 42:475–480, 1996.
60. Dvorak J, Orelli F: How dangerous is manipulation to the cervical spine? Case report and results of a survey. *Man Med* 2:1–4, 1985.
61. Frisoni G, Anzola G: Verterbrobasilar ischemia after neck motion. *Stroke* 22:1452–1460, 1991.

62. Haldeman S, Kohlbeck FJ, McGregor M: Risk factors and precipitating neck movements causing vertebrobasilar artery dissection after cervical trauma and spinal manipulation. *Spine* 24:785–794, 1999.
63. Castaigne P, Lhermitte F, Gautier JC, et al.: Arterial occlusions in the vertebro-basilar system. A study of 44 patients with post-mortem data. *Brain* 96:133–154, 1973.
64. Viktrup L, Knudsen GM, Hansen SH: Delayed onset of fatal basilar thrombotic embolus after whiplash injury. *Stroke* 26:2194–2196, 1995.
65. Stanley JC, Fry WJ, Seeger JF, et al.: Extracranial internal carotid and vertebral artery fibrodysplasia. *Arch Surg* 109:215–222, 1974.
66. Klippel M, Trenaunay P: Du naevus variqueux osteohypertrophique. *Arch Gen Med* 185:641, 1900.
67. Capraro PA, Fisher J, Hammond DC, et al.: Klippel-Trenaunay syndrome. *Plast Reconstr Surg* 109:2052–2060, 2002.
68. Baskerville PA, Ackroyd JS, Browse NL: The etiology of the Klippel-Trenaunay syndrome. *Ann Surg* 202:624, 1985.
69. van Dijk JM, terBrugge KG, Willinsky RA, et al.: Clinical course of cranial dural arteriovenous fistulas with long-term persistent cortical venous reflux. *Stroke* 33:1233–1236, 2002.
70. Nair R, Chetty R, Woolgar J, et al.: Spontaneous arteriovenous fistula resulting from HIV arteritis. *J Vasc Surg* 33:186–187, 2001.
71. Partington MD, Rufenacht DA, Marsh WR, et al.: Cranial and sacral dural arteriovenous fistulas as a cause of myelopathy. *J Neurosurg* 76:615–622, 1992.
72. Ferbert A, Bruckmann H, Drummen R: Clinical features of proven basilar artery occlusion. *Stroke* 21:1135–1142, 1990.
73. Fisher CM: Vertigo in cerebrovascular disease. *Arch Otolaryngol* 85:529–534, 1967.
74. Troost BT: Dizziness and vertigo in vertebrobasilar disease. *Stroke* 11:413–415, 1980.
75. Terrett AGJ: Current Concepts In Vertebrobasilar Complications Following Spinal Manipulation, 2nd edn. Norwalk, IA: Foundation for Chiropractic Education and Research, 2001.
76. Ryan GMS, Cope S: Cervical vertigo. *Lancet* 2:1355, 1955.
77. Woolsey RM, Hyung CG: Fatal basilar artery occlusion following cervical spine injury. *Paraplegia* 17:280–283, 1980.
78. Pettman E: Stress tests of the craniovertebral joints. In: Boyling JD, Palastanga N, eds. *Grieve's Modern Manual Therapy: The Vertebral Column*. 2nd edn. Edinburgh: Churchill Livingstone, 1994:529–538.
79. Contorni L: Il circolo collaterale vertebro-vertebrale nell' obliterazione dell'arteria succlavia alla sua origine. *Minerva Chir* 15:268–271, 1960.
80. Reivich M, Holling HE, Roberts B, et al.: Reversal of blood flow through the vertebral artery and its effects on cerebral circulation. *N Engl J Med* 265:878–885, 1961.
81. Fisher CM: A new vascular syndrome: the subclavian steal syndrome. *N Engl J Med* 265:912–3, 1961.
82. Meissner I, Wiebers DO, Swanson JW, et al.: The natural history of drop attacks. *Neurology* 36:1029–1034, 1986.
83. Dieter RA, Jr., Kuzycz GB: Iatrogenic steal syndromes. *Int Surg* 83:355–357, 1998.
84. Marshall WG, Jr., Miller EC, Kouchoukos NT: The coronary-subclavian steal syndrome: Report of a case and recommendations for prevention and management. *Ann Thorac Surg* 46:93–96, 1988.
85. Blumenthal RS, Savader SJ, Resar JR, et al.: Use of intravascular Doppler ultrasonography to assess the hemodynamic significance of the coronary-subclavian steal syndrome. *Am Heart J* 129:622–625, 1995.
86. Schievink WI: Spontaneous dissection of the carotid and vertebral arteries. *N Engl J Med* 344:898–906, 2001.
87. Djouhri H, Guillon B, Brunereau L, et al.: MR angiography for the long-term follow-up of dissecting aneurysms of the extracranial internal carotid artery. *AJR Am J Roentgenol* 174:1137–1140, 2000.
88. De Bray J-M, Lhoste P, Dubas F, et al.: Ultrasonic features of extracranial carotid dissections: 47 cases studied by angiography. *J Ultrasound Med* 13:659–664, 1994.
89. Maitland G: *Vertebral Manipulation*. Sydney: Butterworth, 1986.
90. Australian Physiotherapy Association: Protocol for pre-manipulative testing of the cervical spine. *Aust J Physiother* 34:97–100, 1988.
91. Childs JD, Flynn TW, Fritz JM, et al.: Screening for vertebrobasilar insufficiency in patients with neck pain: manual therapy decision-making in the presence of uncertainty. *J Orthop Sports Phys Ther.* 35:300–306, 2005.
92. Rivett DA, Sharples KJ, Milburn PD: Effect of pre-manipulative tests on vertebral artery and internal carotid artery blood flow. A pilot study. *J Manipulative Physiol Ther* 22:368–375, 1999.
93. Grant ER: Clinical testing before cervical manipulation—can we recognise the patient at risk? *Proceedings of the Tenth International Congress of the World Confederation for Physical Therapy*. Sydney: 1987:192.
94. Haynes M: Vertebral arteries and cervical movement: doppler ultrasound velocimetry for screening before manipulation. *J Manipulative Physiol Ther* 25:556–567, 2002.
95. Cote P, Kreitz B, Cassidy D, et al.: The validity of the extension-rotation test as a clinical screening procedure before neck manipulation: a secondary analysis. *J Manipulative Physiol Ther* 19:159–164, 1996.
96. Young YH, Chen CH: Acute vertigo following cervical manipulation. *Laryngoscope* 113:659–662, 2003.
97. Vidal PG: Vertebral artery testing as a clinical screen for vertebrobasilar insufficiency: Is there any diagnostic value? *Orthop Pract* 16:7–12, 2004.
98. Rivett D: The vertebral artery and vertebrobasilar insufficiency. In: Boyling JD, Jull GA, eds. *Grieve's Modern Manual Therapy: The vertebral column*. Philadelphia: Churchill Living-stone, 2004:257–273.
99. Evans RC: *Illustrated Essentials in Orthopedic Physical Assessment*. St. Louis: Mosby-Year book Inc, 1994.
100. Meadows J: *Orthopedic Differential Diagnosis in Physical Therapy*. New York: McGraw-Hill, 1999.
101. Ombregt L, Bisschop P, ter Veer HJ, et al.: *A System of Orthopaedic Medicine*. London: WB Saunders, 1995.
102. Sakata E, Ohtsu K, Shimura H, et al.: Transitory, counterolling and pure rotatory positioning nystagmus caused by cerebellar vermis lesion (in Japanese with English abstract). *Pract Otol* 78:2729–2736, 1985.
103. Weintraub MI: Beauty parlor strokes syndrome: Report of five cases. *JAMA* 269:2085–2086, 1993.
104. Nakagawa T, Yamane H, Shigeta T, et al.: Evaluation of vertebro basilar hemodynamics by magnetic resonance angiography. *Equilib Res* 56:360–365, 1997.
105. Shimura H, Yuzawa K, Nozue M: Stroke after visit to the hairdresser. *Lancet* 350:1778, 1997.

CAPÍTULO 22

A ARTICULAÇÃO CRANIOVERTEBRAL

OBJETIVOS DO CAPÍTULO

▶ *Ao concluir o capítulo, o leitor será capaz de:*

1. Descrever a anatomia das vértebras, dos ligamentos, dos músculos e do suporte sanguíneo e nervoso que compreendem os segmentos craniovertebrais.

2. Descrever a biomecânica das articulações craniovertebrais, incluindo os movimentos acoplados, as barreiras articulares normais e anormais e a cinesiologia.

3. Realizar uma revisão abrangente da história e dos sistemas para a região craniovertebral.

4. Realizar um exame detalhado do sistema musculoesquelético craniovertebral, incluindo a palpação das estruturas articulares e de tecido mole, testes de mobilidade passiva específicos, testes de mobilidade articular passiva e testes de estabilidade.

5. Avaliar os dados do exame total para estabelecer um diagnóstico.

6. Aplicar as técnicas manuais apropriadas para as articulações craniovertebrais, usando o grau, a direção e a duração corretos.

7. Descrever estratégias de intervenção com base nos achados clínicos e nos objetivos estabelecidos.

8. Avaliar a eficácia da intervenção a fim de melhorá-la ou modificá-la.

9. Planejar um programa domiciliar eficaz e instruir o paciente acerca do mesmo.

10. Ajudar o paciente a desenvolver estratégias de intervenção confiáveis.

VISÃO GERAL

Junção craniovertebral (CV) é um termo coletivo que se refere ao osso occipital, ao atlas, ao áxis e aos ligamentos de sustentação, responsáveis por cerca de 25% da altura vertical de toda a coluna cervical. Essa junção é considerada uma entidade separada do resto da coluna cervical, em decorrência de sua embriologia distinta e de sua estrutura anatômica. Kapandji[1] observa que o osso occipital, o atlas e o áxis formam de fato uma curva cifótica primária, e que esta serve como delineamento entre a região craniovertebral e a coluna cervical propriamente dita.

Anatomia

Forame magno

A configuração geral do forame magno é oval, com o eixo maior orientado no plano sagital (Fig. 22-1).[2] A margem do forame é relativamente plana e serve de inserção mais superior para vários ligamentos da coluna vertebral. Sua região anterior menor se caracteriza por um par de tubérculos nos quais os ligamentos alares se inserem. A porção posterior abriga a junção entre o tronco cerebral e a medula espinal.

Em qualquer lado da região ântero-lateral do forame magno estão duas projeções ovoides chamadas côndilos occipitais (Fig. 22-1). O eixo longo desses côndilos pareados está orientado de póstero-lateral a ântero-medial. Eles articulam-se com a primeira vértebra cervical.

Atlas

O atlas é uma estrutura em forma de anel constituída por duas massas laterais interconectadas por arcos anteriores e posteriores (Fig. 22-2). A demarcação das duas regiões é feita por um par de tubérculos onde se insere o ligamento transverso do atlas. Embora tenha a dimensão vertical menor do que qualquer outra vértebra, essa estrutura é consideravelmente mais ampla. Como essa vértebra não tem processo espinhoso, não há osso posteriormente entre o osso occipital e o processo espinhoso de CII. Isso resulta em aumento no potencial para extensão craniovertebral.

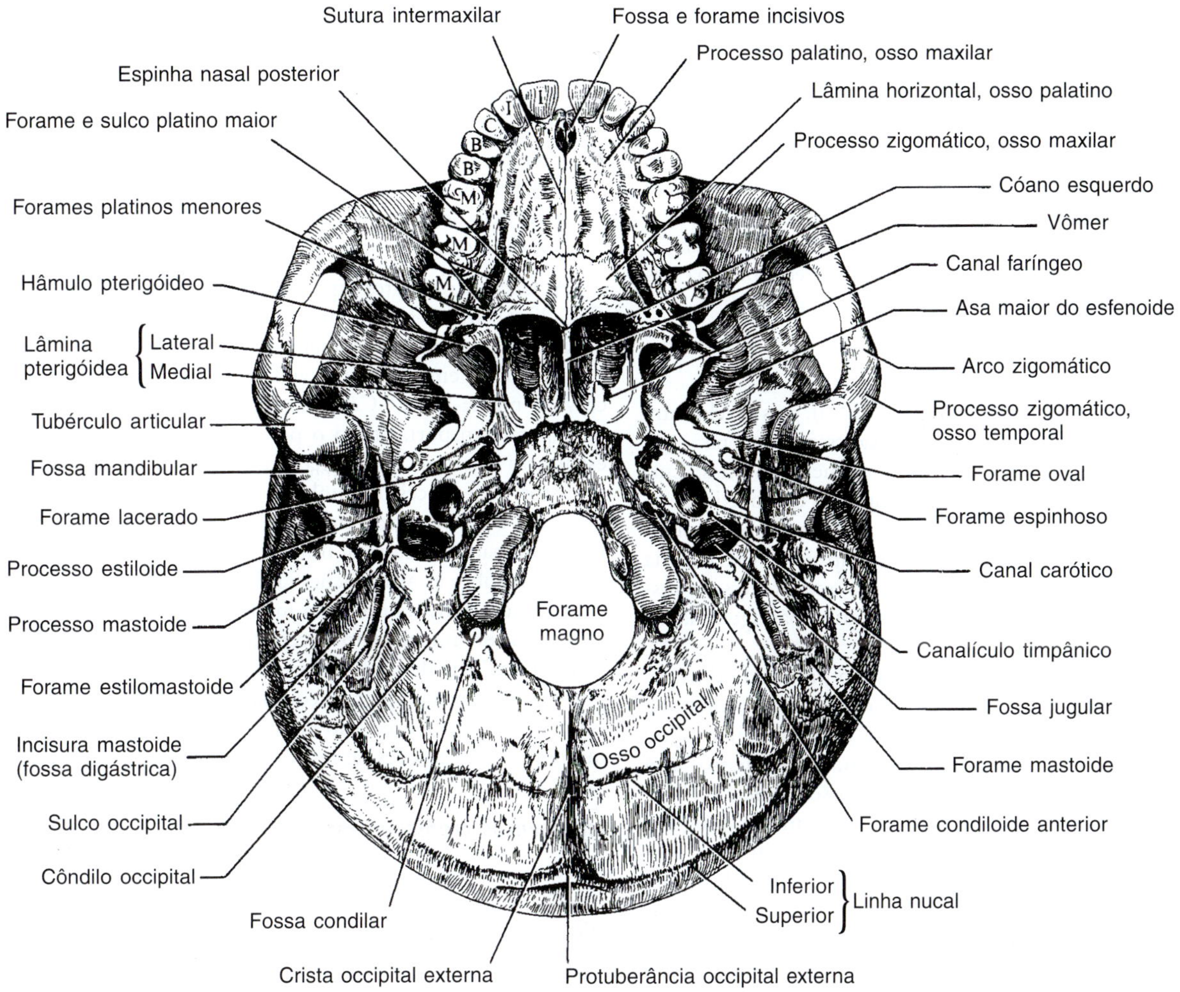

FIGURA 22-1 Forame magno. (Reproduzida com permissão de Pansky B. *Review of Gross Anatomy*. 6th ed. New York, NY: McGraw-Hill; 1996:13.)

A região súpero-lateral de cada um dos arcos posteriores tem um forame transverso para acomodar a artéria vertebral (ver Cap. 21). A superfície articular da faceta inferior é circular, relativamente plana e inclina-se de modo inferior da posição medial para a lateral. As facetas articulares superiores de CI são alongadas da porção anterior para a posterior, com as extremidades anteriores

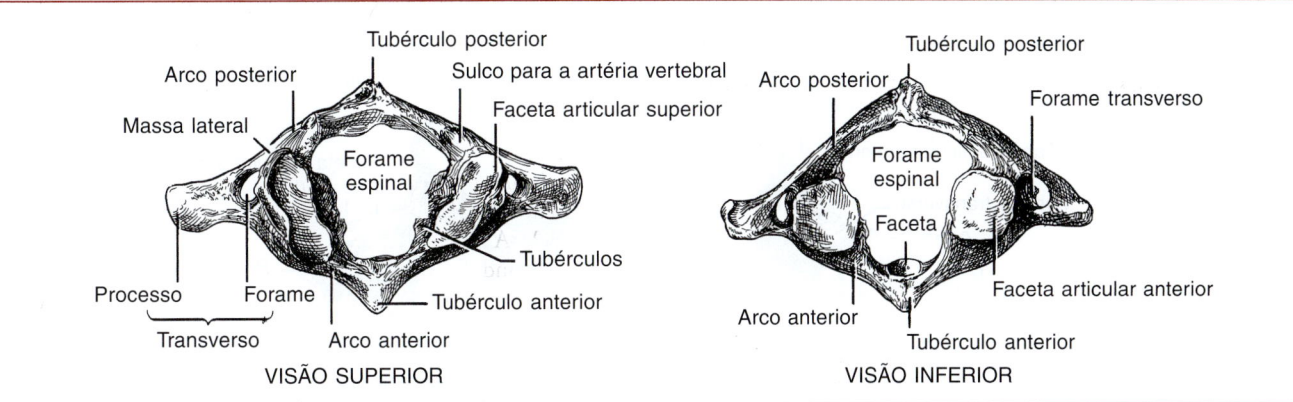

FIGURA 22-2 Atlas. (Reproduzida com permissão de Pansky B. *Review of Gross Anatomy*. 6th ed. New York, NY: McGraw-Hill; 1996:195.)

mais próximas e mais curvadas verticalmente do que seus opostos posteriores.[2] Esse arranjo resulta em disponibilidade muito maior de extensão do que de flexão na articulação entre os côndilos occipitais e o atlas – a articulação atlantoccipital.[3]

Articulação atlantoccipital

A articulação atlantoccipital (AO) representa a articulação zigoapofisária da coluna vertebral e o único nível vertebral com a articulação caracterizada por uma superfície convexa (côndilo occipital) que se move sobre uma articulação côncava associada (faceta de articulação do atlas).[4] Mesmo que essas superfícies pareçam recíprocas na forma, não o são, e a estabilidade articular é apenas mínima.

Áxis

O áxis serve como vértebra transicional (Fig. 22-3), pois é o elo entre a coluna cervical propriamente dita e a região craniovertebral.

Suas dimensões são muito diferentes daquelas do atlas. Embora este seja consideravelmente mais amplo do que o áxis, devido ao processo espinhoso longo, o áxis estende-se muito mais posteriormente, sendo a primeira estrutura palpável da linha média abaixo do osso occipital.[5] Como o do atlas, seu processo transverso tem um forame transverso para permitir a passagem da artéria vertebral.

Uma característica exclusiva do áxis é o processo odontoide ou dente (Fig. 22-3). O dente estende-se superiormente a partir do corpo até acima da vértebra CI, antes de afilar-se até um ponto cego. O osso trabecular espesso, muito denso, está presente no centro da ponta do dente, e o osso cortical na base anterior do corpo de CII (onde se insere o ligamento longitudinal anterior) é uniformemente espesso.[6] Entretanto, a presença de osso hipodenso é constante sob o processo odontoide na porção superior do corpo de CII.[7] Essa área de osso hipodenso é suscetível a fraturas. A região anterior do dente tem uma faceta na linha média coberta com cartilagem hialina para a articulação com o tubérculo anterior do atlas (a articulação AA mediana). A região posterior do dente costuma ser marcada com um sulco por onde passa o ligamento transverso. O dente funciona como pivô das articulações cervicais superiores e como centro de rotação da AA. A dimensão mais variável do áxis é o ângulo do dente no plano sagital, que pode variar de –2° (inclinação levemente anterior) até 42° (inclinação posterior).[8] Esse ângulo tão variável pode tornar desafiadora a avaliação da redução de fratura.[6]

Articulação atlantoaxial (AA)

Essa articulação é relativamente complexa e consiste de:

▶ Duas articulações zigoapofisária entre as superfícies articulares dos processos articulares inferiores do atlas e dos processos superiores do áxis.

▶ Duas articulações mediais: uma entre a superfície anterior do dente do áxis e a superfície anterior do atlas e a outra entre a superfície posterior do dente e a superfície hialinizada anterior do ligamento transverso[5] (Fig. 22-3).

As facetas articulares superiores relativamente grandes do áxis (Fig. 22-3) situam-se de maneira lateral e anterior ao dente. Elas inclinam-se de modo considerável para baixo, da porção medial para a lateral, em linha com as facetas zigoapofisária da coluna cervical média-baixa.[9] Como as articulações AA laterais funcionam para transportar todo o peso do atlas e da cabeça para as estruturas inferiores, a lâmina e os pedículos do áxis são muito robustos.[10] O processo espinhoso robusto, moderadamente longo, serve como inserção mais alta para músculos são essencialmente de natureza cervical inferior e para os que agem de forma específica sobre as articulações craniovertebrais.

Uma das funções do disco intervertebral (DIV) na coluna é facilitar o movimento e fornecer estabilidade (ver Cap. 20). Assim, na ausência de um DIV nessa região, os tecidos moles (suporte para as articulações da coluna cervical superior) afrouxam-se para permitir a execução de movimentos, enquanto, ao mesmo tempo, são capazes de resistir a grandes estresses mecânicos.

Ligamentos craniovertebrais

A região craniovertebral é notável por alguns ligamentos fortes, que têm sido o foco de vários testes clínicos para determinar sua eficácia em evitar movimentos indesejados e potencialmente perigosos. As estruturas de controle desses segmentos, que devem ser consideradas em conjunto, são:

▶ *A cápsula e os ligamentos capsulares acessórios.* Os ligamentos capsulares laterais (ligamento AO ântero-lateral) das articulações AO são típicos de cápsulas articulares sinoviais. Eles estendem-se obliquamente da base do osso occipital até o processo transverso do atlas. Por necessidade, são muito frouxos, para permitir movimento máximo, de modo que dão apenas suporte moderado para as articulações durante a rotação contralateral da cabeça.

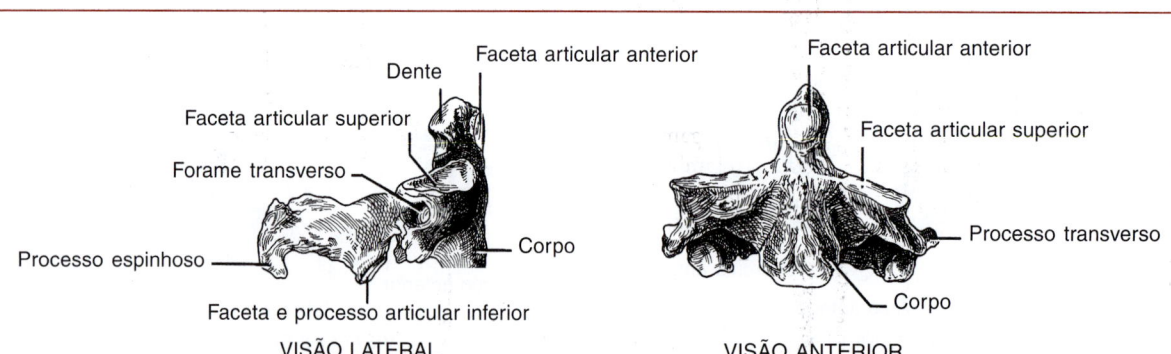

FIGURA 22-3 Áxis. (Reproduzida com permissão de Pansky B. *Review of Gross Anatomy*, 6th ed. New York, NY:McGraw-Hill; 1996:195.)

▶ *Ligamento apical (Fig. 22-4).* O ligamento apical estende-se do ápice do dente até a borda anterior do forame magno. Ele é curto e espesso. Estende-se do topo do dente até a base do osso occipital, sendo considerado um resíduo do notocórdio. Aparentemente, o ligamento apical é apenas um estabilizador moderado contra a translação posterior do dente em relação ao atlas e ao osso occipital.[10]

▶ *Faixas vertical e transversa do ligamento cruciforme.* (Ver Fig. 22-4 e discussão posterior.)

▶ *Ligamentos alar e alar acessório.* (Ver Fig. 22-4 e discussão posterior.)

▶ *Membrana AO anterior (ver Fig. 22-4).* A membrana AO anterior é considerada a continuação do ligamento longitudinal anterior. Ela conecta o arco anterior da vértebra CI à região anterior do forame magno.

▶ *Membrana AO posterior (ver Fig. 22-4).* A membrana AO posterior é a continuação do ligamento amarelo. Esse ligamento interconecta o arco posterior do atlas e a região posterior do forame magno, formando parte do limite posterior do canal vertebral.[10]

▶ *Membrana tectória (ver Fig. 22-4).* A membrana tectória é a mais superficial das três membranas e interconecta o osso occipital e o áxis. Esse ligamento é a continuação superior do ligamento longitudinal posterior e conecta o corpo da vértebra CII à borda anterior do forame magno. Ela é um ligamento em ponte importante na limitação da flexão cervical superior e na manutenção do osso occipital distante do atlas.[11]

Ligamentos atlantoaxiais
O ligamento atlantoaxial anterior (AA anterior) é contínuo com a membrana AO anterior mencionada acima.[12] O ligamento AA posterior interconecta o arco posterior do atlas e as lâminas do áxis.

Ligamentos occipitoaxiais
Os ligamentos AO são muito importantes para a estabilidade da coluna cervical superior.

Ligamento alar[5]
Os ligamentos alares (ver Fig. 22-4) conectam a parte superior do dente à fossa na região medial dos côndilos occipitais, embora também possam inserir-se às massas laterais do atlas.[13,14] Um estudo em 44 cadáveres[15] descobriu que a orientação do ligamento era superior, posterior e lateral. Em outro estudo,[13] 19 amostras da coluna cervical superior foram dissecadas para examinar a anatomia macroscópica e funcional dos ligamentos alares. Descobriu-se que a orientação mais comum (10/19) era caudo-cranial, seguida por transversa (5/19). Em duas das amostras, uma conexão ligamentar que não havia sido descrita anteriormente foi encontrada entre o dente e o arco anterior do atlas, o ligamento atlantodental anterior. Em 12 amostras, o ligamento também se inseriu à massa lateral do atlas a partir das fibras caudais. A orientação póstero-anterior dos ligamentos em 17 dos 19 casos estudados foi diretamente lateral a partir do dente até a inserção occipital ou um pouco posterior.

A função desse ligamento é resistir à flexão, à inclinação para a direção contralateral e à rotação contralateral.[16] Devido a suas conexões, a flexão lateral da cabeça produz rotação contralateral ou ipsilateral de CII, dependendo da origem.[17]

> ### Curiosidade Clínica
> A insuficiência dos ligamentos alares aumenta o potencial de instabilidade occipitoaxial. O grau de instabilidade pode ser determinado junto a outros achados clínicos, como comprometimento neurológico ou vascular, dor e deformidade.

Ligamento cruciforme
O ligamento cruciforme (em forma de cruz) é formado pelas seguintes porções: superior, inferior e transversa (Fig. 22-4). As porções superior e inferior inserem-se na região posterior do corpo do dente e na borda anterior do forame magno. A porção transversa, que se alonga entre os tubérculos nas regiões mediais das massas laterais do atlas, conecta o atlas com o dente do áxis. Essa porção é tão diferenciada e importante que muitas vezes é considerada um ligamento à parte (Fig. 22-5). Sua responsabilidade principal é neutralizar a translação anterior do atlas em relação ao áxis, mantendo, assim, a posição do dente em relação ao arco anterior do atlas.[11]

O ligamento transverso também limita a quantidade de flexão entre o atlas e o áxis.[18] Essas funções limitantes são de extrema importância, pois o movimento excessivo de qualquer tipo pode levar o dente a comprimir a medula espinal, a epifaringe, a artéria vertebral ou o gânglio cervical superior. A integridade do ligamento transverso também é essencial para a estabilidade das fraturas do atlas, distúrbios degenerativos, inflamatórios e congênitos e outras anormalidades que afetam a junção craniovertebral.

A importância do ligamento é refletida em suas propriedades físicas. Rupturas traumáticas espontâneas ou isoladas são eventos extremamente raros. O ligamento é composto quase inteiramente de colágeno, com orientação paralela próxima ao atlas e ao dente, mas com obliquidade de cerca de 30° em outros pontos. Dvorak e colaboradores[19] descobriram que o ligamento transverso é quase duas vezes mais forte do que os ligamentos alares e tem resistência à tração de 330 newtons (N) (33 kg).

Músculos craniovertebrais
Músculos suboccipitais anteriores
Reto anterior da cabeça. O reto anterior da cabeça (RAC) estende-se verticalmente. Ele se encontra profundamente ao longo da cabeça a partir da região anterior da massa lateral do atlas até a superfície inferior da base do osso occipital, anterior ao côndilo occipital (Fig. 22-6). O RAC flexiona e gira minimamente a cabeça. Assim, se estiver adaptativamente encurtado no lado direito, pode acarretar redução da translação para a esquerda em extensão durante o teste de mobilidade da articulação AO. O músculo é suprido pelos ramos ventrais de C1 e de C2.

Reto lateral da cabeça. Esse músculo surge da superfície superior do processo transverso de CI e insere-se na superfície inferior do processo jugular do osso occipital (ver Fig. 22-6). Ele é homólogo ao músculo intertransversário posterior da coluna. O reto lateral flexiona a cabeça para o lado ipsilateral. Ele é suprido pelos ramos ventrais de C1 e de C2.

Músculos suboccipitais posteriores
Os suboccipitais posteriores ficam sob os músculos esplênio da cabeça e trapézio, atuando no controle do deslizamento segmen-

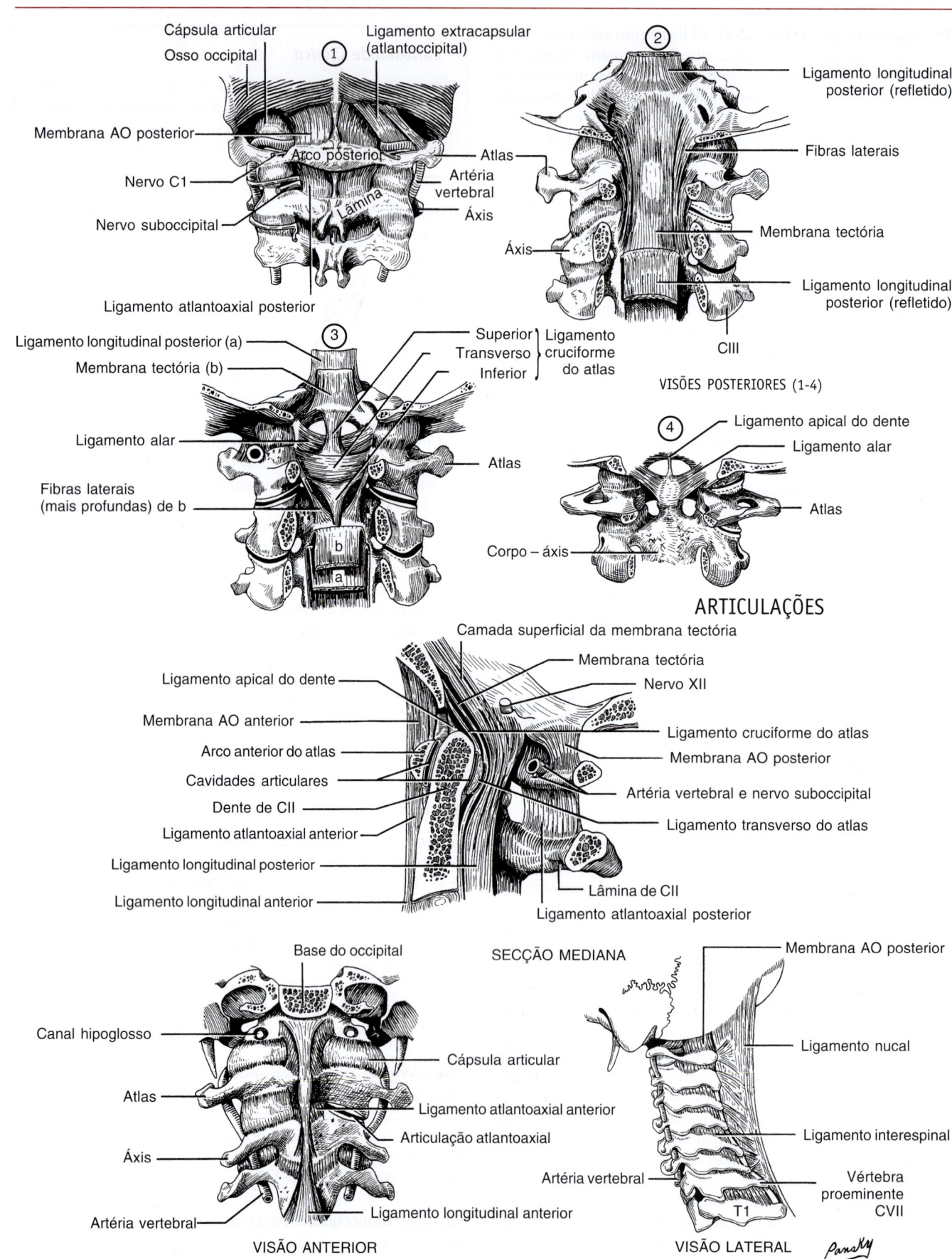

FIGURA 22-4 Ligamentos da região craniovertebral. (Reproduzida com permissão de Pansky B. *Review of Gross Anatomy*. 6th ed. New York: McGraw-Hill; 1996:213.)

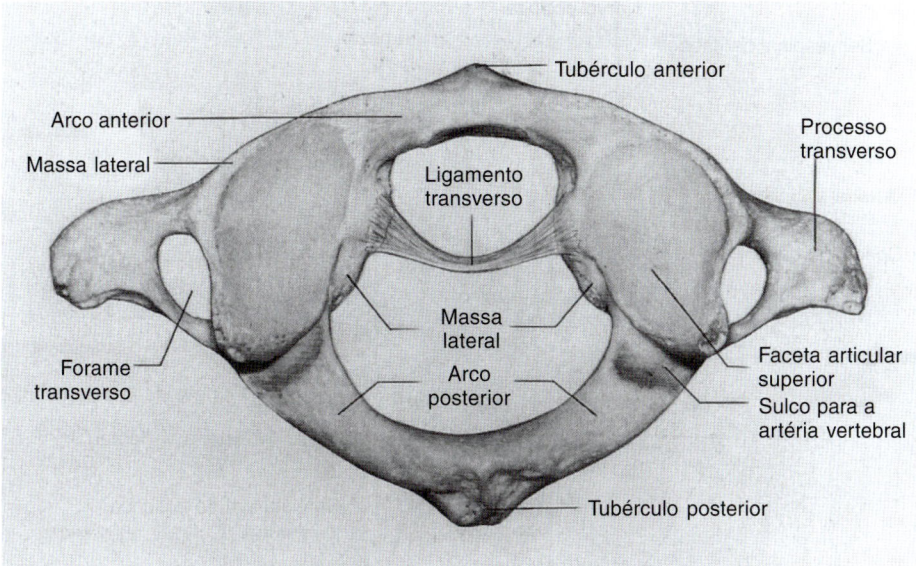

FIGURA 22-5 Ligamento transverso. (Reproduzida com permissão de Wilkins RH, Rengachary SS, eds. *Neurosurgery*. New York: McGraw-Hill; 1996:927.)

tar entre CI e CII.[20] Eles podem desempenhar um papel importante na propriocepção, tendo mais fusos musculares em relação ao seu tamanho do que qualquer outro músculo.[20] Todos os suboccipitais posteriores são inervados pelo ramo posterior de C1 e também são fortemente unidos com o nervo trigêmeo.[21,22] Os suboccipitais recebem suporte sanguíneo da artéria vertebral.

Reto posterior maior da cabeça. O reto posterior maior da cabeça é o maior dos suboccipitais posteriores. Ele se estende do processo espinhoso CII, alargando-se quando passa pelo crânio, até se inserir à parte lateral da linha nucal inferior (Fig. 22-7). Localizados inferior e lateralmente às protuberâncias occipitais, os músculos retos posteriores maiores da cabeça, quando trabalhando jun-

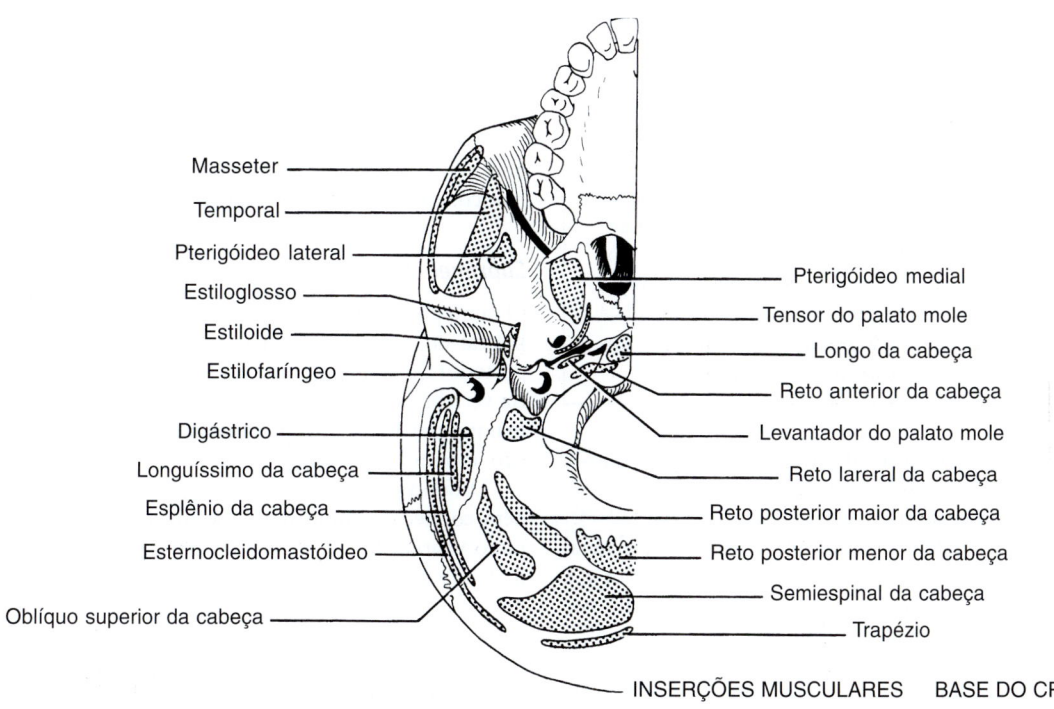

FIGURA 22-6 Músculos suboccipitais anteriores. (Reproduzida com permissão de Pansky B. *Review of Gross Anatomy*. 6th ed. New York, NY: McGraw-Hill; 1996:73.)

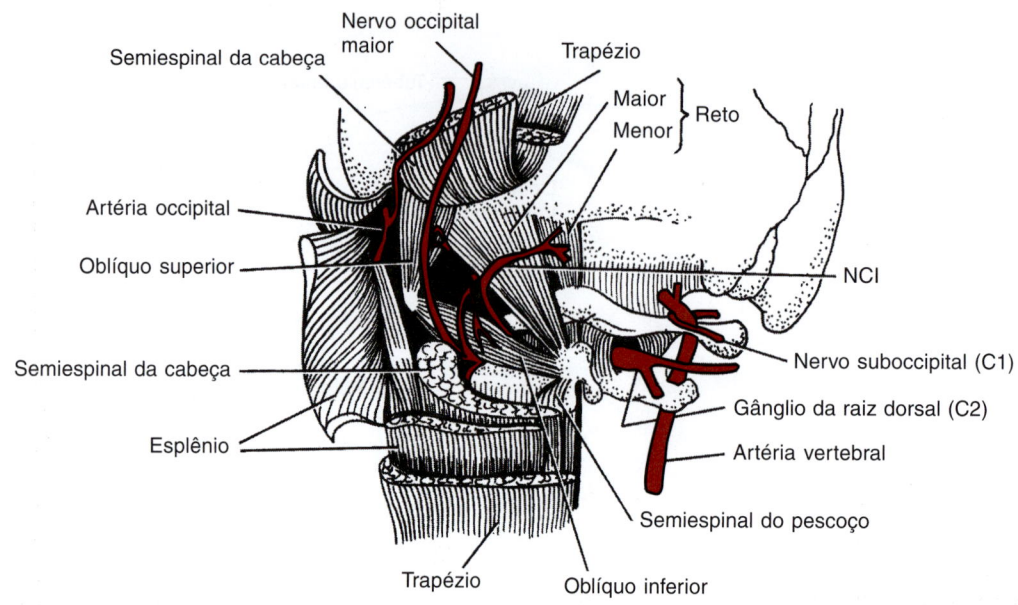

FIGURA 22-7 Triângulo suboccipital. (Reproduzida com permissão de Pansky B. *Review of Gross Anatomy*. 6th ed. New York, NY: McGraw-Hill; 1996:229.)

tos, a estendem. Trabalhando individualmente, produzem inclinação para o lado ipsilateral e rotação da cabeça.

Reto posterior menor da cabeça. O reto posterior menor da cabeça é um músculo unissegmentar pequeno que se estende do tubérculo do arco posterior do atlas até a parte medial da linha nucal inferior (ver Fig. 22-7). Devido à brevidade do tubérculo do atlas, o músculo é muito horizontal, dispondo-se quase em paralelo com o osso occipital. Sua função é estender a cabeça e fornecer suporte mínimo durante a flexão da mesma para o lado ipsilateral.

> **Curiosidade Clínica**
>
> As inserções de tecido conjuntivo entre o reto posterior menor da cabeça e a dura-máter foram identificadas recentemente.[23] Esse achado resultou no uso da flexão cervical nos testes de mobilidade neurodinâmica (ver Cap. 12). A diferenciação entre tensão neural adversa e encurtamento adaptativo do músculo é feita realizando-se flexão curta do pescoço com o sistema neural pré-tensionado e depois relaxado.

Oblíquo inferior. Esse é o maior dos dois músculos oblíquos e estende-se do processo espinhoso e da lâmina do áxis de forma súpero-lateral até o processo transverso do atlas (ver Fig. 22-7).

O oblíquo inferior trabalha para produzir rotação ipsilateral do atlas e do crânio e para controlar a translação anterior e a rotação de CI (atlas). O oblíquo inferior direito adaptativamente encurtado exerce tração inferior e posterior no processo transverso direito do atlas, fazendo a articulação AA girar para a direita.[24,25] Isso resulta em limitação ampla de rotação esquerda da cabeça enquanto em flexão cervical, mas em limitação mínima de rotação esquerda em extensão.

Oblíquo superior. O oblíquo superior surge do processo transverso do atlas e estende-se súpero-posterior e medialmente ao osso entre as linhas nucais superior e inferior, lateral à inserção do reto posterior maior da cabeça (ver Fig. 22-7). Em decorrência de sua orientação póstero-medial, sua função é permitir rotação contralateral e flexão para o lado ipsilateral da articulação AO quando age unilateralmente. Quando trabalham juntos, os dois oblíquos superiores produzem extensão da cabeça. A disfunção desse músculo é uma causa comum de dores de cabeça crônicas.[26-30]

Os músculos suboccipitais posteriores podem trabalhar de forma concêntrica com os extensores maiores e os rotadores da coluna cervical, ou excentricamente, controlando a ação dos flexores. Considerando que dois desses músculos são paralelos ao osso occipital, sua influência de controle pode ser mais linear do que angular, produzindo ou orientando o movimento artrocinemático, em vez do osteocinemático.[20]

Suprimento nervoso

O ramo posterior do nervo espinal C1 é maior do que o anterior. Ele sai do canal espinal, passando posteriormente entre o arco posterior do atlas e a borda do forame magno, junto com a artéria vertebral. A seguir, entra no triângulo suboccipital e supre a maioria dos músculos que formam esse triângulo. Em geral, ele não apresenta distribuição cutânea.

O ramo posterior do nervo espinal C2 (ver Fig. 22-7), também conhecido como nervo occipital maior, é maior do que o ramo ventral de C2. Ele sai do canal vertebral passando através da fenda entre o arco posterior do atlas e a lâmina do áxis. Esse nervo é o maior dos ramos dorsais cervicais, sendo sobretudo cutâneo. Ele supre a maior parte da região posterior do escalpo, estendendo-se anteriormente até uma linha que passa pelo escalpo, estendendo-se de um meato auditivo externo até o outro. Como esse nervo tem distribuição cutânea extensa, seu gânglio da raiz posterior é muito grande, situado em um local vulnerável, quase diretamente entre o arco posterior de CI e a lâmina de CII (ver Fig. 22-7). O intervalo entre essas duas estruturas ósseas é pequeno, sendo reduzido com a extensão da coluna cervical superior. Em função da sensibilidade do gânglio da raiz dorsal à compressão, a relação possível entre a posição da cabeça para a frente e dores de cabeça occipitais é aparente.[26-30] As articulações AO,[31] as articulações AA[32] e o nervo espinal C2[33] podem ser envolvidos como nociceptores primários nas dores de cabeça cervicogênicas. Em indivíduos com dor crônica no pescoço, entre 58 e 88% descrevem dores de cabeça associadas.[34,35] A prevalência de dor na articulação zigoapofisial CII-III foi estimada entre 50 e 53% em pacientes com queixa de dor de cabeça depois de lesões causadas pela ação de chicotada.[34,35]

Suprimento sanguíneo

A artéria vertebral intradural supre os segmentos mais superiores da medula espinal cervical (ver Cap. 21). A medula cervical é suprida por dois sistemas arteriais, um central e outro periférico, que se sobrepõem, mas são discretos. O primeiro depende inteiramente da artéria espinal anterior (AEA) simples. O segundo, sem limites definidos, é suprido pela AEA e pelas duas artérias espinais posteriores.[36] Como a AEA é medial e dominante, as infecções unilaterais na medula são muito raras. Contudo, podem ocorrer no território de perfusão suprido pela AEA.[37,38] Esse é o resultado da obstrução de artéria espinal duplicada[38] ou da obstrução de uma das artérias do sulco, que surgem da AEA e viram alternativamente para a esquerda ou para a direita, para suprir um lado da medula central.[39] O infarto da hemimedula periférica pode resultar de isquemia no território da artéria espinal anterior[37] ou posterior.[40]

Biomecânica

A coluna cervical superior é responsável por cerca de 50% do movimento que ocorre em toda a coluna cervical. O movimento da articulação AA ocorre de forma relativamente independente, enquanto, abaixo de CII, o movimento normal é a combinação de movimentos em outros níveis.

A assimetria na faceta articular da coluna cervical superior humana foi reconhecida há mais de 30 anos.[41,42] As implicações dessa observação anatômica na coluna humana foram relacionadas a doença articular, de forma mais específica, tropismo de faceta (fenômeno observado no tecido vivo de mover-se em direção a, ou afastando-se de, um foco de estímulo), condição ligada a doença articular degenerativa subsequente.[43,44]

> **Curiosidade Clínica**
>
> Devido à proximidade de estruturas vitais, a doença articular nessa região pode ter consequências graves, que podem ser:
>
> - Comprometimento da artéria vertebral.
> - Compressão da medula espinal.
> - Lesões no tronco cerebral.

Articulação atlantocciptal

Embora facilitem a flexão e extensão, os encaixes profundos do atlas impedem outros movimentos. Em indivíduos vivos, o movimento médio de flexão e extensão é uma amplitude combinada que varia de 14 a 15º.[45] Entretanto, a variação da amplitude de movimento em indivíduos normais é muito grande. Lind e colaboradores[46] registraram uma média de 14º, com desvio padrão médio de 15º, em indivíduos normais. Um estudo inicial feito por Werne,[47] que foi validado com investigações em cadáveres por meio de marcadores radiográficos[48] e exames de tomografia computadorizada (TC),[49] registrou 13º de flexão-extensão, 0º de rotação axial, amplitudes de flexão lateral em média um pouco acima de 9º para ambos os lados[47-49] e amplitudes de rotação axial de 0º (8º quando o movimento era forçado).[48,49] A rotação occipital e, em algum grau, a translação ântero-posterior do osso occipital sobre CI são limitadas pelos ligamentos alares.[50]

Aparentemente, o padrão normal de acoplamento nessas articulações sofre algumas variações. Embora o consenso geral seja de que a rotação e a inclinação lateral ocorrem em lados opostos, quando em combinação, a literatura atual não dá nenhum suporte a regras específicas para o estabelecimento de padrões de movimentos acoplados definidos.[51]

> **Curiosidade Clínica**
>
> Estudos clínicos sugerem que a hipermobilidade dessa articulação deve ser considerada como um diagnóstico apenas se a amplitude de rotação exceder 8º, tornando necessário o teste de estabilidade e de mobilidade rotacional.

Articulação atlantoaxial

As estruturas ligamentares e ósseas da articulação atlantoaxial (AA) permitem um grande arco de rotação.

> **Curiosidade Clínica**
>
> Dentro da coluna, apenas duas articulações permitem a rotação axial pura:
>
> - A articulação atlantoaxial.
> - A junção toracolombar.

O movimento principal que ocorre em todas as três articulações AA é a rotação axial. Werne[47] registrou 47º para cada lado em cadáveres. Um estudo mais recente, usando varreduras por tomografia computadorizada, observou 32º (desvio padrão, 10) de rotação axial para cada lado.[49] Essa grande quantidade de rotação tem potencial para a compressão da artéria vertebral (ver Cap. 21).[52,53] Para evitá-la, quando o atlas gira, a faceta ipsilateral move-se posteriormente, enquanto a faceta contralateral move-se anteriormente, de modo que cada faceta do atlas desliza inferiormente ao longo da superfície convexa da faceta axial, encaixando a cabeça para baixo.

Os primeiros 25º de rotação da cabeça (cerca de 60%) ocorrem principalmente nas articulações AA.[54] Entretanto, a rotação axial do atlas não é um movimento puro, pois é combinado com um grau significativo de extensão (14º) e, em alguns casos, com flexão.[55]

Em indivíduos vivos, a amplitude registrada do movimento de flexão-extensão nessa articulação é altamente instável, variando entre 2 e 18º.[56] A flexão da articulação AA é limitada pela membrana tectória. A extensão é limitada pelo arco anterior de CI, no ponto de contato com o processo odontoide. Os movimentos de flexão e de extensão estão associados a movimentos translacionais ântero-posteriores pequenos, que possibilitam criar um espaço pequeno entre a parte anterior do arco anterior do atlas e do odontoide. Esse espaço é chamado de intervalo atlantodontoide (IAD). Devido à artrocinemática da articulação, a flexão aumenta o IAD, enquanto a extensão o diminui. O espaço excessivo deste tem graves consequências, considerando que pode provocar a compressão da medula espinal pelo atlas.[57] Um IAD de mais de 3 mm em adultos, e de 4,5 mm em crianças com menos de 12 anos de idade, detectado em radiografias, é indicador de grande instabilidade, sugerindo um comprometimento do ligamento transverso (ver "Ligamento transverso" mais adiante).[57] Qualquer aumento no IAD está associado a histórico de trauma, mas também é possível que tenha ligação com lassidão ligamentar grave em pacientes com artrite reumatoide, doença neoplásica, síndrome de Down e aplasia ou displasia do dente.[17]

Em geral, o acoplamento nessa articulação é considerado como flexão para o lado contralateral durante a rotação, sendo altamente variável pela natureza passiva da cinemática do atlas.[58] A flexão ou extensão do atlas depende da geometria da articulação AA e da direção exata de quaisquer forças provenientes da cabeça que atuem sobre ele. Aparentemente, a direção da rotação conjunta depende do movimento inicial.[59,60] Se for rotação (rotexão), o movimento associado (inclinação lateral) se desenvolve para o mesmo lado.[59,60] Se isso estiver correto, esse princípio pode ser utilizado na avaliação das articulações craniovertebrais:

1. *Rotexão.* Durante a rotação da cabeça para a direita:
    a. Inclinação para o lado esquerdo e rotação para a direita ocorrem na articulação AO, acompanhadas de translação para a direita.
    b. Inclinação para o lado direito e rotação para a direita ocorrem na articulação AA e em CII a CIII.

Em outras palavras, se o movimento da cabeça for iniciado com rotação, ocorre inclinação lateral para o lado ipsilateral da articulação AA e em CII a CIII, enquanto, na articulação AO, ocorre inclinação lateral contralateral.

2. *Latexão.* A inclinação lateral da cabeça para a direita produz:
    a. Rotação da articulação AO para a esquerda, acompanhada de translação do osso occipital para a esquerda.
    b. Rotação da articulação AA para a esquerda.
    c. Rotação de CII a CIII para a direita.

Em outras palavras, se o movimento da cabeça for iniciado com inclinação lateral, ocorre rotação contralateral das articulações AO e AA, mas há rotação ipsilateral em CII a CIII.

Exame

O objetivo principal do exame dessa região é descartar a hipótese de qualquer lesão grave, sobretudo se o paciente relatar a ocorrência de trauma recente na cabeça ou no pescoço. A Tabela 22-1 e o Capítulo 9 descrevem a distribuição da dor proveniente das estruturas cervicais.

TABELA 22-1 Distribuição de dor das estruturas cervicais

Estrutura	Área de dor
Côndilos occipitais	Frontal
Tecidos occipitocervicais	Frontal
Ramo posterior C1	Orbital, frontal e vértice
C1-2	Temporal, suboccipital
Ramo posterior C3	Osso occipital, mastoide, frontal

Dados de Meadows J: *A Rationale and Complete Approach to the Sub-Acute Post-MVA Cervical Patient.* Calgary AB: Swodeam Consulting, 1995.

O foco principal do exame inicial é a aparência geral (incluindo lesões de pele, como erupções cutâneas); sinais vitais (pulso, pressão sanguínea e temperatura); estado mental e fala, marcha, equilíbrio e coordenação; exame do trato longo e do nervo craniano; e palpação do crânio.[61] Depois que as lesões graves forem descartadas, é possível fazer a avaliação biomecânica das articulações craniovertebrais. Além disso, devido à relação próxima com essas articulações, a coluna cervical (ver Cap. 23) e a articulação temporomandibular (ver Cap. 24) também devem ser avaliadas como parte de um exame mais abrangente dessa região.

O processo sequencial é a melhor maneira para fazer o exame biomecânico das articulações craniovertebrais (Fig. 22-8). Em geral, a articulação AO deve ser examinada e tratada antes da articulação AA, para evitar confusão entre os achados feitos em testes combinados dessas duas articulações. O exame e qualquer intervenção são considerados encerrados se forem produzidos quaisquer sinais e sintomas graves. Nesse caso, o paciente deve ser encaminhado de acordo com as circunstâncias.

História

A região craniovertebral, assim como o resto do pescoço, é uma área comum para síndromes de dor miofascial. Essas síndromes muitas vezes estão associadas a queixas de dores de cabeça, lesão e espasmo muscular local.[62] A dor também pode ser referida para essa região a partir dos pontos de deflagração no músculo trapézio superior, no esternocleidomastóideo (Fig. 22-9), no digástrico, nos músculos esplênio da cabeça e do pescoço, nos músculos cervicais posteriores (semiespinal da cabeça, semiespinal do pescoço, multífido, rotadores) e nos músculos suboccipitais (reto posterior maior e menor da cabeça, oblíquos inferior e superior) (consulte a seção "Intervenção").[62]

Queixas de dores de cabeça também são comuns em pacientes com disfunção da articulação craniovertebral.[31-33] O Capítulo 9 apresenta a descrição de alguns dos tipos mais comuns de cefaleias. Em todos o pacientes que se apresentam com dor de cabeça incomum ou inexplicável, é necessário fazer o exame físico geral e neurológico completo (Fig. 22-10).[61] Esse exame deve incluir a aparência geral (incluindo lesões de pele, como erupções cutâneas); sinais vitais (pulso, pressão sanguínea e temperatura); estado mental e fala, marcha, equilíbrio e coordenação; exame do trato longo e do nervo craniano; campos visuais; acuidade e exame de fundo oftalmoscópico; e palpação do crânio.[61]

Pacientes que se queixam de dores de cabeça devem ser solicitados a descrevê-la. O examinador deve sempre estar alerta a potenciais ocorrências simultâneas de síndromes de cefaleias secundárias. Estas incluem dor de cabeça associada a trauma, doença

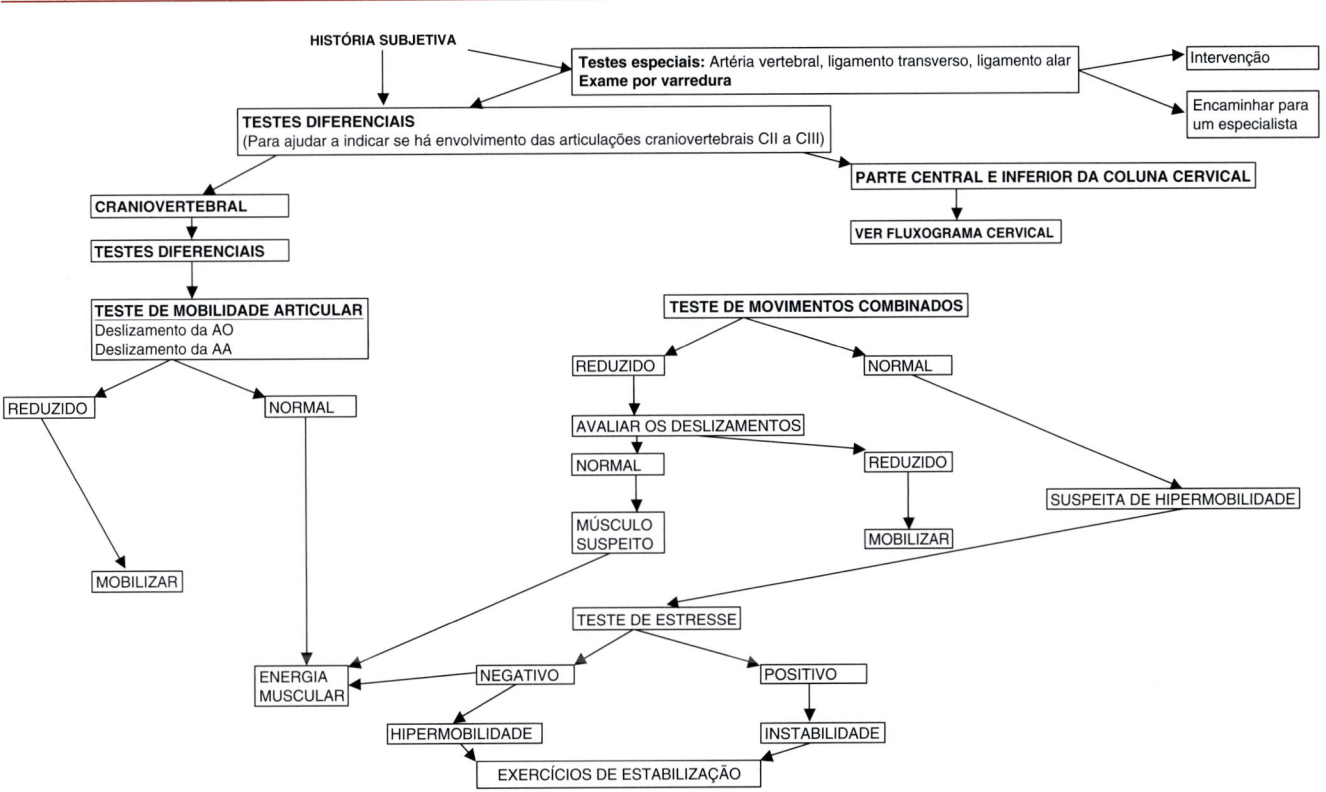

FIGURA 22-8 Algoritmo do exame craniovertebral.

vascular, distúrbios intracranianos não vasculares, uso ou abstinência de substâncias, infecções não cefálicas, distúrbios metabólicos, distúrbios de estruturas faciais ou cranianas e neuralgia craniana.[63] Várias condições podem imitar dor de cabeça do tipo tensão crônica ou episódica, incluindo tensão muscular. Dores de cabeça desse tipo são, muitas vezes, erroneamente atribuídas à sinusite crônica, sendo necessário obter evidências clínicas e radiológicas antes do diagnóstico. Embora haja controvérsias sobre a relação causal entre dor de cabeça do tipo tensão e disfunção oromandibular, essas duas condições podem coexistir.[64] As estruturas mais importantes que causam dor dentro do crânio são os vasos sanguíneos, principalmente a parte proximal das artérias cerebrais, bem como as veias grandes e os seios venosos.[65] A dor de cabeça crônica de hipotensão intracraniana costuma ser distinguida por um aumento de dor quando o paciente estiver de pé. Descrições como "latejante" e "pesada" sugerem origem vascular, mas podem também ser um indício de enxaqueca, febre, neuralgia ou hipertensão. Dores de cabeça crônicas recorrentes podem estar associadas a fadiga ocular, comida ou bebida em excesso e tabagismo.

Intrínsecos ao entendimento da relação da dor de cabeça com a região craniovertebral estão os caminhos de dor intracraniana e suas interconexões, em especial o caminho trigeminocervical (ver Cap. 2).

A localização da dor de cabeça pode indicar ao fisioterapeuta informações úteis sobre a origem do sintoma.

▶ A dor na fronte pode ser causada por sinusite ou por espasmo muscular na região occipital ou suboccipital.

▶ A dor occipital pode ser causada por fadiga ocular, disco herniado, hipertensão, neuralgia ou distúrbio no ouvido ou nos olhos.

▶ A dor parietal é indicativa de meningite ou de tumor.

▶ A dor facial pode ser causada por sinusite, neuralgia do trigêmeo, problemas dentários ou tumores.

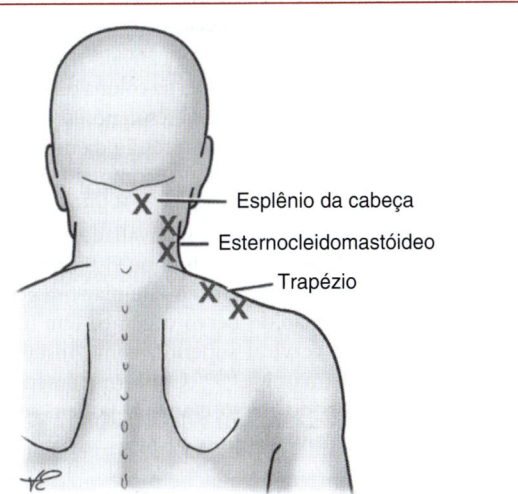

FIGURA 22-9 Locais de pontos de deflagração de dores de cabeça. (Reproduzida com permissão de Brukner P, Kahn K: *Clinical Sports Medicine*, 3rd edn. New York: McGraw-Hill, 2007:212.)

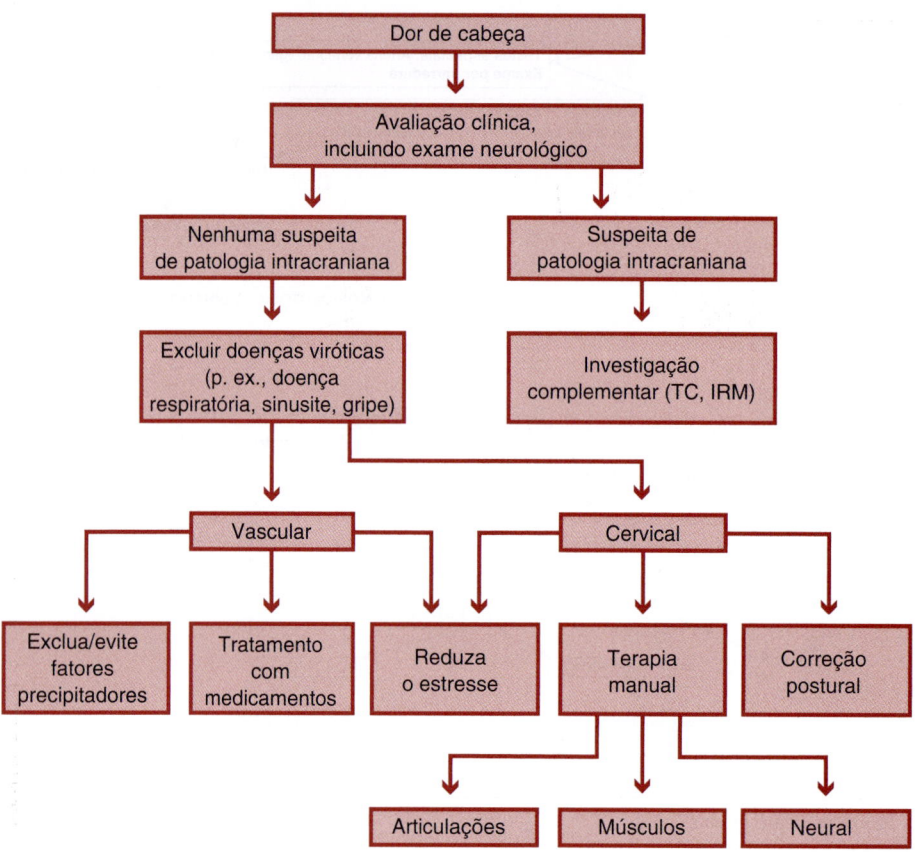

FIGURA 22-10 Abordagem clínica para paciente com dor de cabeça. (Reproduzida com permissão de Brukner P, Kahn K: *Clinical Sports Medicine,* 3rd edn. New York: McGraw-Hill, 2007:208.)

Tontura (vertigem) e nistagmo são sinais neurológicos não específicos que exigem planejamento diagnóstico cuidadoso (ver Caps. 2 e 9). Os relatos de vertigem, embora potencialmente problemáticos, não são contraindicação para a continuação do exame.

> **Curiosidade Clínica**
>
> Tontura associada a distúrbios da função motora, como desequilíbrio, fraqueza ou paralisia, sugere comprometimento do sistema vertebrobasilar.

Revisão de sistemas

A região craniovertebral abriga muitas estruturas vitais. Estas incluem a medula espinal, a artéria vertebral e o tronco cerebral. É extremamente importante que o fisioterapeuta aborde essa área com cuidado e descarte a presença de patologia grave. Disfunções craniovertebrais e cranianas são responsáveis por vários sinais e sintomas, que podem ser benignos ou indicar a presença de patologia grave (Tab. 22-2).

Devido à proximidade das estruturas cranianas, o fisioterapeuta deve desenvolver o hábito de examinar com rapidez pacientes com dor no pescoço e na cabeça para verificar sua capacidade de orientar-se no tempo, no espaço e dizer corretamente o nome; concentrar-se; argumentar e processar informações; fazer julgamentos; comunicar-se de maneira eficaz; e lembrar de informações. A obtenção desses dados precisa ser feita de maneira sensível. Fazer perguntas ao paciente sobre o próprio nome e sobre que dia é pode ser considerado inadequado para algumas pessoas. Muitas das preocupações sobre o estado mental do indivíduo podem ser resolvidas por meio de conversa geral ou como parte da história. Talvez cause surpresa que a incidência de envolvimento neurológico em lesões da coluna cervical superior seja relativamente baixa (18 a 26%).[66] Isso porque, quando ocorre dano significativo na medula na coluna cervical superior, o paciente geralmente morre por parada respiratória.[6]

Quando houver suspeita de compressão da medula espinal, é necessário fazer um exame neurológico completo. Se confirmado o diagnóstico, os serviços médicos apropriados devem ser contatados. Os nervos cranianos devem ser avaliados, principalmente se houver queixas relacionadas à visão ou o paciente apresentar problemas com a fala ou a deglutição. De maneira geral, aqueles com dor referida na região do nervo trigêmeo têm um distúrbio subjacente na coluna cervical superior, como instabilidade AA causada por artrite reumatoide.[62,67] Conforme descrito no Capítulo 2, os vários testes do nervo craniano podem ser realizados em cerca de cinco minutos, com prática.

Testes e medidas

O exame deve ser interrompido se forem produzidos quaisquer sinais e sintomas graves.

TABELA 22-2 Achados de exames e possíveis condições que os causam

Achados	Condição possível
Vertigem	Dano cervical superior, isquemia vertebrobasilar, ruptura do ligamento craniovertebral; pode ser relativamente benigna
Parestesia quadrilateral	Compressão da medula, isquemia vertebrobasilar
Parestesia bilateral dos membros superiores	Compressão da medula, isquemia vertebrobasilar
Hiper-reflexia	Compressão da medula, isquemia vertebrobasilar
Sinal de Babinski ou de clono	Compressão da medula, isquemia vertebrobasilar
Deglutição consistente nos testes de estresse do ligamento transverso	Instabilidade, hematoma retrofaríngeo, artrite reumatoide
Padrão capsular não traumático	Artrite reumatoide, espondilite anquilosante, neoplasia
Dor no braço durando > 6-9 meses	Neoplasia
Dor persistente na raiz < 30 anos	Neoplasia
Dor radicular com tosse	Neoplasia
Dor que piora após um mês	Neoplasia
Mais de um nível envolvido	Neoplasia
Paralisia	Neoplasia ou doença neurológica
Parestesia de tronco e membro	Neoplasia
Sinais e sintomas bilaterais de raiz	Neoplasia
Espasmo forte não traumático	Neoplasia
Dor forte não traumática em idosos	Neoplasia
Sinais piores do que os sintomas	Neoplasia
Fraqueza do desviador radial	Neoplasia
Fraqueza do flexor do polegar	Neoplasia
Fraqueza intrínseca da mão ou atrofia	Neoplasia, síndrome do desfiladeiro torácico, síndrome do túnel do carpo
Síndrome de Horner	Tumor do sulco superior, câncer de mama, dano no gânglio cervical, dano no tronco cerebral
Sensação de final do movimento vazia	Neoplasia
Padrão capsular pós-traumático grave	Fratura
Espasmo pós-traumático grave	Fratura
Perda de ADM pós-traumática	Fratura
Fraqueza dolorosa pós-traumática	Fratura

ADM, amplitude de movimento.

Observação

O paciente deve ser observado nos planos sagital, coronal e transverso.

Plano sagital. Observar a forma da curva cervical e a posição relativa do queixo do paciente até o tórax ajuda a avaliar o alinhamento postural no plano sagital. Um consenso entre os fisioterapeutas é que a adoção habitual de postura cervical extrema pode ser responsável por sintomas de dor e disfunção na cabeça e na área do pescoço.[68] O argumento é que alterações no alinhamento espinal podem resultar em mudanças na atividade muscular e na carga no tecido mole adjacente e nas estruturas articulares, que predispõem o paciente a esse tipo de queixa.[69,70] Esse argumento foi sustentado em vários estudos, que encontraram correlação estatisticamente significativa entre a tendência de manter a cabeça para a frente em relação à vertical verdadeira, na chamada *postura da cabeça, anteriorizada*, e os sintomas de dor.[70,71] Em outras investigações, não foi confirmada nenhuma correlação desse tipo.[72,73]

Flexão ou elevação do queixo na presença de curva cervical normal indica disfunção craniovertebral.[74]

As orelhas são observadas para verificar a presença de assimetria no tamanho, na forma ou na cor. Em geral, o topo da orelha permanece alinhado com a sobrancelha.

Plano coronal. O alinhamento no plano coronal é avaliado observando-se a orientação da cabeça em relação ao tronco e aos ombros, o nivelamento dos processos mastoides e a simetria dos tecidos moles cervicais. A face é observada para verificar a presença de qualquer assimetria ou indicações de ferimento, intumescência, proeminência, edema, perspiração ou cor anormal da pele. Quaisquer assimetrias no tamanho relativo das pupilas e na distância entre as pálpebras superiores e inferiores são observadas. Diferenças de tamanho das pupilas podem ocorrer em indivíduos normais, mas requerem atenção inicial, porque a mudança unilateral anormal no tamanho pode ser causada por disfunção autônoma ou lesão no sistema nervoso central.[75] A pálpebra superior deve cobrir uma porção da íris, mas não a própria pupila, a menos que esteja presente ptose ou queda da pálpebra[75] (ver Cap. 2).

A falta de dentes deve ser levada em consideração. A perda dos mesmos pode ser resultado de trauma, avulsão ou afrouxamento.

Plano transverso. O alinhamento no plano transverso é avaliado observando-se o paciente por trás e verificando-se a orientação da cabeça, a qual é mais bem observada verificando-se qualquer assimetria na posição dos mastoides, que mostra se a cabeça é mais rodada ou flexionada para um dos lados, ambos indicativos de defeito posicional das articulações craniovertebrais. Contusão ao redor dos mastoides ou ao redor do topo da cabeça (sinal de Battle) com história de trauma pode indicar a presença de lesão na calota craniana, como uma fratura basilar. Um traço baixo indica condições como a síndrome de Klippel-Feil,[76] definida como pescoço curto com movimento cervical reduzido e traço posterior baixo. Radiologicamente, indivíduos com essa condição mostram falha de segmentação cervical. A etiologia não é clara, mas se acredita que a síndrome seja causada por segmentação defeituosa dos somitos mesodérmicos.[77] Aparentemente, ela é heterogênea, com a possível contribuição de fatores ambientais.[78] Padrões de herança autossômica dominante e recessiva também foram registrados.[79]

Amplitude de movimento ativo, pressão excessiva passiva e resistência

Flexão curta do pescoço. O examinador deve instruir o paciente a colocar seu queixo sobre o pomo-de-adão. Esse movimento simula a flexão nas articulações craniovertebrais. Se essa manobra produzir formigamento nos pés ou sensações de choque elétrico abaixo do pescoço (sinal de Lhermitte), é altamente indicativo de patologia grave. Embora o sinal de Lhermitte não seja um sintoma específico, costuma ser encontrado em indivíduos com meningite (ver Cap. 9) e desmielinização da medula espinal cervical causada por esclerose múltipla.[80] Ele também manifestou-se em muitas outras condições que causam mielopatia cervical traumática ou compressiva, como espondilose cervical, instabilidade cervical e tumores epidurais ou subdurais.[81,82]

Se o paciente relatar sensação de tração durante a flexão curta do pescoço, significa que a junção cervicotorácica pode estar defeituosa. A flexão ativa do pescoço testa o nervo craniano XI e os miótomos C1 e C2, bem como a força muscular e a disposição do paciente para movimentar-se. Posicionar o pescoço em flexão curta coloca em alongamento seus extensores curtos (C1), que são inervados pelo nervo acessório espinal. O fisioterapeuta aplica sobrepressão e testa os extensores curtos do pescoço, pedindo para que o paciente ofereça resistência (Fig. 22-11). Os achados positivos com esse teste são dor acentuada, náusea, espasmo muscular ou sinais na coluna, sendo que estes últimos podem indicar fratura do dente ou tumor, resultando na conclusão do exame.[81] Assim, a fratura cervical ou o comprometimento do ligamento transverso podem ser provisoriamente descartados se o paciente for capaz de flexionar o pescoço.

Extensão curta do pescoço. O fisioterapeuta deve instruir o paciente a olhar para cima apenas levantando o queixo. Em seguida, o paciente estende a cabeça sobre o pescoço e o examinador tenta levantar o osso occipital na direção do teto (Fig. 22-12). A incapacidade de realizar esse movimento (na presença de movimento normal nos outros planos) indica que há ruptura importante nas estruturas cervicais anteriores. Se o teste produzir formigamento nos pés, é altamente sugestivo de compressão da medula espinal. Essa compressão pode ocorrer devido à "curvatura" ou à ossificação do ligamento amarelo, ocasionando perda de elasticidade.[83] A perda de equilíbrio ou episódios de queda com essa manobra sugerem, de forma bastante conclusiva, o comprometimento do sistema vertebrobasilar. O episódio de queda é definido como a perda de equi-

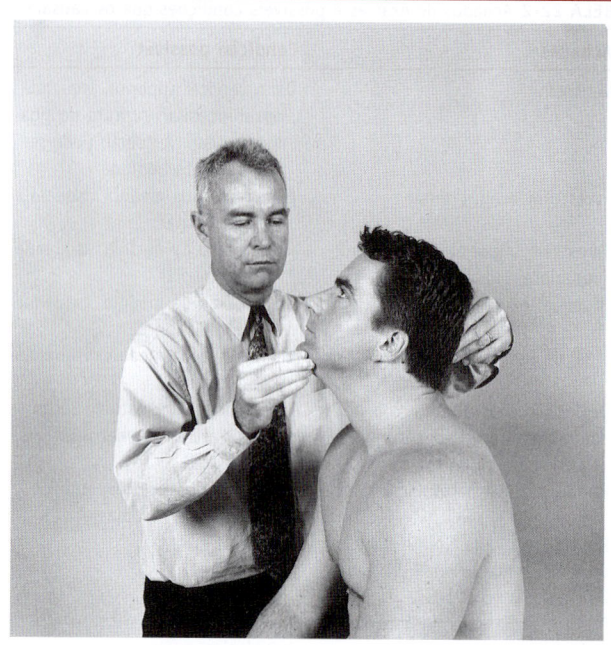

FIGURA 22-12 Extensão curta do pescoço com sobrepressão e resistência.

líbrio sem perda de consciência. Os flexores curtos do pescoço (C1), que são supridos pelo nervo acessório espinal, podem ser testados nessa posição, aplicando-se sobrepressão como para elevar o queixo do paciente em direção ao teto enquanto ele oferece resistência (ver Fig. 22-12).

> **Curiosidade Clínica**
>
> Se o pescoço permanecer instável após uma fratura do dente ou uma ruptura do ligamento transverso, o paciente será incapaz ou relutará em flexionar ou estender o pescoço da maneira tradicional, muitas vezes devido a espasmo muscular grave.

Rotação. A rotação do pescoço e da cabeça pode ser considerada como movimento funcional das articulações craniovertebrais. Assim, se os sintomas e a perda de movimento não forem reproduzidos com rotação ativa, é pouco provável que o dano aos tecidos que formam as articulações craniovertebrais seja significativo ou até mesmo esteja presente. O indivíduo deve executar rotação ativa do pescoço. A incapacidade de movê-lo em qualquer quantidade em qualquer direção é um sinal potencial grave, visto que pode indicar fratura do dente ou fratura de deslocamento de CI-CII. Todas as medidas devem ser tomadas para determinar a causa dessa incapacidade. Em casos de suspeita de fratura ou de instabilidade grave, o paciente deve ser colocado em um colar cervical e seu médico deve ser notificado imediatamente. Além da presença de fratura, outra condição grave que pode ser provocada por rotação cervical inclui o comprometimento da artéria vertebral – a rotação cervical é o movimento mais provável (simples) para reproduzir sinais ou sintomas de comprometimento da artéria vertebral (ver Cap. 21).[81,84-86]

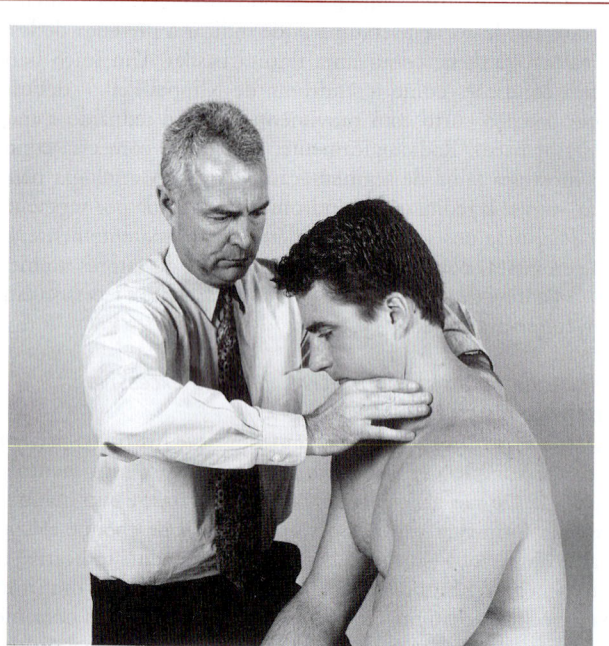

FIGURA 22-11 Flexão curta do pescoço com sobrepressão.

Os achados dos testes de rotação cervical também fornecem ao examinador alguma informação quanto à lesão biomecânica das articulações craniovertebrais:

▶ Perda de rotação associada a dor e história de trauma recente. Isso pode indicar a presença de artrite pós-traumática aguda/subaguda das articulações craniovertebrais. Recomenda-se fazer testes adicionais, considerando que isso pode indicar, também, uma lesão de tecido mole.

▶ Perda de rotação associada a dor e história de trauma crônico. Esse achado indica hipomobilidade indolor crônica com hipermobilidade ipsilateral adaptativa, mas dolorosa, envolvendo as articulações craniovertebrais (p. ex., a dor com rotação para a direita ocorre se a articulação AO direita não puder flexionar e houver hipermobilidade da articulação AA direita). Pode ocorrer, também, se a articulação AO esquerda não puder estender. Também são necessários testes adicionais para confirmar essa hipótese.

▶ Perda de amplitude de movimento de rotação sem dor associada, mas com história de trauma crônico. Esse achado – que pode indicar a presença de artrite pós-traumática crônica – provavelmente ocorre de forma incidental, visto que muitos pacientes buscam ajuda por causa da dor. Entretanto, dependendo da extensão da perda de rotação, o paciente pode ter se conscientizado da perda de função.

▶ Amplitude de movimento de rotação completa associada a dor e história de trauma crônico. Isso pode indicar hipomobilidade fibrótica crônica (indolor) com hipermobilidade contralateral adaptativa, mas dolorosa (p. ex., a dor com rotação para a direita ocorre se a articulação AO esquerda não puder flexionar e a articulação AO direita desenvolver hipermobilidade compensatória).

Para ajudar o fisioterapeuta a diferenciar entre as possíveis causas biomecânicas para essa perda de rotação, os seguintes testes podem ser usados:[87]

▶ *Teste de movimento combinado.* (Ver adiante).
▶ *Deslizamento articular passivo relevante.* Usando as informações obtidas nos testes de movimento combinado, o deslizamento articular é liberado no final da amplitude de movimento combinado que reproduziu os sintomas (ver mais adiante). A sensação de final do movimento do deslizamento articular é avaliada, assim como a reprodução da dor.
▶ *Testes de estresse segmentar linear.* Esses testes são usados quando a sensação de final do movimento for considerada "solta", comparada com o outro lado, para ajudar a determinar se a articulação é hipermóvel (teste de estresse negativo) ou instável (teste de estresse positivo). Os testes de estresse segmentar linear são descritos mais adiante.

Flexão lateral. O paciente deve flexionar a cabeça para o lado apropriado ao redor do áxis (direcionado pelo nariz). A flexão lateral é elencada aqui para completar o quadro. Muito mais uma função da coluna cervical inferior, esse movimento é, entretanto, significativamente reduzido em casos de instabilidade craniovertebral ou fixação articular. É possível argumentar que, na presença de ruptura ligamentar grave devido a uma subluxação do atlas sob o osso occipital, ela pode provocar sintomas, mas essa incidência importante de instabilidade provavelmente seria detectada logo no início do exame.[88] Em essência, os movimentos de inclinação lateral que ocorrem nas articulações craniovertebrais são movimentos conjuntos, de modo que os resultados do teste provavelmente não fornecerão muitas informações adicionais.

Palpação

A palpação objetiva dessa área é orientada pelo conhecimento anatômico profundo. Geralmente, prossegue camada por camada. Deve-se observar que a geometria articular assimétrica é comum nessa região.[89] Para que a palpação da coluna seja um indicador válido para técnicas manuais, o fisioterapeuta que aplicá-la deve primeiro ser capaz de diferenciar entre o movimento assimétrico causado por disfunção vertebral e aquele causado por anatomia articular assimétrica.[89] Entretanto, o exame da pele que sobrepõe a coluna foi considerado muito útil, pois determinadas mudanças de pele em locais determinados sugerem uma área espinal disfuncional.[90] A avaliação da pele envolve características como espessura, umidade e facilidade de deslocamento em todas as direções. Reações autônomas anormais, como mudanças eritematosas, produção de suor aumentada e dor induzida com pressão palpatória mínima, indicam disfunção segmentar.[91]

A palpação pode ser iniciada na área indicada pelo paciente como dolorosa. Esses pontos dolorosos devem ser localizados de forma adequada. Os pontos ósseos dessa região que devem ser palpados incluem o osso occipital, o mastoide, o atlas e o áxis.

Osso occipital. O examinador deve localizar a protuberância occipital externa, que é a estrutura óssea mais proeminente no osso occipital na linha média. É possível localizar a linha nucal superior seguindo a protuberância occipital externa lateralmente. O músculo semiespinal da cabeça está localizado cerca de um dedo e meio abaixo da linha nucal superior.[91]

Mastoide. Os processos mastoides encontram-se atrás de cada orelha. Após a localização dessa estrutura, o fisioterapeuta deve mover os dedos inferiormente em direção à ponta do processo mastoide. Começando na ponta medial, o dedo que está palpando deve movimentar-se para cima até o polo superior do sulco mastoide, uma área importante no exame das zonas de irritação do osso occipital e de CI.[91]

Atlas. Colocando os dedos que estão palpando entre o processo mastoide e o ramo descendente da mandíbula, o fisioterapeuta consegue localizar o processo transverso do atlas. O oblíquo inferior e o oblíquo superior têm inserções nesse local.

Áxis. O processo espinhoso de CII é o primeiro ponto ósseo proeminente acessível à palpação abaixo da protuberância occipital externa do osso occipital. Esse processo é a origem do músculo oblíquo inferior e do músculo reto posterior maior da cabeça.

Testes posicionais

O paciente deve permanecer sentado, com o examinador de pé atrás dele. Com os dedos indicador e médio de ambas as mãos, o fisioterapeuta palpa a distância entre os processos transversos do atlas e os processos mastoides dos ossos temporais.

Flexão

Articulação atlantoccipital. Com os dedos indicador e médio de uma das mãos, o fisioterapeuta palpa o processo mastoide e o processo transverso de CI (Fig. 22-13). O paciente deve flexionar o complexo articular AO. Isso permite avaliar a posição do osso oc-

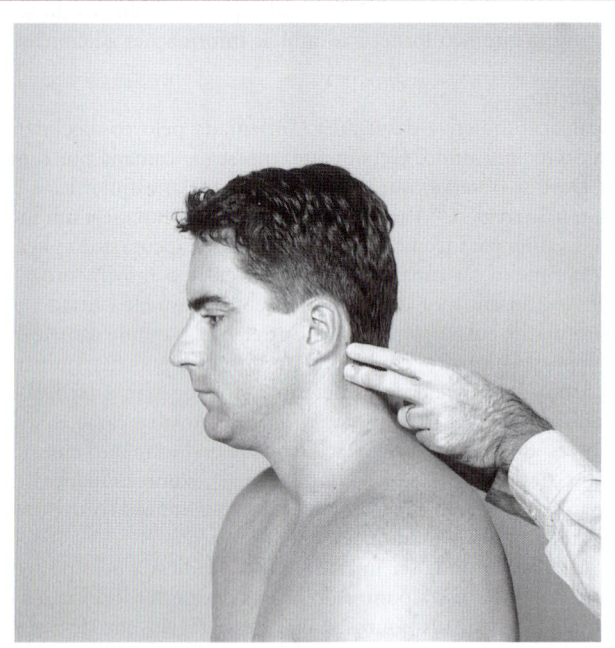

FIGURA 22-13 Teste posicional para a articulação atlantoccipital (AO).

cipital em relação ao atlas. O outro lado é então testado, sendo feita uma comparação. O lado com a distância mais curta entre esses ossos na flexão craniovertebral pode ser hipomóvel.

Articulação atlantoaxial. O teste posicional dessa articulação é realizado palpando-se bilateralmente o arco posterior do atlas no sulco suboccipital e a lâmina do áxis com os dedos indicador e médio (Fig. 22-14). A articulação é flexionada ao redor de seu

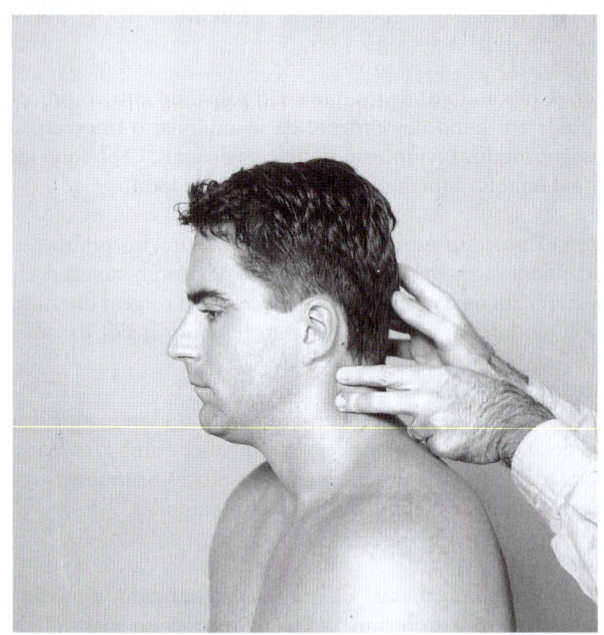

FIGURA 22-14 Teste posicional para a articulação atlantoaxial (AA).

eixo. O examinador avalia a posição da vértebra CI em relação a CII, observando a posição do arco posterior em relação à lâmina de CII correspondente. O outro lado é então testado e a comparação é feita. O arco de CI posterior esquerdo, que é posterior em relação à lâmina esquerda de CII, é indicativo de posição rodada à esquerda do complexo articular CI-CII em flexão.

Extensão
Articulação atlantoccipital. O complexo articular AO é flexionado ao redor do áxis de modo apropriado. O fisioterapeuta avalia a posição do osso occipital em relação ao atlas comparando o lado esquerdo com o direito. O lado com a distância mais curta entre o osso occipital e o atlas na extensão craniovertebral pode ser hipomóvel.

Articulação atlantoaxial. O teste posicional dessa articulação é realizado palpando-se bilateralmente o arco posterior do atlas no sulco suboccipital e a lâmina do áxis com os dedos indicador e médio de ambas as mãos. A articulação é estendida ao redor do áxis de modo apropriado. O fisioterapeuta avalia a posição da vértebra CI em relação a CII, observando a posição do arco posterior em relação à lâmina de CII correspondente. O arco posterior esquerdo de CI – que é posterior em relação à lâmina esquerda de CI – é indicativo de posição rodada à esquerda do complexo articular CI-CII em extensão.

Mobilidade ativa do osso occipital, do atlas e do áxis

Ao interpretar os achados dos testes de mobilidade ativa, a posição da articulação no início do teste deve estar correlacionada com a mobilidade subsequente observada, pois alterações na mobilidade articular podem apenas refletir a posição inicial alterada.[92] O paciente deve permanecer sentado, com o examinador de pé atrás dele. Usando os dedos polegar e indicador de ambas as mãos, o fisioterapeuta palpa cada processo mastoide dos ossos temporais e os processos transversos do atlas. Com os dedos médios, palpa os processos transversos do áxis (Fig. 22-15).

▶ Para a flexão, o paciente deve flexionar a cabeça ao redor do áxis de modo apropriado. Os processos mastoides devem seguir posteriormente ao longo de uma trajetória curvada em igual distância. O fisioterapeuta observa a quantidade e a qualidade dos movimentos.

▶ Para avaliar a extensão, o paciente deve estender a cabeça em torno do áxis de modo apropriado (Fig. 22-16). Os processos mastoides devem deslizar anteriormente junto a uma trajetória curvada em igual distância. O fisioterapeuta observa a quantidade e a qualidade dos movimentos.

▶ Para avaliar a inclinação lateral, a cabeça do paciente é conduzida à volta do áxis de modo apropriado (Fig. 22-16). Como a rotação contralateral conjunta tende a ser combinada com a flexão lateral nessa articulação, seu processo transverso deve aproximar-se do processo transverso de CII no plano coronal durante a inclinação lateral.[92]

Teste de mobilidade fisiológica passiva do osso occipital, do atlas e do áxis

Articulação atlantocciptal. Nos testes de mobilidade dessa articulação, o primeiro ponto a ser lembrado é que ela é capaz de flexão e extensão, podendo ocorrer também inclinação lateral e rotação, ainda que com menor intensidade. O segundo ponto

CAPÍTULO 22 • A ARTICULAÇÃO CRANIOVERTEBRAL

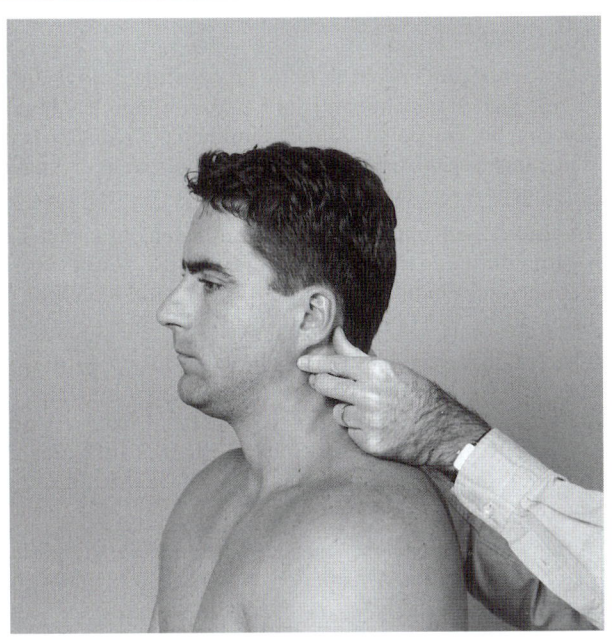

FIGURA 22-15 Teste de mobilidade ativa das articulações AO e AA.

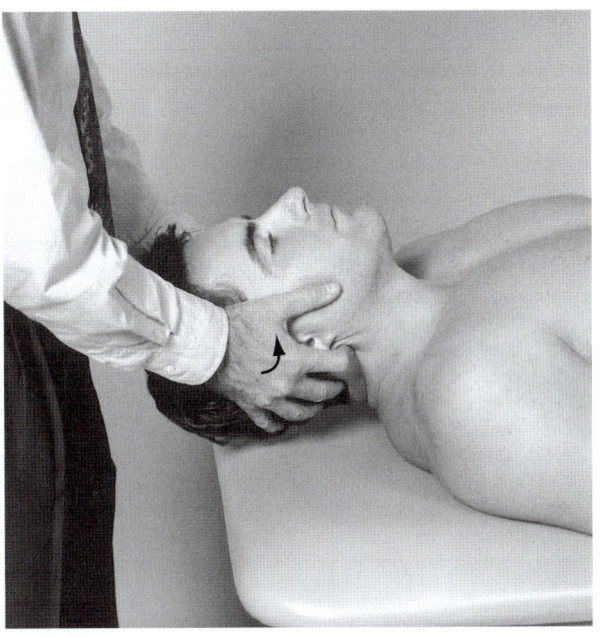

FIGURA 22-17 Teste de mobilidade passiva de AO em extensão.

que se deve ter em mente é que as artrocinemáticas dessa articulação são o oposto daquelas que ocorrem nas outras articulações zigoapofisárias e ocorrem em um plano diferente (horizontal). A mobilidade articular da articulação AO pode ser avaliada com o paciente sentado 🎥 *vídeo* ou na posição supina.

Com o paciente em supino, a cabeça é estendida à volta do áxis para a articulação AO (Fig. 22-17) 🎥 *vídeo*. A cabeça é, então, inclinada lateralmente para a esquerda e para a direita. Durante a inclinação lateral, uma força translacional gradativa é aplicada na direção oposta ao movimento. A amplitude de movimento da inclinação lateral é avaliada de lado a lado, assim como a sensação de final do movimento de translação. Esse procedimento é repetido para a flexão.

Durante a extensão da articulação AO (Fig. 22-17), os côndilos occipitais deslizam anteriormente ao limite de seu alcance de extensão simétrica. Durante a inclinação lateral à esquerda e a translação à direita na extensão, ocorre produção de rotação à direita acoplada. Essa rotação leva o côndilo occipital direito a retornar na direção de uma posição neutra, enquanto o côndilo esquerdo avança em direção à barreira de extensão. Se a inclinação lateral à esquerda for limitada em extensão, o fator limitador está na articulação esquerda do segmento (ipsilateral à inclinação lateral), que está evitando o avanço do côndilo para sua posição normal. Desse modo, a extensão e a translação à direita testam o deslizamento anterior da articulação AO esquerda, enquanto a extensão e a translação à esquerda produzem o deslizamento anterior da articulação AO direita (Tab. 22-3).

Durante a flexão da articulação AO, os côndilos occipitais deslizam posteriormente (Fig. 22-18). A rotação à direita, associada à flexão lateral à esquerda, faz o côndilo esquerdo mover-se para fora da barreira de flexão, em direção à posição neutra, enquanto o côndilo direito movimenta-se posteriormente para a barreira da flexão. Desse modo, a flexão e a translação à direita testam o deslizamento posterior da articulação AO direita, enquanto a flexão e a rotação à esquerda testam o deslizamento posterior da articulação AO esquerda (ver Tab. 22-3).

Os movimentos artrocinemáticos e osteocinemáticos são testados de forma simultânea; assim, a sensação de final do movimento deve ser usada para determinar a causa da restrição. Geralmente, costuma-se observar os seguintes padrões de impedimento, sendo possível deduzir as respectivas causas. Entretanto, é útil

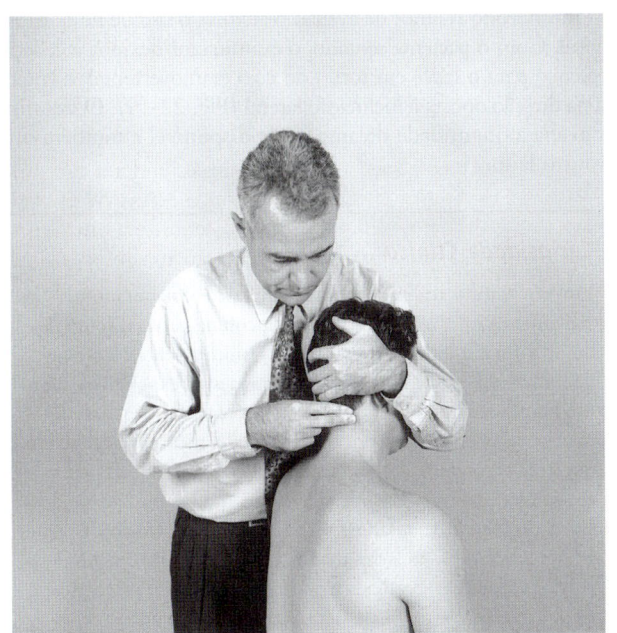

FIGURA 22-16 Teste de mobilidade de inclinação lateral.

TABELA 22-3 Restrições de movimento das articulações craniovertebrais e suas causas prováveis

Restrição de movimento	Causas prováveis
Flexão e inclinação lateral direita	Hipomobilidade de flexão esquerda Tensão do músculo extensor Aderências capsulares posteriores Subluxação esquerda (em extensão)
Extensão e inclinação lateral direita	Hipomobilidade de extensão direita Tensão do músculo flexor esquerdo Aderências capsulares anteriores Subluxação direita (em flexão)
Movimento de flexão e de inclinação lateral direita maior do que de extensão e inclinação	Padrão capsular esquerdo (artrite, artrose) lateral esquerda
Flexão e inclinação lateral direita igual a extensão e inclinação lateral esquerda	Artrofibrose esquerda (sensação de final do movimento capsular muito rígida)
Flexão lateral direita em flexão e em extensão	Provavelmente uma anomalia

lembrar que as deduções somente têm algum valor se a intervenção resultante for bem-sucedida.[59]

▶ O paciente que tem subluxação na flexão (perda de deslizamento anterior) na articulação AO direita demonstra redução da extensão, flexão à direita e rotação à esquerda diminuídas e a sensação de final do movimento obstruída com translação à esquerda.

▶ Indivíduos com restrição periarticular da articulação AO na flexão (perda de deslizamento posterior) demonstram flexão diminuída, redução da inclinação lateral à direita e rotação à esquerda e sensação de final do movimento capsular com translação à esquerda.

▶ O paciente com aderência fibrosa da articulação AO direita (perda de deslizamento anterior e posterior) apresenta extensão e inclinação lateral à direita diminuídas e redução da flexão e inclinação lateral à esquerda, com sensação de final do movimento capsular enrijecida em ambos os extremos.

▶ O teste de movimento com flexão e inclinação lateral à esquerda diminuídas e com sensação de final do movimento patomecânica indica articulação AO esquerda subluxada em extensão.

▶ O teste de movimento com extensão reduzida e limitação da inclinação lateral à direita indica um padrão capsular da articulação AO direita. Tais limitações, com sensação de final do movimento espasmódica (flexão com maior amplitude), indicam artrite traumática da articulação AO esquerda.

▶ A translação à direita reduzida da AO na flexão indica disfunção da articulação AO superior ou músculo oblíquo direito prejudicado ou rígido.

Articulação atlantoaxial. Existe uma variedade de métodos para avaliar a mobilidade fisiológica passiva da articulação AA ▶ *vídeo*. O método mais comum envolve deitar o paciente em supino e aplicar flexão cervical total e, em seguida, introduzir a rotação cervical. O problema dessa técnica é que ela se baseia no fato de que a coluna cervical média a inferior será travada com a flexão. Como o pescoço muitas vezes é impedido de continuar a flexionar-se quando encontra o esterno, o fisioterapeuta não tem como saber se ocorreu a flexão cervical total. Assim, um pouco da rotação subsequente pode ser atribuída a uma combinação da coluna cervical e do movimento AA. Essa hipótese pode não ser importante em lesões assimétricas, porém pode resultar em achados falso-negativos em lesões simétricas.

Um método melhor de avaliação envolve o uso de flexão lateral cervical. Com o paciente sentado, o examinador flexiona a cabeça e o pescoço para o lado, em torno do eixo craniovertebral, e então a gira na direção oposta à inclinação lateral (Fig. 22-19). O examinador avalia a quantidade de amplitude disponível e também o faz no outro lado.

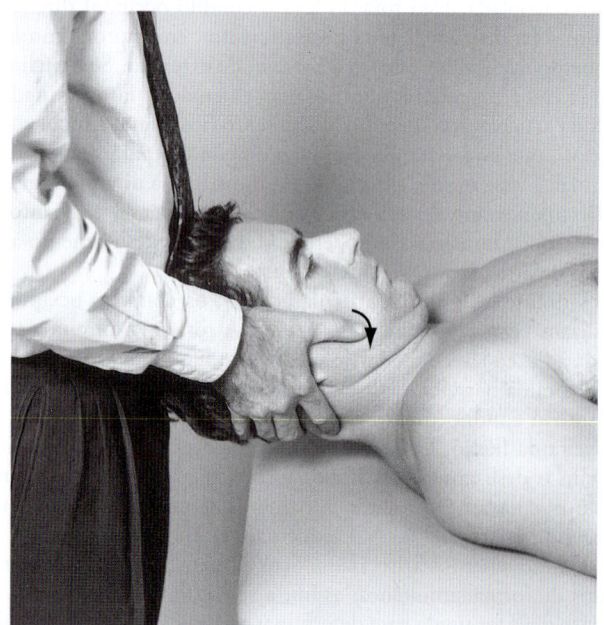

FIGURA 22-18 Teste de mobilidade passiva da AO em flexão.

> ### Curiosidade Clínica
>
> Em um estudo realizado por Smedmark e colaboradores,[93] o movimento intervertebral passivo da coluna cervical foi avaliado de forma independente por dois fisioterapeutas. Esses avaliadores tinham a mesma formação e a mesma experiência clínica. Foram incluídos no estudo 61 pacientes à procura tratamento de problemas cervicais em uma clínica privada, sendo que três segmentos da coluna cervical e a mobilidade da primeira costela foram classificados como rígidos ou não rígidos. Os dados foram analisados pelo percentual de concordância e pelo coeficiente κ. Os resultados demonstraram um nível de confiabilidade interavaliadores entre 70 e 87%, e os coeficientes κ variaram entre 0,28 e 0,43, sendo considerados apenas de "regular a moderado".

Em um estudo semelhante realizado por Pool e colaboradores,[94] que avaliou a reprodutibilidade interavaliadores de exames físicos da coluna cervical, dois fisioterapeutas julgaram, de forma independente, a mobilidade geral e a mobilidade intersegmentar (segmentos C0-TII) do pescoço, com provocação subsequente da dor. A concordância para a mobilidade geral mostrou coeficientes κ entre 0,05 e 0,61 e, para a mobilidade intersegmentar, os valores de κ ficaram entre –0,09 e 0,63. A concordância para a dor provocada no pescoço, em um ponto de uma escala numérica de 11 pontos, variou entre 46,9 e 65,7% para a mobilidade geral e entre 40,7 e 75,0% para a mobilidade intersegmentar. O CCI variou entre 0,36 a 0,71 para a mobilidade geral e entre 0,22 e 0,80 para a mobilidade intersegmentar. O estudo concluiu que, apesar do uso de um protocolo padronizado para avaliar a mobilidade geral e a mobilidade segmentar da coluna cervical, é difícil atingir um nível razoável de concordância e de confiabilidade entre os examinadores. Da mesma forma, os pacientes não foram capazes de apresentar o mesmo nível de dor provocada em duas avaliações, com intervalo de 15 minutos.

Teste de movimento combinado

A flexão e a extensão das articulações atlantoccipitais envolvem deslizamento posterior e anterior dos côndilos occipitais, respectivamente. O mesmo deslizamento (embora recíproco nas facetas opostas) é utilizado na rotação. Na articulação AA, a flexão e a extensão envolvem, principalmente, a ação de "rolagem" dos côndilos, com quantidade insignificante de deslizamento. Portanto, a flexão e a extensão craniovertebral têm efeito mínimo sobre a rotação AA.[87] Em consequência, se um sintoma ou amplitude de movimento for drasticamente alterado pela flexão ou pela extensão craniovertebral, supõe-se que a disfunção esteja na articulação AO.[87] Por exemplo, se o côndilo occipital direito não deslizar posteriormente, a articulação direita será incapaz de flexionar ou permitir a rotação à direita, pois ambos os movimentos envolvem o deslizamento posterior na articulação AO direita. Nos testes de movimentos combinados, a restrição da rotação à direita é mais evidente quando combinada com flexão craniovertebral, porém será menos evidente quando combinada com extensão craniovertebral.

Os achados feitos a partir dos testes de movimento combinado são bastante úteis para determinar qual deslizamento articular será avaliado. Por exemplo, se foi determinado no teste de movimento combinado que a articulação AO direita está restrita ou dolorosa com a flexão (comprometendo o deslizamento posterior), ela deve ser posicionada em seu extremo de flexão e de rotação à direita (os dois movimentos associados a um deslizamento posterior da articulação AO direita).

Teste de estresse segmentar linear

A região craniovertebral apresenta alto grau de mobilidade, porém pouca estabilidade, com os ligamentos promovendo pouca proteção nas lesões de alta velocidade. A instabilidade dessa região resulta de diversas causas:

▶ *Trauma (sobretudo lesão de hiperflexão no pescoço).*

▶ *Artrite reumatoide, artrite psoriática ou espondilite anquilosante.* A hipermobilidade sem origem traumática ou a instabilidade do flanco da articulação AO foi relatada em associação com artrite reumatoide.[95]

▶ *Uso de corticosteroides.* A exposição prolongada a essa classe de medicamentos pode amolecer o dente e o ligamento transverso, deteriorando as fibras Sharpey, que inserem o ligamento no osso. Seu uso também promove osteoporose, predispondo os ossos a fraturas.

▶ *Infecções recorrentes do trato respiratório superior ou garganta inflamada crônica em crianças.* A síndrome de Grisel[96] é um deslocamento AA espontâneo que afeta crianças entre as idades de 6 e 12 anos. O sintoma é um torcicolo que surge de maneira repentina. Aparentemente, a etiologia mais provável é a inflamação do espaço retrofaríngeo causada por infecções do trato respiratório ou por adenotonsilectomia, produzindo hiperemia faríngea e absorção óssea.

▶ *Malformação congênita.* A hipermobilidade não traumática ou instabilidade do flanco da articulação AA foi relatada em associação com malformações ósseas congênitas.[97]

▶ *Síndrome de Down.* A hipermobilidade não traumática ou instabilidade do flanco da articulação AA foi encontrada em crianças e adolescentes com síndrome de Down.[98,99]

▶ *Desenvolvimento imaturo.* Pacientes com menos de 12 anos de idade muitas vezes têm dente imaturo ou ausente (ver a seguir).

▶ *Osteoporose.*

É importante lembrar que o complexo articular AA consiste de três articulações. A articulação mediana, embora não tenha nenhuma função de sustentação de peso, é muito importante para a manutenção da estabilidade, enquanto, ao mesmo tempo, facilita o movimento dentro desse complexo articular. Fielding e colaboradores[100] descobriram que a estabilidade da articulação AA depende bastante

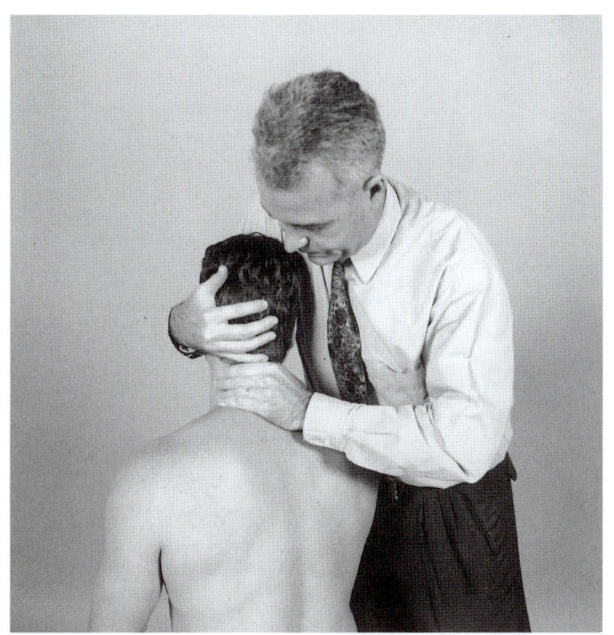

FIGURA 22-19 Teste de mobilidade passiva de rotação AA.

das estruturas ligamentares e de um dente normal e intacto. Na ocasião, a integridade deste pode estar comprometida devido a:

1. Anormalidades do dente, incluindo:
   a. Osso odontoide. Essa é uma condição na qual não há ossificação do disco intervertebral entre os corpos em desenvolvimento do áxis e do atlas.
   b. Ausência congênita do dente.
   c. Um dente não desenvolvido, cuja redução no tamanho faz com que não seja percebido pelo ligamento transverso. O tamanho do corpo do dente não é suficiente para ser retido no anel osteoligamentar do atlas até a criança atingir a idade de cerca de 12 anos. Nesse grupo etário, é necessário tomar muito cuidado e ter justificativas suficientes para fazer qualquer mobilização craniovertebral ou aplicação de técnicas manipulativas.

2. Patologias que afetam o dente, incluindo:
   a. Desmineralização ou reabsorção do dente, tal como ocorre com a síndrome de Grisel[96] ou com a artrite reumatoide.
   b. Uma fratura antiga, não deslocada (sobretudo do dente), que originalmente não foi percebida no diagnóstico e, em seguida, formou uma pseudoartrose.

Indicações para o teste de estabilidade. Os seguintes achados são considerados indicações para a execução de testes de estabilidade ou de estresse da região craniovertebral:[81]

▶ História de trauma ou de qualquer uma das causas de instabilidade listadas anteriormente.

▶ Instabilidade no pescoço relatada pelo paciente.

▶ Presença dos seguintes sinais e sintomas:
   • Nódulo na garganta.
   • Parestesia labial.
   • Náusea ou vômito.
   • Dor de cabeça grave e espasmo muscular.
   • Tontura.

O indivíduo deve permanecer em posição supina para remover quaisquer influências musculares. Se for incapaz de deitar-se, o fisioterapeuta deve reconsiderar a execução desses testes.

Estabilidade longitudinal. A tração geral é aplicada em toda a região cervical. Se essa manobra não reproduzir os sinais e sintomas, significa que CII está estabilizada, de modo que a força de tração pode ser direcionada para a região craniovertebral (Fig. 22-20).

Cisalhamento anterior: ligamento transverso.[81] O paciente deve ser colocado em posição supina, com a cabeça apoiada nas mãos do fisioterapeuta. O examinador localiza os arcos anteriores de CII ao mover em volta da vértebra de trás para a frente usando os polegares. Após a localização, o fisioterapeuta deve fazer pressão sobre os arcos anteriores de CII com os polegares em direção à mesa, enquanto o dorso da cabeça e CI, apoiados na mão do fisioterapeuta, são erguidos, mantendo a cabeça paralela ao teto, mas em leve flexão (Fig. 22-21). *vídeo*. O paciente deve manter os olhos abertos e contar em voz alta em ordem decrescente. A

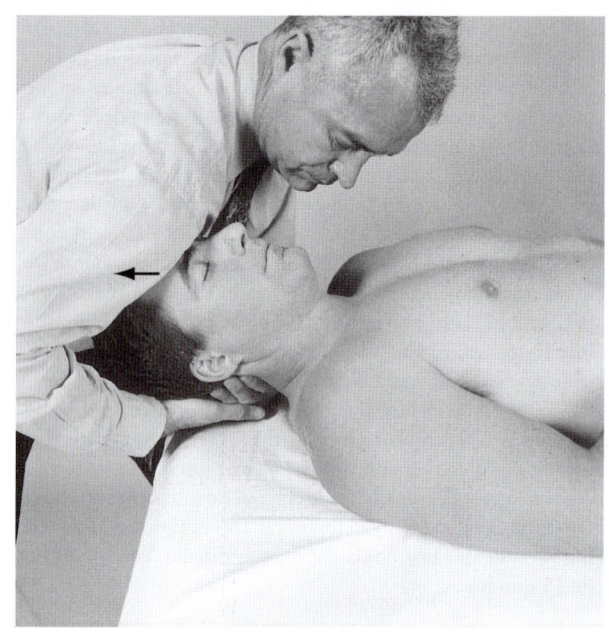

FIGURA 22-20 Teste de estabilidade longitudinal.

posição deve ser mantida por cerca de 15 segundos ou até a percepção da sensação de final do movimento.

Estabilidade coronal: ligamentos alares. A rotação e a inclinação lateral comprimem os alares contralaterais (p. ex., a rotação ou a inclinação para a direita comprime os alares esquerdos), enquanto a flexão tende a comprimir ambos os ligamentos alares.

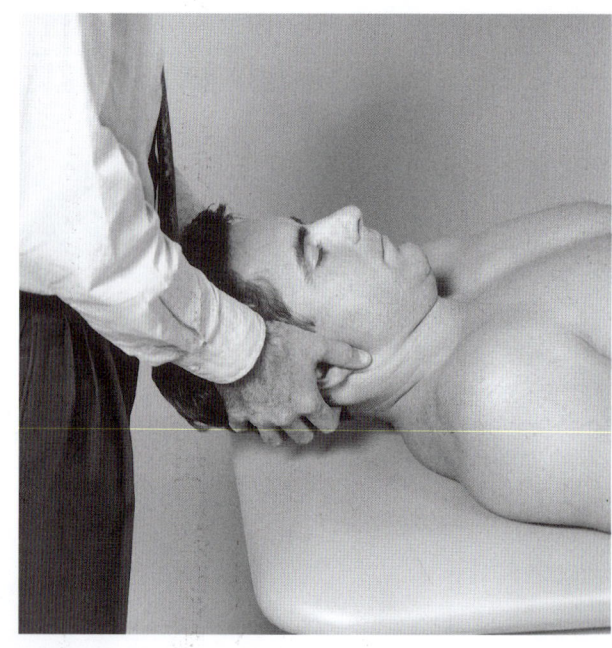

FIGURA 22-21 Teste do ligamento transverso.

O processo transverso de CII é palpado com uma das mãos, enquanto a cabeça do paciente permanece flexionada para o lado ou giroflexa (Fig. 22-22) 🎥 *vídeo*. Trata-se de um teste de imediatismo. Se o processo transverso de CII não se mover tão logo a cabeça comece a girar, deve-se suspeitar de frouxidão dos ligamentos alares. Para confirmar os achados desse teste, deve-se manter o ponto de rotação. Enquanto estiver apoiando a cabeça do paciente (Fig. 22-23) e monitorando o movimento no segmento CII, o fisioterapeuta introduz a inclinação lateral nas articulações craniovertebrais para afrouxar o ligamento alar e possibilitar a execução de rotações adicionais.

Cisalhamento transverso.[81] O cisalhamento transverso das articulações craniovertebrais deve ser executado com o paciente em posição supina. O fisioterapeuta estabiliza o mastoide, e CI é movida em direção transversal, usando a parte mole da articulação metacarpofalângica do dedo indicador (Fig. 22-24). O teste é repetido estabilizando-se CI e mudando de lugar o mastoide.

As vértebras CI e CII podem ser testadas de maneira similar. A parte mole de cada cabeça do segundo osso metacarpal é colocada sobre os processos transversos opostos e as lâminas de CI e CII, com as palmas uma de frente para a outra. O fisioterapeuta estabiliza CI e tenta mover CII transversalmente usando a parte macia dos metacarpos (Fig. 22-25). Nenhum movimento deve ser sentido.

Exame neurológico

O objetivo do exame neurológico é avaliar a condução normal do sistema nervoso central e periférico. A presença de sintomas neurológicos merece atenção especial. Muitos dos sintomas que ocorrem em membros superiores têm suas origem no pescoço. O paciente com trauma no pescoço pode relatar sintomas aparentemente bizarros, mas que precisam ser cuidados até que o médico descarte alguma patologia grave. A mielopatia cervical – envolvendo a lesão da própria medula espinal – está associada a parestesias multissegmentares e sinais e sintomas do neurônio motor superior (NMS), tais como espasticidade, hiper-reflexia, distúrbios visuais e de equilíbrio, ataxia e mudanças súbitas na função

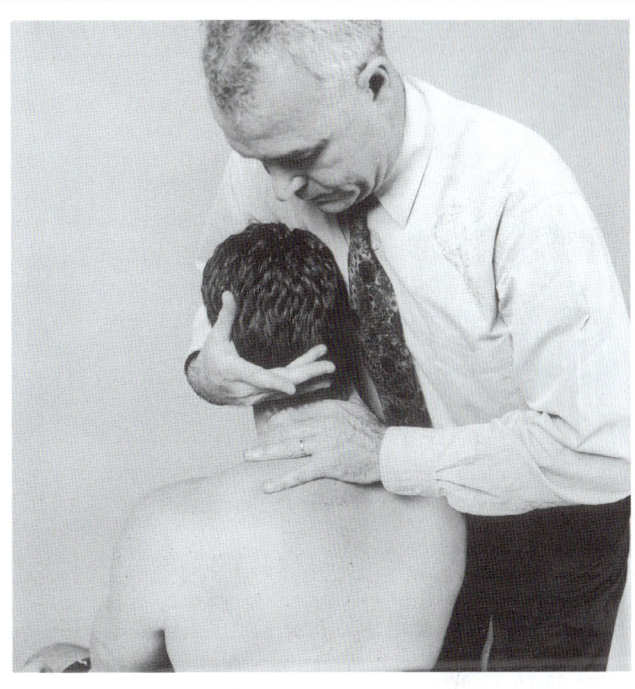

FIGURA 22-23 Teste de confirmação da integridade do ligamento alar.

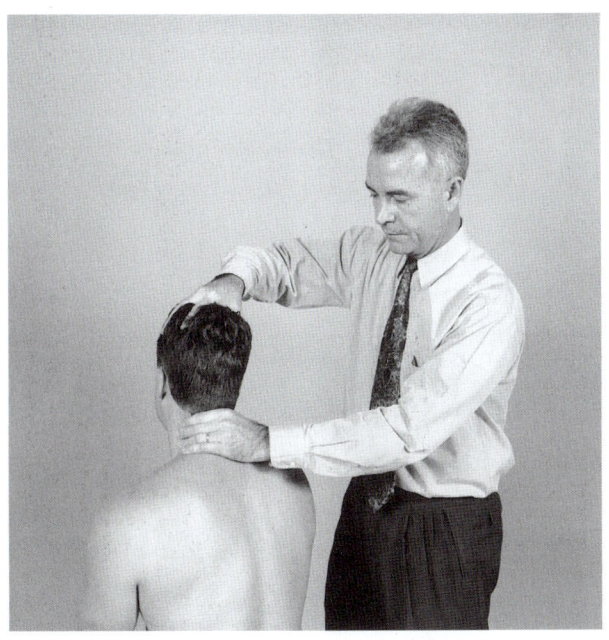

FIGURA 22-22 Teste dos ligamentos alares.

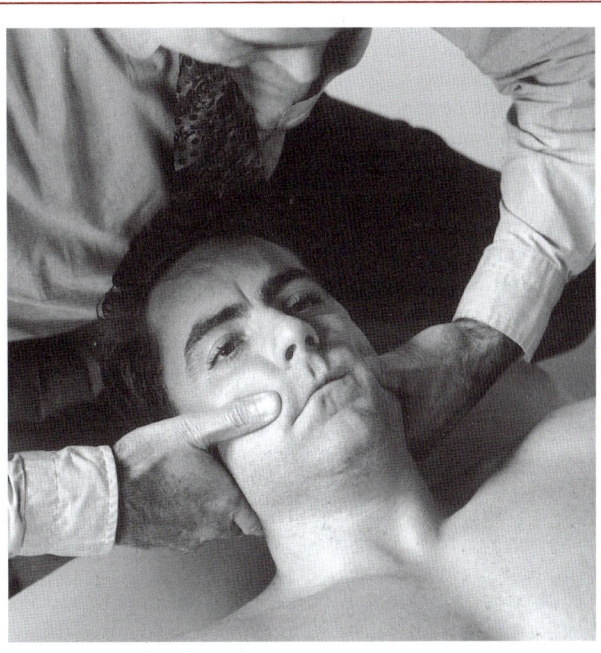

FIGURA 22-24 Cisalhamento translacional da articulação AO.

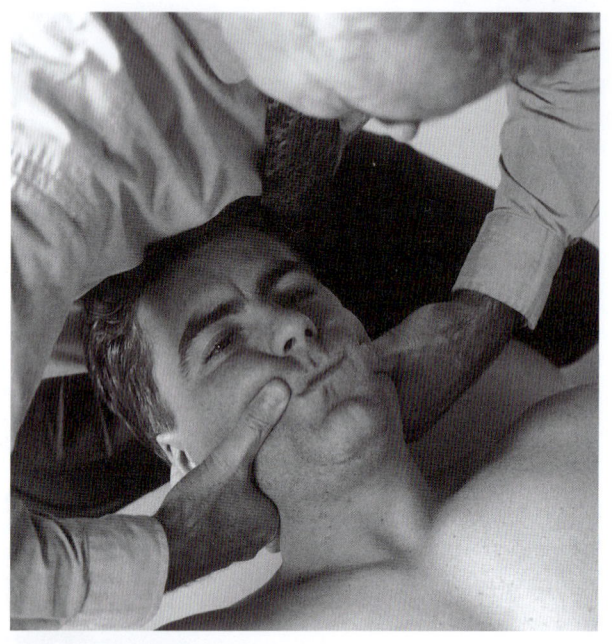

FIGURA 22-25 Cisalhamento translacional da articulação AA.

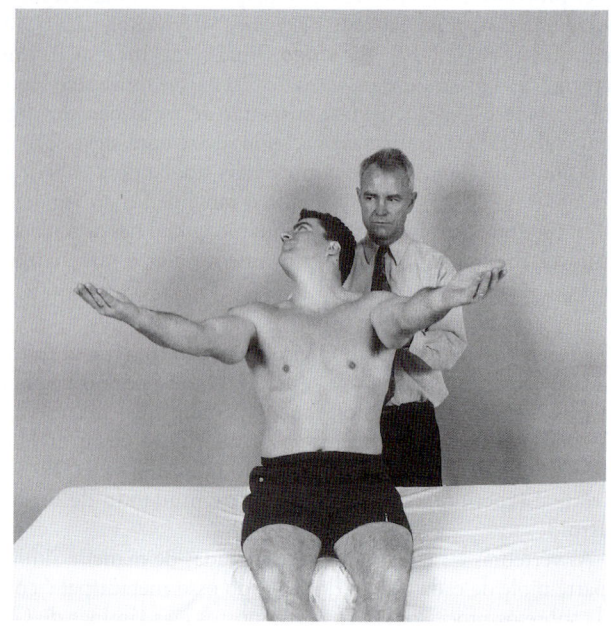

FIGURA 22-26 Teste de Barre.

intestinal e urinária. A presença de qualquer sinal ou sintoma de NMS requer encaminhamento médico imediato.

Além dos testes sensoriais e de reflexos do tendão profundo resumidos no Capítulo 23, o fisioterapeuta deve executar os reflexos da medula espinal de Babinski e de Hoffman (ver Cap. 2). Estudos realizados por Boden e colaboradores[101] e por Sung e Wang têm demonstrado que o teste de Hoffman é o teste de reflexo mais sensível para detectar mielopatia cervical.[102]

Testes especiais

Teste de Barre. Esse teste pode ser usado para avaliar a insuficiência da artéria vertebral, sobretudo se o paciente for incapaz de deitar em supino.

O paciente deve permanecer sentado com os braços estendidos e os antebraços supinados. O examinador deve solicitar que feche seus olhos e mova a cabeça e o pescoço em extensão e rotação máximas (Fig. 22-26). Um teste positivo é aquele no qual os braços estendidos avançam em direção ao chão e pronam, indicando o lado comprometido.

Para outros testes da artéria vertebral, como o teste de Hautard e o de DeKleyn-Nieuwenhuyse, o leitor deve consultar o Capítulo 21.

Teste de Dix-Hallpike. Esse teste é usado para ajudar a determinar se a causa da tontura é um impedimento vestibular resultante do acúmulo de fragmentos de utrículo (otólito), que podem mover-se dentro dos canais semicirculares posteriores e estimular o órgão sensorial vestibular (cúpula). Em geral, esse teste é executado apenas se os testes da artéria vertebral e de instabilidade não provocarem sintomas.

O teste envolve fazer o paciente deitar repentinamente a partir da posição sentada e girar a cabeça na direção que o fisioterapeuta entenda ser a posição provocadora.[103] O ponto final do teste ocorre quando a cabeça do paciente projeta-se para a extremidade da mesa, para estender a coluna cervical (Fig. 22-27). O teste positivo reproduz os sintomas do paciente.

Teste de Sharp-Purser. Esse teste foi originalmente projetado para testar a estabilidade sagital do segmento AA em pacientes com artrite reumatoide, pois uma grande variedade de condições patológicas afeta a estabilidade do anel osteoligamentar das articu-

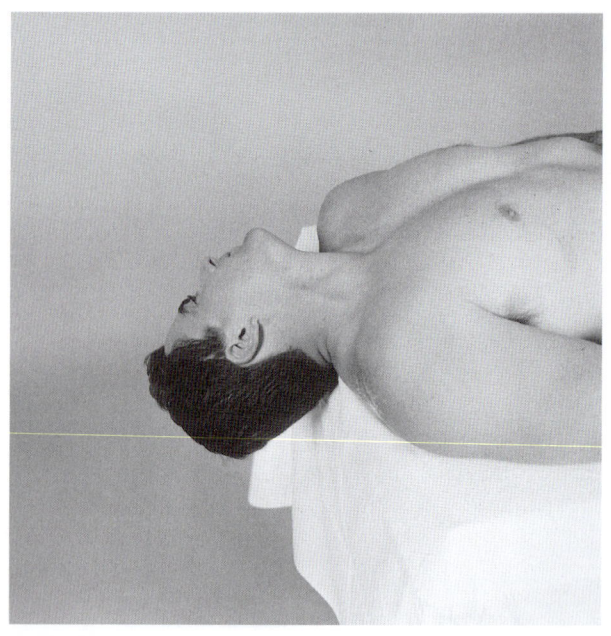

FIGURA 22-27 Teste de Dix-Hallpike.

lações medianas desse segmento nessa população específica. Essas mudanças resultam em degeneração e adelgaçamento da cartilagem articular entre o processo odontoide e o arco anterior do atlas ou, em alguns casos, no amolecimento do dente.

O objetivo do teste é determinar se a instabilidade é significativa o suficiente para causar sinais ou sintomas no sistema nervoso central.

O paciente deve posicionar-se sentado. Em seguida, flexiona segmentarmente a cabeça e informa ao examinador quaisquer sinais ou sintomas que isso possa suscitar. Além disso, o teste positivo é indicado se paciente ouvir ou sentir uma pancada. Sintomas locais, como irritação, são ignorados para o propósito de avaliação do teste. Caso não seja provocado nenhum sinal ou sintoma, o fisioterapeuta estabiliza a CII com uma das mãos e aplica uma força posteriormente orientada para a cabeça (Fig. 22-28) *vídeo*.

Se o teste for positivo, presume-se, em caráter provisório, que os sintomas sejam causados pela translação excessiva do atlas, comprometendo uma ou mais estruturas sensíveis listadas previamente, e o exame físico é concluído. Nenhuma outra intervenção deve ser tentada, a não ser o uso de um colar para evitar a flexão craniovertebral e o encaminhamento imediato do paciente ao médico. Uitvlugt e Indenbaum[104] avaliaram a validade do teste de Sharp-Purser em 123 pacientes ambulatoriais com artrite reumatoide. Os achados desse estudo indicaram valor preditivo de 85% e especificidade de 96%. A sensibilidade foi de 88% nos casos em que a luxação era superior a 4 mm.[104] Os autores concluíram que esse tipo de teste é um exame clínico bastante útil para o diagnóstico da instabilidade da articulação AA.[104]

Estudos de imagem

A série radiográfica inicial da coluna cervical para pacientes com trauma inclui a vista lateral cruzada da mesa, a visão ântero-posterior e a visão de boca aberta, sendo que a última é usada para eliminar a possibilidade de fratura do dente.[6] A utilidade da visão ântero-posterior foi questionada por fornecer poucas informações adicionais.[105] Embora essa série de exames de visão tripla possa detectar de 65 a 95% das lesões no áxis,[106,107] a vértebra CII muitas vezes é obscurecida pelas estruturas maxilares ósseas superiores, mandibular e dental; ocultando, portanto, as fraturas que ocorrem nessa região.[6] O fisioterapeuta precisa estar ciente das limitações das radiografias simples, considerando que há problemas de especificidade e sensibilidade. Entretanto, elas fornecem avaliação ampla da gravidade das mudanças degenerativas na coluna.

A TC de seção fina é o melhor estudo para avaliar as fraturas ósseas de CII.[108] A reconstrução sagital por meio dessas imagens é importante, pois as imagens axiais podem não detectar fraturas odontoides transversas.[6] Embora seja excelente para avaliar lesões ósseas, a TC pode não localizar o tecido mole e lesões ligamentares significativas.[6] Portanto, recentemente, a avaliação fluoroscópica lateral de flexão/extensão dinâmica foi defendida para uso em pacientes com politraumatismos, a fim de identificar instabilidades ligamentares ocultas e confirmar a inexistência de lesão na coluna cervical.[109] A exemplo do que ocorre no estudo de diagnóstico, os achados devem ser correlacionados com a história e o exame físico.

Estratégias de intervenção

A gama de lesões musculoesqueléticas na região craniovertebral da coluna varia de uma simples distensão (muscular) ou entorse (do ligamento) a lesões no osso ou neurovasculares. As lesões mais encontradas clinicamente são distensões musculares e disfunções posturais.

As distensões musculares são comuns na coluna cervical porque a inserção da maioria dos músculos cervicais faz-se através do tecido miofascial, que se insere no periósteo e não no tendão, mais elástico.[110] A gravidade dessa condição depende da magnitude das forças envolvidas. Se houver força suficiente, ocorre o envolvimento do músculo e da articulação associada. Em uma coluna anormal, as forças necessárias para ocasionar lesão são reduzidas. O microtrauma repetitivo é uma causa comum de disfunção craniovertebral.

De maneira geral, as disfunções posturais dessa região, particularmente a postura anteriorizada da cabeça, se manifestam na articulação AO, resultando em extensão da cabeça fixada e em perda de flexão AO. Pacientes afetados desenvolvem pontos-gatilho miofasciais secundários e síndromes de dor miofascial. Nas disfunções posturais e nas lesões relacionadas a trauma, outras articulações e regiões podem estar envolvidas e exigir investigação adicional.

Dor, sensibilidade, restrições de amplitude de movimento ativo, desequilíbrios musculares e restrições de movimento segmentares são achados comuns com a disfunção craniovertebral.

A estrutura afetada deve determinar a intervenção:[111]

▶ Se houver suspeita de dano no tecido ligamentar ou de lesão intra-articular, a abordagem inicial mais segura é minimizar a articulação e controlar os extremos de movimento por meio de um colar flexível durante um período de 7 a 10 dias.

▶ Dentro do limite de tolerância à dor, as lesões contráteis são tratadas de forma intensiva, com ênfase na recuperação do comprimento muscular máximo.[111]

As técnicas para aumentar a mobilidade articular e a extensibilidade do tecido mole são descritas na seção "Técnicas terapêuticas".

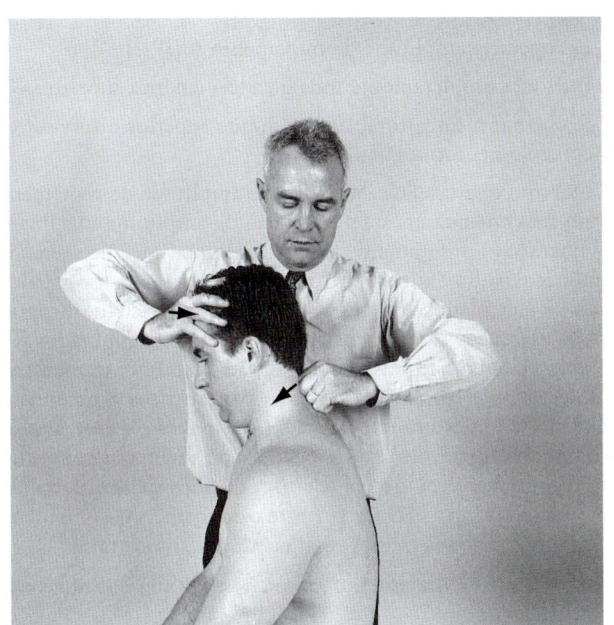

FIGURA 22-28 Teste de Sharp-Purser modificado.

É possível obter diagnósticos corretos por meio de histórias detalhadas e de exames pormenorizados. A confirmação do diagnóstico correto é feita pela avaliação da resposta do paciente ao programa de reabilitação inicial. A intervenção para a região craniovertebral começa nos casos em que tiver sido eliminada a possibilidade de lesão grave, incluindo fratura, deslocamento ou lesão da medula espinal e da artéria vertebral.

Fase aguda

Os objetivos dessa fase englobam:

▶ Reduzir a dor, a inflamação e o espasmo muscular.

▶ Restabelecer amplitudes de movimento livres de dor.

▶ Melhorar o controle postural neuromuscular.

▶ Retardar a atrofia muscular.

▶ Promover a cura.

Várias modalidades eletroterapêuticas e agentes físicos são usados durante a fase aguda para modular a dor e diminuir a inflamação e o espasmo muscular. A crioterapia e o estímulo elétrico podem ser utilizados por 48 a 72 horas, sendo que a primeira pode ser feita em casa. Uma unidade de estimulação nervosa elétrica transcutânea (TENS) pode ser prescrita para ajudar a controlar a dor e incentivar a amplitude de movimento. A proteção da articulação deve ser apropriada. Nesses casos, recomenda-se prescrever um colar cervical flexível ou semirrígido por 7 a 10 dias para reduzir a defesa muscular (ver Cap. 23). Os anti-inflamatórios não esteroides (AINEs) muitas vezes são prescritos por 2 a 3 semanas para ajudar a diminuir a inflamação e controlar a dor, aumentando, assim, o potencial para antecipar o retorno à função. Repouso na cama, bem como analgésicos e relaxantes musculares por não mais do que 2 ou 3 dias, podem ser prescritos para pacientes com lesão grave. Entretanto, em casos menos graves, o repouso não se mostrou eficaz para melhorar a recuperação e, comparado à mobilização ou à educação do paciente, tende a prolongar os sintomas.[112,113]

É importante, também, orientar o paciente sobre como encontrar a posição neutra para a coluna cervical superior, que é definida como a posição menos dolorosa que minimiza os estresses mecânicos.

Os exercícios de amplitude de movimento devem ser iniciados o mais breve possível, com base na tolerância do paciente, para evitar a hipomobilidade. De maneira geral, os exercícios de flexão e rotação do pescoço são executados primeiro. Os de extensão e flexão lateral são introduzidos com base na resposta aos anteriores. Os exercícios de rotação e de inclinação lateral são executados na posição supina, progredindo, em seguida, para a sustentação de peso. Todos eles devem ser executados em amplitudes sem dor.

A introdução dos exercícios de fortalecimento e de amplitude de movimento da extremidade superior promove a integração inicial de toda a cadeia cinética superior. Músculos importantes a serem trabalhados são o romboide, os trapézios médio e inferior, o latíssimo do dorso, o serrátil anterior e o deltoide. Além disso, é necessário fortalecer os músculos do manguito rotador.

Técnicas manuais suaves (ver "Técnicas terapêuticas", a seguir) como tração específica rítmica ou sustentada (Grau I ou II) e massagem também podem ser usadas. À proporção que o paciente progride, é possível introduzir o alongamento muscular. As técnicas manuais têm efeito mecânico sobre a mobilidade articular e a extensibilidade do tecido mole. Além disso, podem ter efeitos neurofisiológicos benéficos que ajudam a aliviar a dor e o espasmo muscular. Técnicas de autoalongamento e automobilização são ensinadas ao paciente logo no início, na oportunidade mais apropriada (ver "Técnicas terapêuticas", a seguir).

As técnicas ativas de proteção da articulação podem fazer parte da fase aguda. Os exercícios de proteção articular trabalham na sustentação da articulação e na redução do estresse aplicado e incluem exercícios de estabilização. Em princípio, esses exercícios são executados em planos simples e na posição neutra, usando contrações isométricas submáximas. Como para os exercícios de amplitude de movimento, recomenda-se que eles sejam executados inicialmente na posição supina e, depois, com o paciente na posição sentada, de acordo com o aumento na tolerância. Assim que aumentam as amplitudes sem dor, os exercícios devem ser executados ao longo de todas as amplitudes sem dor recém-obtidas.

O condicionamento aeróbio também pode ser incluído como parte do programa amplo de reabilitação. A bicicleta ergométrica, a esteira ou um simulador de subir escadas são algumas das opções.

O paciente deve avançar para a fase funcional:

▶ Quando a dor diminuir significativamente, de modo que seja mínima nas atividades diárias.

▶ Quando houver melhora significativa nas amplitudes de movimento sem dor.

Fase funcional

A duração dessa fase varia bastante e depende de vários fatores:

▶ Gravidade da lesão.

▶ Capacidade de recuperação do paciente.

▶ Modo como a condição foi tratada durante a fase aguda.

▶ Nível de envolvimento do paciente no programa de reabilitação.

Os objetivos dessa fase são:

▶ Reduzir de maneira significativa ou completa a dor.

▶ Recuperar a amplitude de movimento total sem dor.

▶ Integrar completamente toda a cadeia cinética superior.

▶ Recuperar a força total do quadrante superior e cervical e o controle neuromuscular.

Durante essa fase, os exercícios de amplitude de movimento devem ser continuados até a obtenção da amplitude máxima de movimento. O programa de fortalecimento avança de exercícios isométricos submáximos em planos simples para isométricos máximos em planos simples. Em seguida, o paciente progride para os exercícios isométricos em movimentos combinados (flexão e flexão lateral, extensão e inclinação lateral). O treinamento de força passa a abranger exercícios concêntricos e excêntricos em planos simples usando faixa elástica, polias ou exercícios de isolamento. Os padrões proprioceptivos de facilitação neuromuscular proprioceptivos devem ser introduzidos de acordo com a necessidade. A faixa elástica permite o treinamento domiciliar.

Para retornar aos treinos, o atleta deve demonstrar:

▶ Amplitude de movimento em plano múltiplo e simples normal e sem dor.

▶ Força cervical, cervicotorácica, glenoumeral e escapulotorácica normais.

▶ Flexibilidade normal da musculatura cervical, cervicoescapular e cervicotorácica.

O retorno às atividades esportivas deve simular a modalidade praticada do modo mais semelhante possível. O objetivo deve ser melhorar o equilíbrio, a potência e a resistência dos grupos musculares cervical, cervicotorácico, glenoumeral e escapulotorácico e as forças acopladas.

Padrão 4D: Distúrbios na mobilidade articular, na função motora, no desempenho muscular e na amplitude de movimento associados a disfunções dos tecidos conjuntivos

Lesões no ligamento transverso

As lesões no ligamento transverso são classificadas como segue:[45,47]

▶ *Lesões do Tipo I.* Rompimentos da substância do ligamento transverso, sem componente ósseo.

▶ *Lesões do Tipo II.* Fraturas ou avulsões envolvendo o tubérculo para inserção do ligamento transverso na massa lateral CI, sem rompimento da substância do ligamento.

A literatura médica dá suporte à conclusão de que a lesão do Tipo I é incapaz de cicatrizar sem cirurgia com fixação interna, enquanto a maioria das lesões do Tipo II cicatriza nos tratamentos com órtese.[114]

Integração dos padrões 4B e 4D: Distúrbios na mobilidade articular, na função motora, no desempenho muscular e na amplitude de movimento secundários a distúrbios na postura e disfunções dos tecidos moles

Padrões de dor miofascial

As síndromes de dor miofascial estão muito associadas a áreas sensíveis conhecidas como pontos-gatilho miofasciais (PGMs, ver Cap. 11). O termo *ponto-gatilho miofascial* é um pouco impróprio, porque os pontos-gatilho podem ser também cutâneos, ligamentares, periósteos e fasciais.[115] As articulações disfuncionais tendem a estar associadas a pontos-gatilho e pontos de inserção dolorosos.[116]

Para obter uma descrição mais detalhada dos padrões de dor miofascial, incluindo suas causas, sinais e sintomas e intervenções, o leitor deve consultar o excelente livro de Travell e Simons, *Myofascial Pain and Dysfunction: The Trigger Point Manual** (Volume 1, *The Upper Extremities*),[62] de onde foram obtidas as seguintes informações.

Trapézio. De acordo com Travell e Simons,[62] o trapézio é provavelmente o músculo obstruído com mais frequência pelos PGs. Com base nos padrões de dor atribuídos a ele, o trapézio está dividido em três porções: superior, média e inferior. Geralmente a ativação dos PGs é ocasionada pela carga habitual sustentada, como disfunções posturais, roupas apertadas (p. ex., alças de sutiãs), mochilas pesadas e rotação repetida da cabeça.

Trapézio superior. A ativação dos pontos-gatilho no trapézio superior (Fig. 22-9) pode ocasionar uma ampla variedade de sintomas, como dor no pescoço póstero-lateral grave, muitas vezes constante e, em geral, associada a dor de cabeça temporal no lado ipsilateral, hipersensibilidade e dor no ângulo da mandíbula. A rotação do pescoço para o lado oposto costuma ser limitada e dolorosa.

Trapézio médio. Os sintomas mais comuns com a ativação dos pontos-gatilho nessa porção do músculo são: dor interescapular ardente, sensibilidade sobre o acrômio e, ocasionalmente, uma referida resposta autonômica de ereção pilomotora sobre as superfícies ântero-laterais do braço ipsilateral.

Trapézio inferior. A ativação de pontos-gatilho no trapézio inferior produz vários sintomas que podem ser dor no supraescapular, no interescapular, no acrômio, no pescoço ou a combinação destes. O movimento do pescoço não costuma ser afetado.

Esternocleidomastóideo. Os pontos-gatilho ativos no esternocleidomastóideo (Fig. 22-9) muitas vezes são diagnosticados de forma errônea como neuralgia facial típica, cefaleia de tensão ou cervicocefalgia. As divisões esternal e clavicular do músculo possuem seus próprios padrões característicos de dor. Como regra geral, essas divisões referem dor para a face e para o crânio, e não para o pescoço, embora um ponto-gatilho ativo na extremidade inferior da divisão esternal seja capaz de produzir dor referida sobre o esterno. Como a neuralgia facial do trigêmeo não é acompanhada por dor esternal, o achado dessa dor é muito útil no diagnóstico diferencial.

Divisão esternal. A ativação dos pontos-gatilho na divisão esternal refere dor profunda sobre o mastóideo, a bochecha ipsilateral, o maxilar e as bordas supraorbital e profunda dentro da órbita. A dor no vértice, um padrão semelhante a uma capa do crânio ou garganta ferida e dor na língua, também foram associados a esses pontos-gatilho.

Os concomitantes autonômos desses PGs incluem sintomas nos olhos, nos ouvidos e no nariz. Os sintomas oculares referidos são secreção excessiva de lágrimas, ptose aparente, obscurecimen-

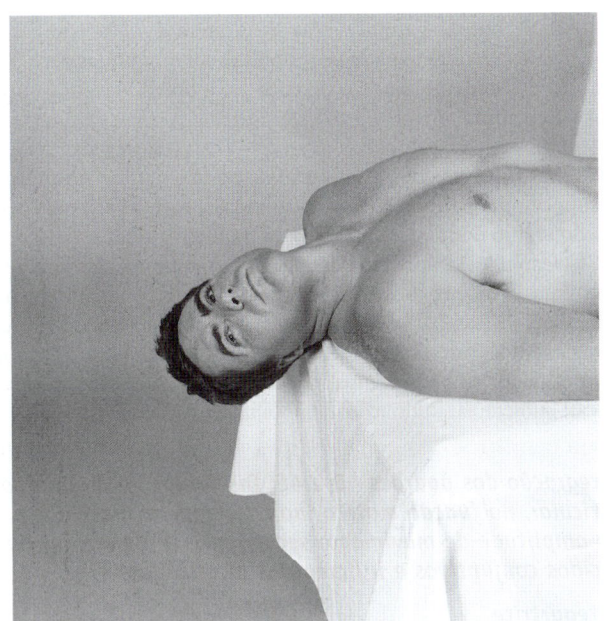

FIGURA 22-29 Correção da VPPB: primeira fase.

---

* N. de T. Publicado no Brasil: *Dor e disfunção miofascial – manual de pontos-gatilho – V.1 – Parte superior do corpo.* Porto Alegre: Artmed, 2005.

to da visão e vermelhidão. Os sintomas nos ouvidos abrangem a surdez unilateral e o tinido. O sintoma no nariz é congestão do seio no lado ipsilateral.

Divisão clavicular. A ativação de pontos-gatilho na divisão clavicular refere dor para a área frontal, o ouvido ipsilateral, a bochecha e as áreas molares no lado ipsilateral. Outros sintomas incluem tontura postural e, em casos graves, até mesmo síncope ao girar a cabeça.

Temporal. A ativação de pontos-gatilho no músculo temporal pode referir dor generalizada por toda a têmpora, junto da sobrancelha, atrás do olho e em qualquer um dos dentes superiores.

Masseter. A ativação de pontos-gatilho no masseter refere dor principalmente para a mandíbula inferior, os dentes molares, as gengivas e o maxilar.

Pterigóideo medial. A ativação de pontos-gatilho no pterigóideo medial provoca dor em regiões vagamente circunscritas relacionadas à boca (língua, faringe e palato duro), abaixo e atrás da articulação temporomandibular, incluindo o fundo do ouvido, porém sem afetar os dentes.

Pterigoideo lateral. A ativação de pontos-gatilho no pterigóideo lateral refere dor profunda dentro da articulação temporomandibular e na região do seio maxilar.

Esplênio da cabeça. A ativação de pontos-gatilho no esplênio da cabeça (Fig. 22-9) causa dor no vértice da cabeça no mesmo lado.

Esplênio do pescoço. A ativação de pontos-gatilho no esplênio do pescoço provoca dor difusa através da parte interna da cabeça, sobretudo atrás do olho ipsilateral e, algumas vezes, no escalpo sobre o occipúcio e na base do pescoço. Outro sintoma associado é o obscurecimento da visão no olho ipsilateral.

Semiespinal da cabeça, semiespinal do pescoço e multífidos. A ativação de pontos-gatilho nessas áreas refere dor e sensibilidade no sentido ascendente na região suboccipital e, algumas vezes, no sentido descendente desde o pescoço até a borda vertebral superior da escápula.

Músculos suboccipitais. A ativação de pontos-gatilho no músculo suboccipital pode referir dor localizada de forma vaga para dentro do crânio e unilateralmente para o olho e a testa.

O Capítulo 11 apresenta uma descrição resumida das intervenções para PGs, que incluem alongamento e *spray*; desnudamento muscular; massagem; liberação miofascial; compressão isquêmica, alongamento; correção postural e educação para eliminar qualquer fator causador ou perpetuante; modalidades eletroterapêuticas e térmicas; crioterapia; infiltrações; e mobilizações articulares.

Integração dos padrões 4D e 4E: Distúrbios na mobilidade articular, na função motora, no desempenho muscular e na amplitude de movimento secundários a disfunções dos tecidos conjuntivos e inflamações localizadas

Osteoartrite
A osteoartrite das articulações AA não relacionada a trauma é uma causa rara de dor na região craniovertebral e causa ainda mais incomum de instabilidade AA. É possível afirmar que, se a osteoartrose das articulações da massa lateral progredir, a sinovite gradualmente envolverá as estruturas ligamentares, enfraquecendo-as e tornando-as propensas a rupturas.[117]

Artrite inflamatória
O maior risco de complicações com espondiloartropatias na região craniovertebral ocorre na articulação AA, onde há duas articulações sinoviais diferentes: as duas articulações da faceta lateral e a articulação entre o processo odontoide de CII e a parte anterior de CI.[84] De maneira geral, na presença da espondiloartropatia, o ligamento transverso é a parte mais fraca do complexo.

Artrite reumatoide. A artrite reumatoide é a lesão inflamatória encontrada com maior frequência no espaço retrodontoide e induz a proliferação anormal do tecido mole sinovial (pano). Em muitos casos, causa a destruição da estrutura óssea[118] (ver Cap. 9).

Espondilite anquilosante. Ver Capítulo 9.

Gota. Ver Capítulo 9.

Instabilidade craniovertebral
Há muita controvérsia sobre a definição e o diagnóstico da instabilidade espinal segmentar. Em geral, essa condição é definida como um deslocamento entre as vértebras, maior do que aquele que ocorre sob cargas fisiológicas. Portanto, as radiografias de extensão e flexão máximas geralmente são utilizadas para determinar a presença de hipomoilidade entre as vértebras. Com frequência, a instabilidade craniovertebral é encontrada em distúrbios inflamatórios, neoplásicos, degenerativos e traumáticos, além das anormalidades congênitas e de desenvolvimento. Clinicamente, essa condição aparece como subluxação ou deformidade espinal acompanhada de dor grave ou de deficiências neurológicas. Entre os vários tipos reconhecidos de instabilidade craniovertebral estão os seguintes:

▶ *Instabilidade translacional ou rotatória de CI.* A instabilidade anterior AA translacional é detectada em radiografias cervicais laterais como um intervalo atlantodontoide (IAD) móvel, com amplitude superior a 3 mm, causado por frouxidão ou rompimento do ligamento transverso ou por fratura odontoide.[119] Os pacientes com anormalidades congênitas do processo odontoide podem desenvolver subluxação AA crônica. Isso resulta na formação de tecido de granulação fibroso ou de uma cicatriz hipertrófica no espaço periodontoide ou retrodontoide epidural, conhecido como "pseudotumor".[120] Acredita-se que a irritação mecânica crônica associada ao movimento do pescoço seja uma das causas da formação de cicatrizes fibrosas.[121] Embora a translação posterior de CI também seja possível, para que isso ocorra, o dente ou o arco anterior do atlas deve estar fraturado ou ser insuficiente. Nas radiografias simples, a instabilidade AA rotacional surge como uma rotação assimétrica das massas laterais de CI. As subluxações rotacionais, que podem ser irredutíveis, recorrentes ou associadas a rompimento do ligamento transverso, exigem cirurgia.[119] Portanto, os pacientes com subluxações AA superiores a 6 mm, com alto risco de lesão neurológica e morte súbita, devem ser submetidos imediatamente a fusão.[122]

▶ *Instabilidade atlantoccipital.* A instabilidade AO é demonstrada em radiografias pelo movimento entre o dente e o básio (ponto médio sobre a margem anterior do forame magno), pela distração ou translação dos côndilos occipitais ou pela migração vertical.[123]

A estabilização cirúrgica é imprescindível para a correção da instabilidade nos casos em que a intervenção conservadora não for bem-sucedida ou quando a cicatrização espontânea com órtese, como o suporte de halo, for improvável.

Padrão 4F: Distúrbios na mobilidade articular, na função motora, no desempenho muscular e na amplitude de movimento ou na estabilidade dos reflexos após a ocorrência de distúrbios na coluna vertebral

Vertigem

A vertigem é a terceira queixa mais comum entre pacientes ambulatoriais, depois de dor no tórax e fadiga.[124] Existem vários tipos de vertigem, algumas benignas e outras graves, e é importante que o fisioterapeuta seja capaz de distingui-las. Entre as causas cervicais que devem ser consideradas com cuidado estão as causas sistêmicas, centrais e periféricas (Tab. 22-4) de vertigem ou tontura (ver Cap. 9).[125]

Neurite vestibular. Aparentemente, a neurite vestibular representa uma infecção de herpes dormente reativada no gânglio de Scarpa, dentro da divisão superior do nervo vestibular, que inerva os canais semicirculares anterior e horizontal.[126,127]

Síndrome de Ramsay Hunt. Essa síndrome é causada por varicela zoster, constituindo uma variante da neurite vestibular, com envolvimento de vários nervos cranianos. Tal envolvimento resulta em paresia facial, tinido, perda de audição e defeito vestibular.[128,129] Ela pode também envolver os nervos cranianos V, IX e X.

Labirintite. A infecção do labirinto pode ser viral ou bacteriana. O tipo agudo costuma apresentar-se com vertigem grave, perda de audição progressiva ou súbita, náusea, vômito e febre. A condição permanece por um período de 1 a 5 dias, com resolução subsequente das queixas entre 2 e 3 semanas.

Vertigem posicional paroxística benigna. A vertigem posicional paroxística benigna (VPPB) é a causa mais comum de tontura em idosos, e sua incidência aumenta com a idade.[128] As causas de VPPB incluem trauma na cabeça, neurite vestibular, dano ao labirinto, estapedectomia, degeneração da parte interna do ouvido e comprometimento da artéria vestibular. Foram sugeridas duas teorias patofisiológicas para explicar a etiologia da VPPB: cupulolitíase e canalitíase:[130]

▶ ***Cupulolitíase.*** É liberado material sedimentoso, possivelmente otólitos maculares, no fluido endolinfático dos canais semicirculares posteriores. Acredita-se que a liberação desse material resulte de trauma ou de mudanças degenerativas. Quando a cabeça estiver ereta, esse material é depositado na cúpula dos canais semicirculares posteriores. A densidade dos depósitos que se fixam na cúpula aumenta na estrutura que a forma e que, anteriormente, tinha a mesma densidade que o fluido endolinfático adjacente que, por sua vez, agora é sensível à gravidade e, por conseguinte, à posição da cabeça.

▶ ***Canalitíase.*** Acúmulo de resíduos do utrículo (otólito), que se movimentam dentro dos canais semicirculares posteriores e estimula o órgão sensorial vestibular (cúpula), provocando vertigem e nistagmo.[128]

O termo VPPB significa que esse tipo de vertigem possui natureza posicional. Entretanto, talvez fosse mais correto afirmar que a essa condição é uma vertigem com base no posicionamento.[130] A duração do sintoma é curta: de 30 a 60 segundos. Portanto, trata-se de uma condição com base no posicionamento, e não uma condição posicional, a exemplo do que ocorre na insuficiência vertebrobasilar.[130]

De maneira geral, o diagnóstico se baseia exclusivamente na história, embora seja possível confundir a VPPB com hipotensão ortostática, outra causa comum de tontura em idosos. Enquanto a hipotensão ortostática causa tontura com o paciente sentado ou de pé, a VPPB pode ocorrer em todas as posições, sobretudo com mudanças na posição da cabeça.

O lado da lesão é diagnosticado com uma manobra similar ao teste de Dix-Hallpike (ver Fig. 22-27). A intervenção para VPPB no canal posterior envolve executar manobra de reposicionamento *canalith*, cuja finalidade é levar o otólito dos canais semicirculares de volta para a mancha do utrículo, local onde é reabsorvido.

Procedimento de reposicionamento canalith.[128] O paciente deve permanecer sentado na extremidade da mesa com os pés balançando. O fisioterapeuta fica de pé ao lado dele, sustentando sua cabeça. O paciente é movido para a posição de Dix-Hallpike, em direção ao lado do ouvido afetado (ver Fig. 22-27) e mantido assim durante 20 segundos. Em seguida, deve-se girar lentamente a cabeça através de uma extensão moderada da coluna cervical para o lado não envolvido (Fig. 22-29) e mantê-la na nova posição por 20 segundos. O fisioterapeuta deve, então, mover o paciente, deitando-o de lado com um giro de 45° na cabeça, no sentido descendente (em direção ao solo) (Fig. 22-30), e mantê-lo nessa posição por 20 segundos. O paciente deve sentar-se lentamente enquanto mantém a cabeça voltada para o lado não envolvido e para baixo.

Para manter o otólito no utrículo após a manobra, o paciente recebe um colar flexível e não deve curvar-se, deitar de costas, mover a cabeça para cima ou para baixo ou flexionar a cabeça para qualquer lado pelo restante do dia.

Doença de Ménière. Esta condição se caracteriza por vertigem paroxística, com duração de minutos a dias, acompanhada por tinido,

TABELA 22-4 Distúrbios vestibulares periféricos

Neurite vestibular
Síndrome de Ramsay Hunt
Labirintite
Vertigem posicional proximal benigna
Doença de Ménière
Vestibulopatia periférica aguda
Otosclerose
Trauma na cabeça
Tumor do ângulo cerebelopontino
Vestibulopatias tóxicas
Neuropatia acústica
Fístula perilinfática
Doença autoimune da parte interna do ouvido

Dados de Huijbregts P, Vidal P: *Dizziness in orthopedic physical therapy practice: Classification and pathophysiology.* J Man Manip Ther 12:199-214, 2004.

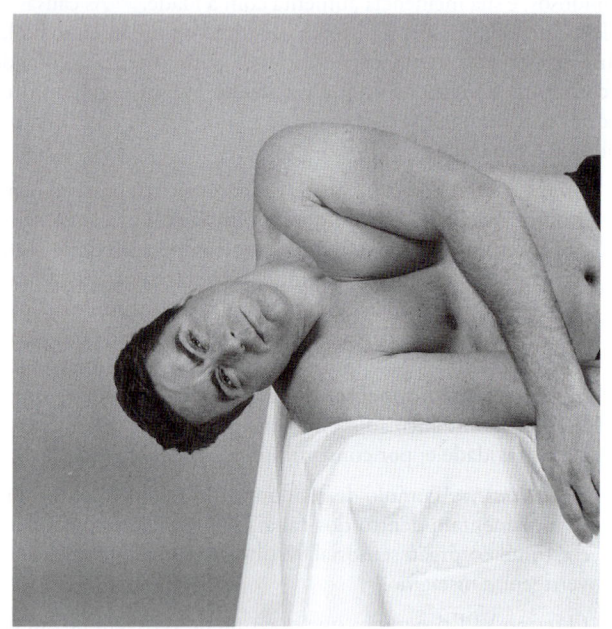

FIGURA 22-30 Correção da VPPB: segunda fase.

perda de audição flutuante de baixa frequência e sensação de volume no ouvido.[130,131] Os episódios estão sempre associados com náusea e vômito. De maneira geral, a faixa etária de início dessa condição varia entre 20 e 50 anos, sendo que os homens são mais afetados do que as mulheres.[131] Acredita-se que a causa subjacente seja o aumento no volume de fluido endolinfático no labirinto membranoso, com deslocamento das estruturas internas do ouvido, resultando em sinais e sintomas de nistagmo horizontal ou rotatório.[131]

Vestibulopatia periférica aguda. Essa condição se caracteriza pelo início súbito de vertigem, náusea e vômito, com duração de até duas semanas, e não está associada à perda de audição. O diagnóstico diferencial dos distúrbios centrais que se caracterizam por vertigem aguda é obrigatório.[131]

Otosclerose. O mecanismo patofisiológico da otosclerose é a imobilidade dos estribos e a perda resultante de audição condutiva. Os sinais e sintomas associados incluem vertigem e nistagmo.

Trauma na cabeça. O trauma na cabeça pode resultar em danos no labirinto com vertigem subsequente.

Tumor do ângulo cerebelopontino. Trata-se de um neuroma acústico benigno que produz perda auditiva sensorioneural unilateral insidiosa, vertigem e tinido.[131]

Vestibulopatias tóxicas. A ingestão de álcool distribui-se de forma diferenciada entre a cúpula e o fluido endolinfático. No início, ela se dispersa de preferência na cúpula, diminuindo sua densidade relativa, equiparando-se à do fluido linfático, tornando o aparelho vestibular periférico atipicamente sensível à gravidade.[130] A vertigem e o nistagmo são evidentes na posição em decúbito lateral e acentuados com os olhos fechados.[130,131] Os aminoglicosídeos (estreptomicina, gentamicina e tobramicina), os salicilatos (aspirina e derivados), o quinino e a quinidina, assim como vários medicamentos quimioterapêuticos, foram associados à produção de náusea, vertigem e vômito e, às vezes, nistagmo.

Neuropatia acústica. Condições como meningite basilar, hipotireoidismo, diabete melito e doença de Paget podem resultar na compressão do nervo vestibulococlear.[130,131]

Fístula perilinfática. Trata-se de uma causa rara de vertigem que pode resultar de lesão na cabeça, barotrauma resultante de mergulho ou voo, ou de uma manobra de Valsalva excessivamente forçada, que resulte em perda rápida de fluido perilinfático.[130,131]

Doença autoimune na parte interna do ouvido. Doenças como a artrite reumatoide, a doença de Crohn ou a poliartrite costumam ocorrer juntamente com surdez flutuante e vertigem recorrente.[130,131]

Reabilitação vestibular. A utilização de programas fisioterapêuticos específicos para reabilitação de pacientes com hipofunção vestibular periférica unilateral tem como objetivo promover a compensação vestibular, promover a formação de hábitos centrais e reajustar os reflexos vestíbulo-oculares e vestibuloespinais (ver Cap. 2).[132,133]

A repetição de movimentos e de posições que provocam tontura e vertigem forma a premissa básica do treinamento de habituação, ainda que, no início, muitos dos exercícios possam aumentar os sintomas do paciente. Foram delineadas várias progressões (Tab. 22-5 e Quadro 22-1). Em uma série de casos retrospectivos de 48 pacientes com disfunção vestibular central, Brown e colaboradores observaram que houve melhoras nas medições subjetivas e objetivas de equilíbrio logo após a intervenção fisioterapêutica.[134] O tratamento consistia de uma ou mais entre as seguintes modalidades: treinamento de equilíbrio e da marcha, exercícios gerais de fortalecimento e flexibilidade, exercícios de adaptação vestibular, educação no uso de dispositivos auxiliares e técnicas de segurança para evitar quedas e utilização de vários sentidos, sobretudo a visão e a somatosensação, para ajudar a manter o equilíbrio.[134]

Vertigem cervical

Aparentemente, a vertigem cervical é um diagnóstico e um distúrbio pouco compreendido e, ainda assim, a tontura é um sintoma clínico comum em pacientes com síndromes do quadrante cervical superior.[125] Acredita-se que a vertigem cervical ou reflexa tenha origem a partir de um distúrbio da entrada do reflexo tônico do pescoço para o núcleo vestibular. Essa disfunção pode ter como causa alguma alteração nas articulações cervicais[135] ou no esternocleidomastóideo.[136] Em 1926, Barré[137] descreveu uma síndrome envolvendo dor suboccipital e vertigem precipitada pelo girar a cabeça. Em 1955, Ryan e Cope[138] cunharam o termo "vertigem cervical" para essa síndrome.

Usualmente, os sintomas da vertigem cervical parecem resultar de alguma alteração nos aferentes espinais proprioceptivos a partir dos mecanorreceptores do pescoço, porém nem sempre são resultado de algum trauma.[139] Macnab[140] descobriu que os 575 pacientes que ele estudou apresentavam poucas evidências de dano no pescoço ou de dano neurológico. Ele acreditava que outras áreas, além do próprio pescoço, como

TABELA 22-5 Exercícios de Cawthorne-Cooksey para pacientes com hipofunção vestibular

A. No leito
   1. Movimentos dos olhos – primeiro lenta, depois rapidamente.
      a. Para cima e para baixo.
      b. De um lado para outro.
      c. Focando-se no movimento do dedo posicionado de 90 a 30 cm distante da face.
   2. Movimentos da cabeça – primeiro lenta, depois rapidamente; por fim, com os olhos fechados.
      a. Curvando-se para a frente e para trás.
      b. Virando de um lado para outro.
B. Sentado
   1. O mesmo que A1 e A2.
   2. Ombro encolhendo e circulando.
   3. Curvado para a frente e pegando objetos colocados no chão.
C. De pé
   1. O mesmo que A1, A2 e B3.
   2. Mudando da posição sentada para de pé com os olhos abertos e depois fechados.
   3. Arremessando uma pequena bola de uma das mãos para a outra (acima do nível dos olhos).
   4. Arremessando uma bola de uma das mãos para a outra abaixo do joelho.
   5. Mudando da posição sentada para de pé e girando em volta no intervalo.
D. Mover-se ao redor (na sala)
   1. Circular ao redor da pessoa que irá arremessar uma bola grande e para a qual esta retornará.
   2. Caminhar em volta da sala com os olhos abertos, e depois com eles fechados.
   3. Caminhar para cima e para baixo em uma inclinação com os olhos abertos e depois fechados.
   4. Subir e descer degraus com os olhos abertos e depois fechados.
   5. Qualquer jogo que envolva curvar-se, alongar-se e arremessar, como boliche e basquetebol.

São necessárias diligência e perseverança; porém, quanto mais cedo e com mais regularidade o regime de exercícios for executado, mais rápido e mais completo será o retorno à atividade normal.

Dados de Herdman SJ, Borello-France DF, Whitney SL: *Treatment of vestibular hypofunction*. In: Herdman SJ, ed. *Vestibular Rehabilitation*. Philadelphia: FA Davis, 1994:287-315 e Dix MR: *The rationale and technique of head exercises in the treatment of vertigo*. Acta Oto-Rhino-Laryngol Belg 33:370, 1979

o cérebro, o tronco cerebral, os nervos cranianos, as raízes nervosas cervicais ou a parte interna do ouvido, pudessem ser os responsáveis pelos sintomas. Entretanto, Biesinger[141] propôs duas possíveis origens neurológicas.

1. Uma participação do plexo simpático circundando as artérias vertebrais.
2. Distúrbios funcionais de propriocepção nos segmentos C1 a C2.

Parece provável que danos diretos no aparato vestibular ou danos graves na artéria vertebral produzam tontura imediata, embora aquela que se origina nas articulações cervicais, ou em uma artéria vertebral menos lesionada, possa não ocorrer até que as próprias articulações tornem-se anormais, ou até que tenha decorrido tempo suficiente para o surgimento de isquemia (Tab. 22-6).[111] Considerando que, com frequência, a dor cervical é postergada, é pelo menos discutível que as articulações cervicais lesionadas sejam a origem mais comum de tontura tardia do que a isquemia.[111]

De maneira geral, a intervenção para a vertigem cervical começa com fisioterapia convencional e medicamentos anti-inflamatórios, assim que os testes descartarem a existência de outras causas. Com o tempo e a terapia, a maioria dos pacientes com eletroneurogramas anormais apresenta resultados normais nos testes de acompanhamento.[111]

Dores de cabeça cervicogênicas

A dor de cabeça cervicogênica foi descrita como uma síndrome de um "caminho final comum – não uma entidade".[142] A dor no pescoço pode surgir de lesões nos músculos cervicais, nos ligamentos, nos discos e nas articulações. A partir dos segmentos cervicais inferiores, a dor é referida ao ombro e ao membro superior (ver Tab. 22-1). A partir dos segmentos superiores, a dor no pescoço é referida à cabeça e manifesta-se como cefaleia. As dores de cabeça cervicogênicas, também conhecidas por dores de cabeça cervicais, são livremente definidas como "qualquer dor de cabeça com início no pescoço". É muito difícil definir e classificar essa condição por causa de sua distribuição variável e das características dos sintomas.[28] A World Cervicogenic Headache Society a definiu como dor referida percebida em qualquer parte da cabeça e causada por uma fonte nociceptiva primária nos tecidos musculoesqueléticos inervados por nervos cervicais. De acordo com a International Headache Society (IHS),[137] a dor de cabeça cervicogênica é definida como aquela que atende aos seguintes critérios: (1) dor localizada no pescoço e na região occipital que se projeta para a testa, a região orbital, as têmporas, o vértice ou os ouvidos; (2) dor precipitada ou agravada por movimentos específicos do pescoço ou por postura sustentada do pescoço; e (3) resistência ou limitação dos movimentos acessórios ativos ou fisiológicos passivos do pescoço, sensibilidade anormal dos músculos do pescoço ou ambos. Além disso, as diretrizes da IHS exigem exame radiográfico para esse diagnóstico. De acordo com essa instituição, o exame radiológico revela, no mínimo, um dos seguintes aspectos: (1) anormalidade de movimento durante a flexão-extensão; (2) postura anormal; ou (3) fraturas, tumores ósseos, artrite reumatoide, anormalidades congênitas ou outra patologia diversa que não seja espondilose ou osteocondrose.[143] Para determinar o momento exa-

QUADRO 22-1 EXERCÍCIOS PARA MELHORAR A ESTABILIDADE POSTURAL[181]

O objetivo desses exercícios é incorporar os movimentos da cabeça (estímulo vestibular) ou incentivar o uso de sugestões sensoriais diferentes para o equilíbrio.

1. O paciente deve permanecer de pé, mantendo os pés o mais próximo possível um do outro e, se necessário, tocar na parede com uma ou as duas mãos, para ajudar a manter o equilíbrio. Em seguida, deve girar a cabeça para a direita e para a esquerda, horizontalmente, enquanto fixa os olhos na parede durante um minuto, sem parar. A seguir, retira as mãos da parede por períodos de tempo cada vez mais longos, enquanto tenta manter o equilíbrio. Finalmente, ele deve aproximar os pés o máximo possível.
2. O paciente deve caminhar, se necessário com ajuda de alguma pessoa, com a maior frequência possível (distúrbios agudos).
3. O paciente inicia os exercícios de girar a cabeça enquanto estiver caminhando. Isso o tornará menos estável. Portanto, deve ficar próximo de uma parede enquanto caminha.
4. O paciente deve permanecer de pé, com os olhos abertos, mantendo os pés separados por distância idêntica à largura dos ombros, olhando diretamente para um alvo na parede à frente. De forma progressiva, ele estreita a base de suporte dos pés separados, para pés juntos em flexão plantar. Esse exercício deve ser executado primeiramente com os braços estendidos, depois com os braços próximos ao corpo e, por fim, com os braços cruzados em volta do tórax. A duração de cada posição é de 15 segundos, antes de passar para o exercício seguinte. Esse treinamento deve ter um tempo total de 5 a 15 minutos.
5. O paciente deve permanecer de pé, com os olhos abertos, mantendo os pés separados por uma distância semelhante à largura dos ombros, olhando diretamente para um alvo na parede à frente. De forma progressiva, ele estreita a base de suporte dos pés separados, para pés juntos em flexão plantar. Esse exercício deve ser executado com os olhos fechados, primeiramente de forma intermitente e, em seguida, por períodos de tempo cada vez maiores. No início, o exercício deve ser executado com os braços estendidos, depois próximos ao corpo e, finalmente, com os braços cruzados sobre o tórax. A duração de cada posição é de 15 segundos, antes de passar para a posição seguinte. Esse treinamento deve ter um tempo total de 5 a 15 minutos.
6. Depois de prender uma lâmpada portátil na cintura ou nos ombros, o paciente pode praticar deslocamentos de peso para projetar a luz em alvos marcados na parede. Esse exercício doméstico de *biofeedback* pode ser usado com os pés em diferentes posições e em superfícies de diferentes densidades.
7. O paciente deve praticar de pé, sobre uma superfície acolchoada. Progressivamente, pode passar para tarefas mais difíceis, como chão duro (linóleo, madeira), carpete fino, carpete de pelúcia, travesseiro fino, almofada de sofá. Além disso, o paciente poderá usar espumas de densidade graduada.
8. O paciente deve treinar caminhadas com uma base de apoio mais estreita. Inicialmente, isso pode ser feito tocando a parede para apoio ou para dicas táteis e, a seguir, de forma gradual, tocando apenas de modo intermitente, e então não tocando mais.
9. O paciente deve fazer exercícios de girar corpo enquanto estiver caminhando, fazendo, primeiramente, um grande círculo, depois, aos poucos, dando voltas cada vez menores. No final, ele deve ter certeza de que conseguirá virar corretamente em ambas as direções.
10. O paciente pode treinar de pé e, em seguida, caminhando sobre rampas, com superfícies firmes ou mais macias.
11. O paciente pode praticar a manutenção do equilíbrio enquanto senta e salta em uma bola suíça ou sobre um trampolim. Esse exercício pode ser incorporado como tentativa de manter a fixação visual em um alvo estacionário, facilitando, assim, a adaptação dos reflexos otólitos-oculares.
12. Fora da clínica, o paciente pode treinar caminhando em um *shopping center* antes do horário comercial e, portanto, enquanto estiver tranquilo, ou seguindo a mesma direção do fluxo de pessoas ou o contrafluxo.

to de examinar um paciente que se queixa de dor de cabeça, deve-se seguir o algoritmo clínico de diagnóstico simples a seguir:[61]

▶ Excluir possíveis causas intracranianas na história e no exame físico. Se houver suspeita de patologia intracraniana, significa que é necessário fazer um teste urgente. Esse teste pode incluir estudos de imagem neurológica e investigações laboratoriais.

▶ Excluir dores de cabeça associadas a doenças virais ou infecciosas.

▶ Excluir a dor de cabeça induzida por medicamento (ver discussão a seguir) ou relacionada ao abuso de álcool ou de substâncias.

▶ Considerar uma síndrome de dor de cabeça relacionada ao exercício (ou ao sexo) (ver Cap. 9).

▶ Fazer a diferenciação entre causa vascular, por tensão, cervicogênica ou outra para dor de cabeça.

Com a dor de cabeça cervicogênica, a dor é precipitada ou agravada por movimentos específicos do pescoço ou por postura sustentada do pescoço.

Curiosidade Clínica

As dores de cabeça cervicogênicas tendem a ser unilaterais e acompanhadas de sensibilidade nos pilares articulares de CII e CIII no lado afetado.[144] De maneira geral, o paciente com dor de cabeça cervicogênica reporta dor imprecisa de intensidade moderada que começa no pescoço ou na região occipital e espalha-se até abranger grande parte do crânio.[145]

TABELA 22-6 Características do diagnóstico diferencial de tontura cervicogênica, VPPB e IVB

	Tipos de vertigem	Características do nistagmo	Sinais e sintomas associados
Tontura cervicogênica	Do tipo posicionamento	Nenhum período de latência Curto período de duração Causa fadiga com repetição de movimentos	Nistagmo Dor no pescoço Dores de cabeça suboccipitais Movimento cervical anormal
VPPB	Do tipo posicionamento	Latência curta: 1 a 5 segundos Duração: < 30 segundos Causa fadiga com repetição de movimentos	Nistagmo
IVB	Do tipo posicional	Latência longa: 55 ± 18 segundos Sintomatologia crescente com manutenção da posição da cabeça Não causa fadiga com repetição de movimentos	Tontura Episódios de queda Diplopia Disartria Disfagia Ataxia da marcha Náusea Enfraquecimento Nistagmo

VPPB = Vertigem posicional paroxística benigna; **IVB** = insuficiência vertebrobasilar
Dados de Huijbregts P, Vidal P: *Dizziness in orthopedic physical therapy practice: Classification and pathophysiology.* J Man Manip Ther 12:199-214, 2004; Terrett AGJ: *Current Concepts in Vertebrobasilar Complications Following Spinal Manipulation,* 2nd edn. Norwalk, IA: Foundation for Chiropractic Education and Research, 2001.

As dores de cabeça cervicogênicas emergem de diversas fontes, incluindo:[146]

▶ Irritação dos gânglios da raiz posterior e dos componentes da raiz nervosa causada por compressão dos gânglios da raiz posterior de C2 entre o arco posterior de CI e o processo articular superior de CII.[147]

▶ Compressão do ramo anterior de C2 no processo articular de CI a CII.[86]

▶ Compressão dos gânglios da raiz posterior de C2 pelo ligamento epistrófico de CI a CII.[148]

A dor no pescoço e a dor de cabeça também são características indicativas de um mecanismo de chicotada.[35,149,150] De acordo com a classificação internacional, cervicogênica é a melhor classificação para a dor de cabeça após a chicotada (Grupo 11.2.1) e, desse modo, está associada a estruturas lesionadas em torno da coluna cervical.[143] A incidência da dor de cabeça após lesão em chicotada é decrescente durante os primeiros seis meses após o trauma.[151] Essa dor pode ser proveniente de trauma na coluna cervical, como consta da lista, ou de possível lesão de golpe-contragolpe resultante da rápida aceleração-desaceleração do cérebro em um processo fechado. De especial relevância é a relação entre histórias de dor de cabeça e o desenvolvimento de dor de cabeça relacionada a traumas ocorridos depois de lesões por chicotada. Além disso, variáveis psicológicas, que podem ser importantes na cefaleia idiopática[152,153], devem ser avaliadas em relação ao desenvolvimento e à recuperação da dor de cabeça após lesão em chicotada.

Várias intervenções foram recomendadas para as dores de cabeça cervicogênicas, como treinamento postural, terapia manual, exercícios, repouso e analgésicos comuns.[63] Estudos sobre terapia manual demonstraram efeitos positivos nos danos (dor e função muscular) e no nível de incapacitação, sendo que o foco da maioria deles eram os resultados de curto prazo.[154,155]

Em um estudo de caso, McDonnell e colaboradores[154] descreveram um tipo de abordagem de intervenção para as dores de cabeça cervicogênicas consistindo de um programa de exercícios específicos e de modificações no alinhamento postural, com resultados satisfatórios depois de sete sessões por um período de três meses. O foco da intervenção era:

▶ Aumento na força e no controle dos exercícios abdominais;

▶ Aumento no comprimento dos músculos anteriores do tórax;

▶ Aumento no comprimento dos músculos extensores cervicais posteriores;

▶ Melhoria na força e redução no comprimento dos músculos escapulotorácicos posteriores;

▶ Aumento na articulação do ombro e no movimento cervical.

Schoensee e colaboradores[156] descobriram que um regime de tratamento de mobilização articular para a coluna cervical diminuiu a frequência, a duração e a intensidade da cefaleia em 10 pacientes com dor cervicogênica.[157] Um mês depois do estudo, a frequência permaneceu mais baixa.[156]

McKenzie[158] recomenda um programa domiciliar de exercícios de retração cervical para diminuir os sintomas da dor cervicogênica e manter o alinhamento cervical correto 🎬 *vídeo*. Esses exercícios, que devem ser executados ao longo do dia, evoluem de acordo com mudanças na localização e na intensidade dos sintomas. Se um determinado exercício não conseguir reduzir a dor cervicogênica, deve-se adicionar um componente novo e o exercício anterior deve ser interrompido.[157]

Para a prevenção das cefaleias crônicas do tipo tensional, as abordagens comportamentais incluem sono e alimentação regulares, combate ao estresse, meditação, estratégias de relaxamento e resguardo dos fatores de início ou de fatores-gatilho, que podem ser estresse familiar ou profissional ou problemas emocionais.[63]

Hammill e colaboradores[159] coordenaram um estudo em que 20 indivíduos com cefaleias do tipo tensional foram tratados com treinamento postural, massagem e alongamentos. Os resultados apresentaram redução significativa na frequência da dor e nas pontuações do perfil de impacto da doença no final de um período de seis meses de tratamento e, novamente, 12 meses após a conclusão do tratamento.[157]

Bronfort e colaboradores[160] fizeram uma revisão sistemática de testes aleatórios controlados para inclusão de nove testes de 683 indivíduos portadores de cefaleias crônicas. Eles descobriram que o efeito do tratamento de mobilização espinal era melhor que a massagem para a dor cervicogênica, e seu efeito era comparável ao da prescrição de medicamentos de uso profilático para cefaleias do tipo tensional e enxaquecas.[157,160]

Malformações de Chiari

As malformações de Chiari formam um grupo de distúrbios que manifestam vários graus de deslocamento inferior do cerebelo e do tronco cerebral através do forame magno. Quatro tipos são reconhecidos:[161]

▶ *Malformação de Chiari do Tipo I.* Esse tipo consiste do deslocamento inferior dos hemisférios cerebelares (tonsilas cerebelares) no forame magno. Essa projeção do cerebelo inferior medial, semelhante a uma "língua", envolve a medula. O quarto ventrículo permanece na posição normal. Quando o grau da queda aumenta, o fluxo externo do líquido cerebrospinal diminui, permitindo a ocorrência de uma cavitação tubular da medula espinal superior denominada siringomielia. Esta é distinta da hidromielia, que é o alargamento do canal central da medula espinal.

▶ *Malformação de Chiari do Tipo II.* Esse tipo está associado ao deslocamento inferior do tronco cerebral e do quarto ventrículo através do forame magno para dentro do canal intervertebral, muitas vezes com hidrocefalia e meningomielocele.

▶ *Malformação de Chiari do Tipo III.* Esse tipo está associado a hérnia do cerebelo para dentro de uma meningomielocele cervical alta.

▶ *Malformação de Chiari do Tipo IV.* Nessa malformação, o cerebelo costuma ser hipoplásico.

Os Tipos II a IV apresentam-se tipicamente com sintomas exagerados e tendem a ser diagnosticados na infância.[161] Em contraste, na malformação de Chiari do Tipo I, os sinais de disfunção do tronco cerebral desenvolvem-se lentamente com o passar dos anos, levando, assim, a uma probabilidade maior do que os outros de ser detectada na fisioterapia.

As manifestações clínicas da malformação do Tipo I estão entre as mais multiformes na medicina clínica, o que pode provocar atrasos no diagnóstico. Os sintomas presentes mais comuns são fraqueza da extremidade superior e várias síndromes de dor, que muitas vezes incluem dor no pescoço e no braço.[162] Dores de cabeça occipitais exacerbadas por tosse, espirro, abaixamento ou levantamento do corpo também são frequentes.[162] Alguns dos outros sintomas relatados são dificuldade de controle, ataxia de mudanças sensoriais na extremidade superior, vertigem, perda de audição, tinido, disfagia, soluços, disartria e rouquidão.[162]

O diagnóstico da malformação de Chiari é feito com mais frequência por IRM. Nos casos de intervenção cirúrgica, ela envolve descompressão da malformação com ou sem drenagem da siringomielia.[161]

Padrão 4G: Distúrbios na mobilidade articular, na função motora, no desempenho muscular e na amplitude de movimento associados a fraturas

Embora a intervenção para fraturas esteja fora do objeto da prática fisioterapêutica, a capacidade para detectar sua presença, sobretudo nessa região, é crítica. Os achados clínicos que sugerem a possibilidade de fratura craniovertebral incluem:[163,164]

▶ Imobilização do músculo dolorido do pescoço.

▶ Dormência occipital e no pescoço.

▶ Dor e rigidez no pescoço, com relutância para mover a cabeça.

▶ Presença ou ausência de sinais e sintomas neurológicos.

Fraturas do áxis

Existem três tipos de fraturas da vértebra CII (áxis): fraturas odontoides, envolvendo o dente, espondilolistese traumática bilateral dos pares interarticulares (fratura do "enforcado") e fraturas não odontoides/não do enforcado (diversas).[165]

Fraturas odontoides

Fraturas odontoides são lesões espinais cervicais superiores relativamente comuns, envolvendo quase 60% de todas as fraturas do áxis e de 10 a 18% de todas as fraturas da coluna cervical.[66,166-169] Embora ocorram em todos os grupos etários, a idade média é de cerca de 47 anos, com distribuição bimodal.[6] Em pacientes mais jovens, essas fraturas geralmente são secundárias a trauma de alta energia, sendo que os acidentes automobilísticos são responsáveis pela maioria das lesões odontoides.[170] O segundo pico de incidência dessas fraturas ocorre entre indivíduos idosos.[107] Na realidade, esse tipo representa a fratura cervical mais comum em pacientes com idade superior a 70 anos.[6] Ao contrário do que ocorre nos mais jovens, essas fraturas tendem a resultar de lesões de baixa energia, como quedas de uma posição elevada.[6] O mecanismo da lesão costuma ser a hiperextensão, resultando no deslocamento posterior do odontoide.[6]

O sistema de Anderson e D'Alonzo, descrito em 1974, divide as fraturas em três tipos, com base em sua localização anatômica.[167]

▶ *Tipo I.* Esse tipo é uma fratura de avulsão oblíqua na ponta do odontoide, acima do ligamento transverso, inserida no ligamento alar. Ela é clinicamente rara, sendo responsável por 1 a 5% das fraturas odontoides, e pode estar associada ao deslocamento atlantoccipital.[168]

▶ *Tipo II.* As fraturas do Tipo II ocorrem no pescoço do odontoide. Elas são as mais comuns (30 a 80%).

▶ *Tipo III.* As fraturas desse tipo estendem-se para dentro do corpo da vértebra CII. Elas são responsáveis por 15 a 40% de todas as fraturas odontoides.

O tratamento atual das fraturas odontoides baseia-se em três princípios: diagnóstico correto, redução da fratura e imobilização suficiente para permitir a cicatrização.[169] Inúmeros métodos de tratamento foram desenvolvidos para atingir o alinhamento anatômico e a estabilidade ideal, incluindo órteses cervicais, colete de minerva, coletes halotorácicos, fusão cervical posterior e fixação direta anterior de parafuso no dente.[171]

Fratura de Jefferson. A fratura de Jefferson foi definida como a associação da fratura de uma massa lateral da vértebra CI e o rompimento do anel CI (no arco posterior ou no anterior).[172] Essa condição representa hoje em dia um espectro de lesões de fraturas bilaterais no anel a fraturas da massa lateral, a fraturas de quatro pontos patognomônicas (arcos anterior e posterior) do anel CI, que originalmente a denominou.[173] A fratura de Jefferson resulta da carga axial sobre o atlas e geralmente está associada a uma deficiência neurológica mínima e a um bom prognóstico para a recuperação neurológica.[174] Nos dias atuais, três tipos são descritos.[175]

▶ *Tipo I.* Envolve fraturas do arco simples bilateral (anterior ou posterior, porém não ambos).

▶ *Tipo II.* Compreende fraturas simultâneas do arco anterior e posterior, que incluem a fratura clássica de Jefferson de quebra de quatro pontos.

▶ *Tipo III.* É a fratura da massa lateral da vértebra CI, que pode estender-se para dentro do arco ósseo anterior ou posterior.

Nenhum prognóstico significativo foi adicionado aos diferentes tipos de fratura de Jefferson.[175] Isoladamente, essa condição pode ser tratada de forma efetiva com imobilização externa. O modo tradicional de imobilização cervical é o colete halo.[173]

Técnicas terapêuticas

Técnicas para aumentar a extensibilidade do tecido mole

De maneira geral, as técnicas para o tecido mole são aplicadas antes do exame segmentar local e na preparação para mobilização ou intervenção de manipulação. Essas abordagens são capazes de produzir forte analgesia e efeito relaxante. Com a redução na tensão muscular cervical, ou espasmo, torna-se muito mais fácil para o fisioterapeuta palpar e registrar o movimento.

Massagem geral

As técnicas de massagem geral podem ser aplicadas aos tecidos moles da região craniovertebral. Elas são especialmente úteis para executar mobilização ou manipulação específica 🎬 *vídeo*.

Massagem suboccipital[176]

As técnicas para o tecido mole são executadas em vários locais na região cervical. Em princípio, cada local sensível pode ser tratado, mesmo que envolva áreas de sensibilidade ou dor referida.

O paciente deve se colocar em posição pronada ou sentada, com a cabeça em leve flexão, sem rotação. O fisioterapeuta permanece de pé no lado não envolvido. Enquanto uma das mãos apoia a cabeça do paciente, a outra palpa os músculos suboccipitais. É possível que seja necessário deslocar o esternocleidomastóideo lateralmente, para permitir a palpação dos músculos que se inserem no processo transverso da vértebra CI. O fisioterapeuta localiza a área mais sensível e coloca o dedo indicador, reforçado pelo dedo médio, diretamente no sentido lateral ao ponto doloroso (Fig. 22-31). Durante a massagem, o dedo indicador move-se na direção de lateral a medial e ligeiramente cranial, enquanto, ao mesmo tempo, a pressão é exercida na direção ântero-medial e superior.

Uma técnica semelhante é utilizada em uma combinação de tração cervical superior e mobilização do tecido mole dos músculos suboccipitais. Para otimizar a aplicação dessa abordagem, o paciente deve permanecer em posição supina, pois o pescoço é descarregado e ele pode relaxar mais do que na posição sentada. Enquanto, com uma das mãos, segura a cabeça do paciente, o fisioterapeuta usa a outra para pressionar suavemente os músculos entre duas vértebras. Enquanto isso, aplica uma leve força de tração que deve ser sustentada por vários segundos antes de ser liberada. O procedimento deve ser repetido de maneira rítmica.

Os músculos paravertebrais podem ser tratados da mesma maneira. Com a mão direita, o fisioterapeuta estabiliza a cabeça do paciente na testa. Com o dedo indicador ou médio da mão esquerda, ou ambos, puxa a musculatura em direção lateral e anterior. Ao mesmo tempo, a mão sobre a testa gira a cabeça do paciente, afastando-a do lado que está sendo tratado. A posição final é mantida por 2 a 3 segundos antes do retorno à posição inicial. O fisioterapeuta deve repetir essa técnica durante vários segundos ou minutos de maneira rítmica.

Flexão rítmica

O paciente deve permanecer na posição supina e o fisioterapeuta fica de pé, na cabeceira da mesa. O fisioterapeuta deve segurar suavemente a cabeça do paciente com suas mãos. Após a execução da flexão craniovertebral, realiza um movimento de flexão na folga da coluna cervical. Ao mesmo tempo, o polegar e os dedos pressionam um de encontro ao outro, através da musculatura, e puxam em direção posterior. O fisioterapeuta inicia no nível de C0 a CI e o movimento de flexão não vai além desse ponto. A posição final é mantida por 2 a 3 segundos antes de retornar à inicial. Essa técnica deve ser repetida várias vezes de maneira rítmica.

Em seguida, o mesmo movimento pode ser executado em cada segmento, com deslocamento das mãos na direção caudal. A execução da flexão deve ser intensificada à proporção que os sucessivos segmentos caudais forem localizados. Essa técnica é usada no tratamento de todos os segmentos cervicais.

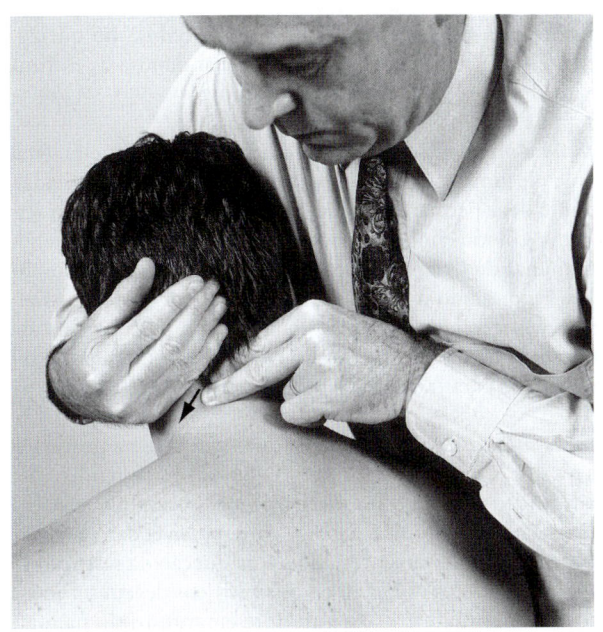

FIGURA 22-31 Massagem suboccipital.

Da mesma maneira, podem-se executar os movimentos acoplados em flexão. Após executar a flexão cervical superior, o fisioterapeuta traz simultaneamente a cabeça do paciente em flexão, rotação ipsilateral e flexão lateral. Nesse momento, a pressão deve ser intensificada sobre o lado convexo da coluna cervical.

Alongamento dos músculos suboccipitais

Reto posterior maior e menor da cabeça. Para alongar esses músculos, o paciente deve permanecer na posição supina. Em seguida, o fisioterapeuta deve fixar CII em flexão craniovertebral. Para alongar o músculo esquerdo, deve-se adicionar um movimento de flexão lateral e de rotação à direita (ver Fig. 22-20), e o paciente deve ser orientado a não deixar a cabeça pender para trás.

Oblíquo inferior. Para alongar o músculo esquerdo, a cabeça e o pescoço do paciente devem ser posicionados em flexão, em inclinação lateral à esquerda e em rotação à direita. A massagem no músculo pode ser aplicada a partir do processo transverso de CI para o processo espinhoso CII, orientando a força na direção da dor menos intensa (ver Fig. 22-31).

Oblíquo superior. O paciente deve permanecer sentado. O fisioterapeuta coloca um dos polegares sobre a região posterior do processo transverso da vértebra CI, e a outra mão envolve a cabeça do paciente. Para alongar o oblíquo superior direito, a cabeça e o pescoço devem ser colocados em flexão, em inclinação lateral à esquerda e em rotação à direita. Aconselha-se aplicar também as técnicas de segurar-relaxar ou contrair-relaxar.

Autoalongamento

Os seguintes exercícios devem ser executados em níveis de intensidade que permitam obter melhorias sem regressão no estado da dor.

Retração do queixo. O paciente deve ser colocado na postura correta e instruído a tentar mover a cabeça, como uma unidade, na direção posterior, enquanto mantém o nível do olhar *vídeo*. O fisioterapeuta deve limitar o número de dobras no queixo do paciente, para remover qualquer potencial danoso às estruturas cervicais provenientes do esforço repetitivo.

Rotação e inclinação lateral de CII a CIII. De maneira geral, o padrão de limitação para essa área é de restrição fechada. O paciente deve permanecer sentado na postura correta. Em seguida, deve colocar ambas as mãos atrás do pescoço, mantendo a borda ulnar do dedo mínimo logo abaixo do processo espinhoso CII, e repousando a mão para cobrir a maior parte possível da região mesocervical. Então, flexiona e gira o pescoço e a cabeça para o lado da direção da restrição (Fig. 22-32), tentando olhar para baixo e para trás (para restrição fechada).

Rotação atlantoaxial. O paciente deve sentar-se na postura correta e colocar ambas as mãos atrás do pescoço, mantendo a borda ulnar do dedo mínimo no nível do processo espinhoso CII e o restante da mão cobrindo a maior parte possível da região cervical. Então, gira suavemente a cabeça na direção da restrição (Fig. 22-33) *vídeo*. Os movimentos simétricos devem ser incentivados. Por exemplo, se o paciente apresentar restrição na rotação à direita, a rotação à direita e a inclinação lateral à esquerda devem ser enfatizadas.

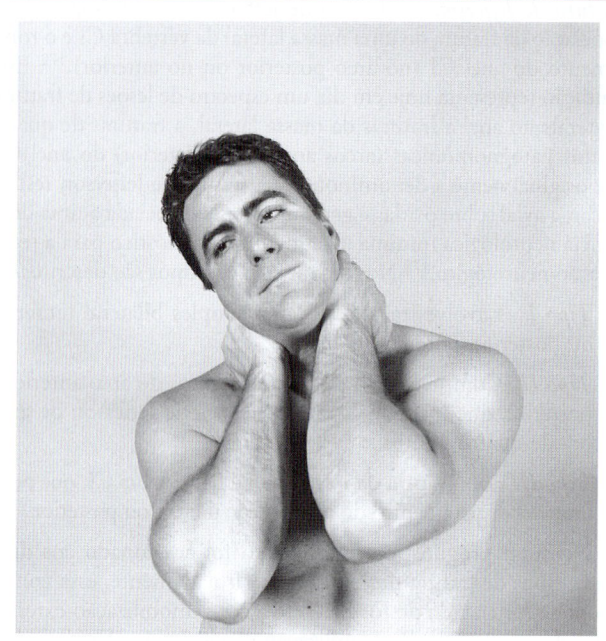

FIGURA 22-32 Rotação e inclinação lateral de CII-III.

Flexão atlantoccipital. O paciente deve sentar-se na postura correta e executar a dobra de queixo. A partir dessa posição, ele deve ser orientado a colocar as pontas dos dedos indicador e médio de ambas as mãos sobre a região anterior do queixo (Fig. 22-34). A ponta dos dedos oferece resistência para qualquer tentativa de movimento de extensão da cabeça e do pescoço. Em seguida, o paciente deve tentar olhar para cima enquanto resiste ao movimento com

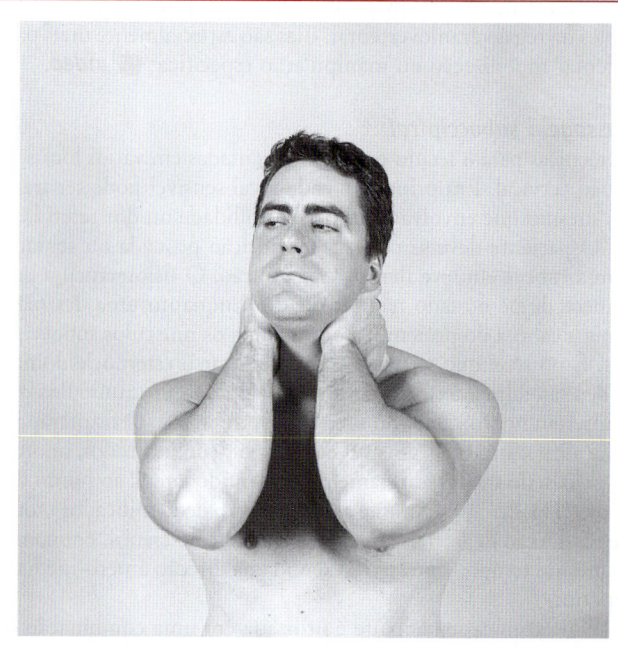

FIGURA 22-33 Técnica para aumentar a rotação à direita.

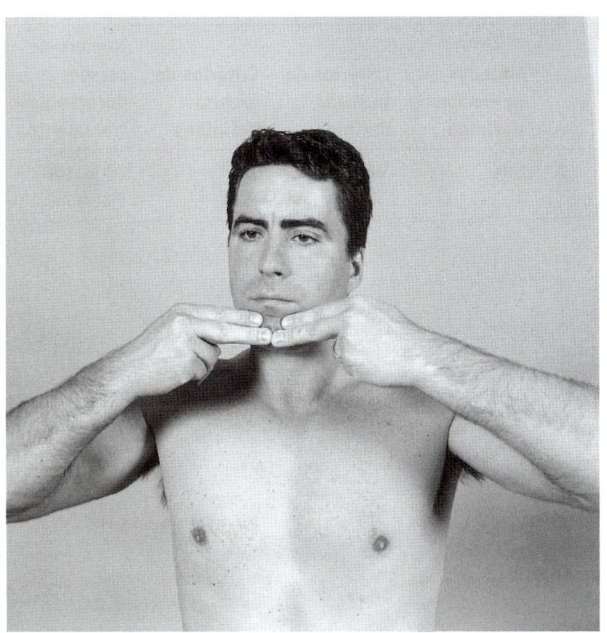

FIGURA 22-34 Exercício domiciliar para flexão AO.

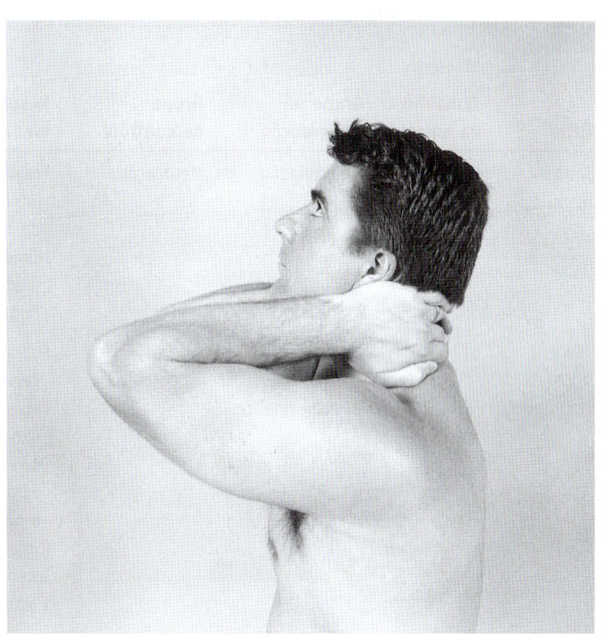

FIGURA 22-35 Exercício domiciliar para extensão AO.

as pontas dos dedos. Isso é seguido por relaxamento e, então, por outro enrugamento do queixo. Um método alternativo envolve solicitar ao paciente para abraçar o contorno atrás do pescoço, de maneira que os dedos se encaixem na base do crânio 🎥 *vídeo*.

Extensão atlantoccipital. O paciente deve sentar-se na postura correta e colocar ambas as mãos atrás do pescoço, com a borda ulnar do dedo mínimo no nível do processo espinhoso da vértebra CI e o restante da mão cobrindo a maior parte possível da região cervical. A seguir, deve elevar suavemente o queixo em volta do eixo adequado (Fig. 22-35).

Técnicas para aumentar a mobilidade articular

A Tabela 22-7 apresenta uma série de estudos que investigaram a eficácia da terapia manual no tratamento da disfunção cervical superior e da cefaleia.

Técnicas de mobilização articular
Articulação atlantoccipital

Tração específica.[176] No presente trabalho, assim como em qualquer outra parte da coluna, a tração específica é usada para aplicar um suave grau de distração e de estímulo mecânico. Usualmente ela é usada em condições agudas.

O paciente deve permanecer na posição supina. O fisioterapeuta estabiliza a vértebra CI usando uma ruptura em forma de pinça ampla, e a testa do paciente é estabilizada contra seu ombro (ver Fig. 22-20). A força de tração é então aplicada, uma força craniana graduada (I a II) pela mão occipital e pelo tórax 🎥 *vídeo*.

Técnica em supino para perda simétrica de extensão atlantoccipital. O paciente deve ser colocado em posição supina, a cabeça sobre um travesseiro e os joelhos flexionados sobre uma almofada. O fisioterapeuta posiciona-se na cabeceira da mesa. A seguir, balança a cabeça do paciente com ambas as mãos, com as partes internas dos dedos sob o occipúcio, e coloca cada polegar sobre os arcos zigomáticos. Usando a pressão do polegar, inclina a cabeça do paciente em flexão craniovertebral, enquanto a parte interna dos dedos produz um deslizamento posterior dos côndilos occipitais 🎥 *vídeo*.

A frouxidão da articulação é eliminada. O paciente deve ser instruído a tentar colocar o queixo em seu pomo-de-adão. Após uma contração isométrica de 3 a 5 segundos, ele relaxa, sendo que a frouxidão da articulação resultante é eliminada pelo fisioterapeuta. Quando não houver nenhum movimento aumentado aparente, logo após a repetição de mobilizações musculares assistidas, presume-se que tenha sido atingida a barreira inerte ao movimento. Então, é possível executar a mobilização passiva do tecido mole. Essa combinação de músculo assistido e de mobilizações passivas deve prosseguir até não ser observada nenhuma frouxidão adicional no tecido mole.

Técnica na posição sentada para perda de extensão na articulação atlantoccipital direita.[176] As seguintes técnicas de mobilização são usadas para restringir o deslizamento anterior da articulação AO direita. Nossa expectativa é que o leitor busque outras fontes de informações para elaborar técnicas aplicáveis à restrição do deslizamento anterior da articulação esquerda.

O paciente deve permanecer sentado e o fisioterapeuta de pé, à esquerda. Para fazer a estabilização anterior de CI é necessário usar uma ruptura larga do tipo pinça com a mão direita e envolver a parte interna do dedo indicador e do polegar à volta da parte frontal do processo transverso (Fig. 22-36). O braço esquerdo estabiliza a cabeça do paciente contra o tórax do fisioterapeuta, e a mão esquerda segura o occipúcio. Em seguida, deve-se estender a cabeça do paciente e flexioná-la à direita à volta dos eixos adequados, produzindo translação esquerda por meio da inclinação lateral, até atingir a barreira de extensão. Para

TABELA 22-7 Resumo de estudos publicados que investigaram o tratamento de terapia manual para disfunção cervical superior e dor de cabeça

Autor	Tamanho da amostra	Grupo de intervenção	Grupo de controle	Resultado medido	Métodos operacionais definidos	Critérios de inclusão definidos	Critérios de exclusão definidos	Número de sessões e duração do tratamento
Boline et al.[a]	150	Manipulação	Medicação	Frequência e intensidade da dor de cabeça Número de medicamentos: Pontuação SF-36	Sim	Sim	Sim	12 sessões 6 semanas
Howe et al.[b]	52	Manipulação ± infiltração + medicamento	Apenas medicação	Faixa de movimento cervical Faixa de movimento cervical Dor no pescoço escapular, no braço e na mão Rigidez no pescoço Intensidade da dor de cabeça	Não	Sim	Sim	Apenas 1 sessão
Jensen et al.[c]	19	Mobilização Energia muscular	Compressas frias	Frequência de medicamentos Intensidade da dor Tontura, visão e audição	Sim	Sim	Sim	6 sessões 12 semanas
Nilsson[d]	39	Manipulação	Laser Massagem com fricção	Intensidade e duração da dor de cabeça O número de medicamentos anti--inflamatórios não esteroides	Sim	Sim	Sim	6 sessões 3 semanas
Nilsson et al.[e]	39	Manipulação	Laser Massagem com fricção	Amplitude de movimento cervical passivo	Sim	Não	Não	6 sessões 3 semanas
Osterbauer et al.[f]	20	Manipulação ±Estímulo elétrico ±Medicamento	Nenhum tratamento (10 não comprometidos)	Intensidade da dor Amplitude de movimento cervical Cinestesia	Não	Sim	Não	2 a 3 sessões por semana 6 semanas
Parker et al.[g]	85	Manipulação executada por quiroprático Manipulação executada por fisioterapeuta	Mobilização realizada por fisioterapeuta	Frequência, intensidade e duração da enxaqueca Incapacidade	Sim	Não	Sim	Até 16 sessões 8 semanas
Rogers[h]	20	Manipulação	Alongamento	Dor Cinestesia	Sim	Não	Não	6 sessões 3 a 4 semanas
Schoensee et al.[156,i]	10	Mobilização	Nenhum	Frequência, duração e intensidade da dor de cabeça	Sim	Sim	Sim	9 a 12 sessões 3 a 4 semanas
Vernon[j]	33	Manipulação	Nenhum	Frequência, duração e intensidade da dor de cabeça	Não	Sim	Não	9 sessões Sem especificação
Whittingham et al.[k]	26	Manipulação em CI e CII	Nenhum	Frequência, duração e intensidade da dor de cabeça	Sim	Sim	Sim	4 sessões 2 semanas

(continua)

TABELA 22-7 Resumo de estudos publicados que investigaram o tratamento de terapia manual para disfunção cervical superior e dor de cabeça (*continuação*)

Autor	Tamanho da amostra	Grupo de intervenção	Grupo de controle	Resultado medido	Métodos operacionais definidos	Critérios de inclusão definidos	Critérios de exclusão definidos	Número de sessões e duração do tratamento
Yeomans[l]	58	Manipulação	Nenhum	Amplitude de movimento intersegmentar cervical	Não	Sim (escassos)	Sim (escassos)	3 sessões por semana 2 a 6 semanas

[a] Dados de Boline PD, Kassak K, Bronfort G et al.: *Spinal manipulation vs. amitriptyline for the treatment of chronic tension-type headaches: A randomized clinical trial.* J Manip Physiol Ther 18:148-154, 1995.
[b] Dados de Howe DH, Newcombe RG, Wade MT: *Manipulation of the cervical spine-a pilot study.* J R Coll Gen Pract 33:574-579, 1983.
[c] Dados de Jensen OK, Nielsen FF, Vosmar L: *An open study comparing manual therapy with the use of cold packs in the treatment of post-traumatic headache.* Cephalalgia 10:241-250, 1990.
[d] Dados de Nilsson N: *A randomized controlled trial of the effect of spinal manipulation in the treatment of cervicogenic headache.* J Manip Physiol Ther 18:435-440, 1995.
[e] Dados de Nilsson N, Christensen HW, Hartvigsen J: *Lasting changes in passive range motion after spinal manipulation: A randomized, blind, controlled trial.* J Manip Physiol Ther 19:165-168, 1996.
[f] Dados de Osterbauer PJ, Derickson KL, Peles JD, et al.: *Three-dimensional head kinematics and clinical outcome of patients with neck injury treated with spinal manipulative therapy: A pilot study.* J Manip Physiol Ther 15:501-511, 1992.
[g] Dados de Parker GB, Tupling H, Pryor DS: *A controlled trial of cervical manipulation of migraine.* Aust N Z J Med 8:589-593, 1978.
[h] Dados de Rogers RG: *The effects of spinal manipulation on cervical kinesthesia in patients with chronic neck pain: A pilot study.* J Manip Physiol Ther 20:80-85, 1997.
[i] Dados de Schoensee SK, Jensen G, Nicholson G et al.: *The effect of mobilization on cervical headaches.* J Orthop Sports Phys Ther 21:184-196, 1995.
[j] Dados de Vernon H: *Chiropractic manipulative therapy in the treatment of headaches: A retrospective and prospective study.* J Manip Physiol Ther 5:109-112, 1982.
[k] Dados de Whittingham W, Ellis WB, Molyneux TP: *The effect of manipulation (toggle recoil technique) for headaches with upper cervical joint dysfunction: A pilot study.* J Manip Physiol Ther 17:369-375, 1994.
[l] Dados de Yeomans SG: *The assessment of cervical intersegmental mobility before and after spinal manipulative therapy.* J Manip Physiol Ther 15:106-114, 1992. Reproduzida com permissão de Molina P: *Upper cervical dysfunction and cervicogenic headache.* In: Wilmarth MA, ed. *Evidence-Based Practice for the Upper and Lower Quarter. Orthopaedic Physical Therapy Home Study Course.* 13.2.1. La Crosse, WI: Orhopaedic Section, APTA, Onc. 2003:1-44.

executar a mobilização, basta aplicar força graduada contra a barreira de translação.

A participação ativa do paciente pode ser introduzida. A partir da barreira de movimento, ele deve opor-se suavemente à resistência do fisioterapeuta. A direção da resistência é aquela que facilita a execução adicional de extensão, de inclinação lateral à direita e de rotação à esquerda. A contração isométrica deve ser mantida por até cinco segundos e seguida de um período de relaxamento completo. A seguir, a articulação deve ser levada passivamente até a nova barreira do movimento. Essa técnica deve ser repetida três vezes e seguida de uma reavaliação.

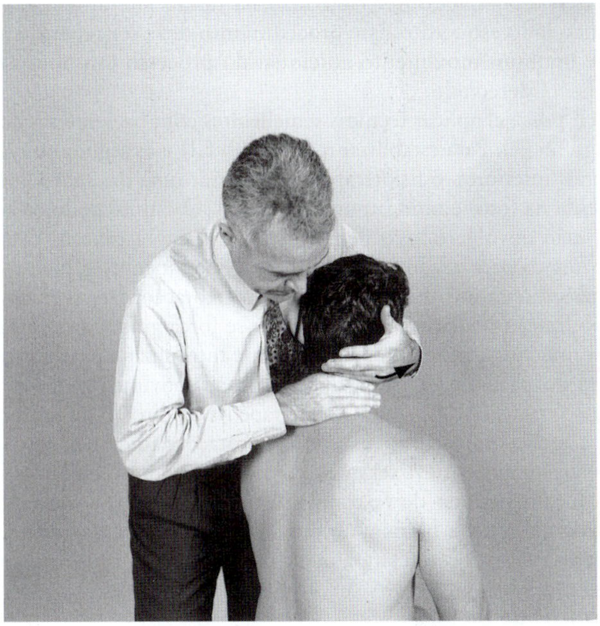

Técnica em supino para perda assimétrica de extensão atlantoccipital (p. ex., perda de extensão da articulação atlantoccipital esquerda).[87] O paciente deve colocar-se em posição supina e manter a cabeça sobre um travesseiro e os joelhos flexionados, apoiados em uma almofada. O fisioterapeuta posiciona-se na cabeceira da mesa. A seguir, segura a cabeça do paciente com ambas as mãos. A parte interna do dedo indicador e do dedo médio é colocada medialmente ao processo mastoide esquerdo, com a palma apoiando o occipúcio. A mão direita deve ser colocada sobre o lado direito da cabeça 🎥 *vídeo*.

Usando ambas as mãos, o fisioterapeuta movimenta passivamente a cabeça do paciente em extensão craniovertebral e translação direita, até atingir a barreira de movimento de extensão da articulação AO esquerda. Para afrouxar a articulação, o profissional deve usar os dedos esquerdos para pressionar para cima na direção de sua mão direita e dos lábios do paciente, induzindo, assim, a flexão lateral da cabeça para a esquerda.

O paciente deve ser instruído a resistir à flexão à esquerda da articulação AO com o comando: "Não me deixe puxar sua orelha esquerda para cima". A contração deve ser mantida por 3 a 5 segundos, seguindo-se de relaxamento. Quando o paciente relaxar, o fisioterapeuta deve tracionar mais adiante, na direção dos lábios do paciente, usando a parte interna do dedo esquerdo e a flexão lateral da cabeça para a esquerda, para obter nova frouxidão da articulação. Para assegurar que a extensão esteja ocorrendo à volta do eixo craniovertebral, o fisioterapeuta deve olhar

FIGURA 22-36 Mobilização da extensão e inclinação à direita da articulação AO.

para a face do paciente. Quando atinge o estado de frouxidão, a flexão da articulação AO produz movimento no queixo em direção ao teto, enquanto a testa move-se em direção à mesa. Para assegurar que a flexão à esquerda esteja ocorrendo à volta do eixo correto, deve-se observar o movimento do queixo para o lado direito, enquanto a testa move-se para a esquerda. Durante a rotação conjunta à direita, o fisioterapeuta deve verificar se o queixo e a testa estão girando para o lado direito.

Da mesma forma como ocorre com a técnica para aumentar a flexão unilateral, depois que a barreira inerte for atingida, o movimento passivo combinado dentro da barreira pode ser evidenciado com alongamento passivo oscilatório, repetindo-se, em seguida, as mobilizações musculares assistidas. Esse procedimento deve prosseguir até não haver mais nenhuma "permissão" para a barreira de movimento.

Técnica em supino para perda assimétrica de flexão atlantoccipital (p. ex., perda de flexão da articulação atlantoccipital direita).[87] O paciente permanece na posição supina, mantendo a cabeça sobre o travesseiro e os joelhos flexionados sobre uma almofada. O fisioterapeuta deve posicionar-se na cabeceira da mesa. A seguir, segura a cabeça do paciente com ambas as mãos, colocando a mão direita sobre o lado direito da cabeça, sendo que as partes internas do dedo indicador e do dedo médio esquerdo devem ser colocadas medialmente ao processo mastoide esquerdo, com a palma apoiando o occipúcio ▶ vídeo.

Usando ambas as mãos, o fisioterapeuta produz flexão craniovertebral à barreira. Nesse momento, a cabeça deve ser movimentada para a esquerda, até uma sensação de final do movimento firme ser percebida. Essa manobra induz inclinação lateral à direita e rotação à esquerda das articulações AO. Dessa maneira, é possível atingir a barreira à flexão da articulação.

A frouxidão da articulação é obtida quando o fisioterapeuta usa uma ação lumbrical para tracionar o processo mastoide esquerdo na direção da superfície da mesa, usando os dedos indicador e médio esquerdos. Ao mesmo tempo, a cabeça do paciente deve ser flexionada lateralmente para a direita pela mão direita do fisioterapeuta. Usando a pressão com a ponta dos dedos por meio da mão direita, ele dá a seguinte instrução: "Não me deixe erguer sua orelha direita". Em seguida, o examinador tenta tracionar superiormente o processo mastoide direito. Isso produz resistência isométrica da flexão lateral direita da articulação AO (e, portanto, à rotação à esquerda).

Depois da contração isométrica de 3 a 5 segundos, o paciente deve relaxar e, assim que percebe que isso foi feito, o fisioterapeuta obtém a frouxidão articular resultante puxando o processo mastoide esquerdo na direção da mesa (com a mão esquerda) e inclinando lateralmente a cabeça para a direita (com a mão direita). Se, depois de repetidas mobilizações musculares assistidas, nenhum movimento adicional aumentado estiver aparente, presume-se que a barreira inerte ao movimento tenha sido atingida. Consequentemente, é possível obter a mobilização passiva do tecido mole empurrando mais para dentro da barreira da flexão da articulação AO esquerda e puxando, ao mesmo tempo, o processo mastoide esquerdo na direção da mesa (mão esquerda) e inclinando lateralmente a cabeça para direita (mão direita). Essa combinação de mobilizações musculares assistidas e passivas deve prosseguir até não ser possível perceber nenhuma frouxidão adicional do tecido mole. Para assegurar que a flexão esteja ocorrendo à volta do eixo craniovertebral, o fisioterapeuta deve olhar para a face do paciente. Quando a frouxidão for eliminada, a flexão da articulação AO deve produzir simultaneamente:

▶ Um movimento do queixo para baixo e um movimento da testa para cima (flexão).

▶ Um movimento do queixo para o lado esquerdo e um movimento da testa para a esquerda (flexão lateral à direita).

▶ Uma rotação do queixo e da testa a esquerda (rotação à esquerda).

Se esses movimentos faciais não forem observados, então a mão direita deve ser usada para assegurar que ocorram, mantendo, assim, o eixo craniovertebral.

Articulação atlantoaxial

Perda de deslizamento da articulação atlantoaxial esquerda (p. ex., perda de rotação à direita na articulação atlantoaxial – perda de deslizamento anterior/inferior esquerdo).[87] O paciente deve permanecer na posição supina, mantendo a cabeça sobre o travesseiro e os joelhos flexionados sobre uma almofada. O fisioterapeuta posiciona-se na cabeceira da mesa e segura a cabeça do paciente com ambas as mãos. A parte interna do dedo indicador e do dedo médio direito do examinador deve ser colocada à volta do lado *esquerdo* do arco neural CII do paciente, fazendo contato firme com o lado esquerdo do processo espinhoso CII ▶ vídeo. A mão esquerda do fisioterapeuta apoia o lado esquerdo da cabeça do paciente, que está flexionada lateralmente por essa mão. Usando os dedos da mão direita, sente o processo espinhoso de CII mover-se à direita. Nesse ponto, o processo espinhoso de CII é puxado pelos dedos indicador e médio da mão direita até que seja possível detectar a barreira ao movimento. O paciente deve ser instruído a empurrar a cabeça contra a mão esquerda do fisioterapeuta, isto é, flexão lateral esquerda resistida. O processo espinhoso CII deve mover-se para a direita, e os dedos da mão direita do fisioterapeuta se movimentam para fixá-lo. Enquanto isso, o paciente recebe orientação para relaxar. Depois que ele o fizer, é possível obter frouxidão na flexão lateral da cabeça para o lado esquerdo. Esse procedimento deve ser repetido até que nenhum movimento adicional do processo espinhoso de CII seja detectado.

É possível aplicar técnicas semelhantes com paciente sentado (Fig. 22-37). Para estabilizar o segmento CII e os segmentos vertebrais inferiores, o fisioterapeuta deve usar uma das mãos (a esquerda na foto) e uma ruptura lumbrical. O quinto dedo da outra mão envolve o arco neural de CI e apoia a cabeça. Esta é flexionada para o lado pelo ombro do fisioterapeuta e girada com a mão direita até alcançar a barreira da rotação. Em seguida, a mobilização pode ser feita, aplicando-se força graduada contra a barreira. Nesse momento, é importante introduzir a participação ativa do paciente. A partir da barreira ao movimento, ele deve oferecer resistência suave ao fisioterapeuta. A direção da resistência é aquela que facilita a execução de rotações adicionais. A contração isométrica deve ser mantida por 5 segundos e acompanhada de um período de relaxamento total. A seguir, a barreira é levada até a nova barreira ao movimento. Essa técnica deve ser repetida três vezes e acompanhada por meio de um novo exame.

Técnicas de pressão

As técnicas de pressão são semelhantes às de mobilização, no sentido em que há envolvimento da barreira ou da restrição

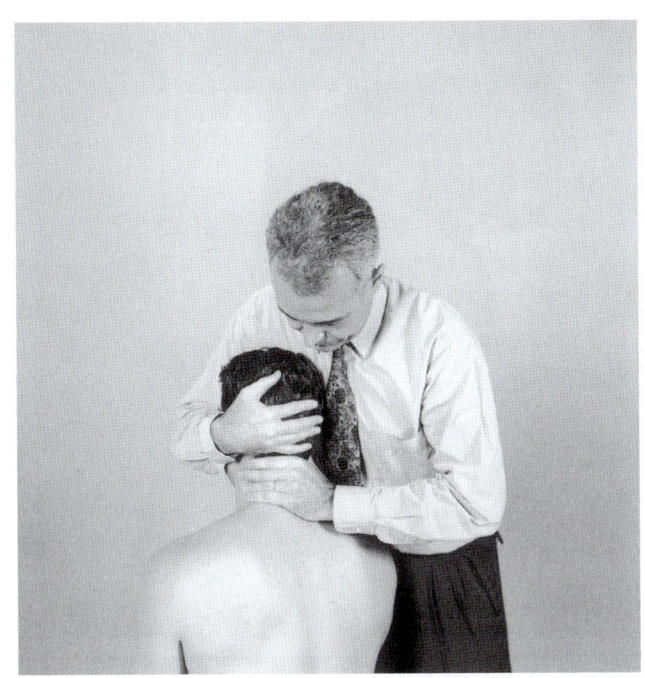

FIGURA 22-37 Mobilização da articulação AA com o paciente sentado.

articular (ver Cap. 11). Embora compartilhe semelhanças com a mobilização de Grau IV em termos de amplitude e de posição na amplitude articular, a técnica de Grau V difere em relação à velocidade da liberação. Na barreira ou ponto de restrição articular, a técnica de Grau V envolve a aplicação de um rápido impulso de pequena amplitude para recuperar o jogo da articulação.

Velocidade, força e aplicação correta da manipulação são essenciais para evitar lesões graves. Isso é particularmente verdadeiro na região craniovertebral, onde uma técnica, mesmo com excesso de zelo, pode resultar em graves consequências, tais como comprometimento da artéria vertebral, fratura, impedimento da medula espinal e até mesmo óbito. Recomenda-se evitar o uso de técnicas que incorporam combinações de rotação cervical e extensão. Além disso, os fisioterapeutas não devem confiar apenas nas técnicas de pressão para atingir a amplitude de movimento e a função normal. É aconselhável usar essas técnicas apenas em situações em que as técnicas de mobilização neuromuscular ou de Grau IV não obtiveram sucesso, se o paciente estiver relaxado e se a técnica for aplicada em uma direção não dolorosa. Em nenhuma circunstância as técnicas de pressão devem ser repetidas se os sintomas se agravarem ou se a primeira não foi bem-sucedida com pouca força.

O Capítulo 11 resume as indicações e contraindicações para as manipulações espinais.

Técnica de pressão para a articulação atlantoccipital. Para a utilização dessa técnica, o paciente deve permanecer na posição supina, com o fisioterapeuta na cabeceira da mesa, sentado à direita do paciente. O contato é feito pela mão direita, usando o espaço entre o polegar e o dedo indicador, na região inferior e direito da C0 (o processo mastoide direito). A mão direita deve se posicionar em paralelo com o esterno e o antebraço esquerdo deve circundar a cabeça, para que o fisiotera-

peuta possa segurar o queixo do paciente. A cabeça é então flexionada lateralmente na direção do examinador (à direita), em volta do eixo apropriado (pelo nariz), permitindo que ocorra rotação conjunta à esquerda (Fig. 22-38). Depois de reduzir a frouxidão com a mão direita, o fisioterapeuta deve aplicar pressão de alta velocidade e baixa amplitude no mastoide em direção superior (pela mão direita), enquanto a outra mão e o braço ajudam a conduzir o movimento pretendido. Essa técnica pode também ser aplicada em decúbito lateral (Fig. 22-39), com os braços do paciente pendendo sobre a borda da mesa, para permitir a estabilização do tórax.

Técnicas de pressão para a articulação atlantoaxial. O paciente deve se posicionar em supino e o fisioterapeuta na cabeceira da mesa. Este deve apoiar a cabeça do paciente em suas mãos, monitorando a região posterior da CI à direita com o dedo indicador da mão direita. Os polegares de ambas as mãos se apoiam na mandíbula e nas bochechas do paciente. Segurando a mandíbula e as bochechas, flexiona a cabeça para o lado direito, por toda a coluna cervical (a orelha direita é passivamente levada para o ombro ipsilateral) ou ao redor do eixo craniovertebral (por meio do nariz). A cabeça deve então girar para a esquerda, na direção da extremidade da amplitude disponível (Fig. 22-40). Depois que a frouxidão for eliminada na flexão lateral direita e na rotação à esquerda, deve-se aplicar uma pressão de alta velocidade e baixa amplitude em rotação esquerda, com a mão *direita*, enquanto a esquerda orienta o movimento. Recomenda-se tomar muito cuidado para não usar agressividade excessiva com essa técnica.

Mobilizações com movimento[177]

Tração cervical superior. Essa é uma excelente técnica para intervenção em dores de cabeça cervicais superiores. O pa-

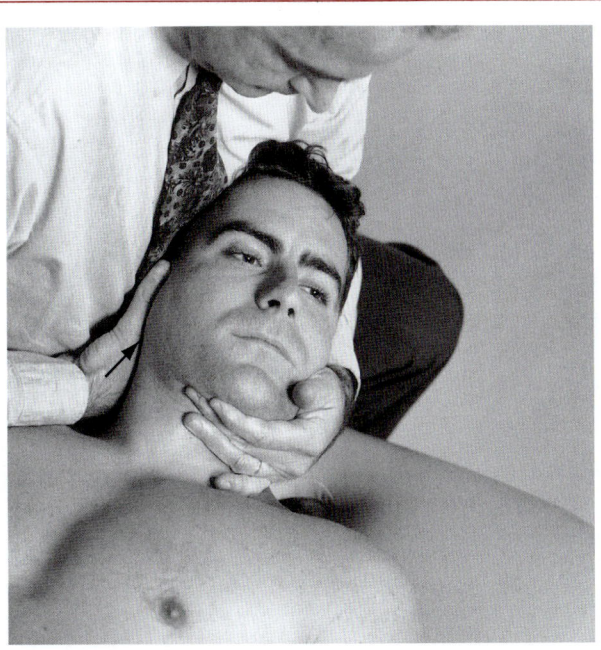

FIGURA 22-38 Técnica de pressão para a articulação AO.

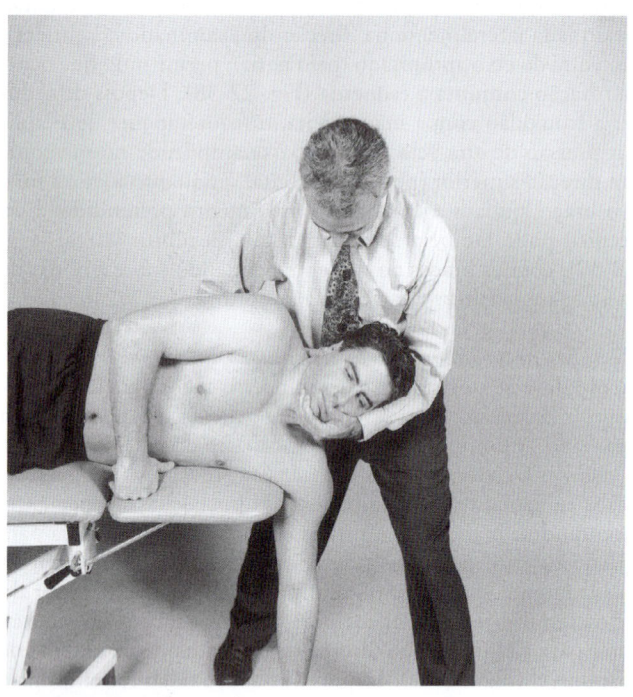

FIGURA 22-39 Técnica de pressão para a articulação AO, com o paciente em decúbito lateral.

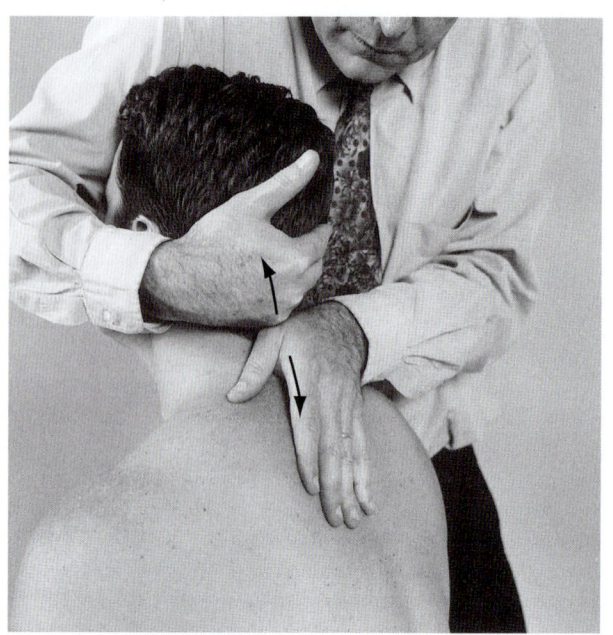

FIGURA 22-41 Mobilização cervical superior com movimento.

ciente deve se posicionar sentado, com o fisioterapeuta de pé na sua frente, olhando para ele. A cabeça do paciente deve se manter em posição neutra contra o tórax inferior do fisioterapeuta, cuja falange distal do dedo mínimo está presa à volta de CII. O restante dos dedos envolve a cabeça, para dar suporte firme, e o punho permanece flexionado, com o antebraço colocado no plano das facetas (Fig. 22-41). A borda lateral da eminência tenar da outra mão do fisioterapeuta deve ser colocada diretamente sob o dedo mínimo (ver Fig. 22-41), no espaço entre o occipúcio e o processo espinhoso da vértebra CII, e a palma da mão deve repousar sobre a parte superior das costas do paciente.

O fisioterapeuta aplica pressão sobre CII usando o dedo mínimo, enquanto impede o movimento da cabeça, para sentir CII mover-se anteriormente sobre CIII. A sensação de final do movimento é obtida e mantida por 10 a 20 segundos.

Essa técnica pode ser ensinada com o uso de uma toalha, um cinto ou uma correia como parte do programa de exercícios domiciliares. O paciente coloca a correia em volta dos pilares articulares de CII e puxa de forma suave para a frente, enquanto desliza a cabeça posteriormente, sem incliná-la, sobre a correia (Fig. 22-42). A posição final deve ser mantida por 10 a 20 segundos.

Para melhorar a rotação à direita da articulação atlantoaxial. O paciente permanece sentado e o fisioterapeuta, sentado atrás dele. O profissional coloca um polegar sobre a região esquerda do processo transverso de CI, e o outro polegar sobre o primeiro para ajudar a reforçá-lo. Os outros dedos são colocados à volta do pescoço e nas costas do paciente, ou ao lado da cabeça (Fig. 22-43).

O paciente gira lentamente a cabeça e o pescoço para a direita, enquanto o fisioterapeuta ajuda o movimento usando pressão de ambos os polegares.

Essa técnica pode ser ensinada com o uso de uma toalha, um cinto ou uma correia como parte do programa de exercícios domiciliares (Fig. 22-44).

A mesma técnica pode ser usada para melhorar a rotação cervical para a esquerda, alterando-se a posição dos polegares.

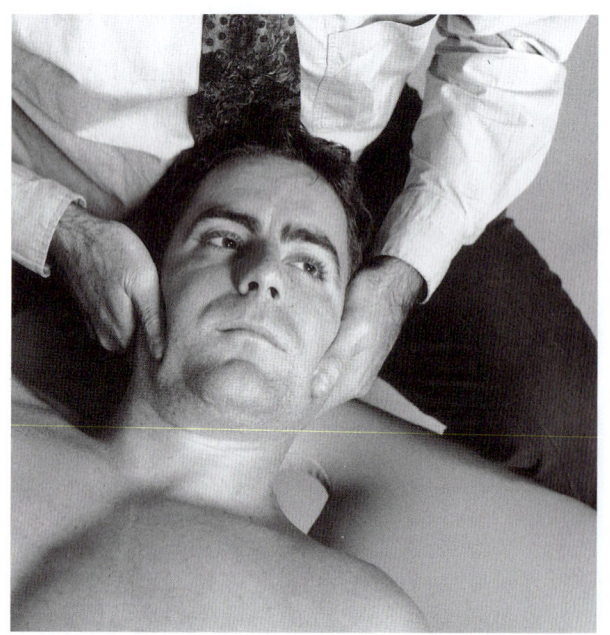

FIGURA 22-40 Técnica de pressão para a articulação AA.

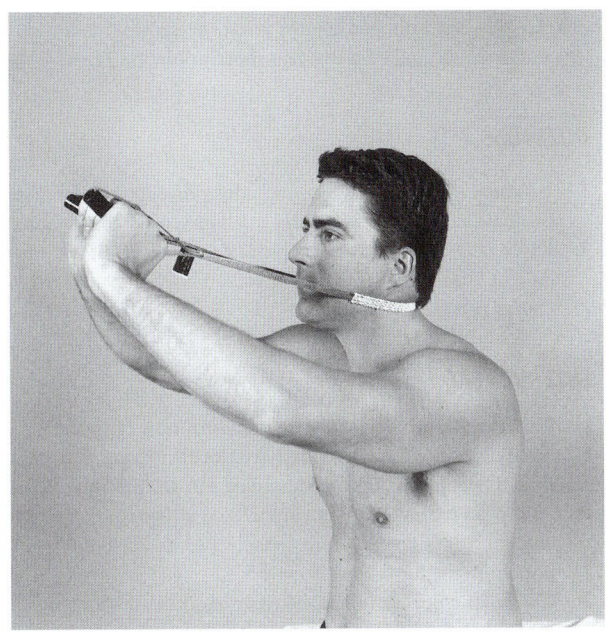

FIGURA 22-42 Exercício domiciliar para mobilização cervical superior.

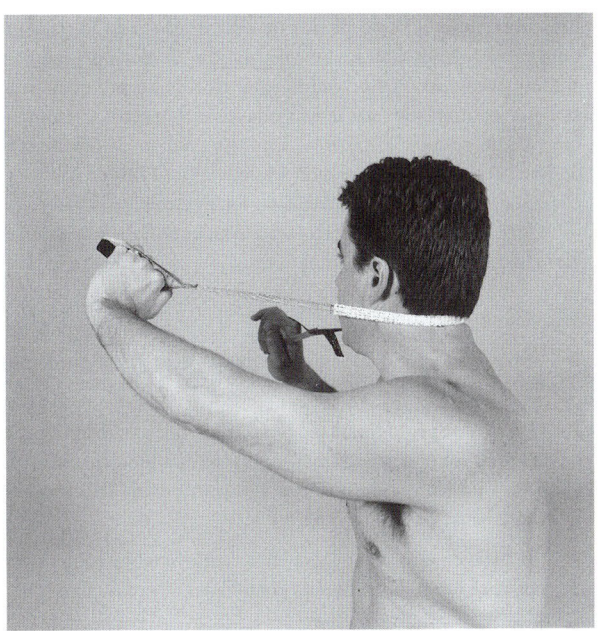

FIGURA 22-44 Exercício domiciliar para rotação AA.

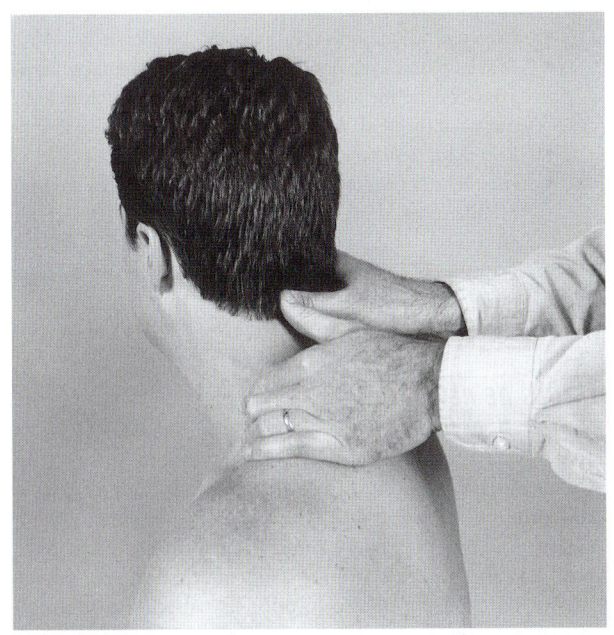

FIGURA 22-43 Exercício domiciliar para incrementar a rotação à direita.

ESTUDO DE CASO — DOR DE CABEÇA E DOR NO PESCOÇO

HISTÓRIA

Um homem de 42 anos, autônomo, apresentou-se na clínica com queixa de dor na parte superior posterior do pescoço e de dor de cabeça suboccipital direita e occipital que iniciara dois meses antes, após um acidente de mergulho. Ele negou ter ficado inconsciente, e conseguia lembrar-se de tudo sobre o acidente, com exceção de um período de poucos minutos após a ocorrência do fato. A dor na parte posterior do pescoço foi sentida de imediato, mas piorou muito na manhã seguinte, depois de acordar. As dores de cabeça occipitais começaram poucos dias depois e passaram a acentuar-se com fadiga ou exercício. O paciente também relatou dificuldade em concentrar-se e dormir, bem como ataques ocasionais de tontura, sobretudo ao virar a cabeça para a esquerda, movimento durante o qual se sentia instável. Porém, negava a existência de vertigem. Quando a dor occipital e no pescoço surgiu, espalhou-se da região occipital sobre a cabeça para o olho direito. Intervenções anteriores incluíram fisioterapia na forma de ultrassom, massagem, *spray* e alongamento, liberação miofascial e terapia craniossacral, as quais não resultaram em nenhum alívio.

O paciente não apresentava história de dor nas costas ou no pescoço, além da dor ocasional, e sua história médica não tinha nada de excepcional.

QUESTÕES

1. Liste as preocupações que o fisioterapeuta deve ter depois dessa história.
2. Usando um fluxograma, descreva como proceder com esse paciente.
3. Quais testes especiais devem ser considerados nessa circunstância?
4. São necessárias perguntas adicionais sobre a história?

TESTES E MEDIDAS

Com base na história, é provável que o paciente tenha sofrido alguma concussão, embora negue ter estado inconsciente. Os relatos de tontura parecem estar relacionados a um movimento específico de rotação da cabeça. Nesse caso, serão necessários mais testes para eliminar outras causas. Algumas das razões para a dor de cabeça gradual, como uma lenta hemorragia intracraniana, podem ser excluídas, pois os sintomas não estão progredindo e a condição já dura dois meses. O tipo de dor de cabeça associada ao paciente é uma cervicogênica típica, com distribuição de dor no occipúcio e alastramento ocasional occipitofrontal e orbitalmente quando exacerbada, costumando estar relacionada aos movimentos e à postura da cabeça e do pescoço. Entretanto, a dor no pescoço e a dor de cabeça occipital deveriam ter respondido à fisioterapia. O fato de não ter sido eficaz sugere que terapias inadequadas foram escolhidas.

Com esse tipo de história, seria prudente fazer um exame de varredura, juntamente com um exame do nervo craniano e da artéria vertebral. A varredura e os testes adicionais revelaram os seguintes achados:

▸ O paciente não apresentava nenhuma deficiência ou deformidade postural óbvia.

▸ O teste dos nervos cranianos foi negativo; excetuando que, durante os testes de rastreamento, no terceiro, quarto e sexto nervos, o paciente experimentou vertigem branda de curta duração e náusea de longa duração.

▸ Os testes de estresse no ligamento craniovertebral foram negativos para instabilidade e sintomatologia.

▸ A tontura não foi reproduzida com os testes da artéria vertebral. Como esta aparentemente estava normal (considerando a falta de sinais nervosos cranianos e os testes negativos), o teste de Dix-Hallpike foi executado, o qual reproduziu a tontura quando a cabeça estava em rotação e extensão à esquerda. A tontura surgiu quase que imediatamente e desapareceu em um minuto. Nenhum sinal nervoso craniano foi descoberto no teste enquanto o paciente estava tonto.

▸ O paciente tinha amplitude completa de movimentos cervicais, com exceção da extensão, da rotação à esquerda e da inclinação lateral à direita.

▸ Não havia nenhum sinal de deficiência neurológica. Todos os testes neuromeníngeos (tensão dural e neural) foram negativos.

▸ Os testes de compressão e tração foram negativos.

▸ A pressão póstero-anterior sobre o processo espinal de CII e sobre as costas do arco neural de CI reproduziu a dor de cabeça e a sensibilidade local.

▸ Os músculos suboccipitais posteriores estavam hipertônicos e sensíveis a palpações moderadas.

QUESTÕES

1. Levando em consideração esses achados, qual é a sua hipótese diagnóstica?
2. Liste algumas das possíveis razões para a tontura.
3. Como proceder?

AVALIAÇÃO

Parece provável que a dor de cabeça occipital seja resultado de uma disfunção nas articulações craniovertebrais,[178,179] porém o local exato dessa disfunção não pode ser averiguado mesmo durante o exame. É necessário fazer testes complementares. Testes de movimento fisiológico passivo e acessório (artrocinemático) da área craniovertebral constataram que havia uma redução do deslize anterior da articulação atlantoccipital (AO) direita, com a sensação de final do movimento rígida e deslizamento diminuído à direita da articulação AA. Houve, também, algum ponto de sensibilidade sobre o levantador da escápula e o trapézio superior direito.

QUESTÕES

1. Levando em consideração os achados provenientes dos testes e medidas, como você explicaria sua intervenção ao paciente?
2. Explique a correlação entre a perda dos deslizamentos e a perda da amplitude de movimento ativo.
3. Como proceder?

INTERVENÇÃO

Há uma grande probabilidade de que a tontura do paciente seja causada por disfunção musculoesquelética dentro da área craniovertebral. Os objetivos da intervenção devem ser direcionados para:

▸ Promoção e progressão da cura. Esse é um componente essencial, pois uma porcentagem considerável de pacientes torna-se portadora de dor crônica.

▸ Controlar a dor e a inflamação com modalidades anti-inflamatórias, tais como colar cervical macio (até que o padrão capsular seja amenizado).

▸ Educação do paciente.

▸ Evitar a dependência dos provedores de assistência médica.

▸ Recuperar o movimento e a força, bem como a função neuromuscular, por meio de:
   • Exercícios de mobilização precoces, porém suaves.[180]
   • Sem sustentação de peso, progredir para sustentação de peso, exercícios de meia amplitude ativos e, então, exercícios de movimentos cuidadosos de amplitude total ativos.
   • Exercícios isométricos suaves.
   • Intervenção para os danos articulares específicos com fortes mobilizações, desde que não coloquem a artéria vertebral em risco.[111]
   • Estímulo eletromuscular, caso não tenha ocorrido ruptura muscular.

QUESTÕES DE REVISÃO*

1. Descreva a anatomia da região craniovertebral.
2. Quais são as estruturas que dão estabilidade para a região craniovertebral?
3. Quais dos seguintes não é um músculo suboccipital: reto lateral da cabeça, reto posterior maior da cabeça, reto posterior menor da cabeça, oblíquo inferior da cabeça ou oblíquo superior da cabeça?
4. Qual é a extensão do denominado ligamento longitudinal posterior?
5. Qual é o músculo que produz inclinação lateral da articulação atlantoccipital (AO) para o mesmo lado, bem como extensão e a rotação contralateral?

---

*Questões adicionais para testar seu conhecimento deste capítulo podem ser encontradas (em inglês) em Online Learning Center para *Orthopaedic Assessment, Evaluation, and Intervention*, em www.duttononline.net. As respostas para as questões anteriores são apresentadas no final deste livro.

REFERÊNCIAS

1. Kapandji IA: *The Physiology of the Joints: Annotated Diagrams of the Mechanics of the HumanJoints*, 2nd edn. Edinburgh: Churchill Livingstone, 1974.
2. Gray H: *Gray's Anatomy*. Philadelphia: Lea & Febiger, 1995.
3. Panjabi M, Dvorak J, Duranceau J, et al.: Three-dimensional movement of the upper cervical spine. *Spine* 13:727, 1988.
4. Walsh R, Nitz AJ: Cervical spine. In: Wadsworth C, ed. *Current Concepts of Orthopedic Physical Therapy—Home Study Course*. La Crosse, WI: Orthopaedic Section, APTA, 2001.
5. Williams PL, Warwick R, Dyson M, et al.: *Gray's Anatomy*, 37th edn. London: Churchill Livingstone, 1989.
6. Sasso RC: C2 dens fractures: Treatment options. *J Spinal Disord* 14:455-63, 2001.
7. Heggeness MH, Doherty BJ: The trabecular anatomy of the axis. *Spine* 18:1945–1949, 1993.
8. Doherty BJ, Heggeness MH: Quantitative anatomy of the second cervical vertebra. *Spine* 20:513–517, 1995.
9. Ellis JH, Martel W, Lillie JH, et al.: Magnetic resonance imaging of the normal craniovertebral junction. *Spine* 16:105, 1991.
10. Pick TP, Howden R: *Gray's Anatomy*, 15th edn. NewYork: Barnes & Noble Books, 1995.
11. Pal GP, Sherk HH: The vertical stability of the cervical spine. *Spine* 13:447, 1988.
12. Yoganandan N, Pintar F, Butler J, et al.: Dynamic response of human cervical spine ligaments. *Spine* 14:1102, 1989.
13. Dvorak J, Panjabi MM: Functional anatomy of the alar ligaments. *Spine* 12:183, 1987.
14. Dvorak J, Panjabi MM, Gerber M, et al.: CT Functional diagnostics of the rotary. Instability of the upper cervical spine and experimental study in cadavers. *Spine* 12:197–205, 1987.
15. Okazaki K: Anatomical study of the ligaments in the occipitoatlantoaxial complex (in Japanese). *Nippon Seikeigeka Gakkai Zasshi—J Jpn Orthop Assoc* 69:1259–1267, 1995.
16. Panjabi M, Dvorak J, Crisco J, et al.: Flexion, extension, and lateral bending of the upper cervical spine in response to alar ligament transections. *J Spinal Disord* 4:157–167, 1991.
17. Vangilder JC, Menezes AH, Dolan KD: *The Craniovertebral Junction and Its Abnormalities*. Mount Kisco, NY: Futura Publishing Co, 1987.
18. White AA, Johnson RM, Panjabi MM, et al.: *Biomechanical Analysis of Clinical Stability in the Cervical Spine*. Clin Orthop 109:85–96, 1975.
19. Dvorak J, Schneider E, Saldinger P, et al.: Biomechanics of the craniocervical region; the alar and transverse ligaments. *J Orthop Res* 6:452–461, 1987.
20. Buckworth J: Anatomy of the suboccipital region. In: Vernon H, ed. *Upper Cervical Syndrome*. Baltimore: Williams & Wilkins, 1988.
21. Bogduk N: Innervation and pain patterns of the cervical spine. In: Grant R, ed. *Physical Therapy of the Cervical and Thoracic Spine*. New York: Churchill Livingstone, 1988.
22. Swash M, Fox K: Muscle spindle innervation in man. *J Anat* 112:61–80, 1972.
23. Hack GD, Koritzer RT, Robinson WL, et al.: Anatomic relation between the rectus capitis posterior minor muscle and the dura mater. *Spine* 20:2484–2486, 1995.
24. Fryette HH: *Principles of Osteopathic Technique*. Colorado: Academy of Osteopathy, 1980.
25. DiGiovanna EL, Schiowitz S: *An Osteopathic Approach to Diagnosis and Treatment*. Philadelphia: JB Lippincott, 1991.
26. Bellavance A, Belzile G, Bergeron Y, et al.: *Cervical Spine and Headaches*. Neurology 39:1269–1270, 1989.
27. Bogduk N: Cervical causes of headache and dizziness. In: Grieve GP, ed. *Modern Manual Therapy of the Vertebral Column*. New York: Churchill Livingstone, 1986:289–302.
28. Bogduk N: The anatomical basis for cervicogenic headache. *J Manip Physiol Ther* 15:67–70, 1992.
29. Edmeads J: The cervical spine and headache. *Neurology* 38:1874–1878, 1988.
30. Fredriksen TA, Hovdal H, Sjaastad O: Cervicogenic headache: Clinical manifestation. *Cephalalgia* 7:147–160, 1987.
31. Dreyfuss P, Michaelson M, Fletcher D: Atlanto-occipital and lateral atlanto-axial joint pain patterns. *Spine* 19:1125–1131, 1994.
32. Ehni GE, Benner B: Occipital neuralgia and the C1–2 arthrosis syndrome. *J Neurosurg* 61:961–965, 1984.
33. Bovim G, Berg R, Dale LG: Cervicogenic headache: Anaesthetic blockade of cervical nerves (C2–5) and facet joint (C2/3). *Pain* 49:315–320, 1992.
34. Lord SM, Barnsley L, Wallis BJ, et al.: Third occipital nerve headache: A prevalence study. *J Neurol Neurosurg Psychiatry* 57:1187–1190, 1994.
35. Lord SM, Barnsley L, Wallis BJ, et al.: Chronic cervical zygapophysial joint pain after whiplash: A placebo-controlled prevalence study. *Spine* 21:1737–1744, 1996.
36. Lazorthes G: Pathology, Classification and clinical aspects of vascular diseases of the spinal cord. In: Vinken PJ, Bruyn GW, eds. *Handbook of Clinical Neurology*. Oxford: Elsevier, 1972:494–506.
37. Baumgartner RW, Waespe W: ASA syndrome of the cervical hemicord. *Eur Arch Psychiatry Clin Neurosci* 241:205–209, 1992
38. Wells CEC: Clinical aspects of spinovascular disease. *Proc R Soc Med* 59:790–796, 1966.
39. Decroix JP, Ciaudo-Lacroix C, Lapresle J: Syndrome De Brown-Sequard Du a Un Infarctus Spinal. *Rev Neurol* 140:585–586, 1984.
40. Gutowski NJ, Murphy RP, Beale DJ: Unilateral upper cervical posterior spinal artery syndrome following sneezing. *J Neurol Neurosurg Psychiatry* 55:841–843, 1992.
41. Tulsi RS: Some specific anatomical features of the atlas and axis: Dens, epitransverse process and articular facets. *Aust N Z J Surg* 48:570–574, 1978.
42. Singh S: Variations of the superior articular facets of atlas vertebrae. *J Anat* 99:565–571, 1965.
43. Noren R, TrafimowJ, Andersson GBJ, et al.: The role of facet joint tropism and facet angle in disc degeneration. *Spine* 16:530–532, 1991.
44. Malmavaara A, Videman T, Kuosma E, et al.: Facet joint orien-tation, facet and costovertebral joint osteoarthritis, disc degen-eration, vertebral body osteophytosis, and Schmorl's nodes in the thoracolumbar junctional region of cadaveric spines. *Spine* 12:458–463, 1987.
45. White AA, Panjabi MM: *Clinical biomechanics of the spine*. 2nd edn. Philadelphia: Lippincott-Raven, 1990:106–108.
46. Lind B, Sihlbom H, Nordwall A, et al.: Normal range of motion of the cervical spine. *Arch Phys Med Rehabil* 70:692–695, 1989.
47. Werne S: The possibilities of movements in the craniovertebral joints. *Acta Orthop Scand* 28:165–173, 1959.
48. Penning L, Wilmink JT: Rotation of the cervical spine. ACT study in normal subjects. *Spine* 12:732–738, 1987.
49. Dvorak J, Hayek J, Zehender R: CT—functional diagnosis of the rotary instability of the upper cervical spine - 2. An evaluation on healthy adults and patients with suspected instability. *Spine* 12:726–731, 1987.
50. O'Brien MF, Lenke LG: Fractures and dislocations of the spine. In: Dee R, Hurst L, Gruber M, et al., eds. *Principles of Orthopaedic Practice*, 2nd edn. New York: McGraw-Hill, 1997:1237–1293.
51. Mercer S: Kinematics of the spine. In Boyling JD, Jull GA, eds. *Grieve's Modern Manual Therapy: The Vertebral Column*. Philadelphia: Churchill Livingstone, 2004:31–37.
52. Selecki BR: The effects of rotation of the atlas on the axis: Experimental work. *Med J Aust* 1:1012, 1969.
53. Fielding JW: Cineroentgenography of the normal cervical spine. *J Bone Joint Surg* 39A:1280, 1957.
54. White AA, Panjabi MM: The clinical biomechanics of the occipitoatlantoaxoid complex. *Orthop Clin North Am* 9:867–878, 1975.

55. Mimura M, Moriya H, Watanabe T, et al.: Three-dimensional motion analysis of the cervical spine with special reference to the axial rotation. *Spine* 14:1135, 1989.
56. Hohl M, Baker HR: The atlanto-axial joint. *J Bone Joint Surg* 46A:1739–1752, 1964.
57. Fielding JW, Cochran GV, Lawsing JF, I, et al.: Tears of the transverse ligament of the atlas. A clinical and biomechanical study. *J Bone Joint Surg* 56A:1683–1691, 1974.
58. Mercer SR, Bogduk N: Joints of the cervical vertebral column. *J Orthop Sports Phys Ther* 31:174–182; discussion 183, 2001.
59. Meadows JTS: *Manual Therapy: Biomechanical Assessment and Treatment, Advanced Technique*. Calgary: Swodeam Consulting, Inc., 1995.
60. Meadows J, Pettman E: *Manual Therapy: NAIOMT Level II & III Course Notes*. Denver: North American Institute of Manual Therapy, Inc., 1995.
61. McCrory P: Headaches and exercise. *Sports Med* 30:221–229, 2000.
62. Travell JG, Simons DG: *Myofascial Pain and Dysfunction—the Trigger Point Manual*. Baltimore: Williams & Wilkins, 1983.
63. Welch KM: A 47-year-old woman with tension-type headaches. *JAMA* 286:960–966, 2001.
64. Jensen S, Graff-Radford S: Oromandibular function and tension-type headache. In: Olesen J, Tfelt-Hansen P, Welch KMA, eds. *The Headaches*. Philadelphia, PA: Lippincott Williams & Wilkins, 2000:593–597.
65. Wolff HG: *Headache and Other Head Pain*, 2nd edn. New York: Oxford University Press, 1987:53–76.
66. Chutkan NB, King AG, Harris MB: Odontoid fractures: Evaluation and management. *J Am Acad Orthop Surg* 5:199–204, 1997.
67. Viikara-Juntura E: *Examination of the Neck. Validity of Some Clinical, Radiological and Epidemiologic Methods*. Helsinki: University of Helsinki, Institute of Occupational Health, 1988.
68. Johnson GM: The correlation between surface measurement of head and neck posture and the anatomic position of the upper cervical vertebrae. *Spine* 23:921–927, 1998.
69. Braun BL, Amundson LR: Quantitative assessment of head and shoulder posture. *Arch Phys Med Rehabil* 70:322–329, 1989.
70. Braun BL: Postural differences between asymptomatic men and women and craniofacial pain patients. *Arch Phys Med Rehabil* 72:653–656, 1991.
71. Watson D, Trott P: Cervical headache: An investigation of natural head posture and upper cervical flexor muscle performance. *Cephalalgia* 13:272–284, 1993.
72. Grimmer K: The relationship between cervical resting posture and neck pain. *Physiotherapy* 82:45–51, 1996.
73. Griegel-Morris P, Larson K, Mueller-Klaus K, et al.: Incidence of common postural abnormalities in the cervical, shoulder, and thoracic regions and their association with pain in two age groups of healthy subjects. *Phys Ther* 72:426–430, 1992.
74. Bergmann TF, Peterson DH, Lawrence DJ: *Chiropractic Technique: Principles and Procedures*. New York: Churchill Livingstone, 1993.
75. Kori AA, Leigh JL: The cranial nerve examination. In: Gilman S, ed. *Clinical Examination of the Nervous System*. New York: McGraw-Hill, 2000:65–111.
76. Magee DJ: *Orthopedic Physical Assessment*. Philadelphia: W.B. Saunders, 2002.
77. McGaughran JM, Kuna P, Das V: Audiological abnormalities in the Klippel–Feil syndrome. *Arch Dis Childhood* 79:352–355, 1998.
78. Bhandari S, Farr MJ: Case report: Klippel–Feil syndrome with coexistent hypoparathyroidism. *Am J Med Sci* 311:174–177, 1996.
79. Da-Silva EO: Autosomal recessive Klippel–Feil syndrome. *J Med Genet* 19:130–134, 1982.
80. Kanchandani R, Howe JG: Lhermitte's sign in multiple sclerosis: A clinical survey and review of the literature. *J Neurol Neurosurg Psychiatry* 45:308–312, 1982.
81. Pettman E: Stress tests of the craniovertebral joints. In: Boyling JD, Palastanga N, eds. *Grieve's Modern Manual Therapy: The Vertebral Column*, 2nd edn. Edinburgh: Churchill Livingstone, 1994:529–538.
82. Murphy DK, Gutrecht JA: Lhermitte's sign in cavernous angioma of the cervical spinal cord. *J Neurol Neurosurg Psychiatry* 65:954–955, 1998.
83. al-Orainy IA, Kolawole T: Ossification of the ligament flavum. *Eur J Radiol* 29:76–82, 1998.
84. Hardin J, Jr.: Pain and the cervical spine. *Bull Rheum Dis* 50:1–4, 2001.
85. Bland JH: New anatomy and physiology with clinical and historical implications. In: Bland JH, ed. *Disorders of the Cervical Spine*, 2nd edn. Philadelphia: WB Saunders, 1994:71–79.
86. Bogduk N: An anatomical basis for the neck–tongue syndrome. *J Neurol Neurosurg Psychiatry* 44:202–208, 1981.
87. Pettman E: *Level III Course Notes*. Berrien Springs, MI: North American Institute of Manual Therapy, Inc., 2003.
88. Fuss FK: Sagittal kinematics of the cervical spine—how constant are the motor axes? *Acta Anat* 141:93–96, 1991.
89. Ross JK, Bereznick DE, McGill SM: Atlas-axis facet asymmetry. Implications in manual palpation. *Spine* 24:1203–1209, 1999.
90. Greenman PE: *Principles of Manual Medicine*, 2nd edn. Baltimore: Williams & Wilkins, 1996.
91. Dvorak J, Dvorak V: General principles of palpation. In: Gilliar WG, Greenman PE, eds. *Manual Medicine: Diagnostics*, 2nd edn. New York: Thieme Medical Publishers, 1990:71–75.
92. Lee DG: *A Workbook of Manual Therapy Techniques for the Upper Extremity*, 2nd edn. Delta, B.C.: DOPC, 1991.
93. Smedmark V, Wallin M, Arvidsson I: Inter-examiner reliability in assessing passive intervertebral motion of the cervical spine. *Man Ther* 5:97–101, 2000.
94. Pool JJ, Hoving JL, de Vet HC, et al.: The interexaminer reproducibility of physical examination of the cervical spine. *J Manip Physiol Ther* 27:84–90., 2004.
95. Martel W: The occipito-atlanto-axial joints in rheumatoid arthritis. *Am J Roentgenol* 86:223–240, 1961.
96. Parke WW, Rothman RH, Brown MD: The pharyngovertebral veins: An anatomical rationale for Grisel's syndrome. *J Bone Joint Surg* 66A:568, 1984.
97. Georgopoulos G, Pizzutillo PD, Lee MS: Occipito-atlantal instability in children. *J Bone Joint Surg* 69A:429–436, 1987.
98. El-Khoury GY, Clark CR, Dietz FR, et al.: Posterior atlantooccipital subluxation in Down syndrome. *Radiology* 159:507–509, 1986.
99. Brooke DC, Burkus JK, Benson DR: Asymptomatic occipito-atlantal instability in Down's syndrome. *J Bone Joint Surg* 69A:293–295, 1987.
100. Fielding JW, Hawkins RJ, Ratzan SA: Spine fusion for atlantoaxial instability. *J Bone Joint Surg* 58A:400–407, 1976.
101. Boden SD, McCowin PR, Davis DO, et al.: Abnormal magnetic resonance scans of the cervical spine in asymptomatic subjects: A prospective investigation. *J Bone Joint Surg* 72A:1178–1184, 1990.
102. Sung RD, Wang JC: Correlation between a positive Hoffman's reflex and cervical pathology in asymptomatic individuals. *Spine* 26:67–70, 2001.
103. Meadows J: *Orthopedic Differential Diagnosis in Physical Therapy*. New York: McGraw-Hill, 1999.
104. Uitvlugt G, Indenbaum S: Clinical assessment of atlantoaxial instability using the Sharp–Purser test. *Arthritis Rheum* 31:918–922, 1988.
105. Freemyer B, Knopp R, Piche J, et al.: Comparison of five-view and three-view cervical spine series in the evaluation of patients with cervical trauma. *Ann Emerg Med* 18:818–821, 1989.
106. Schaffer MA, Doris PE: Limitation of the cross table lateral view in detecting cervical spine injuries: A retrospective analysis. *Ann Emerg Med* 10:508–513, 1981.

107. Marchesi DG: Management of odontoid fractures. *Orthopaedics* 20:911–916, 1997.
108. Blacksin MF, Lee HJ: Frequency and significance of fractures of the upper cervical spine detected by CT in patients with severe neck trauma. *Am J Roentgenol* 165:1201–1204, 1995.
109. Harris MB, Waguespack AM, Kronlage S: "Clearing" cervical spine injuries in polytrauma patients: Is it really safe to remove the collar? *Orthopedics* 20:903–907, 1997.
110. Press JM, Herring SA, Kibler WB: *Rehabilitation of Musculoskeletal Disorders. The Textbook of Military Medicine*. Washington, DC: Borden Institute, Office of the Surgeon General, 1996.
111. Meadows J: *A Rationale and Complete Approach to the Sub-Acute Post-MVA Cervical Patient*. Calgary, AB: Swodeam Consulting, 1995.
112. McKinney LA, Dornan JO, Ryan M: The role of physiotherapy in the management of acute neck sprains following road-traffic accidents. *Arch Emerg Med* 6:27–33, 1989.
113. McKinney LA: Early mobilisation and outcome in acute sprains of the neck. *BMJ* 299:1006–1008, 1989.
114. Lipson SJ: Fractures of the atlas associated with fractures of the odontoid process and transverse ligament ruptures. *J Bone Joint Surg* 59A:940–943, 1977.
115. Smolders JJ: Myofascial pain and dysfunction syndromes. In: Hammer WI, ed. *Functional Soft Tissue Examination and Treatment by Manual Methods—the Extremities*. Gaithersburg, MD: Aspen, 1991:215–234.
116. Liebenson C: Active muscular relaxation techniques (part 2). *J Manip Physiol Ther* 13:2–6, 1990.
117. Ghanayem AJ, Leventhal M, Bohlman HH: Osteoarthrosis of the atlanto-axial joints. Long-term follow-up after treatment with arthrodesis. *J Bone Joint Surg* 78A:1300–1307, 1996.
118. Semble EL, Elster AD, Loeser RF, et al.: Magnetic resonance imaging of the craniovertebral junction in rheumatoid arthritis. *J Rheumatol* 15:1367–1375, 1988.
119. Wilson BC, Jarvis BL, Haydon RC: Nontraumatic subluxation of the atlantoaxial joint: Grisel's syndrome. *Laryngoscope* 96:705–708, 1987.
120. Lansen TA, Kasoff SS, Tenner MS: Occipitocervical fusion for reduction of traumatic periodontoid hypertrophic cicatrix. Case report. *J Neurosurg* 73:466–470, 1990.
121. Nishizawa S, Ryu H, Yokoyama T, et al.: Myelopathy caused by retro-odontoid disc hernia: Case report. *Neurosurgery* 39:1256–1259, 1996.
122. Papadopoulos SM, Dickman CA, Sonntag VKH: Atlantoaxial stabilization in rheumatoid arthritis. *J Neurosurg* 74:1–7, 1991.
123. Dickman CA, Douglas RA, Sonntag VKH: Occipitocervical fusion: Posterior stabilization of the craniovertebral junction and upper cervical spine. *BNI Q* 6:2–14, 1990.
124. Kroenke K, Mangelsdorff D: Common symptoms in ambulatory care: Incidence, evaluation, therapy and outcome. *Am J Med* 86:262–266, 1989.
125. Aspinall W: Clinical testing for cervical mechanical disorders which produce ischemic vertigo. *J Orthop Sports Phys Ther* 11:176–182, 1989.
126. Furuta Y, Fukuda S, Chida E, et al.: Reactivation of herpes simplex virus type 1 in patients with Bell's palsy. *J Med Virol* 54:162–166, 1998.
127. Fetter M, Dichgans J: Vestibular neuritis spares the inferior division of the vestibular nerve. *Brain* 119:755–763, 1996.
128. Tusa RJ: Vertigo. *Neurol Clin* 19:23–55, 2001.
129. Adour KK: Otological complications of herpes zoster. *Ann Neurol* 35:S62–S64, 1994.
130. Huijbregts P, Vidal P: Dizziness in orthopedic physical therapy practice: Classification and pathophysiology. *J Man Manip Ther* 12:199–214, 2004.
131. Simon RP, Aminoff MJ, Greenberg DA: *Clinical Neurology*, 4th edn. Stanford, CT: Appleton and Lange, 1999.
132. Courjon JH, Jeannerod M, Ossuzio I, et al.: The role of vision in compensation of vestibulo-ocular reflex after hemilabyrinthectomy in the cat. *Exp Brain Res* 5:67–107, 1977.
133. Fetter M, Zee DS: Recovery from unilateral labyrinthectomy in rhesus monkeys. *J Neurophysiol* 59:370–393, 1988.
134. Brown KE, Whitney SL, Marchetti GF, et al.: Physical therapy for central vestibular dysfunction. *Arch Phys Med Rehabil* 87:76–81, 2006.
135. Wyke BD: Neurology of the cervical spinal joints. *Physiotherapy* 65:72–76, 1979.
136. Cohen LA: Role of eye and neck proprioceptive mechanisms in body orientation and motor coordination. *J Neurophysiol* 24:1–11, 1961.
137. Barré M: Sur Un Syndrome Sympathetique Cervical Posterieur Et Sa Cause Frequente: L'arthrite Cervicale. *Rev Neurol* 33:1246–1248, 1926.
138. Ryan GMS, Cope S: Cervical vertigo. *Lancet* 2:1355, 1955.
139. Wing LW, Hargrove-Wilson W: Cervical vertigo. *Aust N Z J Surg* 44:275, 1974.
140. Macnab I: Acceleration extension injuries of the cervical spine. In: Rothman RH, Simeoni FA, eds. *The Spine*. Philadelphia: WB Saunders, 1982:515–527.
141. Biesinger E: Vertigo caused by disorders of the cervical vertebral column. *Adv Otorhinolaryngol* 39:44, 1988.
142. Sjaastad O, Fredriksen TA, Pfaffenrath V: Cervicogenic headache: Diagnostic criteria. The Cervicogenic Headache International Study Group. *Headache* 38:442–445, 1998.
143. Headache Classification Committee of the International Headache Society: Classification and diagnostic criteria for headache disorders, cranial neuralgias and facial pain. *Cephalalgia* 7(Suppl):1–551, 1988.
144. Maigne R: La Céphalée Sus-Orbitaire. Sa Fréquente Origine Cervicale. Son Traitement. *Ann Med Phys* 39:241–246, 1968.
145. Nicholson GG, Gaston J: Cervical headache. *J Orthop Sports Phys Ther* 31:184–193, 2001.
146. Sizer PS, Jr., Phelps V, Brismee J-M: Diagnosis and management of cervicogenic headache and local cervical syndrome with multiple pain generators. *J Man Manip Ther* 10:136–152, 2002.
147. Lu J, Ebraheim NA: Anatomical consideration of C2 nerve root ganglion. *Spine* 23:649–652, 1998.
148. Polletti CE, Sweet WH: Entrapment of the C2 root and ganglion by the atlanto-epitrophic ligament: Clinical syndrome and surgical anatomy. *Neurosurg* 27:288–290, 1990.
149. Barnsley L, Lord SM, Wallis BJ, et al.: The prevalence of chronic cervical zygapophysial joint pain after whiplash. *Spine* 20:20–26, 1995.
150. Barnsley L, Lord S, Bogduk N: The pathophysiology of whiplash. In: Malanga GA, ed. *Cervical Flexion–Extension/Whiplash Injuries. Spine: State of the Art Reviews*. Philadelphia, PA: Hanley & Belfus, 1998:209–242.
151. Maimaris C, Barnes MR, Allen MJ: Whiplash injuries of the neck: A retrospective study. *Injury* 19:393–396, 1988.
152. Martin PR, Nathan PR, Milech D, et al.: The relationship between headaches and mood. *Behav Res Ther* 26:353–356, 1988.
153. Arena JG, Blanchard EB, Andrasik F: The role of affect in the etiology of chronic headache. *J Psychosom Res* 28:79–86, 1984.
154. McDonnell MK, Sahrmann SA, Van Dillen L: A specific exercise program and modification of postural alignment for treatment of cervicogenic headache: A case report. *J Orthop Sports Phys Ther* 35:3–15, 2005.
155. Hurwitz EL, Aker PD, Adams AH, et al.: Manipulation and mobilization of the cervical spine. Asystematic reviewof the literature. *Spine* 21:1746–1759; discussion 1759–1760, 1996.
156. Schoensee SK, Jensen G, Nicholson G, et al.: The effect of mobilization on cervical headaches. *J Orthop Sports Phys Ther* 21:184–196, 1995.

157. Hanten WP, Olson SL, Weston AL, et al.: The effect of manual therapy and a home exercise program on cervicogenic headaches: A case report. *J Man Manip Ther* 13:35–43, 2005.
158. McKenzie RA: *The Cervical and Thoracic Spine: Mechanical Diagnosis and Therapy*. Waikanae, NZ: Spinal Publications, 1990.
159. Hammill JM, Cook TM, Rosecrance JC: Effectiveness of a physical therapy regimen in the treatment of tension-type headache. *Headache* 36:149–153, 1996.
160. Bronfort G, Assendelft WJJ, Evans R, et al.: Efficacy of spinal manipulation for chronic headache: A systematic review. *J Manip Physiol Ther* 24:457–466, 2001.
161. Aferzon M, Reams CL: Radiology quiz case 2. Chiari malformation (type I). *Arch Otolaryngol Head Neck Surg* 128:1104, 1106–1107, 2002.
162. Piper JG, Menezes AH: Chiari malformations in the adult. In: Menezes AH, Sonntag VKH, eds. *Principles of Spinal Surgery*. New York: McGraw-Hill, 1996:379–394.
163. Lui TN, Lee ST, Wong CW, et al.: C1–C2 fracture-dislocations in children and adolescents. *J Trauma Injury Infect Crit Care* 40:408–411, 1996.
164. Wong DA, Mack RP, Craigmile TK: Traumatic atlantoaxial dislocation without fracture of the odontoid. *Spine* 16:587–589, 1991.
165. Greene KA, Dickman CA, Marciano FF, et al.: Acute axis fractures: Analysis of management and outcomes. *Spine* 22:1843–1852, 1997.
166. Pepin JW, Bourne RB, Hawkins RJ: Odontoid fractures, with special reference to the elderly patient. *Clin Orthop* 193:178–183, 1985.
167. Anderson LD, D'Alonzo RT: Fractures of the odontoid process of the axis. *J Bone Joint Surg* 56A:1663–1674, 1974.
168. Scott EW, Haid RW, Peace D: Type I fractures of the odontoid process: Implications for atlantoaxial instability. *J Neurosurg* 72:488–492, 1990
169. Heller J, Levy M, Barrow D: Odontoid fracture malunion with fixed atlantoaxial subluxation. *Spine* 18:311–314, 1993.
170. Appuzo ML, Heiden JS, Weiss MH, et al.: Acute fractures of the odontoid process: An analysis of 45 cases. *J Neurosurg* 48:85–91, 1978.
171. Seybold EA, Bayley JC: Functional outcome of surgically and conservatively managed dens fractures. *Spine* 23:1837–1846, 1998.
172. Jefferson G: Fracture of the atlas vertebra, report of four cases and a review of those previously recorded. *Br J Surg* 7:407–422, 1920.
173. Lee TT, Green BA, Petrin DR: Treatment of stable burst fracture of the atlas (Jefferson fracture) with rigid cervical collar. *Spine* 23:1963–1967, 1998.
174. Hadley MN, Dickman CA, Browner CM, et al.: Acute traumatic atlas fractures: Management and long-term outcome. *Neurosurgery* 23:31–35, 1988.
175. Landells CD, Van Peteghem PK: Fractures of the atlas: Classification, treatment, and morbidity. *Spine* 13:450–452, 1988.
176. Kaltenborn FM: *The Spine: Basic Evaluation and Mobilization Techniques*. Wellington: New Zealand University Press, 1993.
177. Mulligan BR: *Manual Therapy: "Nags", "Snags", "PRP'S" Etc*. Wellington: Plane View Series, 1992.
178. Adeboye KA, Emerton DG, Hughes T: Cervical sympathetic chain dysfunction after whiplash injury. *J R Soc Med* 93:378–379, 2000.
179. Evans RW: The postconcussion syndrome and the sequelae of mild head injury. *Neurol Clin* 10:815–847, 1992.
180. Nordin M: Education and return to work. In: Gunzburg R, Szpalski M, eds. *Whiplash Injuries: Current Concepts in Prevention, Diagnosis and Treatment of the Cervical Whiplash Syndrome*. Philadelphia: Lippincott-Raven Publishers, 1998:199–210.
181. Herdman SJ, Borello-France DF, Whitney SL: Treatment of vestibular hypofunction. In: Herdman SJ, ed. *Vestibular Rehabilitation*. Philadelphia: FA Davis, 1994:287–315.

CAPÍTULO 23

A COLUNA CERVICAL

OBJETIVOS DO CAPÍTULO

▶ **Ao concluir o capítulo, o leitor será capaz de:**

1. Descrever a anatomia das vértebras, dos ligamentos, dos músculos e dos suprimentos sanguíneo e nervoso que compreendem o segmento intervertebral cervical.

2. Descrever a biomecânica da coluna cervical, incluindo movimentos acoplados, barreiras articulares normais e anormais, cinesiologia e reações a vários estresses.

3. Realizar um exame objetivo e detalhado do sistema musculoesquelético cervical, incluindo palpação das estruturas articulares e do tecido mole, testes específicos de mobilidade passiva, testes de mobilidade articular passiva e testes de estabilidade.

4. Realizar e interpretar os resultados a partir de testes de movimentos combinados.

5. Avaliar posturas estáticas e dinâmicas da coluna cervical e implementar a intervenção apropriada.

6. Aplicar técnicas de terapia manual utilizando grau, intensidade, direção e duração adequados.

7. Avaliar a eficácia das intervenções, para fazer progressos ou modificações.

8. Planejar programas domiciliares eficazes, incluindo tratamento espinal, e instruir os pacientes acerca deles.

9. Ajudar o paciente a desenvolver estratégias de intervenção confiáveis.

VISÃO GERAL

A coluna cervical consiste de 37 articulações que permitem a execução de mais movimentos do que qualquer outra região da coluna. Entretanto, com o sacrifício da estabilidade em favor da mobilidade, a coluna cervical torna-se mais vulnerável a traumas diretos e indiretos. Como resultado, essa região é fonte de muitas síndromes dolorosas, incluindo síndromes no pescoço, torácica superior e periescapular; radiculopatia cervical; e síndromes no ombro e no cotovelo.[1] Portanto, não é nenhuma surpresa que a dor no pescoço e na extremidade superior sejam comuns entre as pessoas, pesquisas chegaram a um índice de prevalência no período de um ano, para dor no pescoço e no ombro entre 16 a 18%.[2,3] Essa prevalência também se reflete na incidência de dor no pescoço na fisioterapia ambulatorial, que foi estimada entre 15 e 34%.[4,5]

Anatomia

Bogduk e Mercer[6] dividem a coluna cervical em quatro unidades anatômicas: o atlas, o áxis, a junção entre CII e CIII e as vértebras cervicais remanescentes. Para simplificar, essas unidades serão descritas em capítulos à parte. O atlas, o áxis e a junção entre CII e CIII são descritas no Capítulo 22. As vértebras cervicais remanescentes são descritas neste capítulo.

Grande parte da anatomia dessa região pode ser explicada em relação às funções que a cabeça e o pescoço realizam todos os dias. Para a execução dessas várias tarefas, a cabeça deve ter a capacidade de executar movimentos extensos, detalhados e, às vezes, muito rápidos. Esses movimentos permitem o posicionamento preciso dos olhos e a capacidade de responder a um grande número de mudanças posturais que resultam de estímulos do sistema vestibular (ver Cap. 2).[7] Além de possibilitar essa imensa mobilidade, a coluna cervical protege várias estruturas vitais, incluindo a medula espinal e as artérias vertebral e carótida.

Lordose cervical

A quantidade de lordose cervical é um fator relativo aos planos da articulação zigoapofisária e aos discos intervertebrais (DIVs) cervicais. Em condições normais, o interespaço CIV a CV é considerado o ponto médio da curva, sendo o centro de gravidade (CG) do crânio situado anterior ao forame magno. O longo do pescoço exerce um papel importante no apoio da curva cervical.[8]

Qualquer redução na curva lordótica cervical causada por lesões ou postura anormal aumenta o peso sustentado pelos corpos vertebrais e pelos DIVs, enquanto aumentos na lordose aumentam a carga compressiva nas articulações zigoapofisárias e nos elementos posteriores. Watson e Trout[9] demonstraram a existência de uma ligação entre a falta de capacidade de resistência dos flexores profundos do pescoço e dos cervicais superiores e a postura anteriorizada da cabeça (ver mais adiante).

Junção cervicotorácica

A junção cervicotorácica compreende o segmento CVII a TI, embora, funcionalmente, inclua a sétima vértebra cervical, as duas primeiras vértebras torácicas, a 1ª e a 2ª costela e o manúbrio. Além disso, ela forma o desfiladeiro torácico, por onde passam as estruturas neurovasculares das extremidades superiores. Lewit[10] considera a articulação cervicotorácica como a terceira maior área do corpo para problemas musculoesqueléticos, com a área craniovertebral e a articulação lombossacral sendo a 1ª e a 2ª, respectivamente.

Vértebras

Em comparação com o restante da coluna, os corpos vertebrais da coluna cervical são pequenos e constituídos, de forma predominante, de osso trabecular (esponjoso).[7] Da 3ª à 6ª, as vértebras cervicais podem ser consideradas típicas, enquanto a sétima é atípica. A 3ª, a 4ª e a 5ª são quase idênticas, porém a sexta tem pequenas diferenças, mas suficientes para ser distinguida das outras.

A vértebra cervical típica tem a dimensão transversa maior do que a ântero-posterior (Fig. 23-1). A parte superior do centro é côncavo transversalmente e convexo ântero-posteriormente, formando uma superfície selar que alterna com a superfície inferior do centro, superior a ela.[7] A superfície superior do corpo vertebral se caracteriza pela projeção superior de processos nas suas regiões súpero-laterais. Cada um desses processos em forma de gancho é chamado de processo uncinado, sendo composto do lábio levantado da região súpero-lateral do corpo articulado com uma superfície reciprocamente curvada na articulação uncovertebral sinovial (ver Fig. 23-2).

A margem anterior do DIV é presa ao ligamento longitudinal anterior (LLA). Essa superfície pode ser palpada pelo fisioterapeuta e, muitas vezes, é sensível na presença de instabilidade intervertebral. As margens discais da superfície posterior do corpo vertebral dão origem ao ligamento longitudinal posterior (LLP).

Variações nas vértebras cervicais inferiores são encontradas com maior frequência nos processos espinhosos e transversos. Os processos transversos são curtos e projetam-se ântero-lateralmente e um pouco inferiormente e se caracterizam pela presença de um forame em cada um. Os processos transversos da vértebra CII até a CVI são posteriores e laterais aos forames transversos, por onde passam a artéria vertebral, a veia vertebral acessória e o nervo vertebral.

O processo transverso consiste de duas partes (Fig. 23-1):

1. A porção anterior, ou processo costal, que termina lateralmente, como o tubérculo anterior. O longo da cabeça, o escaleno anterior e o longo do pescoço inserem-se nesse tubérculo. Os músculos longo do pescoço e escaleno estão envolvidos na compressão da artéria vertebral durante a rotação da cabeça e do pescoço.[11] O tubérculo anterior pode projetar-se na vértebra CVII, gerando uma costela cervical, formada de osso ou de tecido fibroso. Se for constituída de tecido fibroso, esta costela não será visível nas radiografias. O tubérculo anterior da vértebra CVI, que é particularmente grande, é chamado de tubérculo carótico, porque serve como o ponto de referência a partir do qual é possível medir o pulso carótico. A borda anterior do processo também serve como local de inserção do escaleno menor.

2. A porção posterior, considerada o processo transverso verdadeiro, termina lateralmente, como o tubérculo posterior. O tubérculo posterior tem locais específicos para inserção dos músculos esplênio longo cervical, iliocostal cervical, levantador da escápula e escaleno médio e posterior.

Com exceção da vértebra CII, a região superior do processo transverso apresenta um sulco profundo que imita a orientação do processo transverso e do nervo espinal, sendo que ambos são paralelos ao forame intervertebral. A orientação ínfero-lateral do processo transverso e o fato de que os nervos espinais se apoiam firmemente no sulco tornam os nervos vulneráveis a lesões de alongamento ao redor da extremidade distal do processo transverso:[7]

Os pilares articulares e as articulações (facetas) zigoapofisárias das vértebras CII até CVII estão localizados a cerca de 2,5 cm

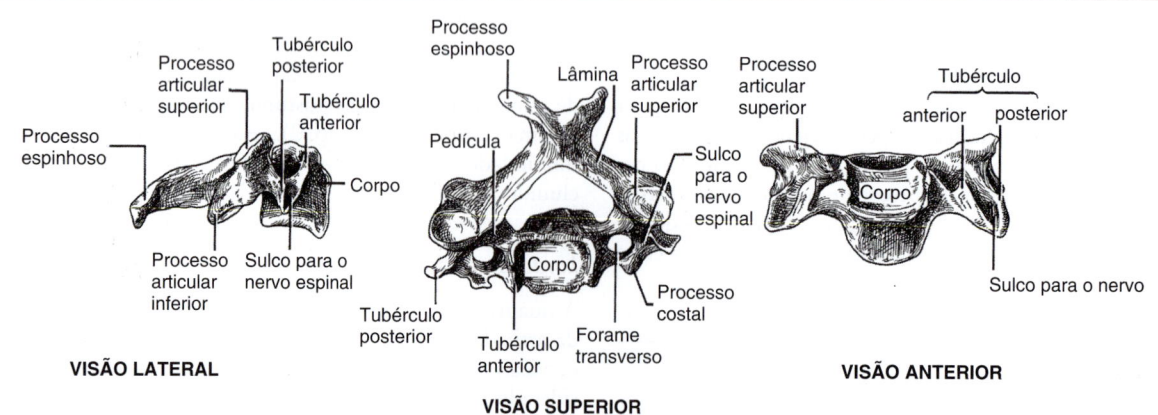

FIGURA 23-1 Vértebra cervical. (Reproduzida com permissão de Pansky B. *Review of Gross Anatomy*. 6th ed. New York, NY: McGraw-Hill: 1996:195.)

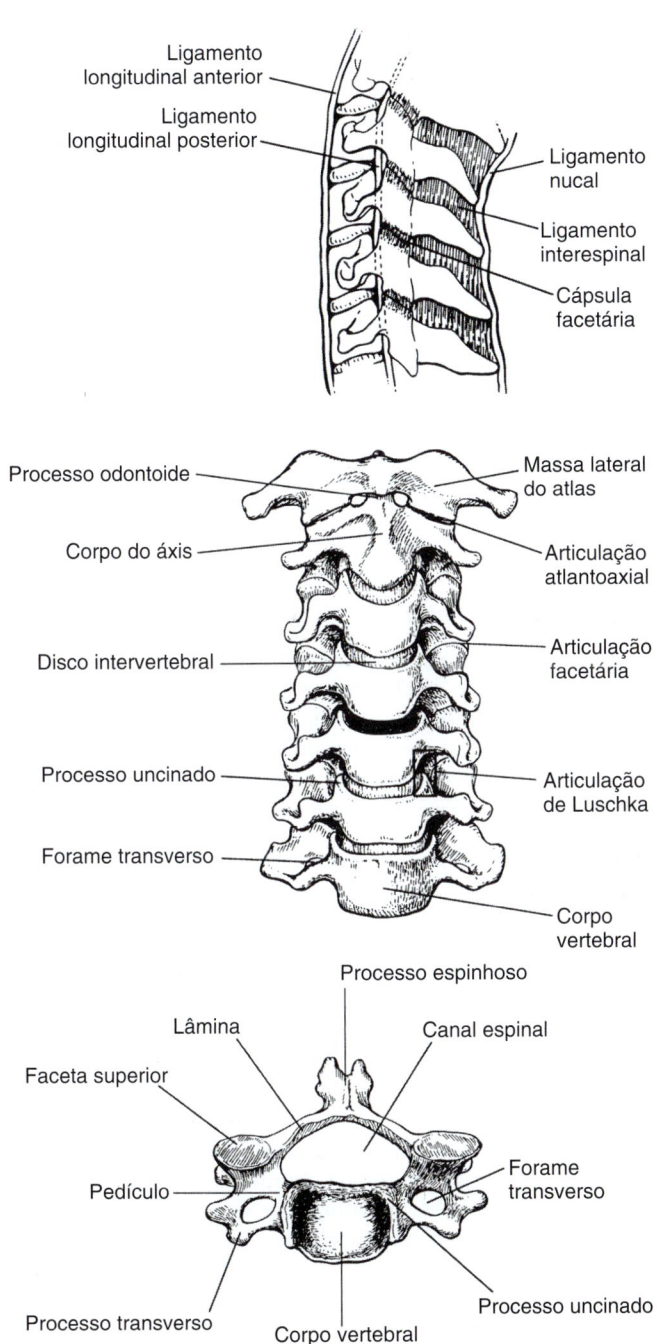

FIGURA 23-2 Articulações uncovertebrais, ou articulações de Luschka. (Reproduzida com permissão de Wilkins RH, Rengachary SS, eds. *Neurosurgery*. New York: McGraw-Hill; 1996:2881.)

lateralmente aos processos espinhosos. O pilar articular é formado pelos processos articulares superior e inferior da articulação zigoapofisária, que se projeta lateralmente na junção pedículo-lâmina. As facetas articulares do processo articular superior são côncavas e estão voltadas súpero-lateralmente para articularem-se com a faceta curvada e orientada de forma recíproca no processo articular inferior da vértebra acima. Os pilares articulares suportam uma proporção significativa de carga axial.[12]

Como no restante da coluna, os pedículos e as lâminas formam o arco neural que envolve o forame vertebral. Os pedículos projetam-se para trás e lateralmente, enquanto as lâminas estreitas e longas estendem-se posterior e medialmente, até terminarem em um processo espinhoso bífido curto, que se projeta um pouco inferiormente.[7] A sétima vértebra cervical varia em relação à vértebra cervical típica. Além de ter o processo espinhoso mais longo e monoide no qual o ligamento da nuca se insere, a sétima vértebra apresenta processos transversos mais amplos, nenhuma faceta uncinada inferior e nenhum forame transverso.

Articulações

A estrutura das vértebras cervicais, em combinação com a orientação das facetas zigoapofisárias, oferece pouca estabilidade óssea, e as limitações do tecido mole frouxo permitem grandes excursões de movimento.[7] Nessa região, existe um espaço estreito entre a medula espinal e as paredes do canal vertebral. Também há uma quantidade muito pequena de espaço extra nos forames intervertebrais. Assim, qualquer mudança relativamente pequena em relação ao canal vertebral ou às dimensões do forame intervertebral pode resultar em compressão significativa da medula espinal ou do nervo espinal, respectivamente.[13]

A conexão de cada par de vértebras nessa região é feita por várias articulações: um par de articulações zigoapofisárias, duas articulações uncovertebrais e um DIV. O DIV da coluna cervical é descrito no Capítulo 20.

Articulações zigoapofisárias

Existem 14 articulações zigoapofisárias desde o osso occipital até a primeira vértebra torácica. Essas articulações são tipicamente sinoviais e cobertas com cartilagem hialina. As facetas articulares têm forma de lágrima, com a faceta superior voltada para cima e posteriormente, enquanto as facetas inferiores apresentam-se viradas para baixo e anteriormente. Nas regiões cervicais média e inferior, as exigências de estabilidade e de mobilidade são supridas através das articulações zigoapofisárias, com CV a VI contribuindo com a maior parte da mobilidade segmentar. O ângulo médio dos planos articulares dos segmentos médios é de aproximadamente 45°, entre os planos frontal e transverso,[14,15] com os níveis cervicais superiores de quase 35° e os níveis inferiores em torno de 65°.

> **Curiosidade Clínica**
>
> Sob o ponto de vista clínico, considera-se que a orientação dos planos articulares zigoapofisários passe pelo nariz do paciente.

A orientação das articulações zigoapofisárias na coluna cervical média permite flexibilidade considerável nos movimentos de flexão e de extensão e estimula, nos segmentos superiores, os movimentos acoplados de rotação e inclinação lateral para o mesmo lado. Entretanto, os segmentos mais caudais próximos da junção cervicotorácica apresentam tendência de amplitude menor de movimento. Nesse ponto, a carga axial é mais alta e a mobilidade segmentar diminui acentuadamente, no ponto em que inicia a caixa torácica.[16]

Embora seja forte, a cápsula articular anterior é frouxa na posição neutra e em extensão.[17] A cápsula posterior é fina e frágil. Essa lassidão permite a translação entre as facetas. As principais restrições e suportes dessas articulações são os ligamentos da coluna vertebral e o DIV.

Inclusões vasculares intra-articulares sinoviais, cheias de gordura,[6] foram observadas nessas articulações. Essas estruturas são descritas como meniscoides fibroadiposos, pregas sinoviais e bordas capsulares. Os meniscoides consistem de tecido conjuntivo e gorduroso altamente vascularizado e inervado.[18] Na coluna cervical, funcionam como enchimentos de espaço das superfícies articulares irregulares, em especial nas regiões onde a elasticidade da cartilagem relativamente fina é insuficiente.[18] De acordo com algumas teorias, essas inclusões desempenham algum tipo de papel na proteção de superfícies articulares, visto que são sugadas ou expelidas durante os movimentos, mostram-se propensas a compressão e podem influir na fibrose intra-articular e na dor na coluna cervical.[19] Töndury e Theiler[20] observaram que os meniscoides atrofiam e praticamente desaparecem com o passar dos anos.

A articulação zigoapofisária recebe seu suprimento nervoso das ramificações mediais dos ramos posteriores cervicais de C2 a C8 e do nervo meníngeo (sinuvertebral) recorrente. O padrão capsular dessa articulação é uma limitação de extensão, perda igual de rotação e de inclinação lateral, sem afetar a flexão.

Articulações uncovertebrais

De CIII a TI, em geral existe um total de 10 articulações diartrodiais em forma de sela que são conhecidas como *articulações de Luschka*, processos uncinados ou *articulações uncovertebrais*. São formadas entre o processo uncinado, que se localiza na região lateral da superfície superior da vértebra inferior, e a região ínfero-lateral inclinada da vértebra superior[21] (ver Fig. 23-2). As articulações uncovertebrais desenvolvem-se dentro dos primeiros 12 anos de vida como resultado da carga da cabeça e desenvolvem-se completamente em torno dos 33 anos.[22,23] Duas dessas articulações são encontradas entre cada par de vértebras adjacentes na coluna cervical propriamente dita (CII-CIII a CVI-CVII). A articulação uncovertebral mantém um compartimento sinovial e forma a borda lateral posterior do DIV.[24]

Considera-se que papel biomecânico da articulação uncovertebral é o de um trilho orientado sagitalmente, durante a flexão e a extensão cervicais, que age para transferir forças de rotação em inclinação lateral e movimentos de translação posteriores.[21,25,26] Essa função é realizada enquanto se assegura, ao mesmo tempo, que a translação entre os corpos vertebrais adjacentes está limitada ao plano sagital.[21,25,26] Essa característica estabilizante se desenvolve e altera-se de acordo com a idade, conforme as modificações sofridas pelos processos uncinados.[27]

> **Curiosidade Clínica**
>
> As articulações uncovertebrais servem para:
> - Orientar a flexão e a extensão cervicais.
> - Reduzir a inclinação lateral da coluna cervical.
> - Evitar a translação posterior das vértebras adjacentes.
> - Reforçar a região póstero-lateral do DIV.[28]

Penning e Wilmink[29] destacaram a existência de uma possível correlação entre a configuração da articulação uncovertebral e o movimento segmentar cervical acoplado de inclinação lateral e rotação axial. Um estudo mais recente do nível segmentar CV-CVI realizado por Clausen e colaboradores[30] descobriu que tanto as articulações zigoapofisárias quanto as de Luschka dão maior contribuição ao movimento acoplado na coluna cervical inferior e que os processos uncinados reduzem de maneira eficaz o acoplamento de movimento e o movimento cervical primário (na mesma direção que a aplicação da carga), principalmente em resposta a cargas de rotação axial e de inclinação lateral.[30]

O início das mudanças degenerativas na coluna cervical ocorre mais comumente no nível cervical médio do que no nível cervical inferior.[31] As razões para os diferentes graus de envolvimento não são claras. As mudanças degenerativas resultam na substituição de um movimento tipo dobradiça, com o ponto-pivô no lado contralateral, em vez de movimento de deslizamento normal nas articulações uncovertebrais.[7] Essa alteração transforma de maneira eficaz o segmento cervical em uma articulação selar.[20,29,32]

> **Curiosidade Clínica**
>
> Com a perda de altura de disco como resultado de degeneração ou de degradação do DIV, há um aumento no potencial para repetição de contatos entre as superfícies ósseas da articulação uncovertebral. Esse contato repetitivo resulta em mudanças hipertróficas no osso, sob a forma de osteófitos.[7]

As raízes nervosas no nível cervical médio são mais propensas a compressões osteofíticas devido à combinação de:

▶ Processo uncinado mais alto.

▶ Diâmetro ântero-posterior menor dos forames intervertebrais.

▶ Curso mais longo das raízes nervosas em proximidade restrita com as articulações uncovertebrais nos níveis CIV a CVI.

▶ Mobilidade segmentar maior em CV e CVI.

É possível que a artéria vertebral também esteja comprometida no processo espondilótico cervical degenerativo. Quando envolvida, essa artéria costuma ser comprometida no nível da região inferior da vértebra superior, onde se encontram os osteófitos uncovertebrais póstero-laterais apicais.

Forames intervertebrais

Os forames intervertebrais são encontrados entre todas as vértebras da coluna, exceto na coluna cervical superior. Os forames intervertebrais cervicais têm 4 a 5 mm de comprimento e 8 a 9 mm de altura. Eles se estendem em direção oblíqua anterior e inferiormente, desde o canal espinal, em um ângulo de 45° no plano coronal.[33] O limite anterior do forame é formado pelo DIV e pelas porções dos dois corpos vertebrais, com as articulações zigoapofisárias servindo como limites posteriores. Os pedículos formam o limite superior e inferior. A profundidade no sentido medial a lateral da parede posterior é formada pela região lateral do ligamento amarelo.

Os forames intervertebrais são as principais rotas de entrada e de saída para os sistemas neurovasculares até e a partir do canal vertebral. Dentro de cada forame estão:

▶ Um nervo espinal segmentar misto.
▶ De 2 a 4 nervos meníngeos recorrentes ou nervos sinuvertebrais.
▶ Diversas artérias vertebrais.
▶ Conexões venosas plexiformes.

Como eles contribuem para a inervação do membro superior, os nervos espinais cervicais inferiores possuem diâmetro grande e quase enchem os forames. Essa região é vulnerável a estreitamento com determinados movimentos ou pelo crescimento de osteófitos. As dimensões dos forames intervertebrais diminuem com a extensão total e a inclinação lateral ipsilateral da coluna cervical, de modo que osteófitos uncovertebrais podem comprimir a raiz nervosa e a medula cervical posteriormente.

Os nervos espinais também estão em estreita proximidade com o ligamento amarelo e a articulação zigoapofisária. Assim, a artrite dessa articulação ou o ligamento amarelo hipertrófico podem causar impacto posterior nesses nervos.

Canal vertebral

Na região cervical, o canal vertebral contém toda a parte cervical da medula espinal, bem como a parte superior do primeiro segmento torácico da medula espinal. Existem oito segmentos cervicais na medula espinal e, consequentemente, oito nervos espinais cervicais (ver Cap. 2) de cada lado, mas apenas sete vértebras cervicais.

Ligamentos

Tanto a função quanto a localização dos ligamentos nessa região são semelhantes ao do restante da coluna. Para as finalidades dessas descrições, os ligamentos curtos que interconectam vértebras adjacentes são classificados como segmentares, e aqueles que se inserem aos aspectos periféricos de todas as vértebras são classificados como contínuos.

Ligamentos contínuos

Ligamento longitudinal anterior. O LLA é uma banda forte, que se estende ao longo das superfícies anteriores dos corpos vertebrais e dos DIVs, desde a parte frontal do sacro até a região anterior de CII (Fig. 23-3). É mais estreito na coluna cervical superior, porém é mais largo na coluna cervical inferior do que na região torácica. Ele se prende com firmeza nas placas terminais superiores e inferiores das vértebras cervicais, mas não nos discos cervicais. Na cintura do corpo vertebral, o ligamento se torna mais espesso para preencher a cavidade do corpo. A função do LLA é

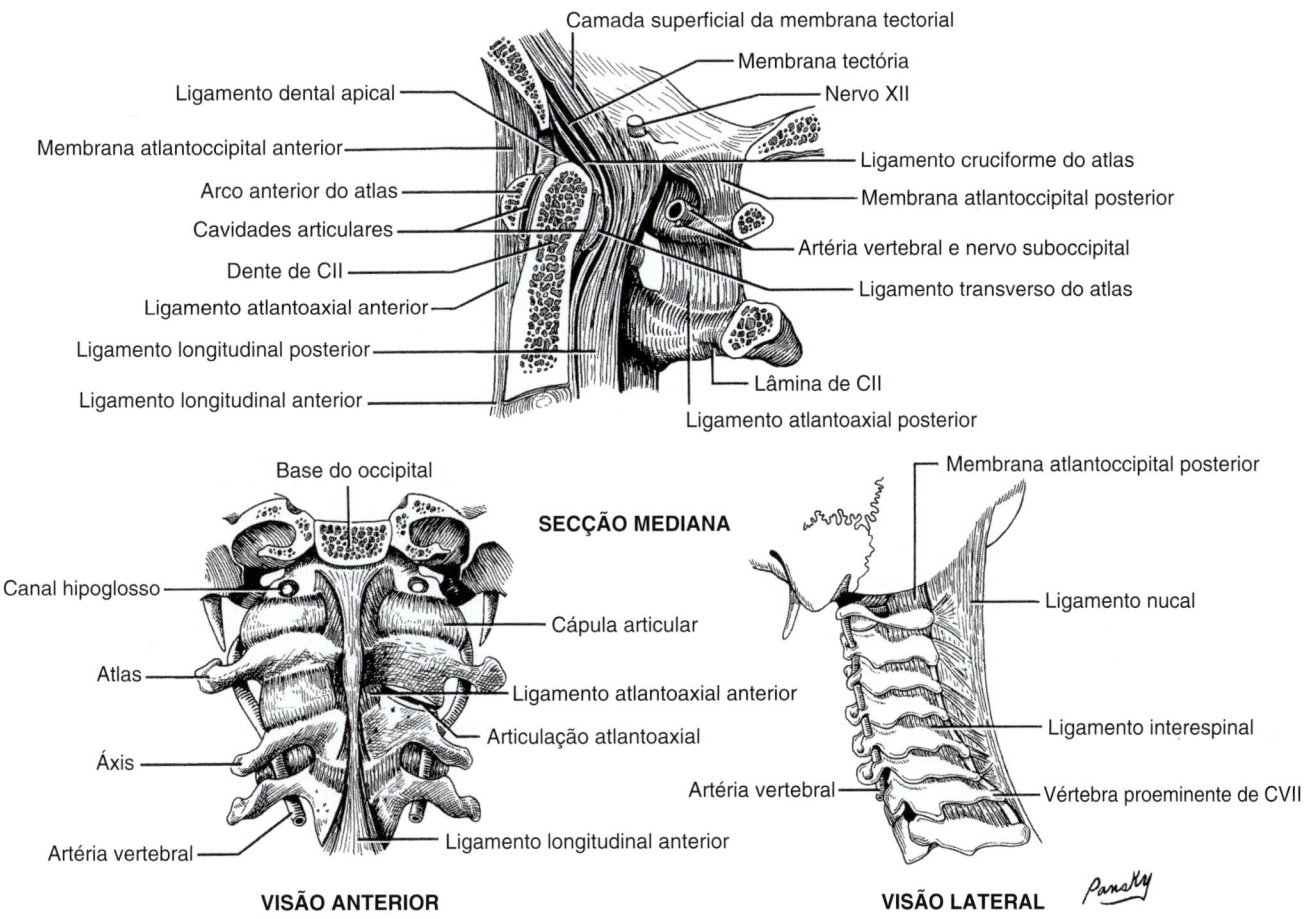

FIGURA 23-3 Visão anterior, secção mediana e visão lateral da coluna cervical. (Reproduzida com permissão de Pansky B. *Review of Gross Anatomy*. 6th ed. New York, NY: McGraw-Hill; 1996:213.)

restringir a extensão espinal sendo, portanto, vulnerável a trauma por hiperextensão.

Ligamento longitudinal posterior. Repousando sobre a região anterior do canal vertebral, o LLP estende-se do sacro até o corpo do áxis (CII), onde é contínuo com a membrana tectória (Fig. 23-3). Ele percorre a região posterior do corpo, unindo-se às suas margens superiores e inferiores, mas é separado da cintura do corpo por um coxim gorduroso e pelas veias vertebrobasilares. Além disso, esse ligamento insere-se na região posterior dos DIVs, nas lâminas de cartilagem hialina e nas margens adjacentes dos corpos vertebrais. O LLP é mais longo e consideravelmente mais espesso na região cervical do que nas regiões torácica e lombar.[34] Ele evita protrusões de disco, agindo também como restrição à flexão segmentar da coluna vertebral.

A dura-máter é fortemente aderida ao LLP no nível de CIII e acima, mas essa inserção diminui em níveis inferiores.

Ligamento nucal. Esse septo intermuscular fibroelástico bilaminar estende-se sobre toda coluna cervical, desde a protuberância occipital externa até o processo espinhoso da sétima vértebra cervical[35] (Fig. 23-3). Alguns especialistas consideram esse ligamento como uma extensão ou uma substituição de ligamentos supraespinais e interespinais.[36,37] Entretanto, um estudo realizado por Allia e Gorniak[38] sugere que se trata de uma estrutura ligamentar distinta de quatro porções formada por fibras aponeuróticas do trapézio, do esplênio da cabeça, do romboide menor e do serrátil posterior superior.[37] Em geral, esse ligamento é descrito como uma banda espessa e forte de tecido elástico que auxilia na elevação da cabeça e do pescoço.[37] Entretanto, a função do ligamento nucal é controversa. Enquanto Mercer e Bogduk[39] sugerem que a única contribuição desse ligamento para a estabilidade esteja em CVII e no occipício, outros especialistas propuseram que pode desempenhar algum papel mais importante na estabilidade cervical,[38,40] enquanto outros propuseram que tem alguma importância no alongamento dural posterior e nas dores de cabeça cervicogênicas. Alguns estudos [37-39] mostraram que quando a articulação atlantoccipital é flexionada, as fibras superficiais contraem-se e puxam as lâminas profundas que, por sua vez, tracionam as vértebras posteriormente, limitando a translação de flexão anterior e, consequentemente, a própria flexão.

Ligamentos segmentares

Os ligamentos interespinais são finos e quase membranáceos, interconectando os processos espinhosos. O ligamento é pouco desenvolvido na coluna cervical superior, mas bem-desenvolvido na região inferior[34] (ver Fig. 23-3).

O ligamento amarelo estende-se perpendicularmente na coluna a partir de CI e CII, onde é conhecido por *ligamento atlantoaxial posterior* (Fig. 23-3), até LV e SI. Ele conecta as lâminas de vértebras sucessivas, desde a articulação zigoapofisária até a raiz do processo espinhoso. O ligamento é formado por colágeno e tecido elástico amarelo, diferindo, portanto, de todos os outros ligamentos da coluna cervical. O ligamento amarelo da coluna cervical é razoavelmente longo, permitindo que ocorra uma quantidade considerável de flexão, enquanto mantém a tensão quando a cabeça e o pescoço estiverem em posição neutra. Infiltrações cicatriciais ou gordurosas no ligamento dessa região comprometem o grau de elasticidade, tornando o ligamento frouxo, particularmente com a extensão da coluna cervical. Essa lassidão aumenta o potencial para que os conteúdos do canal vertebral sejam comprimidos pelo ligamento curvado.[41] Qualquer alargamento do ligamento aumenta a probabilidade de que um nervo espinal ou sua raiz posterior torne-se impactado.[9] Aparentemente, esse ligamento funciona como limitador de flexão do pescoço.

Músculos

Tipicamente, os músculos do pescoço são agrupados em camadas:[42]

▶ A camada superficial consiste de músculos que conectam o crânio e a cintura escapular e incluem o trapézio (Fig. 23-4) e o esternocleidomastóideo (ECM) (Fig. 23-5). Outros músculos superficiais que conectam a escápula com a coluna vertebral incluem o levantador da escápula (Fig. 23-6) e os romboides (Fig. 23-6). O grupo de músculos escalenos (Fig. 23-7) estabelece uma relação entre a coluna cervical e a 1ª e 2ª costela.

▶ Uma camada profunda liga o crânio e a coluna vertebral e inclui o posterior longo (esplênio da cabeça [Fig. 23-8], semiespinal da cabeça e longuíssimo da cabeça).

▶ As camadas mais profundas consistem de músculos que ligam as vértebras cervicais e torácicas, incluindo o esplênio cervical (Fig. 23-8), o semiespinal cervical e o longuíssimo cervical.

Em sua maior parte, a função dos músculos do pescoço é apoiar e mover a cabeça. Considerando-se o número de graus de liberdade disponível no pescoço, provavelmente os músculos são organizados como sinergias funcionais. As sinergias são conceituadas como unidades de controle, incorporando os músculos ao redor da articulação que atuará em conjunto de uma forma funcional.[42] Com base nesse conceito, o sistema nervoso central precisa apenas acionar uma unidade sinérgica para produzir um movimento específico, em vez de comunicar-se com cada músculo individualmente.[42] Os movimentos sinérgicos incorporam os grupos de músculos agonistas e antagonistas, resultando em maior nível de controle.

Músculos superficiais

Trapézio. O trapézio (Fig. 23-4) é o músculo mais superficial das costas. Ele é triangular e plano e estende-se da linha nucal superior e da protuberância occipital externa do osso occipital até o processo espinhoso de TXII, e se caracteriza por ser a maior inserção muscular no corpo. Essa inserção pode ser traçada de toda a região superior da espinha da escápula, da região medial do acrômio e da região posterior do terço lateral da clavícula.

Tradicionalmente, esse músculo costuma ser dividido em três partes: média, superior e inferior, de acordo com a anatomia e a função.

▶ A parte média se origina em CVII e forma a região cervicotorácica do músculo.

▶ A parte inferior, que se insere no ápice da espinha escapular, é relativamente fina.

▶ A parte superior (Tab. 23-1) é muito fina e, no entanto, tem maior importância mecânica e clínica para a coluna cervical.[43]

A inervação do trapézio provém do nervo acessório (NC XI) e das fibras dos ramos ventrais do 3º e do 4º nervo espinal cervical, com o primeiro refletido para fornecer a inervação motora e

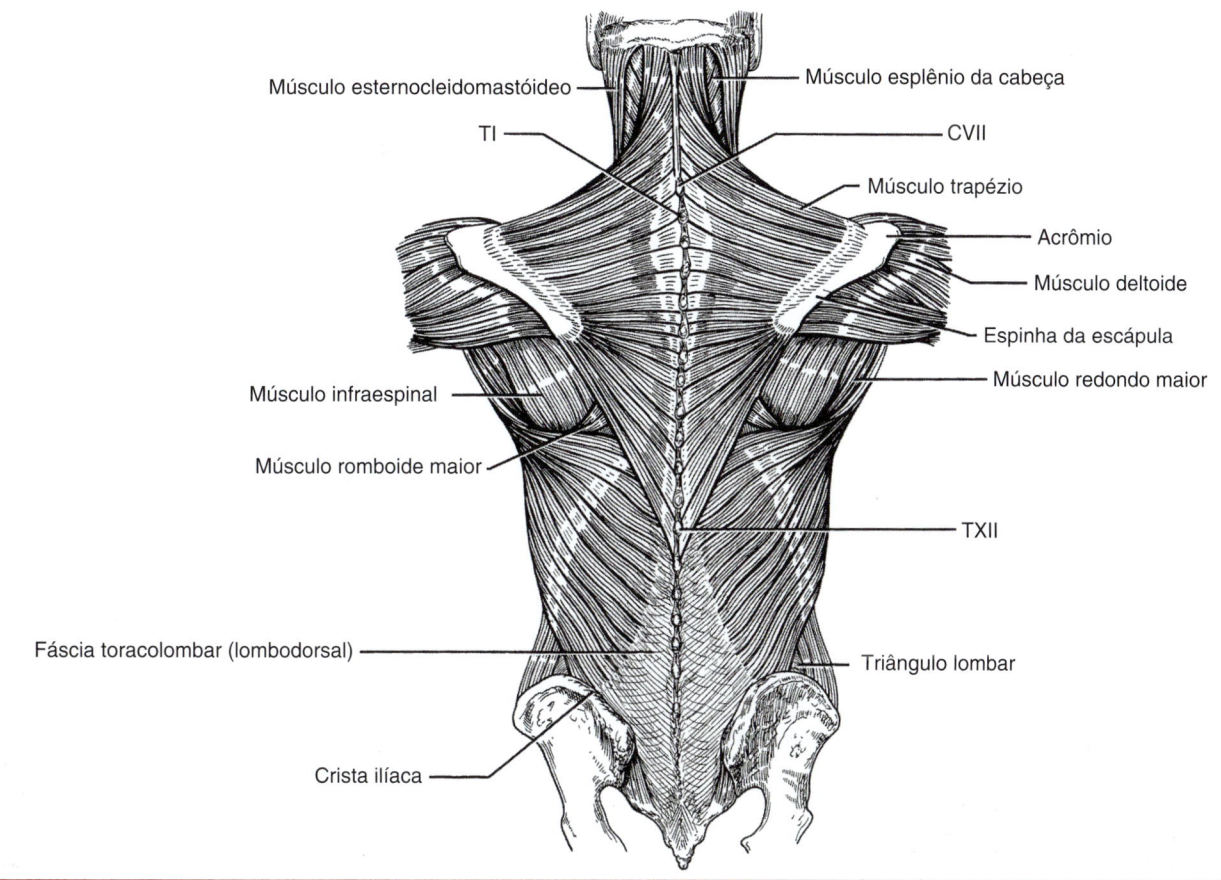

FIGURA 23-4 Músculos posteriores superficiais da coluna cervical. (Reproduzida com permissão de Pansky B. *Review of Gross Anatomy*. 6th ed. New York, NY: McGraw-Hill; 1996:201.)

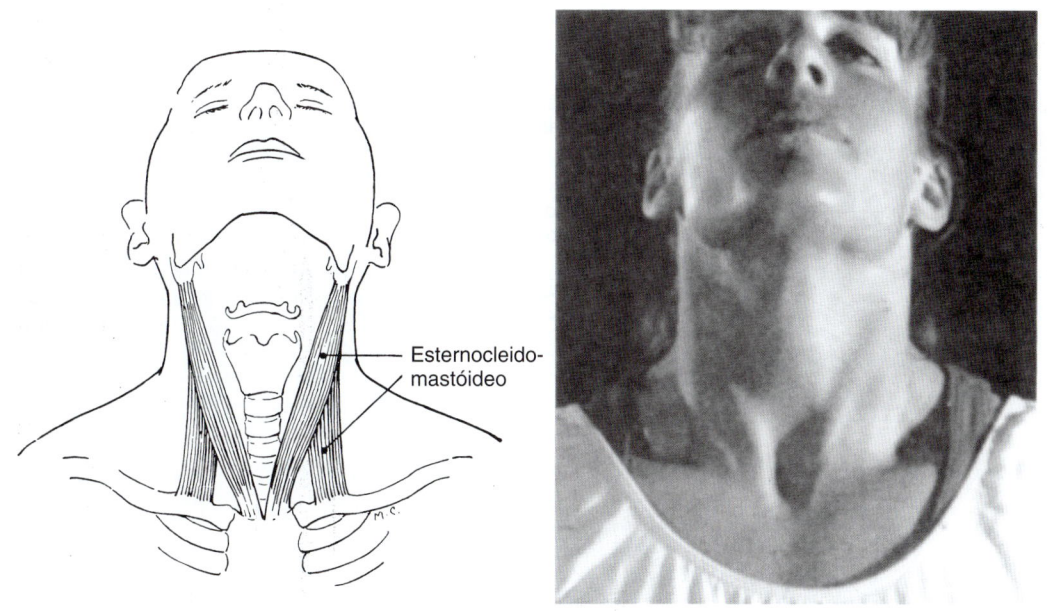

FIGURA 23-5 Músculo esternocleidomastóideo. (Reproduzida com permissão de Luttgens K, Hamilton K. *Kinesiology: Scientific Basis of Human Motion*. New York: McGraw-Hill; 2002:238.)

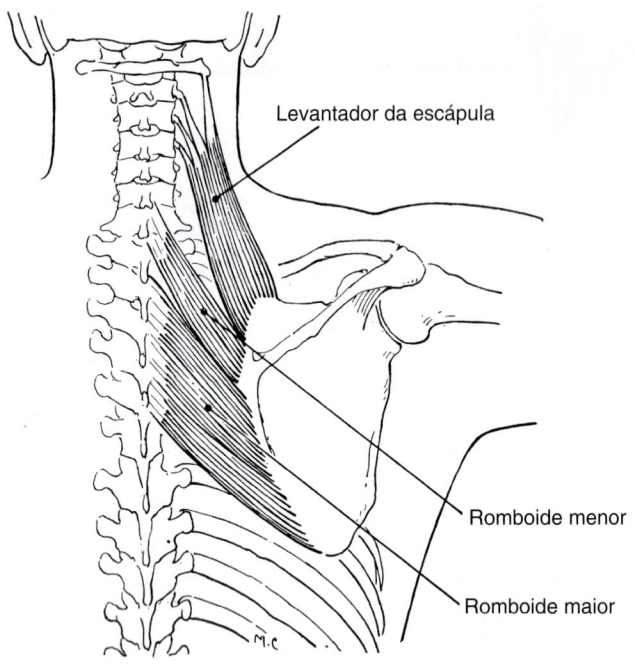

FIGURA 23-6 Levantador da escápula. (Reproduzida com permissão de Luttgens K, Hamilton K. *Kinesiology: Scientific Basis of Human Motion*. New York: McGraw-Hill; 2002:101.)

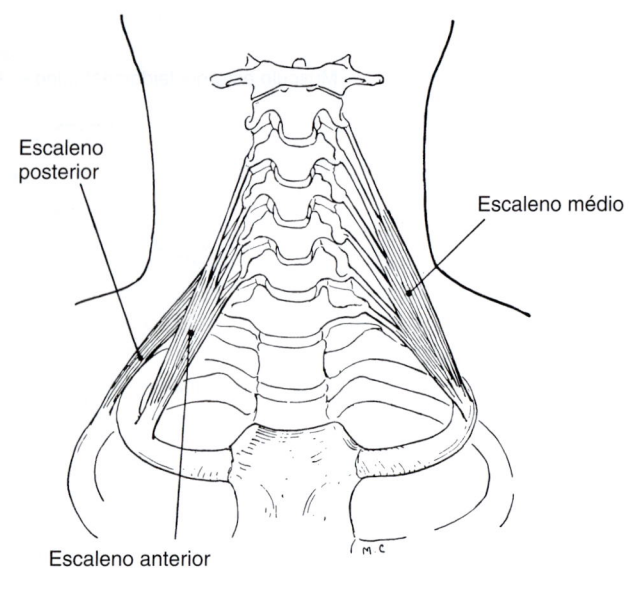

FIGURA 23-7 Escalenos. (Reproduzida com permissão de Luttgens K, Hamilton K. *Kinesiology: Scientific Basis of Human Motion*. New York: McGraw-Hill; 2002:237.)

o último suprindo as informações sensoriais.[44] O nervo occipital maior, às vezes, faz o percurso através do trapézio próximo de sua borda superior, até alcançar o escalpo, e pode ser comprimido pelo encurtamento adaptativo do músculo trapézio superior ou ser lesionado por uma força abrupta.[45]

As diferentes partes desse músculo permitem a execução de uma variedade de ações sobre a cintura escapular, incluindo elevação e retração da escápula. Quando a cintura escapular permanece fixa, o trapézio produz flexão lateral para o mesmo lado e rotação contralateral da cabeça e do pescoço. Trabalhando juntos, eles produzem extensão simétrica do pescoço e da cabeça.[46]

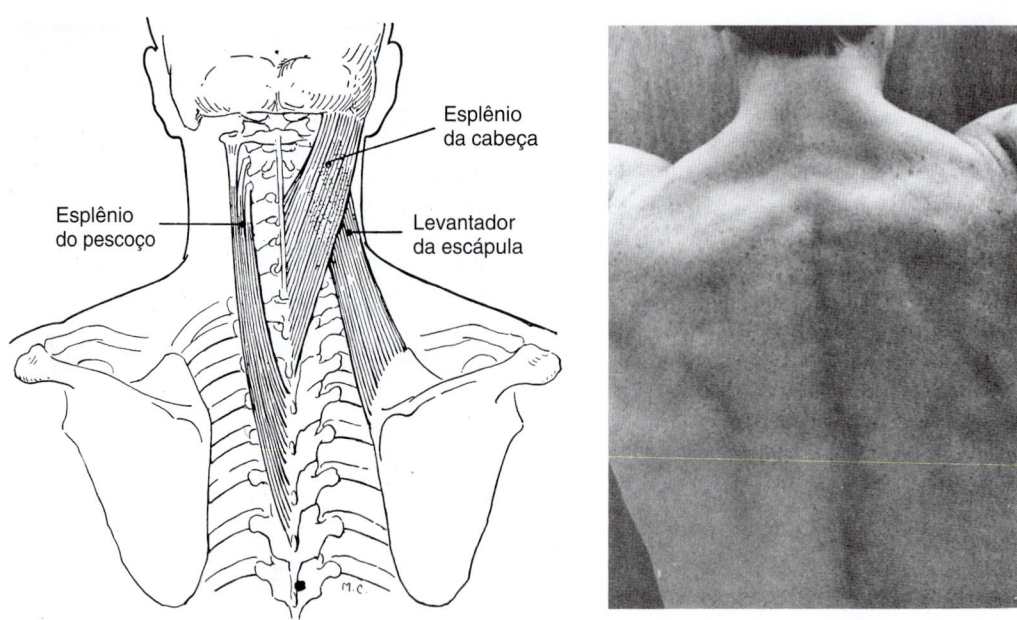

FIGURA 23-8 Esplênio da cabeça e cervical. (Reproduzida com permissão de Luttgens K, Hamilton K. *Kinesiology: Scientific Basis of Human Motion*. New York: McGraw-Hill; 2002:233.)

TABELA 23-1 Inserções dos músculos trapézio superior e levantador da escápula

Músculo	Proximal	Distal	Inervação
Trapézio superior	Linha nucal superior Ligamento nucal	Terço lateral da clavícula e processo do acrômio	Acessório espinal
Levantador da escápula	Processos transversos das quatro vértebras cervicais superiores	Borda medial da escápula no nível do ângulo escapular superior	Escapular posterior C5 (C3 e C4)

Além disso, produzem adução escapular (todas as três partes) e rotação da escápula para cima (primariamente as partes superior e inferior). A importância desse músculo para a articulação do ombro é abordada no Capítulo 14.

Esternocleidomastóideo. O ECM (Fig. 23-5) é um músculo fusiforme que desce obliquamente através da parte lateral do pescoço, formando um ponto de referência distinto para objetivos palpatórios. Ele é o maior músculo na parte anterior do pescoço. É inserido inferiormente por duas cabeças, surgindo da região posterior do terço medial da clavícula e do manúbrio do esterno. A partir daí, ele passa superior e posteriormente, para inserir-se no processo mastoide do osso temporal. O suprimento motor desse músculo provém do nervo acessório (NC XI), e a inervação sensorial é suprida a partir dos ramos anteriores de C2 e C3.[44] Esse músculo fornece ao fisioterapeuta informações sobre a gravidade dos sintomas e dos danos posturais, devido a sua tendência a tornar-se proeminente quando hipertônico. O ECM também é afetado por uma condição chamada torcicolo – deformidade postural do pescoço (ver Cap. 9 e seguintes).

Em termos amplos, as ações desse músculo são flexão, inclinação lateral e rotação contralateral da cabeça e do pescoço.[46] Agindo juntos, os dois músculos movimentam a cabeça para a frente e também podem elevá-la quando o corpo estiver em supino. Essa ação é a combinação de extensão cervical superior e flexão cervical inferior. O ECM também é ativo na flexão resistida do pescoço. Com a cabeça fixa, ele também é um músculo acessório da inspiração forçada.

Levantador da escápula. O levantador da escápula (Fig. 23-6) é um músculo delgado preso por deslizamentos tendíneos aos tubérculos dos processos transversos das vértebras cervicais superiores (CI-CV). Localizado profundamente nas partes superior e média do trapézio, esse músculo pode ser palpado profundamente na borda superior do trapézio. Ele se estende posterior, inferior e lateralmente ao ângulo superior e à borda medial da escápula, entre o ângulo superior e a base da coluna (Tab. 23-1). O levantador é o principal estabilizador e elevador do ângulo superior da escápula. Com a escápula estabilizada, o músculo produz rotação e flexão lateral do pescoço para o mesmo lado; quando age bilateralmente, produz extensão cervical.[46] Com a cabeça na postura anterior, o potencial para esse momento de extensão aumenta.[7] Essa translação anterior anormal é resistida por tensão dentro do levantador da escápula e do ligamento nucal.[47]

> **Curiosidade Clínica**
>
> Se for mais curto em um dos lados, o levantador da escápula pode causar espasmos musculares suboccipitais contralaterais e dores de cabeça subsequentes.[7]

O levantador é suprido por ramos diretos dos nervos espinais cervicais C3 e C4 e desde C5 até o nervo escapular dorsal. Ele apresenta rica inervação de fusos musculares.

Romboides. O romboide maior é uma lâmina quadrilateral de músculo, enquanto o menor é pequeno e cilíndrico (Fig. 23-6). Juntos formam uma lâmina fina que preenche a maior parte do intervalo entre a borda medial da escápula e a linha média. Embora o romboide menor, com sua inserção nos processos espinhosos de CVII e TI, tenha leve associação com a coluna cervical, o romboide maior, que surge dos processos espinhosos de TI até TV, permanece inativo durante movimentos isolados da cabeça e do pescoço. Os dois músculos descendem de seus pontos de origem, passando lateralmente para a região posterior da borda vertebral da escápula, desde a base da espinha até o ângulo inferior. Ambos recebem suprimento do nervo escapular posterior (ramo anterior de C4-C5). Sua principal ação é trabalhar com o levantador da escápula para controlar a posição e o movimento da escápula. Os dois músculos estão envolvidos nas contrações concêntricas durante exercícios de remo ou em outras atividades que exigem retração escapular.

Músculos laterais

Escalenos. Os escalenos (Fig. 23-7) estendem-se obliquamente como uma escada (*scala* significa escada em latim) e têm relação fundamental com a artéria subclávia. A contração desses músculos afeta a mobilidade da coluna cervical superior. Além disso, devido a suas inserções distais na primeira e segunda costela (Tab. 23-2), eles podem, quando em espasmo, elevar as costelas e serem envolvidos na síndrome do desfiladeiro torácico.[48,49]

Escaleno anterior. Estende-se verticalmente, atrás do ECM, na região lateral do pescoço (ver Fig. 23-7). Surgindo dos tubérculos anteriores dos processos transversos CIII a CVI, ele vai até o tubérculo escaleno, na borda interna da primeira costela. A porção osteal da artéria vertebral e do gânglio estrelado localiza-se lateralmente ao escaleno anterior. Agindo de cima, o escaleno anterior, como os demais escalenos, é um músculo inspiratório, mesmo com respiração tranquila.[50] Trabalhando bilateralmente de baixo, ele flexiona a coluna. Unilateralmente, inclina-a para o mesmo lado e gira-a para o lado oposto. Ele é suprido pelos ramos ventrais de C4, C5 e C6.

Escaleno médio. O escaleno médio (ver Fig. 23-7) é o maior e o mais longo do grupo, insere-se nos processos transversos de todas as vértebras cervicais, exceto o atlas (embora muitas vezes isso possa ocorrer), e estende-se até a borda superior da primeira costela. Ele é separado do escaleno anterior pela artéria carótida e pelo nervo cervical, sendo perfurado pelo nervo até os romboides (escapular posterior) e pelas duas raízes superiores do nervo até o serrátil anterior (torácico longo). Trabalhando unilateralmente na coluna cervical, esse músculo é flexor lateral ipsilateral do pescoço. Em ambos os lados é flexor cervical.

TABELA 23-2 Inserções dos músculos escalenos, longo do pescoço e longo da cabeça

Músculo	Proximal	Distal	Inervação
Escaleno Anterior	Tubérculos anteriores de CIII-CVI	Crista superior da primeira costela	Ramos anteriores primários dos nervos espinais cervicais
Médio	Tubérculos posteriores de CII-CVII	Crista superior da primeira costela	
Posterior	Tubérculos posteriores de CV-CVII	Superfície externa da segunda costela	
Longo do pescoço	Tubérculos anteriores de CIII-CV Superfície anterior de CV-CVII, TI-TIII	Tubérculo do atlas, tubérculos anteriores de CV e CVI e superfície anterior de CII-CIV	Ramos anteriores primários dos nervos espinais cervicais
Longo da cabeça	Tubérculos anteriores de CIII-CVI	Osso occipital inferior, porção basilar	Ramos anteriores primários dos nervos espinais cervicais

Escaleno posterior. Este (Fig. 23-7) é o menor e mais profundo do grupo, estendendo-se dos tubérculos posteriores dos processos transversos de CIV até CVI para inserir-se a região externa da segunda costela. Sua função é elevar ou fixar a segunda costela e inclinar o pescoço para o mesmo lado, sendo inervado pelos ramos ventrais de C5, C6 e C7.

Escaleno menor (pleural). É uma faixa muscular pequena que se estende do processo transverso de CVII até a região interna da primeira costela e a cúpula da pleura. A membrana suprapleural, muitas vezes, é considerada a expansão do tendão desse músculo. A sua função é elevar a cúpula da pleura durante a inspiração, sendo inervado pelo ramo ventral de C7.[51]

Platisma. A lâmina ampla do platisma é o músculo mais superficial na região cervical. Esse músculo cobre a maior parte da região ântero-lateral do pescoço, as partes superiores do peitoral maior e do deltoide e estende-se superiormente até a margem inferior do corpo da mandíbula. Como um músculo da expressão facial, ele não pode afetar o movimento ósseo, exceto, talvez, como restrição passiva à extensão da cabeça. Ele é suprido pelo ramo cervical de NC VII (facial).

Músculos profundos

Os músculos profundos ou intrínsecos das costas são os motores primários da coluna vertebral e da cabeça e estão localizados profundamente em relação à fáscia toracolombar. Em todos esses grupos, são inervados de forma segmentar pelas ramificações laterais dos ramos posteriores dos nervos espinais.

Esplênio da cabeça. O esplênio da cabeça (Fig. 23-8) estende-se para cima e para o lado, a partir da borda posterior do ligamento nucal e dos processos espinhosos das vértebras cervicais inferiores e torácicas superiores (TIV-CVII), até o processo mastoide do osso occipital, inferior à linha nucal superior e profundo em relação ao músculo ECM.

Esplênio cervical. Esse músculo (ver Fig. 23-8) é inferior e contínuo ao esplênio da cabeça, estendendo-se das espinhas da terceira à sexta vértebras torácicas até os tubérculos posteriores dos processos transversos das vértebras cervicais superiores.

Os músculos esplênio da cabeça e esplênio cervical são dois importantes rotadores da cabeça e do pescoço. A partir de suas inserções (Tab. 23-3), está claro que são capazes de produzir rotação para o mesmo lado, inclinação lateral e extensão nas articulações espinais que cruzam.

Eretor da espinha cervical. O complexo do eretor da espinha estende múltiplos segmentos, formando uma grande massa musculotendínea, que consiste dos músculos iliocostal, longuíssimo e espinal (Tabs. 23-4 e 23-5).

▶ O iliocostal do pescoço funciona como estabilizador da junção cervicotorácica e da coluna cervical inferior.
▶ O semiespinal possui divisões no tórax, no pescoço e na cabeça. Os oblíquos superior e inferior da cabeça e o reto posterior maior e menor (ver Cap. 22) ficam sob os músculos semiespinal da cabeça e esplênio da cabeça.[52] O semiespinal do pescoço é um músculo forte que se estende superiormente até o processo espinhoso da vértebra CII, funcionando como um importante extensor da coluna cervical inferior.[7]
▶ Os interespinais e os intertransversários, que interconectam os processos para os quais são designados, produzem apenas movimento mínimo, pois influenciam apenas um segmento motor e têm mais probabilidade de funcionar como órgãos sensoriais para reflexos e propriocepção.[53]

TABELA 23-3 Inserções dos músculos esplênio da cabeça e cervical

Músculo	Proximal	Distal	Inervação
Esplênio da cabeça	Ligamento nucal inferior, processo espinhoso de CVII e vértebras TI-TIV	Processo mastoide, osso occipital e terço lateral da linha nucal superior	Nervo espinal cervical e ramos primários ventrais anteriores dos nervos espinais cervicais
Esplênio cervical	Processos espinhosos das vértebras TIII-TVI	Tubérculos posteriores de CI-CIII	

TABELA 23-4 Motores principais da coluna cervical: rotação e inclinação lateral

Músculos de rotação e flexão lateral	
Inclinação ipsilateral	*Rotação ipsilateral*
Longuíssimo da cabeça	Esplênio da cabeça
Intertransversários posteriores do pescoço	Esplênio cervical
Multífido	Rotadores cervicais curtos
Reto lateral da cabeça	Rotadores cervicais longos
Intertransversários anteriores do pescoço	Reto posterior maior da cabeça
Escalenos	Oblíquo inferior da cabeça
Iliocostal do pescoço	
	Inclinação ipsilateral e rotação contralateral
Rotação contralateral	Esternocleidomastóideo
Oblíquo superior da cabeça	Escaleno anterior
	Multífido
Inclinação e rotação ipsilaterais	Longo do pescoço
Longo do pescoço	
Escaleno posterior	

Dados de Evjenth O, Hamberg J: *Muscle Stretching in Manual Therapy, a Clinical Manual.* Alfta, Sweden: Alfta Rehab Forlag, 1984

Flexores profundos do pescoço. Os músculos pré-vertebrais do pescoço consistem de:

▶ *Longo do pescoço.* O músculo longo do pescoço (Fig. 23-9) consiste de uma porção vertical que se origina nos corpos das três primeiras e das três últimas vértebras cervicais, uma porção oblíqua que surge nos corpos das três primeiras vértebras torácicas, e a porção oblíqua superior que se origina nos tubérculos anteriores dos processos transversos de CIII a CV. As várias porções do longo do pescoço inserem-se nos corpos de CII a CIV, nos tubérculos anteriores dos processos transversos de CV a CVI, e no tubérculo anterior do atlas. A função desse músculo é flexionar (e auxiliar na rotação) as vértebras cervicais e a cabeça. Atuando isoladamente, o longo do pescoço inclina a coluna vertebral para o lado. Sua inervação é feita por ramificações dos ramos primários anteriores de C2 a C8.

▶ *Longo da cabeça.* Esse músculo (Fig. 23-9) origina-se nos tubérculos anteriores dos processos transversos de CIII a CVI e insere-se na superfície inferior da parte basilar do osso occipital. Sua função é flexionar (e auxiliar na rotação) as vértebras cervicais e a cabeça. Sua inervação é feita pelos ramos musculares de C1 a C4.

▶ *Reto anterior da cabeça (RAC).* Origina-se na massa lateral do atlas e insere-se na base do osso occipital, na frente do forame magno (Fig. 23-9). A função do RAC é flexionar e girar a cabeça. Sua inervação é feita pelos ramos musculares de C1 a C2.

▶ *Reto lateral da cabeça (RLC).* Esse músculo (Fig. 23-9) origina-se na superfície superior do processo transverso do atlas e insere-se na superfície inferior do processo jugular do osso occipital. Sua função é inclinar a cabeça para o lado ipsilateral e sua inervação é feita pelas ramificações musculares de C1 a C2.

O longo do pescoço e o longo da cabeça desempenham papel importante na estabilização cervical (ver a seção "Controle muscular").

Neurologia

O suprimento nervoso das estruturas cervicais é único devido à associação que alguns músculos têm com os nervos cranianos. A coluna cervical é a região que tem mais raízes nervosas do que os níveis vertebrais.[54] Isso resulta do fato de que a primeira raiz nervosa cervical passa acima do primeiro nível vertebral, entre o osso occipital e o atlas (ver Cap. 2).

Em geral, as estruturas supridas pelos três nervos cervicais superiores podem causar dor na cabeça e no pescoço (ver Tab. 22-1), enquanto os nervos cervicais médios e inferiores podem referir sintomas para o ombro, para a parte anterior do tórax, para o membro superior e para a área escapular.[55]

A entrada proprioceptiva cervical tem influência considerável na postura por meio do reflexo tônico do pescoço e no movimento ocular e na acomodação através dos reflexos cérvico-ocular e vestíbulo-ocular (ver Cap. 2).[55-57] Provavelmente não é por acaso que os dois maiores músculos posturais da cabeça e do pescoço, o trapézio e o ECM, são parcialmente inervados pelo nervo acessório (NC XI).

TABELA 23-5 Motores principais da coluna cervical: extensores e flexores

Músculos extensores		Músculos flexores
Motores primários	Músculos acessórios	Motores primários
Trapézio	Multífido	Esternocleidomastóideo – fibras anteriores
Esternocleidomastóideo – fibras posteriores	Suboccipitais	Músculos acessórios
Iliocostal cervical	Reto posterior maior e menor da cabeça	Músculos pré-vertebrais
Longuíssimo do pescoço	Oblíquo superior da cabeça	Longo do pescoço
Esplênio cervical	Oblíquo inferior da cabeça	Longo da cabeça
Esplênio da cabeça		Reto anterior da cabeça
Interespinal cervical		Grupo escaleno
Espinal cervical		Escaleno anterior
Espinal da cabeça		Grupo infra-hióideo
Semiespinal cervical		Esterno-hióideo
Semiespinal da cabeça		Omo-hióideo
Levantador da escápula		Esternotireoide
		Tireo-hióideo

Dados de Evjenth O, Hamberg J: *Muscle Stretching in Manual Therapy, a Clinical Manual.* Alfta, Sweden: Alfta Rehab Forlag, 1984

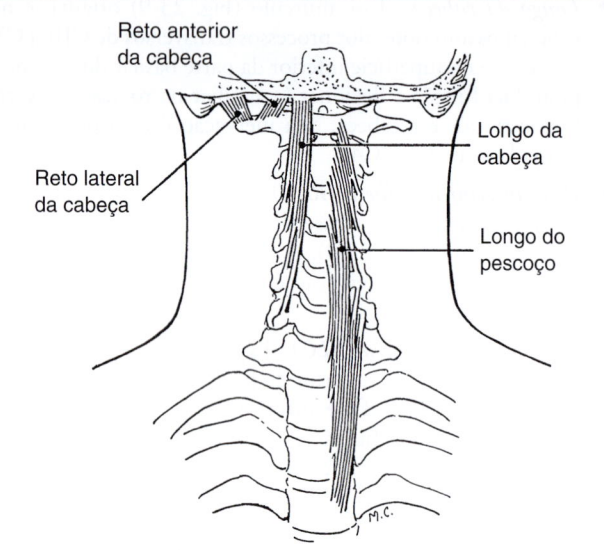

Figura 23-9 Músculos pré-vertebrais da coluna cervical. (Reproduzida com permissão de Luttgens K, Hamilton K: *Kinesiology: Scientific Basis of Human Motion*. New York: McGraw-Hill, 2002:228.)

Suprimento vascular

Os segmentos cervicais médios são supridos por ramos radiculares fora da artéria vertebral extradural, e são os segmentos mais comumente afetados na doença da artéria vertebral,[58] apresentada com detalhes no Capítulo 21.

A artéria carótida comum bifurca-se no nível cervical médio e superior em artérias carótidas interna e externa. O corpo da carótida, uma estrutura especializada que percebe níveis de oxigênio e de dióxido de carbono no sangue, está localizado nessa bifurcação.[54] O seio carótico, que contém barorreceptores que monitoram a pressão sanguínea, está localizado em um ponto anterior à bifurcação.[54]

Biomecânica

Embora possa ser clinicamente útil descrever os movimentos que ocorrem na coluna cervical como movimentos isolados, eles correspondem somente ao movimento da cabeça e não descrevem o que ocorre nos vários níveis segmentares. É óbvio que a amplitude de movimento da cabeça tem pouca relação com a do pescoço e que a amplitude total é a soma dos movimentos da cabeça e do pescoço.[59]

A coluna cervical é uma ligação mecânica complexa composta de vários graus de liberdade de movimento ao redor de cada uma de suas articulações e de pelo menos 20 pares de músculos, muitos dos quais com capacidade para executar ações semelhantes.[42] Estima-se que o sistema osteoligamentar contribua com 20% para a estabilidade mecânica da coluna cervical, enquanto 80% é proveniente da musculatura do pescoço.[60] O papel dos ligamentos no processo de estabilização ocorre principalmente nas posturas de final de amplitude,[61] enquanto os músculos dão apoio dinâmico em atividades envolvendo posturas neutras de amplitude média.[62]

Nas articulações zigoapofisárias, há uma amplitude sagital de 30 a 60° em cada direção de flexão e de extensão.[63] O único movimento artrocinemático importante disponível para essas articulações é um deslizamento inferior e medial do processo articular inferior da faceta superior durante a extensão e um deslizamento superior e lateral durante a flexão. Portanto, a inclinação lateral segmentar corresponde à extensão da articulação ipsilateral e à flexão da articulação contralateral. A rotação, associada à inclinação lateral para o mesmo lado, envolve a extensão da articulação ipsilateral e a flexão da contralateral. Por causa de suas múltiplas inserções, vários músculos do pescoço têm várias funções ou podem mudar de função, dependendo da posição inicial de cada articulação vertebral e do grau em que as articulações se tornam livres para movimentar em cada plano de movimento.[42] Consequentemente, é possível executar trabalhos motores voluntários na cabeça e no pescoço por meio de várias combinações de ações musculares e cinemáticas. Como a maioria dos trabalhos funcionais diários é executada nas posturas de amplitude média, ou ao redor delas, os músculos controladores da coluna cervical estão sujeitos à atuação constante de forças externas e internas.[62]

Flexão

A flexão pode ser dividida em três fases sequenciais.[64,65] A fase inicial começa na coluna cervical inferior (CIV a CVII), onde CVI e CVII dão sua contribuição máxima, seguida pelo segmento de CV-CVI e, a partir de então, por CIV-CV. Na segunda fase, o movimento ocorre inicialmente em C0 a CII, seguida por CII-CIII e CIII-CIV. No início, a primeira fase do movimento ocorre novamente na coluna cervical inferior (CIV a CVII), com o segmento CIV-CV seguido por CV-CVI e, na sequência, pelo segmento CVI-CVII.[64,65]

No nível segmentar, a flexão é descrita como uma inclinação de balanço osteocinemática da vértebra superior no plano sagital, um deslizamento súpero-anterior das duas facetas superiores das articulações zigoapofisárias e um deslizamento de translação anterior da vértebra superior no DIV (ver Fig. 23-10). Isso produz compressão ventral e distração dorsal do disco cervical. A articulação uncovertebral repousa sobre o eixo de rotação para flexão e extensão, ou muito próximo dele. Como consequência, o principal movimento artrocinemático provável é um giro anterior (ou giro muito próximo),[66] que aparentemente é viável, já que os danos na articulação uncovertebral parecem não ser afetados por flexão ou extensão. Assim, as restrições uncovertebrais podem ser detectadas em todas as posições cervicais, embora a flexão realize parcialmente o desacoplamento da articulação, devido a sua posição posterior na vértebra.[66]

Embora atuem em um certo grau na maioria dos componentes de flexão, todos os limitadores de movimento anatômico a seguir atuam particularmente no componente do movimento associado.

▶ O movimento osteocinemático anterior é limitado pelos músculos extensores e pelos ligamentos posteriores (longitudinal posterior, interespinal e amarelo).

▶ O movimento artrocinemático súpero-anterior é limitado pela cápsula articular, enquanto a translação é limitada pelo disco e pelo ligamento nucal.

Extensão

A extensão é descrita como a oscilação sagital osteocinemática posterior, deslizamento ínfero-posterior e aproximação das face-

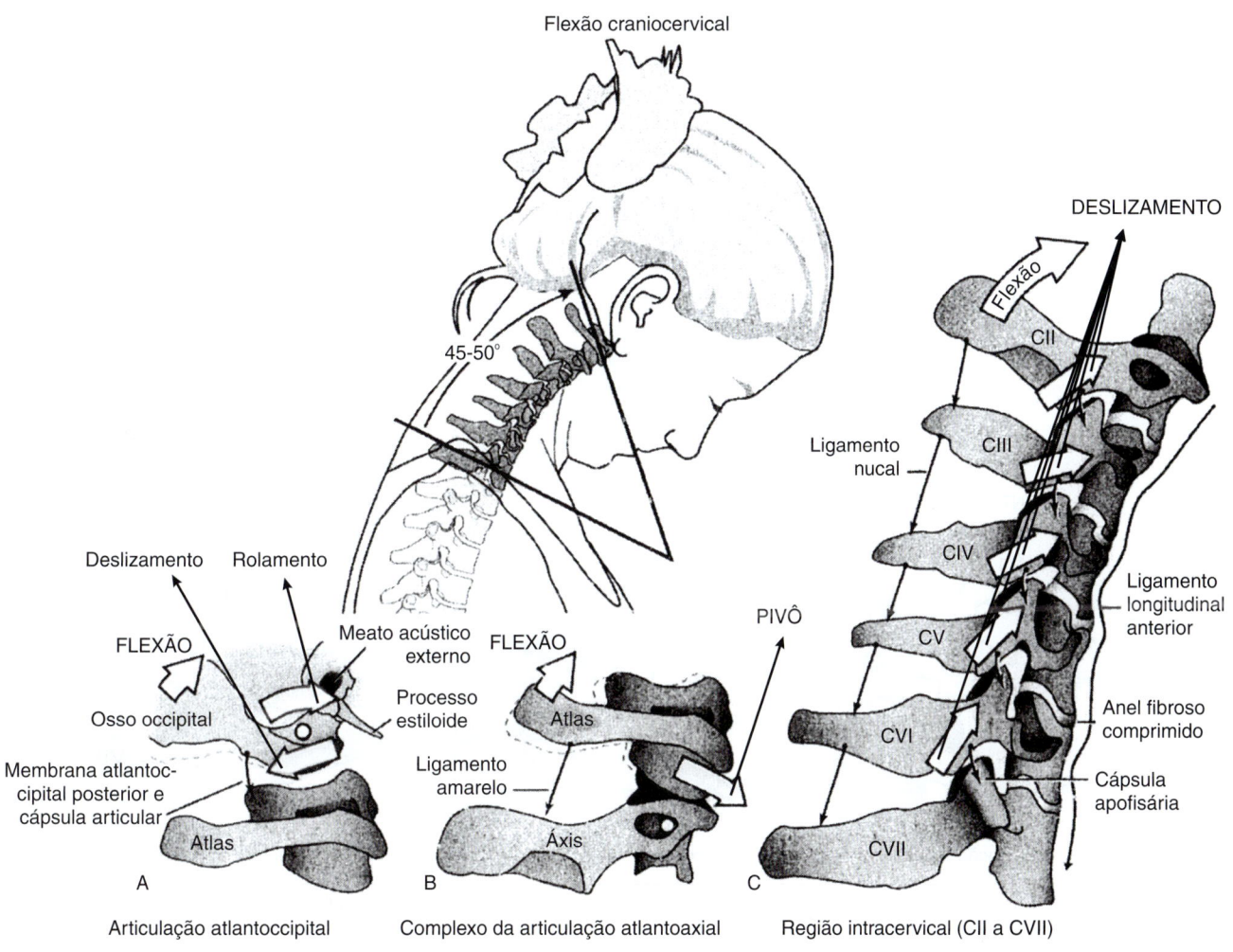

FIGURA 23-10 Cinemática da flexão craniocervical. (Reproduzida com permissão de Neumann DA: *Kinesiology of the Musculoskeletal System*. Mosby, 2002.)

tas superiores das articulações zigoapofisárias e translação posterior da vértebra sobre o disco (ver Fig. 23-11). A articulação uncovertebral sofre um giro artrocinemático posterior. O movimento osteocinemático de extensão é limitado pelos músculos pré-vertebrais anteriores e pelo ligamento longitudinal anterior. O movimento artrocinemático é limitado pela cápsula articular zigoapofisária.[66] O DIV restringe a translação posterior.

Curiosidade Clínica

A flexão anterior ocorre com rotação abaixo do nível de CV-CVI e a extensão com rotação acima do nível de CIV-CV. O resultado é que, independentemente da rotação da coluna cervical, o maior grau de sustentação de peso ocorre na borda anterior dos corpos vertebrais abaixo dos segmentos CV-CVI e na borda posterior acima de CIV-CV (esse fator foi envolvido na causa de espondilose nessas áreas).[7]

A maior quantidade de movimento ocorre no segmento CV-CVI, seguida pelos segmentos CIV-CV e CVI-CVII.[63] Uma translação acoplada entre 2 e 3,5 mm ocorre com flexão e extensão. Ocorre flexão significativa em CV-CVI, e extensão ao redor de CVI-CVII.[67] Em média, a inclinação lateral é de cerca de 10° para cada lado nos segmentos cervicais médios, diminuindo nos segmentos caudais.[67]

Inclinação lateral

A inclinação lateral (flexão lateral) é uma oscilação osteocinemática ipsilateral, um deslizamento súpero-anterior da faceta superior contralateral e um deslizamento póstero-inferior da faceta ipsilateral (ver Fig. 23-12). Além disso, há translação contralateral da vértebra sobre o disco, deslizamento ínfero-medial da articulação uncovertebral ipsilateral e deslizamento súpero-lateral da articulação uncovertebral contralateral. O resultado é uma translação curvada composta. Essa curva é formada pelos deslizamentos lineares súpero-inferiores das articulações zigoapofisárias, pelos deslizamentos ínfero-mediais e súpero-mediais oblíquos das articulações uncovertebrais e pela translação linear através do disco.[66]

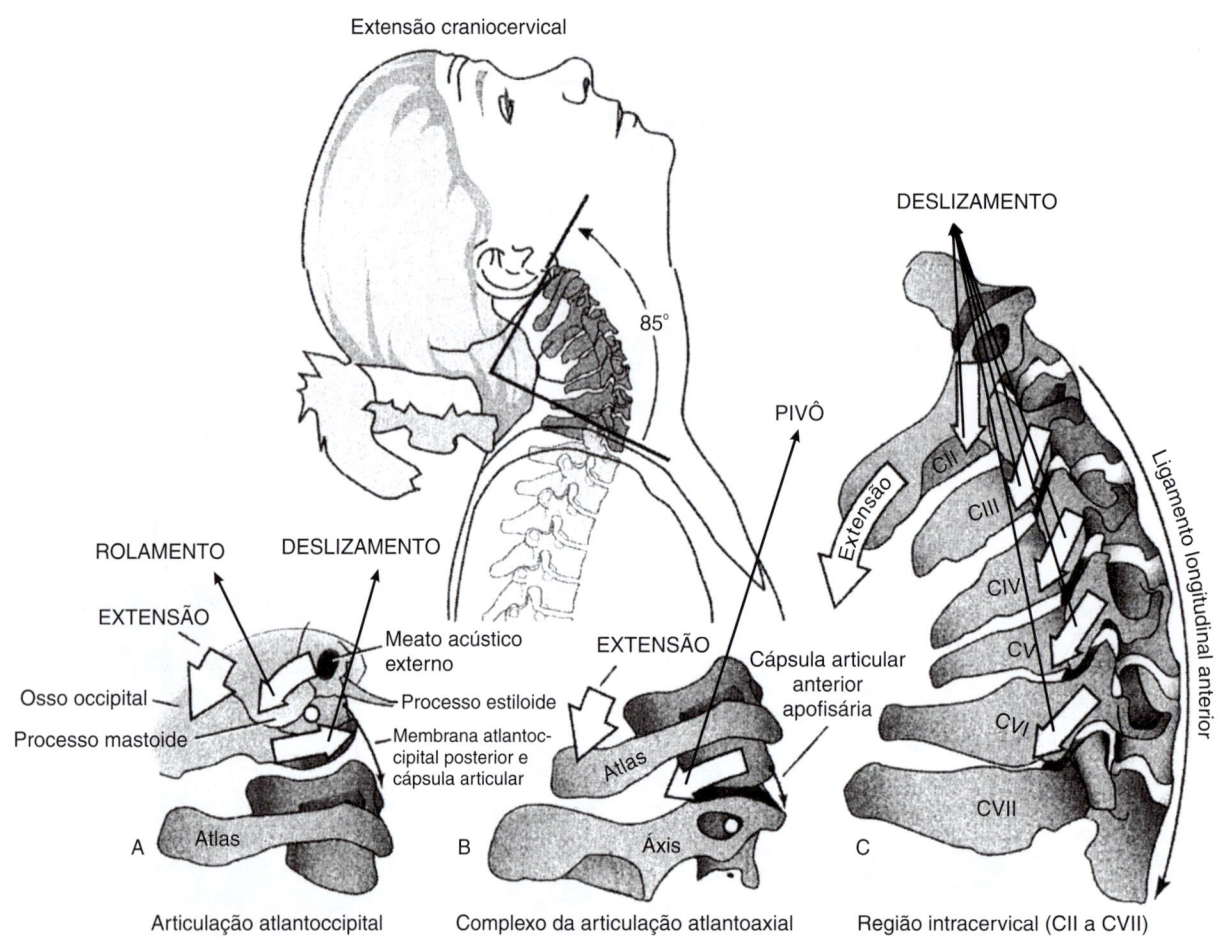

FIGURA 23-11 Cinemática da extensão craniocervical. (Reproduzida com permissão de Neumann DA: *Kinesiology of the Musculoskeletal System*. Mosby, 2002.)

A oscilação osteocinemática é limitada pelos escalenos contralaterais e pelos ligamentos intertransversários. Os movimentos artrocinemáticos zigoapofisários e uncovertebrais podem ser limitados pela cápsula articular, enquanto a translação é limitada pelo DIV. Se a flexão lateral for limitada, mas a translação for satisfatória, é improvável que o complexo articular (a articulação zigoapofisária, o disco ou a articulação uncovertebral) esteja comprometido. Em vez disso, esses achados implicam no encurtamento adaptativo dos tecidos moles.[66] Entretanto, se a translação também for limitada, provavelmente ocorrerá algum problema com o complexo articular.

Rotação

Basicamente, a rotação é o movimento osteocinemático da vértebra ao redor de um eixo vertical, acoplado com inclinação lateral para o mesmo lado (ver Fig. 23-13). Presume-se que a translação acompanhe a inclinação lateral (i.e., contralateral), resultando nos mesmos movimentos artrocinemáticos zigoapofisários e uncovertebrais que os da inclinação lateral.[66]

Controle muscular

O controle das posturas e dos movimentos da cabeça e do pescoço é uma tarefa difícil, em especial na presença de dor ou de disfunção. Os grupos musculares da região cervical podem ser divididos naqueles que produzem movimento e naqueles que sustentam posturas ou estabilizam os segmentos.[68-70] Algumas pesquisas biomecânicas, fisiológicas e clínicas importantes, abrangendo tanto a região cervical como a região lombar, dão suporte ao modelo de Bergmark[70,71] de divisão funcional entre músculos profundos e mais superficiais em suas contribuições relativas em relação ao suporte e controle espinal.[62] De acordo com esse modelo, os músculos multissegmentares mais superficiais (globais) são responsáveis pela manutenção do equilíbrio de forças externas (produção de torque e controle da cabeça), de forma que a carga transmitida para os segmentos espinais possa ser controlada com eficiência pelo sistema muscular intersegmentar profundo (local).[55,62,70]

Os músculos globais do pescoço são constituídos do ECM (anteriormente), do semiespinal da cabeça e do esplênio da cabeça (posteriormente). O sistema local compreende o longo da cabeça e do pescoço (Tab. 23-2),[8] o semiespinal do pescoço e o multífido.[72] Os músculos longo do pescoço e posterior do pescoço (posterior) formam uma conexão muscular que circunda a coluna cervical para dar apoio aos segmentos espinais cervicais nos movimentos funcionais.[8]

Em geral, os pacientes com dor no pescoço demonstram menos produção de torque (força e resistência) em todos os planos,

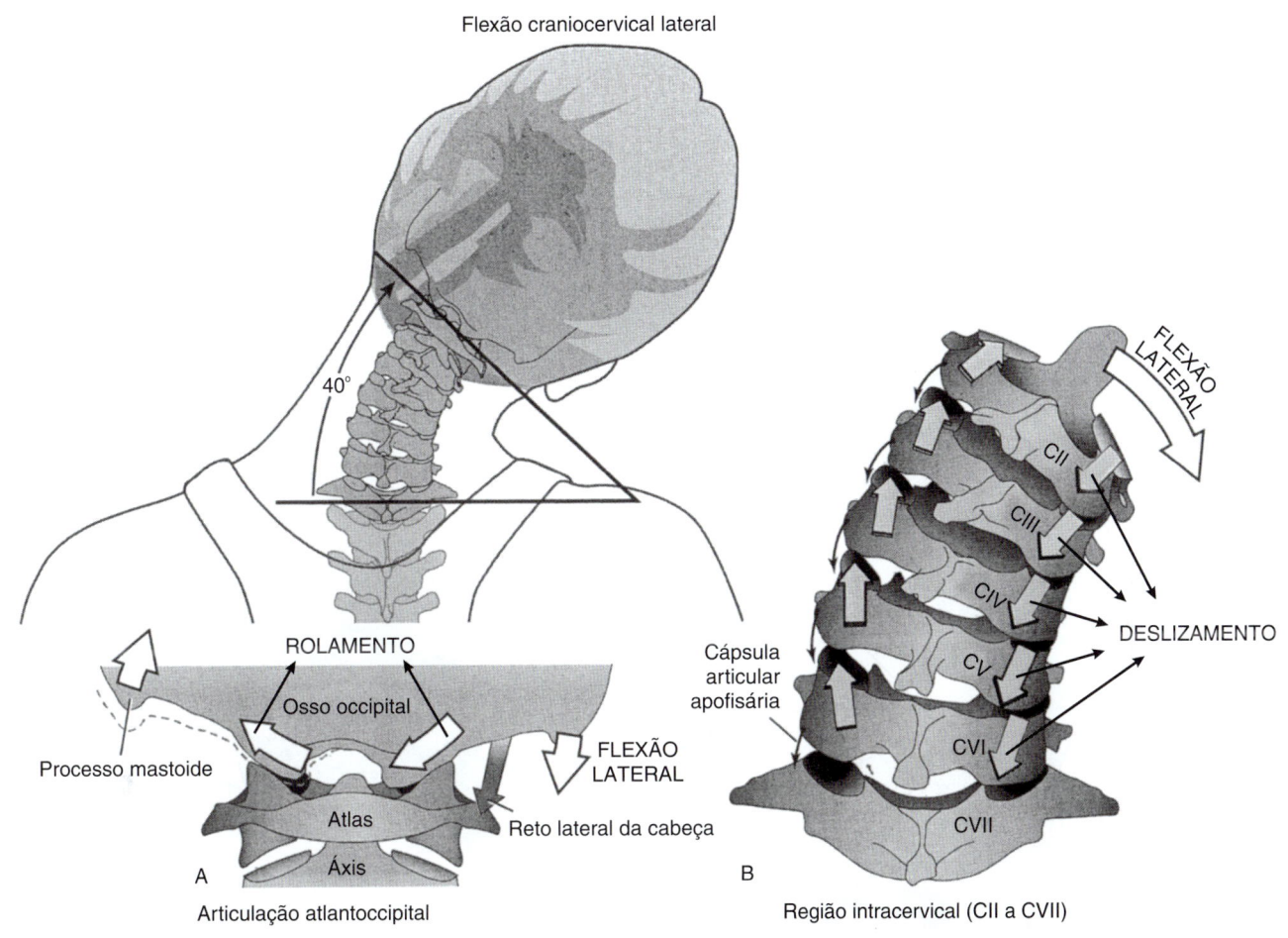

FIGURA 23-12 Cinemática da flexão lateral craniocervical. (Reproduzida com permissão de Neumann DA: *Kinesiology of the Musculoskeletal System*. Mosby, 2002.)

com perda maior nos flexores cervicais do que nos extensores.[73] No entanto, considerar apenas a força nos programas de pesquisa e de exercícios pode ser uma simplificação excessiva dos problemas no sistema neuromuscular associados com dor no pescoço.[62] Uma pesquisa recente reconheceu o papel fundamental da ativação dos músculos flexores profundos do pescoço no apoio dos segmentos cervicais e da curva cervical (ver "Teste da função muscular: flexores profundos do pescoço", adiante).[8,72,74] Na realidade, o comprometimento dos músculos da região axial até a cintura escapular foi relacionado clinicamente a síndromes da dor cervical.[68,75-79] A natureza do comprometimento desses sistemas musculares é indicador da necessidade de análise e de testes criteriosos e precisos dos movimentos para avaliar e definir o problema com maior precisão.[62]

Exame

A coluna cervical é uma área com grande potencial para ocorrência de danos graves, o que a transforma na região do corpo que precisa ser examinada com maior cuidado, em especial quando houver história de trauma agudo e recente no pescoço, visto que o próprio exame é um potencial causador de danos.[80] Embora grande parte das condições que envolvem os sintomas no pescoço e no membro superior possa ser diagnosticada depois de história e exames físicos detalhados, nos casos de traumas significativos, os estudos de imagens podem ser exigidos para excluir a presença de fratura ou de instabilidade. Sendo possível, o paciente deve ser examinado para verificar a existência de déficit neurológico periférico e central, comprometimento neurovascular e lesão esquelética grave, como fraturas ou instabilidade ligamentar craniovertebral. Os testes de esclarecimento para a coluna cervical incluem:

▶ Testes na artéria vertebral;
▶ Testes de Sharp-Purser;
▶ Testes de estabilidade articular;
▶ Teste ligamento transverso;
▶ Teste ligamento alar;
▶ Articulação temporomandibular.

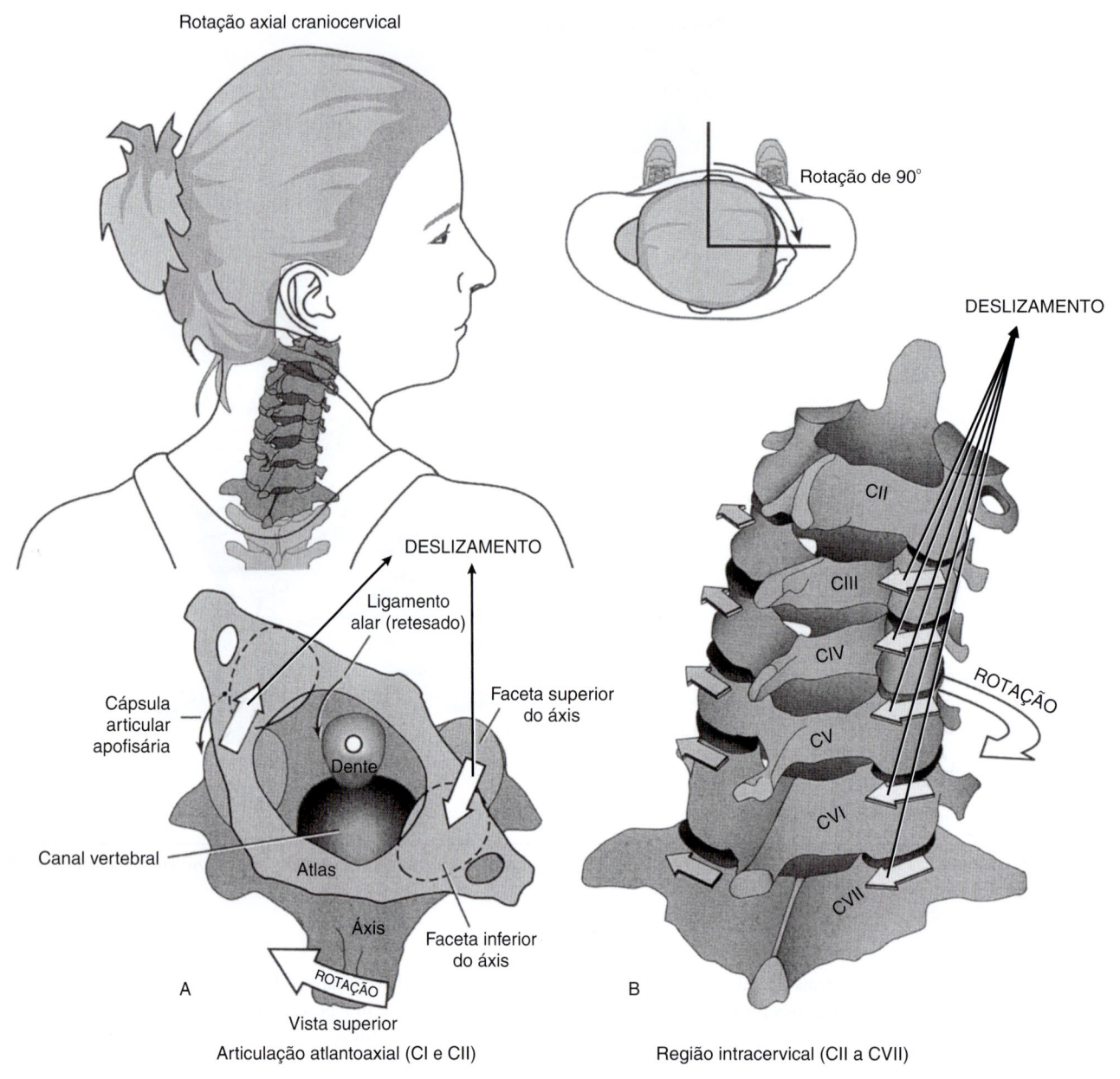

FIGURA 23-13 Cinemática da rotação craniocervical. (Reproduzida, com permissão, de Neumann DA: *Kinesiology of the Musculoskeletal System*. Mosby, 2002.)

Assim que o dano na artéria vertebral (ver Cap. 21) e no ligamento transverso (ver Cap. 22) tiverem sido descartados, deve-se avaliar, em primeiro lugar, os candidatos mais prováveis a causarem dor. Estes incluem o osso, os músculos, os ligamentos, as articulações zigoapofisárias e o DIV. Além disso, devido a sua proximidade, é importante realizar um rápido exame da articulação temporomandibular para descartar dor referida dessa estrutura (ver Cap. 24). O exame deve ser gradual e progressivo, de forma que o teste possa ser interrompido logo nos primeiros sinais de patologia grave.[80] A Figura 23-14 apresenta um algoritmo para a coluna cervical média inferior.

História

Os sintomas mais comuns de distúrbios cervicais são dor contínua ou induzida por movimento no braço ou no pescoço, ou ambas, e dor de cabeça suboccipital.[18]

Para os objetivos do exame, é importante estabelecer uma linha básica de sintomas, de modo que o fisioterapeuta seja capaz de determinar se um movimento específico agrava ou diminui os sintomas. A história pode dar ao fisioterapeuta informações sobre a localização dos sintomas do paciente (cabeça, pescoço, ombro, braço, mão), a sua natureza (constante, intermitente ou variável), o tipo de sintomas (dor, parestesia, dormência, fraqueza e rigi-

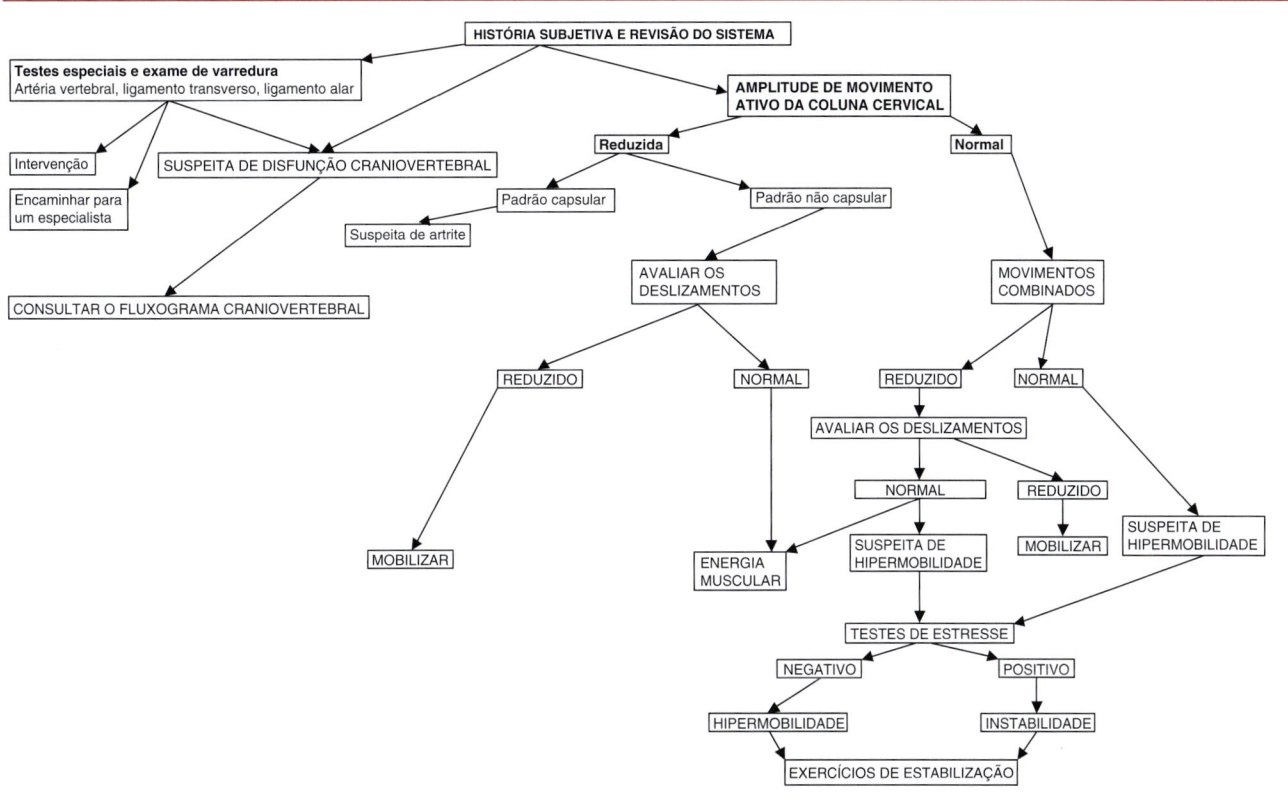

FIGURA 23-14 Algoritmo para exame da coluna cervical. (Reproduzida com permissão de Neumann DA: *Kinesiology of the Musculoskeletal System*. Mosby, 2002.)

dez), a gravidade da condição e as atividades ou posições que aparentam agravar ou melhorar a condição do paciente (ver Cap. 8). A descrição dos sintomas durante um período de 24 horas podem dar ao profissional informações valiosas sobre posições e atividades que agravam ou aliviam os sintomas, bem como a sua duração. Os pacientes que relatam dificuldade para dormir por causa de alguma dor podem apresentar uma condição inflamatória, embora as causas mais graduais da dor noturna, como a malignidade, devam ser descartadas. A posição de dormir e os hábitos do paciente devem ser investigados. Em geral, os sintomas cervicais aumentam quando ele usa espuma ou travesseiro muito duro.[81] Dormir na posição pronada exige rotação cervical e torácica superior adequada. É necessário, também, algum grau de extensão cervical, dependendo do número e do tipo de travesseiros usados.

A dor radicular ou referida pode ser acompanhada por queixas sensorimotoras.[18] O exame neurológico tenta diferenciar entre compressão de raiz nervosa e da medula espinal. Todos os sintomas presentes devem ser registrados em um diagrama corporal, mesmo aqueles que, no início, aparentemente não estejam relacionados. A queixa principal deve ser determinada. Se a dor for o sintoma principal, o fisioterapeuta tenta quantificá-lo usando uma escala de classificação. Nesse momento, é importante também estabelecer os objetivos do paciente.

É importante determinar se o paciente teve início sucessivo de sintomas similares do passado, porque a lesão recorrente tende a comprometer o potencial de recuperação. Se houver lesão recorrente, o fisioterapeuta deve observar com que frequência e com que facilidade ela recorre e o sucesso ou a falha de intervenções anteriores.

O fisioterapeuta deve determinar se existem sintomas musculoesqueléticos em algum outro lugar. Não há dúvidas de que a cabeça, o pescoço, as regiões torácicas superiores e as extremidades superiores podem ser locais de dor referida. A dor interescapular torácica, no nível de TIV-TV, é uma queixa muito comum, principalmente entre mulheres.[1] Essa dor costuma estar relacionada à postura.

> **Curiosidade Clínica**
>
> Os sintomas referidos de origem cervical ocorrem nas extremidades superiores, na coluna torácica, na escápula e, ocasionalmente, na parte superior do tórax. A dor pode ser referida para a ponta do acrômio ou para a região escapular a partir de ramificações cutâneas dos ramos posteriores torácicos superiores.[82] As articulações das costelas da região cervicotorácica podem produzir dor local ou referi-la para a fossa supraescapular ou para o ombro.[83]

Winkel e colaboradores[84] classificaram clinicamente os distúrbios cervicais pela localização dos sintomas e pela etiologia de cada condição:

▶ *Síndrome cervical local (SCL).* Essa síndrome manifesta-se com queixas de sintomas no pescoço, resultante de esforço muscular cervical, de entorse ligamentar ou de condições primárias ou secundárias relacionadas ao disco (ver Cap. 20).

 • A SCL primária relacionada ao disco tem como características sintomas que resultam de protrusão, prolapso ou extrusão do disco.

- A SCL secundária relacionada ao disco é caracterizada por sintomas que resultam de mudanças graduais na coluna cervical geradas por degradação prévia do DIV. Essas alterações incluem ruptura interna do disco e sinovite ou irritação das articulações zigoapofisárias e uncovertebrais. Na coluna cervical, a dor miofascial pode ser uma resposta secundária do tecido a um DIV ou a uma lesão na articulação zigoapofisária.[85] As articulações (facetas) zigoapofisárias cervicais são responsáveis por uma porção significativa da dor crônica no pescoço. As zonas preestabelecidas para essas articulações[86,87] sobrepõem-se aos padrões de dor miofascial e dermatômica. Em geral, a dor na articulação zigoapofisária cervical é unilateral e descrita pelo paciente como uma dor imprecisa. Ocasionalmente, pode ser referida nas regiões craniovertebral e interescapular.

▶ *Síndrome cervicobraquial.* Essa síndrome inclui sintomas na região cervical local, bem como em uma ou em ambas as extremidades superiores, como resultado de irritação da raiz nervosa por meio de compressão ou tensão.

▶ *Síndrome cervicocefálica.* Essa síndrome caracteriza-se por sintomas na cabeça e no pescoço que incluem tontura, zumbido no ouvido e dor de cabeça. Esses sintomas podem resultar de fontes articulares, ligamentares, neurológicas, orgânicas ou vasculares.

▶ *Síndrome cervicomedular.* Essa síndrome caracteriza-se por sintomas na medula espinal associados à compressão da medula na coluna cervical (mielopatia cervical).

A dor no pescoço acompanhada de dor musculoesquelética generalizada levanta uma grande possibilidade de fibromialgia, enquanto dor no pescoço com sinovite das articulações periféricas sugere artropatia inflamatória, como a artrite reumatoide.[88] As síndromes de dor miofascial se caracterizam por dor generalizada e pela presença de pontos de deflagração (ver Cap. 9). Nos casos de dor miofasicial, o comprometimento patológico básico ainda não foi comprovado.[89,90] A dor de natureza constante e não relacionada ao repouso ou à atividade pode ser de origem inflamatória. Nesse caso, a fisioterapia e a terapia manual provavelmente não sejam adequadas.[91]

Os relatos de dor difusa e não específica no pescoço, exacerbada pelos movimentos, sugere a presença de dor mecânica, de síndrome da faceta cervical[92] ou de esforço/entorse cervical.[93] As condições de origem mecânica em geral melhoram com repouso, embora possam piorar inicialmente.[94] A dor causada por posições e posturas sustentadas, como a síndrome cruzada postural alta (ver Cap. 13),[68] pode despertar o paciente à noite, mas tende a ser aliviada com a mudança de posição.

O fisioterapeuta deve determinar se ocorreu trauma e o mecanismo exato. Em esforços e entorses agudos, os pacientes em geral relatam a atividade que deu início aos sintomas. Isso pode ser levantar ou puxar um objeto pesado, uma posição inadequada para dormir, uma lesão por hiperextensão ou posturas estáticas prolongadas. Em distúrbios associados a lesões por chicotada, as pessoas em geral descrevem um acidente no qual foram inesperadamente atingidas por trás, pela frente ou de lado. É possível ocorrer também lesões rotacionais. Se houver sintomas neurológicos após o trauma (parestesias, tonturas, zumbido nos ouvidos, distúrbios visuais ou perda de consciência), deve-se suspeitar de danos mais graves.[95] Caso o indivíduo relate sintomas tipo choque elétrico descendo pela coluna com flexão do pescoço (sinal de Lhermitte), o fisioterapeuta deve considerar a possibilidade de inflamação ou de irritação das meninges.[96-98] Mecanismos traumáticos de lesão, com queixas de sintomas cervicais inespecíficos, exacerbados na posição vertical e aliviados com apoio da cabeça na posição supina, sugerem instabilidade cervical, principalmente se o paciente afirmar que as diestesias faciais ocorrem com movimentos do pescoço.[99-101]

O início dos sintomas fornece pistas sobre o tipo de tecido envolvido. As dores musculares ou ligamentares podem ocorrer imediatamente após algum trauma ou depois de várias horas ou dias.

> **Curiosidade Clínica**
>
> O início gradual de sintomas sugere origens posturais (p. ex., síndrome do desfiladeiro torácico), degenerativas ou miofasciais ou, ainda, um processo de doença, como espondilite anquilosante, espondilose cervical ou síndrome facetária. Ele também pode indicar a presença de alguma patologia grave, como um tumor.

Revisão de sistemas

Questões gerais de saúde fornecem informações sobre o estado do sistema cardiopulmonar, a presença ou a ausência de doença sistêmica e medicamentos que o paciente esteja tomando que possam afetar o exame ou a intervenção. Os sinais de alerta na região cervical incluem:

▶ Perda de peso inexplicável.
▶ Evidência de comprometimento de 2 ou 3 raízes nervosas espinais.
▶ Aumento gradual da dor.
▶ Expansão da dor em relação às regiões envolvidas.
▶ Espasmo com amplitude de movimento passivo do pescoço.
▶ Distúrbios visuais.
▶ Teste de resistência fraco e doloroso.
▶ Rouquidão.
▶ Elevação escapular limitada.
▶ Síndrome de Horner.
▶ Paralisia de T1 (fraqueza e atrofia dos músculos intrínsecos da mão).
▶ Dor no braço em pacientes com menos de 35 anos de idade ou durante mais de seis meses (ver Cap. 20).
▶ Dor com inclinação lateral para o lado não envolvido (se esse for o único movimento que cause o sintoma).

É importante lembrar, também, que todos os pacientes com problemas cervicais, em especial aqueles com história de mecanismo de hiperextensão, estão em risco potencial de lesões graves na cabeça e no pescoço, incluindo lesões vertebrobasilares (Cap. 21) e mielopatia cervical (Tab. 23-6), envolvendo lesões na própria medula espinal, em associação com parestesias multissegmentares e sinais e sintomas no neurônio motor superior (NMS) como espasticidade, hiper-reflexia, distúrbios visuais e de equilíbrio, ataxia e mudanças súbitas na função dos intestinos e da bexiga. Os indicadores iniciais dessa con-

TABELA 23-6 Diagnóstico diferencial de mielopatia

Mielopatia compressiva
Espondilose cervical com estenose
Fratura de hérnia de disco cervical
Espondilolistese
Tumor
▶ Tumor primário na coluna vertebral
▶ Infecção de tumor metastático
▶ Abscesso epidural
▶ Discite ou osteomielite com extensão epidural
Siringomielia de hematoma epidural

Mielopatia clínica
Mielite transversa subaguda ou aguda idiopática
Mielite pós-infecciosa ou pós-vacinação
Esclerose múltipla
Esclerose lateral amiotrófica
Mielite infecciosa: virótica, bacteriana, fúngica e parasítica
Aracnoidite
Doença vascular da medula espinal
▶ Aterosclerose
▶ Malformação arteriovenosa epidural
Doença do tecido conjuntivo
Mielopatia paraneoplásica
Doença metabólica e nutricional da medula espinal
▶ Deficiência de vitamina B_{12}
▶ Doença hepática crônica
Toxinas
Doença da descompressão (doença de Caisson)
Lesões elétricas
Lesões causadas por radiação (terapia pós-radiação)
Mielopatia necrótica de causa desconhecida

Spivak JM, et al: *Orthopaedics: A Study Guide*. New York: McGraw-Hill, 1999:349. Com permissão de McGraw-Hill.

---

dição incluem relatos de sintomas em várias extremidades e de desequilíbrio na execução de habilidades motoras leves. A mielopatia pode ocorrer a partir da compressão da medula espinal, sendo que sua ocorrência é mais provável no nível de CV e CVI, considerando que nessa região a medula é mais larga e o canal espinal mais estreito.[102] De maneira geral, o estreitamento do canal espinal ocorre durante os estágios finais de doenças degenerativas, embora anomalias estruturais, como canal trifoliado estreitado ou pedículos encurtados, possam resultar em estenose congênita.[54] Dependendo da causa, o início da mielopatia pode ser súbito ou gradual.

Os seguintes sinais e sintomas exigem abordagens cuidadosas e intervenções adequadas:

▶ Trauma recente (ocorrido até seis semanas antes).
▶ Padrão capsular agudo.
▶ Perda grave de movimento capsular ou não capsular.
▶ Espasmo forte.
▶ Parestesia.
▶ Paresia segmentar.
▶ Hiporreflexia segmentar ou multissegmentar ou arreflexia.
▶ Sinais e sintomas no neurônio motor superior (ver Cap. 2). Esses sinais e sintomas podem incluir relatos de dor no pescoço, com sintomas na extremidade superior bilateral, e relatos ocasionais de perda de equilíbrio ou falta de coordenação nas extremidades inferiores.
▶ Dor constante ou contínua.
▶ Dor irradiada variando de moderada a grave.
▶ Dores de cabeça variando de moderadas a graves.
▶ Zumbido nos ouvidos.
▶ História de perda de consciência.
▶ Perda de memória ou esquecimento.
▶ Dificuldades na solução de problemas.
▶ Motivação reduzida.
▶ Irritabilidade.
▶ Ansiedade ou depressão.
▶ Insônia.

> **Curiosidade Clínica**
>
> Em geral, os sintomas que respondem a estímulos mecânicos de maneira previsível provavelmente tenham fonte mecânica. Sintomas que não apresentam resposta previsível a estímulos mecânicos provavelmente não são de origem mecânica, e sua presença deve alertar para a possibilidade de distúrbio mais ameaçador ou de início central, de natureza autônoma ou emocional.[91]

Sintomas neurológicos

A presença de sintomas neurológicos merece atenção especial. Muitos daqueles que ocorrem em um dos membros superiores têm sua origem no pescoço. O paciente com trauma no pescoço pode relatar sintomas aparentemente bizarros, mas que precisam ser observados até que o médico descarte patologia grave. A radiculite cervical é com frequência associada a uma irritação da raiz nervosa espinal (ver Cap. 20). Os sintomas periféricos também são causados por um grande número de outras condições, incluindo a síndrome do desfiladeiro torácico ou lesões isoladas do nervo periférico.[103]

A revisão de sistemas deve incluir questões que enfoquem quaisquer sintomas que sugiram uma condição do sistema nervoso central ou comprometimento vascular cerebral. A presença de qualquer sinal ou sintoma de NMS requer consulta médica imediata.

Comprometimento vascular

A presença de vertigem ou convulsões requer mais investigação. Nem sempre é fácil determinar se a vertigem é resultado de uma entrada aferente danificada a partir da coluna cervical, que pode ser tratada com facilidade, ou tem causa mais grave.[80] Por exemplo, quando provocada por movimentos da cabeça pode indicar um problema da artéria vertebral ou do ouvido interno. A história de quedas sem perda de consciência (episódio de queda) é fortemente sugestiva de comprometimento da artéria vertebral.[104] O teste desta (ver Cap. 21) é uma opção importante nos casos em que a observação e a história revelarem, direta ou indiretamente, qualquer um dos sinais e sintomas que foram citados para insuficiência dessa artéria. Estes incluem:

▶ Síndrome de Wallenberg, de Horner e similares.
▶ Parestesia bilateral ou quadrilateral.

- Hemiparestesia.
- Ataxia.
- Nistagmo.
- Queda sem perda da consciência.
- Perda periódica da consciência.
- Anestesia dos lábios.
- Parestesia ou anestesia hemifacial.
- Disfasia.
- Disartria.

Dor de cabeça ou dor facial

O paciente tem dores de cabeça? Em caso positivo, onde? Qual é sua frequência e intensidade? Alguma posição altera o sintoma? Se o paciente relata alívio da dor e dos sintomas referidos com a colocação da mão ou do braço do lado afetado no topo da cabeça (sinal de Bakody), isso costuma ser indicativo de lesão de disco no nível CIV ou CV.[105]

Histórias de dores de cabeça podem ou não ser benignas, dependendo da frequência e da gravidade. O diagnóstico diferencial é importante, principalmente considerando-se o fato de que há sobreposição considerável nos sintomas entre dores de cabeça tensionais, dores de cabeça cervicogênicas (ver Cap. 22), neuralgia cervical, trigeminal e glossofaríngea (ver Cap. 9), dor de cabeça associada à doença de Lyme (ver Cap. 9), enxaqueca sem aura (ver Cap. 9) e disfunção da articulação temporomandibular (ver Cap. 24).[106] As dores cervicogênicas, que podem ser suaves, moderadas ou graves, tendem a ser unilaterais e localizadas na região suboccipital, com reflexo nas áreas frontal, retro-orbital e temporal.[56,107] As causas mais graves de dores de cabeça sem história de trauma incluem hemorragia subaracnoide espontânea, comprometimento da artéria vertebral, meningite, tumor hipofisário, tumor cerebral e encefalite (ver Cap. 9).

A dor facial pode ser consequência de disfunção temporomandibular, artrite temporal, sinusite aguda, doença orbital, glaucoma, neuralgia trigeminal, dor referida e herpes zoster (ver Cap. 9).

Distúrbio de equilíbrio

As indicações iniciais de distúrbio de equilíbrio podem ser obtidas na história ou na revisão de sistemas com o questionamento correto. Uma pergunta simples como: "Você tem dificuldade para caminhar ou equilibrar-se?", pode dar ao fisioterapeuta informações valiosas. Respostas positivas podem indicar mielopatia cervical ou comprometimento neurológico sistêmico.[108]

Testes e medidas

Observação

A observação estática da postura geral, bem como a relação do pescoço com o tronco e da cabeça com o pescoço, ocorre enquanto o paciente está de pé e sentado, na sala de espera e na sala de exame. O principal contribuinte para a dor cervicogênica é a falta de controle postural resultante de função neuromuscular fraca.[69,106,109,110] Posturas sustentadas ou sobrecarga por fadiga dos músculos espinais profundos e posturais resultam em aumento das forças de compressão articular e na ineficácia das estratégias de movimento.[89,90,111,112] Um bom padrão ao assumir posições posturais neutras verticais envolve trazer a pelve para a posição neutra vertical, com formação de lordose lombar baixa (multífido lombar), em vez de extensão toracolombar (extensores toracopélvicos).[62] O desalinhamento postural da cabeça com o tronco está associado a queixas de dor no pescoço e na região do ombro e a disfunções da articulação temporomandibular, embora seja também observado em indivíduos assintomáticos.

O médico deve procurar:

- Qualidade do cabelo (i.e., cabelo quebradiço devido a problemas na tireoide).
- Evidências de câncer de pele.
- Torcicolo.
- Deformidade de Sprengel, uma elevação congênita e rotação medial da escápula, que dá ao paciente a aparência de não ter pescoço em um dos lados, secundária à escápula de trajeto alto.
- Cicatrizes (transversas, longas, indicativas de cirurgia cervical), nódulos, erupções na pele, aumento na tireoide (bócio) ou outras lesões.
- Escoliose na coluna torácica.
- Atrofia ou hipertrofia muscular.
- Posição das curvas torácica e cervical, assim como a postura craniocervical.
- Posição escapular em associação com tônus/massa muscular dos músculos da cintura axioescapular, anterior e posteriormente.[62] O ideal é que a escápula em repouso esteja apoiada de forma que o ângulo superior fique no mesmo nível que o processo espinhoso de TII ou TIII, a raiz da coluna da escápula nivelada com TIII ou TIV, e o ângulo inferior, com o processo espinhoso de TVII a TIX.[113] As posições posturais anormais mais comuns da escápula incluem rotação descendente e protração da escápula, geralmente em associação com a ação dominante do levantador da escápula e com aumento no comprimento de repouso do trapézio.[62,77,112] Entretanto, a escápula pode parecer levemente elevada, indicando encurtamento adaptativo do trapézio, posicionamento protetor ou mecanossensibilidade tecidular neural.[62]
- Edema.
- Deformidades ósseas (i.e., distúrbios endócrinos). Essas condições incluem hipertrofia óssea anormal da face, mandíbula, mãos e pés (acromegalia); giba de búfalo "em forma de lua" (depósitos gordurosos) na nuca, obesidade axial, atrofia muscular generalizada e postura cifótica devido à produção excessiva de cortisol (síndrome de Cushing) ou olhos salientes causados por excesso de hormônio da tireoide (doença de Graves).[114]
- Mudanças autonômicas de pele (aumento da transpiração, mudanças tróficas e de textura).
- Marcas congênitas.

O examinador deve observar a posição da cabeça do paciente. Se ela estiver deslocada para um dos lados, pode significar presença de uma protrusão de disco; se estiver desviada, a artrite aguda é uma possível causa. A mudança postural frequente ou a imobilidade por tempo considerável em geral manifestam dor grave ou constante.

Visão lateral

▶ A testa deve permanecer na vertical.

▶ A ponta do queixo deve estar alinhada com o manúbrio. Se o queixo estiver anterior a ele, significa presença de cabeça anteriorizada (ver discussão mais adiante). Essa condição pode ser mensurada de duas maneiras. O método mais simples é medir a distância entre a ponta do queixo e o manúbrio. Os métodos mais complexos e mais dispendiosos incluem o uso de sistemas digitais computadorizados.

▶ O examinador deve observar a lordose cervical. A presença de lordose retificada está associada aos ligamentos cervicais posteriores, aos músculos extensores alongados e aos flexores cervicais encurtados adaptativamente. A lordose excessiva está associada à cabeça anteriorizada e ao encurtamento adaptativo dos ligamentos posteriores e dos músculos extensores do pescoço.

▶ Os ouvidos devem ser examinados para verificar a presença de sinais de assimetria, inflamações, erupções de pele, nódulos e outras lesões. As supurações provenientes da parte interna do canal externo do ouvido podem ser indícios de infecção (i.e., otite externa).

Visão posterior

▶ O fisioterapeuta deve avaliar a assimetria muscular, especialmente no trapézio superior e no ECM (ver também Cap. 14).

▶ O processo espinhoso do áxis deve estar na linha média.

▶ Quando o paciente roda a cabeça para cada lado, o fisioterapeuta sente as pontas dos processos transversos do atlas rodarem anterior e depois posteriormente. Os dois lados devem ser comparados. O procedimento deve ser repetido na inclinação lateral. O processo transverso deve tornar-se menos proeminente e aproximar-se do processo mastoide no lado da inclinação lateral.

Visão anterior

▶ O examinador deve avaliar se a cabeça do paciente está deslocada para um dos lados. A protrusão de disco cervical (CIII-CIV ou CIV-CV) produz deslocamento lateral horizontal da cabeça.[66] Esse deslocamento permite que o paciente mantenha o nível ocular.

▶ A inclinação leve da cabeça é normal, mas indica disfunção articular cervical superior.

▶ Os olhos devem ser examinados para verificar a presença de ptose (pálpebra caída). O paciente deve ser instruído a olhar para cima, enquanto o examinador empurra suavemente as pálpebras inferiores para baixo, para inspecionar a conjuntiva (para verificar a presença de sinais de anemia – aparência azulada – e conjuntivite – vemelhidão) e a esclera (para verificar a presença de icterícia – aparência amarelada).[114] Os olhos também devem ser observados para verificar a presença de outros sinais de descoloração, supurações e qualquer deformidade da íris. Deve ser observada, também, qualquer evidência de nistagmo (ver o Cap. 9), que pode ser posicional e fatigável, podendo ser causado por alguma lesão em qualquer ponto entre os olhos e o mesencéfalo.[115] O teste de Dix-Hallpike (ver o Cap. 22) deve ser feito em pacientes com suspeita de distúrbio vestibular.[115]

▶ Simetria facial. O fisioterapeuta deve separar visualmente o volume da cabeça em duas metades verticais. As assimetrias cerebrais em forma e volume, associadas a assimetrias cranianas, são características comuns dos humanos e estão, muitas vezes, associadas a assimetrias faciais.[116,117] Em muitos casos, essa assimetria está relacionada ao crescimento cerebral assimétrico, em geral consumado ainda dentro do útero,[118,119] embora também possa ter origem local, por exemplo, no caso de assimetria mandibular. A assimetria facial pode também ser resultado de paralisia do nervo facial (CN VII) ou de fraqueza parcial. O nervo trigêmeo (CN V) pode estar envolvido nos casos de assimetria (desvio) na boca devido a fraqueza muscular ou de atrofia um dos lados da mandíbula.[114]

▶ Os ombros estão nivelados? O ombro no lado dominante em geral é mais baixo. Existe alguma atrofia do deltoide sugerindo paralisia do nervo axilar?

Cabeça anteriorizada. As regiões torácica superior e cervical são muito propensas a disfunções posturais e degenerativas. Postura fraca e padrões de movimento disfuncionais alteram o movimento segmentar normal das regiões adjacentes (Tab. 23-7). A cabeça inclinada anteriorizada (Fig. 23-15) aumenta as tensões na junção cervicotorácica e acentua a lordose craniovertebral, produzindo extensão atlantoccipital compensatória.

Nessa postura da cabeça, o trapézio superior é mantido em estado de contração constante[25] (Tab. 23-7). Esse estado constante também ocorre como resultado de um mecanismo protetor das articulações cervicais, dos ligamentos ou do DIV.[120]

A hipertonicidade do trapézio superior produz uma área paravertebral mais ampla e mais proeminente do que a normal. Tensão ou encurtamento adaptativo do levantador da escápula resulta no contorno da linha do pescoço aparecendo como uma linha dupla (onda), na qual o músculo insere-se na escápula.[68] Isso é descrito como ombros góticos, por lembrar a forma de uma torre de igreja gótica.

Os padrões de movimento realizados em uma base postural fraca contribuem para a ocorrência de microtraumas repetitivos de estruturas cervicais, que incluem as facetas zigoapofisárias, o DIV, os ligamentos, as cápsulas articulares e os músculos, em que todos são capazes de propagar o ciclo de dor e de disfunção.[121,122]

Amplitude de movimento ativo

O exame clínico da mobilidade da coluna cervical consiste da comparação entre amplitudes ativas e passivas e movimentos acoplados da coluna cervical. O movimento ativo induzido pela contração dos músculos determina a chamada amplitude de movimento fisiológica,[123] enquanto o movimento realizado de forma passiva causa alongamento de elementos não contráteis, como os ligamentos, e determina a amplitude de movimento anatômica. O conhecimento da anatomia e da cinemática cervical ajuda o fisioterapeuta a determinar a estrutura responsável, com base no padrão de restrição de movimento observado no exame físico (Tab. 23-8).

A amplitude de movimento disponível na coluna cervical é o resultado de fatores como disponibilidade de movimento em cada segmento, flexibilidade inerente dos ligamentos restritos e das cápsulas articulares, altura e elasticidade do DIV e disponibilidade de amplitude nas articulações torácica superior e craniovertebral. A restrição de movimento é a perda de mobilidade em uma direção específica, em que o movimento na direção da restrição ou para longe

TABELA 23-7 Consequências potenciais da cabeça anteriorizada

Déficit	Dano	Efeito
Hiperlordose cervical	Oclusão excessiva da ATM	Facilitação trigeminal
	Compressão posterior	Hipertonicidade do suboccipital
	Lesão do ligamento capsular	Hipertonicidade do escaleno com lesão da primeira costela
	Lesão meniscal	
	Hiperextensão craniovertebral	Facilitação trigeminal
	Hipomobilidade de flexão AO	Hipertonicidade do mastigador
	Hipomobilidade de rotação AA	Dano da ATM
	Hipermobilidade de extensão AO	
	Instabilidade craniovertebral	
	Hiperextensão cervical média	Facilitação de CIV
	Hipomobilidade de flexão	Hipertonicidade do levantador da escápula com adução da escápula e esforço repetitivo do supraespinal
	Hipermobilidade de extensão	
	Instabilidades anteriores	Facilitação de CV
		Hipertonicidade do manguito rotador
		Cotovelo de tenista
Protrusão do ombro	Instabilidade glenoumeral	Tendinite do supraespinal
	Instabilidade acromioclavicular	Tendinite do infraespinal
		Torção acromioclavicular
Hipercifose cervicotorácica	Hipomobilidade de extensão	Hipomobilidade da cintura escapular
		Instabilidade glenoumeral
		Instabilidade acromioclavicular
		Tendinite do supraespinal

AA, atlantoaxial; AO, atlantoccipital; ATM, articulação temporomandibular.
Dados de Troyanovich SJ, Harrison DE, Harrison DD: Structural rehabilitation of the spine and posture: Rationale for treatment beyond the resolution of symptoms. J Manipulative Phys Ther 21:37-50, 1998; Mannheimer JS: Prevention and restoration of abnormal upper quarter posture. In: Gelb H, Gelb M, eds. *Postural Considerations in the Diagnosis and Treatment of Cranio-Cervical-Mandibular and Related Chronic Pain Disorders.* St. Louis, MO: Ishiyaku EuroAmerica, 1991:93-161; Meadows JTS: *Manual Therapy: Biomechanical Assessment and Treatment, Advanced Technique,* Calgary: Swodeam Consuting, Inc., 1995.

dela altera o grau e a localização dos sintomas. Quando a amplitude de movimento cervical (ADMC) for dolorosa ou restrita, há sugestão de patologia muscular se existir movimento restrito na direção oposta à ação dos músculos envolvidos. O examinador deve aplicar resistência máxima ao(s) grupo(s) muscular(es) indicado(s), para verificar essa hipótese.

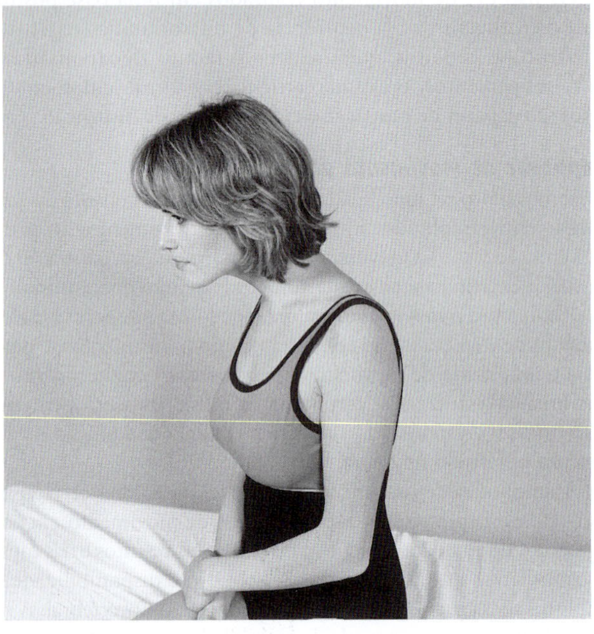

Curiosidade Clínica

Movimentos restritos, que são indolores ou normais, mas dolorosos, indicam hipomobilidade. A dor produzida por esse tipo de movimento indica lesão aguda ou subaguda, enquanto a dor produzida pelo movimento sem restrição ou excessivo indica hipermobilidade.

Devido à relação próxima do ombro com a coluna cervical, a elevação ativa de cada extremidade superior deve ser avaliada para descartar a reprodução de sintomas a partir dos movimentos de ombro. Se houver perda de um dos movimentos cervicais, o movimento restrito deve ser examinado de forma mais específica, separando-o em seus vários componentes. Por exemplo, a rotação cervical exige movimento nas articulações craniovertebrais, principalmente na articulação atlantoaxial, bem como a rotação segmentar em cada um dos segmentos cervicais.

Os principais movimentos que podem ser avaliados clinicamente são rotação fora da posição neutra *vídeo*, flexão-extensão e inclinação (Fig. 23-16 A-F). A avaliação radiográfica há

FIGURA 23-15 Postura extrema da cabeça anteriorizada.

TABELA 23-8 Restrição de movimento e possíveis causas

Restrição de movimento	Possíveis causas
Extensão e inclinação à direita	Hipomobilidade de extensão para a direita Tensão do músculo flexor esquerdo Aderências capsulares anteriores Subluxação direita Pequena protrusão de disco para a direita
Flexão e inclinação lateral à direita	Hipomobilidade de flexão para a esquerda Tensão do músculo extensor esquerdo Aderências capsulares posteriores esquerdas Subluxação esquerda
Extensão e restrição da inclinação lateral à direita maior do que a extensão e a inclinação lateral à esquerda	Padrão capsular esquerdo (artrite, artrose)
Flexão e restrição da inclinação lateral à direita igual à extensão e à inclinação lateral à esquerda	Artrofibrose esquerda (sensação de final do movimento capsular muito rígido)
Inclinação lateral na posição neutra, flexão e extensão.	Hipomobilidade uncovertebral ou anomalia

muito tempo é considerada o "padrão-ouro" para estudar a ADMC,[124-128] entretanto, esse método é invasivo e, de maneira geral, não é viável ou prático. No entanto, nas situações em que for necessária um exame preciso e confiável, a avaliação radiográfica é o método de escolha devido a sua grande sensibilidade.[128] O inclinômetro duplo é o método recomendado pelas *Guides to the Evaluation of Permanent Impairment*[129] da American Medical Association, sendo considerado o padrão clínico para avaliação da amplitude de movimento em clínica.[130,131] Esse método exige identificação precisa de pontos de referência anatômicos (Tab. 23-9). Tanto os estudos interavaliadores como os intra-avaliadores confirmaram que a inclinometria é um método confiável.[132-135] Outros discordam dessa conclusão e argumentam que tem falhas e não deve ser usado em estabelecimentos clínicos.[136,137] Usando a técnica da inclinometria, as amplitudes de movimento normais para a coluna cervical são as seguintes:

▶ Flexão anterior: 0 a 45°
▶ Extensão: 0 a 45°
▶ Inclinação para o lado esquerdo: 0 a 45°
▶ Inclinação para o lado direito: 0 a 45°
▶ Rotação para a esquerda: 0 a 80°
▶ Rotação para a direita: 0 a 80°

O instrumento para medir ADMC lançado no mercado pela empresa Performance Attainment Associates (Roseville, MN) verifica a amplitude para flexão, extensão, inclinação lateral e rotação usando inclinômetros diferentes. Estes são presos em uma estrutura semelhante àquela utilizada em óculos: uma no plano sagital para flexão-extensão, uma segunda no plano frontal para inclinação lateral e uma terceira no plano horizontal para rotação.[126] Dois desses inclinômetros tem uma agulha dependente da gravidade (nos planos sagital e frontal) e outro, uma agulha magnética (no plano horizontal).[126] O paciente deve usar um suporte magnético no pescoço. Vários pesquisadores estudaram o instrumento para investigar seu nível de confiabilidade inter e intra-avaliadores. Youdas e colaboradores[136] registraram um coeficiente de correlação intraclasse variando de 0,73 a 0,95 e confiabilidade intra-avaliadores de 0,73 a 0,92 para seis movimentos cervicais avaliados em 20 pacientes com distúrbios ortopédicos.[126] Capuano-Pucci e colaboradores[132] obtiveram resultados semelhantes em 20 indivíduos saudáveis.[126] Um estudo realizado por Tousignant e colaboradores,[126] que tentaram estimar a validade do critério do goniômetro de ADMC, usando uma população saudável, acharam que o dispositivo é válido para medições de flexão e de extensão cervical. Em um estudo mais recente, que comparou medições da amplitude de movimento usando um goniômetro de ADMC e um sistema optoeletrônico (OPTOTRAK),* Tousignant e colaboradores[127] registraram que esse dispositivo apresentou validade excelente como critério para medição da rotação cervical. Wainner e colaboradores[138] utilizaram um inclinômetro e um goniômetro em 50 pacientes com suspeita de radiculopatia cervical ou de síndrome do túnel do carpo. Os resultados desse estudo estão resumidos na Tabela 23-10.

Independentemente do método escolhido, é importante lembrar que, como ocorre em outras articulações do corpo, a amplitude de movimento na coluna cervical pode variar de acordo com inúmeros fatores, incluindo os fatores estruturais já mencionados. A amplitude de movimento disponível também pode variar de acordo com a faixa etária dos indivíduos, a cintura e o comprimento do pescoço, os hábitos corporais, as mudanças diurnas,[139] as doenças neurológicas ou outros fatores não relacionados com a incapacidade do objeto do exame. Sem levar em consideração o tamanho do corpo, as medições da amplitude de movimento podem ser sub ou superestimadas.[140] A redução devido à idade provavelmente ocorre por causa do desenvolvimento de mudanças degenerativas, com exceção da rotação disponível em CI e CII, que pode aumentar.[123] As influências do sexo sobre a mobilidade cervical são um tanto controversas. Dvorak e colaboradores[123] registraram casos de mulheres com ADMC maior em comparação com homens, enquanto outros estudos mostraram que os homens apresentam maior flexão disponível,[141,142] as mulheres têm maior faixa apenas de extensão cervical[131] ou que o sexo não é uma variável na ADMC.[143]

Estudos biomecânicos mostraram que, durante a flexão da coluna cervical, os segmentos abaixo da segunda vértebra são bloqueados.[18] Portanto, a rotação fora da flexão máxima da coluna cervical ocorre na articulação atlantoaxial. Todavia, a rotação fora da extensão máxima ocorre de forma predominante na coluna cervical média e inferior, incluindo, também, a articulação atlantoaxial (ver Cap. 22).[144]

Cada um dos movimentos ativos é testado com pressão leve aplicada no final da amplitude ativa, caso ela seja completa e indolor. Com exceção da rotação, o peso da cabeça em geral forne-

---

* O sistema OPTOTRAK/3020 (Northern Digital Inc. Ontário, Canadá) é um sistema de medição de movimento optoeletrônico não invasivo que rastreia marcadores do diodo emissor de luz infravermelha em três dimensões, com câmaras.

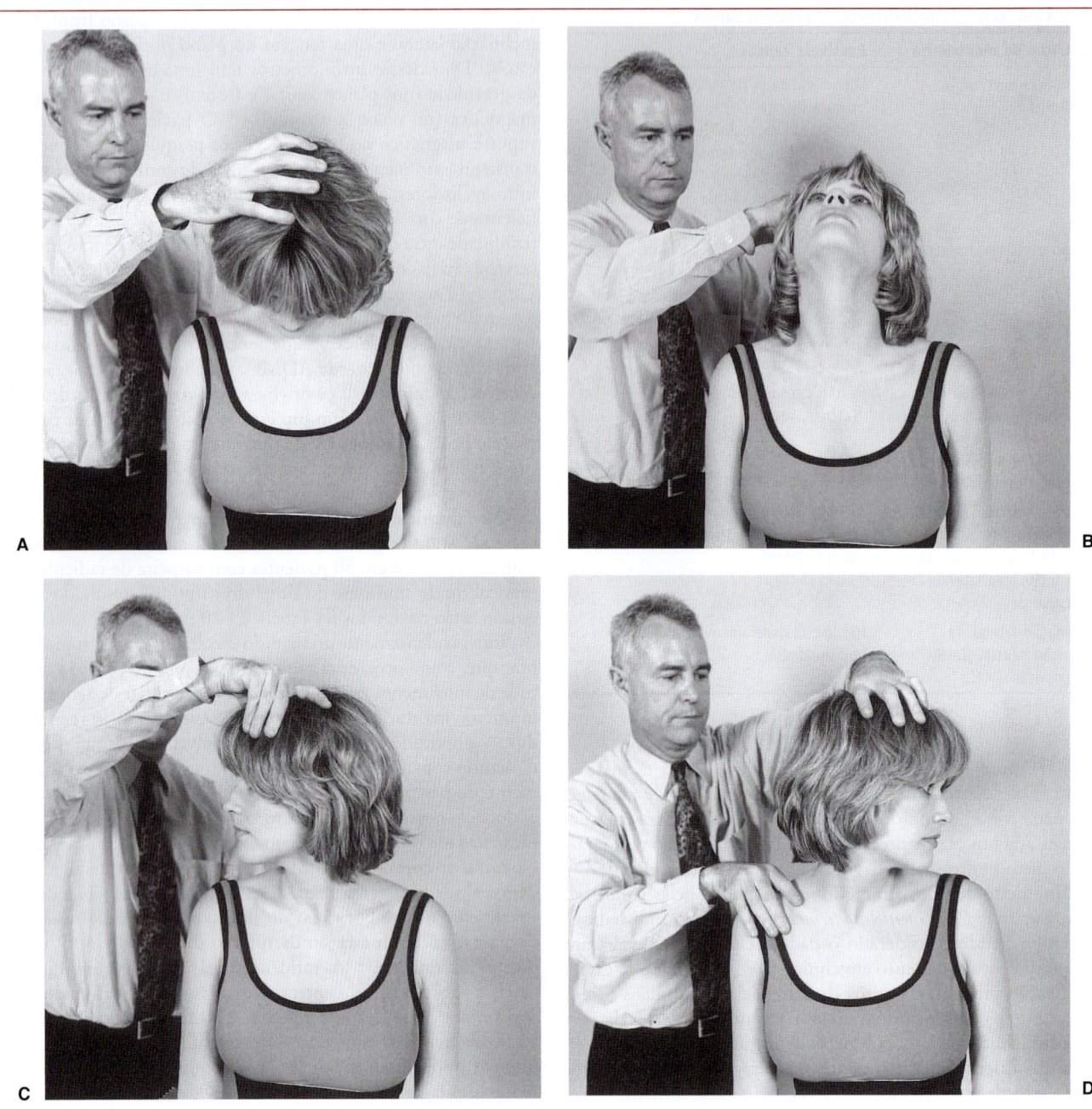

FIGURA 23-16 Amplitude de movimento cervical ativo com pressão e resistência passivas. A. Flexão cervical. B. Extensão cervical. C. Rotação cervical para a direita. D. Rotação cervical para a esquerda (*continua*).

ce sobrepressão suficiente. É necessário aplicar sobrepressão mesmo com dor, a fim de alcançar a sensação de final do movimento. Se essa intervenção produzir dor, é possível que haja a presença de espasmo muscular agudo. Deve-se tomar cuidado quando usar sobrepressão na direção da rotação, em especial se a rotação for combinada com inclinação e extensão para o mesmo lado, pois isso pode comprometer a artéria vertebral.[145] Levando em consideração a variabilidade da ADMC na literatura, mesmo em pacientes "normais", o registro de amplitudes de movimento absolutas talvez não seja tão importante na presença de dor e de disfunção, com a avaliação de:

▶ *Qualidade e quantidade de movimento.* Qualidade e quantidade de movimento referem-se à capacidade de atingir a amplitude final com reversão de curvatura, sem desvio do plano de movimento pretendido.[146]

▶ *Sensação de final do movimento.*

▶ *Sintomas provocados.* De acordo com McKenzie, o uso de movimentos repetidos para provocar sintomas ajuda a diferenciar entre síndromes postural, de disfunção e de desarranjo. Por exemplo, a dor de origem postural não ocorre com movimentos repetidos e não limita o movimento em qual-

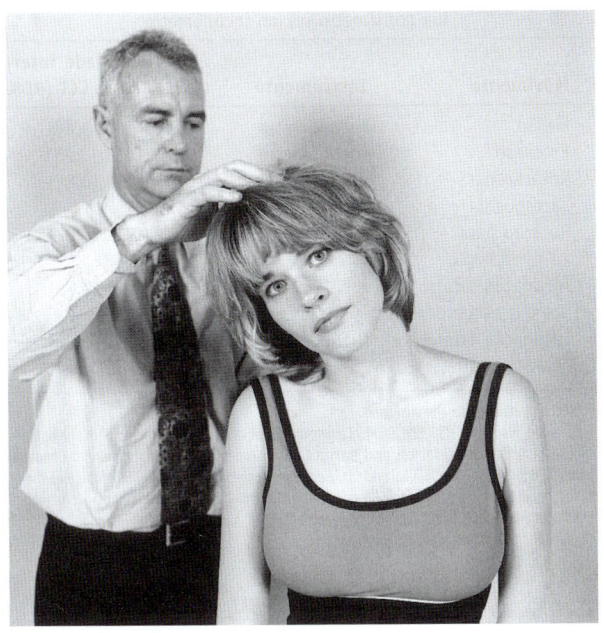 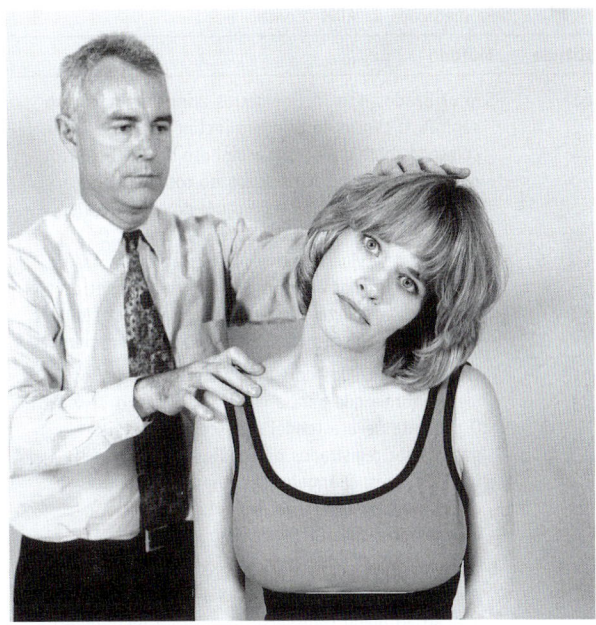

FIGURA 23-16 *(continuação)* E. Flexão lateral cervical para a direita. F. Flexão lateral cervical para a esquerda.

quer direção, mas é sentida apenas quando o paciente estiver em posição estacionária ou no prolongamento da carga estática. Entretanto, a dor na síndrome da disfunção é sentida imediatamente, quando o movimento atinge o final da amplitude limitada, porém para de imediato quando é liberada a posição de final de amplitude. Além disso, a dor sentida pelo paciente com a síndrome da disfunção é sempre intermitente e repete todos os dias, se os níveis de atividades forem consistentes. Nas síndromes de desarranjo, os sintomas podem ser produzidos ou eliminados, aumentados ou reduzidos, centralizados ou periféricos, em resposta a movimentos repetidos ou a posições sustentadas.

▶ *Disposição do paciente para movimentar-se.*

▶ *Presença de padrões específicos de restrição.* De acordo com Cyriax,[147] o padrão capsular da coluna cervical é a flexão total na presença de extensão limitada e limitação simétrica de rotação e inclinação lateral.

Na interpretação dos achados sobre o movimento, a posição da articulação no início do teste deve estar correlacionada com a mobilidade subsequente observada, pois as alterações na mobilidade articular podem ser apenas o reflexo de alguma alteração na posição inicial.

Flexão. Após a realização de uma avaliação da amplitude de movimento de flexão cervical (Fig. 23-16 A), o fisioterapeuta deve observar qualquer movimento que reproduza ou aumente os sintomas, bem como a sua localização. Deve-se dar ênfase considerável na quantidade e na qualidade de flexão disponível e nos sintomas que ela provoca, pois esse é o único movimento normalmente bem tolerado pela coluna cervical.

Se a amplitude final de flexão for imediatamente dolorosa, a meningite ou a dor radicular aguda pode ser descartada. Se a dor for sentida depois de 15 a 20 segundos de atraso, deve-se suspeitar de dor ligamentar. As restrições mais comuns para a flexão cervical são a restrição torácica superior ou cervicotorácica e a restrição da articulação atlantoccipital. Se, durante a flexão, o paciente rodar a cabeça e o pescoço sobre a região cervicotorácica fixa e hipomóvel, será observado movimento excessivo nos níveis de CIV a CVI.

A flexão também pode ser limitada por trauma agudo ou grave (espasmos musculares retificam a lordose), luxações de fratura ou disfunção do DIV.

Extensão. O paciente deve estender o pescoço (Fig. 23-16B). O movimento de extensão normal permite que a face fique paralela ao teto. Os flexores cervicais profundos, com suas inserções intersegmentares longitudinais extensivas a partir da coluna torácica superior até o crânio, são mais adequados para controlar a extensão.[62] Se o controle excêntrico dos flexores profundos do pescoço for insatisfatório, o paciente apresenta dois padrões característicos de movimento:[62]

▶ O movimento da cabeça, se houver algum, no sentido posterior, durante a extensão, é mínimo.

▶ Em algum ponto, durante a extensão, a cabeça aparenta cair ou movimentar-se para trás.

O retorno de uma posição totalmente estendida para uma posição vertical neutra exige contração concêntrica coordenada dos flexores cervicais cranianos.

A flexão ou a extensão cervical pode provocar tontura. Aparentemente, esse achado resulta da compressão osteofítica sobre a região póstero-lateral do forame transverso pela superfície articular inferior da articulação zigoapofisária.[148] Pode ser aplicada distração cervical no ponto da provocação dos sintomas. Se essa manobra aumentá-los, a tração manual ou mecânica deve ser excluída do plano de intervenção.

TABELA 23-9 Técnica do inclinômetro da American Medical Association para medições da ADM cervical

Amplitude	Método
Flexão	São utilizados dois inclinômetros alinhados no plano sagital. O centro do primeiro inclinômetro deve ser colocado sobre o processo espinhoso de TI. O centro do segundo deve ser colocado no topo da cabeça, paralelo à linha traçada do canto do olho até a orelha, onde se apoiam as hastes dos óculos. O paciente deve flexionar o pescoço, para que possam ser registrados os ângulos dos dois inclinômetros. Para calcular o ângulo da flexão cervical basta subtrair o TI do ângulo do inclinômetro da calota craniana.
Extensão	Podem ser utilizados dois inclinômetros alinhados da mesma forma que para a medição da flexão cervical. O paciente deve estender o pescoço, para que possam ser registrados os ângulos dos dois inclinômetros. O ângulo da extensão cervical é calculado pela subtração de TI do ângulo do inclinômetro da calota craniana.
Rotação	O paciente deve posicionar-se em supino. É utilizado apenas um inclinômetro, que deve ser alinhado em relação ao plano transverso. A base do inclinômetro é colocada sobre a fronte. O paciente deve rodar o pescoço, para registrar o ângulo do inclinômetro. O teste deve ser repetido do outro lado.
Inclinação lateral	São utilizados dois inclinômetros que devem ser alinhados em relação ao plano coronal. O centro do primeiro inclinômetro é colocado sobre processo espinhoso de TI. O centro do segundo é colocado no topo da cabeça, sobre a calota craniana. O paciente deve inclinar o pescoço para a lateral, para que seja possível registrar o ângulo dos dois inclinômetros. O ângulo da inclinação lateral cervical é calculado pela subtração de TI do ângulo do inclinômetro da calota craniana.

ADM: amplitude de movimento.
Dados da American Medical Association: *Guides to the Evaluation of Permanent Impairment*, 5th edn. Chicago: American Medical Association, 2001.

TABELA 23-10 Confiabilidade do teste da ADM cervical usando um goniômetro ou um inclinômetro

Movimento	Instrumento	Confiabilidade inter-avaliadores CCI (95% CI)
Flexão	Inclinômetro	0,79 (0,65; 0,88)
Extensão	Inclinômetro	0,84 (0,70; 0,95)
Rotação para a esquerda	Goniômetro	0,75 (0,59; 0,85)
Rotação para a direita	Goniômetro	0,63 (0,22; 0,82)
Inclinação lateral para a esquerda	Inclinômetro	0,63 (0,40; 0,78)
Inclinação lateral para a direita	Inclinômetro	0,68 (0,62; 0,87)

ADM: amplitude de movimento.
Dados de Wainner RS, Fritz JM, Irrgang JJ, et al.: Reliability and diagnostic accuracy of the clinical examination and patient self-report measures for cervical radiculopathy. *Spine* 28:52-62, 2003; Cleland J: *Cervical Spine, Orthopedic Clinical Examination: An Evidence-Based Approach for Physical Therapists.* Carlstadt, NJ: Icon Learning Systems, LLC, 2005:92-140.

Rotação. Com a rotação, o queixo deve permanecer alinhado com a articulação acromioclavicular no final da rotação (ver Fig. 23-16 C-D).

Geralmente, qualquer limitação ou dor na rotação cervical sugere patologia no segmento CI a CII (atlantoaxial), tendo em vista que grande parte dessa rotação ocorre nessa articulação.[88] Entretanto, se o paciente for capaz de atingir 40 a 50° de rotação cervical enquanto mantém o nível ocular, o envolvimento atlantoaxial é improvável. Se, no entanto, o pescoço tiver de inclinar-se para o lado no início da amplitude de rotação ativa, a fim de atingir movimento total, provavelmente há envolvimento da articulação atlantoaxial ou do tórax. Se a rotação completa for limitada e não puder ser atingida, mesmo com a substituição de inclinação lateral do pescoço, é provável que o problema seja com os segmentos médio e inferior da coluna cervical.

Dois testes de triagem são usados para evidenciar o nível de restrição da rotação. Esses testes utilizam rotação do pescoço, mantendo-o em vários graus de flexão.

1. A rotação com o pescoço em inclinação lateral completa é usada para testar o nível CI a CII.
2. Rotação com o pescoço em flexão anterior testa o nível CII-CIII.[149]

Inclinação lateral. A inclinação lateral é realizada para a esquerda e para a direita, enquanto o ombro ipsilateral é estabilizado pelo fisioterapeuta (ver Fig. 23-16 E). (Estabilizar o ombro contralateral apenas testa o comprimento do trapézio superior, Fig. 23-16 F.) A amplitude normal de flexão lateral cervical é sempre maior em supino do que na posição sentada.

A flexão lateral ativa tende a ser o primeiro movimento a demonstrar problemas na coluna cervical.[150] A flexão lateral cervical restrita pode ser o resultado de restrição articular, rigidez muscular ou falta de movimento sem dor ou extensibilidade dos tecidos neurais.[55]

Teste de movimentos combinados

Como a função cervical normal envolve movimentos complexos e combinados, os testes de movimentos combinados também podem ser avaliados. Com o uso de um modelo biomecânico, a restrição da extensão cervical, a inclinação lateral e a rotação para o mesmo lado da dor (Fig. 23-17) denominam-se restrições de *fechamento*. Essa restrição é o padrão mais comum que produz sintomas distais. Entretanto, pode ocorrer, também, limitação na flexão cervical acompanhada pela produção de sintomas distais.[150] Inclinação lateral na direção da dor, ou distante dela, também reproduz sintomas na extremidade superior, dependendo da causa. A dor resultante de estreitamento foraminal intervertebral pode intensificar com inclinação lateral para o mesmo lado. A dor causada por protrusão de DIV é acentuada com a flexão contralateral.

As restrições aos movimentos opostos (flexão cervical, inclinação lateral e rotação para o lado oposto da dor) denominam-se restrições *abertas*. A identificação desse tipo de restrição na coluna cervical é um pouco mais difícil, pois, com frequência, não há nenhuma restrição real à flexão cervical, mas, em vez disso, uma restrição de rotação e de inclinação lateral, juntamente com a reprodução da dor no lado contralateral.[150]

McKenzie[94] defende o uso de retração e protrusão do pescoço, com sobreposição de outros movimentos e posições. A protrusão gera extensão da coluna cervical superior e flexão da coluna cervical média e inferior, enquanto sua retração produz flexão da coluna cervical superior e extensão da média e inferior. A retração do pescoço é realizada com extensão (Fig.

CAPÍTULO 23 • A COLUNA CERVICAL **1251**

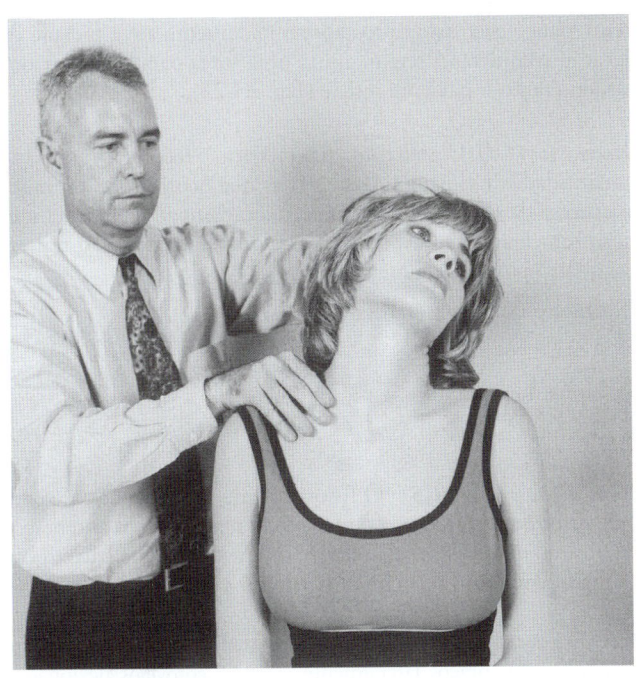

FIGURA 23-17 Teste de movimento combinado de extensão, inclinação lateral e rotação cervical.

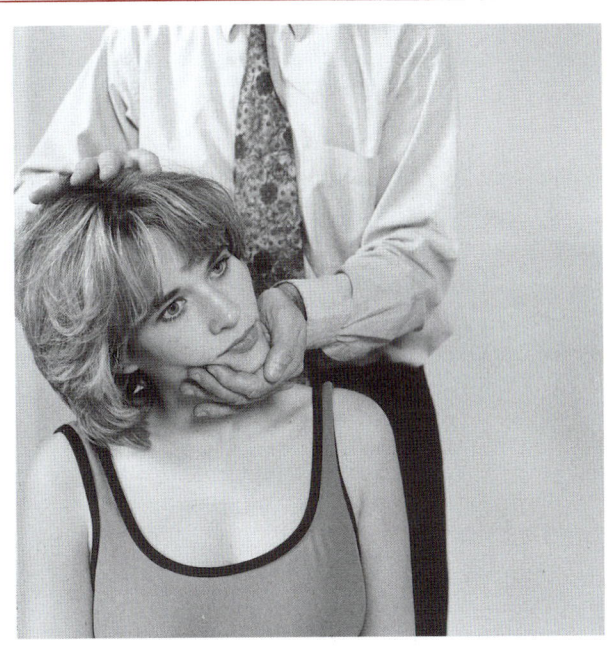

FIGURA 23-19 Retração do pescoço em inclinação lateral.

23-18), inclinação lateral (Fig. 23-19) e rotação para os dois lados na posição sentada e depois na posição pronada, com a cabeça fora da extremidade da mesa (Figs. 23-20 e 23-21). Os resultados desses movimentos são combinados com os achados obtidos em histórias e nos movimentos de plano simples para categorizar as respostas sintomáticas em uma das três síndromes: postural, disfunção ou desequilíbrio. Essa informação orienta o fisioterapeuta em relação aos movimentos a serem usados na intervenção.

Testes musculares principais

Durante os testes resistidos, o fisioterapeuta deve tentar localizar a fatigabilidade e a força relativa. Há vários músculos menores em toda essa área; de forma que a resistência precisa ser aplicada

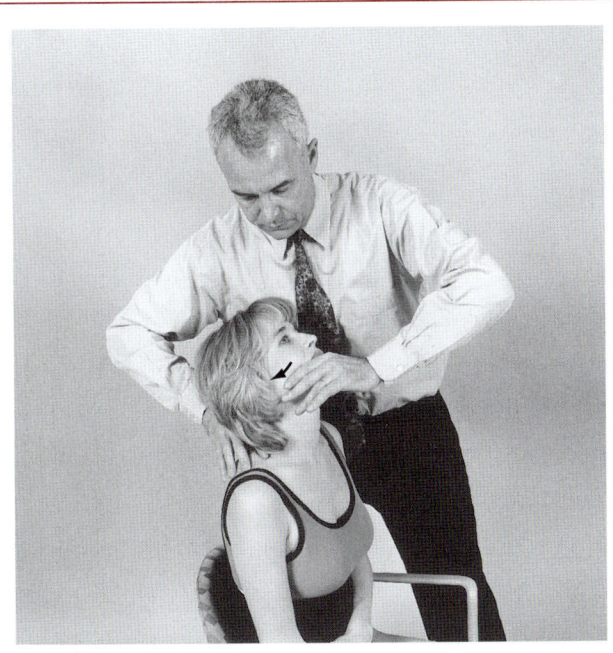

FIGURA 23-18 Retração do pescoço em extensão.

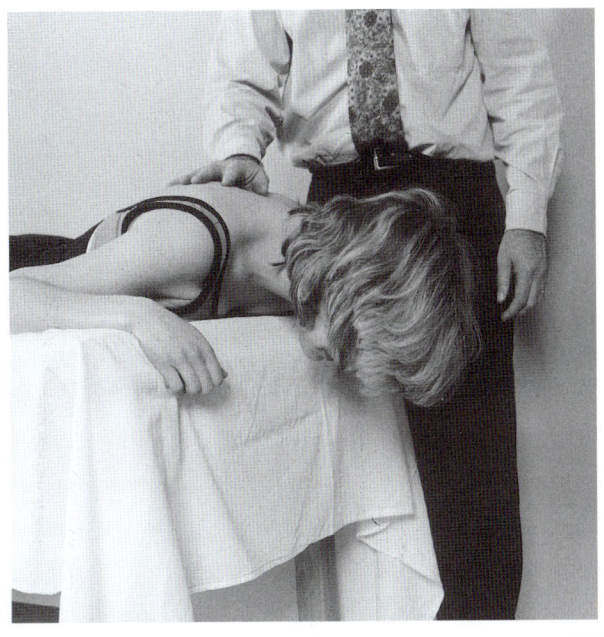

FIGURA 23-20 Retração em prono – posição inicial.

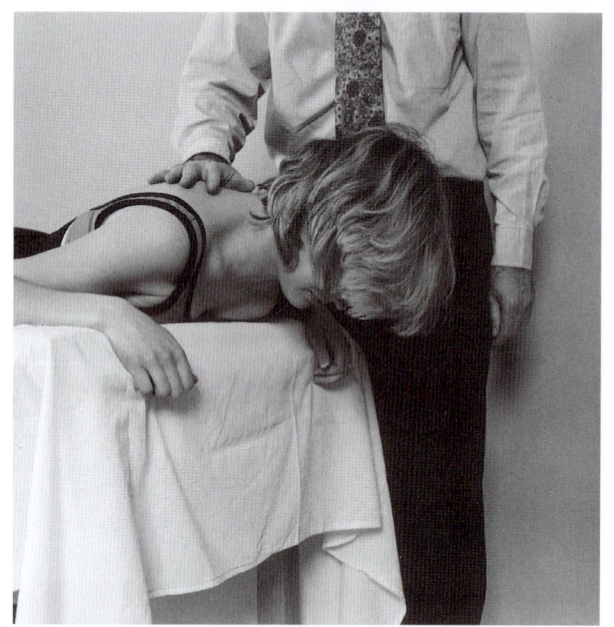

FIGURA 23-21 Retração do pescoço em prono – posição terminal.

de forma gradual. Os músculos testados também são usados durante o exame de imagem do quadrante superior de Cyriax. São apresentadas alternativas para cada músculo principal.

Rotação cervical resistida. Testa o músculo principal de C2.

Inclinação lateral cervical resistida. Testa o músculo principal de C3 (Fig. 23-22).

Levantadores da escápula (C2-C4). O fisioterapeuta pede ao paciente para elevar os ombros aproximadamente até a metade da elevação completa. A seguir, aplica uma força para baixo em ambos, enquanto o paciente resiste (Fig. 23-23).

Diafragma (C4). Usando uma fita métrica, o fisioterapeuta mede a quantidade de expansão das costelas que ocorre com a respiração profunda (Fig. 23-24). Em seguida, compara com uma medição semelhante em repouso. Nesse procedimento, são utilizadas quatro posições de mensuração.

1. Quarto espaço intercostal lateral.
2. Axila.
3. Linha do mamilo.
4. Décima costela.

Abdução do ombro (C5). O fisioterapeuta pede ao paciente para abduzir os braços até cerca de 60 a 90º, mantendo os antebraços em posição neutra. Em seguida, aplica uma força para baixo sobre o úmero, enquanto o paciente resiste (Fig. 23-25).

Rotação externa do ombro (C5). O fisioterapeuta pede ao paciente para colocar os braços lateralmente, com os cotovelos flexionados em 90º e os antebraços em posição neutra. Em seguida, força os antebraços, para dentro, enquanto o paciente resiste (Fig. 23-26).

Flexão do cotovelo (C6). O fisioterapeuta pede ao paciente para posicionar os braços com os cotovelos flexionados em 90º e os antebraços supinados. Em seguida, aplica força para baixo nos antebraços, enquanto o paciente resiste (Fig. 23-27).

Extensão do punho (C6). O fisioterapeuta pede ao paciente para posicionar os braços ao lado do corpo, com os cotovelos flexiona-

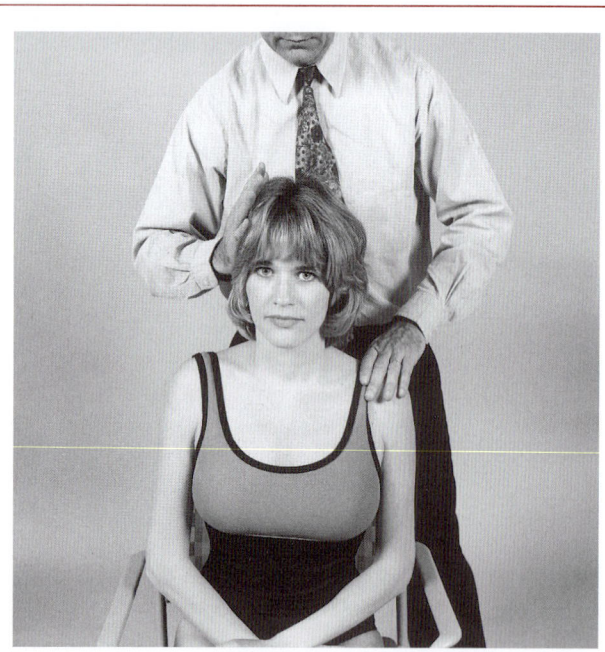

FIGURA 23-22 Inclinação lateral cervical resistida.

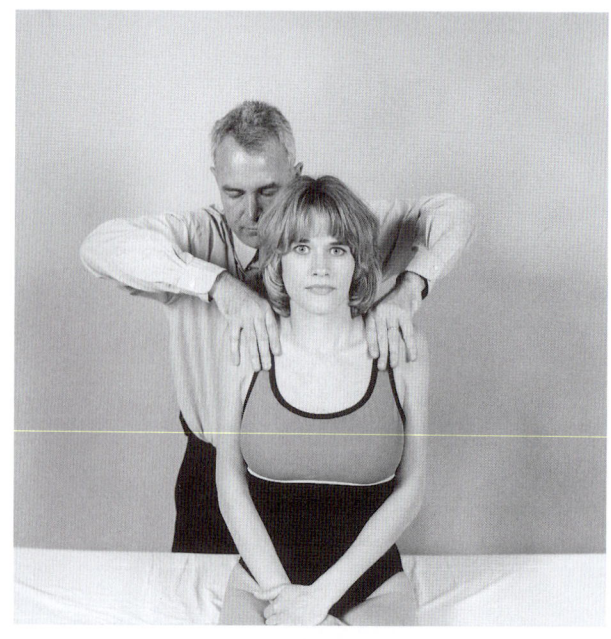

FIGURA 23-23 Elevação resistida do ombro.

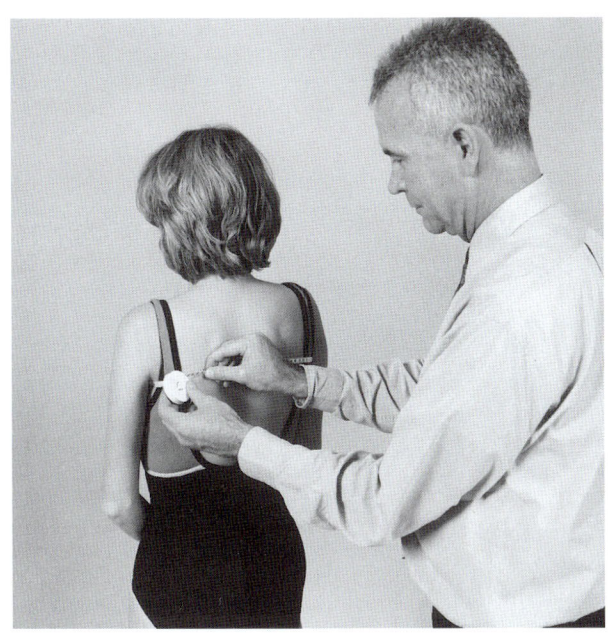

FIGURA 23-24 Medida de expansão do tórax.

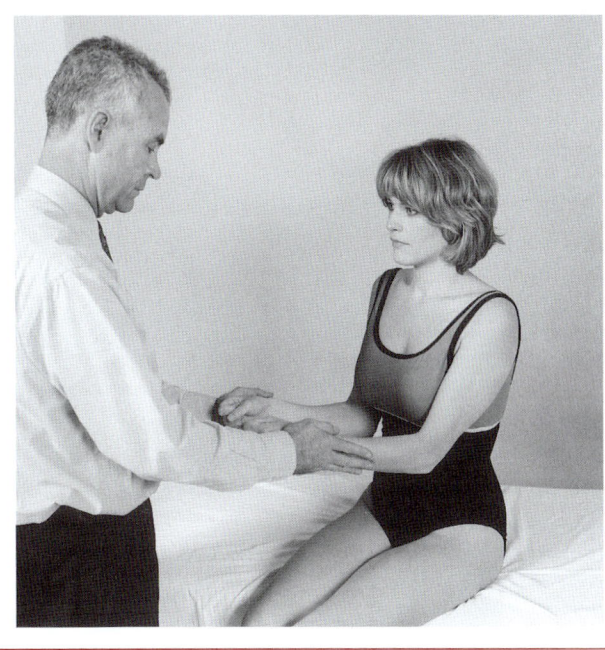

FIGURA 23-26 Rotação externa resistida do ombro.

dos em 90° e os antebraços, os punhos e os dedos em posição neutra. Em seguida, aplica uma força para baixo na parte posterior das mãos do paciente (Fig. 23-28).

Rotação interna do ombro (C6). O fisioterapeuta pede ao paciente para posicionar os braços ao lado do corpo, com os cotovelos flexionados em 90° e os antebraços em posição neutra. Em seguida, aplica uma força externa nos antebraços (Fig. 23-29).

Extensão do cotovelo (C7). O paciente deve permanecer sentado com o braço estendido à frente e o cotovelo flexionado em cerca de 5°. O fisioterapeuta fica a seu lado e testa o tríceps bilateralmente, segura os antebraços do paciente e tenta flexionar seus cotovelos (Fig. 23-30).

Flexão do punho (C7). O fisioterapeuta pede ao paciente para posicionar os braços à frente, com os cotovelos levemente flexionados e

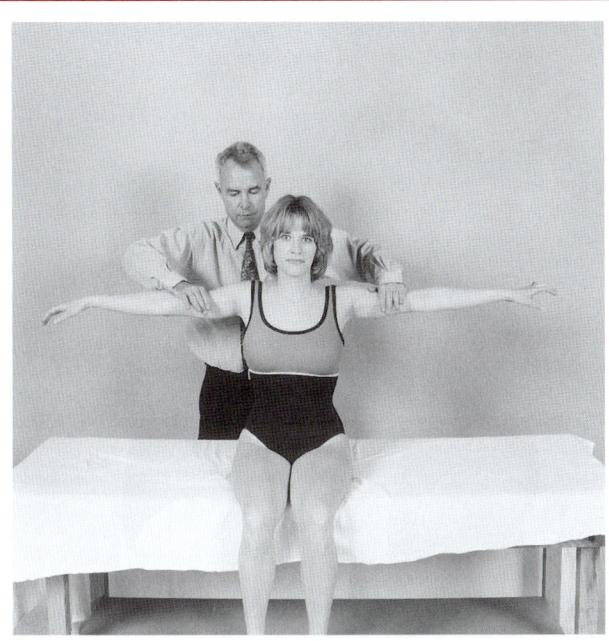

FIGURA 23-25 Abdução resistida do ombro.

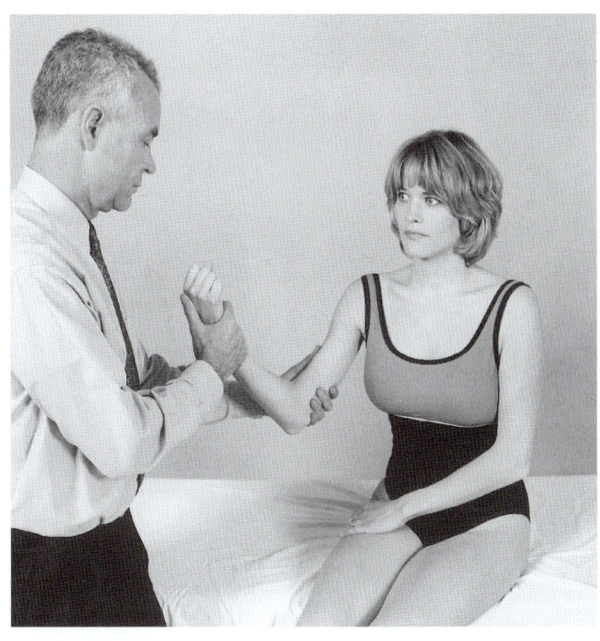

FIGURA 23-27 Flexão resistida do cotovelo.

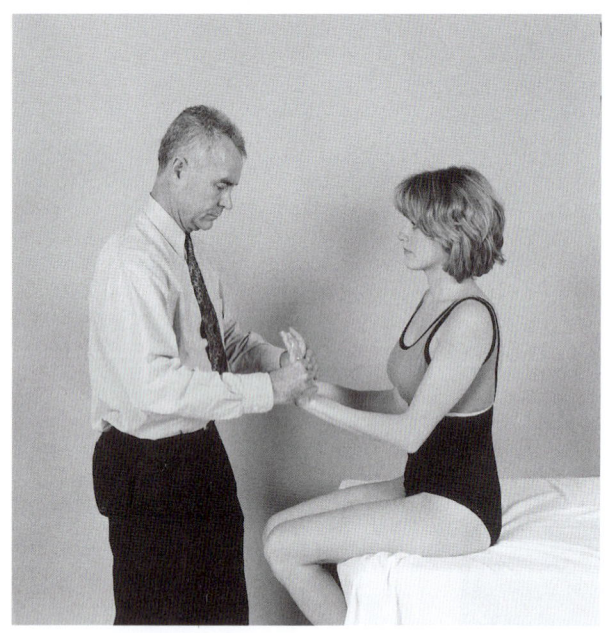

FIGURA 23-28 Extensão resistida do punho.

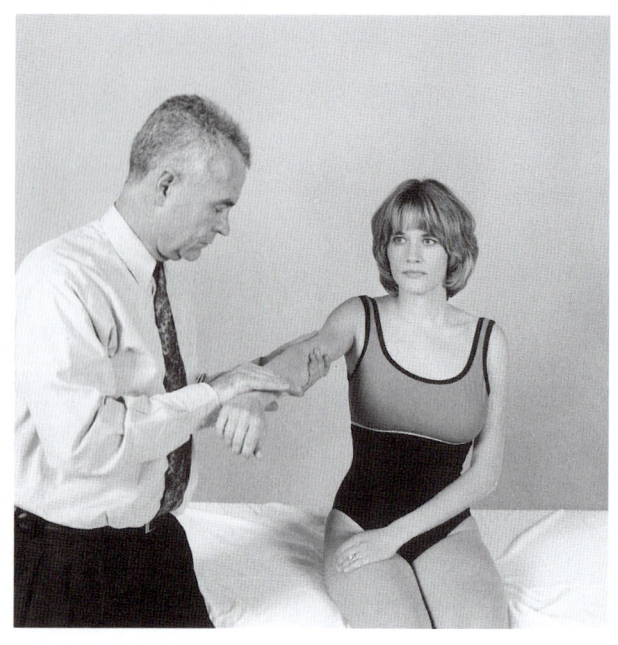

FIGURA 23-30 Extensão resistida do cotovelo.

os antebraços, os punhos e os dedos em posição neutra. Em seguida, aplica uma força ascendente na palma das mãos do paciente (Fig. 23-31).

Extensão do polegar (C8). O paciente deve estender o polegar quase na amplitude total de movimento. O fisioterapeuta estabiliza a articulação interfalângica proximal desse dedo com uma das mãos e aplica força isométrica em flexão do polegar com a outra (Fig. 23-32).

Intrínsecos da mão (T1). O paciente deve apertar os dedos do fisioterapeuta entre os seus, enquanto ele tenta tracionar os próprios dedos (Fig. 23-33).

Testes de resistência dos músculos segmentares profundos e de suporte postural

Flexores profundos do pescoço. O paciente deve deitar-se em supino, com os joelhos dobrados e os pés sobre a mesa de exame. A

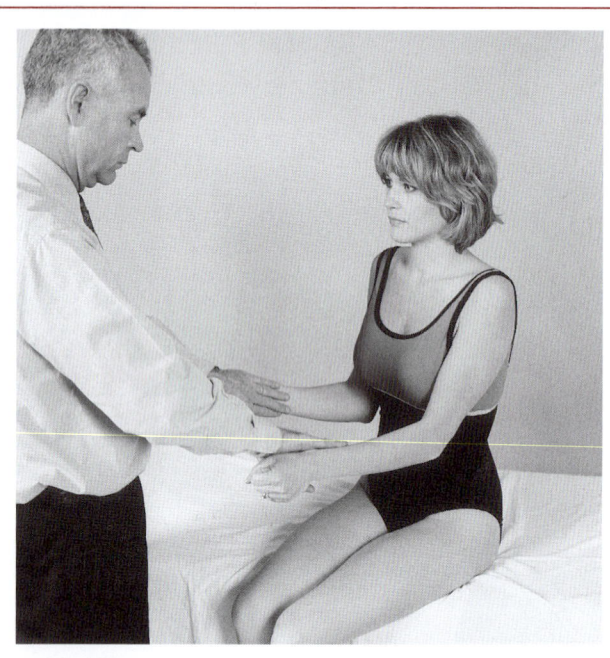

FIGURA 23-29 Rotação interna resistida do ombro.

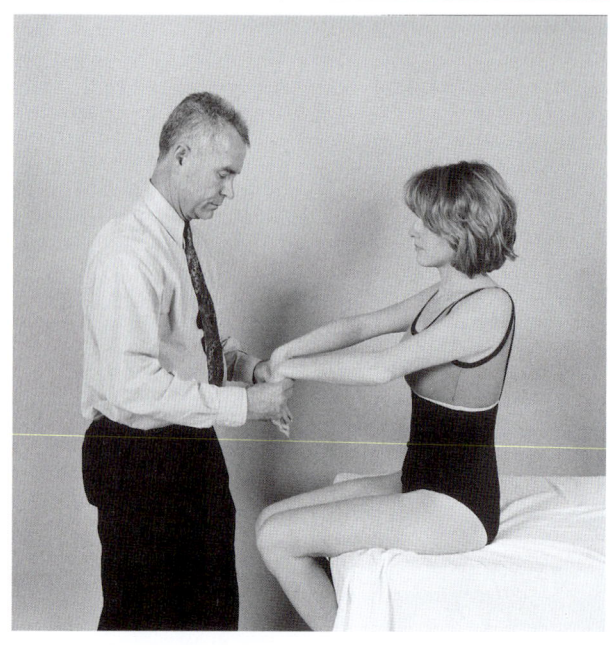

FIGURA 23-31 Flexão resistida do punho.

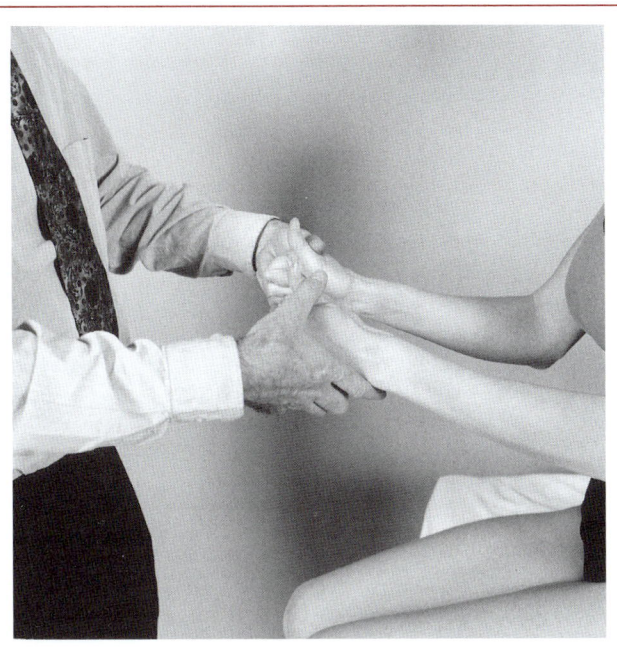

FIGURA 23-32 Extensão resistida do polegar.

cabeça e o pescoço devem estar na posição neutra da amplitude média da região craniocervical – em que a linha da testa e do queixo fica em um plano horizontal, com uma linha imaginária estendendo-se do tragus, dividindo o pescoço no sentido longitudinal, paralelamente à mesa de exame. Se não conseguir adotar essa posição automaticamente, o paciente pode utilizar uma almofada. Depois que a posição correta for atingida, um manguito de pressão inflável (Stabilizer, Chattanooga, South Pacific) dobrado em três deve ser colocado na posição suboccipital, atrás do pescoço (Fig. 23-34), apoiando-se no occipúcio e inflado até a pressão estabilizar na linha básica de 20 mmHg, volume suficiente para preencher o espaço entre a mesa de exame e o pescoço do paciente, sem exercer nenhuma pressão sobre o pescoço. O paciente deve acenar suavemente com a cabeça, em um movimento em forma de arco, como se estivesse dizendo "sim", enquanto o fisioterapeuta observa a qualidade e a quantidade de movimento. O ideal seria obter um padrão de flexão craniocervical progressivamente crescente (Tab. 23-11). Com flexores profundos do pescoço fracos, na presença de um ECM forte, a mandíbula projeta-se para a frente no início do movimento, produzindo hiperextensão da articulação craniovertebral[69] (Fig. 23-35). Para confirmar, o fisioterapeuta deve aplicar uma quantidade de resistência muito leve (2 a 4 g) contra a fronte do paciente.

Capacidade de sustentação dos músculos segmentares profundos[55] e de suporte postural

A finalidade desse teste é avaliar a capacidade de um grupo muscular de sustentar uma contração isométrica de carga baixa e duplicar sua função.

Flexores profundos do pescoço. Os flexores profundos das regiões craniovertebral e cervical são avaliados testando-se a capacidade do paciente em sustentar uma ação de flexão cervical superior de amplitude interna.[55]

O paciente deita-se em supino, com a cabeça apoiada sobre uma toalha dobrada, os joelhos flexionados e os pés planos na mesa de exame. Um manguito de pressão inflável é posicionado na parte suboccipital atrás do pescoço (Fig. 23-34) e inflado até atingir 22 mmHg, preenchendo o espaço entre a mesa e o pescoço do paciente, sem exercer nenhuma pressão no pescoço.

O paciente traz o queixo na direção do esterno de maneira suave e lenta. A situação ideal é aquela em que ele tenta atin-

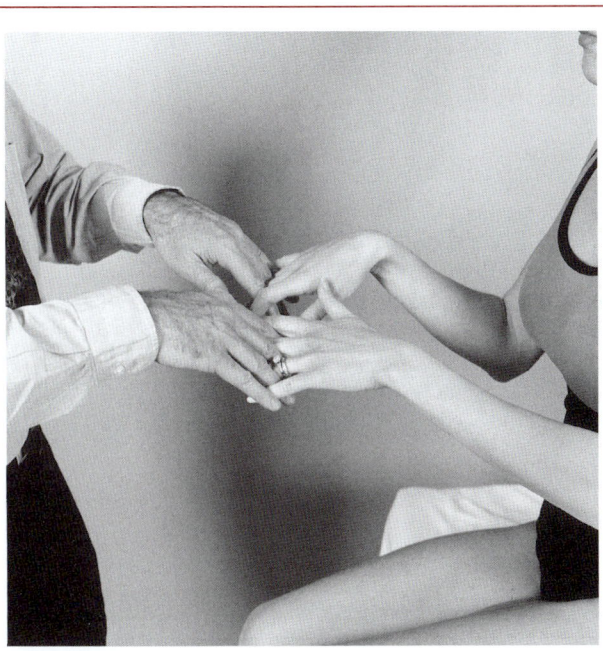

FIGURA 23-33 Teste de força para os adutores dos dedos (intrínsecos da mão).

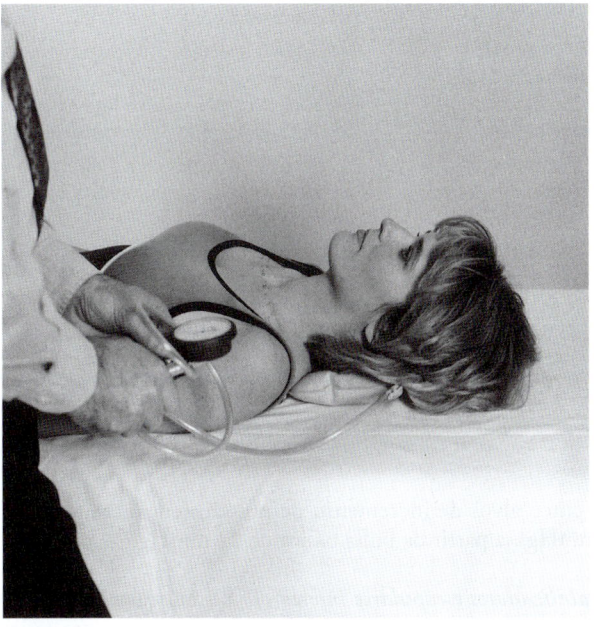

FIGURA 23-34 Teste da função muscular dos flexores profundos do pescoço.

TABELA 23-11 Falhas comuns no desempenho do teste de flexão craniocervical e sugestões para correções

Falhas comuns	Correção
O paciente executa um movimento de retração do pescoço em vez de uma ação de rotação de flexão craniocervical.	O fisioterapeuta ensina o paciente a iniciar o movimento com os olhos. Ele deve olhar para baixo e seguir com um movimento lento e controlado do queixo. Em seguida, movimenta os olhos para o teto e segue com o queixo para reassumir a posição neutra. Deve ser enfatizado o deslizamento do occipúcio na mesa de exame, para atingir uma flexão craniocervical pura. O fisioterapeuta orienta o movimento com os dedos colocados em ambos os lados da cabeça do paciente.
A alteração de pressão é atingida usando excesso de atividade muscular superficial.	Durante o teste, o fisioterapeuta palpa os músculos esternocleidomastóideo e escaleno para dar ao paciente uma ideia da contração muscular superficial. O fisioterapeuta limita a amplitude da flexão craniocervical até o ponto de palpar a atividade muscular superficial dominante. Deve-se ensinar ao paciente como fazer autopalpação e como se conscientizar da ação correta. O *biofeedback* do eletromiograma também é benéfico enquanto o paciente praticar a flexão craniocervical lenta e controlada.
O paciente repousa em posição de flexão com tensão associada nos músculos escalenos.	O paciente deve ser reeducado sobre a consciência da posição neutra, focalizando os olhos no teto acima da cabeça, elevando o queixo e palpando o relaxamento nos escalenos. O treinamento de relaxamento pode ser necessário em casos de ansiedade. O treinamento da respiração diafragmática ajuda a relaxar os músculos respiratórios acessórios.
Há cerramento mandibular evidente e uso dos músculos mandibulares.	O paciente é orientado a permanecer na posição relaxada da mandíbula – com o terço anterior da língua no teto da boca, os lábios juntos e os dentes separados.
O paciente está prendendo a respiração.	O paciente é instruído sobre a respiração nasal relaxada, enquanto executa o exercício.
Ele executa a ação rapidamente e, com frequência, ultrapassa a pressão-alvo.	O fisioterapeuta ensina novamente como executar a ação de flexão craniocervical e enfatiza que o movimento deve ser lento e controlado.

Dados de Jull GA, Falla D, Treleaven J, et al.: *A therapeutic exercise approach or cervical disorders.* In: Boyling JD, Jull GA, eds. *Grieve's Modern Manual Therapy: The Vertebral Column.* Philadelphia: Churchill Livingstone, 2004:451-470.

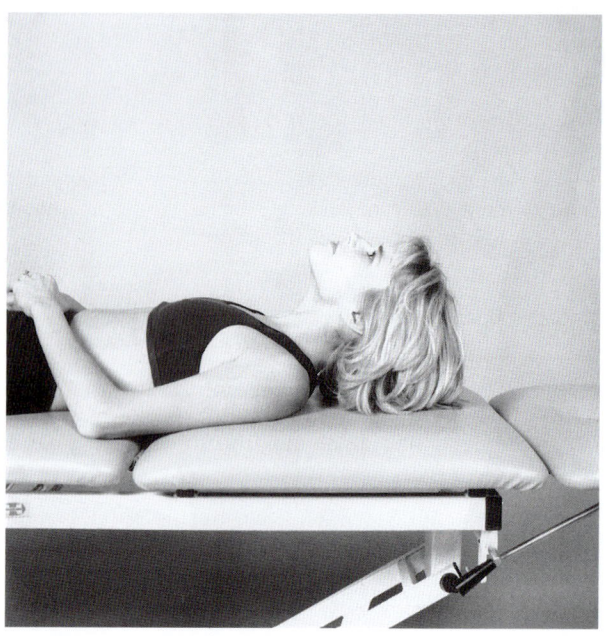

FIGURA 23-35 Paciente demonstrando flexores fracos do pescoço na presença de esternocleidomastóideo forte.

Em seguida, o paciente sustenta a escápula contra a parede torácica em posição de retração e depressão (Fig. 23-36), enquanto o fisioterapeuta palpa os músculos.[55] A posição de amplitude final deve ser sustentada por 10 segundos e o teste repetido 10 vezes.

Inicialmente, o treinamento dos músculos de apoio postural envolve educação de postura, ênfase no relaxamento de ativida-

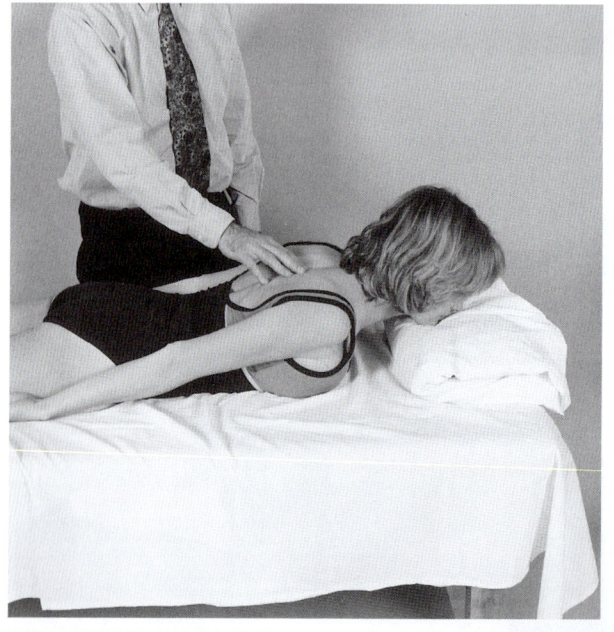

FIGURA 23-36 Teste de capacidade de sustentação dos estabilizadores do escapular inferior.

gir cinco alvos de incremento de pressão (em incrementos de 2 mmHg), a partir da linha básica de 22 mmHg.[55]

Estabilizadores escapulares inferiores. Os músculos trapézio médio e inferior e serrátil anterior são avaliados com o paciente posicionado em prono, os braços levemente abduzidos e colocados de lado.

des musculares indesejáveis, e repetições de 10 segundos de sustentações da posição corrigida da escápula.

Testes de comprimento muscular

Trapézio superior. O trapézio superior apresenta uma tendência a tornar-se adaptativamente encurtado e superativo. Isso pode ter o efeito de tracionar a cabeça lateralmente, bem como aumentar a lordose craniovertebral e cervical.[151]

O paciente é posicionado em supino. Sua cabeça é flexionada ao máximo, inclinada para o lado contralateral (Fig. 23-37) e rodada ipsilateralmente. Enquanto estabiliza a cabeça, o fisioterapeuta empurra o ombro para baixo distalmente. Um achado normal é o movimento livre de cerca de 45° de rotação, com barreira de movimento mole. A rigidez desse músculo resulta em restrição na amplitude de movimento e em uma barreira rígida.

Levantador da escápula. Um teste rápido para determinar a extensibilidade do levantador envolve posicionar o paciente sentado.[150] Em seguida, ele coloca uma das mãos no topo da cabeça. Por exemplo, nos testes de comprimento do levantador esquerdo, deve-se colocar a mão direita sobre a cabeça. O pescoço e a cabeça são mantidos na posição neutra, e o paciente deve abduzir o braço esquerdo o máximo possível. A extensibilidade normal do levantador e dos romboides e a ausência de patologia na cintura escapular devem permitir que o braço abduza totalmente enquanto a cabeça é inclinada para o lado (Fig. 23-38). Para fazer comparações, o teste deve ser repetido no outro lado.

O teste mais específico envolve posicionar o paciente em supino, mantendo a mão do lado testado atrás da cabeça. O fisioterapeuta flexiona ao máximo a cabeça do paciente, induz rotação contralateral e flexiona a cabeça para o lado contralateral (Fig. 23-39). A seguir, empurra o ombro do paciente para baixo, dis-

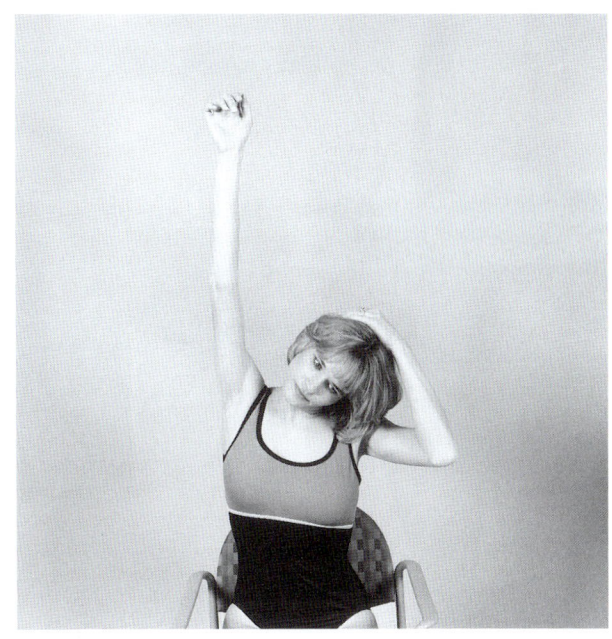

FIGURA 23-38 Teste de comprimento muscular do levantador da escápula direito.

talmente. Na presença de rigidez, haverá sensibilidade na inserção do levantador da escápula e restrição de movimento de menos de 45°.

Esternocleidomastóideo. O músculo ECM apresenta a tendência de tornar-se adaptativamente encurtado e superativo, o que pode ter o efeito de alterar a relação entre a cabeça, o pescoço e os ombros e de causar restrições nas articulações craniovertebrais e cervicotorácicas.[151]

O paciente é posicionado em supino, com a cabeça apoiada. A partir dessa posição, o examinador induz a inclinação lateral do pescoço para o lado contralateral e a extensão do pescoço (Fig. 23-40). O fisioterapeuta estabiliza a escápula e gira a cabeça e o pescoço do paciente para o lado ipsilateral.

Escalenos. O paciente é posicionado em supino e o fisioterapeuta permanece na cabeceira da mesa de exame. Em seguida, ele flexiona e estende a cabeça para o lado contralateral, enquanto estabiliza o ombro do paciente (Fig. 23-41). A amplitude de movimento normal deve ser de 45°.

Exame neurológico

A finalidade do exame neurológico é avaliar a condução normal dos sistemas nervosos, periférico e central e ajudar a descartar condições como neurite braquial e síndrome do desfiladeiro torácico. Os testes de síndrome do desfiladeiro torácico são descritos na seção "Testes especiais", mais adiante. Dependendo dos resultados obtidos na história, recomenda-se fazer um exame no nervo craniano (ver Cap. 2 e 9).

Sensorial (sistema aferente). O examinador deve instruir o paciente a dizer "sim" cada vez que sentir alguma coisa tocando a pele. O fisioterapeuta observa qualquer hipoestesia ou hipereste-

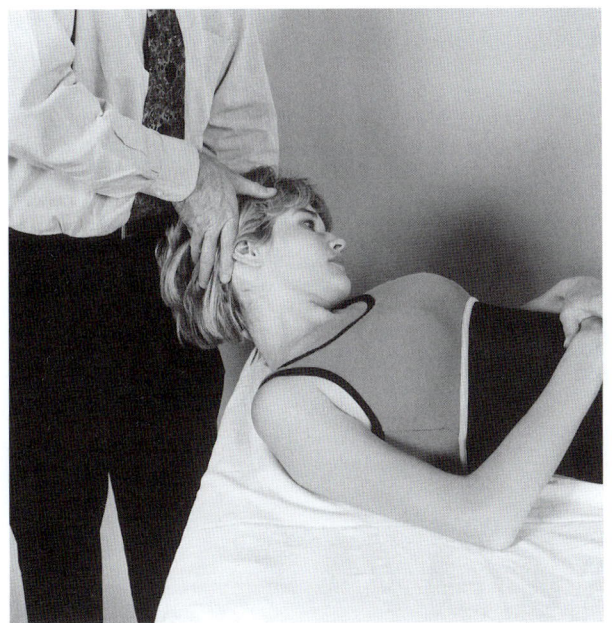

FIGURA 23-37 Teste de comprimento muscular do trapézio superior direito.

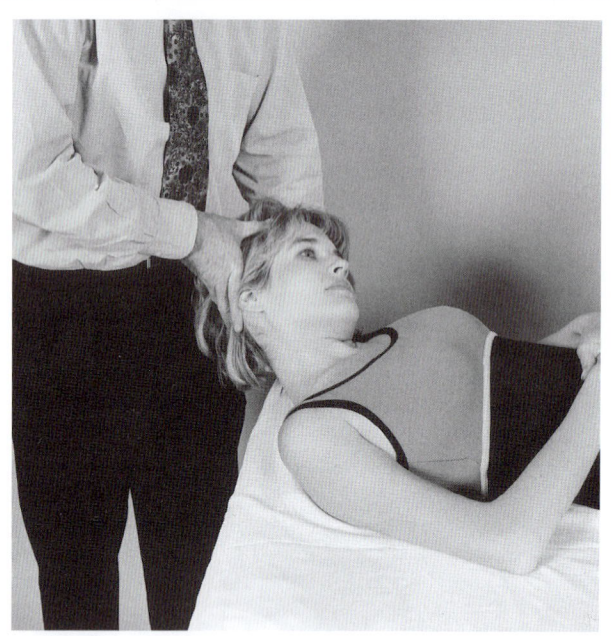

FIGURA 23-39 Teste de comprimento muscular do levantador da escápula direito.

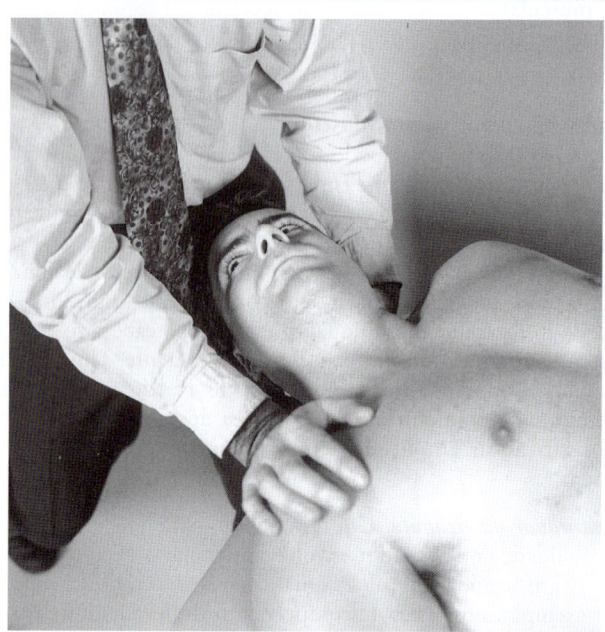

FIGURA 23-41 Teste de comprimento muscular dos escalenos direitos.

sia dentro das distribuições nervosas periféricas e espinais. Costuma-se utilizar toques leves de folículos capilares em todo o dermátomo, seguidos por alfinetadas na área de hipoestesia. É importante lembrar de que normalmente não há dermátomo de C1!

Reflexos tendíneos profundos. Os seguintes reflexos devem ser verificados para observar diferenças entre os dois lados:

▶ C5 e C6: braquiorradial (Fig. 23-42).
▶ C6: bíceps (Fig. 23-43).
▶ C7: tríceps (Fig. 23-44).

Reflexos patológicos. Os seguintes reflexos são testados:
▶ Sinal de Hoffmann (Fig. 23-45).

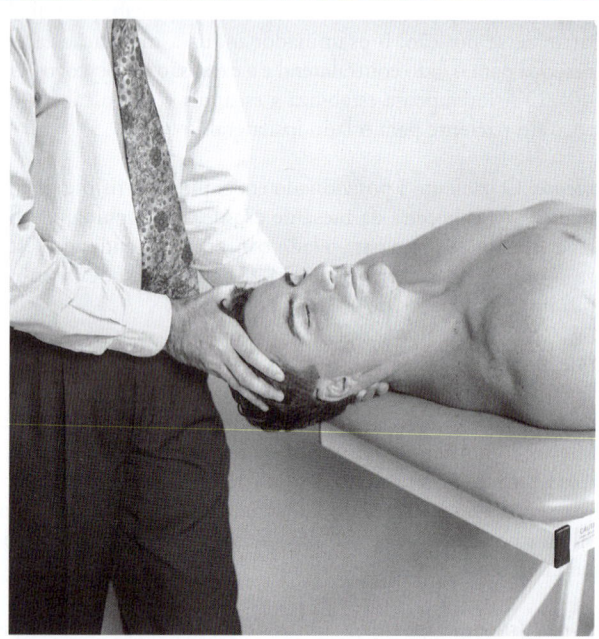

FIGURA 23-40 Teste de comprimento muscular do esternocleidomastóideo direito.

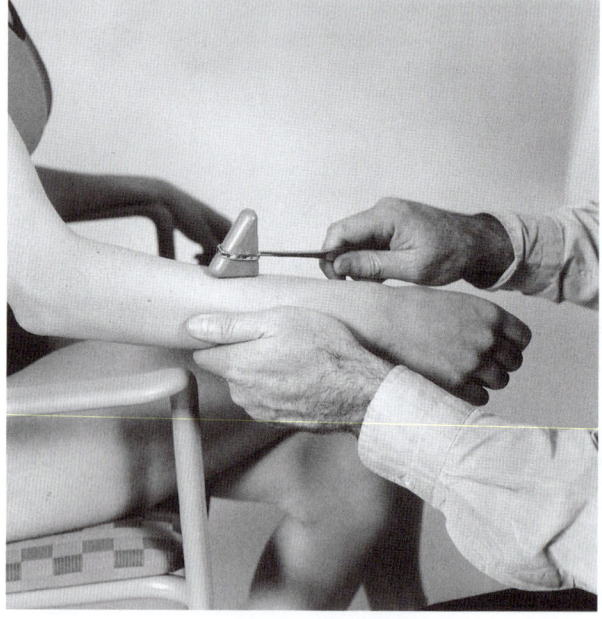

FIGURA 23-42 Reflexo do tendão braquiorradial profundo.

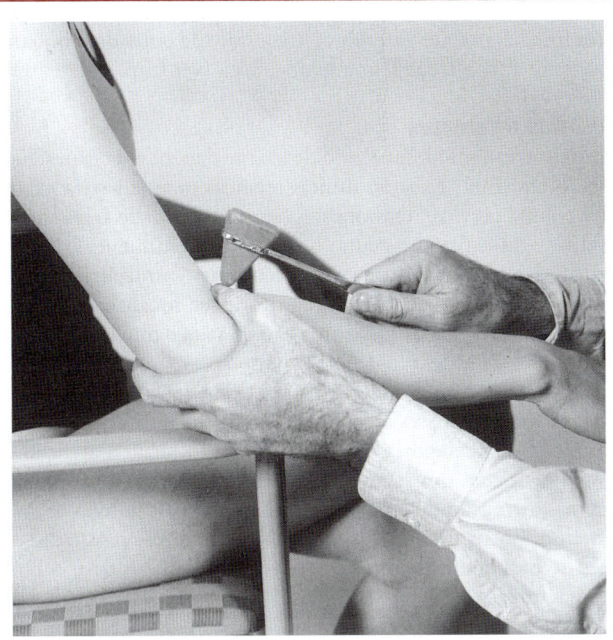

FIGURA 23-43 Reflexo do tendão profundo do bíceps.

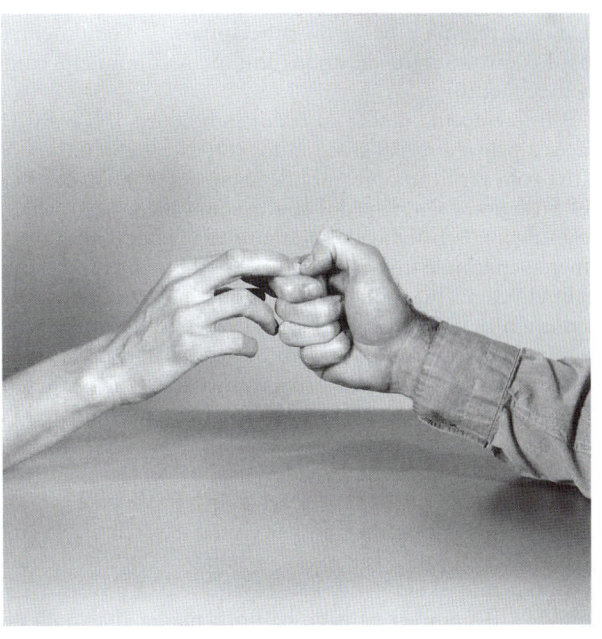

FIGURA 23-45 Reflexo de Hoffmann.

▶ Babinski (Fig. 23-46).
▶ Reflexos tendíneos profundos do membro inferior (calcâneo, patelar) para hiper-reflexia.

Palpação segmentar

Os resultados da palpação segmentar estão fundamentados no relato subjetivo do paciente e, consequentemente, qualquer alteração na atenção do paciente e na tolerância à dor pode afetar a confiabilidade. É importante colocá-lo em uma posição em que os músculos do pescoço possam relaxar. Em geral, o paciente deve ficar em supino, com a cabeça apoiada em um travesseiro, e o fisioterapeuta de pé à cabeceira da mesa de exame.

Os nodos linfáticos principais estão localizados ao longo das regiões anterior e posterior do pescoço, que é dividido pelo músculo ECM.[115] De maneira geral, quanto mais próximo da medula espinal, maior o tamanho do nodo linfático.[115] O pescoço é

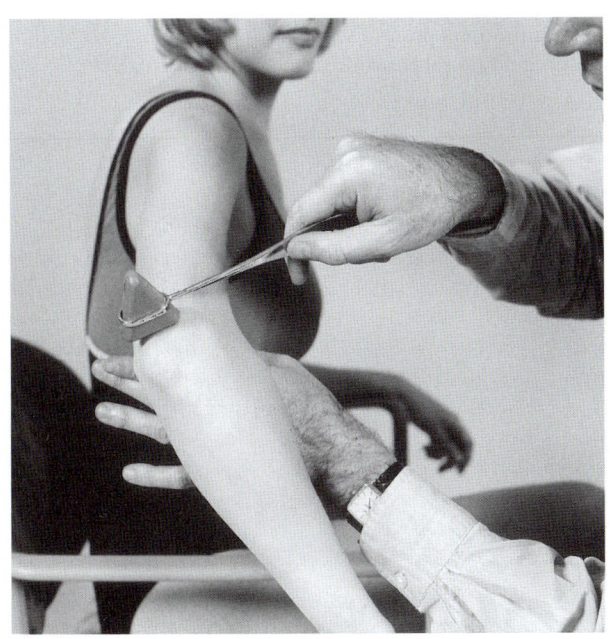

FIGURA 23-44 Reflexo do tendão profundo do tríceps.

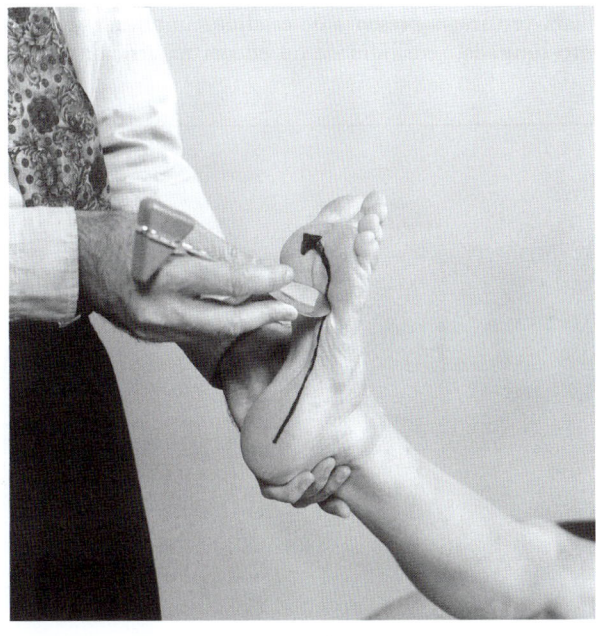

FIGURA 23-46 Babinski.

uma exceção à regra. Outros nodos localizam-se no lado inferior da mandíbula e nas áreas subccipitais.[115] Geralmente, o tamanho e o número de nodos linfáticos diminuem com o envelhecimento.

O fisioterapeuta desliza os dedos indicadores sob o ECM e começa a palpar a região anterior dos corpos vertebrais (de CVII a CIII) para verificar a presença de alguma sensibilidade. As regiões posteriores são palpados com a outra mão. Se a palpação revelar alguma sensibilidade, o examinador pode forçar mais o segmento aplicando uma pressão suave póstero-anterior,[152] o que é realizado com a mão sob o pescoço aplicando um cisalhamento anterior em cada nível segmentar. Essa pressão deve resultar em leve aumento na lordose cervical. Se resultar em deslizamento anterior excessivo no segmento, em comparação com o segmento acima ou abaixo, o teste é considerado positivo e um teste de estabilidade desse segmento deve ser realizado.

De acordo com Hoppenfeld,[153] todos os processos espinhosos inferiores a CII podem ser palpáveis (Fig. 23-47). O intervalo entre a protuberância occipital externa e a espinha de CII contém o arco posterior da vértebra CI, localizada muito profundamente e, em geral, não é palpável. O processo espinhoso de CII pode ser palpado na linha média abaixo da protuberância occipital externa, elevação proeminente da linha média na região póstero-inferior do osso occipital.[7] Às vezes, devido a uma espinha bífida assimétrica, a coluna pode parecer lateral à linha média ou duas proeminências ósseas podem ser sentidas em um nível simples entre CIII e CVI. Geralmente CVII é o processo espinhoso mais longo, conhecido como a *vértebra proeminente*, embora os processos espinhosos de CVI ou TI também possam ser muito longos. Para localizar o processo espinhoso de CVII deve-se contar para baixo até o nível correto ou usar um teste de movimento. Esse teste exige que o fisioterapeuta sinta o processo espinhoso maior, localizado na base do pescoço, e depois peça para o paciente estender o pescoço. É possível sentir o processo espinhoso de CVI mover-se anteriormente com extensão do pescoço, o que não ocorre com o processo espinhoso de CVII.

Para verificar a presença de estalido, amplitude de movimento limitada, sensibilidade ou edema na articulação temporomandibular, o fisioterapeuta deve palpar de modo suave a área imediatamente anterior ao tragus de cada ouvido, enquanto o paciente abre e fecha lentamente a boca (ver Cap. 24).[115]

Filosofias diferentes

O próximo estágio do processo de exame depende da experiência do fisioterapeuta. Existem muitas técnicas manuais para examinar a coluna cervical, embora sua reprodutibilidade seja questionável.[154-158] Os fisioterapeutas que são muito influenciados pelas técnicas de energia muscular dos osteopatas[159] utilizam o teste de posição para determinar o segmento a ser focalizado. Outros omitem os testes de posição e prosseguem para o movimento combinado e os testes fisiológicos passivos.

Teste de posição. Esses são testes de triagem que, como aqueles incluídos nesta categoria, são válidos para focalizar a atenção do fisioterapeuta em um segmento, mas não são adequados para fazer uma afirmação definitiva quanto ao *status* do movimento do segmento. Entretanto, quando combinados com os resultados dos testes de movimentos ativos e passivos, ajudam a formar a hipótese diagnóstica.

O paciente deve ficar sentado e o fisioterapeuta de pé atrás dele. Usando os polegares, palpa os pilares articulares da vértebra craniana do segmento a ser testado. Depois que o paciente flexionar o pescoço, o fisioterapeuta avalia a posição da vértebra craniana em relação a sua vizinha caudal e observa qual pilar articular da vértebra craniana é o mais dorsal (Fig. 23-48). Um pilar articular esquerdo dorsal da vértebra craniana em relação à vértebra caudal é indicativo de posição rodada para a esquerda do segmento em flexão.[159]

No exemplo a seguir são usados os segmentos CIV e CV. O paciente deve estender o complexo articular enquanto o fisioterapeuta avalia a posição da vértebra CIV em relação à CV, observando qual pilar articular é o mais dorsal. Um pilar articular esquerdo dorsal de CIV em relação a CV é indicativo de posição rodada à esquerda do complexo articular CIV-CV em extensão.[159]

Esse teste também pode ser realizado com o paciente em supino. Contudo, na posição sentada, é possível observar melhor o efeito do peso da cabeça sobre a mecânica articular.

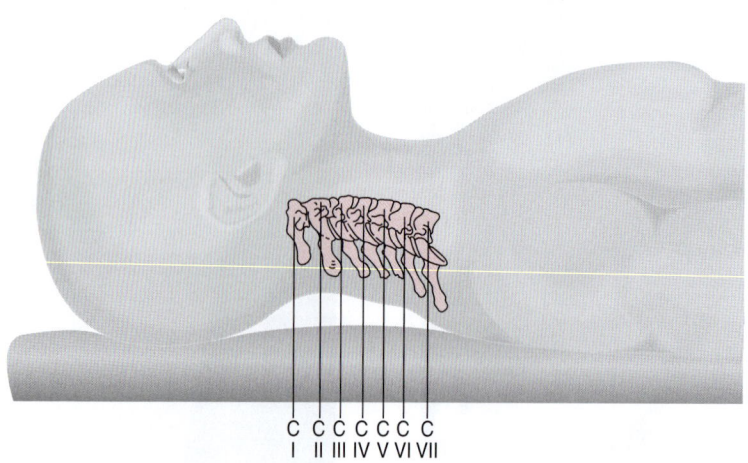

FIGURA 23-47 Palpação das estruturas cervicais.

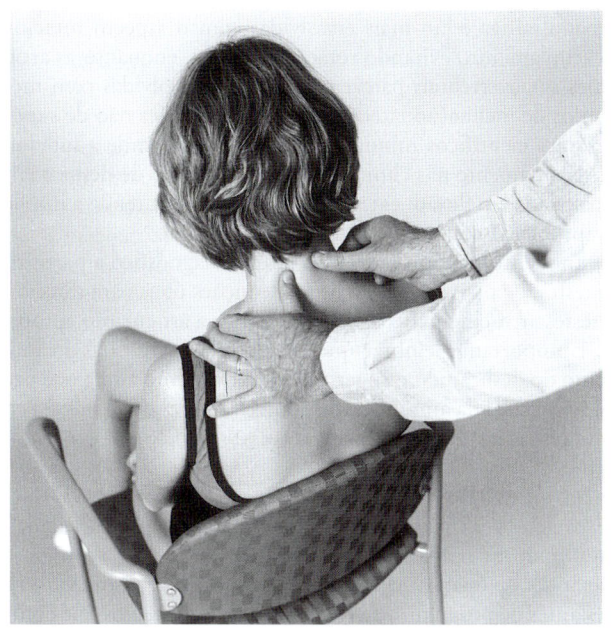

FIGURA 23-48 Teste de posição da coluna cervical.

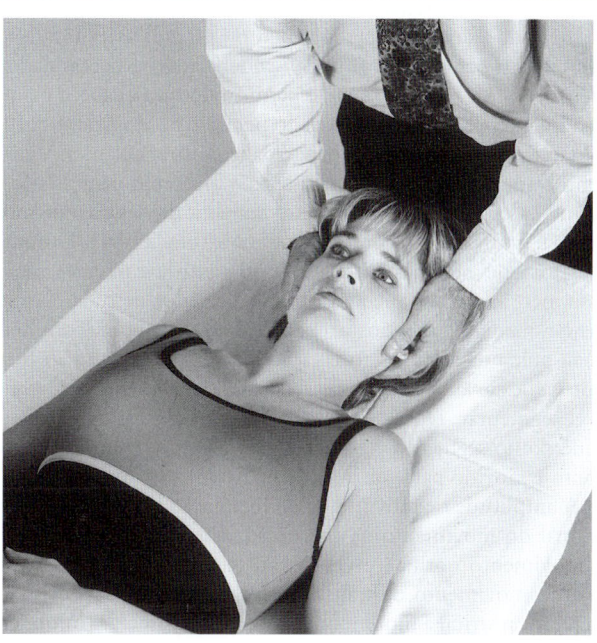

FIGURA 23-49 Deslizamentos translacionais da coluna cervical na posição neutra.

Teste de movimento intervertebral fisiológico passivo. A finalidade desses testes de triagem é examinar a mobilidade intersegmentar. A exemplo do que ocorre em qualquer outro teste de triagem, esses testes demonstram rapidamente a necessidade de testes mais exaustivos e concentram a atenção do examinador em níveis e movimentos específicos. O exame manual da coluna cervical feito por fisioterapeutas experientes demonstraram boa sensibilidade e especificidade para detectar síndromes zigoapofisárias cervicais, em comparação com outras ferramentas de diagnóstico médico, incluindo radiografias.[85,160] Contudo, os protocolos usados para avaliar a mobilidade geral e a mobilidade intersegmentar da coluna cervical apresentaram dificuldades para atingir concordância e confiabilidade razoáveis interavaliadores (ver Cap. 22). [155,158]

Para testar a mobilidade intersegmentar da região cervical média, o pescoço do paciente deve ser colocado na posição neutra da cabeça sobre o pescoço e do pescoço sobre o tronco. Uma vez nessa posição, são realizados deslizamentos laterais, começando em CII e progredindo inferiormente (Fig. 23-49) *vídeo*. Em geral, os deslizamentos laterais são testados em uma direção antes de repetir o processo no outro lado. Os deslizamentos laterais resultam em inclinação lateral relativa da coluna cervical na direção oposta ao deslizamento. Uma pressão leve a partir do corpo do fisioterapeuta pode ser aplicada contra o topo do crânio do paciente, para manter a cabeça na posição. Isso reforça a estabilização causada pelo peso do tórax do paciente contra a mesa de exame. Cada nível espinal é deslizado lateralmente para a esquerda e para a direita, enquanto o fisioterapeuta palpa à procura de defesa muscular, amplitude de movimento, sensação de final do movimento e provocação de sintomas *vídeo*. Os deslizamentos laterais são realizados o mais inferiormente possível.

Para testar a mobilidade intersegmentar da região cervical/torácica superior, o paciente deve se posicionar em decúbito lateral, mantendo o braço sobre a extremidade da mesa de exame para estabilizar o tórax e a cabeça apoiada pelo fisioterapeuta (Fig. 23-50). O pescoço do paciente deve ser colocado na posição neutra da cabeça sobre o pescoço e do pescoço sobre o tronco. Depois de atingir essa posição, o fisioterapeuta usa o dedo indicador para monitorar a promoção intersegmentar, movimentando passivamente a cabeça e o pescoço do paciente em flexão, inclinação lateral e rotação.

Após esse procedimento, as áreas onde foi encontrado algum deslizamento restrito são estabelecidas como metas, repetindo-se os deslizamentos laterais nas posições estendida e depois flexionada.

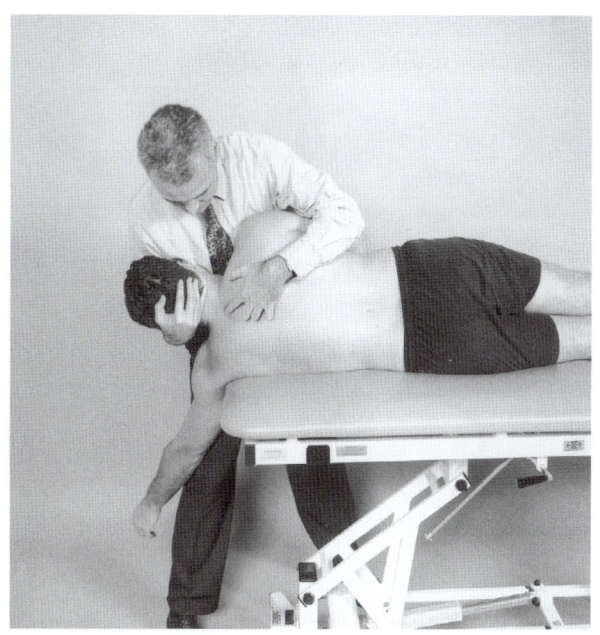

FIGURA 23-50 Teste da mobilidade segmentar da junção cervicotorácica.

Extensão. Com o paciente em supino e o osso occipital envolvido pela mão do fisioterapeuta, o segmento é estendido levantando-se a vértebra superior para a frente (evidenciando a necessidade de estender toda a região espinal) e permitindo que a cabeça e o pescoço inclinem sobre o apoio criado pelos dedos do fisioterapeuta. Enquanto mantém a posição estendida (empurrando anteriormente os processos transversos), o segmento é inclinado para o lado esquerdo e depois para o lado direito ao redor de seu eixo de movimento e faz translação contralateralmente (Fig. 23-51). Durante a translação, deve ocorrer um movimento muito leve da cabeça. Além disso, ocorre uma pequena inclinação ao redor de cada eixo segmentar, mediante pressão suave aplicada com as pontas dos dedos ou da polpa da segunda articulação metacarpofalângica. A finalidade da flexão lateral leve antes da translação é fixar o áxis naquele nível segmentar. Durante a inclinação lateral à esquerda, o lado esquerdo do segmento é estendido ao máximo, enquanto o lado direito é movido para sua posição neutra.

A amplitude de movimento da inclinação lateral e a sensação de final do movimento da translação são avaliadas para estados de movimento normal, excessivo ou reduzido. Se a sensação de final do movimento da translação for normal, mas a inclinação lateral for restrita, a hipomobilidade é extra-articular (miofascial) (ver Tab. 23-8).

Devido à possibilidade de falha do teste de mobilidade em extensão, as informações obtidas a partir do teste de movimento provavelmente sejam mais confiáveis para determinar o lado da restrição de fechamento.

Flexão. As mesmas considerações são pertinentes para hipomobilidades de flexão. Para testar em flexão, a cabeça e o pescoço do paciente devem ser flexionados sem permitir a flexão cervical alta, que tensionaria o ligamento nucal. Se a flexão para o lado esquerdo for restrita significa que o lado direito do segmento não está flexionando o suficiente (ver Tab. 23-8).

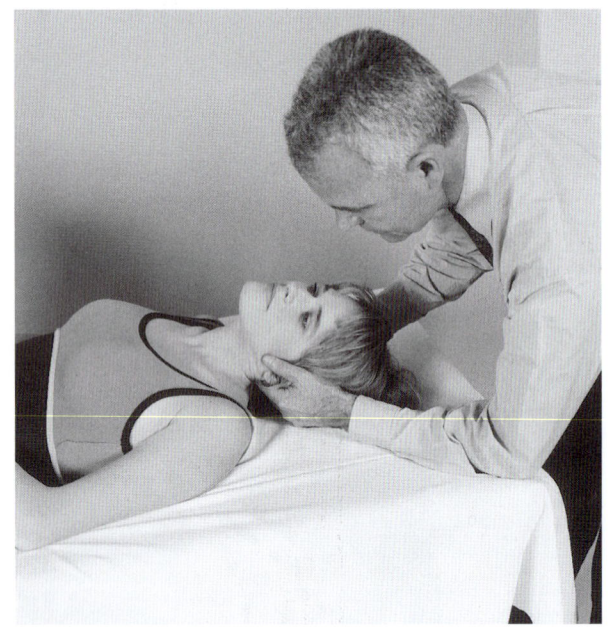

FIGURA 23-51 Deslizamentos translacionais da coluna cervical em extensão.

Sob o ponto de vista clínico, aparentemente as articulações zigoapofisárias estão mais envolvidas com o aspecto rotacional do acoplamento, evitando rotação excessiva, enquanto as articulações uncovertebrais parecem estar mais envolvidas com movimentos de inclinação lateral pura. Embora talvez não dê suporte a exames científicos minucioso, esse conceito tende a funcionar satisfatoriamente nas clínicas. Assim, a restrição de deslizamento encontrada em flexão, extensão e posição neutra tende a implicar um problema com a articulação uncovertebral.

Enquanto não for necessário fazer o diagnóstico a partir desses testes, é possível fazer algumas deduções úteis para direcionar os testes artrocinemáticos resultantes para a articulação apropriada. É importante lembrar que, se a sensação de final do movimento do deslizamento sugerir que o movimento ainda está ocorrendo no final da amplitude disponível, a articulação *não* é a causa de restrição (deve-se considerar o *músculo*).

Testes de estresse cervical

Dependendo da irritabilidade do segmento, uma variedade de testes pode ser usada para avaliar a instabilidade. É aconselhável iniciar com palpação segmentar e pressões póstero-anteriores suaves antes de progredir para outras técnicas. A menos que contra-indicado, o paciente deve estar posicionado em supino. Os testes apresentados a seguir são realizados para examinar a estabilidade segmentar.

Teste de recuo póstero-anterior. O paciente deve posicionar-se em prono para o teste de estabilidade anterior; o fisioterapeuta coloca os seus polegares sobre as regiões posteriores dos processos transversos da vértebra inferior do segmento que está sendo testado. Em seguida, a vértebra é empurrada anteriormente para que se possa sentir a qualidade e a quantidade do movimento. Um componente rotacional pode ser adicionado ao teste aplicando-se força em apenas um dos processos transversos.

Para o teste de estabilidade posterior, os polegares são colocados sobre a região anterior da vértebra superior e os dedos indicadores sobre a região posterior (arco neural) da vértebra inferior.[152] A vértebra inferior é, então, empurrada anteriormente sobre a vértebra superior, produzindo cisalhamento posterior relativo do segmento superior (Fig. 23-52).

Para assegurar o conforto do paciente durante o teste, os polegares devem ser colocados sob (posteriores ao) o ECM, e não sobre ele, atuando apenas para estabilizar a manobra, sem exercer força de compressão.

Cisalhamento transverso. Esse teste não deve ser confundido com os testes de deslizamento lateral já mencionados. Estes são usados para avaliar o movimento articular, enquanto o teste de cisalhamento transverso avalia a estabilidade do segmento. Embora a expectativa é que ocorra movimento naquele teste, nenhum movimento deve ser percebido com o teste de cisalhamento.[161]

Depois da estabilização do segmento inferior, o fisioterapeuta tenta rodar o segmento superior transversalmente, usando a parte mole da articulação metacarpofalângica do dedo indicador[152] (Fig. 23-53). A sensação de final do movimento deve ser a combinação de capsular e levemente elástico. O teste é então invertido, de modo que o segmento superior seja estabilizado e o inferior seja transladado abaixo dele. O teste é repetido em cada nível segmentar e para cada lado.

CAPÍTULO 23 • A COLUNA CERVICAL

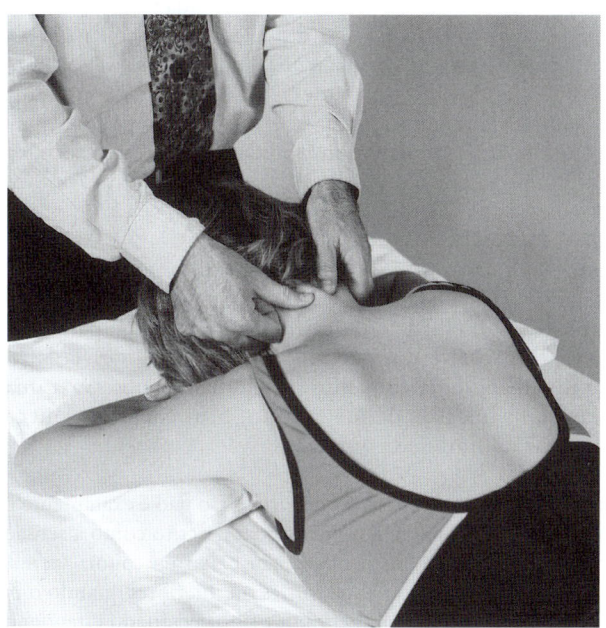

FIGURA 23-52 Pressões póstero-anteriores da coluna cervical.

Testes de estresse do ligamento craniovertebral. Os testes para esses ligamentos, que incluem o alar e o transverso, são descritos no Capítulo 22.

Distração e compressão. O paciente deve permanecer em supino e o fisioterapeuta, de pé à cabeceira da mesa de exame. O examinador envolve com a mão o osso occipital e repousa a região anterior do ombro ipsilateral sobre a testa do paciente. A outra mão estabiliza em um nível próximo da base do pescoço[152] (Fig. 23-54). Uma força de tração-compressão-tração é aplicada. Esse teste pode também ser feito com o paciente sentado (Figs. 23-55 e 23-56). Em seguida, o fisioterapeuta observa a qualidade e a quantidade de movimento. A dor reproduzida com compressão sugere a presença de:

▶ Hérnia de disco.
▶ Fratura de placa terminal vertebral.
▶ Fratura de corpo vertebral.
▶ Artrite aguda ou inflamação articular de uma articulação zigoapofisária.
▶ Irritação de raiz nervosa, se for produzida dor radicular.

A reprodução da dor com distração cervical é indício da presença de:

▶ Ruptura de ligamento espinal.
▶ Ruptura ou inflamação do anel fibroso.
▶ Espasmo muscular.
▶ Hérnia de disco grande.
▶ Irritabilidade dural (se for produzida dor não radicular na perna ou no braço).

Testes de avaliação funcional

O Índice de Incapacidade do Pescoço (IIP) é um instrumento de observação do paciente (ver Tab. 9-21) que contém 10 itens, sete deles relacionados a atividades do cotidiano, dois relacionados à dor e um relacionado à concentração. O IIP é uma revisão do índice de Oswestry e sua finalidade é medir o nível de redução nas atividades da vida diária em pacientes com dor no pescoço. Esse teste tem sido amplamente pesquisado e va-

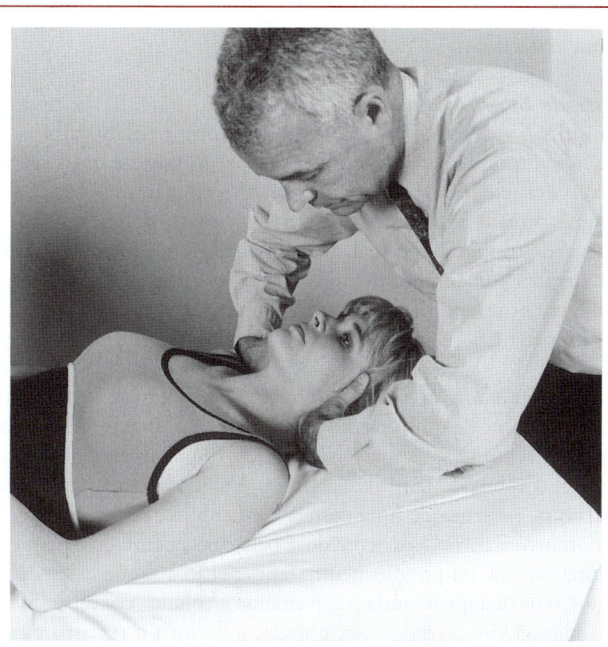

FIGURA 23-53 Teste de cisalhamento transverso.

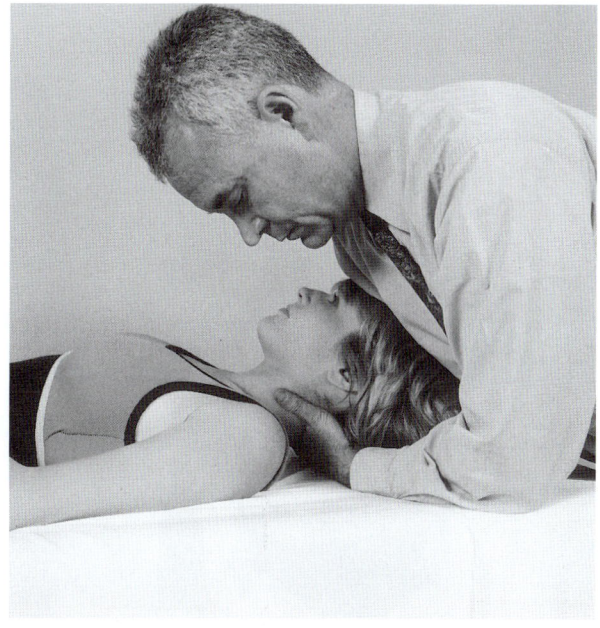

FIGURA 23-54 Distração cervical.

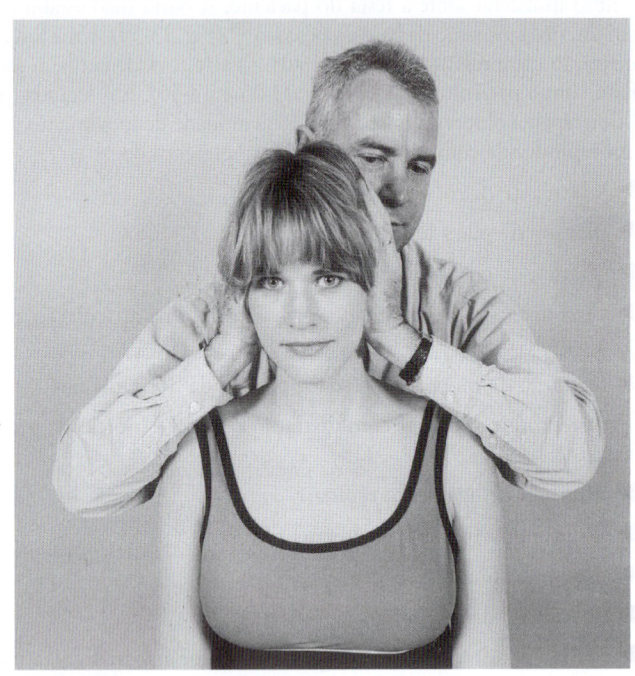

FIGURA 23-55 Distração cervical com o paciente na posição sentada.

lidado[162] e sua confiabilidade teste-reteste foi estimada em 0,89.[162]

O Questionário de dor no pescoço de Northwick Park (Tab. 23-12)[163] contém nove seções que abrangem atividades que provavelmente afetam a dor no pescoço. Cada seção contém cinco declarações relacionadas às dificuldades percebidas pelo paciente para executar a atividade mencionada na seção. As pontuações do questionário variam de 0 a 100%, com 0% estando associado a nenhuma incapacidade e 100% a incapacidade grave. O questionário apresenta repetibilidade e consistência interna satisfatórias no curto prazo.[164]

Testes especiais

Triagem da articulação temporomandibular. Como essa articulação (ver Cap. 24) pode referir dor para essa região, o fisioterapeuta é aconselhado a descartá-la como a causa para os sintomas do paciente. Este abre e fecha a boca e desvia lateralmente a mandíbula enquanto o examinador observa a qualidade e a quantidade de movimento, bem como qualquer reprodução de sintomas.

Sintoma ou "fenômeno" de Lhermitte. Isso não é exatamente um teste, visto que se refere a um sintoma, descrito como a sensação tipo choque elétrico que irradia para baixo na coluna vertebral para dentro dos membros superiores ou inferiores quando o pescoço é flexionado. Ele também pode ser precipitado estendendo-se a cabeça, tossindo, espirrando, inclinando-se para a frente ou movendo os membros.[97] Esse fenômeno foi descrito em detalhes por Lhermitte e Bollak,[165] que insistiram que a desmielinização era a patologia subjacente. O sintoma de Lhermitte e as anormalidades na parte posterior da medula espinal cervical na IRM estão fortemente associados. Smith e McDonald[166] postularam que há uma mecanossensibilidade aumentada à tração na coluna cervical de axônios lesionados localizados na coluna dorsal, causando atividade transitória de unidades sensoriais normalmente inativas, bem como aumento do índice de descarga de unidades espontaneamente ativas. Embora um disco herniado seja uma lesão localizada anteriormente e o trato espinotalâmico tenda a ser mais afetado do que a coluna posterior, a flexão do pescoço produz alongamento das regiões posteriores da medula, mas não da parte anterior no local do dano, e isso explica esse sintoma específico.

Teste de Spurling. Esse teste, destinado a avaliar a invasão foraminal, é descrito no Capítulo 20. Tong e colaboradores[167] descobriram que ele apresentava a sensibilidade de 6/20 (30%) e a especificidade de 160/172 (93%) e chegaram à conclusão de que o teste não era muito sensível, mas que era específico para radiculopatia cervical diagnosticada por eletromiografia. Os autores perceberam que o teste de Spurling não é útil como triagem, porém é clinicamente útil para confirmar radiculopatias cervicais.

Teste de flexão lateral da rotação cervical. Esse teste é usado como parte do exame de um paciente que apresenta sintomas de braquialgia e da síndrome do desfiladeiro torácico. O movimento de rotação cervical combinado com flexão lateral (inclinação lateral) pode ser restrito na presença de uma costela com subluxação na articulação costotransversal.[168] O paciente deve permanecer sentado e manter a coluna cervical na posição neutra, em relação à flexão-extensão. A seguir, o fisioterapeuta roda passivamente a coluna cervical ao máximo, afastando-a do lado a ser testado, e flexiona o pescoço para a frente o máximo possível, movimentando a orelha em direção ao tórax. O teste deve ser repetido no outro lado, comparando-se a quan-

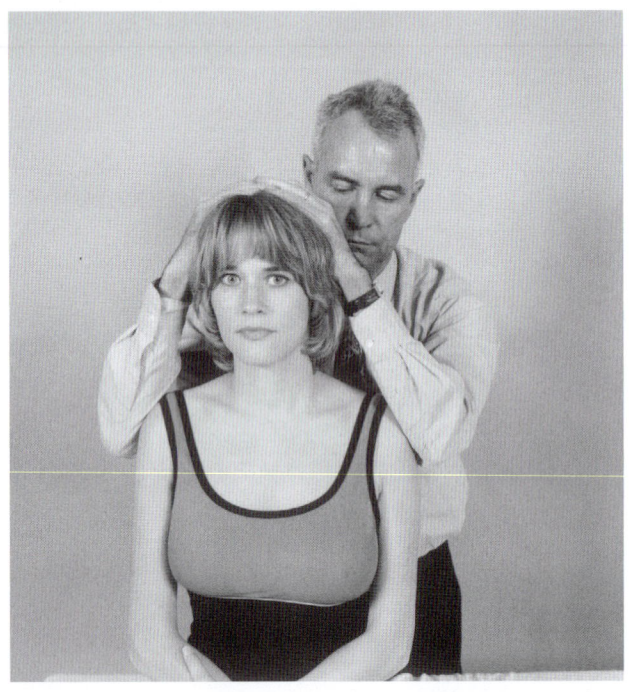

FIGURA 23-56 Compressão cervical com o paciente na posição sentada.

TABELA 23-12 Questionário de dor no pescoço de Northwick Park

Parâmetro	Manifestação	Pontos
Intensidade da dor no pescoço	No momento não sinto nenhuma dor.	0
	No momento a dor é branda.	1
	No momento a dor é moderada.	2
	No momento a dor é grave.	3
	No momento a dor é a pior possível.	4
Dor no pescoço e sono	Meu sono nunca é perturbado pela dor.	0
	Às vezes meu sono é perturbado pela dor.	1
	Regularmente meu sono é perturbado pela dor.	2
	Por causa da dor, durmo menos de cinco horas.	3
	Por causa da dor, durmo menos de duas horas.	4
Alfinetadas e agulhadas ou dormência nos braços durante a noite	Não sinto alfinetadas, agulhadas ou dormência durante a noite.	0
	Às vezes sinto alfinetadas, agulhadas ou dormência durante a noite.	1
	De maneira geral, meu sono é perturbado por alfinetadas, agulhadas ou dormência.	2
	Por causa de alfinetadas e agulhadas, durmo menos de cinco horas.	3
	Por causa de alfinetadas, agulhadas ou dormência, durmo menos de duas horas.	4
Duração dos sintomas	Meu pescoço e braços são normais durante todo o dia.	0
	Eu sinto sintomas no pescoço ou nos braços ao me levantar, que duram menos de uma hora.	1
	Os sintomas surgem e desaparecem durante um período total de 1 a 4 horas.	2
	Os sintomas surgem e desaparecem durante um período total de mais de quatro horas.	3
	Os sintomas estão presentes continuamente durante todo o dia.	4
Carregar objetos	Eu consigo carregar objetos pesados sem aumentar a dor.	0
	Eu consigo carregar objetos pesados, porém eles aumentam um pouco a dor.	1
	A dor impede que eu carregue objetos pesados, porém consigo carregar objetos mais leves.	2
	Eu consigo erguer apenas objetos leves.	3
	Eu não consigo erguer nenhum objeto.	4
Ler e assistir à televisão	Eu posso fazer isso pelo tempo que quiser sem nenhum problema.	0
	Eu posso fazer isso pelo tempo que quiser desde que esteja em posição adequada.	1
	Eu posso fazer isso, porém a dor aumenta.	2
	A dor me obriga a parar de fazer isso antes do tempo desejado.	3
	A dor impede que eu faça isso.	4
Trabalho/tarefas domésticas	Eu posso fazer meu trabalho normalmente sem aumentar a dor.	0
	Eu posso fazer meu trabalho normalmente, porém a dor aumenta.	1
	A dor impede que eu faça meu trabalho normalmente por mais que a metade do tempo usual.	2
	A dor impede que eu faça meu trabalho normalmente por mais que um quarto do tempo usual.	3
	A dor me impede de trabalhar.	4
Atividades sociais	Minha vida social é normal e não aumenta a dor.	0
	Minha vida social é normal, porém aumenta o grau da dor.	1
	A dor restringiu minha vida social, porém ainda consigo sair.	2
	A dor restringiu minha vida social à minha casa.	3
	Não tenho vida social por causa da dor.	4
Dirigir[a]	Eu posso dirigir quando for necessário sem nenhum desconforto.	0
	Eu posso dirigir quando for necessário, porém com algum desconforto.	1
	Às vezes a dor ou a rigidez no pescoço limita minha capacidade de dirigir.	2
	Com frequência a dor ou a rigidez no pescoço limita minha capacidade de dirigir.	3
	Eu não posso dirigir por causa dos sintomas no pescoço.	4
	TOTAL DE PONTOS:	

Instruções: Esse questionário foi projetado para obter informações sobre como a DOR NO PESCOÇO afeta a sua capacidade de administrar a sua vida cotidiana. Responda a todas as perguntas e marque em cada seção SOMENTE O CAMPO que se aplicar ao seu caso. Acreditamos que pelo menos duas afirmações de cada seção se relacione a seu caso. Porém, MARQUE APENAS O CAMPO QUE DESCREVE MAIS PRECISAMENTE SEU PROBLEMA.
[a] As perguntas sobre dirigir carros devem ser omitidas se o paciente não costuma dirigir em condições normais.

tidade e a qualidade do movimento. Se a primeira costela estiver subluxada, a sensação da restrição ao movimento passivo é abrupta. Se o movimento restrito for observado em um dos lados, as mobilizações da primeira costela podem ser executadas, e o paciente deve ser submetido a um novo teste. Lindgren e colaboradores acreditam que esse teste apresenta excelente repetibilidade interavaliadores e apresenta concordância satisfatória com o exame radiológico na detecção de uma primeira costela com subluxação.[169]

Sinal de Bakody. O Capítulo 20 e a seção "História" apresentam a descrição desse teste, cujo objetivo é realçar a presença de sintomas radiculares nas áreas C4-C5 ou C5-C6.

Testes do plexo braquial

Teste de alongamento. O paciente, posicionado sentado, inclina a cabeça lateralmente para o lado não envolvido e estende o ombro e o cotovelo para o lado envolvido. Dor e parestesia ao longo do braço envolvido indicam irritação no plexo braquial.

Teste de compressão. O paciente deve posicionar-se sentado e inclinar lateralmente a cabeça para o lado não envolvido. O fisioterapeuta aplica pressão firme no plexo braquial, apertando-o entre o polegar e os dedos. A reprodução de dor no ombro ou na parte superior do braço é positiva para lesões cervicais mecânicas.[170]

Sinal de Tinel. O paciente deve estar sentado e inclinar lateralmente a cabeça para o lado não envolvido. O fisioterapeuta dá pancadinhas ao longo dos troncos do plexo braquial usando as pontas dos dedos. Dor local indica lesão no plexo. A sensação de formigamento na distribuição de um dos troncos revela compressão ou neuroma de um ou mais troncos do plexo braquial.[171]

Testes do desfiladeiro torácico. Apesar de seu uso generalizado, não foi realizado nenhum estudo documentando a confiabilidade das manobras do desfiladeiro torácico comuns de Adson, de Allen ou da manobra costoclavicular.[172] A especificidade desses testes, determinada em pacientes assintomáticos, foi registrada entre 18 e 87%,[48,173-175] enquanto a sensibilidade documentada foi de 94%.[172,175]

Nos testes da síndrome do desfiladeiro torácico, a redução ou o desaparecimento de pulso ou a reprodução de sintomas neurológicos indicam um teste positivo. Entretanto, o objetivo dessa abordagem é reproduzir os sintomas do paciente, em vez de suprimir o pulso radial, pois mais de 50% das pessoas normais e assintomáticas apresentam obliteração do pulso radial durante o teste provocativo clássico.[176]

Antes da execução das manobras dos respectivos testes, é necessário estabelecer um pulso na linha básica.

Teste vascular de Adson. O paciente deve estender o pescoço, rodar a cabeça para o lado que está sendo examinado e realizar uma respiração profunda (Fig. 23-57) *vídeo*. Esse teste, caso seja positivo, tende a implicar os escalenos, pois aumenta a tensão dos escalenos anterior e médio, e compromete o triângulo interescaleno.[177]

Teste de Allen do peitoral menor. Esse teste aumenta o tônus do músculo peitoral menor. O ombro do paciente sentado é posicionado em 90° de abdução glenoumeral, 90° de rotação externa glenoumeral e 90° de flexão do cotovelo no lado testado *vídeo*. Embora o pulso radial seja monitorado, o paciente deve rodar a cabeça para o lado contrário do testado. Esse teste, caso seja positivo, tende a implicar rigidez peitoral como a causa dos sintomas.

Teste costoclavicular. Durante esse teste, os ombros são levados para trás e para baixo, em posição militar exagerada, para reduzir o volume do espaço costoclavicular (Fig. 23-58) *vídeo*.

Manobra de Hallstead. O paciente deve sentar sobre a borda de uma mesa. O fisioterapeuta segura o braço no lado sintomático, abaixa de forma passiva a cintura escapular e, a seguir, puxa o braço para baixo, na direção do chão, enquanto palpa o pulso radial (Fig. 23-59). Em seguida, o paciente estende a cabeça e volta-se para longe do lado testado. O teste é positivo para a síndrome do desfiladeiro torácico se houver ausência ou redução do pulso.

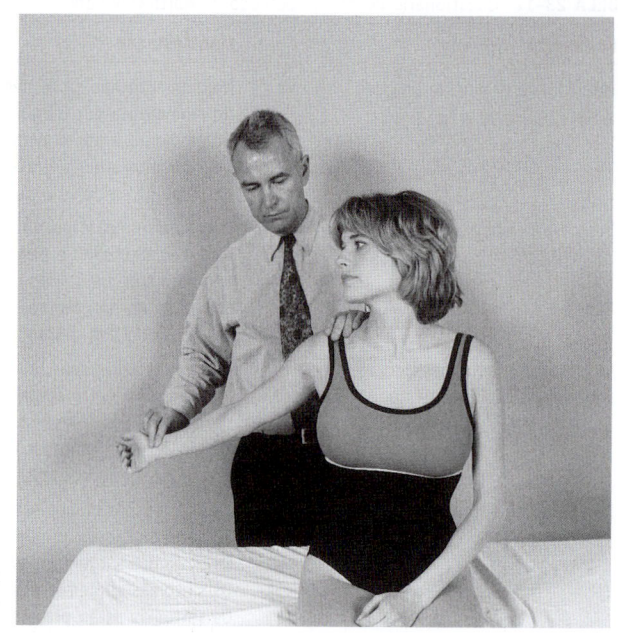

FIGURA 23-57 Teste de Adson.

Teste de Roos.[178] O paciente deve estar na posição sentada. O braço é posicionado em 90° de abdução do ombro e 90° de flexão de cotovelo. A seguir, o paciente deve apertar lentamente os dedos por três minutos (Fig. 23-60). O pulso radial pode ser reduzido ou suprimido durante essa manobra e um ruído infraclavicular pode ser ouvido. Se o paciente for incapaz de manter os braços na posição inicial durante três minutos ou relatar dor, peso ou dormência e formigamento, o teste é considerado positivo para a síndrome do desfiladeiro torácico no lado envolvido. Esse teste também é chamado de teste das mãos para cima ou teste de estresse do braço elevado.

Teste acima da cabeça. O teste de exercício acima da cabeça é útil para detectar compressão arterial do desfiladeiro torácico. O paciente eleva os dois braços acima da cabeça e depois flexiona e estende rapidamente os dedos (Fig. 23-61). O teste é considerado positivo se ele sentir peso, fadiga, dormência, formigamento, palidez ou descoloração de um dos membros em 20 segundos.[177]

Manobra de hiperabdução (teste de Wright).[173] Esse teste é considerado, por muitos fisioterapeutas, o melhor teste provocativo para compressão do desfiladeiro torácico causada por compressão no espaço costoclavicular. O paciente roda a cabeça para o lado contrário do que está sendo examinado e respira profundamente, enquanto o fisioterapeuta abduz passivamente e faz rotação externa com o braço do paciente.

Encolher os ombros passivamente. Esse teste simples, porém eficaz, é usado em indivíduos que apresentam sintomas de síndrome do desfiladeiro torácico, para ajudar a descartar essa condição. O paciente senta com os braços flexionados, e o fisioterapeuta fica de pé atrás dele. Este segura os ombros do paciente e eleva-os passivamente para cima e para a frente. Essa posição deve ser mantida por 30 segundos. Quaisquer mudanças nos sintomas são observadas. A manobra tem o efeito de afrouxar os tecidos moles e o plexo.

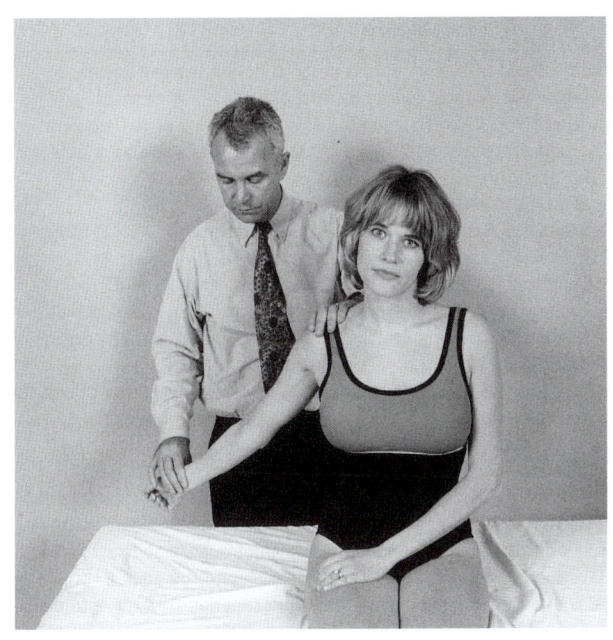

FIGURA 23-58 Teste costoclavicular.

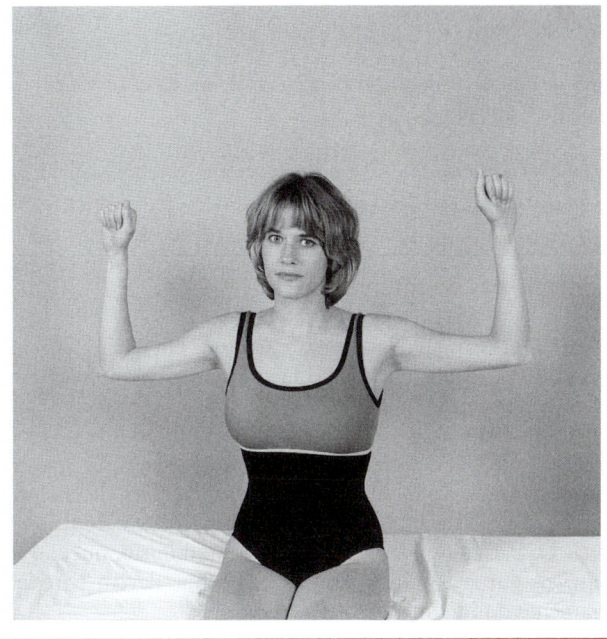

FIGURA 23-60 Teste de Roos.

Testes de tensão do membro superior. É aconselhada a leitura do Capítulo 12 para ver as descrições desses testes. Os testes de tensão do membro superior são equivalentes ao teste de elevação da perna reta para a coluna lombar e sua finalidade é aplicar estresse sobre as estruturas neuromeníngeas do membro superior. Cada teste inicia com o lado não afetado primeiro. As respostas normais incluem:

▶ Alongamento ou dor profunda na fossa cubital.

▶ Alongamento ou dor profunda na região anterior ou radial do antebraço e na região radial da mão.
▶ Alongamento profundo na área anterior do ombro.
▶ Sensação abaixo da região radial do antebraço.
▶ Sensação na distribuição mediana da mão.

Os achados positivos incluem:

▶ Produção de sintomas.

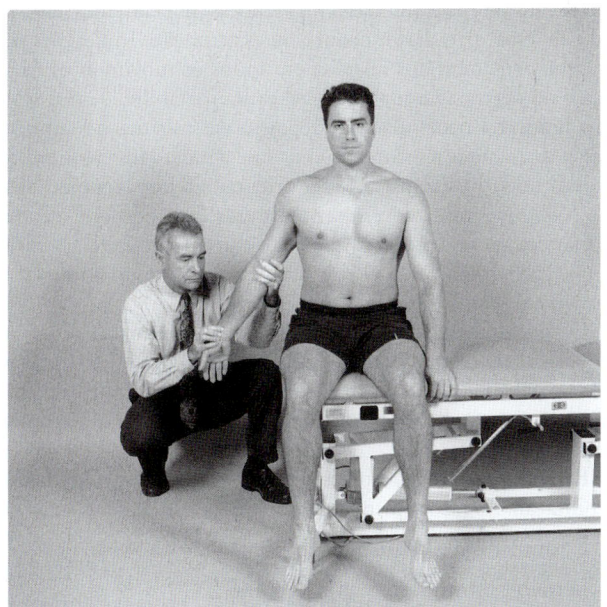

FIGURA 23-59 Manobra de Hallstead.

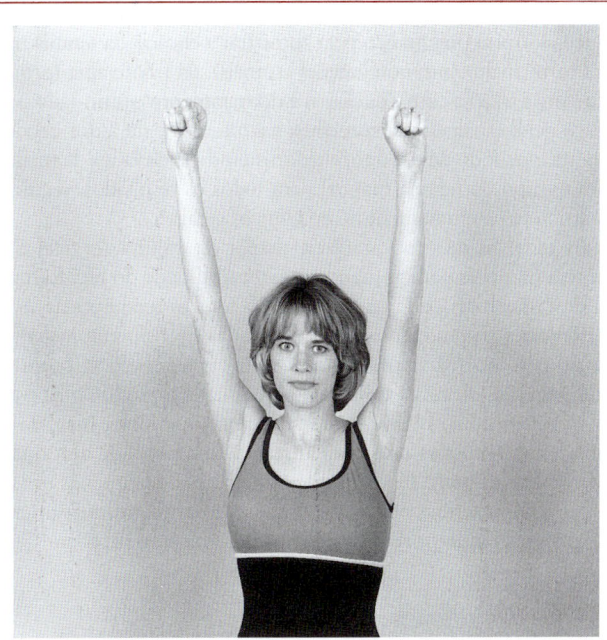

FIGURA 23-61 Teste acima da cabeça.

▶ Teste de sensibilização no quadrante ipsilateral que altera os sintomas.

Testes de estresse ligamentar craniovertebral. Esses testes são descritos no Capítulo 22.

Artéria vertebrobasilar. O exame da artéria vertebrobasilar é descrito no Capítulo 21.

Estratégias de intervenção

Os danos cervicais têm as mesmas causas que em quaisquer outras áreas do corpo, isto é, um comprometimento micro ou macrotraumático das estruturas que compõem o complexo articular.

O fisioterapeuta deve discutir o diagnóstico, o prognóstico e a intervenção com o paciente. É importante descrever a anatomia básica e a função da coluna cervical de maneira fácil de entender. É necessário esclarecer as expectativas do paciente e do fisioterapeuta. Os pacientes devem perceber, logo no início, que são responsáveis por sua própria recuperação e que devem participar ativamente do tratamento.

Com base em uma hipótese diagnóstica, a intervenção fisioterapêutica deve ser precisa e orientada pelos danos, pelas limitações funcionais e pela incapacidade encontrados durante o exame. O objetivo da intervenção é reverter qualquer disfunção e evitar a recorrência de episódios futuros. Um estudo realizado por Saturno e colaboradores,[179] que avaliou a confiabilidade e a validade de orientações clínicas existentes sobre o tratamento fisioterapêutico e o acompanhamento na Espanha, descobriu oito recomendações com base em evidências, apresentadas na Tabela 23-13. Outros estudos registraram que as intervenções fisioterapêuticas que incluem terapia manual, reeducação postural, exercícios de alongamento e fortalecimento específicos do pescoço e mudanças ergonômicas no trabalho, mostram ser benéficas na redução da dor no pescoço e na melhora da mobilidade.[180-182] Um estudo feito por Hoving e colaboradores,[183] que utilizou um teste clínico aleatório pragmático para comparar a eficácia da terapia manual (principalmente mobilizações espinais), da fisioterapia (principalmente a terapia com exercícios) e do tratamento continuado pelo clínico geral (analgésicos, conselhos e educação) para a dor cervical durante o período de um ano, encontrou índices elevados de melhoras no grupo de terapia manual para todos os resultados, seguidos por fisioterapia e tratamento com clínicos gerais.

As técnicas de mobilização articular da coluna cervical e as técnicas manuais para aumentar a extensibilidade do tecido mole são descritas mais adiante, na seção "Técnicas terapêuticas".

Revisões sistemáticas das modalidades de fisioterapia para a dor no pescoço registram a ausência de evidências de alta qualidade para sua eficácia e destacam a qualidade metodológica fraca em vários estudos.[184] A eletroterapia tem uma longa história de uso nas intervenções fisioterapêuticas e dois testes de alta qualidade registram que a diatermia de onda curta de pequenas unidades portáteis inseridas no colar cervical reduzem significativamente a dor em pacientes portadores de dor mecânica no pescoço.[185,186]

Fase aguda

Durante a fase aguda, o paciente deve ser incentivado a realizar o maior número de atividades cotidianas possível. Dependendo da

TABELA 23-13 Recomendações para intervenções cervicais baseadas em evidências

Todos os pacientes com dor no pescoço devem receber orientação ergonômica sobre redução de posturas e/ou movimentos repetitivos. Como tratamento básico para todos os pacientes, os programas de fisioterapia ativa são muito úteis para os músculos do pescoço e dos ombros. Esses exercícios incluem:
1. Exercícios de alongamento ativo.
2. Exercícios dinâmicos de fortalecimento muscular.
3. Exercícios para fazer em casa.
   Como tratamento básico para todos os pacientes com dor crônica no pescoço (> 3 meses), é imprescindível utilizar programas de reeducação oculocervicocinética (exercícios para a coordenação olhos-cabeça com o objetivo de melhorar a anestesia cervicocefálica – capacidade para relocar precisamente a cabeça no tronco, depois de um movimento ativo no plano horizontal).
Se forem identificados pontos-gatilho em alguns músculos, recomenda-se utilizar o eletroestímulo transcutâneo.
Se houver alguma disfunção na mobilidade passiva articular analítica, deve-se utilizar o tratamento manipulativo/mobilização articular, que inclui técnicas estruturais de manipulação/mobilização vertebral, técnicas de contração-relaxamento, ou ambas.
Se houver dor irradiando para o membro superior, o tratamento mais adequado é a tração cervical mecânica intermitente.

Dados de Saturno PJ, Medina F, Valera F, et al.: Validity and realibility of guidelines for neck pain treatment in primary health care. A nationwide empirical analysis in Spain. *Int J Qual Health Care* 15:487-493, 2003; Levoska S, Keinamen-Kiukaanniemi S: Active or passive physiotherapy for occupational cervicobrachial disorders? A comparison of treatment methods with a 1-year follow-up. *Arch Phys Med Rehabil* 74:425-430, 1993; Hsueh TC, Cheng PT, Kuan TS, et al.: The immediate effectiveness of electrical nerve stimulation and electrical muscle stimulation on myofascial trigger points. *Am J Phys Med Rehabil* 76:471-476, 1997; Cassidy JD, Lopes A. Yong-Hing M: The immediate effect of manipulation versus mobilization on pain and range of motion in the cervical spine: A randomized controlled trial. *J Manip Physiol Ther* 15:570-575, 1992; Zylbergold RS, Piper MC: Cervical spine disorders. A comparison of three types of traction. *Spine* 10:867-871, 1985.

gravidade, o retorno às atividades deve ser estimulado e iniciar dentro de 2 a 4 dias após uma lesão cervical. O repouso costuma ocorrer durante as primeiras 24 a 72 horas, dependendo da gravidade da lesão, para haver chance de cicatrização. Indicações para o repouso incluem dor relatada em todos os movimentos da cabeça e do pescoço, ainda que leve, e alta irritabilidade dos sintomas. Ignorar a necessidade de repouso nessas situações aumenta o risco de retardar a recuperação da fase aguda. Nos casos em que for indicado, o paciente deve ser orientado a fazer repouso absoluto. Os travesseiros devem ser ajustados de modo que a cabeça permaneça na posição neutra ao dormir em decúbito lateral ou na posição supina. O paciente deve tomar cuidado ao deitar na posição em prono.

Os pacientes deve ser estimulados a começar ou a retomar uma atividade regular como caminhar ou, mais tarde, nessa fase, nadar e talvez correr, ou qualquer outra prática que restitua a percepção normal sobre sua função, sem lesionar a área novamente.

Exercícios suaves são prescritos na primeira parte da fase de reabilitação. As razões principais para esses exercícios iniciais são:

▶ Estimular o envolvimento do paciente.

▶ Fornecer estímulo mecanorreceptor.

▶ Controlar a dor e a inflamação.

▶ Promover a cicatrização.

▶ Manter as novas amplitudes atingidas.

▶ Fornecer informações neuromusculares.

Os exercícios devem ser realizados em posição sem sustentação de peso, como a supina, e ser realizados como repetições leves, dentro da amplitude sem dor. Em geral, o exercício mais fácil e mais confortável é a rotação na posição em supino, com apoio confortável da cabeça. O *flutuador occipital* (OPTP, Winnetonka, Minnesota) é um aparelho extremamente eficaz em fornecer apoio para a cabeça e o pescoço na posição supina (Fig. 23-62). Os pacientes devem rolar suavemente a cabeça de um lado para o outro, sem levantá-la do travesseiro. Devem, também, executar movimentos rotacionais suaves, ativos e de amplitude pequena do pescoço, primeiro em uma direção e depois em outra. Os movimentos devem ser repetidos 10 vezes em cada direção toda vez que o paciente acordar. Esses movimentos devem ser realizados até a amplitude confortável máxima.

Para aliviar a tensão muscular, os exercícios podem ser feitos junto com a respiração.[80] Quando alcançar o final de amplitude fácil (no ponto em que o pescoço sai de sua zona neutra e alguma resistência tecidual é sentida pela primeira vez), o paciente inspira o ar moderadamente e depois expira. No final da liberação, o relaxamento muscular permite leve aumento na amplitude, sem estressar nenhum tecido e sem causar dor.

Os demais exercícios prescritos para a fase inicial da intervenção incluem:

▶ Exercícios de encolher os ombros 🎥 *vídeo*, de circundução e aprumação dos ombros 🎥 *vídeo*.

▶ Exercícios de flexão-extensão do quadril e do joelho e dorsiflexão do tornozelo em posição sem sustentação de peso (para ajudar a mover a dura-máter).

▶ Exercícios isométricos do quadril, do ombro e abdominais (usando a manobra de Valsalva, não inclinação pélvica ou exercícios abdominais).

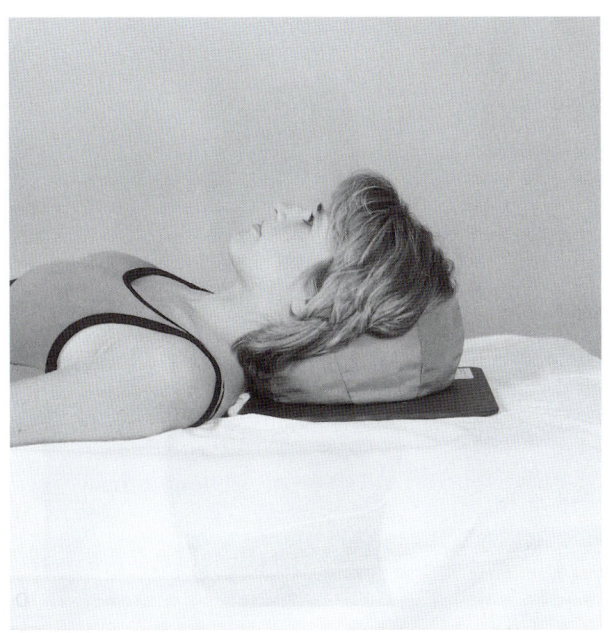

FIGURA 23-62 Flutuador occipital.

Como em qualquer progressão, esses exercícios são substituídos por exercícios mais desafiadores à proporção que a reabilitação progride. O paciente recebe orientações para exercícios domiciliares seguros, sendo ensinado a identificar sinais de alerta que possam levar à exacerbação ou à recorrência dos sintomas. No caso de aumento destes, as técnicas são ajustadas reduzindo-se a amplitude dos movimentos, o número destes, ou ambos.

Quando a amplitude de movimento sem sustentação de peso puder ser realizada sem exacerbação ou recorrência dos sintomas, os exercícios de amplitude de movimento ativo na rotação cervical podem ser iniciados na posição sentada e de pé 🎥 *vídeo*. A partir do momento em que o paciente tolerar a rotação cervical ativa, o fisioterapeuta pode introduzir a flexão ativa 🎥 *vídeo*, a extensão 🎥 *vídeo* e a inclinação lateral 🎥 *vídeo*. Quando a amplitude de movimento e a flexibilidade melhorarem, deve ser iniciado o fortalecimento do músculo cervical, o que, muitas vezes, começa com contrações isométricas submáximas nos planos simples, incluindo flexão 🎥 *vídeo*, extensão 🎥 *vídeo*, inclinação lateral 🎥 *vídeo* e rotação 🎥 *vídeo*. (Fig. 23-63 A-D). De maneira geral esses exercícios são realizados, inicialmente, contra a resistência manual aplicada pelo fisioterapeuta e depois pelo paciente. O fortalecimento isolado do músculo enfraquecido secundário à radiculopatia é importante antes de se avançar para os exercícios mais complexos envolvendo diversos músculos. Embora esses exercícios não causem dor aguda, produzem dor muscular leve de início tardio. A resistência mínima é usada na posição neutra para ajudar no retorno venoso, estimular os mecanorreceptores no músculo e diminuir quaisquer possibilidades de enfraquecimento do pescoço por desuso ou por uso de ortótico cervical.[80]

Outros movimentos, como retração cervical 🎥 *vídeo*, protrusão cervical, extensão, flexão, rotação, inclinação lateral ou a combinação destes, podem ser adicionados ao programa, dependendo de quais são considerados benéficos durante a progressão.

A eficácia de modalidades eletroterapêuticas não foi submetida a testes clínicos aleatórios.[187] Embora as intervenções passivas tenham sido empregadas na fase aguda, o fisioterapeuta deve lembrar que elas só devem ser executadas junto com um programa mais ativo e com um objetivo específico em mente, como ajudar na redução da dor e da inflamação. Assim, o paciente deve ser afastado do uso de modalidades o mais cedo possível. A tração cervical foi defendida para entorses no pescoço e para a dor de radiculopatia, embora não tenha sido identificada nenhuma alteração clínica ou estatisticamente importante na dor ou na amplitude de movimento total.[188-191]

▶ *Ultrassom.* O ultrassom pulsado deve ser usado de forma precisa.[192] Ele pode ser aplicado nas regiões posteriores das articulações zigoapofisárias para controlar a dor e reduzir o edema ou em músculos rompidos.

▶ *Agentes térmicos.* Em tese, o gelo é a escolha preferida na fase aguda. Entretanto, seu uso pode, muitas vezes, aumentar a dor proveniente dos pontos-gatilho. Após vários dias, pode-se mudar para o uso de calor, com sua capacidade de relaxar a musculatura e estimular a vasodilatação.[193]

▶ *Estímulo muscular elétrico.*[80] Desde que nenhum dos músculos estimulados esteja rompido, a estimulação muscular elétrica pode ser usada nos estágios iniciais para aliviar a dor de forma eficaz e como bomba venosa. O paciente deve estar posicionado em supino. Um pequeno eletrodo é colocado em cada um dos músculos suboccipitais esquerdo e direito e um eletrodo grande comum é colocado ao longo do processo espinhoso torácico superior. Os canais estimulam de maneira assíncrona, com uma rampa "*on*" longa e um tempo de contração de 2 a 3 segundos (certamente não mais de cinco, pois torna-se desconfortável). Independentemente do lugar, a sessão pode durar desde alguns minutos até 30 minutos, desde que se confirme a ausência de efeitos adversos com essa intervenção.

Várias técnicas de terapia manual estão à disposição dos fisioterapeutas, cada uma com sua utilização específica. Essas abordagens, descritas mais adiante em "Técnicas terapêuticas", podem ser usadas em hipomobilidades, hipermobilidades e lesões de tecido mole. A natureza e a localização da disfunção, bem como a intenção de seu efeito, orientam a seleção de uma técnica específica. O movimento obtido por terapia manual deve ser reforçado pelos benefícios mecânicos e neurofísicos do movimento ativo.[55]

Não foi realizado nenhum teste aleatório controlado sobre a eficácia da manipulação em pacientes com dor predominante-

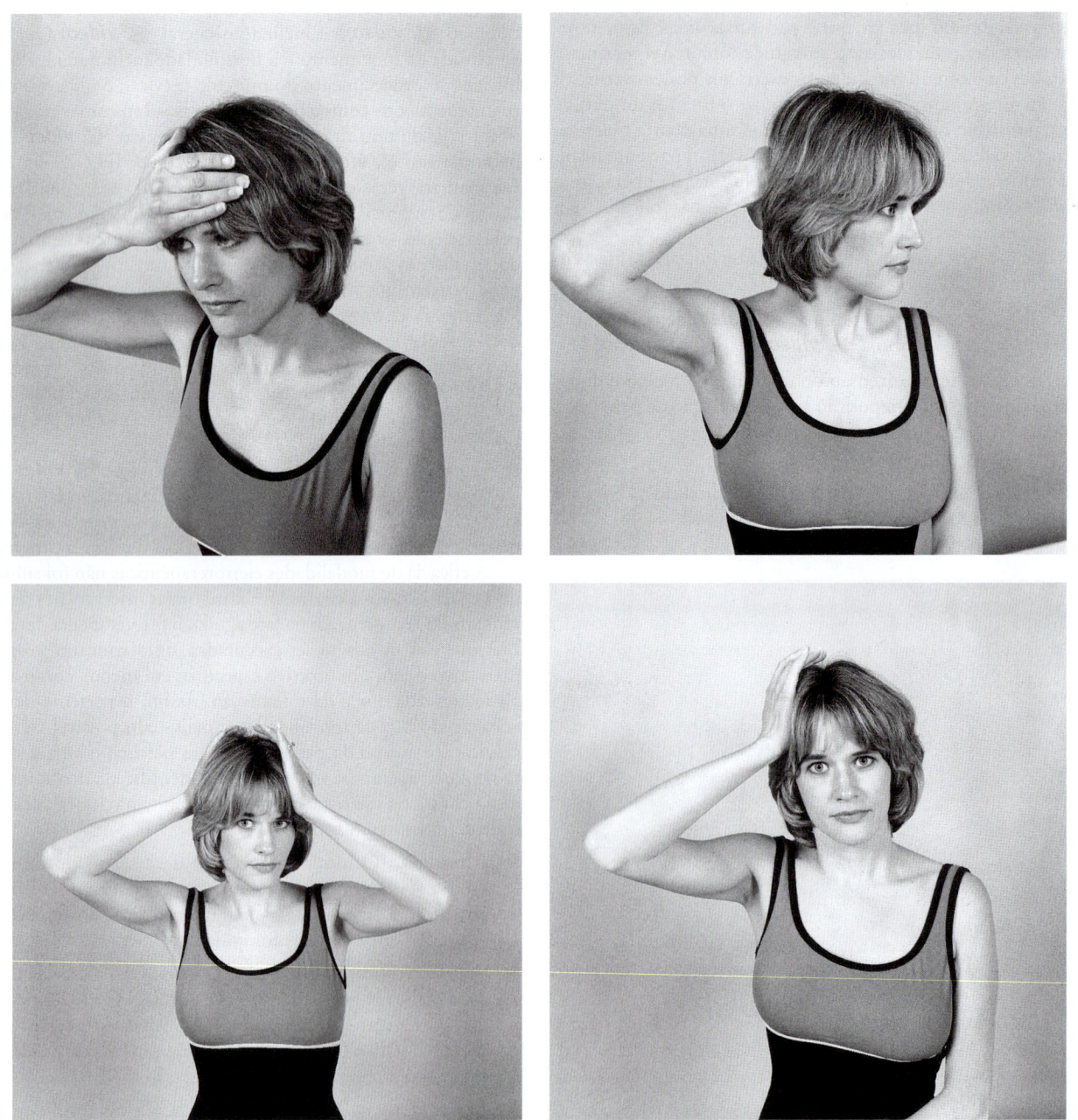

FIGURA 23-63 A-D Exercícios isométricos cervicais submáximos. A. Flexão cervical isométrica. B. Extensão cervical isométrica. C. Rotação cervical isométrica. D. Flexão lateral cervical isométrica.

mente aguda no pescoço. Vários estudos aleatórios controlados foram feitos com dor subaguda e crônica no pescoço, muitos dos quais mostraram que a manipulação é um pouco mais eficaz do que a mobilização ou outras intervenções.[194]

Órteses cervicais

O uso de órteses cervicais é controverso. Embora vários estudos tenham concluído que seu uso resulta em recuperação retardada, eles observaram o emprego de órteses e de outras terapias passivas *versus* outras formas mais ativas de intervenção, como ativação do paciente e exercício logo no início. Um estudo feito por Mealy e colaboradores[195] descobriu que técnicas precoces de mobilização ativa após distúrbios associados a uma lesão em chicotada melhoraram a redução da dor e aumentaram a mobilidade, em comparação com um grupo-controle submetido a duas semanas de repouso com órtese cervical flexível e mobilização gradual subsequente. Outro estudo[196] revelou que a fisioterapia ou instruções exatas em programas domiciliares de automobilização é melhor do que duas semanas de repouso com esse tipo de órtese no 1º e no 2º mês de acompanhamento. Um resultado similar foi descoberto no segundo ano de acompanhamento.[197] Borchgrevink e colaboradores[198] relataram que pacientes incentivados a continuar com atividades diárias apresentaram resultado melhor do que aqueles com prescrição de licença para tratamento de saúde e imobilização.

Contudo, nos casos de pacientes com restrição capsular grave de movimento, deve-se levar em consideração o uso da órtese cervical. Os tipos flexíveis não imobilizam de forma tão rígida e mostraram ser benéficos na intervenção de dor aguda no pescoço, se usados de forma ponderada para dar suporte para a cabeça e para o pescoço nos estágios muito agudos.[187,199]

Esse recurso tem várias funções, entre elas:

▶ Dar suporte para manter a coluna cervical ereta.

▶ Lembrar o paciente de que o pescoço está lesionado e, desse modo, que deve evitar a realização de movimentos excessivos ou bruscos.

▶ Permitir que o paciente repouse o queixo durante as atividades, contrabalançando, dessa forma, o peso da cabeça.

▶ Permitir que o paciente realize rotações cervicais enquanto o peso da cabeça é contrabalançado.

Confiança prolongada no uso da órtese pode induzir rigidez e fraqueza, mas isso pode ser evitado recomendando-se o seu uso por tempo limitado, com base em fatores específicos, como a condição e a função do paciente. Determinadas situações justificam o seu uso, como viagens longas de carro ou posturas prolongadas de pé ou sentado. No entanto, deve ser retirada quando a recuperação progride (quando houver melhora significativa na amplitude de movimento e nos níveis de dor).

Fase funcional

Embora os exercícios de fortalecimento tenham sido defendidos para a intervenção de dor no pescoço,[200,201] apenas alguns estudos de intervenção controlados foram conduzidos para examinar seu benefício. Entretanto, em um estudo aleatório, os pesquisadores descobriram que as intervenções multimodais de técnicas posturais, manuais, psicológicas, de relaxamento e de treinamento visual foram superiores às abordagens tradicionais envolvendo ultrassom e estímulo elétrico.[202] Os pacientes retornaram ao trabalho mais cedo e apresentaram melhores resultados na intensidade da dor, na resposta emocional e nos distúrbios posturais.[202]

A estabilização dessa região inclui treinamento de estabilização postural de toda a coluna, incluindo a progressão de estabilização lombar descrita no Capítulo 26.

A estabilização cervicotorácica é um tipo específico de exercício terapêutico que ajuda o paciente a (1) adquirir controle dinâmico de forças da coluna cervicotorácica, (2) eliminar lesão repetitiva dos segmentos motores, (3) estimular a cura do segmento lesionado e (4) possivelmente alterar o processo degenerativo.[203]

Os músculos a serem fortalecidos incluem os estabilizadores escapulares e o deltoide. Embora seja possível isolá-los e fortalecê-los esses músculos separadamente, pois trabalham juntos em atividades funcionais, é mais prudente fortalecê-los juntos.

Exercícios de estabilização cervicotorácica

Encolher os ombros com resistência. Esses exercícios são iniciados na fase aguda sem resistência e progridem de modo que o paciente possa fazê-los sem resistência e segurando um peso em cada mão (Fig. 23-64). O encolhimento dos ombros fortalece o trapézio superior, o levantador da escápula e os romboides.

Círculos ou quadrados com os ombros. Formar círculos ou quadrados com os ombros é uma versão avançada do exercício de encolhimento dos ombros. O paciente deve elevar os ombros e depois retraí-los o máximo possível. Enquanto mantém a retração, os ombros são deprimidos e depois protraídos. Esse exercício fortalece o trapézio superior, o levantador da escápula e os romboides.

Retração escapular. Inicialmente, esses exercícios são feitos em supino, com a articulação glenoumeral em rotação interna

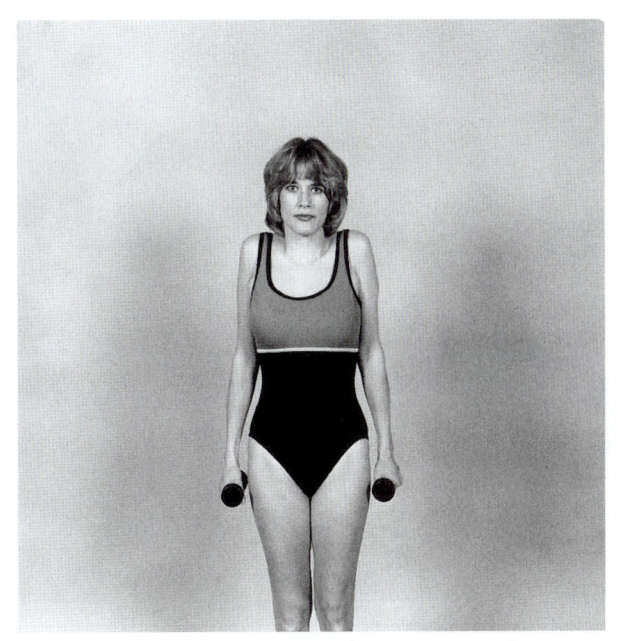

FIGURA 23-64 Encolher os ombros.

e externa. O paciente deve retrair isometricamente os ombros contra a mesa de exame. Assim que puderem ser realizados sem dor, o paciente faz os exercícios em decúbito lateral e depois em prono ou de pé sem resistência 🎬 *vídeo*. A resistência é adicionada conforme a tolerância. A retração escapular em rotação interna da articulação glenoumeral (Fig. 23-65) fortalece o infraespinal, o redondo menor, os deltoides médio e posterior e os romboides; enquanto com rotação externa (Fig. 23-66) fortalece o infraespinal, o redondo menor, os deltoides médio e posterior e o trapézio médio 🎬 *vídeo*.

Exercício para o serrátil. Esse exercício é realizado, inicialmente, com o paciente em supino, o ombro flexionado a 90° e o cotovelo estendido. A partir dessa posição, ele eleva o braço estendido na direção do teto e protrai a cintura escapular. Esse exercício progride adicionando-se um peso à mão e realizando-o contra uma parede ou uma cadeira, antes de incluírem apoio no solo.

Abraçando a árvore. O paciente deve enrolar uma faixa elástica nas costas e segurar as duas extremidades, com os polegares apontando para a frente e os braços em aproximadamente 60° de abdução (Fig. 23-67). A partir dessa posição, deve imaginar que está abraçando uma árvore e reproduzir esse movimento.

Remada vertical 🎬 *vídeo*. Os músculos envolvidos nesse exercício (Fig. 23-68) incluem os deltoides, o supraespinal, a porção clavicular do peitoral maior, a cabeça longa do bíceps, as porções superior e inferior do trapézio, o levantador da escápula e o serrátil anterior. A faixa elástica é colocada sob os pés, e suas extremidades são seguradas em cada mão. Mantendo as costas retas e os cotovelos para o lado de fora, o paciente eleva as mãos a partir da cintura até logo abaixo do queixo (Fig. 23-68).

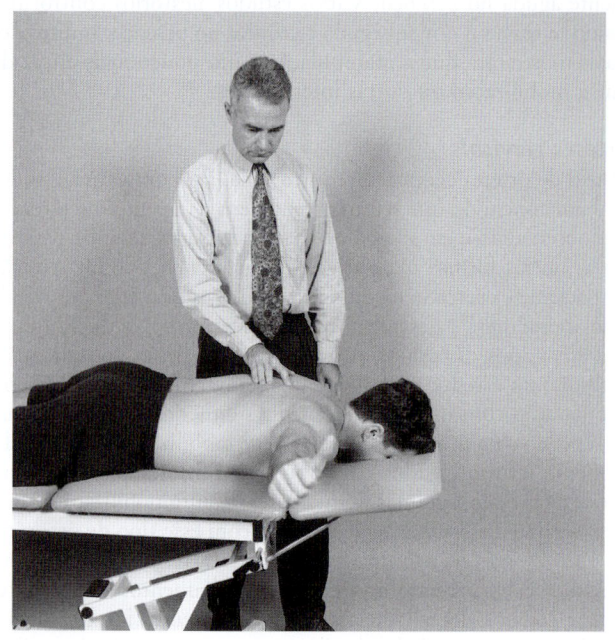

FIGURA 23-66 Retração escapular em rotação externa da articulação glenoumeral.

Elevação lateral do braço. Esse exercício (Fig. 23-69) é iniciado sem resistência. Quando puder ser feito sem dor, deve-se adicionar a resistência na forma de tubo ou de halteres. As elevações laterais do braço envolvem o deltoide, o supraespinal, o serrátil anterior e o trapézio superior e inferior.

Elevação do braço à frente. Esse exercício (Fig. 23-70) também é iniciado sem resistência. A partir do momento que puder ser fei-

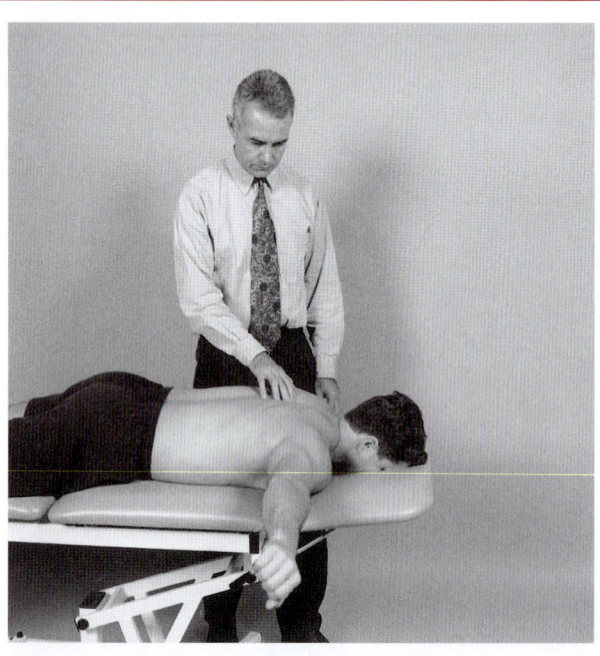

FIGURA 23-65 Retração escapular em rotação interna da articulação glenoumeral.

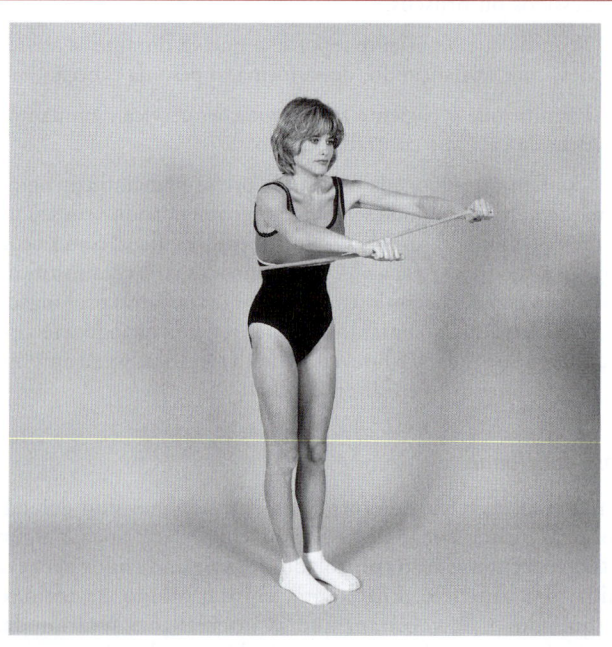

FIGURA 23-67 Abraçando a árvore.

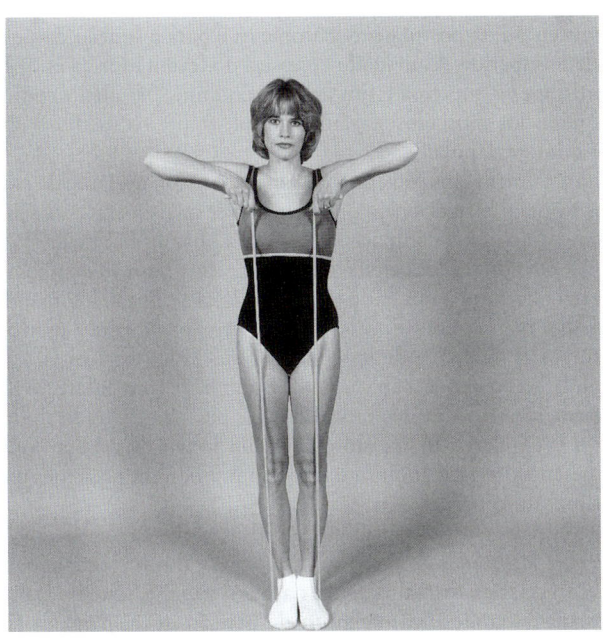

FIGURA 23-68 Remada vertical.

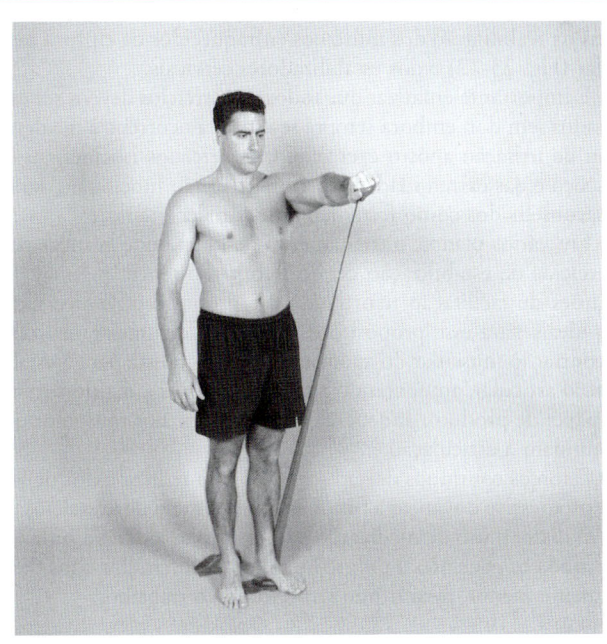

FIGURA 23-70 Elevação do braço à frente.

to sem dor, deve-se adicionar a resistência na forma de tubo ou de halteres. As elevações do braço à frente envolvem o deltoide anterior, o peitoral maior (porção superior), o coracobraquial, o serrátil anterior e o trapézio superior e inferior.

Retração cervical contra a gravidade. Para fortalecer os estabilizadores cervicotorácicos, o paciente deve permanecer em posição pronada, com a cabeça para fora da extremidade da mesa de exame e apoiada em posição protraída do pescoço. O paciente deve retrair o queixo a partir dessa posição, erguendo a cabeça em direção ao teto, enquanto mantém a face em paralelo com o solo (ver Fig. 23-20).

Estabilização da gravidade cervical. Esses exercícios podem ser feitos em extensão, rotação 🎥 *vídeo* e inclinação lateral 🎥 *vídeo* (ver Fig. 23-71). As translações laterais cervicais também podem ser executadas contra a gravidade.

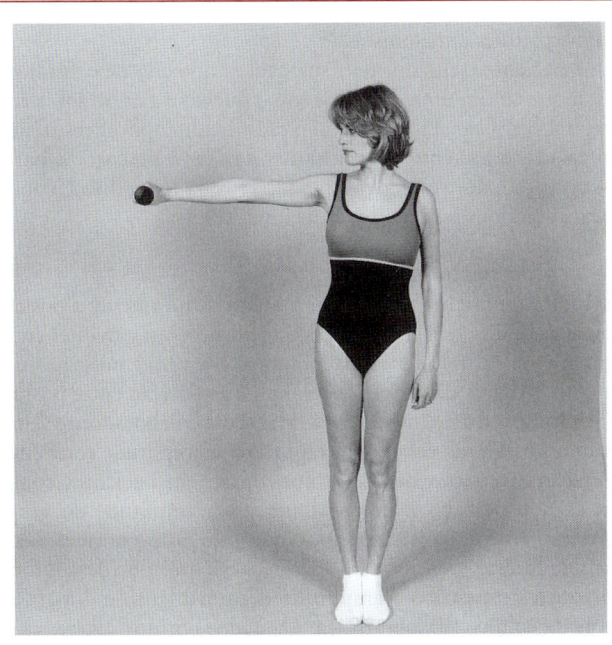

FIGURA 23-69 Elevação lateral do braço.

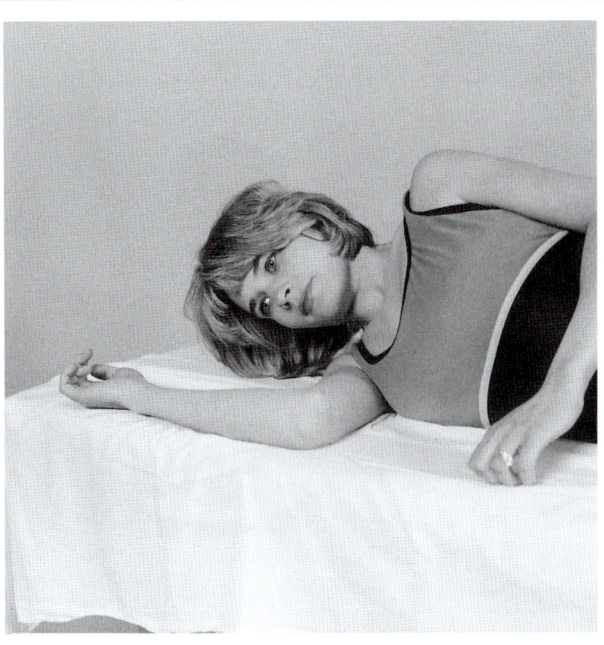

FIGURA 23-71 Flexão lateral cervical contra a gravidade.

As atividades de cadeia cinética fechada também podem ser úteis na reabilitação dos músculos enfraquecidos da cintura escapular (Fig. 23-72) e dos estabilizadores cervicais.

É importante enfatizar que todos os exercícios devem ser executados sem dor, embora sempre se espere a ocorrência de algum grau de irritação após o exercício. Os exercícios isocinéticos do pescoço e das extremidades superiores não são funcionais, sendo desaconselhados como ferramenta de fortalecimento.

Em vários planos, o treinamento de força pode avançar para exercícios de estabilização cervical com resistência manual. Os padrões de facilitação neuromuscular proprioceptivos cervicais são ideais para esse propósito (Cap. 11). Costuma-se utilizar a cocontração muscular do agonista e do antagonista para a estabilização articular, aumentando a rigidez articular e dando suporte ao papel de produtor independente de torque dos músculos que circundam a articulação.[204-206]

Esforços contínuos devem ser feitos para reduzir a dor de forma progressiva e avançar a função física por meio de exercícios.[121] Além disso, o uso de medicação para controlar a dor e a inflamação ajuda os pacientes a progredirem, pois sentem dor consideravelmente menor, permitindo seu retorno ao trabalho.

Ergonomia

Os aspectos ergonômicos do local de trabalho e do estilo de vida do paciente devem ser analisados (Tab. 23-14). As cadeiras com suporte adequado incentivam-no a manter a lordose lombar e são plataformas estáveis para a coluna cervical.[207] Os pés devem tocar o chão com facilidade e as coxas devem permanecer horizontais em relação ao solo. A posição dos monitores de computador deve permitir leve inclinação de 20° dos olhos para baixo.

Reeducação neuromuscular

A finalidade dos exercícios de reeducação neuromuscular é melhorar o recrutamento e a propriocepção. A atividade coordenada dos músculos escapular e torácico superior é importante para a manutenção da postura cervicotorácica e para a função da extremidade superior. A atividade excessiva do levantador da escápula e do trapézio superior é um achado comum,[68,89] assim como a fraqueza dos músculos serrátil anterior, trapézios médio e inferior e interescapular.

Inicialmente, os pacientes devem se posicionar diante de espelhos frontais e laterais para que possam ver quaisquer desvios posturais da coluna e compará-los com sua postura habitual.[121] No início, o fisioterapeuta ajuda a encontrar uma posição equilibrada e neutra da coluna lombar e cervicotorácica utilizando comandos verbais e manuais suaves e, a seguir, orienta o paciente a usar essa postura em uma série de movimentos funcionais básicos.[121]

Jull[55] recomenda a aplicação de programas com ênfase no fortalecimento dos flexores profundos do pescoço e dos estabilizadores escapulares, incluindo o músculo longo da cabeça, longo do pescoço, serrátil anterior e trapézio inferior em pacientes com dor mecânica no pescoço.

Flexores profundos do pescoço. Esses músculos são treinados na posição de teste formal descrita na seção sobre o teste da função muscular, usando um manguito de pressão de *biofeedback* (ver Fig. 23-34), com o uso de progressão gradual.

Estabilizadores escapulares inferiores. São treinados na posição de teste formal descrita na seção sobre o teste da função muscular (ver Fig. 23-36), usando progressão gradual. Se o paciente não conseguir manter a escápula plana contra a parede torácica na posição pronada, o treinamento deve ser executado em decúbito lateral, adicionando incrementos graduais de carga no braço e aumentando a quantidade de abdução até que o controle possa ser mantido em 140° de abdução.[55]

Técnicas de facilitação neuromuscular proprioceptivas para o pescoço

Existem duas diagonais de movimento para a cabeça e o pescoço – o tronco superior e as extremidades – cada uma delas composta de dois padrões antagonistas.[208]

O paciente, sentado, tem sua cabeça apoiada pelo fisioterapeuta, que coloca uma das mãos sob o queixo e a outra sob a área occipital (ver Cap. 11). Quando o examinador aplicar resistência controlada, o paciente deve flexionar e rodar o pescoço. A partir dessa posição, deve estender o pescoço e rodá-lo na direção oposta, executando, desse modo, a diagonal reversa.

Reeducação postural

É importante orientar o paciente a assumir novamente a posição espinal neutra e ereta correta para que possa ativar e manter conscientemente os músculos sustentadores em várias posições funcionais.[55] Alguns estudos investigaram a associação entre postura e amplitude ativa de movimento. Hanten e colaboradores[209] mediram a postura da cabeça em repouso e a amplitude total entre protração e retração no plano horizontal, em pacientes com e sem dor no pescoço, e descobriram que a amplitude do grupo com dor no pescoço era menor do que a do grupo normal. Lee e colaboradores[210] pesquisaram associações entre dor/desconforto subclínico no pescoço e amplitude de movimento e dimensões físicas da coluna cervicotorácica. Os dados obtidos sugerem que há mudanças de amplitude logo no início associadas com o desenvolvimento de dor no pescoço.

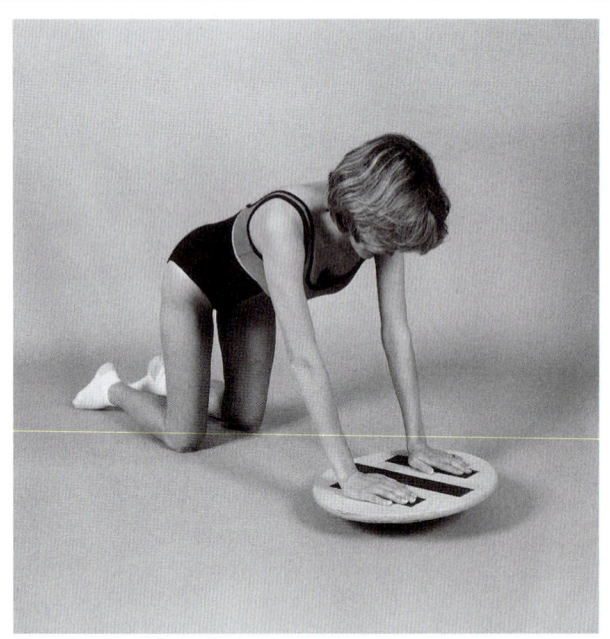

FIGURA 23-72 Exercício de cadeia cinética fechada.

TABELA 23-14 Posicionamento da estação de trabalho e lista de verificação da técnica do teclado

Problema	Correção
Campo visual	
Monitor posicionado ao lado do teclado	Monitor diretamente na frente da cadeira e paralelo ao teclado
Monitor estacionário	Monitor montado em um suporte ajustável
Tela muito alta ou muito baixa	Ângulo de visão descendente variando de 10 a 15° em relação ao centro da tela
Impressora sobre a superfície da mesa	Impressora instalada ao lado do monitor
Brilho da luz direta ou refletida	Tela antiofuscante (malha antiofuscante e ângulo do monitor distante da janela)
Luzes fluorescentes sobre a cabeça	Iluminação adequada para o ambiente de trabalho
Distância focal incorreta para a precisão visual	Correção da distância focal (óculos) para uso em computadores (508 a 609 mm)
Postura	
Cabeça anteriorizada	Ouvidos alinhados com os ombros; queixo retraído
Ombros elevados	Equilíbrio muscular da cintura escapular
Escápula alada	Estabilidade escapulotorácica proximal
Trapézios superiores hipertônicos	Teclado mais baixo ou altura da mesa
Protração do ombro/rotação interna	Alinhamento neutro do ombro
Flexão do cotovelo > 90°	Teclado paralelo ao nível do cotovelo ou em um nível ligeiramente inferior (i.e., 80 a 90° de flexão do cotovelo)
Flexão do cotovelo < 80°	Manter o teclado mais perto para minimizar o alcance
Flexão ou extensão do punho	A altura do teclado ou da cadeira deve ser ajustada para que o punho fique em posição funcional[a]
Cotovelo travado nos lados	Os braços devem ser estabilizados a partir da região escapulotorácica
Punhos contra o teclado ou a borda da mesa	Teclado duro ou borda da mesa acolchoada
Extensão do punho	Eliminação da inclinação positiva do teclado; teclado plano ou com inclinação negativa
Desvio ulnar do punho	Reeducação do posicionamento neutro do punho; teclado dividido
Hiperextensão da articulação MCF dos dedos	Dedos em posição funcional
Costas retas ou cifóticas	Apoio para as costas na cadeira para combinar com os contornos espinais individuais
Espaldar e assento da cadeira	Cadeira versátil, que permita posturas para a frente, eretas e reclinadas; assento inclinado para a frente, com borda em forma de "cascata"
Quadris mais baixos que os joelhos	Erguer o assento da cadeira; assento inclinado para posicionar os quadris um pouco mais altos que os joelhos (5 a 10°)
Pés balançando	Pés apoiados no piso ou descanso para os pés
Técnica do teclado	
Cocontração do extensor/flexor do punho	Toque leve nas teclas; treinamento em relaxamento e em *biofeedback*
Desvio ulnar do punho	Punho alinhado com o antebraço
Batida intrínseca maior na tecla	Posturas das mãos em posição funcional
Batida intrínseca menor na tecla (ziguezague)	
Hábito do extensor dos dedos	Polegar repousando suavemente na barra de espaço; uso da barra de espaço com pressão do polegar *versus* erguer e bater o polegar
Polegar mantido em abdução e extensão horizontal	
Força excessiva na batida na tecla	Batida na tecla com pressão dos dedos *versus* erguer os dedos e bater na tecla; batida na tecla com movimento forte do braço
Desvio ulnar no punho e nos dedos com batida lateral na tecla	Punho alinhado com o antebraço; uso de rotação-abdução externa no ombro para alcançar a tecla lateralmente, com batida lateral
Apoio excessivo sobre os descansos de punho	Deslizamento do punho *versus* técnica de repouso
Alcance lateral e batida do dedo mínimo	Uso do dedo indicador para batida lateral; leve supinação na batida com o dedo mínimo
As mãos trabalham com batidas combinadas nas teclas	Eficiência no comando de combinação de teclas; desenvolvimento de macroprograma
Digitar muito rapidamente	Treinamento de consciência cinestésica
Intervalos infrequentes, ciclos de descanso-trabalho inadequados	Intervalos periódicos de descanso e rotação de tarefas; computador programado para sinalizar intervalos para descanso

MCF, metacarpofalângica
[a]Posição funcional: antebraço, punho e mão alinhados, 20 a 30° de extensão de punho, curva natural para os dedos com articulações MCFs a cerca de 50° de flexão e o polegar alinhado com o rádio.
Dados de Rempel DM, Harrison RJ, Barnhart S: Work-related cumulative trauma disorders of the upper extremity. *JAMA* 267:838-842, 1992; Armstrong TJ: Ergonomics and cumulative trauma disorders. *Hand Clin* 2:553-565, 1986.

A reeducação dos músculos posturais cervicotorácicos geralmente começa na região lombopélvica, garantindo que o paciente não adote a posição de peito para fora, ombros para trás, o que resulta em lordose toracolombar ou torácica incorreta, em vez do equilíbrio correto entre todas as curvas espinais.[55]

Força total e condicionamento físico
O fortalecimento de toda a cadeia cinética deve sempre ser levado em consideração e depende das exigências físicas do paciente. Os exercícios de fortalecimento da cadeia cinética incluem *lat pull-downs* **vídeo**, exercícios de resistência progressiva (ERP) para o trapézio médio e os romboides **vídeo** e padrões de

felicitação neuromuscular proprioceptiva (FNP) da extremidade superior *vídeo*. É importante, durante todo o processo de reabilitação, que o paciente mantenha o máximo possível seus níveis de condicionamento cardiovascular. Os exercícios aeróbios, que aumentam a resistência e a sensação de bem-estar geral, devem fazer parte de todos os programas de exercício.[211,212] O condicionamento cardiovascular deve ser iniciado tão logo possível, para prevenir o descondicionamento. Esses exercícios também servem como aquecimento antes dos programas de alongamento.

Padrão de prática 4B: Distúrbios na mobilidade articular, na função motora, no desempenho muscular e na amplitude de movimento associados a distúrbios na postura

Os estudos de composição da fibra têm mostrado que a disfunção primária nos músculos do pescoço é uma perda na capacidade de sustentação tônica, com a disfunção sendo maior nos flexores do pescoço.[55,213] Várias síndromes posturais da coluna cervical foram identificadas ao longo dos anos. Uma causa comum de muitas dessas síndromes é a postura anteriorizada da cabeça.

Síndrome cruzada proximal [68,69]

Essa síndrome envolve a tensão do levantador da escápula, do trapézio superior, dos peitorais maior e menor, do ECM e fraqueza dos flexores profundos do pescoço e dos estabilizadores escapulares inferiores. Ela se caracteriza pelos seguintes aspectos:

▶ Elevação e protrusão do ombro.
▶ Rotação e abdução da escápula.
▶ Escápula alada.
▶ Cabeça anteriorizada (ver discussão a seguir).
▶ Redução da estabilidade da articulação glenoumeral.
▶ Aumento da atividade muscular do levantador da escápula e do trapézio.

As mudanças posturais que ocorrem com a síndrome cruzada proximal alteram as relações estruturais do ombro e da coluna cervical. Isso pode resultar em mudanças nas relações de tensão-comprimento e nas cinemáticas dos músculos escapular e cervical. As consequências dessas mudanças incluem irritação da raiz nervosa posterior, radiculopatia cervical, hipermobilidade segmentar e instabilidade de CIV-CV.[94,214]

Cabeça anteriorizada

A postura anormal há muito tempo é considerada, por muitos especialistas, como sendo a causa de inúmeros comprometimentos musculoesqueléticos e neurovasculares.[43,46,57,215-224] A postura anteriorizada da cabeça (na posição sentada ou de pé) é descrita como o posicionamento anterior excessivo desta em relação a uma linha vertical de referência, aumento na lordose da coluna cervical e ombros arredondados com cifose torácica. Outras adaptações posturais associadas à postura anteriorizada incluem escápulas prolongadas com músculos anteriores tensos e músculos posteriores alongados, e o desenvolvimento de cifose cervicotorácica entre a vértebra CIV e a TIV (Tab. 23-7).[225-227] Além disso, essas adaptações são perpetuadas pelo ciclo natural de envelhecimento da coluna, que envolve degeneração do disco, pressão vertebral, calcificação ligamentar e redução nas lordoses cervical e lombar, produzindo posições de flexão espinal ou curvatura.

Os padrões ou posições habituais de movimento contribuem para o desenvolvimento dessas mudanças e produzem hiperatividade muscular, estresse ligamentar e alteração na relação anatômica e biomecânica das articulações. Sob o ponto de vista teórico, se um músculo alonga-se como parte dessa compensação, a atividade do fuso muscular aumenta, produzindo inibição recíproca do antagonista funcional do músculo, resultando em alteração nas forças acopladas normais e em relação artrocinemática, afetando, portanto, a realização de operações eficientes e ideais do sistema do movimento.[110,112,225,228,229]

Em condições normais, o CG da cabeça situa-se ligeiramente anterior ao ouvido. A colocação habitual da cabeça anterior ao CG do corpo gera estresse indevido sobre a articulação temporomandibular, as articulações de faceta torácica superior e cervical (em especial na junção cervicotorácica) e os músculos de apoio.[223,230]

Para cada 2,5 cm que permanecer anterior ao CG, o peso da cabeça é adicionado à carga suportada pelas estruturas cervicais.[215] Por exemplo, o peso médio da cabeça é de 4,5 kg. Se o queixo estiver a 5 cm anterior ao manúbrio, a carga recebe 9 kg adicionais. Se o movimento normal for executado com essa postura deficiente, o resultado pode ser a imposição de esforço anormal sobre a cápsula da articulação, os ligamentos, o DIV e os músculos levantador da escápula, trapézio superior, ECM, escaleno e suboccipital.

Posturas anteriorizadas sustentadas da cabeça podem ocasionar fadiga dolorosa no levantador da escápula, nos romboides e na porção inferior do trapézio, uma condição conhecida como *síndrome do pescoço cansado*.[1] Os músculos traumatizados podem causar dor que, por sua vez, resulta na restrição de movimentos. Os indivíduos com essas anormalidades posturais podem sentir dor miofascial que ocasiona dor em zona referida.[43] Acredita-se que a dor miofascial seja causada pelos detritos produzidos pelos músculos ou por isquemia localizada dessas estruturas. Durante esse processo ocorre um ciclo subjacente de relaxamento anormal em alguns músculos, com encurtamento, alongamento e perda de tônus em outros, resultando em lesão e disfunção articular.

Quando a cabeça é trazida para a frente, durante a flexão dos segmentos cervicais, os músculos escalenos são encurtados adaptativamente, diminuindo, assim, a sustentação das costelas superiores. A flexão cervical é seguida de aumento da curvatura torácica, sendo que aumenta a tensão da musculatura espinal.[231,232] Nessa posição, a extensão da cabeça deve ocorrer a fim de manter os olhos na horizontal e permitir que o indivíduo olhe para a frente.[46,81,233] Essa hiperextensão occipital do crânio na coluna cervical está relacionada à dor na cabeça, no pescoço e na articulação temporomandibular. A relação de dor postural foi descrita por Willford e colaboradores[234] em pessoas que usam lentes corretivas multifocais.

Como as articulações zigoapofisárias na região cervical média incorrem em mais sustentação de peso como resultado da cabeça projetada, pode ocorrer osteofitose marginal. Os níveis comuns para essa ocorrência são o de CV-CVI e o de CVI-CVII. Essas mudanças alteram, também, o ritmo escapulotorácico por causa das alterações no tônus muscular dos romboides e do serrátil anterior. Essas relações alteradas aumentam a distância entre a origem e a inserção do trapézio, do romboide maior e menor e do levantador da escápula, o que resulta em tensão adicional.

A abdução da escápula ou a protrusão dos ombros ocasiona o rebaixamento do processo coracoide, produzindo encurtamento adaptativo do peitoral menor que, por sua vez, retifica a parede torácica anterior e altera o movimento da escápula, produzindo um comprometimento mecânico do ombro.

A protrusão da cintura escapular também limita a extensão da coluna torácica superior que, por sua vez, inibe a elevação e a abdução dos ombros (Fig. 23-73). Essa alteração pode provocar hipermobilidade ou instabilidade da articulação glenoumeral e síndromes por esforço repetitivo dos levantadores ou dos abdutores do ombro. Além disso, a protrusão do ombro induz a rotação interna do úmero e, consequentemente, o alongamento da cápsula da articulação glenoumeral posterior; além de aumentar a força anterior na articulação como resultado da gravidade. A primeira pode resultar em instabilidade posterior e em hipermobilidade rotatória, e a última em instabilidade anterior e em tendinite do bíceps, considerando que esse músculo trabalha excessivamente, na tentativa de estabilizar a articulação glenoumeral.

A linha de gravidade deslocada anteriormente, induzida pela postura anteriorizada da cabeça, exerce algum efeito sobre a respiração. A mudança na postura apresenta as seguintes consequências:[235]

1. *Respiração com a boca aberta.*[236] Esse é o padrão normal de respiração para o recém-nascido. O padrão respiratório torna-se anormal se persistir até os 5 ou 7 anos de idade. As crianças com longos episódios de infecções sinusais e bloqueios são forçadas a usar a respiração bucal como método primário. Com o desenvolvimento dos dentes e da língua, a passagem oral de ar torna-se reduzida, forçando a criança a abrir mais a boca para respirar. É possível que isso resulte em:[236-239]

   a. Falha em filtrar os patógenos e partículas do ar inspirado. Essas partículas vão diretamente para os alvéolos e produzem reação inflamatória nos pulmões, que resulta em broncoespasmo ou asma e estimula a hipersensibilidade futura a qualquer uma dessas partículas.

   b. Falha em umidificar o ar inspirado, de modo que o ar que entra nos pulmões é seco.

   c. Falha em aquecer o ar inspirado. O ar frio que penetra nos pulmões estimula a presença crescente de leucócitos, aumentando a hipersensibilidade dos pulmões. A intervenção inicial com respiradores bucais é essencial, sendo também recomendável que a criança mantenha a língua contra o teto da boca enquanto respira.

2. *Hiperflexão torácica.* Embora apenas teórica, a compensação torácica é necessária para neutralizar a inclinação posterior da cabeça e para que os olhos retornem à posição horizontal. Essa compensação produz:

   a. Redução na extensão torácica.

   b. Capacidade reduzida das costelas para elevarem-se durante a inspiração, resultante da capacidade reduzida da cavidade torácica de expandir-se durante a inspiração.[237-239]

   c. Aumento na taxa de frequência respiratória.[237-239]

   d. Encurtamento dos músculos escalenos. Devido a sua recém-adquirida posição encurtada, os músculos adquirem capacidade reduzida de contrair, resultando em: capacidade reduzida de elevar a primeira costela; capacidade reduzida de aumentar a dimensão vertical da cavidade torácica durante a inspiração;[237-239] aumento na respiração apical.[237-239]

As forças provenientes das regiões cervical e torácica da coluna podem ser transmitidas para a coluna lombar, aumentando a curva lordótica.[240,241] O exagero da curva lombar é acompanhado por deslocamento do peso para a parte posterior dos corpos vertebrais e para os processos articulares, produzindo esforço articular máximo na junção lombrossacral e inclinação anterior da pelve.

O aumento da inclinação anterior da pelve produz encurtamento do grupo do eretor da coluna e dos flexores do quadril e é acompanhado por alongamento dos músculos abdominais e dos tendões. Esses desequilíbrios musculares mantêm a deformidade.[242]

A intervenção para a disfunção postural focaliza-se na correção de quaisquer desequilíbrios de força e flexibilidade. Após a identificação da fonte mecânica, o foco da intervenção passa a ser o treinamento simultâneo dos músculos, contraindo o músculo estendido quando estiver em posição encurtada e alongando o encurtado.[112] Os programas de exercícios para a postura da cabeça anteriorizada devem focar desequilíbrios de tecidos moles subjacentes por meio da inclusão do fortalecimento do flexor cervical profundo e do retrator do ombro e alongamento dos músculos peitorais. O foco inicial dos programas de exercícios terapêuticos é readquirir o comprimento normal de um músculo antes de reforçá-lo, para que sejam atingidos padrões satisfatórios de movimento. Pearson e Walmsley[243] descobriram que a repetição de retrações cervicais superiores alteravam a postura de repouso do pescoço. Roddey e colaboradores[244] demonstraram a presença de melhoras na posição escapular de repouso depois de programas de alongamento do músculo peitoral. Em um estudo aleatório e controlado de um programa de correção postural consistindo de exercícios de fortalecimento escapular e de alongamento do pescoço para pacientes com dor e distúrbio temporomandibular, Wright e colaboradores[245] registraram melhoras significativas nos sintomas (dor na mandíbula e no pescoço), em comparação com o grupo-controle.[246]

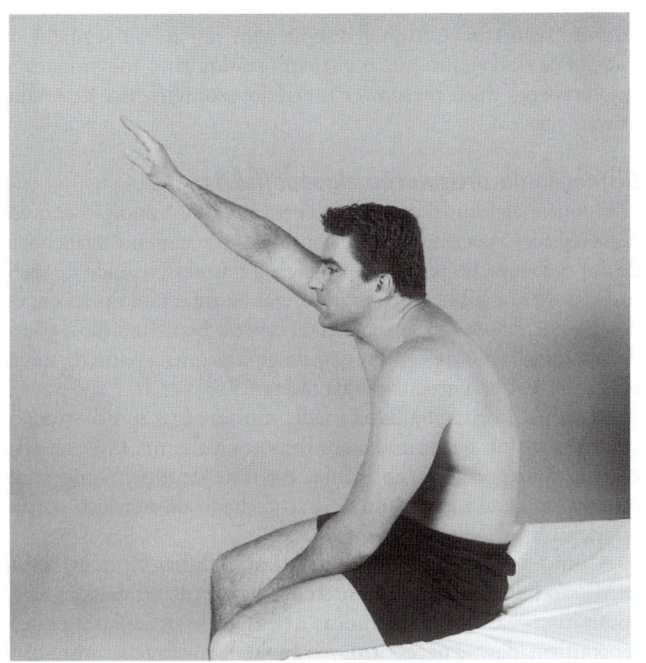

FIGURA 23-73 Efeito da cabeça anteriorizada sobre a elevação do ombro.

Os exercícios recomendados incluem os seguintes:

▶ Flexão anterior do queixo no decúbito em supino, com a cabeça em contato com o piso. Esse exercício deve progredir para a elevação da cabeça do piso em posição flexionada, mantendo-a durante períodos de tempo variados.

▶ Queda do queixo na posição sentada, inicialmente com e depois sem ajuda.

▶ Exercícios de retração resistida do ombro na posição sentada usando *theraband*. O exercício deve progredir para retração do ombro em prono com auxílio de pesos.

▶ Alongamentos peitorais unilaterais e bilaterais.

Padrão 4D: Distúrbios na mobilidade articular, na função motora, no desempenho muscular e na amplitude de movimento associados a disfunções dos tecidos conjuntivos

Espondilose cervical

A espondilose cervical é uma condição degenerativa crônica da coluna cervical que afeta os corpos vertebrais e os DIVs do pescoço, assim como o conteúdo do canal espinal (raízes nervosas e/ou medula espinal). As características da doença degenerativa da articulação e do disco estão ligadas às mudanças ósseas, e ambas costumam ocorrer simultaneamente.[54] Cyriax[106,147] usou o termo *espondilose* para o estágio final das doenças espinais, embora o termo seja agora empregado para descrever vários níveis de mudanças degenerativas na coluna cervical.[54] A degeneração cervical crônica é a causa mais comum de compressão progressiva da raiz nervosa e da medula. As anormalidades dos limites fibroelásticos e ósseos do canal espinal cervical ósseo afetam a disponibilidade de espaço para as raízes nervosas e a medula espinal, resultando em estenose. Alterações espondilóticas podem ocorrer no canal espinal e resultar em mielopatia, ou em recesso lateral e forames, que podem causar radiculopatia. Embora geralmente permaneça assintomática por um longo período, essa estenose pode transformar-se em uma grande influência na produção de distúrbios radiculomielopáticos compressivos, quando outras condições, como espondilose, hérnia de disco e trauma tornarem-se sobrepostas. Como o espaço resultante para as estruturas neurais se torna menor, aumenta o risco de desenvolvimento de distúrbios motores e/ou sensoriais.

Normalmente, as alterações degenerativas progressivas aparecem em radiografias ao longo do tempo, como parte da história natural da coluna em processo de envelhecimento. A evidência radiográfica da degeneração cervical pode ser observada em algumas pessoas por volta dos 30 anos de idade e está presente em mais de 90% das pessoas acima de 60 anos.[247] Embora o envelhecimento da coluna cervical seja onipresente, permanece a controvérsia sobre se o processo de espondilose pode ser acelerado em pacientes com história de lesões no tecido mole do pescoço e dor persistente. Entretanto, na ausência da dor, o achado das mudanças degenerativas nas radiografias não deve ser mal-interpretada como patológica. Um estudo relatou evidências de espondilose cervical em 35% dos indivíduos assintomáticos.[248]

A apresentação clínica de coluna degenerativa sintomática é de início gradual de sintomas no pescoço ou no braço (radiculopatia), ou ambos, que aumentam de frequência e gravidade.[54] Em geral, a dor é mais intensa quando o paciente está em determinadas posições, podendo interferir no sono. Um achado comum é a rigidez matinal do pescoço, que melhora gradualmente durante o dia. Contudo, em alguns casos, o paciente apresenta rigidez aguda no pescoço, mielopatia cervical e insuficiência vertebrobasilar.[249] O suprimento sanguíneo da medula espinal é um fator anatômico importante na patofisiologia. As artérias radiculares das conexões durais dificilmente conseguem suportar as compressões e traumas repetitivos de menor importância. A medula espinal e o tamanho do canal também são fatores.

Os achados do exame físico incluem movimento reduzido no plano sagital, com redução na inclinação lateral. O padrão capsular se desenvolve na proporção em que a degeneração progride.[147] A mielopatia espondilótica é a consequência mais grave da degeneração do DIV cervical, em especial quando está associada com canal vertebral cervical estreito. A Tabela 23-15 descreve cinco categorias de mielopatia cervical espondilótica, com base em achados neurológicos predominantes. Geralmente, a mielografia com tomografia computadorizada (TC) é o teste de imagem escolhido para avaliar a estenose foraminal e espinal.

A intervenção conservadora para espondilose cervical sem radiculopatia ou mielopatia envolve o uso de modalidades eletroterapêuticas para controlar a dor e aumentar a extensibilidade do tecido conjuntivo. Essas modalidades em geral incluem calor úmido, estímulo elétrico e ultrassom. A imobilização da coluna cervical pode ser uma alternativa para pacientes com irritação nervosa para limitar o movimento do pescoço e causar mais irritações. Nessas circunstâncias, as órteses cervicais macias são recomendadas na fase inicial. Órteses mais rígidas (p. ex., a órtese Philadelphia e a jaqueta Minerva) podem imobilizar significativamente a coluna cervical. Para o uso de tipoias deve-se levar em consideração a tolerância e a colaboração do paciente; seu uso deve ser interrompido o mais rapidamente possível. Os travesseiros cervicais moldados podem alinhar melhor a coluna durante o sono, além de dar alívio sintomático para alguns pacientes. As técnicas manuais são utilizadas para alongar os tecidos adaptativamente encurtados. Os exercícios de amplitude de movimento devem ser feitos de acordo com o nível de tolerância. Inicialmente, são executados em uma direção sem dor e, em seguida, na direção da dor. Assim que o paciente readquirir o movimento, o fisioterapeuta pode prescrever exercícios isométricos e de estabilização cervical.

Disfunção da articulação zigoapofisária

O bloqueio agudo da articulação cervical é uma condição comum dessa região. O paciente com tal condição normalmente relata início de dor unilateral no pescoço ou "pescoço travado", seguido de inclinação posterior súbita, inclinação lateral ou rotação do pescoço, ou dor seguida de posição sustentada da cabeça. Essa condição é considerada o resultado da compressão de uma pequena parte da membrana sinovial pela articulação da faceta.[86,92,250]

A palpação lateral à linha média muitas vezes indica mudanças regionais no tecido mole em resposta a alguma lesão na articulação zigoapofisária subjacente, e o teste de movimento combinado em geral mostra um padrão fechado de restrição correspondente à articulação lesionada.[85]

Como as imagem tradicionais (radiografias simples, TC e IRM) são pouco notáveis na presença da dor na articulação zigoapofisária,[250] as suspeitas clínicas dessas lesões articulares podem ser confirmadas, se necessário, por meio de infiltrações intra-articulares diagnósticas na articulação ou por um bloqueio do seu suprimento nervoso.[251,252]

TABELA 23-15 Características das diferentes síndromes de mielopatia cervical espondilótica

Síndrome	Dor	Anormalidade da marcha	Envolvimento das extremidades	Lateralidade
Lateral (radicular)	Sim	Às vezes	Superiores	Unilateral na maioria das vezes
Medial (mielopática)	Não	Sim	Inferiores	Geralmente bilateral
Combinada	Às vezes	Sim	Superiores e inferiores	Unilateral nas extremidades superiores e bilateral nas inferiores
Vascular	Não	Sim	Superiores e inferiores	Bilateral
Anterior (fraqueza indolor da extremidade superior)	Não	Não	Superior	Unilateral na maioria das vezes

Spivak JM, et al.: *Orthopaedics: A Study Guide*. New York: McGraw-Hill, 1999:349. Com permissão da McGraw-Hill.

A intervenção conservadora envolve o uso de modalidades eletroterapêuticas para controlar a dor e a inflamação. As técnicas de mobilização articular que utilizam combinação de flexão ou extensão e rotação, com tração sobreposta, são aplicadas inicialmente na direção sem dor e, em seguida, na direção da dor.

Quando o paciente readquire o movimento, os exercícios de amplitude de movimento e isométricos são prescritos até que a amplitude completa seja recuperada, momento em que os exercícios de fortalecimento começam a progredir.

Torcicolo agudo (pescoço rígido agudo)

O torcicolo é um sintoma e também uma doença. Sua forma aguda, conhecida por pescoço rígido agudo, geralmente se desenvolve durante a noite em adultos jovens e na meia-idade. A etiologia precisa não é clara, mas, como a maioria desses pacientes aparentemente apresenta os sintomas logo após acordar pela manhã, pode ser resultado de alguma lesão nos músculos, nas articulações ou nos ligamentos, simplesmente pelo fato de dormir com o pescoço em posição atípica. Essa posição pode colocar as articulações envolvidas em posição de movimento extremo, alongando as estruturas e aumentando o risco de impacto quando a articulação volta para a posição normal.

Os pacientes com essa condição apresentam espasmos dolorosos no pescoço. No exame, o espasmo do músculo cervical é visível e palpável. Há uma acentuada limitação da amplitude de movimento do pescoço e o paciente pode manter a cabeça em posição confortável na direção do lado do músculo envolvido. Uma das características comuns é a presença de correlação radiográfica limitada, ou de nenhuma correlação, entre o grau da dor no pescoço relatada pelo paciente e o grau de modificações radiográficas.

Embora seja simples, o método da cabeça pendente é eficaz no tratamento de pescoço rígido com dor aguda com início espontâneo.[252a] Essa técnica exige o uso de uma mesa de exame, cuja cabeceira tenha a característica de inclinar-se para baixo. O paciente deve estar posicionado em supino na extremidade desta, e a cabeceira deve ter uma inclinação descendente de cerca de 20°. Essa posição, que deve ser mantida durante um período de 5 a 10 minutos, gera uma força de tração suave que permite o relaxamento do esternocleidomastóideo. Alternativamente, essa tração suave pode ser aplicada manualmente. Se o tratamento for bem-sucedido, não é necessária nenhuma intervenção adicional. Nos casos em que essa técnica não tenha êxito, o paciente pode tranquilizar-se tendo em vista que apresenta uma condição autolimitada e os sintomas serão resolvidos dentro do período 24 a 48 horas, com solução completa em duas semanas. Durante esse período, o tratamento é sintomático e inclui:

▶ Compressas quentes, massagem.

▶ Educação do paciente em relação à manutenção da postura correta e dormir com o lado doloroso sobre um travesseiro baixo e firme.

▶ Exercícios leves de amplitude de movimento com os membros superiores e a coluna cervical.

▶ O uso de órtese cervical varia, porém deve ser limitado às primeiras 24 horas.

O médico do paciente deve prescrever relaxantes musculares e analgésicos. Se os sintomas persistirem depois de 24 horas, é importante excluir algumas das causas mais importantes desses sinais e sintomas. Isso inclui deslocamento do rotador atlantoaxial, dente do áxis e fratura de CI, inflamação, síndrome de Grisel, artrite reumatoide juvenil, tumor e meningite bacteriana.

Padrão 4E: Distúrbios na mobilidade articular, na função motora, no desempenho muscular e na amplitude de movimento associados a inflamações localizadas

Distúrbios associados à chicotada

Mais recentemente, o papel do fisioterapeuta na intervenção das consequências da chicotada tem aumentado de forma significativa. Portanto, é imprescindível ter ampla compreensão dos mecanismos que produzem os inúmeros sintomas associados a esse tipo de lesão.

O termo *lesão por chicotada* foi introduzido em 1928 pelo ortopedista norte-americano H. E. Crowe,[253] e foi definido como os efeitos das forças súbitas de aceleração-desaceleração sobre o pescoço e o tronco superior como resultado das forças externas que exercem um "efeito como um açoite". Crowe enfatizou que o termo *chicotada* "descreve apenas a forma do movimento repentino que produziu a entorse no pescoço".

Apesar de uma grande atenção, os distúrbios associados à chicotada (DAC) permanecem um enigma. Em parte, a ausência de compreensão minuciosa é o resultado da natureza da própria doença. A natureza subjetiva e a alta prevalência dos sintomas têm provocado controvérsias sobre sua causa. Geralmente, essas queixas subjetivas são caracterizadas por relatos de dor e sofrimento com ausência de achados físicos focais e de estudos de imagem positivos.[254] Além disso, a determinação do diagnóstico foi obscurecida por questões de compensação financeira.[255-257]

Definição. Existe pouca concordância quanto à definição do DAC. Alguns autores de artigos sobre chicotada, como Gay e Abbot,[258] não definem essa condição com clareza. Nem Gotten[259] nem Macnab[260,261] apresentam alguma definição, embora Macnab tenha observado que "lesões significativas no tecido mole podem resultar da distensão no pescoço decorrente de aceleração súbita".[261] Farbman[262] classificou a lesão por chicotada como uma entorse musculoligamentar do pescoço, que não envolve nenhum dano na raiz nervosa, fraturas e outras complicações. Nordhoff[263] não separar descreve o distúrbio em termos igualmente simples, como a lesão que ocorre nos ocupantes de um veículo que é rapidamente desacelerado ou acelerado, sem referência às partes do corpo envolvidas. A seguinte definição, fornecida pela Quebec Task Force on Whiplash-associated Disorders,[264] por qualquer razão, não incluiu colisões frontais e é bastante vaga:

> A chicotada é um mecanismo de aceleração-desaceleração de transferência de energia para o pescoço. Ela pode resultar não apenas do impacto de colisões traseiras ou laterais de veículos, mas pode também ocorrer nos mergulhos e em outros acidentes. O impacto pode resultar em lesões ósseas ou do tecido mole (lesão por chicotada) que, por sua vez, podem provocar uma grande variedade de manifestações clínicas.

Mecanismo. Diversos mecanismos possivelmente resultam em DAC, incluindo:

- Acidentes com veículos automotores.
- Lesões esportivas envolvendo pancadas na cabeça ou no pescoço ou uma aterrissagem forçada.
- Trauma no pescoço ou no corpo.
- Puxões e empurrões nos braços.
- Quedas, cair sobre o tronco ou sobre o ombro.

Os acidentes com veículos automotores (AVA) talvez sejam o mecanismo mais comum do DAC. De acordo com registros, mais de 1 milhão de lesões por chicotada ocorrem a cada ano nos Estados Unidos.[256] Em 1994, 18% dos AVAs envolvendo os passageiros eram colisões traseiras.[265]

A extensão das lesões provenientes de DAC seguido de um AVA depende, em parte, de três fatores: (1) a posição da cabeça no ponto de impacto (ver Fig. 23-74), (2) a quantidade de força envolvida e (3) a direção dessas forças (ver Fig. 23-75).

Posição da cabeça. As lesões de pura extensão aparentemente são atípicas nos casos de DAC, pois a maioria delas envolve combinações forçadas de movimento. Essas combinações incluem força de flexão ou extensão aplicada à cabeça e ao pescoço rodado, resultando da posição virada durante o impacto.[266] No máximo, 57% das pessoas apresentam a lesão por chicotada, com os sintomas persistindo por até dois anos após as colisões, com a cabeça rodada, fora da posição anatômica, na hora do impacto.[267,268] Na verdade, a posição da cabeça foi relatada como o único aspecto do acidente de colisão que apresenta correlação estatisticamente significativa com a duração dos sintomas.[268]

Quantidade de força. A quantidade de força aplicada ao pescoço é quase igual ao peso da cabeça e a velocidade com que ela se movimenta. Consequentemente, quanto mais pesada a cabeça ou quanto mais rápido ela se movimentar, maior será a tensão sobre o pescoço.

Entretanto, é bastante reconhecido por fisioterapeutas com alguma experiência com pacientes que sofreram AVA, que os indivíduos envolvidos em acidentes em alta velocidade saem-se melhor do que muitos que se envolveram em impactos comuns.

Direção da força. A direção da força desempenha papel significativo no grau de dano sofrido pelo paciente. A direção das forças aplicadas depende dos seguintes fatores:[80]

1. Onde o carro é atingido; isto é, na parte dianteira, traseira ou lateral.
2. Simetria do impacto; isto é, diretamente na cabeça ou na traseira, ou na lateral dianteira ou traseira.
3. Se o carro é jogado para a frente em direção a outro veículo, contra o meio-fio ou contra outro objeto estacionário.
4. Posição da vítima em relação ao impacto.

Durante a fase inicial da colisão traseira, o tronco do ocupante é forçado para cima na direção da cabeça, e a coluna cervical sofre deformação sigmoide, resultando no movimento da cabeça para cima e para baixo.[269] Durante esse movimento, cerca de 100 milissegundos após o impacto, as vértebras cervicais inferiores sofrem extensão, mas sem translação.[269] Esse movimento leva os corpos vertebrais a separarem-se anteriormente e as articulações zigoapofisárias a chocarem-se posteriormente. Essas forças podem causar deslocamentos posteriores.[260,270,271]

Acredita-se que a razão para a enorme gravidade das lesões de hiperextensão sobre as outras direções da força esteja relacionada a vários fatores, incluindo:[263]

- O encosto do banco pode quebrar.
- O ocupante pode atingir o espaço à frente.
- O movimento diferencial entre o encosto do banco e o ocupante.
- Hiperextensão do pescoço sobre a restrição para a cabeça.
- Rebote da flexão do pescoço quando a cabeça ricochetear no apoio para a cabeça.

As lesões de hiperflexão geralmente são menos graves porque a quantidade da excursão da cabeça é limitada pelo queixo, que atinge o peito. A lesão adquirida pelos traumas de flexão lateral cervical depende de a cabeça atingir um objeto ou o ombro.[80]

Existem outras variáveis que também determinam o tipo e a extensão da lesão:[263]

- A posição do banco.
- Tamanho, altura e postura do passageiro.
- Desenho do interior do veículo.
- Tamanho do veículo.
- Sexo do motorista. As mulheres em geral posicionam seus bancos mais à frente do que os homens, o que as coloca mais próximas às estruturas dianteiras dos carros e, portanto, em risco maior de impacto no painel do veículo.
- Cinto de segurança. Esse assunto é controverso, pois o cinto de segurança parece ser o responsável por mais lesões do que outra fonte de contato no carro, embora sejam as menores.[272] Em parte, esse fato ocorre por causa do seu desenho, que restringe apenas um ombro, e devido ao fato de que o cinto atua como um

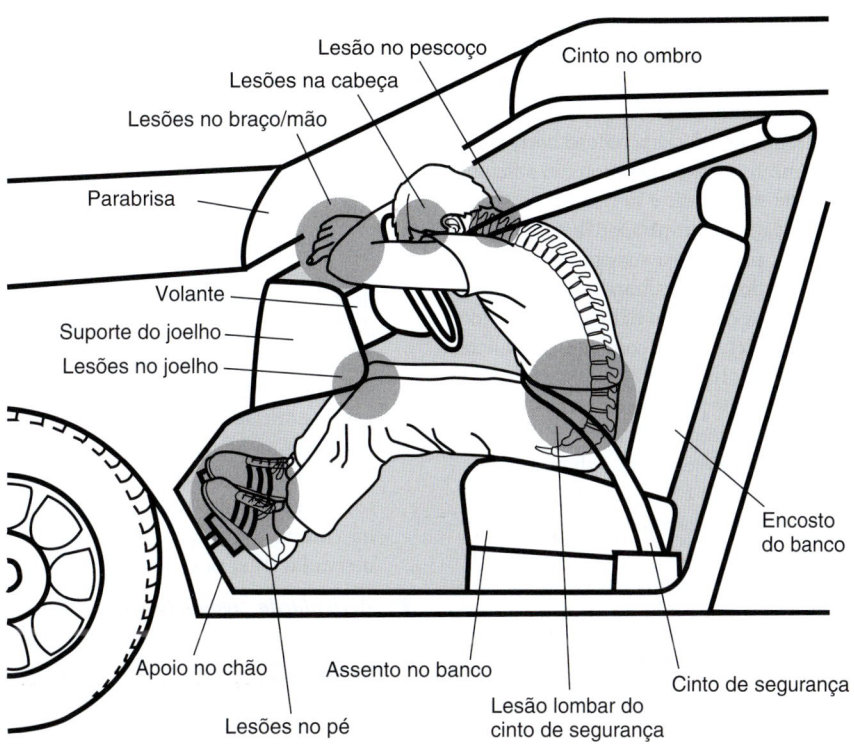

FIGURA 23-74 Interação humana com o interior de um carro durante uma colisão frontal. (Reproduzida com permissão de Murphy DR. *Conservative Management of Cervical Spine Syndromes*. New York: McGraw-Hill; 2000:133.)

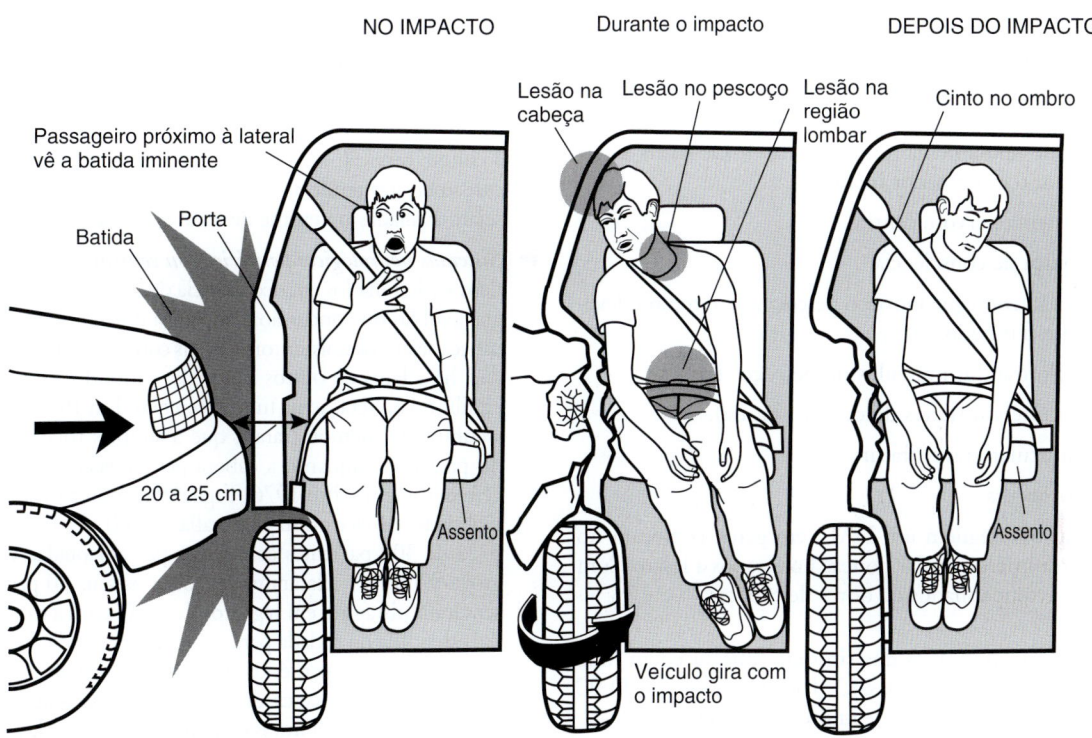

FIGURA 23-75 Movimento do ocupante em uma batida lateral. (Reproduzida com permissão de Murphy DR. *Conservative Management of Cervical Spine Syndromes*. New York: McGraw-Hill; 2000:134.)

apoio para a concentração de energia sobre o passageiro.[263] Em 1997, uma lei federal norte-americana exigiu que todos os veículos de passageiros tivessem *airbags*. Estima-se que a redução na mortalidade em colisões frontais associadas a *airbags* fique em torno de 25 a 30%[273] e talvez muito menos[274] quando comparada com cerca de 50% da redução associada ao uso correto dos cintos de segurança.[275] Como os *airbags* dão proteção adicional aos passageiros com cinto de segurança, é necessário comparar seu efeito combinado em relação a outro aparelho isolado ou completamente sem restrição, para avaliar sua eficácia de forma adequada. McGwin e colaboradores[276] realizaram um estudo retrospectivo relativo a passageiros do banco dianteiro envolvidos em colisões frontais de veículos rebocados, com registro policial, usando dados do National Automotive Sampling System de 1995 até 2000. Em comparação com os passageiros completamente sem proteção, aqueles que usaram somente o cinto de segurança ou em combinação com *airbag* apresentaram redução no risco total de lesão (risco relativo de 0,42 e 0,71, respectivamente); nenhuma associação foi observada para aqueles protegidos apenas com o *airbag* (risco relativo de 0,98). O estudo concluiu que apenas a disposição do *airbag* aparentemente não reduz de modo significativo o risco de lesão ou em conjunto com o cinto de segurança.[276] Estudos sobre a eficácia do *airbag* contra lesões menos graves com base na população, que eram raras, parecem sugerir que esse dispositivo de proteção pode estar apenas alterando a distribuição das lesões.[263,277]

▶ Altura do apoio para a cabeça. A altura do apoio para a cabeça parece exercer alguma influência, com o motorista muitas vezes colocando-o muito baixo ou sentando muito à frente, para conseguir apoio adequado para a cabeça.[278,279] Entretanto, os acidentes fatais envolvendo hiperextensão tendem a ocorrer na ausência do apoio para a cabeça, não havendo nenhuma limitação estrutural para o movimento da cabeça a não ser as estruturas anatômicas.

Achados clínicos. É óbvio que o exame meticuloso do paciente traumatizado é de fundamental importância.[280] Os sinais e sintomas para alertar o examinador incluem:

▶ Sinais no sistema nervoso central.
▶ Perda periódica de consciência.
▶ O paciente não consegue mover o pescoço, nem mesmo levemente (dente fraturado).
▶ Fraqueza dolorosa dos músculos do pescoço (fratura).
▶ Tração e compressão suaves dolorosas (fratura).
▶ Espasmo muscular grave (fratura).
▶ Queixas de tontura.

Os sintomas que seguem um DAC, em geral, começam no pescoço e na área interescapular poucas horas após a lesão. Com frequência, são acompanhados de dores de cabeça.[88]

Fonte dos sintomas. As causas dos sintomas que sucedem uma lesão por chicotada são numerosas. O dano resultante do DAC inclui lesão em uma ou mais das seguintes estruturas:

▶ *Estruturas do tecido mole.*[95] As distensões cervicais podem ser causadas por lesão de sobrecarga na unidade musculotendínea cervical devido às forças excessivas, que podem resultar em alongamento e ruptura dos músculos ou ligamentos, edema, hemorragia e inflamação. Muitos músculos cervicais não terminam nos tendões mas, em vez disso, inserem-se diretamente no osso por meio do tecido miofascial que se mescla no periósteo.[281] Os músculos respondem à lesão de várias maneiras, incluindo a contração reflexa, que aumenta posteriormente a resistência ao alongamento e serve como proteção para o músculo lesionado.

▶ *Cápsula articular e ligamentos.* Mecanorreceptores e nociceptores foram identificados na cápsula articular cervical[282] e nos ligamentos,[250] indicando uma entrada neural na sensação de dor e propriocepção. Estudos *post-mortem* descobriram que, depois das lesões por chicotada, embora as lesões ligamentares sejam bastante comuns na coluna cervical, a hérnia do núcleo pulposo é um evento raro.[283-286] As lesões de segmentos móveis encontradas na coluna cervical incluem ferimentos e hemorragia na região uncinada, conhecidas por lesões da borda ou transecções do anel fibroso anterior, ruptura dos ligamentos alares e avulsões da placa terminal vertebral.[283-287] Como na coluna lombar, as camadas externas do anel cervical são inervadas[288] e, portanto, uma razoável fonte de dor.[289]

▶ *Articulação zigoapofisária.* Embora seja possível a ocorrência de fraturas ou contusões nessas articulações, estudos *post-mortem* revelam que muitas dessas lesões não são detectadas pelas radiografias simples.[283,290-292] A dor na articulação zigoapofisária é a única base para a dor crônica no pescoço após a chicotada ter sido submetida a escrutínio científico.[92,293,294] Entretanto, ela não pode ser diagnosticada clinicamente por meio de imagens clínicas. O diagnóstico se baseia em bloqueios diagnósticos controlados da articulação dolorosa, com orientação fluoroscópica. Apesar da incerteza sobre o mecanismo exato que provoca a dor no pescoço, a articulação zigoapofisária cervical foi identificada como fonte de dor entre 25 e 65% das pessoas com dor no pescoço.[92,250-252,295-297] De forma mais específica, a prevalência da dor na articulação da faceta cervical inferior foi estimada em 49%.[296] Vale a pena lembrar que, embora as chamadas entorses do pescoço provenientes de acidentes automobilísticos envolvam a coluna cervical, uma entre as oito articulações espinais torácicas superiores tende a ser afetada, exigindo que essas estruturas sejam avaliadas no exame de lesão por chicotada.[298]

▶ *Sistemas neurológicos periféricos ou centrais.* Esses sistemas podem ser lesionados em decorrência de tração, impacto, hemorragia, avulsão ou concussão. Embora a dor no pescoço e a dor na cabeça sejam os dois sintomas mais comuns da lesão por chicotada,[5] há relatos de outros sintomas, como distúrbios visuais, de equilíbrio e alteração na função cerebral. Em 1927, Klein e Nieuwenhuyse[299] demonstraram que a simples rotação do pescoço do paciente, enquanto a cabeça permanecia fixa, causou vertigem e nistagmo. Em 1976, Toglia[300] relatou a presença de anormalidades de eletronistagmografia (ENG) objetivas em cerca de 57% de 309 pacientes com lesões por chicotada. Wing e Hargrove-Wilson[301] relataram que todos os seus 80 pacientes apresentaram nistagmo em registros de ENG com a cabeça flexionada, estendida ou rodada para a direita e esquerda. Para localizar a função vestibular periférica anormal foi utilizada a posturografia de plataforma em cerca de 90% dos 48 pacientes examinados por Chester.[302] As fraturas e as luxações, muitas das quais provocando dano na medula, foram encontradas em indivíduos com lesões de hiperextensão que não apresentavam nenhuma evidência radiográfica da gravidade dessas lesões.[80,303]

▶ *Disco intervertebral.* Estudos clínicos e experimentais têm demonstrado de forma consistente a cicatrização insatisfatória e lenta das lesões de disco depois de traumas de hiperextensão, com lesões bem pequenas levando até 18 meses para cicatrizar.[292,304] Um estudo de acompanhamento, com tempo de revisão médio de cerca de 11 anos,[305] descobriu que 40% dos pacientes estavam ainda apresentando sintomas intrusivos ou graves (12% graves e 28% intrusivos). O mesmo estudo revelou que, em geral, os sintomas não se alteraram dois anos depois do acidente.

▶ *Gânglios da raiz posterior.*[292]

▶ *Estruturas vasculares (artérias vertebrobasilares).* Estudos *post-mortem* mostraram que as lesões da artéria vertebral são encontradas em cerca de um terço das vítimas fatais de acidentes automobilísticos com lesão vertebral no atlas.[306]

▶ *Estruturas viscerais (secundárias a rupturas ou contusões).*

De maneira geral, o exame físico revela sensibilidade sobre os processos transversos e espinais ou sobre o corpo vertebral anterior, dependendo das estruturas envolvidas. Conforme a intensidade da lesão, o movimento pode ser muito restrito, como resultado da defesa muscular.

Além de examinar possíveis fraturas, não existe outra indicação válida para obtenção de imagens clínicas após a chicotada, a menos que o paciente apresente sinais neurológicos.[254] Os achados nas imagens simples tipicamente são normais, embora possa haver perda da lordose cervical. A IRM nada revela, a não ser mudanças relacionadas à idade com a mesma prevalência que nos indivíduos assintomáticos.[307-309] Um estudo recente interessante, porém pequeno, sugere que, em pacientes com dor aguda persistente no pescoço, a TC de emissão de fóton único, obtida quatro semanas após a lesão, revela pequenas fraturas ocultas das bordas vertebrais ou das articulações sinoviais do pescoço.[310]

Intervenção. Depois que tiver sido eliminada a possibilidade de fratura, luxação, lesão do DIV ou comprometimento neurovascular, recomenda-se adotar uma abordagem conservadora. Inicialmente, o colar cervical pode ser prescrito para reduzir a defesa muscular. Repouso na cama, junto com analgésicos e relaxantes musculares, por não mais de 2 a 3 dias, pode ser prescrito para pacientes com lesões graves. Entretanto, em casos menos graves, o repouso não se mostrou útil para melhorar a recuperação e, quando comparado com a mobilização ou com a educação do paciente, apresenta a tendência de prolongar os sintomas.[196,197]

Gelo e estímulo elétrico devem ser aplicados no pescoço durante as primeiras 48 a 72 horas para ajudar a controlar a dor e a inflamação. Os exercícios de amplitude de movimento de flexão e de rotação nas amplitudes sem dor devem ser iniciados o mais cedo possível para reduzir uma possível hipomobilidade. Isométricos cervicais suaves também são introduzidos. O fortalecimento intensivo da musculatura cervical não deve começar até a recuperação total da amplitude de movimento. O fortalecimento do trapézio e de outros estabilizadores escapulares pode ser obtido por meio de exercícios da extremidade superior, tomando-se o cuidado de evitar aumento nos sintomas.

Muitos pacientes melhoram dentro de oito semanas, embora a resolução completa seja menos comum.[311] Se a dor persistir por mais de três meses, deve-se suspeitar de lesões mais graves no ligamento, no disco, de lesões associadas na articulação zigoapofisária ou de outros fatores (ver a seguir). Caso a dor significativa no pescoço persista após o período de 6 a 8 semanas, as radiografias de flexão e extensão são úteis para excluir ou confirmar a instabilidade.

Resultados. Estudos abordando a história natural do DAC têm produzido resultados variáveis. Em uma série, os sintomas resolveram-se em 52% dos pacientes em oito semanas, e em 87% deles em cinco meses.[312] Em outra série, a maioria dos pacientes recuperou-se rapidamente após uma lesão aguda, com 80% tornando-se assintomáticos em 12 meses.[267] Após esse período, entre 15 e 20% dos pacientes permaneceram sintomáticos, e apenas cerca de 5% foram afetados gravemente. Além da aflição resultante da dor no pescoço e na extremidade superior, há que se contabilizar também os custos sociais associados ao nível de absenteísmo no trabalho.

Muitos estudos revelaram que, embora a maioria dos pacientes com DAC tenha resolução espontânea dos sintomas, um pequeno subgrupo continua sintomático depois de um ano.[254] Esse grupo constitui o maior encargo para as companhias de seguro e para os planos de saúde, pois a despeito das imagens clínicas e dos testes de diagnóstico específicos, os médicos não conseguem identificar a fonte precisa desses sintomas ou aplicar intervenções com sucesso. É nesse pequeno subgrupo de pacientes com sintomas crônicos persistentes que a necessidade de uma melhor compreensão dos fatores de risco, da fisiopatologia, da história natural e da eficácia das opções de intervenção ficam aparentes.[254]

Se os sintomas persistirem por mais de seis meses, com frequência são encontradas evidências de doença degenerativa preexistente.[313] Sintomas preexistentes, como dor de cabeça e mudanças degenerativas radiológicas, parecem ser importantes prognosticadores de resultados desfavoráveis.[107]

Um estudo[267] examinou um grupo de 117 pacientes consecutivos, acompanhados regularmente após a lesão inicial durante dois anos, para determinar se o estado de pré-lesão, o mecanismo da lesão, o exame físico e os fatores somáticos, radiográficos ou neurofisiológicos poderiam ser usados para prever o resultado final. Ao final desse período, constatou-se que os pacientes com sintomas persistentes eram mais velhos na época da lesão do que o grupo assintomático, além de apresentarem incidência mais alta de dor de cabeça pré-traumática. Havia incidência maior da posição da cabeça rodada ou inclinada na ocasião do impacto, bem como intensidade maior da dor inicial no pescoço e dor de cabeça, incidência maior de sintomas radiculares iniciais, grande quantidade de sintomas globais iniciais e pontuação média maior em uma análise múltipla de sintomas.[267]

A compensação financeira determinada pela presença continuada de dor e sofrimento aparentemente é uma barreira para a recuperação e pode promover a doença e a incapacidade persistentes. A incidência de pedidos de ressarcimento de seguro para a chicotada é de cerca de um em mil pessoas por ano,[293] embora nem todas aquelas envolvidas em acidentes de automóvel desenvolvam sintomas, e nem todos os pacientes sintomáticos manifestem lesão crônica.

Integração dos padrões de prática 4B, 4F e 5F: Distúrbios na mobilidade articular, na função motora, no desempenho muscular e na amplitude de movimento associados a distúrbios na postura, disfunção sistêmica (síndromes de dor referida), distúrbios espinais, disfunção da dor miofascial e compressão nervosa periférica

Síndrome do desfiladeiro torácico [177,314]

Essa síndrome se caracteriza por sintomas atribuíveis à compressão das estruturas neurais e anatômicas que passam pelo desfiladeiro torácico. Este espaço anatômico é limitado pela primeira costela torácica, a clavícula e a borda superior da escápula por onde passam os grandes vasos e os nervos da extremidade superior (ver Fig. 23-76). As fronteiras ósseas do desfiladeiro incluem essas três estruturas, e a sua passagem é posteriormente definida pelo intervalo interescaleno, um triângulo com o ápice direcionado superiormente. Esse triângulo é limitado anteriormente pelo músculo escaleno anterior, posteriormente pelo escaleno médio e inferiormente pela primeira costela (ver Fig. 23-76).

Os outros nomes usados para essa condição estão fundamentados nas descrições das fontes potenciais para a sua compressão. Por exemplo, síndrome da costela cervical, síndrome do escaleno anterior, síndrome de hiperabdução, síndrome costoclavicular, síndrome do peitoral menor e síndrome da primeira costela torácica.

A síndrome do desfiladeiro torácico foi observada pela primeira vez em 1743, quando foi feita uma associação entre a costela cervical e a condição, embora o tratamento médico tenha sido discutido somente em 1818.[315] No início do século XX, Adson salientou o papel dos músculos escalenos no comprometimento neurovascular e Wright mostrou que a hiperabdução do ombro poderia obstruir o desfiladeiro torácico.[315] Foi Peet[316] que cunhou o termo agora usado em 1956. Então, no início da década de 1960, Roos[49] enfatizou a importância da primeira costela e de suas inserções musculares e ligamentares como causa da obstrução.

O tronco inferior do plexo braquial, composto pelos ramos provenientes das raízes nervosas C8 e T1, é a estrutura neural comprimida com mais frequência na síndrome. Essas raízes fornecem a sensação para os dedos anular e mínimo e a inervação motora para os músculos intrínsecos da mão.

A artéria subclávia e o tronco inferior do plexo passam atrás da clavícula e dentro do espaço costoclavicular (ver Fig. 23-76). A partir desse ponto, passam sobre a primeira costela, entre as inserções dos músculos escaleno anterior e médio e são unidas pela veia subclávia. Desse modo, com base nas áreas de compressão potencial, o curso do feixe neurovascular pode ser subdividido em três seções diferentes:

1. O plexo e a artéria subclávia passam pelo triângulo escaleno (ver Fig. 23-76), cuja compressão pode resultar da lesão dos músculos escaleno e levantador da escápula. Em alguns casos, as bandas fibromusculares desenvolvem-se entre os escalenos médio e anterior ou entre os processos longos transversos das vértebras cervicais inferiores, produzindo a compressão. A veia subclávia não é envolvida, pois tende a passar na frente do músculo escaleno anterior. A compressão nesse local também pode resultar das costelas cervicais, que estão presentes em 0,2% da população e ocorrem em ambos os lados em 80% dos indivíduos afetados.[49] Entretanto, a presença de uma costela cervical não precipita, necessariamente, sinais e sintomas, com menos de 10% dos indivíduos manifestando os sintomas da condição.[49]

2. Entre a primeira costela, a clavícula e a artéria subclávia está o intervalo costoclavicular. A compressão nesse espaço entre a caixa torácica e a região posterior da clavícula ocorre com a depressão da clavícula, a elevação da costela ocasionada pela hipertonicidade do escaleno, a abdução repetida do ombro ou uma deformidade clavicular-primeira costela. A formação de calo ósseo pós-fratura da primeira costela ou da clavícula também aumenta o potencial para compressão.

3. Ao passar pelo processo coracoide, o peitoral menor e a fáscia clavipeitoral a artéria subclávia penetra na fossa axilar. Nesse ponto, ela e a veia subclávia se transformam na artéria e na veia axilar, e o feixe neurovascular pode estar comprometido com a abdução ou a elevação do braço, em especial se a rotação externa for sobreposta sobre o movimento. A compressão do tendão do peitoral menor está associada à hiperabdução do ombro, durante a qual a inserção do tendão e o processo coracoide atuam como suporte sobre o qual as estruturas neurovasculares são forçadas a mudar a direção. A hipertrofia do tendão do peitoral menor também foi considerada como causa da compressão do desfiladeiro.[315]

É possível que, além do desfiladeiro torácico, haja pontos de compressão múltiplos dos nervos periféricos entre a coluna cervical e a mão. Quando existem vários locais de compressão, é necessário menos pressão para produzir os sintomas. Consequentemente, o paciente pode ter ao mesmo tempo síndrome do desfiladeiro torácico, compressão do nervo ulnar no cotovelo e síndrome do túnel do carpo. Esse fenômeno foi chamado de *síndrome do esmagamento múltiplo*.[317]

Os sintomas variam de leves a graves e podem ser ignorados por muitos fisioterapeutas, pois imitam condições comuns, porém são de difícil tratamento, como dor de cabeça ou síndromes de fadiga. Geralmente a queixa principal é a dor difusa no braço e no ombro, em especial quando o braço for elevado além de 90º. Os sintomas potenciais incluem dor localizada no pescoço, na face, na cabeça, na extremidade superior, no tórax, no ombro ou na axila, bem como parestesias da extremidade superior, dormência, fraqueza, opressão, fatigabilidade, edema, descoloração, ulceração ou fenômeno de Raynaud.[314] Os sintomas de compressão neural ocorrem com mais frequência do que os sintomas vasculares.[49]

Karas[318] descreveu cinco padrões de sintomas da síndrome do desfiladeiro torácico, caracterizados pelas estruturas primárias comprimidas.

1. O padrão do tronco inferior reflete a compressão do plexo inferior e manifesta-se com dor na fossa supraclavicular e infraclavicular, na região posterior do pescoço, na área do romboide, na axila e no braço medial, podendo irradiar-se na mão e nos dedos anular e mínimo. A história inclui relatos de sensação de frio ou sensações de choque elétrico em C8 a T1, ou nas distribuições nervosas ulnares.

2. O padrão do tronco superior resulta da compressão do plexo superior e distingue-se pela dor ântero-lateral no pescoço, no ombro, na mandíbula e no ouvido, bem como por parestesias que se irradiam na parte superior do tórax e do braço lateral nos dermátomos C5 a C7.[176,318]

3. Com o envolvimento venoso, os sinais e sintomas podem incluir edema de todo o membro, edema não depressível, descoloração azulada e colateralização venosa sobre o tórax superior e o ombro.

4. O envolvimento arterial produz frieza, episódios isquêmicos e fadiga por esforço.[318]

5. O padrão misto consiste da combinação de sintomas vasculares e neurológicos.[318]

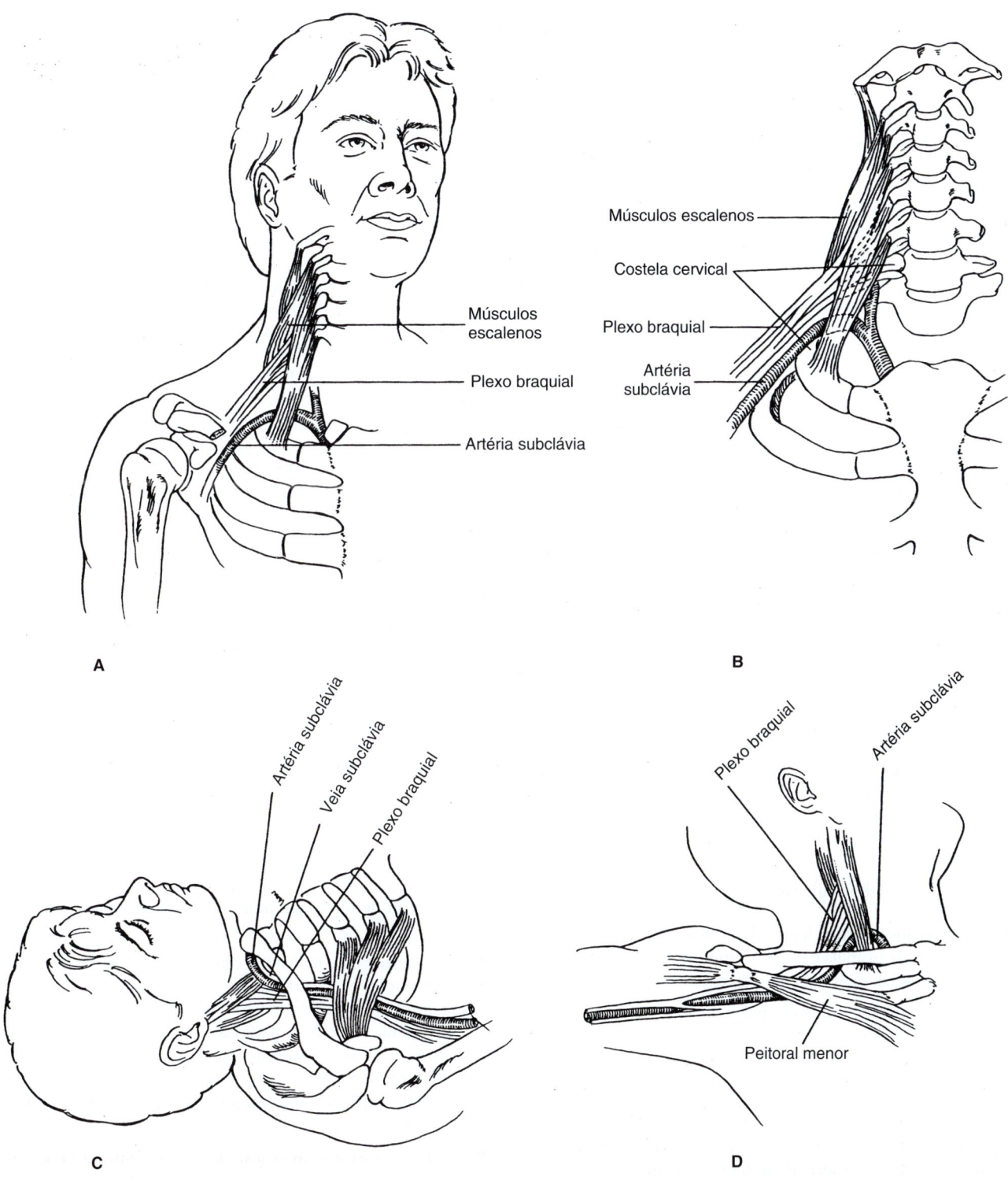

FIGURA 23-76 Locais de compressão na síndrome do desfiladeiro torácico. A. Síndrome do escaleno anterior. B. Uma costela cervical ou uma banda fibrosa obstrui o feixe neurovascular. C. A compressão ocorre entre a clavícula e a primeira costela. D. A hiperabdução comprime o feixe neurovascular sob o tendão do peitoral menor. (Reproduzida, com permissão, de Zachazewski JE, Magee DJ, Quillen WS. *Athletic injuries and Rehabilitation*. Philadelphia, Pa: WB Saunders; 1996:447.)

Mecanismos. Os mecanismos propostos para a síndrome incluem:

▶ *Traumático.* Entre 21 e 75% dos pacientes com a condição apresentam associação com trauma.[176] Isso pode envolver macrotrauma, como no caso de um AVA, ou microtrauma, como distensão muscular dos estabilizadores escapulares resultante das atividades repetitivas sobre a cabeça.[319-321]

▶ *De desenvolvimento.* Durante o crescimento normal das crianças e dos adolescentes as escápulas descem sobre o tórax posterior de forma gradual, cujo processo tende a ser um pouco maior nas mulheres do que nos homens. As lesões de esforço nos músculos levantadores da escápula, que se alongam em conjunto com o descenso escapular durante o desenvolvimento normal, costumam ser associadas à síndrome. Esses fatos ajudam a explicar a raridade da síndrome sintomática até após a puberdade e a prevalência acentuada em mulheres.[177,322]

Diagnóstico. A síndrome do desfiladeiro torácico é um diagnóstico clínico feito quase que inteiramente a partir da história e do exame físico (ver Testes especiais). Para excluir outras condições que podem simulá-la, o exame físico deve incluir:

▶ Inspeção cuidadosa da coluna, do tórax, das cinturas escapulares e das extremidades superiores para verificar a presença de anormalidades posturais, assimetria do ombro, atrofia muscular, seios excessivamente grandes, obesidade e curvatura da cintura escapular.

▶ Palpação da fossa supraclavicular para verificar a presença de bandas fibromusculares, percussão para irritabilidade do plexo braquial e auscultação para identificar ruídos vasculares que surgem ao colocar-se a extremidade superior na posição da compressão vascular.

▶ Avaliação do pescoço e da cintura escapular para verificar a presença de amplitudes de movimento ativo e passivo, áreas de sensibilidade ou outros sinais de doença intrínseca.

▶ Exame neurológico minucioso da extremidade superior, incluindo busca de deficiências sensoriais e motoras e anormalidades dos reflexos do tendão profundo.

▶ Avaliação da respiração para garantir que o paciente está usando respiração abdominodiafragmática correta.

▶ Avaliação dos músculos levantadores: trapézio médio e superior, levantador da escápula e ECM ("abridores" do desfiladeiro torácico). Em geral, esses músculos são considerados fracos.

▶ Avaliação dos músculos escapulotorácicos: escaleno anterior e médio, subclávio, peitoral maior e menor ("fechadores" do desfiladeiro torácico). Em geral, esses músculos são considerados adaptativamente encurtados.

▶ Posição da primeira costela ou presença de costela cervical.

▶ Posição da clavícula e história de fratura anterior, produzindo formação de calo anormal ou mau alinhamento.

▶ Posição da escápula, mobilidade da articulação acromioclavicular e da articulação esternoclavicular.

▶ Testes neurofisiológicos, que são úteis para excluir patologias coexistentes, como compressão nervosa periférica ou radiculopatia cervical. É possível diagnosticar uma condução de onda F de reflexo anormal e potenciais de ação sensorial diminuídos no nervo cutâneo antebraquial.[323]

Intervenção. A intervenção conservadora deve ser tentada antes da cirurgia e direcionada para o relaxamento muscular, o alívio da inflamação e a atenção à postura. Essa abordagem requer mudança de ocupação do paciente, pois a condição é mais comum naqueles que trabalham encurvados. Fisioterapia intensiva, em particular a tração, tende a agravar os sintomas.[324]

O foco da intervenção é a correção das anormalidades posturais do pescoço e da cintura escapular, o fortalecimento dos músculos levantadores da escápula, o alongamento dos músculos escapulotorácicos e a mobilização de todo o complexo do ombro e da 1ª e 2ª costelas.

Kenny e colaboradores[325] avaliaram de forma prospectiva um grupo de oito pacientes, composto principalmente de mulheres de meia-idade, cuja síndrome foi tratada com programa fisioterapêutico supervisionado de exercícios graduados resistidos de elevação do ombro.[177] Todos os pacientes apresentaram grande melhora sintomática.

Se os sintomas progredirem ou não responderem dentro de quatro meses, deve-se levar em consideração a intervenção cirúrgica.[326] A síndrome do desfiladeiro torácico do plexo inferior pode ser tratada cirurgicamente pela excisão da primeira costela e (se presente) da costela cervical.[327] Embora tenha sido sugerido que os pacientes segurados têm mais probabilidade de fazer uma cirurgia, os resultados são independentes de qualquer litígio associado.[328]

Técnicas terapêuticas

Técnicas para aumentar a mobilidade articular

Mobilizações articulares

O propósito das técnicas de mobilização articular é:

▶ Reduzir os estresses por meio da fixação e de componentes da alavanca da coluna.

▶ Reduzir os estresses por meio de segmentos hipermóveis mobilizando as articulações hipomóveis.

▶ Reduzir a força total necessitada pelo fisioterapeuta, aumentando o nível de controle.

A seleção de técnicas manuais depende de vários fatores, incluindo:

▶ A gravidade da condição, a causa da restrição e o objetivo da intervenção. Se a estrutura for muito dolorosa (a dor é sentida antes da resistência ou com a resistência), o alívio da dor, em vez de um efeito mecânico, é o objetivo principal. Devem-se utilizar as oscilações da articulação (graus I e II) que não atingirem o final da amplitude. O segmento ou a articulação deve permanecer na posição neutra, executando-se a mobilização a partir desse ponto.

▶ Se a restrição for simétrica, envolvendo ambos os lados do segmento, ou assimétrica, envolvendo apenas um lado.

É possível aplicar várias técnicas manuais específicas. As técnicas de bloqueio espinal podem ser usadas para aumentar o conforto e a segurança das técnicas manuais. O bloqueio é simplesmente um meio de absorver qualquer tensão disponível no tecido mole ou frouxidão, tornando, portanto, a técnica manual mais específica. Dois tipos são comumente usados, bloqueio craniovertebral e bloqueio por meio da translação segmentar. Por causa do potencial de comprometimento da artéria vertebral na região craniovertebral, as articulações craniovertebrais são muitas vezes "bloqueadas" antes de continuarem o movimento nas articulações espinais cervicais média e/ou inferior.

Bloqueio craniovertebral[329,330]

No exemplo seguinte, a técnica usada é de flexão lateral. Embora possa ser aplicada com o paciente posicionado sentado ou em supino, se for usada em supino é importante aplicar uma pequena quantidade de compressão para compensar a perda da carga espinal devido ao peso da cabeça.

Enquanto palpa o processo espinhoso de CII, o fisioterapeuta lentamente inclina a cabeça do paciente para o lado. Se a inclinação lateral for executada em torno do eixo craniovertebral sagital, deve-se sentir o processo espinhoso de CII movendo-se para a direita, indicando rotação à esquerda de CII em CIII. Mantendo a posição de inclinação lateral à esquerda, o fisioterapeuta deve rodar a cabeça para a direita, até que o processo espinhoso de CII readquira a posição central. Novamente a cabeça é inclinada para a esquerda, rodando-se o processo de CII de volta à linha média. Esses movimentos são contínuos até atingir a sensação de final do movimento firme. Nesse ponto, o movimento nas articulações craniovertebrais foi terminado, enquanto o restante das articulações cervicais permanece neutro. Tomando muito cuidado para manter a posição da cabeça, em especial a rotação à direita, a inclinação lateral pode prosseguir à esquerda do nível cervical médio ou inferior desejado. Se as articulações cervicais são impedidas de rodar para a esquerda, o movimento de inclinação lateral cervical médio é exaurido rapidamente.

Translação segmentar [329,330]

O exemplo seguinte descreve uma inclinação lateral à esquerda de CIII-CIV. O paciente deve permanecer na posição supina e o fisioterapeuta próximo à cabeceira da mesa. A seguir, este segura a cabeça do paciente com ambas as mãos e coloca a parte interna dos dedos indicadores de cada mão sobre os arcos neurais de CIII. Em seguida, aplica uma força de translação direita (cisalhamento) sobre o arco neural de CIII enquanto mantém a cabeça e o pescoço superior na posição neutra. É possível atingir uma sensação de final do movimento firme quando a frouxidão do tecido mole diminui nas articulações abaixo. Assim, no nível CIII-CIV existe um local de congruência normal de movimentos, como rotação/inclinação à esquerda com translação à direita. Isso se correlaciona com a direção desejada da mobilização. Entretanto, nos níveis abaixo existe um conjunto incongruente de movimentos ocorrendo, por exemplo, rotação/inclinação à direita com translação à direita, resultando no travamento desses segmentos.

A grande maioria das disfunções biomecânicas da coluna cervical envolve o quadrante posterior (perda de extensão e de inclinação lateral e rotação lateral para um lado ou para ambos). A perda de flexão cervical costuma estar associada a protrusão de um disco cervical, a uma disfunção cervicotorácica ou a uma disfunção craniovertebral. No entanto, em geral, as técnicas descritas se referem a perdas no quadrante anterior e posterior.

O nível CIV-CV é usado nos seguintes exemplos.

Técnicas básicas para recuperar o movimento no quadrante posterior

Técnica de mobilização com o paciente sentado para restaurar a extensão e a rotação – inclinação lateral à esquerda **vídeo**. Se as mãos do fisioterapeuta forem grandes, a mobilização em extensão pode ser um problema, pois a mão estabilizadora impede o deslizamento total na extensão. Caso isso ocorra, a estabilização do segmento inferior deve ser executada empurrando-se o polegar contra o lado de seu processo espinhoso, impedindo, assim, a rotação induzida pela mobilização do segmento superior. Por exemplo, se o lado esquerdo de CIV-CV estiver sendo mobilizado em extensão, inclinação lateral à esquerda e rotação à esquerda por meio da mão colocada na posição superior, o polegar da mão colocada na parte inferior deve ser pressionado contra o lado direito do processo espinhoso de CV, impedindo a rotação de CV para a direita (ver Fig. 23-77).

Técnica de mobilização em supino para recuperar a extensão e a rotação – inclinação lateral à esquerda **vídeo**.[152] O paciente deve se posicionar em supino, com a cabeça apoiada em um travesseiro. O fisioterapeuta permanece de pé junto à cabeça do paciente, de frente para seus ombros. Com a região radial do dedo indicador direito, ele deve palpar o processo espinhoso e articular inferior direito da vértebra CIV. Com a outra mão, apoia a cabeça e a parte superior do pescoço no nível que estiver sendo tratado. O travamento do segmento superior é feito por meio da inclinação lateral à esquerda e pela rotação à direita do complexo da articulação CIII-CIV, deixando as articulações craniovertebrais em uma posição neutra (ver Fig. 23-78). A barreira do movimento para extensão, inclinação lateral à esquerda e rotação à esquerda de CIV-CV pode ser localizada empurrando-se o processo articular inferior esquerdo de CIV em direção póstero-inferior e medial em CV.

▶ *Passiva.* O fisioterapeuta aplica força de graus I a V na vértebra CIV para produzir deslizamento póstero-inferior e medial da articulação zigoapofisária direita em CIV-CV.

▶ *Ativa.* A partir da barreira do movimento, o paciente deve virar os olhos em uma direção que facilite a extensão adicio-

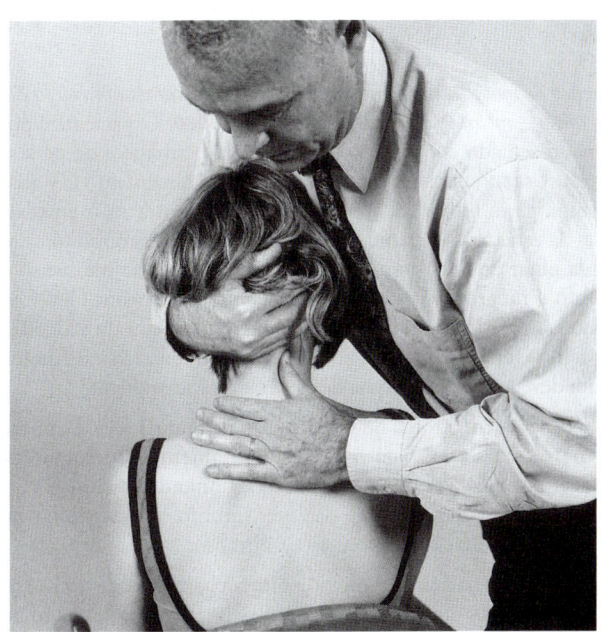

FIGURA 23-77 Mobilização sentada para aumentar a extensão e a rotação – flexão à esquerda.

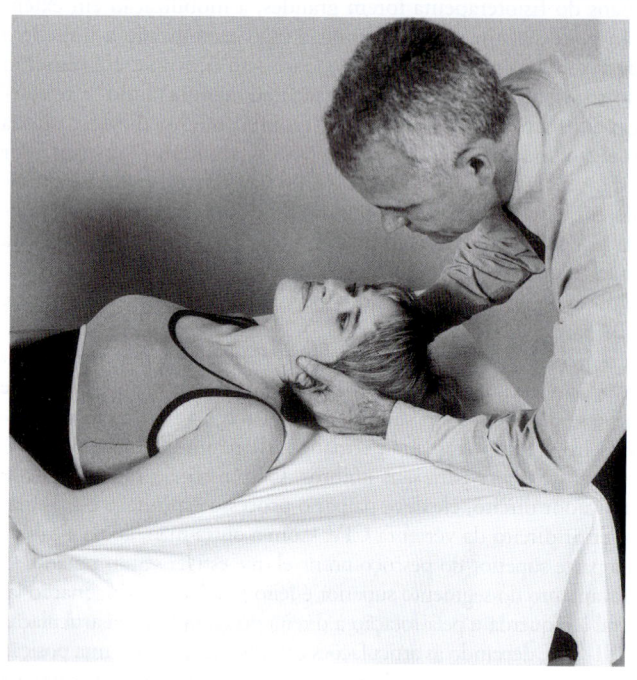

FIGURA 23-78 Técnica de mobilização em supino para recuperar a extensão e a rotação – flexão à esquerda.

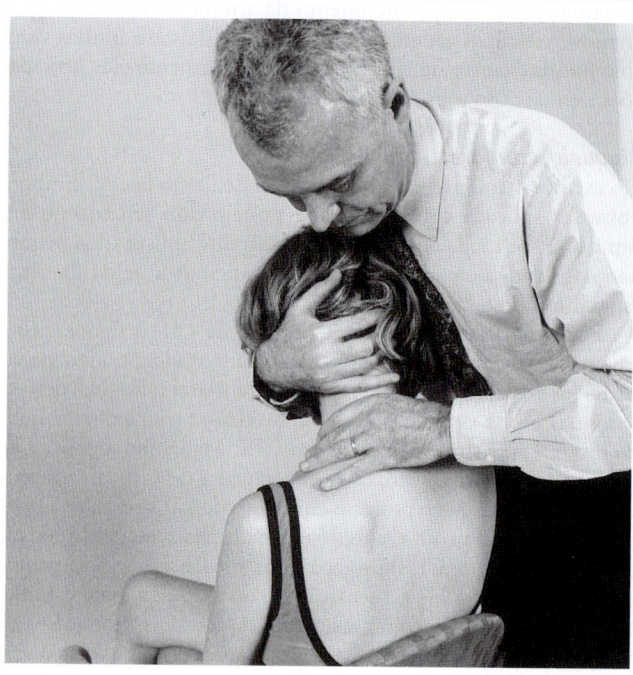

FIGURA 23-79 Mobilização sentada para a flexão e rotação – flexão à direita.

nal, a inclinação lateral à direita e a rotação à direita. A contração isométrica é mantida por até cinco segundos e seguida de um período de relaxamento completo. A articulação é então passivamente levada à nova barreira de movimento. A técnica deve ser repetida três vezes e seguida de novo exame da função articular.

Técnicas básicas para restaurar o movimento no quadrante anterior

Técnica de mobilização com o paciente sentado para restaurar a flexão e a rotação – inclinação lateral à direita 🎬 *vídeo*. O paciente é posicionado sentado enquanto o fisioterapeuta permanece de pé a sua direita. Usando uma das mãos, este estabiliza o segmento CV usando uma garra lumbrical (ver Fig. 23-79). A outra mão envolve a volta da cabeça do paciente, prendendo-a contra o próprio tórax, e a borda ulnar do dedo mínimo é aplicada no processo transverso esquerdo e no arco neural da CIV. A seguir, o segmento CIV-CV é flexionado e rodado à direita na direção da barreira da articulação esquerda (ver Fig. 23-79). Para executar a mobilização, o fisioterapeuta deve aplicar pressão na flexão e na rotação à direita.

▶ *Passiva.* Uma força de mobilização de graus I a IV é aplicada na vértebra CIV para produzir deslizamento súpero-anterior nas articulações zigoapofisárias, flexionando, assim, o complexo da articulação CIV-CV permitindo que o fisiterapeuta sinta a separação do processo espinhoso.

▶ *Ativa.* Na barreira do movimento, o paciente deve ser instruído a virar os olhos em uma direção que facilite a flexão adicional em CIV-CV. A contração isométrica é mantida por até cinco segundos e seguida de um período de relaxamento completo. Então, a articulação é conduzida passivamente até a nova barreira de movimento. A técnica deve ser repetida três vezes e seguida de um novo exame da função articular.

Técnica de mobilização em supino para recuperar a flexão e a rotação – inclinação lateral à esquerda 🎬 *vídeo*. O paciente deve permanecer na posição supina e manter a cabeça apoiada. O fisioterapeuta fica de pé na cabeceira da mesa, de frente para o paciente. O segmento CIV-CV é flexionado, inclinado lateralmente para a esquerda e translacionado à direita para trazer a articulação direita para a respectiva barreira de flexão. O fisioterapeuta deve manter a ponta de um dos dedos sob o processo articular direito e colocar a ponta de outro dedo sobre o processo articular à esquerda. Para conseguir a mobilização, ele traciona o processo direito cranialmente enquanto faz uma leve pressão firme atrás do processo esquerdo, para manter um eixo de movimento normal.

▶ *Passiva.* Uma força de mobilização de graus I a V é aplicada à vértebra CIV para produzir deslizamento súpero-anterior e medial da articulação zigoapofisária em CIV-CV.

▶ *Ativa.* Na barreira do movimento, o paciente deve ser instruído a virar os olhos em uma direção que facilite a flexão adicional, a inclinação lateral à esquerda e a rotação em CIV-CV. A contração isométrica deve ser mantida por até cinco segundos e seguida de um período de relaxamento completo. Então, a articulação é movimentada passivamente até a nova barreira de movimento. Essa técnica deve ser repetida três vezes e seguida de novo exame da função articular.

Mobilizações com movimento[331]

Para melhorar a flexão. O paciente deve estar sentado, enquanto o fisioterapeuta permanece de pé ao lado, de frente para ele. A cabeça do paciente deve ser mantida na posição neutra contra a parte inferior do tórax do fisioterapeuta, e este deve pressionar a falange distal do dedo mínimo sob o processo espinhoso da vértebra superior do segmento que estiver sendo tratado. Os outros dedos contornam o pescoço do paciente para dar um apoio firme e o punho é estendido, com o antebraço colocado no plano das facetas (ver Fig. 23-80). A borda lateral da eminência tenar da outra mão é colocada embaixo do dedo mínimo (ver Fig. 23-80), e a palma da mão deve repousar sobre a parte superior das costas do paciente.

O paciente flexiona o pescoço para deslizar o segmento superior junto ao longo do plano correto dando um puxão com o dedo mínimo na direção anterior e superior, enquanto a outra mão estabiliza o segmento inferior.

Essa técnica pode ser ensinada como parte do programa de exercícios domiciliares, usando uma toalha, um cinto ou uma correia.

Para melhorar a extensão. O paciente deve estar sentado, enquanto o fisioterapeuta permanece de pé ao lado, de frente para ele. Sua cabeça é mantida na posição neutra contra a parte inferior do tórax do fisioterapeuta, e este, com a falange distal do dedo mínimo, pressiona sob o processo espinhoso da vértebra superior do segmento que estiver sendo tratado. Usando uma garra em forma de chave entre o dedo indicador e o polegar, o fisioterapeuta coloca a mão sobre o pilar articular em ambos os lados do processo espinhoso inferior do segmento (ver Fig. 23-81).

O paciente estende o pescoço enquanto o fisioterapeuta aplica um deslizamento da vértebra inferior, empurrando-a com a mão em formato de garra.

Essa técnica pode ser ensinada como parte do programa de exercícios domiciliares, usando uma toalha, um cinto ou uma correia (ver Fig. 23-82).

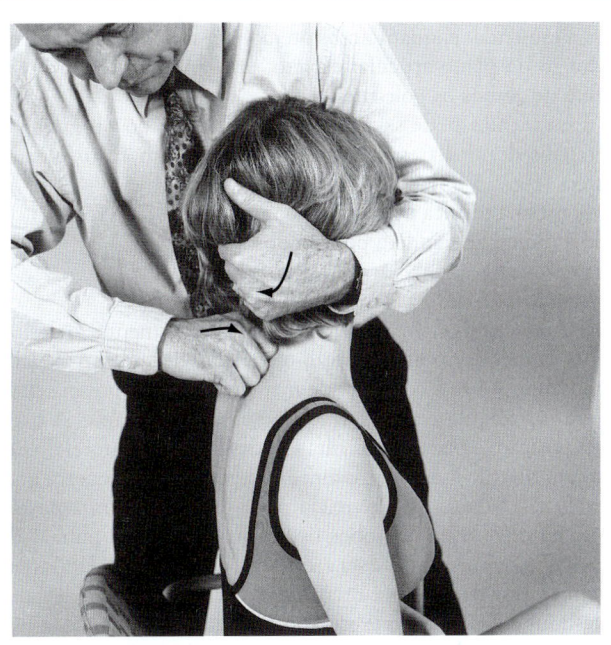

FIGURA 23-81 Mobilização com movimento para melhorar a extensão cervical.

Para melhorar a rotação à esquerda. O paciente deve estar sentado, com o fisioterapeuta sentado atrás dele. Este coloca o polegar de uma das mãos no pilar articular sobre a região esquerda do processo espinhoso da vértebra superior do segmento a ser tratado. A título de reforço, o outro polegar deve ser colocado sobre o primeiro polegar. Os dedos remanescentes das duas mãos circundam o pescoço e a parte superior das costas.

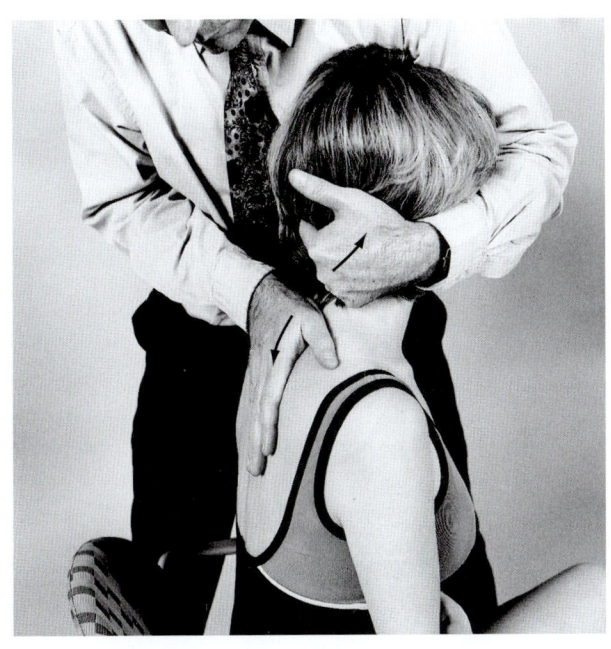

FIGURA 23-80 Mobilização com movimento para melhorar a flexão cervical.

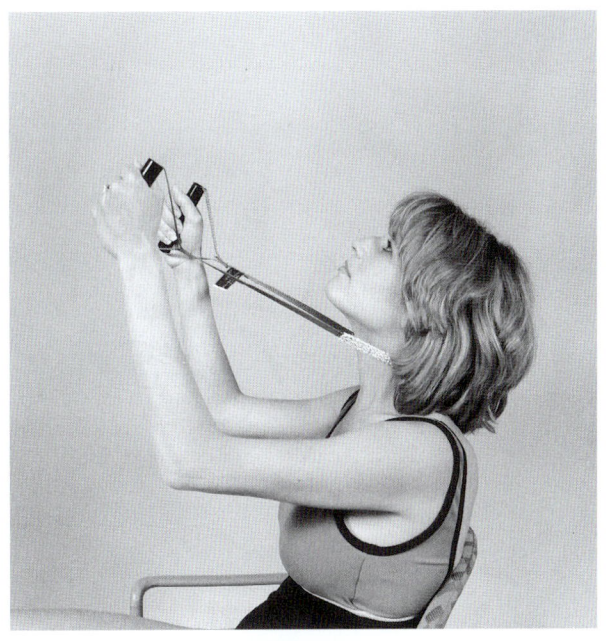

FIGURA 23-82 Exercício domiciliar para melhorar a extensão cervical.

Em seguida, o paciente roda a cabeça e o pescoço lentamente para a esquerda, enquanto o fisioterapeuta aplica o deslizamento ao longo do plano articular correto, utilizando a pressão proveniente de ambos os polegares.

Essa técnica pode ser ensinada como parte do programa de exercícios domiciliares, usando uma toalha, um cinto ou uma correia (Fig. 23-83).

A mesma técnica pode ser usada para melhorar a rotação cervical à direita alterando a posição dos polegares.

Automobilizações

Para aumentar o deslizamento lateral. Para aumentar o deslizamento lateral da coluna cervical, o paciente deve deitar de lado, repousando sobre o cotovelo, de maneira que o corpo seja elevado em um ângulo de 45° em relação à mesa de exame. A partir dessa posição, o paciente executa um deslizamento lateral do pescoço em direção à mesa de exame, sem permitir que ocorra qualquer flexão lateral. Esse exercício pode progredir para a posição ereta, na qual se eleva ambos os braços e aperta as palmas das mãos. O movimento deve ser executado em ambos os lados. Para adicionar resistência a esse exercício, o paciente deita-se de lado e o deslizamento lateral é executado fora da mesa. Em cada uma dessas modalidades, é importante que o paciente incorpore uma quantidade mínima de flexão lateral do pescoço.

Para aumentar a extensão da junção cervicotorácica. Para estabilizar a coluna torácica, o fisioterapeuta deve usar uma cadeira de encosto alto, com o topo do encosto posicionado no nível do segmento imediatamente inferior ao segmento hipomóvel. O paciente deve colocar as mãos em torno da coluna mesocervical, mantendo os dedos apertados juntos e os antebraços em paralelo com o solo; ele coloca os dedos indicadores das mãos unidas sobre o segmento hipermóvel. Para fazer o exercício, o paciente deve ser instruído a elevar o queixo e os antebraços juntos enquanto mantém, ao mesmo tempo, a coluna torácica contra o encosto da cadeira (Fig. 23-84). Uma leve força anterior pode ser aplicada pelos dedos indicadores, para impedir que o segmento hipermóvel estenda-se muito longe. Uma toalha ou uma correia pode ser usada no lugar dos dedos.

Autotração[331] O paciente deve permanecer sentado e colocar o punho de uma das mãos com o polegar confortavelmente contra a garganta. O dedo indicador da outra mão é colocado sob o occipúcio, e os dedos remanescentes são mantidos sobre a parte posterior da cabeça (Fig. 23-85). Em seguida, ele flexiona a cabeça e o pescoço para a frente e para baixo, de modo que o queixo comprima o punho. A partir dessa posição, puxa o occipúcio superiormente por 10 a 20 segundos.

Técnicas para aumentar a extensibilidade do tecido mole

O fisioterapeuta tem à sua disposição uma grande variedade de técnicas para o tecido mole da região cervical. A escolha depende dos objetivos do tratamento e da disfunção que estiver sendo tratada.

Terapia de ponto-gatilho miofascial

A compressão isquêmica é defendida para os pontos-gatilho miofasciais e, para consegui-la, o fisioterapeuta faz pressão direta com o polegar sobre um ponto-gatilho.[311] A pressão é mantida por 5 a 7 segundos e então retirada rapidamente.[332] Esse procedimento deve ser repetido em todos os pontos-gatilho. Após cada um deles ter sido tratado, o fisioterapeuta retorna ao primeiro. O procedimento deve ser repetido três vezes em cada ponto-gatilho.[266]

Para facilitar o autotratamento em regiões inacessíveis, como os músculos romboides, o paciente deita-se sobre uma bola de tênis ou sobre o cabo de uma bengala em substituição à compressão manual direta.[311]

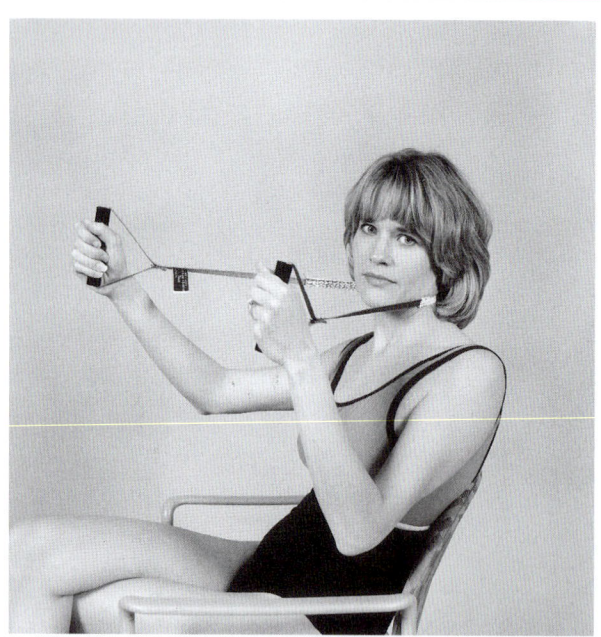

FIGURA 23-83 Exercício domiciliar para melhorar a rotação cervical à esquerda.

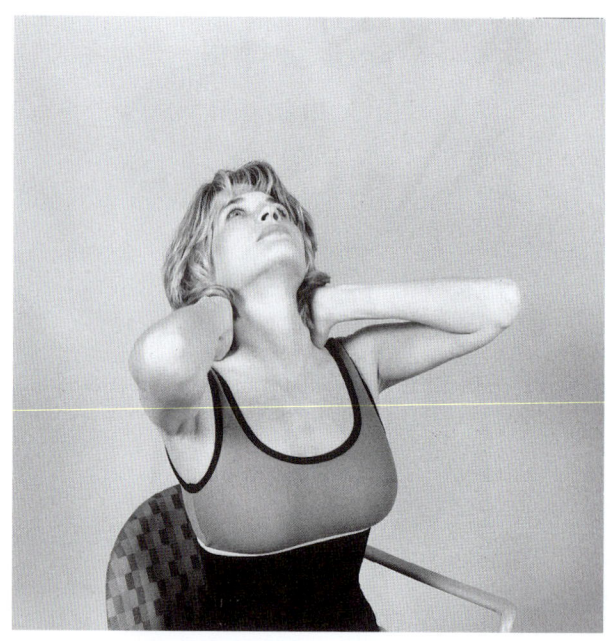

FIGURA 23-84 Extensão cervical.

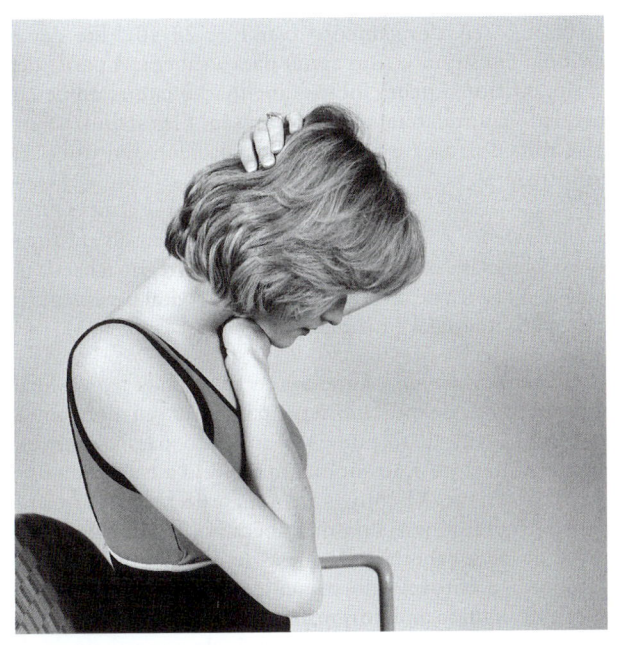

FIGURA 23-85 Técnica de autotração.

Técnicas gerais para o tecido mole
Prono. O paciente deve estar em prono e o fisioterapeuta de pé a seu lado. As seguintes áreas são massageadas:

▶ *Sulco paraespinal.* O fisioterapeuta usa um dos polegares para aplicar uma massagem profunda em todo o comprimento do sulco paraespinal.

▶ *Trapézio superior.* O fisioterapeuta usa a proeminência da palma da mão para massagear o trapézio superior. Ele também pode usar os dedos para massagear o músculo na direção de suas fibras.

Deitado de lado

Distração escapular. O paciente deita de lado, enquanto o fisioterapeuta permanece de pé, de frente para ele. Tocando as costas do paciente, o fisioterapeuta segura a escápula ao deslizar os dedos por baixo e a distrai manualmente, afastando-a das costas.

Rotações escapulares. O paciente deve deitar-se em decúbito lateral, enquanto o fisioterapeuta permanece de pé a seu lado. A seguir, este pega o braço do paciente e dobra-o entre seu próprio braço e tronco. Inclinando-se sobre ele, segura toda a cintura escapular rodando-a em um círculo completo. Esse procedimento deve ser repetido várias vezes, para produzir um movimento rítmico.

Supino. O paciente é posicionado em supino, com o fisioterapeuta à cabeceira da mesa de exame. Este envolve com ambas as mãos a parte posterior do pescoço do paciente, tentando atingir a parte mais baixa possível da coluna cervical. A seguir, inclina-se para que a parte da frente de seu ombro apoie-se sobre a testa do paciente. Ao comprimir a cabeça deste e segurar gentilmente atrás de seu pescoço, aplica uma distração longitudinal (ver Fig. 23-54).

Sentado. O paciente deve sentar e manter os braços cruzados na nuca, os antebraços seguros e a cabeça repousando sobre as mãos. O fisioterapeuta fica de pé à sua frente e entrelaça seus braços entre os braços do paciente, antes de repousar as mãos sobre o topo e as costas de cada ombro (Fig. 23-86). Ao inclinar o paciente suavemente para a frente, a coluna cervical é estendida até localizar o segmento rígido. De forma gradual, o fisioterapeuta aumenta a quantidade de extensão cervical fazendo uma massagem leve na área mesoescapular. É possível introduzir, também, a aplicação de distração, flexão lateral ou movimentos de rotação. O profissional deve tomar cuidado para evitar a extensão excessiva da coluna lombar durante essa técnica, quando puxar o paciente para a frente.

Flexibilidade
Existem várias técnicas úteis para alongar os elementos não contráteis dos tecidos moles.[333,334] O paciente pode ser instruído sobre as técnicas de alongamento apropriadas que podem ser feitas 1 ou 2 vezes por dia. O alongamento suave e prolongado é aconselhável. É melhor fazer esse exercício depois de uma atividade de aquecimento, como usar uma bicicleta ou uma caminhada ativa. De maneira geral, as amplitudes de movimento ativo ou passivo são mais eficazes para o componente mecânico da dor.[311]

Alongamento muscular
Peitoral menor. O peitoral menor pode ser alongado de forma efetiva em um canto da sala, colocando-se os antebraços na parede. O paciente deve evitar adotar a postura anteriorizada da cabeça durante o alongamento e tentar mover os ombros, contra a parede, em adução horizontal e rotação interna (Fig. 23-87). O fisioterapeuta deve tomar muito cuidado quando usar esse exercício em qualquer pessoa com patologia do ombro, em especial uma instabilidade anterior.

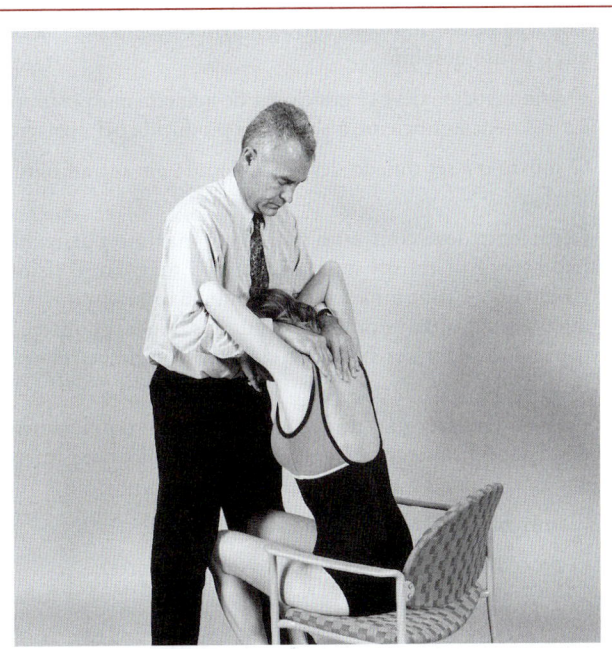

FIGURA 23-86 Mobilização sentada em extensão.

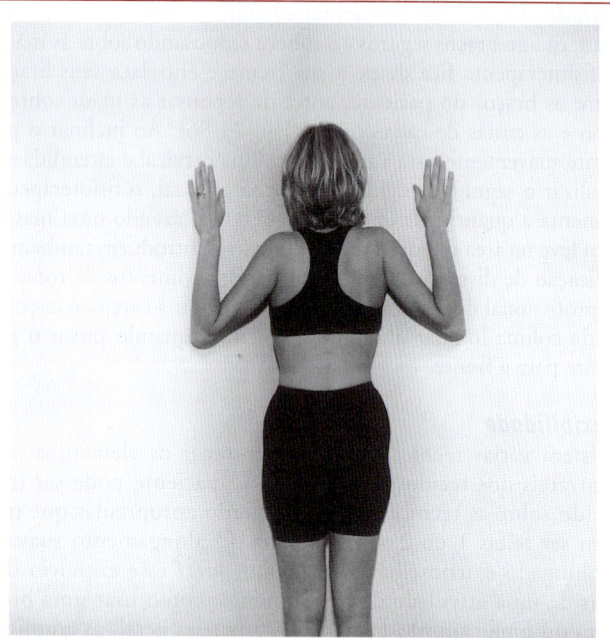

FIGURA 23-87 Alongamento do peitoral menor.

Peitoral maior. Se a orientação das fibras for levada em consideração, o peitoral maior pode ser alongado de forma mais específica (clavicular e costoesternal). O paciente deve deitar em supino e estender o braço para fora da mesa em cerca de 140° de abdução do ombro (fibras costoesternais) ou em cerca de 45 a 50° de abdução (fibras claviculares).

Os músculos contraídos são hipertônicos e encurtados. O tratamento recomendado para a rigidez muscular é a técnica de alongamento pós-facilitação desenvolvida por Janda[110] (ver Cap. 11):

1. O paciente e o músculo em tratamento devem permanecer em repouso absoluto.
2. O fisioterapeuta deve se posicionar de maneira que possa aplicar resistência suficiente à contração produzida pelo paciente.
3. O músculo a ser tratado deve ser colocado em sua amplitude média.
4. O paciente deve contrair o músculo o máximo possível. Se não conseguir resistir a uma contração máxima, o fisioterapeuta deve usar uma contração submáxima. A contração deve ser mantida durante 10 segundos. Após a contração, o paciente deve ser instruído a relaxar completamente o músculo.
5. Quando estiver seguro de que o músculo está completamente relaxado, o fisioterapeuta deve fazer um rápido alongamento e mantê-lo por 10 a 15 segundos.
6. O músculo deve retornar para sua amplitude média.
7. O procedimento deve ser repetido de 3 a 5 vezes.

Esternocleidomastóideo. A função do ECM é flexionar e rodar o pescoço e estender a articulação atlantoccipital. O paciente deve estar sentado ou em supino. A mesma técnica usada para avaliar o comprimento desse músculo pode também ser usada para fazer o seu alongamento (ver Fig. 23-40). Ele deve se posicionar em supino, com apoio para a cabeça. A partir dessa posição, o fisioterapeuta induz a inclinação lateral do pescoço para o lado contralateral e a sua extensão. Ele estabiliza a escápula e roda a cabeça e o pescoço do paciente em direção ao lado ipsilateral.

Escalenos anterior e médio. O paciente é posicionado em supino. Após estabilizar as duas primeiras costelas com a região tenar de uma das mãos, o fisioterapeuta executa extensão cervical passiva, inclinação lateral contralateral e rotação ipsilateral (ver Fig. 23-41).

Levantador da escápula. A mesma técnica usada para avaliar o comprimento desse músculo serve para fazer seu alongamento (ver Fig. 23-39). Este pode ser aplicado passivamente. O paciente adota a posição supina, mantendo a cabeça na borda da mesa de exame. O cotovelo e a mão do lado a ser tratado devem ser colocados acima da cabeça. O fisioterapeuta permanece de pé à cabeceira da mesa de exame e pressiona sua coxa contra o cotovelo do paciente, fixando-o caudalmente. Em seguida, usando ambas as mãos, flexiona o pescoço e a cabeça do paciente para o lado oposto, até sentir alguma resistência (Fig. 23-88). Este é instruído a olhar para o lado tratado, movimento que é resistido pelo fisioterapeuta. Quando o paciente relaxar, o profissional movimenta a cabeça para intensificar a inclinação lateral e a flexão.

Trapézio superior. Esse procedimento é semelhante ao do levantador da escápula, excetuando o fato de que há a redução na quantidade de flexão no pescoço. A mesma técnica usada para avaliar o comprimento desse músculo é usada também para o seu alongamento (ver Fig. 23-37). O paciente é posicionado em supino e mantém a cabeça na borda da mesa de

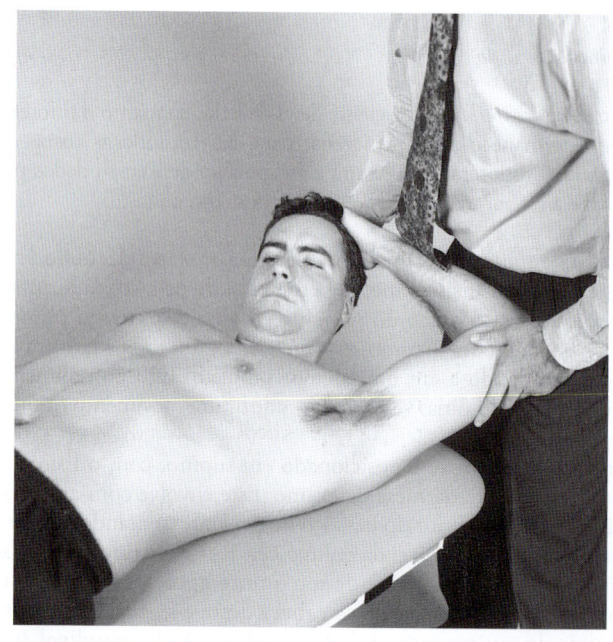

FIGURA 23-88 Alongamento à esquerda do levantador da escápula.

exame. O cotovelo e a mão do lado a ser tratado permanecem acima da cabeça. Enquanto fica de pé à cabeceira da mesa de exame, o fisioterapeuta pressiona sua coxa contra o cotovelo do paciente, fixando-o caudalmente. Em seguida, usando ambas as mãos, flexiona o pescoço e inclina a cabeça do paciente para o lado oposto. O fisioterapeuta adiciona rotação do lado ipsilateral até sentir alguma resistência. O paciente deve olhar na direção ao lado tratado, enquanto o movimento é resistido pelo profissional. Quando o paciente relaxar, o fisioterapeuta move a cabeça em flexão adicional, inclinação lateral e rotação.

Além dos músculos descritos aqui, os seguintes músculos devem ser avaliados para o encurtamento adaptativo:

▶ Reto posterior maior da cabeça.
▶ Reto posterior menor da cabeça.
▶ Oblíquo inferior da cabeça.
▶ Oblíquo superior da cabeça.

O Capítulo 22 apresenta uma descrição dos alongamentos desses músculos.

Técnicas de autoalongamento

Levantador da escápula. O paciente deve estar posicionado em supino, apoiando a cabeça sobre um travesseiro e com a coluna cervical em flexão. A cabeça é posicionada em inclinação lateral e rotação na direção oposta do músculo a ser alongado. Depois de receber uma corda de alongamento, com uma alça em cada extremidade, ele segura a alça no lado do músculo a ser alongado e coloca o pé desse mesmo lado na alça da extremidade oposta da corda. A corda é ajustada para que esteja esticada com o joelho flexionado. A seguir, o paciente eleva a escápula no mesmo lado do músculo a ser alongado e mantém essa posição por 5 a 8 segundos antes de relaxar. Então, estende o joelho para exercer uma força descendente sobre a escápula, por meio da corda, movendo-a em depressão. O alongamento deve ser repetido de 3 a 5 vezes.

O paciente pode usar, também, a técnica descrita na Figura 23-89.[335] O fisioterapeuta o instrui sobre como autoalongar o levantador da escápula em casa. O paciente permanece sentado e mantém uma boa postura. Em seguida, flexiona completamente o pescoço. Usando os dedos da mão direita, segura a região esquerda da cabeça e aplica uma pressão leve com os dedos para inclina-la lateralmente para a direita, enquanto mantém a flexão do pescoço. A inclinação lateral continua até sentir um alongamento suave. Antes de relaxar, o alongamento é mantido por 8 a 10 segundos. Essa prática deve ser repetida 10 vezes.

Trapézio superior. O paciente é instruído sobre como autoalongar o trapézio superior em casa. Para tanto, deve receber uma descrição do autoalongamento do trapézio superior esquerdo, conforme a ilustração apresentada na Figura 23-90.[335] Ele deve permanecer sentado e manter uma boa postura e, usando os dedos da mão direita, segura a região esquerda da cabeça. Uma pressão suave é aplicada com os dedos para incliná-la lateralmente para o lado direito. A inclinação lateral continua até ser possível sentir um leve alongamento. Antes de relaxar, o paciente mantém o alongamento durante 8 a 10 segundos. A técnica deve ser repetida 10 vezes.

Exercício dos três dedos. Usando o exercício de três dedos,[336] é possível aumentar a amplitude de movimento ativo na coluna

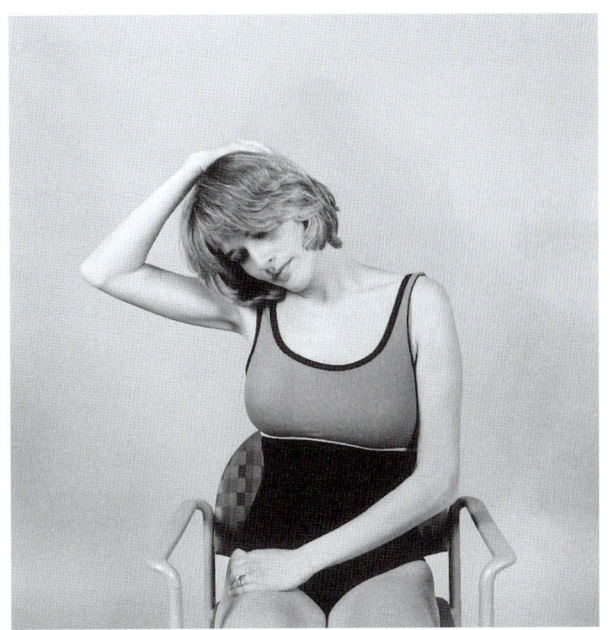

FIGURA 23-89 Autoalongamento do levantador da escápula.

cervical com a participação do paciente. A mandíbula repousa sobre os dedos indicador, médio e anular, e os movimentos de flexão (Fig. 23-91), inclinação lateral (Fig. 23-92) e rotação (Fig. 23-93) podem ser executados. O paciente deve ser advertido sobre a reprodução de dor aguda enquanto tenta sentir o alongamento na extremidade do movimento disponível.

Com uma posição de mão diferente, a extensão cervical pode ser executada de maneira controlada e segura. Os dedos devem ser en-

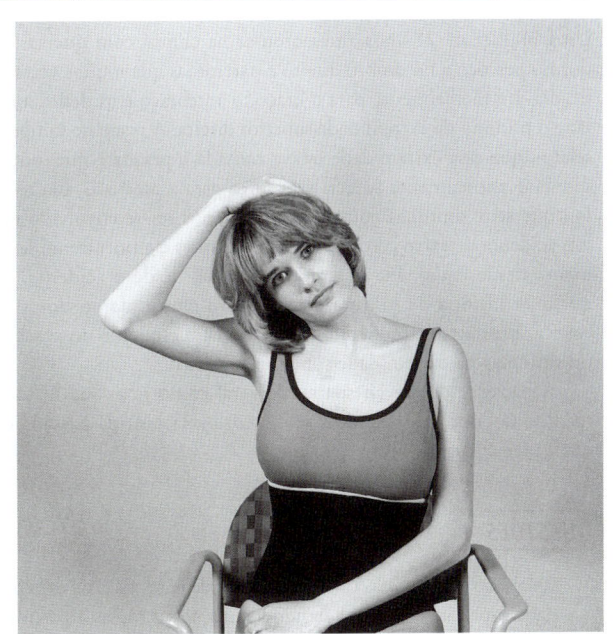

FIGURA 23-90 Autoalongamento do trapézio superior.

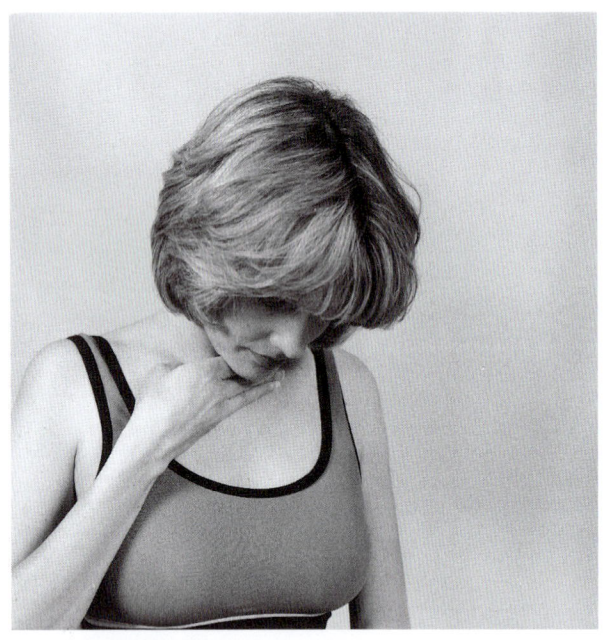

FIGURA 23-91 Exercício dos três dedos na flexão cervical.

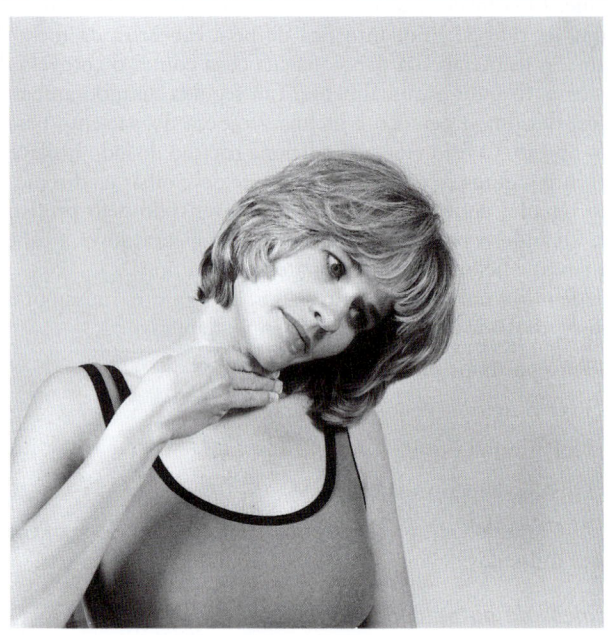

FIGURA 23-92 Exercício dos três dedos na inclinação lateral cervical.

trelaçados e colocados atrás do pescoço, com os dedos mínimos no nível segmentar abaixo da restrição articular. Usando o dedo mínimo como apoio, o paciente estende a coluna cervical para o ponto retraído da dor. Essa posição é mantida durante alguns segundos e o pescoço retorna para a posição neutra (Fig. 23-94).

ESTUDO DE CASO — DOR NO PESCOÇO E PARESTESIA NO BRAÇO

HISTÓRIA

Uma mulher de 21 anos apresentou-se na clínica com queixas de dor no pescoço e no ombro direito e parestesias que muitas vezes se irradiavam medialmente para o braço, o antebraço e os dedos anular e o mínimo da extremidade superior direita. A paciente também relatou que essa extremidade estava cansada e pesada e que a mão direita ocasionalmente parecia sem força para a preensão. Ela revelou que seus sintomas começaram logo após ter-se envolvido em um acidente de carro cerca de dois meses antes e aumentaram levemente desde então. Ela negou a existência, desde o acidente, de qualquer história de tontura, tinido, visão embaçada ou dores de cabeça. Ela não relatou nenhuma dor no lado esquerdo do pescoço ou sintomas na extremidade superior esquerda.

A paciente descreveu sua saúde geral como boa. Sua história médica anterior era irrepreensível, e não havia história passada de quaisquer cirurgias.

QUESTÕES

1. Quais são algumas das causas potenciais de parestesias na extremidade superior? É possível excluir alguma dessas causas a partir da história apresentada? Quais questões adicionais você gostaria de formular para ajudar a descartar algumas das causas?
2. Quais condições poderiam estar associadas à fraqueza na preensão? Você poderia incluí-las ou excluí-las a partir da história?
3. Quais condições poderiam estar associadas a relatos de extremidade superior cansada e pesada? Como você as incluiria ou excluiria?
4. Os resultados de quaisquer estudos de imagem poderiam ser úteis nesse caso? Em caso afirmativo, quais e por quê?
5. Esse caso justificaria a realização de um exame de varredura no quadrante superior? Por quê?

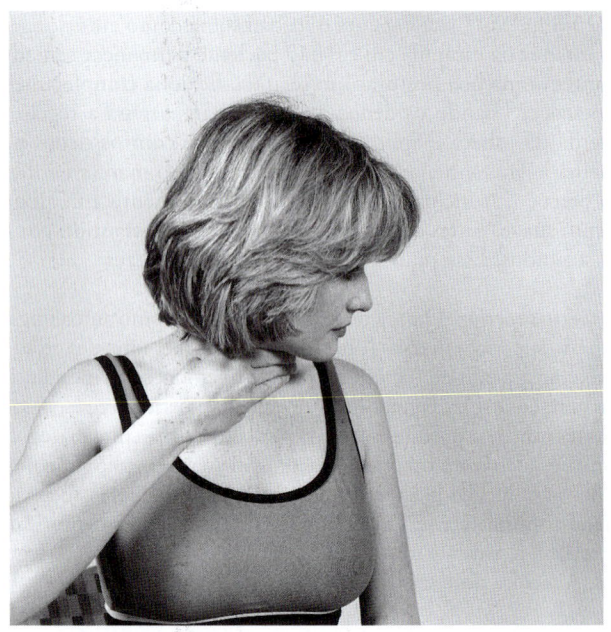

FIGURA 23-93 Exercício dos três dedos na rotação cervical.

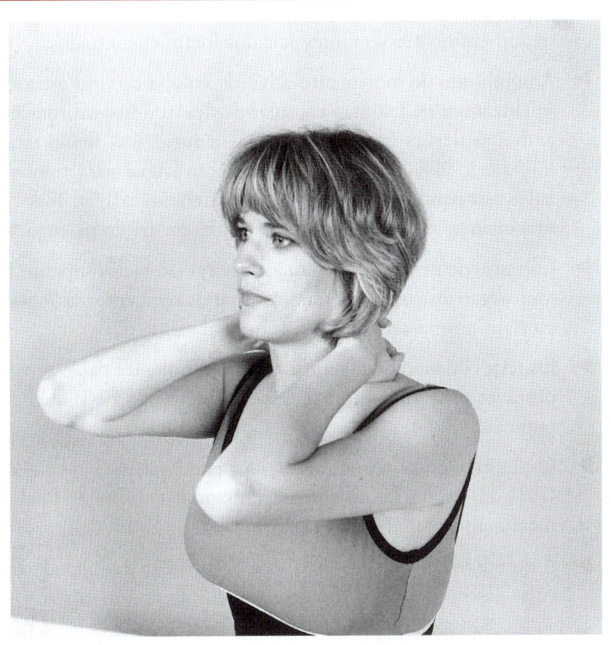

FIGURA 23-94 Exercício dos três dedos na extensão cervical.

6. Trata-se de uma condição irritável? Por quê?
7. Quais tipos de condições as perguntas sobre tontura, tinido, visão embaçada e dores de cabeça pretendiam excluir?

TESTES E MEDIDAS

Por causa da história de acidente automobilístico e da presença de parestesias, a decisão foi executar um exame de varredura no quadrante superior. Foram feitos os seguintes achados:

▶ Observação – pessoa ligeiramente obesa com ombros arredondados e caídos e postura anteriorizada da cabeça.
▶ Amplitude de movimento ativo com excesso de pressão passiva e resistência isométrica da coluna cervical e torácica – completa e sem dor.
▶ Testes neurológicos incluindo reflexos do tendão profundo, sensação e teste de Tinel no cotovelo e no punho – negativos.
▶ Teste de mobilidade neurodinâmica positivo para todos os testes de tensão do membro superior, em especial os testes dominantes radial e ulnar (ver Cap. 12).
▶ Teste de força – trapézio, levantador da escápula e romboides direitos fortes (5/5) e dolorosos. Força de preensão diminuída (4/5) na mão direita que se agravou (3+/5) quando o braço direito foi erguido sobre a cabeça. Fraqueza menor (4+/5) dos músculos em CVII-TI com teste muscular manual.
▶ Sensibilidade à palpação sobre o plexo braquial, nenhuma evidência de costela cervical.

QUESTÕES

1. Quais condições de sua lista original o exame de varredura ajudou a eliminar? Quais ele não conseguiu eliminar?
2. Você obteve informações suficientes para formar um diagnóstico provisório e iniciar uma intervenção? Por quê?
3. A ausência de costela cervical à palpação necessariamente exclui a sua presença?
4. Qual é seu próximo passo?

Os resultados da história e do exame de varredura não são conclusivos. Entretanto, ambos têm dado dicas úteis ao fisioterapeuta que poderão orientá-lo a focalizar o exame. Nesse ponto, os diagnósticos mais prováveis são lesão neurológica (distribuição dos sintomas, testes positivos de mobilidade neurodinâmica, fraqueza com o teste muscular e aumento da fraqueza com a elevação do braço), lesão vascular (aumento da fraqueza com a elevação do braço) ou ambas. As análises adicionais devem deixar claro que existem inconsistências nos achados:

▶ Com exceção dos intrínsecos da mão, a distribuição da fraqueza muscular não se correlaciona totalmente com a distribuição dos sintomas.
▶ Os testes neurológicos foram negativos, exceto os testes de mobilidade neurodinâmica.
▶ A amplitude de movimento ativo com pressão excessiva passiva e resistência isométrica da coluna cervical e torácica foi completa e sem dor, e, mesmo assim, ainda existem sintomas radiculares.

Está bastante evidente que é necessário fazer testes adicionais. Na tentativa de esclarecer as inconsistências previamente mencionadas, foram realizados os seguintes testes:

▶ Teste de Spurling (ver Cap. 20) para excluir a hipótese de evasão foraminal – negativo.
▶ Teste de alongamento do plexo braquial para determinar a causa da dor com palpação sobre o plexo – positivo.
▶ Testes do desfiladeiro torácico, incluindo o teste de Allen, o teste de Adson e o teste de hiperabdução para excluir a causa vascular/neurológica – todos positivos para obliteração do punho e reprodução de sintomas.
▶ Testes de comprimento muscular para determinar se a postura poderia ser um fator – flexibilidade diminuída dos escalenos anterior e médio e dos peitorais maior e menor.

AVALIAÇÃO

Foi feito um diagnóstico provisório de síndrome do desfiladeiro torácico.

QUESTÕES

1. Considerando que o diagnóstico é provisório, como você explicaria sua causa à paciente?
2. Faça uma estimativa de prognóstico.
3. Quais exercícios você enfatizaria em sua intervenção? Por quê?

A primeira costela foi testada para verificar se era elevada em relação ao outro lado. Isso foi determinado palpando-se a primeira costela e rodando passivamente a cabeça do paciente, afastando-a do lado testado (a costela pode elevar-se um pouco) e, em seguida, estendendo e inclinando-a ipsilateralmente (a costela deve descer). A seguir, a cabeça é inclinada contralateralmente (a costela deve elevar-se). Se a costela permanecer elevada com a inclinação ipsilateral da cabeça, indica disfunção mecânica, em vez de disfunção do tecido mole.

INTERVENÇÃO

▶ *Terapia manual.* Imediatamente após a aplicação de calor úmido no pescoço e no ombro direito, os músculos escalenos anterior e médio e peitorais maior e menor foram alongados manualmente, tomando-se cuidado para não forçar a articulação glenoumeral.

▶ *Prescrição de exercícios terapêuticos* para fortalecer o trapézio, o levantador da escápula e os romboides do lado direito.

▶ *Instrução relacionada à paciente.* A paciente recebeu uma explicação sobre a causa dos sintomas. Além disso, recebeu instruções a respeito da postura correta durante as atividades cotidianas e sobre os exercícios para alongar e fortalecer os músculos tratados na clínica. Ela foi orientada a continuar os exercícios em casa, de 3 a 5 vezes por dia, com a expectativa de sentir alguma dor depois dos exercícios. A paciente também recebeu instruções sobre o uso de calor e gelo em casa.

▶ *Objetivos/resultados.* Foram discutidos os objetivos do tratamento esperados pela paciente e as expectativas do fisioterapeuta.

ESTUDO DE CASO — DOR NA PARTE INFERIOR DO PESCOÇO

HISTÓRIA

Uma mulher de 33 anos apresentou-se na clínica com um quadro de dor na parte inferior do pescoço e na parte superior das costas que havia se tornado constante nas últimas semanas. No início, a dor tinha sido mínima, mas agravou de forma progressiva. Ela estava localizada na linha média na base do pescoço e não havia relato de dor no braço ou outros sintomas. A paciente trabalhava como operadora de computador em um banco. Dormir tornou-se difícil, e todos os movimentos do pescoço reproduzem os sintomas. A paciente negou qualquer tontura, náusea ou história de trauma no pescoço. Ela descreveu sua saúde geral como excelente. A história médica passada era satisfatória.

QUESTÕES

1. Prepare uma lista de todas as causas possíveis de dor na linha média do pescoço.
2. O que o início gradual da dor poderia informar ao fisioterapeuta?
3. Qual é sua hipótese diagnóstica nesse ponto? Liste os testes que gostaria de usar para excluir as várias causas da dor na linha média do pescoço.
4. O fisioterapeuta deveria se preocupar com os relatos de dor noturna?
5. Essa apresentação/história justifica a realização do exame de varredura de Cyriax no quadrante superior? Por quê?

TESTES E MEDIDAS

Embora o início dos sintomas tenha sido gradual e a paciente tenha relatado a presença de dor noturna, não houve nenhum registro de irradiação de dor ou de radiculopatia. Levando em consideração a localização da dor e o tipo de trabalho da paciente, houve suspeita de disfunção postural. Essa hipótese de trabalho ensejou a realização de um exame. Os seguintes achados foram encontrados:

▶ A amplitude de movimento ativo da coluna cervical estava limitada a um padrão não capsular de flexão, ambas as rotações, ambas as flexões laterais e extensão reduzidas. A flexão estava limitada a 50%, a rotação e a inclinação lateral para ambos os lados estavam limitadas a 30%, e a extensão, a 70%. Todos os movimentos reproduziram dor na linha média do pescoço.

▶ Os testes de posição das colunas cervical e torácica superior foram negativos. Isso pode indicar que os segmentos articulares estavam normais ou que a disfunção era simétrica.

▶ Os testes de mobilidade intervertebral fisiológica passiva foram positivos para hipomobilidade no segmento de CVII a TI durante a extensão.

▶ Os deslizamentos posteriores usados para avaliar a extensão em CVII-TI reproduziram a dor e tinham a sensação de final do movimento patomecânica.

▶ A mobilidade fisiológica passiva e os testes de mobilidade articular passiva das primeiras duas costelas foram negativos.

▶ O teste de mobilidade intervertebral articular fisiológica passiva das articulações cervicais superiores (ver Cap. 22) revelaram perda bilateral do deslizamento posterior em ambas as articulações atlantoccipitais, com sensação de final do movimento patomecânico.

▶ A manobra de Adson foi bilateralmente positiva para a pulsação diminuída.

▶ O exame postural revelou postura anteriorizada da cabeça.

▶ O ponto de sensibilidade foi encontrado sobre o segmento CVII, as origens de ambos os músculos levantadores da escápula e do ventre de ambos os músculos do trapézio superior.

▶ O teste de flexibilidade revelou rigidez bilateral do ECM, dos escalenos e dos peitorais maior e menor.

▶ O teste muscular revelou fraqueza do romboide, do trapézio médio e inferior e do serrátil anterior em uma graduação de 4/5.

QUESTÕES

1. Os testes e as medidas confirmaram sua hipótese diagnóstica? Como?
2. Considerando os achados de outros testes e medidas, qual é o diagnóstico, ou é necessário realizar testes adicionais na forma de testes especiais?
3. Quais achados podem confundir o diagnóstico?

AVALIAÇÃO

O diagnóstico provisório foi feito a partir de uma extensão de hipomobilidade em CVII-TI e dos desequilíbrios musculares do complexo do pescoço e do ombro causados pela disfunção postural.

QUESTÕES

1. Com base no diagnóstico provisório, qual será sua intervenção?
2. Como você descreveria essa condição à paciente?
3. Em ordem de prioridades e com base nos estágios de cicatrização, liste os vários objetivos de sua intervenção.

4. Como você determina a amplitude e a posição da articulação para a intervenção?
5. A técnica mais adequada para essa condição deve ser simétrica ou assimétrica? Por quê?
6. Faça uma estimativa do prognóstico da paciente.
7. Quais modalidades você poderia usar na intervenção dessa paciente?
8. Quais exercícios devem ser prescritos?

INTERVENÇÃO

Essa síndrome exige uma intervenção global.

▶ As deficiências de flexibilidade e força dos músculos devem ser tratadas.
▶ A paciente deve ser educada sobre a importância de bons hábitos posturais.
▶ A disfunção postural da cabeça anteriorizada deve ser tratada.

Recomenda-se dar atenção especial ao aumento manual da extensão na junção cervicotorácica e da flexão nas articulações cervicais superiores. Os seguintes tecidos moles precisam ser abordados:

Aumentar a flexibilidade dos seguintes músculos:

▶ Extensores suboccipitais.
▶ Flexores cervicotorácicos.
▶ Peitoral menor.
▶ ECM.

Correção:

▶ Dos músculos levantador da escápula e da escápula medial que estiverem comprometidos.
▶ Da hipomobilidade de CVI-CVII.
▶ Dos músculos enrijecidos e fortalecimento dos músculos fracos.
▶ De qualquer hipertonicidade facilitada.

Uma das melhores e mais naturais formas de melhorar a postura, com pouco trabalho manual ou outra intervenção do fisioterapeuta, é o paciente iniciar um programa de caminhada. A melhora deve ocorrer dentro de 1 a 2 semanas, a menos que haja comprometimento biomecânico subjacente. Para intervenções mais ativas e propósitos de reeducação, as articulações hipomóveis precisam ser mobilizadas e as hipermóveis, protegidas. Acredita-se que seja melhor iniciar a correção reeducacional na coluna lombar e no tórax, visando, mais tarde, a coluna cervical. Isso tende a evitar o problema de hipermobilizar as articulações cervicais, que aparentemente são mais vulneráveis do que as das regiões lombar e torácica.

Os programas de exercícios domiciliares são uma proposta válida para reforçar a intervenção.

ESTUDO DE CASO FRAQUEZA BILATERAL DO BRAÇO E DO PUNHO

HISTÓRIA

Um homem de 36 anos de idade que havia sofrido uma fratura no platô tibial esquerdo apresentou-se na clínica com queixas de fraqueza bilateral nos braços e nos punhos que se agravou de forma progressiva no mês anterior, desde sua alta do hospital. O paciente andava de muletas, sem sustentação de peso no lado esquerdo. Não havia história de trauma cervical. Ele não relatou nenhuma dor em suas extremidades superiores, mas tinha observado uma dormência branda e vaga em suas mãos. Não havia nenhum relato ou evidência de infecção viral precedente e nenhuma migração proximal de fraqueza, nem outras áreas de fraqueza. Ele se queixou de dor em suas axilas e comentou que as muletas estavam friccionando essa região.[337]

QUESTÕES

1. Quais estruturas podem apresentar algum problema quando a fraqueza for a queixa principal?
2. Por que a história de nenhum trauma cervical é pertinente?
3. Por que a afirmação sobre infecção viral anterior é pertinente?
4. Por que a afirmação sobre migração proximal da fraqueza é pertinente?
5. Qual é sua hipótese diagnóstica nesse estágio? Liste os vários diagnósticos que poderiam apresentar-se com dormência bilateral dos braços e os testes que você usaria para excluir cada um deles.
6. Essa apresentação/história justifica a realização de exames de varredura? Por quê?

TESTES E MEDIDAS

Levando em consideração a natureza gradual dos sintomas do paciente e o fato de que estavam em uma distribuição que poderia indicar uma condição grave ou envolvimento neurológico, foi realizado um exame de varredura de Cyriax no quadrante superior, com os seguintes achados:

▶ O exame de suas extremidades superiores revelou que a força do deltoide estava em 4/5 e do bíceps em 5/5.
▶ As muletas axilares do paciente foram consideradas muito altas, com a barra axilar apoiando-se logo abaixo da dobra axilar quando o paciente ficava de pé. Depois da avaliação, a técnica para andar de muletas foi considerada insatisfatória, com o paciente colocando todo o seu peso sobre as barras axilares.

QUESTÕES

1. O exame de varredura no quadrante superior confirmou a hipótese diagnóstica? Como?
2. Faça uma lista dos músculos que podem ser usados para avaliar o nervo radial.
3. Quais são as características das fraquezas produzidas pela paralisia nervosa periférica?
4. Com base nos achados do exame de varredura, qual é o diagnóstico, ou é necessário fazer testes adicionais na forma de exames biomecânicos? Quais informações podem ser obtidas com novos testes?

AVALIAÇÃO/INTERVENÇÃO

O diagnóstico provisório de paralisia de muleta se baseou na história e nos achados do exame de varredura. As muletas axilares foram substituídas por um andador de sustentação no antebraço. O paciente foi orientado a retornar em seis semanas, mas deveria entrar em contato se os sintomas não começassem a melhorar dentro de duas semanas. A função sensorial do paciente foi resolvida seis semanas mais tarde. O exame encontrou sensações normais em todas as distribuições, para todos os métodos de avaliação, incluindo alfinetadas e percepção de temperatura. O exame da função muscular mostrou força total em todos os músculos inervados pelos nervos mediano, ulnar, musculocutâneo e axilar.

QUESTÃO

1. Por que o paciente não foi tratado em uma base regular na clínica?

ESTUDO DE CASO — DOR NO LADO DIREITO DO PESCOÇO

HISTÓRIA

Uma mulher de 45 anos acordou com dor no lado direito do pescoço 10 dias atrás. A dor foi sentida sobre o lado direito do pescoço de maneira intermitente. Ela relatou que o sintoma se agravava quando virava a cabeça para a direita e fica mais grave ainda com atividades que envolvem extensão cervical. Ela não descreveu nenhuma dor neurológica ou parestesia. Os locais e a intensidade da dor não se alteraram desde o início. Um questionamento posterior revelou que ela apresentava boa saúde e não tinha relatos de problemas intestinais e urinários, dor noturna, tontura ou sintomas radiculares.

QUESTÕES

1. Quais as estruturas podem apresentar algum problema com queixas de dor no lado direito do pescoço?
2. O que o padrão de movimento de restrição/dor informa?
3. Qual é sua hipótese diagnóstica nesse estágio? Faça uma lista dos vários diagnósticos que podem apresentar-se com dor no lado direito do pescoço e os testes que você usaria para excluir cada um deles.
4. A que dizem respeito as questões relacionadas a dor noturna e tontura?
5. Essa apresentação/história justifica a realização de um exame de varredura? Por quê?

TESTES E MEDIDAS

Como a dor era intermitente e parecia estar relacionada a um movimento específico, o exame de varredura foi postergado. Os testes e medidas revelaram o seguinte:

▶ A amplitude de movimento ativo em flexão e rotação à esquerda e inclinação lateral à esquerda estava normal.

▶ A dor no lado direito do pescoço e na fossa supraespinal foi reproduzida nos testes de mobilidade intervertebral articular passiva com deslizamentos posteriores das articulações zigoapofisárias direitas de CIII-CIV.

QUESTÕES

1. Os testes e as medidas confirmam sua hipótese diagnóstica? Como?
2. Com base nos achados dos testes e medidas, qual é o diagnóstico, ou é necessário fazer novos testes na forma de testes especiais?

AVALIAÇÃO

Foi feito o diagnóstico provisório de extensão de hipomobilidade da inclinação lateral à direita em CIII-CIV.

QUESTÕES

1. Após o diagnóstico, qual será sua intervenção?
2. Como você descreveria essa condição à paciente?
3. Em ordem de prioridades e com base nos estágios de cicatrização, liste os objetivos de sua intervenção.
4. Como você irá determinar a amplitude e a posição da articulação para a intervenção?
5. O que você diria à paciente sobre sua intervenção?
6. A técnica mais adequada para essa condição deve ser simétrica ou assimétrica? Por quê?
7. Faça uma estimativa do prognóstico da paciente.
8. Quais modalidades você pode usar na intervenção dessa paciente?
9. Quais exercícios você prescreveria?

INTERVENÇÃO

▶ *Terapia manual.* Imediatamente após a aplicação de calor úmido, as técnicas para o tecido mole foram aplicadas na área, acompanhadas de mobilização assimétrica específica do segmento CIII-CIV em extensão e inclinação lateral à direita.

▶ *Objetivos/resultados.* Os objetivos da paciente em relação ao tratamento e os objetivos terapêuticos esperados pelo fisioterapeuta foram discutidos. Chegou-se à conclusão de que as sessões clínicas poderiam ocorrer duas vezes por semana, durante um mês e, após esse tempo, espera-se que a paciente receba alta e inicie um programa de exercícios domiciliares.

QUESTÕES DE REVISÃO*

1. A contração do músculo ECM resulta em:
   a. Rotação da face para o mesmo lado.
   b. Inclinação lateral da cabeça e do pescoço para o lado oposto.
   c. Flexão da cabeça e do pescoço.
   d. Rotação da face para o lado oposto.
2. Quais dos seguintes grupos musculares executam a rotação cervical para o lado oposto?
   a. Longo da cabeça, reto anterior e posterior da cabeça.
   b. Esplênio cervical, esplênio da cabeça.
   c. ECM, escaleno anterior, oblíquo da cabeça.
   d. ECM, escaleno médio.
3. Qual dos seguintes músculos é fino e igual a uma lâmina e possui fibras que se estendem a partir do tórax para cima sobre o pescoço?
   a. Levantador da escápula

---

*Questões adicionais para testar seu conhecimento deste capítulo podem ser encontradas (em inglês) em Online Learning Center para *Orthopaedic Assessment, Evaluation, and Intervention*, em www.duttononline.net. As respostas para as questões anteriores são apresentadas no final deste livro.

b. Bucinador
   c. Orbicular da boca
   d. Platisma
4. Qual estrutura cervical ajuda a prevenir as protrusões de disco cervical?
5. Qual tronco nervoso do plexo é a estrutura neural comprimida com mais frequência na síndrome do desfiladeiro torácico?

As respostas para estas questões podem ser verificadas no final do livro.

REFERÊNCIAS

1. Maigne J-Y: Cervicothoracic and thoracolumbar spinal pain syndromes. In: Giles LGF, Singer KP, eds. *Clinical Anatomy and Management of the Thoracic Spine*. Oxford: Butterworth-Heinemann, 2000:157–168.
2. Westerling D, Jonsson BG: Pain from the neck–shoulder region and sick leave. *Scand J Soc Med* 8:131–136, 1980.
3. Takala J, Sievers K, Klaukka T: Rheumatic symptoms in the middle-aged population in Southwestern Finland. *Scand J Rheumatol* 47S:15–29, 1982.
4. Kelsey JL: An epidemiological study of the relationship between occupations and acute herniated lumbar intervertebral disks. *Int J Epidemiol* 4:197–205, 1975.
5. Bovim G, Schrader H, Sand T: Neck pain in the general population. *Spine* 19:1307–1309, 1994.
6. Mercer S, Bogduk N: Intra-articular inclusions of the cervical synovial joints. *Br J Rheumatol* 32:705–710, 1993.
7. Pratt N: *Anatomy of the Cervical Spine*. La Crosse, WI: Orthopaedic Section, APTA, 1996.
8. Mayoux-Benhamou MA, Revel M, Valle C, et al.: Longus colli has a postural function on cervical curvature. *Surg Radiol Anat* 16:367–371, 1994.
9. Watson D, Trott P: Cervical headache: An investigation of natural head posture and upper cervical flexor muscle performance. *Cephalalgia* 13:272–284, 1993.
10. Lewit K: *Manipulative Therapy in Rehabilitation of the Lo-comotor System*, 2nd edn. Oxford: Butterworth-Heinemann, 1996.
11. Powers SR, Drislane TM, Nevins S: Intermittent vertebral artery compression: A new syndrome. *Surgery* 49:257–264, 1961.
12. Pal GP, Sherk HH: The vertical stability of the cervical spine. *Spine* 13:447, 1988.
13. Yoo JU, Zou D, Edwards T, et al.: Effect of cervical motion on the neuroforaminal dimensions of the human cervical spine. *Spine* 17:1131–1136, 1992.
14. Williams PL, Warwick R, Dyson M, et al.: *Gray's Anatomy*, 37th edn. London: Churchill Livingstone, 1989.
15. White AA, Panjabi MM: Clinical biomechanics of the spine. 2nd edn. Philadelphia: Lippincott-Raven, 1990:106–108.
16. Singer KP, Boyle JJW, Fazey P: Comparative anatomy of the zygapophysial joints. In: Boyling JD, Jull GA, eds. *Grieve's Modern Manual Therapy: The Vertebral Column*. Philadelphia: Churchill Livingstone, 2004:17–29.
17. Lysell E: Motion in the cervical spine: An experimental study on autopsy specimens. *Acta Orthop Scand* 123S:1, 1969.
18. Dvorak J: Epidemiology, physical examination, and neurodiagnostics. *Spine* 23:2663–2673, 1998.
19. Giles LG, Taylor JR: Innervation of human lumbar zy-gapophysial joint synovial folds. *Acta Orthop Scand* 58:43–46, 1987.
20. Tondury G, Theiler K: *Entwicklungsgeschichte Und Fehlbildung Der Wirbels¨aule*. Stuttgart: Hyppokrates, 1958.
21. Kotani Y, McNulty PS, Abumi K, et al.: The role of anteromedial foraminotomy and the uncovertebral joints in the stability of the cervical spine. A biomechanical study. *Spine* 23:1559–1565, 1998.
22. Tillman B, Tondury G, Ziles K: *Human Anatomy: Locomotor System*. Stuttgart, Germany: Thieme, 1987.
23. Orofino C, Sherman MS, Schechter D: Luschka's joint—a degenerative phenomenon. *J Bone Joint Surg* 5A:853–858, 1960.
24. Panjabi MM, Duranceau J, Goel V, et al.: Cervical human vertebrae. Quantitative three-dimensional anatomy of the middle and lower regions. *Spine* 16:861–869, 1991.
25. Porterfield, J., De Rosa C: *Mechanical Neck Pain: Perspectives in Functional Anatomy*. Philadelphia: WB Saunders, 1995.
26. Milne N: The role of zygapophysial joint orientation and uncinate processes in controlling motion in the cervical spine. *J Anat* 178:189–201, 1991.
27. Yanagisawa E: Anatomy of the uncinate process. *Ear Nose Throat J* 79:228, 2000.
28. Norkin C, Levangie P: *Joint Structure and Function: A Comprehensive Analysis*. Philadelphia: F.A. Davis Company, 1992.
29. Penning L, Wilmink JT: Rotation of the cervical spine. A CT study in normal subjects. *Spine* 12:732–738, 1987.
30. Clausen JD, Goel VK, Traynelis VC, et al.: Uncinate processes and luschka joints influence the biomechanics of the cervical spine: Quantification using a finite element model of the C5–C6 segment. *J Orthop Res* 15:342–347, 1997.
31. Argenson C, Francke JP, S. S, et al.: The vertebral arteries (segment V1 and V2). *Anat Clin* 2:29–41, 1980.
32. Penning L: Differences in anatomy, motion, development, and ageing of the upper and lower cervical disk segments. *Clin Biomech* 3:37–47, 1988.
33. Hadley LA: Intervertebral joint subluxation, bony impingement and foramen encroachment with nerve root changes. *Am J Roentgenol* 65:377–402, 1951.
34. Johnson RM, Crelin ES, White AA, et al.: Some new observations on the functional anatomy of the lower cervical spine. *Clin Orthop Relat Res* 111:192–200, 1975.
35. Buckworth J: Anatomy of the suboccipital region. In: Vernon H, ed. *Upper Cervical Syndrome*. Baltimore: Williams & Wilkins, 1988.
36. Hollinshead WH: *Anatomy for Surgeons—the Back and Limbs*, 3rd edn. Philadelphia: Harper and Row, 1982:300–308.
37. Johnson GM, Zhang M, Jones DG: The fine connective tissue architecture of the human ligamentum nuchae. *Spine* 25:5–9, 2000.
38. Allia P, Gorniak G: Human ligamentum nuchae in the elderly: Its function in the cervical spine. *J Man Manip Ther* 14:11–21, 2006.
39. Mercer SR, Bogduk N: Clinical anatomy of ligamentum nuchae. *Clin Anat* 16:484–493, 2003.
40. Fielding JW, Burstein AA, Frankel VH: The nuchal ligament. *Spine* 1:3–11, 1976.
41. Penning L: Normal movements of the cervical spine. *J Roentgenol* 130:317–326, 1978.
42. Keshner EA: Motor control of the cervical spine. In: Boyling JD, Jull GA, eds. *Grieve's Modern Manual Therapy: The Ver-tebral Column*. Philadelphia: Churchill Livingstone, 2004:105–117.
43. Travell JG, Simons DG: *Myofascial Pain and Dysfunction—the Trigger Point Manual*. Baltimore: Williams & Wilkins, 1983.
44. Fitzgerald MJT, Comerford PT, Tuffery AR: Sources of innervation of the neuromuscular spindles in sternomastoid and trapezius. *J Anat* 134:471–490, 1982.
45. Gray H: *Gray's Anatomy*. Philadelphia: Lea & Febiger, 1995.
46. Kendall FP, McCreary EK, Provance PG: *Muscles: Testing and Function*. Baltimore: Williams & Wilkins, 1993.
47. Eliot DJ: Electromyography of levator scapulae: New findings allow tests of a head stabilization model. *J Manip Phys Ther* 19:19–25, 1996.
48. Rayan GM, Jensen C: Thoracic outlet syndrome: Provocative examination maneuvers in a typical population. *J Shoulder Elbow Surg* 4:113–117, 1995.

49. Roos DB: The place for scalenectomy and first-rib resection in thoracic outlet syndrome. *Surgery* 92:1077–1085, 1982.
50. Raper AJ, Thompson WT, Shapiro W, et al.: Scalene and sternomastoid muscle function. *J Appl Physiol* 21:497–502, 1966.
51. Pick TP, Howden R: *Gray's Anatomy*, 15th edn. New York: Barnes & Noble Books, 1995.
52. Hiatt JL, Gartner LP: *Textbook of Head and Neck Anatomy*. Baltimore: Williams & Wilkins, 1987.
53. Murphy DR: *Conservative Management of Cervical Spine Syndromes*. New York: McGraw-Hill, 2000.
54. Walsh R, Nitz AJ: Cervical spine. In: Wadsworth C, ed. *Current Concepts of Orthopedic Physical Therapy—HomeStudy Course*. La Crosse, WI: Orthopaedic Section, APTA, 2001.
55. Jull GA: Physiotherapy management of neck pain of mechanical origin. In: Giles LGF, Singer KP, eds. *Clinical Anatomy and Management of Cervical Spine Pain. The Clinical Anatomy of Back Pain*. London, England: Butterworth-Heinemann, 1998:168–191.
56. Bogduk N: Cervical causes of headache and dizziness. In: Grieve GP, ed. *Modern Manual Therapy of the Vertebral Column*. New York: Churchill Livingstone, 1986:289–302.
57. Karlberg M, Persson L, Magnusson M: Reduced postural control in patients with chronic cervicobrachial pain syndrome. *Gait Posture* 3:241–249, 1995.
58. Crum B, Mokri B, Fulgham J: Spinal manifestations of vertebral artery dissection. *Neurology* 55:304–306, 2000.
59. Adams CBT, Logue V: Studies in spondylotic myelopathy 2. The movement and contour of the spine in relation to the neural complications of cervical spondylosis. *Brain* 94:569–586, 1971.
60. Panjabi MM, Cholewicki J, Nibu K, et al.: Critical load of the human cervical spine: An in vitro experimental study. *Clin Biomech (Bristol, Avon)* 13:11–17, 1998.
61. Harms-Ringdahl K, Ekholm J, Schuldt K, et al.: Load moments and myoelectric activity when the cervical spine is held in full flexion and extension. *Ergonomics* 29:1539–1552, 1986.
62. Jull GA, Falla D, Treleaven J, et al.: A therapeutic exercise approach or cervical disorders. In: Boyling JD, Jull GA, eds. *Grieve's Modern Manual Therapy: The Vertebral Column*. Philadelphia: Churchill Livingstone, 2004:451–470.
63. Penning L: *Functional Pathology of the Cervical Spine*. Baltimore: Williams & Wilkins, 1968.
64. Mercer S: Kinematics of the spine. In: Boyling JD, Jull GA, eds. *Grieve's Modern Manual Therapy: The Vertebral Column*. Philadelphia: Churchill Livingstone, 2004:31–37.
65. Van Mameren H, Drukker J, Sanches H, et al.: Cervical spine motions in the sagittal plane. I: Ranges of motion of actually performed movements, an X-Ray cine study. *Eur J Morphol* 28:47–68, 1990.
66. Meadows J, Pettman E, Fowler C: *Manual Therapy, Naiomt Level II & III Course Notes*. Denver: North American Institute of Manual Therapy, 1995.
67. White AA, Panjabi MM: *Clinical Biomechanics of the Spine*, 2nd edn. Philadelphia: J B Lippincott, 1990.
68. Janda V: Muscles and motor control in cervicogenic disorders: Assessment and management. In: Grant R, ed. *Physical Therapy of the Cervical and Thoracic Spine*. New York: Churchill Livingstone, 1994:195–216.
69. Jull GA, Janda V: Muscle and motor control in lowback pain. In: Twomey LT, Taylor JR, eds. *Physical Therapy of the Low Back: Clinics in Physical Therapy*. New York: Churchill Livingstone, 1987:258.
70. Bergmark A: Stability of the lumbar spine. *Acta Orthop Scand* 60:1–54, 1989.
71. Bergmark A: Stability of the lumbar spine. Astudy in mechanical engineering. *Acta Orthop Scand* 230:20–24, 1989.
72. Conley MS, Meyer RA, Bloomberg JJ, et al.: Noninvasive analysis of human neck muscle function. *Spine* 20:2505–2512, 1995.
73. Vernon HT, Aker P, Aramenko M, et al.: Evaluation of neck muscle strength with a modified sphygmomanometer dynamometer: Reliability and validity. *J Man Physiol Ther* 15:343–349, 1992.
74. Mayoux-Benhamou MA, Revel M, Vallee C: Selective electromyography of dorsal neck muscles in humans. *Exp Brain Res* 113:353–360, 1997.
75. Behrsin JF, Maguire K: Levator scapulae action during shoulder movement: A possible mechanism for shoulder pain of cervical origin. *Aust J Physiother* 32:101–106, 1986.
76. Comerford MJ, Mottram SL: Functional stability re-training: Principles and strategies for managing mechanical dysfunction. *Man Ther* 6:3–14, 2001.
77. Mottram SL: Dynamic stability of the scapula. *Man Ther* 2:123–131, 1997.
78. Bansevicius D, Salvesen R: Cervicogenic headache. *Tidsskr Nor Laegeforen* 123:2701–2704, 2003.
79. Bansevicius D, Sjaastad O: Cervicogenic headache: The influence of mental load on pain level and EMG of shoulder-neck and facial muscles. *Headache* 36:372–378, 1996.
80. Meadows J: *A Rationale and Complete Approach to the Sub-Acute Post-MVA Cervical Patient*. Calgary, AB: Swodeam Con-sulting, 1995.
81. Grieve G: Common patterns of clinical presentation. In: Grieve GP, ed. *Common Vertebral Joint Problems*, 2nd edn. London: Churchill Livingstone, 1988:283–302.
82. Maigne J-Y, Maigne R, Guerin-Surville H: Upper thoracic dorsal rami: Anatomic study of their medial cutaneous branches. *Surg Radiol Anat* 13:109–112, 1991.
83. Bogduk N, Valencia F: Innervation and pain patterns of the thoracic spine. In: Grant R, ed. *Physical Therapy of the Cervical and Thoracic Spine*, 2nd edn. Melbourne: Churchill Livingstone, 1994:77–88.
84. Winkel D, Matthijs O, Phelps V: Cervical spine. In: Winkel D, Matthijs O, Phelps V, eds. *Diagnosis and Treatment of the Spine*. Maryland: Aspen, 1997:542–727.
85. Jull G, Bogduk N, Marsland A: The accuracy of manual diagnosis for cervical zygapophyseal joint pain syndromes. *Med J Aust* 148:233–236, 1988.
86. Dwyer A, Aprill C, Bogduk N: Cervical zygapophyseal joint pain patterns: A study from normal volunteers. *Spine* 15:453, 1990.
87. Aprill C, Dwyer A, Bogduk N: Cervical zygapophyseal joint pain patterns II: A clinical evaluation. *Spine* 15:458–461, 1990.
88. Hardin J, Jr.: Pain and the cervical spine. *Bull Rheum Dis* 50:1–4, 2001.
89. White AA, Sahrmann SA: Amovement system balance approach to management of musculoskeletal pain. In: Grant R, ed. *Physical Therapy for the Cervical and Thoracic Spine*. Edinburgh: Churchill Livingstone, 1994:347.
90. Gossman MR, Sahrmann SA, Rose SJ: Review of length-associated changes in muscle. *Phys Ther* 62:1799–1808, 1982.
91. Magarey ME: Examination of the cervical and thoracic spine. In: Grant R, ed. *Physical Therapy of the Cervical and Thoracic Spine*, 2nd edn. New York: Churchill Livingstone, 1994:109–144.
92. Bogduk N, Lord SM: Cervical zygapophysial joint pain. *Neurosurg Q* 8:107–117, 1998.
93. Bogduk N: The rationale for patterns of neck and back pain. *Patient Manage* 8:13, 1984.
94. McKenzie RA: The *Cervical and Thoracic Spine: Mechanical Diagnosis and Therapy*. Waikanae, NZ: Spinal Publications, 1990.
95. Hohl M: Soft-tissue injuries of the neck in automobile accidents. *J Bone Joint Surg* 56A:1675–1682, 1974.
96. Jamieson DRS, Ballantyne JP: Unique presentation of a prolapsed thoracic disk: Lhermitte's symptom in a golf player. *Neurology* 45:1219–1221, 1995.
97. Kanchandani R, Howe JG: Lhermitte's sign in multiple sclerosis: Aclinical survey and reviewof the literature. *J Neurol Neurosurg Psychiatry* 45:308–312, 1982.

98. Ventafridda V, Caraceni A, Martini C, et al.: On the significance of Lhermitte's sign in oncology. *J Neurooncol* 10:133–137, 1991.
99. Wang B, Liu H, Wang H, et al.: Segmental instability in cervical spondylotic myelopathy with severe disc degeneration. *Spine* 31:1327–1331, 2006.
100. Rabb CH: Cervical instability. *J Neurosurg Spine* 3:169; author reply 169, 2005.
101. Cook C, Brismee JM, Fleming R, et al.: Identifiers suggestive of clinical cervical spine instability: A Delphi study of physical therapists. *Phys Ther* 85:895–906, 2005.
102. Herkowitz HN: Syndromes related to spinal stenosis. In: Weinstein JN, Rydevik B, Sonntag VKH, eds. *Essentials of the Spine*. New York: Raven Press, 1995:179–193.
103. Bush K, Hillier S: Outcome of cervical radiculopathy treated with periradicular/epidural corticosteroid injections: A prospective study with independent clinical review. *Eur Spine J* 5:319–325, 1996.
104. Meadows J: *Orthopedic Differential Diagnosis in Physical Therapy*. New York: McGraw-Hill, 1999.
105. Foreman SM, Croft AC: *Whiplash Injuries: The Cervical Acceleration/Deceleration Syndrome*. Baltimore: Williams & Wilkins, 1988.
106. Jull GA, Treleaven J, Versace G: Manual examination: Is pain a major cue to spinal dysfunction. *Aust J Physiother* 40:159–165, 1994.
107. Radanov B, Sturzenegger M, Di Stefano G, et al.: Factors influencing recovery from headache after common whiplash. *Br Med J* 307:652–655, 1993.
108. Bradley JP, Tibone JE, Watkins RG: History, physical examination, and diagnostic tests for neck and upper extremity problems. In: Watkins RG, ed. *The Spine in Sports*. St. Louis: Mosby-Year-Book Inc., 1996
109. Richardson CA, Jull GA, Hodges P, et al.: *Therapeutic Exercise for Spinal Segmental Stabilization in Low Back Pain*. London: Churchill Livingstone, 1999.
110. Janda V: Muscle strength in relation to muscle length, pain and muscle imbalance. In: Harms-Ringdahl K, ed. *Muscle Strength*. New York: Churchill Livingstone, 1993:83.
111. Janda V: Muscles, motor regulation and back problems. In: Korr IM, ed. *The Neurological Mechanisms in Manipulative Therapy*. New York: Plenum, 1978:27.
112. Sahrmann SA: *Diagnosis and Treatment of Movement Impairment Syndromes*. St Louis: Mosby, 2001.
113. Sobush DC, Simoneau GG, Dietz KE, et al.: The Lennie test for measuring scapular position in healthy young adult females: A reliability and validity study. *J Orthop Sports Phys Ther* 23:39–50, 1996.
114. Donato EB, DuVall RE, Godges JJ, et al.: Practice analysis: Defining the clinical practice of primary contact physical therapy. *J Orthop Sports Phys Ther* 34:284–304, 2004.
115. Donato EB: Physical examination procedures to screen for serious disorders of the head, neck, chest, and upper quarter. In: Wilmarth MA, ed. *Medical screening for the physical therapist. Orthopaedic Section Independent Study Course 14.1.1*.La Crosse, WI: Orthopaedic Section, APTA, Inc, 2003:1–43.
116. Geschwing N, Levitsky W: Human brain: Left–right asymmetries in temporal speech region. *Science* 161:186–187, 1968.
117. Galaburda AM, le May M: Right left asymmetries in the brain. *Science* 199:852–856, 1978.
118. Bledschmidt M: Principles of biodynamic differentiation in human. In: Bledschmidt M, ed. *Development of the Basicranium*. Bethesda, MD: Nat. Inst. Health, 1976:54–80.
119. Enlow DH: The prenatal and postnatal growth of the basicranium. In Bledschmidt M, ed. *Development of the Basicranium*. Bethesda, MD: Nat. Inst. Health, 1976:192–204.
120. Cloward RB: Cervical discography: A contribution to the etiology and mechanism of neck, shoulder and arm pain. *Ann Surg* 150:1052–1064, 1959.
121. Sweeney TB, Prentice C, Saal JA, et al.: Cervicothoracic muscular stabilization techniques. In: Saal JA, ed. *Physical Medicine and Rehabilitation, State of the Art Reviews: Neck and Back Pain*. Philadelphia: Hanley & Belfus, 1990:335–359.
122. Saal JS: *Flexibility Training, Physical Medicine and Rehabilitation: State of the Art Reviews*. Philadelphia: Hanley & Belfus, Inc., 1987:537–554.
123. Dvorak J, Antinnes JA, Panjabi M, et al.: Age and gender related normal motion of the cervical spine. *Spine* 17:S393–S398, 1992.
124. Lantz CA, Chen J, Buch D: Clinical validity and stability of active and passive cervical range of motion with regard to total and unilateral uniplanar motion. *Spine* 24:1082–1089, 1999.
125. Lind B, Sihlbom H, Nordwall A, et al.: Normal range of motion of the cervical spine. *Arch Phys Med Rehabil* 70:692–695, 1989.
126. Tousignant M, de Bellefeuille L, O'Donoughue S, et al.: Criterion validity of the cervical range of motion (CROM)goniometer for cervical flexion and extension. *Spine* 25:324–330, 2000.
127. Tousignant M, Smeesters C, Breton AM, et al.: Criterion validity study of the cervical range of motion (CROM) device for rotational range of motion on healthy adults. *J Orthop Sports Phys Ther* 36:242–248, 2006.
128. Wolfenberger VA, Bui Q, Batenchuk GB: Acomparison of methods of evaluating cervical range of motion. *J Manip Physiol Ther* 25:154–160, 2002.
129. American Medical Association: *Guides to the Evaluation of Permanent Impairment*, 5th edn. Chicago: American Medical Association, 2001.
130. Mayer TG, Kondraske G, Beals SB, et al.: Spinal range of motion. Accuracy and sources of error with inclinometric measurement. *Spine* 22:1976–1984, 1997.
131. Mayer T, Brady S, Bovasso E, et al.: Noninvasive measurement of cervical tri-planar motion in normal subjects. *Spine* 18:2191–2195, 1993.
132. Capuano-Pucci D, Rheault W, Aukai J, et al.: Intratester and intertester reliability of the cervical range of motion device. *Arch Phys Med Rehabil* 72:338–340, 1991.
133. Ordway NR, Seymour R, Donelson RG, et al.: Cervical sagittal range-of-motion analysis using three methods. Cervical range-of-motion device, 3space, and radiography. *Spine* 22:501–508, 1997.
134. Nilsson N, Christensen HW, Hartvigsen J: The interexaminer reliability of measuring passive cervical range of motion, revisited. *J Manip Physiol Ther* 19:302–305, 1996.
135. Nilsson N: Measuring passive cervical motion: A study of reliability. *J Manip Physiol Ther* 18:293–297, 1995.
136. Youdas JW, Carey JR, Garrett TR: Reliability of measurements of cervical spine range of motion: Comparison of three methods. *Phys Ther* 71:98–104, 1991.
137. Chen SP, Samo DG, Chen EH, et al.: Reliability of three lumbar sagittal motion measurement methods: Surface inclinometers. *J Occup Environ Med* 39:217–223, 1997.
138. Wainner RS, Fritz JM, Irrgang JJ, et al.: Reliability and diagnostic accuracy of the clinical examination and patient self-report measures for cervical radiculopathy. *Spine* 28:52–62, 2003.
139. Wing P, Tsang I, Gagnon F: Diurnal changes in the profile shape and range of motion of the back. *Spine* 17:761–766, 1992.
140. Chibnall JT, Duckro PN, Baumer K: The influence of body size on linear measurements used to reflect cervical range of motion. *Phys Ther* 74:1134–1137, 1994.
141. Kuhlman KA: Cervical range of motion in the elderly. *Arch Phys Med Rehabil* 74:1071–1079, 1993.
142. Youdas JW, Garrett TR, Suman VJ, et al.: Normal range of motion of the cervical spine: An initial goniometric study. *Phys Ther* 72:770–780, 1992.
143. Lowery WD, Jr., Horn TJ, Boden SD, et al.: Impairment evaluation based on spinal range of motion in normal subjects. *J Spinal Disord* 5:398–402, 1992.
144. Dvorak J, Herdmann J, Janssen B, et al.: Motor-evoked potentials in patients with cervical spine disorders. *Spine* 15:1013–1016, 1990.

145. Toole J, Tucker S: Influence of head position upon cerebral circulation. *Arch Neurol* 2:616–623, 1960.
146. Jacob G, McKenzie R: Spinal therapeutics based on responses to loading. In: Liebenson C, ed. *Rehabilitation of the Spine: A Practitioner's Manual*. Baltimore: Lippincott Williams & Wilkins, 1996:225–252.
147. Cyriax J: *Textbook of Orthopaedic Medicine, Diagnosis of Soft Tissue Lesions*, 8th edn. London: Bailliere Tindall, 1982.
148. Constantin P, Lucretia C: Relations between the cervical spine and the vertebral arteries. *Acta Radiol* 6:91–96, 1971.
149. Jirout J: The rotational component in the dynamics of the C2–3 spinal segment. *Neuroradiology* 17:177–181, 1979.
150. Ehrhardt R, Bowling RW: *Treatment of the Cervical Spine*. Apta Orthopedic Section: Physical Therapy HomeStudy Course, 1996.
151. Vasilyeva LF, Lewit K: Diagnosis of muscular dysfunction by inspection. In: Liebenson C, ed. *Rehabilitation of the Spine: A Practitioner's Manual*. Baltimore: Lippincott Williams & Wilkins, 1996:113–142.
152. Lee DG: *A Workbook of Manual Therapy Techniques for the Upper Extremity*. Delta, BC, Canada: Delta Orthopaedic Physiotherapy Clinics, 1989.
153. Hoppenfeld S: *Physical Examination of the Spine and Extremities*. East Norwalk, CT: Appleton-Century-Crofts, 1976.
154. Fjellner A, Bexander C, Faleij R, et al.: Interexaminer reliability in physical examination of the cervical spine. *J Manip Physiol Ther* 22:511–516, 1999.
155. Smedmark V, Wallin M, Arvidsson I: Inter-examiner reliability in assessing passive intervertebral motion of the cervical spine. *Man Ther* 5:97–101, 2000.
156. Strender LE, Lundin M, Nell K: Interexaminer reliability in physical examination of the neck. *J Manip Physiol Ther* 20:516–520, 1997.
157. Viikari-Juntura E: Interexaminer reliability of observations in physical examinations of the neck. *Phys Ther* 67:1526–1532, 1987.
158. Pool JJ, Hoving JL, de Vet HC, et al.: The interexaminer reproducibility of physical examination of the cervical spine. *J Manip Physiol Ther* 27:84–90, 2004.
159. Mitchell FL, Moran PS, Pruzzo NA: *An Evaluation and Treatment Manual of Osteopathic Muscle Energy Procedures*. Manchester, MO: Mitchell, Moran and Pruzzo Associates, 1979.
160. Jensen OK, Justesen T, Nielsen EF, et al.: Functional *Radiographic Examination of the Cervical Spine in Patients with Post-Traumatic Headache*. *Cephalalgia* 109:275–303, 1990.
161. Pettman E: Stress tests of the craniovertebral joints. In: Boyling JD, Palastanga N, eds. *Grieve's Modern Manual Therapy: The Vertebral Column*, 2nd edn. Edinburgh: Churchill Livingstone, 1994:529–538.
162. Vernon H, Mior S: The Neck Disability Index: A study of reliability and validity. *J Manip Physiol Ther* 14:409–415, 1991.
163. Leak AM, Cooper J, Dyer S, et al.: *The Northwick Park Neck Pain Questionnaire, Devised to Measure Neck Pain and Disability*. *Br J Rheumatol* 33:469–474, 1994.
164. Hoving JL, O'Leary EF, Niere KR, et al.: Validity of the Neck Disability Index, Northwick Park Neck Pain Questionnaire, and problem elicitation technique for measuring disability associated with whiplash-associated disorders. *Pain* 102:273–281, 2003.
165. Lhermitte J, Bollak NM: Les Douleurs a Type De Decharge Electrique Consecutives a La Flexion Cephalique Dans La Sclerose En Plaque. *Rev Neurol (Paris)* 2:36–52, 1924.
166. Smith KJ, McDonald WI: Spontaneous and mechanically evoked activity due to central demyelinating lesion. *Nature* 286:154–155, 1980.
167. Tong HC, Haig AJ, Yamakawa K: The Spurling test and cervical radiculopathy. *Spine* 27:156–159, 2002.
168. Lindgren KA, Leino E, Hakola M, et al.: Cervical spine rotation and lateral flexion combined motion in the examination of the thoracic outlet. *Arch Phys Med Rehabil* 71:343–344, 1990.
169. Lindgren KA, Leino E, Manninen H: Cervical rotation lateral flexion test in brachialgia. *Arch Phys Med Rehabil* 73:735–737, 1992.
170. Uchihara T, Furukawa T, Tsukagoshi H: Compression of brachial plexus as a diagnostic test of a cervical cord lesion. *Spine* 19:2170–2173, 1994.
171. Landi A, Copeland S: Value of the Tinel sign in brachial plexus lesions. *Ann R Coll Surg Engl* 61:470–471, 1979.
172. Marx RG, Bombardier C, Wright JG: What do we know about the reliability and validity of physical examination tests used to examine the upper extremity? *J Hand Surg* 24A:185–193, 1999.
173. Wright IS: The neurovascular syndrome produced by hyperabduction of the arms. *Am Heart J* 29:1–19, 1945.
174. Telford ED, Mottershead S: Pressure at the cervico-brachial junction: An operative and anatomical study. *J Bone Joint Surg* 30B:249–265, 1948.
175. Winsor T, Brow R: Costoclavicular syndrome: Its diagnosis and treatment. *JAMA* 196:697–699, 1966.
176. Selke FW, Kelly TR: Thoracic outlet syndrome. *Am J Surg* 156:54–57, 1988.
177. Nichols AW: The thoracic outlet syndrome in athletes. *J Am Board Fam Pract* 9:346–355, 1996.
178. Roos DB: Congenital anomalies associated with thoracic outlet syndrome. *J Surg* 132:771–778, 1976.
179. Saturno PJ, Medina F, Valera F, et al.: Validity and reliability of guidelines for neck pain treatment in primary health care. A nationwide empirical analysis in Spain. *Int J Qual Health Care* 15:487–493, 2003.
180. Koes BW, Bouter LM, van Mameren H, et al.: The effectiveness of manual therapy, physiotherapy and treatment by the general practitioner for nonspecific back and neck complaints: A randomized clinical trial. *Spine* 17:28–35, 1992.
181. Foley-Nolan D, Moore K, Codd M, et al.: Low energy high frequency pulsed electromagnetic therapy for acute whiplash disorders. A double blind randomized controlled study. *Scand J Rehabil Med* 24:51–59, 1992.
182. Giebel GD, Edelmann M, Huser R: Sprain of the cervical spine: Early functional vs. immobilization treatment (in German). *Zentralbl Chir* 122:512–521, 1997.
183. Hoving JL, de Vet HC, Koes BW, et al.: Manual therapy, physical therapy, or continued care by the general practitioner for patients with neck pain: Long-term results from a pragmatic randomized clinical trial. *Clin J Pain* 22:370–377, 2006.
184. Gross AR, Aker PD, Goldsmith CH, et al.: Physical medicine modalities for mechanical neck disorders. *Cochrane Database Syst Rev* 2:85–101, 2000.
185. Foley-Nolan D, Moore K, Codd M, et al.: Low energy high frequency pulsed electromagnetic therapy for acute whiplash injuries. A double blind randomized controlled study. *Scand J Rehabil Med* 24:51–59, 1992.
186. Foley-Nolan D, Barry C, Coughlan RJ, et al.: Pulsed high frequency (27MHz) electromagnetic therapy for persistent neck pain. A double blind, placebo-controlled study of 20 patients. *Orthopedics* 13:445–451, 1990.
187. Quebec Task Force on Spinal Disorders: Scientific approach to the assessment and management of activity-related spinal disorders: A monograph for clinicians. report of the Quebec task force on spinal disorders. *Spine* 12(Suppl):1–59, 1987.
188. Zylbergold RS, Piper MC: Cervical spine disorders. A comparison of three types of traction. *Spine* 10:867–871, 1985.
189. Colachis SC, Strohm BR: Cervical traction: Relationship of traction time to varied tractive force with constant angle of pull. *Arch Phys Med Rehabil* 46:815–819, 1965.
190. Ellenberg MR, Honet JC, Treanor WJ: Cervical radiculopathy. *Arch Phys Med Rehabil* 75:342–352, 1994.
191. Saal JS, Saal JA, Yurth EF: Nonoperative management of herniated cervical intervertebral disk with radiculopathy. *Spine* 21:1877–1183, 1996.

192. Ter Haar GR, Stratford IJ: Evidence for a non-thermal effect of ultrasound. *Br J Cancer* 45:172–175, 1982.
193. Michlovitz SL: The use of heat and cold in the management of rheumatic diseases. In: Michlovitz SL, ed. *Thermal Agents in Rehabilitation*. Philadelphia: FA Davis, 1990.
194. Hurwitz E, Aker P, Adams A, et al.: Manipulation and mobilization of the cervical spine. *Spine* 21:1746–1760, 1996.
195. Mealy K, Brennan H, Fenelon GC: Early mobilization of acute whiplash injuries. *BMJ* 292:656–657, 1986
196. McKinney LA, Dornan JO, Ryan M: The role of physiotherapy in the management of acute neck sprains following road-traffic accidents. *Arch Emerg Med* 6:27–33, 1989.
197. McKinney LA: Early mobilisation and outcome in acute sprains of the neck. *BMJ* 299:1006–1008, 1989.
198. Borchgrevink GE, Kaasa A, McDonagh D, et al.: Acute treatment of whiplash neck sprain injuries. *Spine* 23:25–31, 1998.
199. Gennis P, Miller L, Gallagher EJ, et al.: The effect of soft cervical collars on persistent neck pain in patients with whiplash injury. *Acad Emerg Med* 3:568–573, 1998.
200. Berg HE, Berggren G, Tesch PA: Dynamic neck strength training effect on pain and function. *Arch Phys Med Rehabil* 75:661–665, 1994.
201. Dyrssen T, Svedenkrans M, Paasikivi J: Muskelträning Vid Besvär I Nacke Och Skuldror Effektiv Behandling För Att Minska Smärtan. *Läkartidningen* 86:2116–2120, 1989.
202. Provinciali L, Baroni M, Illuminati L, et al.: Multimodal treatment of whiplash injury. *Scand J Rehabil Med* 28:105–111, 1996.
203. Cole AJ, Farrell JP, Stratton SA: Functional rehabilitation of cervical spine athletic injuries. In: Kibler BW, Herring JA, Press JM, eds. *Functional Rehabilitation of Sports and Musculoskeletal Injuries*. Gaithersburg, MD: Aspen, 1998:127–148.
204. Keshner EA, Campbell D, Katz RT: Neck muscle activation patterns in humans during isometric head stabilization. *Exp Brain Res* 75:335–344, 1989.
205. Andersson GBJ, Winters JM: Role of muscle in postural tasks: Spinal loading and postural stability. In: Winters JM, Woo SL-Y, eds. *Multiple Muscle Systems*. New York: Springer-Verlag, 1990:375–395.
206. O'Connor JJ: Can muscle co-contraction protect knee ligaments after injury or repair? *J Bone Joint Surg* 75-B:41–48, 1993.
207. Black KM, McClure P, Polansky M: The influence of different sitting positions on cervical and lumbar posture. *Spine* 21:65–70, 1996.
208. Janda DH, Loubert P: A preventative program focussing on the glenohumeral joint. *Clin Sports Med* 10:955–971, 1991.
209. Hanten WP, Lucio RM, Russell JL, et al.: Assessment of total head excursion and resting head posture. *Arch Phys Med Rehabil* 72:877–880, 1991.
210. Lee H, Nicholson LL, Adams RD: Cervical range of motion associations with subclinical neck pain. *Spine* 29:33–40, 2004.
211. Turk DC, Nash JM: Chronic pain: New ways to cope. In: Goleman D, Gurin J, eds. *Mind Body Medicine*. Yonkers, NY: Consumers Union of United States, 1993:111–131.
212. Jette DU, Jette AM: Physical therapy and health outcomes in patients with spinal impairments. *Phys Ther* 76:930–945, 1996.
213. Uhlig Y, Weber BR, Grob D, et al.: Fiber composition and fiber transformations in the neck muscles of patients with dysfunction of the cervical spine. *J Orthop Res* 13:240–249, 1995.
214. Greenfield B: Upper quarter evaluation: Structural relationships and interindependence. In: Donatelli R, Wooden M, eds. *Orthopedic Physical Therapy*. New York: Churchill Livingstone, 1989:43–58.
215. Cailliet R: *Neck and Arm Pain*, 3rd edn. Philadelphia: FA Davis, 1990.
216. Darnell MW: A proposed chronology of events for forward head posture. *J Craniomandib Pract* 1:49–54, 1983.
217. Mannheimer JS: Prevention and restoration of abnormal upper quarter posture. In: Gelb H, Gelb M, eds. *Postural Considerations in the Diagnosis and Treatment of Cranio-Cervical-Mandibular and Related Chronic Pain Disorders*. St. Louis, MO: Ishiyaku EuroAmerica, 1991:93–161.
218. Kisner C, Colby LA: *Therapeutic Exercise. Foundations and Techniques*. Philadelphia: FA Davis, 1997.
219. Kraus SL: Cervical spine influences on the craniomandibular region. In: Kraus SL, ed. *TMJ Disorders: Management of the Craniomandibular Complex*. New York: Churchill Livingstone, 1988:367–396.
220. Kendall HO, Kendall FP, Boynton DA: *Posture and Pain*. Baltimore: Williams and Wilkins, 1952.
221. Crawford HJ, Jull GA: The influence of thoracic posture and movement on range of arm elevation. *Physiother Theory Pract* 9:143–148, 1993.
222. Adams MA, McNally DM, Chinn H, et al.: Posture and the compressive strength of the lumbar spine. International society of biomechanics award paper. *Clin Biomech* 9:5–14, 1994.
223. Ayub E: Posture and the upper quarter. In: Donatelli RA, ed. *Physical Therapy of the Shoulder*, 2nd edn. New York: Churchill Livingstone, 1991:81–90.
224. Janda V: On the concept of postural muscles and posture in man. *Aust J Physiother* 29:83–84, 1983.
225. Janda V: *Muscle Function Testing*. London: Butterworths, 1983.
226. Refshauge KM, Bolst L, Goodsell M: The relationship between cervicothoracic posture and the presence of pain. *J Man Manip Ther* 3:21–24, 1995.
227. Saunders H: *Evaluation, Treatment and Prevention of Musculoskeletal Disorders*, 2nd edn. Minneapolis: Viking Press, 1985.
228. Lewit K: *Manipulative Therapy in Rehabilitation of the Motor System*, 3rd edn. London: Butterworths, 1999.
229. Lewit K, Simons DG: Myofascial pain: Relief by post-isometric relaxation. *Arch Phys Med Rehabil* 65:452–456, 1984.
230. Turner M: Posture and Pain. *Phys Ther* 37:294, 1957.
231. Goldberg ME, Eggers HM, Gouras P: The ocular motor system. In: Kandel ER, Schwartz JH, Jessell TM, eds. *Principles of Neural Science*. Norwalk, CT: Appleton & Lange, 1991:660–677.
232. Scariati P: Neurophysiology relevant to osteopathic manipula-tion. In: DiGiovanna EL, ed. *Osteopathic Approach to Diagnosis and Treatment*. Philadelphia: Lippincott, 1991.
233. Stratton SA, Bryan JM: Dysfunction, evaluation, and treatment of the cervical spine and thoracic inlet. In: Donatelli R, Wooden M, eds. *Orthopaedic Physical Therapy*, 2nd edn. New York: Churchill Livingstone, 1993:77–122.
234. Willford CH, Kisner C, Glenn TM, et al.: The interaction of wearing multifocal lenses with head posture and pain. *J Orthop Sports Phys Ther* 23:194–199, 1996.
235. Lewit K: Chain reactions in disturbed function of the motor system. *J Man Med* 3:27, 1987.
236. Vig PS, Sarver DM, Hall DJ, et al.: Quantitative evaluation of nasal airflow in relation to facial morphology. *Am J Orthod* 79:263–272, 1981.
237. Lewit K: Relation of faulty respiration to posture, with clinical implications. *J Am Osteopath Assoc* 79:525–529, 1980.
238. Bolton PS: The Somatosensory System of the Neck and Its Effects on the Central Nervous System, Proceedings of the Scientific Symposium, World Federation of Chiropractic, 1997:32–49.
239. Chaitow L, Monro R, Hyman J, et al.: Breathing dysfunction. *J Bodywork Mov Ther* 1:252–261, 1997.
240. Christie HJ, Kumar S, Warren SA: Postural aberrations in low back pain. *Arch Phys Med Rehabil* 76:218–224, 1995.
241. Nachemson A, Morris JM: In vivo measurements of intradiscal pressure. *J Bone Joint Surg* 46:1077, 1964.
242. Troyanovich SJ, Harrison DE, Harrison DD: Structural rehabilitation of the spine and posture: Rationale for treatment beyond the resolution of symptoms. *J Manip Phys Ther* 21:37–50, 1998.

243. Pearson N, Walmsley R: Trial into the effects of repeated neck retractions in normal subjects. *Spine* 20:1245–1251, 1995.
244. Roddey T, Olson S, Grant S: The effect of pectoralis muscle stretching on the resting position of the scapula in persons with varying degrees of forward head/rounded shoulder posture. *J Man Manip Ther* 10:124–128, 2002.
245. Wright E, Domenech M, Fischer J: Usefulness of posture training for patients with temporomandibular disorders. *J AmDent Assoc* 131:202–210, 2000.
246. Harman K, Hubley-Kozey CL, Butler H: Effectiveness of an exercise program to improve forward head posture in normal adults: A randomized, controlled 10-week trial. *J Man Manip Ther* 13:163–176, 2005.
247. Heine J: Uber Die Arthritis Deformans. *Virchows Arch Pathol Anat* 260:521–663, 1926.
248. Friedenberg ZB, Miller WT: Degenerative disc disease of the cervical spine. *J Bone Joint Surg* 45:1171–1178, 1963.
249. Jeffreys E: Cervical spondylosis. In: Jeffreys E, ed. *Disorders of the Cervical Spine*. Boston: Butterworths, 1980:90–106.
250. Aprill C, Bogduk N: The prevalence of cervical zygapophysial joint pain: A first approximation. *Spine* 17:744–747, 1992.
251. Barnsley L, Lord S, Bogduk N: Comparative local anaesthetic blocks in the diagnosis of cervical zygapophysial joint pain. *Pain* 55:99–106, 1993.
252. Barnsley L, Lord SM, Wallis BJ, et al.: The prevalence of chronic cervical zygapophysial joint pain after whiplash. *Spine* 20:20–26, 1995.
252a. Banerjee A: The hanging head method for the treatment of acute wry neck. *Arch Emerg Med* 7:125, 1990.
253. Crowe H: Injuries to the Cervical Spine, Presentation to the Annual Meeting of the Western Orthopaedic Association, San Francisco, 1928.
254. Spitzer WO, Skovron ML, Salmi LR, et al.: Scientific monograph of the Quebec task force on whiplash-associated disorders: Redefining "whiplash" and its management. *Spine* 20:[Erratum, *Spine* 20:2372, 1995], 1995.
255. Reilly PA, Travers R, Littlejohn GO: Epidemiology of soft tissue rheumatism: The influence of the law. *J Rheumatol* 18:1448–1449, 1991
256. Evans RW: Some observations on whiplash injuries. *Neurol Clin* 10:975–997, 1992.
257. Ferrari R, Russell AS: Epidemiology of whiplash: An international dilemma. *Ann Rheum Dis* 58:1–5, 1999.
258. Gay JR, Abbott KH: Common whiplash injuries of the neck. *JAMA* 152:1698–1704, 1953.
259. Gotten N: Survey of 100 cases of whiplash injury after settlement of litigation. *JAMA* 162:854–857, 1956.
260. MacNab I: Acceleration injuries of the cervical spine. *J Bone Joint Surg* 46A:1797–1799, 1964.
261. Macnab I: The whiplash syndrome. *Orthop Clin North Am* 2:389–403, 1971.
262. Farbman AA: Neck sprain. Associated factors. *JAMA* 223:1010–1015, 1973.
263. Nordhoff LS, Jr.: Cervical trauma following motor vehicle collisions. In: Murphy DR, ed. *Cervical Spine Syndromes*. New York: McGraw-Hill, 2000:131–150.
264. Scientific monograph of the Quebec task force on whiplash-associated disorders. *Spine* 20:33S, 38S–39S, 1995.
265. National Highway Traffic Safety Administration: *Traffic Safety Facts 1994: A Compilation of Motor Vehicle Crash Data from the Fatal Accident Reporting System and the General Estimates System*. Washington, DC: National Highway Traffic Safety Administration, 1995.
266. Pennie B, Agambar L: Patterns of injury and recovery in whiplash injury. *Injury* 22:57–60, 1991.
267. Radanov BP, Sturzenegger M, Di Stefano G: Long-term outcome after whiplash injury. A 2-year follow-up considering features of injury mechanism and somatic, radiologic, and psychosocial findings. *Med Sci Sports Exerc* 74:281–297, 1995.
268. Sturzenegger M, Radanov BP, DiStefano G: The effect of accident mechanisms and initial findings on the long-term course of whiplash injury. *J Neurol* 242:443–449, 1995.
269. Nikolai MD, Teasell R: Whiplash: The evidence for an organic etiology. *Arch Neurol* 57:590–591, 2000.
270. Forsyth HF: Extension injury of the cervical spine. *J Bone Joint Surg* 46A:1792–1797, 1964.
271. Barnes R: Paraplegia in cervical spine injuries. *J Bone Joint Surg* 30B:234, 1948.
272. Carrette S: Whiplash injury and chronic neck pain. *N Engl J Med* 330:1083–1084, 1994.
273. Zador PL, Ciccone MA: Automobile driver fatalities in frontal impacts: Air bags compared with manual belts. *Am J Public Health* 83:661–666, 1993.
274. Cummings P, McKnight B, Rivara FP, et al.: Association of driver air bags with driver fatality: A matched cohort study. *BMJ* 324:1119–1122, 2002.
275. Evans L: The effectiveness of safety belts in preventing fatalities. *Accid Anal Prev* 18:229–241, 1986.
276. McGwin G, Jr., Metzger J, Alonso JE, et al.: The association between occupant restraint systems and risk of injury in frontal motor vehicle collisions. *J Trauma Injury Infect Crit Care* 54:1182–1187, 2003.
277. Segui-Gomez M: Driver air bag effectiveness by severity of the crash. *Am J Public Health* 90:1575–1581, 2000.
278. Morris F: Do headrests protect the neck from whiplash injuries? *Arch Emerg Med* 6:17–21, 1989.
279. Maimaris C, Barnes MR, Allen MJ: Whiplash injuries of the neck: A retrospective study. *Injury* 19:393–396, 1988.
280. Grob D: Posterior surgery. In: Gunzburg R, Szpalski M, eds. *Whiplash Injuries: Current Concepts in Prevention, Diagnosis and Treatment of the Cervical Whiplash Syndrome*. Philadelphia: Lippincott-Raven Publishers, 1998:241–246.
281. Press JM, Herring SA, Kibler WB: *Rehabilitation of Musculoskeletal Disorders. The Textbook of Military Medicine*. Washington, DC: Borden Institute, Office of the Surgeon General, 1996.
282. McLain RF: Mechanoreceptor endings in human cervical facet joints. *Spine* 19:495–501, 1994.
283. Jonsson H, Cesarini K, Sahlstedt B, et al.: Findings and outcomes in whiplash-type neck distortions. *Spine* 19:2733–2743, 1994.
284. Jonsson H, Bring G, Rauschning W, et al.: Hidden cervical spine injuries in traffic accident victims with skull fractures. *J Spinal Disord* 4:251–263, 1991.
285. Rauschning W, McAfee PC, Jonsson H: Pathoanatomical and surgical findings in cervical spinal injuries. *J Spinal Disord* 2:213–222, 1989.
286. Twomey LT, Taylor JR: The whiplash syndrome: Pathology and physical treatment. *J Man Manip Ther* 1:26–29, 1993.
287. Ommaya AR: The head: Kinematics and brain injury mechanisms. In: Aldman B, Chapon A, eds. *The Biomechanics of Impact Trauma*. Amsterdam: Elsevier, 1984:117–138.
288. Mendel T, Wink CS: Neural elements in cervical intervertebral disks. *Anat Record* 78A:223, 1989.
289. Cloward RB: Cervical diskography. A contribution to the etiology and mechanism of neck pain. *Ann Surg* 150:1052, 1959.
290. Rauschning W, McAfee P, J′onsson H, Jr.: Pathoanatomical and surgical findings in cervical spine injuries. *J Spinal Disord* 2:213–222, 1989.
291. Kaneoka K, Ono K, Inami S, et al.: Motion analysis of cervical vertebrae during whiplash loading. *Spine* 24:763–769, 1999.
292. Taylor JR, Twomey LT: Acute injuries to cervical joints: An autopsy study of neck sprain. *Spine* 9:1115–1122, 1993.
293. Barnsley L, Lord S, Bogduk N: The pathophysiology of whiplash. In: Malanga GA, ed. *Cervical Flexion–Extension/ Whiplash Inju-*

ries. *Spine: State of the Art Reviews*. Philadelphia, PA: Hanley & Belfus, 1998:209–242.
294. Winkelstein B, Nightingale RW, Richardson WJ, et al.: The cervical facet capsule and its role in whiplash injury: A biomechanical investigation. *Spine* 25:1238–1246, 2000.
295. Deans GT, Magalliard K, Rutherford WH: Neck sprain: A major cause of disability following car accidents. *Injury* 18:10–12, 1987.
296. Lord SM, Barnsley L, Wallis BJ, et al.: Chronic cervical zygapophysial joint pain after whiplash: A placebo-controlled prevalence study. *Spine* 21:1737–1744, 1996.
297. Bogduk N: Innervation and pain patterns of the cervical spine. In: Grant R, ed. *Physical Therapy of the Cervical and Thoracic Spine*. New York: Churchill Livingstone, 1988.
298. Livingston M: *Common Whiplash Injury: A Modern Epidemic*. Springfield, IL: Charles C Thomas, 1999.
299. Klein de A, Nieuwenhuyse AC: Schwindelanfaalle Und Nystagumus Bei Einer Bestimmeten Lage Des Kopfes. *Arch Otolaryngol* 11:155, 1927.
300. Toglia JU: Acute flexion–extension injury of the neck. *Neurology* 26:808, 1976.
301. Wing LW, Hargrove-Wilson W: Cervical vertigo. *Aust NZ J Surg* 44:275, 1974.
302. Chester JB, Jr.: Whiplash, postural control, and the inner ear. *Spine* 16:716, 1991.
303. Edeiken-Monroe B, Wagner LK, Harris JH, Jr.: Hyperex-tension dislocation of the cervical spine. *AJR* 146:803–808, 1986.
304. Osti OL, Vernon-Roberts B, Frazer RD: Annulus tears and intervertebral disk degeneration: A study using an animal model. *Spine* 15:762, 1990.
305. Gargan MF, Bannister GC: Long term prognosis of soft tissue injuries of the neck. *J Bone Joint Surg* 72B:901, 1990.
306. Viktrup L, Knudsen GM, Hansen SH: Delayed onset of fatal basilar thrombotic embolus after whiplash injury. *Stroke* 26:2194–2196, 1995.
307. Borchgrevink G, Smevik O, Nordby A, et al.: MR imaging and radiography of patients with cervical hyperextension–flexion injuries after car accidents. *Acta Radiol* 36:425–428, 1995.
308. Ronnen HR, de Korte PJ, Brink PRG, et al.: Acute whiplash injury: Is there a role for MR imaging? A prospective study of 100 patients. *Radiology* 201:93–96, 1996.
309. Ellertsson AB, Sigurjonsson K, Thorsteinsson T: Clinical and radiographic study of 100 cases of whiplash injury. *Acta Neurol Scand* 57:269, 1978.
310. Seitz JP, Unguez CE, Corbus HF, et al.: Spect of the cervical spine in the evaluation of neck pain after trauma. *Clin Nucl Med* 20:667–673, 1995.
311. Dreyer SJ, Boden SD: Nonoperative treatment of neck and arm pain. *Spine* 23:2746–2754, 1998.
312. Pennie BH, Agambar LJ: Whiplash injuries. *J Bone Joint Surg* 72B:277–279, 1990.
313. Helliwell PS, Evans PF, Wright V: The straight cervical spine: Does it indicate muscle spasm? *J Bone Joint Surg* 76B:103–106, 1994.
314. Thompson JF, Jannsen F: Thoracic outlet syndromes. *Br J Surg* 83:435–436, 1996.
315. Strukel RJ, Garrick JG: Thoracic outlet compression in athletes: A report of four cases. *Am J Sports Med* 6:35–39, 1978.
316. Peet RM, Hendriksen JD, Anderson TP, et al.: Thoracic outlet syndrome: Evaluation of the therapeutic exercise program. *Proc Mayo Clin* 31:281–287, 1956.
317. MacKinnon EJ, Dellon AL: *Surgery of the Peripheral Nerve*. New York: Thieme Medical Publishers Inc, 1988.
318. Karas SE: Thoracic outlet syndrome. *Clin Sports Med* 9:297–310, 1990.
319. Sanders RJ, Jackson CG, Banchero N, et al. Scalene muscle abnormalities in traumatic thoracic outlet syndrome. *Am J Surg* 159:231–236, 1990.
320. McCarthy WJ, Yao JST, Schafer MF, et al.: Upper extremity arterial injury in athletes. *J Vasc Surg* 9:317–327, 1989.
321. Vogel CM, Jensen JE: "Effort" thrombosis of the subclavian vein in a competitive swimmer. *Am J Sports Med* 13:269–272, 1985.
322. Leffert RD: Thoracic outlet syndrome and the shoulder. *Clin Sports Med* 2:439–452, 1983.
323. Nishida T, Price SJ, Minieka MM: Medial antebrachial cutaneous nerve conduction in true neurogenic thoracic outlet syndrome. *Electromyogr Clin Neurophysiol* 33:285–288, 1993.
324. Cuetter AC, David MB: The thoracic outlet syndrome: Controversies, over diagnosis, over treatment, and recommendations for management. *Muscle Nerve* 12:410–419, 1989.
325. Kenny RA, Traynor GB, Withington D, et al.: Thoracic outlet syndrome: A useful exercise treatment option. *Am J Surg* 165:282–284, 1993.
326. Silver D: Thoracic outlet syndrome. In: Sabiston DC, ed. *Textbook of Surgery: The Biological Basis of Modern Surgical Practice*, 13rd edn. Philadelphia: WB Saunders Company, 1986.
327. Crawford FA: Thoracic outlet syndrome. *Surg Clin North Am* 60:947–956, 1980.
328. Sanders RJ, Johnson RF: Medico-legal matters. In: Sanders RJ, Haug CE, eds. *Thoracic Outlet Syndrome: A Common Sequela of Neck Injuries*. Philadelphia: JB Lippincott, 1991:271–277.
329. Pettman E: *Level III Course Notes*. Berrien Springs, MI: North American Institute of Manual Therapy, Inc., 2003.
330. Evjenth O, Hamberg J: *Muscle Stretching in Manual Therapy, a Clinical Manual*. Alfta, Sweden: Alfta Rehab Forlag, 1984.
331. Mulligan BR: *Manual Therapy: "Nags", "Snags", "PRP's" Etc*. Wellington: Plane View Series, 1992.
332. Cohen JH, Schneider MJ: Receptor-tonus technique. An overview. *Chiro Tech* 2:13–16, 1990.
333. Cole AJ, Farrell JP, Stratton. SA: Cervical spine athletic injuries. *Phys Med Rehabil Clin North Am* 5:37–68, 1994.
334. Ward R: Myofascial release concepts. In: Nyberg N, Basmajian JV, eds. *Rational Manual Therapies*. Baltimore: Williams & Wilkins, 1993:223–241.
335. Liebenson C: Manual resistance techniques and self stretches for improving flexibility and mobility. In: Liebenson C, ed. *Rehabilitation of the Spine: A Practitioner's Manual*. Baltimore: Lippincott Williams & Wilkins, 1996:253–292.
336. Erhard RE: *Manual Therapy in the Cervical Spine, Orthopedic Physical Therapy Home Study Course*. APTA, Orthopaedic Section, 1996.
337. Raikin S, Froimson MI: Bilateral brachial plexus compressive neuropathy (crutch palsy). *J Orthop Trauma* 11:136–138, 1997.

CAPÍTULO 24

A ARTICULAÇÃO TEMPOROMANDIBULAR

OBJETIVOS DO CAPÍTULO

▶ **Ao concluir o capítulo, o leitor será capaz de:**

1. Descrever a anatomia da articulação temporomandibular, incluindo os ossos, os ligamentos, os músculos e os suprimentos sanguíneo e nervoso.

2. Descrever a biomecânica da articulação temporomandibular, incluindo os movimentos, as barreiras articulares normais e anormais, a cinesiologia e as reações a várias tensões.

3. Resumir as diversas causas da disfunção temporomandibular.

4. Descrever a associação entre a articulação temporomandibular, o ouvido médio e a coluna cervical.

5. Realizar exame abrangente do sistema musculoesquelético temporomandibular, incluindo a palpação das estruturas articulares e do tecido mole e testes de mobilidade articular passiva, de mobilidade passiva específica e de estabilidade.

6. Avaliar os dados do exame total para estabelecer diagnósticos.

7. Reconhecer as manifestações da função da articulação temporomandibular anormal e desenvolver estratégias para corrigir essas anormalidades.

8. Aplicar técnicas de mobilização ativa e passiva para a articulação temporomandibular, usando o grau, a direção e a duração corretos.

9. Descrever e demonstrar estratégias de intervenção e técnicas baseadas em evidências clínicas e nos objetivos estabelecidos.

10. Avaliar a eficácia da intervenção, a fim de aprimorá-la ou modificá-la.

11. Estabelecer um programa domiciliar eficaz e instruir o paciente nesse programa.

VISÃO GERAL

Dentro do crânio estão alojados os componentes do sistema estomatognático. Este compreende a articulação temporomandibular (ATM), os sistemas mastigatórios e os órgãos e tecidos relacionados, como o ouvido interno e as glândulas salivares.[1] Devido à proximidade desse sistema com as outras estruturas da cabeça e do pescoço, há uma estreita relação entre eles, que começa nos estágios iniciais da embriologia humana.

As estruturas embrionárias, das quais se originam a cabeça, a face e o pescoço, são organizadas de forma segmentar durante o desenvolvimento, com o surgimento e modificação de seis pares de arcos branquiais ou faríngeos.[1] Os arcos branquiais contêm os núcleos cranianos do nervo trigêmeo (oftálmico, maxilar e mandibular), os ramos facial, glossofaríngeo e laríngeo do nervo vago, bem como o nervo hipoglosso.

O primeiro desses arcos, o mandibular, consiste de uma grande parte anterior (processo mandibular da cartilagem de Meckel) e de um pequeno processo posterior (maxilar). Durante o avanço do desenvolvimento, os dois processos desaparecem, exceto duas pequenas porções nas extremidades posteriores, que persistem. O primeiro arco branquial forma:

▶ A mandíbula.

▶ Os rudimentos dos ossos do ouvido interno, o martelo e a bigorna.

▶ Os ligamentos maleolar anterior e esfenomandibular da ATM.

▶ O tensor da membrana timpânica e o tensor do palato mole do ouvido interno.

▶ O milo-hióideo e o ventre anterior do digástrico.

▶ O nervo mandibular trigêmeo.

O segundo arco (o arco hióideo) consiste da cartilagem de Reichert. Esse arco está envolvido na formação:

- Do componente superior do osso hióideo e do osso do corno menor.
- Do músculo do estribo.
- Do processo estiloide temporal.
- Do ligamento estilo-hióideo.
- Do músculo estapédio.
- Do músculo estilo-hióideo.
- Do ventre posterior do músculo digástrico.
- Dos músculos da expressão facial e da mastigação.
- Do músculo platisma.
- Do nervo glossofaríngeo.

O terceiro arco faríngeo está envolvido na formação do corno maior do hióideo e de seu corpo, do músculo estilofaríngeo e do aparelho sensorial do terço posterior da língua.

O quarto arco combina-se com o sexto para formar a cartilagem tireóidea, cricóidea e aritenóidea da laringe. Os músculos derivados desse arco são os constritores da faringe (o cricotireóideo) e os intrínsecos da laringe. Os constritores são inervados pelo ramo laríngeo superior do nervo vago, e os intrínsecos são inervados pelo ramo laríngeo recorrente do nervo vago.

Em seres primitivos e no feto humano as vibrações através da mandíbula são usadas como base para a audição. Em torno de oito semanas e meia, os ossos pequenos do ouvido interno (o martelo, a bigorna e o estribo) podem ser vistos como entidades distintas. O desenvolvimento do osso martelo e do tensor do tímpano está estreitamente relacionado ao do músculo pterigóideo lateral. Devido a essa relação embrionária, supõe-se que um espasmo do músculo pterigóideo lateral possa aumentar a tensão dentro do tensor do tímpano (similar ao da membrana timpânica),[1] resultando no aumento da sensibilidade ao som agudo e à vibração. Em tese, esse aumento da tensão produz tinido sensório-neural ou som de sino nos ouvidos,[1] sintoma comum associado a distúrbios temporomandibulares. *Distúrbio temporomandibular* (DTM) é um termo coletivo usado para descrever vários distúrbios inter-relacionados que afetam o sistema estomatognático e suas estruturas relacionadas, todos podendo ter sintomas comuns. O termo *ATM* como indicativo geral de disfunção do sistema estomatognático está em desuso porque, além de ser impreciso e enganoso, envolve condições estruturais quando nenhum ou quando muitos outros fatores mais importantes estão envolvidos.[2]

O diagnóstico de DTM, como o da síndrome da chicotada, permanece controverso.[3] Em parte, esse fato é decorrência da ausência de estudos em relação à incidência, ao curso, ao tratamento e ao prognóstico de DTMs declarados.[4,5] Entretanto, os relatos de distúrbios aparentemente são muito comuns. Cerca de 60 a 70% das pessoas apresentam pelo menos um sinal de DTM, porém apenas cerca de 1 em 4 com sinais realmente tem ciência da condição ou relata a presença de quaisquer sintomas,[6,7] e apenas algo em torno de 5% dos indivíduos com um ou mais sinais procuram intervenção.[7-9] Depois de uma conferência sobre avaliação tecnológica do tratamento desses distúrbios realizada em 1996, o National Institutes of Health (NIH) concluiu que a história natural e a etiologia do DTM não são bem compreendidas e que a maioria dos sintomas da condição é autolimitado, podendo recorrer e oscilar ao longo do tempo.[10]

Sem dúvida, o DTM mais comum, compreendendo de 90 a 95% dos casos, é uma condição com múltiplas queixas de dor facial musculoesquelética e uma variedade de danos na mandíbula, sem uma causa estrutural identificada.[11]

Em geral, as pessoas que procuram intervenção médica são mulheres, superando em pelo menos quatro vezes o número de pacientes do sexo masculino.[8,9,12] Ainda permanece obscura a razão para a maior prevalência de DTM entre o sexo feminino e a representação excessiva das mulheres em clínicas de dor orofacial. Talvez uma explicação para esse fato seja que elas procuram mais rapidamente o tratamento de doenças do que os homens.[13]

A melhor abordagem para o DTM é a de uma disfunção biopsicossocial. Embora originalmente tenha sido abordado como uma síndrome, a pesquisa atual apoia a hipótese de que se trata de um grupo de distúrbios relacionados ao sistema estomatognático com muitos sintomas comuns.[6,14] McNeill e colaboradores[15] descreveram três fatores etiológicos de DTM: (1) fatores predisponentes, (2) fatores precipitantes ou desencadeantes e (3) fatores perpetuadores ou de sustentação:[16]

- Os fatores predisponentes incluem as características estruturais, neurológicas, hormonais e metabólicas dos indivíduos.
- De maneira geral, os fatores precipitantes enquadram-se em uma das quatro categorias seguintes: (1) trauma extrínseco e manifesto na cabeça, no pescoço ou na mandíbula; (2) trauma extrínseco repetido, de baixo grau, como roer as unhas e mascar chicletes; (3) trauma intrínseco repetido, de grau baixo, como cerrar os dentes ou bruxismo (ranger os dentes) e (4) estresse que ultrapassa determinado limiar para cada paciente.
- Fatores perpetuadores ou contribuintes são aqueles que contribuem para a continuidade dos sintomas. Esses fatores incluem doenças sistêmicas e patologias cervicais.

Portanto, o curso clínico do DTM não reflete a presença de doenças progressivas, mas de um distúrbio complexo moldado por muitos fatores interativos, como estresse, ansiedade e depressão, que ajudam a manter a doença.[14] Dores de cabeça, dor orofacial, dor de ouvido e dor no pescoço são queixas comuns. A dor persistente ou recorrente é considerada a principal razão pela qual mais de 90% dos pacientes procuram intervenção.[8,17] Portanto, os diagnósticos de DTM devem incluir as seguintes considerações:

- Músculos da mandíbula.
- Estruturas articulares de cartilagem e de osso.
- Estruturas faciais.
- Estruturas articulares de tecido mole, incluindo o disco articular e a membrana sinovial.
- Função articular e mandibular.
- Função da coluna torácica superior e cervical.
- Postura e disfunção.
- Doença sistêmica.
- Assuntos psicossociais.

Levando em consideração o número de causas potenciais de dor na face e na mandíbula, os diagnósticos de DTM podem, em casos raros, se referir unicamente à ATM. Exemplos de diagnósticos apropriados incluem:

▶ Artrite reumatoide com sinovite, artralgia, doença condilar degenerativa e deformidade de mordida aberta.

▶ Dor crônica com problemas comportamentais.

▶ Dor e comprometimento miofascial.

▶ Desarranjo interno de disco, com deslocamento e redução.

Embora os dentistas sejam os primeiros profissionais envolvidos no exame e na intervenção de DTM, os fisioterapeutas podem desempenhar um papel importante, auxiliando o dentista a recuperar as funções do sistema estomatognático. Intervenções conservadoras, como orientação, fisioterapia, farmacoterapia e terapia com tala oclusiva continuam sendo as formas de intervenção mais eficazes para mais de 80% dos pacientes afetados por DTM.[14]

Anatomia

A ATM (Fig. 24-1) é uma articulação sinovial bicondilar ovoide modificada, composta, formada entre a eminência articular do osso temporal, o disco intra-articular e a cabeça da mandíbula.

A ATM é única, pois, ainda que seja uma articulação sinovial, as superfícies articulares dos ossos não são cobertas por cartilagem hialina, mas sim por fibrocartilagem.[18,19] Esta tem as mesmas propriedades gerais da cartilagem hialina, mas tende a ser menos elástica, devido à maior proporção de fibras colágenas densas (ver Cap. 1). A fibrocartilagem é um tecido avascular, alinfático e aneural cuja nutrição é feita por um sistema de difusão dupla.[20] Seu desenvolvimento sobre a superfície de sustentação de carga da ATM indica que a função da articulação é suportar estresses intensos e repetidos e que a capacidade de autorreparo dessa área da superfície articular é maior que a da cartilagem hialina.[21]

A área de sustentação de carga é afetada pela congruência das superfícies de contato do dente (oclusão), pela posição da cabeça e pela coordenação da função muscular. A fibrocartilagem é mais fina no teto da fossa, embora, na presença de alguma disfunção, ocorra sustentação de carga nesse local.[20]

A mandíbula trabalha como uma alavanca de três classes (ver Cap. 4), cuja articulação serve de ponto de apoio. Embora não haja concordância entre os especialistas em relação à transmissão de força através da articulação, aparentemente eles reconhecem que o comprometimento postural da coluna torácica superior e cervical pode produzir dor e danos na ATM.[6]

Anatomia óssea

O sistema mastigatório é formado por vários componentes ósseos: o maxilar e a mandíbula, que servem de apoio para os dentes, e o osso temporal, que é o suporte da mandíbula em sua articulação com o crânio. Os ossos esfenoide e hioide também são incluídos, considerando que são elos anatômicos e funcionais importantes da ATM.

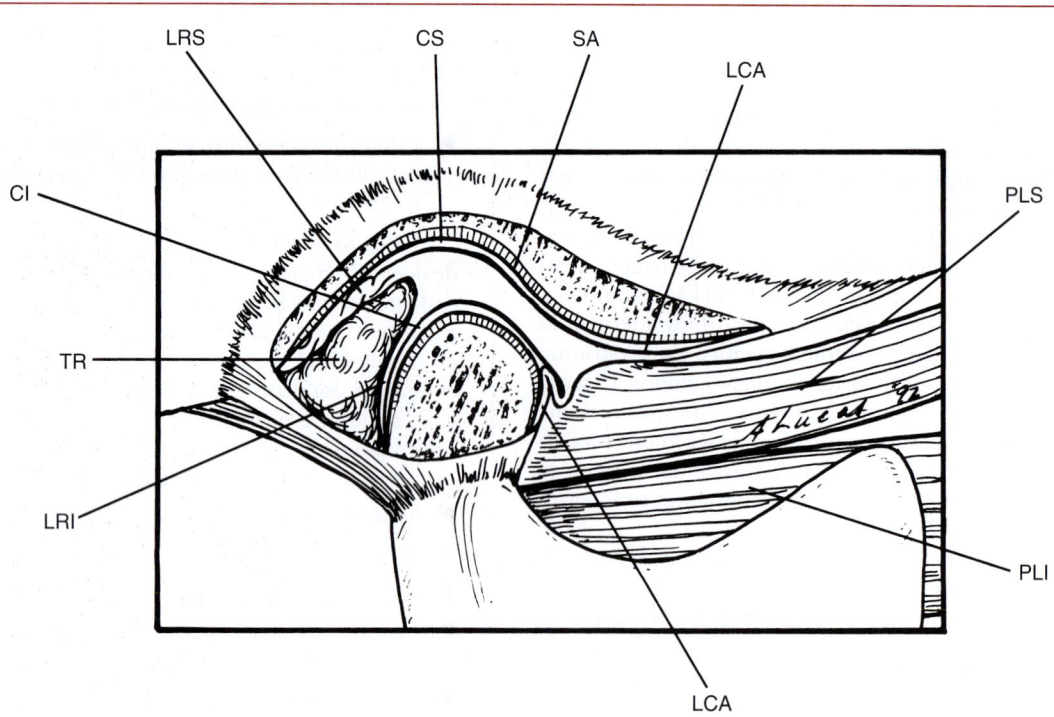

FIGURA 24-1 Vista lateral da articulação temporomandibular. LCA, ligamento capsular anterior; SA, superfície articular; CI, cavidade articular inferior; PLI, músculos pterigóideos laterais inferiores; LRI, lâmina retrodiscal inferior; TR, tecidos retrodiscais; CS, cavidade articular superior; PLS, músculo pterigóideo lateral superior; LRS, lâmina retrodiscal superior. (Reproduzida, com permissão, de Okeson JP. *Management of Temporomandibular Disorders and Occlusion.* 4th ed. St Louis, Mo: Mosby Year Book; 1998:10.)

Maxilar

As bordas do maxilar estendem-se superiormente para formar o assoalho da cavidade nasal e de cada uma das órbitas (Fig. 24-2). Na parte inferior, os ossos maxilares formam o palato e as cristas alveolares, que dão suporte aos dentes.

Osso esfenoide

As asas maiores do osso esfenoide formam os limites da parte anterior da fossa craniana média. A partir delas, as lâminas pterigóideas servem de inserções para o músculo pterigóideo medial e lateral.

Osso hioide

O osso hioide, em forma de U (Fig. 24-3), também é conhecido como esqueleto da língua. Ele é envolvido pela mandíbula para dar estabilização recíproca durante a deglutição e a mastigação. Além disso, serve como inserção para os músculos infra-hióideos e para alguns músculos extrínsecos da língua.

Mandíbula

A mandíbula (Fig. 24-4) é o maior osso e o mais forte da face e serve de suporte aos dentes inferiores. Ele é suspenso abaixo do maxilar pelos músculos e ligamentos que lhe dão mobilidade e estabilidade. A superfície medial da mandíbula serve como inserção para o pterigóideo medial e para os músculos digástricos. O platisma, o mentual e o bucinador inserem-se em sua região lateral.

Dois ramos verticais e extensos estendem-se para cima a partir da mandíbula: o condilar e o coronoide (Fig. 24-4). O anterior dos dois processos, o coronoide, serve de inserção para os músculos temporal e masseter.[22] O processo condilar posterior articula-se com o osso temporal. As superfícies ósseas do côndilo e a porção articular do osso temporal são formadas de osso cortical denso. A forma da superfície articular do côndilo é achatada, desde a parte da frente até a parte de trás, cujo comprimento médio-lateral é duas vezes maior do que o comprimento ântero-posterior. Em geral, os côndilos são convexos, com projeções ósseas curtas conhecidas por polos medial e lateral.[23]

Osso temporal

A fossa mandibular do osso temporal divide-se em duas superfícies: articular e não articular.[23] A superfície articular do osso temporal é constituída de uma fossa mandibular côncava ou glenoide e de uma proeminência óssea convexa denominada *eminência articular*.[24] O tubérculo articular, situado em posição anterior à fossa glenoide, atua como inserção para o ligamento temporomandibular (ou lateral).[22] A superfície não articular da fossa con-

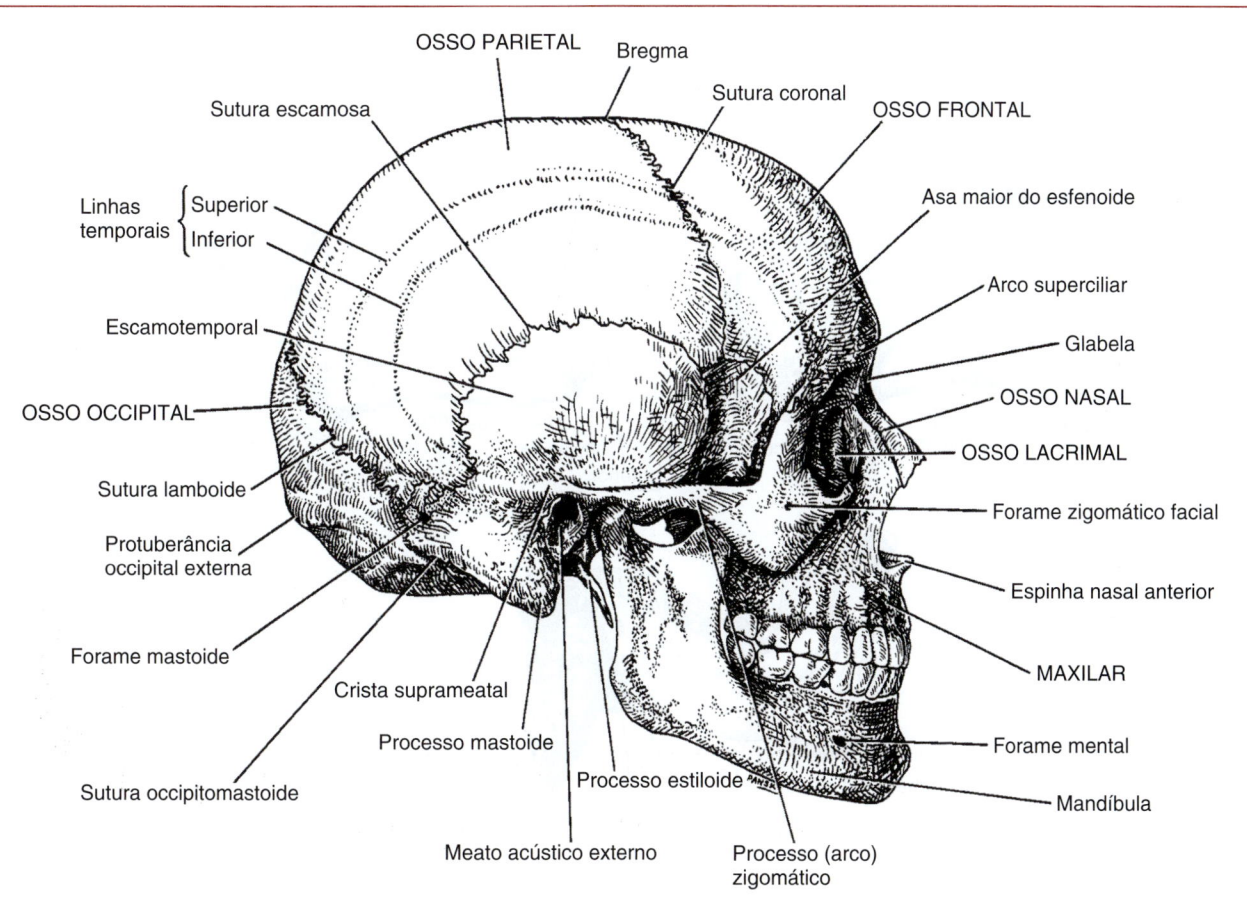

FIGURA 24-2 Vista lateral do crânio mostrando o maxilar (Reproduzida, com permissão, de Pansky B. *Review of Gross Anatomy*. 6th ed. New York, NY: McGraw-Hill; 1996:41.)

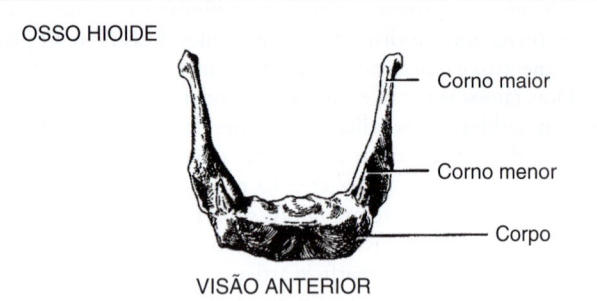

FIGURA 24-3 Osso hioide. (Reproduzida, com permissão, de Pansky B. *Review of Gross Anatomy*. 6th ed. New York, NY: McGraw-Hill; 1996:9.)

siste de uma camada óssea fina e fibrocartilagem que ocupa boa parte de suas paredes superior e posterior.[23]

Disco fibrocartilagíneo

Entre a superfície articular do osso temporal e do côndilo mandibular há um disco fibrocartilagíneo (às vezes chamado incorretamente de "menisco"). Sua forma bicôncava é determinada pela forma do côndilo e da fossa articular.[25] Rees[19] descreveu esse disco como tendo três zonas elipsoidais transversas, claramente definidas, divididas em três regiões – banda posterior, zona intermediária e banda anterior –, das quais a zona intermediária permanece em contato com a superfície articular do côndilo.

O disco e o músculo pterigóideo lateral desenvolvem-se a partir do primeiro arco branquial e há pouca diferença entre o músculo, o disco e a cápsula articular.[26,27] O disco fibrocartilagíneo é amarrado por várias estruturas:

▶ Os ligamentos discais colateral lateral e medial inserem-se firmemente no disco fibrocartilagíneo até os polos medial e lateral do côndilo, permitindo rotação anterior e posterior do disco sobre o côndilo durante a abertura e o fechamento da boca.[28,29]

▶ Posteriormente, o disco é inserido por tecido fibroelástico à fossa mandibular posterior e à parte posterior do côndilo mandibular.[28,29]

▶ Anteriormente, o disco é inserido à parte superior do tendão do músculo pterigóideo lateral [28,29] (Fig. 24-5).

De maneira geral, o disco localiza-se no topo do côndilo, entre a posição de 12h e 1h, sobre a cabeça mandibular, quando a mandíbula está fechada.[30] Considerando que sua única inserção firme até o côndilo ocorre medial e lateralmente, o disco pode mover-se de forma um pouco independente do côndilo.[31]

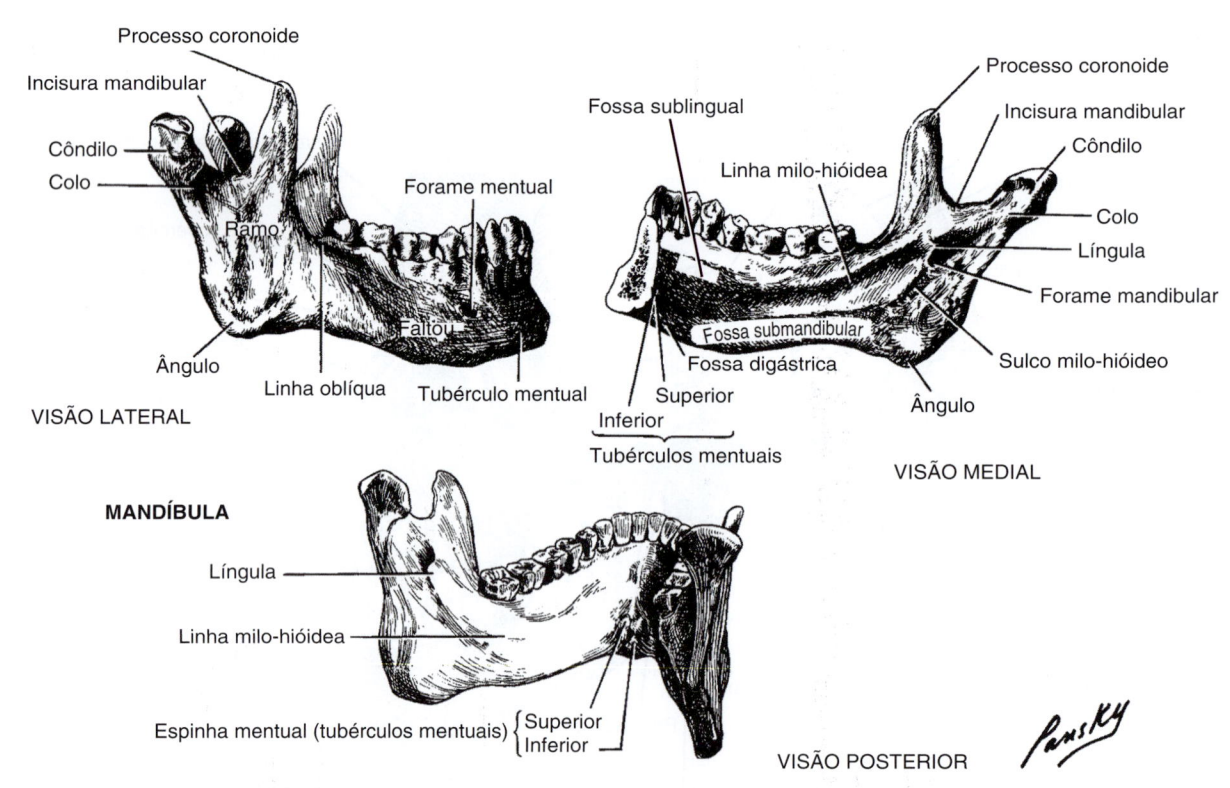

FIGURA 24-4 Mandíbula. (Reproduzida, com permissão, de Pansky B. *Review of Gross Anatomy*. 6th ed. New York: McGraw-Hill; 1996:7.)
Compor dísticos da figura

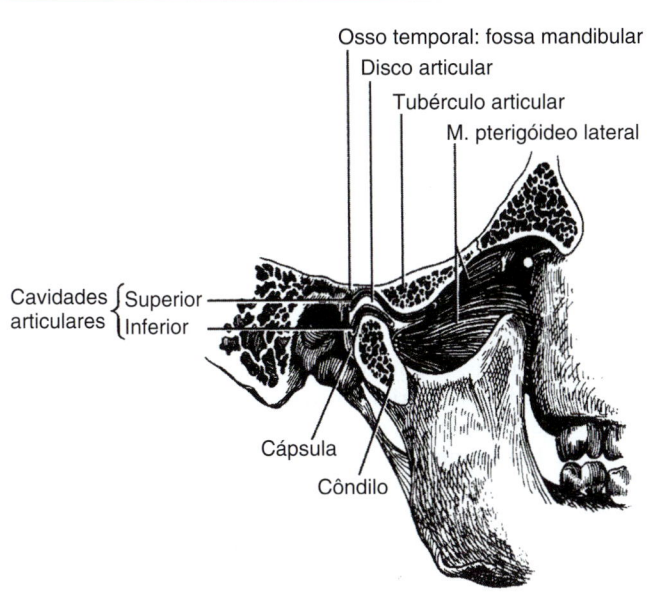

FIGURA 24-5 Seção sagital da articulação temporomandibular. (Reproduzida, com permissão, de Pansky B. *Review of Gross Anatomy*. 6th ed. New York: McGraw-Hill; 1996:7.)

O disco divide a ATM em uma cavidade articular inferior e outra superior (ver Fig. 24-5):

▶ *Compartimento inferior.* Esse compartimento, limitado pelo côndilo mandibular e pela superfície inferior do disco articular, é onde ocorre o giro (rotação) osteocinemático do côndilo, em condições normais.[6]

▶ *Compartimento superior.* Esse compartimento, limitado pela fossa mandibular e pela superfície superior do disco articular, permite, primariamente, apenas a translação do disco e do côndilo ao longo da fossa e na eminência articular.[6]

Os vasos sanguíneos e os nervos são encontrados apenas na periferia espessada desse disco, em especial na sua inserção posterior; sua porção articular média é avascular e aneural.[32]

Estruturas de sustentação

As estruturas de sustentação da ATM consistem de tecido conjuntivo periarticular (ligamento, tendão, cápsula e fáscia). Como seu nome sugere, a função de tal tecido é manter as articulações juntas e limitar as amplitudes de movimento na articulação. Por exemplo, os ligamentos da ATM protegem e apoiam as estruturas articulares e atuam como restrições passivas ao movimento articular. As cavidades sinoviais são circundadas por tecido conjuntivo frouxo e não, pelos ligamentos.

As estruturas intercapsulares se localizam posteriormente ao côndilo. Os músculos pterigóideo medial e lateral (ver próxima seção) estão em posição anterior. Não existem ligamentos posteriores ou anteriores bem-definidos entre o côndilo mandibular e o osso temporal. Entretanto, dois ligamentos fortes auxiliam na estabilidade articular:

1. *Cápsula articular ou ligamento capsular.* Essa estrutura, que circunda toda a articulação, fornece retroalimentação proprioceptiva em relação ao movimento e à posição articular.[33,34]

2. *Ligamento temporomandibular (ou lateral).* A cápsula da ATM é reforçada lateralmente por uma porção oblíqua externa e uma porção horizontal interna do ligamento temporomandibular (Fig. 24-6), que funcionam como mecanismo suspensório da mandíbula durante movimentos moderados de abertura. Esse ligamento atua, também, para resistir à rotação e ao deslocamento posterior da mandíbula.

Dois outros ligamentos auxiliam nessa estabilidade articular:

▶ *Ligamento estilomandibular.* Esse ligamento (Fig. 24-7) é uma banda especializada que se separa da lâmina superficial da fáscia cervical profunda e se estende até os músculos pterigóideos.[24] Ele se torna tenso e atua como mecanismo de orientação para a mandíbula, mantendo o côndilo, o disco e o osso temporal firmemente opostos.

▶ *Ligamento esfenomandibular.* Trata-se de uma banda fina que se estende desde a espinha do osso esfenoide até uma pequena proeminência óssea sobre a superfície medial do ramo da mandíbula, denominada *língula* (ver Fig. 24-7). A função desse ligamento é restringir o ângulo da mandíbula a partir do deslizamento, o mais para a frente possível, assim como os côndilos, durante o ciclo translatório, servindo também como ligamento suspensório da mandíbula durante aberturas amplas.[24] Ele provoca dor com a abertura prolongada da mandíbula, como costuma ocorrer no dentista.

Curiosidade Clínica

O ligamento de Pinto[35] é um vestígio da cartilagem de Meckel, um tecido embrionário. Ele surge do colo do martelo no ouvido interno e estende-se medial e superiormente, inserindo-se na região posterior da cápsula da ATM e do disco. Embora a importância desse ligamento na mecânica mandibular seja considerada insignificante, sua relação com o ouvido médio e a ATM pode ser a base dos sintomas no ouvido médio, que estão muitas vezes presentes com DTM. Stack[36] postulou que a presença dos sintomas auditivos de sonoridade e pressão no ouvido médio pode ser o resultado da transmissão direta de tensão capsular na ATM até os ossículos do ouvido médio através desse ligamento.

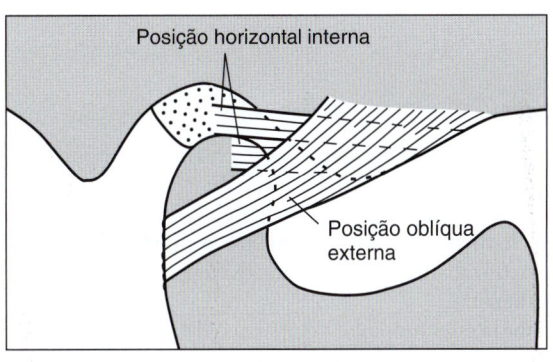

FIGURA 24-6 Ligamento temporomandibular. (Reproduzida, com permissão, de Murphy DR. *Conservative Management of Cervical Spine Syndromes*. New York: McGraw-Hill; 2000:581.)

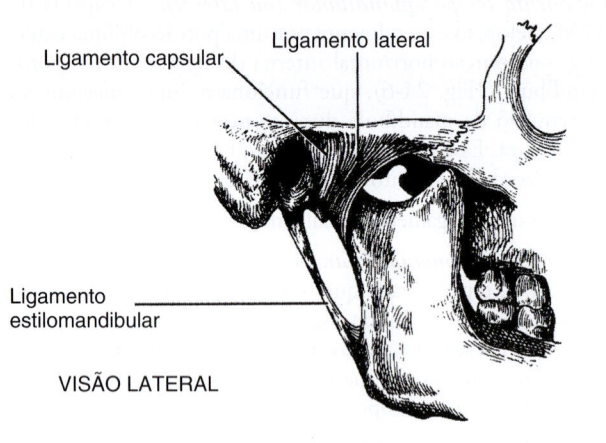

Temporal

O músculo temporal (Fig. 24-8) tem sua origem no assoalho da fossa e da fáscia temporais. Ele se estende inferior e anteriormente até se inserir na borda anterior do processo coronoide e na borda anterior do ramo da mandíbula. Esse músculo é inervado por um ramo da divisão mandibular do nervo trigêmeo. Além de auxiliar no fechamento da boca e no ranger dos dentes de um lado a outro, esse músculo dá uma grande estabilidade à articulação.

Masseter

O masseter (Fig. 24-9) é um músculo quadrilateral formado por duas camadas. A porção superficial surge dos dois terços anteriores da borda inferior do arco zigomático. A porção profunda surge da superfície medial do mesmo arco. Os dois conjuntos de fibras unem-se anteriormente e formam uma rafe com o pterigóideo medial.[24] O masseter insere-se na superfície lateral do processo coronoide da mandíbula, na metade superior do ramo e no ângulo da mandíbula. Ele é inervado por um ramo da divisão mandibular do nervo trigêmeo. Sua função principal é elevar a mandíbula, ocluindo, em consequência, os dentes durante a mastigação.

Pterigóideo medial

O pterigóideo medial é um músculo quadrilateral espesso, com origem profunda situada na região medial do ramo mandibular (Fig. 24-10). Esse músculo estende-se posteriormente para inserir-se nas regiões inferior e posterior da subsuperfície medial do ramo e no ângulo da mandíbula. É inervado por um ramo da divisão mandibular do nervo trigêmeo. Trabalhando bilateralmente e em conjunto com os músculos masseter e temporal, auxilia no fechamento da boca. Atuando de forma isolada, é capaz de desviar a mandíbula para o lado oposto. O músculo pterigóideo medial também atua como assistente do pterigóideo lateral e das fibras anteriores do músculo temporal para produzir protrusão mandibular.

Pterigóideo lateral

Duas divisões dos músculos pterigóideos laterais são reconhecidas, cada uma delas sendo funcional e anatomicamente independente (Fig. 24-11). A cabeça superior surge da superfície infratemporal da asa maior do esfenoide. A inferior surge da superfície lateral da placa pterigóidea lateral. Apesar de várias investigações,[37-39] não se chegou a nenhum consenso em relação à inserção do músculo pterigóideo lateral. Entretanto, a inserção descrita com mais frequência se localiza na região anterior do colo do côndilo mandibular e da cápsula da ATM. Esse músculo é inervado por um ramo da divisão mandibular do nervo trigêmeo.

A cabeça superior do pterigóideo lateral está envolvida principalmente na mastigação e atua para rodar anteriormente o disco sobre o côndilo durante o movimento de fechamento.[40,41] Também foi sugerido que, na função normal do complexo craniomandibular, o pterigóideo lateral superior exerce importante influência na estabilização e no controle dos movimentos do disco.[42] A cabeça inferior do pterigóideo lateral exerce tração anterior, lateral e inferior na mandíbula, abrindo, protruindo e desviando-a para o lado oposto.

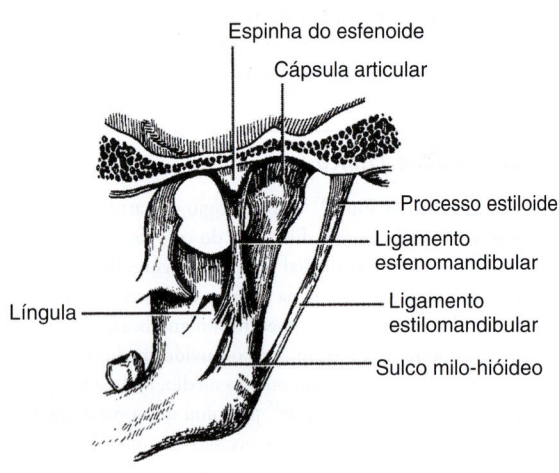

FIGURA 24-7 Ligamentos da ATM. (Reproduzida, com permissão, de Pansky B. *Review of Gross Anatomy*. 6th ed. New York: McGraw-Hill; 1996:41.)

Músculos

Os músculos da mastigação são extremamente importantes nas discussões sobre o DTM. A função de três deles, o masseter, o pterigóideo medial e o temporal, é elevar a mandíbula durante o fechamento da boca, enquanto o pterigóideo lateral e o digástrico trabalham juntos para abaixar a mandíbula durante a sua abertura.

Embora esses músculos sejam mais eficazes quando trabalham em grupo, é necessário entender sua anatomia específica e suas ações individuais para a avaliação de sua função coordenada durante a atividade mastigatória (Tabs. 24-1 e 24-2).

TABELA 24-1 Músculos da articulação temporomandibular

Músculo	Proximal	Distal	Inervação
Pterigóideo medial	Superfície medial da placa do pterigóideo lateral e tuberosidade do maxilar	Superfície medial da mandíbula próxima ao ângulo	Divisão mandibular do nervo trigêmeo
Pterigóideo lateral	Asa maior do esfenoide e placa do pterigóideo lateral	Colo da mandíbula e cartilagem articular	Divisão mandibular do nervo trigêmeo
Temporal	Fossa craniana temporal	Via tendão para dentro da superfície medial, do ápice e das bordas anterior e posterior do ramo mandibular	Nervos temporais profundos anteriores e posteriores, que se ramificam a partir da divisão anterior do ramo mandibular do nervo trigêmeo
Masseter	Porção superficial: dos dois terços anteriores da borda inferior do arco zigomático; porção profunda: da superfície medial do arco zigomático	Superfícies laterais do processo coronoide da mandíbula, metade superior do ramo e ângulo da mandíbula	Nervo massetérico a partir do tronco anterior da divisão mandibular do nervo trigêmeo
Milo-hióideo	Superfície medial da mandíbula	Corpo do osso hioide	Ramo milo-hióideo do nervo trigêmeo e divisão mandibular
Genio-hióideo	Espinha mental da mandíbula	Corpo do osso hioide	Ramo ventral de C1 via nervo hipoglosso
Estilo-hióideo	Processo estiloide do osso temporal	Corpo do osso hioide	Nervo facial
Digástrico anterior e posterior	Superfície interna da mandíbula e do processo mastoide do osso temporal	Pelo tendão intermediário até o osso hioide	Anterior: divisão mandibular do nervo trigêmeo; posterior: nervo facial
Esterno-hióideo	Manúbrio e extremidade medial da clavícula	Corpo do osso hioide	Alça cervical
Omo-hióideo	Ângulo superior da escápula	Corpo inferior do osso hioide	Alça cervical
Esternotireóideo	Superfície posterior do manúbrio	Cartilagem tireóidea	Alça cervical
Tireo-hióideo	Cartilagem tireóidea	Corpo inferior e corno maior do osso hioide	C1 via nervo hipoglosso

Músculos "em corrente" ou infra-hióideos

Os músculos infra-hióideos compreendem os músculos esterno-hióideo, omo-hióideo, esternotireóideo e tireo-hióideo (Fig. 24-12).

▶ *Esterno-hióideo.* Este é um músculo tipo corrente cuja função é deprimir o hioide e auxiliar na fala e na mastigação.

▶ *Omo-hióideo.* Situado lateralmente ao esterno-hióideo, apresenta dois ventres e tem a função de deprimir o hioide. Além disso, acredita-se que tensiona a parte inferior da fáscia cervical profunda em esforços inspiratórios prolongados, liberando, consequentemente, a tensão dos ápices dos pulmões e da veia jugular interna, que são presos a essa camada fascial.[24]

▶ *Esternotireóideo e tireo-hióideo.* Localizam-se profundamente em relação ao músculo esterno-hióideo (ver Fig. 24-12). O esternotireóideo está envolvido no processo de movimentar a laringe para baixo, enquanto o tireo-hióideo deprime o hioide e eleva a laringe.

Esses músculos infra-hióideos são inervados por fibras provenientes dos nervos cervicais superiores. Os nervos da parte inferior desses músculos são desprendidos da alça cervical (ver Cap. 2).

Músculos supra-hióideos

Os músculos supra e infra-hióideos desempenham um papel essencial na coordenação da função mandibular, fornecendo uma base firme para movimentação da língua e da mandíbula.

Genio-hióideo. O genio-hióideo é um músculo estreito situado sob o milo-hióideo (Fig. 24-13). Sua função é elevar o osso hioide.

Digástrico. Como seu nome sugere, o músculo digástrico consiste de dois ventres (Fig. 24-12). O ventre posterior, que é inervado por um ramo do nervo facial, surge da incisura mastoide do osso temporal; enquanto o anterior invervado pelo ramo alveolar inferior do nervo trigêmeo surge da fossa digástrica da mandíbula. Ambos os ventres são unidos por um tendão arredondado que se insere no corpo e no corno maior do osso hioide por meio de uma alça fibrosa ou tipoia.[24] Bilateralmente, auxiliam na abertura forçada da boca, estabilizando o hioide. Os posteriores são especialmente ativos durante a tosse e a deglutição.[24]

TABELA 24-2 Ações dos músculos da articulação temporomandibular

Ação	Músculos atuantes
Abertura da boca	Pterigóideo lateral Milo-hióideo Genio-hióideo Digástrico
Fechamento da boca	Masseter Temporal Pterigóideo medial
Protrusão da mandíbula	Pterigóideo lateral Pterigóideo medial Masseter Milo-hióideo Genio-hióideo Digástrico Estilo-hióideo Temporal (fibras anteriores)
Retração da mandíbula	Temporal (fibras posteriores) Masseter Digástrico Estilo-hióideo Milo-hióideo Genio-hióideo
Desvio lateral da mandíbula	Pterigóideo lateral (músculo ipsilateral) Pterigóideo medial (músculo contralateral) Temporal Masseter

Curiosidade Clínica

Em combinação, os músculos da ATM trabalham como segue:

- Abertura da boca – ação bilateral do pterigóideo lateral e dos músculos digástricos.
- Fechamento da boca – ação bilateral dos músculos temporal, masseter e pterigóideo medial.
- Desvio lateral – ação dos músculos masseter ipsilateral e pterigóideos contralaterais medial e lateral.
- Protrusão – ação bilateral dos músculos pterigóideos lateral e medial e das fibras anteriores dos músculos temporais.
- Retrusão – ação bilateral das fibras posteriores do músculo temporal e ação dos músculos digástrico, estilo-hióideo, genio-hióideo e milo-hióideo.

Milo-hióideo. Sob o ponto de vista funcional, esse músculo plano e triangular é um músculo da língua, que a estabiliza ou eleva durante a deglutição e eleva o assoalho da boca no primeiro estágio da deglutição.[24]

Estilo-hióideo. O músculo estilo-hióideo (Fig. 24-12) eleva o hioide e a base da língua e tem um papel indeterminado na fala, na mastigação e na deglutição.

Suprimento nervoso

O suprimento nervoso da ATM é feito principalmente por três nervos que fazem parte da divisão mandibular do quinto nervo craniano (trigêmeo) (Quadro 24-1). As porções dos ossículos do ouvido médio, da musculatura do ouvido médio e dos músculos da mastigação se originam do primeiro arco branquial e são inervados por ele. Portanto, em pacientes com mecânica de mordida alterada, espasmo dos músculos da mastigação causado por um côndilo deslocado pode provocar disfunção neuromuscular de todos os músculos inervados pelo trigêmeo, incluindo o tensor do palato mole.[43]

Há considerável interesse clínico na interação entre as regiões cervical e craniofacial, devido ao fato de vários pacientes terem relatado dor nessas áreas ao mesmo tempo.[31,44-47]

Na região suboccipital, existe uma série de conexões neurais densas, denominadas *complexo trigeminocervical,* entre os nervos trigêmeo, facial, glossofaríngeo e vago, com as dos nervos espinais cervicais superiores C1 a C4.[16] Anormalidades posturais que resultam de várias etiologias agudas ou crônicas que produzem compressão suboccipital podem, portanto, ser responsáveis por dor craniofacial em qualquer lugar na cabeça, além de sintomas de tontura ou nistagmo.[5,16,48]

Dores de cabeça relacionadas à ATM em geral incluem dor perto dessa articulação e do ouvido, sonoridade no ouvido, dores de cabeça temporais e dor facial.[49] A tontura associada à ATM tende a ser de variedade não vertiginosa, com o paciente queixando-se de oscilação, atordoamento ou insensatez.[50] Embora o mecanismo exato não esteja claro, influências posturais, alteração na posição da mandíbula pela má oclusão e a subsequente má combinação entre os músculos cervicais podem ser as causas.[50]

Biomecânica

Os movimentos que ocorrem na ATM são extremamente complexos. A ATM tem três graus de liberdade, com cada um deles associado a um eixo próprio de rotação.[51] Dois movimentos artrocinemáticos primários (rotação e translação anterior) ocorrem nessa articulação, em torno de três planos: sagital, horizontal e frontal (Fig. 24-14).

Os movimentos de protrusão e de retrusão são deslizamentos planares. Além dos movimentos rotacionais durante a abertura e o fechamento da boca e dos desvios laterais, os movimentos na ATM envolvem rotações e deslizamentos artrocinemáticos. Portanto:

▶ Abertura da boca, desvio contralateral e protrusão envolvem rotação osteocinemática anterior da mandíbula e deslizamento anterior, inferior e lateral da cabeça mandibular e do disco.

▶ Fechamento da boca, desvio ipsilateral e retrusão envolvem rotação osteocinemática posterior da mandíbula e deslizamento anterior, inferior e lateral da cabeça mandibular e do disco.

Posição oclusal

As oclusais são as posições funcionais da ATM. São definidas como o ponto onde ocorre o contato entre alguns ou todos os dentes. Em circunstâncias normais, os molares superiores repousam diretamente sobre os inferiores e os incisivos superiores comprimem levemente os incisivos inferiores. A posição ideal fornece proteção

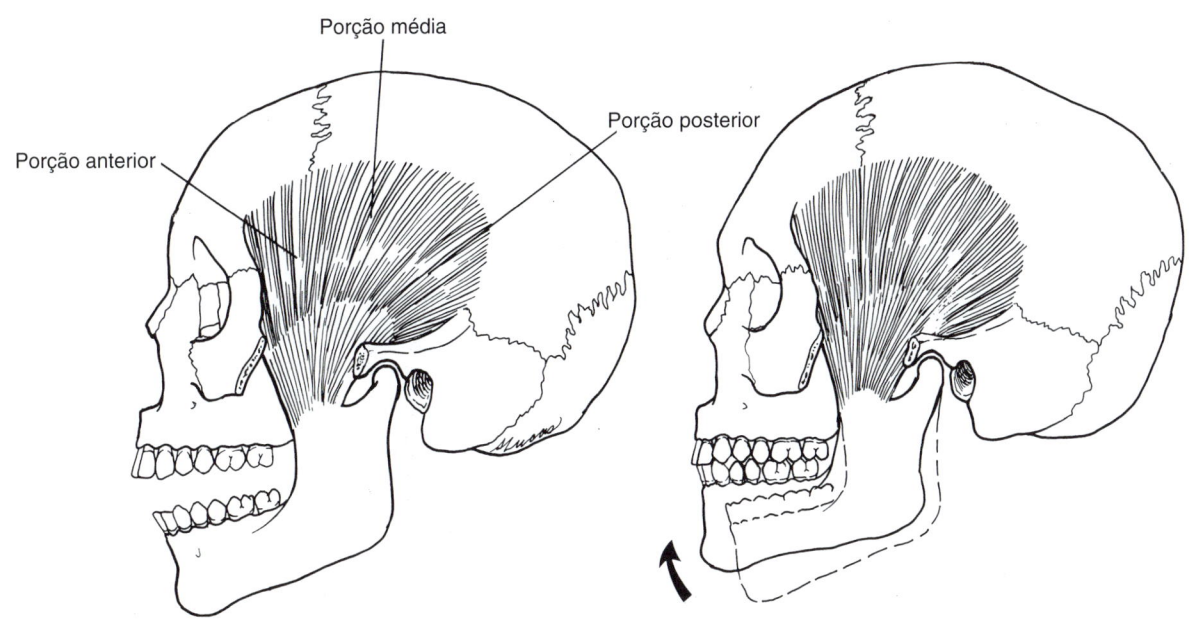

FIGURA 24-8 Músculo temporal. (Reproduzida, com permissão, de Okeson JP. *Management of Temporomandibular Disorders and Occlusion*, 4th ed. St Louis, Mo: Mosby Year Book; 1998:19.)

mútua aos dentes anteriores e posteriores, função mandibular confortável e indolor e estabilidade.[16] A posição *oclusal mediana* corresponde à posição em que todos os dentes estão completamente interdigitados,[18] sendo considerada a posição inicial de todos os movimentos mandibulares. Essa posição depende da presença, da forma e da posição dos dentes. Protrusão dos incisivos superiores ou inferiores, falha dos incisivos superiores em sobreporem-se aos inferiores, dentes ausentes ou anormalmente formados e dentes posteriores que não se encontram são todas causas de má oclusão. A posição *cêntrica* é considerada a mais retraída e natural da mandíbula, a partir da qual é possível executar movimentos laterais e na qual os componentes do aparelho oral são os mais equilibrados.[52] A situação ideal seria que a posição cêntrica coincidisse com a posição oclusal mediana.[52] Vale a pena lembrar que a má oclusão é muito comum em pacientes não sintomáticos em geral e pode ou não ser relevante para os sintomas presentes.[53] Em vez de ser um fator etiológico primário no DTM, talvez a má oclusão desempenhe um papel secundário ou coadjuvante.[16,54]

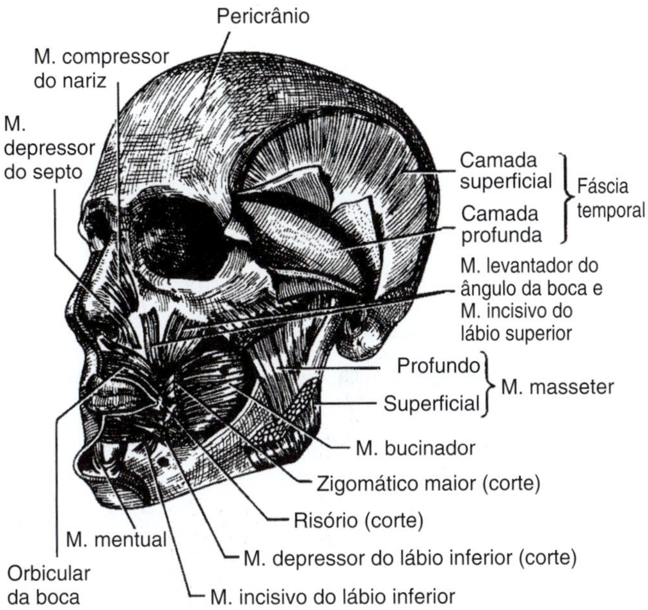

Abertura da boca

A abertura da boca ocorre em uma série de etapas (Tab. 24-3). Na posição ereta, os côndilos começam a rodar anteriormente e fazem translação inferior e lateralmente durante os primeiros 25° de abertura, quando a mandíbula abre. A rotação condilar inicial ocorre à medida que os levantadores mandibulares (músculos masseter, temporal e pterigóideo medial) relaxam de forma gradual e alongam-se, permitindo que a gravidade deprima a mandíbula (ver Fig. 24-15).[31] As direções das fibras dos ligamentos temporomandibulares lateral e medial impedem que o côndilo se movimente posteriormente. A cápsula fibrosa e partes do ligamento temporomandibular limitam o movimento lateral excessivo do côndilo. Durante os últimos 15° de abertura, os ligamentos colaterais se contraem e a rotação cessa, sendo substituída por uma translação anterior dos côndilos (ver Fig. 24-15).[55] Durante esse processo, o côndilo e o disco movem-se em conjunto. A transla-

FIGURA 24-9 Músculos da mastigação (masseter). (Reproduzida, com permissão, de Pansky B. *Review of Gross Anatomy*. 6th ed. New York: McGraw-Hill; 1996:31.)

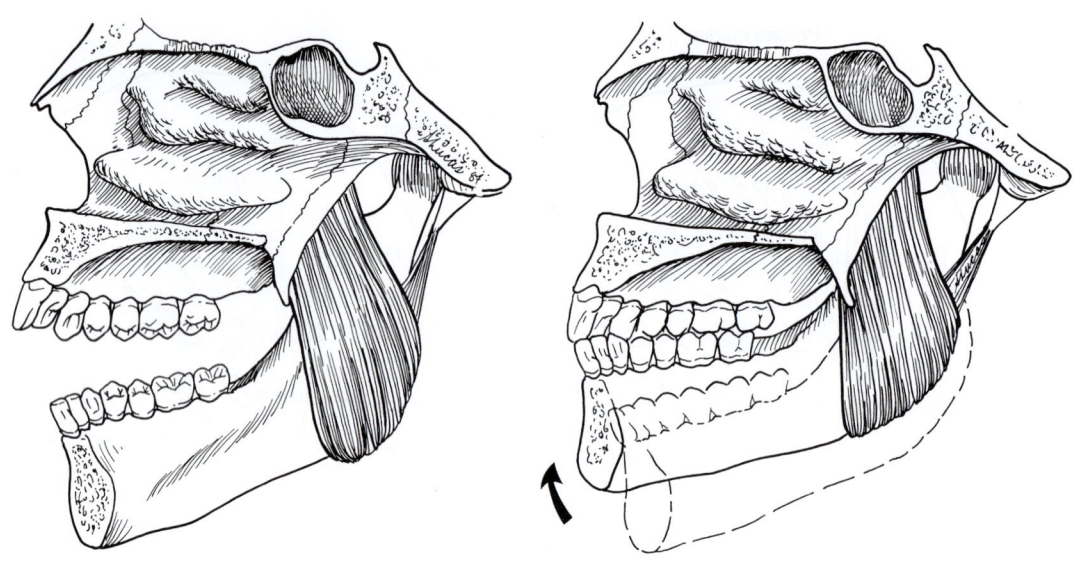

FIGURA 24-10 Músculo pterigóideo medial. (Reproduzida, com permissão, de Okeson JP. *Management of Temporomandibular Disorders and Occlusion*. 4th ed. St Louis, MO: Mosby Year Book; 1998:19.)

ção anterior, que é produzida principalmente por contração muscular, evita a invasão mandibular das estruturas anteriores do pescoço. Os músculos envolvidos na translação anterior incluem a cabeça inferior do músculo pterigóideo lateral e a cabeça anterior do músculo digástrico.[31] A abertura também é assistida pelos demais músculos supra-hióideos.[31] Em abertura extremamente ampla, o contato articular funcional está na região distal do côndilo, cuja parte lateral anterior entra em contato com a parte posterior do músculo masseter. Nessa posição, as estruturas de tecido mole estão em posição de alongamento, tornando-as mais propensas à disfunção.[56]

Fechamento da boca

O fechamento da boca envolve a reversão dos movimentos descritos para a abertura. Os côndilos rodam posteriormente

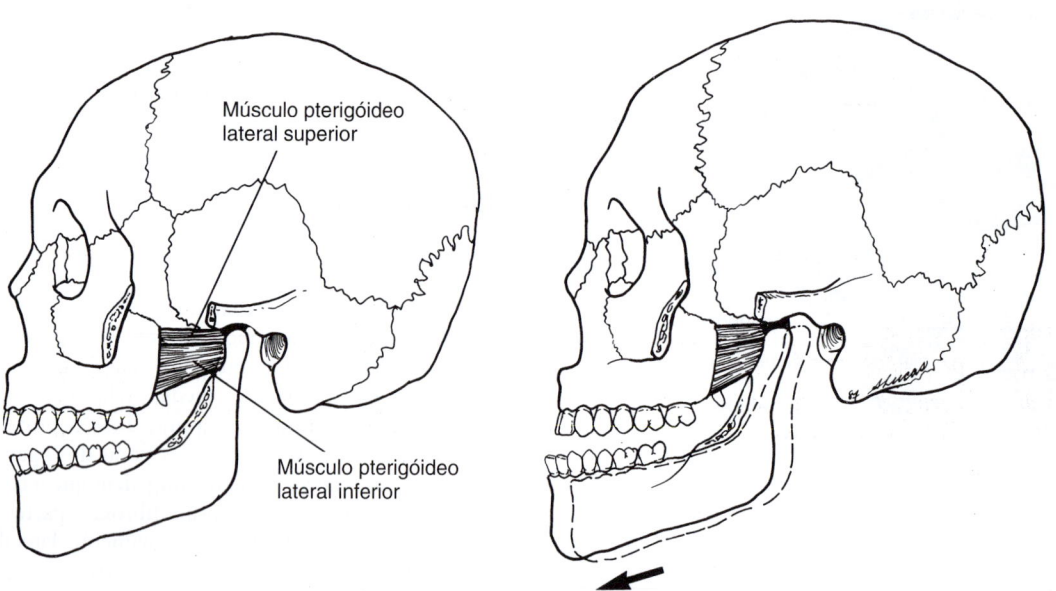

FIGURA 24-11 Músculos pterigóideos laterais superior e inferior. (Reproduzida, com permissão, de Okeson JP. *Management of Temporomandibular Disorders and Occlusion*. 4th ed. St Louis, Mo: Mosby Year Book; 1998:20.)

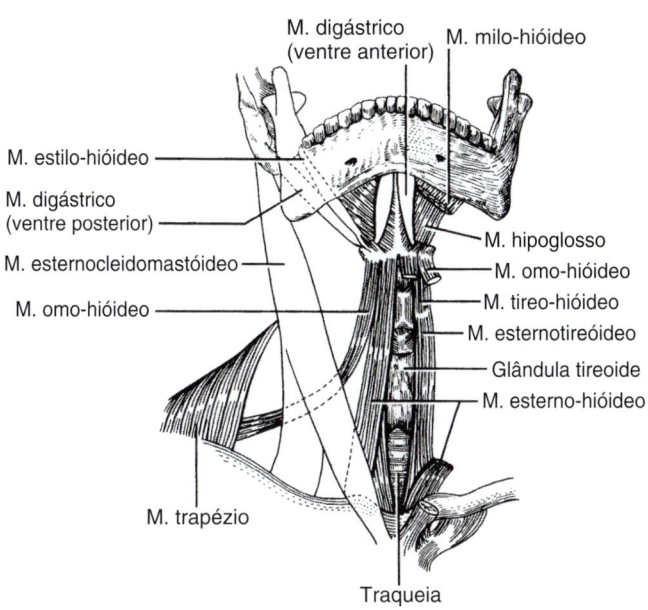

FIGURA 24-12 Músculos hióideos. (Reproduzida, com permissão, de Pansky B. *Review of Gross Anatomy*. 6th ed. New York, NY: McGraw-Hill; 1996:73.)

como resultado da interação entre as porções retraídas dos músculos masseter e temporal e as porções retraídas dos depressores mandibulares (ver Fig. 24-15).[51] Enquanto rodam posteriormente e deslizam medialmente, os côndilos rodam sobre os discos. Estes, por sua vez, deslizam posterior e superiormente no osso temporal junto com os côndilos (como resultado das ações do masseter, do pterigóideo medial e dos músculos temporais).[41] Quando a boca está fechada até o contato oclusal máximo, os côndilos tocam os discos, que entram em contato com a inclinação posterior dos tubérculos articulares e a fossa glenoide.

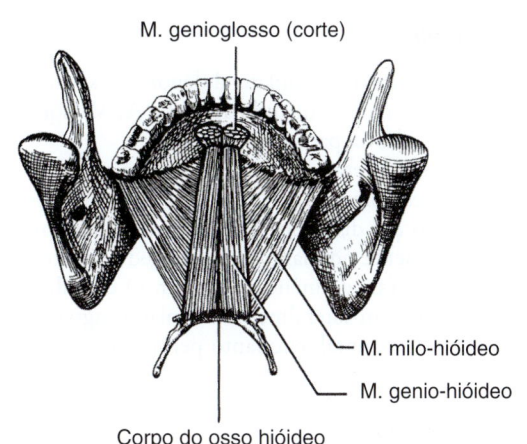

FIGURA 24-13 Músculos do assoalho da boca. (Reproduzida, com permissão, de Pansky B. *Review of Gross Anatomy*. 6th ed. New York, NY: McGraw-Hill; 1996:73.)

QUADRO 24-1 CARACTERÍSTICAS DO NERVO TRIGÊMEO

Núcleo motor
A ponte superior ântero-lateral.

Núcleo sensorial
Existem dois núcleos: (1) o núcleo sensorial principal na ponte dorsolateral; e (2) o núcleo mesencefálico que se estende desde o núcleo sensorial principal para cima até a ponte para o mesencéfalo.

Núcleo espinal
O trato espinal consiste de fibras nervosas mielinizadas de tamanhos médio e pequeno e estende-se caudalmente até alcançar os segmentos cervicais superiores da medula espinal. As fibras nervosas inferiores do trato misturam-se com as fibras espinais no trato de Lissauer.

Nervos
▶ Mandibular.
▶ Maxilar.
▶ Oftálmico.

Terminação
▶ Músculos da mastigação, os dois pterigóideos, o tensor do palato mole, o tensor da membrana timpânica, o milo-hióideo e o ventre anterior do digástrico.
▶ Pele do vértice, área temporal, testa e face; mucosa dos seios, do nariz, da faringe, dos dois terços anteriores da língua e da cavidade oral.
▶ Glândulas lacrimal, parótida e lingual; dura-máter da fossa craniana média e anterior.
▶ Região externa da membrana timpânica e meato auditivo externo, articulação temporomandibular e dentes.
▶ Dilatador da pupila e, provavelmente, proprioceptores dos músculos extraoculares.
▶ Sensação a partir dos níveis cervicais superiores 3 ou 4.

Protrusão
A protrusão é o movimento da mandíbula para a frente que ocorre nos compartimentos articulares superiores, que consiste do disco e do côndilo movendo-se para baixo, para a frente e para o lado. Os músculos responsáveis por esse movimento são as fibras anteriores do temporal e os músculos pterigóideos medial e lateral.

Retrusão
Retrusão é o movimento da mandíbula para trás produzido pelas fibras posteriores do temporal e assistido pelos músculos supra-hióideos. A amplitude de retrusão é limitada pela extensibilidade dos ligamentos temporomandibulares.[57]

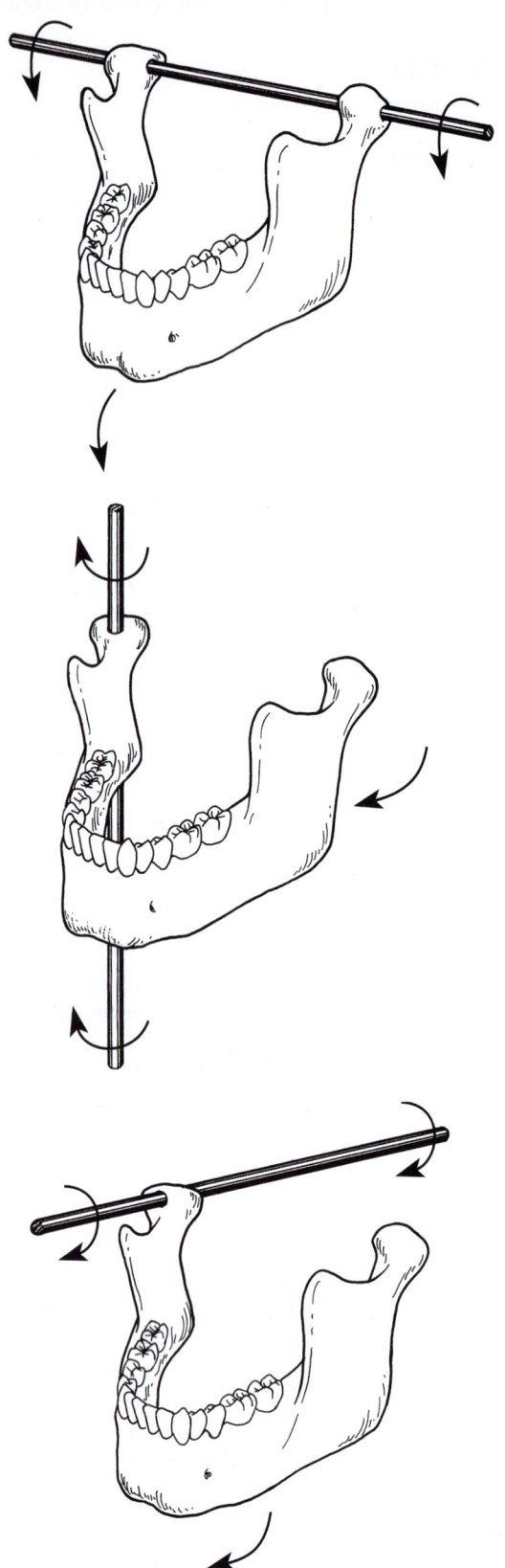

FIGURA 24-14 Eixos do movimento mandibular. (Reproduzida, com permissão, de Okeson JP. *Management of Temporomandibular Disorders and Occlusion.* 4th ed. St Louis, Mo: Mosby Year Book; 1998:19.)

TABELA 24-3 Etapas artrocinemáticas da articulação temporomandibular

Etapa	Movimento
Posição de repouso	A articulação está na posição com espaço articular.
Rotação	Há uma abertura média.
	As superfícies articulares condilares deslizam para a frente, a superfície articular inferior do disco tem um deslizamento posterior relativo, o pterigóideo lateral superior relaxa, o inferior contrai e o tecido conjuntivo posterior permanece em estado funcional de repouso.
Abertura funcional	O disco e o côndilo sofrem deslizamento translatório anterior curto, as cabeças superior e inferior do pterigóideo lateral contraem-se para orientar o disco e o côndilo para a frente.
	O tecido conjuntivo posterior está em tensão funcional.
Translação	A abertura é completa.
	O disco e o côndilo deslizam anterior e caudalmente.
	As cabeças superior e inferior do pterigóideo lateral contraem-se para orientar o disco e o côndilo.
	Há um tensionamento dos tecidos conjuntivos posteriores.
Fechamento	A superfície da articulação condilar desliza posteriormente e o disco desliza em relação à superfície anterior.
	A cabeça superior do pterigóideo lateral contrai e a inferior relaxa.
	O tecido conjuntivo posterior retorna ao seu comprimento funcional.

Dados de Rocabado M: Arthrokinematics of the temporomandibular joint. In: Gelb H, ed. *Clinical Management of Head and TMJ Pain and Dysfunction*. Philadelphia: WB Saunders, 1985.

Excursão lateral

O movimento de protrusão unilateral denomina-se *excursão lateral* ou *desvio*. Por exemplo, quando apenas a ATM esquerda protrai, a mandíbula desvia para a direita.

Os movimentos laterais da mandíbula são o resultado de contrações musculares assimétricas. Durante a excursão lateral para a direita, o côndilo e o disco do lado esquerdo deslizam inferior, anterior e lateralmente no plano sagital e medialmente no plano horizontal ao longo da eminência articular. O côndilo e o disco do lado direito rodam lateralmente no plano sagital e medialmente no plano horizontal, enquanto permanecem na fossa.

Curiosidade Clínica

A translação do côndilo humano durante a abertura e durante os movimentos laterais da mandíbula é conhecida por *deslocamento de Bennett*.

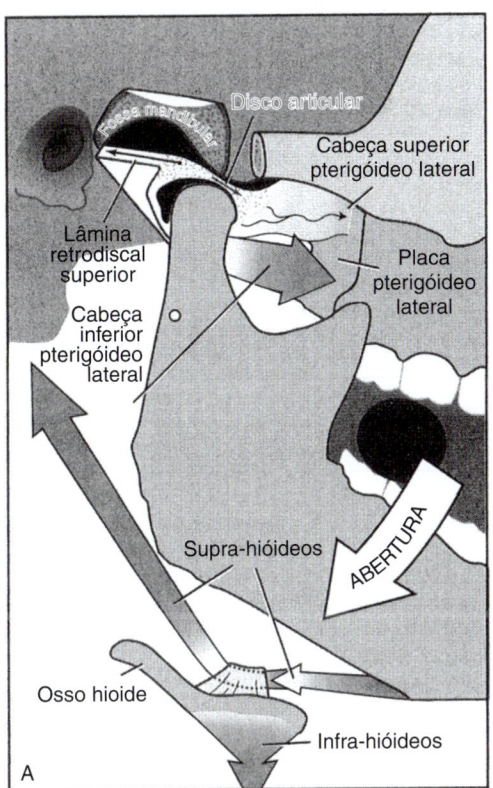
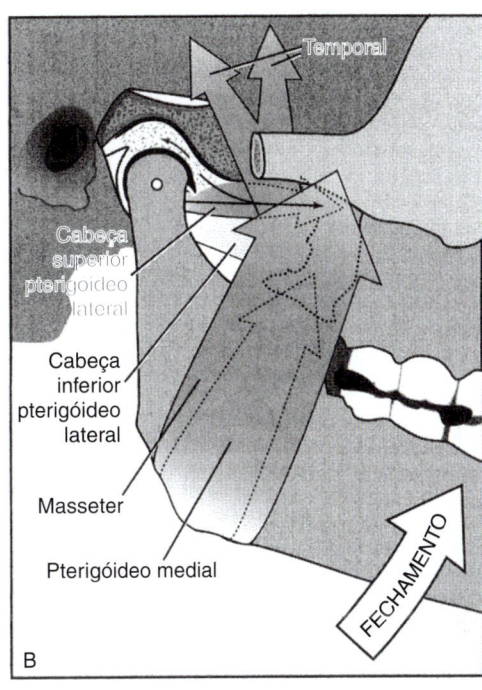

FIGURA 24-15 Interação muscular e articular durante a abertura (A) e o fechamento (B) da boca. (Reproduzida, com permissão, de Neumann DA: *Kinesiology of the Musculoskeletal System*, St. Louis, MO: Mosby, 2002.)

Posições de atrito articular e de repouso

É difícil determinar a posição de atrito articular da ATM, pois a posição de tensão muscular máxima também é a posição de menor congruência na superfície articular, e vice-versa.[50] Rocabado considera a existência de duas posições de atrito articular, nomeadas de acordo com a posição final da cabeça mandibular na fossa:[55]

▶ *Anterior.* É a posição de abertura máxima da articulação.
▶ *Posterior.* É a posição retraída máxima da articulação.

Com base nessa premissa, a posição de espaço articular ou "de repouso" é qualquer posição distante das posições de atrito articular anterior ou posterior da articulação.[55] A posição de repouso, ou de "espaço livre", corresponde à posição da ATM em que a tensão residual dos músculos está em repouso, sem ocorrer nenhum contato entre os dentes maxilares e mandibulares. Nessa posição, a língua se aloja contra o palato e mantém sua ponta mais ântero-superior na área contra o palato, logo posterior aos incisivos centrais superiores.[58]

Padrão capsular

O padrão capsular da ATM é a limitação da abertura da boca. Se uma articulação estiver mais envolvida do que a outra, a mandíbula se desvia para o mesmo lado durante a abertura.

> **Curiosidade Clínica**
>
> A importância da posição de repouso é permitir que os tecidos do sistema estomatognático repousem e sejam reparados.[59]

> **Exame**

Atualmente, o exame clínico é o padrão-ouro para os diagnósticos de ATMs. Levando-se em consideração as causas multifatoriais de DTM, é importante que o exame de todo o quadrante superior, incluindo a coluna cervical e os ombros, seja o mais abrangente possível. Em geral, a ATM e as três articulações cervicais superiores referem sintomas na cabeça, enquanto a coluna média até a inferior tende a referir sintomas para o ombro e para o braço.[60-62] O diagnóstico preciso de DTM envolve a avaliação cuidadosa das informações obtidas na história, da revisão de sistemas e dos testes e medidas. Na maioria dos casos crônicos, é necessário fazer um exame comportamental ou psicológico.[2,30,62-67] Como as disfunções posturais estão bastante relacionadas aos sintomas da ATM, o fisioterapeuta deve sempre fazer um exame postural como parte de uma análise abrangente dessa articulação. A Tabela 24-4 mostra um exemplo de formulário de exame.

TABELA 24-4 Formulário de exame temporomandibular

Nome: _____
Médico do paciente: _____
Idade: _____
Endereço: _____
Ocupação: _____
Telefone: _____

Dentista: _____
Telefone residencial: _____
Telefone comercial: _____
Queixa principal: _____

Verificar tudo que for aplicável

I. HISTÓRIA MÉDICA

Doença artrítica
1. Artrite traumática: _____
2. Osteoartrite: _____
3. Artrite reumatoide: _____
4. Artrite psoriática: _____
5. Outras: _____

Distúrbios ONG
1. Distúrbios das glândulas salivares: _____
2. Cistos: _____
3. Problemas de ouvido: _____
4. Pólipos: _____
5. Problemas de nariz/garganta: _____
6. Alergias: _____
7. Sinusite: _____
8. Outros: _____

Doença vascular e discrasias sanguíneas _____

Trauma de cabeça/pescoço
Data: _____ Descrição: _____

Dor de cabeça/neuralgia (localização, característica, frequência, duração)

Medicamento (atual e anterior)
1. Tipo: _____
2. Alergias a medicamentos: _____

Informação médica adicional (passada e presente)
1. Cirúrgica: _____
2. Psiquiátrica: _____
3. ONG: _____
4. Ortopédica: _____
5. Neurológica: _____
6. Interna: _____
7. Reumatológica: _____
8. Quiroprática: _____
9. Fisioterápica: _____
10. Endocrinológica: _____
    a. Suas unhas quebram com facilidade? _____
    b. Sua pele é seca? _____
    c. Você se cansa com facilidade? _____
    d. O tempo frio incomoda você? _____
11. Osteopática: _____
12. Outras: _____
13. Estado nutricional: _____

(continua)

TABELA 24-4 Formulário de exame temporomandibular (*continuação*)

II. HISTÓRIA ODONTOLÓGICA

A. Condições orais (descrever a condição geral, a presença de próteses fixas ou móveis, problemas periodontais e discrepâncias de dimensão vertical)
_____
_____
_____

B. Últimas radiografias e exames dentários:
C. Tratamento dentário recente:
D. Datas de terapia ortodôntica prévia: _____ **Extração de pré-molar?** _____
E. Tratamento prévio da ATM e resultados (data/médico): _____

F. Sintomas de dor:
 1. Data de início: _____
 2. Área de início: _____ Direito: _____ Esquerdo: _____
 3. Tipo: superficial, profunda, aguda, cego
 4. Qualidade: queimação, latejante
 5. Frequência: _____
 6. Duração: constante, intermitente
 7. Período de maior intensidade: _____
 8. Estado de dor: aumentado, diminuído, inalterado
 9. Início: abrupto, gradual
10. Desaparecimento: abrupto, gradual
11. Fatores que aliviam a dor: _____
12. Dispositivos desencadeantes: comer, bocejar, falar, cantar, gritar
13. Dor em dentes específicos: _____
14. Informação de dor adicional: _____

G. Sintomas orais (outros além da dor)
 1. Mandíbulas cerradas ao despertar
 2. Cerramento dos dentes e bruxismo
 3. Cerramento dos dentes e bruxismo durante as horas de vigília
 4. Fadiga muscular _____

H. Vertigem, síncope, doença de Meniere (frequência, duração, circunstâncias): _____

I. Sintomas de ouvido/ruídos articulares
 1. Tinido   (D) (E)
 2. Ruídos de estouro, estalo ou rangido na abertura e no fechamento   (D) (E)
 3. Entupimento dos ouvidos: (D) (E)

J. Deformidade esquelético-facial: _____
K. Outras queixas: _____

III. EXAME CLÍNICO

Dor relatada

1. Articulação temporomandibular	(D) (E)	6. Ombro	(D) (E)
2. Parte superior das costas	(D) (E)	7. Braço	(D) (E)
3. Parte média das costas	(D) (E)	8. Dedos	(D) (E)
4. Parte inferior das costas	(D) (E)	9. Tórax	(D) (E)
5. Área da escápula	(D) (E)	10. Área occipital	(D) (E)

Sensibilidade e dor na palpação
1. Temporal
 a. Fibras anteriores   (D) (E)
 b. Fibras médias   (D) (E)
 c. Fibras posteriores   (D) (E)

(*continua*)

TABELA 24-4 Formulário de exame temporomandibular (*continuação*)

2. Masseter
   a. Zigoma (D) (E)
   b. Corpo (D) (E)
   c. Superfície lateral do ângulo da mandíbula (D) (E)
3. Digástrico (D) (E)
4. Cervicais posteriores (D) (E)
5. Trapézio (D) (E)
6. Esternocleidomastóideo (D) (E)
7. Pterigóideo lateral: inserção (D) (E)
8. Pterigóideo medial: inserção (D) (E)
9. Milo-hióideo (D) (E)
10. Processo coronoide (D) (E)
11. Região lateral da ATM (D) (E)
    Região lateral/posterior (D) (E)
12. Ouvido (sensibilidade na parede anterior) (D) (E)

Sons da ATM
(Palpação estetoscópica e/ou digital)
1. Crepitação (D) (E)
2. Estalido de *abertura* sagital:
   Imediato (D) (E)
   Intermediário (D) (E)
   Abertura total (D) (E)
3. Estalido de *fechamento* sagital:
   Imediato (D) (E)
   Intermediário (D) (E)
   Fechamento terminal (D) (E)
4. Natureza do estalido (suave/alto) (D) (E)

B. Interferências oclusais
Lado esquerdo não funcional   Lado direito não funcional
Protrusivo   Oclusão cêntrica
Oclusão: Classe do ângulo _____
Dentes deslocados de versão labial ou lingual _____

Observação postural clínica
1. Postura da cabeça (em repouso): _____
2. Amplitude de movimento: _____

Resumo dos achados de imagens da ATM: _____

Movimento mandibular
1. Abertura interincisal mais ampla _____
2. Lateral direita _____   Lateral esquerda _____
3. Dor presente com movimento _____

Diagnóstico: _____
Plano de tratamento: _____
Prognóstico: _____
Comentários: _____

ONG, ouvido, nariz e garganta; ATM, articulação temporomandibular.
Dados de McNeill C. Mohl ND, Rugh JD, et al.: *Temporomandibular disorders: Diagnosis, management, education, and research.* J Am Dent Assoc 120:253-260, 1990.

História

Enquanto aborda a história, o fisioterapeuta deve observar a boca do paciente para ver se ela se move de forma confortável ao falar ou se os movimentos são cautelosos.

É importante que o fisioterapeuta saiba qual é o motivo principal da consulta. Há três características principais do DTM, que podem ser locais ou remotas:

1. *Função restrita da mandíbula.* As histórias de abertura limitada da boca, intermitente ou progressiva, são a característica principal de DTM. Os pacientes normalmente descrevem a sensação de tensão generalizada, que pode ser um indício de distúrbio muscular, de capsulite ou da sensação de "contração" ou "travamento" repentino da mandíbula, o que, em geral, está relacionado a interferências mecânicas na articulação

(desarranjo interno).[14] Os sinais associados de desarranjo interno incluem dor e desvio dos movimentos mandibulares durante a abertura e o fechamento (consultar padrão de prática 4D, em "Estratégias de intervenção", mais adiante).

2. *Ruídos articulares.* A presença de ruídos articulares (crepitação) da ATM pode ou não ser importante, pois os sons articulares ocorrem em cerca de 50% da população saudável.[68] Alguns deles, como crepitação "suave", não são audíveis para o examinador, sendo, portanto, necessário o uso de um estetoscópio. A crepitação "dura", muitas vezes descrita como empedrada ou rangente, é um barulho sustentado difuso que ocorre durante uma parte considerável do ciclo de abertura ou de fechamento, ou de ambos, sendo uma evidência de mudança no contorno ósseo.[56] O estalido é um barulho breve que ocorre em algum ponto durante a abertura, o fechamento ou ambos (ver a discussão do teste de amplitude de movimento, mais adiante). O estalido mandibular durante a abertura ou fechamento da boca pode ser indício de desarranjo interno consistindo de deslocamento anterior do disco, com redução.[69,70]

Curiosidade Clínica

Os sons da ATM devem ser descritos e relacionados com os sintomas. O ruído articular é, por si só, de pouca importância clínica na ausência de dor.[64,71]

3. *Dor orofacial.* Aproximadamente metade dos casos de DTM são mialgias mastigatórias.[72] A dor deve ser avaliada de forma cuidadosa quanto a início, natureza, intensidade, local, duração, fatores agravantes e aliviadores e, em especial, como se relaciona com as outras características como ruído articular e movimentos mandibulares restritos.[14] A dor orofacial associada com a abertura ou o fechamento da boca e a crepitação mandibular são indícios de osteoartrose, capsulite ou desarranjo interno consistindo de deslocamento anterior do disco com redução.[69,70,73-76] Em um estudo realizado por Magnusson e colaboradores,[77] cinco escalas diferentes de avaliação da dor foram testadas em pacientes com distúrbios da ATM. A precisão e sensibilidade, bem como a capacidade de registrar a memória da dor, foram comparadas para cada uma das cinco escalas (Tab. 24-5). A partir desses resultados, a escala de classificação do comportamento pode ser recomendada durante as medições da dor e do desconforto em pacientes com distúrbios da ATM.

Curiosidade Clínica

A dor que se centraliza imediatamente na frente do tragus da orelha e que se projeta para a orelha, a têmpora, a bochecha e ao longo da mandíbula é altamente diagnóstica para DTM.[78]

O início gradual dos sintomas depois de atividades físicas menores ou prolongadas pode ser indicação de desarranjo mecânico.[79] De maneira geral, os sintomas de natureza mecânica são aliviados com repouso. A irritabilidade de um distúrbio é determinada pelo grau de atividade necessário para provocar a resposta do sintoma.

A gravidade dos sintomas e o tempo decorrido antes que eles diminuam fornece informações valiosas em relação a possíveis patologias.[80] O fisioterapeuta deve fazer perguntas específicas sobre atividades e posturas de natureza sustentada como sentar, dormir e dirigir.[81] É importante determinar:

▶ Se os sintomas atuais foram causados por trauma ou cirurgia ou se o início da dor ocorreu de forma gradual. As perguntas devem focalizar qualquer história de trauma durante o nascimento ou a infância, bem como traumas recentes.

▶ Se há quaisquer fatores emocionais no passado do indivíduo que possam provocar protrusão habitual ou tensão muscular.

▶ Se o paciente está ciente de quaisquer hábitos parafuncionais (morder a bochecha, roer as unhas, morder o lápis, dentes cerrados ou bruxismo).

▶ O comportamento dos sintomas durante um período de 24 horas. Essa informação ajuda o fisioterapeuta a formular relações causais.

▶ Se os sintomas estão melhorando ou piorando.

▶ A relação da alimentação com os sintomas. Álcool, chocolate e outros alimentos podem causar dor de cabeça em alguns indivíduos, sugerindo dor relacionada a causas vasomotoras.

TABELA 24-5 Relatos de pacientes de dor em distúrbios da articulação temporomandibular

Testes e medida	Procedimento de teste	População	Confiabilidade dos valores kappa
Escala analógica visual	Linha de 100 mm com final definido sem nenhuma dor e com a pior dor possível	38 pacientes consecutivos encaminhados com distúrbios na ATM	$\kappa = 0,38$
Escala numérica	Escala de 10 pontos com 0 indicando nenhuma dor e 10 representando a pior dor possível		$\kappa = 0,36$
Escala de classificação comportamental	Escala de seis pontos variando de desconforto insignificante a um desconforto muito forte		$\kappa = 0,68$
Escala verbal	Escala de cinco pontos variando da ausência de dor a dor muito grave		$\kappa = 0,44$

Dados de Magnusson T, List T, Helkimo M: *Self-assessment of pain and discomfort in patients with temporomandibular disorders: A comparison of five different scales with respect to their precision and sensitivity as well as their capacity to register memory of pain and discomfort.* J Oral Rehabil 22:549-556, 1995; Cleland J: *Temporomandibular Joint, Orthopedic Clinical Examination: An Evidence-Based Approach for Physical Therapists.* Carlstadt, NJ: Icon Learning Systems, LLC, 2005:39-89.

▶ A história ortodôntica e dentária do paciente.

▶ Se o paciente sentiu algum "travamento" da mandíbula. O paciente pode relatar que a mandíbula "contraiu-se" ou "emperrou" subitamente, o que, em geral, está relacionado com um desarranjo interno.[48] O travamento implica incapacidade de abrir ou fechar completamente a mandíbula e costuma ser precedido de estalido recíproco (ver a discussão do teste de amplitude de movimento, mais adiante). O travamento da mandíbula na posição de atrito articular é, muitas vezes, causado pelo posicionamento posterior ou ântero-medial do côndilo em relação ao disco.

Com frequência, a dor crônica nas costas, no pescoço e na cabeça está associada a causas psicogênicas. Geralmente os distúrbios psiquiátricos são manifestados em pacientes cujas aflições parecem ser excessivas ou persistem além do que seria normal para a condição. A lista de verificação apresentada na Tabela 24-6 pode ser usada pelo fisioterapeuta para identificar fatores que possam justificar a realização de exames por um profissional de saúde mental.

Revisão de sistemas

A Tabela 24-7 apresenta um modelo de questionário de triagem médica para a cabeça, face e ATM. Os fisioterapeutas muitas vezes tratam pacientes com DTM que apresentam sintomas inespecíficos, como dor no pescoço, dores de cabeça, dores de ouvido e tinido. Entretanto, como esses sintomas não são considerados específicos para DTM, outras possíveis causas devem ser investigadas e descartadas durante a revisão de sistemas.[82-84] De maneira geral a dor ou disfunção na região orofacial pode resultar de causas que não são musculoesqueléticas, como doenças otolaringológicas, neurológicas, vasculares, neoplásicas, psicogênicas e infecciosas.

Perda de peso inexplicável, ataxia, fraqueza, febre com dor, nistagmo e déficits neurológicos são características de distúrbios intracranianos.[85] Os distúrbios neurovasculares estão associados a enxaqueca e suas variantes, carotidinia e cefaleia em salvas (ver Cap. 9). Os distúrbios neuropáticos incluem neuralgias do trigêmeo, glossofaríngea e occipital.

A gravidade dos distúrbios da cabeça, da face, da boca e do pescoço detectáveis por meio de histórias cuidadosas e do exame

TABELA 24-6 Lista de verificação de fatores psicológicos e comportamentais

Relatos inconsistentes, inadequados ou vagos de dor
Dramatização excessiva dos sintomas
Sintomas que variam com os acontecimentos da vida
Dor significativa com mais de seis meses de duração
Falhas repetidas com as terapias convencionais
Resposta inconsistente aos medicamentos
História de outros distúrbios relacionados a estresse
Acontecimentos importantes da vida (p. ex., novo emprego, casamento, divórcio, morte)
Evidência de abuso de drogas
Ansiedade ou depressão clinicamente significativa
Evidência de ganho secundário

Observação: A importância desses valores depende de cada paciente.
Dados de McNeill C, Mohl ND, Rugh JD, et al.: *Temporomandibular disorders: Diagnosis, management, education, and research*. J Am Dent Assoc 120: 253-260, 1990.

TABELA 24-7 Questionário médico para triagem das regiões da cabeça, da face e da articulação temporomandibular

	Sim	Não
Você tem sistema imune deprimido?		
Recentemente você teve infecção intestinal, caxumba ou herpes?		
Você teve contato recente com pombos ou com excremento de pombos?		
Você viveu recentemente em alojamentos como dormitórios ou campos de treinamento militar?		
Você teve trauma recente na cabeça?		
Você está com febre atualmente ou teve febre recentemente?		
Você tem sentido náusea ou tem vomitado?		
Seus olhos são sensíveis à luz?		
Você percebeu alguma incapacidade recente para se concentrar?		
Você teve alguma convulsão recente?		
Você sente sensações anormais na pele?		
Você tece dificuldade recente para falar?		
Você percebeu algum aumento de desequilíbrio ou falta de coordenação?		
Você teve perda da consciência recente?		

Reproduzida, com permissão, de DuVall RE, Godges J: Introduction to phusical therapy differential diagnosis: The clinical utility of subjective examination. *In*: Wilmarth MA, ed. *Medical Secreening for the Physical Therapist. Orthopaedic Section Independent Study Course 14.1.1*. La Crosse. WI. Orthopaedic Section, APTA. Inc, 2003:1-44.

físico compreende uma variedade de doenças, desde infecção viral comum das vias aéreas superiores (ainda que desconfortável) até tumor maligno.[86]

Logo após a exclusão da possibilidade de problemas cervicais, sistêmicos, psicogênicos ou do ouvido ou dos seios da face, o próximo passo é considerar a possibilidade de dor e dano na ATM, em particular se ela for acompanhada pelo estalo da mandíbula e por abertura limitada da boca.[87]

Testes e medidas

Em um estudo realizado por Lobbezoo-Scholte e colaboradores,[88] foi determinada a confiabilidade interavaliadores de seis testes ortopédicos para a ATM (palpação, movimentos ativos, compressão e distração articular, teste de mobilidade articular, detecção de sons articulares e testes resistivos) em um grupo de 79 pacientes com sinais e/ou sintomas de distúrbios craniomandibulares (DCM), subdivididos em três subgrupos de pacientes com distúrbios principalmente artrogênicos e uma combinação de distúrbios miogênicos e artrogênicos. Foram compostas pontuações multiteste para cada teste e combinações de testes para os três sintomas principais de DCM: dor, ruídos articulares e restrição de movimentos. Embora os testes ortopédicos tenham apresentado pontuações diferentes de confiabilidade, a confiabilidade total da determinação desses três sintomas principais de DCM foi satisfatória. Nos subgrupos, os sinais e sintomas artrogênicos poderiam ser determinados com bastante confiabilidade usando o conjunto de seis testes, enquanto a confiabilidade dos testes para determinar a dor e os ruídos articulares no grupo miogênico foi relativamente baixa. Pode-se concluir que esses testes são adequados para avaliar sinais e sintomas artrogênicos, porém o fisioterapeuta deve estar consciente da possibilidade de resultados errôneos dos testes para avaliar a dor de origem miogênica.

Em um outro estudo realizado por Dworkin e colaboradores,[89] a confiabilidade interavaliadores foi considerada excelente para uma faixa vertical de medidas de movimento e para índices sumários de medição da presença total de sinais clínicos que pudessem surgir de várias fontes (p. ex., índices sumários de palpação e dor muscular). Entretanto, a medição de muitos sinais clínicos importantes no diagnóstico diferencial de subtipos de ATM não foi totalmente confiável. Em particular, a avaliação da dor, em resposta à palpação muscular e à identificação de sons específicos da ATM, aparentemente era possível apenas com uma confiabilidade modesta e às vezes marginal.

Observação

A cabeça, a face e o pescoço são avaliados para verificar a presença de assimetrias, como edema ou achatamento da bochecha. A assimetria é um achado importante, porque, sob o ponto de vista de desenvolvimento, as estruturas faciais evoluem em relação proporcional, algumas determinadas pela genética, outras em resposta ao ambiente físico.[90] Além disso, o fisioterapeuta deve observar a presença de qualquer postura cervical anormal, desvio da mandíbula, secura incomum dos lábios, mudanças na posição dos olhos e sinais de estresse tecidual, como o desenvolvimento excessivo dos músculos masseter e mentual, ou hipertrofia no lábio inferior.[31] Com frequência, a postura anteriorizada da cabeça (ver Cap. 23) está associada com a DTM.[33,91,92] É provável que isso decorra do impacto direto que essa postura pode ter sobre a simetria oral durante a oclusão. Na posição neutra, quando se bate os dentes em conjunto, todos eles parecem chocar-se ao mesmo tempo. Entretanto, se a mesma tarefa for tentada projetando-se a cabeça para a frente, a oclusão ocorre primeiramente nos dentes anteriores. As consequências dessa má oclusão funcional repetitiva durante a alimentação ou ao mascar chicletes devem ser aparentes. A postura crônica da cabeça para a frente resulta no encurtamento adaptativo da fáscia e dos músculos cervicais profundos, o que exagera a má oclusão funcional.

Da mesma forma, um desvio lateral da mandíbula, evidenciado por mau alinhamento ou má oclusão dos dentes superiores e inferiores, ou hipertônus de um dos músculos masseter, pode causar encurtamento adaptativo dos músculos da mastigação no lado ipsilateral do desvio e alongamento dos músculos contralaterais. Considerando-se que o papel que a má oclusão desempenha no DTM permanece obscuro, a relevância do mau alinhamento para os sintomas do paciente deve ser determinada tentando-se corrigir a deformidade de forma passiva.[53,57] Qualquer aumento na dor com a correção sugere a presença de deformidade protetora.

Os dentes devem ser examinados em sua simetria. Devem-se observar detalhes como cavidades, padrões de desgaste e dentes restaurados ou ausentes. Os defeitos nas dimensões são medidos radiograficamente.[93] A dimensão vertical da oclusão dental (i.e., profundidade da mordida) foi implicada como um possível componente craniomandibular associado a DTM.[36] Foi apresentada a proposta de que uma sobremordida dental profunda pode exercer efeitos patológicos sobre o nervo craniano (V), o tensor do palato mole e o tecido mole que circunda a ATM.[36,94] Seldin[95] e Sicher[96] propuseram que a mordida profunda resulta no deslocamento condilar, causando inflamação e espasmo muscular no tecido retrodiscal e nos músculos que circundam a ATM. Com frequência, o desgaste e a fratura dos dentes são sinais destrutivos de hábitos parafuncionais (dieta abrasiva, bruxismo e dentes cerrados). A perda de dentes pode causar ruptura nas interfaces funcionais e não funcionais dos dentes, o que acarreta função unilateral e sobrecarga subsequente dos dentes remanescentes e da ATM.[16]

A língua também deve ser examinada. Sua aparência deve ser vermelha, úmida e brilhante. Sua porção anterior deve ter aparência suave, embora áspera,[86] e a posterior, aparência suave e ligeiramente irregular. A língua peluda com papilas alongadas de cor marrom-amarelada a preta sobre o dorso algumas vezes acompanha a terapia com antibióticos.[86] Línguas brancas ou secas são indícios de disfunção da glândula salivar, agitação oral ou infecção bacteriana, respectivamente.[86] A língua deve ser testada para verificar o comprimento do frênulo. Frênulos curtos interferem na função da língua, que não deve ter dificuldades em tocar o palato duro atrás dos incisivos superiores.[52] As línguas excessivamente grandes fazem sobrepressão contra os dentes e interferem na oclusão, resultando em marcas de mordida.

A posição de repouso da ATM deve ser observada. O examinador pode localizá-la ao colocar suavemente o dedo mínimo com a porção palmar voltada anteriormente para dentro do meato auditivo externo. A partir de uma posição de boca aberta, deve-se solicitar ao paciente para fechá-la lentamente. No ponto de posição de repouso, as cabeças mandibulares podem ser sentidas com o toque suave do dedo. O espaço entre os incisivos superiores e inferiores deve ser de 2 a 4 mm. Distâncias maiores podem indicar hipermobilidade de ambas as ATMs.

Amplitude de movimento

A amplitude de movimento da ATM, da coluna cervical, das articulações craniovertebrais e dos ombros é avaliada com amplitude de movimento ativo e, em seguida, com pressão excessiva passiva, para avaliar a sensação de final do movimento. Embora não esteja claro como os componentes individuais do exame contribuem para o diagnóstico final, a maioria dos médicos concorda que reduções substanciais no movimento mandibular é forte indício da presença de DTM grave e ajuda a distinguir pacientes com DTM e controles sem o distúrbio.[97,98] Entretanto, há poucas evidências para sugerir que as medições do movimento mandibular adicionam informações críticas ao processo de diagnóstico diferencial entre os subgrupos com DTM comum.[97]

O examinador deve observar a abertura e o fechamento da boca, verificando a amplitude e a qualidade do movimento. Todos os movimentos da ATM devem ser suaves, sem ruído e sem dor. Para ajudar a detectar a crepitação, deve-se palpar a mandíbula durante a abertura e o fechamento (Fig. 24-16). Na ocorrência de crepitação ou estalido na abertura e/ou no fechamento, deve-se observar em que ponto da amplitude eles ocorrem. Se o paciente sentir dor, é necessário determinar seu alcance e sua localização. Um calibrador de Boley, uma barra em forma de T ou uma régua podem ser usados para medir a amplitude da ATM em milímetros.[90] Walker e colaboradores[99] utilizaram um estudo descritivo prospectivo para determinar a validade discriminante e a confiabilidade inter e intra-avaliadores de medições da amplitude de movimento da ATM usando uma régua. Dois grupos de indivíduos foram testados: 15 indivíduos (2 homens, 13 mulheres; idade média = 35,2 anos) com DTM e 15 (3 homens, 12 mulheres; idade média = 42,9 anos) sem M. Foram medidos seis movimentos (abertura, desvio lateral esquerdo, desvio lateral direito, protrusão, sobremordida e sobressaliência) por dois fisioterapeutas. O estudo concluiu que a abertura da boca foi a única medição da amplitude de movimento da ATM que permitia discriminar entre indivíduos com e sem DTM (média de 36,2 ± 6,4 versus 43,5 ± 6,1 mm). O erro técnico de medição das medidas variou de 0,2 a 2,5 mm. Os coeficientes de confiabilidade intra-avaliadores (CCI 3,1) variaram de 0,70 a 0,99. Os coeficientes de confiabilidade interavaliadores (CCI 2,κ) variaram de 0,90 a 1,0.

> **Curiosidade Clínica**
>
> O estalido articular é uma ocorrência normal ou pode ser ocasionada por um dos tipos de desarranjo interno (consultar o Padrão de prática 4D, a seguir), incluindo deslocamentos de disco, hipomobilidade adesiva do disco e desvio em sua forma (dano na superfície articular). O estalido também pode ser o resultado de hipermobilidade ou de descoordenação muscular.[100]

O tipo e a sequência temporal do estalido da articulação podem fornecer as seguintes informações:

1. O estalido recíproco é definido como aquele que ocorre durante a abertura e novamente durante o fechamento. O estalido da abertura ocorre quando o côndilo move-se sob a banda posterior do disco, até se encaixar em sua relação normal sobre a superfície côncava do disco, ao passo que o estalido de fechamento reflete o reverso desse processo.[101] Os estalidos recíprocos podem ser prematuros, intermediários ou tardios, dependendo do grau da abertura em que ocorrem.[55]

    a. O estalido prematuro geralmente indica um deslocamento anterior pequeno.

    b. O estalido tardio geralmente indica que houve deslocamento adicional do disco.

    O estalido recíproco é um achado comum em pacientes com posicionamento condilar póstero-superior.[31]

2. O estalido que ocorre no final da abertura muitas vezes resulta de hipermobilidade articular, sendo acompanhado por um desvio da mandíbula em direção contralateral.

3. Os estalidos de abertura e fechamento "suaves" e "pipocados" associados à falta de coordenação muscular costumam ser intermitentes e inconsistentes. Possivelmente esse tipo de estalido seja ocasionado por movimentos ligamentares ou por separação da superfície articular. A sensibilidade muscular à palpação é um sintoma associado que ocorre com alguma frequência.

Elevação da mandíbula (fechamento da boca). Os músculos primários envolvidos no fechamento da boca são o masseter, o temporal e o pterigóideo medial.[52] Como os dentes maxilares são fixos, a linha média superior dos incisivos pode ser usada como marco para avaliar o desvio da mandíbula inferior durante o fechamento da boca. Em condições normais, a relação da linha média entre os incisivos superiores e os inferiores permanece constante nas posições fechada e aberta. Para aplicar pressão excessiva no fechamento da boca, o fisioterapeuta deve colocar os dedos sob o queixo e empurrar superiormente de forma controlada (Fig. 24-17). A sensação de final do movimento normal para o fechamento da boca deve ser osso sobre osso (contato dos dentes).

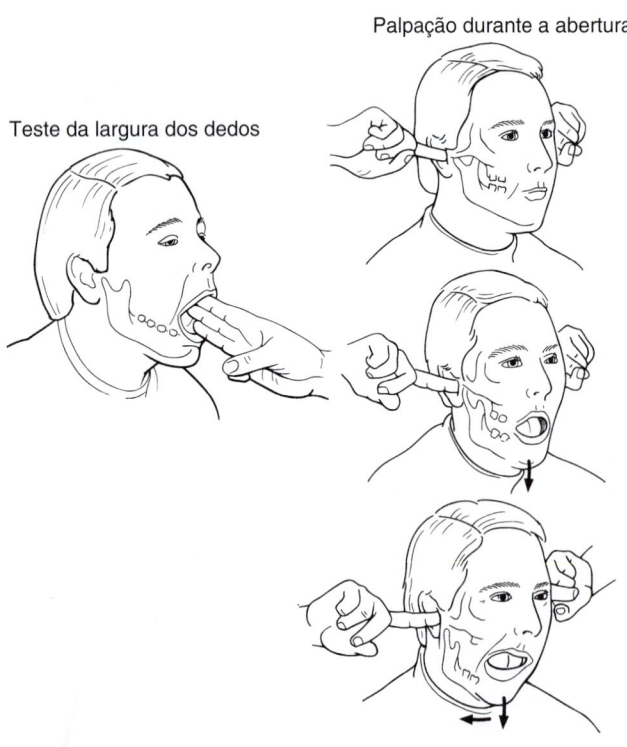

FIGURA 24-16 Testes de abertura da boca. (Reproduzida, com permissão, de Dutton M. *Manual Therapy of the Spine*. New York: McGraw-Hill; 2002:555.)

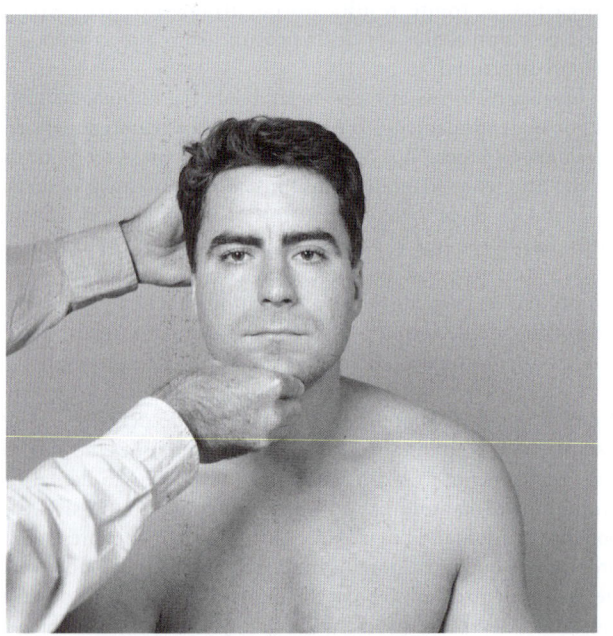

FIGURA 24-17 Fechamento da boca com pressão excessiva.

Depressão da mandíbula (abertura da boca). Este é o movimento mais revelador e diagnóstico de DTM.

A amplitude de movimento máxima para a abertura da boca é de cerca de 50 mm, medida entre o maxilar e os incisivos mandibulares.[78] Nesse extremo, as estruturas periarticulares são alongadas até 100% de seu comprimento total. A amplitude de movimento funcional é de cerca de 40 mm, ou da largura de 2 a 3 articulações da mão não dominante[14,55,102] (ver Fig. 24-16). Nesse ponto na amplitude, as estruturas periarticulares são alongadas em 70 a 80% de seu comprimento total. A abertura excessiva é indicada quando o paciente for capaz de inserir três ou mais articulações dos dedos entre os incisivos. Essa condição está associada aos movimentos amplos de translação anterior no início da abertura da boca, acompanhados pelos movimentos excessivos de protrusão da mandíbula.[55]

A restrição na abertura da boca resulta de vários distúrbios, como contração muscular crônica, ancilose, deslocamento agudo do disco sem redução, trismo grave dos músculos mandibulares e osteoartrite ampla.[82] Há uma tendência de desenvolvimento de contraturas musculares e ancilose depois de traumas substanciais, ou são distúrbios evolutivos que ocorrem logo no início da vida e que geralmente são diagnosticados de forma errônea.[82] Na presença de contratura dos músculos mastigatórios, a abertura mandibular pode estar limitada em até 10 a 20 mm entre os incisivos.[103] O deslocamento agudo do disco sem redução e trismo são difíceis de serem distinguidos, pois ambas as condições estão presentes com início recente e limitação dolorosa do movimento da abertura da mandíbula.[97] Para ter certeza da base anatômica do deslocamento agudo do disco sem redução, a maioria dos fisioterapeutas acredita ser necessária a geração de imagens articulares com ressonância magnética do disco.[70,97,104] A abertura limitada da mandíbula indica, também, hipomobilidade articular, contração muscular ou presença de pontos-gatilho dentro dos músculos elevadores: temporal, masseter e pterigóideo medial.

A translação do polo lateral do côndilo ocorre após 11 mm de abertura da boca. Se houver desvio na abertura, é importante observar onde isso ocorre durante o ciclo de abertura. Para observar os desvios de abertura e de fechamento o fisioterapeuta deve simplesmente usar uma pequena régua ou um depressor de língua e colocar a respectiva borda na linha média da face.[56] O paciente abre e fecha a boca lentamente enquanto o fisioterapeuta "olha" a borda reta:[100]

▶ A abertura limitada com desvio para um dos lados deve alertar o fisioterapeuta para desarranjo interno sem redução, o que limita a translação sobre o lado envolvido e desvia a mandíbula em direção ao lado menos móvel, mesmo se este for o lado normalmente móvel e o outro for hipermóvel. O desvio prematuro sugere hipomobilidade, e o desvio tardio indica hipermobilidade.

▶ Na presença de hipomobilidade resultante de desarranjo interno com redução da ATM, a mandíbula se desviará em um padrão C de movimento para o lado da boca aberta, na amplitude média de abertura, antes de retornar ao normal.

▶ O paciente que apresentar um movimento em S da mandíbula enquanto abre a boca pode sofrer um desequilíbrio muscular (muitas vezes ocasionado pela facilitação do trigêmeo e por hipertonicidade de mastigação) ou isso pode ser um travamento momentâneo em um disco com algum desarranjo. A excursão lateral da mandíbula, com abertura de boca, envolve estruturas contralaterais, como o disco contralateral, o masseter, os pterigóideos medial e lateral ou os ligamentos laterais.

A pressão excessiva é aplicada ao movimento de abertura por meio de preensão lumbrical no queixo do paciente, sob o lábio inferior (Fig. 24-18). A finalidade da pressão excessiva é assegurar o abaixamento máximo da mandíbula. A sensação de final do movimento normal deve ser o alongamento do tecido. O travamento da mandíbula pode estar associado a três tipos de sensação de final do movimento anormais:[56]

▶ *Duro.* Associado a anormalidades ósseas.
▶ *Elástico.* Associado ao deslocamento do disco.
▶ *Capsular.* Associado ao encurtamento adaptativo dos tecidos periarticulares.

Excursão protrusiva da mandíbula. O paciente abre levemente a boca e projeta a mandíbula inferior. O movimento normal dos dentes inferiores é de 3 a 6 mm, medido a partir da posição de repouso para a posição projetada.[82] A quantidade e a direção da protrusão são observadas, como segue:

▶ As posições protrusivas anormais podem estar associadas a um impulso pediátrico residual da língua (deglutição derivativa) ou a um impulso adulto adquirido da língua secundário à postura anteriorizada da cabeça ou a uma protrusão habitual.

▶ Qualquer excursão lateral da mandíbula durante a protrusão indica envolvimento das estruturas contralaterais, como o disco contralateral, o masseter, os pterigóideos medial e lateral ou os ligamentos laterais.

O fisioterapeuta pode aplicar sobrepressão segurando a mandíbula do paciente com os dedos indicador e médio por trás dos ângulos mandibulares e com os polegares sobre suas bochechas, puxando suavemente a mandíbula na direção anterior (Fig. 24-19).

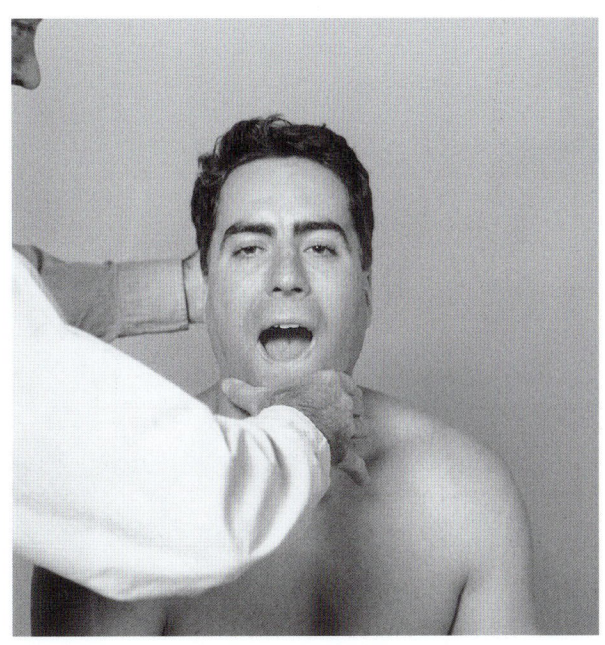

FIGURA 24-18 Abertura da boca com pressão excessiva.

Excursão da mandíbula. Os incisivos superiores e inferiores são avaliados para verificar a presença de qualquer desvio lateral (mordida cruzada) (Fig. 24-20) ou ântero-posterior (mordida superior ou inferior) (Fig. 24-21) da mandíbula.

Retrusão da mandíbula. O paciente deve retrair a mandíbula o máximo possível. O movimento normal é de 3 a 4 mm.[57] A dor na amplitude final da retrusão indica lesão intracapsular.[6] A pressão excessiva pode ser aplicada por meio da preensão lumbrical sob o lábio inferior do paciente, empurrando a mandíbula na direção posterior (Fig. 24-22).

Desvio lateral da mandíbula. O paciente deve abrir ligeiramente a boca e mover a mandíbula inferior para a esquerda e para a direita. O fisioterapeuta compara os movimentos em uma e em outra direção. A amplitude de movimento normal para o desvio lateral é de cerca de um quarto da amplitude da abertura (10 a 12 mm).[34] O desvio lateral é medido como a quantidade de excursão lateral entre o centro dos incisivos mandibulares e o centro dos incisivos maxilares. Uma diferença mensurável entre os dois lados é mais significativa do que a amplitude limitada que ocorre bilateralmente.[31] A pressão excessiva passiva pode ser aplicada na direção lateral. A dor relatada no lado que se afasta da direção da pressão excessiva pode indicar a presença de algum dano na cápsula articular ou ligamentar.[31]

Movimentos da língua. Os movimentos da língua dão informações valiosas sobre a função do nervo hipoglosso (NC XII). Qualquer desvio ou atrofia durante sua protrusão indica lesão desse nervo. A fraqueza unilateral da língua se manifesta por seu desvio saliente na direção do lado mais fraco. Para se verificar a sua fraqueza, solicita-se ao paciente que a estique para a bochecha enquanto se faz pressão na protuberância desta e se compara os dois lados.

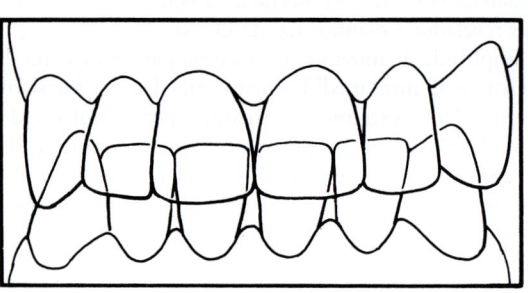

FIGURA 24-20 Alinhamento maxilar e dentário. (Reproduzida, com permissão, de Okeson JP. *Management of Temporomandibular Disorders and Occlusion*. 4th ed. St. Louis, MO: Mosby Year Book; 1998:84.)

Palpação

A palpação da ATM pode ser usada para avaliar a sensibilidade, os padrões da dor referida, a temperatura da pele, o tônus muscular, o edema, a umidade da pele e a localização de pontos-gati-

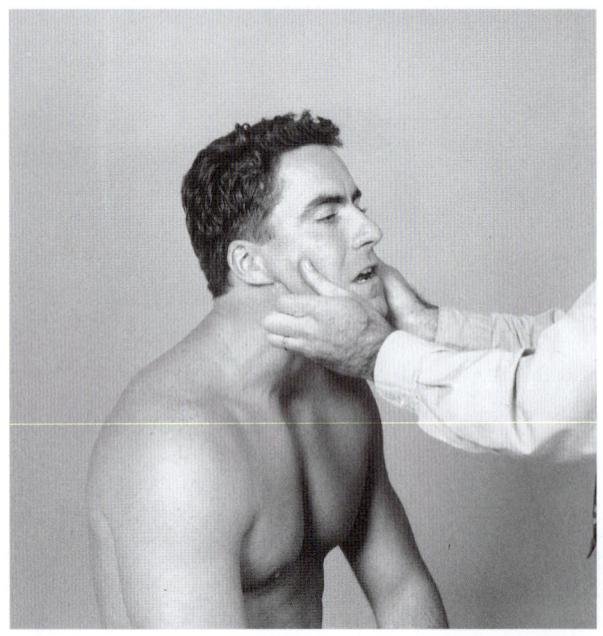

FIGURA 24-19 Pressão excessiva passiva na protrusão.

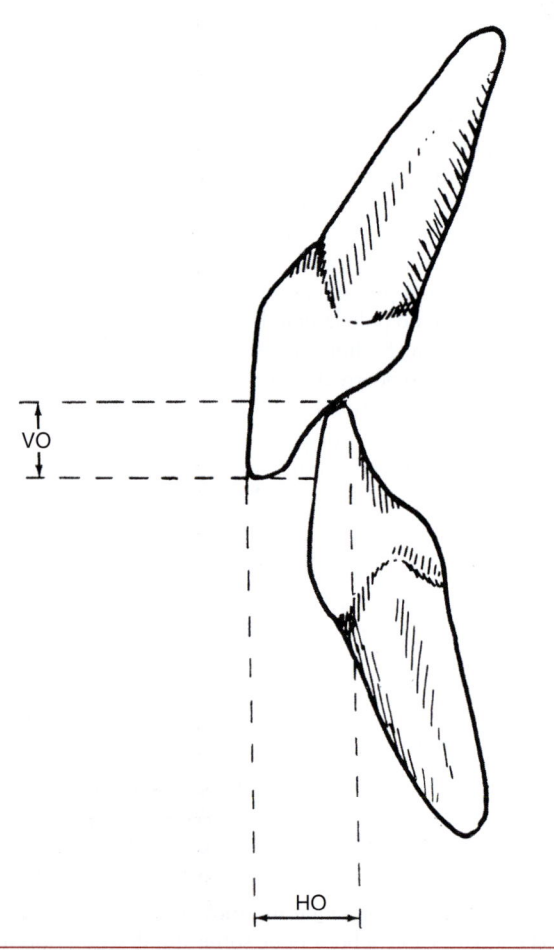

FIGURA 24-21 Relações de interarcos normais. HO, horizontal; VO, vertical. (Reproduzida, com permissão, de Okeson JP. *Management of Temporomandibular Disorders and Occlusion*. 4th ed. St. Louis, MO: Mosby Year Book; 1998:85.)

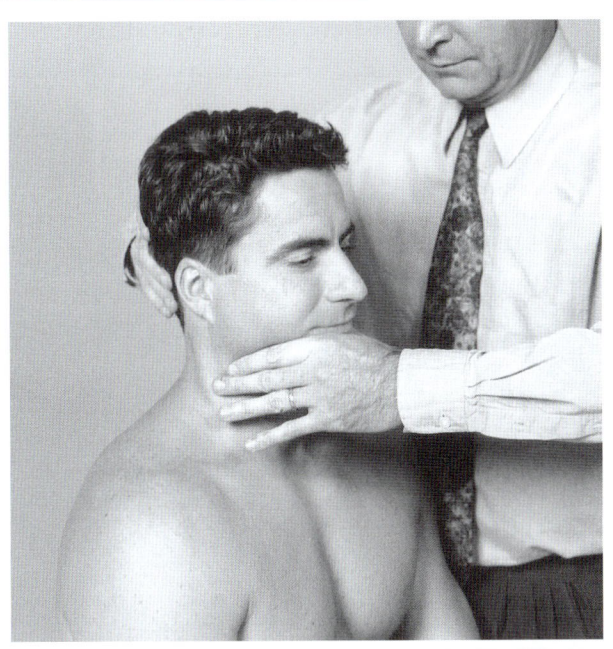

FIGURA 24-22 Pressão excessiva na retrusão.

lho. Um estudo conduzido por Wijer e colaboradores[105] considerou a confiabilidade interavaliadores das pontuações multitestes para palpação muscular e articular em 79 pacientes encaminhados para um departamento de dor orofacial e na ATM moderada ($k = 0,51$) e razoável ($k = 0,33$), respectivamente. Em um estudo realizado por Manfredini e colaboradores,[106] 61 pacientes com dor na ATM foram avaliados por meio de um exame clínico padronizado e de imagens por ressonância magnética (IRM). O objetivo desse trabalho era avaliar o valor preditivo de sintomas clínicos de efusão da ATM nas descobertas feitas em IRM. Esse estudo registrou que os exames clínicos com base em avaliação de dor na ATM com palpação lateral e posterior durante o movimento e durante a abertura assistida máxima, bem como a presença de sons de estalido e de crepitação, apresentavam precisão de 78,7% para prever a efusão. Entre os sintomas clínicos simples, o indicador mais confiável de efusão da ATM foi a presença de dor com palpação lateral (precisão de 76,2%); $k = 0,525$).[106]

Para fins de comparação e de conveniência, é possível fazer palpações bilaterais e simultâneas nas regiões lateral e posterior da ATM. A palpação começa com um toque suave e uma leve pressão, pois os músculos da mastigação podem ser muito sensíveis se estiverem em espasmo.

Região anterior

Arco zigomático. O arco zigomático está localizado anteriormente ao processo condilar da mandíbula. Os músculos temporais situam-se acima e o masseter situa-se abaixo do arco zigomático.

Osso hioide. Esse osso hióide, localizado anteriormente às vértebras CII e CIII, é palpado para verificar a presença de movimentos normais e indolores durante o processo de deglutição.

Músculo digástrico (ventre anterior). O ventre anterior do músculo digástrico pode ser palpado desde sua origem, sobre o lado lingual da mandíbula, até a sua inserção tendínea no osso hioide.

Tireoide. A cartilagem da tireoide, localizada anteriormente às vértebras CIV e CV, pode ser palpada e movimentada. A crepitação dessa estrutura é sentida durante a extensão do pescoço, quando a cartilagem torna-se tensa.

Região lateral

Articulação temporomandibular. Para palpar a região lateral da ATM, o fisioterapeuta deve colocar a ponta do dedo indicador em uma posição imediatamente anterior ao tragus do ouvido (ver Fig. 24-16). Quando o indivíduo abre toda a boca, o dedo do fisioterapeuta identifica a depressão posterior da cabeça condilar e subjacente à articulação que é criada pelo côndilo em translação. A sensibilidade nessa depressão indica inflamação.[31] Como alternativa, a região lateral da cápsula da articulação pode ser palpada sobre o polo lateral do côndilo imediatamente anterior ao tragus. Para facilitar a identificação do polo lateral, o paciente deve abrir e segurar levemente um rolo de algodão na região pré-molar.[97]

Mandíbula. A mandíbula deve ser palpada ao longo de seu comprimento. O fisioterapeuta observa possíveis assimetrias laterais. O ângulo mandibular é um importante marco de orientação. O músculo masseter cobre o ramo mandibular. O processo condilar da mandíbula está localizado bem na frente do ouvido. A glândula parótida encontra-se anterior e abaixo da aurícula e, em geral, estende-se a partir do músculo esternocleidomastóideo, no sentido anterior, até o masseter. A ampliação da glândula faz com que o lóbulo do ouvido mova-se para fora no lado envolvido. Essa ampliação glandular tem várias causas, como infecção, trauma, diabete melito, linfoma ou alcoolismo crônico.[86] A glândula submandibular é palpável na frente do ângulo mandibular e sob o corpo mandibular, a meio caminho entre o queixo e o ângulo mandibular. Normalmente, a glândula possui consistência firme e irregular.

Músculo esternocleidomastóideo. Esse músculo é palpado a partir de sua origem dupla no esterno e na clavícula, ao longo de seu ascendente e, posteriormente, em sua inserção no processo mastóideo.

Músculo trapézio. É palpado a partir de sua origem no processo acromial até sua inserção junto à linha média da coluna, na base do crânio. Talvez seja o local mais comum de pontos-gatilho musculares, e muitas vezes refere dor para a base do crânio e para a região temporal.[107]

Músculo masseter. Ambas as porções, superficial e profunda, do masseter estendem-se a partir do arco zigomático até o ramo mandibular. O examinador deve colocar o dedo que está palpando contra o ramo e então pedir ao paciente para cerrar suavemente os dentes.

Músculo temporal. O músculo temporal pode ser palpado na frente ou acima do ouvido. O fisioterapeuta deve colocar um dedo contra a região temporal e, em seguida, solicitar ao paciente para cerrar suavemente os dentes.

Região posterior. Para palpar a ATM posterior, o fisioterapeuta deve colocar a ponta do dedo mínimo no canal auditivo externo do paciente e exercer pressão anterior, enquanto este abre e fecha repetidamente a boca.[31] Alternativamente, a palpação pode ser feita de maneira similar com os dentes na posição intercuspidal.[97] Se houver inflamação, a dor é sentida no fechamento da mandíbula à medida que o tecido fica comprimido entre o dedo do fisioterapeuta e o côndilo.[30] Além disso, o exame pode revelar um côndilo na posição póstero-superior e disfunção do disco. Essa posição possivelmente é devida a fatores oclusais ou de trauma e resulta no deslocamento anterior do disco e no impacto do côndilo sobre o espaço normalmente ocupado pelo disco. Esse deslocamento ocasiona estalido recíproco ou travamento.

Os músculos masseter, temporal e peri-hióideo são palpados extraoralmente para verificar a presença de hipertonicidade e sensibilidade. Além disso, a região lateral da cápsula articular e o ligamento lateral da ATM são examinados para verificar a sensibilidade.

Pterigóideo medial. O paciente deve mover a língua para o lado oposto ao que está sendo examinado. O fisioterapeuta desliza um polegar para a região medial da gengiva inferior e em direção à parte posterior da boca e do ângulo da mandíbula. O polegar é mantido no fundo da boca para impedir o reflexo do vômito. O local de inserção para o pterigóideo medial está localizado na região medial do ângulo da mandíbula (ver Fig. 24-4).

Pterigóideo lateral. Embora existam dúvidas se o pterigóideo lateral pode ser palpado,[108] algumas descrições detalham a palpação desse músculo. Há um consenso de que ele seja palpável pelo deslizamento do polegar de volta à região medial da base dos molares superiores. O paciente deve abrir a boca o máximo possível para que o fisioterapeuta possa deslizar o polegar de volta até um ângulo de 45° e inspecionar o músculo e a área para verificar se há alguma sensibilidade.

Testes musculares

A capacidade de estender seletivamente os músculos da mastigação e da expressão facial é importante para determinar se estão envolvidos nos sintomas. Esses testes não substituem a palpação completa dos músculos. Todas as posições de teste, movimentos resistidos e tentativas de expressões faciais podem ser usados como exercícios para reabilitar quaisquer deficiências identificadas.

Temporal. O fisioterapeuta palpa o lado da cabeça na região da fossa temporal, enquanto o paciente permanece sentado. A seguir, este eleva e retrai a mandíbula. Pode-se aplicar resistência com um depressor de língua entre os dentes (Fig. 24-23). O teste deve ser realizado em ambos os lados.

Masseter. O fisioterapeuta palpa a bochecha, logo acima do ângulo da mandíbula, enquanto o paciente deve permanecer sentado. A seguir, este eleva a mandíbula, como se a estivesse fechando. Pode-se aplicar resistência com um depressor de língua colocado entre os dentes (ver Fig. 24-23).

Pterigóideo lateral. O fisioterapeuta palpa o pterigóideo no colo da mandíbula e da cápsula articular, enquanto o paciente permanece sentado. A seguir, este deve projetar e deprimir a mandíbula contra a resistência manual.

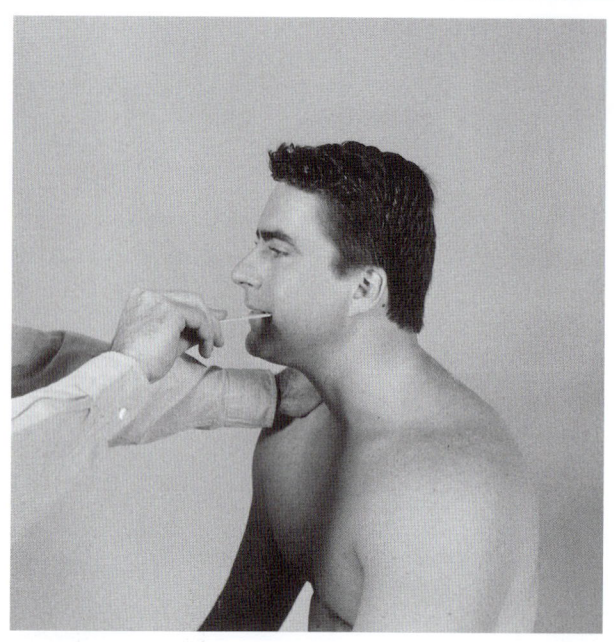

FIGURA 24-23 Teste de resistência com o depressor de língua.

Pterigóideo medial. O paciente permanece sentado e eleva e projeta a mandíbula. A resistência é aplicada com um depressor de língua entre os dentes.

Músculos supra-hióideos. O fisioterapeuta palpa o assoalho da boca, enquanto o paciente permanece sentado. A seguir, este pressiona a ponta da língua contra os dentes frontais. Pode-se aplicar resistência à superfície do osso hioide na tentativa de projetar a língua.

Músculos infra-hióideos. O paciente permanece sentado. O examinador palpa abaixo do osso hioide, imediatamente lateral à linha média. O paciente deve engolir, enquanto o fisioterapeuta palpa o movimento do hioide e da laringe.

Músculos de expressão facial. Para avaliar esse grupo de músculos, cuja maioria é suprida pelo nervo facial, o paciente tenta simular a expressão facial específica atribuída a cada músculo (Tab. 24-8). A força facial pode ser avaliada pelo sistema de classificação de nervo facial de House-Brackmann[109-112] (Tab. 24-9), que separa a paralisia desse nervo em seis níveis, com base na gravidade dos achados. Em 1985, a American Academy of Otolaryngology, Head and Neck Surgery, adotou a escala de classificação subjetiva de seis pontos de House-Brackmann como o padrão universal. Os parâmetros avaliados durante o exame incluem:

▶ Aparência macroscópica geral e ampla.
▶ Aparência no repouso.
▶ Movimento da testa.
▶ Fechamento da pálpebra.
▶ Aparência da boca.
▶ Contratura da sincinese, espasmo hemifacial ou ambos.

TABELA 24-8 Músculos da expressão facial

Músculo	Ação	Inervação
Occipitofrontal	Enruga a testa ao erguer as sobrancelhas	Nervo facial
Corrugador	Atrai as sobrancelhas juntas, como franzindo-as	Nervo facial
Prócero	Atrai a pele sobre o nariz lateralmente para cima, formando rugas transversais sobre a ponte do nariz	Nervo facial
Nasal	Dilata e comprime os orifícios das narinas	Nervo facial
Orbicular do olho	Fecha os olhos com força	Nervo facial
Levantador da pálpebra superior	Ergue a pálpebra superior	Nervo oculomotor
Orbicular da boca	Fecha e projeta os lábios	Nervo facial
Zigomático maior e menor	Ergue os cantos da boca e lateralmente, como no sorriso	Nervo facial
Levantador do ângulo da boca	Ergue a borda superior do lábio, como na expressão de desdém	Nervo facial
Risório	Atrai os cantos da boca lateralmente	Nervo facial
Bucinador	Pressiona as bochechas firmemente contra os dentes	Nervo facial
Levantador do lábio superior	Projeta e eleva o lábio superior	Nervo facial
Depressor do ângulo da boca e platisma	Atrai o canto da boca para baixo e tensiona a pele sobre o pescoço	Nervo facial
Depressor do lábio inferior	Projeta o lábio inferior, como para fazer "beicinho"	Nervo facial
Mentual	Ergue a pele sobre o queixo	Nervo facial

TABELA 24-9 Sistema de classificação nervosa facial de House-Brackmann

Parâmetro	Grau I	Grau II	Grau III	Grau IV	Grau V	Grau VI
Aparência global	Normal	Leve fraqueza na inspeção próxima	Óbvia, porém nenhuma diferença de desfiguração entre ambos os lados	Fraqueza óbvia e/ou assimetria de desfiguração	Apenas um movimento quase imperceptível	Nenhum movimento
Em repouso	Simetria normal	Simetria normal	Simetria normal	Simetria normal	Assimetria	Assimetria
Movimento da testa	Normal com excelente função	Função de moderada a boa	Função de leve a moderada	Nenhum	Nenhum	Nenhum
Fechamento da pálpebra	Fechamento normal	Completo com esforço mínimo	Completo com esforço máximo	Fechamento incompleto com esforço máximo	Fechamento incompleto com esforço máximo	Nenhum movimento
Boca	Normal e simétrico	Leve assimetria	Leve assimetria com esforço máximo	Assimetria com esforço máximo	Leve movimento	Nenhum movimento
Contratura e/ou espasmo hemifacial	Nenhum	Pode ter sincinese muito leve; nenhuma contratura ou espasmo hemifacial	Óbvia, porém nenhuma sincinese de desfiguração contratura e/ou espasmo hemifacial	Contratura de sincinese e/ou espasmo hemifacial, desfiguração ou grave o suficiente para interferir na função	Contratura de sincinese e/ou espasmo hemifacial geralmente ausente	Nenhum movimento

Dados de House JW, Brackman DE: *Facial nerve grading system*. Otolaryngol Head Neck Surg: 93:146-147, 1985

Testes do estresse dos ligamentos. Os testes de estresse dos ligamentos avaliam a integridade da cápsula e dos ligamentos. Os achados positivos incluem movimento excessivo comparado com o outro lado ou a dor. O paciente permanece sentado.

Ligamento temporomandibular (lateral). Esse teste é executado apenas se houver perda dolorosa da amplitude de movimento ativo da ATM. Seu propósito é determinar se a restrição dolorosa é ocasionada pelo dano causado a um dos ligamentos ou à cápsula articular.

O fisioterapeuta embala e estabiliza a cabeça do paciente com uma das mãos. Os dedos indicador e médio dessa mão podem ser usados para palpar a linha da articulação. O paciente abre a boca até o ponto de restrição; a posição da mandíbula deve ser levemente aberta. O fisioterapeuta coloca o polegar da mão mobilizadora sobre os molares ipsilaterais do lado a ser testado. A seguir, aplica uma força descendente sobre os molares, criando um cisalhamento caudal (Fig. 24-24). Essa técnica deve provocar um leve movimento e a sensação de final do movimento deve ser capsular.

Cápsula articular. Permanecendo de pé junto à cabeça do paciente, cuja mandíbula se mantém fechada, o fisioterapeuta coloca uma das mãos sobre o topo da cabeça e a outra sobre o ramo e o ângulo de um dos lados. A seguir, aplica uma protrusão contralateral e uma força de desvio ipsilateral (Fig. 24-25).

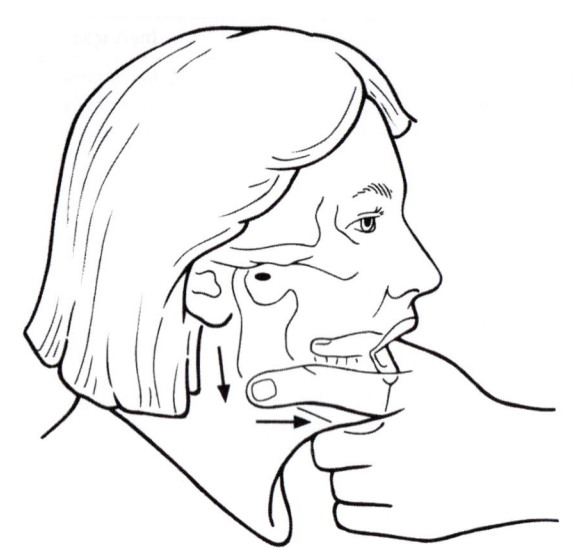

FIGURA 24-24 Deslizamento caudal ou inferior. (Reproduzida, com permissão, de Dutton M. *Manual Therapy of the Spine*. New York: McGraw-Hill; 2002:556.)

Testes de carga articular

A carga seletiva da ATM pode ser usada para determinar a presença de alguma patologia intraescapular. Um achado positivo é a dor durante os testes. Esses testes incluem carga dinâmica e compressão articular.[52]

Carga dinâmica. O paciente deve morder com força um cilindro de algodão ou um depressor de língua em um dos lados. Essa manobra sobrecarrega a ATM contralateral.

Compressão articular. Com paciente posicionando em supino, com o examinador de pé à cabeceira da cama. O fisioterapeuta coloca os dedos de cada mão sob cada lado da mandíbula, com os polegares repousando sobre o ramo. A seguir, esta é inclinada posterior e inferiormente, para comprimir as superfícies articulares.

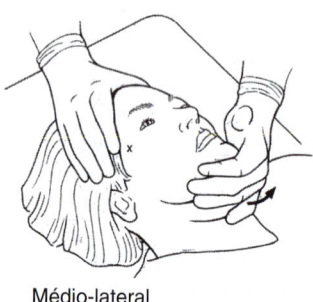

Médio-lateral

FIGURA 24-25 Protrusão e desvio lateral. (Reproduzida, com permissão, de Dutton M. *Manual Therapy of the Spine,* McGraw-Hill, 2002:555.)

Teste de mobilidade articular passiva

Os testes de mobilidade articular passiva avaliam os deslizamentos articulares e as sensações de final do movimento. O posicionamento do fisioterapeuta e do paciente é idêntico àquele descrito anteriormente para o teste do estresse do ligamento temporomandibular (lateral).

A partir da posição de amplitude final (o mais próximo possível, presumindo que o polegar do fisioterapeuta esteja na boca do paciente), o fisioterapeuta executa as seguintes manobras para avaliar a amplitude e a sensação de final do movimento. Os achados são comparados em ambos os lados. A dor ou o deslizamento restrito é um achado positivo e indica envolvimento articular ou restrição capsular. É importante verificar os deslizamentos específicos que estão relacionados à perda do movimento ativo. Por exemplo, se o paciente demonstrar abertura reduzida da boca, o deslizamento anterior, inferior e lateral deve ser avaliado em cada articulação.

A abertura limitada pode ter como causa o deslocamento anterior do disco sem redução, o espasmo do músculo levantador ou a restrição capsular. Ao induzir um alongamento passivo na articulação, depois que o paciente tiver aberto ativamente a boca em extensão total, a "sensação de final do movimento" pode ser usada para fazer a diferenciação entre essas causas. Por exemplo, se o deslocamento do disco for o responsável pela limitação da abertura, a sensação de final do movimento será dura, com pouca ou nenhuma mobilidade; entretanto, será pastosa quando espasmo muscular ou tecido conjuntivo capsular estiver impedindo a abertura total.[55] O fisioterapeuta pode usar movimentos passivos para diferenciar entre o espasmo do músculo levantador e a restrição capsular. Com o espasmo do músculo levantador, apenas o movimento vertical permanece restrito e protrusivo, enquanto as excursões laterais continuam normais. O deslocamento anterior do disco sem redução apresenta restrições nos movimentos protrusivos e nas excursões contralaterais. De maneira geral, o movimento lateral da articulação envolvida não está mecanicamente restrito, tendo em vista que a rotação é o movimento principal que ocorre na articulação. A hipomobilidade pode estar aparente com o teste da mobilidade articular passiva, mas esses testes dificilmente conseguem determinar a hipermobilidade.

A maioria dos testes de mobilidade também pode ser usada para mobilizações ao trocar o nível e a intenção. O fisioterapeuta deve remover o polegar da boca do paciente a cada 10 ou 15 segundos, para permitir que ele engula:

▶ Deslizamento inferior (Fig. 24-24).
▶ Deslizamento anterior (ver Fig. 24-24).
▶ Deslizamento lateral (ver Fig. 24-26).
▶ Deslizamento medial (ver Fig. 24-26).
▶ Deslizamento superior (compressão).
▶ Deslizamento posterior com excursão lateral para os ligamentos posteriores (Fig. 24-27).

Testes neurológicos: nervo trigêmeo (NC V)

Sensação. A pele próxima à linha média (há sobreposição a partir dos ramos ventrais de C2 e C3 se forem testados muito lateralmente) da testa e da face pode ser massageada com algodão hidrófilo, papel ou tecido, ou ser estimulada pela sensação de alfinetadas. É melhor fazer o teste bilateralmente ou de forma simultânea.

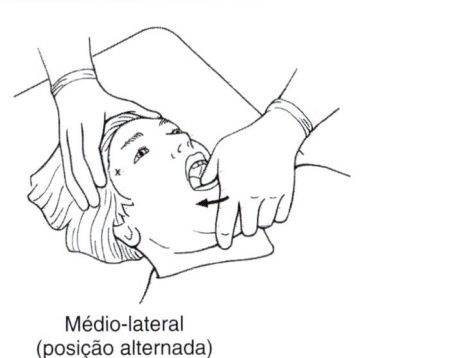

FIGURA 24-26 Tração caudal, protrusão e deslizamentos medial e lateral. (Reproduzida, com permissão, de Dutton M. *Manual Therapy of the Spine*. New York: McGraw-Hill; 2002:555.) Medial-Lateral (posição alternada)

Reflexo. O reflexo mandibular é usado para testar a função do trigêmeo. Qualquer lesão superior à ponte pode produzir hiperreflexia, e lesões abaixo dela resultam em hiporreflexia ou arreflexia. O paciente deve relaxar a boca e abri-la na posição de repouso. O fisioterapeuta coloca um polegar sobre a mandíbula e, em seguida, dá pancadinhas leves no polegar com a extremidade pontiaguda de um martelo de reflexo (Fig. 24-28). A resposta normal é a na qual a boca se fecha.

Testes especiais

No momento em que o livro foi escrito, não havia nenhum teste especial de rotina para a ATM. A maioria das estruturas da articulação, se não todas elas, são isoladas e testadas durante o exame-padrão descrito. Embora não seja, estritamente falando, um teste especial, o teste de nervo craniano deve ser executado sempre que houver suspeita de lesão do nervo. Além disso, os testes especiais para síndrome do desfiladeiro torácico, alongamento do plexo braquial e mobilidade dural ajudam a eliminar qualquer referência de sintomas.

Estudos de imagem

Com o rápido progresso das técnicas de imagem para a ATM, muitos estudos focaram-se na importância do desarranjo interno e na osteoartrose como mecanismos subjacentes na etiologia da dor e na disfunção relacionadas à ATM. Apesar das limitações, as radiografias simples da ATM, tais como ortopantomogramas de alto nível e projeções transcranianas, são maneiras úteis de visualizar quaisquer mudanças traumáticas patológicas ou degenerativas no componente ósseo do complexo da ATM.[14,113] A imagem por ressonância magnética (IRM) é atualmente a modalidade mais precisa para a identificação das posições do disco, sendo considerada o padrão-ouro para essa finalidade.[114] Entretanto, muitos relatos questionam a utilidade dos estudos de imagem para a ATM devido ao expressivo número de pessoas assintomáticas que demonstram sinais positivos de deslocamentos de disco e artroses articulares (processos degenerativos que afetam a articulação).[1,115] Exames *post-mortem* de um total de 140 pessoas (histórias odontológicas desconhecidas) mostraram que entre 40 e 80% apresentavam patologia articular ou deslocamentos de disco.[115] A relevância da artrose da articulação óssea também foi discutida pela evidência de que pacientes com patologia artrítica reumatoide da ATM de fato tinham mais alguns sintomas do que as pessoas normais.[116]

Estratégias de intervenção

A intervenção conservadora para DTM continua sendo a maneira mais eficaz de tratar mais de 80% dos pacientes.[117,118] Os tratamentos conservadores tradicionais incluem aparelhos interoclusais, alarmes noturnos, fisioterapia, calibração oclusal (tam-

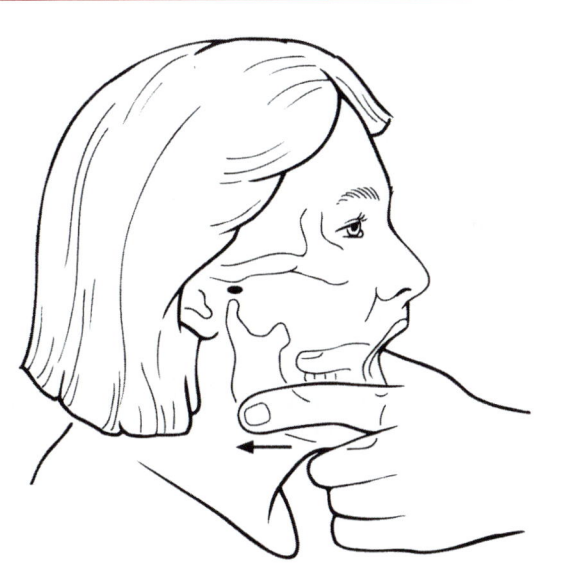

FIGURA 24-27 Deslizamento posterior. (Reproduzida, com a permissão, de Dutton M. *Manual Therapy of the Spine*. New York: McGraw-Hill; 2002:556.)

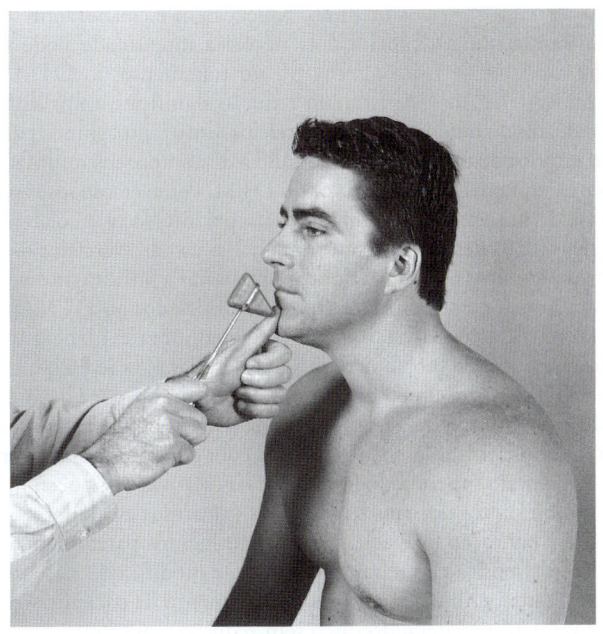

FIGURA 24-28 Reflexo mandibular.

bém conhecida por equilíbrio oclusal) treinamento de habilidades cognitivo-comportamentais (THCC).[119] Entretanto, a ausência de métodos consistentes para identificar e diagnosticar o DTM em ambientes de pesquisa, a variação na duração dos tratamentos, a ausência de grupos-controle, de medições dependentes de objetivos e de especificação da duração dos sintomas impediram a realização de pesquisas sobre a eficácia das várias modalidades de tratamento para o DTM.[119] Um dos complicadores é o fato de que a maioria dos sintomas associados ao DTM é autolimitada e solucionada sem intervenções ativas.[48] Provavelmente, a dor crônica associada ao DTM ocorra devido a fatores secundários, como postura anteriorizada fixa da cabeça, níveis anormais de estresse, depressão ou hábitos parafuncionais orais (como bruxismo). Essa dor prolongada muitas vezes resulta do encurtamento adaptativo dos tecidos ou de hipermobilidade secundária. É provável que, quanto mais longa a duração dos sintomas, menor a probabilidade de que o paciente seja beneficiado por uma intervenção conservadora.[78] Inúmeros autores[120,121] recomendaram que a intervenção para DTM deve ser direcionada para os seguintes fatores, em ordem de importância para o paciente:[122]

▶ Tratamento dos sintomas para reduzir ou eliminar a dor ou os ruídos articulares, ou ambos.

▶ Tratamento da causa subjacente e recuperar a função mandibular e cervical normal. Geralmente os exercícios selecionados são executados pelo paciente de forma regular para manter a força muscular e a mobilidade artrocinemática da articulação na ATM e na coluna cervical.[100]

▶ Tratamento do fator predisponente. Isso pode ser alcançado de forma mais eficaz com uma abordagem abrangente com foco nos fatores que contribuem para a má postura, estresse, depressão e hábitos orais parafuncionais.[68,123]

Recentemente, tem aumentado o interesse na eficácia relativa de intervenções conservadoras específicas para o DTM e, como resultado, foram feitas várias revisões sistemáticas nessa área.[53,97,119,124-128] Por exemplo, Kulekcioglu e colaboradores[126] registraram que a terapia a *laser* de baixa intensidade pode ser uma modalidade física alternativa no tratamento do DTM, e Tagelberg[129] e Au[130] registraram redução significativa nos sintomas depois do tratamento com exercícios. Entretanto, grande parte dos estudos demonstrou a importância de abordagens multifatoriais no tratamento conservador do DTM. Por exemplo, os resultados de uma revisão sistemática feita por McNeely e colaboradores[128] consideraram a terapia manual, o uso de exercícios orais ativos e passivos e os exercícios para melhorar a postura intervenções eficazes para reduzir os sintomas associados ao DTM. No entanto, essa revisão não encontrou nenhuma evidência que apoiasse o uso de modalidades físicas elétricas para reduzir a dor do DTM.[128] Um único estudo de caso realizado por Cleland e Palmer[131] considerou a fisioterapia manual (deslizamento articular anterior, distração e alongamento com contração-relaxamento do trapézio superior, do levantador da escápula e dos occipitais posteriores), os exercícios terapêuticos (músculos escapulotorácicos) e a educação do paciente (postura, hábitos parafuncionais, dieta leve, posição de repouso da língua e modificação nas atividades) serem estratégias eficazes de tratamento de pacientes com deslocamento bilateral do disco sem redução, em oito seções.[131] Gatchel e colaboradores[119] conduziram um teste clínico aleatório, com acompanhamento de um ano, para avaliar a eficácia de uma intervenção biopsicossocial em pacientes com alto risco de evoluírem para dor crônica relacionada ao DTM. Esse estudo registrou que o grupo que recebeu treinamento em habilidades comportamentais reduziu os níveis de dor, melhorou as habilidades de tolerância e reduziu a tensão emocional no período de um ano.[119] Com base em uma revisão sistemática de 30 estudos para verificar a eficácia dos exercícios, da terapia manual, da eletroterapia, do treinamento de relaxamento e do *biofeedback* no tratamento do DTM, Medlicott e Harris[127] fizeram as seguintes observações:

▶ Os exercícios ativos e as mobilizações manuais podem ser eficazes.

▶ O treinamento postural pode ser usado em combinação com outras intervenções, considerando que seus efeitos independentes são desconhecidos.

▶ A terapia a *laser* baixa/média pode ser mais eficaz que outras modalidades eletroterapêuticas.[126]

▶ Programas envolvendo técnicas de relaxamento e *biofeedback*, treinamento eletromiográfico e reeducação proprioceptiva podem ser mais eficazes do que os tratamentos com placebo ou com placas oclusais.

▶ As combinações de exercícios ativos, terapia manual, correção postural e técnicas de relaxamento podem ser eficazes.

Os estudos deixam evidente que a experiência com dor relacionada ao DTM é complexa e que há a necessidade óbvia de testes aleatórios controlados bem-estruturados para examinar as intervenções fisioterapêuticas para o DTM, incluindo medições válidas e confiáveis dos resultados.

Fase aguda

De maneira geral, as lesões agudas na ATM têm origem traumática, como pancada direta na estrutura mastigatória[132-134] ou travamento súbito da mandíbula ocasionado por um desarranjo interno.[135,136] O paciente com lesão aguda geralmente apresenta o padrão capsular de restrição (redução na abertura ipsilateral e desvio lateral em relação ao lado envolvido), com dor e sensibilidade no mesmo lado. Pode haver dano ligamentar, que será demonstrado nos testes de estresse, ou dano muscular, que irá tornar-se aparente no teste isométrico.

Fisioterapia

Os métodos comuns para diminuir a inflamação – isto é, PRICEMEM (proteção, repouso, gelo, compressão, elevação, terapia manual, mobilização precoce e medicamentos) – são recomendados, embora a elevação não seja aplicável à ATM. A aplicação de gelo reduz o edema, a inflamação e o espasmo muscular. Acredita-se que mecanismo da crioterapia seja a "contrairritação" e a produção de analgesia.[137] O uso de toalhas com gelo empapadas em água morna, aplicadas em volta da mandíbula, pode ser benéfico nessa fase. Chapman[138] concluiu que as aplicações locais de gelo aliviam a dor no curto prazo, possivelmente por causa de seus efeitos analgésicos e da capacidade de reduzir a inflamação.

O paciente deve ser instruído sobre como chegar à posição de repouso da ATM. Para encontrar essa posição, o fisioterapeuta deve solicitar ao paciente para fechar a boca, de forma que os lábios se toquem, mas os dentes não. A instrução de "lábios juntos, dentes separados" pode ser usada para ensinar a posição de repouso em situações estressantes.[139]

A movimentação da ATM deve ser restrita aos movimentos sem dor. A limitação da função mandibular é incentivada para permitir o repouso ou a imobilização das estruturas musculares e articulares doloridas. Os exercícios ativos muito suaves, dentro da amplitude sem dor, executados com frequência (a cada hora), ajuda a estimular os mecanorreceptores e a modular a dor, além de melhorar a vascularização.

Os exercícios iniciais durante a fase aguda incluem o exercício conhecido por protocolo de exercício 6 × 6 de Rocabado.[140] Embora a eficácia desses exercícios ainda não tenha sido submetida a investigações clínicas formais, acredita-se que auxiliem no fortalecimento, na coordenação e na redução do espasmo muscular. Os objetivos desses exercícios são os seguintes:[55]

▶ Aprender a nova posição postural da coluna cervical, da cintura escapular e da ATM.
▶ Recuperar o comprimento original do músculo.
▶ Recuperar a mobilidade normal da articulação.
▶ Recuperar o equilíbrio normal do corpo.
▶ Ensinar o paciente a fazer os exercícios toda vez que os sintomas da disfunção retornarem.

O paciente deve ser instruído a fazer os seguintes exercícios, seis vezes cada, com a frequência de seis vezes por dia.

1. *Posição de repouso da língua e respiração nasal.* O paciente deve colocar a ponta da língua no céu da boca, logo atrás dos dentes frontais e nessa posição, fazer um som de "cacarejo" e pressionar a língua suavemente contra o palato. Com a língua nessa posição, o paciente respira pelo nariz e usa o músculo do diafragma para a expiração. O uso dos músculos respiratórios acessórios (peitoral, escaleno, esternocleidomastóideo e intercostal) não é aconselhável, pois tendem a promover e manter a postura anteriorizada da cabeça.[55]

2. *Abertura controlada.* O paciente coloca a língua na posição de repouso e pratica a abertura da boca até o ponto em que a língua começa a deixar o céu da boca. Ele deve monitorar a rotação da articulação colocando o dedo indicador sobre a região da ATM. O fisioterapeuta incentiva-o a mastigar dessa maneira não translatória.

3. *Estabilização rítmica.* O paciente coloca a língua na posição de repouso e agarra o queixo com uma ou ambas as mãos. Em seguida, aplica resistência lateral à direita e depois à esquerda. Então, deve ser aplicada uma resistência na direção da abertura e do fechamento. Durante todos esses exercícios, o paciente deve sempre manter a posição de repouso da mandíbula e tomar muito cuidado em relação ao uso de força excessiva.

4. *Liberação da flexão cervical.* O paciente coloca ambas as mãos atrás do pescoço e cruza os dedos para estabilizar a região CII a CVII. O pescoço deve permanecer ereto enquanto inclina a cabeça para a frente sem flexionar o pescoço. Esse movimento produz distração do occipital a partir do atlas e ajuda a neutralizar a extensão craniovertebral produzida pela cabeça anteriorizada.

5. *Extensão axial do pescoço.* Em um movimento, o fisioterapeuta deve solicitar ao paciente para deslizar o pescoço para trás e a alongar a cabeça para cima. Esse exercício precisa ser monitorado com atenção para evitar a hipermobilidade dos segmentos cervicais. Seu objetivo é melhorar a relação funcional e mecânica da cabeça com a coluna cervical.

6. *Retração do ombro.* Em um movimento, o fisioterapeuta deve solicitar ao paciente para retrair os ombros para trás e para baixo enquanto comprime as escápulas dos ombros juntas. O objetivo do exercício é recuperar a cintura escapular para atingir uma posição postural ideal, a fim de manter a estabilidade de todo o complexo ombro-pescoço-cabeça.

Outro exercício suave para a articulação e para aumentar a mobilidade articular durante esse estágio é o chamado exercício da rolha. O tamanho (altura) desta depende do movimento disponível. O paciente deve prender a rolha entre os dentes enquanto fala ou lê em voz alta por cerca de dois minutos (Fig. 24-29). Em seguida, o exercício de leitura ou fala deve ser repetido sem a rolha.

As técnicas de educação neuromuscular também são usadas para controlar a translação prematura ou excessiva. A translação prematura é aquela que ocorre antes de 11 mm de abertura da boca. Para determinar o ponto onde ela ocorre, o fisioterapeuta deve palpar o polo lateral dos côndilos, enquanto eles estiverem se movimentando durante a abertura. Caso ocorra translação prematura, o paciente deve manter a língua sobre a porção posterior do palato e a monitorar o polo lateral dos côndilos durante a abertura, para garantir que a rotação ocorra apenas durante a fase inicial da abertura.[100]

Um dos problemas mais omitidos durante a intervenção na ATM é a sequência alterada da deglutição e a posição da língua.[100] Poucas forças podem se igualar à capacidade da língua de

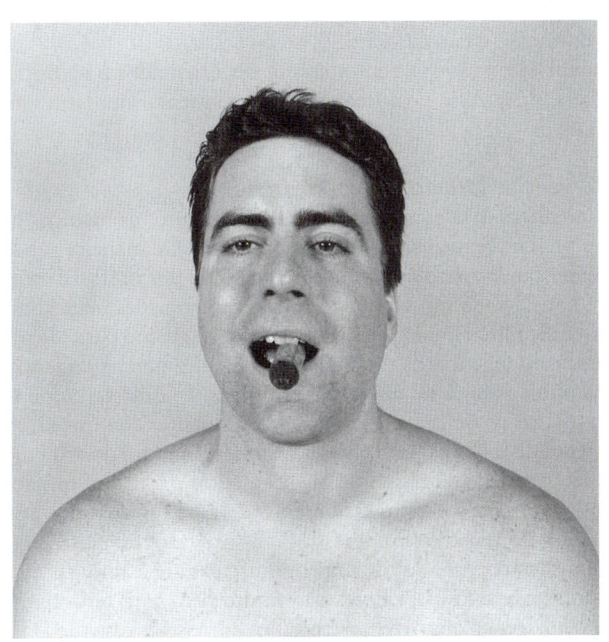

FIGURA 24-29 Exercício da rolha.

causar deformações oclusais e esqueléticas.[141] A presença de um impulso pediátrico residual da língua ou um de impulso adulto adquirido, secundário à postura anteriorizada da cabeça pode afetar a resposta a todas as outras intervenções. A presença do impulso da língua se manifesta através da movimentação lenta do hioide, para cima e para baixo, durante a deglutição, pela contração dos suboccipitais ou pela oscilação da cabeça e pela atividade labial excessiva durante a deglutição.[100] Os pacientes portadores desses achados devem ser instruídos a manter a língua na posição normal de repouso, sendo que a deglutição deve ser praticada sem movimento da cabeça e com a sequência correta dos movimentos da língua.[141]

Educação do paciente. Talvez a parte mais importante da intervenção na ATM é explicar ao paciente a causa e a natureza do distúrbio e reafirmar a natureza benigna da condição.[123] Os programas de autotratamento bem-sucedidos, além de facilitarem a cura e evitarem a ocorrência de outras lesões, geralmente são suficientes para controlar o problema.[142]

Os programas típicos de autotratamento incluem o seguinte: limitação da função mandibular (repouso), programa de exercício doméstico, consciência e modificação de hábitos e prevenção contra o estresse.[123]

O paciente deve ser aconselhado a ingerir alimentos macios e a evitar aqueles que necessitam de muita mastigação e, além disso, deve ser desaconselhado a bocejar com a boca muito aberta, cantar, mascar chicletes e quaisquer outras atividades que possam aumentar acentuadamente o movimento da mandíbula.[123] A posição de dormir também é importante. Se os ligamentos intrínsecos estiverem lesionados, o paciente deve ser aconselhado a dormir de costas, com a boca aberta e apoiando o pescoço em um travesseiro cervical.[68] Deve-se tomar o cuidado de assegurar que o paciente não durma na posição pronada, considerando que isso sobrecarrega a coluna cervical por meio da extensão e rotação. A ATM recebe também forças compressivas nessa posição, principalmente se o paciente tiver o hábito de colocar uma das mãos sob o travesseiro, tendo em vista que isso produz desvio sustentado durante o curso da noite.

Finalizando, os pacientes devem ser orientados a identificar fonte(s) de estresse e, consequentemente, a tentar mudar o estilo de vida.

Intervenção farmacológica

Como alternativa complementar de tratamento, os médicos podem prescrever medicamentos aos pacientes. De maneira geral, a intervenção farmacológica no tratamento da dor orofacial crônica é considerada um complemento às intervenções mais abrangentes. Se forem usados de forma apropriada, como parte de programas abrangentes de tratamento, os medicamentos podem ser uma ajuda valiosa no alívio dos sintomas.[143] Entretanto, ainda não foi comprovada a eficácia dos medicamentos comuns no tratamento de todos os problemas da ATM. Assim, foi descrita uma ampla variedade de classes de medicamentos para a dor orofacial crônica, variando entre o tratamento de curto prazo com anti-inflamatórios não esteroides (AINEs), corticosteroides e relaxantes musculares para dor de origem muscular até a administração de antidepressivos para dores não muito bem caracterizadas. O efeito analgésico dos AINEs é específico apenas nos casos de DTM nos quais a dor é o resultado de processos inflamatórios, como a sinovite ou miosite. Em geral, nas doses clinicamente prescritas, os opioides são mais eficazes em arrefecer a resposta emocional do paciente à dor do que em eliminar a dor propriamente dita.[117] Existe uma grande necessidade de estudos bem-controlados de medicamentos para a dor orofacial crônica em uma população relevante de paciente, por períodos de administração que, sob o ponto de vista clínico, aproximam seu uso a índices apropriados de eficácia e toxicidade terapêutica, em comparação com o grupo que recebeu placebo para controlar oscilações cíclicas na sintomatologia.[144]

Os medicamentos tópicos, devido ao seu início rápido e ao perfil de baixo efeito colateral, oferecem vantagens distintas sobre a administração sistêmica. Para agir localmente na região orofacial por meio de aplicações tópicas, os agentes devem penetrar nas barreiras naturais da pele facial e dos tecidos da mucosa oral. Os medicamentos tópicos incluem lidocaína, benzocaína e capsaicina, sendo que essa última pode ser adquirida sem prescrição médica.

Terapia com aparelhos oclusais

A forma mais comum de intervenção oferecida pelos dentistas para o DTM é a terapia com aparelhos oclusais, isoladamente ou em combinação com outras intervenções.[145] Os aparelhos oclusais incluem aparelhos para elevação da mordida, placas oclusais ou proteções de mordida. De maneira geral, esses aparelhos removíveis são feitos de acrílico duro, sob encomenda, para facilitar o encaixe nas superfícies oclusais dos dentes em uma arcada.[123] A função dos dispositivos oclusais é garantir uma postura estável da mandíbula, criando contatos simples para todos os dentes posteriores na relação e na oclusão cêntricas.[145]

Embora a terapia com aparelhos oclusais tenha apresentado alívio clínico dos sintomas do DTM, há uma grande carência de evidências experimentais e, consequentemente, a base fisiológica da resposta ao tratamento nunca foi bem compreendida.[146,147] A má oclusão, por si só, não é considerada um fator importante no DTM,[54,148] pois poucos pacientes com má oclusão realmente desenvolvem dor e comprometimento temporomandibular.[149] Em uma avaliação do ajuste oclusal com base em evidências como tratamento para o DTM, Tsukiyama e colaboradores[53] concluíram que a revisão da evidência experimental não foi nem convincente nem suficientemente forte para dar suporte ao desempenho da terapia oclusal como método geral para o tratamento de DTM não agudo, bruxismo ou cefaleia.[53]

Fase funcional

Embora as intervenções para essa fase sejam discutidas separadamente, o sucesso ideal está relacionado à otimização de seu uso combinado e dependem das necessidades do paciente.[1,78,150,151]

Educação postural

A educação postural, juntamente com as orientações ao paciente, forma a base de qualquer plano de tratamento fisioterapêutico para pacientes com DTM. Em um estudo de problemas posturais de 164 pacientes com dores na cabeça e no pescoço, Fricton e colaboradores[152] descobriram problemas na posição sentada ou de pé em 96% dos pacientes, cabeça anteriorizada em 84,7%, ombros arredondados em 82,3%, lordose anormal em 46,3%, e escoliose em 15,9%. Esses achados indicam que há correlação entre a disfunção da ATM e a má postura, embora o mais correto seria fazer as comparações com um grupo de controle de pessoas normais, antes de se chegar a conclusões definitivas.

O foco da intervenção postural deve ser a educação do paciente sobre a postura correta da cabeça, do pescoço, do ombro e da língua, para minimizar os sintomas. Muitas vezes, o foco da educação é o treinamento em lembretes mentais para reduzir as horas gastas em posições habituais durante o trabalho e a recreação. Essas posições, que provocam alterações nas propriedades tênseis dos músculos e encurtamento adaptativo da cápsula articular e dos ligamentos, resultam em uma grande variedade de problemas, incluindo esforço articular e sustentação inadequada de peso pela articulação.[153-155] Portanto, a postura patológica torna-se associada (ou precursora) de outras deformidades. Entretanto, as posições equilibradas e relaxadas proporcionam mais vantagens mecânicas para o corpo.[145] Como os desvios posturais nem sempre provocam sintomas[156] e a manutenção de posições corretas exige esforço, os pacientes precisam ser conscientizados de que os benefícios resultantes da mudança postural levam tempo.[103,157]

Psicoterapia
Estudos recentes sugerem que o DTM pode estar presente na expressão somática de distúrbios psicológicos ou psiquiátricos subjacentes, como depressão ou transtorno conversivo.[123,158-163] Esses estudos demonstraram aumentos nas pontuações psicométricas denotando dor, incapacidade crônica e depressão em pacientes com DTM que excederam significativamente a população geral. Portanto, em alguns casos, o encaminhamento a um psiquiatra ou psicólogo pode ser necessário na estratégia geral do tratamento.

Um estudo realizado por Gardea e colaboradores[164] avaliou a eficácia relativa de longo prazo do *biofeedback* eletromiográfico, do THCC, de uma combinação de *biofeedback* e THCC e nenhum tratamento, em 108 pacientes que sofriam de DTM crônico. Após a avaliação inicial, os pacientes foram encaminhados a um dos quatro grupos de tratamento. As três intervenções biocomportamentais consistiam de 12 sessões padronizadas. Os pacientes eram avaliados novamente um ano após completarem o tratamento. Os resultados demonstraram que aqueles que receberam intervenções comportamentais relataram melhora significativa na dor subjetiva, na incapacidade relacionada com a dor e no funcionamento mandibular um ano após o tratamento. O grupo-controle, que não recebeu nenhum tratamento, não apresentou essas melhoras, enquanto o tratamento com a combinação de THCC e *biofeedback* produziu melhoras bem mais acentuadas em todas as medições de resultados.

Talvez seja necessário aplicar programas mais estruturados de terapia comportamental nos casos em que os hábitos persistentes exacerbam ou mantêm o DTM. Esse tipo de terapia pode incluir orientação sobre o estilo de vida, terapia de relaxamento, dispositivos de interrupção do sono ou hipnose.[165] A hipnose médica comprovadamente é uma modalidade de tratamento eficaz do DTM em termos de redução dos sintomas e o uso médico.[166,167]

Terapia manual
A Figura 24-30 apresenta uma sequência de exames para determinar a técnica manual mais adequada para ser usada na ATM. As técnicas manuais específicas são descritas sob o título de "Técnicas terapêuticas" mais adiante.

Terapia do ponto-gatilho
A dor no músculo mastigatório é o sintoma para o qual há melhores evidências globais que dão suporte a várias intervenções fisioterapêuticas.[168] A intervenção mais comum para distúrbios nesse músculo é a terapia do ponto-gatilho. O Capítulo 11 apresenta uma revisão da base para vários procedimentos de intervenção em pontos-gatilho, como massagem profunda, mobilizações do tecido mole, exercícios posturais, ultrassom, acupuntura e infiltrações nos pontos-gatilho. *Spray* e técnicas de alongamento também podem ser usados. Essas técnicas envolvem a aplicação de jatos de *spray* durante o alongamento dos tecidos moles para reduzir os pontos-gatilho e eliminar a dor referida.[107] Uma alternativa é a aplicação de jatos para esfriar rapidamente a pele e a musculatura subjacente durante o alongamento. Ao usar *spray* nessa região, deve-se ter o cuidado de cobrir os olhos do paciente e evitar a inalação de vapores.

Exercícios
Algumas evidências sugerem que, durante a fase funcional, os exercícios na área dolorida específica são bastante eficazes para o fortalecimento dos músculos, para melhorar a função e para reduzir a dor. Tegelberg e Koop[169] desenvolveram estudos paralelos de exercícios mandibulares *versus* um grupo de controle sem tratamento em indivíduos com artrite reumatoide e espondilite anquilosante. Foram detectadas diferenças significativas em ambas as condições na abertura máxima média, embora não tenha sido detectada nenhuma diferença na alteração dos sintomas subjetivos (dor, rigidez).

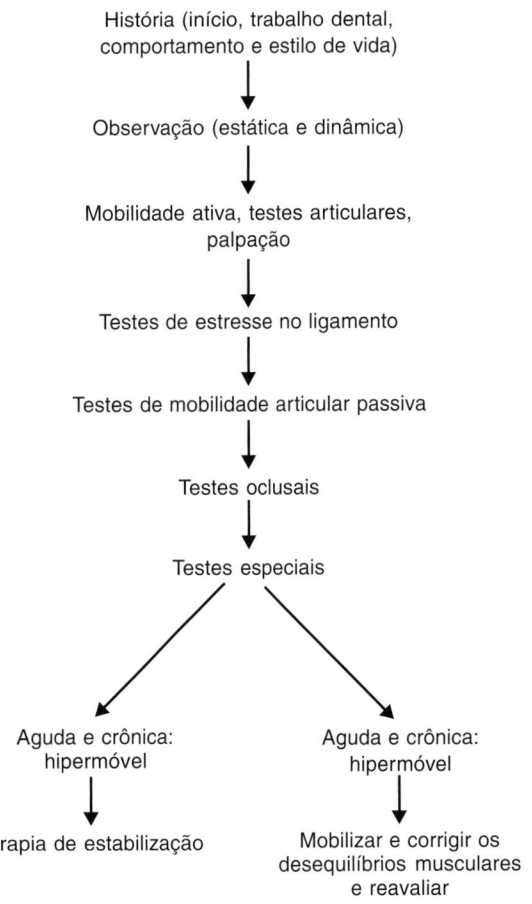

FIGURA 24-30 Sequência de exames usada para determinar a técnica de terapia manual apropriada para a ATM. (Reproduzida, com permissão, de Dutton M. *Manual Therapy of the Spine*. New York, NY: McGraw-Hill; 2002:552.)

Por causa de sua associação com a má postura, os exercícios prescritos para o DTM incluem fortalecimento para os estabilizadores cervicotorácicos (ver Cap. 23) e escapulares (ver Cap. 14). Os exercícios de alongamento são prescritos para os músculos escaleno, trapézio, peitoral menor, levantador da escápula (ver Cap. 23) e extensores suboccipitais (ver Cap. 22).

A restrição da abertura de boca é tratada com exercícios de amplitude de movimento, para alongar os tecidos moles, e com mobilizações articulares. O paciente deve ser incentivado a iniciar exercícios de amplitude de movimento ativo total o mais cedo possível de acordo com o nível de tolerância (ver a discussão de automobilizações sob o título "Técnicas terapêuticas", mais adiante). Entretanto, nos casos de desvio da mandíbula, devem fazer os exercícios em uma amplitude na qual possam controlar o desvio.

O movimento mandibular excessivo é tratado por meio da reeducação muscular, com isométricos executados na amplitude de abertura desejada.

Modalidades térmicas e eletroterapêuticas

Uma grande variedade de modalidades eletroterapêuticas, especialmente o ultrassom e o estímulo elétrico, foi aplicada em pacientes com DTMs,[14,73,122] embora aparentemente haja poucas evidências de que apenas o uso de modalidades passivas possa causar reduções duradouras. Além disso, poucos estudos avaliaram de forma sistemática o efeito desses tratamentos.[122,150,151,170,171] A American Academy of Craniomandibular Disorders (AACD) recomenda o uso de modalidades térmicas e eletroterapêuticas e de placas intraorais em conjunto com outras intervenções, incluindo mobilização da ATM.[172]

Compressas de calor úmido. As compressas quentes convencionais ou as compressas faciais são alternativas para usar no estágio funcional e devem ser aplicadas por cerca de 15 minutos. A termoterapia auxilia no relaxamento dos tecidos moles e aumenta a circulação.

Estímulo elétrico de alta-tensão. Os estimuladores de alta-tensão emitem uma forma de onda monofásica de pico gêmeo. Devido à curta duração da onda, é possível atingir altas-tensões com corrente de pico elevado, mas com corrente média baixa. Essas características dão mais conforto e segurança ao paciente durante a aplicação. Além disso, ao contrário dos dispositivos de corrente contínua e baixa-tensão, os efeitos térmicos e galvânicos são minimizados.[173]

Os estímulos de alta-tensão foram aplicados clinicamente para reduzir ou eliminar espasmos musculares ou edemas do tecido mole, assim como na reeducação muscular (produção de contração muscular fora do sistema nervoso central), na terapia de ponto-gatilho e no aumento do fluxo muscular para tecidos com circulação reduzida.[62,63,173]

Ultrassom. Os efeitos do ultrassom são parcialmente térmicos, por causa do aumento no fluxo sanguíneo e na temperatura produzida no tecido. Portanto, essa técnica pode ser usada para auxiliar no relaxamento dos tecidos moles e para aumentar a circulação. O ultrassom é uma modalidade ideal antes e durante a mobilização articular e do tecido mole. Existe, também, um efeito mecânico associado a ele, considerando-se que as ondas de som produzem alterações nas pressões dos tecidos, o que resulta em micromassagem tecidual.[122] A recomendação é a frequência de 3 MHz, com intensidade entre 0,75 e 1,0 W/cm^2. Os depressores de língua podem ser inseridos na boca do paciente para aplicar um suave alongamento durante o tratamento com ultrassom.[100]

Iontoforese. A iontoforese pode ser usada para administrar medicamentos como cortisol, dexametasona, salicilatos e analgésicos.[174,175] Kahn[176] descobriu que, depois de uma cirurgia na ATM, o uso de iontoforese em conjunto com o ultrassom reduziu a dor, a parestesia e o trismo (limitação da abertura da mandíbula causada pelo espasmo dos músculos mastigatórios).

Intervenção cirúrgica

Relatos publicados mostram que cerca de 5% dos pacientes submetidos a uma intervenção para DTM podem necessitar de cirurgia.[8,9] Uma ampla gama de procedimentos cirúrgicos está sendo usada para tratar o DTM, desde a artrocentese e artroscopia da ATM aos procedimentos cirúrgicos de abertura de articulação mais complexos, conhecidos por *artrotomia*.[9]

A proximidade da região medial da ATM em relação às estruturas da fossa infratemporal levanta a hipótese de complicações associadas a cirurgias na ATM, na região média da articulação.[177] Essas complicações incluem o envolvimento dos nervos alveolar inferior, lingual e auriculotemporal.[178] Um outro estudo relatou que havia variação na localização de estruturas vitais, como a artéria meníngea média, a artéria carótida, a veia jugular interna e o nervo trigêmeo, aumentando a probabilidade de complicações intra ou pós-operatórias significativas.[179]

Em termos de intervenção, o paciente pós-cirúrgico deve ser tratado como se estivesse na fase aguda de cura, com progresso gradual, de acordo com a descrição feita na seção "Estratégias de intervenção".

Padrão de prática 4D: Distúrbios na mobilidade articular, na função motora, no desempenho muscular e na amplitude de movimento associados a disfunções dos tecidos conjuntivos

Desarranjo interno: deslocamento do disco intra-articular

O *desarranjo interno* da ATM é uma das formas mais comuns de DTM e está associado a achados clínicos característicos, como dor, ruídos na articulação e função irregular ou desvio da mandíbula.[66,180] Esse termo, quando relacionado ao DTM, denota uma relação posicional anormal do disco articular com o côndilo mandibular e a eminência articular.[64] Tal relação pode resultar em interferência mecânica e restrição da amplitude normal da atividade mandibular. Teoricamente, o desarranjo interno da ATM envolve o deslocamento anterior (e medial) do disco, resultante da ação do músculo superior da cabeça e do pterigóideo lateral, do cisalhamento ou afinamento do disco, de osteoartrose ou de má oclusão.[27,42,181]

O diagnóstico do desarranjo interno da ATM exige o uso de um sistema de classificação. É recomendado o seguinte sistema desenvolvido por Pertes e Attanasio:[182]

I. Desvio na forma.

  a. Descoordenação do disco friccional.

  b. Defeitos na superfície articular.

  c. Afinamento e perfuração do disco.

II. Deslocamentos do disco.
   a. Deslocamento parcial do disco ântero-medial.
   b. Deslocamento do disco ântero-medial com redução.
      1. Parcial.
      2. Completo.
   c. Deslocamento do disco ântero-medial com travamento intermitente.
   d. Deslocamento do disco ântero-medial sem redução.
      1. Agudo.
      2. Crônico.
III. Hipomobilidade do disco adesivo.
IV. Deslocamento do complexo disco-côndilo.
   a. Subluxação.
   b. Deslocamento.

Desvio na forma[182]

Descoordenação do disco friccional. A descoordenação do disco friccional (DDF) ocorre quando o disco intra-articular adere à eminência. Geralmente ocorre após um período prolongado de inatividade da ATM, por exemplo, na imobilização pós-cirúrgica. Outras causas dessa condição incluem oclusão, bruxismo, força excessiva de mordida e trauma com os dentes juntos. A aderência do disco pode ser causada pela redução na lubrificação e aspereza sobre a superfície articular da eminência ou do disco. Isso resulta em perda do deslizamento translatório do côndilo que, por sua vez, pode causar pressão excessiva entre o disco e a eminência e tensão nos ligamentos do disco, predispondo o paciente a um verdadeiro deslocamento do disco da articulação.

Os achados clínicos para essa condição incluem uma discreta abertura com desconforto momentâneo, enquanto o ciclo translatório remanescente é executado sem dificuldade.[183] O estalido associado ao desvio na forma, causado por dano à eminência articular ou por desenvolvimento anormal, geralmente ocorre a cada vez no mesmo ponto, na amplitude de abertura e de fechamento.

A intervenção conservadora para essa condição deve focar a eliminação de qualquer desarmonia oclusal, a redução de hábitos parafuncionais (morder a bochecha, roer as unhas, mascar uma caneta, ranger os dentes ou bruxismo) e métodos para impedir que o complexo disco-côndilo retorne para a posição fechada.[6] Para atingir este último objetivo é necessário aplicar uma placa de estabilização permanente durante alguns meses. A placa deve ser fabricada sem qualquer componente de reposicionamento e deve ser equilibrado para o uso diurno e noturno. Quando os sintomas forem reduzidos, o paciente deve retirá-la durante o dia e, por fim, à noite.

Defeitos na superfície articular. Um defeito localizado na superfície articular da eminência, na superfície superior do disco, ou em ambas, pode ser um obstáculo ao movimento translatório normal do disco.[184] Esse defeito pode ser causado por trauma na mandíbula quando os dentes estavam separados, abuso habitual e anomalias evolucionárias e de crescimento.[6]

Como a interferência na superfície articular tende a ocorrer no mesmo ponto do ciclo translatório, os achados clínicos para os defeitos na superfície articular incluem estalidos recíprocos no mesmo ponto durante os movimentos de abertura e de fechamento. Além disso, em geral ocorre um desvio lateral na abertura, quando o paciente tenta evitar a interferência. Embora a condição propriamente dita seja indolor, tende a agravar-se com quaisquer atividades que aumentem a pressão intra-articular.[6,185]

A intervenção conservadora para essa condição inclui treinamento no hábito de desenvolver trajetórias do movimento mandibular que evitem qualquer interferência. Além disso, o paciente deve fazer um esforço consciente para reduzir a força da mastigação e eliminar hábitos parafuncionais (morder a bochecha, roer as unhas, morder canetas, ranger os dentes ou bruxismo). A mastigação no lado afetado, diminuindo a pressão intra-articular, também pode ser útil. As placas estabilizadoras ajudam a reduzir a pressão sobre as estruturas articulares.[6,183]

Perfuração e afinamento do disco. O afinamento do disco pode ser o resultado da aplicação de pressão excessiva sobre a ATM e provocar deformações nas estruturas articulares. Se ocorrer sobrecarga enquanto os dentes estiverem juntos, o resultado será o afinamento da parte central do disco. A pressão contínua pode, finalmente, ocasionar sua perfuração.

Os sintomas de afinamento e de perfuração do disco dependem da extensão do dano. Em tese, o afinamento da parte central do disco não provoca dor, considerando que essa parte não é inervada. Entretanto, a sensibilidade articular variável e a dor muscular geralmente estão associadas a qualquer atividade que aprofunde a área de sustentação central do disco.

No caso de perfuração do disco, provavelmente ocorrerão ruídos dissonantes ou crepitação durante o ciclo translatório, por causa do dano nas superfícies articulares.[186,187] De maneira geral, a dor está associada à perfuração, o que, inversamente, pode diminuir à medida que a extensão do dano aumentar. O diagnóstico de perfuração discal é feito por meio de imagem, artrografia ou atroscopia. A IRM, ideal para visualizar o deslocamento do disco, pode não ser tão precisa para a perfuração.[188]

A intervenção conservadora para o afinamento do disco envolve a aplicação de uma placa estabilizadora para evitar a perfuração. Caso ocorra alguma perfuração e o paciente não suporte os sintomas, a intervenção cirúrgica é inevitável.

Deslocamentos de disco.[182] Os deslocamentos de disco são observados em diversas entidades clínicas que se agravam de forma progressiva. Os estalidos patológicos podem ser causados pela subluxação anterior ou medial do côndilo, mais tardiamente do que o normal no ciclo de abertura. Também podem ocorrer quando o côndilo relaxa no disco, ou pode haver um súbito estalido superior para a adequação elástica do ligamento posterior do disco.

Deslocamento ântero-medial parcial do disco. Em articulações saudáveis, o centro da banda posterior do disco está na posição de 12h no côndilo quando os dentes estão fechados. Com o deslocamento parcial, o disco desliza em direção anterior no côndilo e sua posição terminal da banda posterior ocorre anteriormente à posição normal no côndilo, na posição com atrito articular. Supõe-se que o deslocamento anterior seja o resultado de dois fatores: algum afinamento da banda posterior e alongamento mínimo dos ligamentos discais.[183]

A intervenção conservadora para deslocamentos parciais deve focar-se na prevenção de qualquer agravamento da condição. Isso é possível por meio do uso de aparelhos intraorais em combinação com redução do estresse psicológico.

Deslocamento ântero-medial com redução do disco intra-articular. O deslocamento discal com redução é um distúrbio anatômico e funcional de natureza cíclica.[188] Já o deslocamento ântero-medial do disco com redução é descrito como uma alteração inesperada ou interferência na relação estrutural disco-côndilo durante a translação mandibular com abertura e fechamento da boca.[68] Acredita-se que o desalinhamento do disco resulte de alguma irregularidade na superfície articular, aderência da superfície articular do disco, degradação do líquido sinovial ou desequilíbrios miofasciais ao redor da articulação. Além disso, essa alteração ou interferência pode ser o resultado de um aumento no alongamento dos ligamentos do disco e da inserção posterior, criando uma obstrução na translação condilar normal.[189]

O mau alinhamento temporário do disco reduz ou melhora sua relação estrutural com o côndilo sempre que a translação mandibular ocorrer com abertura da boca. Com frequência, essa alteração está associada a um "estalido de abertura" e a um "estalido de fechamento" recíproco, que ocorrem imediatamente antes da oclusão dos dentes durante o fechamento da boca. Na presença de dor, geralmente ela ocorre no momento da redução do disco.

O deslocamento do disco com redução é caracterizado por cinco estágios progressivos.[90,190,191]

▶ *Estágio I.* Nesse estágio, o disco deve ser colocado em uma posição um pouco ântero-medial sobre a cabeça mandibular. A dor costuma ser branda ou ausente. Durante a deformação gradativa do disco em decorrência de microtrauma repetitivo, ela começa a interferir na translação normal do côndilo.

▶ *Estágio II.* Nesse estágio, o disco desliza um pouco mais na direção ântero-medial sobre a cabeça mandibular. O estalido recíproco descrito anteriormente pode ocorrer na fase inicial da abertura e no final da fase do fechamento (Fig. 24-31).[68] Esse estágio se caracteriza pela perda de integridade das estruturas ligamentares e intracapsulares que pode resultar em aumento da mobilidade e na redução do controle do disco, aumentando o potencial para impacto e deformação do disco, resultando em dor grave e aumentando o potencial para *travamento aberto* intermitente ou subluxação da articulação.[101]

O *travamento aberto* se caracteriza por dois estalidos na abertura e dois no fechamento. Durante a abertura, o primeiro estalido ocorre quando o côndilo se movimenta sobre a borda posterior do disco, e o segundo, quando o côndilo se movimenta sobre a borda anterior.[68] Se, após o segundo estalido ocorrer uma abertura, o disco situa-se posteriormente ao côndilo, que pode ser impedido de deslizar de volta.[192]

▶ *Estágio III.* Geralmente esse estágio é o mais doloroso. Ele é caracterizado por um estalido recíproco que ocorre mais tarde no ciclo de abertura e mais cedo no ciclo de fechamento.[68] Às vezes, o disco intra-articular adere aos côndilos mandibulares nas posições aberta e fechada. Isso é conhecido como posição de *travamento fechado* (Fig. 24-32).[68] A condição de travamento fechado sustentado produz uma limitação súbita da abertura, enquanto o disco se aloja permanentemente na posição anterior, interferindo, portanto, na rotação e na translação condilar normal.[101] O travamento fechado resulta em uma sensação de final do movimento rígida na articulação, sempre que o fisioterapeuta tentar induzir um alongamento passivo na articulação.[55] O impacto na inserção posterior do disco, através da cabeça condilar, pode resultar em alongamento prolongado do tecido. De maneira geral, a limitação da abertura se restringe em 25 a 30 mm. Como a mobilidade translatória condilar normalmente é afetada apenas no lado envolvido, a mandíbula desvia para fora da linha média, na direção do lado afetado, atingindo a abertura máxima.[68] Entretanto, se essa condição for crônica, é possível que não haja nenhum desvio ou limitação da abertura por causa da ruptura progressiva na lâmina retrodiscal. A sensibilidade dos músculos mastigatórios também pode ser o resultado da placa protetora da articulação.

▶ *Estágio IV.* Nesse estágio, o estalido é raro, pois a posição do disco quase sempre é muito incompatível. Se ocorrer, costuma ser um estalido simples de abertura por causa das irregularidades nas translações.[68] O travamento crônico com remodelação do tecido mole ocorre como resultado da rotina diária da função mandibular no disco posterior ou anteriormente posicionado.[101] Conhecida como *deslocamento rotacional*, essa condição está associada a dor e deslocamento anterior do disco.[193]

▶ *Estágio V.* Esse estágio é caracterizado por alterações radiográficas degenerativas na cabeça condilar e, em algumas ocasiões, nas eminências articulares, com evidência de remodelação e de osteofitose.[188] Existe a possibilidade de ocorrer alguma deformidade e o espessamento acentuado do disco, podendo alterar a forma de sua configuração de bicôncava para biconvexa. Em geral ocorre o estreitamento do espaço articular, evidenciando o contato entre os ossos, o que pode resultar em crepitação ampla com os movimentos da mandíbula.

Geralmente, os estágios I e II podem ser amenizados pela intervenção fisioterapêutica. Nesses estágios, foca-se tanto a redução da disfunção muscular quanto a melhora da biomecânica da articulação.[101] A intervenção envolve o uso de aparelhos para reposicionamento mandibular, cuja função é estabilizar a posição protrusiva e manter o disco em posição mais favorável em relação ao côndilo.[194] O propósito primário da terapia da placa protrusiva é possibilitar o reparo e a regeneração do tecido retrodiscal e, possivelmente, dos ligamentos do disco.[195]

A intervenção para os estágios III a V e para os pacientes pós-cirúrgicos é direcionada para a promoção e a evolução da cura, restaurando a amplitude de movimento articular e reduzindo a inflamação associada à capsulite.[101]

Deslocamento ântero-medial do disco com travamento intermitente. Como mencionado na seção anterior, se o disco permanecer deslocado por um longo período, sua forma torna-se deformada e é alterada lentamente de bicôncava para biconvexa. Essa mudança dificulta a passagem do côndilo sob o disco. Para retornar o disco, o paciente deve aprender a mover a mandíbula para o lado oposto, para ativar a lâmina retrodiscal superior.[101] Infelizmente, nesse ponto, o tecido retrodiscal está bastante afinado e perdeu muito de sua elasticidade, impossibilitando a redução do disco.

O travamento intermitente pode ocorrer a qualquer momento, mas acontece com mais frequência ao acordar pela manhã, depois de um prolongado período de cerrar os dentes ou mastigar

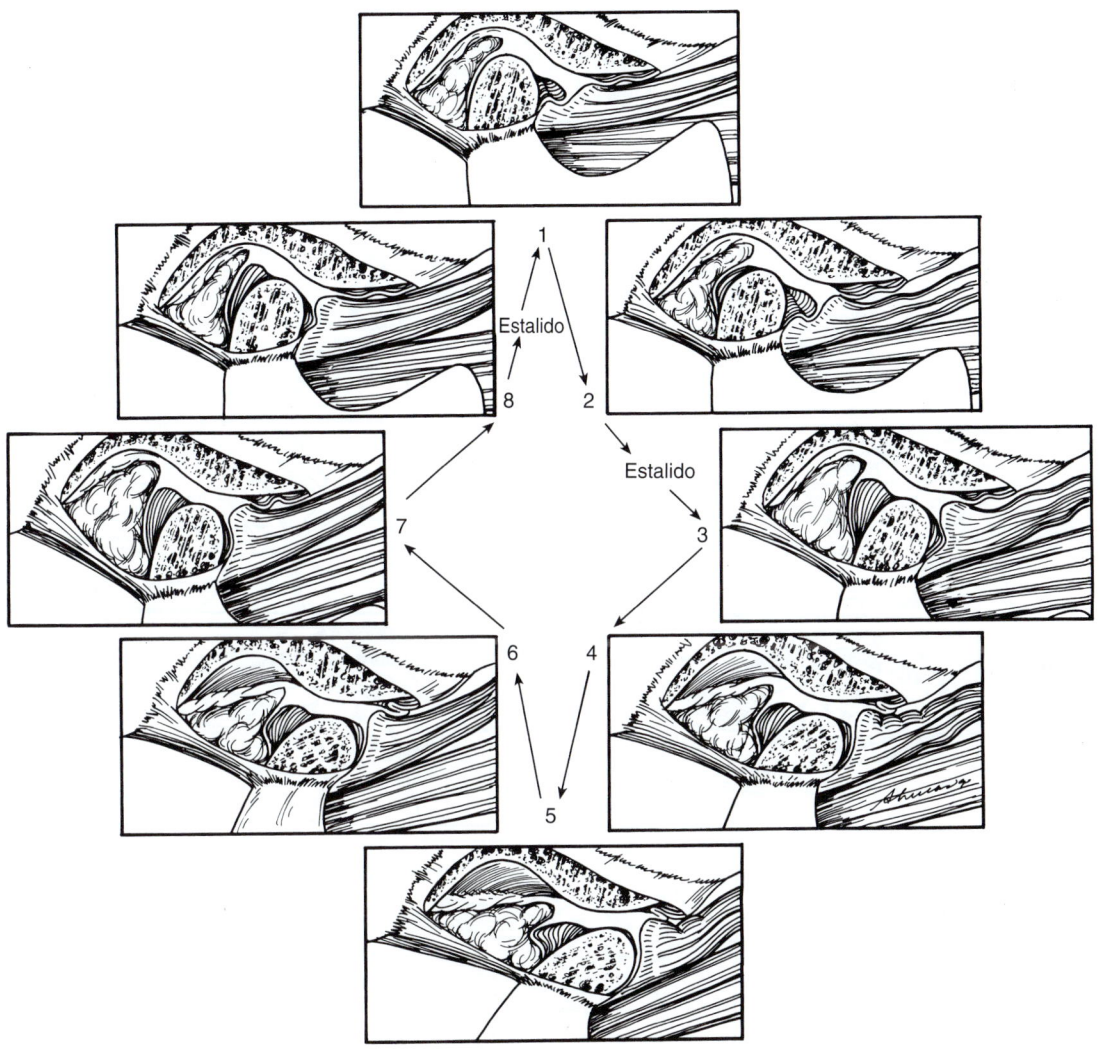

FIGURA 24-31 Estalido recíproco. (Reproduzida, com permissão, de Okeson JP. *Management of Temporomandibular Disorders and Occlusion*. 4th ed. St. Louis, Mo: Mosby Year Book; 1998:200.)

no lado envolvido.[90] De maneira geral, a intervenção conservadora envolve o uso de um aparelho de reposicionamento mandibular para manter o disco em alinhamento correto com o côndilo.

Deslocamento do disco intra-articular sem redução.[68] Embora alguns pacientes apresentem progressos nos vários estágios de deslocamento do disco, ainda continua obscura a razão pela qual alguns deles permanecem na categoria do deslocamento do disco anterior com redução durante anos, enquanto outros avançam para o travamento intermitente e o deslocamento anterior do disco sem redução dentro do período de alguns meses.

O deslocamento do disco sem redução é descrito como uma alteração ou interferência na relação estrutural disco-côndilo que é mantida durante a translação mandibular. Como resultado da deformação continuada do disco, juntamente com o alongamento dos ligamentos e a perda da tensão na inserção posterior, o disco permanece deslocado na posição ântero-medial criando um "travamento fechado". O contato entre o côndilo, o disco e a eminência articular é perdido, e o espaço do disco articular se rompe, prendendo-o na frente do côndilo, impedindo, portanto, a translação. Em geral, o deslocamento do disco se agrava com os movimentos da mandíbula. No início, pode haver um travamento associado a um movimento limitado ou repentino desta. Além disso, pode haver um desvio da mandíbula em direção ao lado envolvido durante a abertura da boca e uma limitação acentuada do desvio lateral para o lado contralateral.[68,101]

A abertura limitada resultante do deslocamento anterior do disco sem redução pode ter várias causas. Além das causas mais comuns, incluindo espasmo muscular e tensão capsular, a abertura limitada da boca ocorre quando o disco se aloja anteriormente em relação ao côndilo ou quando a ATM está deslocada ou subluxada. A abertura limitada da boca como resultado do espasmo muscular elevador ou de restrição capsular pode ser diferenciada pela determinação da sensação de final do movimento. A tendência do espasmo muscular elevador é limitar apenas o movimento vertical; em geral as excursões protrusivas e laterais

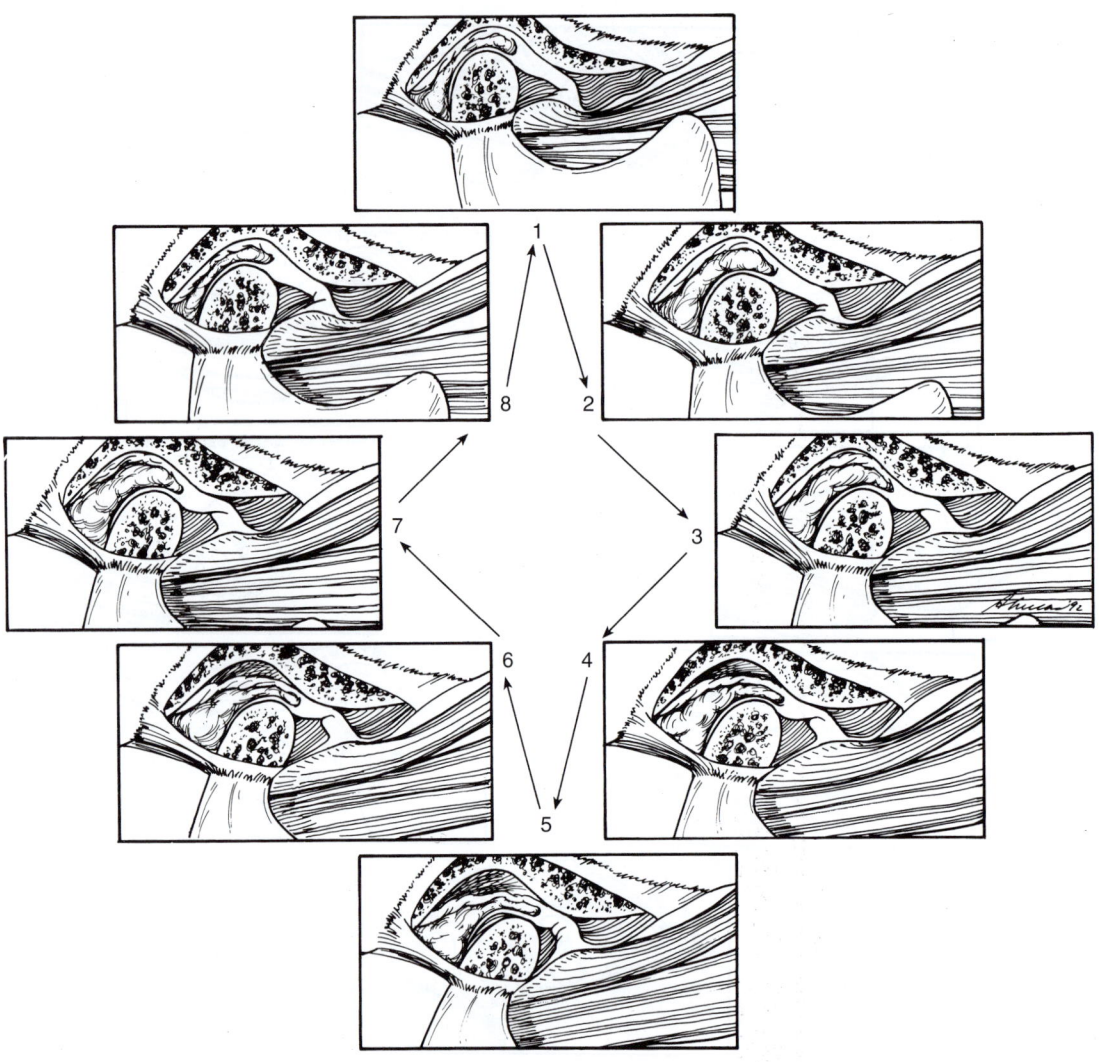

FIGURA 24-32 Travamento fechado. (Reproduzida, com permissão, de Okeson JP. *Management of Temporomandibular Disorders and Occlusion*. 4th ed. St. Louis, Mo: Mosby Year Book; 1998:204.)

são normais. Entretanto, o deslocamento anterior do disco sem redução apresenta restrições nos movimentos protrusivos e nas excursões contralaterais. O movimento lateral da articulação envolvida usualmente não sofre restrições mecânicas, tendo em vista que a rotação é o movimento principal que ocorre na articulação. A restrição da dor é o resultado do impacto sobre os tecidos retrodiscais inflamados. O espasmo muscular secundário dos músculos levantadores soma-se à abertura restrita, bem como ao envolvimento capsular.

Na fase aguda, geralmente não há ruído articular. Contudo, a crepitação pode ser detectada quando o deslocamento torna-se crônico e ocorrem mudanças nas superfícies articulares. Ao se tornar crônica, a dor geralmente é reduzida de forma acentuada e a amplitude de movimento pode aproximar-se das dimensões normais.

A intervenção para a fase aguda deve focar-se na redução do disco deslocado por meio da mobilização da articulação. Como o espasmo secundário do músculo levantador em geral está presente, bem como alguma inflamação das estruturas articulares, o uso de relaxantes musculares e de AINEs antes da sessão de fisioterapia é benéfico para o paciente. O procedimento de redução envolve a abertura da boca enquanto o paciente se sentir confortável e, em seguida, mover a mandíbula em direção da articulação oposta. Se não houver êxito, o fisioterapeuta pode então tentar reduzir o disco manualmente, fazendo pressão descendente sobre o último molar no lado envolvido.[185] Para determinar o nível de sucesso na redução do disco, o profissional deve comparar a quantidade de abertura vertical e o movimento contralateral, após a mobilização, com a quantidade de movimento antes da mobilização. A diferença deve ser verificada por meio de imagem, considerando que os critérios clínicos isoladamente não são muito precisos. De maneira geral, o sucesso das mobilizações redutoras é maior nas condições mais agudas. Nos casos em que as mudanças na cápsula do tecido conjuntivo forem fatores contribuintes, a melhor alternativa é o alongamento manual das fibras verticais da cápsula.

Hipomobilidade adesiva do disco.[182] Embora muitos casos de restrição intracapsular do movimento mandibular ou travamento fechado sejam causados por deslocamento anterior do disco sem redução, outra anormalidade frequente da ATM é a formação de aderências intra-articulares. A restrição também é causada por uma aderência que ocorre na cavidade da articulação superior entre o disco e a eminência, resultando em perda de translação condilar. Além disso, possivelmente a aderência resulta em deslocamento do côndilo, com distorção do próprio disco na abertura mandibular.[188]

Com frequência o trauma é implicado como um fator causador. Se for leve, provavelmente ocorre apenas um pequeno dano à superfície do disco, resultando em DDF ou em algum defeito na superfície articular. Os incidentes mais graves podem causar sangramento intracapsular e efusão. Além da redução na amplitude de movimento, a fibrose resultante pode produzir degeneração. A consequência é a perda da translação condilar como resultado da aderência do disco.

Sob o ponto de vista clínico, não é possível distinguir a hipomobilidade do disco adesivo do deslocamento anterior agudo do disco sem redução. A abertura é limitada levando-se em consideração que não ocorre nenhuma translação. A dor é variável e talvez seja causada pelo alongamento dos ligamentos discais durante as tentativas de abertura forçada.

As mobilizações articulares específicas (ver "Técnicas terapêuticas", mais adiante) são a intervenção conservadora para a imobilidade de discos adesivos.

Deslocamento do complexo disco-côndilo[182]

Subluxação. A subluxação entre o disco e a eminência articular ocorre como resultado da abertura excessiva, que força o côndilo e o disco anteriormente, além dos limites normais do ciclo translatório. Se o disco não puder rodar um pouco mais posteriormente e o côndilo continuar a translacionar, as possíveis consequências são o deslocamento parcial ou a subluxação.

Em geral, o paciente apresenta história de estalido da mandíbula com abertura ampla da boca, como quando boceja ou come ou, ainda, durante os procedimentos odontológicos. Do ponto de vista diagnóstico, para fins de tratamento, esse estalido de abertura ampla deve ser diferenciado de estalidos que indiquem redução de um disco deslocado. Os tipos de estalidos de subluxação ocorrem apenas na abertura ampla e não no movimento protrusivo ou na excursão lateral. Entretanto, o estalido associado à redução no deslocamento de disco pode ocorrer durante excursões protrusivas ou contralaterais. Em geral, a dor não acompanha a subluxação, a menos que ela se torne habitual.

A intervenção para essa condição inclui o treinamento no hábito de restringir voluntariamente a abertura da boca dentro de limites normais. Esse treinamento deve ser acompanhado de exercícios que fortaleçam os músculos levantadores. Em determinados casos, é necessário infiltrar uma solução de esclerose para reduzir a frouxidão da cápsula.

Deslocamento. O deslocamento da ATM é causado pela rotação adicional do côndilo mandibular além de seu limite biomecânico, resultando em deslocamento anterior do disco para além da eminência articular e em contato direto entre o côndilo e a eminência. Ao contrário da subluxação, que é uma perda parcial do contato entre o disco e a eminência, o deslocamento envolve o colapso do espaço do disco articular. Por causa disso, a lâmina retrodiscal superior não consegue retrair o disco em prolapso. Para agravar ainda mais os problemas, o espasmo do músculo levantador geralmente acompanha o deslocamento e preserva a redução no espaço do disco articular.

Alguns fatores associados ao início do deslocamento habitual incluem, mas não estão limitados a bocejar, cantar, dormir com a cabeça sobre o antebraço, manipulação da mandíbula enquanto o paciente está sob anestesia geral, abrasão dental excessiva, má oclusão grave, perda de dentição (provocando fechamento excessivo) e trauma.[196]

Os achados clínicos incluem incapacidade do paciente de fechar a mandíbula após a abertura ampla da boca, de forma que esta fica travada aberta, em posição prognática, e não pode mover-se verticalmente. A má oclusão aguda está presente com mordida aberta anterior e contato apenas entre os dentes mais superiores. As depressões podem ser observadas na área periauricular que era ocupada pelos côndilos. A dor mostra-se variável, aumentando quando o paciente tenta fechar a boca, forçando, assim, a lâmina retrodiscal inferior e os ligamentos colaterais do disco.

O principal objetivo da intervenção é ampliar o espaço do disco articular, o que permite a lâmina retrodiscal superior retrair o disco. Recomenda-se evitar o fechamento forçado da mandíbula. Para melhorar a redução da mandíbula deslocada, o paciente deve bocejar, abrindo o máximo possível a boca, enquanto o fisioterapeuta exerce leve pressão posterior sobre o queixo. Se a redução não for atingida, este deve colocar os polegares atrás dos molares, fazendo pressão descendente, enquanto o paciente boceja, para produzir a redução e aumentar o espaço articular adicional. Se essas tentativas de correção manual falharem, é possível tentar o estímulo do reflexo de vômito ao tocar um espelho de boca no palato mole. Essa manobra inibe a atividade do músculo levantador, aumentando, consequentemente, o espaço do disco articular.

Nos casos de deslocamentos recorrentes, a abordagem conservadora deve ser compatível com os fatores de estabilidade dentro da alteração (1) dos ligamentos, (2) da musculatura associada e (3) da anatomia óssea:[196]

▶ A alteração nos ligamentos pode ser alcançada pela introdução de um agente de esclerose dentro do espaço capsular da ATM.

▶ A alteração da musculatura associada pode ser obtida por meio do exercício. O fortalecimento dos músculos supra-hióideos, para contrabalançar a ação dos músculos pterigóideos laterais, teoricamente, reduz a probabilidade de deslocamento. Entretanto, o equipamento para executar esse tipo de exercício é sofisticado e envolve confiança considerável por parte do paciente. Uma modalidade de tratamento mais recente para a alteração da musculatura é o uso de toxina botulínica do tipo A (BTA). Se o deslocamento for crônico, o paciente deve aprender a autorreduzir a mandíbula. Deve ser aplicado um treinamento de hábitos similar àquele usado para a subluxação.

▶ Uma alteração na anatomia óssea exige o uso de eminectomia cirúrgica.

Artrite

A ATM, como as demais articulações do corpo, torna-se foco de osteoartrite. Se esta for degenerativa, pode ser secundária a trauma, cirurgia, malformação congênita ou, mais comumente, a algum desarranjo do disco de longa duração. É possível observar formação de osteófito marginal, esclerose de erosão óssea e formação subcondral e subcortical.[188] O disco temporomandibular sofre distorção secundária às aderências observadas na osteoartrite.[197]

Outras doenças artríticas que afetam a ATM incluem artrite reumatoide, lúpus eritematoso sistêmico, condromatose sinovial, espondilite anquilosante, psoríase e doenças artríticas cristalinas, como a doença da deposição de pirofosfato de cálcio e gota.

Até o momento, não há nenhuma intervenção que possa reverter as alterações anatômicas e bioquímicas da osteoartrose. Portanto, o objetivo principal de qualquer abordagem de intervenção deve ser restaurar a função e o tratamento da dor durante a fase aguda da doença.

Sinovite vilonodular pigmentada

A sinovite vilonodular pigmentada (SVNP) é um distúrbio proliferativo, não neoplásico, de patogênese desconhecida, que afeta as membranas sinoviais das articulações.[198,199] Oitenta por cento dos casos envolvem o joelho, seguidos, em ordem de frequência, pelo quadril, pelo tornozelo e pelo ombro, sendo muito raro o envolvimento da ATM.[200-202] Geralmente, essa condição é considerada um processo inflamatório benigno, embora possa desenvolver-se como um processo local agressivo.

A SVNP é descrita como expressão de manifestações múltiplas de lesões histológicas que ocorrem na membrana sinovial das articulações. Ela se subdivide em formas difusas e localizadas, dependendo da extensão do envolvimento sinovial. Pode estender-se para o osso e, na maioria dos casos, a forma difusa provavelmente representa a extensão extra-articular agressiva e recorrência ocasional, após a intervenção cirúrgica.[198]

Embora apresentem grande variação, os sintomas da SVNP na ATM incluem edema na área periauricular, dor progressiva na ATM durante a mastigação e história de dificuldade progressiva na abertura da boca.[203] A intervenção recomendada para lesões da SVNP implica ampla sinovectomia em todos os locais envolvidos.[198,199]

Padrão de prática 4E: Distúrbios na mobilidade articular, na função motora, no desempenho muscular e na amplitude de movimento associados a inflamações localizadas

Espasmos musculares

Os espasmos dos músculos da mastigação podem ocorrer com a disfunção da ATM. Essas disfunções incluem trauma, desequilíbrio oclusal, mudanças nas dimensões verticais entre os dedos, imobilização, procedimentos odontológicos prolongados, ranger crônico dos dentes e doença. Schwartz[204,205] formulou a hipótese de que a origem dos sintomas do DTM são os músculos mandibulares que passaram por três fases patológicas:

1. Descoordenação inicial dos músculos, produzindo estalido articular e subluxação recorrente.
2. Uma fase média de limitação de movimentos mandibulares pelo espasmo muscular.
3. Uma fase final de encurtamento muscular e fibrose, geralmente irreversível. As causas psicogênicas são as mais comuns.

O papel das lesões cervicais por chicotada, secundárias a acidentes de veículo automotor, no DTM é um tanto controverso. Brooke e Stenn[206] registraram que os pacientes com DTM pós-traumático têm mau prognóstico para recuperação, em comparação com o tipo não traumático, especificando como razões as consequências do litígio e a personalidade do paciente. Parece plausível que lesões nos músculos supra-hióideo e infra-hióideo possam afetar a função da mandíbula, predispondo, assim, a articulação à disfunção. Foram propostos vários mecanismos para explicar como os traumas por acidentes com veículos automotores podem causar DTM.[207,208]

No início do movimento para trás, a mandíbula é forçada a abrir, alongando e, possivelmente, rompendo a cápsula articular anterior e o disco intra-articular. Na fase da flexão, ela é fechada pelo reflexo de alongamento do músculo mastigatório e, na presença de má oclusão, ocorrem danos nas inserções posterior e temporal da cartilagem articular e no disco.

As seguintes descrições resumem os padrões atestados comuns dos músculos da ATM.

Temporal. A dor referida do músculo temporal estende-se sobre a região temporal, atingindo a sobrancelha, os dentes superiores, o maxilar e a ATM.[107] A dor de cabeça causada pelo espasmo desse músculo é comum. Além disso, o paciente pode sentir pressão atrás do olho ou aumento na fadiga ocular.

Pterigóideo lateral. O espasmo desse músculo causa dor profunda na área da bochecha, do maxilar, da ATM ou do ouvido. Essa dor também é sentida durante a mastigação.

Pterigóideo medial. O pterigóideo medial pode referir dor atrás da ATM, no fundo do ouvido, na língua e na parte posterior da boca.[107]

Masseter. A dor referida a partir do espasmo desse músculo é projetada para a sobrancelha, o maxilar, a mandíbula anterior e os molares superior e inferior.[107] A intervenção para esses espasmos musculares inclui:

▶ Aplicação de calor úmido para promover o relaxamento muscular.
▶ Massagem nos músculos afetados.
▶ Exercícios de autoalongamento passivos e ativos.
▶ *Spray* e técnicas de alongamento.

A abertura forçada da boca deve ser evitada. Na ausência de hipomobilidade articular, os bocejos são recomendados como exercício domiciliar, considerando que essa atividade produz forte inibição reflexa dos levantadores mandibulares.[107]

O pterigóideo lateral pode ser alongado de forma passiva com retrusão máxima, seguido de oscilações laterais rítmicas. O pterigóideo medial é alongado com exercícios de abertura de mandíbula.

Travell e Simons[107] recomendam o uso do exercício de autoalongamento mandibular para os músculos temporal e masseter. A prática, que consiste de três passos, é executada na posição sentada olhando para baixo:

1. Compressas quentes são aplicadas em ambos os lados da face.
2. Os dedos indicador e médio são inseridos abaixo do dente incisivo inferior, com a digital virada para baixo. O polegar da mesma mão segura o queixo e puxa a mandíbula inferior para a frente.
3. O alongamento total é atingido puxando-se a mandíbula para baixo e continuando a puxá-la para a frente.

Sinovite

A sinovite da ATM ocorre quando o revestimento interno da cápsula articular torna-se inflamado, resultando em sensibilidade palpável nas regiões posterior e lateral da articulação. Sua causa pode ser:[30]

- Impacto condilar do tecido conjuntivo areolar frouxo localizado imediatamente posterior ao côndilo, que pode resultar em efusão significativa.
- Doença sistêmica, como osteoartrite, artrite reumatoide ou suas variantes.
- Infecção, em particular a viral.

Integração dos padrões de prática 4B, 4C e 4F: Distúrbios na mobilidade articular, na função motora, no desempenho muscular e na amplitude de movimento secundários a distúrbios na postura, disfunção sistêmica (síndromes de dores referidas), distúrbios na coluna vertebral e disfunção da dor miofascial

Distúrbios espinais cervicais

Os distúrbios espinais cervicais são condições crônicas comuns que afetam a região cervical e as estruturas relacionadas, com ou sem irradiação de dor para o ombro, o braço, a região interescapular ou a cabeça.[209,210] Os pacientes com DTM em geral relatam a presença de sintomas relacionados a distúrbios espinais cervicais, e vice-versa.[82,211-213] Vários autores indicaram a existência de relações neuroanatômicas e biomecânicas e sugeriram que uma disfunção da coluna cervical pode ser a causa de sinais e sintomas na cabeça.[214-225]

Os músculos mastigatório e cervical afetam a posição de repouso mandibular, o mecanismo do fechamento da mandíbula e a oclusão.[226-228] Portanto, qualquer alteração na posição de repouso mandibular ou na postura cervical habitual pode afetar a oclusão e os músculos mastigatórios.[62,226,229-231] A anormalidade postural mais comum na coluna cervical, com impacto direto sobre a área craniofacial e artralgia temporomadibular, é a postura anteriorizada da cabeça.[62,226,229-231]

Em circunstâncias normais, o centro de gravidade (CG) da cabeça cai ligeiramente anterior ao ouvido. A postura anteriorizada da cabeça resulta na colocação habitual da cabeça anteriormente ao CG do corpo. Qualquer aumento na angulação esternocleidomastóidea ou na distância do ápice torácico até a região mesocervical constitui uma postura anteriorizada da cabeça. A postura mínima é de 60°, moderada de 60 a 75°, e máxima de 75 a 90°.[16] Os sinais associados incluem redução ou reversão na lordose cervical e aumento na rotação craniana na articulação atlantoccipital, resultando no encurtamento e na atividade excessiva dos músculos cervicais posteriores. A postura anteriorizada da cabeça exerce pressão indevida nos cervicais posteriores e nos músculos submandibulares anteriores ao aumentar seus comprimentos normais de repouso. Além disso, esse estresse pode alongar a cápsula da ATM e alterar a biomecânica da mordida, resultando em migração posterior da mandíbula em um padrão de contato oclusal alterado.

Dor facial atípica

A dor facial atípica se caracteriza por dor facial unilateral, imprecisa e relativamente constante, e pela presença de pontos sensíveis. Essa condição, recentemente reclassificada como dor facial pela International Headache Society, não é bem compreendida e, muitas vezes, é um grande desafio para todos os modos de intervenção.[232] Vários especialistas acreditam que a dor facial atípica seja psicogênica.[233,234] Entretanto, há registros indicando que o edema intraoral e a sensibilidade na área de distribuição nervosa V2 trigeminal foram consistentemente encontrados em indivíduos afetados por essa condição.[235] Além disso, esses indivíduos sentiram alívio dos sintomas em resposta à terapia a *laser* de hélio-neônio de nível baixo.[235]

O Capítulo 9 apresenta uma descrição da paralisia de Bell, uma forma comum de paralisia facial, e da síndrome de Ramsey Hunt, uma inflamação herpética dos gânglios nervosos geniculada ou facial.

Neuralgia do trigêmeo

A neuralgia do trigêmeo é um distúrbio da face com dor intensa e de curta duração (30 s),[236] a qual é espontânea e pode ser desencadeada por toque, frio, barbear, escovar os dentes ou aplicação de maquiagem.[237] A causa desse distúrbio é desconhecida, embora muitos autores localizem o ponto do distúrbio na região da raiz posterior[238,239] ou no trato espinal do nervo.[240] Há registros que sugerem que as lesões nos nervos e nos tecidos mole e duro, como resultado de traumas repetidos, produzem dor persistente por causa da sensibilização dos neurônios periférico e central.[48,241] O processo de sensibilização aparentemente exerce alguma influência na experiência de dor subsequente. Existe farta documentação sobre o aumento na dor pós-operatória resultante da analgesia preemptiva insuficiente, como o uso incompleto de anestésicos locais ou de medicação para dor antes da cirurgia.[241-243] A dor pós-operatória ou pós-traumática tratada de forma insuficiente também influi na persistência da dor.[241,244]

Disfunção e dor miofascial

Ao longo dos anos, muitos fisioterapeutas descreveram inúmeras condições que compartilham características como fadiga, dor e outros sintomas na ausência de achados objetivos. Essas condições incluem doenças como síndrome da fadiga crônica, fibromialgia e DTM.

A dor e a disfunção miofascial associadas ao DTM apresentam-se, em geral, com dor difusa cíclica que é encontrada em vários locais da cabeça e do pescoço, principalmente nos músculos da mastigação.[14] A dor costuma se agravar pela manhã e o paciente se queixa de dor proveniente do cerramento dos dentes, e com frequência há histórias de estresse e de dificuldade para dormir.[14] A gravidade da dor muscular mastigatória associada ao DTM aparentemente não evolui com o avanço da idade.[245]

A intervenção para as síndromes de dor miofascial exige abordagens abrangentes e, muitas vezes, multidisciplinares. O objetivo da fisioterapia nessas síndromes é educar os pacientes; aplicar técnicas de terapia manual, modalidades eletroterapêuticas para reduzir a dor, exercícios para melhorar a postura; reduzir o encurtamento adaptativo dos tecidos; e melhorar a força dos estabilizadores posturais.

Técnicas terapêuticas

Terapia manual

O objetivo da terapia manual no DTM é restaurar a função mandibular normal usando várias técnicas cuja função é aliviar a dor musculoesquelética e promover a cura dos tecidos.[168]

Na fase aguda, as técnicas manuais, se usadas plenamente, devem ter nível bem baixo e ser executadas com muita cautela, levando-se em consideração que essa articulação tende a ser muito reativa e pode deslocar-se de forma abrupta. A mobilização e a massagem podem ser aplicadas na ATM para reduzir a hipomobilidade e o travamento agudo, bem como nos músculos da mastigação para fins de alongamento e relaxamento.[101]

O relaxamento muscular e as técnicas aplicáveis ao tecido mole são imprescindíveis antes das mobilizações da ATM.

Liberação miofascial

A liberação miofascial é uma combinação de procedimentos de liberação reflexa neural, direta e indireta.[100] A base dessa técnica é sentir as mudanças palpáveis em vários níveis teciduais e direcionar manualmente uma força suave para facilitar a liberação dos tecidos restritos.

Alongamento muscular

Se o exame revelar que a restrição ao movimento resulta do encurtamento muscular (ou de outras estruturas), o fisioterapeuta pode usar as técnicas de alongamento. Os Capítulos 22 e 23 apresentam uma descrição das técnicas para aumentar a extensibilidade cervical.

Mobilizações articulares

Os Capítulos 22 e 23, respectivamente, apresentam a descrição das mobilizações articulares aplicáveis às regiões craniovertebral e cervical. As técnicas específicas para mobilização da ATM são uma alternativa para reduzir a amplitude de movimento, para aliviar a dor causada por contratura muscular, para deslocamentos de disco sem redução e para aderências fibrosas na articulação.[68] Durante esses procedimentos, a mandíbula deve permanecer totalmente relaxada, e o paciente não deve tentar abrir a boca até receber instruções do fisioterapeuta para fazê-lo.

Técnicas para aumentar a abertura da boca[55,246]

Distração. O objetivo dessa técnica é separar as superfícies articulares da ATM, permitindo o reposicionamento do disco sobre o côndilo e o realinhamento caudal das fibras teciduais. O paciente deve se posicionar sentado, com o fisioterapeuta de pé a sua esquerda. Em seguida, este segura a cabeça do paciente usando seu antebraço e a mão direita, pressionando os dedos contra a testa, e então a estabiliza entre sua mão, braço e tórax. Usando uma luva cirúrgica, coloca seu polegar esquerdo sobre os molares inferiores, no lado direito, mantendo-o na boca do paciente o mais profundamente possível. Usando os dedos indicador e médio, ele segura o ângulo mandibular do lado envolvido, mantendo o dedo anular ou o mínimo sob a mandíbula (dependendo do tamanho da mão do fisioterapeuta e da mandíbula do paciente). Com essa preensão, o fisioterapeuta aplica uma leve distração inferiormente na ATM envolvida, pressionando o polegar contra os molares inferiores (ver Fig. 24-24).

Distração, deslizamento anterior e alongamento lateral. A finalidade dessa técnica é aumentar o movimento anterior e inferior da mandíbula nos casos de indivíduos que conseguem atingir apenas uma leve abertura da boca. As posições do paciente e do fisioterapeuta são as mesmas descritas para a técnica de distração. Usando a mesma preensão, o fisioterapeuta aplica leve distração sob a ATM envolvida, pressionando seu polegar contra os molares inferiores. Além da distração, ele deve sobrepor de forma gradual um deslizamento anterior da cabeça da mandíbula na ATM e aplicar um alongamento lateral na articulação no lado oposto. Após essa técnica, o paciente deve ser instruído a abrir a boca o máximo possível, para que o fisioterapeuta possa avaliar a amplitude recém-adquirida. Esse procedimento deve ser repetido aos poucos, até que o paciente esteja apto a abrir a boca ou que uma melhora considerável seja obtida.

Observação: Se a restrição ao movimento for bilateral, essa técnica também deve ser aplicada no lado oposto.

Técnica para aumentar o fechamento total da boca.[55,246] Essa técnica é usada para aumentar o movimento posterior da mandíbula (retração) em pacientes com incapacidade de fechar totalmente a boca. As posições do paciente e do fisioterapeuta são as mesmas descritas para a técnica de aumento da abertura da boca. Usando preensão idêntica à descrita anteriormente, o fisioterapeuta exerce uma pressão máxima possível, porém de forma gradual, contra a mandíbula envolvida, para produzir deslizamento posterior da cabeça da mandíbula na ATM (ver Fig. 24-27).

Observação: Se a restrição ao movimento for bilateral, a mesma intervenção deve ser executada no lado oposto. Esse procedimento deve ser usado nos casos em que o paciente não conseguir fechar a boca.

Deslizamento lateral extraoral. Essa técnica é usada na presença de dor, espasmo e limitação acentuada do movimento causados por trauma recente.[100] O paciente deve permanecer na posição em supino, apoiando a cabeça sobre um travesseiro. Ele deve ser instruído a rodar a cabeça para a direção oposta à ATM envolvida. O fisioterapeuta coloca os polegares de ambas as mãos sobre o polo lateral do côndilo, fazendo oscilações suaves, ou mais distalmente, dependendo da tolerância do paciente.

Depressão extraoral. Essa técnica também é usada na presença de dor grave, espasmo e limitação acentuada do movimento causados por trauma recente.[100] O paciente permanece na posição em supino, apoiando a cabeça sobre um travesseiro. O fisioterapeuta segura suavemente o ângulo da mandíbula com o indicador e o polegar em ambos os lados e, em seguida, aplica oscilações suaves na direção da depressão da mandíbula.

Automobilizações

Exercício da abertura bucal

No exercício da abertura bucal, o paciente deve colocar o polegar sobre os dentes maxilares anteriores e o indicador sobre os dentes mandibulares anteriores para criar uma abertura forçada. A abertura máxima é mantida por 10 segundos e repetida 10 vezes.

Exercício com depressor de língua

Os depressores linguais podem ser usados para aumentar a abertura bucal de forma progressiva. O paciente é instruído a abrir a boca o máximo possível, desde que se sinta confortável. Um número determinado de depressores linguais é colocado na abertura para que a pilha se encaixe confortavelmente contra os dentes superiores e inferiores. Para que o alongamento da ATM e das estruturas que restringem a abertura da boca seja gradual e sustentado, o fisioterapeuta adiciona um depressor por vez na pilha, em intervalos apropriados. Mantendo-os na posição, o paciente pode mobilizar a mandíbula ativamente em protusão e excursão lateral.

Exercício do palito

Esse exercício pode ser usado por aqueles com desvio lateral durante a abertura ou o fechamento da boca. O paciente permanece de pé ou sentado olhando para um espelho, em que é traçada uma linha grossa com um giz de cera. Ele deve prender um palito entre os incisivos inferiores e alinhá-lo com a linha no espelho. Quando a linha ficar visível, o paciente, ao abrir e fechar a mandíbula, deve corrigir o desvio antes de continuar o movimento. Se não for possível fazer a correção, o exercício deve ser interrompido, para evitar o aprendizado incorreto do controle muscular.

Mobilização da distração

Essa técnica pode ser ensinada aos pacientes que demonstrarem ou relatarem deslocamentos recorrentes. Para autorreduzir um deslocamento, o paciente é orientado a colocar um rolo de gaze em ambos os lados dos molares inferiores posteriores e a colocar os dedos indicadores sobre a gaze. A seguir, ele abre a boca o máximo possível e, então, aplica uma força descendente sobre a gaze e os molares, criando, desse modo, uma distração articular. Para potencializar os efeitos dessa técnica, o fisioterapeuta deve aplicar gelo ou calor (qualquer um que produza efeito terapêutico favorável) ao redor da ATM.

QUESTÕES DE REVISÃO*

1. Quais são os componentes do sistema estomatognático?
2. Qual músculo desenvolve-se com o disco fibrocartilagíneo da articulação temporomandibular (ATM)?
3. Quais são os três músculos que funcionam para elevar a mandíbula durante o fechamento da boca?
4. Quais das seguintes alterações ocorrem (e podem exigir correção por meio de exercícios) como resultado da rotação posterior da cabeça associada à sua postura anteriorizada?
   a. Encurtamento adaptativo dos músculos craniovertebrais.
   b. Migração anterior da mandíbula.
   c. Alongamento dos músculos submandibulares.
   d. Aumento da tensão na cápsula articular da ATM.
   e. Todas as anteriores.
5. Defina a posição de repouso da ATM.

*Questões adicionais para testar seu conhecimento deste capítulo podem ser encontradas (em inglês) em Online Learning Center para *Orthopaedic Assessment, Evaluation, and Intervention*, em www.duttononline.net. As respostas para as questões anteriores são apresentadas no final deste livro.

REFERÊNCIAS

1. McNeill C: Temporomandibular disorders: Guidelines for diagnosis and management. *CDA J* 19:15–26, 1991.
2. Okeson JP: Current terminology and diagnostic classification schemes. *Oral Surg Oral Med Oral Pathol Oral Radiol Endod* 83:61–66, 1997.
3. Moses AJ: Good science, bad science, and scientific double-talk. *J Craniomandibular Pract* 14:170–172, 1996.
4. Ferrari R, Leonard M: Whiplash and temporomandibular disorders: A critical review. *J Am Dent Assoc* 129:1739–1745, 1998.
5. Kolbinson DA, Epstein JB, Burgess JA: Temporomandibular disorders, headaches, and neck pain following motor vehicle accidents and the effects of litigation review of the literature. *J Orofac Pain* 10:101–125, 1996.
6. Bell WE: *Orofacial Pains: Classification, Diagnosis, Management*, 3rd edn. Chicago: New Year Medical Publishers, 1985.
7. Hannson T, Milner M: A study of occurrence of symptoms of diseases of the temporomandibular joint, masticatory musculature, and related structures. *J Oral Rehabil* 2:313–324, 1975.
8. Dworkin SF, Huggins KH, Le Resche L, et al.: Epidemiology of signs and symptoms in temporomandibular disorders: clinical signs in cases and controls. *J Am Dent Assoc* 120:273–281, 1990.
9. Salonen L, Hellden L: Prevalence of signs and symptoms of dysfunction in the masticatory system: An epidemiological study in an adult Swedish population. *J Craniomandibular Disord Facial Oral Pain* 4:241–250, 1990.
10. National Institute of Health: *Management of Temporomandibular Disorders, NIH Technology Assessment Conference*. Bethseda, MD: NIH, 1996.
11. Stohler CS: Clinical perspectives on masticatory and related muscle disorders. In: Sessle BJ, Bryant PS, Dionne RA, eds. *Temporomandibular Disorders and Related Pain Conditions, Progress in Pain Research and Management*. Seattle, WA: IASP Press, 1995:3–29.
12. Wänman A: Longitudinal course of symptoms of craniomandibular disorders in men and women: A 10-year follow-up study of an epidemiologic sample. *Acta Odontol Scand* 54:337–342, 1996.
13. Bush FM, Harkins SW, Walter GH, et al.: Analysis of gender effects on pain perception and symptom presentation in temporomandibular pain. *Pain* 53:73–80, 1993.
14. Dimitroulis G: Temporomandibular disorders: A clinical update. *BMJ* 317:190–194, 1998.
15. McNeill C, Danzig WM, Farrar WB, et al.: Craniomandibular (TMJ) disorders—the state of the art. *J Prosthet Dent* 44:434–437, 1980.
16. Castaneda R: Occlusion. In: Kaplan AS, Assael LA, eds. *Temporomandibular Disorders Diagnosis and Treatment*. Philadelphia: WB Saunders, 1991:40–49.
17. Von Korff M, Wagner EH, Dworkin SF, et al.: Chronic pain and use of ambulatory health care. *Psychosom Med* 53:61–79, 1991.
18. Sicher H, Du Brul EL: *Oral Anatomy*, 8th edn. St. Louis, MO: CV Mosby, 1988.
19. Rees LA: The structure and function of the mandibular joint. *Br Dent J* 96:125, 1954.
20. Buchbinder D, Kaplan AS: Biology. In: Kaplan AS, Assael LA, eds. *Temporomandibular Disorders Diagnosis and Treatment*. Philadelphia: WB Saunders, 1991:11–23.
21. Mohl DN: Functional anatomy of the temporomandibular joint, *The President's Conference on the Examination, Diagnosis and Management of Temporomandibular Disorders*. Chicago, American Dental Association, 1983.
22. Williams PL, Warwick R, Dyson M, et al.: *Gray's Anatomy*, 37th edn. London: Churchill Livingstone, 1989.
23. Neumann DA: Kinesiology of mastication and ventilation. In: Neumann DA, ed. *Kinesiology of the Musculoskeletal System: Foundations for Physical Rehabilitation*. St. Louis, MO: Mosby, 2002:352–379.

24. Kraus SL: *TMJ Disorders: Management of the Craniomandibular Complex, Clinics in Physical Therapy*. New York: Churchill Livingstone, 1988.
25. Hargreaves A: Dysfunction of the temporomandibular joints. *Physiotherapy* 72:209–212, 1986.
26. Naidoo LCD: The development of the temporomandibular joint: a review with regard to the lateral pterygoid muscle. *J Dent Assoc S Africa* 48:189–194, 1993.
27. Porter MR: The attachment of the lateral pterygoid muscle to the meniscus. *J Prosthet Dent* 24:555–562, 1970.
28. Juniper RD: The pathogenesis and investigation of TMJ dysfunction. *Br J Oral Maxillofac Surg* 25:105–112, 1987.
29. Mahan P: Temporomandibular problems: Biological diagnosis and treatment. In: Solberg WK, Clark GT, eds. *Temporomandibular Joint Problems*. Chicago: Quintessence Publishing Co, 1980.
30. Friedman MH, Weisberg J: Screening procedures for temporomandibular joint dysfunction. *Am Fam Phys* 25:157–160, 1982.
31. Friedman MH, Weisberg J: Application of orthopedic principles in evaluation of the temporomandibular joint. *Phys Ther* 62:597–603, 1982.
32. Scapino RP: The posterior attachment: Its structure, function, and appearance in TMJ imaging studies. Part 2. *J Craniomandibular Disord Facial Oral Pain* 5:155–166, 1991.
33. Clark R, Wyke BD: Contributions of temporomandibular articular mechanoreceptors to the control of mandibular posture: An experimental study. *J Dent Assoc S Africa* 2:121–129, 1974.
34. Skaggs CD: Diagnosis and treatment of temporomandibular disorders. In: Murphy DR, ed. *Cervical Spine Syndromes*. NewYork: McGraw-Hill, 2000:579–592.
35. Pinto OF: A new structure related to the temporomandibular joint and the middle ear. *J Prosthet Dent* 12:95–103, 1962.
36. Stack BC, Funt LA: Temporomandibular joint dysfunction in children. *J Pedod* 1:240–247, 1977.
37. Bittar GT, Bibb CA, Pullinger AG: Histological characteristics of the lateral pterygoid muscle insertion into the temporomandibular joint. *J Orofac Pain* 8:243–249, 1994.
38. Meyenberg K, Kubick S, Palla S: Relationship of the muscles of mastication to the articular disk of the temporomandibular joint. *Helv Odont Acta* 30:815–834, 1986.
39. Carpentier P, Yung J-P, Marguelles-Bonnet R, et al.: Insertions of the lateral pterygoid muscle: an anatomic study of the human temporomandibular joint. *J Oral Maxillofac Surg* 46:477–482, 1988.
40. McNamara JA: The independent function of the two heads of the lateral pterygoid muscle. *Am J Anat* 138:197–205, 1973.
41. Luschei ES, Goodwin GM: Patterns of mandibular movement and muscle activity during mastication in the monkey. *J Neurophysiol* 35:954–966, 1974.
42. Juniper RP: Temporomandibular joint dysfunction: A theory based upon electromyographic studies of the lateral pterygoid muscle. *Br J Oral Maxillofac Surg* 22:1–8, 1984.
43. McDonnell JP, Needleman HL, Charchut S, et al.: The relationship between dental overbite and eustachian tube dysfunction. *Laryngoscope* 111:310–316, 2001.
44. Franks AST: Cervical spondylosis presenting as the facial pain of temporomandibular joint disorder. *Ann Phys Med* 9:193–196, 1968.
45. Trott P, Gross AN: Physiotherapy in diagnosis and treatment of the myofascial pain dysfunction syndrome. *Int J Oral Surg* 7:360–365, 1978.
46. Rocabado M: Biomechanical relationship of the cranial, cervical, and hyoid regions. *J Craniomandibular Pract* 1:61–66, 1983.
47. Layfield SP: A whiplash injury. In: Scully RM, Barnes MR, eds. *Physical Therapy*. Philadelphia: JB Lippincott Co, 1989:152–168.
48. Carlsson GE, LeResche L: Epidemiology of temporomandibular disorders. In: Sessle BJ, Bryant PS, Dionne RA, eds. *Temporomandibular Disorders and Related Pain Conditions, Progress in Pain Research and Management*. Seattle, WA: IASP Press, 1995:211–226.
49. Murphy DR: *Conservative Management of Cervical Spine Disorders*. New York: McGraw-Hill, 2000.
50. Meadows J: *A Rationale and Complete Approach to the Sub-Acute Post-MVA Cervical Patient*. Calgary, AB: Swodeam Consulting, 1995.
51. Viener AE: Oral surgery. In: Garliner D, ed. *Myofunctional Therapy*. Philadelphia: WB Saunders, 1976.
52. Hertling D: The temporomandibular joint. In: Hertling D, Kessler RM, eds. *Management of Common Musculoskeletal Disorders*, 3rd edn. Philadelphia: Lippincott-Raven, 1996:444–485.
53. Tsukiyama Y, Baba K, Clark GT: An evidence-based assessment of occlusal adjustment as a treatment for temporomandibular disorders. *J Prosthet Dent* 86:57–66, 2001.
54. Bales JM, Epstein JB: The role of malocclusion and orthodontics in temporomandibular disorders. *J Can Dent Assoc* 60:899–905, 1994.
55. Rocabado M: Arthrokinematics of the temporomandibular joint. In: Gelb H, ed. *Clinical Management of Head, Neck and TMJ Pain and Dysfunction*. Philadelphia: WB Saunders, 1985.
56. Kaplan AS: Examination and diagnosis. In: Kaplan AS, Assael LA, eds. *Temporomandibular Disorders Diagnosis and Treatment*. Philadelphia: WB Saunders, 1991:284–311.
57. Trott PH: Examination of the temporomandibular joint. In: Grieve G, ed. *Modern Manual Therapy of the Vertebral Column*. Edinburgh: Churchill Livingstone, 1986.
58. Fish F: The functional anatomy of the rest position of the mandible. *Dent Pract* 11:178, 1961.
59. Atwood DA: A critique of research of the rest position of the mandible. *J Prosthet Dent* 16:848–854, 1966
60. Feinstein B, Lanton NJK, Jameson RM, et al.: Experiments on pain referred from deep somatic tissues. *J Bone Joint Surg* 36A:981–997, 1954.
61. Cyriax J: Rheumatic headache. *Br Med J* 2:1367–1368, 1982.
62. Friedman MH, Weisberg J: *Temporomandibular Joint Disorders*. Chicago: Quintessence Publishing Company, Inc., 1985.
63. Okeson JP: *Orofacial Pain: Guidelines for Assessment, Diagnosis, and Management*. Chicago: Quintessence Publishing Co, 1996.
64. Dolwick MF: Clinical diagnosis of temporomandibular joint internal derangement and myofascial pain and dysfunction. *Oral Maxillofac Surg Clin North Am* 1:1–6, 1989.
65. Hedenberg-Magnusson B, Ernberg M, Kopp S: Symptoms and signs of temporomandibular disorders in patients with fibromyalgia and local myalgia of the temporomandibular system: A comparative study. *Acta Odontol Scand* 55:344–349, 1997.
66. Isacsson G, Linde C, Isberg A: Subjective symptoms in patients with temporomandibular disk displacement versus patients with myogenic craniomandibular disorders. *J Prosthet Dent* 61:70–77, 1989.
67. Kirk WS, Jr., Calabrese DK: Clinical evaluation of physical therapy in the management of internal derangement of the temporomandibular joint. *J Oral Maxillofac Surg* 47:113–119, 1989.
68. McNeill C: *Temporomandibular Disorders—Guidelines for Classification, Assessment and Management*, 2nd edn. Chicago: Quintessence Books, 1993.
69. Orsini MG, Kuboki T, Terada S, et al.: Clinical predictability of temporomandibular joint disc displacement. *J Dent Res* 78:650–660, 1999.
70. Barclay P, Hollender LG, Maravilla KR, et al.: Comparison of clinical and magnetic resonance imaging diagnosis in patients with disk displacement in the temporomandibular joint. *Oral Surg Oral Med Oral Pathol Oral Radiol Endod* 88:37–43, 1999.
71. Green CS, Laskin DM: Long term status of TMJ clicking in patients with myofascial pain dysfunction. *J Am Dent Assoc* 117:461–465, 1988.
72. Marbach JJ, Lipton JA: Treatment of patients with temporomandibular joint and other facial pain by otolaryngologists. *Arch Otolaryngol* 108:102–107, 1982.

73. Brazeau GA, Gremillion HA, Widmer CG, et al.: The role of pharmacy in the management of patients with temporomandibular disorders and orofacial pain. *J Am Pharm Assoc (Wash)* 38:354–361; quiz 362–363, 1998.
74. Cholitgul W, Nishiyama H, Sasai T, et al.: Clinical and magnetic resonance imaging findings in temporomandibular joint disc displacement. *Dentomaxillofac Radiol* 26:183–188, 1997.
75. Cholitgul W, Petersson A, Rohlin M, et al.: Clinical and radiological findings in temporomandibular joints with disc perforation. *Int J Oral Maxillofac Surg* 19:220–225, 1990.
76. Cholitgul W, Petersson A, Rohlin M, et al.: Diagnostic outcome and observer performance in sagittal tomography of the temporomandibular joint. *Dentomaxillofac Radiol* 19:1–6, 1990.
77. Magnusson T, List T, Helkimo M: Self-assessment of pain and discomfort in patients with temporomandibular disorders: A comparison of five different scales with respect to their precision and sensitivity as well as their capacity to register memory of pain and discomfort. *J Oral Rehabil* 22:549–556, 1995.
78. Dimitroulis G, Dolwick MF, Gremillion HA: Temporomandibular disorders. 1. Clinical evaluation. *Aust Dent J* 40:301–305, 1995.
79. Maitland G: *Vertebral Manipulation*. Sydney: Butterworth, 1986.
80. Magarey ME: Examination of the cervical and thoracic spine. In: Grant R, ed. *Physical Therapy of the Cervical and Thoracic Spine*, 2nd edn. New York: Churchill Livingstone, 1994:109–144.
81. Mannheimer JS, Dunn J: Cervical spine. In: Kaplan AS, Assael LA, eds. *Temporomandibular Disorders Diagnosis and Treatment*. Philadelphia: WB Saunders, 1991:50–94.
82. Clark GT, Seligman DA, Solberg WK, et al.: Guidelines for the examination and diagnosis of temporomandibular disorders. *J Craniomandibular Disord Facial Oral Pain* 3:7–14, 1989.
83. Duinkerke AS, Luteijn F, Bouman TK, et al.: Relations between TMJ pain dysfunction syndrome (PDS) and some psychological and biographical variables. *Commun Dent Oral Epidemiol* 13:185–189, 1985.
84. Keith DA: Differential diagnosis of facial pain and headache. *Oral Maxillofac Surg Clin North Am* 1:7–12, 1989
85. Fricton JR, Hathaway KM: Interdisciplinary management: Address complexity with teamwork. In: Fricton JR, Kroening R, Hathaway KM, eds. *TMJ and Craniofacial Pain: Diagnosis and Management*. St Louis, MO: IEA Inc., 1988:167–172.
86. Judge RD, Zuidema GD, Fitzgerald FT: Head. In: Judge RD, Zuidema GD, Fitzgerald FT, eds. *Clinical Diagnosis*, 4th edn. Boston: Little, Brown and Company, 1982:123–151.
87. Laskin DM: Etiology of the pain-dysfunction syndrome. *J Am Dent Assoc* 79:147–153, 1969.
88. Lobbezoo-Scholte AM, de Wijer A, Steenks MH, et al.: Interexaminer reliability of six orthopaedic tests in diagnostic subgroups of craniomandibular disorders. *J Oral Rehabil* 21:273–285, 1994.
89. Dworkin SF, LeResche L, DeRouen T, et al.: Assessing clinical signs of temporomandibular disorders: Reliability of clinical examiners. *J Prosthet Dent* 63:574–579, 1990.
90. Richardson JK, Iglarsh ZA: Temporomandibular joint and the cervical spine. In: Richardson JK, Iglarsh ZA, eds. *Clinical Orthopaedic Physical Therapy*. Philadelphia: Saunders, 1994:1–71.
91. Perry C: Neuromuscular control of mandibular movements. *J Prosthet Dent* 30:714–720, 1973.
92. Thompson JR, Brodie AG: Factors in the position of the mandible. *J Am Dent Assoc* 29:925–941, 1942
93. Dempsey PJ, Townsend GC: Genetic and environmental contributions to variation in human tooth size. *Heredity* 86:685–693, 2001.
94. Marasa FK, Ham BD: Case reports involving the treatment of children with chronic otitis media with effusion via craniomandibular methods. *J Craniomandibular Pract* 6:256–270, 1988.
95. Seldin HM: Traumatic temporomandibular arthritis. *N Y State Dent J* 21:313–318, 1955.
96. Sicher N: Temporomandibular articulation in mandibular overclosure. *J Am Dent Assoc* 36:131–139, 1948.
97. Masumi S, Kim YJ, Clark GT: The value of maximum jaw motion measurements for distinguishing between common temporo-mandibular disorder subgroups. *Oral Surg Oral Med Oral Pathol Oral Radiol Endod* 93:552–559, 2002.
98. Reider C: Maximum mandibular opening in patients with and without a history of TMJ dysfunction. *J Prosthet Dent* 39:441–446, 1978.
99. Walker N, Bohannon RW, Cameron D: Discriminant validity of temporomandibular joint range of motion measurements obtained with a ruler. *J Orthop Sports Phys Ther* 30:484–492, 2000.
100. Dunn J: Physical therapy. In: Kaplan AS, Assael LA, eds. *Temporomandibular Disorders Diagnosis and Treatment*. Philadelphia: WB Saunders, 1991:455–500.
101. Sturdivant J, Fricton JR: Physical therapy for temporomandibular disorders and orofacial pain. *Curr Opin Dent* 1:485–496, 1991.
102. Gross A, Gale EN: A prevalence study of the clinical signs associated with mandibular dysfunction. *J Am Dent Assoc* 107:932–936, 1983.
103. Fricton JR: Myofascial pain. *Baillieres Clin Rheumatol* 8:857–880, 1994.
104. Yatani H, Suzuki K, Kuboki T, et al.: The validity of clinical examination for diagnosing anterior disk displacement without reduction. *Oral Surg Oral Med Oral Pathol Oral Radiol Endod* 85:654–660, 1998.
105. de Wijer A, Lobbezoo-Scholte AM, Steenks MH, et al.: Reliability of clinical findings in temporomandibular disorders. *J Orofac Pain* 9:181–191, 1995.
106. Manfredini D, Tognini F, Zampa V, et al.: Predictive value of clinical findings for temporomandibular joint effusion. *Oral Surg Oral Med Oral Pathol Oral Radiol Endod* 96:521–526, 2003.
107. Travell JG, Simons DG: *Myofascial Pain and Dysfunction—The Trigger Point Manual*. Baltimore, MD: Williams & Wilkins, 1983.
108. Johnstone D, Templeton M: The feasibility of palpating the lateral pterygoid. *J Prosthet Dent* 44:318, 1980.
109. House JW, Brackman DE: Facial nerve grading system. *Otolaryngol Head Neck Surg* 93:146–147, 1985.
110. Satoh Y, Kanzaki J, Yoshihara S: A comparison and conversion table of the House–Brackmann facial nerve grading system and the Yanagihara grading system. *Auris Nasus Larynx* 27:207–212, 2000.
111. Croxson G, May M, Mester SJ: Grading facial nerve function: House–Brackmann versus Burres–Fisch methods. *Am J Otol* 11:240–246, 1990.
112. Meadows A, Hall N, Shah-Desai S, et al.: The House–Brackmann system and assessment of corneal risk in facial nerve palsy. *Eye* 14:353–357, 2000.
113. Hansson LG, Hansson T, Petersson A: A comparison between clinical and radiological findings in 259 temporomandibular joint patients. *J Prosthet Dent* 50:89–94, 1983.
114. Tasaki MM, Westesson PL: Temporomandibular joint: Diagnostic accuracy with sagittal and coronal MR imaging. *Radiology* 186:723–729, 1993.
115. Solberg WK, Hansson TL, Nordstrom B: The temporomandibular joint in young adults at autopsy: A morphologic classification and evaluation. *J Oral Rehabil* 12:303–321, 1985.
116. Ettala-Ylitalo UM, Syrjanen S, Halonen P: Functional disturbances of the masticatory system related to temporomandibular joint involvement by rheumatoid arthritis. *J Oral Rehabil* 14:415–427, 1987.
117. Goldstein BH: Temporomandibular disorders: A review of current understanding. *Oral Surg Oral Med Oral Pathol Oral Radiol Endod* 88:379–385, 1999
118. Carlsson GE: Long-term effects of treatment of craniomandibular disorders. *J Craniomandibular Pract* 3:337–342, 1985.

119. Gatchel RJ, Stowell AW, Wildenstein L, et al.: Efficacy of an early intervention for patients with acute temporomandibular disorder-related pain: A one-year outcome study. *J AmDent Assoc* 137:339–347, 2006.
120. Ogus HD, Toller PA: *Common Disorders of the Temporomandibular Joint*. Bristol, UK: John Wright & Son, 1986.
121. Guralnik W: The temporomandibular joint: the dentist's dilemma: Parts I and II. *Br Dent J* 156:315–319, 353–356, 1984.
122. Gray RJ, Quayle AA, Hall CA, et al.: Physiotherapy in the treatment of temporomandibular joint disorders: A comparative study of four treatment methods. *Br Dent J* 176:257–261, 1994.
123. Dimitroulis G, Gremillion HA, Dolwick MF, et al.: Temporomandibular disorders. 2. Nonsurgical treatment. *Aust Dent J* 40:372–376, 1995.
124. Brown DT, Gaudet EL, Jr.: Temporomandibular disorder treatment outcomes: Second report of a large-scale prospective clinical study. *Cranio* 20:244–253, 2002.
125. Kim MR, Graber TM, Viana MA: Orthodontics and temporomandibular disorder: A meta-analysis. *Am J Orthod Dentofacial Orthop* 121:438–446, 2002.
126. Kulekcioglu S, Sivrioglu K, Ozcan O, et al.: Effectiveness of low-level laser therapy in temporomandibular disorder. *Scand J Rheumatol* 32:114–118, 2003.
127. Medlicott MS, Harris SR: A systematic review of the effectiveness of exercise, manual therapy, electrotherapy, relaxation training, and biofeedback in the management of temporomandibular disorder. *Phys Ther* 86:955–973, 2006.
128. McNeely ML, Armijo Olivo S, Magee DJ: A systematic review of the effectiveness of physical therapy interventions for temporomandibular disorders. *Phys Ther* 86:710–725, 2006.
129. Tegelberg A, Kopp S: Shortterm effect of physical training on temporomandibular joint disorder in individuals with rheumatoid arthritis and ankylosing spondylitis. *Acta Odontol Scand* 46:49–56, 1988.
130. Au AR, Klineberg IJ: Isokinetic exercise management of temporomandibular joint clicking in young adults. *J Prosthet Dent* 70:33–39, 1993.
131. Cleland J, Palmer J: Effectiveness of manual physical therapy, therapeutic exercise, and patient education on bilateral disc displacement without reduction- of the temporomandibular joint: A single-case design. *J Orthop Sports Phys Ther* 34:535–548, 2004.
132. Harkins SJ, Marteney JL: Extrinsic trauma: A significant precipitating factor in temporomandibular dysfunction. *J Prosthet Dent* 54:271–272, 1985.
133. Pullinger AG, Seligman DA: Trauma history in diagnostic groups of temporomandibular disorders. *Oral Surg Oral Med Oral Pathol Oral Radiol Endod* 71:529–534, 1991.
134. Pullinger AG, Monteiro AA: History factors associated with symptoms of temporomandibular disorders. *J Oral Rehabil* 15:117–124, 1988.
135. Weinberg LA, Larger LA: Clinical report on the etiology and diagnosis of TMJ dysfunction-pain syndrome. *J Prosthet Dent* 44:642–653, 1980.
136. Stenger J: Whiplash. Basal facts. *J Prosthet Dent* 2:5–12, 1977.
137. Michlovitz SL: The use of heat and cold in the management of rheumatic diseases. In: Michlovitz SL, ed. *Thermal Agents in Rehabilitation*. Philadelphia: FA Davis, 1990.
138. Chapman CE: Can the use of physical modalities for pain control be rationalized by the research evidence? *Can J Physiol Pharmacol* 69:704–712, 1991.
139. Carlsson GE, Magnusson T: *Management of Temporomandibular Disorders in the General Dental Practice*. Carol Stream, IL: Quintessence, 1999.
140. Rocabado M: Physical therapy for the post-surgical TMJ patient. *J Craniomandibular Disord* 7:75–82, 1989.
141. Kraus SL: Cervical spine influences on the craniomandibular region. In: Kraus SL, ed. *TMJ Disorders: Management of the Craniomandibular Complex*. New York: Churchill Livingstone, 1988:367–396.
142. Hodges JM: Managing temporomandibular joint syndrome. *Laryngoscope* 100:60–66, 1990.
143. Gangarosa LP, Mahan PE: Pharmacologic management of TMJ-MPDS. *Ear Nose Throat J* 61:30–41, 1982.
144. Dionne RA: Pharmacologic treatments for temporomandibular disorders. *Surg Oral Med Oral Pathol Oral Radiol Endod* 83:134–142, 1997.
145. Fricton JR: Management of masticatory myofascial pain. *Semin Orthod* 1:229–243, 1995.
146. Clark GT, Adler RC: A critical evaluation of occlusal therapy. Occlusal adjustment procedures. *J Am Dent Assoc* 110:743–750, 1985.
147. Clark GT: A critical evaluation of orthopedic interocclusal appliance therapy. Design theory and overall effectiveness. *J Am Dent Assoc* 108:359–364, 1984.
148. Seligman DA, Pullinger AG: The role of intercuspal occlusal relationships in temporomandibular disorders: A review. *J Craniomandibular Disord Facial Oral Pain* 5:96–106, 1991.
149. Greene CS, Marbach JJ: Epidemiologic studies of mandibular dysfunction: A critical review. *J Prosthet Dent* 48:184–190, 1982.
150. Feine JS, Widmer CG, Lund JP: Physical therapy: A critique. *Oral Surg Oral Med Oral Pathol Oral Radiol Endod* 83:123–127, 1997.
151. Feine JS, Lund JP: An assessment of the efficacy of physical therapy and physical modalities for the control of chronic musculoskeletal pain. *Pain* 71:5–23, 1997.
152. Fricton JR, Kroening R, Haley D, et al.: Myofascial pain syndrome of the head and neck: a review of clinical characteristics of 164 patients. *Oral Surg Oral Med Oral Pathol* 60:615–623, 1985.
153. Kendall FP, McCreary EK, Provance PG: *Muscles: Testing and Function*. Baltimore, MD: Williams & Wilkins, 1993.
154. Janda V: Muscle strength in relation to muscle length, pain and muscle imbalance. In: Harms-Ringdahl K, ed. *Muscle Strength*. New York: Churchill Livingstone, 1993:83.
155. Sahrmann SA: *Diagnosis and Treatment of Movement Impairment Syndromes*. St Louis, MO: Mosby, 2001.
156. Griegel-Morris P, Larson K, Mueller-Klaus K, et al.: Incidence of common postural abnormalities in the cervical, shoulder, and thoracic regions and their association with pain in two age groups of healthy subjects. *Phys Ther* 72:426–430, 1992.
157. Simons DG: Muscular pain syndromes. In: Fricton JR, Awad E, eds. *Advances in Pain Research and Therapy*. New York: Raven Press, 1990:1–41.
158. Moss RA, Adams HE: The class of personality, anxiety and depression in mandibular pain dysfunction subjects. *J Oral Rehabil* 11:233–237, 1984.
159. Rugh JD: Psychological components of pain. *Dent Clin North Am* 31:579–594, 1987.
160. Cohen S, Rodriguez MS: Pathways linking affective disturbances and physical disorders. *Health Psychol* 14:371–373, 1995.
161. Gatchel RJ, Garofalo JP, Ellis E, et al.: Major psychological disorders in acute and chronic TMD: An initial examination. *J Am Dent Assoc* 127:1365–1370, 1372, 1374, 1996.
162. Kight M, Gatchel RJ, Wesley L: Temporomandibular disorders: evidence for significant overlap with psychopathology. *Health Psychol* 18:177–182, 1999.
163. Korszun A, Papadopoulos E, Demitrack M, et al.: The relationship between temporomandibular disorders and stress-associated syndromes. *Oral Surg Oral Med Oral Pathol Oral Radiol Endod* 86:416–420, 1998.
164. Gardea MA, Gatchel RJ, Mishra KD: Long-term efficacy of biobehavioral treatment of temporomandibular disorders. *J Behav Med* 24:341–359, 2001.

165. Carlsson SG, Gale EW: Biofeedback in the treatment of long-term temporomandibular joint pain: an outcome study. *Biofeedback Self Regul* 2:161–165, 1977.
166. Barber J: *Hypnosis and Suggestion in the Treatment of Pain. A Clinical Guide*. New York: WW Norton, 1996.
167. Simon EP, Lewis DM: Medical hypnosis for temporomandibular disorders: Treatment efficacy and medical utilization outcome. *Oral Surg Oral Med Oral Pathol Oral Radiol Endod* 90:54–63, 2000.
168. Clark GT, Adachi NY, Dornan MR: Physical medicine procedures affect temporomandibular disorders: A review. *J Am Dent Assoc* 121:151–161, 1990.
169. Tegelberg A, Kopp S: Short-term effect of physical training on temporomandibular joint disorder in individuals with rheumatoid arthritis and ankylosing spondylitis. *Acta Odontol Scand* 46:49–51, 1988.
170. Linde C, Isacsson G, Jonsson BG: Outcome of 6-week treatment with transcutaneous electric nerve stimulation compared with splint on symptomatic temporomandibular joint disk displacement without reduction. *Acta Odontol Scand* 53:92–98, 1995.
171. Schiffman EL: The role of the randomized clinical trial in evaluating management strategies for temporomandibular disorders. In: Fricton JR, Dubner R, eds. *Orofacial Pain and Temporomandibular Disorders (Advances in Pain Research and Therapy)*, Vol. 21. New York: Raven Press, 1995:415–463.
172. Mohl ND, Ohrbach RK, Crow HC, et al.: Devices for the diagnosis and treatment of temporomandibular disorders, III: Thermography, ultrasound, electrical stimulation, and electromyographic biofeedback. *J Prosthet Dent* 63:472–477, 1990.
173. Murphy GJ: Electrical physical therapy in treating TMJ patients. *J Craniomandibular Pract* 2:67–73, 1983.
174. Gangarosa LP: *Iontophoresis in Dental Practice*. Chicago: Quintessence Publishing, 1982.
175. Gangarosa L: Iontophoresis in pain control. *Pain Digest* 3:162–174, 19.
176. Kahn J: Iontophoresis and ultrasound for postsurgical temporomandibular trismus and paresthesis. *Phys Ther* 60:307–308, 1980.
177. Weinberg S, Kryshtalskyj B: Analysis of facial and trigeminal nerve function after arthroscopic surgery of the temporomandibular joint. *J Oral Maxillofac Surg* 54:40–43, 1996
178. Loughner BA, Gremillion HA, Mahan PE, et al.: The medial capsule of the human temporomandibular joint. *J Oral Maxillofac Surg* 55:363–369, 1997.
179. Talebzadeh N, Rosenstein TP, Pogrel MA: Anatomy of the structures medial to the temporomandibular joint. *Oral Surg Oral Med Oral Pathol Oral Radiol Endod* 88:674–678, 1999.
180. Paesani D, Westesson P-L, Hatala M, et al.: Prevalence of temporomandibular joint internal derangement in patients with craniomandibular disorders. *AmJ Orthod Dentofacial Orthop* 101:41–47, 1992.
181. Wongwatana S, Kronman JH, Clark RE, et al.: Anatomic basis for disk displacement in temporomandibular joint (TMJ) dysfunction. *Am J Orthod Dentofacial Orthop* 105:257–264, 1994.
182. Pertes RA, Attanasio R: Internal derangements. In: Kaplan AS, Assael LA, eds. *Temporomandibular Disorders Diagnosis and Treatment*. Philadelphia: WB Saunders, 1991:142–164.
183. Ross JB: Diagnostic criteria and nomenclature for TMJ arthrography in sagittal section. Part I. Derangements. *J Craniomandibular Disord Facial Oral Pain* 1:185, 1987.
184. Kondoh T, Westesson PL, Takahashi T, et al.: Prevalence of morphological changes in the surfaces of the temporomandibular joint disc associated with internal derangement. *J Oral Maxillofac Surg* 56:339–343; discussion 343–344, 1998.
185. Okeson JP: *Management of Temporomandibular Disorders and Occlusion*, 4th edn. St Louis, MO: Mosby Year Book, 1998.
186. Stegenga B, de Bont LGM, Boering G: Osteoarthritis as the cause of craniomandibular pain and dysfunction: A unifying concept. *J Oral Maxillofac Surg* 47:249, 1989.
187. Rohlin M, Westesson PL, Eriksson L: The correlation of temporomandibular joint sounds with joint morphology in fifty-five autopsy specimens. J Oral Maxillofac Surg 43:194, 1985.
188. Hayt MW, Abrahams JJ, Blair J: Magnetic resonance imaging of the temporomandibular joint. *Top Magn Res Imaging* 11:138–146, 2000.
189. Westesson P-L, Brodstein SL, Liedberg J: Internal derangement of the temporomandibular joint. Morphologic description with correlation to joint function. *Oral Surg Oral Med Oral Pathol* 59:323, 1985.
190. Rasmussen OC: Description of population and progress of symptoms in a longitudinal study of temporomandibular arthropathy. *Scand J Dent Res* 89:196–203, 1981.
191. Wilkes CH: Internal derangement of the temporomandibular joint: Pathological variations. *Arch Otolaryngol Head Neck Surg* 115:469–477, 1989.
192. Hondo T, Shimoda T, Moses JJ, et al.: Traumatically induced posterior disc displacement without reduction of the TMJ. *J Craniomandibular Pract* 12:128–132, 1994.
193. Katzberg RW, Westesson PL, Tallents RH, et al.: Temporomandibular joint: MR assessment of rotational and sideways disc displacements. *Radiology* 169:741–748, 1988.
194. Lundh H, Westesson PL: Long-term follow-up after occlusal treatment to correct abnormal temporomandibular joint disk position. *Oral Surg Oral Med Oral Pathol* 67:2–10, 1989.
195. Lundh H: Correction of temporomandibular joint disk displacement by occlusal therapy. *Swed Dent J Suppl* 51:1–159, 1987.
196. Shorey CW, Campbell JH: Dislocation of the temporomandibular joint. *Oral Surg Oral MedOral Pathol Oral Radiol Endod* 89:662–668, 2000.
197. Scapino RP: Histopathology associated with malposition of the human temporomandibular joint disc. *Oral Surg Oral Med Oral Pathol Oral Radiol Endod* 55:382, 1983.
198. Enzinger FM, Weiss SW: Benign tumors and tumor-like lesions of synovial tissue. In: Enzinger FM, Weiss SW, eds. *Soft Tissue Tumors*, 3rd edn. St Louis, MO:Mosby-Year Book Inc, 1995:735–755.
199. Goldman AB, DiCarlo EF: Pigmented villonodular synovitis: Diagnosis and differential diagnosis. *Radiol Clin North Am* 26:1327–1347, 1988.
200. O'Sullivan TJ, Alport EC, Whiston HG: Pigmented villonodular synovitis of the temporomandibular joint. *J Otolaryngol* 13:123–126, 1984.
201. Barnard JDW: Pigmented villonodular synovitis in the temporomandibular joint: A case report. *Br J Oral Surg* 13:183–187, 1975.
202. Takagi M, Ishikawa G: Simultaneous villonodular synovitis and synovial chondromatosis of the temporomandibular joint: Report of case. *J Oral Surg* 39:699–701, 1981.
203. Tanaka K, Suzuki M, Nameki H, et al.: Pigmented villonodular synovitis of the temporomandibular joint. *Arch Otolaryngol Head Neck Surg* 123:536–539, 1997.
204. Schwartz LL: A temporomandibular joint pain-dysfunction syndrome. *J Chronic Dis* 3:284–293, 1956.
205. Schwartz LL: Pain associated with temporomandibular joint. *J Am Dent Assoc* 51:393–397, 1955.
206. Brooke RI, Stenn PG: Postinjury myofascial dysfunction syndrome: Its etiology and prognosis. *Oral Surg Oral Med Oral Pathol* 45:846–850, 1978.
207. Howard RP, Benedict JV, Raddin JH, et al.: Assessing neck extension–flexion as a basis for temporomandibular joint dysfunction. *J Oral Maxillofac Surg* 49:1210–1213, 1991.
208. Howard RP, Hatsell CP, Guzman HM: Temporomandibular joint injury potential imposed by the low-velocity extension-flexion maneuver. *J Oral Maxillofac Surg* 53:256–262, 1995.
209. Bland JH: Epidemiology and demographics: Phylogenesis and clinical implications. In: Bland JH, ed. *Disorders of the Cervical Spine. Diagnosis and Medical Management*. Philadelphia: WB Saunders, 1994:3–11.

210. Grant R: *Physical Therapy of the Cervical and Thoracic Spine*, 2nd edn. Edinburgh: Churchill Livingstone, 1994.
211. Alanen PJ, Kirveskari PK: Occupational cervicobrachial disorder and temporomandibular joint dysfunction. *J Craniomandibular Pract* 3:69–72, 1984.
212. De Laat A, Meuleman H, Stevens A: Relation between functional limitations of the cervical spine and temporomandibular disorders. *J Orofac Pain* 1:109, 1993.
213. Kirveskari P, Alanen P, Karskela V, et al.: Association of functional state of stomatognathic system with mobility of cervical spine and neck muscle tenderness. *Acta Odontol Scand* 46:281–286, 1988.
214. Bogduk N: The rationale for patterns of neck and back pain. *Patient Manage* 8:13, 1984.
215. Bogduk N: Cervical causes of headache and dizziness. In: Grieve GP, ed. *Modern Manual Therapy of the Vertebral Column*. New York: Churchill Livingstone, 1986:289–302.
216. Bogduk N: Innervation and pain patterns of the cervical spine. In: Grant R, ed. *Physical Therapy of the Cervical and Thoracic Spine*. New York: Churchill Livingstone, 1988.
217. Bogduk N: The anatomical basis for cervicogenic headache. *J Manip Physiol Ther* 15:67–70, 1992.
218. Bovim G, Berg R, Dale LG: Cervicogenic headache: Anaesthetic blockade of cervical nerves (C2–5) and facet joint (C2/3). *Pain* 49:315–320, 1992.
219. Jull GA: Headaches associated with cervical spine: a clinical review. In: Boyling JD, Palastanga N, eds. *Grieve's Modern Manual Therapy*, 2nd edn. Edinburgh: Churchill Livingstone, 1994.
220. Lord SM, Barnsley L, Wallis BJ, et al.: Third occipital nerve headache: A prevalence study. *J Neurol Neurosurg Psychiatry* 57:1187–1190, 1994.
221. Norris CW, Eakins K: Head and neck pain: T-M joint syndrome. *Laryngoscope* 84:1466–1478, 1974.
222. De Wijer A: *Temporomandibular and Cervical Spine Disorders*. The Netherlands: Utrecht University, 1995.
223. de Wijer A, Steenks MH, de Leeuw JR, et al.: Symptoms of the cervical spine in temporomandibular and cervical spine disorders. *J Oral Rehabil* 23:742–750, 1996.
224. de Wijer A, Steenks MH, Bosman F, et al.: Symptoms of the stomatognathic system in temporomandibular and cervical spine disorders. *J Oral Rehabil* 23:733–741, 1996.
225. de Wijer A, de Leeuw JR, Steenks MH, et al: Temporomandibular and cervical spine disorders. Self-reported signs and symptoms. *J Oral Rehabil* 21:1638–1646, 1996.
226. Mohl ND: Head posture and its role in occlusion. *NY State Dent J* 42:17–23, 1976
227. Prieskel HW: Some observations on the postural position of the mandible. *J Prosthet Dent* 15:625–633, 1965.
228. Ramfjord SP: Dysfunctional temporomandibular joint and muscle pain. *J Prosthet Dent* 11:353–374, 1961.
229. Darling DW, Kraus S, Glasheen-Wray MB: Relationship of head posture and the rest position of the mandible. *J Prosthet Dent* 52:111–115, 1984.
230. Goldstein DF, Kraus SL, Williams WB, et al.: Influence of cervical posture on mandibular movement. *J Prosthet Dent* 52:421–426, 1984.
231. Robinson MJ: The influence of head position on TMJ dysfunction. *J Prosthet Dent* 16:169–172, 1966
232. International Headache Society Headache Classification and Diagnostic Criteria for Headache Disorders: Cranial neuralgias, and facial pain. *Cephalalgia* 8:19–22, 71, 72, 1988.
233. Feinman C, Harris ML, Cawley R: Psychogenic facial pain: Presentation and treatment. *Br Med J* 288:436–438, 1984.
234. Solomon S, Lipton RB: Atypical facial pain: A review. *Semin Neurol* 8:332–338, 1988.
235. Friedman MH, Weintraub MI, Forman S: Atypical facial pain: A localized maxillary nerve disorder? *Am J Pain Manage* 4:149–152, 1995.
236. Appenzeller O: *Pathogenesis and Treatment of Headache*. New York: Spectrum Publications, Inc., 1976.
237. Esposito CJ, Crim GA, Binkley TK: Headaches: A differential diagnosis. *J Craniomandibular Pract* 4:318–322, 1986.
238. Wolff HG: *Headache and Other Head Pain*, 2nd edn. New York: Oxford University Press, 1987:53–76.
239. Dandy WE: An operation for the cure of tic douloureux. Partial section of the sensory root at the pons. *Arch Surg* 18:687, 1929.
240. Sjoqvist O: Surgical Section of Pain Tracts and Pathways in the Spinal Cord and Brain Stem, *4th Congr Neurol Internat*. Paris: Masson, 1949.
241. Coderre TJ, Katz JN, Vaccarino AL, et al.: Contribution of central neuroplasticity to pathological pain: Review of clinical and experimental literature. *Pain* 52:259–285, 1993.
242. Trowskoy M, Cozacov C, Ayache M, et al.: Postoperative pain after inguinal herniorraphy with different types of anesthesia. *Anesth Analg* 70:29–35, 1990.
243. McQuay J: Pre-emptive analgesia. *Br J Anesth* 69:1–3, 1992.
244. Cousins M: Acute and postoperative pain. In: Wall PD, Melzack R, eds. *Textbook of Pain*. Edinburgh: Churchill Livingstone, 1994:357–385.
245. Stohler CS: Phenomenology, epidemiology, and natural progression of the muscular temporomandibular disorders. *Oral Surg Oral Med Oral Pathol Oral Radiol Endod* 83:77–81, 1997.
246. Evjenth O, Hamberg J: *Muscle Stretching in Manual Therapy, A Clinical Manual*. Alfta, Sweden: Alfta Rehab Forlag, 1984.

CAPÍTULO 25

A COLUNA E A CAIXA TORÁCICAS

OBJETIVOS DO CAPÍTULO

▶ **Ao concluir o capítulo, o leitor será capaz de:**

1. Descrever as vértebras, os ligamentos, os músculos e os suprimentos sanguíneo e nervoso que compreendem o segmento intervertebral torácico.

2. Descrever os movimentos acoplados da coluna torácica, as barreiras articulares normais e anormais e as reações a cargas das diversas estruturas.

3. Realizar um exame objetivo e detalhado do sistema musculoesquelético torácico, incluindo palpação das estruturas articulares e do tecido mole e testes de movimentos combinados, de posição, de mobilidade articular passiva e de estabilidade.

4. Avaliar os dados totais dos exames para estabelecer o diagnóstico e estimar o prognóstico.

5. Descrever as patologias e as lesões comuns dessa região.

6. Aplicar técnicas manuais para a coluna torácica usando o grau, a direção e a duração corretos.

7. Descrever estratégias de intervenção com base em achados clínicos e em metas estabelecidas.

8. Desenvolver planos de intervenção com base na educação do paciente, em terapias manuais e em exercícios terapêuticos.

9. Avaliar a eficácia das intervenções, a fim de melhorá-las ou modificá-las.

10. Planejar programas domiciliares eficazes, incluindo exercícios terapêuticos, tratamentos espinais e instruir os pacientes nesses programas.

▼ VISÃO GERAL

A coluna torácica atua como uma zona de transição entre a região lombossacral e a coluna cervical. Embora, historicamente, não tenha recebido a mesma atenção que as outras regiões da coluna, ela pode ser fonte importante de dor local e referida. A região torácica é a mais rígida da coluna e, nessa área, a proteção das vísceras torácicas tem prioridade sobre a mobilidade espinal segmentar.

Como cada vértebra torácica está envolvida em pelo menos seis articulações, nem sempre é possível estabelecer causas específicas das respectivas disfunções. Essa tarefa se torna mais difícil devido à inacessibilidade de muitas dessas articulações.[1]

estende-se até TXII, tendo como ápice o espaço discal de TVI a TVII.[2] A cifose é uma curva estrutural cuja presença ocorre desde o nascimento.[3] Ao contrário das regiões lombar e cervical, que derivam suas curvas a partir das diferenças correspondentes nas alturas dos discos intervertebrais, a curva torácica é mantida pelos corpos vertebrais em forma de cunha, cuja altura posterior é cerca de 2 mm maior do que a anterior.

Na junção toracolombar, que normalmente está localizada entre TXI e LI, as mudanças na curvatura desde a cifose até a lordose variam muito de acordo com a postura, a faixa etária e as fraturas de compressão prévia (ver Cap. 9) e as deformidades resultantes.[4,5]

Sob o ponto de vista anatômico, a junção cervicotorácica compreende o segmento CVII-TI e, sob a ótica funcional, inclui a sétima vértebra cervical, as duas primeiras vértebras torácicas, a 1ª e 2ª costela e o manúbrio.

Anatomia

A coluna torácica forma uma curva cifótica entre as curvas lordóticas das colunas cervical e lombar. A curva começa em TI a TII e

Vértebra torácica

A vértebra torácica consiste dos elementos usuais: o corpo vertebral (centro), os processos transversos e o processo espinhoso (Fig. 25-1).

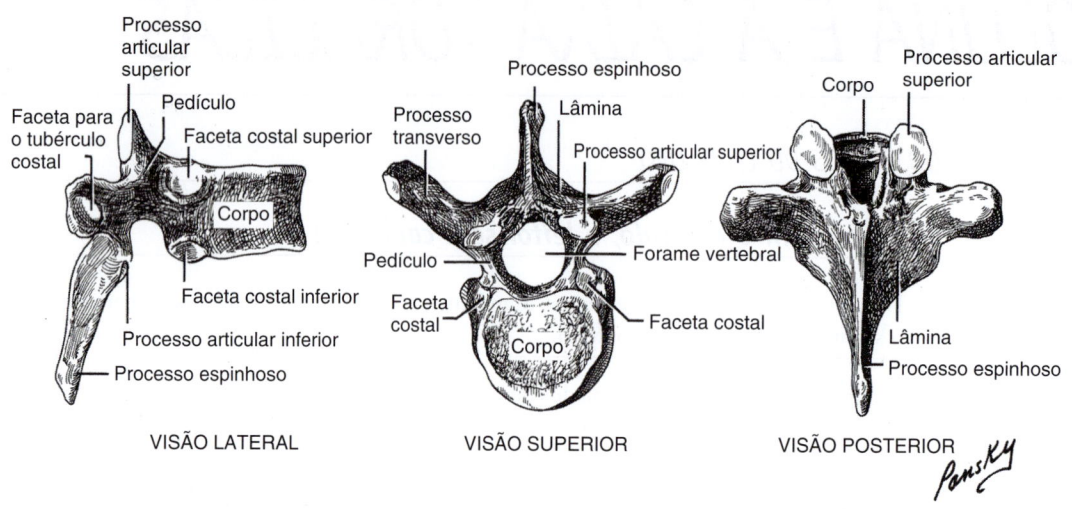

FIGURA 25-1 Vértebra torácica. (Reproduzida, com permissão, de Pansky B. *Review of Gross Anatomy*. 6th ed. New York: McGraw-Hill; 1996:195.)

Corpo vertebral

O corpo vertebral torácico é tão largo quanto amplo, de modo que suas dimensões ântero-posteriores e médio-laterais têm o mesmo comprimento.[6] A superfície anterior do corpo é convexa de um lado a outro, enquanto a posterior é profundamente côncava.[6] A altura, a área transversal da placa terminal e a massa óssea dos corpos vertebrais aumentam da região cranial à caudal, em especial nos níveis inferiores.[7,8] A pressão progressiva dos corpos vertebrais torácicos ocorre com aumento da idade na maioria dos indivíduos e com estreitamento do espaço do disco em vários níveis, desde a terceira década de vida.[9] Os corpos vertebrais da maior parte da coluna torácica diferem daqueles das vértebras cervicais e lombares, devido à presença de uma semifaceta em cada uma de suas partes laterais, para se articularem com as costelas (articulação costovertebral; ver discussão mais adiante).

Processos transversos

Os processos transversos da coluna torácica são orientados posteriormente (i.e., apontam para trás) e localizam-se diretamente entre o processo inferior e superior das articulações zigoapofisárias de cada nível. Essa característica anatômica os torna úteis como pontos de palpação durante os testes de mobilidade no meio do tórax.

Os processos transversos das primeiras 10 vértebras torácicas são diferentes dos das colunas cervical e lombar, pois apresentam uma faceta costal, articulada com a costela correspondente para formar a articulação costotransversa (ver discussão mais adiante). Os níveis TXI e TXII se caracterizam pela ausência dessa articulação, pois a 11ª e a 12ª costela não se articulam com os processos transversos, mas com o corpo vertebral.

Processos espinhosos

Duas lâminas curtas e espessas se juntam para formar o processo espinhoso. Os processos espinhosos da região torácica são longos, delgados e de forma triangular em secção cruzada. O grau de obliquidade dessas estruturas varia, embora apontem obliquamente no sentido descendente. Os três primeiros e os três últimos processos são quase horizontais, enquanto os do meio do tórax são longos e abruptamente inclinados. TVII tem a maior angulação de processo espinhoso.

Como em qualquer lugar na coluna, a função das vértebras torácicas é suportar e distribuir as forças compressivas produzidas pela sustentação de peso, sendo que a maior parte é suportada pelos corpos vertebrais. A carga compressiva em TI é de cerca de 9% do peso do corpo, aumentando para 33% em TVIII e 47% em TXII.[10,11]

As vértebras torácicas são classificadas como típicas ou atípicas em relação a sua morfologia. TII a TIX são típicas, embora TIX possa ser atípica, por causa da ausência frequente de sua faceta costal inferior. As vértebras torácicas atípicas são TI, TX, TXI e TXII.

A primeira vértebra (TI) lembra CVII. A dimensão transversal do centro de TI é maior do que a dimensão ântero-posterior do corpo vertebral, sendo quase duas vezes mais larga do que longa, e o processo espinhoso é pelo menos tão longo quanto o de CVII. Há duas facetas ovoides em cada lado do corpo vertebral de TI para articular com a cabeça da primeira costela. A região inferior do corpo vertebral de TI é plano e contém uma pequena faceta em cada canto póstero-lateral para articular com a cabeça da segunda costela.

Aproximadamente 32 estruturas inserem-se na primeira costela e no corpo de TI.[10,11] Devido à forma de anel das costelas e suas inserções, anterior e posteriormente, a coluna torácica e as costelas podem ser consideradas uma estrutura tipo gaiola, formando uma série de anéis concêntricos. Qualquer movimento que ocorra nas várias articulações de cada anel (articulações costovertebral, costotransversa e zigoapofisária) tem o potencial de influenciar os movimentos nas outras articulações dentro do anel ou nos segmentos adjacentes.

A terceira é a menor das vértebras torácicas. A vértebra TIX pode não ter semifacetas abaixo ou pode ter duas em cada lado (sendo que a vértebra TX terá semifacetas apenas na região superior). A vértebra TX tem uma faceta de costela completa localizada parcialmente no corpo da vértebra e parcialmente no tubérculo. Ela não se articula com a 11ª costela e, portanto, não apresenta semifacetas inferiores e, em certos casos, não há nenhuma faceta para a costela na articulação costotransversa.

Os segmentos TXI e TXII formam a junção toracolombar. A vértebra TXI tem facetas costais completas, mas não apresenta nenhuma faceta nos processos transversos para o tubérculo costal. A vértebra TXII articula-se apenas com suas próprias costelas e não apresenta semifacetas inferiores.

Ligamentos

Os ligamentos espinais comuns estão presentes nas vértebras torácicas (Fig. 25-2) e executam a mesma função que executariam em qualquer outro lugar da coluna. Entretanto, o ligamento longitudinal anterior dessa região é mais estreito e mais espesso, comparado com qualquer outra região da coluna,[6] enquanto o ligamento longitudinal posterior é mais amplo aqui, no nível do disco intervertebral, embora seja mais estreito no corpo vertebral do que na região lombar.[12]

Disco intervertebral

A relação entre a altura do disco intervertebral e a altura do corpo vertebral é menor na coluna torácica (1:5) do que nos níveis cervical (2:5) e lombar (1:3). Os discos torácicos são mais estreitos e mais finos do que os das colunas cervical e lombar e aumentam gradualmente de tamanho, de superior para inferior (ver Cap. 20). A redução na altura do disco é, em parte, responsável pela mobilidade relativamente baixa da coluna torácica em comparação com as colunas cervical e lombar.

Articulações zigoapofisárias

As articulações zigoapofisárias da coluna torácica superior apresentam algumas características morfológicas da região cervical e, da mesma forma que as articulações da coluna torácica inferior, aproximam-se progressivamente das articulações da região lombar superior.[13] Os segmentos médios da coluna torácica apresentam menor mobilidade, tendo em vista que as articulações da caixa torácica limitam a execução de movimentos no plano sagital, enquanto acomodam os deslocamentos axiais.[13,14]

As facetas superiores e inferiores das articulações zigoapofisárias surgem das partes superiores e inferiores do pedículo da vértebra torácica. A faceta superior se localiza superiormente, com a superfície articular na região posterior, enquanto a faceta inferior se localiza inferiormente, com a superfície articular na região anterior. O grau de orientação súpero-inferior e médio-lateral é pequeno. A faceta superior surge nas proximidades da junção lâmina-pedículo e volta-se posterior, superior e lateralmente.

> **Curiosidade Clínica**
>
> As facetas articulares das articulações zigoapofisárias torácicas são muito diferentes em comparação com as das colunas cervical e lombar, pois são orientadas em direção mais coronal, com mudança do ângulo de inclinação, dependendo do nível segmentar:
>
> - Os segmentos superiores inclinam-se em 45 a 60° em relação à horizontal, da mesma forma que os da coluna cervical.
> - Os segmentos médios inclinam-se em 90° em relação à horizontal na forma torácica típica.
> - Os segmentos inferiores inclinam-se como na coluna lombar. O tropismo zigoapofisário (o movimento na direção de um estímulo ou distanciamento dele) ocorre com mais frequência em TXI e TXII.[15] As facetas articulares inferiores de TXII apresentam, invariavelmente, orientação e concavidade lombar, com a orientação mudando cerca de 90° em TXI ou TXII, permitindo que ocorra a rotação axial pura.[16,17]

A faceta articular inferior surge nas lâminas e volta-se para as direções anterior, inferior e medial, permanecendo em posição posterior à faceta superior da vértebra imediatamente abaixo. As superfícies facetárias são côncavas anteriormente e convexas posteriormente, trazendo o eixo de rotação para o centro, em vez de atravessar o processo espinhoso, como nas vértebras lombares. Isso faz com que o centro biomecânico de rotação coincida com o centro real de rotação formado pelo peso do corpo.[18]

A função das articulações zigoapofisárias é restringir a quantidade de flexão e de translação anterior do segmento vertebral e facilitar a rotação.[10] Aparentemente elas exercem pouca influência na amplitude de inclinação lateral.[10]

Costelas

A caixa torácica óssea é formada por 12 pares de costelas, o esterno, a clavícula e as vértebras da coluna torácica. Sua função principal é proteger o coração e os pulmões. Todas as costelas são diferentes umas das outras em tamanho, profundidade e curvatura, embora partilhem algumas características. A primeira costela é a mais curta. O comprimento aumenta na direção inferior, até a sétima costela, tornando-se progressivamente menor a partir desse ponto.

As costelas são divididas em duas classificações: verdadeira/falsa e típica/atípica.

1. *Verdadeira/falsa.* As costelas de 1 até 7 denominam-se costelas verdadeiras porque sua cartilagem insere-se diretamente no esterno. As restantes denominam-se costelas falsas, pois a sua inserção distal é na cartilagem costocondral de sua vizinha superior.

2. *Típica/atípica.* As costelas 3 a 9 são denominadas costelas típicas, enquanto a 1ª, a 9ª, a 10ª, a 11ª e a 12ª costela são consideradas atípicas. A costela típica se caracteriza por uma extremidade posterior composta de cabeça, colo e tubérculo. A cabeça da costela típica apresenta duas facetas articulares, uma faceta costal superior e uma faceta costal inferior.

    a. A faceta superior insere-se na semifaceta semilunar costal da vértebra acima de seu nível.
    b. A faceta inferior insere-se na semifaceta semicircular costal da vértebra do mesmo nível.[12]

As costelas atípicas, por sua vez, articulam-se apenas com suas próprias vértebras por meio de uma faceta completa. As duas costelas (11 e 12) inferiores não apresentam articulação costocondral anteriormente.[19]

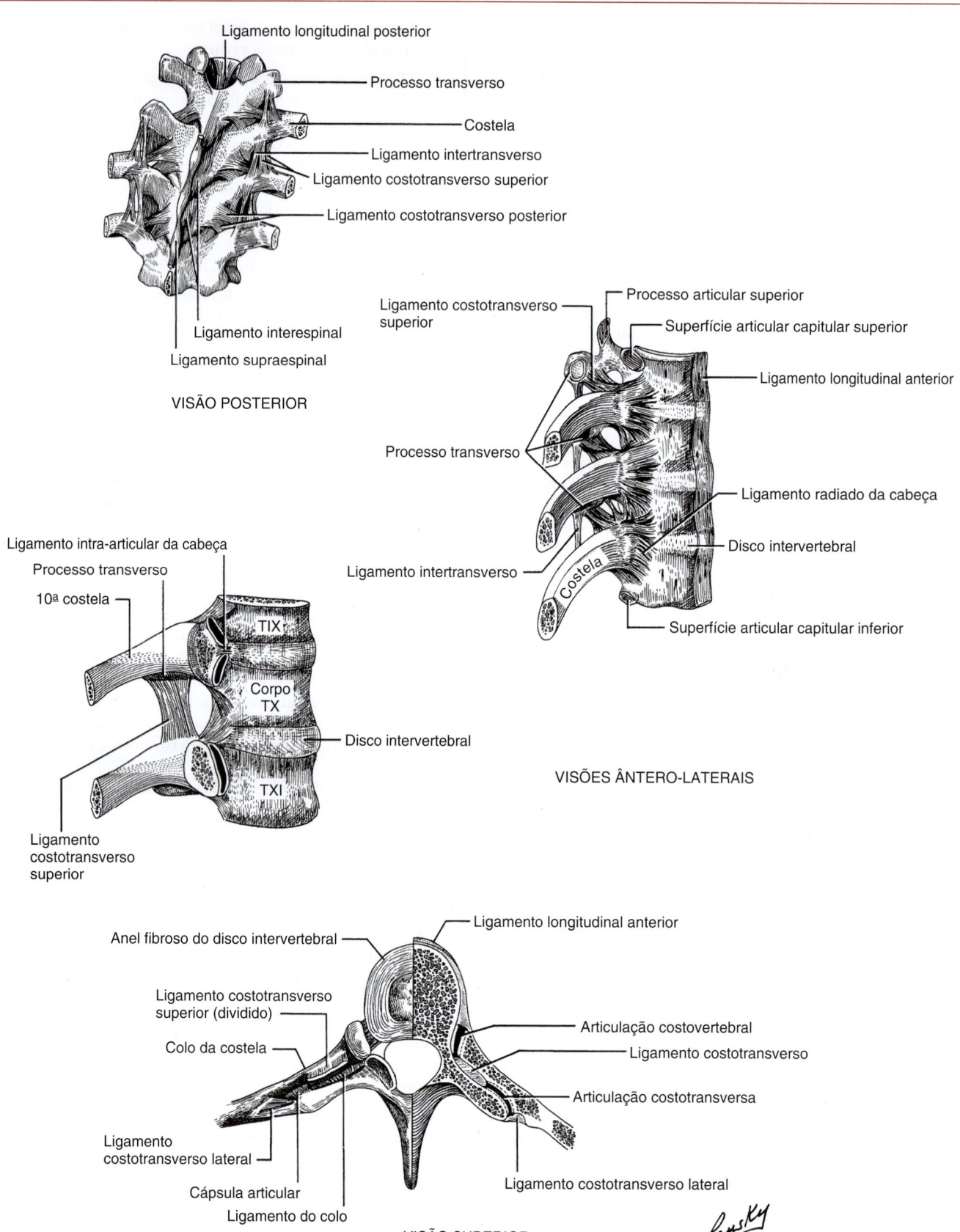

FIGURA 25-2 Articulações costovertebrais. (Reproduzida, com permissão, de Pansky B. *Review of Gross Anatomy*. 6th ed. New York, NY: McGraw-Hill; 1996:217.)

Costelas típicas

A cabeça da costela típica projeta-se para cima de maneira muito similar à do processo uncinado na coluna cervical e, na realidade, desenvolve-se da mesma maneira durante a infância, aparentando desempenhar um papel mecânico semelhante.[6] A cabeça consiste de uma extremidade posterior levemente aumentada, dividida por uma crista horizontal, que serve de inserção para o ligamento intra-articular. Esse ligamento, que se estende desde a cabeça da costela até o disco intervertebral, divide a articulação em duas porções; uma superior e uma inferior. Geralmente, cada uma dessas porções contém uma semifaceta para articular com as articulações costovertebrais sinoviais.

O tubérculo da costela típica está localizado na superfície externa, onde o colo une-se à diáfise, sendo mais proeminente nas partes superiores do que nas inferiores. A porção articular do tubérculo apresenta uma faceta oval que se articula com a articulação costotransversa (ver Fig. 25-2).

A diáfise convexa da costela conecta-se com o colo no ângulo da costela. A borda superior da diáfise é redonda e espessa, enquanto sua região inferior é fina e afiada.[6] Sua extremidade anterior apresenta uma pequena depressão na ponta para articular com a articulação costocondral (ver Fig. 25-2).

Costelas atípicas

Apesar de suas dimensões pequenas, a primeira costela, atípica, se caracteriza por uma construção robusta. Pelo fato de ser a costela mais encurvada e com orientação mais inferior, ela se inclina acentuadamente no sentido descendente, desde sua articulação vertebral até o manúbrio. Sua cabeça é pequena e arredondada e articula-se apenas com a vértebra TI. A primeira cartilagem costal é a mais curta e, juntamente com a articulação esternocondral fibrosa, contribui para a estabilidade total do primeiro anel da caixa torácica. A primeira costela insere-se no manúbrio logo abaixo da articulação esternoclavicular, e a segunda se articula com o esterno na junção manubrioesternal. A segunda costela atípica é mais longa, não é tão plana como a primeira e insere-se na junção do manúbrio e no corpo do esterno.

A cabeça da 10ª costela atípica tem apenas uma faceta simples devido à ausência de articulação com a vértebra imediatamente acima. A 11ª e a 12ª costela não apresentam tubérculos e as respectivas cabeças têm apenas uma faceta articular simples. Ambas as costelas não têm inserção anterior, mas terminam com um pequeno pedaço de cartilagem.

Inserção e orientação das costelas

A inserção das costelas no esterno é variável. A 5ª, 6ª e 7ª costelas superiores têm suas próprias conexões cartilagíneas (ver "Articulação esternocostal").[6] A cartilagem da 8ª costela termina fundindo-se com a 7ª. A mesma situação ocorre com a 9ª e a 10ª costelas, originando, portanto, um feixe comum de cartilagem e de tecido conjuntivo.

A forte presença ligamentar e a existência de duas articulações (costovertebral e costotransversa), em cada nível, limitam de forma acentuada a quantidade permitida de movimento, para movimentos leves de deslizamento e de rotação, com a morfologia determinando a função de cada costela.

A orientação das costelas aumenta, desde a posição horizontal nos níveis superiores, até posições mais oblíquas nos níveis inferiores da coluna torácica, no sentido descendente (ponto que deve ser lembrado durante as palpações).

Curiosidade Clínica

A costela cervical é uma variante anatômica rara, cuja ocorrência é estimada em cerca de 0,5 a 1% da população e bilateralmente em 66 a 80% desses casos.[18] Com frequência, o diagnóstico é casual, como resultado de radiografias rotineiras do tórax ou em pacientes que desenvolvem a síndrome do desfiladeiro torácico (ver Cap. 23).[20]

Articulação costovertebral

As vértebras torácicas conectam-se em suas vértebras adjacentes pela articulação costovertebral, sinoviais e com hialinação bilateral, e por seus ligamentos adjacentes (ver Fig. 25-2). A articulação costovertebral também forma uma relação estreita entre a cabeça da costela e a face lateral do corpo vertebral (ver Fig. 25-2). A 1ª, a 11ª e a 12ª costela articulam-se totalmente com suas próprias vértebras por meio de uma faceta costal simples, sem nenhum contato com o disco intervertebral, enquanto as costelas remanescentes se articulam com suas próprias vértebras e com a vértebra acima, bem como com o disco intervertebral. Esse fato tem o potencial de predispor a 1ª, a 11ª a 12ª articulação costovertebral a mudanças artríticas precoces, como resultado de mais estresse mecânico, em comparação com a 2ª à 10ª costela.[21]

O ligamento radiado (ver Fig. 25-2) conecta a região anterior da cabeça da costela aos corpos de duas vértebras adjacentes e ao respectivo disco interveniente em um arranjo tipo leque. Cada um dos três feixes do ligamento radiado apresenta inserções diferentes.

1. A parte superior estende-se da cabeça da costela até o corpo da vértebra superior.

2. A parte inferior estende-se na direção do corpo da vértebra inferior.

3. A parte intermediária estende-se na direção do disco interveniente.

Oda e colaboradores[22] relataram que a articulação costovertebral e a caixa torácica dão estabilidade à coluna torácica. Em primeiro lugar, eles fizeram ressecções dos elementos posteriores, aplicadas simetricamente, seguidas de ressecção das articulações costovertebrais bilaterais e, na sequência, obliteração total da caixa torácica. Sua conclusão foi que a coluna torácica pode tornar-se instável quando os elementos posteriores e as articulações costovertebrais bilaterais forem obliterados. Além disso, há um aumento na zona neutra e na amplitude de movimento, tanto na inclinação lateral como na rotação, indicando que essas articulações exercem influência sobre a estabilização durante os movimentos acoplados.[22]

Feiertag e colaboradores[23] relataram que a ressecção articular da cabeça da costela mostrou aumentos significativos no movimento espinal torácico nos planos sagital e coronal. Como a ossificação da cabeça da costela não se desenvolve na articulação costovertebral superior até cerca de 13 anos, indivíduos mais jovens, como ginastas, apresentam enorme quantidade de rotação torácica e de inclinação lateral.

Articulação costotransversa

Esta é uma articulação sinovial localizada entre uma faceta articular na região posterior do tubérculo da costela e uma faceta articular na região anterior do processo transverso, que se apoia em uma cápsula fibrosa fina (ver Fig. 25-2). Essa articulação não existe nos dois segmentos vertebrais torácicos inferiores.

O colo da costela se estende ao longo de todo comprimento da região posterior do processo transverso. O ligamento costotransverso curto e profundo (ver Fig. 25-2) estende-se posteriormente desde a região posterior do colo da costela até a região anterior de seu processo transverso, enchendo o forame costotransverso que se forma entre o colo da costela e seu processo transverso adjacente. O ligamento tem duas divisões:

1. O ligamento costotransverso superior, também conhecido como ligamento interósseo ou ligamento do colo da costela, é formado por duas camadas (ver Fig. 25-2). A camada anterior, que é contínua com a membrana intercostal interna, na região lateral estende-se desde o colo da costela, no sentido ascendente e lateralmente até a região inferior do processo transverso acima. A camada posterior estende-se para cima e em direção medial a partir da região posterior do colo da costela até o processo transverso superior.

2. O ligamento costotransverso lateral (ver Fig. 25-2) estende-se desde a ponta do processo transverso, na região lateral, até o tubérculo de sua própria costela. Ele é curto, espesso e forte, embora muitas vezes seja danificado por golpes diretos no tórax (p. ex., soco, pontapé, etc.).

Nessa articulação há pouca translação póstero-anterior ou ântero-medial-póstero-lateral disponível. Jiang e colaboradores[24] relataram que os ligamentos costotransversos superiores são muito importantes para manter a estabilidade lateral da coluna.

> **Curiosidade Clínica**
>
> Trabalhando juntas, as articulações costotransversas e costovertebrais ajudam a dar estabilidade para a coluna torácica.

Esterno

O esterno consiste de três partes: o manúbrio, o corpo e o processo xifoide.

O manúbrio (Fig. 25-3) é amplo e grosso na região superior e mais estreito e fino na região inferior, onde se articula com o corpo. Em cada lado da incisura supraesternal localizam-se as facetas articulares das clavículas e, abaixo delas, as facetas da primeira costela. Nas regiões ínfero-laterais imediatas do manúbrio encontram-se duas facetas menores da cartilagem da segunda costela.

A articulação entre o manúbrio e o esterno normalmente é uma sínfise, com as extremidades dos ossos alinhadas com a cartilagem hialina.

O corpo do esterno é feito dos elementos fundidos de quatro corpos esternais, cujos vestígios são marcados por três cristas horizontais. A extremidade superior do corpo articula-se com o manúbrio no ângulo esternal. Na região lateral, uma faceta na extremidade superior do corpo forma uma superfície articular comum com o manúbrio para a segunda cartilagem costal. Em cada borda lateral estão quatro outras incisuras que se articulam com a 3ª até a 6ª cartilagem costal. A terceira costela tem a fossa mais profunda no esterno, indicando que pode servir como eixo para rotação e inclinação lateral durante a elevação do braço. TVII articula-se com o esterno e com o xifoide.

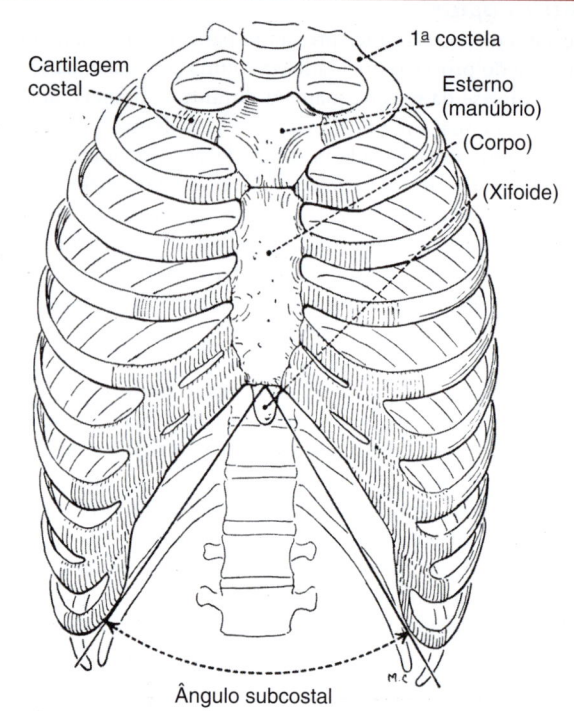

FIGURA 25-3 Manúbrio e esterno. (Reproduzida, com permissão, de Luttgens K, Hamilton K. *Kinesiology: Scientific Basis of Human Motion.* New York, NY: McGraw-Hill; 2002:243.)

O xifoesterno, ou processo xifoide (ver Fig. 25-3), é a menor parte do esterno. Ele inicia em um estado cartilagíneo, mas, na idade adulta, a parte superior se ossifica.

Um estudo[25] que analisou o efeito da remoção de todo o esterno a partir do tórax intacto descobriu que isso produzia perda quase completa do efeito de rigidez do tórax.

Articulação esternocostal

A 1ª, a 6ª e a 7ª cartilagem costal são, cada uma, ligadas ao esterno por uma sincondrose. Da 2ª a 5ª costela são conectadas ao esterno por meio de uma articulação sinovial, pela qual a cartilagem da costela correspondente articula-se com uma cavidade tipo esferoidal no esterno.[26]

Em todas essas articulações, o periósteo do esterno e o pericôndrio da cartilagem costal são contínuos. Uma cápsula fibrosa fina que está presente nas sete articulações superiores insere-se na circunferência das superfícies articulares, associando-se aos ligamentos esternocostais. As superfícies das articulações são cobertas com fibrocartilagem e sustentadas por ligamentos capsular, esternocostal radiado ou xifocostal e intra-articular. A articulação é capaz de realizar cerca de 2° de movimento desde a inspiração completa até a expiração total e permite a excursão total do esterno nessas atividades.

Músculos

Uma grande quantidade de músculos surge e insere-se na coluna torácica e nas costelas. Os músculos dessa região podem ser divididos nos envolvidos no movimento espinal ou de extremidade e nos envolvidos na respiração (Tabs. 25-1 e 25-2).

Músculos espinais e das extremidades
Músculos espinais

Iliocostal do tórax. O iliocostal do tórax consiste de várias tiras musculares que ligam as vértebras torácicas e o sacro com a 6ª ou 7ª costelas inferiores. As tiras musculares têm vários tendões, que variam em diferentes indivíduos, os quais se inserem em todos os ângulos das seis costelas inferiores. Sua função é estender a coluna quando trabalhar bilateralmente e incliná-la para o lado ipsilateral quando trabalhar isolado. O iliocostal consiste de três subdivisões – iliocostal do lombo, iliocostal do tórax e iliocostal do pescoço – que são parte da porção externa do grupo muscular longo do eretor da espinha. O músculo recebe seu suprimento nervoso através dos ramos porteriores dos nervos torácicos.

Longuíssimo do tórax. Os músculos longuíssimos do tórax, juntamente com os músculos intercostais, originam-se nos processos transversos das vértebras torácicas inferiores. Eles se inserem em todas as costelas e nas extremidades dos processos transversos das vértebras lombares superiores. Sua função é estender a coluna quando trabalhar bilateralmente e incliná-la para o lado ipsilateral quando trabalhar sozinho. Esse músculo é inervado pelos ramos posteriores dos nervos torácicos.

Espinal do tórax. Esse músculo origina-se nos processos espinhosos das vértebras lombares superiores e das duas vértebras torácicas inferiores. Ele se insere nos processos espinhosos das vértebras torácicas médias e superiores. Sua função é estender a coluna. Esse músculo é inervado pelos ramos posteriores dos nervos torácicos.

TABELA 25-1 Músculos da expiração forçada

Primários	Acessórios
Músculos abdominais	Latíssimo do dorso
• Oblíquo interno e externo	Serrátil posterior inferior
• Reto do abdome	Quadrado do lombo
• Transverso do abdome	Iliocostal do lombo
Intercostais internos (posteriores)	
Transverso do tórax	
Intercostais transversos (íntimo)	

Dados de Kendall HO, Kendall FP, Boynton DA: *Posture and Pain.* Baltimore: Williams and Wilkins, 1952.

TABELA 25-2 Músculos da inspiração

Primários	Acessórios
Diafragma	Escalenos
Levantador da costela	Esternocleidomastóideo
Intercostais externos	Trapézio
Intercostais internos (anteriores)	Serrátil anterior e posterior, superior e inferior
	Peitoral maior e menor
	Latíssimo do dorso
	Subclávio

Dados de Kendall HO, Kendall FP, Boynton DA: *Posture and Pain.* Baltimore: Williams and Wilkins, 1952.

Semiespinal do tórax. O semiespinal do tórax consiste de tiras longas de músculo que se estendem ao longo e ao redor das vértebras da coluna. Esse músculo pode ter sua inserção entre 4 e 8 processos espinhosos, originadas dos processos transversos de TVI a TX. Essas tiras de músculo inserem-se nos processos espinhosos das primeiras quatro vértebras torácicas e no 5º e 7º processos de CVI a TIV. Sua função é estender a coluna quando trabalha bilateralmente e rodá-la contralateralmente quando trabalha de forma isolada. O semiespinal torácico é inervado pelos ramos posteriores dos nervos torácicos.

Multífido. É um músculo localizado nas costas e estende-se ao longo de toda a coluna e aloja-se profundamente nos músculos eretores da espinha. Ele se origina no sacro, no ligamento sacroilíaco, nos processos mamilares das vértebras lombares, nos processos transversos das vértebras torácicas e nos processos articulares das últimas quatro vértebras cervicais. O multífido consiste de vários feixes de fibras que cruzam de 2 a 5 vértebras ao mesmo tempo e inserem-se em toda a extensão do processo espinhoso acima. Sua função é estender a coluna quando trabalha bilateralmente e rodá-la o mínimo possível para o lado contralateral quando estiver trabalhando sozinho. Esse músculo é inervado pelos ramos posteriores dos nervos espinais torácicos.

Rotadores do tórax (longo e curto). Os rotadores são músculos espinais profundos localizados sob os multífidos. O rotador curto é profundo em relação ao longo. Esses músculos são os mais desenvolvidos na região torácica. Há um total de 11 músculos rotadores quadrilaterais pequenos em cada lado da coluna. Cada um surge do processo transverso da vértebra e estende-se para dentro até a vértebra superior. Eles ajudam a rodar o segmento torácico apropriado. Eles são inervados pelos ramos posteriores dos nervos espinais torácicos.

Intertransversários. Os intertransversários são músculos pequenos localizados entre o processo transverso das vértebras. Na região torácica, são músculos consistentes simples e existem apenas de TX-TXI a TXII-LI. Sua função é inclinar ipsilateralmente a coluna. São inervados pelos ramos posteriores dos nervos espinais torácicos.

Os demais músculos espinais da região torácica agem principalmente na coluna cervical. Estes incluem o trapézio, o levantador da escápula e os escalenos anterior, posterior e médio (ver Cap. 23).

Músculos da extremidade. Os músculos da região torácica que agem principalmente nas extremidades incluem o peitoral maior, o latíssimo do dorso e o serrátil anterior (ver Cap. 14).

Músculos respiratórios

O sistema respiratório é, essencialmente, uma bomba multimuscular robusta. As conexões do mecanismo respiratório exercem forte influência em áreas como as cinturas escapular e pélvica, bem como na cabeça e no pescoço. A principal tarefa desses músculos é deslocar a parede torácica e, consequentemente, movimentar os gases para dentro e para fora dos pulmões e manter o gás sanguíneo arterial e a homeostase do pH. A importância da função muscular respiratória normal pode ser avaliada considerando-se que qualquer falha no músculo respiratório causada por fadiga, lesão ou doença resulta na incapacidade de manter os níveis de pH e de gás sanguíneo dentro de faixas aceitáveis, cujas consequências podem ser letais. Portanto, a restauração do mecanismo respiratório é um elemento essencial nas intervenções torácicas.

As ações de vários músculos respiratórios, classificados genericamente como *inspiratórios* ou *expiratórios,* com base em suas ações mecânicas, são evidentes por fornecerem vários meios para facilitar o deslocamento de ar em uma grande multiplicidade de condições fisiológicas e fisiopatológicas.[27,28]

Em repouso, o movimento de ar para dentro e para fora dos pulmões é o resultado do recrutamento de vários músculos,[29-31] e a fase expiratória da respiração em repouso também está associada à participação muscular ativa.[32] Nos seres humanos em repouso, o volume corrente resulta do recrutamento coordenado do diafragma, do músculo intercostal paraesternal e do músculo escaleno (Tabs. 25-1 e 25-2).[33,34]

Embora alguns autores argumentem que o desempenho dos músculos respiratórios não limita a tolerância ao exercício em adultos saudáveis normais,[35,36] foi comprovado que os exercícios pesados ou prolongados comprometem o desempenho desses músculos em seres humanos.[37,38] Assim, o interesse na adaptabilidade dos músculos respiratórios aos exercícios de resistência cresceu de forma significativa durante a década de 1990.

Os músculos primários de respiração incluem o diafragma, o esternocostal e os intercostais. Os secundários são os escalenos anterior e médio, o serrátil anterior e posterior, o trapézio, os peitorais maior e menor e, com a cabeça fixa, o esternocleidomastóideo.[6]

Diafragma

Sob o ponto de vista anatômico, o diafragma pode ser dividido em: esternal, costal e lombar:

▶ As fibras esternais originam-se de dois deslizamentos na parte posterior do processo xifoide.

▶ As fibras costais originam-se das seis costelas inferiores e de suas cartilagens costais.

▶ As fibras lombares originam-se dos ramos da vértebra lombar e dos ligamentos arqueados medial e lateral.

> **Curiosidade Clínica**
>
> Pacientes com fraqueza grave ou paralisia bilateral do diafragma apresentam quadros clínicos impressionantes, tendo a ortopneia como sintoma principal. Entretanto, é difícil detectar graus menores de fraqueza desse músculo, sendo necessário fazer testes específicos.

Sob os pontos de vista funcional e metabólico, o diafragma pode ser classificado como dois músculos:[39,40]

1. A porção posterior, que se insere nas vértebras lombares.
2. A porção costal, que se insere no processo xifoide do esterno e dentro das bordas das costelas inferiores.

Portanto, o músculo se insere ao redor da junção toracoabdominal circunferencialmente. A partir dessas inserções, as fibras se curvam centralmente entre si para formar um grande tendão. A contração do diafragma puxa esse tendão, central e inferiormente, produzindo inspiração diafragmática (ver discussão mais adiante). O diafragma tem inervação motora frênica de CIII a CIV e suprimento sensorial pelos seis nervos intercostais inferiores.

Intercostais

Os espaços intercostais se localizam entre as costelas e são mais profundos na frente e entre as costelas superiores. Nessa região ficam os músculos intercostais internos e externos, com o feixe neurovascular abaixo de cada costela.

Os músculos intercostais, juntamente com o esterno (ou esternocostal ou transverso torácico), se formam filogenicamente a partir dos músculos hipoméricos, que correspondem aos seus opostos abdominais, com o esterno sendo homólogo ao reto do abdome e os intercostais homólogos ao oblíquo externo.[6]

Intercostais externos. Esses músculos (Fig. 25-4), dos quais existem 11, são dispostos em uma direção variando de súpero-posterior a ínfero-anterior (estendem-se inferior e medialmente na frente do tórax e inferior e lateralmente nas costas). Devido ao curso oblíquo das fibras e ao fato de que a alavancagem é maior nas duas costelas mais inferiores, o músculo traciona a costela inferior na direção da costela superior, resultando na inspiração. Os intercostais externos inserem-se na borda inferior de uma costela e na borda superior da costela abaixo, estendendo-se do tubérculo até a cartilagem costal. Posteriormente, o músculo é contínuo com as fibras posteriores do ligamento costotransverso superior. Acredita-se que a ação desses músculos seja essencialmente inspiratória,[33] embora também ajam contra a força do diafragma, evitando o colapso das costelas.[30] Sua inervação é suprida pelo nervo intercostal adjacente.

Intercostais internos. As fibras dos intercostais internos (ver Fig. 25-4), que também totalizam 11, se estendem de uma direção ínfero-posterior para uma direção súpero-anterior. Eles se locali-

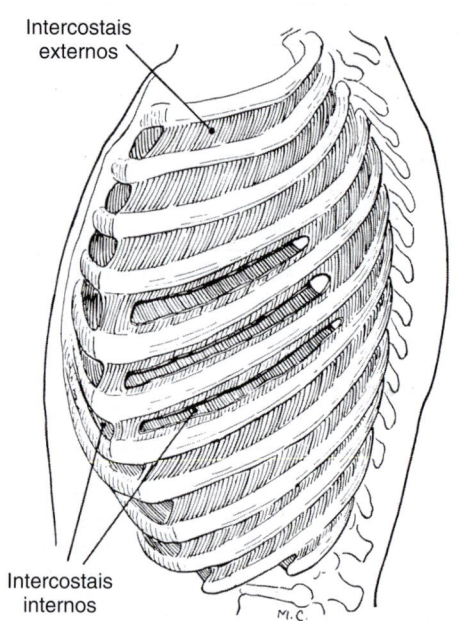

FIGURA 25-4 Músculos intercostais. (Reproduzida, com permissão, de Luttgens K, Hamilton K. *Kinesiology: Scientific Basis of Human Motion.* New York, NY: McGraw-Hill; 2002:247.)

zam em posição profunda com relação aos intercostais externos e estendem-se oblíqua e perpendicularmente aos externos. As fibras posteriores puxam a costela superior para baixo, mas somente durante a expiração forçada.[30,33] Os intercostais internos estendem-se desde os ângulos posteriores das costelas até o esterno, onde terminam posteriormente. Eles são contínuos à membrana interna, que depois se torna contínua com a parte anterior do ligamento costotransverso superior. A inervação desse grupo muscular é suprida pelo nervo intercostal adjacente.

Intercostais transversos (íntimo). São os mais profundos dos intercostais, isto é, inserem-se nas regiões internas de duas costelas contíguas. Eles se tornam progressivamente mais importantes e desenvolvidos na parte inferior do tórax. São usados durante a expiração forçada.[30,33]

Transverso torácico. O transverso torácico é uma lâmina de músculo de formato triangular com origem na superfície dorsal do esterno e cobre as superfícies internas do esterno e da 2ª à 8ª cartilagem costal esternal. O ápice do músculo aponta cranialmente, com deslizamentos musculares ínfero-lateralmente e algumas vezes inserindo-se nas costelas esternais muito próximo às junções costocondrais. Morfologicamente, o transverso torácico é semelhante à parte ventral do transverso do abdome. Sua função é levar as cartilagens costais para baixo. Esse músculo é inervado pelos nervos intercostais adjacentes.

Levantadores das costelas

Esse grupo consiste de 12 músculos curtos e fortes que rodam obliquamente (ínfero-lateralmente), paralelamente aos intercostais externos, desde a ponta do processo transverso até o ângulo da costela, estendendo-se a partir dos processos transversos de CVII a TXI. A função desses músculos, que são inervados pela ramificação lateral do ramo posterior do nervo torácico, é elevar as costelas, porém sua importância na respiração é controversa. O levantador costal também pode ser, em parte, envolvido na rotação e na inclinação lateral das vértebras torácicas.

Serrátil posterior superior

Esse músculo estende-se desde a parte inferior do ligamento nucal, dos processos espinhosos de CVII e TI a TIII e seus ligamentos supraespinais, até a borda inferior da 2ª à 5ª costela, lateral ao ângulo da costela (Fig. 25-5).

O músculo recebe seu suprimento nervoso do 2º ao 5º nervo intercostal. Sua função não está clara, embora aparentemente ele eleve as costelas.[6]

Serrátil posterior inferior

Esse músculo surge dos ligamentos espinais e supraespinais das duas vértebras torácicas inferiores e das 2 ou 3 vértebras lombares superiores. Ele se insere na borda inferior das quatro costelas inferiores, lateral ao ângulo da costela (ver Fig. 25-5).

O músculo recebe seu suporte nervoso dos ramos ventrais do 9º até o 12º nervo torácico. Sua função não está clara, mas se supõe que tracione as costelas para baixo e para trás.

Suprimento vascular

As principais fontes de suprimento sanguíneo dessa região são os ramos dorsais das artérias intercostais posteriores, enquanto a dre-

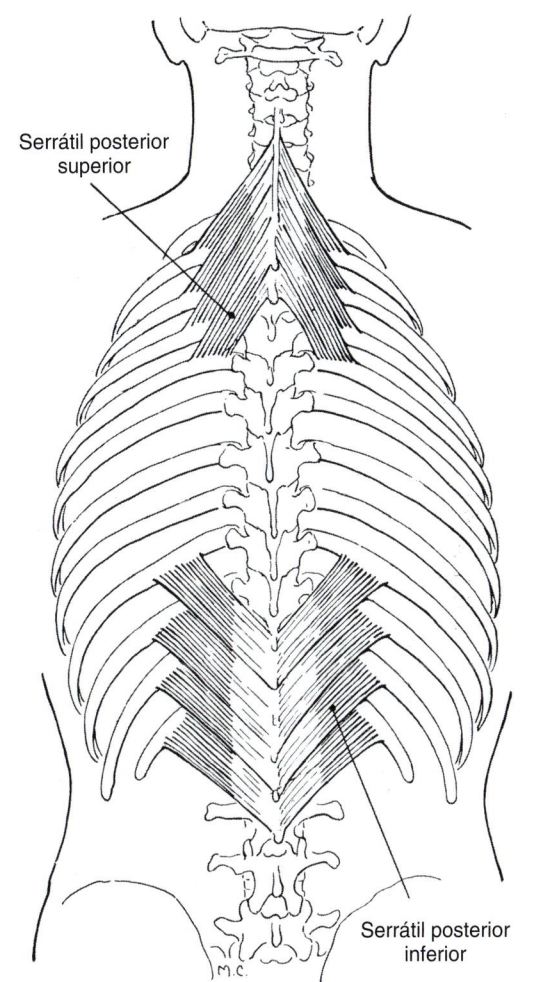

FIGURA 25-5 Serrátil posterior. (Reproduzida, com permissão, de Luttgens K, Hamilton K. *Kinesiology: Scientific Basis of Human Motion.* New York, NY: McGraw-Hill; 2002:249.)

nagem venosa ocorre através dos plexos venosos anterior e posterior. A região da medula espinal entre TIV e TIX é pouco vascularizada.[41]

Neurologia

O canal espinal nessa região é estreito, com apenas um pequeno espaço epidural entre a medula e seu ambiente ósseo.[41] A inervação do canal espinal torácico é feita pelo nervo sinuvertebral, que surge da raiz nervosa e entra novamente no espaço epidural.

A medula espinal torácica raramente é suscetível a lesões, pois ocupa uma maior porcentagem da área transversal total do canal espinal circunjacente do que as secções cervical ou lombar da medula espinal. Ela está comprimida com firmeza no canal e pode ser lesionada com facilidade por fragmentos ósseos deslocados ou por material de disco.[42] Além disso, o suprimento sanguíneo da medula espinal torácica média é fraco e lesões aparentemente triviais podem interromper o suprimento de sangue para uma porção substancial da medula torácica, resultando em déficits neurológicos devastadores.[43]

Na região torácica, há grande variabilidade na topografia dos nervos e das estruturas que eles suprem (Fig. 25-6).[44] Tipicamente, a raiz espinal surge na extremidade lateral do nervo espinal, embora em 25% dos casos seja composta de duas partes que surgem da borda superior do nervo espinal.[45] Os nervos espinais torácicos são segmentados em divisões primária posterior e primária anterior (ver Cap. 2). Como em qualquer lugar, os dermátomos dessa região representam a região cutânea inervada por um nervo espinal através de seus dois ramos.[46]

Os ramos anteriores de T2 a T11 se transformam em nervos intercostais, que suprem os músculos intercostais, as articulações costotransversas, a pleura parietal e a parede corporal do tórax e parte do abdome. Os ramos anteriores acima de T2 e abaixo de T11 formam os plexos somáticos que inervam as extremidades (Fig. 25-6). (O ramo primário anterior inerva a pele [dermátomo], os músculos [miótomos] e o osso [esclerótomo] das extremidades, a parte ântero-lateral do tronco e o pescoço através de suas ramificações laterais e anteriores.)

A distribuição de todos os ramos dorsais é semelhante. Suas ramificações suprem a pele dos dois terços mediais das costas e do pescoço, os músculos profundos das costas e do pescoço (ramificações laterais), as articulações zigoapofisárias (ramificações mediais)[47] e o ligamento amarelo.

Os nervos periféricos que atravessam a coluna torácica e a parede do tórax incluem o nervo escapular, o toracodorsal e o longo do tórax (ver Cap. 2).

Biomecânica

O conhecimento da biomecânica regional da coluna e da caixa torácicas auxilia o fisioterapeuta a interpretar os movimentos ativos e os exames de palpação dos movimentos em relação aos sintomas do paciente.[48] Os segmentos espinais torácicos têm o potencial para uma única série de movimentos. Entretanto, há pouco consenso na literatura em relação à biomecânica da coluna torácica e grande parte dos conhecimentos se baseia nos estudos *ex vivo* de White[10] e de Panjabi e colaboradores,[49,50] bem como em uma variedade dos chamados "modelos clínicos".[16,51]

Pode-se afirmar que, devido à influência modificadora da estrutura tipo gaiola das costelas e à forma cifótica da curva, a biomecânica da coluna torácica é consideravelmente diferente da das regiões lombar e cervical. A caixa torácica e suas articulações fornecem um grau significativo de estabilidade.[24] Há relatos indicando que essa estabilidade aumentada e a mobilidade reduzida dos segmentos torácicos produzem três efeitos primários:[11,52]

1. Influenciam os movimentos disponíveis em outras regiões da coluna e da cintura escapular.
2. Aumentam o potencial de danos posturais nessa região.[53]
3. Fornecem mecanismo importante de sustentação de peso para a coluna vertebral.[54] A capacidade de sustentação de peso da coluna foi considerada até três vezes maior com a caixa torácica intacta.[25,55]

Outros estudos biomecânicos investigaram os efeitos estabilizadores dos componentes individuais da coluna torácica:[22,56]

▶ O disco intervertebral pode ser considerado o estabilizador mais importante na mecânica da unidade funcional torácica.

▶ As articulações da cabeça da costela atuam como estruturas estabilizantes da coluna torácica humana sob carga de flexão-extensão, de inclinação lateral e de rotação axial, sendo que a ressecção após a discectomia aumenta a amplitude de movimento em cerca de 80% em todos os modos de carga.

▶ A porção lateral das articulações facetárias desempenha papel importante na estabilidade espinal.

▶ Na coluna torácica, a ressecção total do complexo ligamentar posterior aumenta em aproximadamente 40% a amplitude de movimento sob carga de flexão-extensão, de inclinação lateral e de rotação axial.

Flexão

A flexão da coluna torácica em sustentação de peso inicia pelos músculos abdominais e, na ausência de resistência, continua por meio da gravidade, com os músculos eretores da espinha fazendo o controle excêntrico da descida. A flexão pode ocorrer também durante protração escapular bilateral.

Há em torno de 4 a 5° de flexão disponível nos níveis torácicos superiores, 6 a 8° nas camadas médias e 9 a 15° nos níveis inferiores,[10] gerando uma amplitude total para flexão torácica de 20 a 45°.[57] A flexão na amplitude final é resistida pela metade posterior do anel e pela impactação das articulações zigoapofisárias.

De acordo com Lee,[17] a flexão da região cervicotorácica consiste de rotação anterior da cabeça da costela e deslizamento súpero-anterior das articulações zigoapofisárias, enquanto a extensão e elevação do braço nessa região consiste de rotação sagital posterior e translação posterior da vértebra superior. Essa última ação empurra a região superior da cabeça da costela posteriormente na articulação costovertebral, produzindo rotação posterior da costela (a região anterior desloca-se superiormente, enquanto a posterior desloca-se inferiormente).[17]

No restante do tórax, a flexão é o resultado do deslizamento superior e anterior das facetas superiores (i.e., os processos articulares inferiores da vértebra superior do segmento) deslizando superior e anteriormente[16] (Tab. 25-3). Esse movimento na articulação zigoapofisária é acompanhado de translação anterior da vértebra superior e de leve distração do centro. Provavelmente, essa translação vertebral anterior produz um movimento semelhante nas costelas, com deslizamento superior na articulação costotransversa (Fig. 25-7). Durante esse movimento, as regiões anteriores das costelas se aproximam, enquanto as regiões posteriores se afastam.

Alguns estudos têm demonstrado que as facetas zigoapofisárias torácicas são importantes na estabilização da coluna torácica durante a carga de flexão.[49,58]

Extensão

A extensão da coluna torácica é produzida, principalmente, pelos extensores lombares e resulta no deslizamento inferior da faceta superior da articulação zigoapofisária (ver Tab. 25-3). De 1 a 2° de extensão estão disponíveis em cada segmento torácico, com uma média total de 15 a 20° de extensão para toda a coluna torácica.

A extensão da coluna torácica é limitada pela rigidez relativa do disco intervertebral anterior; do ligamento longitudinal anterior; do contato ósseo dos elementos posteriores, incluindo a fa-

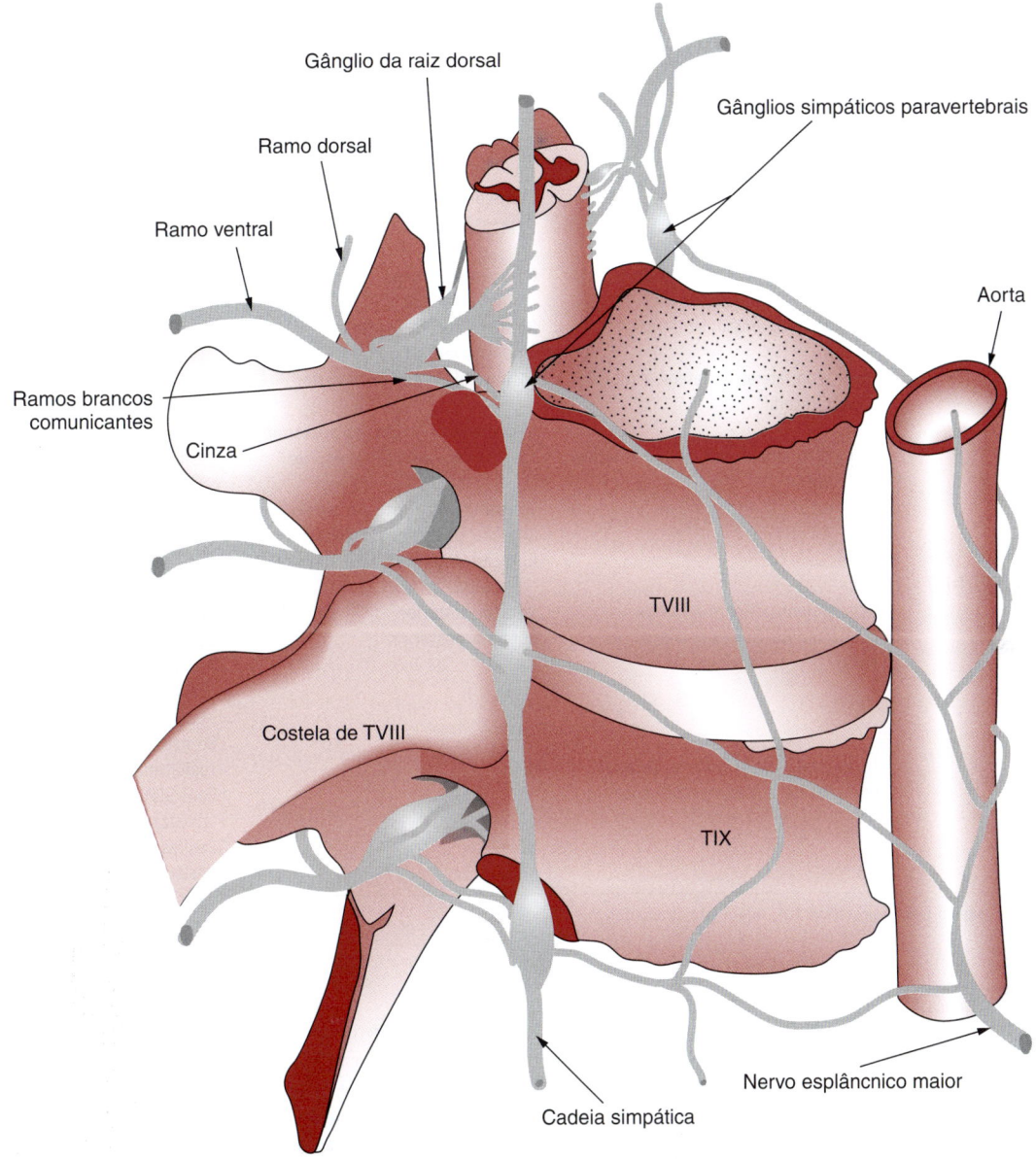

FIGURA 25-6 Suprimento nervoso da região torácica.

ceta inferior sobre a lâmina abaixo; e dos processos espinhosos.[11,49] Durante a extensão ocorre mais translação do que rotação por causa do eixo de rotação para extensão, localizado nas proximidades do segmento motor.[59]

Os movimentos articulares que ocorrem com a extensão são, essencialmente, opostos aos da flexão. A translação da vértebra ocorre em direção posterior, com leve compressão dos centros acompanhando o movimento. A translação posterior que ocorre com extensão é controlada pelas lamelas do anel direcionadas posteriormente e pela cápsula da articulação zigoapofisária.

A região de transição entre a coluna torácica e a lombar produz um ponto de inflexão que pode reduzir as forças de inclinação no plano sagital.[4] Entretanto, a rigidez nessa área também pode resultar na rotação da coluna torácica sobre a região toracolombar, aumentando, consequentemente, o risco de fratura por compressão (ver Cap. 9).[60]

Além dos movimentos que ocorrem nas articulações zigoapofisárias e no corpo vertebral durante a extensão torácica, há também movimentos que ocorrem nas articulações das costelas. As costelas rodam posteriormente, aproximando as regiões posteriores e afastando as anteriores, e ocorre um deslizamento inferior na articulação costotransversa.[17]

Inclinação lateral

A inclinação lateral da coluna torácica inicia pelos músculos abdominais ipsilaterais e pelos eretores e continua pela gravidade. A

TABELA 25-3 Biomecânica do tórax

Movimentos	Articulação Z	Movimento da costela	Articulação costotransversa
Vertebromanubrial (TI-TII)			
Flexão	Deslizamento súpero-anterior	Rotação anterior	NA
Extensão	Deslizamento ínfero-posterior	Rotação posterior	NA
Latexão	Acoplamento ipsilateral	NA	NA
Rotexão	Acoplamento ipsilateral	NA	NA
Inspiração	NA	Elevação	NA
Expiração	NA	Depressão	NA
Vertebroesternal (TIII-TVII)			
Flexão	Deslizamento súpero-anterior	Rotação ântero-posterior (muito móvel) variada	Deslizamento súpero-inferior (variado)
Extensão	Deslizamento póstero-inferior	Rotação ântero-posterior (muito móvel) variada	Deslizamento súpero-inferior (variado)
Latexão	Inclinação lateral ipsilateral e rotação contralateral	Ipsilateral – rotação anterior	Ipsilateral – deslizamento superior
		Contralateral – rotação posterior	Contralateral – deslizamento inferior
Rotexão	Inclinação lateral ipsilateral e rotação ipsilateral	Ipsilateral – rotação posterior	Ipsilateral – deslizamento inferior
		Contralateral – rotação anterior	Contralateral – deslizamento superior
Inspiração	NA	Rotação posterior bilateralmente	Deslizamento inferior
Expiração	NA	Rotação anterior bilateralmente	Deslizamento superior
Vertebrocondral (TVIII-TX)			
Flexão	Deslizamento súpero-anterior	Rotação anterior	Deslizamento SMP
Extensão	Deslizamento ínfero-posterior	Rotação posterior	Deslizamento ILA
Latexão	Vários	NA	Ápice em linha com o trocanter Ipsilateral – SMP Contralateral – ILA Se não, ocorre o inverso
Rotexão	Ipsilateral – deslizamento inferior Contralateral – deslizamento superior	NA	Ipsilateral – ILA, depois ântero-medial Contralateral – SMP, depois deslizamento póstero-lateral
Inspiração	NA	NA	Deslizamento ILA
Expiração	NA	NA	Deslizamento SMP

NA, não aplicável; SMP, súpero-medial posterior; ILA, ínfero-lateral anterior.

coluna torácica tem disponível 25 a 45° de inclinação lateral, com uma média de cerca de 3 a 4° para cada lado, por segmento, com os segmentos inferiores alcançando uma média um pouco maior, de 7 a 9° cada.[10,61]

Nas articulações zigoapofisárias, o movimento primário envolve o deslizamento da faceta superior ipsilateral inferiormente e o deslizamento contralateral superiormente (ver Tab. 25-3). De fato, a articulação zigoapofisária ipsilateral estende-se enquanto a contralateral flexiona. A inclinação lateral é limitada pela compressão do disco intervertebral e pela aproximação das costelas.

A inclinação lateral na coluna torácica superior está associada a rotação e translação ipsilateral.[62] De acordo com Lee,[17] o acoplamento que ocorre no restante da coluna torácica depende de qual dos movimentos acoplados inicia primeiro. Se a inclinação lateral iniciar o movimento, ele se denomina *latexão*, e a biomecânica consiste de inclinação lateral, rotação contralateral e translação ipsilateral. O mecanismo desse acoplamento, na realidade uma associação de três movimentos, é discutível, portanto, devem ser evitadas conclusões definitivas. O mecanismo postulado é o seguinte: a inclinação lateral produz uma curva convexa contralateral. Isso faz com que as costelas no lado convexo da curva se separem e as do lado côncavo se aproximem.[17] A inclinação lateral do tronco é interrompida por tensão do tecido mole ou aproximação da costela, ou ambas, e as costelas tornam-se fixas. A inclinação lateral adicional é modificada pelas costelas fixas.[17] A faceta articular ipsilateral do processo transverso desliza inferiormente na respectiva costela, resultando em rotação anterior relativa do colo da costela, enquanto o processo transverso contralateral desliza superiormente, produzindo rotação posterior do colo[17] (Fig. 25-8). O efeito dessas rotações bilaterais de costela é forçar a vértebra superior em rotação, afastando-a da direção da inclinação lateral.

Rotação

O eixo de rotação da coluna torácica varia de acordo com o nível vertebral.[63,64] O eixo fica dentro do corpo vertebral nas articulações torácicas médias, mas anterior ao corpo vertebral nas articulações superiores e inferiores.[63,64] A rotação quase pura ocorre na região torácica média, enquanto, nos segmentos superiores e inferiores, as rotações podem estar associadas com a inclinação lateral para cada lado (ver Tab. 25-3). A rotação axial (rotexão) é produzida pelos músculos abdominais e por outros rotadores do tronco ou pela elevação unilateral do

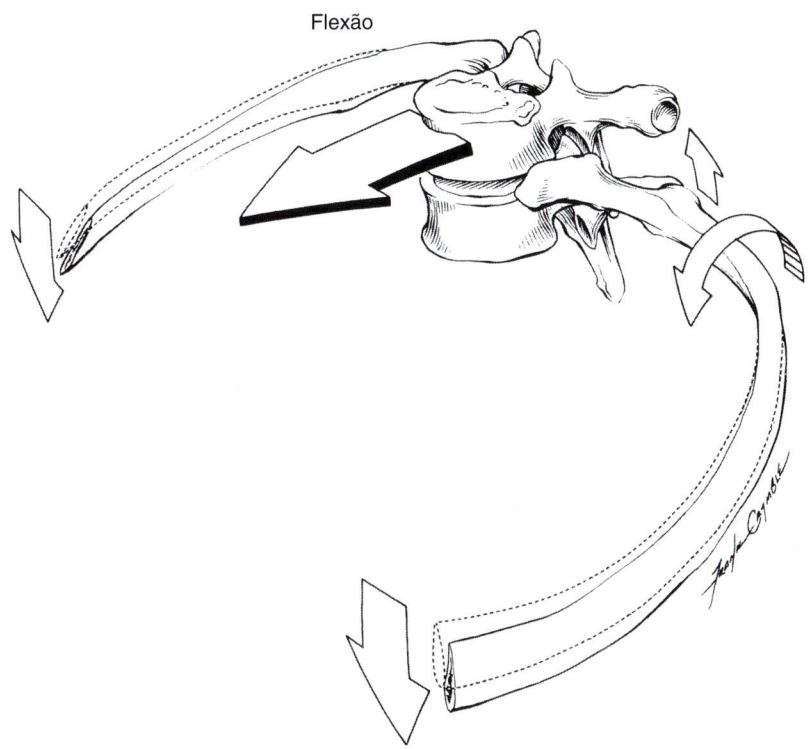

FIGURA 25-7 Proposta de movimento osteocinemático e artrocinemático que ocorre durante a inclinação anterior. (Reproduzida, com permissão, de Lee DG.: *The Thorax An Integrated Approach*. Physioterapist Corp., Surrey, Canada. http://www.dianelee.com.)

braço. A rotação axial pura (giro) ocorre apenas em dois pontos na coluna: nas junções toracolombar e cervicotorácica.

Um total de 35 a 50° de rotação está disponível na coluna torácica.[10,61] A rotação axial segmentar é, em média, de 7° na área torácica superior, 5° na coluna torácica média e 2 a 3° nos últimos 2 ou 3 segmentos.[10,57,65] A rigidez de torção se intensifica na região toracolombar por causa da morfologia tipo encaixe das articulações zigoapofisárias e do alinhamento sagital das articulações lombares superiores.[11,15,54,60,66]

De acordo com MacConaill e Basmajian,[18] a rotação segmentar torácica é acoplada com inclinação lateral e translação contralateral. No entanto, esse achado é conflitante com as observações clínicas, ou seja, o acoplamento de rotação e de inclinação lateral aparentemente depende do nível segmentar e da integridade da articulação.

Respiração

As costelas funcionam como alavancas, ou seja, o apoio é representado pelo ângulo da costela, o braço de esforço, pelo colo, e o braço de carga, pela diáfise. Devido ao tamanho relativamente pequeno do colo da costela, mesmo movimentos pequenos produzem elevado grau de movimento na diáfise.

As formas das facetas articulares das seis costelas superiores indicam que os movimentos de deslizamento ascendente e descendente produzem rotação do colo da costela. Na realidade, rotação do colo é o movimento principal nas seis costelas superiores durante a respiração e os demais movimentos, com apenas quantidades pequenas de movimento superior e inferior. Durante a inspiração, da 7ª à 10ª costela, o movimento principal é ascendente, posterior e medial, sendo que na expiração ocorre o inverso.[16]

Como a extremidade anterior das costelas é mais baixa do que a posterior, quando as costelas se elevam, as extremidades se movimentam para cima, enquanto o colo da costela se movimenta para baixo. Nas costelas superiores, esse processo resulta em elevação anterior (cabo de bomba); nas costelas inferiores e médias (excluindo as costelas livres) implica em elevação lateral (alça de balde), sendo que o primeiro movimento aumenta o diâmetro ântero-posterior da cavidade torácica e o último aumenta o diâmetro transverso.

Os dois tipos de movimento das costelas são produzidos pela ação do diafragma. A ação da 7ª à 10ª costela aumenta o espaço livre da cavidade abdominal para dar espaço ao diafragma descendente. Como as extremidades dessas costelas são elevadas, elas se comprimem entre si, erguendo cada costela sucessiva e, finalmente, elevando o esterno. As duas costelas inferiores são deprimidas pelo quadrado do lombo para formar uma base estável de ação para o diafragma.

A respiração tranquila envolve pouco movimento da articulação zigoapofisária.

Inspiração

Durante a inspiração, o diafragma desce e puxa o tendão central inferiormente através das 12 costelas fixas de LI a LIII. Quando a extensibilidade máxima (distensão) da parede abdominal é atin-

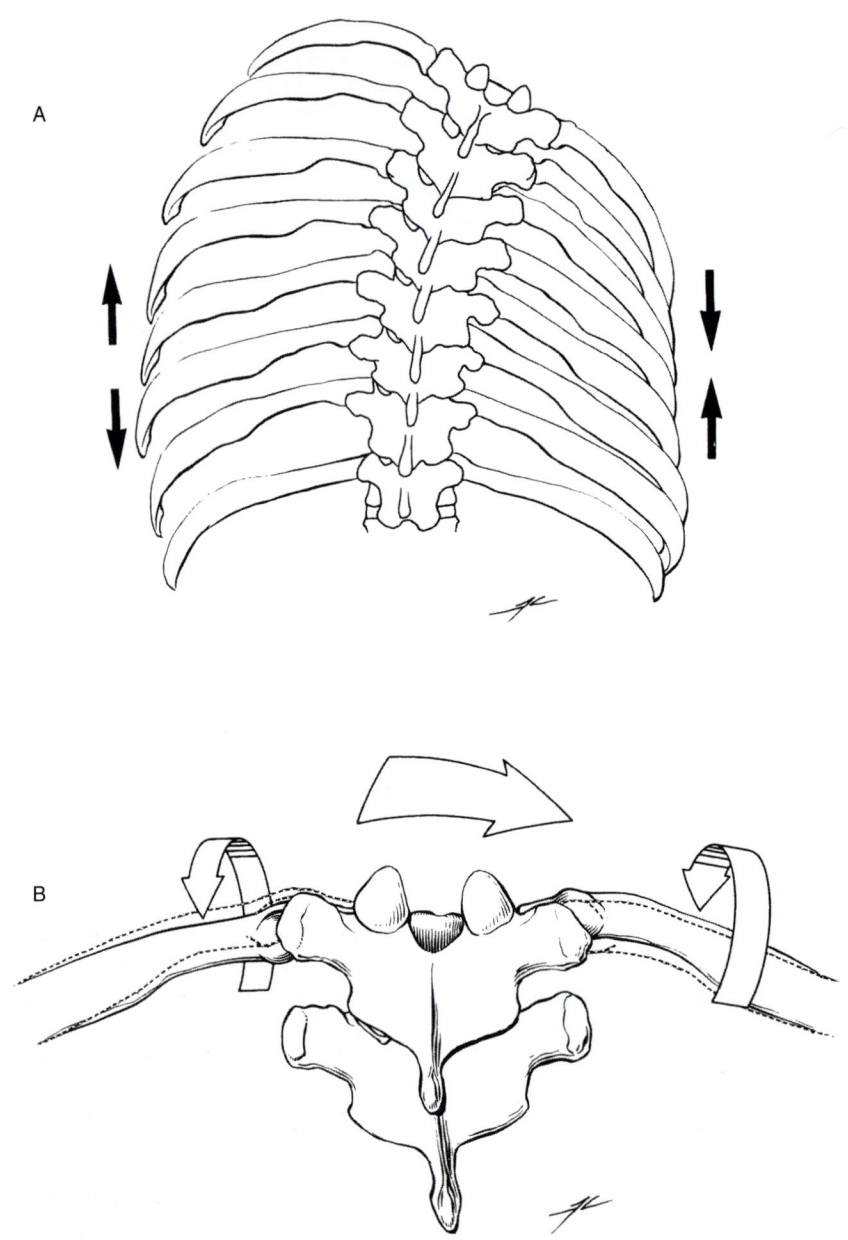

FIGURA 25-8 Proposta de movimento osteocinemático e artrocinemático que ocorre durante a inclinação lateral. (Reproduzida, com permissão, de Lee DG. *The Thorax – An Integrated Approach*. Physiotherapist Corp., Surrey, Canada. http://www.dianelee.com.)

gida, o tendão central torna-se estacionário. A contração adicional do diafragma realiza elevação e rotação posterior das seis costelas inferiores, com torção da cartilagem costal anterior e impulso ântero-superior do esterno (e, eventualmente, da região inferior do manúbrio).

Durante a inspiração, na população normal, considerando que a segunda costela é mais longa do que a primeira, a região superior do manúbrio é forçado a inclinar-se posteriormente quando sua borda inferior se movimenta anteriormente. Quando o topo do manúbrio inclina-se para trás, a clavícula rola anteriormente. Como as costelas inferiores são mais longas, durante a inspiração a porção inferior do esterno move-se mais anteriormente do que a secção superior. A junção manubrio-esternal age como dobradiça para realizar esse movimento. O enrijecimento ou a ossificação dessa articulação prejudica a função respiratória. Além disso, o enrijecimento do tendão central faz com que a inspiração seja feita com movimento lateral das costelas.

A inspiração forçada aumenta o nível de atividade do diafragma, dos intercostais, dos escalenos e do quadrado do lombo. Além disso, ocorrem novas atividades no esternocleidomastóideo, no trapézio, nos peitorais e no serrátil anterior.

Durante a inspiração, as costelas movem-se com o esterno na direção ascendente e anterior, aumentando o diâmetro ântero-

-posterior do tórax enquanto roda posteriormente. Os tubérculos e as articulações costotransversas de:[17]

▶ TI até TVII deslizam inferiormente.

▶ TVIII até TX deslizam na direção ântero-lateral e inferior.

▶ TXI e TXII permanecem estacionárias, exceto em movimentos leves, aumentando a dimensão lateral.

Expiração

A expiração tranquila ocorre de maneira passiva. Durante a expiração forçada, vários músculos entram em atividade (Tab. 25-1). Nesse processo, as costelas rodam anteriormente, e os tubérculos e as articulações costotransversas de:[17]

▶ TI até TVII deslizam superiormente.

▶ TVIII até TX deslizam na direção póstero-medial e superior.

▶ TXI e TXII permanecem estacionárias, exceto em movimentos leves, diminuindo a dimensão lateral.

É possível detectar subluxação das articulações costotransversas palpando-se o processo transverso ipsilateral e a costela durante a inspiração e a inclinação lateral torácica.[17] Por exemplo, uma subluxação superior da costela direita pode produzir:

▶ Redução do deslizamento inferior da costela.

▶ Redução do movimento torácico nas direções de inclinação lateral esquerda e rotação direita.

A Tabela 25.4 descreve os achados para as outras disfunções das costelas.

Exame

O diagnóstico diferencial da dor torácica pode se tornar difícil devido à biomecânica complicada e à função da região, à proximidade dos órgãos vitais e à presença de muitas articulações. Bogduk[67] identificou as seguintes estruturas anatômicas como causas possíveis de dor na coluna torácica: músculos torácicos posteriores, processos espinhosos, ligamentos longitudinais anterior e posterior, corpos vertebrais, articulações zigoapofisárias e costotransversárias, processo articular inferior, parte interarticular, disco intervertebral, raiz nervosa, menisco articular e dura-máter. A dor decorrente da inflamação da coluna axial pode apresentar aspectos semelhantes a uma variedade de condições graves, incluindo patologia cardíaca e pulmonar, cólica renal, fratura, tumor ou diversas anormalidades retroperitoneais e viscerais, incluindo aneurisma da aorta abdominal.[68]

A coluna torácica é implicada com menor frequência nas síndromes de dor musculoesqueléticas do que as colunas lombar e cervical e; nos casos em que ela está envolvida, não se conseguiu chegar a um consenso se as costelas ou as articulações intervertebrais são a fonte principal da disfunção biomecânica. Para complicar ainda mais a situação, existe a possibilidade de que a dor que surge das articulações torácicas espinais tem sobreposição considerável e pode referir sintomas para regiões distais (virilha, púbis e parede abdominal inferior) (ver Cap. 9). O Capítulo 20 descreve a patologia e as manifestações de hérnias de disco torácicas. Além das lesões musculoesqueléticas, a coluna torácica também é uma fonte comum de dor sistêmica, e o fenômeno de dor referida propõe mais dificuldades de diagnóstico na coluna torácica do que em qualquer outra região da coluna vertebral (Fig. 25-9).[67] O algoritmo descrito na Figura 25-10 serve como orientação para os exames da coluna torácica e das costelas.

História

A história deve incluir as queixas principais e o padrão da dor. Padrões de dor torácica referida estão listados na Tabela 25-5.

O fisioterapeuta deve determinar se a dor é provocada ou aliviada com movimento ou com postura (dor musculoesquelética), com a respiração (disfunção da costela ou dor pleurítica), com a ingestão de comida ou de bebida (dor gástrica) ou com esforço (disfunção da costela ou dor cardíaca). A hipomobilização das articulações costovertebral e costotransversa e os pontos-gatilho ativos são possíveis fontes de dor torácica superior.[69]

A dor visceral apresenta uma tendência a ser vaga e imprecisa, sendo acompanhada de náusea e de sudorese (ver Cap. 9). Para ajudar a diferenciar entre dor visceral e dor musculoesquelética, o foco do fisioterapeuta deve ser a relação entre atividades e movimentos específicos. Qualquer informação sobre o início, bem como sobre fatores agravantes, é importante, principalmente se a dor aparece apenas durante determinadas posições ou movimentos, o que sugere lesão musculoesquelética. As atividades de tracionar e de empurrar geralmente agravam os sintomas torácicos. A respiração profunda ou a elevação dos braços tendem a agravar as disfunções da costela. O agravamento da dor localizada por tosse, espirro ou inspiração profunda tende a implicar a articulação costovertebral.[70] De maneira geral, os problemas crônicos nessa área resultam de disfunções posturais. A dor de origem mecânica tende a piorar durante todo o dia, mas é aliviada com o repouso.

O paciente deve descrever a qualidade da dor. Dor na raiz nervosa torácica costuma ser aguda, lancinante e grave, embora também possa apresentar queimação. A dor nos nervos costuma ser referida em uma faixa inclinada ao longo de um espaço inter-

TABELA 25-4 Disfunções das costelas

Disfunção	Ângulo da costela	Espaço intercostal	Costela anterior	Achados torácicos
Subluxação anterior	Menos proeminente	Sensível	NA	Mais proeminente
Subluxação posterior	Mais proeminente	Sensível	NA	Menos proeminente
Entorse externa da costela	Borda superior proeminente e sensível	Largo em cima e estreito embaixo	ERL ipsilateral no nível acima	NA
Entorse interna da costela	Borda inferior proeminente e sensível	Estreito em cima e largo embaixo	FRL contralateral no nível acima	NA

ERL, extensão, rotação e flexão lateral; FRL, flexão, rotação e flexão lateral; NA, não aplicável.
Dados de Bookhout MR: *Evaluation of the thoracic spine and rib cage.* In: Flynn TW, ed. *The Thoracic Spine and Rib Cage: Musculoskeletal Evaluation and Treatment.* Boston: Butterworth-Heinemann, 1996:147-167.

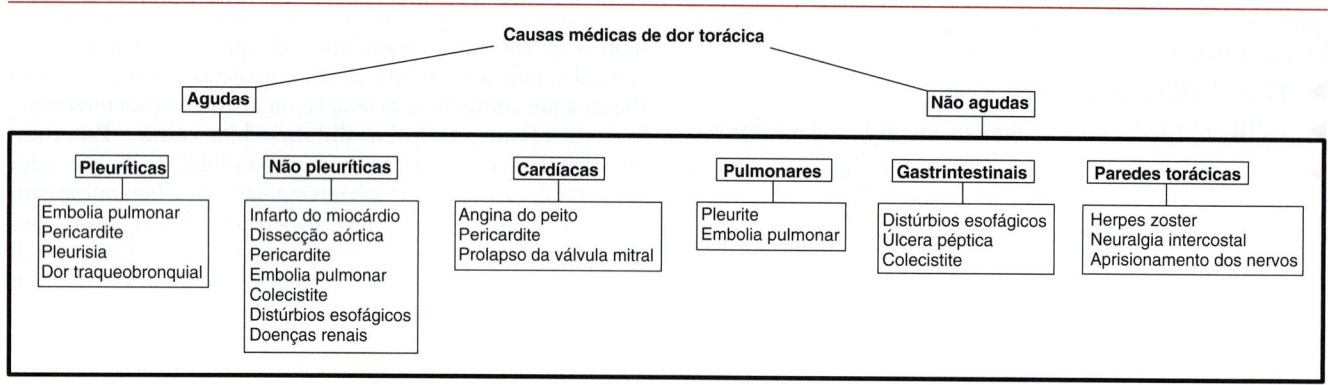

FIGURA 25-9 Causas médicas da dor torácica.

costal.[71] Com frequência, a dor vascular e a visceral são descritas como vagamente localizadas e dolorosas. O início repentino de dor relacionado a algum trauma pode indicar fratura, entorse muscular ou distensão de ligamento.

> **Curiosidade Clínica**
>
> Nessa área, a dor proveniente de lesões musculoesqueléticas pode variar de imprecisa a sensação de fadiga local e cãibra. De maneira geral, a dor musculoesquelética é aguda e bem-localizada, enquanto a dor tendínea e muscular é imprecisa e dolorosa. A dor óssea tende a ser muito profunda e incômoda.

O fisioterapeuta deve solicitar ao paciente para apontar a área de dor. Se tiver dificuldade em localizá-la, deve suspeitar que a fonte é uma dor referida.

A utilização do Questionário de Oswestry para a Incapacitação da coluna lombar (Tab. 9-20), do Índice de Classificação Funcional (Tab. 7-8) e do Questionário da Dor de McGill (Cap. 8) pode ser útil para determinar a qualidade da dor e seu efeito sobre a função.[72-74]

Revisão de sistemas

A dor torácica pode ser proveniente de todas as vísceras (Tab. 25-6; ver também Cap. 9). Os nervos aferentes somáticos e viscerais transmitem mensagens de dor a partir de um estímulo periférico e convergem sobre os mesmos neurônios de projeção no corno posterior. A Tabela 25-7 mostra um exemplo de questionário de triagem médica para a região da coluna e da caixa torácicas.

O fluxo toracolombar do sistema nervoso autônomo (ver Cap. 2) se localiza nessa região. O estímulo desse fluxo pode levar à presença de segmentos facilitados e de mudanças tróficas periféricas na pele.[75]

O diagnóstico diferencial deve incluir doenças sistêmicas, como artrite reumatoide e malignidade, bem como condições que causam dor referida. As causas não musculoesqueléticas de dor torácica envolvem (Tab. 25-8):[76]

▶ Aneurisma dissecante da aorta.
▶ Infarto do miocárdio.
▶ Neuralgia intercostal.
▶ Irritação pleural. Quando os tecidos da pleura irritada são alongados, o resultado é dor torácica. Essa dor aumenta com a respiração e com movimentos do tronco, situação que pode levar o fisioterapeuta a acreditar que o problema seja musculoesquelético.
▶ Tumor.
▶ Hérnia aguda de disco torácico (ver Cap. 20).
▶ Angina do peito instável ou estável.
▶ Pericardite.
▶ Pneumotórax.
▶ Pneumonia.
▶ Colecistite.
▶ Úlcera péptica.
▶ Pielonefrite.
▶ Nefrolitíase (cálculos renais).

O fisioterapeuta deve fazer perguntas sobre o funcionamento da bexiga e do intestino, entorpecimento das extremidades superiores e inferiores, formigamento ou fraqueza e distúrbios de equilíbrio ou visuais. Esses sintomas indicam comprometimento da medula espinal, da cauda equina ou do sistema nervoso central.

É importante, também, obter informações sobre perda de peso inexplicável, febre, calafrios e dor noturna. Esses sintomas, muitas vezes, estão associados a câncer ou doença sistêmica, embora a dor noturna possa ser apenas consequência de cifose aumentada e fixa, o que implica na necessidade de uma cama mais macia para acomodar a deformidade.[77]

Testes e medidas

Observação

O paciente deve ser despido de forma que seja possível expor o máximo dessa região, conforme a necessidade. Como orientação rápida sobre a relação das estruturas ósseas (Fig. 25-11), o fisioterapeuta deve confirmar os seguintes achados:

▶ A espinha da escápula deve estar nivelada com o processo espinhoso de TIII.
▶ O ângulo inferior da escápula deve estar alinhado com os processos espinhosos de TVII a TIX.

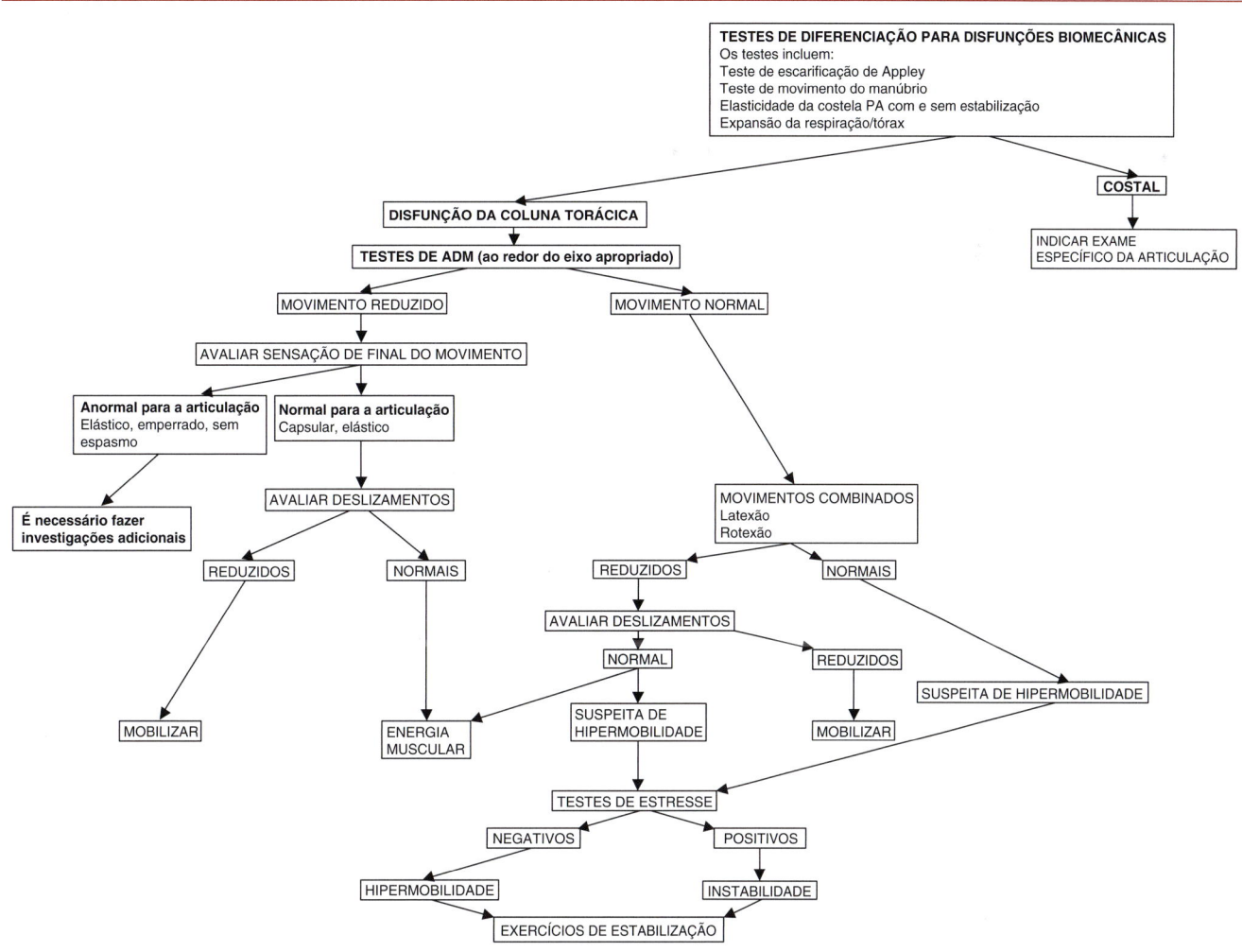

FIGURA 25-10 Algoritmo do exame da coluna torácica. PA, póstero-anterior; ADM, amplitude de movimento.

▶ A borda medial da escápula deve estar paralela com a coluna vertebral e cerca de 5 cm lateral em relação aos processos espinhosos.

▶ As cristas ilíacas devem estar niveladas e simétricas. Uma crista mais alta do que a outra indica discrepância no comprimento das pernas, rotação ilíaca ou ambas.

▶ A altura dos ombros deve estar nivelada. Uma variante normal é que os indivíduos carregam seu ombro dominante levemente mais baixo do que o lado não dominante.

O fisioterapeuta também deve avaliar:

▶ *Lisura da curva torácica.* Para determinar a lisura da curvatura, deve-se deslizar a palma da mão para baixo na linha média da coluna torácica do paciente. Quaisquer áreas de achatamento podem indicar disfunção vertebral, como restrição de abertura (lesão em extensão, rotação e flexão lateral [ERL]), enquanto áreas com aumento relativo na curvatura sugerem restrição de fechamento (lesão em flexão, rotação e flexão lateral [FRL]); consultar a introdução da Seção III.

▶ *Grau de cifose torácica.* Como em qualquer lugar da coluna, a postura tem influência importante na amplitude de movimento disponível das articulações adjacentes. Entretanto, mudanças na postura lombar, como lordose excessiva e mudanças na coluna cervical, como aquelas proporcionadas pela posição anteriorizada da cabeça, afetam a coluna torácica. O aumento na lordose lombar aumenta os estresses aplicados na junção toracolombar, enquanto a posição anteriorizada da cabeça aumenta as tensões na junção cervicotorácica.

A coluna torácica adota uma curva cifótica natural, que é uma convexidade aumentada das vértebras. É possível ocorrer graus variados de cifose nessa região. É de conhecimento geral que a cifose torácica aumenta com a faixa etária,[78] mais entre mulheres do que entre homens.[79] O surgimento dessa condição entre jovens é tipicamente postural, embora possa resultar da doença de Scheuermann ou de espondilite anquilosante.[11,80] O grau de curvatura da coluna também foi considerado tipicamente diurno, com leve achatamento da cifose torácica durante a noite.[81] As tentativas de definir a cifose torácica "normal" demonstraram variação considerável na população assintomática,[53,82] sugerindo que quaisquer diferenças individuais refletem variações normais, em vez de desvios.

Vários autores[83-88] afirmaram que as disfunções posturais nessa região criam desequilíbrios entre agonistas e antagonis-

TABELA 25-5 Padrões da dor torácica

Origem da dor	Local da dor referida	Tipo de distúrbio
Subesternal ou retroesternal	Pescoço, mandíbula, costas, braço e ombro esquerdo e abdome	Angina
Subesternal, parte anterior do tórax	Pescoço, mandíbula, costas e ambos os braços	Infarto do miocárdio
Subesternal ou acima do esterno	Pescoço, parte superior das costas, trapézio superior, área supraclavicular, braço esquerdo e margem costal	Pericardite
Parte anterior do tórax (aneurisma torácico); abdome (aneurisma abdominal)	Parte posterior do tórax, tórax, pescoço, ombros, região lombar ou interescapular	Aneurisma aórtico dissecante
Variável	Variável, dependendo das estruturas envolvidas	Musculoesquelético
Costocondrite (inflamação da cartilagem costal); esterno e margens das costelas	Pontos-gatilho abdominais oblíquos: dor referida ascendente na área do tórax	
Pontos-gatilho do reto do abdome superior (lado esquerdo), peitoral, serrátil anterior e esterno: dor pré-cordial.	Pontos-gatilho do peitoral: dor referida para baixo nos braços bilateralmente e medial, ao longo da distribuição do nervo ulnar (dedos anular e mínimo)	
Região pré-cordial (abdome central superior e diafragma)	Esterno, linhas axilares e os dois lados da vértebra; parede lateral e anterior do tórax e ocasionalmente para um ou ambos os braços	Neurológico
Subesternal, epigástrica e quadrantes abdominais superiores	Ao redor da área do tórax, ombros e parte superior das costas	Gastrintestinal
Dentro do tecido das mamas; pode localizar-se nas regiões peitorais e supraclaviculares	Área do tórax, axilas, meio das costas, pescoço e cintura escapular posterior	Dor nas mamas
Geralmente subesternal e região anterior do tórax	Não há dor referida	Ansiedade

Dados de Donato EB: *Physical examination procedures to screen for serious disorders of the head, neck, chest, and upper quarter.* In: Wilmarth MA, ed. Medical Screening for the Physical Therapist. Orthopaedic Section Independent *Study Course* 14.1.1. La Crosse, WI: *Orthopaedic Section,* APTA, Inc., 2003:1-43; Goodman CC, Boissonnault WG: *Pathology: Implications for the Physical Therapist.* Philadelphia: WB Saunders, 1998.

tas, produzindo encurtamento adaptativo e fraqueza. Talvez isso seja explicado pelo fato de que essas mudanças são de natureza degenerativa, resultantes de mudanças na altura do disco intervertebral. Geralmente as modificações na altura do disco ocorrem nos segmentos torácicos superiores e médios[89] e resultam em alterações na curva cifótica, com mudanças compensatórias subsequentes na sustentação de carga e no movimento. Esses padrões de alteração na sustentação de carga implicam na compressão da região anterior dos discos intervertebrais torácicos e no alongamento dos extensores torácicos e do trapézio médio e inferior. Os ligamentos posteriores também são alongados. Além disso, a postura cifótica está associada ao encurtamento adaptativo do ligamento longitudinal anterior, dos abdominais superiores e dos músculos anteriores do tórax. As deformidades cifóticas mais comuns incluem:[90]

- *Corcunda de Dowager.* Essa deformidade caracteriza-se por uma região dorsal superior gravemente cifótica, que resulta de múltiplas fraturas de compressão da borda anterior em várias vértebras da coluna torácica média a superior (ver Cap. 9), em geral causadas por osteoporose pós-menopausa ou por terapia de corticosteroide de longo prazo (especificidade de 0,99).[91]
- *Dorso corcunda.* Essa deformidade é uma angulação posterior, aguda, localizada, chamada *giba*, produzida pelo formato em cunha de uma das duas vértebras torácicas como resultado de infecção (tuberculose), fratura ou anomalia óssea congênita da coluna.[80]
- *Dorso arredondado.* Essa deformidade é caracterizada pela redução na inclinação pélvica e cifose excessiva.
- *Dorso plano.* Essa deformidade se caracteriza por redução na inclinação pélvica, aumento da cifose e coluna torácica móvel.
- ▶ *Alturas pélvicas.* Uma discrepância importante no comprimento das pernas (maior do que 1,3 cm) pode alterar a curvatura lateral da coluna, resultando em compensação.
- ▶ *Quantidade de curvatura lateral da coluna torácica.* Quando se observa a coluna torácica, é importante notar a latitude morfológica da curvatura espinal.[92] Dois termos, *escoliose* e *rotoescoliose*, são usados para descrever a curvatura lateral da coluna. Escoliose é o termo mais antigo e refere-se a uma inclinação lateral anormal, mas não se refere à rotação acoplada

TABELA 25-6 Sintomas e possíveis causas de dor torácica

Sintomas	Possíveis causas
Dor grave na raiz bilateral em pacientes mais idosos	Neoplasia (áreas mais comuns para metástase são o pulmão, as mamas, a próstata e os rins)
Fratura por compressão/acunhamento	Fratura osteoporótica (deficiência de estrogênio) ou neoplásica
Início e fim da dor não relacionados com os movimentos do tronco	Espondilite anquilosante, visceral
Movimento ativo reduzido: flexão lateral contralateral dolorosa, com ambas as rotações completas	Neoplasia
Dor grave na parede torácica sem dor articular	Visceral
Sinais e sintomas na medula espinal	Pressão na medula espinal ou isquemia
Início da dor relacionada à alimentação ou dieta	Visceral

TABELA 25-7 Questionário de triagem médica para a coluna torácica e para a região do tórax

	Sim	Não
Você tem história de problemas cardíacos?		
Você tomou nitroglicerina recentemente?		
Você é diabético?		
Você toma medicamentos para hipertensão?		
Você foi ou é fumante?		
A dor melhora se você repousar em uma posição confortável?		
Você fez alguma cirurgia recentemente?		
Você esteve de cama recentemente?		
Você observou que atualmente é difícil respirar, rir, espirrar ou tossir?		
Você teve febre, infecção ou alguma outra doença recentemente?		
Você recebeu algum golpe no tórax, como durante uma queda ou um acidente de carro recentemente?		
Nas últimas semanas você observou que, quando tosse, expele o muco com facilidade?		
Seus sintomas são aliviados depois das refeições?		
A ingestão de alimentos gordurosos aumenta os sintomas?		
Você teve alguma infecção no trato urinário ou teve alguma infecção desse tipo nos últimos dois meses?		
Você tem cálculos renais atualmente ou teve no passado?		
Você sente dores graves nas costas ou nos flancos que surgem repentinamente?		

DuVall RE, Godges J: *Introduction to physical therapy differential diagnosis: The clinical utility of subjective examination*. In: Wilmarth MA, ed. *Medical Screening for the Physical Therapist*. Orthopaedic Section Independent Study Course 14.1.1. La Crosse, WI: Orthopaedic Section, APTA, Inc., 2003:1-44. Reproduzida com permissão de Orthopaedic Section, APTA

que também ocorre. Rotoescoliose é uma definição mais detalhada usada para descrever a curva da coluna, detalhando o modo como cada vértebra roda e se inclina lateralmente em relação à vértebra abaixo. Por exemplo, com uma convexidade lombar esquerda, a vértebra LV estaria flexionada para o lado direito e rodada para a esquerda em relação ao sacro. O mesmo seria verdadeiro quanto à relação entre LIV e LV. Essa rotação, na direção da convexidade, continua em incrementos pequenos até o ápice em LIII. LII, que está acima do ápice, roda para a direita e flexiona para o lado direito em relação a LIII. Os pequenos incrementos de rotação para a direita continuam até a coluna torácica, onde a inclinação lateral e a rotação retornam para a posição neutra.

A escoliose nunca é normal, embora muitos casos sejam idiopáticos, manifestando-se na pré-adolescência.[2,93] A curva torácica lateral anormal é descrita como estrutural ou funcional e pode produzir deformidade fixa ou adaptação mutável, respectivamente, com a proeminência da costela ocorrendo no lado convexo da curva. A escoliose persistente durante inclinação anterior (sinal de Adam) indica a presença de curva estrutural. As curvas estruturais podem ser genéticas, congênitas ou idiopáticas, produzindo mudanças ósseas estruturais e perda de flexibilidade espinal. Com a escoliose estrutural, os corpos vertebrais rodam na direção da convexidade da curva, produzindo distorções.[94] Essa distorção da coluna torácica é conhecida por *giba de costela*. A rotação dos corpos vertebrais faz com que os processos espinhosos desviem para o lado côncavo. A curvatura resulta em encurtamento adaptativo dos músculos intrínsecos do tronco no lado côncavo e alongamento dos músculos intrínsecos no lado convexo.

Os padrões são nomeados de acordo com o nível do ápice da curva. Por exemplo, uma curva torácica direita tem convexidade para a direita e o ápice da curva se localiza na coluna torácica. Pode haver várias curvas na região torácica e lombar, cabendo ao fisioterapeuta determinar se a curva está:

- *Contribuindo para a dor do paciente.* Com frequência, essas curvas podem ser assintomáticas. Uma leve curva lateral no plano coronal é o resultado da dominância da mão direita ou da presença da aorta.[95]

- Não estrutural, situação em que o paciente é capaz de corrigir as curvas com relativa facilidade.

- Adaptativa, resultando de problemas posturais, irritação da raiz nervosa, discrepância no comprimento das pernas, atrofia ou contratura de quadril.

▶ *Forma da parede torácica.* Na porção anterior da região torácica, o fisioterapeuta deve procurar evidências das seguintes deformidades:

- *Tórax em barril.* Nessa deformidade, a projeção anterior e ascendente do esterno aumenta o diâmetro ântero-posterior. O tórax em barril resulta em dificuldades respiratórias, alongamento dos músculos intercostais e anteriores do tórax e encurtamento adaptativo dos adutores escapulares.

- *Tórax de pombo.* Nessa deformidade, a projeção anterior e descendente do esterno aumenta o diâmetro ântero-posterior. O tórax de pombo resulta em alongamento dos músculos abdominais superiores e no encurtamento adaptativo dos intercostais superiores.

- *Tórax em funil.* Nessa deformidade, a projeção posterior do esterno é secundária ao crescimento das costelas.[96] O tórax em funil resulta no encurtamento adaptativo dos abdominais superiores, dos adutores dos ombros, do peitoral menor e dos intercostais e no alongamento dos extensores torácicos e do trapézio médio e superior.

▶ *Movimento das costelas durante a respiração tranquila (Fig. 25-12).*

▶ *Assimetria no volume muscular, proeminência ou alongamento.* De acordo com Sahrmann,[97] o encurtamento do reto do abdome resulta em depressão anterior da caixa torácica; o encurtamento do oblíquo interno resulta em um aumento do

TABELA 25-8 Sinais de alerta para a coluna e a caixa torácicas [a]

Condição	Sinais de alerta
Infarto do miocárdio [b,c]	Dor no peito
	Palidez, sudorese, dispneia ou palpitações
	Presença de fatores de risco: história anterior de doença coronária, hipertensão, tabagismo, diabete, colesterol elevado no soro sanguíneo (> 240mg/dL)
	Homens com idade acima de 40 anos e mulheres acima de 50 anos
	Sintomas com duração superior a 30 minutos e que não são aliviados com nitroglicerina sublingual
Angina do peito instável [d]	Dor torácica fora dos padrões previsíveis
	Sem resposta à nitroglicerina
Angina do peito estável [d]	Dor ou pressão no tórax que ocorre sem níveis previsíveis de esforço
	O alívio dos sintomas é previsível com repouso ou nitroglicerina sublingual
Pericardite [e]	Dor aguda ou pontada no tórax que pode ser referida para a parte lateral do pescoço ou para qualquer um dos ombros
	Intensificação da dor com decúbito lateral esquerdo
	Alívio da dor com inclinação anterior na posição sentada (apoiando os braços sobre os joelhos ou sobre uma mesa)
Embolia pulmonar [e]	Dor no peito, nos ombros ou na parte superior do abdome
	Dispneia
	História de risco ou fatores de risco de trombose venosa profunda
Pleurisia [e]	Dor grave e aguda durante a inspiração
	História de distúrbio respiratório recente ou coexistente (p. ex., infecção, pneumonia, tumor ou tuberculose)
Pneumotórax [e]	Dor no tórax intensificada com a inspiração
	Dificuldades de ventilação ou de expansão da caixa torácica
	Acesso de tosse recente, exercício extenuante ou trauma
	Hiper-ressonância com percussão
	Redução nos sons da respiração
Pneumonia [e]	Dor pleurítica que pode ser referida para os ombros
	Febre, calafrios, cefaleia, mal-estar ou náusea
	Tosse produtiva
Colecistite [f]	Dor colicativa no quadrante abdominal superior direito, acompanhada de dor na escápula direita
	Os sintomas podem agravar-se com a ingestão de alimentos gordurosos
	Os sintomas não aumentam com atividade nem aliviam com repouso
Úlcera péptica [e]	Dor imprecisa e pungente ou sensação de queimação no epigástrio, na parte média das costas ou nas regiões supraclaviculares
	Os sintomas aliviam com a ingestão de alimentos
	Sensibilidade localizada no epigástrio direito
	Constipação, sangramento, vômito, fezes de cor escura e vômito do tipo café moído
Pielonefrite [e]	Infecção recente ou coexistente no trato urinário
	Aumento na próstata
	Cálculos renais ou cálculos renais que aconteceu no passado
Nefrolitíase (cálculos renais) [g]	Dor grave e repentina nas costas ou nos flancos
	Calafrios e febre
	Náusea ou vômito
	Cólica renal
	Sintomas de infecção no trato urinário
	Presença em ambientes quentes e úmidos
	O(s) episódio(s) passado(s) é(são) cálculo(s) renal(is).

[a] DuVall RE, Godges J: Introduction to physical therapy differential diagnosis: The clinical utility of subjective examination. In: Wilmarth MA, ed. *Medical Screening for the Physical Therapist. Orthopaedic Section Independent Study Course 14.1.1.* La Crosse, WI: Orthopaedic Section, APTA, Inc., 2004:1-32. Com permissão de Orthopaedic Section, APTA.
[b] Canto JG, Shlipak MG, Rogers WJ, et al: Prevalence, clinical characteristics, and mortality among patients with myocardial infarction presenting without chest pain. *JAMA* 283:3223-3229, 2000.
[c] Culic V, Eterovic D, Miric D, et al.: Symptom presentation of acute myocardial infarction: Influence of sex, age, and risk factors. *Am Heart J* 144:1012-1017, 2002.
[d] Henderson JM: Ruling out danger: Differential diagnosis of thoracic spine. *Phys Sports Med* 20:124-131, 1992.
[e] Wiener SL: *Differential Diagnosis of Acute Pain by Body Region.* New York: McGraw-Hill, 1993:532, 542, 616, 645, 678, 680.
[f] Liu KJ, Atten MJ, Donahue PE: Cholestasis in patients with acquired immunodeficiency syndrome: A surgeon's perspective. *Am Surg* 63:519-524, 1997.
[g] Wells K: Nephrolisthiasis with unusual initial symptoms. *J Manip Physiol Ther* 23:196-201, 2000.

ângulo infraesternal; e o encurtamento do oblíquo externo, em redução do ângulo. A atrofia dos rotadores sugere paralisia do nervo, enquanto sua hipertonicidade implica facilitação segmentar.[87,98]

▶ *Quaisquer lesões, edemas ou escaras nas costas e no tórax.* Essa é uma área comum para o padrão de lesão característico de herpes zoster, que segue o curso do nervo afetado (ver Cap. 9).

Marcha

A análise do padrão de marcha do paciente é uma fonte valiosa de informações para esclarecer se a origem da condição é na coluna ou nas extremidades inferiores e revela fraqueza ampla dos músculos que afetam a marcha[80] (ver Cap. 13). Por exemplo, qualquer redução no balanço dos braços durante a marcha pode ser indício de rigidez dos segmentos torácicos.

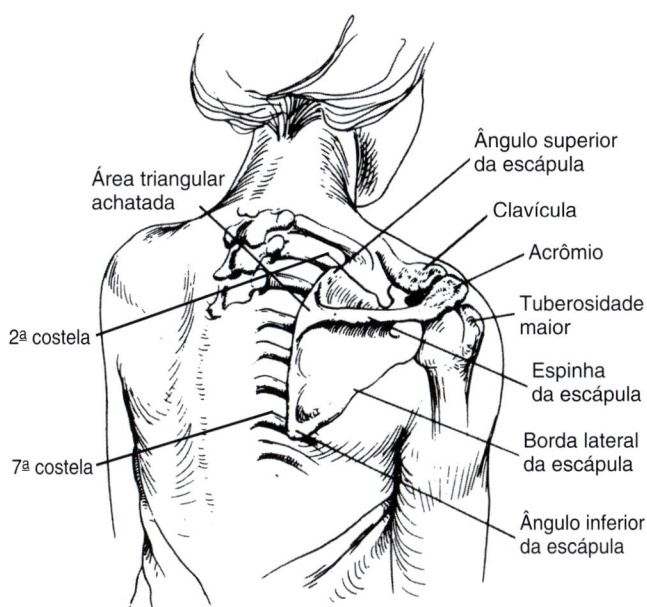

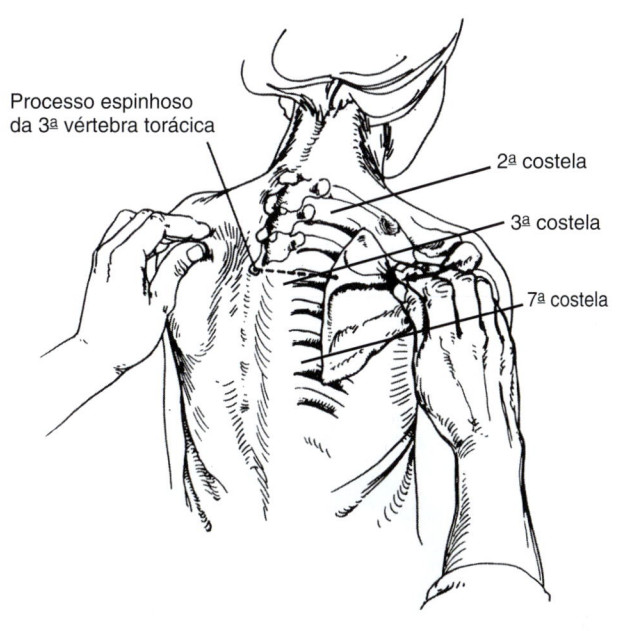

FIGURA 25-11 Pontos de referência de palpação na região torácica.

Palpação

Os processos espinhosos das vértebras torácicas são facilmente palpáveis (ver Fig. 25-11), pois não são cobertos por músculo ou por tecido conjuntivo espesso.[80] A palpação dos processos transversos torácicos é mais difícil por causa de sua profundidade com relação às estruturas mais superficiais da coluna. Os pontos de referência descritos na Tabela 25-9 facilitam a determinação do nível segmentar envolvido.

TABELA 25-9 Pontos de palpação anteriores e posteriores da região torácica

Aspecto anterior	Aspecto posterior
Incisura supraesternal	Processos espinhoso e transverso associados
Ângulo manubrioesternal	Nível TII com base da espinha da escápula
Processo xifoide	Sulco espinal (rotadores)
Ângulo infraesternal	Eretor da espinha
Junções esternocondrais	Ângulos das costelas
Cartilagem costal	Diáfise da costela.
	Diáfise da costela e linha articular costal da articulação transversa. CVI – localizar o processo espinhoso maior na base do pescoço e fazer o paciente estender o pescoço; o primeiro processo espinhoso a mover-se anteriormente sob sob seu dedo é CVI.

Dados de Kendall HO, Kendall FP, Boynton DA: *Posture and Pain*. Baltimore: Williams and Wilkins, 1952.

Os processos espinhosos são longos e delgados e apresentam vários graus de obliquidade caudal, que se altera levemente em toda a curvatura cifótica do tórax, aumentando a angulação caudal até o nível de TVII e, em seguida, reduzindo-a abaixo de TIX. Tradicionalmente, a palpação nessa área utiliza a "regra de três".

Curiosidade Clínica

As áreas de obliquidade do processo espinhoso podem ser divididas em quatro regiões pela chamada regra de três, desenvolvida por Mitchell[99] (uma versão alternativa ilustrada na Fig. 25-13):

- Primeiro grupo de três processos espinhosos (TI-TIII). As pontas desses processos são niveladas com o corpo vertebral do mesmo nível.
- Segundo grupo de três processos espinhosos (TIV-TVI). As pontas desses processos estão localizadas em um plano entre seu próprio processo transverso e os da vértebra inferior (nivelados com o disco intervertebral do nível inferior). Isso pode ser estimado em cerca de três dedos de largura.
- Terceiro grupo de três processos espinhosos (TVII-TIX). As pontas desses processos estão niveladas com os processos transversos do corpo vertebral do nível abaixo.
- As últimas três vértebras (TX-TXII) invertem a obliquidade dos processos espinhosos:
- TX está nivelada com o corpo vertebral da vértebra abaixo (o mesmo que TVII-TIX).
- TXI está nivelada com o disco da vértebra inferior (o mesmo que TVI).
- TXII está nivelada com seu próprio corpo vertebral (o mesmo que TIII).

A regra de três foi amplamente aceita nos textos ortopédicos e de terapia manual, mas, até recentemente, não havia sido valida-

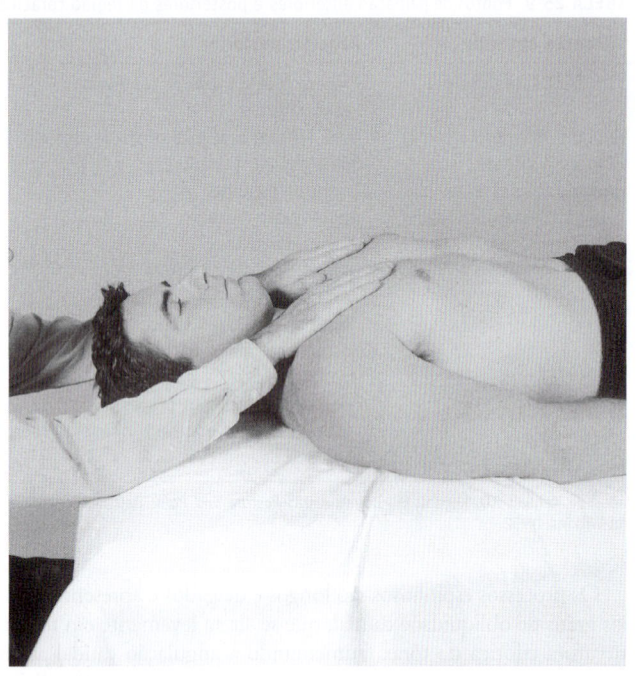

FIGURA 25-12 Palpação e monitoramento das costelas durante a respiração.

da por meio de pesquisas. Com base em um estudo-piloto cujo objetivo era investigar a validade da regra de três da coluna torácica, Geelhoed e colaboradores,[100] usando cinco cadáveres, determinaram que a regra de três não era um prognosticador preci-

so da localização dos processos transversos da coluna torácica. As limitações desse estudo eram o tamanho pequeno das amostras, o fato de que as medições foram feitas somente no plano horizontal (na posição em prono) e o fato de que foram usados cadáveres em vez de seres vivos, o que poderia afetar a altura do disco vertebral e o alinhamento espinal. Em outro estudo, Geelhoed e colaboradores[101] propuseram um novo modelo para prever a localização dos processos transversos da coluna torácica. O método proposto afirma que a localização desses processos pode ser encontrada em uma posição lateral à maioria dos processos espinhosos das vértebras um nível abaixo.[101]

A primeira costela está localizada 45° medialmente à junção do escaleno posterior e do trapézio (ver Fig. 25-14). A palpação da primeira costela durante a respiração pode detectar a presença de assimetrias. Esse procedimento também pode ser executado nos testes de movimentos ativos de rotação cervical e de inclinação lateral em pacientes com suspeita de braquialgia. O fisioterapeuta deve rodar passivamente a coluna cervical do paciente, afastando-a do lado envolvido. A partir dessa posição, o pescoço é inclinado para o lado o mais confortavelmente possível, movendo a orelha na direção do tórax (Fig. 25-14). As restrições que ocorrerem na segunda parte do teste indicam que o resultado é positivo para a braquialgia. Esse teste apresentou excelente confiabilidade interavaliadores ($\kappa = 1,0$) e boa compatibilidade com os achados cinerradiográficos ($\kappa = 0,84$).

Os processos transversos são aproximadamente nivelados com seus próprios corpos. As cartilagens costais da segunda costela articulam-se com a junção entre o esterno e o manúbrio (Fig. 25-15).

A palpação dos tecidos moles da região é importante. O fisioterapeuta deve observar a presença de qualquer sensibilidade, mudanças de temperatura e espasmo muscular. Ele deve comparar a firmeza e a sensibilidade dos músculos paravertebrais com sua relação entre um lado e outro.

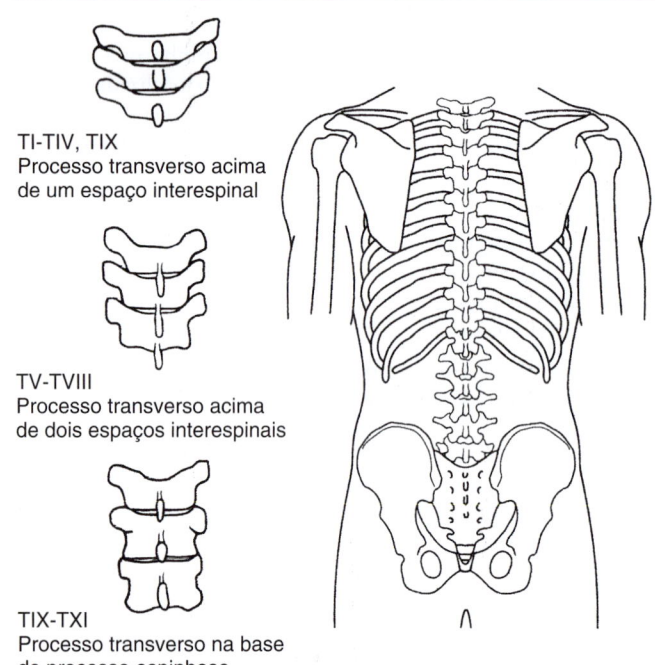

FIGURA 25-13 A regra de três. (Reproduzida, com permissão, de Dutton M. *Manual Therapy of the Spine*. New York: McGraw-Hill; 2002:420.)

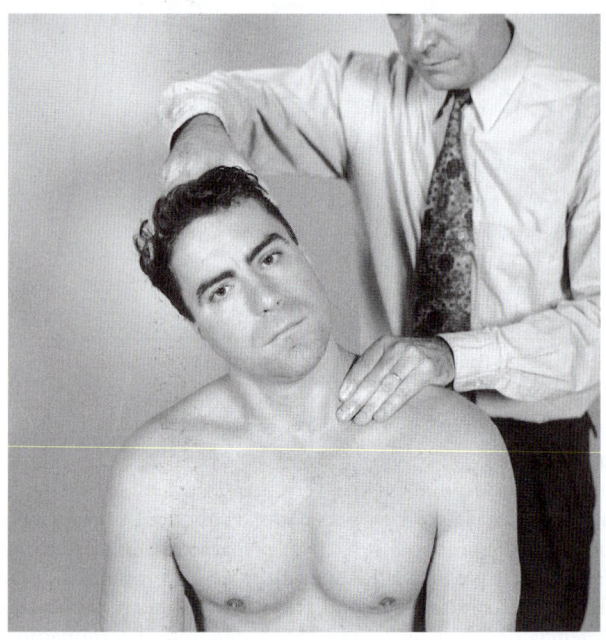

FIGURA 25-14 Teste da primeira costela.

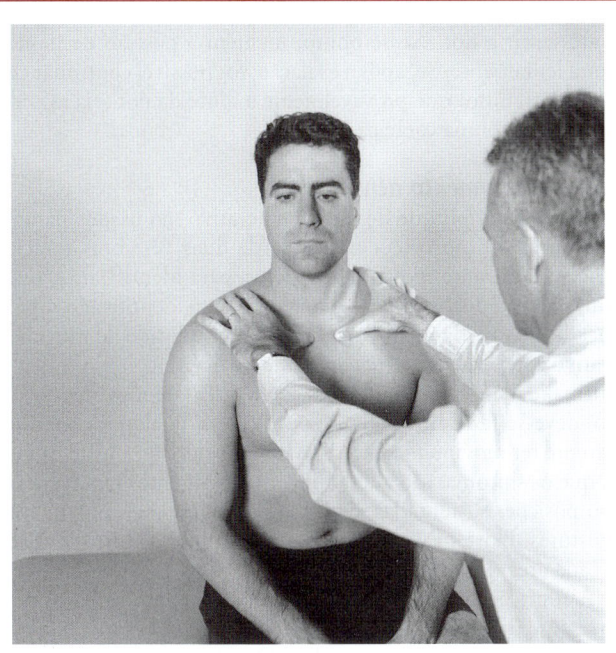

FIGURA 25-15 Palpação da junção manubrioesternal.

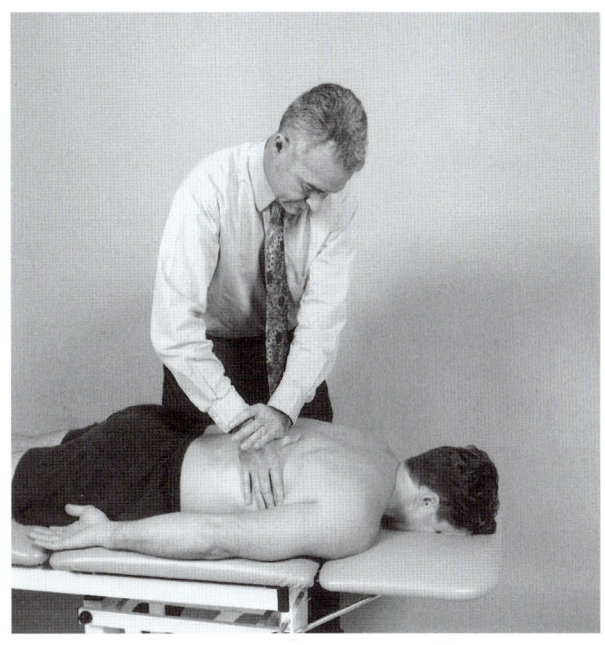

FIGURA 25-16 Mobilidade da costela.

Testes de triagem

Alguns testes simples de triagem ajudam a diferenciar entre disfunção da costela e disfunção da articulação torácica.

Teste de mobilidade da costela. O paciente deve permanecer na posição pronada, enquanto o fisioterapeuta, de pé ao seu lado e com as mãos sobre ele, estende todo o polegar sobre a costela em questão e aplica uma força póstero-anterior (Fig. 25-16). Esse procedimento equivale a uma rotação à esquerda da coluna torácica. Em seguida, o fisioterapeuta repete a força póstero-anterior sobre a costela e, nesse momento, faz com que a rotação da coluna torácica seja bloqueada colocando a borda ulnar da outra mão sobre um grupo de processos transversos contralaterais (Fig. 22-16). A dor produzida com essa manobra envolve a costela, pois a coluna torácica mantém-se estabilizada.

Teste de mobilidade torácica. O paciente deve se posicionar como no teste mencionado anteriormente. O teste de mobilidade na direção póstero-anterior é aplicado com a palma da mão, mantendo-se os cotovelos travados sobre os processos espinhosos da coluna torácica (Fig. 25-17). Além de provocar a dor, esses testes também podem ser usados para fazer uma avaliação ampla da mobilidade.

Teste de reflexo com martelo. Com o paciente sentado, o fisioterapeuta deve usar um martelo de reflexo para bater sobre cada processo espinhoso (Fig. 25-18). Se houver sensibilidade, principalmente em pacientes com história de trauma na área, o profissional deve descartar a hipótese de fratura.

Flexão do pescoço. O paciente permanece sentado e flexiona completamente o pescoço. A flexão do pescoço nessa posição alonga a dura-máter das regiões cervicais e torácicas. A dor resultante sugere diagnósticos como irritação dural ou meningite.

Teste de rotação cervical e inclinação lateral.[102-105] Esse teste pode ser usado para avaliar a presença de elevação na primeira costela. O paciente permanece sentado, com o fisioterapeuta de pé atrás dele. O teste é realizado em duas etapas. Na primeira, o paciente gira a cabeça para um lado. A partir dessa posição, a cabeça deve ser flexionada anteriormente, para possibilitar a avaliação da sensação de final do movimento. Em seguida, o teste

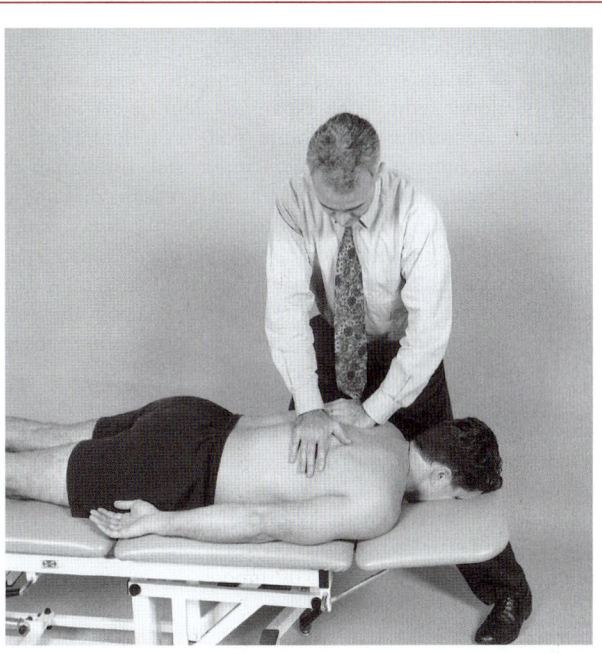

FIGURA 25-17 Mobilidade da costela com movimento torácico bloqueado.

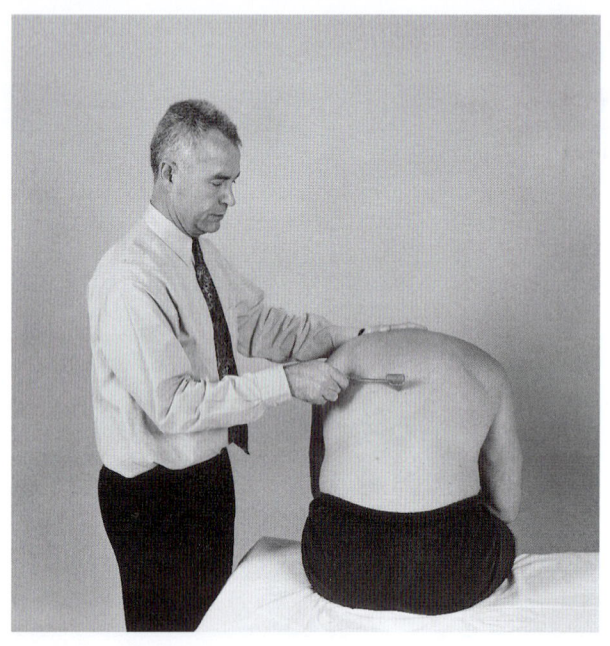

FIGURA 25-18 Teste de reflexo com martelo.

deve ser repetido rodando-se, primeiramente, a cabeça do paciente para o outro lado e flexionando-a anteriormente. A sensação de final do movimento rígida na posição de flexão posterior indica uma primeira costela hipomóvel elevada, no lado oposto à rotação. Isso pode ser confirmado por meio de um teste de mobilidade da primeira costela.

Medida da expansão do tórax. A espondilite anquilosante é uma doença que produz ossificação do ligamento longitudinal anterior, do disco torácico e das articulações zigoapofisárias. Os achados dessa condição são comuns na região torácica, tornando as medições da expansão do tórax um requisito importante nessa região. Qualquer redução na expansão, além de ser indício da presença de espondilite anquilosante, pode ser o resultado de paralisia do diafragma (C4), fraqueza intercostal, problemas pulmonares (pleura), idade avançada, fratura de costela ou condição pulmonar crônica. A medição da excursão respiratória é feita em três níveis usando uma fita métrica colocada circunferencialmente ao redor do tórax no nível da axila, no nível xifoide e no nível da 10ª costela. Comparações são feitas entre as medidas na posição de expiração máxima e inspiração total. A diferença normal entre a inspiração e a expiração varia de 3 a 7,5 cm.[106]

Alongamento dural de TI-TII. O paciente sentado deve protrair e retrair os ombros. A aproximação escapular puxa na extensão torácica da dura-máter por meio do 1º e do 2º nervo torácico.[80] Uma resposta positiva da reprodução de sintomas deve levar o fisioterapeuta a suspeitar de protrusão no disco torácico superior ou de lesões que ocupam espaço, como os tumores.[26]

Respiração profunda e flexão. Esse teste é realizado em indivíduos que se queixam de dor com flexão torácica. O paciente permanece sentado com a coluna torácica na posição neutra. Em seguida, inspira completamente e depois flexiona a coluna torácica até sentir a dor. Nesse ponto, mantém a posição de flexão e expira lentamente. Se, após a exalação, for possível continuar com a flexão, significa que provavelmente a fonte da dor seja as costelas, e não a coluna torácica.[107]

Teste de movimento ativo

Os testes de amplitude de movimento ativo são usados para determinar a função osteocinemática de duas vértebras torácicas adjacentes durante movimentos ativos, para identificar quais articulações são disfuncionais, bem como para identificar a direção específica da perda de movimento.[108] A amplitude de movimento ativo inicialmente é executada de forma global, em busca de anormalidades, como limitações assimétricas de movimento. Por isso, deve-se fazer um exame específico em qualquer região que aparente ter movimento excessivo ou reduzido. Se a história indicar que os sintomas são alterados com movimentos repetitivos ou com posições sustentadas, é necessário incluir esses movimentos e posturas. Existem várias técnicas para avaliar de forma adequada cada área da coluna torácica.

A restrição de movimentos na coluna torácica superior pode ser secundária a dor ou o resultado do encurtamento adaptativo de tecido conjuntivo ou muscular.[1] Devido à relação entre as primeiras duas costelas e as articulações zigoapofisárias, como parte do anel do manúbrio, a disfunção do movimento associado dessas costelas é comum. O movimento fisiológico na coluna torácica diminui com a idade. As hipomobilidades médias são as apresentações mais comuns,[109] sendo que as restrições de movimento são encontradas com maior frequência nos planos sagital e frontal, principalmente a extensão e a inclinação lateral.[1] A maior parte da rotação do tronco abaixo do nível de CII ocorre na coluna torácica.

O fisioterapeuta deve procurar padrões capsulares e não capsulares de restrição, dor ou fraqueza dolorosa (possível fratura ou neoplasia) (Fig. 25-19). Aparentemente, o padrão capsular da coluna torácica é a limitação simétrica de rotação e de inclinação lateral, a perda de extensão e a perda mínima de flexão. As lesões capsulares na articulação demonstram a existência de padrões capsulares semelhantes e limitação grave de movimento em cada direção.[80] No caso de danos assimétricos, como trauma, o padrão capsular provavelmente seja a limitação assimétrica de rotação e de inclinação lateral, a perda de extensão e a menor perda de flexão.

Para levar a articulação da barreira fisiológica para a barreira anatômica é necessário aplicar pressão no final da amplitude de movimento disponível. Durante a pressão excessiva, o fisioterapeuta deve sentir um aumento na resistência ao movimento. As sensações de final do movimento devem ser observadas nas seguintes situações:

▶ Se a sensação de final do movimento elástica normal de rotação torácica for substituída por uma mais rígida, indica a presença de osteoporose ou de espondilite anquilosante.

▶ A escoliose não estrutural desaparece durante a flexão anterior, e o mesmo não ocorre com a escoliose estrutural.

▶ Se a inclinação lateral for mais afetada do que a rotação pode haver a preseça de neoplasia das vísceras ou da parede torácica.[77]

▶ Se, durante a inclinação lateral, os músculos paraespinais ipsilaterais demonstrarem sinais de contratura (sinal elástico de Forestier) pode haver a presença de espondilite anquilosante.

▶ A inclinação lateral distante do lado doloroso, que é o único movimento doloroso e limitado, quase sempre indica com-

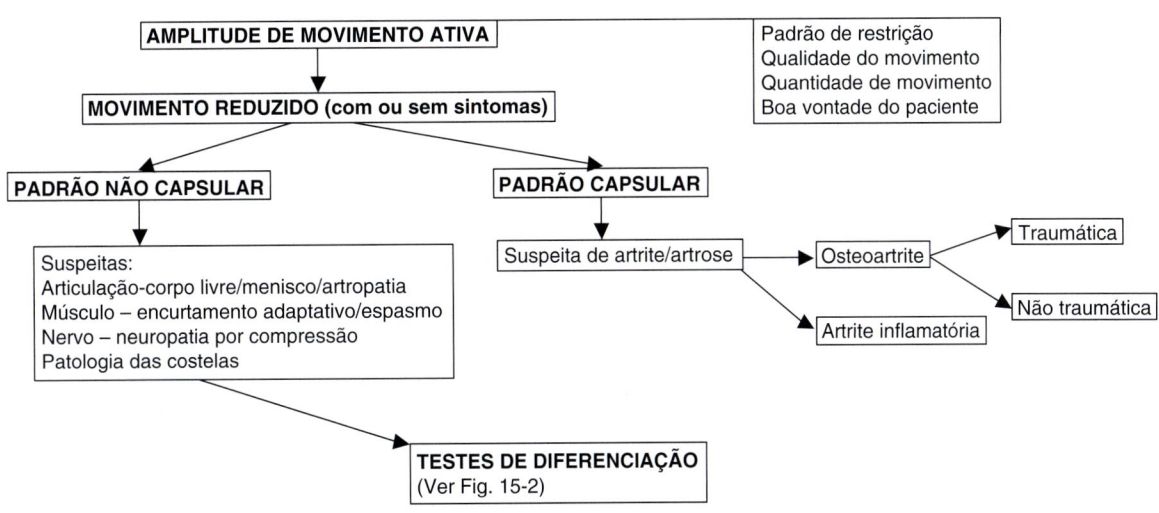

FIGURA 25-19 Sequência de exame na presença de faixa ativa de movimento incompleta ou sem sintoma.

prometimento extra-articular grave, como tumor abdominal ou pulmonar ou neurofibroma espinal. Geralmente o exame funcional confirma a história do paciente.

▶ As restrições acentuadas de movimento em padrões não capsulares, com uma ou mais sensações espasmódicas de final do movimento, indicam a presença de hérnia de disco torácico.

▶ Dor anterior ou lateral, com rotação torácica resistida, é indício de ruptura muscular. Dor localizada com teste resistido pode ser evidência de fratura de costela.

Devido ao comprimento da coluna nessa região, é importante assegurar-se de que todas as partes da coluna torácica sejam examinadas no teste de amplitude de movimento. O movimento na coluna torácica exige sincronia entre as articulações intervertebrais e zigoapofisárias e as articulações das costelas. Portanto, a presença de qualquer disfunção articular ou degeneração, ou de mudanças estruturais na curvatura espinal, influencia a quantidade de amplitude de movimento disponível e o padrão desses movimentos acoplados.[11]

Curiosidade Clínica

É importante lembrar que a elevação máxima do braço exige movimentação nos segmentos torácicos superiores.

As técnicas do inclinômetro recomendadas pela American Medical Association são usadas para medir de forma objetiva o movimento torácico.[111]

Flexão. Para medir a flexão torácica, é necessário alinhar dois inclinômetros no plano sagital. O centro do primeiro é colocado sobre o processo espinhoso de TI, e o do segundo é colocado sobre o processo espinhoso de TXII. O paciente inclina-se anteriormente e tenta colocar a testa sobre os joelhos. Os ângulos dos dois inclinômetros são registrados. Para calcular o ângulo de flexão torácica deve-se subtrair o ângulo do inclinômetro de TXII do ângulo de TI. O paciente deve flexionar em torno de 20 a 45º.[57,108]

O fisioterapeuta observa a integridade paravertebral durante a flexão, que pode indicar hipertônus a partir de um segmento facilitado. A coluna torácica durante a flexão curva-se anteriormente de maneira suave e uniforme (Fig. 25-20). Não deve haver nenhuma evidência de rotação segmentar ou de inclinação lateral. Para diminuir os movimentos pélvicos e de quadril, McKenzie propõe a realização do exame de flexão torácica com o paciente sentado.[112]

Extensão. O fisioterapeuta coloca uma das mãos e o braço na região superior do tórax do paciente e a outra sobre os processos espinhosos da coluna torácica inferior. Em seguida, o paciente é

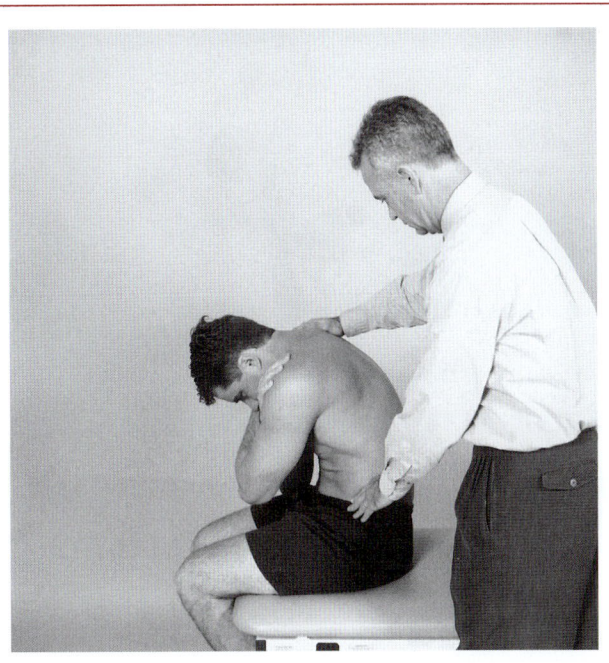

FIGURA 25-20 Flexão torácica ativa.

guiado em uma inclinação posterior (Fig. 25-21). O fisioterapeuta aplica pressão excessiva com o braço na parte da frente do paciente, enquanto evita qualquer translação anterior na coluna lombar.

A extensão torácica pode ser medida com a mesma técnica e posições do inclinômetro descritas para a flexão. Para calcular o ângulo de extensão torácica deve-se subtrair o ângulo de TXII do ângulo de TI. O paciente deve conseguir estender cerca de 15 a 20°.[108] Como alternativa, a extensão torácica pode ser medida com uma fita métrica. Para tanto, é necessário medir a distância entre dois pontos (os processos espinhosos de CVII e TXII). Uma diferença de 2,5 cm entre medições neutras e de extensão é considerada normal.[110,113] Durante a extensão do tórax, a curva torácica deve recurvar-se posteriormente ou retificar-se. Como na flexão, não deve haver nenhuma evidência de rotação segmentar ou de inclinação lateral.

Rotação. O paciente sentado deve girar para cada lado na cintura. O fisioterapeuta aplica pressão excessiva nos dois ombros (Fig. 25-22). Esse movimento é usado para testar a capacidade das costelas e das vértebras superiores de rodar na direção oposta à rotação – um movimento essencial se ocorrer rotação completa e inclinação lateral. A disponibilidade total de rotação da coluna torácica varia de 35 a 50°.[10,61] Rotações torácicas ativas de 20° ou menos resultam em danos funcionais durante a execução de atividades cotidianas envolvendo a coluna torácica.[110] Pavelka[114] desenvolveu um método clínico objetivo simples para medir a rotação toracolombar com fita métrica, que pode ser usado para detectar assimetrias na rotação. A fita é colocada sobre o processo espinhoso de LV e sobre a incisura jugular na região superior do manúbrio. A medição é feita antes e depois da rotação completa do tronco. Em seguida, o fisioterapeuta deve comparar as medições de cada lado.

Inclinação lateral. A disponibilidade total de inclinação lateral na coluna torácica varia de 25 a 45°.[10,61] O fisioterapeuta coloca

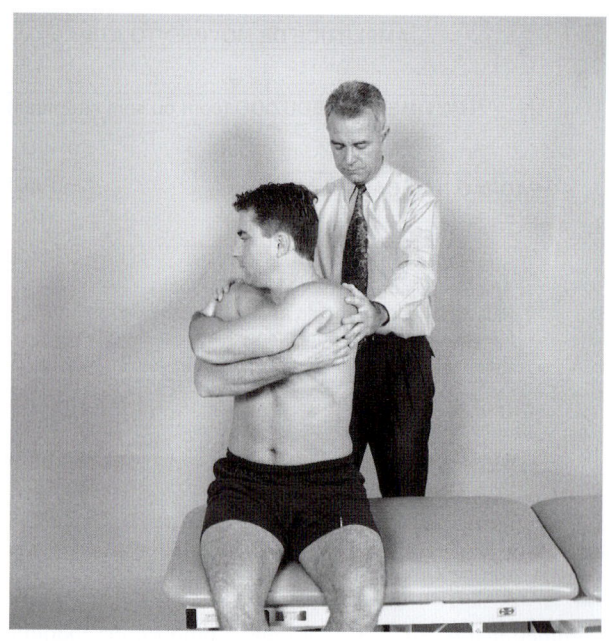

FIGURA 25-22 Rotação torácica ativa.

uma das mãos contra o lado do paciente e solicita que ele se incline para esse mesmo lado. Em seguida, o profissional aplica pressão excessiva no ombro contralateral para evitar compressão (Fig. 25-23). A inclinação lateral é medida de forma objetiva com uma fita métrica.[106] Duas marcas de tinta são colocadas na pele da parte lateral do tronco. A marca superior é feita em um ponto em que uma linha horizontal, através do xifoesterno, cruza a linha coronal. A marca inferior é feita no ponto mais alto da crista ilíaca. A distância entre as duas é medida em centímetros, com o paciente de pé, ereto, e novamente após a inclinação lateral completa para o mesmo lado. A segunda medida é subtraída da primeira e a diferença é considerada o índice de mobilidade espinal lateral.

Curiosidade Clínica

Os achados relacionados a inclinações laterais limitadas e dolorosas, distantes do lado doloroso, com as duas rotações livres de dor, devem sempre levantar suspeitas de lesões graves.[80]

Inspiração e expiração. Usando uma fita métrica, o fisioterapeuta mede a quantidade de expansão da costela com a respiração profunda (Fig. 23-13). Em seguida, compara com uma medição semelhante no estado de repouso. As seguintes posições de medições são utilizadas:

1. Quarto espaço intercostal lateral.
2. Axilas.
3. Linha dos mamilos.
4. Décima costela.

Os movimentos das costelas devem ser palpados durante a respiração. A costela que parar de movimentar-se em relação às

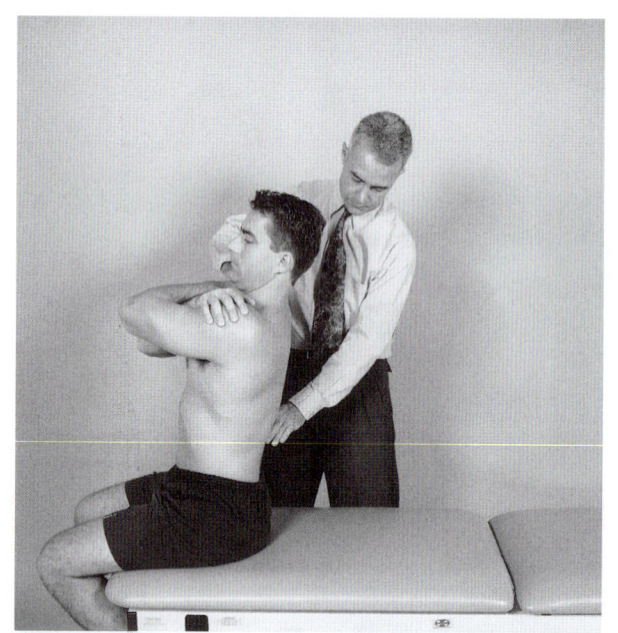

FIGURA 25-21 Extensão torácica ativa.

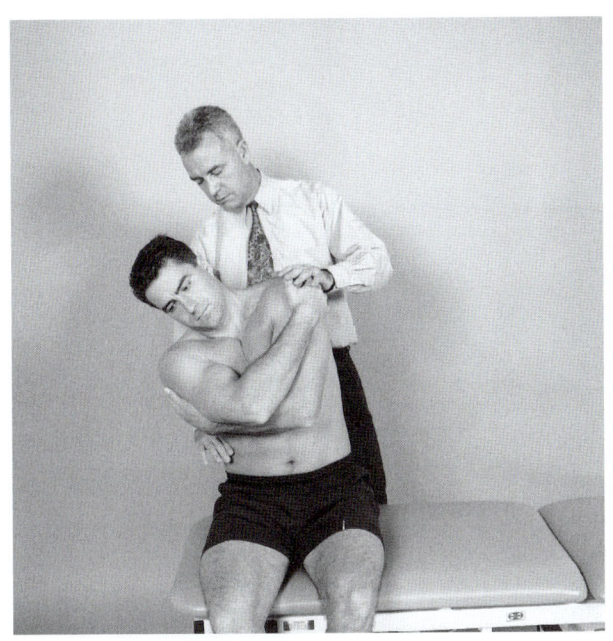

FIGURA 25-23 Inclinação lateral torácica ativa.

demais durante a inspiração é classificada como *costela deprimida*,[99,115] e a que parar de movimentar-se em relação às demais durante a expiração, como *costela elevada*.[99,115] Devido à inter-relação entre todas as costelas, se uma costela deprimida estiver envolvida, a mais superior geralmente é a que causa a disfunção mais importante. Em contrapartida, se uma costela elevada estiver envolvida, em geral é a mais inferior que causa a disfunção mais importante.[99,115]

Teste resistido
A resistência aplicada no ponto de pressão excessiva pode ser indício de integridade das unidades musculotendíneas dessa área. A resistência deve ser aplicada na amplitude final da flexão, da extensão, da rotação e da inclinação lateral, enquanto o fisioterapeuta estiver tentando localizar alguma dor, fraqueza ou fraqueza dolorosa. A dor que for exacerbada com movimento, mas não com contração isométrica resistida, sugere a presença de lesão ligamentar.[108]

Teste postural estático
É difícil provocar dor torácica de origem postural com teste de movimento ativo e resistido. McKenzie[112] recomenda colocar o paciente em uma posição durante aproximadamente três minutos para tensionar as estruturas de forma suficiente e provocar dor postural. As seguintes posições são utilizadas.

Flexão na posição sentada. O paciente se posiciona de modo que a coluna torácica esteja inclinada e as costas permaneçam completamente arredondadas.

Deitado em prono. O paciente deve se posicionar em prono, mantendo a coluna torácica completamente estendida e o peso sustentado pelas mãos. Em seguida, a coluna torácica inferior e a coluna lombar (TIV-TV a LI) devem curvar-se na mesa de tratamento.

Deitado em supino em extensão. O paciente é posicionado em supino sobre a extremidade da mesa de tratamento de forma que a cabeça, o pescoço e os ombros permaneçam sem apoio descendente até o nível de TIV. É necessário tomar cuidado com essa manobra, que deve ser evitada em pacientes com história de patologia cervical ou que indique a existência de potencial para comprometimento da artéria vertebrobasilar. Esse teste também pode ser realizado com o paciente em posição pronada sobre os cotovelos.

Filosofias diferentes
O próximo estágio dos processos de exame depende da formação do fisioterapeuta. Os profissionais com forte influência das técnicas de energia muscular dos osteopatas usam o teste de posição para determinar o segmento a ser focalizado. Outros omitem os testes de posição e passam diretamente para os testes de movimentos combinados e para os testes fisiológicos passivos.

Teste de posição: espinal. As vértebras são testadas para verificar a simetria posicional. Na presença de ERL ou FRL, o teste de mobilidade passiva irá diagnosticar definitivamente o comprometimento dos movimentos. As articulações torácicas superiores (CVII a TIV) podem ser avaliadas utilizando-se as técnicas cervicais descritas no Capítulo 23. As seguintes técnicas podem ser usadas nos níveis de TIV a TXII.

Exemplo: TVI-TVII. O paciente permanece sentado, com o fisioterapeuta de pé atrás dele. Usando os dedos indicadores, o examinador palpa os processos transversos da vértebra TVI e, com os polegares, palpa os processos transversos da vértebra TVII (Fig. 25-24). O teste da articulação é feito da seguinte maneira:

▶ O paciente se inclina anteriormente de forma que o complexo articular seja flexionado e a avaliação seja feita na posição

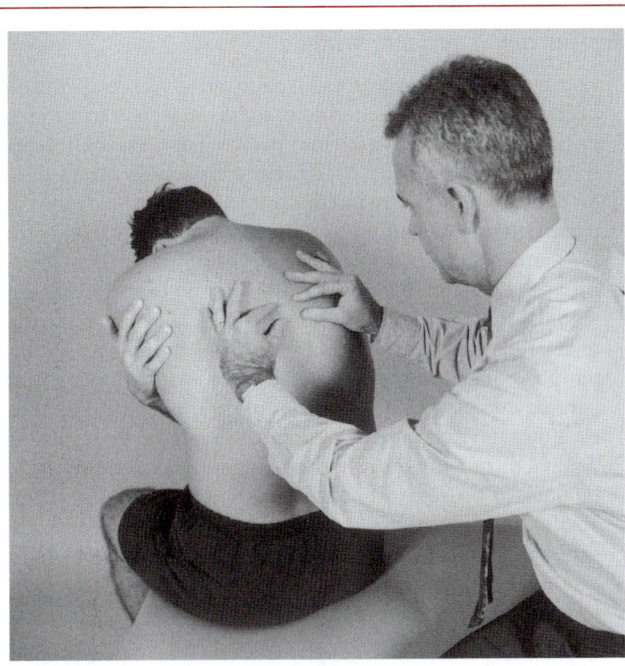

FIGURA 25-24 Teste de posição no nível de TVI-TVII.

da vértebra TVI com relação a TVII, observando qual processo transverso é o mais posterior. O processo transverso esquerdo posterior de TVI com relação a TVII indica a posição rodada para a esquerda do complexo TVI-TVII em flexão.

▶ O paciente se inclina posteriormente de forma que o complexo articular seja estendido e a avaliação seja feita na posição da vértebra TVI com relação à vértebra TVII, observando qual processo transverso é o mais posterior. O processo transverso esquerdo posterior de TVI com relação a TVII indica a posição rodada para a esquerda do complexo articular TVI-TVII em extensão.

Depois de um segmento ser localizado com o uso de uma das técnicas mencionadas anteriormente, é possível testar sua artrocinemática usando os seguintes testes de mobilidade passiva, que incorporam movimentos simétricos ou assimétricos específicos. É importante interpretar esses testes com muito cuidado, pois a sensibilidade local na região torácica é comum, principalmente sobre os processos espinhosos, como resultado da proximidade dos ramos posteriores sobre o ápice dessas proeminências ósseas.[11,116]

Teste de movimentos combinados. Visto que a função normal envolve movimentos complexos e combinados da coluna torácica, é possível a utilização desse teste. Os movimentos testados incluem flexão anterior com inclinação lateral, extensão com inclinação lateral, inclinação lateral com flexão e inclinação lateral com extensão. Os resultados desses movimentos são combinados com os achados provenientes da história e com os movimentos de plano simples para classificar as respostas sintomáticas. Essas informações orientam o fisioterapeuta quando estiver determinando os movimentos a serem usados na intervenção.

Teste de mobilidade passiva. As articulações zigoapofisárias torácicas superiores (CVII a TIV) podem ser avaliadas usando as técnicas cervicais descritas no Capítulo 23. Alternativamente, as seguintes técnicas podem ser usadas.

Técnicas com o paciente sentado

1. O paciente permanece sentado, enquanto o fisioterapeuta, de pé a seu lado, usa o dedo indicador da mão posteriormente posicionada (atrás do paciente) para palpar o espaço interespinal do segmento que estiver sendo testado. A borda ulnar do dedo mínimo da mão em posição anterior (na frente do paciente) palpa a lâmina e o pilar articular inferior da vértebra craniana. O restante da mão serve de apoio para a coluna cervical, enquanto o braço envolve o crânio (Fig. 25-25). Em seguida, o fisioterapeuta flexiona, estende, flexiona para a lateral e roda passivamente o segmento, observando, ao mesmo tempo, a quantidade e a qualidade do movimento, em comparação com outros níveis. Usando o componente da flexão, ele aplica um deslizamento anterior na sensação de amplitude de final de movimento. No final do componente de extensão, bloqueia o processo espinhoso inferior e, em seguida, com auxílio do tórax, aplica deslizamento posterior no segmento superior. No final da inclinação lateral, o fisioterapeuta aplica um deslizamento lateral. Nessa posição, é possível, também, testar a distração das articulações.

2. O paciente permanece sentado. Nesse exemplo, o teste se aplica à flexão lateral esquerda. O paciente coloca a mão direita atrás

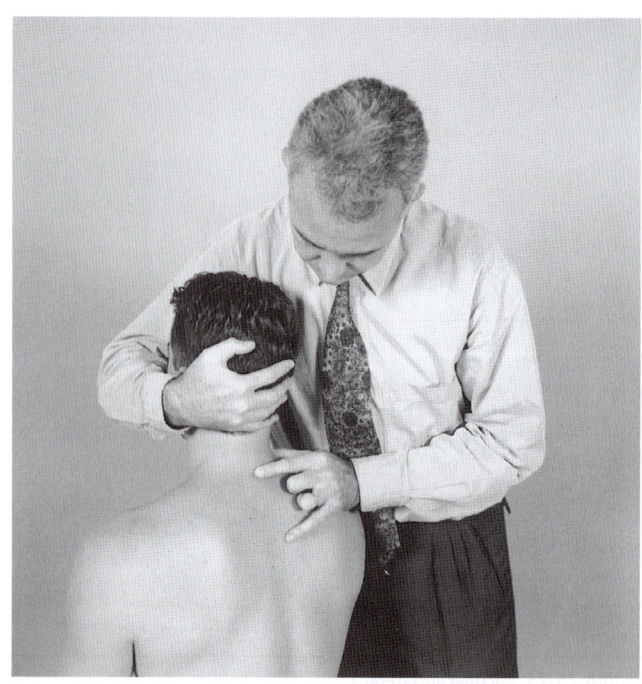

FIGURA 25-25 Posição do paciente e do fisioterapeuta para fazer o teste de movimento intervertebral fisiológico passivo da junção cervicotorácica. (Reproduzida, com permissão, de Dutton M: *Manual Therapy of the Spine.* New York: McGraw-Hill, 2002:391.)

do pescoço e tem a ponta de seu cotovelo direito colocado contra o peito do fisioterapeuta, que está de pé à sua direita (Fig. 25-26). Em seguida, o fisioterapeuta procura alcançar, com o braço ao redor da parte da frente do paciente, a mão do paciente que está atrás do pescoço (Fig. 25-26). Monitorando o segmento com a outra mão, o examinador inclina o segmento para a lateral, exercendo pressão sobre o cotovelo direito do paciente. Nessa posição, é possível testar também a extensão e a rotação.

Técnica do decúbito lateral. O paciente permanece na posição de decúbito lateral à esquerda, de frente para o fisioterapeuta, e deixa seu braço inferior solto na extremidade da mesa de tratamento. Depois de envolver as mãos na lordose cervical, o fisioterapeuta apoia a cabeça do paciente na curvatura do braço direito. O segmento objeto do teste é monitorado com o dedo indicador ou com o polegar da mão esquerda (Fig. 25-27). Em seguida, a cabeça do paciente é flexionada para a lateral e para cima na direção do teto, assegurando-se de que o movimento esteja ocorrendo apenas no segmento, e não em toda a coluna cervical. Nessa posição, é possível testar também os movimentos de rotação, flexão e extensão. O outro lado pode ser testado com o paciente inclinando-se para o lado oposto.

O objetivo dos testes de mobilidade passiva na coluna cervical média é auxiliar no diagnóstico diferencial entre lesões de disco e disfunções das articulações zigoapofisárias na aplicação de técnicas de tratamentos de diagnósticos específicos.[117] Além disso, esses testes podem ser usados para determinar a direção das restrições. As articulações zigoapofisárias com alguma disfunção são fontes significativas de dor referida na região torácica.[118] Vale a pena lembrar que, embora a coluna torácica apresente o grau mais elevado de rotação de qualquer região da coluna,[14] a região torácica média é relativamente rígida, com rigidez segmentar considerável e movimento normal limitado em um ou mais planos.[117] Existem alguns estudos que examinaram a confiabilidade e a validade dos testes de mobilidade passiva na coluna torácica média. Brismée e colaboradores[117] demonstraram uma confiabilidade interavaliadores variando de regular a substancial (as faixas percentuais de concordância variavam de 63,4 a 82,5%) em testes de mobilidade passiva na coluna torácica média em um grupo de 19 homens e 22 mulheres que eram assintomáticos.

As seguintes técnicas podem ser usadas nos níveis de TIV a TXII:

Flexão das articulações zigoapofisárias. O paciente permanece sentado na extremidade da mesa de tratamento, com os braços flexionados e as mãos sobre os ombros. O fisioterapeuta fica de pé a seu lado e procura envolver seu tronco com um braço e uma das mãos. Em seguida, aplica pressão com o esterno contra o ombro do paciente, fazendo uma leve compressão. Usando a outra mão para monitorar o movimento intersegmentar entre os processos espinhosos (Fig. 25-28), o fisioterapeuta flexiona a coluna torácica (Fig. 25-29). A quantidade e a qualidade do movimento são comparadas com o nível superior e inferior.

Extensão das articulações zigoapofisárias. O paciente permanece sentado com os braços dobrados, com uma das mãos sobre os ombros e a outra sob a axila do lado oposto. O fisioterapeuta permanece de pé a seu lado. Durante a palpação dos espaços interespinais ou dos processos transversos do nível a ser testado com uma das mãos, o examinador envolve o tronco do paciente com o outro braço e pousa a mão correspondente no ombro contralateral (Fig. 25-30). Abaixando-se levemente, coloca a região ante-

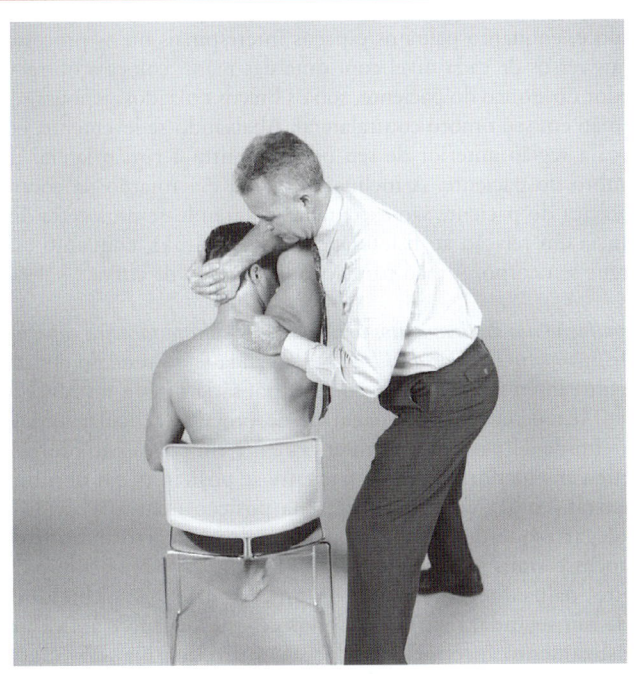

FIGURA 25-26 Teste do movimento intervertebral fisiológico passivo da junção cervicotorácica, com o paciente sentado. (Reproduzida, com permissão, de Dutton M: *Manual Therapy of the Spine*. New York: McGraw-Hill, 2002:391.)

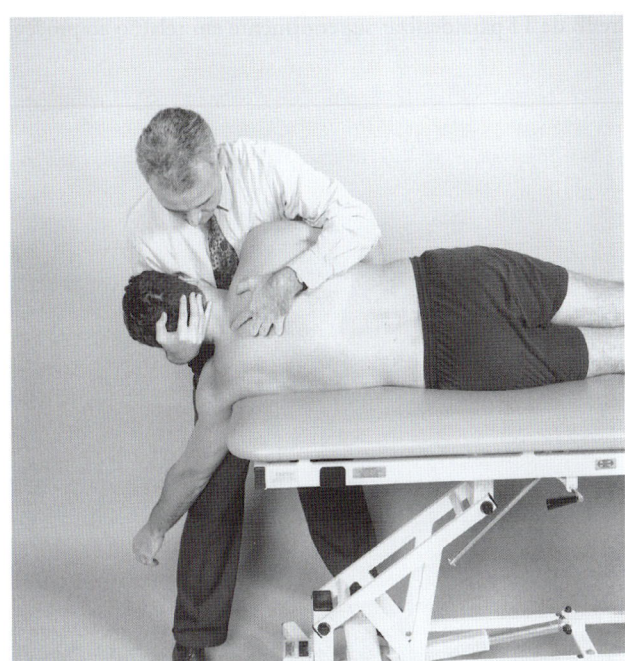

FIGURA 25-27 Técnica de decúbito lateral para realizar o teste de movimento intervertebral fisiológico passivo. (Reproduzida, com permissão, de Dutton M: *Manual Therapy of the Spine*. New York: McGraw-Hill, 2002:392.)

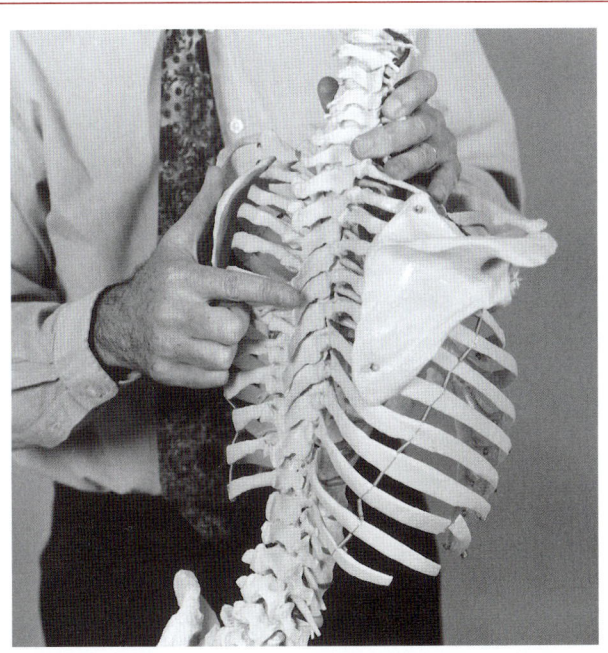

FIGURA 25-28 Palpação intersegmentar.

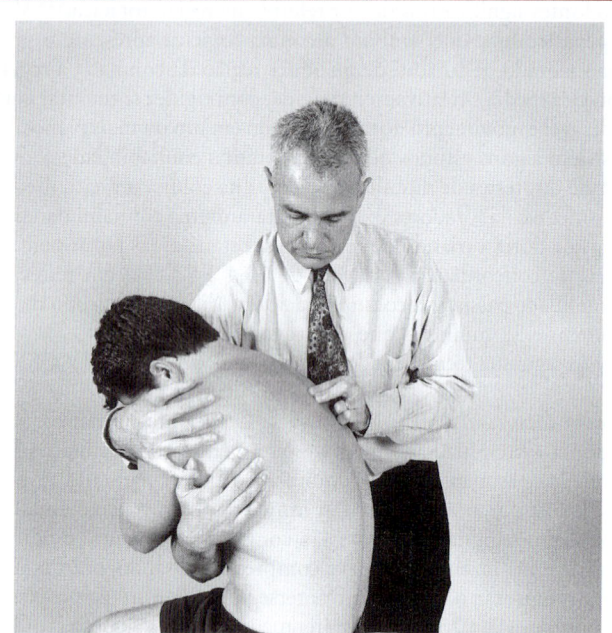

FIGURA 25-29 Teste de mobilidade passiva: flexão.

rior do ombro contra a região lateral do ombro do paciente. Usando a outra mão para monitorar o movimento intersegmentar entre os processos espinhosos, estende a coluna torácica (Fig. 25-30). A quantidade e a qualidade do movimento são comparadas com o nível superior e inferior.

Movimentos combinados das articulações zigoapofisárias. O paciente permanece sentado com uma das mãos no topo de um dos ombros e a outra sob a axila oposta. O fisioterapeuta fica de pé a seu lado e, enquanto palpa os espaços interespinais ou os processos transversos de cada nível com uma das mãos, coloca a outra ao redor do tronco do paciente, sob os braços cruzados, repousando a mão em seu ombro contralateral. Abaixando-se levemente, coloca a região anterior de seu ombro contra a região lateral do ombro do paciente. A inclinação lateral e a rotação da coluna torácica do paciente são executadas mantendo-se uma certa distância em relação ao fisioterapeuta (Fig. 25-31), enquanto este ergue seu corpo. A mão palpa o lado côncavo da curva.

Avaliação dos deslizamentos articulares da coluna torácica superior.
Deslizamento inferior de TI-TII. A finalidade do teste do deslizamento inferior da articulação zigoapofisária direita no nível de TI-TII é determinar a capacidade do processo articular inferior direito de TI para deslizar inferiormente em relação ao processo articular superior de TII. O paciente se posiciona em decúbito ventral, com a coluna torácica na posição neutra. Usando o polegar esquerdo, o fisioterapeuta palpa a região inferior do processo transverso esquerdo de TII (Fig. 25-32), e com o direito, palpa a região inferior do processo transverso direito de TI. Em seguida, fixa TII com o polegar esquerdo e aplica um deslizamento inferior em TI com o direito (Fig. 25-32). A quantidade e a sensação de final do movimento são observadas e comparadas com o nível superior e inferior, e no mesmo nível no lado oposto. Essa técnica pode ser usada em todos os segmentos torácicos. O fisioterapeuta deve tomar muito cuidado com os deslizamentos inferiores, considerando que geralmente são reduzidos simetricamente.

Deslizamento superior de TI-TII. A finalidade do teste do deslizamento superior da articulação zigoapofisária direita no nível de TI-TII é determinar a capacidade do processo articular inferior direito de TI para deslizar superiormente em relação ao processo

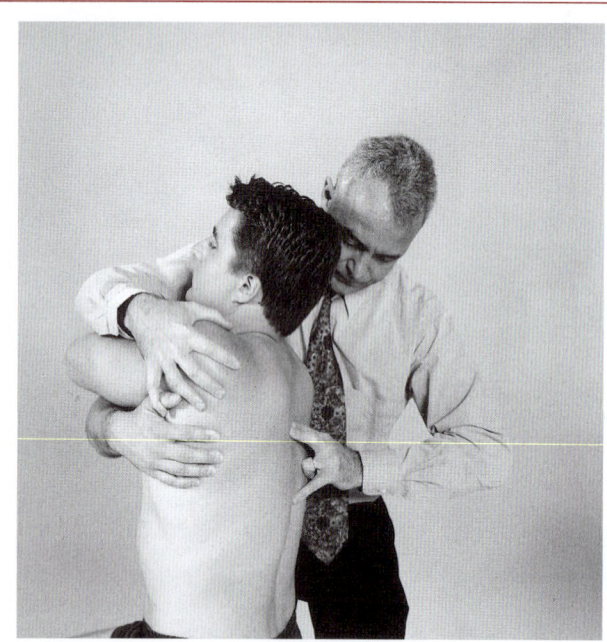

FIGURA 25-30 Teste de mobilidade passiva: extensão.

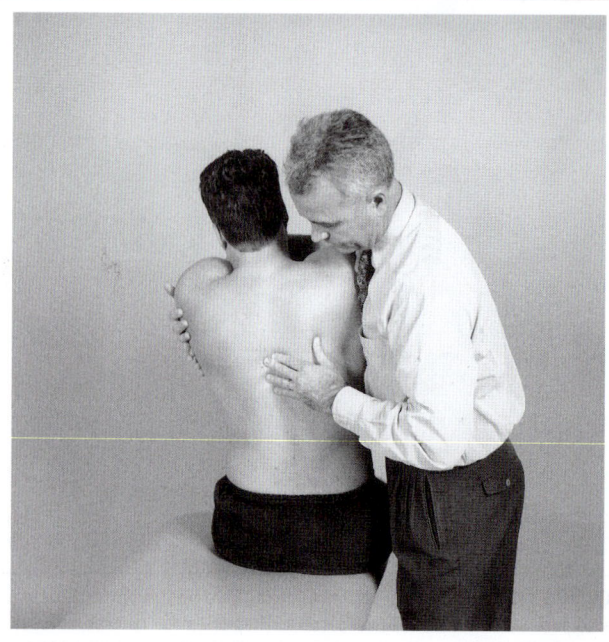

FIGURA 25-31 Teste de mobilidade passiva: inclinação lateral e rotação.

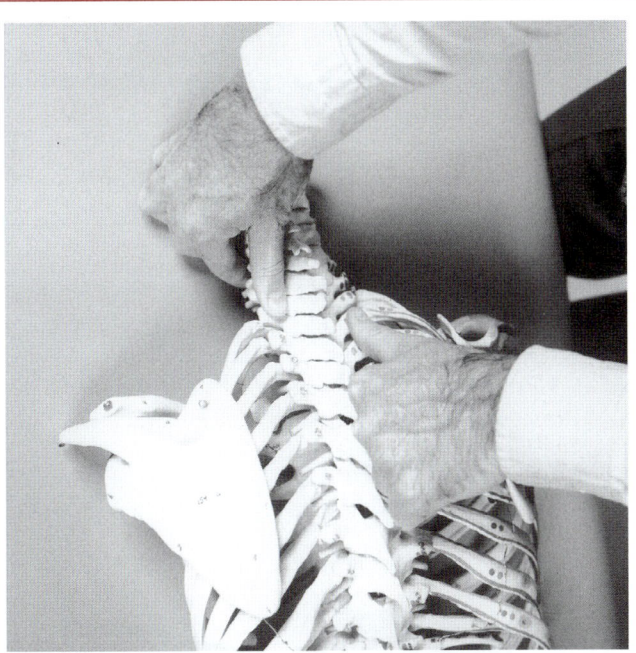

FIGURA 25-32 Deslizamento inferior do nível segmentar de TI-TII.

articular superior de TII. O paciente é posicionado em decúbito ventral, com a coluna torácica na posição neutra. Usando o polegar esquerdo, o fisioterapeuta palpa a região inferior do processo transverso esquerdo de TII (Fig. 25-32) e, com o direito, palpa a região inferior do processo transverso direito de TI. Em seguida, fixa TII com o polegar esquerdo e aplica um deslizamento súpero-anterior em TI com o direito. A quantidade e a sensação de final do movimento são observadas e comparadas com o nível superior e inferior. Os deslizamentos superiores nessa área geralmente são normais.

Avaliação dos deslizamentos articulares na coluna torácica média

Se os movimentos ativos e os movimentos de mobilidade passiva forem restringidos, é necessário avaliar a artrocinemática do(s) movimento(s) restringido(s) para determinar se a hipomobilidade é articular ou extra-articular (miofascial). Nos casos de suspeita de comprometimentos assimétricos, é necessário investigar o respectivo quadrante segmentar. No caso de ERL, a articulação direita do segmento é colocada em flexão, flexão lateral à esquerda e rotação à esquerda, para possibilitar a avaliação da amplitude de movimento e da sensação de final do movimento, para verificar a presença de hipomobilidade. Se isso for considerado normal, a articulação esquerda é colocada em flexão, rotação à direita e flexão lateral à direita e avaliada para verificar a presença de hipermobilidade.

Níveis TIV a TX – flexão unilateral das articulações zigoapofisárias

Técnica com o paciente sentado. O paciente permanece sentado, com a mão no topo de um dos ombros e a outra sob a axila do lado oposto. O fisioterapeuta permanece de pé a seu lado. Enquanto palpa os espaços interespinais ou os processos trans-versos de cada nível com uma das mãos (Fig. 25-33), o examinador coloca o outro braço ao redor do tronco do paciente, sob os braços cruzados, pousando a mão sobre o ombro contralateral. A seguir, abaixando-se levemente, coloca a região anterior de seu ombro contra a região lateral do ombro do paciente (Fig. 25-33). A flexão lateral da coluna torácica deste é executada mantendo-se uma certa distância em relação ao fisioterapeuta, que se inclina no corpo do paciente. A mão palpa o lado côncavo da curva. Por exemplo, com uma hipomobilidade de flexão à esquerda em TIV-TV, o fisioterapeuta flexiona, flexiona lateralmente à direita e roda à direita o paciente na direção da barreira ao movimento do quadrante com restrição (Fig. 25-33). Para avaliar o deslizamento específico, o examinador usa o polegar da mão esquerda para empurrar o processo transverso esquerdo de TIV superior e anteriormente em flexão adicional, o que permite, também, avaliar a sensação de final do movimento. A mesma técnica pode ser aplicada nas intervenções, com exceção das mobilizações graduadas, ou as técnicas de energia muscular são incorporadas no final da amplitude.

Níveis TIV a TX – extensão unilateral das articulações zigoapofisárias

Técnica com o paciente sentado. Por exemplo, suspeita de hipomobilidade de extensão à direita em TV-TVI. O paciente permanece sentado com a mão no topo de um dos ombros e a outra sob a axila do lado oposto. O fisioterapeuta, de pé a seu lado, palpa os espaços interespinais ou os processos transversos de cada nível com uma das mãos, enquanto mantém o outro braço ao redor do tronco do paciente, sob os braços cruzados, pousando a mão sobre o ombro contralateral. A seguir, abaixando-se levemente, coloca a região anterior de seu ombro contra a região lateral do ombro do paciente. Este é movimentado na direção da barreira da exten-

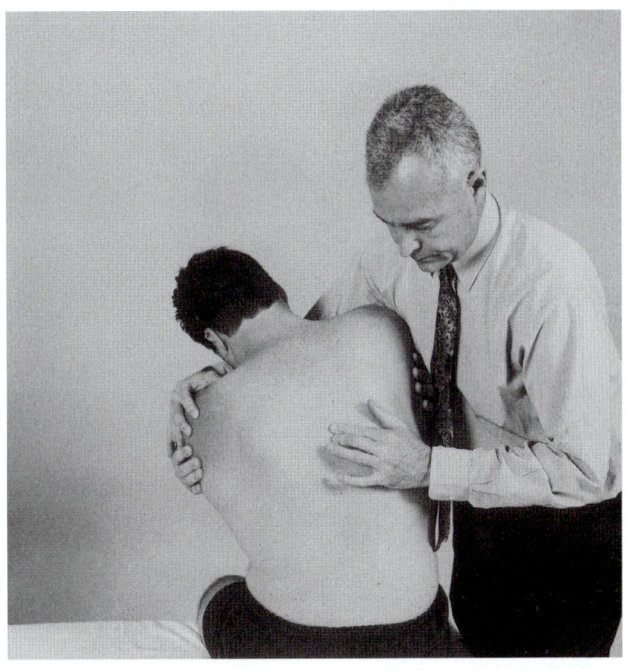

FIGURA 25-33 Flexão unilateral das articulações zigoapofisárias.

são, com rotação à direita e flexão lateral à direita em extensão. Nesse ponto, o fisioterapeuta, usando o polegar, avalia o deslizamento superior do processo transverso esquerdo de TV, ou o deslizamento superior do processo transverso direito de TVI (Fig. 25-34), para testar o deslizamento inferior da articulação zigoapofisária de TV em extensão. A mesma técnica pode ser aplicada nas intervenções, com exceção das mobilizações graduadas, ou as técnicas de energia muscular são incorporadas no final da amplitude.

Teste de estabilidade passiva
Coluna torácica superior

Distração. Esse teste tensiona as estruturas anatômicas que resistem às forças verticais. Uma resposta positiva indica a reprodução da dor sentida pelo paciente. Este permanece sentado, com as mãos atrás da cabeça e com os dedos entrelaçados. A coluna cervicotorácica é colocada na posição neutra. O fisioterapeuta, de pé atrás do paciente, posiciona os dois braços sob suas axilas e coloca as mãos sobre as dele. Enquanto segura o tórax por baixo das axilas com a parte interna dos braços, o fisioterapeuta aplica uma força de tração vertical na parte cervical inferior e na parte superior do tórax (Fig. 25-35). Essa técnica também pode ser utilizada para mobilizar os segmentos nessa área.

Compressão. O paciente permanece sentado e o fisioterapeuta de pé logo atrás. Em seguida, este junta as duas mãos e coloca-as no topo da cabeça do paciente. Uma força de compressão é aplicada na parte inferior da coluna cervical e na parte superior do tórax por meio de uma força vertical através do topo da cabeça do paciente.

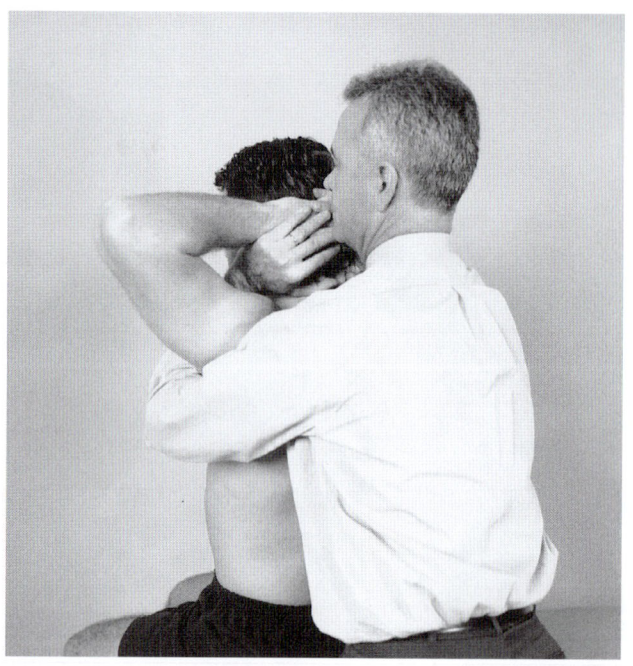

FIGURA 25-35 Posição do paciente e do fisioterapeuta para o teste de estabilidade de distração da junção cervicotorácica. (Reproduzida, com permissão, de Dutton M: *Manual Therapy of the Spine*. New York: McGraw-Hill, 2002:393.)

Translação espinal anterior. Esse teste estressa as estruturas anatômicas que resistem à translação anterior de uma unidade segmentar da coluna. Respostas positivas indicam a reprodução dos sintomas do paciente, juntamente com um aumento na quantidade de movimento e com a redução na resistência no final da amplitude de movimento. Com o paciente em prono, é possível palpar os processos transversos da vértebra superior com uma das mãos, enquanto a outra é utilizada para fixar os processos transversos da vértebra inferior (Fig. 25-36). Uma força póstero-anterior é aplicada em toda a extensão da vértebra superior durante a fixação da vértebra inferior (Fig. 25-36). A quantidade de movimento, a reprodução de quaisquer sintomas e a sensação de final do movimento podem ser observadas e comparadas com o nível superior e inferior. Os achados desses testes devem ser correlacionados com os dos testes de translação posterior, para determinar o nível de instabilidade, levando em consideração que a translação anterior excessiva da vértebra TIV pode ser decorrência de uma instabilidade anterior de TIV-TV ou de uma instabilidade posterior de TIII-TIV.

Translação espinal posterior. Esse teste tensiona as estruturas anatômicas que resistem à translação posterior de uma unidade segmentar da coluna. Respostas positivas indicam a reprodução dos sintomas do paciente, juntamente com o aumento na quantidade de movimento e com a redução na resistência no final da amplitude de movimento. O paciente deve permanecer sentado e entrelaçar as mãos atrás do pescoço, com o fisioterapeuta de pé a seu lado. O fisioterapeuta fixa os processos transversos da vértebra inferior com o dedo indicador e o polegar da mão esquerda e coloca o braço direito ao redor da cabeça do paciente. Para testar a estabilidade estática, o pro-

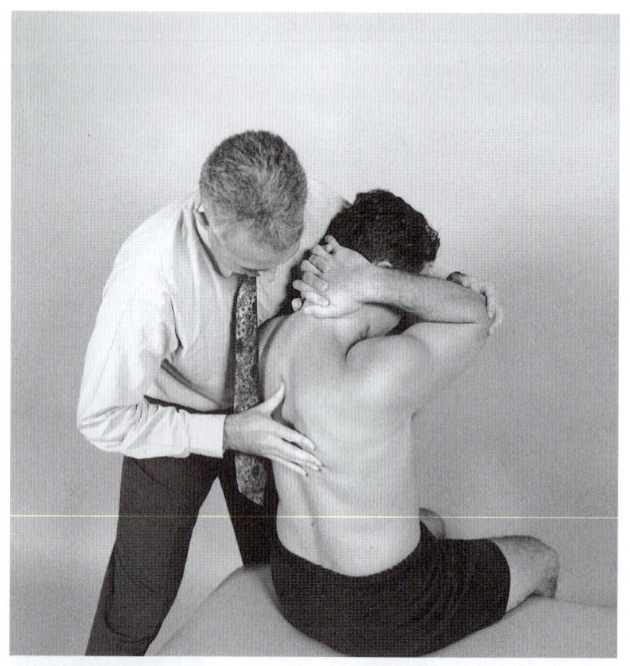

FIGURA 25-34 Técnica com o paciente sentado para corrigir uma hipomobilidade de extensão em TIII-TIV. (Reproduzida, com permissão, de Dutton M: *Manual Therapy of the Spine*. New York: McGraw-Hill, 2002:426.)

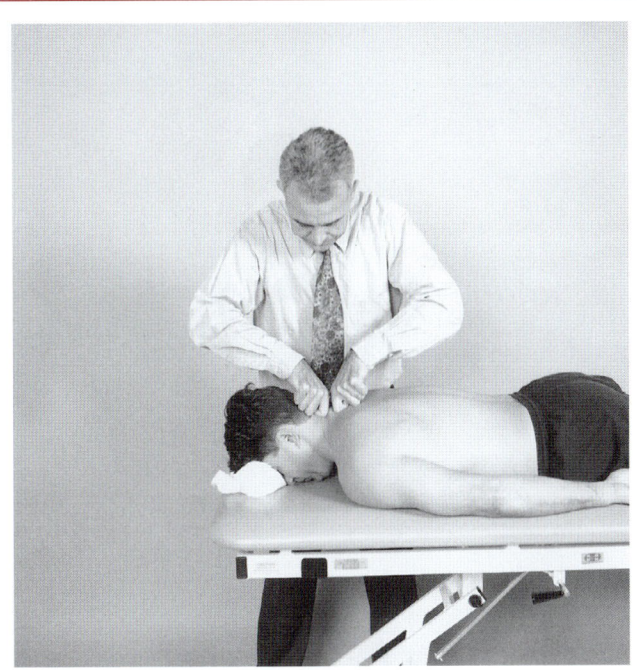

FIGURA 25-36 Posição do paciente e do fisioterapeuta para o teste de estabilidade anterior. (Reproduzida, com permissão, de Dutton M: *Manual Therapy of the Spine*. New York: McGraw-Hill, 2002:394.)

fissional deve aplicar uma força ântero-posterior na vértebra superior, enquanto fixa a vértebra inferior (Fig. 25-37). A quantidade de movimento, a reprodução de quaisquer sintomas e a sensação de final do movimento podem ser observadas e comparadas com o nível superior e inferior. Os achados desses testes devem ser correlacionadas com os dos testes de translação anterior, para determinar o nível de instabilidade.

Rotação espinal transversa. Esse teste tensiona as estruturas anatômicas que resistem à rotação de uma unidade segmentar da coluna. Respostas positivas indicam a reprodução dos sintomas do paciente, juntamente com o aumento na quantidade de movimento e com uma redução na resistência no final da amplitude de movimento. O paciente posiciona-se em prono para que o fisioterapeuta possa palpar o processo transverso da vértebra superior com uma das mãos. A outra deve fixar o processo transverso contralateral da vértebra inferior (Fig. 25-38). Uma força de rotação plana transversa é aplicada em toda a vértebra superior por meio de uma pressão póstero-anterior unilateral, durante a fixação da vértebra inferior. A quantidade de movimento, a reprodução de quaisquer sintomas e a sensação de final do movimento podem ser observadas e comparadas com o nível superior e inferior.

Coluna torácica inferior. Os testes tradicionais usados para avaliar a estabilidade articular nessa região têm como base os resultados da mobilidade das costelas aplicados simultaneamente em vários níveis, o que é claramente inespecífico. As técnicas abaixo são mais específicas.

Tração vertical. Esse teste tensiona as estruturas anatômicas que resistem às forças verticais. Respostas positivas indicam a reprodução dos sintomas do paciente, juntamente com o aumento na quantidade de movimento e com a redução na resistência no final da amplitude de movimento. O paciente permanece sentado com os braços cruzados e com a coluna torácica em posição neu-

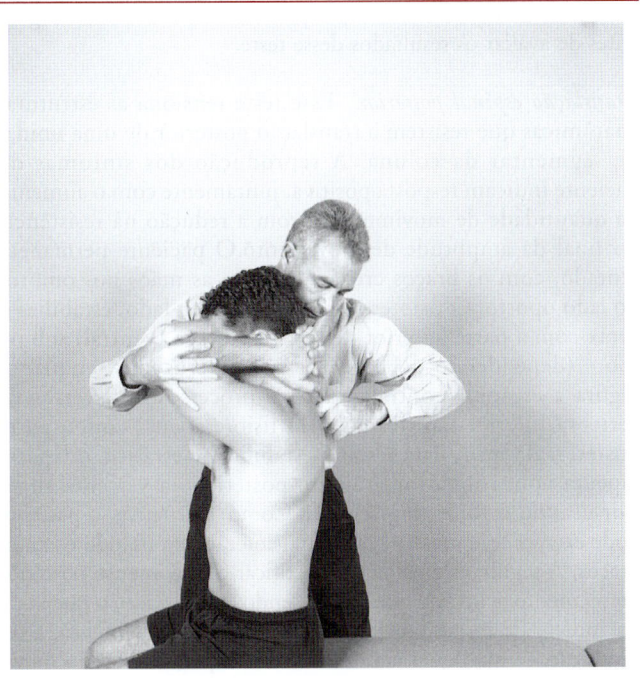

FIGURA 25-37 Posição do paciente e do fisioterapeuta para o teste de estabilidade posterior. (Reproduzida, com permissão, de Dutton M: *Manual Therapy of the Spine*. New York: McGraw-Hill, 2002:394.)

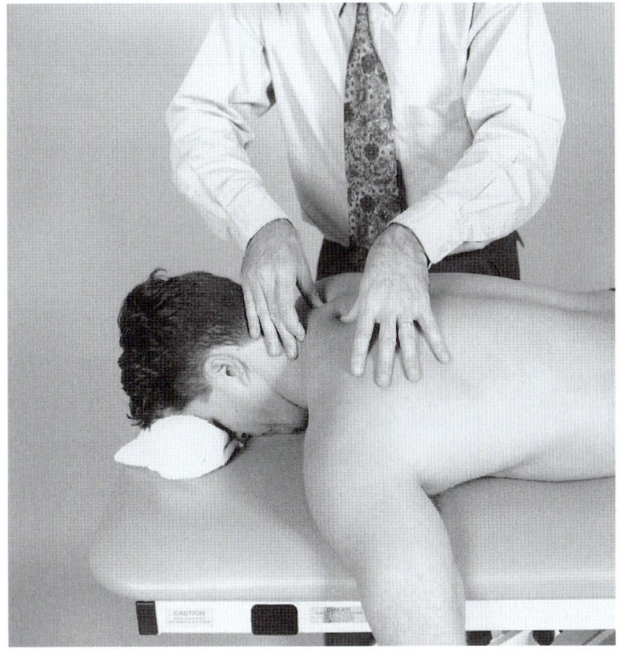

FIGURA 25-38 Posição do paciente e do fisioterapeuta para o teste de estabilidade da rotação transversal. (Reproduzida, com permissão, de Dutton M: *Manual Therapy of the Spine*. New York: McGraw-Hill, 2002:394.)

tra. O fisioterapeuta, logo atrás do paciente, pode usar uma toalha sobre o processo transverso do segmento inferior e sobre o esterno para realizar o teste. Ele envolve o tronco do paciente com ambos os braços, segurando a parte inferior do cotovelo deste (Fig. 25-39). A seguir, este inclina a cabeça para trás, na área superior do tórax do fisioterapeuta. Na sequência, o examinador puxa o cotovelo do paciente para cima, como se estivesse tentando arrastá-lo para fora da mesa. Essa posição deve ser mantida durante aproximadamente 20 segundos.

Compressão vertical. O paciente permanece sentado, com os braços cruzados. A coluna torácica é mantida na posição neutra. O fisioterapeuta aplica tensão na metade superior da coluna torácica, enquanto inclina os ombros do paciente (Fig. 25-40). A reprodução dos sintomas revela um teste positivo e pode ser indício de instabilidade vertical. As condições que possivelmente produzem testes positivos incluem: fratura da placa vertebral terminal, comprometimento discal ou inflamação aguda na articulação zigoapofisária.

Translação espinal anterior. Esse teste tensiona as estruturas anatômicas que resistem à translação anterior de uma unidade segmentar da coluna. Em geral, durante a observação, o paciente apresenta um "deslocamento" óbvio na coluna torácica. Respostas positivas indicam a reprodução dos sintomas, juntamente com o aumento na quantidade de movimento e com a redução na resistência no final da amplitude de movimento. O fisioterapeuta aplica pressão sobre o processo transverso do osso superior do segmento em questão. Como não é usada nenhuma fixação, a pressão produz uma força de cisalhamento anterior entre o osso e sua contraparte inferior, e um cisalhamento posterior de sua con-

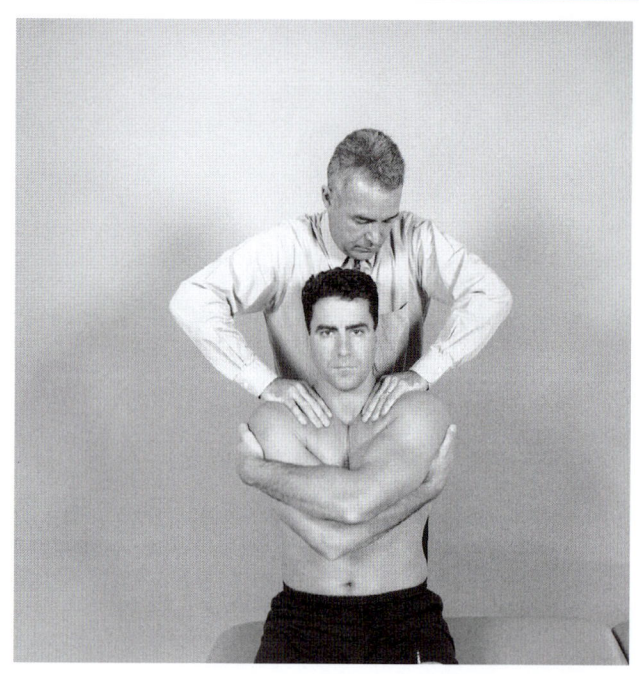

FIGURA 25-40 Teste de estabilidade de compressão vertical. (Reproduzida, com permissão, de Dutton M: *Manual Therapy of the Spine*. New York: McGraw-Hill, 2002:427.)

traparte superior (Fig. 25-41). A ocorrência de uma translação excessiva da vértebra TIV pode ser resultado de instabilidade anterior de TIV-TV ou de uma instabilidade posterior de TII-TIV, principalmente se for acompanhada de dor. Portanto, é importante fazer o teste de translação posterior, apresentado a seguir, antes de avaliar os resultados desse teste.

Translação espinal posterior. Esse teste tensiona as estruturas anatômicas que resistem à translação posterior de uma unidade segmentar da coluna. A reprodução dos sintomas do paciente indicam resposta positiva, juntamente com o aumento na quantidade de movimento e com a redução na resistência no final da amplitude de movimento. O paciente permanece sentado, com os braços cruzados e com as mãos nos ombros do lado oposto. O fisioterapeuta, de pé a seu lado, estabiliza o tórax com a parte anterior de sua mão/braço (ventral) sob ou sobre (dependendo do nível) os braços cruzados, enquanto segura a escápula contralateral. Os processos transversos da vértebra inferior são fixados pelo fisioterapeuta com a parte posterior da mão. Para testar a estabilidade estática, o fisioterapeuta aplica uma força ântero-posterior na vértebra superior usando o tórax (Fig. 25-42). Como alternativa, o paciente pode exercer leve pressão contra o fisioterapeuta usando os antebraços. A seguir, este palpa para verificar o movimento posterior no segmento acima do que estiver sendo estabilizado, o que pode ser indício de instabilidade. A quantidade de movimento, a reprodução de quaisquer sintomas e a sensação de final do movimento podem ser observadas e comparadas com o nível superior e inferior. Os achados desse teste devem ser correlacionados com os do teste de translação anterior para determinar o nível e a direção da instabilidade.

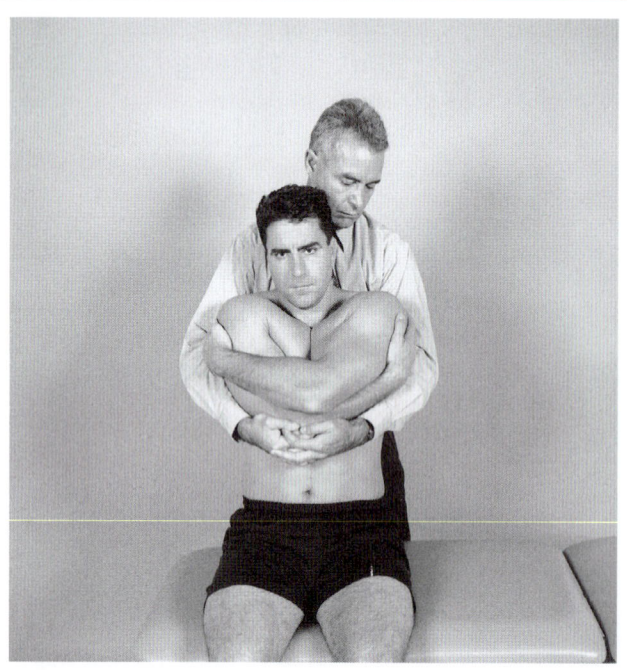

FIGURA 25-39 Teste de estabilidade de distração vertical. (Reproduzida, com permissão, de Dutton M: *Manual Therapy of the Spine*. New York: McGraw-Hill, 2002:426.)

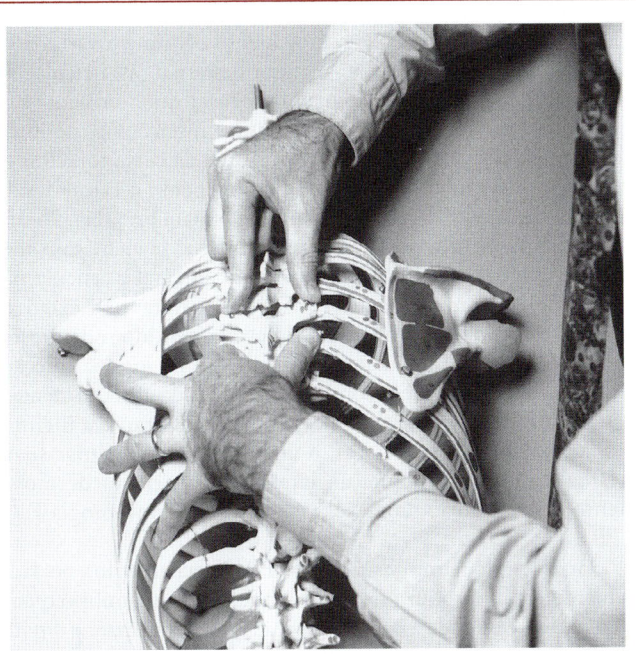

FIGURA 25-41 Posição da mão do fisioterapeuta para o teste de estabilidade anterior. (Reproduzida, com permissão, de Dutton M: *Manual Therapy of the Spine*. New York: McGraw-Hill, 2002:427.)

na quantidade de movimento e com a redução na resistência no final da amplitude de movimento representam uma resposta positiva. O paciente deve se posicionar em prono para que o fisioterapeuta possa palpar o processo transverso da vértebra superior com uma das mãos. A outra deve fixar o processo transverso contralateral da vértebra inferior, usando o polegar. Uma força de rotação plana transversa é aplicada em toda a vértebra superior por meio de uma pressão póstero-anterior unilateral, durante a fixação da vértebra inferior (Fig. 25-43). A quantidade de movimento, a reprodução de quaisquer sintomas e a sensação de final do movimento podem ser observadas e comparadas com o nível superior e inferior.

Exame costal. Vale a pena adiar o exame costal ou das costelas até que as articulações espinais tenham sido examinadas e tratadas ou até que o resultado dos testes dessas articulações seja negativo.

Todas as costelas se movem com combinações complexas do que se costuma chamar de "alavanca de bomba", "alça de balde" ou movimento do calibre. O movimento de alavanca de bomba (anterior) é análogo à flexão-extensão, o movimento da alça de balde (costela lateral) é similar à adução-abdução, e o movimento do calibre corresponde a uma rotação interna e externa.

A primeira costela tem proporção igual de movimento de alavanca de bomba e de alça de balde, enquanto as costelas esternais têm proporção maior de movimento de alavanca de bomba. A 8ª e a 10ª costela apresentam mais proporção de movimento de alça de balde.

Testes de deslizamento da articulação costotransversa superior

▶ ***Deslizamento inferior.*** O objetivo do teste de deslizamento inferior da primeira costela direita na articulação costotrans-

Rotação espinal. Esse teste tensiona as estruturas anatômicas que resistem à rotação de uma unidade segmentar da coluna. A reprodução dos sintomas do paciente, juntamente com o aumento

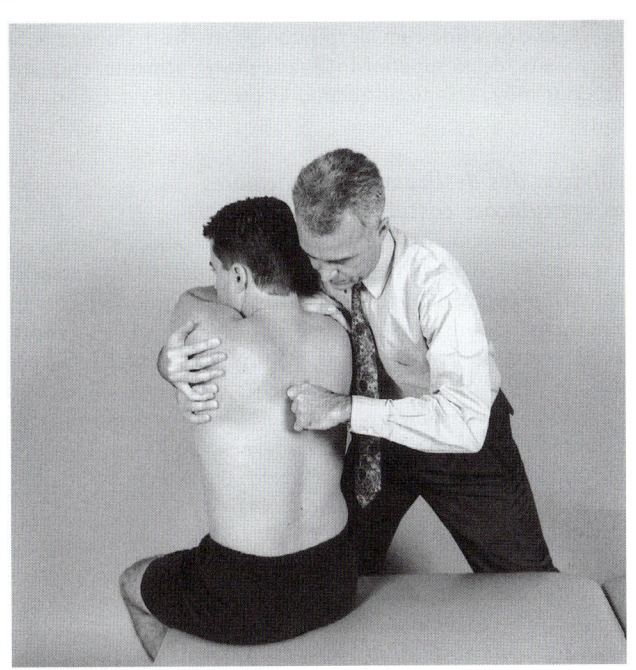

FIGURA 25-42 Posição do paciente e do fisioterapeuta para o teste de estabilidade posterior. (Reproduzida, com permissão, de Dutton M: *Manual Therapy of the Spine*. New York: McGraw-Hill, 2002:428.)

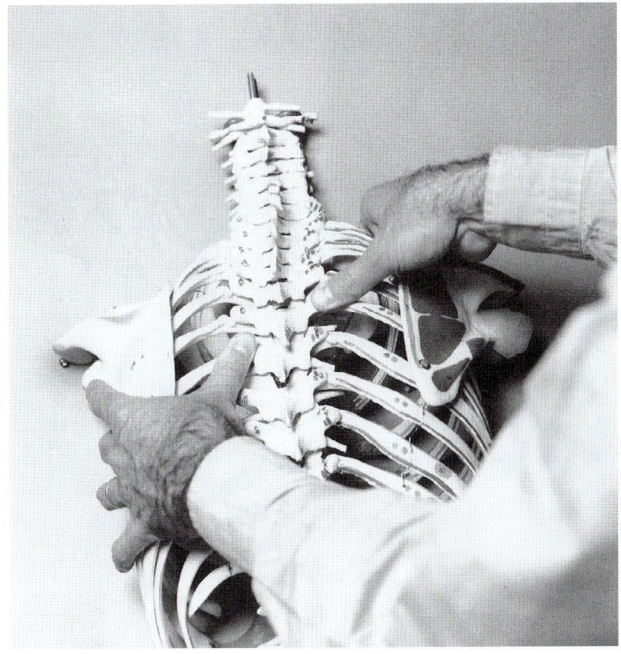

FIGURA 25-43 Posição do paciente e do fisioterapeuta para o teste de estabilidade rotativa. (Reproduzida, com permissão, de Dutton M: *Manual Therapy of the Spine*. New York: McGraw-Hill, 2002:428.)

versa é determinar a capacidade dessa costela de deslizar inferiormente em relação ao processo transverso de TI. O paciente deve posiciona-se em prono, apoiando confortavelmente a testa em um travesseiro, enquanto o fisioterapeuta permanece de pé à cabeceira da mesa de tratamento. Este palpa a região superior do processo transverso esquerdo de TI com o polegar direito. Com o mesmo polegar palpa a região superior da primeira costela esquerda, imediatamente lateral à articulação costotransversa. O polegar da mão direita deve ser usado para fixar TI e, com o polegar da mão esquerda, o fisioterapeuta deve aplicar um deslizamento ínfero-anterior na primeira costela, permitindo a rotação posterior conjunta (Fig. 25-44). A quantidade e a sensação de final do movimento devem ser observadas e comparadas com o lado oposto.

▶ *Deslizamento superior.* O objetivo do teste de deslizamento superior da primeira costela direita na articulação costotransversa é determinar a capacidade dessa costela de deslizar superiormente em relação ao processo transverso de TI. O paciente deve posicionar-se em supino, com a cabeça e o pescoço confortavelmente apoiados em um travesseiro. O fisioterapeuta deve palpar a região superior do processo transverso direito de TI com o polegar da mão direita. A palpação e a fixação da região inferior da primeira costela direita são feitas com os dedos indicador e médio da mão direita. O fisioterapeuta aplica um deslizamento póstero-inferior no processo transverso de TI, permitindo a rotação posterior conjunta da costela, produzindo deslizamento superior relativo da primeira costela na articulação costotransversa. A quantidade e a sensação de final de movimento devem ser observadas e comparadas com o lado oposto.

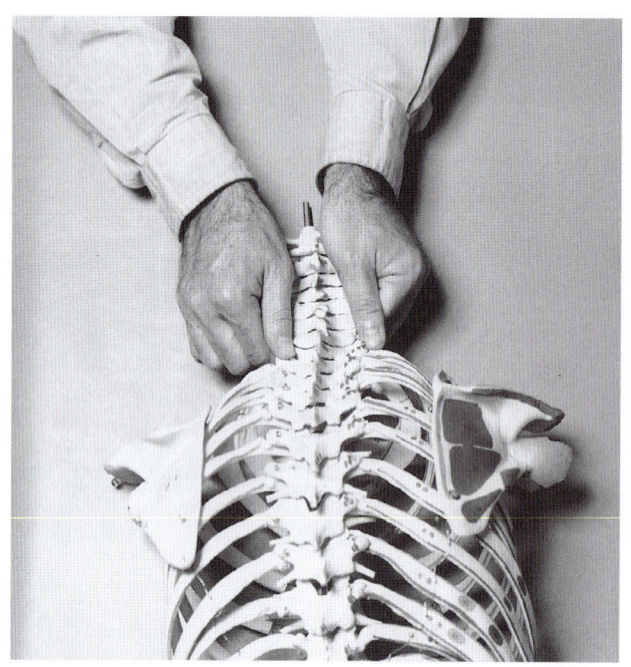

FIGURA 25-44 Posição das mãos para o teste de deslizamento articular inferior da articulação costotransversa da primeira costela. (Reproduzida, com permissão, de Dutton M: *Manual Therapy of the Spine.* New York: McGraw-Hill, 2002:393.)

Teste do movimento do manúbrio. Para a flexão e a extensão cervicotorácicas é necessário que o movimento ocorra em várias articulações, incluindo a junção manubrioesternal, as articulações esternoclaviculares e a junção manubriocostal anteriormente e os segmentos vertebrais de TI a TIV e suas inserções posteriores. Teoricamente, devido à estrutura tipo anel da caixa torácica, os movimentos do manúbrio durante o movimento cervical devem imitar os da coluna. Portanto, a palpação do manúbrio (Fig. 25-15) durante movimentos cervicais fornece ao fisioterapeuta um método de triagem para as disfunções biomecânicas das articulações que compreendem esse anel. Por exemplo, durante a extensão cervical, o complexo de anéis de TI deve ser sentido rodar posteriormente, enquanto o manúbrio inclina-se na mesma direção. Durante a flexão ocorre o contrário, o anel roda anteriormente e o manúbrio também inclina nessa direção. Durante a inclinação lateral da coluna cervical, o manúbrio deve inclinar-se na mesma direção da inclinação lateral. As restrições de movimento do manúbrio são descritas usando a terminologia ERL e FRL.

Por exemplo, uma restrição de FRL (fechamento) no lado esquerdo em TI produz os seguintes achados no manúbrio quando o paciente estende a coluna cervical: o anel roda para a direita, fazendo o lado esquerdo do manúbrio inclinar-se anteriormente. Entretanto, durante a flexão cervical, nenhum déficit importante é observado.

Por outro lado, uma restrição de ERL (abertura) mostra os seguintes achados sempre que o paciente tenta flexionar a coluna cervical: o anel roda para a esquerda, fazendo com que o lado direito do manúbrio se mova anteriormente. Entretanto, durante a extensão cervical, nenhum déficit importante é observado.

Os 2º e 3º "anéis" da coluna torácica podem ser avaliados de maneira semelhante.

O movimento do manúbrio também pode ser avaliado durante a respiração. Em circunstâncias normais, ele eleva-se com a inspiração e deprime com a expiração. Além disso, durante a inspiração, sua região superior inclina-se posteriormente, enquanto a inferior move-se anteriormente. O processo inverte durante a expiração.

Avaliação dos deslizamentos articulares das articulações costais posteriores

O paciente posiciona-se em prono e pousa a cabeça sobre a mesa de tratamento, mantendo os braços nas laterais. O fisioterapeuta estende o polegar ao longo de uma costela e coloca a região tenar da outra mão sobre o polegar (Fig. 25-45). A costela é pressionada anteriormente e, em seguida, na direção ântero-lateral, para testar os deslizamentos das articulações costovertebral e costotransversa, respectivamente. As costelas superiores são palpadas na direção medial até a borda medial da escápula (Fig. 25-46). O fisioterapeuta deve tomar muito cuidado com as técnicas em prono para evitar a aplicação de força excessiva.

Avaliação dos deslizamentos das articulações costotransversas
Níveis segmentares de TI a TVI – deslizamento inferior

Exemplo. Teste do deslizamento inferior da quinta costela direita na articulação costotransversa para determinar se essa costela é capaz de deslizar inferiormente em relação ao processo transverso de TV.

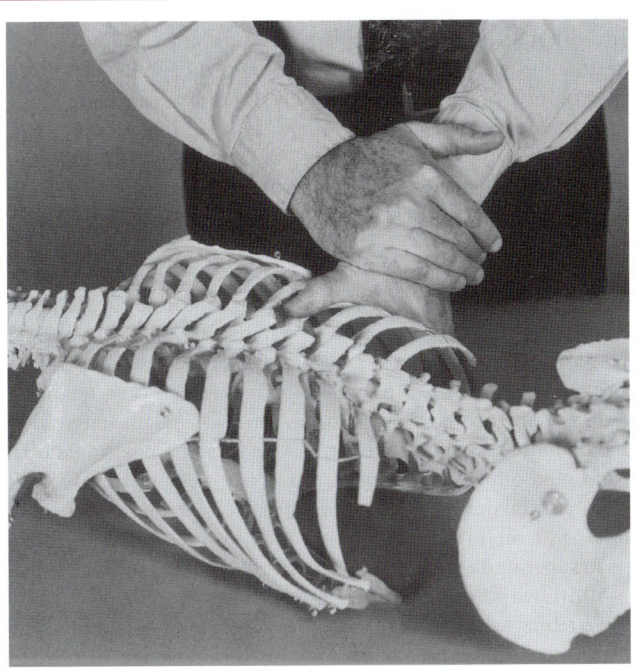

FIGURA 25-45 Avaliação dos deslizamentos articulares das articulações costais anteriores e posteriores.

O paciente posiciona-se em prono, mantendo ambos os braços fora da borda da mesa de tratamento e a coluna torácica na posição neutra. O fisioterapeuta palpa a região inferior do processo transverso direito de TV com o polegar da mão esquerda. A seguir, usa o polegar da mão direita para palpar a região superior da quinta costela direita, imediatamente lateral ao tubérculo (Fig. 25-47). O polegar esquerdo fixa TV, aplicando um deslizamento inferior na quinta costela com o polegar da mão direita, permitindo que ocorra uma rotação posterior conjunta. A quantidade e a sensação de final do movimento devem ser observadas e comparadas com o nível superior e inferior. A perda de deslizamento inferior é um indício de que a costela está sendo mantida superiormente (comprometimento respiratório). A quinta costela é a primeira a ser tratada.

Níveis segmentares de TVII e TX – deslizamento inferior. Nesses níveis, a orientação da articulação costotransversa muda, de forma que a direção do deslizamento é ântero-látero-inferior na maior parte de um eixo sagital. O fisioterapeuta deve alterar a posição da mão direita para facilitar essa mudança na direção articular, de forma que o dedo indicador da mão direita esteja posicionado ao longo da diáfise da costela para facilitar seu deslizamento na direção ântero-látero-inferior, enquanto o polegar da mão esquerda estabiliza o segmento torácico.

Níveis segmentares de TI a TVI – deslizamento superior

Exemplo. Teste do deslizamento superior da quinta costela direita na articulação costotransversa para determinar se essa costela é capaz de deslizar superiormente, em relação ao processo transverso de TV.

O paciente permanece em prono, como no exemplo anterior. O fisioterapeuta palpa a região superior do processo transverso direito de TV com o polegar da mão direita. A seguir, com o polegar da esquerda, palpa a região inferior da quinta costela direita, imediatamente lateral ao tubérculo (Fig. 25-48). O polegar direito fixa TV, aplicando deslizamento superior na quinta coste-

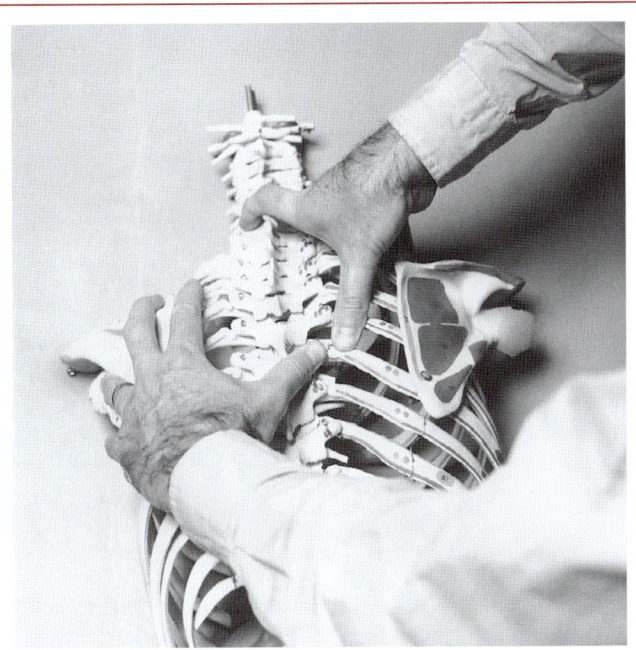

FIGURA 25-46 Posição das mãos para avaliar o deslizamento inferior da articulação costotransversa. (Reproduzida, com permissão, de Dutton M: *Manual Therapy of the Spine*. New York: McGraw-Hill, 2002:430.)

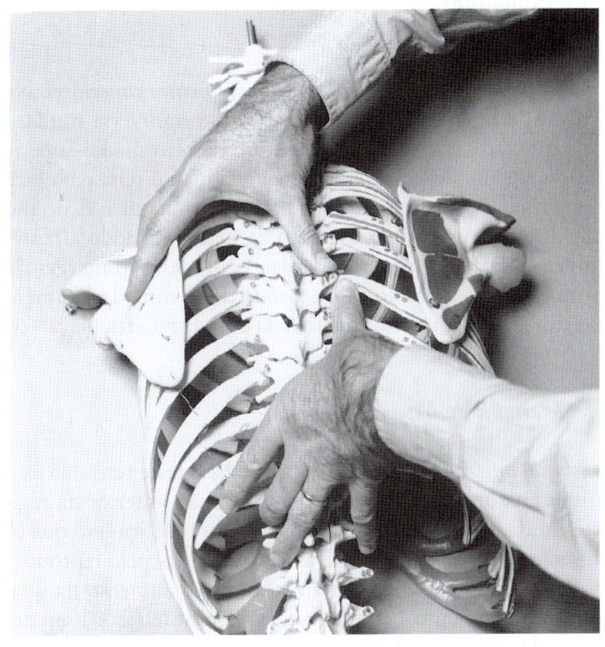

FIGURA 25-47 Posição das mãos para avaliar o deslizamento superior da articulação costotransversa. (Reproduzida, com permissão, de Dutton M: *Manual Therapy of the Spine*. New York: McGraw-Hill, 2002:431.)

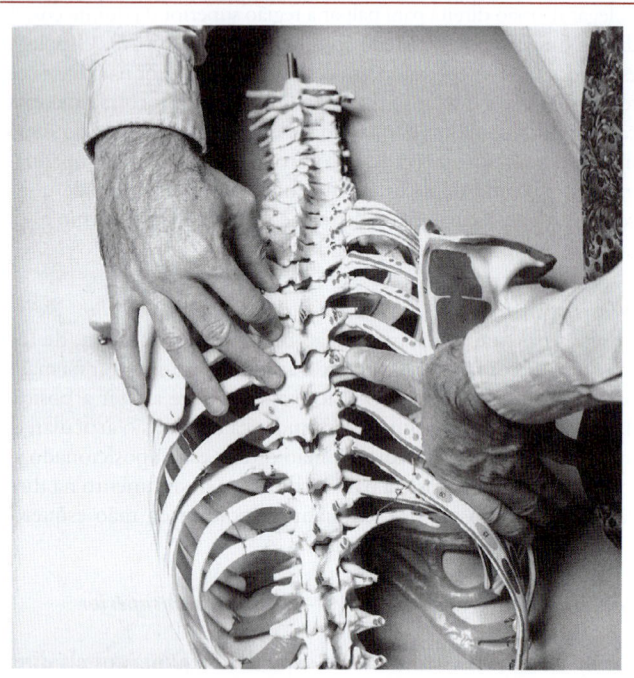

FIGURA 25-48 Posição das mãos para avaliar a translação anterior da sétima costela – costal posterior. (Reproduzida, com permissão, de Dutton M: *Manual Therapy of the Spine*. New York: McGraw-Hill, 2002:431.)

la com o polegar da mão esquerda, permitindo que ocorra uma rotação anterior conjunta. A quantidade e a sensação de final do movimento devem ser observadas e comparadas com o nível superior e inferior. A perda de deslizamento superior é um indício de que a costela está sendo mantida inferiormente (comprometimento expiratório).

Níveis segmentares de TVII e TX – deslizamentos superiores. Nesses níveis, a orientação da articulação costotransversa muda, de forma que a direção do deslizamento é póstero-médio-superior. O fisioterapeuta deve alterar a posição da mão direita para facilitar essa mudança na direção articular, de forma que o dedo indicador direito se posicione ao longo da diáfise, fixando a costela. O polegar da mão esquerda desliza o processo transverso no sentido ântero-látero-inferior, produzindo um deslizamento posterior-medial-superior relativo da costela na articulação costotransversa.

Teste de estabilidade passiva – costal

Translação anterior – costais posteriores. Esse teste tensiona as estruturas anatômicas que resistem à translação anterior da região posterior da costela, em relação às vértebras torácicas em que elas se inserem. As respostas positivas são indicadas pela reprodução dos sintomas do paciente, juntamente com o aumento na quantidade de movimento e com a redução na resistência na sensação de final da amplitude de movimento. O paciente permanece posicionado em prono para que o fisioterapeuta possa palpar os processos transversos contralaterais das vértebras torácicas na qual a costela se insere. Por exemplo, durante o teste da primeira costela

do lado esquerdo, o fisioterapeuta palpa e fixa o processo transverso direito de TI. Com o polegar da outra mão, palpa a costela em uma posição imediatamente lateral ao tubérculo. Uma força póstero-anterior é aplicada na costela durante a fixação das vértebras torácicas (Fig. 25-49). A quantidade de movimento, a reprodução de quaisquer sintomas e a sensação de final de movimento devem ser observadas e comparadas com o nível superior e inferior.

Translação inferior – costais posteriores. Esse teste tensiona as estruturas anatômicas que resistem à translação inferior da região posterior da costela, em relação às vértebras torácicas em que elas se inserem. Respostas positivas são indicadas pela reprodução dos sintomas do paciente, juntamente com o aumento na quantidade de movimento e com a redução na resistência à sensação de final da amplitude do movimento. O paciente é posicionado em prono para que o fisioterapeuta possa palpar os processos transversos contralaterais das vértebras torácicas no mesmo nível da costela (TI ou TII). Com a outra mão, o fisioterapeuta palpa a região superior da costela, imediatamente lateral ao tubérculo (Fig. 25-50). Uma força inferior é aplicada na costela durante a fixação das vértebras torácicas. A quantidade de movimento, a reprodução de quaisquer sintomas e a sensação de final do movimento devem ser observadas e comparadas com o nível superior e inferior.

Translação superior e inferior – costais anteriores. Esse teste tensiona as estruturas anatômicas que resistem à translação superior e inferior da cartilagem costal em relação ao esterno e da costela em relação à cartilagem costal. Quando as articulações esternocostal e/ou costocondral forem separadas, é possível palpar um espaço e um degrau na linha articular. Os achados posicionais

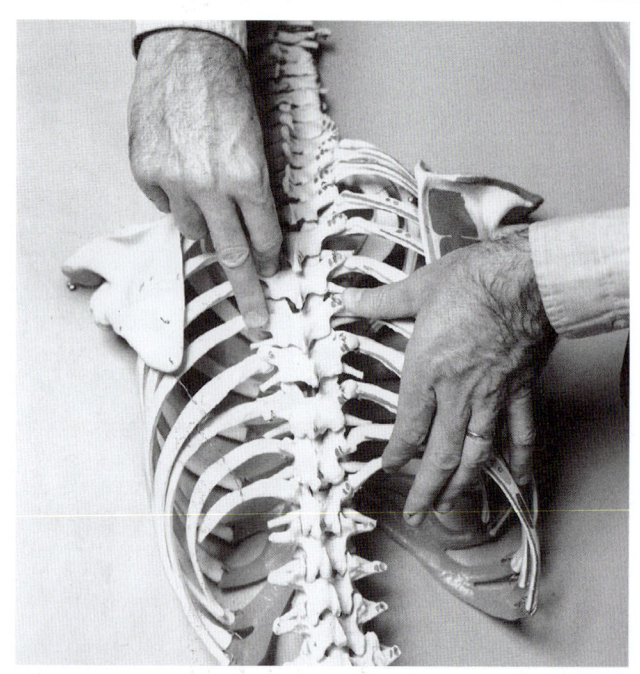

FIGURA 25-49 Posição das mãos do fisioterapeuta para translação anterior dos costais posteriores (sétima costela). (Reproduzida, com permissão, de Dutton M: *Manual Therapy of the Spine*. New York: McGraw-Hill, 2002:395.)

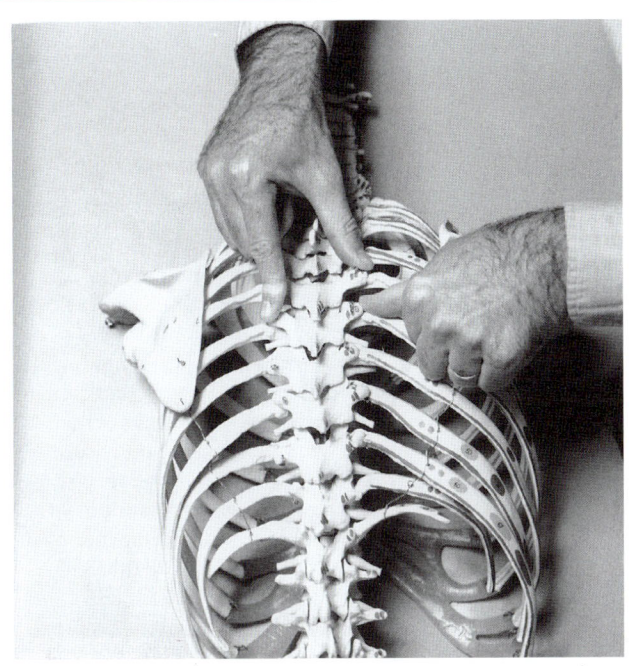

FIGURA 25-50 Posição das mãos do fisioterapeuta para translação inferior dos costais posteriores. (Reproduzida, com permissão, de Dutton M: *Manual Therapy of the Spine*. New York: McGraw-Hill, 2002:395.)

FIGURA 25-51 Posição do paciente e do fisioterapeuta para translação súpero-inferior dos costais anteriores. (Reproduzida, com permissão, de Dutton M: *Manual Therapy of the Spine*. New York: McGraw-Hill, 2002:396.)

podem ser observados antes do tensionamento na articulação. As respostas positivas são indicadas pela reprodução dos sintomas do paciente, juntamente com o aumento na quantidade de movimento e com a redução da resistência no final da amplitude de movimento. O fisioterapeuta palpa a região anterior da cartilagem esternocostal com um dedo. Uma força súpero-inferior é aplicada na cartilagem/costela com outro dedo (Fig. 25-51). A quantidade de movimento, a reprodução de quaisquer sintomas e a sensação de final do movimento devem ser observadas e comparadas com o nível superior e inferior.

Translação anterior e posterior – esternocondral/costocondral. O paciente é posicionado em supino com o fisioterapeuta de pé a seu lado. Este palpa a região anterior da cartilagem costal/manúbrio com um dedo. Com outro dedo, palpa a região anterior da cartilagem costal/costela (Fig. 25-52). Uma força ântero-posterior é aplicada nos seguintes locais:

▶ No manúbrio (junção manubriocostal).
▶ Na extremidade esternal da cartilagem costal (junção manubriocostal).
▶ Na extremidade costal da cartilagem costal (junção costoncondral).
▶ Na extremidade cartilagínea da costela (junção costoncondral).

A força deve ser sustentada até que a sensação de final do movimento seja percebida e a quantidade e a qualidade do movimento possam ser observadas.

Palpação. Os pontos de referência superficiais podem ser usados para localizar as costelas. A quinta costela passa diretamente sob os mamilos masculinos, ou em uma posição levemente inferior (ver Fig. 25-11). Para palpar os ângulos costais das costelas interescapulares, os ombros devem ser posiciona-

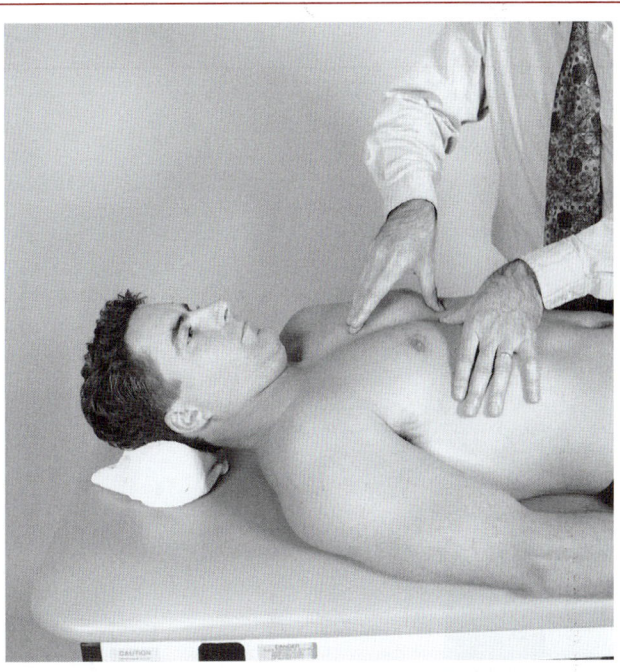

FIGURA 25-52 Posição do paciente e do fisioterapeuta para translação ântero-posterior dos costais anteriores. (Reproduzida, com permissão, de Dutton M: *Manual Therapy of the Spine*. New York: McGraw-Hill, 2002:396.)

dos em adução horizontal. Os ângulos da 3ª à 10ª costela podem, então, ser observados cerca de 2 a 5 cm laterais aos processos espinhosos (Fig. 25-11).

A palpação anterior sobre o esterno revela uma disfunção de costela pela presença de assimetria e deve ser comparada com achados posteriores. Um ângulo de costela proeminente nas costas e sua depressão no esterno indicam subluxação posterior, sendo que ocorre o inverso nas subluxações anteriores, enquanto uma proeminência anterior e posterior da costela são simplesmente indícios de entorse.

Exame de mobilidade passiva da 2ª à 10ª costela: movimento de alavanca de bomba e de alça de balde. Para elevar a costela, o fisioterapeuta deve aplicar pressão excessiva segurando o braço do paciente acima do cotovelo e balançando-o em hiperabdução na direção das costelas inferiores (movimento conhecido por alça de balde; Fig. 25-53) e em flexão na direção das sete costelas superiores (movimento conhecido por alavanca de bomba; Fig. 25-54).

Testes neurológicos

É muito difícil detectar déficits neurológicos na coluna torácica. Nessa região, pode ocorrer a ausência de um dermátomo sem nenhuma perda de sensação.[119]

A sensação deve ser testada sobre o abdome. A área logo abaixo do processo xifoide é inervada por TVIII, o umbigo por TX e a região abdominal inferior permanece nivelada com as espinhas ilíacas ântero-superiores por TXII.[77] O excesso de sobreposição acima de TVIII diminui a confiabilidade dos testes de sensação.

A proximidade e a vulnerabilidade da medula espinal nessa região resultam na necessidade de avaliar com frequência os sinais de trato longo (Babinski, Oppenheim, clônus, reflexos tendíneos profundos). Foram desenvolvidos vários testes para ajudar a avaliar a integridade do sistema neurológico nessa área.

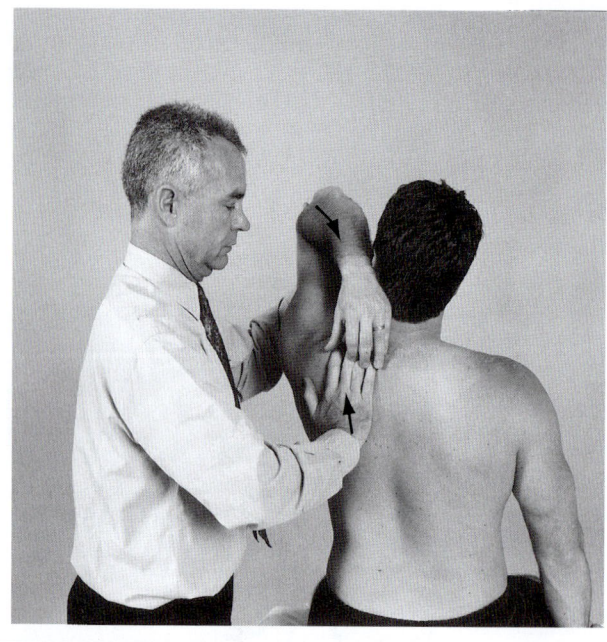

FIGURA 25-54 Movimento tipo alvanca de bomba.

Sinal de Beevor (TVII-TXII). O paciente é posicionado em supino, mantendo os joelhos flexionados e os dois pés planos sobre a mesa de tratamento. A seguir, deve elevar a cabeça contra a resistência, tossir ou tentar sentar com as mãos repousando sobre a cabeça[120] (Fig. 25-55). O fisioterapeuta observa o movimento no umbigo, que deve permanecer em linha reta. Se o umbigo se desviar em diagonal, a sugestão é a presença de fraqueza no conjunto de três músculos abdominais diagonalmente opostos. Se ele se mover distalmente, supõe-se músculos abdominais superiores fracos; se o movimento for proximal, a probabilidade é a presença de músculos abdominais inferiores fracos. Por exemplo, se o umbigo se mover para cima e para a direita significa que os músculos do quadrante inferior esquerdo estão fracos. A fraqueza pode ser o resultado de uma parali-

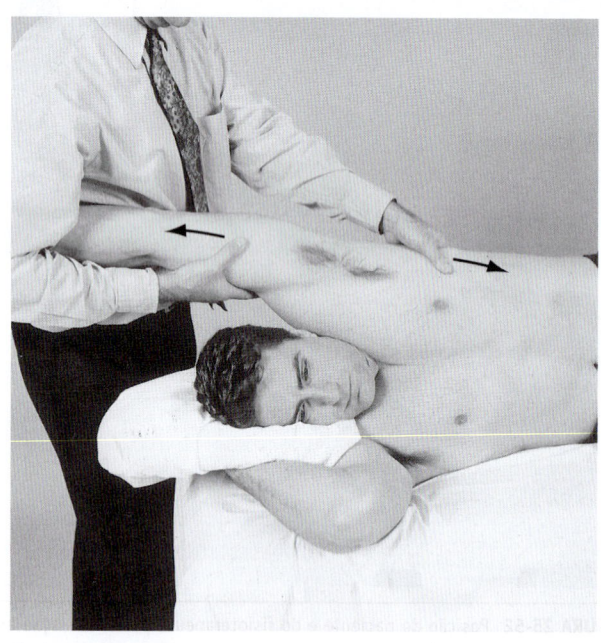

FIGURA 25-53 Movimento tipo alça de balde.

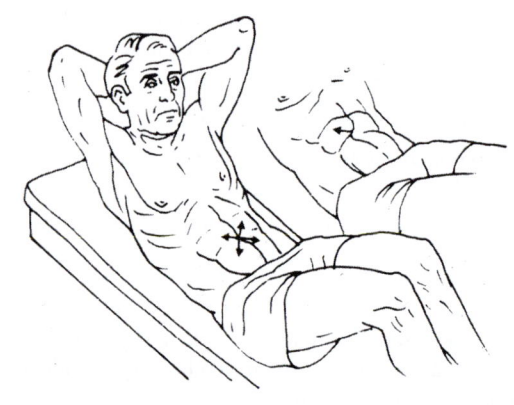

FIGURA 25-55 Sinal de Beevor. (Reproduzida, com permissão, de Haldeman S, ed. *Principles and Practice of Chiropractic*. Norwalk, Conn: Appleton and Lange; 1992:286.)

sia da raiz do nervo espinal, nesse caso do 10º, do 11º e do 12º nervos torácicos no lado esquerdo.[121]

> **Curiosidade Clínica**
>
> Embora o sinal de Beevor seja um achado comum em pacientes com distrofia fascioescapuloumeral, mesmo antes da fraqueza funcional dos músculos da parede abdominal ficar aparente, está ausente nos pacientes com outros distúrbios fascioescapuloumerais.[122]

Teste de queda. Esse teste de mobilidade neurodinâmica é descrito no Capítulo 12.

Reflexo cutâneo abdominal. O teste de reflexo cutâneo abdominal é feito com um golpe profundo nos músculos abdominais usando-se um martelo de reflexo (Fig. 25-56). Para testar cada quadrante, o fisioterapeuta traça linhas diagonais ao redor do umbigo do paciente. Em seguida, observa a simetria da ondulação da pele ou o deslocamento do umbigo.

Sintoma de Lhermitte. De maneira geral, esse tipo de comprometimento é considerado uma lesão na medula espinal cervical (ver Cap. 23) e está associado a desmielinização, prolapso de disco cervical, trauma no pescoço ou degeneração combinada subaguda da medula. Como a medula torácica é imobilizada pelos ligamentos denteados, a flexão produz apenas alongamentos limitados da mesma e, consequentemente, menos excursão. O sintoma de Lhermitte, caracterizado por uma sensação tipo choque elétrico na medula espinal e nos membros durante a flexão do pescoço, pode ocorrer na coluna torácica pela compressão de sua medula por depósitos malignos metastáticos,[123] por danos nas vértebras torácicas[124] e por tumores espinais torácicos.[125]

Síndrome de Brown-Séquard. Essa síndrome tem como características paralisia segmentar flácida ipsilateral, paralisia espástica ipsilateral abaixo do dano e anestesia ipsilateral, perda de propriocepção e perda de avaliação da vibração de um diapasão (disestesia). Provavelmente a discriminação contralateral da sensação de dor e a termoanestesia podem estar presentes e são observadas abaixo do local do dano. Se houver suspeita de comprometimento neurológico, o fisioterapeuta deve primeiro excluir o processo neoplásico, o processo infeccioso ou fratura e depois considerar a hipótese de protrusão de disco. Os distúrbios não discais da coluna torácica incluem neurofibroma. Veja a seguir alguns sinais que ajudam a confirmar a presença de neurofibroma:

▶ O paciente prefere dormir sentado.

▶ A dor, que aumenta lentamente durante meses, é sentida principalmente à noite e não é influenciada por nenhum tipo de atividade.

▶ O paciente relata a presença de uma área em forma de feixe com dormência relacionada a um dermátomo.

▶ O paciente descreve a presença de sensações de formigamento em um ou nos dois pés ou de qualquer outro sinal de compressão da medula.

Os sintomas da síndrome de Brown-Séquard também ocorrem com hérnia de medula espinal idiopática. Essa síndrome é causada por danos no funículo lateral da medula. Com frequência, esta é deslocada no sentido ventrolateral e, às vezes, é rodada para o lado do bloqueio, o que pode resultar no comprometimento unilateral do funículo lateral. As imagens por ressonância magnética (IRM) e a mielografia por tomografia computadorizada (TC) são essenciais para o diagnóstico de hérnia da medula espinal. O mielograma por IRM pode mostrar desvios agudos, angulares e ventrais da medula espinal no plano sagital. Os mielogramas por TC podem detectar deslocamentos ventrais ou ventrolaterais da medula espinal e, às vezes, cistos extradurais no espaço epidural ventral.

Resultados funcionais

Até o presente momento, não há medidas específicas para perdas funcionais e a incapacidade em pacientes com disfunção torácica. Por isso, o leitor é orientado a usar o Índice de Incapacidade do Pescoço (ver Tab. 9-21) para disfunções com origem acima do nível do disco de TIV e o Questionário de Incapacidade de Roland-Morris[126,127] para a dor cuja origem está localizada abaixo do nível de disco de TIV.[51] Além disso, o leitor pode usar, também, o Questionário de Oswestry para incapacitação da coluna lombar e o Índice de Classificação Funcional para a dor abaixo do nível do disco de TIV.

> **Estratégias de intervenção**

As intervenções para disfunções torácicas e da costela exigem abordagens ecléticas e multifacetadas por causa da complexidade dessa área. É essencial que as intervenções sejam orientadas pelos danos, pelas limitações funcionais e pelas incapacidades encontradas durante o exame.

Depois que as causas para referência de sintomas forem descartadas, as disfunções da coluna e da caixa torácicas podem ser classificadas como somáticas ou biomecânicas.

A abordagem de intervenção para a coluna torácica superior é semelhante à da coluna cervical (ver Cap. 23), enquanto

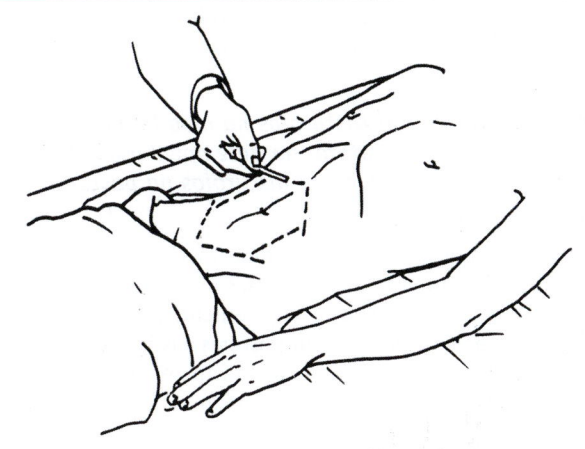

FIGURA 25-56 Reflexos abdominais superficiais. (Reproduzida, com permissão, de Haldeman S, ed. *Principles and Practice of Chiropractic.* Norwalk, CT: Appleton and Lange; 1992:286.)

a abordagem para a coluna torácica inferior é semelhante à da coluna lombar (ver Cap. 26). A abordagem para a região torácica média é variável e depende da causa. Essa região é propensa a disfunções posturais e biomecânicas. Felizmente, há várias técnicas muito eficazes para a coluna torácica. As evidências que dão suporte ao uso da mobilização e de técnicas de impulso de alta velocidade na coluna torácica continuam surgindo.[128-132] As intervenções para aumentar a mobilidade articular e a extensibilidade dos tecidos moles são descritas mais adiante, sob o título "Técnicas terapêuticas".

Fase aguda

Na fase aguda de reabilitação da coluna torácica, os objetivos da intervenção são:

▶ Reduzir a dor, a inflamação e o espasmo muscular.

▶ Promover a cicatrização dos tecidos.

▶ Aumentar a amplitude de movimento vertebral e costal sem dor.

▶ Recuperar a extensibilidade do tecido mole.

▶ Readquirir o controle neuromuscular.

▶ Iniciar a educação postural.

▶ Promover a respiração correta.

▶ Educar o paciente sobre atividades que devem ser evitadas e posições de conforto.

▶ Promover a progressão para a fase funcional.

Inicialmente, o alívio da dor pode ser realizado pelo uso de modalidades como crioterapia e estímulo elétrico, exercícios suaves e, ocasionalmente, uso temporário de suporte espinal. As modalidades térmicas – em especial o ultrassom, com sua capacidade de penetrar profundamente – podem ser utilizadas depois de 48 a 72 horas. O ultrassom é a modalidade clínica mais comum de aquecimento profundo usada na cicatrização dos tecidos.[133-135]

O estímulo elétrico é usado na região torácica para:

▶ Criar contração muscular por meio de estímulo do nervo ou do músculo. O objetivo do estímulo e da contração muscular é criar uma bomba muscular para auxiliar no processo de cicatrização. Esse tipo de estímulo dos músculos para correção de escoliose não foi considerado eficaz para evitar a progressão dessa condição.[136]

▶ Reduzir a dor por meio de neuroestimulação elétrica transcutânea.

▶ Promover a reeducação e a facilitação muscular por meio do uso de estímulos motores e sensoriais.

Quando a dor e a inflamação estiverem sob controle, a intervenção pode progredir para a restauração da força total, da amplitude de movimento e da postura normal. Os exercícios de amplitude de movimento devem ser iniciados na primeira oportunidade. Eles são feitos durante os estágios iniciais nas amplitudes sem dor. Na sequência, os exercícios isométricos submáximos são feitos em todas as amplitudes sem dor. Esses exercícios progridem gradualmente, de acordo com o aumento na amplitude de movimento e na força.

Durante essa fase, as técnicas manuais incluem liberação miofascial, mobilizações articulares de graus I e II, massagem, alongamento suave e técnicas de energia muscular.

Fase funcional

O período de duração dessa fase varia muito e depende de diversos fatores, como:

▶ Gravidade da lesão.

▶ Capacidade de recuperação do paciente.

▶ Como a condição foi tratada durante a fase aguda.

▶ Nível de envolvimento do paciente no programa de reabilitação.

Os objetivos dessa fase são:

▶ Atingir redução significativa ou resolução completa da dor.

▶ Restaurar a amplitude de movimento costal e vertebral completa e sem dor.

▶ Integrar completamente todas as cadeias cinéticas superiores e inferiores.

▶ Restaurar a função respiratória.

▶ Restaurar a força e o controle neuromuscular dos quadrantes superior e torácico.

Durante essa fase, o paciente aprende a iniciar e a executar atividades funcionais sem dor durante a estabilização dinâmica da coluna de forma automática.

Os exercícios prescritos devem desafiar e intensificar o desempenho muscular enquanto minimizam a carga da coluna torácica e das costelas para reduzir o risco de exacerbar a lesão. As diferenças interindividuais no estado da lesão ou nos objetivos dos treinamentos permitem uma série contínua de estresse muscular e carga aceitável da coluna.[137]

O processo de estabilização dessa região inclui treinamento da estabilização postural de toda a coluna, incluindo as progressões de estabilização descritas nos Capítulos 23 e 25. A estabilização cervicotorácica (ver Cap. 23) e a estabilização lombar (ver Cap. 26) são tipos específicos de exercícios terapêuticos que ajudam o paciente a: (1) exercer controle dinâmico das forças da coluna; (2) eliminar lesões repetitivas nos segmentos motores; (3) estimular a cicatrização do segmento lesionado; e (4), possivelmente, alterar o processo degenerativo.[138]

Padrão de prática 4B: Distúrbios na mobilidade articular, na função motora, no desempenho muscular e no movimento associados a distúrbios na postura

Disfunção postural

As disfunções posturais da coluna torácica são relativamente comuns. A dor postural não costuma ser reproduzida nos exames físicos típicos e o diagnóstico é feito somente com base na história de dor depois de posições ou posturas sustentadas. Às vezes, alguns pacientes com esse tipo de dor afirmam que ela é agravada por estresse, fadiga ou mudanças no tempo.[139]

Dor torácica de Maigne de origem cervical inferior. Embora a dor proveniente dessa condição possa originar-se na coluna torácica, Maigne[109] acredita que a origem da grande maioria desses casos seja nos três segmentos cervicais inferiores. O paciente típico é do sexo feminino, com queixas de rigidez e sensibilidade na cintura escapular e nos grupos musculares torácicos, principalmente os interescapulares. A queixa principal costuma ser descrita como dor intensa e unilateral, exacerbada nas posições sustentadas de sentar, levantar e carregar peso. Em geral, a dor diminui com repouso, embora possa, às vezes, agravar pela manhã, ao acordar. Também é possível haver dor lombar e cervical associadas a hábitos posturais ou posições de pé ou sentada.

A tendência do exame físico é revelar sensibilidade no nível de TV-TVI (ponto interescapular), de 1 a 2 cm lateral à linha média. A pressão suave nesse ponto é suficiente para reproduzir a dor do paciente.

A intervenção para essa condição envolve testes terapêuticos de mobilização cervical.

Inclinação pélvica anormal. A boa mobilidade da pelve em todas as direções é importante para a coluna torácica. Há dois desvios posturais associados à inclinação pélvica:

1. A inclinação pélvica posterior na posição sentada aumenta a flexão da coluna lombar e torácica e produz postura anteriorizada da cabeça. Essa postura é considerada o resultado do deslocamento dorsal do disco torácico, que exerce pressão sobre o ligamento longitudinal posterior e a dura-máter, produzindo referências de dor local e não segmentar. Essa condição pode ser tratada com o paciente sentado sobre uma cunha que inclina a pelve anteriormente.

2. A inclinação pélvica anterior na posição de pé (em geral causada por encurtamento adaptativo dos músculos reto femoral e iliopsoas) força a inclinação posterior do tronco e resulta em alongamento excessivo do reto do abdome, tração anterior dos ombros, encurtamento dos músculos posteriores do pescoço e aumento na extensão da articulação atlantoccipital.[140] Essa condição pode ser tratada com inclinações pélvicas posteriores enquanto o paciente estiver de pé ou de pé com um pé na frente do outro.

Síndrome do aprisionamento pré-cordial. Esta é uma condição benigna autolimitada que ocorre principalmente em adolescentes e adultos jovens.[141,142] Caracteriza-se por dor aguda e penetrante na região pré-cordial e paraesternal esquerda que não irradia. Essa dor em geral dura alguns segundos e ocorre em repouso ou com exercícios variando de suaves a moderados.[141] No estado de repouso, com frequência a dor está associada à má postura ao permanecer sentado, sendo aliviada com alongamentos para uma posição mais ereta.[143] Ela afeta igualmente homens e mulheres, embora seja rara após os 35 anos de idade.[142] A etiologia dessa condição é desconhecida, mas possivelmente sua origem seja na pleura.[142] Após a exclusão de outras causas, o tratamento consiste de explicação, reasseguramento, educação postural e exercícios para corrigir quaisquer desequilíbrios musculares.

> ### Curiosidade Clínica
> Os pacientes com alguma forma de disfunção postural são beneficiados pelas terapias de movimento da técnica de Alexander, pelo método de Feldenkrais, pela integração psicofísica de Trager, Pilates e *tai chi chuan*[144-150] (ver Cap. 10).

Padrão de prática 4D: Distúrbios na mobilidade articular, na função motora, no desempenho muscular e na amplitude de movimento associados a disfunções ligamentares ou dos tecidos conjuntivos

Disfunção da articulação zigoapofisária

À exceção dos segmentos superiores e inferiores dessa região, pouco se sabe sobre a dimensão ou sobre os padrões de degeneração das articulações zigoapofisárias torácicas. Entretanto, essas articulações foram consideradas fontes potenciais de dor local ou referida.[118]

A patomecânica que descreve a disfunção nessa região está fundamentada, basicamente, na opinião de especialistas e nos princípios de anatomia e de biomecânica. Considerando a controvérsia que gira em torno da natureza dos movimentos acoplados na coluna torácica e o número de estruturas envolvidas na execução de movimentos nesses níveis, o diagnóstico de disfunção nessa região deve basear-se nas restrições ao movimento, em vez de estruturas específicas.

Nessa região, a restrição ao movimento pode ter muitas causas, incluindo hipomobilidade da articulação zigoapofisária, contratura do tecido mole e hipomobilidade da articulação costovertebral-costotransversa. A diferenciação entre essas estruturas, para encontrar a causa específica de disfunção, requer muita experiência.

Por uma questão de simplicidade e considerando o fato de que os processos espinhosos e transversos são palpados com maior facilidade nessa região, a recomendação é utilizar abordagens osteopáticas para diagnosticar disfunções posicionais usando o teste de posição.

As disfunções podem ser simétricas ou assimétricas, como em qualquer lugar da coluna. Os danos simétricos são mais comuns na região torácica do que na lombar, principalmente na coluna cervicotorácica e na superior, como resultado de danos posturais fixos. Estes, é claro, não são evidenciados no testes de posição e devem ser procurados quando os resultados desses testes forem negativos. Se o teste de posição não revelar nenhuma assimetria, o segmento em questão deve ser flexionado passivamente, estendido e rodado em todas as direções.

A palpação em camadas ajuda a determinar o tipo de lesão. A posição da vértebra superior e a relação póstero-anterior dos processos transversos ao plano do corpo coronal devem ser observadas e comparadas com o nível superior e inferior, em flexão torácica e depois em extensão (ver "Teste de posição: espinal", na seção anterior).

Disfunção de costela

A articulação costovertebral pode estar envolvida em doenças articulares inflamatórias ou degenerativas. As queixas de sintomas nessas articulações são comuns em condições como a espondilite anquilosante, como resultado da sinovite. As características clínicas de artropatia grave na articulação costovertebral incluem dor com respiração profunda, rotação do tronco, espirro ou tosse. As varreduras feitas por meio de TC são extremamente úteis para confirmar o diagnóstico. De maneira geral, as inflamações nessa articulação provocam dor localizada em uma distância de aproximadamente 3 a 4 cm da linha média, onde a costela se articula com o processo transverso e com o corpo vertebral.[70]

De acordo com os osteopatas, as disfunções na costela são classificadas como estruturais, de entorse ou respiratórias.[90,151,152]

▶ *Estrutural.* As disfunções estruturais das costelas são subluxações articulares típicas, secundárias a algum trauma. Essas disfunções são bastante dolorosas e reduzem de forma acentuada o movimento das costelas durante a inspiração e a expiração. Os pontos de referência mais importantes dessas disfunções estruturais são o ângulo e a parte anterior da costela. As costelas podem subluxar anterior ou posteriormente (ver Tab. 25-4). A subluxação da primeira costela é superior.

▶ *Entorse.* Como o nome sugere, essas disfunções se caracterizam pela presença de lesões por torsão, em que a costela permanece na posição de rotação interna ou externa. Essas disfunções afetam os movimentos espinais torácicos, bem como os movimentos respiratórios (ver Tab. 25-4).

▶ *Respiratória.* As disfunções respiratórias das costelas em geral são relacionadas a problemas posturais e resultam em restrição na inspiração ou na expiração.

A primeira costela pode subluxar anterior, posterior e, com mais frequência, superiormente. Se o movimento percebido for anormal, é necessário fazer os testes de movimento passivo. Para testar a artrocinemática, o paciente permanece sentado e o fisioterapeuta de pé logo atrás. Usando a região medial da articulação metacarpofalângica do dedo indicador, o examinador aplica um deslizamento ântero-ínfero-medial na costela para avaliar o deslizamento com a inspiração, enquanto aplica um deslizamento póstero-súpero-lateral para avaliar o deslizamento com a expiração. A sensação de final do movimento também é avaliada. Se o deslizamento for abrupto e rígido (patomecânico) em ambas as direções, significa que o problema é uma subluxação. Se o deslizamento for retesado (capsular rígido) em ambas as direções, o problema é uma restrição pericapsular. Se os dois deslizamentos forem normais, provavelmente o problema é miofascial.

▶ *Restrição unilateral da rotação anterior da primeira costela.* Essa disfunção ocorre quando os músculos escalenos estão hipertônicos ou encurtados adaptativamente e servem de apoio para a região *anterior* da primeira costela em posição superior ou quando o *deslizamento superior* dessa costela está restrito na articulação costotransversa. A disfunção restringe a elevação unilateral do braço (ambos os braços devem estar envolvidos). Se a disfunção for intra-articular, a rotação e a inclinação lateral da cabeça e do pescoço se limitarão ao lado da costela com restrição (esse movimento exige o deslizamento superior da costela na articulação costotransversa). A expiração total também poderá revelar assimetria no movimento da costela. Se a restrição for intra-articular, haverá limitação no deslizamento superior da primeira costela na articulação costotransversa. A presença ou ausência de dor depende do estágio da patologia (substrato, fibroblástica e maturação) e da irritabilidade do tecido circunjacente. Esses fatores determinam o grau da técnica de mobilização.

▶ *Restrição unilateral da rotação posterior da primeira costela.* Essa disfunção, também conhecida por lesão sagital expiratória ou anterior, ocorre quando a região *posterior* da primeira costela é mantida superiormente ou quando o *deslizamento inferior* dessa costela é restrito na articulação costotransversa. A disfunção restringe a elevação unilateral do braço em ambos os lados, a rotação e a inclinação lateral da cabeça e do pescoço para o lado oposto da costela restrita e a inspiração total. Se a restrição for intra-articular, há limitação ao deslizamento inferior da primeira costela na articulação costotransversa. A presença ou a ausência de dor depende do estágio da patologia (substrato, fibroblástica e maturação) e da irritabilidade do tecido circunjacente. Esses fatores determinam o grau da técnica de mobilização.

A intervenção nos casos de disfunções costovertebrais envolve técnicas de mobilização e de manipulação, infiltrações anestésicas locais ou ambas.

Padrão de prática 4E: Distúrbios na mobilidade articular, na função motora, no desempenho muscular e na amplitude de movimento associados a inflamações localizadas

Síndrome de Tietze

A síndrome de Tietze é uma inflamação local da cartilagem costoesternal com a tendência de afetar a 2ª e a 3ª junções costocondrais.[26,153] Essa síndrome também afeta qualquer uma das articulações cartilagíneas da parede torácica, incluindo as articulações esternoclaviculares.[154]

Os achados clínicos dessa condição incluem a história de início gradual ou repentino de dor na região envolvida, que aumenta com inspiração profunda, tosse ou espirro. O exame físico revela a presença de edema localizado da cartilagem costocondral.

Essa é uma condição autolimitada, que pode durar de semanas até anos. A intervenção abrange infiltrações locais de corticosteroides e mobilizações específicas nas articulações costovertebrais.

Lesões musculares

As lesões musculares são comuns na região torácica e se caracterizam por dor localizada e sensibilidade, que são exacerbadas com testes isométricos ou alongamento muscular passivo. Embora seja difícil isolar os músculos dessa região, o fisioterapeuta pode determinar a direção que alivia e a que não alivia os sintomas. Inicialmente, deve ser realizado um programa de fortalecimento gradual e de alongamento passivo suave nas direções indolores, antes de progredir para as direções dolorosas, de acordo com o nível de resistência do paciente.

Músculos intercostais. As lesões nesses músculos são causadas principalmente por traumas depois de atividades musculares excessivas ou sem preparação física.[155] Às vezes há algum incidente específico antes do início da dor, como o levantamento de um objeto pesado, ou o início pode ser gradual, sem nenhum evento desencadeador aparente.[156] No caso de atletas, o retorno prematuro ao treinamento pesado, após um período de repouso ou de descondicionamento, pode predispor a lesões musculares. As lesões nos músculos intercostais ocorrem com maior frequência nos esportes que exigem atividades intensas da parte superior do corpo, por exemplo, no remo.[156] Entretanto, a dor intercostal pode ocorrer na presença de tosse persistente, como resultado de infecção no trato respiratório superior.

O diagnóstico se baseia na dor entre as costelas, que piora com movimento, inspiração profunda ou tosse. Essa dor está associada à sensibilidade nessa região, durante a palpação. As radiografias simples são normais, a menos que haja infecção ou doença pulmonar subjacente, e o diagnóstico depende da exclusão de patologia mais grave, como dor torácica cardíaca, na ausência de história clara de lesão.[156]

A intervenção para essa condição inclui medicação anti-inflamatória, evitar atividades exacerbantes e, quando aplicável, tratamento de qualquer patologia subjacente.

Contusões

A gravidade das lesões nos tecidos moles da parede torácica depende do mecanismo da lesão e do grau de proteção entre a força traumática e a parede torácica.[43] De maneira geral, as lesões no tórax são produzidas pela influência restringente do componente diagonal dos cintos de segurança. Esse tipo de lesão ocorre de modo predominante no lado do cinto, ocorrendo em lados diferentes em motoristas e em passageiros.[43] Essas lesões tomam a forma de escoriações, equimoses e queimaduras por fricção, produzindo a marca do cinto.[43]

Os traumas na mama feminina podem resultar da combinação de estresse compressivo e de cisalhamento produzido pelos cintos de segurança, com possível ruptura subcutânea do tecido.[157] A presença de massa mamária persistente após o trauma deve sempre ser avaliada com muito cuidado, tendo em vista que o trauma pode desviar a atenção para um carcinoma não suspeitado.[43]

Os traumas no tórax podem resultar na ruptura de geradores ou fios de marca-passo subcutâneos, de cateteres venosos centrais permanentes de longo prazo ou porções subcutâneas de enxertos de derivação arterial.[43]

Os traumas esqueléticos graves na parede torácica provavelmente estejam associados a grandes hematomas na parede torácica ou à coleta de ar dentro da parede torácica, com possível comunicação com o espaço intratorácico.[43]

As intervenções conservadoras para contusões na caixa torácica dependem da gravidade da lesão e dos tecidos envolvidos. Tipicamente, a crioterapia com repouso é a intervenção inicial para lesões nos tecidos moles. Os exercícios de amplitude de movimento ativo, suaves e sem dor, podem ser introduzidos de acordo com a tolerância do paciente. No final da fase aguda, as modalidades térmicas são as alternativas mais adequadas e os exercícios de amplitude de movimento podem evoluir para exercícios de fortalecimento em todos os planos.

Padrão de prática 4G: Distúrbios na mobilidade articular, na função motora, no desempenho muscular e na amplitude de movimento associados a fraturas

Fraturas vertebrais torácicas

As fraturas na coluna torácica são responsáveis por 25 a 30% de todas as fraturas espinais.[158] De maneira geral, elas resultam de lesões por hiperflexão ou por carga axial[159] e, com menos frequência, são atribuídas a tensões rotacionais, inclinação lateral, cisalhamento horizontal e hiperextensão. As fraturas por compressão de cunha anterior e por explosão[160] são as mais comuns na coluna torácica (ver Cap. 9). A maior parte das fraturas espinais torácicas ocorrem entre o 9º e o 11º corpo vertebral. Levando em consideração que as fraturas múltiplas ocorrem em 10% de todos os pacientes com fratura na coluna; é imprescindível avaliar toda a coluna, pois até 80% dessas fraturas adicionais não são contíguas.[161] Apenas 12% dos pacientes com deslocamentos por fratura na coluna torácica permanecem neurologicamente intactos, enquanto 62% com essa condição apresentam déficits neurológicos.[43]

Fraturas das costelas

As costelas fraturadas podem lacerar a pleura, os pulmões ou os órgãos abdominais. As fraturas nas costelas superiores, na clavícula e na parte superior do esterno são indícios de lesão vascular ou do plexo braquial. As fraturas isoladas das costelas, da clavícula ou da escápula raramente representam lesões significativas por si só, mas refletem a magnitude da força aplicada, principalmente em pacientes mais velhos, com paredes torácicas não complacentes.[162] As extremidades das costelas fraturadas podem lacerar a pleura ou o pulmão, resultando em hemotórax ou pneumotórax.[43] A incidência de fratura das costelas é muito maior em pacientes idosos, cujas costelas são relativamente inelásticas, em comparação com a incidência desse tipo de fratura em crianças, cujas costelas são mais flexíveis e mais elásticas.[43] Por essa razão, o pneumotórax pós-traumático em pacientes de faixa etária mais avançada quase sempre está associado a uma ou mais fraturas de costela, enquanto as crianças podem apresentar pneumotórax ou lesão torácica interna maior após a ocorrência de algum trauma sem nenhuma associação com fratura de costela.

As fraturas das primeiras três costelas indicam, em particular, transferências significativas de energia, tendo em vista que estão bem-protegidas pelas cinturas escapulares e pela musculatura associada.[43] As fraturas nas costelas superiores, na clavícula e no esterno superior são acompanhadas de lesão no plexo braquial ou vascular em 3 a 15% dos pacientes.[163] As fraturas da 10ª, 11ª e 12ª costelas estão associadas a lesões no fígado, nos rins ou no baço, sendo que é imprescindível confirmar imediatamente as lesões nesses órgãos por meio de TC.[43] As fraturas duplas de três ou mais costelas adjacentes ou costela combinada contígua e fraturas esternais e costocondrais, ou ainda fratura simples de quatro ou mais costelas contíguas, produzem áreas focais de instabilidade na parede torácica. O movimento paradoxal de um segmento "agitado" durante o ciclo respiratório pode comprometer a mecânica respiratória, promover a atelectasia e danificar a drenagem pulmonar.

O Capítulo 9 apresenta uma descrição dos achados comuns de fraturas na costela. O controle adequado da dor, que permita fazer um tratamento respiratório inicial intenso e, consequentemente, impedir o desenvolvimento de complicações pulmonares, é um fator primordial nas intervenções.

A intervenção inicial inclui assistência para tosse, bloqueios nervosos intracostais e relaxantes musculares. Recomenda-se evitar o uso de emplastros adesivos ou bandagens, pois esses podem inibir a inspiração profunda e contribuir para a atelectasia.[164] As fraturas simples de costelas se estabilizam no período de 1 a 2 semanas, com cicatrização firme pelo calo em aproximadamente seis semanas.[164]

Doença de Scheuermann

A doença de Scheuermann, que se manifesta em cerca de 10% da população e em proporções idênticas nos sexos masculino e feminino, ocorre tipicamente em atletas na adolescência.[165]

Essa doença envolve deficiência na apófise do anel do corpo vertebral e acunhamento anterior das vértebras afetadas, como resultado de sobrecarga na flexão do corpo vertebral anterior.[166] A placa terminal pode partir e provocar intumescimento do material do disco dentro do corpo vertebral (nodo de Schmorl). De acordo com McKenzie,[112] a disfunção da extensão desenvolve-se em pacientes com a doença de Scheuermann como resultado do encurtamento adaptativo proveniente de hábitos posturais inadequados ou de desarranjo ou trauma e do processo de cicatrização.

Os achados clínicos incluem evidências de cifose torácica e de dor com extensão e rotação torácica.

A intervenção depende do nível de gravidade da condição, embora normalmente envolva educação postural, modificação da atividade agravante, exercícios (rotação sentada e extensão em exercícios em decúbito) ou imobilização. Os programas de exercícios incluem alongamento dos músculos peitoral maior e menor e exercícios de fortalecimento muscular para os extensores da espinha torácica e os adutores escapulares.[26]

Fraturas escapulares

As fraturas da escápula são relativamente raras, por causa dos músculos espessos que revestem suas camadas superficial e profunda e da capacidade de absorção de energia da escápula para mover-se na parede torácica.[167] Devido à grande quantidade de força necessária para fraturá-la, em geral quando isso ocorre, há associação com lesões maiores. Por exemplo, a incidência de pneumotórax em pacientes com fratura da escápula é de cerca de 50%.[168] As lesões diretamente relacionadas a fraturas na escápula incluem lesões no nervo supraescapular, no nervo axilar, na artéria axilar e na artéria subclávia.[43] O corpo da escápula é o local mais frequentemente fraturado, seguido pelo pescoço e pela glenoide.[169] As fraturas na espinha, no coracoide e no acrômio são menos comuns.[169] Possivelmente as fraturas escapulares não sejam identificadas em radiografias iniciais do tórax, pois são radiograficamente obscuras e em geral estão associadas a lesões múltiplas e a outras lesões regionais, como fraturas da clavícula e da costela, ar subcutâneo, pneumotórax e contusão pulmonar.[43]

Fraturas do esterno.

Há consenso de que a enorme força necessária para provocar fraturas no esterno sugira que a presença destas seja um prenúncio de lesões graves associadas. A associação do uso de cinto de segurança a fraturas do esterno é de conhecimento geral.[170] Foi constatado um aumento proporcional de 100% na incidência em motoristas e de 150% em passageiros do banco da frente desde o decreto-lei que disciplina o uso do cinto de segurança.[171] As fraturas do esterno de forma isolada não causam problemas em relação a cura ou a danos diretos nas estruturas adjacentes. O deslocamento da articulação esternoclavicular, com deslocamento posterior da extremidade interna da clavícula, provoca compressão da traqueia e dos grandes vasos adjacentes, com consequências clínicas significativas.[172]

Integração dos padrões de prática 4B e 4F: Distúrbios na mobilidade articular, na função motora, no desempenho muscular e na amplitude de movimento secundários a distúrbios na postura, disfunção sistêmica (síndromes de dor referida), distúrbios na coluna vertebral e disfunção de dor miofascial

Dor referida

Nessa área, a dor referida é bastante comum. Ela é caracterizada por ser fracamente localizada, insensível à palpação e por não se alterar com os movimentos ou as modificações de postura (ver Tab. 25-6).

Síndrome da TIV

O nome dessa síndrome é um pouco inadequado, considerando que ela também pode afetar os níveis de TII a TVII, embora sempre inclua o segmento TIV. A etiologia dessa síndrome é desconhecida, apesar de, possivelmente, resultar de uma reação simpática a um segmento hipomóvel, pois os sintomas aparentam resolver-se em resposta às técnicas de terapia manual aplicadas aos segmentos torácicos.[173-175] No tórax, os troncos simpáticos se localizam em posição lateral em relação às articulações costovertebrais. Esses troncos podem sofrer deformações mecânicas com posturas anormais (cabeça anteriorizada, cifose torácica acentuada e cintura escapular protraída), traumas ou atividades de tracionar e alcançar, produzindo dor e epifenômenos simpáticos.[176]

Essa condição não apresenta sintomas neurovasculares, embora os diagnósticos diferenciais possam levar esses aspectos em consideração.[173] Os sintomas da extremidade superior apresentam distribuição com características de luva e não estão relacionados sob o ponto de vista segmentar.[174] De maneira geral, os sintomas noturnos são comuns e ocorrem na posição em decúbito lateral ou em supino.[174] Essa condição afeta mais as mulheres do que os homens em proporção de 3:1.[177]

Embora os movimentos elementares, cervicais e torácicos, sejam normais,[173] os achados clínicos incluem sensibilidade local nos pontos ósseos, teste positivo de queda brusca, testes positivos de tensão no membro superior, depressão ou proeminência de um ou mais processos espinhosos e rigidez e espessamento local de um segmento.[177]

O diagnóstico diferencial inclui síndrome do túnel do carpo, síndrome do desfiladeiro torácico (Cap. 23), doença do disco cervical, doença vascular e doença neurológica.[173] A intervenção para essa condição envolve mobilização e manipulação do segmento envolvido, em que a TIV é envolvida com mais frequência, seguidas pela progressão de exercícios com ênfase na flexibilidade torácica superior e na força muscular. Butler[178] recomenda a aplicação de testes de tensão do membro superior e do teste de queda brusca, com combinações de rotação torácica e inclinação lateral.

Notalgia parestética[179]

O nome dessa condição origina-se de raiz grega, cujo significado é "dor nas costas". Sob o ponto de vista clínico, essa doença consiste de prurido, disestesia e hiperestesia localizada na distribuição de um dos ramos dorsais cutâneos da área torácica superior. A intervenção recomendada é infiltração de corticosteroides.

Técnicas terapêuticas

A seleção de técnicas manuais depende de vários fatores, incluindo a profundidade da condição e a restrição ao movimento. Muitas vezes, as mesmas técnicas aplicadas no exame do segmento podem ser usadas na intervenção. A diferença é a intenção do fisioterapeuta e o objetivo da intervenção. Por exemplo, se o alongamento da barreira mecânica, em vez do alívio da dor, for o objetivo imediato da intervenção, o fisioterapeuta deve aplicar uma técnica de mobilização no final da amplitude disponível.

Para tanto, o músculo antagonista deve permanecer relaxado para facilitar a execução da imobilização por meio da técnica de segurar-relaxar. Na sequência, (algumas vezes antes e depois) o paciente sente alguma dor menor a ser tratada com oscilações de grau IV, após o que o fisioterapeuta alonga a cápsula articular com grau IV++ ou com técnicas de alongamento prolongado. A aplicação do alongamento prolongado, ou das oscilações fortes, deve prosseguir até que o profissional possa manter um controle satisfatório. No ponto em que o fisioterapeuta pode perder o controle, os músculos do paciente exigem várias contrações isométricas dos agonistas e dos antagonistas na nova amplitude, para enviar informações sobre a nova amplitude para o sistema nervoso central. Para completar a reeducação, o novo treinamento concêntrico e excêntrico deve ser feito em toda a amplitude de movimento. Como reforço, o paciente deve fazer exercícios ativos em casa e no trabalho em bases regulares e frequentes.

Técnicas para aumentar a mobilidade articular

Mobilizações da articulação zigoapofisária

As técnicas de mobilização e manipulação nessa região são altamente eficazes para restaurar a mobilidade torácica.[17,76,180,181] O objetivo dessas técnicas é possibilitar o isolamento de uma mobilização em um nível específico e para:

▶ Reduzir o estresse por meio de componentes de fixação e de alavancagem da coluna.

▶ Reduzir o estresse através dos segmentos hipermóveis.

▶ Reduzir a força total exigida pelo fisioterapeuta, para aumentar o controle.

Distração superior na posição sentada estendida. O paciente é posicionado na mesa de tratamento na posição sentada estendida, mantendo as nádegas sobre a borda da parte posterior da mesa, as mãos atrás do pescoço e os dedos entrelaçados. O fisioterapeuta permanece de pé atrás do paciente e enrola uma pequena toalha no nível de TVI. A toalha deve ser mantida no lugar pelo tórax do fisioterapeuta (fica mais fácil se este se virar ligeiramente, de forma que seja possível usar a parte lateral do tórax). A seguir, o fisioterapeuta coloca os braços sob as axilas do paciente e as palmas sob os antebraços. Então, solicita ao paciente que flexione o pescoço, adota uma posição de passadas largas (um pé na frente do outro) (Fig. 25-57) e, com os cotovelos juntos, balança suavemente o paciente para a frente e para trás. Depois de balançá-lo 2 ou 3 vezes, o fisioterapeuta aplica uma força de tração à medida que desloca o peso do corpo da perna dianteira para a traseira, enquanto ergue o paciente e empurra seus antebraços em direção ao teto.

Distração inferior na posição sentada estendida. O paciente adota na mesa de tratamento a posição sentada alongada, com as nádegas sobre a borda da mesa, as mãos atrás do pescoço e os dedos entrelaçados. O fisioterapeuta permanece de pé atrás do paciente e enrola uma pequena toalha no nível de TV. A toalha deve ser mantida no lugar pelo tórax do fisioterapeuta (fica mais fácil se este se virar ligeiramente, de forma que seja possível usar a parte lateral do tórax). O paciente, então, cruza os braços sobre o tórax e inclina-se para trás contra os ombros do profissional. Em seguida, este abraça o paciente e segura a parte inferior do seu cotovelo com ambas as mãos, acoplando seus antebraços sob a área do tubérculo infraglenoide da escápula (Fig. 25-58). O segmento é estendido até o limite do conforto, e a extremidade superior do paciente é erguida por um longo aperto dos braços unidos do fisioterapeuta por debaixo da escápula. As nádegas do paciente não devem elevar-se da mesa.

Distração longitudinal. O paciente adota a posição em decúbito lateral, com a cabeça apoiada em um travesseiro e os braços cruzados. O método do cruzamento dos braços depende do tamanho e da flexibilidade do paciente. Os pacientes maiores, mais pesados e menos flexíveis devem cruzar os braços como na Figura 25-59A. Os menores, mais leves e mais flexíveis cruzam os braços como na Figura 25-59B. Se o paciente cruzar os braços como na Figura 25-59A, o fisioterapeuta permanece de pé a seu lado para que os braços repousem sobre o tórax, aproximando-se o máximo possível do fisioterapeuta.

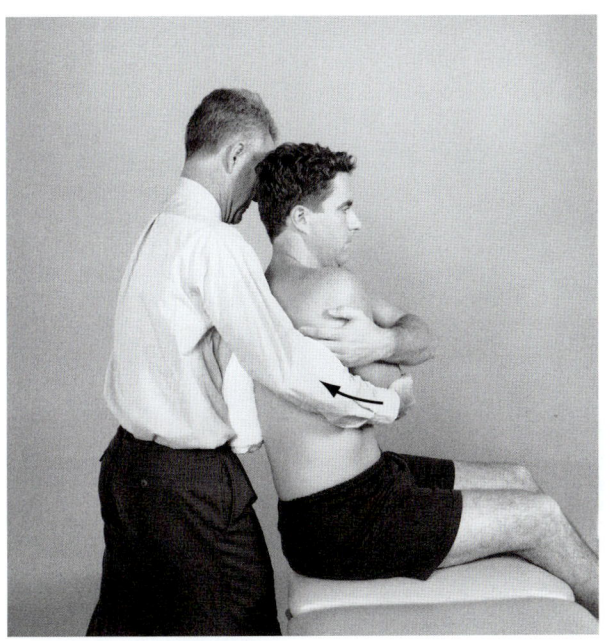

FIGURA 25-57 Distração superior na posição sentada estendida.

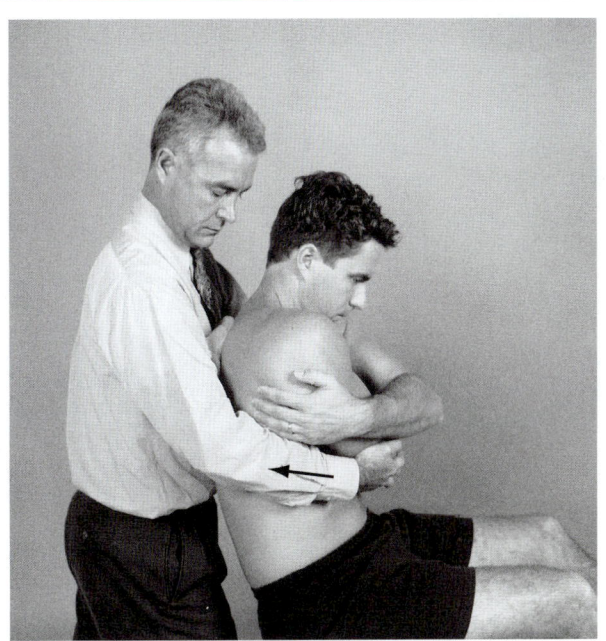

FIGURA 25-58 Distração inferior na posição sentada estendida.

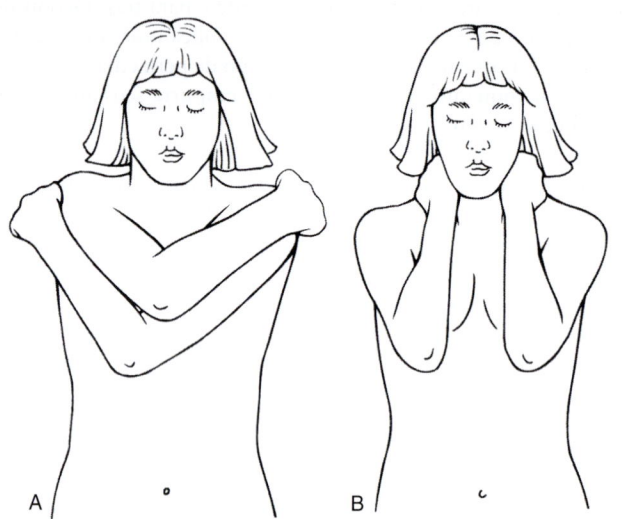

FIGURA 25-59 Posições do braço para pacientes. A. Posição dos braços para o paciente maior, mais pesado. B. Posição dos braços para o paciente menor, mais leve. (Reproduzida, com permissão, de Dutton M. *Manual Therapy of the Spine*. New York: McGraw-Hill; 2002:435.)

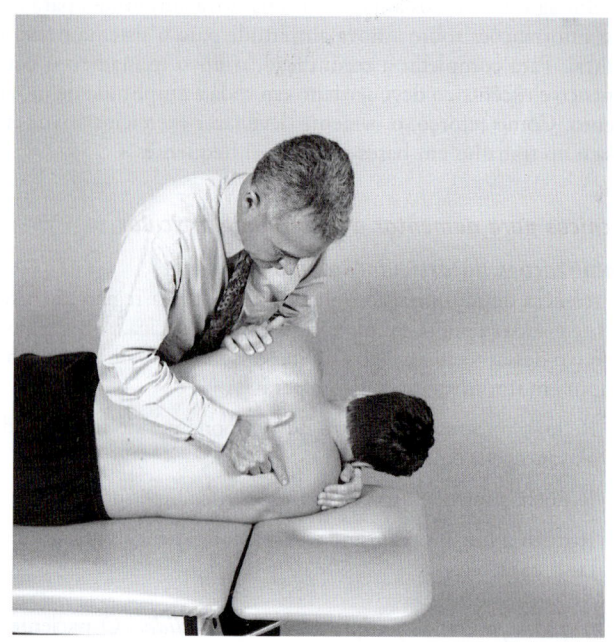

FIGURA 25-61 Posição da mão no paciente.

Para palpar e fixar os processos transversos da vértebra inferior, bloqueando o complexo do anel inferior (Fig. 25-60), o fisioterapeuta deve posicionar o tubérculo do osso escafoide contra a região lateral, flexionando e posicionando a articulação interfalângica proximal do dedo médio sobre o outro lado do processo espinhoso. Dessa forma, o processo espinhoso da vértebra TV aninha-se no espaço criado pelo dedo indicador estendido (Fig. 25-61). Para controlar o tórax, a outra mão e o braço devem ser colocados em toda a extensão e no topo dos braços cruzados do paciente. Para atingir a localização segmentar, o fisioterapeuta flexiona ou estende a articulação na direção da barreira de movimento, usando o braço e a mão que controlam o tórax. Para manter essa localização, o profissional inclina seu corpo sobre os cotovelos do paciente à medida que envolve suas costas e o pescoço e apoia o tórax, rodando o paciente em posição supina ou semissupina (somente até fazer contato entre a mesa de tratamento e a mão na posição dorsal) (Fig. 25-62). A curva torácica localizada acima do segmento tratado deve ser mantida pelo fisiote-

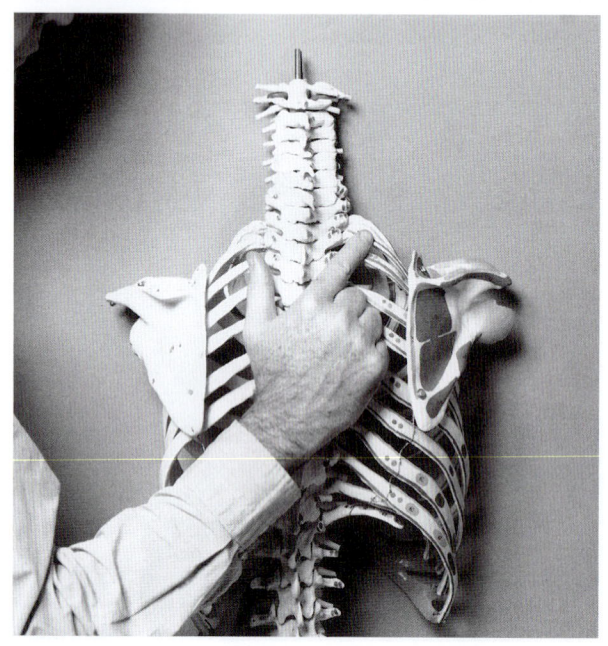

FIGURA 25-60 Posição da mão no esqueleto.

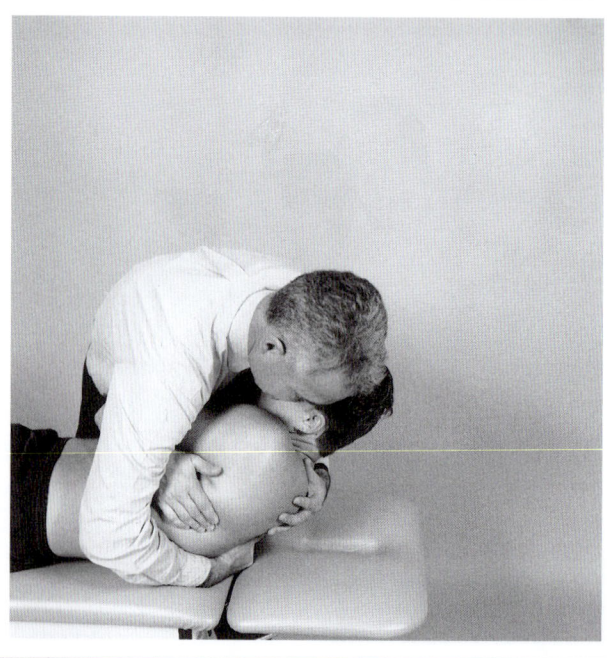

FIGURA 25-62 Técnica de mobilização da junção cervicotorácica.

rapeuta ou erguida da borda da mesa de tratamento. Uma quantidade mínima do peso do corpo do paciente deve repousar sobre a mão direita do fisioterapeuta para evitar a compressão dolorosa contra a mão de contato. A partir dessa posição, a tendência é que a força de mobilização aplicada na direção superior (na direção da parte superior da mesa) produza distração do segmento, enquanto a tendência da força de mobilização aplicada na direção posterior (na direção da parte inferior da mesa) é abrir o segmento. A amplitude da técnica pode ser classificada de I a V.

Técnica na posição sentada para a junção cervicotorácica. O paciente permanece sentado, com os braços cruzados segurando os antebraços e repousando a cabeça nas mãos. O fisioterapeuta permanece de pé na sua frente e, em seguida, estende seus braços ao longo dos braços dele, antes de pousar ambas as mãos no topo, nas costas e em cada um de seus ombros (Fig. 25-63). Inclinando o paciente suavemente para a frente, a coluna cervical é estendida até ser possível localizar o segmento enrijecido na junção cervicotorácica. Aos poucos, o fisioterapeuta aumenta a quantidade de extensão cervicotorácica, aplicando uma massagem suave na área escapular média. Essa técnica permite incluir também distração, flexão lateral ou movimentos de rotação. Durante essa técnica, o fisioterapeuta deve tomar muito cuidado para evitar estender excessivamente a coluna lombar, puxando o paciente muito para a frente.

Técnicas articulares nas costelas para restaurar o deslizamento superior da primeira costela na articulação costotransversa

Técnica de mobilização. O paciente é posicionado em supino e apoia e cabeça em um travesseiro. A região superior do processo transverso

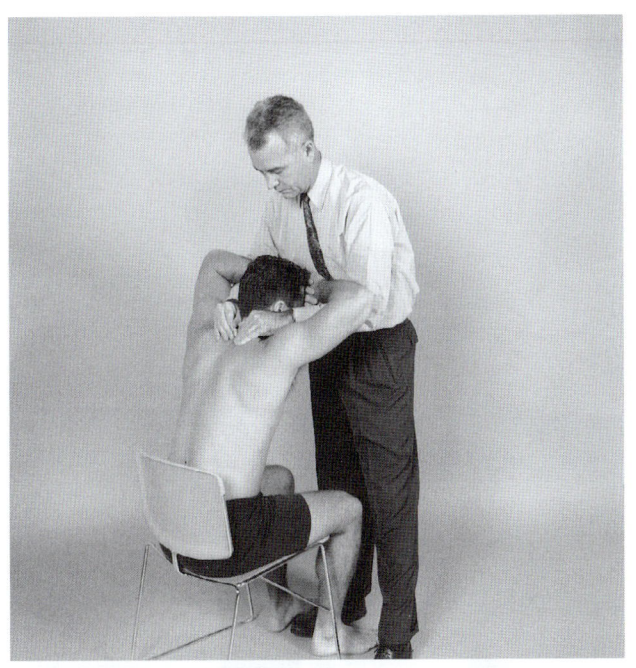

FIGURA 25-63 Posição antes do *thrust*. (Reproduzida, com permissão, de Dutton M. *Manual Therapy of the Spine.* New York: McGraw-Hill; 2002:397.)

direito de TI deve ser palpado com o polegar direito. O fisioterapeuta usa o dedo médio e o indicador da mão direita para palpar a região inferior da primeira costela direita. Com a outra mão, apoia a coluna cervical média. Para localizar e mobilizar a barreira ao movimento, aplica um deslizamento póstero-inferior no processo transverso de TI, produzindo, consequentemente, um deslizamento superior relativo da primeira costela na articulação costotransversa. O dedo médio e o indicador da mão direita devem ser usados para fixar a região inferior da primeira costela. Essa é uma mobilização artrocinemática cuja função é recuperar o deslizamento superior dessa costela na articulação costotransversa direita. Essa técnica pode ser graduada de I a IV.

Técnica de assistência à mobilização ativa (energia muscular). Essa técnica pode ser usada para alterar o tônus dos músculos escalenos médio e anterior. A cabeça e o pescoço são inclinados lateralmente para o lado direito e flexionados levemente com a mão esquerda, enquanto a mão direita monitora a resposta da musculatura escalena. O paciente é instruído a resistir a uma força suave de flexão lateral aplicada com a mão esquerda na cabeça e no pescoço. A contração isométrica deve ser mantida durante cinco segundos e seguida por um período de relaxamento total. Em seguida, a articulação é movimentada passivamente para uma nova barreira ao movimento. Essa técnica deve ser repetida três vezes e seguida por uma reavaliação da função osteocinemática. Como alternativa, se a costela emperrar inferiormente, o fisioterapeuta pode estabilizá-la e estender passivamente a cabeça do paciente, antes de afastá-la do lado da lesão. Se necessário, o profissional pode, também, verificar e tratar a contração do músculo serrátil anterior.

Para manter a mobilidade que foi obtida, o paciente é instruído a fixar com a mão esquerda a região póstero-inferior da primeira costela e, a seguir, rodar repetidas vezes a cabeça e o pescoço para o lado direito (até 10 vezes, 10 vezes por dia). Com a costela na posição posterior, o processo transverso de TI desliza inferiormente em relação ao tubérculo da costela (deslizamento superior relativo da primeira costela). A amplitude do exercício deve ser feita na faixa sem dor e não pode agravar nenhum sintoma.

Técnicas articulares nas costelas para restaurar o deslizamento inferior da primeira costela na articulação costotransversa

Técnica de mobilização. O paciente é posicionado em supino e apoia a cabeça em um travesseiro. O fisioterapeuta palpa a região superior da primeira costela direita com a articulação metacarpofalângica do dedo indicador da mão direita. Em seguida, com a outra mão, apoia a coluna cervical média e a coluna torácica superior. O travamento da coluna é feito por meio de uma flexão lateral localizada de CVII, TI e TII para a direita e de uma rotação para a esquerda. Para localizar e mobilizar a barreira ao movimento da primeira articulação costotransversa, o fisioterapeuta aplica um deslizamento ântero-inferior no tubérculo da primeira costela, permitindo a ocorrência de rotação posterior conjunta. Essa é uma mobilização artrocinemática cuja função é recuperar o deslizamento inferior dessa costela na articulação costotransversa direita. Essa técnica pode ser graduada de I a IV.

Técnica de assistência à mobilização ativa (energia muscular). Essa técnica é usada para alterar o tônus dos músculos segmentares. A partir da barreira ao movimento localizado, o paciente é instruído a resistir a uma força suave de flexão lateral aplicada com a mão esquerda na cabeça e no pescoço. A contração isométrica é mantida durante cinco segundos e seguida de um período de relaxamento total. Então, a articulação é movimentada passivamente para uma nova barreira ao movimento. Essa técnica é repetida três vezes e seguida de uma reavaliação da função osteocinemática. Como alternativa, se a costela for mantida superiormente em posição inspiratória, o fisioterapeuta pode fixar a primeira costela no sentido descendente e, então, flexionar passivamente a cabeça do paciente, rodando-a na direção do lado da lesão.

Para manter a mobilidade que foi obtida, o paciente é instruído a fixar com a mão esquerda a região póstero-superior da primeira costela e, a seguir, rodar repetidas vezes a cabeça e o pescoço para o lado esquerdo (até 10 vezes, 10 vezes por dia). Com a costela na posição posterior, o processo transverso de TI desliza superiormente em relação ao tubérculo da costela (deslizamento superior relativo da primeira costela). A amplitude do exercício ocorre na faixa sem dor e não pode agravar nenhum sintoma.

Mobilizações com movimento

As técnicas de deslizamento apofisário neutro sustentado, descritas por Mulligan,[182] são particularmente úteis na coluna, pois são executadas com a sustentação de peso fisiológico normal e combinam movimentos fisiológicos ativos e passivos com deslizamentos acessórios ao longo do plano da articulação zigoapofisária.[11]

Técnica para melhorar a extensão. Nesse exemplo, o fisioterapeuta tenta restaurar a extensão na região mesotorácica. O paciente é posicionado com as pernas abertas, uma para cada lado, na extremidade da mesa de tratamento, apoiando as coxas para estabilizar a pelve e com as mãos posicionadas atrás da cabeça (Fig. 25-64). O fisioterapeuta permanece de pé um pouco atrás e ao lado do paciente. Em seguida, coloca um braço em volta deste no nível em que houver suspeita de lesão (ver Fig. 25-64). O fisioterapeuta coloca a borda ulnar da outra mão sobre o processo espinhoso inferior ou no pilar articular do segmento envolvido, que atua como apoio para o movimento de extensão. O paciente, então, estende a coluna sobre a mão do fisioterapeuta enquanto ele aplica, ao mesmo tempo, uma força de deslizamento na região inferior do segmento, ao longo do plano da articulação (ver Fig. 25-64).

Técnica para melhorar a flexão. Uma técnica similar à anterior é usada para aumentar a flexão na região torácica média. A exemplo da mobilização de extensão com o movimento, o paciente é posicionado com as pernas abertas, uma para cada lado, sobre a extremidade da mesa de tratamento, apoiando as coxas para estabilizar a pelve, e o fisioterapeuta fica um pouco atrás e ao lado do paciente. Em seguida, coloca um braço em volta deste no nível em que houver suspeita de lesão. O braço serve de apoio para o movimento de flexão. O fisioterapeuta coloca a borda ulnar da outra mão sobre o processo espinhoso superior ou no pilar articular do segmento envolvido. O paciente, então, inclina-se anteriormente enquanto o fisioterapeuta aplica, ao mesmo tempo, uma força de deslizamento ao longo do plano da articulação.

Técnicas para aumentar a extensibilidade do tecido mole

Técnica de energia muscular para a região torácica média

As técnicas de energia muscular podem ser aplicadas sempre que as estruturas miofasciais forem consideradas a causa principal da restrição do movimento. Após a localização da barreira ao movimento, e a

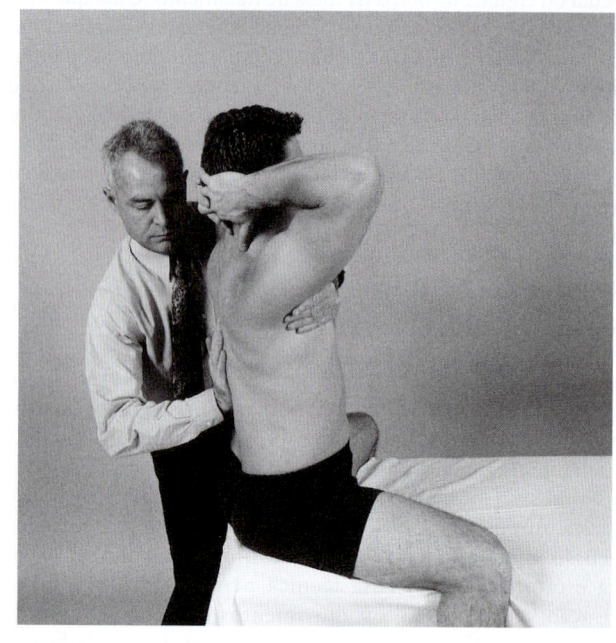

FIGURA 25-64 Mobilização com movimento para aumentar a extensão.

partir dessa posição, o paciente é instruído a permanecer imóvel enquanto o fisioterapeuta aplica resistência ao tronco. A direção da resistência é determinada pelo efeito neurofisiológico desejado. Por exemplo, para aumentar a extensão da coluna torácica, o paciente é posicionado sentado, com o fisioterapeuta de pé a seu lado. Aquele coloca ambas as mãos atrás do pescoço (Fig. 25-65) e, com uma das mãos, este junta seus cotovelos. Com a outra mão, monitora o movi-

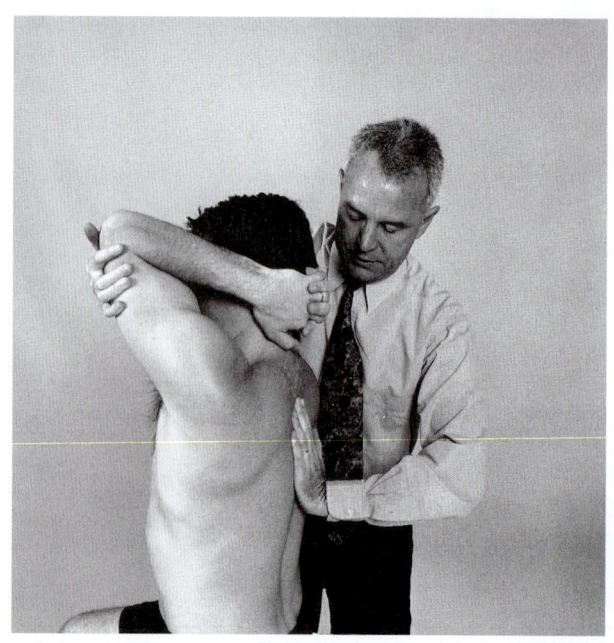

FIGURA 25-65 Técnica de energia muscular para aumentar a extensão torácica.

mento da coluna torácica à medida que é movimentada passivamente até o limite da extensão. O paciente, então, contrai suavemente os extensores do ombro durante cinco segundos (ver Fig. 25-65). Após a resistência isométrica dessa contração pelo fisioterapeuta, ele relaxa por completo. Depois que a nova barreira à extensão torácica for localizada, a mobilização é repetida três vezes.

Técnicas de automobilização

Alongamento do abraço amplo. Esse exercício pode ser usado em clínicas, ou em casa e sua função é manter ou aumentar os ganhos de movimento obtidos com as técnicas manuais na flexão torácica média ou na inclinação lateral.[51]

O paciente senta com uma bola suíça no colo. Caso não seja possível usar uma bola suíça, ele deve imaginar que tem um barril grande no colo e tentar abraçá-lo com os dois braços (Fig. 25-66). Em seguida, inclina-se anteriormente de modo que o ápice da curva esteja no ponto da maior restrição da flexão.

Enquanto estiver apertando a bola suíça, o paciente movimenta-se para a direção desejada. Por exemplo, se a restrição ao movimento for flexão e rotação à direita, ele movimenta-se nessa direção. A posição deve ser mantida por um período de 30 a 90 segundos e repetida de 3 a 5 vezes. Para aumentar o alongamento, o paciente pode usar também a respiração profunda, respirando no final da amplitude disponível.

Para focalizar o lado esquerdo da coluna torácica média, o paciente gira levemente o tronco para a direita e coloca mais peso sobre o quadril esquerdo.

Trapézio inferior. O principal objetivo desse exercício é promover ou manter a extensão na região de TVI a TX.[51] O paciente deve ajoelhar-se, alongar ambos os braços para a frente e repousar sobre uma cadeira, um banco de tração ou uma bola suíça (Fig. 25-67). O fisioterapeuta deve assegurar-se de que a cabeça do paciente esteja alinhada com a parte superior das costas. Em seguida, o paciente inclina a parte superior das costas na direção do piso e contrai as nádegas para evitar qualquer aumento na lordose lombar. A partir dessa posição, ele ergue a mão do lado envolvido, afastando-a de 5 a 7 cm do banco, e mantém essa posição por um período de 5 a 10 segundos.

Essa técnica pode ser prescrita aos pacientes como sequência de técnicas manuais para aumentar a extensão na coluna torácica média.

Varredura do ombro. Esse exercício é usado para mobilizar a parede torácica e integrar a função da extremidade superior com a coluna torácica e o movimento da caixa torácica.[51]

O paciente adota a posição em supino no chão ou em uma mesa de tratamento com os quadris e os joelhos flexionados em cerca de 90° (Fig. 25-68). Para melhorar as condições de conforto, o fisioterapeuta pode colocar um travesseiro pequeno sob sua cabeça. A seguir, o paciente se estende anteriormente e coloca a palma da mão o mais distante possível, até o limite do conforto. Enquanto estiver em contato com o chão, ele movimenta acima da cabeça e para o outro lado, fazendo um grande círculo em torno do próprio corpo (ver Fig. 25-68). Para a movimentação em amplitudes restritas, o paciente pode usar a assistência manual aplicada na escápula ou na caixa torácica, assim como a respiração profunda.

Flexão da coluna torácica. O paciente ajoelha-se na frente de uma bola suíça. Após juntar as mãos e entrelaçar os dedos, coloca os antebraços sobre a bola e inclina-se na sua direção, rolando ligeiramente a bola para adiante (Fig. 25-69). Enquanto estiver aplicando algum peso do corpo através dos antebraços, o paciente deve arquear a coluna torácica o mais que puder, até o limite do conforto. A posição deve ser mantida por um período de 8 a 10 segundos, após o qual ele pode relaxar. O exercício é repetido de 8 a 10 vezes.

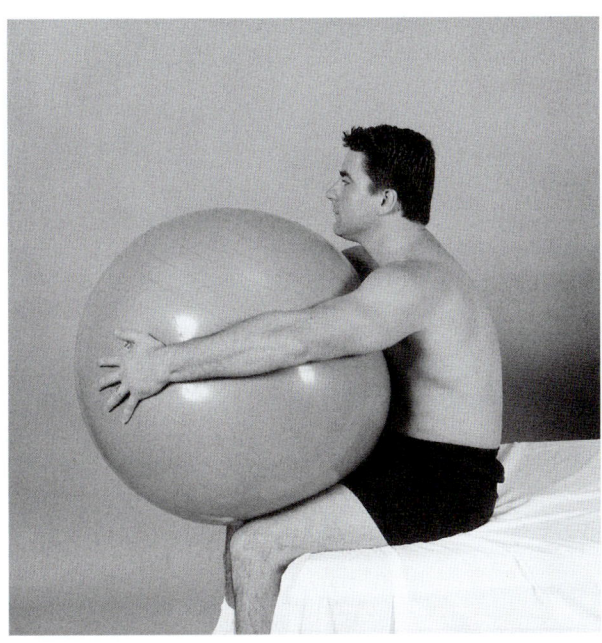

FIGURA 25-66 Alongamento do abraço amplo.

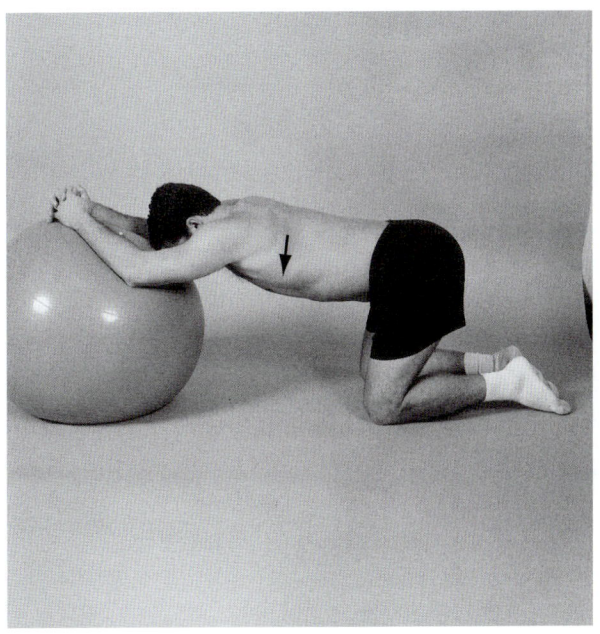

FIGURA 25-67 Exercício e alongamento do trapézio inferior.

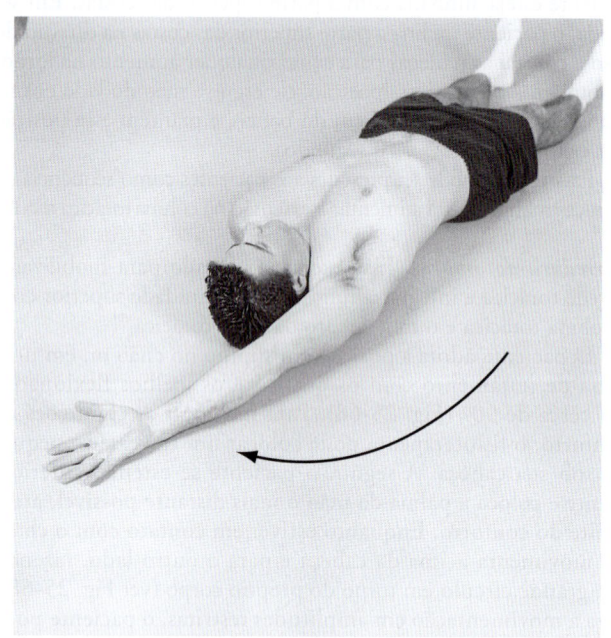

FIGURA 25-68 Varredura do ombro.

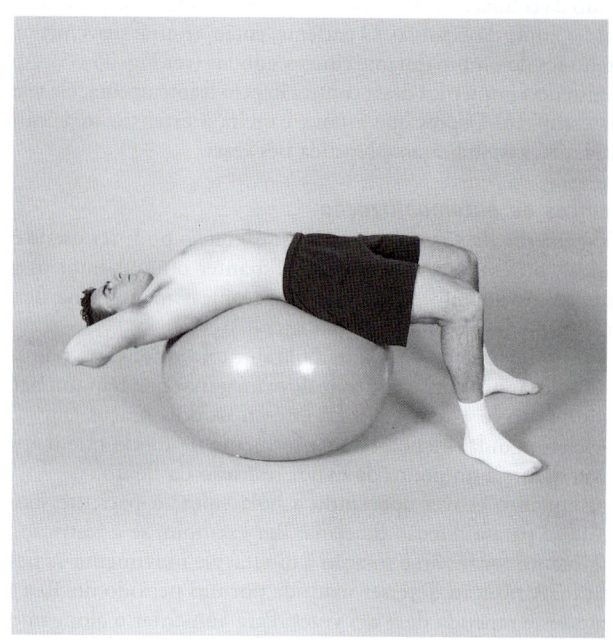

FIGURA 25-70 Extensão da coluna torácica com bola suíça.

Extensão da coluna torácica. É importante que o fisioterapeuta monitore esse exercício, no caso de o paciente perder o equilíbrio. O paciente deve sentar-se sobre uma bola suíça, com os pés no chão. Quando estiver em equilíbrio, ele tenta deitar-se em supino na bola e, a seguir, coloca as mãos atrás da cabeça (Fig. 25-70). Na sequência, ele é instruído a mover o topo da cabeça em direção ao chão, na tentativa de estender totalmente a coluna torácica. A posição deve ser mantida por um período de 8 a 10 segundos, após o qual deve relaxar. O exercício é repetido de 8 a 10 vezes. Esse exercício pode ser praticado de forma mais desafiadora, movendo-se as mãos da parte de trás da cabeça para os lados e voltando-as novamente para a posição original, mantendo o equilíbrio (Fig. 25-71).

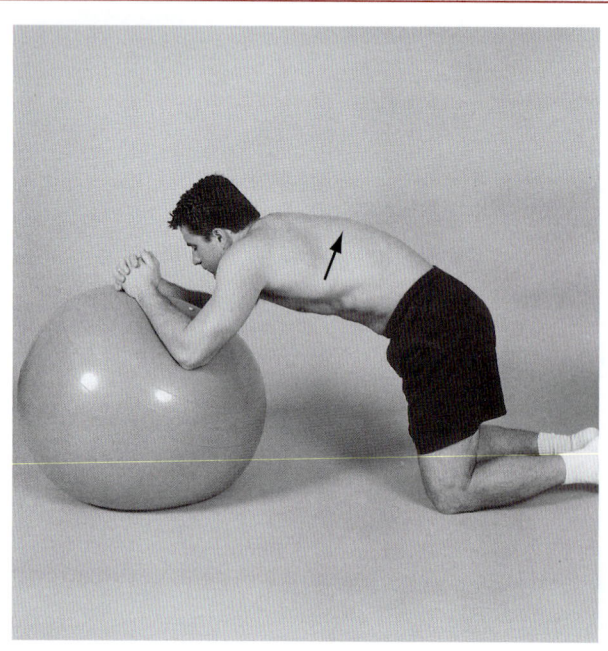

FIGURA 25-69 Flexão da coluna torácica.

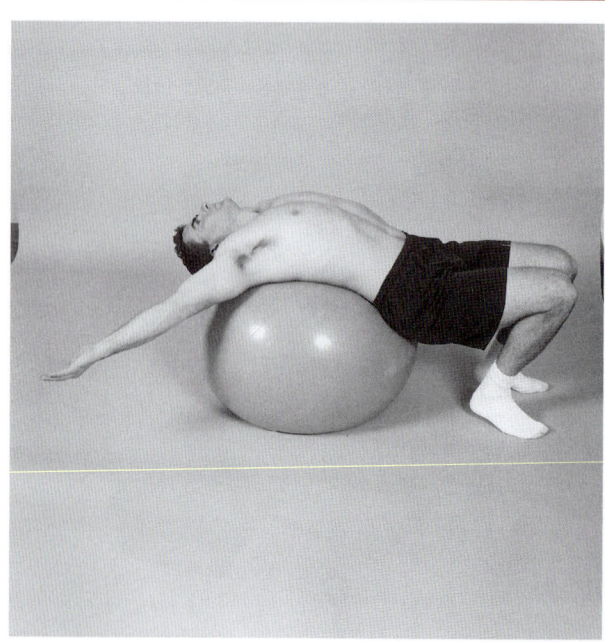

FIGURA 25-71 Extensão da coluna torácica sobre uma bola suíça com os braços abertos.

Se o paciente não conseguir manter o equilíbrio sobre a bola, o fisioterapeuta pode usar um rolo de espuma (Fig. 25-72). A espuma permite, também, focalizar o exercício de extensão em um segmento específico.

Rotação da coluna torácica. Os exercícios com a bola suíça para melhorar a amplitude de movimento e a força de rotação torácica, apresentados na sequência, são recomendados apenas para atletas. O paciente deve ajoelhar-se com as costas voltadas para a bola. Usando uma perna de cada vez, ele deve esticá-la, colocando seu pé sobre o topo da bola. Depois que ambos os pés estiverem sobre ela, o paciente deve endireitar as pernas e sustentar o peso do corpo principalmente com os braços. Utilizando o dorso dos pés e a parte anterior das pernas, ele deve induzir uma rotação na região torácica durante a torção da cintura (Fig. 25-73) enquanto mantém o equilíbrio com os braços. A posição deve ser mantida por um período de 8 a 10 segundos, após o qual deve relaxar. O exercício é repetido de 8 a 10 vezes. Essa técnica pode ser aplicada de forma mais desafiadora colocando a pelve sobre a bola de modo que as pernas fiquem suspensas no ar (Fig. 25-74). Ao mover alternativamente as pernas em extensão e flexão do quadril, a rotação da coluna torácica pode ser executada enquanto o paciente mantém o equilíbrio com os braços (ver Fig. 25-74).

Os demais indivíduos, que não são atletas, podem executar os exercícios de rotação torácica com o auxílio de uma base de apoio mais firme. O paciente ajoelha-se na frente de uma prancha de equilíbrio e coloca ambas as mãos sobre ela. Depois de atingir uma posição de equilíbrio, ele ergue um dos braços para o lado o mais alto possível, até o limite do conforto, e mantém ambos os joelhos no chão (Fig. 25-75). A posição deve ser mantida por um período de 8 a 10 segundos, após o qual o paciente deve relaxar. O exercício é repetido de 8 a 10 vezes.

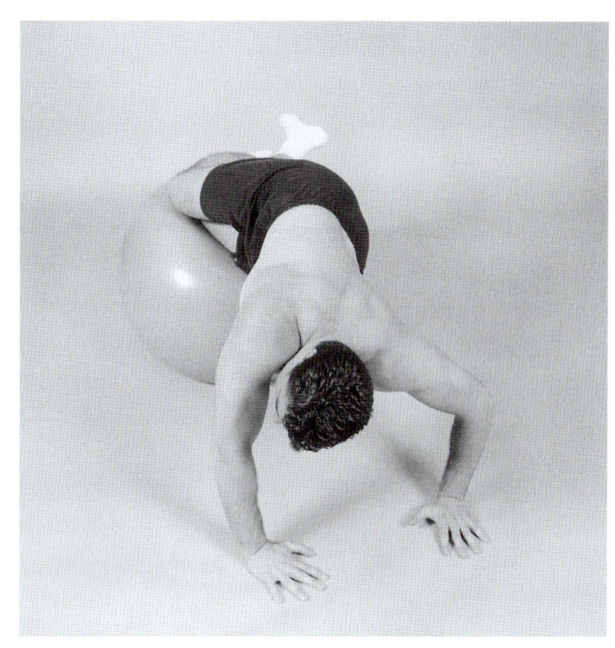

FIGURA 25-73 Rotação da coluna torácica com rotação da extremidade e da parte inferior do tronco.

Os exercícios de rotação torácica também podem ser feitos na posição em supino. O paciente deita-se com os dois joelhos dobrados e os pés no chão. Seus braços são abduzidos a cerca de 90° (Fig. 25-76). Mantendo o tronco contra o chão, ele abaixa as coxas para um lado e, a seguir, para o outro (ver Fig. 25-76), até o limite do conforto. A posição é mantida por um período de 8 a

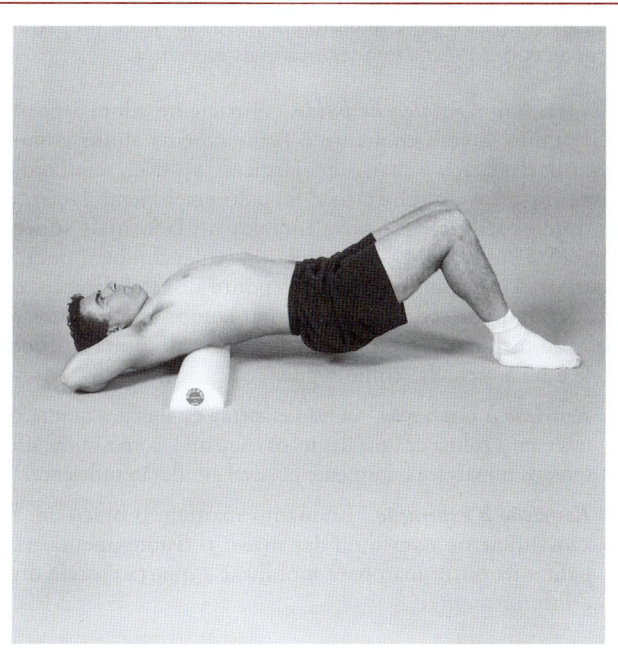

FIGURA 25-72 Extensão da coluna torácica usando um rolo de espuma.

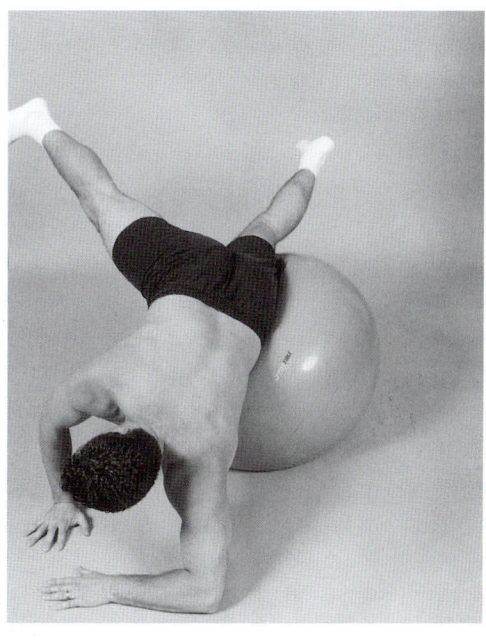

FIGURA 25-74 Rotação da coluna torácica com rotação da parte superior do tronco.

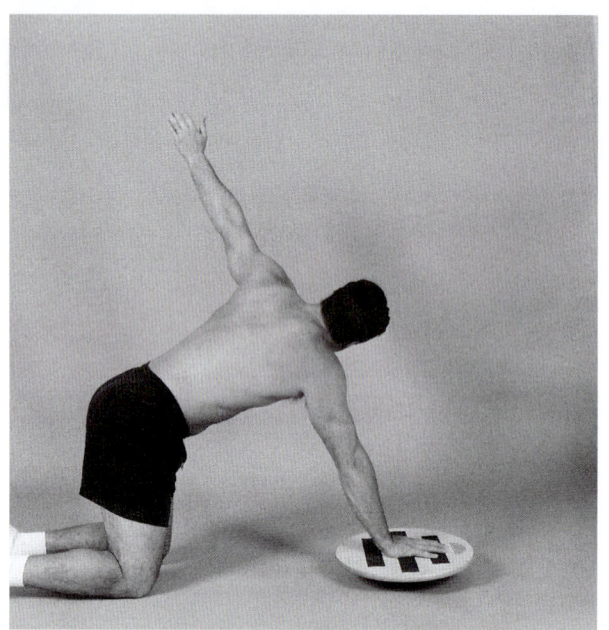

FIGURA 25-75 Rotação da coluna torácica na posição ajoelhada usando uma prancha de equilíbrio.

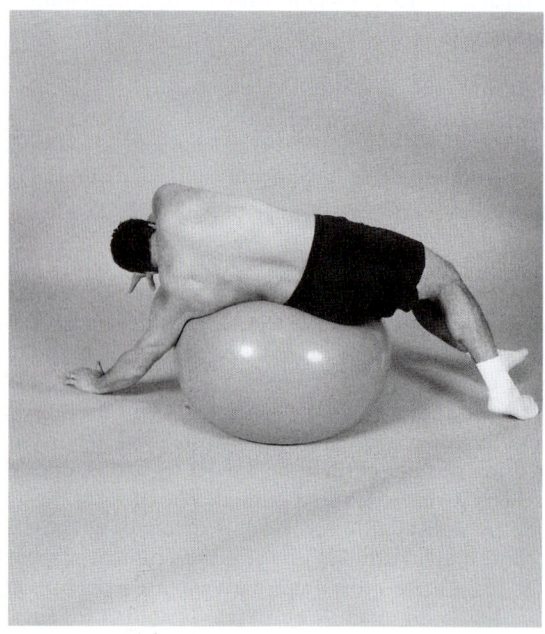

FIGURA 25-77 Inclinação lateral da coluna torácica sobre uma bola suíça.

10 segundos, após o qual o paciente deve relaxar. O exercício deve ser repetido de 8 a 10 vezes.

Inclinação lateral da coluna torácica. O paciente ajoelha-se ao lado de uma bola suíça. A seguir, inclina-se para o lado, sobre ela, e, com o braço próximo desta, tenta tocar o chão (Fig. 25-77), sem perder o equilíbrio. A posição deve ser mantida por um período de 8 a 10 segundos, após o qual o paciente deve relaxar. O exercício é repetido de 8 a 10 vezes.

Técnicas para as costelas da coluna torácica média

Alongamento miofascial em extensão. O paciente, em supino, leva ambos os braços acima da cabeça e estende-os em torno das costas do fisioterapeuta que está de pé à cabeceira da mesa de tratamento. Após o paciente segurar uma toalha nessa posição, o profissional pode colocar ambas as mãos sob sua caixa torácica e tracioná-la em direção anterior e cranial, estimulando a extensão torácica (Fig. 25-78). Um cinto enrolado em torno do paciente no nível correto torna essa técnica mais específica.

Alongamento tipo alça de balde. O paciente adota a posição de decúbito lateral, enquanto o fisioterapeuta abduz completamente seu braço o mais superiormente possível, segurando-o acima do cotovelo. O braço é forçado em hiperabdução, expandindo totalmente a caixa torácica no lado mais superior (Fig. 25-53). A técnica de energia muscular também pode ser incorporada. Depois do ajuste do ponto de estabilização, essa abordagem pode ser usada para tratar comprometimentos restritos de inspiração e expiração, por exemplo, uma disfunção na 4ª e na 5ª costela, como segue:

▶ *Restrição à inspiração.* O fisioterapeuta estabiliza a quinta costela com a palma de uma das mãos enquanto, com a outra, move o braço o mais superiormente possível em flexão suficiente.

▶ *Restrição à expiração.* Enquanto mantém o braço em flexão suficiente com uma das mãos, o fisioterapeuta usa a palma da outra mão para mobilizar a quarta costela distal e inferiormente.

Alongamento tipo alavanca de bomba. Uma técnica semelhante à descrita anteriormente pode ser usada para tratar as costelas que

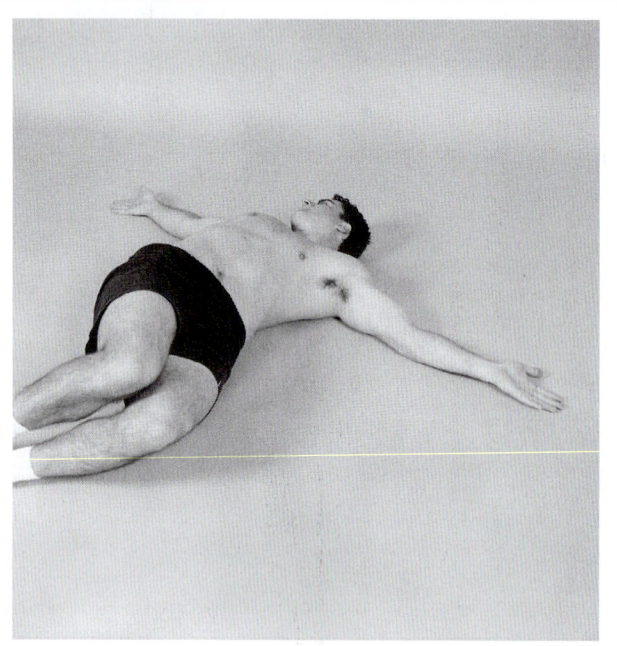

FIGURA 25-76 Rotação da coluna torácica usando rotações pélvicas.

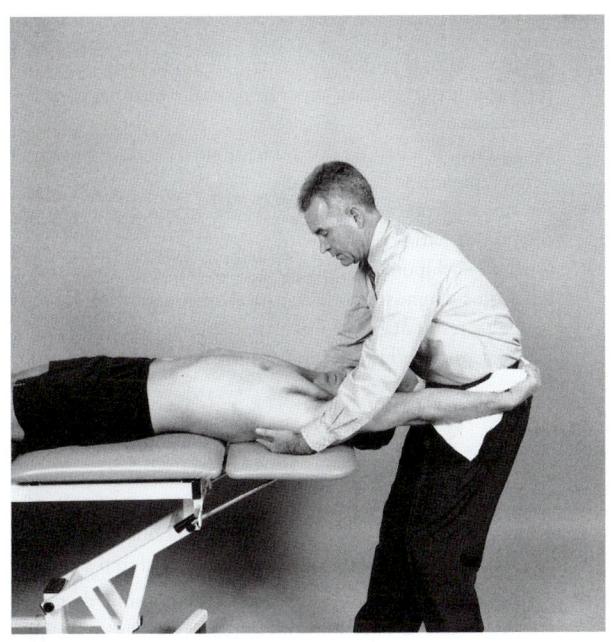

FIGURA 25-78 Alongamento da costela.

apresentarem alguma restrição à ação do tipo alavanca de bomba. O fisioterapeuta deve estabilizar a costela inferior com a palma da mão enquanto, com a outra, move o braço o mais superiormente possível para flexão suficiente (Fig. 25-54).

ESTUDO DE CASO   DOR NO TÓRAX ANTERIOR DIREITO

HISTÓRIA

Um homem de 25 anos apresentou-se na clínica queixando-se de dor no tórax anterior direito. Cerca de um mês antes, ele havia sentido uma dor súbita e aguda em seu tórax posterior direito no nível escapular médio durante um jogo de cabo-de-guerra no piquenique de sua companhia. A dor diminuiu rapidamente e não o incomodou pelo resto do jogo. Entretanto, na manhã seguinte, sentiu dor na região anterior do tórax, a qual acalmou durante os dias seguintes com repouso, mas reiniciou tão logo o paciente tornou a levantar peso.[77]

QUESTÕES

1. Considerando o mecanismo da lesão, quais estruturas podem estar comprometidas?
2. Nesse caso, o registro de dor torácica anterior deve preocupar o fisioterapeuta?
3. Qual é sua hipótese diagnóstica nesse estágio? Liste os vários diagnósticos que podem apresentar dor torácica anterior e os testes que você usaria para descartar cada um deles.
4. Por que a dor deslocou-se de torácica posterior para anterior?
5. Essa apresentação/história justifica uma varredura? Por quê?

EXAME

Na observação, o paciente é aparentemente saudável, sem nenhuma deficiência postural óbvia. Ele sentiu dor depois de um mecanismo específico de lesão, mas o deslocamento da dor justifica a realização de uma varredura. Uma modificação da varredura torácica e cervical revelou o seguinte:

▶ O paciente demonstrou amplitude total de movimento cervical.
▶ O paciente demonstrou amplitude total de movimento torácico, embora a pressão excessiva com rotação à direita tenha produzido dor torácica anterior.
▶ Os testes de queda brusca, de flexão do pescoço e de retração escapular foram todos negativos.
▶ Os testes neurológicos foram negativos.
▶ As pressões de compressão, tração e póstero-anterior foram todas sem dor.
▶ A pressão ântero-posterior sobre a quinta articulação costocondral direita reproduziu a dor.
▶ Todos os demais testes foram negativos.

QUESTÕES

1. Os exames de triagem confirmam a hipótese diagnóstica? Como?
2. Considerando os achados do exame de triagem, qual é seu diagnóstico provisório, ou é necessário fazer outros testes sob a forma de testes especiais? Quais informações podem ser obtidas com esses testes?
3. Foi determinada a causa do deslocamento da dor torácica de posterior para anterior?

Os resultados do exame de varredura de Cyriax aparentemente sugerem costocondrite da quinta costela. Entretanto, o mecanismo original havia produzido dor torácica posterior. Foi necessário fazer um exame subsequente. Esse novo exame revelou o seguinte:

▶ Os testes de posição da coluna torácica foram negativos.
▶ O teste de triagem foi positivo em relação ao comprometimento da costela (posicionando a coluna torácica em flexão extrema e fazendo com que o paciente respirasse profundamente reproduzindo a dor, como fez posicionando a coluna torácica em extensão extrema e fazendo o paciente expirar profundamente).
▶ Os testes de mobilidade passivos da coluna torácica foram negativos.

Considerando que os problemas na coluna torácica foram descartados, foi necessário fazer um exame da costela para confirmar uma causa musculoesquelética para os sintomas. O exame revelou que os deslizamentos da articulação da costela posterior eram todos indolores, com exceção da quinta costela, que aparentemente perdeu todos os deslizamentos.

AVALIAÇÃO

O paciente foi diagnosticado com subluxação da articulação costotransversa ou costovertebral, ou ambas, com perda da rotação anterior da costela. A costocondrite provavelmente resultou das pressões anormais que foram aplicadas nessa área como resultado da subluxação e são um bom exemplo da articulação hipomóvel silenciosa que produz dor em uma articulação próxima.

QUESTÕES

1. Depois do diagnóstico provisório, qual será sua intervenção?
2. Como você descreverá seus achados ao paciente?
3. Em ordem de prioridades e com base nos estágios de cicatrização, liste os vários objetivos de sua intervenção.
4. Como você determinará a amplitude e a posição da articulação para a intervenção?
5. Estime o prognóstico do paciente.
6. Quais modalidades serão usadas na intervenção desse paciente?

INTERVENÇÃO

▶ *Modalidades eletroterapêuticas e agentes térmicos.* Na sessão inicial, quando o paciente chegou na clínica, foi aplicada uma compressa quente e úmida na coluna torácica. Um estímulo elétrico com frequência média de 50 a 120 pulsos por segundo foi aplicado com calor úmido para auxiliar no alívio da dor. O ultrassom de 1 MHz pode também ser administrado na articulação em questão em vez de calor úmido. No final da sessão de tratamento foi aplicada uma compressa de gelo na área.

▶ *Terapia manual.* Depois da aplicação de calor, foram aplicadas técnicas de alongamento geral na área, seguidas de mobilização e manipulação da quinta costela.

▶ *Exercícios terapêuticos.* Para manter a mobilidade conquistada, o paciente foi instruído a fazer inclinação lateral torácica à direita e rotação à esquerda. Os exercícios são feitos em amplitude indolor e não devem agravar quaisquer sintomas. Exercícios aeróbicos com bicicleta ergométrica e esteira também podem ser prescritos.

▶ *Instrução relacionada ao paciente.* O paciente recebeu uma explicação sobre a causa dos sintomas. Ele foi aconselhado a continuar os exercícios em casa, com 10 repetições, 10 vezes por dia, e a esperar alguma dor após realizá-los. Ele também foi orientado sobre como usar calor e gelo em casa.

▶ *Objetivos/resultados.* Os objetivos do paciente e os objetivos terapêuticos esperados com a intervenção foram discutidos com o paciente. Concluiu-se que seriam necessárias três visitas para sessões terapêuticas, programadas ao longo de um mês, ocasião em que se esperava que o paciente fosse liberado para um programa de exercícios domiciliares.

ESTUDO DE CASO   DOR TORÁCICA SUPERIOR CENTRAL E BILATERAL

HISTÓRIA

Uma dona de casa de 30 anos apresentou-se na clínica com história de três dias de dor torácica superior, central, bilateral, profunda e imprecisa que podia ser sentida na frente do tórax quando a dor se agravava. A paciente relatou que a dor aumenta com movimentos de flexão, mas melhora ao deitar-se em uma superfície dura. Um questionamento adicional revelou que a paciente apresenta história de dor lombar menor, mas apresenta boa saúde e não tem nenhum registro de comprometimento intestinal ou urinário.

QUESTÕES

1. Quais estruturas podem apresentar algum tipo de problema na presença de dor torácica superior central e bilateral como queixa principal?
2. Nesse caso, o relato de dor torácica anterior deve preocupar o fisioterapeuta?
3. Por que a afirmação "sem registros de comprometimento intestinal ou urinário" é pertinente?
4. Qual é sua hipótese diagnóstica nesse estágio? Faça uma lista dos vários diagnósticos de dor torácica superior, central e bilateral e os testes que você faria para descartar cada um deles.
5. Essa apresentação/história justifica um exame de triagem? Por quê?

EXAME

Aparentemente a dor está relacionada a movimentos e posições específicos, é de curta duração e de natureza não radicular. Portanto, nesse momento, não é necessário fazer um exame de triagem. O teste de movimento ativo da coluna torácica revelou o seguinte:

▶ A flexão é limitada e dolorosa, com perda mínima de rotação e inclinação lateral bilateralmente. A extensão parece normal.
▶ O teste de movimento combinado revelou aumento na dor com flexão e inclinação lateral para ambos os lados e com inclinação lateral para ambos os lados e flexão.
▶ O teste de posição foi normal.
▶ Os testes simétricos de mobilidade passiva revelaram redução na flexão de TV-TVI.
▶ As pressões póstero-anteriores confirmatórias revelaram dor sobre TV-TVI.

QUESTÕES

1. O teste de movimento ativo confirmou a hipótese diagnóstica? Como?
2. Quais informações foram obtidas nos testes de movimentos combinados?
3. É possível determinar o segmento específico que está com problema com base nos resultados dos testes de movimentos combinados?
4. Considerando os achados do exame, é possível determinar o diagnóstico, ou é necessário fazer testes adicionais na forma de testes especiais? Quais informações poderiam ser obtidas por meio desses testes?

AVALIAÇÃO

A paciente apresenta sinais de hipomobilidade de flexão simétrica em TV-TVI. A hipomobilidade pode manifestar-se como capsular bilateral ou unilateral, como hipomobilidade não capsular ou como hipermobilidade bilateral ou unilateral. No caso de artrite bilateral, há redução na extensão e nas flexões e rotações para ambos os lados, com a flexão sendo menos afetada. Quando unilateral, a perda é maior na extensão do que na flexão, com redução na rotação e na inclinação lateral. No teste de posição, um padrão capsular unilateral na articulação zigoapofisária direita irá demonstrar FRL grande e ERL menor.

QUESTÕES

1. Depois do diagnóstico provisório, qual será sua intervenção?
2. Em ordem de prioridades e com base nos estágios de cicatrização, faça uma lista dos vários objetivos de sua intervenção.
3. Como você irá determinar a amplitude e a posição da articulação para a intervenção?
4. Qual é a técnica mais adequada para essa condição: a simétrica ou a assimétrica? Por quê?
5. Estime o prognóstico da paciente.
6. Quais modalidades você pode usar na intervenção desse caso?

INTERVENÇÃO

Após a aplicação de termoterapia na área (calor úmido ou ultrassom), foram aplicadas técnicas de alongamento, seguidas por mobilização específica para aumentar a flexão de TV-TVI. Para manter o ganho de mobilidade, a paciente foi orientada a fazer exercícios de flexão torácica média específica na amplitude sem dor. Também foram prescritos exercícios aeróbicos em bicicleta ergométrica. No final da sessão de tratamento foi aplicada uma compressa de gelo. A paciente recebeu explicações sobre a causa dos sintomas e foi orientada a continuar os exercícios em casa, com 10 repetições, 10 vezes por dia, e a esperar alguma dor após realizá-los. Ela também foi orientada sobre as aplicações de calor e gelo em casa.

Os objetivos da paciente e os objetivos terapêuticos foram discutidos. Concluiu-se que seriam necessárias duas sessões clínicas por semana durante três semanas, ocasião em que o plano prevê liberá-la para um programa de exercícios domiciliares. Caso siga as instruções e o programa de exercícios, a paciente pode ter um retorno completo a sua função.

ESTUDO DE CASO   ENTORSE NO PESCOÇO[183]

HISTÓRIA

Uma mulher de 42 anos, destra, foi encaminhada por seu médico com um diagnóstico de entorse no pescoço. Ela relatou uma história de 10 anos de dor intermitente no pescoço (mais intensa no lado direito que no esquerdo) que havia se agravado nos últimos seis meses. Mais recentemente, a paciente relatou o desenvolvimento de dor no braço e no ombro direito (trapézio superior direito), assim como parestesia pouco frequente no braço e na mão direita, envolvendo os dedos anular e mínimo. A dor descrita era aguda no lado direito do pescoço e uma dor imprecisa na região do trapézio superior direito. A paciente informou que a dor no pescoço era independente da dor no trapézio superior. Na época da avaliação, a dor no pescoço e no trapézio superior era de 3/10 e 4/10, respectivamente. Os sintomas melhoravam quando ela se posicionava em supino ou em decúbito lateral esquerdo, com um travesseiro sob a cabeça. A dor no trapézio superior diminuía quando inclinava a cabeça lateralmente na direção da dor e aumentava no decorrer do dia, principalmente quando estava no trabalho e executava tarefas que exigiam a elevação do braço. Ela relatou que a parestesia da região ulnar do antebraço direito, assim como nos dedos anular e mínimo, aparecia com mais frequência à tarde e ocasionalmente à noite. Quando questionada sobre a irritabilidade da condição, a paciente informou que era necessário um período de algumas horas ou de um dia para diminuir a dor, após ela ter sido provocada. A paciente trabalhava em uma faculdade local e sua atividade exigia longos períodos no computador e leitura extensiva. Sua história médica era negativa para tontura, diplopia, alteração inesperada de peso, episódios de queda, disartria, disfagia, tinido e dor noturna sem relação com a posição.

QUESTÕES

1. Faça uma lista das estruturas que podem apresentar problemas com essas queixas.
2. Esse caso aparenta ser uma condição neuromusculoesquelética?
3. Há alguma outra pergunta que você gostaria de fazer para a paciente?
4. Qual é sua hipótese de trabalho nesse estágio? Faça uma lista dos vários diagnósticos de dor torácica superior central e bilateral e os testes que você faria para descartar cada um deles.
5. Essa apresentação/diagnóstico justifica um exame de triagem? Por quê?

EXAME

Durante o exame físico foi tomado muito cuidado para evitar exacerbações excessivas dos sintomas em combinação com irritabilidade grave da condição da paciente. O exame foi feito concomitantemente com a interpretação dos dados da história e com os testes de movimento com o objetivo de descartar a hipótese de patologias graves. O ligamento transverso do atlas e os ligamentos alares foram testados para verificar a instabilidade. Todos esses testes foram negativos. A paciente apresentava uma postura anteriorizada moderada da cabeça nas posições sentada e de pé. Não houve nenhum desvio significativo da cabeça, do pescoço ou da coluna torácica no plano frontal (escoliose, desvio lateral). O teste de movimentos ativos da coluna cervical revelou que os movimentos ativos e passivos estavam dentro dos limites normais, com exceção da inclinação lateral para o lado direito, que apresentou limitação de 20°. A sensação de final do movimento para a inclinação lateral passiva foi mais rígida à direita do que à esquerda. A inclinação lateral direita de final de amplitude provocou sintomas localizados no lado direito do pescoço, enquanto a inclinação lateral esquerda produziu uma "tração" na região do trapézio superior direito. Os movimentos resistidos das extremidades superiores foram fortes e indolores. Um teste modificado de Spurling de compressão foraminal foi negativo para provocação de sintomas no membro superior. O teste de rotação e inclinação lateral cervical (ver a seção "Testes de triagem") apresentou perda significativa de inclinação lateral à direita com sensação de final do movimento enrijecida na posição de rotação à esquerda, indicando a presença de uma primeira costela hipomóvel elevada à direita.[184] Os resultados dos vários testes especiais para a síndrome do desfiladeiro torácico (ver Cap. 23) foram negativos. Os procedimentos de testes neurais, incluindo os testes de tensão neural do membro superior dos nervos ulnar e mediano (ver Cap. 12), e o sinal de Tinel no túnel do carpo, também foram negativos. O teste de sensação de final do movimento segmentar local foi feito para os segmentos cervical inferior e torácico superior, usando um teste de sensação de final do movimento de inclinação lateral. Foi detectada uma sensação de final do movimento enrijecida no lado direito em CIV-CV, durante a inclinação lateral segmentar passiva à direita. O mesmo teste produziu a dor cervical local aguda no lado direito da paciente, durante a pressão excessiva no lado direito em CIV-CV.

QUESTÕES

1. Que informações o teste de movimento ativo forneceu?
2. Que tipo de informação o teste de Spurling negativo pode fornecer?
3. Por que você pensa que os testes de tensão adversa foram negativos?
4. Considerando os achados do exame, é possível determinar o diagnóstico, ou é necessário fazer testes adicionais na forma de testes especiais? Quais informações podem ser obtidas através desses testes?

AVALIAÇÃO

A primeira costela elevada hipomóvel pode ser importante na provocação de dor no trapézio superior, assim como na contribuição para sintomas na extremidade superior na síndrome do desfiladeiro torácico.[185] A partir dos achados anteriores, foram propostos os seguintes diagnósticos fisioterapêuticos:

1. Disfunção mecânica dolorosa na articulação uncovertebral no segmento CIV-CV.
2. Elevação da primeira costela direita.
3. Irritação no nervo ulnar local, sugerindo a presença de um fenômeno de esmagamento duplo (ver Cap. 12).

QUESTÕES

1. Depois do diagnóstico provisório, qual será a sua intervenção?
2. Por ordem de prioridades e com base nos estágios de cicatrização, faça uma lista com os vários objetivos de sua intervenção.
3. Como você irá determinar a amplitude e a posição articular para a intervenção?
4. Qual é a técnica mais adequada para essa condição: a simétrica ou a assimétrica? Por quê?
5. Estime os prognósticos para essa paciente.
6. Quais modalidades você usaria na intervenção desse caso?

INTERVENÇÃO

Após a aplicação de termoterapia na área (calor úmido ou ultrassom), foram aplicadas técnicas de alongamento, seguidas por mobilização específica no segmento CIV-CV para melhorar a inclinação lateral à direita e para mobilizar a primeira costela. A paciente foi orientada sobre como manter uma postura ideal à noite e durante o dia, quando estivesse trabalhando no computador. Ela recebeu explicações sobre a causa dos sintomas e foi orientada a fazer exercícios domiciliares para alongar o escaleno direito, durante a estabilização do ombro. Ela também foi orientada sobre as aplicações de calor e gelo em casa.

Os objetivos da paciente e os objetivos terapêuticos foram discutidos. Concluiu-se que seria necessária uma sessão clínica por semana durante quatro semanas, ocasião em que o plano prevê liberá-la para um programa de exercícios domiciliares. Caso siga as instruções e o programa de exercícios, a paciente pode ter um retorno completo a sua função.

ESTUDO DE CASO   DOR INTERESCAPULAR

HISTÓRICO

Uma mulher de 21 anos apresentou-se com história de uma semana de dor interescapular no lado esquerdo que começou em seu trabalho como operadora de computadores. A paciente relatou que a dor se agrava na posição em prono, com a respiração profunda e ao ficar de pé ou sentada na posição ereta. Um questionamento adicional revelou que ela tem história dessa dor nos últimos meses, mas que nunca havia sido tão intensa quanto no momento presente. No entanto, a paciente apresenta boa saúde e não tem registros de comprometimento intestinal ou urinário.

QUESTÕES

1. Faça uma lista das estruturas que podem produzir dor interescapular.
2. Considerando o fato que essa paciente trabalha com computador, qual pode ser a causa da dor?
3. Qual é sua hipótese diagnóstica nesse estágio? Faça uma lista dos vários diagnósticos de dor interescapular e os testes que você usaria para descartar cada um deles.
4. Essa apresentação/história justifica um exame de triagem? Por quê?

TESTES E MEDIDAS

O exame revelou os seguintes resultados:

▶ Com os movimentos planos, a dor foi reproduzida com extensão e com inclinação lateral esquerda.
▶ O movimento combinado de extensão, rotação à esquerda e inclinação lateral à esquerda reproduziu a dor.
▶ Os testes de mobilidade passiva revelaram movimento reduzido no nível de TV-TVI em extensão e movimento diminuído na inclinação lateral à esquerda.
▶ A pressão póstero-anterior sobre TVI revelou sensibilidade extrema.
▶ Com os testes de deslizamento articular, o deslizamento articular inferior na articulação zigoapofisária de TV-TVI mostrou-se reduzido no lado esquerdo.

QUESTÕES

1. O teste de movimento ativo confirmou sua hipótese diagnóstica? Como?
2. Qual foi o propósito do teste de movimento combinado, se dois movimentos agravantes já tinham sido encontrados?
3. Considerando os achados do exame, é possível determinar o diagnóstico, ou é necessário fazer testes adicionais? Quais informações podem ser obtidas através desses testes? Como você descartaria a dor torácica de Maigne de origem cervical inferior?

AVALIAÇÃO

Foi feito um diagnóstico preliminar de restrição unilateral de extensão no nível de TV-TVI ou FRL de TV.

QUESTÕES

1. Depois do diagnóstico provisório, qual será sua intervenção?
2. Em ordem de prioridade e com base nos estágios de recuperação, faça uma lista dos vários objetivos de sua intervenção.
3. Como você irá determinar a amplitude e a posição da articulação para a intervenção?
4. Qual técnica é a mais adequada para essa condição: a assimétrica ou a simétrica? Por quê?
5. Estime o prognóstico da paciente.
6. Quais modalidades você usaria nessa intervenção?

INTERVENÇÃO

Após a aplicação de termoterapia na área (calor úmido ou ultrassom), foram aplicadas técnicas gerais de alongamento, seguidas de uma mobilização específica para restaurar a extensão do deslizamento à esquerda no nível de TV-TVI. Para manter o ganho de mobilidade, a paciente foi orientada a fazer exercícios de inclinação lateral esquerda torácica média específica em ligeira extensão (até 10 repetições, várias vezes por dia) na amplitude sem dor. Ela recebeu explicações sobre a causa dos sintomas e foi informada que poderia sentir alguma dor depois dos exercícios. Ela também foi orientada sobre as aplicações de calor e gelo em casa.

Os objetivos da paciente e os objetivos terapêuticos foram discutidos. Concluiu-se que seria necessária uma sessão clínica por semana, durante um mês, ocasião em que o plano prevê liberar a paciente para um programa de exercícios domiciliares.

QUESTÕES DE REVISÃO*

1. Na região torácica, qual é o plano de orientação das articulações zigoapofisárias (faceta)?
2. Quais costelas são consideradas atípicas? Por quê?
3. Qual é o nome da articulação onde a costela e a vértebra se encontram?
4. Quais estruturas modificam e restringem a rotação na região torácica?
5. Quais costelas apresentam movimento de alça de balde e quais demonstram movimento de alavanca de bomba?

REFERÊNCIAS

1. Singer KP, Edmondston SJ: Introduction: The enigma of the thoracic spine. In: Giles LGF, Singer KP, eds. *Clinical Anatomy and Management of Thoracic Spine Pain. The Clinical Anatomy and Management of Back Pain Serie*s. Oxford: Butterworth-Heinemann, 2000.
2. Bradford S: Juvenile kyphosis. In: Bradford DS, Lonstein JE, Moe JH, et al., eds. *Moe's Textbook of Scoliosis and Other Spinal Deformitie*s. Philadelphia, PA: W.B. Saunders, 1987:347.
3. Frazer JE: *Frazer's Anatomy of the Human Skeleto*n. London: Churchill Livingstone, 1965.
4. Singer KP, Jones T, Breidahl PD: A comparison of radiographic and computer-assisted measurements of thoracic and thoracolumbar sagittal curvature. *Skeletal Radiol* 19:21–26, 1990.
5. Willen J, Anderson J, Tomooka K, et al.: The natural history of burst fractures in the thoracolumbar spine T12 and L1. *J Spinal Disord* 3:39–46, 1990.
6. Gray H: *Gray's Anatom*y. Philadelphia: Lea & Febiger, 1995.
7. Panjabi MM, Takata K, Goel V: Thoracic human vertebrae. Quantitative three-dimensional anatomy. *Spine* 16:888–901, 1991.
8. Edmondston SJ, Singer KP, Day RE, et al.: In-vitro relationships between vertebral body density, size and compressive strength in the elderly thoracolumbar spine. *Clin Biomech* 9:180–186, 1994.
9. Wood KB, Garvey TA, Gundry C, et al.: Thoracic MRI evaluation of asymptomatic individuals. *J Bone Joint Surg* 77A:1634–1638, 1995.
10. White AA: An analysis of the mechanics of the thoracic spine in man. *Acta Orthop Scand* 127 (Suppl):8–92, 1969.
11. Edmondston SJ, Singer KP: Thoracic spine: Anatomical and biomechanical considerations for manual therapy. *Man Ther* 2:132–143, 1997.
12. Rouviere H: *Anatomie Humaine. Descriptive ET Topographiqu*e. Paris: Masson, 1927.
13. Singer KP, Boyle JJW, Fazey P: Comparative anatomy of the zygapophysial joints. In: Boyling JD, Jull GA, eds. *Grieve's Modern Manual Therapy: The Vertebral Colum*n. Philadelphia: Churchill Livingstone, 2004:17–29.
14. Gregersen GG, Lucas DB: An in vivo study of the axial rotation of the human thoracolumbar spine. *J Bone Joint Surg Am* 49:247–262, 1967.
15. Singer KP, Breidahl PD, Day RE: Posterior element variation at the thoracolumbar transition: A morphometric study using computed tomography. *Clin Biomech* 4:80–86, 1989.
16. Lee DG: Biomechanics of the thorax. In: Grant R, ed. *Physical Therapy of the Cervical and Thoracic Spin*e. NewYork: Churchill Livingstone, 1988:47–76.
17. Lee DG: *Manual Therapy for the Thorax—a Biomechanical Approac*h. Delta, B.C.: Canada, D.O.P. C., 1994.
18. MacConnail MA, Basmajian JV: *Muscles and Movements: A Basis for Human Kinesiolog*y. New York: Robert Krieger Pub Co, 1977.
19. Williams PL: *Gray's Anatom*y, 38th edn. New York: Churchill Livingstone, 1995.
20. King TC, Smith CR: Chest wall, pleura, lung, and mediastinum. In: Schwartz SI, Shires GT, Spencer FC, eds. *Principles of Surger*y. New York: McGraw-Hill, 1989:627.
21. Nathan H, Weinberg H, Robin GC, et al.: The costovertebral joints: Anatomical-clinical observations in arthritis. *Arthritis Rheum* 7:228–240, 1964.
22. Oda I, Abumi K, Duosai L, et al.: Biomechanical role of the posterior elements, costovertebral joints, and rib cage in the stability of the thoracic spine. *Spine* 21:1423–1429, 1996.
23. Feiertag MA, Horton WC, Norman JT, et al.: The effect of different surgical releases on thoracic spinal motion. *Spine* 20:1604–1611, 1995.
24. Jiang H, Raso JV, Moreau MJ: Quantitative morphology of the lateral ligaments of the spine. Assessment of their importance in maintaining lateral stability. *Spine* 19:2676–2682, 1994.
25. Andriacchi T, Schultz A, Belytschko T, et al.: A model for studies of mechanical interactions between the human spine and rib cage. *J Biomech* 7:497–505, 1974.
26. Winkel D, Matthijs O, Phelps V: Thoracic spine. In: Winkel D, Matthijs O, Phelps V, eds. *Diagnosis and Treatment of the Spin*e. Maryland: Aspen, 1997:389–541.
27. Whitelaw WA: Recruitment patterns of respiratory muscles. In: Jones NL, Killian KJ, eds. *Breathlessness: The Campbell Symposiu*m. Hamilton, ON: Boehringer Ingelheim, 1992:20–26.
28. De Troyer A: Actions and load sharing between respiratory muscles. In: Jones NL, Killian KJ, eds. *Breathlessness: The Campbell Symposiu*m. Hamilton, ON: Boehringer Ingelheim, 1992:13–19.
29. Grassino AE: Limits of maximal inspiratory muscle function. In: Jones NL, Killian KJ, eds. *Breathlessness: The Campbell Symposiu*m. Hamilton, ON: Boehringer Ingelheim, 1992:27–33.

---

*Questões adicionais para testar seu conhecimento deste capítulo podem ser encontradas (em inglês) em Online Learning Center para *Orthopaedic Assessment, Evaluation, and Intervention*, em www.duttononline.net. As respostas para as questões anteriores são apresentadas no final deste capítulo.

30. De Troyer A, Sampson MG: Activation of the parasternal intercostals during breathing efforts in human subjects. *J Appl Physiol* 52:524–529, 1982.
31. Estenne M, Ninane V, Troyer AD: Triangularis sterni muscle use during eupnea in humans: Effect of posture. *Respir Physiol* 74:151–162, 1988.
32. De Troyer A, Ninane V, Gilmartin JJ, et al.: Triangularis sterni muscle use in supine humans. *J Appl Physiol* 62:919–925, 1987.
33. Taylor A: The contribution of the intercostal muscles to the effort of respiration in man. *J Physiol* 151:390–402, 1960.
34. Whitelaw WA, Feroah T: Patterns of intercostal muscle activity in humans. *J Appl Physiol* 67:2087–2094, 1989.
35. Nava S, Zanotti E, Rampulla C, et al.: Respiratory muscle fatigue does not limit exercise performance during moderate endurance run. *J Sports Med Phys Fitness* 32:39–44, 1992.
36. Brooks G, Fahey. T: *Fundamentals of Human Performance*. New York: Macmillan, 1987.
37. Johnson B, Babcock M, Dempsey J: Exercise-induced diaphragmatic fatigue in healthy humans. *J Physiol* 460:385–405, 1993.
38. Mador M, Magalang U, Rodis A, et al.: Diaphragmatic fatigue after exercise in healthy subjects. *Am Rev Respir Dis* 148:1571–1575, 1993.
39. De Troyer A, Sampson M, Sigrist S, et al.: The diaphragm: Two muscles. *Science* 213:237–238, 1981.
40. De Troyer A, Sampson M, Sigrist S, et al.: Action of the costal and crural parts of the diaphragm during breathing. *J Appl Physiol* 53:30–39, 1982.
41. Dommisse GF: The blood supply of the spinal cord. *J Bone Joint Surg* 56B:225, 1974.
42. Groskin SA: Selected topics in chest trauma. *Radiology* 183:605–617, 1992.
43. Collins J: Chest wall trauma. *J Thorac Imaging* 15:112–119, 2000.
44. Groen GJ, Stolker RJ: Thoracic neural anatomy. In: Giles LGF, Singer KP, eds. *Clinical Anatomy and Management of the Thoracic Spine*. Oxford: Butterworth-Heinemann, 2000:114–141.
45. Hovelacque A: *Anatoime Des Neufs Craniens Et Radichiens Et Du Sisteme Grand Sympathetique Chez L'homme*. Paris: Gaston Doin et Cie, 1927.
46. Haymaker W, Woodhall B: *Peripheral Nerve Injuries. Principles of Diagnosis*. London: WB Saunders, 1953.
47. Bogduk N, Marsland A: The cervical zygapophysial joint as a source of neck pain. *Spine* 13:610, 1988.
48. Edmondston SJ: Clinical biomechanics of the thoracic spine including the rib cage. In: Boyling JD, Jull GA, eds. *Grieve's Modern Manual Therapy: The Vertebral Column*. Philadelphia: Churchill Livingstone, 2004:55–65.
49. Panjabi MM, Hausfeld JN, White AA: A biomechanical study of the ligamentous stability of the thoracic spine in man. *Acta Orthop Scand* 52:315–326, 1981.
50. Panjabi MM, Brand RA, White AA: Mechanical properties of the human thoracic spine. *J Bone Joint Surg* 58A:642–652, 1976.
51. Flynn TW: Thoracic spine and chest wall. In: Wadsworth C, ed. *Current Concepts of Orthopedic Physical Therapy—Home Study Course*. La Crosse, WI: Orthopaedic Section, APTA, 2001.
52. Refshauge KM, Bolst L, Goodsell M: The relationship between cervicothoracic posture and the presence of pain. *J Man Manip Ther* 3:21–24, 1995.
53. Raine S, Twomey LT: Attributes and qualities of human posture and their relationship to dysfunction or musculoskeletal pain. *Crit Rev Phys Rehabil Med* 6:409–437, 1994.
54. Singer KP, Malmivaara A: Pathoanatomical characteristics of the thoracolumbar junctional region. In: Giles LGF, Singer KP, eds. *Clinical Anatomy and Management of the Thoracic Spine*. Oxford: Butterworth-Heinemann, 2000:100–113.
55. Shea KG, Schlegel JD, Bachus KN, et al.: *The Contribution of the Rib Cage to Thoracic Spine Stability*. Vermont: International Society for the Study of the Lumbar Spine, 1996:150.
56. Takeuchi T, Abumi K, Shono Y, et al.: Biomechanical role of the intervertebral disc and costovertebral joint in stability of the thoracic spine: A canine model. *Spine* 24:1414–1420, 1999.
57. Raou RJP: *Recherches Sur La Mobilit' e Vertebrale En Fonction Des Types Rachidiens*. Paris: Th' ese, 1952.
58. White AA, Hirsch C: The significance of the vertebral posterior elements in the mechanics of the thoracic spine. *Clin Orthop* 81:2–14, 1971.
59. Panjabi MM, Krag MH, Dimnet JC, et al.: Thoracic spine centers of rotation in the sagittal plane. *J Orthop Res* 1:387–394, 1984.
60. Levine A, Edwards C: Lumbar spine trauma. In: Camins E, O'Leary P, eds. *The Lumbar Spine*. New York: Raven Press, 1987:183–212.
61. Gonon JP, Dimnet J, Carret JP, et al.: Utilit' e De L'analyse Cin' ematique De Radiographies Dynamiques Dans Le Diagnos-tic De Certaines Affections De La Colonne Lombaire. In: Simon L, Rabourdin JP, eds. *Lombalgies Et M' edecine De R' e' education*. Paris: Masson, 1983:27–38.
62. Panjabi MM, Brand RA, White AA: Three-dimensional flexibility and stiffness properties of the human thoracic spine. *J Biomech* 9:185, 1976.
63. Davis PR: The medial inclination of the human thoracic intervertebral articular facets. *J Anat* 93:68–74, 1959.
64. Davis PR: The medial inclination of the human thoracic intervertebral articular facets. *J Anat* 93:68–74, 1959.
65. Singer KP, Day RE, Breidahl PD: In vivo axial rotation at the thoracolumbar junction: An investigation using low dose CT in healthy male volunteers. *Clin Biomech* 4:80–86, 1989.
66. Singer KP: The thoracolumbar Mortice joint: Radiological and histological comparisons. *Clin Biomech* 4:137–143, 1989.
67. Bogduk N, Valencia F: Innervation and Pain patterns of the thoracic spine. In: Grant R, ed. *Physical Therapy of the Cervical and Thoracic Spine*, 2 edn. Melbourne: Churchill Livingstone, 1994:77–88.
68. Le T, Biundo J, Aprill C, et al.: Costovertebral joint erosion in ankylosing spondylitis. *Am J Phys Med Rehabil* 80:62–64, 2001.
69. Fruth SJ: Differential diagnosis and treatment in a patient with posterior upper thoracic pain. *Phys Ther* 86:254–268, 2006.
70. Murtagh JE, Kenna CJ: *Back Pain and Spinal Manipulation*, 2nd edn. Oxford: Butterworth-Heinemann, 1997.
71. Lyu RK, Chang HS, Tang LM, et al.: Thoracic disc herniation mimicking acute lumbar disc disease. *Spine* 24:416–418, 1999.
72. Melzack R: The Mcgill Pain Questionnaire: Major properties and scoring methods. *Pain* 1:277, 1975.
73. Feise RJ, Michael Menke J: Functional Rating Index: A new valid and reliable instrument to measure the magnitude of clinical change in spinal conditions. *Spine* 26:78–86; discussion 87, 2001.
74. Fairbank J: Revised Oswestry Disability Questionnaire. *Spine* 25:2552, 2000.
75. Lewit K: Chain reactions in disturbed function of the motor system. *J Man Med* 3:27, 1987.
76. Grieve GP: *Common Vertebral Joint Problems*. New York: Churchill Livingstone Inc, 1981.
77. Meadows J: *Orthopedic Differential Diagnosis in Physical Therapy*. New York: McGraw-Hill, 1999.
78. Singer KP, Giles LGF: Manual therapy considerations at the thoracolumbar junction: An anatomical and functional perspective. *J Man Physiol Ther* 13:83–88, 1990.
79. Gelb DE, Lenke LG, Bridwell KH, et al.: An analysis of sagit-tal spinal alignment in 100 asymptomatic middle and older aged volunteers. *Spine* 20:1351–1358, 1995.
80. Bland JH: Diagnosis of thoracic pain syndromes. In: Giles LGF, Singer KP, eds. *Clinical Anatomy and Management of the Thoracic Spine*. Oxford: Butterworth-Heinemann, 2000:145–156.
81. Wing P, Tsang I, Gagnon F: Diurnal changes in the profile shape and range of motion of the back. *Spine* 17:761–766, 1992.
82. Beck A, Killus J: Normal posture of the spine determined by mathematical and statistical methods. *Aerospace Med* 44:1277–1281, 1973.

83. White AA, Sahrmann SA: A movement system balance approach to management of musculoskeletal pain. In: Grant R, ed. *Physical Therapy for the Cervical and Thoracic Spine*. Edinburgh: Churchill Livingstone, 1994:347.
84. Jull GA, Janda V: Muscle and motor control in low back pain. In: Twomey LT, Taylor JR, eds. *Physical Therapy of the Low Back: Clinics in Physical Therapy*. New York: Churchill Livingstone, 1987:258.
85. Jull GA: Physiotherapy management of neck pain of mechanical origin. In: Giles LGF, Singer KP, eds. *Clinical Anatomy and Management of Cervical Spine Pain. The Clinical Anatomy of Back Pain*. London, England: Butterworth-Heinemann, 1998:168–191.
86. Crawford HJ, Jull GA: The influence of thoracic posture and movement on range of arm elevation. *Physiother Theory Pract* 9:143–148, 1993.
87. Vasilyeva LF, Lewit K: Diagnosis of muscular dysfunction by inspection. In: Liebenson C, ed. *Rehabilitation of the Spine: A Practitioner's Manual*. Baltimore: Lippincott Williams & Wilkins, 1996:113–142.
88. Lewit K: Relation of faulty respiration to posture, with clinical implications. *J Am Osteopath Assoc* 79:525–529, 1980.
89. Crawford R, Singer KP: Normal and Degenerative Anatomy of the Thoracic Intervertebral Discs, Proceedings of Manipulative Physiotherapists Association of Australia: 9th Biennial Conference, Gold Coast, 1995:24–29.
90. Wiles P, Sweetnam R: *Essentials of Orthopedics*. London: J.A. Churchill, 1965.
91. Deyo RA, Rainville J, Kent DL: What can the history and physical examination tell us about low back pain? *JAMA* 268:760–765, 1992.
92. Stagnara P, De Mauroy JC, Dran G, et al.: Reciprocal angulation of vertebral bodies in a sagittal plane: Approach to references for the evaluation of kyphosis and lordosis. *Spine* 7:335–342, 1982.
93. McKenzie RA: Manual correction of sciatic scoliosis. *N Z Med J* 76:194–199, 1972.
94. Keim HA: *The Adolescent Spine*. New York: Springer-Verlag, 1982.
95. Ombregt L, Bisschop P, ter Veer HJ, et al.: *A System of Orthopaedic Medicine*. London: WB Saunders, 1995.
96. Sutherland ID: Funnel Chest. *J Bone Joint Surg* 40B:244–251, 1958.
97. Sahrmann SA: *Diagnosis and Treatment of Muscle Imbalances Associated with Regional Pain Syndromes, Lecture Outline*.New Brunswick, NJ, 1991.
98. Lewit K: The contribution of clinical observation to neurobiological mechanisms in manipulative therapy. In: Korr IM, ed. *The Neurobiological Mechanisms in Manipulative Therapy*.New York: Plenum Press, 1977.
99. Mitchell FL, Moran PS, Pruzzo NA: *An Evaluation and Treatment Manual of Osteopathic Muscle Energy Procedures*. Manchester, MO: Mitchell, Moran and Pruzzo Associates, 1979.
100. Geelhoed MA, Viti JA, Brewer PA: Apilot study to investigate the validity of the rule of threes of the thoracic spine. *J Man Manip Ther* 13:91–93, 2005.
101. Geelhoed MA, McGaugh J, Brewer PA, et al.: A new model to facilitate palpation of the level of the transverse processes of the thoracic spine. *J Orthop Sports Phys Ther* 36:876–881, 2006.
102. Lindgren KA: Thoracic outlet syndrome with special reference to the first rib. *Ann Chir Gynaecol* 82:218–230, 1993.
103. Lindgren KA, Leino E: Subluxation of the first rib: A possible thoracic outlet syndrome mechanism. *Arch Phys Med Rehabil* 69:692–695, 1988.
104. Lindgren KA, Leino E, Manninen H: Cervical rotation lateral flexion test in brachialgia. *Arch Phys Med Rehabil* 73:735–737, 1992.
105. Lindgren KA, Manninen H, Rytkonen H: Thoracic outlet syndrome—a functional disturbance of the thoracic upper aper-ture? *Muscle Nerve* 18:526–530, 1995.
106. Moll JMH, Wright V: Measurement of spinal movement. In: Jayson MIV, ed. *The Lumbar Spine and Back Pain*. New York: Grune and Stratton, 1981:93–112.
107. Evjenth O, Gloeck C: *Symptom Localization in the Spine and Extremity Joints*. Minneapolis: OPTP, 2000.
108. Lawrence DJ, Bakkum B: Chiropractic management of thoracic spine pain of mechanical origin. In: Giles LGF, Singer KP, eds. *Clinical Anatomy and Management of Thoracic Pain*. Oxford: Butterworth-Heinemann, 2000:244–256.
109. Maigne R: *Diagnosis and Treatment of Pain of Vertebral Origin*. Baltimore: Williams & Wilkins, 1996.
110. Evans RC: *Illustrated Essentials in Orthopedic Physical Assess-ment*. St. Louis: Mosby-Year book Inc, 1994.
111. American Medical Association: *Guides to the Evaluation of Permanent Impairment*, 5th edn. Chicago: American Medical Asso-ciation, 2001.
112. McKenzie RA: *The Cervical and Thoracic Spine: Mechani-cal Diagnosis and Therapy*. Waikanae, NZ: Spinal Publications, 1990.
113. Magee DJ: *Orthopedic Physical Assessment*. Philadelphia: W.B. Saunders, 1997.
114. Pavelka KV: Rotationsmessung Der Wirbelsaule. *A Rheumaforschg* 29:366, 1970.
115. Stoddard A: *Manual of Osteopathic Practice*. New York: Harper & Row, 1969.
116. Maigne J-Y, Maigne R, Guerin-Surville H: Upper thoracic dorsal rami: Anatomic study of their medial cutaneous branches. *Surg Radiol Anat* 13:109–112, 1991.
117. Brismee JM, Gipson D, Ivie D, et al.: Interrater reliability of a passive physiological intervertebral motion test in the mid-thoracic spine. *J Manip Physiol Ther* 29:368–373, 2006.
118. Dreyfuss P, Tibiletti C, Dreyer SJ: Thoracic zygapophyseal joint pain patterns. A study in normal volunteers. *Spine* 15:453–457, 1994.
119. Magee DJ: Cervical spine. In: Magee DJ, ed. *Orthopedic Physical Assessment*, 2nd edn. Philadelphia: Saunders, 1992:34–70.
120. Post M: *Physical Examination of the Musculoskeletal System*. Chicago: Year Book Medical Publishers, 1987.
121. Hoppenfeld S: *Orthopedic Neurology—A Diagnostic Guide to Neurological Levels*. JB Lippincott, 1977.
122. Awerbuch GI, Nigro MA, Wishnow R: Beevor's sign and facioscapulohumeral dystrophy. *Arch Neurol* 47:1208–1209, 1990.
123. Ventafridda V, Caraceni A, Martini C, et al.: On the significance of Lhermitte's sign in oncology. *J Neurooncol* 10:133–137, 1991.
124. Ongerboer de Visser BW: Het Teken Van Lhermitte Bij Thoracale Wervelaandoeningen. *Ned Tijdschr Geneeskd* 124:390–392, 1980.
125. Broager B: Lhermitte's sign in thoracic spinal tumour. Personal observation. *Acta Neurochir (Wien)* 106:127–135, 1978.
126. Hudson-Cook N, Tomes-Nicholson K, Breen A: A revised Oswestry Disability Questionnaire. In: Roland M, Jenner J, eds. *Back Pain: New Approaches to Rehabilitation and Education*. New York: Manchester University Press, 1989:187–204.
127. Roland M, Morris R: A study of the natural history of back pain, part I: The development of a reliable and sensitive measure of disability of low back pain. *Spine* 8:141–144, 1986.
128. Browder DA, Erhard RE, Piva SR: Intermittent cervical traction and thoracic manipulation for management of mild cervical compressive myelopathy attributed to cervical herniated disc: A case series. *J Orthop Sports Phys Ther* 34:701–712, 2004.
129. Cleland JA, Whitman JM, Fritz JM, et al.: Manual physical therapy, cervical traction, and strengthening exercises in patients with cervical radiculopathy: A case series. *J Orthop Sports Phys Ther* 35:802–811, 2005.
130. Cleland JA, Childs JD, McRae M, et al.: Immediate effects of thoracic manipulation in patients with neck pain: A randomized clinical trial. *Man Ther* 10:127–135, 2005.
131. Fernandez-de-las-Penas C, Cleland JA: Management of whiplash-associated disorder addressing thoracic and cervical spine impairments: A case report. *J Orthop Sports Phys Ther* 35:180–181, 2005.
132. Pho C, Godges J: Management of whiplash-associated disorder addressing thoracic and cervical spine impairments: A case report. *J Orthop Sports Phys Ther* 34:511–519; discussion 520–523, 2004.

133. Klaffs CE, Arnheim DD: *Modern Principles of Athletic Training*. St Louis: CV Mosby, 1989.
134. Lehmann JF, Silverman DR, et al.: Temperature distributions in the human thigh produced by infrared, hot pack and microwave applications. *Arch Phys Med Rehabil* 47:291, 1966.
135. Prentice WE: Using therapeutic modalities in rehabilitation. In: Prentice WE, Voight ML, eds. *Techniques in Musculoskeletal Rehabilitation*. New York: McGraw-Hill, 2001:289–303.
136. Durham JW, Moskowitz K, Whitney J: Surface elcetrical stimulation versus brace in treatment of idiopathic scoliosis. *Spine* 15:888–892, 1990.
137. McGill SM: The biomechanics of low back injury: implications on current practice in industry and the clinic. *J Biomech* 30:465–475, 1997.
138. Cole AJ, Farrell JP, Stratton SA: Functional rehabilitation of cervical spine athletic injuries. In: Kibler BW, Herring JA, Press JM, eds. *Functional Rehabilitation of Sports and Musculoskeletal Injuries*. Gaithersburg, MD: Aspen, 1998:127–148.
139. Corrigan B, Maitland GD: *Practical Orthopaedic Medicine*. Boston: Butterworth, 1985.
140. Ellis JJ, Johnson GS: Myofascial considerations in somatic dysfunction of the thorax. In: Flynn TW, ed. *The Thoracic Spine and Rib Cage: Musculoskeletal Evaluation and Treatment*. Boston: Butterworth-Heinemann, 1996:211–262.
141. Pickering D: Precordial catch syndrome. *Arch Dis Child* 56:401–403, 1981.
142. Sparrow M, Bird E: 'Precordial catch': A benign syndrome of chest pain in young persons. *N Z Med J* 88:325–326, 1978.
143. Fam AG, Smythe HA: Musculoskeletal chest wall pain. *Can Med Assoc J* 133:379–389, 1985.
144. Brennan R: *The Alexander Technique: Natural Poise for Health*. New York: Barnes & Noble Books, Inc., 1991.
145. Buchanan PA, Ulrich BD: The Feldenkrais method: A dynamic approach to changing motor behavior. *Res Q Exerc Sport* 72:315–323, 2001.
146. Lake B: Acute back pain: Treatment by the application of Feldenkrais principles. *Aust Fam Phys* 14:1175–1178, 1985.
147. Watrous I: The Trager approach: An effective tool for physical therapy. *Phys Ther For* 1992.
148. Witt P: Trager psychophysical integration: An additional tool in the treatment of chronic spinal pain and dysfunction. *Trager J* 2:4–5, 1987.
149. Witt P, Parr C: Effectiveness of Trager psychophysical integration in promoting trunk mobility in a child with cerebral palsy, a case report. *Phys Occup Ther Pediatr* 8:75–94, 1988.
150. Blum CL: Chiropractic and Pilates therapy for the treatment of adult scoliosis. *J Manip Physiol Therap* 25:E3, 2002.
151. Greenman PE: *Principles of Manual Medicine*, 2 nd edn. Baltimore: Williams & Wilkins, 1996.
152. Bourdillon JF: *Spinal Manipulation*, 3rd edn. London, England: Heinemann Medical Books, 1982.
153. Dunlop R: Tietze revisited. *Clin Orthop* 62:223–225, 1969.
154. Gill G: Epidemic of Tietze's syndrome. *BMJ* 2:499, 1977.
155. Morgan-Hughes J: Painful disorders of muscle. *Br J Hosp Med* 360:362–365, 1979.
156. Gregory PL, Biswas AC, Batt ME: Musculoskeletal problems of the chest wall in athletes. *Sports Med* 32:235–250, 2002.
157. Eastwood DS: Subcutaneous rupture of the breast: A seat-belt injury. *Br J Surg* 59:491–492, 1972.
158. Pal J, Mulder D, Brown RA, et al.: Assessing multiple trauma: Is the cervical spine enough? *J Trauma* 28:1282–1284, 1988.
159. Daffner R: *Imaging of Vertebral Trauma*. Rockville, IL: Aspen, 1988.
160. El-Khoury GY, Whitten CG: Trauma to the upper thoracic spine: anatomy, biomechanics, and unique imaging features. *AJR* 160:95–102, 1993.
161. Gupta A, El Masri W: Multilevel spinal injuries. *J Bone Joint Surg* 71B:692–695, 1989.
162. Mirvis SE, Templeton P: Imaging in acute thoracic trauma. *Semin Roentgenol* 27:184–210, 1992.
163. Greene R: Lung alterations in thoracic trauma. *J Thorac Imaging* 2:1–11, 1987.
164. Reid ME: Bone trauma and disease of the thoracic spine and ribs. In: Flynn TW, ed. *The Thoracic Spine and Rib Cage*. Boston: Butterworth-Heinemann, 1996:87–105.
165. Bradford DS, Loustein JE, Moe JH, et al.: *Moe's Textbook of Skoliosis and Other Spinal Deformities*, 2nd edn. Philadelphia: WB Saunders, 1987.
166. Benson MK, Byrnes DP: The clinical syndromes and surgical treatment of thoracic intervertebral disc prolapse. *J Bone Joint Surg* 57B:471–477, 1975.
167. Rowe CR: Fractures of the scapula. *Surg Clin North Am* 43:1565–1571, 1963.
168. McLennan JG, Ungersma J: Pneumothorax complicating fracture of the scapula. *J Bone Joint Surg* 64A:598–599, 1982.
169. McGinnis M, Denton JR: Fractures of the scapula: A retrospective study of 40 fractured scapulae. *J Trauma* 29:1488–1493, 1989.
170. Fletcher BD, Brogdon BG: Seat-belt fractures of the spine and sternum. *JAMA* 200:177–178, 1967.
171. Rutherford WH, Greenfield T, Hayes HRM, et al.: The medical effects of seat belt legislation in the United Kingdom. DHSS (Office of the Chief Scientist) HMSO Research Report No. 13, 1985.
172. Gazak S, Davidson SJ: Posterior sternoclavicular dislocations: Two case reports. *J Trauma* 24:80–82, 1984.
173. DeFranca GG, Levine LJ: The T 4 syndrome. *J Manip Physiol Ther* 18:34–37, 1995.
174. McGuckin N: The T 4 syndrome. In: Grieve GP, ed. *Modern Manual Therapy of the Vertebral Column*. New York: Churchill Livingstone, 1986:370–376.
175. Maitland G: *Vertebral Manipulation*. Sydney: Butterworth, 1986.
176. Butler DL, Slater H: Neural injury in the thoracic spine: Aconceptual basis for manual therapy. In: Grant R, ed. *Physical Therapy of the Cervical and Thoracic Spine*. New York: Churchill Livingstone, 1994:313–338.
177. Grieve GP: Thoracic musculoskeletal problems. In: Boyling JD, Palastanga N, eds. *Grieve's Modern Manual Therapy of the Vertebral Column*, 2nd edn. Edinburgh: Churchill Livingstone, 1994:401–428.
178. Butler DS: *Mobilization of the Nervous System*. New York: Churchill Livingstone, 1992.
179. Maigne J-Y: Cervicothoracic and thoracolumbar spinal pain syndromes. In: Giles LGF, Singer KP, eds. *Clinical Anatomy and Management of the Thoracic Spine*. Oxford: Butterworth-Heinemann, 2000:157–168.
180. Haldeman S: Spinal manipulative therapy in sports medicine. *Clin Sports Med* 5:277–293, 1986.
181. Hartman SL: *Handbook of Osteopathic Technique*, 2nd edn. London, England: Unwin Hyman Ltd., Academic Division, 1990.
182. Mulligan BR: *Manual Therapy: "NAGS", "SNAGS", "PRP's" Etc*. Wellington: Plane View Series, 1992.
183. Brismee JM, Phelps V, Sizer P: Differential diagnosis and treatment of chronic neck and upper trapezius pain and upper extremity paresthesia: Acase study involving the management of an elevated first rib and uncovertebral joint dysfunction. *J Man Manip Ther* 13:72–90, 2005.
184. Lindgren KA, Leino E, Hakola M, et al.: Cervical spine rotation and lateral flexion combined motion in the examination of the thoracic outlet. *Arch Phys Med Rehabil* 71:343–344, 1990.
185. Winkel D, Matthijs O, Phelps V: Cervical spine. In: Winkel D, Matthijs O, Phelps V, eds. *Diagnosis and Treatment of the Spine*. Maryland: Aspen, 1997:542–727.

CAPÍTULO 26

A COLUNA LOMBAR

OBJETIVOS DO CAPÍTULO

▶ *Ao concluir o capítulo, o leitor será capaz de:*

1. Descrever as vértebras, os ligamentos, os músculos e os suprimentos sanguíneo e nervoso que compõem o segmento intervertebral lombar.

2. Descrever os movimentos acoplados da coluna lombar, as barreiras articulares normais e anormais e as reações das várias estruturas a cargas.

3. Fazer um exame detalhado do sistema musculoesquelético, incluindo a história, a observação, a palpação das estruturas articulares e de tecido mole, os testes específicos de mobilidade passiva e articular para as articulações intervertebrais e o teste de estabilidade.

4. Avaliar os resultados do exame e determinar um diagnóstico.

5. Descrever as patologias comuns e as lesões dessa região.

6. Descrever as estratégias de intervenção com base nos achados clínicos e nos objetivos estabelecidos.

7. Planejar uma intervenção com base na educação do paciente, no tratamento manual e no exercício terapêutico.

8. Aplicar técnicas de mobilização para a coluna lombar, usando o grau, a direção e a duração corretos e explicar os efeitos mecânicos e fisiológicos.

9. Avaliar a eficácia da intervenção para melhorá-la ou substituí-la.

10. Planejar um programa domiciliar eficaz, incluindo orientação posturais, e instruir o paciente sobre sua aplicação.

11. Ajudar o paciente a desenvolver estratégias de intervenção autoconfiantes.

VISÃO GERAL

Durante o século passado, a dor lombar (DL) tornou-se incrivelmente problemática e foi objeto de muita atenção e de uma enorme preocupação por causa do ônus que impõe aos sistemas médico e de assistência social.[1,2] Existe uma grande possibilidade de que esse problema ainda permaneça sem solução, embora os achados revelados pela literatura sugiram a noção aparentemente contraditória de que as condições lombares agudas são autolimitantes e apresentam uma excelente história natural. De acordo com esses estudos, o primeiro episódio de DL pode manifestar resultados distintos: de 80 a 90% serão assintomáticos em seis semanas; 98%, em 24; e 99%, em 52,[3] o que permite pressupor que a maioria dos casos de DL seja de natureza benigna.[4-6] Entretanto, o pequeno montante de pessoas que se tornam incapacitadas com DL crônica é responsável por 75 a 90% dos custos associados a essa condição.[7] Esse grupo de pacientes tem sido objeto de muita pesquisa para determinar os fatores associados à cronicidade e aos processos patológicos desencadeadores.

Vários fatores ocupacionais, psicossociais e ambientais podem ajudar a prever o desenvolvimento de cursos complicados de DL,[8-14] a saber:

▶ *Idade acima de 40 ou 50 anos.* A relação entre DL crônica e idade acima de 40 ou 50 anos, com redução na ocorrência acima dos 60, é considerada um fato estabelecido em muitas revisões de estudos.[15,16] A explicação é a presença de um processo degenerativo e o acúmulo de danos na coluna associados à idade avançada.

▶ *Nível baixo de educação formal e de classe social.* Especificamente no caso da DL, alguns estudos descobriram uma relação inversa de educação formal, classe social ou ambas para a prevalência de sintomas dessa condição.[17-19] Uma conclusão experimental, embora sem qualquer base em revisões extensivas da literatura, mostra que níveis mais baixos de educação e de condição socioeconômica são melhores indicadores de prognósticos adversos de incapacidade ocupacional, a partir da DL, do que os próprios fatores de risco.[20]

▶ *Carga de trabalho física e psicossocial.* Com base em vários estudos que analisaram a relação entre a carga física e psicossocial no trabalho e a ocorrência de DL, foi estabelecido que os aspectos físicos de flexão, rotação e elevação do tronco no trabalho, aliado ao baixo nível de satisfação profissional, são fatores de risco para a ausência ao trabalho por motivo de doença como resultado da DL.[21,22] A carga física sobre as costas foi considerada um fator de risco para a DL, em particular àquela relacionada ao trabalho. Alguns tipos de ocupação e de tarefas aparentemente apresentam maior risco.[23-26] A elevação repetitiva de cargas pesadas é considerada um fator de risco para a DL,[27] sobretudo se for combinada com inclinação lateral e torção.[28,29] Um estudo sobre posturas laborais estáticas descobriu que o risco de DL aumentava significativamente quando o trabalho exigia a prevalência da posição sentada.[30] Kelsey[27] e Kelsey e Hardy[31] relataram que os homens que passavam mais da metade do dia de trabalho dirigindo apresentavam um risco três vezes maior de hérnia de disco. Embora a experiência seja limitada, um conjunto crescente de evidências indica que a exposição a vibrações e solavancos em trabalhadores que operam tratores, escavadoras, buldôzeres, empilhadeiras, carros-fortes, caminhões, helicópteros e vários outros tipos de veículos e máquinas pode aumentar o risco de DL.[27,32-35] Foi estabelecido também que as pessoas submetidas simultaneamente a demandas físicas e psicossociais apresentam maior incidência de DL do que as expostas apenas a demandas físicas ou psicossociais.[36] Foram sugeridas quatro explicações para a associação entre características psicossociais do trabalho e sintomas musculoesqueléticos:[37] (1) as características psicossociais do trabalho influenciam diretamente a carga biomecânica por meio de mudanças na postura, no movimento e nas forças exercidas; (2) esses fatores podem desencadear mecanismos fisiológicos, como aumentos na tensão muscular ou na excreção hormonal, que produzem algumas alterações orgânicas e o desenvolvimento ou a intensificação de sintomas musculoesqueléticos a longo prazo, ou influenciam a percepção da dor e aumentam, por conseguinte, os sintomas; (3) os fatores psicossociais mudam a capacidade individual de lidar com as doenças, o que, então, interfere no relato de sintomas musculoesqueléticos; e (4) a associação pode ser facilmente confundida pelo efeito de fatores físicos no trabalho. Aparentemente, na vida privada, os fatores psicossociais também afetam os sintomas musculoesqueléticos pela ação do 2º e do 3º mecanismo.[37] Alguns estudos detectaram a existência de efeitos causados pela pouca assistência social no trabalho e baixa satisfação profissional. Entretanto, o efeito da baixa satisfação profissional pode ser resultado do ajuste inadequado das características psicossociais e da carga física no trabalho.[37]

▶ *Dor isquiática.* A DL que irradia para uma perna (i.e., dor isquiática) aparenta ser um tipo de dor mais persistente e grave do que a DL inespecífica. A dor isquiática também aumenta a incidência de incapacidade e ausências mais longas no trabalho.[34]

▶ *Tabagismo.* Em alguns estudos epidemiológicos (principalmente os com modelo em secção transversal), o tabagismo tem sido associado à DL.[38,39] Vários mecanismos fisiopatológicos possíveis foram propostos para explicar tal associação, por exemplo, o tabagismo acelera a degeneração, pelo comprometimento do suprimento sanguíneo para o corpo vertebral e da nutrição do disco intervertebral (DIV).[40] Ademais, ele aumenta a tosse, com a consequente elevação da pressão intradiscal.[41] Esses estudos concluíram também que a alta atividade proteolítica sérica no sangue de fumantes atinge um disco neovascularizado previamente degenerado e acelera o processo degenerativo. O aumento na atividade proteolítica enfraquece os ligamentos, resultando em instabilidade espinal.[42] Além de seus efeitos nocivos diretos, o tabagismo também é um indicador de outros fatores de risco de saúde no estilo de vida e nos padrões comportamentais.[38]

▶ *Obesidade.* Existem várias hipóteses que relacionam obesidade e DL. Há suspeitas de que o aumento nas demandas mecânicas resultante da obesidade causa DL por causa do "desgaste por uso excessivo" (*wear and tear*).[43-46] Além disso, presume-se que os fatores metabólicos associados ao excesso de peso possam ser prejudiciais.[44]

▶ *Osteoartrite.* É possível haver uma relação entre degeneração espinal e DL, porque a gravidade das anormalidades radiográficas permite deduzir a existência de uma correlação de causa e efeito.[47-49] Geralmente, admite-se que condições como osteoartrose, anomalias congênitas e desalinhamentos posturais estejam relacionadas à DL, embora as evidências que poderiam dar suporte a essas suposições (com exceção de algumas mudanças degenerativas) não sejam conclusivas.[47-49] Na realidade, levando em consideração a baixa correlação dos achados radiográficos e dos sinais e sintomas clínicos, alguns fisioterapeutas consideram que, na fase inicial, as radiografias são desnecessárias nos exames minuciosos e completos de DL não traumática aguda.[48]

▶ *Comorbidade.* A comorbidade interfere na recuperação normal da DL ou torna-a mais lenta e também afeta o senso geral de saúde dos indivíduos, reduzindo a autopercepção da capacidade.[50]

Em razão das várias causas e tipos de DL, é imprescindível que qualquer profissional responsável pelo exame e tratamento da coluna lombar conheça e entenda profundamente a anatomia e a biomecânica dessa região. Embora não seja o único determinante da abordagem para DL, esse conhecimento produz uma estrutura sólida sobre a qual planejar tratamentos bem-sucedidos. Houve também movimentos na direção do planejamento de regras de previsão clínica sobre como tratar melhor os pacientes com DL (ver a Seção "Intervenção").

Vale a pena observar que força, flexibilidade, condicionamento aeróbio e educação postural do tronco exercem efeitos preventivos importantes na ocorrência e recorrência de lesões nas costas.[51-58] Portanto, a fisioterapia com ênfase na recuperação dos movimentos, da força e da flexibilidade funcionais deve ser a base dos processos preventivos e de intervenção na DL.

Anatomia

A coluna lombar é composta por cinco vértebras lombares – LI a LV – que, em geral, aumentam de tamanho, a fim de acomodar cargas progressivamente crescentes. O DIV, descrito no Capítulo 20, localiza-se entre cada uma das vértebras lombares.

Corpo vertebral

A parte anterior de cada vértebra é denominada de corpo vertebral (Fig. 26-1). Os pedículos, que se projetam da região posterior deste, representam a única conexão entre as articulações posteriores do segmento e os corpos vertebrais, que distribuem forças de inclinação e tensão. É importante observar que os músculos que atuam sobre a vértebra lombar tracionam para baixo, transmitindo a ação muscular para o corpo vertebral. Essa ação deve-se aos pedículos, que atuam como alavancas e, dessa forma, estão sujeitos à certa quantidade de inclinação.[59] Se o corpo vertebral deslizar anteriormente, os processos articulares inferiores da vértebra apoiam-se nos processos articulares da próxima vértebra inferior e resistem ao deslizamento.[59] Essas forças de resistência são transmitidas ao corpo vertebral ao longo dos pedículos.

A função da lâmina (ver Fig. 26-1) é absorver as várias forças que são transmitidas a partir dos processos espinhosos e articulares. A parte interarticular conecta a lâmina, orientada na direção vertical, e o pedículo, que se estende horizontalmente; isso o expõe a forças de inclinação mensuráveis.[59] As duas lâminas encontram-se e fundem-se formando um arco ósseo conhecido por arco vertebral ou neural, que serve como túnel ósseo para a medula espinal. Os processos transversos e espinhosos do corpo vertebral fornecem áreas para inserções musculares.

Articulação zigoapofisária

As articulações entre duas vértebras lombares consecutivas formam três articulações. Uma delas constitui-se entre os dois corpos vertebrais e o DIV. As outras duas são formadas pela articulação do processo articular superior de uma vértebra e os processos articulares da vértebra imediatamente acima. Estas são conhecidas como articulações zigoapofisárias.

Na coluna vertebral lombar intacta, a função principal da articulação zigoapofisária é proteger o segmento motor contra forças de cisalhamento anterior, rotação excessiva e flexão.[60] As funções adicionais incluem:

▶ Produção de movimentos da coluna, incluindo os de acoplamento.

▶ Restrição mínima dos movimentos fisiológicos de extensão e de inclinação lateral.[61]

Em perspectiva ântero-posterior, essas articulações aparentemente são retas mas, quando vistas de cima, aparentam estar curvadas, em forma de J ou C. Sua orientação varia conforme o nível e o paciente.[62] Acredita-se que a finalidade dessa orientação é restringir ao máximo os movimentos anteriores e de rotação, além disso as articulações em forma de C são mais eficazes para evitar o deslocamento anterior do que as em forma de J, por causa da curvatura das superfícies articulares.[59,63] Ambas as formas são extremamente competentes para evitar a rotação. A área mais envolvida na resistência a forças de cisalhamento anteriores é a ântero-medial da articulação zigoapofisária superior, que também é a mais vulnerável à fibrilação.[59] Supõe-se que a divisão tangencial e a ruptura vertical da cartilagem que ocorrem com a idade reflitam essas forças e aparentemente participem da degeneração normal da articulação.[59]

Curiosidade Clínica

Na junção toracolombar, a configuração morfológica das articulações zigoapofisárias é bastante variável. Em geral, há mudança a partir de uma orientação relativamente coronal em TX e TXI para uma orientação mais sagital em LI a LIII, antes de retornar a uma orientação mais coronal em LV e SI. Davis[64] comparou a junção toracolombar a um entalhe macho e fêmea de carpinteiro que, quando aproximado, teria o efeito de impedir todos os movimentos, exceto a flexão.[64] Isso parece ser particularmente verdadeiro em relação à rotação axial, em que há um alto grau de rigidez torcional.[65,66]

Uma cápsula fibrosa circunda todas as regiões da articulação, exceto a anterior, que consiste do ligamento amarelo (LA). Posteriormente, a cápsula é reforçada pelas fibras profundas do multífido.[67] Na extensão lombar, a cápsula posterior tem o potencial de encolher-se entre o ápice da faceta inferior e a lâmina abaixo. Para evitar isso, algumas fibras do multífido associam-se às capsulares posteriores, mantendo aparentemente a cápsula posterior tensa.[68]

A cápsula é muito solta nas posições superior e inferior. Superiormente, projeta-se na direção da base do próximo processo transverso superior, ao passo que, na posição inferior, projeta-se sobre a parte posterior da lâmina. Nos pólos superior e inferior da cápsula articular há um orifício muito pequeno que permite a passagem de gordura proveniente de sua parte interna para o espaço extracapsular.[69]

Nas articulações zigoapofisárias, foram observados três tipos de meniscoides intra-articulares:[59]

1. Uma borda de tecido conjuntivo.

2. Um coxim de tecido adiposo.

3. Um meniscoide fibroadiposo.

Acredita-se que a função desses meniscoides intra-articulares seja:

▶ Encher a cavidade articular.

▶ Aumentar a área da superfície articular sem reduzir a flexibilidade.

▶ Proteger as superfícies articulares quando elas ficarem expostas durante flexão e extensão extremas.

Esses meniscos causam alguns tipos de DL quando falham em retornar à sua posição original na recuperação de um movimento de flexão ou extensão e bloqueiam a articulação na direção da posição neutra.[70]

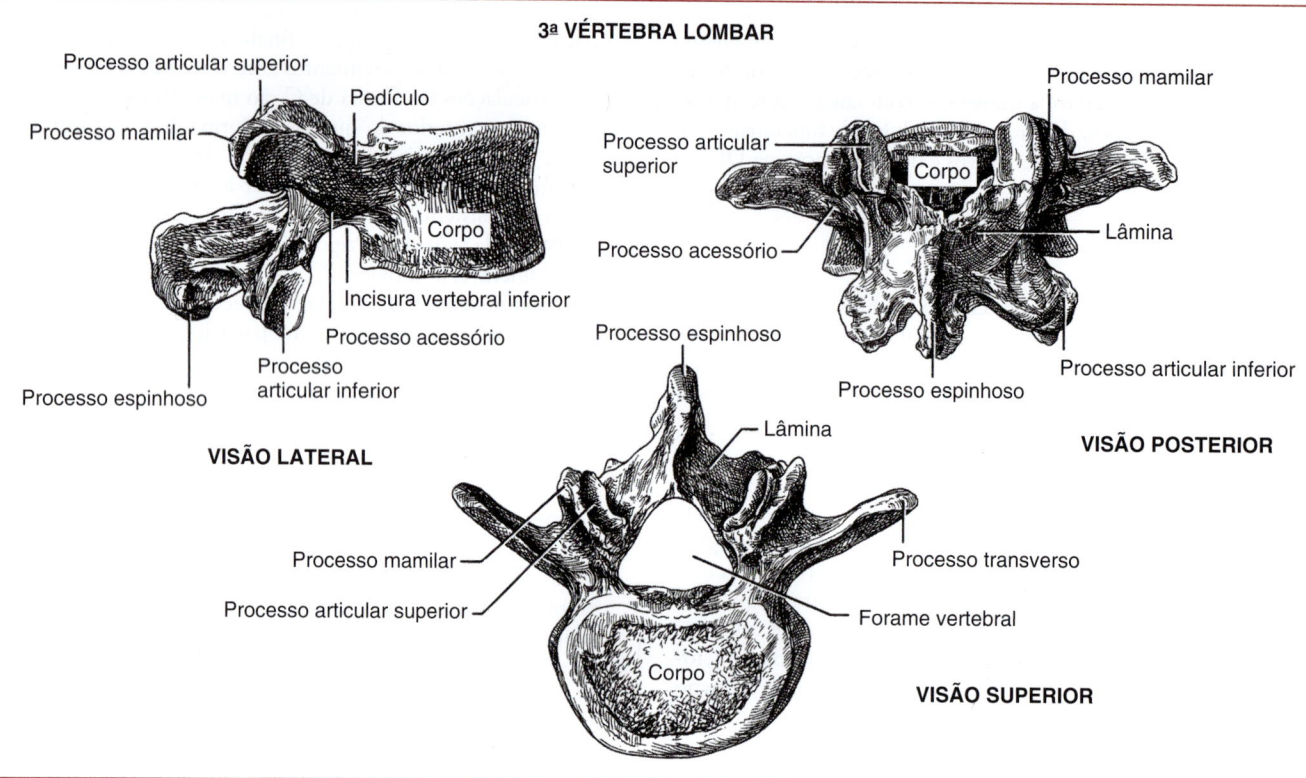

FIGURA 26-1 Vértebra lombar. (Reproduzida, com permissão, de Pansky B: *Review of Gross Anatomy*, 6th edn. New York: McGraw-Hill, 1996:199.)

Ligamentos

Ligamento longitudinal anterior

O ligamento longitudinal anterior (LLA) cobre as regiões anteriores dos corpos vertebrais e o DIV (Fig. 26-2). Ele estende-se do sacro ao longo da região anterior de toda a coluna vertebral, tornando-se mais fino à medida que ascende.[71] Ele é conectado apenas indiretamente com a região anterior do DIV por tecido areolar solto.[59] Algumas fibras do ligamento inserem-se diretamente no osso ou no periósteo do centro.[72] Devido a essas inserções, bem como à tração no osso a partir do ligamento, suspeita-se que a parte anterior do corpo vertebral seja o local propício para osteófitos. As fibras ligamentares remanescentes cobrem de 2 a 5 segmentos e inserem-se nas extremidades superior e inferior do corpo vertebral.

Na coluna lombar, o LLA está sob tensão na posição neutra da coluna e sua função é evitar a extensão excessiva dos segmentos espinais. Além disso, funciona como assistente menor para limitar a translação anterior e fazer a separação vertical do corpo vertebral.

Esse ligamento recebe suprimento nervoso das ramificações recorrentes dos ramos comunicantes cinzentos.[73]

Ligamento longitudinal posterior

O ligamento longitudinal posterior (LLP) é encontrado em toda a coluna vertebral, onde cobre a região posterior do centro e o DIV (ver Fig. 26-2). Suas fibras profundas atravessam dois segmentos, desde a borda superior da vértebra inferior até a margem inferior da vértebra superior. Essas fibras integram-se com as anulares superficiais para se inserirem nas margens posteriores dos corpos vertebrais.[59] As fibras mais superficiais atravessam até cinco segmentos. Na coluna lombar, o LLP torna-se contraído sobre o corpo vertebral e estende-se para fora sobre o DIV. Ele não se insere na concavidade do corpo, mas é separado dele por um coxim adiposo que bloqueia a drenagem venosa da veia basivertebral durante a flexão, conforme o LLP pressiona-o contra a abertura da veia. Embora mais estreito e menos substancial que o LLA, acredita-se que o LLP seja importante para evitar a protrusão do DIV.[74] Ambos os ligamentos têm a mesma resistência à tração por unidade de área.[75]

O LLP tende a tensionar na tração e no cisalhamento posterior do corpo vertebral. Ele também age para limitar a flexão sobre vários segmentos, embora, por causa de sua proximidade com o centro de rotação, tenha menos restrição do que o LA.[71]

O LLP é inervado pelo nervo sinuvertebral.

Ligamento amarelo

O LA conecta duas lâminas consecutivas (ver Fig. 26-2). Ele é bilateral, e sua região medial insere-se superiormente na superfície ântero-inferior da lâmina e na superfície inferior do pedículo.[76] O LA insere-se inferiormente na parte posterior da lâmina e do pedículo da próxima vértebra inferior.[76] Sua porção lateral insere-se no processo articular e forma a cápsula anterior da articulação zigoapofisária.

Esse ligamento é composto principalmente por elastina (80%), sendo que o remanescente (20%) é formado por colágeno.[77] Portanto, trata-se de um ligamento elástico que é alongado durante a flexão e retorna a seu comprimento original na posição neutra ou na extensão.

A função do LA é resistir à separação da lâmina durante a flexão, embora haja também um esforço significativo desse liga-

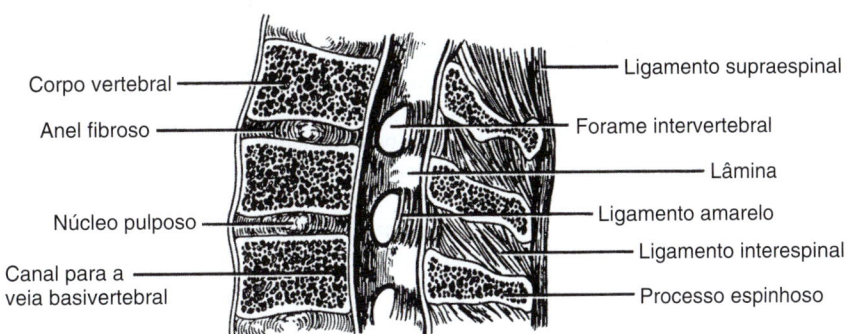
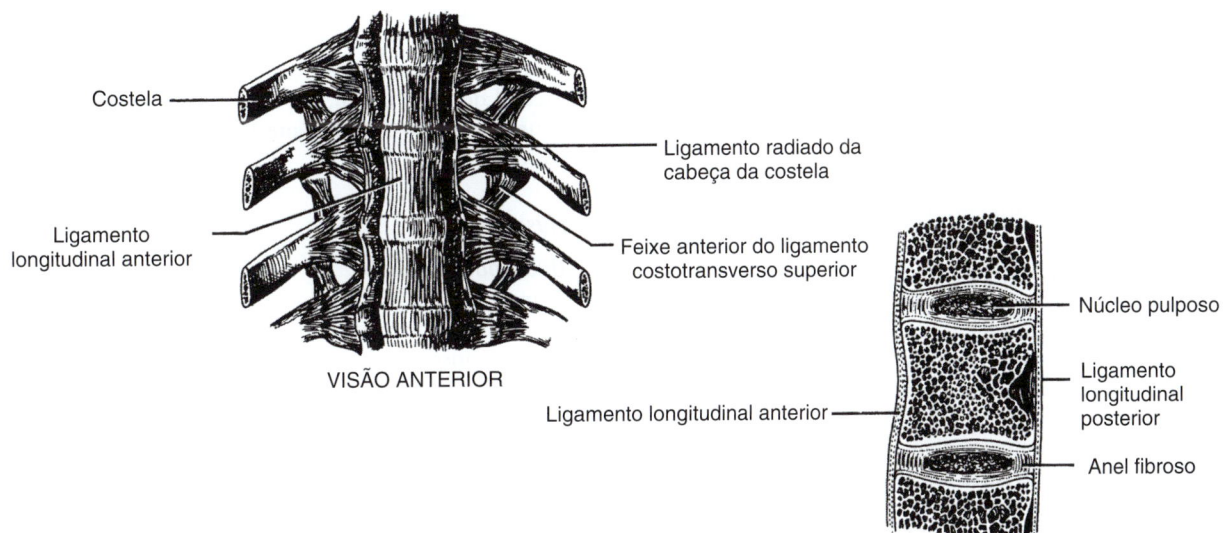
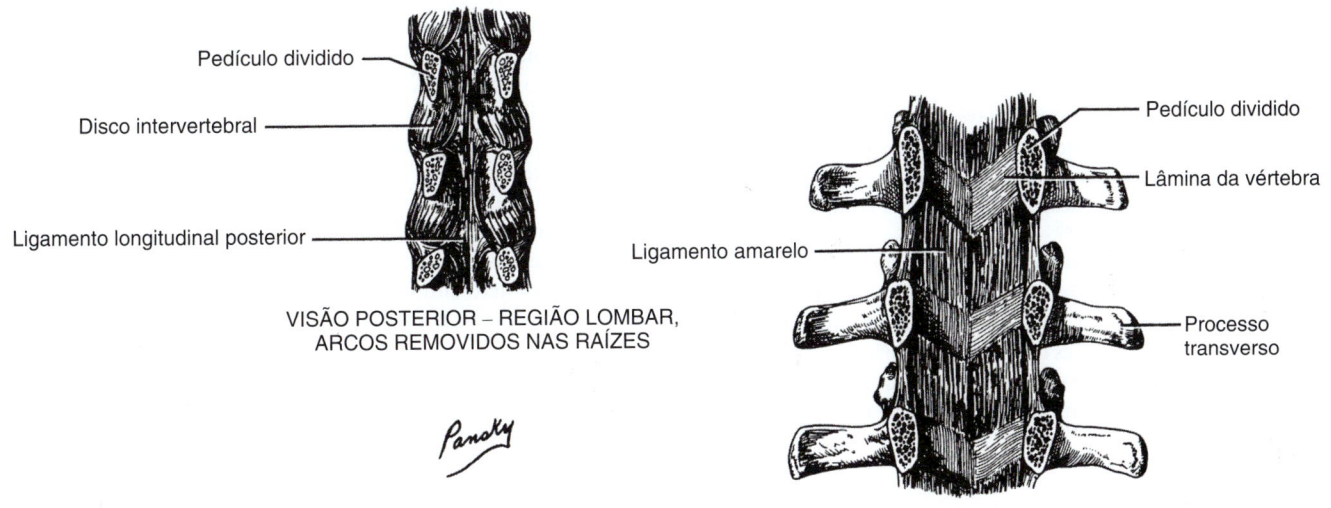

FIGURA 26-2 Ligamentos e articulações da coluna. (Reproduzida, com permissão, de Pansky B: *Review of Gross Anatomy*, 6th edn. New York: McGraw-Hill, 1996:215.)

mento na inclinação lateral.[59,78] Ainda que seja pouco provável que ele contribua para a recuperação da extensão a partir da flexão, aparentemente evita a compressão da cápsula anterior entre as margens articulares, já que recua durante a extensão.[59] O LA é inervado pela ramificação medial do ramo dorsal.[79]

Ligamento interespinal

O ligamento interespinal (ver Fig. 26-2) localiza-se profundamente entre dois processos espinhosos consecutivos. Esse ligamento é importante para a estabilidade, considerando que representa a maior estrutura da coluna posterior. Ao contrário dos ligamentos longitudinais, ele não é um feixe fibroso contínuo, mas consiste de tecido frouxo que preenche o intervalo entre os corpos dos processos espinhosos.[59,80] O ligamento interespinal geralmente rompe em casos traumáticos, resultando em instabilidade da coluna posterior. Um estudo anatômico extensivo sobre esse ligamento mostrou que as mudanças degenerativas começam logo no início da segunda década de vida, com ocorrência de rupturas em mais de 20% dos pacientes com idade superior a 20 anos, principalmente em LIV-LV e LV-SI.[81]

O ligamento interespinal tem três partes distintas – ventral, média e dorsal –, dentre as quais a média é a mais importante sob o ponto de vista clínico, porque é a região onde as rupturas costumam ocorrer com maior frequência.[80]

Provavelmente, a principal função desse ligamento seja resistir à separação dos processos espinhosos durante a flexão.[82] Ele é suprido pela ramificação medial dos ramos dorsais.[79]

Ligamento supraespinal

O ligamento supraespinal (LSE) (ver Fig. 26-2) é amplo, grosso e semelhante a uma corda, mas é bem-desenvolvido apenas na região lombar superior.[59,83] Alguns autores não o consideram um ligamento autêntico, embora una as pontas de dois processos espinhosos adjacentes. Isso porque parte dele deriva da área posterior do ligamento interespinal, apesar de também se fundir com as inserções dos músculos dorsais lombares.[80] Tal ligamento apresenta um grande potencial para distensões, considerando que é o mais superficial de todos os ligamentos espinais e o mais distante do eixo de flexão.[84] O LSE é suprido pela ramificação medial dos ramos dorsais.[79]

Ligamento iliolombar

O ligamento iliolombar é um dos três ligamentos vertebropélvicos, juntamente com o sacrotuberal e o sacroespinal. Esse ligamento é considerado uma parte degenerada do quadrado do lombo ou do iliocostal e não se desenvolve de forma completa até aproximadamente os 30 anos.[85]

A função do ligamento iliolombar é restringir os movimentos de flexão, extensão, rotação axial e inclinação lateral de LV sobre SI.[86] Os movimentos na junção lombossacral aumentam cerca de 20% em todas as direções na ausência desse ligamento ou quando ele é seccionado transversalmente.[71] Sua ausência aumenta também a incidência de instabilidade degenerativa e de espondilolistese ístmica.[87,88]

Pseudoligamentos

Os pseudoligamentos envolvem o ligamento intertransversário, o transforaminal e o mamilo-acessório (Fig. 26-3), assemelham-se à parte membranácea do sistema fascial que separa os compartimentos paravertebrais e não exercem função mecânica.

Ligamentos intertransversários. Esses ligamentos são mais membranáceos do que ligamentosos. Dividem-se em porções dorsal e ventral, entre as quais há um intervalo preenchido por gordura. Durante os movimentos de flexão e extensão, a gordura é deslocada para acomodar o reposicionamento da articulação zigoapofisária. Aparentemente, a função principal desse ligamento é compartimentar a musculatura anterior e posterior.[59]

Ligamentos transforaminais. Esses ligamentos estão presentes em cerca de 47% dos pacientes e atravessam a extremidade lateral do forame intervertebral.[89] O mais importante deles é o costotransversário superior. Em LV, a quinta raiz nervosa lombar estende-se entre o ligamento e a asa do sacro. Com deslizamento anterior acentuado e descida de LV ou com perda da altura do DIV, o ligamento costotransversário pode apresentar um efeito guilhotina na quinta raiz nervosa, resultando em sintomas que podem simular uma hérnia de DIV ou uma oclusão foraminal.[90]

Ligamento mamilo-acessório. Esse ligamento estende-se desde o processo acessório de uma vértebra até o processo mamilar da mesma vértebra.[91] Ele forma um túnel para a ramificação medial do ramo dorsal, impedindo-o de se erguer e sair do arco neural. Em aproximadamente 10% dos adultos, o túnel torna-se ossificado.[91]

Músculos

Quadrado do lombo

O músculo quadrado do lombo é grande e retangular, com fibras que se estendem medialmente no sentido ascendente (Fig. 26-4). As fibras inserem-se:

▶ Na superfície anterior inferior da 12ª costela.

▶ Na superfície anterior dos quatro processos transversos superiores.

▶ No feixe anterior do ligamento iliolombar.

▶ Na crista ilíaca lateral à inserção do ligamento iliolombar.

Esse músculo permanece ativo durante a inspiração, fixando a costela inferior para formar uma base estável para a ação do diafragma. Na reabilitação, esse músculo é importante, pois contribui como estabilizador da coluna lombar.[92] De maneira geral, trabalhando unilateralmente, o quadrado do lombo participa na inclinação lateral da coluna lombar, sobretudo no controle excêntrico da inclinação contralateral. Embora seja subestimado, esse músculo é um importante estabilizador da coluna lombar lateral e comprovou ser extremamente ativo em posturas sustentadas e em situações em que a mão oposta segura um objeto muito pesado.[93,94] Ele é suprido pelos ramos ventrais de T12 a L2.[95,96]

Multífido

O multífido lombar é o maior dos músculos intrínsecos das costas que atravessa a junção lombossacral e localiza-se mais medialmente no sulco espinal.[68] Trata-se de um músculo fascicular, com um fascículo sobrepondo-se ao outro, apresentando uma aparência laminada.[59] O multífido lombar é formado por três grupos, que surgem da mesma vértebra.

1. As fibras laminares originam-se da borda ínfero-posterior da lâmina.

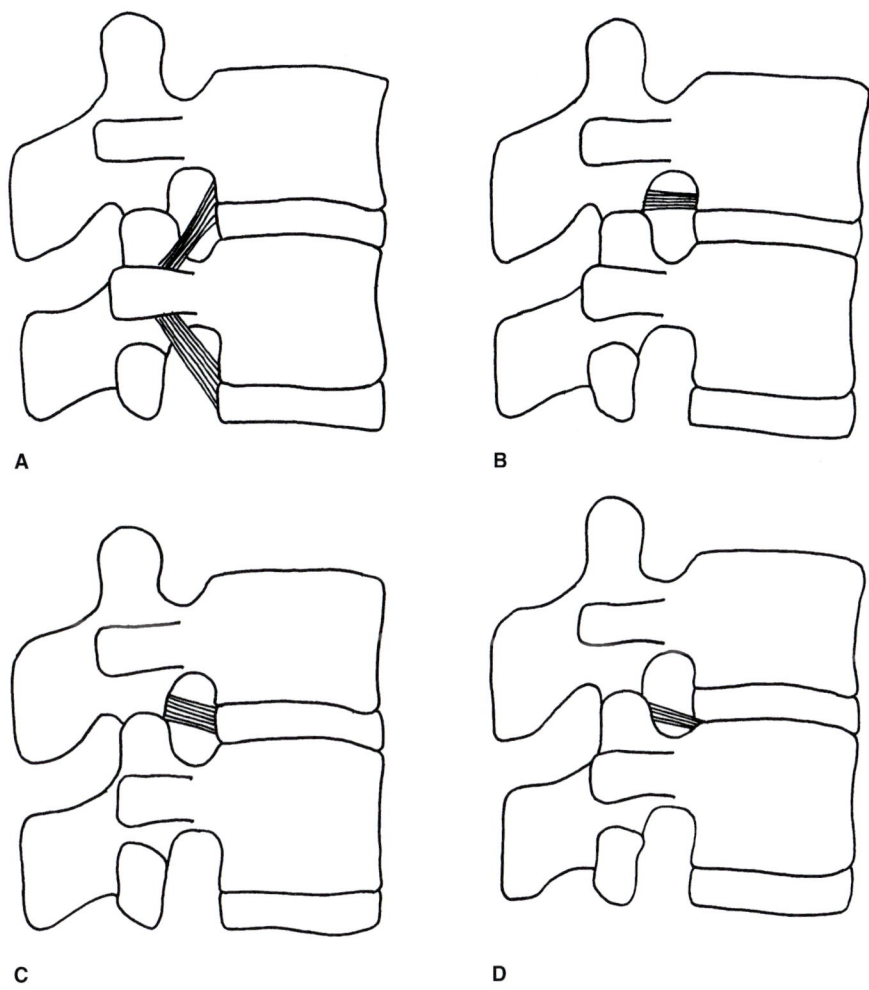

FIGURA 26-3 Ligamentos transforaminais. A. Ligamentos costotransversários superior e inferior. B. Ligamento transforaminal superior. C. Ligamento transforaminal médio. D. Ligamento transforaminal inferior. (Reproduzida, com permissão, de Bogduk N, Twomey LT: *Clinical Anatomy of the Lumbar Spine and Sacrum.* New York: Churchill Livingstone, 1997:52.)

2. As fibras basais originam-se da base do processo espinhoso.
3. As fibras tendíneas comuns originam-se de um tendão comum inserido na ponta inferior do processo espinhoso.

O multífido lombar apresenta uma inserção complexa (Tab. 26-1).

Nas últimas décadas, foram feitas muitas pesquisas a respeito do multífido lombar, principalmente sobre sua relação com a DL e importância no processo de estabilização da coluna. Estudos biomecânicos *in vitro* recentes mostraram que esse músculo é essencial para a estabilidade segmentar lombar, devido a sua capacidade de fornecer rigidez segmentar e controlar o movimento (Fig. 26-5).[97-99] Wilke e colaboradores[100] concluíram que o multífido é responsável por dois terços da rigidez da coluna lombar. O multífido é ativo em quase todas as atividades antigravitacionais e aparentemente contribui para a estabilidade da coluna lombar pela compressão das vértebras.[101] Hides e colaboradores[102] encontraram reduções na área transversal do multífido ipsilateral em pacientes com DL e consideraram que esse fato pode ser resultado direto da inibição reflexa.[103] Tal perda de área transversal do multífido persiste depois da remissão da DL.[96] O fortalecimento isolado do músculo recupera suas dimensões no nível segmentar da disfunção.[103]

MacIntosh e Bogduk[68] analisaram o multífido lombar para determinar as possíveis ações do músculo e de suas fibras individuais. O estudo revelou que, trabalhando bilateralmente, os multífidos podem produzir o componente oscilatório da extensão, embora, por causa da orientação vertical, não consigam desenvolver translação associada.[68] Além disso, esse músculo pode aumentar a lordose lombar pelo "estrangulamento" de vários segmentos, desempenhando um papel postural.[104]

Embora não seja considerado um rotador lombar primário,[105] o multífido permanece constantemente ativo durante a rotação ipsilateral e contralateral da coluna. Além disso, ambos os multífidos permanecem simultaneamente ativos seja qual for a maneira como a coluna estiver rodando.[68,69] Sob a perspectiva biomecânica, sua função principal é o controle artrocinemático. Acredita-se que o multífido lombar atue como antagonista à flexão e oponha-se à flexão dos

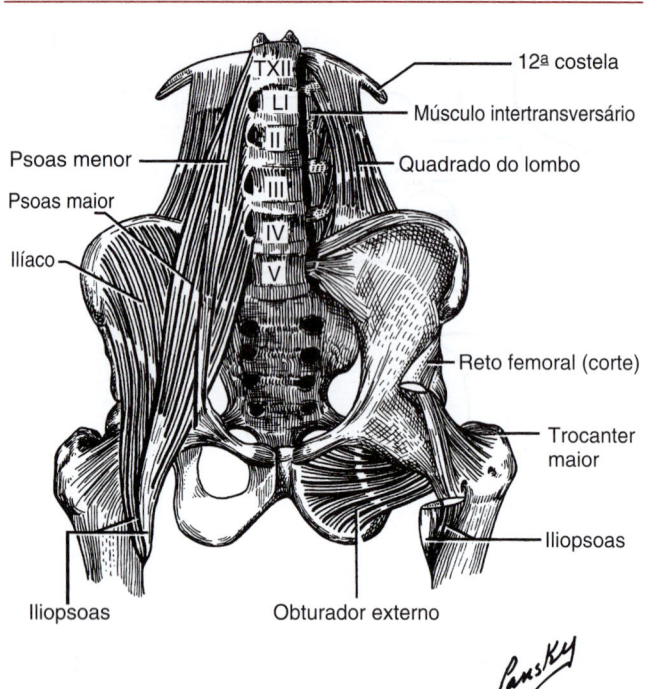

FIGURA 26-4 Músculos psoas maior e ilíaco. (Reproduzida, com permissão, de Pansky B: *Review of Gross Anatomy,* 6th edn. New York: McGraw-Hill, 1996:391.)

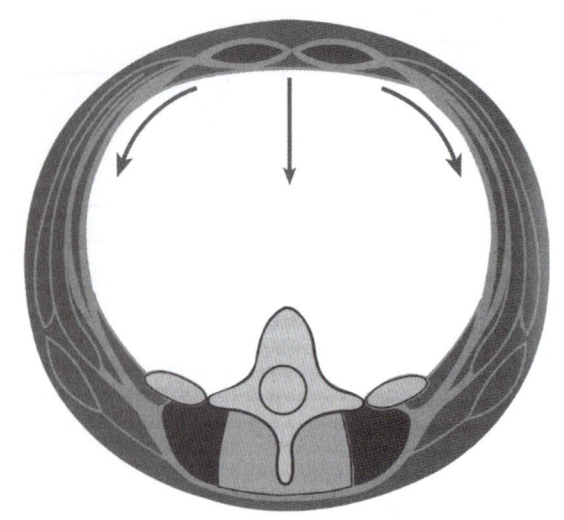

FIGURA 26-5 Representação em diagrama da contração muscular da cavidade da parede abdominal com contração isométrica do multífido lombar (Reproduzida, com permissão, de Brukner P, Khan K: *Clinical Sports Medicine,* 3rd edn. New York: McGraw-Hill, 2007:164.)

abdominais, durante a rotação do tronco.[68,104,106] Essa função sinergística pode ser comprometida por lesão no multífido. Usando o estudo de imagens de ressonância magnética, as intensidades de sinal desse músculo, durante a hiperextensão lombar, foram consideradas bastante reduzidas em pacientes com DL crônica, em comparação aos sujeitos normais.[107]

Unilateralmente, o músculo multífido também deve ser capaz de produzir inclinação lateral. Entretanto, seu vetor horizontal é muito pequeno e, provavelmente, não seja um inclinador lateral eficiente da coluna.[59,68]

Ele apresenta uma associação estreita com o glúteo máximo e com o ligamento sacrotuberal, componentes que aparentemente aumentam a estabilidade da articulação sacroilíaca e da coluna lombar.[108-110]

A inervação pela ramificação medial do ramo dorsal do mesmo nível, ou do nível abaixo do processo espinhoso de origem, é uma característica especial do multífido.[111,112] Como ele é um músculo segmentar na origem e na inervação, qualquer comprometimento pode produzir alterações musculares palpáveis, direcionando, consequentemente, o fisioterapeuta para o segmento com problemas funcionais.[113]

Eretor da espinha

O eretor da espinha é um músculo composto pelo iliocostal do lombo e pelo longuíssimo do tórax, ambos subdivididos em partes torácica e lombar.[59] Como grupo, os músculos do eretor da espinha são fundamentais na estabilização lombar, produzindo forças compressivas ao longo da coluna que equilibram as curvaturas espinais.[114] Seu suporte nervoso é fornecido pela ramificação medial do ramo dorsal dos nervos espinais lombares e torácicos.

Parte lombar do longuíssimo do tórax. Este é um músculo fascicular que se origina nos processos acessórios das vértebras lombares para inserir-se na espinha ilíaca póstero-superior e na respectiva crista ilíaca lateral (Fig. 26-6). Os quatro tendões superiores convergem para formar a aponeurose toracolombar que se insere lateralmente ao fascículo de LV.

As partes lombares do longuíssimo do tórax apresentam um vetor vertical e um horizontal. O vetor vertical é o maior dos dois e produz extensão ou inclinação lateral, ou seja, seu funcionamento é bilateral ou unilateral.[115] Levando em consideração que sua inserção é no processo transverso, e não no espinhoso, o que reduz a alavancagem, a parte lombar do longuíssimo do tórax é muito menos eficiente do que o multífido para produzir rotação sagital.[112,116] Na realidade, a análise matemática da porção lombossacral desse músculo sugere que o efeito isolado de sua tração seria produzir um cisalhamento anterior, e não posterior.[59]

Parte lombar do iliocostal do lombo. Há quatro fascículos sobrepostos que surgem da ponta dos quatro processos trans-

TABELA 26-1 Inserções do multífido

Laminar	Basal	Tendão comum
LI; PM LIII	PM LIV	PM LV, SI e EIPS
LII; PM LIV	PM LV	PM SI e aspecto ântero-lateral da EIPS
LIII; PM LV	PM SI	Inferior à EIPS e lateral ao sacro
LIV; PM SI	Como tendão comum	Sacro, lateral aos forames
LV	Como tendão comum	Sacro, medial aos forames

PM, processo mamilar; EIPS, espinha ilíaca póstero-superior.
Data from Meadows J, Pettman E: *Manual Therapy: MAIOMT Level II & III Course Notes.* Denver, CO: North American Institute of Manual Therapy, Inc., 1995; Bogduk N, Twomey LT: Anatomy and biomechanics of the lumbar spine. In: Bogduk N, Twomey LT, eds. Clinical Anatomy of Livingstone, 1997:2–53, 81–152, 171–176.

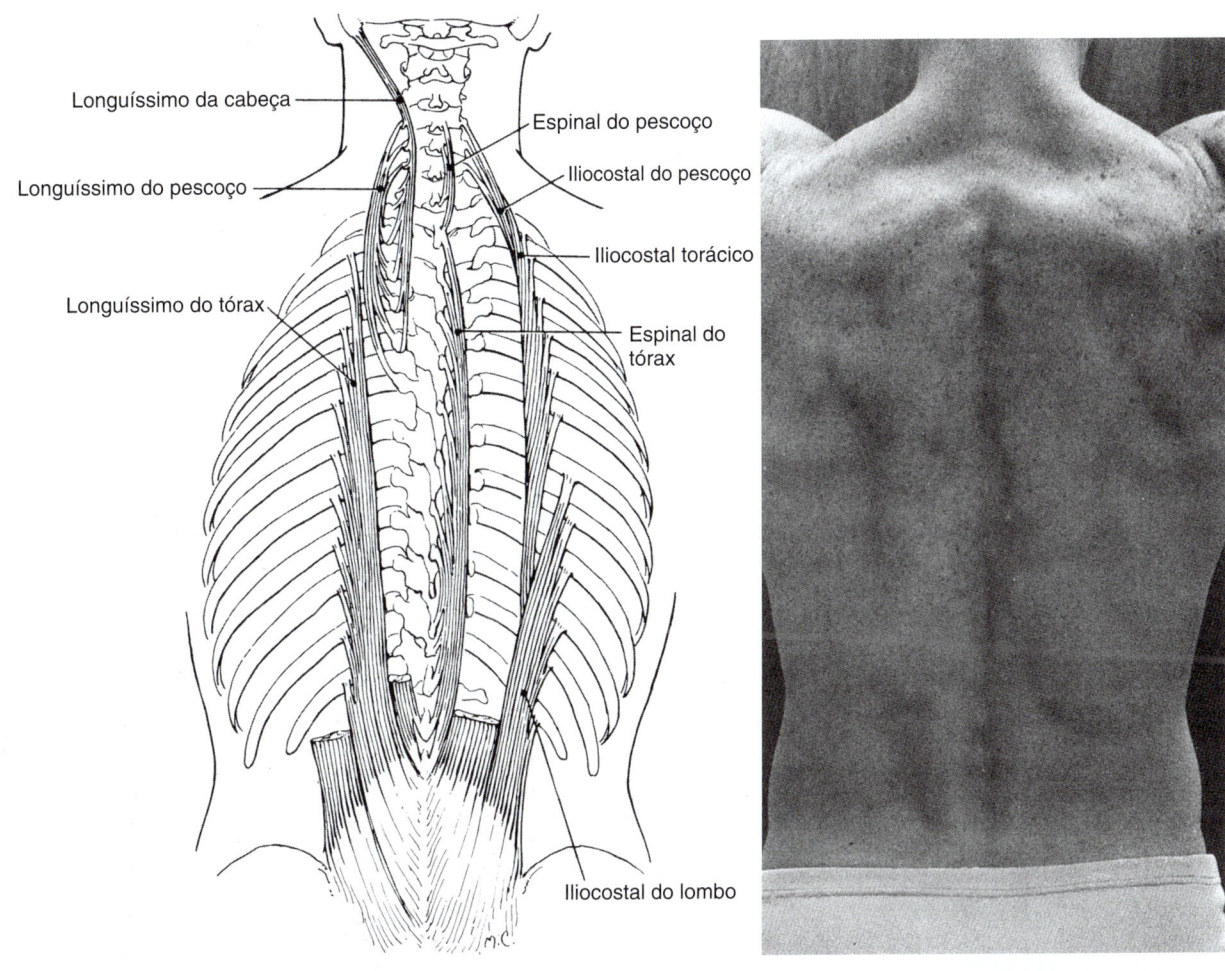

FIGURA 26-6 Eretor da espinha. (Reproduzida, com permissão, de Luttgens K, Hamilton N: *Kinesiology: Scientific Basis of Human Motion*. New York: McGraw-Hill, 2002:234.)

versos superiores e da camada média adjacente da fáscia toracolombar (ver Fig. 26-6). As fibras inserem-se na crista ilíaca, sendo que as inferiores e profundas encaixam-se lateralmente em relação à espinha ilíaca póstero-superior.[116] Não há fibra muscular a partir de LV, mas possivelmente ela seja representada pelo ligamento iliolombar, que é muscular por completo nas crianças, tornando-se colagenoso em torno dos 30 anos de idade.

Os vetores e as ações desse músculo são semelhantes aos do longuíssimo do tórax. Entretanto, as fibras inferiores e mais profundas produzem forte rotação axial e agem com o multífido como sinergistas para criar rotação durante a ação do músculo abdominal.[116]

Parte torácica do longuíssimo do tórax. Esse grupo consiste de 11 a 12 pares de músculos que se estendem desde os processos transversos de TII e das respectivas costelas, no sentido ínfero-medial, até se inserirem nos processos espinhosos de LIII a LV e nos sacrais, bem como na espinha ilíaca póstero-superior (ver Fig. 26-6).

A orientação e as várias inserções desse grupo muscular permitem que ele atue indiretamente na coluna lombar. Aparentemente, sua ação principal é a extensão da coluna torácica sobre a lombar. Um estudo anatomomatemático[117] sugeriu que 70 a 80% da força necessária para estender a coluna lombar superior seja produzida pelas fibras torácicas do eretor da espinha, que também geram 50% da força nos níveis inferiores.

Parte torácica do iliocostal do lombo. O iliocostal torácico (Fig. 26-6) está associado à parte torácica do iliocostal do lombo e não do iliocostal torácico. Ele é um músculo disposto por camadas de fascículos orientados ínfero-medialmente, que se inserem nos seguintes pontos:[116]

▶ Parte lateral dos ângulos das oito costelas inferiores
▶ Espinha ilíaca póstero-superior (EIPS)
▶ Superfície dorsal do sacro, distal em relação ao multífido

Esse músculo envolve a coluna lombar por completo e está em excelente posição para estendê-la e incliná-la lateralmente e, bem como para aumentar a lordose lombar. Trata-se de um rotador fraco, porque a quantidade de separação das costelas na rotação ipsilateral é menor, embora seja maior na rotação contralateral, logo talvez seja um desrotador eficaz da coluna.[59]

Músculos abdominais

Reto do abdome. Esse músculo (Fig. 26-7) origina-se nas extremidades cartilaginosas da 5ª à 7ª costela e do xifoide e insere-se na região superior do osso púbico. A linha alba (Fig. 26-7) é a aponeurose abdominal anterior ou a bainha do reto na linha média. O reto do abdome é formado pelo entrelaçamento dos músculos transversos do abdome, oblíquos externo e interno de ambos os lados. Esse músculo é mais largo posteriormente, parte em que os retos separam-se em intervalos consideráveis, e mais estreito na direção inferior, área em que os retos se aproximam (Fig. 26-7). Acima do umbigo, a linha alba é uma camada única, ao passo que abaixo dele é uma camada dupla.[118]

> **Curiosidade Clínica**
>
> A separação entre os dois retos do abdome, de maneira que a linha alba seja separada quando for submetida a algum esforço, é conhecida por diástase dos retos do abdome (DRA) (ver a Seção "Padrão de prática 4E: distúrbios na mobilidade articular, na função motora, no desempenho muscular e na ADM, associados a inflamações localizadas").[118-123]

A função desse músculo é produzir torque durante a flexão da coluna vertebral, aproximando o tórax e a pelve anteriormente.[124] Aparentemente, ele contribui muito pouco para a estabilização da coluna lombar, embora possa ajudar a estabilizá-la no plano sagital.[103]

Transverso do abdome. O músculo transverso do abdome (Fig. 26-8) tem origem no terço lateral do ligamento inguinal, nos dois terços anteriores do lábio interno da crista ilíaca, na rafe lateral da fáscia toracolombar e nas regiões internas das seis cartilagens costais inferiores, onde se interdigita com o diafragma.[125] Suas fibras superiores e médias estendem-se transversalmente ao redor do tronco e associam-se com o invólucro fascial do músculo reto do abdome; as inferiores associam-se à inserção do músculo oblíquo interno na crista púbica.[126]

Embora, tradicionalmente, tenha sido dada muita ênfase no fortalecimento do reto do abdome durante o processo de reabilitação da coluna lombar, pesquisas recentes indicam que a contração do músculo transverso do abdome em forma de arco é o movimento que realmente forma um cilindro rígido, resultando no aumento da rigidez da coluna lombar e na estabilização do segmento motor lombar (ver a Seção "Biomecânica").[93,94,101,127-130] Considerando que o transverso do abdo-

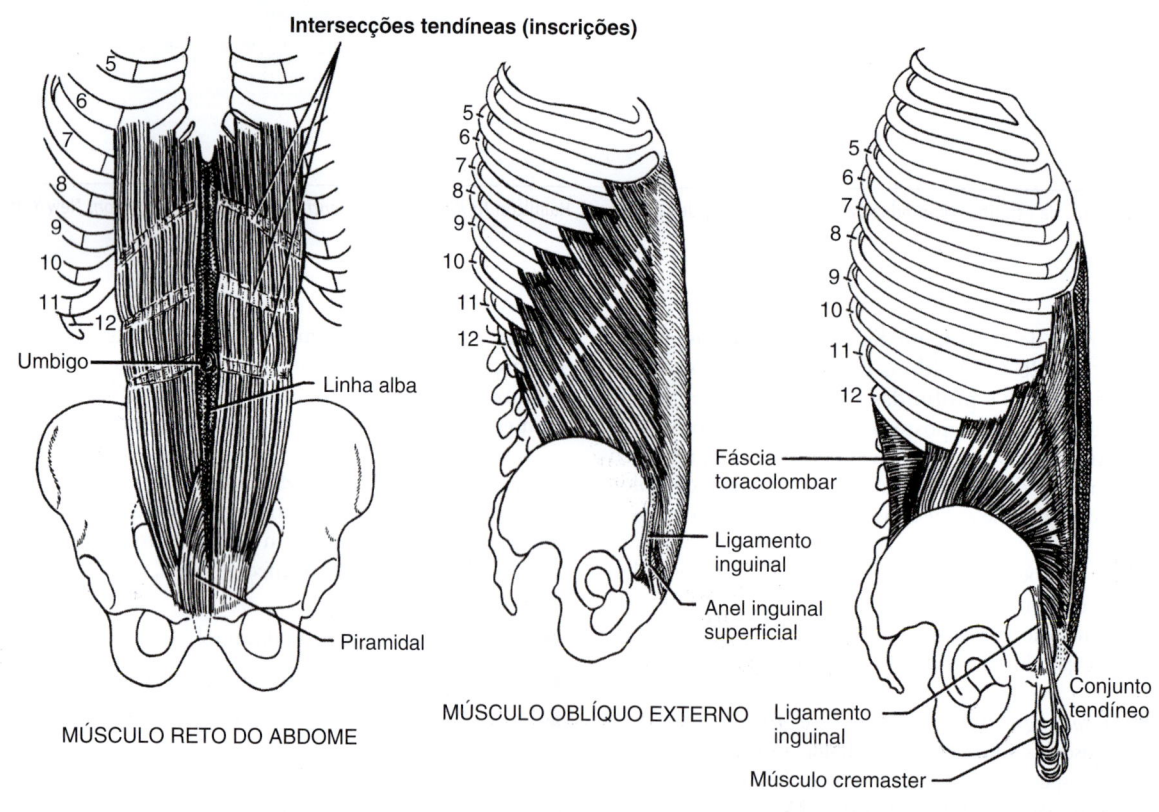

FIGURA 26-7 Músculos abdominais. (Reproduzida, com permissão, de Pansky B: *Review of Gross Anatomy*, 6th edn. New York: McGraw-Hill, 1996:391.)

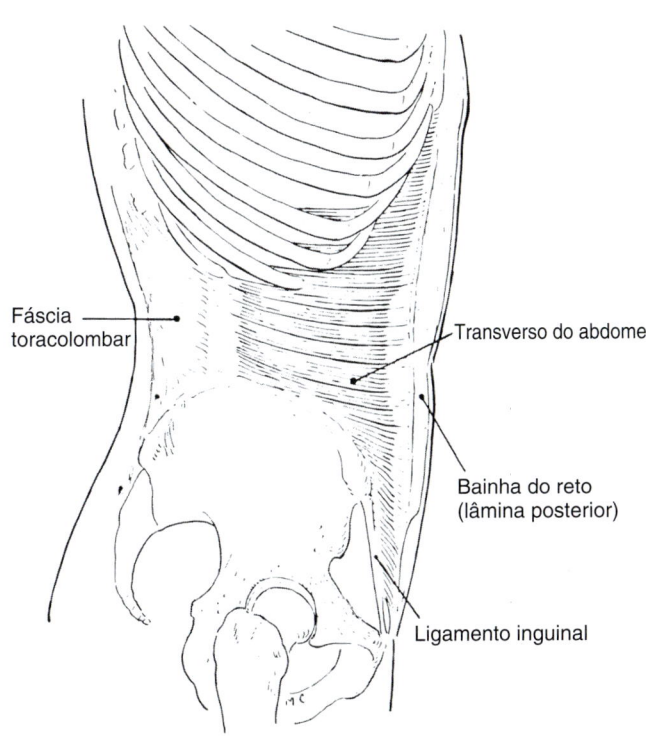

FIGURA 26-8 Transverso do abdome. (Reproduzida, com permissão, de Luttgens N: Hamilton K. *Kinesiology: Scientific Basis of Human Motion.* New York: McGraw-Hill, 2002:232.)

me insere-se no arranjo transversal da camada média da fáscia toracolombar (ver mais adiante), possivelmente a contração desse músculo aumente a estabilidade da coluna pelo tensionamento da fáscia lombar nas regiões média e inferior da coluna lombar ou produza uma leve força compressiva estabilizadora nas vértebras lombares.[103,125,129]

Durante a contração do músculo transverso do abdome, a fáscia toracolombar produz uma cavidade visceral pressurizada anterior à coluna. Há uma teoria indicando que essa força aumenta a estabilidade da coluna lombar em uma grande variedade de posturas e movimentos.[131]

Oblíquo interno. Esse músculo (ver Fig. 26-7), que forma a camada média da parede abdominal lateral, localiza-se entre o transverso do abdome e o oblíquo externo.[126] Ele tem múltiplas inserções no ligamento inguinal, na rafe lateral, na crista ilíaca, na crista púbica, no transverso do abdome e nas cartilagens costais da 7ª à 9ª cartilagem costal. Por causa desses vários locais de inserção, os diferentes fascículos do músculo podem exercer forças vetoriais distintas.

O oblíquo interno permanece ativo durante várias funções, incluindo a marcha (muitas vezes próximo ao contato inicial)[132] e as posturas de pé e sentado ereto.[133] Agindo bilateralmente, ele flexiona a coluna vertebral e auxilia na respiração. Em conjunto com os oblíquos externos, produz rotação da coluna vertebral, forçando o tórax posteriormente (quando a pelve é fixada) ou a pelve anteriormente (quando o tórax é fixado).[124,134]

Oblíquo externo. Este (ver Fig. 26-7) origina-se na região lateral da 5ª à 12ª costela e nas interdigitações com o serrátil anterior e o latíssimo do dorso. Esse músculo estende-se no sentido oblíquo, medial e inferior até inserir-se na linha alba, no ligamento inguinal, na espinha ilíaca ântero-superior (EIAS), na crista ilíaca e no tubérculo púbico.

Agindo bilateralmente, os oblíquos externos flexionam a coluna vertebral e inclinam a pelve no sentido posterior. Atuando em consonância perfeita com os músculos oblíquos internos, produz inclinação lateral da coluna vertebral, aproximando o tórax e a crista ilíaca lateralmente.[124]

Alguns pesquisadores sugeriram que os oblíquos internos e, em menor proporção, os externos contribuem para produzir pressão intra-abdominal e, consequentemente, estabilidade da coluna lombar.[135]

Psoas maior

Embora tradicionalmente seja considerado por muitos como um músculo do quadril, o psoas maior associa-se ao músculo ilíaco para inserir diretamente a coluna lombar no fêmur.[136] Ele apresenta as seguintes origens:

▶ As regiões ântero-laterais dos corpos vertebrais
▶ Os discos intervertebrais de TXII a LV.
▶ Os processos transversos de LI a LV.
▶ O arco tendíneo que abarca a concavidade das laterais dos corpos vertebrais

O ilíaco insere-se superiormente na fossa ilíaca e no lábio interno da crista ilíaca. Unindo-se ao psoas maior, o tendão compartilhado passa sobre a região lateral superior do ramo do púbis e insere-se ao trocanter menor do fêmur (ver Fig. 26-4).

Sob o ponto de vista individual, o ilíaco e o psoas maior desempenham funções diferentes.

▶ O psoas maior permanece eletromiograficamente ativo em muitos movimentos e posições diferentes da coluna lombar, e sua atividade pode adicionar um efeito estabilizador na coluna lombar com carga compressiva.[137] Com o pé fixado no solo (cadeia fechada), a contração desse músculo aumenta a flexão da unidade lombopélvica no fêmur.[138]

▶ Com o pé fixado no solo, a contração do ilíaco produz torção anterior do ílio e extensão das articulações zigoapofisárias lombares. Se houver redução no seu comprimento, como resultado de encurtamento adaptativo ou de aumento nas informações neurais eferentes para o músculo, o resultado é a rotação anterior da pelve e o aumento na lordose. Isso pode elevar a força de cisalhamento anterior na junção lombossacral em qualquer postura.[137]

Sob a perspectiva clínica, geralmente o ilíaco e o psoas maior são considerados um conjunto denominado iliopsoas. Trabalhando bilateralmente (inserção fixa), o iliopsoas pode produzir flexão do tronco sobre o fêmur, como no exercício abdominal em supino ou inclinação para alcançar os dedos dos pés. Esse músculo também inclina lateralmente a coluna para o mesmo lado.[137] Trabalhando com a coluna estável conforme mencionado há pouco (origem fixa), o iliopsoas flexiona a articulação do quadril e, por conseguinte, o fêmur sobre o tronco. Ele é inervado pelos ramos ventrais L1 e L2.

Fáscia toracolombar

A fáscia toracolombar (FTL) estende-se desde o processo espinhoso de TXII até a espinha ilíaca póstero-superior e a crista ilíaca (Fig. 26-9). Ela consiste de três camadas de tecido conjuntivo que encobrem os músculos lombares, separando-os em compartimentos ou camadas anterior, média e posterior:[139]

1. A camada anterior cobre a superfície anterior do músculo quadrado do lombo e insere-se nos processos transversos anteriores e, em seguida, nos ligamentos intertransversários. Na parte lateral do quadrado do lombo, une-se com as outras camadas da fáscia.

2. A camada média é posterior ao quadrado do lombo, com sua inserção medial nas pontas dos processos transversos e nos ligamentos intertransversários. Lateralmente, dá origem à aponeurose abdominal transversa ou insere-se nela.

3. A camada posterior cobre a musculatura lombar e surge nos processos espinhosos, envolvendo os músculos. Ela une-se às outras camadas da fáscia, ao longo da borda lateral do iliocostal, em um espessamento denso da fáscia denominado *rafe lateral*.[139] Essa camada consiste de duas lâminas: uma superficial, com as fibras orientadas ínfero-medialmente, e outra profunda, cujas fibras são ínfero-laterais. As fibras superficiais derivam do latíssimo do dorso.

A FTL desempenha várias funções:

▶ Fornece inserção muscular para o músculo transverso do abdome.

▶ Estabiliza a coluna no caso de cisalhamento anterior e na flexão.

▶ Resiste à flexão segmentar via tensão gerada pelo transverso do abdome sobre o processo espinhoso.

▶ Auxilia na transmissão de forças de extensão durante atividades de levantamento. O sistema ligamentar posterior foi proposto como modelo para explicar algumas forças necessárias ao levantamento. Acredita-se que ele transmita forças por meio da resistência passiva à flexão, da cápsula articular e dos ligamentos extracapsulares e dos efeitos mais dinâmicos da FTL.[140]

Suprimento nervoso do segmento lombar

As distribuições da dor referida devem ser consideradas em relação ao suprimento neurológico do segmento lombar. McCullough e Waddell[141] estudaram os efeitos de estímulos elétricos nos ligamentos espinais, nos músculos, no anel fibroso e no núcleo pulposo e descobriram que essas estruturas referiam dor para a nádega e para a parte superior da perna, mas raramente abaixo da parte superior da panturrilha. A dor relatada era imprecisa e mal localizada. Entretanto, a estimulação das raízes nervosas produzia dor mais aguda, mais localizada, muitas vezes com alguma parestesia. As raízes nervosas de L5 e S1 quase sempre irradiavam a dor para o tornozelo ou abaixo dele.

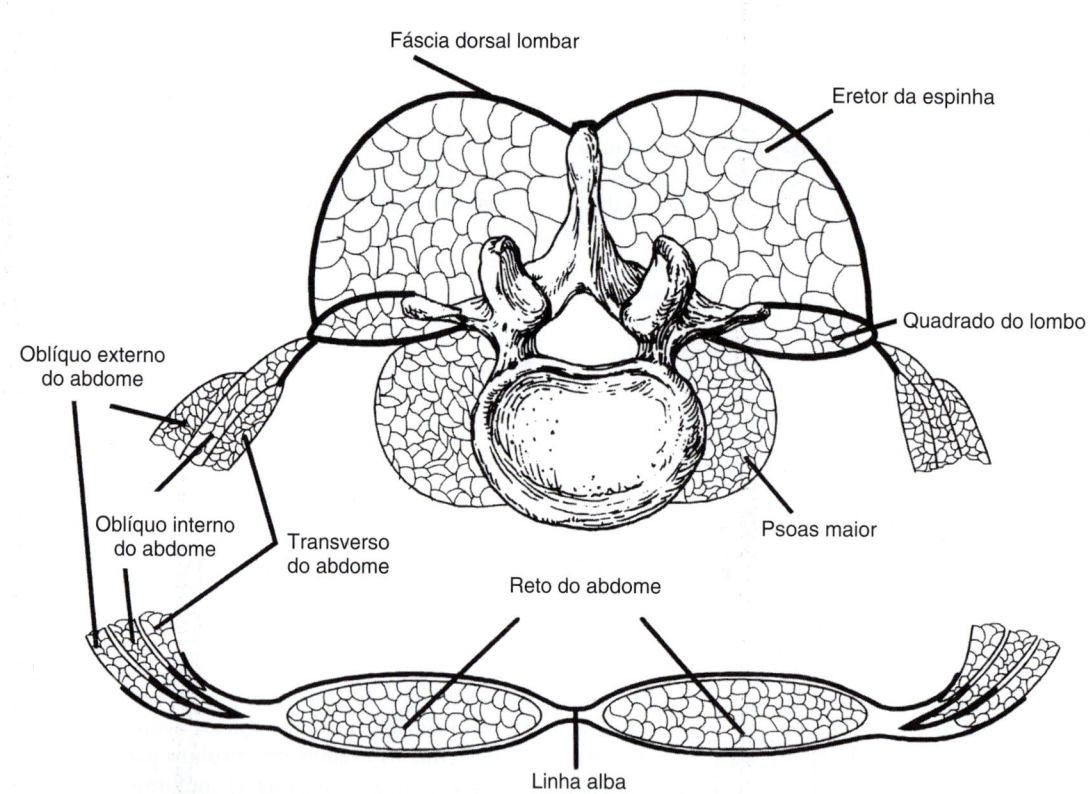

FIGURA 26-9 Fáscia toracolombar. (Reproduzida, com permissão, de Flynn TW: *The Thoracic Spine and Rib Cage*. Boston, MA: Butterworth-Heinemann, 1996:21.)

O suprimento nervoso da coluna lombar segue um padrão geral. A metade externa do DIV é inervada pelo nervo sinuvertebral[142] e pelos ramos comunicantes cinzentos,[143] ao passo que a região póstero-lateral é inervada pelos dois nervos sinuvertebrais[73] e também pelos ramos comunicantes cinzentos. A região lateral, por sua vez, recebe apenas inervação simpática.

As articulações zigoapofisárias são inervadas pelas ramificações mediais dos ramos dorsais.[79,142,144] Cada uma delas recebe o suprimento nervoso do ramo medial correspondente acima e abaixo da articulação.[79,142] Por exemplo, a articulação LIV-V recebe suprimento nervoso das ramificações mediais L3 e L4. As ramificações laterais atravessam o processo transverso subjacente e seguem um curso sinuoso caudal, lateral e dorsalmente pelo iliocostal.[79] Elas inervam esse músculo e, finalmente, as ramificações laterais L1 a L3 penetram na camada dorsal da FTL e tornam-se cutâneas, suprindo a pele sobre a nádega lateral até o trocanter maior.[79,142] As ramificações intermediárias estendem-se dorsal e caudalmente a partir dos espaços intertransversários. Elas formam uma série de comunicações intersegmentares dentro do longuíssimo do tórax.[79,142]

Canal da raiz nervosa

O canal da raiz nervosa localiza-se na região lateral do canal espinal. O saco dural forma a parede medial do canal, a região interna do pedículo e a parede lateral. A borda posterior do canal da raiz nervosa é formada pelo LA, pelo processo articular superior e pela lâmina. A borda anterior do canal é composta pelo corpo vertebral e pelo DIV.

O canal da raiz nervosa pode ser descrito de acordo com sua localização:[145]

▶ A zona de entrada é medial e anterior ao processo articular superior.

▶ A zona média localiza-se sob a parte interarticular da lâmina e abaixo do pedículo.

▶ A zona de saída é a área que circunda o forame intervertebral.

A redução nas dimensões desse canal resulta em uma condição denominada estenose lateral.[146]

Vascularização da coluna lombar

O suprimento sanguíneo da coluna lombar é feito pelas artérias lombares (Fig. 26-10) e sua drenagem venosa ocorre por meio das veias lombares (Fig. 26-11).

Biomecânica

Os movimentos fisiológicos nas articulações da coluna lombar ocorrem em três planos cardinais: sagital (flexão e extensão), coronal (inclinação lateral) e transversal (rotação). Incluindo os movimentos acessórios, a coluna lombar dispõe de seis graus de liberdade.[74]

A quantidade de movimento segmentar varia em cada nível vertebral. A maior parte da flexão e da extensão da coluna lombar ocorre nos níveis segmentares inferiores, enquanto a maior parte da inclinação lateral dá-se na área lombar média.[125,147,148] A rotação, que ocorre com inclinação lateral como movimento acoplado, é mínima e mais evidente na junção lombossacral.[125,147,148] De maneira geral, a quantidade de amplitude disponível na coluna lombar diminui com a idade.[149]

Flexão

O desenho da coluna lombar é ideal para a flexão, que é o movimento mais usado nessa região nas atividades diárias. A flexão a partir da posição de pé com o corpo ereto, envolve a extensão e o realinhamento da lordose lombar, seguidos, no máximo, por uma pequena inversão na curva lordótica.[150] A amplitude de flexão-extensão da coluna lombar que ocorre entre os segmentos vertebrais é de aproximadamente 12° na parte superior, aumentando de 1 a 2° por segmento, até alcançar o movimento máximo de 20 a 25° entre LV e SI.[59,148]

Durante a flexão lombar na posição de pé, que geralmente se inicia pelos músculos abdominais, toda a coluna lombar inclina-se anteriormente e há uma oscilação posterior da pelve durante a flexão do quadril.

> **Curiosidade Clínica**
>
> A flexão da coluna lombar também ocorre com inclinações pélvicas posteriores. Tal inclinação pode ser voluntária ou resultante de músculos extensores paraespinais fracos ou glúteos e isquiotibiais encurtados adaptativamente.[151]

No âmbito vertebral, a flexão produz uma combinação de rolamento e deslizamento anterior do corpo vertebral e um realinhamento ou uma inversão mínima da lordose.[125,148] Em LIV-LV, pode ocorrer inversão, todavia, no nível de LV-SI, pode acontecer um realinhamento e não uma inversão da articulação,[152] exceto na presença de patologia. Durante o movimento de oscilação anterior do segmento, que ocorre com flexão, as facetas inferiores da vértebra superior movem-se para cima e para trás, abrindo um pequeno intervalo entre elas. A vértebra superior roda anteriormente cerca de 5 a 7 mm, fechando o espaço e reforçando a estabilidade por meio do aumento na tensão da cápsula articular.[69] A translação sagital anterior, ou cisalhamento, também é resistida pelos seguintes fatores e elementos:

▶ Orientação súpero-anterior das fibras laterais do anel fibroso.

▶ Ligamento iliolombar e LSE no segmento LV-SI, com os ligamentos longitudinais contribuindo um pouco menos.

▶ Orientação semissagital e sagital das articulações zigoapofisárias, que forçam a faceta superior contra a inferior durante o cisalhamento anterior, com a pressão mais alta ocorrendo na porção ântero-medial da superfície da articulação zigoapofisária superior. Portanto, essas articulações são essenciais na limitação do cisalhamento.[153]

▶ Vetor horizontal do eretor da espinha e do multífido, cuja ação traciona as vértebras posteriormente.

A flexão também é limitada pela compressibilidade das estruturas anteriores, como o DIV, e pela extensibilidade das estruturas posteriores do segmento (ligamentos, DIV e músculos). Essas estruturas contribuem de várias maneiras para a resistência da flexão segmentar, dependendo do grau de flexão:[154]

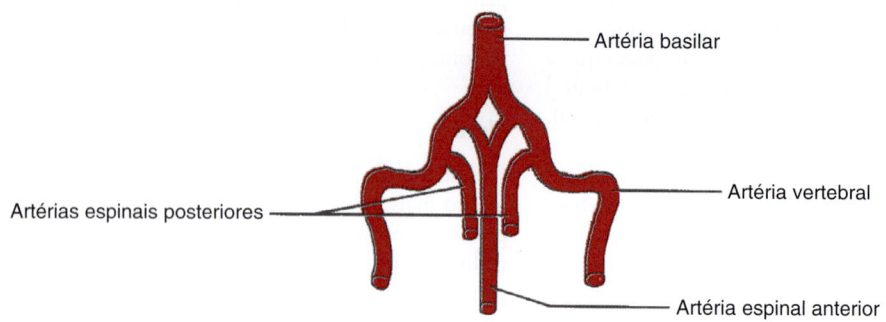

ORIGEM DAS ARTÉRIAS ESPINAIS (ESQUEMÁTICA)

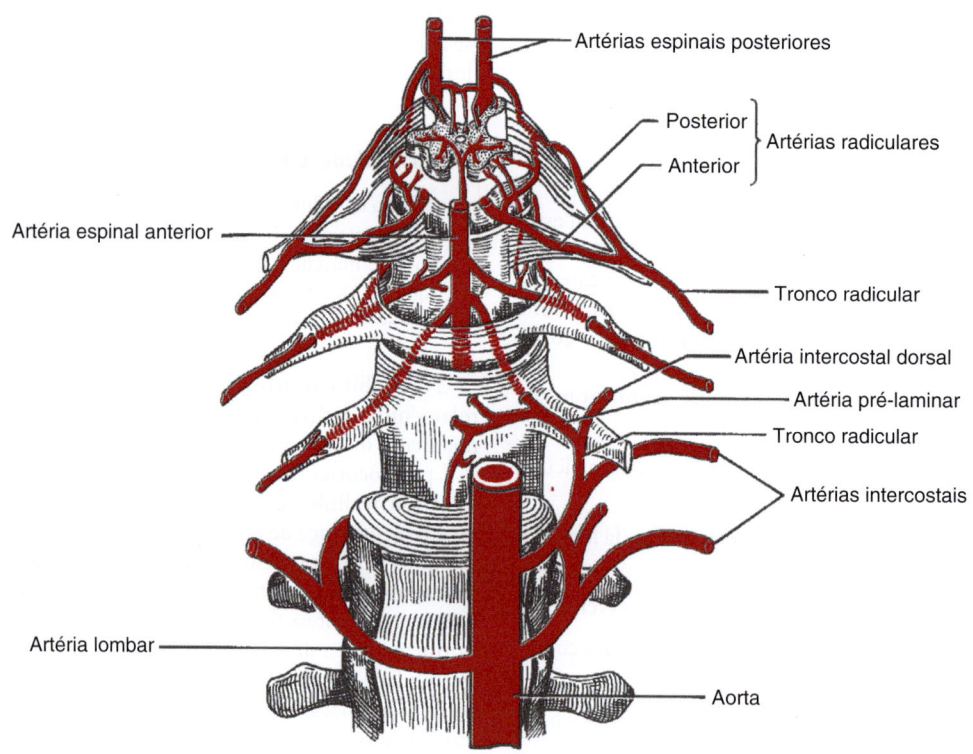

FONTE, CURSO E DISTRIBUIÇÃO

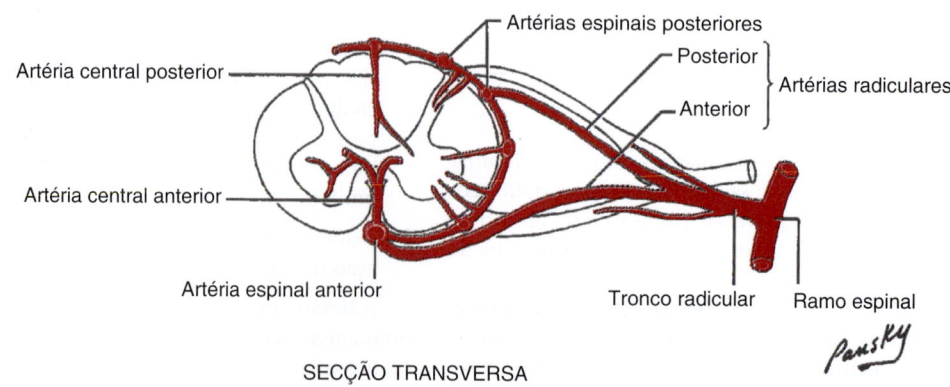

SECÇÃO TRANSVERSA

FIGURA 26-10 Artérias da medula espinal. (Reproduzida, com permissão, de Pansky B: *Review of Gross Anatomy*, 6th edn. New York: McGraw-Hill, 1996:209.)

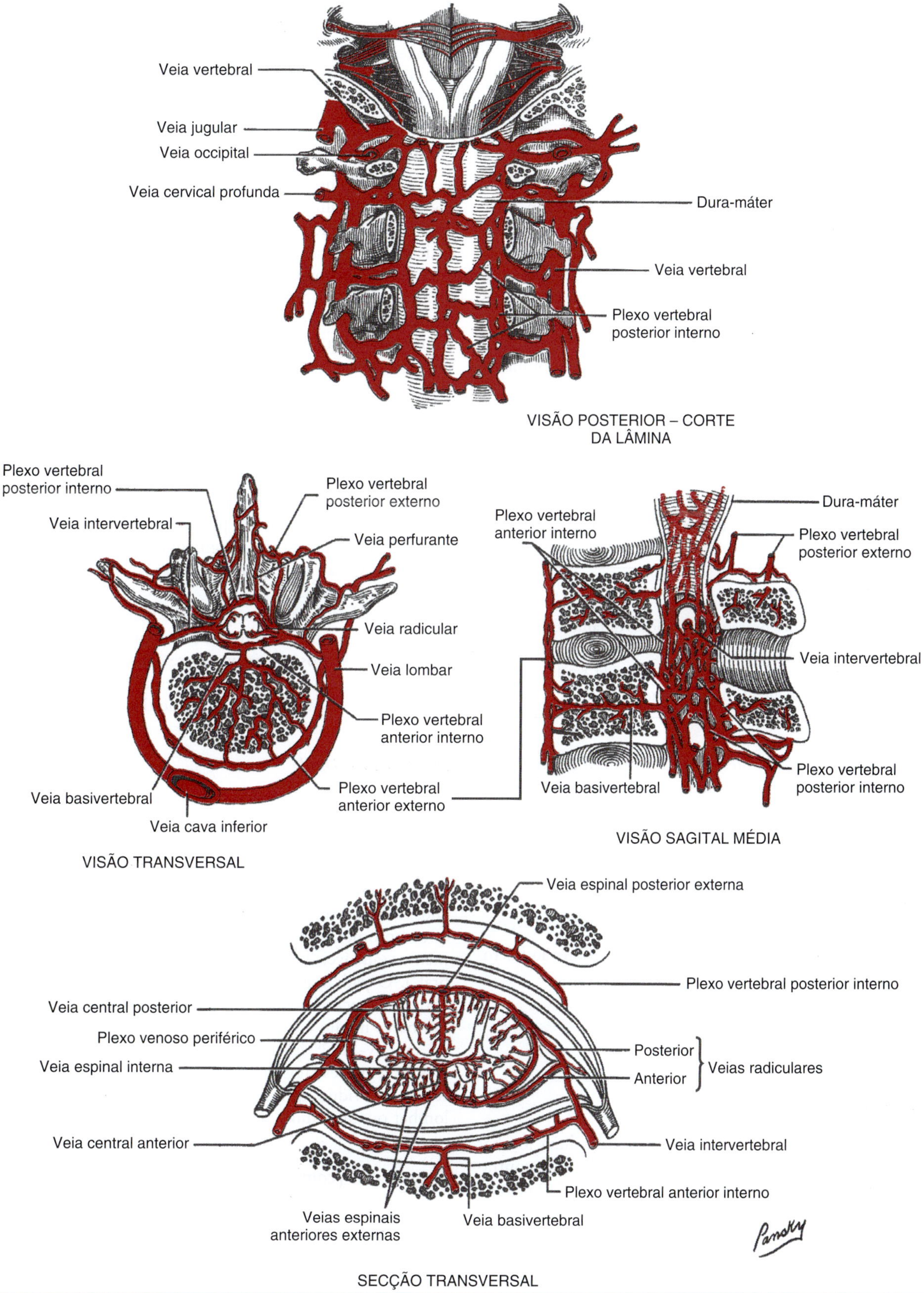

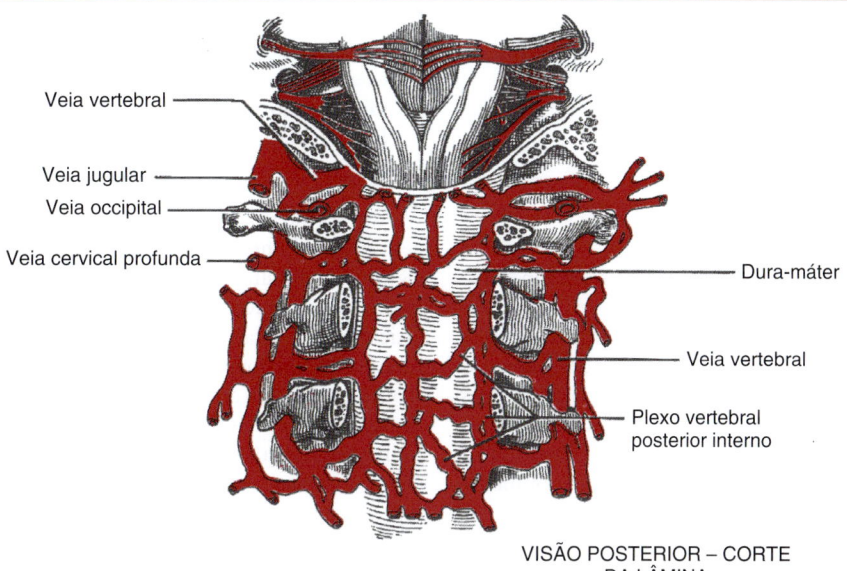

FIGURA 26-11 Veias da medula espinal e da coluna. (Reproduzida, com permissão, de Pansky B: *Review of Gross Anatomy*, 6th edn. New York: McGraw-Hill, 1996:211.)

▶ A cápsula articular resiste cerca de 39%.

▶ Os LSEs e os ligamentos interespinais resistem em torno de 19%.

▶ O LA resiste cerca de 13%.

▶ O DIV resiste cerca de 29%.

Extensão

Os movimentos de extensão da coluna lombar produzem o inverso do que ocorre na flexão. Teoricamente, a extensão verdadeira da coluna lombar é patológica e está submetida à seguinte definição: a extensão pura envolve o rolamento e o deslizamento posterior da vértebra e um movimento posterior e inferior das articulações zigoapofisárias, mas não engloba necessariamente alguma mudança no grau de lordose.[148] Durante a extensão lombar, a articulação zigoapofisária inferior da vértebra superior move-se para baixo, causando impacto com a lâmina abaixo e produzindo curvatura do ligamento interespinal entre os dois processos espinhosos. Esse impacto acentua-se quando a articulação é submetida à ação dos músculos das costas.[155] Se a força de extensão continuar, em especial unilateralmente, as facetas superiores rodam sobre as inferiores e produzem estresse na articulação zigoapofisária oposta, lesionando ou rompendo a cápsula.[59]

> **Curiosidade Clínica**
>
> O contato repetitivo dos processos espinhosos durante os extremos de extensão lombar pode causar uma periostite chamada *kissing spine* ou *doença de Baastrup*,[156] resultando em lassidão ligamentar e hipermobilidade do segmento.[157]

As inclinações pélvicas anteriores aumentam a lordose lombar e resultam no movimento anterior das vértebras e de suas estruturas associadas. Embora a diferença de terminologia entre extensão verdadeira e extensão criada pelo aumento da lordose seja aparentemente comum, existem implicações clínicas durante a avaliação pelo fisioterapeuta da capacidade do paciente de assumir a posição estendida da coluna lombar.

A extensão lombar pura é limitada pelos seguintes fatores:

▶ Capacidade de alongamento das estruturas anteriores ao fulcro.

▶ Capacidade do DIV de permitir compressão.

▶ Tensão da cápsula articular.

▶ Tensão passiva do músculo psoas maior.

Rotação axial

Aparentemente, os movimentos rotacionais da coluna lombar produzem padrões motores adequados para otimizar a cocontração muscular do tronco e a estabilidade espinal.[127,158] O eixo de rotação do plano sagital atravessa a região anterior do DIV e do corpo vertebral.[159] No caso de deslocamentos axiais, o eixo de rotação costuma localizar-se no anel posterior.[159] A rotação axial da coluna lombar é de aproximadamente 13° para ambos os lados. A maior quantidade de rotação segmentar, cerca de 5°, ocorre no segmento LV e SI. A rotação axial segmentar envolve:

▶ Rotação ou torção das fibras do DIV.

▶ Compressão da articulação zigoapofisária contralateral. Por exemplo, com rotação axial esquerda, a articulação zigoapofisária inferior direita pode produzir algum impacto na articulação zigoapofisária superior do osso abaixo.

▶ Estresse sobre as fibras anulares inclinadas na direção de rotação.

Em segmentos normais, as articulações zigoapofisárias protegem o DIV contra lesões por torções e antes que possa ocorrer alguma microfalha no disco. Durante a rotação axial, a tensão é gerada nos ligamentos interespinais e supraespinais, sendo que a articulação contralateral torna-se impactada depois de 1 a 2° de rotação.[160] O movimento adicional é acomodado por compressão da cartilagem articular. Qualquer rotação adicional é considerada impura se essa amplitude for excedida. A rotação segmentar impura força a vértebra superior a rodar para trás, na articulação sob impacto, ao redor do novo eixo de rotação. Isso faz com que a vértebra oscile lateralmente e para trás, aumentando o potencial das forças de cisalhamento lateral sobre o anel. Nesse extremo, o DIV fica vulnerável a quaisquer forças de cisalhamento e entorse, ao passo que a outra cápsula articular é submetida a tensões graves.[161] Essa combinação pode produzir falhas em qualquer uma dessas estruturas, resultando em uma ou em todas as seguintes condições: fraturas por compressão da lâmina contralateral, fraturas subcondrais, fragmentação e ruptura da superfície articular, avulsão da cápsula articular ipsilateral ou fraturas na parte interarticular.[59]

Em geral, a articulação ipsilateral não abre espaço durante a rotação axial normal, exceto nas manipulações terapêuticas.[162] A abertura de espaços anormais ocorre em segmentos com instabilidade degenerativa ou traumática, sendo que, nesses casos, o papel da manipulação terapêutica é questionável.[162]

Inclinação lateral

A inclinação lateral da coluna é um movimento complexo e altamente variável que envolve movimentos rotatórios e de inclinação lateral das articulações intercorporais e uma grande variedade de movimentos nas articulações zigoapofisárias.[150] A maneira como isso ocorre tem sido tema de vários debates ao longo dos anos, sendo extremamente difícil determinar como um segmento comprometido poderia se comportar, em comparação aos segmentos saudáveis[163] (ver a Seção III, "Introdução à coluna vertebral"). O padrão geral de movimentos acoplados é a associação entre inclinação lateral e rotação axial contralateral nos níveis lombares médio e superior, porém com rotação axial ipsilateral em LV-SI.[150] Entretanto, atualmente, há poucas evidências de regras estritas de movimentos acoplados para determinar se um indivíduo apresenta direções de acoplamento na coluna lombar ou amplitudes anormais.[150]

Carga axial (compressão)

Embora o DIV suporte a maior parte da carga compressiva da coluna na posição neutra e nas amplitudes iniciais de flexão e extensão, as articulações zigoapofisárias aguentam até 25% da carga compressiva nas amplitudes médias de extensão.[165] A contribuição dessas articulações torna-se mais significativa durante sustentações de peso prolongadas, na presença de estreitamento do espaço do DIV ou na combinação de extensão lombar com rotação.[165] Em estudos de pressão intradiscal e de medições eletromiográficas dos músculos do tronco, juntamente a modelos matemáticos, pesquisadores estimaram a carga compressiva sobre a coluna lombar para alcançar 1.000 N na posição de pé e durante a marcha.[166] A carga compressiva sobre a coluna lombar é significativamente maior em muitas atividades de levantamento. Os grandes momentos extensores nas proximidades das articulações da coluna vertebral lombar são produzidos pela musculatura paravertebral durante as atividades de levantamento. Esses momentos resultam em forças intensas de cisalhamento e de compressão que atuam entre cada par de vértebras, chegando a atingir vários milhares de newtons.[167,168] As evidências sobre qual estratégia é mais eficaz para evitar lesões nas costas durante o levantamento são conflitantes. Embora o levantamento a partir de uma posição agachada, com a coluna lombar mantida em lordose, seja uma estratégia comum, há poucas evidências que sustentam a hipótese de que essa postura reduza as forças de cisalhamento e de compressão que atuam sobre os segmentos espinais.[169] Os indícios existentes sugerem que as forças de cisalhamento e de compressão que atuam sobre a coluna lombar sejam influenciadas pelo momento de carga, pela velocidade do levantamento e pela aceleração.[170] Um estudo realizado por Kingma e colaboradores[169] mostrou que a largura de um objeto e a altura da qual o objeto é erguido são os fatores determinantes mais importantes das forças que agem na coluna lombar do que a estratégia para fazer o levantamento. O estudo sugere ainda que o agachamento pode ser uma técnica eficaz para reduzir as forças compressivas que atuam em LV-SI, durante o levantamento de cargas estreitas, embora as técnicas de abertura das pernas e de curvatura do corpo sejam mais eficazes para reduzir as forças compressivas durante a elevação de cargas mais largas do solo.[169]

No plano sagital, a aplicação de cargas compressivas em uma pequena parte de toda a coluna lombar, ao longo de uma via vertical, produz momentos de inclinação na curvatura inerente da coluna lombar. Como resultado, a curvatura da coluna sofre grandes alterações em níveis de carga relativamente pequenos. Ao longo dos anos, inúmeros estudos demonstraram que colunas neutras sob carga compressiva sofrem insuficiência óssea,[171] especificamente fraturas de placas terminais e lesões nas trabéculas subjacentes,[172] e que cargas repetidas reduzem a força máxima das placas terminais e podem prejudicar outros tecidos.[173,174] A fratura por explosão é resultante do impacto axial.[175]

Curiosidade Clínica

É de conhecimento geral que, durante períodos em que a pressão osmótica dentro do DIV for maior do que a pressão hidrostática proveniente de cargas axiais (p. ex., quando deitado na cama), os discos absorvem fluido e aumentam o comprimento da coluna.[176-178] Portanto, indivíduos com lesões discais devem ser orientados a evitar movimentos de amplitude total (inclinação) logo após levantarem da cama.[179,180]

Estabilização lombar

Sob a perspectiva mecânica, o sistema espinal é altamente complexo e indeterminado no âmbito estático. As exigências de controle muscular da coluna variam dentro da amplitude de movimento (ADM). *Zona neutra* é o termo usado por Panjabi[181] para definir uma região de lassidão ao redor da posição de repouso neutra de um segmento espinal. Essa zona (ver a seção "Introdução à coluna vertebral") representa a posição do segmento em que a carga sobre as estruturas passivas (todos os elementos não contráteis da coluna, incluindo os ligamentos, a fáscia, as cápsulas articulares, os DIVs e os componentes não contráteis dos músculos) é mínima e a contribuição do sistema ativo (músculos e tendões que circundam e controlam o movimento da coluna) é extremamente crítica – dentro da zona neutra de movimento, as restrições e o controle de inclinação, rotação e força de cisalhamento são fornecidos sobretudo pelos músculos circunjacentes do segmento vertebral e atuam sobre ele.[182,183]

Curiosidade Clínica

A eficácia do sistema de apoio passivo é um dos aspectos da capacidade dos ligamentos, dos DIVs e das articulações zigoapofisárias em resistir às forças de translação, compressão e torsão.

Tencer e Ahmed[184] e Wilder e colaboradores[185] referem-se a um conceito semelhante denominado *ponto de equilíbrio*. O ponto de equilíbrio de um segmento motor lombar simples é definido como o ponto de aplicação de uma carga compressiva que minimiza rotações de flexão-extensão acopladas causadas pelo momento da inclinação segmentar.

Curiosidade Clínica

O tamanho da zona neutra ou ponto de equilíbrio é determinado pela integridade dos sistemas de restrição passiva e de controle ativo que, por sua vez, são controlados pelo sistema neural.[181] Alguns estudos demonstraram que zonas neutras maiores que o normal, produzidas por lesões ou traumas, estão relacionadas à ausência de controle muscular segmentar e associadas a lesões intersegmentares e degeneração do DIV.[98,181,186-188] Infelizmente, ainda não há método clínico para medir o tamanho da zona neutra.

As pesquisas conduzidas por Gardner-Morse e colaboradores[189] e por O'Sullivan e colaboradores[190] sustentam a hipótese que sugere a existência de um ponto de equilíbrio ou uma zona neutra. Eles chegaram à conclusão de que fatores como a redução patológica na rigidez do segmento motor, bem como o controle neuromuscular inadequado da musculatura espinal e a redução da atividade muscular, podiam resultar em estados de instabilidade espinal.

Curiosidade Clínica

Atividades como cargas repetitivas agudas mostraram ter efeito significativo na redução da rigidez dos tecidos passivos da coluna lombar, devido à natureza viscoelástica dos músculos, tendões, ligamentos e DIVs.[191,192]

As evidências indicam que as estruturas esqueléticas estáticas (i. e., ligamentos, discos e vértebras) não conseguem, isoladamente, dar estabilização espinal suficiente durante a maioria das atividades.[92,103] Na realidade, essas estruturas curvam-se sob o próprio peso, sem tensão muscular suficiente.[92,103] Portanto, além da integridade estrutural, a estabilização da coluna lombar baseia-se em dois sistemas básicos de apoio das costas: a pressão intra-abdominal e o apoio muscular:[103]

▶ Pressão intra-abdominal. Considerando-se que o volume da cavidade abdominal é finito, a pressão intra-abdominal (força/área) aumenta se esse volume diminuir (contração dos músculos do assoalho pélvico, abdominais e diafragma e uso de colete lombar). Richardson e colaboradores[127] propuseram que os músculos da coluna lombar formam um cilindro de pressão. Com base nessa proposta, o transverso do abdome forma a parede do cilindro, e os músculos do assoalho pélvico e o diafragma, a base e a cobertura, respectivamente (Fig. 26-12). Dentro desse sistema, o grupo de pressão intra-abdominal é mantido em um nível que possibilita o suporte espinal.[110,127,193,194] À medida que a pressão intra-abdominal eleva-se, aumenta também a força tridimensional por unidade de área exercida sobre a coluna, restringindo potencialmente o movimento espinal em todas as direções. Além disso, talvez o aumento na pressão intra-abdominal crie uma força de distração moderada nos segmentos espinais, em decorrência da separação entre o assoalho pélvico e o diafragma.

▶ Sistema de apoio muscular. Funciona por meio de uma interação complexa, segmentar ou regional de músculos espinais agonistas e antagonistas. A atividade muscular permanece disponível e é exigida em toda a ADM, exceto em situações específicas como no final da ADM da flexão lombar, quando ocorre uma redução nos reflexos da atividade muscular paraespinal, conhecida por "fenômeno do relaxamento da flexão".[133,183,195] No final da ADM espinal, as restrições à inclinação, à rotação e às forças de cisalhamento são fornecidas em grande parte pela tensão e compressão das estruturas passivas da coluna.[59] Cholewicki e McGill[92] relataram que a estabilidade é mantida *in vivo* pelo aumento na atividade (rigidez) dos músculos lombares segmentares e ressaltaram a importância do controle motor para coordenar o recrutamento muscular entre os músculos maiores do tronco e os intrínsecos menores durante as atividades funcionais, para garantir a manutenção da estabilidade. Bergmark[196] propôs o conceito de que diferentes músculos do tronco desempenham papéis distintos na estabilidade dinâmica da coluna, que mais tarde foi aperfeiçoado por outros especialistas.[92,93,127,197-199] De acordo com a respectiva função, os músculos da coluna lombar são classificados em mobilizadores ou estabilizadores.[198,199]

- A função dos mobilizadores é produzir movimento no plano sagital usando aceleração concêntrica. Esse grupo em particular gera uma quantidade enorme de força.

- Os estabilizadores podem ainda ser divididos em globais e locais.[196] O papel dos estabilizadores globais é desacelerar o momento excentricamente e controlar a rotação da coluna como um todo. Já os estabilizadores locais têm como função manter uma atividade contínua com força de baixa intensidade nas articulações em todas as posições e direções e, consequentemente, fornecer suporte articular segmentar.

Sistema muscular global

Esse sistema é composto por músculos cujas origens estão na pelve e cujas inserções estão na caixa torácica. Esses músculos incluem:

▶ Reto do abdome.

▶ Oblíquos interno e externo.

▶ Fibras laterais do quadrado do lombo.

▶ Parte torácica do iliocostal.

O sistema muscular global atua sobre o tronco e a coluna, sem inserção direta. Embora não tenham influência segmentar direta sobre a coluna, aparentemente dão estabilidade geral ao tronco. Cholewicki e McGill demonstraram que o quadrado do lombo apresentava melhores condições arquitetônicas para ser o estabilizador principal da coluna lombar.[92]

Sistema muscular local

O sistema muscular local consiste de músculos que têm inserções ou origens nas vértebras lombares ou na pelve e são responsáveis pelo fornecimento de estabilidade segmentar e controle direto dos segmentos lombares e da articulação sacroilíaca (ver Cap. 27). São eles:

▶ Porções lombares dos músculos iliocostal e longuíssimo do tórax.

▶ Fibras mediais do quadrado do lombo.

▶ Diafragma.

▶ Multífido lombar.

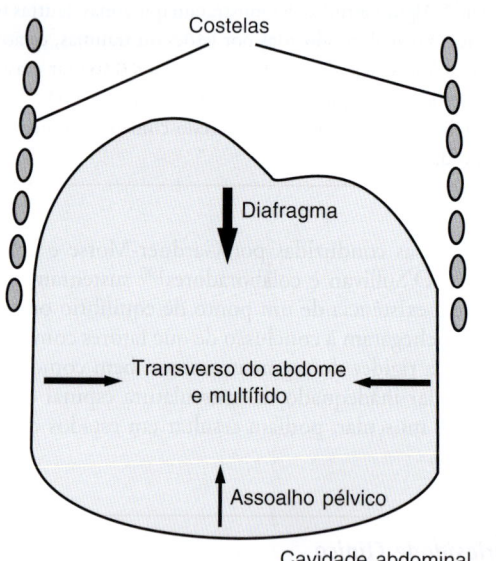

FIGURA 26-12 Sistema muscular local. (Reproduzida, com permissão, de Richardson CA, Jull GA, Hodges P, et al.: *Therapeutic Exercise for Spinal Segmental Stabilization in Low Back Pain*. London, England: Churchill Livingstone, 1999:95.)

- Músculos do assoalho pélvico (ver Cap. 27).
- Transverso do abdome.
- Fibras posteriores do oblíquo interno que se inserem no tensor da fáscia lata.

O sistema muscular local é importante no processo de controle segmentar da coluna. Além disso, esse sistema cria um efeito importante de enrijecimento na coluna lombar, aumentando, por conseguinte, a estabilidade dinâmica.[114]

> **Curiosidade Clínica**
>
> Os mesmos princípios de controle da orientação e do movimento segmentar também se aplicam à pelve (ver Cap. 26).

Transverso do abdome. Uma pesquisa recente indica que esse músculo pode desempenhar um papel de pré-fixação, porque é o primeiro músculo do tronco a tornar-se ativo antes do início de qualquer movimento[128] ou perturbação.[200] Em conjunto com o oblíquo interno, o transverso do abdome é principalmente um provedor ativo do controle rotacional e lateral da coluna, enquanto mantém níveis adequados de pressão intra-abdominal e fornece tensão para a FTL, aumentando a rigidez da coluna lombar.[201] Hodges e colaboradores[194] descobriram que a coativação do diafragma e dos músculos abdominais produz um aumento sustentado na pressão intra-abdominal.[194]

Multífido. O múltífido lombar tem o maior potencial de controle dinâmico do segmento motor, principalmente em sua zona neutra.[97,202] Em um estudo biomecânico, Wilke e colaboradores descobriram que os multífidos lombares são responsáveis por mais de dois terços da rigidez no nível segmentar LIV-LV.[188]

> **Curiosidade Clínica**
>
> O multífido lombar, o transverso do abdome e as fibras posteriores do oblíquo interno são considerados tonicamente ágeis nas posturas eretas e nos movimentos ativos do tronco,[203] sendo que o transverso do abdome é capaz de executar atividades tônicas sem depender da posição do tronco, da direção do movimento ou da carga da coluna.[201]

Exame

A DL pode surgir em várias estruturas locais na coluna lombar e em diversas fontes mais distais (ver Cap. 9). As DLs *idiopáticas e inespecíficas* surgiram como termos genéricos nos diagnósticos de disfunções na parte inferior das costas. Na realidade, até 85% dos pacientes não podem ter diagnósticos definitivos por causa das associações inconsistentes entre os sintomas, as mudanças patológicas e os resultados de exames de imagens.[204,205] Dores musculares, distensões, tendinite, distensões musculares sacroilíaca e lombar, lumbago, DL mecânica e entorse lombar são apenas alguns dos diagnósticos em uso clínico no momento. Há uma série de razões para tal dificuldade em determinar diagnósticos específicos, incluindo o envolvimento de várias estruturas em um ou mais segmentos. Essas estruturas incluem os ligamentos interconectados, as fibras externas do anel fibroso, as articulações zigoapofisárias, o periósteo vertebral, a musculatura e a fáscia paravertebral, os vasos sanguíneos e as raízes nervosas espinais.[204]

Um relatório recente elaborado pela Agency for Health Care Policy and Research,[206] atualmente conhecida por Agency for Healthcare Research and Quality, outra vez agrupou a dor em quatro grandes categorias:[207]

- Condições da coluna potencialmente graves, como tumor espinal, infecção, fratura e síndrome da cauda equina. Embora a probabilidade de ocorrência de síndromes lombares resultantes de condições graves seja baixa, as consequências de diagnósticos errôneos ou da postergação de tratamentos podem ter um custo elevado em termos de prolongamento da morbidade e de mortalidade nos casos extremos.[207]
- Causas não espinais secundárias ao envolvimento abdominal (vesícula biliar, fígado, doenças renais, enfermidades pélvicas inflamatórias, carcinoma prostático, cisto ovariano, fibroides uterinos, aneurisma aórtico ou doença torácica).
- Dor isquiática e comprometimento do tecido dural.
- Sintomas inespecíficos das costas, cuja maioria é de natureza mecânica.
- Causas psicológicas como estresse e ambiente de trabalho (incapacidade, remuneração de funcionários e ganhos secundários).

O exame físico da coluna lombar deve incluir a avaliação completa dos sistemas neuromuscular, vascular e ortopédicos do quadril, das extremidades inferiores e da região lombar e pélvica.[208] A Figura 26-13 apresenta um algoritmo simples para tomada de decisões durante o exame da coluna lombar.

História

Além da localização, do comportamento, da irritabilidade e da gravidade dos sintomas, é imprescindível que o fisioterapeuta identifique a queixa principal do paciente. Embora o diagnóstico das disfunções da coluna lombar sejam muito difíceis, a história pode fornecer algumas pistas muito importantes (Tab. 26-2). Aplicando os princípios e os fundamentos lógicos descritos nos Capítulos 8 e 9, o fisioterapeuta deve utilizar a história como ferramenta auxiliar no diagnóstico diferencial. Os seguintes fatores devem ser explorados:

- Localização.
- Início.
- História e tratamento anterior.
- Medidas paliativas (incluindo medicamentos).
- Fatores provocativos (incluindo movimentos e aspectos posicionais).
- Progresso/curso.
- Qualidade dos sintomas.
- Padrões de referência.
- Gravidade.
- Fatores temporais.

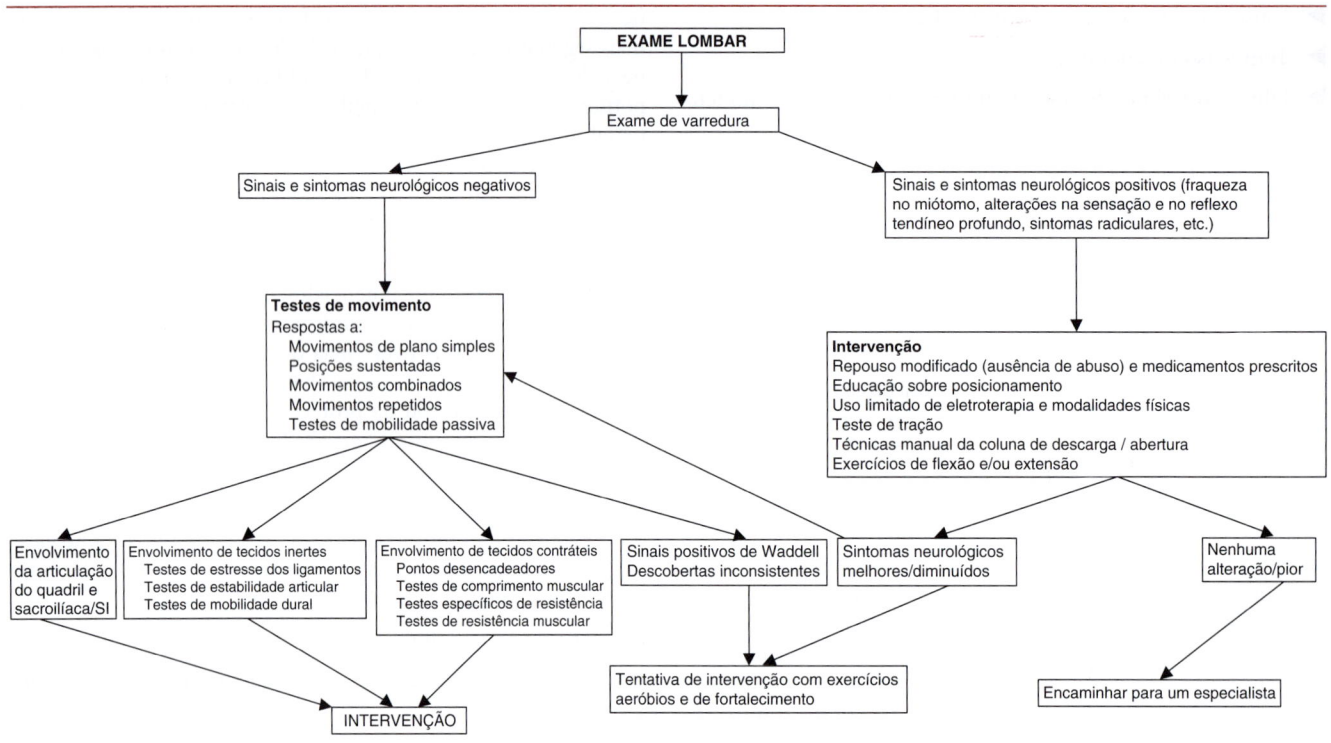

FIGURA 26-13 Algoritmo do exame lombar da coluna.

A Tabela 26-3 apresenta um modelo de questionário de varredura médica.

▶ *Localização.* A dor nas costas pode se localizar em uma posição central, unilateral ou bilateral. De maneira geral, quanto mais forte o estímulo, maior a área de referência da dor. À medida que a intensidade do estímulo diminui, a área da dor referida torna-se menor e sua localização é mais fácil. A distribuição da dor deve ser descrita pelo paciente por meio de um diagrama. A dor na parte central das costas provavelmente não seja causada por estruturas unilaterais, como a articulação zigoapofisária ou sacroilíaca, e a dor bilateral dificilmente tem origem central (uma das exceções é a protrusão do DIV central).[209]

- As inflamações nas articulações zigoapofisárias podem causar dor local nas costas ou nas nádegas,[210] além de terem sido associadas à dor referida nas nádegas e até mesmo abaixo do joelho.[141,144,211]

- A dor na virilha, embora também esteja associada a alguma patologia do quadril, faz parte das queixas normais de pacientes com hérnia de DIV lombar alta[212] (ver Cap. 20). Com frequência, quando questionados, os pacientes descrevem a dor na virilha como imprecisa e situada profundamente abaixo da pele, que costuma ser difícil de localizar de forma precisa. Embora o paciente com hérnia de DIV lombar alta muitas vezes relate dor e entorpecimento durante o exame físico, o fisioterapeuta geralmente não consegue discernir entre quaisquer achados objetivos, como sensibilidade, fraqueza muscular ou hipoestesia, exceto, talvez, em algumas vezes, uma leve hiperalgesia.[212]

- A dor nas pernas relatada por pacientes pode ser indício de radiculopatia ou de pseudorradiculopatia. As condições que geralmente resultam em sintomas radiculares incluem irritação inflamatória causada por lesões teciduais, hérnia de disco e subsequente irritação da raiz nervosa (ver Cap. 20), artrose envolvendo as articulações facetárias ou a interface discal do corpo vertebral, hematoma espinal ou estenose congênita ou adquirida do canal lateral ou central.[207] A pseudorradiculopatia, como o próprio nome sugere, é uma dor com distribuição radicular, porém causada por algum fator diferente das condições mencionadas. Os exemplos de pseudorradiculopatia incluem dor referida e sintomas produzidos por segmentos facilitados.[213] A pseudorradiculopatia e a radiculopatia apresentam elementos comuns de dor dermatomal, reflexos diminuídos, fraqueza muscular e testes positivos de provocação nervosa,[144,213,214] a despeito de diferenças óbvias na patologia. Portanto, é difícil fazer alguma distinção entre as duas condições. De maneira geral, a dor unilateral, sem nenhuma referência abaixo do joelho, pode ser causada pelas estruturas lombossacrais e pelos nervos espinais, ao passo que qualquer irritação em um nervo espinal pode causar sintomas radiculares abaixo do joelho.[215] Ocasionalmente, os pacientes podem relatar mais dor lombar do que dor nas pernas, ou vice-versa. Os pacientes que relatarem predominância de dor nas pernas sobre a dor lombar, e cujos sintomas sejam agravados com flexão da coluna lombar, muito provavelmente têm irritação nervosa causada por hérnia de disco intervertebral[215] (ver Cap. 20). O fisioterapeuta deve perguntar se o paciente sente dor ao tossir, ao espirrar ou ao contrair o abdome (tríade de Dejerine), sendo que cada uma

TABELA 26-2 Confiabilidade do exame história[a]

Perguntas referentes à história	População	Valor *káppa* ou percentual de concordância
Relato do paciente sobre[b]	1:50 pacientes do grupo com DL	Confiabilidade interavaliadores
Dor no pé		κ = 0,12; 0,73
Dor na perna		κ = 0,53; 0,96
Dor na coxa	2:33 pacientes do grupo com DL	κ = 0,39; 0,78
Dor na nádega		κ = 0,34; 0,44
Dor nas costas		κ = 0,19; 0,16
Dor abaixo do joelho	475 pacientes com dor nas costas	Questionário de teste-reteste entre pacientes Concordância de 100%
Dor dentro do pé		Concordância de 92%
Dormência abaixo do joelho[c]		Concordância de 95%
Aumento da dor na posição[d]	53 indivíduos com queixa primária de DL	Questionário de teste-reteste entre pacientes
Sentada		κ = 0,46
De pé		κ = 0,70
Caminhando		κ = 0,67
Aumento da dor na posição[e]	Seleção aleatória de 91 pacientes com DL	Confiabilidade interavaliadores
Sentada		κ = 0,49
De pé		κ = 1,0
Caminhando		κ = 0,56
Deitada		κ = 0,41
Dor na posição sentada[f]	95 pacientes com DL	Confiabilidade interavaliadores κ = 0,99; 1,0
Dor na posição inclinada[f]		Confiabilidade interavaliadores κ = 0,98; 0,99
Dor na posição inclinada[d]	53 indivíduos com queixa primária de DL	Questionário de teste-reteste entre pacientes κ = 0,65
Dor na posição inclinada[b]	1:50 do grupo pacientes com DL 2:33 do grupo pacientes com DL	Confiabilidade interavaliadores. κ = 0,51; 0,56
Aumento na dor com tosse/espirro[e]	Seleção aleatória de 91 pacientes com DL	Confiabilidade interavaliadores κ = 0,64
Aumento na dor com a tosse[d]	53 indivíduos com queixa primária de DL	Questionário de teste-reteste entre pacientes κ = 0,75
Dor ao puxar/erguer/carregar[d]		Questionário de teste-reteste entre pacientes κ = 0,77; 0,89
Início súbito ou gradual da dor[c]	475 pacientes com dor nas costas	Questionário de teste-reteste entre pacientes Concordância de 79%

[a] McCombe PF, Fairbank JCT, Cockersole BC, et al.: Reproducibility of physical signs in low back pain. *Spine* 14:908-918, 1989.
[b] Dados de McCombe PF, Fairbank JCT, Cockersole BC, et al.: Reproducibility of physical signs in low back pain. *Spine* 14:908-918, 1989.
[c] Dados de Wandell G, Main CJ, Morris EW, et al.: Normality and reliability in the clinical assessment of backache. *BMJ* 284:1519-1523, 1982.
[d] Dados de Roach KE, Brown MD, Dunigan KM, et al.: Test-retest reliability of patient reports of low back pain. *J Orthop Sports Phys Ther* 26:253-259, 1997.
[e] Dados de Vroomen PC, de Krom MC, Knottnerus JA: Consistency of history taking and physical examination in patients with suspected lumbar nerve root involvement. *Spine* 25:91-96, discussion 97, 2000.
[f] Dados de Van Dillen LR, Sahrmann SA, Norton BJ, et al.: Reliability of physical examination items used for classification of patients with low back pain. *Phys Ther* 78:979-988, 1998.
Reproduzida com permissão de Cleland J: *Thoracolumbar Spine, Orthopedic Clinical Examination: An Evidence-Based Approach for Physical Therapists*. Carlstadt, NJ: Icon Learning Systems. LLC, 2005:166-167. Reproduzida com permissão de Icon Learning Systems.

delas aumenta a pressão intratecal, que, por sua vez, pode provocar sintomas radiculares.[207] Pacientes com dor radicular bilateral provavelmente têm protrusão de disco central, espondilolistese, estenose bilateral de recessos espinais laterais, canal espinal estreito ou doença maligna.[216]

▶ **Início.** Quando o problema começou? Há quanto tempo o paciente tem o problema? Houve episódios similares no passado? As DLs podem ser agudas, crônicas ou recorrentes. Se possível, o fisioterapeuta deve tentar ordenar cronologicamente o início dos sintomas e depois determinar o que ocorreu a eles desde o início. Normalmente, o mecanismo das lesões na coluna lombar envolve levantamento, inclinação, torção ou uma combinação dos três.[27] Entretanto, a dor ligamentar postural tende a ser mais frequente em indivíduos que permanecem sentados ou de pé no trabalho por longos períodos.[217] Caso seja relatada uma causa óbvia, o fisioterapeuta deve confirmar a direção, a quantidade e a duração das forças envolvidas. As forças aplicadas na coluna lombar e no DIV varia de acordo com o trabalho ou com a posição do corpo (Tab. 26-4). De maneira geral, o início repentino da dor associada a alguma atividade ou movimento sugere que a fonte seja um ligamento, um músculo ou um DIV, ao passo que o começo gradual indica um processo degenerativo ou uma lesão que está aumentando de tamanho, como os neuromas ou as neoplasias.[216] Enquanto a dor indica a presença de irritação mecânica ou química, a parestesia, a anestesia e a fraqueza são atribuídas à diminuição na função arterial ou nervosa resultante de compressão, constrição ou outros tipos de bloqueio.[207]

A frequência dos episódios muitas vezes fornece ao fisioterapeuta a indicação de gravidade. Geralmente, é mais fácil tratar episódios estáveis de sintomas (p. ex., sintomas que ocorrem apenas em alguns anos e não mudam muito de intensidade em cada

TABELA 26-3 Questionário de triagem médica para a região lombar

	Sim	Não
Você sofreu algum grande trauma recente, como acidente de carro ou queda de determinada altura?		
Algum médico disse que você tem osteoporose?		
Você tem história de câncer?		
Sua dor melhora quando você descansa em posição confortável?		
Você teve febre recentemente?		
Você sofreu alguma perda de peso recente, mesmo que não tenha tentado comer menos ou não tenha feito mais exercícios?		
Você tomou recentemente antibióticos ou qualquer outro medicamento contra infecções?		
Você foi diagnosticado com distúrbio imunossupressivo?		
Você percebeu recentemente início de dificuldade para reter a urina?		
Você percebeu recentemente que tem necessidade de urinar com mais frequência?		
Você percebeu recentemente início de dormência na área das nádegas que coloca no assento de uma bicicleta?		
Você percebeu recentemente que suas pernas ficam fracas quando está caminhando ou subindo escadas?		

Dados de Bigos S, Bowyer O, Braen G, et al.: *Acute Low Back Problems in Adults,* AHCPR Publication 95-0642. Rockville, MD: Agency for Health Care Policy and Research, Public Health Service, U.S. Department of Health and Human Services, 1994; Du Vall RE, Godges J: Introduction to physical therapy differential diagnosis: The clinical utility of subjective examination. In: Wilmarth MA, ed. *Medical Screening for the Physical Therapist. Orthopaedic Section Independent Study Course 14.1.1.* La Crosse, WI: Orthopaedic Section, APTA, Inc., 2003:1-44. Com permissão da Orthopaedic Section, APTA.

---

episódio) do que aqueles que ocorrem com frequência diária ou semanal e aparentam agravamento gradual. Se o paciente teve episódios semelhantes anteriormente, o fisioterapeuta deve indagar se houve intervenções no passado e, em caso afirmativo, quais foram as respectivas respostas obtidas.

▶ *História e tratamento anteriores.* O fisioterapeuta deve perguntar ao paciente se ele experimentou problemas ou queixas semelhantes no passado, mesmo que a reclamação atual seja diferente. Em caso positivo, é importante determinar qual o tipo de intervenção, ou seja, se foi autoadministrada ou fornecida por alguma entidade de saúde, qual o tempo de duração e se o tratamento foi eficaz.[207]

▶ *Medidas paliativas.* É importante determinar as tentativas que foram feitas para aliviar os sintomas e, se aplicável, quais os efeitos. Dependendo da natureza da patologia, algumas posições do corpo podem produzir algum alívio, embora seja importante lembrar que, com frequência, os pacientes apresentam-se com sintomas mais complexos do que os exemplos clássicos relatados na literatura especializada:[207]

- Deitar em supino, com os joelhos flexionados, diminui a pressão sobre a coluna e a tensão nos elementos neurais. Alívio semelhante pode ser obtido em decúbito lateral. Entretanto, os pacientes com hérnia de disco neurocompressivas podem achar essa posição insustentável em um lado e tolerável no outro.

- Permanecer de pé ou em extensão pode ser menos provocativo de dor do que sentado ou flexionado em indivíduos com patologia de disco, ao passo que o oposto em geral ocorre em portadores de estenose espinal. Um exemplo clássico de alívio posicional inclui pacientes estenoicos que se inclinam em um carrinho de supermercado enquanto em movimento, para aliviar os sintomas nas costas e nas extremidades inferiores.

De maneira geral, a patologia de origem não mecânica não é responsiva a movimentos provocativos e pode ser negativamente responsiva a mudanças de posição, como nos casos de sepsia na cavidade abdominal e atividade neoplásica.[207,218]

▶ *Fatores provocativos (Tab. 26-5).* As informações sobre atividades ou posições que agravam ou aliviam os sintomas fornecem ao fisioterapeuta uma visão mais ampla sobre o quadro do paciente, isto é, se ele apresenta uma condição de origem mecânica ou não mecânica. Nas síndromes posturais, os sintomas geralmente são ampliados pela manutenção de determinada postura e aliviados pela mudança de posição. Por exemplo, se o paciente se queixar de dor quando permanece de pé com os pés juntos, a causa poderia ser estresse nas estruturas resultante do aumento na lordose, principalmente se a dor diminuir quando um pé for colocado na frente do outro ou a lordose lombar for reduzida com inclinação pélvica ativa posterior. A dor que é aliviada ao

---

TABELA 26-4 Pressões intradiscais e forças geradas por tarefas comuns

Tarefa	Carga total (kg)[a]
Deitado em supino	25
Decúbito lateral	75
De pé	150
Inclinar anteriormente a partir da cintura na posição de pé	200
Sentado	175
Inclinar anteriormente a partir da cintura na posição sentada	225

[a] Representa a carga total no terceiro disco lombar em um paciente de 70 kg.
Dados de Nachemson A: Disc pressure measurements. *Spine* 6:93-97,1981; Nachemson A, Morris JM: In vivo measurements of instradiscal pressure. *J Bone Joint Surg* 46:1077, 1964; Nachemson A: Lumbar intradiscal pressure. In: Jayson MIV, ed. *The lumbar Spine and Back Pain.* Edinburgh: Churchill Livingstone, 1987:191-203.

TABELA 26-5 Posições ou movimentos de alívio

Posição ou movimento de alívio	Causa provável
Flexão	Envolvimento da faceta articular
	Tensão na região lombar
	Estenose lateral
Extensão	Envolvimento de disco
	Irritação de raiz nervosa (hérnia de disco)
Repouso	Claudicação neurogênica

sentar com a flexão anterior, mas que não é agravada ao caminhar, pode ser indício de problema na articulação zigoapofisária, espondilolistese (nos pacientes mais jovens) ou recesso lateral ou estenose espinal (nos mais velhos). A dor que se agrava ao sentar, ao se inclinar para a frente a partir da linha da cintura ou ao se levantar, não é aliviada ao encostar-se e não aumenta por períodos curtos de pé ou caminhando pode ser indício de lesão no DIV, como protrusão ou ruptura anular.[219] Além dos pacientes com protrusão no DIV, a dor ao tossir e ao espirrar também ocorre em portadores de sacroiliíte, porque o aumento repentino na pressão intra-abdominal produz uma distração dolorosa nas articulações sacroilíacas.[209] Após a identificação do movimento ou da posição que reduz os sintomas, o foco inicial da intervenção é orientar o paciente sobre as estratégias que incentivam esse movimento ou essa postura.

▶ *Curso e progresso dos sintomas.* Perguntas relacionadas ao tipo e ao comportamento dos sintomas ajudam a determinar a estrutura envolvida e o estágio de cura. É importante verificar se a condição está melhorando ou piorando. Dor constante indica processo inflamatório, já a dor crescente constante, especialmente em idosos, pode ser um indício de presença de malignidade.[216] A dor que se expande e aumenta gradualmente está associada a ampliações de lesão crescente, como um neuroma ou uma neoplasia.[216] Dor com movimento sugere a presença de causas mecânicas. Se os músculos e os ligamentos estiverem envolvidos, a atividade tende a diminuir a dor, mas ela poderá agravar-se com movimentos repetidos ou posições sustentadas à medida que as estruturas tornam-se fatigadas ou superestressadas.[220,221] A dor dural costuma ser difusa, vaga e propaga-se no sentido ascendente até o tórax e no descendente até as coxas.[209]

Os sintomas de patologia lombossacral podem indicar a presença de fenômenos de centralização e periferalização.[220,222,223] Centralização dos sintomas é a retirada progressiva da extensão mais distal da dor referida ou radicular para a linha média da coluna lombar. Periferalização refere-se a um movimento na direção oposta. De maneira geral, a centralização sinaliza melhora na condição do paciente.[224]

▶ *Qualidade dos sintomas.* A dor é a queixa inicial mais comum envolvendo a região lombar. Os fatores usados pelos pacientes para caracterizar a dor fornecem indícios importantes sobre a origem do problema (Tab. 26-6).

▶ *Irradiação/referência dos sintomas.* Na maioria das vezes, a dor lombar que emana das estruturas ósseas, dos tecidos moles ou dos elementos neutros demonstram um padrão de associação de referência ou de irradiação.[207] Em determinado nível espinal, padrões semelhantes de dor dermatomal, miotomal e esclerotomal representam as distribuições de uma única raiz nervosa. Entretanto, é difícil determinar a estrutura lesionada envolvida, baseando-se apenas no padrão.[207] A dor radicular e dermatomal geralmente são usadas de forma intercambiável, embora tenham significados diferentes:

- A dor radicular refere-se à dor iniciada por irritações radiculares nervosas e apresenta-se ao longo do caminho da raiz.
- A dor dermatomal refere-se à dor na distribuição de uma única raiz nervosa sensorial que inerva a pele e apresenta-se na superfície.

Há dois outros tipos de definição pertinentes. Um miótomo consiste de grupos musculares supridos por um único segmento espinal, ao passo que um esclerótomo é uma área óssea ou fáscia suprida por um único segmento espinal.[207]

▶ *Gravidade.* A ferramenta utilizada com maior frequência para avaliar a gravidade é uma escala de classificação numérica, em que 0 representa a ausência de dor, e 10 ou 100, a extremidade mais intensa da dor experimentada ou imaginada pelo paciente. Existem outras ferramentas que permitem quantificar os sintomas dos pacientes em um grau maior ou menor:[207]

- A escala analógica visual é usada com frequência, principalmente no caso de pacientes novos e durante os reexames. Essa escala consiste de uma linha sem marca de 10 cm, com indicadores de "sem dor", na extremidade esquerda, e de "dor extrema", na extremidade direita. O paciente deve marcar a linha no ponto corresponde ao seu nível de dor.
- Os gráficos coloridos são muito úteis quando usados com pacientes jovens e com os com dificuldade de dar informações devido a barreiras de idiomas. As cores vão de vermelho a violeta, sendo que o vermelho representa a dor extrema; e o violeta, a ausência de dor.
- As descrições verbais "mínima", "leve", "moderada" e "grave" também podem ser usadas para classificar os níveis de dor, embora possam induzir a interpretações incorretas.

É importante quantificar a intensidade da dor do paciente no nível atual, quando estiver nos pontos mínimo e máximo, e uma média estimada durante um período selecionado, por exemplo, uma semana.[207] Essas informações podem ser usadas como medições de resultados nos tratamentos subsequentes.

▶ *Fatores temporais – variação diurna e noturna nos sintomas.* A determinação da ligação entre a hora do dia e o início dos sintomas pode ajudar a diferenciar entre condições mecânicas e inflamatórias. Por exemplo, as lesões musculares podem ser levemente dolorosas de manhã ao se levantar, aumentando a intensidade da dor no final de um dia de atividades.[207] Os portadores de condições inflamatórias como espondilite anquilosante, lesão no DIV, osteoartrite ou doença de Scheuermann, tendem a experimentar sintomas maiores de manhã, depois que as articulações e os tecidos circunjacentes terem tempo de enrijecer. Além disso, os pacientes com dor de origem mecânica geralmente relatam aumento nos sintomas durante o período da manhã, quando sua atenção não é desviada pelo trabalho ou pelas atividades da vida diária (AVDs).[207] Isso pode ocorrer também ao se observar os pa-

TABELA 26-6 Termos usados para descrever a dor e sua origem

Descrição da dor	Origem da dor
Dor profunda e incômoda	Tecidos ósseos
Dor imprecisa, dor contínua, dor abrasadora, irritação e cãibra	Músculos/fáscia
Dor aguda, dor penetrante, dor lancinante, formigamento, dor abrasadora, dormência e fraqueza	Nervos
Dor abrasadora, dor aguda, dor latejante, formigamento e friagem	Vascular
Dor profunda, cãibra e dor aguda	Visceral

drões de dor durante a semana, quando ocorre a maior parte das atividades, tanto em casa como no trabalho, em comparação com os finais de semana, quando o tempo de repouso em geral é maior.[207] A dor noturna que acorda o paciente pode ser um indício de atividade neoplásica ou infecção (sinal de alerta; Tab. 26-7) e deve ser tratada imediatamente. Porém, pacientes que acordam *depois de algum movimento*, como mudança de posição durante o sono, apresentam um risco menor de "sinais de alerta".[207] O mesmo ocorre nos casos de indivíduos com dificuldade de voltar a dormir depois de se levantar, por exemplo, para ir ao banheiro.[207] Dependendo do tamanho do paciente, a posição em prono tem a tendência de comprimir as estruturas posteriores e agravar disfunções na extensão zigoapofisária. A dor persistente e progressiva em supino pode ser um indício de lesão neurogênica ou de ocupação de espaço com infecção, edema ou tumor. Pode sinalizar também alguma disfunção na extensão zigoapofisária, principalmente se o paciente apresentar encurtamento adaptativo marcante nos flexores do quadril ou no reto do fêmur. No caso das mulheres, a DL pode apresentar periodicidade mensal relacionada ao ciclo menstrual.

Além das perguntas básicas, o fisioterapeuta deve abordar também as seguintes áreas:

▶ *Saúde geral do paciente e história médica anterior.* Esse componente inclui verificação da história familiar de artrite reumatoide, lesões no DIV,[225] diabete, osteoporose e doença vascular. Durante a coleta de informações sobre a história da saúde do paciente, os seguintes itens são extremamente úteis: história da saúde da família, relatos de acidentes, outras queixas associadas e não associadas, medicamentos, alergias, cirurgias, hospitalizações e fatores relacionados ao estilo de vida.[207] O fisioterapeuta deve pedir informações sobre a presença ou ausência de doenças anteriores, incluindo, mas não se limitando a, diabete, doença cardíaca, câncer e hipertensão. É imprescindível documentar todos os tipos de alergia. Além disso, é necessário anotar datas, informações do provedor para contato e os resultados de hospitalizações e de procedimentos cirúrgicos.[207] Em relação a diagnóstico e tratamento, é vital determinar o nível de condicionamento do paciente.

▶ *Idade do paciente.* A espondilolistese é mais comum na faixa etária de 10 a 20 anos.[216,226] Câncer, fraturas por compressão (ver Cap. 9), estenose por recesso lateral e espinal e aneurismas aórticos são mais recorrentes em indivíduos com idade superior a 65 anos.[227,228] A espondiloartropatia inflamatória[204] e as lesões no DIV[216] são mais comum dos 15 aos 40 anos. A osteoartrite e a espondilose surgem com mais frequência acima de 45 anos.[216]

▶ *Ocupação.* As informações sobre o trabalho do paciente devem incluir o nível estimado de atividade, variando de sedentário vigoroso.[207] Além disso, as informações sobre fatores como estilo de vida, passatempos favoritos e rotina de exercícios são extremamente úteis. Flexão e rotação do tronco, levantamento, carga axial, posturas flexionadas sustentadas, vibração e baixo nível de satisfação no trabalho são considerados fatores de risco para dor nas costas.[229-231] O nível de comprometimento ou de incapacidade produzido por uma lesão está relacionado ao tipo de trabalho. Por exemplo, a DL discodural produz mais incapacidade em motoristas de caminhão que ficam sentados o dia inteiro do que em indivíduos cujo trabalho é leve e variado. Em alguns casos, não há restrições para as atividades normais do paciente, embora não seja possível praticar esportes.[216] O fisioterapeuta deve saber se há fatores estressantes no trabalho, físicos ou emocionais, que possam adiar a recuperação ou aumentar a probabilidade de cronicidade.[207] Para tanto, é necessário entender profundamente a descrição das funções exercidas pelo paciente e o ambiente de trabalho. Dependendo das circunstâncias, os fatores relacionados ao estilo de vida podem ser uma fonte de irritação física ou

TABELA 26-7 Sinais de alerta para a região lombar

Condição	Sinais de alerta
Tumor relacionado com as costas	Idade acima de 50 anos
	História de câncer
	Perda de peso inexplicável
	Insusesso de terapias conservadoras
	Idade acima de 50 anos ou história de câncer ou perda de peso inexplicável ou insucesso de terapias conservadoras
Infecção relacionada com as costas (osteomielite espinal)	Infecção recente (no trato urinário ou na pele)
	Uso/abuso de medicamentos intravenosos
	Distúrbio imunossupressivo concorrente
Síndrome da cauda equina	Incontinência ou retenção da urina
	Incontinência fecal
	Anestesia em sela
	Fraqueza global ou progressiva nas extremidades inferiores
	Deficiências sensoriais nos pés (i.e., áreas de L4, L5 e S1)
	Extensão, dorsiflexão do tornozelo e fraqueza na flexão plantar do tornozelo
Fratura da coluna	História de trauma (incluindo exercícios de força ou levantamento de objetos pesados para portadores de osteoporose ou idosos)
	Uso prolongado de esteroides
	Idade acima de 70 anos

Reproduzida, com permissão, de Du Vall RE, Godges J: Introduction to physical therapy differential diagnosis: The clinical utility of subjective examination. In: Wilmarth MA, ed. *Medical Screening for the Physical Therapist. Orthopaedic Section Independent Study Course 14.1.1.* La Crosse, WI: Orthopaedic Section, APTA, Inc, 2003:1-44. Reproduzida com permissão de Orthopaedic Section, APTA.

psicossocial ou ser usados como força motivacional durante o tratamento.[207] Além disso, a DL pode exercer impactos negativos na participação do paciente em passatempos favoritos (*hobbies*). A recuperação e o retorno a essas atividades também podem ser usados como fatores motivacionais.[207]

▶ *Impacto dos sintomas.* O efeito dos sintomas sobre o trabalho, as atividades diárias e as atividades recreativas do paciente pode ser avaliado por meio de testes de avaliação funcional (descritos mais adiante). Com essas informações, o fisioterapeuta pode estabelecer uma linha básica para medir progressos que sejam significativos para o paciente. Além disso, pode determinar se a situação justifica a aplicação de dispositivos auxiliares.

▶ *Uso de medicamentos.* Os medicamentos para dor podem mascarar os sintomas. Se o paciente informar que tomou algum medicamento antes do exame, talvez o fisioterapeuta não consiga obter uma resposta autêntica para a dor. Por isso, é importante perguntar ao paciente sobre a dosagem e a frequência do uso de medicamentos sem receita ou com prescrição médica, principalmente corticosteroides e anticoagulantes, vitaminas e suplementos, inclusive os herbáceos (ver Cap. 30).

> **Curiosidade Clínica**
>
> Em geral, a dor que é pior na extremidade inferior do que na região lombar indica irritação na raiz nervosa, enquanto a mais acentuada na região lombar do que na extremidade inferior provavelmente sinalize problema em uma estrutura da coluna.[232]

▶ *Fatores psicossociais e sinais inorgânicos.* Durante o história inicial, é importante documentar quaisquer fatores psicossociais ou sinais e sintomas inorgânicos, já que podem afetar diretamente a capacidade do fisioterapeuta em obter um diagnóstico preciso e completo do paciente (ver a seção "Conclusões do exame"). Isso pode causar também algum impacto na resposta do paciente ao tratamento e no prognóstico.

Revisão de sistemas

É sempre importante lembrar que a dor referida na área da coluna lombar possa ser causada por condições patológicas em outras regiões. Por exemplo, os relatos de dor na região lombar superior podem sugerir a possibilidade de trombose aórtica, neoplasia, apendicite crônica,[233] espondilite anquilosante ou doença visceral (ver Cap. 9 e Tab. 26-7).

O fisioterapeuta deve verificar se houve alguma perda de peso recente e inexplicável, dor noturna não relacionada a movimentos ou alterações na função da bexiga e do intestino.

Qualquer um dos achados a seguir pode ser indício de patologia grave:

▶ Perda de peso inexplicável ou dor noturna não associada a movimentos pode ser sinal de malignidade. Em muitos casos cuja DL é causada por infecção ou câncer, a dor não é aliviada quando o paciente permanece deitado.[234] Entretanto, esse achado não se aplica especificamente a essas condições.[204]

▶ Disfunções no intestino ou na bexiga podem ser indícios de compressão grave da cauda equina (síndrome da cauda equina). De maneira geral, essa condição rara é causada por tumor ou hérnia de DIV substancial na linha média. Comumente, a presença de retenção urinária com incontinência abundante ocorre em associação com perda sensorial em uma distribuição em sela, dor isquiática bilateral e fraqueza nas pernas.[204] Essa condição representa uma emergência médica.

Testes e medidas

Observação

A observação envolve uma análise completa de movimentos e respostas, além das posições adotadas pelo paciente. Independentemente de o fisioterapeuta decidir cumprimentar o paciente na sala de espera ou na de exame, a avaliação deve começar com o contato inicial.[207] O padrão da marcha e qualquer antalgia, por exemplo, fornecem informações importantes. A hipermobilidade ou a instabilidade lombar superior ou toracolombar pode resultar na facilitação dos segmentos lombares superiores, com a consequente hipertonicidade do psoas.[213,235] Esse processo pode reduzir a extensão do quadril durante a marcha, resultando no encurtamento das passadas no lado envolvido.[108] O peso do corpo e as forças de reação do solo, geradas pelo andar rápido, podem equalizar o comprimento da passada imobilizando ou desestabilizando a junção lombossacral ou a articulação sacroilíaca ipsilateral.[108] Esse processo é reforçado pela tração mecânica do psoas encurtado, aumentando o estresse sobre a coluna lombar superior e a facilitação.

Depois de entrar na sala de exame, o paciente deve usar roupas que permitam a inspeção completa da coluna e das extremidades inferiores. Embora o alinhamento espinal dê algumas informações valiosas, ainda não foi feita uma correlação positiva entre alinhamentos anormais e dor.[29,236] "Boa postura" é um termo subjetivo que se baseia em fatos que o fisioterapeuta acredita serem corretos e pode ser altamente variável (ver Cap. 13).

Região posterior. Os ombros e a pelve devem estar completamente nivelados, e os contornos ósseos e de tecido mole devem parecer simétricos. Não deve haver diferenças no volume muscular entre os dois lados e as regiões do eretor da espinha. Embora seja rara, a atrofia dos paraespinais pode indicar a presença de doenças inflamatórias crônicas como espondilite anquilosante e tuberculose ou, ainda, sugerir a presença de poliomielite ou miopatia.[209] Nos casos de atrofia dos músculos paravertebrais ou da extremidade, o fisioterapeuta deve verificar se o padrão é segmentar ou não segmentar. A predominância da porção toracolombar do eretor da espinha sinaliza estabilização fraca dessa área[151] ou assimetria rotacional.[237] O espasmo assimétrico dos músculos paraespinais ou dos glúteos pode dar a impressão de serem mais proeminentes do que aqueles do lado normal. O espasmo é um alerta para a presença de dor isquiática ou de doença grave.[209]

A assimetria estrutural na região lombar muitas vezes está associada à dor. Os ângulos da escápula devem permanecer nivelados com o sétimo processo espinhoso torácico; as cristas ilíacas devem continuar alinhadas.[238] As EIPSs, os maléolos mediais e os laterais devem estar nivelados com seus pares do lado oposto. Qualquer diferença entre os dois lados indica discrepância de comprimento de membro funcional (ver Cap. 27). Essa discrepância pode ser causada por alterações no comprimento ósseo e na mecânica ou disfunção articular[239] (Tab. 26-8).

As vértebras torácicas e lombares devem permanecer alinhadas no sentido vertical. A curvatura da coluna é conhecida por *escoliose* (ver Cap. 13).

TABELA 26-8 Causas de diferenças funcionais no comprimento dos membros

Articulação	Alongamento aparente	Encurtamento aparente
Sacroilíaca	Rotação anterior	Rotação posterior
Quadril	Abaixamento	Caminhada
	Extensão	Flexão
	Rotação externa	Rotação interna
Joelho	—	Flexão
		Valgo
		Varo
Pé	Supinação	Pronação

Deformidades, marcas de nascença e manchas peludas são indícios de deficiências congênitas do sistema integumentário e/ou de anomalias subjacentes nos sistemas derivados dos mesmos segmentos embriológicos.[240] As manchas peludas ou tufos que se localizam na base da coluna lombar podem evidenciar espinha bífida oculta ou diastematomielia.[241]

Região lateral. O fisioterapeuta deve observar a quantidade de lordose lombar e verificar se ela é excessiva ou reduzida. A lordose lombar tem a aparência de uma curva suave e leve, com uma transição gradual na junção toracolombar.

▶ Lordoses excessivas podem resultar em uma síndrome pélvica cruzada.[151] Nessa síndrome, o eretor da espinha e o iliopsoas são encurtados adaptativamente e os músculos abdominais e o glúteo máximo são fracos. Como resultado, essa síndrome produz encurtamento adaptativo do LLP, dos extensores lombares e dos músculos flexores do quadril e alongamento do LLA e dos abdominais inferiores. Lordoses excessivas também podem indicar a presença de espondilolistese. Frequentemente, com essa condição, toda a coluna fica em um plano anterior ao sacro. Provavelmente, nos processos espinhosos, também haja projeções lombares médias ou inferiores associadas que podem ser palpadas, caso não sejam visíveis. A postura de inclinação pélvica anterior também é causada pela fraqueza dos músculos abdominais ou pelo encurtamento adaptativo do iliopsoas ou da fáscia toracolombar, com alongamento subsequente dos músculos isquiotibiais e dos glúteos.[151]

▶ Costas planas indicam que o paciente tem estenose espinal lombar ou com recesso lateral. A lordose plana é causada por inclinação pélvica posterior, encurtamento adaptativo dos isquiotibiais e fraqueza dos músculos flexores do quadril.[151]

▶ As lordoses invertidas, muitas vezes conhecida por *sway back*, são causadas por cifose torácica e inclinação pélvica posterior. Essa postura resulta no alongamento dos ligamentos anteriores do quadril, extensores das costas e flexores do quadril, na hiperextensão do quadril e na compressão das vértebras posteriormente.[151] A presença de cifose na coluna lombar também pode ser indício de lesão no LSE.

O tipo de calçado usado pode ser um fator de risco. Por exemplo, os sapatos com salto alto têm a tendência de alterar o ângulo pélvico e aumentar a lordose.[242]

Palpação

Há alguma discordância em relação ao momento, durante o exame, em que a palpação deve ocorrer, sendo que alguns autores preferem executar essa parte no final.[243] A ordem dos procedimentos dos exames deve refletir a percepção do desconforto potencial do paciente e evoluir dos menos para os mais invasivos.[207] Por exemplo, os pacientes que relatarem dificuldade em deitar sobre o estômago devem ser examinados em prono apenas se for estritamente necessário, ou seja, essa posição deve ser analisada na fase final do exame. Em indivíduos que conseguem ficar em todas as posições, sem sofrimento excessivo, é mais conveniente executar procedimentos de acordo com a gravidade, movimentando da posição de pé para a sentada, em supino, em decúbito lateral e em prono.[207]

Sempre que realizada, a palpação na área da coluna lombar deve ser feita de maneira sistemática e juntamente com a palpação na área pélvica, descrita no Capítulo 27, e na área do quadril, apresentada no Capítulo 17. A palpação na região lombar pode ser otimizada com o paciente em prono, embora também possa ser executada na posição sentada. O examinador deve iniciar a avaliação nos tecidos moles, para verificar a presença de eventuais aumentos na temperatura focal.[207]

Na maioria dos indivíduos, o ponto médio de uma linha imaginária traçada entre as cristas ilíacas representa o interespaço LIV-LV e o nível do processo transverso de LIV. Os processos transversos de LIII, LII e LI localizam-se a uma distância de dois dedos em posição superior à respectiva vértebra;[244] alternativamente, podem ser encontrados no nível do pólo inferior do processo espinhoso da vértebra logo acima ou abaixo. As articulações zigoapofisárias lombares de cada segmento motor situam-se cerca de 2 a 3 cm laterais aos processos espinhosos. O fisioterapeuta deve marcar no paciente o ponto de referência indicando a posição de LIV. O processo espinhoso de LV localiza-se em uma posição imediatamente inferior a esse ponto. Em comparação com LIV e LIII, o processo espinhoso de LV é curto, pontudo e grosso. O fisioterapeuta deve executar os movimentos superiormente, a partir do processo espinhoso de LV, palpando cada nível segmentar com muito cuidado. Durante a palpação, qualquer evidência de sensibilidade, alteração na temperatura, espasmo muscular ou alinhamento anormal pode revelar comprometimentos subjacentes.

Região posterior. Para otimizar os resultados da palpação nessa região da coluna lombar, o paciente deve permanecer em posição pronada relaxada ou inclinado sobre a mesa de tratamento.

▶ O examinador deve movimentar o dedo indicador e o médio rapidamente para baixo na coluna e procurar projeções anormais ou assimetrias nos processos espinhosos. Quaisquer alterações na direção póstero-anterior, principalmente no nível segmentar de LIV-LV ou de LV-SI, indicam espondilolistese.[245] A dor específica resultante da pressão póstero-anterior sobre o segmento serve como informação adicional. Qualquer assimetria dos processos espinhosos na direção póstero-anterior pode ser indício de acunhamento de um corpo vertebral ou da perda completa de dois espaços adjacentes do DIV.[209] A ausência de um processo espinhoso pode estar associada à espinha bífida. Alterações de um lado a outro no processo espinhoso evidenciam a presença de assimetria rotacional da vértebra.[237]

▶ O fisioterapeuta deve palpar os LSEs. De maneira geral, esses ligamentos são flexíveis, elásticos e insensíveis. Por serem os ligamentos mais superficiais e mais afastados do eixo de flexão, têm grande potencial para distensões.[84]

▶ A palpação dos processos transversos de TXII e de LV apresenta algumas dificuldades. É fácil palpar o processo transverso de LIII que, geralmente, é o mais longo. Também é

possível palpar os processos transversos de LI, LII e LIV. O processo transverso de LV é coberto pelo ílio posterior.[246]
▶ Os pacientes com sensibilidade localizada sobre as articulações zigoapofisária, sem outros sinais de tensão radicular ou neurológicos, podem sentir dor nessas articulações.[247] Essa fonte pode ser confirmada se o paciente apresentar respostas satisfatórias às infiltrações intra-articulares ou aos bloqueios das ramificações mediais dos ramos dorsais.[247,248]
▶ Pontos sensíveis e bem-localizados no nível do glúteo e da crista ilíaca, 8 a 10 cm da linha média, indicam síndrome de Maigne.[249] Essa síndrome caracteriza-se por dor na articulação sacroilíaca e na região lombar inferior e glútea e ocasionalmente por dor irradiada para a coxa, no sentido lateral ou posterior.
▶ Normalmente, a pele pode deslizar com facilidade sobre a coluna e a região glútea. A tensão ou dor produzida com o deslizamento da pele pode ser indício de alguma patologia subjacente.[250] A fonte dos sinais e dos sintomas é uma irritação na ramificação cutânea medial dos ramos dorsais dos nervos espinais T12 ou L1, durante sua passagem pelo túnel fibrósseo na crista ilíaca.[249]

Região anterior

▶ A área inguinal, localizada entre a espinha ilíaca ântero-superior e a sínfise púbica, deve ser palpada com muito cuidado para possibilitar a localização de sensibilidade, que pode ser um indício de hérnia, abscesso, distensão do ligamento ou infecção, se os nodos linfáticos estiverem inchados e sensíveis.
▶ Em alguns casos, a região anterior dos corpos vertebrais torna-se palpável quando o paciente está em supino, com os quadris flexionados e os pés planos na mesa de exame. A sensibilidade nessa região sinaliza irritação do LLA, indicando, em alguns casos, instabilidade anterior.[56]

> **Curiosidade Clínica**
>
> A avaliação das artérias abdominais, inguinais e poplíteas e dos pulsos podálicos distais depende da apresentação e do perfil do paciente.[207] Como regra geral, a aorta abdominal deve ser avaliada para verificar a presença de possíveis hipertrofias por meio de palpação e ausculação em indivíduo com idade superior a 50 anos, com início agudo de DL.[207]

Teste de movimentos ativos

Os movimentos ativos normais, que variam consideravelmente entre os indivíduos, envolvem os tecidos contráteis funcionais e inertes e as funções neurológicas ideais[163,164,251-253] (Tab. 26-9). Entretanto, a qualidade dos movimentos e os sintomas produzidos, em vez da quantidade de movimentos, são mais importantes. A reprodutibilidade (precisão) do esforço de um indivíduo é um indicador do esforço ideal. Os resultados das medições não devem alterar significativamente (mais de 5°) com esforços repetidos.[254] O padrão capsular para a coluna lombar é a flexão normal do tronco, a redução na extensão lombar com rotação e a inclinação lateral limitada uniformemente em ambos os lados.[255]

Durante os testes de movimento, é imprescindível que o fisioterapeuta tenha uma boa visão da coluna. Apesar de não refletir movimentos intervertebrais verdadeiros por causa da pele,[256] a medição externa do movimento vertebral é menos invasiva e mais prática do que as radiografias. Embora a limitação dos movimentos da coluna não esteja fortemente associada a qualquer diagnóstico específico, esse achado ajuda a planejar ou monitorar as intervenções fisioterapêuticas.[204]

TABELA 26-9 Amplitude de movimento ativo normal da coluna lombar

Movimento	Amplitude (graus)
Flexão	40-60
Extensão	20-35
Inclinação lateral	15-20
Rotação axial	3-18

> **Curiosidade Clínica**
>
> Entre os testes de movimento da coluna, a rotação, a inclinação lateral e a distância da ponta do dedo até o chão evidenciam as associações mais consistentes com a gravidade da DL.[256]

Permanecendo de pé, o paciente deve fazer movimentos de flexão, extensão e inclinação lateral para ambos os lados (Fig. 26-14A-D). Caso seja possível atingir a ADM ativo (ADMA) total, sem produção dos sintomas, o fisioterapeuta pode introduzir exercícios com movimentos combinados (ver a seção seguinte). Se esses movimentos não reproduzirem os sintomas, não é necessário avaliar os passivos. Entretanto, os movimentos resistidos podem produzir achados clínicos adicionais.[207] A dor induzida pela ADMA pode envolver vários tecidos, como músculos e tendões, ligamentos e cápsulas, ossos e nervos. A chave para decifrar qual estrutura lesionada está envolvida no processo é determinar o tipo de dor produzida e se os movimentos ativos, passivos ou resistidos produzem dor. As lesões que envolvem tecidos não contráteis como ligamentos, cápsulas de facetas e DIVs são causadas por cargas ativas ou passivas sobre a estrutura, ao passo que a contração muscular isométrica resistida geralmente não produz dor, a menos que, nos casos de hérnia de disco, a contração do "cinturão abdominal" (i.e., transverso, oblíquos, reto, multífido, assoalho pélvico e diafragma) aumente a pressão intratecal.[207] Os padrões capsulares de movimentos restritos na coluna lombar, nos casos em que os tecidos não contráteis sejam os principais responsáveis pela limitação, são (por ordem de maior restrição) a inclinação lateral e a rotação, seguidas pela extensão.[207]

Os testes de ADMA devem ser observados pela frente e por atrás do paciente. No final de cada movimento ativo, o fisioterapeuta deve aplicar sobrepressão para avaliar a sensação de final do movimento, sendo que os testes de resistência devem ser feitos com os músculos nas posições de alongamento.

O fisioterapeuta deve considerar a hipótese de o paciente permanecer na ADM final de cada teste por 10 a 20 segundos, se as posições sustentadas aumentarem os sintomas. Devem ser executados movimentos repetidos, nos casos em que a história revela que os movimentos repetitivos ou combinados aumentam os sintomas. McKenzie[220] defende o uso de movimentos sustentados ou repetidos da coluna como tentativa para alcançar a posição nuclear. A função desses movimentos é tornar os sintomas laterais periféricos, desde a linha média ou distalmente para baixo até a extremidade ou, de maneira ideal, localizar os sintomas até um ponto mais central ou próximo da linha média. Um estudo com 87 indivíduos com DL[222] e dor nas pernas revelou que aqueles que apresentaram resultados excelentes com intervenção baseada

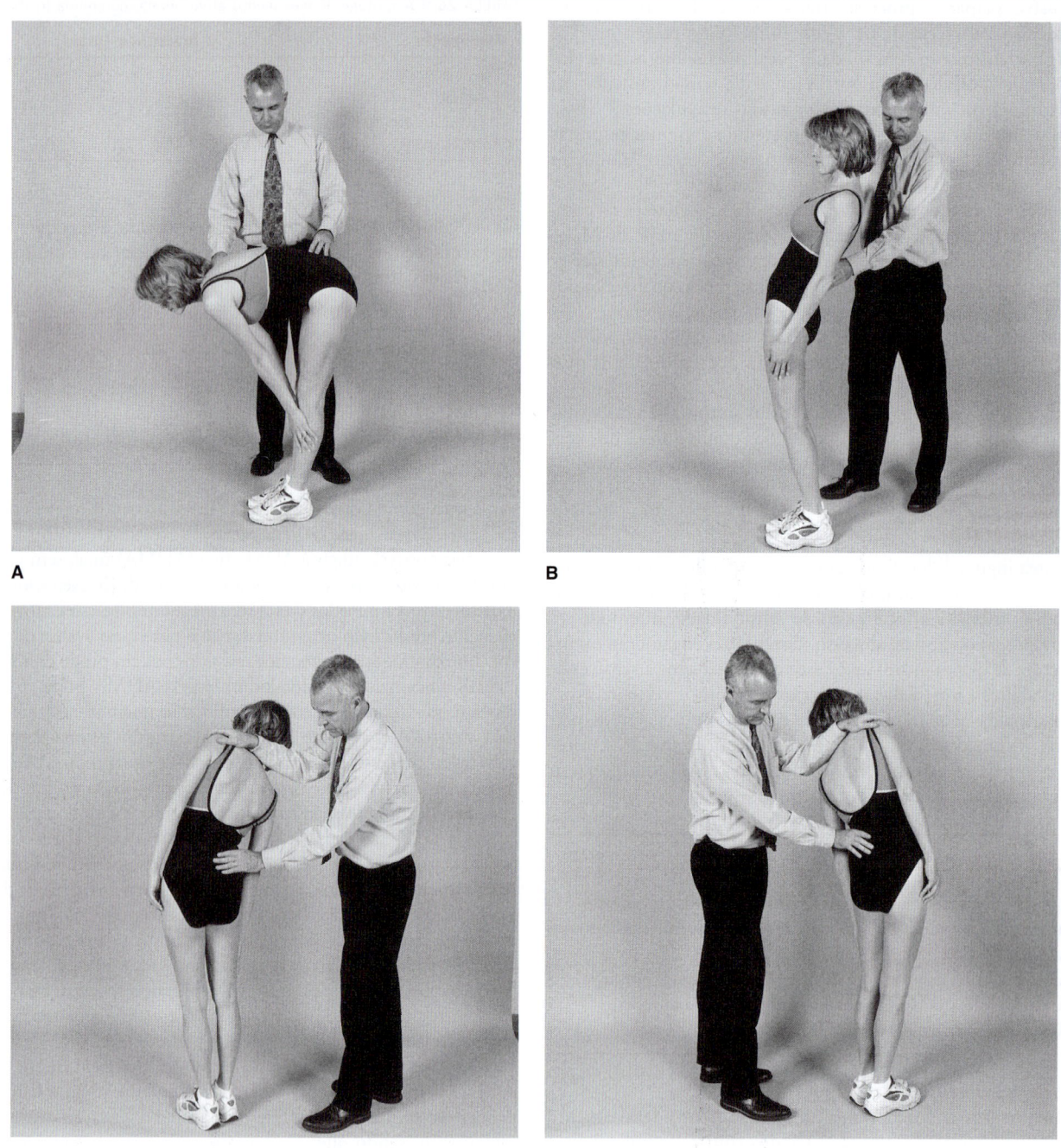

FIGURA 26-14 Amplitude de movimento ativo da coluna lombar. (A). Flexão. (B). Extensão. (C). Inclinação lateral à direita. (D). Inclinação lateral à esquerda.

na teoria de McKenzie relataram a presença de centralização durante o exame inicial. Um outro estudo[223] encontrou uma correlação significativa entre discogramas positivos e periferalização e centralização, com a incidência de um anel fibroso adequado bem maior entre pacientes com centralização e discogramas positivos.

Durante os movimentos ativos, o fisioterapeuta deve observar o seguinte:

▶ *Curva da coluna.* A curva da coluna em flexão, extensão e inclinação lateral deve ser suave. A angulação resultante da flexão ou da extensão indica uma área de instabilidade ou hipomobilidade. Na inclinação lateral, a angulação sinaliza hipomobilidade abaixo do nível ou hipermobilidade acima do nível na coluna lombar.[250]

▶ *Presença de quaisquer desvios durante ou no final da amplitude.* O insucesso em recuperar-se da flexão aos poucos pode ser um indício de instabilidade.[257] Isso em geral ocorre no ponto final da flexão quando o paciente volta para a postura ereta e estende a coluna lombar, com o auxílio do apoio das mãos nas coxas ou fazendo uma série de exercícios de contração muscular.

▸ *Provocação de sintomas.* O fisioterapeuta deve determinar se os sintomas são neurológicos ou não e qual a distância da extensão da distribuição da dor. A dor na perna produzida por qualquer movimento, exceto o de flexão, não é um bom sinal prognóstico;[255] nem a dor na parte posterior da perna, reproduzida pela extensão, rotação ou inclinação lateral, considerando que geralmente isso é um indício de prolapso ou de extrusão significativa (ver Cap. 20).

▸ *Quaisquer limitações amplas de movimento.* A limitação ampla das duas inclinações laterais indica espondilite anquilosante ou osteoartrite significativa.

▸ *Quaisquer movimentos compensatórios.*

A maioria dos dados publicados sobre ADM não é concomitante com as informações sobre a origem demográfica dos indivíduos, principalmente com relação a idade, sexo e ocupação. Os métodos para medir objetivamente os movimentos lombares incluem:[252]

▸ Medição visual da ADM (olhar intensamente). Esse método é aprovado pela American Academy of Orthopedic Surgeons.[258] Sua validade é questionável, embora seja a técnica mais fácil e rápida.[259]

▸ Uso de uma fita métrica para medir a distância de uma marca óssea até o solo, no final do movimento disponível. Esse teste permite fazer apenas a medição grosseira do movimento lombar.[260]

▸ Medição goniométrica. O goniômetro universal é o dispositivo mais acessível e de menor custo. É importante observar que a medição goniométrica da coluna lombar geralmente envolve algum movimento toracolombar. Deve-se notar também que os pesquisadores encontraram uma confiabilidade inter e intra-avaliadores inconsistente em todas as medições goniométricas da coluna toracolombar.[261-263] A Tabela 26-10 apresenta uma lista de marcas de referências para avaliar as ADMs lombares por meio do goniômetro.

▸ Técnica modificada de Schöber,[264] que mede as alterações na distância entre duas marcações na pele sobre a coluna lombar, durante a flexão ou extensão. O fisioterapeuta deve marcar um ponto central entre as duas EIPSs, ou seja, no nível de SII. A seguir, deve marcar também os pontos em 5 e 10 cm acima desse nível e medir a distância entre os três pontos. O paciente deve inclinar-se anteriormente a fim de permitir que a distância seja medida novamente. A distância entre as duas medições indica a quantidade de flexão que ocorre na coluna lombar. Esse método também está sujeito a erros por mensurar apenas os níveis lombares inferiores e não revelar a quantidade de movimento disponível em toda a coluna lombar.[265]

▸ Goniômetro de fluido (bolha). Esse dispositivo consiste de um tubo circular cheio de fluido fixado ou encaixado em uma plataforma plana, com uma escala de 360º. Mantendo a articulação em posição neutra, o dispositivo deve ser preso na região distal de uma extremidade ou mantido no lugar manualmente pelo próprio paciente, para medir os movimentos do tronco. Embora muitos fisioterapeutas gostem da facilidade de uso e da eliminação das estimativas de marcas de referência exigidas pelo goniômetro universal, essa ferramenta ainda apresenta alguns problemas em relação a posicionamentos confiáveis, principalmente se for preso com fita adesiva ou usado em indivíduos obesos.[207] As marcações utilizadas são semelhantes às do braço ativo do goniômetro.

▸ Técnica do inclinômetro recomendada pela American Medical Association.[254] Os inclinômetros são pequenos aparelhos usados para medir ângulos que funcionam como um fio de prumo e operam com base no princípio da gravidade. O inclinômetro deve ter um mostrador suficientemente grande para facilitar a leitura de incrementos de 2º. Ele registra movimentos regionais da coluna lombar em vez de movimentos combinados da coluna e do quadril[266] e comprovou que se correlaciona bem com mensurações feitas em radiografias.[261,267] Por exemplo, para medir a flexão lombar são usados dois inclinômetros alinhados no plano sagital. O centro do primeiro é colocado sobre o processo espinhoso de TXII; e o do segundo é colocado sobre o sacro, entre as EIPSs. O paciente deve flexionar o tronco o máximo possível para que o fisioterapeuta possa registrar os ângulos dos dois inclinômetros. Para calcular o ângulo de flexão lombar é preciso subtrair o ângulo do inclinômetro sacral (quadril) do inclinômetro de TXII.

TABELA 26-10 Pontos goniométricos de referência, valores normais de movimento e termos descritivos da sensação de final do movimento para a coluna lombar

Movimento	Eixo de rotação	Pontos de referência do braço	Valores normais (graus)	Sensação normal de final de movimento
Flexão	Coronal/linha auxiliar no nível de LV	Braço estacionário: ao longo da coxa Braço ativo: linha axial para o processo espinhoso de LI	70-90	Alongamento tecidual (resistência elástica firme)
Extensão	Coronal/linha auxiliar no nível de LV	Braço estacionário: ao longo da coxa Braço ativo: linha axial para o processo espinhoso de LI	30-50	Alongamento tecidual ou osso a osso (rígido, indolor)
Inclinação lateral	Linha média no processo espinhoso de SI	Braço estacionário: linha média, inferiormente Braço ativo: processo espinhoso de LI	30	Alongamento tecidual
Rotação	Apenas estimativa visual		35	Alongamento tecidual

Flexão. Em média, os primeiros 60° de inclinação anterior resultam da flexão dos segmentos motores lombares, seguidos por um movimento adicional de aproximadamente 25° nas articulações do quadril.[74,79] O paciente deve ser orientado a contrair o queixo na direção do tórax e a inclinar-se anteriormente a partir da cintura, mantendo os joelhos estendidos, enquanto faz tentativas para tocar os dedos dos pés.[207] O fisioterapeuta deve observar quaisquer alterações na curva escoliótica existente, no desvio em relação à linha média que pode sugerir proteção devido a alguma patologia discal, na apreensão do paciente ou auxílio (uso das mãos sobre os joelhos) que podem indicar instabilidade, ausência de movimento entre os segmentos espinais e a ocorrência de diminuição da lordose normal conforme as expectativas.

O movimento de flexão lombar pode ser repetido com o paciente sentado para verificar a presença de rotoescoliose.[268]

McKenzie[220] é favorável ao teste de movimento de flexão lombar em supino, bem como em pé. Na posição de pé, a flexão da coluna lombar ocorre de cima para baixo, de modo que a dor no final da amplitude provavelmente seja uma indicação do envolvimento de LV-SI. Para produzir flexão da coluna lombar de baixo para cima, o paciente deve trazer os joelhos na direção do tórax em supino (Fig. 26-15), de modo que a dor no início do movimento possivelmente seja indício do envolvimento de LV-SI.[220]

Acredita-se que o desvio do tronco durante a flexão esteja associado à hérnia de DIV, sendo que a direção do desvio é determinada pela posição relativa da compressão sobre o nervo.[269] Os desvios durante a flexão também podem resultar de aderências neuromeníngeas, de segmentos hipomóveis no lado oposto, de segmento(s) hipermóvel(is) no mesmo lado de escoliose estrutural e de encurtamento da perna no mesmo lado.[269] O teste da ADM passivo (ADMP) é feito com o paciente sentado sobre a mesa de exame. Ele deve manter os braços de lado, enquanto o fisioterapeuta segura seus ombros e flexiona-os anteriormente na altura da cintura, mantendo a pelve firme sobre a mesa. Em seguida, o fisioterapeuta deve observar a sensação de final do movimento e quaisquer alterações na curva escoliótica, a ausência de movimento entre os segmentos espinais e a ocorrência de diminuição da lordose normal conforme a expectativa.

Extensão. O paciente deve colocar as mãos nas cristas ilíacas posteriores, para servir de apoio e, a seguir, estender-se para trás a partir da cintura, mantendo os joelhos estendidos, e olhar na direção do teto (Fig. 26-14B). O fisioterapeuta deve observar se o arco da extensão está nivelado em toda a coluna lombar ou mais pronunciado em determinado segmento.[207] Na extensão lombar pura de pé, o paciente deve inclinar-se posteriormente no nível da cintura. Com frequência, a extensão lombar é o movimento mais rígido e mais desconfortável para o paciente. Portanto, indivíduos com DL apresentam a tendência de utilizar o mecanismo de proteção contra as forças de compressão e cisalhamento geradas pela simples hiperextensão dos quadris. Com a aplicação de força compressiva nos ombros do paciente durante a inclinação posterior, o fisioterapeuta induz um pequeno aumento na lordose lombar. O teste da ADMP é feito com o paciente sentado sobre a mesa de exame. Ele deve envolver o tórax com as mãos, enquanto o fisioterapeuta apoia a parte superior das costas com um braço e o sacro com a outra mão e, em seguida, estende o paciente para trás em movimento em forma de arco em vez de inclinação. O examinador deve observar a sensação de final de movimento ou quaisquer alterações nos sintomas.

Inclinação lateral. O fisioterapeuta deve instruir o paciente a ficar de pé e a inclinar-se para o lado, deslizando a palma da mão para baixo na parte externa da coxa, sem flexionar anteriormente ou estender posteriormente, e manter a palma da mão sobre a parte lateral da coxa ou no quadril. Em seguida, o fisioterapeuta deve observar se o arco de inclinação é normal ou mais pronunciado em determinado segmento da coluna específico, e se o paciente está rodando o dorso involuntariamente para acomodar o movimento.[207] A ADM da inclinação lateral é considerada um bom indicador do grau de DL[13] e incapacidade.[14] Nos desarranjos agudos da coluna, como a protrusão de DIV póstero-lateral unilateral ou nas alterações da articulação zigoapofisária unilateral, a inclinação lateral lombar é bastante reduzida ou ausente em um lado (em geral no envolvido). As condições artríticas da coluna tendem a mostrar perdas simétricas de inclinação para ambos os lados.

Embora o método habitual de medir a quantidade de inclinação lateral registre a distância entre a ponta do dedo e o solo no final do movimento, trata-se apenas de uma estimativa da flexibilidade de toda a coluna, e não apenas da coluna lombar.[252] Portanto, recomenda-se que o movimento da coluna lombar na inclinação lateral seja medido por meio da técnica do inclinômetro.[254]

Para facilitar a observação, o paciente deve levantar um pé ou flexionar os joelhos durante os movimentos de inclinação lateral, e o fisioterapeuta deve instruí-lo a manter os pés no solo durante a medição. No final do movimento de inclinação lateral, o fisioterapeuta aplica sobrepressão no ombro oposto à inclinação lateral para evitar compressões desnecessárias (ver Figs. 26-14C-D). No teste da ADMP, o paciente, sentado sobre a mesa de exame, deve cruzar os braços no tórax, enquanto o fisioterapeuta coloca um braço na parte superior das costas e a outra mão na crista ilíaca contralateral. Em seguida, o examinador inclina o paciente para

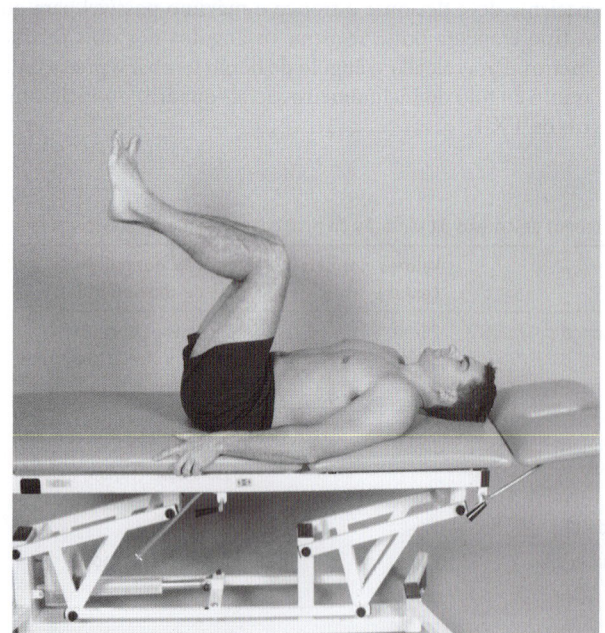

FIGURA 26-15 Flexão lombar partindo de baixo.

cada lado, evitando que a crista oposta erga-se da mesa. Assim como na extensão, o objetivo é executar um movimento em arco e não uma inclinação. Deve ser observada a sensação de final do movimento ou quaisquer alterações nos sintomas.

Rotação axial. De maneira geral, a rotação axial da coluna é avaliada na posição sentada, para eliminar eventuais movimentos dos quadris. Mantendo os joelhos juntos, o paciente deve rodar a cintura para cada lado. Com frequência, os pacientes costumam inclinar-se para o lado ou estender o dorso, por isso o fisioterapeuta deve tomar cuidado para evitar esses movimentos. Geralmente, a rotação axial do tronco inclui o movimento dos segmentos torácicos e lombares da coluna. O fisioterapeuta poderá aplicar sobrepressão no final da amplitude (Fig. 26-16). A amplitude normal indica estado normal, hipermobilidade ou instabilidade, e amplitude restrita, padrão capsular ou não capsular. A dor produzida com essa manobra implica fonte inorgânica, ruptura anular ou de ligamento ou disfunção da articulação zigoapofisária.[269] No teste da ADMP, o paciente, sentado sobre a mesa de exame, deve envolver o tórax com as mãos, enquanto o fisioterapeuta segura seus ombros e roda o dorso. De forma alternativa, o fisioterapeuta pode usar o contato ombro-escápula e, finalmente, observar a sensação de final do movimento e quaisquer alterações nos sintomas.

Teste de movimentos combinados. Os testes de movimentos combinados da coluna lombar são usados para detectar lesões biomecânicas. Embora não forneçam informações sobre qual segmento está com problema, esses testes são importantes para determinar qual movimento ou posição reproduz dor.[270]

Os testes de movimentos combinados produzem dor nas estruturas que estiverem sendo comprimidas ou alongadas:[271]

▶ A reprodução ou o aumento da dor com flexão e inclinação lateral distante do lado dos sintomas pode implicar na incidência de dor em uma estrutura que estiver sendo alongada.

▶ A reprodução ou o aumento da dor com extensão e inclinação lateral na direção do lado dos sintomas pode implicar na incidência de dor em uma estrutura que estiver sendo comprimida.

Os movimentos combinados podem ser executados de forma repetitiva ou com posicionamento sustentado. Por exemplo, o fisioterapeuta pode solicitar ao paciente para fazer repetitivamente os movimentos combinados de flexão e inclinação lateral à direita para avaliar o que McKenzie descreve como síndrome do desarranjo ou para posicionar-se em flexão e inclinação lateral à direita (Fig. 26-17), para avaliar o que McKenzie descreve como síndrome de disfunção. Como alternativa, o examinador pode pedir para o paciente manter a posição de flexão e inclinação lateral à direita para avaliar disfunções posturais.[220]

Teste das seis posições

O teste das seis posições é um recurso de triagem particularmente útil no caso de pacientes com condições agudos e sua finalidade é ajudar a determinar a posição de conforto e focalizar o exame e a intervenção. Entretanto, ainda é necessário confirmar a confiabilidade e a validade desses testes, embora eles fundamentem-se na anatomia aplicada e na biomecânica. O paciente deve ser colocado nas seguintes posições:

1. Em supino com os quadris e os joelhos estendidos (Fig. 26-18). Em indivíduos com encurtamento adaptativo do reto femoral e do iliopsoas (um achado comum), essa posição manifesta incapacidade dos isquiotibiais em repousarem na mesa de exame. A presença de dor nessa posição é um indício de síndrome de extensão ou de síndrome de rotação lombar (ver "Estratégias de intervenção", mais adiante), em especial se a posição seguinte aliviar os sintomas.[272]

2. Em supino com os quadris e os joelhos flexionados e os pés planos na mesa de exame (Fig. 26-19). Normalmente essa é a

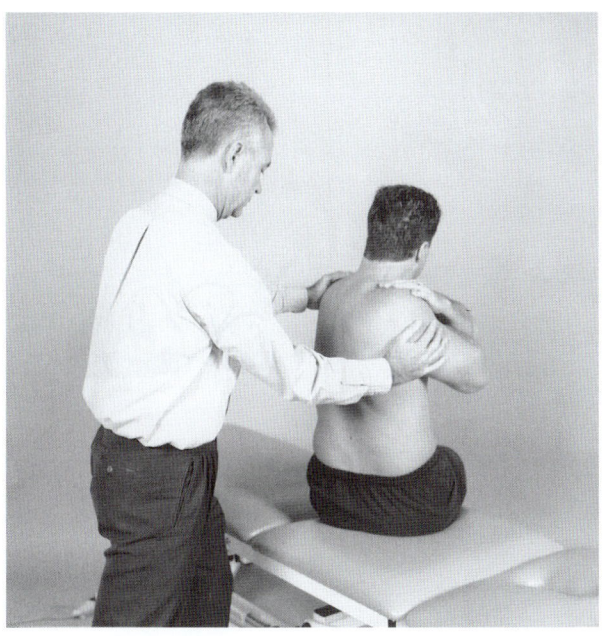

FIGURA 26-16 Rotação lombar.

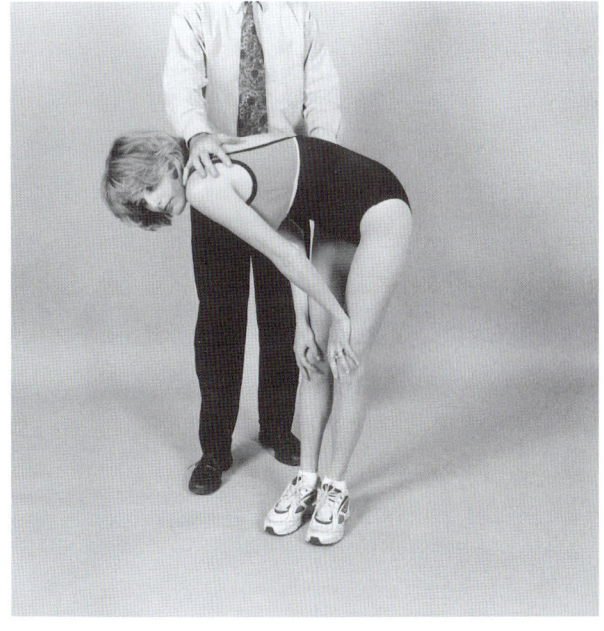

FIGURA 26-17 Flexão lombar e inclinação lateral à direita.

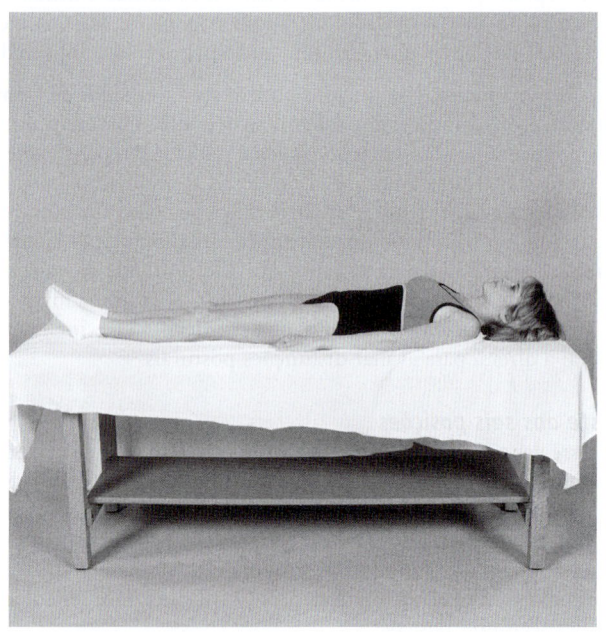

FIGURA 26-18 Deitado em supino.

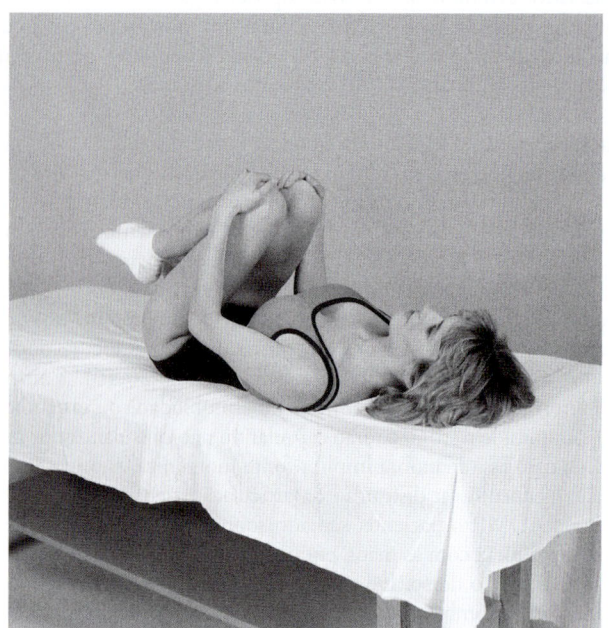

FIGURA 26-20 Ambos os joelhos até o tórax.

posição mais confortável para pacientes com DL aguda, exceto em casos de estenose grave ou espondilolistese.

3. Em supino, com os joelhos mantidos contra o tórax (Fig. 26-20). Essa posição roda a pelve posteriormente e amplia os forames intervertebrais dos segmentos lombares.[221] De maneira geral, essa posição é confortável para pacientes com estenose espinal e de recesso lateral ou síndrome de extensão lombar.

4. Em supino, com um joelho mantido contra o tórax e a outra perna repousando sobre a mesa de exame, com o quadril e o joelho estendidos (Fig. 26-21). A posição de segurar o joelho esquerdo contra o tórax envolve flexão lombar e inclinação lateral à esquerda, o que alarga o forame intervertebral no lado direito e torna-o mais estreito no lado esquerdo. Segurar o joelho direito contra o tórax produz uma posição de flexão

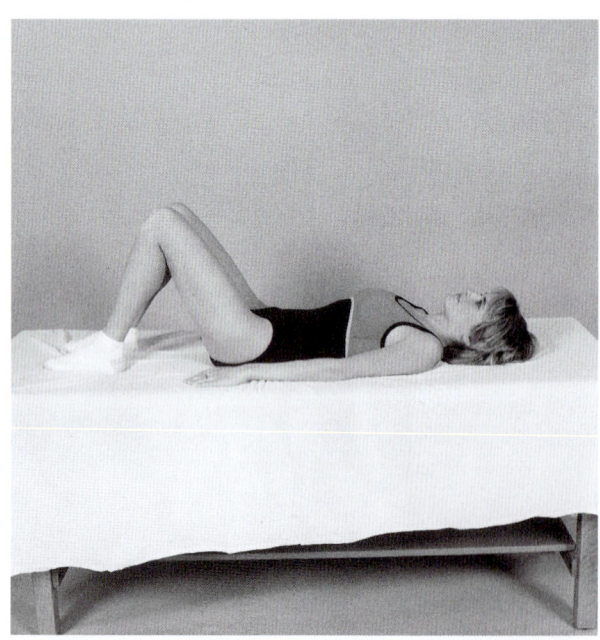

FIGURA 26-19 Posição deitada em supino com flexão dos joelhos.

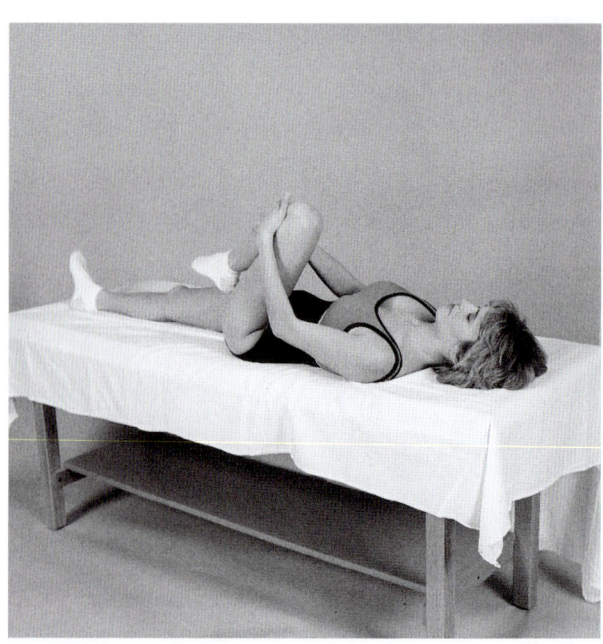

FIGURA 26-21 Um joelho até o tórax.

lombar e de inclinação lateral à direita, alarga o forame intervertebral no lado esquerdo e torna-o mais estreito no lado direito.[221] Com frequência, esse teste é positivo quando a posição de ambos os joelhos em relação ao tórax não produz sintomas, considerando-se a quantidade de rotação induzida. Ainda que ocasionalmente, um lado pode não apresentar incidência de dor e ser usado como exercício introdutório.

5. Deitado em prono com as pernas estendidas (Fig. 26-22). Geralmente, essa é uma posição confortável para pacientes com protrusão do DIV, mas desconfortável para aqueles com estenose espinal, espondilolistese e síndrome de extensão ou de rotação[272] (ver "Estratégias de intervenção" mais adiante).

6. Deitado em prono com flexão passiva do joelho aplicada pelo fisioterapeuta (Fig. 26-23). Esse é um teste comprobatório para a posição anterior se ela aumentar os sintomas em pacientes com estenose espinal, espondilolistese e síndrome de extensão ou de rotação[272] (ver "Estratégias de intervenção" mais adiante).

Os resultados desses testes devem fornecer ao fisioterapeuta informações sobre o efeito da inclinação pélvica em posição sem sustentação de peso nos sintomas. Se houver algum indício de agravamento dos sintomas pela inclinação pélvica anterior, recomenda-se aplicar posições iniciais e exercícios que promovam inclinação pélvica posterior. Contudo, se os sintomas do paciente agravarem-se pela inclinação pélvica posterior, é sugerido aplicar posições iniciais e exercícios que produzam inclinação pélvica anterior.

Comprimento muscular

Eretor da espinha. Janda e Jull descreveram um teste simples de duas partes para avaliar o comprimento do eretor da espinha.[273] O paciente deve posicionar-se sentado em uma mesa de exames com as pernas alongadas para a frente e retas, mantendo a pelve o mais vertical possível (se a pelve inclinar-se posteriormente nessa posição, é sinal de encurtamento adaptativo dos isquiotibiais). Em seguida, ele deve movimentar a testa na direção dos joelhos (Fig. 26-24). Um adulto atinge geralmente a distância de 10 cm ou menos entre a testa e os joelhos, e a curva da coluna deve ser uniforme.

Na segunda parte do teste, o paciente deve sentar sobre a extremidade da mesa, com os joelhos flexionados. A seguir, deve

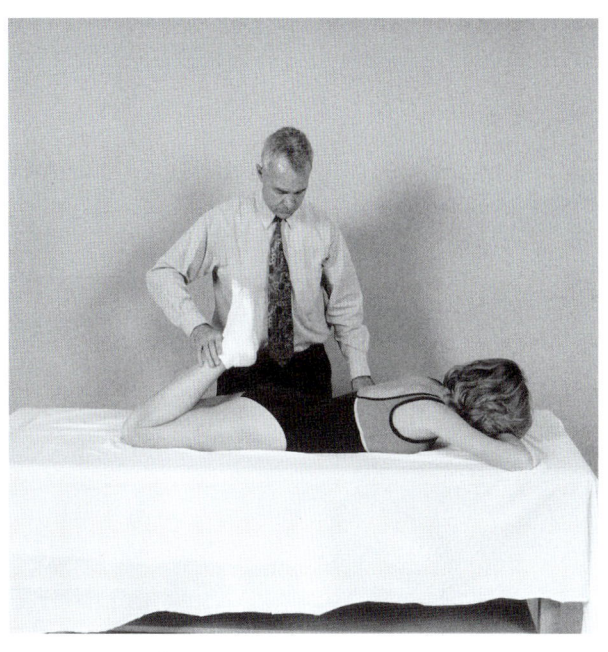

FIGURA 26-23 Flexão de ambos os joelhos em prono.

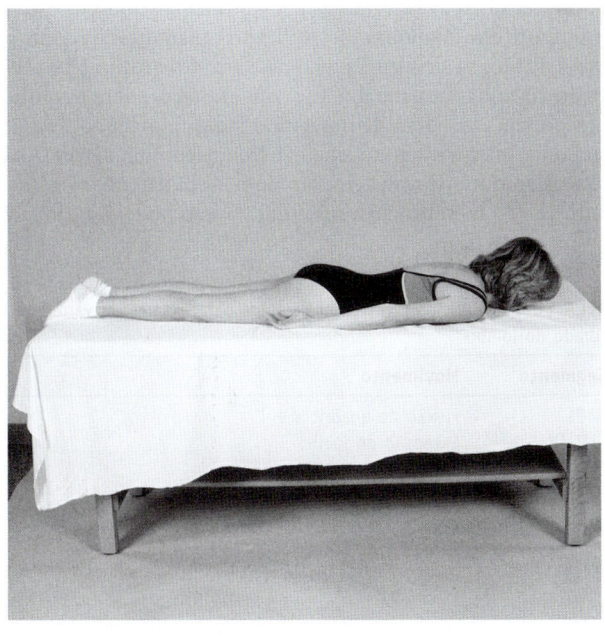

FIGURA 26-22 Deitado em prono.

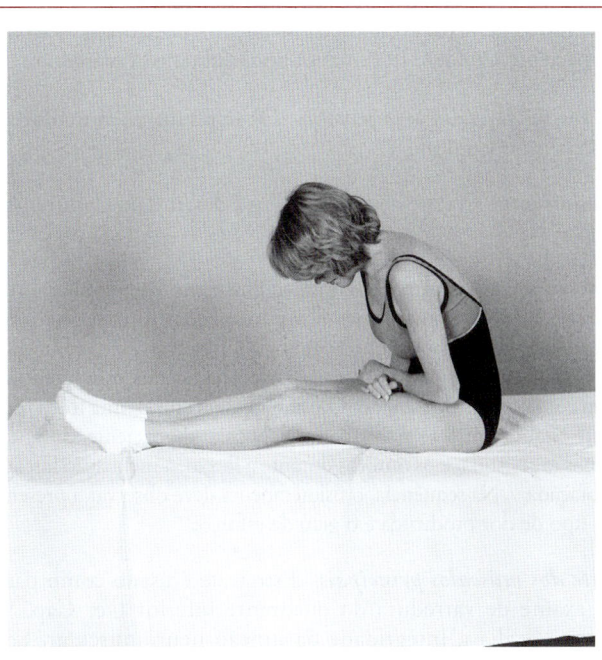

FIGURA 26-24 Teste do comprimento do músculo eretor da espinha: parte 1.

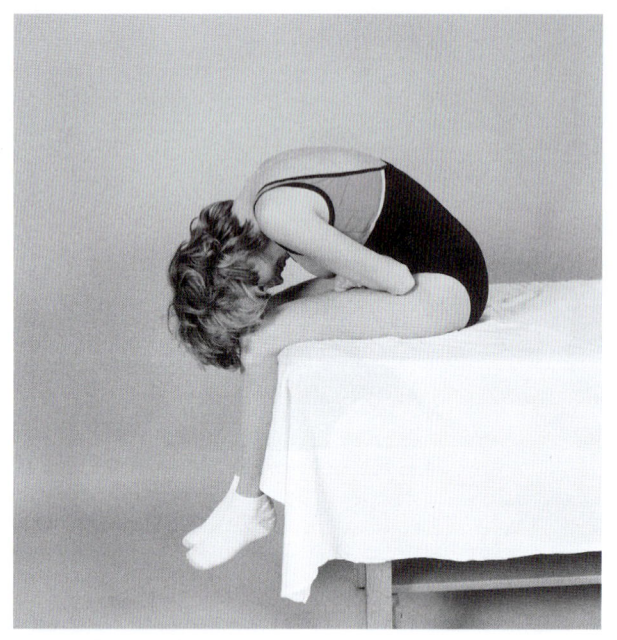

FIGURA 26-25 Teste do comprimento do músculo eretor da espinha: parte 2.

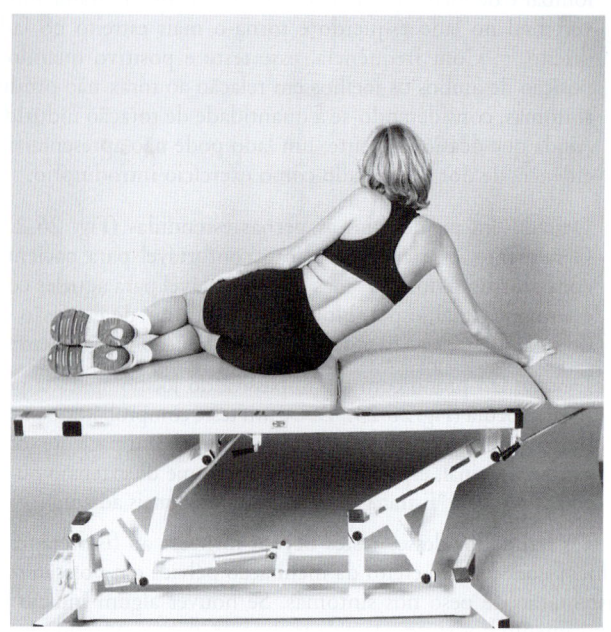

FIGURA 26-26 Comprimento do músculo quadrado do lombo.

inclinar-se anteriormente o máximo possível, tentando levar a testa na direção dos joelhos, sem mover a pelve (Fig. 26-25). Se a inclinação do tronco for maior do que na primeira parte do teste, normalmente é resultante de aumento na inclinação da pelve e encurtamento adaptativo dos isquiotibiais, e não de encurtamento adaptativo do eretor da espinha.

Quadrado do lombo. O paciente deve permanecer em decúbito lateral, com os quadris e os joelhos flexionados em aproximadamente 45°. Em seguida, deve apoiar-se de lado durante o monitoramento da pelve para verificar o movimento (Fig. 26-26). O tronco do paciente não deve flexionar ou rodar durante a manobra.[273]

Flexor do quadril e reto femoral. Os testes desses músculos são descritos no Capítulo 17.

Isquiotibiais. O teste desses músculos é descrito no Capítulo 17.

Força muscular

Embora sejam tipicamente considerados como uma avaliação das extremidades, os movimentos resistidos podem fornecer informações valiosas sobre a origem da patologia lombar, assim como indicar os parâmetros básicos da força.[207] A avaliação dos movimentos é feita com o paciente sentado. O fisioterapeuta aplica uma força resistente estabilizando a parte superior das costas do paciente, durante a extensão resistida, e os ombros durante a flexão, a inclinação lateral e a rotação.[207] Na sequência, o fisioterapeuta deve observar a presença e o tipo de dor produzida e o grau de esforço.

Teste dos músculos principais. Esse teste é usado como parte do exame de varredura do quadrante inferior (ver Cap. 9), porque avalia a integridade da junção neuromuscular, bem como os componentes contráteis e inertes dos vários músculos[255] (Tab. 26-11). Com os testes isométricos, a contração deve ser mantida durante pelo menos cinco segundos para possibilitar a demonstração de qualquer fraqueza. Se houver suspeita de fraqueza, o teste deve ser repetido 2 a 3 vezes para avaliar a fadigabilidade. Os grupos musculares maiores, como o quadríceps, os extensores do quadril e os músculos da panturrilha, devem ser testados por resistência repetitiva contra uma carga para que seja possível estressar suficientemente os respectivos componentes nervosos.

Em pé na ponta dos pés (S1-S2). O paciente deve elevar ambos os calcanhares do solo (Fig. 26-27). Os principais músculos testados durante essa manobra são os flexores plantares, os quais são difíceis de fatigar, de forma que o paciente deve realizar 10 elevações de calcanhar unilateralmente com os braços sobre os ombros do fisioterapeuta. Além de observar a fadigabilidade, o fisioterapeuta deve procurar algum sinal de Trendelenburg. Quando este for positivo durante a sustentação de peso unilateral, a pelve cai na direção do membro sem sustentação. Isso pode indicar várias

TABELA 26-11 Principais testes musculares para exames de varredura do quadrado do lombo

Segmento	Movimento
LI-II	Flexão do quadril
LIII-IV	Extensão do joelho
LIV	Dorsiflexão do tornozelo
LV	Extensão do hálux
LV-SI	Extensão do quadril
	Extensão do hálux
SI-II	Flexão plantar
	Flexão do joelho
SIII	Movimentos do pé produzidos por músculos intrínsecos a ele (exceto abdutor do hálux)

vezes, indica lesão não discogênica, como neoplasia, principalmente se a fraqueza for bilateral.[269]

Caminhar sobre os calcanhares (L4). O paciente deve caminhar na direção do fisioterapeuta ou afastar-se dele, enquanto sustenta o peso nos calcanhares (Fig. 26-29). Os principais músculos testados com essa manobra são os dorsiflexores (L4). Cerca de 40% das lesões de DIV afetam esse nível, quase a mesma quantidade daquelas que atingem a raiz de L5.[274] As protrusões do disco LIV-LV podem produzir irritações na 4ª e 5ª raízes ou, se a protrusão for maior, em ambas (ver Cap. 20). O teste dos dorsiflexores também pode ser feito em supino (Fig. 26-30).

Flexão do quadril (L1-L2). Na presença de paralisia, o paciente é incapaz de elevar a coxa da mesa de exame. A paralisia deve sempre servir como sinal de alerta para o fisioterapeuta, pois protrusões de DIV nesse nível são raras, embora seja um local comum para ocorrência de metástases.[275] Fraqueza dolorosa de flexão do quadril pode ser indício de fratura no processo transverso, invasão metastática, espondilolistese aguda, disfunção articular segmentar aguda, lesão contrátil maior dos flexores do quadril (rara) ou alguma patologia da articulação do quadril. O quadril do paciente é ativamente elevado da mesa em cerca de 30 a 40° de flexão. A seguir, o fisioterapeuta aplica uma força resistida proximal no joelho em extensão de quadril (Fig. 26-31), evitando que o calcanhar entre em contato com a mesa. Para que seja possível fazer comparações, o fisioterapeuta deve testar os dois lados.

Extensão do joelho (L3-L4). O fisioterapeuta deve posicionar o joelho do paciente em 25 a 35° de flexão e depois aplicar uma força de flexão resistida na diáfise médio-distal da tíbia (Fig. 26-32). Como alternativa, a extensão do joelho pode ser testada com o paciente em prono. Para tanto, ele deve flexionar o joelho em cerca de 120°, tomando cuidado para fazer isso passivamente.

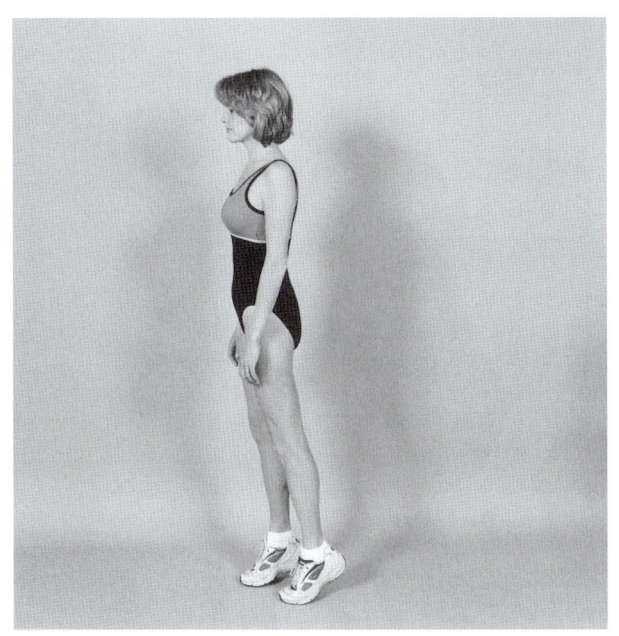

FIGURA 26-27 Em pé na ponta dos pés.

condições, incluindo comprometimento do quadril (coxa vara) ou fraqueza do glúteo médio (ver Cap. 17).

Agachamento unilateral com sustentação (L3-L4). O paciente deverá fazer agachamentos unilaterais com sustentação (Fig. 26-28). Os principais músculos testados durante essa manobra são o quadríceps e os extensores do quadril. A fraqueza neurológica do quadríceps (L3-L4) é relativamente rara (ver Cap. 20) e, muitas

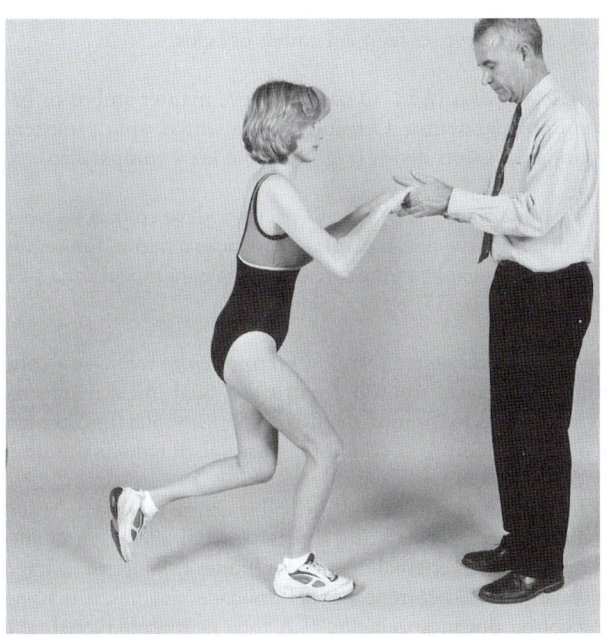

FIGURA 26-28 Agachamento unilateral.

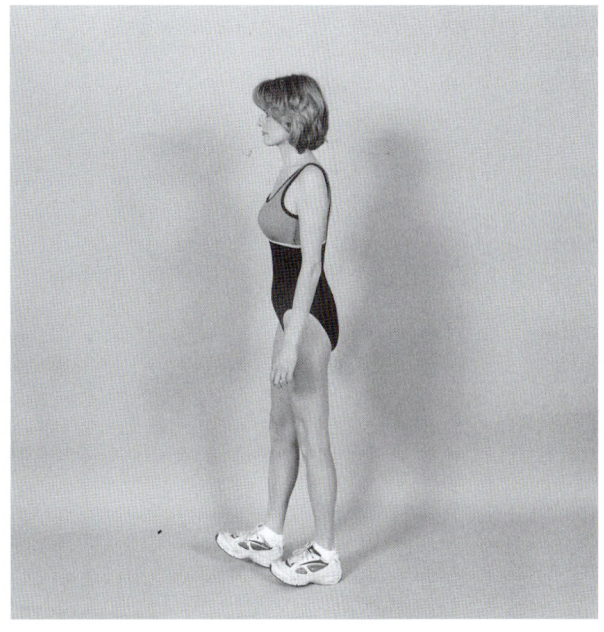

FIGURA 26-29 Caminhando sobre os calcanhares.

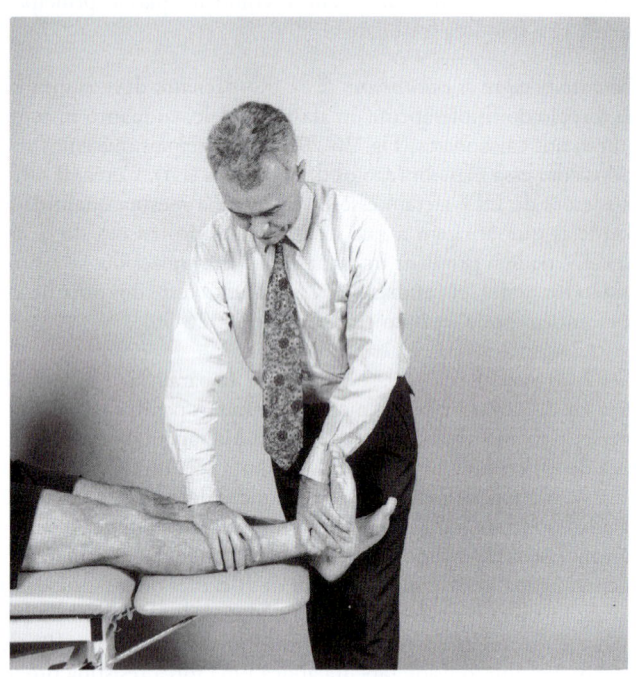

FIGURA 26-30 Principal teste muscular dos dorsiflexores com o paciente em supino.

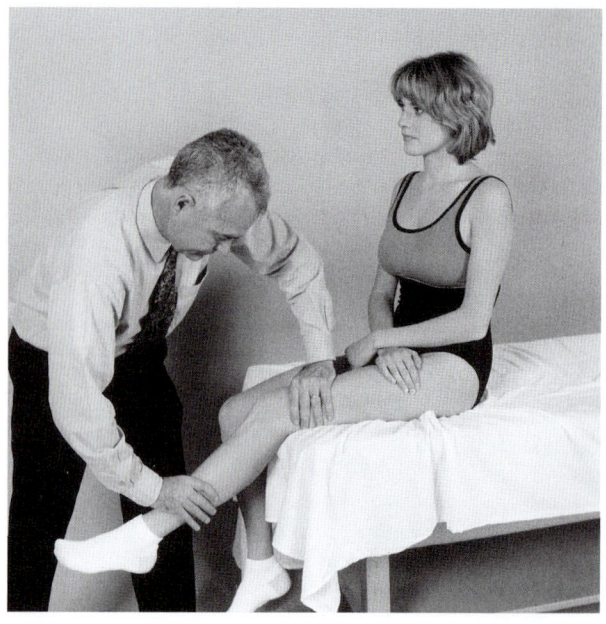

FIGURA 26-32 Extensão resistida de joelho.

O fisioterapeuta repousa a região superior do próprio ombro contra o dorso do tornozelo do paciente e segura as bordas da mesa de exame. Enquanto o paciente estiver resistindo, o fisioterapeuta aplica uma força para flexionar o joelho. Para que seja possível fazer comparações, deve-se testar os dois lados.

Extensão do quadril (L5-S1). O joelho do paciente deve ser flexionado em 90°, e a coxa, elevada levemente da mesa de exame pelo fisioterapeuta, enquanto a outra perna permanece estabilizada. Em seguida, o fisioterapeuta aplica uma força descendente na parte posterior da coxa, assegurando-se de que ela não entre em contato com a mesa. Para que seja possível fazer comparações, o teste deve ser feito em ambos os lados.

Flexão do joelho (S1-S2). Após o paciente ter seu joelho flexionado em 70°, aplica-se, em seguida, uma força isométrica de extensão logo acima do tornozelo (Fig. 26-33). Para que seja possível fazer comparações, o teste deve ser feito em ambos os lados.

Extensão do hálux (L5). O paciente deve manter ambos os háluces em posição neutra. O fisioterapeuta, então, aplica resistência nas unhas dos dois dedos (Fig. 26-34) e faz a comparação.

Eversão do tornozelo (L5-S1). O paciente deve colocar os pés em 0° de dorsiflexão e flexão plantar em relação à perna. Em seguida, o fisioterapeuta aplica uma força resistida para mover cada pé em inversão (Fig. 26-35) e faz a comparação.

Estabilização do centro (core). O termo *centro* refere-se à coluna lombar e descreve o ponto a partir do qual inicia o centro de gravidade de todos os movimentos.[98,181,276-278] Sua função é manter o alinhamento e o equilíbrio postural dinâmico durante as atividades funcionais.[279]

Teoricamente, a instabilidade espinal ocorre no caso de redução significativa na capacidade dos sistemas estabilizadores em manter a zona neutra intervertebral dentro dos limites fisiológicos, evitando, por conseguinte, a ocorrência de deformidades maiores, déficits neurológicos ou dor incapacitante.[181] A zona neutra intervertebral é o ponto na amplitude da inclinação pélvica onde a dor é minimizada (ver a seção "Biomecânica", apresentada anteriormente).

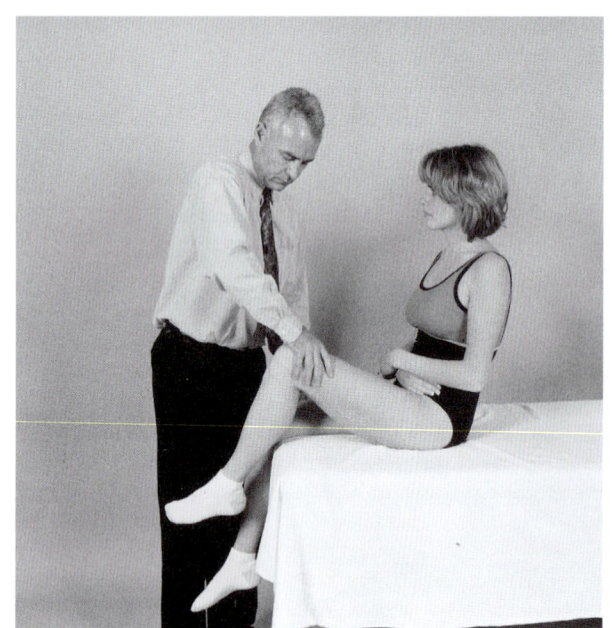

FIGURA 26-31 Flexão resistida do quadril.

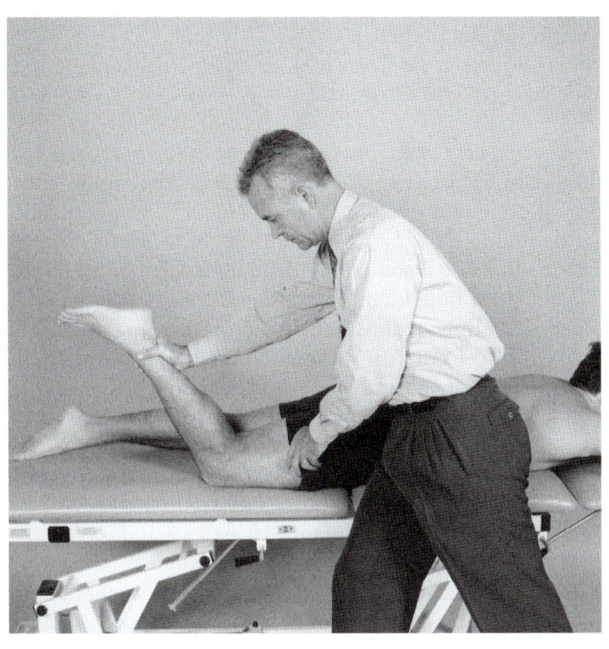

FIGURA 26-33 Flexão resistida de joelho.

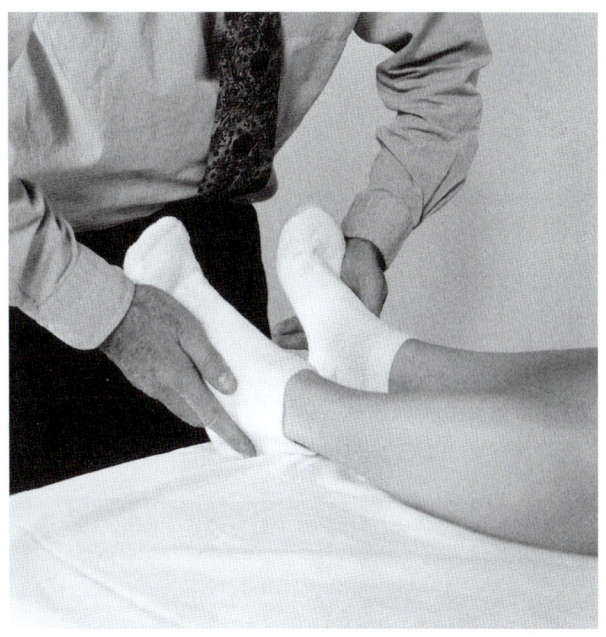

FIGURA 26-35 Eversão resistida do tornozelo.

Os músculos principais que influenciam o núcleo são:

▶ Grupo transversoespinal (rotadores, interespinais, intertransversários, semiespinais e multífido), eretor da espinha, quadrado do lombo e latíssimo do dorso.

▶ Reto do abdome, oblíquo externo, oblíquo interno e transverso do abdome.

▶ Glúteo máximo, glúteo médio e psoas.

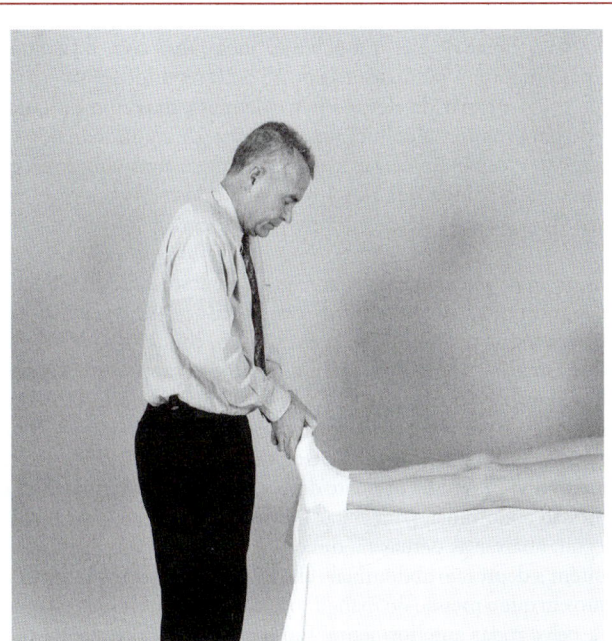

FIGURA 26-34 Extensão resistida do hálux.

A musculatura do centro precisa ser examinada para verificar a presença de fraqueza e encurtamento adaptativo. O reto do abdome tende a se tornar fraco, e o quadrado do lombo costuma ficar adaptativamente encurtado e ativo, em demasia.[280] Enquanto não houver medida única da estabilidade do centro, alguns testes simples podem fornecer indicações sobre o nível de resistência de determinados grupos musculares:[281]

▶ Ponte em prono

▶ Ponte lateral (Fig. 26-36) 🎥 *vídeo.*

▶ Teste de resistência dos flexores 🎥 *vídeo.*

▶ Teste de resistência dos extensores 🎥 *vídeo.*

McGill[281,282] publicou dados normativos para os testes da ponte lateral, dos flexores e dos extensores para indivíduos jovens saudáveis (idade média de 21 anos) (Tab. 26-12).

Os seguintes testes podem ser usados para avaliar a resistência dos estabilizadores lombares:

Depressão do abdominal inferior. Esse tipo de exercício testa a capacidade de cocontração do multífido e do transverso do abdome.[127,283] Esses músculos são essenciais para o controle segmentar da coluna, pois fornecem um efeito de enrijecimento importante sobre a coluna lombar, aumentando, assim, a estabilidade dinâmica.[114]

O paciente, posicionado em supino, deve ser instruído a contrair os músculos abdominais profundos e a levar o umbigo para cima, na direção do tórax, e para dentro, na direção da coluna, para deprimir o abdome. Sempre que o músculo contrair-se de forma adequada, o fisioterapeuta sente um aumento na tensão em um ponto que se localiza 2 cm medial e inferior em relação à EIAS. Se uma saliência for detectada nesse ponto, significa que é o oblíquo interno que está contraindo, em vez do transverso do abdome.[127,283] O multífido é palpado simultaneamente, e o fisioterapeuta deve senti-lo inchar-se em um ponto lateral ao processo espinhoso.[127,283] A cabeça e a parte

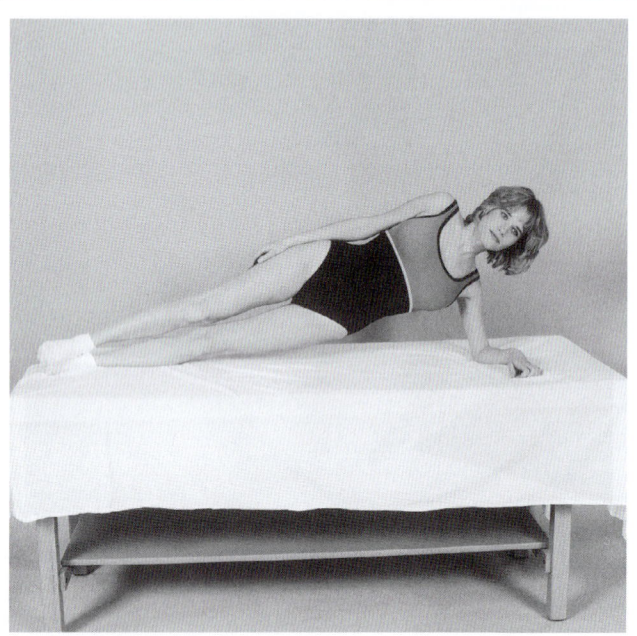

FIGURA 26-36 Ponte lateral.

superior do tronco devem permanecer estáveis, e o paciente não pode flexionar anteriormente, empurrar com os pés ou inclinar a pelve.

Teste dos rotadores e do multífido. A finalidade desse teste é avaliar a capacidade dos rotadores e do multífido de estabilizarem o tronco durante os movimentos dinâmicos das extremidades.[284] O paciente deve ser colocado em quatro apoios, com a pelve na posição neutra, usando o controle muscular. A seguir, ele deve executar as seguintes manobras: (1) estender o braço e manter essa posição; (2) elevar a perna reta e manter essa posição; e (3) estender o braço contralateral e elevar a perna reta, mantendo-a nessa posição. A pontuação para esse teste é a seguinte:[284]

Normal (5) = capaz de elevar a perna e o braço contralateral em ambos os lados, enquanto mantém a pelve em posição neutra (permanecer por 20 a 30 s).
Bom (4) = capaz de manter a pelve neutra enquanto realiza a elevação simples da perna, mas não é capaz de manter a pelve neutra quando ergue o braço e a perna contralateral (permanecer por 15 a 20 s).
Regular (3) = capaz de realizar a elevação simples do braço e manter a pelve neutra (permanecer por 15 a 20 s).
Fraco (2) = incapaz de manter a pelve neutra enquanto faz a elevação simples do braço.
Traço (1) = incapaz de elevar o braço ou a perna da mesa de exame até a posição estendida.

Teste de resistência abdominal. Esse teste mede a resistência dos abdominais. O paciente deve posicionar-se em supino com os quadris flexionados em aproximadamente 45°, os pés planos na mesa de exame e os braços ao lado do corpo. O fisioterapeuta traça uma linha de 8 cm (para indivíduos a partir de 40 anos) ou de 12 cm (para indivíduos abaixo de 40 anos) distal em relação aos dedos.[285] Em seguida, solicita ao paciente para contrair o queixo e rolar o tronco até tocar a linha com os dedos. O paciente deve manter essa posição o máximo de tempo possível. O teste é graduado da seguinte forma:[124,286]

Normal (5) = manutenção durante 20 a 30 segundos.
Bom (4) = manutenção durante 15 a 20 segundos.
Regular (3) = manutenção durante 10 a 15 segundos.
Fraco (2) = manutenção durante 1 a 10 segundos.
Traço (1) = incapacidade de elevar mais do que a cabeça fora da mesa de exame.

Teste de apoio ou ponte lateral. A chamada posição de apoio ou ponte lateral foi identificada durante a otimização do desafio para o quadrado do lombo, enquanto a carga sobre a coluna lombar era minimizada.[282] O paciente deve permanecer na posição de decúbito lateral, com os joelhos flexionados em 90°, e repousar a parte superior do corpo sobre o cotovelo. O teste pode tornar-se mais difícil se o paciente mantiver os joelhos estendidos, de modo que as pernas fiquem retas. O fisioterapeuta deve solicitar que eleve a pelve fora da mesa e alinhe a curva da coluna sem rolar para a frente ou para trás. Essa posição deve ser mantida. O teste é graduado da seguinte forma:

Normal (5) = capaz de elevar a pelve da mesa de exame e manter a coluna reta por 20 a 30 segundos.
Bom (4) = capaz de elevar a pelve da mesa, mas com dificuldade para manter a coluna reta por 15 a 20 segundos.
Regular (3) = capaz de elevar a pelve da mesa, mas com dificuldade para manter a coluna reta por 10 a 15 segundos.
Fraco (2) = capaz de elevar a pelve da mesa, mas não consegue manter a coluna reta por 1 a 10 segundos.
Traço (1) = incapaz de elevar a pelve da mesa.

Teste de abaixamento das pernas retas. Esse teste é usado para avaliar a resistência do centro.[129,190,279,283,287-290] O paciente deve permanecer na posição deitada em supino, com os quadris flexionados em 90° e com um manguito de pressão colocado sob a coluna lombar no nível de LIV-LV. O manguito deve ser inflado até atingir 40 mmHg. O fisioterapeuta ergue as pernas do paciente até a pelve rodar posteriormente e o ponteiro do monitor de pressão começar a se mover. O paciente deve, então, executar a manobra de depressão abdominal, para evitar movimentos pélvicos adicionais e, a seguir, abaixar as pernas na direção da mesa de exame, enquanto mantém a depressão abdominal (Fig. 26-37). O teste é finalizado no ponto em que a pressão do manguito aumentar ou diminuir ou quando a pelve rodar anteriormente. Em seguida, o fisioterapeuta pode medir o ângulo do quadril. Esse teste também pode ser graduado com base na seguinte pontuação:[286]

TABELA 26-12 Tempos médios de resistência em segundos e taxa de flexão/extensão em jovens saudáveis

	Homens	Mulheres
Extensão	161	185
Flexão	136	134
Ponte para o lado direito	95	75
Ponte para o lado esquerdo	99	78
Taxa de flexão/extensão	0,84	0,72

Dados de McGill SM, Childs A, Liebenson C: Endurance times for low back stabilization exercises: Clinical targets for testing and training from a normal database. *Arch Phys Med Rehabil* 80:941-944, 1999; McGill SM: *Low Back Disorders: Evidence-Based Prevention and Rehabilitation.* Champaign, IL: Human Kinetics, 2002.

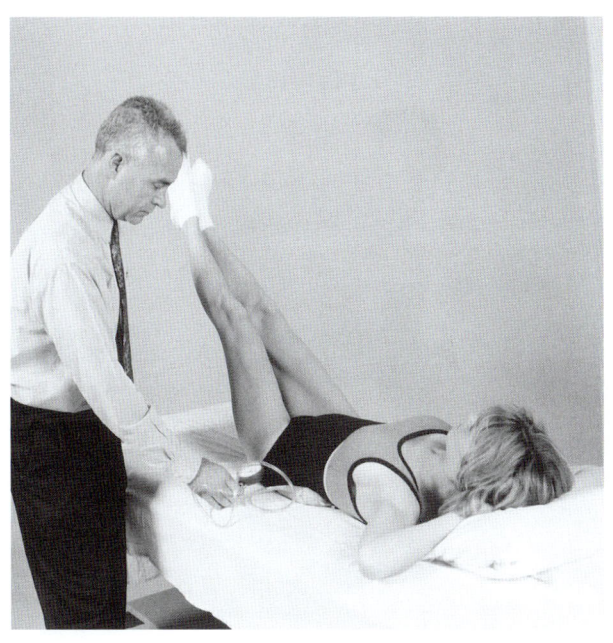

FIGURA 26-37 Teste de abaixamento das pernas estendidas.

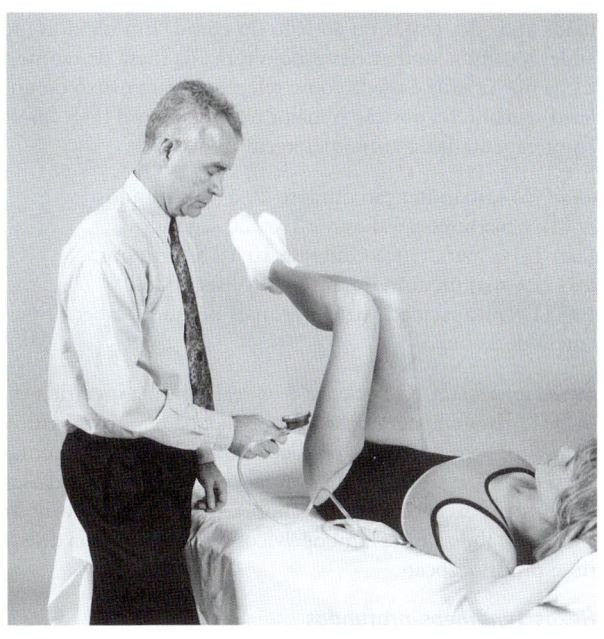

FIGURA 26-38 Teste de abaixamento do joelho flexionado: posição inicial.

Normal (5) = capaz de alcançar de 0 a 15° a partir da mesa de exame antes da inclinação da pelve.
Bom (4) = capaz de alcançar de 16 a 45° a partir da mesa antes da inclinação da pelve.
Regular (3) = capaz de alcançar de 46 a 75° a partir da mesa antes da inclinação da pelve.
Fraco (2) = capaz de alcançar de 76 a 90° a partir da mesa antes da inclinação da pelve.
Traço (1) = incapaz de manter a pelve na posição neutra.

Um estudo realizado por Youdas e colaboradores[290] revelou que a probabilidade de um indivíduo ter DL crônica aumenta se a pontuação no teste de abaixamento das pernas para os músculos abdominais exceder 50° para os homens e 60° para as mulheres. Um outro estudo[291] descobriu que a pelve tem uma tendência natural de rodar anteriormente desde a fase inicial do teste e que, como os pacientes jovens saudáveis eram incapazes de evitar a inclinação, o sistema de pontuação precedente é questionável.

Teste de abaixamento do joelho flexionado. A musculatura abdominal inferior pode ser avaliada de maneira similar.[129,279,287] O paciente deve posicionar-se em supino com os joelhos e os quadris flexionados em cerca de 90°. Um manguito de pressão, inflado até atingir 40 mmHg, é colocado sob o segmento LIV-LV. Em seguida, o paciente deve executar a manobra de depressão abdominal e abaixar lentamente as pernas em direção à mesa de exame, até diminuir a pressão no monitor (Fig. 26-38). O ângulo do quadril é medido novamente no ponto em que houver mudança na leitura do manguito de pressão ou em que ocorrer inclinação anterior da pelve (Fig. 26-39).

Normal (5) = capaz de alcançar de 0 a 15° a partir da mesa de exame antes da inclinação da pelve.
Bom (4) = capaz de alcançar de 16 a 45° a partir da mesa antes da inclinação da pelve.
Regular (3) = capaz de alcançar de 46 a 75° a partir da mesa antes da inclinação da pelve.
Fraco (2) = capaz de alcançar de 76 a 90° a partir da mesa antes da inclinação da pelve.
Traço (1) = incapaz de manter a pelve na posição neutra.

Elevação do tronco. O teste de elevação do tronco é usado para avaliar a resistência do iliocostal (eretor da espinha) e do multífi-

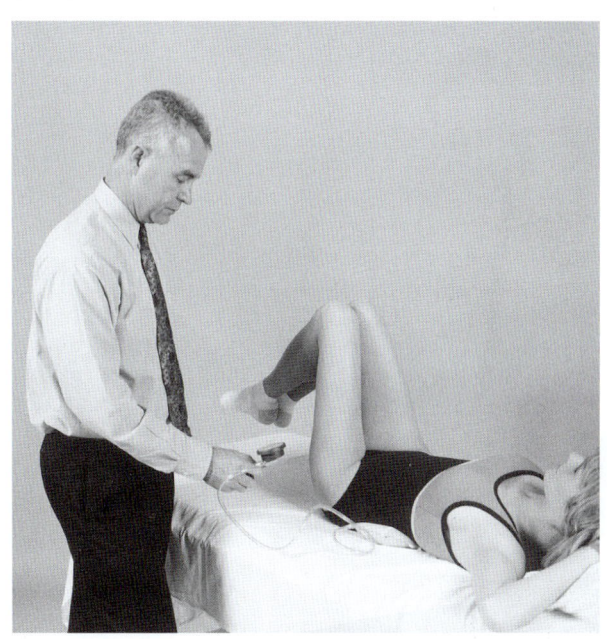

FIGURA 26-39 Teste de abaixamento do joelho flexionado: posição final.

do.[276,277,279,287] O paciente deve ser posicionado em prono, com as mãos atrás das costas ou ao lado do corpo. Em seguida, deve estender a coluna lombar elevando o tórax da mesa de exame até cerca de 30° (a axila é usada como referência para o eixo do goniômetro) e manter a posição o maior tempo possível (Fig. 26-40). O fisioterapeuta faz a cronometragem do teste:[287]

Normal (5) = manutenção durante 20 a 30 segundos.
Bom (4) = manutenção durante 15 a 20 segundos.
Regular (3) = manutenção durante 10 a 15 segundos.
Fraco (2) = manutenção durante 1 a 10 segundos.
Traço (1) = incapacidade de elevar mais do que a cabeça fora da mesa de exame.

Investida ou afundo. O paciente deve realizar uma investida (Fig. 26-41). O fisioterapeuta observa a qualidade e a quantidade do movimento, bem como a capacidade do paciente em sustentar a posição por 30 segundos.[292] O estremecimento excessivo das pernas durante a execução dessa manobra pode ser indício de fraqueza dos estabilizadores lombopélvicos ou de deficiência de equilíbrio e propriocepção.

Reflexos tendíneos profundos

O fisioterapeuta deve avaliar e classificar os reflexos e observar quaisquer diferenças entre os dois lados. Os tendões devem ser tocados diretamente depois que eles, bem como os músculos, estiverem relaxados.

Reflexo patelar (L3). O paciente deve estar sentado com as pernas soltas. De forma alternativa, os joelhos podem ser apoiados em flexão, com o paciente em supino (Fig. 26-42).

Reflexo dos isquiotibiais (semimembranáceo: L5, S1; e bíceps femoral: S1-S2). O paciente deve estar em prono, com o joelho flexionado e o pé repousado sobre um travesseiro. Em seguida, o fisioterapeuta coloca o polegar sobre o tendão apropriado e bate com o martelo sobre a unha para provocar o reflexo.

Reflexo aquileu (S1-S2). O paciente deve estar posicionado de maneira que o tornozelo seja levemente dorsiflexionado com sobrepressão passiva (Fig. 26-43).

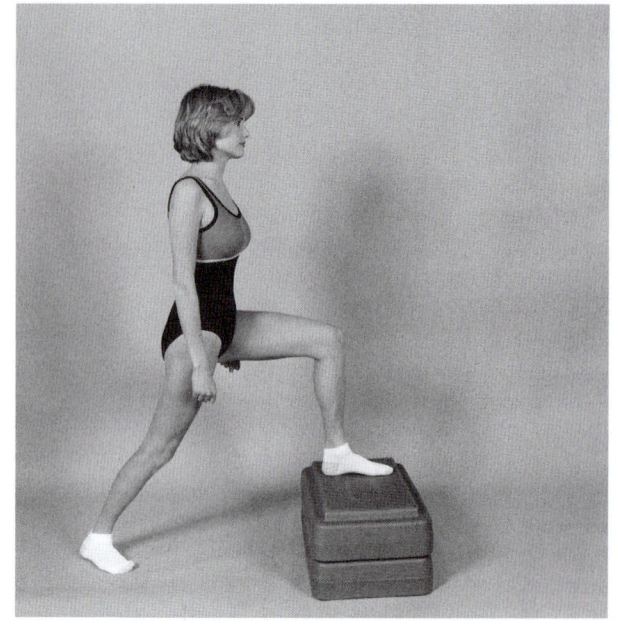

FIGURA 26-41 Investida ou afundo.

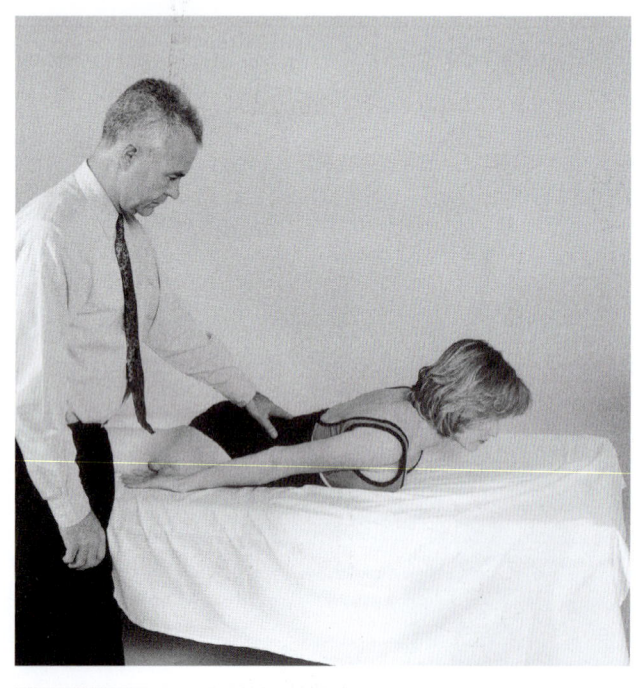

FIGURA 26-40 Teste de elevação do tronco.

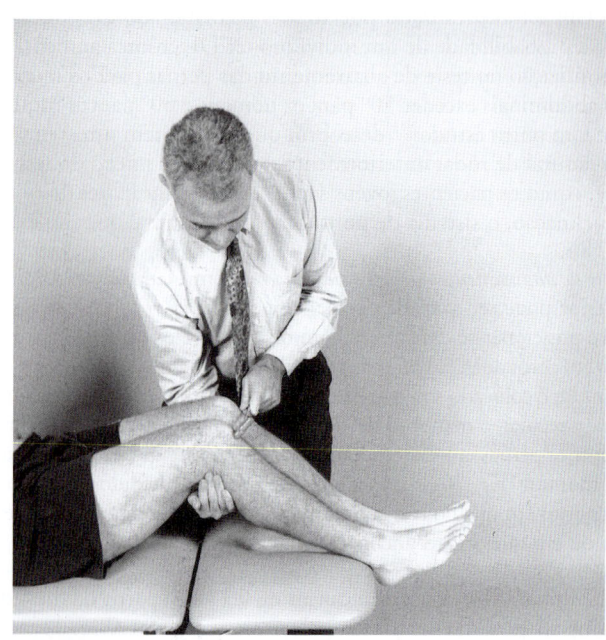

FIGURA 26-42 Reflexo patelar.

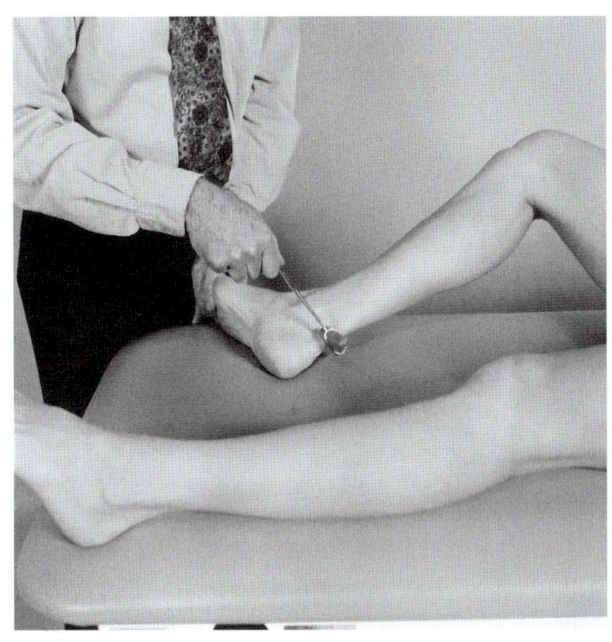

FIGURA 26-43 Reflexo aquileu.

Reflexos patológicos
Os reflexos patológicos ocorrem na presença de lesões no córtex motor, tronco encefálico ou no trato corticospinal (lesões no neurônio motor superior), onde a resposta motora a estímulos sensoriais não é modulada. O Capítulo 2 apresenta uma descrição dos seguintes reflexos patológicos:

▶ Babinski

▶ Clono

▶ Oppenheim

Teste sensorial
A avaliação completa do sistema sensorial é um processo bastante laborioso devido ao número de vias ascendentes que levam informações para o cérebro.[207] O fisioterapeuta deve verificar os padrões dos dermátomos das raízes nervosas, bem como a distribuição sensorial periférica dos nervos periféricos (ver Cap. 2). Os dermátomos variam consideravelmente entre os indivíduos.

Reflexos superficiais
Há vários reflexos que ocorrem em resposta a estímulos na pele, conhecidos como *reflexos superficiais*. Três desses reflexos, o cremastérico (L1-L2), o de Geigel (L1-L2) e o anal (S2-S5) estão relacionados aos nervos que saem da coluna lombar.[207] O testes desses reflexos superficiais envolve alisar ou beliscar a pele da parte interna superior da coxa (cremastérico e Geigel) ou do tecido perianal e observar a presença de contração muscular pelo cremastérico (elevação dos testículos), pelo iliopuepartal (elevação do prepúcio ou do clitóris) ou pelos músculos do esfincter externo (também conhecido por "piscadela" anal), respectivamente. É importante lembrar que, sem correlação com os achados da história e do exame físico, a ausência de reflexo superficial pode não ser significativa sob o ponto de vista clínico.

Filosofias diferentes
O próximo estágio no processo de exame depende da experiência do fisioterapeuta. Os profissionais influenciados pelas técnicas de energia muscular dos osteopatas utilizam o teste de posição para determinar o segmento a ser focalizado. Outros ignoram os testes de posição e partem para as avaliações fisiológicas passivas e as de movimentos combinados.

Teste de posição. O teste de posição na coluna lombar é uma técnica osteopática usada para determinar o nível e o tipo de disfunção da articulação zigoapofisária.[113,246,250,293-295] Esse teste é feito com o paciente em três posições: neutra (Fig. 26-44), flexão (Fig. 26-45) e extensão (Fig. 26-46). Então, os processos transversos são palpados em camadas (Fig. 26-47). As Tabelas 26-13 e 26-14 descrevem os achados e as causas possíveis que justificam a realização do teste de posição.

Testes de mobilidade intervertebral fisiológica passiva (MIVFP).[296,297] São realizados com maior eficácia se os testes de movimentos combinados localizarem uma hipomobilidade ou os testes de posição forem negativos, em vez dos testes de início para a coluna lombar. As avaliações de rigidez feitas por fisioterapeutas experientes durante o exame de pacientes em suas próprias clínicas foram consideradas pouco confiáveis.[298]

Os testes de movimento fisiológico passivo são realizados em:

▶ Flexão

▶ Extensão

▶ Rotação

▶ Inclinação lateral

Os processos espinhosos adjacentes ao segmento são palpados ao mesmo tempo, e o movimento entre eles é avaliado à me-

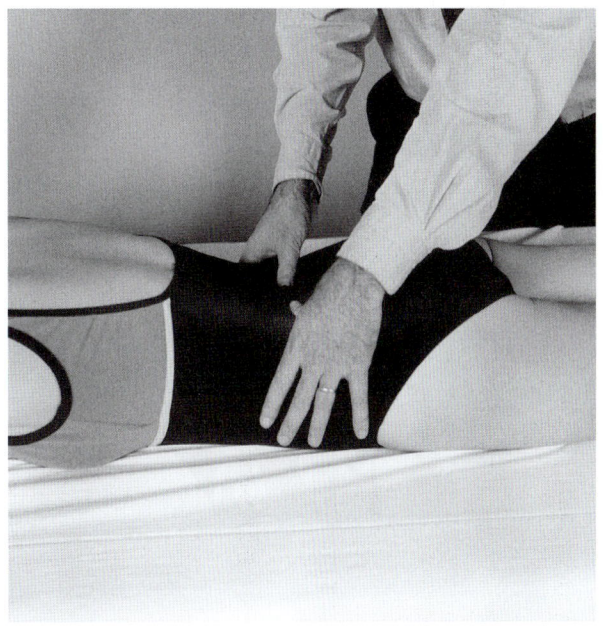

FIGURA 26-44 Teste de posição na posição neutra.

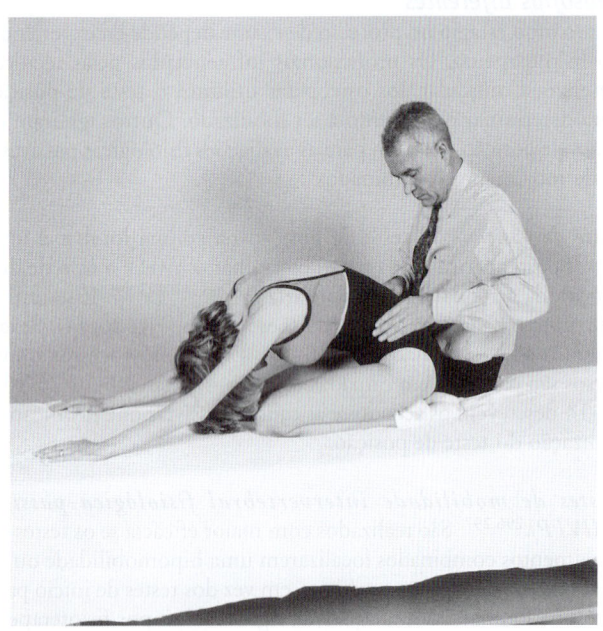

FIGURA 26-45 Teste de posição em flexão.

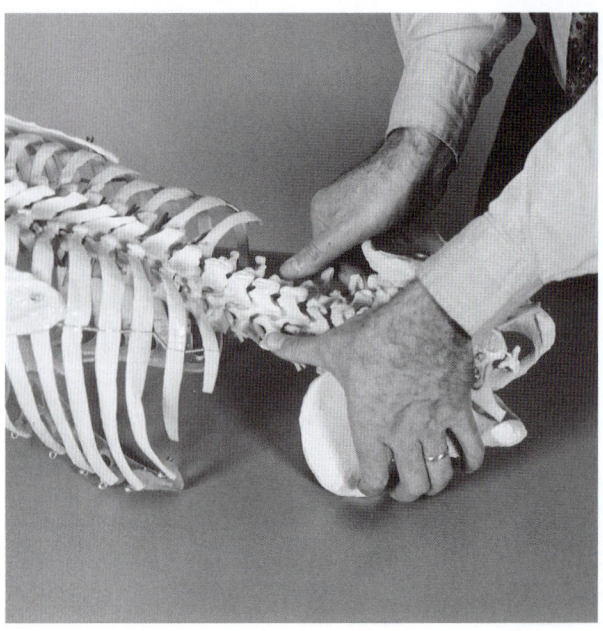

FIGURA 26-47 Palpação em camadas dos processos transversos. Essa técnica também pode ser usada para pressões póstero-anteriores.

dida que o segmento for levado passivamente ao longo de sua amplitude fisiológica.

Esse teste é usado em portadores de condições agudas e subagudas com dor nos planos motores cardinais. Para a realização desses testes, o paciente deve se posicionar em decúbito lateral, de frente para o fisioterapeuta. Para localizar a junção lombossacral, o fisioterapeuta pode utilizar um dos seguintes métodos:

▶ Identificar o processo espinhoso de LV e, em seguida, mover inferiormente.
▶ Identificar a EIPS e, em seguida, mover superior e medialmente.
▶ Identificar o processo espinhoso de TXII e contar no sentido descendente até o nível correto, usando os processos espinhosos.

Depois de ter sido localizada, a posição neutra da coluna para flexão e extensão pode ser encontrada palpando-se o processo espinhoso de LV e, alternativamente, flexionando e estendendo o quadril até sentir sua oscilação ao redor do ponto de extensão e flexão.

Flexão. O paciente deve permanecer perto do fisioterapeuta, mantendo a perna que está embaixo levemente flexionada no quadril e no joelho. Um pequeno travesseiro ou rolo pode ser colocado sob sua cintura para manter a coluna lombar em posição neutra em relação à inclinação lateral. O teste pode ser feito flexionando-se uma ou as duas pernas do paciente, embora geralmente seja mais fácil usar apenas uma perna. O fisioterapeuta, de frente para o paciente, palpa entre os dois processos espinhosos lombares adjacentes no espaço interespinal (Fig. 26-48) com a mão cranial, enquanto a outra mão segura a parte inferior das pernas do paciente (Fig. 26-49). Em seguida, ele movimenta as extremidades inferiores em flexão lombar e de quadril e retorna para a posição neutra, ao mesmo tempo que palpa o movimento intersegmentar. Usando essa técnica geral, o fisioterapeuta trabalha a coluna lombar no sentido ascendente e descendente, avaliando todo o movimento disponível.

A despeito do alto grau de variabilidade entre os pacientes, o movimento segmentar deve diminuir de LV para LI.[74] A hipermobilidade generalizada demonstra mais movimento em todos os segmentos, ao passo que os segmentos hipermóveis isolados evidenciam mais movimento apenas naquele nível. O fisiotera-

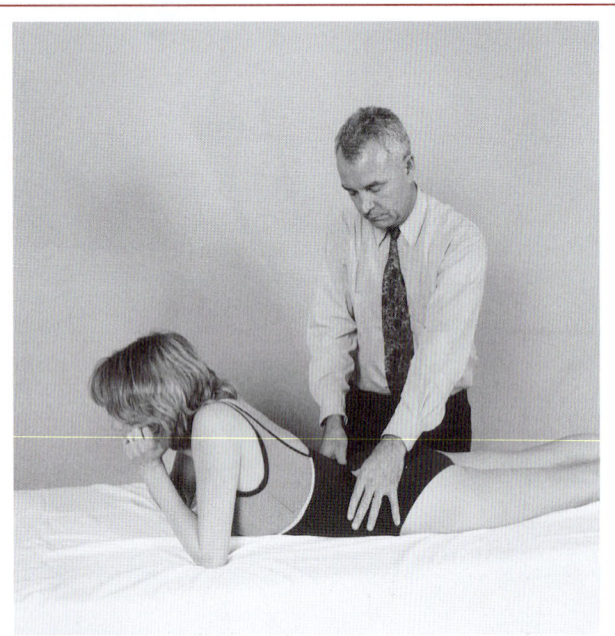

FIGURA 26-46 Teste de posição em extensão.

TABELA 26-13 Causas e achados de inclinação lateral direita rodada flexionada

Causas da ILDRF	Achados associados
Extensão articular esquerda isolada	Os testes de MIVFP e MIVAFP em hipomobilidade (ILDRF) no quadrante de extensão esquerdo são reduzidos.
Músculos flexores esquerdos da coxa tensos (ILDRF)	O teste de MIVFP no quadrante de extensão esquerdo é diminuído; teste de MIVAP normal.
Artrose ou artrite da articulação esquerda no padrão capsular(ILERE < ILDRF)	Testes de MIVFP e MIVAFP no quadrante de flexão direito mais reduzidos do que no quadrante de extensão esquerdo.
Fibrose da articulação esquerda (ILERE = ILDRF)	Testes de MIVFP e de MIVAFP são igualmente reduzidos nos quadrantes de flexão direito e de extensão esquerdo.
Protrusão de disco póstero-lateral esquerdo (ILERE < ILDRF)	Testes de MIVFP no quadrante de extensão esquerdo reduzidos com sensação de final do movimento instável; os dois quadrantes de flexão são normais.

ILERE, inclinação lateral esquerda rodada estendida; ILDRE, inclinação lateral direita rodada estendida; ILDRF, inclinação lateral direita rodada flexionada; MIVAP, mobilidade intervertebral acessória passiva; MIVAFP, mobilidade intervertebral acessória fisiológica passiva.

TABELA 26-14 Causas e achados de inclinação lateral esquerda rodada estendida

Causas da ILERE[a]	Achados associados
Hipomobilidade de flexão articular esquerda isolada (ILERE); músculos extensores tensos do lado esquerdo (ILERE)	Os testes de MIVFP e MIVAFP no quadrante de flexão direita são reduzidos; o teste de MIVFP no quadrante de flexão direita é diminuído; MIVAFP normal.
Artrose ou artrite da articulação esquerda em padrão capsular (ILERE < ILDRF)	Testes de MIVFP e MIVAFP igualmente reduzidos nos quadrantes de flexão direita e de flexão esquerda.
Fibrose articular esquerda (ILERE = ILDRF)	Testes de MIVFP e de MIVAFP igualmente reduzidos nos quadrantes de flexão esquerda e direita.
Protrusão de disco póstero-lateral direito (ILERE < ILERF)	Testes de MIVFP no quadrante de extensão direita estão reduzidos com sensação de final do movimento instável; os dois quadrantes de flexão parecem normais.

ILERF, inclinação lateral esquerda rodada flexionada; ILDRF, inclinação lateral direita rodada flexionada; MIVFP, mobilidade intervertebral fisiológica passiva; MIVAFP, mobilidade intervertebral acessória fisiológica passiva.
[a]Uma ILDRE teria as mesmas causas e achados, todavia no lado oposto.

peuta verifica sequencialmente cada segmento, enquanto movimenta a coluna lombar de forma passiva desde a posição neutra até a flexão total.

No caso dos segmentos lombares médios e superiores, o fisioterapeuta pode alterar essa técnica para indivíduos de maior estatura, aplicando-a na posição sentada.

Extensão. Embora a flexão e a extensão possam ser testadas ao mesmo tempo, a avaliação feita separadamente é mais precisa. Apesar de ser posicionado como no teste de flexão, o paciente é orientado diagonalmente na mesa de exame, para que a pelve fique próxima da borda e o ombro mais afastado. Um pequeno travesseiro ou rolo pode ser colocado sob a cintura do paciente para manter a coluna lombar em posição neutra em relação à inclinação lateral. Ao mesmo tempo em que localiza dois processos espinhosos adjacentes com a mão mais próxima do crânio, o fisioterapeuta usa o braço caudal para flexionar os joelhos do paciente o máximo possível, antes de estender os quadris (Fig. 26-50). À medida que os joelhos são movidos para fora da mesa, o examinador apoia-os sobre suas coxas. Enquanto as pernas estiverem sobre a mesa, o profissional usa o braço caudal para produzir extensão lombar e do quadril. Isso permite sentir o movimento da pelve, enquanto a coluna retorna para sua posição neutra.

Inclinação lateral. O paciente deve estar em decúbito lateral, com os joelhos e os quadris flexionados, as coxas apoiadas sobre a mesa de exame e a parte inferior das pernas fora da mesa. A coluna lombar deve permanecer na posição neutra em relação à flexão e à extensão. O fisioterapeuta coloca seu braço cranial entre o braço e o corpo do paciente, enquanto está de frente para ele, e palpa os espaços interespinais, enquanto a mão caudal segura os pés e os tornozelos (Fig. 26-51). À medida que os pés e os tornozelos do paciente são levantados em direção ao teto, o fisioterapeuta deve sentir o processo espinhoso superior mover-se na direção da mesa, enquanto a coluna lombar inclina-se e afasta-se dela. O oposto ocorre se os pés forem abaixados para fora da mesa, enquanto a coluna lombar estiver inclinando-se lateralmente na direção dela. A direção da elevação da perna representa a direção da inclinação lateral. Por exemplo, com o paciente em decúbito lateral direito, o fisioterapeuta pode introduzir a inclinação lateral direita (e rotação para a esquerda) abaixando os pés e os tornozelos para fora da mesa. Esse procedimento deve ser repetido no outro lado, para que seja possível fazer comparações.

Rotação. O paciente deve permanecer na mesma posição descrita para o teste de extensão, em posição espinal neutra, com os joelhos fora da mesa de exame. Para manter a coluna lombar na

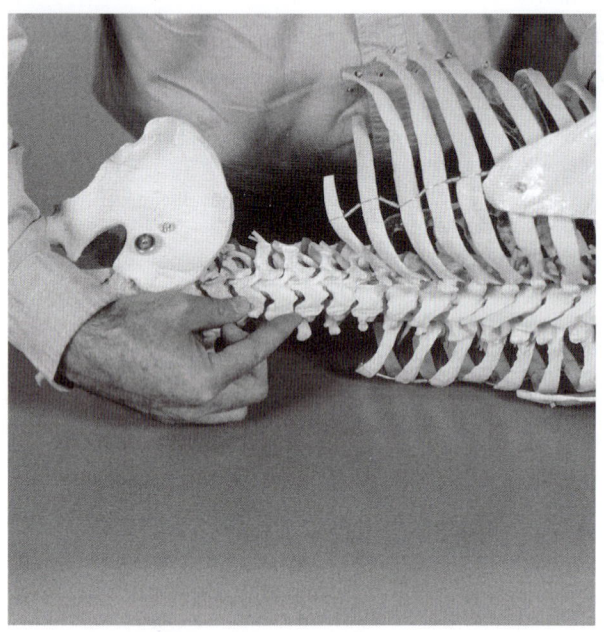

FIGURA 26-48   Palpação intersegmentar.

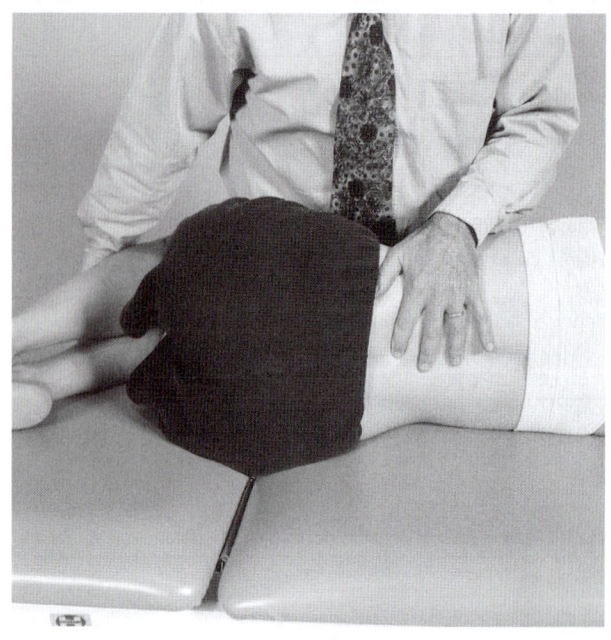

FIGURA 26-49   Teste de mobilidade passiva: flexão.

posição neutra, o fisioterapeuta pode colocar um pequeno travesseiro ou rolo sob a cintura do paciente. Os espaços interespinais são palpados com a mão no sentido cranial, que é colocada ao longo da coluna torácica inferior, com um dedo reforçado repousando por baixo nos processos espinhosos adjacentes.

A mão caudal estabiliza a pelve do paciente e a mão cranial roda o tórax aproximando-o e afastando-o do fisioterapeuta (Fig. 26-52). À medida que roda e afasta o tórax, o fisioterapeuta deve sentir o processo espinhoso do segmento superior rodar na direção da mesa, em comparação com o processo espinhoso do segmento inferior.

A coluna retorna para a posição neutra a cada vez, e o fisioterapeuta avança no sentido ascendente da coluna. Esse procedimento deve ser repetido no lado oposto com o paciente em decúbito lateral.

Infelizmente, os testes de MIVFP não excluem por completo comprometimentos intersegmentares como hiper ou hipomobilidades assimétricas com amplitudes finais menores, tendo em vista

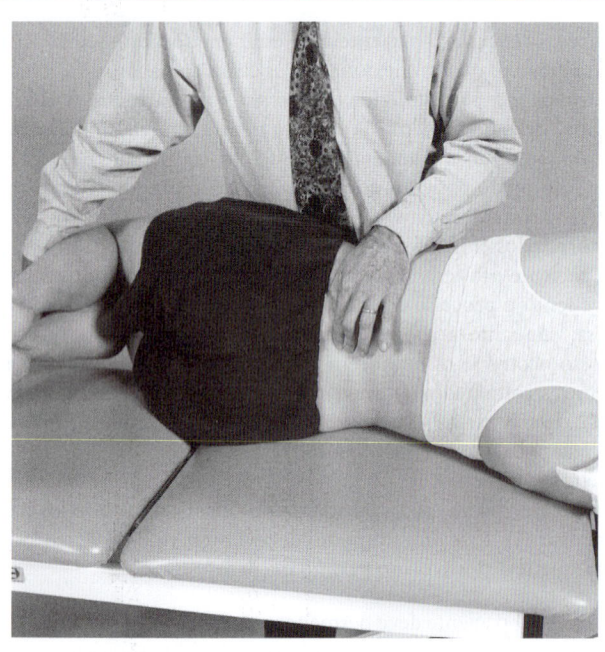

FIGURA 26-50   Teste de mobilidade passiva: extensão.

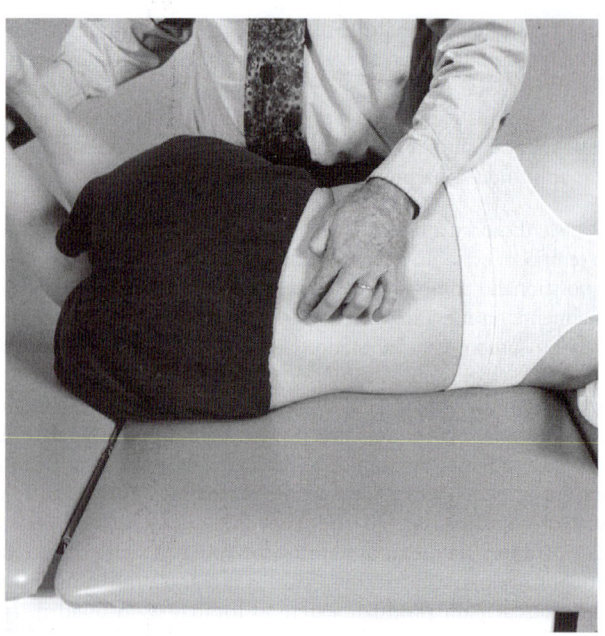

FIGURA 25-51   Teste de mobilidade passiva: inclinação lateral à esquerda.

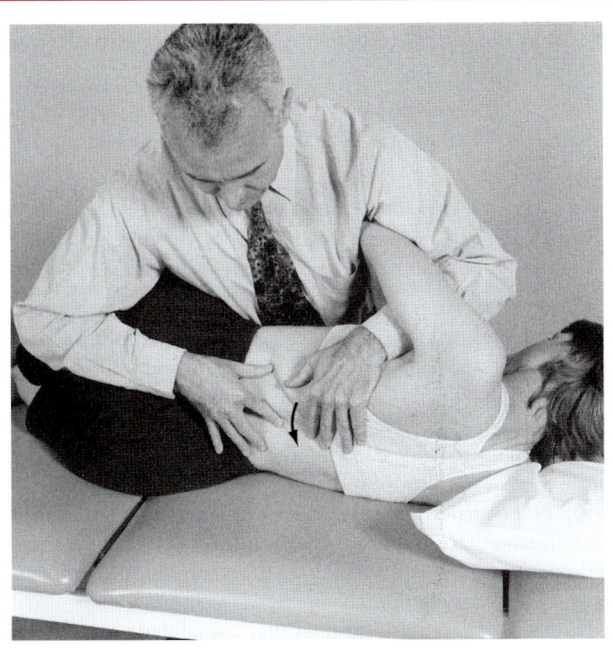

FIGURA 26-52 Teste de mobilidade passiva: rotação à esquerda.

que a aplicação de inclinação lateral ou de rotação na posição neutra não flexiona ou estende de forma plena as articulações zigoapofisárias e nem permite a flexão ou extensão total e simultânea delas. Para flexionar totalmente determinada articulação, a articulação oposta deve sair da posição flexionada plena, utilizando-se inclinação lateral e permitindo-se um aumento no deslizamento superior da articulação zigoapofisária na articulação oposta.

Testes de mobilidade intervertebral acessória fisiológica passiva (MIVAFP). Esses testes investigam o grau de deslizamento linear ou acessório de uma articulação e são utilizados nos níveis segmentares com possíveis hipomobilidades, para ajudar o fisioterapeuta a determinar se a origem da restrição ao movimento é articular, periarticular ou miofascial. Em outras palavras, eles avaliam a quantidade de movimento articular, bem como a qualidade da sensação de final do movimento. O movimento é analisado em relação ao tipo de estrutura corporal e à idade do paciente e à amplitude normal para aquele segmento; já a sensação de final do movimento é examinada em relação a:

▶ Dor.
▶ Espasmo ou hipertonicidade.
▶ Resistência.

Ao longo dos anos foram propostos vários métodos para avaliar a mobilidade segmentar de TX a LV, incluindo as técnicas de pressão póstero-anterior (ver discussão mais adiante). A finalidade das técnicas de MIVAFP há pouco descritas é confirmar os achados dos testes de MIVFP durante as avaliações de deslizamentos articulares do nível segmentar, para ratificar ou não a existência de hipo ou hipermobilidade. Os métodos de travamento espinal ajudam a adequar essas técnicas ao nível segmentar específico ou a determinado lado do segmento. As descrições das técnicas simétricas são descritas a seguir.

Se houver indícios de inclinação lateral quando o paciente estiver em decúbito lateral, o fisioterapeuta deve colocar um travesseiro ou uma toalha enrolada sob a coluna lombar.

Flexão. O paciente deve permanecer em decúbito lateral, perto da borda da mesa de exame, apoiar a coluna na posição neutra, manter as coxas sobre a mesa e colocar a cabeça em um travesseiro. O fisioterapeuta deve ficar de frente para o paciente para facilitar a localização do segmento sob suspeita por meio de palpação, de modo que o dedo que estiver fazendo a monitoração seja colocado entre os processos espinhosos, como no teste de MIVFP (ver Fig. 26-49). Em seguida, usando as pernas, o fisioterapeuta flexiona a coluna lombar do paciente, como no teste de MIVFP, até sentir o movimento no processo espinhoso superior do segmento monitorado.

Após estabilizar o processo espinhoso do segmento superior com a mão cranial, o fisioterapeuta afasta os processos transversos do segmento inferior com os dedos indicador e médio da mão caudal e traciona o segmento inferiormente, usando a mão e o antebraço caudais (Fig. 26-53), avaliando de forma indireta o deslizamento linear superior completo do segmento superior (Fig. 26-54). Isso permite avaliar a qualidade e a quantidade do deslizamento articular.

Extensão. O paciente e o fisioterapeuta devem manter a mesma posição usada no teste MIVFP, sendo que o primeiro deve posicionar-se diagonalmente sobre a mesa de exame, manter os quadris à frente, flexionar bem os joelhos e apoiar a cabeça em um travesseiro.

Depois de localizar o nível sob suspeita, o fisioterapeuta estende a coluna do paciente nesse nível, empurrando suas pernas sobre a mesa, até o dedo que estiver monitorando detectar o movimento no processo espinhoso superior (Fig. 26-55). Em seguida, ele pinça o processo espinhoso superior do segmento e, ao afastar os processos transversos, movimenta de forma passiva o complexo da articulação até a extensão total, como na técnica de flexão, e empurra anteriormente a vértebra caudal (ver Fig. 26-54). No final da

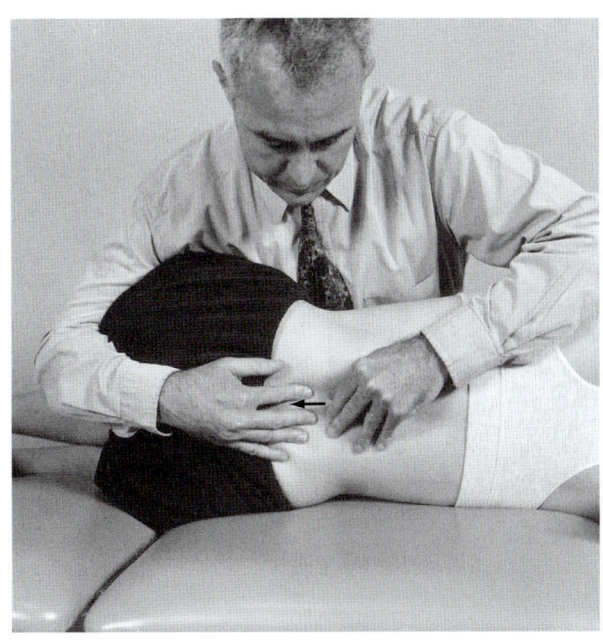

FIGURA 26-53 Teste de mobilidade articular passiva para flexão.

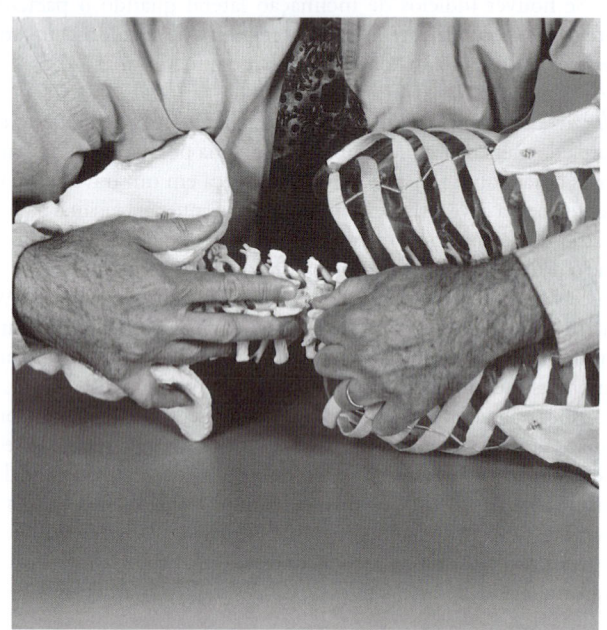

FIGURA 26-54 Posições das mãos no teste de mobilidade articular passiva para flexão.

dris à frente, flexionar bem os joelhos e apoiar a cabeça sobre um travesseiro. O lado sobre o qual o paciente deve se posicionar é determinado pelo propósito da técnica, a saber:

▶ Para testar a capacidade de inclinação lateral ipsilateral do segmento (fechado), o paciente deve deitar-se sobre o lado a ser testado.

▶ Para testar a capacidade de inclinação lateral oposta do segmento (aberto), o paciente deve deitar-se com o lado a ser testado na posição mais superior possível.

Depois de localizar o nível sob suspeita, o fisioterapeuta estende ou flexiona a coluna do paciente para esse nível e empurra suas pernas sobre a mesa de exame até o dedo que estiver monitorando detectar algum movimento no processo espinhoso superior.

A seguir, o fisioterapeuta coloca a axila de seu braço caudal sobre a crista ilíaca do paciente e, ao mesmo tempo, repousa o dedo indicador e o médio nos processos espinhosos da vértebra inferior (Fig. 26-56). Na sequência, aperta com firmeza a pelve e a coxa superior com o mesmo braço e aplica uma força descendente na direção dos pés do paciente, enquanto o dedo médio da outra mão empurra o processo transverso na direção superior.

Esse procedimento permite avaliar a qualidade e a quantidade do deslizamento articular e compará-las com o outro lado.

Rotação. O paciente deve estar posicionado como no teste MIVFP. O fisioterapeuta pode colocar um travesseiro pequeno ou um rolo sob a cintura do paciente para manter a coluna na posição neutra. Usando, respectivamente, o braço caudal e a mão, o fisioterapeuta fixa a pelve e a região inferior do processo espinhoso caudal do paciente (Fig. 26-57). O polegar da outra mão é colocado na região superior do processo espinhoso cranial.

Conforme roda e afasta o tórax do paciente, o fisioterapeuta sente o processo espinhoso do segmento superior rodar na direção da mesa de exame, em comparação com o processo espinho-

amplitude disponível, ele desliza os processos transversos do segmento inferior no sentido cranial para testar o deslizamento linear total (ver Fig. 26-54). Isso permite avaliar a qualidade e a quantidade do deslizamento articular.

Inclinação lateral. O paciente e o fisioterapeuta devem estar posicionados como no teste MIVFP. O paciente deve manter os qua-

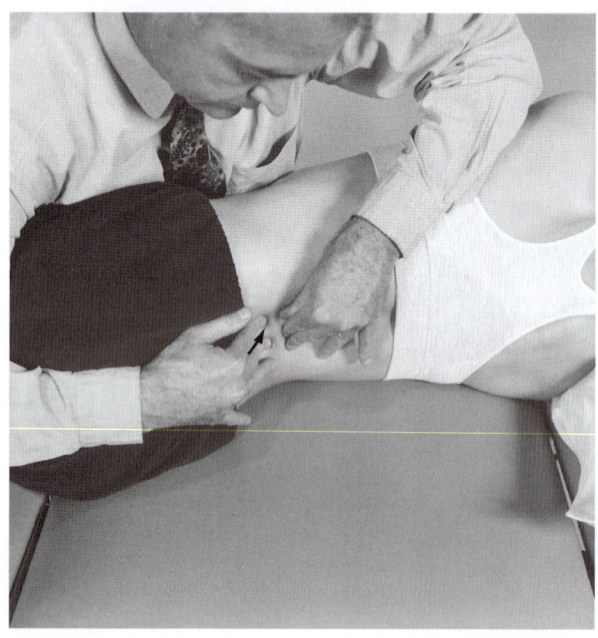

FIGURA 26-55 Teste de mobilidade articular passiva para extensão.

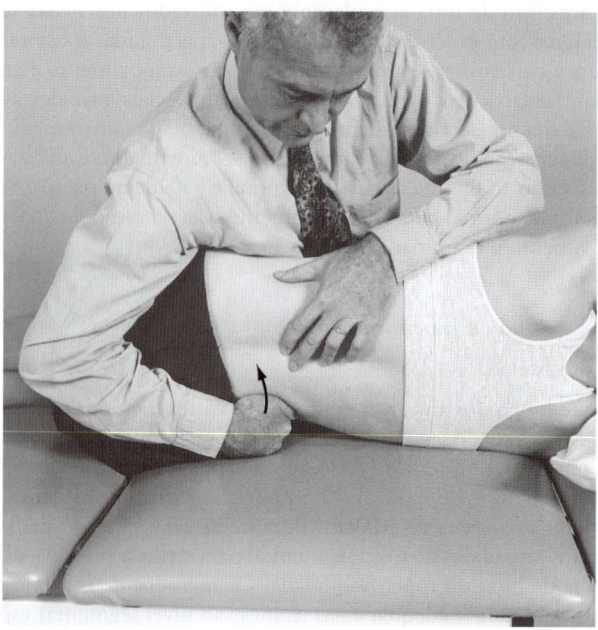

FIGURA 26-56 Teste de mobilidade articular passiva para inclinação lateral.

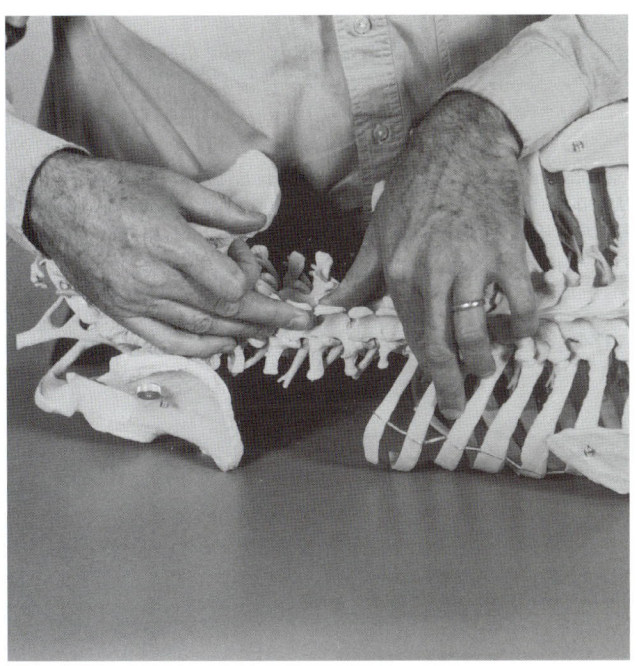

FIGURA 26-57 Teste de mobilidade articular passiva para rotação.

so do segmento inferior. Isso permite avaliar a qualidade e a quantidade do deslizamento articular. Cada vez a coluna retorna para a posição neutra, e o fisioterapeuta pode avançar no sentido ascendente da coluna. Esse processo deve ser repetido no lado oposto, com o paciente em decúbito lateral.

Ferramentas de avaliação funcional

Na realidade, a capacidade e a incapacidade funcional do paciente podem ser mais significativas para os custos do tratamento médico do que a própria dor.[299] Nos últimos 20 anos, foram desenvolvidos vários instrumentos que podem fornecer métodos confiáveis e válidos para quantificar o estado funcional do paciente.[300]

De maneira geral, nenhum instrumento foi usado com tanta frequência para avaliar a dor nas costas como o Questionário de Oswestry de Incapacitação da Coluna Lombar – OLBDQ,[301] que foi amplamente analisado e validado por pesquisadores de distúrbios da coluna (ver Tab. 9-20). Para cada seção de seis sentenças, a pontuação total é 5; se a primeira sentença for assinalada, a pontuação é 0; se a última for assinalada, a pontuação é 5. As afirmações intervenientes são pontuadas de acordo com a classificação. A pontuação é mais alta nos casos em que o paciente marcar mais de um campo em cada seção. Se todas as 10 seções forem preenchidas, a pontuação pode ser calculada como no exemplo a seguir:

16 (pontuação total)/50 (pontuação total possível) × 100 = 32%

Se uma sessão não for preenchida (ou não for aplicável), a pontuação deve ser calculada como segue:

16 (pontuação total)/45 (pontuação total possível × 100) = 35,5%

Portanto, a pontuação final pode ser resumida assim:

Pontuação total/(5 × número de perguntas respondidas) × 100%

Para facilitar o cálculo, os autores sugerem arredondar o percentual para números inteiros. O problema geral com esse instrumento é que a Seção 8, que trata do impacto da dor sobre a vida sexual, frequentemente não é preenchida pelo paciente, tornando a pontuação mais difícil e menos confiável.

Na tentativa de desenvolver uma ferramenta de medição que aumentasse a probabilidade de resposta a todas as perguntas, foi recomendado o uso do Questionário Revisado da Dor de Oswestry[302] (Tab. 26-15). Infelizmente, a relação entre esse questionário e a versão original é muito limitada, confunde comprometimento com incapacidade e usa uma terminologia complexa que não existe no Oswestry original e, em algumas seções (1, 2 e 10), não apresenta respostas do tipo *"nenhum sintoma"*, que é uma característica importante do instrumento original.[303] Uma desvantagem adicional é que a última seção apresenta uma medição com o título *"Modificação de sintomas"* que não é consistente com o tema do questionário original.[303]

O questionário original de Oswestry e a versão revisada exigem um tempo considerável para serem respondidos e para os membros da equipe fazerem a pontuação.

O Índice de Classificação Funcional (ICF)[304] (ver Tab. 7-8) é um instrumento um pouco mais fácil e mais rápido de usar e enfatiza a função, enquanto mede a opinião, a atitude e a autoavaliação da incapacidade do paciente.[305] Esse instrumento contém 10 itens que medem a dor e a função do sistema musculoesquelético da coluna. O ICF foi desenvolvido especificamente para fazer medições quantitativas da percepção subjetiva da função e da dor do sistema musculoesquelético em ambientes clínicos.[304]

Dos 10 itens, oito referem-se às atividades cotidianas que podem ser afetadas adversamente por condições da coluna, e dois itens direcionam-se a atributos diferentes da dor. Como provavelmente muitas incapacidades da coluna resultem da combinação de perda de função e de dor ou medo da dor, o uso dessas duas variáveis fornece uma visão mais ampla da incapacidade do paciente. Por meio de uma escala de cinco pontos para cada item, o paciente tem condições de classificar sua capacidade atual de percepção de executar uma função ou da quantidade da dor ao selecionar um dos cinco pontos de resposta (0 = sem dor ou capacidade total da função; 4 = pior dor possível e/ou incapacidade de executar totalmente determinada função).[304]

É necessário fazer pesquisas adicionais para comparar a sensibilidade desse instrumento com a do OLBDQ para determinar se o ICF é uma ferramenta válida para o pesquisador e o fisioterapeuta.

O Questionário de Incapacidade de Roland-Morris (RDQ)[306] (Tab. 26-16) é uma forma de medir o estado de saúde. Esse questionário foi desenvolvido para ser preenchido pelo paciente com o objetivo de avaliar a incapacidade física decorrente de DL. O RDQ surgiu a partir do Sickness Impact Profile (SIP), que é um instrumento de medição do estado de saúde com 136 itens, os quais cobrem todos os aspectos das funções físicas e mentais.[307] Foram selecionados 24 itens do SIP, sendo que cada um foi qualificado com a frase *"por causa da minha dor nas costas"* para distinguir incapacidade resultante de DL de incapacidades produzidas por outras causas – uma distinção que geralmente os pacientes têm condições de fazer sem dificuldade.[307,308]

Os pacientes devem colocar uma marca de verificação, além de uma afirmação, caso isso seja aplicável naquele dia, e, para calcular a pontuação, basta adicionar o número de itens verificados. Portanto, as pontuações variam de 0 (sem incapacidade) a

TABELA 26-15 Questionário Revisado da Dor de Oswestry

Nome: _____ Idade: _____ Data de nascimento: _____
Endereço: _____ Ocupação: _____
Por quanto tempo você tem dor nas costas: _____ anos _____ meses _____ semanas _____
Este é o seu primeiro episódio de dor nas costas?   ☐ Sim   ☐ Não

Leia, por favor: Esse questionário foi elaborado para entendermos o quanto sua dor nas costas afetou sua capacidade de lidar com as atividades cotidianas. [Responda cada seção assinalando em cada uma APENAS O CAMPO que mais se aplica a você. Acreditamos que você pode sentir que mais de uma resposta se aplique ao seu caso, mas ASSINALE APENAS A ÚNICA ALTERNATIVA QUE DESCREVE MAIS PRECISAMENTE SEU PROBLEMA.] Obrigado.

Por favor, preencha este questionário em ___ /___ /___ e retorne-o no envelope com selo pré-pago.

SEÇÃO 1 – Intensidade da dor
A dor vem e vai e é branda.
A dor é branda e não varia muito.
A dor vem e vai e é moderada.
A dor é moderada e não varia muito.
A dor vem e vai e é grave.
A dor é grave e não varia muito.

SEÇÃO 2 – Cuidados pessoais
Não mudaria minha maneira de tomar banho ou de me vestir para evitar a dor.
Normalmente não mudo minha maneira de tomar banho ou de me vestir mesmo que isso cause alguma dor.
Tomar banho e vestir-me aumenta a dor, mas *não* pretendo mudar minha maneira de fazer isso.
Tomar banho e vestir-me aumenta a dor e acho que é *necessário* mudar minha maneira de fazer isso.
Por causa da dor, não consigo tomar *alguns* banhos e vestir-me sem ajuda.
Por causa da dor, não consigo tomar *qualquer* banho ou vestir-me sem ajuda.

SEÇÃO 3 – Levantar
Posso levantar objetos pesados sem dor adicional.
Posso levantar objetos pesados, porém isso causa dor adicional.
A dor impede-me de levantar objetos pesados do solo.
A dor impede-me de levantar objetos pesados do solo, mas posso levantá-los se eles estiverem convenientemente posicionados, por exemplo, sobre uma mesa.
A dor impede-me de levantar objetos pesados, mas consigo levantar pesos pequenos e médios se eles estiverem convenientemente posicionados.
Na melhor das hipóteses, posso apenas levantar pesos muito leves.

SEÇÃO 4 – Caminhar
Não sinto dor ao caminhar.
Sinto alguma dor ao caminhar, mas ela não aumenta com a distância.
Não posso caminhar mais de 1.600 metros sem aumento da dor.
Não posso caminhar mais de 800 metros sem aumento da dor.
Não posso caminhar mais de 400 metros sem aumento da dor.
Não posso caminhar sem aumento da dor.

SEÇÃO 5 – Sentar
Posso sentar em qualquer cadeira pelo tempo que quiser.
Posso sentar apenas em minha cadeira favorita pelo tempo que quiser.
A dor impede-me de sentar por mais de uma hora.
A dor impede-me de sentar por mais de meia hora.
A dor impede-me de sentar por mais de 10 minutos.
Evito sentar porque isso aumenta minha dor.

SEÇÃO 6 – Ficar de pé
Posso ficar de pé pelo tempo que quiser sem sentir dor.
Sinto alguma dor ao ficar de pé, mas ela não aumenta com o tempo.
Não posso ficar de pé por mais de uma hora sem aumento da dor.
Não posso ficar de pé por mais de meia hora sem aumento da dor.
Não posso ficar de pé por mais de 10 minutos sem aumento da dor.
Evito ficar de pé porque isso aumenta a dor.

SEÇÃO 7 – Dormir
Não sinto dor na cama.
Sinto dor na cama, mas ela não me impede de dormir bem.
Por causa da dor, minhas noites de sono normais foram reduzidas em menos de um quarto de hora.
Por causa da dor, minhas noites de sono normais foram reduzidas em menos de meia hora.
Por causa da dor, minhas noites de sono normais foram reduzidas em menos de três quartos de hora.
A dor impede-me de dormir.

(continua)

TABELA 26-15 Questionário Revisado da Dor de Oswestry (*continuação*)

SEÇÃO 8 – Vida social
Minha vida social é normal e não provoca dor.
Minha vida social é normal, mas aumenta o grau da minha dor.
A dor não exerce nenhum efeito significativo sobre minha vida social, a não ser limitar as atividades mais vigorosas, como dançar, por exemplo.
A dor restringiu minha vida social e não saio com muita frequência.
A dor restringiu minha vida social a minha casa.
Dificilmente tenho qualquer vida social por causa da dor.

SEÇÃO 9 – Viajar
Não sinto dor ao viajar.
Sinto alguma dor enquanto viajo, mas nenhuma de minhas formas usuais de viajar agrava a dor.
Sinto mais dor enquanto viajo, mas ela não me força a procurar formas alternativas de viajar.
Sinto mais dor enquanto viajo, o que me força a procurar formas alternativas de viajar.
A dor restringe todas as formas de viagem.
A dor impede todas as formas de viajar, exceto deitado.

SEÇÃO 10 – Mudando o grau da dor
Minha dor está melhorando rapidamente.
Minha dor oscila, mas, em geral, está melhorando.
Minha dor parece melhorar, mas as melhoras até agora são lentas.
Minha dor não piora nem melhora.
Minha dor piora gradualmente.
Minha dor está piorando rapidamente.

Anglo-European College of Chiropractic
Dados de Meadows J, Pettman E: *Manual Therapy: NAIOMT Level II & III Course Notes*. Denver, CO: North American Institute of Manual Therapy, Inc., 1995; Bogduk N, Twomey LT: Anatomy and biomechanics of the lumbar spine. In: Bogduk N, Twomey LT, eds. *Clinical Anatomy of the Lumbar Spine and Sacrum*, 3rd edn. Edinburgh: Churchill Livingstone, 1997:2-53, 81-152, 171-176; Nachemson A: Disc pressure measurements. *Spine* 6:93-97, 1981; Nachemson A, Morris JM: In vivo measurements of intradiscal pressure. *J Bone Joint Surg* 46:1077, 1964; Nachemson A: Lumbar intradiscal pressure. In: Jayson MIV, ed. *The Lumbar Spine and Back Pain*. Edinburgh: Churchill Livingstone, 1987:191-203.

24 (incapacidade máxima). Verificou-se que há uma correlação satisfatória entre as pontuações do RDQ com outras medições de funções físicas, incluindo as subescalas físicas da Short Form Health Survey (SF-36), o SIP e o OLBDQ.[307]

O Índice de Comprometimento Físico (PII), desenvolvido por Waddell e colaboradores,[14] é uma série de sete testes, cada um com pontuação positiva ou negativa, com base nos valores de corte publicados (Tab. 26-17), cuja tendência é fazer medições de comprometimento físico em paciente com DL. A pontuação final do PII varia de 0 a 7, sendo que os números maiores indicam níveis mais elevados de comprometimento. Em um estudo com 78 indivíduos com DL aguda (menos de três semanas de duração), Fritz e Piva[309] descobriram que o PII apresenta maior confiabilidade interavaliadores (coeficiente de correlação intraclasse = 0,89), e, de maneira geral, sua validade foi confirmada pelo padrão de correlações. A alteração mínima detectável no índice foi de aproximadamente um ponto.

O Fear Avoidance Beliefs Questionnaire (FABQ)[310] (Tab. 26-18), desenvolvido com base em teorias de medo e comportamento preventivo, focaliza especificamente as crenças dos pacientes sobre como a atividade física e o trabalho poderiam afetar a DL. Cada item do FABQ é pontuado de 0 a 6, com os números maiores indicando um aumento nos níveis de crenças de prevenção do medo. Esse questionário apresenta duas subescalas: uma de trabalho com sete itens (faixa de pontuação de 0 a 42) e outra de atividades físicas de quatro itens (faixa de pontuação de 0 a 24), ambas com um nível satisfatório de confiabilidade.[311] Estudos anteriores revelaram que a subescala de trabalho está associada a incapacidades atuais e futuras e perda de trabalho devido a DL crônica [310,312,313] e aguda.[314]

Testes especiais

Com algumas exceções notáveis como os testes de elevação da perna reta (EPR) e de elevação das pernas (ver Cap. 12), a confiabilidade da maioria dos testes ortopédicos é fraca ou não comprovada. Portanto, os fisioterapeutas devem tomar algumas precauções antes de afirmarem que um teste é positivo ou negativo.[207] Em vez disso, as respostas dos pacientes a manobras provocativas devem ser colocadas em gráficos que permitam a definição de uma estrutura de trabalho para elaborar um quadro completo da entidade clínica.[207]

Teste de agachamento em uma única perna. Esse teste pode ser usado como indicador da estabilidade lombopélvica-quadril. O teste é funcional, exige controle do corpo sobre a sustentação de peso em um único membro inferior e é utilizado com frequência para fazer avaliações clínicas da coordenação e/ou do controle muscular do tronco e do quadril.[315]

Teste de mobilidade neurodinâmica. O Capítulo 12 apresenta a descrição dos testes de SLUMP, corda de arco, EPR e flexão do joelho em prono.

Teste de elevação da perna reta. O teste de EPR, descrito também no Capítulo 12, é comum nos exames da coluna lombar de pacientes com dor isquiática ou pseudoclaudicação. Entretanto, esse teste geralmente é negativo em portadores de estenose espinal.[234] Uma elevação da perna menor que 60° é considerada anormal e sugere compressão ou irritação das raízes nervosas. O teste positivo reproduz os sintomas de dor isquiática, ou seja, irradiando-se abaixo do joelho e não meramente uma dor nas costas ou no músculo isquiotibial.[234] Embora a EPR ipsilateral tenha sensibilidade, não é específica para hérnia de DIV. Em contrapartida, a EPR cruzada (ver Cap. 12), apesar de ser insensível, é altamente específica. O fisioterapeuta não pode esquecer que os testes de EPRs forçam diversas estruturas, incluindo:

▶ Raízes nervosas lombossacrais.

TABELA 26-16 Questionário da Incapacidade de Roland-Morris

Quando suas costas doem, você pode achar difícil fazer algumas coisas que costuma fazer.
Esta lista contém frases que as pessoas usam para fazer uma autodescrição quando sentem dor nas costas. Quando as ler, você poderá verificar que algumas se destacam porque descrevem sua condição *atual*. Ao mesmo tempo em que ler a lista, pense em você *hoje*. Marque a frase que corresponder a você atualmente. Se ela não descrevê-lo, deixe o espaço em branco e passe para a frase seguinte. Lembre-se, marque apenas a frase que melhor descreve você hoje.

- ☐ Fico em casa a maior parte do tempo por causa das minhas costas.
- ☐ Mudo de posição frequentemente na tentativa de conseguir algum conforto para minhas costas.
- ☐ Caminho mais lentamente do que o normal por causa das minhas costas.
- ☐ Por causa das minhas costas, não estou fazendo algumas das tarefas que geralmente faço em casa.
- ☐ Por causa das minhas costas, apoio-me em um corrimão para subir escadas.
- ☐ Por causa das minhas costas, deito-me para repousar com mais frequência.
- ☐ Por causa das minhas costas, tenho que me segurar em algo para levantar de qualquer cadeira comum.
- ☐ Por causa das minhas costas, peço para outras pessoas fazerem coisas para mim.
- ☐ Visto-me mais lentamente do que o normal por causa das minhas costas.
- ☐ Apenas fico de pé por poucos períodos por causa das minhas costas.
- ☐ Por causa das minhas costas, tento não me curvar ou ajoelhar.
- ☐ Acho difícil levantar de uma cadeira por causa das minhas costas.
- ☐ Minhas costas doem quase o tempo todo.
- ☐ Acho difícil virar-me na cama por causa das minhas costas.
- ☐ Meu apetite não é muito bom por causa da dor nas minhas costas.
- ☐ Tenho problemas em colocar meias (ou meia-calça) por causa da dor nas minhas costas.
- ☐ Caminho apenas pequenas distâncias por causa das minhas costas.
- ☐ Durmo menos por causa das minhas costas.
- ☐ Por causa da dor nas minhas costas, visto-me com ajuda de outras pessoas.
- ☐ Sento-me a maior parte do tempo por causa das minhas costas.
- ☐ Evito trabalhos árduos ao redor da casa por causa das minhas costas.
- ☐ Por causa da minha dor nas costas, fico mais irritável e de mau humor com as pessoas do que o normal.
- ☐ Por causa das minhas costas, subo escadas mais lentamente do que o normal.
- ☐ Fico na cama a maior parte do tempo por causa das minhas costas.

- ▶ Tendões.
- ▶ Articulação do quadril.
- ▶ Articulação sacroilíaca.

As seguintes diretrizes podem ser usadas para interpretar os resultados do teste:[316]

- ▶ Sintomas reproduzidos na amplitude de 0 a 30° indicam patologia do quadril ou raiz nervosa com inflamação grave.
- ▶ Sintomas reproduzidos na amplitude de 30 a 50° indicam envolvimento da raiz nervosa isquiática.
- ▶ Sintomas reproduzidos na amplitude de 50 a 70° indicam envolvimento do tendão.
- ▶ Sintomas reproduzidos na amplitude de 70 a 90° indicam envolvimento da articulação do quadril e/ou sacroilíaca.

Qualquer modificação no testes de EPR pode ser usada para facilitar a detecção da presença da síndrome do piriforme (ver Cap. 9).

Teste do faisão. Enquanto monitora o movimento da pelve, o fisioterapeuta flexiona passivamente os joelhos do paciente que permanece em prono (ver Fig. 26-23). O objetivo desse teste é realizar a inclinação pélvica anterior e o aumento na lordose por meio do tracionamento do reto femoral. Depois do movimento na pelve, o fisioterapeuta verifica se houve reprodução dos sintomas nas costas.[317] A sensação de um puxão na região anterior das coxas é um achado normal. Se a flexão total do joelho for atingida antes da inclinação, o paciente deve posicionar-se em prono sobre os cotovelos, para que o teste possa ser repetido. Os indivíduos cujos testes forem positivos para essa manobra tendem a apresentar as seguintes queixas subjetivas:

- ▶ Dor ao estar em supino e com as pernas estendidas, a menos que o reto e os flexores do quadril sejam especialmente flexíveis.
- ▶ Dor ao estar em prono em colchão macio.
- ▶ Dor ao sentar ereto.
- ▶ Dor ao ficar em pé por tempo prolongado.

A causa da dor é considerada um resultado do alongamento passivo ou da compressão das estruturas sensíveis à dor. Essas estruturas incluem as articulações zigoapofisárias, os ligamentos segmentares e a região anterior do DIV.

Teste da queda pélvica. O paciente deve ficar em pé com uma das pernas sobre um degrau, enquanto abaixa a outra até o pé tocar no solo e a levanta erguendo o quadril (Fig. 26-58). Dez repetições desse exercício sem compensação são consideradas normais.

Teste de compressão (teste modificado de Farfan). O fisioterapeuta flexiona os quadris e os joelhos do paciente, que está em supino, até a pelve começar a rodar posteriormente (Fig. 26-59). A seguir, aperta as coxas do paciente contra o próprio tórax e exerce uma pressão cranialmente direcionada contra os pés ou as nádegas a flexionar e aplica uma força de compressão axial na coluna.[101]

TABELA 26-17 Índice de Comprometimento Físico e critérios de pontuação

Teste	Desempenho	Pontuação Positiva	Pontuação Negativa
ADM total de flexão	O paciente deve permanecer de pé com o corpo ereto. O inclinômetro é mantido em TXII-LI, e o paciente deve inclinar-se para baixo o máximo possível na direção dos dedos dos pés, enquanto mantém os joelhos estendidos.	Menos de 87°	Maior ou igual a 87°
ADM total de extensão	O paciente deve permanecer com o corpo ereto. O inclinômetro é mantido em TXII-LI. O paciente deve arquear-se para trás o máximo possível. Ele pode apoiar-se no ombro do fisioterapeuta, com uma das mãos, para manter o equilíbrio.	Menos de 18°	Maior ou igual a 18°
ADM média de flexão lateral	O paciente deve permanecer de pé com o corpo ereto, com o inclinômetro alinhado verticalmente com os processos espinhosos de TIX e TXII. O paciente deve inclinar-se reto sobre um lado o máximo possível, com as pontas dos dedos das mãos tocando a parte lateral da coxa. Ele pode apoiar-se no ombro do fisioterapeuta com uma das mãos. Em seguida, deve repetir o movimento para o lado oposto. A flexão lateral média é medida.	Menos de 24°	Maior ou igual a 24°
ADM média de elevação de perna reta	O paciente deve permanecer em supino. O inclinômetro é posicionado na crista tibial logo abaixo da tuberosidade da tíbia. A perna deve ser erguida passivamente pelo fisioterapeuta que, com a outra mão, mantém um joelho em extensão. A perna é elevada lentamente até o limite máximo de sua tolerância quando estendida (não atingir o início da dor). A perna oposta deve ser testada da mesma forma. O fisioterapeuta deve registrar a elevação média da perna reta.	Homens: menos de 66° Mulheres: menos de 71°	Homens: maior ou igual a 66° Mulheres: maior ou igual a 71°
Sensibilidade da coluna	O paciente deve estar em prono e manter os músculos das costas relaxados. A palpação é feita lentamente, sem pressão repentina. A sensibilidade superficial a um beliscão leve é o teste inicial. O fisioterapeuta deve perguntar ao paciente: "Está doendo?". Qualquer resposta diferente de "não" é positiva. Se não houver sensibilidade superficial, a sensibilidade profunda pode ser avaliada fazendo-se pressão firme com a ponta do polegar sobre os processos espinhosos e os ligamentos interespinais dentro de 1 cm da linha média de TXII a SII. O fisioterapeuta deve perguntar novamente ao paciente: "Está doendo?". Qualquer resposta diferente de "não" indica que o teste é positivo.	Sensibilidade superficial ou profunda positiva	Sensibilidade superficial ou profunda negativa
Elevação bilateral ativa da perna reta	O paciente deve estar em supino com os joelhos estendidos. Em seguida, deve erguer ambas as pernas juntas a uma distância de 15,2 cm da superfície de exame e manter essa posição durante cinco segundos. O fisioterapeuta não deve contar o tempo alto ou incentivar o paciente. Este não deve usar as mãos para erguer as pernas. Se ele não conseguir manter a posição com as pernas erguidas durante cinco segundos, o teste é positivo.	Teste positivo	Teste negativo
Sentar ativamente	O paciente deve estar em supino com os joelhos flexionados em 90° e os pés planos. O fisioterapeuta deve segurar os pés do paciente com uma das mãos. Em seguida, este deve alcançar ambos os joelhos com a ponta dos dedos (não é preciso segurar) e manter essa posição durante cinco segundos. O fisioterapeuta não deve contar o tempo alto ou incentivar o paciente. Se ele não conseguir manter a posição durante cinco segundos, o teste é positivo.	Teste positivo	Teste negativo

Dados de Waddell G, Somerville D, Henderson I, et al.: Objective clinical evaluation of physical impairment in chronic low back pain. Spine 17:617-628, 1992; Fritz JM, Piva SR: Physical impairment index: Reliability, validity, and responsiveness in patients with acute low back pain. Spine 28:1189-1194, 2003.

TABELA 26-18

Fear Avoidance Beliefs Questionnaire* – FABQ (Atividades Físicas)

Neste documento, apresentamos alguns fatos que os pacientes relatam sobre sua dor. Por favor, para cada afirmação, marque um número de 0 a 6 para indicar o quanto atividades físicas, como inclinar-se, levantar-se, caminhar ou dirigir, afetam ou poderiam afetar sua dor nas costas.

	Discordo plenamente			Não tenho certeza			Concordo plenamente
Minha dor foi causada por atividade física.	0	1	2	3	4	5	6
*A atividade física agrava minha dor.	0	1	2	3	4	5	6
*A atividade física poderia prejudicar minhas costas.	0	1	2	3	4	5	6
*Não deveria fazer atividades físicas que possam (ou poderiam) agravar minha dor.	0	1	2	3	4	5	6
*Não posso fazer atividades físicas que agravam (ou poderiam agravar) minha dor.	0	1	2	3	4	5	6

FABQ (AF) Pontuação: _____   ☐ Maior que 19   ☐ Menor que 12 (somente para os itens com*)

Fear Avoidance Beliefs Questionnaire (Trabalho)

As afirmações abaixo indicam como o trabalho normal afeta ou poderia afetar sua dor nas costas.

	Discordo plenamente			Não tenho certeza			Concordo plenamente
*Minha dor foi causada pelo meu trabalho ou por um acidente no trabalho.	0	1	2	3	4	5	6
*Meu trabalho agravou minha dor.	0	1	2	3	4	5	6
*Fiz uma queixa para receber indenização pela minha dor.	0	1	2	3	4	5	6
*Meu trabalho é muito pesado para mim.	0	1	2	3	4	5	6
*Meu trabalho agrava ou poderia agravar minha dor.	0	1	2	3	4	5	6
*Meu trabalho poderia prejudicar minhas costas.	0	1	2	3	4	5	6
*Não deveria continuar executando meu trabalho com a dor que sinto atualmente.	0	1	2	3	4	5	6
Não consigo executar meu trabalho com a dor que sinto atualmente.	0	1	2	3	4	5	6
Não posso executar meu trabalho até que minha dor seja tratada.	0	1	2	3	4	5	6
*Não acredito que possa retomar meu trabalho antes de três meses.	0	1	2	3	4	5	6
Não acredito que possa retornar ao trabalho.	0	1	2	3	4	5	6

FABQ (T) Pontuação: _____   ☐ Maior que 34   ☐ Menor que 19 (somente para os itens com*)

Copyright 1993, com permissão de International Association for the Study of Pain (Waddell et al., 1993).
* N. de T.: Questionário sobre opiniões para evitar o medo.

O teste é positivo se produzir dor. Existem dois cenários para a produção da dor: ela pode ocorrer antes da rotação posterior da pelve ou durante a carga axial. Se ocorrer antes, indica a presença das seguintes patologias:

- ▶ Espondilolistese anterior.
- ▶ Ruptura muscular.
- ▶ Instabilidade aguda.
- ▶ Simulação do paciente.

Se a dor for reproduzida com a carga axial, existe possibilidade de fratura da placa terminal ou hérnia de DIV aguda.

Teste de estresse do ligamento sacroilíaco anterior. O teste de estresse anterior, também conhecido por *teste de hiato*, é feito com o paciente em supino. O fisioterapeuta permanece de pé em um dos lados do paciente, e este, cruzando os braços, coloca a palma das mãos sobre suas EIASs (Fig. 26-60). O cruzamento dos braços garante que a força está sendo aplicada em uma direção lateral, abrindo, portanto, um espaço na região anterior da articulação sacroilíaca. O estresse deve ser mantido por 7 a 10 segundos ou até a obtenção de uma sensação de final do movimento. O procedimento estressa o ligamento sacroilíaco anterior e comprime a região posterior da articulação. O teste é considerado posi-

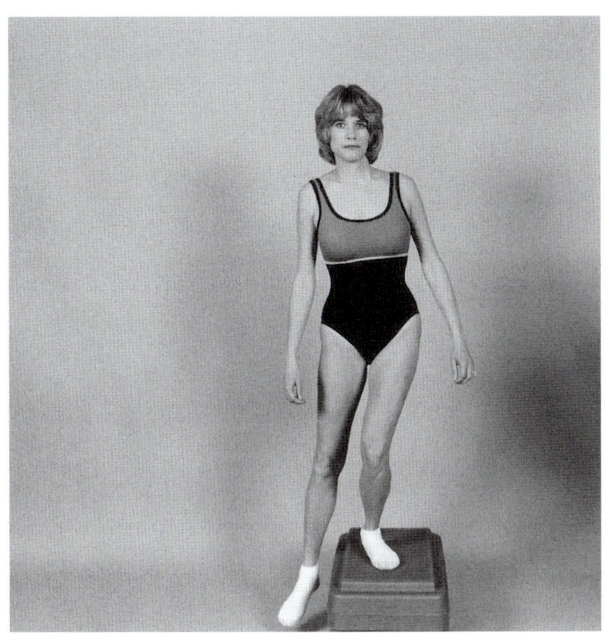

FIGURA 26-58 Teste da queda pélvica.

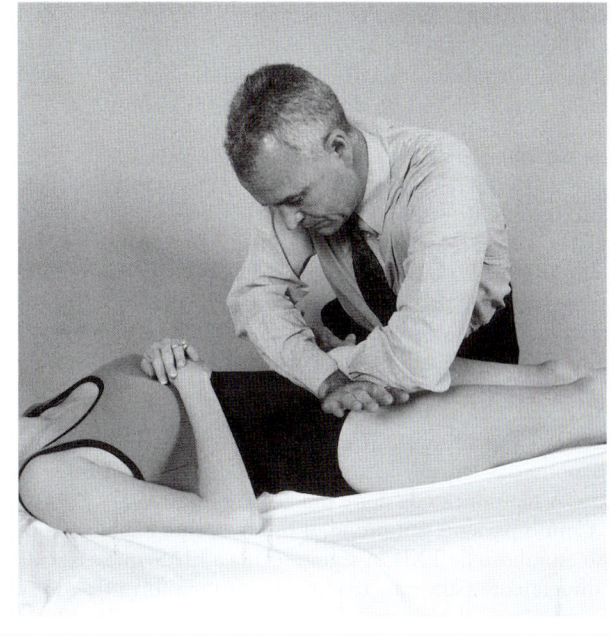

FIGURA 26-60 Teste de estresse da articulação sacroilíaca anterior.

tivo se reproduzir anterior, posterior, unilateral ou bilateralmente dor na virilha ou na articulação sacroilíaca.[123]

Embora com reprodutibilidade fraca,[318] o teste de hiato anterior, assim como seu equivalente posterior (ver a próxima seção), é considerado sensível nos casos de artrite grave ou rupturas do ligamento sacroilíaco anterior da articulação sacroilíaca.[255]

Teste de estresse do ligamento sacroilíaco posterior. O teste de estresse posterior, também conhecido por *teste de compressão*, é feito com o paciente em decúbito lateral. O fisioterapeuta, de pé atrás dele, aplica com ambas as mãos uma força descendente no lado do ilíaco superior (Fig. 26-61). Esse procedimento cria uma força medial cuja tendência é abrir um espaço na região posterior da articulação sacroilíaca, enquanto comprime seu anterior. O

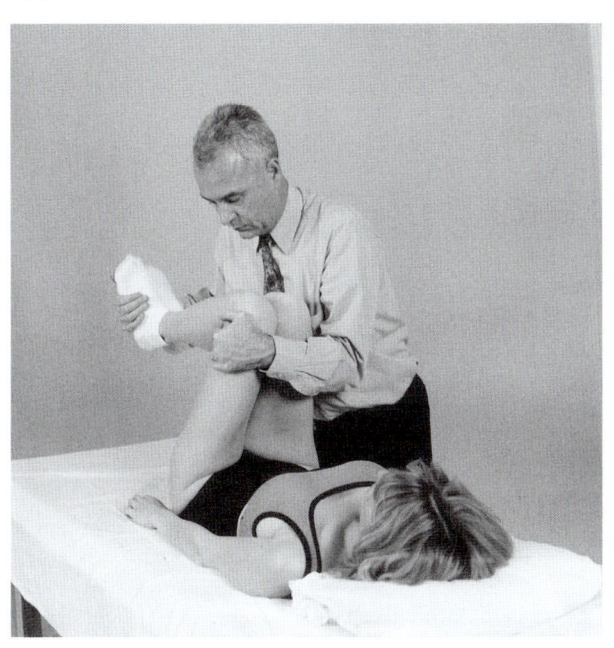

FIGURA 26-59 Teste de compressão de Farfan.

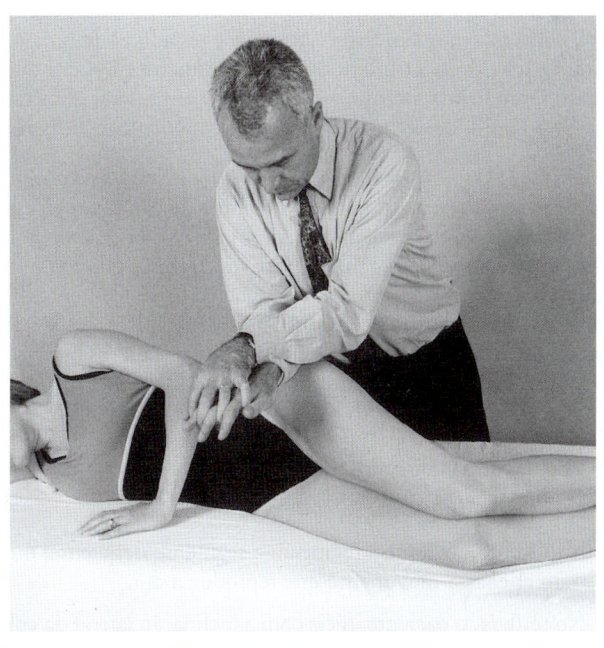

FIGURA 26-61 Teste de estresse do ligamento sacroilíaco posterior.

teste é considerado positivo se reproduzir dor em uma ou em ambas as articulações sacroilíacas.

O ligamento sacroilíaco posterior (ver Cap. 27), que é acessível logo abaixo da espinha ilíaca póstero-inferior (EIPI), deve ser palpado para a verificação do grau de sensibilidade.[319]

Teste posicional FADE (flexão, adução e extensão).[320] O ambiente do teste FADE é semelhante ao do teste FABER (flexão, abdução, rotação externa) (ver Cap. 17), exceto que a posição inicial envolve a movimentação do quadril do paciente em flexão e adução (Fig. 26-62). A partir dessa posição, o fisioterapeuta movimenta o quadril em extensão e ligeira abdução. O teste é considerado positivo se houver dor ou perda de movimento, em comparação com o lado não envolvido.

Teste de estresse de torção de Farfan.[101] O principal objetivo desse teste é deformar a parte articular e comprimir as facetas zigoapofisárias em um lado, enquanto sua distração é feita no outro. A reprodução da dor é um achado positivo.

Com o paciente em prono, o fisioterapeuta estabiliza o processo espinhoso de TXII. A seguir, segura a EIAS, que é tracionada diretamente para trás, resultando em uma força de torção e uma rotação axial pura em relação à coluna lombar (Fig. 26-63). A rotação da coluna lombar para a esquerda produz distração das articulações zigoapofisárias esquerdas e compressão das direitas. Na sequência, o teste deve ser repetido no outro lado. Levando em consideração que a coluna lombar é capaz de executar uma rotação axial de apenas 3 a 4°, esse teste tem a capacidade de realçar a presença de instabilidades rotacionais. O teste provoca também dor proveniente das seguintes patologias:[269]

▶ Fratura do arco neural (geralmente o paciente queixa-se de dor com ambos os testes).

▶ Fratura subcondral unilateral da articulação zigoapofisária.

▶ Protrusão de DIV muito acentuada.

Se o teste for positivo, o fisioterapeuta precisa verificar cada nível. Ele deve estabilizar o processo espinhoso de LV e repetir o teste. Movendo cranialmente, cada nível é testado da mesma maneira. O teste deve ser interrompido no primeiro nível em que a dor for reproduzida, porque os achados em níveis mais altos também serão doloridos e, consequentemente, pouco conclusivos.

Testes H e I. Os testes H e I são avaliações biomecânicas da coluna, cuja finalidade é testar a amplitude e a função do complexo articular por meio de movimentos combinados.[269,296,321] A origem do nome desses testes é o padrão produzido pelos movimentos que compõem cada avaliação. Eles são usados para detectar comprometimentos biomecânicos no estágio crônico ou subagudo da cicatrização. Devido à rapidez, esses testes são extremamente úteis, desde que as limitações das avaliações de triagem sejam conhecidas:

▶ Falso-negativos.

▶ Não são discriminatórios e enfatizam instabilidades irrelevantes.

▶ Não fazem diferenciação entre as instabilidades.

▶ Não informam ao fisioterapeuta o segmento deficiente, mostram apenas o movimento que reproduz a dor.

No teste *H*, o paciente inicia com a inclinação lateral da coluna lombar, seguida de flexão anterior extrema. A partir dessa posição, o paciente mantém a inclinação lateral e movimenta a coluna lombar em extensão extrema. Em seguida, o teste é feito com inclinação lateral para o outro lado, repetindo-se os movimentos de flexão e extensão, mantendo a inclinação.

No teste *I*, o paciente inicia a flexão anterior extrema da coluna lombar, antes de movimentar-se em inclinação lateral. A partir dessa posição, inclina lateralmente o tronco para o outro lado. O teste deve ser repetido usando extensão extrema e inclinação lateral para ambos os lados, para que o fisioterapeuta possa comparar a ADM e as sensações de final do movimento.

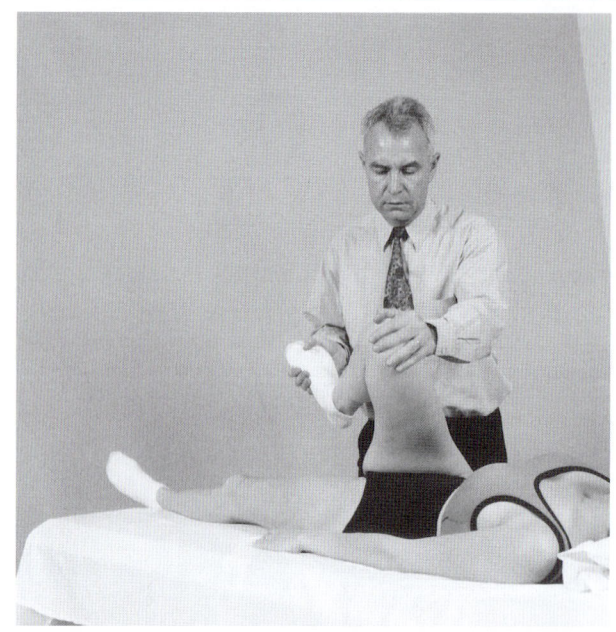

FIGURA 26-62 Teste posicional FADE.

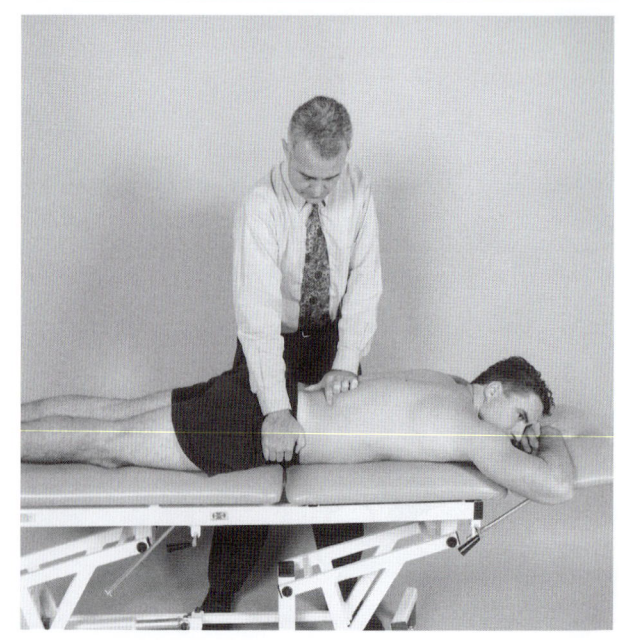

FIGURA 26-63 Teste de torção de Farfan.

A partir desses testes, é possível observar que cada manobra H e I testa ambos os lados dos quadrantes anterior e posterior, usando dois movimentos combinados diferentes. Os *quadrantes anteriores* são avaliados no teste I, em que o paciente deve flexionar ativamente para a frente o máximo possível e, em seguida, inclinar-se para o lado em uma direção; e no teste H, o paciente deve inclinar-se para o lado em uma direção e, em seguida, flexionar por completo. Os *quadrantes posteriores* são testados no teste I, em que o paciente deve estender ativamente o máximo possível e, em seguida, inclinar-se para o lado em uma direção; e no teste H, o paciente deve inclinar-se para o lado em uma direção e, a seguir, estender por completo. Se houver algum segmento hipomóvel, os movimentos nos mesmos quadrantes anterior ou posterior serão limitados em ambos os testes. Por exemplo, no caso de hipomobilidade no quadrante esquerdo posterior, o paciente tem alguma dificuldade em movimentar-se nesse quadrante, seja em extensão e inclinação lateral à esquerda (teste I), seja em inclinação lateral à esquerda seguida de extensão (teste H).

Teste de Milgram. O teste de Milgram é tanto uma avaliação da força dos músculos abdominais como uma irritabilidade intratecal.[207] Com as pernas totalmente estendidas, o paciente, em supino, deve erguer de forma ativa ambos os pés cerca de 5 cm da mesa de exame e manter essa posição durante pelo menos 10 a 30 segundos. A incapacidade de fazer esse teste por causa de fraqueza muscular não é considerado um achado positivo no contexto do teste, embora deva constar em um gráfico.[207]

Pressões póstero-anteriores. As pressões póstero-anteriores defendidas por Maitland[322] são aplicadas sobre os processos espinal, mamilar e transverso dessa região. O fisioterapeuta deve aplicar a força póstero-anterior lenta e suavemente usando os dedos indicador e médio de uma das mãos, enquanto monitora os paravertebrais com a outra mão (ver Fig. 26-64).

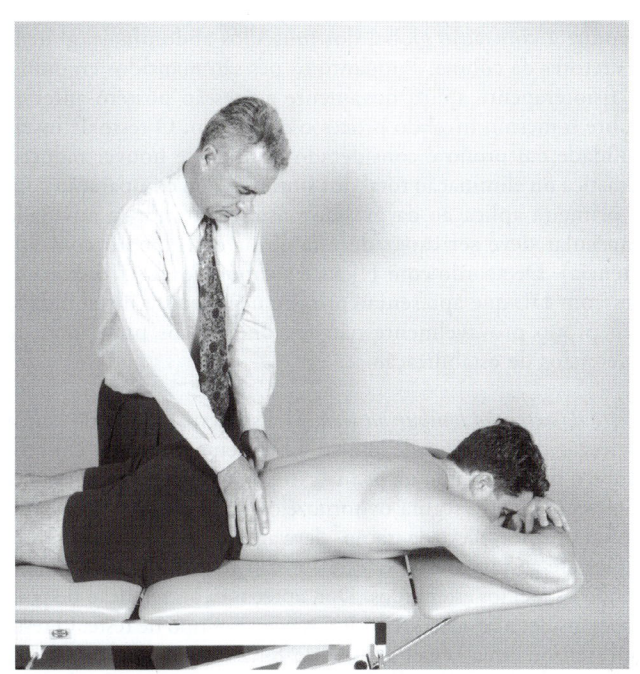

FIGURA 26-64 Pressões póstero-anteriores.

Embora essas manobras sejam capazes de provocar dor, restringir movimentos e/ou causar espasmos musculares, elas não são razoavelmente específicas na determinação do nível exato de envolvimento ou da causa dos sintomas, e sua confiabilidade interavaliadores é fraca na ausência de dados clínicos corroboradores.[323,324] Em um estudo realizado por Hicks e colaboradores[325] para verificar a confiabilidade interavaliadores de medições repetidas em um único grupo, cujo objetivo era determinar a confiabilidade interavaliadores de procedimentos comuns de exames clínicos propostos para identificar pacientes com instabilidade segmentar lombar, uma amostra consecutiva de 63 indivíduos com DL (38 mulheres, 25 homens; 81% com episódios anteriores) foi examinada por três pares de avaliadores. Os resultados do estudo foram compatíveis com outras pesquisas, sugerindo que o teste de mobilidade segmentar não é confiável. Todavia, nesse estudo, o teste de instabilidade em prono (ver mais adiante), a Escala de Lassidão de Ligamentos de Beighton-Horan e a presença de movimentos anômalos com a ADM do tronco apresentaram níveis elevados de confiabilidade.

> ### *Curiosidade Clínica*
>
> A Escala de Lassidão de Ligamentos de Beighton-Horan[326] faz a medição dos seguintes itens:
>
> - Oposição passiva do polegar em relação ao aspecto flexor do antebraço (um ponto por mão).
> - Hiperextensão passiva da quinta articulação metacarpofalângica além de 90° (um ponto por mão).
> - Hiperextensão dos cotovelos em 15° ou mais (um ponto por braço).
> - Hiperextensão dos joelhos (um ponto por perna).
> - Flexão anterior do tronco, com os joelhos estendidos e as palmas da mão no solo (um ponto).

Todos os itens devem ser somados para obter a pontuação total da lassidão ligamentar, que varia de 0 (restrito) a 9 (hiperlassidão).

Como ferramenta de triagem, as pressões póstero-anteriores têm alguma utilidade e ajudam a detectar a presença de movimentos excessivos ou espasmos. Entretanto, sempre que utilizar o teste de movimento acessório póstero-anterior, o fisioterapeuta deve tomar cuidado na tomada de decisões clínicas relacionadas à avaliação de movimentos em níveis específicos da coluna. Considerar o seguinte exemplo com o paciente posicionado em prono:

▶ A pressão póstero-anterior é aplicada ao mesmo tempo em ambos os processos transversos do segmento LIII. Sob o ponto de vista biomecânico, isso produz um movimento de extensão relativo do segmento LII-LIII e um movimento de flexão do segmento LIII-LIV.

▶ Se o processo espinhoso de LIII for empurrado para a direita, induzindo a rotação de LIII à esquerda, isso produz rotação relativa à direita de LII sobre LIII, e uma rotação à esquerda de LIII sobre LIV.

Teste de estabilidade anterior. O paciente deve permanecer em decúbito lateral. Para testar os três segmentos inferiores (LIII-LV), seus quadris devem ser colocados em aproximadamente 70° de flexão e os joelhos, flexionados. Essa posição evita o enrijecimento dos ligamentos lombares posteriores, em particular do LSE, que pode estabilizar os três segmentos inferiores e produzir um resultado de teste falso-negativo.²⁹⁶ O fisioterapeuta permanece de pé em uma posição frontal e coloca suas próprias coxas contra os joelhos do paciente (Fig. 26-65). Com a mão cranial, o processo espinhoso superior é fixado com uma preensão tipo pinça e estabilizado com a outra mão. O espaço interespinal inferior é palpado. O fisioterapeuta pressiona a linha do fêmur com as coxas, pelos joelhos do paciente. Isso produz, posteriormente, uma força na direção da pelve, do sacro e da coluna lombar. Qualquer movimento posterior do segmento inferior que, na realidade, é um movimento anterior relativo do segmento superior sobre o inferior, pode ser observado e comparado com o próximo nível segmentar. Deve haver pouco ou nenhum movimento. Para testar os dois segmentos superiores (LII e LI), a coluna lombar é flexionada por meio da flexão dos quadris até atingir aproximadamente 100°. Em seguida, o procedimento deve ser repetido. O teste é considerado positivo na presença de movimento, dor excessiva ou ambos.

Teste de estabilidade lateral. Esse teste não se baseia na objetividade da sensação de final do movimento. Ao contrário, é utilizada a manobra de cisalhamento indireta, e o teste é considerado positivo se a dor for reproduzida.²⁶⁹,²⁹⁶ O paciente deve estar em decúbito lateral, de frente para o fisioterapeuta, com a coluna lombar em posição neutra e os quadris e joelhos flexionados em cerca de 45°. O fisioterapeuta, usando a parte mais robusta do antebraço, aplica pressão descendente em relação à região lateral do tronco do paciente, no nível do processo transverso de LIII (Fig. 26-66). Isso produz translação lateral de toda a coluna lombar na direção da mesa de exame. A pressão deve ser aplicada até o examinador detectar a sensação de final do movimento. O teste deve ser repetido no lado oposto com o paciente em decúbito lateral.

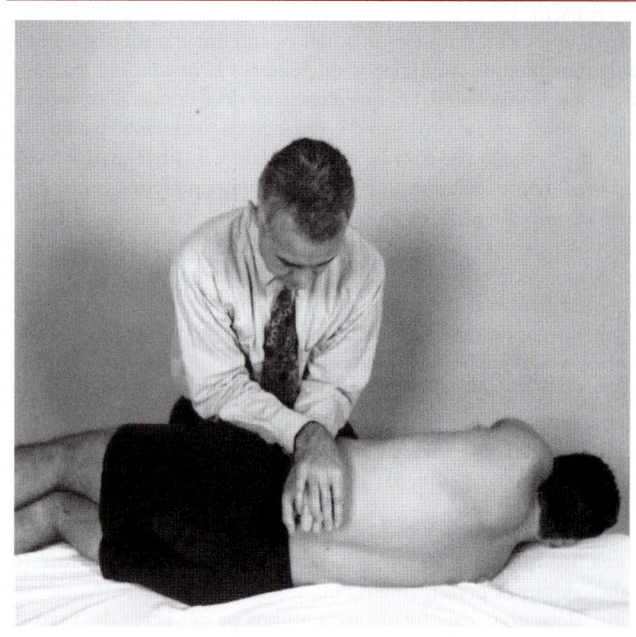

FIGURA 26-66 Teste de estabilidade lateral. (Reproduzida, com permissão, de Dutton M: Manual Therapy of the Spine. New York: McGraw-Hill, 2002:311.)

*Teste de instabilidade em prono.*³²⁵ A posição do teste deve permitir que o paciente repouse o tronco sobre a mesa de exame e os pés no solo, mantendo os quadris flexionados e os músculos do tronco relaxados. O fisioterapeuta aplica uma pressão póstero-anterior sobre o processo espinhoso mais sintomático e observa a ocorrência de quaisquer reprodução dos sintomas. Em seguida, após a liberação da pressão pelo examinador, o paciente deve se firmar em ambos os lados da mesa de exame e elevar suavemente os pés do solo. Essa manobra produz a contração global dos músculos abdominais, glúteos e eretores da coluna. Enquanto os pés são mantidos erguidos, o fisioterapeuta aplica novamente a pressão póstero-anterior sobre o mesmo nível do processo espinhoso. O teste de instabilidade em prono é considerado positivo se houver redução drástica ou eliminação total dos sintomas, em comparação com a primeira aplicação da pressão póstero-anterior (a atividade muscular deve ser capaz de estabilizar o segmento com eficiência). De acordo com Hicks e colaboradores,³²⁵ os pacientes com DL que apresentarem teste negativo de instabilidade em prono provavelmente não respondam aos programas de exercícios de estabilização.

*Teste de extensão lombar passiva.*³²⁷ Esse teste é utilizado para a detecção de instabilidade lombar. O paciente deve estar em prono; e o fisioterapeuta, de pé, na extremidade da mesa de exame. Em seguida, este segura os tornozelos do paciente e, enquanto aplica uma força leve de tração, eleva ambas as extremidades inferiores até atingir uma altura de aproximadamente 30 cm, mantendo os joelhos estendidos. Dor, apreensão ou sensação de peso são consideradas achados positivos para esse tipo de teste. O teste apresentou uma sensibilidade de 84,2% e especificidade de 90,4%.³²⁷ A taxa de probabilidade positiva do teste foi de 8,84 (intervalo de confiança de 95% = 4,51-17,33).³²⁷

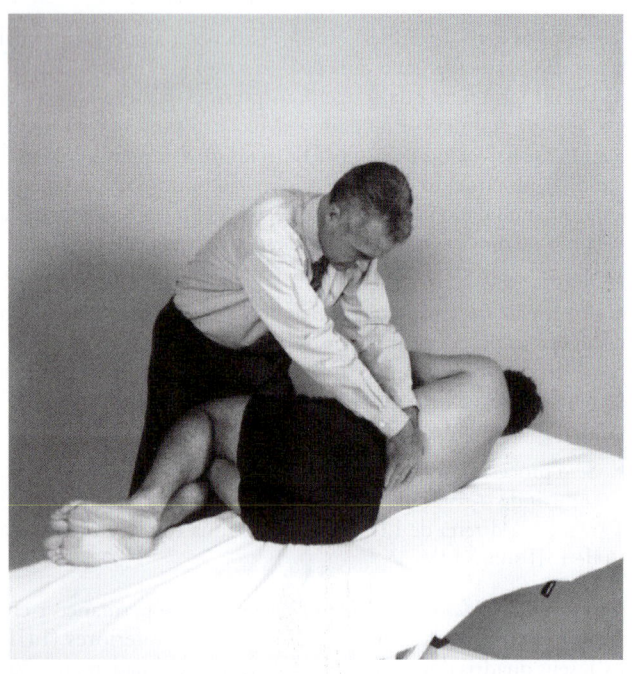

FIGURA 26-65 Teste de estabilidade anterior. (Reproduzida, com permissão, de Dutton M: Manual Therapy of the Spine. New York: McGraw-Hill, 2002:310.)

Estudos de imagem

A radiografia simples é indicada para pacientes com achados clínicos sugestivos de doença sistêmica, como febre, perda de peso inexplicável, história de câncer, deficiências neurológicas, abuso de álcool ou substâncias injetáveis, com mais de 50 anos de idade ou trauma.[328] Um dos grandes problemas diagnósticos relacionados à DL é que muitas anormalidades anatômicas observadas nos testes de imagem, incluindo a mielografia, a tomografia computadorizada (TC) e a imagem por ressonância magnética (IRM), são comuns em indivíduos saudáveis.[329,330] Na ausência de sintomas, a alta prevalência dessas anormalidades indica que é muito perigoso tirar conclusões causais. Na ausência de achados clínicos correspondentes (a partir da história e do exame físico), aparentemente esses desarranjos anatômicos são irrelevantes e inconsequentes.[331]

De maneira geral, os discos inchados visualizados na IRM são implicados como a causa dos sintomas. Entretanto, discos edemaciados são mais comuns até os 50 anos de idade e, com frequência, têm pouca – se houver – associação com os sintomas.[331]

Conclusões do exame

Imediatamente após o exame, é possível estabelecer uma hipótese de trabalho ou um diagnóstico com base no resumo de todos os achados. Por exemplo, os testes e as medições ajudam a determinar:

▶ O diagnóstico médico, como estenose espinal, espondilite anquilosante ou protrusão de DIV. Os achados relativos a lesões no DIV são detalhadas no Capítulo 20.

▶ Sinais inorgânicos. As inconsistências que ocorrem durante a história e o exame, embora aparentemente não existam em qualquer base somática ou orgânica, são conhecidas como *achados inorgânicos* (ver a seção "Dor psicogênica", no Cap. 9). Esses achados não envolvem necessariamente condições inexistentes ou fictícias. Waddell[332] desenvolveu uma série de testes, cujo objetivo era obter respostas de pacientes com fatores psicossociais (Tab. 26-19).

As abordagens biomecânicas ou com base em patologias da DL fundamentam-se na noção de que essa condição resulta de um desvio no complexo lombopélvico, em relação ao estado fisiológico normativo e anatômico, e de que a identificação de problemas estruturais e sua subsequente correção permitem eliminar os sinais e os sintomas. As Tabelas 26-20 a 26-22 apresentam um resumo dos achados típicos em pacientes com diagnóstico biomecânico, ressaltando as semelhanças e as diferenças entre eles. A dificuldade em identificar causas anatomopatológicas na maioria dos pacientes permitiu esforços na busca de métodos alternativos para subagrupar ou classificar os portadores, com base nos achados obtidos nos exames. Em 1995, Delitto e colaboradores[333] publicaram um sistema de classificação fundamentado em tratamentos (ver "Parte III – Introdução à coluna vertebral") que propunha quatro categorias para indivíduos com níveis mais elevados de incapacidade, cada uma com um conjunto distinto de achados e uma estratégia de intervenção associada. As informações obtidas nos exames físicos e nos relatos dos pacientes sobre a dor (Escala e Diagrama da Dor) e incapacidade (questionário de Oswestry) foram usadas para determinar se a condição poderia ser aliviada com fisioterapia ou se seria necessário tratamento com outro profissional. O grande problema desse sistema classificatório era que os grupos de achados usados para tomar decisões de classificação e de estratégias de intervenção derivavam principalmente de opinião de especialistas e evidências limitadas. Em 2006, Fritz e colaboradores publicaram um relatório no esforço de atualizar esse algoritmo de tomada de decisão. Os critérios de inclusão era a faixa etária de 18 a 65 anos, com encaminhamento para fisioterapia nos casos de queixa primária de DL com duração de menos de 90 dias, com ou sem referência de sintomas nas extremidades inferiores, e uma pontuação de Oswestry igual a 25%. Os pacientes eram excluídos nos casos de desvios laterais e deformidades cifóticas visíveis e se não fosse possível reproduzir os sintomas com ADM lombar ou palpação ou na presença de sinais de compressão de raízes nervosas (teste positivo de EPR e déficits de força ou reflexo). Também foram excluídas do estudo mulheres grávidas ou que tivessem sofrido alguma cirurgia na região lombossacral. Um total de 123 pacientes foi incluído no teste. O objetivo do estudo controlado randomizado era testar a hipótese de que um indivíduo com DL que tivesse recebido algum tipo de intervenção compatível com sua classificação obteria melhores resultados que pacientes que não haviam recebido intervenções compatíveis. Os itens de exames individuais usados no estudo incluíam ADMA de pé, extensão repetida de pé, flexão repetida sentado, extensão sustentada em prono, registro da presença de centralização/periferalização, achados com exercícios de EPR, avaliação de movimentos atípicos durante a flexão e extensão, teste de instabilidade em prono com aplicação de forças póstero-anteriores (ver a seção "Testes especiais") e deslizamentos póstero-anteriores em prono. Após a conclusão do exame da linha básica, os pacientes foram randomizados em três grupos de intervenção (manipulação, exercícios específicos ou estabilização) e encaminhados para fisioterapia. A confiabilidade da ADM, das avaliações sobre centralização/periferalização com flexão e extensão e do teste de

TABELA 26-19 Teste de Waddell para sinais físicos inorgânicos[332]

Teste	Resposta inadequada
Sensibilidade	Superficial, não anatômico ao toque leve.
Simulação	
Carga axial	Carga axial sobre o crânio do paciente de pé produz DL.
Rotação	Rotação passiva e simultânea dos ombros e da pelve produz DL.
Distração	Discrepância entre achados em supino e com elevação da perna reta na posição sentada.
Alterações regionais	
Fraqueza	Cedendo para a fraqueza (efeito roda denteada).
Sensorial	Perda sensorial não dermatômica.
Reação excessiva	Expressão facial desproporcional, verbalização ou tremor durante o exame.

Dados de Waddell G, McCulloch JA, Kummel E, et al.: Nonorganic physical signs in low-back pain. *Spine* 5:117-125, 1980.

TABELA 26-20 Interpretação referencial dos achados: movimento reduzido – exemplo 1

Miofascial	Articulação/pericapsular
Causa Encurtamento muscular (cicatrizes, contratura, adaptação).	*Causa* Encurtamento ligamentar ou capsular resultante de cicatrizes e adaptação a uma posição cronicamente encurtada. Aderências das superfícies articulares.
Achados Movimento reduzido ou hipomobilidade pode ter início insidioso ou súbito. A presença ou a ausência de dor depende do nível de irritação mecânica e/ou química dos nociceptores locais, o que, por sua vez, é uma função do estágio de cura. A dor em geral é agravada com o movimento e aliviada com o repouso. Exame de quadrante inferior negativo.	*Achados* Movimento ou hipomobilidade reduzida pode ter início insidioso ou súbito. A presença ou a ausência de dor depende do nível da irritação mecânica e/ou química dos nociceptores locais, o que, por sua vez, é uma função do estágio de cicatrização. A dor em geral é agravada com o movimento e aliviada com o repouso. Exame de quadrante inferior negativo.
Achados de MIVFP e MIVAFP MIVFP ampla reduzida, mas MIVAFP normal.	*Achados de MIVFP e MIVAFP* MIVFP e MIVAFP amplos reduzidos.
Intervenção Técnicas de relaxamento muscular. Fricções transversas. Alongamentos.	*Intervenção* Mobilizações articulares no nível específico.

MIVFP, mobilidade intervertebral fisiológica passiva; MIVAFP, mobilidade intervertebral acessória fisiológica passiva.

instabilidade variou de moderada a excelente. A confiabilidade dos julgamentos de centralização/periferalização com extensão repetida ou sustentada ou dos de movimentos atípicos foi inconsistente. No geral, a concordância sobre a decisão de classificação foi de 76% (κ = 0,60, 0,95; intervalo de confiança de 0,56 e 0,64), sem diferenças significativas com base no nível de experiência (Tab. 26-23).

Estratégias de intervenção

Em grande parte, o tipo ideal de intervenção para pacientes com dor aguda nas costas ainda permanece um enigma, e uma quantidade considerável de estudos clínicos não conseguiu encontrar evidências consistentes dos melhores resultados com várias abordagens de intervenção.[334] Entretanto, alguns estudos recentes mostraram indícios crescentes de que o estágio subagudo depois de uma lesão (de 4 a 12 semanas) é um período crítico na prevenção da incapacidade.[335]

É imprescindível que os comprometimentos, as limitações funcionais e as incapacidades encontrados durante os exames orientem as intervenções. Além disso, estas devem: ser dinâmicas; direcionar a responsabilidade do processo de reabilitação para o paciente; aliviar a dor aguda; e evitar a cronicidade.[336]

A recomendação de repouso na cama para a DL aguda comum mudou ao longo dos anos.[337] Em um estudo realizado em 1986 por Deyo e colaboradores,[338] os fisioterapeutas de atendimento primário da clínica de um hospital público descobriram

TABELA 26-21 Interpretação dos achados: movimento reduzido – exemplo 2

Pericapsular/artrite	Protrusão do disco
Causa Mudanças degenerativas ou degradantes.	*Causa* Estresse cumulativo. Nível baixo, porém esforço repetitivo prolongado. Macrotrauma súbito.
Achados Exame negativo. MIVFP significativa reduzida em todas as direções, exceto na flexão. Movimento ativo restrito no padrão capsular (extensão diminuída e limitação igual de rotação e flexão lateral). Queixas subjetivas de dor radicular.	*Achados* Exame de quadrante inferior positivo. Fraqueza fatigável do músculo-chave. Tendão profundo hiporreflexivo. Mudanças sensoriais na distribuição dermatômica.
Achados de MIVFP e MIVAFP MIVFP significativa reduzida, porém MIVAFP normal.	*Achados de MIVFP e MIVAFP* MIVFP e MIVAFP amplos reduzidos.
Intervenção Alongamento capsular e muscular. Exercícios e ERPs ativos. Modalidades anti-inflamatórias, se necessário. Técnica de proteção da articulação.	*Intervenção* Tração. Exercícios ativos em extensão da coluna. Posicionamento.

ERP, exercício resistido progressivo; MIVFP, mobilidade intervertebral fisiológica passiva; MIVAFP, mobilidade intervertebral acessória fisiológica passiva.

TABELA 26-22 Interpretação dos achados: movimento excessivo

Hipermobilidade	Instabilidade
Causas Estresse cumulativo resultante da hipomobilidade adjacente. Nível baixo, porém esforço repetitivo prolongado. Macrotrauma súbito insuficiente para produzir instabilidade.	*Causas* Macrotrauma súbito (ligamentar). Hipermobilidade cujo progresso é permitido (ligamentar). Degeneração de hialina ou fibrocartilagem interposta (articular).
Achados Queixas subjetivas de "dificuldade". Alternância entre dias bons e ruins. Sintomas agravados com posições sustentadas. Exame de quadrante inferior negativo.	*Achados* Queixas subjetivas de "dificuldade". Alternância entre dias bons e ruins. Sintomas agravados com posições sustentadas. Exame de quadrante inferior negativo.
Achados de MIVFP Aumento na MIVFP mais significativa, com dor na amplitude final.	*Achados de MIVFP* Aumento na MIVFP mais significativa, com dor. Presença de movimento não fisiológico (teste do estresse positivo). Subluxações recorrentes.

Intervenção
Educar o paciente a evitar a amplitude excessiva.
Tirar o estresse da articulação (mobilizar a hipomobilidade).
Modalidades anti-inflamatórias, se necessário.
Estabilizar, se absolutamente necessário.
	Intervenção
	Direcionada a três áreas:
	1. Estabilização global:
	  a. Educar o paciente para evitar atividades com probabilidade de produzir instabilidade.
	  b. Reeducação do padrão de movimento neuromuscular corporal total.
	  c. Reabilitação e recondicionamento no esporte ou no trabalho.
	2. Estabilização local:
	  a. Cinturão muscular dinâmico da região (técnicas de levantamento, girar sobre os pés, queixo enterrado ao realizar o levantamento).
	  b. Imobilização com suportes (coleiras, coletes, tipoias e ligas).
	  c. Reeducação do padrão do movimento neuromuscular regional.
	3. Estabilização segmentar: FNP e exercícios ativos ao segmento.

FNP, facilitação neuromuscular proprioceptiva; MIVFP, mobilidade intervertebral fisiológica passiva; MIVAFP, mobilidade intervertebral acessória fisiológica passiva.

que a prescrição de dois dias de repouso era equivalente à de sete dias em relação a dor e função. Além disso, a prescrição de repouso de dois dias estava associada a um número menor de dias de afastamento do trabalho. Em 1995, Malmivaara e colaboradores[339] mostraram que a continuidade das AVDs, dentro do limite do tolerável, resultou em recuperações mais rápidas que o repouso na cama ou os exercícios de mobilização das costas. As orientações mais recentes (2000), com base em resultados de vários estudos randomizados, propõem evitar o máximo possível o repouso na cama.[340] Um estudo realizado por Rozenberg e colaboradores[336] revelou que a atividade normal equivale pelo menos ao repouso na cama nos casos de DL aguda. Esses autores recomendam que as prescrições para repouso na cama e, consequentemente, para afastamento do trabalho devem ser limitadas quan-

TABELA 26-23 Tomada de decisões na classificação de pacientes em intervenções

Grupo de classificação	Fatores favoráveis	Fatores desfavoráveis
Manipulação	Início mais recente dos sintomas. Hipomobilidade com teste de elasticidade. Somente DL (nenhum sintoma distal). Pontuação FABQ baixa (FABQ < 19).	Sintomas abaixo do joelho. Nenhuma dor com o teste de elasticidade. Frequência crescente de episódios. Periferalização com teste de movimento.
Estabilização	Idade mais jovem. Teste de instabilidade em prono positivo. Presença de movimentos anormais. Maior ADM com elevação da perna reta. Hipermobilidade com teste de elasticidade. Frequência crescente de episódios. Três ou mais episódios importantes.	Discrepância na ADM com elevação da perna reta (> 10°). Pontuação FABQ baixa (FABQ < 9).
Exercícios específicos	Forte preferência para sentar ou caminhar. Centralização com testes de movimento. Periferalização na direção oposta à da centralização.	Somente DL (nenhum sintoma distal). *Status quo* com todos os movimentos.

FABQ: Fear Avoidance Beliefs Questionnaire.

do as demandas físicas profissionais forem semelhantes às das AVDs normais.[336]

Inicialmente, o alívio da dor pode ser obtido com modalidades como crioterapia, estímulo elétrico e exercícios leves e, ocasionalmente, por meio do uso temporário de órtose espinal. As modalidades térmicas podem ser empregadas depois de 48 a 72 horas, sobretudo o ultrassom, devido a sua capacidade de penetrar profundamente. Durante essa fase, é importante enfatizar a educação do paciente. É essencial que ele receba informações sobre as atividades que devem ser evitadas, além de orientações sobre a adoção de posições confortáveis. Após o controle da dor e da inflamação, a intervenção pode evoluir para a recuperação da força total, da ADM e da postura normal.

As técnicas manuais durante essa fase incluem liberação miofascial, mobilizações articulares de graus I e II, massagem, alongamentos leves e técnicas de energia muscular. A tração manual ou mecânica pode ser utilizada no caso de hérnia de DIV (ver Cap. 20). A obtenção de resultados conflitantes em testes randomizados e revisões sistemáticas sobre a eficácia das manipulações indicam que, enquanto alguns pacientes respondem consideravelmente, outros não apresentam muitas melhoras.[341] A grande variedade de conclusões nos testes de manipulação pode ser atribuída à falha dos pesquisadores em considerar adequadamente a importância da classificação. Estudos realizados por Flynn e colaboradores[342] e Childs e colaboradores[341] identificaram uma regra de previsão clínica (RPC) para avaliar se o paciente receberá algum benefício com a manipulação da coluna. Esses estudos encontraram cinco variáveis:

▶ Episódio atual de DL inferior a 16 dias de duração.
▶ Ausência de sintoma distal em relação ao joelho.
▶ Escore abaixo de 19 pontos no FABQ.
▶ Pelo menos um segmento hipomóvel na coluna lombar.
▶ Pelo menos uma rotação interna do quadril acima de 35°.

A manipulação utilizada na coluna foi descrita da seguinte forma: o paciente deve estar em supino, com as mãos cruzadas atrás do pescoço, e o fisioterapeuta permanece de pé no lado oposto àquele a ser manipulado. Este inclina passivamente o paciente para a lateral, deslizando a pelve na sua direção. Enquanto estiver estabilizando a pelve contra a mesa de exame com uma das mãos, com a outra mão, o fisioterapeuta roda passivamente o tronco. Em seguida, aplica um rápido impulso posterior e inferior na EIAS do paciente.

No estudo de Flynn e colaboradores, a presença de quatro ou cinco variáveis no RPC aumentava a probabilidade de sucesso de 45 para 95% nas manipulações da coluna.[342] Childs e colaboradores[341] usaram em seu estudo o RPC e, em comparação com os pacientes que foram negativos e receberam tratamento com exercícios, a probabilidade de obtenção de resultados bem-sucedidos entre indivíduos que eram positivos no RPC e receberam manipulação era de 60,8 (95% intervalo de confiança, 5,2-704,7); de 2,4 entre pacientes que eram negativos no RPC e receberam manipulação (intervalo de confiança, 0,83-6,9); e de 1,0 entre aqueles que eram positivos no RPC e receberam exercícios (intervalo de confiança, 0,28-3,6). Os indivíduos que eram positivos e receberam manipulação apresentavam uma chance de 92% de obterem resultados bem-sucedidos, com um número associado de tratamento para obter benefícios de 1,9 em quatro semanas (intervalo de confiança, 1,4-3,5).

Utilizando outras técnicas de manipulação, Cleland e colaboradores[343] empregaram o RPC em uma série de casos de indivíduos com DL para avaliar sua acuracidade na previsão de resultados. Nessa série de casos, 11 dos 12 pacientes (92%) que satisfizeram o RPC e foram tratados com uma técnica alternativa de manipulação lombar apresentaram resultados bem-sucedidos em duas visitas.[343] O estudo concluiu que os pacientes com DL que satisfazem o RPC obtêm bons resultados com qualquer técnica de manipulação direcionada para a região lombar.[343] A técnica alternativa utilizada nesse estudo foi descrita da seguinte maneira: o paciente posiciona-se em decúbito lateral, e o fisioterapeuta permanece em pé de frente para ele. Em seguida, o fisioterapeuta flexiona a parte superior da perna do paciente até detectar algum movimento no espaço segmentar interespinal selecionado, no ponto em que seu pé é colocado na fossa poplítea da parte inferior da perna. Na sequência, o fisioterapeuta segura a parte inferior do ombro e do braço do paciente e realiza a inclinação lateral do tronco na direção da mesa de exame e a rotação contralateral até sentir novamente o movimento no espaço interespinal especificado. Nessa mesma posição, o paciente é rodado na direção do fisioterapeuta. Usando o braço e o corpo, o profissional aplica um impulso de baixa amplitude e de alta velocidade na pelve, em direção anterior.

Alguns estudos incluíram treinamentos de flexibilidade.[344-346] Apenas um estudo mostrou que tal treinamento resulta no aumento da flexibilidade do extensor do tronco,[344] embora esse ganho funcional seja apenas temporário.

O número de sessões de fisioterapia necessário para aliviar a DL inespecífica varia consideravelmente. Os fatores que explicam essa variação envolvem o diagnóstico médico, a duração da queixa, a terapia anterior, a idade e o sexo do paciente.[347]

A indicação da eficácia da fisioterapia no tratamento de distúrbios da coluna crônicos é limitada. Uma revisão sistemática pelo *Philadelphia Panel*[348] sugeriu que havia "evidências satisfatórias para incluir exercícios de alongamento, fortalecimento e mobilidade" nos programas terapêuticos direcionados para a administração da DL crônica. Na última década, os resultados de testes clínicos randomizados sobre metanálise forneceram vários graus de suporte para a eficácia de intervenções físicas não cirúrgicas específicas (que podem ser feitas por fisioterapeutas) no tratamento de distúrbios da coluna. Vários estudos relataram que os exercícios intensivos reduzem a dor e melhoram a função em pacientes com DL crônica.[334,349,350] Além disso, os programas de exercícios que combinam condicionamento aeróbio e fortalecimento específico das costas e das pernas podem reduzir a recorrência de DL.[351] Embora haja evidências suficientes para sugerir que algumas intervenções (exercícios, manipulação da coluna e massagem) realizadas por fisioterapeutas sejam eficazes no tratamento dos distúrbios da coluna, os índices de efetividade das terapias específicas feitas por esses profissionais são menos conclusivas.[352-366] Os testes randomizados controlados que foram executados também são limitados devido ao tamanho pequeno e à heterogeneidade das amostras ou à ausência de tratamentos padronizados.[366]

Nos últimos 40 anos, surgiram três protocolos importantes de exercícios para o tratamento da DL: os exercícios de flexão de Williams,[367,368] os de McKenzie[220,369] e os de estabilização espinal.[127,278,292,370] Embora esses protocolos de exercícios geralmente sejam usados na prática clínica para o tratamento da dor nas costas, até o presente momento, existem poucos testes randomizados controlados para confirmar sua eficácia.[371]

Exercícios de flexão de Williams

O doutor Paul Williams publicou seu programa de exercícios pela primeira vez em 1937 para indivíduos com DL crônica, em resposta à sua observação clínica de que a maioria dos pacientes com essa condição apresentava vértebras com alterações, secundárias à doença degenerativa do disco. De acordo com Williams, "o homem, ao forçar seu corpo para ficar ereto, deforma gravemente a coluna, redistribuindo o peso corporal nas bordas posteriores dos discos intervertebrais, tanto na parte inferior das costas como no pescoço".[367]

Conceitualmente, Williams acreditava que o objetivo dos exercícios era reduzir a lordose lombar ou achatar as costas por meio do fortalecimento dos músculos abdominais (para erguer a pelve a partir da frente) e dos glúteos (para tracionar a parte posterior da pelve para baixo). Williams desenvolveu seis exercícios para tratar essas condições:

1. *Flexão do tronco ou abdominais.* Embora as instruções de Williams para a execução desse exercício fossem equivocadas, uma variação dele, o abdominal em aparelho, é o fundamento de muitos protocolos de exercício modernos.

2. *Inclinação pélvica posterior.* Excetuando os casos de lesões de DIV,[179] o exercício de inclinação pélvica posterior, descrito mais adiante, ainda é muito recomendado. Entretanto, devido ao fato de que possam aumentar as cargas de compressão na coluna lombar,[372] esses exercícios devem ser prescritos com extrema cautela.

3. *Flexão do tronco ou dos joelhos bilaterais em relação ao tórax.* Da mesma forma que a inclinação pélvica posterior, esse exercício não é recomendado para pessoas com lesões de DIV. Entretanto, ele pode oferecer algum conforto para os pacientes com estenose espinal.

4. *Sentar longo e alcançar.* Esse exercício não é mais recomendado por causa do estresse sobre os tecidos moles da parte inferior das costas. O próprio Williams reconheceu que essa intervenção não era apropriada para portadores de dor isquiática.

5. *Alongamento do trato iliotibial na posição de investida frontal.* Embora o encurtamento adaptativo do trato iliotibial possa ser um fator contribuinte para a DL, conforme foi sugerido por Williams, existem melhores alongamentos para essa estrutura.

6. *Levantar e agachar ou levantar e sentar.* Esse exercício é recomendado por causa da capacidade de fortalecer os glúteos. Esse tipo de exercício foi incorporado em vários protocolos de estabilização da coluna.

Embora o uso dos exercícios de Williams tenha diminuído ao longo dos anos, eles ainda são indicados para pacientes que sentem aumento nos sintomas quando se movimentam para extensão da coluna e nos casos em que o objetivo seja ampliar temporariamente os forames intervertebrais e abrir espaço nas articulações zigoapofisárias (facetas), reduzindo, por conseguinte, a compressão da raiz nervosa.

Exercícios de McKenzie

Em muitos aspectos, a abordagem de McKenzie (ver também "Introdução à coluna vertebral" e o Cap. 20) contradiz as afirmações básicas de Williams de que a lordose lombar é prejudicial.

Inicialmente, McKenzie apresentou a teoria de que o desenvolvimento da DL fundamenta-se sobretudo em três fatores predisponentes: o ato de sentar de forma demorada na posição de flexão, a frequência da flexão e a ausência de amplitude de extensão.[220] Como resultado, as versões iniciais de sua abordagem focalizavam a recuperação da extensão da coluna. Desde então, ela evoluiu para um sistema que utiliza sinais físicos, comportamento dos sintomas e sua relação com os movimentos do teste de final de amplitude lombar para determinar a classificação e a intervenção mais adequada.

De maneira geral, os movimentos e as posições de McKenzie envolvem exercícios ativos e passivos executados no início, no meio e no final das amplitudes de flexão e extensão do tronco e combinações de inclinação lateral e rotação conhecidas por *deslizamento lateral*.[220] A resposta do paciente ao exame determina uma classificação e uma direção de preferência para os exercícios terapêuticos, sendo que a base da direção escolhida é a capacidade do movimento ou da posição de centralizar os sintomas do paciente. As três principais classificações ou síndromes são: postural, disfunção e desarranjo. Sob o ponto de vista estratégico, durante a utilização dos protocolos de McKenzie, deve-se excluir primeiramente a hipótese de desarranjo, antes de tratar qualquer outro tipo de condição.

Síndrome postural

As principais características da síndrome postural são:[373]

- Dor intermitente.
- Fator temporal.
- Dor produzida pela manutenção da postura ou posição.
- Sintomas produzidos pela posição, mas não pelo movimento.
- Nenhuma deformidade (relevante para a dor).
- Nenhuma perda de movimento.
- Nenhum sinal provocativo/nenhuma patologia.
- Idade inferior a 30 anos (normalmente).
- Trabalhadores sedentários (com pouco exercício).
- Geralmente com dor cervical e torácica.
- Geralmente há alguns dias e horas sem dor.
- Nenhuma dor durante a execução de atividades e movimentos.
- Dor localizada na coluna (não é dor referida).

Considerando que a síndrome postural em geral não é afetada por manobras mecânicas executadas pelo fisioterapeuta ou pelo paciente, o foco da intervenção é isolar e subsequentemente instruir o paciente a evitar posições ofensivas. O paciente recebe orientação sobre a manobra "má postura/supercorreção". Ele deve sentar na borda de uma cadeira e deixar a coluna lombar relaxar em uma posição totalmente flexionada e projetar a cabeça e o queixo. Em seguida, deve movimentar de forma suave, em posição sentada ereta por completo, procurando atingir uma lordose lombar máxima, com a cabeça mantida diretamente sobre a coluna e o queixo retraído.[373] Esse movimento postural deve ser repetido a partir da posição de má postura para a de supercorreção *vídeo*.

Síndrome da disfunção

As principais características da síndrome da disfunção incluem:[373]

▶ Dor intermitente.

▶ Ausência de fator temporal.

▶ Dor produzida no movimento ou na posição final de estruturas encurtadas.

▶ Alívio da dor com liberação do tecido encurtado sem carga/estresse.

▶ Sempre há perda de função/movimento.

▶ Ausência de deformidade (a reversão não é rápida).

▶ Movimentos de testes reproduzem dor, porém esta não se agrava como consequência.

▶ Acima de 30 anos de idade, exceto nos casos em que algum trauma ou desarranjo seja o desencadeador.

▶ Má postura geralmente por falta de exercícios.

Os sintomas relacionados a essa síndrome apresentam a tendência de associação com o movimento e tornam-se evidentes na dificuldade ou na incapacidade do paciente em atingir o final da ADM, mais frequentemente nos extremos de flexão e extensão. O objetivo da intervenção para a síndrome de disfunção é a recuperação da função ou do movimento do tecido mole com encurtamento adaptativo, usando a repetição constante de exercícios restringidos de final de amplitude. Para alongar os tecidos moles com alongamento adaptativo, os exercícios devem ser feitos diariamente a cada 2 a 3 horas. Geralmente, o período de duração desse programa é de 4 a 6 semanas ou até o paciente conseguir alongar por completo sem qualquer dor no final da amplitude. O fisioterapeuta deve fornecer ao paciente as seguintes instruções:[373]

▶ O alongamento deve ocorrer na direção da perda de movimento e da dor de final de amplitude.

▶ O alongamento sem microtrauma deve ser permitido.

▶ A dor produzida pelo alongamento deve parar imediatamente após a liberação do estresse (a persistência da dor indica alongamento excessivo).

▶ A periferalização dos sintomas não pode ocorrer.

▶ O alongamento deve ser suficientemente forte para reproduzir desconforto ou alguma dor.

▶ Os exercícios de alongamento devem ser feitos regularmente durante o dia (15 vezes/duas horas).

Síndrome de desarranjo

A principais características das várias síndromes de desarranjo são:

▶ Dor constante.

▶ Fatores temporais (ciclo diurno).

▶ Dor provocada ou agravada por determinados movimentos/posições (a repetição e a sustentação geralmente aumentam a dor).

▶ Diminuição ou término da dor por outros movimentos/posições (a repetição/sustentação geralmente melhora a condição).

▶ Sempre há perda de movimento ou função.

▶ Deformidades de cifose/escoliose são comuns (desarranjos 2 e 4, respectivamente – ver as Tabs. III-6 e III-8).

▶ Deformidades de lordose acentuada não são comuns (desarranjo 7 – ver Tab. III-8).

McKenzie classifica os desarranjos da coluna lombar em sete categorias com base na localização dos sintomas e na apresentação de antalgias fixas responsivas de cargas de final de amplitude em direções diferentes das que provocam as queixas (Tab. III-8).[220,374] Os desarranjos considerados *anteriores* exigem estratégias com um componente de flexão, enquanto os entendidos como *posteriores* envolvem estratégias que incorporam componentes de extensão (ver Tab. III-8). Na maioria dos casos, as estratégias devem ser conduzidas dentro do plano sagital, embora, em algumas situações, as estratégias de flexão e extensão devem ser combinadas com movimentos coronais ou transversais para otimizar as respostas mecânicas e sintomáticas (ver Tab. III-8).[373] O modelo teórico de síndrome de desarranjo inclui o conceito de deslocamento do anel fibroso/núcleo pulposo (Fig. 26-67).

O objetivo da intervenção para a síndrome de desarranjo é reduzir a disfunção alterando a posição/forma do anel fibroso/núcleo pulposo por meio de cargas restritas de final de amplitude durante tempo prolongado e, em seguida, manter a redução e ajudar a recuperar a função.[373] O tratamento mecânico depende do diagnóstico para desarranjos. A Tabela 26-24 apresenta uma descrição das intervenções para os desarranjos de 1 a 7. A progressão da extensão defendida por McKenzie, que se inicia logo após o paciente tolerar a posição em prono (Fig. 26-22), envolve permanecer sobre os cotovelos (Fig. 26-68), apoio em prono (Fig. 26-69) *vídeo* e extensão em pé (Fig. 26-70) *vídeo*.

O método de McKenzie foi testado para verificar a variabilidade intra-avaliadores, com resultados diferentes.[224,375,376] Em um estudo recente conduzido por Long e colaboradores,[377] a abordagem de McKenzie de prescrição de exercícios com base na preferência direcional apresentou resultados significativamente melhores, em comparação a grupos que fizeram exercícios fora da direção de preferência.

Vários estudos de resultados avaliaram a eficácia do método de McKenzie em relação a outras abordagens.[378-381] Ponte e colaboradores[378] compararam sua efetividade com a do protocolo de Williams e concluíram que o primeiro apresentou melhoras maiores na intensidade da dor e na ADM lombar do que o segundo. Entretanto, a amostra desse estudo era pequena (22 indivíduos), bem como os sujeitos não foram escolhidos aleatoriamente, e sim encaminhados por fisioterapeutas para um grupo de tratamento.

Nwuga e Nwuga[379] também compararam os níveis de eficiência dessas duas abordagens. Sessenta e duas mulheres, com idade de 20 a 40 anos, todas diagnosticadas com prolapso de DIV na coluna lombar, foram encaminhadas para o grupo de McKenzie ou para o de Williams. Esse estudo chegou a conclusões semelhantes às da pesquisa de Ponte, ou seja, o método de McKenzie apresentou melhoras maiores na intensidade da dor e na ADM lombar do que o protocolo de Williams.[379]

Stankovic e Johnell realizaram dois estudos de resultados (1989 e 1994) que compararam melhoras de longo prazo após o tratamento com a abordagem de McKenzie ou apenas com a educação dos pacientes em uma miniescola postural.[380,381] As miniescolas posturais oferecem programas de educação de pacientes em relação à mecânica da coluna, à postura adequada e às técnicas

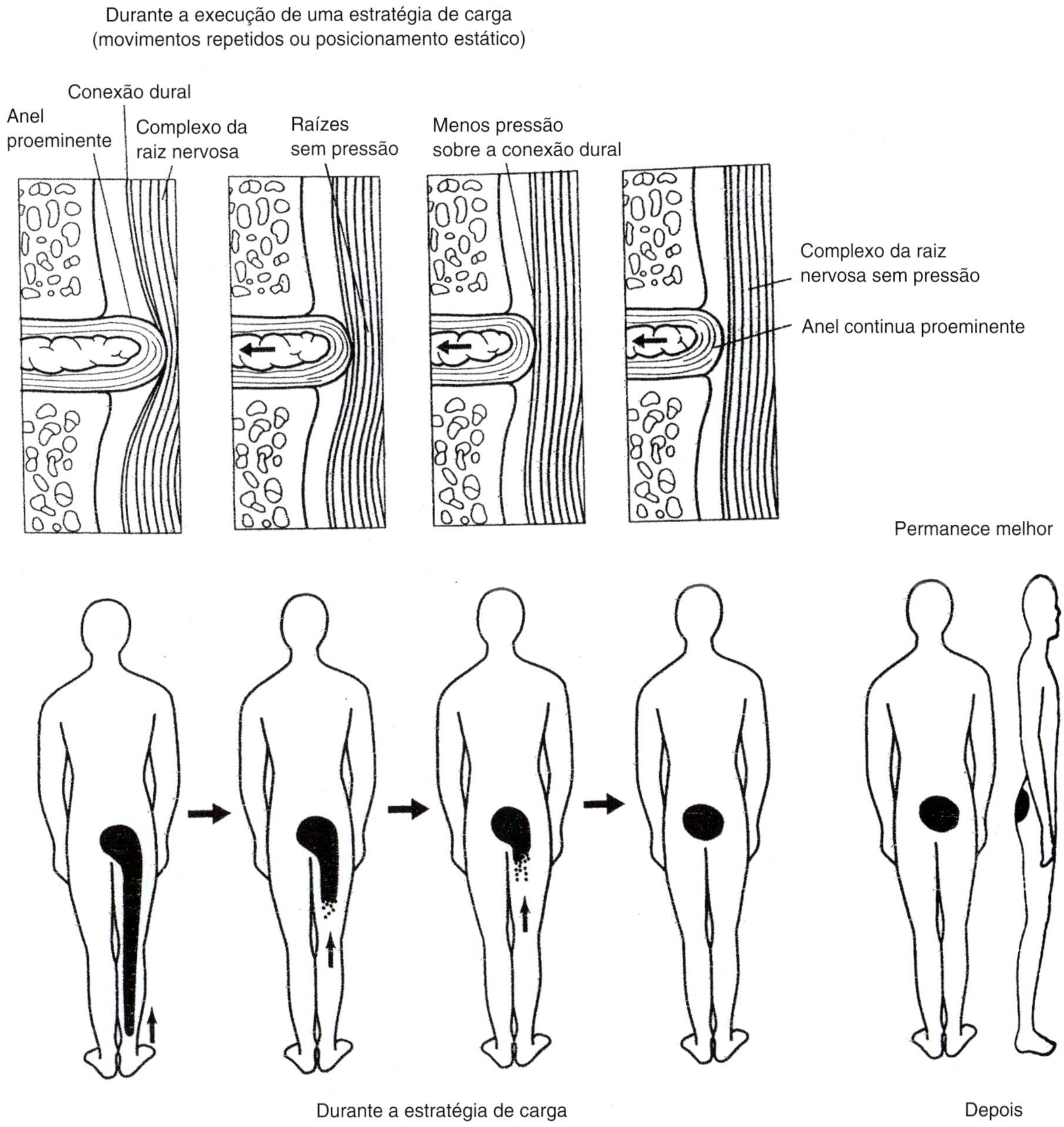

FIGURA 26-67 Modelo teórico dos fenômenos de centralização nos quais a dor recua para o tronco. (Reproduzida, com permissão, de Murphy DR: *Conservative Management of Cervical Spine Syndromes.* New York: McGraw-Hill, 2000:643.)

seguras de levantamento. O estudo de 1989 avaliou seis variáveis em 100 empregados com DL aguda: retorno ao trabalho, afastamento por doença durante as recorrências, reincidência de dor durante o ano de observação, dor, movimento e capacidade de autoajuda. O método de McKenzie foi considerado superior em 4 das 6 variáveis. As duas que não apresentaram diferença significativa foram: afastamento por doença durante as recorrências e capacidade de autoajuda.[381] O estudo de 1994 foi uma continuação do de 1989 e usou os mesmos indivíduos. Esse estudo mais recente mostrou que as pessoas tratadas com o método de McKenzie tiveram recorrências significativamente inferiores de dor e de episódios de afastamento por doença, em comparação a indivíduos que receberam educação em miniescolas posturais.[380]

Petersen e colaboradores[363] realizaram um teste randomizado controlado, com oito meses de acompanhamento, cujo objetivo foi comparar o efeito da abordagem terapêutica de McKenzie com o método de treinamento de fortalecimento dinâmico intensivo em pacientes com dor subaguda ou crônica nas costas. Duzentos e sessenta pacientes consecutivos com dores nas costas e, no mínimo, oito semanas de duração dos sintomas (85% sofriam há mais de três meses com os sintomas) foram randomizados em dois grupos: o grupo A foi tratado com o método de McKenzie

TABELA 26-24 Intervenção nos desarranjos de 1 a 7

Desarranjo	Descrição	Intervenção
1	Dor central ou simétrica ao longo de LIV-LV, sendo que a dor na coxa ou na nádega é rara e não há deformidades. Essa condição indica uma alteração menor no disco posterior.	1. Redução pela aplicação do princípio de extensão. 2. Manutenção da redução por: a. Manutenção da lordose. b. Sentar com apoio lombar. c. Execução frequente de exercícios de extensão. 3. Recuperação da função por: a. Procedimentos de flexão (primeiramente em decúbito), seguidos de métodos de extensão: em prono, posição em prono sobre os cotovelos, suspensão em prono e extensão em pé 4. Profilaxia: a. Continuação dos exercícios de acordo com a orientação. Existe a possibilidade de autotratamento. b. Seguir os conselhos (especialmente em relação a evitar ou ao uso de mecanismos apropriados associados à inclinação e à posição sentada por muito tempo).
2	Dor central ou simétrica ao longo de LIV-LV, com ou sem dor na nádega e/ou na coxa, com cifose lombar. Essa condição indica uma grande alteração do disco póstero-central. Aponta também uma progressão do desarranjo 1, podendo agravar-se facilmente para um desarranjo 4 ou 6.	1. Redução da deformidade até ser possível obter a posição em prono com facilidade. 2. O mesmo tratamento adicional instituído no desarranjo 1.
3.	Dor unilateral ou assimétrica ao longo de LIV-LV, com ou sem dor na nádega ou na coxa e nenhuma deformidade. Uma pequena alteração no disco póstero-lateral. Uma progressão do desarranjo 1.	1. Redução como no desarranjo 1. 2. Recomenda-se aplicar procedimentos unilaterais se não houver centralização ou redução na dor. 3. Depois da centralização ou redução da dor, os tratamentos adicionais devem ser os mesmos instituídos no desarranjo 1.
4.	Dor unilateral ou assimétrica ao longo de LIV-LV com ou sem dor na nádega ou na coxa e com escoliose lombar. Normalmente há uma grande alteração no disco póstero-lateral, podendo ser considerada uma progressão de desarranjo 2 ou 3.	1. Redução no desarranjo. a. Correção do deslocamento lateral do componente lateral do desarranjo. b. Procedimentos de extensão para reduzir o componente posterior. c. Manutenção da lordose para estabilizar a redução. 2. Se após a redução da deformidade não ocorrer centralização, é necessário aplicar a técnica unilateral. 3. Depois da centralização, os tratamentos adicionais devem ser os mesmos instituídos no desarranjo 1.
5.	Dor unilateral ou assimétrica ao longo de LIV-LV com ou sem dor na nádega ou na coxa. A dor na perna estende-se até abaixo do joelho. A patogênese é uma alteração no disco póstero-lateral com impactação na raiz nervosa e na conexão dural. Progressão de desarranjo 3 ou 4. A dor isquiática intermitente pode ser causada por uma protuberância discal. A flexão nas posições sentada e em decúbito intensifica a dor; a repetição agrava os sintomas. Isso pode ser o resultado de uma aderência ou de uma raiz nervosa comprimida. Essa condição é conhecida como raiz nervosa aderente, sendo que a flexão na posição de pé intensifica a dor, embora a repetição não necessariamente agrave os sintomas.	Tratamento de raiz nervosa aderente: 1. Alongamento por meio de procedimentos de flexão. 2. Depois do alongamento, são aplicados procedimentos de extensão para evitar a recorrência do desarranjo. Tratamento de protuberância discal: a mesma redução instituída nos desarranjos 1 ou 3.
6	Dor unilateral ou assimétrica ao longo de LIV-LV com ou sem dor na nádega ou na coxa. A dor na perna estende-se até abaixo do joelho e há escoliose isquiática. A causa mais frequente é uma grande alteração no disco póstero-lateral, com impactação sobre a raiz nervosa e a conexão dural.	Se o movimento ou as posturas/posições não reduzirem a escoliose isquiática: não é possível aplicar tratamento que utilize movimento ou posições nesse estágio. Se a escoliose isquiática for reduzida com movimento ou posições, deve-se prosseguir com a redução da deformidade como no desarranjo 2 ou é necessário fazer reduções adicionais como nos desarranjos 1 e 3.
7	Dor simétrica ou assimétrica ao longo de LIV-LV com ou sem dor na nádega e/ou na coxa e lordose acentuada. Envolve uma alteração de disco anterior ou ântero-lateral.	Redução do desarranjo usando procedimentos de flexão.

O objetivo da intervenção na síndrome do desarranjo é reverter os desarranjos 2 a 6 pela correção do deslocamento ou pelo princípio da extensão para se assemelharem ao desarranjo 1 (centralização).

Dados de Heffner SL, McKenzie R, Jacob G: McKenzie protocols for mechanical treatment of the low back. In: Morris C, ed. *Low Back Syndromes: Integrated Clinical Management*. New York: McGraw-Hill, 2006:611-622.

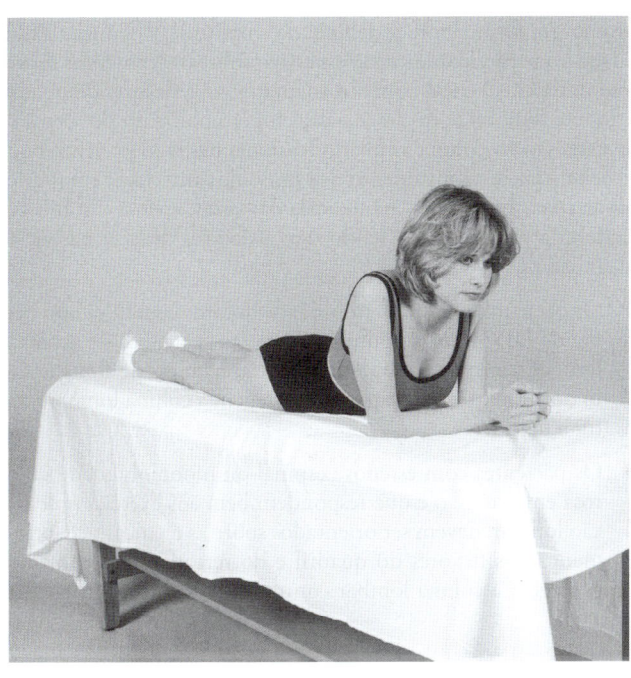

FIGURA 26-68 Posição em prono sobre os cotovelos.

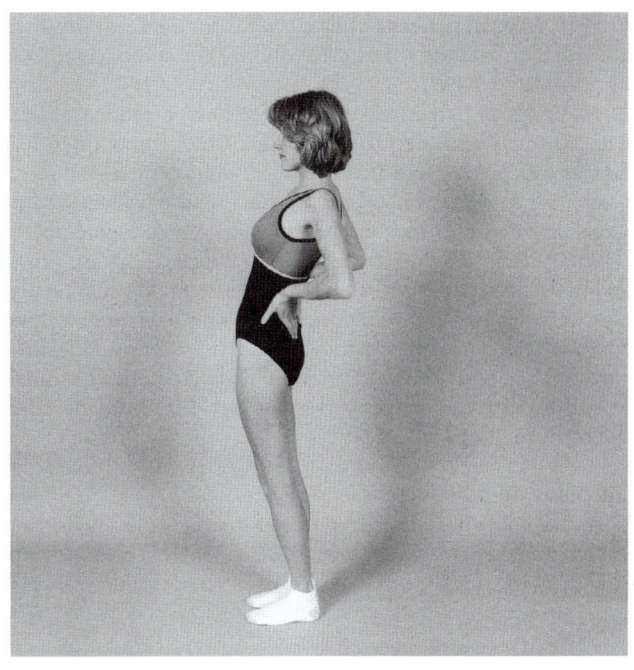

FIGURA 26-70 Extensão em pé.

(n = 132), e o B recebeu treinamento de fortalecimento dinâmico intensivo (n = 128). Ambos os grupos receberam tratamento em uma clínica externa por oito semanas, seguido por um programa de autotreinamento em casa durante dois meses. Os resultados foram registrados no final do período de tratamento na clínica e, novamente, após 2 a 8 meses. O estudo concluiu que, aparentemente, o método de McKenzie e o treinamento de fortalecimento dinâmico intensivo são eficazes para pacientes com dor subaguda ou crônica nas costas.

As razões das alterações nas medidas positivas observadas nos tratamentos de McKenzie ainda permanecem obscuras.[382] Schnebel e colaboradores[383] sugeriram que os resultados positivos poderiam estar relacionados à ativação dos mecanismos de sistema de comportas ou ao relaxamento e/ou descompressão dos tecidos neurais. Segundo Porterfield e DeRosa,[384] a aplicação de forças controladas na coluna, por meio de exercícios ativos ou técnicas manuais, poderiam reduzir temporariamente os níveis de dor alterando-se a dinâmica de fluidos do tecido lesionado.

Exercícios de estabilização da coluna

A premissa básica dos exercícios de estabilização da coluna (fortalecimento do centro e estabilização dinâmica, do tronco e lombopélvica) é ensinar o paciente com DL a manter os níveis funcionais por meio da estabilização dinâmica dos segmentos envolvidos, com aumento do suporte muscular, o qual pode ser usado para manter a zona neutra.

Considerando que a ativação muscular desempenha papel importante no processo de estabilização, aparentemente os exercícios terapêuticos seriam uma intervenção razoável nos casos de DL relacionada à instabilidade.[103] Miller e colaboradores[382] compararam a eficácia da abordagem de McKenzie com um protocolo de estabilização da coluna em teste randomizado pragmático controlado envolvendo 30 indivíduos com DL crônica. O Questionário de função, forma resumida do Questionário de dor de McGill Pain, e a EPR foram utilizados no exame inicial e depois de um programa de tratamento de

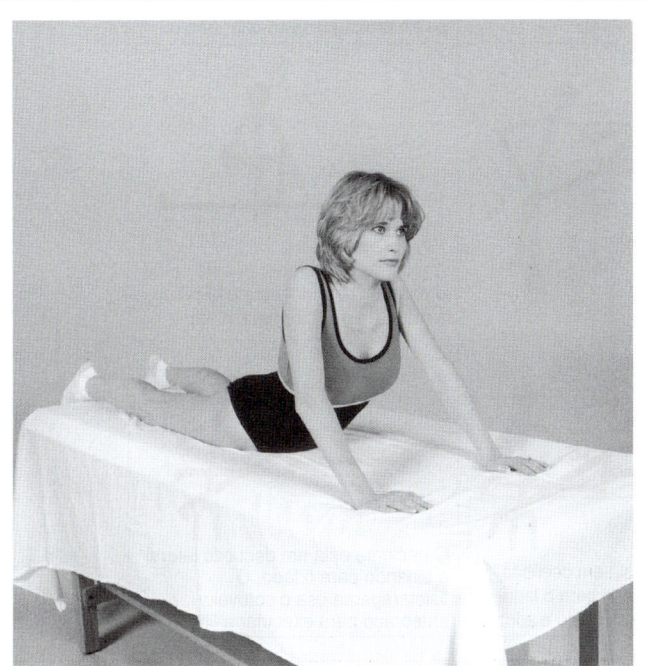

FIGURA 26-69 Posição em prono com apoio em suspensão.

seis semanas. O grupo de estabilização apresentou melhora estatística significativa na pontuação da dor e na amplitude da EPR na extremidade inferior envolvida, em comparação com o grupo de McKenzie.

Há evidências sugerindo que os exercícios terapêuticos são eficazes no tratamento de DL inespecífica,[385-388] embora não haja indícios suficientes para concluir com absoluta certeza qual mecanismo teórico da estabilização da coluna seria mais benéfico no tratamento de pacientes com instabilidade lombar segmentar.[103]

Antes do início do progresso da estabilização, as estruturas envolvidas devem ser restituídas além do estágio agudo da recuperação. Isso é possível com educação do paciente e exercícios que envolvam apenas movimentos na extremidade inferior e/ou superior, evitando-se exercícios específicos e movimentos excessivos do tronco (ver a seção "Instabilidade clínica e a coluna lombar").

Exercícios de alongamento

A abordagem da flexibilidade muscular deve ser aplicada de acordo com a tolerância do paciente (Fig. 26-71). Nos casos de indivíduos com suspeita de instabilidade, os exercícios de alongamento devem ser aplicados com cautela, principalmente aqueles que promovem flexão lombar de final de amplitude.[315] Pouca flexibilidade pode produzir estresse excessivo sobre os segmentos motores lombares. O encurtamento adaptativo dos flexores do quadril e do reto femoral pode desencadear hipermobilidade de rotação e de extensão na coluna lombar. Ocasionalmente, o paciente pode se beneficiar do alongamento dos músculos anteriores e posteriores da coxa. Entretanto, na maioria das vezes, apenas um músculo deveria ser alongado, sendo que a decisão deve se basear no diagnóstico:

▶ Os pacientes com hipomobilidade dolorosa em flexão ou hérnia de DIV e que respondem bem aos exercícios de extensão lombar devem ser orientados sobre as técnicas de alongamento dos isquiotibiais enquanto protegem a coluna lombar contra a flexão.

▶ Os pacientes com estenose espinal ou hipomobilidade dolorosa em extensão e que respondem bem aos exercícios de flexão lombar, devem ser orientados sobre as técnicas de alongamento dos flexores do quadril e do reto femoral, enquanto protegem a coluna lombar contra lordose excessiva.

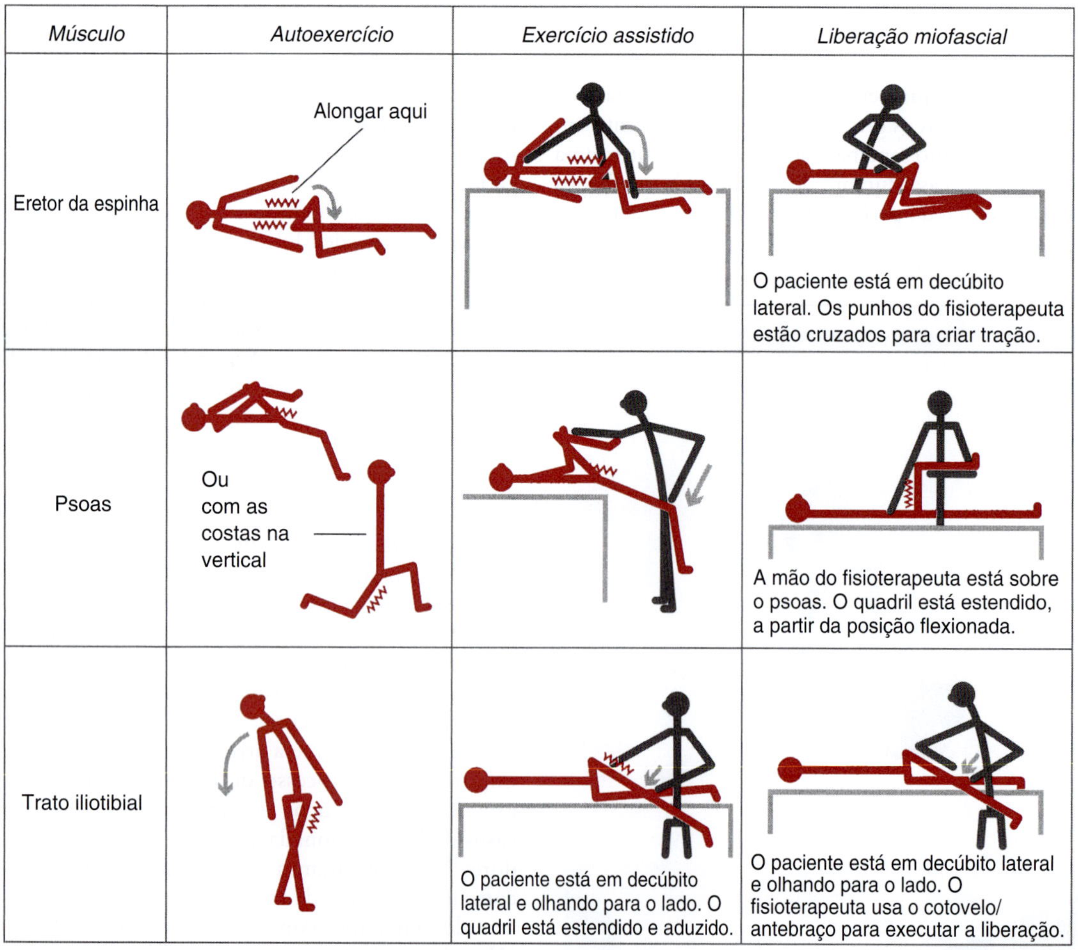

FIGURA 26-71 Técnicas usadas no tratamento de encurtamento adaptativo de músculos individuais. (Reproduzida, com permissão, de Brukner P, Khan K: *Clinical Sports Medicine*, 3rd edn. New York: McGraw-Hill, 2007:377.)

Os alongamentos devem ser aplicados e ensinados. O objetivo do exercício é executar a técnica, mantendo-se a pelve na posição neutra, para evitar a ocorrência de inclinação anterior ou posterior excessiva.

Exercícios aeróbios

A importância dos exercícios aeróbios pode ser enfatizada excessivamente, tanto na redução da incidência[389] como na intervenção em pacientes da DL.[390] O condicionamento aeróbio deve ser mantido. Os seguintes exercícios aeróbios podem ser aplicados, de acordo com o nível de tolerância do paciente:

▶ Corrida e caminhada em terreno regular e macio.
▶ Ergonômetro para a parte superior do corpo.
▶ Máquinas de esquiar para uso em ambientes internos.
▶ Exercícios aeróbios na água.

Facilitação neuromuscular proprioceptiva

As duas formas mais comuns de exercícios de facilitação neuromuscular proprioceptiva (FNP) na reabilitação da coluna lombar são: treinamento de estabilização rítmica (TER) e combinação de exercícios isotônicos (CEI):[391]

▶ *Técnica do TER.* Essa técnica utiliza a contração isométrica com um padrão antagonista que resulta na cocontração do antagonista se a contração isométrica não for interrompida pelo fisioterapeuta. É utilizada principalmente no tratamento de condições em que a fraqueza é um fator primário e a estabilização cria estímulos do padrão agonista.[392]
▶ *Técnica da CEI.* Essa técnica é usada para avaliar e desenvolver a capacidade de executar movimentos intencionais controlados. Envolve a execução de contrações concêntricas, excêntricas e isométricas alternadas, sendo também usada para tratar deficiências na força e na ADM.[393]

Embora os estudos anteriores tenham demonstrado que o treinamento isométrico pode ter efeitos positivos sobre a dor nas costas,[391,394] as informações sobre a eficácia dos exercícios combinados de contração dinâmica e estática para estabilização e fortalecimento dos músculos do tronco são raras. Kofotolis e Kellis[391] analisaram os efeitos das técnicas TER e CEI na resistência, na flexibilidade e no desempenho funcional dos músculos do tronco em indivíduos com DL crônica. Oitenta e seis mulheres (40,2 ± 11,9 [média ± desvio padrão] anos de idade) que apresentaram queixas de DL crônica foram distribuídas randomicamente em três grupos: exercícios com base na técnica TER, na CEI e de controle. As pacientes foram treinadas em cada programa durante quatro semanas, com o objetivo de melhorar a estabilidade e o fortalecimento do tronco. Os exercícios foram feitos com as pacientes sentadas na borda da mesa de exame e consistiam de flexão e extensão do tronco contra a resistência manual variável do terapeuta e de manutenção da posição estática durante cinco segundos. A análise da variância indicou que ambos os grupos apresentaram melhoras significativas nas medições da mobilidade lombar (8,6-24,1%), da resistência muscular estática e dinâmica (23,6-81%) e do Índice de Oswestry (29,3-31,8%), sugerindo que os programas de FNP dinâmica podem ser adequados para melhorar a resistência muscular e a mobilidade do tronco, em curto prazo, de indivíduos com de DL crônica.

Escola postural

Várias escolas e programas de reabilitação posturais foram criados para orientar as pessoas sobre as técnicas mais adequadas de levantamento e a mecânica do corpo. Esses programas destinam-se a grupos de pacientes e incluem informações gerais sobre a coluna, as atividades e as posturas recomendadas, as medidas preventivas e os exercícios para as costas.

Entretanto, a eficácia das escolas posturais ainda permanece um tema controverso.[395,396] Cohen e colaboradores[397] concluíram que não há evidências suficientes para recomendar a educação em grupo para indivíduos com DL.

Padrão de prática 4E: Distúrbios na mobilidade articular, na função motora, no desempenho muscular e na ADM associados a inflamações localizadas

Rupturas ligamentares

Como nos outros ligamentos do corpo, geralmente as rupturas ligamentares da coluna lombar são induzidas de forma traumática. O conhecimento das várias restrições aos inúmeros movimentos da coluna lombar ajuda a determinar qual ligamento tem potencial para ser rompido por determinado mecanismo.

Entorse do ligamento iliolombar. De maneira geral, esse ligamento, estrutura extremamente importante que estabiliza a coluna lombar sobre o sacro e serve de ancoragem para a LV no corpo vertebral de SI,[85] está sujeito a lesões frequentes.

A entorse desse ligamento, também conhecida como síndrome da crista ilíaca, tem uma apresentação clássica de dor lombar inferior na área da crista ilíaca média, ou em uma posição imediatamente acima, com possível irradiação descendente na perna. No exame, a EPR e o sinal de Patrick (FABER) em geral são negativos; não há fraqueza ou comprometimento sensorial e sinal radicular. O diagnóstico é confirmado por meio da palpação profunda do ligamento iliolombar, na tentativa de reproduzir o desconforto do paciente. Njoo e colaboradores[398] apresentaram, de forma prospectiva, evidências de boa validade interavaliadores no diagnóstico dessa condição. Infiltrações simples de lidocaína e esteroide são eficazes nessa área de acesso fácil.[399]

Contusões, distensões e rupturas musculares

As lesões musculares estão associadas a histórias de trauma e são capazes de produzir graus significativos de desconforto. Os traumas com distensões e rupturas são relativamente pequenos na região lombar e, em geral, envolvem dois locais, a saber:[400]

1. O ponto onde o eretor da espinha une-se ao tendão comum, logo acima e medial às EIPSs.
2. Na origem glútea sobre a asa do ilíaco, em posição lateral às espinhas ilíacas posteriores.

Contudo, a dor muscular também pode ser produzida por atividade excessiva ou defesa muscular, imediatamente após a ocorrência de alguma lesão na coluna. A intervenção para as rupturas musculares envolve a retomada gradual e controlada dos movimentos e das atividades.

Diástase dos retos do abdome[401]

A anatomia feminina sofre muitas mudanças durante o ano do parto. As alterações musculoesqueléticas que geralmente ocorrem nessa época incluem aumento da lassidão dos ligamentos, disfunção no assoalho pélvico e diástase dos retos do abdome (DRA).[122] A DRA é conhecida como uma separação entre os dois músculos retos do abdome, de maneira que a linha alba pode separar-se sob tensão. O tamanho da DRA varia entre 2 a 3 e 12 a 20 cm de largura e de 12 a 15 cm em relação ao comprimento total dos músculos retos. Ainda não foi determinado se a separação é uma ruptura autêntica ou um relaxamento tecidual. A DRA é comum nas mulheres durante os períodos de pré e pós-parto. Os fatores predisponentes incluem obesidade, estreitamento da pelve, multípara, partos múltiplos, excesso de fluido uterino, bebês grandes e exercícios abdominais insuficientes antes da gravidez. A separação pode ocorrer durante o 2º e o 3º trimestres de gravidez, no trabalho de parto do segundo estágio e no período pós-parto. Acredita-se que a DRA possa prejudicar a função da parede abdominal relacionada à postura, ao fortalecimento e à estabilidade do tronco, à respiração, ao suporte visceral, à facilitação diminuída do assoalho pélvico e à liberação do feto. Além disso, também pode surgir uma hérnia umbilical. A DRA provavelmente contribua para DL e dor pélvica crônica.

Foram estabelecidos alguns critérios para determinar a DRA. Usando os dedos, o fisioterapeuta deve fazer a medição horizontal do umbigo até 5 cm acima e abaixo dele. A paciente deve estar em supino com as pernas dobradas e erguer a cabeça e os ombros, enquanto tenta alcançar os pés. Qualquer separação será palpável, permitindo a visualização de uma ampla crista de tecido proeminente. Qualquer separação superior a dois dedos de largura pode caracterizar-se como DRA e, portanto, o fisioterapeuta deve aplicar restrições sobre a prescrição de exercícios abdominais. Entretanto, vale a pena lembrar que o nível de confiabilidade intra-avaliadores foi considerado baixo nas medições da DRA pela inserção dos dedos no espaço vazio.

Há uma quantidade considerável de pesquisa relacionada à função abdominal e suas implicações na DL, assim como sobre a prevenção e o tratamento de dor nas costas de mulheres grávidas e não grávidas. As pesquisas relacionadas a mulheres durante o ano de parto com DRA e DL são mínimas. A dor nas costas durante o ano do parto tem grande prevalência. A incidência de dor nas costas durante a gravidez variou de 47 a 82%.[402,403] Há informações de que a dor nas costas depois do parto ocorre em 67% das mulheres, ao passo que 37% sentem dor nas costas 18 meses depois do parto.[122] A dor tende a iniciar-se logo nos primeiros estágios da gravidez, com 25% de prevalência em 12 semanas.[120] A região sacroilíaca é o local mais comum de dor nas costas em gestantes. A causa de dor nas costas durante o ano do parto aparentemente está relacionada a alterações mecânicas e hormonais. Vários estudos indicam que as mulheres com DL grave durante a gravidez apresentam alto risco de desenvolver novos episódios de DL grave durante períodos de gestação subsequentes, assim como mais tarde ao longo da vida.[404-406]

Estudos eletromiográficos do músculo reto do abdome e do oblíquo externo do abdome foram realizados em mulheres primíparas durante os estágios pré e pós-parto.[407] Descobriu-se que os abdominais geravam a mesma atividade muscular durante toda a gravidez. Entretanto, a capacidade de estabilizar a pelve contra a resistência diminuía, à medida que a gravidez progredia, e permanecia baixa no período pós-parto.[407] Observou-se que o comprimento do reto do abdome, os ângulos de inserção e a DRA eram significativos entre a 18ª e 30ª semana, com alterações estruturais adicionais entre a 26ª e a 38ª. Portanto, é possível que ocorra uma redução na capacidade de produção de torque.[407] O decréscimo nos déficits funcionais estava presente até a oitava semana pós-parto, juntamente com a resolução incompleta das adaptações estruturais do reto. É imprescindível que esses déficits funcionais e estruturais sejam avaliados em mulheres nos períodos pré e pós-parto.[407]

Ostgaard[403] descobriu que a educação e os exercícios individualizados eram bastante úteis para reduzir a dor nas costas durante a oitava semana pós-parto. Entretanto, não foi encontrada diferença na dor nas costas durante a gravidez. Chegou-se à conclusão de que os exercícios físicos semanais antes da gravidez reduziam o risco de dor nas costas durante o período de gestação. O ultrassom diagnóstico foi utilizado para determinar a eficácia dos exercícios para reduzir a quantidade de DRA.[408] Determinou-se que, durante a execução de exercícios abdominais, a contração do reto do abdome a reduzia significativamente, em comparação com outros movimentos.[408] Os outros movimentos testados foram abdominais com rotação à esquerda e à direita, inclinação pélvica posterior e contração abdominal.[408] Não foi feita avaliação de possível relação entre DRA e dor nas costas.

As mulheres do estudo não apresentavam DRA exercitada antes do início da gravidez. Embora não fosse uma variável controlada nesse estudo, os exercícios antes da gestação podem reduzir o risco de incidência de DRA.

De acordo com Noble,[402] é importante prescrever exercícios para os músculos abdominais para evitar, diminuir e/ou eliminar a DRA. A intensidade dos exercícios é essencial, e a intervenção deve ocorrer o mais rápido possível. Se o programa de atividade física não iniciar antes ou durante a gravidez, os exercícios isométricos abdominais básicos com exalação devem ser introduzidos dentro de 24 horas depois do parto.[409] No terceiro dia pós-parto, os abdominais devem ser avaliados para verificar a presença de DRA.[409] Estes, juntamente com os isométricos abdominais e o cruzamento das extremidades superiores, fornecem suporte adicional.[402] Se ela for maior que três dedos (3 cm), há restrições aos abdominais e aos exercícios de abaixamento das pernas.[409] Além disso, podem ser prescritos abdominais com elevação apenas da cabeça, juntamente com isométricos abdominais e puxada cruzada para braços (*crossover*).[409] A progressão dos exercícios não pode ocorrer até a redução da DRA.[409] Com frequência, as mulheres a aumentam durante a fase pós-parto com exercícios abdominais excessivamente intensos.[409] A paciente deve ser instruída a fazer o automonitoramento da DRA.[409] A progressão dos exercícios inclui inclinações pélvicas, isométricos abdominais em 4 apoio, abdominais avançados e isométricos abdominais com movimentos das extremidades inferiores.[409] O objetivo da progressão dos exercícios é manter a estabilidade de pelve e diminuir a DRA.[409] A educação da paciente sobre os mecanismos corporais adequados e a postura é importante para evitar e minimizar estresses nas costas e a DRA durante a fase pós-parto.[409]

É importante que o fisioterapeuta aprenda as habilidades de triagem e esteja consciente de que a DRA tem impacto potencial sobre a estabilidade da pelve a longo prazo.

Padrão de prática 4F: Distúrbios na mobilidade articular, na função motora, no desempenho muscular e na amplitude de movimento ou na estabilidade de reflexos após a ocorrência de alterações na coluna vertebral

Síndrome do piriforme
Em geral, o nervo isquiático estende-se abaixo do piriforme. Entretanto, em cerca de 15% da população, a parte tibial desse ner-

vo atravessa o ventre do músculo piriforme ou este apresenta dois ventres musculares e o nervo passa entre eles. Consequentemente, qualquer contração ou rigidez do músculo tende a produzir sintomas radiculares (ver Cap. 9).

A síndrome do piriforme geralmente é um diagnóstico de exclusão, considerando a eliminação das causas mais comuns da dor isquiática.[410] Robinson[411] listou as seis características fundamentais da síndrome do piriforme: (1) história de trauma nas regiões sacroilíaca e glútea; (2) dor na região da articulação sacroilíaca, incisura isquiática maior e o músculo piriforme estendendo-se para o membro inferior e causando dificuldade para a deambulação; (3) exacerbação aguda dos sintomas ao se levantar e curvar-se; (4) uma massa palpável em formato de bastão sobre o músculo piriforme, durante a exacerbação dos sintomas, que é muito sensível à pressão (esse aspecto é patognomônico da síndrome); (5) resultado positivo do teste de EPR; e (6) atrofia do glúteo, dependendo da duração dos sintomas.[410]

A intervenção para a síndrome do piriforme depende da patologia suspeitada. Se o espasmo e a rigidez muscular forem a etiologia provável, a prescrição é um programa de alongamento intensivo e de massagem do piriforme.[412] Se essa abordagem conservadora falhar, deve-se considerar a aplicação de um bloqueador anestésico local no músculo. A neurólise cirúrgica é a alternativa para casos recalcitrantes.

Neuropatia compressiva do nervo glúteo superior medial

Os ramos dorsais de L1 a L3 são responsáveis pela inervação cutânea das regiões glútea e lombar inferior. Maigne e Maigne[413] observaram que a inervação da região glútea é derivada de níveis mais altos da região toracolombar, isto é, de T11 a L1. As anastomoses entre esses nervos também são comuns. A lesão do nervo glúteo superior é uma causa bem-conhecida de dor crônica que complica a coleta de enxerto ósseo na crista ilíaca posterior para a fusão espinal.[414,415] O glúteo superior medial (GSM) é o mais medial desses nervos. Ele em geral cruza a crista ilíaca posterior a uma distância de aproximadamente 7 cm da linha média.[416] Nesse ponto, torna-se superficial, passando por um túnel osteofibroso formado, cranialmente, pela FTL e, no sentido caudal, pela borda da crista ilíaca posterior.[416] Às vezes, esse túnel é um local de compressão do nervo GSM.[413]

De acordo com Maigne,[416] a compressão do nervo GSM pode ser diagnosticada e tratada usando-se as seguintes diretrizes:

▶ Um ponto-gatilho sobre a crista ilíaca posterior, localizado a 7 cm da linha média (correspondendo à zona de compressão nervosa).

▶ Alívio dos sintomas por meio do bloqueio nervoso.

Integração dos padrões de prática 4H e 4I: Distúrbios na mobilidade articular, na função motora, no desempenho muscular e na amplitude de movimento associados a fraturas, artroplastia e procedimentos cirúrgicos para o tecido mole

Espondilólise

A espondilólise é uma anormalidade na parte interarticular da coluna que se localiza entre as facetas articulares superior e inferior do arco vertebral. O defeito real da parte interarticular cobre uma ampla faixa de etiologias, desde fraturas por estresse a traumáticas com separação.[417] Os pacientes com déficits na parte interarticular bilateral podem progredir para espondilolistese (ver a seção seguinte).

Embora a causa exata de espondilólise não seja muito clara, essa condição parece estar relacionada a fatores congênitos, adquiridos (microtrauma repetido) ou evolucionários. De maneira geral, é assintomática, o que torna o diagnóstico extremamente difícil. Muitas vezes, os indivíduos com sintomas sentem dor com extensão e/ou rotação da coluna lombar. Os pacientes com suspeita de espondilólise devem ser avaliados inicialmente com radiografias simples, consistindo de vistas ântero-posteriores, laterais e oblíquas da coluna lombar. As vistas laterais são mais sensíveis para a detecção de fraturas nos pares e as oblíquas são mais específicas.[417,418] Se as radiografias simples forem negativas ou inconclusivas, é necessário obter mais imagens. Atualmente, existem controvérsias sobre se as IRMs; as TCs e as cintilografias computadorizadas de emissão de fótons simples são as mais eficazes para avaliar essa condição.[419-421]

O tratamento terapêutico inicial de pacientes com espondilólise é conservador. Em uma metanálise realizada por McNeely e colaboradores,[422] a eficácia da fisioterapia no tratamento da espondilólise e da espondilolistese foi revista sistematicamente. Dos 71 estudos potenciais, somente dois atenderam aos critérios de relevância da avaliação crítica.[417] Spratt e colaboradores[423] analisaram a eficácia dos programas de tratamento de extensão e flexão do tronco em 56 pacientes com instabilidade radiográfica (retrodeslocamento ou espondilolistese).[417] Os sujeitos foram distribuídos randomicamente entre os seguintes grupos: de extensão, de flexão ou de controle. Os grupos de extensão e de flexão fizeram exercícios com base na extensão ou na flexão, respectivamente.[417] No acompanhamento de um mês, nenhum dos tratamentos chegou a alterar a ADM ou o fortalecimento do tronco. Entretanto, entre os sujeitos do grupo de extensão houve menos relatos de dor, em comparação com os indivíduos dos grupos de flexão e de controle.[417,423] Em um estudo conduzido por O'Sullivan e colaboradores,[190] 45 pacientes com espondilólise ou espondilolistese foram divididos em dois grupos: um que passou por 10 semanas de reabilitação, com foco no treinamento dos músculos abdominais profundos; e um de controle. Os dois grupos receberam o tratamento indicado pelos respectivos médicos.[417] O primeiro grupo apresentou redução nos níveis de dor e de incapacidade, que foi mantida durante o acompanhamento de 30 meses.[417] O grupo-controle não exibiu alterações significativas durante todo o estudo.[190]

Com base nesses trabalhos, a fisioterapia deveria se esforçar para corrigir quaisquer desequilíbrios musculares (encurtamento adaptativo dos flexores do quadril), aumento no fortalecimento dos músculos do tronco e educação dos pacientes para evitar atividades que envolvam impacto excessivo e hiperextensão lombar. A imobilização pode ser uma alternativa. A intervenção cirúrgica é indicada somente em pacientes que não responderem de forma adequada aos tratamentos conservadores.

Espondilolistese

Espondilolistese é um termo diagnóstico que se refere ao deslizamento anterior e à incapacidade de um corpo vertebral resistir à ação de forças de cisalhamento em relação ao segmento imediatamente abaixo. A espondilolistese normalmente ocorre na coluna lombar. (O local mais comum para a ocorrência de espondilólise e espondilolistese é LV-SI.)[424] Com frequência, essa condição resulta em instabilidade espinal – incapacidade da coluna em manter seu padrão normal de deslocamento quando submetida a cargas fisiológicas.[425] Em condições normais, o deslizamento anterior das vértebras é resistido pelo bloco ósseo das facetas posteriores, por um pedículo e um arco neural intacto e, no caso da vértebra LV, pelo ligamento iliolombar. Aparentemente, a idade é um fator importante na história natural da espondilolistese. É raro crianças com menos de 5 anos apresentar em espondilólise, e a espondilolistese grave também é bastante incomum. O período de deslizamento mais rápido fica entre 10 e 15 anos, sem ocorrência de deslizamentos adicionais após os 20 anos.[226] Na coluna dos adolescentes, as articulações zigoapofisárias são mais horizontais do que nos adultos, permitindo mais inclinação lateral e rotação e possibilitando aos discos lombares e às estruturas posteriores da coluna maior atuação no controle da mobilidade.[426] A espondilolistese de grau alto é duas vezes mais comum em meninas do que em meninos, e é aproximadamente quatro vezes mais frequente em mulheres do que em homens.[427]

A etiologia da espondilolistese tem sido objeto de discussão na literatura especializada.[88,190,226,418,428-438] Com base na etiologia, Newman[435] descreveu cinco grupos desse tipo de deformidade:

1. *Espondilolistese congênita.* Essa condição resulta de displasia da quinta lombar, dos arcos sacrais e das articulações zigoapofisárias.

2. *Espondilolistese ístmica.* Essa condição é causada por um defeito na parte interarticular, por exemplo, fratura aguda ou por estresse e alongamento da *pars*. Nos deslizamentos mais avançados, há depressão de tecido mole imediatamente acima do processo espinhoso de LV, que pode ser palpada passando os dedos no sentido descendente da coluna lombar, e lordose segmentar. Se qualquer deslizamento assintomático atingir 50%, o paciente deve evitar a prática de esportes de contato intenso devido ao risco elevado de lesão nas costas.

3. *Espondilolistese degenerativa.* Geralmente, esse tipo de espondilolistese afeta as pessoas mais idosas e, na maioria das vezes, ocorre em LIV-LV (ver mais adiante).

4. *Espondilolistese traumática.* Ocorre em fraturas ou deslocamentos agudos da articulação zigoapofisária. É uma condição bastante rara.

5. *Espondilolistese patológica.* Tal condição pode resultar de doenças sistêmicas que produzem o enfraquecimento da *pars* interarticular, do pedículo ou da articulação zigoapofisária, ou de condições locais como os tumores.

Foi adicionada uma sexta categoria, a espondilolistese adquisita, que envolve deslocamentos causados pela ruptura cirúrgica de ligamentos, ossos ou discos.

Dessas categorias, a espondilolistese degenerativa talvez seja a encontrada com mais frequência pelo fisioterapeuta ortopédico. Existem duas teorias predominantes a respeito de sua etiologia:

1. *Disfunção do DIV.*[437] O DIV no nível da espondilolistese está sujeito a forças de cisalhamento consideráveis, direcionadas anteriormente, sendo que ele é a única estrutura principal capaz de opor-se a essas forças, cuja função é evitar deslizamentos adicionais e manter o segmento do movimento da coluna em equilíbrio estável. Acredita-se que, depois da maturidade esquelética, a progressão do deslizamento geralmente esteja relacionada à degeneração do DIV no nível em que ele ocorre. O deslizamento lombossacral torna-se instável e progride conforme o DIV perde a integridade bioquímica e biomecânica. A degeneração do disco no nível do deslizamento e a progressão do deslizamento adulto provavelmente se desenvolvam durante a 4ª e 5ª décadas de vida. Essa situação resulta em dor nas costas e isquiática, podendo necessitar de fusão e de instrumentação espinal.

2. *Horizontalização da lâmina e das facetas ou morfologia do sacro.*[439] Em indivíduos com deslizamento, é comum o corpo vertebral apresentar uma forma mais trapezoidal, um contorno em cúpula no topo do sacro ou mesmo ambos. Ocorre também uma flexão anterior maior da coluna lombar do que nos indivíduos "normais" com idades comparáveis.[433] A orientação sagital das articulações facetárias também pode predispor a vértebra a movimentos de deslizamento.[430]

Outros fatores, como ângulo lombossacral, lassidão ligamentar, gravidez prévia e fatores hormonais, impõem estresse excessivo nas articulações facetárias de LIV-LV e, como a maior parte do estresse é aplicada anteriormente sobre a faceta inferior de LIV, o padrão de desgaste concentra-se nesse ponto, gerando uma articulação com orientação mais sagital pelo remodelamento.[432]

Se a sindesmose mantiver os vínculos entre as duas metades do arco neural, independentemente da causa, significa que não há instabilidade mecânica e o paciente é assintomático. Em contrapartida, se a sindesmose for frouxa, a separação ocorre durante a flexão. Os movimentos repetitivos que causam fadiga podem progredir para o enfraquecimento agudo e espontâneo das partes interarticulares; fratura, inclusive por estresse; e tendência para espondilolistese.[426]

A espondilolistese pode ser classificada de acordo com o percentual de deslizamento, ou seja, a distância de uma linha traçada ao longo do córtex posterior do corpo de SI até o ângulo póstero-inferior da vértebra LV,[440] dividida pelo diâmetro ântero-posterior do sacro. A classificação pode ser obtida pelo método de Meyerding[441] como segue: nível I, 1 a 25%; nível II, 26 a 50%; nível III, 51 a 75%; nível IV, 76 a 100%; e nível V (espondiloptose) acima de 100%.

As possíveis alterações patológicas no segmento de instabilidade adjacente incluem a instabilidade do segmento motor, o estreitamento do espaço do DIV e a estenose causada pela degeneração facetária e hipertrofia do LA.[442] A degeneração do DIV acima ou abaixo da massa de fusão, assim como as lesões no complexo ligamentar posterior, também pode contribuir para o desenvolvimento de rupturas resultantes da redução da resistência às forças de cisalhamento no nível intervertebral próximo da fusão.[442]

Os sintomas, caso existam, em geral começam na segunda década. Entretanto, na maioria das vezes, não há correlação entre o grau de deslizamento e o nível dos sintomas. Isso porque o deslizamento anterior do corpo vertebral com frequência resulta na ampliação do forame intervertebral. A invasão ocorre somente quando o arco neural roda sobre o pivô formado por sua articulação com o sacro ou na presença de algum osteófito anterior, resultando na irritação da raiz nervosa. O início durante a adolescência em geral é acompanhado por manifestações clínicas insidiosas, exacerbadas pela extensão lombar e pelas atividades rotacionais. Normalmente é dolorosa, mas não produz incapacitação.[443] Sob o ponto de vista clínico, esses pacientes queixam-se de dor crônica na linha média da articulação lombossacral, que é de natureza mecânica. A dor mecânica é agravada pela atividade e aliviada pelo repouso. Os sintomas podem ser exacerbados por atividades repetitivas de extensão e torção.[443] Os pacientes podem queixar-se também de dor na perna, que pode apresentar-se como radicular ou, mais comumente, como uma claudicação neurogênica. O espectro do envolvimento neurológico varia de raro a mais comum nos deslizamentos de nível mais alto, sendo que a maioria das deficiências neurológicas caracteriza-se por uma radiculopatia em LV com espondilolistese em LV-SI; embora possam ocorrer lesões na cauda equina em deslizamentos de nível III ou IV. Nos casos de claudicação neurogênica, os pacientes podem queixar-se de fadiga, dor e cansaço na perna e na parte bilateral da coxa.[431] Com frequência, a ADM na flexão da coluna lombar é normal em ambos os tipos de claudicação. Alguns indivíduos são capazes de tocar os dedos dos pés sem dificuldade. A força normalmente permanece intacta nas extremidades inferiores. A sensação também é preservada. É comum os reflexos tendíneos profundos diminuírem ou permanecerem normais. Nos casos em que forem encontrados sintomas hiper-reflexos ou outros sinais do neurônio motor superior, como um clono ou um teste de Babinski positivo, as colunas cervical, torácica e lombar devem ser investigadas para excluir a hipótese de lesão na medula espinal ou na cauda equina. Perguntas relacionadas ao uso de bicicleta versus caminhar podem ajudar o fisioterapeuta a diferenciar a claudicação neurogênica da vascular. Ambas as atividades aumentam os sintomas da claudicação vascular devido à elevação no suprimento sanguíneo. Contudo, os pacientes com claudicação neurogênica pioram com as caminhadas, mas não são afetados pelo ciclismo por causa das diferentes posições da coluna lombar adotadas em cada uma dessas atividades; o indivíduo sente-se mais confortável na inclinação anterior ou na posição sentada, nas quais flexionam a coluna, do que ao caminhar.[436] A posição de inclinação anterior aumenta o diâmetro ântero-posterior do canal, permitindo um volume maior de elementos neurais e a melhora na microcirculação. É importante verificar os pulsos distais para excluir a hipótese de insuficiência vascular coexistente. Achados como extremidades inferiores sem pelo, pés frios ou pulsos ausentes são indicativos de doença vascular periférica. Os déficits sensoriais em uma distribuição do tipo "meia e luva" são mais sugestivos de neuropatia diabética.

Uma manifestação clínica comum é o aumento no tônus muscular lombar e nos músculos isquiotibiais, que pode estar associado a respostas compensatórias, secundárias à estabilização insuficiente do segmento da coluna doloroso.[443]

O diagnóstico diferencial inclui coexistência de osteoartrite do quadril, mielopatia, tumores na coluna e infecções.

O diagnóstico diferencial de instabilidade clínica associada à espondilolistese geralmente exige a realização de vários testes clínicos e diagnósticos.[443] Os achados radiográficos para essa condição podem ser enganosos. Varreduras múltiplas, incluindo várias vistas radiográficas, são necessárias para evitar erros de imagem, pois qualquer falha na análise das vistas oblíquas e laterais pode resultar em diagnósticos errôneos em 20% dos casos.[444] Nas vistas laterais, obtidas com o paciente em supino, o deslocamento anterior normalmente aparenta ser trivial, levando em consideração que o grau verdadeiro de deslizamento só pode ser observado com o paciente de pé. Por isso, se houver suspeita de espondilolistese, a vista do ponto lateral da junção lombossacral deve ser obtida com o paciente de pé e o corpo ereto e durante a flexão e a extensão do tronco.[434] Entretanto, um indivíduo com DL cuja radiografia revela a presença de espondilolistese pode ser do tipo assintomático, e a dor nas costas pode apresentar outras causas. Alguns autores sugeriram que a palpação manual é eficaz na detecção de instabilidade da coluna pela simples determinação do movimento, isto é, se ele é maior do que o encontrado na hipermobilidade.[317,445] No entanto, há poucas evidências que sustentam a confiabilidade dos mecanismos de palpação nas avaliações da instabilidade da coluna.[443,446,447]

A intervenção nos casos de espondilolistese depende da gravidade do deslizamento e dos sintomas e pode variar de conservadora a cirúrgica. A aplicação de abordagens conservadoras tem maior probabilidade de sucesso nos casos de deslizamentos limitados e achados clínicos esparsos. Elas incluem inicialmente posicionamento pélvico para aliviar o quadro sintomático e, em seguida, programas de exercícios ativos de estabilização lombar (Tab. 26-25) e alongamento dos músculos reto femoral e iliopsoas para diminuir o grau de inclinação pélvica anterior.

A cirurgia pode ser necessária nos casos em que as medidas conservadoras não proporcionarem alívio imediato. Durante a década de 1990, vários pacientes com espondilolistese degenerativa lombar foram tratados por meio de descompressão e fusão, com ou sem instrumentação.[442] Foram registradas taxas elevadas de fusão e resultados clínicos satisfatórios. Entretanto, alguns pacientes apresentam recorrência de dor nas costas e isquiática após a cirurgia. As possíveis causas da dor pós-operatória incluem descompressão inadequada, fibrose, hérnia de DIV recorrente e estenose adjacente.[442] Ironicamente, uma outra causa da dor pós-operatória é a instabilidade dos segmentos que se localizam acima e abaixo do local da fusão.[99]

Lumbago

O termo *lumbago* é usado para descrever a dor nas costas de origem discogênica, mas também pode ser utilizado para caracterizar as crises repentinas de DL persistente, marcadas pela restrição dos movimentos lombares e por relatos de "travamento". O mecanismo de travamento é ainda um tema controverso.[70,144,448] A gravidade de cada episódio varia de incapacitante a pequeno desconforto. Embora possa ocorrer em qualquer idade, o lumbago afeta principalmente indivíduos entre 20 e 45 anos. De maneira geral, o mecanismo da lesão envolve movimentos descuidados e súbitos da coluna lombar, incluindo flexão ou extensão combinadas com rotação ou inclinação lateral.

As hipomobilidades são classificadas como simétrica ou assimétrica. Se ambos os lados da articulação estiverem envolvidos, a lesão é simétrica; se apenas um lado estiver acometido, ela é assimétrica.

Cirurgia da coluna lombar

A cirurgia da coluna lombar em geral é realizada apenas quando a intervenção conservadora não conseguir reduzir a dor ou recuperar a função neurológica ou fisiológica normal (Tab. 26-26). A maioria dos pacientes com hérnia de DIV melhora com a intervenção não cirúrgica.

O objetivo da cirurgia é aliviar os sintomas com o mínimo de morbidade possível. Se a qualidade ou a duração da vida, a redução da dor e as melhorias na função excederem por larga margem os riscos médicos de mortalidade, morbidade e ansiedade, gerados pelo procedimento, então este poderá ser considerado bem-sucedido.[449]

TABELA 26-25 Programa de reabilitação de três fases para a espondilolistese de grau 1

Fase 1	Fase 2	Fase 3
Isométricos abdominais (nos planos neutro, diagonal e reto)	Continuação da progressão dos exercícios da fase 1.	Continuação da progressão dos exercícios das fases 1 e 2.
Cocontração do multífido e dos abdominais em flexão.	Elevação da perna e do braço contralateral em prono.	Aumento no peso distal e alavancagem do comprimento usando resistência.
	Elevação do tronco em prono no *Physioball*.	
Exercícios abdominais isométricos na posição deitada com flexão dos joelhos.	Marcha rítmica durante a estabilização em supino no *Physioball*.	Exercícios em prono com o multífido.
Contração do multífido em uma posição flexionada.		Exercícios na posição sentada e de pé, com resistência externa, para fazer a cocontração durante as atividades funcionais.
Exercícios isométricos resistidos em supino usando apoio (para isolar o transverso do abdome).	Exercícios abdominais no *Physioball*. Estabilização abdominal durante as mudanças de alavancagens oblíquas.	Alongamento muscular não localizado.
Cocontração da coluna durante AVDs.	Cocontração da coluna durante AVDs.	

Dados de Cook C, Cook A, Fleming R: Rehabilitation for clinical lumbar instability in a female adolescent competitive diver with spondylolisthesis. *J Man Manip Ther* 12:91-99, 2004.

Integração dos padrões preferidos 4B e 4F: Distúrbios na mobilidade articular, na função motora, no desempenho muscular e na amplitude de movimento secundários a distúrbios na postura e na coluna vertebral, disfunção sistêmica (síndromes de dor referida) e da dor miofascial

Síndromes posturais da região lombar [98,151,181,187]

As alterações simétricas da coluna lombar resultam de dor aguda ou encurtamento do tecido miofascial e articular proveniente de um comprometimento postural fixo.

As alterações simétricas não aparecem nos testes de flexão e de extensão porque, como ambos são igualmente afetados, não há desvio no percurso da flexão ou da extensão, embora, dependendo do tipo de comprometimento (hipo ou hipermobilidade), ele seja encurtado ou alongado. Além disso, não há perda aparente de inclinação ou de rotação lateral, e os dois lados aparentam ser igualmente hipo ou hipermóveis, sem alteração no eixo de rotação, exceto nos casos em que ele deixar de existir, como na anquilose óssea.

Síndrome cruzada inferior. [151,273] Essa síndrome caracteriza-se pela rigidez do eretor da espinha e do iliopsoas e pela fraqueza do abdominal e do glúteo máximo (ver Cap. 13), resultando em inclinação pélvica anterior, aumento na lordose lombar e ligeira flexão do quadril. Vários músculos como o gastrocnêmio, o sóleo, os adutores e os flexores do quadril sofrem encurtamento adaptativo. Geralmente, os isquiotibiais também são encurtados e isso pode ser uma estratégia compensatória para diminuir a inclinação anterior da pelve[450] ou o resultado da fraqueza dos glúteos. As lesões comuns associadas a essa síndrome incluem tensões nos isquiotibiais, dor anterior no joelho e DL.

Integração dos padrões de prática 4D e 4E: Distúrbios na mobilidade articular, na função motora, no desempenho muscular e na amplitude de movimento associados a disfunção no tecido conjuntivo e inflamação localizada

Estenose espinal degenerativa

A estenose espinal degenerativa (EED) é definida como o estreitamento do canal espinal, do canal da raiz nervosa (recesso lateral) ou dos forames intervertebrais da coluna lombar. É predominantemente uma patologia de idosos, sendo que o diagnóstico mais comum está associado à cirurgia na coluna lombar em pacientes com idade superior a 65 anos.[451]

Atualmente, os diagnósticos de EED são mais frequentes. As razões para isso são o uso difundido de técnicas sofisticadas não invasivas de obtenção de imagens e o crescimento da população de pessoas idosas. A EED lombar pode ser classificada como central ou lateral.[452]

A EED central caracteriza-se pelo estreitamento do canal espinal ao redor do saco tecal, que contém a cauda equina. As causas desse tipo de estenose incluem artrose e hipertrofia da articulação facetária, engrossamento e saliência do LA, saliência do DIV e espondilolistese.

A EED lateral caracteriza-se pela invasão do nervo espinal no recesso lateral do canal espinal ou no forame intervertebral. Inicialmente, a profundidade do canal que produziu o estreitamento foi identificada como uma medição ântero-posterior,[453] porém foram realizados estudos recentes sobre a largura lateral do canal espinal.[454] As causas desse tipo de estenose incluem hipertrofia da articulação facetária, perda da altura e saliência do DIV e espondilolistese.

A compressão do nervo dentro do canal pode ocasionar limitação do suprimento arterial ou claudicação decorrente da redução do retorno venoso. A claudicação neurogênica, também conhecida por pseudoclaudicação, pode resultar em isquemia da raiz nervosa e claudicação sintomática. A claudicação neurogênica manifesta-se como dor mal localizada, parestesia ou cãibra de uma ou ambas as extremidades inferiores, que é potencializada

TABELA 26-26 Indicações para cirurgia lombar

Indicações fortes
  Síndrome da cauda equina (disfunção urinária e intestinal)
  Sintomas e deficiências neurológicas progressivos

Indicações relativas
  Dor grave, com evidência de tensão na raiz nervosa
  Episódios incapacitantes e recorrentes de dor isquiática
  Comprometimento da condução nervosa
  Falha ao responder a abordagens conservadoras no prazo de 6 a 12 semanas

Dados de Waddell G, McCulloch JA, Kummel E, et al.: Nonorganic physical signs in low-back pain. *Spine* 5:117-125, 1980.

pela caminhada e aliviada ao sentar.455 A carga compressiva da coluna pode exacerbar os sintomas, como os que ocorrem durante as caminhadas. A EED central gera sintomas relacionados à compressão da cauda equina. A maior parte da compressão ocorre quando o canal encontra-se em seu diâmetro mais estreito, aliviando com o aumento do diâmetro. A compressão dos conteúdos foraminais no canal ocorre com determinados movimentos ou mudanças posturais:456

▶ O comprimento do canal é mais curto na lordose lombar do que na cifose.

▶ A extensão e, em grau menor, a inclinação lateral da coluna lombar na direção do lado envolvido produzem o estreitamento do canal.

▶ A flexão da coluna lombar inverte o processo, devolvendo a capacidade venosa e o fluxo sanguíneo para o nervo.

Os achados das histórias e dos exames são muito específicos.

Os pacientes assintomáticos com estenose lombar muitas vezes relatam uma longa história de DL. De maneira geral, a dor unilateral ou bilateral na perna é o sintoma predominante. Aproximadamente 65% dos indivíduos com estenose lombar apresentam claudicação neurogênica.455 Subjetivamente, o paciente relata aumento nos sintomas com atividades de extensão lombar como caminhar, ficar de pé por tempo prolongado e, em grau menor, inclinação lateral. Durante a observação, ele apresenta lordose lombar retificada.

O exame físico em geral revela evidências de flexibilidade reduzida ou encurtamento dos flexores do quadril (iliopsoas e reto femoral). De maneira geral, os músculos extensores do quadril (glúteo máximo e isquiotibial) são alongados. Esse alongamento coloca-os em desvantagem mecânica, resultando no recrutamento prematuro dos músculos extensores lombares e podendo resultar também em extensão lombar excessiva.457

Entre as diversas intervenções propostas, o exercício terapêutico é uma das alternativas conservadoras para o tratamento de pacientes com estenose lombar. Vários autores defendem apenas o uso dos exercícios de flexão de Williams por causa do estreitamento neuroforaminal que ocorre com a extensão lombar.458,459 No entanto, pode ser necessário alterar o programa prescrito, enquanto estiver em execução, para evitar a exacerbação de quaisquer condições ortopédicas coexistentes, como osteoartrite dos quadris e dos joelhos.51 Em um teste clínico randomizado feito por Whitman e colaboradores,460 foram comparados dois programas fisioterapêuticos envolvendo 58 pacientes com estenose lombar:

▶ Terapia manual (eclética, consistindo de técnicas como as descritas por Maitland,461 Greenman250 e Whitman e colaboradores462), caminhar sobre esteira com sustentação do peso do corpo e exercícios em grupo.

▶ Exercícios de flexão lombar, programa de caminhada sobre esteira e grupo de ultrassom subterapêutico.

Uma proporção maior de pacientes no primeiro grupo forneceu informações sobre a recuperação em seis semanas, em comparação com os exercícios de flexão e com o grupo de caminhada ($P = 0,0015$), com um número de 2,6 (intervalo de confiança, 1,8–7,8) com necessidade de tratamento para recuperação percebida. Depois de um ano, 62% do primeiro grupo e 41% do grupo de exercícios de flexão e de caminhada atingiram o limiar para recuperação.460

A progressão dos exercícios terapêuticos baseia-se nos comprometimentos subjacentes e inclui: educação postural; alongamento do flexor do quadril, do reto femoral e do paraespinal lombar; exercícios de estabilização lombar (do centro) para os abdominais e os glúteos; condicionamento aeróbio; e posicionamento pela inclinação pélvica posterior. O alongamento dos isquiotibiais permite que a pelve rode anteriormente, resultando em aumento na lordose e estenose, portanto é um exercício que apresenta algumas controvérsias.

A ausência de respostas a abordagens conservadoras é um indício de infiltração na raiz nervosa e no nervo sinuvertebral.463 Há relato de alívio permanente na estenose do recesso lateral por meio de infiltração de anestésico ao redor da raiz nervosa.464 Quando a infiltração não apresentar resultado, a alternativa mais indicada é a descompressão cirúrgica da raiz nervosa.

Disfunção da articulação zigoapofisária

Síndrome da articulação facetária é o termo usado para descrever disfunções que produzem dor na articulação zigoapofisária.144 A dor é o resultado de uma lesão na articulação e em suas estruturas. As alterações no movimento zigoapofisário são ocasionadas por instabilidade devido a hipo ou hipermobilidade (ver a seção "Instabilidade clínica da coluna lombar).

Hipomobilidade. A hipomobilidade na coluna lombar tem várias causas, incluindo rupturas ligamentares,465 rupturas ou contusões musculares,466 lumbago,255 compressão meniscoide intra-articular,448 rigidez da cápsula da articulação zigoapofisária e fixação dessa articulação ou subluxação.467

Teoricamente, os sinais e sintomas que se apresentam com a hipomobilidade envolvem DL unilateral, que é agravada com determinados movimentos. Considerando que a articulação é capaz de fazer apenas movimentos de flexão e extensão, presume-se que eles produzam dor, principalmente no final das ADMs. Esses movimentos são testados com ADMA e com testes de movimentos combinados (H e I), e confirmados com os testes de posição de MIVFP e MIVAFP.296

A hipomobilidade da articulação zigoapofisária pode ter causas extra-articulares, periarticulares ou patomecânicas, sendo que a distinção pode ser feita por meio dos resultados da sensação de final do movimento obtidos pelo examinador durante os testes de MIVFP e de MIVAFP.296

▶ *Extra-articular.* Amplitude diminuída com o MIVFP, mas MIVAFP normal.

▶ *Periarticular.* Restrição da amplitude nos testes de MIVFP e MIVAFP, com sensação de final do movimento capsular rígida.

▶ *Patomecânica.* Restrição da amplitude nos testes de MIVFP e de MIVAFP, com sensação abrupta de final do movimento ligeiramente instável.

A intervenção conservadora para disfunções zigoapofisárias inclui mobilizações articulares específicas, educação postural, correção dos desequilíbrios musculares e exercícios de estabilização do centro.

Síndromes de restrição do movimento

Sahrmann272 classifica várias síndromes de restrição do movimento que podem apresentar-se na coluna lombar como resultado de desequilíbrios na flexibilidade e força. O tratamento de cada uma envolve a correção desses desequilíbrios.

Síndrome de flexão. Essa condição se caracteriza-se por maior flexibilidade nos movimentos de flexão lombar do que nos de flexão do quadril. Normalmente, essa síndrome é encontrada dos 8 aos 45 anos de idade e resulta em dor com posições ou movimentos associados à flexão lombar por causa do encurtamento adaptativo do glúteo máximo, do isquiotibial ou do reto do abdome.

Síndrome de extensão. Essa condição caracteriza-se por maior flexibilidade nos movimentos de extensão lombar do que nos de extensão do quadril. Geralmente, os pacientes afetados têm mais de 55 anos de idade e os sintomas intensificam-se com posições ou movimentos associados ao aumento na lordose lombar, resultante do encurtamento adaptativo dos flexores do quadril e dos paraespinais lombares e da fraqueza dos músculos oblíquos externos.

Rotação lombar. Essa condição caracteriza-se por dor unilateral ou maior em um dos lados que aumenta com a rotação para um dos lados. Não há como igualar o lado da rotação com o dos sintomas. Uma das teorias afirma que essa síndrome é produzida quando um segmento da coluna lombar roda, inclina lateralmente, desliza ou translaciona com mais facilidade do que o segmento localizado acima ou abaixo dele. Essa condição está associada à instabilidade da coluna e resulta de movimentos habituais que envolvem a rotação para um dos lados, a discrepância no comprimento da perna (ver Cap. 27) ou o desequilíbrio entre os músculos abdominais oblíquos.

Flexão lombar com rotação. Essa condição caracteriza-se por dor unilateral ou maior em um dos lados, que aumenta com o movimento combinado de flexão e rotação. Muitas das características das síndromes de flexão e rotação lombar aplicam-se a essa patologia.

Extensão lombar com rotação. Essa condição caracteriza-se por dor unilateral ou maior em um dos lados, que aumenta com o movimento combinado da extensão e rotação lombar. Muitas das características das síndromes de extensão e rotação lombar aplicam-se a essa patologia.

Instabilidade clínica da coluna lombar

A instabilidade lombar é considerada um fator significativo em pacientes com DL crônica.[468] Por causa da estreita relação entre restrições anatômicas passivas da coluna lombar e os músculos que as controlam, seria lógico presumir que qualquer lesão que produzir dor ou qualquer condição que alterar a integridade estrutural do complexo lombopélvico (esforço muscular, distensão ligamentar, hérnia de disco, etc.) representaria, por definição, uma "instabilidade clínica". Estão surgindo evidências crescentes que sustentam essa hipótese.[469-471] Vários estudos demonstraram que padrões coordenados de recrutamento muscular são essenciais entre os músculos do sistema local e global do tronco, para compensar as alterações nas demandas cotidianas e garantir a preservação da estabilidade dinâmica da coluna.[92,183,472,473] Em indivíduos normais, sem história de DL, o transverso e os oblíquos internos do abdome e o eretor da espinha são recrutados imediatamente antes de qualquer movimento dos membros.[474] Vários estudos indicam que os músculos abdominais profundos sofrem mudanças em seu desempenho funcional nos portadores de DL.[93,288,474] Esses estudos mostraram que o sistema local é sobretudo vulnerável a colapsos. Em particular, a prevalência de DL vem sendo atribuída à inibição e à atrofia do multífido e do transverso do abdome e à estabilização precária da zona neutra, embora as razões pelas quais esses dois músculos tornam-se inibidos e atrofiados ainda permaneçam obscuras.[93,129,472,475,476] Cholewicki e McGill[92] registraram que a coluna lombar é mais vulnerável a instabilidades nas posições neutras em níveis baixos de carga e com forças musculares baixas. Eles confirmaram que nessas condições a estabilidade lombar mantém-se *in vivo* aumentando a atividade (rigidez) dos músculos lombares segmentares (sistema muscular local). Além disso, ressaltaram a importância do controle motor para coordenar o recrutamento muscular entre os músculos grandes do tronco (sistema muscular global) e os intrínsecos pequenos (sistema muscular local), durante as atividades funcionais, para assegurar a manutenção da estabilidade mecânica.[183]

A literatura científica registra várias rupturas em padrões de recrutamento e concentração intra e intersinergias musculares diferentes.[183] Alguns estudos também descreveram alterações ou deslocamentos sutis no padrão de ativação dos músculos abdominais, bem como na correção de respostas em indivíduos com DL crônica.[96,477] Essas alterações resultam em padrões anormais de controle sinergístico ou da coordenação dos músculos do tronco.[288,478] Além da dor, possivelmente alterações generalizadas na musculatura do tronco como perda de força, resistência e atrofia muscular também comprometam o sistema de controle neural, afetando a adequação dos padrões de concentração em relação ao tempo.

Há controvérsias consideráveis sobre o conceito exato de instabilidade da coluna. Tradicionalmente, o diagnóstico radiográfico de translação aumentada ou de angulação de um segmento espinal durante a extensão-flexão ou a inclinação lateral, em pacientes com DL crônica, tem sido considerado uma das manifestações mais evidentes de instabilidade lombar.[183,479] Entretanto, na ausência de achados radiográficos, a instabilidade segmentar lombar foi citada como uma causa significativa da DL crônica.[480,481] As limitações no diagnóstico clínico dessa instabilidade estão na dificuldade em se detectar, com acurácia, movimentos intersegmentares anormais ou excessivos por meio de radiografias ou palpação.[56] Uma das limitações do diagnóstico radiográfico da instabilidade clínica é que o teste é estático e avalia a mobilidade segmentar no final da amplitude (fora da zona neutra de movimento), em vez de avaliar com precisão o controle funcional do segmento dentro da respectiva zona neutra.[183] De maneira geral, a hipermobilidade, aspecto próximo da instabilidade, é o comprometimento motor mais difícil de ser diagnosticado na coluna, pois não se trata de uma questão de rigidez, mas de um grau relativo de relaxamento.[296] Por causa da ausência de sensibilidade e especificidade de qualquer teste de identificação precisa da instabilidade clínica, seu diagnóstico exige a presença de um número concorrente de critérios diagnósticos com base em achados de exames físicos e subjetivos.[183]

Os seguintes achados clínicos (em qualquer local das articulações da coluna) indicam a presença de instabilidade e sua pertinência em relação às queixas apresentadas pelo paciente.

História

▶ Dor nas costas mais comumente descrita como recorrente, constante, infecciosa, bloqueadora.

▶ Episódio(s) não provocado(s) repetido(s) de sensação de instabilidade ou de incômodo depois de uma provocação menor.

▸ Sintomatologia inconsistente. As posturas agravantes relatadas com maior frequência são posição sentada sustentada, de pé prolongada e posturas semiflexionadas.[482] Os movimentos agravantes mais comuns são inclinação anterior, movimentos repentinos inesperados, retorno para a posição ereta após a inclinação anterior, levantamento e espirro.[482]

▸ Dor menor durante alguns dias após uma sensação de incômodo.

▸ Sintomas de compressão (vertebrobasilar, medula espinal) não associados a histórias de hérnia de DIV ou estenose.

▸ Estalido consistente ou ruídos de batidas.

▸ Dor prolongada (com ADM total).

Observação

▸ Dobras posteriores ou no abdome (espondilolistese).

▸ Proeminência da coluna.

▸ Angulação da coluna na ADM total.

▸ Incapacidade de recuperar-se normalmente da ADM total, em geral da flexão.

▸ ADM ativa excessiva.

Exame físico. O movimento ativo da coluna com frequência revela boas amplitudes de mobilidade, porém com qualidade anormal de movimento, em geral associada a aceleração repentina, indecisão ou movimento lateral dentro da ADM média.[183] O'Sullivan classificou as instabilidades de acordo com os seus padrões direcionais, embora tenha admitido que essas classificações não tenham validade científica.[56]

▸ *Padrão de flexão.* O padrão de flexão é o mais comum. Ele caracteriza-se por queixas de dor central nas costas, agravada durante os movimentos de flexão rotacional, e de incapacidade para sustentar posições semiflexionadas. Na observação, com frequência há uma perda de lordose segmentar no nível do segmento motor "instável", que é mais perceptível na posição de pé. A perda de lordose aumenta nas posições flexionadas. Os movimentos de flexão anterior estão associados à tendência de se flexionar mais no nível sintomático do que nos adjacentes e, geralmente, estão associados a um arco de dor para a flexão e à incapacidade de retornar da flexão para a posição neutra, sem usar as mãos para auxiliar no movimento. Em geral, durante a inclinação posterior, pode-se observar a extensão acima do segmento sintomático, com uma perda associada de extensão nesse segmento. As atividades funcionais, como ficar de cócoras, sentar com extensão do joelho ou flexão do quadril e sentar e levantar, revelam incapacidade de controlar lordoses neutras e uma preponderância de flexões no segmento motor instável. Os testes musculares específicos evidenciam a incapacidade para executar a manobra de depressão abdominal no segmento motor instável. O paciente pode também ser incapaz de produzir ativamente uma postura lordótica neutra da coluna lombar.

▸ *Padrão de extensão.* O padrão de extensão caracteriza-se por queixas de dor nas costas, agravada durante os movimentos de extensão-rotação, e pela incapacidade de sustentar posições como ficar de pé, atividades executadas acima da cabeça, caminhar rapidamente, correr e nadar. Na observação da posição de pé, normalmente há aumento na lordose no nível do segmento motor "instável", que está associado à intensificação da atividade muscular nessa região. As atividades de extensão revelam uma junção segmentar na região envolvida, com perda da lordose acima desse nível e oscilação postural associada. Movimentos de inclinação anterior muitas vezes revelam uma tendência de manter-se a coluna lombar em lordose, seguida de perda súbita desta pela amplitude da flexão e pelo arco da dor. No retorno da posição flexionada, em geral há uma tendência de hiperestender a coluna lombar no âmbito segmentar, antes de se atingir a postura ereta, com dor no retorno a ela. Os testes musculares específicos indicam incapacidade de executar a manobra de depressão abdominal. O paciente muitas vezes também é incapaz de iniciar uma inclinação pélvica posterior, independente da flexão do quadril e da ativação dos glúteos, do reto do abdome e dos oblíquos externos.

▸ *Padrão de deslocamento lateral recorrente.* O deslocamento lateral (ver Cap. 20) geralmente é unidirecional, recorrente e está associado à DL unilateral. Com frequência, o paciente sofre perda da lordose segmentar lombar no nível envolvido e deslocamento lateral associado. Este é acentuado quando o indivíduo permanece de pé sobre a extremidade ipsilateral em relação ao deslocamento e pode ser observado durante a marcha como uma tendência de se transferir o peso pelo tronco e pela parte superior do corpo em vez de fazê-lo pela pelve. Os movimentos sagitais da coluna revelam um deslocamento adicional lateral na flexão de amplitude média comumente associado ao arco da dor. Sentar e levantar e ficar de cócoras são associados à tendência de deslocamento lateral do tronco durante o movimento, com aumento na sustentação de peso no membro inferior ipsilateral ao deslocamento. Os testes musculares específicos sinalizam incapacidade para elevar o tronco, com dominância da ativação do quadrado do lombo, do eretor da espinha e do multífido superficial no lado ipsilateral ao deslocamento e para ativar o multífido segmentar no lado contralateral em relação ao deslocamento lateral.

▸ *Padrão multidirecional.* Este é o mais grave e debilitante dos padrões e normalmente se caracteriza por altos níveis de dor e incapacidade funcional. Todas as posições de sustentação de peso são dolorosas e, em geral, o travamento da coluna ocorre com as posições de flexão, rotação e extensão sustentada. Os indivíduos têm grande dificuldade para assumir posições lordóticas neutras e não conseguem executar a manobra de depressão abdominal.

Intervenção. Talvez a instabilidade da coluna seja o comprometimento motor mais difícil de ser tratado. Articulações rígidas ou hipomóveis são problemas relativamente simples, que exigem a seleção e aplicação de técnica de mobilização ou manipulação. A instabilidade é um estado permanente ou, na melhor das hipóteses, semipermanente. A intervenção para hipermobilidade ou instabilidade envolve retirar da articulação qualquer estresse anormal. Se a causa subjacente da hipermobilidade articular for uma hipomobilidade articular localizada, essa disfunção deve, logicamente, ser tratada usando a princípio mobilizações articulares ou técnicas de alongamento.[296] As técnicas para aumentar a mobilidade articular e para intensificar a extensibilidade dos tecidos moles são descritas mais adiante na seção "Técnicas terapêuticas". Imediatamente após o diagnóstico e a correção de qualquer hipomobilidade, o foco recai no treinamento dos músculos que estiverem envolvidos na estabilização dinâmica e no controle segmentar da coluna.

Enquanto os exercícios convencionais geralmente aumentam a força dos músculos globais, as abordagens mais específicas, cujo objetivo é melhorar o papel da estabilidade dinâmica dos músculos segmentares durante os movimentos e as posturas funcionais, são recomendadas em conjunto com o foco sobre os músculos globais. Essas intervenções monstraram-se benéficas em várias condições de DL. Por exemplo, O'Sullivan e colaboradores[190] demonstraram a redução da dor e incapacidade em pacientes com DL crônica com diagnósticos de espondilólise ou de espondilolistese comprovados radiologicamente.

Estabilização segmentar. Os estabilizadores segmentares, ou músculos "do centro", incluem o quadrado do lombo, o transverso do abdome, o oblíquo interno e o multífido lombar. Esses músculos circundam a lombar, fornecem estabilidade dinâmica e permitem fazer o controle segmentar da coluna.[477]

Como em qualquer outra progressão de exercícios, a estabilização lombar deve incluir:

1. *Variação.* A variação dos exercícios é feita por meio de alterações nas seguintes variáveis:[483]
   a. Plano do movimento.
   b. ADM.
   c. Posição do corpo.
   d. Duração do exercício.
   e. Frequência do exercício.
2. *Progressão segura.* A progressão segura somente é garantida com os exercícios partindo de:[483]
   a. Lentos para rápidos.
   b. Simples para complexos.
   c. Estáveis para instáveis.
   d. Força baixa para alta.

Fase aguda

Na fase aguda de reabilitação da coluna lombar, os objetivos da intervenção são:

▶ Diminuir a dor, a inflamação e o espasmo muscular.
▶ Promover a reparação dos tecidos.
▶ Aumentar a ADM segmentar sem dor.
▶ Recuperar a extensibilidade dos tecidos moles.
▶ Recuperar o controle neuromuscular.
▶ Permitir a progressão para a fase funcional.

A ADM da coluna lombar é recuperada inicialmente na posição sem carga, dependendo da resposta do paciente, deitado em prono, na posição de quatro apoios, ou em supino. Inicialmente, os exercícios prescritos são aqueles que forneceram algum alívio durante o exame. Com frequência, os movimentos de flexão ou extensão promovem alguns benefícios.

A sobrecarga do tecido durante a caminhada foi considerada abaixo dos níveis provocados pelas várias tarefas específicas de reabilitação, sugerindo que essa atividade é uma escolha inteligente como exercício aeróbio inicial para a reabilitação geral das costas.[484]

O'Sullivan[56] recomenda a seguinte progressão, que se baseia no processo de aprendizado motor de três estágios:[485]

▶ *Estágio cognitivo.* O estágio cognitivo é parte da fase aguda da recuperação. O objetivo desse estágio, que pode durar de 3 a 6 semanas, é aumentar a consciência cinestésica do paciente e ajudá-lo a determinar uma amplitude na qual possa executar as funções e exercitar-se sem risco de dor.[54]

▶ *Estágio associativo.* Este é o segundo aspecto do aprendizado motor. Essa fase é reservada aos pacientes que continuam a sentir qualquer tipo de dor que interfira nas AVDs ou recreativas. O foco desse estágio é refinar os padrões de movimentos que provocam dor, isolando-os em componentes com velocidade e repetições aumentadas, mantendo-se a cocontração do grupo muscular local. O objetivo desse estágio é forçar o paciente a executar atividades como sentar e levantar, caminhar, erguer-se e carregar objetos, enquanto mantém uma curva lordótica neutra e a cocontração do sistema muscular local, respirando de forma controlada. O sucesso nesse estágio pode ser atingido em oito semanas até quatro meses, dependendo do nível de motivação e de colaboração consciente do paciente, bem como da gravidade da patologia. Durante essa fase, os pacientes também são incentivados a executar exercícios aeróbios regulares, como caminhar, por exemplo, ou atividades de cocontração em situações em que possam sentir ou antecipar a dor.

▶ *Estágio autônomo.* O estágio final do aprendizado motor é a fase autônoma ou funcional. Para a maioria dos pacientes, essa etapa representa um comprometimento pessoal com o exercício para toda a vida. Além de tudo, durante esse estágio, os pacientes devem exercitar-se de forma independente em casa ou em uma academia. Eles aprendem a iniciar e a executar atividades funcionais sem dor, enquanto estabilizam a coluna automaticamente de forma dinâmica.

Os exercícios descritos nas próximas seções desafiam os músculos e melhoram o desempenho, porém a forma de execução minimiza a carga sobre a coluna para reduzir o risco de exacerbação das lesões. Essas progressões podem ser usadas em na maioria das DLs. As diferenças interindividuais no estado das lesões ou nos objetivos do treinamento podem permitir a continuidade do estresse muscular exigido e das cargas aceitáveis na região lombar.[173]

Progressão dos exercícios

A inclinação pélvica posterior (Fig. 26-72) *vídeo* foi tradicionalmente prescrita nos estágios iniciais da reabilitação lombar. Contudo, considerando que esse tipo de inclinação tem o potencial de pré-carregar o anel e os ligamentos posteriores,[180,372] produzindo lesões adicionais, ele deve ser prescrito somente para execução gradual até o ponto de localização da zona neutra. O exercício de contração abdominal (Fig. 26-73) é preferível à inclinação pélvica posterior e tornou-se referência na maioria dos programas contemporâneos de estabilização.[94,127,278,292] Inicialmente, o paciente é orientado a assegurar a respiração costal-diafragmática controlada durante os exercícios de contração abdominal, e a manter a lordose neutra, sem contração simultânea do sistema

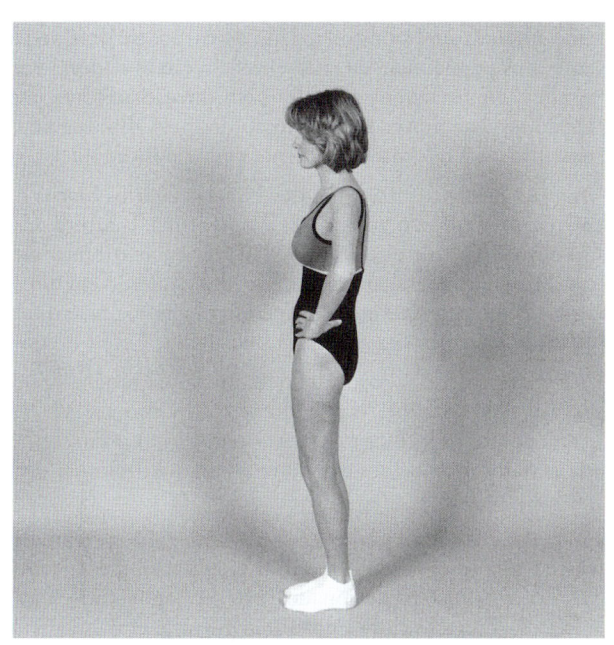

FIGURA 26-72 Inclinação pélvica posterior.

muscular global. O paciente deve inspirar e expirar relaxadamente e, em seguida, contrair o abdome na direção da coluna, sem respirar.[315] A contração deve ser feita de forma lenta e controlada. Ao mesmo tempo, ele deve contrair o assoalho pélvico e rodar a pelve anteriormente, de forma suave, para ativar o multífido.[477] A avaliação do recrutamento ideal desses músculos pode ser feita por meio de palpação (Fig. 26-73) ou utilizando-se o *biofeedback*.[315] A posição de quatro apoios pode ser usada para ensinar

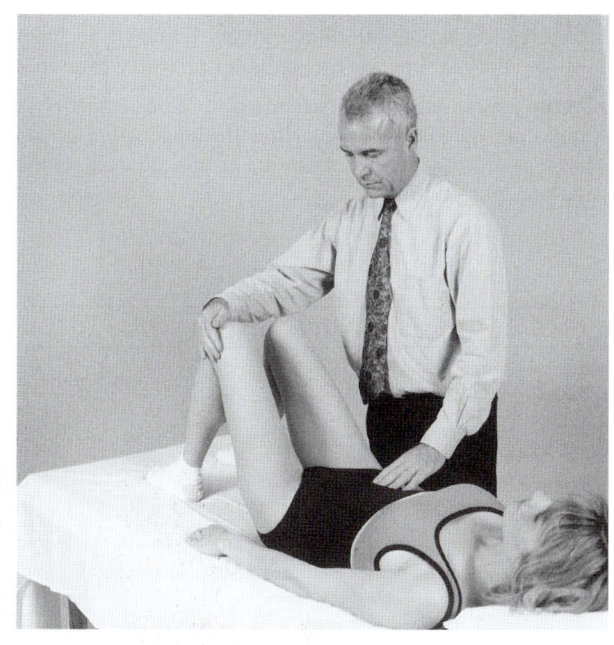

FIGURA 26-73 Contração abdominal.

detalhes sobre a contração abdominal para os pacientes que tiverem dificuldade de fazer esse exercício em supino. Após a contração, o paciente deve começar a respirar lentamente e de forma controlada, mantendo a contração durante 10 segundos.[93,127,486] Depois de ele entender a ação, o teste formal deve ser feito em prono com a unidade de *biofeedback* de pressão.[315] O paciente permanece em prono, com os braços ao lado do corpo, com o umbigo no centro da borda distal da almofada de pressão alinhada com as EIASs direita e esquerda.[93,127,315,486] A almofada de pressão é inflada até atingir 70 mmHg e estabilizada nesse nível. Uma vez mais, o paciente é orientado a inspirar e a expirar e, a seguir, sem respirar, a rolar lentamente sobre o abdome, de maneira que possa erguê-lo da almofada de pressão, mantendo firme a posição da coluna.[93,127,315,486] Após a contração, o paciente não deve começar a respiração relaxada. A contração deve ser mantida durante 10 segundos, e o procedimento deve ser repetido até 10 vezes. Um desempenho bem-sucedido do teste reduz a pressão em 6 a 10 mmHg.[477] Essa alteração de pressão indica que o paciente é capaz de contrair o músculo transverso do abdome, em sua amplitude curta, independentemente dos outros músculos abdominais.[315] Depois que aprender totalmente a técnica de contração abdominal na posição em prono, o paciente deve ser incentivado a continuar os exercícios nas posições sentada e de pé.[93,127,315,486]

A manobra de contração abdominal é um exercício que resulta na ativação preferencial do oblíquo interno e do transverso do abdome, com pouca contribuição do reto do abdome na população sem dor.[487] O pesquisadores vêm demonstrando que a incapacidade para executar a manobra de contração abdominal diferencia os indivíduos com DL crônica dos que não sentem dor.[93,127]

McGill[488] defende o cinturão dinâmico da coluna que, ao mesmo tempo, ativa a musculatura abdominal e os extensores. Isso em geral é feito com o paciente sentado, contraindo simultaneamente a musculatura abdominal e os extensores. O cinturão dinâmico ativa todas as três camadas da musculatura abdominal e não apenas o transverso do abdome.[315,488]

O estresse dos tecidos lombares torna-as mais saudável, porém o excesso de carga é prejudicial. A escolha do exercício ideal exige uma avaliação com base na experiência clínica e em evidências científicas.[179] O treinamento deve iniciar em posições sem sustentação de peso, como em supino, e progredir para posturas com sustentação. Inicialmente, as contrações devem ser mantidas durante cinco segundos e aumentadas de forma gradual até 60 segundos. O treinamento deve ser feito pelo menos uma vez por dia durante 10 a 15 minutos, com ênfase em cocontrações adequadas do sistema muscular local. Dependendo da gravidade da condição, essa faixa pode ser menor no início, permitindo somente movimentos nas extremidades superiores ou inferiores, e isométricos leves nos músculos da coluna.

Depois da aplicação das técnicas de contração e de imobilização abdominal, elas devem ser executadas durante as atividades de cadeia aberta nas extremidades inferiores e superiores para melhorar a resistência muscular.[472,489]

Vários exercícios progressivos para a estabilização lombopélvica foram sugeridos, incluindo os exercícios que se baseiam no estudo da eficácia da estabilização lombar dinâmica original de Saal e Saal[490] (Tab. 26-27) e na progressão de exercícios abdominais inferiores de Sahrmann (Tab. 26-28).[491]

Os seguintes exercícios de progressão, com base em pesquisas contemporâneas,[127,315,472,488] são recomendados. A escolha do

TABELA 26-27 Programa de abdominais e de estabilização de Saal e Saal

Identificação da posição neutra
Estabilização da posição sentada
Compressão glútea em prono
Cinturão dinâmico pélvico em supino
Progressão da ponte pélvica
Posição de quatro apoios
Estabilização da posição ajoelhada
Agachamento com deslizamento na parede para reforço do quadríceps
Transição posicional com controle postural
Abdominais
"Mosca morta"
Abdominais em diagonal
Abaixamento da perna reta

Dados de Saal JA: Dynamic muscular stabilization in the nonoperative treatment of lumbar pain sydromes. *Orthop Rev* 19:691-700, 1990.

exercício deve se fundamentar em achados de exames clínicos e na minimização da reprodução dos sintomas. Na maioria dos casos, os exercícios sobrepõem-se às manobras de contração e de utilização do cinturão dinâmico abdominal.

Progressão em supino

▶ *Flexão cervical em supino.* O paciente deve erguer a cabeça da mesa de exame e tentar tocar o tórax com o queixo.

▶ *Ombro unilateral e flexão.* Mantendo os cotovelos retos, o paciente deve levantar lentamente um braço sobre a cabeça, até sentir a região lombar arquear (Fig. 26-74). A seguir, retorna lentamente o braço para a posição inicial. O exercício deve ser repetido com o outro braço.

▶ *Flexão do ombro e do quadril.* Mantendo os cotovelos retos, o paciente deve erguer lentamente ambos os braços sobre a cabeça, enquanto flexiona o quadril oposto 🎥 *vídeo*. Em seguida, ele deve retornar de forma lenta para a posição inicial.

▶ *Joelhos alternados em direção ao tórax.* Com os braços ao lado do corpo, o paciente deve deslizar uma perna ao longo da mesa de exame na direção das nádegas. Em seguida, deve erguer o joelho na direção do tórax até a região lombar mover-se na direção da mesa. Para dificultar o exercício, o paciente deve deitar em um rolo de espuma, com os braços erguidos (Fig. 26-75).

▶ *Joelhos bilaterais em direção ao tórax.* O paciente deve deitar em supino. Com os braços ao lado do corpo, ele deve deslizar ambos os pés na mesa de exame em direção às nádegas e, em seguida, erguer ambos os joelhos em direção ao tórax, até a região lombar mover-se na direção da mesa. Em seguida, o paciente deve retornar lentamente para a posição inicial.

▶ *Mão no joelho.* O paciente deve iniciar com os braços e as pernas estendidos, mantendo os braços acima da cabeça. Com o cotovelo direito reto, ele deve movimentar o braço até o nível da cintura, enquanto traz o joelho esquerdo em direção ao tórax. A seguir, toca o joelho esquerdo com a mão direita, antes de retornar para a posição inicial.

▶ *Mãos nos joelhos.* O paciente deve iniciar na mesma posição do exercício anterior. Mantendo os cotovelos retos, ele deve trazer ambos os joelhos e os braços até a cintura. Em seguida, ele deve tocar os joelhos com as mãos antes de retornar para a posição inicial.

▶ *Rotações deitado com os joelhos dobrados.* O paciente deve iniciar na posição deitada com os joelhos dobrados, com os quadris e os joelhos flexionados e os pés repousando sobre a mesa de exame. Usando a dor como guia, ele deve rolar lentamente os quadris para um lado (Fig. 26-76) e, em seguida, para o outro 🎥 *vídeo*.

▶ *Inclinação pélvica posterior com flexão-extensão das pernas alternadas* (Fig. 26-77).

▶ *"Mosca morta".* O paciente deve manter a posição de contração abdominal, enquanto eleva as pernas 🎥 *vídeo* e os braços (Fig. 26-78) 🎥 *vídeo*.

▶ *Abdominal.* O paciente deve estar em supino, com os joelhos flexionados e os pés planos no chão. Os braços devem ser dobrados sobre o tórax. Concentrando-se em dobrar a parte superior do tronco o máximo possível, o paciente deve contrair o abdome e, em seguida, erguer a cabeça e os ombros da mesa de exame em cerca de 30 a 45° 🎥 *vídeo*. Após manter essa posição por 2 a 3 segundos, deve retornar à posição inicial. Os músculos fortalecidos com esse exercício incluem o reto do abdome superior e os oblíquos interno e externo.

▶ *Quatro apoios reverso.* O paciente deve se posicionar em supino, com os quadris e os joelhos flexionados em cerca de 90°, e os braços para fora, na frente. A posição deve ser mantida por 30 segundos.

TABELA 26-28 Progressão de exercícios abdominais inferiores de Sahrmann

Posição	Exercício
Posição inicial	Supino com joelho dobrado e pés no solo; coluna estabilizada com estímulo do "umbigo para a coluna"
Nível 0,3	Posição inicial com um pé erguido
Nível 0,4	Posição inicial com um joelho no tórax e o pé da perna oposta erguido
Nível 0,5	Posição inicial com um joelho tocando levemente o tórax e o pé da perna oposta erguido
Nível 1A	Joelho no tórax (> 90° de flexão do quadril) mantido ativamente e o pé da perna oposta erguido
Nível 1B	Joelho no tórax (a 90° de flexão do quadril) mantido ativamente e o pé da perna oposta erguido
Nível 2	Joelho no tórax (a 90° de flexão do quadril) mantido ativamente e o pé da perna oposta erguido e deslizando na direção do solo
Nível 3	Joelho no tórax (a 90° de flexão do quadril) mantido ativamente e o pé da perna oposta erguido e deslizando sem tocar o solo
Nível 4	Deslocamentos bilaterais do tornozelo
Nível 5	Elevação bilateral da perna até 90°.

Dados de Sahrmann SA: *Movement Impairment Syndromes*. St. Louis, MO: Mosby, 2001.

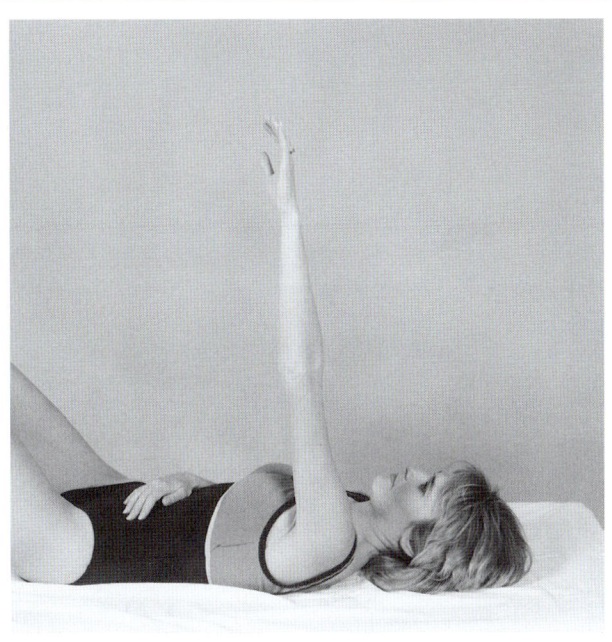

FIGURA 26-74 Flexão unilateral do ombro.

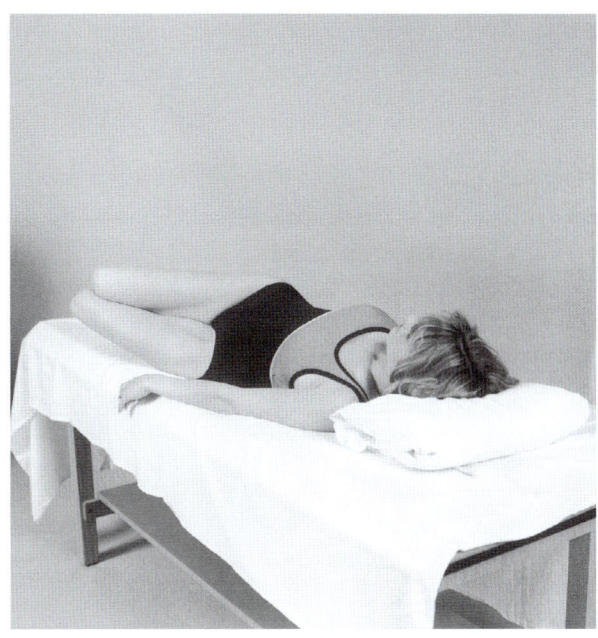

FIGURA 26-76 Rotações deitado com os joelhos dobrados.

▶ *Impulsos do quadril.* O paciente deve estar em supino, com os quadris e os joelhos flexionados em cerca de 90° e os braços ao lado do corpo. A partir dessa posição, ele deve executar a inclinação pélvica posterior e erguer a pelve da mesa de exame, enquanto mantém as posições do quadril e do joelho (Fig. 26-79). Quando o paciente tiver condições de fazer esse exercício independentemente, uma *medicine ball*, ou peso equivalente, deve ser colocada entre os tornozelos durante o exercício (Fig. 26-80).

▶ *Abdominal com rotação parcial.* O paciente deve cruzar os braços sobre o tórax e erguer o queixo em direção a ele. Em seguida, deve tentar levantar o ombro direito da mesa de exame, enquanto roda o tronco para a esquerda, antes de abaixar lentamente o ombro.

▶ *Abdominal infra.* O paciente é posicionado em supino, com os joelhos flexionados e os pés planos no chão. Os

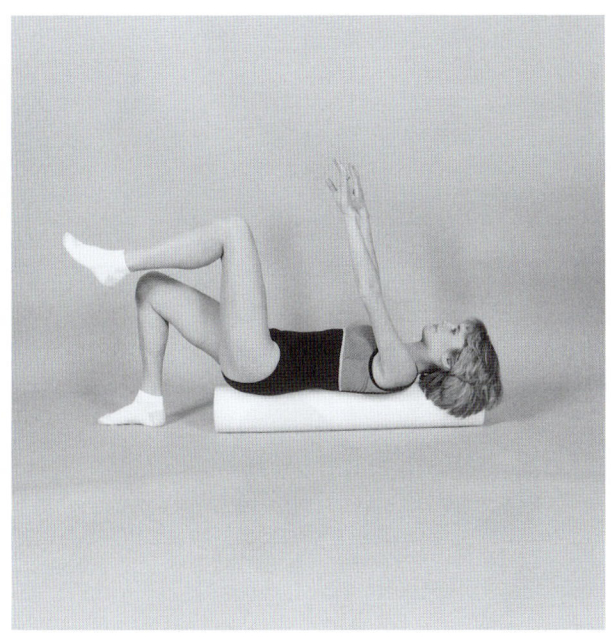

FIGURA 26-75 Joelhos alternados em direção ao tórax.

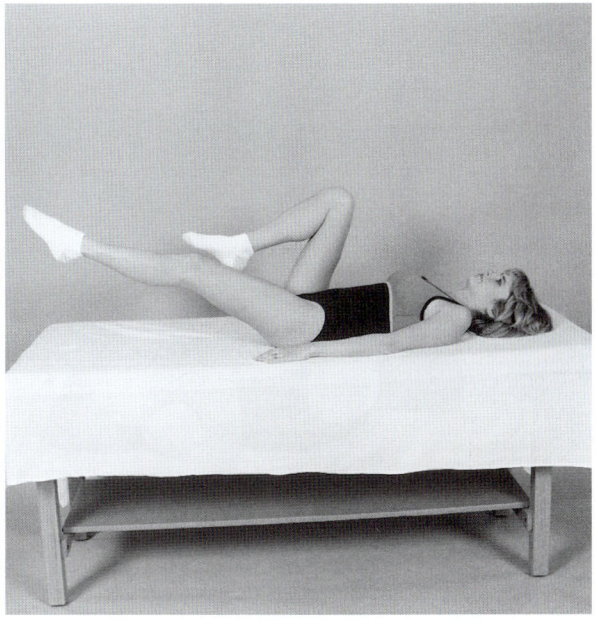

FIGURA 26-77 Flexão-extensão das pernas alternadas.

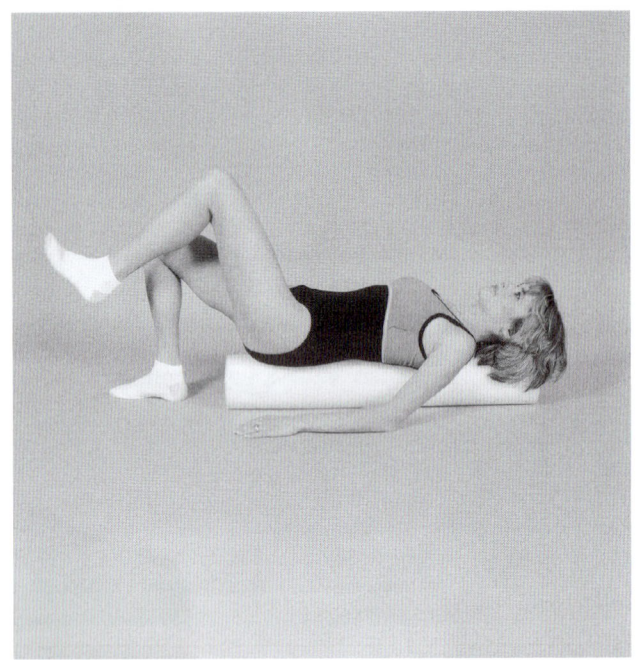

FIGURA 26-78 Exercício da "mosca morta".

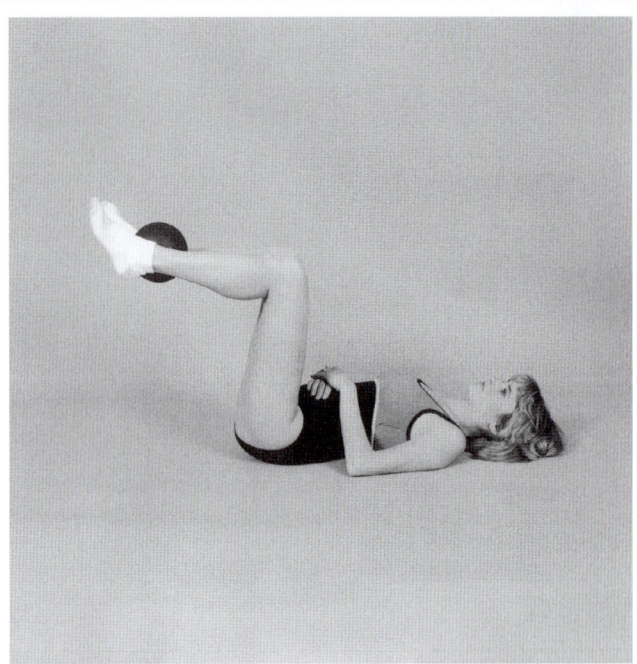

FIGURA 26-80 Impulsos do quadril com resistência.

braços devem permanecer ao lado do corpo. Em seguida, ele deve executar uma contração abdominal e tentar erguer os pés da mesa de exame até as coxas ficarem na vertical. Essa é a posição inicial. A partir dela, deve erguer a pelve na direção dos ombros, mantendo os joelhos firmemente dobrados, até ficarem o mais próximo possível do tórax (Fig. 26-81). O paciente poderá forçar as mãos contra a mesa. Após manter essa posição por 2 a 3 segundos, deve retornar à posição inicial.

▶ *Ponte.* O paciente deve estar em supino, com os braços ao lado do corpo. Em seguida, ele deve manter os joelhos dobrados e os pés planos e levantar as nádegas do chão (Fig.

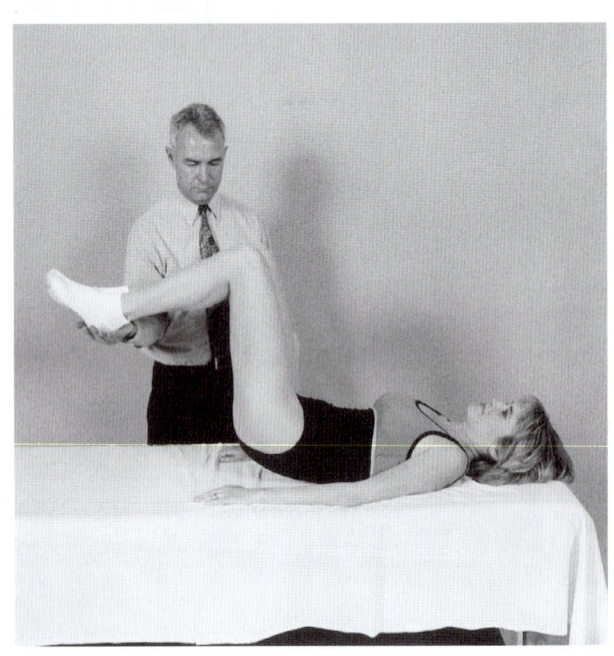

FIGURA 26-79 Impulsos do quadril.

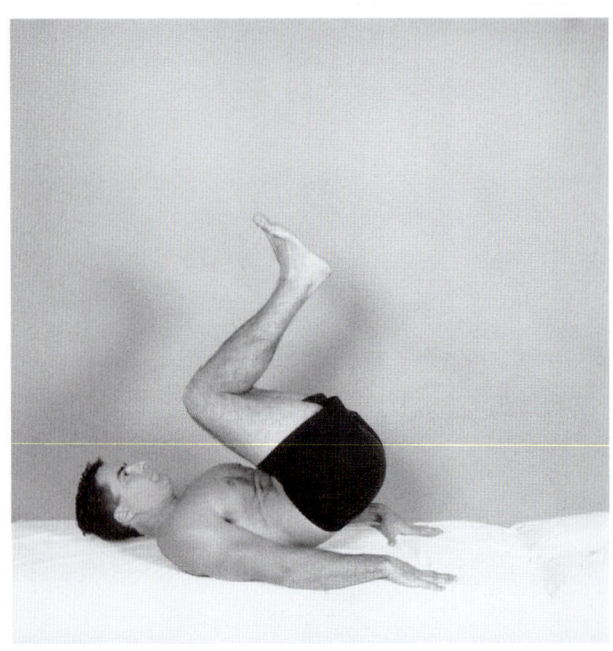

FIGURA 26-81 Abdominal infra.

26-82). Esse exercício torna-se mais desafiador se o paciente apertar uma bola com as coxas, enquanto estiver executando a ponte *vídeo*.

▶ *Ponte com marcha (Fig. 26-83) vídeo*.
▶ *Ponte com os pés em uma bola suíça e os joelhos dobrados (Fig. 26-84) vídeo*..
▶ *Ponte com os pés em uma bola suíça e os joelhos retos vídeo*.
▶ *Ponte com os ombros em uma bola suíça vídeo*.
▶ *Rosca de isquiotibiais em supino em uma bola suíça (Fig. 26-85)*.
▶ *Deitado em supino em uma bola suíça e os joelhos dobrados (Fig. 26-86)*.
▶ *Ponte com uma bola suíça, rodando o tronco com as mãos unidas*.
▶ *Supino na bola suíça.* O paciente deve se posicionar em supino em uma bola suíça, com uma *medicine ball* entre as mãos no nível da cintura. A *medicine ball* deve ser erguida sobre a cabeça e, então, deve-se retornar à posição inicial.

Progressão em prono

▶ *Séries glúteas isométricas.* O paciente deve se posicionar em prono, com um travesseiro sob o estômago. Ele deve enrijecer os músculos das nádegas e manter a contração por seis segundos e, então, relaxar.
▶ *Extensão alternada do quadril.* O paciente deve se posicionar em prono, com um travesseiro sob o estômago. Em seguida, deve enrijecer as nádegas e os músculos abdominais e erguer uma das pernas *vídeo*. Após, deve abaixar a perna e executar a elevação da outra. Os joelhos devem ser mantidos retos ou dobrados, dependendo do grau de dificuldade dese-

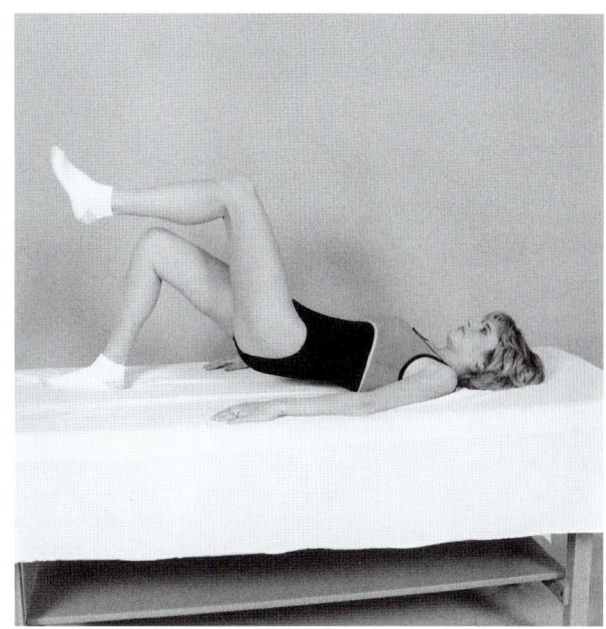

FIGURA 26-83 Ponte com marcha.

jado. Em prono, o paciente deve flexionar o joelho em cerca de 90º e, em seguida, erguer as coxas da mesa de exame, o mais alto e confortavelmente possível, sem produzir rotação na coluna lombar (Fig. 26-87). A posição final deve ser mantida por 2 a 3 segundos, e, então, a coxa pode retornar para a mesa *vídeo*. Para dificultar o exercício, o paciente deve estender o joelho e erguer a perna reta.

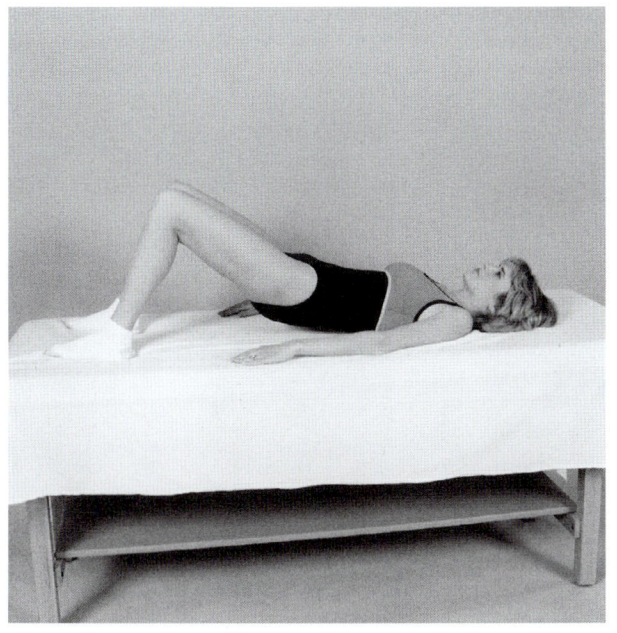

FIGURA 26-82 Ponte.

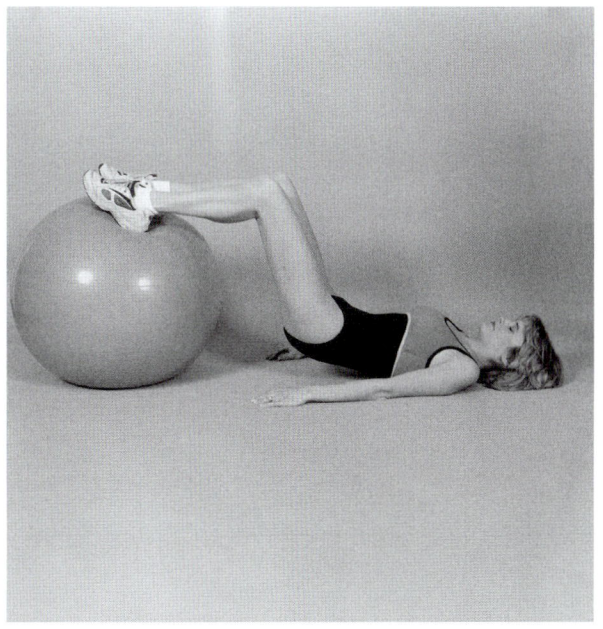

FIGURA 26-84 Ponte com bola suíça.

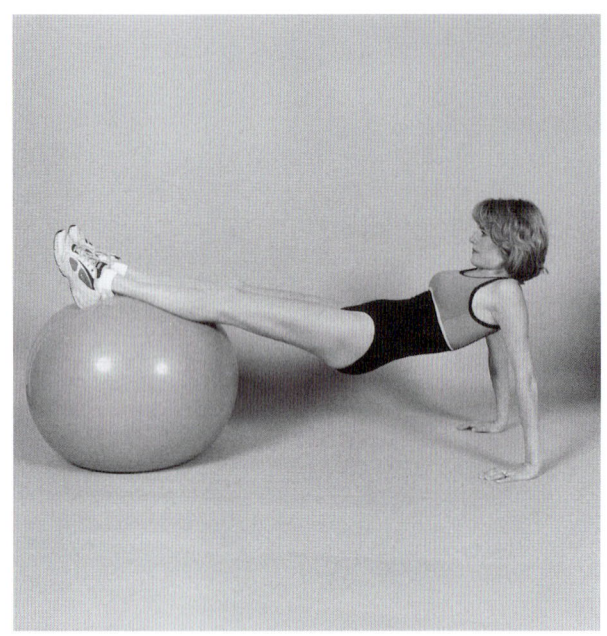

FIGURA 26-85 Rosca dos isquiotibiais em bola suíça; posição inicial.

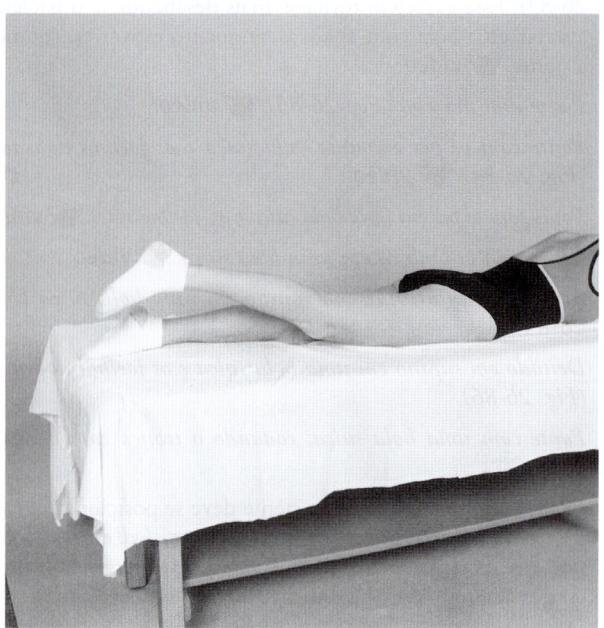

FIGURA 26-87 Extensão alternada do quadril.

▶ *Flexão do ombro e extensão da perna alternadas.* O paciente deve se posicionar em prono, com um travesseiro sob o estômago. Em seguida, deve estender os braços acima da cabeça, com os cotovelos retos, enrijecer os músculos abdominais e levantar um braço na direção do teto, antes de abaixar o outro na mesa de exame. Essa sequência deve progredir até o paciente conseguir erguer ambos os braços ao mesmo tempo. A seguir, ele deve erguer os braços e as pernas de forma alternada. Finalmente, deve erguer, ao mesmo tempo, um braço e uma perna de forma alternada (Fig. 26-88).

▶ *Nado de braço bilateral.* O paciente deve executar os movimentos de braço do nado livre.

▶ *Nado de braço bilateral com extensão do quadril.* O paciente deve executar a mesma técnica do exercício anterior, enquanto ergue levemente uma perna da mesa de exame e mantém o joelho reto.

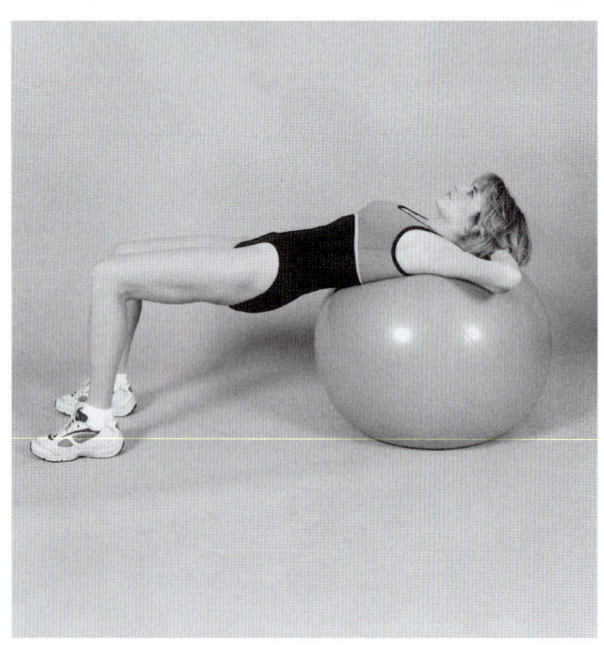

FIGURA 26-86 Deitado em supino na bola suíça.

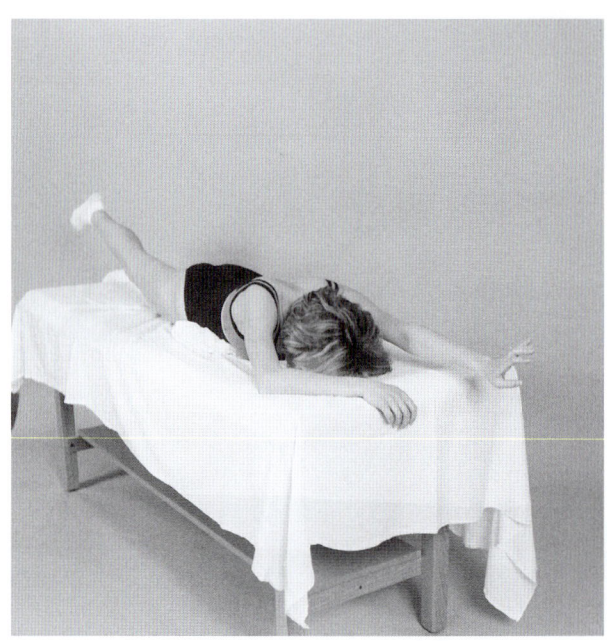

FIGURA 26-88 Elevação alternada do braço e da perna.

▶ *"Super-homem".* Com os braços estendidos acima da cabeça e os joelhos retos, o paciente deve erguer ambos os braços e as pernas na direção do teto, enquanto mantém a cabeça repousada na mesa de exame (Fig. 26-89).
▶ *"Cobra" em prono (Fig. 26-90).*
▶ *Deitado em prono na bola suíça com as mãos tocando o solo (Fig. 26-91).* Isso pode progredir para caminhada em círculos usando apenas as mãos.
▶ *Extensão unilateral do quadril em prono sobre os cotovelos na bola suíça.*
▶ *Apoio na bola suíça, pés no solo.*
▶ *Apoio com os pés na bola suíça (Fig. 26-92).*
▶ *Apoio entre dois* steps *(Fig. 26-93).*
▶ *Abdominal com um* ab-roller *(Figs. 26-94 e 26-95).*
▶ *Elevação das pernas em prono (Fig. 26-96).* O paciente deve inclinar-se sobre a borda da mesa de exame e segurar os lados dela com ambas as mãos. Mantendo as pernas juntas, ele deve erguer as pernas até atingir a posição horizontal, antes de abaixar lentamente os pés de volta para o solo.

Progressão em quatro apoios. O paciente deve estar na posição de quatro apoios (sobre as mãos e os joelhos).

▶ *"Gato e camelo" (Fig. 26-97)* vídeo. Este é um ótimo exercício de aquecimento para a região lombar, sendo recomendado como o primeiro exercício a ser feito pela manhã ou antes de exercícios mais agressivos.[488]

Para os exercícios de quatro apoios a seguir, o paciente deve permanecer na zona neutra ou fazer contrações abdominais durante os exercícios.

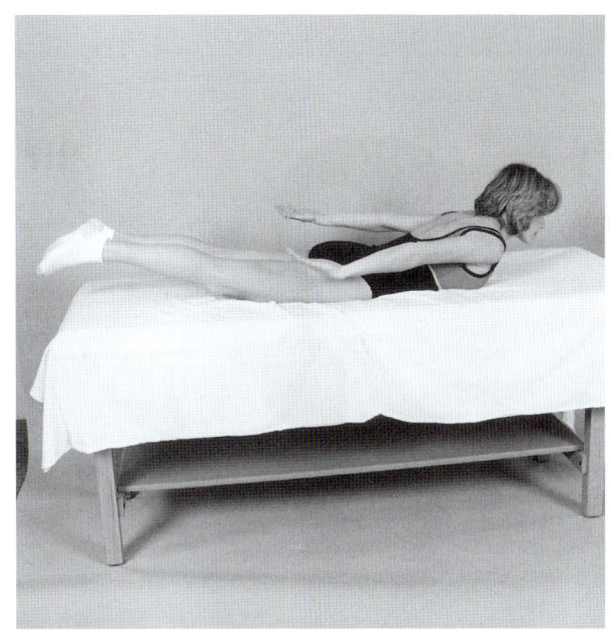

FIGURA 26-90 Posição da "cobra" em prono.

▶ *Flexão unilateral do ombro.* O paciente deve estender um braço para a frente e impedir a rotação dos quadris e da pelve.
▶ *Extensão unilateral do quadril.* O paciente deve estender uma das pernas para trás, sem permitir a rotação dos quadris e da pelve vídeo.

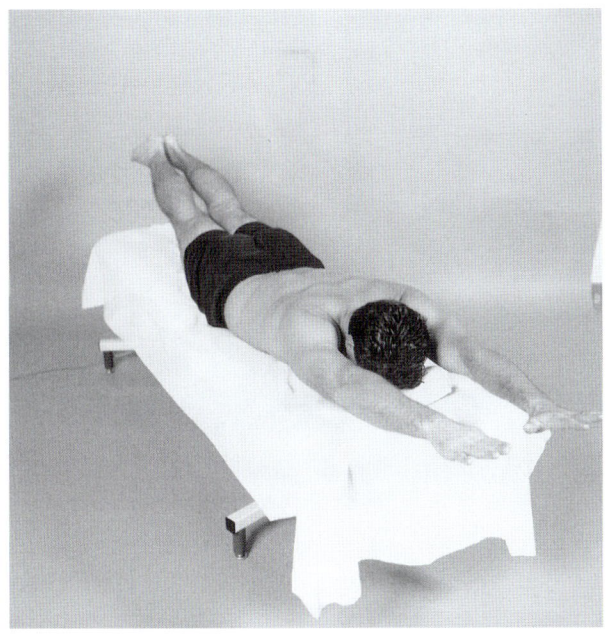

FIGURA 26-89 Posição do "super-homem".

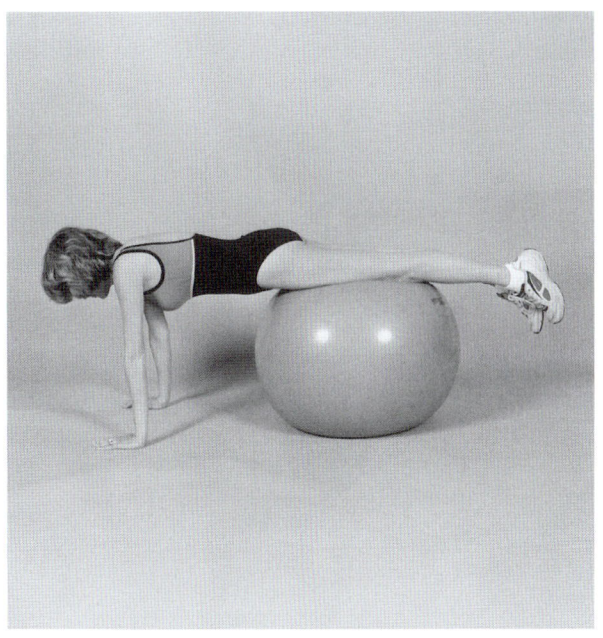

FIGURA 26-91 Deitado em prono na bola suíça.

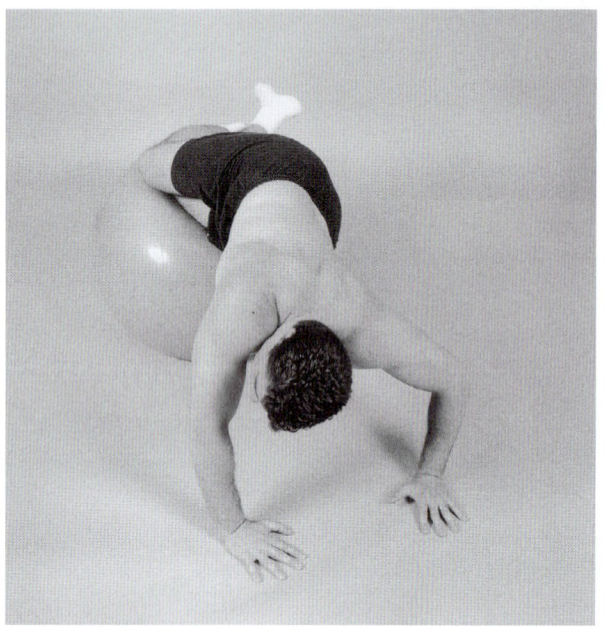

FIGURA 26-92 Apoio com as pernas na bola suíça.

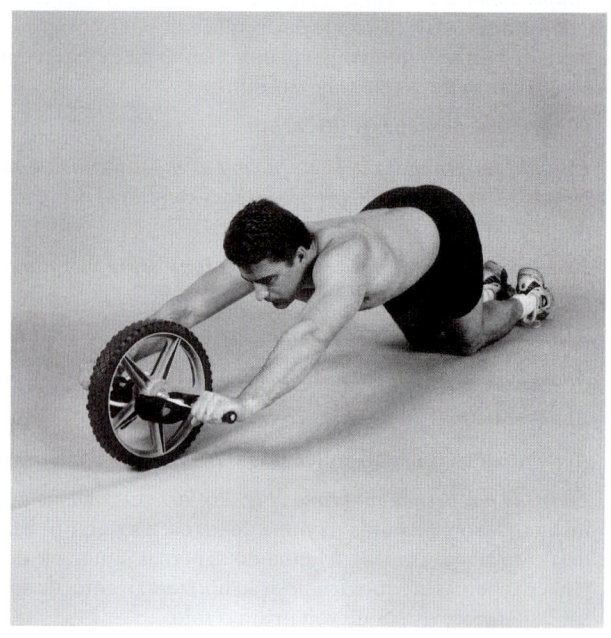

FIGURA 26-94 Abdominal com um *ab-roller* nos membros superiores.

▶ *Deslocamento de peso.* O paciente deve mover o corpo para a frente e para trás o máximo possível, enquanto mantém a zona neutra.

▶ *Flexão unilateral do ombro com extensão do quadril oposto.* O paciente deve tentar estender um braço para a frente e a perna oposta para trás ao mesmo tempo (Fig. 26-98)

🎥 *vídeo*. Em seguida, ele deve retornar para a posição inicial antes de executar o mesmo movimento com o outro braço e a outra perna. Esse exercício pode ser dificultado pelo uso de rolos de espuma (Fig. 26-99).

▶ *Deslocamento de peso e extensão com flexão unilateral do ombro e extensão do quadril oposto.* O paciente deve mover

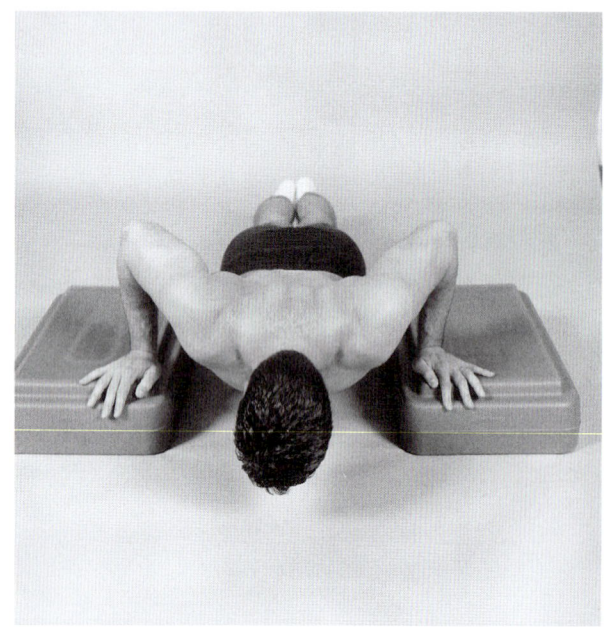

FIGURA 26-93 Apoio entre dois *steps*.

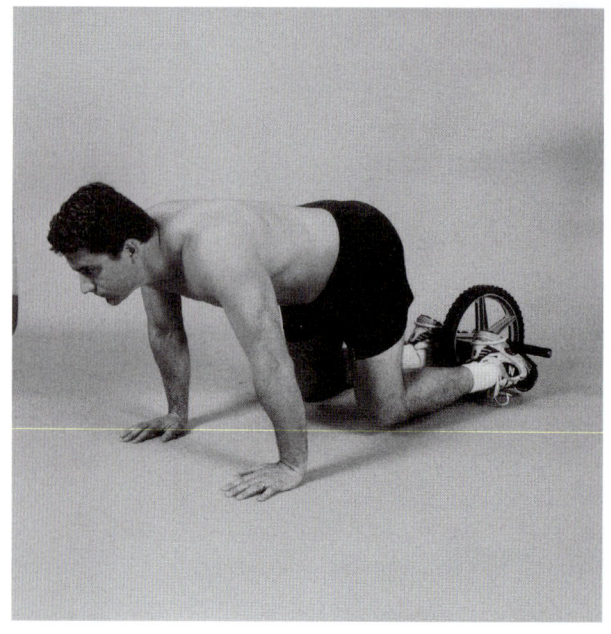

FIGURA 26-95 Abdominal com um *ab-roller* nos membros inferiores.

CAPÍTULO 26 • A COLUNA LOMBAR **1499**

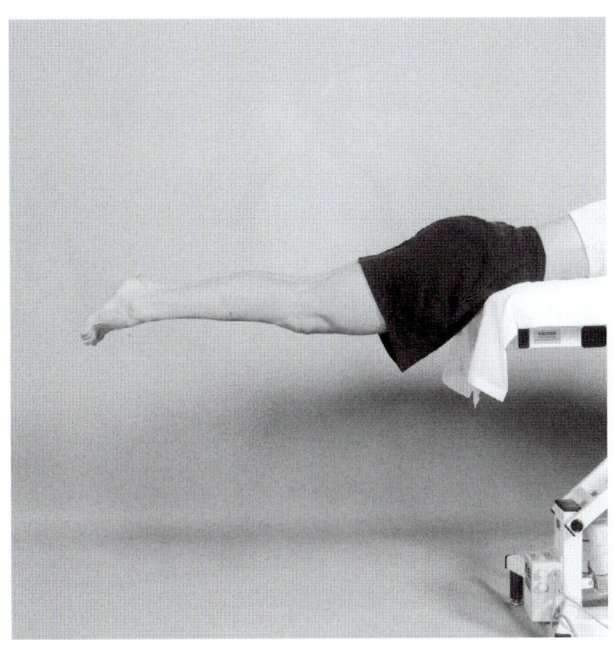

FIGURA 26-96 Elevação das pernas em prono.

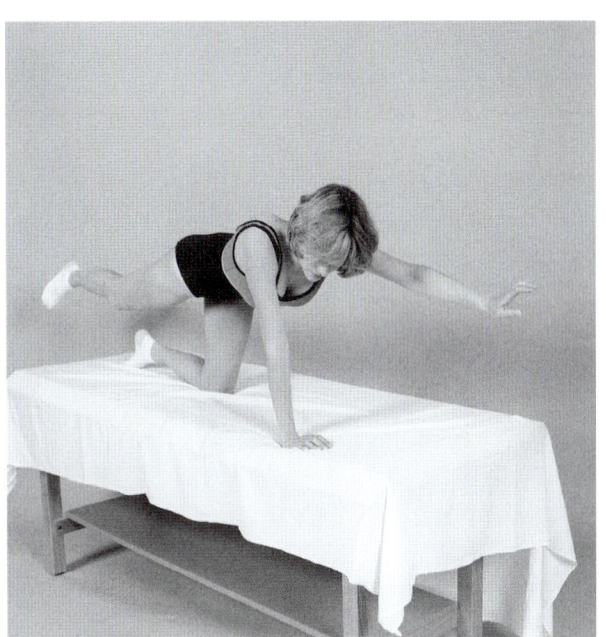

FIGURA 26-98 Elevação da perna e do braço na posição de quatro apoios.

o corpo para a frente e para trás o máximo possível, enquanto mantém a zona neutra.

▶ *Estabilização rítmica.* O paciente deve se posicionar com flexão unilateral do ombro e extensão do quadril oposto. O fisioterapeuta aplica estresses contra a resistência do paciente (Fig. 26-100).

▶ *Hidrantes* 🎬 *vídeo*.
▶ *Hidrantes avançados* 🎬 *vídeo*.

Progressão em decúbito lateral. O paciente deve se deitar no lado mais confortável, mantendo as pernas retas e alinhadas em rela-

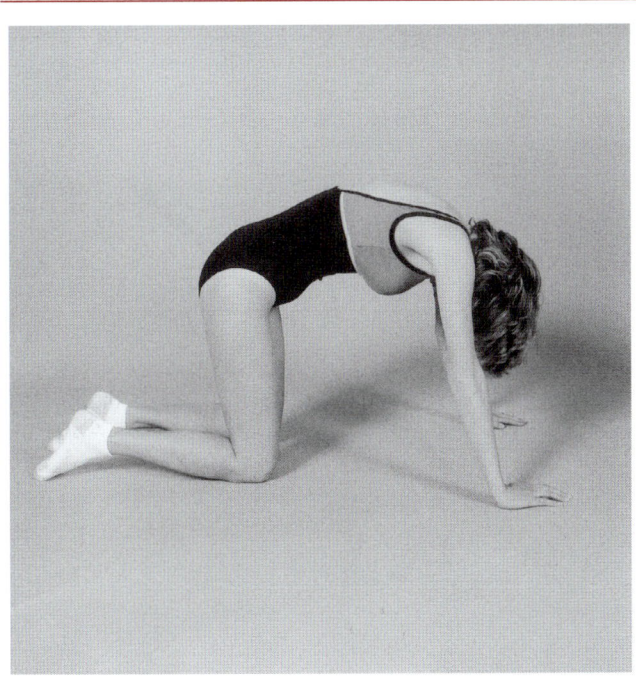

FIGURA 26-97 "Gato e camelo".

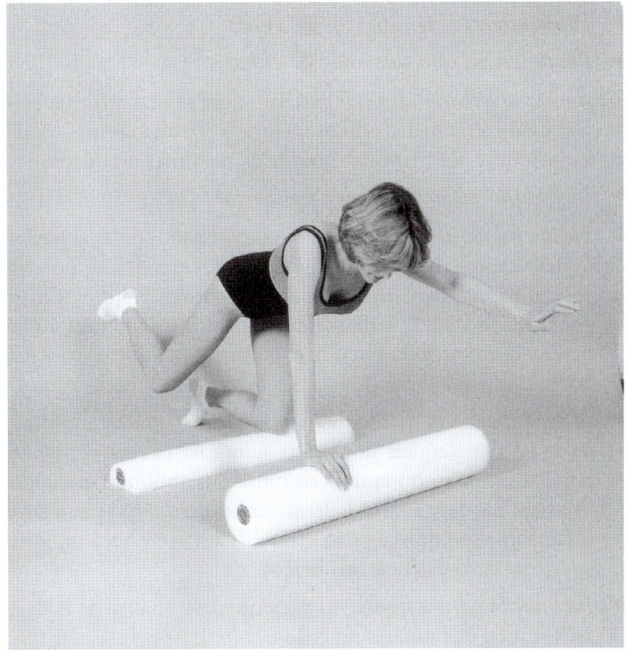

FIGURA 26-99 Elevação da perna e do braço na posição de quatro apoios com rolos de espuma.

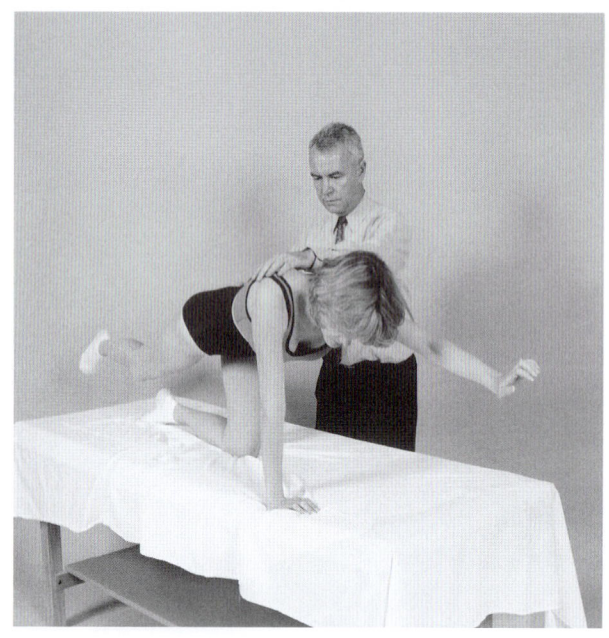

FIGURA 26-100 Estabilização rítmica na posição de quatro apoios.

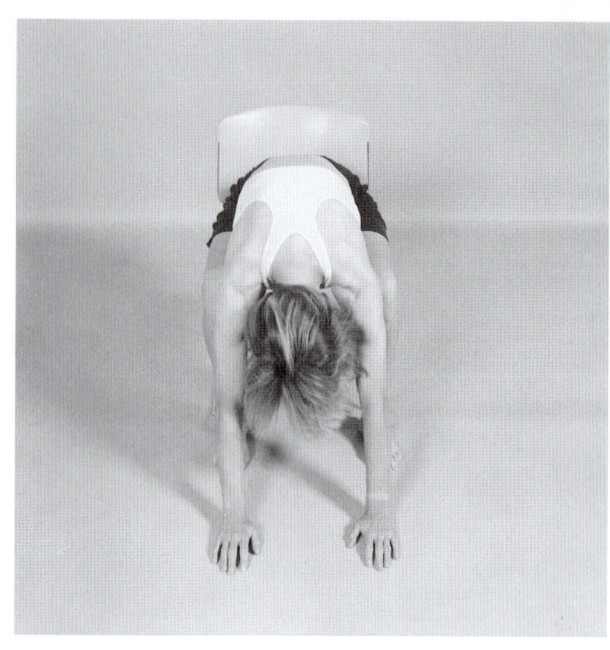

FIGURA 26-101 Flexão na posição sentada.

ção ao tronco. Os alvos dos exercícios em decúbito lateral são os oblíquos, o quadrado do lombo e o transverso do abdome. A imobilização abdominal é feita por meio dos exercícios.

▶ *Elevação unilateral da perna.* Mantendo a perna reta e executando o movimento de forma lenta e rítmica, o paciente deve erguê-la na direção do teto, abaixando-a em seguida.

▶ *Elevação bilateral da perna.* Mantendo ambas as pernas juntas, o paciente deve erguê-las na direção do teto 🎬 *vídeo*.

▶ *Ponte lateral (Fig. 26-36)* 🎬 *vídeo*.

▶ *Ponte lateral com um rolo* 🎬 *vídeo*.

Progressão ajoelhada alta. O paciente deve permanecer na posição ajoelhada alta, mantendo os quadris e o tronco retos. A posição neutra deve ser mantida durante as seguintes atividades:

▶ *Inclinação pélvica anterior e posterior.*

▶ *Flexão bilateral do ombro.* Com os cotovelos retos, o paciente deve erguer os braços acima da cabeça o máximo possível, enquanto mantém os músculos abdominais rígidos. Em seguida, deve abaixar lentamente os braços, mantendo a zona neutra durante todo o exercício. Para dificultar o exercício, pode-se adicionar resistência aos braços.

▶ *Flexão alternada do ombro.* Com os cotovelos estendidos, o paciente deve erguer um braço acima da cabeça o máximo possível, enquanto mantém os músculos abdominais rígidos. Em seguida, deve abaixá-lo lentamente, mantendo a zona neutra durante todo o exercício. Para dificultar o exercício, pode-se adicionar resistência aos braços.

▶ *Inclinação para a frente.* O paciente deve abaixar as nádegas até tocar os calcanhares no chão e colocar as palmas das mãos no chão perto dos pés. Em seguida, deve retornar à posição inicial revertendo os movimentos, enquanto mantém a zona neutra.

▶ *Ajoelhado total para ajoelhado alto.* O paciente deve mover-se da posição ajoelhada total para a ajoelhada alta, enquanto mantém a inclinação pélvica posterior.

▶ **Body blade.** O paciente deve usar uma *body blade* em ambas as mãos, em várias posições do braço, enquanto mantém a zona neutra. O exercício pode ser executado ajoelhado em um joelho e, em seguida, sobre os dois joelhos (ver Fig. 26-102).

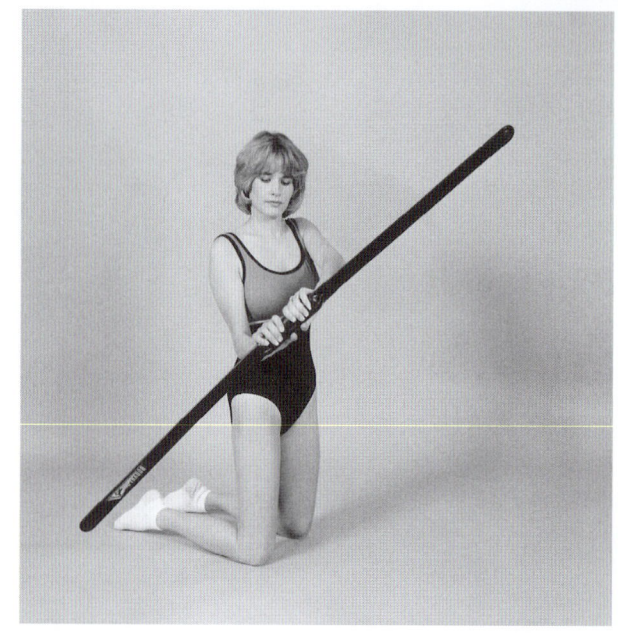

FIGURA 26-102 Posição ajoelhada alta com *body blade*.

A progressão para movimentos funcionais dinâmicos, com atividades em cadeia fechada nas extremidades inferiores e superiores, pode ser indicada depois que o paciente conseguir fazer corretamente os exercícios isométricos e de cadeia aberta sem dor.[472,477] Após conseguir fazer esses exercícios sem dor significativa, o paciente poderá progredir para atividades mais funcionais e para exercícios aeróbios.

Progressão em posição sentada

▶ Inclinação pélvica anterior e posterior com os pés no solo.
▶ Equilíbrio sentado. O paciente deve sentar sobre a bola suíça ao lado de uma cadeira, com os pés no solo. Usando a cadeira para equilibrar-se, ele deve erguer os pés e tentar sentar sobre a bola. De forma gradual, deve diminuir o uso da cadeira para se equilibrar.
▶ Marchar sem sair do lugar enquanto está sentado em uma bola suíça (Fig. 26-103) *vídeo*.
▶ Sentar e levantar da bola suíça.
▶ Torção do tronco sobre uma bola suíça *vídeo*. Esse exercício pode ser mais desafiador se o paciente rodar a cintura segurando uma *medicine ball* *vídeo* (Fig. 26-104).
▶ Erguer uma *medicine ball* sobre a cabeça enquanto estiver na posição em supino sobre a bola suíça e, em seguida, rodar de um lado para o outro *vídeo*.
▶ Inclinação pélvica sobre a bola suíça.

Progressão de pé

▶ *Flexão bilateral do ombro.* Com os cotovelos retos, o paciente deve estender os braços acima da cabeça o máximo possível

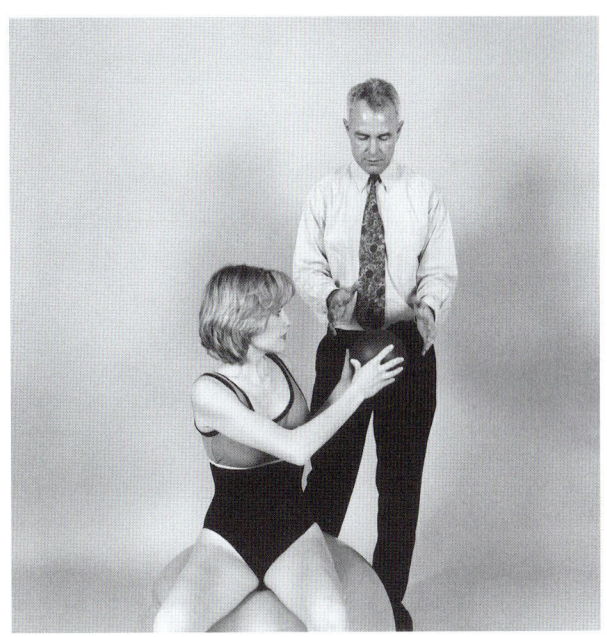

FIGURA 26-104 Torção do tronco sentado em uma bola suíça.

e manter rígidos os músculos abdominais, antes de abaixá-los lentamente, enquanto mantém a zona neutra durante todo o exercício.

▶ *Flexão alternada de ombro.* Com os cotovelos retos, o paciente deve estender um braço acima da cabeça o máximo possível e enrijecer os músculos abdominais. Em seguida, deve abaixá-lo lentamente, enquanto mantém a zona neutra durante todo o exercício.

▶ *Deslizamentos na parede.* Com as costas contra a parede, o paciente deve executar um agachamento até dobrar os joelhos em 60°, retornando, então, à posição ereta, enquanto mantém a zona neutra durante todo o exercício. As modificações nesse exercício incluem:
  • Uma bola suíça colocada entre o paciente e a parede *vídeo*.
  • Uma *medicine ball* colocada entre os joelhos do paciente (Fig. 26-105).

▶ *Investida para a frente.* Mantendo a zona neutra durante todo o exercício, o paciente deve dar um passo à frente com uma perna e abaixar o joelho oposto até o solo *vídeo*. Para dificultar o exercício, podem ser usados pesos de mão, resistência elástica ou halteres.

▶ *Investida para trás.* Mantendo a zona neutra durante todo o exercício, o paciente deve dar um passo para trás com uma perna e abaixar o joelho correspondente até o solo, antes de retornar para a posição inicial. Para dificultar o exercício, podem ser usados pesos de mão, resistência elástica ou halteres.

▶ *Imitação de impulsos esportivos (p. ex., tênis), com e sem resistência, mantendo a zona neutra.*

▶ *Arremessos de medicine ball (passe de peito, arremesso de lateral do futebol)* (Fig. 26-106).

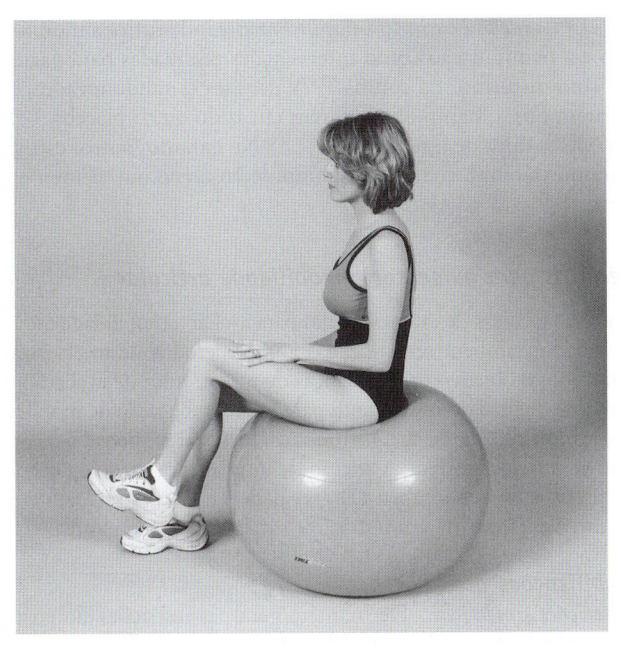

FIGURA 26-103 Marchando no lugar em posição sentada sobre uma bola suíça.

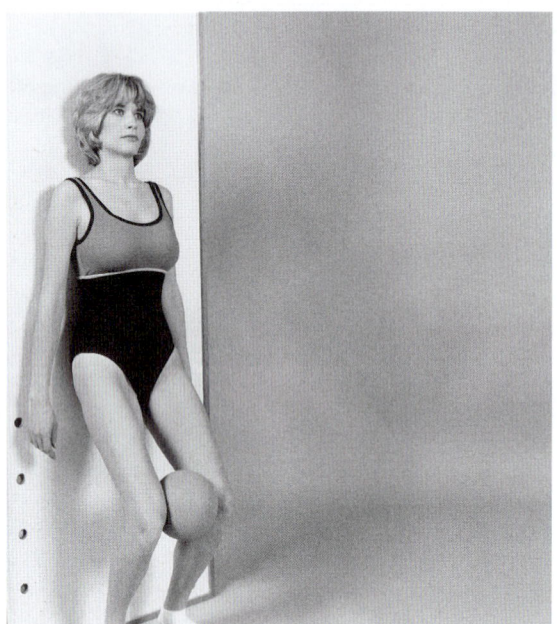

FIGURA 26-105 Deslizamento na parede com uma *medicine ball*.

▶ *Flexão e extensão com* **medicine ball**. O paciente deve permanecer de pé segurando uma *medicine ball*. Ele deve erguê-la o máximo possível acima da cabeça, e, em seguida, na direção oposta, enquanto se flexiona para a frente, de modo que a bola fique entre suas pernas.

▶ *Facilitação neuromuscular proprioceptiva com uma* **medicine ball** *(Fig. 26-107)*.

Vários princípios importantes devem ser aplicados nas progressões de exercícios, incluindo os multiplanares e dinâmicos, os

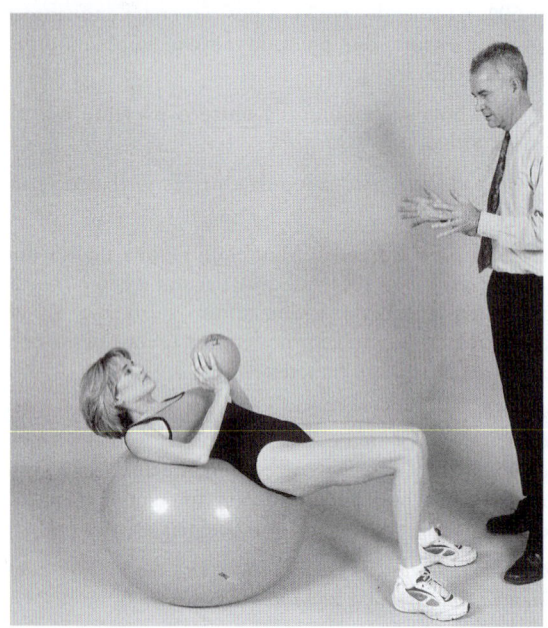

FIGURA 26-106 Arremesso de *medicine ball*.

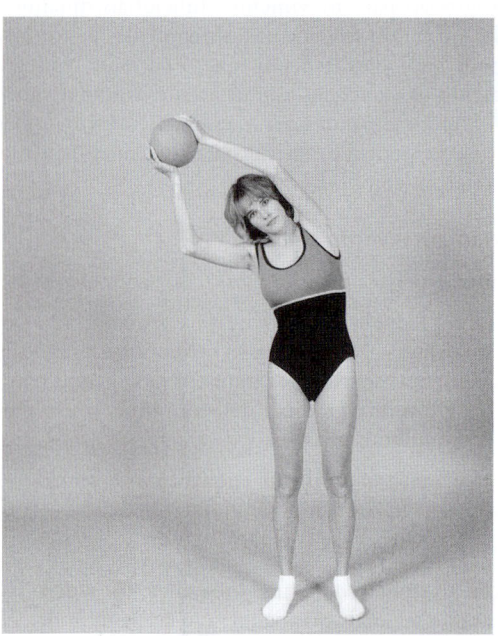

FIGURA 26-107 Facilitação neuromuscular proprioceptiva com uma *medicine ball*.

treinamentos de equilíbrio e propriocepção (progressão de superfícies estáveis para superfícies instáveis), os exercícios de força (pliométricos), as atividades específicas de esportes e a programação motora para integrar as cadeias cinéticas inferiores e superiores (Fig. 26-108).[315]

Técnicas terapêuticas

A terapia manual é uma intervenção comum para indivíduos com DL. O *Guide to Physical Therapist Practice* indentifica a mobilização e a manipulação como intervenções adequadas para pacientes com distúrbios na coluna.[492] Vários testes randomizados, revelaram que a manipulação é mais eficaz do que o placebo[493,494] ou outros tipos de intervenção.[495,496] No entanto, outros estudos não mostraram benefício na manipulação *versus* outras intervenções.[376,497,498]

Técnicas para aumentar a mobilidade articular

Todas as técnicas de exames usadas para avaliar a mobilidade articular podem também ser utilizadas como métodos de intervenção. Contudo, o objetivo das mudanças de uma técnica de avaliação de sensação de final do movimento para uma de aplicação de mobilizações graduadas, ou de energia muscular, deve ser empregado na amplitude articular correta. A seleção de uma técnica manual depende de diversos fatores, a saber: (1) gravidade da condição; (2) objetivo da intervenção; e (3) se a restrição é simétrica ou assimétrica.

Mobilizações articulares

Restrições simétricas. De maneira geral, as restrições simétricas são o resultado de alguma disfunção postural. Diversas técnicas manuais podem ser usadas para aumentar o movimento nos segmentos da coluna lombar.

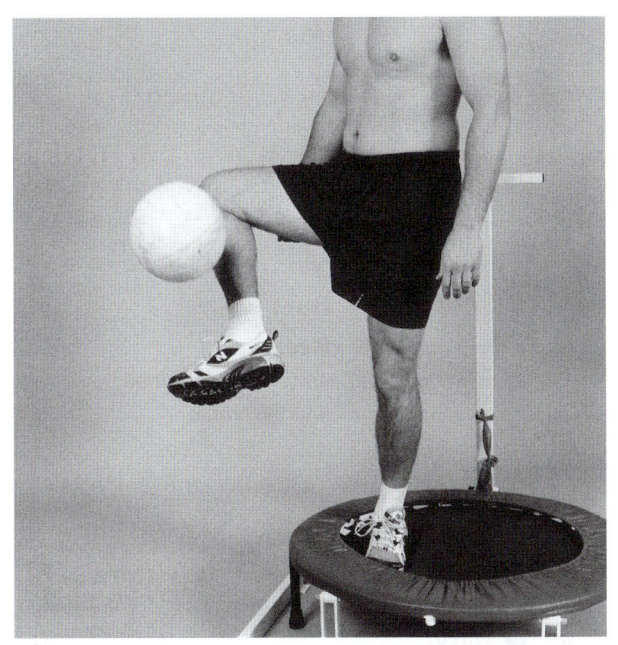

FIGURA 26-108 Integração da cadeia cinética inferior.

Restrição simétrica da flexão. Os comprometimentos simétricos podem ser tratados de forma eficaz com mobilizações simétricas, no mínimo para todas partes, com exceção dos extremos das amplitudes da articulação zigoapofisária. O uso de técnicas simétricas bilaterais otimiza os tratamentos de comprometimentos simétricos não agudos. O segmento LIII-LIV é usado no exemplo a seguir.[302]

O paciente deve permanecer em decúbito lateral, com a coluna lombar apoiada em uma posição neutra e a cabeça repousando sobre um travesseiro, e o fisioterapeuta, de frente para ele, usa o dedo da mão cranial para palpar os espaços interlaminares do segmento LIII-LIV. Com a mão caudal, flexiona os quadris, os joelhos e a coluna lombar inferior até sentir a LIV movimentar-se. O paciente deve manter o quadril e o joelho superior flexionados, enquanto estende a perna inferior. Com o dedo de palpação da mão caudal, o fisioterapeuta palpa os espaços interlaminares do segmento LIII a LIV. Com a mão cranial e o antebraço, prende a coluna lombar superior puxando o braço inferior do paciente até sentir LIII movimentar-se. A direção da tração do braço determina se o travamento ocorre em flexão, extensão ou posição neutra e se é congruente ou incongruente (ver Seção III, "Introdução"). O segmento LIII-LIV permanece na posição neutra. Em seguida, usando a mão cranial e o antebraço, o fisioterapeuta fixa LIV e flexiona o segmento LIII-LIV até atingir a barreira de movimento. Na sequência, usa a mão cranial e o antebraço para aplicar uma força de nível I a IV a fim de produzir um deslizamento súpero-anterior das articulações zigoapofisárias em LIII-LIV.

Restrição simétrica da extensão. Nesse exemplo, foi usado o segmento LIII-LIV.[297] Como já mencionado, a sensação de final do movimento e o estágio de recuperação são utilizados como guias para determinar a intensidade da intervenção.

O paciente deve permanecer em decúbito lateral, com a coluna lombar apoiada em uma posição neutra e a cabeça repousada sobre um travesseiro. O fisioterapeuta, de frente para ele, usa o dedo da mão cranial para palpar os espaços interlaminares do segmento LIII-LIV. Com a mão caudal, estende o quadril do paciente até sentir LIV movimentar-se. Este deve manter o quadril e o joelho flexionados superiores, enquanto estende a perna inferior. Com o dedo de palpação da mão caudal, o fisioterapeuta palpa os espaços interlaminares do segmento LIII-LIV e, com a mão cranial e o antebraço, trava a coluna lombar e traciona o braço inferior do paciente até sentir LIII movimentar-se. A direção da tração do braço determina se o travamento ocorre em flexão, extensão ou posição neutra e se é congruente ou incongruente (ver Seção III, "Introdução"). O segmento LIII-LIV permanece na posição neutra. O fisioterapeuta fixa LIV aplicando uma força póstero-anterior nos pilares articulares da vértebra LIV com os dedos indicador e médio da mão caudal (ver Fig. 26-54). Na sequência, usando a mão cranial e o antebraço, o fisioterapeuta aplica uma força de nível I a IV para produzir um deslizamento póstero-inferior nas articulações zigoapofisárias em LIII-LIV.

Técnicas assimétricas (do quadrante). No caso de hipomobilidade assimétrica, o fisioterapeuta pode usar a abordagem para mobilizar movimentos combinados rígidos ou verificar qual articulação e deslizamento estão restritos e mobilizá-los diretamente, ao mesmo tempo em que protege os outros segmentos contra os efeitos da mobilização. Por exemplo, se houver alguma restrição à flexão e à inclinação lateral-rotação à direita, o segmento pode ser mobilizado pela aplicação de uma técnica de mobilização de flexão e de rotação à direita. Como alternativa, é possível atingir o mesmo resultado se o segmento for posicionado em flexão e inclinação lateral à direita e se for aplicada mobilização da inclinação lateral para aumentar o deslizamento superior da articulação zigoapofisária superior esquerda (deslizamento inferior relativo à articulação direita).

As técnicas assimétricas podem ser usadas em qualquer condição que permita ir além da barreira ao movimento. Essas condições incluem hipomobilidades unilaterais da articulação zigoapofisária, protrusões de DIV e encurtamento miofascial. Nos casos de hipomobilidade bilateral, o fisioterapeuta pode utilizar uma técnica assimétrica bilateral em vez de métodos simétricos complexos. As únicas condições que não podem ser tratadas com as técnicas assimétricas são aquelas muito dolorosas em que é necessário utilizar níveis de mobilização de sub-barreira.

Restrição da extensão e da inclinação lateral (restrições do quadrante posterior). Esses comprometimentos ocorrem quando a extensão e a flexão lateral da articulação zigoapofisária não são possíveis. Geralmente, o paciente sente dor em um dos lados, que é agravada com a extensão e a inclinação lateral na direção do lado doloroso. Esse tipo de comprometimento é também conhecido por *restrição de fechamento.*

O posicionamento do paciente e do fisioterapeuta é o mesmo da MIVAFP da inclinação lateral em extensão (ver Fig. 26-55). Depois que o segmento é localizado, o fisioterapeuta deve pressionar o processo espinhoso do segmento superior usando o polegar da mão cranial, enquanto, utilizando os dedos da mão caudal, traciona o processo espinhoso do segmento inferior. Dessa forma, é possível sentir a "barreira ao movimento" e utilizar a técnica segurar-relaxar para mover-se até a nova barreira ao movimento. O processo deve ser repetido até se observar um aumento posterior da amplitude.

Restrição da flexão e da inclinação lateral (restrições do quadrante anterior). Esses comprometimentos ocorrem quando não é possível flexionar a articulação zigoapofisária para o lado da dor. Geralmente, o paciente sente dor em um dos lados e apresenta queixas de dor com flexão e inclinação lateral para o lado oposto ao doloroso. Esse tipo de comprometimento é também conhecido por *restrição de "abertura".*

O posicionamento do paciente e do fisioterapeuta é o mesmo da MIVAFP de inclinação lateral em flexão (ver Fig. 26-56). Depois que o segmento for localizado, o fisioterapeuta pressiona o processo espinhoso do segmento superior usando o polegar da mão cranial, enquanto, utilizando os dedos da mão caudal, traciona o processo espinhoso do segmento inferior. Dessa forma, o fisioterapeuta pode sentir a "barreira ao movimento" e empregar a técnica segurar-relaxar para mover-se até a nova barreira ao movimento. O processo deve ser repetido até ser possível observar um aumento adicional na amplitude.

Técnicas para aumentar a extensibilidade do tecido mole
Energia muscular

Eretor da espinha. O paciente deve estar em decúbito lateral, com o lado envolvido para cima, ou em prono (Fig. 26-109). O fisioterapeuta deve permanecer de pé de frente para a mesa de exame, voltado para o paciente. A perna envolvida deve ser estendida e aduzida em sua direção (ver Fig. 26-109). Em seguida, o paciente deve tentar rodar a coluna na direção da mesa, contra uma resistência igual e oposta a do fisioterapeuta, durante 10 segundos. A seguir, o paciente deve rodar na direção oposta e flexionar a coluna com assistência do fisioterapeuta. Essa sequência deve ser repetida de 3 a 5 vezes.

Quadrado do lombo. O paciente deve permanecer em decúbito lateral, com a perna de baixo flexionada e a de cima estendida e aduzida sobre a borda da mesa de exame (Fig. 26-110). Em seguida, deve abduzir o fêmur e elevar a pelve contra a gravidade durante 10 segundos. A perna deve ser abaixada até a nova barreira, e o procedimento deve ser repetido de 3 a 5 vezes.

Técnicas de McKenzie

Mobilização em extensão 🎬 *vídeo*.
Mobilização em extensão com sobrepressão 🎬 *vídeo*.
Mobilização em extensão com cinto 🎬 *vídeo*.
Extensão de desvio na posição deitada 🎬 *vídeo*.
Extensão na posição deitada com sustentação parcial de peso 🎬 *vídeo*.
Extensão deitado de lado com os braços e as pernas estendidos (posição de animais atropelados na estrada) 🎬 *vídeo*.
Extensão na posição deitada com abdução do quadril e flexão do joelho 🎬 *vídeo*.
Extensão na posição de pé 🎬 *vídeo*.
Arqueamento com extensão na posição de pé 🎬 *vídeo*.
Rotação em flexão 🎬 *vídeo*.
Rotação-flexão sustentada 🎬 *vídeo*.
Progressão da flexão na posição sentada 🎬 *vídeo*.
Flexão em step standing *(flexão lateral formando um ângulo reto entre o quadril e a coxa, colocando o pé erguido sobre um banquinho)* 🎬 *vídeo*.
Correção do deslocamento lateral 🎬 *vídeo*.
Correção da postura na posição sentada 🎬 *vídeo*.

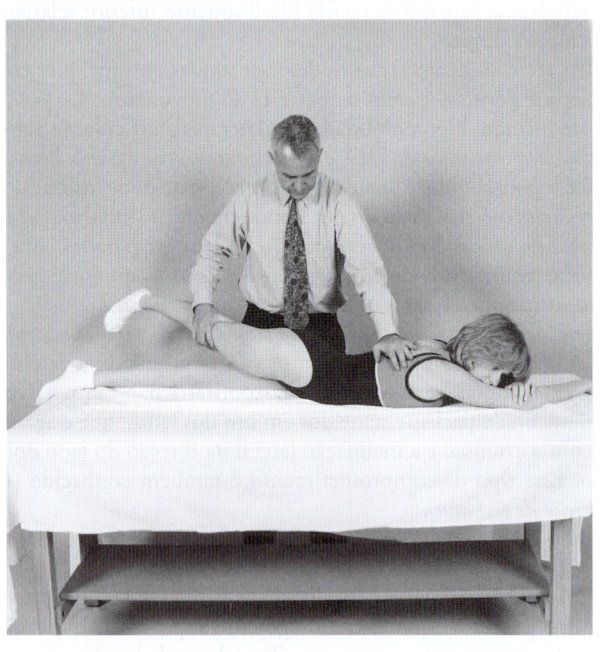

FIGURA 26-109 Energia muscular do eretor da espinha.

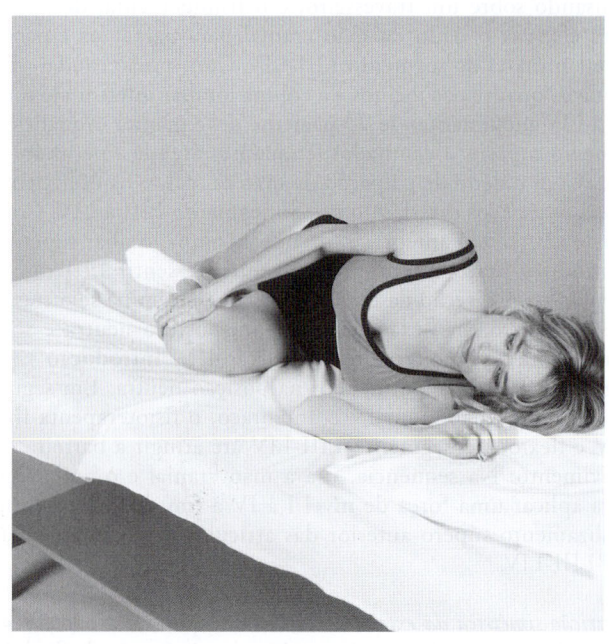

FIGURA 26-110 Técnica da energia muscular do quadrado do lombo.

Liberação miofascial

Descompressão lombar.[499] A descompressão lombar é uma técnica leve que pode ser usada em intervenções para disfunções lombares e lombossacrais. O paciente deve estar em supino com as pernas retas. O fisioterapeuta fecha a mão cranial e coloca-a sob as costas do paciente, de modo que seja possível segurar simultaneamente vários processos espinhosos entre a palma da mão e os dedos fechados. Em seguida, o fisioterapeuta coloca a outra mão sobre o sacro (partindo de trás das pernas do paciente) e descansa o cotovelo sobre a mesa de exame. Na sequência, aplica uma leve força de tração no sacro até sentir a barreira fascial. O fisioterapeuta deve manter essa força até sentir a liberação das restrições fasciais.

Exercícios de autoalongamento

Além dos métodos manuais e dos exercícios terapêuticos, as seguintes técnicas de autoalongamento são recomendadas:

Flexores do quadril e reto femoral. Esses exercícios são descritos no Capítulo 17.

Isquiotibiais. Esses exercícios são descritos no Capítulo 17.

Quadrado do lombo. Para alongar esse músculo passivamente, o paciente deve se posicionar em decúbito lateral sobre uma bola suíça (Fig. 26-111) ou permanecer de pé para fazer o alongamento ativo (Fig. 26-112).

Eretor da espinha. Esse grupo muscular pode ser alongado de várias maneiras (Figs. 26-113 a 26-116).

Piriforme. As Figuras 26-117 e 26-118 mostram dois métodos para o autoalongamento desse músculo.

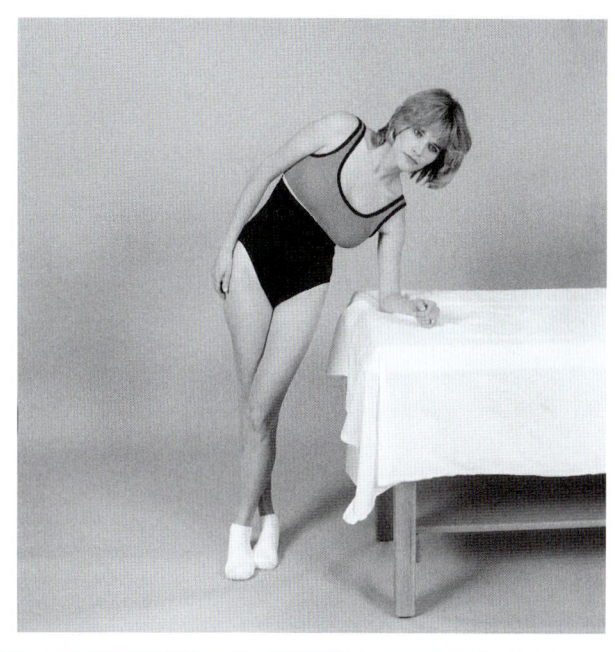

FIGURA 26-112 Alongamento do quadrado do lombo.

Alongamento do adutor do quadril. Esse alongamento é ilustrado na Figura 26-119.

Acupuntura e acupressão[500]

Além da fisioterapia convencional, a acupuntura – classificada no grupo 1 de terapias complementares e alternativas (organiza-

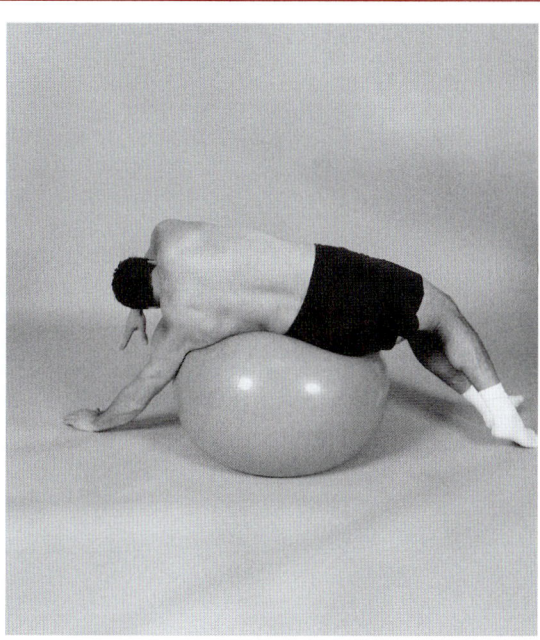

FIGURA 26-111 Alongamento do quadrado do lombo.

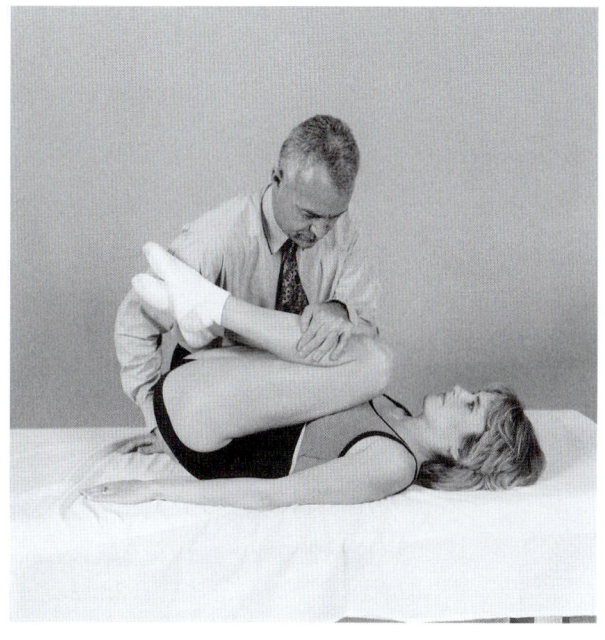

FIGURA 26-113 Alongamento do eretor da espinha, versão 1.

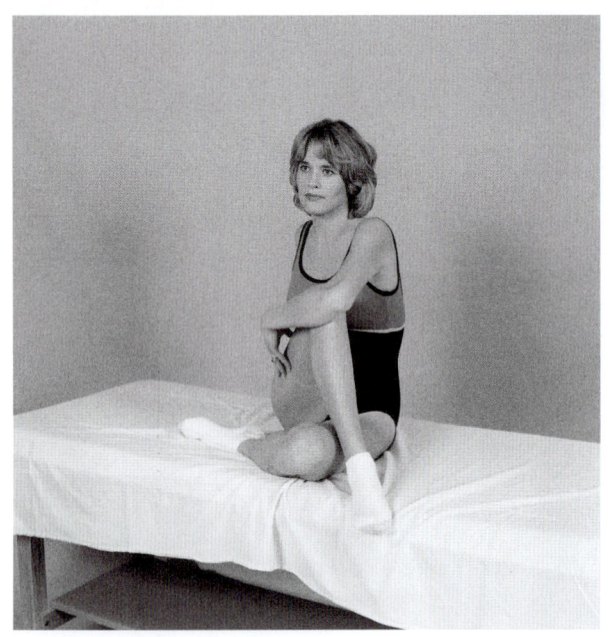

FIGURA 26-114 Alongamento do eretor da espinha, versão 2.

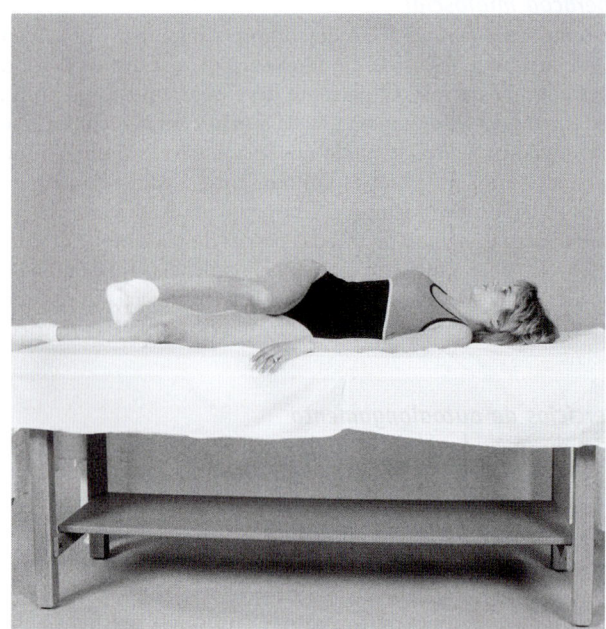

FIGURA 26-116 Alongamento do eretor da espinha, versão 4.

das profissionalmente)[501] – comprovou sua eficácia no alívio de vários tipos de dor.[502] A acupressão, outra terapia complementar e alternativa que vem sendo objeto de atenção cada vez maior, é administrada com os dedos, em vez de agulhas, nos pontos de acupuntura e tem sido usada para aliviar dor, doenças e lesões na medicina tradicional chinesa.[503] Hsieh e colaboradores demonstraram a eficácia de uma combinação de fisioterapia e acupressão no alívio da dor associada à DL em um teste randomizado controlado.[500] Entretanto, os resultados desse estudo foram avaliados apenas pela descrição da característica da dor e não levaram em consideração o estado funcional e a incapacidade, de acordo com a recomendação da maioria dos pesquisadores especializados em DL. Em um estudo à parte realizado por esses autores,[500] cuja finalidade era avaliar essas deficiências, uma combinação de

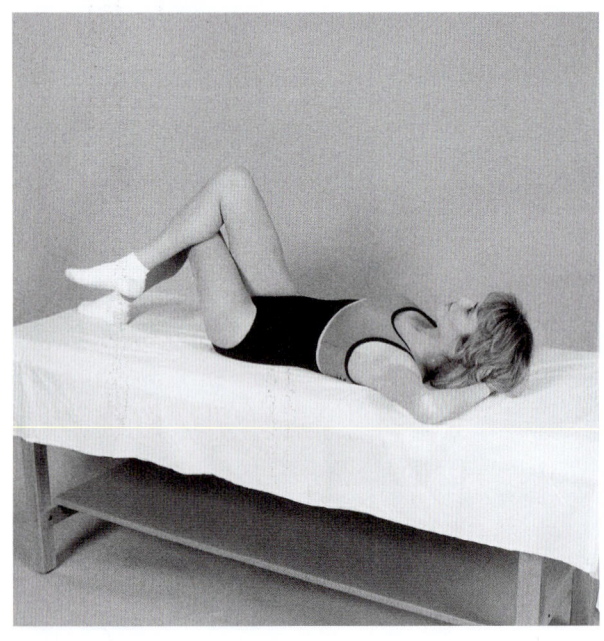

FIGURA 26-115 Alongamento do eretor da espinha, versão 3.

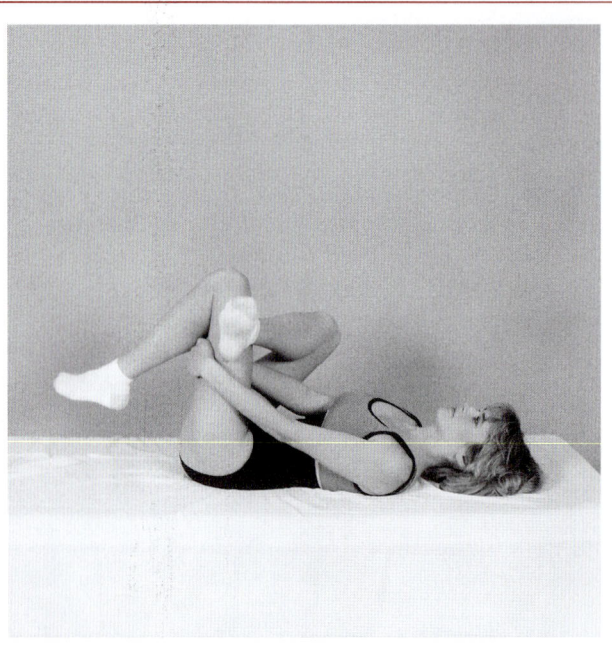

FIGURA 26-117 Alongamento do piriforme, versão 1.

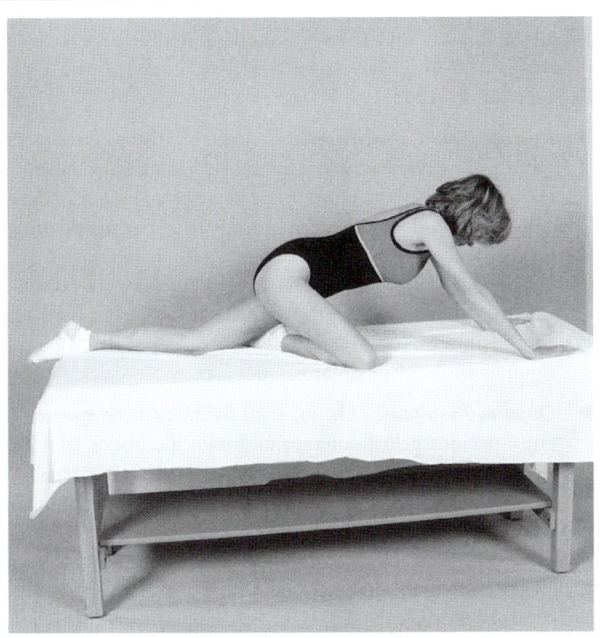

FIGURA 26-118 Alongamento do piriforme, versão 2.

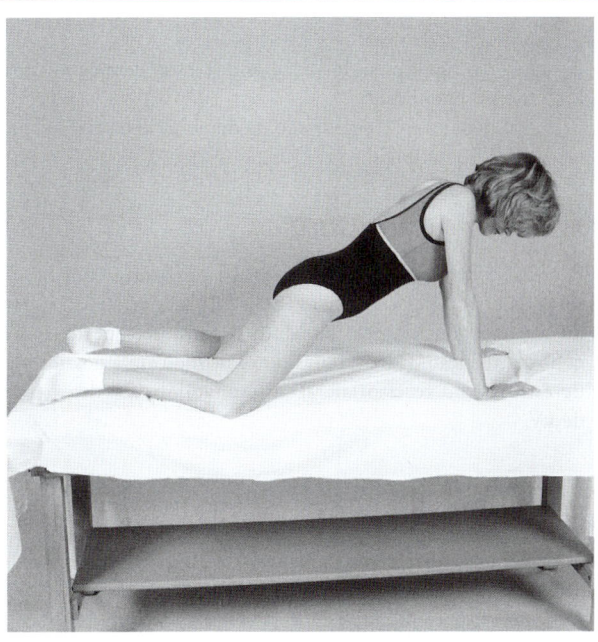

FIGURA 26-119 Alongamento do adutor do quadril.

fisioterapia e acupressão comprovou ser eficaz na redução da DL em termos de incapacidade, pontuações da dor e estado funcional, com o benefício de ser mantida durante seis meses.[500] Entretanto, a eficácia da acupressão é altamente dependente da técnica e da experiência do fisioterapeuta, o que, por sua vez, exige treinamento especializado.

ESTUDO DE CASO DOR LOMBAR CENTRAL COM IRRADIAÇÃO OCASIONAL À DIREITA

HISTÓRIA

Uma mulher de 58 anos apresentou-se com crise gradual de dor nas costas e na articulação sacroilíaca. Sua queixa principal era costas "rígidas", em especial pela manhã. A paciente sentira leve desconforto durante vários anos, mas observou recentemente um aumento de intensidade nos últimos meses. Ela relatou que a dor piorava quando permanecia de pé por tempo prolongado, erguia-se, inclinava-se e caminhava, e era aliviada ao sentar-se e deitar-se. Em certas ocasiões, sentia dor na nádega, no quadril e na coxa direita. Uma radiografia recente revelou a presença de "mudanças artríticas" na coluna lombar.

A paciente informou que seu estado geral de saúde era bom. Não havia relatos de dor noturna, mudanças intestinais e urinárias ou dor com tosse ou espirros.

QUESTÕES

1. Liste os diagnósticos diferenciais para queixas de DL e na articulação sacroilíaca.
2. Qual pode ser o significado da história de rigidez matinal?
3. Liste as razões potenciais para os sintomas da paciente terem piorado ao permanecer de pé, erguer-se, inclinar-se e caminhar e melhorado ao sentar-se ou deitar-se.
4. A partir da história, quais são as indicações de que isso pode ser um problema musculoesquelético?
5. Quais testes poderiam ser usados para determinar/eliminar as razões possíveis para as queixas da paciente.
6. Essa apresentação/história justifica a realização de um exame de varredura de Cyriax no quadrante inferior? Por quê?

EXAME

Devido à natureza insidiosa da DL, foi realizado um exame de varredura no quadrante inferior com os seguintes achados positivos:

▶ Com base em observações, foi detectado que a paciente ficava de pé com os joelhos ligeiramente flexionados e apresentava lordose lombar perceptível e nádegas um tanto retificadas.

▶ O teste de ADMA revelou restrição dolorosa da inclinação anterior de 30° e dor reproduzida com posicionamento excessivo em lordose.

▶ Havia extensibilidade limitada dos isquiotibiais a 45° com o teste de EPR, mas nenhum achado neurológico.[428]

▶ Na palpação, o processo espinhoso de LV estava proeminente e sensível, e a pressão contra a respectiva região lateral, em direção ao lado direito, produziu dor com irradiação na distribuição da raiz nervosa de L5. A dor diminuiu quando o processo espinhoso foi pressionado na direção oposta.[438]

QUESTÕES

1. Levando em consideração os achados do exame de varredura, é possível determinar o diagnóstico ou será necessário fazer testes

adicionais especiais? Quais informações poderiam ser obtidas nos testes adicionais?
2. Qual é o significado dos achados dos testes de movimento do processo espinhoso?
3. Qual poderia ser o significado da diminuição da extensibilidade dos isquiotibiais?

AVALIAÇÃO E DIAGNÓSTICO

É possível determinar um diagnóstico provisório com base na força da história: paciente idosa com DL, ou parestesia radicular ou dor reproduzida pelo aumento da lordose, que desaparece com sua redução. Os achados do exame indicam a possibilidade de estenose no recesso lateral ou espondilolistese degenerativa de LV.

QUESTÕES

1. Depois do diagnóstico provisório, qual intervenção pode ser prescrita?
2. Como essa condição pode ser descrita à paciente?
3. Como a intensidade dos exercícios para a intervenção pode ser determinada?
4. O que deve ser dito à paciente sobre a intervenção escolhida?
5. Quais técnicas manuais são mais adequadas para essa condição? Por quê?
6. Estime o prognóstico da paciente.
7. Quais modalidades podem ser usadas na intervenção para essa paciente? Por quê?
8. Quais exercícios devem ser prescritos? Por quê?

INTERVENÇÃO

Foi feito contato com o médico da paciente para confirmar se poderia ser tirada uma série de radiografias de flexão-extensão. A paciente foi aconselhada a permanecer de pé na sala de espera antes da radiografia, para garantir que não haveria redução no deslizamento se ficasse sentada. Os exames revelaram deslizamento de nível II. Então, ela retornou para a fisioterapia para um período de testes de intervenção conservadora. Se as radiografias não tivessem revelado deslizamento, como o caso deveria prosseguir?

▶ *Alívio do sintoma inicial.* Inicialmente, foram utilizadas modalidades eletroterapêuticas e agentes térmicos para aliviar a dor sintomática. A paciente foi orientada a usar calor e gelo em casa. Foi disponibilizada uma unidade de neuroestimulação elétrica transcutânea (TENS) para ajudar a paciente a executar as AVDs.

▶ *Terapia manual.* Na maioria das vezes, a única intervenção manual para esse caso é a correção de quaisquer desequilíbrios musculares. O alongamento dos flexores do quadril e do reto femoral, na qualidade de protetor da coluna lombar, foi executado nessa paciente. O alongamento dos isquiotibiais tem sido um procedimento adicional utilizado tradicionalmente na intervenção para espondilolistese. Entretanto, não está claro se isso é benéfico, considerando que o encurtamento adaptativo desses músculos pode servir como proteção, ao diminuir a inclinação anterior da pelve, reduzindo, consequentemente, a lordose e o ângulo de deslizamento.

▶ *Exercícios terapêuticos.* Além do início de uma progressão para a estabilização lombar, foram também prescritos exercícios aeróbios com bicicleta ergométrica e ergonômetro para a parte superior do corpo.

▶ *Instruções para a paciente.* A paciente recebeu esclarecimentos sobre a causa dos sintomas e foi aconselhada a evitar movimentos extremos, especialmente atividades e posições que poderiam aumentar a lordose lombar. A posição de pé por tempo prolongado deveria ser acompanhada da elevação de um dos pés sobre um banquinho. A paciente recebeu instruções para dormir de lado com um travesseiro entre os joelhos e foi aconselhada a continuar os exercícios em casa, 3 a 5 vezes por dia, e a esperar alguma sensibilidade dolorosa após a execução deles.

▶ *Objetivos/resultados.* Os objetivos da intervenção e os resultados esperados pelo fisioterapeuta foram discutidos com a paciente. Chegou-se à conclusão de que ela deveria fazer sessões de fisioterapia três vezes por semana, durante um mês, quando seria tomada uma decisão sobre a eficácia da progressão dos exercícios de estabilização lombar. A expectativa era que a paciente poderia melhorar o estado funcional e a capacidade de controlar a dor se seguisse rigorosamente as instruções e o programa de exercícios.

ESTUDO DE CASO   DOR LOMBAR

HISTÓRIA

Um homem de 40 anos apresentou-se com história de três meses de início gradual de DL sem mecanismo específico de lesão. Ele sentia dor na região lombar, na linha da cintura, mas não sentia dor pela manhã, depois de acordar. Esta surgiu quando começou a trabalhar como caixa em uma mercearia e piorou ao longo do dia. A dor aumentava também com atividades que envolviam caminhadas prolongadas ou na posição pronada. A dor aliviava quase instantaneamente na posição sentada ou em decúbito lateral, com os joelhos dobrados sobre o tórax. O paciente tinha radiografias da coluna recentes que mostraram evidências de artrite, embora não fossem perceptíveis.

O paciente afirmou que seu estado de saúde era bom. Não relatou dor noturna, alterações intestinais e urinárias ou dor com tosse ou espirros.

QUESTÕES

1. Liste os diagnósticos diferenciais para queixas de início gradual de DL nessa faixa etária.
2. Qual pode ser o significado de uma história de rigidez ou dor matinal?
3. Liste as razões potenciais para o agravamento dos sintomas quando o paciente ficava de pé por tempo prolongado, caminhava ou deitava-se e para a melhora deles quando sentava ou permanecia na posição fetal.
4. A partir da história, quais são as indicações de que a DL pode ser um problema musculoesquelético?
5. Qual é a hipótese de trabalho nesse estágio? Quais testes poderiam ser usados para confirmar ou refutar tal hipótese?
6. Essa apresentação/história justifica a realização de um exame de varredura de Cyriax no quadrante inferior? Por quê?

EXAME

Na observação, o paciente revelou uma lordose lombar reduzida. Por causa da natureza insidiosa da DL, foi realizada uma varredura lombar com os seguintes achados positivos:

▶ Foi observada amplitude total e indolor em todos os movimentos lombares, embora a sobrepressão em extensão total fosse dolorosa e piorasse com a inclusão da inclinação lateral para ambos os lados.

▶ Não havia sinal dural ou de raiz nervosa, embora o teste do joelho dobrado em prono (ver Cap. 8) tenha reproduzido a DL.

Os testes e as medições revelaram o seguinte:

▶ A aplicação de flexão bilateral passiva no joelho (teste do faisão) com o paciente em prono aumentou os sintomas.

▶ O teste de MIVFP revelou boa mobilidade em todos os níveis.

▶ O teste de MIVAFP revelou boa mobilidade, com exceção dos deslizamentos de extensão de LIII em LIV bilateralmente, que se mostraram reduzidos.

▶ A resistência abdominal era de 4/5.

▶ Foi observado um encurtamento adaptativo dos flexores do quadril, dos isquiotibiais e do reto femoral.

QUESTÕES

1. Considerando-se os achados dos testes e das medições, é possível determinar o diagnóstico ou é necessário fazer testes adicionais especiais?
2. O que os achados dos testes de movimento combinado poderiam indicar?
3. Qual é o significado dos achados do teste do faisão e dos testes de comprimento muscular?
4. Quais músculos dentre os encurtados adaptativamente têm probabilidade de ser mais significativos?
5. Quais outros testes poderiam ser usados se a intervenção não apresentar melhoras?

AVALIAÇÃO E DIAGNÓSTICO

No exame, foi constatado que o paciente, um indivíduo com boa condição de saúde, sentiu dor quando os tecidos que restringiam a extensão lombar foram estressados. Aparentemente, os sintomas eram de natureza mecânica e não irritáveis. A distribuição do sintoma foi simétrica, sem referência, radiação ou radiculopatia.

QUESTÕES

1. Depois do diagnóstico provisório, qual intervenção pode ser prescrita?
2. Como essa condição pode ser descrita ao paciente?
3. Como a intensidade dos exercícios para a intervenção deve ser determinada?
4. O que deve ser dito ao paciente sobre a intervenção escolhida?
5. Quais técnicas manuais são mais adequadas para essa condição? Por quê?
6. Estime o prognóstico do paciente.

7. Quais modalidades podem ser usadas na intervenção para esse paciente? Por quê?
8. Quais exercícios devem ser prescritos? Por quê?

INTERVENÇÃO

O objetivo da intervenção deve ser a remoção dos estresses agravantes e a recuperação do movimento de extensão.

▶ *Terapia manual.* Técnicas específicas para tecidos moles foram aplicadas na área, seguidas de mobilização específica do segmento LIII-LIV em extensão simétrica.

▶ *Exercícios terapêuticos.* Foram prescritos exercícios para fortalecer os abdominais, os glúteos, o multífido e o eretor da espinha e atividades aeróbicas com bicicleta ergométrica e ergônometro para a parte superior do corpo. O paciente foi orientado sobre como alongar os flexores do quadril, o reto femoral e os isquiotibiais e progrediu para um programa de estabilização lombar.

▶ *Instrução para o paciente.* O paciente recebeu esclarecimentos sobre a causa dos sintomas e foi novamente aconselhado a sentar e a ficar de pé com o corpo ereto. A permanência na posição de pé durante períodos muito prolongados deveria ser acompanhada da elevação de um dos pés com apoio em um banquinho. Além disso, o paciente foi orientado a dormir de lado, sobre os benefícios da manutenção da zona neutra durante as AVDs e sobre as técnicas corretas de levantamento. Além de ter sido instruído a continuar os exercícios em casa, 3 a 5 vezes por dia, e a esperar alguma sensibilidade dolorosa após a execução deles, o paciente recebeu orientações para o uso de calor e gelo em casa.

▶ *Objetivos e resultados.* Os objetivos do paciente e os resultados esperados pelo fisioterapeuta foram discutidos.

ESTUDO DE CASO DOR LOMBAR UNILATERAL

HISTÓRIA

Um homem de 20 anos de idade queixava-se do início súbito de DL unilateral. A dor era tão grave que o impedia de sentar-se com o corpo ereto. Ele descreveu um mecanismo de inclinação rápida para a frente para pegar uma bola perto de seu pé esquerdo, em que sentiu uma dor aguda imediata nas costas, não conseguindo endireitar o corpo por causa dela. Ele não tinha história anterior de dor nas costas. Não foi tirada radiografia da coluna.[504]

QUESTÕES

1. Liste os diagnósticos diferenciais para queixas de início súbito de dor unilateral nas costas.
2. Qual pode ser o significado do mecanismo relatado?
3. Liste as razões potenciais pelas quais o paciente não conseguia inicialmente endireitar o corpo a partir de uma posição flexionada.
4. A partir da história, quais são as indicações de que essa condição pode ser um problema musculoesquelético?
5. Os resultados dos estudos de imagem seriam úteis nesse caso? Por quê?

6. Qual é a hipótese de trabalho nesse estágio? Quais testes devem ser aplicados para confirmar ou refutar tal hipótese?
7. Essa apresentação/história justifica a realização de um exame de varredura de Cyriax no quadrante inferior? Por quê?

EXAME

Não ocorria dor quando o paciente mantinha as costas em flexão. Entretanto, quando permanecia de pé com o corpo ereto, sentia dor à direita do processo espinhoso de LV. As demais amplitudes lombares restritas incluíam flexão lateral à direita e rotação à direita. Todos os outros movimentos eram completos e indolores. Embora o fisioterapeuta tivesse condição de reproduzir a dor com testes de MIVFP e MIVAFP em flexão, os testes em extensão ou de inclinação lateral à direita e de rotação produziam dor no segmento LIV-LV, com espasmo acentuado. As pressões póstero-anteriores unilaterais sobre a articulação zigoapofisária direita de LIV-LV também produziam dor acentuada e espasmo.

QUESTÕES

1. Considerando-se os achados dos testes e das medições, é possível determinar o diagnóstico ou é necessário fazer testes adicionais especiais?
2. O que os achados dos testes de movimento combinado podem indicar?
3. Qual é o significado dos achados dos testes de MIVFP e de MIVAFP?
4. Quais outros testes poderiam ser feitos se a intervenção não produzir melhoras?

AVALIAÇÃO

No caso desse paciente, o movimento rápido em flexão e inclinação lateral à esquerda formou um espaço vazio entre as articulações zigoapofisárias lombares direitas e após houve um bloqueio mecânico dos movimentos que normalmente justapõem as superfícies articulares (extensão, inclinação lateral e rotação do tronco à direita).

QUESTÕES

1. Depois do diagnóstico provisório, qual intervenção pode ser prescrita?
2. Como essa condição pode ser descrita ao paciente?
3. Como a intensidade dos exercícios para a intervenção deve ser determinada?
4. Quais técnicas manuais são mais adequadas para essa condição? Por quê?
5. Estime o prognóstico do paciente.
6. Quais modalidades podem ser usadas na intervenção desse paciente? Por quê?
7. Quais exercícios devem ser prescritos? Por quê?

INTERVENÇÃO

▶ *Alívio inicial dos sintomas.* Inicialmente foram utilizadas modalidades eletroterapêuticas e agentes térmicos para aliviar a dor sintomática. O paciente foi orientado a usar calor e gelo em casa.

▶ *Terapia manual.* Foram aplicadas técnicas específicas para os tecidos moles na área, seguidas de mobilização assimétrica (níveis III e IV) para abrir espaço na articulação zigoapofisária direita LIV-LV. Logo em seguida, o paciente estendia-se por completo, inclinava-se lateralmente e rodava para o lado direito, embora sentisse alguma dor no extremo desses movimentos. Essa sensibilidade dolorosa diminuiu por meio de pressões póstero-anteriores leves, de grande amplitude, executadas unilateralmente na articulação zigoapofisária direita de LIV-LV.

▶ *Exercícios terapêuticos.* Foram prescritos exercícios para promover a extensão da coluna que consistiam de uma progressão da posição em prono, passando pela posição em prono sobre o cotovelo, para, finalmente, atividades de suspensão também em prono. Além disso, foram administrados exercícios aeróbios com bicicleta ergométrica e ergonômetro para a parte superior do corpo.

▶ *Instrução para o paciente.* O paciente recebeu esclarecimentos sobre a causa dos sintomas e foi orientado a evitar movimentos de inclinação súbita e de torção e a dormir em decúbito lateral. Ademais, ele foi instruído também sobre as técnicas corretas de levantamento. Em seguida, foi orientado a fazer os exercícios em casa, 3 a 5 vezes por dia, e a esperar alguma sensibilidade dolorosa após sua execução.

ESTUDO DE CASO DOR LOMBAR CENTRAL

HISTÓRIA

Uma mulher de 45 anos foi encaminhada ao fisioterapeuta devido à DL. Queixava-se de dor no centro das costas, na linha da cintura. A dor, iniciada de forma gradual muitos anos antes, não se expandiu a partir dessa pequena área, porém teve sua intensidade aumentada, o que resultou de uma lesão de inclinação e levantamento de alguns anos atrás. Desde então, a paciente informou que tinha dificuldade para se endireitar a partir de uma posição de inclinação do corpo. As manobras de torção na posição de pé, sentada ou deitada também produziam dor, mas, ainda assim, ela conseguia sentar, levantar ou caminhar sem dor por longos períodos.

QUESTÕES

1. Liste os diagnósticos diferenciais para queixas de início gradual de DL central.
2. Qual pode ser o significado do início insidioso?
3. Liste as razões potenciais das dificuldades que a paciente sentia para endireitar o corpo a partir da posição flexionada.
4. Com base na história, quais são as indicações de que essa condição pode ser um problema mecânico?
5. Os resultados dos estudos de imagem seriam úteis nessa situação? Em caso afirmativo, quais?
6. Qual é a hipótese de trabalho nesse estágio? Quais testes podem ser usados para confirmar ou refutar tal hipótese?
7. Essa apresentação/história justifica a realização de um exame de varredura de Cyriax no quadrante inferior? Por quê?

EXAME

Embora a paciente tenha se apresentado com início insidioso de dor, esta havia surgido há muito tempo e a sua área não mudou durante anos. A intensidade aumentou, mas não há evidências de irradiação, e aparentemente a dor estava relacionada ao movimento. Por isso, foi realizado apenas um exame de varredura modificado, cujos resultados foram os seguintes:

▶ A flexão tinha amplitude total e era indolor, embora o retorno da flexão fosse doloroso, principalmente no início. Todos os demais movimentos eram completos e indolores.

▶ A compressão e a distração da coluna lombar eram indolores.

▶ O teste do faisão foi positivo (ver "Testes especiais", anteriormente neste capítulo).

▶ Não foi encontrada evidência de comprometimento neurológico. Os testes e as medições revelaram o seguinte:

▶ Os testes de MIVFP apontaram boa mobilidade em todos os níveis da coluna lombar.

▶ Os teste de MIVAFP para a extensão do segmento LV-SI produziu sensação espasmódica de final do movimento.

▶ O teste de cisalhamento anterior foi positivo para aumento da dor e do movimento.

▶ Foi observada redução na flexibilidade dos flexores do quadril, do reto femoral e dos isquiotibiais.

QUESTÕES

1. É possível estabelecer um diagnóstico com base nos achados dos testes e das medições ou é necessário fazer testes adicionais especiais?
2. O que a sensação de final do movimento espasmódica poderia sugerir sobre a irritabilidade da condição?
3. Qual é o significado dos achados do teste de cisalhamento anterior?
4. Qual é o significado dos achados do teste do faisão e dos testes de comprimento muscular?
5. Quais músculos dentre os encurtados adaptativamente têm probabilidade de ser mais significativos?
6. Quais outros testes poderiam ser aplicados se a intervenção não produzir melhoras?

AVALIAÇÃO

A história dessa paciente sugere a presença de instabilidade. É necessário eliminar a hipótese de hérnia de DIV, mudanças degenerativas e lesão da articulação zigoapofisária. Nesse caso, a ausência de sintomas neurológicos e o padrão de restrição de movimento ajudaram a determinar o diagnóstico provisório. Comprometimentos mais graves também podem ser excluídos pelo número de anos que a paciente conviveu com o problema.

QUESTÕES

1. Depois do diagnóstico provisório, qual intervenção pode ser prescrita?
2. Como essa condição pode ser descrita à paciente?
3. Como a intensidade dos exercícios para a intervenção deve ser determinada?
4. Quais técnicas manuais são mais adequadas para a condição? Por quê?
5. Estime o prognóstico da paciente.
6. Quais modalidades devem ser usadas na intervenção dessa paciente? Por quê?
7. Quais exercícios devem ser prescritos? Por quê?

INTERVENÇÃO

▶ *Terapia manual.* Com frequência, a única intervenção manual para esse caso é a correção dos deslocamentos pélvicos e desequilíbrios musculares. Nessa paciente, foi realizado o alongamento dos flexores do quadril e do reto femoral, com proteção da coluna lombar.

▶ *Exercícios terapêuticos.* Foi iniciada uma progressão da estabilização lombar. Além disso, foram prescritos exercícios aeróbios com bicicleta ergométrica e ergonômetro para a parte superior do corpo.

▶ *Instrução para a paciente.* A paciente recebeu esclarecimentos sobre a causa dos sintomas e foi aconselhada a evitar movimentos extremos, principalmente a hiperextensão lombar. A permanência de pé por muito tempo deveria ser acompanhada pela elevação de um dos pés, colocando-o sobre um banquinho. A paciente foi aconselhada a dormir em decúbito lateral com um travesseiro entre os joelhos. Além de receber instruções sobre as posições e atividades que deveria evitar, ela também foi aconselhada a continuar os exercícios em casa, 3 a 5 vezes por dia, e a esperar alguma sensibilidade dolorosa após sua execução. Além disso, recebeu orientações sobre o uso de calor e gelo em casa.

▶ *Objetivos/resultados.* Os objetivos da paciente e os resultados foram discutidos.

ESTUDO DE CASO   DOR NA PERNA AO CAMINHAR

HISTÓRIA

Um homem de 65 anos apresentou-se com início insidioso de sintomas na perna direita que ocorriam imediatamente após caminhar durante determinado período ou certa distância ou depois de permanecer de pé e desapareciam na posição sentada. Ele queixou-se também de dor à noite, principalmente quando dormia de bruços. Uma investigação posterior revelou história de dor nas costas relacionada a um tipo de trabalho que envolvia levantamento de pesos. Apesar disso, o paciente, tinha boa saúde e não relatou comprometimento intestinal ou urinário.

QUESTÕES

1. Levando-se em consideração a idade e a história do paciente, qual a hipótese de trabalho?
2. Por que o paciente sente dor ao deitar-se em prono?
3. A dor noturna é causa para preocupações? Por quê?
4. Essa apresentação/história justifica a realização de um exame de varredura? Por quê?

EXAME

O diagnóstico provisório para esse caso pode ser estabelecido com base na história: paciente idoso com dor radicular ou parestesia, que é reproduzida na posição ereta e desaparece imediatamente ao se sentar ou inclinar anteriormente. Trata-se de uma síndrome clássica dos idosos. Apesar do paciente enquadrar-se no padrão de uma síndrome, é útil fazer um exame de varredura, principalmente devido ao início insidioso dos sintomas e à presença de sintomas na perna. Uma varredura lombar apresentou os seguintes resultados:

▶ A estatura do paciente era mediana. Sua postura ereta revelou uma coluna lombar retificada e ligeira flexão nos quadris e nos joelhos, ainda que pouco perceptível.

▶ Os testes de ADMA demonstraram um padrão capsular de restrição na coluna. Não foi relatado qualquer sintoma durante a extensão da coluna, embora uma observação mais apurada tenha revelado a ocorrência de pouco movimento na coluna lombar na manobra.

▶ Quando o paciente executou a inclinação pélvica anterior para aumentar a lordose lombar, parestesias para a perna foram reproduzidas, e a reversão da lordose aliviou os sintomas.

▶ A distribuição da parestesia incluía a região medial e lateral da perna, o dorso do pé e o hálux.

▶ O teste de EPR foi normal.

▶ A ADM da extensão do quadril apontou uma redução em ambos os lados.

▶ O teste de força muscular abdominal evidenciou fraqueza.

▶ O teste da bicicleta de van Gelderen[505] foi usado para confirmar o diagnóstico e excluir a hipótese de claudicação arterial.

AVALIAÇÃO

Os achados relacionados a esse paciente indicaram a presença de estenose espinal no recesso lateral no nível de LIV e LV no lado direito.

QUESTÕES

1. Depois do diagnóstico provisório, qual intervenção pode ser prescrita?
2. Como essa condição pode ser descrita ao paciente?
3. Em ordem de prioridade e com base nos estágios da recuperação, faça uma lista dos vários objetivos da intervenção escolhida.
4. O que deve ser dito ao paciente sobre a intervenção?
5. Qual técnica é a mais adequada para essa condição: a simétrica ou a assimétrica? Por quê?
6. Estime o prognóstico do paciente.
7. Quais modalidades podem ser usadas na intervenção?
8. Quais exercícios devem ser prescritos?

INTERVENÇÃO

▶ *Alívio do sintoma inicial.* Inicialmente foram utilizadas modalidades eletroterapêuticas e agentes térmicos para aliviar a dor sintomática. O paciente foi orientado sobre o uso de calor e gelo em casa. Ele recebeu uma unidade TENS para facilitar a execução das AVDs.

▶ *Terapia manual.* Inicialmente foi aplicada uma tração manual simétrica. Como o paciente pareceu obter bons resultados com isso, foi feita a introdução da tração mecânica.

▶ *Exercícios terapêuticos.* Foram prescritos exercícios que incorporam flexão lombar, a saber: inclinações pélvicas posteriores; movimentos simples e bilaterais do joelho até o tórax; e flexão na posição sentada. Além disso, foram realizados exercícios aeróbios com bicicleta ergométrica e ergonômetro para a parte superior do corpo.

▶ *Instrução para o paciente.* O paciente recebeu esclarecimentos sobre a causa dos sintomas e foi orientado a evitar sentar-se ou levantar-se com o corpo ereto. A permanência de pé por tempo prolongado deveria ser acompanhada da elevação de um dos pés, colocando-o sobre um banquinho. O paciente foi orientado a dormir do lado direito. Por quê? Além disso, ele recebeu instruções sobre como usar a inclinação pélvica posterior durante as AVDs, bem como sobre a aplicação de técnicas corretas de levantamento. A seguir, foi instruído a continuar os exercícios em casa, 3 a 5 vezes por dia, e a esperar alguma sensibilidade dolorosa após sua execução.

▶ *Objetivos/resultados.* Os objetivos do paciente e os resultados esperados pelo fisioterapeuta foram discutidos.

ESTUDO DE CASO   DOR NA NÁDEGA DIREITA

HISTÓRIA

Uma mulher de 21 anos de idade apresentou-se com DL que sentira enquanto jogava tênis, acompanhada de dor aguda na área da nádega direita. Ela conseguiu continuar jogando, e a dor aguda diminuiu até a manhã seguinte, quando tentou sustentar peso com a perna direita. A dor diminuiu novamente após uma ducha quente, e a paciente saiu para trabalhar. Naquela noite, ao fazer *jogging*, foi forçada a parar após ter corrido 1.600 metros devido à dor aguda na nádega. Uma compressa quente aliviou o sintoma, que foi substituído por uma dor imprecisa que durou vários dias. Ela procurou assistência médica e foi encaminhada para fisioterapia. Quando o fisioterapeuta pediu para indicar o local da dor, a paciente apontou uma pequena área sobre o músculo piriforme, medial ao trocânter direito. Um questionamento adicional revelou que ela não tinha história anterior de dor nas costas e que encontrava-se com boa saúde, sem comprometimento intestinal ou urinário.

QUESTÕES

1. Quais estruturas podem estar apresentando alguma deficiência com as queixas de dor na nádega?
2. O que a história de dor informa ao fisioterapeuta?
3. Qual é a hipótese de trabalho nesse estágio? Faça uma lista dos vários diagnósticos que podem apresentar-se com a dor nas nádegas e dos testes que podem ser aplicados para excluir cada um deles.
4. Essa apresentação/história justifica a realização de uma varredura? Por quê?

EXAME

A dor era de origem traumática, e sua intensidade e comportamento sugerem causa biomecânica. A observação não revelou alterações excepcionais. Os testes e as medições evidenciaram o seguinte:

▶ A ADMA no plano sagital demonstrou 75% de restrição da inclinação lateral à direita e ligeira limitação da extensão.

▶ O teste de movimento combinado indica a presença de uma restrição do quadrante posterior direito: movimento combinado de inclinação lateral à direita e extensão em 50%, em comparação com a extensão e a inclinação lateral à esquerda, com reprodução da dor.

▶ A pressão póstero-anterior aplicada sobre a LV produziu sensibilidade local.

▶ Os testes de MIVFP sinalizaram hipomobilidade nos níveis de LIV-LV e LV-SI.

▶ O teste de MIVAFP revelou hipomobilidade na extensão e na inclinação lateral à direita no nível de LV-SI.

QUESTÕES

1. Que informações podem ser obtidas nos testes de movimento combinado positivo?
2. Os testes e as medições confirmam a hipótese de trabalho? Por quê?
3. Se os testes e as medições não confirmarem a hipótese de trabalho, qual será o curso de ação?
4. Tendo em vista os achados dos testes e das medições, já é possível estabelecer o diagnóstico ou é necessário fazer testes adicionais especiais? Que informações poderiam ser obtidas nos testes adicionais?
5. Como determinar se a perda de movimento é o resultado de restrição articular ou de limitação miofascial?

AVALIAÇÃO

O diagnóstico provisório da paciente foi de hipomobilidade articular de extensão e inclinação lateral direita no nível de LV-SI.

QUESTÕES

1. Depois do diagnóstico, qual intervenção pode ser prescrita?
2. Como essa condição pode ser descrita à paciente?
3. Em ordem de prioridade e com base nos estágios da recuperação, faça uma lista dos vários objetivos da intervenção.
4. Como a amplitude e a posição articular para a intervenção pode ser determinada?
5. O que deve ser dito à paciente sobre a intervenção?
6. Qual técnica é a mais adequada para essa condição: a assimétrica ou a simétrica? Por quê?
7. Quais modalidades podem ser usadas na intervenção para essa paciente?
8. Quais exercícios podem ser prescritos?

INTERVENÇÃO

▶ *Alívio do sintoma inicial.* Inicialmente, a área envolvida recebeu aplicação de calor úmido e ultrassom para aliviar a dor sintomática. A paciente foi instruída as usar calor e gelo em casa.

▶ *Terapia manual.* Após o ultrassom, foram aplicadas técnicas específicas para tecidos moles na área. Considerando-se que o deslizamento articular estava restrito a um padrão assimétrico, foi empregada uma técnica de mobilização assimétrica para aumentar a extensão e a inclinação lateral à direita no nível de LV-SI. Inicialmente, foram usadas as mobilizações de níveis I e II e, mais tarde, as de níveis III e IV.

▶ *Exercícios terapêuticos.* Os seguintes exercícios foram prescritos:
- Extensão do quadril em prono à direita.
- Rotações pélvicas em supino com flexão dos joelhos.
- Rotação e inclinação lateral de pé à direita.
- Exercícios aeróbios usando bicicleta ergométrica e ergonômetro para a parte superior do corpo.

▶ *Instrução para a paciente.* A paciente recebeu uma explicação sobre a causa dos sintomas. Ela foi orientada a dormir em decúbito lateral e recebeu instruções sobre as técnicas corretas de levantamento. Além disso, foi aconselhada a continuar os exercícios em casa, 3 a 5 vezes por dia, e a esperar alguma sensibilidade dolorosa após sua execução.

▶ *Objetivos/resultados.* Os objetivos da paciente e os resultados esperados pelo terapeuta foram discutidos.

ESTUDO DE CASO DOR LOMBAR SIMÉTRICA

HISTÓRIA

Uma mulher de 30 anos apresentou-se com história de dor sem mecanismo específico de lesão de início gradual há três meses. Ela não sentia nenhuma dor pela manhã, depois de levantar, mas, no meio da tarde, suas costas começavam a doer. A dor aumentava com as atividades que envolviam flexão sustentada e ao levantar. As posições sentada e deitada aliviavam a dor. O resultados das radiografias tiradas recentemente pela paciente eram normais.

EXAME

Na observação, a paciente encontrava-se com lordose lombar normal. Por causa da natureza insidiosa da DL, foi feita uma varredura lombar cujos achados foram os seguintes:

▶ Amplitude completa e sem dor de todos os movimentos.

▶ Nenhum sinal de raiz nervosa ou dural.
Os testes e as medições revelaram o seguinte:

▶ A sobrepressão na flexão total era dolorosa e houve agravamento da dor com a adição da inclinação lateral para ambos os lados.

▶ O teste de MIVFP revelou boa mobilidade em todos os níveis.

▶ O teste de MIVAFP indicou boa mobilidade, com exceção dos deslizamentos de flexão de LIII sobre LIV bilateralmente, que foram reduzidos.

▶ Presença de fraqueza e fadiga dos glúteos, do eretor da espinha e dos abdominais.

▶ Presença de rigidez moderada dos isquiotibiais, com teste de EPR a 75° bilateralmente.

AVALIAÇÃO

Com base no exame, é possível determinar o quadro de uma coluna aparentemente saudável e móvel que começa a doer sempre que houver estresse nos tecidos que restringem a flexão, produzindo um comprometimento simétrico doloroso. Essas estruturas incluem o ligamento posterior e a articulação zigoapofisária que estavam recebendo pouco suporte dinâmico dos abdominais e dos glúteos.

INTERVENÇÃO

A condição da paciente não era aguda, e a intervenção foi relativamente simples.

▶ A paciente recebeu explicações sobre as causas dos sintomas, os exercícios de fortalecimento dos abdominais inferiores, dos glúteos e do eretor da espinha e os de alongamento dos isquiotibiais. Além disso, ela foi orientada sobre os movimentos de inclinação pélvica anterior e as técnicas corretas de levantamento.

▶ O segmento LIII-LIV foi mobilizado em flexão simétrica.

▶ Como a paciente sentiu dificuldade para executar corretamente os exercícios, foi necessário utilizar uma unidade de *biofeedback* para ensiná-la quando o músculo correto estivesse sendo ativado. Estímulo elétrico neuromuscular (funcional) foi usado para ativar os músculos adequados.

▶ A rigidez do isquiotibial tornou-se foco de atenção, pois ela facilitou a inclinação pélvica posterior.

▶ A paciente recebeu educação sobre a manutenção da mecânica corporal ideal (linha de gravidade, uso do quadril, carga próxima ao corpo, etc.) durante o levantamento, envolvendo o seguinte: a patologia, os sinais, a capacidade da paciente, o levantamento exigido e o potencial para mudanças. Ela foi orientada a se erguer na "posição de força" ao usar uma inclinação pélvica "dinâmica", a qual foi ensinada com base na sequência a seguir:

▶ Depois de se posicionar em supino com flexão dos joelhos, a paciente deve executar uma inclinação pélvica e encontrar a "zona neutra". A finalidade desse exercício é ensiná-la a ter consciência da zona neutra em relação à flexão ou à extensão. Durante a manutenção da inclinação, ela deve endireitar e abduzir uma perna.

▶ A paciente deve estar sentada. Em seguida, deve encontrar a zona neutra usando a inclinação pélvica. Após atingir esse objetivo, deve permanecer de pé contra uma parede e encontrar a zona neutra pela inclinação pélvica. Em seguida, deve manter a zona neutra e caminhar afastando-se da parede.

▶ A paciente deve estar de pé. A zona neutra é atingida e mantida, enquanto curva-se até os joelhos como se fosse abaixar-se para erguer algum objeto.

QUESTÕES DE REVISÃO*

1. Qual dos ligamentos da coluna fornece melhor suporte contra protrusões póstero-laterais de DIV?
2. Qual ligamento lombar, consistindo de cinco bandas evita o cisalhamento anterior de LV em SI?
3. Quais músculos formam o eretor da espinha?
4. Quais movimentos são produzidos pelo músculo multífido?
5. Qual é a quantidade normal aproximada de ADM lombar com flexão e extensão?

REFERÊNCIAS

1. Woolf A, Pfleger B: Burden of major musculoskeletal conditions. *Bull World Health Organ* 81:646–656, 2003.
2. Nachemson A: Chronic pain—the end of the welfare state? *Qual Life Res Suppl* 1:S11–S17, 1994.
3. Waddell G: A new clinical model for the treatment of low back pain. *Spine* 12:632–643, 1987.
4. Gibson JN, Grant IC, Waddell G: The Cochrane review of surgery for lumbar disc prolapse and degenerative lumbar spondylosis. *Spine* 24:1820–1832, 1999.
5. Croft PR, Macfarlane GJ, Papageorgiou AC, et al.: Outcome of low back pain in general practice: A prospective study. *BMJ* 316:1356–1359, 1998.
6. Linton SJ: The socioeconomic impact of chronic back pain: Is anyone benefiting? *Pain* 75:163–168, 1998.
7. Indahl A, Velund L, Reikeraas O: Good prognosis for low back pain when left untampered. *Spine* 20:473–477, 1995.
8. Wipf JE, Deyo RA: Low back pain. *Med Clin North Am* 79:231–246, 1995.
9. Viikari-Juntura E, Jouri J, Silverstein BA, et al.: A lifelong prospective study on the role of psychosocial factors in neck, shoulder and low back pain. *Spine* 16:1056–1061, 1991.
10. Bigos SJ, Batti´e M, Spengler DM, et al.: A prospective study of work perceptions and psychosocial factors affecting the report of back injury. *Spine* 16:1–6, 1991.
11. Dehlin O, Berg S: Back symptoms and psychological perception of work. *Scand J Rehabil Med* 9:61–65, 1977.
12. Leino PI, Hänninen V: Psychosocial factors in relation to back and limb disorders. *Scand J Work Environ Health* 21:134–142, 1995.
13. Michel A, Kohlmann T, Raspe H: The association between clinical findings on physical examination and self-reported severity in back pain: Results of a population-based study. *Spine* 22:296–304, 1997.
14. Waddell G, Somerville D, Henderson I, et al.: Objective clinical evaluation of physical impairment in chronic lowback pain. *Spine* 17:617–628, 1992.
15. Burdorf A, Sorock G: Positive and negative evidence of risk factors for back disorders. *Scand J Work Environ Health* 23:243–256, 1997.
16. Riihimaki H: Low-back pain, its origin and risk indicators. *Scand J Work Environ Health* 17:81–90, 1991.
17. Croft PR, Rigby AS: Socioeconomic influences on back problems in the community in Britain. *J Epidemiol CommunHealth* 48:166–170, 1994.
18. Heistaro S, Vartiainen E, Heliovaara M, et al.: Trends of back pain in eastern Finland, 1972–1992, in relation to socioeconomic status and behavioral risk factors. *Am J Epidemiol* 148:671–682, 1998.
19. Leino-Arjas P, Hanninen K, Puska P: Socioeconomic variation in back and joint pain in Finland. *Eur J Epidemiol* 14:79–87, 1998.
20. Hagen KB, Holte HH, Tambs K, et al.: Socioeconomic factors and disability retirement from back pain: A 1983–1993 population-based prospective study in Norway. *Spine* 25:2480–2487, 2000.
21. Hoogendoorn WE, Poppel MN, Bongers PM, et al.: Physical load during work and leisure time as risk factors for back pain. *Scand J Work Environ Health* 25:387–403, 1999.
22. Hemingway H, Shipley MJ, Stansfeld S, et al.: Sickness absence from back pain, psychosocial work characteristics and employment grade among office workers. *Scand J Work Environ Health* 23:121–129, 1997.

---

*Questões adicionais para testar seu conhecimento deste capítulo podem ser encontradas (em inglês) em Online Learning Center para *Orthopaedic Assessment, Evaluation, and Intervention*, em www.duttononline.net. As respostas para as questões anteriores são apresentadas no final deste livro.

23. Riihimaki H: Epidemiology and pathogenesis of non-specific low back pain: What does the epidemiology tell us? *Bull Hosp Jt Dis* 55:197–198, 1996.
24. Smedley J, Egger P, Cooper C, et al.: Prospective cohort study of predictors of incident low back pain in nurses. *BMJ* 314:1225–1228, 1997.
25. Kraus JF, Gardner LI, Collins J, et al.: Design factors in epidemiologic cohort studies of work-related low back injury or pain. *Am J Ind Med* 32:153–163, 1997.
26. Macfarlane GJ, Thomas E, Papageorgiou AC, et al.: Employment and physical work activities as predictors of future low back pain. *Spine* 22:1143–1149, 1997.
27. Kelsey JL: An epidemiological study of the relationship between occupations and acute herniated lumbar intervertebral discs. *Int J Epidemiol* 4:197–205, 1975.
28. Tichauer ER: *The Biomedical Basis of Ergonomics: Anatomy Applied to the Design of the Work Situation*. New York: Wiley Inter-Sciences, 1978.
29. Magora A: Investigation of the relation between lowback pain and occupation: 4. Physical requirements: Bending, rotation, reaching and sudden maximal effort. *Scand J Rehabil Med* 5:186–190, 1973.
30. Magora A: Investigation of the relation between low back pain and occupation: 3. Physical requirements: Sitting, standing and weight lifting. *Ind Med Surg* 41:5–9, 1972.
31. Kelsey JL, Hardy RJ: Driving of motor vehicles as a risk factor for acute herniated lumbar intervertebral disc. *Am J Epidemiol* 102:63–73, 1975.
32. Backman AL: Health survey of professional drivers. *Scand J Work Environ Health* 9:30–35, 1983.
33. Bongers PM, Boshuizen HC, Hulshof CTJ, et al.: Back disorders in crane operators exposed to whole-body vibration. *Int Arch Occup Environ Health* 60:129–137, 1988.
34. Bongers PM, Hulshof CTJ, Dijkstra L, et al.: Back pain and exposure to whole body vibration in helicopter pilots. *Ergonomics* 33:1007–1026, 1990.
35. Pietri F, Leclerc A, Boitel L, et al.: Low-back pain in commercial drivers. *Scand J Work Environ Health* 18:52–58, 1992.
36. Linton S: Risk factors for neck and back pain in a working population in Sweden. *Work Stress* 4:41–49, 1990.
37. Hoogendoorn WE, Poppel MN, Bongers PM, et al.: Systematic review of psychosocial factors at work and in private life as risk factors for back pain. *Spine* 25:2114–2125, 2000.
38. Leboeuf-Yde C, Kyvik KO, Bruun NH: Low back pain and life style: Part I. Smoking information from a population-based sample of 29424 twins. *Spine* 23:2207–2214, 1998.
39. Holmstrom EB, Lindell J, Moritz U: Low back and neck/shoulder pain in construction workers: Occupational workload and psychosocial risk factors. Part 1: Relationship to lowback pain. *Spine* 17:663–671, 1992.
40. Miranda H, Viikari-Juntura E, Martikainen R, et al.: Individual factors, occupational loading, and physical exercise as predictors of sciatic pain. *Spine* 27:1102–1109, 2002.
41. Kelsey JL: An epidemiological study of acute herniated lumbar intervertebral discs. *Rheumatol Rehabil* 14:144–159, 1975.
42. Fogelholm RR, Alho AV: Smoking and intervertebral disc degeneration. *Med Hypotheses* 56:537–539, 2001.
43. Heliövaara M: Body height, obesity, and risk of herniated lumbar intervertebral disc. *Spine* 12:469–472, 1987.
44. Aro S, Leino P: Overweight and musculoskeletal morbidity: A ten-year follow-up. *Int J Obesity* 9:267–275, 1985.
45. Böstman OM: Body mass index and height in patients requiring surgery for lumbar intervertebral disc herniation. *Spine* 18:851–854, 1993.
46. Deyo RA, Bass JE: Lifestyle and low-back pain. The influence of smoking and obesity. *Spine* 14:501–506, 1989.
47. Deyo RA, Diehl AK: Lumbar spine films in primary care: Current use and effects of selective ordering criteria. *J Gen Intern Med* 1:20–25, 1986.
48. Frymoyer JW, Newberg A, Pope MH, et al.: Spine radiographs in patients with low-back pain. *J Bone Joint Surg* 66A:1048–1055, 1984.
49. Witt I, Vestergaard A, Rosenklint A: A comparative analysis of X-ray findings of the lumbar spine in patient with and without lumbar pain. *Spine* 9:298–300, 1984.
50. Nordin M, Hiebert R, Pietrek M, et al.: Association of comorbidity and outcome in episodes of nonspecific low back pain in occupational populations. *J Occup Environ Med* 44:677–684, 2002.
51. Bodack MP, Monteiro M: Therapeutic exercise in the treatment of patients with lumbar spinal stenosis. *Clin Orthop Relat Res* 384:144–152, 2001.
52. Caspersen CJ, Powell KE, Christenson GM: Physical activity, exercise and physical fitness. *Public Health Rep* 100:125–131, 1985.
53. Danielsen J, Johnsen R, Kibsgaard S, et al.: Early aggressive exercise for postoperative rehabilitation after discectomy. *Spine* 25:1015–1020, 2000.
54. Janeck K, Reuven B, Romano CT: Spinal stabilization exercises for the injured worker. *Occup Med* 13:199–207, 1998.
55. Kendall PH, Jenkins JM: Exercises for back ache: A double blind controlled study. *Physiotherapy* 54:154–157, 1968.
56. O'Sullivan PB: Lumbar segmental 'instability': Clinical presentation and specific stabilizing exercise management. *Man Ther* 5:2–12, 2000.
57. Kahanovitz N, Nordin M, Verderame R, et al.: Normal trunk muscle strength and endurance in women and the effect of exercises and electrical stimulation: Part 2. comparative analysis of electrical stimulation and exercise to increase trunk muscle strength and endurance. *Spine* 12:112–118, 1987.
58. Nachemson A: Work for all. For those with low back pain as well. *Clin Orthop* 179:77, 1982.
59. Bogduk N, Twomey LT: Anatomy and biomechanics of the lumbar spine. In: Bogduk N, Twomey LT, eds. *Clinical Anatomy of the Lumbar Spine and Sacrum*, 3rd edn. Edinburgh: Churchill Livingstone, 1997:2–53; 81–152; 171–176.
60. Tulsi RS, Hermanis GM: A study of the angle of inclination and facet curvature of superior lumbar zygapophyseal facets. *Spine* 18:1311–1317, 1993.
61. Abumi K, Panjabi MM, Kramer KM, et al.: Biomechanical evaluation of lumbar stability after graded facetectomies. *Spine* 15:1142–1147, 1990.
62. Haegg O, Wallner A: Facet joint asymmetry and protrusion of the intervertebral disc. *Spine* 15:356–359, 1990.
63. Ahmed AM, Duncan MJ, Burke DL: The effect of facet geometry on the axial torque-rotation response of lumbar motion segments. *Spine* 15:391–401, 1990.
64. Davis PR: The thoraco-lumbar mortice joint. *J Anat* 89:370–377, 1955.
65. Singer KP, Giles LGF: Manual therapy considerations at the thoracolumbar junction: An anatomical and functional perspective. *J Man Physiol Ther* 13:83–88, 1990.
66. White AA: An analysis of the mechanics of the thoracic spine in man. *Acta Orthop Scand* 127(Suppl):8–92, 1969.
67. Lewin T: Osteoarthritis in lumbar synovial joints. *Acta Orthop Scand Suppl* 73:1–112, 1964.
68. MacIntosh J, Bogduk N: The biomechanics of the lumbar multifidus. *Clin Biomech* 1:205–213, 1986.
69. Lewin T, Moffet B, Viidik A: The morphology of the lumbar synovial intervertebral joints. *Acta Morphol Neerl Scand* 4:299–319, 1962.
70. Bogduk N, Jull G: The theoretical pathology of acute locked back: A basis for manipulative therapy. *Man Med* 1:78, 1985.
71. Willard FH: The muscular, ligamentous and neural structure of the low back and its relation to low back pain. In: Vleeming A, Mooney V, Dorman T, et al., eds. *Movement, Stability and Low Back Pain*. New York: Churchill Livingstone, 1997:3–36.

72. Francois RJ: Ligament insertions into the human lumbar vertebral body. *Acta Anat* 91:467–480, 1975.
73. Bogduk N, Tynan W, Wilson AS: The nerve supply to the human intervertebral discs. *J Anat* 132:39–56, 1981.
74. White AA, Panjabi MM: Clinical Biomechanics of the Spine, 2nd edn. Philadelphia: Lippincott-Raven, 1990:106–108.
75. Tkaczuk H: Tensile properties of human lumbar longitudinal ligament. *Acta Orthop Scand* 115:9–69, 1968.
76. Yong-Hing K, Reilly J, Kirkaldy-Willis WH: The ligamentum flavum. *Spine* 1:226–234, 1976.
77. Yahia LH, Garzon S, Strykowski H, et al.: Ultrastructure of the human interspinous ligament and ligamentum flavum: A preliminary study. *Spine* 15:262–268, 1990.
78. Panjabi MM, Goel VK, Takata K: Physiologic strains in the lum-bar ligaments: An in vitro biomechanical study. *Spine* 7:192–203, 1983.
79. Bogduk N, Wilson AS, Tynan W: The human lumbar dorsal rami. *J Anat* 134:383–397, 1982.
80. Heylings DJA: Supraspinous and interspinous ligaments of the human spine. *J Anat* 125:127–131, 1978.
81. Newman PH: Sprung back. *J Bone Joint Surg* 34B:30–37, 1952.
82. Hukins DWL, Kirby MC, Sikoryn TA, et al.: Comparison of structure, mechanical properties, and function of lumbar spinal ligaments. *Spine* 15:787–795, 1990.
83. Gray H: *Gray's Anatomy*. Philadelphia: Lea & Febiger, 1995.
84. Kapandji IA: *The Physiology of the Joints, the Trunk and Vertebral Column*. New York: Churchill Livingstone, 1991.
85. Luk KDK, Ho HC, Leong JCY: The iliolumbar ligament. A study of its anatomy, development and clinical significance. *J Bone Joint Surg* 68B:197–200, 1986.
86. Chow DHK, Luk KDK, Leong JCY, et al.: Torsional stability of the lumbosacral junction: Significance of the iliolumbar ligament. *Spine* 14:611–615, 1989.
87. Kirkaldy-Willis WH: The three phases of the spectrum of degenerative disease. In: Kirkaldy-Willis WH, ed. *Managing Low Back Pain*. New York: Churchill Livingstone, 1983:75–90.
88. Seitsalo S, Osterman K, Hyvarinen H, et al.: Progression of the spondylolisthesis in children and adolescents. *Spine* 16:417–421, 1991.
89. Golub BS, Silverman B: Transforaminal ligaments of the lumbar spine. *J Bone Joint Surg* 51A:947–956, 1969.
90. MacNab I: *Backache*. Baltimore, MD: Williams and Wilkins, 1978:98–100.
91. Bogduk N: The lumbar mamillo-accessory ligament. Its anatomical and neurosurgical significance. *Spine* 6:162–167, 1981.
92. Cholewicki J, McGill S: Mechanical stability of the in vivo lumbar spine: Implications for injury and chronic low back pain. *Clin Biomech* 11:1–15, 1996.
93. Hodges P, Richardson C: Inefficient muscular stabilisation of the lumbar spine associated with low back pain: A motor control evaluation of transversus abdominis. *Spine* 21:2540–2650,1996.
94. Morgan D: Concepts in functional training and postural stabiliza-tion for the low-back-injured. *Top Acute Care Trauma Rehabil* 2:8–17, 1988.
95. Williams PL, Warwick R, Dyson M, et al.: *Gray's Anatomy*, 37th edn. London: Churchill Livingstone, 1989.
96. Hides JA, Richardson CA, Jull GA: Multifidus muscle recovery is not automatic after resolution of acute, first-episode low back pain. *Spine* 21:2763–2769, 1996.
97. Goel V, Kong W, Han J, et al.: A combined finite element and optimization investigation of lumbar spine mechanics with and without muscles. *Spine* 18:1531–1541, 1993.
98. Panjabi M, Abumi K, Duranceau J, et al.: Spinal stability and inter-segmental muscle forces. A biomechanical model. *Spine* 14:194–199, 1989.
99. Steffen R, Nolte LP, Pingel TH: Rehabilitation of the post-operative segmental lumbar instability: A biomechanical analysis of the rank of the back muscles. *Rehabilitation* 33:164–170, 1994.
100. Wilke HJ, Wolf S, Claes LE, et al.: Stability increase of the lumbar spine with different muscle groups. A biomechanical in vitro study. *Spine* 20:192–198, 1995.
101. Farfan HF: *Mechanical Disorders of the Low Back*. Philadelphia: Lea & Febiger, 1973.
102. Hides JA, Stokes MJ, Saide M, et al.: Evidence of lumbar multifidus muscle wasting ipsilateral to symptoms in patients with acute/subacute low back pain. *Spine* 19:165–172, 1994.
103. Cleland J, Schulte C, Durall C: The role of therapeutic exercise in treating instability-related lumbar spine pain: A systematic review. *J Back Musculoskeletal Rehabil* 16:105–115, 2002.
104. Kalimo H, Rantanen J, Vilgarnen T, et al.: Lumbar muscles: Structure and function. *Ann Med* 21:353–359, 1989.
105. MacIntosh J, Pearcy M, Bogduk N: The axial torque or the lumbar back muscles: Torsion strength of the back muscles. *Aust NZ J Surg* 63:205–212, 1993.
106. Donisch EW, Basmajian JV: Electromyography of deep back muscles in man. *Am J Anat* 133:25–36, 1971.
107. Flicker PL, Fleckenstein J, K F, et al.: Lumbar muscle usage in chronic low back pain. *Spine* 18:582, 1993.
108. Lee DG: Instability of the sacroiliac joint and the consequences for gait. In: Vleeming A, Mooney V, Dorman T, et al., eds. *Movement, Stability and Low Back Pain*. Edinburgh: Churchill Livingstone, 1997:231.
109. Schwarzer AC, Aprill CN, Bogduk N: The sacroiliac joint in chronic low back pain. *Spine* 20:31–37, 1995.
110. Snijders CJ, Ribbers MTLM, de Bakker JV, et al.: EMG recordings of abdominal and back muscles in various standing postures: Validation of a biomechanical model on sacroiliac joint stability. *J Electromyogr Kinesiol* 8:205–214, 1998.
111. Shindo H: Anatomical study of the lumbar multifidus muscle and its innervation in human adults and fetuses. *J Nippon Med School* 62:439–446, 1995.
112. McIntosh JE, Valencia F, Bogduk N, et al.: The morphology of the lumbar multifidus muscles. *Clin Biomech* 1:196–204, 1986.
113. Mitchell FL, Moran PS, Pruzzo NA: *An Evaluation and Treatment Manual of Osteopathic Muscle Energy Procedures*. Manchester, MO: Mitchell, Moran and Pruzzo Associates, 1979.
114. Aspden RM: Review of the functional anatomy of the spinal ligaments and the lumbar erector spinae muscles. *Clin Anat* 5:372–387, 1992.
115. Bogduk N: A reappraisal of the anatomy of the human lumbar erector spinae. *J Anat* 131:525–540, 1980.
116. McIntosh JE, Bogduk N: The morphology of the lumbar erector spinae. *Spine* 12:658–668, 1986.
117. Bogduk N, Mcintosh JE, Pearcy MJ: Auniversal model of the lumbar back muscles in the upright position. *Spine* 17:897–913, 1992.
118. Fast A, Shapiro D, Ducommun EJ, et al.: Low-back pain in pregnancy. *Spine* 12:368–371, 1987.
119. Mogren IM: Previous physical activity decreases the risk of low back pain and pelvic pain during pregnancy. *Scand J Public Health* 33:300–306, 2005.
120. Mogren IM, Pohjanen AI: Low back pain and pelvic pain during pregnancy: Prevalence and risk factors. *Spine* 30:983–991, 2005.
121. Pool-Goudzwaard AL, Slieker ten Hove MC, Vierhout ME, et al.: Relations between pregnancy-related low back pain, pelvic floor activity and pelvic floor dysfunction. *Int Urogynecol J Pelvic Floor Dysfunct* 16:468–474; Epub 2005 Apr 1, 2005.
122. Wang SM, Dezinno P, Maranets I, et al.: Low back pain during pregnancy: Prevalence, risk factors, and outcomes. *Obstet Gynecol* 104:65–70, 2004.
123. Stuge B, Hilde G, Vollestad N: Physical therapy for pregnancy-related lowback and pelvic pain: Asystematic review. *Acta Obstet Gynecol Scand* 82:983–990, 2003.
124. Kendall FP, McCreary EK, Provance PG: *Muscles: Testing and Function*. Baltimore, MD: Williams & Wilkins, 1993.

125. Huijbregts PA: Lumbopelvic region: Anatomy and biomechanics. In: Wadsworth C, ed. *Current Concepts of Orthopaedic Physical Therapy—Home Study Course*. La Crosse, WI: Orthopaedic Section, APTA, 2001.
126. Lee DG: The pelvic girdle: *An Approach to the Examination and Treatment of the Lumbo-Pelvic-Hip Region*, 2nd edn. Edinburgh: Churchill Livingstone, 1999.
127. Richardson CA, Jull GA, Hodges P, et al.: *Therapeutic Exercise for Spinal Segmental Stabilization in Low Back Pain*. London: Churchill Livingstone, 1999.
128. Hodges P, Richardson C: Contraction of transversus abdominis invariably precedes upper limb movement. *Exp Brain Res* 114:362–370, 1997.
129. Hodges P, Richardson C, Jull G: Evaluation of the relationship between laboratory and clinical tests of transversus abdominis function. *Physiother Res Int* 1:30–40, 1996.
130. McGill SM, Norman RW: Low back biomechanics in industry: The prevention of injury through safer lifting. In: Grabiner MD, ed. *Current Issues in Biomechanics*. Champaign IL: Human Kinetics Publishers, 1993:69–120.
131. Aspden RM: The spine as an arch: A new mathematical model. *Spine* 14:266–274, 1989.
132. White SG, McNair PJ: Abdominal and erector spinae muscle activity during gait: The use of cluster analysis to identify patterns of activity. *Clin Biomech* 17:177–184, 2002.
133. O'Sullivan PB, Grahamslaw KM, Kendell M, et al.: The effect of different standing and sitting postures on trunk muscle activity in a pain-free population. *Spine* 27:1238–1244, 2002.
134. Ng JK, Richardson CA, Parnianpour M, et al.: EMG activity of trunk muscles and torque output during isometric axial rotation exertion: A comparison between back pain patients and matched controls. *Spine* 27:637–646, 2002.
135. Hodges PW, Richardson CA: Contraction of the abdominal muscles associated with movement of the lower limb. *Phys Ther* 77:132–142; discussion 142–144, 1997.
136. Bogduk N, Pearcy M, Hadfield G: Anatomy and biomechanics of psoas major. *Clin Biomech* 7:109–119, 1992.
137. Santaguida PL, McGill SM: The psoas major muscle: A three-dimensional geometric study. *J Biomech* 28:339–345, 1995.
138. Porterfield JA, DeRosa C: *Mechanical Low Back Pain*, 2nd edn. Philadelphia: WB Saunders, 1998.
139. Bogduk N, MacIntosh J: The applied anatomy of the thoracolumbar fascia. *Spine* 9:164–170, 1984.
140. Gracovetsky S, Farfan HF, Lamy C: The mechanism of the lumbar spine. *Spine* 6:249–262, 1981.
141. McCullough JA, Waddell G: Variation of the lumbosacral myotomes with bony segmental anomalies. *J Bone Joint Surg* 62B:475–480, 1980.
142. Bogduk N: The innervation of the lumbar spine. *Spine* 8:286–293, 1983.
143. Hovelacque A: *Anatomie Des Nerf Craniens Et Rachdiens Et Du Systeme Grande Sympathetique*. Paris: Doin, 1927.
144. Mooney V, Robertson J: The facet syndrome. *Clin Orthop* 115:149–156, 1976.
145. Lee CK, Rauschning W, Glenn W: Lateral lumbar spinal canal stenosis: Classification, pathologic anatomy and surgical decompression. *Spine* 13:313–320, 1988.
146. Fritz JM, Erhard R, Vignovic M: A non-surgical treatment ap-proach for patients with lumbar spinal stenosis. *Spine* 77:962–973, 1997.
147. Kulak RF, Schultz AB, Belytschko T, et al.: Biomechanical characteristics of vertebral motion segments and intervertebral discs. *Orthop Clin North Am* 6:121–133, 1975.
148. White AA, Punjabi MM: *Clinical Biomechanics of the Spine*, 2nd edn. Philadelphia, PA: J.B. Lippincott Company, 1990.
149. Prescher A: Anatomy and pathology of the aging spine. *Eur J Radiol* 27:181–195, 1998.
150. Mercer S: Kinematics of the spine. In: Boyling JD, Jull GA, eds. *Grieve's Modern Manual Therapy: The Vertebral Column*. Philadelphia: Churchill Livingstone, 2004:31–37.
151. Jull GA, Janda V: Muscle and motor control in low back pain. In: Twomey LT, Taylor JR, eds. *Physical Therapy of the Low Back: Clinics in Physical Therapy*. New York: Churchill Livingstone, 1987:258.
152. Pearcy M, Portek I, Shepherd J: The effect of low back pain on lumbar spinal movements measured by three-dimensional X-ray analysis. *Spine* 10:150–153, 1985.
153. Dunlop RB, Adams MA, Hutton WC: Disc space narrowing and the lumbar facet joints. *J Bone Joint Surg* 66B:706–710, 1984.
154. Adams MA, Hutton WC: The resistance to flexion of the lumbar intervertebral joint. *Spine* 5:245–253, 1980.
155. El-Bohy AA, Yang KH, King AI: Experimental verification of load transmission by direct measurement of facet lamina contact pressure. *J Biomech* 22:931–941, 1989.
156. Grieve G: Common patterns of clinical presentation. In: Grieve GP, ed. *Common Vertebral Joint Problems*, 2nd edn. London: Churchill Livingstone, 1988:283–302.
157. Jungham H: Spondylolisthesen Ohne Spalt Im Zwischenge-lenkstuck (Pseudospondylolisthesen). *Arch Orthop Unfall Chir* 29:118–123, 1930.
158. Richardson J, Toppenberg R, Jull G: An initial evaluation of eight abdominal exercises for their ability to provide stabilisation for the lumbar spine. *Aust J Physiother* 36:6–11, 1990.
159. Cossette JW, Farfan HF, Robertson GH, et al.: The instantaneous center of rotation of the third intervertebral joint. *J Biomech* 4:149–153, 1971.
160. Ueno K, Liu YK: A three-dimensional nonlinear finite element model of lumbar intervertebral joint in torsion. *J Biomech Eng* 109:200–209, 1987.
161. Farfan HF, Cossette JW, Robertson GH, et al.: The effects of torsion on the lumbar intervertebral joints: The role of torsion in the production of disc degeneration. *J Bone Joint Surg* 52A:468–497, 1970.
162. McFadden KD, Taylor JR: Axial rotation in the lumbar spine and gapping of the zygapophyseal joints. *Spine* 15:295–299, 1990.
163. Pearcy M, Portek I, Shepherd J: Three-dimensional analysis of normal movement in the lumbar spine. *Spine* 9:294–297, 1984.
164. Pearcy M, Tibrewal SB: Axial rotation and lateral bending in the normal lumbar spine measured by three-dimensional radiography. *Spine* 9:582, 1984.
165. Haher TR, O'Brien M, Dryer JW, et al.: The role of the lumbar facets joints in spinal stability. *Spine* 19:2667–2671, 1994.
166. Nachemson A: Lumbar intradiscal pressure. In: Jayson MIV, ed. *The Lumbar Spine and Back Pain*. Edinburgh: Churchill Livingstone, 1987:191–203.
167. McGill S: Loads on the lumbar spine and associated tissues. In: Goel VK, Weinstein JN, eds. *Biomechanics of the Spine: Clinical and Surgical Perspective*. Boca Raton: CRC Press, 1990:65–95.
168. Schultz A: Loads on the lumbar spine. In: Jayson MIV, ed. *The Lumbar Spine and Back Pain*. Edinburgh: Churchill Livingstone, 1987:204–214.
169. Kingma I, Faber GS, Bakker AJ, et al.: Can low back loading during lifting be reduced by placing one leg beside the object to be lifted? *Phys Ther* 86:1091–1105, 2006.
170. Kingma I, Staudenmann D, van Dieen JH: Trunk muscle activation and associated lumbar spine joint shear forces under different lev-els of external forward force applied to the trunk. *J Electromyogr Kinesiol* 17:14–24; Epub 2006 Mar 13, 2007.
171. Brinckmann P, Biggemann M, Hilweg D: Prediction of the compressive strength of human lumbar vertebrae. *Clin Biomech* 4(Suppl 2):606–610, 1989.
172. Fyhrie DP, Schaffler MB: How Human Vertebral Bone Breaks, NACOBII Congress, Chicago, 1992:465–466.

173. McGill SM: The biomechanics of low back injury: Implications on current practice in industry and the clinic. *J Biomech* 30:465–475, 1997.
174. Crisco JJ, Panjabi MM, Yamamoto I, et al.: Euler stability of the human ligamentous spine. Part II: Experiment. *Clin Biomech* 7:27–32, 1992.
175. Holdsworth F: Fractures, dislocations, and fracture–dislocations of the spine. *J Bone Joint Surg* 52A:1534–1551, 1970.
176. McGill SM, Axler CT: Changes in spine height throughout 32 hours of bedrest. *Arch Phys Med Rehabil* 77:1071–1073, 1996.
177. Kramer J: Pressure dependent fluid shifts in the intervertebral disc. *Orthop Clin North Am* 8:211–216, 1977.
178. Adams MA, Hutton WC: The effect of posture on the fluid content of lumbar intervertebral discs. *Spine* 8:665–671, 1983.
179. McGill SM: Lowback exercises: Evidence for improving exercise regimes. *Phys Ther* 78:754–765, 1998.
180. Adams MA, Dolan P: Recent advances in lumbar spinal mechanics and their clinical significance. *Clin Biomech* 10:3–19, 1995.
181. Panjabi MM: The stabilizing system of the spine. Part 1. Function, dysfunction adaption and enhancement. *J Spinal Disord* 5:383–389, 1992.
182. Panjabi MM: The stabilizing system of the spine. Part II. Neutral zone and instability hypothesis. *J Spinal Disord* 5:390–396; discussion 397, 1992.
183. O'Sullivan PB: 'Clinical instability' of the lumbar spine: It's pathological basis, diagnosis and conservative management. In: Boyling JD, Jull GA, eds.: *Grieve's Modern Manual Ther-apy: The Vertebral Column*. Philadelphia: Churchill Livingstone, 2004:311–331.
184. Tencer AF, Ahmed AM: The role of secondary variables in the measurement of the mechanical properties of the lumbar inter-ver-tebral joint. *J Biomech Eng* 103:129–137, 1981.
185. Wilder DG, Pope MH, Seroussi RE, et al.: The balance point of the intervertebral motion segment: An experimental study. *Bull Hosp Jt Dis Orthop Inst* 49:155–169, 1989.
186. Mimura M, Panjabi M, Oxland T, et al.: Disc degeneration affects the multidirectional flexibility of the lumbar spine. *Spine* 19:1371–1380, 1994.
187. Kaigle A, Holm S, Hansson T: Experimental instability in the lumbar spine. *Spine* 20:421–430, 1995.
188. Wilke H, Wolf S, Claes L, et al.: Stability of the lumbar spine with different muscle groups: A biomechanical in vitro study. *Spine* 20:192–198, 1995.
189. Gardner-Morse M, Stokes I, Laible J: Role of muscles in lumbar spine stability in maximum extension efforts. *J Orthop Res* 13:802–808, 1995.
190. O'Sullivan P, Twomey L, Allison G: Evaluation of specific stabilizing exercise in the treatment of chronic low back pain with radiologic diagnosis of spondylolysis or spondylolisthesis. *Spine* 22:2959–2967, 1997.
191. Best TM, McElhaney J, Garrett WE, Jr., et al.: Characterization of the passive responses of live skeletal muscle using the quasi-linear theory of viscoelasticity. *J Biomech* 27:413–419, 1994.
192. Keller TS, Spengler DM, Hansson TH: Mechanical behavior of the human lumbar spine, I: Creep analysis during static compressive loading. *J Orthop Res* 5:467–478, 1987.
193. Hodges PW, Cresswell AG, Daggfeldt K, et al.: In vivo measurement of the effect of intra-abdominal pressure on the human spine. *J Biomech* 34:347–353, 2001.
194. Hodges PW, Butler JE, McKenzie D, et al.: Contraction of the hu-man diaphragm during postural adjustments. *J Physiol* 505:239–248, 1997.
195. Valencia FP, Munro RR: An electromyographic study of the lumbar multifidus in man. *Electromyogr Clin Neurophysiol* 25:205–221, 1985.
196. Bergmark A: Stability of the lumbar spine. A study in mechanical engineering. *Acta Orthop Scand* 230:20–24, 1989.
197. Stokes IAF, Gardner-Morse M: Lumbar spine maximum efforts and muscle recruitment patterns predicted by a model with multi-joint muscles and joints with stiffness. *J Biomech* 27:1101–1104, 1994.
198. Comerford MJ, Mottram SL: Functional stability re-training: Principles and strategies for managing mechanical dysfunction. *Man Ther* 6:3–14, 2001.
199. Comerford MJ, Mottram SL: Movement and stability dysfunction—contemporary developments. *Man Ther* 6:15–26, 2001.
200. Cresswell A, Oddsson L, Thorstensson A: The influence of sudden perturbations on trunk muscle activity and intra-abdominal pressure while standing. *Exp Brain Res* 98:336–341, 1994.
201. Cresswell A, Grundstrom H, Thorstensson A: Observations on intra-abdominal pressure and patterns of abdominal intra-muscular activity in man. *Acta Physiol Scand* 144:409–418, 1992.
202. McGill S: Kinetic potential of the trunk musculature about three orthogonal orthopaedic axes in extreme postures. *Spine* 16:809–815, 1991.
203. Oddsson L, Thorstensson A: Task specificity in the control of intrinsic trunk muscles in man. *Acta Physiol Scand* 139:123–131, 1990.
204. Deyo RA, Rainville J, Kent DL: What can the history and physical examination tell us about low back pain? *JAMA* 268:760–765, 1992.
205. Nachemson AL: The lumbar spine: An orthopedic challenge. *Spine* 1:59–71, 1976.
206. Bigos S, Bowyer O, Braen G, et al.: *Acute Low Back Problems in Adults. AHCPR Publication 95–0642*. Rockville, MD: Agency for Health Care Policy and Research, Public Health Service, U.S. Department of Health and Human Services, 1994.
207. Resnick DN, Morris C: History and physical examination for low back syndromes. In: Morris C, ed. *Low Back Syndromes: Integrated Clinical Management*. New York: McGraw-Hill, 2006:305–331.
208. Jermyn RT: A nonsurgical approach to low back pain. *JAOA* 101(Suppl):S6–S11, 2001.
209. Ombregt L, Bisschop P, ter Veer HJ, et al.: Clinical examination of the lumbar spine. In: Ombregt L, Bisschop P, ter Veer HJ, et al., eds. *A System of Orthopaedic Medicine*. London: WB Saunders, 1995:577–611.
210. Kuslich SD, Ulstrom CL, Michael CJ: The tissue origin of low back pain and sciatica. *Orthop Clin North Am* 22:181–187, 1991
211. Oesch P: Die Rolle Der Zygapophysealgelenke in Der Aetiolo-gie Lumbaler Rueckenschmerzen Mit Und Ohne Ausstrahlungen. *Man Med* 33:107–114, 1995.
212. Yukawa Y, Kato F, Kajino G, et al: Groin pain associated with lower lumbar disc herniation. *Spine* 22:1736–1739, 1997.
213. Korr IM: Neurochemical and neurotrophic consequences of nerve deformation. In: Glasgow EF, Twomey LT, Scull ER, et al., eds. *Aspects of Manipulative Therapy*, 2nd edn. New York: Churchill Livingstone, 1985.
214. Lewit K: The contribution of clinical observation to neurobiological mechanisms in manipulative therapy. In: Korr IM, ed. *The Neurobiological Mechanisms in Manipulative Therapy*. New York: Plenum Press, 1977.
215. Hall H: A simple approach to back pain management. *Patient Care* 15:77–91, 1992.
216. Ombregt L, Bisschop P, ter Veer HJ, et al.: *A System of Orthopaedic Medicine*. London: WB Saunders, 1995.
217. Kelsey JL, White AA: Epidemiology and impact of lowback pain. *Spine* 5:133–142, 1980.
218. Dains JE, Ciofu-Baumann L, Scheibel P: *Advanced Health Assessment and Clinical Diagnosis in Primary Care*. St. Louis, MD: Mosby-Yearbook, Inc, 2003.
219. White AA: Injection technique for the diagnosis and treatment of low back pain. *Orthop Clin North Am* 18:553–567, 1983.

220. McKenzie RA: *The Lumbar Spine: Mechanical Diagnosis and Therapy*. Waikanae, NZ: Spinal Publication, 1981.
221. Jull GA: Examination of the lumbar spine. In: Grieve GP, ed. *Modern Manual Therapy of the Vertebral Column*. Edinburgh: Churchill Livingstone, 1986:553.
222. Donelson R, Silva G, Murphy K: Centralization phenomenon: Its usefulness in evaluating and treating referred pain. *Spine* 15:211–213, 1990.
223. Donelson R, Aprill C, Medcalf R, et al.: A prospective study of centralization in lumbar referred pain. *Spine* 22:1115–1122, 1997.
224. Donelson R: The Mckenzie approach to evaluating and treating low back pain. *Orthop Rev* 19:681–686, 1990.
225. Matsui H, Terahata N, Tsuji H, et al.: Familial predisposition, clustering for juvenile lumbar disc herniation. *Spine* 17:1323–1328, 1992.
226. Friberg S: Studies on spondylolisthesis. *Acta Chir Orthop* 60:1, 1939.
227. Jolles BM, Porchet F, Theumann N: Surgical treatment of lumbar spinal stenosis. Five-year follow-up. *J Bone Joint Surg* 83A:949–953, 2001.
228. Bressler HB, Keyes WJ, Rochon PA, et al.: The prevalence of low back pain in the elderly. A systematic review of the literature. *Spine* 24:1813–1819, 1999.
229. Berguist-Ullman M, Larsson U: Acute low back pain in industry. A controlled prospective study with specific reference to therapy and vocational factors. *Acta Orthop Scand* 170:1–117, 1977.
230. Hoogendoorn WE, Bongers PM, de Vet HC, et al.: High physical work load and low job satisfaction increase the risk of sickness absence due to low back pain: Results of a prospective cohort study. *Occup Environ Med* 59:323–328, 2002.
231. Andersson GBJ: Epidemiologic aspects of low back pain in industry. *Spine* 6:53–60, 1981.
232. Andersson GBJ, Deyo RA: History and physical examination in patients with herniated lumbar discs. *Spine* 21:10S–18S, 1996.
233. Drezner JA, Harmon KG: Chronic appendicitis presenting as low back pain in a recreational athlete. *Clin J Sport Med* 12:184–186, 2002.
234. Deyo RA, Weinstein JN: Low back pain. *N Engl J Med* 344:363–370, 2001.
235. Korr IM: Proprioceptors and somatic dysfunction. *JAOA* 74:638–650, 1975.
236. Biering-Sorenson F: Low back trouble in a general population of 30-, 40-, 50- and 60 year old men and women: Study design, representativeness and basic results. *Dan Med Bull* 29:289–299, 1982.
237. Sahrmann SA: *Diagnosis and Treatment of Movement Impairment Syndromes*. St Louis, MD: Mosby, 2001.
238. Hoppenfeld S: *Physical Examination of the Spine and Extremities*. East Norwalk, CT: Appleton-Century-Crofts, 1976.
239. Wallace L: *Lower Quarter Pain: Mechanical Evaluation and Treatment*. Cleveland, OH: Western Reserve Publishers, 1984.
240. Beals RK: Anomalies associated with vertebral malformations. *Spine* 18:1329, 1993.
241. Matson DD, Woods RP, Campbell JB, et al.: Diastematomyelia (congenital clefts of the spinal cord). *Pediatrics* 6:98–112, 1950.
242. Opila KA, Wagner SS, Schiowitz S, et al.: Postural alignment in barefoot and high heeled stance. *Spine* 13:542–547, 1988.
243. Winkel D, Matthijs O, Phelps V: *Diagnosis and Treatment of the Spine*. Gaithersburg, MD: Aspen, 1997.
244. Dvorak J, Dvorak V: Zones of irritation. In: Gilliar WG, Greenman PE, eds. *Manual Medicine: Diagnostics*. New York: Thieme Medical Publishers, 1990:219–230.
245. Nachemson A, Bigos SJ: The low back. In: Cruess RL, Rennie WRJ, eds. *Adult Orthopaedics*. NewYork: Churchill Livingstone, 1984:843–938.
246. Bourdillon JF: *Spinal Manipulation*, 3rd edn. London, England: Heinemann Medical Books, 1982.
247. Fukui S, Ohseto K, Shiotani M, et al.: Distribution of referred pain from the lumbar zygapophyseal joints and dorsal rami. *Clin J Pain* 13:303–307, 1997.
248. Robert CM, Thomas H, Tery T: Facet joint injection and facet nerve block: Arandomized comparison in 86 patients with chronic low back pain. *Pain* 49:325–328, 1992.
249. Maigne R: *Diagnosis and Treatment of Pain of Vertebral Origin*. Baltimore, MD: Williams & Wilkins, 1996.
250. Greenman PE: *Principles of Manual Medicine*, 2nd edn. Baltimore, MD: Williams & Wilkins, 1996.
251. Allbrook D: Movements of the lumbar spinal column. *J Bone Joint Surg* 39B:339–345, 1957.
252. Ng JK, Kippers V, Richardson CA, et al.: Range of motion and lordosis of the lumbar spine: Reliability of measurement and normative values. *Spine* 26:53–60, 2001.
253. Troup JDG, Hood CA, Chapman AE: Measurements of the sagittal mobility of the lumbar spine and hips. *Ann Phys Med* 9:308–321, 1967.
254. American Medical Association: *Guides to the Evaluation of Permanent Impairment*, 5th edn. Chicago: American Medical Association, 2001.
255. Cyriax J: *Textbook of Orthopaedic Medicine, Diagnosis of Soft Tissue Lesions*, 8th edn. London: Bailliere Tindall, 1982.
256. Portek I, Pearcy MJ, Reader GP, et al.: Correlation between radiographic and clinical measurement of lumbar spine movement. *Br J Rheumatol* 22:197–205, 1983.
257. Grieve GP: Lumbar instability. *Physiotherapy* 68:2, 1982.
258. Weinstein JN, Gordon SL: *Low Back Pain: A Scientific and Clinical Overview*. Rosemont, IL: American Academy of Orthopedic Surgeons, 1996.
259. Osterbauer PJ, Long K, Ribaudo TA, et al.: Three-dimensional head kinematics and cervical range of motion in the diagnosis of patients with neck trauma. *J Manip Physiol Ther* 19:231–237, 1996.
260. Helliwell P, Moll J, Wright V: Measurement of spinal movement and function. In: Jayson MIV, ed. *The Lumbar Spine and Back Pain*, 4th edn. Edinburgh: Churchill Livingstone, 1992:173–205.
261. Mayer TG, Tencer AF, Kristoferson S, et al.: Use of noninvasive techniques for quantification of spinal range of motion in normal subjects and chronic low back dysfunction patients. *Spine* 9:588–595, 1984.
262. Mayer TG, Kondraske G, Beals SB, et al.: Spinal range of motion. Accuracy and sources of error with inclinometric measurement. *Spine* 22:1976–1984., 1997.
263. Nitschke JE, Nattrass CL, Disler PB, et al.: Reliability of the American Medical Association Guides' model for measuring spinal range of motion. Its implication for whole-person impairment rating. *Spine* 24:262–268, 1999.
264. Macrae IF, Wright V: Measurement of back movement. *Ann Rheum Dis* 28:584–589, 1969.
265. Miller SA, Mayer T, Cox R, et al.: Reliability problems associated with the modified Schöber technique for true lumbar flexion measurement. *Spine* 17:345–348, 1992.
266. Burdett RG, Brown KE, Fall MP: Reliability and validity of four instruments for measuring lumbar spine and pelvic positions. *Phys Ther* 66:677–684, 1986.
267. Adams MA, Dolan P, Marx C, et al.: An electronic inclinometer technique for measuring lumbar curvature. *Clin Biomech* 1:130–134, 1986.
268. Armstrong GW, Livermore NB, Suzuki N, et al.: Nonstandard vertebral rotation in scoliosis screening patients: Its prevalence and relation to the clinical deformity. *Spine* 7:50–54, 1982.
269. Meadows J: *Orthopedic Differential Diagnosis in Physical Therapy*. New York: McGraw-Hill, 1999.
270. Edwards BC: Combined movements of the lumbar spine: examination and clinical significance. *Aust J Physiother* 25:66–78, 1979.

271. Edwards BC: Combined movements of the lumbar spine: Examination and treatment. In: Palastanga N, Boyling JD, eds. *Grieve's Modern Manual Therapy of the Vertebral Column*. Edinburgh: Churchill Livingstone, 1994:561–566.
272. Sahrmann SA: Movement impairment syndromes of the lumbar spine. In: Sahrmann SA, ed. *Diagnosis and Treatment of Movement Impairment Syndromes*. St Louis, MD: Mosby, 2001:51–119.
273. Janda V: *Muscle Function Testing*. London: Butterworths, 1983.
274. Saal JA: Natural history and nonoperative treatment of lumbar disc herniation. *Spine* 21:2S–9S, 1996.
275. Seichi A, Kondoh T, Hozumi T, et al.: Intraoperative radiation therapy for metastatic spinal tumors. *Spine* 24:470–473; discussion 474–475, 1999.
276. Gracovetsky S, Farfan HF: The optimum spine. *Spine* 11:543, 1986.
277. Gracovetsky S, Farfan HF, Helleur C: The abdominal mechanism. *Spine* 10:317–324, 1985.
278. Aaron G: *The Use of Stabilization Training in the Rehabilitation of the Athlete, Sports Physical Therapy Home Study Course*.La Crosse, WI: APTA, Sports Physical Therapy Section, 1996.
279. Clark MA:*Integrated Training for the NewMillennium*. Thousand Oaks, CA: National Academy of Sports Medicine, 2001.
280. Vasilyeva LF, Lewit K: Diagnosis of muscular dysfunction by inspection. In: Liebenson C, ed. *Rehabilitation of the Spine: A Practitioner's Manual*. Baltimore, MD: Lippincott Williams & Wilkins, 1996:113–142.
281. Green JP, Grenier SG, McGill SM: Low-back stiffness is altered with warm-up and bench rest: Implications for athletes. *Med Sci Sports Exerc* 34:1076–1081, 2002.
282. McGill SM, Childs A, Liebenson C: Endurance times for low back stabilization exercises: Clinical targets for testing and training from a normal database. *Arch Phys Med Rehabil* 80:941–4, 1999.
283. Jull G, Richardson CA, Hamilton C, et al.: *Towards the Validation of a Clinical Test for the Deep Abdominal Muscles in Back Pain Patients*. Sydney: Manipulative Physiotherapists Association of Australia, 1995.
284. Magee DJ: Lumbar spine. In: Magee DJ, ed. *Orthopedic Physical Assessment*, 4th edn. Philadelphia: WB Saunders, 2002:467–566.
285. Moreland J, Finch E, Stratford P, et al.: Interrater reliability of six tests of trunk muscle function and endurance. *J Orthop Sports Phys Ther* 26:200–208, 1997.
286. Reese NB: *Muscle and Sensory Testing*. Philadelphia: WB Saunders, 1999.
287. Ashmen KJ, Swanik CB, Lephart SM: Strength and flexibility characteristics of athletes with chronic low back pain. *J Sport Rehabil* 5:372–387, 1996.
288. O'Sullivan P, Twomey L, Allison G: Altered patterns of abdominal muscle activation in chronic back pain patients. *Aust J Physiother* 43:91–98, 1997.
289. Clarkson HM: *Musculoskeletal Assessment*, 2nd edn. Philadelphia: Lippincott Williams & Wilkins, 2000.
290. Youdas JW, Garrett TR, Egan KS, et al.: Lumbar lordosis and pelvic inclination in adults with chronic low back pain. *Phys Ther* 80:261–275, 2000.
291. Zannotti CM, Bohannon RW, Tiberio D, et al.: Kinematics of the double-leg-lowering test for abdominal muscle strength. *J Orthop Sports Phys Ther* 32:432–436, 2002.
292. Hyman J, Liebenson C: Spinal stabilization exercise program. In: Liebenson C, ed. *Rehabilitation of the Spine: A Practi-tioner's Manual*. Baltimore, MD: Lippincott Williams &Wilkins, 1996:293–317.
293. Fryette HH: *Principles of Osteopathic Technique*. Carmel, CA: Academy of Osteopathy, 1980.
294. Hartman SL: *Handbook of Osteopathic Technique*, 2nd edn. London, England: Unwin Hyman Ltd., Academic Division, 1990.
295. Stoddard A: *Manual of Osteopathic Practice*. New York: Harper & Row, 1969.
296. Meadows JTS: *The Principles of the Canadian Approach to the Lumbar Dysfunction Patient, Management of Lumbar Spine Dysfunction—Independent Home Study Course*. La Crosse, WI: APTA, Orthopaedic Section, 1999.
297. Lee DG, Walsh MC: *A Workbook of Manual Therapy Techniques for the Vertebral Column and Pelvic Girdle*, 2nd edn. Vancouver: Nascent, 1996.
298. Maher C, Latimer J, Adams R: An investigation of the relia-bility and validity of posteroanterior spinal stiffness judgments made using a reference-based protocol. *Phys Ther* 78:829–837, 1998.
299. Peterson CK, Bolton JE, Wood AR: A cross-sectional study correlating lumbar spine degeneration with disability and pain. *Spine* 25:218–223, 2000.
300. Millard RW, Jones RH: Construct validity of practical questionnaires for assessing disability of low-back pain. *Spine* 16:835–838, 1991.
301. Fairbank J, Couper J, Davies J, et al.: The Oswestry Low Back Pain Questionnaire. *Physiotherapy* 66:271–273, 1980.
302. Hudson-Cook N, Tomes-Nicholson K, Breen A: A Revised Oswestry Disability Questionnaire. In: Roland M, Jenner J, eds. *Back Pain: New Approaches to Rehabilitation and Education*. New York: Manchester University Press, 1989:187–204.
303. Fairbank J: Revised Oswestry Disability Questionnaire. *Spine* 25:2552, 2000.
304. Feise RJ, Michael Menke J: Functional Rating Index: A new valid and reliable instrument to measure the magnitude of clinical change in spinal conditions. *Spine* 26:78–86; discussion 87, 2001.
305. Salen BO, Spangfort EV, Nygren AL, et al.: The disability rating index: An instrument for the assessment of disability in clinical settings. *J Clin Epidemiol* 47:1423–1434, 1994.
306. Roland M, Morris R: A study of the natural history of back pain, part I: The development of a reliable and sensitive measure of disability of low back pain. *Spine* 8:141–144, 1986.
307. Roland M, Fairbank J: The Roland-Morris Disability Questionnaire and the Oswestry Disability Questionnaire. *Spine* 25:3115–3124, 2000.
308. Ren XS: Are patients capable of attributing functional impairments to specific diseases? *Am J Public Health* 88:837–838, 1998.
309. Fritz JM, Piva SR: Physical Impairment Index: Reliability, validity, and responsiveness in patients with acute low back pain. *Spine* 28:1189–1194, 2003.
310. Waddell G, Newton M, Henderson I, et al: A Fear-Avoidance Beliefs Questionnaire (FABQ) and the role of fear-avoidance beliefs in chronic low back pain and disability. *Pain* 52:157–168, 1993.
311. Jacob T, Baras M, Zeev A, et al.: Lowback pain: Reliability of a set of pain measurement tools. *Arch Phys Med Rehabil* 82:735–742., 2001.
312. Crombez G, Vlaeyen JW, Heuts PH, et al.: Pain-related fear is more disabling than fear itself: Evidence on the role of pain-related fear in chronic back pain disability. *Pain* 80:329–339, 1999.
313. Hadijistavropoulos HD, Craig KD: Acute and chronic low back pain: Cognitive, affective, and behavioral dimensions. *J Cons Clin Psych* 62:341–349, 1994.
314. Fritz JM, George SZ, Delitto A: The role of fear avoidance beliefs in acute low back pain: Relationships with current and future disability and work status. *Pain* 94:7–15, 2001.
315. Brukner P, Khan K: Core stability. In: Brukner P, Khan K, eds. *Clinical Sports Medicine*, 3rd edn. Sydney: McGraw-Hill, 2007:158–173.
316. Fahrni WH: Observations on straight leg raising with special reference to nerve root adhesions. *Can J Surg* 9:44–48, 1966.
317. Kirkaldy-Willis WH: *Managing Low Back Pain*, 2nd edn. New York: Churchill Livingstone, 1988.
318. Potter NA, Rothstein JM: Intertester reliability for selected clinical tests of the sacroiliac joint. *Phys Ther* 65:1671, 1985.
319. Vleeming A: The function of the long dorsal sacroiliac ligament: Its implication for understanding low back pain. *Spine* 21:556, 1996.

320. Meadows J, Pettman E, Fowler C: *Manual Therapy, NAIOMT Level II &III Course Notes*. Denver, CO: North American Institute of Manual Therapy, 1995.
321. Dutton M: *Manual Therapy of the Spine: An Integrated Approach*. New York: McGraw-Hill, 2002.
322. Maitland G: *Vertebral Manipulation*. Sydney: Butterworth, 1986.
323. Binkley J, Stratford PW, Gill C: Interrater reliability of lumbar accessory motion mobility testing. Phys Ther Rev 75:786–792; discussion 793–795, 1995.
324. Keating JC, Bergmann TF, Jacobs GE, et al.: Interexaminer reliability of eight evaluative dimensions of lumbar segmental abnormality. J Manip Physiol Ther 13:463–470, 1990.
325. Hicks GE, Fritz JM, Delitto A, et al.: Interrater reliability of clinical examination measures for identification of lumbar segmental instability. Arch Phys Med Rehabil 84:1858–1864, 2003.
326. Krivickas LS, Feinberg JH: Lower extremity injuries in college athletes: Relation between ligamentous laxity and lower extremity muscle tightness. Arch Phys Med Rehabil 77:1139–1143, 1996.
327. Kasai Y, Morishita K, Kawakita E, et al.: Anewevaluation method for lumbar spinal instability: Passive lumbar extension test. Phys Ther 86:1661–1667; Epub 2006 Oct 10, 2006.
328. Bigos S, Bowyer O, Braen G, et al.: *Acute Low Back Problems in Adults. Clinical Practice Guideline No. 14*. Rockville, MD: Agency for Health Care Policy and Research, 1994.
329. Boden SD, Davis DO, Dina TS, et al.: Abnormal magnetic resonance scan of the lumbar spine in asymptomatic subjects: A prospective investigation. J Bone Joint Surg 72A:403–408, 1990.
330. Weisel SE, Tsourmas N, Feffer H, et al.: A study of computer-assisted tomography, I: The incidence of positive cat scans in an asymptomatic group of patients. Spine 9:549–551, 1984.
331. Deyo RA: Diagnostic evaluation of LBP: Reaching a specific diagnosis is often impossible. Arch Intern Med 162:1444–1447; discussion 1447–1448, 2002.
332. Waddell G, McCulloch JA, Kummel E, et al.: Nonorganic physical signs in low-back pain. Spine 5:117–125, 1980.
333. Delitto A, Erhard RE, Bowling RW: A treatment-based classification approach to low back syndrome: Identifying and staging patients for conservative management. Phys Ther 75:470–489, 1995.
334. van Tulder MW, Koes BW, Bouter LM: Conservative treatment of acute and chronic nonspecific low back pain: A systematic review of randomized controlled trials of the most common interventions. Spine 22:2128–2156, 1997.
335. Feldman JB: The prevention of occupational low back pain disability: Evidence-based reviews point in a new direction. J Surg Orthop Adv 13:1–14, 2004.
336. Rozenberg S, Delval C, Rezvani Y, et al.: Bed rest or normal activity for patients with acute lowback pain: Arandomized controlled trial. Spine 27:1487–1493, 2002.
337. Burton AK, Waddell G: Clinical guidelines in the management of low back pain. Baillere Clin Rheum 12:17–35, 1998.
338. Deyo RA, Diehl AK, Rosenthal M: How many days of bed rest for acute low back pain? A randomized clinical trial. N Engl J Med 315:1064–1070, 1986.
339. Malmivaara A, H′ekkinen U, Aro T, et al.: The treatment of acute low back pain: Bed rest, exercises, or ordinary activity? N Engl J Med 332:351–355, 1995.
340. Abenhaim L, Rossignol M, Valat J-P, et al.: The role of activity in the therapeutic management of back pain. Report of the International Paris Task Force on back pain. Spine 25(Suppl 4S):1S–33S, 2000.
341. Childs JD, Fritz JM, Flynn TW, et al.: A clinical prediction rule to identify patients with low back pain most likely to benefit from spinal manipulation: Avalidation study. Ann Intern Med 141:920–928, 2004.
342. Flynn T, Fritz J, Whitman J, et al.: A clinical prediction rule for classifying patients with low back pain who demonstrate short-term improvement with spinal manipulation. Spine 27:2835–2843, 2002.
343. Cleland JA, Fritz JM, Whitman JM, et al.: The use of a lumbar spine manipulation technique by physical therapists in patients who satisfy a clinical prediction rule: A case series. J Orthop Sports Phys Ther 36:209–214, 2006.
344. Deyo RA, Walsh NE, Martin DC, et al.: A controlled trial of transcutaneous electrical nerve stimulation (TENS) and exercise for chronic low back pain. N Engl J Med 322:1627–1634, 1990.
345. Bronfort G, Goldsmith CH, Nelson CF, et al.: Trunk exercise combined with spinal manipulative or NSAID therapy for chronic low back pain: A randomized, observer-blinded clinical trial. J Manip Physiol Therap 19:570–582, 1996.
346. Handa N, Yamamoto H, Tani T, et al.: The effect of trunk muscle exercises in patient over 40 years of age with chronic low back pain. J Orthop Sci 5:210–216, 2000.
347. Mitchell JM, de Lissovoy G: A comparison of resource use and cost in direct access versus physician referral episodes of physical therapy. Phys Ther 77:10–18, 1997.
348. Philadelphia panel evidence-based clinical practice guidelines on selected rehabilitation interventions for low back pain. Phys Ther 81:1641–1674, 2001.
349. Manniche C, Hesselsoe G, Bentzen L, et al.: Clinical trial of intensive muscle training for chronic lowback pain. Lancet 2:1473–1476, 1988.
350. Frost H, Lamb SE, Klaber Moffett JA, et al.: A fitness programme for patients with chronic low back pain: 2-year follow-up of a randomised controlled trial. Pain 75:273–279, 1998.
351. Lahad A, Malter AD, Berg AO, et al.: The effectiveness of four interventions for the prevention of low back pain. JAMA 272:1286–1291, 1994.
352. Aker PD, Gross AR, Goldsmith CH, et al.: Conservative management of mechanical neck pain: Systematic overview and meta-analysis. BMJ 313:1291–1296, 1996.
353. Assendelft WJ, Morton SC, Yu EI, et al.: Spinal manipulative therapy for low back pain. A meta-analysis of effectiveness relative to other therapies. Ann Intern Med 138:871–881, 2003.
354. Assendelft WJ, Morton SC, Yu EI, et al.: Spinal manipulative therapy for low back pain. Cochrane Database Syst Rev 1, 2004.
355. Clare HA, Adams R, Maher CG: A systematic review of efficacy of Mckenzie therapy for spinal pain. Aust J Physiother 50:209–216, 2004.
356. Ferreira ML, Ferreira PH, Latimer J, et al.: Does spinal manipulative therapy help people with chronic low back pain? Aust J Physiother 48:277–284, 2002.
357. Ferreira ML, Ferreira PH, Latimer J, et al.: Efficacy of spinal manipulative therapy for low back pain of less than three months' duration. J Manip Physiol Ther 26:593–601, 2003.
358. Hurley DA, McDonough SM, Baxter GD, et al.: A descriptive study of the usage of spinal manipulative therapy techniques within a randomized clinical trial in acute low back pain. Man Ther 10:61–67, 2005.
359. Maher CG: Effective physical treatment for chronic lowback pain. Orthop Clin North Am 35:57–64, 2004.
360. Margo K: Spinal manipulative therapy for low back pain. Am Fam Physician 71:464–465, 2005.
361. Mierau D, Cassidy JD, McGregor M, et al.: A comparison of the effectiveness of spinal manipulative therapy for low back pain patients with and without spondylolisthesis. J Manip Physiol Ther 10:49–55, 1987.
362. Peeters GG, Verhagen AP, de Bie RA, et al.: The efficacy of conservative treatment in patients with whiplash injury: A systematic review of clinical trials. Spine 26:E64–E73, 2001.
363. Petersen T, Kryger P, Ekdahl C, et al.: The effect of Mckenzie therapy as compared with that of intensive strengthening training for the treatment of patients with subacute or chronic low back pain: A randomized controlled trial. Spine 27:1702–1709, 2002.

364. Swenson R, Haldeman S: Spinal manipulative therapy for low back pain. *J Am Acad Orthop Surg* 11:228–237, 2003.
365. Vernon H: A comparison of the effectiveness of spinal manipulative therapy for low back pain patients with and without spondylolisthesis. *J Manip Physiol Ther* 10:337–338, 1987.
366. Freburger JK, Carey TS, Holmes GM: Effectiveness of physical therapy for the management of chronic spine disorders: Apropensity score approach. *Phys Ther* 86:381–394, 2006.
367. Williams PC: *Low Back and Neck Pain-Causes and Conservative Treatment*. Springfield, IL: Charles C Thomas, 1974.
368. Williams PC: *The Lumbosacral Spine*. New York: McGraw-Hill, 1965.
369. McKenzie RA: *The Cervical and Thoracic Spine: Mechanical Diagnosis and Therapy*. Waikanae, NZ: Spinal Publications, 1990.
370. Sweeney TB, Prentice C, Saal JA, et al.: Cervicothoracic muscular stabilization techniques. In: Saal JA, ed. *Physical Medicine and Rehabilitation, State of the Art Reviews: Neck and Back Pain*. Philadelphia: Hanley & Belfus, 1990:335–359.
371. Hubley-Kozey CL, McCulloch TA, McFarland DH: Chronic low back pain: A critical review of specific therapeutic exercise protocols on musculoskeletal and neuromuscular parameters. *J Man Manip Ther* 11:78–87, 2003.
372. Juker D, McGill S, Kropf P, et al.: Quantitative intramuscular myoelectric activity of lumbar portions of psoas and the abdominal wall during a wide variety of tasks. *Med Sci Sports Exerc* 30:301–310, 1998.
373. Heffner SL, McKenzie R, Jacob G: Mckenzie protocols for mechanical treatment of the low back. In: Morris C, ed. *Low Back Syndromes: Integrated Clinical Management*. New York: McGraw-Hill, 2006:611–622.
374. Jacob G, McKenzie R: Spinal therapeutics based on responses to loading. In: Liebenson C, ed. *Rehabilitation of the Spine: A Practitioner's Manual*. Baltimore, MA: Lippincott Williams & Wilkins, 1996:225–252.
375. Riddle DL, Rothstein JM: Intertester reliability of Mckenzie's classifications of the syndrome types present in patients with low back pain. *Spine* 18:1333–1344, 1993.
376. Cherkin DC, Deyo RA, Battie M, et al.: A comparison of physical therapy, chiropractic manipulation and provision of an educational booklet for the treatment of patients with low back pain. *N Engl J Med* 339:1021–1029, 1998.
377. Long A, Donelson R, Fung T: Does it matter which exercise? A randomized controlled trial of exercise for low back pain. *Spine* 29:2593–2602, 2004.
378. Ponte DF, Jensen GJ, Kent BE: A preliminary report on the use of the Mckenzie protocol versus Williams protocol in the treatment of low back pain. *J Orthop Sports Phys Ther* 6:130–139, 1984.
379. Nwuga G, Nwuga V: Relative therapeutic efficacy of the Williams and Mckenzie protocols in back pain management. *Physiother Pract* 2:99–105, 1985.
380. Stankovic R, Johnell O: Conservative treatment on acute lowback pain: A 5 year follow-up study of two methods of treatment. *Spine* 20:469–472, 1995.
381. Stankovic R, Johnell O: Conservative management of acute low back pain. A prospective randomized trial: Mckenzie method of treatment versus patient education in "mini back school." *Spine* 15:120–123, 1990.
382. Miller ER, Schenk RJ, Karnes JL, et al.: A comparison of the Mckenzie approach to a specific spine stabilization program for chronic low back pain. *J Man Manip Ther* 13:103–112, 2005.
383. Schnebel BE, Watkins RG, Dillin W: The role of spinal flexion and extension in changing nerve root compression in disc herniations. *Spine* 14:835–837, 1989.
384. Porterfield, J., De Rosa C: *Mechanical Neck Pain: Perspec-tives in Functional Anatomy*. Philadelphia: WB Saunders, 1995.
385. Hides JA, Jull GA, Richardson CA: Long-term effects of specific stabilizing exercises for first-episode low back pain. *Spine* 26:E243–E248, 2001.
386. van der Velde G, Mierau D: The effect of exercise on percentile rank aerobic capacity, pain, and self-rated disability in patients with chronic low-back pain: A retrospective chart review. *Arch Phys Med Rehabil* 81:1457–1463, 2000.
387. Bentsen H, Lindgarde F, Manthorpe R: The effect of dynamic strength back exercise and/or a home training program in 57-year-old women with chronic low back pain. Results of a prospective randomized study with a 3-year follow-up period. *Spine* 22:1494–1500, 1997.
388. Nelson BW, O'Reilly E, Miller M, et al.: The clinical effects of intensive, specific exercise on chronic lowback pain: A controlled study of 895 consecutive patients with 1-year follow up. *Orthopedics* 18:971–981, 1995.
389. Cady LD, Bischoff DP, O'connell ER, et al.: Strength and fitness and subsequent back injuries in firefighters. *J Occup Med* 21:269–272, 1979.
390. Nutter P: Aerobic exercise in the treatment and prevention of low back pain. *State Art Rev Occup Med* 3:137–145, 1988.
391. Kofotolis N, Kellis E: Effects of two 4-week proprioceptive neuromuscular facilitation programs on muscle endurance, flexibility, and functional performance in women with chronic lowback pain. *Phys Ther* 86:1001–1012, 2006.
392. Lusting A, Ball E, Looney M: A comparison of two proprioceptive neuromuscular facilitation techniques for improving range of motion and muscular strength. *Isokinet Exerc Sci* 2:154–159, 1992.
393. Saliba V, Johnson G, Wardlaw C: Proprioceptive neuromuscular facilitation. In: Basmajian JV, Nyberg R, eds. *Rational Manual Therapies*. Baltimore, MD: Williams & Wilkins, 1993.
394. Kofotolis N, Sambanis M: The influence of exercise on musculoskeletal disorders of the lumbar spine. *J Sports Med Phys Fitness* 45:84–92, 2005.
395. Daltroy LH, Iversen MD, Larson MG, et al.: A controlled trial of an educational program to prevent low back injuries. *N Engl J Med* 337:322–328, 1997.
396. Hall H: Point of view. *Spine* 21:2189, 1994.
397. Cohen JE, Goel V, Frank JW, et al.: Group education interventions for people with lowback pain: An overview of the literature. *Spine* 19:1214–1222, 1994.
398. Njoo KH, Vanderdoes E, Stam HJ: Inter-observer agreement on iliac crest pain syndrome in general practice. *J Rheumatol* 22:1532–1535, 1995.
399. Collee G, Dijkmans BA, Vandenbroucke JP, et al.: Iliac crest pain syndrome in low back pain: Frequency and features. *J Rheumatol* 18:1064–1067, 1991.
400. Mennell JM: *Back Pain. Diagnosis and Treatment Using Manipulative Techniques*. Boston, MA: Little, Brown & Company, 1960.
401. Wade MD: Diastasis recti and lowback pain. *Orthop Pract* 17:20–22, 2005.
402. Noble E: *Essential Exercises for the Childbearing Year*, 4th edn. Harwich, MA: New Life Images, 1995.
403. Ostgaard HC: Lumbar back and posterior pelvic pain in pregnancy. In: Vleeming A, Mooney V, Dorman T, et al., eds. *Movement, Stability, and Low Back Pain*. Edinburgh: Churchill Livingstone, 1997:411–420.
404. Gutke A, Ostgaard HC, Oberg B: Pelvic girdle pain and lumbar pain in pregnancy: A cohort study of the consequences in terms of health and functioning. *Spine* 31:E149–E155, 2006.
405. Ostgaard HC, Zetherstrom G, Roos-Hansson E: Back pain in relation to pregnancy: A 6-year follow-up. *Spine* 22:2945–2950, 1997.
406. Ostgaard HC, Andersson GB: Previous back pain and risk of developing back pain in a future pregnancy. *Spine* 16:432–436, 1991.
407. Polden M, Mantle J: *Physiotherapy in Obstetrics and Gynaecology*. Great Britain: Butterworth-Heinemann Ltd, 1994.

408. Stat Ref Medical References Fall 2000: *Williams Obstetrics*, 20th edn. Stamford, CT: Appleton and Lange, 1997.
409. Bursch SG: Interrater reliability of diastasis recti abdominis measurement. *Phys Ther* 67:1077–1079, 1987.
410. Vandertop WP, Bosma WJ: The piriformis syndrome. A case report. *J Bone Joint Surg* 73A:1095–1097, 1991.
411. Robinson DR: Pyriformis syndrome in relation to sciatic pain. *Am J Surg* 73:355–358, 1947.
412. McCrory P: The "piriformis syndrome"—myth or reality? *Br J Sports Med* 35:209–210, 2001.
413. Maigne JY, Maigne R: Trigger point of the posterior iliac crest: Painful iliolumbar ligament insertion or cutaneous dorsal ramus pain? An anatomic study. *Arch Phys Med Rehabil* 72:734–737, 1991.
414. Banwart JC, Asher MA, Hassanein RS: Iliac crest bone graft harvest donor site morbidity: A statistical evaluation. *Spine* 20:1055–1060, 1995.
415. Fernyhough JC, Schimandle JJ, Weigel MC, et al.: Chronic donor site pain complicating bone graft harvesting from the posterior iliac crest for spinal fusion. *Spine* 17:1474–1480, 1992.
416. Maigne R: Low-back pain of thoraco-lumbar origin. *Arch Phys Med Rehabil* 61:389–395, 1980.
417. Thein-Nissenbaum J, Boissonnault WG: Differential diagnosis of spondylolysis in a patient with chronic low back pain. *J Orthop Sports Phys Ther* 35:319–326, 2005.
418. Bradford DS, Hu SS: Spondylolysis and spondylolisthesis. In: Weinstein SL, ed. *The Pediatric Spine*. New York: Raven, 1994.
419. Sairyo K, Katoh S, Takata Y, et al.: MRI signal changes of the pedicle as an indicator for early diagnosis of spondylolysis in children and adolescents: A clinical and biomechanical study. *Spine* 31:206–211, 2006.
420. Cassidy RC, Shaffer WO, Johnson DL: Spondylolysis and spondylolisthesis in the athlete. *Orthopedics* 28:1331–1333, 2005.
421. Van der Wall H, Magee M, Reiter L, et al.: Degenerative spondylolysis: A concise report of scintigraphic observations. *Rheumatology (Oxford)* 45:209–211; Epub 2005 Oct 18, 2006.
422. McNeely ML, Torrance G, Magee DJ: A systematic review of physiotherapy for spondylolysis and spondylolisthesis. *Man Ther* 8:80–91, 2003.
423. Spratt KF, Weinstein JN, Lehmann TR, et al.: Efficacy of flexion and extension treatments incorporating braces for low-back pain patients with retrodisplacement, spondylolisthesis, or normal sagittal translation. *Spine* 18:1839–1849, 1993.
424. Inoue H, Ohmori K, Miyasaka K: Radiographic classification of L5 isthmic spondylolisthesis as adolescent or adult vertebral slip. *Spine* 27:831–838, 2002.
425. Panjabi M, Hult EJ, Crisco J, III, et al.: Biomechanical studies in cadaveric spines. In: Jayson MIV, ed. *The Lumbar Spine and Back Pain*. New York: Churchill Livingstone, 1992:133–135.
426. Clark P, Letts M: Trauma to the thoracic and lumbar spine in the adolescent. *Can J Surg* 44:337–345, 2001.
427. Dandy DJ, Shannon MJ: Lumbosacral subluxation. *J Bone Joint Surg* 53B:578, 1971.
428. Barash HL: Spondylolisthesis and tight hamstrings. *J Bone Joint Surg* 52:1319, 1970.
429. Edelman B: Conservative treatment considered best course for spondylolisthesis. *Orthop Today* 9:6–8, 1989.
430. Grobler LJ, Robertson PA, Novotny JE, et al.: Etiology of spondylolisthesis: Assessment of the role played by lumbar facet joint morphology. *Spine* 18:80–91, 1993.
431. Laus M, Tigani D, Alfonso C, et al.: Degenerative spondylolisthesis: Lumbar stenosis and instability. *Chir Organi Mov* 77:39–49, 1992.
432. Love TW, Fagan AB, Fraser RD: Degenerative spondylolisthesis: Developmental or acquired? *J Bone Joint Surg* 81B:670–674, 1999
433. Matsunaga S, Sakou T, Morizonon Y, et al.: Natural history of degenerative spondylolisthesis: Pathogenesis and natural course of slippage. *Spine* 15:1204–1210, 1990.
434. Meschan I: Spondylolisthesis: A commentary on etiology and on improved method of roentgenographic mensuration and detection of instability. *AJR* 55:230, 1945.
435. Newman PH: The etiology of spondylolisthesis. *J Bone Joint Surg* 45B:39–59, 1963.
436. Postacchinia F, Perugia D: Degenerative lumbar spondylolisthesis. Part I: Etology, pathogenesis, pathomorphology, and clinical features. *Ital J Orthop Traumatol* 17:165–173, 1991.
437. Rosenberg NJ: Degenerative spondylolisthesis. *J Bone Joint Surg* 57A:467–474, 1975.
438. Spring WE: Spondylolisthesis—a new clinical test. Proceedings of the Australian Orthopedics Association. *J Bone Joint Surg* 55B:229, 1973.
439. Vallois HV, Lozarthes G: Indices Lombares Et Indice Lombaire Totale. *Bull Soc Anthropol* 3:117, 1942.
440. Wiltse LL, Winter RB: Terminology and measurement of spondy-lolisthesis. *J Bone Joint Surg* 65:768–772, 1983.
441. Meyerding HW: Spondylolisthesis. *Surg Gynecol Obstet* 54:371–377, 1932.
442. Chen WJ, Lai PL, Niu CC, et al.: Surgical treatment of adjacent instability after lumbar spine fusion. *Spine* 26:E519–E524, 2001.
443. Cook C, Cook A, Fleming R: Rehabilitation for clinical lumbar instability in a female adolescent competitive diver with spondylolisthesis. *J Man Manip Ther* 12:91–99, 2004.
444. Garry J, McShane J: Lumbar spondylolisthesis in adolescent athletes. *J Fam Pract* 47:145–149, 1998.
445. Paris SV: Physical signs of instability. *Spine* 10:277–279, 1985.
446. Gonnella C, Paris SV, Kutner M: Reliability in evaluating passive intervertebral motion. *Phys Ther Rev* 62:436–444, 1982.
447. Smedmark V, Wallin M, Arvidsson I: Inter-examiner reliability in assessing passive intervertebral motion of the cervical spine. *Man Ther* 5:97–101, 2000.
448. Kraft GL, Levinthal DH: Facet synovial impingement. *Surg Gynecol Obstet* 93:439–443, 1951.
449. Brook RH, Chassin M, Fink A, et al.: A method for the detailed assessment of the appropriateness of medical technologies. *Int J Technol Assess Health Care* 2:53–63, 1986.
450. Lewit K: *Manipulative Therapy in Rehabilitation of the Locomotor System*, 2nd edn. Oxford: Butterworth-Heinemann, 1996.
451. Turner JA, Ersek M, Herron L, et al.: Surgery for lumbar spinal stenosis: Attempted meta-analysis of the literature. *Spine* 17:1–8, 1992.
452. Arnoldi CC, Brodsky AE, Cauchoix J: Lumbar spinal stenosis and nerve root encroachment syndromes: Definition and classification. *Clin Orthop* 115:4–5, 1976.
453. Verbiest H: A radicular syndrome from developmental narrowing of the lumbar vertebral canal. *J Bone Joint Surg* 26B:230, 1954.
454. Huijbregts PA: Lumbopelvic region: Aging, disease, examination, diagnosis, and treatment. In: Wadsworth C, ed. *Current Con-cepts of Orthopaedic Physical Therapy—Home Study Course*. La Crosse, WI: Orthopaedic Section, APTA, 2001.
455. Katz JN, Dalgas M, Stucki G, et al.: Degenerative lumbar spinal stenosis: Diagnostic value of the history and physical examination. *Arthritis Rheum* 38:1236–1241, 1995.
456. Cailliet R: *Low Back Pain Syndrome*, 4th edn. Philadelphia: FA Davis Co, 1991:263–268.
457. Weinstein SM, Herring SA: Rehabilitation of the patient with low back pain. In: DeLisa JA, Gans BM, eds. *Rehabilitation Medicine: Principles and Practice*, 2nd edn. Philadelphia: JB Lippincott Company, 1993:996–1017.
458. Fast A: Low back disorders: Conservative management. *Arch Phys Med Rehabil* 69:880–891, 1988.
459. Fritz JM, Erhard RE, Vignovic M: A nonsurgical treatment approach to patients with lumbar spinal stenosis. *Phys Ther* 77:962–973, 1997.

460. Whitman JM, Flynn TW, Childs JD, et al.: A comparison between two physical therapy treatment programs for patients with lumbar spinal stenosis: A randomized clinical trial. *Spine* 31:2541–2549, 2006.
461. Maitland G: *Peripheral Manipulation*, 3rd edn. London: Butterworth, 1991.
462. Whitman JM, Flynn TW, Fritz JM: Nonsurgical management of patients with lumbar spinal stenosis: A literature review and a case series of three patients managed with physical therapy. *Phys Med Rehabil Clin N Am* 14:77–101, vi–vii, 2003.
463. Dooley JF, McBroom RJ, Taguchi T, et al.: Nerve root infiltration in the diagnosis of radicular pain. *Spine* 13:79–83, 1988.
464. Tajima T, Furakawa K, Kuramochi E: Selective lumbosacral radiculography and block. *Spine* 5:68–77, 1980
465. Burnell A: Injection techniques in low back pain. In: Twomey LT, ed. *Symposium: Low Back Pain*. Perth: Western Australian Institute of Technology, 1974:111.
466. Strange FG: Debunking the disc. *Proc R Soc Med* 9:952–956, 1966.
467. Seimons LP: *Low Back Pain: Clinical Diagnosis and Management*. Norwalk, CT: Appleton-Century-Crofts, 1983.
468. Friberg O: Lumbar instability: A dynamic approach by traction-compression radiography. *Spine* 12:119–129, 1987.
469. O'Sullivan PB, Twomey L, Allison GT: Altered abdominal muscle recruitment in patients with chronic back pain following a specific exercise intervention. *J Orthop Sports Phys Ther* 27:114–124, 1998.
470. O'Sullivan PB, Dankaerts W, Burnett AF, et al.: Effect of different upright sitting postures on spinal-pelvic curvature and trunk muscle activation in a pain-free population. *Spine* 31:E707–E712, 2006.
471. O'Sullivan P, Twomey L, Allison G, et al.: Altered patterns of abdominal muscle activation in patients with chronic low back pain. *Aust J Physiother* 43:91–98, 1997.
472. Stanford ME: Effectiveness of specific lumbar stabilization exercises: A single case study. *J Man Manip Ther* 10:40–46, 2002.
473. McGill SM, Cholewicki J: Biomechanical basis for stability: An explanation to enhance clinical utility. *J Orthop Sports Phys Ther* 31:96–100, 2001.
474. Hodges PW, Richardson CA: Altered trunk muscle recruitment in people with low back pain: A motor control evaluation of transversus abdominis. *Arch Phys Med Rehabil* 80:1005–1012, 1999.
475. Bierdermann HJ, Shanks GL, Forrest WJ, et al.: Power spectrum analysis of electromyographic activity. *Spine* 16:1179–1184, 1991.
476. Lindgren K, Sihvonen T, Leino E, et al.: Exercise therapy effects on functional radiographic findings and segmental electromyographic activity in lumbar spine stability. *Arch Phys Med Rehabil* 74:933–939, 1993.
477. Richardson C, Jull G: Muscle control—pain control. What exercises would you prescribe? *Man Ther* 1:2–10, 1995.
478. Edgerton V, Wolf S, Levendowski D, et al.: Theoretical basis for patterning EMG amplitudes to assess muscle dysfunction. *Med Sci Sports Exerc* 28:744–751, 1996.
479. Pope M, Frymoyer J, Krag M: Diagnosing instability. *Clin Orthop* 296:60–67, 1992.
480. Long DM, BenDebba M, Torgenson W: Persistent back pain and sciatica in the United States: Patient characteristics. *J Spinal Disord* 9:40–58, 1996.
481. Boden SD, Wiesel SW: Lumbosacral segmental motion in normal individuals. Have we been measuring instability properly? *Spine* 15:571–576, 1990.
482. O'Sullivan P: *The Efficacy of Specific Stabilizing Exercises in the Management of Chronic Low Back Pain with Radiological Diagnosis of Lumbar Segmental Instability*. Perth: Curtin University of Technology, 1997.
483. Cook G, Voight ML: Essentials of functional exercise: A four-step clinical model for therapeutic exercise prescription. In: Prentice WE, Voight ML, eds. *Techniques in Musculoskeletal Rehabilitation*. New York: McGraw-Hill, 2001:387–407.
484. Callaghan JP, Patla AE, McGill SM: Low back three-dimensional joint forces, kinematics, and kinetics during walking. *Clin Biomech* 14:203–216, 1999.
485. Shumway-Cook A, Woollacott M: *Motor Control—Theory and Practical Applications*. Baltimore, MD: Williams & Wilkins, 1995.
486. Hodges PW, Richardson CA: Delayed postural contraction of transversus abdominis in low back pain associated with movement of the lower limb. *J Spinal Disord* 11:46–56, 1998.
487. Strohl K, Mead J, Banzett R, et al.: Regional differences in abdominal muscle activity during various manoeuvres in humans. *J Appl Physiol* 51:1471–1476, 1981.
488. McGill SM: *Low Back Disorders: Evidence-Based Prevention and Rehabilitation*, 2nd edn. Champaign, IL: Human Kinetics, 2006.
489. Hagins M, Adler K, Cash M, et al.: Effects of practice on the ability to perform lumbar stabilization exercises. *J Orthop Sports Phys Ther* 29:546–555, 1999.
490. Saal JA: Dynamic muscular stabilization in the nonoperative treatment of lumbar pain syndromes. *Orthop Rev* 19:691–700, 1990.
491. Sahrmann SA: *Movement Impairment Syndromes*. St Louis, MD: Mosby, 2001.
492. American Physical Therapy Association: *Guide to Physical Therapist Practice*, 2nd edn. *Phys Ther* 81:9–746, 2001.
493. Rasmussen GG: Manipulation in treatment of low back pain: A randomized clinical trial. *Man Med* 1:8–10, 1979.
494. Postacchini F, Facchini M, Palieri P: Efficacy of various forms of conservative treatments in low back pain: A comparative study. *Neuro Orthop* 6:28–35, 1988.
495. Erhard RE, Delitto A, Cibulka MT: Relative effectiveness of an extension program and a combined program of manipulation and flexion and extension exercises in patients with acute low back syndrome. *Phys Ther* 74:1093–1100, 1994.
496. Delitto A, Cibulka MT, Erhard RE, et al.: Evidence for use of an extension-mobilization category in acute low back syndrome: A prescriptive validation pilot study. *Phys Ther* 73:216–222; discussion 223–228, 1993.
497. Glover JR, Morris JG, Khosla T: A randomized clinical trial of rotational manipulation of the trunk. *Br J Ind Med* 31:59–64, 1974.
498. Godfrey CM, Morgan PP, Schatzker J: A randomized trial of manipulation for low-back pain in a medical setting. *Spine* 9:301–304, 1984
499. Ramsey SM: Holistic manual therapy techniques. *Prim Care* 24:759–785, 1997.
500. Hsieh LL, Kuo CH, Yen MF, et al.: A randomized controlled clinical trial for lowback pain treated by acupressure and physical therapy. *Prev Med* 39:168–176, 2004.
501. Mills SY: Regulation in complementary and alternative medicine. *BMJ* 322:158–160, 2001.
502. Eisenberg DM, Davis RB, Ettner SL, et al.: Trends in alternative medicine use in the United States, 1990–1997: Results of a follow-up national survey. *JAMA* 280:1569–1575, 1998.
503. Hesketh T, Zhu WX: Health in China. Traditional Chinese medicine: One country, two systems. *BMJ* 315:115–117, 1997.
504. Trott PH, Grant R, Maitland GD: Manipulative therapy for the low lumbar spine: Technique selection and application to some syndromes. In: Twomey LT, Taylor JR, eds. *Clinics in Physical Therapy: Physical Therapy of the Low Back*. New York: Churchill Livingstone, 1987:216–217.
505. Dyck P, Doyle JB: "Bicycle test" of Van Gelderen in diagnosis of intermittent cauda equina compression syndrome. *J Neurosurg* 46:667–670, 1977.

CAPÍTULO 27

A ARTICULAÇÃO SACROILÍACA

OBJETIVOS DO CAPÍTULO

▶ Ao concluir o capítulo, o leitor será capaz de:

1. Descrever a anatomia dos ossos, dos ligamentos, dos músculos e dos suprimentos sanguíneo e nervoso que compõem a região sacroilíaca.

2. Descrever a biomecânica da articulação sacroilíaca, incluindo os movimentos acoplados, as barreiras articulares normais e anormais, a cinesiologia e as reações a vários estresses.

3. Realizar um exame objetivo e detalhado do sistema musculoesquelético sacroilíaco, incluindo palpação das estruturas articulares e do tecido mole e testes de mobilidade passiva específicos, de mobilidade articular passiva e de estabilidade.

4. Avaliar os dados dos exames para estabelecer o diagnóstico.

5. Descrever as estratégias de intervenção com base nos achados clínicos e nos objetivos estabelecidos.

6. Planejar uma intervenção com base na educação do paciente, na terapia manual e nos exercícios terapêuticos.

7. Aplicar técnicas de mobilização ativa e passiva e movimentos combinados na articulação sacroilíaca, em qualquer posição, usando a classificação, a direção e a duração corretas.

8. Descrever as patologias e as lesões comuns dessa região.

9. Avaliar a eficácia da intervenção, a fim de aprimorá-la ou modificá-la.

10. Estabelecer um programa domiciliar eficaz e instruir o paciente acerca deste.

VISÃO GERAL

A articulação sacroilíaca, que serve como ponto de intersecção entre a coluna e as articulações das extremidades inferiores, é a menos compreendida e, portanto, uma das áreas mais controversas e interessantes da coluna.

Grieve[1] propôs que essa articulação, juntamente com as demais áreas vertebrais que atuam como zonas de transição, é de vital importância na compreensão dos problemas da coluna. Talvez esse nível de relevância seja surpreendente, considerando que os comprometimentos pélvicos isolados são raros. Entretanto, os achados de disfunções na articulação sacroilíaca aparentemente são comuns, e a literatura está repleta de técnicas com a finalidade de corrigir alterações pélvicas.[2-12] A explicação talvez recaia no fato de que, além de produzir dor, as articulações pélvicas muitas vezes podem referir dor.[13]

O interesse em torno dessa articulação remonta à Idade Média, época em que era comum a queima de bruxas.[14] Observou-se que, após as execuções, três ossos não eram destruídos: um osso triangular grande e dois ossos pequenos. Pode-se apenas presumir que algum grau de significado foi conferido ao osso triangular, uma vez que foi considerado sagrado e, desse modo, passou a ser conhecido como sacro. Não ficou muito claro o significado atribuído aos dois ossos menores, os ossos sesamoides do hálux.

Apesar desse fato ilustre relacionado ao sacro, foi apenas há 100 anos que o estudo da anatomia e da função pélvica e de sua relação com a dor lombar (DL) recebeu uma atenção justa. No início do século XX, acreditava-se que a tensão da articulação sacroilíaca era a causa mais comum da dor isquiática.[15] Então, em 1934, Mixter e Barr[16] registraram que essa dor poderia ser produzida por um disco intervertebral (DIV) que sofrera prolapso, diminuindo o interesse na articulação sacroilíaca como fonte dessa condição. Desde então, houve épocas em que a articulação foi penalizada por quase todas as dores nas costas e nas pernas e existiram ocasiões em que ela foi apenas considerada como um problema durante a gravidez.

Anatomia

Sob o ponto de vista anatômico, a articulação sacroilíaca é diartrósica e insere a coluna na pelve. Três ossos formam essa articulação, dois ossos do quadril* e o sacro.

Quadril

Os ossos ílio, ísquio e púbis fundem-se no acetábulo para formar os dois ossos do quadril. O ílio de cada quadril articula-se com o sacro, compondo a articulação sacroilíaca, e o ossos púbicos articulam-se entre si nas sínfises púbicas.[17]

---

*N. de R.T.: Neste livro usaremos a nômina anatômica atual para o osso ilíaco: osso do quadril; e para a articulação fêmur/acetábulo: articulação do quadril.

Sacro

O sacro (Fig. 27-1) é um osso forte e triangular localizado entre os ossos do quadril e, além de fornecer estabilidade para essa área, transmite o peso do corpo da coluna vertebral móvel para a região pélvica. Sua base localiza-se acima e anterior, e seu ápice, abaixo e posterior (Fig. 27-1). Cinco centros fundem-se para formar a parte central do sacro que contém resquícios do DIV cercado pelo osso. O sacro tem quatro pares de forames sacrais pélvicos, para transmissão dos ramos primários anteriores dos nervos sacrais, e quatro pares de forames sacrais posteriores, para transmissão dos ramos primários posteriores.

Os processos transversos da primeira vértebra sacral fundem-se com os elementos costais para compor a asa e as cristas laterais (ver Fig. 27-1). A asa do sacro forma as porções súpero-laterais da base. Os processos articulares superiores do sacro (Fig. 27-1), que são côncavos e com orientação póstero-medial, estendem-se para cima, a partir da base, para se conectarem aos processos articulares inferiores da quinta vértebra lombar.

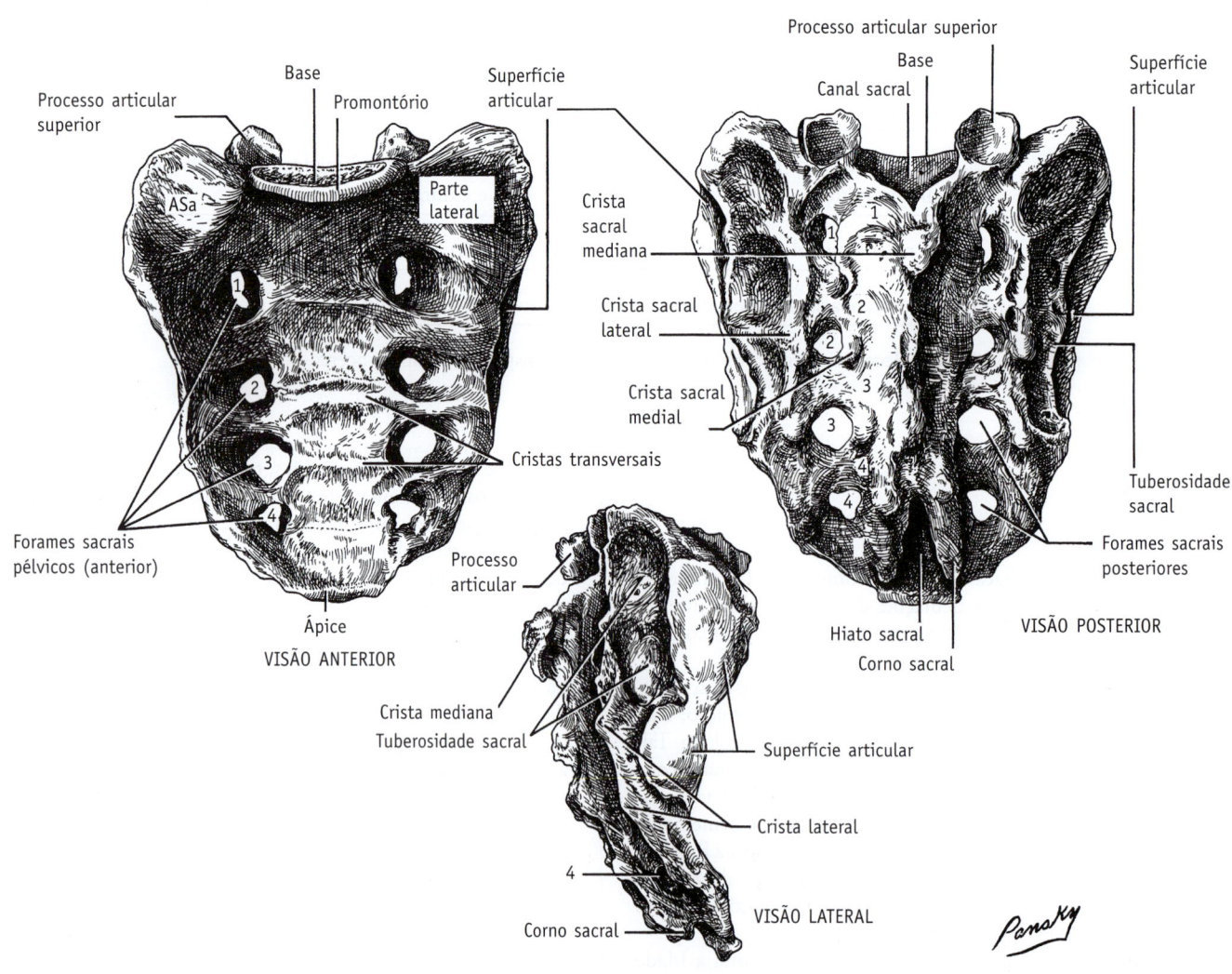

FIGURA 27-1 Sacro. (Reproduzida, com permissão, de Pansky B. *Review of Gross Anatomy*. 6th ed. New York: McGraw-Hill; 1996:199.)

Sobre a superfície posterior do sacro, há uma crista óssea em linha média denominada crista sacral mediana (ver Fig. 27-1) que representa a fusão dos processos espinhosos sacrais de SI a SIV. Projetando-se posteriormente a partir dessa crista, há quatro tuberosidades. As lâminas fundidas de SI a SV, laterais à crista sacral mediana, formam a crista sacral medial (Fig. 27-1).

O hiato sacral (ver Fig. 27-1) tem projeções descendentes bilaterais conhecidas por *cornos sacrais*, que representam os processos articulares da quinta vértebra sacral e conectam-se com o cóccix pelos ligamentos intercornais. Os ângulos laterais inferiores localizam-se nas bordas ínfero-laterais do sacro, cerca de 2 cm para cada lado do hiato sacral. O canal sacral triangular (ver Fig. 27-1) abriga a cauda equina. Além dos ossos e das articulações mais comuns, há também os ossos da coluna coccígea (Fig. 27-2).

Articulação sacroilíaca

As superfícies articulares dessa estrutura diferem entre si, tendo em vista que as superfícies da articulação ilíaca são formadas por fibrocartilagem; e as sacrais, pela cartilagem hialina.[18] A cartilagem hialina é de 3 a 5 vezes mais espessa do que a fibrocartilagem,[19] de modo que, entre as superfícies sacral e auricular ilíaca, a auricular sacroilíaca é considerada sinovial ou diartrósica.[20]

A superfície articular auricular invertida, em forma de L, do sacro (Fig. 27-1) é totalmente envolvida pelos elementos costais dos três primeiros segmentos sacrais. O braço curto (superior) do L situa-se no plano craniocaudal, dentro do primeiro segmento sacral, e corresponde à profundidade do sacro (ver Fig. 27-1). Ele é mais largo superior e anteriormente. O braço longo (inferior) do L situa-se no plano ântero-posterior, dentro do 2º e do 3º segmento sacral, e representa o comprimento do sacro do topo até o fundo. Ele é mais largo inferior e posteriormente. Existem grandes irregularidades em cada superfície articular,[21] algo recíproco, sendo que os contornos sacrais são em geral mais profundos.[22,23] Além das irregularidades maiores, existem cristas horizontais menores e cavidades que se estendem ântero-posteriormente.

As variações na morfologia da articulação sacroilíaca são tão comuns que elas foram classificadas como tipo A, que são menos verticais do que as do tipo B, e o tipo C, que é uma associação assimétrica dos tipos A e B.[5] Cada uma dessas variantes pode alterar a função da pelve e sua influência sobre a lordose lombar.[24]

> **Curiosidade Clínica**
>
> A configuração das articulações sacroilíacas varia conforme cada indivíduo e entre os sexos em relação à morfologia e mobilidade.[23,25,26] Entretanto, foi determinado que essas diferenças não são patológicas, e sim adaptações normais.[25]

As superfícies articulares sacroilíacas respondem de várias formas ao processo de envelhecimento, considerando que as mudanças degenerativas iniciais ocorrem na superfície ilíaca em vez de em ambas as superfícies ao mesmo tempo.[27] Outras mudanças associadas ao envelhecimento incluem o desenvolvimento de conexões fibrosas intra-articulares.[28] No entanto, mesmo com mudanças degenerativas graves, a fusão da articulação sacroilíaca é rara.[20]

Essa articulação é um local de manifestação de vários processos graves de doença, incluindo tuberculose óssea, espondiloartropatia (espondilite anquilosante) e artropatias cristalina e piogênica.

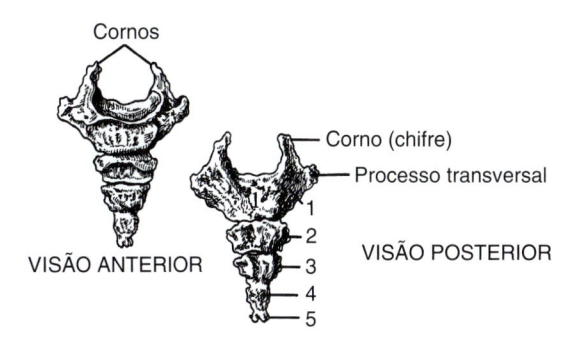

FIGURA 27-2 Cóccix. (Reproduzida, com permissão, de Pansky B. *Review of Gross Anatomy*. 6th ed. New York: McGraw-Hill; 1996:199.)

Cápsula articular

A cápsula da articulação sacroilíaca, consistindo de duas camadas, é extensiva e muito forte. Ela insere-se em ambas as margens da articulação e é espessa inferiormente.

Ligamentos

Como outras articulações sinoviais, a sacroilíaca é reforçada por ligamentos, sendo que os ligamentos sacroilíacos estão entre os mais fortes e robustos do corpo (Fig. 27-3).

Sacroilíaco anterior (articular)

O ligamento sacroilíaco anterior (Fig. 27-3) é um espessamento ântero-inferior da cápsula fibrosa; é relativamente fraco e fino em comparação com os demais ligamentos sacroilíacos. Estende-se entre as bordas anterior e inferior tanto da superfície auricular ilíaca como da sacral[20] e é mais bem-desenvolvido nas proximidades da linha arqueada e da espinha ilíaca póstero-inferior (EIPI), onde ele conecta o terceiro segmento sacral na porção lateral do sulco pré-auricular.

Por ser extremamente fino, esse ligamento é lesionado com frequência e pode transformar-se em uma fonte de dor. Ele pode ser palpado no ponto sacroilíaco (SI) de Baer[1,*,29] e ser estressado pelos testes de provocação de dor de distração anterior e de compressão posterior (ver mais adiante).

Interósseo (articular)

É um ligamento forte e curto, cuja localização é profunda em relação ao ligamento sacroilíaco posterior, forma a conexão principal entre o sacro e o "osso do quadril", preenchendo o espaço irregular póstero-superior à articulação entre a crista sacral lateral e a tuberosidade ilíaca.[30] A porção profunda envia fibras cranial e caudalmente por trás das depressões auriculares. A porção superficial é uma lâmina fibrosa que insere as margens cranial e posterior do sacro no ílio, formando uma camada que limita a palpação direta da articulação sacroilíaca. A função do ligamento interósseo é resistir ao movimento anterior e inferior do sacro.

---

*O ponto SI de Baer foi descrito como estando em uma linha entre a espinha ilíaca ântero-superior (EIAS) e o umbigo, a 5 cm deste.

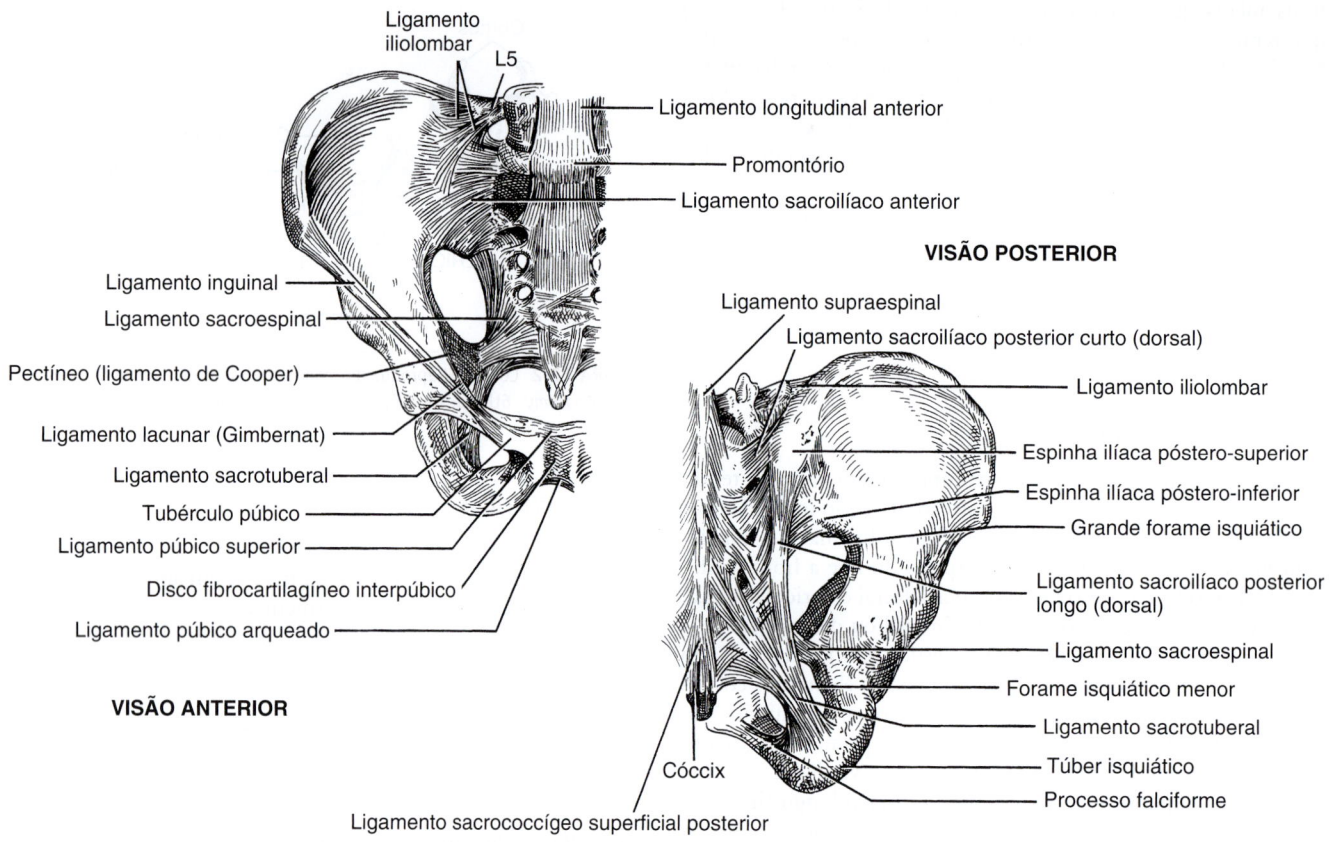

FIGURA 27-3 Visão anterior e posterior do sacro. (Reproduzida, com permissão, de Pansky B. *Review of Gross Anatomy*. 6th ed. New York: McGraw-Hill; 1996:511.)

Sacroilíaco posterior (articular)

O ligamento sacroilíaco posterior (ver Fig. 27-3), que é facilmente palpável na área caudal à EIPI, conecta esta (e uma pequena parte da crista ilíaca) com a crista lateral dos 3º e 4º segmentos do sacro.[17] Esse ligamento é extremamente robusto e forte. As fibras provenientes dele são multidirecionais e associam-se lateralmente com o ligamento sacrotuberal. Além disso, ele possui inserções mediais com o músculo eretor da espinha,[31] o multífido[32] e a fáscia toracolombar (FTL). Consequentemente, as contrações dos vários músculos que se inserem nesse ligamento podem resultar na sua compressão.

Diretamente caudal ao EIPI, o ligamento sacroilíaco posterior é tão sólido e robusto que aparenta ser uma estrutura óssea quando palpado. Um aspecto complicador é o fato de que a pele sobre o ligamento é uma fonte frequente de dor.[33]

A expansão lateral do ligamento sacroilíaco posterior longo na região diretamente caudal à EIPI varia entre 15 mm e 30 mm. O comprimento, medido entre a EIPI e o 3º e o 4º segmento sacral varia entre 42 mm e 75 mm. A parte lateral do ligamento é contínua com as fibras que passam entre o túber isquiático e o osso do quadril.

No sentido cranial, esse ligamento é inserido na EIPI e na parte adjacente do ílio; e no sentido caudal, na crista lateral do 3º e do 4º segmento sacral e, ocasionalmente, no quinto.[31]

A nutação (movimento anterior) do sacro aparentemente afrouxa o ligamento dorsal, enquanto a contranutação (movimento posterior) alonga-o.[31]

Sacrotuberal (extra-articular)

Esse ligamento (ver Fig. 27-3) é composto por três grandes bandas fibrosas, inseridas pela base na EIPI, no sacro lateral, fundindo-se parcialmente com o ligamento sacroilíaco posterior. Suas fibras oblíquas laterais descem e inserem-se na margem medial do túber isquiático, seguindo ao longo do músculo piriforme, do qual recebem algumas fibras. As fibras mediais, que se estendem ântero-inferior e lateralmente, inserem-se nos tubérculos transversos de SIII, SIV e SV e na margem lateral do cóccix. As fibras menores do glúteo máximo e do piriforme inserem-se na superfície posterior do ligamento sacrotuberal. A contração dessas fibras aumenta a tensão do ligamento.[34] As fibras superficiais do aspecto inferior do ligamento podem continuar dentro do tendão do bíceps femoral.

Além de estabilizar contra a nutação do sacro, o ligamento sacrotuberal exerce ação reversa contra a migração posterior e cranial do ápice sacral durante a sustentação de peso.[35,36]

Sacroespinal (extra-articular)

Mais fino do que o sacrotuberal, esse ligamento em formato triangular estende-se da espinha isquiática até as margens laterais do sacro e do cóccix, e lateralmente até a espinha isquiática (ver Fig. 27-3). O ligamento sacroespinal estende-se anterior (profundo) ao sacrotuberal, misturando-se a ele, e insere-se na cápsula da articulação sacroilíaca.[32]

Os ligamentos sacrotuberal e sacroespinal, que convertem as incisuras isquiáticas maiores e menores dentro dos forames superior e inferior, respectivamente, são opostos à inclinação anterior do sacro sobre os ossos do quadril durante a sustentação de peso da coluna vertebral.

Iliolombar (indireto)

A descrição da anatomia do ligamento iliolombar é fornecida no Capítulo 26.

Sínfise púbica

Essa estrutura é classificada como sínfise, porque não tem tecido ou líquido sinovial e contém uma lâmina ou disco fibrocartilaginoso (Fig. 27-4). Embora sejam cobertas com cartilagem hialina, as superfícies ósseas da articulação permanecem separadas pela presença do disco.

Os ligamentos de sustentação dessa articulação são:[22]

▶ Ligamento púbico superior, uma banda fibrosa espessa (Fig. 27-4).

▶ Ligamento púbico inferior, que se insere bilateralmente aos ramos púbicos inferiores e associa-se com o disco articular (Fig. 27-4).

▶ Ligamento púbico posterior, uma estrutura membranácea que se associa com o periósteo adjacente.

▶ Ligamento anterior, uma banda muito espessa que contém fibras transversas e oblíquas (Fig. 27-4).

A sínfise púbica é uma fonte comum de dor na virilha, principalmente nos atletas (ver a seção "Dor na virilha").

Músculos

Lee[12] cita 35 músculos que se inserem diretamente no sacro ou no osso do quadril, ou em ambos (Tab. 27-1). O músculo que se insere em um osso possui o potencial de movê-lo, embora haja alguma variação no grau desse potencial. Em vez de produzir movimento na articulação sacroilíaca, os músculos em torno da pelve provavelmente estão mais direcionados, de forma direta ou indireta, a dar estabilidade à articulação.

Piriforme

Esse músculo (Fig. 27-5) surge da região anterior dos segmentos SII, SIII e SIV do sacro, bem como da cápsula da articulação sacroilíaca e do ligamento sacrotuberal. Ele sai da pelve pelo forame isquiático maior, antes de inserir-se na borda superior do trocanter maior do fêmur.

Sua função primária é produzir rotação externa e abdução do fêmur, embora atue também na rotação interna e abdução do quadril se a respectiva articulação for flexionada além de 90°. Ele também ajuda a estabilizar a articulação sacroilíaca, porém a aplicação de tensão excessiva possa restringir o movimento dessa articulação.[37] O piriforme foi implicado como fonte de uma série de condições nessa área, incluindo:

▶ *Neuropatias de compressão do nervo isquiático (síndrome do piriforme).*[38-44] A síndrome do piriforme é descrita no Capítulo 9.

▶ *Pontos-gatilho e pontos dolorosos.*[45]

Multífido

A anatomia do músculo multífido é descrita no Capítulo 26. Algumas de suas fibras mais profundas inserem-se nas cápsulas das articulações zigoapofisárias[46] e localizam-se nas proximidades dos centros de rotação do movimento da coluna. Elas encaixam-se nas vértebras adjacentes em ângulos apropriados, e sua geometria permanece relativamente constante em várias posturas, reforçando, portanto, a estabilidade da coluna.[47]

Eretor da espinha

O Capítulo 26 apresenta uma descrição detalhada da anatomia do eretor da espinha. A despeito da ausência de evidências, esse músculo é importante para a nutação sacral, devido a seu efeito de extensão sobre a coluna e suas substanciais inserções sacrais.

Glúteo máximo

O glúteo máximo é um dos músculos mais fortes do corpo (ver Cap. 17). Ele surge a partir da linha glútea posterior do osso do

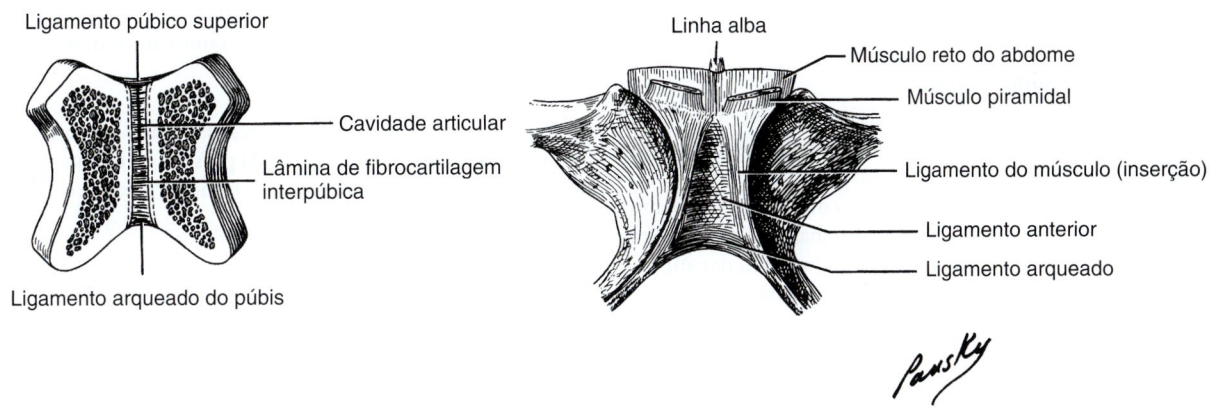

FIGURA 27-4 Duas vistas da sínfise púbica. (Reproduzida, com permissão, de Pansky B. *Review of Gross Anatomy*. 6th ed. New York: McGraw-Hill; 1996:511.)

TABELA 27-1 Músculos que se inserem no sacro, no ílio ou em ambos

Latíssimo do dorso	Glúteo médio
Eretor da espinha	Glúteo máximo
Semimembranáceo	Quadrado femoral
Semitendíneo	Gêmeo superior
Bíceps femoral	Grácil
Sartório	Ilíaco
Gêmeo inferior	Adutor magno
Multífido	Reto femoral
Obturador interno	Quadrado do lombo
Obturador externo	Pectíneo
Piriforme	Psoas menor
Tensor da fáscia lata	Adutor curto
Oblíquo externo	Adutor longo
Oblíquo interno	Levantador do ânus
Transverso do abdome	Esfíncter da uretra
Reto do abdome	Superficial isquiocavernoso e
Piramidal	transverso superficial do períneo
Glúteo mínimo	Coccígeo

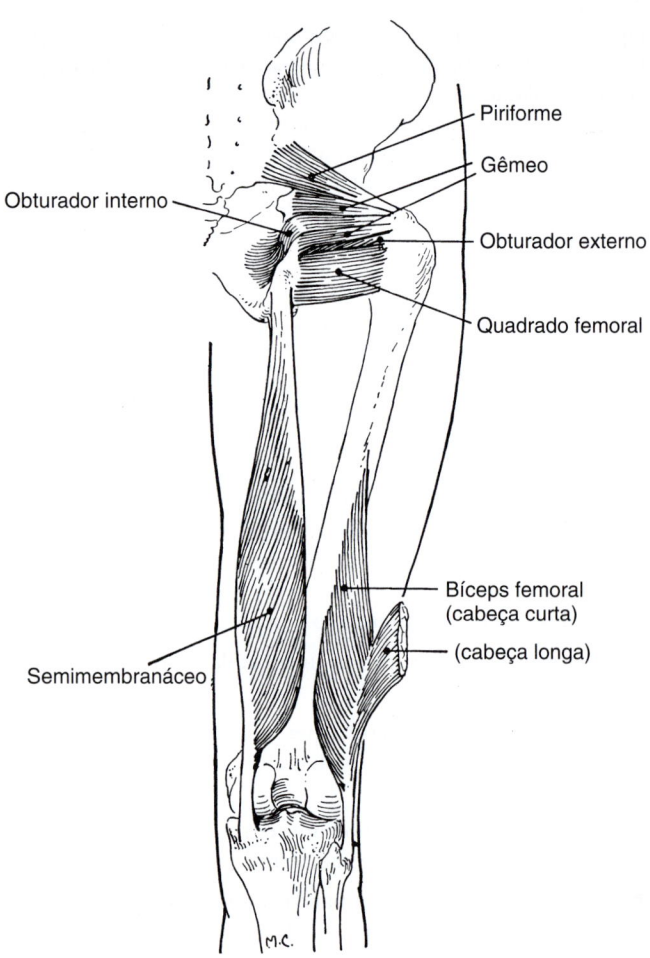

FIGURA 27-5 Músculos isquiotibiais. (Reproduzida, com permissão, de Luttgens K, Hamilton K. *Kinesiology: Scientific Basis of Human Motion*. New York: McGraw-Hill; 2002:173.)

quadril, do dorso do sacro lateral inferior e do cóccix, da aponeurose do músculo eretor da espinha, das lâminas superficiais da FTL posterior e da fáscia que cobre o músculo glúteo médio, antes de inserir-se na tuberosidade glútea. Na pelve, o glúteo máximo associa-se ao multífido ipsilateral, por meio da rafe da FTL,[32] e ao latíssimo do dorso contralateral, pelas lâminas superficiais da FTL.[48] Algumas de suas fibras inserem-se no ligamento sacrotuberal. A contração dessas fibras aumenta a tensão nesse ligamento.[49]

Ilíaco
O ilíaco surge da fossa e da crista ilíacas, do ligamento sacroilíaco anterior, das fibras inferiores do ligamento iliolombar[50] e da região lateral do sacro. À medida que ele estende-se distalmente, suas fibras fundem-se com a região lateral do tendão do psoas maior para formar o iliopsoas, que continua na direção do trocanter menor do fêmur e, conforme vai passando, envia algumas fibras para a cápsula da articulação do quadril.

Cabeça longa do bíceps femoral
A cabeça longa do bíceps femoral origina-se a partir do túber isquiático e do ligamento sacrotuberal. Além de funcionar como extensor do quadril e flexor do joelho, devido a suas inserções no ligamento sacrotuberal, tem relevância proprioceptiva durante atividades como caminhar.

Musculatura do assoalho pélvico
A designação "músculos do assoalho pélvico" refere-se primariamente ao levantador do ânus, um grupo de músculos composto pelo pubococcígeo, puborretal e iliococcígeo. O levantador do ânus junta-se aos músculos coccígeos para completar o assoalho pélvico. Os músculos do assoalho pélvico trabalham de maneira coordenada para aumentar a pressão intra-abdominal, dar suporte retal durante a defecação, inibir a atividade urinária, apoiar os órgãos pélvicos e auxiliar na estabilidade lombopélvica.[51]

Levantador do ânus. O levantador do ânus (Fig. 27-6) origina-se anteriormente a partir da superfície pélvica do púbis e no sentido posterior a partir da superfície interna da espinha isquiática e da fáscia do obturador. Ele insere-se na frente e nos lados do cóccix, nos lados do reto e no corpo do períneo. O levantador do ânus forma o assoalho pélvico, exerce a função de constritor da extremidade inferior do reto e da vagina e também pode ser ativado durante a expiração forçada.

O músculo, que consiste de fibras anteriores, intermediárias e posteriores, é inervado pelos ramos musculares do plexo pudendo.

Fibras anteriores. As fibras anteriores inserem-se no corpo do períneo, compreendendo o levantador da próstata ou o esfíncter da vagina, e forma uma espécie de tipoia em torno da próstata ou da vagina.

Fibras intermediárias

▶ *Puborretal.* O puborretal (ver Fig. 27-6) origina-se no púbis e forma uma tipoia em torno da junção do reto e do canal anal. O músculo traciona a junção anorretal anteriormente, auxiliando o esfíncter externo no fechamento anal.

▶ *Pubococcígeo.* Esse músculo (ver Fig. 27-6) surge do púbis e de seu ramo superior e passa posteriormente para in-

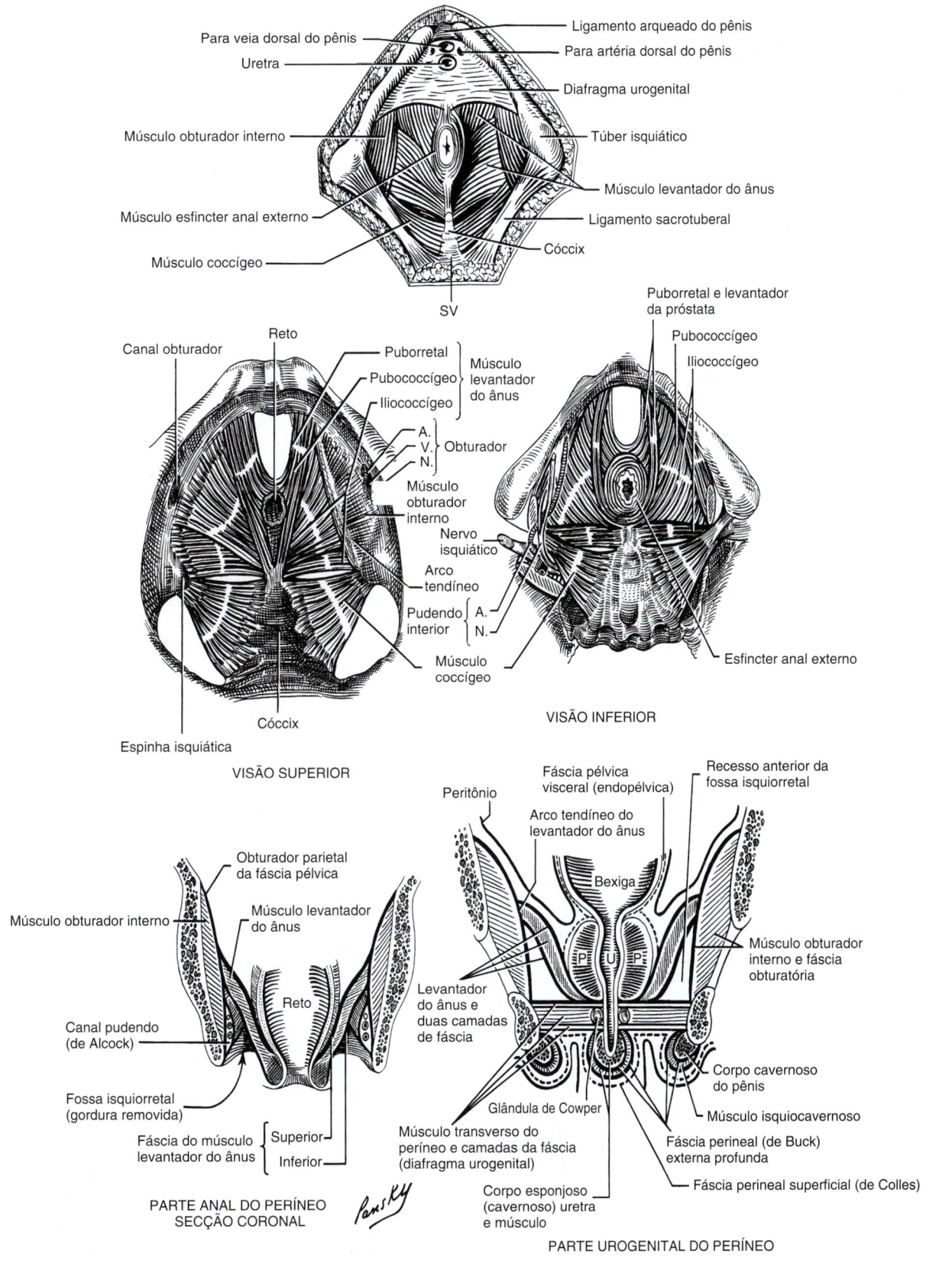

FIGURA 27-6 Musculatura do assoalho pélvico: pelve masculina. (Reproduzida, com permissão, de Pansky B. *Review of Gross Anatomy*. 6th ed. New York: McGraw-Hill; 1996:461.)

serir-se no corpo anococcígeo entre o cóccix e o canal anal. Sua função é tracionar o cóccix para a frente. Além disso, ele ajuda a elevar os órgãos pélvicos e a comprimir o reto e a vagina.

Fibras posteriores. O músculo iliococcígeo (ver Fig. 27-6) surge do arco tendíneo e da espinha isquiática e insere-se no último segmento do cóccix e do corpo anococcígeo. Sua função é tracionar o cóccix lateralmente e elevar o reto.

▶ *Levantador da placa.* Os músculos pubococcígeo e iliococcígeo unem-se posteriormente à junção anorretal para formar o levantador da placa, que se insere no cóccix.

▶ *Coccígeo.* Esse músculo (Fig. 27-6) origina-se na superfície da pelve da espinha isquiática e no ligamento sacroespinal e insere-se na margem do cóccix e no lado do segmento inferior do sacro. A função do coccígeo, que é suprido pelos ramos musculares do plexo pudendo, é sustentar o cóccix e tracioná-lo para a frente. Além disso, fornece suporte para os conteúdos pélvicos e a articulação sacroilíaca.

Neurologia

O processo de inervação das regiões anterior e posterior da articulação sacroilíaca não é muito claro, embora a porção anterior provavelmente receba inervação dos ramos posteriores das raízes L2 a S2.[52] A contribuição desses níveis de raízes é altamente variável e pode diferir entre as articulações de determinados indivíduos.[53] A inervação adicional à articulação anterior pode surgir diretamente do nervo obturatório, do nervo glúteo superior ou do tronco lombossacral.[23,54] A porção posterior da articulação provavelmente seja inervada pelos ramos posteriores de L4 a S3, com contribuição particular de S1 a S2.[55] Um componente autônomo adicional da inervação da articulação aumenta mais a complexidade de seu suprimento neural e provavelmente se soma à variabilidade dos padrões de referência de dor dessa área.[54,56]

Biomecânica

Os movimentos da coluna lombar ocorrem, de forma predominante, em torno do plano sagital e compreendem flexão e extensão, enquanto os movimentos que ocorrem no quadril incidem em três planos, incluindo o único movimento que a coluna lombar não tolera bem, ou seja, a rotação. Portanto, a função da área pélvica é absorver a maior parte da rotação da extremidade inferior, principalmente durante o modo bípede de andar.[57]

Durante muitas décadas, acreditava-se que a articulação sacroilíaca fosse imóvel por causa do encaixe excessivamente apertado das superfícies articulares. A pesquisa comprovou que a mobilidade dessa articulação além de ser possível,[58-61] é essencial para absorção de choques durante a execução de atividades com sustentação de peso.[62] É provável que o movimento da pelve esteja na natureza das deformações e dos movimentos leves de deslizamento ao redor de vários eixos indefinidos, com as articulações do anel pélvico alterando-se em resposta ao peso do corpo e às forças de reação da superfície. A amplitude desse movimento varia entre os indivíduos. Há diversas características que facilitam o movimento da articulação sacroilíaca, a saber:

▶ As superfícies de fibrocartilagem das facetas ilíacas, que são deformáveis, sobretudo durante a sustentação de peso, quando as superfícies são forçadas concomitantemente.

▶ A sínfise púbica. Se o osso do quadril estiver movimetando-se na articulação sacroilíaca, então também deve estar movendo-se em sua junção anterior, o que pode permitir um movimento recíproco imediato e quase perfeito.

Infelizmente, até o momento, nenhum teste diagnóstico manual mostrou alguma confiabilidade para quantificar a movimentação da articulação sacroilíaca em pacientes sintomáticos ou assintomáticos.[53,63-66] Entretanto, nos casos em que o teste de imagem de Doppler foi usado para medir a rigidez (ou lassidão) dessa articulação em indivíduos com ou sem dor pélvica, chegou-se à conclusão que a assimetria da rigidez entre os lados tinha alguma correlação com sujeitos sintomáticos.[67-69] Portanto, em vez de confiar nos testes manuais de movimento para determinar a presença de alguma disfunção na articulação sacroilíaca, o fisioterapeuta deve concentrar o foco na simetria, ou assimetria, dos movimentos palpados ou observados e combinar esses resultados com todos os achados obtidos no exame.

Modelos de movimento sacroilíaco

Existe pouca concordância sobre a biomecânica do complexo pélvico entre as disciplinas ou mesmo dentro de cada uma delas. Durante os últimos anos, os resultados dos numerosos estudos sobre a mobilidade da articulação sacroilíaca têm levado a diversas hipóteses e diferentes modelos de mecânica pélvica. Este capítulo descreve os vários modelos de movimento dessa articulação com o objetivo de fornecer ao leitor uma avaliação deles, uma vez que são mencionados em muitos textos e estudos de terapia ortopédica e manual.

Modelo osteopático

A maioria dos primeiros modelos osteopáticos de movimento sacral consideravam apenas os movimentos primários de flexão sacral (nutação) e de extensão (contranutação), que ocorrem ao redor de quatro eixos:

1. Extra-articular posterior
2. Extra-articular anterior
3. Intra-articular na convergência dos membros
4. Com deslizamento ao longo do membro inferior

Além disso, existe a teoria de que três outros eixos em SI, SII e SIII acomodam, respectivamente, os movimentos: respiratório, sacroilíaco e iliossacral.

As teorias posteriores englobaram também dois eixos oblíquos, sobre os quais o sacro rodava de maneira oblíqua. Esses eixos foram denominados com base no canto superior do sacro do qual emergem. Assim, o eixo que se estende a partir do canto direito superior para o esquerdo inferior foi chamado de *eixo oblíquo direito*; e aquele que se estende do canto esquerdo superior para o direito inferior, de *eixo oblíquo esquerdo*.

Foi apresentada uma proposta de que o osso do quadril rodava anterior e posteriormente, dependendo do movimento que estivesse ocorrendo naquele momento. Uma distinção clara foi feita entre o sacroilíaco e o comprometimento iliossacral. Essa distinção permaneceu, a despeito do fato óbvio de que as duas lesões descreviam uma disfunção na mesma articulação.

Modelo quiroprático

Muitos quiropráticos ainda consideram o modelo da mecânica pélvica desenvolvido por Illi[70] o mais completo.[71] Illi propôs que a articulação sacroilíaca é mais ativa durante a locomoção, com o movimento ocorrendo principalmente no plano sagital oblíquo. De acordo com essa perspectiva, cada articulação sacroilíaca passa por dois ciclos completos de flexão e de extensão alternados durante a marcha, com o movimento em uma articulação refletido na oposta. Esse autor sugeriu que, quando um osso do quadril flexiona (roda no sentido anterior), a base sacral ipsilateral move-se anterior e inferiormente e que, quando o outro osso do quadril estende-se (roda em sentido posterior), a base sacral naquele lado move-se em direção posterior e superior. Se as ações recém-descritas forem visualizadas como um movimento contínuo, o sacro pode ser caracterizado como uma figura oblíqua e horizontal em forma de oito. Mais tarde, Illi postulou que os movimentos alternados de flexão atuam pelo ligamento iliolombar para amortecer o movimento em LV e, consequentemente, em toda a coluna. À medida que o osso do quadril move-se no sentido posterior, a LV é tracionada posterior e inferiormente por meio da tensão no ligamento iliolombar, ao passo que a parte remanescente da coluna lombar sofre um movimento acoplado em ligeira rotação e inclinação lateral.

Modelo biomecânico anatômico

O modelo biomecânico anatômico do movimento da articulação sacroilíaca baseia-se nos trabalhos de Vleeming,[72] Snijders,[73] Lee,[12] e Hides, Richardson e Jull.[74] Esse modelo, considerado por muitos como o mais contemporâneo, postula que vários fatores, tais como articulares, neuromusculares e emocionais, influenciam a mecânica articular.

Movimento sacral. De acordo com o modelo biomecânico anatômico, quando o sacro sofre nutação ou flexiona em relação ao osso do quadril, ocorre um pequeno deslizamento linear em forma de L entre as duas superfícies articulares sacroilíacas.[31] A mais curta das duas distâncias, nivelada com SI, situa-se em um plano vertical, ao passo que a distância mais longa, que atravessa SII a SIV, localiza-se no plano ântero-posterior.

1. Durante a nutação sacral (Fig. 27-7), o sacro desliza inferiormente na direção da distância curta e no sentido posterior na direção da distância longa. Esse movimento é resistido por vários fatores:
   a. A forma em cunha do sacro
   b. As cristas e as depressões das superfícies articulares
   c. O coeficiente de atrito da superfície articular
   d. A integridade dos ligamentos sacroilíaco posterior, interósseo e sacrotuberal, sustentados pelos músculos que se inserem neles

2. Durante a contranutação, ou extensão (Fig. 27-8), o sacro desliza anteriormente pela distância mais longa e no sentido superior até a distância mais curta. Esse movimento é resistido pelo ligamento sacroilíaco posterior,[31] que é sustentado pela contração do multífido.

Movimento do osso do quadril. O movimento do osso do quadril é induzido pelo movimento da articulação do quadril, como

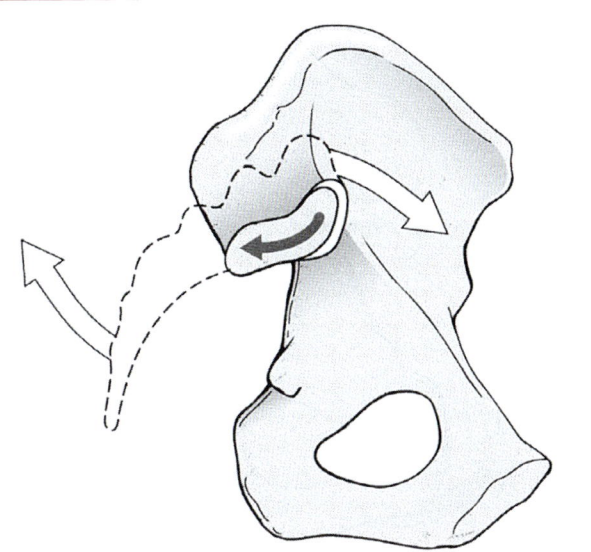

FIGURA 27-7 Nutação sacral. (Reproduzida, com permissão, de Dutton M. *Manual Therapy of the Spine.* New York: McGraw-Hill; 2002:452.)

na extensão da extremidade inferior, ou pelo movimento do tronco durante a inclinação anterior da cintura. Sempre que o osso do quadril roda no sentido anterior (Fig. 27-9), teoricamente ele desliza na direção do comprimento curto do "L"; quando ele roda no sentido posterior, desliza na direção do comprimento mais longo do "L" da articulação sacroilíaca, da mesma maneira como no movimento que ocorre durante a contranutação do sacro. No entanto, quando o osso do quadril roda no sentido posterior (Fig. 27-10), teoricamente ele desliza na direção do comprimento mais longo do "L"; e, no sentido superior, até o comprimento mais curto do "L" da articulação sacroilíaca, da mesma maneira como no movimento que ocorre durante a nutação do sacro.

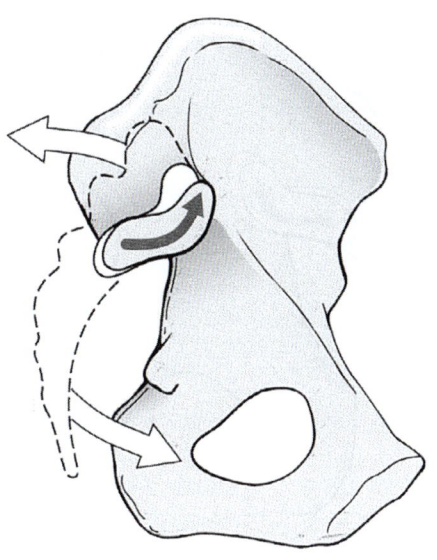

FIGURA 27-8 Contranutação sacral. (Reproduzida, com permissão, de Dutton M. *Manual Therapy of the Spine.* New York: McGraw-Hill; 2002:452.)

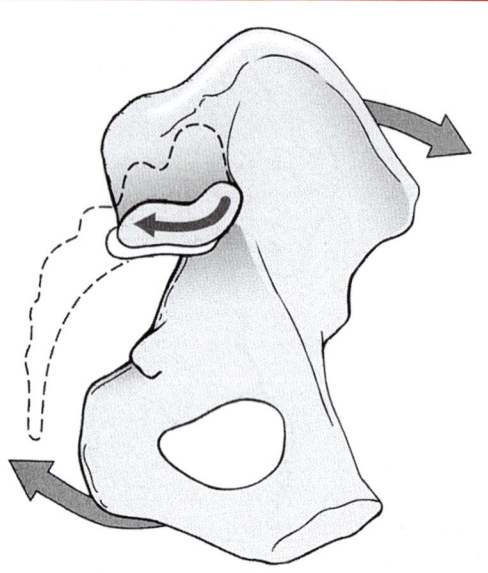

FIGURA 27-9 Rotação anterior do osso do quadril. (Reproduzida, com permissão, de Dutton M. *Manual Therapy of the Spine*. New York, NY: McGraw-Hill; 2002:453.)

Rotação do osso do quadril. A direção desta depende do movimento inicial.

▶ Durante a flexão da articulação do quadril, o osso do quadril ipsilateral roda posteriormente, enquanto o sacro roda para o mesmo lado que o fêmur flexionado. A rotação posterior do osso do quadril coloca a EIAS em uma posição superior. Se o fêmur estiver estendido, o osso do quadril ipsilateral roda anteriormente, e o sacro, para o lado contralateral do fêmur estendido (Tab. 27-2).

▶ Durante a inclinação pélvica anterior em um fêmur relativamente fixo, ocorre uma rotação anterior do o osso do quadril. Ocorre

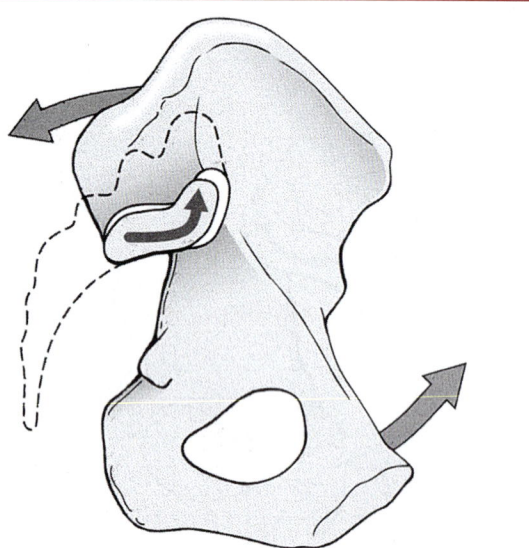

FIGURA 27-10 Rotação posterior do osso do quadril. (Reproduzida, com permissão, de Dutton M. *Manual Therapy of the Spine*. New York, NY: McGraw-Hill; 2002:453.)

TABELA 27-2 Movimento da articulação do quadril e do osso do quadril

Movimento da articulação do quadril	Movimento do osso do quadril ipsilateral
Flexão	Rotação posterior
Extensão	Rotação anterior
Rotação interna	Rotação interna (fechamento)
Rotação externa	Rotação externa (abertura)
Abdução	Deslizamento superior
Adução	Deslizamento inferior

o contrário na rotação posterior. Portanto, o osso do quadril roda posteriormente durante as inclinações pélvicas posteriores.

Movimentos funcionais. O modelo biomecânico anatômico ajuda a explicar a integração dos movimentos do complexo lombo-pélvico-quadril que ocorrem durante os movimentos planares da coluna lombar.[75,76]

Inclinação anterior. A flexão sacral, ou nutação, envolve uma rotação anterior no plano sagital, de maneira que a região anterior do sacro inclina-se para baixo. Se tal flexão ocorrer na direção cranial para caudal (como parte da flexão lombar), resultará na flexão (nutação) do sacro. Contudo, se a flexão sacral ocorrer na direção caudal para cranial (como parte da inclinação pélvica posterior), o sacro sofrerá extensão (contranutação).

A combinação de rotação anterior e exterior de ambos os ossos do quadril, durante a flexão anterior do tronco na cintura, produz a aproximação e o movimento superior de ambas as EIPIs, enquanto o sacro sofre nutação (Tab. 27-3). Depois de cerca de 60° de inclinação anterior, os ossos do quadril continuam a rodar no sentido anterior, embora o sacro não sofra mais nutação.[12] A articulação sacroilíaca permanece comprimida e estável se o sacro continuar em nutação durante toda a inclinação anterior. Todavia, se o sacro for forçado em contranutação, logo no início da amplitude, como nos indivíduos com músculos tensos, a compressão será menor, aumentando, desse modo, a confiabilidade na estabilização dinâmica fornecida pelos músculos, tornando a articulação sacroilíaca mais vulnerável a lesões.[12]

Inclinação posterior. A inclinação posterior da cintura, ou extensão da coluna, envolve a combinação de um deslocamento anterior da cintura pélvica e de um movimento inferior de ambas as EIPSs. Durante essa manobra, ocorre uma rotação do osso do quadril posterior leve e o sacro permanece em nutação (Tab. 27-3).

Inclinação lateral. Durante a inclinação lateral, o osso do quadril direito roda anteriormente e o sacro inclina-se no sentido lateral para a direita. O movimento do osso do quadril durante a inclinação lateral resulta provavelmente de forças de reação do solo.[77] Durante a inclinação lateral à direita, a perna direita é comprimida, porque suporta mais peso. Essa força descendente do peso do corpo, juntamente com a força ascendente de reação do solo, produz uma rotação anterior (extensão) do osso do quadril, ocasionando ligeira flexão da articulação quadril. Esta, em conjunto com o achatamento do pé e a hiperextensão do joelho, permite que a perna encurte em resposta a tais forças compressivas. É interessante observar que, quando não há sustentação de peso, a rotação anterior do osso do quadril aumenta o comprimento da perna, ao passo que, na sustentação de peso, ela diminui tal comprimento. Na realidade, em ambos os casos, o mecanismo é idêntico.[77] Sem sustentação de peso, a rotação anterior do

TABELA 27-3 Movimentos lombares e sacroilíacos

Movimento lombar	Movimento do osso do quadril	Movimento do sacro
Flexão	Rotação anterior	Nutação seguida de contranutação
Extensão	Rotação posterior leve	Nutação
Rotação	*Ipsilateral:* rotação posterior	Nutação ipsilateral
	Contralateral: rotação anterior	
Inclinação lateral	*Ipsilateral:* rotação anterior	*Ipsilateral:* inclina para o lado ipsilateralmente
	Contralateral: rotação posterior	*Contralateral:* inclina para o lado contralateralmente

osso do quadril empurra o fêmur para baixo. A perna pode estender-se, considerando que não há resistência sob o pé e força para flexionar as duas articulações do quadril. Na sustentação de peso, as forças de reação do solo empurram o osso do quadril superiormente, uma vez que a perna não consegue estender-se durante a inclinação lateral.

Rotação do tronco. O osso do quadril direito roda anteriormente durante a rotação axial do tronco à esquerda, enquanto o osso do quadril esquerdo roda no sentido posterior. Ao mesmo tempo, ocorre a contranutação do sacro na articulação sacroilíaca direita e a nutação na articulação sacroilíaca esquerda. O movimento dos ossos do quadril durante a rotação do tronco permite que o sacro rode osteocinematicamente, enquanto mantém uma orientação mais ou menos vertical.

Biomecânica da marcha. Essa descrição foi feita com base no modelo biomecânico anatômico do movimento da articulação sacroilíaca. Conforme mencionado no Capítulo 13, a marcha eficiente exige, entre outras coisas, o funcionamento completo do complexo lombo-pélvico-quadril. Enquanto a perna direita aborda o contato inicial, a cintura pélvica roda no sentido anti-horário no plano transverso, transladada anteriormente e aduzida na cabeça do fêmur. O osso do quadril direito roda posteriormente, e o esquerdo, no sentido anterior. A rotação anterior do osso do quadril esquerdo traciona o sacro em rotação à direita.

Nessa fase do ciclo da marcha, a vértebra lombar inferior flexiona e inclina contralateralmente, adotando a mesma direção de rotação do sacro,[76] com o ligamento iliolombar modificando o movimento no segmento LV a SI.[78] Aparentemente, a rotação lombar e a inclinação lateral ocorrem de maneira isolada e permanecem fora de fase entre si. Quando a inclinação lateral da coluna atinge o ponto máximo, ela roda o mínimo possível, e vice-versa. Acredita-se que esse acoplamento atípico permite que:

▶ A coluna facetária da perna que não sustenta peso atue como um adaptador móvel, de modo que esteja em posição de atrito articular no contato inicial.

▶ A coluna facetária oposta aja como uma alavanca rígida, de modo que esteja em posição de atrito articular durante as fases de sustentação de peso da marcha.

A tensão dentro do ligamento interósseo, do bíceps femoral e do ligamento sacrotuberal aumenta no lado direito imediatamente antes do contato inicial do pé direito e do início da fase de balanço do pé esquerdo.[79] Esse aumento contribui para a estabilização da articulação sacroilíaca no lado do contato inicial.[12]

O glúteo médio ipsilateral e os adutores contralaterais são ativados para estabilizar a cintura pélvica na cabeça do fêmur, a partir do contato inicial para a postura média. Durante esse período de suporte duplo, a coluna lombar permanece inicialmente em uma posição neutra em relação à inclinação lateral. Entretanto, a pelve inclina-se para a esquerda conforme o pé esquerdo sai do solo. Essa inclinação é controlada pelos adutores da articulação do quadril direito e pelos flexores laterais lombares direitos. Para compensá-la, a coluna lombar inclina-se lateralmente à direita.

Durante a fase de postura simples da perna direita:

▶ A cintura pélvica roda anteriormente e aduz sobre a cabeça do fêmur direita.

▶ O osso do quadril direito começa a rodar anteriormente em relação ao sacro; e o ilíaco esquerdo, no sentido posterior.

▶ O bíceps femoral relaxa, e o glúteo máximo torna-se mais ativo.[79] Ao mesmo tempo, o latíssimo do dorso contralateral dispara.[80] Juntos, esses dois músculos tensionam a FTL, auxiliando na estabilização da articulação sacroilíaca.[12]

Na fase de postura inicial à direita, com os ombros na posição oposta à pelve, a coluna lombar posiciona-se em inclinação lateral direita e rotação à esquerda, rodando na mesma direção que o sacro. Na postura média à direita, a pelve atinge a posição de rotação neutra no plano transverso, movimento que é controlado pelos rotadores externos da articulação do quadril à direita.

Durante a postura final na perna direita, a pelve continua a rodar no sentido horário e, neste momento, a coluna lombar está em posição de rotação total à esquerda e em uma leve inclinação lateral à direita.

O deslocamento do centro de gravidade é exagerado durante os momentos de instabilidade da articulação sacroilíaca, e a compensação resulta de uma transferência lateral de peso sobre o membro envolvido, reduzindo, portanto, as forças de cisalhamento verticais na articulação.[81] Com frequência, em um padrão de marcha sem compensação, o paciente exibe a marcha Trendelenburg, que ajuda a reduzir a força de cisalhamento vertical.

Estabilização pélvica

Na posição ereta, a articulação sacroilíaca submete-se a forças consideráveis de cisalhamento, considerando-se que a massa da parte superior do corpo transfere-se para os membros inferiores pelo osso do quadril.[82,83] O corpo tem dois mecanismos para superar essa força de cisalhamento: um que depende da forma e da estrutura das superfícies articulares sacroilíacas (fechamento de forma), que tem o aspecto de cunha com um alto coeficiente de atrito; e outro, que envolve a geração de forças compressoras pela articulação sacroilíaca, por meio da contração muscular (fechamento de força).[83]

Fechamento de forma. Refere-se a um estado de estabilidade do mecanismo pélvico, cujo grau depende de sua anatomia, sem necessidade de forças extras para manter a estabilidade do sistema.[73] Foram propostos os seguintes aspectos anatômicos para auxiliar no fechamento de forma:

- A congruência das superfícies articulares e o coeficiente de atrito da cartilagem articular. A aspereza da cartilagem e os sulcos e as cristas complementares aumentam o coeficiente de atrito, contribuindo, portanto, para o fechamento por meio da resistência contra as translações horizontais e verticais.[23] Embora as superfícies articulares sejam extremamente planares nas crianças, o processo de formação das cristas e das saliências características que constituem o sacro maduro começa a partir dos 11 a 15 anos. Por volta da terceira década, as camadas superficiais da fibrocartilagem são fibriladas e inicia-se a formação de fendas e erosão. Na 4ª e 5ª décadas, a irregularidade e a aspereza das superfícies articulares aumentam, e a formação cuneiforme é incompleta.[20]
- A integridade dos ligamentos.
- A forma das superfícies articulares que se encaixam perfeitamente.

A integridade do fechamento de forma pode ser clinicamente avaliada por meio de testes de cisalhamento do braço longo e do braço curto, discutidos a seguir.

Fechamento de força. O fechamento de força exige forças intrínsecas e extrínsecas para manter a estabilidade da articulação sacroilíaca.[73] Essas forças dinâmicas envolvem os sistemas miofasciais e neurológicos e a gravidade. Em conjunto, esses componentes produzem um mecanismo de autotravamento para essa articulação.

A capacidade de nutar do sacro é essencial para o funcionamento do mecanismo de autotravamento, pois a nutação envolve a maioria dos ligamentos da articulação sacroilíaca, principalmente o interósseo e o sacroilíaco posterior.[73,84,85] Estes localizam-se em uma posição posterior à articulação e aproximam os ossos do quadril posteriores, quando sob tensão.[84]

Assim como a nutação do sacro reforça o mecanismo do autotravamento, sua contranutação, que ocorre durante atividades como amplitude final da inclinação anterior, sentar sobre o sacro, sentar alongado e hiperextensão da articulação do quadril, reduz tal mecanismo.[84]

Na análise cinética da cintura pélvica, Vleeming e colaboradores identificaram os músculos que resistem às forças de translação e que são especificamente importantes para o mecanismo de fechamento de força: o eretor da espinha, o glúteo máximo, o latíssimo do dorso e o bíceps femoral (ver Cap. 26).[48,84] Dois outros grupos musculares, uma "unidade interna" e uma "unidade externa", também desempenham papéis importantes.[12,74,86] A unidade muscular interna consiste de:

- *Músculos do assoalho pélvico.* Hemborg e colaboradores[87] demonstraram que esses músculos atuam com o transverso do abdome nas tarefas de levantamento.
- *Transverso do abdome.*
- *Multífido.*
- *Diafragma.*

A unidade muscular externa consiste de quatro sistemas: o oblíquo posterior (latíssimo do dorso, glúteo máximo e FTL), o longitudinal profundo (eretor da espinha, lâmina profunda da FTL, ligamento sacrotuberal e bíceps femoral), o oblíquo anterior (oblíquos externo e interno, adutores contralaterais da coxa e fáscia abdominal anterior intermediária) e o lateral (glúteos médio e mínimo e adutores contralaterais da coxa). A unidade muscular externa possivelmente contribua para o mecanismo de fechamento de força da seguinte maneira:[12]

- *Sistema oblíquo posterior.* O glúteo máximo, que se une à FTL, e o latíssimo do dorso contralateral contribuem com o fechamento de força da articulação sacroilíaca posteriormente ao aproximar as regiões posteriores dos ossos do quadril. Esse sistema coopera significativamente para a transferência de carga pela cintura pélvica durante as atividades de rotação na marcha.
- *Sistema longitudinal profundo.* A função desse sistema é neutralizar qualquer cisalhamento anterior ou quaisquer forças de nutação sacral, bem como facilitar a compressão pelas articulações sacroilíacas. Como foi mencionado na seção "Anatomia", a cabeça longa do bíceps femoral controla o grau de nutação por meio de suas conexões com os ligamentos sacrotuberais.[35]
- *Sistema oblíquo anterior.* O abdominal oblíquo, atuando como músculo fásico, inicia os movimentos[86] e envolve-se em todas as ações do tronco e das extremidades superior e inferior, exceto quando as pernas estão cruzadas.[88]
- *Sistema lateral.* A função do sistema lateral é estabilizar a cintura pélvica na cabeça do fêmur durante a marcha, por meio de uma ação coordenada.

A avaliação do comprimento e da força das unidades musculares é extremamente importante, porque tais aspectos estão relacionados à capacidade de nutação do sacro.

A fraqueza ou o recrutamento insuficiente e/ou a função muscular desequilibrada dentro do complexo lombo-pélvico-quadril reduzem o mecanismo de fechamento de força, resultando em estratégias motoras compensatórias.[81] Tais estratégias e/ou padrões de desequilíbrio muscular produzem contranutação sustentada do sacro, "destravando", portanto, o mecanismo e tornando a articulação sacroilíaca vulnerável a lesões. Essa posição "destravada" da pelve pode também aumentar as forças de cisalhamento da coluna lombar e a carga anormal dos discos lombares.

Comprimento da perna

Durante as últimas décadas, as discrepâncias anatômicas da perna foram consideradas a causa principal de comprometimentos na pelve, na região lombar, na articulação do quadril, no joelho e nos pés. Entretanto, há pouco consenso sobre o grau de desproporção do comprimento da perna que seja considerado clinicamente significativo, as taxas de prevalência, bem como a confiabilidade e validade dos métodos de avaliação.[89] O esquema de classificação mais comum da desproporção do comprimento da perna identifica dois tipos:[89]

- *Anatômica.* A desproporção anatômica do comprimento da perna, conhecida também por desproporção estrutural do comprimento dos membros, ocorre sempre que houver encurtamento físico de um membro unilateral entre a cabeça do fêmur e o encaixe do tornozelo.
- *Funcional.* A desproporção funcional no comprimento dos membros, ou desproporção aparente, pode ser descrita como uma assimetria unilateral das extremidades inferiores, sem qualquer

encurtamento concomitante dos respectivos componentes ósseos.[89] Ela pode ocorrer em qualquer porção da cadeia cinética, desde o tronco até a região mais inferior do pé,[89] e suas causas incluem encurtamento adaptativo dos tecidos moles, contraturas articulares, lassidão ligamentar e mau alinhamento axial, incluindo subluxação e rotação do osso do quadril.[89] A desproporção funcional no comprimento dos membros pode também ser produzida por problemas mecânicos nos pés,[90] como pronação assimétrica excessiva, que são acompanhados de redução na altura do arco longitudinal, em comparação com o pé contralateral, resultando em um membro mais curto no âmbito funcional ipsilateralmente. A escoliose também pode causar desproporção no comprimento das pernas.[91] A escoliose funcional torna-se aparente na posição de pé, mas diminui nas posições sentada, em supino ou em prono.

Embora o padrão geral seja a presença de evidências radiográficas, a literatura a respeito de avaliações clínicas e diagnósticos de desproporções no comprimento dos membros é controversa e inconsistente.[89]

As abordagens clínicas comuns para desproporções no comprimento dos membros envolvem métodos diretos e indiretos:[89]

▶ *Métodos diretos.* Esses métodos envolvem medições no comprimento dos membros com uma fita métrica entre dois pontos definidos, por exemplo, entre a EIAS e o maléolo medial. Algumas variações incluem medições da EIAS até o maléolo lateral, do umbigo ao maléolo medial e do da junção xifoesternal ao maléolo medial.

▶ *Métodos indiretos.* Estes geralmente abarcam três categorias:
- Palpação de pontos ósseos de referência, como as cristas ilíacas ou as EIASs, com o paciente na posição de pé, enquanto o examinador avalia o nivelamento.
- Colocação de objetos com espessura conhecida, como blocos de madeira ou livros, sob o membro mais curto, para fins de correção, até o examinador avaliar o nivelamento dos pontos ósseos de referência.
- Utilização de um dispositivo de nivelamento pélvico para facilitar a avaliação dos pontos ósseos de referência.

Os resultados da palpação da crista ilíaca e do método corretivo com blocos aparentemente são mais válidos do que os de outras técnicas de avaliação clínica, diretas ou indiretas, descritas na literatura médica, embora não haja um consenso uniforme, sendo, portanto, necessário fazer novas investigações.[89]

De maneira geral, a intervenção para a desproporção no comprimento dos membros é orientada por dois fatores:[89]

▶ *A dimensão da desproporção.* A cirurgia pode ser a alternativa mais adequada nos casos de desproporção anatômica grave no comprimento dos membros ou de escoliose que resulte no encurtamento funcional do membro inferior.

▶ *Se o paciente é sintomático ou assintomático.* É consenso que não é necessário fazer tratamento se o paciente for assintomático, embora Gofton[92] defenda a intervenção em pacientes sem sintomas, como uma estratégia importante na prevenção de futuras patologias.

Os fisioterapeutas devem ter cautela ao planejar alguma intervenção para desproporções no comprimento dos membros menores que 5 mm, nos casos em que a condição tenha sido avaliada por meio de métodos clínicos.[89] As correções devem ser implementadas gradualmente, em pequenos incrementos, e o levantamento corretivo deve ser mais conservador e gradual em indivíduos mais velhos.

Exame

A maioria dos pesquisadores concorda que nenhum teste simples pode ser usado para confirmar o diagnóstico de disfunções na articulação sacroilíaca. Os testes físicos que costumam ser usados para determinar o diagnóstico incluem:[53]

▶ Sensibilidade direta.
▶ Exame do tecido mole em zonas de hiperirritabilidade e mudanças na textura do tecido.
▶ Avaliação das zonas referidas.
▶ Restrições fasciais ou miotendíneas associadas.
▶ Relações regionais anormais entre comprimento e força muscular.
▶ Análise postural.
▶ Determinação do comprimento real e do comprimento funcional da perna.
▶ Exames dos pontos ósseos de referência estáticos e dinâmicos.
▶ Testes de provocação, incluindo os ortopédicos tradicionais, os de demanda de movimento e os de tensão ligamentar.

Embora, tradicionalmente, sob o ponto de vista diagnóstico, esses testes sejam considerados confiáveis e úteis, nenhum deles foi validado por um critério padrão independente.[53] Consequentemente, há controvérsias sobre qual grupo de testes é melhor.

Com base na premissa de que há uma relação entre assimetria pélvica e DL, a literatura ortopédica, osteopática e fisioterápica incentiva o uso de testes de provocação de dor (com base nos sintomas) e de testes estáticos (posicionais) ou dinâmicos (motores ou funcionais).[1,10,12,37,93-96]

O uso de testes estáticos foi muito questionado,[63,97-100] embora Cibulka e colaboradores[101] tenham considerado os resultados deles confiáveis e Levangie[100] tenha encontrado uma associação inconsistente entre assimetria da espinha ilíaca póstero-superior (EIPS) ostostática e DL, pelo menos em grupos selecionados. Os problemas com os testes estáticos são:

▶ Determinar se a assimetria observada é normal ou anormal.
▶ Definir qual lado é anormal.
▶ Estabelecer se a assimetria é muito acentuada ou não assimétrica o suficiente. Se o osso do quadril direito estiver rodado anteriormente, em comparação com o esquerdo, está girado de mais, de menos, ou na quantidade certa, em relação a sua posição inicial? Como a posição inicial não é conhecida, não é possível avaliar o grau de rotação.

Os testes dinâmicos não são muito melhores. Dreyfuss e colaboradores[53] registraram 20% de achados positivos em um ou mais dos testes dinâmicos (motores ou funcionais) em um grupo de pessoas assintomáticas. Um exemplo de teste dinâmico é o de flexão em ortostatismo. Esse teste foi bastante usado para analisar a mobilidade da articulação sacroilíaca e ainda é empregado pela maioria dos profissionais de saúde para determinar o lado do comprometimento. Ele é feito da seguinte maneira: cada EIPS é palpada com o polegar colocado caudalmente. Em seguida, o paciente deve inclinar-se anteriormente na linha da cintura. Ambos os polegares devem mover-se cranialmente, desde que não haja comprometimento na articulação sacroilíaca ou na coluna lombar inferior, enquanto o paciente estiver inclinando-se. Quando a articulação está "bloqueada", ela movimenta-se um pouco mais para cima em relação ao outro lado.[99] Até o presente momento, a confiabilidade dos estudos do teste de flexão em ortostatismo carece de consistência diagnóstica.[99,102,103] Provavelmente a causa dessa insuficiência seja a compressão das articulações ocasionada pela nutação sacral no início das amplitudes médias de flexão anterior, limitando o movimento da articulação sacroilíaca.[104]

Alguns estudos relataram que os testes de provocação da dor apresentam uma boa confiabilidade interavaliadores,[64,99] mas não foram considerados confiáveis em outros estudos.[102,105] Talvez isso ocorra porque os testes de provocação da dor foram considerados confiáveis apenas na identificação de disfunções na articulação sacroilíaca em determinadas populações, por exemplo, entre pacientes com dor pélvica posterior durante ou após a gravidez.[106]

Levando em consideração que a confiabilidade e a validade dos testes na articulação sacroilíaca são questionáveis, o fisioterapeuta deve evitar estabelecer um diagnóstico com base nos resultados de apenas alguns testes. A situação ideal é aquela em que o diagnóstico tenha como base os resultados provenientes de um exame biomecânico completo, que inclua testes de provocação da dor, estáticos e dinâmicos. Como vários estudos recentes observaram alguma melhoria na confiabilidade interavaliadores no diagnóstico da DL, ao usar uma combinação de procedimentos de exame físico, em vez de abordagens de modelos simples,[53,65,99,105,107] parece perfeitamente lógico presumir que intervenções semelhantes possam ser bem-sucedidas na articulação sacroilíaca.

Na maioria dos casos, o exame das articulações da pelve perde a utilidade se a coluna lombar e as articulações do quadril não tiverem sido previamente observadas por exame ou intervenção, uma vez que ambas podem referir dor para aquela área e afetar de forma significativa a função da articulação sacroilíaca. O algoritmo descrito na Figura 27-11 serve como guia para tomada de decisão em relação aos exames na articulação sacroilíaca.

História

A história de DL e de dor nas pernas, ou ambas, justifica a realização de um exame do complexo lombo-pélvico-quadril. Além de manifestar-se como dor sacral, a dor mecânica resultante de disfunção na articulação sacroilíaca também pode referir distalmente. Os problemas na articulação sacroilíaca referem dor na EIPS, na fossa ilíaca, na nádega medial, nas coxas posterior e póstero-lateral.[108] A dor também pode ser referida para o sacro a partir de estruturas distantes, incluindo o eretor da espinha contralateral,[109] os ligamentos interespinais ipsilaterais de LIII a SII[110] e as articulações facetárias de LIV a LV.[111] Outrossim, não há dúvida que os músculos disfuncionais do assoalho pélvico contribuem para os sintomas da cistite intersticial e da chamada síndrome uretral, que é frequente com ou sem dor crônica na pelve.[112-114] Em geral, a dor unilateral sem nenhuma referência abaixo do joelho pode ser causada pela articulação sacroilíaca, enquanto a irritação de um nervo da coluna pode produzir sintomas radiculares abaixo do joelho.[115] Tipicamente, a disfunção da sínfise púbica causa dor localizada ou na virilha agravada pelas atividades que envolvem o músculo adutor do quadril ou o reto do abdome.[116]

Os seguintes achados podem estar presentes na disfunção da articulação sacroilíaca:[13,53,117,118]

▶ História de dor aguda que acorda o paciente ao se virar na cama.

▶ Dor ao caminhar, subir ou descer escadas, erguer-se para caminhar a partir de uma posição sentada e pular ou ficar de pé sobre a perna envolvida.

▶ Dor com elevação da perna reta no final ou próximo do final da amplitude (às vezes, no início da amplitude, quando for hiperaguda).

▶ Dor e, às vezes, limitação na extensão e na inclinação lateral ipsilateral do tronco.

Revisão de sistemas

Considerando a quantidade de órgãos próximos da articulação sacroilíaca, o fisioterapeuta deve executar uma revisão minuciosa de sistemas para eliminar fontes viscerais dos sintomas. Qualquer paciente que apresentar crise insidiosa de dor pélvica deve ser submetido a um exame de varredura de Cyriax (ver Cap. 9). Esse exame inclui testes de estresse primários (distração anterior e posterior) e é usado para detectar sacroiliite resultante de artrite microtraumática, macrotraumática ou sistêmica (p. ex., espondilite anquilosante, síndrome de Reiter) ou patologias mais graves agrupadas sob o sinal da nádega (ver Cap. 17). O câncer primário de mama, pulmão e próstata está entre os tipos de câncer mais comuns que produzem metástase no esqueleto axial, incluindo o anel pélvico.[119] Uma fonte adicional de dor sacral pode ser a fratura por estresse do sacro associada a uma variedade de fatores extrínsecos e intrínsecos (ver "Estratégias de intervenção", a seguir) e uma diversidade de sintomas e sinais.[120]

Testes e medições

Observação

A observação deve iniciar com uma avaliação global da postura para verificar a presença de assimetrias. O fisioterapeuta deve avaliar o grau de inclinação pélvica. A questão de causa e efeito também deve ser levada em consideração. Além de aumentar a lordose lombar e a cifose torácica, a inclinação pélvica anterior produz o alongamento dos músculos abdominais e dos ligamentos sacrotuberal, sacroilíaco e sacroespinal e o encurtamento adaptativo dos flexores do quadril, dos isquiotibiais e do eretor da espinha. A inclinação pélvica posterior resulta no alongamento dos flexores do quadril, dos isquiotibiais e do eretor da espinha e no encurtamento adaptativo dos músculos abdominais e glúteos.

A inclinação lateral pélvica em que uma crista ilíaca é mais alta do que a outra pode ser ocasionada por escoliose com convexidade lombar ipsilateral, discrepância no comprimento da perna ou encurtamento do quadrado do lombo contralateral. Essa posição produz encurtamento adaptativo dos abdutores do quadril ipsilateral e dos adutores do quadril contralateral e enfraquecimento dos abdutores do quadril contralateral.

Aparentemente, há uma forte correlação entre a posição da pelve e a cabeça anteriorizada.[121] Se os pontos pélvicos de referência forem assimétricos e o paciente apresentar cabeça anteriorizada, o fisioterapeuta deve tentar corrigir a posição da cabeça.

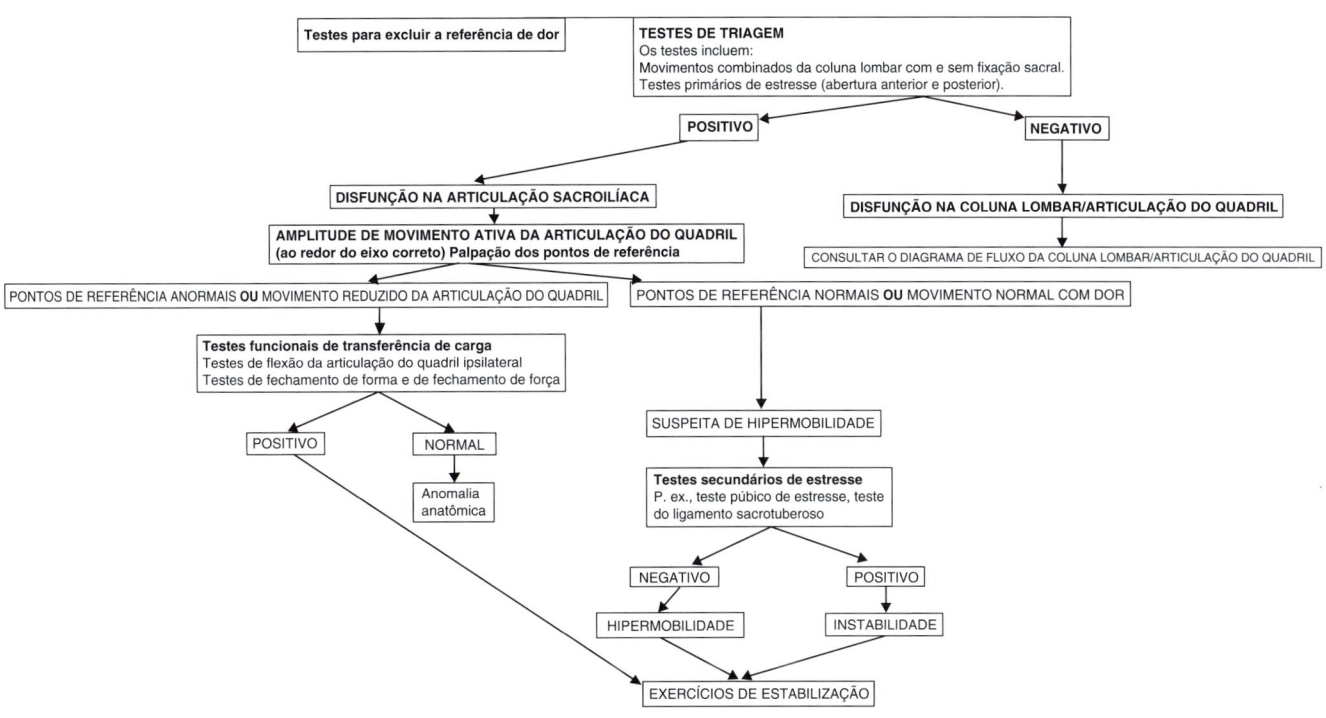

FIGURA 27-11 Algoritmo de tomada de decisão em exames na articulação sacroilíaca.

O foco da intervenção deve ser a correção da assimetria nos casos em que a tentativa de correção da posição da cabeça piorar a assimetria pélvica e aumentar os sintomas. Contudo, o foco da intervenção deve ser a correção da cabeça anteriorizada nos casos em que a tentativa de correção da cabeça melhorar a simetria pélvica e os sintomas.[122]

> **Curiosidade Clínica**
>
> A síndrome cruzada da pelve (ver Cap. 26) amplia a inclinação anterior, acompanhada por um aumento na lordose lombar.

Amplitude de movimento da articulação do quadril

A execução da amplitude de movimento (ADM) da articulação do quadril, incluindo a rotação interna e externa, ajuda a eliminar a dor referida da articulação nessa área. Além disso, em pacientes com distúrbios na articulação sacroilíaca, foi observada uma limitação unilateral do movimento, em que um dos movimentos é desigual entre os lados esquerdo e direito.[61,123-125] Entretanto, não há evidências conclusivas que comprovem a limitação de movimentos da articulação do quadril em pacientes com sinais de disfunção na articulação sacroilíaca. LaBan e colaboradores[116] observaram assimetrias na rotação externa e na abdução em indivíduos com inflamação nas articulações sacroilíacas, enquanto Dunn e colaboradores[126] relataram a presença de restrições na mobilidade da articulação do quadril em portadores de infecção da articulação sacroilíaca, embora não tenham mencionado quais movimentos estavam limitados.

Outros estudos descreveram casos em que pacientes com DL apresentavam unilateralmente rotação interna limitada e rotação externa excessiva da articulação do quadril, além de sinais de disfunção na articulação sacroilíaca. Um trabalho recente conduzido por Cibulka e colaboradores[123] tentou localizar a presença de algum padrão característico de ADM do quadril, em portadores de DL e determinar se aqueles classificados com disfunção na articulação sacroilíaca possuíam padrão diferente de ADM da articulação, em comparação a indivíduos com DL inespecífica. O estudo revelou que os pacientes com DL que apresentavam sinais sugerindo dor na região da articulação sacroilíaca tinham, em um dos lados, muito mais ADM de rotação externa do que interna. Os autores concluíram que, em portadores de DL, a identificação de assimetrias na ADM unilateral do quadril auxilia no diagnóstico de dor na região da articulação sacroilíaca.[123]

Palpação em pontos de referência

A palpação em pontos de referência é usada para a localização de áreas de sensibilidade em vez da detecção de assimetrias pélvicas. Como a assimetria pélvica de pontos de referência provavelmente seja a regra, talvez os achados "positivos" sejam enganosos.[100] A palpação dos vários pontos de referência da pelve deve ser feita com o paciente posicionado de pé, sentado ou em decúbito ventral.

> **Curiosidade Clínica**
>
> A relação posicional alterada dentro da cintura pélvica deve apenas ser considerada caso seja também observada alguma restrição de mobilidade na articulação sacroilíaca ou na sínfise púbica, ou em ambas.

Os seguintes pontos de referência e estruturas devem ser palpados:

- *Crista ilíaca.* A localização das cristas ilíacas é feita com as regiões mediais dos dedos indicadores. A elevação das cristas deve estar nivelada (Fig. 27-12).

- *Espinha ilíaca ântero-superior (ver Fig. 27-12).* As EIASs estão em uma posição anterior às cristas ilíacas. Uma EIAS inferior em relação ao outro lado pode indicar um osso do quadril em rotação.[8] De acordo com a doutrina osteopática, nos casos em que o osso do quadril estiver em rotação anterior, na posição supina, a perna será mais comprida naquele lado, embora ela seja mais curta se a rotação for posterior.[8] A palpação dolorosa da EIAS é um indício de lesão conhecida por contusão da crista ilíaca (*hip pointer*) ou do ligamento inguinal.

- *Espinha ilíaca póstero-superior.* As EIPSs localizam-se posteriormente às cristas ilíacas, cerca de 2 a 3 cm abaixo das "covinhas" da coluna lombar, e estão niveladas com o processo espinhoso de SII (Fig. 27-13). Para avaliar os níveis da EIPS em relação ao lado oposto, o fisioterapeuta deve colocar os polegares sob ambas as espinhas. A EIPS mais alta em relação ao outro lado indica osso do quadril em rotação.[8] As articulações sacroilíacas situam-se em uma posição ligeiramente medial e distal às EIPSs.

- *Sínfise púbica e tubérculos púbicos.* Os tubérculos púbicos localizam-se lateralmente em relação à sínfise púbica (Fig. 27-12).

- *Inserções da fáscia toracolombar.*

- *Ligamento sacroilíaco posterior (ver Fig. 27-3).*

- *Trocanter maior (Fig. 27-13).*

- *Túber isquiático e ligamento sacrotuberal (medial ao túber).* O túber isquiático serve de inserção para os isquiotibiais e o ligamento sacrotuberal. A bolsa isquiática também se localiza nesse mesmo ponto. De acordo com a doutrina osteopática, o ligamento sacrotuberal permanece firme no lado de um osso do quadril em rotação anterior e tenso no lado de um osso do quadril em rotação posterior.[8] O paciente deve estar posicionado em prono e o fisioterapeuta de pé ao seu lado. Usando a região tenar das mãos, o fisioterapeuta identifica os túberes isquiáticos por meio do tecido mole nas dobras glúteas (ver Fig. 27-13). A seguir, usando os polegares, ele palpa a região ínfero-medial dos túberes. A partir desse ponto, desliza os polegares na direção súpero-lateral e palpa o ligamento sacrotuberal (ver Fig. 27-3). Na sequência, o fisioterapeuta compara a tensão relativa entre o lado esquerdo e o direito.

- *Sulco sacral (base do sacro).* O sulco sacral ("covinha") localiza-se sobre a base do sacro. A partir da EIPS, o fisioterapeuta movimenta-se em uma distância equivalente à largura do polegar e, em seguida, novamente até a largura de um polegar (ver Fig. 27-1).

- *Ângulo lateral inferior.* Essas estruturas estão niveladas com a parte proeminente do osso do cóccix.

- *Segmento LV.* O fisioterapeuta palpa medialmente junto da crista ilíaca. Geralmente, LV permanece nivelada com o ponto no qual o dedo que palpa começa a descer sobre a crista. As articulações zigoapofisárias de LV a SI situam-se no meio do trajeto entre o processo espinhoso de LV e a EIPS ipsilateral (ver Fig. 27-13).

- *Ângulo lombossacral.* Qualquer aumento ou redução no ângulo lombossacral pode ser indício de osso do quadril em rotação. Embora seja muito difícil de ser medido sem radiografias, o ângulo normal (que o sacro faz com a coluna lombar) tem aproximadamente 140° a partir da vertical.

- *Segmento SII.* Geralmente é nivelado com a EIPS.

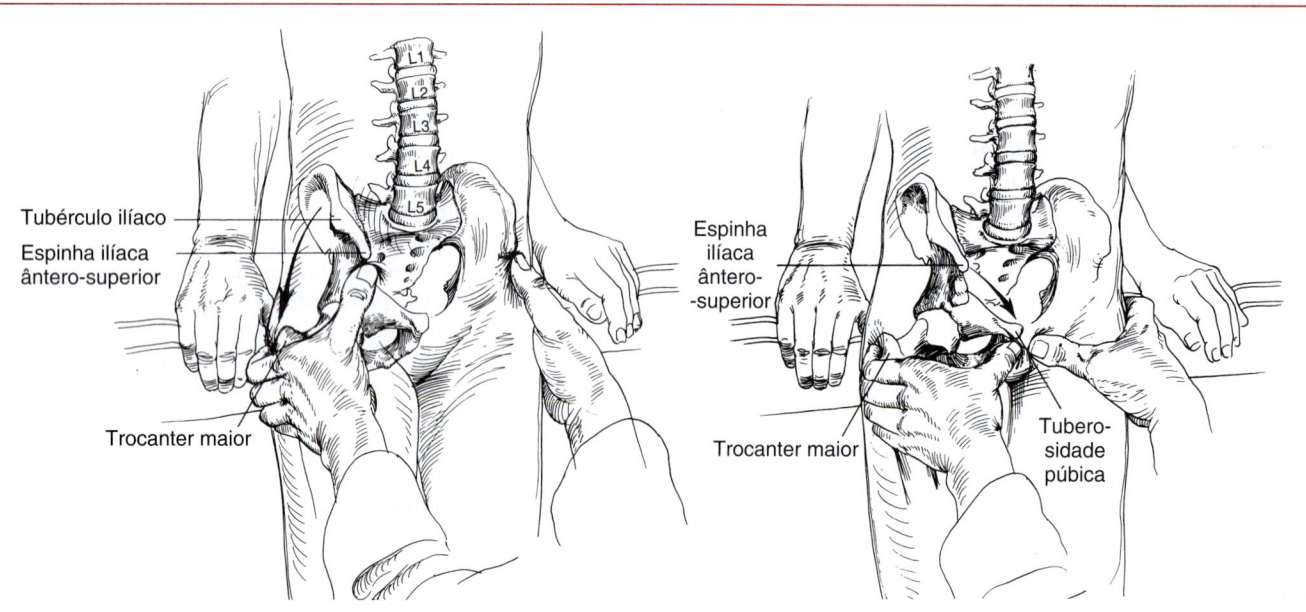

FIGURA 27-12 Pontos de referência para palpação da articulação do quadril e da pelve.

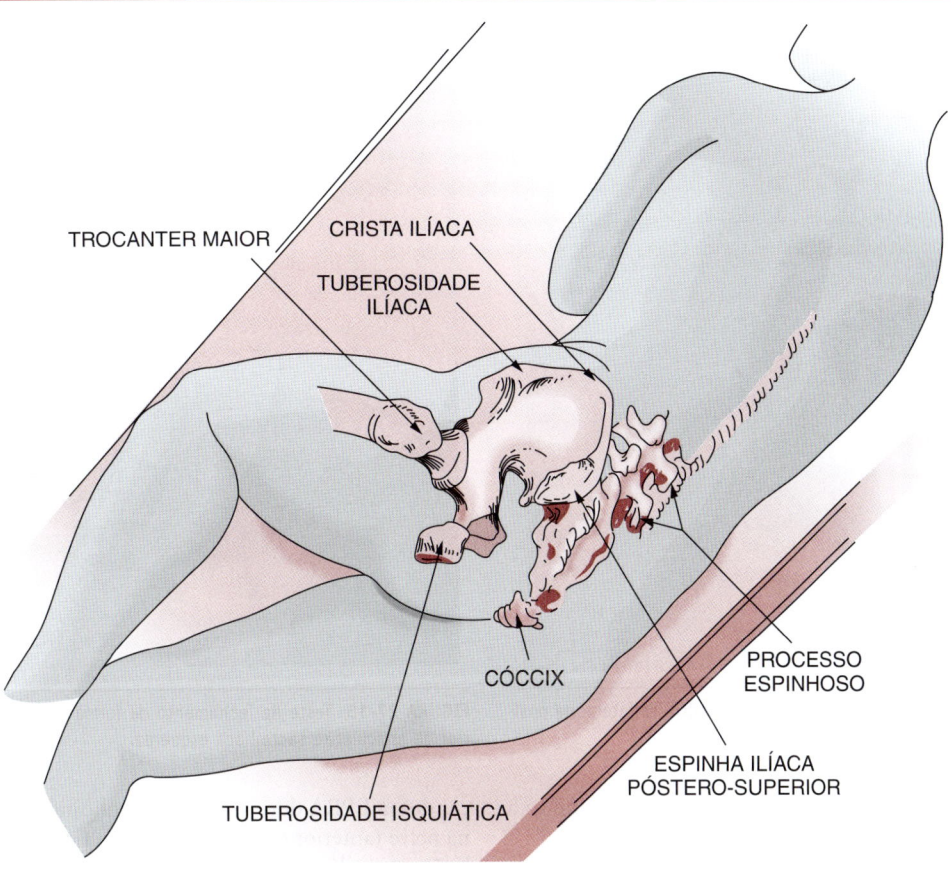

FIGURA 27-13 Pontos de referência ósseos.

Testes funcionais de transferência de carga pela pelve[62]

Inclinação anterior no teste na posição de pé. Esse teste avalia a capacidade da pelve em tolerar forças de cisalhamento verticais e horizontais, bem como em controlar a rotação sagital anterior do tronco. Quando o comprimento das pernas for igual, o sacro nutará bilateralmente em relação aos ossos do quadril pelo movimento de inclinação anterior, enquanto a cintura pélvica flexionará de forma simétrica nas articulações do quadril.[104] Embora a assimetria motora do osso do quadril durante tal inclinação seja um achado positivo, não é um indício de qualquer disfunção específica da articulação sacroilíaca.

Teste de flexão da articulação do quadril ipsilateral na posição de pé. Esse teste avalia a capacidade de nutação do sacro em relação aos ossos do quadril, nos lados tanto com sustentação de peso quanto sem. O paciente deve permanecer de pé para que o fisioterapeuta possa palpar a pelve. Em seguida, deve transferir a carga para uma das extremidades inferiores, para manter o equilíbrio, e flexionar a articulação do quadril contralateral (Fig. 27-14). A transferência de carga deve ocorrer suavemente, com ajustes mínimos na extremidade inferior, e a pelve deve permanecer no plano transverso e coronal original (Tab. 27-4).

Teste de fechamento de forma. O paciente deve estar posicionado em supino, com os quadris e os joelhos flexionados e apoiados em uma almofada. Considerando que a ativação muscular pode comprimir a articulação sacroilíaca, o paciente deve permanecer totalmente relaxado durante o teste. A descrição apresentada a seguir aplica-se a um teste do lado esquerdo do sacro. O fisioterapeuta desliza a mão direita sob o lado esquerdo da coluna lombar do paciente e palpa o sulco sacral esquerdo, em posição medial à EIPS, com o indicador e o dedo médio, para monitorar a translação entre o sacro e o osso do quadril. Com a mão esquerda, ele deve segurar a região anterior da EIAS e do osso do quadril esquerdo (Fig. 27-15). A partir dessa posição, estabiliza o sulco e a base sacral esquerda com a mão direita e, a seguir, empurra o osso do quadril esquerdo para baixo na direção da mesa de exame, em várias direções, para determinar o plano da articulação sacroilíaca usando a mão esquerda. Possivelmente o fisioterapeuta sinta um leve movimento antes de atingir a sensação de final do movimento ligamentar. Após a determinação do plano de movimento, deve-se comparar bilateralmente a rigidez da translação ântero-posterior da articulação sacroilíaca. Não deve haver dor ou assimetria. A perda de movimento ou reprodução da dor, em comparação com o lado oposto, indica a presença de alguma disfunção. O fisioterapeuta deve aplicar uma força súpero-inferior no osso do quadril, pela extremidade distal do fêmur ou pelo túber isquiático (Fig. 27-16), para testar a capacidade de resistência da cintura pélvica a uma translação vertical. Uma vez mais, o fisioterapeuta deve sentir um leve movimento (embora um pouco mais forte do que no teste anterior), antes de atingir uma sensação de final do movimento ligamentar sólida. A rigidez da translação súpero-inferior da articulação sacroilíaca deve ser comparada bilateralmente. Não deve haver dor ou assimetria. A perda de movimento ou

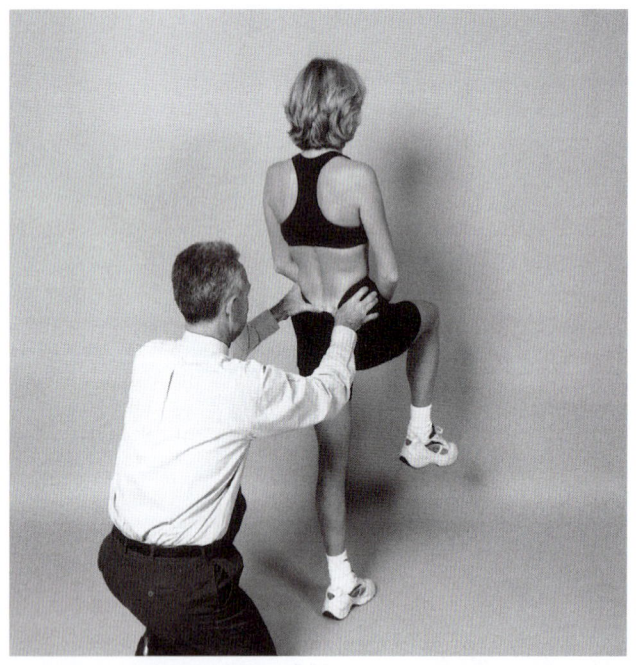

FIGURA 27-14 Teste de flexão da articulação do quadril ipsilateral na posição de pé.

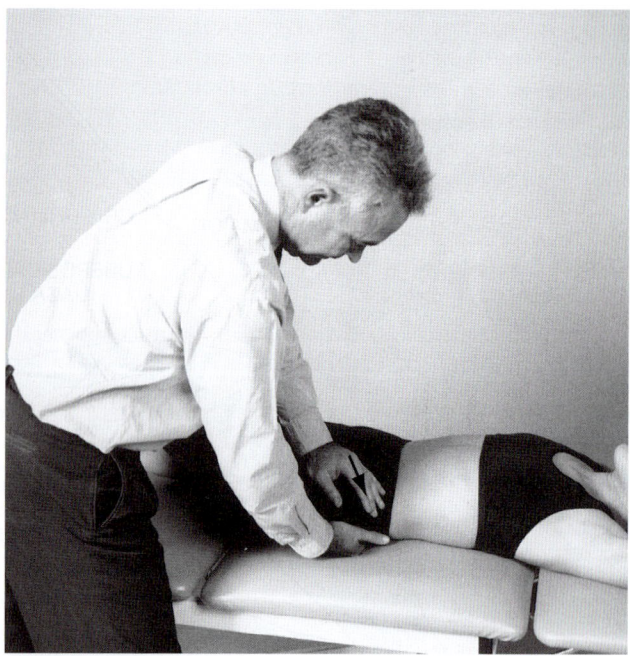

FIGURA 27-15 Teste de fechamento da forma – estabilidade ântero-posterior da articulação sacroilíaca esquerda.

reprodução da dor, em comparação com o lado oposto, indica a presença de alguma disfunção.

Teste de fechamento de força e de controle motor. O teste de elevação da perna reta ativo (EPRA) foi recomendado para ajudar a identificar estabilizações desfavoráveis da cintura pélvica e a capacidade de transferir cargas entre a coluna lombossacral e as pernas. O teste de EPRA é feito com o paciente em supino, com ambas as pernas estendidas. Ele deve erguer uma das pernas da mesa de exame, sem dobrar o joelho, para que o fisioterapeuta possa observar a estratégia utilizada. A perna deve ser flexionada na articulação do quadril, sem rodar, inclinar lateralmente, flexionar ou estender a pelve em relação à coluna lombar. A caixa torácica não deve retrair-se excessivamente (superativação dos músculos oblíquos externos), nem as costelas inferiores devem curvar-se para fora em demasia (superativação dos músculos oblíquos internos) ou o abdome projetar-se (Valsalva). Se o paciente não conseguir fazer essa manobra corretamente ou se ela provocar dor, a EPRA deve ser repetida aplicando força de compressão na pelve (anterior e, em seguida, posterior) na direção das articulações sacroilíacas. Se o paciente realizar a EPRA, o resultado é considerado positivo. Se a aplicação de compressão anterior impedir o paciente de executar esse teste, a recomendação é elaborar

TABELA 27-4 Comparação entre os testes com sustentação de peso e sem sustentação de peso

Testes com sustentação de peso	Testes sem sustentação de peso	Indicação
+	+	Subluxação estável ou hipomobilidade pericapsular grave
+	−	Subluxação instável
−	+	Hipomobilidade pericapsular ou miofascial de leve a moderada
−	−	Normal, hipermóvel ou instável, mas sem subluxação

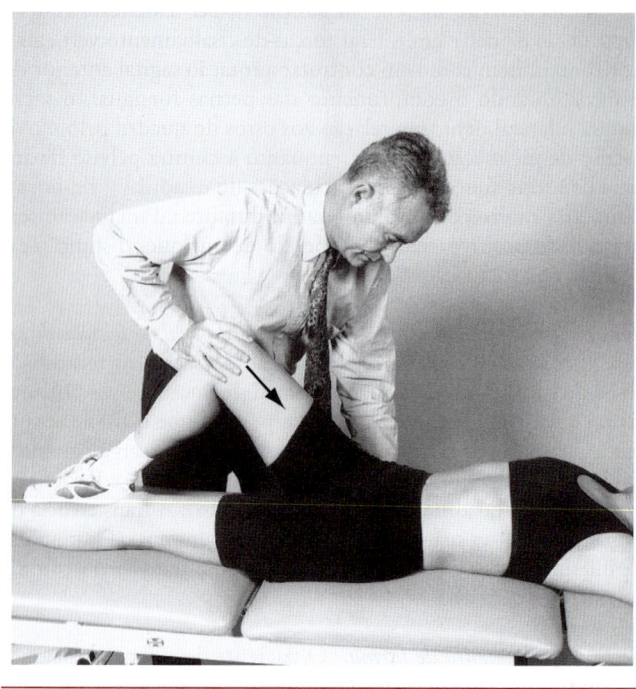

FIGURA 27-16 Teste de fechamento da forma – estabilidade ínfero-superior da articulação sacroilíaca direita.

um programa de exercícios com ênfase no isolamento, no tempo de disparo e na força do transverso do abdome. Se o uso de compressão posterior impedir o paciente de efetuar a EPRA, o programa de exercícios deve focar o isolamento, o tempo de disparo e a força do multífido. É possível fazer pequenas modificações no teste para confirmar o diagnóstico.

▶ Com um joelho flexionado, o paciente deve elevar a outra perna reta. A flexão do joelho contralateral na direção da elevação da perna reta exerce um efeito relaxante na coluna lombar, enquanto o paciente mantém a contranutação no mesmo lado. Se essa manobra diminuir a dor, significa que pode haver algum desequilíbrio muscular (quadrado do lombo, multífido, etc.).

▶ O paciente deve erguer um ombro da mesa de exame contra a resistência manual do fisioterapeuta, enquanto faz o exercício de elevação da perna reta no lado oposto. Essa manobra testa a capacidade de fechamento de força do sistema oblíquo anterior.

A EPRA tem sensibilidade de 87% e especificidade de 94% para identificar a dor pélvica posterior incapacitante em mulheres grávidas.[127,128]

Palpação do assoalho pélvico

A palpação manual do assoalho pélvico deve ser feita com base em recomendação médica ou forte evidência de disfunção nessa área. Tal técnica deve ser aplicada apenas por fisioterapeutas com treinamento formal.

O paciente deve estar na posição de litotomia: em supino com as coxas apoiadas em uma posição de flexão de 90° da articulação do quadril e do joelho. O exame físico inicial é executado pelo reto ou pela vagina com o dedo indicador enluvado. O fisioterapeuta palpa todo o assoalho pélvico, incluindo os esfíncteres urinário e anal, o iliococcígeo, o obturador interno e o piriforme, na busca de evidências de tensão, sensibilidade e irradiação de dor que reproduza os sintomas do paciente.[112]

De maneira geral, nas mulheres, a sensibilidade é evidente por meio de uma posição lateral em relação à uretra (músculos esfíncter urinário e puborretal [fibras musculares do pubococcígeo]), enquanto, nos homens, a dor é tipicamente lateral em relação à próstata, no músculo puborretal (fibras musculares do pubococcígeo).[112] Após a localização das fontes de dor, o fisioterapeuta deve tratar essas estruturas com compressão digital, alongamento e vibrações perpendiculares aos feixes musculares afetados (ver "Estratégias de intervenção").

Testes especiais

Testes de estresse da articulação sacroilíaca. O teste positivo reproduz a dor sacroilíaca unilateral ou bilateral, anterior ou posteriormente.[129] Embora isso seja indício de inflamação, não fornece informação sobre a causa. Se os testes forem positivos em pacientes que sofreram queda recente, haverá a possibilidade de fratura da pelve.[130]

Teste de abertura anterior. O teste de estresse de abertura anterior, também chamado de teste de estresse da articulação sacroilíaca anterior, é descrito no Capítulo 26. Esse teste e sua contraparte posterior, apresentada aqui, são considerados sensíveis para artrite grave ou rupturas ligamentares anteriores,[129] embora sua reprodutibilidade seja fraca.[99]

Teste de distração posterior. O paciente deve permanecer em decúbito lateral para que o fisioterapeuta possa aplicar pressão na lateral do ílio, comprimindo, consequentemente, a região anterior da articulação e abrindo sua região posterior. Os ligamentos sacroilíaco posterior e interósseo estão entre os mais fortes do corpo e não costumam romper-se por trauma, mas podem ser enfraquecidos por estresses prolongados ou repetidos. Esse teste é menos sensível para artrite por causa da alavancagem reduzida disponível para o fisioterapeuta e, quando positivo, é um indício de artrite grave. De forma indireta, o teste avalia também a capacidade de contranutação do sacro.

Testes de estresse púbico.[131] O paciente deve permanecer na posição supina, com o fisioterapeuta de pé ao seu lado. Com a região tenar de uma das mãos, o fisioterapeuta palpa a região superior do ramo superior de um osso púbico e, com a região tenar da outra, palpa a região inferior do ramo superior do osso púbico oposto (Figs. 27-17 e 27-18). Em seguida, fixando um dos ossos púbicos, o fisioterapeuta aplica uma força ínfero-superior, lenta e firme, no outro osso e, observando a quantidade e a sensação de final do movimento, bem como a reprodução de quaisquer sintomas, inverte as mãos e repete o teste de modo que ambos os lados sejam estressados superior e inferiormente.

> **Curiosidade Clínica**
>
> Em alguns casos de trauma ou ocasionalmente durante o parto, o púbis sofre desestabilização. Esse é um comprometimento muito grave e doloroso que não é facilmente superado. A dor é local na área púbica, o paciente torna-se incapacitado em todos os movimentos, e as posturas de sustentação de peso são muito dolorosas. Geralmente, o comprometimento é percebido em radiografias de sustentação de peso em uma perna e, com frequência, exige intervenção cirúrgica para estabilizar a sínfise.

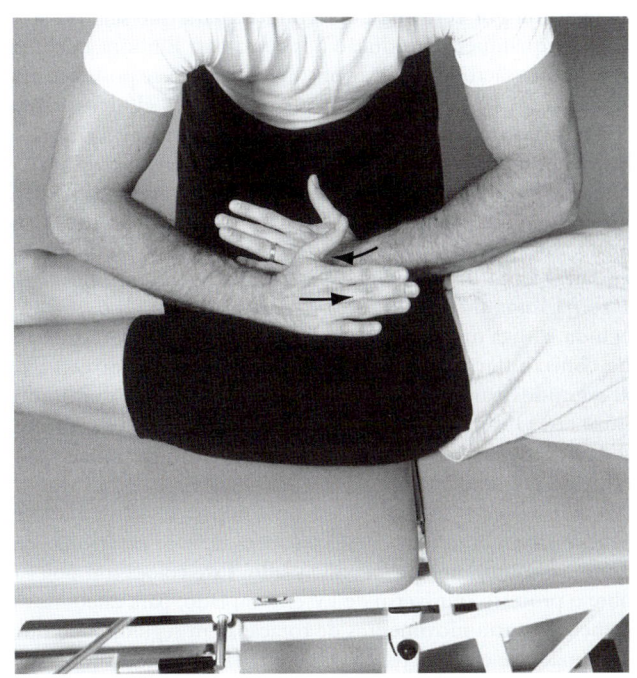

FIGURA 27-17 Teste do estresse púbico.

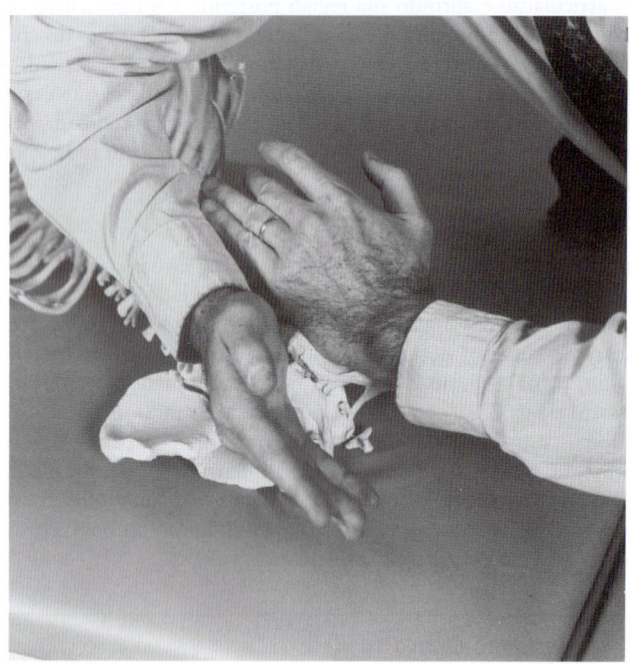

FIGURA 27-18 Local de colocação da mão no teste do estresse púbico.

Teste de estresse do ligamento sacrotuberal. O desempenho e a interpretação desse teste baseiam-se na constatação de que o paciente não apresenta patologia na articulação e ADM total da articulação do quadril. O fisioterapeuta flexiona e aduz o quadril do paciente, posicionado em supino, movendo seu joelho na direção do ombro oposto. Em articulações normais do quadril, essa manobra é usada para alongar o ligamento sacrotuberal e para colocar o sacro em nutação.[12,132] Essa força deve ser mantida por cerca de 20 segundos, para que seja possível observar qualquer reprodução dos sintomas. Embora a dor nas articulações sacroilíacas seja considerada um teste positivo, esse achado deve ser relacionado a outros achados clínicos, como palpação do ligamento sacrotuberal para verificar a presença de sensibilidade, antes de se chegar a qualquer conclusão.

Teste de compressão sacral. O paciente deve se posicionar em prono, sobre uma superfície firme, com o fisioterapeuta ao seu lado. Com uma das mãos, este palpa a região inferior do sacro na linha média e reforça a mão usada com a outra. Em seguida, aplica uma força anterior no ápice do sacro, forçando sua contranutação. Essa força deve ser mantida por cerca de 20 segundos para que seja possível observar a reprodução dos sintomas. O teste é considerado positivo se a dor for reproduzida nas articulações sacroilíacas, no ligamento sacroilíaco posterior ou em ambos.[133]

Teste de estresse rotacional.[133] O paciente deve se posicionar em prono, com o fisioterapeuta ao seu lado. Este coloca um polegar sobre o processo transverso de LV em um lado, para estabilizar o segmento contra movimentos de rotação. Em seguida, usando a outra mão, ele eleva a crista ilíaca contralateral, induzindo, desse modo, um estresse rotacional na junção lombossacral (Fig. 27-19). A dor produzida com essa manobra é indício de ruptura do ligamento iliolombar ou do ligamento sacroilíaco anterior, de disfunção da junção lombossacral ou de uma combinação dessas condições.

Testes de comprimento da perna. De maneira geral, esses testes fazem parte dos pontos de referência ósseos. Teoricamente, a rotação posterior do osso do quadril no sacro resulta em uma redução no comprimento da perna, exatamente o que produz uma rotação anterior do osso do quadril no lado oposto.[71] Esses testes podem evidenciar a presença de quaisquer assimetrias significativas, embora não produzam medidas exatas do comprimento da perna.

Teste em prono. Os quiropráticos avaliam o comprimento da perna com o paciente em prono. Para comparar o comprimento de ambas as pernas, o examinador deve observar os calcanhares ou o maléolo medial. Na hipótese de alguma discrepância, os joelhos devem ser flexionados em 90°, mantendo-se a rotação neutra da articulação do quadril (posição ereta neutra), para possibilitar a reavaliação dos pontos de referência na triagem de encurtamento da tíbia. Em seguida, o paciente deve se posicionar em supino para que o comprimento das pernas seja reavaliado com base nos mesmos pontos de referência. Finalmente, o comprimento destas pode ser examinado por meio do teste de supino para posição sentada. A inadequação funcional do comprimento, secundária à disfunção ou à subluxação sacroilíaca, pode reverter da posição em supino para a sentada, ao passo que provavelmente isso não seja possível no caso de inadequação anatômica do comprimento da perna ou a funcional secundária a disfunções em outros locais.[71]

Teste de comprimento da perna na posição de pé. Muitos fisioterapeutas utilizam o método de palpação da crista ilíaca e a correção

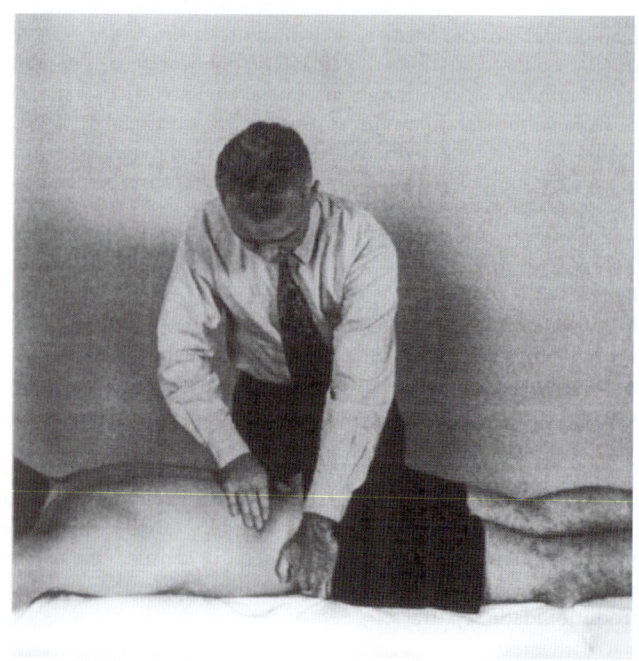

FIGURA 27-19 Teste de estresse rotacional. (Reproduzida, com permissão, de Dutton M. *Manual Therapy of the Spine.* New York, NY: McGraw-Hill; 2002:312.)

com um livro para avaliar o comprimento da perna. O paciente deve permanecer de pé, mantendo a distância entre os pés idêntica à largura dos ombros. A seguir, o fisioterapeuta palpa as cristas ilíacas e compara as alturas relativas para verificar a presença de alguma assimetria. Para corrigi-la, o fisioterapeuta deve utilizar um livro aberto com um número adequado de páginas. Na sequência, as elevações da crista ilíaca passam por um processo de reexame. Se estiverem niveladas, significa que o fisioterapeuta deve medir a espessura da correção feita com auxílio do livro. Um estudo com 34 pessoas saudáveis revelou que a técnica para medir discrepâncias no comprimento da perna é bastante confiável e moderadamente válida quando não há história de deformidades pélvicas e as cristas ilíacas são prontamente palpadas.[134]

Comprimento funcional da perna. O paciente deve permanecer de pé, mantendo a distância entre os pés idêntica à largura dos ombros. A seguir, o fisioterapeuta palpa as cristas ilíacas, as EIASs e as EIPSs e compara as elevações relativas para verificar a presença de alguma assimetria. Na sequência, o paciente é reposicionado com as articulações subtalares na posição neutra, os dedos apontando para fora e os joelhos totalmente estendidos. Os mesmos pontos de referência são reavaliados. Se a segunda posição corrigir qualquer assimetria encontrada na primeira posição, o teste é considerado positivo para uma discrepância funcional no comprimento da perna e indica que sua estrutura é normal, embora a mecânica articular não seja.

Teste de flexão sentado (sinal de Piedallu). O paciente deve permanecer sentado, com as pernas sobre a extremidade da mesa de exame e os pés apoiados.[8] Nessa posição, o movimento do osso do quadril é substancialmente abreviado, levando-se em consideração que a manobra de sentar coloca os ossos do quadril próximos da extremidade de sua amplitude. O teste é feito da seguinte maneira: para fazer a palpação, o fisioterapeuta deve colocar o polegar sob cada EIPS em posição caudal. Em seguida, o paciente deve inclinar-se anteriormente na linha da cintura. Ambos os polegares devem movimentar-se cranialmente se não houver comprometimento na articulação sacroilíaca ou na coluna lombar inferior durante a execução desse movimento. Na hipótese de ser bloqueada, a articulação move-se um pouco mais para cima em relação ao outro lado.[99] Esse teste é recomendado pelos osteopatas para auxiliar na distinção entre lesões sacroilíacas e iliossacrais, em comparação com os resultados do teste de flexão na posição sentada.[5-7]

Teste de supino para a posição sentada. Esse teste é usado em conjunto com o de flexão do pé para indicar a direção de rotação adotada pelo osso do quadril. Após observar o lado do comprometimento indicado pelo teste de flexão na posição sentada, o fisioterapeuta deve observar se o maléolo medial naquele lado movimenta-se distal ou proximalmente, durante o teste de supino para a posição sentada. A rotação sobre o eixo coronal, cujos movimentos resultantes aumentam o comprimento de um membro, é definida como extensão. Se ela encurtar o comprimento do membro, é descrita como flexão. Portanto, se a perna mais curta aparente tornar-se mais longa durante o teste, o osso do quadril naquele lado permanece em uma má posição rodada posterior e, se a perna mais longa aparente tornar-se mais curta durante o teste, o osso do quadril naquele lado permanece em uma má posição rodada anterior.

Os problemas com esse teste envolvem a própria manobra. Erguer-se da cama a partir da posição em supino para a sentada alongada, sem qualquer torção ou sem usar os braços, é desnecessariamente doloroso para os pacientes sob algum grau de desconforto. Além disso, para que a execução da manobra seja bem-sucedida, o paciente precisa atingir 90° de flexão da articulação do quadril e comprimento adequado dos isquiotibiais.

Sinal da nádega. Esse teste é descrito neste capítulo porque suas patologias subjacentes ocorrem no quadrante inferior. O sinal da nádega não é simples, como o nome pode sugerir, mas, ao contrário, trata-se de um conjunto de sinais indicando a presença de uma patologia grave posterior ao eixo de flexão e de extensão do quadril (ver Cap. 9). As prováveis causas dessa patologia são: osteomielite, sacroiliite infecciosa, fratura do sacro ou da pelve, bursite séptica e reumática, abscesso isquiorretal, hematoma e tumor glúteos.

O paciente deve estar em supino para que o fisioterapeuta execute uma EPRA, unilateral e passiva. Caso seja observada alguma restrição unilateral, o fisioterapeuta deve flexionar o joelho e verificar se a flexão na articulação do quadril aumenta. A flexão aumenta quando há restrição causada pela coluna lombar ou pelos isquiotibiais. O sinal da nádega é positivo se a flexão da articulação do quadril não aumenta com a flexão do joelho. Nos casos em que o sinal da nádega está presente, o paciente deve retornar imediatamente ao seu médico para investigações adicionais.

Teste de provocação da dor pélvica posterior. Esse teste, descrito por Ostgaard e colaboradores,[135] deve ser feito com o paciente em supino. O fisioterapeuta flexiona passivamente a articulação do quadril envolvido até 90° e aplica uma força direta posterior ao longo do eixo longitudinal do fêmur. O resultado é considerado positivo se o paciente indicar dor profunda na região glútea durante o teste.

Teste de Gaenslen. O paciente deve estar em supino na borda da mesa de exame. A perna mais distante da borda (a não testada) deve ser flexionada no quadril e no joelho. O paciente deve manter essa posição com ambos os braços. Em seguida, o fisioterapeuta estabiliza a pelve e posiciona a parte superior da perna (a em teste) em hiperextensão passiva no quadril, de modo que ela fique solta na borda da mesa (Fig. 27-20).[136] A seguir, ele aplica um pouco mais de alonga-

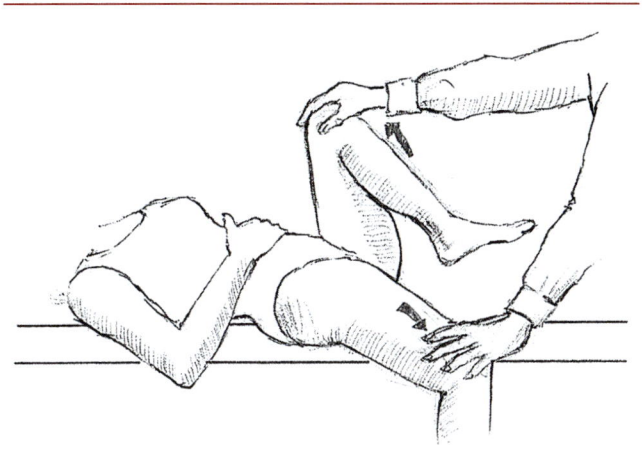

FIGURA 27-20 Teste de Gaenslen.

mento na perna em teste, em extensão e adução do quadril. A dor produzida com essa manobra é considerada um resultado positivo para lesões na articulação sacroilíaca, instabilidade da sínfise púbica, patologia da articulação do quadril ou lesão na raiz nervosa de L4. Esse teste também tensiona o nervo femoral.

Teste de Yeoman. Esse teste[137] deve ser feito com o paciente em prono. A seguir, o fisioterapeuta estabiliza o sacro com a palma de uma das mãos e, com a outra, segura a coxa distal e estende o quadril do paciente (Fig. 27-21). No final do movimento disponível, o quadril é hiperestendido para forçar o osso do quadril em rotação anterior. O resultado positivo desse teste produz dor na articulação sacroilíaca. Outras estruturas tensionadas com essa manobra são a coluna lombar, a articulação do quadril e o músculo iliopsoas.

Teste de Patrick (FABER ou figura do quatro). O paciente deve estar em supino. A posição da perna deve permitir que a sola do pé repouse na parte lateral do outro joelho (ou no topo do joelho da perna oposta). Essa posição flexiona, abduz e roda externamente o fêmur na articulação do quadril. Em seguida, o fisioterapeuta abaixa lentamente o joelho da perna em teste na direção da mesa de exame. A pelve estabiliza-se no final do movimento disponível, e o fisioterapeuta aplica sobrepressão. A dor provocada por essa manobra é indício de patologia na articulação do quadril, instabilidade da sínfise púbica, disfunção na articulação sacroilíaca ou espasmo muscular no iliopsoas.[138]

Estratégias de intervenção

Até o momento, em parte por causa do baixo nível de confiabilidade nos vários tipos de exames utilizados, o sucesso das intervenções nessa articulação tem sido pouco consistente. O êxito depende da qualidade e da precisão dos exames e das avaliações subsequentes. Se os exames gerarem diagnósticos imprecisos, os resultados das intervenções provavelmente serão dúbios. Possivelmente surjam várias alternativas diagnósticas para a mesma função biomecânica, levando-se em consideração que a intervenção selecionada para a articulação sacroilíaca, assim como para a coluna, depende largamente da filosofia ou da experiência do fisioterapeuta para determinar o diagnóstico. Entretanto, embora existam divergências entre as filosofias, os princípios básicos que orientam as intervenções em relação às patologias na articulação sacroilíaca permanecem constantes:

▶ As articulações com movimento reduzido (hipomobilidade) exigem a aplicação de técnicas de mobilização e de exercícios para recuperar o alinhamento e a mobilidade normais.

▶ As articulações com movimento excessivo (hipermobilidade e/ou instabilidade) requerem o emprego de técnicas e de exercícios para estabilizar ou equilibrar as forças ao redor das articulações hipermóveis ou instáveis.[85]

Além de se basearem no estágio de recuperação e na tolerância do paciente, as técnicas e os exercícios usados na articulação sacroilíaca também devem considerar as influências que a coluna lombar e a articulação do quadril exercem sobre ela.

Fase aguda

Na fase aguda de reabilitação da articulação sacroilíaca, os objetivos do tratamento são os seguintes:

▶ Diminuir a dor, a inflamação e o espasmo muscular.

▶ Aumentar a tolerância à sustentação de peso, onde for aplicável.

▶ Promover a recuperação dos tecidos por meio de uma estabilização suficiente (o uso de ortótico pode ser necessário).

▶ Aumentar a ADM sem dor da articulação sacroilíaca.

▶ Recuperar a extensibilidade do tecido mole em volta da região pélvica.

▶ Recuperar o controle neuromuscular.

▶ Permitir a progressão para o estágio funcional.

Inicialmente, o alívio da dor resulta do emprego de crioterapia e estímulos elétricos (TENS), programas de exercícios musculares leves e, em certas ocasiões, do uso temporário de ortótico sacroilíaco. Essas medidas são particularmente recomendadas quando os testes de estresse indicarem a presença de inflamação na articulação. Depois de 48 a 72 horas, as modalidades térmicas são uma alternativa interessante, especialmente o ultrassom, com sua capacidade de penetrar de forma profunda (é a modalidade de aquecimento profundo mais comum nos procedimentos de recuperação tecidual).[139-141]

Com frequência, os fisioterapeutas corrigem discrepâncias superiores a 1,2 cm no comprimento da perna, uma vez que essas inadequações podem alterar a função normal da articulação sacroilíaca.[142]

Os ortóticos de estabilização pélvica e da articulação sacroilíaca são utilizados como tentativa de restringir o movimento da articulação sacroilíaca e melhorar a propriocepção (Fig. 27-22).[142-145] Eles não exigem muita força (20 a 50 N) para aliviar os sintomas do paciente.[143] O teste da posição dos ortóticos em relação à sua altura sobre o ílio é muito importante para encontrar a posição ideal para aliviar a dor. A posição recomendada localiza-se logo acima do trocanter maior (Fig. 27-22).[4] Os tubos internos dos quadros das bicicletas podem ser usados como ortóticos sacroilíacos, tendo em vista que possuem a largura correta e o grau adequado de elasticidade. As condições listadas a seguir aparentemente apresentam respostas satisfatórias à imobilização:

1. Sacroiliíte.

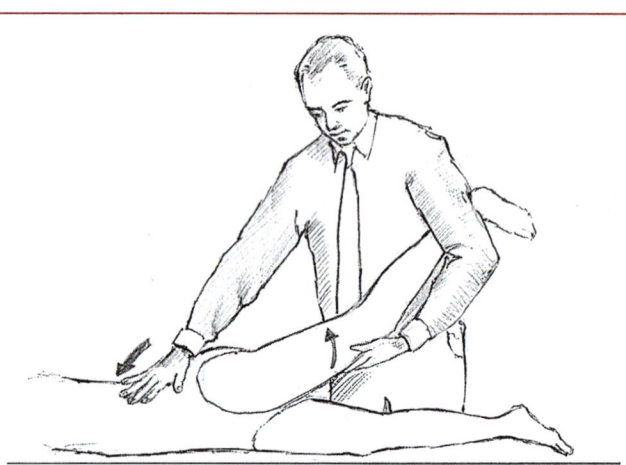

FIGURA 27-21 Teste de Yeoman.

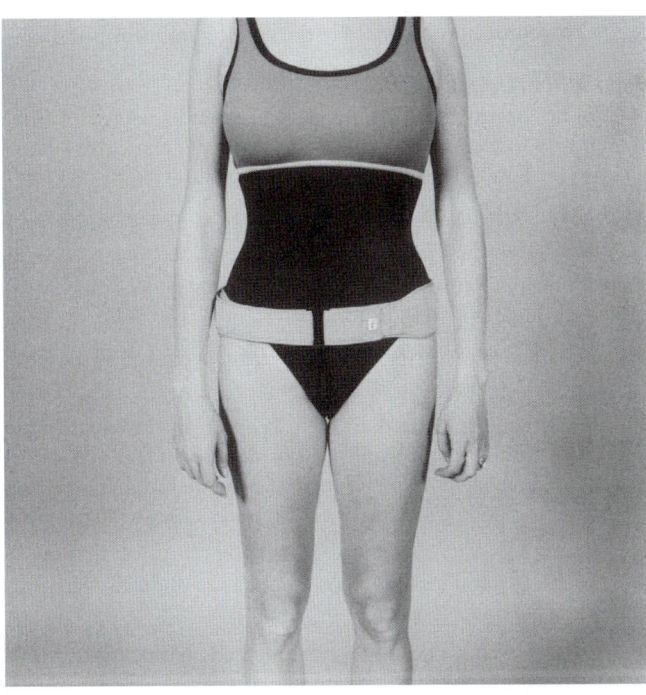

FIGURA 27-22 Ortótico da articulação sacroilíaca.

2. Hipermobilidade/instabilidade sacroilíaca (pré e pós-parto e microtraumática).
3. Instabilidade púbica (pode proporcionar algum alívio).

Depois que a dor e a inflamação estiverem sob controle, a intervenção pode progredir para a recuperação da força, da ADM e da postura normal. Os exercícios de ADM devem ser iniciados na primeira oportunidade. Eles são feitos durante os estágios iniciais das amplitudes sem dor. Os exercícios isométricos submáximos são feitos em todas as amplitudes sem dor e, em seguida, evoluem de acordo com o aumento da força e da ADM.

A terapia manual tem algumas limitações nas intervenções em articulações com inflamação aguda. Em quase todos os casos, os resultados positivos dos testes de estresse são contra-indicações para o uso de mobilização ou manipulação passiva na articulação em questão. Entretanto, a mobilização ou a manipulação da articulação contralateral pode reduzir o estresse na articulação dolorosa ou inflamada. O fisioterapeuta deve tentar a aplicação de técnicas manuais leves, como liberação miofascial, mobilizações de articulação de grau I ou II, a massagem, alongamento suave e métodos de energia muscular. Caso seja bem-sucedida, o fisioterapeuta deve continuar a aplicação dessas técnicas.

Fase funcional

A duração dessa fase varia bastante e depende de vários fatores:

▸ Gravidade da lesão.
▸ Capacidade de recuperação do paciente.
▸ Forma como a condição foi tratada durante a fase aguda.
▸ Nível de envolvimento do paciente no programa de reabilitação.

Os objetivos dessa fase são:

▸ Reduzir significativamente ou resolver por completo a dor do paciente.
▸ Recuperar a ADM total e sem dor da articulação sacroilíaca.
▸ Integrar as cadeias cinéticas na reabilitação.
▸ Recuperar a marcha completa, quando aplicável.
▸ Recuperar a força do quadrante pélvico e inferior e o controle neuromuscular.

Durante esse estágio, o paciente aprende a iniciar e a executar atividades funcionais sem dor na estabilização dinâmica e automática da articulação sacroilíaca.

Os desequilíbrios musculares ao redor desse complexo articular são comuns. Foi proposto um modelo biomecânico[73,146-148] que explica como exercícios específicos podem auxiliar no tratamento conservador de problemas associados ao controle mecânico das articulações sacroilíacas. Um estudo recente feito por Richardson e colaboradores[149] revelou que a contração do transverso do abdome diminui significativamente a frouxidão da articulação sacroilíaca, e que essa redução é maior do que a causada por uma ação de imobilização usando todos os músculos abdominais laterais. A manobra de contração abdominal é um exercício que resulta na ativação preferencial do oblíquo interno e do transverso do abdome (ver Cap. 26). O Capítulo 26 apresenta uma descrição detalhada dos exercícios usados na progressão da estabilização lombopélvica. Os exercícios mais específicos para as articulações sacroilíacas são apresentados na seção "Técnicas terapêuticas".

Os exercícios prescritos devem desafiar e intensificar o desempenho muscular, enquanto minimizam a carga sobre a articulação sacroilíaca e reduzem o risco de exacerbar a lesão. As diferenças interindividuais no estado da lesão e/ou nos objetivos do treinamento permitem uma série contínua de estresse muscular e de carga aceitável da coluna e da articulação sacroilíaca.[150]

Os exercícios de estabilização e de posicionamento articular ajudam o paciente a: (1) obter controle dinâmico das forças da coluna; (2) eliminar a lesão repetitiva nos segmentos motores; (3) estimular a recuperação do segmento lesionado; e (4) possivelmente alterar o processo degenerativo.[151]

Os métodos para aumentar a mobilidade articular e a extensibilidade do tecido mole são descritas na seção "Técnicas terapêuticas".

Além do programa de exercícios, o paciente deve ser orientado sobre as posições do tronco e da extremidade inferior para evitar aquelas que produzem uma contranutação sacral sustentada ou excessiva e adotar as que intensificam a nutação sacral.

Integração dos padrões de prática 4D e 4E: Distúrbios na mobilidade articular, na função motora, no desempenho muscular e na amplitude de movimento associados a disfunções do tecido conjuntivo e inflamações localizadas

Incontinência urinária

Há vários tipos de incontinência urinária: incontinência de estresse (perda de controle urinário associada a aumento na pressão abdominal que ocorre durante a tosse ou nos exercícios), incontinência de urgência (urgência súbita de urinar) ou incontinência mista (a combinação das duas anteriores).[51] Provavelmente um dos fatores contribuintes para a incontinência urinária seja o enfraquecimento da musculatura do assoalho pélvico. Embora muitas vezes associada ao envelhecimento, a incontinência decorrente da fraqueza muscular do assoalho pélvico não constitui uma resposta automática à senescência, e muitos pacientes obtiveram melhoras significativas com a modificação do comportamento, a reeducação muscular e o fortalecimento de tal musculatura (ver "Exercícios para o assoalho pélvico").[152,153] As técnicas de modificação do comportamento incluem programas de esvaziamento com tempo marcado, métodos adequados de higiene, mudança na alimentação e educação do paciente. A reeducação muscular é utilizada principalmente nos casos que não apresentaram melhora com o programa de fortalecimento muscular do assoalho pélvico depois de aproximadamente quatro semanas. A reeducação muscular pode ser feita de diversas maneiras:

▶ **Biofeedback.** Um estudo conduzido por Cardozo e colaboradores[154a] registrou melhoras em 81% dos pacientes com incontinência de urgência que haviam sido tratados com *biofeedback*.

▶ *Acupuntura.* Um estudo conduzido por Philp e colaboradores[154a] relatou melhoras em 77% dos pacientes com incontinência de urgência que haviam sido tratados com essa técnica.

▶ *Estímulo elétrico (EE).* Várias formas de EE foram usadas no tratamento de mulheres com incontinência urinária. Essa técnica é uma opção para pacientes que têm dificuldade em identificar os músculos do assoalho pélvico ou contrair esses músculos. O estímulo transvaginal com um eletrodo removível foi utilizado clinicamente na Europa e na América do Norte durante três décadas. O sistema de estímulo neuromuscular típico é um gerador de pulso elétrico portátil alimentado por uma bateria alcalina de 9V. É também comum empregar um eletrodo vaginal inserível, composto de borracha de silicone. Dois estudos randomizados registraram a utilidade dos EEs transvaginais.[155,156] No estudo de Sand e colaboradores,[155] as comparações de mudanças na linha básica entre pacientes com dispositivos ativos e controles mostraram que os pacientes com dispositivos ativos apresentaram melhora significativamente maior em episódios de vazamento semanais ($p = 0,009$) e diários ($p = 0,04$), teste de acolchoado ($p = 0,005$) e força muscular vaginal ($p = 0,02$), em comparação aos controles. Melhoras substancialmente maiores foram também encontradas nas pontuações analógicas visuais de incontinência urinária ($p = 0,007$) e incontinência de estresse ($p = 0,02$), bem como nos registros subjetivos da frequência de perda urinária ($p = 0,002$) e de perda urinária com espirro, tosse ou risada ($p = 0,02$), em comparação com o grupo-controle. Em um estudo de Smith e colaboradores,[156] dentre os pacientes que usaram EE no grupo de incontinência urinária por estresse, 66% melhoraram e 72% daqueles com instabilidade do músculo detrusor tratada com EE também apresentaram melhoras. Esses índices não foram considerados estatisticamente significativos quando comparados à terapia tradicional, mas os autores concluíram que o EE era tão seguro e pelo menos tão eficaz quanto a terapia medicamentosa e de Kegel aplicada no tratamento da incontinência urinária por estresse e da instabilidade do músculo detrusor. A seguir, é apresentado o resumo de um protocolo típico de abordagem:[157]

- Para pacientes com incontinência de urgência: 12,5 Hz durante 15 minutos, duas vezes por dia.
- Para pacientes com incontinência de estresse: 50 Hz durante 15 minutos, duas vezes por dia.
- Pacientes com incontinência mista: 12,5 Hz durante 15 minutos por dia e 50 Hz durante 15 minutos por dia.

Espondiloartropatias

As espondiloartropatias são um grupo de condições artríticas inflamatórias que compartilham alguns aspectos clínicos e laboratoriais (ver Cap. 9), a saber:[158]

▶ Artrite inflamatória, que se manifesta com dor associada à rigidez.

▶ Ausência de fator reumático; daí a distinção do grupo como espondiloartropatias "soronegativas".

▶ Tendência para a artrite ser assimétrica e envolver as extremidades inferiores.

▶ Com frequência, a inflamação na inserção dos tendões no osso (entesite), acompanhada por determinadas características extra-articulares, incluindo lesões na membrana mucosa e na pele, queixas intestinais, comprometimento dos olhos e dilatação da raiz aórtica.

▶ Agregação familiar, que ocorre em cada condição e entre as entidades no grupo.

▶ Associação com HLA-B27, documentada nas doenças incluídas nesse grupo.

Espondilite anquilosante

A espondilite anquilosante (doença de Bekhterev ou de Marie-Strümpell) é uma enfermidade reumatoide crônica e geralmente progressiva que resulta em anquilose total das articulações sacroilíacas.[158] Os homens, em geral, apresentam a forma mais grave que afeta a coluna. Nas mulheres, as articulações periféricas são acometidas com mais frequência.

As alterações radiográficas típicas são vistas principalmente no esqueleto axial, sobretudo nas articulações sacroilíaca, intervertebral, zigoapofisária, costovertebral e costotransversária.[159] Além disso, a espondilite anquilosante é uma das doenças reumáticas mais comuns associadas a anormalidades radiológicas da sínfise púbica, com presença da sincondrose púbica em 20 a 25% dos pacientes.[160] Algumas vezes, as mudanças da sínfise podem preceder o envolvimento da coluna.[160]

Os testes para distinguir a sensibilidade da articulação sacroilíaca causada por espondilite anquilosante da produzida por condições mecânicas da coluna incluem tradicionalmente a extensão passiva da articulação quadril, a aplicação de pressão ântero-posterior no sacro e os testes de estresse primário. Contudo, a reprodutibilidade e a precisão desses testes não foram suficientes para estabelecer qualquer distinção.[99]

Embora a evidência radiológica de sacroiliíte seja aceita como imprescindível para o diagnóstico de espondilite anquilosante, os sinais clínicos (ver Cap. 9) podem prever as anormalidades radiológicas com meses ou até mesmo anos de antecedência.[158]

Dor na virilha

A dor crônica na região da virilha (ver Cap. 17) é um problema clínico difícil de avaliar e, em muitos casos, sua causa não é muito compreendida. O diagnóstico diferencial de sensibilidade e dor na virilha engloba tensão do músculo adutor, prostatite, orquite, hérnia inguinal, urolitíase, espondilite anquilosante, síndrome de Reiter, hiperparatireoidismo, metástase, osteíte púbica, fratura por estresse, tendinite de artrite reumatoide, doença articular degenerativa do quadril, bursite, fratura por estresse, tensões do tendão coarticular, entesopatia do ligamento inguinal e compressão do nervo cutâneo femoral lateral.[161-163] Além disso, as síndromes de compressão nervosa foram descritas como possíveis causas de dor na região do adutor, sendo que a divisão anterior do nervo obturatório na coxa,[164] do ilioinguinal e do genitofemoral foi considerada o fator determinante.[165]

Osteíte púbica

Existem muitas teorias sobre a etiologia e a progressão da osteíte púbica, embora sua causa ainda permaneça obscura. Essa condição manifesta-se em atletas que participam de atividades que produzem forças contínuas de cisalhamento na sínfise púbica, como o apoio unilateral da perna ou forças de aceleração-desaceleração exigidas durante atividades multidirecionais, como corrida, caminhada em pista, ginástica, futebol, basquetebol, *rugby* e tênis. A dor sentida durante as caminhadas pode ser proveniente de um ou vários distúrbios: perineal, testicular, suprapúbico, inguinal; assim como de alterações no escroto e no períneo.[166] O esforço repetitivo é a etiologia mais provável das inflamações, e o processo geralmente é autolimitante.[166]

A osteíte púbica foi relacionada à síndrome do grácil, uma fratura de fadiga por avulsão envolvendo a origem óssea do músculo grácil na sínfise púbica, cuja ocorrência relaciona-se ao estiramento direcional desse músculo.[167] Entretanto, a osteíte púbica não envolve necessariamente uma fratura. O processo pode ser o resultado de uma reação de estresse associada a anormalidades biomecânicas graves.

De maneira geral, ela surge durante a 3ª e a 4ª década de vida, ocorrendo com mais frequência em homens.[168] A dor ou o desconforto localizam-se na área pubiana, em uma ou ambas as virilhas, e no músculo reto do abdome inferior. Os sintomas foram descritos como "virilha queimando" e desconforto ao subir escadas, tossir ou espirrar.

Para reproduzir a dor durante o exame físico, o paciente deve apertar um punho entre os joelhos flexionados e fazer a contração longa e resistida dos adutores. A ADM em uma ou em ambas as articulações do quadril pode diminuir. Provavelmente ocorra um espasmo no músculo adutor, com abdução limitada, e o resultado do teste da perna cruzada seja positivo[169,170] (Fig. 27-23). Durante as atividades da vida diária (AVDs), podem ser detectados um estalo audível ou palpável sobre a sínfise e uma massa de tecido mole com calcificação.[166]

O exame correto dessa região envolve a análise da posição da cintura pélvica. A posição normal da concavidade pélvica é de 45° no plano sagital e de 45° no coronal. Para avaliar o movimento púbico, o fisioterapeuta deve localizar a crista púbica e, em seguida, testar a mobilidade de cada direção disponível.

A disfunção dessa articulação pode ser primária ou secundária e, quando presente, deve ter prioridade no tratamento, pois a perda da sua função ou sua integridade rompe a mecânica de todo o complexo pélvico. O padrão do comprometimento é determinado pela palpação da posição dos tubérculos púbicos e pela correlação dos achados com o lado do teste cinético positivo, sendo que o lado restrito indica a região da lesão.

A relação posicional alterada dentro da cintura pélvica é significativa somente se for detectada alguma restrição na mobilidade da articulação sacroilíaca, da sínfise púbica ou de ambas. De maneira geral, o ligamento inguinal é muito sensível à palpação

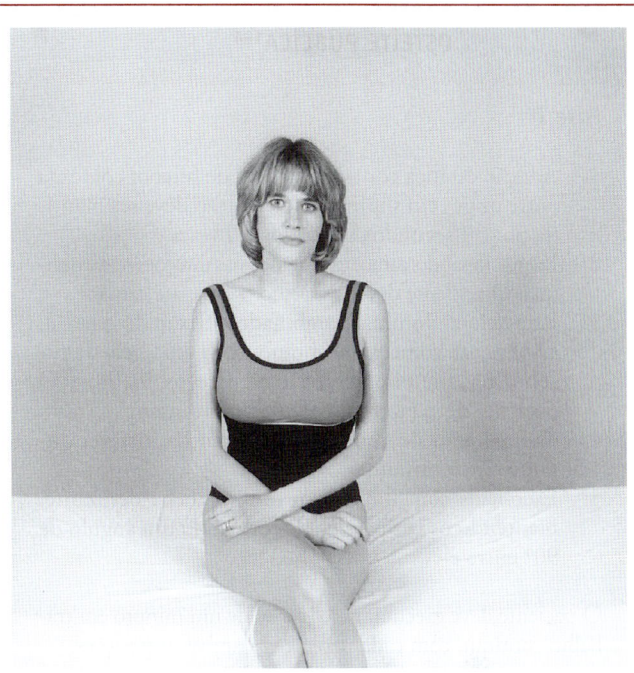

FIGURA 27-23 Teste da perna cruzada.

no lado da lesão. É comum encontrar a sínfise púbica presa em uma das quatro posições abaixo:

1. Ântero-inferior
2. Póstero-superior
3. Ântero-superior
4. Póstero-inferior

A disfunção articular da cintura pélvica é tratada com técnicas manuais (ver a seção "Técnicas terapêuticas"). A intervenção para o tipo inflamatório de osteíte púbica é conservadora, e a maioria dos atletas retorna a seus respectivos esportes dentro de poucos dias ou semanas.[171] O tratamento inclui afastamento temporário de atividades com sustentação de peso, uso de anti-inflamatórios não esteroides (AINEs) e fisioterapia para mobilizar, alongar e fortalecer levemente os músculos ao redor da virilha[172]. O paciente deve ser capaz de nadar para exercitar-se. O Quadro 27-1 apresenta um protocolo de intervenção para a osteíte púbica.

Disfunção da sínfise púbica

A disfunção da sínfise púbica (DSP) descreve a situação em que os ligamentos entre a sínfise púbica alongam-se e permitem que os ossos movimentem-se uns em relação aos outros. Em casos graves, a sínfise pode romper; essa condição é conhecida por diástase da sínfise púbica. Geralmente, a DSP ocorre durante a gravidez e deve sempre ser considerada no exame das pacientes que sentirem dor suprapúbica, sacroilíaca ou na coxa ao longo do período pós-parto. Durante a gravidez, a frouxidão ligamentar associada é uma resposta aos hormônios de progesterona e relaxina. As causas não relacionadas à gravidez incluem a possibilidade de desalinhamento estrutural da pelve, que resulta no aumento da pressão sobre a cartilagem da sínfise púbica, com dor subsequente.

QUADRO 27-1   PROTOCOLO DE INTERVENÇÃO PARA OSTEÍTE PÚBLICA[194]

Fase I

1. Adução estática contra uma bola de futebol colocada entre os pés em supino. Cada adução deve ser mantida por 30 segundos e repetida 10 vezes.
2. Exercícios abdominais executados nas direções reta e oblíqua. O paciente deve fazer cinco séries, até cansar.
3. Exercício abdominal combinado e flexão do quadril. O paciente começa em supino, com uma bola de futebol/basquetebol colocada entre os joelhos. O paciente deve fazer cinco séries, até cansar.
4. Treinamento de equilíbrio em prancha instável durante cinco minutos.
5. Exercícios com um pé em uma prancha deslizante, mantendo os pés paralelos e formando um ângulo de 90° entre eles.

O paciente deve executar cinco séries de um minuto em trabalho contínuo com cada perna e em ambas as posições.

Fase II (a partir da terceira semana)

1. Exercícios de abdução e adução da perna em decúbito lateral. O paciente deve executar cinco séries de 10 repetições para cada exercício.
2. Exercícios de extensão lombar em prono sobre a extremidade da mesa de exame. O paciente deve fazer cinco séries de 10 repetições.
3. De pé, em apenas uma perna, abdução-adução puxando um peso. O paciente deve fazer cinco séries de 10 repetições para cada perna.
4. Exercícios abdominais retos e oblíquos. O paciente deve fazer cinco séries, até cansar.
5. Exercício de coordenação com uma perna, flexionando e estendendo o joelho e balançando os braços no mesmo ritmo (*cross-country* sobre uma perna). O paciente deve fazer cinco séries de 10 repetições para cada perna.
6. Movimentos de *skate* em uma prancha deslizante. Esse movimento deve ser executado cinco vezes em trabalho contínuo de um minuto.

Os sintomas de DSP e de diástase da sínfise púbica variam de acordo com cada indivíduo. Durante o exame, a marcha do paciente geralmente é antálgica e oscilante. De forma subjetiva, ele relata a presença de dor em qualquer atividade que envolva erguer uma perna por vez ou separar as duas pernas. Levantar uma perna para vestir as calças, sair do carro, inclinar-se, virar-se na cama, sentar ou levantar, subir escadas, ficar de pé em apenas uma perna, levantar objetos pesados e caminhar comumente são atividades dolorosas. Os pacientes podem também ter a sensação de que a articulação do quadril parece estar "grudada" ou que têm de esperar ela "estalar no lugar" antes de poderem caminhar. A avaliação radiológica às vezes é útil para a confirmação do diagnóstico.[173] A quantidade de separação da sínfise nem sempre correlaciona-se à gravidade dos sintomas ou ao grau da incapacidade. Portanto, a intervenção apoia-se na gravidade dos sintomas e não no grau de separação medido pelos estudos de imagem.[173] A palpação revela a sensibilidade da sínfise púbica anterior. Estalos ocasionais podem ser sentidos ou ouvidos. Os achados do exame físico incluem os testes de estresse sacroilíacos positivos (compressão, distração e testes FABER). Os movimentos da amplitude da articulação do quadril são limitados pela dor, e o paciente não consegue ficar de pé somente em uma perna. A dor característica muitas vezes pode ser provocada pela pressão bilateral sobre os trocanteres ou pela flexão do quadril com as pernas em extensão. No entanto, essas manobras resultam em dor significativa ou espasmo muscular e são desnecessárias para o diagnóstico.

Nos casos de diástase da sínfise púbica, há provavelmente compressão ântero-posterior (AP) associada (comum) ou fratura por cisalhamento (rara) vertical. Há três tipos de diástase da sínfise púbica que indicam a gravidade da lesão.[174]

▶ O tipo I envolve lesões anteriores menos importantes, diástase da sínfise púbica branda (menos de 2,5 cm) e/ou fraturas dos ramos púbicos (vertical).

▶ O tipo II abrange diástase ampla da sínfise púbica, ruptura do complexo do ligamento sacroilíaco anterior e (dependendo) do osso do quadril sobre o sacro com a articulação sacroilíaca posterior intacta.

▶ O tipo III refere-se à ruptura total da articulação sacroilíaca. Diástases de mais de 2,5 cm indicam pelo menos a ruptura da articulação sacroilíaca anterior, embora sejam frequentemente associadas à ruptura total da articulação sacroilíaca.

Embora os sintomas possam ser muito graves no que diz respeito à DSP e à diástase da sínfise púbica, em geral a abordagem conservadora de tratamento costuma ser eficaz nos casos da primeira. Em situações mais graves, as intervenções incluem: repouso no leito em decúbito lateral; suporte pélvico com imobilização ou ortótico elástico; deambulação assistida; aparelhos como andadores; e protocolos de exercícios graduados.[173] Em todos os casos, a educação do paciente é extremamente importante para evitar o estresse na área. Algumas sugestões possíveis incluem:

▶ Uso de um travesseiro entre as pernas durante o sono.
▶ Na medida do possível, manter o paralelismo e a simetria entre as pernas e os quadris ao se mover ou virar-se na cama.
▶ Os colchões d'água podem ser muito úteis.
▶ Lençóis e roupas noturnas de seda ou cetim facilitam o movimento de se virar na cama.
▶ A natação ajuda a aliviar a pressão sobre a articulação (o nado de peito pode agravar a pressão).
▶ Os exercícios aeróbios ou as corridas em águas profundas usando dispositivos de flutuação também são válidos.
▶ As pernas devem permanecer unidas e mover-se simetricamente ao mudar de decúbito.
▶ A posição de pé deve ser simétrica, com distribuição uniforme do peso em ambas as pernas.
▶ O indivíduo deve sentar-se para se vestir, principalmente roupas íntimas ou calças.
▶ Movimentos "com as pernas abertas" devem ser evitados.

▶ As pernas devem ser movimentadas juntas como uma unidade ao entrar e sair de carros; usar plásticos ou algo macio e deslizante (como um saco de lixo) no assento do automóvel.

▶ As compressas de gelo podem ser calmantes e ajudam a reduzir a inflamação na área púbica; os analgésicos também são bastante úteis.

▶ Os movimentos devem ser realizados lentamente; não efetuar movimentos bruscos.

▶ Se as relações sexuais forem desconfortáveis, usar travesseiros sob os joelhos ou tentar outras posições.

▶ Uso de dispositivos específicos ao se inclinar para apanhar objetos, caso isso seja difícil.

A resolução de sintomas em cerca de 6 a 8 semanas sem sequela duradoura é o desfecho mais comum na DSP e na diástase da sínfise púbica.[173] Embora os comprometimentos de longo prazo não sejam muito comuns, ocasionalmente os pacientes relatam a presença de dor residual, que exige vários meses de fisioterapia. Raramente é necessário fazer alguma intervenção cirúrgica, ainda que ela possa ser utilizada em casos de redução inadequada, diástase recorrente ou persistência dos sintomas.

Dor pélvica posterior periparto

Mais de 50% das mulheres sentem dor pélvica posterior periparto (DPPP) ou dor lombar (DL) durante a gravidez, sendo que um terço experimenta dor grave.[175-177] A etiologia da DPPP foi relacionada à adaptação fisiológica da pelve, como preparação para o parto, que ocorre pelo amolecimento das estruturas de tecidos conjuntivos ao redor da pelve, da sínfise púbica e da articulação sacroilíaca.[178]

As pacientes com DPPP geralmente se queixam de DL com sustentação de peso, cujos sintomas são referidos abaixo do nível das nádegas (nenhum achado sugere envolvimento da raiz nervosa), e o primeiro episódio dessa condição ocorre durante a gravidez. Hall e colaboradores[175] sugeriram que, nessas pacientes, os testes de provocação de dor pélvica posterior (ver "Testes especiais") e a EPRA (ver "Testes especiais") são positivos pelo menos em um dos lados.

Stuge e colaboradores[179] fizeram revisões sistemáticas da literatura que investiga a eficácia da fisioterapia nos tratamentos de DPPP e de DL e encontraram evidências que sustentam a aplicação de exercícios ou de mobilizações nessa população de pacientes. Em um relatório de dois casos, Hall e colaboradores[175] apresentaram evidências preliminares sugerindo que uma combinação de terapia manual (técnicas de energia muscular direcionadas para disfunções pélvicas e sacrais identificadas) e de exercícios terapêuticos (reeducação neuromuscular do transverso do abdome e do multífido com abdução e adução isométricas do quadril em posição semi-inclinada e exercícios de pé para fortalecer o sistema oblíquo posterior [glúteo máximo e latíssimo do dorso contralateral]) pode ser eficaz em pacientes com DPPP.[175]

Coccidinia

A dor coccígea é relativamente comum. O cóccix move-se anterior ou posteriormente, e há uma série de ligamentos ao redor dessa área que podem ser lesionados:

▶ *Anterior.*
- Sacroccígeo lateral.
- Ligamento sacroccígeo anterior (extensão caudal do ligamento longitudinal anterior [LLA])

▶ *Posterior.*
- Sacroccígeo posterior superficial (extensão caudal do ligamento amarelo [LA])
- Sacroccígeo posterior profundo (extensão caudal do ligamento longitudinal posterior [LLP])
- Ligamento intercornual.

O músculo dominante nessa área é o levantador do ânus, que tem conexões como:

- Ligamento iliococcígeo.
- Ligamento pubococcígeo.

A coccidinia geralmente ocorre nos casos em que o cóccix prende-se em flexão, com desvio. As causas podem ser cicatrização muscular ou trauma. Para corrigir essa condição, o fisioterapeuta deve pegá-lo ao inserir o dedo indicador no canal anal. Em seguida, deve tracionar e distrair esse osso posteriormente e, ao mesmo tempo, tracioná-lo na superfície medial do túber isquiático.

Torções sacrais

Com base na anatomia e na biomecânica dessa região, o complexo pélvico tem a aparência anatômica e funcionalmente de um círculo ou anel contíguo, sujeito a lesões isoladas somente nos casos de trauma de alto grau. Em traumas menos graves, as lesões ocorrem em combinação com aquelas em uma parte do anel, com repercussões nas partes internas do complexo.

De acordo com a doutrina osteopática, as articulações sacroilíaca, lombossacral e sínfise púbica podem adotar uma das quatro posições patológicas:

1. Um lado do sacro sofre nutação, enquanto o osso do quadril ipsilateral roda posteriormente. O tubérculo púbico localiza-se em uma posição superior ao lado do osso do quadril rodado posteriormente.

2. Um lado do sacro sofre contranutação, enquanto o osso do quadril ipsilateral roda anteriormente. O tubérculo púbico localiza-se em uma posição inferior ao lado do osso do quadril rodado anteriormente.

3. Um lado do sacro sofre nutação, enquanto o osso do quadril ipsilateral roda anteriormente. O tubérculo púbico localiza-se em uma posição inferior ao lado do osso do quadril rodado anteriormente.

4. Um lado do sacro sofre contranutação, enquanto o osso do quadril ipsilateral roda posteriormente. O tubérculo púbico se localiza em uma posição superior ao lado do osso do quadril rodado posteriormente.

O exame biomecânico deve determinar qual das quatro situações está ocorrendo. Atualmente, são identificadas duas síndromes de torção sacral, conhecidas como tipos I e II.[10]

Torção sacral do tipo I. Refere-se à torção sacral esquerda que ocorre quando a parte anterior do sacro permanecer rodada para a esquerda, as vértebras lombares adaptam-se seguindo a primeira lei de movimento espinal fisiológico, inclinando-se lateralmente para a direita e rodando para a esquerda.[10] Essas torções são definidas como ocorrências não fisiológicas. Sob o ponto de vista artrocinemático, o sacro desliza ântero-inferiormente ao longo do braço curto da articulação direita e no sentido póstero-inferior pelo braço longo da articulação esquerda.[133] A revisão das leis de Fryette sobre o movimento espinal fisiológico[5] ajuda a explicar o efeito sobre a coluna lombar nas situações em que o sacro é mantido nessa posição não fisiológica:

Lei I. Sempre que a coluna se movimenta a partir da posição neutra, ocorre uma inclinação lateral antes da rotação, exceto durante a flexão ou a extensão pura. A inclinação lateral produz um movimento de inclinação sobre o qual ocorre a rotação. Esse movimento combinado é conhecido por *latexão,* sendo que a inclinação lateral e a rotação ocorrem em lados opostos; o corpo vertebral roda na direção da convexidade da curva. Os comprometimentos da coluna que se apresentam como latexão são conhecidos por lesões de tipo I.[10] Portanto, as torções sacrais anteriores são classificadas nesse grupo.[10]

Lei II. A partir de uma posição de flexão ou de extensão total, a rotação precede a inclinação lateral sempre que ocorre algum movimento que não é o de retorno para uma posição neutra. Esse movimento combinado é conhecido por *rotexão,* sendo que a rotação e a inclinação lateral ocorrem para o mesmo lado; o corpo vertebral roda na direção da concavidade da curva. Os comprometimentos da coluna que se apresentam como rotexão são conhecidos por lesões de tipo II.[10] Portanto, as torções sacrais posteriores são classificadas nesse grupo.[10]

As torções sacrais para a esquerda resultam do movimento inferior e posterior do sacro na superfície articular no lado esquerdo e do movimento inferior e anterior no lado direito. Em relação ao sacro, o movimento do osso do quadril esquerdo é súpero-anterior; e o do osso do quadril direito, posterior.[10] Se o ângulo lombossacral aumentar, resultando no tensionamento dos ligamentos iliolombares, o ligamento iliolombar direito traciona a região posterior dos processos transversos direitos da quinta vértebra lombar, e às vezes da quarta, movendo-se com os ossos do quadril – superior e anteriormente no lado esquerdo e no sentido posterior no lado direito.[10] Aplicando a segunda lei de Fryette, as vértebras encontram-se agora rodadas e em flexão lateral à direita. As vértebras lombares acima de LV e LIV rodam gradualmente para o lado contrário, criando a aparência de uma convexidade esquerda.[10]

Se o ângulo lombossacral estiver na posição neutra, sem tensão nos ligamentos iliolombares, a quinta vértebra lombar será liberada para seguir a primeira lei de Fryette de movimento espinal fisiológico, inclinação lateral para a direita e rotação para a esquerda.[10] O restante da coluna lombar seguirá LV, com inclinação lateral para a direita, criando uma convexidade para a esquerda.

Torção sacral do tipo II. A síndrome da torção sacral do tipo II ocorre quando a superfície anterior do sacro é mantida rodada para a esquerda, e as vértebras lombares inferiores seguem a segunda lei do movimento fisiológico; LV e LIV rodam e inclinam-se para o lado direito.[10] A aparência clínica da torção sacral do tipo II é muito semelhante à do prolapso de disco lombar agudo, sendo que a distinção entre essas duas condições pode ser obtida por meio da história (i.e., a torção sacral do tipo II não é agravada pela posição sentada, enquanto esta é intolerável para portadores de prolapso de disco lombar agudo). Essa lesão ocorre com mais frequência no lado direito.

Há duas abordagens para a intervenção nesses dois tipos de situação:

1. Tratamento simultâneo de todos os déficits.
2. Tratamento individual dos déficits.

Padrão de prática 4G: Distúrbios na mobilidade articular, na função motora, no desempenho muscular e na amplitude de movimento associados a fraturas.

Fratura sacral por estresse

As cargas repetitivas impostas ao corpo podem promover o desenvolvimento de fraturas por estresse. Essas fraturas são descritas como uma das causas de dor nas costas, principalmente fraturas na pelve e na parte interarticular do sacro.[180] A dor nas costas e nas nádegas causada por fraturas sacrais por estresse é menos comum, mas podem ocorrer em atletas e em pessoas mais velhas.[181] Há registros de fraturas com e sem trauma no grupo de indivíduos mais idosos.

A causa de fraturas sacrais por estresse é controversa. Acredita-se que elas resultem da concentração do estresse das forças corporais verticais dispersas da coluna para o sacro e suas asas e, em seguida, para as asas ilíacas.[182] Além de estresses anormais no osso intacto, os normais em ossos anormais também podem produzir essas fraturas, especialmente em pessoas idosas. Os pacientes que apresentam fraturas por insuficiência podem ter fatores predisponentes, incluindo osteoporose idiopática, induzida por irradiação, induzida por esteroides ou associada a alguma malignidade.[180] Uma outra causa das fraturas sacrais citada com frequência é a *insuficiência* progressiva dos músculos de sustentação.[183] As fraturas por fadiga resultam da transferência de forças de carga aplicadas diretamente no osso, sem absorção de alguma energia pelos músculos. Outras causas são diferenças nas demandas físicas, influências ambientais e genéticas, métodos e intensidade de treinamento e tipo de calçado.[183] Atwell e Jackson[184] sugeriram que a desigualdade no comprimento das pernas pode aumentar o estresse em um lado do sacro, embora esse fato não tenha sido comprovado por análises biomecânicas.[180]

De maneira geral, os pacientes com fraturas sacrais por estresse sentem DL e dor no sacro que pode irradiar-se para as nádegas. Contudo, pode ser referida para a virilha e, ocasionalmente, para as pernas.[184] No caso de atletas, a história pode revelar a ocorrência de fraturas por estresse na mesma área ou um aumento rápido na intensidade dos treinamentos antes do início dos sintomas.[120] Há registros indicando que as fraturas por insuficiência do sacro em não atletas simulam doença de disco, estenose espinal e tumores.[185] As irritações na cauda equina ou nas raízes nervosas sacrais explicam a ampla variedade de sintomas observada em pacientes com fraturas sacrais por estresse.[180,186]

Normalmente o exame físico não fornece sinais confiáveis nos estágios iniciais, tendo em vista que vários pacientes sentem DL difusa, dor no sacro e nas nádegas. No entanto, a maioria dos indivíduos apresenta sensibilidade localizada no sacro e na articulação sacroilíaca.[180-182,184-186] De maneira geral, a sensibilidade nas áreas glúteas superiores coexiste em fraturas por estresse sacral e dá impressão de que a origem da dor está centralizada na coluna lombar mais proximal.[180] Muitos pacientes permanecem neurologicamente intactos, sem sinais de irritação na raiz nervosa. O teste de Patrick, ou de FABER (flexão, abdução, rotação externa), pode ser positivo ou não. Portanto, o fisioterapeuta não pode basear-se nesse tipo de teste para determinar o diagnóstico.[180]

A cintilografia trifásica é o método mais sensível para avaliar o sacro a fim de verificar a presença de fraturas por estresse ocultas e outras lesões ósseas.[187] Essa técnica de obtenção de imagens ósseas permite detectar fraturas por estresse vários dias após sua ocorrência. Entretanto, as radiografias simples da coluna lombossacral e da pelve, embora úteis para descartar outras causas de dor nas costas, não são eficazes para diagnosticar fraturas sacrais por estresse.[181]

Pacientes com esse tipo de lesão recuperam-se rapidamente com repouso. Muitos indivíduos conseguem retornar aos níveis normais de atividade em 4 a 6 semanas, sem sequelas a longo prazo.[180] Para aumentar o conforto dos pacientes, os agentes anti-inflamatórios e os analgésicos podem ser usados como tratamento complementar. O ciclismo e as corridas em piscinas podem ser uma opção até que o paciente consiga tolerar a execução de atividades com sustentação de peso.

Técnicas terapêuticas

De maneira geral, os comprometimentos pélvicos são apresentados como entidades isoladas, quando, na realidade, sob o ponto de vista clínico, a tendência é que ocorram em combinação. Várias intervenções na articulação sacroilíaca têm sido adotadas por diversas disciplinas. Essas abordagens consistem de terapia manual, exercícios terapêuticos, ortóticos, modalidades e educação. É imprescindível que a intervenção seja orientada pelos comprometimentos, pelas limitações funcionais e pela incapacidade, identificados durante o exame.

Terapia manual

O campo de aplicação dessa técnica é limitado para intervenção em articulações com inflamação aguda. Em quase todos os casos, os testes de estresse positivos contraindicam o uso de mobilização ou de manipulação passiva em articulações com essa condição. Entretanto, teoricamente a mobilização ou a manipulação da articulação contralateral pode reduzir o estresse na articulação inflamada e dolorosa. A explicação teórica para o efeito clínico da manipulação-mobilização da articulação sacroilíaca é a redução da subluxação nessa estrutura.

Em geral, as lesões na articulação sacroilíaca incluem várias mudanças estruturais que ocorrem simultaneamente. Essas alterações são tratadas de forma isolada ou como parte de uma estratégia de intervenção combinada.

As técnicas de energia muscular são mais eficazes em casos de hipomobilidade pericapsular moderada ou miofascial e menos úteis em articulações extremamente rígidas ou em subluxações. De acordo com a doutrina osteopática, as condições mais adequadas para esse tipo de técnica são:[8]

▶ Sínfise púbica inferior ou superior.
▶ Hipomobilidade de flexão do osso do quadril (rotação anterior).
▶ Hipomobilidade de extensão do osso do quadril (rotação posterior).
▶ Torção sacral anterior (à esquerda sobre a esquerda ou à direita sobre a direita).
▶ Torção sacral posterior (à esquerda sobre a direita ou à direita sobre a esquerda).

Provavelmente, a última técnica usada na articulação sacroilíaca é a mobilização passiva, embora ela seja mais específica do que a energia muscular. Os princípios de mobilização que pertencem a outras articulações também são aplicáveis.

Técnicas de energia muscular para recuperar a disfunção da sínfise púbica

Articulação da sínfise púbica superior (lado esquerdo). O paciente deve estar em supino, deitado próximo do lado esquerdo da mesa de exame, com o membro inferior suspenso. O fisioterapeuta deve permanecer de pé no lado esquerdo e apoiar a perna esquerda do paciente com uma das mãos, enquanto estabiliza a EIAS direita com a outra. A seguir, orienta lentamente a perna esquerda do paciente em direção ao solo, enquanto faz uma abdução lenta, até atingir a barreira ao movimento. A partir dessa posição, o paciente deve elevar o joelho esquerdo "para cima e para dentro", contra a força aplicada pelo fisioterapeuta. A contração deve ser mantida por 3 a 5 segundos, e a manobra repetida de 3 a 5 vezes. Se o fisioterapeuta observar que houve melhora posicional e diminuição da dor durante a palpação do ligamento inguinal, a técnica foi bem-sucedida. Com a recuperação do componente inferior do complexo de lesões, o fisioterapeuta consegue corrigir também o deslocamento posicional anterior.

Articulação da sínfise púbica inferior (lado direito). O paciente deve estar em supino, deitado próximo do lado direito da mesa de exame. Mantendo-se de pé no lado direito, o fisioterapeuta deve flexionar o quadril e o joelho do paciente e colocar o punho cerrado da mão direita sob o respectivo túber isquiático direito (Fig. 27-24). A partir dessa posição, o paciente deve fazer tentativas para estender a perna direita contra a força aplicada pelo fisioterapeuta. A contração deve ser mantida por 3 a 5 segundos, e a manobra repetida de 3 a 5 vezes. Na sequência, o fisioterapeuta deve testar novamente os achados posicionais e fazer novo teste cinético.

Articulação da sínfise púbica inferior ou superior ("espingarda" modificada). O paciente deve estar em supino e manter os joelhos e os quadris flexionados de maneira que as solas dos pés repousem sobre

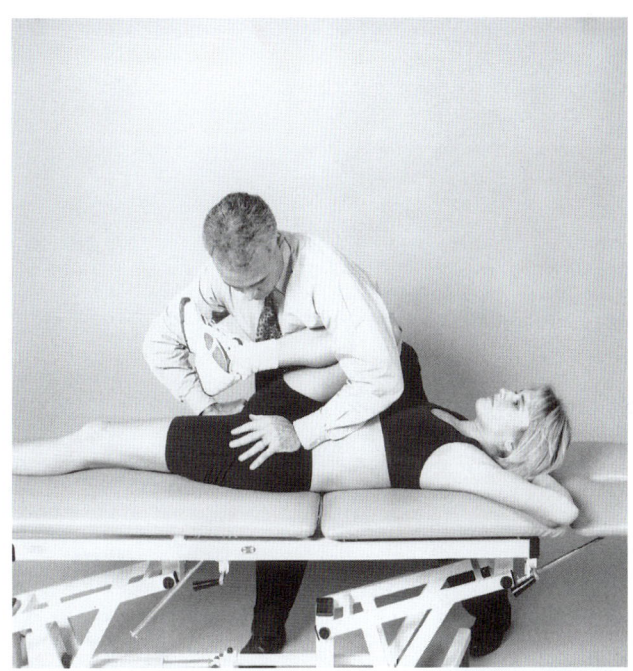

FIGURA 27-24 Posição do paciente e do fisioterapeuta para a mobilização da sínfise púbica.

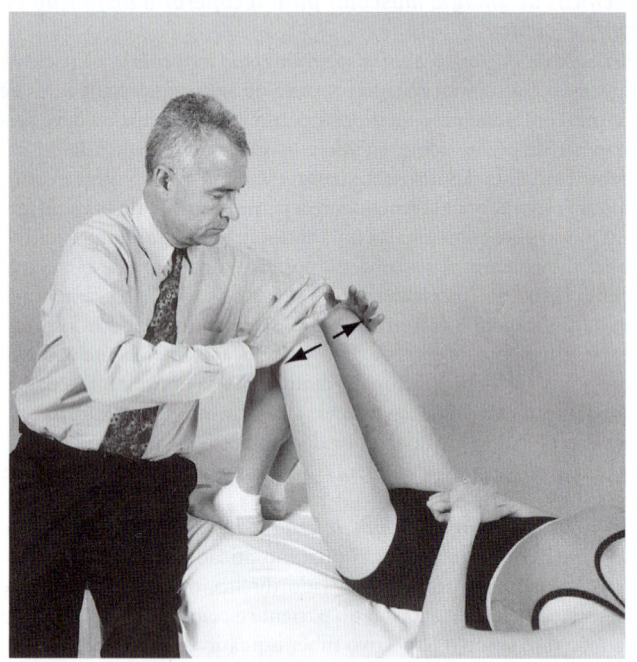

FIGURA 27-25 Manobra inicial da "espingarda" modificada.

a mesa de exame (Fig. 27-25). Próximo dos pés do paciente, o fisioterapeuta deve manter os joelhos deste juntos. Em seguida, o paciente deve tentar abduzir ou abrir as pernas contra a força aplicada pelo fisioterapeuta. A contração deve ser mantida por 3 a 5 segundos, e a manobra repetida de 3 a 5 vezes. Na sequência, o fisioterapeuta deve testar novamente os achados posicionais e fazer novo teste cinético.

Em seguida, o profissional abduz as pernas do paciente, enquanto este mantém os pés juntos (Fig. 27-26). O paciente deve aduzir ou fechar as pernas contra a força aplicada pelo fisioterapeuta. A contração deve ser mantida por 3 a 5 segundos, e a manobra repetida de 3 a 5 vezes. Na sequência, deve-se testar novamente os achados posicionais e fazer novo teste cinético.

Exercício domiciliar. Essa técnica pode ser executada em casa, usando uma faixa ou um cinto para o componente de abdução (Fig. 27-27) e uma toalha enrolada para a parte de adução (Fig. 27-28).

Técnicas de mobilização para recuperar a rotação anterior do osso do quadril direito

Mobilização passiva. Com o paciente em supino, o fisioterapeuta, de pé à sua direita, desliza a mão esquerda sob sua nádega, estabiliza o ápice do sacro e coloca a região tenar da mão direita sobre a crista ilíaca direita. Depois de fazer uma série de pequenas oscilações, o profissional roda o osso do quadril direito anteriormente (Fig. 27-29). Alterando o ângulo da rotação anterior, ele pode encontrar a direção mais confortável e eficaz.

Depois de várias oscilações, o paciente deve se deitar em prono, mantendo a EIAS direita fora da mesa de exame. O fisioterapeuta faz a rotação passiva do osso do quadril direito anteriormente, com uma série de oscilações pequenas, depois de assegurar-se de que o movimento da espinha em rotação anterior não está sendo bloqueado pela mesa. À medida que ganha mais movimento, ele coloca um travesseiro sob a coxa direita do paciente, ou ergue a extremidade da mesa, e retira a perna esquerda de sobre a mesa. Nessa posição, o fisioterapeuta continua mobilizando o osso do quadril direito em rotação anterior.

Pode-se incorporar energia muscular nessa técnica. Enquanto o fisioterapeuta estabiliza o ápice do sacro, o paciente deve forçar a articulação do quadril direito contra o travesseiro, ou contra a

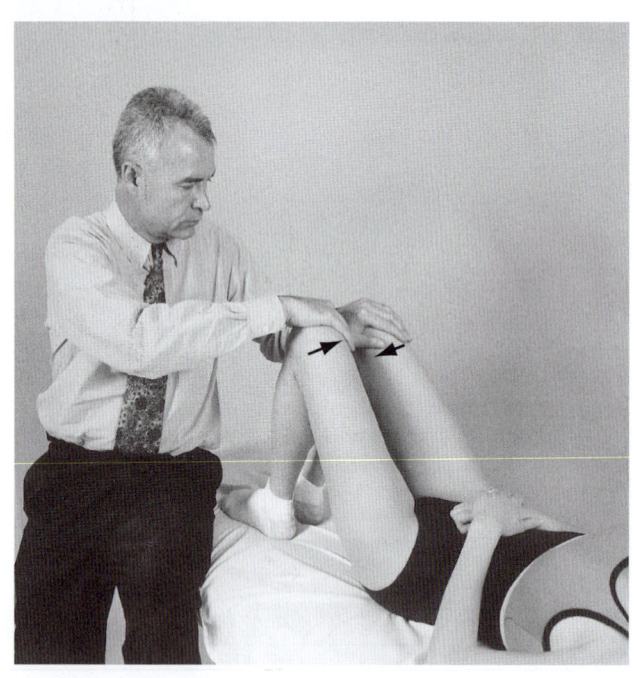

FIGURA 27-26 Segunda manobra da "espingarda" modificada.

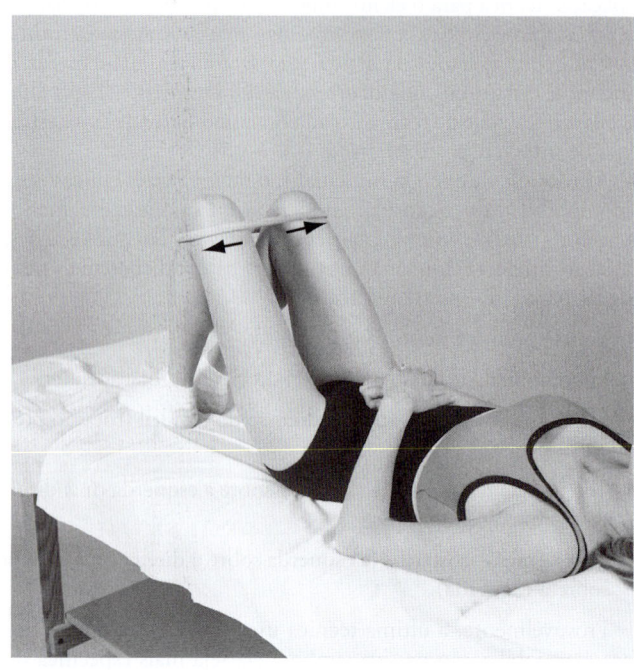

FIGURA 27-27 Versão 1 do exercício domiciliar para a disfunção púbica.

Mobilização ativa

Método 1. O paciente deve permanecer em decúbito lateral esquerdo, de costas para o fisioterapeuta e com a articulação do quadril esquerdo totalmente flexionada. Segurando a região anterior da coxa direita do paciente, o fisioterapeuta estende passivamente o quadril direito e monitora com a outra mão a EIPI direita, a SII e o túber isquiático, até ocorrer o movimento. Na barreira ao movimento, o paciente deve fazer uma contração isométrica de flexão da articulação do quadril direito contra a resistência do fisioterapeuta (Fig. 27-30). Em seguida, deve relaxar e estender o quadril direito até a nova barreira.

Método 2. O paciente deve permanecer em decúbito lateral esquerdo, de frente para o fisioterapeuta e com a articulação do quadril esquerdo flexionada em aproximadamente 90°. Em seguida, este estabiliza a perna esquerda do paciente com a coxa. A articulação do quadril direito é estendida passivamente até a barreira ao movimento, sendo apoiada nessa posição e impedida de mover-se em adução. O fisioterapeuta inclina-se na direção do paciente e coloca a região tenar da mão direita sobre o ápice do sacro. Em seguida, posiciona o braço e a mão esquerdos entre as pernas do paciente (Fig. 27-31). Este deve empurrar o quadril direito em flexão contra o corpo daquele. A seguir, deve relaxar e movimentar o quadril direito até a nova barreira de extensão, e o processo deve ser repetido.

Método 3. O paciente deve posicionar-se em decúbito ventral, com o fisioterapeuta de pé à sua esquerda. Com a mão direita, este apoia a região anterior da coxa direita do paciente, em um ponto logo acima do joelho. Em seguida, coloca a região tenar da

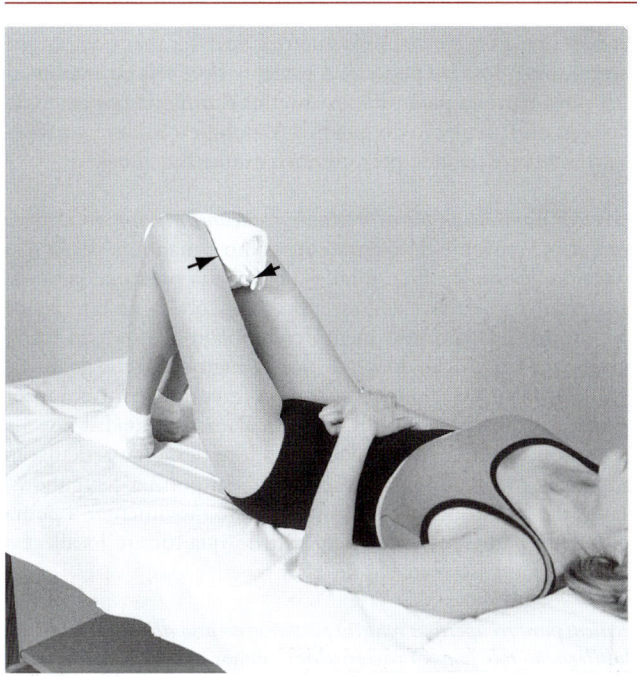

FIGURA 27-28 Versão 2 do exercício domiciliar para a disfunção púbica.

mesa, e manter a perna direita estendida usando o músculo reto femoral, o sartório e o iliopsoas. Para monitorar a força da flexão da articulação do quadril, o fisioterapeuta deve inserir uma das mãos entre a coxa do paciente e a mesa.

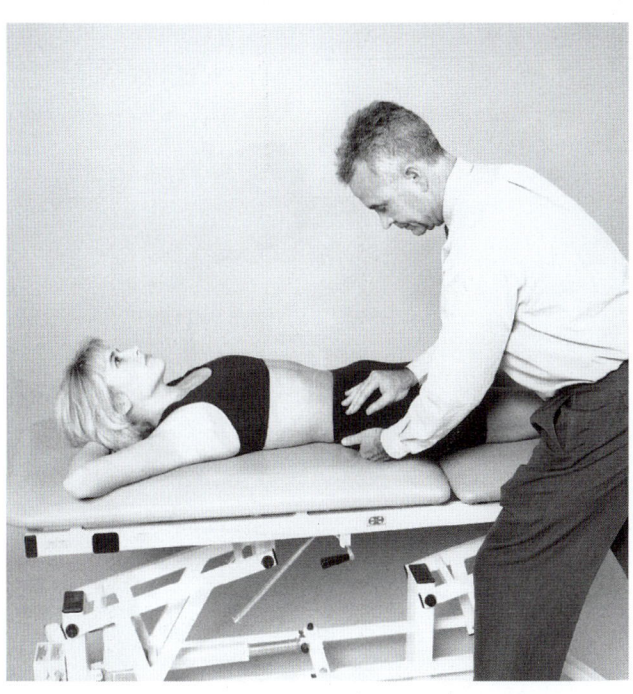

FIGURA 27-29 Posição do paciente e do fisioterapeuta para a mobilização passiva em rotação anterior do osso do quadril direito.

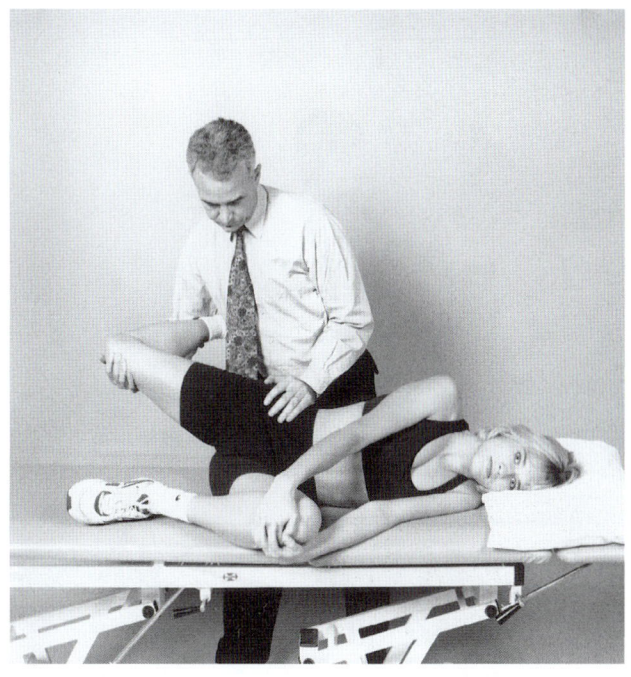

FIGURA 27-30 Posição do paciente e do fisioterapeuta para a mobilização ativa em rotação anterior do osso do quadril direito: método 1.

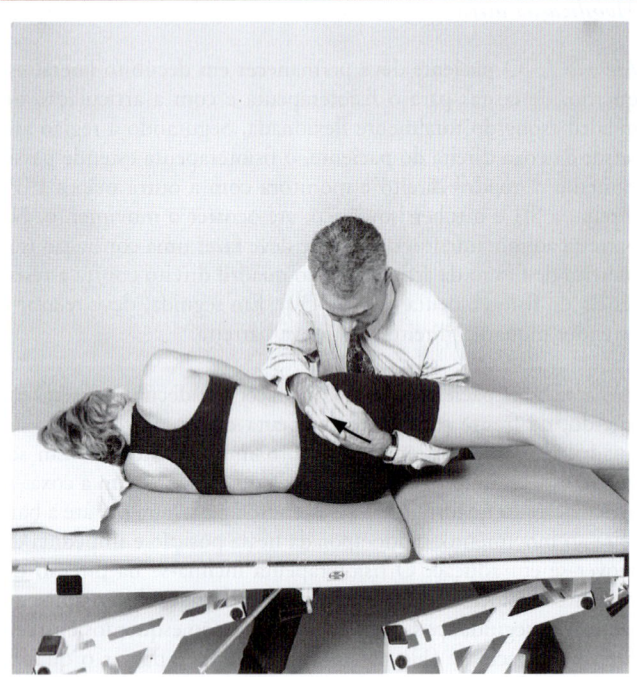

FIGURA 27-31 Posição do paciente e do fisioterapeuta para a mobilização ativa em rotação anterior do osso do quadril direito: método 2.

xiona a articulação do quadril direito contra a resistência do fisioterapeuta. Essa contração isométrica deve ser mantida por até 5 segundos. Após esse período, o paciente deve relaxar totalmente. A nova barreira para rotação anterior é atingida por extensão adicional da articulação do quadril. A mobilização deve ser repetida três vezes e seguida por um novo exame funcional.

Exercício domiciliar para produzir rotação anterior do osso do quadril. O paciente deve estar em supino e manter a perna não envolvida flexionada até o tórax e a envolvida próxima da borda da cama. A seguir, deve abaixar a perna envolvida na direção do solo, produzindo um movimento combinado de extensão e leve abdução da articulação do quadril, até atingir a barreira ao movimento. A partir dessa posição, ele deve fazer uma contração isométrica dos músculos adutores da articulação do quadril por 3 a 5 segundos e, em seguida, iniciar uma leve flexão da articulação do quadril, mantendo essa posição também por 3 a 5 segundos. Depois de cada contração, o paciente deve movimentar a perna em extensão adicional da articulação do quadril até localizar a nova barreira. Esse exercício deve ser repetido 3 a 5 vezes.

Técnicas para recuperar a rotação posterior do osso do quadril direito
Mobilização passiva. O paciente deve deitar-se em supino e manter os joelhos e os quadris flexionados até o ponto da restrição, com o fisioterapeuta de pé à sua direita. Com auxílio dos dedos médio e anular da mão esquerda, este palpa o sulco sacral direito, medial à EIPI, para monitorar o movimento entre o osso do quadril direito e o sacro. Usando o dedo indicador da mesma mão, palpa a junção lombossacral para verificar a existência de qualquer movimento entre a cintura pélvica e a vértebra LV. A região tenar da mão direita deve ser colocada sobre a EIAS direita e a crista ilíaca

mão esquerda sobre a EIPI direita. Estendendo o quadril direito até perceber o movimento na junção lombossacral (Fig. 27-32), o fisioterapeuta localiza a barreira ao movimento. O paciente fle-

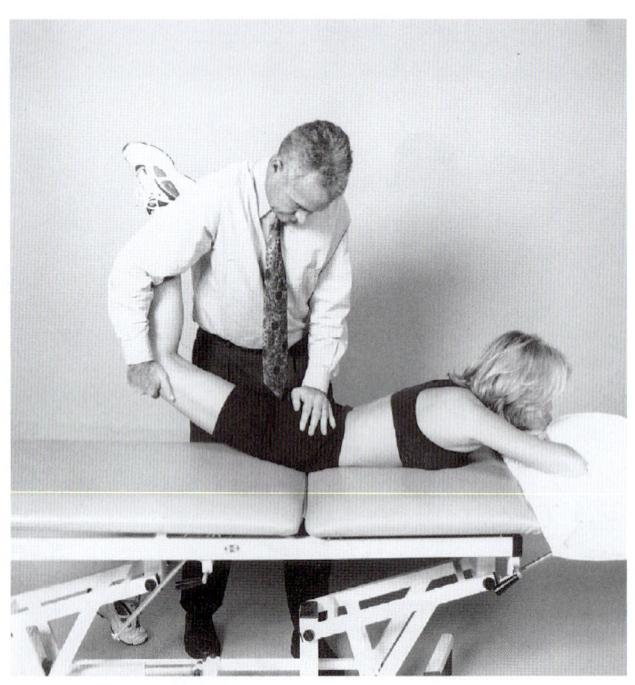

FIGURA 27-32 Posição do paciente e do fisioterapeuta para a mobilização ativa em rotação anterior do osso do quadril direito: método 3.

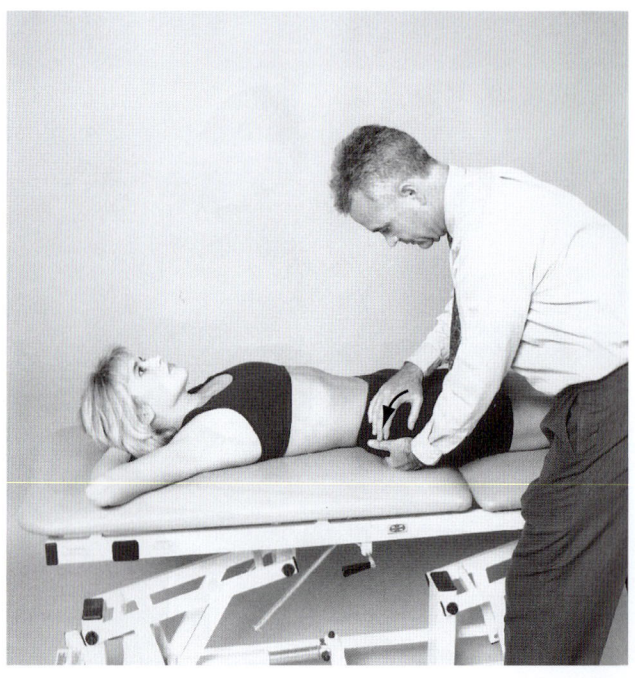

FIGURA 27-33 Posição do paciente e do fisioterapeuta para a mobilização passiva em rotação posterior do osso do quadril direito.

(Fig. 27-33). Em seguida, uma força de rotação posterior de graus II a IV é aplicada à EIAS direita e à crista ilíaca para produzir deslizamento ântero-superior na articulação sacroilíaca.

Mobilização ativa

Método 1. O paciente deve estar em supino próximo da extremidade da mesa, com o fisioterapeuta de pé à sua direita. Se necessário, um rolo de toalha deve ser colocado sob sua coluna lombar. Com o auxílio dos dedos médio e indicador da mão esquerda, o fisioterapeuta palpa a junção lombossacral e o sulco sacral. Com a mão direita, segura o túber isquiático direito, inclinando-se sobre a perna direita do paciente e flexionando passivamente a articulação do quadril direito até o ponto de restrição (Fig. 27-34). Um pouco mais de flexão da articulação do quadril roda o osso do quadril posteriormente. Essa manobra deve ser aplicada até que seja possível perceber algum movimento na junção lombossacral. É necessário alcançar a barreira ao movimento da articulação sacroilíaca. Em seguida, o paciente deve estender a articulação do quadril direito contra o tórax do fisioterapeuta. Essa contração isométrica deve ser mantida durante cinco segundos. Após, ele deve relaxar totalmente. A nova barreira para a rotação posterior pode ser localizada por meio de flexão adicional da articulação do quadril. Essa mobilização deve ser repetida três vezes e seguida de novo exame.

Método 2. O paciente, em decúbito lateral esquerdo e de frente para o fisioterapeuta, tem sua perna esquerda estabilizada por este ou por um cinto. Sua perna direita é colocada ao redor do tronco do profissional, e a articulação do quadril direito é flexionada até a barreira. A perna direita não pode ser aduzida, o osso do quadril direito é segurado com ambas as mãos (Fig. 27-35). A seguir, ele deve estender o quadril direito contra o tronco do fisioterapeuta. Se mantiver o joelho direito flexionado (ver Fig. 27-35), o profissional utilizará apenas o glúteo máximo para fazer a contração. Mantendo a perna direita estendida, o paciente emprega os músculos isquiotibiais e o glúteo máximo (Fig. 27-36). Essa contração isométrica deve ser mantida por cinco segundos. Após, ele deve relaxar totalmente. A nova barreira para rotação posterior pode ser localizada por meio flexão adicional da articulação do quadril. Essa mobilização deve ser repetida três vezes e seguida de novo exame.

Método 3. O paciente deve deitar em prono, com a articulação do quadril e a perna direita na borda da mesa de exame. Com o fisioterapeuta de pé à sua direita, coloca o pé direito entre as pernas deste e mantém essa posição. Durante o monitoramento do sulco sacral com o dedo indicador da mão esquerda, o fisioterapeuta desloca a perna direita do paciente até a barreira ao movimento (Fig. 27-37). A seguir, este empurra levemente o pé direito na direção do pé da mesa. Esse movimento é resistido pela perna esquerda do fisioterapeuta e, depois de 3 a 5 segundos, o paciente deve relaxar. Uma vez mais, quando ocorrer o relaxamento total, a folga é diminuída, e a perna direita do paciente movimenta-se na direção da flexão da articulação do quadril, até o dedo monitorador indicar que a nova barreira foi atingida. Essa mobilização deve ser repetida três vezes e seguida de novo exame.

Exercício domiciliar para produzir rotação posterior do osso do quadril. O paciente deve se posicionar em prono, com a extremidade não envolvida pendendo na borda da mesa de exame e a perna envolvida flexionada até o tórax. Quando a barreira de mo-

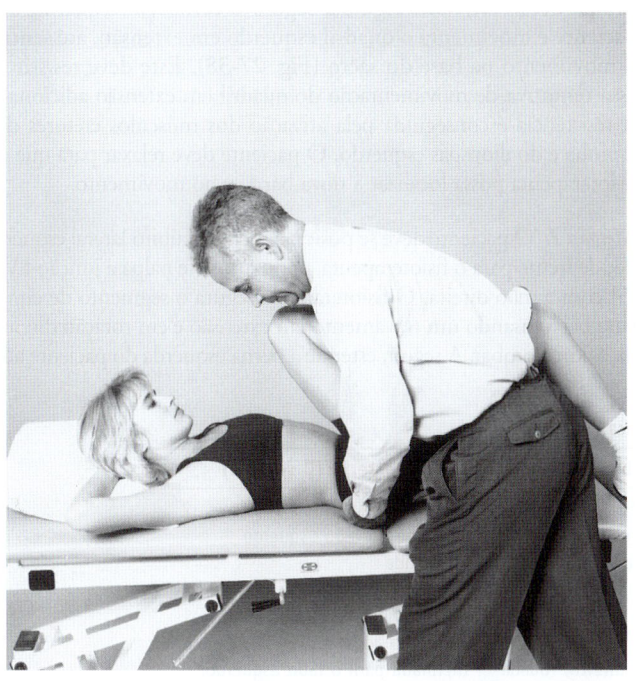

FIGURA 27-34 Posição do paciente e do fisioterapeuta para a mobilização passiva em rotação posterior do osso do quadril direito: método 1.

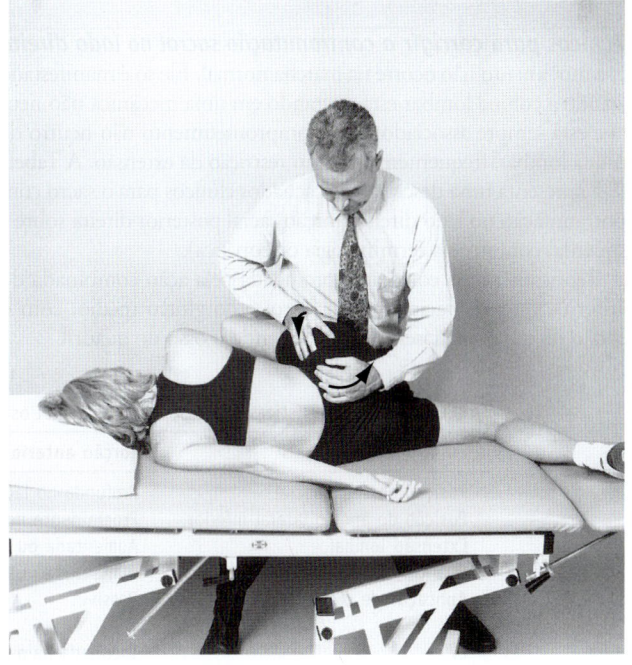

FIGURA 27-35 Posição do paciente e do fisioterapeuta para a mobilização ativa em rotação posterior do osso do quadril direito usando o glúteo máximo: método 2.

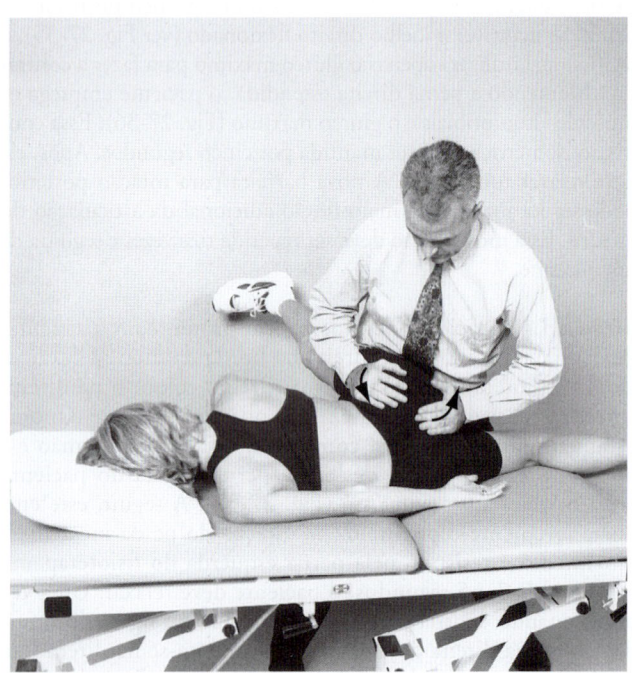

FIGURA 27-36 Posição do paciente e do fisioterapeuta para a mobilização ativa em rotação posterior do osso do quadril direito usando o glúteo máximo e os músculos isquiotibiais: método 2.

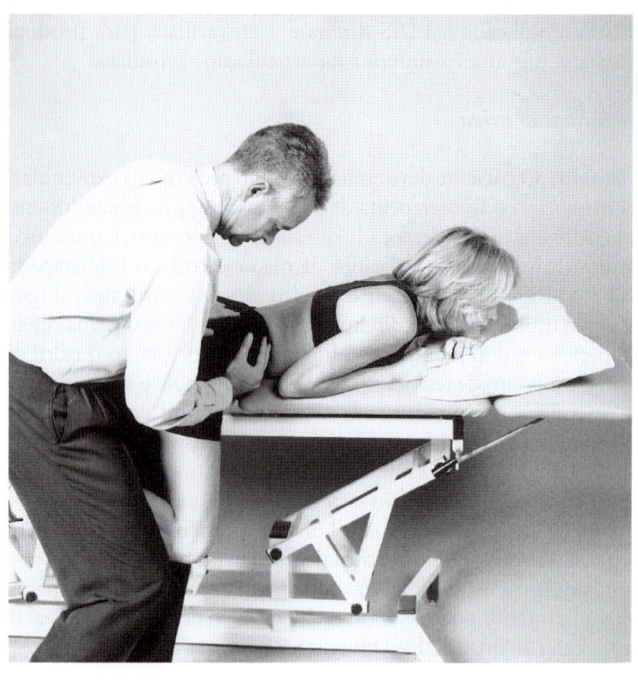

FIGURA 27-37 Posição do paciente e do fisioterapeuta para a mobilização ativa em rotação posterior do osso do quadril direito: método 3.

vimento for atingida, ele deve tentar estender suavemente a articulação do quadril do lado afetado contra uma resistência por mais ou menos 3 a 5 segundos. Quando relaxar, deve flexionar mais e rodar posteriormente a articulação do quadril envolvido para permitir a localização da nova barreira ao movimento. O exercício deve ser repetido de 3 a 5 vezes.

Técnicas para corrigir a contranutação sacral no lado direito

Esse movimento não ocorre na marcha normal. Ele só é manifestado quando a coluna lombar está operando em uma mecânica não neutra e está sempre associado a um comprometimento não neutro da coluna lombar, frequentemente com restrição da extensão. A Tabela 27-5 apresenta uma descrição dos achados clínicos para o sacro com contranutação no lado direito (torção sacral posterior direita sobre a esquerda, conforme a terminologia osteopática).

Teoricamente, a correção é produzida pela ação combinada do piriforme direito, tracionando o sacro, e do glúteo médio, com o tendão do tensor da fáscia lata tracionando o osso do quadril.

Mobilização ativa

Método 1. O paciente deve se posicionar em decúbito lateral esquerdo, de frente para o fisioterapeuta, enquanto a junção LV-SI é palpada com a mão direita. O fisioterapeuta posiciona-o colocando a coluna lombar em rotação esquerda (ver a introdução da Seção III). Em seguida, segura o tornozelo esquerdo do paciente e movimenta o quadril esquerdo em extensão, até sentir o movimento na base do sacro (Fig. 27-38). Este deve resistir a essa tentativa de movimentação do quadril em extensão adicional. A resistência é conseguida pela ativação dos músculos eretores da espinha e do iliopsoas esquerdo. O paciente deve relaxar para que o fisioterapeuta possa localizar a nova barreira ao movimento.

Método 2. O paciente deve se posicionar em decúbito lateral esquerdo, de frente para o fisioterapeuta, enquanto este palpa a junção LV-SI com a mão direita. O fisioterapeuta segura o segmento de cima para baixo usando um travamento em extensão e em rotação direita da coluna lombar. A seguir, estende a perna esquerda do paciente até

TABELA 27-5 Características clínicas da torção sacral osteopática

	Torção anterior(E sobre E)	Torção posterior(D sobre E)
Posição do sulco sacral	Profunda no lado direito	Proeminente no lado direito
Posição do ângulo lateral inferior	Proeminente no lado esquerdo	Profunda no lado esquerdo
Extensão lombar	Aumentada ou normal	Diminuída
Quantidade de lordose	Aumentada ou normal	Retificada
Aplicação de pressão PA	Possível	Sem movimento ou movimento limitado ao sacro
LV	Inclinada para o lado direito, rodada para a esquerda	Inclinada para o lado esquerdo, rodada para a esquerda

E, esquerda; PA, póstero-anterior; D, direita.

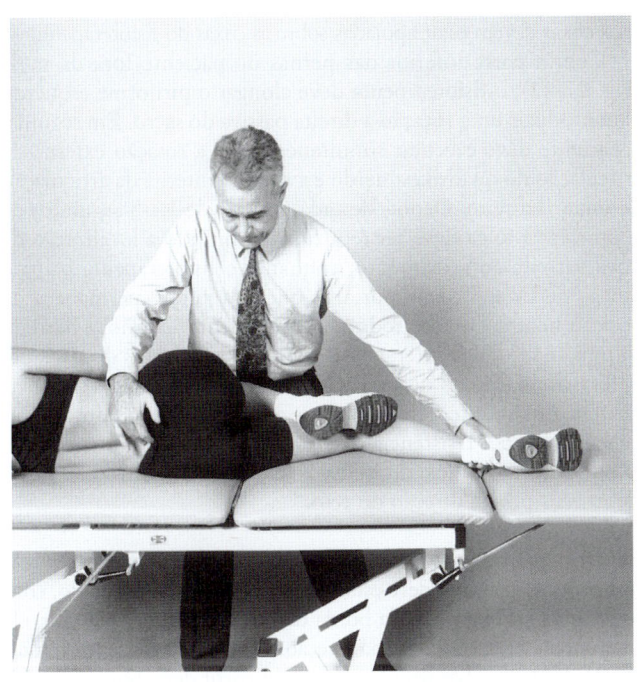

FIGURA 27-38 Posição do paciente e do fisioterapeuta para a mobilização ativa para corrigir uma contranutação do sacro à direita.

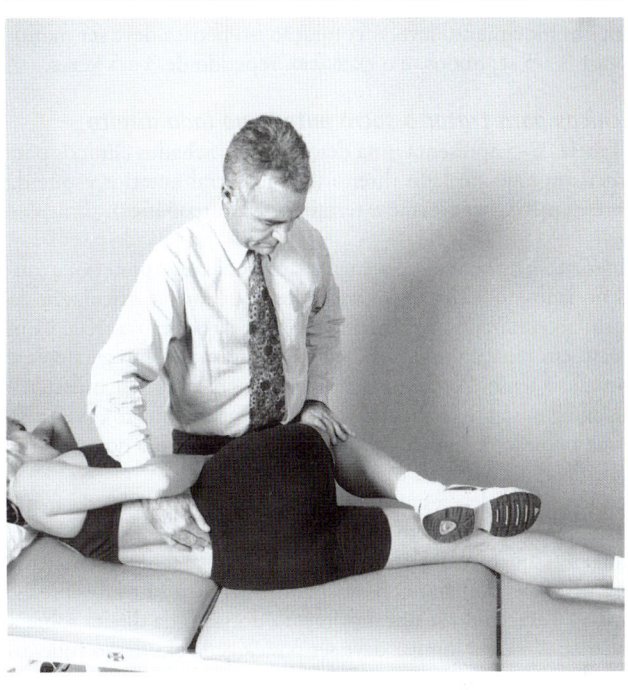

FIGURA 27-39 Técnica de mobilização ativa para correções da direita sobre a esquerda.

sentir a base sacral mover-se. A articulação do quadril direito do paciente é flexionada passivamente até cerca de 90°, produzindo rotação posterior do osso do quadril direito, e a perna é posicionada de maneira que o joelho fique fora da borda da mesa de exame (Fig. 27-39). O paciente deve abduzir a perna direita na direção do teto contra a resistência do fisioterapeuta. O piriforme torna-se um abdutor quando a articulação do quadril é flexionada em 90°, e sua contração produz uma nutação à direita do sacro. A contração e o relaxamento devem ser repetidos, e o paciente deve ser reavaliado.

Técnica de "thrust" para correção da direita sobre a esquerda. As técnicas de thrust também podem ser usadas para corrigir torções sacrais posteriores. O paciente deve deitar-se em supino com os dedos unidos atrás do pescoço e os cotovelos para a frente. Sua pelve deve ficar próxima do fisioterapeuta que está ao lado da mesa. Os pés do paciente e a parte superior do tronco são movimentados para o lado oposto desta, produzindo inclinação lateral à direita do tronco. Inclinando-se sobre o paciente, o fisioterapeuta passa seu antebraço direito, a partir da lateral, no espaço entre o braço esquerdo e o tórax do paciente, e segura a borda da mesa para rodar o tórax, sem perder a inclinação lateral direita, até o osso do quadril esquerdo começar a se erguer. Em seguida, o fisioterapeuta segura o osso do quadril esquerdo para baixo e corrige qualquer folga aumentando levemente a rotação, sem perder a inclinação lateral. Usando a mão esquerda na direção posterior, ele faz a correção por meio de um *thrust* de alta velocidade e de baixa amplitude (Fig. 27-40) e, a partir desse momento, pode fazer a reavaliação do paciente.

Exercício domiciliar. O paciente deve se posicionar em decúbito lateral esquerdo, com a perna direita fora da borda da mesa de exame e o joelho esquerdo flexionado. Em seguida, deve rodar o tronco de maneira que sua mão direita seja capaz de segurar o joelho esquerdo ou a borda da mesa, orientando o rosto na direção do teto (Fig. 27-41). A partir dessa posição, deve inspirar

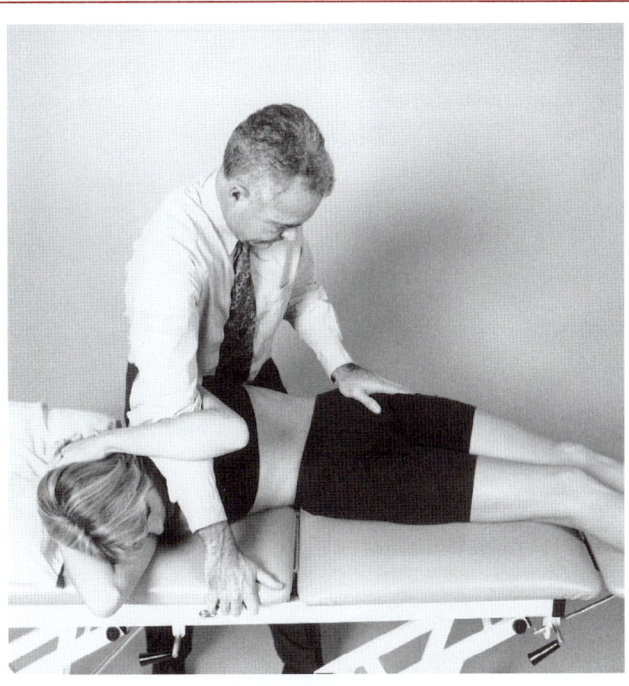

FIGURA 27-40 Posição do paciente e do fisioterapeuta para a aplicação da técnica de *thrust* na correção da direita sobre a esquerda.

suavemente e tentar erguer a perna direita na direção do teto, com um movimento leve. A contração isométrica deve ser mantida por 3 a 5 segundos, e o exercício, repetido de 3 a 5 vezes.

Técnicas para tratar o sacro nutado no lado direito

A Tabela 27-5 apresenta uma descrição dos achados clínicos para o sacro nutado no lado direito (torção sacral anterior esquerda sobre esquerda, conforme a terminologia osteopática).

Mobilização ativa. Como o ângulo lateral inferior é posterior e caudal no lado esquerdo, vários músculos ao redor da articulação do quadril são utilizados para mobilizar o sacro na posição correta. Com o sacro em nutação no lado direito, o piriforme direito geralmente permanece tenso. Portanto, essa técnica tenta relaxar esse músculo e seus antagonistas (os rotadores internos do quadril direito), por meio de sua inibição recíproca. Ao mesmo tempo, a tração do piriforme esquerdo ajuda a colocar o sacro na posição correta.

O paciente deve estar em decúbito lateral esquerdo, de frente para o fisioterapeuta. Como a disfunção é um sacro em nutação para a direita (esquerda sobre esquerda), o posicionamento do paciente estimula a contranutação do sacro no lado direito (direita sobre esquerda). Para produzir um movimento do sacro da direita sobre a esquerda, a coluna lombar deve ser posicionada em flexão (que estende o sacro, tracionando a base do sacro posteriormente) e em rotação para a direita (que também traciona a base do sacro direito na mesma direção), flexionando a coluna lombar a partir da parte de baixo, usando as pernas. O tronco do paciente deve ser colocado em rotação, posicionando seu braço direito sobre a borda da mesa de exame e o esquerdo atrás do tronco, para permitir que o tórax repouse sobre esta. Para acentuar essa posição, o paciente deve tentar tocar no solo com a mão direita. A seguir, o fisioterapeuta flexiona os quadris segurando os pés e tornozelos do paciente com a mão esquerda, enquanto palpa o movimento na base do sacro com a mão direita. Suas coxas devem estar apoiadas sobre as coxas do fisioterapeuta.

Com a parte inferior das pernas do paciente fora da mesa (Fig. 27-42), o fisioterapeuta deve alongar o piriforme esquerdo para produzir uma rotação à direita passiva do sacro. Em seguida, o paciente deve executar simultaneamente a rotação externa da articulação do quadril esquerdo e a rotação interna da articulação do quadril direito. Depois de cada período de 3 a 5 segundos de contração, a folga deve ser reduzida permitindo a localização da nova barreira ao movimento, enquanto o fisioterapeuta palpa a junção de LV e SI. É importante que essa junção permaneça na posição neutra durante todo o procedimento. Na nova barreira ao movimento, o fisioterapeuta segura os tornozelos do paciente e eleva-os na direção do teto até a base sacral começar a se movimentar. Então, este deve empurrar os pés na direção do teto ou do solo contra a resistência do fisioterapeuta. Após uma contração de 3 a 5 segundos, deve relaxar para que o profissional possa elevar seus pés na direção do teto.

Exercício domiciliar para tratar torção sacral da esquerda sobre a esquerda. O paciente deve estar em decúbito lateral esquerdo, com os pés e os joelhos perto da borda da mesa de exame. A seguir, ele deve estender a mão direita na direção do solo para aumentar a rotação da coluna lombar para a esquerda. A partir dessa posição, os pés devem ser abaixados para fora da mesa na direção do solo, criando uma inclinação lateral esquerda da coluna lombar, na direção da barreira ao movimento (Fig. 27-43). Então, ele deve tentar erguer os pés na direção do teto, com um movimento suave, enquanto respira e segura a respiração. A contração isométrica deve ser mantida por 3 a 5 segundos. Nesse ponto, o paciente deve expirar e abaixar os pés na direção da nova barreira ao movimento. O exercício deve ser repetido 3 a 5 vezes.

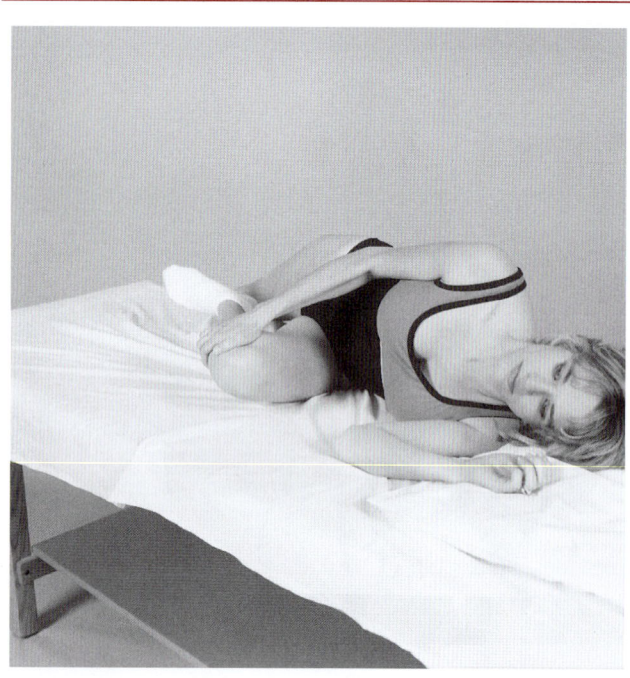

FIGURA 27-41 Exercício domiciliar para a contranutação sacral.

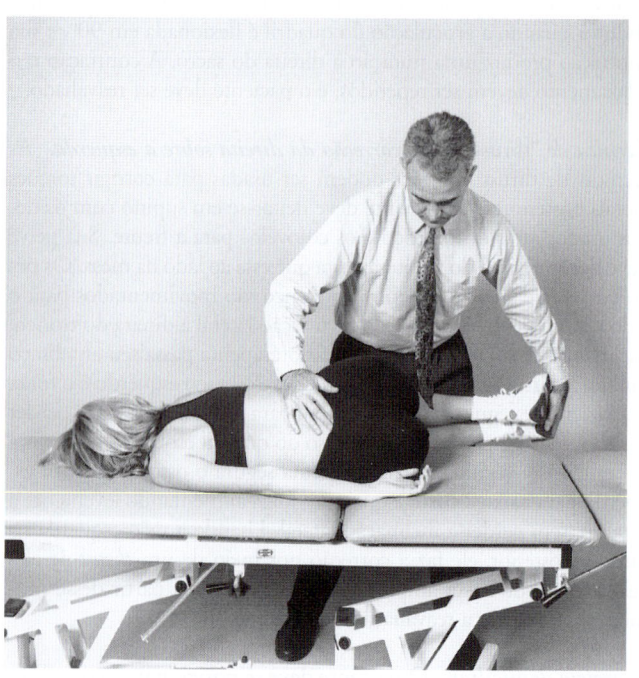

FIGURA 27-42 Posição do paciente e do fisioterapeuta para a técnica de mobilização ativa, correção da esquerda sobre a esquerda.

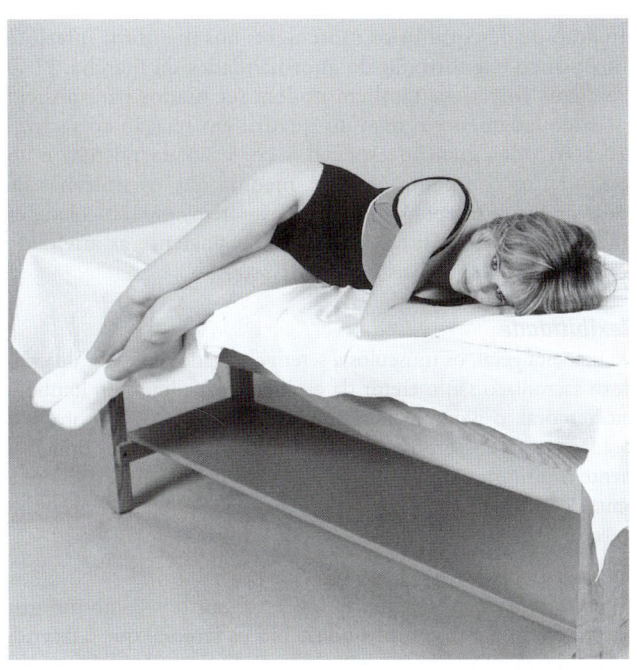

FIGURA 27-43 Exercício domiciliar para a torção sacral da esquerda sobre a esquerda.

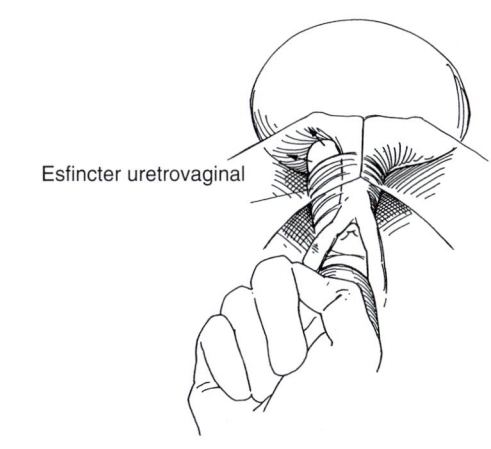

FIGURA 27-44 Alongamento lateral e compressão do esfincter urinário. (Reproduzida, com permissão, de Weiss JM. Pelvic floor myofascial trigger points: Manual therapy for interstitial cystitis and the urgency-frequency syndrome. *J Urol* 2001; 166:2227.)

Liberação miofascial de pontos-gatilho do assoalho pélvico

Assim como nas técnicas de exame para os músculos do assoalho pélvico, é extremamente importante que essas abordagens sejam aplicadas apenas com recomendação médica ou nos casos em que houver forte evidência de disfunção dessa região. Esses procedimentos devem ser empregados apenas por fisioterapeutas com treinamento formal.

Para todas essas técnicas, o paciente deve permanecer na posição de litotomia: em supino com apoio das coxas em 90° de flexão do quadril e do joelho. Usando uma luva, o fisioterapeuta deve inserir o dedo indicador no reto ou na vagina.

Alongamento lateral.[112] É necessário que o fisioterapeuta localize a área dolorosa identificada no exame do assoalho pélvico. Nas mulheres, as áreas dolorosas no esfincter urinário e nos tecidos periuretrais são comprimidas contra a sínfise púbica, em combinação com uma força de tração lateral (Fig. 27-44). A pressão leve inicial deve ser aumentada de acordo com a tolerância.

Após vários alongamentos laterais, o fisioterapeuta aplica tração posterior na vagina ou no reto (Fig. 27-45). O paciente deve contrair isometricamente contra o dedo do fisioterapeuta para inibir a tensão muscular e aumentar o alongamento dos músculos anteriores contraídos e reduzir os pontos-gatilho nos músculos levantadores. As contrações isométricas devem ser repetidas várias vezes.

Uma técnica semelhante é usada em pacientes do sexo masculino, exceto que o foco é direcionado para a fáscia endopélvica e o músculo pubococcígeo lateral à borda da próstata (Fig. 27-46).

Obturador interno.[112] Além do diafragma urogenital, o obturador interno é uma fonte usual de pontos-gatilho miofasciais associados à síndrome de urgência-frequência. O paciente deve se posicionar conforme ilustrado na Figura 27-47 e abduzir a coxa com resistência, empurrando o joelho lateralmente. O efeito desse movimento é contrair, encurtar e alargar o obturador interno sob o músculo levantador, tornando mais fácil a identificação e a aplicação das técnicas de compressão e alongamento.

Exercícios terapêuticos

Na maioria dos casos, os exercícios são evitados na fase aguda devido à tendência de aumentar os sintomas. Os mesmos princípios aplicam-se em qualquer região: alongar os músculos tensos ou encurtados e fortalecer aqueles enfraquecidos. As estratégias

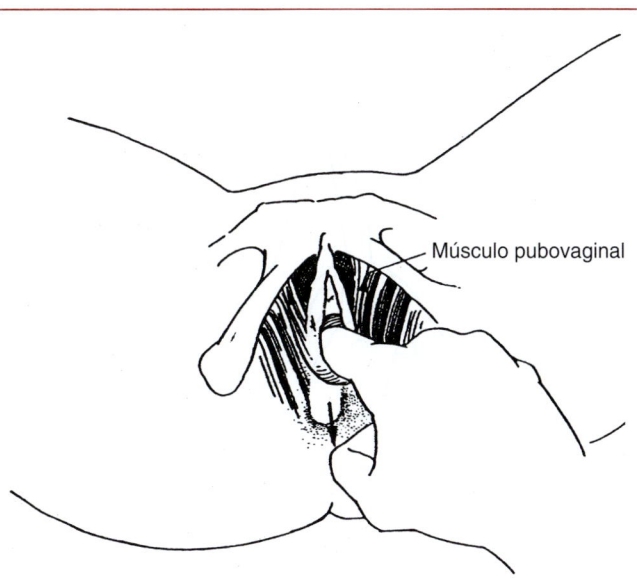

FIGURA 27-45 Alongamento posterior do músculo pubovaginal. (Reproduzida, com permissão, de Weiss JM. Pelvic floor myofascial trigger points: Manual therapy for interstitial cystitis and the urgency-frequency syndrome. *J Urol* 2001; 166:2228.)

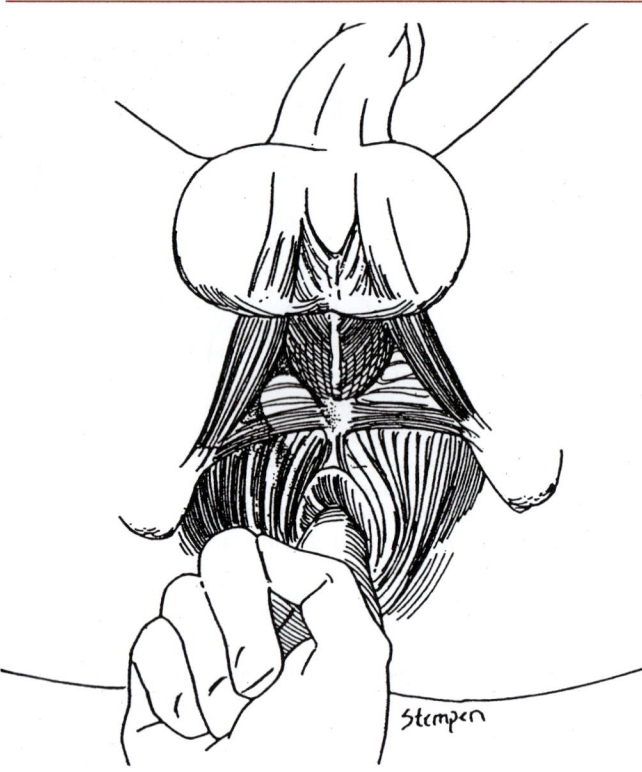

FIGURA 27-46 Alongamento lateral e inferior do músculo puboprostático, do diafragma urogenital e do esfíncter urinário. (Reproduzida, com permissão, de Weiss JM. Pelvic floor myofascial trigger points: Manual therapy for interstitial cystitis and the urgency-frequency syndrome. *J Urol* 2001; 166:2228.)

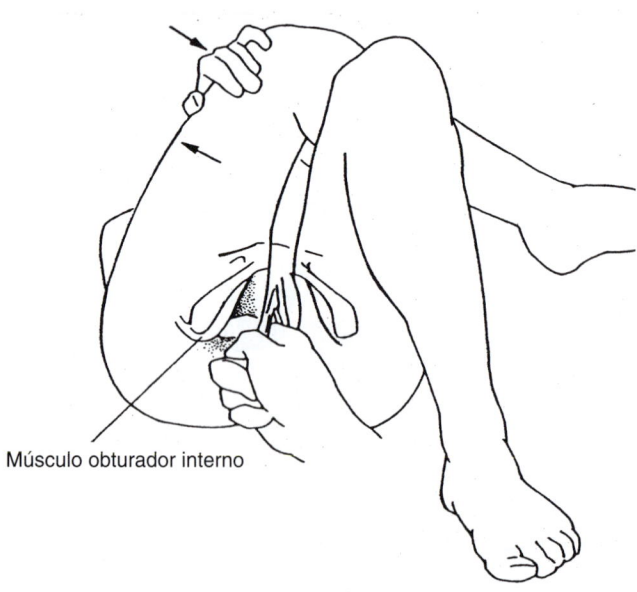

Músculo obturador interno

FIGURA 27-47 Movimentos de compressão e alongamento do músculo obturador interno assistidos por alongamento externo. (Reproduzida, com permissão, de Weiss JM. Pelvic floor myofascial trigger points: Manual therapy for interstitial cystitis and the urgency-frequency syndrome. *J Urol* 2001; 166:2228.)

de intervenção devem enfatizar a estabilização pélvica,[188] a eliminação de desequilíbrios musculares nos membros inferiores e no tronco e a correção de anormalidades da marcha.[189] Os exercícios corretivos também podem ser usados para posicionar adequadamente o osso do quadril em relação ao sacro. É necessário dar atenção especial à correção da postura e aos movimentos compensatórios. À medida que os sintomas são controlados, a terapia evolui para exercícios específicos de estabilização, para facilitar o retorno do paciente às atividades ocupacionais, esportivas e recreativas.

Flexibilidade

De maneira geral, os músculos a serem alongados ao redor do complexo sacroilíaco são o eretor da espinha, o quadrado do lombo, o reto femoral, o iliopsoas, o tensor da fáscia lata, os adutores e os rotadores externos profundos da articulação do quadril, principalmente o piriforme e o glúteo máximo.[34,36] Além disso, o fisioterapeuta deve dar atenção a quaisquer déficits de flexibilidade encontrados nos seguintes músculos ou grupos musculares:

▶ *Isquiotibiais.* Os isquiotibiais são alongados como um grupo, embora este compreenda o bíceps femoral que é inserido no ligamento sacrotuberal e que pode ter influências potenciais sobre a articulação sacroilíaca.[34,36]

▶ *Extensores da coluna lombar.*

▶ *Abdominais.*

Exercícios de estabilização

O exercício é um importante aspecto das intervenções relacionadas a comprometimentos musculoesqueléticos. Levando em consideração que nenhum grupo de exercícios é exclusivo para a articulação sacroilíaca, é necessário abordar a reabilitação dessa região incluindo a coluna lombar e as articulações do quadril. O foco dos exercícios terapêuticos para essa área é aumentar o mecanismo de fechamento de força e reduzir qualquer estresse que possa prejudicar o complexo sacroilíaco.

O objetivo dos exercícios de fortalecimento é melhorar a função dos músculos dos grupos internos e externos. Os músculos apropriados devem ser isolados e treinados novamente para aumentar a força e a resistência e para serem recrutados de forma automática a fim de fornecer suporte e proteção para a região.

Foi desenvolvido um programa de quatro estágios para isolar e treinar os grupos musculares internos e externos.[12,74,86]

Estágio 1

▶ *Levantador do ânus.* Em primeiro lugar, o paciente deve ser orientado sobre a localização do levantador do ânus. Então, para fortalecer o músculo, ele deve encurtar a distância entre o cóccix e a sínfise púbica e manter a contração durante 10 segundos (Fig. 27-48). Sempre que o músculo contrair adequadamente, é possível sentir a contração do transverso do abdome em um ponto 2 cm medial e inferior à EIAS, sem encolher as nádegas. Palpando-se com cuidado o ápice sacral, é possível sentir a contranutação do sacro durante a contração do levantador do ânus. O exercício deve ser repetido 10 vezes.

▶ *Transverso do abdome/multífido.* Para testar o isolamento do transverso do abdome, o paciente deve estar em prono. Uma

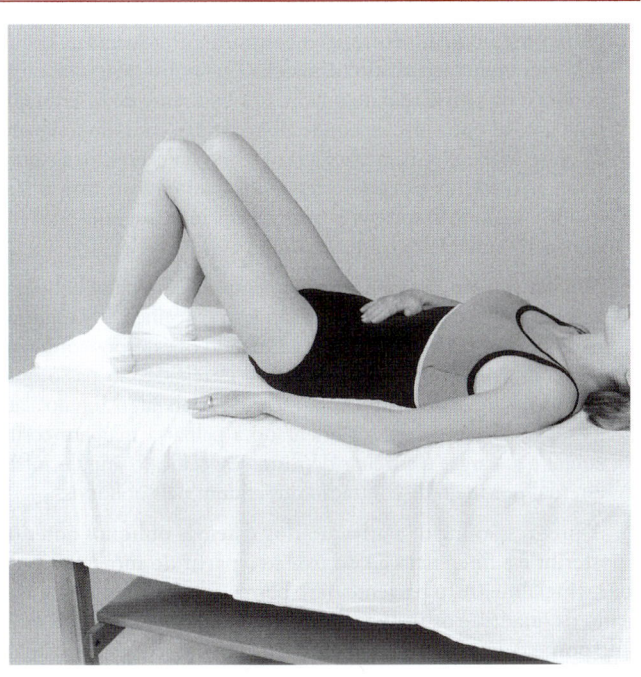

FIGURA 27-48 Exercício para o levantador do ânus.

possível sentir um aumento na tensão em um ponto 2 cm medial e inferior à EIAS. A presença de uma protuberância nesse ponto indica que o oblíquo interno está contraindo. O multífido deve ser palpado simultaneamente e aumentar em um ponto lateral ao processo espinhoso.

Na ausência de uma unidade de *biofeedback* de pressão, o teste desses músculos pode ser feito por meio de uma técnica alternativa, na qual o paciente fica na posição de quatro apoios sobre as mãos e os joelhos. Os ombros e os quadris devem ser centralizados em relação às mãos e os joelhos, e a coluna lombar deve manter-se na posição neutra. Depois de inspirar profundamente e expirar, o paciente deve mover o umbigo para cima, na direção da coluna (cavidade abdominal).[86] Se o exercício for feito corretamente, a parte inferior do abdome deve elevar-se antes da parte superior. Não deve ocorrer expansão ou contração da caixa torácica inferior nem contração dos músculos oblíquos. O multífido também pode ser testado nessa posição. Para tanto, o paciente deve enrijecer o músculo sob a pressão dos dedos do fisioterapeuta.

Estágio 2. O programa de estabilização evolui para o próximo estágio com a inclusão de movimentos nas extremidades superior e inferior, mudando o foco do programa do grupo muscular interno para o externo.

Na posição em supino com os quadris e os joelhos flexionados, o paciente deve isolar o grupo muscular interno, enquanto mantém a coluna lombar na posição neutra. A partir dessa posição, ele deixa o joelho cair lentamente para um lado (Fig. 27-50). Como alternativa, ele pode estender a perna e apoiar o pé sobre a mesa.

No próximo passo da progressão, o paciente deve estender a perna lentamente, enquanto mantém o quadril e o joelho flexionados (com o pé erguido) até 45° acima da mesa de exame (Fig. 27-51).

unidade de *biofeedback* de pressão é colocada sob o abdome[74,86] (Fig. 27-49). O manguito deve ser inflado até um limiar basal de 70 mmHg. Em seguida, o paciente deve mover o umbigo para cima e para dentro, na direção do tórax (cavidade abdominal). Sempre que o músculo contrair da forma adequada, é

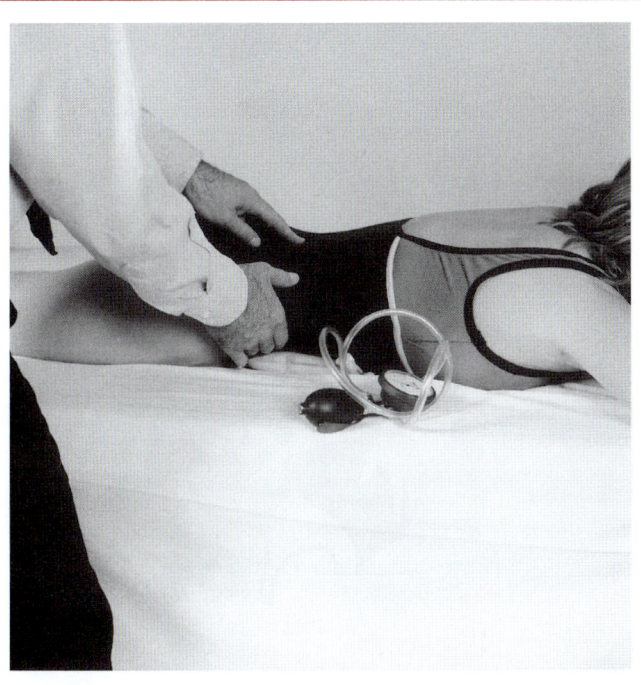

FIGURA 27-49 Isolamento do transverso do abdome.

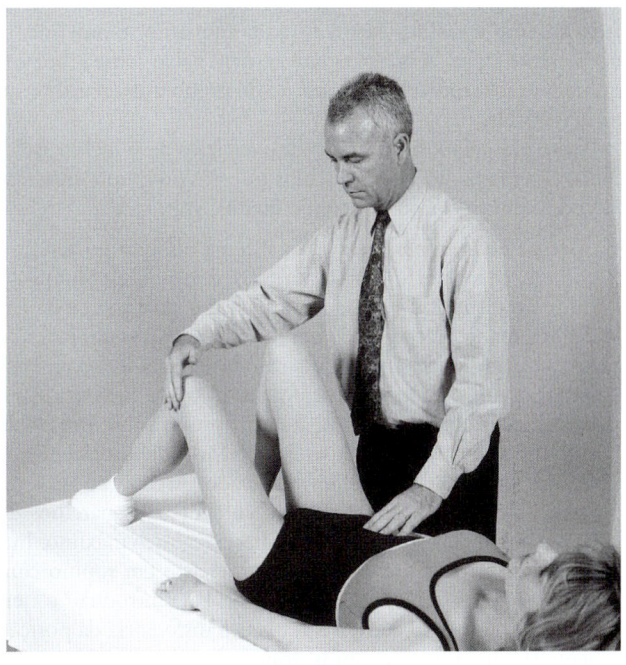

FIGURA 27-50 Exercício para o grupo muscular interno.

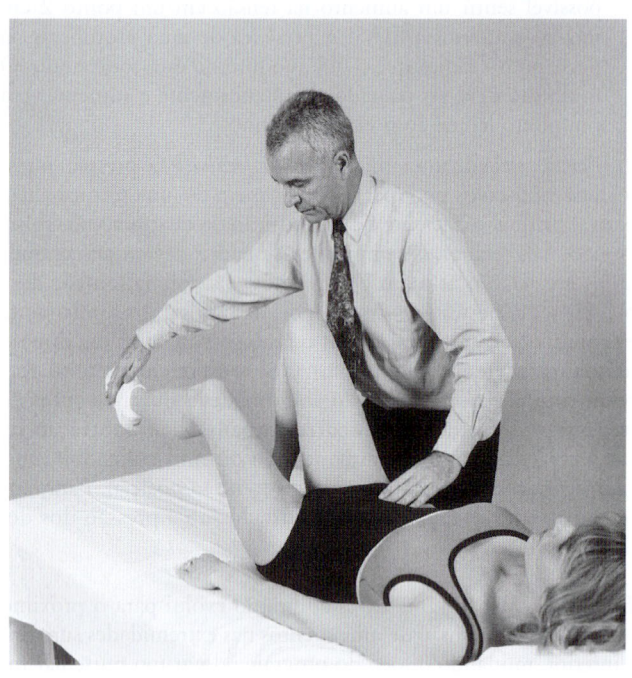

FIGURA 27-51 Exercício de progressão para o grupo muscular interno.

Inicialmente, esse exercício é realizado de modo unilateral e depois evolui para extensões alternadas de perna. O paciente também pode realizá-lo sentado em uma bola suíça ou deitado em supino sobre um rolo longo. Se a base for instável, o exercício torna-se mais difícil, não havendo, portanto, necessidade de progredir para o próximo estágio.

O exercício sobre uma bola suíça exige estabilidade do centro (controle do grupo muscular interno), coordenação e reflexos posturais adequados. O paciente deve contrair os músculos do grupo interno e manter essa contração enquanto se movimenta para a frente e para trás e para cima e para baixo sobre a bola. A seguir, deve incorporar a cocontração do grupo muscular interno em suas AVDs.

Nesse momento, o programa de exercícios deve incluir isolamento e treinamento se os músculos isolados do grupo muscular externo forem fracos ou pouco recrutados.

▶ *Sistema oblíquo posterior.* No sistema oblíquo posterior, é comum encontrar o glúteo máximo alongado e enfraquecido.[12] Para isolar esse músculo, o paciente deve apertar as nádegas e manter a contração por 10 segundos. As unidades de eletromiografia de superfície tem um sistema de *biofeedback* bastante útil para esse músculo. Para fazer a progressão do exercício, o paciente deve deitar em prono sobre uma bola suíça, recrutar o grupo muscular interno e depois estender o quadril, mantendo o joelho flexionado. A elevação da coxa estendida aumenta o grau de dificuldade. Os aparelhos de extensão das pernas ajudam a fortalecer o glúteo máximo. Inicialmente, o paciente deve fazer o exercício em supino com um ou os dois pés sobre a placa do pé. Para introduzir o treinamento funcional, ele deve praticar transferência da posição sentada para a de pé, com o tronco estabilizado, recrutando principalmente o glúteo máximo.

▶ *Sistema lateral.* No sistema lateral, as fibras posteriores do glúteo médio geralmente se encontram enfraquecidas, o que pode ter efeito acentuado na marcha e na transferência de carga ao longo da articulação do quadril.[81] O paciente deve ser orientado a isolar esse músculo em decúbito lateral, com um travesseiro entre os joelhos. Para fazer a progressão do exercício, ele deve levantar o joelho e depois estendê-lo, mantendo o tronco e o quadril na posição correta. É possível adicionar alguma resistência usando uma faixa elástica ou um peso.

▶ *Sistema oblíquo anterior.* O isolamento do sistema oblíquo anterior envolve treinamento na contração específica dos abdominais oblíquos externos e internos. Quando os externos contraem bilateralmente, o ângulo infraesternal estreita-se, ao passo que, quando os internos contraem no sentido bilateral, o ângulo alarga-se. O paciente deve ser orientado a palpar a margem costal lateral e a alargar e estreitar de forma específica o ângulo infraesternal por meio da contração dos abdominais oblíquos.

A progressão inclui a ativação dos sistemas oblíquos anterior e posterior e a diferenciação do tronco a partir do movimento da coxa. Inicialmente, o paciente deve permanecer em supino, mantendo os quadris e os joelhos flexionados. Em seguida, deve fazer uma ponte e depois rodar o tronco e a cintura pélvica nas articulações do quadril, na posição sem apoio, enquanto mantém as articulações lombares em posição neutra (Fig. 27-52).

Estágio 3. Os exercícios desse estágio envolvem movimentos controlados da "região instável".[74] Essa etapa, considerando que é muito mais avançada, é usada apenas quando for uma exigência do trabalho ou da modalidade de esporte do paciente. O protocolo inclui trabalho concêntrico e excêntrico com resistência variável em todos os três planos.

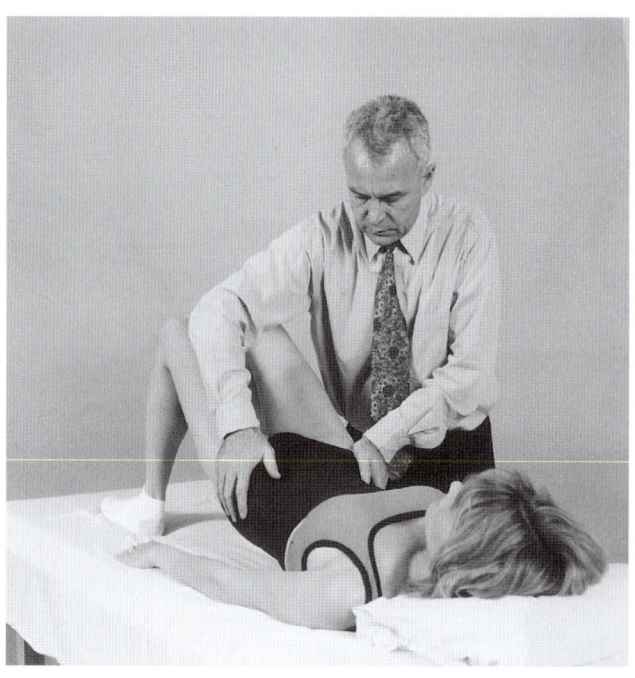

FIGURA 27-52 Ponte e exercício de rotação do tronco.

Estágio 4.[74] Esse estágio do protocolo envolve estabilização durante os movimentos de alta velocidade. Poucas pessoas requerem a estabilização do estágio 4, principalmente porque a tendência dos exercícios de alta velocidade é reduzir a capacidade de estabilização dos músculos do tronco.[86]

Exercícios do assoalho pélvico[51]

Em 1948, Kegel defendeu pela primeira vez os exercícios para os músculos do assoalho pélvico (MAPs) para aumentar a resistência uretral e promover o controle urinário.[190] A aplicação desses exercícios foi estendida a várias áreas, embora continue sendo um complemento útil no tratamento de incontinências urinárias funcionais. Muitos estudos mostraram que seu sucesso nos casos de incontinência urinária feminina por estresse depende do grau e da duração do tratamento e da supervisão constante de um fisioterapeuta.[191] Inicialmente, os pacientes são orientados sobre a percepção dos MAPs. Vários métodos de ensino podem ser usados, incluindo sugestões verbais, visualização com modelos anatômicos, palpação, contração objetiva dos MAPs no ânus ou na base do pênis ou ainda *biofeedback* com registros de eletromiografia por meio de uma sonda retal.[192] O método escolhido depende da percepção da linha básica, da coordenação e do nível de conforto do paciente. O método de palpação é aplicado da seguinte forma:

O paciente deve sentar em uma cadeira com as pernas afastadas, a coluna estendida e os pés planos no chão. O fisioterapeuta e o paciente colocam uma das mãos anterior à EIAS e ao longo da região inguinal para sentir a contração do transverso do abdome e dos oblíquos internos. Os dedos são estendidos superiormente para sentir o peso do ventre e do reto do abdome. As mulheres devem "mover a uretra e a vagina levemente para cima" e manter a contração para fins de resistência.

Cinturão. O paciente deve sentar em uma cadeira com as pernas afastadas, a coluna estendida e os pés planos no chão. Em seguida, deve "empurrar o abdome para fora", sem usar esforço inspiratório, para contrair isometricamente o reto do abdome superior e inferior em sua amplitude externa. Na sequência, ele recebe orientação sobre como iniciar e manter essa ação durante uma urgência de evacuação.

Contração abdominal. O paciente deve estar em supino e manter a coluna na posição neutra e a parede abdominal relaxada. Em seguida, deve mover a parte inferior do abdome para cima e para dentro, na direção da coluna, sem movimentar o tronco ou a pelve ou usar esforço inspiratório, contraindo, assim, o transverso do abdome e os oblíquos internos. Esse exercício pode ser feito em diversas posições, com os músculos apropriados sendo palpados pelo paciente e pelo fisioterapeuta, com auxílio da respiração normal.

Outros exercícios podem ser adicionados de acordo com a tolerância. Para os quatro exercícios a seguir, o paciente deve permanecer em supino e com os joelhos em flexão:[191]

▶ *Exercício 1.* O paciente deve contrair os MAPs com inclinação pélvica posterior.
▶ *Exercício 2.* O paciente deve contrair os MAPs com um movimento em ponte.
▶ *Exercício 3.* O paciente deve contrair os MAPs com adução do quadril contra um travesseiro entre os joelhos.
▶ *Exercício 4.* O paciente deve contrair os MAPs com rotação externa do quadril contra uma faixa elástica.

Os exercícios com a bola suíça também podem ser acrescidos.[191,193] O paciente deve sentar sobre ela:

▶ *Exercício 1.* O paciente deve contrair os MAPs com retroversão pélvica no plano sagital enquanto estiver rolando sobre a bola.
▶ *Exercício 2.* O paciente deve contrair os MAPs com retroversão pélvica no plano oblíquo enquanto estiver rolando sobre a bola.
▶ *Exercício 3.* O paciente deve saltar verticalmente sobre a bola enquanto estiver contraindo os MAPs durante cada movimento ascendente.
▶ *Exercício 4.* O paciente deve contrair os MAPs enquanto estiver rolando sobre a bola, partindo da posição sentada para a de pé, a fim de realizar treinamento funcional com transferências.

ESTUDO DE CASO   DOR LOMBAR E NA NÁDEGA ESQUERDA

HISTÓRIA

Um homem de 47 anos apresentou-se na clínica com DL e dor na nádega esquerda, que surgiram há duas semanas enquanto estava trabalhando. Durante a descrição do mecanismo da lesão, o paciente disse que sentira alguma coisa "estourar" na região lombar durante uma manobra de levantamento que envolvia inclinar-se anteriormente e rodar para a direita. A dor foi localizada em uma área um pouco inferior à espinha ilíaca póstero-superior esquerda, que ele relatou como sendo muito sensível ao toque. A dor agravava-se com inclinação para a frente e rotação da cintura para a esquerda na posição sentada. Ele afirmou que dormia bem quando estava em prono, e não houve queixas de parestesias ou anestesias. Ele negou quaisquer sintomas neurológicos relacionados à cauda equina ou o envolvimento da medula espinal. O estado de saúde do paciente era bom.

QUESTÕES

1. Considerando um mecanismo distinto de lesão, que tipo de estrutura(s) pode(m) ser responsável(eis) por queixas de DL e dor na nádega esquerda?
2. O que a região de sensibilidade *localizada* revela ao fisioterapeuta?
3. Por que o paciente dorme bem em prono?
4. Qual é a hipótese de trabalho nesse estágio? Liste os vários diagnósticos que poderiam estar relacionados com DL e dor na nádega e os testes que podem ser usados para excluir cada um deles.
5. Essa apresentação/história justifica a realização de uma varredura? Por quê?

EXAME

O paciente tinha um mecanismo de lesão específico e, embora a distribuição da dor fosse inicialmente mais ampla, a presença de uma área dolorosa bem-localizada sugeria algum comprometimento musculoesquelético. Portanto, o exame de varredura foi adiado. Se essa hipótese não estiver correta, talvez seja necessário fazer um exame de varredura lombossacral.

A postura de pé do paciente foi pouco conclusiva. O teste de ADM ativo na coluna lombar revelou dor e restrição com inclinação anterior, inclinação lateral à direita e rotação à esquerda. Houve sensibilidade palpável ao longo de SIII e SIV no sacro. Entretanto, várias estruturas nessa área específica são capazes de produzir dor. O ligamento iliolombar foi examinado, mas os testes foram negativos. Os testes de estresse anterior e posterior na articulação sacroilíaca também foram utilizados para ajudar a excluir a hipótese de inflamação na articulação sacroilíaca. O teste anterior foi negativo e, embora o posterior tenha provocado um leve aumento nos sintomas, ele não foi considerado positivo. Os testes resistidos dos músculos principais da articulação do quadril foram negativos.

O ligamento sacroilíaco posterior foi avaliado. O paciente foi posicionado em prono, e o fisioterapeuta, enquanto palpava a área sensível com uma das mãos, empurrou a base sacral anteriormente com a palma da outra, produzindo uma nutação. A sensibilidade diminuiu de acordo com o paciente. Para produzir a contranutação e estressar o ligamento sacroilíaco posterior, os dois ângulos laterais inferiores foram empurrados anteriormente. Essa manobra produziu imediatamente um aumento significativo da dor. Foi decidido fazer um teste funcional no ligamento sacroilíaco posterior.

O paciente foi posicionado em supino, com as duas pernas retas. Em seguida, foi orientado a erguer a perna esquerda reta e mantê-la aproximadamente 5º fora da mesa de exame. Os 5º iniciais de uma EPRA produzem rotação anterior do osso do quadril e uma força de contranutação do sacro no lado ipsilateral. Esse teste foi positivo para a dor.

Todas as modificações no teste EPRA (ver "Testes especiais") produziram um aumento nos sintomas do paciente, confirmando o diagnóstico provisório de distensão no ligamento sacroilíaco posterior esquerdo.

QUESTÕES

1. Com base no diagnóstico provisório, qual deve ser a intervenção?
2. Como essa condição pode ser descrita ao paciente?
3. Em ordem de prioridade e com base nos estágios de recuperação, cite os vários objetivos da intervenção.
4. Como a amplitude e a posição articular para a intervenção devem ser determinadas?
5. O que deve ser dito ao paciente sobre a intervenção?
6. Estime o prognóstico do paciente.
7. Quais modalidades devem ser usadas na intervenção do paciente?
8. Quais exercícios devem ser prescritos?

INTERVENÇÃO

▶ *Modalidades eletroterapêuticas e agentes térmicos.* Aplicou-se calor úmido no ligamento sacroilíaco posterior; estimulação elétrica com frequência média de 50 a 120 pulsos por segundo com o calor úmido para ajudar no alívio da dor; ultrassom de 1 MHz antes da aplicação de qualquer técnica manual para aumentar a extensibilidade dos tecidos; e compressas de gelo na área no final da sessão terapêutica quando houve relato de aumento nos sintomas.

▶ *Terapia manual.* A massagem friccional transversa foi aplicada na região sensível do ligamento.

▶ *Exercícios terapêuticos.* Foram prescritos exercícios envolvendo o latíssimo do dorso ipsilateral e o eretor da espinha nos dois lados para fortalecer o glúteo máximo oposto. Esses exercícios incluem:
- Investidas. Com um peso na mão direita, o paciente deve fazer uma investida, conduzindo com a perna esquerda e balançando o braço direito para extensão do ombro.
- Para fortalecer o eretor da espinha, o paciente deve usar uma mochila com pesos na frente do tronco durante toda a sessão de exercícios terapêuticos.
- As puxadas laterais para baixo e as remadas na posição sentada fortalecem o latíssimo do dorso.

Para manter o condicionamento do corpo, foram também prescritos exercícios aeróbios com bicicleta ergométrica e ergonômetro para a parte superior do corpo.

▶ *Instrução para o paciente.* O paciente recebeu explicações sobre as causas de seus sintomas. Além disso, foi orientado a não se inclinar anteriormente nem rodar para a direita quando estiver de pé e a não se inclinar anteriormente nem rodar a cintura para a esquerda quando estiver sentado. O paciente deve continuar dormindo em prono, e recebeu instruções sobre as técnicas corretas de levantamento. Ele foi aconselhado a fazer os exercícios em casa, 3 a 5 vezes por dia, e a esperar alguma dor leve pós-exercício. Além disso, recebeu orientações sobre o uso de calor e de gelo em casa.

▶ *Objetivos/resultados.* Os objetivos do paciente a partir do tratamento e os resultados esperados pelo fisioterapeuta foram discutidos entre eles.

ESTUDO DE CASO   DOR NO CÓCCIX

HISTÓRIA

Uma mulher de 26 anos apresentou-se na clínica duas semanas após uma queda nas escadas com seu bebê de três meses nos braços. O bebê não se machucou, e a paciente caiu sentada. Logo após o acidente, ela conseguia caminhar, embora com dor persistente na região anal.

EXAME

No exame, os únicos achados positivos foram dor na posição sentada e sensibilidade palpável no nível do ligamento sacrococcígeo. O exame retal confirmou um deslocamento anterior dolorido da articulação.

INTERVENÇÃO

Para corrigir esse tipo de lesão, é necessário segurar o cóccix após a inserção do indicador no canal anal. Esse osso é separado e tracionado posteriormente, enquanto o fisioterapeuta traciona no sentido lateral a superfície medial do túber isquiático.

ESTUDO DE CASO   DOR PÚBICA

HISTÓRIA

Um homem de 44 anos apresentou-se na clínica com queixa de dor abdominal e na linha média da pelve que aumentava cada vez mais. A dor desenvolveu-se de forma gradual, e não havia relato de trauma direto recente ou de lesão aguda. Ela agravava-se com a flexão forçada na cintura e com a manobra de Valsalva, embora não sentisse dor na posição de repouso. A dor foi descrita como uma sensação aguda "torturante" e permaneceu localizada na área pélvica superior e abdominal inferior.

O paciente não tinha história de doenças e de cirurgias abdominais ou geniturinárias nem havia sentido sintomas semelhantes no passado. A revisão dos sistemas foi pouco conclusiva. Ele negou disúria, hematúria, diarreia, constipação, febre, tremores ou alteração de peso.[171]

O paciente realizava atividades físicas com frequência e jogava futebol, em média quatro partidas por semana, um aumento de seu nível normal de prática esportiva. O médico do paciente já excluíra a hipótese de hérnia inguinal.

QUESTÕES

1. Quais estruturas podem apresentar problemas nos casos em que a dor abdominal e na linha média da pelve é a queixa principal?
2. Qual é o significado da manobra de Valsalva?
3. Por que as perguntas sobre disúria, hematúria, diarreia, constipação, febre, tremor ou alteração de peso são pertinentes?
4. O que sugere a ausência de dor na posição de repouso?
5. Qual é a hipótese de trabalho nessa etapa? Liste os vários diagnósticos que poderiam estar relacionados com essa dor e os testes que devem ser usados para excluí-los.
6. Essa apresentação/história justifica a realização de um exame de varredura? Por quê?

EXAME

Considerando a localização dos sintomas do paciente e o início relativamente insidioso, foi feito um exame de varredura no quadrante inferior com os seguintes achados:

▶ O paciente apresentou ADM total na coluna lombar, sem espasmo.

▶ O teste de EPRA foi negativo.

▶ A marcha do paciente era moderadamente larga, e ele tinha ADM total nos joelhos e nos quadris, embora a flexão, a abdução e a rotação externa da articulação do quadril (o teste FABER) produzissem algum desconforto púbico.

▶ Os pulsos femorais eram 2+ em ambos os lados.

▶ Os testes especiais revelaram sensibilidade palpável bilateral na sínfise púbica e no ligamento inguinal. Os testes cinéticos sacroilíacos e os de estresse púbico foram positivos.

QUESTÕES

1. O exame de varredura confirmou a hipótese de trabalho? Como?
2. Por que os pulsos femorais foram avaliados?
3. Por que os testes cinéticos foram realizados?
4. Com base nos achados do exame de varredura, qual é o diagnóstico ou é necessário fazer testes especiais adicionais? Quais informações seriam fornecidas pelos testes adicionais?

AVALIAÇÃO

Os achados para a sensibilidade da sínfise púbica nesse paciente foram consistentes com osteíte púbica.

QUESTÕES

1. Após a confirmação do diagnóstico, qual será a intervenção?
2. Em ordem de prioridades e com base nos estágios de recuperação, liste os vários objetivos da intervenção escolhida.
3. Estime o prognóstico desse paciente.
4. Quais modalidades devem ser usadas na intervenção desse paciente?
5. Quais exercícios devem iniciar a intervenção?

INTERVENÇÃO

Tradicionalmente, a recuperação dessa condição é lenta. Na hipótese de imobilizações, é necessário escolher apenas uma direção para a correção, porque a outra ocorre como resultado do movimento osteocinemático. Se a técnica for bem-sucedida, deve-se levar em consideração a melhora na posição e a redução da dor na palpação do ligamento inguinal. A recuperação do componente posterior do complexo lesionado permite fazer também a correção do deslocamento posicional superior.

Como alternativa, é possível aplicar a técnica de "espingarda" modificada nos adutores em lesões que não responderem às abordagens precedentes. Os adutores curtos cruzam a região inferior da articulação púbica em forma de cruz e, quando recrutados, colocam a articulação em uma posição nivelada. É imprescindível alertar o paciente preliminarmente, visto que, com frequência, ocorre um som leve "de estalido", à medida que o fisioterapeuta vence a resistência muscular com um movimento curto de alta velocidade na direção oposta, o que pode causar preocupação ou surpresa.

Logo após a intervenção, é necessário fazer uma reavaliação do teste cinético e dos achados posicionais. Se não houver melhora nos sintomas, a causa provável é uma lesão sacroilíaca.

QUESTÕES DE REVISÃO*

1. Qual ligamento da articulação sacroilíaca forma a conexão principal entre o sacro e o osso do quadril, preenchendo o espaço irregular póstero-superior à articulação entre a crista sacral lateral e a tuberosidade ilíaca?
2. Qual movimento sacral tensiona o ligamento sacroilíaco posterior da articulação sacroilíaca?
3. Quais são as ações do músculo piriforme?
4. Qual grupo muscular compreende o assoalho pélvico?
5. Durante a inclinação lateral à direita, quais são os movimentos mais prováveis do sacro e do osso do quadril direito?

REFERÊNCIAS

1. Grieve GP: *Common Vertebral Joint Problems*. New York: Churchill Livingstone, 1981.
2. Cibulka MT: The treatment of the sacroiliac joint component to low back pain: A case report. *Phys Ther* 72:917–22, 1992.
3. Grieve GP: The sacroiliac joint. *Physiotherapy* 62:384–400, 1976.
4. Huston C: The sacroiliac joint, In: Gonzalez EG, ed. *The Nonsurgical Management of Acute Low Back Pain*. New York: Demos Vermande, 1997:137–150.

---

*Questões adicionais para testar seu conhecimento deste capítulo podem ser encontradas (em inglês) em Online Learning Center para *Orthopaedic Assessment, Evaluation, and Intervention*, em www.duttononline.net. As respostas para as questões anteriores são apresentadas no final deste livro.

5. Fryette HH: *Principles of Osteopathic Technique.* Colorado: Academy of Osteopathy, 1980.
6. DiGiovanna EL, Schiowitz S: *An Osteopathic Approach to Diagnosis and Treatment.* Philadelphia: JB Lippincott, 1991.
7. Hartman SL: *Handbook of Osteopathic Technique*, 2nd edn. London: Unwin Hyman, 1990. Additional questions to test your understanding of this chapter can be found in the Online Learning Center for *Orthopaedic Assessment, Evaluation, and Intervention* at www.duttononline.net.
8. Mitchell FL, Moran PS, Pruzzo NA: *An Evaluation and Treatment Manual of Osteopathic Muscle Energy Procedures.* Manchester, MO: Mitchell, Moran and Pruzzo Associates, 1979.
9. Stoddard A: *Manual of Osteopathic Practice.* New York: Harper & Row, 1969.
10. Fowler C: Muscle energy techniques for pelvic dysfunction, In: Palastanga N, Boyling JD, eds. *Grieve's Modern Manual Therapy: The Vertebral Column.* Edinburgh: Churchill Livingstone, 1986:781–792.
11. Lee DG, Walsh MC: *A Workbook of Manual Therapy Techniques for the Vertebral Column and Pelvic Girdle*, 2nd edn. Vancouver: Nascent, 1996.
12. Lee DG: *The Pelvic Girdle: An Approach to the Examination and Treatment of the Lumbo-Pelvic-Hip Region*, 2nd edn. Edinburgh: Churchill Livingstone, 1999.
13. Schwarzer AC, Aprill CN, Bogduk N: The sacroiliac joint in chronic low back pain. *Spine* 20:31–37, 1995.
14. Pettman E: *Level One Course Notes.* Portland, OR: North American Institute of Orthopedic Manual Therapy, 1990.
15. Goldthwaite JE, Osgood RB: A consideration of the pelvic articulations from an anatomical, pathological, and clinical consideration. *Boston Med Surg J* 152:593–634, 1905.
16. Mixter WJ, Barr JS, Jr.: Rupture of the intervertebral disc with involvement of the spinal canal. *N Engl J Med* 211:210–215, 1934.
17. Williams PL, Warwick R, Dyson M, et al: *Gray's Anatomy*, 37th edn. London: Churchill Livingstone, 1989.
18. Schunke GB: The anatomy and development of the sacro-iliac joint in man. *Anatom Record* 72:313, 1938.
19. MacDonald GR, Hunt TE: Sacro-iliac joint observations on the gross and histological changes in the various age groups. *Canad Med Assoc J* 66:157, 1951.
20. Bowen V, Cassidy JD: Macroscopic and microscopic anatomy of the sacroiliac joint from embryonic life until the eighth decade. *Spine* 6:620, 1980.
21. Weisl H: The articular surfaces of the sacro-iliac joint and their relation to the movements of the sacrum. *Acta Anatomica* 22:1, 1954.
22. Kapandji IA: *The Physiology of the Joints, the Trunk and Vertebral Column.* New York: Churchill Livingstone, 1991.
23. Solonen KA: The sacroiliac joint in the light of anatomical roentgenographical and clinical studies. *Acta Orthop Scand* 26:9, 1957.
24. Erdmann H: Die verspannung des wirbelsockels im beckenring. In: Junghanns H, ed. *Wirbelsäule in Forschung Und Praxis.* Stuttgart: Hippokrates, 1956:51.
25. Vleeming A, Stoeckart R, Volkers ACW, et al: Relation between form and function in the sacroiliac joint. 1: Clinical anatomical aspects. *Spine* 15:130–132, 1990.
26. Kissling RO, Jacob HAC: The mobility of the sacroiliac joints in healthy subjects. *Bull Hosp Jt Dis* 54:158–64, 1996.
27. Resnick D, Niwayama G, Goergen TG: Degenerative disease of the sacroiliac joint. *Invest Radiol* 10:608–621, 1975.
28. Vleeming A, Wingerden JP, van Dijkstra, P.F., et al: Mobility in the SI-joints in old people: a kinematic and radiological study. *Clin Biomech* 7:170–176, 1992.
29. Mennell JB: *The Science and Art of Joint Manipulation.* London: J&A Churchill, 1949.
30. Meadows J, Pettman E: *Manual Therapy: Naiomt Level II & III Course Notes.* Denver, CO: North American Institute of Manual Therapy, 1995.
31. Vleeming A: The function of the long dorsal sacroiliac ligament: Its implication for understanding low back pain. *Spine* 21:556, 1996.
32. Willard FH: The muscular, ligamentous, and neural structure of the low back and its relation to low back pain, In: Vleeming A, Mooney V, Dorman T, et al., eds. *Movement, Stability and Low Back Pain.* New York: Churchill Livingstone, 1997:3–36.
33. Fortin JD, Pier J, Falco F: Sacroiliac joint injection: Pain referral mapping and arthrographic findings. In: Vleeming A, Mooney V, Dorman T, et al., eds. *Movement, Stability and Low Back Pain.* Edinburgh: Churchill Livingstone, 1997:271.
34. Vleeming A, Stoeckart R, Snijders CJ: The sacrotuberous ligament: A conceptual approach to its dynamic role in stabilizing the sacroiliac joint. *Clin Biomech* 4:201–203, 1989.
35. Van Wingerden JP, Vleeming A, Snijders CJ, et al: A functional-anatomical approach to the spine-pelvis mechanism: interaction between the biceps femoris muscle and the sacrotuberous ligament. *Eur Spine J* 2:140–142, 1993.
36. Vleeming A, Van Wingerden JP, Snijders CJ, et al: Load application to the sacrotuberous ligament. *Clin Biomech* 4:204–209, 1989.
37. Bourdillon JF: *Spinal Manipulation*, 3rd edn. London: Heinemann Medical Books, 1982.
38. Beaton LE, Anson BJ: The sciatic nerve and the piriformis muscle: Their interrelation a possible cause of coccygodynia. *J Bone Joint Surg* 20:686–688, 1938.
39. Durrani Z, Winnie AP: Piriformis muscle syndrome: An under-diagnosed cause of sciatica. *J Pain Symptom Manage* 6:374–379, 1991.
40. Julsrud ME: Piriformis syndrome. *J Am Podiat Med Assn* 79:128–131, 1989.
41. Pace JB, Nagle D: Piriformis syndrome. *Western J Med* 124:435–439, 1976.
42. Pfeifer T, Fitz WFK: Das Piriformis syndrom. *Zeitschr Orthop* 127:691–694, 1989.
43. Solheim LF, Siewers P, Paus B: The Piriformis syndrome. Sciatic nerve entrapment treated with section of the piriformis muscle. *Acta Orthop Scand* 52:73–75, 1981.
44. Steiner C, Staubs C, Ganon M, et al: Piriformis syndrome: Pathogenesis, diagnosis, and treatment. *J Am Osteopath Assn* 87:318–323, 1987.
45. Travell JG, Simons DG: *Myofascial Pain and Dysfunction—the Trigger Point Manual.* Baltimore, MD: Williams & Wilkins, 1983.
46. McIntosh JE, Valencia F, Bogduk N, et al: The morphology of the lumbar multifidus muscles. *Clin Biomech* 1:196–204, 1986.
47. McGill SM: Kinetic potential of the lumbar trunk musculature about three orthogonal orthopaedic axes in extreme postures. *Spine* 16:809–815, 1991.
48. Vleeming A, Pool-Goudzwaard AL, Stoeckart R, et al: The posterior layer of the thoracolumbar fascia: Its function in load transfer from spine to legs. *Spine* 20:753–758, 1995.
49. Dorman T: Pelvic mechanics and prolotherapy. In: Vleeming A, Mooney V, Dorman T, et al., eds. *Movement, Stability and Low Back Pain.* Edinburgh: Churchill Livingstone, 1997:507.
50. Bogduk N, Pearcy M, Hadfield G: Anatomy and biomechanics of psoas major. *Clin Biomech* 7:109–119, 1992.
51. Markwell SJ: Physical therapy management of pelvi/perineal and perianal pain syndromes. *World J Urol* 19:194–199, 2001.
52. Bogduk N: The sacroiliac joint. In: Bogduk N, ed. *Clinical Anatomy of the Lumbar Spine and Sacrum,* 3rd edn. New York, Churchill Livingstone, 1997:177–186.
53. Dreyfuss P, Michaelson M, Pauza K, et al: The value of medical history and physical examination in diagnosing sacroiliac joint pain. *Spine* 21:2594–2602, 1996.

54. Pitkin HC, Pheasant HC: Sacrarthrogenic Telalgia I: A study of referred pain. *J Bone Joint Surg* 18:111–133, 1936.
55. Grob KR, Neuhuber WL, Kissling RO: Innervation of the sacroiliac joint of the human. *Zeitschrift für Rheumatologie* 54:117–122, 1995.
56. Inman VT, Saunders JB: Referred pain from skeletal structures. *J Nerv Ment Dis* 99:660–667, 1944.
57. Basmajian JV, Deluca CJ: *Muscles Alive: Their Functions Revealed by Electromyography*. Baltimore, MD: Williams & Wilkins, 1985.
58. Miller JAA, Schultz AB, Andersson GBJ: Load displacement behavior of sacro-iliac joints. *J Orthop Res* 5:92–101, 1987.
59. Sturesson B, Uden A, Vleeming A: A radiostereometric analysis of the movements of the sacroiliac joints in the reciprocal straddle position. *Spine* 25:214–217, 2000.
60. Egund N, Olsson TH, Schmid H, et al: Movements in the sacroil-iac joints demonstrated with roentgen stereophotogrammetry. *Acta Radiol Diagn* 19:833–846, 1978.
61. Smidt GL, McQuade K, Wei S-H, et al: Sacroiliac kinematics for reciprocal straddle positions. *Spine* 20:1047–1054, 1995.
62. Lee DG, Vleeming A: The management of pelvic joint pain and dysfunction. In: Boyling JD, Jull GA, eds. *Grieve's Modern Manual Therapy: The Vertebral Column*. Philadelphia, Churchill Livingstone, 2004:495–516.
63. Carmichael JP: Inter- and intra-examiner reliability of palpation for sacroiliac joint dysfunction. *J Manipulative Physiol Ther* 10:164–171, 1987.
64. Laslett M, Williams M: The reliability of selected pain provocation tests for sacroiliac joint pathology. *Spine* 19:1243–1249, 1994.
65. Van der Wurff P, Meyne W, Hagmeijer RHM: Clinical tests of the sacroiliac joint, a systematic methodological review. Part 2: Validity. *Man Ther* 5:89–96, 2000.
66. Levangie PK: Four clinical tests of sacroiliac joint dysfunction: The association of test results with innominate torsion among patients with and without low back pain. *Phys Ther* 79:1043–1057., 1999.
67. Buyruk HM, Stam HJ, Snijders CJ, et al: Measurement of sacroiliac joint stiffness in peripartum pelvic pain patients with doppler imaging of vibrations (div). *Eur J Obstet Gynecol Reprod Biol* 83:159–163, 1999.
68. Buyruk HM, Snijders CJ, Vleeming A, et al: The measurements of sacroiliac joint stiffness with colour doppler imaging: A study on healthy subjects. *Eur J Radiol*. 21:117–121, 1995.
69. Buyruk HM, Stam HJ, Snijders CJ, et al: The use of color doppler imaging for the assessment of sacroiliac joint stiffness: A study on embalmed human pelvises. *Eur J Radiol*. 21:112–116, 1995.
70. Illi F: *The Vertebral Column: Lifeline of the Body*. Chicago: National College of Chiropractic, 1951.
71. Bergmann TF, Peterson DH, Lawrence DJ: *Chiropractic Technique: Principles and Procedures*. New York: Churchill Livingstone, 1993.
72. Vleeming A, Mooney V, Dorman T, et al: *Movement, Stability and Low Back Pain*. Edinburgh: Churchill Livingstone, 1997.
73. Snijders CJ, Vleeming A, Stoeckart R, et al: Biomechanics of the interface between spine and pelvis in different postures. In: Vleeming A, Mooney V, Dorman T, et al., eds.: *Movement, Sta-bility and Low Back Pain*. Edinburgh: Churchill Livingstone, 1997:103.
74. Richardson CA, Jull GA, Hodges P, et al: *Therapeutic Exercise for Spinal Segmental Stabilization in Low Back Pain*. London: Churchill Livingstone, 1999.
75. Gracovetsky S, Farfan HF, Lamy C: A mathematical model of the lumbar spine using an optimal system to control muscles and ligaments. *Orthop Clin North Am* 8:135–153, 1977.
76. Gracovetsky S, Farfan HF: The optimum spine. *Spine* 11:543, 1986.
77. Meadows JTS: Manual Therapy: *Biomechanical Assessment and Treatment, Advanced Technique*. Calgary: Swodeam Consulting, 1995.
78. Pearcy M, Tibrewal SB: Axial rotation and lateral bending in the normal lumbar spine measured by three-dimensional radiography. *Spine* 9:582, 1984.
79. Inman VT, Ralston HJ, Todd F: *Human Walking*. Baltimore: Williams & Wilkins, 1981.
80. Gracovetsky S: Linking the spinal engine with the legs: A theory of human gait, In: Vleeming A, Mooney V, Dorman T, et al., eds. *Movement, Stability and Low Back Pain*. Edinburgh: Churchill Livingstone, 1997:243.
81. Lee DG: Instability of the sacroiliac joint and the consequences for gait. In: Vleeming A, Mooney V, Dorman T, et al., eds. *Movement, Stability and Low Back Pain*. Edinburgh: Churchill Liv-ingstone, 1997:231.
82. Snijders CJ, Vleeming A, Stoeckart R: Transfer of lumbosacral load to iliac bones and legs. Part 1: Biomechanics of self bracing of the sacroiliac joints and its significance for treatment and exercise. *Clin Biomech* 8:285–294, 1993.
83. Snijders CJ, Vleeming A, Stoeckart R, et al: Biomechanical modelling of sacroiliac joint stability in different postures. *Spine* 9:419–432, 1995.
84. Vleeming A, Snijders CJ, Stoeckart R, et al: The role of the sacroiliac joints in coupling between spine, pelvis, legs and arms. In: Vleeming A, Mooney V, Dorman T, et al., eds. *Movement, Stability and Low Back Pain*. Edinburgh: Churchill Livingstone, 1997:53.
85. Franke BA: Formative Dynamics: The pelvic girdle. *J Man Manip Ther* 11:12–40, 2003.
86. Richardson C, Jull G: Muscle control-pain control. What exercises would you prescribe? *Manual Therapy* 1:2–10, 1995.
87. Hemborg B, Moritz U, Lowing H: Intra-abdominal pressure and trunk muscle activity during lifting. IV. The causal factors of the intra-abdominal pressure rise. *Scand J Rehab Med* 17:25–38, 1985.
88. Snijders CJ, Slagter AHE, Strik R, van, et al: Why leg-crossing? The influence of common postures on abdominal muscle activity. *Spine* 20:1989–1993, 1995.
89. Brady RJ, Dean JB, Skinner TM, et al: Limb length inequality: Clinical implications for assessment and intervention. *J Orthop Sports Phys Ther* 33:221–234, 2003.
90. Blake RL, Ferguson H: Limb length discrepancies. *J Am Podiatr Med Assoc* 82:33–38, 1992.
91. Friberg O: Clinical symptoms and biomechanics of lumbar spine and hip joint in leg length inequality. *Spine*. 8:643–651, 1983.
92. Gofton JP, Trueman GE: Studies in osteoarthritis of the hip. II. Osteoarthritis of the hip and leg-length disparity. *Can Med Assoc J* 104:791–799, 1971.
93. Borenstein D, Wiesel SW: *Low Back Pain: Medical Diagnosis and Comprehensive Management*. Philadelphia: WB Saunders, 1989.
94. Greenman PE: *Principles of Manual Medicine,* 2nd edn. Balti-more: Williams & Wilkins, 1996.
95. Kirkaldy-Willis WH: *Managing Low Back Pain,* 2nd edn. New York: Churchill Livingstone, 1988.
96. Palmer ML, Epler M: *Clinical Assessment Procedures in Physical Therapy*. Philadelphia: JB Lippincott, 1990.
97. Beal MC: The sacroiliaca problem: Review of anatomy, mechanics, and diagnosis. *J Am Osteopath Assoc* 81:667–679, 1981.
98. Herzog W, Read L, Conway P, et al: Reliability of motion palpation procedures to detect sacro-iliac joint fixations. *J Manipulative Physiol Ther* 11:151–157, 1988.
99. Potter NA, Rothstein JM: Intertester reliability for selected clinical tests of the sacroiliac joint. *Phys Ther* 65:1671, 1985.
100. Levangie PK: The association between static pelvic asymmetry and low back pain. *Spine* 24:1234–1242, 1999.
101. Cibulka MT, Delitto A, Koldehoff RM: Changes in innominate tilt after manipulation of sacro-iliac joint in patients with low back pain. An experimental study. *Phys Ther* 68:1359–1363, 1988.
102. McCombe PF, Fairbank JCT, Cockersole BC, et al: Reproducibility of physical signs in low back pain. *Spine* 14:908–918, 1989.

103. Kirkaldy-Willis WH, Hill RJ: A more precise diagnosis for low back pain. *Spine* 4:102–109, 1979.
104. Sturesson B, Uden A, Vleeming A: A radiostereometric analysis of the movements of the sacroiliac joints during the standing flexion test. *Spine* 25:364–368, 2000.
105. Maigne JY, Aivaliklis A, Pfefer F: Results of sacroiliac joint double block and value of sacroiliac pain provocation tests in 54 patients with low back pain. *Spine* 21:1889–1892, 1996.
106. Ostgaard HC: Lumbar back and posterior pelvic pain in pregnancy. In: Vleeming A, Mooney V, Dorman T, et al., eds. *Movement, Stability, and Low Back Pain*. Edinburgh: Churchill Livingstone, 1997:411–420.
107. Hesch J: Evaluation and treatment of most common patterns of sacroiliac joint dysfunction. In: Vleeming A, Mooney V, Dorman T, et al., eds. *Movement, Stability, and Low Back Pain*. Edinburgh: Churchill Livingstone, 1997:535–545.
108. Fortin JD, Dwyer AP, West S, et al: Sacroiliac joint pain referral maps upon applying a new injection/arthrography technique. Part I: Asymptomatic volunteers. *Spine* 19:1475–1482, 1994.
109. Kellgren JH: Observations on referred pain arising from muscle. *Clin Sci* 3:175–190, 1938.
110. Kellgren JH: On the distribution of pain arising from deep somatic structures with charts of segmental pain areas. *Clin Sci* 4:35–46, 1939.
111. McCall IW, Park WM, O'Brien JP: Induced pain referral from posterior lumbar elements in normal subjects. *Spine* 4:441–446, 1979.
112. Weiss JM: Pelvic floor myofascial trigger points: Manual therapy for interstitial cystitis and the urgency-frequency syndrome. *J Urology* 166:2226–2231, 2001.
113. Raz S, Smith RB: External sphincter spasticity syndrome in female patients. *J Urology* 115:443, 1976.
114. Lilius HG, Oravisto KJ, Valtonen EJ: Origin of pain in interstitial cystitis. *Scand J Urol Nephrol* 7:150, 1973.
115. Hall H: A simple approach to back pain management. *Patient Care* 15:77–91, 1992.
116. LaBan MM, Meerschaert JR, Taylor RS, et al: Symphyseal and sacroiliac joint pain associated with pubic symphysis instability. *Arch Phys Med Rehabil* 59:470–472, 1978.
117. Alderink GJ: The sacroiliac joint: Review of anatomy, mechanics, and function. *J Orthop Sports Phys Ther* 13:71–84, 1991.
118. DonTigny RL: Function and pathomechanics of the sacroiliac joint. A review. *Phys Ther* 65:35–44, 1985
119. Fornasier VL, Horne JG: Metastases to the vertebral column. *Cancer* 36:590–594, 1975.
120. Boissonnault WG, Thein-Nissenbaum JM: Differential diagnosis of a sacral stress fracture. *J Orthop Sports Phys Ther* 32:613–621, 2002.
121. Brugger A: Die Funktionskrankheiten Des Bewegungsappa-rates. *Funktionskrankheiton des Bewegungsapparates* 1:69–129, 1986.
122. Silverstolpe L: A pathological erector spinae reflex—a new sign of mechanical pelvic dysfunction. *J Manual Med* 4:28, 1989.
123. Cibulka MT, Sinacore DR, Cromer GS, et al: Unilateral hip rotation range of motion asymmetry in patients with sacroiliac joint regional pain. *Spine* 23:1009–1015, 1998.
124. Papadopoulos SM, McGillicuddy JE, Albers JW: Unusual cause of piriformis muscle syndrome. *Arch Neurol* 47:1144–1146, 1990.
125. Vandertop WP, Bosma WJ: The piriformis syndrome. A case report. *J Bone Joint Surg* 73A:1095–1097, 1991.
126. Dunn EJ, Bryan DM, Nugent JT, et al: Pyogenic infections of the sacro-iliac joint. *Clin Orthop* 118:113–117, 1976.
127. Mens JM, Vleeming A, Snijders CJ, et al: Validity of the active straight leg raise test for measuring disease severity in patients with posterior pelvic pain after pregnancy. *Spine* 27:196–200, 2002.
128. Mens JMA, Vleeming A, Snijders CJ, et al: Validity and reliability of the active straight leg raise test as diagnostic instrument in posterior pelvic pain since pregnancy. *Spine* 26:1167–71, 2001.
129. Cyriax J: *Textbook of Orthopaedic Medicine, Diagnosis of Soft Tissue Lesions,* 8th edn. London: Bailliere Tindall, 1982.
130. Van Deursen LL, Patijn J, Ockhuysen AL, et al: The value of some clinical tests of the sacroiliac joint. *J Manual Med* 5:96–99, 1990.
131. Lee DG: *A Workbook of Manual Therapy Techniques for the Upper Extremity,* 2nd edn. Delta, BC: DOPC, 1991.
132. Porterfield JA, DeRosa C: *Mechanical Low Back Pain,* 2nd edn. Philadelphia: WB Saunders, 1998.
133. Lee DG: Clinical manifestations of pelvic girdle dysfunction. In: Palastanga N, Boyling JD, eds. *Grieve's Modern Manual Therapy: The Vertebral Column,* 2nd edn. Edinburgh, Churchill Livingstone, 1994:453–462.
134. Hanada E, Kirby RL, Mitchell M, et al: Measuring leg-length discrepancy by the "iliac crest palpation and book correction" method: Reliability and validity. *Arch Phys MedRehabil* 82:938–942, 2001.
135. Ostgaard HC, Zetherstrom G, Roos-Hansson E: The posterior pelvic pain provocation test in pregnant women. *Eur Spine J* 3:258–260, 1994.
136. Hoppenfeld S: *Physical Examination of the Hip and Pelvis, Physical Examination of the Spine and Extremities*. East Norwalk, CT: Appleton-Century-Crofts, 1976:143.
137. Yeoman W: The relation of arthritis of the sacro-iliac joint to sciatica, with an analysis of 100 cases. *Lancet* 2:1119–1122, 1928.
138. Evans RC: *Illustrated Essentials in Orthopedic Physical Assess-ment*. St. Louis: Mosby-Year Book, 1994.
139. Klaffs CE, Arnheim DD: *Modern Principles of Athletic Training*. St Louis, CV: Mosby, 1989.
140. Lehmann JF, Silverman DR, et al: Temperature distributions in the human thigh produced by infrared, hot pack and microwave applications. *Arch Phys Med Rehabil* 47:291, 1966.
141. Prentice WE: Using therapeutic modalities in rehabilitation. In: Prentice WE, Voight ML, eds. *Techniques in Musculoskeletal Rehabilitation*. New York: McGraw-Hill, 2001:289–303.
142. Cibulka MT, Koldehoff RM: Leg length disparity and its effect on sacroiliac joint dysfunction. *Clin Manage* 6:10–11, 1986.
143. Vleeming A, Buyruk HM, Stoeckart R, et al: An integrated therapy from peripartum pelvic instability: A study of the biomechanical effects of pelvic belts. *Am J Obstet Gynecol* 166:1243–1247, 1992.
144. Fitch RR: Mechanical lesions of the sacroiliac joints. *Am J Orthop Surg* 6:693–698, 1908.
145. Fortin JD: Sacroiliac joint dysfunction. A new perspective. *J Back Musculoskel Rehab* 3:31–43, 1993.
146. Hoek van Dijke GA, Snijders CJ, Stoeckart R, et al: A biomechanical model on muscle forces in the transfer of spinal load to the pelvis and legs. *J Biomech* 32:927–33, 1999.
147. Snijders CJ, Bakker MP, Vleeming A, et al: Oblique abdominal muscle activity in standing and in sitting on hard and soft seats. *Clin Biomech* 10:73–8, 1995.
148. Snijders CJ, Ribbers MTLM, de Bakker JV, et al: EMG recordings of abdominal and back muscles in various standing postures: Validation of a biomechanical model on sacroiliac joint stability. *J Electromyogr Kinesiol* 8:205–14, 1998.
149. Richardson CA, Snijders CJ, Hides JA, et al: The relation between the transversus abdominis muscles, sacroiliac joint mechanics, and low back pain. *Spine* 27:399–405, 2002.
150. McGill SM: The biomechanics of low back injury: Implications on current practice in industry and the clinic. *J Biomech* 30:465–475, 1997.
151. Cole AJ, Farrell JP, Stratton SA: Functional rehabilitation of cervical spine athletic injuries. In: Kibler BW, Herring JA, Press JM, eds. *Functional Rehabilitation of Sports and Musculoskeletal Injuries*. Gaithersburg, MD: Aspen, 1998:127–148.
152. Cammu H, Van Nylen M: Pelvic floor muscle exercises: Five years later. *Urology* 45:113–117, 1995.

153. Bo K, Talseth T: Five-year follow-up of pelvic floor exercises for treatment of stress incontinence. *Neurourol Urodyn* 13:374–375, 1994.
154. Cardozo LD, Abrams PD, Stanton SL, et al: Idiopathic bladder instability treated by biofeedback. *Br J Urol* 50:521–523, 1978.
154a. Philp T, Shah PJ, Worth PH: Acupuncture in the treatment of bladder instability. *Br J Urol* 61:490–493.
155. Sand PK, Richardson DA, Staskin DR, et al: Pelvic floor electrical stimulation in the treatment of genuine stress incontinence: A multicenter, placebo-controlled trial. *Am J Obstet Gynecol* 173:72–79, 1995.
156. Smith JJ, III.: Intravaginal stimulation randomized trial. *J Urol* 155:127–130, 1996.
157. Wilson F: In control: Incontinence treatment goes beyond Kegel exercises. *ADVANCE Direct Rehabil* 12:73–75, 2003.
158. Gladman DD: Clinical aspects of the spondyloarthropathies. *Am J Med Sci* 316:234–238, 1998.
159. Jajic Z, Jajic I, Grazio S: Radiological changes of the symphysis in ankylosing spondylitis. *Acta Radiologica* 41:307–309, 2000.
160. Jajic I: *Ankylosing Spondylitis*. Zagreb: ¡ Skolska knjiga, 1978.
161. Ashby EC: Chronic obscure groin pain is commonly caused by enthesopathy: 'tennis elbow' of the groin. *Br J Surg* 81:1632–1634, 1994.
162. Martens MA, Hansen L, Mulier JC: Adductor tendinitis and musculus rectus abdominis tendonopathy. *Am J Sports Med* 15:353–356, 1987.
163. Zimmerman G: Groin pain in athletes. *Aust Fam Physician* 17:1046–1052, 1988.
164. Bradshaw C, McCrory P, Bell S, et al: Obturator neuropathy a cause of chronic groin pain in athletes. *Am J Sports Med* 25:402–408, 1997.
165. Thompson WAL, Kopell HP: Peripheral entrapment neuropathies of the upper extremity. *N Engl J Med* 260:1261–1265, 1959.
166. Middleton R, Carlisle. R: The spectrum of osteitis pubis. *Compr Ther* 19:99–105, 1993.
167. Wiley JJ: Traumatic osteitis pubis: The gracilis syndrome. *Am J Sports Med* 11:360–363, 1983.
168. Fricker PA, Tauton JE, Ammann W: Osteitis pubis in athletes. Infection, inflammation, or injury? *Sports Med* 12:266–279, 1991.
169. Barry NN, McGuire JL: Overuse syndromes in adult athletes. *Rheum Dis Clin N Am* 22:515–530, 1996.
170. Grace JN, Sim FH, Shives TC, et al: Wedge resection of the symphysis pubis for the treatment of osteitis pubis. *J Bone Joint Surg* 71A:358–364, 1989.
171. Andrews SK, Carek PJ: Osteitis Pubis: A diagnosis for the family physician. *J Am Board Family Pract* 11:291–295, 1998.
172. Holt MA, Keene JS, Graf BK, et al: Treatment of osteitis pubis in athletes. *Am J Sports Med* 23:601–606, 1995.
173. Snow RE, Neubert AG: Peripartum pubic symphysis separation: A case series and review of the literature. *Obstet Gynecol Survey* 52:438–443, 1997.
174. Bellabarba C, Stewart JD, Ricci WM, et al: Midline sagittal sacral fractures in anterior-posterior compression pelvic ring injuries. *J Orthopae Trauma* 17:32–37, 2003.
175. Hall J, Cleland JA, Palmer JA: The effects of manual physical therapy and therapeutic exercise on peripartum posterior pelvic pain: Two case reports. *J Manual Manipul Ther* 13:94–102, 2005.
176. Fast A, Shapiro D, Ducommun EJ, et al: Low-back pain in pregnancy. *Spine*. 12:368–371, 1987.
177. Fast A, Weiss L, Ducommun EJ, et al: Low back pain in pregnancy. Abdominal muscles, sit-up performance and back pain. *Spine* 15:28–30, 1990.
178. Hainline B: Low-back pain in pregnancy. *Adv Neurol* 64:65–76, 1994.
179. Stuge B, Hilde G, Vollestad N: Physical therapy for pregnancy-related low back and pelvic pain: A systematic review. *Acta Obstet Gynecol Scand*. 82:983–990., 2003.
180. McFarland EG, Giangarra C: Sacral stress fractures in athletes. *Clin Orthop* 329:240–243, 1996.
181. Shah MK, Stewart GW: Sacral stress fractures: An unusual cause of low back pain in an athlete. *Spine* 27:E104–108, 2002.
182. Holtzhausen LM, Noakes TD: Stress fracture of the sacrum in two distance runners. *Clin J Sports Med* 2:139–142, 1992.
183. Volpin G, Milgrom C, Goldsher D, et al: Stress fractures of the sacrum following strenuous activity. *Clin Orthop* 243:184–188, 1989.
184. Atwell EA, Jackson DW: Stress fractures of the sacrum in runners. *Am J Sports Med* 19:531–533, 1991.
185. Cooper KL, Beabout JAW, Swee RG: Insufficiency fractures of the sacrum. *Radiology* 156:15–20, 1985.
186. Byrnes DP, Russo GL, Ducker TB, et al: Sacral fractures and neurological damage. *J Neurosurg* 47:459–462, 1977.
187. Keats TE: *Radiology of Musculoskeletal Stress Injury*. Chicago: Year Book Medical Publishers, 1990.
188. DonTigney RL: Function and pathomechanics of the sacroiliac joint. A review. *Phys Ther* 65:35–44, 1985.
189. Greenman PE: Clinical aspects of the sacroiliac joint in walking. In: Vleeming A, Mooney V, Dorman T, et al., eds. *Movement, Stability and Low Back Pain.* Edinburgh: Churchill Livingstone, 1997:235–241.
190. Kegel AH: Physiologic therapy for urinary stress incontinence. *JAMA* 146:915, 1951.
191. Parekh AR, Feng MI, Kirages D, et al: The role of pelvic floor exercises on post-prostatectomy incontinence. *J Urol* 170:130–133, 2003.
192. Kari B, Hagen RH, Kvarstein B, et al: Pelvic floor muscle exercise for the treatment of female stress urinary incontinence. *Neurol Urodyn* 489–495, 1990.
193. Carriʻere B: *The Swiss Ball: Theory, Basic Exercises and Clinical Applications.* New York: Springer-Verlag, 1997.
194. Holmich P, Uhrskou P, Ulnits L, et al: Effectiveness of active physical training as treatment for long-standing adductor-related groin pain in athletes: Randomised trial. *Lancet* 353:439–443, 1999.

SEÇÃO IV
REABILITAÇÃO PÓS-CIRÚRGICA

VISÃO GERAL

Embora seja possível tratar muitas condições musculoesqueléticas de forma conservadora, a intervenção cirúrgica normalmente é indicada para os casos de lesões degenerativas ou traumáticas significativas. Em geral os critérios para as intervenções cirúrgicas incluem:[1,2]

▶ Ausência de resposta a um tratamento com medidas conservadoras com duração de 4 a 6 meses.

▶ Níveis elevados de dor que limitam significativamente o desempenho das atividades diárias e dos cuidados pessoais.

▶ Fratura por instabilidade articular ampla e alinhamento articular anormal, bem como perda funcional.

Ao longo dos anos, o número de procedimentos cirúrgicos para condições ortopédicas aumentou consideravelmente. Entretanto, embora na maioria das vezes a cirurgia corrija o problema existente, geralmente é necessária alguma forma de reabilitação pós-cirúrgica para que o paciente possa retornar ao nível funcional adequado. Há registros de vários estudos indicando que as intervenções especializadas feitas depois dos procedimentos cirúrgicos do sistema musculoesquelético permitem que os pacientes adquiram maior independência e controle sobre suas vidas em período mais curto do que aqueles que não recebem tais intervenções.[3,4]

Complicações pós-cirúrgicas

Embora possam oferecer muitos benefícios, normalmente os procedimentos cirúrgicos resultam em algumas complicações, as mais graves incluem:

▶ *Infecção pós-cirúrgica.* Provavelmente, nos dias atuais, as infecções pós-cirúrgicas sejam o maior desafio enfrentado pelos cirurgiões. Em qualquer momento, 9% dos pacientes hospitalizados estão sendo tratados por uma infecção que adquiriram na internação.[5] Os patógenos isolados com mais frequência são o *Staphylococcus aureus*, os estafilococos de coagulase negativa, o *Enterococcus* spp. e o *Escherichia coli*. Uma proporção crescente de infecções é causada por patógenos antimicrobianos-resistente como *S. aureus* resistente à meticilina ou pelo fungo *Candida albicans*.[6] Os microrganismos podem conter ou desenvolver toxinas e outras substâncias que aumentam sua capacidade de invadir, gerar prejuízo ou sobreviver no tecido do hospedeiro. Por exemplo, muitas bactérias Gram-positivas produzem endotoxinas que estimulam a produção de citocina. Em contrapartida, as citocinas desencadeiam a síndrome da resposta inflamatória sistêmica que, às vezes, resulta na falência múltipla dos órgãos.[6] Em determinados tipos de procedimentos cirúrgicos, algumas características do paciente aparentemente estão relacionadas ao risco aumentado de infecções. Essas características incluem colonização ou infecções coincidentes em sítios remotos, diabete, tabagismo, uso de esteroides sistêmicos, obesidade (> 20% do peso corporal ideal), extremos de idade, estado nutricional fraco e transfusão perioperatória de certos produtos derivados do sangue.[6-8] Os fisioterapeutas são transmissores potenciais de infecções, embora não estejam diretamente envolvidos em procedimentos cirúrgicos. Lavar as mãos é uma medida importante de controle de infecção, todavia a observância às normas de higiene das mãos é um grande desafio para a maioria dos programas de controle de infecção hospitalar.[9]

▶ *Trombose venosa profunda.* Os trombos ou coágulos sanguíneos são obstruções no sistema venoso ou arterial. Os trombos que se localizam nas veias superficiais geralmente são autolimitados. A tromboembolia venosa é uma doença vascular que se manifesta como trombose venosa profunda (TVP) ou embolia pulmonar (EP). De maneira geral, a TVP ocorre nas extremidades inferiores, sendo tipicamente classificada como proximal (afetando as veias poplíteas e das coxas) ou distal (atingindo as veias da panturrilha). A TVP proximal (TVPP) é a forma mais perigosa que ocorre nas extremidades inferiores, porque tem maior probabilidade de produzir EP com risco de vida (ver mais adiante).

> **Curiosidade Clínica**
>
> A TVP é causada por uma alteração no sistema de coagulação normal. Essa alteração no sistema fibrinolítico, que age como uma estrutura de testes e equilíbrios, resulta na incapacidade de dissolver o coágulo. No caso de desalojamento, o coágulo penetra no sistema circulatório, no qual pode movimentar-se e instalar-se nos pulmões (EP), obstruindo a artéria pulmonar, ou suas ramificações, que supre os pulmões de sangue. Se for grande e bloquear completamente algum vaso, o coágulo pode causar morte súbita.

Determinados fatores predispõem os pacientes a maior risco de incidência de TVP, a saber:[10-14]

▶ Os fatores de alto risco incluem fraturas (pelve, fêmur, tíbia), prótese total do quadril ou joelho, cirurgias gerais importantes, traumas graves ou lesão na medula espinal. Um estudo recente indicou que até 60% dos pacientes que se submetem à cirurgia de prótese total do quadril podem desenvolver TVP sem tratamento preventivo.[15,16]

▶ Os fatores de risco moderado envolvem cirurgia artroscópica do joelho, linhas venosas centrais, quimioterapia, insuficiência respiratória ou cardíaca congestiva, terapia de reposição hormonal, malignidade, terapia contraceptiva oral, acidente cerebrovascular, gravidez, período pós-parto, tromboembolia venosa anterior e trombofilia.

▶ Os fatores de baixo risco englobam repouso no leito por mais de três dias, imobilidade por permanecer na posição sentada (p. ex., viagens aéreas prolongadas), envelhecimento, cirurgia laparoscópica, obesidade, gravidez, período pré-parto e varicosidades.

A associação entre TVP e estase venosa, lesões nas paredes vasculares e hipercoagulabilidade foi proposta pela primeira vez por Virchow em 1859.[17]

> **Curiosidade Clínica**
>
> Estase venosa: anestesia geral associada a redução na velocidade do fluxo sanguíneo, envelhecimento, hipotensão, varicosidades, insuficiência cardíaca congestiva, imobilidade pós-cirúrgica e obesidade foi proposta como o fator mais significativo contribuinte para o aumento da coleção sanguínea nos membros inferiores.
>
> Lesões nas paredes vasculares: vários fatores intraoperatórios durante a cirurgia no quadril, como posicionamento dos membros, luxação da pelve, trauma local e retração de estruturas locais anteriores ao quadril comprovadamente produzem lesões venosas femorais e endoteliais subsequentes.[18]
>
> Hipercoagulabilidade: uma variedade de condições adquiridas e congênitas está associada a estados hipercoaguláveis, incluindo anormalidades de fibrinogênios e/ou plasminogênios, adenocarcinoma, gravidez, lúpus eritematoso sistêmico e síndrome nefrótica.

Dois terços das fatalidades resultantes de TVP ocorrem até 30 minutos após os sintomas iniciais.[19-21] Tanto a TVP como a EP podem ser sintomáticas ou assintomáticas. Tradicionalmente, os sinais clínicos da TVP incluem descoloração ou rubor e edema da extremidade e sensibilidade ou sensação de cãibra nos músculos da panturrilha que aumenta com dorsiflexão do tornozelo (sinal de Homan positivo) ou com sustentação de peso corporal, proeminência vascular, temperatura elevada, taquicardia e inflamação. Entretanto, os diagnósticos puramente clínicos indicam uma alta incidência de falso-positivos e falso-negativos. As condições musculoesqueléticas que poderiam imitar sintomas associados à TVPP são: hematoma, miosite, tendinite, cisto de Baker, sinovite, osteomielite e tumores.[22] A regra de decisão clínica descrita por Wells e colaboradores[23-27] (Tab. IV.1) tem sido altamente recomendada para pacientes ambulatoriais com suspeita dessa condição.[28,29] Os procedimentos diagnósticos mais precisos, fora do escopo da fisioterapia, envolvem venografia de contraste, ultrassom modo B ou de Doppler, imagens venosas dúplex, pletismografia de impedância e absorção de fibrinogênio I-125.

▶ *A prevenção de TVP é essencial.* Os métodos de prevenção podem ser classificados como farmacológicos e não farmacológicos. A prevenção farmacológica inclui medicamentos anticoagulantes como o Coumadin (varfarina), heparina de peso molecular baixo, heparina com dose ajustada e a combinação de heparina e antitrombina III. A finalidade dessas substâncias é alterar o processo normal de coagulação do corpo. Os medicamentos de segunda linha incluem dextran, aspirina e baixas doses de heparina subcutânea. A prevenção não farmacológica busca neutralizar os efeitos da imobilidade, incluindo exercícios para a panturrilha, pés e tornozelos e uso de meias de compressão. Um estudo recente mostrou que a presença de hiperemia substancial (aumento médio de 22% no fluxo venoso) após o desempenho ativo de "bombas do tornozelo" durante um minuto, sendo que o fluxo venoso permanece maior que o nível da linha básica por 30 minutos, alcançando um máximo de 12 minutos depois desses exercícios.[16] Embora não haja evidências suficientes de que apenas o exercício consiga prevenir a TVP, existem indícios de que a bomba de tornozelo ativa influencia a hemodinâmica venosa. Finalmente, os filtros da veia cava inferior e os de Greenfield podem ser usados em pacientes com contraindicação para anticoagulantes, devido a complicações anteriores ou ineficácia no passado.

▶ *Embolia pulmonar.[30]* Essa é uma parte do espectro das doenças associadas à tromboembolia venosa. Em condições normais, os microtrombos (agregados minúsculos de glóbulos vermelhos, plaquetas e fibrinas) são formados e desintegrados dentro do sistema circulatório venoso. Esse equilíbrio dinâ-

TABELA IV.1 Regra de decisão clínica para pacientes ambulatoriais com suspeita de TVPP

Achados clínicos	Pontuação[a]
Câncer ativo (até seis meses do diagnóstico ou de um tratamento paliativo).	1
Paralisia, paresia ou imobilização recente com gesso da extremidade inferior.	1
Acamado recentemente por mais de três dias ou cirurgia importante em até quatro semanas após a aplicação da regra de decisão clínica.	1
Sensibilidade localizada ao longo da distribuição do sistema venoso profundo (avaliada por meio de palpação firme no centro da parte posterior da panturrilha, no espaço poplíteo e ao longo da área da veia femoral na parte anterior da coxa e na virilha).	1
Edema em toda a extremidade inferior.	1
Edema na panturrilha maior que 3 cm em comparação com a extremidade inferior assintomática (medição feita 10 cm abaixo da tuberosidade da tíbia).	1
Edema depressível (maior na extremidade inferior sintomática).	1
Veias superficiais colaterais (não varicosas).	1
Diagnóstico alternativo provável ou maior que o de TVP (diagnósticos alternativos mais comuns de celulite, esforço na panturrilha e edema pós-operatório).	−2

[a]Interpretação da pontuação: < 0 = probabilidade de TVPP na extremidade inferior de 3% (intervalo de confiança de 95% = 1,7 a 5,9%); 1 ou 2 = probabilidade de TVPP na extremidade inferior de 17% (intervalo de confiança de 95% = 12 a 23%); ≥ 3 = probabilidade de TVPP na extremidade inferior de 75% (intervalo de confiança de 95% = 63 a 84%).
Dados de Wells OS, Anderson DR, Bormanis J, et al.: Value of assessment of pretest probability of deep-vein thrombosis in clinical management. *Lancet* 350:1795-1798, 1997.

mico assegura a hemostase local, em resposta a alguma lesão, sem permitir a propagação descontrolada dos coágulos. Em estados patológicos, os microtrombos podem evadir-se do sistema fibrinolítico normal para crescer e propagar. A EP ocorre quando os coágulos em propagação se soltam e bloqueiam os vasos sanguíneos pulmonares. De maneira geral, ela resulta de uma TVP nas veias profundas proximais às veias poplíteas e nas axilares ou subclávias (veias profundas dos braços e dos ombros). A EP é uma condição comum e altamente letal e uma das principais causas de morte em todas as faixas etárias. Os fisioterapeutas experientes devem buscar ativamente o diagnóstico imediato após qualquer suspeita dessa condição, levando em consideração que a rapidez na determinação do diagnóstico e no tratamento reduz de forma considerável a taxa de mortalidade e a morbidade da doença. Infelizmente, é mais comum não se obter o diagnóstico, porque, com frequência, a EP produz apenas sintomas vagos e inespecíficos. Os sintomas que poderiam levantar suspeitas incluem dor no peito, sensibilidade nas paredes torácicas, dor nas costas, dor nos ombros, dor na parte superior do abdome, síncope, hemoptise, falta de ar, respiração dolorida, início recente de respiração ofegante e arritmia cardíaca ou qualquer outro sintoma inexplicável relacionado ao tórax. É importante lembrar que muitos pacientes com EP no início são totalmente assintomáticos, e, na maioria dos que manifestam algum sintoma, a forma de apresentação é atípica. A angiografia pulmonar ainda é o critério diagnóstico-padrão de EP, embora venha sendo substituída rapidamente pela angiografia tomográfica computadorizada multidetectora, que é muito menos invasiva, é mais fácil de executar e oferece o mesmo nível de sensibilidade e de especificidade.

▶ *Cicatrização inadequada das feridas.* As anormalidades na cicatrização das feridas causam grande estresse físico e psicológico nos pacientes afetados, e o custo de seu tratamento é extremamente elevado. O índice de cicatrização de feridas cirúrgicas agudas é influenciado por fatores extrínsecos (técnica cirúrgica, tensão de sutura da ferida, manutenção de oxigenação adequada, tabagismo, prevenção ou erradicação de infecção e tipos de curativos) e intrínsecos (presença de choque ou sepse, controle do diabete melito e idade, estado nutricional e imunológico do paciente).[31] Embora muitos estudos tenham documentado relações entre a má nutrição e a cicatrização inadequada das feridas, ainda permanece desconhecida a ingestão indicada de nutrientes para promover uma cicatrização ideal. Sabe-se, entretanto, que as vitaminas A, C e E, as proteínas, a arginina, o zinco e a água são essenciais no processo de cicatrização.[32]

▶ *Escaras e aderências.* A cirurgia é uma forma de macrotrauma controlado no sistema musculoesquelético. Os tecidos respondem a esse trauma do mesmo modo que a qualquer outra forma de trauma ou lesão. De maneira geral, como parte do processo de reabilitação pós-cirúrgica, a estrutura envolvida é imobilizada para proteger o local cirúrgico contra lesões. Todavia, as imobilizações prolongadas de tecido conjuntivo podem produzir alterações significativas na sua estrutura histoquímica e biomecânica. Essas mudanças incluem infiltrações fibroadiposas que podem progredir para fibrose, gerando aderências ao redor do local de cicatrização e aumento na ligação cruzada microscópica de fibras de colágeno, resultando na perda total de extensibilidade dos tecidos conjuntivos.[33-37] Ao contrário do tecido conjuntivo, que é maduro e estável com flexibilidade limitada, o cicatricial é mais vulnerável a lesões.[38-42] Felizmente, as intervenções terapêuticas especializadas e controladas podem inverter os efeitos prejudiciais das imobilizações de curto prazo. Essas intervenções incluem mobilização do tecido conjuntivo com técnicas de mobilidade passiva ou amplitude de movimento ativo, que ajudam a recuperar a extensibilidade tecidual. Para facilitar a cicatrização total das incisões, é possível aplicar técnicas de mobilização de escara, até o limite de tolerância do paciente, com loção e Roylan 50/50, Otoform-K e Elastomer.

Exame pós-cirúrgico

Os Capítulos 28 e 29 apresentam descrições detalhadas dos procedimentos cirúrgicos atuais. Embora seja importante para o fisioterapeuta familiarizar-se com as técnicas cirúrgicas, seria inútil descrever todas elas levando em consideração a grande variedade de procedimentos para cada técnica. Esses detalhes podem ser encontrados em vários textos e artigos de periódicos especializados. A situação ideal seria que os fisioterapeutas tentassem estabelecer uma relação com cirurgiões locais e acompanhar os procedimentos cirúrgicos normalmente executados em pacientes que procuram as clínicas.

Embora cada paciente seja abordado como um indivíduo com necessidades e respostas diferentes à cirurgia, o exame pós-cirúrgico deve seguir um plano sistemático, que inclui os seguintes componentes:

História e revisão de sistemas

É importante observar os detalhes sobre o tipo de procedimento realizado, bem como a localização, a natureza e o comportamento dos sintomas. O fisioterapeuta deve fazer perguntas sobre o estado funcional anterior e atual e discutir os objetivos funcionais e os resultados previstos com o paciente. As questões sobre sua história médica e cirúrgica fornecem informações que podem influenciar a escolha da intervenção.

Testes e medições
Dor
As queixas subjetivas de dor devem ser medidas e registradas em uma escala analógica visual.

Condição cardiovascular
O fisioterapeuta deve determinar se há complicações circulatórias e pulmonares como tromboflebite, TVP ou pneumonia.

Integridade tegumentar[43]
O exame de feridas pós-cirúrgicas, como parte de testes amplos e abrangentes, está se tornando cada vez mais comum. Convencionalmente, as feridas são classificadas como superficiais (espessura parcial) e profundas (espessura total).[44] A cicatrização de feridas superficiais, que envolve apenas a epiderme ou a derme, exige somente a substituição da camada germinante por meio da reepitelização, ao passo que as lesões nos tecidos mais profundos, incluindo as feridas induzidas cirurgicamente, deflagram uma ca-

deia mais complicada de eventos, envolvendo atividades físicas e químicas, divididas de forma conveniente em fases ou etapas. O propósito desses estágios é formar cicatrizes para preencher o defeito. O objetivo do esquema a seguir é orientar o fisioterapeuta a fazer avaliações abrangentes das feridas.

1. Histórico da ferida
   a. Mecanismo, força e duração da lesão
   b. Intervalo entre a lesão e o início da intervenção: aguda *versus* crônica
2. Histórico do paciente
   a. Idade
   b. Ocupação e interesses ocupacionais
   c. Uso de álcool, fumo e cafeína
   d. Comorbidade metabólica (diabete melito, distúrbios vasculares)
   e. Estado nutricional
   f. Medicamentos (uso de corticosteroides e anticoagulantes)
   g. Dor (localização, descrição, frequência) e classificação da escala da dor
   h. Presença de parestesias ou de perda sensorial
3. Exame da ferida
   a. Inspeção geral das extremidades
      ○ Edema
         Descrição (depressível, inchado, rígido ou móvel)
         Medição (circunferencial ou volumétrica)
      ○ Cor
      ○ Temperatura
   b. Localização da ferida
   c. Tipo de ferida[45]
      ○ Asseada: laceração limpa, danos teciduais mínimos, contaminação ínfima
      ○ Não asseada: quantidade significativa de danos teciduais, incerteza com relação à viabilidade de estruturas mais profundas, grau mais elevado de contaminação
      ○ Ferida com perda tecidual: envolvimento de estruturas mais profundas (vasos, tendões, nervos ou ossos); pode exigir proteção dos tecidos moles, da seguinte forma:
         Enxerto com espessura dividida (epiderme e parte da derme) ou com espessura total (epiderme e toda a derme subjacente)
         Cobertura de retalho (retalho é uma porção de tecido *parcialmente* retirada de seu local de origem para corrigir um defeito no corpo)
      ○ Ferida infeccionada (atual ou potencialmente)
   d. Tipo de fechamento
      ○ Fechamento primário
      ○ Fechamento primário tardio
      ○ Intenção secundária
      ○ Fechamento (suturas, grampos, tiras Steri-Strips, enxerto ou retalho)
      ○ Fixação (fio metálico K, fio metálico de tração, fixação externa)
   e. Configuração da ferida
      ○ Tamanho
      ○ Forma
      ○ Profundidade
   f. Integridade tecidual[46]
      ○ Viabilidade das bordas da ferida
      ○ Maceração: umidade e aparência esbranquiçada da pele
      ○ Hematoma/seroma: coleta de sangue, soro ou ambos
      ○ Vesícula (bolha de sangue ou soro)
   g. Exsudato
      ○ Consistência da cor: sanguínea, serosa, serossanguínea, pus, purulenta, vermelho-escuro
      ○ Quantidade: leve, mínima, moderada, grave
      ○ Odor: presença ou ausência de odor fétido
   h. Leito da ferida
      ○ Cor e extensão do tecido de granulação (ferida vermelha)[47]
      ○ Presença de botão epitelial (pequenas ilhotas de cor rosa que se formam dentro das feridas)
      ○ Presença de exsudatos fibrinosos aderentes e de resíduos (ferida amarela)[47]
      ○ Presença de escaras espessas e escuras (ferida negra)[47]

Amplitude de movimento
É necessário avaliar a amplitude de movimento da área envolvida. Quando possível e aplicável, deve ser examinada ativamente, caso contrário, o fisioterapeuta deve avaliar a amplitude de movimento passivo disponível, tomando cuidado para não superestressar as estruturas de cicatrização, e observar quaisquer limitações de amplitude relacionadas ao procedimento.

Integridade e mobilidade articulares
É necessário fazer um exame geral da área de cicatrização para verificar a musculatura, os tendões e os ligamentos.

Desempenho muscular
O fisioterapeuta pode realizar um teste resistido nos músculos que não estão diretamente relacionados ao local da cirurgia. A seguir, deve examinar a capacidade do paciente para fazer exercícios isométricos pertinentes ao protocolo pós-cirúrgico.

Postura
O fisioterapeuta deve assegurar que o paciente seja posicionado corretamente e evitar posições contraindicadas devido à cirurgia.

Função

O fisioterapeuta deve determinar o nível de independência funcional do paciente, observando quais tarefas funcionais (transferências, mobilidade na cama e deambulação) ele é capaz de realizar de forma independente. Se necessário, o paciente deve ter à sua disposição meios de deambulação seguros e eficazes.

Reabilitação pós-cirúrgica

Para limitar o estresse pós-cirúrgico, as intervenções tradicionais envolvem a adesão do paciente aos protocolos de exercícios determinados pelo cirurgião que realizou a operação. Dessa forma a ênfase recai nas intervenções baseadas unicamente em exercícios ligados a um cronograma tipo "livro de receitas", em vez de em uma abordagem abrangente determinada junto com o fisioterapeuta, fundamentada em achados clínicos e considerações individuais.

Os fatores principais considerados na reabilitação pós-cirúrgica são:[48]

- Tipo de cirurgia.
- Idade do paciente.
- Estado físico do paciente, incluindo peso e outras condições clínicas, como qualquer história de doença vascular periférica, doença cardiovascular ou diabete.
- Estilo de vida social.
- Contratura articular pré-operatória ou atrofia muscular.
- Método de fixação.
- Tecidos moles adjacentes envolvidos.
- Grau de correção do alinhamento biomecânico.
- Objetivos funcionais e recreativos do paciente.
- Frequência de visitas durante o tratamento. A Tabela 29.6 apresenta uma lista de fatores que alteram a frequência das visitas.

Esses fatores influenciam a taxa de progresso do paciente dentro do processo de reabilitação, bem como determinam a expectativa da extensão do retorno funcional a longo prazo.

O objetivo de incluir os Capítulos 28 e 29 não é fornecer ao leitor uma série de protocolos rígidos para cada uma das condições pós-cirúrgicas apresentadas, considerando que isso seria uma tarefa impossível, tendo em vista a ampla variedade de protocolos disponíveis. Em vez disso, a meta principal é orientar o estabelecimento de objetivos e intervenções com base nos estágios de cicatrização dos vários tecidos. Por meio dessas orientações, o leitor conseguirá elaborar planos de intervenção eficientes que incluam objetivos adequados, uso de modalidades pertinentes, exercícios terapêuticos, técnicas manuais e prescrição de programas domiciliares abrangentes. Os estágios de cicatrização descritos no Capítulo 5 não devem ser considerados como entidades distintas ou modelos rígidos, mas como uma série contínua que deve ser modificada com base em achados clínicos e em respostas subjetivas. Por exemplo, as respostas a uma intervenção que indicam abordagem muito agressiva envolvem o seguinte:

- Aumento da área de dor.
- Dor em repouso com mais de duas horas de duração após o exercício.[49]
- Dor que altera de maneira prejudicial o desempenho de uma atividade ou um exercício.[49]

Obviamente, cada procedimento cirúrgico é diferente, assim como a capacidade de recuperação de cada indivíduo. Além disso, cada cirurgião tem sua opinião quanto à intensidade da intervenção pós-cirúrgica, e elas devem ser respeitadas. As descrições das intervenções apresentadas nos Capítulos 28 e 29 baseiam-se em experiências pessoais. A maioria dos exercícios citados é descrita com mais detalhes nos capítulos da articulação respectiva abordada anteriormente neste texto, assim como as análises racionais das progressões terapêuticas. O ponto de utilização das ferramentas de intervenção após a cirurgia pode variar, e, embora as escalas estimadas sejam fornecidas com cada um dos protocolos, a intenção é fornecer ao fisioterapeuta ideias de abordagem, em vez de uma escala de tempo controlada.

Imediatamente após cada cirurgia, o estabelecimento de objetivos realistas é muito importante. Os objetivos de reabilitação pós-cirúrgica devem ser fundamentadas no estado da extremidade não envolvida, desde que ela não tenha deficiências. Nos casos em que houver alguma deficiência, o fisioterapeuta deve seguir as orientações previstas nas normas esperadas. Sempre que possível, o paciente deve participar do processo de organização dos objetivos.

REFERÊNCIAS

1. Daigneault J, Cooney LM, Jr.: Shoulder pain in older people. *J Am Geriatr Soc* 46:1144–1151, 1998.
2. Burkhart SS: A 26-year-old woman with shoulder pain. *JAMA* 284:1559–1567, 2000.
3. Jennings JJ, Gerard F: Total hip replacement in patients with rheumatoid arthritis. *South Med J* 71:1112, 1978.
4. Opitz JL: Total joint arthroplasty: Principles and guidelines for postoperative physiatric management. *Mayo Clin Proc* 54:602, 1979.
5. Kmietowicz Z: Hospital infection rates in England out of control. *BMJ* 320:534, 2000.
6. Mangram AJ, Horan TC, Pearson ML, et al.: Guideline for pre-vention of surgical site infection, 1999. Centers for disease control and prevention (Cdc) hospital infection control practices advisory committee. *AJIC: Am J Infect Control* 27:97–132, 1999.
7. Nagachinta T, Stephens M, Reitz B, et al.: Risk factors for surgical-wound infection following cardiac surgery. *J Infect Dis* 156:967–973, 1987.
8. Lilienfeld DE, Vlahov D, Tenney JH, et al.: Obesity and diabetes as risk factors for postoperative wound infections after cardiac surgery. *Am J Infect Control* 16:3–6, 1988.
9. Boyce J: Is it time for action: Improving hand washing hygiene in hospitals. *Ann Intern Med* 130:153–155, 1999.
10. Gorman WP, Davis KR, Donnelly R: Abc of arterial and venous disease. Swollen lower limb-1: General assessment and deep vein thrombosis. *BMJ* 320:1453–1456, 2000.
11. Anderson FA, Wheeler HB: Natural history and epidemiology of venous thromboembolism. *Orthop Rev* 23:5–9, 1994.
12. Anderson FA, Jr., Spencer FA: Risk factors for venous thromboembolism. *Circulation*. 107:19–16, 2003.
13. Anderson FA, Jr., Wheeler HB: Venous thromboembolism. Risk factors and prophylaxis. *Clin Chest Med* 16:235–251, 1995.
14. Anderson FA, Jr., Wheeler HB, Goldberg RJ, et al.: The prevalence of risk factors for venous thromboembolism among hospital patients. *Arch Intern Med.* 152:1660–1664, 1992.

15. McNally MA, Mollan RAB: Total hip replacement, lower limb blood flow and venous thrombogenesis. *J Bone Joint Surg* 75B:640–644, 1993.
16. McNally MA, Mollan RAB: The effect of active movement of the foot on venous blood flow after total hip replacement. *J Bone Joint Surg* 79A:1198–1201, 1997.
17. Virchow R: *Die Cellular Pathologie, Ihrer Begrundung Auf Physiologische Und Pathologische Gewebelehre* 2nd edn. Berlin: Hirschwald, 1859.
18. Garmon RG: Pulmonary embolism: incidence, diagnosis, prevention, and treatment. *J Am Osteopath Assoc* 85:176–185, 1985.
19. Skaf E, Stein PD, Beemath A, et al.: Fatal pulmonary embolism and stroke. *Am J Cardiol* 97:1776–1777, Epub 2006 Apr 27, 2006.
20. Perrier A, Bounameaux H: Accuracy or outcome in suspected pulmonary embolism. *N Engl J Med* 354:2383–2385, 2006.
21. McRae SJ, Ginsberg JS: Update in the diagnosis of deep-vein thrombosis and pulmonary embolism. *Curr Opin Anaesthesiol* 19:44–51, 2006.
22. Prandoni P, Mannucci PM: Deep-vein thrombosis of the lower limbs: diagnosis and management. *Baillieres Best Pract Res Clin Haematol* 12:533–554, 1999.
23. Wells PS, Hirsh J, Anderson DR, et al.: Accuracy of clinical assessment of deep-vein thrombosis. *Lancet* 345:1326–1330, 1995.
24. Wells PS, Anderson DR, Bormanis J, et al.: Value of assessment of pretest probability of deep-vein thrombosis in clinical management. *Lancet* 350:1795–1798, 1997.
25. Wells PS, Anderson DR, Rodger M, et al.: Excluding pulmonary embolism at the bedside without diagnostic imaging: Management of patients with suspected pulmonary embolism presenting to the emergency department by using a simple clinical model and d-dimer. *Ann Intern Med* 135:98–107, 2001.
26. Wells PS, Anderson DR, Rodger M, et al.: Derivation of a simple clinical model to categorize patients probability of pulmonary embolism: Increasing the models utility with the simplired d-dimer. *Thromb Haemost* 83:416–420, 2000.
27. Wells PS, Hirsh J, Anderson DR, et al.: A simple clinical model for the diagnosis of deep-vein thrombosis combined with impedance plethysmography: Potential for an improvement in the diagnostic process. *J Intern Med* 243:15–23, 1998.
28. Riddle DL, Wells PS: Diagnosis of lower-extremity deep vein thrombosis in outpatients. *Phys Ther* 84:729–735, 2004.
29. Riddle DL, Hillner BE, Wells PS, et al.: Diagnosis of lower-extremity deep vein thrombosis in outpatients with musculoskeletal disorders: A national survey study of physical therapists. *Phys Ther* 84:717–728, 2004.
30. Feied C, Handler JA: Pulmonary embolism. Available at: http://www.emedicine.com/EMERG/topic490.htm, 2006.
31. Thomas DR: Age-related changes in wound healing. *Drugs Aging* 18:607–620, 2001.
32. Scholl D, Langkamp-Henken B: Nutrient recommendations for wound healing. *J Intraven Nurs* 24:124–132, 2001.
33. Akeson WH, Woo SL, Amiel D, et al.: The connective tissue re-sponse to immobility: Biochemical changes in periarticular connective tissue of the immobilized rabbit knee. *Clin Orthop* 93:356–362, 1973.
34. Akeson WH, Amiel D, Woo SL-Y: Immobility effects on synovial joints: The pathomechanics of joint contracture. *Biorheology* 17:95–110, 1980.
35. Woo SL-Y, Matthews J, Akeson WH, et al.: Connective tissue response to immobility: A correlative study of biochemical and biomechanical measurements of normal and immobilized rabbit knee. *Arthritis Rheum* 18:257–264, 1975.
36. Woo SL-Y, Gomez MA, Woo YK, et al.: Mechanical properties of tendons and ligaments. II. The relationships of immobilization and exercise on tissue remodeling. *Biorheology* 19:397–408, 1982.
37. Akeson WH et al.: Collagen cross-linking alterations in the joint contractures: Changes in the reducible cross-links in periarticular connective tissue after 9 weeks immobilization. *Connect Tissue Res* 5:15, 1977.
38. Light KE, Nuzik S: Low-load prolonged stretch vs high-load brief stretch in treating knee contractures. *Phys Ther* 64:330–333, 1984.
39. Arem A, Madden J: Effects of stress on healing wounds: intermittent non-cyclical tension. *J Surg Res* 42:528–543, 1971.
40. Clayton ML, Wier GJ: Experimental investigations of ligamentous healing. *Am J Surg* 98:373–378, 1959.
41. Forrester JC, Zederfeldt BH, Hayes TL, et al.: Wolff's Law in relation to the healing skin wound. *J Trauma* 10:770–779, 1970.
42. Salter RB, Simmonds DF, Malcolm BW, et al.: The biological effect of continuous passive motion on the healing of full-thickness defects in articular cartilage. *J Bone Joint Surg* 62A:1232–1251, 1980.
43. Anthony MS: Wounds. In: Clark GL, Shaw Wilgis EF, Aiello B, et al., eds. *Hand Rehabilitation: A Practical Guide*, 2nd edn. Philadelphia: Churchill Livingstone, 1998:1–15.
44. Clancy J, McVicar A: Wound healing: a series of homeostatic responses. *Br J Theatre Nurs* 7:25–34, 1997.
45. Noe JM: *Wound Care*, 2nd edn. Greenwich, CT: Chesebrough-Pond's Inc., 1985.
46. Baldwin JE, Weber LJ, Simon CLS: *Clinical Assessment Recommendations*, 2nd edn. Chicago, IL: American Society of Hand Ther-apists, 1992.
47. Cozzell J: The new red, yellow, black color code. *Am J Nurs* 10:1014, 1989.
48. Auberger SS, Mangine RE: *Innovative Approaches to Surgery and Rehabilitation, Physical Therapy of the Knee*. New York: Churchill Livingstone, 1988:233–262.
49. O'Connor FG, Sobel JR, Nirschl RP: Fivestep treatment for overuse injuries. *Phys Sports Med* 20:128, 1992.

CAPÍTULO 28

REABILITAÇÃO PÓS-CIRÚRGICA DA EXTREMIDADE SUPERIOR

Procedimentos envolvendo o ombro

Reconstrução capsular anterior

Sempre ocorre um alongamento capsular significativo quando a articulação glenoumeral subluxa ou desloca-se de forma traumática ou atraumática. Dependendo da gravidade, o alongamento capsular apresenta frouxidão ou instabilidade dessa articulação. Se resultar no desgaste da cápsula anterior do lábio glenoidal, o alongamento é conhecido como lesão de Bankart.[1] Para a recuperação da estabilidade do ombro, as lesões desse tipo podem exigir reparos cirúrgicos com o objetivo de aliviar a dor e permitir que a amplitude de movimento (ADM) e a força retornem aos níveis pré-mórbidos.[2-6]

Indicações

A extensão e a direção da instabilidade articular, bem como os requisitos físicos do paciente, determinam se a abordagem inicial deve ser conservadora ou cirúrgica. A abordagem conservadora inclui um programa de fortalecimento muscular do deltoide, do "manguito rotador" e dos estabilizadores da escápula (ver Cap. 14).[7-10] A intervenção cirúrgica é reservada para pacientes que permanecem sintomáticos ou incapacitados após tratamento conservador ou para aqueles cuja instabilidade é tão grave que a abordagem conservadora não é considerada a mais adequada.[11]

Procedimento

Há uma série de procedimentos cirúrgicos para a instabilidade do ombro, a saber: reconstrução capsulolabial anterior aberta, reconstrução artroscópica e capsulorrafia térmica.[11]

As vantagens da estabilização artroscópica sobre os reparos abertos tradicionais incluem incisões menores na pele, inspeção mais completa da articulação glenoumeral, capacidade para tratar lesões intra-articulares, acesso a todas as áreas da articulação glenoumeral para execução de reparos, menos dissecação do tecido mole e preservação máxima da rotação externa.[12] Um estudo, com acompanhamento de 2 a 5 anos, mostrou resultados bons e excelentes em 49 de 53 pacientes tratados com reparo artroscópico para instabilidade glenoumeral ântero-inferior.[13] Esses resultados são equivalentes aos do reparo aberto.

A modificação capsular térmica para tratar a instabilidade do ombro é um procedimento relativamente recente. A técnica da capsulorrafia térmica aplica energia térmica, *laser* ou frequência de rádio nos tecidos capsulares. Por fim, isso retrai (desnatura) o colágeno, que estreita toda a cápsula anterior e inferior. Para resolver a instabilidade posterior, o cirurgião deve introduzir a sonda de capsulorrafia térmica mais adiante, aquecendo diretamente o tecido da cápsula posterior. Uma das vantagens desse procedimento é permitir ao paciente executar a amplitude de movimento ativo (ADMA) dentro de três dias após a cirurgia.[14,15] Não há confirmações de que esse método apresente melhores resultados. Nos dias atuais, apenas um estudo clínico mostrando o resultado a longo prazo de pacientes tratados com essa tecnologia foi divulgado em uma publicação revisada.[16] Vinte e oito de 30 pacientes evidenciaram resultados satisfatórios e dois manifestaram instabilidade recorrente. Esses resultados eram comparáveis aos de outro grupo de pacientes tratados com tensionamento capsular artroscópico pelos mesmos autores.[16]

Várias complicações foram mencionadas com o procedimento de capsulorrafia térmica,[14,15] a saber:

▶ O efeito potencial de necrose térmica das extremidades nervosas capsulares na propriocepção.

▶ A força do tecido capsular após a contração térmica e o efeito que isso poderia ter sobre a capsulorrafia aberta ou artroscópica subsequente.

Reabilitação pós-cirúrgica

O protocolo apresentado a seguir baseia-se no procedimento de reconstrução capsulolabial anterior aberta. Após o reparo cirúrgico, o cirurgião movimenta o braço do paciente na ADM e observa quaisquer áreas de tensão no reparo, para determinar os limites da ADM pós-cirúrgica. De maneira geral, com a cicatrização da pele, o braço é imobilizado ou colocado em tipoia.

O cirurgião visita o paciente durante as primeiras 24 horas após a cirurgia, e as bandagens são trocadas. Geralmente, elas são substituídas por esparadrapos esterilizados ou gaze e esparadrapos depois de 72 horas. O paciente não deve imergir a incisão em água na primeira semana pós-operatória. O período de imobilização depende do procedimento cirúrgico e do nível de instabilidade do ombro no período pré-operatório e dos procedimentos adicionais executados. Comumente, após uma reconstrução capsular anterior, os pacientes com instabilidade anterior são imobilizados por duas semanas em 90° de abdução, 45° de rotação externa e 30° de flexão anterior,[4] enquanto aqueles com instabilidade posterior são imobilizados por 3 a 4 semanas em rotação externa neutra. Durante a imobilização, são permitidos apenas os exercícios de ADM para a mão, o punho e o cotovelo, com exceção dos exercícios de pêndulo, embora isso possa variar, tendo em vista que alguns protocolos possibilitam antecipar a ADMA do ombro.[17]

O paciente deve ser orientado a aplicar uma compressa fria no ombro operado por 15 minutos, três vezes ao dia, durante 48 horas. É importante avisá-lo que poderá ocorrer alguma contusão e hematoma no local da cirurgia. Contudo, a presença de quaisquer sinais e sintomas de infecção (p. ex., febre persistente acima de 38°C e durando mais do que alguns dias, grandes áreas de rubor em torno dos locais de incisão) deve ser relatada ao médico. A visita pós-operatória ocorre, geralmente, em uma semana. O retorno ao trabalho ocorre em cerca de sete dias após a operação, dependendo do julgamento do cirurgião e da ocupação do paciente.

O cirurgião pode também liberar a execução de tarefas leves, com envolvimento limitado do ombro, durante um período especificado, se aplicável, dependendo da ocupação. O retorno à atividade irrestrita normalmente ocorre em 3 a 6 meses após a intervenção cirúrgica.[16]

Os objetivos do processo de reabilitação são recuperar a flexibilidade funcional e fortalecer os músculos do manguito rotador e os estabilizadores escapulares, assim como proteger a cápsula em processo de cicatrização.

Fase 1 (3 dias a 3 semanas após a cirurgia). De maneira geral, essa fase envolve 6 a 9 sessões de fisioterapia.

Objetivos

▶ Relatos de dor em 2 ou 3 de 10 ou menos.
▶ Permitir a progressão da recuperação da cápsula suturada.
▶ Retardar a atrofia muscular e intensificar a estabilidade dinâmica.
▶ Minimizar os efeitos nocivos da imobilização.[18-23]
▶ Assegurar a adesão do paciente às restrições pós-cirúrgicas.
▶ Recuperar a ADM. Estabelecer a amplitude de movimento passivo (ADMP) de até 60% do membro, em comparação com a extremidade não envolvida, com exceção da rotação externa.
▶ Capacitar o paciente a colocar e tirar a tipoia sozinho.

Modalidades eletroterapêuticas e físicas

▶ A crioterapia pode ser usada para ajudar a diminuir a dor e a inflamação durante os primeiros 2 a 3 dias, antes de avançar para as modalidades térmicas. Nas primeiras semanas, tais modalidades são empregadas para reduzir a cocontração muscular e promover a cicatrização tecidual, aumentando o fluxo sanguíneo local.[24,25] O calor úmido é aplicado antes dos exercícios para estimular o relaxamento dos músculos do ombro após os primeiros 2 a 3 dias. As modalidades térmicas são interrompidas por volta da quarta semana.[26]
▶ Geralmente, o médico do paciente prescreve medicamentos que ajudam a controlar a dor e a inflamação.[27]
▶ Com a autorização do médico, o paciente pode usar estímulo elétrico para reduzir os edemas, retreinar a musculatura e controlar a dor.[28-31]

Programa de exercícios terapêuticos e domiciliares. Para fazer esses exercícios, a tipoia deve ser removida.

▶ A ADMP do ombro deve incluir exercícios em flexão e abdução com bastão ou bengala, usando como guia a tolerância ou as restrições cirúrgicas. Dependendo do procedimento, o paciente pode iniciar os exercícios de abdução ativa do ombro e de rotação externa no plano capsular com o objetivo de interromper o uso da tipoia, desde que seja capaz de abduzir além de 90°.
▶ Os exercícios pendulares de Codman devem ser feitos com sustentação do cotovelo. Dependendo do procedimento e das instruções médicas sobre as restrições à ADM, o paciente pode fazer exercícios leves com roldanas para flexão até 90° e elevação no plano escapular até 60°.
▶ O paciente deve iniciar exercícios isométricos leves de rotação interna e externa, flexão, extensão e abdução do ombro para retardar a atrofia muscular, mantendo o braço abaixo de 90° para abdução e em 90° para flexão.[32]
▶ O paciente deve iniciar os exercícios de encolher e retrair os ombros.
▶ A ADMA é executada para o cotovelo, o punho e a mão, incluindo flexão e extensão do cotovelo, pronação e supinação do antebraço, flexão e extensão do punho e fechar e abrir a mão.
▶ O paciente pode iniciar exercícios de preensão para o punho e a mão usando bolinhas macias, massas terapêuticas ou outro dispositivo para exercitar a mão.

Um programa cardiovascular progressivo é iniciado com caminhada ou bicicleta ergométrica.

Terapia manual

▶ As técnicas de mobilização do tecido mole e de liberação miofascial e a terapia do ponto-gatilho são as mais adequadas.
▶ As mobilizações articulares de graus I e II podem ser usadas para aliviar a dor, sendo que as de III e IV são aplicadas em áreas específicas de hipomobilidade nas colunas cervical e torácica, de acordo com a necessidade.
▶ A ADMP sem dor pode ser executada dentro de todos os planos, desde que não exerça tensão na rotação externa.

Fase 2 (3 semanas a 2 meses após a cirurgia). Essa fase envolve 3 a 8 sessões de fisioterapia.

Objetivos

▶ Possibilitar até 90% de ADMA do ombro, em comparação com a extremidade não envolvida, com exceção da rotação externa.
▶ Manter a força muscular em 4 de 5 ou melhor, em comparação com o outro lado, por volta da oitava semana.
▶ Capacitar o paciente a segurar e erguer de 2 a 3 kg na frente do tronco e acima da cabeça por volta da oitava semana.
▶ Atingir o ritmo glenoumeral normal, em comparação com o lado não envolvido.

Programas de exercícios terapêuticos e domiciliares. Após readquirir a elevação ativa em 20 a 30°, em comparação com o lado não envolvido, e rotação de 50 a 60%, o paciente pode iniciar um leve fortalecimento muscular do ombro.[11] Os próximos exercícios de resistência podem ser estabelecidos mais ou menos na terceira semana pós-cirúrgica, com ênfase na rotação interna e externa.

▶ O supraespinal é ativamente exercitado de forma isolada usando a posição de "lata vazia" (rotação interna do ombro, polegar apontando para baixo e abdução do ombro a 90°, mantendo uma posição de 30° anterior ao plano médio frontal).
▶ A abdução horizontal é iniciada por volta da quarta semana e executada de forma ativa em prono, ao passo que a adução horizontal começa uma semana mais tarde e é realizada em supino.

▶ O fortalecimento do deltoide e os padrões de facilitação neuromuscular proprioceptiva do ombro são introduzidos com base na tolerância do paciente e dentro das limitações do alcance pós-cirúrgico.

▶ Os exercícios de fortalecimento da rotação interna e externa são executados dentro dos limites permitidos, com o braço ao lado do corpo. A utilização de um cilindro axilar dá ênfase ao músculo redondo menor; sua omissão enfatiza o músculo infraespinal.

▶ A extensão ativa do ombro é executada na posição pronada.

▶ Os exercícios resistidos são adicionados ao cotovelo e ao punho.

▶ Os exercícios leves de quatro apoios são iniciados, progredindo para os de três apoios.

▶ A fase de alongamento do programa é iniciada depois de cerca de seis semanas, com o cuidado de observar as restrições impostas pela cirurgia. Geralmente, a rotação externa é limitada em menos 15° nos reparos da instabilidade anterior, em comparação com o lado não envolvido e, da mesma forma, a rotação interna é restrita nos reparos da instabilidade posterior. É uma boa ideia permitir que o paciente atinja os últimos 15° de cada movimento em sua própria velocidade, em vez de arriscar um alongamento excessivo e prematuro da cápsula e, possivelmente, comprometer o reparo.

▶ A progressão para o programa cardiovascular inclui o uso de um ergonômetro na parte superior do corpo, iniciando com uma sessão de 3 a 5 minutos, com baixa resistência, alternando a direção a cada minuto.

Terapia manual

▶ O fisioterapeuta deve continuar aplicando as técnicas ainda efetivas para o tecido mole.

▶ A mobilização articular evolui em todos os planos de movimento glenoumeral por meio de graus progressivos, embora o fisioterapeuta tenha que tomar algum cuidado ao estressar a cápsula anterior.

▶ Os exercícios de resistência manual são executados em padrões diagonais ou funcionais, observando cuidadosamente a rotação externa.

▶ Os exercícios de estabilização rítmica são executados com o braço elevado em nível confortável.

▶ O alongamento assistido é executado pelo fisioterapeuta no complexo do ombro, com ênfase no subescapular e no latíssimo do dorso.

Fase 3 (mais de 2 meses). Essa fase envolve 2 a 3 sessões adicionais de fisioterapia.

Objetivos

▶ Atingir a reabilitação total da força, da ADM e da função.

▶ Assegurar a adesão do paciente ao programa de exercícios domiciliares e sua progressão pelos próximos 3 a 6 meses de forma independente.

Programa de exercícios terapêuticos e domiciliares

▶ Início e progressão dos exercícios excêntricos para o manguito.

▶ Progressão dos exercícios de estabilização escapular, iniciando com apoio na parede, seguindo-se o exercício de oscilação na posição de quatro apoios, depois exercícios de apoio ajoelhado e, finalmente, apoio total (quando apropriado), enfatizando a etapa de intensificação dos apoios. Início dos exercícios em supino e das retrações escapulares.

▶ Trabalho de retreinamento neuromuscular e de propriocepção, no qual pode ser usado o *body blade*.

▶ Progressão dos pliométricos. O arremesso de uma *medicine ball* avança do passe abaixo da cabeça com apenas uma das mãos para o arremesso com as duas, seguido pelo arremesso com as duas mãos acima da cabeça. A progressão desses exercícios inclui aumento no número, na velocidade e nas distâncias dos arremessos.

▶ De maneira geral, o treinamento isocinético é reservado para os atletas. Essa forma de treinamento é iniciada quando o paciente conseguir erguer, no mínimo, 2 kg em rotação externa lateral, e 4,5 a 7 kg em rotação interna lateral sem dor.[32] Tipicamente, o teste isocinético é executado em seis meses.[4] Os treinamentos específicos de atividades e de esportes são estabelecidos quando o lado envolvido atingir de 70 a 80% da força do lado não envolvido e ser testado isocineticamente (120°/s para rotação interna e 240°/s para rotação externa).[32]

Acromioplastia

O impacto repetitivo do manguito rotador e das estruturas subacromiais no espaço subacromial entre a cabeça do úmero e o arco coracoacromial é uma causa comum de dor no ombro e resulta na condição conhecida por *síndrome do impacto subacromial* (ver Cap. 14). O impacto persistente do manguito rotador contra o acrômio subjacente é a principal causa de rupturas dessa estrutura.[33-35]

Indicações

A acromioplastia é realizada em pacientes com diagnóstico clínico de síndrome do impacto subacromial com dor persistente e perda de função e para os quais intervenções conservadoras, como reabilitação, modificação de atividade, medicamentos anti-inflamatórios e infiltrações de cortisona subacromiais, não obtiveram sucesso.[36] Ademais, é um procedimento de rotina para quase todos os pacientes que sofreram reparos no manguito rotador.

Procedimentos

A acromioplastia pode ser executada por abordagem aberta ou artroscopia. Seus procedimentos podem se complicar pela separação do deltoide, pelo comprometimento do braço de alavanca desse músculo, pela instabilidade ântero-superior e pelas aderências dos tendões do manguito rotador, que sangram sob o osso esponjoso do acrômio osteotomizado.

A descompressão aberta foi descrita em 1972 por Neer para as lesões de estágio II e III.[33] Ele identificou a área de contato acromial do manguito rotador como anterior, em vez de lateral, e acreditava que o desenvolvimento de um esporão de tração dentro do ligamento coracoacromial, ou de um osteófito, na clavícula distal, poderia interferir na sintomatologia do paciente. O procedimento de Neer inclui o debridamento da bolsa subacromial e a ressecção do ligamento coracoacromial e do acrômio ântero-inferior, assim como quaisquer osteófitos suspensos abaixo da articulação acromioclavicular. Como parte desse método, o músculo deltoide é dividido em linha com suas fibras cerca de 5 mm anterior à articulação acromioclavicular, para uma distância distal de 3 a 4 cm. Essa abordagem deixa o manguito forte e saudável, permitindo reparos seguros na divisão do deltoide, embora possa causar seu enfraquecimento na fase pós-operatória.[33,37,38] Os achados iniciais de Neer, bem como outros estudos de acompanhamento relacionados a essa intervenção e a procedimentos semelhantes, apresentaram resultados excelentes, com índices de sucesso sustentados pelo resultado funcional de 80 a 95%.[33,39]

Em 1982, Ellman descreveu uma técnica artroscópica para descomprimir o espaço subacromial, enquanto poupava a origem do deltoide.[40] Esse procedimento de descompressão envolve a liberação do ligamento coracoacromial, a ressecção da superfície inferior do acrômio anterior e o debridamento da bolsa hipertrófica. Ellman registrou resultados satisfatórios em 88% dos pacientes durante um acompanhamento de 2 a 5 anos.[41] A partir de então, ocorreram algumas variações nessa técnica.

Os defensores da abordagem aberta ressaltam sua técnica simples e o tempo de operação mais curto, enquanto os artroscopistas alegam melhor estética, preservação do deltoide e recuperação mais rápida.[42,43]

Em um teste prospectivo, randomizado, controlado e cego, Spangehl e colaboradores[44] analisaram os resultados de 71 pacientes com diagnósticos clínicos de síndrome do impacto. Esses indivíduos foram randomizados para acromioplastia artroscópica ou aberta. O estudo revelou que ambas as técnicas resultaram em melhoras significativas na dor e na função, com ligeira superioridade da abordagem aberta.[44]

O programa de reabilitação pós-cirúrgica subsequente a ambos os procedimentos é semelhante.

Reabilitação pós-cirúrgica

O objetivo da reabilitação pós-cirúrgica é aumentar o tamanho do espaço subacromial por meio de exercícios terapêuticos que auxiliem a descompressão cirúrgica, sem sobrecarregar a recuperação dos tecidos. Dependendo do protocolo do cirurgião e dos achados cirúrgicos, o paciente pode usar uma tipoia ou um imobilizador para o ombro durante 1 a 5 dias após a cirurgia. A finalidade da tipoia é diminuir as forças que atuam sobre o tendão supraespinal, centralizando a cabeça do úmero na cavidade glenoidal.

Fase 1 (1 dia a 6 semanas após a cirurgia). Geralmente, essa fase envolve 1 a 6 sessões de fisioterapia.

Objetivos

▶ Melhorar o conforto do paciente por meio da diminuição da dor e da inflamação para 5 de 10 ou menos na escala analógica.
▶ Minimizar a rigidez da coluna cervical e a perda de amplitude.
▶ Retardar a atrofia muscular.
▶ Diminuir os efeitos nocivos da imobilização e da restrição da atividade.[18-23]
▶ Proteger o local da cirurgia.
▶ Promover, por volta da terceira semana, uma ADMP do ombro envolvido de 75 a 90% em relação ao lado não atingido. A meta é alcançar a ADMP total e flexível em torno de seis semanas.
▶ Manter a ADM e o condicionamento dos outros componentes da cadeia cinética (pescoço, cotovelo, punho e mão).
▶ Manter a força muscular manual nas áreas não envolvidas em 4+/5.
▶ Assegurar o teste muscular manual dos rotadores em 3 ou 4/5.
▶ Recuperar ou manter a mobilidade escapular ou escapulotorácica.
▶ Estabelecer a adesão do paciente de forma independente ao programa de exercícios domiciliares.

Modalidades eletroterapêuticas e físicas

▶ A crioterapia é usada nos primeiros dias da fase aguda. As modalidades térmicas e térmicas profundas podem ser usadas imediatamente após a amenização da fase aguda de cicatrização.
▶ De maneira geral, o paciente recebe prescrições de medicamentos que, apesar de controlar a dor e a inflamação, podem mascarar os sintomas.[27]
▶ O fisioterapeuta deve verificar se houve bloqueio do escaleno, já que isso pode retardar o início da dor pós-cirúrgica.

Programa de exercícios terapêuticos e domiciliares

▶ Os exercícios pendulares de Codman, a elevação passiva usando uma mesa e a rotação externa com uma bengala iniciam-se na tarde da cirurgia. Na fase inicial, caso seja necessário, a extensão passiva deve ser evitada para impedir o estresse sobre o reparo do deltoide. O início dos exercícios de ADMP evita os efeitos degenerativos da imobilização, nutre a cartilagem articular e auxilia na síntese e na organização de colágeno.[45-47] O grau do movimento é orientado pela estabilidade do reparo operatório.[48]
▶ O paciente pode também fazer exercícios para ajudar a readquirir o controle escapular por volta da segunda semana. Esses exercícios incluem estímulos isométricos e elevação escapulares; deslocamentos suaves de peso em cadeia fechada com as mãos na mesa, ombro flexionado em menos de 60° e abduzido em menos de 45°; e emprego de uma prancha inclinada ou circular para executar deslocamentos de peso com as mesmas limitações de alcance.[48]
▶ O paciente também pode executar a ADMA da coluna cervical, do cotovelo, do punho e da mão.

O condicionamento do restante da cadeia cinética é mantido com:[48]

▶ Treinos de agilidade anaeróbia para a extremidade inferior, quando apropriado.
▶ Fortalecimento da extremidade inferior com musculação.
▶ Exercícios de flexibilidade, em especial para as áreas adaptativamente encurtadas durante o exame.
▶ Programas de caminhada ou corrida iniciados na primeira oportunidade, para o condicionamento cardiovascular. Como alternativa, o paciente pode usar um ergonômetro para a extremidade inferior, como a bicicleta ergométrica. É possível a utilização de um ergonômetro para a parte superior do corpo

(EPSC) por volta do final da terceira semana para garantir que o paciente evite a rotação interna na articulação glenoumeral, para não sofrer impacto. As sessões de EPSC começam em séries de 3 a 5 minutos com baixa resistência, alternando a direção a cada minuto.

Aproximadamente 3 a 7 dias após a cirurgia, o paciente pode iniciar os exercícios isométricos submáximos sem dor, em rotação interna e externa, sendo que os exercícios resistidos progressivos (ERPs) para flexão e extensão do cotovelo devem ser realizados após três semanas. Depois de 1 a 2 semanas, dependendo do nível de tolerância, o paciente pode progredir de exercícios de amplitude de movimento ativo assistido (ADMAA) para ADMP contra a gravidade. Isso inclui elevação ativa, exercícios de inclinação lateral e de rotação interna e externa e retração escapular. De acordo com a tolerância do paciente, esses exercícios devem evoluir para incluir resistência. O início do programa de fortalecimento depende da dor e da resposta tecidual, e os exercícios devem ser feitos em uma faixa de elevação abaixo de 90° para evitar a ocorrência de impactos potenciais. Embora seja leve na fase inicial, a resistência deve evoluir de acordo com a melhora na força. É importante enfatizar a mecânica adequada, a técnica correta e a estabilização articular.[48]

Terapia manual
- As técnicas de mobilização do tecido mole, liberação miofascial e terapia de pontos-gatilho são adequadas.
- As mobilizações articulares de graus I e II podem ser usadas para aliviar a dor, sendo que as de III e IV devem ser aplicadas nas áreas específicas de hipomobilidade nas colunas cervical e torácica.
- Execução da ADM sem dor, tomando cuidado para não sobrecarregar excessivamente os tecidos em fase de cicatrização.

Fase 2 (6 a 9 semanas após a cirurgia). Essa fase envolve 3 a 6 sessões de fisioterapia.

Objetivos
- Estabelecer em ADMA a 90° de abdução sem substituição da região escapulotorácica no início dessa fase.
- Relatos de dor em 2 de 10 ou menos.
- Atingir as amplitudes artrocinéticas normais do ombro em planos de movimentos simples e, em seguida, de movimentos múltiplos.[48]
- Capacitar o paciente a executar as atividades funcionais, incluindo dirigir e vestir-se sem sentir dor, e registrar aumento na duração do sono em relação ao exame inicial.
- Atingir a cadeia cinética normal e os padrões de geração de força, bem como a recuperação das proporções normais de força entre o braço envolvido e o não envolvido, por volta da oitava semana.

Programa de exercícios terapêuticos e domiciliares
- Os padrões de facilitação neuromuscular proprioceptiva escapular devem ser executados em diagonais, inicialmente sem resistência.
- Os ERPs de rotação interna e externa devem ser feitos em vários ângulos de elevação, mantendo o cotovelo flexionado em 90°. Progressão no fortalecimento do deltoide, do infraespinal, dos rotadores escapulares e do bíceps.
- O supraespinal deve ser exercitado isoladamente, usando-se a posição de "lata vazia" (rotação interna do ombro, polegar apontando para baixo e abdução do ombro em 90°, mantendo a posição de 30° anterior ao plano frontal médio).[49]
- A adução horizontal deve ser feita em supino, progredindo para a abdução horizontal em prono.
- Exercícios aeróbios. O uso de EPSC deve evoluir de sessões de baixa intensidade e curta duração para sessões com duração mais longa e maior intensidade, alternando a direção a cada cinco minutos.

Treinamento neuromuscular.

O treinamento neuromuscular e proprioceptivo é iniciado nessa fase e engloba:
- Balanço multidirecional e leve de sustentação na posição de quatro apoios, progredindo para balanço de três apoios, apoio na parede e apoio com as mãos e os joelhos. É preciso cuidado durante esses exercícios para evitar posições da mão que coloquem a articulação glenoumeral em rotação interna.
- As atividades de agarrar e arremessar a *medicine ball* e outras práticas pliométricas podem ser iniciadas por volta da sétima semana.[48]
- Um *body blade* pode ser introduzido durante essa fase, com exercícios em todos os planos de movimento, principalmente no transversal.

Terapia manual
- O fisioterapeuta deve continuar com as técnicas ainda eficazes para o tecido mole.
- A mobilização articular deve progredir em todos os planos de movimento com graus sucessivos para alongar a cápsula glenoumeral e inibir a proteção muscular por meio da facilitação do receptor.[50,51] As mobilizações articulares podem também ser necessárias em outras articulações do complexo do ombro, incluindo a esternoclavicular, a acromioclavicular e a escapulotorácica.
- Os exercícios de resistência manual devem ser feitos em padrão diagonal ou funcional.[52,53]
- O alongamento assistido para o complexo do ombro é executado pelo fisioterapeuta, com ênfase particular na cápsula posterior.

Fase 3 (mais de 10 semanas). Essa fase envolve 1 a 3 sessões de fisioterapia.

Objetivo
- Obter uma ADMA sem dor de 100%, em comparação com o lado não envolvido.
- Relatos de dor em 0 de 10 em repouso e em 2 de 10 ou menos em atividade ou exercício funcional.
- Manter força dos músculos do ombro em 4 de 5 ou igual à do ombro não envolvido.

▶ Capacitar o paciente a um desempenho funcional que permita erguer de 2 a 3,5 kg na frente do tronco e de 2 a 4,5 kg acima da cabeça.

Programa de exercícios terapêuticos e domiciliares. Durante essa fase, devem ser incluídos exercícios isotônicos, com ênfase nas contrações excêntricas. Os exercícios resistidos são executados em plano reto, escapular e diagonal funcional (facilitação neuromuscular proprioceptiva). É importante que o paciente continue a fazer os exercícios corretamente. Um elástico cirúrgico pode ser usado para exercitar os músculos sob carga constante durante o exercício.[54] Os músculos devem ser trabalhados em vários ângulos e velocidades, simulando atividades funcionais ou específicas dos esportes.

▶ Remar é um bom exercício geral para os músculos do ombro e fortalece todas as porções do trapézio, do levantador da escápula e dos romboides.

▶ O desenvolvimento central (*military press*) é também um bom exercício, principalmente para o trapézio superior e o deltoide, embora seja recomendado o uso de halteres para evitar a posição de rotação interna da articulação glenoumeral.

▶ O *body blade* pode ser utilizado com o paciente executando contrações durante toda a amplitude. Outros exercícios proprioceptivos incluem sustentação de peso em decúbito ventral e apoios sobre bola suíça e depressão dos ombros na posição sentada também usando a bola suíça.

▶ Os exercícios de cadeia cinética para a extremidade inferior e o tronco, constituem uma alternativa, pois promovem cocontrações e aumentam a estabilidade articular dinâmica (ver Cap. 10).[27,48,55-57]

▶ Os exercícios pliométricos evoluem do passe abaixo da mão para o arremesso com as duas mãos e, finalmente, o passe sobre a cabeça. As progressões são feitas na série, na velocidade e na distância dos arremessos. Outros exercícios pliométricos para tal fase incluem:[48]

- *Apoio na parede.* O exercício de apoio pode ser adicionado para fortalecer o serrátil anterior.
- *Apoio no canto da parede.*
- *Elástico.* Os exercícios com elástico são aplicados para simular qualquer um dos movimentos necessários no arremesso ou saque.
- **Medicine ball.** A *medicine ball* é um dispositivo pliométrico muito eficaz. Quando segurada, seu peso estabelece um pré-alongamento e uma carga excêntrica; ao ser impulsionada novamente para a frente, cria uma resistência e uma contração agonista poderosa.[48]

O critério para voltar a jogar é normalidade no exame clínico, nas artrocinéticas de ombro e na integração da cadeia cinética.[48]

Os pacientes são aconselhados a continuar os exercícios de ADM e fortalecimento durante um ano.[58]

Reparo no manguito rotador

O paciente com articulação glenoumeral sintomática e manguito rotador deficiente apresenta um problema complexo para a equipe ortopédica e, dependendo do quadro, há várias opções cirúrgicas disponíveis.[59,60]

Indicações

As indicações para reparos no manguito rotador são dor persistente que interfere nas atividades da vida diária (AVDs), no trabalho ou nos esportes, pacientes que não melhoram em 4 a 6 meses de tratamento conservador ou indivíduos jovens ativos (com idade inferior a 50 anos) com ruptura total aguda.[58]

Procedimento

A intervenção cirúrgica para reparos do manguito rotador baseia-se na dimensão da ruptura, na idade e no nível de atividade do paciente e no grau de função e dor.[61] Duas das técnicas mais comuns são: reparo aberto e reparo artroscópico.

O papel da artroscopia no tratamento das lesões no manguito rotador encontra-se em fase de desenvolvimento. O procedimento avançou excepcionalmente nas duas últimas décadas,[62] do uso original como ferramenta diagnóstica para a opção terapêutica eficaz em pacientes com impacto de estágio II e artrite na articulação acromioclavicular.[40,42,43] No passado, as técnicas artroscópicas eram reservadas para ruptura pequena ou moderada, parcial ou total, do supraespinal ou do infraespinal.[63-65] Há uma descrição recente de reparo da ruptura total do manguito rotador usando a técnica artroscópica.[66-69]

Aparentemente, as vantagens do reparo artroscópico incluem pequenas incisões na pele, inspeção da articulação glenoumeral, tratamento de lesões intra-articulares, impedimento da separação do deltoide, menos dissecação do tecido mole e menos dor.[58,66,69]

A técnica aberta envolve uma incisão vertical sobre o ombro anterior. O deltoide é dividido para permitir o acesso ao manguito rotador e ao espaço subacromial. Considerando que esse método de reparo depende da extensão da ruptura, é necessário fazer acromioplastia anterior e inferior e inspeção no manguito.

O ligamento coracoacromial, estrutura importante na limitação da migração superior do úmero, não é ressecado, a não ser na presença de grande tensão ou na necessidade de exposição.[70]

Independentemente da técnica escolhida, aberta ou artroscópica, a velocidade da reabilitação pós-cirúrgica permanece inalterada, já que o fator limitante – a cicatrização do tendão no osso – permanece constante. Além disso, a velocidade da progressão depende do estado do músculo deltoide, da dimensão da ruptura e da capacidade de se mover o ombro sem lesionar os tecidos.[71,72]

Reabilitação pós-cirúrgica

Durante as primeiras seis semanas pós-operatórias, geralmente o braço é protegido por uma tipoia ou é mantido sobre um pequeno travesseiro para abdução. O tipo de imobilização depende da quantidade de abdução necessária para reparar o manguito rotador com pouca ou nenhuma tensão. A tipoia é a alternativa mais adequada se, com o braço de lado, a tensão do reparo for mínima ou inexistente.

▶ Rupturas menores: 1 a 3 semanas.
▶ Rupturas médias: 3 a 6 semanas.
▶ Rupturas maiores e massivos: 6 a 8 semanas.

As órteses de abdução são consideradas a opção mais recomendada nos casos em que a tensão no reparo for mínima ou inexistente, com 20 a 40° de abdução.

▶ Rupturas menores: 6 semanas.

▶ Rupturas médias: 6 semanas.

▶ Rupturas maiores e massivos: 8 semanas.

Dependendo do cirurgião, uma das alternativas de prescrição é o aparelho de movimento passivo contínuo CPM para evitar os efeitos degenerativos da imobilização, nutrir a cartilagem articular e auxiliar na síntese e organização de colágeno.[45-47,72] Entretanto, os exercícios manuais de ADMP têm custos menores e produzem resultados semelhantes aos dos CPMs.[72] O grau de movimento permitido durante as primeiras seis semanas é determinado pela estabilidade do reparo operatório.[48] O movimento de rotação externa além da posição neutra geralmente é restrito nas primeiras quatro semanas.[70]

O protocolo de reabilitação apresentado a seguir destina-se aos atletas recreacionais ativos.

Fase 1 (1 dia a 6 semanas após a cirurgia). Essa fase envolve 1 a 6 sessões de fisioterapia.

Objetivos

▶ Melhorar o conforto do paciente por meio da diminuição da dor e da inflamação em 5 de 10 ou menos. Os pacientes tratados com reparos artroscópicos no manguito rotador sentem menos dor pós-operatória do que aqueles tratados com reparos ou minirreparos abertos (mais finos).

▶ Minimizar a rigidez da coluna cervical e a perda de amplitude.

▶ Retardar a atrofia muscular.

▶ Diminuir os efeitos nocivos da imobilização.[18-23]

▶ Proteger o local da cirurgia.

▶ Promover a ADMP do ombro envolvido em aproximadamente 60 a 70% comparada ao lado não envolvido por volta de 3 a 4 semanas após a cirurgia. Para tanto, o paciente deve atingir, cerca de 40 a 45% de rotação externa passiva, 60 a 80° de abdução sem rotação (evitar adução em indivíduos que tenham sido imobilizados com travesseiro de abdução) e 120 a 140° de flexão passiva para a frente. O início dos exercícios de ADMA e ADMAA é retardado conforme o tamanho da ruptura.

- Rupturas menores (0 a 1 cm): nenhuma ADMA antes de quatro semanas.
- Rupturas médias (1 a 3 cm): nenhuma ADMA antes de seis semanas.
- Rupturas maiores (3 a 5 cm): nenhuma ADMA antes de oito semanas.
- Rupturas massivas (> 5 cm): nenhuma ADMA antes de 12 semanas.
- Manter a ADM e a força de outros componentes da cadeia cinética (coluna cervical, cotovelo, punho e mão).
- Assegurar a força muscular manual nas áreas não envolvidas em 4+/5.
- Iniciar o controle escapular: a assimetria dos lados envolvido e não envolvido deve ser mantida em menos de 1,5 cm com o teste de deslizamento escapular lateral (ver Cap. 14).[48]
- Liberar o paciente para o programa de exercícios domiciliares.

Modalidades eletroterapêuticas e físicas. A crioterapia e as modalidades não térmicas como o ultrassom podem ser usadas. De maneira geral, o médico do paciente prescreve medicamentos para ajudar a controlar a dor e a inflamação.[27]

Programa de exercícios terapêuticos e domiciliares. A remoção da tipoia ou do travesseiro facilita a execução dos exercícios.

▶ Os exercícios pendulares de Codman, de elevação passiva com apoio na mesa e de rotação externa com bengala devem ser iniciados no mesmo dia da cirurgia e continuados em casa durante seis semanas. A extensão passiva deve ser evitada a princípio para impedir o estresse sobre o reparo do deltoide.

▶ O paciente deve começar a realizar exercícios para readquirir o controle escapular. Esses exercícios incluem estímulos isométricos e elevação escapular; deslocamentos suaves de peso em cadeia fechada, com as mãos na mesa, ombro flexionado em menos de 60° e abduzido em menos de 45°; e uso de uma prancha inclinada ou circular para executar deslocamentos de peso com as mesmas limitações de amplitude.[48]

▶ O paciente deve executar também a ADMA da coluna cervical e do cotovelo e fazer exercícios de fortalecimento do punho e da mão. Não pode haver fortalecimento/movimento resistido do ombro antes de 12 semanas depois da cirurgia ou sem orientação médica. Entretanto, nos casos de rupturas com alto potencial de cicatrização (rupturas menores, pacientes com menos de 50 anos, indivíduos não fumantes), os exercícios isométricos podem ser iniciados na oitava semana, progredindo para faixa elástica Thera-Band® antes da 12ª semana (com o braço em menos de 45° de abdução). A ADMP é recomendada para o cotovelo, evoluindo para o movimento ativo de acordo com o nível de tolerância do paciente. Nesse estágio, o paciente poderá tentar agarrar algum objeto.

O condicionamento dos outros componentes da cadeia cinética é mantido por meio de:[48]

▶ Exercícios aeróbios como ciclismo.

▶ Exercícios de agilidade anaeróbios para a extremidade inferior, quando apropriado.

▶ Fortalecimento da extremidade inferior com aparelhos.

▶ Exercícios de flexibilidade nas áreas consideradas adaptativamente encurtadas durante o exame.

Terapia manual

▶ As técnicas para mobilização do tecido mole, liberação miofascial e terapia de pontos-gatilho são adequadas.

▶ As mobilizações articulares de graus I e II são usadas para aliviar a dor, enquanto as imobilizações de III e IV são aplicadas em áreas específicas de hipomobilidade nas colunas cervical e torácica.

▶ A ADMP sem dor é executada em elevação e rotação externa, tomando-se cuidado para não ser aplicado estresse excessivo nos tecidos em fase de cicatrização.

Fase 2 (6 a 11 semanas após a cirurgia). A tipoia ou o imobilizador deve ser descartado. Durante essa fase, que geralmente envolve 4 a 6 sessões de fisioterapia, a ênfase recai na recuperação da ADM e não da força.

Objetivos

▶ Realizar movimento ativo assistido com bengala acima de 90° de abdução.

▶ Relatos de dor em 2 de 10 ou menos.

▶ Obter ADMA cervical dentro dos limites normais.

▶ Atingir artrocinética normal do ombro em planos de movimentos simples e, em seguida, nos de movimentos múltiplos.[48]

▶ Promover a execução das atividades funcionais, incluindo dirigir, vestir-se sem dor e aumento da duração do sono, em comparação à avaliação inicial.

▶ Alcançar os padrões adequados da cadeia cinética e de geração de força.

▶ Descontinuar o uso de tipoia ou de órtose de abdução. Esses itens podem ser utilizados apenas para aumentar o conforto do paciente.

▶ Aumentar a ADMP de 140° de flexão anterior para 160°, de 40° de rotação externa para 60°, e de 60 a 80° de abdução para 90°.

Programa de exercícios terapêuticos e domiciliares. Após seis semanas, o paciente deve fazer exercícios de ADMAA. Quando a dor estiver sob controle e o paciente conseguir realizar completamente os exercícios de ADM resistidos, os exercícios de ADMA podem ser iniciados nos planos retos, escapular e funcionais (facilitação neuromuscular proprioceptiva),[73] com movimentos elementares na amplitude de 0 a 70°, evoluindo de acordo com a tolerância e a capacidade de execução correta dos movimentos. Um alongamento passivo leve pode ser aplicado no final da ADMA.

▶ Os exercícios de rotação interna e externa devem ser feitos com o braço ao lado do corpo e o cotovelo flexionado em 90°. O uso de um cilindro axilar dá ênfase no músculo redondo menor; sua ausência enfatiza o músculo infraespinal.

▶ Início do alongamento do manguito rotador e do estabilizador da escápula nos casos de rupturas menores com potencial elevado de recuperação.[49]

▶ Execução da adução horizontal em supino, com progressão para abdução horizontal em prono.

▶ Encolher dos ombros e execução de retração e depressão escapular.

▶ O fortalecimento dos músculos do punho e da mão devem ser continuados com exercícios de preensão e um dispositivo para exercitar a mão.

▶ Um EPSC pode ser utilizado para o condicionamento cardiovascular, assegurando-se de que o paciente não realize rotação interna na articulação glenoumeral para não sofrer um impacto. As sessões de EPSC iniciam com séries de 3 a 5 minutos com baixa resistência, alternando a direção a cada minuto.

Treinamento neuromuscular. O treinamento neuromuscular e proprioceptivo pode iniciar nessa fase e inclui:

▶ Balanço multidirecional leve na posição de quatro apoios, progredindo para balanço de três pontos, apoio na parede e apoio nas mãos e nos joelhos. Durante a execução desses exercícios, o fisioterapeuta deve evitar as posições de mão que coloquem a articulação glenoumeral em rotação interna.

▶ As atividades de agarrar e arremessar a *medicine ball* podem ser iniciadas.[48]

▶ O *body blade* pode ser introduzido durante essa fase, trabalhando em todos os planos de movimento, principalmente no transversal.

Terapia manual

▶ O fisioterapeuta deve continuar a aplicação das técnicas ainda eficazes para o tecido mole.

▶ A mobilização articular deve progredir em todos os planos de movimento glenoumeral, usando níveis progressivos para alongar a cápsula glenoumeral e inibir a proteção muscular por meio da facilitação do receptor.[50,51] As mobilizações articulares também podem ser necessárias nas demais articulações do complexo do ombro, incluindo a esternoclavicular, a acromioclavicular e a escapulotorácica.

▶ Os exercícios de resistência manuais devem ser feitos em padrão diagonal ou funcional.[52,53]

▶ O alongamento assistido para o complexo do ombro deve ser executado pelo fisioterapeuta, com ênfase especial na cápsula posterior.

Fase 3 (mais de 16 semanas). Em 16 semanas após a cirurgia, os exercícios resistidos concêntricos podem ser iniciados, prosseguindo com as atividades de alongamento. Os critérios para progressão para essa fase incluem ADMA indolor, ombro sem dor e sensibilidade. Essa fase envolve 1 a 3 sessões de fisioterapia.

Objetivos

▶ Obter ADMA sem dor de 90 a 100%, em comparação com o lado não envolvido.

▶ Relatos de dor em 0 de 10 em repouso e em 2 de 10 ou menos em atividades ou exercícios funcionais.

▶ Melhorar a força, a potência e a resistência do ombro. A força do ombro deve permanecer em 4 de 5 ou igual ao ombro não envolvido.

▶ Aprimorar o controle neuromuscular e a propriocepção do ombro.

▶ Preparar para o retorno gradual às atividades funcionais. O desempenho funcional deve incluir erguer 2 kg na frente do tronco e erguer de 4,5 a 7 kg acima da cabeça.

▶ Fornecer ao paciente um programa de manutenção de exercícios domiciliares a ser feito três vezes por semana.

Programa de exercícios terapêuticos e domiciliares. O programa deve progredir durante tal fase para permitir a inclusão de exercícios com ênfase nas contrações excêntricas. Os exercícios escapulotorácicos (estabilização escapular) também devem evoluir nesse estágio. O início do programa de fortalecimento dos músculos do ombro é definido pela dor e pela resposta tecidual e deve ser executado em uma amplitude abaixo de 90° de elevação, para evitar a ocorrência de lesões. Inicialmente, a resistência deve ser leve e, em seguida, progredir de acordo com o nível de melhora na força e na ADM. Deve-se enfatizar a mecânica mais adequada, a técnica mais correta e a estabilização articular.[48]

Os exercícios resistidos devem ser feitos em planos reto, escapular e funcional (facilitação neuromuscular proprioceptiva). É importante que o paciente execute-os corretamente. O elástico cirúrgico pode ser usado para exercitar os músculos sob carga constante durante o exercício.[54] A progressão por meio de várias cores do elástico deve ocorrer em intervalos de 2 a 3 semanas, com base na resposta do paciente. Os músculos devem ser trabalhados em velocidades e ângulos variados, simulando atividades esportivas específicas ou funcionais.

▶ Exercícios em cadeia cinética. Essa modalidade inclui exercícios para a extremidade inferior e o tronco com a finalidade de promover cocontrações e intensificar a estabilidade articular dinâmica (ver Cap. 10).[27,48,55-57]

▶ Os exercícios pliométricos progridem do arremesso por baixo para o arremesso com as duas mãos e, finalmente, para o passe acima da cabeça. As evoluções são estabelecidas na quantidade, na velocidade e nas distâncias de arremesso. Outros exercícios pliométricos para essa fase são:[48]

- *Apoio na parede.*
- *Apoio no canto da parede.*
- *Elástico.* Exercícios com o elástico podem ser usados para simular qualquer um dos movimentos necessários no arremesso ou no saque.

▶ As sessões com EPSC devem evoluir de baixa intensidade e curta duração para intensidade mais alta e sessões mais longas, alternando a direção a cada cinco minutos. Seu uso pode ser complementado com programas de caminhada ou corrida, ou com um ergômetro para a extremidade inferior, tal como os simuladores de subida de escadas e os aparelhos de *cross-country*.

▶ O treinamento isocinético, se aplicável, deve iniciar quando o paciente for capaz de erguer no mínimo 2 kg em rotação externa em decúbito lateral e de 4,5 a 7 kg em rotação interna em decúbito lateral sem dor.[4,32] A velocidade inicial recomendada é de 200º/s.[74]

O fisioterapeuta deve orientar os pacientes a continuar os exercícios de ADM e de fortalecimento durante seis meses a um ano.[58] O ponto de benefício máximo varia de acordo com a extensão da ruptura, embora a maioria dos pacientes continue a apresentar melhoras na força e na função durante 12 meses.

▶ Rupturas menores: 4 a 6 meses.
▶ Rupturas médias: 6 a 8 meses.
▶ Rupturas maiores e massivas: 8 a 12 meses.

O fisioterapeuta deve observar perdas de movimento (principalmente rotação interna), com ausência de progressão da força, (sobretudo abdução), ou se o paciente informar que continua sentindo dor, em especial à noite. Talvez os pacientes nessas condições precisem retornar para as rotinas anteriores e utilizar mais as modalidades de controle da dor descrita há pouco.

Artroplastia total do ombro

A artroplastia total do ombro (ATO) é uma opção cirúrgica para idosos com ombros artríticos e deficiência no manguito.[59] Outros pacientes que poderiam exigir esse tipo de cirurgia incluem aqueles com tumores ósseos, artrite reumatoide, doença de Paget, necrose avascular da cabeça do úmero, fraturas por luxação e luxação recorrente.[75,76]

Indicações

As principais indicações para intervenção cirúrgica são a dor constante, em vez da restrição de movimento, e a ineficácia das medidas conservadoras. Considerações adicionais incluem idade do paciente, nível de atividade, exigências do trabalho e saúde geral.[59]

São recomendadas avaliações pré-operatórias, as quais devem envolver análise da ADM, da mobilidade escapular, dos desequilíbrios musculares e da dor. Os músculos principais que devem ser examinados na fase pré-operatória para verificar a força são: manguito rotador, deltoide, trapézio, romboide, serrátil anterior, latíssimo do dorso, redondo maior e peitoral maior e menor.[26] O paciente deve receber instruções sobre os exercícios e informações sobre às precauções pós-cirúrgicas. Os programas de alongamento do ombro antes da artroplastia podem melhorar a função pós-cirúrgica.[77]

Procedimento

A ATO é um procedimento extremamente difícil, e os resultados dependem da habilidade da reconstrução, do reparo do tecido mole, da orientação dos implantes e do sucesso da reabilitação.[75,78-80] A substituição total do ombro minimiza muito mais a dor do que a hemiartroplastia. Cerca de 80% dos pacientes reportam alívio após a hemiartroplastia, enquanto mais de 90%, após a substituição do ombro.[80]

Três tipos de componentes de substituição são usados, a saber:

1. *Não constrangido.* Esse é o tipo mais utilizado e consiste de um componente do úmero em associação a um componente escapular.

2. *Constrangido.* Esse tipo destina-se a pacientes com deterioração grave do manguito rotador, mas com o deltoide em funcionamento normal. Os componentes glenoidal e umeral são acoplados e fixados no osso.

3. *Semiconstrangido.* Esse tipo envolve o uso de uma cabeça do úmero pequena e esférica, com um ângulo entre a cabeça e o pescoço de 60º para permitir o aumento da ADM.

A técnica não constrangida e a reabilitação pós-cirúrgica aplicadas depois desse procedimento são descritas nesta seção.

Embora os métodos cirúrgicos apresentem variações, a maioria envolve a dissecação do subescapular, o reparo do manguito rotador ou ambos. De maneira geral, o paciente utiliza tipoia ou imobilizador elástico para o ombro imediatamente após a operação, com o úmero posicionado em adução, rotação interna e ligeira flexão anterior. Nos casos de reparo do manguito rotador, é importante usar a tipoia em abdução por 4 a 6 semanas, de acordo com as instruções do cirurgião.

Reabilitação pós-cirúrgica

O resultado final da artroplastia do ombro depende de vários fatores, incluindo a qualidade do tecido mole (principalmente o estado do manguito rotador), a condição do osso, o tipo de implante e de fixação, as expectativas do paciente e as características do programa de reabilitação.[26] Somente o cirurgião conhece a extensão dos danos e dos reparos no tecido mole, e suas diretrizes para a fisioterapia devem ser seguidas à risca. Em geral, a rotação interna ativa e a externa ativa e passiva acima de 35 a 40° são os únicos movimentos proibidos nas primeiras semanas.

Fase 1 (0 a 3 semanas). Essa fase envolve 1 a 4 sessões de fisioterapia. Algumas vezes, o médico prescreve o uso de um CPM. O imobilizador de ombro é utilizado entre as sessões de exercício e à noite.

Objetivos

▸ Assentar os relatos de dor em 5 de 10 ou menos em movimento e em 2 de 10 ou menos em repouso.
▸ Aumentar a ADMP do ombro para 70%, em relação ao lado não envolvido. A recuperação da rotação externa, que pode ser um grande desafio, é enfatizada durante toda a etapa de reabilitação. Sua perda afeta mais significativamente a função do que qualquer outra redução na amplitude.[81] Os pacientes toleram a perda de 90° de elevação glenoumeral, mas têm dificuldade em suportar perda maior que 45° de rotação externa sem comprometimento funcional acentuado em atividades como vestir, apanhar objetos e pentear-se.[26]
▸ Minimizar os efeitos nocivos da imobilização.[18-23]
▸ Manter o movimento do cotovelo, do punho e da mão da extremidade envolvida.
▸ Educar o paciente a corrigir o posicionamento da extremidade superior envolvida.

Modalidades eletroterapêuticas e físicas

▸ A crioterapia com compressas de gelo deve ser aplicada com frequência durante os dois primeiros dias após a cirurgia, para diminuir a dor e a inflamação.
▸ O tratamento da dor também pode envolver estímulos elétricos transcutâneos convencionais de alta frequência. Com a permissão do médico, a estimulação elétrica pode ser usada para redução de edemas e para a reeducação muscular.[28-31]
▸ O calor úmido é uma alternativa que pode ser aplicada antes dos exercícios para estimular o relaxamento dos músculos do ombro após os primeiros dias. As modalidades eletroterapêuticas e físicas geralmente são descontinuadas por volta da quarta semana.[26]

Programa de exercícios terapêuticos e domiciliares. Geralmente, no caso de manguito rotador intacto, os exercícios terapêuticos devem ser iniciados de 24 a 48 horas após a cirurgia e executados duas vezes por dia, até a ADMP atingir 140° de flexão anterior passiva e elevação no plano escapular e 30 a 40° de rotação externa (úmero na posição neutra em 30° de abdução). Nos casos de reinserção ou alongamento escapular, esses exercícios podem ser adiados por cerca de três semanas.[59] O paciente deve colocar um travesseiro sob o úmero para posicioná-lo em ligeira flexão anterior, toda vez que estiver deitado em supino.

Os exercícios durante os três primeiros dias após a cirurgia incluem:

▸ *Exercícios pendulares de Codman.* O paciente deve inclinar-se para a frente na linha da cintura até a coluna torácica ficar em uma posição paralela em relação ao solo, mantendo o braço solto. Nas posições em prono e em supino do antebraço, o paciente produz rotação interna e externa do ombro. Ao balançar o tronco, mantendo o braço solto, o paciente pode executar também o movimento de circundução nos sentidos horário e anti-horário. Cada exercício deve ser executado por 30 a 60 segundos e repetido a cada 2 a 3 horas.
▸ *ADMAA da elevação do braço no plano escapular com o paciente em supino.* O paciente deve segurar o punho envolvido e erguer o braço lentamente o mais alto possível. No ponto máximo da amplitude disponível, ele deve manter a posição durante cerca de cinco segundos antes que o braço retorne de forma gradual à posição inicial. Esse exercício deve ser repetido 10 vezes.
▸ *Rotação externa com um bastão em ADMP/ADMAA.* O paciente deve se posicionar em supino com uma toalha enrolada sob o cotovelo (para evitar a extensão glenoumeral) e manter o braço em ligeira abdução. Em seguida, deve segurar uma bengala com ambas as mãos e rodar suavemente o braço envolvido em rotação externa glenoumeral. Se o subescapular for dividido e reparado, o paciente deve ser advertido sobre a rotação interna ativa e a rotação externa passiva acima da amplitude entre 35 e 40°. Ele deve tomar cuidado para produzir a rotação glenoumeral, em vez de estender apenas o cotovelo. O bastão deve permanecer alinhado ao movimento, perpendicular ao úmero.[26] No ponto máximo da amplitude permitida, a posição deve ser mantida por cerca de 30 a 60 segundos, antes que os braços retornem gradualmente à posição inicial. Esse procedimento deve ser repetido 10 vezes. A progressão do exercício deve ocorrer do 7º até o 10º dia, de maneira que o paciente possa ficar de pé em frente a uma porta, mantendo o cotovelo em 90° e o úmero perto do corpo. Com a palma da mão na porta, o paciente deve girar o corpo lentamente, criando um movimento de rotação externa na articulação glenoumeral. A posição deve ser mantida durante cinco segundos no ponto máximo da amplitude permitida, antes que o braço retorne aos poucos à posição inicial. O exercício deve ser repetido 10 vezes.
▸ *Elevação assistida com uma roldana (5º dia).* A roldana deve ser posicionada sobre uma porta cerca de 3 cm mais alta do que o alcance do ombro não envolvido e ligeiramente atrás do paciente. Este deve permanecer sentado com as costas voltadas para a porta e usar a extremidade não envolvida para tracionar a envolvida em uma elevação máxima, porém tolerável. O paciente deve ser alertado sobre o emprego dos músculos (supraespinal e deltoide) para controlar a descida do braço. A aplicação da técnica deve durar de 60 a 90 segundos. Se houver reparo do manguito rotador, os exercícios com roldanas devem ser adiados pelas primeiras três semanas.[59]
▸ *ADMA para abdução com o paciente em supino.* O paciente deve usar o braço não envolvido para ajudar na elevação do outro braço, entrelaçando a mão e os dedos. As mãos são elevadas sobre a cabeça e colocadas atrás do pescoço. A partir dessa posição, ele deve abaixar os cotovelos suavemente até a maca e abduzir o ombro de forma ativa na horizontal, seguindo-se a adução horizontal, para manter os cotovelos juntos. O exercício deve ser executado por 30 a 60 segundos.

▶ *ADMAA para rotação interna (10º dia).* O paciente deve se posicionar em supino, mantendo ambos os braços em 90º de abdução, dentro do nível de tolerância, com toalhas enroladas sob cada cotovelo. Segurando um bastão com ambas as mãos, ele deve abaixá-lo lentamente na direção do abdome, tomando cuidado para manter o cotovelo inclinado e o bastão paralelo com o úmero. A posição deve ser mantida durante cinco segundos no ponto máximo da amplitude disponível, antes que os braços retornem aos poucos para a posição inicial. O exercício deve ser repetido 10 vezes.

▶ *ADMAA para adução horizontal (3ª a 4ª semanas).* O paciente deve se posicionar de pé e usar a extremidade não envolvida para elevar a envolvida até a altura do ombro. Em seguida, deve forçar esta para a frente do corpo, mantendo o braço paralelo ao solo. A posição deve ser mantida durante cinco segundos no ponto máximo da amplitude disponível, antes de a extremidade retornar gradualmente para a posição inicial. O exercício deve ser repetido 10 vezes.

▶ *Isométricos leves.* Exercícios isométricos leves para rotação interna, rotação externa e abdução em posição neutra (3ª semana).

▶ *Exercícios para ajudar a readquirir o controle escapular (3ª semana).* Esses exercícios incluem estímulos escapulares isométricos e elevação escapular; deslocamentos leves de peso em cadeia fechada, com as mãos na mesa, ombro flexionado em menos de 60º e abduzido abaixo de 45º; exercícios escapulares; e deslocamentos de peso em uma prancha inclinada ou circular com as mesmas limitações de amplitude.[48]

▶ Exercícios de pegar e largar com as mãos, círculos do punho e pronação e supinação ativa do antebraço.

▶ Flexão e extensão ativa do cotovelo.

▶ Círculos do ombro com retração e protração leve.

▶ Programa cardiovascular de caminhada ou ciclismo para a extremidade inferior.

Terapia manual. A ADMP do ombro envolvido é executada em amplitudes sem dor.

▶ *Elevação no plano escapular.* O paciente deve se posicionar em supino, com o fisioterapeuta de pé ao lado da extremidade envolvida. O profissional aplica uma força de distração leve sobre o úmero enquanto eleva o braço do paciente até o nível da escápula. A posição deve ser mantida durante cerca de cinco segundos no ponto máximo da amplitude disponível, antes que o braço retorne aos poucos para a posição inicial. O exercício deve ser repetido 10 vezes.

▶ *Rotação externa.* O paciente deve se posicionar em supino e manter o braço ligeiramente abduzido e apoiado sob o cotovelo por uma toalha enrolada. O fisioterapeuta deve permanecer de pé ao lado da extremidade envolvida. Em seguida, roda o braço do paciente passivamente, mantendo o cotovelo flexionado e afastando a mão do corpo. O profissional deve certificar-se de que o movimento produzido é a rotação externa da articulação glenoumeral. A posição deve ser mantida durante cinco segundos no ponto máximo da amplitude disponível, antes de o braço retornar aos poucos para a posição inicial. O exercício deve ser repetido 10 vezes.

Fase 2 (4 a 6 semanas). Essa fase envolve 2 a 4 sessões de fisioterapia.

Objetivos
▶ Estabelecer a ADM em 80%, em comparação com o lado não envolvido.
▶ Assentar o nível de dor em 2 de 10 ou menos para AVDs.
▶ Atingir uma força muscular de 3+/5 no teste manual para a musculatura da cintura escapular.
▶ Capacitar o paciente a executar as atividades funcionais, incluindo pentear-se, alcançar um armário de cozinha ou erguer itens leves acima da altura do ombro.

Programa de exercícios terapêuticos e domiciliares. Os exercícios terapêuticos incluem a continuação da ADMP até que a amplitude atinja 160º de elevação e 60º de rotação externa. Recomenda-se progredir para a ADMAA. Os exercícios de ADMA devem começar por volta da sexta semana após a cirurgia, embora esse tempo possa variar. Os exercícios para essa fase geralmente incluem:

▶ Fortalecimento do bíceps, do tríceps e do antebraço.
▶ Fortalecimento do estabilizador da escápula.

Em seis semanas após a cirurgia, o paciente pode iniciar um programa de alongamento para atingir os 20º restantes de movimento em todas as direções. Esses exercícios envolvem:

▶ *Alongamento no vão da porta.* O paciente deve permanecer de pé no vão de uma porta, com ambos os braços elevados até a altura do ombro, e manter as mãos apertadas contra a moldura da porta, com os cotovelos flexionados em 90º para que o úmero fique paralelo ao solo. Em seguida, deve inclinar-se para a frente, forçando o ombro em rotação externa e em leve extensão. A posição deve ser mantida durante cinco segundos no ponto máximo da amplitude disponível, antes de retornar à posição inicial. Esse exercício deve ser repetido 10 vezes.

▶ *ADMAA para rotação interna utilizando o vão da porta ou posicionando o braço envolvido atrás das costas.* O paciente deve movimentar o braço não envolvido em extensão, enquanto mantém o úmero no plano sagital, e mover o punho envolvido um pouco mais para cima nas costas. Esse exercício deve progredir para a rotação interna assistida com auxílio de uma toalha.

▶ *Adução assistida e alongamento da cápsula posterior.* O paciente deve tracionar o braço envolvido ao longo do torso, imediatamente abaixo do queixo.

Existem diferenças consideráveis de opinião sobre o momento exato do fortalecimento do manguito rotador, variando da 1ª à 12ª semana. Essas discrepâncias são decorrência do procedimento cirúrgico executado. Pacientes com substituição do ombro por osteoartrite primária podem iniciar o fortalecimento entre 10 a 14 dias após a cirurgia, e o alongamento possivelmente seja desnecessário. Se o tubérculo maior for preservado e reinserido na prótese, o médico deve ser consultado antes do início do programa de exercícios com carga excêntrica. Os exercícios de fortalecimento em quatro semanas englobam:

▶ Flexão ativa em supino. A flexão deve progredir para elevação assistida ativa até 90º, seguida pelo deltoide anterior excêntri-

co e pelo supraespinal, abaixando o braço envolvido de 90 para 0° em supino. Quando o paciente conseguir fazer esse exercício em supino usando peso de 2 kg, o exercício poderá progredir para as posições sentada e de pé.
- Elevação do plano escapular isométrico. O paciente deve permanecer de frente para uma parede e manter o punho cerrado contra ela. Em seguida, deve tentar flexionar o braço contra a parede, evitando qualquer movimento.
- Exercícios isométricos em abdução, extensão e rotação interna contra uma superfície firme.
- Fortalecimento do deltoide com abdução ativa na posição sentada (seis semanas).
- Rotação interna resistida com elástico cirúrgico (oito semanas).
- Rotação externa resistida com elástico cirúrgico (oito semanas).
- Estabilização rítmica.
- Introdução de um EPSC.

Treinamento neuromuscular. Entre a 4ª e a 6ª semana após a cirurgia, ocorre a progressão do treinamento neuromuscular e proprioceptivo. Os exercícios de estabilização escapular iniciam com apoio na parede, seguido de balanços em quatro apoios e, finalmente, com apoio nas mãos e nos joelhos.

Terapia manual
- Se necessário, as técnicas de mobilização do tecido mole, a liberação miofascial e a terapia de pontos-gatilho devem ser aplicadas.

Fase 3 (a partir da 9ª semana)
Objetivos
- Aprimorar a força e a resistência do ombro para um nível idêntico ao do lado não envolvido.
- Melhorar a capacidade funcional.

Programa de exercícios terapêuticos e domiciliares. Essa fase envolve uma progressão continuada dos exercícios anteriores para restaurar a ADM funcional e o fortalecimento dos músculos deltoide, manguito rotador e escapular. Ocorre também uma progressão nos exercícios de fortalecimento de flexão e extensão do cotovelo. A evolução do programa em cadeia fechada inclui exercícios com a *medicine ball* contra uma parede, apoio na parede, supino e retração escapular.

Terapia manual. Se necessário, as mobilizações articulares passam a ser empregadas com ênfase na recuperação da ADM funcional.

Procedimentos envolvendo o cotovelo

Reconstrução do ligamento colateral ulnar

A banda oblíqua anterior do ligamento colateral ulnar é particularmente vulnerável a microrruptura, atenuação, enfraquecimento e eventual ruptura em esportes de arremesso, como beisebol ou arremesso de disco. A reconstrução desse ligamento com enxerto de tendão livre autólogo é uma das cirurgias mais comuns em atletas de arremesso, assim como nos centros de recuperação da banda oblíqua anterior do ligamento colateral ulnar.

Indicações
A principal indicação para a intervenção cirúrgica é o insucesso de medidas conservadoras em atletas motivados. Considerações adicionais incluem idade do paciente, nível de atividade, exigências do trabalho, saúde geral e integridade do cotovelo não envolvido.[59,82,83]

Procedimento
O ligamento colateral ulnar separado é recolocado em seu ponto de origem ou de inserção. Os osteófitos do olécrano posterior, se presentes, devem ser removidos, e as cavidades ósseas são perfuradas no úmero e na ulna, produzindo trauma no osso. Dependendo do tipo de cirurgia, o trato iliotibial, o tendão palmar longo ou o plantar podem ser usados como enxerto.[84] De maneira geral o nervo ulnar é mobilizado e transposto durante o procedimento, podendo resultar em sintomas neurológicos pós-cirúrgicos. Após a cirurgia, o cotovelo é imobilizado com tipoia superior durante 7 a 10 dias, em 90° de flexão, e rotação neutra[84] ou com curativo volumoso.

Reabilitação pós-cirúrgica
Apenas o cirurgião conhece a extensão do prejuízo e do reparo no tecido mole. Por isso, as orientações transmitidas ao fisioterapeuta devem ser seguidas rigorosamente.

Fase 1 (0 a 3 semanas). Essa fase envolve 1 a 4 sessões de fisioterapia.

Objetivos
- Proteger o tecido cicatricial.
- Promover a mobilização da cicatriz.
- Relatos de dor em 5 de 10 ou menos em movimento e em 2 de 10 ou menos em repouso.
- Aumentar a ADMA do cotovelo até o nível de 70% em relação ao lado não envolvido. A ênfase durante toda a fase de reabilitação deve recair na recuperação da extensão do cotovelo, embora não deva estender-se além de 20° nas primeiras duas semanas.
- Minimizar os efeitos nocivos da imobilização.[18-23]
- Manter o movimento do ombro, do punho e da mão na extremidade envolvida.

Modalidades eletroterapêuticas e físicas
- A crioterapia com compressas de gelo deve ser realizada com frequência, durante todo o dia para minimizar a dor e a inflamação.
- O calor úmido pode ser aplicado 2 a 3 dias após a cirurgia e antes do início do programa de exercícios para auxiliar no relaxamento dos músculos e aumentar a extensibilidade da cápsula articular. De maneira geral, as modalidades térmicas são interrompidas por volta da quarta semana.[26]
- Com a permissão do médico, os estímulos elétricos podem ser usados na redução de edemas, na reeducação muscular e no controle da dor.[28-31]

Programa de exercícios terapêuticos e domiciliares
- Exercícios de Codman para o ombro. O paciente deve inclinar-se para a frente, na linha da cintura, até a coluna torácica

ficar paralela ao solo, mantendo os braços pendentes e livres. Em seguida, deve executar a circundução nos sentidos horário e anti-horário, balançando o tronco e permitindo que o braço oscile livremente. Cada exercício deve ser executado durante 30 a 60 segundos.

- Exercícios leves de agarrar e soltar para a mão, exercícios para os círculos do punho e ADMA da mão e do punho durante a primeira semana. Esses exercícios devem ser repetidos 10 vezes.
- Os exercícios de ADMA do cotovelo, de acordo com as orientações, devem ser iniciados 10 dias após a cirurgia.[83]
- Geralmente, os exercícios isométricos para o punho iniciam por volta da segunda semana.
- Exercícios isométricos submáximos para o ombro, exceto rotação interna e externa; encolhimento dos ombros; e retração leve dos ombros.
- Os exercícios isométricos suaves de flexão e extensão do cotovelo devem começar por volta da segunda semana.
- Aplicação de suporte funcional (segunda semana) com limitação de ADM na amplitude de 30 a 100° do movimento do cotovelo. O suporte deve avançar para 15 a 110° por volta da terceira semana, sendo aumentado, depois disso, em 5° de extensão e 10° de flexão por semana, de modo que, na sexta semana, seja possível atingir a ADM total (0 a 145°).[85]
- Um programa cardiovascular de caminhada e ciclismo para a extremidade inferior.

Terapia manual. A ADMP é realizada em amplitudes sem dor.

Fase 2 (4 a 8 semanas). Essa fase envolve, tipicamente, 4 a 12 sessões de fisioterapia.

Objetivos

- Aumentar gradualmente a ADMA para 100%, em comparação com o lado não envolvido, por volta da sexta semana.
- Relatos de dor em 2 de 10 ou menos em AVDs.
- Obter força muscular de 3+/5 no teste manual para a musculatura do cotovelo.
- Capacitar o paciente a executar atividades funcionais, pentear-se, abrir um armário de cozinha ou erguer objetos leves até a altura do ombro.

Programa de exercícios terapêutico e domiciliar

- Os exercícios de ADMA para o cotovelo devem progredir até a ADM normalizar-se.
- Em seis semanas, os exercícios de ADMP não restrita para o cotovelo devem ser iniciados.
- ERPs com pouca carga de flexão, extensão, pronação e supinação do punho. Os exercícios de flexão e de extensão do cotovelo devem ser iniciados em 6 a 8 semanas após a cirurgia, dependendo da resposta do tecido e do estágio da recuperação. Esses exercícios progridem de acordo com a tolerância do paciente.
- Progressão do fortalecimento do ombro, enfatizando a força do manguito rotador e dos estabilizadores escapulares.[84] O fortalecimento moderado dos rotadores internos e externos deve ser evitado entre a 6ª e a 12ª semanas, por causa das cargas em valgo colocadas no cotovelo durante esses exercícios.
- Na sexta semana, o suporte funcional é colocado em 0 a 130°. Nesse ponto, a ADMA deve ser de 0 a 145°.[85] O suporte funcional costuma ser interrompido por volta da oitava semana.[84]

Terapia manual

- Quando necessário, as técnicas para mobilização do tecido mole, liberação miofascial e terapia de pontos-gatilho são aplicadas.
- As mobilizações articulares de graus I e II podem ser usadas para o alívio de qualquer dor residual, ao passo que as de III e IV são empregadas em áreas específicas de hipomobilidade para restaurar a artrocinemática normal.

Fase 3 (9 a 13 semanas)

Objetivos

- Melhorar a força, a resistência e a potência da extremidade superior até atingir um nível igual ao do lado não envolvido.
- Manter a ADM total do cotovelo.
- Aprimorar a capacidade funcional.
- Atingir a iniciação gradual de atividades esportivas específicas, de acordo com a situação.

Programa de exercícios terapêuticos e domiciliares. Essa fase envolve a progressão contínua de exercícios prévios de ADM e de fortalecimento para recuperar a ADM funcional e a força do ombro, do cotovelo, do punho, inclusive sua musculatura.

- Exercícios excêntricos para os flexores e os extensores do cotovelo.
- Exercícios concêntricos para o antebraço e o punho.
- Programa de 10 Exercícios do Arremessador[85] para o ombro (ver Cap. 14) para arremessadores.
- Programa em cadeia fechada, incluindo exercícios com bola terapêutica contra uma parede, apoio na parede, em prancha de sistema biomecânico de plataforma do tornozelo (BAPS), com a prancha Fitter (ver Cap. 10), supino e contrações do tórax.
- Exercícios pliométricos com a *medicine ball*.
- Atividades esportivas leves por volta da 11ª semana.[85]

Terapia manual

- Se necessário, as mobilizações articulares devem ser continuadas para recuperar a ADM funcional.
- A resistência manual de padrões de facilitação neuromuscular proprioceptiva no ombro e no cotovelo deve ser incorporada para aumentar a força nos planos funcionais.[85]
- As técnicas de alongamento e de flexibilidade são usadas para restaurar ou manter a ADM total do cotovelo, do ombro e do punho.[84]

Fase 4: retorno ao esporte. Ver Capítulo 15.

Procedimentos envolvendo o antebraço, o punho e a mão

Reparo dos tendões dos músculos flexores

Considerando que um dos objetivos principais da mão é a preensão, o acometimento dos tendões dos músculos flexores produz uma perda funcional considerável.[86] A finalidade do reparo é recuperar o deslizamento máximo do tendão do músculo flexor ativo para garantir a eficácia do movimento da articulação do dedo.

A maioria das rupturas dos tendões dos músculos flexores ocorre de forma silenciosa após tenossinovite inflamatória prolongada, embora as causas possam também ser de origem traumática. Há pouco o que ser feito no caso de os nove tendões se romperem. As rupturas simples são mais comuns, sendo que o tendão do flexor longo do polegar é o mais vulnerável devido a atrito no ponto de cruzamento da articulação escafotrapezial, em que a sinovite local pode criar uma ponta óssea que produz desgaste e rupturas durante o uso. Além disso, também esse esporão ósseo[87] coloca o tendão do músculo flexor profundo dos dedos (FPD) indicadores em situação de risco.

As lesões no tendão são classificadas em cinco zonas, de acordo com o nível de acometimento (Fig. 28-1). Até certo ponto, a zona dentro da qual o tendão é reparado define a intervenção.

▶ *Zona 1.* Estende-se desde a inserção do FPD na falange média até a do flexor superficial dos dedos (FSD) na base da falange distal. As lesões nesse nível envolvem lacerações isoladas do FSD.

▶ *Zona 2.* Essa é a região onde ambos os tendões dos músculos flexores percorrem o túnel osteofibroso da roldana A1 (ver Fig. 28-2) para a inserção do FPD. Em geral, esses tendões podem ser lesionados nesse nível.

▶ *Zona 3.* Essa zona compreende a área da palma entre a borda distal do túnel do carpo e a borda proximal da roldana A1. Nessa região, há risco de lesão nos nervos e vasos digitais comuns, músculos lumbricais e em um ou ambos os tendões dos músculos flexores.

▶ *Zona 4.* Consiste do segmento do tendão do músculo flexor coberto pelo ligamento carpal transverso. As lesões nesse nível envolvem os nervos mediano ou ulnar e os tendões.

▶ *Zona 5.* Compreende o antebraço da junção miotendínea dos flexores extrínsecos até a borda proximal do ligamento carpal transverso. Interferências no deslizamento do tendão não representam problemas graves nessa região.

Indicações

Geralmente as indicações para reparo cirúrgico do tendão baseiam-se no nível de perda funcional.

Procedimento

Existem diferentes procedimentos e protocolos de reabilitação para reparos nos tendões dos músculos flexores. Resumindo, as extremidades retraídas do tendão são recuperadas pelo posicionamento da mão e do punho ou com instrumentos cirúrgicos. Embora a discussão sobre técnicas de sutura não faça parte do escopo deste texto, é importante mencionar que vários métodos de sutura são resistentes aos protocolos de mobilização ativa como o apresentado nesta seção. Eles incluem os métodos de Savage, de Silfverskiold (Kirchmayer modificado ou Kessler modificado),[88,89] Tang,[90] Robertson[91] e os procedimentos cruzados.[92] Todas essas técnicas mantêm a relação anatômica entre o FSD e o FPD.

Reabilitação pós-cirúrgica

O índice de recuperação do tendão depende da nutrição adequada (por meio da perfusão de líquido sinovial ou vascular) da parte afetada do tendão e da presença do vínculo.

As mobilizações pós-operatórias protegidas iniciais de tendões reparados foram adotadas como o protocolo terapêutico após o reparo do tendão.[93-99] Entretanto, nos últimos anos, devido a uma compreensão maior da patologia do tecido conjuntivo e o sucesso de outros tipos de reparos cirúrgicos, houve várias tentativas de protocolos de mobilização ativa para melhorar a função dos tendões.[96,97,100] Foi demonstrado que esse tipo de mobilização é a maneira mais eficaz de aumentar a excursão e diminuir as aderências dos tendões reparados.[100-105] Além disso, aparentemente a tensão devido a essa mobilização ajuda a iniciar a proliferação de tenócitos e a aumentar o índice de síntese de colágeno do tendão, intensificando, por conseguinte, o processo de cicatrização.[106,107]

Todavia, o fisioterapeuta deve tomar cuidado ao prescrever exercícios de mobilização ativa, pois eles aumentam muito mais a

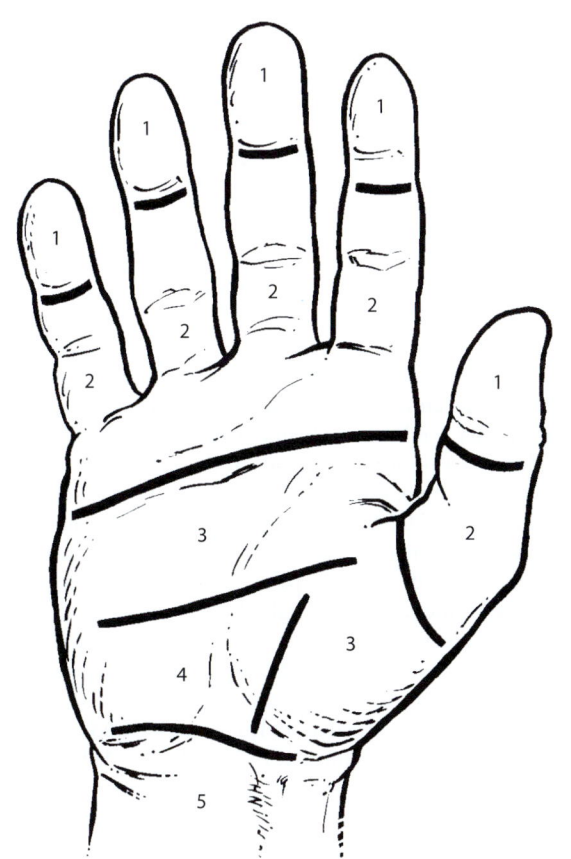

FIGURA 28-1 Zonas dos tendões dos músculos flexores. (Reproduzida, com permissão, de Spivak, JM et al.: *Orthopaedics: A Study Guide.* McGraw-Hill, 1999:693.)

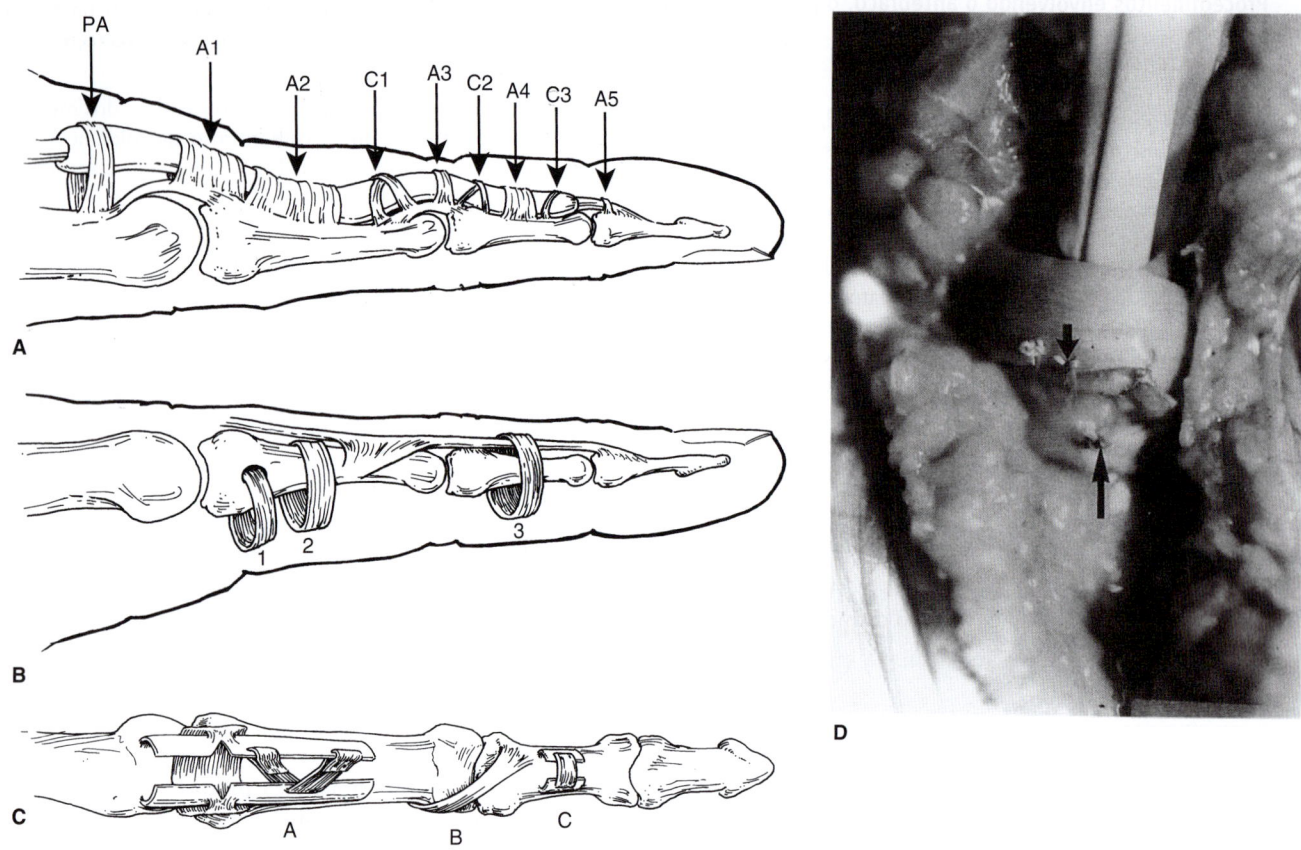

FIGURA 28-2 A. As posições das roldanas do anular (A) e cruzada (B) são destacadas. Além das roldanas clássicas da bainha osteofibrosa, a roldana de aponeurose palmar (PA) deve ser levada em consideração. **B.** Métodos de reconstrução de roldana A2 e A4. **C.** Reconstrução das roldanas por meio da borda residual da bainha do flexor. **D.** Uma reconstrução de roldana A2 por meio do enxerto de tendão enrolado à volta da falange proximal. (Reproduzida, com permissão, de Herndon JH. *Surgical Reconstruction of the Upper Extremity*. Stamford, Conn: Appleton and Lange, 1999:951.)

tensão nos tendões flexores (1 a 29 N) do que os de mobilização passiva (1 a 9 N), e de 15 a 50 N contra a resistência moderada ou máxima.[108,109] Com relação à resistência da bainha durante o deslizamento do tendão e à diminuição na força da sutura ao longo das semanas iniciais após o reparo, a maioria dos pesquisadores acredita que a última é essencial para o desempenho do movimento ativo, leve ou moderado, do dedo.[88,91,92]

Vários pesquisadores demonstraram que a mobilização inicial pode impedir a formação de tecido cicatricial sem colocar em risco a recuperação do tendão e desenvolveram muitas formas diferentes de programas para tal mobilização.[110] Kleinert e colaboradores introduziram um programa de movimento controlado, logo depois do reparo do tendão do músculo flexor, usando uma tala dorsal com um dispositivo de tração com banda elástica e extensão ativa inicial do dedo contra a tensão da flexão de uma banda elástica passiva.[111] No protocolo original de Kleinert, a tala de proteção dorsal bloqueava o punho em 45° de flexão e as articulações metacarpofalângicas (MCFs) em 10 a 20°. Adaptações mais recentes ao protocolo colocam o punho em 10 a 30° de flexão, 40 a 60° de flexão MCF e extensão total na articulação interfalângica (IF). A tração dinâmica, fornecida pelas bandas elásticas inseridas entre as pontas dos dedos e os componentes volares do punho, mantém os dedos envolvidos em flexão, aumentando o relaxamento do tendão e evitando flexões ativas inadvertidas.[112] O paciente deve estender ativamente os dedos até os limites da tala e relaxar, para que a tensão nas bandas leve os dedos de volta à posição flexionada anterior.

Até pouco tempo, essa técnica foi bem aceita, mas sofreu várias modificações.[110,112-114] A alteração mais importante foi a introdução de uma roldana palmar por Slattery e McGrouther.[112] Essa aplicação redireciona a linha de tração da palma para aumentar o movimento da articulação interfalângica distal (IFD), minimizar aderências e permitir deslizamentos diferenciais dos tendões dos músculos FSD e FPD.[115] Contudo, foram detectadas complicações com o uso de tala de tração de Kleinert, como o desenvolvimento de contraturas permanentes na flexão das articulações IFs, já que a tração coloca a articulação interfalângica proximal (IFP) em 60 a 90° de flexão.[116] Inclusive com a adição de movimento passivo às articulações IFs, a redução na incidência dessa complicação é muito pequena, ou seja, de 29 a 40% para 24%.[103,117]

Os protocolos mais recentes, então, são favoráveis à retirada da tração da intervenção. Mesmo assim, muitos protocolos pós-cirúrgicos e modificações baseiam-se nas características individuais, na zona envolvida, na força da sutura e nas preferências do médico. Esta seção apresenta o programa modificado de Duran, cuja ênfase é a mobilização passiva e os protocolos de ativação de tenodese, ambos iniciais. Seja qual for o protocolo utilizado, geralmente uma tala de bloqueio dorsal é colocada para uso contínuo, cuja função é obter 20° de flexão do punho, 70° de flexão da articulação MCF e extensão total das articulações IFD e IFP. Nos casos de reparo de nervo, as articulações IFs podem ser flexionadas em 10°, dependendo da tensão sobre o reparo. A tala é usada com as articulações IFs livres durante o dia, em todos os momentos, com exceção da higiene das mãos e das sessões de fisioterapia.[118] À noite, as articulações devem ser mantidas na posição neutra com tiras de velcro. Os exercícios de ADMP são iniciados dentro das restrições da tala de bloqueio dorsal a cada duas horas, ao longo do dia.

No protocolo de mobilização ativa, geralmente uma tala de tenodese é utilizada, com uma dobradiça dinâmica como componente do punho. Embora permita flexioná-lo totalmente, a tala limita a sua extensão até 30°, a flexão da articulação MCF em 70° e mantém as articulações IFs nas posições neutras. Os exercícios de ADMP são executados dentro da tala de bloqueio dorsal, e os de tenodese prosseguem nos limites da tala de tenodese. Os parâmetros da tala são alterados aproximadamente três semanas depois da cirurgia, para possibilitar a colocação do punho na posição neutra e da articulação MCF em 40 a 50° de flexão.

Ambas as talas são retiradas em 4 a 5 semanas após a cirurgia.

Fase 1 (5 dias a 3 semanas). Essa fase envolve 4 a 6 sessões de fisioterapia. De maneira geral, as suturas são removidas dentro de 10 a 14 dias após a cirurgia.

Objetivos
▶ Estabilizar e proteger o local da cirurgia com o uso adequado das talas.
▶ Diminuir o edema dentro de 50% em relação ao lado não envolvido.
▶ Estimular o deslizamento do tendão.
▶ Aumentar a ADMP de todos os dedos para 80%, em relação ao normal, no lado não envolvido, e evitar a ruptura do tendão.
▶ Diminuir a densidade cicatricial.
▶ Minimizar os efeitos nocivos da imobilização, incluindo as contraturas de flexão.[18-23]
▶ Manter a ADM total de todas as articulações não envolvidas da extremidade superior lesionada.
▶ Promover o autotratamento independente dentro dos limites das restrições pós-cirúrgicas.

Exercício terapêutico. Recomenda-se a aplicação do protocolo a seguir com base na observação de que são necessários de 3 a 5 mm de excursão do tendão para evitar a formação de aderências e que a extensão ativa das articulações IFs comprovadamente reduz com êxito o desenvolvimento de contraturas de flexão:[115,119,120]

▶ Nenhum dos exercícios deve aumentar a dor, o edema ou a rigidez.
▶ Exercícios de extensão passiva controlados e protegidos das articulações IFP e IFD devem ser realizados logo no início.[115]
▶ Os exercícios de flexão passiva feitos pelo próprio paciente nos dedos envolvidos e não envolvidos devem ser usados para flexões isolada e passiva total das articulações MCF, IFP e IFD.

▶ Se houver autorização do médico, a extensão IF passiva deve ser seguida de extensão ativa dentro da tala em cerca de 3 a 4 semanas após a cirurgia, mantendo-se a articulação MCF em 90° de flexão, para evitar tensão excessiva no local do reparo. A estimulação elétrica neuromuscular[115] pode ser adicionada depois de o paciente fazer os exercícios de flexão ativa durante 3 a 5 dias.
▶ Se houver autorização do médico, os exercícios passivos de fechamento do punho podem ser iniciados, seguidos de extensão ativa dos dedos.

Todos os exercícios passivos devem ser repetidos 10 vezes, e cada posição deve ser mantida durante cinco segundos. O paciente deve ser orientado a manter a mão e o membro elevados, para controlar o edema, e a não flexionar ativamente o(s) dedo(s) envolvido(s).

Nos casos com protocolo inicial de ativação da tenodese, o paciente pode fazer os seguintes exercícios dentro de 72 horas após a cirurgia, se não houver edema:

▶ Exercícios de fechar e segurar com o punho cerrado, mediante autorização médica. Esses exercícios envolvem pressionar o dedo ou os dedos passivamente em flexão total com a mão não envolvida. Em seguida, ao liberar a pressão da mão não envolvida, o paciente deve tentar manter a posição flexionada dos dedos. Fechar e segurar com o punho cerrado é o movimento ativo menos estressante para o tendão.
▶ Exercícios de flexão e extensão ativa do arco curto. O paciente deve trazer os dedos ativamente para a ponta do polegar e, em seguida, estendê-los também de forma ativa (com o punho na posição neutra ou fora da tala).

No início da terceira semana, o paciente inicia os exercícios de preensão ativa mantendo o punho na posição neutra (o tendão do músculo FPD possui a maior excursão nessa posição). Além disso, ele deve começar esses exercícios em gancho, com o punho em 40 a 45° de flexão, para produzir o deslizamento diferencial entre o tendão do músculo FSD e o do FPD.

Terapia manual. As técnicas de terapia manual devem ser iniciadas duas semanas após a cirurgia, depois de a sutura ser rompida. Elas incluem intervenções para o tecido mole, como:

▶ Massagem retrógrada para redução de edemas
▶ Mobilização do tecido mole
▶ Massagem cicatricial

Fase 2 (4 a 6 semanas). Essa fase envolve 4 a 6 sessões de fisioterapia. O esplinte dorsal é removido entre a 4ª e a 6ª semana. Todavia, o uso de tala em pacientes com lesões no nervo ulnar ou mediano ou em ambos deve continuar por seis semanas.[115]

Objetivos
▶ Estabelecer a ADMP do punho e da mão dentro dos limites normais, em comparação com o lado não envolvido.
▶ Manter o edema em 25% ou menos, em relação ao lado não envolvido.
▶ Reduzir a densidade cicatricial.
▶ Relatos de dor em 3 de 10 ou menos em atividade e de 0 em 10 em repouso.

Exercício terapêutico. Durante essa fase, os pacientes devem ser instruídos a evitar a extensão simultânea do punho e do dedo.

A exemplo do que ocorreu na fase 1, os exercícios passivos devem continuar após a remoção da tala, com o punho posicionado em cerca de 10° de extensão. Esse é o momento de avaliar o deslizamento do tendão. Se houver menos de 50° de diferença entre os movimentos ativos e passivos totais, a intervenção precedente deve continuar até seis semanas após a cirurgia. Se houver mais de 50° de diferença, os seguintes exercícios devem ser incluídos:

▶ Preensão ativa reta com o punho na posição neutra.

▶ Extensão da articulação IFP passiva leve, com a MCF e o punho ligeiramente flexionados. Esse exercício deve progredir para a extensão da articulação IFP, com o punho na posição neutra e apenas a MCF flexionada. Essa posição "de concha" permite aumentar a excursão do tendão na palma.

Por volta da quarta semana, os seguintes exercícios devem ser adicionados, dependendo do local onde o tendão foi lacerado e reparado:

▶ Exercícios isolados de excursão do tendão. Para realizá-los, o paciente deve ser orientado a flexionar a articulação IF, durante a extensão ativa das articulações MCFs e, em seguida, a estender os dedos.

▶ Flexão ativa do punho.

▶ Aumento gradual da extensão do punho com os dedos mantidos em flexão (exercícios de bloqueio).

▶ Exercícios de alongamento da articulação IF passivo leve.

Terapia manual

▶ As técnicas de mobilização do tecido mole e a massagem friccional transversa podem ser empregadas nas cicatrizes.

▶ Aplicação de mobilização articular de graus III a V para hipomobilidade nas articulações carpal e MCF (ver Cap. 16).

Fase 3 (6 a 12 semanas)

Objetivos

▶ Estabelecer a ADMA do dedo e do polegar em 80% do normal, em comparação com o lado não envolvido.

▶ Demonstrar independência nas AVDs e na função ocupacional.

▶ Retornar ao nível pré-cirúrgico de atividade sem restrição.

Exercício terapêutico. Na sexta semana após a cirurgia, é importante fazer uma avaliação do deslizamento do tendão. Se estiver melhorando, o programa anterior deve ser mantido. Os seguintes exercícios devem ser incluídos se não houver aumento no movimento ativo:

▶ Aperto de mão sustentado.

▶ Dispositivo com banda elástica para exercitar a mão.

▶ Moldagem de massas de silicone usando os dedos.

▶ Uso de massa de silicone mais pesada (avançando de uma muito leve para leve ou média).

Por volta da sétima semana, o paciente deve começar atividades de preensão com resistência leve e progressão gradual. Essas atividades incluem agarrar uma esponja ou massa terapêutica usando movimentos vibratórios, aumentando a intensidade gradualmente.[118]

Na oitava semana, a ADMP deve estar dentro dos limites normais, em comparação com o lado não envolvido. Entretanto, o paciente deve evitar atividades com resistência pesada até a 12ª semana, ocasião em que esses exercícios e o uso da mão em todas as AVDs passam a ser permitidos.

Por volta da 10ª a 12ª semanas, o paciente pode retomar o uso da mão para AVDs leves, por exemplo, usar uma colher, amarrar laços e escovar os dentes. O levantamento e a sustentação de pesos, bem como a preensão firme, devem ser evitados por cerca de 14 a 16 semanas. Os seguintes exercícios devem ser introduzidos:

▶ Tarefas de preensão ativa, com leve resistência, como a prancha de pinos nove buracos.

▶ Exercícios ativos de flexão das articulações MCF e IF, de intensidade crescente, sendo que o bloqueio da MCF deve ocorrer juntamente com a flexão da IF, exceto no tendão do flexor profundo do dedo mínimo, por causa do diâmetro e do fraco suprimento sanguíneo desse tendão.

Terapia manual

▶ Se necessário, as técnicas de mobilização do tecido mole e a massagem friccional transversa devem continuar.

▶ As mobilizações articulares devem ser usadas nas articulações com hipomobilidade persistente.

Liberação do túnel do carpo

A síndrome do túnel do carpo (STC) é certamente o tipo mais comum de compressão nervosa, constituindo uma causa significativa de morbidade. Sua prevalência na população geral foi estimada em 3,8%.[121] A abordagem conservadora para essa condição envolve modificação na atividade, talas para o punho, medicamentos anti-inflamatórios ou analgésicos (ou ambos) e, ocasionalmente, infiltração de corticosteroides no túnel do carpo (ver Cap. 16).

Indicações

Os pacientes com STC que não melhoram com as medidas conservadoras geralmente são encaminhados para fazer a descompressão cirúrgica do túnel do carpo. Cerca de 250 a 300 mil liberações do túnel do carpo são executadas todos os anos nos Estados Unidos.[122] A finalidade da cirurgia é aliviar os sintomas em 70 a 90% dos pacientes.[123-125]

Procedimento

Existem várias técnicas cirúrgicas para a liberação do túnel do carpo; entretanto, há uma discussão considerável sobre qual método é mais eficaz. A técnica pode ser endoscópica ou aberta, sendo que a primeira é usada com mais frequência. Suas vantagens são a redução de formação de cicatrizes e a capacidade de evitar incisões diretas no túnel do carpo entre os músculos tenar e hipotenar, uma região sensível da mão.[126]

Independentemente da técnica usada, em geral o procedimento envolve a divisão do ligamento carpal transverso, aumentando, desse modo, o volume do túnel[127] e reduzindo a compressão do nervo mediano.[128] Na presença de atrofia muscular tenar, perda constante de sensibilidade ao longo da distribuição do nervo mediano e dor grave, a melhor alternativa é a execução de uma neurólise interna, além da liberação do túnel do carpo.

Após a liberação do túnel do carpo, deve-se fazer a aplicação imediata de um curativo pós-cirúrgico de grande volume, que é trocado por um curativo menor depois de alguns dias.[126] O paciente pode usar uma tala para manter o punho em ligeira extensão, deixando livres as articulações MCF e IF. Caso seja usada, a tala deve permanecer no local por cerca de 10 dias. Há a hipótese de que o posicionamento desta pode estar associado a resultados diferenciais,[129] embora nenhum estudo tenha demonstrado alguma diferença significativa entre pacientes tratados com e sem imobilização pós-cirúrgica.[130]

Reabilitação pós-cirúrgica

A reabilitação pós-cirúrgica para liberação do túnel do carpo é altamente variável. Além do exame pós-cirúrgico típico (ver Seção IV, introdução), o fisioterapeuta deve avaliar também:

▶ *Agilidade dos dedos.* A maneira típica de avaliar a agilidade dos dedos é por meio de uma prancha de pinos com nove buracos, sendo atribuída uma pontuação para a quantidade de tempo em segundos que o paciente leva para colocar os nove pinos na prancha, um de cada vez, em comparação com a mão não envolvida ou com as normas estabelecidas.[131]

▶ *Força da preensão.* Em qualquer momento, entre a 3ª e a 6ª semana após a cirurgia, a força da preensão pode ser medida por meio de um dinamômetro com a manivela posicionada na segunda escala.[132,133] O paciente deve permanecer sentado com o ombro aduzido, em rotação neutra, o cotovelo flexionado em 90° e o antebraço em posição neutra e sem apoio.[134] São feitas três medições, que devem ser documentadas e comparadas com as normas estabelecidas.[135]

▶ *Força da pinça.* Aproximadamente três semanas após a cirurgia, utilizando-se um medidor especial, é feita a mensuração de dois tipos de pinça: a de três pontos e a pinça lateral. As medições devem ser registradas e comparadas com as normas estabelecidas.[135]

▶ *Sensibilidade.* A sensibilidade é avaliada com o *kit* estesiométrico de pressão de Semmes-Weinstein (ver Cap. 16).

▶ *Tensão neural.* O teste da tensão do nervo mediano no membro superior é o mais adequado para avaliar as adesões neurais (ver Cap. 12).

Fase 1 (0 a 3 semanas). Essa fase envolve 3 a 6 sessões de fisioterapia.

Objetivos
▶ Relatos de dor em 3 de 10 ou menos em atividade e em 0 de 10 em repouso.
▶ Proteger a incisão e evitar infecções ou complicações pós-cirúrgicas.
▶ Tratar o edema.
▶ Minimizar os efeitos nocivos da imobilização.[18-23]

▶ Estabelecer a ADM do punho em 80% do normal, em comparação com o lado não envolvido.
▶ Manter a ADM do cotovelo e do ombro do lado envolvido.

Modalidades eletroterapêuticas e físicas
▶ A crioterapia é usada para minimizar a dor e a inflamação, assim como as modalidades não térmicas e térmicas profundas. Essas intervenções são também utilizadas para aumentar a elasticidade dos tecidos, diminuir a cocontração e promover a cicatrização tecidual.[24,25]
▶ Fonoforese, iontoforese e estimulação galvânica de alta voltagem podem ser usadas para reduzir edemas locais e dor.[24,25]
▶ A neuroestimulação elétrica transcutânea (TENS) não é recomendada para o tratamento da dor nesses casos, pois pode irritar o nervo mediano, aumentando-a.

Exercícios terapêuticos
▶ O paciente deve executar a ADMA do ombro, do cotovelo e do antebraço em todos os planos.
▶ O paciente deve ser orientado sobre os exercícios de deslizamento dos tendões para evitar aderências dos tendões e nervos,[136-139] da seguinte forma:
  • Flexão da articulação IF ou "punho cerrado em gancho"
  • Dedos retos, punho na posição neutra
  • Extensão do punho no topo da mesa
  • Flexão da articulação MCF, seguida por flexão da IFP, "punho cerrado reto"
  • Punho cerrado total, ativo assistido e leve
▶ O paciente deve realizar flexão, extensão e oposição do polegar.
▶ O paciente deve fazer abdução e adução dos dedos.

Depois de 10 a 14 dias, após a remoção das suturas, o paciente pode progredir para exercícios de ADMP do punho, incluindo extensão, desvio radial e desvio ulnar. Um estudo[140] analisou os efeitos do uso de tala *versus* os exercícios de ADM após a liberação do túnel do carpo e constatou que houve menos dias de ausência no trabalho, menos dias para reassumir as AVDs e menos dor em pacientes que fizeram exercícios de mão com ADM irrestrita, em comparação aos que utilizaram talas.

De maneira geral, a flexão do punho é evitada até, no mínimo, três semanas após a cirurgia, para impedir a incidência do efeito "corda de arco" nos tendões dos músculos flexores pela cicatrização do ligamento do carpo. O fortalecimento do antebraço, do cotovelo e da cintura escapular é iniciado no 28º dia após a cirurgia.

Entre a 3ª e a 6ª semana, o paciente deve estar executando fortalecimento leve com uma bola de espuma ou massa terapêutica e exercícios isométricos na posição neutra para extensão e flexão do punho.[141] Os exercícios de fortalecimento não devem ser iniciados nos casos de persistência de dor significativa ou edemas moderados.

Treinamento sensorial. O treinamento sensorial é feito pela dessensibilização da cicatriz, logo após o fechamento da incisão cirúrgica. Esse procedimento inclui automassagem, fricção da cicatriz, uso de minivibrador, preensão de materiais diferentes e massagem na cicatriz com elementos de texturas diferentes.[142] Além disso, também podem ser empregados exercícios de agarrar grãos de arroz e técnicas como a fluidoterapia.

Terapia manual. São adotados os seguintes procedimentos para o tecido mole:

▶ Mobilização dos tecidos moles da eminência tenar.

▶ Massagem friccional suave para reduzir a aderência da cicatriz aos tendões, à pele e aos nervos, logo após a remoção da sutura, geralmente depois de duas semanas.

▶ Drenagem linfática manual usando massagem retrógrada leve.

Aparelhos e equipamentos terapêuticos

▶ É possível fabricar um adaptador de cicatriz para ser usado pelo paciente à noite durante aproximadamente três meses. Além disso, ele deve ser orientado sobre como inspecionar a cicatriz diariamente para verificar a presença de sinais de irritação, maceração da pele ou erupção de calor. O fisioterapeuta deve ser informado sobre a eventual ocorrência desses sinais.

▶ Para manter o punho na posição neutra, o paciente deve usar uma tala customizada ou pré-fabricada à noite e durante a execução de atividades extenuantes.

Atividades funcionais. O paciente deve ser incentivado a utilizar a mão envolvida no autotratamento, evitando a flexão do punho, a preensão intensa ou repetitiva e o levantamento de mais de 1,8 kg.

Fase 2 (4 a 6 semanas). Essa fase envolve 4 a 6 sessões de fisioterapia com foco no fortalecimento e na educação.

Objetivos

▶ Atingir 100% de ADM para o punho e o polegar, em comparação com o lado não envolvido.

▶ Relatos de dor em 3 de 10 ou menos.

▶ Diminuir a sensibilidade da cicatriz e aumentar sua mobilidade.

▶ Resolver o edema nos dedos.

▶ Estabelecer a força de preensão em torno de 7 kg por volta da sexta semana após a cirurgia.

▶ Obter o desempenho motor de preensão (preensão e pinça) em 90% da mão não envolvida usando o teste de prancha de pinos com nove buracos.

▶ Evitar qualquer aderência cicatricial.

▶ Capacitar o paciente a manter o punho totalmente cerrado na prega da articulação IFD.

▶ Capacitar o paciente a erguer e carregar de 1,5 a 2 kg com a mão envolvida.

Modalidades eletroterapêuticas e físicas. O calor úmido deve ser aplicado antes dos exercícios, já o gelo deve ser administrado após as sessões de intervenção.

Exercícios terapêuticos. Durante essa fase, são continuados os exercícios da fase 1, da seguinte forma:

▶ Os exercícios isométricos iniciados na fase 1 progridem para o fortalecimento isotônico, evitando aqueles direcionados ao desvio radial, para impedir a tenossinovite dos músculos adutores longo e curto do polegar.

▶ Início dos exercícios específicos de deslizamento do nervo mediano. Cada um dos exercícios a seguir deve ser mantido durante sete segundos e repetido cinco vezes em cada sessão:

• O punho em posição neutra, com os dedos e o polegar flexionados

• O punho em posição neutra, com os dedos e o polegar estendidos

• O punho e os dedos estendidos, com o polegar na posição neutra

• O punho, os dedos e o polegar estendidos

• O punho, os dedos e o polegar estendidos, com o antebraço em supino

• O punho, os dedos e o polegar estendidos, com o antebraço em supino, e a outra mão alonga levemente o polegar

▶ A preensão resistida com massa terapêutica leve pode iniciar de 3 a 6 semanas após a cirurgia, sendo limitada a sessões de 2 a 3 minutos por dia.[126] A progressão do tipo de massa terapêutica é determinada pelo desempenho motor e pelos resultados da avaliação da compressão.

▶ Os ERPs dos músculos flexores e extensores do punho podem ser acrescidos quando a dor estiver sob controle.[141] A resistência deve iniciar com 200 g e evoluir para 2 kg de acordo com a tolerância do paciente.

Terapia manual

▶ As mobilizações articulares incluem deslizamentos ântero-posteriores distais do rádio e da linha proximal do carpo, mobilizações da articulação radiulnar distal e distrações escafoides.

▶ As técnicas para o tecido mole incluem massagem cicatricial para reduzir aderências.

▶ O alongamento passivo deve ser realizado na abdução do polegar e na extensão do punho.

▶ Os deslizamentos do nervo mediano previamente descritos devem ser executados com o paciente em supino, o ombro abduzido em 110°, o antebraço em supino e o cotovelo, o punho e os dedos estendidos.

▶ Os padrões de facilitação neuromuscular proprioceptiva da extremidade superior devem ser realizados suavemente, com foco nos componentes da mão.

Atividades funcionais. As atividades de simulação do trabalho devem ser iniciadas com torque mínimo, progredindo de acordo com a tolerância do paciente. Caso seja necessário, este deve ser orientado sobre a montagem da estação de trabalho (ver Tab. 23-8). Os pacientes envolvidos em atividades repetitivas no trabalho devem ser orientados a executá-las com o punho em posição neutra.

Fase 3 (6 a 12 semanas). Essa fase envolve 2 a 3 sessões de fisioterapia.

Objetivos

▶ Obter o desempenho motor de preensão (preensão e pinça) em 100%, em comparação com o outro lado.

▶ Capacitar o paciente a obter a força adequada para retornar às atividades de trabalho em tempo integral.

▶ Capacitar o paciente a ser independente no autotratamento dos sintomas.

Exercício terapêutico. Os exercícios são continuados e evoluídos de acordo com a tolerância do paciente. Os exercícios para os grandes grupos musculares que utilizam cadeias cinéticas completas são recomendados nessa fase.

QUESTÕES DE REVISÃO*

1. Quais são os procedimentos cirúrgicos que podem ser utilizados para o tratamento da instabilidade do ombro?
2. Quais são as vantagens das técnicas cirúrgicas artroscópicas sobre as de reparo abertas?
3. O período de imobilização após a cirurgia no ombro depende do procedimento. A posição da imobilização também varia de acordo com o procedimento. Em qual posição o ombro deve ser imobilizado ao seguir um procedimento de estabilização anterior?
4. Verdadeiro ou falso? Um programa cardiovascular progressivo pode ser estabelecido nos estágios iniciais após uma cirurgia na extremidade superior.
5. A acromioplastia pode ser executada em qual grupo de pacientes?

REFERÊNCIAS

1. Duthie R, Bentley G: *Mercer's Orthopaedic Surgery*, 8th edn. Baltimore, MD: University Park Press, 1983:886–890.
2. Jobe FW, Moynes DR, Brewster CE: Rehabilitation of shoulder joint instabilities. *Orthop Clin North Am* 18:473–482, 1987.
3. Jobe CM, et al.: Anterior shoulder instability, impingement and rotator cuff tear. In: Jobe FW, ed. *Operative Techniques in Upper Extremity Sports Injuries*. St Louis, MO: Mosby-Year Book, 1996.
4. Jobe FW, Glousman RE: Anterior capsulolabral reconstruction. In: Paulos LE, Tibone JE, eds. *Operative Technique in Shoulder Surgery*. Gaithersburg, MD: Aspen, 1992.
5. DePalma AF: *Surgery of the Shoulder*, 2nd edn. Philadelphia: Lippincott, 1973.
6. Jackson D, Einhorn A: Rehabilitation of the shoulder. In: Jackson DW, ed. *Shoulder Surgery in the Athlete*. Rockville, MD: Aspen, 1985.
7. Burkhead WZ, Jr., Rockwood CA, Jr.: Treatment of instability of the shoulder with an exercise program. *J Bone Joint Surg* 74A:890–896, 1992.
8. Hawkins RJ, Koppert G, Johnston G: Recurrent posterior instability (subluxation) of the shoulder. *J Bone Joint Surg* 66A:169–174, 1984.
9. Jobe FW, Tibone JE, Jobe CM, et al.: The shoulder in sports. In: Rockwood CA, Jr., Matsen FA, III, eds. *The Shoulder*. Philadelphia, PA: WB Saunders Co, 1990:963–967.
10. Matsen FA, Harryman DT, Sidles JA: Mechanics of glenohumeral instability. *Clin Sports Med* 10:783–788, 1991.
11. Wirth MA, Groh GI, Rockwood CA, Jr.: Capsulorrhaphy through an anterior approach for the treatment of atraumatic posterior glenohumeral instability with multidirectional laxity of the shoulder. *J Bone Joint Surg* 80A:1570–1578, 1998.
12. McIntyre LF, Caspari RB, Savoie FH, III: The arthroscopic treatment of multidirectional shoulder instability: Two-year results of a multiple suture technique. *Arthroscopy* 13:418–425, 1997.
13. Gartsman GM, Roddey TS, Hammerman SM: Arthroscopic treatment of anterior-inferior glenohumeral instability. Two to five-year follow-up. *J Bone Joint Surg* 82A:991–1003, 2000.
14. Wong KL, Williams GR: Complications of thermal capsulorrhaphy of the shoulder. *J Bone Joint Surg* 83A:Suppl 2 Pt 2:151–155, 2001.
15. Anderson K, Warren RF, Altchek DW, et al.: Risk factors for early failure after thermal capsulorrhaphy. *Am J Sports Med* 30:103–107, 2002.
16. Savoie FH, Field LD: Thermal versus suture treatment of symptomatic capsular laxity. *Clin Sports Med* 19:63–75, 2000.
17. Montgomery WH, III., Jobe FW: Functional outcomes in athletes after modified anterior capsulolabral reconstruction. *Am J Sports Med* 22:352–358, 1994.
18. Booth FW: Physiologic and biochemical effects of immobilization on muscle. *Clin Orthop Relat Res* 219:15–21, 1987.
19. Eiff MP, Smith AT, Smith GE: Early mobilization versus immobilization in the treatment of lateral ankle sprains. *Am J Sports Med* 22:83–88, 1994.
20. Akeson WH, et al.: Collagen cross-linking alterations in the joint contractures: Changes in the reducible cross-links in periarticular connective tissue after 9 weeks immobilization. *Connect Tissue Res* 5:15, 1977.
21. Akeson WH, Amiel D, Abel MF, et al.: Effects of immobilization on joints. *Clin Orthop* 219:28–37, 1987.
22. Akeson WH, Amiel D, Woo SL-Y: Immobility effects on synovial joints: The pathomechanics of joint contracture. *Biorheology* 17:95–110, 1980.
23. Woo SL-Y, Matthews J, Akeson WH, et al.: Connective tissue response to immobility: A correlative study of biochemical and biomechanical measurements of normal and immobilized rabbit knee. *Arthritis Rheum* 18:257–264, 1975.
24. Haralson K: Physical modalities. In: Banwell BF, Gall V, eds. *Physical Therapy Management of Arthritis*. New York: Churchill Livingstone, 1987.
25. Marino M: Principles of therapeutic modalities: Implications for sports medicine. In: Nicholas JA, Hershman EB, eds. *The Lower Extremity and Spine in Sports Medicine*. St. Louis, MO: C. V. Mosby, 1986:195–244.
26. Brown DD, Friedman RJ: Postoperative rehabilitation following total shoulder arthroplasty. *Orthop Clin North Am* 29:535–547, 1998.
27. Kibler WB, Livingston B, Bruce R: Current concepts in shoulder rehabilitation. *Adv Op Orthop* 3:249–301, 1996.
28. Goth RS, et al.: Electrical stimulation effect on extensor lag and length of hospital stay after total knee arthroplasty. *Arch Phys Med Rehabil* 75:957, 1994.
29. Lamboni P, Harris B: The use of ice, air splints, and high voltage galvanic stimulation in effusion reduction. *Athl Train* 18:23–25, 1983.
30. McMiken DF, Todd-Smith M, Thompson C: Strengthening of human quadriceps muscles by cutaneous electrical stimulation. *Scand J Rehabil Med* 15:25–28, 1983.

---

*Questões adicionais para testar seu conhecimento deste capítulo podem ser encontradas (em inglês) em Online Learning Center para *Orthopaedic Assessment, Evaluation, and Intervention*, em www.duttononline.net. As respostas para as questões anteriores são apresentadas no final deste capítulo.

31. Walker RH, Morris BA, Angulo DL, et al.: Postoperative use of continuous passive motion, transcutaneous electrical nerve stimulation, and continuous cooling pad following total knee arthroplasty. *J Arthroplasty* 6:151–156, 1991.
32. Jobe FW, Bradley JP: The diagnosis and nonoperative treatment of shoulder injuries in athletes. *Clin Sports Med* 8:419–439, 1989.
33. Neer CS, II.: Anterior acromioplasty for the chronic impingement syndrome in the shoulder: Apreliminary report. *J Bone Joint Surg Am* 54:41–50, 1972.
34. Gohlke F, Essigkrug B, Schmitz F: The pattern of the collagen fiber bundles of the capsule of the glenohumeral joint. *J Shoulder Elbow Surg* 3:111–128, 1994.
35. Nakajima T, Nobuyuki R, Hamada K, et al.: Histologic and biomechanical characteristics of the supraspinatus tendon: Reference to rotator cuff tearing. *J Shoulder Elbow Surg* 3:79–87, 1994.
36. Levy O, Copeland SA: Regeneration of the coracoacromial ligament after acromioplasty and arthroscopic subacromial decompression. *J Shoulder Elbow Surg* 10:317–320, 2001.
37. Kumar VP, Satku K, Liu J, et al.: The anatomy of the anterior origin of the deltoid. *J Bone Joint Surg* 79B:680–683, 1997.
38. Torpey BM, Ikeda K, Weng M, et al.: The deltoid muscle origin: Histologic characteristics and effects of subacromial decompression. *Am J Sports Med* 26:379–383, 1998.
39. Neer CS, Poppen NK: Supraspinatus outlet. *Orthop Trans* 11:234, 1987.
40. Ellman H: Arthroscopic subacromial decompression: Analysis of one-to three-year results. *Arthroscopy* 3:173–181, 1987.
41. Ellman H, Kay SP: Arthroscopic subacromial decompression for chronic impingement: 2- to 5-year results. *J Bone Joint Surg Br* 73:395–401, 1991.
42. Gartsman GM: Arthroscopic acromioplasty for lesions of the rotator cuff. *J Bone Joint Surg* 72A:169–180, 1990.
43. Altchek DW, Warren RF, Wickiewicz TL, et al.: Arthroscopic acromioplasty: technique and results. *J Bone Joint Surg* 72A:1198–1207, 1990.
44. Spangehl MJ, Hawkins RH, McCormack RG, et al.: Arthroscopic versus open acromioplasty: A prospective, randomized, blinded study. *J Shoulder Elbow Surg* 11:101–107, 2002.
45. Grieve GP: Manual mobilizing techniques in degenerative arthrosis of the hip. *Bull Orthop Section APTA* 2:7, 1977.
46. Frank C, Akeson WH, Woo SL-Y, et al.: Physiology and therapeutic value of passive joint motion. *Clin Orthop* 185:113, 1984.
47. Salter RB, Simmonds DF, Malcolm BW, et al.: The biological effect of continuous passive motion on the healing of full-thickness defects in articular cartilage. *J Bone Joint Surg* 62A:1232–1251, 1980.
48. Kibler WB: Shoulder rehabilitation: principles and practice. *Med Sci Sports Exerc* 30:40–50, 1998.
49. Townsend J, Jobe FW, Pink M, et al.: Electromyographic analysis of the glenohumeral muscles during a baseball rehabilitation program. *Am. J. Sports Med* 3:264–272, 1991.
50. Wyke BD: The neurology of joints. *Ann R Coll Surg Engl* 41:25–50, 1967.
51. Freeman MAR, Wyke BD: An experimental study of articular neurology. *J Bone Joint Surg* 49B:185, 1967.
52. Wilk KE, Arrigo C: Current concepts in the rehabilitation of the athletic shoulder. *J Orthop Sports Phys Ther* 18:365, 1993.
53. Wilk KE, Arrigo C, Andrews JR: Current concepts in rehabilitation of the athlete's shoulder. *J South Orthop Assoc* 3, 1994.
54. Anderson L, et al.: The effects of a theraband exercise program on shoulder internal rotation strength. *Phys Ther* 72:540, 1992.
55. Gray GW: Closed chain sense. *Fitness Manag* 31–33, 1992.
56. Kibler BW: Closed kinetic chain rehabilitation for sports injuries. *Phys Med Rehabil North Am* 11:369–384, 2000.
57. Kibler WB: Kinetic chain concept. In: Ellenbecker TS, ed. *Knee Ligament Rehabilitation*. Philadelphia, PA: Churchill Livingstone, 2000:301–306.
58. Gartsman GM: Arthroscopic rotator cuff repair. *Clin Orthop Relat Res* 390:95–106, 2001.
59. Zeman CA, Arcand MA, Cantrell JS, et al.: The rotator cuff-deficient arthritic shoulder: diagnosis and surgical management. *J Am Acad Orthop Surg* 6:337–348, 1998.
60. Neer CSI, Watson KC, Stanton FJ: Recent experience in total shoulder replacement. *J Bone Joint Surg* 64:319–337, 1982.
61. Daigneault J, Cooney LM, Jr.: Shoulder pain in older people. *J Am Geriatr Soc* 46:1144–1151, 1998.
62. Norberg FB, Field LD: Repair of the rotator cuff: mini-open and arthroscopic repairs. *Clin Sports Med* 19:77–99, 2000.
63. Ellman H: Diagnosis and treatment of incomplete rotator cuff tears. *Clin Orthop* 254:64–74, 1990.
64. Esch JC: Arthroscopic subacromial decompression: Results according to the degree of rotator cuff tear. *Arthroscopy* 4:241–249, 1988.
65. Gartsman GM, Milne J: Partial articular surface tears of the rotator cuff. *J Shoulder Elbow Surg* 4:409–416, 1995.
66. Gartsman GM, Brinker MR, Khan M: Early effectiveness of arthroscopic repair for full-thickness tears of the rotator cuff: An outcome analysis. *J Bone Joint Surg* 80A:33–40, 1998.
67. Gartsman GM, Hammerman SM: Full-thickness tear: arthroscopic repair. *Orthop Clin North Am* 28:83–98, 1997.
68. Gleyze P, Thomazeau H, Flurin P, et al.: Arthroscopic rotator cuff repair: A multicentric retrospective study of 87 cases with anatomical assessment. *Rev Chir Orthop Reparatrice Appar Mot* 86:566–574, 2000.
69. Gartsman GM, Hammerman SM: Arthroscopic rotator cuff repair: operative technique. *Oper Tech Shoulder Elbow Surg* 1:2–8, 2000.
70. Nirschl RP: Prevention and treatment of elbow and shoulder injuries in the tennis player. *Clin Sports Med* 7:289–308, 1988.
71. Marks PH, Warner JJP, Irrgang JJ: Rotator cuff disorders of the shoulder. *J Hand Ther* 7:90–98, 1994.
72. LaStayo PC, Wright T, Jaffe R, et al.: Continuous passive motion after repair of the rotator cuff: A prospective outcome study. *J Bone Joint Surg* 80A:1002–1011, 1998.
73. Osternig LR, et al.: Differential responses to proprioceptive neuromuscular facilitation stretch techniques. *Med Sci Sports Exerc* 22:106, 1990.
74. Brewster C, Moynes-Schwab DR: Rehabilitation of the shoulder following rotator cuff injury or surgery. *J Orthop Sports Phys Ther* 18:422–426, 1993.
75. Sisk TD, Wright PE: Arthroplasty of the shoulder and elbow. In: Crenshaw AH, ed. *Campbell's Operative Orthopaedics*, 8th edn. St Louis, MO: Mosby, 1992.
76. Bergmann G: Biomechanics and pathomechanics of the shoulder joint with reference to prosthetic joint replacement. In: Koelbel R, et al., eds. *Shoulder Replacement*. Berlin: Springer-Verlag, 1987:33.
77. Williams GR, Jr., Rockwood CA, Jr.: Massive rotator cuff defects and glenohumeral arthritis. In: Friedman RJ, ed.: *Arthroplasty of the Shoulder*. New York: Thieme Medical Publishers, 1994:204–214.
78. Neer CS, II, Craig EV, Fukuda H: Cuff-tear arthropathy. *J Bone Joint Surg* 65A:1232–1244, 1983.
79. Cofield RH: Degenerative and arthritic problems of the glenohumeral joint. In: Rockwood CA, Master R, eds. *The Shoulder*. Philadelphia, PA: WB Saunders, 1990:678–749.
80. Gartsman GM, Roddey TS, Hammerman SM: Shoulder arthroplasty with or without resurfacing of the glenoid in patients who have osteoarthritis. *J Bone Joint Surg Am* 82:26–34, 2000.
81. Brems JJ: Rehabilitation following shoulder arthroplasty. In: Friedman RJ, ed. *Arthroplasty of the Shoulder*. New York: Thieme, 1994:99–112.
82. Thompson WH, Jobe FW, Yocum LA, et al.: Ulnar collateral ligament reconstruction in athletes: Muscle-splitting approach without transposition of the ulnar nerve. *J Shoulder Elbow Surg* 10:152–157, 2001.

83. Conway JE, Jobe FW, Glousman RE, et al.: Medial instability of the elbow in throwing athletes: Treatment by repair or reconstruction of the ulnar collateral ligament. *J Bone Joint Surg* 74A:67–83, 1992.
84. Azar FM, Andrews JR, Wilk KE, et al.: Operative treatment of ulnar collateral ligament injuries of the elbow in athletes. *Am J Sports Med* 28:16–23, 2000.
85. Wilk KE, Arrigo C, Andrews JR: Rehabilitation of the elbow in the throwing athlete. *J Orthop Sports Phys Ther* 17:305–317, 1993.
86. Ertel AN, Millender LH, Nalebuff E: Flexor tendon ruptures in patients with rheumatoid arthritis. *J Hand Surg A*m13A:860–866, 1988.
87. Mannerfelt L, Norman O: Attrition rupture of flexor tendons in rheumatoid arthritis caused by bony spurs in the carpal tunnel. A clinical and radiological study. *J Bone Joint Surg* 51B:270–277, 1969.
88. Silfverskiold KL, May EJ, Tornvall AH: Gap formation during controlled motion after flexor tendon repair in zone II: A prospective clinical study. *J Hand Surg Am* 17:539, 1992.
89. Silfverskiold KL, May EJ: Flexor tendon repair in zone II with a new suture technique and early program combining passive and active flexion. *J Hand Surg* 19:53, 1994.
90. Tang JB, Shi D, Gu YQ, et al.: Double and multiple looped suture tendon repair. *J Hand Surg Br* 19:699, 1994.
91. Robertson GA, Al-Qattan MM: A biomechanical analysis of a new interlock suture technique for flexor tendon repair. *J Hand Surg Br* 17:92, 1992.
92. McLarney E, Hoffman H, Wolfe SW: Biomechanical analysis of the cruciate four-strand flexor tendon repair. *J Hand Surg Am* 24:295, 1999.
93. Ejeskar A: Flexor tendon repair in no-man's-land: Results of primary repair with controlled mobilization. *J Hand Surg Am* 9:171, 1984.
94. Strickland JW, Glogovac SV: Digital function following flexor tendon repair in zone II: A comparison of immobilization and controlled passive motion techniques. *J Hand Surg Am* 5:537, 1980.
95. Chow JA, Thomes LJ, Dovelle S, et al.: A combined regimen of controlled motion following flexor tendon repair in "no man's land." *Plast Reconstr Surg* 9:447–455, 1987.
96. Cullen KW, Tohurst P, Lang D, et al.: Flexor tendon repair in zone 2 followed by controlled active mobilisation. *J Hand Surg* 14B:392–395, 1989.
97. Elliot D, Moiemen NS, Flemming AFS, et al.: The rupture rate of acute flexor tendon repairs mobilized by the controlled active motion regimen. *J Hand Surg* 19B:607–612, 1994.
98. Lister GD, Kleinert HE, Kutz JE, et al.: Primary flexor tendon repair followed by immediate controlled mobilization. *J Hand Surg* 2:441–451, 1977.
99. Tang JB, Shi D: Subdivision of flexor tendon "no man's land" and different treatment methods in each subzone. *Clin Med J* 105:60–69, 1992.
100. Taras JS, Skahen JR, James R, et al.: The double-grasping and cross-stitch for acute flexor tendon repair: Applications with active motion. *Atlas Hand Clin* 1:13–28, 1996.
101. Aoki M, Kubota H, Pruitt DL, et al.: Biomechancial and histological characteristics of canine flexor tendon repair using early postoperative mobilization. *J Hand Surg* 22A:107–114, 1997.
102. Panchal J, Mehdi S, Donoghue JO: The range of excursion of flexor tendons in zone V: A comparison of active vs passive flexor mobilization regimes. *Br J Plast Surg* 50:517–522, 1997.
103. Small JO, Bernnen MD, Colville J: Early active mobilisation following flexor tendon repair in zone 2. *J. Hand Surg Br* 14:383–391, 1989.
104. Ingari JV, Pederson WC: Update on tendon repair. *Clin Plast Surg* 24:161, 1997.
105. Gelberman RH, Siedel DB, Woo SL-Y: Healing of digital flexor tendons: Importance of the interval from injury to repair. A biomechanical, biochemical, and morphological study in dogs. *J Bone Joint Surg* 73A:66–75, 1991.
106. Hitchcock TF, Light TR, Bunch WH, et al.: The effect of immediate constrained digital motion on the strength of flexor tendon repairs in chickens. *J Hand Surg* 12A:590–595, 1987.
107. Kubota H, Manske PR, Aoki M, et al.: Effect of motion and tension on injured flexor tendons in chickens. *J Hand Surg* 21A:456–463, 1996.
108. Schuind F, Garcia-Elias M, Cooney WP, et al.: Flexor tendon forces: in vivo measurements. *J Hand Surg* 17A:291–298, 1992.
109. Urbaniak JR, Cahill JD, Mortenson R: Tendon suturing methods: Analysis of tensile strengths. In: Hunter JM, Schneider LH, eds. *Aaos Symposium on Tendon Surgery in the Han*d. St Louis, MO: CV Mosby, 1975:70–80.
110. Stewart KM: Review and comparison of current trends in the postoperative management of tendon repair. *Hand Clin* 7:447–460, 1991.
111. Kleinert HE, Kutz JE, Atasoy E, et al.: Primary repair of flexor tendons. *Orthop Clin North Am* 4:865–876, 1973.
112. Slattery PG, McGrouther DA: A modified kleinert controlled mobilization splint following flexor tendon repair. *J Hand Surg Br* 9:217–218, 1984.
113. Strien G: Postoperative management of flexor tendon injuries. In: Hunter JM, Schneider LM, Mackin EJ, eds. *Rehabilitation of the Hand: Surgery and Therapy*. St Louis, MO: CV Mosby Company, 1990:390–409.
114. Dovelle S, Heeter PK: The Washington regimen: Rehabilitation of the hand following flexor tendon injuries. *Phys Ther* 69:1034–1040, 1989.
115. Cetin A, Dincer F, Kecik A, et al.: Rehabilitation of flexor tendon injuries by use of a combined regimen of modified kleinert and modified duran techniques. *Am J Phys Med Rehabil* 80:721–728, 2001.
116. Taras JS, Gray RM, Culp RW: Complications of flexor tendon injuries. *Hand Clin* 10:93–109, 1994.
117. May EJ, Silverskiold KL, Sollermer CJ: Controlled mobilization after flexor tendon repair in zone II: A prospective comparison of three methods. *J Hand Surg* 17:942–952, 1992.
118. Kitsis CK, Wade PJ, Krikler SJ, et al.: Controlled active motion following primary flexor tendon repair: A prospective study over 9 years. *J Hand Surg* – British Volume 23:344–349, 1998.
119. Cannon NM, Strickland JW: Therapy following flexor tendon surgery. *Hand Clin* 1:147, 1985.
120. Duran RJ, Houser RG: *Controlled Passive Motion Following Flexor Tendon Repair in Zones 2 and 3, American Academy of Orthopaedic Surgeons: Symposium on Flexor Tendon Surgery in the Han*d. St Louis, MO: CV Mosby, 1975.
121. Atroshi I, Gummesson C, Johnsson R, et al.: Prevalence of carpal tunnel syndrome in a general population. *JAMA* 282:153–158, 1999.
122. Keller RB, Soule DN, Mooney NA, et al.: Maine carpal tunnel study: small area variations. *J Hand Surg Am* 23:697–710, 1998.
123. BrownRA, Gelberman RH, Seiler JG, et al.: Carpal tunnel release: A prospective, randomized, blind assessment trial of open and endoscopic methods of transverse carpal ligament release. *J Bone Joint Surg Am* 75:1585–1592, 1993.
124. Hybbinette C-H, Mannerfelt M: The carpal tunnel syndrome: A retrospective study of 400 operated patients. *Acta Orthop Scand* 46:610–620, 1975.
125. Kulick MI, Gordillo G, Javidi T, et al.: Long-term analysis of patients having surgical treatment for carpal tunnel syndrome. *J Hand Surg Am* 11:59–66, 1986.
126. Trumble TE, Gilbert M, McCallister WV: Endoscopic versus open surgical treatment of carpal tunnel syndrome. *Neurosurg Clin North Am* 12:255–266, 2001.

127. Richman JA, Gelberman RH, Rydevik BL, et al.: Carpal tunnel syndrome: Morphologic changes after release of the transverse carpal ligament. *J Hand Surg* 14A:852–857, 1989.
128. Okutsu I, Ninomiya S, Hamanaka I, et al.: Measurement of Pressure in the carpal canal before and after endoscopic management of carpal tunnel syndrome. *J Bone Joint Surg* 71A:679–683, 1989.
129. Feuerstein M, Burrell LM, Miller VI, et al.: Clinical management of carpal tunnel syndrome: A 12 year review of outcomes. *Am J Ind Med* 35:232–245, 1999.
130. Bury TF, Akelman E, Weiss AP: Prospective, randomized trial of splinting after carpal tunnel release. *Ann Plast Surg* 35:19–22, 1995.
131. Mathiowetz V, et al.: Adult norms for the nine-hole peg test of finger dexterity. *Occup Ther J Res* 5:24, 1985.
132. *American Society for Surgery of the Hand: The Hand: Examination and Diagnosis*. Aurora, CO: The Society, 1978.
133. *American Society for Surgery of the Hand: The Hand: Examination and Diagnosis*, 2nd edn. New York: Churchill Livingstone, 1983.
134. Fess EE: Grip strength. In: Casanova JS, ed. *Clinical Assessment Recommendations*, 2nd edn. Chicago: American Society of Hand Therapists, 1992.
135. Mathiowetz V, et al.: Grip and pinch strength: normative data for adults. *Arch Phys Med Rehabil* 66:69, 1985.
136. Totten PA, Hunter JM: Therapeutic techniques to enhance nerve gliding in thoracic outlet syndrome and carpal tunnel syndrome. *Hand Clin* 7:505–520, 1991.
137. Wilgis EF, Murphy R: The significance of longitudinal excursion in peripheral nerves. *Hand Clin* 2:761–766, 1986.
138. McLellan DL, Swash M: Longitudinal sliding of the median nerve during movements of the upper limb. *J Neurol Neurosurg Psychiatry* 39:566–570, 1976.
139. Rozmaryn LM, Dovelle S, Rothman K, et al.: Nerve and tendon gliding exercises and the conservative management of carpal tunnel syndrome. *J Hand Ther* 11:171–179, 1998.
140. Cook AC, Szabo RM, Birkholz SW, et al: Early mobilization following carpal tunnel release: A prospective randomized study. *J Hand Surg* 20:228–230, 1995.
141. Kasch M: Therapists evaluation and treatment of upper extremity cumulative trauma disorders. In: Hunter JM, Mackin EJ, Callahan AD, eds. *Rehabilitation of the Hand: Surgery and Therapy*, 4th edn. St Louis, MO: Mosby, 1995.
142. Waylett-Rendall J: Use of therapeutic modalities in upper extremity rehabilitation. In: Hunter JM, Mackin EJ, Callahan AD, eds. *Rehabilitation of the Hand: Surgery and Therapy*, 4th edn. St Louis, MO: Mosby, 1995.

CAPÍTULO 29

REABILITAÇÃO PÓS-CIRÚRGICA DA EXTREMIDADE INFERIOR

Procedimentos envolvendo o quadril

Considerando a natureza complexa da articulação do quadril (27 músculos atravessam essa região do corpo) e a fraqueza significativa que geralmente ocorre depois de qualquer procedimento cirúrgico, a fisioterapia pode desempenhar um papel importante no retorno dos pacientes à função plena, logo após a intervenção no quadril.[1] Hoje, os indicadores mais comuns para cirurgia nessa região são as alterações degenerativas funcionalmente limitantes e doloridas nas superfícies articulares.[1]

Procedimentos artroscópicos

As opções cirúrgicas disponíveis para o tratamento de condições patológicas na articulação do quadril evoluíram significativamente nos últimos anos. As razões para esses avanços incluem o seguinte:[1]

- Técnicas diagnósticas modernas, como a artrografia por ressonância magnética (ARM) reforçada com gadolínio, que permitem detectar condições intra-articulares que não poderiam ser identificadas por outros métodos.
- Aprimoramento substancial das técnicas artroscópicas.
- Desenvolvimento de escopos flexíveis e de instrumentação mais versátil que contribuiu para melhorar a eficácia e a segurança das cirurgias.

As técnicas operatórias menos invasivas, como a cirurgia artroscópica, têm a vantagem de reduzir o período de recuperação e o curso da reabilitação, em comparação com os procedimentos abertos. Os indicadores potenciais para intervenções no quadril incluem, mas não se limitam a, rupturas sintomáticas dos lábios, instabilidade e lassidão capsular, lesões condrais e nos ligamentos redondos, osteocondrite dissecante, síndrome do estalo doloroso do quadril e presença de corpos soltos.[1]

Normalmente, o retorno às funções normais depois dos procedimentos artroscópicos no quadril envolve três fases e ocorre em cerca de três meses:[1]

- Primeiro mês: Fase de recuperação tecidual cujo foco é a redução da inflamação, permitindo a restauração adequada do tecido, evitando a atrofia muscular e readquirindo a amplitude total de movimento passivo (ADMP). Em geral, o controle da inflamação é feito por meio da combinação de modalidades e de medicamentos anti-inflamatórios não esteroides (AINEs). A amplitude de movimento (ADM) excessiva pode ser evitada utilizando-se uma tala que limite o movimento no plano sagital ou um sistema de imobilização noturna que restrinja a rotação externa excessiva durante as horas de sono. As atividades isométricas leves (séries para o quadríceps e os glúteos e contrações isométricas em abdução e adução) ajudam a evitar atrofias excessivas. Exercícios aquáticos são componentes eficazes do processo de reabilitação (ver o Cap. 6), caminhar em uma piscina permite ao pacientes focalizar a avaliação da simetria em um ambiente sem contrapeso.
- Segundo mês: Fase inicial de fortalecimento. O começo das atividades de fortalecimento e de sustentação de peso depende do procedimento que foi utilizado (Tab. 29-1).
- Terceiro mês: Durante essa fase, o paciente ganha força, resistência e coordenação total.

Artroplastia total do quadril

A artroplastia total do quadril (ATQ), procedimento comum executado em muitos hospitais de tratamentos agudos, é usada nos casos de lesões articulares graves resultantes de osteoartrite, artrite reumatoide e necrose avascular.[2] É uma das intervenções médicas mais bem-sucedidas e de menor custo.[3,4] De maneira geral, depois da cirurgia, muitos pacientes conseguem voltar a participar de atividades que eram extremamente dolorosas na fase pré-cirúrgica.[5,6]

Indicações

As indicações mais comuns para ATQ são:[7]

- *Dor.* A dor, tanto aquela com movimento quanto a no repouso, é o principal indicador para substituição do quadril. Uma dor significativa pode ser aliviada com segurança em até uma semana após a cirurgia.[8]
- *Limitações funcionais.* As contraturas capsulares e as deformidades articulares produzem redução na ADM do quadril, com restrições funcionais subsequentes.
- *Perda de mobilidade.* Em determinados grupos de pacientes, por exemplo, aqueles com espondilite anquilosante, a rigidez articular, sem dor no quadril, é uma indicação para cirurgia.
- *Indicações radiográficas de doença intra-articular.* Embora as alterações radiográficas sejam consideradas na decisão de operar um paciente, o aspecto determinante mais significativo é a gravidade dos sintomas. A ATQ é uma das alternativas nos casos de osteoartrite, necrose asséptica, anormalidades congênitas, artrite reumatoide e doença de Paget, entre outras.[9]

As contraindicações para ATQ, absolutas e relativas, incluem, mas não se limitam a:

- Infecção ativa.
- Material ósseo ou suporte periarticular inadequado.[9]
- Indivíduos mais jovens. Embora a maioria das ATQs seja executada em pacientes entre 60 e 80 anos de idade, em certos casos a substituição do quadril é realizada em sujeitos mais jovens, incluindo adolescentes e pessoas na faixa dos 20 anos.[10,11]

TABELA 29-1 Orientações para reabilitação após procedimentos artroscópicos específicos no quadril

Atividade	Procedimento labial isolado	Procedimento capsular (isolado ou ou associado ao procedimento labial)	Microfratura
Bicicleta ergométrica	Imediatamente	Imediatamente	Imediatamente
Série leve para o quadríceps, o isquiotibial e o glúteo	Segundo dia	Segundo dia	Segundo dia
ADMP	Em 1 a 2 semanas: flexão de 0 a 90°. Depois de 2 semanas: movimento de acordo com a tolerância do paciente.	Em 1 a 2 semanas: flexão de 0 a 90° Depois de 2 a 3 semanas: movimento gradual sem dor.	Em 1 a 2 semanas: flexão de 0 a 90° Depois de 2 semanas: progressão variável, dependendo do procedimento.
Amplitude de movimento ativo (ADMA)	Depois de 2 semanas, de acordo com a tolerância do paciente.	Depois de 3 semanas, de acordo com a tolerância do paciente.	Variável.
Alongamento	Depois de 3 semanas.	Depois de 3 a 4 semanas; alongamento do flexor do quadril somente depois de 4 semanas.	Depois de 3 a 4 semanas.
Exercícios de resistência	Depois de 2 a 4 semanas, de acordo com a tolerância do paciente.	Depois de 4 semanas, de acordo com a tolerância do paciente.	Depois de 4 a 6 semanas, de acordo com a tolerância do paciente.
Atividades com sustentação de peso	Iniciar em 10 dias a 4 semanas.	Geralmente de 10 dias a 4 semanas.	Geralmente de 4 a 8 semanas.
Atividades funcionais	Depois da sustentação de peso total, de acordo com a tolerância do paciente.	Depois da sustentação de peso total, de acordo com a tolerância do paciente.	Depois da sustentação de peso total, de acordo com a tolerância do paciente.

Dados de Enseki KR, Draovitch P, Kelly B, et al.: Post operative management of the hip. In: Wilmarth MA, ed. *Post Operative Management of Orthopedic Surgeries. Independent Study Course 15.2.* La Crosse, WI: Orthopaedic Section. APTA, Inc., 2005:1-23.

▶ Obesidade.
▶ Retorno planejado a ocupações ou esportes de alto impacto.
▶ Insuficiência arterial.
▶ Doença neuromuscular.
▶ Doença mental.

Procedimento

O quadril é uma articulação sinovial poliaxial que consiste de um encaixe modificado do tipo "bola e cavidade" que se localiza entre o acetábulo da pelve e a cabeça do fêmur (ver Cap. 17). Os dois componentes desse encaixe são substituídos durante a ATQ. Geralmente, são utilizadas próteses bipolares, consistindo de uma cápsula metálica externa que se articula com a cartilagem acetabular por meio de inserção na bola do componente femoral. Vários fatores determinam o procedimento, incluindo a familiaridade e o conforto do cirurgião, o porte do paciente e as cicatrizes de cirurgias ou traumas anteriores.

A primeira ATQ com sucesso foi realizada por John Charnley na década de 1960. Esse procedimento envolveu uma abordagem lateral transtrocantérica. A partir de então, foram desenvolvidas três outras abordagens: a ântero-lateral, a lateral direta e a póstero-lateral.[3] Ainda há controvérsias a respeito de qual abordagem resulta no menor índice de complicações.[4-8,10]

▶ *Abordagem ântero-lateral.* Há inúmeras variações dessa abordagem, mas todas abordam o quadril pelo intervalo entre o tensor da fáscia lata e o glúteo médio. Uma porção do abdutor do quadril é liberada do trocanter maior, e o quadril é deslocado anteriormente.[11]

▶ *Abordagem lateral direta.* A abordagem lateral direta insere a porção posterior do glúteo médio no trocanter maior. Como o tecido mole posterior e o capsular permanecem intactos, essa abordagem é a mais adequada nos casos de pacientes recalcitrantes para evitar o deslocamento pós-cirúrgico.[11]

▶ *Abordagem póstero-lateral.* O acesso dessa abordagem na articulação do quadril é a separação do músculo glúteo máximo. Os rotadores externos curtos são liberados, e os abdutores do quadril são retraídos anteriormente. O fêmur é deslocado posteriormente. Embora a abordagem posterior permita manter a força do abdutor,[12] em geral ela resulta em um índice mais elevado de deslocamento pós-cirúrgico.[8,10]

Aparentemente, as abordagens ântero e póstero-laterais, resultam em perda reduzida de sangue[6] e menos hematomas,[6] em comparação à transtrocantérica. As vantagens da abordagem ântero-lateral são índices menores de deslocamento[5,7] e uma excelente exposição acetabular. Sua desvantagem é o aumento na marcha antálgica (pelo menos temporariamente).[4,5] Embora vários estudos[4,5,12] indiquem o enfraquecimento do músculo abdutor como resultado dessa abordagem, apenas um trabalho[12] encontrou aumento estatístico significativo na fraqueza dos abdutores com essa técnica.

Embora a abordagem póstero-lateral tenha permanecido essencialmente a mesma, a ântero-lateral foi modificada por vários cirurgiões para diminuir a ruptura do glúteo médio e, talvez, a disfunção do músculo abdutor e a claudicação resultante.[4,5,7,10] Entretanto, nenhum estudo realizado na década de 1990 comparou a disfunção do músculo abdutor naquela abordagem com a na ântero-lateral modificada. Em obesos, ou em pacientes com excesso de tecido cicatricial em fase de revisão cirúrgica, as abordagens aqui mencionadas não fornecem exposição suficiente.[9] Nessas circunstâncias, a alternativa mais adequada é uma osteotomia do trocanter. Após a inserção da prótese, esse osso deve ser inserido novamente com fios ou parafusos.

Uma série de critérios deve ser seguida para o sucesso dos implantes a longo prazo, a saber: fixação e força adequadas, resistência ao desgaste e compatibilidade biológica e biomecânica.[13-15]

▶ *Fixação.* Há dois tipos reconhecidos de fixação: com cimento e sem cimento.[16,17] A principal característica do cimento de metilmetacrilato é que aproximadamente 90% de sua polimerização ocorrem durante os primeiros 10 minutos logo após a aplicação.[9] Em geral, a resistência do cimento de acrílico à força de compressão é suficiente para permitir a sustentação de peso pela extremidade afetada, de acordo com a tolerância do paciente, logo no início do programa de reabilitação, comumente no primeiro ou no segundo dia pós-operatório. Entretanto, há várias desvantagens relacionadas ao método tradicional de cimentação, como deficiência na resistência à tensão e na força compressiva do cimento de acrílico e alta incidência de afrouxamento de componentes em pacientes mais jovens e mais ativos.[18] A tecnologia sem cimento, introduzida na década de 1970, foi usada como estratégia para melhorar os resultados da substituição de quadril com cimento. Os implantes porosos revestidos e inseridos em ossos de boa qualidade, sem cimento, demonstraram um excelente crescimento ósseo interno.[19] O crescimento ósseo ocorre durante as primeiras seis semanas pós-operatórias. Cabe ao cirurgião determinar se o paciente deve restringir-se ao *status* sem sustentação de peso ou ser autorizado a uma sustentação parcial de peso, dependendo da fixação mecânica da prótese dentro do acetábulo e do fêmur.[9] Não há consenso universal sobre as indicações para substituições sem cimento *versus* substituições com cimento. No entanto, há consenso de que as indicações primárias para ATQs sem cimento são: pessoas jovens, ativas e com idade fisiológica inferior a 65 anos.[11]

▶ *Força adequada e resistência ao desgaste.* A fratura da diáfise do fêmur representava um grande problema nos primórdios da substituição do quadril. Esse problema foi amplamente resolvido pelo uso de material metálico com tecnologia mais avançada. Sem dúvida, o uso de polietileno foi a principal dificuldade na ATQ a longo prazo. A utilização de cabeças de fêmur de cerâmica foi uma alternativa interessante, principalmente em pacientes jovens e ativos, levando em consideração que o nível de desgaste do polietileno é menor em comparação às cabeças de fêmur metálicas convencionais.

▶ *Compatibilidade biológica.* O modo primário de fixação dos componentes acetabulares sem cimento é mecânico e depende de intertravamento físico entre o cálice e o acetábulo alargado.[20] A fixação secundária é biológica e é feita por meio de crescimento ósseo sobre o substrato, ou dentro dele, na interface do implante ósseo. Tipicamente, a superfície de fixação das depressões metálicas sem cimento consiste de: um revestimento poroso granulado ou de fibra metálica; uma superfície com *spray* de plasma de titânio; várias texturas de superfícies sinterizadas ou revestimentos cerâmicos bioativos como a hidroxiapatita ou o fosfato tricálcico.[20] Esse vínculo direto entre o implante e o osso é essencial para manter a estabilidade a longo prazo. A produção de resíduos provenientes do desgaste do material do implante e a osteólise subsequente foram reconhecidas como as principais causas de insucesso da ATQ a longo prazo. Usando culturas de células, Vermes e colaboradores[21] demonstraram que os resíduos metálicos particulados afetam a função do osteoblasto por meio de dois mecanismos distintos: um efeito negativo direto sobre a função celular pela própria fagocitose e um efeito mediado pela citocina que causa infrarregulação da expressão do gene do procolágeno α_1 juntamente com a proliferação reduzida de células. Além disso, esse estudo demonstrou que os osteoblastos estimulados pelos resíduos particulados produziam interleucina-6 e prostaglandina E_2, resultando na ativação da função do osteoclasto.

▶ *Compatibilidade biomecânica.* Fatores como impactos protéticos de posicionamentos inadequados, razão colo-cabeça e presença de cabeças modulares com coberturas estendidas resultaram na redução da ADM pós-cirúrgica no quadril depois de uma ATQ. A ADM é reduzida também por outros fatores como impacto ósseo e tensão do tecido mole.

Várias complicações estão associadas à ATQ; elas incluem, mas não se limitam a:

- *Trombose venosa profunda (TVP).* A TVP ainda é a complicação mais comum e com maior potencial letal depois de cirurgias no quadril, eletivas ou de emergência, em adultos (ver a Introdução da Seção IV).[9] O pico de incidência, que provavelmente fica entre 40 e 60% para trombose na veia distal (panturrilha) e em 20% para trombose proximal (poplítea, femoral e ilíaca), ocorre durante a 2ª ou 3ª semana após a cirurgia.[22] Entretanto, o período de maior risco pode ser de até três meses depois da cirurgia.[23] Mesmo com a profilaxia, a incidência de embolia pulmonar assintomática, comprovada angiograficamente, é de cerca de 20%.[24-28]

- *Ossificação heterotópica (OH).* A OH é uma complicação bastante conhecida nas abordagens cirúrgicas do quadril e envolve a dissecação dos músculos glúteos, sendo a complicação mais comum depois de uma ATQ.[29,30] Além disso, há uma forte associação entre OH e lesões, sobretudo na medula espinal, com propensão substancial para recidivas, e em pacientes com lesão cerebral traumática. O mecanismo exato para a OH ainda não foi totalmente esclarecido, embora, aparentemente, o trauma nos músculos durante a cirurgia seja um fator importante na diferenciação de células mesenquimatosas pluripotentes em células osteoprogenitoras.[31,32] Esse processo começa em até 16 horas após a lesão e atinge seu ponto máximo em 36 a 48 horas.[32,33] Os fatores de risco adicionais incluem trauma abdominal e torácico, sexo masculino, fraturas tipo T, demora na fixação da fratura e lesão fechada na cabeça.[34] A diferenciação entre OH e TVP pode ser extremamente difícil considerando que as duas condições podem apresentar os mesmos sintomas de dor, edema e eritema nas extremidades inferiores (EIs).[35] A OH e a TVP foram associadas positivamente, talvez porque o efeito de massa e a inflamação local da OH estimulem a formação de trombos adjacentes por compressão venosa e flebite.[35] De maneira geral, a OH inicia como uma massa palpável dolorida e torna-se gradualmente insensível e menor, porém mais firme para a palpação. A varredura óssea é a melhor alternativa para antecipar a detecção do problema.[35]

- **Fraturas femorais.** A fratura do fêmur em associação com a ATQ é uma complicação desafiadora bem-identificada.[36-40] A prevalência dessas fraturas variou de 0,1 (7 de 5.400)[38] a 20% (16 de 79).[39] Os fatores de risco incluem sexo feminino, artrite reumatoide, perfuração cortical, osteopenia, osteoporose, deformidade femoral pré-operatória, operação de revisão, osteólise e afrouxamento do tronco.[38,40]

- **Deslocamento.** O deslocamento da substituição total do quadril ainda permanece uma complicação comum e potencialmente problemática. Em torno de 85% desses casos ocorrem dentro de dois meses depois da ATQ.[41] O deslocamento é mais comum em pessoas idosas, principalmente naquelas com déficits cognitivos, de equilíbrio e de sensibilidade a vibrações.[42] Ele ocorre com mais frequência em mulheres.[43] Há também uma correlação com história de trauma ou com displasia evolucionária do quadril.[10] Pacientes com disfunção cerebral ou uso pesado de álcool também possuem risco elevado.[44] A taxa de deslocamento também é o resultado de muitos outros fatores, como posição do componente, erros técnicos, desequilíbrio tecidual, abordagem cirúrgica e adesão do paciente.[45]

- **Lesão neurovascular.** Uma revisão da literatura informa que a prevalência de paralisia nervosa após uma ATQ varia de 0,08 a 7,5%, dependendo do estudo, com prevalência global de 1%.[46] O envolvimento da divisão fibular do nervo isquiático ocorre em quase 80% dos casos, sendo que o acometimento dos nervos femoral e obturatório é menos frequente.[46] Há muitos fatores determinantes propostos para neuropatia associada à ATQ, incluindo trauma direto; tensão excessiva devido a aumento no comprimento e/ou desvio do membro; sangramento e/ou compressão por hematoma; e causas desconhecidas.[46-48]

Avaliação e educação pré-cirúrgicas

Em muitas instituições, os pacientes participam de sessões de treinamento relacionado à cirurgia 7 a 10 dias antes da intervenção. Essas "aulas" melhoraram sua motivação, entendimento e colaboração durante a reabilitação pós-operatória.[49-50] Geralmente, os instrutores são enfermeiros, nutricionistas e fisioterapeutas.

- Os enfermeiros ensinam como aumentar a segurança do lar; o que esperar antes, durante e depois da cirurgia; como evitar deslocamentos; quais medicamentos são usados; e qual meio de transporte será utilizado para levar o paciente até sua casa. Esses profissionais também mostram os equipamentos e as fotos da sala de operação. Além disso, fazem revisões da história dos pacientes, antes das admissões, e uma avaliação das condições domésticas seis semanas antes da operação.

- Os nutricionistas discutem quais alimentos facilitam a recuperação e como lidar com a redução do apetite e a depressão, que são muito comuns após a cirurgia.

- O objetivo dos fisioterapeutas é apresentar o programa de fisioterapia pós-cirúrgico e mostrar para cada paciente como usar dispositivos adequados para auxiliar na locomoção. Cabe também a esses profissionais avaliar a força geral, a ADM, o estado neurológico, a resistência e a noção sobre segurança. Em geral, o paciente recebe orientações sobre exercícios pós-operatórios, respiração profunda, tosse, precauções em relação aos quadris e técnicas seguras de transferência. Os exercícios para a parte superior do corpo ajudam os pacientes a caminhar com auxílio (muletas ou andador). A função pode ser avaliada com a Escala do Quadril de Harris (ver Tab. 17-15) ou por meio de medições de resultado específicas para o quadril.

Os pacientes e seus cuidadores devem ser incentivados a fazer perguntas e a preencher formulários sobre as respectivas funções. Os pacientes recebem material impresso sobre dieta, exercícios, precauções pós-cirúrgicas (Tab. 29-2), segurança doméstica e planejamento de alta.

Reabilitação pós-cirúrgica

Após a cirurgia, o paciente deve usar meias para evitar doença tromboembólica (DTE). No caso de indivíduos submetidos à abordagem póstero-lateral ou transtrocantérica, um coxim triangular de espuma deve ser colocado entre as pernas para manter o quadril em posição abduzida. Nas situações de alto risco de deslocamento, como artroplastia pós-revisão ou pacientes com déficits cognitivos, pode ser necessária uma órtese de abdução, que mantém o quadril nessa posição por 6 a 12 semanas. Essas órteses podem dificultar a locomoção se a abdução for maior que 5 a 10°.

O exame pós-cirúrgico divide-se em três componentes: história do paciente, revisão de sistemas e testes e medições. A seleção dos procedimentos e a especificidade do exame baseiam-se na idade do paciente, na gravidade do problema, no estágio agudo da recuperação, na fase inicial de reabilitação, na situação domiciliar e em outros fatores significativos. Os testes e medições relevantes para pacientes submetidos à ATQ incluem Escala de Gravidade da Fadiga (Tab. 29-3), Escala do Quadril de Harris (Cap. 17, Tab. 17-15), teste muscular manual da extremidade superior (ES) e da EI não operada, Escala de Mobilidade de Idosos (Tab. 29-4), Escala de Braden para Prever o Risco de Lesão por Pressão (Tab. 29-5) e ADM com goniometria. O reexame deve ser feito diariamente e durante a alta da fase de tratamento agudo. Suas indicações incluem novos achados clínicos ou insucesso em responder às intervenções fisioterapêuticas.[51] O reexame e a alta abarcam os mesmos testes e medições utilizados no exame inicial.

Durante o exame, o mais importante é evitar movimentos e posições contraindicados pela abordagem cirúrgica:

▶ No caso da abordagem póstero-lateral, isso envolve evitar a flexão do quadril além de 90° e abdução mínima ou rotação interna do quadril.

▶ Imediatamente após uma abordagem lateral ou ântero-lateral, o paciente deve evitar qualquer extensão, rotação externa e adução ao longo da linha média.

Essas precauções devem ser mantidas por, no mínimo, seis semanas ou até que o cirurgião decida de outra maneira.

A revisão da literatura revela padrões de prática inconsistentes na abordagem fisioterapêutica de pacientes com ATQ.[52] O programa de reabilitação pós-cirúrgica baseia-se no consenso encontrado[53-55] e divide-se em dois componentes: a fase interna hospitalar e o curso externo da intervenção.

Fase 1: fase interna (24 horas para a alta). Essa fase geralmente envolve 4 a 8 sessões de fisioterapia (Tab. 29-6). Recomenda-se duas visitas diárias.[56] A situação ideal é que o paciente tenha participado de sessões de treinamento antes da cirurgia. A fisioterapia básica deve iniciar no primeiro dia pós-operatório, desde que não tenha ocorrido complicação direta durante a cirurgia. O paciente deve ser avaliado diariamente para a verificação das condições da

TABELA 29-2 Instruções para alta depois da ATQ (esses lembretes devem ser seguidos durante pelo menos 2 a 3 meses após a cirurgia)

1. Evitar a combinação dos três movimentos seguintes, pois podem produzir "deslocamentos".
   a. Não girar a perna envolvida na direção da perna oposta.
   b. Não flexionar o quadril além de 90° sem autorização médica. Isso significa não inclinar excessivamente para a frente na posição sentada ou de pé.
   c. Não juntar as duas pernas nem cruzar a perna envolvida com a perna oposta.
2. O travesseiro ou a tala deve permanecer entre as pernas enquanto estiver deitado. Manter a perna envolvida em uma posição neutra de maneira que o joelho e o pé apontem na direção do teto ou permaneçam em leve rotação.
3. Deitar de qualquer lado, mas procurar sempre a ajuda de alguém para se virar na cama. Não dormir em decúbito lateral, a menos que a perna operada repouse em um travesseiro ou uma tala de abdução.
4. É permitido deitar em decúbito ventral mediante autorização médica. Procurar ajuda de alguém para mudar de posição.
5. É recomendado colocar um criado-mudo junto à cama, no lado da perna não operada.
6. Comprar ou alugar um assento de banheiro elevado ou uma pia portátil para uso doméstico.
   a. Reclinar-se de costas enquanto estiver sentado no vaso sanitário, forçando mais o lado não operado do quadril. A perna que foi submetida à cirurgia deve ser estendida, mantendo o pé apontando na direção do teto.
   b. Enquanto estiver no vaso sanitário, não inclinar para a frente para evacuar ou fazer a higienização.
7. Evitar sentar em móveis baixos e com excesso de estofamento. Não sentar em cadeiras duras. Sentar sobre um travesseiro.
8. Não erguer o joelho mais alto do que o quadril quando estiver sentado nem colocar o pé sobre uma mesa de centro ou banquinho.
9. Não cruzar as pernas ou os tornozelos quando estiver sentado.
10. Não inclinar para a frente para calçar meias ou sapatos. Pedir ajuda a alguém.
11. Quando estiver sentado em uma cadeira, manter as pernas separadas.
12. Não inclinar para a frente para apanhar objetos em superfícies mais baixas.
13. Quando estiver caminhando, tentar girar o corpo para o lado não operado. Não girar sobre a perna operada. Dar passos curtos quando estiver girando.
14. Usar algum dispositivo auxiliar se estiver mancando.
15. Não andar de bicicleta sem autorização médica.
16. Nas primeiras semanas, não sentar por mais de uma hora.
17. Para tomar banho: CONSULTAR O FISIOTERAPEUTA sobre o uso de chuveiro ou esponja. Colocar um tapete de borracha no piso do banheiro para não escorregar. Usar uma escova com cabo comprido para lavar as pernas e os pés, de maneira que não seja necessário se inclinar para a frente.
18. Para andar de carro: CONSULTAR O FISIOTERAPEUTA antes de dirigir. Perguntar também se é permitido sentar no banco dianteiro do carro. Depois da autorização do fisioterapeuta, manter sempre um travesseiro no carro.
19. Tentar manter a posição da perna operada na cama de forma que os dedos do pé e o joelho apontem para o teto, quando estiver em decúbito dorsal.
20. Caminhar pequenas distâncias, de acordo com a tolerância, para melhorar gradualmente a resistência física.
21. Escadas: PARA SUBIR ESCADAS – subir primeiramente com a perna não operada. Inclinar-se um pouco para a frente, forçar as muletas para baixo e erguer a outra perna. Depois que ambos os pés estiverem pisando com firmeza no degrau de cima, erguer as muletas. PARA DESCER ESCADAS – chegar perto da borda do degrau; abaixar as muletas para o degrau abaixo enquanto estiver dobrando os joelhos. Em seguida, abaixar a perna operada e, então, abaixar a outra perna.

Dados de Garden FH: Rehabilitation following total hip arthroplasty. *J Back Musculoskeletal Rehabil* 4:185-192, 1994.

---

função nervosa periférica.[46] Caso seja detectada alguma paralisia, o fisioterapeuta deve utilizar um dispositivo de imobilização do joelho (para paralisia nervosa femoral) na locomoção e deve prescrever exercícios adicionais com foco no fortalecimento dos músculos afetados e no alongamento dos antagonistas, para evitar contraturas articulares. O paciente deve ajustar-se aos ortóticos adequados (órtese de tornozelo-pé [OTP] com paralisia isquiática), para permitir o prosseguimento da fisioterapia.[46]

Objetivos

▶ Evitar complicações pós-cirúrgicas, incluindo:
- TVP
- Infecção pós-operatória
- Efeitos nocivos da imobilização[57-62]
- Embolia pulmonar

▶ Relatos de dor em 7 de 10 ou menos. Dor grave ou crescente na nádega pode indicar a presença de hematoma.

▶ Atingir um nível funcional independente ou com supervisão mínima para:
- Deitar e levantar da cama
- Entrar e sair de um cômodo
- Sentar e levantar de cadeiras de alturas variadas

▶ Assegurar treinamento domiciliar da marcha com aparelho de assistência adequado para 30 metros e com a quantidade mínima de ajuda para garantir a segurança do paciente.

▶ Obter independência para subir escadas (um ou mais degraus) consistente com o ambiente doméstico, com aparelho de assistência adequado e com ou sem corrimão.

▶ Obter independência para o programa de exercícios domiciliares que deverá ser executado de 2 ou 3 vezes ao dia.

TABELA 29-3 Escala de Gravidade da Fadiga[a]

Durante a última semana, percebi que:	Pontuação						
1. Minha motivação cai quando estou cansado.	1	2	3	4	5	6	7
2. Os exercícios causam cansaço.	1	2	3	4	5	6	7
3. Canso-me facilmente.	1	2	3	4	5	6	7
4. O cansaço interfere no meu desempenho físico.	1	2	3	4	5	6	7
5. O cansaço causa problemas frequentes para mim.	1	2	3	4	5	6	7
6. Meu cansaço impede um desempenho físico estável.	1	2	3	4	5	6	7
7. O cansaço interfere na execução de alguns deveres e responsabilidades.	1	2	3	4	5	6	7
8. O cansaço está entre meus três sintomas mais incapacitantes.	1	2	3	4	5	6	7
9. O cansaço interfere no meu trabalho, na minha vida familiar ou na minha vida social.	1	2	3	4	5	6	7

[a] A pontuação é feita pelo cálculo da resposta média às perguntas (somando-se todas as respostas e dividindo por nove).

▶ Obter independência para o cumprimento das precauções inerentes à ATQ e sua aplicação correta em qualquer atividade funcional permitida.

A equipe de enfermagem deve reposicionar o paciente a cada duas horas. A pele, principalmente dos calcanhares, deve ser verificada com regularidade quanto à presença de rachaduras. Além disso, o paciente deve ser informado sobre os aparelhos auxiliares, como assento elevado, calçadeiras compridas, cordões elásticos e alcançador. Ele poderá ser encaminhado para a área de terapia ocupacional para receber instruções específicas sobre atividades da vida diária (AVDs) como vestir-se e tomar banho.

Modalidades eletroterapêuticas e físicas. As modalidades que reduzem a dor e o edema (gelo e elevação) devem ser iniciadas o mais cedo possível. Com a permissão do médico, os estímulos elétricos (EEs) podem ser utilizados para a redução de edemas, a reeducação muscular e o controle da dor.[63-66]

Programa de exercícios terapêuticos e domiciliares. Geralmente, o programa de exercícios terapêuticos começa em 24 horas após a cirurgia[52,67] e inclui:

▶ Exercícios de resistência para as extremidades não envolvidas.

▶ Bombas de tornozelo (não círculos, para evitar qualquer rotação inadvertida do quadril) para ambas as EIs.

▶ Séries de exercícios para o quadríceps, glúteos e isquiotibiais da perna envolvida.

▶ Exercícios de respiração profunda e de tosse.

▶ Abdução ativa e isométrica do quadril da perna envolvida (segundo dia).[52] Esses exercícios devem ser adiados caso o paciente tenha sido submetido à osteotomia trocantérica.

▶ Flexão assistida ativa do quadril e do joelho (deslizamentos do calcanhar) do membro envolvido. Esses exercícios devem ser feitos mantendo-se a ADM do quadril dentro das diretrizes especificadas pelo cirurgião (segundo dia).[52] O paciente pode usar um lençol para facilitar a execução do exercício (Fig. 29-1).

▶ Exercícios de agachamento de arco curto usando a perna envolvida (segundo dia).[52]

O paciente deve manter a perna pendente na borda da mesa (segundo dia) e sentar em uma cadeira especial para os quadris. O fisioterapeuta deve verificar sua pressão arterial e seu pulso durante as atividades iniciais de sentar e levantar. No caso de hipotensão ortostática, pode-se utilizar uma mesa inclinada ou uma cadeira reclinada com encosto alto para colocar o paciente gradualmente na posição vertical.[9]

Treinamento funcional. No primeiro dia após a cirurgia, o fisioterapeuta deve iniciar o treinamento de transferência e instruir o paciente sobre a mobilidade na cama. Esse treinamento inclui transferência da posição em supino para a sentada na cama e, em seguida, da posição sentada para a de pé, seguindo todas as precauções necessárias em relação ao quadril.[52] Mediante autorização do cirurgião, o paciente pode ser orientado sobre a maneira de se transferir para uma cadeira adequada posicionada ao lado da cama. A seguir, ele deve ser estimulado a sentar na cadeira por 30 a 60 minutos, dependendo da tolerância, que pode ser medida usando os sinais vitais de pulsação e de pressão arterial ou pelas queixas subjetivas de tontura.

De maneira geral, o treinamento de marcha com muletas (pacientes mais jovens e ativos) ou com andador (indivíduos mais velhos) inicia no segundo dia após a cirurgia.[52] O aparelho auxiliar deve ser ajustado de acordo com a altura correta do paciente. Deve-se prestar muita atenção nos pacientes durante o treinamento, por causa das deficiências de equilíbrio e do potencial para hipotensão postural temporária.

▶ A intensidade da sustentação de peso por pacientes com ATQ sem cimentação é decidida pelo cirurgião. Ele pode variar de um estado sem sustentação de peso ao com sustentação e toque do dedo do pé até o estado de sustentação parcial de peso (pressão de 9 a 11 kg). A sustentação de peso com toque do dedo do pé envolve a aplicação de, no máximo, o equivalente a 10% do peso do corpo. Sua descrição é análoga a "pisar em ovos". A sustentação parcial é um conceito difícil para a maioria dos pacientes. Geralmente, o uso de uma balança de banheiro ou a descrição do tipo "um décimo (10%) do peso do corpo" (dependendo do peso do paciente) são úteis. Essas forças podem ser medidas diretamente em plataformas, as quais podem fornecer retornos benéficos para os pacientes.

▶ É comum, em pacientes com ATQ cimentada, a capacidade da sustentação de peso ser parcial por seis semanas, antes da sustentação total. Entretanto, alguns cirurgiões permitem a

TABELA 29-4 Escala de Mobilidade de Idosos[1]

Pontuação	Tarefas	Observações
	Da posição em decúbito para a sentada	
2	Independente	
1	Precisa da ajuda de uma pessoa	
0	Precisa da ajuda de duas ou mais pessoas	
	Da posição sentada para a em decúbito	
2	Independente	
1	Precisa da ajuda de uma pessoa	
0	Precisa da ajuda de duas ou mais pessoas	
	Da posição sentada para a de pé	
3	Independente abaixo de 3 s	
2	Independente acima de 3 s	
1	Precisa da ajuda de uma pessoa	
0	Precisa da ajuda de duas ou mais pessoas	
	Posição de pé – 10 s TPPESA (tempo na posição de pé estática, sem apoio)	
3	Permanece de pé sem apoio, capaz de estender o corpo	
2	Permanece de pé sem apoio, precisa de ajuda para estender o corpo	
1	Permanece de pé, mas precisa de apoio	
0	Permanece de pé somente com apoio físico (precisa usar os membros superiores para manter o equilíbrio)	
	Marcha	
3	Independente (incluindo uso de bengalas)	
2	Independente com aparelho de apoio	
1	Marcha móvel sem firmeza ao virar	
0	Precisa de ajuda física para andar e supervisão constante	
	Marcha cronometrada – 6 m com volta de 180	
3	Abaixo de 15 s	
2	Entre 16 s e 30 s	
1	Acima de 30 s	
0	Incapaz de cobrir os 6 m	
	Extensão funcional	
4	Acima de 16 cm	
2	Entre 8 cm e 16 cm	
0	8 cm ou menos	
	Capacidade para levantar-se do solo	
4	Independente sem ajuda	
3	Necessita da instrução verbal	
2	Precisa da ajuda de uma pessoa	
1	Precisa da ajuda de 2 ou mais pessoas	
0	Incapaz de executar	
	Cama→cadeira/cadeira→cama	
6	Independente sem ajuda	
5	Necessita de supervisão	
4	Necessita de instrução verbal	
3	Precisa de ajuda ou aparelho	
2	Precisa da ajuda de uma pessoa	
1	Precisa da ajuda de duas ou mais pessoas	
0	Incapaz de executar	
	Escadas (lance de escada de hospital)	
6	Independente sem ajuda	
5	Necessita de supervisão	
4	Necessita de instrução verbal	
3	Precisa de ajuda ou aparelho	
2	Precisa da ajuda de uma pessoa	
1	Precisa da ajuda de duas ou mais pessoas	
0	Incapaz de executar	

Dados de Prosser L, Canby A: Further validation of the elderly mobility scale for measurement of mobility of hospitalized elderly people. *Clin Rehabil* 11:338-343, 1997.

TABELA 29-5 Escala de Braden para Prever o Risco de Lesão por Pressão

Nome do paciente: _____ Nome do avaliador: _____ Data da avaliação: _____

	1	2	3	4
PERCEPÇÃO SENSORIAL Capacidade para responder indicando desconforto total em relação à pressão	**1. Completamente limitada** Sem resposta (não geme, vacila ou agarra) a estímulos dolorosos devido à redução no nível de consciência ou sedação OU capacidade limitada para sentir dor na maior parte do corpo.	**2. Muito limitada** Responde apenas a estímulos dolorosos. Não consegue comunicar o desconforto, exceto com gemidos ou agitação OU possui algum prejuízo sensorial que limita a capacidade de sentir dor ou desconforto na metade do corpo.	**3. Ligeiramente limitada** Responde a comandos verbais, mas nem sempre consegue comunicar desconforto ou necessidade de ser virado OU possui algum prejuízo sensorial que limita a capacidade de sentir dor ou desconforto em uma ou nas duas extremidades.	**4. Nenhuma lesão** Responde a comandos verbais. Não possui prejuízo sensorial que limite a capacidade de sentir ou de comunicar dor ou desconforto.
UMIDADE Grau em que a pele é exposta à umidade	**1. Constantemente úmido** A pele está quase sempre úmida por transpiração, urina, etc. A umidade é detectada toda vez que o paciente vira ou move-se.	**2. Muito úmido** A pele nem sempre está úmida. A roupa de cama deve ser trocada pelo menos uma vez por turno.	**3. Ocasionalmente úmido** A pele está ocasionalmente úmida, exigindo troca extra da roupa de cama cerca de uma vez por dia.	**4. Raramente úmido** A pele usualmente está seca; a roupa de cama só é trocada nos intervalos de rotina.
ATIVIDADE Grau de atividade física	**1. Confinado na cama** Confinado na cama.	**2. Confinado na cadeira** Capacidade para caminhar limitada gravemente ou inexistente. Não consegue suportar o próprio peso e/ou precisa de ajuda para sentar em uma cadeira ou em uma cadeira de rodas.	**3. Caminha ocasionalmente** Caminha ocasionalmente durante o dia, mas em curtas distâncias, com ou sem ajuda. Passa a maior parte do tempo na cama ou na cadeira.	**4. Caminha frequentemente** Caminha fora do quarto pelo menos duas vezes por dia e dentro dele pelo menos a cada duas horas, durante os períodos em que as caminhadas são autorizadas.
MOBILIDADE Capacidade para mudar e controlar a posição do corpo	**1. Totalmente imóvel** Não consegue fazer nem mesmo mudanças leves na posição do corpo ou das extremidades sem ajuda.	**2. Muito limitada** Faz mudanças leves ocasionais na posição do corpo ou das extremidades, mas é incapaz de fazer mudanças significativas frequentes de forma independente.	**3. Ligeiramente limitada** Faz mudanças frequentes, mas leves na posição do corpo ou das extremidades de forma independente.	**4. Nenhuma limitação** Faz mudanças significativas e frequentes na posição sem ajuda.
NUTRIÇÃO Padrão normal de ingestão de alimentos	**1. Muito fraca** Nunca come uma refeição completa. Raramente come mais de um terço de qualquer alimento. Come duas porções ou menos de proteínas (carne ou laticínios) por dia. Pouca ingestão de fluidos. Não ingere suplementos dietéticos líquidos OU é NPO e/ou mantido sob líquidos claros ou por via IV por mais de cinco dias.	**2. Provavelmente inadequada** Raramente come uma refeição completa e em geral consome apenas cerca de metade de qualquer alimento. A ingestão de proteínas inclui somente três porções de carne ou de laticínios por dia. Ocasionalmente ingere suplementos dietéticos OU recebe alimentos em quantidade menos que a ideal de dieta líquida ou alimentação por meio de tubos.	**3. Adequada** Come cerca da metade da maior parte das refeições. Come um total de quatro porções de proteína (carne e laticínios) por dia. Às vezes recusa uma refeição, mas em geral ingere suplementos OU recebe alimentos por meio de tubos ou de regime NPT que provavelmente atende grande parte das necessidades nutricionais.	**4. Excelente** Come a maior parte das refeições. Nunca recusa uma refeição. Geralmente come um total de quatro porções ou mais de carne e laticínios. Ocasionalmente come entre as refeições. Não precisa de suplementação.
ATRITO E CISALHAMENTO	**1. Problema** Precisa de ajuda moderada a máxima para se movimentar. Erguer-se totalmente sem deslizar nos lençóis é impossível. Com frequência desliza na cama ou em uma cadeira, necessitando de reposicionamento constante com ajuda máxima. Espasmos, contraturas ou agitação produzem atrito quase constante.	**2. Problema potencial** Movimenta-se debilmente ou precisa de ajuda mínima. Durante os movimentos, provavelmente a pele desliza um pouco nos lençóis, em uma cadeira ou em outros dispositivos. Mantém uma posição relativamente satisfatória na cama ou em uma cadeira a maior parte do tempo, mas às vezes desliza.	**3. Nenhum problema aparente** Movimenta-se na cama ou em uma cadeira de forma independente e tem força muscular suficiente para erguer-se totalmente durante a movimentação. Mantém posição satisfatória na cama ou em uma cadeira.	

Pontuação total _____

Bergstrom N, Braden BJ, Laguzza A, et al.: The Braden Scale for Predicting Pressure Sore Risk. *Nurs Res* 36 (4):205-210, 1987. http://www.bradenscale.com/braden.pdf.
NPO = nada por via oral. NPT = nutrição parental total. IV = intravenosa.

TABELA 29-6 Fatores que alteram a frequência de visitas	
Acessibilidade e disponibilidade de recursos	Estado geral de saúde
Adesão ao programa de intervenção	Dor e tolerância ao movimento logo no início
Idade	Previsão de descarga potencial
Estado cognitivo	Condições pré-mórbidas
Comorbidade	Probabilidade de comprometimento prolongado,
Complicações decorrentes da cirurgia	limitações funcionais ou incapacidade
Intervenções médicas, cirúrgicas e terapêuticas concorrentes	Fatores psicológicos e socioeconômicos
	Capacidades psicomotoras
Declínio na independência funcional	Gravidade da condição concorrente
Dimensão das lesões	Apoio social
Nível da função física	Estabilidade da condição
Estado nutricional	Estabilidade dos sinais vitais

Dados extraídos do Guide to physical therapist practice. Second edition. American physical therapy association. *Phys Ther* 81:9-746, 2001; Bukowski EL: Practice guideline: Acute care management following total hip arthroplasty (postoperative days 1-4). *Orthop Pract* 17:10-14, 2005; Munin MC, Rudy TE, Glynn NW, et al.: Early inpatient rehabilitation after elective hip and knee arthroplasty. *JAMA* 279:847-852, 1998.

sustentação de peso imediata, com auxílio de um andador, de acordo com a tolerância do paciente.

A normalização do padrão da marcha deve ser iniciada o mais cedo possível. O paciente também deve ser orientado a usar a transferência da posição de pé para a pivô a fim de evitar a rotação do quadril envolvido.

As atividades de subir escadas, com base na situação doméstica do paciente, são ensinadas no terceiro dia.[52]

Fase de tratamento domiciliar (1 a 7 dias). Se a independência funcional for exigida antes do retorno para casa, geralmente o paciente é transferido para uma unidade de reabilitação ou para um ambiente de tratamento agudo ou subagudo. Ele poderá voltar para casa se houver tratamento domiciliar adequado e transporte seguro.

Em um estudo, Munin e colaboradores[68] determinaram certos marcadores pelos quais era possível prever que pacientes iriam necessitar de programa de reabilitação interna *versus* aqueles que simplesmente receberiam alta para retorno ao lar. Os considerados de alto risco tinham 70 anos de idade ou mais, 51% viviam sozinhos, e muitos apresentavam várias condições comórbidas. O tempo médio de internação para a reabilitação de pacientes com ATQ varia de 7 a 10 dias.[9]

As avaliações dos tratamentos físicos domiciliares normalmente ocorrem dentro de 24 horas após a alta do hospital. Durante essa fase, o papel do fisioterapeuta é verificar quaisquer preocupações com segurança, incluindo movimentação e ajuste da altura dos móveis, remoção de tapetes, revisão das posições de sentar e dormir, cuidados com o quadril e progressão do programa de exercícios domiciliares.

De maneira geral, os exercícios de sustentação de peso, como elevação do calcanhar (Fig. 29-2) e miniagachamentos contra uma parede, são introduzidos nesse momento.

O treinamento da marcha deve evoluir para a independência com muletas ou andador.

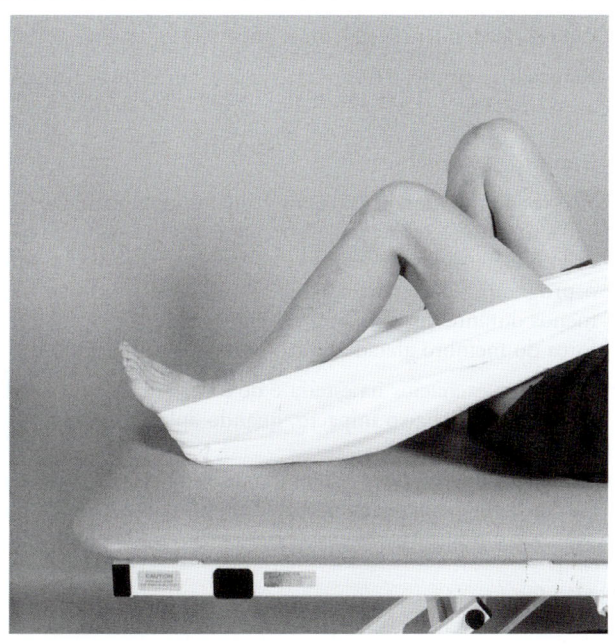

FIGURA 29-1 Deslizamento do calcanhar com um lençol.

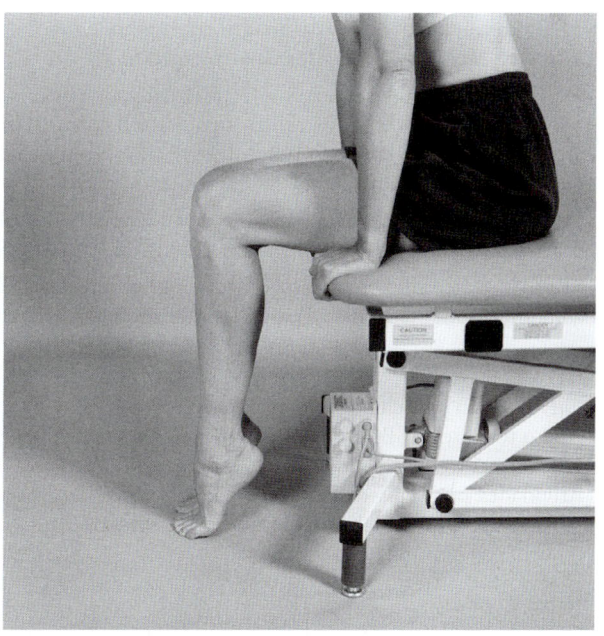

FIGURA 29-2 Elevações do calcanhar na posição sentada.

Fase 2: fase externa (2 a 8 semanas). Comumente, essa fase dura 2 a 6 semanas e envolve 6 a 9 sessões de fisioterapia. De maneira geral, as suturas são removidas depois de 12 a 14 dias.

Objetivos
▶ Relatos de dor em 5 de 10 ou menos.
▶ Estabelecer a ADM do quadril em 70 a 90° de flexão.
▶ Alcançar um equilíbrio e uma propriocepção de 50% da perna não envolvida, de acordo com a medição do tempo da posição em apenas uma perna, se a capacidade de sustentação de peso permitir.
▶ Obter força em 3 de 5 a 4 de 5 na extremidade inferior envolvida. No final dessa fase, o teste de Trendelenburg positivo indica necessidade de fisioterapia externa adicional para fortalecimento e treinamento da marcha.[9]
▶ Obter independência em todas as transferências.
▶ Atingir um padrão normal de macha com uma bengala quadrangular ou reta, que deve ser usada no lado oposto, em superfícies niveladas.

Modalidades eletroterapêuticas e físicas. As modalidades térmicas superficiais podem ser empregadas nessa fase.

Exercício terapêutico. A fraqueza após a ATQ é bastante comum e pode resultar na redução da proteção das superfícies de fixação de implantes durante as atividades.[69]
▶ Os exercícios de flexibilidade, dentro dos limites das restrições do quadril, devem ser feitos nos seguintes grupos musculares:
  • Iliopsoas
  • Quadríceps e reto femoral
  • Gastrocnêmio e sóleo
  • Isquiotibiais
▶ Para o fortalecimento das extremidades inferiores são realizados:
  • Exercícios sem sustentação de peso, como deslizamentos do calcanhar, abdução do quadril em supino, elevação da perna reta e agachamentos de arco curto.
  • Exercícios com sustentação e transferência de peso, agachamentos modificados contra a parede em aproximadamente 45° de flexão do quadril, investidas modificadas (anterior e lateral) e subida e descida de escadas.
▶ Os exercícios de fortalecimento da extremidade superior devem ser iniciados de acordo com a necessidade.
▶ O início do condicionamento cardiovascular deve ser feito com um ergonômetro para a parte superior do corpo (EPSC).

Treinamento neuromuscular
▶ Exercícios na prancha de sistema biomecânico de plataforma para o tornozelo (SBPT) na posição sentada ou de pé, observando-se as restrições em relação à sustentação de peso.
▶ Atividades posturais enviezadas de equilíbrio e de alcance envolvendo a extensão dos braços para a frente, na altura do ombro e da cintura.

Treinamento funcional
▶ O treinamento da marcha deve ser executado em superfícies planas e em escadas com auxílio de dispositivos auxiliares adequados. O paciente pode avançar para uma bengala de apenas uma ponta no momento certo. A bengala de quatro pontas pode ser usada provisoriamente.
▶ Quando permitido, o paciente poderá progredir para transferências em todos os tipos de superfícies.
▶ De maneira geral, os pacientes têm permissão para guiar de 6 a 8 semanas depois da cirurgia. As reações ao dirigir um veículo, incluindo o retardo e a força ao frear, podem ser prejudicadas, principalmente depois da substituição do quadril direito.[9]

Terapia manual. As técnicas de terapia manual incluem:
▶ Métodos e mobilização do tecido mole do quadril póstero ou ântero-lateral.
▶ Mobilização de cicatrizes.
▶ Técnicas de contração-relaxamento dentro dos limites das restrições do quadril.
▶ Alongamento passivo lateral do quadril, do joelho e da coluna lombar dentro dos limites das restrições.

Fase 3 (a partir de 9 semanas)
Objetivos
▶ Verificar relatos de dor em 2 de 10 ou menos em atividades com a perna envolvida e em 0 de 10 no repouso.
▶ Estabelecer a ADM do quadril em 90° de flexão.
▶ Atingir uma força do músculo da EI envolvida em 4 de 5 com o teste muscular manual.
▶ Obter independência para locomoção, sem disfunção da marcha.
▶ Alcançar equilíbrio e propriocepção de 80%, em comparação com a perna não envolvida, de acordo com a medição do tempo de postura em apenas uma perna.
▶ Obter independência para subir escadas sem usar dispositivos auxiliares.
▶ Obter independência funcional nas AVDs.
▶ Retornar ao emprego ou aos lazeres anteriores, de acordo com as indicações.

Exercícios terapêuticos
▶ Progressão dos exercícios da fase 1, incluindo, quando aplicável, aumento da resistência. A fraqueza dos músculos do quadril pode persistir por até dois anos após a cirurgia. Portanto, o programa de exercícios terapêuticos deve continuar pelo menos durante um ano, ou por tempo mais longo, até que a força do membro afetado esteja igual à do não afetado.[70]
▶ Início dos exercícios na esteira e de outras formas de condicionamento de baixo impacto, quando aplicável.

Treinamento neuromuscular. Execução de exercícios de equilíbrio e de alcance em apenas uma perna, incluindo extensão dos braços, levando a perna oposta para a frente e para a lateral.

Resultados

Há vários sistemas de classificação terapêutica para medir o resultado das intervenções na osteoartrite do quadril, a maioria dos quais tem a finalidade de avaliar o resultado pós-operatório da artroplastia.[71]

Lavernia e colaboradores[72] analisaram a qualidade de vida após a ATQ, e seus achados indicam que essa intervenção é extremamente rentável em comparação às abordagens médicas em outras instâncias.

Na década de 1990, muitas discussões abordaram o tema relacionado ao uso de instrumentos de medição de resultados com foco no paciente, como o Medical Outcomes Study 36-Item Short-Form Health Survey (SF-36), a Escala do Quadril de Harris e o Western Ontario and McMaster University Osteoarthritis Index (WOMAC), para avaliar pacientes que haviam se submetido à ATQ. Em um estudo feito por Soderman e Malchau,[73] que atribuiu uma pontuação da Escala do Quadril de Harris a 350 pacientes que tinham feito ATQ e já haviam recebido as pontuações SF-36 e WOMAC, todos os três instrumentos foram considerados válidos, reproduzíveis e confiáveis. Houve também uma boa confiabilidade entre os investigadores que determinaram as pontuações da Escala do Quadril de Harris, sendo que a correlação foi especialmente satisfatória quanto à dor e à função.[73] Soderman e Malchau concluíram que essa escala era tão válida para a medição de resultados como a SF-36 e o WOMAC.[73]

Procedimentos envolvendo o joelho

O sucesso máximo de uma intervenção cirúrgica ortopédica está assentado na recuperação biológica e nas falhas de fixação.[74] Tanto a qualidade do tecido lesionado como seu potencial intrínseco de recuperação (menisco *versus* ligamento ou tendão, intra-articular *versus* extra-articular e enxerto aloplástico *versus* enxerto autógeno) (Tab. 29-7) determina o tempo e a magnitude da aplicação de estresse nas estruturas em fase de recuperação. Quando o potencial de recuperação for limitado, seja por causa de suas propriedades inerentes ou da extensão da lesão, provavelmente o reparo cirúrgico não será bem-sucedido, mesmo com reabilitação modificada de forma significativa. Com o reparo e a reconstrução, os conceitos de fixação tornam-se críticos durante a evolução da reabilitação.[74] Com exceção das fraturas e dos enxertos ósseos autógenos osso-patela-tendão, de maneira geral a fixação rígida do joelho é inatingível.[74]

Artroplastia total do joelho

A artroplastia total do joelho (ATJ) é comprovadamente uma intervenção eficaz de longo prazo destinada aos idosos para aliviar a dor no joelho, melhorar a função, aumentar a mobilidade e a interação social e contribuir para o bem-estar psicológico.[75-77]

Indicações

Embora a dor e a perda da função sejam as razões principais para a ATJ, esse procedimento pode também ser usado para corrigir a instabilidade do joelho e o alinhamento da extremidade inferior e tratar a doença patelofemoral grave.[78,79] Como essa intervenção geralmente é contraindicada para pacientes mais jovens e ativos, os indivíduos com osteoartrite unicompartimental do joelho são encaminhados para osteotomia tibial alta ou femoral distal. A osteotomia tibial alta é usada nos casos de artrite isolada do compartimento lateral. Os resultados a curto prazo para esses procedimentos foram tão satisfatórios[80,81] que eliminaram a necessidade de ATJ.[82] Entretanto, ainda é pouco provável que a osteotomia tibial alta alivie a dor de forma permanente.

As contraindicações tanto absolutas quanto relativas para a ATJ incluem, mas não se limitam a:

▶ Infecção ativa no joelho.
▶ Joelho recurvado significativo.
▶ Obesidade grave.
▶ Retorno às ocupações ou aos esportes de alto impacto.
▶ Insuficiência arterial.
▶ Articulação neuropática.
▶ Doença mental.

Procedimento

Há várias técnicas de ATJ; a escolha da abordagem é determinada pela familiaridade e pelo conforto do cirurgião. Três abordagens costumam ser descritas: anterior, subvasto e lateral.[83]

▶ *Abordagem anterior.* Normalmente é feita por meio de uma incisão longitudinal na pele na linha média anterior e de uma artrotomia parapatelar mediana. As vantagens dessa abordagem incluem seu potencial extensível e a ampla exposição, medial e lateralmente. Já as desvantagens envolvem a violação do mecanismo do quadríceps e o potencial para a desvascularização patelar.[83]

▶ *Abordagem subvasto.* Esta utiliza a mesma incisão da abordagem anterior. Suas vantagens incluem a manutenção do mecanismo do quadríceps com redução da dor pós-operatória e recuperação funcional logo no início.[83] As desvantagens envolvem a exposição um tanto limitada.

▶ *Abordagem lateral.* A abordagem lateral ocorre em uma posição lateral à patela e ao longo da borda medial do tubérculo de Gerdy. Os proponentes dessa técnica acreditam que ela seja um método superior na correção da deformidade valga.[83]

A maioria das artroplastias primárias baseia-se na anatomia do paciente para dar estabilidade à articulação. As estruturas anatômicas que fornecem estabilidade incluem o ligamento cruzado posterior (LCP) e o equilíbrio dos tecidos moles ao redor do joelho. Há controvérsias sobre o destino do LCP na ATJ primária. Se esse ligamento for sacrificado, é necessário usar um estabilizador posterior (ver adiante). Entretanto, a longo prazo, os resultados da retenção do LCP e da estabilização posterior da ATJ são semelhantes.[84,85] A substituição desse ligamento é indicada nos casos de pacientes que precisem de ATJ e que sejam afetados por doença articular degenerativa em estágio final, com mau alinhamento varo ou valgo e contratura de flexão associada, com deformidade acima de 15º.[86,87]

Muitos projetos iniciais da ATJ substituíam apenas a articulação femoral/tibial e não faziam referência à patelofemoral. O estabilizador posterior foi desenvolvido para aumentar o arco de movimento desses modelos iniciais e, consequentemente, melhorar os resultados funcionais da ATJ. Embora tenham ocorrido melhoras substanciais na ADM com esses componentes, as complicações patelofemorais transformaram-se em um problema maior após a substituição do joelho. Erros no tamanho, no alinhamento e na rotação dos componentes tibial e femoral foram considerados fatores contribuintes para a ocorrência de tais complicações. Além disso, aparentemente, muitas das complicações são secundárias às novas superfícies patelares, o que pode ser parte do procedimento. De qualquer forma, a nova superfície da patela permanece entre os tópicos mais controversos na ATJ.

TABELA 29-7 Taxas de recuperação tecidual

Estrutura		0-3 dias	4-14 dias	3-4 semanas	5-7 semanas	2-3 meses	3-6 meses	6 meses-1 ano	Até 2 anos
Tendão	Tendinite			←--------	--------→				
	Lacerações				←--------	--------→			
Músculo	Induzido por exercícios	←--→							
	Grau I	←--------	--------→						
	Grau II			←--------	--------→				
	Grau III			←--------	--------	--------→			
Ligamento	Grau I	←--→							
	Grau II			←--------	--------→				
	Grau III				←--------	--------	--------	--------→	
Enxerto de ligamento						←--------	--------	--------→	
Osso						←--------	--------→		
Reparo de cartilagem articular						←--------	--------	--------→	

Axe MJ, Snyder-Mackler L: Post operative management of the In: Wilmarth MA, ed. *Post Operative Management of Orthopedic Surgeries. Independent Study Course 15.2.* La Crosse, WI: Orthopaedic Section, APTA, Inc., 2005:1-35. Com autorização, da Orthopaedic Section, APTA.

Cargas surpreendentemente altas são transmitidas ao longo da articulação patelofemoral (ver Cap. 18). Imediatamente depois da substituição do joelho, ocorre a redução na área de contato e o consequente aumento no estresse da contração.[88] Um estudo realizado por Matsuda e colaboradores[88] mostrou que a nova superfície da patela diminuiu substancialmente a área de contato, em comparação aos casos em que a patela não recebeu nova superfície. Além disso, estudos do movimento dessa articulação, depois da substituição do joelho, evidenciaram, de forma consistente, alguma alteração no grau da cinemática.[89]

Reabilitação pós-cirúrgica

Acredita-se que a orientação pré-operatória seja inestimável no ambiente pós-operatório inicial. A orientação pré-cirúrgica deve incluir educação sobre o programa de gelo-compressão-elevação, exercícios de ADM, fortalecimento isométrico do quadríceps, mobilização patelofemoral e treinamento da marcha com aparelhos auxiliares pós-operatórios adequados.[90]

As complicações associadas à ATJ incluem:[91]
- DTE.
- Embolia gordurosa.
- Má cicatrização de feridas.
- Infecção.
- Fraturas periprotéticas.
- Condições neurológicas. A paralisia do nervo fibular é a complicação neurológica mais comum da ATJ.
- Condições vasculares. Há registros de lesões nos vasos femorais superficiais, poplíteos e geniculares depois da cirurgia.
- Artrofibrose.
- Rompimento do mecanismo extensor.

A reabilitação pós-operatória da ATJ primária continua sendo estudada para reduzir custos e, ao mesmo tempo, garantir a qualidade dos resultados clínicos esperados pelo cirurgião e pelo paciente.[92]

A revisão da literatura revela alguma inconsistência nos padrões de prática da fisioterapia de pacientes com ATJ.[52] O programa de reabilitação pós-cirúrgico apresentado a seguir está fundamentado no consenso[55,93,94] e divide-se em dois aspectos: o tempo de hospitalização e o curso ambulatorial.

O sucesso dos programas de reabilitação para a ATJ depende do conhecimento do procedimento cirúrgico, da comunicação entre cirurgião e paciente e, acima de tudo, da capacidade da equipe de reabilitação em orientar os pacientes a participar ativamente do tratamento.[90]

Fase 1: hospitalização (1º dia[52] até a alta hospitalar).[43] Normalmente, essa fase envolve 4 a 10 sessões de fisioterapia.

O uso de aparelhos de movimento passivo contínuo (CPM) após a ATJ é um tema que vem sendo debatido durante anos, uma vez que é defendido por alguns cirurgiões e condenado por outros. O uso desses aparelhos foi incentivado como uma forma de facilitar e acelerar a recuperação, melhorando a amplitude da flexão, diminuindo a duração da internação hospitalar e reduzindo o emprego de analgésicos.[66,95-104] Entretanto, alguns estudos mostraram que houve uma grande variação no efeito dos CPMs sobre a administração e o consumo de analgésicos, a ADM, a permanência hospitalar e as complicações.[102,105-111]

▶ Há dados que sustentam o uso de CPM para diminuir a taxa de manipulação em casos de deficiência de ADM após a ATJ.
▶ A ADM de longo prazo provavelmente não aumenta com o uso de CPM após a ATJ.
▶ Embora aparentemente ajude a recuperar a flexão do joelho com maior rapidez, o seu uso não é tão eficaz na intensificação da extensão do mesmo.
▶ O comprometimento do joelho ou a incapacitação não diminuem com o uso de CPM na alta hospitalar.
▶ Devido aos protocolos clínicos padronizados dos hospitais, o uso de CPM não reduz o tempo das internações, e, dependendo da instituição, isso não interfere no custo total.
▶ As complicações na incisão provavelmente não aumentam com o CPM, desde que seja aplicada uma técnica adequada no fechamento da ferida e ocorra um aumento gradual na ADM durante os primeiros quatro dias pós-operatórios.

Ainda não está suficientemente claro se a ADM é atingida de forma mais rápida e se a prevalência da TVP e o uso de analgésicos diminuem com o emprego de CPM.

Se houver instabilidade ligamentar nos primeiros dias após a cirurgia, deve ser usado um suporte pós-operatório para o joelho ajustado inicialmente para uma posição de 0 a 90º. A função desse suporte é permitir o livre movimento em uma faixa de 0 a 90º, evitando a incidência de forças em varo e valgo no joelho e ajudando a manter o alinhamento corretivo realizado na cirurgia.[90]

Objetivos
▶ Evitar complicações pós-operatórias, incluindo TVP, infecção e embolia pulmonar.
▶ Relatos de dor em 5 de 10 ou menos.
▶ Minimizar os efeitos nocivos da imobilização.[57-62]
▶ Atingir um nível funcional independente ou supervisionado para:
  • Deitar e levantar da cama, entrar e sair de um cômodo, sentar e levantar de uma cadeira adequada (estável ou elevada).
  • Movimentar-se em casa com um aparelho auxiliar adequado.
  • Subir escadas de um ou mais degraus, conforme o ambiente doméstico, com aparelhos auxiliares adequados, com ou sem corrimão.
  • Aderir ao estado de sustentação de peso.
▶ Obter ADMA assistida de 5 a 90º do movimento do joelho envolvido ou mais
▶ Realizar a elevação da perna reta funcional sem demora do extensor.
▶ Apresentar desempenho motor de 3/5 no teste muscular manual.

Modalidades eletroterapêuticas e físicas. As modalidades para reduzir a dor e o edema (gelo e elevação) devem ser iniciadas o mais cedo possível. Com a permissão do médico, a estimulação elétrica pode ser usada para redução do edema, reeducação muscular e controle da dor.[63-66] A estimulação elétrica neuromuscular (EENM) pode reduzir o atraso do extensor e o tempo de internação quando usada em associação a um CPM.[63]

Hecht e colaboradores[112] compararam a eficácia das aplicações locais de gelo e calor em conjunto com exercícios *versus* apenas os exercícios na dor pós-cirúrgica do joelho. A aplicação de gelo juntamente aos exercícios fornecia um alívio bem maior do que a aplicação de calor com exercício ou apenas o exercício, e houve maior redução do edema no grupo que recebeu terapia com gelo. Não foi encontrada outra diferença significativa entre os grupos.

Programa de exercícios terapêuticos e domiciliares. O exercício incentiva o reforço inicial da atividade do quadríceps e a ADMP, bem como a redução da efusão articular.[90] O paciente deve ser orientado a fazer séries de 10 repetições de contrações isométricas cada vez que acordar, concentrando-se na respiração normal durante esses exercícios.[90] Em geral, esses exercícios iniciam no 1º ou 2º dia após a operação[52] e incluem o seguinte:

▶ Exercícios de resistência nas extremidades não envolvidas.
▶ Exercícios de respiração profunda.
▶ Elevação e posicionamento adequado da EI envolvida.
▶ Flexão e extensão ativa assistida no joelho envolvido. Se necessário, o CPM deve ser aplicado imediatamente após a cirurgia, na sala de recuperação, de acordo com a tolerância do paciente, para não piorar a resposta do tecido mole à cirurgia. O paciente deve ser incentivado a permanecer na unidade por 10 a 12 horas por dia, com aumentos graduais nas amplitudes de extensão e de flexão de acordo com tolerância.
▶ Bombas de tornozelo, séries para o quadríceps, os glúteos, os isquiotibiais e deslizamentos do calcanhar.
▶ Elevação da perna reta.[52] Durante os primeiros dias pós-operatórios, os testes de elevação da perna reta limitam-se às posições em supino e em prono, para evitar as forças em varo e valgo associadas à abdução e à adução do quadril nessa fase inicial de recuperação.[90] A fixação cimentada permite a exe-

cução desses movimentos duas semanas após a cirurgia. Entretanto, nas substituições de joelho não cimentadas, a abdução e a adução do quadril não são permitidas antes de 4 a 6 semanas, até o exame radiográfico mostrar crescimento ósseo interno suficiente.[90]

- Extensão do joelho na posição sentada.[52]
- Flexão do joelho da perna envolvida na posição de pé.

Treinamento funcional. O treinamento funcional inclui:

- Treinamento de deitar e levantar da cama e ir da cama para uma cadeira, para uma cômoda ou para um assento sanitário elevado.

- Treinamento de marcha, incluindo instruções sobre o estado da sustentação de peso, uso de aparelhos auxiliares e subir e descer escadas. Se necessário, a movimentação em diferentes níveis pode ocorrer no segundo ou terceiro dia.[52] A progressão correta da sustentação de peso é essencial para o sucesso global do procedimento de substituição articular e, além disso, depende do tipo de fixação e do alinhamento.[90] Em pacientes com prótese com revestimento poroso, a limitação da sustentação de peso é fundamental para estimular o crescimento ósseo dentro da prótese, impedir o afrouxamento do instrumento e evitar a falha prematura do alinhamento cirúrgico.[90] A sustentação de peso total costuma ser permitida em seis semanas, com base em exames radiográficos e no peso corporal do paciente.[90]

Terapia manual. As técnicas de terapia manual incluem mobilização patelar e procedimentos para o tecido mole. Como a mobilidade patelofemoral irrestrita é essencial para o movimento normal do joelho, as mobilizações médio-lateral e patelofemoral superior são iniciadas bem cedo, já no segundo dia após a cirurgia.[90]

O paciente somente recebe alta do hospital quando estiver clinicamente estável. Antes de ser enviado para casa, ele deve ser capaz de demonstrar 80 a 90° de movimento ativo ou ativo assistido do joelho,[52] passar da posição em supino para a sentada, da sentada para a de pé, caminhar 300 metros e subir e descer três lances de escada,[113] ou mais, de acordo com o ambiente domiciliar.[52]

Se a independência funcional for imprescindível antes do retorno para casa, o paciente deve ser transferido para um ambiente de tratamento intenso ou moderado. O paciente poderá voltar para casa se houver garantia de tratamento domiciliar adequado e transporte seguro.

Fase de tratamento domiciliar (1 a 2 semanas). Normalmente, essa fase envolve uma visita do fisioterapeuta três vezes por semana. É comum a avaliação física do tratamento domiciliar ocorrer dentro de 24 horas após a alta hospitalar.

Nessa fase, o papel do fisioterapeuta é identificar quaisquer preocupações com segurança, incluindo movimentação ou ajuste na altura dos móveis, remoção de tapetes enrugados, revisão das posições de sentar e dormir e progressão do programa de exercícios domiciliares. Os exercícios de sustentação de peso são introduzidos nessa ocasião e envolvem elevações do calcanhar na posição sentada (ver Fig. 29-2), exercícios de sentar e levantar, mini-investidas (deslocamento de peso) e miniagachamentos.

As transferências específicas em casa e no carro são práticas comuns. O treinamento da marcha deve progredir para o uso de muletas ou bengala, dependendo do equilíbrio do paciente. Quando este está perto de voltar para casa, já pode iniciar a fase ambulatorial.

Fase 2: Fase ambulatorial (3 a 6 semanas). De maneira geral, essa fase envolve 3 a 8 sessões de fisioterapia.

Objetivos

- Demonstrar independência funcional na marcha e no uso de aparelhos auxiliares em superfícies niveladas e em escadas.
- Normalizar o padrão da marcha, sempre que necessário.
- Atingir independência nas AVDs. Estas podem produzir dor nessa etapa. O paciente deve ser orientado a evitar atividades excessivas.
- Manter a ADMA de flexão do joelho envolvido em 110 a 125°. Esse grau de flexão é imprescindível para subir escadas e usar assentos sanitários normais com sucesso.[114]
- Manter a ADMA de extensão do joelho em 0° para normalizar a marcha.[115-118]
- Obter desempenho motor em 4/5 para a extremidade envolvida, demonstrado pelo agachamento usando apenas uma perna a 65% do peso do corpo.
- Relatos de dor em 3/10 ou menos.

Modalidades eletroterapêuticas e físicas. A estimulação elétrica neuromuscular (EENM) é usada nessa fase de reabilitação, com foco especial no vasto medial oblíquo. Após ser atingida a extensão total, ela deve ser aplicada durante toda a ADM e os exercícios isométricos de ângulo múltiplo, incluindo os ângulos em que a função do quadríceps aparentemente seja menos eficiente.[90] Em estágios mais avançados de sustentação de peso, a EENM pode ser empregada na posição de pé para forçar o quadríceps na amplitude final da extensão, durante a incorporação do treinamento proprioceptivo por meio da cadeia cinética fechada.[90]

Programa de exercícios terapêutico e domiciliar. Durante essa fase, os programas de exercícios incluem o seguinte:

- Condicionamento aeróbio (bicicleta ergométrica, EPSC). A ênfase pode ser colocada na flexão ou na extensão pelo ajuste do assento da bicicleta, mantendo uma cadência lenta e confortável, para evitar traumatismos na articulação em sua amplitude final, enquanto se obtêm os benefícios do alongamento prolongado e da alta repetição.[90] O padrão recíproco da bicicleta associa movimentos articulares múltiplos ao fortalecimento por meio de um padrão funcional de movimento.[90] Considerando que a maioria desses pacientes teve um nível de atividade limitado desde antes da cirurgia, não leva muito tempo para esse programa de ciclismo se transformar em uma atividade aeróbia e, portanto, atuar também na resistência cardiovascular.[90]

- Terapia aquática (caminhada aquática, agachamentos, elevação da perna reta, exercícios de subir degraus), se disponível.

- Exercícios isotônicos com pesos no tornozelo ou faixas elásticas. Esses exercícios incluem extensão e flexão do joelho, elevação da perna reta em todos os quatro planos (flexão, extensão, adução e abdução) e ponte.

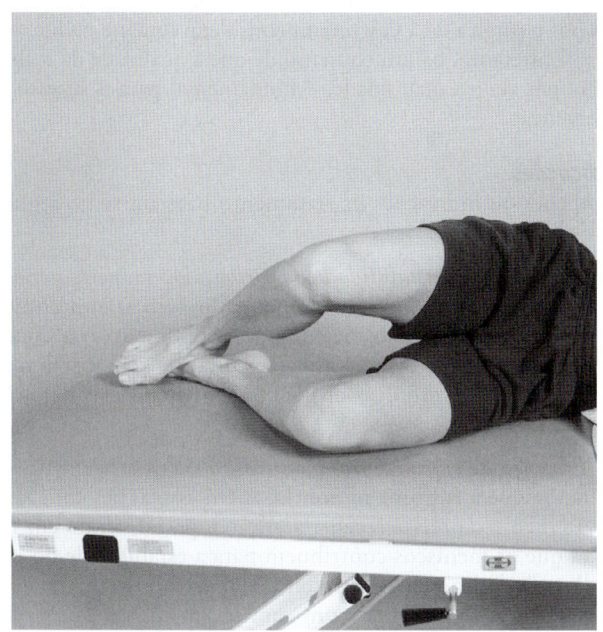

FIGURA 29-3 Rotação externa do quadril em decúbito lateral.

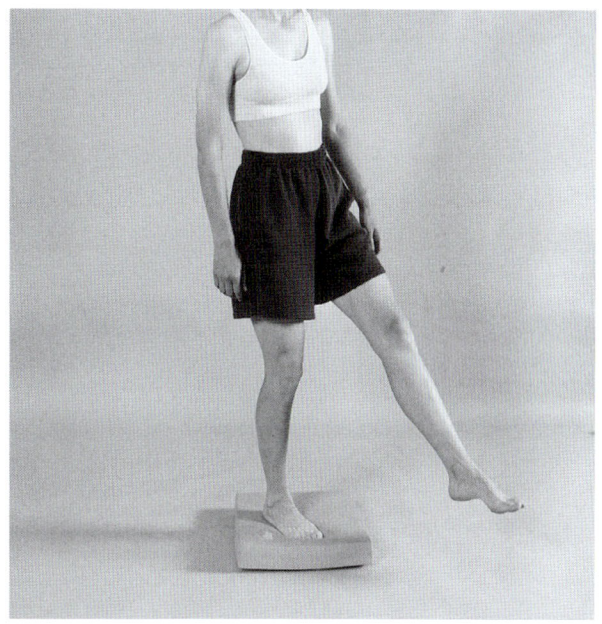

FIGURA 29-4 Exercício de equilíbrio e de extensão.

- Rotação externa do quadril em decúbito lateral (Fig. 29-3). O paciente deve deitar-se sobre o lado não envolvido, mantendo os ombros e os quadris perpendiculares em relação à mesa e os joelhos flexionados em cerca de 45°. Em seguida, deve erguer o joelho de cima na direção do teto, mantendo a posição pélvica e o contato dos pés.
- Exercícios de flexibilidade. Introdução de um programa básico de flexibilidade envolvendo alongamento dos grupos musculares das duas articulações que cruzam a articulação do joelho, principalmente os isquiotibiais e o quadríceps, e do músculo gastrocnêmio.[90]
- Exercícios de sustentação de peso, incluindo investidas parciais, *leg press*, elevações bilaterais dos calcanhares, deslizamentos na parede e agachamentos parciais.

Treinamento neuromuscular. Os seguintes exercícios podem ser executados com base nos objetivos terapêuticos:

- Exercícios de equilíbrio e de extensão (Fig. 29-4).
- Caminhar de costas.
- SBPT.
- Caminhar com um pé atrás do outro (Fig. 29-5).
- Subir escadas de lado.
- Exercícios com um minitrampolim.
- Equilíbrio usando apenas a perna envolvida.

Terapia manual. Durante essa fase, a terapia manual inclui mobilizações articulares da patela, quando aplicável, e técnicas direcionadas ao tecido mole para alongar a musculatura circunjacente.

Fase 3 (7 a 12 semanas). De maneira geral, essa fase envolve 3 a 12 sessões de fisioterapia.

Objetivos

- Atingir independência e realizar movimentos sem dor em todas as AVDs.
- Alcançar um padrão de marcha normal e independente em todas as superfícies usando bengala de uma ponta.
- Retornar ao emprego ou às atividades normais de lazer, quando indicado.
- Obter ADMA entre 0 e 115°.
- Apresentar desempenho motor em 5/5 no teste muscular manual ou igual à perna não envolvida.
- Relatos de dor em 2/10 ou menos.

Exercícios terapêuticos

- A ênfase deve ser colocada sobre o desempenho dos músculos remanescentes e as deficiências da ADM.
- Exercícios de autoalongamento.
- O treinamento da marcha avança para o uso de bengala de uma ponta em escadas e em todos os tipos de superfície.
- Nessa fase, as atividades de resistência mudam para um programa progressivo de caminhada. Este começa com sessões de caminhada de 8 a 10 minutos, evoluindo para caminhada de 60 minutos, de acordo com a tolerância do paciente.[90] O nível de atividade atingido após a ATJ depende de uma série de fatores; o mais significativo dentre eles para os pacientes e cirurgiões ortopédicos, durante a avaliação das atividades atléticas, é o desgaste da superfície de sustentação de peso.

Treinamento neuromuscular. Várias técnicas e mudanças de direção podem ser aplicadas aos movimentos de subir escadas de lado para dificultar o exercício e torná-lo mais desafiador

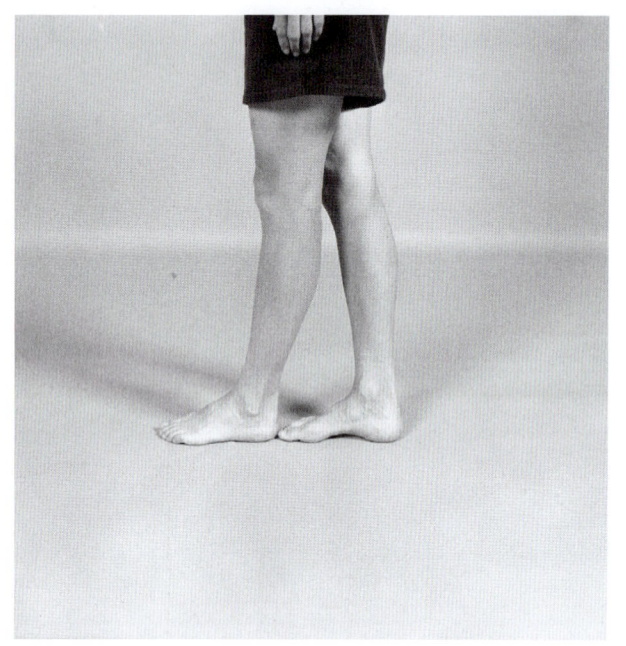

FIGURA 29-5 Caminhar com um pé atrás do outro.

para o sistema proprioceptivo.[90] Nessa fase, a introdução de níveis mais altos de atividades em pranchas de equilíbrio é bastante comum. As atividades de caminhada podem progredir com a inclusão de exercícios de subir escadas de lado e de mudanças rápidas de direção.[90]

Terapia manual. A terapia manual inclui:
- Mobilização articular na patela, quando for indicada.
- Alongamento passivo dos dois músculos articulares do joelho e do quadril (gastrocnêmio, reto femoral e isquiotibiais).

Resultados

Tradicionalmente, as pontuações de classificação clínica têm sido usadas para avaliar os resultados após a ATJ. Em geral, esses sistemas de classificação agregam pontuações com atribuição de pesos para dor, ADM, estabilidade, alinhamento e capacidade funcional.

As medições de resultados autorrelatados por pacientes, como o WOMAC[120] e a SF-36,[121,122] foram aceitas pela comunidade ortopédica.[119] Seu uso para avaliar a ATJ foi enfatizado na literatura ortopédica nos últimos 10 anos.[119]

Tanto a especificidade da WOMAC como a generalidade da SF-36 refletem suficientemente bem a melhora da dor em pacientes que passaram por intervenções abrangentes de reabilitação em nível hospitalar.[123]

Reconstrução do ligamento cruzado anterior

Apesar dos recentes avanços em termos de eficiência, a reconstrução do ligamento cruzado anterior (LCA) ainda tem custos elevados relacionados à incapacidade do paciente e ao tratamento médico. A reabilitação pós-cirúrgica, aspecto importante no resultado funcional, foi um tópico amplamente discutido sob a ótica de custos e benefícios. Além disso, as diretrizes para a reabilitação pós-cirúrgica do LCA variam consideravelmente na literatura.[124] Entretanto, há um consenso de que a qualidade da reabilitação, em vez da quantidade, é fundamental para o sucesso da intervenção.[125,126]

Indicações

As opções ou indicações de tratamento baseiam-se no seguinte:[127,128]

- *Dimensão da instabilidade do joelho.* De maneira geral, o tratamento cirúrgico é recomendado para atletas adultos jovens, pois eles têm mais tempo para desenvolver condições articulares degenerativas resultantes das instabilidades rotatórias crônicas do joelho, causadas pelas deficiências do LCA.

- *Presença de rupturas nos meniscos.* Está cada vez mais evidente que a ruptura em um LCA em associação com lesão no menisco precisa receber atenção especial, tendo em vista que os meniscos contribuem para a estabilidade do joelho.[129,130] A perda do seu efeito estabilizador aparentemente predispõe os pacientes com ruptura no LCA à osteoartrose.[131-136]

- *Maturidade esquelética dos pacientes.* A decisão pela realização de cirurgia em crianças com placas de crescimento abertas e com diagnóstico de ruptura total do LCA ainda é bastante questionável. Isso se deve ao fato de que a ocorrência de lesões potenciais nas placas de crescimento pode resultar na interrupção do processo de crescimento.[137,138] Aparentemente, o risco de distúrbios no crescimento é baixo em atletas jovens que estiverem dentro de um ano de maturidade esquelética na época da cirurgia.[139]

- *Níveis esperados de participação dos pacientes em futuras atividades esportivas.* Com frequência, os níveis esperados em atividades futuras e a participação em atividades esportivas para os pacientes mais jovens são maiores do que os esperados para os atletas adultos de meia-idade.[140]

Procedimento

Os procedimentos cirúrgicos em indivíduos que se submeteram à reconstrução do LCA envolvem o uso de enxertos para substituir o ligamento lesionado. Estes devem ser colocados nos túneis femoral e tibial, perfurados. Em seguida, usando um aparelho de fixação, devem ser fixados nos locais de inserção proximal e distal. As opções envolvem o uso de enxertos autólogos, alogênicos ou sintéticos.

Os enxertos autólogos são colhidos nos próprios pacientes. Eles consistem de tendões com ou sem inserções com bloqueios ósseos. De maneira geral, são extraídos da extremidade envolvida. Os dois enxertos autólogos mais comuns nos procedimentos de reconstrução do LCA são coletados nos tendões dos músculos isquiotibial e patelar. Esses tendões são usados com mais frequência, porque sua extração é mais fácil. Esse tipo de enxerto possibilita também o retorno da resposta proprioceptiva do paciente, um mecanismo comprovado de estabilização das articulações de joelhos com comprometimento do LCA.[141] Quando os tendões semitendíneo e grácil são usados conjuntamente, a força do enxerto do isquiotibial excede a do LCA. O tendão patelar é também um enxerto autólogo confiável para joelhos com LCAs lesionados,[142] sendo usado com frequência devido a sua força inerente e por possuir contatos de osso-tendão-osso. As complicações pós-operatórias em pacientes que permanecem com os tendões patelares são raras e podem ser minimizadas se a técnica cirúrgica for seguida rigorosamente.

A situação ideal seria aquela em que as propriedades biomecânicas dos enxertos de substituição fossem semelhantes às do LCA original. O comportamento do alongamento do enxerto no momento da reconstrução exerce influência significativa, a longo prazo, sobre a lassidão ântero-posterior do joelho após a cicatrização. Entretanto, a medição do comprimento do enxerto imediatamente após a reconstrução é inadequada para determinar a lassidão ântero-posterior e o comportamento biomecânico depois da cicatrização total.[143,144] Todavia, a medição do comportamento do alongamento do enxerto durante toda a flexão-extensão do joelho logo após sua fixação pode fornecer informações importantes para prever o desempenho da lassidão da articulação a longo prazo.[143,144]

Outro fator crítico para a escolha de um enxerto é o tipo de aparelho de fixação que ele exige. Um avanço recente nos procedimentos de reconstrução do LCA foi o desenvolvimento de um novo aparelho de fixação de liga de titânio para prender o local proximal dos enxertos. Esse novo aparelho pode ser usado com enxertos autólogos e alógenos e descarta a necessidade de uma segunda incisão.[145]

Reabilitação pós-cirúrgica

O tempo para o retorno à atividade total depois da reconstrução do LCA passou de mais de um ano na década de 1970 para a faixa de 4 a 9 meses nos dias atuais.[146] Embora não haja consenso sobre o tempo, as técnicas cirúrgicas e os protocolos de reabilitação depois da ruptura do LCA, alguns estudos demonstram que os protocolos de reabilitação ágeis e progressivos desde o início, como aquele descrito na Tabela 29-8, não afetam adversamente a recuperação funcional.[146] A sustentação de peso, o movimento articular do joelho, o estresse de enxertos de nível baixo e o fortalecimento progressivo desde o início comprovaram ser fatores eficazes dos programas de reabilitação depois da reconstrução do LCA.[147] Aspectos como idade, sexo, cronicidade da lesão, patologias associadas, ADM, nível de atividade dos pacientes, atitude e motivação devem ser considerados nos programas de reabilitação.[127] Até o momento em que o sucesso de um único protocolo de reabilitação pós-cirúrgica tenha aceitação universal, os protocolos continuarão evoluindo, assim como os conhecimentos sobre a estrutura e a função do LCA seguirão aumentando cada vez mais.

Em geral, o paciente é liberado no primeiro dia após a operação de reconstrução do LCA. Assim como o reparo tardio de joelhos com problemas ligamentares intensifica o processo de recuperação pós-operatória, a antecipação da reabilitação é essencial para a otimização dos resultados cirúrgicos. Comumente, o paciente recebe permissão para tomar banho depois do segundo dia pós-operatório, ao passo que os banhos de imersão são permitidos somente depois da remoção das suturas, em geral de 10 a 14 dias. Logo após a cirurgia, o dispositivo de apoio mais comum é o imobilizador de joelho ou o suporte de extensão com travamento. Em seguida, poderá haver sustentação de peso com muletas, de acordo com a tolerância do indivíduo. O suporte deve ser usado 24 horas por dia e ser destravado ou removido apenas para tomar banho ou fazer os exercícios recomendados. Antes de receber alta, o paciente deve ser orientado sobre o uso de muletas, o qual deve ser interrompido quando conseguir ficar de pé sobre a perna envolvida, com o suporte destravado, ou assim que puder movimentar-se sem claudicação.[148]

O paciente pode dirigir quando tiver controle total sobre o membro operado e não estiver sentindo nenhuma dor.

Recentemente, muitas dúvidas têm sido levantadas sobre a necessidade da supervisão frequente de um fisioterapeuta durante o processo de reabilitação depois da reconstrução do LCA. A capacidade de reabilitação com supervisão limitada para verificar a presença de lesões musculoesqueléticas ou a necessidade de cirurgia é multifatorial. Esses fatores incluem a motivação do paciente em retornar aos níveis de atividade antes da lesão, o nível de sua educação pré-lesão/cirurgia e pós-lesão/cirurgia recebido e sua experiência anterior em fazer exercícios de forma independente.[147]

Uma série de estudos comparou inclusive dois estudos retrospectivos[149,150] e dois testes clínicos randomizados (TCRs)[124,151] que analisaram vários formatos de programas de reabilitação com supervisão limitada *versus* supervisão tradicional, depois da reconstrução do LCA. Embora ambos os estudos retrospectivos tenham demonstrado resultados bem-sucedidos, com 4 a 12 sessões de fisioterapia nos primeiros meses pós-operatórios, não há informação sobre como a cobertura de seguro privado *versus* seguro público influenciou os resultados.[147] Nenhum dos estudos com TCR, ambos com amostras de pequeno porte, chegou a demonstrar diferenças significativas entre os dois programas de reabilitação em uma ampla faixa de medições de resultados (ADM, resultados do artrômetro KT, testes com saltos, escala de Lysholm e atrofia da coxa). Um estudo com TCR mais amplo, realizado por Grant e colaboradores,[147] com 145 indivíduos, concluiu que os programas de reabilitação bem-estruturados e com o mínimo de supervisão são mais eficazes em atingir uma ADM aceitável do joelho nos primeiros três meses depois da reconstrução do LCA do que os programas padronizados com base na fisioterapia. Um estudo de acompanhamento de 2 a 4 anos está sendo planejado para determinar as diferenças entre os resultados e a satisfação do paciente. O programa apresentado a seguir baseia-se em um protocolo fisioterapêutico-padrão.

Fase 1 (0 a 4 semanas). Essa fase envolve 10 a 12 sessões de fisioterapia.

Objetivos

▶ Promover a cura da lesão e proteger o sítio cirúrgico.

▶ Minimizar o edema e a dor.

▶ Diminuir os efeitos nocivos da imobilização.[57-62]

▶ Promover uma ADMP entre 0 e 120° de flexão do joelho.

▶ Obter independência nas transferências da posição sentada para a de pé e da em supino para a sentada, sem ajudar a perna envolvida.

▶ Atingir a sustentação de peso total com a movimentação. As muletas podem ser usadas com sustentação de peso de acordo com a tolerância do paciente. A recuperação da marcha funcional normal, a subida de escadas, as corridas e as atividades esportivas específicas, em tempo determinado, são fatores im-

TABELA 29-8 Protocolo de reabilitação depois da reconstrução do LCA para um jogador de futebol profissional (além do regime apresentado, o paciente recebeu massagem no membro inferior durante 30 minutos em cada sessão e aplicação de gelo por 15 minutos no final de cada sessão [até o 60º dia]).

Número de dias pós-operatórios	Categorias de tratamento	Regime
8-17	ADM	Extensão: pender a perna em prono e pêndulo.
	Força	Cocontrações ativas dos extensores e flexores do joelho (10 x 45 s, recuperação de 15 s); flexores e abdutores do quadril (2 kg, 6 x 15 rep., recuperação de 15 s); isométrico nos adutores do quadril (10 x 45 s, recuperação de 15 s); extensão do joelho de 45 para 0º (2 kg, 6 x 15 rep., 6 x 15 s); modalidade excêntrica de *leg press* (elástico).
	Aquecimento e exercícios aeróbios	Bicicleta ergométrica, com assento na posição baixa, durante 10 min.
18-29	ADM	Extensão: pender a perna em prono e pêndulo.
	Força	Cocontrações ativas dos extensores e flexores do joelho (10 x 45 s, recuperação de 15 s); flexores e abdutores do quadril (3 kg, 6 x 15 rep., recuperação de 15 s); isométrico nos adutores do quadril (10 x 45 s, recuperação de 15 s); extensão do joelho na posição sentada com elástico terapêutico e com carga de 45º até extensão total (4 kg, 6 x 15 rep., 6 x 15 s); modalidade excêntrica de *leg press* (elástico).
	Propriocepção	Superfícies instáveis com apoios bipodais e unipodais durante 10 min.
	Aquecimento e exercícios aeróbios	Bicicleta ergométrica durante 10 min, simuladores de escada durante 5 min (nível 1), andar na esteira a 4 km/h em 6%.
	Piscina coberta	Caminhar 10 min; extensão, flexão, abdução e adução do quadril sem e com nadadeiras; *leg press* com nadadeiras, corrida na parte mais funda sem o peso do corpo.
30-42	ADM	Flexão: deslizamento do calcanhar, flexão ativa assistida.
	Força	Flexores do joelho (2 kg, 2 x 15 rep.); deslizamento na parede (6 x 10 rep.), extensão do joelho na posição sentada (4 kg, 6 x 15 rep., 6 x 15 s); *leg press* (elástico) com uma perna (6 x 10 rep.); *leg press* com uma perna (50 kg, 6 x 15 rep.).
	Propriocepção	Apoios unipodais em superfícies instáveis, saltar durante 10 min.
	Aquecimento e exercícios aeróbios	Esteira durante 10 min a 5,5 km/h em 0%; corrida na esteira durante 10 min a 7 km/h em 0 a 3%; 10 min no simulador de escadas (nível 6).
	Piscina coberta	Nadar de costas, alongamento, nado estilo *crawl* com prancha pequena; exercícios com nadadeiras pequenas e compridas; movimentos laterais e para a frente; corrida na parte mais funda sem peso do corpo, corrida na parte mais rasa com sustentação de peso (aquecimento); saltos; nado livre.
43-59	ADM	Exercícios de alongamento (isquiotibiais e outros músculos do quadril e do joelho).
	Força	Flexores do joelho (2 kg, 2 x 15 rep.); deslizamento na parede (6 x 10 rep.); rotadores do joelho (elástico terapêutico, 8 x 40 rep.); extensão da perna na posição sentada (progressivamente até 40 kg, de 90º até extensão total, 8 x 10 rep; de forma gradual até 45 kg, de 45º até extensão total, 6 x 15 rep.), extensão isocinética do joelho (300º/s, 6 x 10 rep.), 20 min de EENM no vasto lateral e medial.
	Propriocepção	Saltar durante 10 min.
	Aquecimento e exercícios aeróbios	Caminhar na esteira durante 10 min a 5,5 km/h em 0%; corrida na esteira durante 10 min a 7,5 km/h, em 0 a 6%.
	Reabilitação em campo	Corrida lenta; exercícios para adquirir um padrão correto de corrida; corrida em círculos, flexões, mudanças de direção, corrida em velocidade, desacelerações, paradas e arranques; corrida no limite anaeróbio durante 8 min.
	Treinamento em equipe	Treinamentos táticos na intensidade de um jogo.
60-72	ADM	Exercícios de alongamento (isquiotibiais e outros músculos do quadril e do joelho).
	Força	Flexores do joelho (3 kg, 2 x 15 rep.); rotadores internos do joelho (elástico terapêutico, 8 x 40 rep.); extensão da perna na posição sentada (40 kg de 90º até extensão total, 8 x 10 rep; 45 kg de 45º

(continua)

TABELA 29-8 Protocolo de reabilitação depois da reconstrução do LCA para um jogador de futebol profissional (além do regime apresentado, o paciente recebeu massagem no membro inferior durante 30 minutos em cada sessão e aplicação de gelo por 15 minutos no final de cada sessão [até o 60º dia]). (*Continuação*)

Número de dias pós-operatórios	Categorias de tratamento	Regime
		até extensão total, 6 x 15 rep.), extensão isocinética do joelho (300º/s, 4 x 20 rep.), 20 min de EENM no vasto lateral e medial.
	Propriocepção	Saltos e exercícios de propriocepção durante 10 min.
	Aquecimento e exercícios aeróbios	Caminhar na esteira durante 10 min a 5,5 km/h, em 0 a 3%.
	Reabilitação em campo	Corrida, técnica individual e coletiva com bola; dribles e chutes submáximos; corrida no limite anaeróbio durante 20 min.
	Treinamento em equipe	Treinamentos táticos na intensidade de um jogo.
73-90	ADM	Exercícios de alongamento isquiotibiais e outros músculos do quadril e do joelho.
	Força	Flexores do joelho (4 kg, 2 x 15 rep.); rotadores internos do quadril (elástico terapêutico, 8 x 40 rep.); *leg press* (70 kg, 6 x 10 rep. em ritmo lento); extensão da perna (40 kg de 90º até extensão total, 8 x 10 rep; 45 kg de 45º até extensão total, 6 x 15 rep.).
	Propriocepção	Saltos e exercícios de propriocepção durante 10 min.
	Aquecimento e exercícios aeróbios	Caminhar na esteira durante 10 min a 5,5 km/h, em 0 a 3%.
	Reabilitação em campo	Corrida, corrida em velocidade, mudança de direção, desacelerações; técnica individual com bola, treinamento em equipe; jogos de futebol (2-2; 4-4); saltos, chutes, prender a bola; corrida no limite anaeróbio durante 20 min.
	Treinamento em equipe	Treinamentos táticos na intensidade de um jogo.

Dados de Roi GS, Creta D, Nanni G, et al.: Return to official Italian first division soccer games within 90 days after anterior cruciate ligament reconstruction: A case report. *J Orthop Sports Phys Ther* 35:52-61; discussion 61-66, 2005.

portantes do processo de reabilitação. Há variações no período de sustentação de peso com proteção após a reconstrução do LCA. Shelbourne e Nitz[152] defenderam um protocolo avançado e acelerado, o qual se baseia nas observações de que os pacientes que não seguiram as restrições pós-operatórias tradicionais melhoraram mais rapidamente, sem resultados adversos.[153] As vantagens teóricas da sustentação de peso imediata incluem a facilitação da atividade isométrica para os músculos que circundam a articulação, reduzindo, consequentemente, a efusão e a ação contrária da inibição reflexa do mecanismo do quadríceps.[154,155] Os benefícios da atividade isométrica são os seguintes:[153]

- Aumento na compressão e nutrição da cartilagem articular logo no início
- Manutenção da força do osso subcondral
- Redução da fibrose peripatelar
- Incidência mais baixa de dor na parte anterior do joelho.[156] A presença de dor nessa região pode ser atribuída à redução na atividade do vasto medial oblíquo e à incapacidade de controlar a patela na fase inicial da reabilitação. Em um estudo realizado por Tyler e colaboradores,[153] os pacientes que haviam recebido permissão para sustentar peso logo no início apresentaram um aumento significativo na atividade eletromiográfica do vasto medial oblíquo do quadríceps em duas semanas e passaram a sentir menos dor na parte anterior do joelho. Os efeitos benéficos da captura do quadríceps logo no início incluem antecipação da mobilidade patelar e das cargas compressivas sobre a patela.[153] As desvantagens são perda prematura da fixação de enxertos e instabilidade subsequente, embora as técnicas mais rígidas de fixação tenham diminuído essas complicações.[153]

▶ Ter suporte duplo com equilíbrio controlado.

▶ Adquirir estabilidade dinâmica controlada da perna não envolvida.

▶ Movimentar-se em distâncias limitadas, sem o uso de aparelhos auxiliares, em casa e na comunidade.

▶ Melhorar o controle do quadríceps, demonstrado pela elevação da perna reta, sem retardamento do extensor.

Modalidades eletroterapêuticas e físicas. A aplicação de gelo, o movimento passivo e a elevação ajudam a controlar a inibição muscular e a dor.[157-160]

Mediante autorização médica, os eletroestimuladores podem ser usados na redução de edemas, reeducação muscular e controle da dor.[63-66] A estimulação elétrica também pode ser empregada para facilitar a contração do quadríceps. Com frequência, esse procedimento é executado juntamente com a estimulação elétrica nos isquiotibiais para facilitar a cocontração.[161] A EENM é tão[65,162] ou mais eficaz[163] do que os exercícios isométricos para aumentar a força muscular. Entretanto, ela é recomendada somente para pacientes com contraindicação de regimes agressivos de reabilitação ou nos casos em que esses regimes não estão disponíveis.

Exercícios terapêuticos

▶ *CPM.* Tradicionalmente, no período pós-operatório imediato, as aplicações de gelo e o uso de CPM têm integrado os programas com foco no alívio da dor, na redução de edemas e na recuperação do movimento total. Entretanto, vários estudos recentes não obtiveram sucesso em demonstrar quaisquer benefícios clinicamente importantes, ou de longa duração, do uso de CPM[164-167] ou da terapia com gelo,[158,168] embora haja documentos indicando que os pacientes que foram colocados em um CPM logo após a cirurgia exigiam menos medicamentos para controlar a dor, com aumento no nível de conforto, possibilitando a intensificação do processo de reabilitação.[169]

▶ **_Exercícios de ADM._** Cabe ao fisioterapeuta assegurar a extensão ativa do joelho a 0° imediatamente após a cirurgia e, ao mesmo tempo, evitar a hiperextensão. Atingir, logo no início, o controle do quadríceps na amplitude terminal interna, mantendo inalterada a integridade do enxerto, é essencial para impedir contraturas de flexão e padrões de marcha com o joelho em flexão.[170] Atualmente, o foco da atenção concentra-se na recuperação da força, no sincronismo e no controle do quadríceps e na antecipação da recuperação da extensão total, sem comprometer a integridade dos enxertos. Perdas de 5 a 10° de extensão podem resultar em incapacidade significativa em atletas e nas AVDs. Embora muitos fatores possam causar perdas na ADM, aparentemente o retardo no procedimento de reconstrução do LCA em joelhos com lesão aguda, além da reabilitação pós-operatória imediata, ajuda a evitar contraturas de flexão.[171,172]

▶ **_Fortalecimento._** Há grande controvérsia quanto ao valor relativo do fortalecimento do quadríceps _versus_ o do fortalecimento dos músculos isquiotibiais.[173] A reabilitação pós-cirúrgica do quadríceps foi colocada em segundo plano nas décadas de 1970 e 1980 devido ao potencial para translação tibial anterior resultante da contração daquele músculo e o subsequente desprendimento ou alongamento do enxerto.[170,174-176] Em vez disso, a reabilitação dos isquiotibiais foi enfatizada por sua capacidade de gerar translação tibial posterior e, como consequência, proteger o enxerto. Essa ênfase no novo treinamento, juntamente com o bloqueio tradicional da extensão, revelou-se insatisfatória, resultando no desenvolvimento de contraturas de flexão, dor patelofemoral e fraqueza acentuada do quadríceps.[177] Embora tenham ocorrido algumas mudanças nos rumos da reabilitação,[178,179] ainda há relatos de deficiências persistentes e substanciais na força do quadríceps.[170,180-183] Existem relatos de déficits menores na força dos isquiotibiais depois de reconstruções do LCA. Além disso, também foram registradas insuficiência de força do quadríceps entre 20[180,182] e 41%[184] em comparação com déficits não tratados na perna. Em alguns casos, estes foram identificados quatro anos após a cirurgia.[180] Nos dias atuais, como tentativa de equalizar a razão quadríceps/isquiotibial, passando da razão normal de 3:2 para 1:1, recomenda-se uma ênfase de 4-1 sobre os exercícios para o quadríceps em relação aos direcionados para o isquiotibial.[111]

- Os exercícios isométricos, incluindo aqueles conhecidos por "matadores de aranha", devem ser iniciados juntamente com as bombas de tornozelo. Os exercícios "matadores de aranha" exigem que o paciente faça a contração isométrica dos isquiotibiais e do quadríceps, enquanto faz pressão sobre o solo com o calcanhar (como se uma aranha estivesse sob o calcanhar), para simular um ambiente de sustentação de peso.
- As contrações isométricas do quadríceps devem ser executadas em extensão total, com apoio. O _biofeedback_ ou a estimulação elétrica pode ser usado para facilitar a contração.[185]
- As contrações isométricas do quadríceps devem ser executadas entre 0 e 90°, com e sem estimulação elétrica.[185]

- As sessões de alongamento passivo de 10 minutos são importantes para a recuperação da extensão terminal do joelho e envolvem suspensão do joelho em prono (Fig. 29-6) e sua extensão passiva em supino, com uma toalha enrolada sob o calcanhar (Fig. 29-7).
- Os deslizamentos na parede em supino (suspensão do calcanhar sem apoio) ajudam a readquirir a flexão do joelho.
- Exercícios de ADMA para o quadril. Os movimentos de elevação da perna reta devem ser feitos nos quatro planos. Inicialmente, o suporte deve permanecer travado até o paciente atingir um controle muscular suficiente.
- Deslizamentos do calcanhar em supino e exercícios na posição de pé para os isquiotibiais, com e sem resistência, de acordo com a tolerância do paciente (Fig. 29-8).
- Pontes em supino.
- O exercício de _leg press_ em supino e o trenó inclinado podem ser iniciados com travamento do suporte de 0 a 90°, como indicado, para fortalecer a flexão plantar e a atividade de arranque bilateral inicial em uma faixa de 20 a 70°, evoluindo para 0 a 90°.
- Elevações do calcanhar na posição de pé.
- Isquiotibiais na posição sentada (puxar o tapete) e, em prono, flexão do joelho com uma corda esportiva.[185]
- O exercício de extensão da perna de 90 a 45° na posição sentada deve ser feito sem outra resistência além da gravidade.
- Exercícios de flexibilidade para os isquiotibiais, o quadríceps, o gastrocnêmio, o sóleo, o trato iliotibial e o iliopsoas.[185]
- Exercícios cardiovasculares usando EPSC.

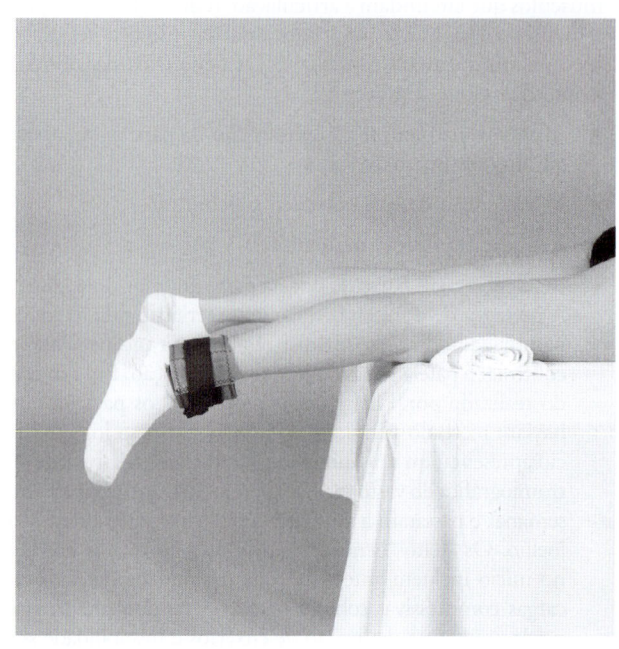

FIGURA 29-6 Suspensão do joelho em prono.

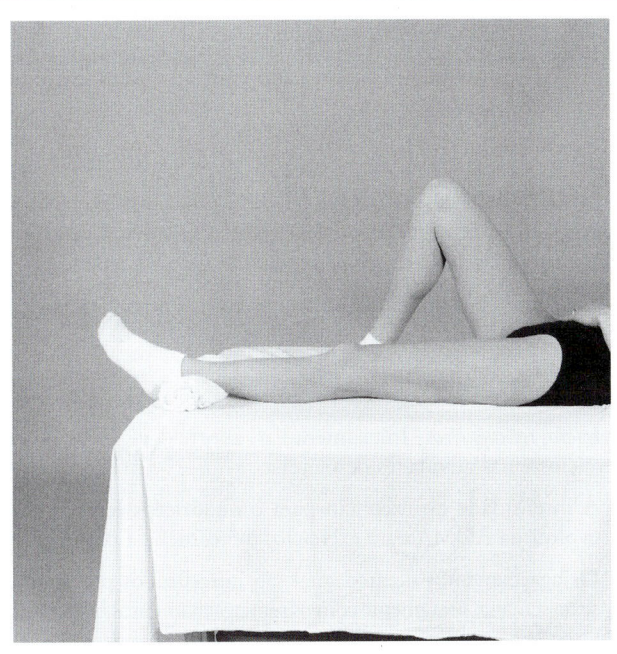

FIGURA 29-7 Extensão passiva do joelho em supino.

- Programa de fortalecimento para as partes média e superior do corpo.[185]

Por volta da segunda semana do programa, o paciente deve progredir para:

▶ Miniagachamentos bilaterais (0 a 40°).[185]
▶ *Leg press* bilateral.

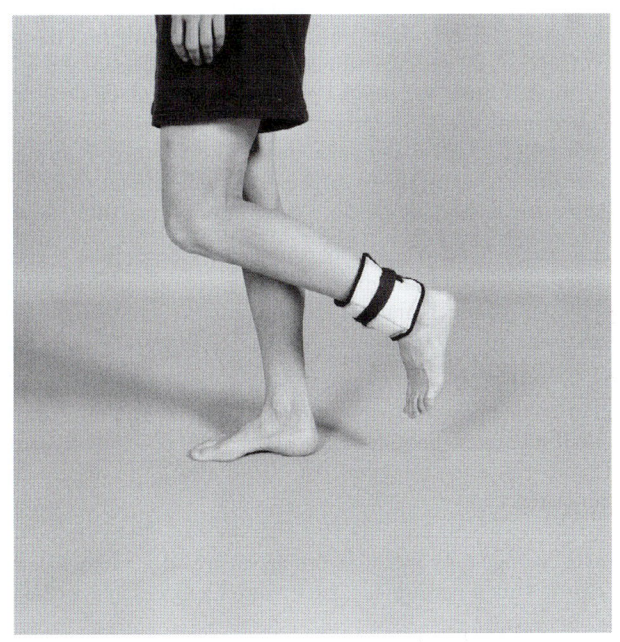

FIGURA 29-8 Exercícios com resistência para os isquiotibiais.

▶ Elevações do dedo do pé e do calcanhar[185]

Na terceira semana, o paciente deve progredir para:[185]

▶ Caminhar sobre os calcanhares.
▶ Exercícios proprioceptivos e de equilíbrio na posição de pé.

Nos estágios iniciais, conforme a ADM aumenta, o fortalecimento do músculo isquiotibial progride para contrações isométricas em vários ângulos articulares, dentro da amplitude disponível para a execução de contrações concêntricas.

Os exercícios que forçam o LCA com segurança após a reconstrução incluem:[186]

▶ Contrações isométricas do músculo isquiotibial em todos os ângulos de flexão do joelho.
▶ Contrações do músculo quadríceps dominante com o joelho flexionado a 60° ou mais (quadríceps isométrico, quadríceps e contrações do isquiotibial simultaneamente e extensão-flexão ativa entre 40 e 90° de flexão).
▶ Os exercícios concêntricos dos isquiotibiais podem ser feitos posicionando-se o paciente em supino com uma bola suíça nos pés. O calcanhar da perna envolvida deve ser colocado sobre a bola para que o paciente possa deslizá-lo a partir da posição em ponte. Essa elevação da perna também serve para reduzir a efusão articular.

Treinamento da marcha. O fisioterapeuta deve informar ao paciente que, de maneira geral, a obtenção da estabilidade dinâmica do joelho pode levar de 4 a 6 semanas. O suporte deve permanecer travado em 0° com movimentação, até o paciente conseguir elevar a perna reta, sem retardamento do extensor.

Os exercícios de caminhada podem ser iniciados depois que as muletas forem dispensadas e incluir o uso de esteira.

Treinamento neuromuscular. A cinemática complexa do joelho depende da estabilidade mecânica e da interação dinâmica entre o sistema nervoso central e a articulação.[187,188] Aproximadamente 1 a 2% do volume do LCA consiste de mecanorreceptores, a maioria dos quais é subsinovial, nas proximidades da inserção femoral e tibial do ligamento.[187]

Lorentzon e colaboradores[189] encontraram uma deficiência mecânica inferior na perna com lesão no LCA e sugeriram que as quedas de desempenho isocinético observadas nos músculos quadríceps podem ser explicadas por uma redução na ativação das fibras musculares com funcionamento normal, em decorrência do *feedback* sensorial deficiente dos mecanorreceptores do ligamento rompido. Essa perda de propriocepção e de ativação muscular dificulta a estabilização dinâmica da articulação do joelho e coloca o enxerto em risco logo após a reconstrução do LCA. Snyder-Mackler e colaboradores[154] também descreveram um déficit na ativação voluntária em pacientes com ruptura subaguda desse ligamento, embora os mecanismos neurofisiológicos de tal déficit não sejam totalmente compreendidos.

Há evidências indicando que os receptores do joelho contribuem para a regulação do tônus muscular na postura e no movimento pela influência na alça muscular γ para regular a rigidez e a estabilidade articulares.[190] Foi comprovado que as inflamações agudas unilaterais aumentam a eficácia da inibição tônica descendente, resultando em menos hiperexcitabilidade para o *input* aferente do joelho inflamado, bem como para o de regiões da perna contralateral.[191,192] Embora não expliquem totalmente a neurofisiologia das deficiências da ativação voluntária, esses experimentos apontam para os mecanismos centrais, ajustando o sistema de fuso muscular bilateral nos casos de patologia articular.[193]

O fato mencionado há pouco coloca em dúvida a utilidade das tentativas de superar deficiências na ativação voluntária do quadríceps, interferindo, consequentemente, em seu efeito regulador.[193] Os resultados de estudos anteriores[194] mostrando que a patologia articular sem instabilidade causa déficits na ativação voluntária sustentam a ideia de reações não específicas que funcionam como "reflexos protetores" para evitar a ocorrência de outras lesões na articulação ou no tecido mole.[193]

Um estudo longitudinal concluiu que a maioria das recuperações proprioceptivas da reconstrução do LCA ocorreu em 3 a 6 meses após a intervenção, cujas melhoras adicionais na posição de alcance médio aconteceram depois desse período.[187] Esses resultados são clinicamente importantes, pois fornecem suporte à ideia de que, depois de 3 a 4 meses, o paciente pode retornar de forma gradativa ao nível anterior de atividade e que o retorno prematuro à atividade total é perigoso devido à presença de deficiências proprioceptivas nesse momento.[187]

Os exercícios para intensificar a atividade neuromuscular incluem:

- Padrões de facilitação neuromuscular proprioceptiva (FNP) da EI com travamento do suporte em 0°.[195]
- As subidas de escadas podem ser iniciadas com o suporte destravado, mas dentro de determinados limites.
- Bicicleta ergométrica. Considerando que são necessários pelo menos 100° de flexão para completar um ciclo de manivela, a bicicleta deve ser usada somente depois da definição da amplitude. O fisioterapeuta deve certificar que o assento esteja na altura correta, para evitar o desenvolvimento de sintomas patelofemorais.[196]
- Postura em apenas uma perna, começando com a não envolvida e progredindo para a envolvida.
- Exercícios de equilíbrio e de extensão da perna e do braço (ver Fig. 29-4).[148]
- Exercícios de investida com a perna não envolvida nas direções ântero-lateral, lateral, póstero-lateral e posterior.[148]

Terapia manual. As técnicas de terapia manual incluem o seguinte:

- Mobilizações patelofemoral e tibiofemoral. Essas mobilizações devem ser feitas sempre que houver qualquer perda residual de movimento causada por deslizamentos articulares restritos. O paciente deve receber orientação sobre a automobilização da patela.
- Alongamento do gastrocnêmio.

Fase 2 (5 a 8 semanas). De maneira geral, essa fase envolve 6 a 9 sessões de fisioterapia.

Objetivos

- Atingir o padrão normal de marcha calcanhar-dedos nas superfícies niveladas, sem o uso de aparelhos auxiliares.
- Retirar o imobilizador, se ainda estiver em uso.
- Obter ADMA total, com ênfase na extensão total, em comparação com o lado não envolvido.
- Atingir um equilíbrio controlado com apoio em um único membro.
- Caminhar até 1,6 km.
- Ficar de pé durante uma hora.
- Manter a força em 70% da perna não envolvida, conforme medido pelo teste de *leg press* máximo de uma repetição.
- Executar agachamentos unilaterais com o peso total do corpo, variando de 0 a 90°.
- Obter ADM patelar normal.

Exercícios terapêuticos. Inicialmente, o suporte deve ser usado nos exercícios e nas atividades de marcha.

- A intensidade do exercício para o quadríceps femoral deve evoluir da ADMA para exercícios de resistência progressivos.
- Os agachamentos de arco total são introduzidos por volta da sexta semana, juntamente com os semiagachamentos bilaterais.[185]
- Subir escadas, miniagachamentos e outros exercícios de cadeia fechada são introduzidos por volta da sexta semana. Os miniagachamentos devem ser executados com o tronco flexionado, já que isso aumenta a atividade isquiotibial e a força de tração posterior sobre a tíbia.[197] A adição de resistência pode ser feita por meio de tubo elástico ou pesos no manguito ou no ombro.
- Os saltos com apenas uma perna iniciam na oitava semana, juntamente com o *leg press* excêntrico e os miniagachamentos unilaterais (0 a 40°).[185]
- Para os atletas, os exercícios isocinéticos devem ser executados em uma faixa variando de 90 a 30° de flexão do joelho em altas velocidades (360°/s ou mais) e 70% ou menos de esforço máximo, desde que a dor e o edema estejam sob controle. Os exercícios limitam-se à amplitude fora da crepitação. A recuperação do controle do quadríceps é o foco principal, uma vez que há grande probabilidade de enfraquecimento desse grupo muscular na fase pós-cirúrgica.[198] Por volta de 6 a 8 semanas, desde que o controle do quadríceps seja satisfatório, o paciente pode iniciar os exercícios isocinéticos de flexão e extensão do quadril.
- Os exercícios nos aparelhos simuladores de escadas e esqui *cross-country* e a hidroginástica podem ser iniciados de forma gradual para melhorar o condicionamento aeróbio, com duração de 20 a 30 minutos ou acima da meta estabelecida para a frequência cardíaca.[199,200]
- Por volta da sexta semana após a cirurgia, os isquiotibiais podem ser exercitados em toda a ADM.[201] O paciente deve executar três séries, ou até cansar, de 40 a 60% do máximo de uma repetição.[202]

Terapia manual. As mobilizações articulares devem prosseguir, de acordo com a necessidade, para manter a extensão e melhorar a flexão.

Os padrões de FNP da EI (quadril e joelho) devem iniciar em 6 a 8 semanas após a cirurgia.[195] Os padrões a serem enfatizados são o D1 de extensão do quadril (extensão, abdução, rotação interna), o D2 de extensão do quadril (extensão, adução, rotação externa) e os de flexão do joelho, tendo em vista que todos esses padrões facilitam as atividades dos músculos isquiotibiais.[195]

Delsman e Losee[203] estudaram o movimento de *leg press* e concluíram que ele está intimamente correlacionado aos padrões de extensão D1 e D2 (extensão do quadril, extensão do joelho, rotação da tíbia). O estudo demonstrou também que o *leg press* diminuiu muito o estresse no LCA, em comparação a exercícios isolados de extensão do joelho.[195]

Treinamento da marcha. O foco principal desse treinamento é a normalização do padrão de marcha. No final dessa fase, os pacientes devem ser capazes de caminhar nos padrões equivalentes à figura do oito e ao quadrado.

Treinamento neuromuscular. Durante essa fase, são realizados exercícios de equilíbrios e de extensão com a perna envolvida, equilibrando-a e estendendo-a em várias direções, alturas e distâncias, bem como SBPT e prancha de equilíbrio.[198] Outras atividades direcionadas ao equilíbrio são:

▶ Ficar sobre apenas uma perna com os olhos fechados.
▶ Permanecer com ambas as pernas sobre uma prancha de equilíbrio e progredir para apenas uma perna.
▶ Ficar sobre apenas uma perna em um trampolim atirando uma bola para a frente e progredindo para jogar a bola em direções diferentes.[148]

Nessa fase, são empregados os seguintes exercícios de estimulação neuromuscular:

▶ Pular corda levemente.
▶ Subir degraus, progredindo para saltos altos (de 5 a 15 cm) e em direções diferentes.
▶ Arrastar os pés lateralmente (sem cruzar os passos)

Fase 3 (a partir de 9 semanas). Essa fase envolve de 14 a 21 sessões de fisioterapia.

Objetivos. O objetivo da fase inicial da reabilitação após a reconstrução do LCA é o retorno do paciente às AVDs dentro dos primeiros três meses.[204] O passo seguinte é incentivar o paciente a retornar totalmente para as atividades recreativas e esportivas. Para tanto, é imprescindível que ele desenvolva um nível de tolerância às atividades cansativas de sustentação de peso, para igualar às atividades executadas com a perna não envolvida.

Exercícios terapêuticos

▶ Início dos exercícios de caminhar sentado em um banco. O paciente deve sentar em um banco giratório e dar impulsos circulares usando apenas as pernas (Fig. 29-9).
▶ Exercícios de subir escadas, de frente e de costas.
▶ Pular corda normalmente (12ª semana).
▶ Corrida (12ª semana).
▶ Bicicleta ergométrica.

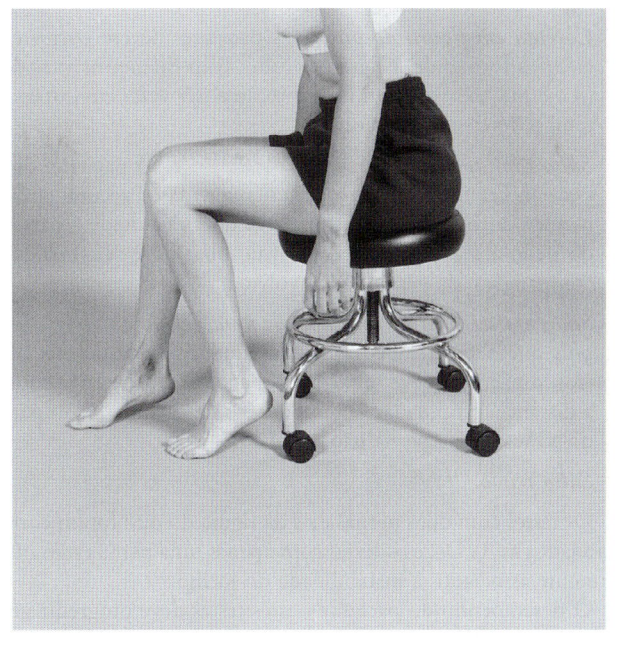

FIGURA 29-9 Caminhar com auxílio de um banco giratório.

Treinamento neuromuscular. O treinamento de agilidade é feito em associação ao treino de perturbação para permitir a transferência da melhora na estabilidade postural e na dinâmica do joelho para movimentos esportivos específicos.[205]

▶ Caminhar em uma trave de equilíbrio.
▶ Saltos com as duas pernas.
▶ Saltos com as duas pernas sobre um trampolim.[148]
▶ Exercícios em pranchas deslizantes.
▶ Exercícios com apenas uma perna sobre uma prancha de equilíbrio, com os olhos fechados.[148]
▶ Exercícios de equilíbrio e de extensão (ver Fig. 29-4).[148]
▶ Investidas em várias direções.[148]
▶ Saltos para cima e para baixo utilizando uma caixa de 15 a 45 cm.

Treinamento da marcha. As atividades de marcha são realizadas com resistência de um elástico cirúrgico e incluem andar para trás, para os lados e na diagonal.

Retorno ao esporte. O tempo para o retorno do paciente à prática esportiva depende do nível de demanda do esporte e da velocidade de recuperação individual. O ideal é que esse retorno ocorra somente quando a extremidade envolvida tiver recuperado mais de 80% da força funcional, da resistência e da agilidade da não envolvida.[127,206,207]

Existem vários testes objetivos que podem ser usados para avaliar se o paciente está preparado para retornar às atividades esportivas, sendo que os testes funcionais são os mais úteis (ver Cap. 18):

▶ ***Saltar e parar.***[208,209]

▶ *Salto vertical.*[209-212]

▶ *Corrida em figura do oito.* Os pacientes devem correr em círculos formando a figura do oito, com diâmetros variados (4 a 8 m), três vezes em uma direção e três vezes em outra. O tempo deve ser registrado.

▶ *Salto com apenas uma perna.*[209-211,213,214] O paciente deve permanecer de pé sobre a perna envolvida e executar movimentos do tipo salto à distância. A distância desde a partida do dedo até a aterrissagem do calcanhar deve ser medida e comparada à da perna não envolvida.

▶ *Salto em seis metros com apenas uma perna.*[209-211,213] Depois que o fisioterapeuta marcar uma distância de seis metros, o paciente deve saltar com apenas uma perna até cobrir a distância estipulada. O tempo deve ser medido e comparado ao tempo da perna não envolvida.

▶ *Salto triplo.*[204,210]

Os testes com duas pernas e os da figura do oito foram correlacionados às AVDs, e os testes com apenas uma perna estão intimamente associados à instabilidade no joelho.[204]

O desempenho do paciente nesses testes deve progredir gradativamente. Os treinamentos pliométricos e de agilidade apresentados a seguir podem auxiliar tal progressão.[148,215]

▶ Saltos em apenas uma perna sobre um trampolim.
▶ Saltos em distância.
▶ Corridas em figura do oito.
▶ Saltos verticais.
▶ Saltos em tesoura.
▶ Investidas para a frente e laterais.
▶ Saltos em uma prancha SBPT.
▶ Partidas de uma prancha SBPT.
▶ Treinamentos de dribles e agilidade.

DeMaio e colaboradores[198] defendem o uso da progressão funcional apresentada na Tabela 29-9. A evolução para cada etapa somente pode ser feita em pacientes assintomáticos.

Suportes. Os suportes de rotação traseira podem ser usados nas AVDs para evitar a rotação interna ou externa do joelho. O uso de órteses no joelho é recomendado para os pacientes cujo teste KT-1000 resultar em aumentos de 2 a 3 mm sobre o teste anterior (caso tenha sido realizado), para os que se queixam de instabilidade no joelho ou para aqueles em que o suporte aparentemente altera os padrões de estimulação muscular.[216,217]

O suporte deve ser usado durante 1 a 2 anos após a cirurgia na prática de quaisquer atividades esportivas. Pode levar até 12 meses para o enxerto assemelhar-se ao LCA normal e possivelmente 24 meses para atingir o nível de força anterior à lesão.[218]

Tubo. Vários estudos mostraram que, após a ruptura do LCA, os pacientes apresentam propriocepção reduzida,[219-221] e, até certo ponto, essa situação permanece inalterada mesmo depois da reconstrução.[188,222] Esses estudos evidenciaram também que não há correlação perfeita entre a satisfação do paciente e a estabilidade da articulação do joelho após a reconstrução do ligamento, embora haja associação ao nível residual de propriocepção.[188,222] Esse achado sugere que a capacidade de dar estabilidade funcional à articulação do joelho por meio do controle neuromuscular é um aspecto importante após a reconstrução do LCA.[223]

Ao longo do tempo, descobriu-se que as bandagens elásticas melhoram o senso de posição articular em pacientes com problemas proprioceptivos.[224,225] Além disso, um estudo recente revelou que os tubos de compressão elástica reduzem em até 20% a oscilação na direção ântero-posterior durante o equilíbrio e que os requisitos de força para os ajustes posturais são diminuídos em 5%, indicando que a integração dos caminhos aferentes e eferentes (p. ex., coordenação interarticular e muscular) foi aperfeiçoada de forma significativa.[223]

Reparos no menisco

As opções terapêuticas para as rupturas meniscais incluem abordagem conservadora, meniscectomia ou reparo meniscal. As decisões relativas ao curso do tratamento dependem de inúmeras variáveis, a saber: idade do paciente, cronicidade da lesão, exigências da atividade e achados artroscópicos relacionados à localização e à extensão da ruptura.

A corrente de pensamento tradicional considerava que, essencialmente, os meniscos não tinham função.[226] Portanto, suas lesões eram tratadas por meniscectomia total.[227-231] Essa atitude mudou depois da publicação de alguns estudos que observaram os efeitos nocivos a longo prazo dessa intervenção, incluindo a ocorrência posterior de picos de tensão sobre o platô tibial em até 70%,[232,233] lassidão do ligamento, dor e efusão persistentes, anormalidades na marcha e angulação em varo. Todas essas complicações agravaram-se depois da meniscectomia com o passar do tempo.[234-238]

Esses achados e o desenvolvimento de técnicas artroscópicas passaram a enfatizar a meniscectomia parcial. Embora os relatos iniciais fossem positivos,[239-241] alguns estudos posteriores indicaram que havia uma correlação entre a gravidade das mudanças

TABELA 29-9 Progressão funcional após a reconstrução do LCA

1. Executar 15 elevações do calcanhar.
2. Caminhar em ritmo rápido.
3. Saltar com ambas as pernas.
4. Saltar com a perna envolvida.
5. Correr em linha reta.
6. Correr em linha reta e em curvas.
7. Correr em linha reta em meia velocidade, três quartos da velocidade e, finalmente, na velocidade máxima.
8. Correr em figura do oito ampla (9,5 metros) em meia velocidade, três quartos da velocidade e, finalmente, na velocidade máxima.
9. Correr em uma figura do oito pequena (4,5 metros) em meia velocidade, três quartos da velocidade e, finalmente, na velocidade máxima.
10. Cariocas (treinamento em zig-zag ou sequência de cruzamentos) em ambas as direções.
11. Correr em terrenos desnivelados; subir, descer e correr para os lados em colinas.
12. Dribles (usando tênis no asfalto) em meia velocidade, três quartos da velocidade e, finalmente, na velocidade máxima.
13. Dribles (usando chuteiras na grama) em meia velocidade, três quartos da velocidade e, finalmente, na velocidade máxima.

após essa intervenção e a quantidade de remoção do tecido meniscal.[242]

Da porção externa do menisco, 25 a 30% são vasculares.[243] As rupturas nessa região são passíveis de reparação, bem como os que se estendem na substância média avascular, se a vascularidade for estimulada por meio da abrasão da sinóvia perimeniscal e/ou pela implantação de coágulos de fibrina.[134,244-246] Alguns registros indicam que os índices de sucesso dos reparos meniscais são de aproximadamente 90% no acompanhamento de 3 a 5 anos após a cirurgia.[247-249]

Além de suprimentos sanguíneos adequados, o fator mais importante que influencia o prognóstico dos reparos do menisco é a estabilidade do LCA.

Indicações
As principais indicações para reparos nessa estrutura são as rupturas meniscais periféricas longitudinais, de espessura total, sem ruptura secundária, as quais se localizam na zona vascular periférica. Elas devem ter, no mínimo, 10 cm de comprimento.[250]

Reabilitação pós-cirúrgica
Não existe consenso quanto ao melhor protocolo pós-cirúrgico a ser aplicado depois dos reparos meniscais. A maioria dos protocolos cobre três pontos básicos: movimento, sustentação de peso e retorno aos esportes pivotantes.[250]

▶ *Movimento.* Alguns cirurgiões defendem a imobilização inicial na extensão. Outros são favoráveis à imobilização em várias posições de flexão. Há ainda aqueles que preferem a limitação do movimento de imediato.

▶ *Sustentação de peso.* Alguns cirurgiões não permitem a sustentação de peso (o tempo de duração dessa restrição varia). Outros aceitam a sustentação de peso parcial. Há ainda aqueles que não impõem restrição à sustentação de peso imediata.

▶ *Esportes pivotantes.* Alguns cirurgiões permitem que o atleta retorne aos esportes depois de quatro meses; outros aguardam seis meses; e há aqueles que recomendam um tempo de espera ainda mais longo.

O programa de reabilitação pós-cirúrgica apresentado a seguir baseia-se no consenso.[250]

Fase 1 (0 a 4 semanas). De maneira geral, essa fase envolve 2 a 8 sessões de fisioterapia. Nos casos em que o número de visitas do paciente tiver de ser administrado, são necessários menos tratamentos nas fases iniciais de reabilitação se a dor e o edema estiverem sob controle e a ADM estiver progredindo sem complicações.

Objetivos
▶ Controlar a inflamação, a dor e o edema.
▶ Observar a presença de possíveis complicações (paralisias nervosas fibulares e safenas, infecções profundas, TVP, celulite, síndrome da dor regional complexa e tromboflebite).
▶ Minimizar os efeitos nocivos da imobilização.[57-62]
▶ Aumentar as atividades com sustentação de peso. A capacidade de sustentação do peso varia desde a não sustentação até a sustentação de acordo com a tolerância. Estudos recentes revelaram índices de sucesso semelhantes entre programas de reabilitação conservadores e programas de reabilitação com sustentação de peso logo no início, sustentação de peso total e ADM irrestrita, conhecidos como *programas acelerados*.[247,250,251]

▶ Obter ADM do joelho em 0 a 130°.
▶ Estabelecer a força dos isquiotibiais e do quadríceps em 4/5 com o teste muscular manual.
▶ Assegurar a ausência de retardamento no extensor com a elevação da perna reta.
▶ Assentar os relatos de dor em 1/10 ou menos no repouso e em 2/10 ou menos após a execução de atividades moderadas.
▶ Obter o padrão de marcha correta e de sustentação de peso, com ou sem aparelhos auxiliares.
▶ Subir escadas com auxílio de aparelhos.
▶ Fazer transferências de forma independente.
▶ Iniciar a progressão para o treinamento neuromuscular.

Modalidades eletroterapêuticas e físicas
▶ Crioterapia[142]
▶ Estimulação elétrica para redução de edemas, reeducação muscular e controle da dor.[63-66]

Exercícios terapêuticos
▶ ADMA/ADMA assistido (ADMAA) do joelho dentro dos limites do suporte imobilizador. Os reparos em lesões meniscais largas e no terço superior são tipicamente feitos por meio de suportes com variação de 0 a 90° por até 14 dias. Os reparos na zona avascular podem ser imobilizados em 20 a 70°, com aumentos graduais de 0° de extensão e 90° de flexão, em períodos variando de 7 a 10 dias. A ADM não deve ser forçada, mas apenas executada no nível de tolerância, porque a flexão do joelho puxa o menisco medial e o lateral posteriormente, o que pode sobrecarregar os tecidos reparados em fase de cicatrização.[243,252]

▶ Isométricos submáximos do quadríceps, dos abdutores, dos adutores e dos extensores do quadril e dos isquiotibiais. Nesse momento, é importante incentivar as cocontrações dos isquiotibiais e do quadríceps.

▶ Alongamentos dos isquiotibiais.

▶ Alongamento do gastrocnêmio (Fig. 29-10) e do sóleo (Fig. 29-11) com uma toalha ou um lençol na posição sentada alongada.

▶ Exercícios progressivos de resistência para o tornozelo usando um elástico cirúrgico.

▶ Deslizamentos na parede ou deslizamentos passivos do calcanhar (ver Fig. 29-1), dependendo da capacidade de sustentação de peso.

▶ Elevações do calcanhar na posição de pé ou usando um aparelho de agachamento inclinado, dependendo da capacidade de sustentação de peso.

▶ Elevação da perna reta em todos os quatro planos (flexão, abdução, adução e extensão), com a adição de pesos ou elástico, de acordo com a tolerância do paciente.

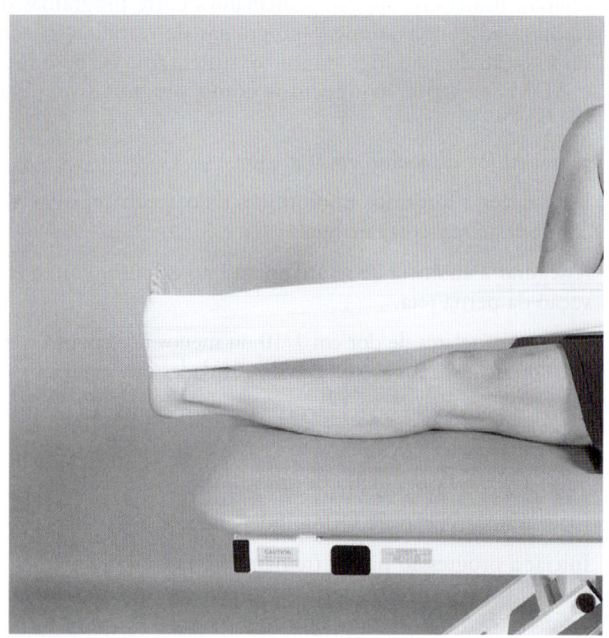

FIGURA 29-10 Alongamento do gastrocnêmio.

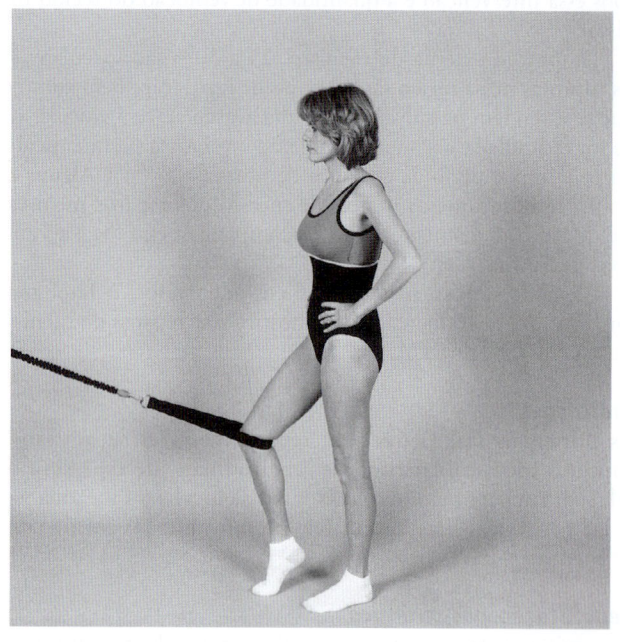

FIGURA 29-12 Extensão terminal do joelho.

- Bicicleta ergométrica em velocidade moderada, com baixa resistência, desde que a flexão do joelho seja mantida em até 110°.
- Extensão terminal do joelho na posição de pé, usando um elástico cirúrgico (Fig. 29-12).
- Hidroginástica ou natação, se disponível.

- Exercícios no *leg press* dentro dos limites adequados (menos de 90° de flexão do joelho).

Terapia manual. As técnicas de terapia manual incluem o seguinte:
- ADMP de extensão-flexão do joelho dentro do limite de tolerância ou restrito.
- Alongamento passivo do gastrocnêmio, do sóleo e dos isquiotibiais.
- Mobilizações patelares. A bandagem patelar pode ser necessária para corrigir a trilha da patela.[253,254]
- Massagem leve nas cicatrizes das incisões depois de 10 dias.
- Mobilizações tibiofemorais (3ª a 4ª semanas), de acordo com a necessidade.

Treinamento da marcha. O uso de muletas é importante até o paciente atingir a força adequada, a ADM e a biomecânica normal da marcha. O cumprimento das instruções de sustentação de peso é essencial.

Fase 2 (5 a 12 semanas). De maneira geral, essa fase envolve 6 a 14 sessões de fisioterapia.

Objetivos
- Manter a força em até 70% em relação à perna não envolvida, de acordo com medições feitas em exercícios de sustentação de peso como o *leg press*.
- Manter a propriocepção em até 70% em relação à perna não envolvida, de acordo com medições do tempo de postura em apenas uma perna.
- Obter ADMA total.
- Atingir a marcha normal e a tolerância para permanecer de pé.

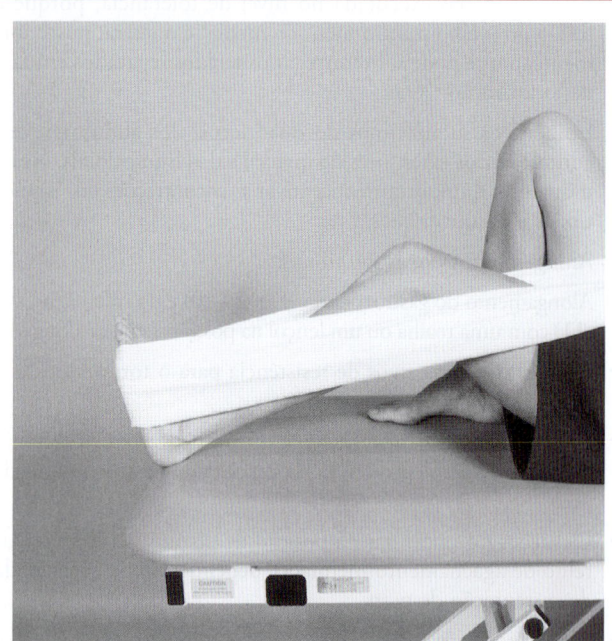

FIGURA 29-11 Alongamento do sóleo.

▶ Continuar a progressão para as atividades funcionais.

Exercícios terapêuticos
▶ Progressão isotônica para os isquiotibiais.
▶ Bicicleta ergométrica em várias velocidades, resistência e duração.
▶ Exercícios nos aparelhos simuladores de escadas e esqui *cross-country*.
▶ Progressão para exercícios de caminhada e corrida.
▶ Alongamento do quadríceps e do iliopsoas.

Terapia manual. Se necessário, deve-se mobilizar a articulação tibial/femoral nos limites da amplitude.

Treinamento neuromuscular
▶ Exercícios de sustentação de peso, incluindo elevações do calcanhar, subida de escadas de lado, subida e descida de escadas de frente, agachamentos na parede (flexão do joelho de 45 a 60°) e investidas parciais, com reavaliação constante das respostas em relação a dor e edema.
▶ Atividades de equilíbrio, incluindo SBPT, prancha de equilíbrio e trampolim, extensão associada.
▶ Exercícios do tipo "barco a vapor" com corda elástica (Fig. 29-13).

Fase 3 (13 a 24 semanas). Tipicamente, essa fase envolve 2 a 5 sessões de fisioterapia.

Objetivos
▶ Obter ADMA total e sem dor, em comparação com o lado não envolvido.

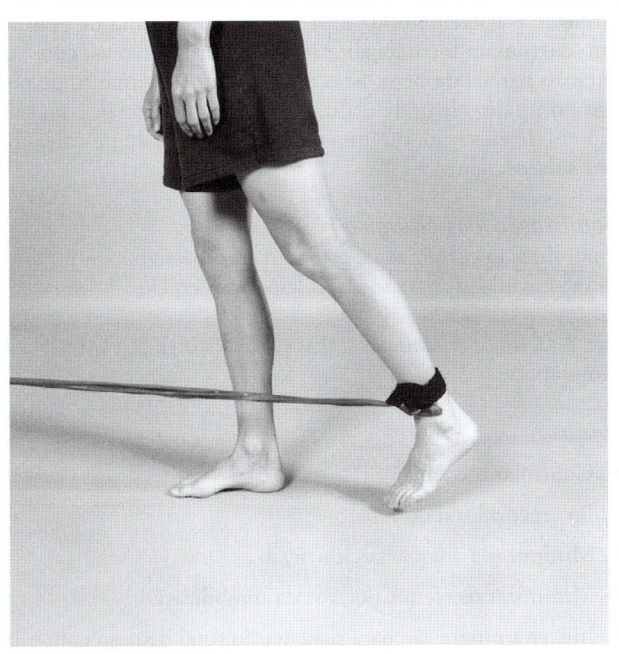

FIGURA 29-13 Exercícios do tipo "barco a vapor".

▶ Verificar relatos de dor em 0/10 para AVDs e em 2/10 ou menos para outras atividades.
▶ Obter nível de força de 90 a 100% em relação à perna não envolvida, de acordo com medições feitas em exercícios de cadeia cinética fechada simples como o *leg press*.
▶ Atingir um padrão de marcha normal sem auxílio de aparelhos.
▶ Alcançar os resultados dos testes isocinéticos para a progressão para programas de corrida e agilidade (70% da extremidade não envolvida).
▶ Alcançar os resultados do teste isocinético para retornar às atividades esportivas (10% da extremidade não envolvida).[251]
▶ Retornar às atividades esportivas ou ao estado funcional anterior.

Exercícios terapêuticos
▶ O paciente deve continuar a progressão dos exercícios descritos na fase 2.
▶ O programa de caminhadas e de corridas deve aumentar para 2,4 km durante três semanas.
▶ A partir do momento que paciente tolerar a execução de arranques, os movimentos de drible e giros podem ser adicionados sob a forma de carioca, figura do oito, corrida em círculos e dribles.

Treinamento neuromuscular. O paciente deve continuar a progressão dos exercícios descritos na fase 2.

Nota: A intervenção nas lesões meniscais evoluiu substancialmente na década de 1990, resultando em uma ampliação nos conhecimentos da função do menisco e dos efeitos a longo prazo da meniscectomia. O foco das pesquisas atuais passou a ser as técnicas de preservação do tecido meniscal.

Transplante meniscal de enxertos alográficos.[255] O primeiro transplante de menisco em humanos foi feito em 1984 por Milachowski e colaboradores.[256] Desde então, a literatura apresentou vários relatórios preliminares e estudos de caso, os quais demonstraram resultados satisfatórios em 85 a 95% dos pacientes.[256-260] Estudos que abordaram a capacidade de cicatrização do tecido meniscal, caso fosse inserido em uma periferia bem-vascularizada, levantaram a hipótese de que o tecido meniscal alográfico transplantado teria o potencial de revascularizar e funcionar no joelho do receptor.[258,261-264]

Os pacientes ideais para transplantes meniscais de enxertos alográficos são indivíduos jovens não obesos e maduros sob o ponto de vista esquelético com ligamentos estáveis nos joelhos, alinhamento anatômico e cartilagem articular normais, que estejam em busca de tratamento para dor em compartimentos meniscais deficientes.[265]

A literatura atual ainda não desenvolveu totalmente o protocolo de reabilitação pós-operatória para o transplante meniscal. A maioria dos relatos defende o uso de um suporte no joelho envolvido, 5 a 6 semanas de sustentação de peso parcial ou ausência desta na extremidade envolvida e ADM imediata na articulação.[257,258,260,266]

Dá-se maior ênfase à recuperação da extensão total logo após a cirurgia, principalmente nos transplantes mediais, considerando que, com bastante frequência, esse procedimento envolve a remoção e a reinserção do ligamento oblíquo posterior e da porção profunda do ligamento colateral medial. A perda de movimento após a reconstrução do LCA foi correlacionada a reparos nessas estruturas.[267]

Durante o avanço do processo de reabilitação, as atividades de cadeia cinética fechada são limitadas a 0 a 60° de flexão por causa do aumento da carga suportada pelos meniscos conforme o joelho aproxima-se de 90°.[232] O treinamento proprioceptivo é enfatizado tendo em vista que os meniscos possuem mecanorreceptores, os quais provavelmente desempenhem algum papel importante na propriocepção.[268]

Com base nos achados de vários estudos,[256,258,259,262-264] o início das atividades funcionais pode ocorrer em cerca de nove meses, sendo que o retorno a tais atividades acontece por volta de um ano após a cirurgia.

A progressão funcional inclui inicialmente corridas lentas, progredindo para corridas em linha reta com maior velocidade. O monitoramento das atividades de drible, que são lentamente adicionadas, deve ser feito com o maior cuidado possível. O retorno às atividades intensas de pivotantes e dribles, logo após a cirurgia de transplante meniscal, não é recomendado devido ao alto nível de estresse que essas atividades impõem sobre os meniscos e ao risco elevado de nova lesão.

A literatura especializada concorda com a obtenção de aproximadamente 85% de resultados variando de bons a excelentes logo depois de transplantes meniscais de enxertos alográficos, com a possibilidade de se medir a redução da dor e o aumento do nível de atividades, desde que haja uma seleção adequada dos pacientes.[265]

Procedimentos envolvendo o pé e o tornozelo

O complexo do pé e do tornozelo consiste de 29 ossos e de aproximadamente 30 articulações, por isso suas lesões necessitam de abordagens pós-operatórias multidimensionais. A fisioterapia para o pé e o tornozelo baseia-se no conhecimento dos procedimentos cirúrgicos, dos princípios gerais de cicatrização e nos conceitos de reabilitação com fundamento nas pesquisas clínicas e científicas atuais. O objetivo do processo de reabilitação, logo após qualquer intervenção cirúrgica ortopédica, é o retorno do paciente ao nível funcional anterior mais rapidamente e com a maior segurança possível (ver Cap. 10).[269]

As lesões nos tecidos moles que circundam o pé e o tornozelo envolvem estruturas ligamentares e tendíneas. Se não forem tratadas de forma correta, essas lesões podem produzir problemas crônicos como dor, instabilidade mecânica e alterações degenerativas. As lesões ósseas nessa região podem ocorrer diretamente por meio de traumas e de intervenções cirúrgicas; as lesões osteocondrais, por sua vez, apresentam início insidioso.[269] De maneira geral, as lesões ósseas são acompanhadas de acometimento nos tecidos moles, que pode ser de natureza intra ou extra-articular.

Logo após uma cirurgia no pé e no tornozelo, os pacientes geralmente apresentam prejuízos físicos e limitações funcionais que podem ser tratados com êxito por meio de programas de reabilitação bem-estruturados. O principal foco da intervenção deve ser a correção de alterações adaptativas observadas depois da cirurgia – como perda de ADM, franqueza no tornozelo e na musculatura do pé, ausência de controle proprioceptivo e neuromuscular e disfunções na marcha.[269]

Reparo do tendão do calcâneo

Indicações

Considerando que ocorrem novas rupturas do tendão do calcâneo em até 30% dos pacientes que receberam tratamentos conservadores para essa condição, geralmente a alternativa mais adequada para tais lesões é o reparo cirúrgico.[270-272] Aparentemente, outras indicações para a intervenção cirúrgica são: melhorar o prognóstico; reparar o tendão; facilitar a recuperação; e restabelecer a função muscular máxima.

Procedimento

A literatura está repleta de descrições de várias técnicas utilizadas nos reparos do tendão do calcâneo rompido. Os procedimentos cirúrgicos, que teoricamente devem ocorrer em uma semana após a ruptura, podem ser executados com anestesia local, espinal, epidural ou geral. De maneira geral, a exposição cirúrgica envolve incisões transversais, mediais ou longitudinais, que variam de 6 a 10 cm de comprimento, com o paciente em prono. As extremidades são seccionadas, juntadas e suturadas, mantendo-se o tornozelo na posição neutra. Em seguida, este deve ser movido dentro da ADM para possibilitar a avaliação da integridade do reparo. Nesses casos, é comum usar imobilizações com gesso, cujo tempo varia de acordo com a técnica cirúrgica. Um estudo[273] que envolveu o movimento ativo do tornozelo e a sustentação de peso logo no início, sem imobilização com gesso, demonstrou uma recuperação funcional excepcional sem complicações graves. Nos casos em que for aplicada, a imobilização incorpora vários graus de flexão plantar (em geral 10 a 20°) para proteger o reparo contra estresses. As imobilizações com gesso de longo prazo tornaram-se menos populares, já que dificultam a recuperação do tendão lesionado e atrasam a remodelação das fibrilas de colágeno recém-formadas.[274] Depois da remoção da imobilização, o paciente pode usar uma pequena bota de gesso de cano curto para locomoção durante quatro semanas, com sustentação parcial de peso. Se o objetivo for sustentação de peso logo no início, ele pode utilizar um sapato especial, com salto de 3 cm de elevação, ou uma órtese removível de pé-calcanhar com sola oscilante.[275]

Reabilitação pós-cirúrgica

A mobilização controlada e o movimento passivo logo no início são recomendados para todas as lesões do tendão.[276-279]

Fase 1 (1 dia a 3 semanas). Essa fase envolve 3 a 6 sessões de fisioterapia.

Objetivos

▶ Controlar o edema.

▶ Proteger o local do reparo.

▶ Minimizar a aderência cicatricial.

▶ Minimizar os efeitos nocivos da imobilização.[57-62]

▶ Iniciar a progressão para sustentação total de peso com o padrão de marcha normal, utilizando um aparelho auxiliar, de acordo com a necessidade.

▶ Obter ADM do tornozelo em 5° de dorsiflexão com a articulação subtalar na posição neutra e o joelho estendido e em 10° com o joelho flexionado.

▶ Verificar relatos de dor em 5/10 ou menos.

▶ Manter a força no mínimo em 4/5 em todos os grupos musculares principais da EI envolvida, com exceção dos flexores plantares.

▶ Minimizar o descondicionamento aeróbio.

Modalidades eletroterapêuticas e físicas

▶ Crioterapia para edemas.

▶ Ultrassom pulsado progredindo para contínuo.

▶ Mediante autorização médica, a estimulação elétrica pode ser usada para redução de edemas, reeducação muscular e controle da dor.[63-66]

Exercícios terapêuticos

▶ Os alongamentos gerais da EI devem ser feitos de acordo com a indicação (isquiotibiais, iliopsoas e reto femoral). O alongamento do gastrocnêmio e do sóleo deve iniciar gradualmente por volta da terceira semana.

▶ A ADMA do tornozelo sem tala deve iniciar no segundo dia pós-cirúrgico. Os exercícios de flexão-dorsiflexão plantar devem ser feitos três vezes por dia, com duas séries de cinco repetições. Por volta da segunda semana, o paciente pode progredir para duas séries de 20, três vezes por dia. Os exercícios de ADMA de inversão-eversão e circundução geralmente começam na segunda semana.

▶ Os exercícios isométricos para o pé e o tornozelo em eversão-inversão e flexão-dorsiflexão plantar iniciam na segunda semana. Por volta da terceira semana, os exercícios progridem para o uso de faixas ou elásticos.

▶ Os exercícios com toalha e pesos iniciam na segunda semana.

▶ Início do treinamento neuromuscular proprioceptivo da EI.

▶ O treinamento da marcha com bota ortopédica (sustentação parcial ou total de peso) inicia duas semanas após a cirurgia, no dia de remoção das suturas ou depois de três semanas.[263] O uso de um elevador de calcanhar ou de uma bota ortopédica (Fig. 29-14) pode maximizar a propulsão confortável na fase de postura terminal.

▶ Início dos exercícios cardiovasculares com EPSC e bicicleta ergométrica. A bicicleta ergométrica é uma maneira excelente de aumentar gradualmente a duração e a intensidade dos exercícios.[280] Os simuladores para subir escadas são uma boa alternativa, embora o paciente deva tomar cuidado para evitar lesões produzidas pelo uso excessivo.

Terapia manual. As técnicas de terapia manual incluem:

▶ Exercícios de resistência para o pé e o tornozelo.

▶ Técnicas para o tecido mole, incluindo massagem friccional transversa suave na cicatrização cirúrgica e no reparo do tendão e procedimentos miofasciais para os músculos gastrocnêmio e sóleo.

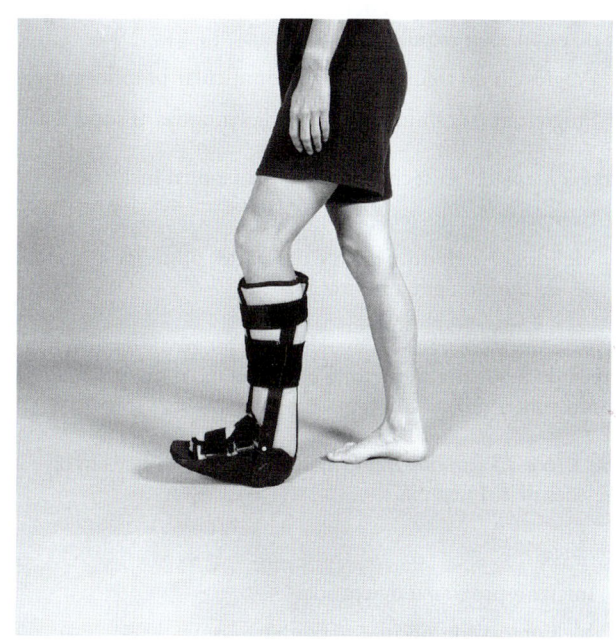

FIGURA 29-14 Bota ortopédica.

▶ Mobilização articular para a flexão plantar-dorsiflexão talocrural e para a inversão-eversão da parte posterior e média do pé.

Fase 2 (4 a 6 semanas). Essa fase geralmente envolve 3 a 6 sessões de fisioterapia.

Objetivos

▶ Atingir um padrão de marcha normal, sem ajuda, com maximização da fase propulsora em todas as superfícies e escadas, sem usar bota de proteção.

▶ Recuperar a ADMA total em todos os planos (flexão plantar, dorsiflexão, eversão e inversão).

▶ Estabelecer a artrocinemática normal do pé e do tornozelo.

▶ Manter a força em 5/5 para todos os grupos musculares principais com o teste muscular manual, exceto a flexão plantar.

▶ Iniciar o retorno às AVDs e às funções laborais.

▶ Verificar relatos de dor em 2/10 ou menos.

▶ Igualar as reações proprioceptivas e neuromusculares às do lado não envolvido.

▶ Manter o condicionamento cardiovascular.

Exercícios terapêuticos

▶ Continuação dos exercícios de flexibilidade do tornozelo com esforços progressivamente maiores, posicionando o joelho em extensão total e em flexão variando de 35 a 40°.

▶ Fortalecimento progressivo da cadeia fechada da panturrilha e do estabilizador do tornozelo.

▶ Progressão do treinamento cardiovascular em bicicleta ergométrica (pedal sob a parte média do pé até 10 a 12 semanas após a cirurgia) para esteira ou para um simulador de subida de escadas ou esqui *cross-country*.

▶ Progressão do treinamento neuromuscular proprioceptivo.
▶ Progressão da caminhada e corrida em todas as superfícies.

Terapia manual. As técnicas de terapia manual incluem:

▶ Exercícios de resistência manuais.
▶ Mobilizações do tornozelo e das partes posterior e média do pé, de acordo com a indicação.

Treinamento da marcha. A marcha deve progredir da sustentação parcial de peso para carga total por volta da 5ª ou 6ª semana, de acordo com a indicação.[281]

Fase 3 (6 a 15 semanas). De maneira geral, essa fase envolve 4 a 6 sessões de fisioterapia.

Objetivos

▶ Iniciar o programa de corrida.
▶ Melhorar o equilíbrio e a coordenação.
▶ Aumentar a velocidade das atividades.
▶ Retornar ao nível pré-operatório de atividades funcionais ou esportivas.

Exercícios terapêuticos

▶ O fortalecimento pode progredir para padrões neuromusculares e proprioceptivos de facilitação e para isocinética, de acordo com a tolerância do paciente. Um estudo observou que seis meses de reabilitação após a intervenção não foram suficientes para recuperar a força muscular de flexão plantar concêntrica e excêntrica, principalmente, em comparação ao lado não envolvido.[282]

▶ Início dos exercícios de elevação e abaixamento dos calcanhares em superfícies niveladas. Esses exercícios devem progredir para elevações de um único calcanhar. De acordo com a tolerância do paciente, o exercício deve evoluir para elevação e abaixamento do calcanhar de apenas uma perna na borda de um degrau (Fig. 29-15). Em seguida, devem ser introduzidas várias velocidades de elevação de somente um calcanhar.

Depois do estabelecimento de um padrão de marcha normal, o paciente pode progredir para corridas, para o desenvolvimento de habilidades esportivas específicas e para as atividades funcionais.

QUESTÕES DE REVISÃO*

1. Quais são as quatro abordagens mais comuns utilizadas na ATQ?

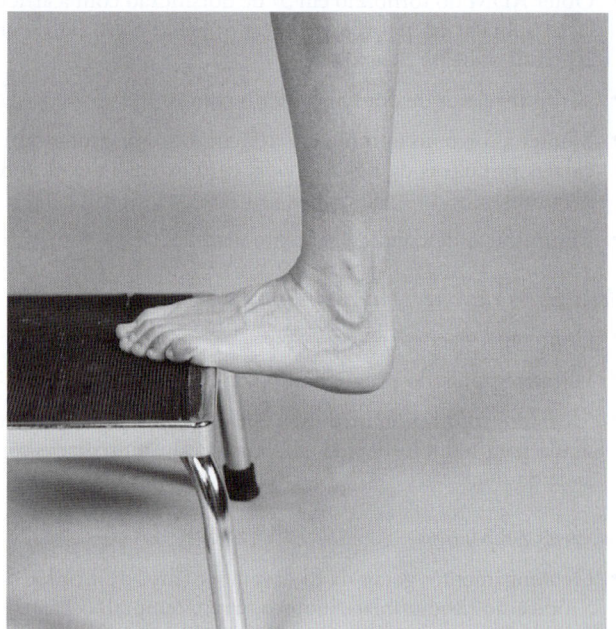

FIGURA 29-15 Elevação e abaixamento do calcanhar de apenas uma perna.

2. Qual condição comum pode ameaçar a vida, podendo ser evitada, e ocorre depois de qualquer tipo de cirurgia?
3. Cite alguns fatores de risco associados à TVP?
4. Cite alguns sinais e sintomas associados à OH?
5. Quais são as precauções comuns de movimento pós-cirúrgico após uma intervenção com abordagem póstero-lateral no quadril?

REFERÊNCIAS

1. Enseki KR, Draovitch P, Kelly B, et al.: Post operative management of the hip. In: Wilmarth MA, ed. *Post Operative Management of Orthopedic Surgeries. Independent Study Course 15*.2. La Crosse, WI: Orthopaedic Section, APTA, Inc., 2005: 1–23.
2. Harris WH: Traumatic arthritis of the hip after dislocation and acetabular fractures. Treatment by mold arthroplasty: An end-result study using a new method of result evaluation. *J Bone Joint Surg* 51:737–755, 1969.
3. Ritter MA, Harty LD, Keating ME, et al.: A clinical comparison of the anterolateral and posterolateral approaches to the hip. *Clin Orthop Relat Res* 385:95–99, 2001.
4. Baker AS, Bitounis VC: Abductor function after total hip arthroplasty: An electromyographical and clinical review. *J Bone Joint Surg* 71B:47–50, 1989.
5. Frndak PA, Mallory TH, Lombardi AV: Translateral surgical approach to the hip: The abductor muscle "split." *Clin Orthop* 295: 135–141, 1993.
6. Roberts JM, Fu FH, McClain EJ, et al.: A comparison of the posterolateral and anterolateral approaches to total hip arthroplasty. *Clin Orthop* 187:205–210, 1984.
7. Mulliken BD, Rorabeck CH, Bourne RB, et al.: A modified direct lateral approach in total hip arthroplasty: A comprehensive review. *J Arthroplasty* 13:737–747, 1998.

---

*Questões adicionais para testar seu conhecimento deste capítulo podem ser encontradas (em inglês) em Online Learning Center para *Orthopaedic Assessment, Evaluation, and Intervention*, em www.duttononline.net. As respostas para as questões anteriores são apresentadas no final deste livro.

8. Hedlundh U, Ahnfelt L, Hybbinette CH, et al.: Surgical experience related to dislocation after total hip arthroplasty. *J Bone Joint Surg* 78B:206–209, 1996.
9. Garden FH: Rehabilitation following total hip arthroplasty. *J Back Musculoskeletal Rehabil* 4:185–192, 1994.
10. Mallory TH, Lombardi AV, Fada RA, et al.: Dislocation after total hip arthroplasty using the anterolateral abductor split approach. *Clin Orthop* 358:166–172, 1999.
11. Dee R, DiMaio F, Pae R: Inflammatory and degenerative disorders of the hip joint. In: Dee R, Hurst LC, Gruber MA,et al., eds. *Principles of Orthopaedic Practice*, 2nd edn. New York: McGraw-Hill, 1997:839–893.
12. Gore DR, Murray MP, Sepic SB, et al. Anterolateral compared to posterior approach in total hip arthroplasty: Differences in component positioning, hip strength, and hip motion. *Clin Orthop* 165:180–187, 1982.
13. Turek SL: *Orthopaedics—Principles and Their Application*. In: Turek SL, ed. Philadelphia: JB Lippincott, 1984:1141.
14. Walker PS: Innovation in total hip replacement–when is new better? *Clin Orthop Relat Res* 381:9–25, 2000.
15. American Academy of Orthopaedic Surgeons: *Orthopedic Knowledge Update 4: HomeStudy Syllabus*. Rosemont, IL: American Academy of Orthopaedic Surgeons, 1992.
16. Engh CA, Glassman AH, Suthers KE: The case for porous-coated hip implants: the femoral side. *Clin Orthop* 261:63, 1990.
17. Mulroy RD, Jr., Harris WH: The effect of improved cementing techniques on component loosening in total hip replacement: An 11 year radiographic review. *J Bone Joint Surg* 72B:757, 1990.
18. Evans BG, Salvati EA, Huo MH, et al.: The rationale for cemented total hip arthroplasty. *Orthop Clin North Am* 24:599–610, 1993.
19. Engh CA, Zettl-Schaffer KF, Kukita Y, et al.: Histological and radiographic assessment of well functioning porous coated acetabular components. *J Bone Joint Surg* 75A:814–824, 1993.
20. Tonino A, Oosterbos C, Rahmy A, et al.: Hydroxyapatite-coated acetabular components. Histological and histomorphometric analysis of six cups retrieved at autopsy between three and seven years after successful implantation. *J Bone Joint Surg* 83A:817–825, 2001.
21. Vermes C, Chandrasekaran R, Jacobs JJ, et al.: The effects of particulate wear debris, cytokines, and growth factors on the functions of MG-63 osteoblasts. *J Bone Joint Surg* 83A:201–211, 2001.
22. Anderson FA, Wheeler HB: Natural history and epidemiology of venous thromboembolism. *Orthop Rev* 23:5–9, 1994.
23. Lotke P, Steinberg ME, Ecker ML: Significance of deep venous thrombosis in the lower extremity after total joint arthroplasty. *Clin Orthop Relat Res* 299:25–30, 1994.
24. Takagi H, Umemoto T: An algorithm for managing suspected pulmonary embolism. *JAMA* 295:2603–2604; author reply 2604, 2006.
25. Skaf E, Stein PD, Beemath A, et al.: Fatal pulmonary embolism and stroke. *Am J Cardiol* 97:1776–1777, Epub April 27, 2006.
26. Subramaniam RM, Blair D, Gilbert K, et al.: Computed tomography pulmonary angiogram diagnosis of pulmonary embolism. *Australas Radiol* 50:193–200, 2006.
27. Weiss CR, Scatarige JC, Diette GB, et al.: CT pulmonary angiography is the first-line imaging test for acute pulmonary embolism: A survey of US clinicians. *Acad Radiol* 13:434–446, 2006.
28. Hogg K, Brown G, Dunning J, et al.: Diagnosis of pulmonary embolism with CT pulmonary angiography: A systematic review. *Emerg Med J* 23:172–178, 2006.
29. Brooker AF, Bowerman JW, Robinson RA, et al.: Ectopic ossification following total hip replacement. Incidence and a method of classification. *J Bone Joint Surg* 55A:1629–1632, 1973.
30. Morrey BF, Adams RA, Cabanela ME: Comparison of heterotopic bone after anterolateral, transtrochanteric, and posterior approaches for total hip arthroplasty. *Clin Orthop* 188:160–167, 1984.
31. Sawyer JR, Myers MA,Rosier RN, et al.: Heterotopic ossification: clinical and cellular aspects. *Calcif Tissue Int* 49:208–215, 1991.
32. Ayers DC, Pellegrini VD, Jr., Evarts CM: Prevention of heterotopic ossification in high-risk patients by radiation therapy. *Clin Orthop* 263:87–93, 1991.
33. Bosse MJ, Poka A, Reinert CM, et al.: Heterotopic ossification as a complication of acetabular fracture. Prophylaxis with low-dose irradiation. *J Bone Joint Surg* 70A:1231–1237, 1988.
34. Burd TA, Lowry KJ, Anglen JO: Indomethacin compared with localized irradiation for the prevention of heterotopic ossification following surgical treatment of acetabular fractures. *J Bone Joint Surg* 83A:1783–1788, 2001.
35. Moore DS, Cho G: *Heterotopic Ossification*. Available at: http://www.emedicine.com/radio/topic336.htm, 2005.
36. Bethea JS, III., DeAndrade JR, Fleming LL, et al.: Proximal femoral fractures following total hip arthroplasty. *Clin Orthop* 170:95–106, 1982.
37. Johansson JE, McBroom R, Barrington TW, et al.: Fracture of the ipsilateral femur in patients with total hip replacement. *J Bone Joint Surg* 63A:1435–1442, 1981.
38. McElfresh EC, Coventry MB: Femoral and pelvic fractures after total hip arthroplasty. *J Bone Joint Surg* 56A:483–492, 1974.
39. Stuchin SA: Femoral shaft fracture in porous and press-fit total hip arthroplasty. *Orthop Rev* 19:153–159, 1990.
40. Crockarell JR, Jr., Berry DJ, Lewallen DG: Nonunion after periprosthetic femoral fracture associated with total hip arthroplasty. *J Bone Joint Surg* 81:1073–1079, 1999.
41. Li E, Meding JB, Ritter MA, et al.: The natural history of a posteriorly dislocated total hip replacement. *J Arthroplasty* 14:964–968, 1999.
42. Hedlundh U, Karlsson M, Ringsberg K, et al.: Muscular and neurologic function in patients with recurrent dislocation after total hip arthroplasty: A matched controlled study of 65 patients using dual-energy X-ray absorptiometry and postural stability tests. *J Arthroplasty* 14:319–325, 1999.
43. Woo RY, Morrey BF: Dislocations after total hip arthroplasty. *J Bone Joint Surg* 64A:1295–1306, 1982.
44. Paterno SA, Lachiewicz PF, Kelley SS: The influence of patient-related factors and the position of the acetabular component on the rate of dislocation after total hip replacement. *J Bone Joint Surg* 79A:1202–1210, 1997.
45. Demos HA, Rorabeck CH, Bourne RB, et al.: Instability in primary total hip arthroplasty with the direct lateral approach. *Clin Orthop Relat Res* 393:168–180, 2001.
46. Schmalzried TP, Noordin S, Amstutz HC: Update on nerve palsy associated with total hip replacement. *Clin Orthop* 344:188–206, 1997.
47. Edwards BN, Tullos HS, Noble PC: Contributory factors and etiology of sciatic nerve palsy in total hip replacement. *Clin Orthop* 218:136–141, 1987.
48. Cohen B, Bhamra M, Ferris BD: Delayed sciatic nerve palsy following total hip replacement. *Br J Clin Pract* 45:292–293, 1991.
49. Petty W: *Total Joint Replacement*. Philadelphia: WB Saunders, 1991.
50. Brady LP: Amulti-faceted approach to prevention of thromboembolism: A report of 529 cases. *South Med J* 70:546, 1977.
51. Guide to physical therapist practice. Second edition. American physical therapy association. *Phys Ther* 81:9–746, 2001.
52. Enloe LJ, et al.: Total hip and knee replacement treatment pro-grams: Areport using consensus. *J Orthop Sports Phys Ther* 23:3, 1996.
53. Burton DS, Inmrie SH: Total hip arthroplasty and postoperative rehabilitation. *Phys Ther* 53:132–140, 1973.
54. Kaye G: The cementless total hip arthroplasty. *Physiotherapy* 68:394–398, 1982.

55. Schunk C, Reed K: *Clinical Practice Guidelines*. Gaithersburg, Maryland: Aspen, 2000.
56. Bukowski EL: Practice guideline: acute care management following total hip arthroplasty (postoperative days 1-4). *Orthop pract* 17:10–14, 2005.
57. Booth FW: Physiologic and biochemical effects of immobilization on muscle. *Clin Orthop Relat Res* 219:15–21, 1987.
58. Eiff MP, Smith AT, Smith GE: Early mobilization versus immobilization in the treatment of lateral ankle sprains. *Am J Sports Med* 22:83–88, 1994.
59. Akeson WH, et al.: Collagen cross-linking alterations in the joint contractures: Changes in the reducible cross-links in periarticular connective tissue after 9 weeks immobilization. *Connect Tissue Res* 5:15, 1977.
60. Akeson WH, Amiel D, Abel MF, et al.: Effects of immobilization on joints. *Clin Orthop* 219:28–37, 1987.
61. Akeson WH, Amiel D, Woo SL-Y: Immobility effects on synovial joints: The pathomechanics of joint contracture. *Biorheology* 17:95–110, 1980.
62. Woo SL-Y, Matthews J, Akeson WH, et al.: Connective tissue response to immobility: A correlative study of biochemical and biomechanical measurements of normal and immobilized rabbit knee. *Arthritis Rheum* 18:257–264, 1975.
63. Goth RS, et al.: Electrical stimulation effect on extensor lag and length of hospital stay after total knee arthroplasty. *Arch Phys Med Rehabil* 75:957, 1994.
64. Lamboni P, Harris B: The use of ice, air splints, and high voltage galvanic stimulation in effusion reduction. *Athl Train* 18:23–25, 1983.
65. McMiken DF, Todd-Smith M, Thompson C: Strengthening of human quadriceps muscles by cutaneous electrical stimulation. *Scand J Rehabil Med* 15:25–28, 1983.
66. Walker RH, Morris BA, Angulo DL, et al.: Postoperative use of continuous passive motion, transcutaneous electrical nerve stimulation, and continuous cooling pad following total knee arthroplasty. *J Arthroplasty* 6:151–156, 1991.
67. Powell M: *Orthopaedic Nursing and Rehabilitation*, 9th edn. Edinburgh: Churchill Livingstone, 1986.
68. Munin MC, Kwoh CK, Glynn N, et al.: Predicting discharge outcome after elective hip and knee arthroplasty. *Am J Phys Med Rehabil* 74:294, 1995.
69. Sheh C, et al.: Muscle recovery and the hip joint after total hip replacement. *Clin Orthop* 302:115, 1994.
70. Shih CH, Du YK, Lin YH, et al.: Muscular recovery around the hip joint after total hip arthroplasty. *Clin Orthop* 303:115–120, 1993.
71. Bellamy N, Kirwan J, Boers M, et al.: Recommendations for a core set of outcome measures for future phase III clinical trials in knee, hip, and hand osteoarthritis: Consen-sus development at OMERACT III. *J Rheumatol* 24:799–802, 1997.
72. Lavernia CJ, Drakeford MK, Tsao AK, et al.: Revision and primary hip and knee arthroplasty. Acost analysis. *Clin Orthop Relat Res* 311:136–141, 1995.
73. Soderman P, Malchau H: Is the Harris hip score system useful to study the outcome of total hip replacement? *Clin Orthop* 384:189–197, 2001.
74. Axe MJ, Snyder-Mackler L: Post operative management of the hip In: Wilmarth MA, ed. *Post Operative Management of Orthopedic Surgeries. Independent Study Course 15.2*. La Crosse, WI: Orthopaedic Section, APTA, Inc., 2005:1–35.
75. Rorabeck CH, Murray P: The benefit of total knee arthroplasty. *Orthopedics* 19:777–779, 1996.
76. Diduch DR, Insall JN, Scott WN, et al.: Total knee replacement in young, active patients. Long-term follow-up and functional outcome. *J Bone Joint Surg* 79A:575–582, 1997.
77. Ritter MA, Herbst SA, Keating EM, et al.: Long-term survival analysis of a posterior cruciate-retaining total condylar total knee arthroplasty. *Clin Orthop* 309:136–145, 1994.
78. Greenfield B, Tovin BJ, Bennett JG: Knee. In: Wadsworth C, ed. *Current Concepts of Orthopedic Physical Therapy*. La Crosse, WI: Orthopaedic Section, APTA, 2001:1–34.
79. Kolettis GT, Stern SH: Patellar resurfacing for patellofemoral arthritis. *Orthop Clin North Am* 23:665–673, 1992.
80. Aglietti P, Rinonapoli E, Stringa G, et al.: Tibial osteotomy for the varus osteoarthritic knee. *Clin Orthop* 176:239–251, 1983.
81. Insall JN, Shoji H, Mayer V: High tibial osteotomy: A five year evaluation. *J Bone Joint Surg* 56A:1397–1405, 1974.
82. Windsor RE, Insall JN, Vince KG: Technical considerations of total knee arthroplasty after proximal tibial osteotomy. *J Bone Joint Surg* 70A:547–555, 1988.
83. Larcom P, Lotke PA: Treatment of inflammatory and degenerative conditions of the knee. In: Dee R, Hurst LC, Gruber MA, et al., eds. *Principles of Orthopaedic Practice*, 2nd edn. New York: McGraw-Hill, 1997:945–983.
84. Aglietti P, Buzzi R, De Felice R, et al.: The Insall-Burstein total knee replacement in osteoarthritis: A 10-year minimum follow-up. *J Arthroplasty* 14:560–565, 1999.
85. Banks SA, Markovich GD, Hodge WA: In vivo kinematics of cruciate-retaining and substituting knee arthroplasties. *J Arthroplasty* 12:297–304, 1997.
86. Laskin RS: Total knee replacement with posterior cruciate ligament retention in patients with a fixed varus deformity. *Clin Orthop* 331:29–34, 1996.
87. Laskin RS, Rieger M, Schob C, et al.: The posterior-stabilized total knee prosthesis in the knee with a severe fixed deformity. *Am J Knee Surg* 1:199–203, 1988.
88. Matsuda S, Ishinishi T, White SE, et al.: Patellofemoral joint after total knee arthroplasty: Effect on contact area and contact stress. *J Arthroplasty* 12:790–797, 1997.
89. Chew JTH, Stewart NJ, Hanssen AD, et al.: Differences in patellar tracking and knee kinematics among three different total knee designs. *Clin Orthop* 345:87–98, 1997.
90. Auberger SS, Mangine RE: *Innovative Approaches to Surgery and Rehabilitation, Physical Therapy of the Knee*. New York: Churchill Livingstone, 1988:233–262.
91. Ecker ML, Lotke PA: Postoperative care of the total knee patient. *Orthop Clin North Am* 20:55–62, 1989.
92. Kumar PJ, McPherson EJ, Dorr LD, et al.: Rehabilitation after total knee arthroplasty: a comparison of 2 rehabilitation techniques. *Clin Orthop Relat Res* 331:93–101, 1996.
93. Manske PR, Gleeson P: Rehabilitation program following polycentric total knee arthroplasty. *Phys Ther* 57:915–918, 1987.
94. Waters EA: Physical therapy management of patients with total knee replacement. *Phys Ther* 54:936–942, 1974.
95. Johnson DP: The effect of continuous passive motion on wound-healing and joint mobility after knee arthroplasty. *J Bone Joint Surg* 72A:421–426, 1990.
96. Basso M, Knapp L: Comparison of two continuous passive motion protocols for patients with total knee implants. *Phys Ther* 67:360–363, 1987.
97. Colwell J, C.W, Morris BA: The influence of continuous passive motion on the results of total knee arthroplasty. *Clin Orthop* 276:225–228, 1992.
98. Coutts RD: Continuous passive motion in the rehabilitation of the total knee patient. It's role and effect. *Orthop Rev* 15:27, 1986.
99. Coutts RD, Toth C, Kaita JH: The role of continuous passive motion in the postoperative rehabilitation of the total knee patient. In: Hungerford DS, ed. *Total Knee Arthroplasty: A Comprehensive Approach*. Baltimore: Williams & Williams, 1984:126–132.
100. Jordan LR, Siegel JL, Olivo JL: Early flexion routine, an alternative method of continuous passive motion. *Clin Orthop* 315:231–233, 1995.

101. Maloney WJ, Schurman DJ, Hangen D, et al.: The influence of continuous passive motion on outcome in total knee arthroplasty. *Clin Orthop* 256:162–168, 1990.
102. Vince KG, Kelly MA, Beck J, et al.: Continuous passive motion after total knee arthroplasty. *J Arthroplasty* 2:281–284, 1987.
103. Wasilewski SA, Woods LC, Torgerson J, W.R, et al.: Value of continuous passive motion in total knee arthroplasty. *Orthopedics* 13:291–295, 1990.
104. McInnes J, Larson MG, Daltroy LH, et al.: A controlled evaluation of continuous passive motion in patients undergoing total knee arthroplasty. *JAMA* 268:1423–1428, 1992.
105. Nadler SF, Malanga GA, Zimmerman JR: Continuous passive motion in the rehabilitation setting. *Am J Phys Med Rehabil* 72:162–165, 1993.
106. Ritter MA, Gandolf VS, Holston KS: Continuous passive motion versus physical therapy in total knee arthroplasty. *Clin Orthop* 244:239–243, 1989.
107. Romness DW, Rand JA: The role of continuous passive motion following total knee arthroplasty. *Clin Orthop* 226:34–37, 1988.
108. Lachiewicz PF: The role of continuous passive motion after total knee arthroplasty. *Clin Orthop Relat Res* 380:144–150, 2000.
109. Denis M, Moffet H, Caron F, et al.: Effectiveness of continuous passive motion and conventional physical therapy after total knee arthroplasty: A randomized clinical trial. *Phys Ther* 86:174–185, 2006.
110. Chiarello CM, Gunderson L, O'Halloran T: The effect of continuous passive motion duration and increment on range of motion in total knee arthroplasty patients. *J Orthop Sports Phys Ther* 25:119, 1997.
111. Irrgang JJ: Rehabilitation for nonoperative and operative management of knee injuries. In: Fu FH, Harner CD, Vince KG, eds. *Knee Surgery*. Baltimore, MD: Williams & Wilkins, 1994:485–507.
112. Hecht PJ, Bachmann S, Booth RE, Jr., et al.: Effects of thermal therapy on rehabilitation after total knee arthroplasty: a prospective randomized study. *Clin Orthop* 178:198–201, 1983.
113. Shields RK, Enloe LJ, Evans RE, et al.: Reliability, validity, and responsiveness of functional tests in patients with total joint replacement. *Phys Ther* 75:169, 1995.
114. Aliga NA: New venues for joint replacement rehab. *Adv Dir Rehab* 17:43, 1998.
115. Murray MP: Gait as a total pattern of movement. *Am J Phys Med* 46:290, 1967.
116. Giannini S, Catani F, Benedetti MG, et al.: Terminology, parameterization and normalization in gait analysis. *Gait Analysis: Methodologies and Clinical Applications*. Washington, DC: IOS Press, 1994:65–88.
117. Kerrigan DC, Thirunarayan MA, Sheffler LR, et al.: A tool to assess biomechanical gait efficiency; a preliminary clinical study. *Am J Phys Med Rehabil* 75:3–8, 1996.
118. Saunders JBD, Inman VT, Eberhart HD: The major determinants in normal and pathological gait. *J Bone Joint Surg Am* 35:543–558, 1953.
119. Lingard EA, Katz JN, Wright RJ, et al.: Validity and responsiveness of the Knee Society Clinical Rating System in comparison with the SF-36 and WOMAC. *J Bone Joint Surg* 83A:1856–1864, 2001.
120. Bellamy N, Buchanan WW, Goldsmith CH, et al.: Validation study of WOMAC: a health status instrument for measuring clinically important patient relevant outcomes to antirheumatic drug therapy in patients with osteoarthritis of the hip or knee. *J Rheumatol* 15:1833–1840, 1988.
121. McHorney CA, Ware JE, Jr., Lu JF, et al.: The MOS 36-item short-form health survey (SF-36): III. Tests of data quality, scaling assumptions, and reliability across diverse patient groups. *Med Care* 32:40–66, 1994.
122. Ware JE, Jr., Snow KK, Kosinski M, et al.: *SF-36 Health Survey: Manual and Interpretation Guide*. Boston: The Health Institute, 1993.
123. Angst F, Aeschlimann A, Steiner W, et al.: Responsiveness of the WOMAC osteoarthritis index as compared with the SF-36 in patients with osteoarthritis of the legs undergoing a comprehensive rehabilitation intervention. *Ann Rheum Dis* 60:834–40, 2001.
124. Fischer DA, Tewes DP, Boyd JL, et al.: Home based rehabilitation for anterior cruciate ligament reconstruction. *Clin Orthop Relat Res* 347:194–199, 1998.
125. Baratta R, Solomonow M, Zhou BH, et al.: Muscular coactivation: The role of the antagonist musculature in maintaining knee stability. *Am J Sports Med* 16:113–122, 1988.
126. Bryant JT, Cooke TD: Standardized biomechanical measurement for varus-valgus stiffness and rotation in normal knees. *J Orthop Res* 6:863–870, 1988.
127. Williams JS, Bernard RB: Operative and nonoperative rehabilitation of the ACL-injured knee. *Sports Med Arth Rev* 4:69–82, 1996.
128. Keays SL, Bullock-Saxton J, Keays AC: Strength and function before and after anterior cruciate ligament reconstruction. *Clin Orthop Relat Res* 373:174–183, 2000.
129. Hefzy MS, Grood ES: Ligament restraints in anterior cruciate ligament-deficient knees. In: Jackson DW, Arnoczky SP, Woo SL-Y, et al. eds. *The Anterior Cruciate Ligament. Current and Future Concepts*. New York: Raven Press, 1993:141–151.
130. Levy IM, Torzilli PA, Warren RF: The effect of medial meniscectomy on anterior-posterior motion of the knee. *J Bone Joint Surg Am* 64A:883–888, 1982.
131. Frank CB, Jackson DW: The science of reconstruction of the anterior cruciate ligament. *J Bone Joint Surg* 79:1556–1576, 1997.
132. Daniel DM, Stone ML, Dobson BE, et al.: Fate of the ACL-injured patient. A prospective outcome study. *Am J Sports Med* 22:632–644, 1994.
133. Ferretti A, Conteduca F, De Carli A, et al.: Osteoarthritis of the knee after ACL reconstruction. *Int Orthop* 15:367–371, 1991.
134. Henning CE: Current status of meniscal salvage. *Clin Sports Med* 9:567–576, 1990.
135. Shirakura K, Terauchi M, Kizuki S, et al.: The natural history of untreated anterior cruciate tears in recreational ahtletes. *Clin Orthop* 317:227–236, 1995.
136. Sommerlath K, Lysholm J, Gillquist J: The long-term course after treatment of acute anterior cruciate ligament ruptures. A 9 to 16 year followup. *Am J Sports Med* 19:156–162, 1991.
137. Janarv PM, et al.: Anterior cruciate ligament injuries in skeletally immature patients. *J Pediatr Orthop* 16:673, 1996.
138. Parker AW, Drez D, Cooper JL: Anterior cruciate injuries in patients with open physes. *Am J Sports Med* 22:47, 1994.
139. Busch MT: Sports medicine. In: Morrissey RT, Weinstein SL, eds. *Lovell and Winter's Pediatric Orthopedics*, 4th edn. Philadelphia: J B Lippincott Co, 1996:886–889.
140. Micheli LJ, Jenkins M: Knee injuries. In: Micheli LJ, ed. *The Sports Medicine Bible*. Scranton, PA: Harper Row Publishers, Inc., 1995:130.
141. Koenig VS, Barrett GR: Endoscopic anterior cruciate ligament reconstruction. *Today's OR Nurse* 18:6, 1995.
142. Moyen B, Lerat JL: Artificial ligaments for anterior cruciate replacement. *J Bone Joint Surg* 76:173, 1994.
143. Beynnon BD, Uh BS, Johnson RJ, et al.: The elongation behavior of the anterior cruciate ligament graft in vivo: A long-term follow-up study. *Am J Sports Med* 29:161–166, 2001.
144. Tohyama H, Beynnon BD, Johnson RJ, et al.: The effect of anterior cruciate ligament graft elongation at the time of implantation on the biomechanical behavior of the graft and knee. *Am J Sports Med* 24:608–614, 1996.
145. Barrett GR, Papendick L, Miller C: Endobutton endoscopic fixation technique in anterior cruciate ligament reconstruction. *Arthroscopy*: J Arthros Relat Surg 11:340, 1995.

146. Roi GS, Creta D, Nanni G, et al. Return to official Italian First Division soccer games within 90 days after anterior cruciate ligament reconstruction: a case report. *J Orthop Sports Phys Ther* 35:52–61; discussion 61–66, 2005.
147. Grant JA, Mohtadi NG, Maitland ME, et al.: Comparison of home versus physical therapy-supervised rehabilitation programs after anterior cruciate ligament reconstruction: A randomized clinical trial. *Am J Sports Med* 33:1288–1297. Epub July 7, 2005.
148. Risberg MA, Mork M, Krogstad-Jenssen H, et al.: Design and implementation of a neuromuscular training program following anterior cruciate ligament reconstruction. *J Orthop Sports Phys Ther* 31:620–631, 2001.
149. De Carlo MS, Sell KE: The effects of the number and frequency of physical therapy treatments on selected outcomes of treatment in patients with anterior cruciate ligament reconstruction. *J Orthop Sports Phys Ther* 26:332–339, 1997.
150. Treacy SH, Barron OA, Brunet ME, et al.: Assessing the need for extensive supervised rehabilitation following arthroscopic ACL reconstruction. *Am J Orthop* 26:25–29, 1997.
151. Schenck RC, Jr., Blaschak MJ, Lance ED, et al.: A prospective outcome study of rehabilitation programs and anterior cruciate ligament reconstruction. *Arthroscopy* 13:285–290, 1997.
152. Shelbourne KD, Nitz P: Accelerated rehabilitation after anterior cruciate ligament reconstruction. *Am J Sports Med* 18:292–299, 1990.
153. Tyler TF, McHugh MP, Gleim GW, et al.: The effect of immediate weightbearing after anterior cruciate ligament reconstruction. *Clin Orthop Relat Res* 357:141–148, 1998.
154. Snyder-Mackler L, De Luca PF, Williams PR, et al.: Reflex inhibition of the quadriceps femoris muscle after injury or reconstruction of the anterior cruciate ligament. *J Bone Joint Surg* American Volume 76:555–560, 1994.
155. Stockmeyer SA: An interpretation of the approach of Rood to the treatment of neuromuscular dysfunction. *Am J Phys Med Rehabil* 46:901–956, 1967.
156. O'Neill DB: Arthroscopically assisted reconstruction of the anterior cruciate ligament. *J Bone Joint Surg* 78A:803–813, 1996.
157. Knight KL: *Cryotherapy: Theory, Technique, and Physiology*. Chattanooga, TN: Chattanooga Corp, 1985.
158. Daniel DM, Stone ML, Arendt DL: The effect of cold therapy on pain, swelling, and range of motion after anterior cruciate ligament reconstructive surgery. *Arthroscopy* 10:530–533, 1994.
159. Michlovitz SL: The use of heat and cold in the management of rheumatic diseases. In: Michlovitz SL, ed. *Thermal Agents in Rehabilitation*. Philadelphia: FA Davis, 1990.
160. Jensen K, Graf BK: The effects of knee effusion on quadriceps strength and knee intraarticular pressure. *Arthroscopy* 9:52–56, 1993.
161. O'Connor JJ: Can muscle co-contraction protect knee ligaments after injury or repair? *J Bone Joint Surg* 75B:41–48, 1993.
162. Laughman RK, Youdas JW, Garrett TR, et al.: Strength changes in the normal quadriceps femoris muscle as a result of electrical stimulation. *Phys Ther* 63:494–499, 1983.
163. Delitto A, Rose SJ, McKowen JM, et al.: Electrical stimulation versus voluntary exercise in strengthening thigh musculature after anterior cruciate ligament surgery. *Phys Ther* 68:660–663, 1988.
164. Engstrom B, Wredmark T: Continuous passive motion in rehabilitation after anterior cruciate ligament reconstruction. *Knee Surg Sports Traumatol Arthrosc* 3:18–20, 1995.
165. Noyes FR, Mangine RE, Barber S: Early knee motion after open and arthroscopic anterior cruciate ligament reconstruction. *Am J Sports Med* 15:149–160, 1987.
166. Richmond JC, Gladstone J, MacGillivray J: Continuous pas-sive motion after arthroscopically assisted anterior cruciate liga-ment reconstruction: Comparison of short- versus long-term use. *Arthroscopy* 7:39–44, 1991; erratum, 7:256, 1991.
167. Rosen MA, Jackson DW, Atwell EA: The efficacy of continuous passive motion in the rehabilitation of anterior cruciate ligament reconstructions. *Am J Sports Med* 20:122–127, 1992.
168. Konrath GA, Lock T, Goitz HT, et al.: The use of cold therapy after anterior cruciate ligament reconstruction. A prospective randomized study and literature review. *Am J Sports Med* 24:629–633, 1996.
169. McCarthy MR, et al.: The effects of immediate continuous passive motion on pain during the inflammatory phase of soft tissue healing following anterior cruciate ligament reconstruction. *J Orthop Sports Phys Ther* 17:100, 1993.
170. Hungerford DS, Barry M: Biomechanics of the patellofemoral joint. *Clin Orthop* 144:9–15, 1979.
171. Shelbourne KD, Wilckens JH, Mollabashy A, et al.: Arthrofibrosis in acute anterior cruciate ligament reconstruction. The effect of timing of reconstruction and rehabilitation. *Am J Sports Med* 19:332–336, 1991.
172. Graf BK, et al.: Risk factors for restricted motion after anterior cruciate reconstruction. *Orthopedics* 17:909–912, 1994.
173. Ferretti A, Papandrea P, Conteduca F, et al.: Knee ligament injuries in volleyball players. *Am J Sports Med* 20:203–207, 1992.
174. Draganich LF, Vahey JW: An in vitro study of anterior cruciate ligament strain induced by quadriceps and hamstrings forces. *J Orthop Res* 8:57–63, 1990.
175. Dufek JS, Bates BT: The evaluation and prediction of impact forces during landings. *Med Sci Sports Exerc* 22:370–377, 1990.
176. Griffin JW, Tooms RE, Zwaag RV, et al.: Eccentric muscle performance of elbow and knee muscle groups in untrained men and women. *Med Sci Sports Exerc* 25:936–944, 1993.
177. Hahn T, Foldspang A: The Q angle and sport. *Scand J Med Sci Sports* 7:43–48, 1997.
178. Hewett TE, Riccobene JV, Lindenfeld TN: The effect of neuromuscular training on the incidence of knee injury in female athletes: A prospective study. *Am J Sports Med* 27:699–706, 1999.
179. Hewett TE, Stroupe AL, Nance TA, et al.: Plyometric training in female athletes. *Am J Sports Med* 24:765–773, 1996.
180. Grana WA, Moretz JA: Ligamentous laxity in secondary school athletes. *JAMA* 240, 1978.
181. Hagood S, Solomonow M, Baratta R, et al.: The effect of joint velocity on the contribution of the antagonist musculature to knee stiffness and laxity. *Am J Sports Med* 18:182–187, 1990.
182. Houseworth SW, Mauro VJ, Mellon BA, et al.: The intercondylar notch in acute tears of the anterior cruciate ligament: A computer graphics study. *Am J Sports Med* 15:221–224, 1987.
183. Ireland ML, Wall C: Epidemiology and comparison of knee injuries in elite male and female United States basketball athletes. *Med Sci Sports Exerc* 22:S82, 1990.
184. Harner CD, Paulos LE, Greenwald AE, et al.: Detailed analysis of patients with bilateral anterior cruciate ligament injuries. *Am J Sports Med* 22:37–43, 1994.
185. Tyler TF, McHugh MP: Neuromuscular rehabilitation of a female olympic ice hockey player following anterior cruciate ligament reconstruction. *J Orthop Sports Phys Ther* 31:577–587, 2001.
186. Beynnon BD, Johnson RJ: Anterior cruciate ligament injury rehabilitation in athletes. *Sports Med* 22:54–64, 1996.
187. Fremerey RW, Lobenhoffer P, Zeichen J, et al.: Proprioception after rehabilitation and reconstruction in knees with deficiency of the anterior cruciate ligament: A prospective, longitudinal study. *J Bone Joint Surgery Br* 82:801–806, 2000.
188. Barrett DS: Proprioception and function after anterior cruciate ligament reconstruction. *J Bone Joint Surg* 73B:833–837, 1991.
189. Lorentzon R, Elmqvist LG, Sjostrom M, et al: Thigh musculature in relation to chronic anterior cruciate ligament tear: muscle size, morphology, and mechanical output before reconstruction. *Am J Sports Med* 17:423–429, 1989.

190. Johansson H, Sjolander P, Sojka P: Actions on gamma-motoneurones elicited by electrical stimulation of joint afferent fibres in the hind limb of the cat. *J Physiol (Lond)* 375:137–152, 1986.
191. Schaible HG, Neugebauer V, Cervero F, et al.: Changes in tonic descending inhibition of spinal neurons with articular input during the development of acute arthritis in the cat. *J Neurophysiol* 66:1021–1032, 1991.
192. Neugebauer V, Schaible HG: Evidence for a central component in the sensitization of spinal neurons with joint input during development of acute arthritis in cat's knee. *J Neurophysiol* 64:299–311, 1990.
193. Urbach D, Nebelung W, Weiler HT, et al.: Bilateral deficit of voluntary quadriceps muscle activation after unilateral ACL tear. *Med Sci Sports Exerc* 31:1691–1696, 1999.
194. Shakespeare DT, Stokes M, Sherman KP, et al.: Reflex inhibition of the quadriceps after meniscectomy: lack of association with pain. *Clin Physiol* 5:137–144, 1985.
195. Engle RP, Canner GC: Proprioceptive neuromuscular facilitation (PNF) and modified procedures for anterior cruciate ligament (ACL) instability. *J Orthop Sports Phys Ther* 11:230, 1989.
196. Ericson MO, Nisell R: Tibiofemoral joint forces during ergometer cycling. *Am J Sports Med* 14:285–290, 1986.
197. Ohkoshi Y, Yasuda K, Kaneda K, et al.: Biomechanical analysis of rehabilitation in the standing position. *Am J Sports Med* 19:605–611, 1991.
198. DeMaio M, Mangine RE, Noyes FR, et al.: Advanced mus-cle training after ACL reconstruction: Weeks 6-52. *Orthopedics* 15:757–767, 1992.
199. Klaffs CE, Arnheim DD: *Modern Principles of Athletic Training*. St Louis: CV Mosby, 1989.
200. Onieal M-E: *Athletic Training and Sports Medicine*, 2nd edn. Park Ridge, IL: American Academy of Orthopaedic Surgeons, 1991.
201. Yasuda K, Sadaki T: Exercise after anterior cruciate ligament reconstruction: The force exerted on the tibia by the separate isometric contractions of the quadriceps of the hamstrings. *Clin Orthop* 220:275–283, 1987.
202. DeLorme T, Watkins A: *Techniques of Progressive Resistance Exercise*. New York: Appleton-Century, 1951.
203. Delsman PA, Losee GM: Isokinetic shear forces and their effect on the quadriceps active drawer. *Med Sci Sports Exerc* 16:151, 1984.
204. Risberg MA, Ekeland A: Assessment of functional tests after anterior cruciate ligament surgery. *J Orthop Sports Phys Ther* 19:212, 1994.
205. Williams GR, Chmielewski T, Rudolph KS, et al.: Dynamic knee stability: Current theory and implications for clinicians and scientists. *J Orthop Sports Phys Ther* 31:546–566, 2001.
206. Malone T, Nitz AJ, Kuperstein J, et al.: Neuromuscular concepts. In: Ellenbecker TS, ed. *Knee Ligament Rehabilitation*. Philadelphia: Churchill Livingstone, 2000:399–411.
207. Malone TR, Garrett WE, Jr.: Commentary and historical perspective of anterior cruciate ligament rehabilitation. *J Orthop Sports Phys Ther* 15:265, 1992.
208. Juris PM, et al.: A dynamic test of lower exremity function following anterior cruciate ligament reconstruction and rehabilitation. *J Orthop Sports Phys Ther* 26:184, 1997.
209. Fitzgerald GK, Lephart SM, Hwang JH, et al.: Hop tests as predictors of dynamic knee stability. *J Orthop Sports Phys Ther* 31:588–597, 2001.
210. Bolga LA, Keskula DR: Reliability of lower extremity functional performance tests. *J Orthop Sports Phys Ther* 26:138, 1997.
211. Barber SD, Noyes FR, Mangine RE, et al.: Quantative assessment of functional limitations in normal and anterior cruciate ligament-deficient knees. *Clin Orthop* 255:204–214, 1990.
212. Blackburn JR, Morrissey MC: The relationship between open and closed kinetic chain strength of the lower limb and jumping performance. *J Orthop Sports Phys Ther* 27:430–435, 1998.
213. Daniel D, Malcolm L, Stone ML, et al.: Quantification of knee instability and function. *Contemp Orthop* 5:83–91, 1982.
214. Ageberg E, Zatterstrom R, Moritz U: Stabilometry and one-leg hop test have high test-retest reliability. *Scand J Med Sci Sports* 8:198–202, 1998.
215. Cerulli G, Benoit DL, Caraffa A, et al.: Proprioceptive training and prevention of anterior cruciate ligament injuries in soccer. *J Orthop Sports Phys Ther* 31:655–660, 2001.
216. Branch TP, Hunter R, Donath M: Dynamic EMG analysis of anterior cruciate deficient legs with and without bracing during cutting. *Am J Sports Med* 17:35–41, 1989.
217. Branch TP, Hunter RE: Functional analysis of anterior cruciate ligament braces. *Clin Sports Med* 9:771–797, 1990.
218. Campbell J, T.E: Anterior cruciate ligament reconstruction: Using patellar tendon grafts. *AORN J* 51:944–946, 53, 1990.
219. Barrack RL, Skinner HB, Buckley SL: Proprioception in the anterior cruciate deficient knee. *Am J Sports Med* 17:1–6, 1989.
220. Beard DJ, Kyberd PJ, Fergusson CM, et al.: Proprioception after rupture of the anterior cruciate ligament. An objective indication of the need for surgery? *J Bone Joint Surg* 75B:311–315, 1993.
221. Corrigan JP, Cashman WF, Brady MP: Proprioception in the cruciate deficient knee. *J Bone Joint Surg* 74B:247–250, 1992.
222. Shirashi M, Mizuta H, Kubota K, et al.: Stabilometric assessment in the anterior cruciate ligament reconstructed knee. *Clin J Sports Med* 6:32–39, 1996.
223. Kuster MS, Grob K, Kuster M, et al.: The benefits of wearing a compression sleeve after ACL reconstruction. *Med Sci Sports Exerc* 31:368–371, 1999.
224. Barrett DS, Cobb AG, Bentley G: Joint proprioception in normal, osteoarthritic and replaced knees. *J Bone Joint Surg* 73B:53–56, 1991.
225. Sell S, Zacher J, Lack S: Disorders of proprioception of arthrotic knee joint. *Z Rheumatol* 52:150–155, 1993.
226. Fairbank TJ: Knee joint changes after meniscectomy. *J Bone Joint Surg* 30B:664–670, 1948.
227. Ghormley RK: Late changes as a result of internal derangements of the knee. *Am J Surg* 76:496–501, 1948.
228. Helfet AJ: Mechanism of derangements of the medial semilunar cartilage and their management. *J Bone Joint Surg* 41B:319–336, 1959.
229. Lipscomb PR, Henderson MS: Internal derangements of the knee. *JAMA* 135:827–831, 1947.
230. Smillie IS: *Injuries of the Knee Joint*. London: Churchill Livingstone Inc., 1971.
231. Smillie IS: Observations of the regeneration of the semilunar cartilages in man. *Br J Surg* 31:398–401, 1944.
232. Ahmed AM, Burke DL: In vitro measurement of static pressure distribution in synovial joints: I. Tibial surface of the knee. *J Biomed Eng* 105:216–225, 1983.
233. Kurosawa H, Fukubayashi T, Nakajima H: Lode-bearing mode of the knee joint: Physical behaviour of the knee joint with or without menisci. *Clin Orthop* 149:283–290, 1980.
234. Appel H: Late results after meniscectomy in the knee joint. A clinical and roentgenographic follow-up investigation. *Acta Orthop Scand* 133:1–111, 1970.
235. Jackson JP: Degenerative changes in the knee after meniscectomy. *Br Med J* 2:525–527, 1968.
236. Johnson RJ, Kettlekamp DB, Clark W, et al.: Factors affecting late results after meniscectomy. *J Bone Joint Surg* 56A:719–729, 1974.
237. Jones RE, Smith EC, Reisch JS: Effects of medial meniscectomy in patients older than forty years. *J Bone Joint Surg* 60A:783–786, 1978.
238. Tapper EM, Hoover NW: Late results after meniscectomy. *J Bone Joint Surg* 51A:517–526, 1969.
239. McGinty JB, Geuss LF, Marvin RA: Partial or total meniscectomy: A comparative analysis. *J Bone Joint Surg* 59A:763–766, 1977.

240. Northmore-Ball MD, Dandy DJ: Long-term results of arthroscopic partial meniscectomy. *Clin Orthop* 167:34–42, 1982.
241. Whipple TL, Caspari RB, Meyers JF: Arthroscopic meniscectomy: An interim report at 3 to 4 years after operation. *Clin Orthop* 183:105–114, 1984.
242. Cox JS, Nye CE, Schaeffer WW, et al.: The degenerative effects of partial and total resection of the medial meniscus in dogs' knees. *Clin Orthop* 109:178–183, 1975.
243. Arnoczky SP, Warren RF: Microvasculature of the human meniscus. *Am J Sports Med* 10:90–95, 1982.
244. Arnoczky SP, McDevitt CA, Schmidt MB, et al.: The effect of cryopreservation on canine menisci: Abiochemical, morphologic, biomechanical evaluation. *J Orthop Res* 6:1–12, 1988.
245. Henning CE, Lynch MA, Yearout KM: Arthroscopic meniscal repair using an exogenous fibrin clot. *Clin Orthop* 252:64–72, 1990.
246. Henning CE, Lynch MA, Glick C: An in vivo strain gauge study of elongation of the anterior cruciate ligament. *Am J Sports Med* 13:22–26, 1985.
247. DeHaven KE, Black KP, Griffiths HJ: Open meniscus repair-technique and two to nine year results. *Am J Sports Med* 17:788–795, 1989.
248. Jensen NC, Riis J, Robertsen K, et al.: Arthroscopic repair of the ruptured meniscus: One to 6.3 years follow-up. *Arthoscopy* 10:211–214, 1994.
249. Miller DB: Arthroscopic meniscal repair. *Am J Sports Med* 16:315–320, 1988.
250. Barber FA, Click SD: Meniscus repair rehabilitation with concurrent anterior cruciate reconstruction. *Arthoscopy* 13:433, 1997.
251. Shelbourne KD, et al.: Rehabilitation after meniscal repair. *Clin Sports Med* 15:595, 1996.
252. Bullough PG, Vosburgh F, Arnoczky SP: The menisci of the knee. In: Insall JN, ed. *Surgery of the Knee*. New York: Churchill Livingstone Inc., 1984:135–146.
253. McConnell J: Conservative management of patellofemoral problems, *The Patella: A Team Approach*. Gaithersburg, MD: Aspen, 1998:119–136.
254. Grelsamer RP, McConnell J: Conservative management of patellofemoral problems. In: Grelsamer RP, McConnell J, eds. *The Patella: A Team Approach*. Gaithersburg, MD: Aspen, 1998:109–118.
255. Fritz JM, Irrgang JJ, Harner CD: Rehabilitation following allograft meniscal transplantation: A review of the literature and case study. *J Orthop Sports Phys Ther* 24:98–106, 1996.
256. Milachowski KA, Weismeier K, Wirth CJ: Homologous meniscal transplantation: experimental and clinical results. *Int Orthop* 13:1–11, 1989.
257. Garrett JC, Stevenson RN: Meniscal transplantation in the human knee: A preliminary report. *Arthoscopy* 7:57–62, 1991.
258. Veltri DM, Warren RF, Wickiewicz TL, et al.: Current status of allographic meniscal transplantation. *Clin Orthop* 306:155–162, 1994.
259. De Boer HH, Koudstaal J: The fate of meniscus cartilage after transplantation of cryopreserved nontissue-antigen-matched allograft. *Clin Orthop* 266:145–151, 1991.
260. Van Arkel ERA, De Boer HH: Human meniscal transplantation. *Agents Action* Suppl 39:243–246, 1993.
261. De Boer HH, Koudstaal J: Failed meniscus transplantation. A report of three cases. *Clin Orthop* 306:155–162, 1994.
262. Arnoczky SP, Warren RF, McDevitt CA: Meniscal replacement using a cryopreserved allograft. An experimental study in dogs. *Clin Orthop* 252:121–128, 1990.
263. Jackson DW, McDevitt CA, Simon TM, et al.: Meniscal transplantation using fresh and cryopreserved allografts. *Am J Sports Med* 20:644–656, 1992.
264. Mikic ZD, Tubic MV, Lazetic AB: Allograft meniscus transplantation in the dog. *Acta Orthop Scand* 64:329–332, 1993.
265. Alford W, Cole BJ: The indications and technique for meniscal transplant. *Orthop Clin North Am*. 36:469–484, 2005.
266. Stone KR, Rosenberg TD: Surgical technique of meniscal replacement. *Arthroscopy* 9:234–237, 1993.
267. Harner CD, Irrgang JJ, Paul S, et al.: Loss of motion after anterior cruciate ligament reconstruction. *Am J Sports Med* 20:499–506, 1992.
268. Assimakopoulos AP, Katonis PG, Agarito MV, et al.: The innervation of the human meniscus. *Clin Orthop* 275:232–236, 1992.
269. Logerstedt DS, Smith HL: Post operative management of the foot and ankle. In: Wilmarth MA, ed. *Post Operative Management of Orthopedic Surgeries. Independent Study Course 15.2*. La Crosse, WI: Orthopaedic Section, APTA, Inc., 2005:1–35.
270. Edna TH: Non-operative treatment of Achilles tendon ruptures. *Acta Orthop Scand* 51:991–993, 1980.
271. Haggmark T, Liedberg H, Eriksson E, et al.: Calf muscle atrophy and muscle function after non-operative vs operative treatment of Achilles tendon ruptures. *Orthopedics* 9:160–164, 1986.
272. Hart TJ, Napoli RC, Wolf JA, et al.: Diagnosis and treatment of the ruptured Achilles tendon. *J Foot Surg* 27:30–39, 1988.
273. Aoki M, Ogiwara N, Ohta T, et al.: Early active motion and weight-bearing after cross-stitch Achilles tendon repair. *Am J Sports Med* 26:794–800, 1998.
274. Gelberman RH, Woo SL-Y, Lothringer K, et al: Effects of early in-termittent passive mobilization on healing canine flexor tendons. *J Hand Surg* 7A:170–175, 1982.
275. Speck M, Klaue K: Early full weightbearing and functional treatment after surgical repair of acute achilles tendon rupture. *Am J Sports Med* 26:789–793, 1998.
276. Akeson WH, Woo SL-Y, Amiel D, et al.: Biochemical changes in periarticular connective tissue of the immobilized rabbit knee. *Clin Orthop* 93:356–362, 1973.
277. Amiel D, Woo SL-Y, Harwood FL: The effect of immobiliza-tion on collagen turnover in connective tissue: A biochemical-biomechanical correlation. *Acta Orthop Scand* 53:325–332, 1982.
278. Frank C, Amiel D, Woo SL-Y, et al.: Normal ligament properties and ligament healing. *Clin Orthop* 196:15–25, 1985.
279. Gelberman RH, Siedel DB, Woo SL-Y: Healing of digital flexor tendons: Importance of the interval from injury to repair. Abiomechanical, biochemical, and morphological study in dogs. *J Bone Joint Surg* 73A:66–75, 1991.
280. Fierro NL, Sallis RE: Achilles tendon rupture: Is casting enough. *Postgrad Med* 98:145–151, 1995.
281. Soma CA, Mandelbaum BR: Achilles tendon disorders. *Clin Sports Med* 13:811–823, 1994.
282. Alfredson H, Pietila T, Lorentzon R: Chronic Achilles tendinitis and calf muscle strength. *Am J Sports Med* 24:829–833, 1996.

SEÇÃO V
FARMACOLOGIA E GERAÇÃO DE IMAGENS MÉDICAS

SEÇÃO V

CAPÍTULO 30

FARMACOLOGIA PARA O FISIOTERAPEUTA ORTOPÉDICO

OBJETIVOS DO CAPÍTULO

▶ **Ao concluir o capítulo, o leitor será capaz de:**

1. Diferenciar farmacocinética de farmacodinâmica.

2. Descrever o processo de desenvolvimento, controle e distribuição de medicamentos.

3. Descrever as substâncias controladas e seu potencial para abuso.

4. Reconhecer as três nomenclaturas usadas para medicamentos.

5. Descrever os vários modos de ação dos medicamentos.

6. Descrever os sítios receptores de medicamentos no corpo.

7. Resumir as vias de administração dos medicamentos.

8. Compreender os efeitos potenciais dos agentes físicos e dos exercícios na administração de medicamentos.

VISÃO GERAL

Atualmente, os fisioterapeutas têm condições de atender os pacientes antes do atendimento médico. Ao mesmo tempo em que se responsabilizam pelos resultados de suas intervenções, evidentemente esses profissionais também devem compreender os efeitos e as interações potenciais de todos os recursos disponíveis, incluindo as terapias farmacológicas, colocadas à sua disposição por outros membros da equipe de assistência médica.[1] A farmacoterapia é um dos pilares dos tratamentos atuais, e os fisioterapeutas geralmente encontram pacientes que usam vários tipos de medicamentos. Estes podem ser administrados para tratar problemas preexistentes que não estão relacionados diretamente à condição-objeto da fisioterapia, embora possam ter algum impacto na resposta dos pacientes à reabilitação.[2] A farmacologia é uma área de estudo ampla que analisa como as substâncias químicas afetam os tecidos vivos em níveis moleculares e como os medicamentos interferem em populações específicas de pacientes (Tab. 30-1). O *Guide to Physical Therapist Practice*[3] identifica a farmacologia clínica como componente essencial para o monitoramento adequado dos pacientes, para as modalidades de aplicação e para a comunicação entre os profissionais da área médica. É imprescindível que o fisioterapeuta tenha conhecimentos profissionais sobre farmacologia devido à imensa quantidade de medicamentos existentes no mercado e ao grande contingente de pacientes de fisioterapia que provavelmente tenham recebido prescrição de algum fármaco. Os privilégios de prescrição de medicamentos de um grupo seleto de fisioterapeutas militares e a evolução da fisioterapia como profissão valorizaram e ampliaram o papel da farmacologia na prática fisioterapêutica.[4] Todavia, a importância de abordagens integradas sob o ponto de vista farmacológico não deve ser superestimada, pois, enquanto alguns medicamentos podem melhorar as intervenções fisioterapêuticas, muitos outros podem ter consequências negativas.

Desenvolvimento e regulamentação de medicamentos

Um conceito fundamental na farmacologia é que os medicamentos devem chegar aos tecidos específicos do corpo humano em concentrações suficientes para exercer efeitos terapêuticos, sem causar prejuízos ou toxicidade excessivos.[2] Nos Estados Unidos, a Food and Drug Administration (FDA) é responsável pela orientação do processo de desenvolvimento de medicamentos e aprovação da comercialização de novos fármacos ou de novos usos para agentes farmacológicos existentes no mercado.

A primeira etapa do processo de desenvolvimento de um medicamento é a seleção de um mercado-alvo e, em seguida, a contratação de um químico para fazer pesquisas e dar suporte.[5] A função do químico é desenvolver compostos químicos e, a seguir, encaminhá-los para o farmacologista para triagem pré-clínica. Durante essa triagem são feitos vários ensaios biológicos para testar os compostos nos níveis molecular e celular, bem como em

TABELA 30-1 Termos e definições farmacológicas

Termo	Definição
Medicamento ou droga	Qualquer substância que puder ser usada para modificar um processo químico, ou processos químicos, no corpo, por exemplo, para tratar doenças, aliviar sintomas, intensificar o desempenho ou a capacidade ou alterar estados da mente. A origem etimológica da palavra "droga" (*drug*) é do termo "*droog*", do holandês ou do baixo-alemão, que significa "seco", considerando que, no passado, a maioria dos medicamentos e das drogas era constituída por partes de plantas secas.
Farmacologia	Ciência que estuda o mecanismo e a ação dos medicamentos, geralmente em modelos animais de doença, para avaliar seu valor terapêutico potencial.
Farmácia	Mistura e distribuição de medicamentos. Monitoramento das prescrições de medicamentos para verificar sua conveniência e dos pacientes a fim de avaliar as interações medicamentosas adversas.
Farmacoterapêutica	Uso de agentes químicos para evitar, diagnosticar e curar doenças.
Farmacocinética	Estudo da forma como o corpo absorve, distribui, metaboliza e elimina os medicamentos.
Farmacodinâmica	Estudo dos efeitos bioquímicos e fisiológicos dos medicamentos e de seu mecanismo de ação no nível orgânico ou celular.
Farmacoterapia	Tratamento de uma doença ou condição com medicamentos.
Farmacogenética	Estudo da forma como a variação no gene humano pode produzir alterações na resposta aos medicamentos; auxilia a direcionar o tratamento de acordo com o genótipo de uma pessoa.
Toxicologia	Estudo dos efeitos negativos das substâncias em exemplares vivos, incluindo células, plantas, animais e seres humanos.

diversos órgãos de cobaias animais.[5] As estimativas indicam que em torno de 50 a 100 milhões de animais sejam usados e mortos em procedimentos científicos em todo o mundo.[6] Os procedimentos científicos são realizados por instituições de pesquisa e defesa, universidades, faculdades de medicina, empresas farmacêuticas, estabelecimentos comerciais e autoridades de saúde pública, como parte de pesquisas puras, pesquisas aplicadas ou análises toxicológicas para fornecer serviços de testes em animais para a indústria. A maioria dos animais de laboratório é criada para essa finalidade específica, enquanto um número menor é capturado em seu próprio hábitat ou fornecido por peso.[6] Embora o tema relacionado às pesquisas em animais seja controverso, os proponentes afirmam que elas desempenharam um papel vital em quase todos os avanços médicos importantes do último século.[6] Entretanto, os grupos de defesa dos direitos dos animais e outros críticos do modelo animal questionam se a pesquisa foi realmente necessária para a obtenção desses resultados.

Os dados dos testes das pesquisas de determinado medicamento em animais são apresentados à FDA para obter aprovação para o início da testagem em humanos. Se o composto farmacológico for considerado adequado para ser estudado em humanos, os interessados devem apresentar o formulário Notice of Claim Investigational Exemption for New Drug à FDA, desencadeando um processo de quatro fases:[5]

▶ *Fase 1.* Fase de estudo de avaliação da segurança que envolve a administração do composto farmacológico a um pequeno número de voluntários saudáveis. Durante essa fase, são feitos vários estudos para identificar quaisquer efeitos tóxicos e iniciar a determinação da faixa de dosagem segura. Além disso, são emitidas as patentes para o medicamento, que permanecem em vigor por 20 anos; a propriedade da patente fornece à empresa farmacêutica os direitos de exclusividade para comercializar o medicamento junto ao público consumidor.

▶ *Fase 2.* Fase de estudos da eficácia do medicamento, que é administrado a um pequeno grupo de portadores da doença-alvo.

▶ *Fase 3.* Fase de estudos mais amplos, incluindo um número maior de portadores da doença do que na etapa anterior. Os testes têm duração mais longa (de 3 a 6 anos). Se os estudos da fase 3 forem bem-sucedidos, a empresa fabricante do medicamento deverá preencher um novo formulário exigido pela FDA.

▶ *Fase 4.* Essa fase inicia quando o medicamento for aprovado para uso público e, por questões de segurança, inclui seu monitoramento em condições da vida real em grandes grupos de pacientes.

Desde o início até o fim, o tempo para colocar um medicamento no mercado pode ser de até 10 anos a um custo aproximado de US$ 500 milhões.[7] O controle dos medicamentos é essencial para garantir a segurança e a eficácia dos produtos. Os principais objetivos de seu controle incluem:

▶ Encontrar o equilíbrio entre a obtenção de lucros da indústria farmacêutica e a necessidade dos pacientes de ter acesso fácil a medicamentos eficazes.

▶ Garantir a segurança e a eficácia dos medicamentos e revisar os rótulos dos produtos.

▶ Controlar o processo de fabricação para assegurar a estabilidade dos produtos.

▶ Controlar o acesso público a medicamentos com potencial de abuso.

Substâncias controladas

Substâncias controladas são medicamentos classificados de acordo com o potencial de abuso. Esses medicamentos são fiscalizados pelo Controlled Substances Act, que classifica esses compostos em classes variando de I a V.[8]

▶ *Classe I.* Esses medicamentos estão disponíveis apenas para pesquisa. Eles apresentam alto potencial de abuso e geram dependência, não havendo permissão para o seu uso médico. Os exemplos incluem heroína, dietilamida do ácido lisérgico, maconha.

▶ *Classe II.* Esses medicamentos também têm alto potencial de abuso e há permissão para o seu uso médico. Os exemplos incluem anfetaminas, morfina, oxicodona.

▶ *Classe III.* Embora esses medicamentos tenham um baixo potencial de abuso e dosagens menores do que as dos produtos de classe I e II, também estão sujeitos a abuso e podem ocasionar alguma dependência física ou psicológica. Os exemplos incluem opioides fracos a moderadamente fortes, barbitúricos e esteroides.

▶ *Classe IV.* Esses medicamentos estão abaixo do potencial de abuso. Não são permitidas mais de cinco aquisições dentro de seis meses, com base na mesma receita médica. Os exemplos incluem opioides, benzodiazepínicos (BDZs) e alguns estimulantes.

▶ *Classe V.* Esses medicamentos têm baixo potencial de abuso e geralmente são vendidos sem prescrição médica. Os exemplos incluem agentes para gripe e tosse contendo codeína.

Nomenclatura dos medicamentos

De maneira geral, os medicamentos têm três denominações:[8]

▶ *Química.* Essa denominação baseia-se na estrutura específica do componente.

▶ *Genérica.* Essa denominação é considerada o nome oficial do composto, de acordo com a lista da United States Pharmacopoeia.

▶ *Comercial.* Nome atribuído ao medicamento pela empresa farmacêutica, que possui os direitos autorais sobre a marca.

Por exemplo, o medicamento *N*-(4-hidroxifenil) acetamida (denominação química) tem o nome genérico de acetaminofeno e o nome comercial de Tylenol.

Classificação dos medicamentos

Os medicamentos podem ser classificados de quatro maneiras:[8]

▶ Categorias específicas que explicam a ação farmacológica global no processo de determinada doença, por exemplo, antivróticos, antibióticos e anti-hipertensivos.

▶ Pela ação farmacológica, por exemplo, vasodilatadores arteriais e anestésicos.

▶ Pela ação molecular, por exemplo, bloqueadores do canal de cálcio.

▶ Pela composição química ou pela fonte do medicamento, por exemplo, atropina e penicilina.

Farmacodinâmica

A farmacodinâmica refere-se ao efeito dos medicamentos sobre o corpo humano. Para os fisioterapeutas, essa ciência inclui quatro aspectos importantes:[9]

▶ *Modo de ação dos medicamentos.* Esse aspecto contém três conceitos a seguir descritos. O gráfico de resposta à dosagem (Fig. 30-1) explica esses conceitos com maior clareza.

• *Potência.* É a dose de um medicamento necessária para produzir determinado efeito em relação a um padrão. Um conceito importante da relação dose-resposta é o limite. Existe uma dose para a maioria de respostas tóxicas. Essa dose denomina-se limite, abaixo do qual não há efeitos adversos resultantes da exposição à substância.

• *Eficácia.* É a capacidade de estimular ou de produzir um efeito em um determinado receptor (resposta máxima ao medicamento).

• *Tolerância.* A tolerância a um medicamento ocorre nos casos em que são necessárias quantidades cada vez maiores para produzir o mesmo efeito ou quando a mesma dose, em ocasiões repetidas, geram respostas menores. Os analgésicos narcóticos integram uma classe de medicamento que apresenta tolerância.

▶ *Indicações para o uso de medicamentos.* Essas indicações referem-se ao uso de determinado medicamento para tratar uma doença específica. Geralmente os medicamentos têm mais de uma indicação, ou seja, podem tratar mais de uma doença. As indicações para o seu uso podem ser classificadas como "medicamentos aprovados pela FDA" (as indicações aparecem nos rótulos) e "medicamentos sem aprovação da FDA" (as indicações não aparecem nos rótulos).

▶ *Perfil de segurança dos medicamentos.* Evolução do perfil de segurança dos medicamentos durante o processo de desenvolvimento em testes clínicos e depois da aprovação pela FDA para venda ao público geral, para assegurar que os benefícios provenientes do uso de determinado fármaco sejam superiores às preocupações com a segurança.

▶ *Sítio de ação.* Para agirem de forma eficaz, os medicamentos devem ter um alvo. Os sítios de ação dos fármacos incluem receptores, canais de íons, moléculas transportadoras e enzimas. As ligações dos medicamentos com os receptores apresentam especificidade e seletividade.

Receptores

Os receptores apresentam-se de várias formas e podem localizar-se no núcleo, no citoplasma ou na superfície das células.[10] Quando um medicamento reconhece e liga-se a um receptor significa que ele tem afinidade, ou atração, em relação àquele receptor. A maioria dos receptores são glicoproteínas transmembrânicas com um local aceptor para um ligante (molécula que interage com uma proteína, unindo-se especificamente a ela) fora das células

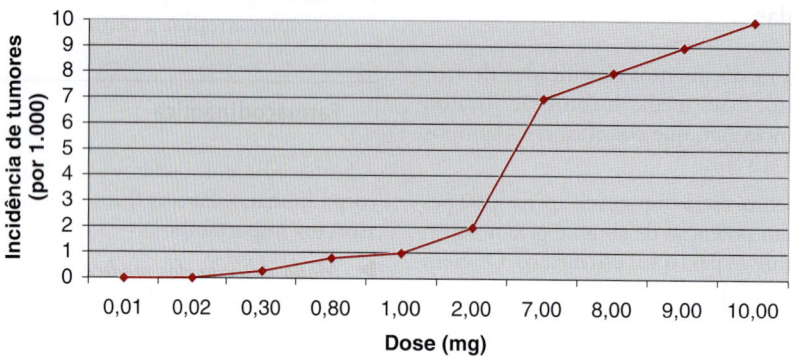

FIGURA 30-1 Representação esquemática da curva de resposta à dosagem.

que contêm proteínas estruturais que conectam essa região ao domínio intracelular. Vários receptores são reconhecidos e classificam-se como: receptores com ligação membrânica ou receptores intracelulares.

▶ *Receptores com ligação membrânica*

- *Ionotrópicos.* Canais iônicos controlados por ligantes consistindo de proteínas transmembrânicas organizadas ao redor de um canal aquoso central (Fig. 30-2). As propriedades do canal de receptores ionotrópicos são determinadas pela composição das isoformas das subunidades:

    Afinidade do agonista
    Permeabilidade iônica
    Propriedades de condutância
    Tempos de ativação e desativação
    Cinética da dessensibilização

- *Metabotrópicos.* Esses receptores não formam poros de canais iônicos. Ao contrário, permanecem separados dos canais de íons e controlam sua operação por meio de um mecanismo de transdução de sinais. Essa classe inclui os receptores de glutamato metabotrópico, os de acetilcolina (ACh) muscarínica (Fig. 30-3), os de $GABA_B$ e a maioria dos de serotonina, assim como os de noradrenalina, adrenalina, histamina, neuropeptídeos e dopamina.

▶ *Receptores intracelulares.* Os receptores intracelulares localizam-se dentro da célula, por exemplo, os receptores situados no núcleo das células e aqueles presentes no retículo endoplásmatico. Os ligantes que se unem a esses receptores geralmente são segundos mensageiros intracelulares como o inositaI trifosfato (IP_3) e os hormônios lipofílicos extracelulares, por exemplo, os hormônios esteroides.

A força da ligação de um medicamento a um receptor baseia-se no conceito de especificidade e seletividade. Alguns fármacos são relativamente não seletivos e afetam vários órgãos ou tecidos diferentes. Aqueles que visam, de forma seletiva, a vários tipos distintos de receptores celulares classificam-se em agonistas ou antagonistas:[8]

▶ *Medicamentos agonistas.* Ativam ou estimulam seus receptores, desencadeando respostas que aumentam ou diminuem a atividade das células.

▶ *Medicamentos antagonistas.* Bloqueiam o acesso ou a inserção dos agonistas naturais do corpo ou competem no processo de ocupação do receptor com as substâncias agonistas. Portanto, eles impedem ou reduzem as respostas celulares.

Receptores do sistema nervoso autônomo

Qualquer discussão sobre os sítios dos receptores é considerada incompleta se não mencionar o impacto do sistema nervoso autônomo (SNA) sobre a aplicação dos medicamentos. Os neurônios do SNA originam-se na medula espinal e estendem-se até os gânglios autônomos, onde entram em sinapse com um ou mais neurônios autônomos e dirigem-se ao tecido-alvo (ver Cap. 2). A maioria das respostas autônomas integra-se no hipotálamo e no tronco cerebral, que também recebe entradas

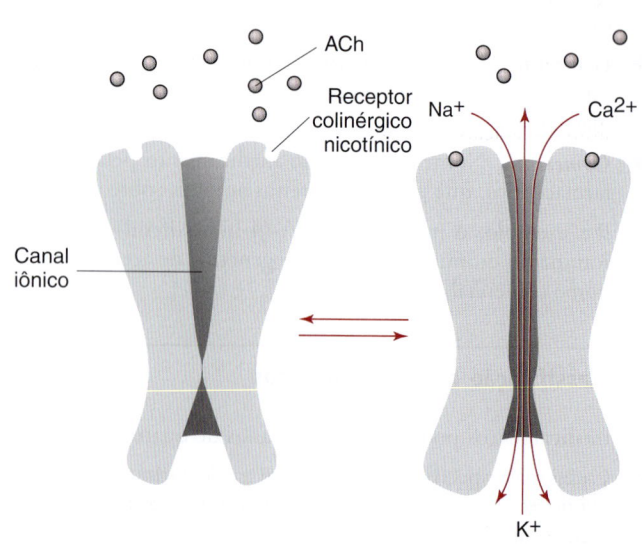

FIGURA 30-2 Os receptores de acetilcolina (ACh) nicotínica apresentam um canal fechado (B) até a ligação do receptor com a ACh. Em seguida, o Na^+ e o K^+ propagam-se simultaneamente, em direções opostas, ao longo do canal iônico aberto.

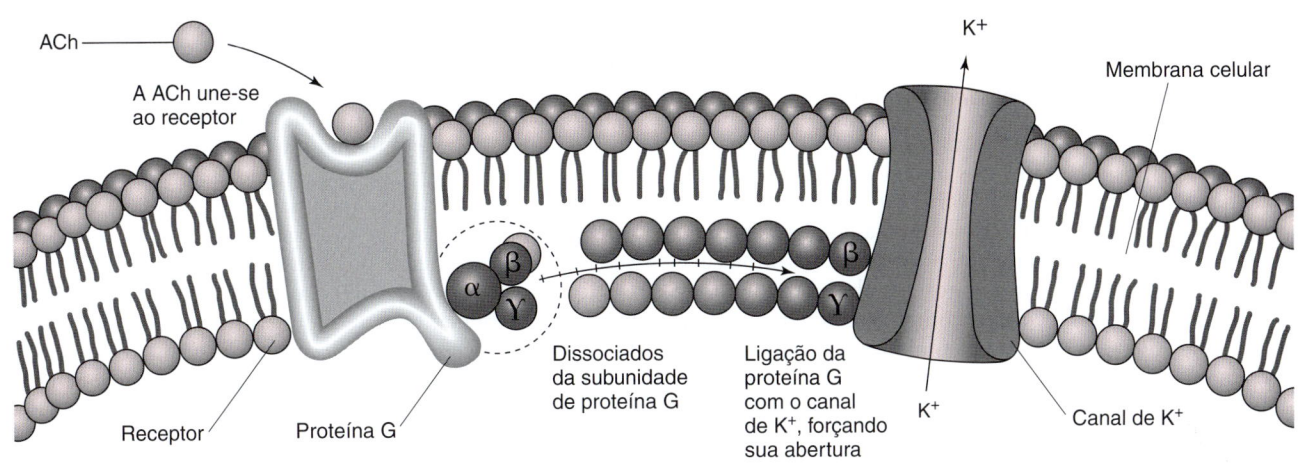

FIGURA 30-3 Os receptores intracelulares formam uma grande família de receptores transmembrânicos que percebem as moléculas fora das células e ativam as vias internas de transdução de sinal e, finalmente, as respostas celulares. Os ligantes que se unem e ativam esses receptores incluem os neurotransmissores, e seu tamanho varia desde moléculas pequenas a grandes proteínas. Esses receptores estão envolvidos em várias doenças e, consequentemente, são alvos de pelo menos a metade dos medicamentos modernos. (Reproduzida, com permissão, de Brunicardi FC et al.: *Schwartz's Principles of Surgery*, 8th edn. New York: McGraw-Hill, 2005:15.)

do sistema límbico. O SNA subdivide-se em: sistema nervoso parassimpático (SNP) e sistema nervoso simpático (SNS) (ver Cap. 2). Sempre que o SNS ou o SNP inervar um órgão, o que é bastante frequente, os efeitos produzidos serão opostos.[10] Entretanto, quando o SNS e o SNP inervarem o mesmo órgão, um desses sistemas deve manter o controle. Diz-se que o sistema que estiver no controle, em situação de repouso, apresenta tônus predominante.[10] O SNP apresenta tônus predominante na maioria dos sistemas inervados tanto pelo SNP como pelo SNS.[10] A administração de medicamentos pode bloquear o tônus predominante, por meio de um medicamento antagonista ou pela perda de inervação, de maneira que prevaleçam os efeitos do outro sistema.

Vários medicamentos são usados no tratamento de disfunções autônomas e se subdividem-se como segue:[10]

▶ *Medicamentos colinérgicos.* Os medicamentos colinérgicos simulam a ação da ACh:

- Os agonistas colinérgicos são compostos estruturalmente semelhantes à ACh que ligam e estimulam os receptores muscarínicos.
- Os inibidores da colinesterase (acetilcolinesterase) bloqueiam a degradação da ACh endógena pela inibição da enzima (colinesterase) responsável pela sua decomposição, resultando em sua ação prolongada.

▶ *Antagonistas muscarínicos.* Esses medicamentos inibem o efeito da ACh ligando e bloqueando os receptores muscarínicos. Os antagonistas muscarínicos são usados clinicamente para tratar condições como úlceras pépticas e síndrome do intestino irritável, bexiga neurogênica, distúrbios motores e asma.

▶ *Medicamentos adrenérgicos.* Estes incluem principalmente os agentes que estimulam ou inibem os receptores α_1, os α_2, ou ambos, e os medicamentos que estimulam ou inibem os receptores β_1, os β_2, ou ambos. Esses medicamentos são usados no tratamento de várias condições como hipertensão, patologias cardiovasculares (angina, arritmias, insuficiência cardíaca congestiva), asma, doença pulmonar obstrutiva crônica (DPOC) e anafilaxia.

Farmacocinética

Farmacocinética é o estudo de fatores psicoquímicos envolvidos na absorção, distribuição, metabolização e eliminação dos medicamentos pelo corpo humano. Para que seu efeito seja satisfatório, os medicamentos devem ter concentração adequada no local da ação. A *biodisponibilidade* refere-se à fração ou ao percentual do medicamento ativo que atinge o sistema circulatório por qualquer via, imediatamente após a administração (ver mais adiante). O volume de distribuição indica como uma dose sistêmica de medicamento dispersa-se em todo o corpo. Ele representa a quantidade de fármaco que aparece no plasma em relação a porção total que foi administrada, tendo, portanto, implicações importantes sobre o contingente farmacológico que atinge o tecido-alvo. Devido ao alto nível de fluxo sanguíneo, órgãos com perfusão elevada como o coração, fígado, rim e cérebro recebem rapidamente a maior quantidade dos medicamentos durante os primeiros minutos após a absorção.[11] Os tecidos com perfusão vascular menor como os músculos, a pele e a gordura precisam de alguns minutos a mais para atingir um estado estável. O processo de absorção, distribuição, biotransformação e excreção de um medicamento em relação à passagem através das membranas celulares depende das características de seu tamanho molecular, forma, solubilidade, local de absorção, grau de ionização e da solubilidade relativa dos lipídeos em suas formas ionizadas e não ionizadas.[11] *Liberação* é a taxa em que a forma ativa de um medicamento é eliminada ou removida do corpo humano, ou seja, é o tempo necessário para retirar a substância do plasma sanguíneo. A taxa do processo de desativação ou de remoção de um medicamento da circulação é conhecida como meia-vida da eliminação (ver mais adiante).

Transporte através das membranas celulares

Quando administrados pela maioria das vias (excluindo a intravenosa [IV]), os medicamentos devem atravessar membranas celulares semipermeáveis em vários sítios, antes de atingirem a circulação sistêmica. Essas membranas são barreiras biológicas que inibem seletivamente a passagem das moléculas dos medicamentos que são compostas sobretudo por uma matriz de lipídeos bimoleculares, contendo colesterol e fosfolipídeos (Fig. 30-4). Os lipídeos estabilizam a membrana e determinam suas características de permeabilidade. Proteínas globulares de vários tamanhos e diversas composições são encravadas na matriz e envolvem-se no transporte, agindo como receptores na regulação celular. Os medicamentos atravessam as barreiras biológicas por difusão por canais de água ou iônicos especiais, por difusão passiva pelas membranas lipídicas e por processos mediados por portadores como a difusão facilitada, o transporte seletivo ou a pinocitose.

Difusão

A maioria dos medicamentos é uma base ou um ácido orgânico fraco que existe em ambientes aquosos na forma ionizada ou não ionizada. A forma não ionizada em geral é solúvel em lipídeos e difunde-se imediatamente através das membranas celulares. A ionizada não consegue penetrar nas membranas celulares tão facilmente por causa de sua baixa solubilidade em lipídeos e da alta resistência elétrica fornecida pelos lipídeos da membrana. Os esteroides são não ionizados (lipossolúveis), cujos receptores localizam-se nas células e não em sua superfície externa. A distribuição dos medicamentos não ionizáveis através de membranas em equilíbrio é determinada por seu pKa (pH em que as concentrações das formas ionizadas e não ionizadas dos medicamentos são iguais) e pelo gradiente de pH, quando aplicável. Nos casos dos ácidos fracos, quanto mais alto for o pH, mais baixa será a proporção entre as for-

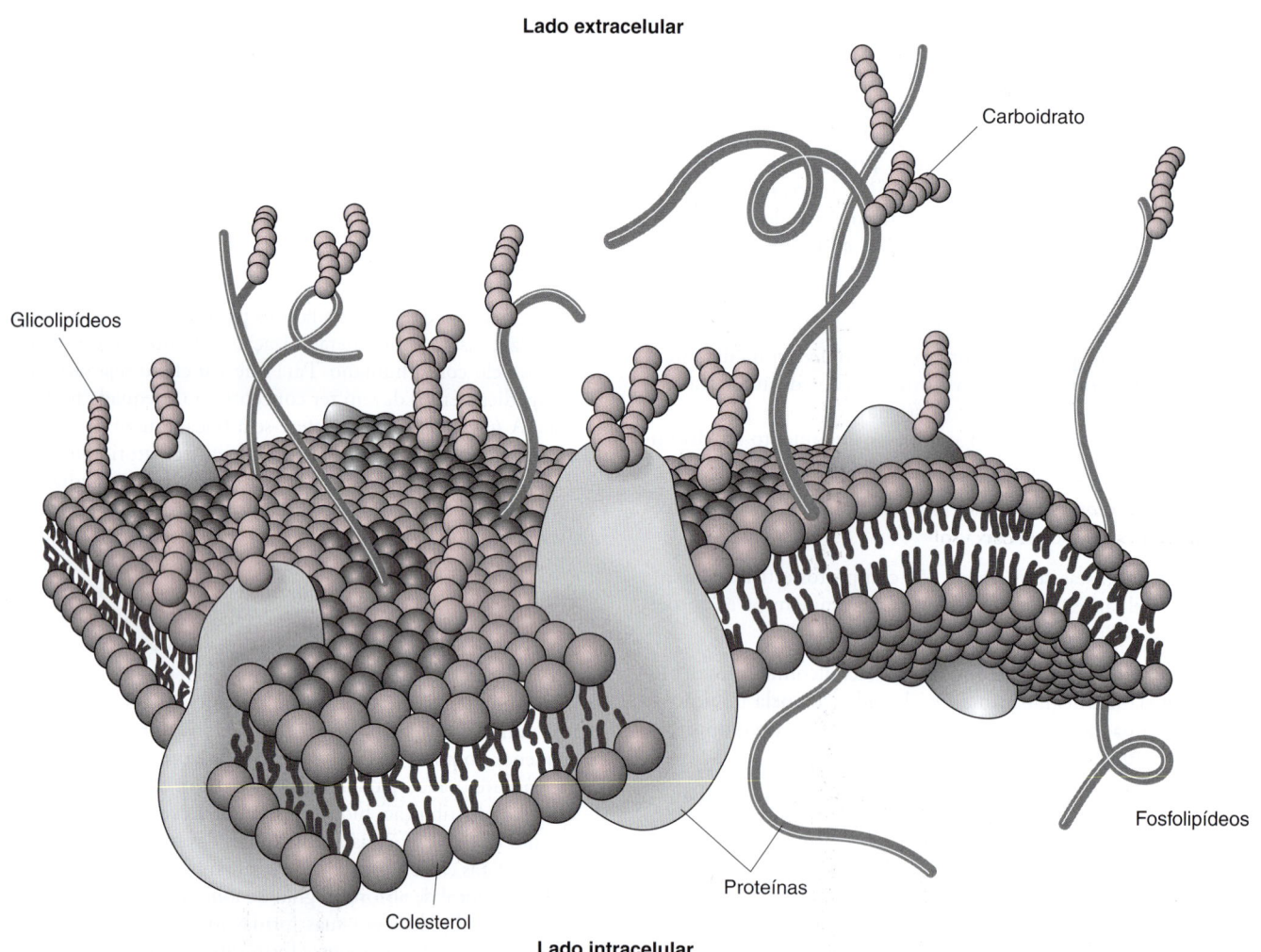

FIGURA 30-4 A membrana celular é formada por uma camada dupla de fosfolipídeos. (Reproduzida, com permissão, de Brooks GF et al.: *Jawetz, Melnick, & Adelberg's Medical Microbiology*, 24th edn. New York: McGraw-Hill, 2007:17.)

mas não ionizadas e ionizadas. No plasma (pH = 7,4), a proporção entre formas não ionizadas e ionizadas para os ácidos fracos (p. ex., com p*K*a de 4,4) é de 1:1.000; nos fluidos gástricos (pH = 1,4), a proporção é inversa (1.000:1). Quando o ácido fraco for administrado por via oral, o gradiente de concentração dos medicamentos não ionizados entre o estômago e o plasma tende a ser grande, favorecendo a difusão através da mucosa gástrica. No equilíbrio, as concentrações dos medicamentos não ionizados no estômago e no plasma são iguais. Considerando-se que somente os fármacos não ionizados conseguem penetrar nas membranas, a concentração dos medicamentos ionizados no plasma deve ser aproximadamente 1.000 vezes maior do que no estômago. No caso de bases fracas com p*K*a de 4,4, o resultado é inverso. Portanto, teoricamente, os medicamentos à base de ácidos fracos (p. ex., aspirina) são absorvidos mais rapidamente a partir de um meio ácido (estômago) do que aqueles compostos por bases fracas (p. ex., quinidina).

Difusão passiva. Nesse processo, o transporte através das membranas celulares depende do gradiente de concentração do soluto. Grande parte das moléculas dos medicamentos é transportada através das membranas por meio de difusão simples, de uma região de alta concentração (p. ex., fluidos gastrintestinais) para uma de baixa concentração (p. ex., sangue). Considerando-se que as moléculas dos medicamentos são removidas de forma rápida pela circulação sistêmica e distribuídas em um grande volume de fluidos e tecidos do corpo, a concentração dos medicamentos no sangue inicialmente é baixa, em comparação àquela no local de aplicação, produzindo gradientes amplos. Além de ser diretamente proporcional ao gradiente, a taxa de difusão depende também da solubilidade dos lipídeos, do grau de ionização e do tamanho e da área da superfície de absorção das moléculas. Como as membranas celulares são compostas de lipídeos, os medicamentos lipossolúveis difundem-se ao longo das membranas com maior rapidez do que os relativamente solúveis em lipídeos. As moléculas menores tendem a penetrar mais rapidamente nas membranas do que as maiores.

Difusão passiva facilitada. Para algumas moléculas (p. ex., a glicose), a taxa de penetração nas membranas é maior do que aquela prevista por causa de sua baixa solubilidade em lipídeos. Há uma teoria que afirma que os componentes portadores combinam inversamente com a molécula do substrato na parte externa da membrana celular e que o complexo portador-substrato difunde-se de forma rápida ao longo da membrana, liberando o substrato na superfície interna. A difusão mediada por portadores caracteriza-se pela seletividade e saturabilidade, ou seja, o portador transporta apenas substratos com configurações moleculares relativamente específicas, sendo que o processo está limitado à disponibilidade de portadores. O processo não exige energia, e o transporte não ocorre contra gradientes de concentração.

Transporte ativo

Esse processo caracteriza-se pela seletividade e saturabilidade, e as células precisam consumir energia. Os substratos podem acumular-se intracelularmente contra gradientes de concentração. Aparentemente, o transporte ativo limita-se aos medicamentos cujas estruturas assemelham-se à das substâncias endógenas. De maneira geral, esses medicamentos são absorvidos a partir de pontos localizados no intestino delgado. Os processos de transporte ativo foram identificados para vários íons, vitaminas, açúcares e aminoácidos.

Pinocitose

As células absorvem fluidos ou partículas por meio de sua membrana. Esta invagina os fluidos ou partículas e, a seguir, funde-se novamente formando uma vesícula que se solta e movimenta-se para dentro da célula. Esse mecanismo também exige consumo de energia. Provavelmente, a pinocitose são seja tão importante no transporte de medicamentos, exceto aqueles à base de proteínas.

Absorção de medicamentos e vias de administração

Absorção é o processo pelo qual um medicamento é colocado à disposição dos fluidos do corpo, que o distribui para os sistemas orgânicos. Seu pré-requisito é a dissolução dos medicamentos. O tamanho e a forma das moléculas dos medicamentos, assim como sua solubilidade em água ou em lipídeos, determinam a capacidade de absorção de determinado fármaco.[1] Nas administrações que não envolvem diretamente a corrente sanguínea, o medicamento absorvido atravessa pelo menos duas camadas de células, incluindo a dos vasos capilares.[1] Embora os medicamentos sólidos (p. ex., comprimidos) se desintegrem e desagreguem, sua absorção ocorre somente após entrarem em solução. As propriedades físico-químicas dos medicamentos (biodisponibilidade), as formulações e as vias de administração determinam o nível de absorção e de resposta. As vias primárias de administração de medicamentos são: oral, bucal, sublingual, retal, parenteral, tópica e nasal (inalação) (Tab. 30-2). À medida que as células-alvo expõem-se às concentrações elevadas de um fármaco, um número cada vez maior de receptores é ativado e a magnitude da resposta aumenta até atingir sua maximização. Esse fenômeno é ilustrado pela curva de dose-resposta (Fig. 30-1).

Biodisponibilidade

Em farmacologia, o termo biodisponibilidade é usado para descrever a taxa e a extensão de um medicamento terapeuticamente ativo, que atinge a circulação sistêmica e permanece disponível no local da ação. A biodisponibilidade é uma ferramenta essencial na farmacocinética, pois interfere no cálculo das dosagens. O conceito de equivalência entre os medicamentos também é muito importante no processo de tomada de decisões clínicas:

▶ A equivalência química refere-se aos medicamentos que têm a mesma composição, na mesma quantidade, e que atendam às normas oficiais em vigor. Todavia, os componentes inativos podem ser diferentes.

▶ A bioequivalência refere-se aos equivalentes químicos que, quando administrados na mesma pessoa e no mesmo regime de dosagem, resultam em concentrações equiparadas do medicamento no sangue e nos tecidos.

▶ A equivalência terapêutica refere-se aos medicamentos que, quando administrados na mesma pessoa e no mesmo regime de dosagem, fornecem essencialmente o mesmo efeito terapêutico ou a mesma toxicidade. Aparentemente, os produtos bioequivalentes são proporcionais sob o ponto de vista terapêutico.

TABELA 30-2 Métodos para administração de medicamentos

Método	Descrição
Intravenoso/parenteral	Aplicação do medicamento diretamente na corrente sanguínea
Oral	Administração do medicamento por meio de mastigação, sucção ou deglutição
Bucal	
Sublingual	Medicamento colocado sob a língua
Retal	
Intramuscular	Medicamento injetado no músculo
Transdérmico	
Subcutâneo	
Inalação	
Tópico	

Portanto, as propriedades físico-químicas dos medicamentos controlam seu potencial de absorção, embora as características da forma de dosagem (que depende parcialmente do desenho e da fabricação) e o modo de administração possam exercer grande influência na determinação da biodisponibilidade.

Administração oral

No caso da administração oral, a via mais comum, a absorção se refere ao transporte dos medicamentos pelas membranas das células epiteliais do trato gastrintestinal. A mucosa oral possui um epitélio fino e uma rica vascularidade, que facilitam a absorção, embora o contato geralmente seja muito rápido, mesmo no caso de medicamentos em solução, para que o processo de absorção seja satisfatório. Os fármacos colocados entre a gengiva e a bochecha (administração bucal) ou sob a língua (administração sublingual) são retidos por mais tempo, tornando a absorção mais completa.

A absorção depois da administração oral é influenciada por diferenças no pH luminal no trato gastrintestinal, na área superficial por volume luminal, na perfusão sanguínea, na presença de bile ou muco e na natureza das membranas epiteliais.

Absorção pelo estômago

Embora a superfície epitelial do estômago seja relativamente grande, sua capacidade de absorção é limitada, pois sua camada mucosa é espessa e o tempo de permanência do medicamento é algo curto. Dessa forma, o esvaziamento gástrico é a etapa limitativa da taxa de absorção de medicamentos pelo estômago. Os alimentos, principalmente aqueles ricos em gorduras, retardam o esvaziamento gástrico (assim como a taxa de absorção de fármacos). Os alimentos também podem aumentar o tempo de absorção dos medicamentos de baixa solubilidade, reduzir o tempo de permanência de fármacos degradados no estômago (p. ex., a penicilina G) ou exercer pouco ou nenhum efeito. Os medicamentos que afetam o esvaziamento gástrico (p. ex., agentes parassimpatolíticos) também interferem na taxa de absorção de outros fármacos.

Absorção pelo intestino delgado

Praticamente, a absorção de todos os medicamentos é mais rápida no intestino delgado do que no estômago devido a área superficial e permeabilidade das membranas maiores. O pH intraluminal varia de 4 a 5 no duodeno, embora torne-se progressivamente mais alcalino, aproximando-se de 8 no íleo inferior. A microflora gastrintestinal pode desativar alguns medicamentos, reduzindo sua absorção. O fluxo sanguíneo diminuído (p. ex., nos casos de choque) pode diminuir o gradiente de concentração na mucosa intestinal e reduzir a absorção pela difusão passiva (a redução no fluxo sanguíneo periférico também altera a distribuição e o metabolismo dos medicamentos).

O tempo do trânsito intestinal pode influenciar a absorção dos medicamentos, principalmente aqueles absorvidos por transporte ativo (p. ex., vitaminas do complexo B); os que se dissolvem de forma lenta; ou fármacos que são muito polares (com baixa lipossolubilidade) para atravessar as membranas de imediato (p. ex., alguns tipos de antibióticos). Nesses medicamentos, o trânsito pode ser tão rápido que não permite sua absorção total.

Absorção pelo fígado[9]

Para que mantenha sua eficácia depois da administração oral, qualquer medicamento deve ser absorvido através do epitélio intestinal e penetrar nos vasos sanguíneos do trato intestinal. Em seguida, ele é transportado diretamente para o fígado pelo sistema portal hepático, antes de atingir a circulação sistêmica. O fígado é o principal local para a inativação metabólica dos medicamentos. Entretanto, outros órgãos como o rim, o pulmão, a pele e o trato gastrintestinal também exercem atividade metabólica significativa nos fármacos.[12]

Se o medicamento tiver propriedades que permitam que seja metabolizado rapidamente pelo fígado, apenas uma pequena quantidade penetrará de forma efetiva na circulação sistêmica. A perda da potência ativa durante a extração hepática do medicamento denomina-se "efeito da primeira passagem" e pode eliminar a eficácia dos fármacos administrados por via oral. Contudo, se houver algum problema ou alguma doença no fígado, que possa reduzir o fluxo sanguíneo e a atividade enzimática, ocorrerá um aumento na biodisponibilidade, tendo em vista que uma quantidade maior do medicamento atingirá a circulação sistêmica.[1]

Absorção pelo intestino grosso

Nos casos de formas de dosagem com liberação controlada, a absorção pode ocorrer primariamente no intestino grosso, em especial quando a liberação do medicamento continuar por mais de seis horas, que é o tempo de trânsito nesse órgão.

Absorção a partir de soluções

Os medicamentos em solução administrados por via oral estão sujeitos à ação de várias secreções gastrintestinais e, para serem absorvidos, devem sobreviver ao pH baixo e às enzimas potencialmente degradantes. Os medicamentos com baixa lipofilicidade (i.e., baixa permeabilidade membrânica), como os aminoglicosídeos, são absorvidos lentamente no estômago e no intestino delgado. Nesses medicamentos, a absorção no intestino grosso deve ser ainda mais lenta, considerando que a área superficial é menor. Consequentemente, esses fármacos não são candidatos à liberação controlada.

Absorção a partir de formas sólidas

A maioria dos medicamentos é administrada por via oral em comprimidos ou em cápsulas devido a aspectos como conveniência, economia, estabilidade e aceitação dos pacientes. Esses produtos devem desintegrar e dissolver antes da absorção. A desintegração aumenta substancialmente a área superficial do medicamento em contato com os fluidos gastrintestinais, promovendo sua dissolução e absorção. Os agentes desintegradores e outros excipientes (p. ex., diluentes, lubrificantes, surfactantes, ligantes, dispersantes) geralmente são adicionados durante a fabricação para facilitar esses processos. Os surfactantes elevam a taxa de dissolução por meio do aumento na umidade, solubilidade e dispersibilidade dos medicamentos. A desintegração das formas sólidas pode ser retardada pelo excesso de pressão empregado no procedimento de formação de comprimidos ou pela aplicação de revestimentos especiais para proteger os comprimidos contra os processos digestivos dos intestinos. Os lubrificantes hidrofóbicos (p. ex., estearato de magnésio) podem ligar-se ao medicamento ativo e reduzir sua biodisponibilidade.

A taxa de dissolução determina a disponibilidade do medicamento para absorções. Quando for mais lenta do que a absorção, a dissolução transforma-se na etapa restritiva da taxa. A taxa de dissolução é afetada pelo tipo de fármaco, ou seja, se ele apresenta-se sob a forma de sal, cristal ou hidrato. A dissolução dos sais de sódio de ácidos fracos (p. ex., barbitúricos, salicilatos) é mais rápida do que a dos ácidos livres correspondentes, independentemente do nível do pH do meio. Alguns medicamentos são polimórficos e existem em apresentações amorfas ou cristalinas. Os hidratos surgem quando uma ou mais moléculas de água combinam com a molécula de um medicamento na forma de cristal. A solubilidade desses solvatos pode ser substancialmente diferente das formas sem solvatização, isto é, a ampicilina anidra tem maior taxa de dissolução e absorção do que o tri-hidrato correspondente.

Manipulação da taxa de absorção

A manipulação da formulação pode alterar significativamente as propriedades de absorção.

▶ Ao reduzir o tamanho das partículas, a área superficial aumenta a taxa e a extensão da absorção gastrintestinal dos medicamentos cuja absorção seja limitada normalmente pela dissolução lenta.

▶ As formulações com tempo ou retenção de liberação produzem dissolução lenta e uniforme do medicamento, permitindo que uma quantidade maior atinja a circulação sistêmica.

▶ As formulações com revestimento entérico (liberação retardada) podem ser usadas com medicamentos administrados por via oral para alterar a absorção. Esse método é particularmente útil em medicamentos com propensão para degradação ácida no estômago.

Administração parenteral

A administração direta de um medicamento na corrente sanguínea (geralmente IV) garante a liberação da dose para a circulação sistêmica. No entanto, a liberação de toda a dose não pode ser assegurada se a via exigir a realização de movimentos por meio de uma ou mais membranas biológicas para atingir a circulação sistêmica (infiltração intramuscular [IM] ou subcutânea [SC]). Para os medicamentos à base de proteínas com massa molecular maior do que 20.000 g/mol, o movimento nas membranas capilares é tão lento que, depois da aplicação IM ou SC, grande parte da absorção ocorre por meio do sistema linfático à revelia. Nesses casos, a taxa de liberação para a circulação sistêmica é lenta e normalmente incompleta devido ao metabolismo da primeira passagem pelas enzimas proteolíticas nos vasos linfáticos.

Considerando a tendência altamente porosa dos vasos linfáticos, a perfusão (fluxo sanguíneo/grama de tecido) afeta de forma substancial a taxa de absorção das moléculas menores. Dessa forma, o local da infiltração pode exercer muita influência na taxa de absorção de um medicamento, por exemplo, a taxa de absorção do diazepam injetado por via IM em um local com fluxo sanguíneo fraco pode ser muito mais lenta do que aquela por administração oral.

A absorção pode ser retardada ou irregular quando sais de ácidos ou bases com baixa solubilidade forem injetados por via IM. A forma parenteral da fenitoína é uma solução de propilenoglicol a 40% do sal de sódio com um pH de aproximadamente 12. Quando a solução é injetada por via IM, o propilenoglicol é absorvido, e os fluidos teciduais, agindo como um tampão, reduzem o pH, alterando o equilíbrio entre as formas ácidas ionizadas e livres do medicamento. Em seguida, ocorre a precipitação do ácido livre com baixa solubilidade. Como resultado, a dissolução e a absorção ocorrem em 1 a 2 semanas.

Formas de liberação controlada

O objetivo das formulações com liberação controlada é reduzir a frequência da dosagem e as oscilações na concentração do plasma do medicamento, garantindo a uniformidade do efeito terapêutico. As dosagens menos frequentes são mais convenientes e podem melhorar a adesão do paciente. Essas formas de dosagem são adequadas para medicamentos que, em outras circunstâncias, exigem doses frequentes, porque a meia-vida da eliminação e a duração do efeito são curtas.

As formas orais de liberação controlada geralmente têm a finalidade de manter as concentrações terapêuticas dos medicamentos por períodos iguais ou superiores a 12 horas. A taxa de absorção pode ser controlada revestindo-se partículas do medicamento com cera ou outro material insolúvel em água, incrustando o fármaco em uma matriz de onde é liberada lentamente durante o trânsito no trato gastrintestinal ou compondo a substância com resinas de troca iônica.

As formas transdérmicas de liberação controlada têm a finalidade de desprender os medicamentos por períodos prolongados. Os medicamentos transdérmicos devem ter características específicas para entrar na pele e alta potência por causa das limitações da taxa de penetração e da área de aplicação.

Muitas formulações parenterais não IV são preparadas especialmente para manter os níveis sanguíneos. Nos antimicrobianos, os sais relativamente insolúveis (p. ex., penicilina G, benzatina) injetados por via IM fornecem concentrações terapêuticas por períodos de tempo prolongados. Para outros medicamentos, são formuladas suspensões ou soluções em veículos não aquosos (p. ex., insulina injetada em suspensões cristalinas).

Efeito dos exercícios na farmacocinética

A biodisponibilidade de medicamentos pode ser alterada por exercícios, principalmente devido à influência sobre os locais de absorção.[13] Os efeitos dos exercícios na distribuição dos medicamentos são complexos e dependem de fatores relacionados às características de cada fármaco e à própria atividade física como intensidade, modo e duração.[2] De acordo com as informações disponíveis, quando realizados depois da administração de medicamentos por via oral, os resultados em relação à biodisponibilidade tornam-se conflitantes. Os exercícios aumentam o fluxo sanguíneo muscular, a temperatura e a subsequente intensificação da absorção por meio da difusão molecular nas membranas biológicas. Por exemplo, ocorre um aumento na ligação da digoxina durante o trabalho dos músculos esqueléticos.[13] Contudo, os exercícios podem sequestrar alguns medicamentos como o propranolol no músculo e reduzir a sua disponibilidade para eliminação. Além disso, reduzem a eliminação de fármacos altamente extraídos e aumentam sua concentração plasmática. Aparentemente, o fluxo sanguíneo hepático diminui cerca de 50% com níveis de intensidade de exercícios com 70% de absorção e assimilação máxima de oxigênio.[14] Fluxos sanguíneos hepáticos decrescentes podem reduzir potencialmente a eliminação de medicamentos cujo metabolismo é uma função do sangue pelo fígado. Da mesma forma, tendo em vista que os exercícios reduzem o fluxo de sangue renal, é possível que eles aumentem as concentrações plasmáticas dos medicamentos que são eliminados sobretudo pelos rins.[14]

Entretanto, aparentemente os exercícios aumentam a capacidade de absorção dos locais de aplicação IM, SC, transdérmica (iontoforese, fonoforese) e de inalação. Além disso, os exercícios nos locais de administração aumentam também o fluxo sanguíneo cutâneo, fato que, no caso da iontoforese e fonoforese, poderia ser desfavorável, considerando que os locais-alvo para a ação dos medicamentos poderia receber doses abaixo dos níveis terapêuticos.[1]

Efeitos dos agentes físicos na farmacocinética

Como os exercícios, as modalidades fisioterapêuticas têm potencial para alterar a farmacocinética dos medicamentos administrados de forma local ou sistêmica, afetando principalmente o fluxo sanguíneo, a cinética tecidual e a atividade metabólica.[1,15] Os agentes térmicos que aumentam o fluxo sanguíneo regional podem elevar potencialmente a liberação de um medicamento para um sítio tecidual específico, embora alguns estudos tenham contestado a relevância clínica desses fatos. No entanto, com certeza, o uso de calor no sítio de administração do medicamento aumenta a sua dispersão.[2] Por sua vez, o frio pode restringir a aplicação dos medicamentos por meio da vasoconstrição no local da crioterapia.[2]

Efeitos das técnicas manuais na farmacocinética

As técnicas manuais que elevam o fluxo sanguíneo para determinada área, como a massagem, aumentam a absorção dos medicamentos a partir dos locais de injeções SC.[15] Ainda permanecem dúvidas se a massoterapia exerce algum efeito sobre a aplicação de medicamentos administrados sistemicamente.

Concluindo, como algumas intervenções fisioterapêuticas são capazes de produzir alterações complexas na farmacocinética de certos medicamentos, qualquer variação na resposta clínica durante ou depois das sessões de fisioterapia deve levantar suspeitas sobre o efeito farmacocinético potencial de um medicamento.[1] Além disso, se a manutenção da concentração plasmática em determinado nível for importante, deve-se considerar o uso de fármacos alternativos em pacientes que receberem tratamentos que possam afetar a absorção, a distribuição e o metabolismo de um medicamento.[15]

Distribuição dos medicamentos

A distribuição refere-se ao movimento ou transporte de um medicamento específico até o local da ação. Depois de penetrar na circulação sistêmica, ele é distribuído para diferentes partes do corpo, incluindo para os fluidos intersticiais e intracelulares e os tecidos extravasculares. A taxa em que essa distribuição ocorre depende de vários fatores, a saber:[9]

▶ Taxa de fluxo sanguíneo do órgão.
▶ Grau de ionização do medicamento em compartimentos diferentes.
▶ Ligação de um percentual das moléculas do medicamento à proteína sérica. A proteína primária de ligação com as moléculas dos medicamentos é a albumina sérica. A ligação evita que estes exerçam qualquer ação farmacológica. As moléculas que não são ligadas correspondem à parte do fármaco que pode penetrar nas paredes capilares, para atingir o local da ação.
▶ Número de medicamentos competidores dentro do sistema. Alguns medicamentos competem para atingir os mesmos locais de ligação. Essa competição pode resultar em níveis mais elevados de fármacos não ligados agindo no corpo.
▶ Peso molecular.
▶ Barreira hematencefálica. Muitos medicamentos que penetram facilmente em outros órgãos do corpo não conseguem entrar no cérebro por causa da ação semelhante à de uma peneira da barreira hematencefálica.
▶ Solubilidade dos lipídeos.
 • Os medicamentos lipossolúveis têm maior probabilidade de penetrar na barreira hematencefálica do que outros fármacos porque atravessam as membranas celulares.
 • Os medicamentos lipossolúveis podem ser armazenados no tecido adiposo, que atua como repositório.
▶ Qualquer metabolismo local que ocorra em tecido que não seja o órgão-alvo.

Metabolismo dos medicamentos

O metabolismo refere-se ao processo de transformação de um medicamento em um composto que pode ser expelido. Ele ocorre primariamente no fígado, que reduz a atividade farmacológica dos medicamentos e a solubilidade dos lipídeos. O metabolismo dos medicamentos envolve duas fases:

▶ *Fase I.* As reações são catabólicas e envolvem oxidação, redução e reações totais de hidrólise, sendo que a oxidação ocorre com maior frequência.
▶ *Fase II.* Durante essa fase, os medicamentos sofrem reações de conjugação.

Eliminação dos medicamentos

Os medicamentos são expelidos do corpo por várias vias, inclusive por fluidos (urina, leite materno, saliva, lágrimas e suor), fezes e ar exalado pelos pulmões. O rim é o órgão principal na excreção de medicamentos que tenham sido desativados no fígado e transformados em metabólitos hidrossolúveis.[12] A excreção pelos rins ocorre por meio de dois processos:[9]

▶ *Filtração glomerular.* Os medicamentos são filtrados através de um glomérulo e, em seguida, são transportados para a urina pelos canalículos. A taxa de excreção dos medicamentos depende do fluxo sanguíneo renal; este é reduzido no caso de patologias do rim e pelo processo de envelhecimento.[1]

▶ Secreção ativa dos medicamentos na urina por meio dos canalículos.

Meia-vida dos medicamentos

Meia-vida de um medicamento é a taxa em que ele desaparece do corpo pelo metabolismo, pela secreção ou pela combinação de ambos. É o tempo necessário para eliminar metade do medicamento que existe no corpo. A meia-vida é descrita de duas formas:

▶ Meia-vida da eliminação
- Tempo no qual a concentração de um medicamento no plasma decresce para a metade de sua quantidade original.
- Taxa de desaparecimento de um medicamento do corpo, seja por metabolismo, excreção ou combinação de ambos.

▶ Meia-vida biológica
- Tempo no qual a duração da ação decresce para a metade do tempo original.
- Tempo de resposta do medicamento e não de sua concentração plasmática.

O conhecimento da meia-vida de um medicamento é um fator crítico para determinar a frequência e a dosagem que devem ser administradas para atingir e manter níveis terapêuticos de concentração. O intervalo da dosagem (tempo decorrido entre as administrações) é igual à meia-vida de determinado medicamento. Quanto mais curta a meia-vida, maior a frequência de administração do medicamento. Teoricamente, é possível atingir um estado estável quando a quantidade de medicamento administrada for igual à eliminada. Em geral, esse estado é atingido após cinco meias-vidas de um fármaco. Portanto, os medicamentos com meias-vidas longas podem levar vários dias para atingir o estado estável.

Alergia e doenças induzidas por medicamentos

A alergia ou hipersensibilidade aos medicamentos varia desde apresentações leves até eventos graves que colocam a vida em risco. Para produzir alguma reação, eles devem ter efeitos antigênicos e estimular a formação de anticorpos ou de linfócitos T sensibilizados, que estão relacionados à imunização. De maneira geral, as alergias aos medicamentos classificam-se em quatro tipos:

▶ *Tipo I (reações anafiláticas).* A anafilaxia é a reação alérgica mais grave e envolve a pele e os sistemas respiratório e cardiovascular, produzindo colapso cardiovascular e respiratório. Os sinais e sintomas associados ao choque anafilático, que geralmente ocorre em minutos até uma hora após a exposição ao antígeno, são:

- Neurológicos: tontura, fraqueza e convulsões.
- Oculares: prurido, lacrimação, edema ao redor dos olhos.
- Respiratórios: congestão nasal, rouquidão, estridor, tosse, dispneia, taquipneia, broncospasmo e parada respiratória.
- Cardíacos: taquicardia, hipotensão, arritmias, infarto do miocárdio.
- Tegumentares: rubor, eritema, urticária.
- Gastrintestinais: náusea, vômito e diarreia.

▶ *Tipo II (reação citotóxica).* Os antígenos aderem na célula-alvo e começam a destruir o tecido-alvo. São manifestações clínicas dessa reação:

- Febre.
- Artralgia.
- Exantema.
- Esplenomegalia.
- Aumento do nodo linfático.

▶ *Tipo III (reação autoimune).* Reação de hipersensibilidade mediada por complexos. Nesse tipo, o corpo tem dificuldade para eliminar os complexos antígenos-anticorpos. As manifestações incluem doença sérica, glomerulonefrite, vasculite e distúrbios pulmonares.

▶ *Tipo IV (hipersensibilidade mediada por células).* Esse tipo de reação é mediado pelos linfócitos T, em oposição aos anticorpos. As manifestações incluem reação local ou tecidual.

Farmacoterapia[16]

É essencial conhecer os efeitos potenciais de certos tipos de medicamentos encontrados durante o processo de reabilitação.

Farmacologia musculoesquelética

Os medicamentos são largamente utilizados no tratamento de inflamações e de dor aguda e crônica, inclusive na prática fisioterapêutica.

Analgésicos opioides[17]

A maioria dos narcóticos usados na medicina é conhecida por opioides, os quais são derivados diretamente do ópio ou apresentam-se sob a forma de opiatos sintéticos. Os exemplos dessas substâncias incluem codeína, Darvon (cloridrato de propoxifeno), morfina e Demerol (meperidina) (ver "Analgésicos narcóticos").

Analgésicos não opioides

Os analgésicos não opioides compreendem uma classe heterogênea de medicamentos, como os salicilatos (aspirina e diflunisal), derivados do paraminofenol (primariamente o acetaminofeno) e os anti-inflamatórios não esteroides (AINEs), como o ibuprofeno, Voltaren, Relafen,* Naprosyn, Motrin, Indocid, Feldene, Lodine,* Celebra, Vioxx e muitos outros. Apesar de suas estruturas diversas, esses analgésicos têm ações terapêuticas, eficácia oral e perfis de efeitos colaterais semelhantes. Eles são mais bem-tolerados pelos pacientes ambulatoriais em comparação aos opioides, têm menos efeitos sedati-

---
*N. de R.T. Não há medicamentos similares no Brasil.

vos e apresentam probabilidade menor de produzir tolerância ou dependência. Entretanto, apresentam riscos na administração a longo prazo.

Salicilatos.[4] A aspirina, na qualidade de ácido acetilsalicílico (AAS), é reconhecida há séculos por suas propriedades farmacêuticas. A farmacologia da aspirina é bastante consistente com a de outros AINEs e permanece como protótipo para comparações de eficácia e segurança de novos medicamentos da mesma classe. Ela continua sendo o fármaco de primeira linha para diversas condições, como dor leve, febre, osteoartrite, artrite reumatoide, terapia de prevenção de acidente vascular cerebral (AVC) e redução potencial da incidência de câncer na próstata.[18] Os outros AINES diferem da aspirina na cinética, na duração da ação e na tolerância dos pacientes, embora a eficácia global seja muito semelhante.

Derivados do para-aminofenol. De todos os derivados do para-aminofenol, somente o acetaminofeno (Tylenol) é amplamente utilizado. De maneira geral, esse medicamento não é classificado como AINE devido à ausência do efeito anti-inflamatório (não inibe a síntese da prostaglandina nos tecidos periféricos). Primariamente, ele tem ação central, embora exerça efeitos analgésicos e antipiréticos de forma periférica pela inibição fraca de ambas as isoformas da ciclo-oxigenase (COX) por meio de um mecanismo desconhecido.[19]

AINEs. Estes distinguem-se dos agentes esteroides autênticos como a cortisona (cortisol) e a prednisona (ver mais adiante) e dos analgésicos derivados de opiatos. A Tabela 30-3 apresenta uma lista representativa dos AINEs agrupados de acordo com a classificação química.

Os AINEs têm efeitos antipiréticos, anticoagulantes (apenas os não seletivos), analgésicos e anti-inflamatórios e são encontrados com maior frequência na prática fisioterapêutica. Esses medicamentos são as alternativas de primeira linha para o tratamento de dor leve a moderada, lesões nos tecidos moles, osteoartrite, gota e distúrbios reumáticos inflamatórios.[4] Dentre os pacientes que procuram fisioterapia, 25 a 40% recebem prescrições de agentes anti-inflamatórios, sendo que cerca de 40% usam AINEs concomitantemente.[4,20,21] Embora sejam benéficos na recuperação de tendões e músculos, há evidências crescentes de que causem algum tipo de prejuízo na recuperação óssea e cartilaginosa.[4]

A atividade analgésica e anti-inflamatória dos AINEs resulta primariamente da inibição do metabolismo do ácido araquidônico.[22] Esse ácido está presente nas membranas celulares de todo o organismo e atua como substrato para a prostaglandina, prostaciclina e a síntese do tromboxano.[4] Ele é liberado das membranas celulares como resposta a estímulos físicos, químicos, hormonais, bacterianos e outros.[4]

Aparentemente, os AINEs também inibem a liberação da ciclo-oxigenase-1 (COX-1) e da ciclo-oxigenase-2 (COX-2), bem como a síntese de prostaglandinas nos locais das lesões.[22]

▶ *Inibidores da COX-1.* Em condições normais, a COX-1 é presença constitutiva em praticamente todos os tecidos.[4] Sua inibição pelos AINEs tende a produzir vários efeitos adversos em inúmeros sistemas de órgãos, incluindo inflamação gastrintestinal, ulceração, sangramento e perfuração potencial.[23] Outros possíveis eventos colaterais envolvem alterações na função normal da mucosa gastrintestinal e no fluxo sanguíneo renal, retardamento na cicatrização de feridas, edema, náusea, dispepsia e retenção de fluidos. Os AINEs também podem alterar o fluxo sanguíneo nos rins, interferindo na síntese das prostaglandinas envolvidas na autorregulação do fluxo de sangue e da filtração glomerular.[24]

▶ *Inibidores da COX-2.* Ultimamente, tem sido dada muita atenção aos inibidores seletivos da COX-2, por exemplo, rofecoxib (Vioxx), celecoxib (Celebra) e valdecoxib (Bextra), que foram desenvolvidos para garantir os benefícios dos AINES sem afetar a mucosa gastrintestinal, o tecido renal ou a agregação de plaquetas.[4] Em geral, a COX-2 não é encontrada nas membranas celulares em condições básicas, embora seja induzida e suprarregulada por citocinas como a interleucina-1, na presença de estresse ou lesão celular.[4] Como não produzem os mesmos efeitos gastrintestinais que os inibidores da COX-1, os inibidores da COX-2 são mais seguros para o uso em pacientes com predisposição para problemas gástricos ou renais. Esses medicamentos bloqueiam apenas as enzimas COX-2, que são responsáveis pelo desencadeamento de dor e inflamação.[22] Considerando que a COX-1 não é afetada, o revestimento do estômago é protegido, evitando o sangramento. Entretanto, o entusiasmo pelos inibidores da COX tem sido mitigado por dados sugerindo a sua associação a riscos mais elevados de eventos cardiovasculares do que os de AINEs não seletivos, assim como pela consequente retirada do Vioxx e do Bextra do mercado.[25]

A farmacocinética dos AINEs foi estudada extensivamente:[4]

▶ *Absorção.* Em geral, os AINEs são ácidos fracos lipossolúveis e são ideais para absorção rápida por duodeno e estômago ácido. Depois da ingestão, o efeito da maioria desses medicamentos ocorre em 15 a 30 minutos. O intervalo para a percepção do alívio dos sintomas varia com a taxa de decomposição enzimática de prostaglandinas previamente sintetizadas e com o tempo necessário para o medicamento ingerido inibir a substituição. Depois da penetração na corrente sanguínea, os AINEs, com exceção da aspirina, ligam-se fortemente às proteínas plasmáticas. A despeito do alto nível de ligação proteica dos AINEs, o efeito terapêutico ocorre pela dissociação constante do medicamento de sua proteína de ligação e pela liberação como fração livre ou ativa dentro do soro. Por causa de sua alta afinidade proteica, os AINEs podem deslocar outros medicamentos com ligação proteica mais fraca, como a varfarina (Coumadin), os agentes hipoglicêmicos à base de sulfonilureia (Diabinese, Glucatrol,* Micronase,* etc.) e metotrexato (Folex,* Mexate* e Rheumatrex*).

▶ *Distribuição.* Os AINEs são largamente distribuídos na maioria dos tecidos do corpo.

▶ *Metabolismo.* O fígado é responsável pelo metabolismo e pela bioconversão dos AINEs. A integração dos dados da meia-vida desses medicamentos em seleção de modalidades permite planejar a maximização de seus benefícios e a minimização dos impactos adversos no tratamento (Tab. 30-3). É importante observar que os medicamentos com meias-vidas mais longas estão associados a risco mais elevado de efeitos adversos. O efeito dos AINEs varia entre os pacientes, ocasionando a realização de testes com vários agentes diferentes, no esforço de obter o melhor efeito terapêutico. Em geral, na prática

---

*N. de R.T. Não comercializados no Brasil.

TABELA 30-3 AINEs agrupados de acordo com a classificação química

AINEs	Meia-vida	Início (min)	Observações
Salicilatos			
Aspirina (AAS)[a,b]	0,25	10-30	Protótipo de AINE
Diflunisal (Dolobid)[a]*	16,00	30-60	
Salsalato* (Disalcid,* outros)	2,00-3,00	10-30	
Derivados do ácido acético			
Etodolaco (Flancox)[b]	3,00-11,00	30	↑ Tolerância gastrintestinal
Indometacina (Indocid)	4,50	30	↑ Potência, ↑ toxicidade
Ketorolac/foradol	2,50	30-60	↑ Efeito analgésico
Sulindac* (Clinoril)*	8,00	60	↑ Menos potência e menos toxicidade do que a tolerância do paciente à indometacina
Tolmetina* (Tolectin)*	2,00-5,00	10-30	Nenhuma vantagem clara
Ácidos fenâmicos			
Meclofenamato (Meclomen)*	2,00	60-120	↑ Diarreia
Derivados do ácido propiônico			↑ Tolerância do paciente
Fenoprofeno (Trandor)	3,00	30	↑ Tolerância do paciente
Flurbiprofeno (Targus)	3,80	60	↑ Tolerância gastrintestinal
Ibuprofeno (Motrin, outros)	2,00	10-30	↑ Tolerância gastrintestinal
Ketoprofeno (Orudis)*	2,00-4,00	30	↑ Tolerância gastrintestinal
Naproxeno[b] (Flanax, Naprosyn)	13,00	60-120	↑ Tolerância gastrintestinal
Oxaprozina (Daypro)*	58,00	60	Ação prolongada
Derivados do oxicam			
Piroxicam (Feldene)	50,00	15-30	Início longo, ação prolongada
Específicos da COX-2			
Celecoxib (Celebra)	11,00	30-60	↓ Irritação gastrintestinal, ↑ potencial de agregação de plaquetas que varia com o agente
Rofecoxib (Vioxx)	24,00	45	↓ Risco cardiovascular do rofecoxib, retirado do mercado
Valdecoxib (Bextra)	8,00-11,00	60	Retirado do mercado

↑ = aumentado em relação ao AAS; ↓ = diminuído em relação ao AAS.
[a]Exerce efeito como metabólito ativo do ácido salicílico.
[b]Estudado extensivamente para uso em crianças (doença virótica febril com preclusão).
Reproduzida, com permissão, de Skinner HB: *Clinical Sports Medicine*, 3rd ed. New York: McGraw-Hill, 2003:384.
* N. de R.T. Não comercializados no Brasil.

clínica, o efeito de determinado medicamento pode ser avaliado em 7 a 10 dias.

▶ *Eliminação.* Os agentes anti-inflamatórios são eliminados por excreção renal. As alterações no pH da urina podem afetar o nível de resíduos de medicamentos ionizados ou não ionizados e, consequentemente, as taxas de eliminação.

Corticosteroides

Os corticosteroides são hormônios anti-inflamatórios naturais produzidos pelas glândulas suprarrenais sob controle do hipotálamo. Os corticosteroides sintéticos (cortisona, dexametasona) são geralmente utilizados no tratamento de várias condições musculoesqueléticas inflamatórias e imunológicas. Essas substâncias exercem efeito anti-inflamatório por meio da ligação a um receptor citoplasmático de alta afinidade presente nas células humanas,[26] as quais, por sua vez, reagem com sequências nucleotídeas diretas para modificar a expressão genética. Considerando que grande parte dos receptores de esteroides das células-alvo localiza-se no citoplasma, eles precisam penetrar no núcleo para modificar a expressão genética. Os efeitos colaterais decorrentes do uso excessivo de corticosteroides estão associados ao número de eventos adversos, como as ações catabólicas em todos os tipos de tecido articular de suporte. O uso de esteroides exógenos desencadeia a síndrome de Cushing:[27]

▶ *Manifestações cutâneas.* As manifestações cutâneas do hipercortisolismo envolvem retardamento na cicatrização de feridas, acantose nigricante (placa hiperpigmentada, espessa e aveludada, no pescoço ou na região axilar), acne, equimoses depois de traumas menores, hiperpigmentação, hirsutismo, petéquia e estrias.

▶ *Hipocalemia.* A hipocalemia (condição potencialmente fatal em que o organismo não consegue reter potássio suficiente para manter a saúde) é um efeito colateral bem-conhecido resultante da terapia com corticosteroides e talvez esteja relacionada ao efeito mineralocorticoide da hidrocortisona, prednisona e prednisolona. A dexametasona não apresenta efeito mineralocorticoide.

▶ *Miopatia.* Há duas formas reconhecidas de miopatia induzida por corticosteroides: a aguda e a crônica. Em parte, a miopatia aguda pode ser causada por hipocalemia, embora os corticosteroides (sobretudo em dosagens massivas) possam afetar diretamente os músculos esqueléticos. A fraqueza muscular proximal e distal ocorre na forma aguda, em geral com elevação associada e significativa na creatinafosfoquinase sérica, que é um forte indício de necrose muscular focal e difusa. Na forma mais crônica de miopatia, a fraqueza apresenta início insidioso e envolve principalmente os grupos musculares proximais.

▶ *Hiperglicemia.* Nessa condição, uma quantidade excessiva de glicose circula no plasma sanguíneo. Sempre que a hiperglicemia se apresentar em combinação com o efeito imunossupressivo dos corticosteroides, há um aumento significativo no risco de infecções.

▶ *Distúrbios neurológicos.* Esses distúrbios envolvem vertigem, cefaleia, convulsões e hipertensão intracraniana benigna.

▶ *Osteoporose.* Os corticosteroides impedem a formação óssea diretamente pela inibição da diferenciação de osteoblastos e da síntese do colágeno tipo I e de forma indireta pela interrupção da absorção de cálcio e da intensificação da sua excreção pela urina.

▶ *Efeitos colaterais oftalmológicos.* Os corticosteroides aumentam o risco de glaucoma pela elevação na pressão intraocular, independentemente se a administração for intranasal, tópica, periocular ou sistêmica.

▶ *Supressão do crescimento.* Os corticosteroides interferem na composição óssea, na retenção de nitrogênio e na formação de colágeno, todos imprescindíveis para o anabolismo e o crescimento.

Medicamentos antirreumáticos modificadores de doenças

Os medicamentos antirreumáticos modificadores de doenças (ARMDs), às vezes conhecidos por agentes antirreumáticos de ação lenta, formam um grupo de fármacos que aparentemente reduzem a infecção, embora não sejam classificados como anti-inflamatórios. A diferença entre os ARMDs e os AINEs é que os primeiros não diminuem a produção de prostaglandina, não aliviam diretamente a dor nem diminuem a febre. Na realidade, os ARMDs retardam o processo das enfermidades por meio da modificação no sistema imunológico. Normalmente, a maioria desses medicamentos é usada no tratamento da artrite reumatoide, ainda que alguns sejam empregados na espondilite anquilosante, na artrite psoriática e no lúpus. Ao longo dos anos, alguns estudos demonstraram que esses medicamentos são extremamente eficazes, sem efeitos colaterais graves. Exemplos de ARMDS incluem a auranofina (Ridaura), a azatioprina (Imuran), a ciclofosfamida (Cycram) e a penicilamina (Cuprimine).

Relaxantes musculoesqueléticos

Os relaxantes musculoesqueléticos, como o Robaxin* e o Soma,* reduzem o tônus muscular, sem causar alterações na função motora, além de atuarem de forma centralizada para deprimir os reflexos polissinápticos. Considerando que várias lesões musculoesqueléticas são acompanhadas de espasmos e defesas musculares, originalmente se imaginava que esses medicamentos poderiam facilitar a evolução dos programas de reabilitação pela eliminação desses sintomas. Contudo, outros agentes com propriedades sedativas, como os barbitúricos, também são capazes de deprimir os reflexos polissinápticos, dificultando sua ocorrência se os relaxantes musculoesqueléticos de ação centralizada forem realmente relaxantes musculares, em oposição aos sedativos não específicos.[28] Atualmente, há uma discrepância entre o uso clínico comum dos relaxantes musculoesqueléticos e os resultados de testes clínicos controlados que avaliam sua eficácia em comparação ao placebo. Não há evidências que sustentem sua eficácia na dor de origem miogênica, nem está suficientemente claro se eles exercem efeitos adicionais com associação a exercícios de relaxamento muscular.

Exemplos de medicamentos específicos para doenças

Osteoporose. Embora atualmente haja várias opções de medicamentos, a terapia com estrogênio ainda é usada com bastante frequência no tratamento da osteoporose. As alternativas farmacológicas para o tratamento dessa condição são classificadas em quatro categorias:

1. Bisfosfonatos (alendronato [Fosamax] e risedronato de sódio [Actonel])
2. Calcitonina (Miacalcic)
3. Moléculas receptoras selecionadas (hidrocloreto de raloxifeno [Evista])
4. Agentes de formação óssea (teriparatida [Forteo])

Gota. Os medicamentos prescritos para o tratamento de gota dependem do nível de produção e excreção de ácido úrico pelo paciente. Nos casos em que a produção pelo organismo é excessiva, geralmente são prescritos fármacos como o alopurinol (Zyloric) para diminuí-la. Nos casos em que a excreção de ácido úrico pelo organismo é insuficiente, o agente mais indicado é a probenecida.

Farmacologia do sistema neurológico
Medicamentos antidepressivos

Inibidores seletivos da recaptação de serotonina (ISRSs). Os ISRSs são os agentes psicoterapêuticos prescritos com mais frequência. A serotonina é um neurotransmissor sintetizado a partir do aminoácido L-triptofano. Sua síntese é necessária no sistema nervoso central (SNC) e no SNP, porque ela não consegue atravessar a barreira hematencefálica. Após a sintetização, a serotonina é armazenada em vesículas neuronais ou metabolizada pela monoaminoxidase (MAO) transformando-se em ácido 5-hidroxindoleacético (5-HIAA). O efeito adverso mais grave dos ISRSs é o potencial para produzir a síndrome serotonérgica. Esta caracteriza-se por alterações no estado mental, disfunção neuromuscular e instabilidade autônoma e acredita-se que seja secundária à atividade em demasia da serotonina na medula espinal e no cérebro. Os sintomas atribuídos ao excesso de serotonina são:

▶ Inquietação.
▶ Alucinações.
▶ Arrepios.
▶ Diaforese.
▶ Náusea.
▶ Diarreia.
▶ Cefaleia.

Os ISRSs prescritos com mais frequência incluem a sertralina (Zoloft), a fluoxetina (Prozac), a paroxetina (Paxil) e a fluvoxamina (Luvox).

Inibidores da monoaminoxidase (IMAOs).[29] De maneira geral, os neurotransmissores são monoaminas. Quando liberados no

---
* N. de R.T.: Não comercializados no Brasil.

espaço sináptico, os neurotransmissores são reabsorvidos no nervo proximal ou destruídos pela MAO na fissura sináptica. Os dois tipos de MAO são MAO-A e MAO-B. A MAO-A é encontrada principalmente no fígado e no trato gastrintestinal, sendo que algumas podem ser detectadas nos neurônios monoaminérgicos. A presente no fígado está envolvida na eliminação das monoaminas ingeridas, como a tiramina dietética. As monoaminas em circulação como a adrenalina, a noradrenalina e a dopamina são desativadas quando passam por fígados ricos em MAO-A. Em contrapartida, a MAO-B é encontrada principalmente no cérebro e nas plaquetas.

Os IMAOs agem pela inibição da atividade da MAO, evitando a decomposição dos neurotransmissores de monoamina (noradrenalina, serotonina e dopamina) e aumentando, consequentemente, as monoaminas disponíveis no SNC.

Os IMAOs atualmente disponíveis nos Estados Unidos incluem o sulfato de fenelzina, o sulfato de tranilcipromina (Parnate), a isocarboxazida e a selegilina (específico para a enzima MAO-B). Todos esses agentes ligam-se irreversivelmente à MAO.

Benzodiazepínicos.[30] Os BZDs são agentes sedativos-hipnóticos usados em diversas situações, por exemplo, controle de crises epiléticas, ansiedade, alcoolismo, insônia, alívio da agitação associada ao uso de substâncias, como relaxantes musculares (agentes antiespasmódicos) e pré-anestésicos. Com frequência, os BZDs também são usados em combinação com outros medicamentos para sedação consciente, antes de procedimentos ou intervenções.

O ácido γ-aminobutírico (GABA) é o principal neurotransmissor inibidor do SNC. Os BZDs exercem sua ação pela potencialização da atividade do GABA. Os BZDs ligam-se a um receptor específico no complexo de receptores $GABA_A$, que facilita a ligação do GABA ao sítio de seu receptor específico. A ligação do BZD aumenta a frequência da abertura do canal de cloreto em conjunto ao receptor $GABA_A$. O potencial de reversão dos complexos $GABA_A$/cloreto é negativo até o limite para gerar possivelmente uma ação. Dessa maneira, a ativação do poro receptor $GABA_A$/cloreto é inibidora.

A neurotransmissão intensificada do GABA resulta em sedação, relaxamento dos músculos estriados, ansiólise e efeitos anticonvulsivos. O estímulo dos receptores GABA do SNP pode reduzir a contratibilidade cardíaca, a vasodilatação e a perfusão.

β-bloqueadores. Os β-bloqueadores, como o propanolol, formam uma classe de medicamentos para várias indicações, incluindo o tratamento de arritmias cardíacas, a cardioproteção depois de infarto do miocárdio e o bloqueio de respostas autônomas em pessoas com fobia social.

Sedativos-hipnóticos[31]

Os sedativos-hipnóticos são um grupo de medicamentos que produzem depressão no SNC. Os BDZs e os barbitúricos são os agentes dessa classe usados com mais frequência. A maioria dos sedativos-hipnóticos estimula a atividade do GABA, o principal neurotransmissor inibidor do SNC. O ácido g-hidroxibutirato (GHB) é um sedativo-hipnótico proibido para venda ao público por causa do abuso frequente e da toxicidade graves. Ele é um neurotransmissor inibidor ou modulador do SNC e, aparentemente, aumenta a atividade do receptor $GABA_B$ e os níveis de dopamina no SNC.

A toxicidade leve dos sedativos-hipnóticos assemelha-se à intoxicação alcoólica. O envenenamento moderado produz depressão respiratória e hiporreflexia, enquanto o grave induz coma arreflexico flácido, apneia e hipotensão.

Ocasionalmente, há a ocorrência de hiper-reflexia, rigidez, clonos e sinal de Babinski. A miose é comum, embora o uso de alguns agentes resulte em midríase. De maneira geral, os não barbitúricos também ocasionam midríase. Usualmente, a hipotensão é secundária à vasodilatação e aos efeitos inotrópicos cardíacos negativos.

Analgésicos narcóticos

O termo narcótico refere-se especificamente a qualquer substância que induz o sono. Em geral, na prática esse termo indica qualquer opioide ou derivado de opioides.

A ativação dos receptores opiáceos resulta na inibição da neurotransmissão sináptica no SNC e SNP. Os opioides ligam-se aos receptores opiáceos induzindo, consequentemente, respostas pós-sinápticas. Os efeitos psicológicos dos opioides são mediados principalmente pelos receptores μ e κ do SNC e SNP. Os efeitos do receptor μ incluem analgesia, euforia, depressão respiratória e miose; e os dos receptores κ, analgesia, miose, depressão respiratória e sedação. Dois outros receptores que controlam os efeitos de alguns opiáceos são os sítios σ e δ. Os receptores σ regulam a disforia, as alucinações e a psicose; o agonismo do receptor σ produz euforia, analgesia e convulsões. Os antagonistas opiáceos (naloxona, nalmefene, naltrexona) antagonizam os efeitos dos quatro receptores opiáceos.

As classificações comuns dividem os opioides em agonistas, parcialmente agonistas ou agentes agonistas-antagonistas e naturais, semissintéticos ou sintéticos. Os opioides diminuem a percepção da dor em vez de eliminarem ou reduzirem os estímulos dolorosos. Ao induzirem uma leve euforia, os agonistas opioides diminuem a sensibilidade a estímulos exógenos. O trato gastrintestinal e a mucosa respiratória facilitam a absorção da maioria dos opioides.

Geralmente, os efeitos máximos são atingidos em 10 minutos na administração IV, de 10 a 15 minutos depois da insuflação nasal (p. ex., butorfanol e heroína), de 30 a 45 minutos na administração IM, 90 minutos por via oral e de 2 a 4 horas depois da aplicação dérmica (fentanila). Imediatamente após as doses terapêuticas, grande parte da absorção ocorre no intestino delgado. Pode haver algum retardamento na absorção das doses tóxicas por causa da demora do esvaziamento gástrico e da lentidão da motilidade intestinal.

A maioria dos opioides é metabolizada por conjugação hepática em compostos ativos, que são eliminados de imediato pela urina. Alguns opiáceos (propoxifeno, fentanila e buprenorfina) são mais lipossolúveis e podem ser armazenados nos tecidos adiposos do corpo. Todos os opioides têm ação prolongada em portadores de doença hepática (p. ex., cirrose) devido ao comprometimento metabólico do fígado. Isso pode resultar em acúmulo de medicamentos e toxicidade por opioide. A insuficiência renal também produz efeitos tóxicos pelo acúmulo de medicamentos ou metabólitos ativos (normeperidina).

A toxicidade por opioide provoca caracteristicamente um nível deprimido de consciência. As suspeitas de toxicidade por essa substância surgem na presença da tríade clínica de depressão no SNC, depressão respiratória e miose pupilar. Entorpecimento, infiltração conjuntival e euforia são sinais frequentes. Outras manifestações importantes são arritmias ventriculares, alterações agudas no estado mental e convulsões.

Alguns exemplos de opioides prescritos com mais frequência são fosfato de codeína, Demerol, Fentanil, Synalgos-DC, Talwin 50, propoxifeno, morfina, hidrocodona, OxyContin (oxicodona), Percodan (Percocet), Darvon (Darvocet) e Vicodin (Vicoprofen).

Antidepressivos

Antidepressivos tricíclicos (ADTs).[32] Os ADTs são usados no tratamento de depressão, dor crônica e enurese (descarga involuntária da urina, principalmente durante o sono). Os pacientes com depressão e os com dor crônica sob terapia com ADTs correm risco de abuso, uso indevido e excesso de dosagem. A toxicidade no miocárdio está relacionada ao bloqueio dos canais de sódio rápidos, que envolve os mesmos mecanismos dos antiarrítmicos tipo IA (p. ex., quinidina). O resultado é uma lenta despolarização do miocárdio que produz arritmia, depressão miocárdica e hipotensão. A hipotensão resulta também do bloqueio α-adrenérgico periférico, que gera dilatação vascular. A inibição da recaptação da noradrenalina e a subsequente depleção aumenta a hipotensão.

A toxicidade do SNC resulta dos efeitos anticolinérgicos e da inibição direta da recaptação da amina biogênica. O resultado inicial é uma síndrome de excitação, que se manifesta como confusão, alucinações, ataxia, convulsões e coma. Os efeitos no sistema pulmonar incluem edema, síndrome da angústia respiratória do adulto (SARA) e pneumonite por aspiração. As etiologias dessas duas primeiras condições permanecem obscuras, porém a pneumonite por aspiração ocorre após alteração no estado mental.

Os efeitos anticolinérgicos dos ADTs tornam o sistema gastrintestinal mais lento, resultando no retardamento do esvaziamento gástrico, na redução da motilidade e no tempo de trânsito mais prolongado. Os ADTs prescritos com mais frequência são amitriptilina, clomipramina, doxepina, trimipramina, desipramina, nortriptilina, protriptilina, imipramina, amoxapina (dibenzoxipina) e maprotilina (antidepressivo tetracíclico).

Doença de Parkinson e síndrome parkinsoniana[32]

A doença de Parkinson (DP) é uma condição neurodegenerativa progressiva que afeta de 100 a 150 pessoas em cada 100 mil ou aproximadamente 1% dos indivíduos acima de 60 anos na população norte-americana.[33-35] A DP caracteriza-se clinicamente por tremor, bradicinesia, rigidez e instabilidade postural. O circuito motor dos gânglios basais modula as saídas corticais necessárias para o movimento normal.

A levodopa, em associação a um inibidor da descarboxilase periférica (IDP), ainda é o critério-padrão para o tratamento sintomático da DP. Esse medicamento oferece maior benefício antiparkinsoniano, com pouquíssimos efeitos colaterais.

Os agonistas da dopamina oferecem benefícios sintomáticos comparáveis aos da levodopa/IDP na fase inicial da doença, porém sua eficácia não é suficiente para controlar os sinais e sintomas na fase final.

Os medicamentos para a DP geralmente oferecem controle sintomático satisfatório de 4 a 6 anos. Ainda há dúvidas se o efeito da levodopa no cérebro é tóxico ou protetor. À medida que a DP evolui, uma quantidade cada vez menor de neurônios de dopamina permanece à disposição para armazenamento ou liberação da dopamina derivada da levodopa. O estado clínico do paciente começa a oscilar cada vez mais de acordo com os níveis de levodopa no plasma. Portanto, as flutuações nas concentrações de dopamina derivada da levodopa, em associação ao avanço da doença, podem ser responsáveis pelo desenvolvimento de oscilações motoras e discinesia.

Ao contrário da levodopa, os agonistas da dopamina de ação prolongada (p. ex., bromocriptina, pergolida, pramipexole, ropinirole, cabergolina) oferecem estimulação receptora relativamente leve e sustentada.

A seleção do medicamento depende, em parte, da natureza e da causa da incapacidade. Se esta for decorrente apenas do tremor, deve-se usar um medicamento específico para essa condição, como os agentes anticolinérgicos. Esses fármacos aliviam satisfatoriamente o tremor em cerca de 50% dos pacientes, embora não melhore a bradicinesia ou a rigidez. Considerando-se que o tremor pode responder a um agente anticolinérgico, e não a algum outro medicamento, geralmente a solução é tentar um segundo anticolinérgico, se o primeiro não for bem-sucedido. Esses fármacos devem ser introduzidos em doses baixas, aumentadas lentamente, para minimizar a incidência de efeitos adversos, que incluem memória fraca, confusão e alucinações. Os efeitos colaterais cognitivos são relativamente comuns, sobretudo em idosos.

Se a incapacidade for resultado de sintomas relacionados à resposta à dopamina, como bradicinesia, rigidez, agilidade reduzida, fala lenta ou marcha arrastando os pés, a alternativa é introduzir um agente dopaminérgico (agonista de dopamina ou levodopa/IDP). Os medicamentos sintomáticos devem ser iniciados em doses baixas, aumentadas lentamente, e titulados para controlar os sintomas. A maioria dos pacientes exige terapia dopaminérgica sintomática para melhorar a bradicinesia e a rigidez em 1 a 2 anos depois do diagnóstico.

Em indivíduos com idade inferior a 65 anos, a terapia sintomática é iniciada com um agonista de dopamina, adicionando-se o levodopa/IDP quando o agonista não controlar mais os sintomas de forma adequada. Os agonistas de dopamina oferecem eficácia antiparkinsoniana comparável à da levodopa/IDP por 6 a 18 meses, ou mais, e controlam os sintomas adequadamente durante vários anos.

Para indivíduos que atingiram o nível de demência ou aqueles com idade superior a 70 anos, sujeitos aos efeitos adversos dos agonistas de dopamina, e ainda para os que necessitam de tratamento somente por alguns anos, os médicos podem decidir não usar um agonista de dopamina e, nesse caso, usar levodopa/IDP como terapia sintomática primária. Os pacientes com idade entre 65 e 70 anos são avaliados com base no estado geral de saúde e cognitivo.

Medicamentos para acidente vascular cerebral (AVC)[36]

Os agentes neuroprotetores ainda não comprovaram seus benefícios para os pacientes com AVC agudo. Entretanto, há inúmeras pesquisas em andamento com o objetivo de avaliar o uso desses medicamentos para tal indicação. A cascata isquêmica é uma série de reações bioquímicas que ocorre no cérebro e em outros tecidos aeróbios em um espaço de tempo variando de segundos a minutos depois da isquemia (suprimento sanguíneo inadequado; Tab. 30-4). Como a cascata isquêmica é um processo dinâmico, a eficácia das intervenções para proteger a penumbra isquêmica também pode depender do tempo.

TABELA 30-4 Cascata isquêmica

A falta de oxigênio gera falhas no processo normal dos neurônios na produção de ATP para fins energéticos.
A célula muda para o metabolismo anaeróbio, produzindo ácido lático.
As bombas de transporte iônico dependente de ATP falham, despolarizando as células e permitindo que os íons, incluindo o cálcio (Ca^{++}), fluam para dentro das células.
As bombas iônicas não conseguem mais transportar o cálcio para fora das células, elevando excessivamente os níveis intracelulares desse elemento.
A presença de cálcio dispara a liberação do glutamato excitatório do neurotransmissor de aminoácido.
O glutamato estimula os receptores de AMPA e os de NMDA permeáveis ao Ca^{++}, que se abrem para permitir a penetração de quantidades maiores de cálcio nas células.
O excesso de cálcio superexcita as células e gera produtos químicos prejudiciais como radicais livres, espécies de oxigênio reativo e enzimas dependentes de cálcio, como a calpaína, as endonucleases, as ATPases e as fosfolipases. O cálcio também aumenta a liberação de glutamato.
As fosfolipases quebram a membrana celular tornando-a mais permeável. Isso permite aumentar o fluxo de íons e de produtos químicos prejudiciais para dentro da célula.
A quebra das mitocôndrias libera toxinas e fatores apoptóticos para dentro da célula.
Inicia-se a cascata de apoptose dependente de caspase, forçando a "autodestruição" celular.
Na morte por necrose, a célula libera glutamato e produtos químicos tóxicos ao seu redor. As toxinas envenenam os neurônios que estiverem nas proximidades, e o glutamato superexcita-os.
Caso o cérebro sofrer nova perfusão, vários fatores produzem lesões por reperfusão.
Uma resposta inflamatória é preparada, e as células fagocíticas absorvem os tecidos lesionados, porém ainda viáveis.
Os produtos químicos nocivos danificam a barreira hematencefálica.
O edema cerebral ocorre em função do vazamento de grandes moléculas como a albumina dos vasos sanguíneos pela barreira hematencefálica danificada. Essas grandes moléculas arrastam água para dentro do tecido cerebral por osmose. Esse "edema vasogênico" comprime e produz lesões no tecido cerebral.

AMPA= α-amino-5-hidroxi-3-metil-4-isoxazol-ácido propiônico; NMDA = N-metil-D-aspartato; ATPases = adenosina trifosfatases; ATP = adenosina trifosfato.

Teoricamente, os bloqueadores do canal de cálcio (p. ex., nimodipina) deveriam ter janela mais estreita para as oportunidades terapêuticas, considerando que o influxo de cálcio é um dos eventos que ocorrem mais cedo na cascata isquêmica.

Os efeitos neuroprotetores que afetam os eventos posteriores da cascata incluem os agentes removedores de radicais livres (p. ex., tirilazad, citicolina) e os estabilizadores das membranas neuronais (p. ex., citicolina). Os anticorpos monoclonais contra as moléculas de adesão de leucócitos também estão em fase de avaliação como neuroprotetores tardios (p. ex., enlimomab).

Os anticoagulantes são empregados como tratamento alternativo potencial para o AVC. No entanto, embora a heparina evite a ocorrência de AVCs cardioembólicos recorrentes e possa ajudar a inibir tromboses cerebrovasculares em curso, não há evidências definitivas para comprovar que a anticoagulação em fase inicial possa reduzir as lesões no cérebro em AVCs isquêmicos agudos.

O tratamento com agentes anticoagulantes não é totalmente sem risco. De maneira geral, a hemorragia intracraniana ocorre em 1 a 4% de pacientes que recebem anticoagulantes para ataque isquêmico transitório ou AVC agudo. Da mesma forma, a hipertensão descontrolada, a hemorragia intracraniana e a hemorragia em algum outro local constituem contraindicações para a anticoagulação.

Vários medicamentos anticoagulantes orais novos, incluindo o ximelagatran, estão nos estágios finais dos testes clínicos para uso na profilaxia dos AVCs tromboembólicos isquêmicos. Depois de sua aprovação para uso, o potencial desses medicamentos na arena dos tratamentos de AVCs é bastante significativo.

Medicamentos antiepiléticos[37]

Muitas estruturas e processos estão envolvidos no desenvolvimento de uma convulsão, incluindo neurônios, canais iônicos, receptores, glia e sinapses inibidoras e excitadoras. A função dos medicamentos antiepiléticos (MAEs) é modificar esses processos em favor da inibição sobre a excitação para interromper ou evitar a atividade convulsiva. Esses fármacos podem ser agrupados de acordo com o mecanismo principal de ação, embora muitos desempenhem vários papéis e tenham mecanismos de ação desconhecidos. Os grupos principais são:

Bloqueadores do canal de sódio. O bloqueio do canal de sódio é o mecanismo mais comum e mais bem-caracterizado dos MAEs atualmente disponíveis. Os MAEs evitam que os canais voltem ao estado ativo por meio da estabilização da forma inativa. Ao fazer isso, impedem a impulsão repetitiva dos axônios. O bloqueio pré e pós-sináptico dos canais de sódio dos axônios estabiliza as membranas neuronais, bloqueia e impede a potenciação pós-tetânica, limita o desenvolvimento da atividade convulsiva máxima e reduz a expansão das convulsões. Alguns MAEs são: a carbamazepina, a oxcarbazepina, a lamotrigina, a zonisamida e as hidantoínas: fenitoína, fosfenitoína.

> **Curiosidade Clínica**
>
> Os anticonvulsivantes usados nos transtornos mentais têm quatro efeitos importantes:
>
> - Aumento no limite da convulsão
> - Redução no tempo de duração da convulsão
> - Redução na resposta neurometabólica a um episódio
> - Redução nos fenômenos de excitação amigdaloides
>
> Esses agentes dificultam o alcance do limite de excitação elétrica ou neuroquimicamente pelos neurônios pós-sinápticos e, mesmo quando eles atingem tal limite, os anticonvulsivantes reduzem os efeitos disseminadores.

Efeitos colaterais e toxicidade. Os MAEs podem causar efeitos adversos relacionados à dosagem, como tontura, diplopia, náusea, ataxia e visão turva. Os efeitos colaterais idiossincráticos são raros e incluem anemia aplásica, agranulocitose, trombocitopenia e síndrome de Stevens-Johnson. A elevação assintomática das enzimas hepáticas geralmente é observada durante o curso da terapia com MAEs em 5 a 10% dos pacientes. Os efeitos hepatotóxicos são raros.

Agonistas do receptor de GABA. O GABA tem dois tipos de receptores:

▶ $GABA_A$. Após a estimulação desse receptor, os canais de cloreto abrem para permitir o influxo de íons negativos (p. ex., cloreto). Os receptores $GABA_A$ têm vários sítios de ligação para BZDs, barbitúricos e outras substâncias como picrotoxinas, bicuculina e neuroesteroides.

▶ $GABA_B$. O receptor $GABA_B$ liga-se a um canal de potássio.

A ligação direta dos receptores $GABA_A$ pode reforçar o sistema gabaérgico pelo bloqueio da recaptação do GABA pré-sináptico, inibindo o metabolismo do ácido pela transaminase gabaérgica aumentando sua síntese. Os BDZs usados com mais frequência no tratamento de epilepsia são o lorazepam, o diazepam, o clonazepam e o clobazam. Os dois barbitúricos mais empregados na abordagem terapêutica dessa condição são o fenobarbital e a primidona.

Efeitos colaterais e toxicidade. O efeito mais comum é a sedação. Outros efeitos adversos incluem tontura, ataxia, visão turva, diplopia, irritabilidade, depressão, fadiga muscular e fraqueza.

Inibidores da recaptação de GABA. Pelo menos quatro compostos transportadores específicos ajudam na recaptação do GABA. Esses compostos transportam o GABA do espaço sináptico para os neurônios e as células gliais, onde ocorre sua metabolização. O ácido nipecótico e a tiagabina (TGB) são inibidores desses transportadores. Tal inibição aumenta a disponibilidade de GABA na fissura sináptica, cuja função é prolongar os potenciais inibitórios pós-sinápticos mediados pelo ácido.

Efeitos colaterais e toxicidade. Os efeitos adversos mais comuns são tontura, astenia, nervosismo, tremor, depressão e labilidade emocional. A diarreia também foi significativamente mais frequente em pacientes tratados com TGB do que naqueles tratados com placebo. Outros efeitos colaterais incluem sonolência, cefaleia, raciocínio anormal, dor abdominal, faringite, ataxia, confusão, psicose e erupção cutânea.

Inibidor do GABA transaminase. O GABA é metabolizado por transaminação no compartimento extracelular pelo GABA transaminase (GABA-T). A inibição desse processo enzimático produz um aumento nas concentrações extracelulares gabaérgicas. A vigabatrina é um inibidor do GABA-T.

Efeitos colaterais e toxicidade. O efeito adverso mais comum é o entorpecimento. Outros eventos adversos importantes são sintomas neuropsiquiátricos, como depressão (5%), agitação (7%), confusão e, raramente, psicose. Os efeitos colaterais menores, que geralmente ocorrem no início da terapia, envolvem fadiga, cefaleia, tontura, aumento de peso, tremor, visão dupla e anormal.

Bloqueadores de glutamato. O glutamato e o aspartato são os dois neurotransmissores excitadores mais importantes do cérebro. O glutamato é um sistema complexo formado por receptores macromoleculares, com sítios de ligação diferentes (i.e., AMPA, cainato, NMDA, glicina, local metabotrópico).

Os exemplos de bloqueadores de glutamato incluem o topiramato e o felbamato.

Efeitos colaterais e toxicidade. Os efeitos adversos mais comuns são insônia, perda de peso, náusea, falta de apetite, tontura, fadiga, ataxia e letargia. A politerapia está associada a aumentos nos eventos colaterais.

Neurolépticos (antipsicóticos)[38]

O termo neuroléptico refere-se aos efeitos dos medicamentos antipsicóticos sobre a cognição e o comportamento, que reduzem a confusão, o delírio, as alucinações e a agitação psicomotora em portadores de psicose. Também conhecidos como os medicamentos antipsicóticos e tranquilizantes mais importantes, os agentes neurolépticos abrangem um grupo das seguintes classes farmacológicas:

▶ Fenotiazinas.

▶ Compostos alifáticos.

▶ Piperidinas.

▶ Piperazinas.

▶ Tioxantenos (p. ex., droperidol).

▶ Butirofenonas (p. ex., haloperidol).

▶ Dibenzoxazepinas (p. ex., loxapina).

▶ Di-hidroindolona (p. ex., molindona).

▶ Difenilbutilpiperidina (p. ex., pimozida).

▶ Benzisoxazola (p. ex., risperidona).

Os neurolépticos não se limitam aos pacientes psiquiátricos, eles também são usados como sedativos, por causa de suas propriedades antieméticas, para controlar soluços, para tratar enxaquecas, como antídotos para psicose induzida por medicamentos e em associação à analgesia opioide.

Os principais tranquilizantes exercem ações complexas no SNC, cujas definições não estão completas. Provavelmente, a ação terapêutica deva-se principalmente ao antagonismo da neurotransmissão dopaminérgica (receptor D2), embora possam também ter efeitos antagonistas nos receptores muscarínicos, serotonérgicos, α_1-adrenérgicos e histaminérgicos H1.

Embora todas as preparações antipsicóticas compartilhem algumas características tóxicas, a intensidade relativa desses efeitos varia substancialmente, dependendo de cada medicamento. De maneira geral, todos os agentes neurolépticos são capazes de produzir os seguintes sintomas:

▶ *Hipotensão.* As fenotiazinas são bloqueadores α-adrenérgicos que ocasionam hipotensão ortostática significativa, mesmo em doses terapêuticas, em alguns pacientes. Em doses elevadas, a hipotensão pode ser grave.

▶ *Efeitos anticolinérgicos.* A toxicidade dos agentes neurolépticos pode produzir taquicardia, hipertermia, retenção urinária, psicose tóxica e pele seca.

▶ *Sintomas extrapiramidais.* A alteração no equilíbrio normal entre a ACh central e a transmissão de dopaminas pode causar distonia, crise oculogírica, torcicolo, parkinsonismo agudo, acatisia e outros distúrbios motores. O uso crônico dos tranquilizantes principais está associado à displasia bucolingual (discinesia tardia), parkinsonismo e acatisia.

▶ *Síndrome neuroléptica maligna.* Todos os tranquilizantes principais estão relacionados ao desenvolvimento da síndrome neuroléptica maligna (SNM), condição com risco de vida que afeta vários sistemas orgânicos, com índice significativo de mortalidade.

▶ *Convulsões.* A maioria dos tranquilizantes abaixa o limite convulsivo e pode desencadear convulsões em altas doses e em indivíduos suscetíveis.

▶ *Hipotermia.* Alguns tranquilizantes evitam os tremores, limitando a capacidade do organismo de gerar calor.

▶ *Efeitos cardíacos.* O prolongamento do intervalo QT e QRS pode ocasionar arritmias.

▶ *Depressão respiratória.* A hipoxia e a aspiração de conteúdos gástricos podem ocorrer em crianças e na mistura de doses elevadas.

Espasticidade[39]

A espasticidade é um distúrbio motor que se caracteriza pelo aumento dependente da velocidade nos reflexos dos estiramentos tônicos ("tônus muscular"), com reflexos aquileus exagerados, resultando da hiperexcitabilidade do reflexo do estiramento, como um componente da síndrome do neurônio motor superior (ver Cap. 2).[40]

Dois tipos de receptores GABA, denominados tipos A e B, são encontrados nos neurônios do cérebro e na medula espinal (ver "Medicamentos antiepiléticos"). Os medicamentos usados para reduzir a espasticidade inibem o trabalho dos neurônios, agindo como agonistas ou antagonistas desses receptores.

Benzodiazepínicos diazepam e clonazepam. Os BDZs ligam os complexos de receptores $GABA_A$ nos neurônios localizados no tronco cerebral e no nível da medula espinal. Além disso, aumentam a afinidade gabaérgica em relação aos complexos de receptores $GABA_A$. Tal ação resulta no aumento da inibição pré-sináptica e na redução dos reflexos monossinápticos e polissinápticos. Esses medicamentos podem melhorar a amplitude de movimento passivo (ADMP) e reduzir a hiporreflexia, os espasmos dolorosos e a ansiedade. A meia-vida do diazepam varia de 20 a 80 horas e forma metabólitos ativos que prolongam sua eficácia. A meia-vida do clonazepam varia de 18 a 28 horas.

Sedação, fraqueza, hipotensão, efeitos gastrintestinais adversos, perda de memória, descoordenação, confusão, depressão e ataxia são ocorrências frequentes. Pode haver tolerância e dependência, sendo que os fenômenos com a retirada, principalmente as convulsões, foram associados à interrupção abrupta da terapia.

Baclofeno – bomba oral e intratecal. O baclofeno é um agonista do GABA e seu sítio principal de ação é a medula espinal, onde reduz a liberação de neurotransmissores excitatórios e da substância P pela ligação do receptor $GABA_B$. Alguns estudos mostram que o baclofeno melhora o clono, a frequência do espasmo flexor e a amplitude de movimento (ADM) articular, resultando em melhora no estado funcional.

Os efeitos adversos incluem sedação, ataxia, fraqueza e fadiga.

O baclofeno intratecal foi aprovado nos Estados Unidos para tratamento da espasticidade de origem espinal ou cerebral. Nas crianças, ele é particularmente eficaz no tratamento da espasticidade nas extremidades inferiores. As complicações do procedimento são relativamente poucas e em geral se limitam a problemas mecânicos da bomba ou do cateter. Geralmente, os efeitos adversos são temporários e podem ser tratados por meio de redução na taxa de infusão.

Agentes orais

▶ ***Dantroleno sódico.*** O dantroleno sódico é muito útil para espasticidade de origem supraespinal, principalmente em pacientes com paralisia cerebral ou lesão traumática no cérebro. Ele age nos músculos, diminuindo o tônus, clono e o espasmo e atuando nas fibras, exercendo influência na liberação do cálcio do retículo sarcoplasmático do músculo esquelético, com a consequente redução na contração. Portanto, é provável que outros agentes possam produzir efeitos cognitivos adversos. A ação desse medicamento atinge seu ponto máximo em 4 a 6 horas, com meia-vida variando de 6 a 9 horas.

Os eventos colaterais são fraqueza generalizada, incluindo a dos músculos respiratórios, entorpecimento, tontura, e diarreia.

▶ ***Tizanidina.*** A tizanidina (SIRDALUD) é uma opção terapêutica nova e eficaz para o tratamento de espasticidade decorrente de lesões cerebrais ou espinais. Os efeitos antiespásticos da tizanidina talvez sejam resultado da inibição do reflexo H. Isso pode também facilitar as ações inibidoras da glicina e reduzir a liberação dos aminoácidos excitatórios e da substância P, além de ter prováveis efeitos analgésicos. Em combinação com o baclofeno, a tizanidina oferece a oportunidade de maximizar os efeitos terapêuticos e de minimizar os eventos adversos por meio da redução das dosagens de ambos os medicamentos.

O hidrocloreto de tizanidina é um medicamento de ação curta, com metabolismo hepático de primeira passagem extensivo para compostos inativos depois de doses orais. A meia-vida é 2,5 horas com nível de plasma em 1 a 2 horas, sendo que os efeitos terapêuticos e colaterais desaparecem em 3 a 6 horas. Portanto, o uso desse medicamento deve ser direcionado para as atividades e ocasiões em que o alívio da espasticidade é necessário.

Boca seca, sonolência, astenia e tontura são os efeitos colaterais mais comuns associados ao uso da tizanidina. Disfunções hepáticas (5%), ortostase e alucinações (3%) são eventos adversos raros relacionados ao uso desse medicamento.

Farmacologia do sistema cardiovascular

Muitos medicamentos cardiovasculares têm potencial para alterar as respostas aos exercícios agudos e crônicos de forma previsível. O conhecimento de como isso ocorre ajuda os médicos a avaliar a segurança e a conveniência do exercício na determinação da eficácia dos treinamentos.[41] A maioria dos medicamentos prescritos para doenças cardiovasculares tem efeito direto ou indireto sobre o coração ou o sistema vascular, incluindo alteração no consumo miocárdico de oxigênio, fluxo sanguíneo periférico e pré ou pós-carga cardíaca.[41] Os medicamentos podem aumentar ou diminuir a capacidade de fazer exercícios ou alterar as mudanças esperadas na taxa cardíaca e na pressão arterial, que normalmente ocorrem com o aumento da atividade ou o repouso (Tab. 30-5).[41]

Medicamentos para o bloqueio α-adrenérgico (antagonistas α$_1$/α-bloqueadores)

Esses medicamentos agem no SNA pelo bloqueio dos receptores α. De maneira geral, esses receptores promovem a constrição das arteríolas. O bloqueio da constrição, por sua vez, promove a dilatação dos vasos e reduz a pressão arterial, assim como diminui o trabalho do coração em algumas situações. Os α-bloqueadores também inibem as ações da noradrenalina, que eleva a pressão arterial, como parte de respostas de "lutar ou fugir". Normalmente os α-bloqueadores são prescritos em associação a outros medicamentos para diminuir a pressão arterial, como com um β-bloqueador e/ou um diurético. Atualmente, há vários medicamentos disponíveis no mercado que combinam os efeitos bloqueadores dos receptores β e α (labetalol).

Os exemplo de α-bloqueadores incluem a doxazosina (Carduran), a prazosina (Minipress) e a terazosina (Hytrin).

Efeitos colaterais adversos possíveis. A náusea e indigestão geralmente minimizam com o uso de longo prazo. Os efeitos menos frequentes são pés e mãos frias, impotência temporária e pesadelos. A tontura pode ocorrer no início ou quando a dose for aumentada.

Inibidores da enzima conversora da angiotensina

A ação dois inibidores da enzima conversora da angiotensina (ECA) evita a produção de um hormônio denominado angiotensina II, que produz a constrição dos vasos sanguíneos. Esses medicamentos pertencem à classe dos vasodilatadores, cuja função é ampliar os vasos sanguíneos, uma maneira eficaz de diminuir a pressão arterial e aumentar o suprimento de sangue e oxigênio para o coração e vários outros órgãos. Além de dilatar os vasos sanguíneos, os inibidores da ECA podem desenvolver efeitos benéficos indiretos ao evitar a elevação anormal em hormônios associados a doenças cardíacas, como a aldosterona. Esses medicamentos são muito usados no tratamento da pressão arterial, ou hipertensão, um grande fator de risco para incidência de doenças cardiovasculares. Empregados isoladamente ou associados a outros medicamentos, os inibidores da ECA podem também ser eficazes no tratamento da insuficiência cardíaca congestiva.

São pertencentes a essa classe de fármacos: benazepril (Lotensin), captopril (Capoten), enalapril (Renitec), fosinopril (Monopril), lisinopril (Zestril), moexipril,* perindopril erbumina (Coversyl), quinapril (Accupril), ramipril (Triatec), spirapril (não há nomes comerciais registrados) e o trandolapril (Gopten).

Efeitos adversos possíveis. Os eventos colaterais comuns são tontura ou fraqueza, perda de apetite, erupção, coceira, tosse imprevisível e tumefação.

Medicamentos antiarrítmicos

Esses medicamentos potentes corrigem as batidas irregulares do coração e tornam mais lentos os músculos cardíacos com batimentos excessivamente rápidos.

---

* N. de R.T. Não comercializado no Brasil.

TABELA 30-5 Efeitos dos medicamentos nas respostas cardiovasculares e metabólicas aos exercícios

Resposta fisiológica	Exemplo específico	Medicamentos que podem alterar a resposta
Insuficiência cardíaca	Contratilidade Início/condução de ação cardíaca potencial	Aumenta com a digitalina Diminui com os β-bloqueadores
Efeitos na circulação periférica	Venodilatação ou constrição: antes da carga Vasoconstrição arterial ou dilatação: depois da carga Volume sanguíneo	Diminui com nitratos Diminui com antagonistas α$_1$ Diminui com diuréticos
Consumo miocárdico de oxigênio	Taxa cardíaca Pressão arterial Tensão da parede sistólica	Diminui com os β-bloqueadores Diminui com nitratos
Distribuição da insuficiência cardíaca	Fluxo sanguíneo para os músculos esqueléticos ativos Fluxo sanguíneo para os vasos cutâneos	Diminui com antagonistas α$_1$ Diminui com antagonistas α$_1$
Metabolismo	Mobilização e oxidação de ácidos graxos Glicogenólise	Diminui com os β-bloqueadores Diminui com os β-bloqueadores

Dados de Peel C, Mossberg KA: Effects of cardiovascular medications on exercise responses. *Phys Ther* 75:387-396, 1995.

Os medicamentos antiarrítmicos incluem: amiodarona (Cordarone), digoxina (Lanoxin), fosfato de disopiramida (Dicorantilf), flecainida, propafenona (Ritmonorm), lidocaína (Xilocaína), mexiletina (Mexitil), procainamida, gluconato de quinidina (sem nomes no Brasil), sulfato de quinidina (Quinicardine) e tocainida.

Efeitos colaterais possíveis. Os eventos adversos comuns mais significativos são enfraquecimento das contrações cardíacas, agravamento de algumas arritmias, perda de peso, náusea e tremores. Outros efeitos menos frequentes envolvem febre, erupção, boca seca, contagem de leucócitos baixa, inflamação no fígado, confusão, perda de concentração, tontura e distúrbios visuais. Cerca de 0,1 a 0,2% dos pacientes manifesta inflamação no pulmão, um efeito colateral potencialmente grave.

Anticoagulantes, antiplaquetas e trombolíticos

Às vezes, esses medicamentos são conhecidos como "afinadores do sangue", embora esse termo não seja muito adequado. Eles inibem a capacidade de coagulação do sangue, evitando a formação de coágulos nos vasos sanguíneos e/ou o aumento no tamanho deles. Em várias circunstâncias diferentes, torna-se necessário interromper o processo de coagulação. Os usos e as indicações dos agentes anticoagulantes, antiplaquetas e trombólicos são específicos. Qualquer indivíduo que tenha substituído a válvula cardíaca por uma mecânica precisa tomar anticoagulantes durante toda a vida, para evitar a formação de coágulos na válvula. Pacientes que desenvolvem fibrilação atrial podem necessitar de anticoagulantes; a formação de coágulos no átrio esquerdo é um risco potencial para a ocorrência desse distúrbio rítmico. Os anticoagulantes orais são prescritos para indivíduos que sofrem de tromboflebite e inflamação nas veias das pernas ou da pelve. Um dos perigos dessa condição é a formação de coágulos que possam chegar ao pulmão e produzir embolia. Finalmente, alguns pacientes que experimentaram ataque cardíaco grave, envolvendo a superfície frontal do músculo, recebem prescrição de um anticoagulante para evitar a formação de coágulos no revestimento interno da cicatriz.

A heparina é um anticoagulante administrado por IV quando a anticoagulação precisa ser rápida. Todos os pacientes que se submetem a uma cirurgia cardíaca aberta recebem heparina, enquanto o sangue estiver sendo oxigenado pela máquina de circulação extracorpórea. No final da operação, são administrados medicamentos para reverter os efeitos da heparina.

Embora não seja um anticoagulante, a aspirina tem um efeito profundo sobre as plaquetas, células sanguíneas que aderem umas às outras formando coágulos. Considerando sua capacidade de inibir a ação coagulante das plaquetas, com frequência esse fármaco é prescrito para indivíduos que se recuperaram de um ataque cardíaco, para evitar a formação de coágulos nas veias na cirurgia de desvio coronário.

As classes mais recentes e animadoras de medicamentos para uso em pessoas que sofreram um infarto são os trombolíticos. Esses agentes são administrados por IV tão logo possível com o objetivo de dissolver algum coágulo em uma artéria coronária, antes que ele produza lesões debilitantes e permanentes. Os três trombolíticos empregados com mais frequência são o ativador tecidual do plasminogênio (t-PA), a estreptoquinase e o complexo ativador de plasminogênio-estreptoquinase acilado.

Exemplos dessa classe de medicamentos englobam o AAS ou aspirina (Alka-Seltzer, Anacin, Ascriptin, Bayer, Bufferin, Easprin, Ecotrin, St. Josephs, Zorprin), o dipiridamol (Persantin) e a varfarina (Coumadin).

Efeitos colaterais possíveis. Embora sejam raros, os eventos adversos incluem náusea, cefaleia, rubor, tontura ou desmaio e erupção cutânea.

Bloqueadores β-adrenérgicos

Provavelmente esses medicamentos diminuem a pressão arterial pela redução na insuficiência cardíaca (ou talvez impeçam a produção de angiotensina). Os β-bloqueadores também são usados no tratamento da hipertensão. Especificamente, bloqueiam as respostas dos receptores β do nervo, o que torna a taxa cardíaca mais lenta e reduz a pressão arterial. Ademais, os β-bloqueadores barram os efeitos de alguns hormônios que regulam a pressão arterial. Durante os exercícios ou tensão emocional, a adrenalina e a noradrenalina são liberadas e, em geral, estimulam os receptores β, sensores que transmitem mensagens para o coração aumentar a velocidade e bombear com mais força. Ao barrar os receptores, a ação dos β-bloqueadores concentra-se na redução da demanda de oxigênio dos músculos cardíacos, durante as atividades físicas ou a excitação, diminuindo, portanto, a possibilidade de ocorrência de angina causada pela perda de oxigênio.

São exemplares dessas classe de medicamentos: acetobutolol, atenolol, betaxolol, bisoprolol, metoprolol, carteolol, labetalol, levobetaxolol, levobunolol, nadolol, penbutolol, pindolol, propanolol, sotalol, timolol.

Efeitos colaterais possíveis. Letargia e frieza nas mãos e nos pés por causa da circulação reduzida. Esses medicamentos também podem causar náusea, pesadelos ou sonhos vívidos e impotência.

Bloqueadores do canal de cálcio

O cálcio desempenha um papel importante na estimulação elétrica das células cardíacas e na contração mecânica das células dos músculos lisos das paredes arteriais. Os bloqueadores do canal de cálcio são medicamentos sintéticos relativamente novos que agem barrando a passagem desse mineral pelas células musculares que controlam o tamanho dos vasos sanguíneos. Todos os músculos precisam de cálcio para contrair. Ao evitar a contração dos músculos das artérias, os vasos sanguíneos dilatam, facilitando a circulação do sangue e reduzindo a pressão arterial.

Exemplos desses medicamentos são: diltiazem, nicardipina, nifedipina, nimodipina e verapamil.

Efeitos colaterais possíveis. Taxa cardíaca excessivamente lenta, pressão arterial baixa, cefaleia, edema no tornozelo e no pé, constipação, náusea, cansaço, tontura, rubor na face e no pescoço, palpitações e erupção cutânea.

Medicamentos digitais

Como a maioria das substâncias, os medicamentos digitais eram obtidos originalmente de uma planta, nesse caso, a dedaleira. O efeito principal desses fármacos é fortalecer a contração de corações enfraquecidos, embora sejam também usados no controle da fibrilação atrial. Os produtos digitais usados com mais frequência são a digoxina e a digitoxina. O medicamento penetra em todos os tecidos do corpo e atinge uma alta concentração no músculo do coração. Suas moléculas ligam-se aos receptores das células que controlam a concentração de sódio e de potássio nos espaços intercelulares dos tecidos e a corrente sanguínea. Esses dois minerais determinam o nível de cálcio. As preparações digitais agem por meio do aumento no suprimento de cálcio para o músculo do coração, intensificando sua contração. Além disso, esses medicamentos afetam a atividade elétrica nos tecidos cardíacos. Eles regulam a taxa de liberação dos impulsos elétricos e a velocidade de sua condução através das paredes da câmara. Essas duas ações determinam os dois usos principais dos medicamentos digitais nas cardiopatias: tratamento da insuficiência cardíaca e de ritmos cardíacos anormais. Os medicamentos digitais podem ser administrados a curto prazo nos casos de insuficiência cardíaca aguda ou em longos períodos de tratamento para insuficiência crônica. Eles também são usados no tratamento de distúrbios relacionados aos batimentos cardíacos, sobretudo nas contrações anormalmente rápidas dos átrios, mais conhecidas por arritmias atriais ou supraventriculares (em especial a fibrilação atrial). Os medicamentos recuperam o batimento cardíaco normal interrompendo o ritmo ou diminuindo a velocidade dos batimentos mais rápidos para uma taxa que permita contrações cardíacas eficazes e coordenadas.

O exemplo mais comum desses medicamentos é a digoxina.

Efeitos colaterais possíveis. Alguns eventos adversos incluem cansaço, náusea, perda de apetite e distúrbios visuais.

Diuréticos
Os diuréticos, geralmente conhecidos como pílulas de água, reduzem a pressão arterial aumentando a excreção de sódio e água pelos rins, o que, por sua vez, diminui o volume sanguíneo. Há vários tipos de diuréticos que são classificados de acordo com o local de ação no rim.

- ***Os diuréticos de tiazida*** atuam nos túbulos renais (estruturas que transportam a urina).

- ***Os diuréticos de alça*** são mais potentes do que os de tiazida. Eles recebem essa denominação porque agem na alça de Henle. Em geral, são prescritos quando os diuréticos de tiazida mostram-se ineficazes ou em pacientes com insuficiência cardíaca ou comprometimento na função renal.

- ***Os diuréticos poupadores*** de potássio atuam em todo o rim ou no túbulo distal dos néfrons, onde ocorre a excreção de potássio. Eles evitam a perda excessiva de potássio que às vezes ocorre com as tiazidas. Normalmente, são administrados com um diurético de tiazida ou de alça.

Os exemplos mais comuns de diuréticos são a clortalidona e o hidroclorotiazida; e os de diuréticos poupadores de potássio, a amilorida, a espironolactona (Aldactone) e o triantereno.

Efeitos colaterais possíveis. Embora incomuns, podem ocorrer os seguintes eventos adversos: letargia, cãibras, erupção cutânea ou impotência. Alguns desses efeitos podem ser desencadeados pela perda de potássio e podem ser evitados com a inclusão de um suplemento ou de um agente poupador de potássio na dieta alimentar.

Nitratos
Os nitratos são os medicamentos mais antigos e usados com maior frequência em condições relacionadas à artéria coronária. São dilatadores venosos e arteriais potentes que aumentam o volume de sangue nas veias e forçam a abertura das artérias, reduzindo, consequentemente, a quantidade de sangue que retorna para o coração. Esse processo diminui o trabalho do ventrículo esquerdo e reduz a pressão arterial. Além disso, podem aumentar o suprimento sanguíneo oxigenado forçando uma abertura maior e, assim, melhorando o fluxo de sangue coronário. Os nitratos efetivamente liberam o espasmo arterial coronário. Entretanto, aparentemente, eles afetam as contrações do coração.

Os exemplos mais comuns de nitrato são a nitroglicerina e o dinitrato de isossorbida (Isordil).

Efeitos colaterais possíveis. Cefaleia, rubor e tontura.

Farmacologia do sistema pulmonar
A aplicação de um medicamento no pulmão possibilita sua interação direta com o tecido doente e diminui o risco de efeitos adversos, em especial as reações sistêmicas, e permite reduzir a dose em comparação à administração oral. A prescrição de qualquer medicamento pulmonar está baseada em quatro objetivos básicos:[42]

- Promover a broncodilatação ou o alívio da broncoconstrição.
- Facilitar a remoção de secreções pulmonares.
- Melhorar a ventilação alveolar ou oxigenação.
- Otimizar o padrão respiratório.

A importância relativa de cada um desses objetivos depende do processo específico da doença e do problema respiratório resultante.[42]

A maioria dos medicamentos inalados é administrada com um inalador pressurizado equipado com um dosímetro. Os inaladores de pó seco ou os dispositivos ativados pela respiração espalham um pó fino nos pulmões por meio de inalações vigorosas. Outro instrumento importante de administração de fármacos para solução de condições pulmonares é o nebulizador, dispositivo que fornece medicamentos líquidos em forma de névoa de partículas extremamente finas, em oxigênio ou no ar ambiental, para inalação.

Agentes broncodilatadores
Os agentes broncodilatadores formam um grupo de medicamentos que produzem a expansão dos lumens das vias respiratórias dos pulmões. O objetivo principal da terapia com esses fármacos é influenciar o SNA por meio de dois nucleotídeos opostos: o monofosfato de adenosina cíclico (AMPc) e o monofosfato de guanosina cíclico (GMPc).[42] O AMPc facilita o relaxamento dos músculos lisos e inibe a desgranulação dos mastócitos, resultando na broncodilatação.[42] O GMPc também facilita a contração do músculo liso e pode intensificar a liberação de histamina e outros

mediadores pelos mastócitos, resultando na broncoconstrição.[42] Os agentes broncodilatadores, que estimulam (simpatomiméticos) ou inibem (simpatolíticos) receptores adrenérgicos são muito importantes no tratamento sintomático de DPOCs e de asma (Tab. 30-6).

Medicamentos pulmonares coadjuvantes

Além dos broncodilatadores, vários outros grupos de medicamentos são usados com frequência no tratamento de distúrbios respiratórios, incluindo descongestionantes, anti-histamínicos, antitússicos, mucocinéticos, estimulantes e depressivos respiratórios, agentes paralisantes e antimicrobianos.[42]

Antitússicos. Os antitússicos são medicamentos que suprimem a tosse ineficiente e seca pela redução na atividade dos nervos aferentes ou pela diminuição da sensibilidade do centro da tosse. O estímulo para tossir é transmitido para o centro da tosse na medula e, em seguida, para os músculos respiratórios pelo nervo frênico. O principal efeito adverso dos agentes antitússicos é a sedação, embora possam ocorrer também dor gastrintestinal e tontura.[42]

Descongestionantes. Os descongestionantes são usados no tratamento de edemas mucosos nas vias respiratórias superiores, cuja descarga é feita com os receptores α-1, que se localizam nos vasos sanguíneos do revestimento mucoso dessas vias respiratórias, estimulando, portanto, a vasoconstrição.[42] Os efeitos colaterais principais são cefaleia, tontura, náusea, nervosismo, hipertensão e irregularidades cardíacas.[42]

Anti-histamínicos. As histaminas desempenham papel importante na modulação da atividade neural dentro do SNC e na regulação da secreção gástrica por meio de dois tipos de receptores:

▶ *Receptores H_1.* Esses receptores localizam-se principalmente no músculo liso vascular, respiratório e gastrointestinal, sendo o alvo específico do bloqueio anti-histamínico no tratamento da asma. Os medicamentos antagonistas H_1 diminuem o congestionamento, irritação e descarga mucosa causados pela inalação de alérgenos. Os efeitos adversos mais comuns atribuídos aos anti-histamínicos são sedação, fadiga, tontura, visão turva, perda de coordenação e dor gastrintestinal.

TABELA 30-6 Medicamentos que exercem influência positiva no diâmetro brônquico intraluminal

Grupo	Ação	Mecanismo da ação	Efeitos colaterais
β-simpatomiméticos	Broncodilatação	Aumentam o AMPc, diminuem as concentrações de cálcio intracelular, relaxando o músculo liso.	Tremor, palpitações, taquicardia, cefaleia, nervosismo, tontura, náusea, hipertensão.
Metilxantinas (substância encontrada no café, chá e chocolate)	Broncodilatação	Bloqueiam a degradação do AMPc. Uso em pacientes que não respondem aos agentes asmáticos-padrão e uso ocasional ocasional no tratamento de lesão na medula espinal.	Agitação, taquicardia, cefaleia, palpitações, tontura, hipotensão, dor no peito, náusea e possivelmente diurese.
α-simpatolíticos	Broncodilatação	Bloqueiam a redução do AMPc.	Agitação, taquicardia, cefaleia, palpitações, tontura, hipotensão, dor no peito, náusea e possivelmente diurese.
Parassimpatolíticos	Evitam a broncoconstrição	Bloqueiam os estímulos parassimpáticos que evitam o aumento no GMPc, permitindo que o AMPc eleve-se; bloqueiam a atividade da enzima fosfodiesterase, que evita a degradação do AMPc.	Estímulo no SNC com doses baixas, depressão com doses altas; delírio, alucinações, atividade gastrintestinal reduzida.
Glicocorticoides	Broncodilatação	Administração sistêmica ou tópica. Bloqueiam a liberação do ácido araquidônico das células epiteliais da via respiratória, que, por sua vez, bloqueiam a produção de prostaglandinas e leucotrieno. Diminuem a resposta inflamatória.	Aparência cushingoide; obesidade; hiperglicemia e diabete; alterações no estado de humor, irritabilidade ou depressão; afinamento da pele; perda muscular; osteoporose; hipertensão; imunossupressão.
Cromolina sódica (extrato de uma planta do Mediterrâneo)	Broncodilatação	Evita o influxo de íons de cálcio nos mastócitos, bloqueando a liberação de mediadores responsáveis pela broncoconstrição. Usada profilaticamente para evitar broncoespasmos induzidos por exercícios e asma brônquica grave por meio de inalação oral.	Irritação na garganta, rouquidão, boca seca, tosse, pressão no peito, broncoespasmo.

AMPc = monofosfato de adenosina cíclico; GMPc = monofosfato de guanosina cíclico.
Dados de Cahalin LP, Sadowsky HS: Pulmonary medications. *Phys Ther* 75:397-414, 1995.

▶ *Receptores H_2.* Esses receptores agem por meio das proteínas G (proteínas de ligação do nucleotídeo de guanina) para estimular o adenilato ciclase, enzima que sintetiza o AMPc a partir da ATP. Entre as várias respostas mediadas por esses receptores, estão a secreção gástrica ácida, o relaxamento dos músculos lisos, os efeitos cardíacos inotrópicos e cronotrópicos, e a inibição da função dos linfócitos.

Mucocinéticos. Essa classe de medicamentos é responsável pela promoção da mobilização e remoção de secreções do trato respiratório.[42] Há quatro tipos de agentes mucocinéticos:[42]

▶ Os mucolíticos agem pela ruptura das ligações químicas nas secreções mucoides e purulentas, diminuindo a viscosidade do muco e produzindo a expectoração. Os eventos adversos principais desses medicamentos são irritação da mucosa, tosse, broncospasmo e náusea.

▶ Os expectorantes aumentam a produção de secreções respiratórias, facilitando sua ejeção do trato respiratório.

▶ Os agentes umidificadores facilitam a expectoração e são distribuídos por aerossol contínuo ou nebulização ultrassônica intermitente.

▶ Os agentes superficiais ativos (surfactantes) abaixam a tensão superficial do meio em que são dissolvidos. Eles são usados principalmente para estabilizar as gotículas de aerossol, melhorando, portanto, sua eficácia como veículos condutores dos medicamentos nebulizados.

Agentes antimicrobianos/antibióticos

As penicilinas são a base do tratamento de infecções respiratórias.[42] Em geral, as cefalosporinas de 1ª, 2ª e 3ª geração são consideradas alternativas para as penicilinas, quando elas não forem toleradas pelos pacientes ou mostrarem-se ineficazes.[42]

Oxigênio[42]

O oxigênio é considerado um medicamento quando inspirado em concentrações mais elevadas do que a do ar atmosférico. A administração terapêutica de oxigênio pode aumentar sua tensão e seu conteúdo arterial, melhorando a oxigenação dos tecidos periféricos. Quando usada adequadamente, a terapia com oxigênio apresenta poucos efeitos colaterais.

Sistema metabólico e endócrino

Os fisioterapeutas tratam rotineiramente pacientes com diagnóstico de diabete melito (DM). Esses indivíduos apresentam risco elevado para desenvolver complicações crônicas relacionadas a doenças oftalmológicas, renais, neurológicas, cerebrovasculares, cardiovasculares e vasculares periféricas.[43,44] As principais classes de DM são: diabete melito dependente de insulina, também conhecido por DM tipo I; e diabete melito não dependente de insulina, também conhecido por DM tipo II. Essas duas classes são subdivididas em obesas e não obesas.[45] O DM tipo I resulta da destruição de células β autoimunes, enquanto o DM tipo II está relacionado à deficiência na produção de insulina ou a uma condição de resistência à insulina. O DM relacionado à má nutrição, gestacional e o associado a condições específicas completam a classificação. Por meio de sua ação no metabolismo de carboidratos, de proteínas e de lipídeos, a insulina exerce um efeito dominante sobre a regulação da homeostase da glicose.[45] Por meio de várias ações, esse hormônio, secretado pelas células β do pâncreas, reduz a glicose do sangue suprimindo a liberação de glicose pelo fígado ou promovendo a sua reabsorção nos tecidos periféricos, principalmente nos músculos. Além disso, a insulina afeta o tecido adiposo pela ativação da lipogênese (conversão de glicose em triglicerídeos).[45] O glucagon, as catecolaminas, os glicocorticoides e o hormônio do crescimento têm ação contrária à da insulina, isto é, aumentam a glicose no sangue.

A abordagem clássica para o DM é a tríade dieta (controle do peso), exercícios e medicamentos.[45] Os indivíduos com DM tipo I precisam substituir a insulina, com a dieta e os exercícios completando o plano terapêutico, ao passo que os portadores do tipo II normalmente são tratados com dieta e exercícios, antes do uso de agentes farmacológicos.

Medicamentos para o diabete

Considerando que os portadores de DM tipo II apresentam resistência à insulina e disfunção das células β, medicamento oral para aumentar a sensibilidade ao hormônio geralmente é administrado com insulina de ação intermediária ao se deitar ou com aquela de ação prolongada de manhã ou à tarde. Os medicamentos prescritos para o DM apresentam diversas ações:

▶ A exenatida (β) é um agente mimético de incretina que simula a secreção de insulina dependente de glicose e várias outras ações anti-hiperglicêmicas das incretinas.

▶ A clorpropamida pode aumentar a secreção de insulina a partir das células β do pâncreas.

▶ A tolbutamida, a tolazamida, a acetoexamida e a gliburida aumentam a secreção de insulina a partir das células β do pâncreas.

▶ A glipizida, uma sulfonilureia de segunda geração, e a repaglinida estimulam a liberação de insulina a partir das células β do pâncreas.

▶ A acarbose retarda a hidrólise da ingestão de carboidratos e dissacarídeos complexos e a absorção de glicose e inibe o metabolismo de sacarose em glicose e frutose.

▶ O miglitol retarda a absorção de glicose no intestino delgado e reduz a hiperglicemia depois do jantar.

▶ A pioglitazona melhora a resposta da célula-alvo à insulina sem aumentar a secreção do hormônio no pâncreas.

▶ A rosiglitazona é um sensor de insulina, cujo efeito principal é estimular a reabsorção de glicose no músculo esquelético e no tecido adiposo.

▶ O acetato de pranlintida é um análogo sintético da amilina humana, hormônio produzido nas células β, e sua função é tornar o esvaziamento gástrico mais lento, suprimir a secreção de glucagon depois do jantar e regular a ingestão de alimentos.

Os exercícios aumentam a reabsorção de glicose dos tecidos sensíveis à insulina por meio de dois mecanismos:[45]

▶ Aumento no fluxo sanguíneo, estimulando a liberação de glicose e de insulina para os músculos.

▶ Estímulo do transporte de glicose pela contração muscular.

Em pessoas não diabéticas, os níveis de insulina caem durante os exercícios agudos e a produção de glicose hepática aumenta para atender às demandas musculares. Nas diabéticas, os exercícios diminuem a concentração glicêmica no sangue e, transitoriamente, melhora a tolerância à glicose durante os exercícios agudos. A resposta metabólica aos exercícios baseia-se no nível de condicionamento físico do indivíduo, na intensidade e na duração das atividades físicas e no tempo dos exercícios em relação à administração de insulina e às refeições.[45]

Os benefícios adicionais dos exercícios na população diabética incluem melhora na sensibilidade à insulina em todo o corpo e no controle glicêmico, redução de alguns fatores de riscos cardiovasculares e aumento no bem-estar psicológico.

Recursos ergogênicos

Recursos ergogênicos é um termo usado para descrever uma vasta categoria de tópicos incluindo reforços fisiológicos, farmacológicos, psicológicos e nutricionais.[46] Os reforços farmacológicos mais comuns utilizados pelos atletas são os esteroides androgênicos anabólicos (EAA), derivado sintético do hormônio masculino testosterona. O termo mais adequado geralmente reduzido para essas substâncias é esteroides anabolizantes.

Esteroides androgênicos anabólicos

O uso de EAA para propósitos não médicos vem ocorrendo há mais de 50 anos. Esses agentes sintéticos têm uma estrutura esteroide básica que produz efeitos anabólicos (desenvolvimento muscular) e androgênicos (masculinizantes), uma vez que essas ações são inseparáveis sob o ponto de vista fisiológico.[47] Sua administração pode ser por via oral ou parenteral. Os esteroides ingeridos por via oral são bem-absorvidos pelo estômago, são expelidos mais rapidamente do organismo devido às suas meias-vidas, são mais tóxicos para o fígado do que os esteroides injetáveis e são muito mais potentes.[46,48-50] Os esteroides injetáveis caracterizam-se pelo retardamento na absorção pelo organismo, pela excreção mais lenta, pela fácil detecção em testes de substâncias durante períodos mais longos, pela menor hepatotoxicidade e menor potência que os esteroides administrados por via oral.[46,48-50]

Os resultados dos estudos sobre o efeito dos EAA na força muscular não são consistentes.[46] Os EAA aumentam a força muscular somente se forem atendidos os seguintes critérios:[46,51]

▶ O atleta deve ser treinado intensamente em levantamento de peso antes de iniciar o regime com esteroides e deve continuar praticando esses exercícios com a mesma intensidade durante o regime.

▶ O atleta deve manter uma dieta rica em proteínas e altas calorias.

▶ A força deve ser avaliada com uma técnica de repetição simples e peso máximo, com treinamento em exercícios específicos para o atleta, em oposição às técnicas de articulação simples e aos testes de isolamento.

O aumento de peso geralmente está associado ao uso de EAA. Ainda não está suficiente claro se esses ganhos refletem aumentos na massa muscular ou na retenção de fluidos.[46] Embora os benefícios potenciais associados ao uso de EAA sejam questionáveis, os efeitos colaterais de curto e longo prazos estão bem definidos e incluem:[46]

▶ Aumento no risco de infarto do miocárdio e AVC.

▶ Hepatotoxicidade.

▶ Decréscimo significativo na testosterona plasmática, atrofia testicular, impotência, aumento no tamanho da próstata e redução na contagem de esperma e na produção de testosterona.

▶ Ginecomastia caracterizada por uma placa tecidual unilateral ou bilateral, subaureolar e na forma de botão e/ou pelo desenvolvimento de tecido mamário.

▶ Aumento nas lesões musculotendíneas.

▶ Fechamento prematuro da epífise em crianças, resultando em baixa estatura na idade adulta.

▶ Alterações no perfil dos lipídeos, isto é, aumento significativo no colesterol sérico total e redução nas lipoproteínas de alta densidade (HDL).

▶ Alterações no estado mental, incluindo euforia, agressividade, irritabilidade, tensão nervosa, alterações na libido, mania, depressão (com a retirada dos esteroides) e psicose.

Anfetaminas

A estrutura feniletilamina das anfetaminas é semelhante à dos agonistas (aminas biogênicas) catecolaminérgicos, dopaminérgicos e serotonérgicos, o que pode explicar as respectivas ações, sendo que a apresentação clínica depende do tipo de anfetamina utilizado. Por exemplo, a metanfetamina não tem as mesmas propriedades periféricas estimulantes da anfetamina, embora apresente propriedades eufóricas e alucinógenas. Essas ações são semelhantes às da cocaína. Entretanto, enquanto os efeitos da cocaína duram de 10 a 20 minutos, os da anfetamina são muito mais prolongados, durando de 10 a 12 horas.

As vias de administração da anfetamina podem ser: oral (ingestão), nasal (fumaça) ou IV (infiltração). O uso oral está associado a um intervalo aproximado de uma hora antes do início dos sintomas, enquanto os métodos de inalação e IV produzem efeitos dentro de alguns minutos. As concentrações máximas de plasma ocorrem em cinco minutos com o uso IV, 30 minutos por via nasal ou IM e de 2 a 3 horas após a ingestão.

Sistema nervoso central

Os compostos de anfetamina produzem um efluxo geral de aminas biogênicas dos terminais neuronais sinápticos (simpatomimética indireta). Eles inibem transportadores específicos responsáveis pela reabsorção de aminas biogênicas do terminal sináptico nervoso e das vesículas pré-sinápticas. Além disso, as anfetaminas inibem a MAO que degrada intracelularmente os neurotransmissores de amina biogênica. O efeito líquido é um aumento na liberação do neurotransmissor de monoamina na sinapse. A adaptação fisiológica ocorre pela infrarregulação do receptor ou do acoplamento. Essa tolerância fisiológica e uma tolerância psicológica associada podem gerar uma escalada no uso da substância e aumentar a toxicidade. O uso crônico pode levar à depleção dos estoques de amina biogênica e desencadear um efeito inverso do medicamento, ou seja, o solapamento.

De maneira geral, níveis elevados de catecolamina ocasionam um estado que se caracteriza pelo aumento na excitação e pela diminuição na fadiga. Os níveis elevados de dopamina em sinapses no SNC podem ser responsáveis por distúrbios motores, esquizofrenia e euforia. Os sinais serotonérgicos desempenham papel importante nos aspectos alucinogênicos e anoréxicos desses medicamentos.

Outros efeitos serotonérgicos e dopaminérgicos incluem restabelecer ascendentemente os circuitos térmicos reguladores no hipotálamo produzindo hipertermia. A hipertermia causada pelas anfetaminas é semelhante à da síndrome de serotonina.

Sistema nervoso periférico

Os efeitos catecolaminérgicos (simpatomiméticos) das anfetaminas incluem efeitos inótropicos e cronotrópicos no coração, que podem desencadear taquicardia e outras disritmias. As propriedades vasoconstritoras dos medicamentos podem causar hipertensão e/ou vasoespasmo coronário.

A ação serotonérgica das anfetaminas na vascularização periférica pode ocasionar vasoconstrição, que é especialmente problemática nos vasos placentários. Estudos realizados em animais mostraram que as ações serotonérgicas dessas substâncias resultam em alterações nos níveis de plasma da oxitocina, somatostatina, gastrina e colecistoquinina.

Os indivíduos com intoxicação por anfetaminas geralmente são identificados por uma alteração isolada no estado mental ou em associação a outras lesões ou doenças. Essas alterações incluem desorientação, cefaleia, discinesia, agitação, sintomas de AVC, sinais e sintomas cardiovasculares (dor no peito, palpitações), problemas gastrintestinais (boca seca, náusea e vômito, diarreia), disfunção genitourinária (dificuldade de micção) e mudanças na pele (diaforese, erupções eritematosas dolorosas, marcas de agulha e ulcerações profundas infectadas [ectima]).

Macronutrientes

Os macronutrientes incluem carboidratos, gorduras e proteínas.

Carboidratos

Sob o ponto de vista nutricional, os carboidratos têm várias funções fisiológicas no organismo, incluindo fornecimento de energia, efeitos na saciedade e no esvaziamento gástrico, ações no metabolismo da insulina e da glicose no sangue, influência na glicosilação proteica, produção de ácidos graxos de cadeia curta e interferência na atividade intestinal. Os carboidratos são a principal fonte de combustível para o trabalho muscular; eles são armazenados no fígado e nos músculos como glicogênio.

Gorduras

A gordura dietética é fundamental como substância fornecedora de ácidos graxos essenciais e de vitaminas lipossolúveis (ver micronutrientes), assim como fonte de energia durante a execução de exercícios de baixa intensidade e prolongados a 70% da potência aeróbia máxima.[52]

Proteínas

Os aminoácidos são usados na síntese de proteínas estruturais (p. ex., tecidos conjuntivos e musculares) e de proteínas funcionais (p. ex., enzimas, anticorpos e hemoglobina) e também como fonte de energia na ausência de glicose ou ácidos graxos adequados. As proteínas são degradadas continuamente e sintetizadas no corpo de forma que é necessário um suprimento de aminoácidos para compensar as perdas proteicas. A necessidade de proteína dos atletas é muito maior do que a das pessoas comuns por causa do aumento de seu uso durante as atividades físicas para a gliconeogênese e a oxidação de ácidos graxos, bem como pela decomposição tecidual que acompanha os treinamentos e as competições.[53]

Micronutrientes

As vitaminas e os minerais são essenciais para o metabolismo eficiente dos nutrientes e para várias funções corporais relacionadas às atividades da vida diária e ao desempenho atlético.[54]

Vitaminas

As vitaminas são substâncias orgânicas que devem ser acrescidas em pequenas quantidades nas dietas para síntese de cofatores, que são essenciais para a função metabólica e não podem ser fabricados pelo corpo. As populações em risco por deficiência de vitaminas incluem:

▶ Lactentes e crianças na fase pré-escolar.
▶ Mulheres grávidas ou em fase de lactação.
▶ Idosos.
▶ Indivíduos pertencentes a classes socioeconômicas mais baixas.
▶ Portadores de doenças crônicas.

Vitaminas lipossolúveis

As vitaminas lipossolúveis são: A, D, E e K. Depois de serem absorvidas pelo trato intestinal, são armazenadas no fígado e nos tecidos adiposos. As vitaminas lipossolúveis necessitam de transportadores de proteínas para transitarem pelos fluidos do corpo, sendo que o excesso delas é armazenado no organismo. Como essas vitaminas não são hidrossolúveis, é possível que atinjam níveis tóxicos.

Vitamina A. A vitamina A ajuda a evitar o retardamento no crescimento e é essencial para a visão, a manutenção da pele e a integridade dos sistemas imunológico e reprodutivo.[55] Os alimentos mais comuns, dessa vitamina, envolvem verduras, a laranja, os vegetais amarelos, o fígado, a manteiga, a gema de ovo e a margarina fortificada.

Sinais e sintomas de deficiência

▶ Ceratomalacia (amolecimento da córnea com subsequente ulceração e perfuração).
▶ Xeroftalmia (ressecamento e ulceração da conjuntiva e da córnea).
▶ Nictalopia (cegueira noturna).
▶ Insuficiência no crescimento.
▶ Pele áspera e seca.

Sinais e sintomas de toxicidade

▶ Perda de apetite.
▶ Queda de cabelo.
▶ Aumento do fígado e do baço.

Vitamina D. A vitamina D, bem como o cálcio, o fósforo e as proteínas, é considerada a grande promotora do crescimento e da mineralização óssea, além de intensificar a absorção de cálcio.[55] Ela também é moduladora do funcionamento dos linfócitos e fagócitos mononucleares, os quais são essenciais para a resposta imunológica do organismo. Os alimentos mais comuns, fontes de vitamina D, são leite e margarina fortificados e óleos de peixe. Além da ingestão dietética, grande parte dessa vitamina é produzida no fígado; e em proporções menores, no rim e pela ação da luz ultravioleta (UV) sobre o precursor da vitamina D na pele.[55]

Sinais e sintomas de deficiência

▸ Raquitismo (em crianças de países subdesenvolvidos).
▸ Comprometimento do crescimento.
▸ Anormalidades esqueléticas.
▸ Osteomalacia.
▸ Fraturas espontâneas.
▸ Tetania muscular.

Sinais e sintomas de toxicidade. Calcificação dos tecidos moles e outras formas de hipercalcemia.

Vitamina E. Essa vitamina age como antioxidante por meio de mecanismos ainda não definidos plenamente. Entretanto, acredita-se que ela estabiliza as membranas celulares e preserva os eritrócitos, em especial os que permanecem constantemente expostos a níveis elevados de oxigênio, como aqueles que se encontram nos pulmões. Além disso, a vitamina E protege os tecidos contra a peroxidação dos lipídeos resultante de exercícios prolongados ou excêntricos.[55] Os alimentos mais comuns, fontes dessa vitamina, incluem os óleos vegetais, o germe de trigo, as nozes e os peixes.

Sinais e sintomas de deficiência

▸ Hemólise anormal de eritrócitos (decomposição).
▸ Edema.

Sinais e sintomas de toxicidade

▸ Redução nos níveis de hormônios da tireoide.
▸ Aumento no nível de triglicerídeos.

Vitamina K. É imprescindível para a síntese de pelo menos duas proteínas envolvidas na coagulação sanguínea. As fontes dessa vitamina de alimentos mais comuns englobam vegetais com folha verde-escuro, os queijos, a gema de ovo e o fígado.

Sinais e sintomas de deficiência

▸ Hemorragia.
▸ Distúrbios na coagulação sanguínea.

Sinais e sintomas de toxicidade. Não há registro.

Vitaminas hidrossolúveis

As vitaminas hidrossolúveis incluem o complexo B, a vitamina C, a biotina, a colina e a folacina (ácido fólico). Essas vitaminas não são armazenadas no organismo em quantidades significativas, o que reduz bastante as incidências de toxicidade, contudo devem ser incluídas na dieta diária.

Tiamina (B_1). Metaboliza os carboidratos e evita a beribéri e doenças do sistema nervoso. Os alimentos mais comuns, fontes de tiamina, incluem os grãos, a carne e o levedo.

Sinais e sintomas de deficiência

▸ Sintomas neurológicos.
▸ Sintomas cardiovasculares.
▸ Beribéri (em países subdesenvolvidos).

Riboflavina (B_2). A riboflavina, componente principal de duas coenzimas nucleotídeas envolvidas no metabolismo da energia, facilita as enzimas selecionadas relacionadas aos carboidratos, às proteínas e ao metabolismo de gorduras. Os alimentos mais comuns, fontes de riboflavina, são o leite, os vegetais de folhas verdes e o amendoim.

Sinais e sintomas de deficiência

▸ Estomatite angular (inflamação nos cantos da boca associada a rugas e fissuras do epitélio que não envolvem a mucosa).
▸ Inflamação na língua.
▸ Fotofobia com lacrimejamento.
▸ Escamação da pele.

Niacina (B_3). Facilita várias enzimas que regulam o metabolismo da energia. As fontes mais comuns de niacina são as carnes, os grãos integrais e a farinha branca.

Sinais e sintomas de deficiência

▸ Pelagra.
▸ Diarreia.
▸ Demência.
▸ Dermatite.

Ácido pantotênico (B_5). É encontrado em tecidos vivos e é essencial para o metabolismo dos ácidos graxos e o crescimento de alguns animais. As fontes mais comuns de ácido pantotênico são o fígado, os ovos e os grãos integrais.

Sinais e sintomas de deficiência

▸ Cefaleia.
▸ Fadiga.
▸ Déficit na coordenação muscular.
▸ Síndrome do pé em queimação.

Piridoxina (B_6). A piridoxina é uma coenzima envolvida no metabolismo de aminoácidos e glicogênio. Ela auxilia na formação de hemoglobina e mioglobina.[55] Suas fontes mais comuns são o fígado, as carnes vermelhas, os grãos integrais e as batatas.

Sinais e sintomas de deficiência

▸ Neuropatia periférica.
▸ Convulsões.

- Hiperirritabilidade.
- Depressão.

Cianocobalamina (B₁₂). A cianocobalamina é essencial para o metabolismo do ácido nucleico e auxilia na síntese da hemoglobina.[55] Suas fontes mais comuns são as carnes vermelhas, a carne de órgãos, os ovos e a gema de ovo.

Sinais e sintomas de deficiência
- Anemia perniciosa.
- Vários transtornos mentais.

Ácido ascórbico (vitamina C). A vitamina C tem muitas funções:
- Ajuda o corpo a combater infecções por meio de suas propriedades antioxidantes.
- Facilita a cicatrização de feridas.
- Intensifica a absorção de ferro proveniente dos alimentos.
- Age como cofator em algumas reações de hidroxilação como a conversão de dopamina em noradrenalina.[55]
- É necessária para o desenvolvimento e a manutenção dos ossos, das cartilagens, dos tecidos conjuntivos e dos vasos sanguíneos.

Os alimentos mais comuns, fontes de vitamina C, são as frutas cítricas, o tomate e o melão cantalupo.

Sinais e sintomas de deficiência
- Anemia.
- Escorbuto (gengivas esponjosas, amolecimento dos dentes e sangramento na pele e nas membranas mucosas).

Biotina. É necessária para a ação de vários sistemas enzimáticos. As fontes de biotina mais comuns são o fígado, as carnes e o leite.

Sinais e sintomas de deficiência
- Anemia.
- Depressão.
- Dor muscular.
- Anorexia.
- Dermatite.

Colina. É um derivado solúvel da amônia (amina). Ela é encontrada nos tecidos de plantas e de animais, e sua sintetização é feita a partir da metionina, que é um aminoácido. A colina é um componente importante de compostos necessários para a função nervosa e ajuda a evitar o acúmulo de gorduras no fígado.

Folacina (ácido fólico). A folacina está envolvida na formação dos eritrócitos e no funcionamento do trato gastrintestinal. As fontes de ácido fólico mais comuns são o levedo, os vegetais com folha verde-escuro e os grãos integrais.

Sinais e sintomas de deficiência
- Comprometimento da divisão celular.
- Alteração na síntese de proteínas.

Minerais

Assim como as vitaminas, os minerais são nutrientes importantes encontrados nos alimentos. A diferença principal entre eles é que as vitaminas são substâncias orgânicas (contêm o elemento carbono) e os minerais, substâncias inorgânicas. Há dois grupos de minerais: os principais e os secundários (Tabs. 30-7 e 30-8).

Suplementos dietéticos e nutricionais

Vitamina C. Além das funções mencionadas na seção "Vitaminas", a vitamina C é vital para a formação de colágeno. Ela ativa as enzimas que convertem a prolina e a lisina em hidroxiprolina e hidroxilisina, respectivamente, sendo que ambas são necessárias para fornecer ao colágeno sua estrutura tridimensional correta.

Óleos ômega-3. As prostaglandinas (PGs) são produtos químicos de vida curta como os hormônios sintetizadas a partir de ácidos graxos dietéticos para regular as atividades celulares. Há três famílias de PGs: séries 1, 2 e 3.
- As PGs de série 1 desempenham várias funções no corpo, incluindo ações anti-inflamatórias.
- As PGs de série 2 têm efeito anti-inflamatório.

Enquanto as PGs de séries 1 e 2 são sintetizadas a partir do ácido graxo essencial ômega-6 ("ácido linoleico"), as PGs de série 3 são transformadas a partir de outro ácido graxo essencial, o ácido ômega-3 α-linolênico. Uma das etapas intermediárias durante a conversão do ácido α-linolênico nas PGs de série 3 envolve a formação do ácido eicosapentanoico (EPA). O EPA age para inibir a formação excessiva das PGs anti-inflamatórias da série 2, justificando o motivo pelo qual os óleos ômega-3 exercem efeito anti-inflamatório no corpo e os óleos de peixe (que contêm EPA "já pronto") apresentam o mesmo efeito.

Aminoácidos contendo enxofre. O enxofre é reconhecido há muito tempo como nutriente essencial para a saúde humana. Nas dietas, ele pode ser encontrado em várias formas, porém concentra-se principalmente nos aminoácidos contendo enxofre metionina, cisteína e taurina. O enxofre dietético também se apresenta como sulfato inorgânico livre e sulfato com ligação solta. Como essas formas manifestam-se em quantidades muito pequenas, foram consideradas relativamente sem importância. Entretanto, pesquisas recentes mostraram que os sulfatos inorgânicos dietéticos podem ser usados não apenas para sintetizar a cisteína e a taurina, mas também para transformar a matriz de condroitina da cartilagem articular (promove a retenção de água e a elasticidade na cartilagem articular e inibe as enzimas que a decompõem). No corpo, o enxofre também está presente em vários compostos relevantes para a função articular e a saúde. A glutationa é um antioxidante poderoso que pode ser eliminado durante treinamentos pesados. Se a ingestão dos aminoácidos contendo enxofre metionina e cisteína for subótima, a última pode ser preferencialmente incorporada nas proteínas do corpo, produzindo respostas pró-inflamatórias.

Sulfato de condroitina. O sulfato de condroitina é um polissacarídeo contendo enxofre encontrado naturalmente no corpo. Esse composto é essencial para a saúde da cartilagem articular. A glicosamina é um monossacarídeo que contém aminoácido, concentrado na cartilagem articular, o qual é usado para sintetizar o

TABELA 30-7 Minerais: fontes e funções

Mineral	Função	Fontes comuns de alimento
Resumo dos minerais principais		
Cálcio (Ca)	Ajuda na formação dos ossos e dos dentes, na coagulação sanguínea, na contração e no relaxamento muscular, na função cardíaca e nervosa.	Leite e outros laticínios, brócolis, salmão, sardinha, legumes
Fósforo (P)	Ajuda na formação dos ossos e dos dentes. Auxilia no transporte de gorduras no corpo como parte de fosfolipídeos. Ajuda a manter o equilíbrio ácido/base no organismo.	Carne, peixe, aves, ovos, leite, cereais
Magnésio (Mg)	Necessário para a contração muscular e a função nervosa.	Carne, frutos do mar, nozes, legumes, laticínios, grãos integrais
Sódio (Na)	Componente importante dos fluidos do corpo, principalmente fora das células.	Sal de cozinha, carne, frutos do mar, leite, queijo, ovos, bicarbonato de sódio, fermento em pó, pão, vegetais, alimentos processados
Potássio (K)	Componente importante dos fluidos do corpo, principalmente dentro das células.	Batata, melão, frutas cítricas, banana e a maioria das frutas e dos vegetais, carne, leite e legumes
Resumo dos minerais secundários		
Ferro (Fe)	Encontrado na hemoglobina dos eritrócitos e na mioglobina das células musculares. É necessário para transportar oxigênio.	Fígado, carnes, gema de ovo, nozes, grãos integrais ou enriquecidos, legumes
Iodo (I)	Parte dos hormônios da tireoide (tiroxina e tri-iodotironina).	Frutos do mar, sal iodado
Selênio (Se)	Age como antioxidante.	Grãos, carnes, aves, peixes, laticínios
Zinco (Zn)	Parte de sistemas importantes de enzimas. Encontrado na insulina de hormônios.	Carnes, frutos do mar, grãos integrais
Cromo (Cr)	Ajuda o corpo a usar a insulina.	Fígado, levedura de cerveja, grãos integrais, nozes, queijos
Cobre (Cu)	Parte de várias enzimas.	Legumes, cereais, nozes, sementes, carne de órgãos
Flúor (Fl)	Parte dos dentes e dos ossos. Ajuda a evitar cáries nos dentes.	Água potável fluorada, peixes, chá

glicosaminoglicano (GAG) cartilaginoso. Os GAGs são moléculas de grande porte que compreendem cadeias de ramificações longas de açúcar e moléculas menores contendo nitrogênio conhecidas por aminoaçúcares.

A ação do sulfato de condroitina, administrado por via oral, ainda não está muito clara, mas possivelmente envolve a promoção e a manutenção da estrutura e da função das cartilagens (condroproteção), o alívio da dor nas articulações osteoartríticas e a atividade anti-inflamatória.

Sulfato de glicosamina. A glicosamina é usada na fabricação de moléculas muito grandes encontradas na cartilagem, denominadas proteoglicanos.

Em 2007, os pesquisadores realizaram uma metanálise[56] de todos os testes clínicos randomizados, controlados por placebo, sobre a eficácia da glicosamina administrada por via oral publicados ou realizados entre janeiro de 1980 e março de 2002 e concluíram que o suplemento foi eficaz não apenas para aliviar a dor e aumentar a mobilidade, mas também para reduzir o estreitamento do espaço articular que geralmente ocorre em condições degenerativas.[56] Atualmente, há evidências fortes e convergentes de que o sulfato de glicosamina, administrado em doses orais diárias de 1.500 mg, é capaz de reduzir significativamente os sintomas de osteoartrite nos membros inferiores e na coluna.[57] Esse efeito é comumente observado em 2 a 6 semanas. Em dois estudos independentes, a mesma dose comprovou ter condições de evitar o estreitamento do espaço articular no compartimento femorotibial em pacientes com osteoartrite de leve a moderada no joelho.[57] Essa ação, que é afetada pela técnica radiográfica usada na avaliação da largura do espaço articular, também ocasionou uma redução de 50% na incidência de cirurgias nos membros inferiores, relacionadas à osteoartrite, durante cinco anos depois da interrupção do tratamento.[57] Há um alto grau de consistência na literatura mostrando que o sulfato de glicosamina é usado no tratamento dessa condição, uma resposta eficaz com expectativa de um mínimo de efeitos colaterais.[57] Como foram descritas algumas discrepâncias entre os resultados dos estudos realizados com uma formulação patenteada de sulfato de glicosamina distribuído como medicamento e aqueles de preparações de glicosamina embaladas adquiridas de fornecedores globais e vendidas em farmácias, sem receita médica, como suplementos nutricionais (não regulamentados como agentes farmacológicos e com problemas potenciais em relação à confiabilidade de seu conteúdo), deve-se tomar muito cuidado na extrapolação de resultados conclusivos obtidos com medicamentos controlados para suplementos alimentares comercializados sem prescrição médica.[57]

Ácido hialurônico.[58] O ácido hialurônico é um polissacarídeo da família dos GAGs e uma substância natural encontrada em muitos tecidos extracelulares, incluindo os fluidos sinoviais, a pele e a cartilagem. Ele é produzido em articulações normais e decompõe-se na osteoartrite, sendo que isso aparentemente aumenta a suscetibilidade das cartilagens articulares a lesões. Alguns estudos sugerem que os portadores de osteoartrite, que estejam tomando

TABELA 30-8 Minerais fornecidos por grupos de alimentos

Grupo de alimentos	Minerais fornecidos
Leite	Cálcio, fósforo e potássio
Carnes	Ferro, cobre, zinco, cromo, fósforo e enxofre
Frutas	Magnésio, manganês, potássio e ferro
Vegetais	Potássio, magnésio, iodo e selênio
Pão, cereais e grãos	Ferro, cobre, zinco, manganês, magnésio, molibdênio, cromo e fósforo

injeções intra-articulares de ácido hialurônico (3 a 5 por semana) obtêm benefícios a longo prazo, avaliados por meio de medições de resultados relevantes sob o ponto de vista clínico.59-61

Metilsulfonilmetano. O metilsulfonilmetano (MSM) é outro composto que contém enxofre encontrado em alguns alimentos e também no corpo humano. Embora sua bioquímica não seja bem compreendida, aparentemente ele fornece parte de seu conteúdo de enxofre para formar tecidos conjuntivos e exerce efeitos anti-inflamatórios. Por sua vez, o *S*-adenosilmetionina (SAMe), outro composto contendo enxofre encontrado no corpo (produzido a partir do metabolismo da metionina), também parece exercer algum efeito anti-inflamatório.

Bioflavanoides. Os bioflavanoides são compostos naturais encontrados principalmente em frutas e vegetais que parecem possuir propriedades anti-inflamatórias, além de efeitos antioxidantes. Estudos realizados em animais com dois desses compostos, a rutina e a quercetina, demonstraram ações anti-inflamatórias significativas nas inflamações agudas e crônicas. Outrossim, há evidências de que esses compostos melhoram a circulação local e promovem uma matriz consistente de colágeno nas articulações.

Extrato de semente de uva. As proantocianidinas referem-se a misturas de procianidina extraídas da semente de uva. As proantocianidinas da semente de uva têm atividade antioxidante e exercem ações anti-inflamatórias, anticarcinogênicas e antiaterogênicas.

Creatina. A creatina é um aminoácido não proteico encontrado em animais e, em quantidades menores, nas plantas. Ela é sintetizada no fígado, no rim e no pâncreas. A creatina suplementar desempenha ação geradora de energia durante os exercícios anaeróbios e efeitos neuroprotetores e cardioprotetores.

QUESTÕES DE REVISÃO*

1. Descreva as diferenças entre farmacodinâmica e farmacocinética?
2. Qual é o tônus dominante em relação à farmacologia e ao SNA?
3. Cite todas as vitaminas hidrossolúveis.
4. Quais são os dois órgãos principais responsáveis pelo metabolismo dos medicamentos?
5. Quais efeitos os exercícios e os agentes físicos térmicos exercem sobre o metabolismo dos medicamentos?

REFERÊNCIAS

1. DuVall RE: Pharmacological competencies for effective medical screening. In: Wilmarth MA, ed. *Medical Screening for the Phys-ical Therapist*. Orthopaedic Section Independent Study Course 14.1.1 La Crosse, WI, Orthopaedic Section, APTA, Inc, 2003:1–14.

---

*Questões adicionais para testar seu conhecimento deste capítulo podem ser encontradas (em inglês) em Online Learning Center para *Orthopaedic Assessment, Evaluation, and Intervention*, em www.duttononline.net. As respostas para as questões anteriores são apresentadas no final deste capítulo.

2. Ciccone CD: Basic pharmacokinetics and the potential effect of physical therapy interventions on pharmacokinetic variables. *Phys Ther* 75:343–351, 1995.
3. Guide to physical therapist practice. *Phys Ther* 81:S13–S95, 2001.
4. Biederman RE: Pharmacology in rehabilitation: Nonsteroidal anti-inflammatory agents. *J Orthop Sports Phys Ther* 35:356–367, 2005.
5. Gladson BG: Introduction. In: Gladson BG, ed. *Pharmacology for Physical Therapist*s. St. Louis, MO: Saunders/Elsevier, 2006:3–12.
6. Thomas D: The Ethics of Research Involving Animals: A Review of the Nuffield Council on Bioethics Report from an Antivivisectionist Perspective. *ATLA-Alternatives to Laboratory Animals* 33:663–667, 2005.
7. Briggs AH, Levy AR: Pharmacoeconomics and pharmacoepidemiology: Curious bedfellows or a match made in heaven? *Pharmacoeconomics* 24:1079–1086, 2006.
8. Gladson BG: Pharmacodynamics: Mechanism of action. In: Gladson BG, ed.: *Pharmacology for Physical Therapist*s. St. Louis, MO: Saunders/Elsevier, 2006:13–25.
9. Brookfield WP: Pharmacologic considerations for the physical therapist. In: Boissonnault WG, ed. *Primary Care for the Physical Therapist: Examination and Triag*e. St Louis, MO: Elsevier/Saunders, 2005:309–322.
10. Paterson CS: Autonomic pharmacology: Implications for the physical therapist. In: Wilmarth MA, ed.: *Medical Screening for the Physical Therapist*. Orthopaedic Section Independent Study Course 14.1.1 La Crosse, WI, Orthopaedic Section, APTA, Inc, 2003:1–32.
11. Benet LZ, Kroetz DL, Sheiner LB: Pharmacokinetics: The dynamics of drug absorption, distribution, and elimination. In: Hardman JG, Gilman AG, Limbrid LE, eds. *Goodman and Gilman's the Pharmacologic Basis of Therapeutic*s, 9th edn. New York: McGraw-Hill, 1996:3–27.
12. Eddy LJ: Introduction to pharmacology. In: Wadsworth C, ed.: *Orthopedic Physical Therapy Pharmacology Home Study Course 98*-2. La Crosse, WI, Orthopaedic Section, APTA, 1998.
13. van Baak MA: Influence of exercise on the pharmacokinetics of drugs. *Clin Pharmacokinet* 19:32–43, 1990.
14. Dossing M: Effect of acute and chronic exercise on hepatic drug metabolism. *Clin Pharmacokinet* 10:426–431, 1985.
15. Ciccone CD: Basic pharmacokinetics and the potential effect of physical therapy interventions on pharmacokinetic variables. In: Rothstein JR, ed. *Pharmacology: An American Physical Therapy Association Monograp*h. Alexandria, VA: American Physical Ther-apy Association, 1995:9–17.
16. Dionne RA: Pharmacologic treatments for temporomandibular disorders. *Surg Oral Med Oral Pathol Oral Radiol Endodont* 83:134–142, 1997.
17. Stephens E: Toxicity, narcotics. Available at: http://www.emedicine.com/emerg/topic330.htm, 2006.
18. Lichtenstein DR, Wolfe MM: Cox-2-selective NSAIDS: New and improved? *JAMA* 284:1297–1299, 2000.
19. Crofford LJ: Rational use of analgesic and antiinflammatory drugs. *N Engl J Med* 345:1844–1846, 2001.
20. Boissonnault WG: Prevalence of comorbid conditions, surgeries, and medication use in a physical therapy outpatient population: A multicentered study. *J Orthop Sports Phys Ther* 29:506–519; discussion 520–525, 1999.
21. Boissonnault WG, Koopmeiners MB: Medical history profile: Orthopaedic physical therapy outpatients. *J Orthop Sports Phys Ther* 20:2–10, 1994.
22. Sperling RL: NSAIDS. *Home Healthc Nurse* 19:687–689, 2001.
23. Holvoet J, Terriere L, Van Hee W, et al.: Relation of upper gastrointestinal bleeding to non-steroidal anti-inflammatory drugs and aspirin: A case-control study. *Gut* 32:730–734, 1991.
24. Clive DM, Stoff JS: Renal syndromes associated with non-steroidal antiinflammatory drugs. *N Engl J Med* 310:563–572, 1984.

25. Spiegel BM, Targownik L, Dulai GS, et al.: The cost-effectiveness of cyclooxygenase-2 selective inhibitors in the management of chronic arthritis. *Ann Intern Med* 138:795–806, 2003.
26. Brattsand R, Linden M: Cytokine modulation by glucocorticoids: Mechanisms and actions in cellular studies. *Aliment Pharmacol Ther* 10(Suppl 2):81–90; discussion 1–2, 1996.
27. Buchman AL: Side Effects of corticosteroid therapy. *J Clin Gastroenterol* 33:289–294, 2001.
28. Elenbaas JK: Centrally acting oral skeletal muscle relaxants. *Am J Hosp Pharm* 37:1313–1323, 1980.
29. Marcus S: Toxicity, monoamine oxidase inhibitor. Available at: http://www.emedicine.com/emerg/topic318.htm, 2005
30. Mantooth R: Toxicity, benzodiazepine. Available at: http://www.emedicine.com/emerg/topic58.htm, 2006.
31. Cooper J: Toxicity, sedative-hypnotics. Available at: http://www.emedicine.com/EMERG/topic525.htm, 2006.
32. Soghoian S, Doty CI: Toxicity, tricyclic antidepressant. Available at: http://www.emedicine.com/ped/topic2714.htm, 2006.
33. Henchcliffe C, Schumacher HC, Burgut FT: Recent advances in Parkinson's disease therapy: Use of monoamine oxidase inhibitors. *Expert Rev Neurother* 5:811–821, 2005.
34. Jankovic J: Parkinson's disease: Recent advances in therapy. *South Med J* 81:1021–1027, 1988.
35. Riederer P, Lange KW, Youdim MB: Recent advances in pharmacological therapy of Parkinson's disease. *Adv Neurol* 60:626–635, 1993.
36. Becker JU, Wira CR: Stroke, ischemic. Available at: http://www.emedicine.com/EMERG/topic558.htm, 2006.
37. Ochoa JG, Riche W: Antiepileptic drugs: An overview. Available at: http://www.emedicine.com/neuro/topic692.htm, 2006.
38. Challoner K, Newton E: Toxicity, neuroleptic agents. Available at: http://www.emedicine.com/emerg/topic338.htm, 2006.
39. Vanek ZF, Menkes JH: Spasticity. Available at: http://www.emedicine.com/neuro/topic706.htm, 2005.
40. Lance JW: Symposium synopsis. In: Feldman RG, Young RR, Koella WP, eds. *Spasticity: Disordered Motor Control*. Chicago: Year Book Medical Publishers, 1980: 485–494.
41. Peel C, Mossberg KA: Effects of cardiovascular medications on exercise responses. *Phys Ther* 75:387–396, 1995.
42. Cahalin LP, Sadowsky HS: Pulmonary medications. *Phys Ther* 75:397–414, 1995.
43. Nathan DM: Prevention of long-term complications of non-insulin-dependent diabetes mellitus. *Clin Invest Med* 18:332–339, 1995.
44. Nathan DM: Long-term complications of diabetes mellitus. *N Engl J Med* 328:1676–1685, 1993.
45. Betts EF, Betts JJ, Betts CJ: Pharmacologic management of hyperglycemia in diabetes mellitus: Implications for physical therapy. *Phys Ther* 75:415–425, 1995.
46. Thein LA, Thein JM, Landry GL: Ergogenic aids. *Phys Ther* 75: 426–439, 1995.
47. Landry GL, Primos WA, Jr.: Anabolic steroid abuse. *Adv Pediatr* 37:185–205, 1990.
48. Stephens MB: Ergogenic aids: Powders, pills and potions to enhance performance. *Am Fam Physician* 63:842–843, 2001.
49. Silver MD: Use of ergogenic aids by athletes. *J Am Acad Orthop Surg* 9:61–70, 2001.
50. Kern A: Ergogenic aids. *Int J Sport Nutr Exerc Metab* 10:vi–vii, 2000.
51. Haupt HA, Rovere GD: Anabolic steroids: A review of the literature. *Am J Sports Med* 12:469–484, 1984.
52. Hurley BF, Nemeth PM, Martin WH, III, et al.: Muscle triglyceride utilization during exercise: Effect of training. *J Appl Physiol* 60:562–567, 1986.
53. Meredith CN, Frontera WR, Fisher EC, et al.: Peripheral effects of endurance training in young and old subjects. *J Appl Physiol* 66:2844–2849, 1989.
54. Tortora GJ, Anagnostakos NP: *Principles of Anatomy and Physiology*, 5th edn. New York: Harper Row, 1987.
55. Reaburn P: Nutrition and the aging athlete. In: Burke L, Deakin V, eds. *Clinical Sports Nutrition*, 3rd edn. North Ryde: McGraw-Hill, 2006:633–676.
56. Richy F, Bruyere O, Ethgen O, et al.: Structural and symptomatic efficacy of glucosamine and chondroitin in knee osteoarthritis: A comprehensive meta-analysis. *Arch Intern Med* 163:1514–1522, 2003.
57. Reginster JY, Bruyere O, Fraikin G, et al.: Current concepts in the therapeutic management of osteoarthritis with glucosamine. *Bull Hosp Joint Dis* 63:31–36, 2005.
58. Grantner R: Treatments used for musculoskeletal conditions: More choices and more evidence. In: Brukner P, Khan K, eds. *Clinical Sports Medicine*, 3rd edn. Sydney: McGraw-Hill, 2007: 128–157.
59. Lo GH, LaValley M, McAlindon T, et al.: Intra-articular hyaluronic acid in treatment of knee osteoarthritis: A meta-analysis. *JAMA* 290:3115–3121, 2003.
60. Aggarwal A, Sempowski IP: Hyaluronic acid injections for knee osteoarthritis. Systematic review of the literature. *Can Fam Physician* 50:249–256, 2004.
61. Arrich J, Piribauer F, Mad P, et al.: Intra-articular hyaluronic acid for the treatment of osteoarthritis of the knee: Systematic review and meta-analysis. *CMAJ* 172:1039–1043, 2005.

CAPÍTULO 31

ESTUDOS DE IMAGEM EM ORTOPEDIA

OBJETIVOS DO CAPÍTULO

▶ **Ao concluir o capítulo, o leitor será capaz de:**

1. Elaborar uma lista dos vários estudos de imagens disponíveis.
2. Discutir as vantagens e as desvantagens de cada estudo de imagem.
3. Descrever como os vários tecidos musculoesqueléticos são apresentados em estudos de imagens.
4. Compreender os pontos fortes e fracos de cada estudo de imagem.
5. Descrever o fundamento lógico para a escolha entre técnicas alternativas de geração de imagens.
6. Descrever como os resultados dos estudos de imagens podem ajudar no processo de tomada de decisões clínicas.

VISÃO GERAL

Para os profissionais da saúde envolvidos no tratamento primário de distúrbios musculoesqueléticos, o diagnóstico obtido por meio da geração de imagens é essencial. A disponibilidade de imagens diagnósticas depende das instalações das clínicas. Por exemplo, os fisioterapeutas do exército dos Estados Unidos credenciados para atendimento fisioterapêutico primário têm o privilégio de solicitar procedimentos de geração de imagens desde o início da década de 1970.[1] Embora, fora do sistema médico militar norte-americano a solicitação de estudos de imagens não integre o escopo da prática fisioterapêutica, os fisioterapeutas geralmente solicitam ou recebem relatórios de tal recurso clínico.

Ainda que a interpretação de imagens diagnósticas seja sempre responsabilidade do radiologista, é importante que o fisioterapeuta reconheça o grau de relevância desses relatórios e os pontos fortes e fracos das várias técnicas que geram imagens de ossos e tecidos moles como músculos, tendões, gorduras, cartilagens e ligamentos. Em geral, os estudos de imagens apresentam alta sensibilidade (poucos falso-negativos) e baixa especificidade (muitos falso-positivos) e, como tal, são usados no processo de tomada de decisões clínicas para testar hipóteses, embora não devam ser considerados isoladamente.

Além disso, os estudos de imagens têm custo elevado e são mais invasivos em relação aos exames físicos, de forma que o fisioterapeuta deve comparar o valor relativo da solicitação de um estudo de imagens com uma hipótese de intervenção. Por exemplo, os testes devem ser considerados desnecessários nos casos em que for pouco provável que a geração de imagens revele algum fato que possa alterar o curso do tratamento.[1] Além disso, é importante que o fisioterapeuta entenda que não há correlação entre os resultados dos estudos de imagens e os dos exames físicos. Ainda que a geração de imagens possa evidenciar uma patologia, a mera presença de alguma anormalidade pode ser relevante ou não para os sinais e sintomas. Nessas situações, a importância que o fisioterapeuta atribuir à geração de imagens não deve ser maior nem menor do que o valor de outros aspectos do processo de tomada de decisões.

Radiografia

Em 1895, Wilhelm Conrad Röentgen fazia experiências com um tipo de tubo que produzia descargas elétricas, quando uma corrente de alta tensão passou através do tubo.[2] Quando Röentgen protegeu o tubo com um pedaço de papelão escuro, percebeu que uma tela fluorescente que estava há alguns metros de distância acendeu e brilhou, indicando que alguma forma de energia estava passando através do tubo. Experimentos posteriores levaram-no a descobrir que essas ondas de energia poderiam reproduzir imagens confiáveis do esqueleto humano em uma placa fotográfica de vidro.[2] Röentgen chamou essas ondas de energia de *raios X*, porque "X" é a variável desconhecida de uma equação matemática, e ele não estava seguro sobre a composição dos raios.[2] Em 1896, Henry Becquerel descobriu a natureza básica da radiação, e, logo em seguida, foi publicado um artigo no *Journal of the American Medical Association* que apresentava a hipótese do possível uso diagnóstico e terapêutico desse novo achado.[2] A partir de então, os raios X passaram a fazer parte do espectro eletromagnético, com capacidade de penetrar nos tecidos corporais de várias densidades. Descobriu-se também que a quantidade de feixes absorvidos, à medida que passava pelo corpo, dependia da densidade tecidual. Esse fato permitia que os médicos usassem as imagens para visualizar diversas estruturas anatômicas.

As radiografias convencionais (simples) geralmente são consideradas a primeira modalidade de geração de imagens diagnósticas.[3] O processo básico é bastante elementar. A parte do corpo do paciente é orientada em determinada posição, e a placa radiográfica, receptora ou detectora, é arranjada para capturar as partículas do feixe de raios X que não são absorvidas pelos tecidos do corpo. Ambos os lados da radiografia são cobertos com uma camada fina de gel fluorescente e, em seguida, o filme é colocado dentro de uma cápsula com duas camadas de plástico duro, que protege o filme e facilita o transporte. A seguir, um aparelho de raio X direciona a radiação eletromagnética para a região específica do corpo.

> **Curiosidade Clínica**
>
> O termo *radiografia* refere-se à imagem produzida no filme radiográfico. O filme de raio X, como qualquer filme fotográfico, gera inicialmente uma imagem negativa. Imediatamente após a rápida exposição do paciente aos raios X, o filme é colocado em um revelador mecânico ou eletrônico para criar a imagem final.
>
> A exposição às partículas de raio X escurece o filme, ao passo que as áreas de absorção aparecem mais claras.

Os tecidos de maior densidade permitem uma penetração menor dos raios X e, portanto, aparecem mais claros no filme. As seguintes estruturas são apresentadas por ordem decrescente de densidade: metal, osso, tecido mole, água ou fluidos corporais, gorduras e ar. Como o ar é o material menos denso do corpo, ele absorve menor quantidade de partículas, sendo representado na parte mais escura do filme. O osso pode ter várias densidades dentro do corpo.

> **Curiosidade Clínica**
>
> As infecções nos tecidos do pulmão, como a pneumonia, têm uma quantidade maior de água e de matéria celular. Esse material absorve uma grande quantidade de radiação e, consequentemente, uma parte pequena do filme é exposta. Portanto, os casos de pneumonia são facilmente diagnosticados por uma grande sombra branca (ou "infiltrado") que aparece no meio do pulmão, que em geral se apresenta com uma cor escura homogênea.

A produção de imagens diagnósticas de alta qualidade depende da manipulação e do equilíbrio de vários fatores técnicos, o que permite minimizar a dose de radiação. A utilização de distâncias focais longas, distâncias curtas de objetos, pontos focais pequenos, tempo curto de exposição, colimação apertada e combinações ideais filme/tela intensifica as imagens.[4] A redução da exposição à radiação para níveis mais baixos pode ser atingida observando-se detalhes como proteção, colimação e centralização do paciente, reduzindo a necessidade de repetição de filmes e o tempo de calibração do aparelho de raio X.[4]

A radiografia digital é uma forma de radiografia computadorizada ou direta. O processamento e a distribuição de imagens são feitos por meio de um sistema de arquivos e de comunicação de fotos. Entretanto, a resolução espacial dos sistemas de radiografias digitais não é tão ampla como a dos filmes radiográficos.[5]

As radiografias simples ou convencionais são relativamente baratas e fornecem vistas excelentes do osso cortical (Figs. 31-1 a 31-7). As radiografias são mais específicas do que as imagens por ressonância magnética (IRMs) para diferenciar as causas potenciais das lesões ósseas devido à sua capacidade comprovada de caracterizar padrões específicos de calcificação e reações periosteais.[1] As radiografias simples não são sensíveis às alterações iniciais associadas a tumores, infecções e algumas fraturas.[6] Entretanto, elas são bastante úteis para detectar fraturas e subluxações em pacientes com história de trauma.[7] Essas radiografias também podem ser usadas para evidenciar doenças articulares degenerativas, que se caracterizam pela aproximação das superfícies articulares no filme radiográfico. Contudo, as radiografias simples não fornecem imagens precisas das estruturas de tecidos moles como músculos, tendões, ligamentos e discos intervertebrais (DIVs).

As radiografias são representações bidimensionais de estruturas tridimensionais. Durante a exposição inicial para leitura das radiografias, é importante que o fisioterapeuta analise o máximo possível de radiografias "normais". Há uma grande quantidade de variações no corpo humano, assim como variações no que é considerado normal. Durante a avaliação das radiografias, recomenda-se utilizar abordagens sistemáticas como a mnemônica ABCS:[8]*

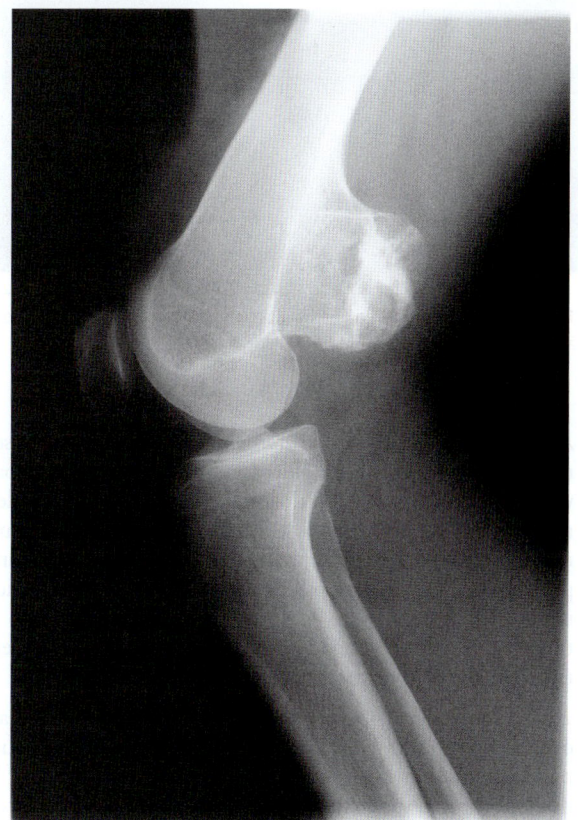

FIGURA 31-1 Radiografia ilustrando crescimento ósseo anormal do fêmur.

---

*N. de R.T.: ABCS se refere a "A" de *Architecture or alignment*, "B" de *Bone density*, "C" de *Cartilage spaces* e "S" de *Soft tissue evaluation*.

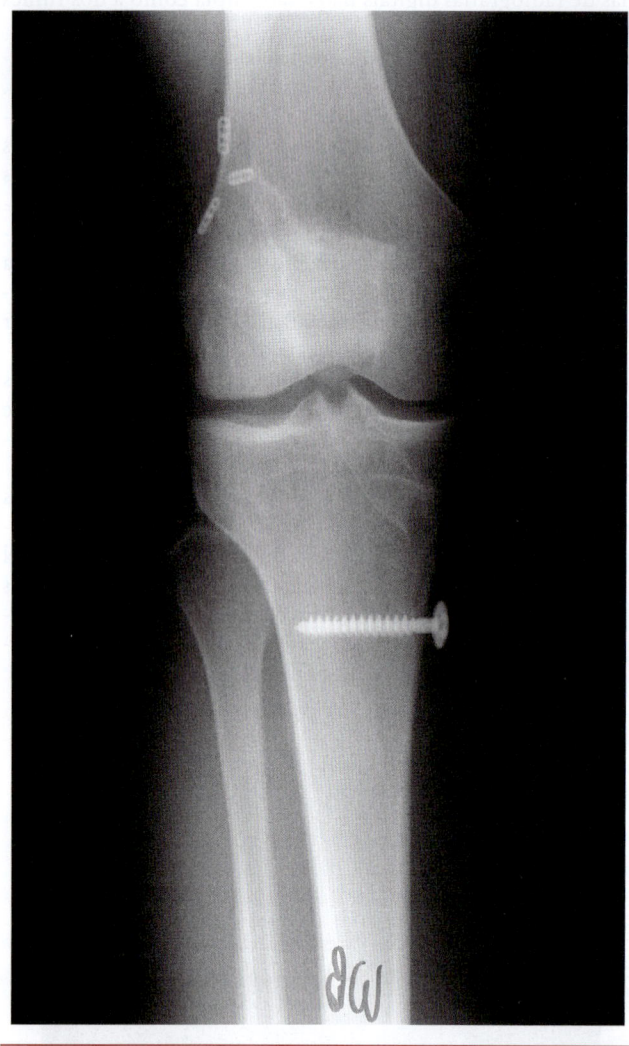

FIGURA 31-2 Radiografia do joelho ilustrando três reparos do ligamento cruzado anterior.

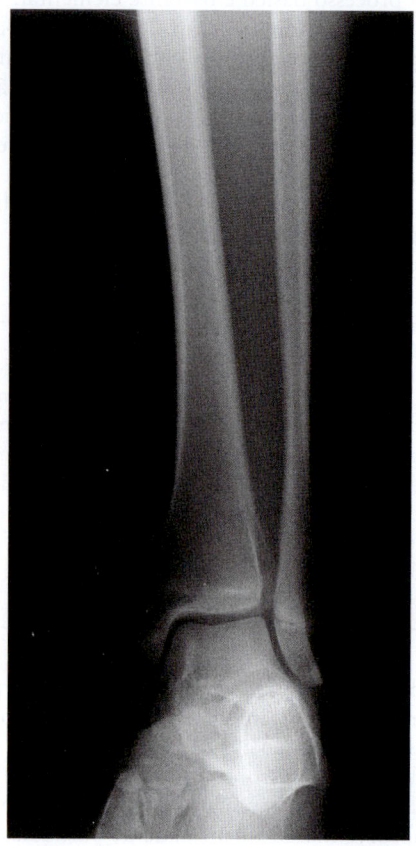

FIGURA 31-3 Radiografia ilustrando fratura de Salter-Harris de grau I da fíbula.

▶ *A: arquitetura ou alinhamento.* A radiografia inteira é escaneada de alto a baixo, de lado a lado e em cada canto para verificar a forma normal e o alinhamento dos ossos. O delineamento destes deve ser liso e contínuo. Quebras de continuidade geralmente representam fraturas. O mau alinhamento pode ser indício de subluxações ou luxações ou de escoliose no caso da coluna. Já o mau alinhamento no contexto de trauma deve ser considerado traumático em vez de degenerativo, até que haja prova do contrário.[4]

▶ *B: densidade óssea.* O fisioterapeuta deve avaliar a densidade óssea geral e local. O córtex deve parecer mais denso do que a parte remanescente do osso. De acordo com a lei de Wolff,[9] o osso subcondral torna-se mais esclerosado na presença de tensão e aumenta a densidade. Essa é um indício radiográfico característico da osteoartrite.

▶ *C: espaços cartilaginosos.* Cada articulação deve ter um espaço articular bem-preservado entre as superfícies articulares. Espaços articulares reduzidos geralmente indicam que a cartilagem articular está mais fina devido a processos degenerativos como a osteoartrite.

▶ *S: avaliação dos tecidos moles.* Traumas nos tecidos moles produzem imagens anormais resultantes de efusão, sangramento e distensão.

Radiografias convencionais específicas para regiões do corpo[10]

Para todas as articulações e regiões, há séries radiográficas comuns ou rotineiras que são obtidas normalmente.[11] Série radiográfica é um grupo de filmes de raio X tirados em determinada área do corpo, em ângulos diferentes. Esses grupos de filmes foram padronizados por longos anos de experiência e protocolos de atendimento para fornecerem todas as informações necessárias sobre uma área de interesse específica. Por exemplo, o raio X comum do tórax envolve alguns ângulos específicos e determinadas quantidades de radiação para intensificar a visualização dos tecidos moles do coração e dos pulmões, ao passo que as séries da costela requerem ângulos e radiações diferentes para aumentar a clareza dos detalhes ósseos. Além das séries comuns, há também vistas adicionais ou especiais que permitem visualizar determinadas estruturas com maior precisão[11] (Tab. 31-1). Por exemplo, o paciente que se apresentar com dor na "tabaqueira anatômica" pode ter uma fratura no osso escafoide, que exige uma vista espe-

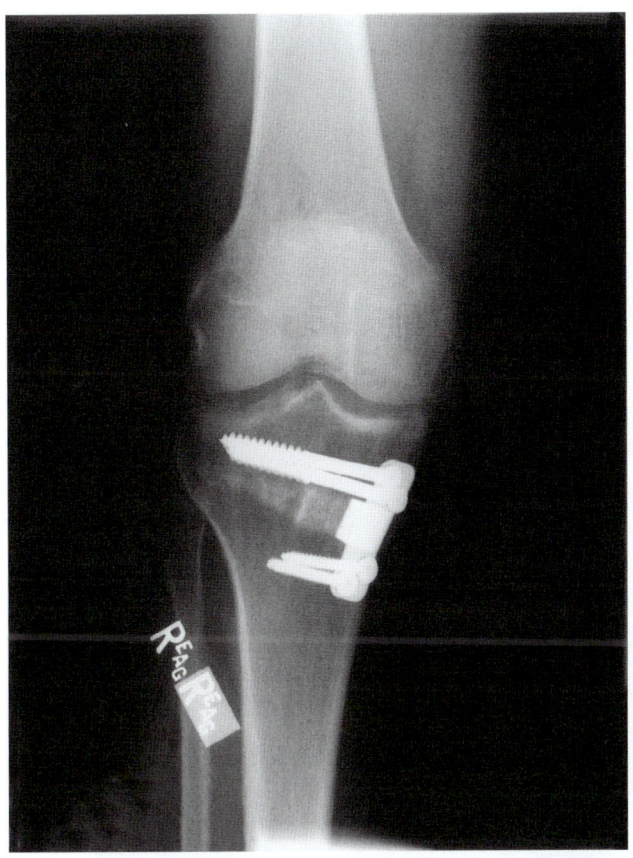

FIGURA 31-4 Radiografia do joelho direito depois de uma osteotomia de cunha medial.

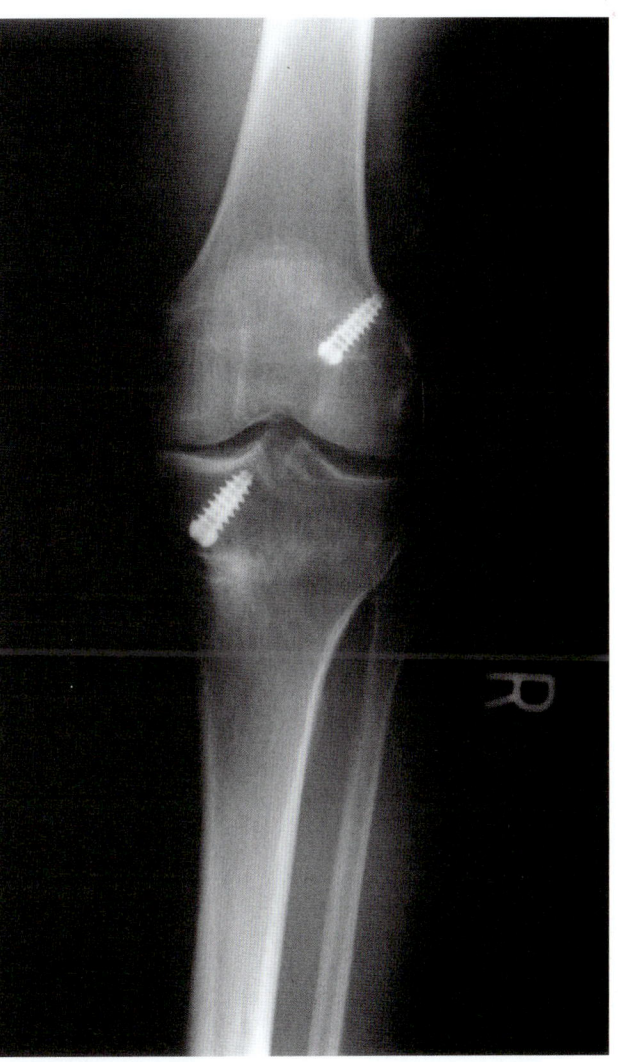

FIGURA 31-5 Radiografia de uma reconstrução do ligamento cruzado anterior (enxerto aloplástico) do joelho direito.

cial da área em vez de uma série comum do punho. É importante que o fisioterapeuta avalie diversas vistas e verifique o que representa cada uma delas.

As radiografias, como todos os procedimentos médicos, apresentam riscos e benefícios. A radiação ionizante aumenta o risco de câncer e, em doses excessivas, pode causar a morte. Além dos riscos para a saúde, a utilização exagerada de estudos radiológicos gerou um déficit econômico de grandes proporções nos Estados Unidos.[12] Por essas razões, as previsões clínicas e as regras de tomada de decisão são cada mais imprescindíveis para indicar a necessidade de radiografias para tipos específicos de lesões em determinadas regiões corporais. Por isso, as regras de decisões clínicas (RDCs) tornaram-se ferramentas importantes para quantificar as contribuições individuais dos componentes dos exames na determinação de diagnósticos, prognósticos ou tratamentos para paciente específicos.[1]

Coluna cervical

As RDCs para a reavaliação de lesões na coluna cervical ainda é um tópico de controvérsia, embora haja algum consenso sobre o uso excessivo de estudos radiográficos cervicais no atendimento de emergências das instituições.[13] Além das projeções rotineiras da coluna cervical, as vistas ântero-posteriores (APs) e laterais, bem como outras podem ser utilizadas na avaliação de traumas e de artrite (Fig. 31-8; Tab. 31-1).

Coluna lombar

As projeções de praxe da coluna lombar são as vistas póstero-anteriores (PAs), APs ou laterais (Tab. 31-1). As radiografias dessa região foram descritas como o procedimento de imagens diagnósticas prescrito com maior frequência.[14,15] A Agency for Health Care Policy and Research desenvolveu orientações específicas para reduzir as solicitações de radiografias simples da coluna lombar com pouco valor diagnóstico.[14] Nos casos de trauma, a geração de imagens deve ser avaliada em relação às forças envolvidas e à saúde metabólica do osso do paciente.[1] Os sintomas que não forem aliviados com repouso ou mudanças de posição e que aumentarem significativamente com o movimento, os espasmos musculares paraespinais contínuos e as dificuldades de movimentar a coluna indicam a presença de fratura vertebral.[1]

Ombro

O exame radiográfico da cintura escapular pode ser feito especialmente para uma situação clínica específica. As séries traumáticas

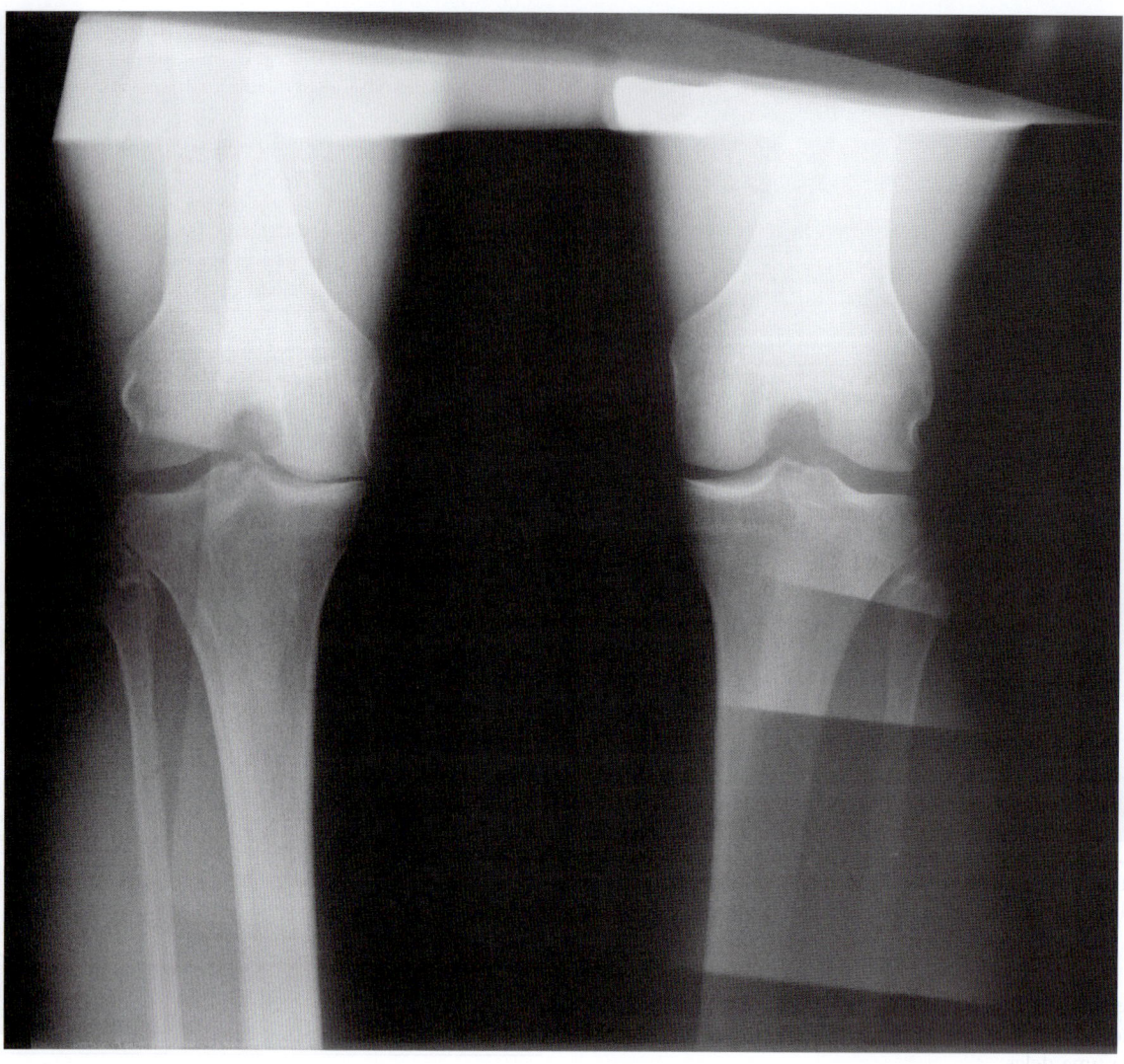

FIGURA 31-6 Radiografia ilustrando o estágio final da degeneração do compartimento medial (mau alinhamento em varo) do joelho direito.

consistem de vistas AP, axilar e escapular (Figs. 31-9 e 31-10). Nas vistas APs exclusivas da cintura escapular, o feixe de raios X é perpendicular à escápula. Isso implica colocar o paciente em uma posição oblíqua de 45°, de forma que a própria escápula fique paralela à placa de raios X. Dessa maneira, a articulação glenoumeral pode ser visualizada sem sobreposição da cabeça do úmero e da fossa glenoidal. Uma vista muito útil na avaliação da síndrome do impacto é a de saída que centraliza o feixe no arco coracoacromial.

Cotovelo

Além das vistas radiográficas comuns e especiais descritas na Tabela 31-1, as radiocapitulares são especialmente valiosas para mostrar fraturas na cabeça do rádio e no capítulo do úmero. Nas vistas laterais do cotovelo, as linhas traçadas ao longo da porção média do rádio geralmente passam pelo centro do capítulo do úmero (Fig. 31-11). Na projeção lateral, o ângulo do feixe central projeta a junção radiocapitular cranialmente, livre da junção ulnotroclear. As vistas do túnel ulnar podem ser obtidas com o cotovelo flexionado em aproximadamente 45° e com o antebraço supinado em relação à sua superfície posterior (dorsal) contra a placa de raios X. O ângulo do raio central é de cerca de 20° em relação ao processo do olécrano. Isso é particularmente útil para observar a região óssea do túnel da ulna, onde se localiza o nervo ulnar, além de mostrar os osteófitos e os corpos soltos.

Punho

Além das vistas radiográficas comuns e especiais descritas na Tabela 31-1, é possível obter vistas da posição oblíqua anterior ou da oblíqua semissupinada para avaliação da artrite. A partir da posição lateral, o antebraço deve ser supinado até o punho formar um ângulo de aproximadamente 45° com o plano do filme. O compartimento articular pisiforme-piramidal somente pode ser observado nessa vista. As erosões iniciais associadas à artrite inflamatória, em especial à reumatoide, podem ocorrer nessa região. As vistas em estresse das primeiras articulações carpometacarpais podem ser obtidas com o paciente pressionando as pontas do polegar junto às mãos, quase em posição lateral. A subluxação

dem produzir incapacidade significativa se não forem detectadas e tratadas.[16] As deformidades rotacionais (Fig. 31-13) envolvendo a falange metacarpal ou proximal podem resultar no funcionamento inadequado e parcialmente incapaz da mão. Com o alinhamento rotacional da articulação interfalângica distal, os planos ungueais não são paralelos nas comparações entre os da unha lesionada e aqueles da unha normal da mão oposta (Fig. 31-14).

Além das vistas radiográficas comuns e especiais descritas na Tabela 31-1, as vistas da primeira articulação metacarpofalângica sob estresse são importantes para avaliar as lesões ligamentares. Especificamente, as vistas sob estresse da forma lesionada e da normal podem mostrar algum alargamento na região ulnar da articulação com subluxação radial da falange proximal na presença de ruptura do ligamento colateral ulnar, como no "polegar de goleiro" (Fig. 31-15) (ver Cap. 16). Em geral, as fraturas do 4º e do 5º osso metacarpal não são detectadas até a obtenção de uma vista lateral com 10° de supinação.[16] As lesões no 2º e no 3º metacarpal geralmente são identificadas em uma vista lateral com 10° de pronação.[16] As lesões nos dedos exigem vistas exclusivas, sem sobreposição dos outros dedos.[16]

Quadril
Além das vistas radiográficas comuns e especiais descritas na Tabela 31-1, os filmes laterais transversais (*cross table*) aproximam-se mais das radiografias laterais exclusivas do quadril, sendo particularmente úteis para avaliar fraturas subcapitais sutis e na avaliação pós-operatória de artroplastia do quadril (Fig. 31-16). O paciente deve estar em supino, com a placa do filme centralizada no trocanter maior. O joelho e o quadril do lado não afetado devem ser flexionados. O raio central deve permanecer em uma posição perpendicular ao eixo longo do colo do fêmur e à placa do filme.

Joelho
Além das vistas radiográficas comuns e especiais descritas na Tabela 31-1, as com sustentação de peso dos joelhos, com e sem flexão, são particularmente úteis na avaliação de artrite e na detecção de estreitamento espacial articular, que não é tão evidente na vista sem sustentação de peso e na não ereta.

A sustentação de peso é em especial útil na detecção de osteoartrite nos casos em que a perda de cartilagem focal puder ser visualizada posteriormente. As regras de Ottawa e aquelas para tomadas de decisão de Pittsburgh são diretrizes valiosas para o uso seletivo de radiografias em traumas no joelho. A aplicação dessas regras pode resultar em avaliações mais eficazes das lesões no joelho e na redução de custos, sem aumento nos resultados adversos.[12] A Tabela 31-2 apresenta um resumo das RDCs de Ottawa que têm quase 100% de sensibilidade para fraturas no joelho e reduzem a necessidade de radiografias em 20%, quando usadas por fisioterapeutas nos atendimentos de emergências.[3] A Tabela 31-3 contém um resumo das RDCs de Pittsburgh indicando a necessidade de estudos radiográficos no joelho.

Tornozelo
As vistas sob tensão dos tornozelos são utilizadas rotineiramente nas avaliações de instabilidade e em lesões no ligamento colateral fibular (Tab. 31-1). A tensão de gaveta anterior produz um alargamento no espaço articular posterior podendo causar luxação talar em pacientes lesionados. Tanto o lado afetado como o normal devem ser examinados para que sejam feitas as comparações

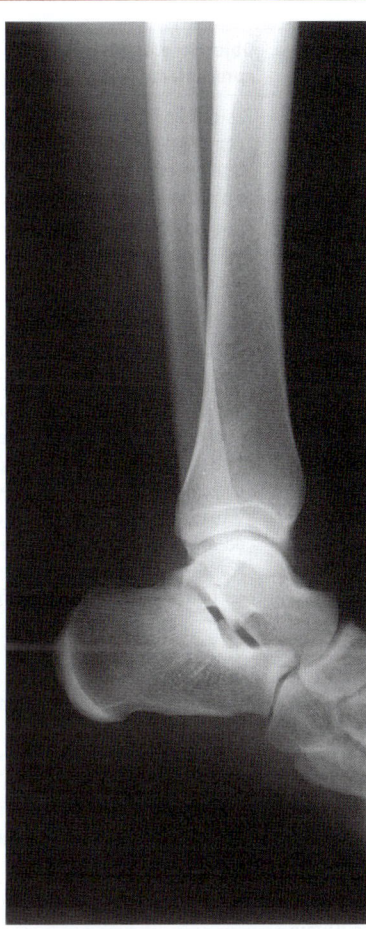

FIGURA 31-7 Radiografia ilustrando uma fratura por avulsão no tornozelo direito e a entorse do ligamento deltóideo.

radial da primeira articulação carpometacarpal pode ser observada com bastante frequência na osteoartrite da articulação basal.

A vista do túnel do carpo é tirada com o punho superestendido. O ângulo do feixe de raios X projeta-se ao longo (paralelo) da região volar do punho e mostra a anatomia óssea do túnel do carpo (Fig. 31-12). Essa vista é muito útil para detectar erosões no túnel do carpo e fraturas ocultas no hâmulo do osso hamato, cuja visualização é difícil nas radiografias comuns.

É possível adicionar séries de movimentos do punho na detecção de lesões ligamentares que produzem instabilidade. Isso inclui vistas PAs do desvio radial e ulnar e laterais volares e em dorsiflexão. Essas vistas estáticas podem ser normais no contexto de lesão ligamentar, podendo ser necessária a obtenção de uma fluoroscopia videodinâmica do punho. A vista AP do punho fechado mostra dissociações escafossemilunares entre o osso semilunar e o escafoide. Vistas especiais do escafoide têm sido usadas na identificação de fraturas ocultas.

Mão
Todas as lesões graves na mão, incluindo aquelas com tumefação, devem ser submetidas a avaliações radiográficas, mesmo que a possibilidade de fratura seja remota.[16] As fraturas por corte ou avulsão geralmente passam despercebidas no exame clínico e po-

TABELA 31-1 Vistas radiográficas comuns e especiais

Região	Vistas comuns/ vistas especiais	Posição do paciente	Objetivo e estruturas apresentadas nas imagens
Complexo do ombro	AP, rotação externa	O paciente deve estar em supino ou, de preferência, na posição ereta ligeiramente oblíqua, de maneira que a escápula fique paralela ao filme. O antebraço deve permanecer em supino com uma leve abdução do ombro para a rotação externa e ligeira flexão. O raio central deve ser paralelo ao processo coracoide.	Posição anatômica da cintura escapular com vista de perfil do tubérculo maior, lateralmente. Nessa posição, é possível visualizar as articulações glenoumeral e AC, o úmero proximal, a clavícula e as porções da escápula.
	AP, rotação interna	O paciente deve ser posicionado como na rotação externa, a não ser a parte posterior da mão, que deve repousar no quadril. O raio central deve ser paralelo ao processo coracoide.	Essas imagens fornecem em torno de 90° de vista oposta em relação ao plano AP e à rotação externa, incluindo uma vista exclusiva lateral do úmero com o tubérculo menor observada medialmente de perfil.
	Axilar	Essa vista apresenta muitas variações, mas, essencialmente, consiste do feixe de raios X passando pela axila, da posição inferior para a superior (Fig. 31-9). A vista axilar de West Point é obtida com o paciente em prono e o ângulo do tubo em 25°, cranial e medialmente em relação à linha média da articulação glenoumeral. A vista da incisura de Stryker é tomada com o paciente em supino, o braço flexionado (sem abdução) e a placa de raios X sob o ombro. O raio central é direcionado 10° no sentido cranial.	A articulação glenoumeral, os processos coracoide e do acrômio também podem ser visualizados, além da posição da cabeça do úmero em relação à fossa glenoidal. A vista de West Point maximiza a visualização da borda glenoidal ântero-inferior, intensificando a detecção das lesões ósseas de Bankart. Vista da incisura de Stryker: maximiza a visualização da cabeça do úmero e das lesões de Hill-Sachs.
	AP, escápula lateral Transescapular Y ou vista		Útil para identificar fraturas na escápula. Apresenta a escápula por completo; melhor vista de fraturas fragmentadas e deslocadas da escápula.
Articulação AC	AP	O paciente deve permanecer na posição ereta, com os braços pendendo nos lados. O raio central é de 15° no sentido cranial, no nível do processo coracoide.	Projeção bilateral frontal da articulação AC.
	Sob tensão	Como no item anterior, à exceção do uso de pesos de 9 a 10 kg fixados no punho do paciente (se ele sustentar o peso, a contração muscular resultante pode produzir um falso-negativo).	Ajuda a diferenciar as lesões completas das incompletas.
Esternoclavicular	PA	O paciente deve estar em prono. O raio central deve ser perpendicular ao ponto médio do corpo no nível das articulações esternoclaviculares.	Vista frontal das articulações esternoclaviculares e das regiões mediais das clavículas.
	Achado acidental	O paciente deve permanecer em supino ou na posição ereta, de frente para o tubo. A inclinação cranial deve ser de 40° em relação ao raio central.	Permite a avaliação de luxações anteriores e posteriores.
Cotovelo	AP	O cotovelo deve ser estendido com o antebraço em supino, e o paciente deve inclinar-se lateralmente até a superfície anterior do cotovelo ficar paralela à placa de raios X do filme. O raio central deve ser perpendicular à articulação do cotovelo.	Projeção AP da articulação do cotovelo, incluindo a extremidade distal do úmero, as articulações umeroulnar e umerorradial e a extremidade proximal do antebraço.
	Lateral	O cotovelo deve ser flexionado em 90° e a mão deve permanecer na posição lateral. O raio central deve ser perpendicular à articulação do cotovelo.	Integridade da articulação e da fossa do do olécrano. Verificar sinais de coxins gordurosos.

(continua)

TABELA 31-1 Vistas radiográficas comuns e especiais *(continuação)*

Região	Vistas comuns/ vistas especiais	Posição do paciente	Objetivo e estruturas apresentadas nas imagens
	Oblíqua interna		Melhor vista do processo coronoide.
	Oblíqua externa		Melhor vista da tuberosidade, do colo e da cabeça do rádio.
	Cabeça do rádio – capítulo		Melhor vista da cabeça do rádio, da cabeça do úmero e do processo coronoide.
Antebraço	AP, lateral		A totalidade do rádio e da ulna, o punho, o cotovelo.
Punho	PA	Antebraço e mão sobre a placa de raios X, mantendo a superfície palmar para baixo. A mão deve ser levemente arqueada, colocando-se o punho em contato com o filme. O raio central deve ser perpendicular ao metacarpo.	Projeção PA de todos os ossos carpais, a extremidade distal do rádio e da ulna, e as extremidades proximais dos metacarpais, alinhamento carpal.
	Lateral	Cotovelo flexionado em 90°; o antebraço e o braço devem repousar sobre a placa de raios X, com o lado ulnar voltado para baixo. O raio central deve ser perpendicular ao carpo.	Vista lateral do carpo, a extremidade proximal dos metacarpais e a extremidade distal do rádio e da ulna ressaltando as relações posterior (dorsal)/volar (Fig. 31-11).
	Oblíqua posterior	A partir da posição lateral, o antebraço deve ser pronado até o punho formar um ângulo de aproximadamente 45° com o plano do filme. O raio central deve ser perpendicular ao escafoide.	Mostra os ossos carpais na parte lateral do punho, em particular o escafoide. Além do primeiro metacarpal, é possível visualizar também a articulação carpometacarpal do polegar e o trapézio.
Mão	PA	O antebraço e a mão devem repousar sobre a placa de raios X, mantendo a superfície palmar voltada para baixo. O raio central deve ser perpendicular à terceira articulação MCF.	Vista PA dos ossos carpais, metacarpais e falanges (exceto o polegar), assim como as extremidades distais do rádio e da ulna. Essa posição produz uma vista oblíqua do polegar. É possível obter uma posição AP exclusiva do polegar movimentando a mão em rotação interna extrema e mantendo os dedos estendidos para trás com a mão oposta, com a superfície posterior (dorsal) do polegar repousando sobre a placa de raios X.
	Lateral	O antebraço e a mão devem repousar sobre a placa de raios X, mantendo o lado ulnar voltado para baixo, com os dedos sobrepostos.	Vista lateral das estruturas ósseas e dos tecidos moles evidenciando as relações posterior (dorsal)/volar, de maneira que seja possível visualizar a luxação anterior e posterior dos fragmentos da fratura.
	Oblíqua posterior	O antebraço e a mão devem repousar sobre a placa de raios X, mantendo o lado ulnar voltado para baixo, com o antebraço pronado, de maneira que os dedos que estão ligeiramente flexionados toquem a placa de raios X e as articulações MCFs formem um ângulo de quase 45°. O raio central deve ser perpendicular à terceira articulação MCFs.	Vista oblíqua dos ossos e dos tecidos moles da mão. Com um leve ajuste nessa posição, é possível obter uma vista lateral exclusiva do polegar.
Quadril	Pelve AP	O paciente deve permanecer em supino com os pés em rotação interna de 15°. O raio central deve ser perpendicular ao ponto médio do filme.	Projeção frontal de toda a pelve, dos quadris e do fêmur proximal.
	AP, quadril unilateral	(Fig. 31-16).	Um dos quadris e o fêmur proximal.
	Lateral (perna de rã)	O paciente deve girar para uma posição quase lateral, na direção do lado afetado, mantendo o quadril e o joelho flexionados. O raio central deve ser	Essa imagem fornece uma vista oposta de aproximadamente 90° em em relação à vista AP.

(continua)

TABELA 31-1 Vistas radiográficas comuns e especiais *(continuação)*

Região	Vistas comuns/ vistas especiais	Posição do paciente	Objetivo e estruturas apresentadas nas imagens
		perpendicular a um ponto intermediário entre a espinha ilíaca ântero-superior e a sínfise púbica.	
Joelho	AP	O paciente deve permanecer em supino com o joelho estendido. O raio central deve variar em 5 a 7° no sentido cranial em relação à articulação do joelho.	Vista frontal do espaço da articulação femoral/tibial e das superfícies articulares; do fêmur distal; e da tíbia proximal.
	Lateral	O paciente fica em decúbito lateral com o lado afetado voltado para baixo e o joelho flexionado em aproximadamente 30°. O raio central deve ser de 5° no sentido cranial.	Vista lateral da posição patelar, do fêmur distal, da tíbia proximal e da fíbula.
	Axial *sunrise* (nascer do sol)	O paciente deve estar posicionado em prono e manter o joelho flexionado em mais de 90°. O feixe de raios deve formar um ângulo perpendicular em relação à placa de raios X.	A articulação patelofemoral e o posicionamento medial/lateral da patela; o sulco intercondilar.
	Incisura ou túnel		Fossa intercondilar, incisura do tendão do músculo poplíteo, tubérculos tibiais, eminência intercondilar e regiões posteriores do fêmur distal e da tíbia proximal.
	Mercador	O paciente deve ser posicionado em supino e manter os joelhos flexionados sobre a extremidade da placa de raios X. O feixe de raios deve ser direcionado para os pés, e a placa de filme deve permanecer nas canelas.	Côndilos patelares e femorais. Vista preferida da superfície articular da patela, observação direta.
Tornozelo	AP	O paciente deve ser posicionado em supino e manter os pés na posição vertical. O raio central deve ser perpendicular a um ponto intermediário entre os maléolos.	Projeção frontal da articulação do tornozelo, da extremidade distal da tíbia e da fíbula, assim como da porção proximal do tálus. Nem a sindesmose, nem a porção inferior dos maléolos laterais são bem-caracterizadas nessa projeção.
	Entalhe AP	O paciente deve ser posicionado em supino e rodar o pé internamente cerca de 15°. O raio central deve ser perpendicular à articulação do tornozelo.	A sindesmose é bem visualizada sem sobreposição do processo anterior da tíbia distal; melhor vista do sulco e da região distal do maléolo lateral.
	Lateral	A face lateral do tornozelo deve permanecer voltada para baixo; o paciente deve ser posicionado em supino e rodar na direção do lado afetado. O raio central deve ser perpendicular ao maléolo lateral.	Vista lateral do terço distal da tíbia e da fíbula, da articulação do tornozelo, do tálus, do calcâneo e do calcanhar.
	Oblíqua externa		Maléolo lateral, tubérculo tibial anterior, sindesmose tibiofibular anterior, junção talofibular.
	Oblíqua interna		Maléolos medial e lateral, teto da tíbia, cúpula do tálus, junção tibiotalar, sindesmose tibiofibular.
	Tensão por inversão	Para melhorar essa vista, deve-se utilizar um aparelho-padrão calibrado próprio para posicionar e tensionar o tornozelo.	Verificação da instabilidade lateral.
	Tensão por eversão	Para melhorar essa vista, deve-se utilizar um aparelho-padrão calibrado próprio para posicionar e tensionar o tornozelo.	Verificação da instabilidade medial.
Pé	Dorsiplantar	O paciente deve ser posicionado em supino com o joelho flexionado e repousar a sola do pé sobre a placa de raios X. O raio central deve ser perpendicular à base do terceiro metatarsal.	Projeções frontais dos tarsos, metatarsais e falanges; articulações tarsometatarsais, metatarsofalângicas e interfalângicas.

(continua)

TABELA 31-1 Vistas radiográficas comuns e especiais *(continuação)*

Região	Vistas comuns/ vistas especiais	Posição do paciente	Objetivo e estruturas apresentadas nas imagens
	Lateral	Face lateral voltada para baixo com o paciente em supino. O raio central deve ser perpendicular à parte média do pé.	Projeção lateral exclusiva das articulações talocrural, subtalar, transversa do tarso e tarsometatarsal. Relações entre as partes traseira, média e dianteira do pé.
	Oblíqua medial	O paciente deve ser posicionado em supino com o joelho flexionado e rodar a perna medialmente até a sola do pé formar um ângulo de 30° em relação ao plano do filme. O raio central deve ser perpendicular à parte média do pé.	Articulações talonavicular, calcaneocubóidea, cuboideonavicular, cuneonavicular, intercuneiforme e a cuneocubóidea e o quinto ligamento metatarsal. Menos sobreposição ântero-posterior do tarso. Boa visão do seio do tarso.
	Vista da parte posterior do pé (axial) de Harris Beath.		É a melhor maneira de observar as articulações subtalares posterior e medial, a coalizão na faceta medial e as fraturas por avulsão nas regiões medial e lateral da tuberosidade do calcâneo.
Coluna cervical	AP	O paciente deve ser posicionado em supino ou na posição ereta. O raio central deve ser de 15 a 20°, no sentido cranial, no ponto mais proeminente da cartilagem da tireoide.	Vista frontal das vértebras CIII a CVII, das 2 ou 3 vértebras torácicas superiores, dos espaços interpediculares, dos processos transversos e articulares sobrepostos, dos processos espinhosos e dos espaços dos DIVs.
	Lateral	O paciente deve ser colocado lateralmente em relação à placa de raios X, na posição sentada ou de pé. O raio central deve ser perpendicular à parte média do pescoço.	Vista lateral das vértebras de CI a CVII, dos espaços discais, dos pilares articulares, dos processos espinhosos e das cinco articulações facetárias inferiores (Fig. 31-8). Dependendo do nível de depressão dos ombros, as sete vértebras cervicais e, às vezes, uma ou duas vértebras torácicas superiores, podem ser visualizadas; todas as sete vértebras cervicais, principalmente em casos de trauma, podem ser observadas
	Oblíquas		Melhor vista para detectar invasão osteoartrítica do forame vertebral.
	Boca aberta AP		Vista AP da junção CI-CII. As fraturas de CI e as alterações artríticas nas facetas de CI-CII também podem ser identificadas.
	Flexão e extensão laterais		Filmes em tensão para verificar instabilidades que não podem ser detectadas nas vistas neutras de rotina.
	Pilar		Mostra os pilares articulares ou as massas laterais à medida que o feixe central de raios forma um ângulo paralelo com o curso de sua inclinação, um caudal na projeção AP e uma cranial na projeção PA. Essa vista permite detectar fraturas ocultas.
	Vista dos nadadores		Melhor vista de CVII-TIII; evita obstrução pelos ombros. Ilustra o úmero proximal, a clavícula lateral, a articulação AC e a região látero-superior da escápula.
Coluna torácica	AP		Placas vertebrais terminais TI-TXII, pedículos e processos espinhosos; espaços dos DIVs; articulações costovertebrais; costelas posteriores da região medial.
	Lateral		Placas vertebrais terminais TI-TXII, pedículos e processos espinhosos; espaços dos DIVs e forame.

(continua)

TABELA 31-1 Vistas radiográficas comuns e especiais *(continuação)*

Região	Vistas comuns/ vistas especiais	Posição do paciente	Objetivo e estruturas apresentadas nas imagens
	Oblíqua posterior		Articulações facetárias, pedículos e partes interarticulares.
	Oblíqua anterior (lado direito)		Esterno e porção axilar das costelas.
Coluna lombar	AP ou PA	Qualquer uma das projeções frontais é adequada e pode ser tomada com o paciente em supino ou na posição ereta, a que for mais confortável. Se o paciente for posicionado em supino, os joelhos e os quadris devem ser flexionados. O raio central deve ser perpendicular à LIII.	Vista frontal das vértebras LI-LV, dos pedículos, dos espaços discais, da lâmina e dos processos espinhoso e transverso. A vista de Ferguson é uma abordagem AP com angulação cranial que, essencialmente, compensa a lordose normal da região lombossacral e permite visualizar tal zona com clareza.
	Lateral	Na posição em supino ou ereta. Em supino, o lado esquerdo deve ser voltado para baixo com os quadris e os joelhos flexionados em uma posição confortável. O raio central deve ser perpendicular à LIII.	Vistas laterais das vértebras lombares e dos respectivos espaços discais, dos processos espinhosos, da junção lombossacral, do sacro e do cóccix, do forame vertebral e dos pedículos.
	Oblíquas		Mostram não apenas o forame neural, mas também as partes interarticulares para facilitar a detecção de espondilólise; melhor vista das articulações facetárias.
	Vista pontual de LV-SI (lateral voltada para baixo)		Vista lateral das vértebras LIV-SI e dos espaços discais.
	Flexão – extensão		Várias vistas intensificam a espondilolistese ou a retrolistese ou mostram movimentos pivotantes em determinado DIV.
Articulação sacroilíaca	Axial AP, oblíquas		As imagens AP mostram as articulações sacroilíacas bilaterais; as imagens oblíquas ilustram a articulação sacroilíaca unilateral.
Pelve	AP	Posição em supino com rotação interna dos pés em cerca de 15°. O raio central deve ser perpendicular ao ponto médio da sínfise púbica.	Vista frontal da cintura pélvica e do terço proximal dos dois fêmures.
	Oblíqua		Detecção de fraturas acetabulares e nos ramos púbicos.
	Entrada	O paciente deve ser posicionado em supino; o feixe de raios deve formar um ângulo de 10°, no sentido cranial.	
	Saída	O paciente deve ser posicionado em supino; o feixe de raios deve formar um ângulo de 15°, no sentido caudal.	
	Judet	O paciente deve ser posicionado de forma que o lado afetado gire 45°, interna ou externamente.	Rotação interna: vista oblíqua anterior ou vista oblíqua do obturador mostrando a coluna anterior (iliopúbica) e a borda posterior do acetábulo. Rotação externa: vista oblíqua posterior ou vista oblíqua do ilíaco mostrando a coluna posterior (ilioisquiática) e a borda anterior do acetábulo.

AP = ântero-posterior; PA = póstero-anterior; AC = acromioclavicular; MCF = metacarpofalângica; DIV = disco intervertebral.
Dados de Shankman S: *Conventional radiography and tomography*. In: Spivak JM, Di Cesare PE, Feldman DS, et al., eds. *Orthopaedics: A Study Guide*. New York: McGraw-Hill, 1999:173-178; Barr JB: Medical screening for the physical therapist: Imaging principles. In: Wilmarth MA, ed. *Medical Screening for the Physical Therapist. Orthopaedic Section Independent Study Course 14.1.1*. La Crosse, WI: Orthopaedic Section, APTA, Inc., 2003:1-15; Deyle G: Diagnostic Imaging in Primary Care Physical Therapy. In: Boissonnault WG, ed. *Primary Care for the Physical Therapist: Examination and Triage*. St. Louis, MD: Elsevier Saunders, 2005:323-347.

pertinentes. As rupturas totais do ligamento deltoide podem ser demonstrados por meio de tensão por eversão. As RDCs de Ottawa aplicáveis ao tornozelo foram desenvolvidas com a finalidade de: prever fraturas em pacientes com lesões nos tornozelos com sensibilidade de 100% e especificidade de 40%; e reduzir em 36% a necessidade de radiografias dessa região nos atendi-

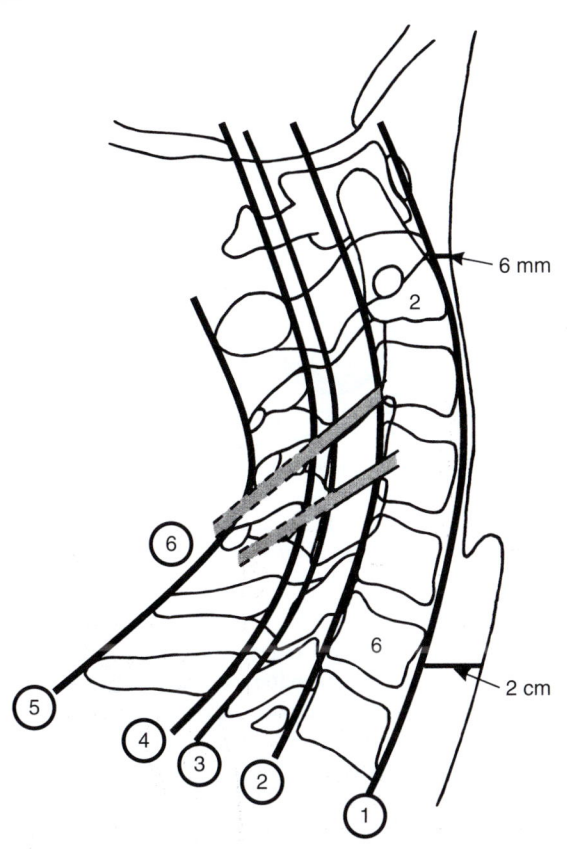

FIGURA 31-8 Linhas radiométricas relevantes para avaliação de traumas na coluna cervical. (Reproduzida, com permissão, de Dee R, et al., eds. *Principles of Orthopaedic Practice.* New York: McGraw-Hill, 1997:1272.)

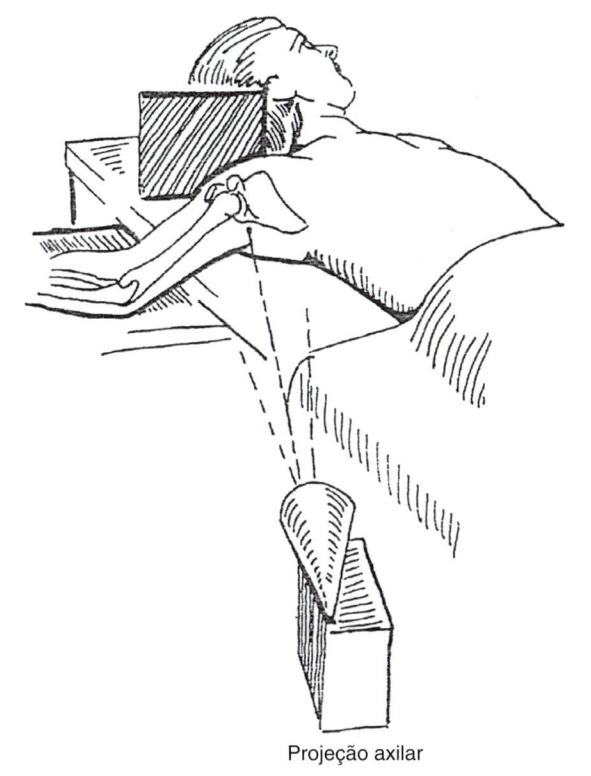

FIGURA 31-9 Vista axilar do ombro. (Reproduzida, com permissão, de Simon RR, Koenigsknecht SJ: *Emergency Orthopedics: The Extremities,* 4th edn. New York: McGraw-Hill, 2001:281.)

mentos de emergência.[3,17] Usando essas RDCs, a radiografia é indicada somente na presença das seguintes condições:

▶ Sensibilidade óssea na borda posterior ou na ponta do maléolo lateral.

▶ Sensibilidade óssea na borda posterior ou na ponta do maléolo medial.

▶ Incapacidade para sustentar peso de imediato ou no atendimento de emergência.

Radiografia sob estresse. Essa técnica fornece radiografias tiradas durante a aplicação de tensão nas articulações. As articulações instáveis apresentam espaço articular ampliado durante a tensão. Por exemplo, as vistas de flexão e extensão da coluna podem ser bastante úteis para avaliar a mobilidade e a estabilidade vertebral e geralmente são solicitadas em atletas com lesões agudas e alto grau de suspeita de acometimento da coluna. Movimentos superiores a 2 mm além do normal em qualquer nível segmentar da coluna é um indício de instabilidade e exige exames adicionais.

Videofluoroscopia. Os procedimentos fluoroscópicos envolvem o uso de raio X para avaliar a qualidade e a quantidade dos movimentos articulares. Por causa da exposição relativamente alta à radiação com essa técnica, ela é usada principalmente na detecção de instabilidades articulares.

Radiografia intensificada por contraste. A radiografia intensificada por contraste inclui o uso de um agente de contraste para colocar estruturas diferentes em evidência. Esses agentes podem ser administrados via oral, retal ou injetável e são de vários tipos, como os iodetos radiopacos orgânicos e os gases radiotranslucentes. Os procedimentos da radiografia intensificada por contraste envolvem o seguinte:

▶ ***Artrografia.*** É o estudo de estruturas dentro de articulações encapsuladas usando um meio de contraste, com ou sem ar, que é injetado no espaço articular. O meio de contraste expande a cápsula articular. Esse tipo de radiografia é conhecido por *artrograma*. Os artrogramas delineiam as estruturas de tecidos moles das articulações que, de outra forma, não seriam visíveis nas radiografias simples. Em geral, esse procedimento é usado em pacientes com lesões no ombro ou no joelho. As principais indicações gerais para a realização de artrogramas convencionais são:[18]

• Para confirmar o posicionamento intracapsular de uma agulha ou cateter, logo após aspirações articulares ou antes das aplicações de injeções articulares anestésicas.

• Como alternativa para varreduras por ressonância magnética quando elas não estiverem disponíveis ou forem contraindicadas e se o paciente for muito obeso para os colimadores e detectores ou claustrofóbico.

• Para diagnóstico e tratamento de capsulite adesiva.

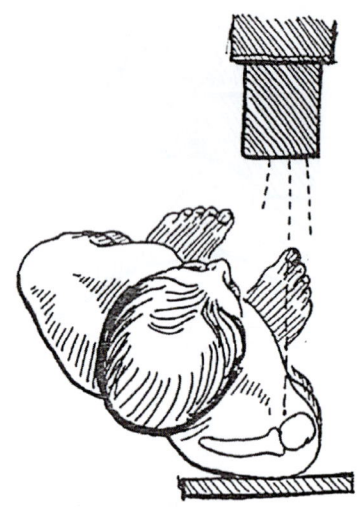
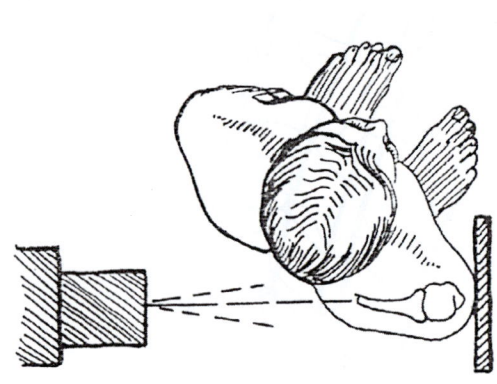

FIGURA 31-10 Série de trauma no ombro. (Reproduzida, com permissão, de Simon RR, Koenigsknecht SJ: *Emergency Orthopedics: The Extremities,* 4th edn. New York: McGraw-Hill, 2001:281.)

A artrografia pode também ser usada em associação à geração de IRMs ou com a tomografia computadorizada (TC) (ver mais adiante).

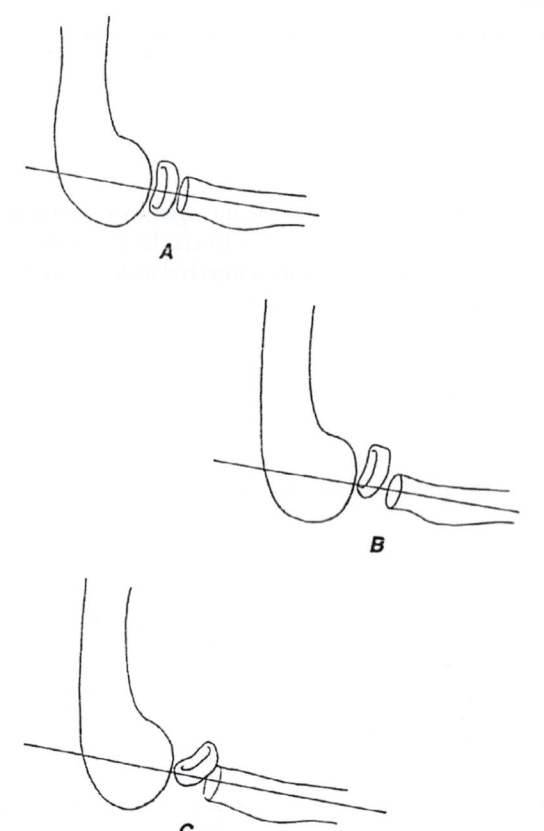

FIGURA 31-11 A linha traçada ao longo da porção média do rádio geralmente passa pelo centro da cabeça do úmero. (Reproduzida, com permissão, de Simon RR, Koenigsknecht SJ: *Emergency Orthopedics: The Extremities,* 4th edn. New York: McGraw-Hill, 2001:177.)

▶ *Mielografia.* É um estudo radiográfico da medula espinal, das raízes nervosas, da dura-máter e do canal espinal. O meio de contraste é injetado no espaço subaraquinoide. Esse tipo de radiografia denomina-se *mielograma*. Geralmente, a mielografia é usada para diagnosticar hérnias no DIV, compressão na medula espinal, estenose, lesões nas raízes nervosas ou tumores. As raízes nervosas e as respectivas conexões podem ser observadas claramente nos mielogramas diretos. Nos casos em que a mielografia for reforçada com varreduras por TC, a imagem é conhecida por *mielograma TC* (ver mais adiante).

▶ *Discografia.* É o estudo radiográfico dos DIVs. Um corante radiopaco é injetado no espaço discal entre duas vértebras. Em seguida, a radiografia é tirada. Esse tipo de radiografia denomina-se *discograma*. Padrões anormais do corante entre os DIVs apontam ruptura. As indicações para discogramas lombares ou cervicais são:[18]

- Dor no pescoço ou dor lombar grave ou contínua, com ou sem sintomas radiculares, em pacientes com estudos de imagem virtualmente negativos ou com doença degenerativa do disco.
- Uso no planejamento pré-operatório, antes da fusão espinal, para incluir apenas os níveis discais dolorosos.
- Avaliação das massas foraminais neurais que possam representar hérnias de disco extruídas ou tumor na bainha nervosa.
- Colocação precisa da agulha antes das injeções de quimopapaína.
- Dor persistente no período pós-operatório.

▶ *Angiografia.* É o estudo radiográfico do sistema vascular. Um corante radiopaco solúvel em água é injetado por via intra-arterial (arteriograma) ou por via intravenosa (venograma). Uma série rápida de radiografias é tirada para seguir o curso do meio de contraste, enquanto ele percorre os vasos sanguíneos. A angiografia é usada para auxiliar a detecção de lesões

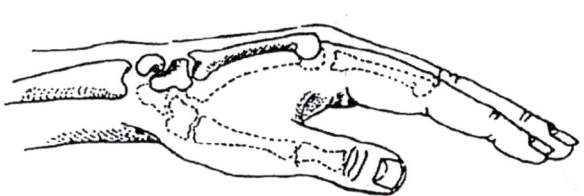

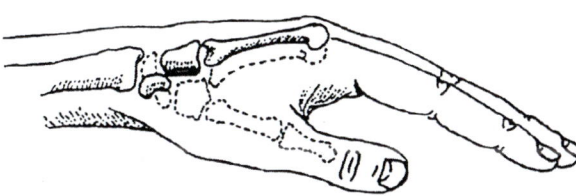

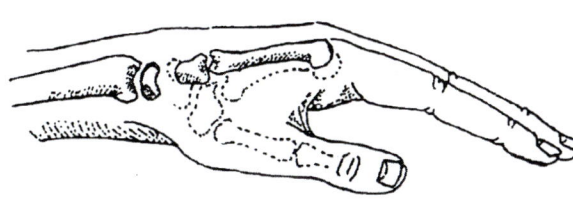

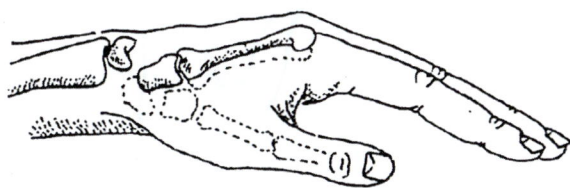

FIGURA 31-12 Vista lateral da mão e do punho evidenciando a relação posterior (dorsal)/volar. (Reproduzida, com permissão, de Simon RR, Koenigsknecht SJ: *Emergency Orthopedics: The Extremities*, 4th edn. New York: McGraw-Hill, 2001:207.)

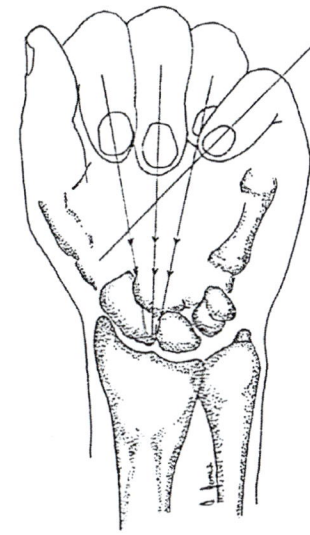

FIGURA 31-13 Deformidade rotacional. (Reproduzida, com permissão, de Simon RR, Koenigsknecht SJ: *Emergency Orthopedics: The Extremities*, 4th edn. New York: McGraw-Hill, 2001:102.)

ou de bloqueios parciais nos vasos sanguíneos. Suas indicações incluem:[18]

- Estudo diagnóstico logo após possíveis lesões vasculares causadas por trauma.
- Embolização de locais com sangramento agudo insensível a controles cirúrgicos, como na pelve.
- Avaliação óssea e de tumores nos tecidos moles (os achados analisam a neovascularidade da lesão, a extensão do tumor e a invasão ou o impacto nos vasos mais importantes).
- Embolização pré-operatória ou intra-arterial paliativa, ou quimioterapia.
- Diagnóstico e tratamento de malformações arteriovenosas.
- Avaliação da anatomia arterial antes de enxertos ósseos ou de tecidos moles.
- Diagnóstico de arterite que evolui para doença vascular do colágeno, com complicações.

Tomografia

O termo "tomografia" tem origem nas palavras gregas *"tomos"* (parte, porção) e *"graphia"* (escrever).

Tomografia convencional

Os tomogramas convencionais são extremamente úteis para avaliar áreas lesionadas, onde a configuração tridimensional das estruturas dificulta a interpretação das radiografias simples.[19] O princípio básico de qualquer sistema tomográfico é que todas as partes do objeto a ser obscurecido, que forem perpendiculares à direção de movimentação do tubo, devem ser enegrecidas o máximo possível, enquanto as partes que forem paralelas à direção

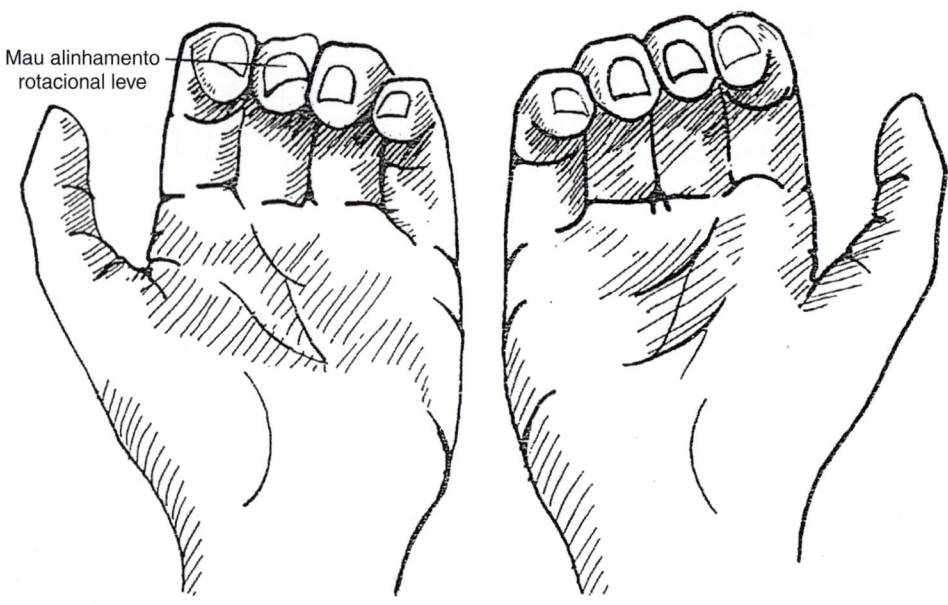

FIGURA 31-14 Avaliação do alinhamento rotacional. (Reproduzida, com permissão, de Simon RR, Koenigsknecht SJ: *Emergency Orthopedics: The Extremities*, 4th edn. New York: McGraw-Hill, 2001:110.)

do movimento não devem ser tisnadas, mas simplesmente alongadas. Para produzir as imagens, deve-se girar um feixe fino e colimado de raios X em um arco de 180° ao redor do paciente, de maneira que as estruturas com determinada profundidade permaneçam estacionárias no feixe e apareçam com claridade intensificada, ao passo que os tecidos superficiais e profundos até esse nível sejam relativamente obscurecidos pelo movimento. A utilização da tomografia convencional diminuiu muito com o surgimento de modalidades novas ou em corte transversal. As desvantagens da tomografia convencional são a duração do exame e a exposição à radiação.[10] Entretanto, algumas articulações incluindo a esternoclavicular, a temporomandibular, a sacroilíaca, a costovertebral, a apofisária, a atlantoccipital, a atlantoaxial, a subtalar, a cárpica e a társica, são muito bem representadas por essa modalidade.[10]

Tomografia computadorizada

As imagens por tomografia computadorizada (TC) não são registradas por meio de uma forma radiográfica convencional. Os sistemas de varredura por TC, conhecidos também por tomografia axial computadorizada e por tomografia transaxial computadorizada, consistem de um pórtico (*gantry*) de varredura, onde se localizam o tubo de raios X e os detectores (peças móveis), uma mesa móvel ou uma cama para o paciente, um gerador de raios X, uma CPU (unidade central de processamento) e um console de vídeo ou estação de trabalho.[20] As imagens são obtidas no plano transversal (axial) do corpo do paciente girando o tubo de raios X em 360°. Os raios X são absorvidos pelo corpo do paciente. A quantidade dos raios transmitida através do corpo é identificada no lado oposto do pórtico (*gantry*) por uma grande quantidade de detectores. Cada detector responde pela quantidade de raios que foi identificada e envia os dados para o computador do sistema, que atribui um valor numérico com base na propriedade de atenuação dos vários tecidos do corpo, formando, em seguida, uma imagem fundamentada na absorção diferencial dos raios X. Esses valores de atenuação, ou coeficiente relativo de atenuação (μ), são expressos em unidade Hounsfield (UH) e normalizados em água.[4] Portanto, a água mede 0 UH; o osso (valores mais altos de

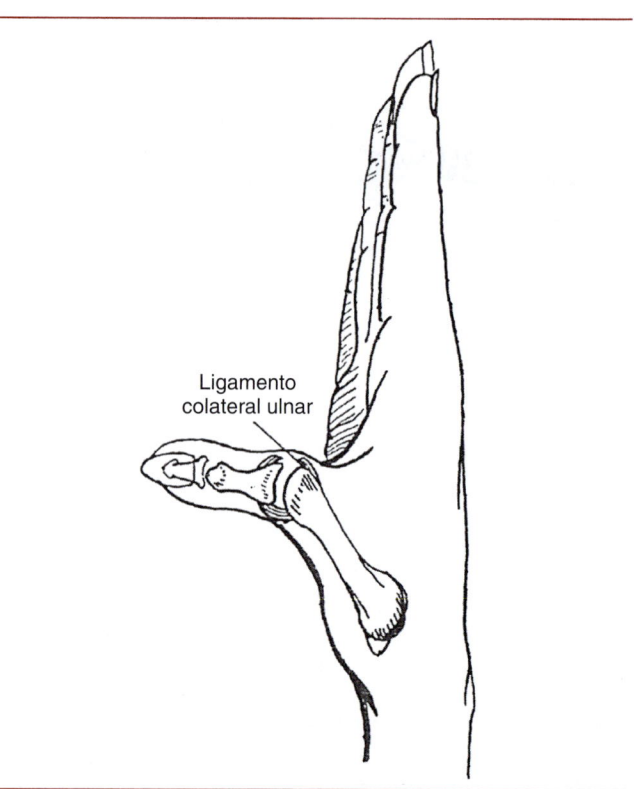

FIGURA 31-15 Polegar de "goleiro". (Reproduzida, com permissão, de Simon RR, Koenigsknecht SJ: *Emergency Orthopedics: The Extremities*, 4th edn. New York: McGraw-Hill, 2001:177.)

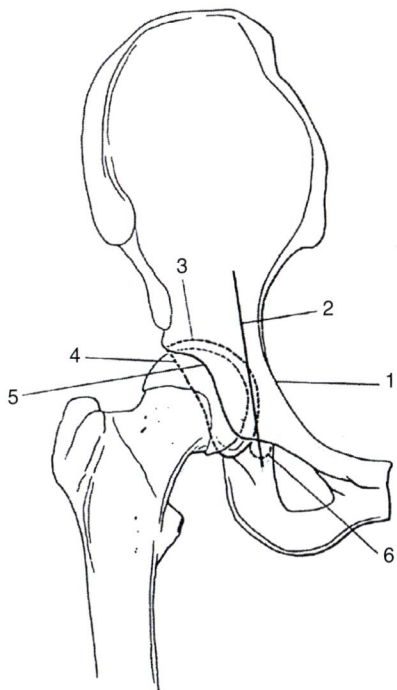

1. Linha iliopúbica
2. Linha ilioisquiática
3. Teto do acetábulo
4. Borda posterior do acetábulo
5. Borda anterior do acetábulo
6. "Gota de lágrima"

FIGURA 31-16 Vista AP do quadril. (Reproduzida, com permissão, de Simon RR, Koenigsknecht SJ: *Emergency Orthopedics: The Extremities*, 4th edn. New York: McGraw-Hill, 2001:377.)

absorção), 1.000 UH; e o ar (valores mais baixos de absorção), -1.000 UH.[20] Essencialmente, as imagens por TC formam um mapa do valor linear de atenuação do tecido. Ao fazer o ajuste do nível e da largura das faixas exibidas de UH (janela), o operador pode otimizar o estudo de tecidos diferentes. O *software* foi introduzido ao longo dos anos para permitir a reconstrução rápida de imagens em qualquer plano desejado (bidimensional) ou superfície de reconstrução (tridimensional).[20] Os modernos escaneadores *CT multislice* representam um grande avanço na tecnologia das varreduras por TC, em que a ativação simultânea de várias linhas de detectores múltiplos, posicionados ao longo do eixo longitudinal ou eixo z (direção da mesa ou do pórtico), permite a aquisição de seções helicoidais entrelaçadas.[21] Com esse desenho, a espessura da seção é determinada pelo tamanho do detector e não pelo colimador (dispositivo que filtra os feixes de raios de maneira que somente os raios paralelos a uma direção específica conseguem passar).[21]

A qualidade das imagens por TC depende de vários fatores que, em sua maioria, são selecionados pelo operador. São utilizados dois parâmetros para definir a qualidade da imagem de determinado sistema: resolução espacial e resolução de contraste:[20]

▶ Resolução espacial. É definida como a capacidade do sistema para distinguir entre dois objetos com espaços muito próximos. Para melhorar a resolução espacial, o operador deve selecionar uma matriz pequena (256 x 256), um campo restrito de visão e porções finas. Os algoritmos especiais de reconstrução também aprimoram as resoluções espaciais.

▶ Resolução de contraste. É definida como a capacidade do sistema para discriminar entre duas áreas adjacentes, com valores de atenuação diferentes. O operador tem várias opções para melhorar a resolução de contraste: seleção adequada do algoritmo de reconstrução; tubo atualmente em uso (medido em mA); tempo de varredura (medido em segundos); tamanho do *pixel* (matriz); e espessura da porção. É importante lembrar que qualquer aumento no tubo em uso ou no tempo de varredura eleva a dose de radiação. Outra estratégia para

TABELA 31-2 Regras de Ottawa para radiografias do joelho

Indicações para radiografia, se alguma	Critérios de exclusão
Pacientes com idade acima de 55 anos.	Idade abaixo de 18 anos.
Sensibilidade na cabeça da fíbula.	Lesões cutâneas superficiais isoladas.
Sensibilidade isolada na patela.	Lesões com mais de 7 dias.
Incapacidade para flexionar em 90°.	Lesões recentes em fase de reavaliação.
Incapacidade de andar quatro passos com sustentação de peso imediatamente após a lesão e no atendimento de emergência.	Pacientes com níveis alterados de consciência. Paraplegia ou lesões múltiplas.

Dados de Seaberg DC, Yealy DM, Lukens T, et al.: Multicenter comparison of two clinical decision rules for the use of radiography in acute, high-risk knee injuries. *Ann Emerg Med* 32:8-13, 1998.

TABELA 31-3 Regras de Pittsburgh para a indicação de radiografias

Indicações para radiografia se o mecanismo da lesão for trauma grave ou queda e nos seguintes casos:	Critérios de exclusão
Pacientes com idade inferior a 12 anos ou superior a 50 anos.	Lesões no joelho com mais de 6 dias de duração, antes da apresentação.
A lesão produz incapacidade para andar mais de quatro passos com sustentação de peso e no atendimento de emergências.	Pacientes somente com abrasões e lacerações superficiais.
	História de cirurgias ou fraturas anteriores no joelho afetado.
	Pacientes em avaliação para a mesma lesão.

Dados de Seaberg DC, Yealy DM, Lukens T, et al.: Multicenter comparison of two clinical decision rules for the use of radiography in acute, high-risk knee injuries. *Ann Emerg Med* 32:8-13, 1998.

aumentar a resolução de contraste é administrar o agente por via intra-articular ou intravenosa. A resolução de contraste da TC é significativamente melhor do que a das radiografias convencionais (quase 100 vezes), e as imagens fornecem mais detalhes sobre os tecidos moles do que as radiografias simples.[4]

Desde que o paciente permaneça imobilizado durante o estudo, a varredura por TC dá uma boa visualização da forma, da simetria e da posição das estruturas pelo delineamento de áreas específicas (Fig. 31-17). Essas informações são úteis nos exames de traumas agudos, aneurismas, infecções, hematomas, cistos e tumores.

A acuária das imagens de TC da coluna cervical varia de 72 a 91% no diagnóstico de hérnia de disco, sendo que essa porcentagem aumenta para 96% quando se combina TC e mielografia.[22,23] A adição de contraste permite a visualização do espaço subaraquinoide e o exame do canal espinal e das raízes nervosas.

A artrografia por TC é uma alternativa de estudo para avaliar a cápsula articular, o lábio, a cartilagem articular, o espaço articular e o osso subcondral.[18] A resolução espacial com esse procedimento é melhor do que nas varreduras por RM.[18]

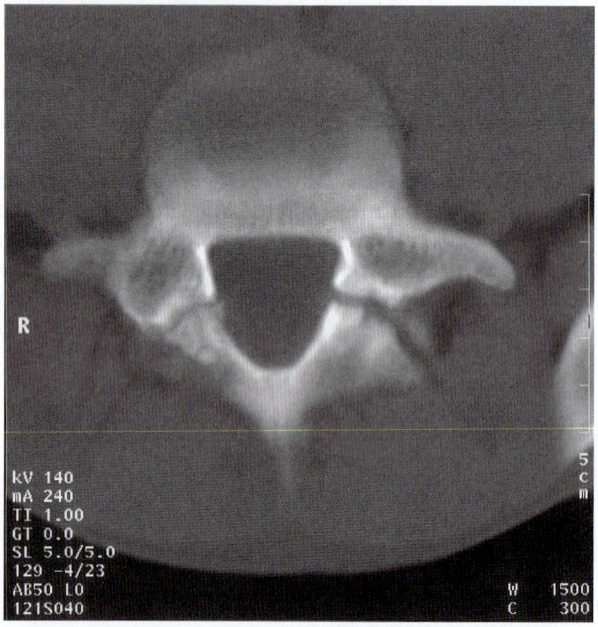

Tomografia por emissão de pósitrons

O avanço tecnológico recente mais significativo na medicina nuclear é a tomografia por emissão de pósitrons. Da mesma forma, também é importante a combinação de seus recursos e com os da TC que tem relevantes implicações na oncologia, em especial para pacientes com neoplasia nos tecidos moles ou câncer pós-operatório.[21]

Mielograma por TC

O mielograma por TC (MTC) é uma ferramenta diagnóstica que utiliza meios de contraste radiográfico (corante) injetados no espaço subaraquinoide (líquido cerebrospinal). Depois da infiltração do corante, o meio de contraste ilumina o canal espinal, a medula e as raízes nervosas durante a geração das imagens. A baixa viscosidade do contraste solúvel em água permite o enchimento total das raízes nervosas, melhorando a visualização.[4] Embora a IRM seja largamente usada, o MTC ainda é considerado o "padrão-ouro" para demonstrar alterações nos tecidos moles e nos ossos que produzem compressão das raízes nervosas e da medula espinal.[4] Alguns estudos mostraram que a mielografia convencional é superior à TC simples na avaliação de compressões radiculares nos recessos laterais.[24] A MTC é empregada também em situações em que as varreduras por RM sejam equívocas, não estejam disponíveis ou sejam contraindicadas para pacientes com marca-passo ou grampos em aneurisma intracraniano.

Geração de imagens por ressonância magnética

Princípios físicos básicos[25]

A IRM transformou-se em uma técnica viável desde o início da década de 1980. Ao contrário da TC, que depende de várias porções finas de radiação, que são "projetadas por trás" pelos transformadores de Fourier, a IRM é o resultado da interação entre campos magnéticos, ondas de radiofrequência (RF) e técnicas complexas de reconstrução de imagens. Normalmente, os eixos de prótons do corpo têm uma orientação randômica. Entretanto, se o corpo (ou uma parte dele) for colocado dentro de um campo magnético, os prótons alinham-se entre si paralela ou perpendicularmente à direção do campo magnético. Além disso, os prótons possuem um movimento rotatório natural a uma frequência

FIGURA 31-17 Imagem tomográfica computadorizada da coluna lombar mostrando a presença de espondilólise bilateral no nível de LV-SI.

específica (frequência de Lamor). Sempre que for aplicado um pulso de uma RF da mesma frequência que a dos prótons rotatórios dentro do campo magnético, eles defletem em relação aos respectivos eixos recém-desalinhados, por um ângulo específico, cujo grau de deflexão depende da força do pulso da onda RF aplicada. Os prótons, agora girando em sincronia ou em coerência em determinado ângulo com o campo magnético, induz em uma corrente em uma bobina transmissora-receptora ou antena. Esse pequeno sinal nuclear é registrado, amplificado, medido e localizado (ligado ao mesmo local do corpo onde se origina o sinal da RM), produzindo uma IRM de alto contraste, extremamente útil sob o ponto de vista clínico. O sinal começa a ficar mais fraco assim que o pulso de RF for descontinuado e os prótons começarem a relaxar e a voltar para o estado de equilíbrio. A queda do sinal está intimamente relacionada a dois fatores:

▶ Realinhamento dos prótons dentro do campo magnético (relaxamento longitudinal).

▶ Perda de coerência ou de sincronismo (defasagem) dos prótons à medida que continuam a girar em determinado ângulo em relação ao campo magnético (relaxamento transversal).

Esses dois fenômenos, denominados tempos de relaxamento T1 e T2, respectivamente, são constantes de relaxamento específicos para tipos diferentes de tecidos e de sua composição molecular. Por exemplo, os tecidos bem como a água têm prótons extremamente móveis que retornam de forma muito rápida ao alinhamento no campo magnético, ao passo que os prótons ósseos em sua maioria são imóveis. Os tempos T1 e T2 podem ser medidos de forma independente para criar imagens que dependem de valores diferentes de T1 dos tecidos (imagens ponderadas T1 [IPT1]) ou de valores diferentes de T2 (imagens ponderadas T2 [IPT2]). As imagens contendo informações sobre T1 e T2 denominam-se imagens equilibradas ou ponderadas de acordo com a densidade dos prótons. O contraste entre os tecidos depende das diferenças entre T1 e T2 e do valor da densidade dos prótons em IPT1, IPT2 ou IPDP. As técnicas específicas para obtenção de IRM são conhecidas por *sequência de pulsos*. Tal sequência resulta da alteração dos parâmetros para geração de imagens, como tempo de repetição (TR), tempo de eco (TE) ou ângulo de deflexão. Ao alterar esses parâmetros, o operador pode controlar a taxa de repetição dos pulsos de RF (TR), o tempo decorrido entre o pulso de RF e a geração do sinal ou eco (TE), assim como a intensidade do pulso de RF aplicado, que determina o ângulo de inversão (AI). As imagens obtidas com TR e TE curtos produzem contrastes ponderados T1; as obtidas com TR e TE longos, contrastes ponderados T2; e as obtidas com TR longo e TE curto, contraste ponderado PD. As últimas sequências denominam-se *spin-eco* (SE) e têm sido a base para a geração de imagens na coluna lombar. A Tabela 31-4 apresenta as diferenças de cada tecido/fluido nas intensidades de sinal nas imagens ponderadas T1 e T2.

Devido às propriedades exclusivas da geração magnética de imagens, a IRM está sujeita a uma série de artefatos; os mais importantes são os metálicos, em especial aqueles produzidos por objetos ferromagnéticos, que distorcem o alinhamento dos prótons no campo magnético principal do escaneador.[4] Essa distorção espacial pode resultar em erros graves nas medições. Os artefatos menos comuns são: de padrão de bandas; "envoltório" (área adjacente que engloba a zona de interesse, observadas em campos de visão muito pequenos); e de alterações químicas (observadas quando tecidos e estruturas químicas muito diferentes apresentam-se diretamente adjacentes entre si, por exemplo, na interface discovertebral).[4]

Aplicações clínicas

A IRM tem como vantagens o excelente contraste tecidual, a capacidade de fornecer imagens em corte transversal, a natureza não invasiva e a ausência total de radiação ionizante. Ela fornece uma ótima visualização dos tecidos anatômicos e fisiológicos (Figs. 31-18 e 31-19) e, em geral, é usada para avaliar lesões no sistema nervoso central e nos tecidos moles. Além disso, apresenta ótima sensibilidade para detectar lesões ocultas, sobretudo ósseas, e traumáticas podendo também ajudar a avaliá-las, bem como fraturas pós-traumáticas e por estresse ocultas.[19] As contraindicações gerais para a IRM incluem:[4]

▶ Grampos em aneurisma intracraniano
▶ Marca-passos cardíacos
▶ Algumas válvulas cardíacas protéticas
▶ Desfibriladores cardíacos implantados
▶ Grampo vascular em artéria carótida
▶ Estimuladores da medula espinal (neuroestimuladores)

TABELA 31-4 Diferenças na intensidade de sinal nas imagens ponderadas T1 (IPT1) e nas ponderadas T2 (IPT2)

Tecido	IPT1	IPT2
Osso cortical	Baixa	Baixa
Tendões e ligamentos	Baixa	Baixa
Fibrocartilagem	Baixa	Baixa
Músculos	Intermediária	Intermediária
Tumores não neoplásicos	Intermediária baixa	Baixa/intermediária/possivelmente alta
Tumores neoplásicos	Intermediária baixa	Intermediária-alta/possivelmente baixa
Água, LCS	Baixa	Alta
Inflamação	Baixa	Alta
Fluidos proteináceos, abscessos	Intermediária	Alta
Gorduras	Alta	Alta (ligeiramente mais baixa do que a IPT1)
Hemorragias agudas	Alta	Alta
Hemorragias crônicas	Baixa	Alta

Reproduzida, com permissão, de Morris C, ed. *Low Back Syndromes: Integrated Clinical Management*. New York: McGraw-Hill, 2006:495.

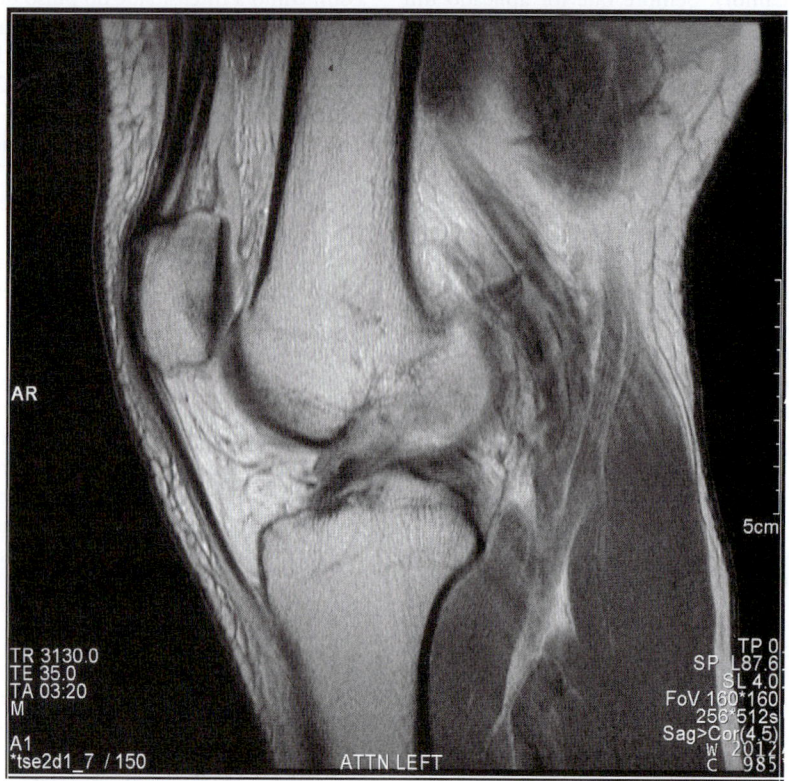

FIGURA 31-18 Varredura por IRM do joelho esquerdo com déficit no ligamento cruzado anterior.

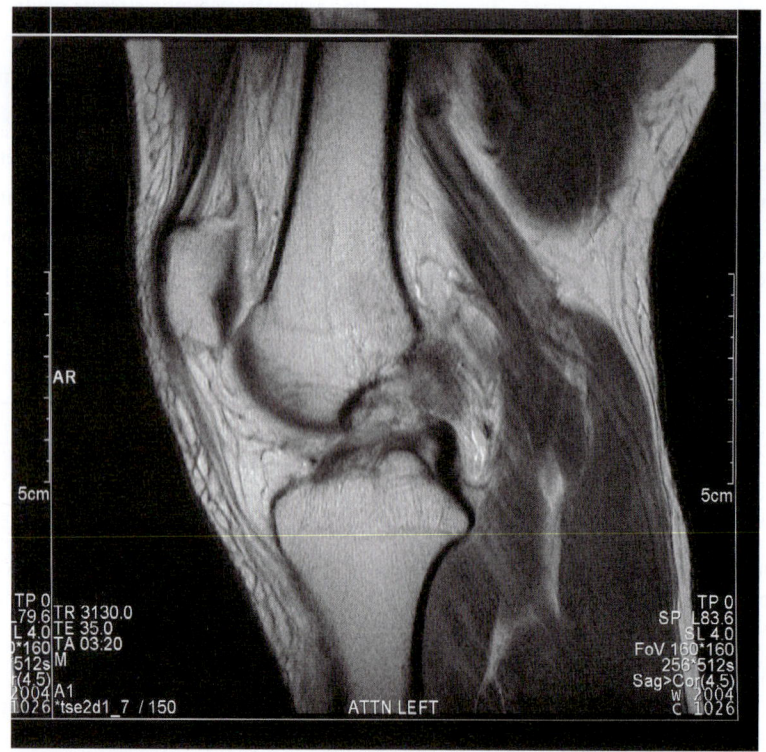

FIGURA 31-19 IRM mostrando uma vista diferente do mesmo joelho da Figura 31-18.

- Bomba de infusão de insulina (dispositivo implantado de infusão de medicamentos)
- Estimulador do crescimento ósseo
- *Hardwares* metálicos, dispositivos e fragmentos
- Aparelhos auditivos e dentaduras (devem ser removidos)
- Implantes cocleares, oculares e penianos
- Alguns tipos de estilhaços e projéteis
- Corpos estranhos intraoculares
- Delineamentos oculares tatuados
- Alguns tipos de maquiagem

Coluna
A combinação de capacidades multiplanares e a resolução de alto contraste das IRMs são ideais para a geração de imagens da coluna. A IRM demonstrou excelente sensibilidade no diagnóstico de hérnia de disco lombar, além de ser considerada o estudo de imagens preferido para detectar e classificar as fases de patologias desmielinizantes envolvendo a coluna (esclerose múltipla) e siringomielia, assim como para a detecção de impactos na raiz nervosa, embora esse último uso seja mitigado pela prevalência de achados anormais em indivíduos assintomáticos.[26] Entretanto, a IRM tem capacidade para detectar rupturas discais e ligamentares que não podem ser demonstrados por meio de outros estudos de imagens.[27,28]

Ombro
As principais indicações da IRM para o ombro incluem patologia no manguito rotador, instabilidade na articulação glenoumeral e dor no ombro de etiologia desconhecida.

Cotovelo
As principais indicações para o cotovelo são: estudar as lesões de massa, as tendíneas e ligamentares e as osteocondrais, as fraturas pediátricas do cotovelo, as neuropatias compressivas e entre outras.[25]

Mão e punho
As indicações mais frequentes para a mão e o punho incluem: avaliações de lesões de massa palpável, rupturas ligamentares, rupturas do complexo fibrocartilagíneo triangular, necrose avascular pós-traumática do escafoide, doença de Kienböck (osteonecrose do semilunar) e neuropatias compressivas.[25]

Quadril
Em geral, a IRM é usada no quadril para avaliar a presença de necrose avascular na cabeça do fêmur.[25] Outras indicações incluem osteoporose transitória, lesões osteocondrais, tumores, condromatose sinovial e sinovite vilonodular pigmentada.[25]

Joelho
O joelho é uma das estruturas do sistema musculoesquelético em que a IRM é aplicada com mais frequência. As lesões meniscais e ligamentares (Figs. 31-18 e 31-19) podem ser diagnosticadas com uma precisão de quase 95%.[25]

Tornozelo e pé
As indicações mais comuns de IRM para o tornozelo envolvem: lesões tendíneas, osteocondrite dissecante, instabilidade crônica e dor de etiologia desconhecida.[25]

Artrografia por RM
A artrografia por ressonância magnética (ARM) é uma técnica de investigação que provavelmente substituirá a artrografia por tomografia computadorizada, uma vez que melhora a precisão na visualização e no diagnóstico em vários distúrbios dos tecidos moles.[18]

Nos ombros, a ARM pode melhorar o delineamento da região interna da cápsula, dos ligamentos glenoumerais, da porção intracapsular da cabeça longa do tendão do bíceps e do lábio glenoidal.[25] O espessamento e o aumento na intensidade do sinal são indícios de tendinite ou de degeneração intrassubstancial do tendão supraespinal.[25]

Diagnóstico por ultrassom (ultrassonografia)

A ultrassonografia evoluiu com o desenvolvimento do sonar militar, isto é, o envio e o registro de determinada frequência de onda sonora enquanto ela é transmitida e refletida de vários objetos. Embora no início tenha sido usada sobretudo para a geração de imagens abdominais, o ultrassom está tornando-se rapidamente uma alternativa para aplicações musculoesqueléticas. Os ultrassons diagnósticos e terapêuticos são semelhantes, considerando que ambos produzem frequências superiores a 20.000 Hz. O ultrassom contínuo ou terapêutico pulsado produz energia térmica e não térmica de 1 ou 3 MHz, ao passo que o diagnóstico gera ondas pulsadas de 7,5 a 20 MHz, que são processadas para criar imagens pulsadas pelo eco. O sistema de ultrassom diagnóstico é composto por um conjunto de transdutores, um sistema de força e um computador com monitor. O transdutor, que é um dispositivo que envia e recebe ondas ultrassônicas, é formado por um conjunto de cristais de quartzo que gera tais ondas. Essas ondas são refletidas nas interfaces teciduais, durante a transmissão pelo corpo, sendo que o tempo de retrorreflexão para a sonda transdutora permite que o computador gere imagens. A refletividade da onda sonora é influenciada por dois fatores:[29]

- Impedância acústica dos dois tecidos que compõem a interface. A impedância acústica é o produto da densidade do material e da velocidade de transmissão do som na substância. A refletividade é maior nas interfaces entre tecidos de impedância acústica diferente.
- Ângulo de incidência do feixe sonoro. Quando esse ângulo for de 90º ou perpendicular à interface tecidual, a refletividade é mais alta e diminui de acordo com a redução do ângulo.

No caso de interfaces altamente reflexivas, quase toda a energia do feixe sonoro é refletida, produzindo uma área de vácuo sonoro abaixo da interface. Isso ocorre entre os tecidos moles e o ar ou o cálcio. Aparentemente, o feixe sonoro intensifica-se quando atravessa tecidos como água ou outros fluidos que não absorvem o ultrassom, apresentando-se, portanto, como áreas de vácuo sonoro. Assim, tecidos diferentes transmitem ondas sonoras em velocidades distintas, produzindo, consequentemente, imagens diversas. Tecidos mais densos como osso e colágeno refletem mais ondas do que os tecidos menos densos como água ou gorduras.

Provavelmente, a ultrassonografia dependa mais do operador do que as outras modalidades de geração de imagens.[29] O transdutor de ultrassom deve permanecer em um ângulo de 90º em relação ao tecido-alvo da varredura para evitar artefatos, permitir o processamento do maior número possível de ondas e fornecer imagens precisas. Os detalhes técnicos também são importantes, já que é necessário operar com transdutores de alta resolução para obter informações diagnósticas suficientes. A despeito de suas desvantagens, a ultrassonografia é uma técnica que está sempre disponível, tem custo mais baixo do que a maioria das outras modalidades de geração de imagens (exceto as radiografias simples), não envolve radiação ionizante e não é invasiva.[29] Além disso, permite a obtenção de imagens em tempo real, característica que é extremamente útil em algumas condições, como na síndrome de ruptura brusca do tendão ou no desenvolvimento de quadril displásico, em que a geração dinâmica de imagens oferece informações adicionais.[29] Algumas das desvantagens da ultrassonografia, incluindo aquelas que já foram mencionadas, são: campo de visão pequeno e presença de artefatos. Os artefatos *"comet fail"* são causados por faixas de ecogenicidade profunda, que atravessam os limites teciduais e geralmente estão associados à presença de corpos estranhos de metal ou vidro. Outros artefatos são refração e reverberação. A refração ocorre quando a sonda ultrassonográfica não for mantida em ângulo de 90° (perpendicular) em relação aos tecidos que estiverem sendo examinados, o que pode causar descrições incorretas da estrutura ou da lesão. A reverberação ocorre em interfaces altamente reflexivas e produz estruturas fantasmas.

A ultrassonografia pode ser usada para diagnosticar qualquer condição patológica suficientemente superficial para ser detectada pelo transdutor. Atualmente, ela é utilizada para auxiliar a identificação de lesões nos tecidos moles, infecções ósseas e artropatia, assim como para avaliar densidades ósseas minerais. Os tendões adaptam-se bem à ultrassonografia por causa dos fascículos paralelos de colágeno e das substâncias elementares que fornecem receptividade, atenuação e irradiação induzida diferentes. A ultrassonografia é particularmente útil na classificação de fases das lesões musculares, permitindo a obtenção de estimativas mais precisas do momento em que um atleta poderá retornar ao esporte. As imagens por ultrassom também podem ser empregadas para analisar o grau e a qualidade da cicatrização de fraturas, assim como na detecção de sinovite e corpos estranhos de madeira ou plástico. Para finalizar, podem ser usadas para confirmar a colocação adequada de injeções, para fornecer informações diagnósticas e facilitar o tratamento de condições inflamatórias como bursite, corpos intra-articulares soltos, cistos e espessamento dos nervos. Futuramente, essas imagens poderão ser usadas na colocação de enxertos teciduais (células-tronco, plaquetas, matrizes) para auxiliar na cicatrização de lesões devido a sua capacidade de geração de imagens em tempo real.

Varredura óssea por radionucleotídeos

Os estudos de varredura óssea por radionucleotídeos envolvem a introdução de isótopos que são administrados aos pacientes por via oral ou intravenosa e alojam-se no esqueleto. A energia fotônica emitida pelos isótopos é registrada por uma câmera gama 2 a 4 horas depois. A base fisiopatológica dessa técnica é complexa e depende das diferenças no fluxo sanguíneo, na permeabilidade capilar e na atividade metabólica que acompanham qualquer lesão, infecção, processo de reparo ou crescimento de tecido ósseo.[19] O teste de varredura por radionucleotídeos mais comum é o das estruturas ósseas (Fig. 31-20). Esse estudo é utilizado para detectar áreas específicas em ossos com atividade metabólica anormal. A anormalidade apresenta-se como algo conhecido por "ponto quente", cuja aparência é mais escura do que a do tecido normal. A varredura óssea é uma ferramenta extremamente sensível, embora inespecífica, para identificar uma ampla faixa de anormalidades no esqueleto e nos tecidos moles. As varreduras ósseas alteradas podem ser indícios de tumor, necrose avascular, infecção óssea (osteomielite), doença de Paget ou fraturas recentes. A comparação entre o lado afetado e o não afetado geralmente é usada para reconhecer diferenças na absorção. A dimensão das vistas, corpo todo ou parcial, e sua quantidade, bem como o posicionamento dos pacientes, dependem da indicação para o exame.

Varredura óssea de três fases

Conforme sua denominação, esse tipo de varredura envolve três fases de imagem. a saber:[30]

1. Estudo de fluxo. A infiltração é a mesma usada nas varreduras ósseas comuns, mas a geração de imagens é iniciada logo após a infiltração. As imagens sequenciais são obtidas em cada 2 a 3 segundos, durante 60 segundos.

2. Coleção de sangue. Imediatamente depois do estudo de fluxo, é possível obter uma imagem da coleção de sangue na zona de interesse. Essa imagem serve de marcador da atividade tecidual extravascular.

3. Imagens estáticas com retardo. Depois de, no mínimo, duas horas, as imagens são obtidas na área-alvo. Essas imagens demonstram a absorção dos radioisótopos nas estruturas ósseas.

Varredura por SPECT[30]

A varredura por tomografia computadorizada por emissão de fóton único (SPECT) melhora a detecção e a localização de anormalidades por meio da separação espacial das estruturas ósseas, que se sobrepõem nas imagens planares comuns. Depois da aquisição do estudo, um computador é utilizado para reconstruir imagens nos planos axial, sagital e coronal. Até o momento, a SPECT óssea apresenta um valor clínico especial nos estudos da coluna vertebral e comprovou ser mais sensível do que a radiografia simples, sendo que a maioria das lesões identificadas pela SPECT corresponde a doenças detectáveis pela TC. As varreduras por SPECT são meios altamente sensíveis para evidenciar a espondilólise, um tipo de fratura que ocorre nas partes interarticulares.

Aplicações clínicas

As aplicações da varredura óssea por radionucleotídeos podem ser divididas em categorias traumáticas e não traumáticas, como segue:[19]

▶ Traumáticas
  - Fraturas
    ○ Localizações anatomicamente difíceis, como a escápula, o esterno, o sacro e porções da pelve.
    ○ Fraturas ocultas (fraturas não deslocadas ou por estresse). As varreduras ósseas podem revelar a presença de distúrbios metabólicos no local da fratura em 24 horas após a lesão, muito antes de as radiografias convencionais mostrarem quaisquer anormalidades e geralmente antes de se tornarem assintomáticas.[19] Essas fraturas incluem a tíbia (Fig. 31-20), o escafoide, a cabeça do rádio e o colo do fêmur. As fraturas por

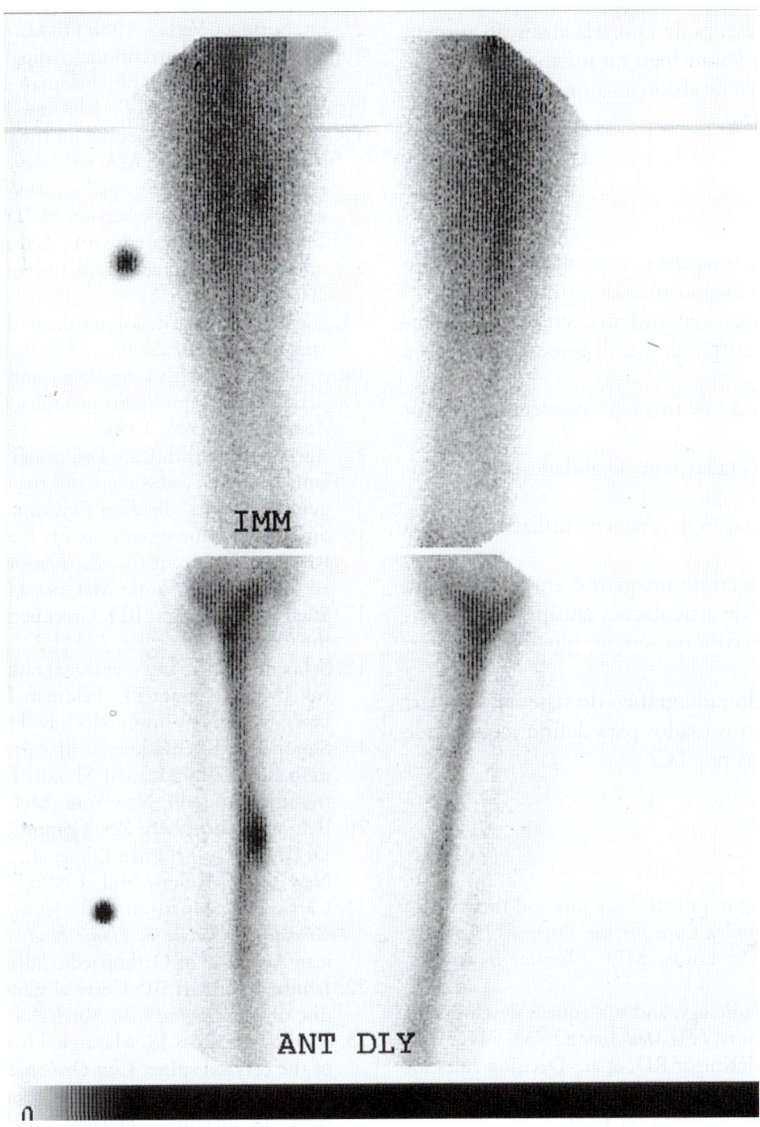

FIGURA 31-20 Varredura óssea mostrando fratura por estresse na tíbia direita.

estresse dos metatarsais e de outros ossos podem ser vistas em varreduras ósseas até duas semanas antes de se tornarem visíveis nas radiografias simples.
- Osteonecrose traumática sem fatura.

▶ Não traumáticas
- Osteomielite. Essa condição produz aumento localizado na absorção do isótopo, que é visível na varredura óssea em 48 horas a partir do início da infecção.
- Tumores primários ou metastáticos. Geralmente podem ser detectados por varredura óssea no momento em que produzem sintomas. A capacidade da varredura de cobrir todo o esqueleto é particularmente útil na determinação da presença e dimensão da metastase.
- Fraturas ocultas.
- Tendinite e tenossinovite.

- Dor no quadril.
  ○ Adultos: necrose asséptica, artrite, osteoporose transitória e fratura oculta do colo do fêmur. A necrose asséptica surge como um "ponto quente" sobrejacente à cabeça do fêmur ou como uma área central "fria" circundada por um anel de absorção aumentada. A osteoporose transitória, condição que afeta principalmente homens jovens, também apresenta absorção aumentada da cabeça do fêmur quando visualizada em varreduras ósseas. Entretanto, essa doença apresenta densidade óssea reduzida quando visualizada em radiografias simples. A artrite produz absorção aumentada de isótopos no osso periarticular, em ambos os lados da articulação. As fraturas ocultas do colo do fêmur causadas por estresses normais aplicados sobre os ossos enfraquecidos pela osteoporose são visualizadas nas varreduras ósseas como faixas de absorção aumentada na estrutura.

○ Crianças: artrite, doença de Legg-Calve-Perthes. A varredura óssea na presença desta revela absorção aumentada na cabeça do fêmur logo no início da patologia. Mais tarde, um anel de absorção aumentada pode circundar o "ponto frio".

QUESTÕES DE REVISÃO*

1. Qual estudo de geração de imagens geralmente é considerado a modalidade de imagens diagnósticas de primeira ordem?
2. Colocar as seguintes estruturas em ordem decrescente de densidade: ar, água ou fluido corporal, metal, osso, tecido mole e gorduras.
3. Qual modalidade de geração de imagens apresenta a melhor vista do osso cortical?
4. Quais condições são detectadas com facilidade pelas radiografias simples?
5. Quais modalidades de geração de imagens utilizam um ímã extremamente potente?
6. Qual modalidade de geração de imagens é empregada para estudar estruturas dentro de articulações encapsuladas usando um meio de contraste, com ou sem ar, que é injetado no espaço articular?
7. Como é chamado o estudo radiográfico do sistema vascular?
8. Quais são os dois parâmetros usados para definir a qualidade das imagens das varreduras por TC?

REFERÊNCIAS

1. Deyle G: Diagnostic imaging in primary care physical therapy. In: Boissonnault WG, ed. *Primary Care for the Physical Therapist: Examination and Triage*. St Louis, MO: Elsevier Saunders, 2005:323–347.
2. Agee OF: Roentgen. Early radiology, and subsequent development of diagnostic radiology. A history. *J Fla Med Assoc* 82:738–744, 1995.
3. Stiell IG, Greenberg GH, McKnight RD, et al.: Decision rules for the use of radiography in acute ankle injuries: refinement and prospective validation. *JAMA* 269:1127–1132, 1994.
4. Skogsbergh DR, Jones KM: Diagnostic imaging approaches to the evaluation of low back syndrome. In: Morris C, ed. *Low Back Syndromes: Integrated Clinical Management*. NewYork: McGraw-Hill, 2006:477–509.
5. Mattoon JS: Digital radiography. *Vet Comp Orthop Traumatol* 19:123–132, 2006.
6. Sartoris DJ: Diagnosis of ankle injuries: The essentials. *J Foot Ankle Surg* 33:101–107, 1994.
7. Schutter H: *Intervertebral Disk Disorders, Clinical Neurology*. Philadelphia: Lippincott-Raven, 1995: Chap. 41.
8. Swain JH: An introduction to radiology of the lumbar spine. In: Wadsworth C, ed. *Orthopedic Physical Therapy Home Study Course*. La Crosse, WI: Orthopedic Section, APTA, 1994:1–34.
9. Wolff J: *The Law of Remodeling*. Maquet P, Furlong R, (Trans). Berlin, Springer-Verlag, 1986 (1892).
10. Shankman S: Conventional radiography and tomography. In: Spivak JM, Di Cesare PE, Feldman DS, et al. eds. *Orthopaedics: A Study Guide*. New York: McGraw-Hill, 1999:173–178.
11. Barr JB: Medical screening for the physical therapist: Imaging principles. In: Wilmarth MA, ed. *Medical Screening for the Physical Therapist. Orthopaedic Section Independent Study Course 14.1.1*. La Crosse, WI: Orthopaedic Section, APTA, Inc., 2003: 1–15.
12. Tandeter HB, Shvartzman P: Acute knee injuries: Use of deci-sion rules for selective radiograph ordering. *Am Fam Physician* 60:2599–2608, 1999.
13. Stiell IG: Clinical decision rules in the emergency department. *Cmaj* 163:1465–1466, 2000.
14. Agency for Health Care Policy and Research Rockville, Maryland. Acute lowback problems in adults. Guideline overview. *J Natl Med Assoc* 87:331–333, 1995.
15. Agency for Health Care Policy and Research. Acute lowback problems in adults: assessment and treatment. Acute lowback problems guideline panel. *Am Fam Physician* 51:469–484, 1995.
16. Simon RR, Koenigsknecht SJ: Fractures of the hand. In: Simon RR, Koenigsknecht SJ, eds. *Emergency Orthopedics: The Extremities*, 4th edn. New York: McGraw-Hill, 2001:98–133.
17. Stiell IG, McKnight RD, Greenberg GH, et al.: Implementation of the Ottawa ankle rules. *JAMA* 271:827–832, 1994.
18. Schoenberg NY: Interventional radiology and angiography. In: Spivak JM, Di Cesare PE, Feldman DS, et al., eds. *Orthopaedics: A study guide*. New York: McGraw-Hill, 1999:183–191.
19. Simon RR, Koenigsknecht SJ: Special imaging techniques. In: Simon RR, Koenigsknecht SJ, eds. *Emergency Orthope-dics: The Extremities*, 4th edn. New York: McGraw-Hill, 2001: 73–76.
20. Beltran J, Rosenberg ZS: Computed tomography. In: Spivak JM, Di Cesare PE, Feldman DS, et al., eds. *Orthopaedics: A study guide*. New York: McGraw-Hill, 1999:179–182.
21. Carrino JA, Morrison WB: *Musculoskeletal Imaging, Orthopaedic Knowledge Update 8: Home Study Syllabus*. Rosemont, IL: American Academy of Orthopaedic Surgeons, 2005:119–136.
22. Jahnke RW, Hart BL: Cervical stenosis, spondylosis, and herniated disc disease. *Radiol Clin North Am* 29:777–791, 1991.
23. Modic MT, Ross JS, Masaryk TJ: Imaging of degenerative disease of the cervical spine. *Clin Orthop* 239:109–120, 1989.
24. Bartynski WS, Lin L: Lumbar root compression in the lateral recess: MR imaging, conventional myelography, and CT myelography comparison with surgical confirmation. *AJNR Am J Neuroradiol* 24:348–360, 2003.
25. Beltran J: Magnetic resonance imaging. In: Spivak JM, Di Cesare PE, Feldman DS, et al., eds. *Orthopaedics: A Study Guide*.New York: McGraw-Hill, 1999:193–201.
26. Forristall RM, Marsh HO, Pay NT: Magnetic resonance imaging and contrast CT of the lumbar spine: Comparison of diagnostic methods and correlation with surgical findings. *Spine* 13:1049–1054, 1988.
27. Harris JH, Yeakley JW: Hyperextension-dislocation of the cervical spine: Ligament injuries demonstrated by magnetic resonance imaging. *J Bone Joint Surg* 74B:567, 1992.
28. Ellenberg MR,Honet JC, Treanor WJ: Cervical radiculopathy. *Arch Phys Med Rehabil* 75:342–352, 1994.
29. Grijseels S, Beltran J: Ultrasonography. In: Spivak JM, Di Cesare PE, Feldman DS, et al., eds. *Orthopaedics: A Study Guide*.New York: McGraw-Hill, 1999:199–201.
30. Finkel JE: Musculoskeletal scintigraphy. In: Spivak JM, Di Cesare PE, Feldman DS, et al., eds. *Orthopaedics: A Study Guide*.New York: McGraw-Hill, 1999:203–208.

---

*Questões adicionais para testar seu conhecimento deste capítulo são encontradas (em inglês) em Online Learning Center para *Orthopaedic Assessment, Evaluation, and Intervention*, em www.duttononline.net. As respostas para as questões anteriores são apresentadas no final deste livro.

SOLUÇÕES PARA AS QUESTÕES DE REVISÃO

CAPÍTULO 1

1. Macrófagos, mastócitos e fibroblastos.
2. Cartilagem hialina, fibrocartilagem e cartilagem elástica.
3. Fáscia.
4. Tipo 1.
5. Epitendão.
6. Duas das seguintes respostas estão corretas:
   - *Tendinite:* inflamação do tendão.
   - *Tendinose:* alteração degenerativa e crônica do tendão, acompanhada de dor e geralmente associada ao espessamento do tendão.
   - *Paratenonite:* termo que compreende a peritendinite, a tenossinovite e a tenovaginite; descreve um distúrbio inflamatório nos tecidos que circundam o tendão, como a bainha tendínea.
7. Osteoartrite ou osteocondrite dissecante.
8. Inflamação da bolsa secundária a uma infecção no fluido sinovial ou causada por movimento ou atrito excessivo.
9. Tipo I (oxidativo vermelho com contração espasmódica lenta), tipo IIa (oxidativo vermelho com contração espasmódica rápida), tipo IIb (glicolítico branco com contração espasmódica rápida) e tipo IIc (intermediário com contração espasmódica rápida).
10. Processo reparador atípico que causa ossificação heterotópica benigna (i.e., extraesquelética) no tecido mole.

CAPÍTULO 2

1. E.
2. A.
3. A.
4. A.
5. C.

CAPÍTULO 3

1. A posição anatômica de referência para o corpo humano é a posição de pé ereta, com os pés levemente separados, os braços pendendo ao lado do corpo, os cotovelos estendidos e as palmas das mãos voltadas para a frente.
2. Plano frontal, lateral ou coronal.
3. Transverso ou horizontal.
4. Sagital.
5. Flexão, extensão, hiperextensão, dorsiflexão e flexão plantar.

CAPÍTULO 4

1. Peso corporal, atrito e resistência ao ar e à água.
2. Macrotrauma.
3. Ondulação.
4. Falso. É mais bem-designado para resistir a cargas de tensão.
5. O módulo de Young é uma descrição numérica da relação entre a quantidade de tensão recebida por um tecido e a deformação resultante.

CAPÍTULO 5

1. As lesões primárias podem ser autoinduzidas, causadas por um outro indivíduo ou entidade ou produzidas pelo ambiente. As lesões secundárias são, essencialmente, a resposta inflamatória desencadeada pela lesão primária.
2. As lesões microtraumáticas surgem como o resultado de uma sobrecarga repetitiva cumulativa de mecânica incorreta e/ou resistência friccional. As lesões macrotraumáticas ocorrem com sobrecarga repentina nos tecidos musculoesqueléticos.
3. (1) Estágio de coagulação e inflamação. (2) Estágio migratório e proliferativo. (3) Estágio de remodelação.
4. Neutrófilos são glóbulos brancos do subgrupo de leucócitos polimorfonucleares (PMN) que aparecem durante o estágio de inflamação. Os neutrófilos estão repletos de grânulos de substâncias tóxicas (fagócitos), que permitem que eles se unam a microrganismos, internalizando-os e eliminando-os.
5. Monócitos são glóbulos brancos do subgrupo de leucócitos mononucleares. Os monócitos migram para os tecidos e desenvolvem-se em macrófagos, fornecendo defesas imunológicas contra vários organismos infecciosos.

CAPÍTULO 6

1. Extensibilidade, elasticidade, irritabilidade e capacidade de desenvolver tensão.
2. O eretor da espinha, o bíceps braquial, a cabeça longa do tríceps braquial, os isquiotibiais e o reto femoral.
3. Isométrico, concêntrico e excêntrico.
4. Contração isotônica é aquela na qual a tensão dentro do músculo permanece constante conforme ele encurta ou alonga.
5. Verdadeiro.

CAPÍTULO 7

1. Um dano representa as consequências de doenças, os processos patológicos ou as lesões.
2. Incapacidade.
3. Variáveis contextuais.
4. Os diagnósticos fisioterapêuticos são indicações que identificam o impacto de uma condição sobre a função. Os diagnósticos médicos baseiam-se em patologias.
5. Teste de amplitude de movimento, teste de força e avaliação da marcha.

CAPÍTULO 8

1. Empatia é a capacidade de compreender o ponto de vista de outra pessoa, de modo que haja o entendimento profundo e verdadeiro do que o indivíduo está experimentando.
2. *Exame* refere-se à coleta de dados e informações sobre um tópico. *Avaliação* refere-se à construção de um juízo de valor com base nos dados e nas informações obtidos.
3. A história, a revisão de sistemas, os testes e as medições.
4. As questões neutras são estruturadas de maneira a não induzir o paciente a fornecer determinada resposta.
5. Identificar possíveis problemas de saúde que exijam consulta ou encaminhamento a um outro provedor de assistência à saúde.

CAPÍTULO 9

1. Viscerogênica, vasculogênica, neurogênica, psicogênica e espondilogênica.
2. A produção intencional de sintomas falsos ou o exagero de sintomas que realmente existem.
3. Falso.
4. LIV-LV.
5. Enxaqueca.

CAPÍTULO 10

1. Coordenação, comunicação e documentação; instrução relacionada ao paciente e intervenções diretas.
2. PRICEMEM (proteção, repouso, gelo, compressão, elevação, terapia manual, mobilização precoce e medicamento).
3. Estimulação dos aferentes articulares de fibras grandes da cápsula articular, do tecido mole e da cartilagem articular, que busca aliviar a dor; estimulação de endorfinas que ajudam a aliviar a dor; redução na pressão intra-articular, que auxilia no alívio da dor; efeito mecânico que aumenta a mobilidade articular; remodelagem do tecido conjuntivo local; aumento do deslizamento dos tendões dentro das respectivas bainhas e aumento da lubrificação articular.
4. O estágio inflamatório de cicatrização.
5. Os objetivos clínicos durante a fase inflamatória são: evitar posições dolorosas, melhorar a amplitude de movimento, reduzir a atrofia muscular por meio de ajuste muscular isométrico suave e manter o condicionamento aeróbio.

CAPÍTULO 11

1. Quando houver dor moderada; uma condição não irritável demonstrada por dor produzida por movimento, mas que desaparece muito rapidamente; dor musculoesquelética intermitente; a dor relatada pelo paciente é aliviada por repouso ou por movimentos ou posições específicas; dor alterada por mudanças posturais ou por movimento.
2. Qualquer uma das seguintes situações: infecção bacteriana, malignidade, infecção sistêmica localizada, suturas, fratura recente, celulite, estado febril, hematoma, alguma condição circulatória aguda, feridas abertas, osteomielite, diabete grave, hipersensibilidade da pele, dor grave constante.
3. Hiperemia traumática, alívio da dor e diminuição do tecido cicatricial.
4. Reversão de estabilizações ou técnicas funcionais.
5. Mobilizações articulares.

CAPÍTULO 12

1. Postura, trauma direto, movimentos extremos, lesão, choque elétrico e compressão.
2. Síndrome do esmagamento duplo.
3. Atrofia visível, dor com palpação, redução na amplitude de movimento ativo e passivo na mesma direção e fraqueza na distribuição muscular de um nervo periférico.
4. L4 a S2.
5. 30 a 70º.

CAPÍTULO 13

1. Os dois períodos do ciclo da marcha são o período de apoio e o período de balanço. As três tarefas são: descarga de peso, apoio em uma perna e progressão dos membros.
2. Os oito intervalos do ciclo da marcha são: resposta a cargas, apoio médio, apoio final, pré-balanço (que ocorre em parte no período de apoio e em parte no período de balanço), balanço inicial, balanço médio e balanço final.
3. Com o aumento da velocidade, a fase de apoio diminui e a fase de apoio duplo desaparece por completo.
4. Verdadeiro.
5. Anteriormente.
6. A síndrome cruzada inferior apresenta as seguintes características: o eretor da espinha e o iliopsoas são encurtados adaptativamente (comprimidos), os abdominais e o glúteo máximo são fracos, há uma inclinação pélvica anterior, um aumento na lordose lombar e uma leve flexão do quadril. Nessa síndrome, os isquiotibiais geralmente são encurtados.
7. Qualquer uma das seguintes alternativas: idade, desequilíbrios na força e na flexibilidade, aspectos psicológicos, influências evolucionárias e hereditárias, deformidades estruturais, doença, gravidez, hábito ou dor.
8. Músculos posturais – são músculos relativamente fortes com probabilidade de terem sido mal recrutados, aparentemente falta-lhes firmeza, apresentam incapacidade para fazer contrações de amplitude interna ao longo do tempo e proporcionam uma base estável de trabalho para outros músculos.

Músculos fásicos – esses músculos tendem a tornarem-se relativamente fracos em comparação aos posturais, são mais propensos a atrofias e encurtamentos adaptativos e apresentam recrutamento preferencial nas atividades sinergísticas. Além disso, costumam dominar os movimentos e podem alterar a postura por meio da restrição aos movimentos.

CAPÍTULO 14

1. Rotação externa > abdução > rotação interna em proporção de 3:2:1.
2. D.
3. Subescapular, redondo maior, peitoral maior e latíssimo do dorso.
4. Infraespinal, redondo menor e deltoide posterior.
5. Supraespinal, infraespinal, redondo menor e peitoral maior.

CAPÍTULO 15

1. Falso. É o feixe anterior do ligamento colateral ulnar.
2. Extensão total do cotovelo e supinação máxima do antebraço.
3. Pronador quadrado, pronador redondo, flexor radial do carpo.
4. Posteriormente (sobretudo póstero-lateral).
5. A.

CAPÍTULO 16

1. Escafoide e lunar.
2. Hamato, capitato, trapezoide, trapézio.
3. Nervo e artéria ulnar.
4. D.
5. B.

CAPÍTULO 17

1. Extensão, rotação interna e abdução-adução.
2. Lateral, inferior e anteriormente.
3. Ligamento redondo.
4. Rotação externa, abdução e extensão.
5. Glúteo médio.

CAPÍTULO 18

1. Ligamento colateral tibial.
2. Melhora a capacidade de sustentação de peso do joelho; diminui a fricção e age para restringir a translação tibial anterior.
3. Femoral.
4. Joelho valgo.
5. Faceta inferior.

CAPÍTULO 19

1. Tibiofibular anterior, tibiofibular posterior e interósseo.
2. Tibial.
3. Uma combinação de ligamentos, tendões e músculos.
4. Inversão do calcâneo, abdução talar, dorsiflexão talar e rotação externa da tíbia.
5. Nervo interdigital.

CAPÍTULO 20

1. Núcleo pulposo, placa terminal vertebral e anel fibroso.
2. Permite amplitude de movimento entre as vértebras, mantém a contiguidade entre os corpos vertebrais e atenua e transfere a carga vertebral.
3. Em geral, aumenta entre 20 e 70 anos.
4. Os três estágios são definidos como disfunção, instabilidade e estabilização.
5. C5-C6 e C6-C7.

CAPÍTULO 21

1. O local comum de origem é a parte proximal da artéria subclávia.
2. Quatro por cento das artérias do lado esquerdo surgem da aorta. Nessa variação, a artéria estende-se vertical e levemente póstero-medial até alcançar o forame transverso da coluna cervical inferior, embora sua direção exata dependa do ponto de origem (quaisquer anomalias resultam em tortuosidade). O ponto de entrada típico é no forame transverso de CVI, mas 10% da população têm pontos de entrada de CV a CVII. Além disso, a artéria subsequente à subclávia pode apresentar uma torção.
3. Dividido em quatro partes: (1) Dentro do forame transverso de CII. O forame vertebral de CII apresenta duas curvas: a curva inferior é quase vertical, ao passo que a superior é mais horizontal e orientada lateralmente. (2) Entre CII e CI. A segunda parte estende-se verticalmente para cima no forame transverso de CII e é coberta pelo levantador da escápula e pelos músculos inferiores da cabeça. (3) No forame transverso de CI. Na terceira parte, a porção suboccipital da artéria vertebral inclina-se para trás e medialmente no forame transverso de CI. (4) Entre o arco posterior do atlas e sua entrada no forame magno. Ao sair do forame transverso de CI, a artéria percorre a massa do processo articular superior do atlas até cruzar seu arco posterior em um sulco que é mantido por um ligamento restringente. A partir da extremidade medial desse sulco, a artéria estende-se para a frente, para dentro e para cima, até romper a membrana atlantoccipital posterior com o nervo C1, que a separa do arco posterior do atlas. Ele penetra a dura-máter na região lateral do forame magno, cerca de 1,5 cm lateral à linha média do pescoço. Essa porção da artéria é vulnerável a traumas abruptos diretos.
4. (1) Ramificações pontinas – ponte. (2) Artéria cerebelar inferior anterior – ponte e cerebelo. (3) Artéria cerebelar superior – ponte do mesencéfalo e cerebelo. (4) Auditivo interno (labiríntico) – labirinto membranoso e oitavo nervo craniano (vestibulococlear). (5) Cerebral superior – tálamo (central), lobo temporal (ramo temporal cortical) e lobo occipital (ramificação calcarina cortical).

5. Olfativo (NCI).

CAPÍTULO 22

1. Articulação atlantoccipital (AO): Os côndilos occipitais são biconvexos e articulados com as facetas superiores do atlas, que são bicôncavas. A articulação atlantoaxial (AA) apresenta duas articulações laterais e duas medianas. As articulações laterais são biconvexas, com ligamentos capsulares frouxos que permitem boa mobilidade. As articulações medianas são formadas entre a superfície posterior do dente e a região anterior do ligamento transverso.
2. Dente, ligamento alar, ligamento transverso e membrana tectória.
3. Reto lateral da cabeça.
4. Membrana tectória.
5. Oblíquo superior da cabeça.

CAPÍTULO 23

1. D.
2. C.
3. D.
4. Processo uncinado.
5. Inferior (C8-T1).

CAPÍTULO 24

1. A articulação temporomandibular (ATM), os sistemas mastigatórios e os órgãos e tecidos relacionados às glândulas salivares. Inclui também os músculos da face.
2. Músculo pterigóideo lateral.
3. Masseter, temporal e pterigóideo medial.
4. E.
5. Posição em que a língua está contra o palato da boca e os dentes não estão em contato.

CAPÍTULO 25

1. Coronalmente (para facilitar a rotação).
2. As costelas 1º, 10º, 11º e 12º são atípicas semifacetas porque só se articulam com suas próprias vértebras e não apresentam semifacetas inferiores.
3. Costovertebral.
4. Costelas.
5. T1 a T6 = cabo de bomba; T7 a T12 = alça de balde.

CAPÍTULO 26

1. Ligamento longitudinal posterior.
2. Ligamento iliolombar.
3. E.

4. Extensão lombar, inclinação lateral ipsilateral e rotação contralateral da coluna lombar.
5. Cerca de 60º de flexão e 25º de extensão.

CAPÍTULO 27

1. Ligamento interósseo.
2. Contranutação (movimento posterior).
3. O piriforme tem a função principal de produzir rotação externa e abdução do fêmur, mas também funciona como rotador interno e abdutor do quadril se a articulação do quadril for flexionada além de 90º.
4. O levantador do ânus, um grupo muscular composto pelos músculos pubococcígeo, puborretal e iliococcígeo.
5. O ilíaco direito roda anteriormente, e o sacro flexiona para o lado direito e roda para o lado esquerdo.

CAPÍTULO 28

1. A reconstrução capsulolabial anterior aberta, a reconstrução artroscópica e a capsulorrafia térmica.
2. As vantagens propostas dos reparos artroscópicos incluem incisões menores na pele, inspeção mais completa da articulação glenoumeral, capacidade de tratar lesões intra-articulares, acesso a todas as áreas da articulação glenoumeral para reparo, exceto dissecção de tecido mole e preservação máxima da rotação externa.
3. Em geral, após uma reconstrução capsular anterior, o ombro é imobilizado em 90º de abdução, 45º de rotação externa e 30º de flexão para a frente.
4. Verdadeiro.
5. Aqueles com diagnóstico clínico de síndrome do impacto que têm dor persistente e perda de função e que não responderam à intervenção conservadora, incluindo reabilitação, modificação de atividade, medicamentos anti-inflamatórios e infiltrações subacromiais de cortisona.

CAPÍTULO 29

1. As abordagens lateral transtrocantérica, ântero-lateral, lateral direta e póstero-lateral.
2. Trombose venosa profunda com embolia pulmonar subsequente.
3. Idade avançada, história familiar de TVP, uso de estrógeno, gravidez, obesidade e viagens aéreas prolongadas.
4. Amplitude de movimento diminuída, dor, edema e eritema.
5. Evitar a flexão do quadril além de 90º e adução mínima ou rotação interna do quadril.

CAPÍTULO 30

1. Farmacocinética é o estudo dos fatores psicoquímicos envolvidos na absorção, na distribuição, no metabolismo e na eli-

minação de um medicamento pelo corpo. A farmacodinâmica refere-se ao efeito dos medicamentos no corpo.
2. Parte do sistema autônomo (simpático ou parassimpático) que permanece sob controle durante o repouso e exerce tônus predominante.
3. As vitaminas hidrossolúveis em água incluem o complexo B, a vitamina C, a biotina, a colina e a folacina (ácido fólico).
4. Fígado e rins.
5. Os exercícios aumentam o fluxo sanguíneo e a temperatura dos músculos e, consequentemente, intensificam a absorção pela difusão molecular ao longo das membranas biológicas. Os exercícios podem também sequestrar alguns medicamentos e reduzir sua disponibilidade para fins de eliminação. Os agentes térmicos que elevam o fluxo sanguíneo regional podem aumentar potencialmente o direcionamento de um medicamento para o local de um tecido específico. Teoricamente, os exercícios restringem a distribuição dos medicamentos produzindo vasoconstrição no local sob crioterapia.

CAPÍTULO 31

1. Radiografias simples.
2. As seguintes estruturas são classificadas por ordem descendente de densidade: metal, osso, tecido mole, água ou fluidos corporais, gorduras e ar.
3. Radiografias de filme simples ou convencionais.
4. Lesões ligamentares, instabilidades articulares.
5. Geração de imagens por ressonância magnética (IRM).
6. Artrografia.
7. Angiografia.
8. Resolução espacial e resolução de contraste.

ÍNDICE

Os números das páginas seguidos pela letra "f" indicam figura; aqueles seguidos pela letra "t" indicam tabela.

A

A-A articulação atlantoaxial, técnica para impulso, 1218
A-A articulações atlantoaxiais, 1188
A-A rotação atlantoaxial, 1212-1213
Abaixamento de um quarto (exercício para a articulação do joelho), 953, 953f
Abdominais com rotação parcial, 1494
Abdução do ombro (C5), 1252
Abdutor do dedo mínimo (ADM), 717f, 718
Abdutor longo do polegar (ALP), 716f, 718
Abdutor longo/curto do polegar, 743
Abertura controlada, 1335
Abertura da boca, 1318-1319
　depressão da, 1326-1327
　exercício de, 1347
　técnicas para aumentar a, 1346-1347
Abertura reduzida da boca, 1326-1327
Abordagem de classificação e diagnóstico mecânico de McKenzie, 1121-1126. Ver também Hérnia de disco lombar, intervenção para a coluna lombar, 1504
Abordagens da terapia manual, 375, 376. Ver também Testes e técnicas específicas
　geradas por fisioterapeutas, 377t-378t
　geradas por médicos, 376t
　seleção de, 378t, 379t
Abraço na árvore, 1272
Abrindo o canal, 782
Abscesso do iliopsoas, 300
Abscesso retrofaríngeo, 283
Absorção de medicamentos e vias de administração, 1647-1650, 1648t
Aceitação do peso, 427
Acetábulo (osso da articulação do quadril), 802-803
Achados de sinal de alerta, 258-263
Achados físicos da dor na coxa, 821t
Ácido hialurônico, 1670
Ácido pantotênico (B5), 1667
Acomodadores, 365
Acoplamento, 1116
Acuidade visual dinâmica, 95
Acupressão, 385
Adaptação específica para demanda imposta, 168
Adesões neurais, exame das, 412
ADM. Ver Amplitude de movimento
Administração oral de medicamentos, 1648-1649
Administração parenteral de medicamentos, 1649
Adutor do polegar, 717f, 718, 743
Adutores do quadril, 387, 808-809, 813f, 839, 900-902
Afinamento do disco, 1339-1340
Agachamento unilateral com apoio (L3-L4), 1449

Agachamentos parciais (exercício para a articulação do joelho), 953, 954f
Agentes físicos e modalidades mecânicas, 347. Ver também Modalidades eletroterapêuticas
Agentes orais, 1660-1661
AINEs, efeitos analgésicos dos, 1336
Ajoelhar em três pontos, 360f
Alavancas, 123-124
Alavancas biomecânicas, definição, 123
Alergias a medicamentos, 1651
Algoritmo de exame do paciente, 196f
Algoritmo orientado por hipóteses para fisioterapeutas, 238-239
Alongamento, 404
　em casa, 422, 422f
Alongamento "em serra", 600
Alongamento com toalha (exercício para a articulação do tornozelo), 1055, 1058f
Alongamento de cabo de bomba, 1406
Alongamento do abraço amplo, 1402
Alongamento do gastrocnêmio (exercício de alongamento), 1092, 1093f, 1628, 1628f
Alongamento do nervo mediano, 419f
Alongamento do nervo ulnar, 421f
Alongamento do piriforme, 836
Alongamento do trato iliotibial na posição de estocada frontal, 1476
Alongamento do tronco, 832
Alongamento do túnel do carpo, 782
Alongamento dos isquiotibiais na posição de pé, com resistência (exercícios de alongamento), 1623, 1623f
Alongamento dural de TI-TII, 1376
Alongamento lateral da pelve, 1561-1562
Alongamento muscular, 1292
　para a ATM, 1346
Alongamento pós-facilitação de Janda, 386
Alongamento tipo alça de balde, 1406
Alongamento, técnica de relaxamento, 398
Alongamentos dos dedos com toalha, 1055, 1058f
Alteração mínima detectável, 184
Alterações na estrutura do disco, 1138
Alterações secundárias na altura discal, 1137
Alterações vasomotoras, 1035
Altura do suporte para a cabeça, 1282
Alturas pélvicas, 1373
Ambiente total, termo, 188, 190f
American Academy of Orthopaedic Surgeons Sports Knee-Rating Scale, 931
American Physical Therapy Association, 253
Americans with Disabilities Act, 183
Aminoácidos contendo enxofre, 1668-1670
Amplitude de movimento ativo (ADMA) da articulação tibiofemoral, 918-921, 919f
Amplitude de movimento cervical, 1246-1249
Amplitude de movimento passiva da articulação tibiofemoral, 920
Amplitude de movimento, 341, 1114
　da articulação temporomandibular, 1325-1326

de articulações dolorosas, 209-210, 213t, 214t
do quadril, 1540
exercícios, 353, 551
ombro, 1580
Analgésicos não opioides, 1652

Analgésicos narcóticos, 1655-1656
Analgésicos opioides, 1651
Análise da marcha, 233-234, 1144
　do Rancho Los Amigos Medical Center, 444-445, 445f
　durante o exame do joelho, 430, 431t, 432t, 917
　durante o exame do quadril, 430, 431t, 432t, 439
　forças e limitações da, 444t
　pelve e quadril, 825
Anatomia do(a)
　artéria vertebral, 1167-1171
　articulação patelofemoral, 888-889
　articulação sacroilíaca, 1526-1532
　articulação temporomandibular, 1308-1317
　articulação tibiofemoral, 887-888
　articulação tibiofibular proximal, 889-890
　coluna cervical, 1225-1236
　coluna lombar, 1417-1426
　coluna torácica, 1353-1362
　complexo do cotovelo, 624-632
　complexo do joelho, 887-901
　complexo do tornozelo e do pé, 1007-1024
　osso, 802-811
　punhos e mãos, 701
　túnel cubital, 635f
Ancôneo, 631-632
Anel fibroso, 1134-1135
Angiografia, 1174
Ângulo de anteversão femoral, 818f
Ângulo de penação, 150
Ângulo do quadríceps, articulação do joelho, 905-909, 906f, 907f
　avaliação, 916
　grau de torção tibial, 916-917
Ângulos da diáfise do pescoço, 817f
Anormalidades na cicatrização de feridas, 1576
Anormalidades na marcha, 441t, 442t, 443t
Antagonistas, 146
Antebraços,
　condições comuns dos, 656t
　movimentos normais, 734t
Antidepressivos tricíclicos, 1656
Aparelho para exercitar as mãos, 765f
Aparelhos para exercícios, 152
Apendicite aguda, 300
Aplicação da terapia manual, 376, 379
Apoio em uma perna, 427
Aponeurose palmar, 711
Aponeurose/fáscia plantar, 1017
Aprendizes, tipos de, 365-366
AR. Ver Artrite reumatoide.
Aracnoide, 43, 43f
Arco zigomático, 1329

ÍNDICE

Arcos branquiais, 1306-1269
Arcos do pé, 1022
Arremesso de bola (exercício pliométrico), 163f
Artéria basilar, 1170-1171
Artéria carótida, 1236
Artéria espinal anterior, 1170, suprimento sanguíneo na medula cervical, 1187
Artéria tibial anterior, 1023
Artéria tibial posterior, 1023-1024
Artéria vertebral intradural, 1187
Artérias
    radial, 721-722, 722f
    ulnar, 723
Artérias cerebelares póstero-inferiores, 1170
Artérias espinais posteriores, 1170
Arterite temporal, 285
Articulação atlantoaxial, 1182
Articulação atlanto-occipital (AO), 1182
Articulação calcaneocubóidea, 1015
Articulação condiloide, 29
Articulação costotransversa, 1358
Articulação costotransversária superior, testes de deslizamento na, 1388
Articulação costovertebral, 1357-1358
Articulação craniovertebral, 1188-1194
    lesão biomecânica da, 1193
    testes posicionais, 1194-1195
Articulação cubometatarsal, 1007f, 1015-1016, 1028
Articulação cubonavicular, 1007f, 1008f, 1016, 1028
Articulação cuneonavicular, 1008f, 1015, 1024f, 1028
Articulação do cotovelo – estabilidade, 636
Articulação do quadril
    autoalongamento da, 841f
    impacto femoral acetabular, 849-850
    osteoporose idiopática transitória, 844
Articulação do quinto metacarpal, 710
Articulação elipsoide, 29-30
Articulação esferoide, 29
Articulação esternocostal, 1359
Articulação ginglimoide, 29
Articulação interfalângica proximal, 711
Articulação intermetatarsal, 1007f, 1008f, 1016, 1028
Articulação metatarsofalângicas, 1008f, 1016, 1028
Articulação patelofemoral
    classificação dos distúrbios, 950, 951t
    estudos de imagens, 947
    instabilidade, 968-969
    osteoartrite, 961
Articulação planar, 30
Articulação radiocarpal, 702-703
    extensão da, 724, 724f
    testes de mobilidade, 748
Articulação radioulnar distal (ARUD), 651, 701-702
    testes de mobilidade, 748, 748f
Articulação radioulnar proximal, 626
    movimento na, 636
Articulação radioulnar proximal, 626
    testes de movimento articular, 650-651
Articulação radioumeral, 626
    movimento na, 636
Articulação radioumeral, testes de movimento articular, 649-651
Articulação sacroilíaca, 1525, 1527

Articulação sinfisial púbica superior (lado esquerdo), 1553
Articulação sinfisiária púbica inferior (lado direito), 1553-1554
Articulação sinfisiária púbica inferior ou superior (espingarda modificada), 1554
Articulação subtalar (talocalcânea), 1012-1014, 1013f, 1027-1028, 1027f
Articulação talocrural, 1026-1027, 1027f
    subluxação, 1075
    tornozelo, 1008-1012
Articulação talonavicular, 1008f, 1014-1015
Articulação temporomandibular posição de atrito articular e padrão capsular de, 1319
    estruturas de apoio da, 1311-1312
Articulação tibiofemoral, 887f
Articulação tibiofemoral, osteoartrite, 960-961
Articulação tibiofibular distal, 1008, 1010f, 1025-1026, 1032
    testes de mobilidade, 1046, 1046f
Articulação trocoide, 29
Articulação umeraulnar
    técnica para restrição da abdução/adução da, 686
    testes de movimento articular, 649
Articulação umeroulnar, 625
    movimento na, 636
Articulação zigoapofisária, 215, 216, 219, 1112
    da coluna cervical, 1227-1228
    da coluna torácica superior, 1355
    das vértebras lombares, 1417
    flexão unilateral e extensão unilateral da, 1383-1384
    fraturas ou contusões na, 1283
Articulação zigoapofisária direita, 1121
Articulação zigoapofisária esquerda, 1121
Articulações carpometacarpais, 708, 710
Articulações de Iuschka, processos uncinados ou articulações uncovertebrais, 1228
Articulações do tornozelo e do pé, 1007, 1008t-1009t
    movimento das, 1025, 1026f
Articulações intercuneiformes e cuneocuboides, 1007f, 1008f, 1015, 1028
Articulações interfalângicas (IF), 711, 1007f, 1008, 1016-1017, 1028
Articulações interfalângicas distais, 711
Articulações mediocarpais, 703
Articulações metacarpofalângicas, 708, 711
Articulações sinoviais, 29-30, 29f
Articulações tarsais transversas (talonavicular e calcaneocuboidea), teste de mobilidade, 1048-1049, 1048f
Articulações, sistema musculoesquelético das, 28-31
Artralgia, 274
Artrite, 1344
    juvenil, 272, 274
    monoarticular, 274
    periférica, 275
Artrite glenoumeral intrínseca, 305
Artrite inflamatória, 1204
Artrite psoriática, 275, 310
    na espondilite anquilosante, 275
Artrite reumatoide, 272, 289, 310, 1204
    deformidades causadas por, 765-768
    devido a dor generalizada no pé, 319
    do quadril, 847-848

    intervenções para, 272, 273t
Artrite sacroilíaca, 300
Artrite séptica
    do quadril, 303
    dos ombros, 305
Artrite traumática
    articulação do joelho, 1068
    do cotovelo, 661
Artrocinemática, 430
Artrodese intercorporal lombar, 1156
Artrofibrose, 961-962
Artrografia por ressonância magnética, 1691
Artropatias induzidas por cristais, 317
Artroplastia total do joelho, 1613-1618
Artroplastia total do ombro, 1588-1591
Artroplastia total do quadril, 1603-1614
    avaliação e educação pré-cirúrgica, 1606
Artrose, 309
Artrose infecciosa, 309
Artrotomia, 1337
Asanas. Ver Ioga
Assimiladores, 365
Associação com disfunção e dor miofascial, 1346
Ataxia, 90, 98, 234
Aterosclerose, 1172
Atividade física, 363-364
Atividades cinemáticas, 114-115
Atividades diárias, 177, 188t
Atividades posturais unilaterais, 841, 841f
ATJ. Ver Artroplastia total do joelho
Atlas, 1181-1182
Automobilizações
    autotração, 1291
    para a artéria temporomandibular, 1347
    para a coluna torácica, 1402-1406
    para aumentar a extensão da junção cervicotorácica, 1291
    para aumentar o deslizamento lateral, 1290-1291
Avaliação da função musculoesquelética curta, 186, 188t
Avaliação do paciente, 237-249
Avaliação funcional da marcha (AFM), 445, 447t-449t
Avaliação funcional do joelho, 925-939
Avanço do membro, 428
Avulsões apofisárias, 865
Áxis, 1182
Axônio, 41, 42f

B

Babinski (teste de reflexo), 92, 93t, 93f
Bainhas sinoviais, 712
Baixo nível de educação formal e de classe social, 1415-1416
Bandagem
    da articulação do tornozelo, 1061
    da articulação do joelho, 957-959, 959f
Banho de contraste. Ver Hidroterapia
Bastões para caminhada (exercício para a articulação do joelho), 958-959
Benigno, termo, 284
Bíceps, 641, 667
    ruptura do tendão, 667
Bíceps femoral, 178-179, 807

Bicicleta ergométrica (exercício para a articulação tibiofemoral), 949
Bioestatística, 245t
Biomecânica da marcha da articulação sacroilíaca, 1535-1536
Biomecânica do(a)
  articulação patelofemoral, 904-905
  articulação sacroilíaca, 1532
  articulação tibiofemoral, 901-905
  coluna cervical superior, 1187
  coluna cervical, 1236-1238
  coluna lombar, 1426-1433
  coluna torácica, 1362-1363
  cotovelo, 636-637
  joelho, 901-909
  quadril, 811-815
  tornozelo e pé, 1024-1028
Bloqueadores β-adrenérgicos, 1662
Bloqueio articular cervical agudo, 1279
Bloqueio congruente ou ligamentar, 1117
Bloqueio da flexão-extensão a partir de baixo, 1118
Bloqueio da flexão-extensão, 1117
Bloqueio em extensão e flexão, 1117-1120
Bloqueio incongruente ou articular, 1117
Boa postura, 454, 461t
Bolhas, 1076
Bolsa do iliopsoas, 809, 814f
Bolsa isquioglútea, 810, 814f
Bolsa trocantérica, 809, 814f
Bouba crônica, 263
Braço de natação bilateral, 1496
Braquial, 630, 632f, 641-642
Braquiorradial, 630, 633f
Burase, 31
  bolsa pré-patelar, 896-897
  como fonte de dor, 129
  cotovelo, 628
  infrapatelar superficial e profunda, 896-897
  joelho, 895, 896-897f
  quadris, 809-810
  tibiofemoral, 896-897
Bursite do olécrano do cotovelo, 667
Bursite retrocalcânea, 1084
Bursite, 31, 129, 308t, 861, 863-864, 863f, 972

C

Cabeça longa do bíceps do fêmur, 1530
Cadeia cinemática, 113-114, 357-358
Cadeia cinética aberta, 114-115. *Ver também* Cadeia cinemática fechada
Cadeia cinética fechada, 113-114, 357t. *Ver também* Cadeia cinética aberta
Cadeia cinética, exercícios de fortalecimento da, 1276
Cadência, 428, 452
Cadillac ou mesa trapezoide, 356
Caixa torácica óssea, 1355-1357
Calcâneo, 1091
Calcanhar de ponto escuro, 1035
Calcanheiras, 1061
Caminhar com auxílio de um banco, 1625, 1625f
Canal da raiz nervosa, 1426
Canal espinal mediotorácico, 1152
Canal transverso, 1167-1168

Canal vertebral, 1230
Canalitíase, 1205
Câncer
  na próstata, 301
  no colo, 290-291
  pancreático, 292
Capacidade fisiológica dos tecidos, 119-120
Capitato, 703, 703f
Cápsula articular, 803, 1332
Cápsula articular sacroilíaca, 1527
Cápsula ou ligamento capsular, 1311
Características antropométricas, 231
Carga axial (compressão), 1431
Carga de trabalho física e psicossocial, 1416
Carotodinia, 283
Cartilagem articular, 19t, 26, 125-126
  cicatrização de, 139-140
  defeitos, 959-960
  efeitos da imobilização na, 130-131
  subdivisões da, 26-27, 27f
Cartilagem da tireoide, 1329
Cefaleia crônica de hipotensão intracraniana, 1190
Cefaleias crônicas tipo tensão, abordagens comportamentais para prevenção, 1190-1210
Cefaleias relacionadas à articulação temporomandibular, 1317
Células inflamatórias, 1141
Células nervosas. *Ver* Neurônios
Células osteoblásticas, 127
Celulite, 310, 318
Centralização de sintomas, 1121
Centro de gravidade, 121
  do corpo, 1345
Chicotada, 1280
Cicatrização dos tecidos moles, 135-138, 135f
Ciclo da marcha, 427
  deslocamento do centro de gravidade, 429, 438
    movimento da articulação do tornozelo, 432-433, 433f
    oscilação do braço, 429
Cinco graus de movimento de Maitland, 391-392
Cinemática, definição, 107, 111
Cinesiologia, 107
Cinestesia, 84
Cinestesia musculotendínea, 82
Cinética, 111, 120
Cinto de segurança, 1282
Circulação, 232
Circulação colateral na artéria vertebral, 1171
Círculos ou quadrados do ombro, 1271
Circundução, 109, 443t
Cirurgia de fusão lombar, 1155-1156
Cirurgia espinal, intervenção pós-cirúrgica, 1156-1157
Cirurgia para
  coluna lombar, 1486-1487
  radiculopatia cervical, 1287
  radiculopatia lombar, 1155
Cisalhamento, 121, 1138
Cisalhamento anterior, 1138
Cisalhamento anterior: ligamento transverso, 1198-1199
Cisalhamento transverso, 1199, teste para supino cervical, 1263
Cisto de Baker, 896-897f, 973
Classificação dos medicamentos, 1643

Claudicação, 320, 321t
Claudicação intermitente, 298
Claudicação neurogênica, 1487
Clônus, 92, 98
Coalisão tarsal, pé, 1069-1070
Coeficiente de correlação de momento de produto de Pearson ®, 241
Coeficiente de correlação intraclasse, 241
Colágeno, 18, 20t
Colares cervicais, 1270-1271
Colecistite aguda, 291
Cólica biliar, 291
Colocação de talas, 769
Coluna degenerativa sintomática, 1278
Coluna lombar
  bloqueio a partir de cima, 1117
  bloqueio da, 1119
  estudos de imagens, 1471
  exame radiográfico da, 1675-1676, 1684f
  exercícios específicos, 1127
  força muscular da, 1447-1448
  fusão para a, 1156
  instabilidade clínica da, 1489
  movimentos rotacionais da, 1431
  reflexos tendíneos profundos, 1454
  técnicas de acupuntura e de acupressão para a, 1505-1506
Coluna torácica, 1353
  extensão, 1403-1404
  flexão, 1403
  inclinação lateral, 1405
  padrões de desarranjo, 1153
  processos espinhosos e transversos da, 1354-1355
  quantidade de curvatura lateral da, 1373-1374
  rotação, 1404-1405
  testes de mobilidade passiva, 1380-1384
  testes neurológicos, 1392-1394
Coluna torácica inferior, 1386-1388
Coluna torácica médio-inferior
  intervalo médio-oscilante, 428
  intervalo médio-postural, 428
  técnicas de costela para a, 1405-1406
  técnicas de energia muscular para a, 1402-1405
Coluna vertebral humana, especificação do desenho, 1112
Coluna vertebral, 1112
  e pelve, exame da, 1120
Complexo da articulação do joelho
  cápsula do, 889
  movimento do complexo, 909
  visão geral do, 886-887
Complexo da articulação mediotarsal, 1028, 1028f
Complexo da articulação mediotarsal (tarsal transversa), 1014-1015
Complexo disco-côndilo, deslocamento do, 1343
Complexo do cotovelo
  estrutura óssea do, 625f
  rotações conjuntas no, 636-637
  visão geral do, 624
Complexo fibrocartilaginoso triangular, 702
Complexo ligamentar lateral (radial), 627, 628f
Complexo nervoso, 410
Complexo trigemeocervical, 1317
Complicações pós-cirúrgicas, 1574-1576
Compressão, 121, 219, 341

Compressão axial ou carga espinal, 1136-1137
Compressão da quarta raiz nervosa lombar, 1142
Compressão da quarta raiz nervosa sacral, 1143
Compressão da quinta raiz nervosa lombar, 1142
Compressão da raiz do nervo aderente, 1143
Compressão da terceira raiz nervosa lombar, 1142
Compressão de raízes nervosas cervicais, 1148
Compressão do nervo distal, 313
Compressão do nervo fibular profundo TTS anterior, 1087-1088, 1088f
Compressão do nervo mediano, no cotovelo, 675-677
Compressão do nervo obturatório, 864
Compressão do nervo periférico, 312
  do joelho, 976
Compressão do nervo radial, 677-678
Compressão do nervo sensorial radial, 679
Compressão do nervo ulnar no cotovelo, 673-675
Compressão extracraniana da artéria vertebral, 1171-1172
Compressão isquêmica, 384, 404
Compressão na parte posterior do tornozelo, 1086
Compressão nervosa, 1141
Comprimento da perna, 1537
  influências da marcha sobre o, 436
  testes, 1544
Comprimento das passadas largas, 428
Comprimento funcional da perna, 1544
Comprometimento da artéria vertebral (AV), 1167, 1171-1174
  exame fisioterapêutico do, 1174-1177
Condicionamento aeróbio, 1202
Condições musculoesqueléticas, 203
Condições ortopédicas, 207, 208t
Condromalacia da cabeça da ulna, 772
Condromalacia radiocapitelar, 662
Condução do ar, 101
Confiabilidade dos exames da história, 1435
Contato do tornozelo, 452
Contração abdominal, 1565
Contração abdominal inferior, 1451-1452
Contração excêntrica, 132, 159-161, 160f
Contração isocinética, 148
Contração muscular, 32-34
  tipos de, 146-148
Contração muscular concêntrica, 146, 147f
Contração muscular ecocêntrica, 146-148
Contração muscular excêntrica, 387
Contração muscular isolítica, 387
Contração muscular, tratamento recomendado para, 1293
Contraindicações
  modalidades terapêuticas, 346t-347t
  terapia manual, 379
Contranutação do sacro à direita, técnicas de correção, 1558-1559
Contratura de Dupuytren (fasciite palmar), 769
Contratura de flexão, 855
Controle da dor, 343
Controle neuromuscular. 79-82, 358, 360
Contusão no quadríceps, 973
Contusões, 1397
Contusões, esforços e rupturas musculares, 1481
Convergentes, 366
Coordenação, comunicação e documentação, 340
Coordenação intermembros, influências da marcha sobre a, 436

Corcova de Dowager, 1373
Corcunda, 1373
Cordoma, 276
Corno dorsal, terminação da entrada sensorial, 85
Corpo celular, 41, 42f
Corpo vertebral, 1417
Corpo vertebral torácico, 1354
Corpos soltos, 850-851
Corpúsculos de Pacini, 82
Correção da direita sobre a esquerda, técnica de empuxo para, 1559
Corticosteroides, 342
Costas planas, 1373, 1440
Costas redondas, 1373
Costelas (2º-10º): movimento de cabo de bomba e alça de balde, exame de mobilidade passiva das, 1392
Costelas atípicas, 1357
Costelas típicas, 1357
Costelas verdadeiras/falsas, 1357
Costocondrite, 293
Cotovelo de golfista (epicondilite medial), 381, 652
Cotovelo distendido, 683-684
Cotovelo
  avaliação funcional do, 649
  avaliação motora, 642, 643f, 646, 646f
  avaliação radiográfica do, 653
  componentes ósseos do, 639-641, 640f, 641f
  condições comuns do, 656t
  conexões de força do, 637
  exame neurológico do, 648-649
  exame radiográfico do, 1676-1677, 1684f
  força funcional do, 648, 648t
  formação óssea patológica, 681-682
  imagem por ressonância magnética, 1691
  instabilidade do, 663-666
  intervenções durante lesões no, 666-673, 683t
  lesões nervosas, 673, 674t-675t
  lesões no, 637-638
  lesões tendíneas, 667
  luxação do, 666, 666t
  mau posicionamento do, 662
  procedimentos de reabilitação, 1591-1593
  técnicas de automobilização, 684
  técnicas de reforço da extensibilidade dos tecidos moles, 684-685
  tensão no, 639
  teste de desvio radial resistido do, 647, 647f
Crioterapia, 347
Crista ilíaca, 1540
Cúbito varo, 639
Cuneiforme – teste de movimento metatarsal e cubometatarsal, 1049-1050, 1050f
Cunhas, 1062
Cupulolitíase, 1205
Curva de deformação de carga, 121-123, 122f
Curvas espinais naturais, observações e vistas posturais, 1244-1245

D

Danos cervicais, 1268
Danos, definição de, 174, 176-177
  causados por distúrbios cervicais, 180t
  causados por lesão na coluna lombar, 178t
  causados por lesão na coluna torácica, 179t
Decúbito lateral, 1291-1292
Dedo de turfe, 1070-1071
Dedo em garra, 1035, 1035f
Dedo em martelo, 1035, 1035f
Dedos dos pés, deformidades nos, 1035
Dedos, 311-313, 1042-1043
  articulação dos, 726
  deformidades dos, 733t
  inclinação ulnar dos, 726
  movimento com sobrepressão dos, 731
  movimento dos, 732-734
Defeito na superfície articular, 1338
Deformação, 125
Deformidade de Sprengel, 1244
Deformidade do dedo em martelo, 774
Deformidades cifóticas, 1373-1374
Deformidades metatársicas, 1068
Degeneração cervical crônica, 1278
Degeneração dos discos cervicais, 1148
Degradação discal, 1139-1143
Degrau alto, 825, 825f
Dendrite, 41
Depressão extraoral, 1347
Derivados do para-aminofenol, 1652
Dermátomo, 47, 50-51f, 235f-236f
Desalinhamento, 959
Desarranjo interno, 1338
Descompressão axial vertebral, 1154
Descompressão e fusão anterior, 1154
Descompressão lombar, 1505
Descoordenação discal friccional, 1338
Descrições de movimento espinal de Fryette, 1116
Desempenho muscular, fatores que afetam o, 151-152
Desempenho muscular, parâmetros para medição do, 152-153
Desenvolvimento de medicamentos, 1642
Deslizamento extraoral lateral, 1347
Deslizamento inferior das primeiras costelas, 1388
Deslizamento na parede com bola suíça (exercício para a articulação tibiofemoral), 949, 1000f
Deslizamento superior das primeiras costelas, 1388
Deslizamento superior de TI-II, 1383
Deslizamentos articulares, 218, 922, 1193
  articulações costais posteriores, 1389
  articulações costotransversárias, deslizamentos inferior e superior, 1389-1390
  coluna mesotorácica, 1383
  coluna torácica superior, 1382-1383
Deslizamentos do calcanhar na posição sentada (técnica terapêutica), 979, 980f
Deslizamentos laterais, 1262
Deslocamento da articulação temporomandibular, 1343-1344
Deslocamento de disco com redução, 1339-1341
Deslocamento de peso e exercício de equilíbrio, 841f
Deslocamento do disco ântero-medial com travamento intermitente, 1342
Deslocamento do disco intra-articular ântero-medial com redução, 1339-1340
Deslocamento do disco intra-articular sem redução, 1342-1343
Deslocamento parcial do disco ântero-medial, 1339-1340

Deslocamento pélvico lateral, 1143-1144
Deslocamento rotacional, 1341
Deslocamentos manubrioesternais, 294
Deslocando o peso, 1499
Desnudamento muscular, 404
Desvio do tronco durante a flexão, 1144-146, 1443
Diagnóstico de
 hérnia de disco lombar, 1143-1147
 radiculopatia cervical, 1149-1150
 síndrome do desfiladeiro torácico (SDT), 1286-1287
Diagnóstico diferencial de, 253
 características da vertigem central e periférica, 259, 263t
 causas da dor no punho e na mão, 758t
 coluna lombar, 1434
 condições musculoesqueléticas, 253
 dor generalizada no corpo, 277-279
  fibromialgia, 277
  síndrome da dor miofascial (SDM), 278-279
 dor lombar, 294-295
 dor medial no joelho, 314, 912t
 dor na cabeça e no pescoço, 279
 dor na nádega e na parte inferior e superior da perna, 296-300, 824t
 dor na parte inferior da perna, 315t, 316t
 dor no cotovelo e no antebraço, 308-309
 dor no cotovelo, 638, 654t-655t
 dor no joelho, 314, 974t-975t
 dor no ombro e na parte superior do braço, 304-308
 dor no pé, 317-318
 dor no quadril, 867
 dor no tornozelo, na perna e no pé, 317, 318f, 1056t-28t
 dor pélvica, 300-303
 dor referida, 254-256
  dor no punho, na mão e no dedo, 309-314
  espondilogênica, 268, 272
  neurogênica, 266-267,282
  psicogênica, 267
  vasculogênica, 266
  viscerogênica, 264-265
 dor torácica, 290
 espondilolistese, 1484-1486
 estratégias de, 253
 gânglios do punho, 313t
 lesão tecidual, 220t
 mielopatia, 1243t
 patologia tecidual, 220t
 quadril, 819t-820t, 824t
 sensibilidade e dor na virilha, 1548
 sistema musculoesquelético, 281
 tontura, 258-259
Diagnóstico fisioterapêutico, 248
Diartrose, 28
Diástase da sínfise púbica, 1549-1579
Diástase dos retos abdominais, 1481-1482
Dicionário médico ciclopédico de Taber, 361
Diferença clínica de importância mínima, 184
Difusão passiva, 1647
Dinamômetro, 152
Diplopia vertical, 91
Direção assimétrica, 226
Direção da força, papel no grau de dano sustentado pelo paciente, 1280-1282

Direção de corte diagonal, 226
Direção do plano de movimento sagital, 1122
Direção recíproca, 226
Direção simétrica, 226
Direções do plano de movimento, 1122
Disartria, 91
Discectomia, 1155
Discectomia a *laser*, 1155
Discectomia percutânea, 1155
Disco cervical vs. disco lombar, diferença de características entre, 1148
Disco fibrocartilaginoso, 1311
Disco intervertebral, 1134
 ações durante estresses, 1136-1138
 disfunção no nível de espondilolistese, 1483-1485
Discos cervicais, 1147-1152
Discos intervertebrais cervicais com hérnia, 1148
Discos intervertebrais da coluna torácica, 1152
Discos intervertebrais da coluna vertebral, 1112
Discos intervertebrais lombares de adultos jovens saudáveis, 1135-1136
Discos lombares, 1134-1147
Discos torácicos, 1152-1153
Discriminação de dois pontos – teste específico para, 98
Discriminação de dois pontos, 98
Disfasia, 90
Disfunção articular, 213
Disfunção da articulação craniovertebral, 1189-1190
Disfunção da articulação zigoapofisária
 coluna cervical, 1279
 coluna lombar, 1488
 coluna torácica, 1397
Disfunção da bexiga, 262-263
Disfunção da dor miofascial, 679, 864-865
Disfunção da sínfise púbica, 1549-1551
Disfunção das costelas, 1397
Disfunção do deslizamento ântero-posterior: tíbia sobre o fêmur, 962
Disfunção do tecido conjuntivo, danos associados a, 661-666
Disfunção inicial, 1139
Disfunção neurodinâmica, 409-410
Disfunção somática da cabeça radial posterior, 686
Disfunção vestibular central, 1173
Disfunção vestibular periférica, 1173
Disfunções estruturais das costelas, 1397
Disfunções posturais da coluna cervical, 1201
Disfunções respiratórias das costelas, 1397
Disfunções torcionais da costela, 1397
Displasia evolucionária, 853, 854f
Dispositivos auxiliares, 452
Dissecção da artéria vertebral extracraniana (infarto vertebrobasilar), 1172
Distração cervical, 1151-1152
Distração do eixo longo do tornozelo e do pé, teste de mobilidade, 1046, 1047f
Distração escapular, 1291-1292
Distração inferior de sentar alongado, 1398-1399
Distração longitudinal, 1399-1400
Distração simétrica da coluna, 1137-1138
Distração superior de sentar alongado, 1398
Distrofia simpática reflexa, 320
Distrofina, 32
Distúrbio do equilíbrio, 1244
Distúrbio temporomandibular, 1307-1308

Distúrbios associados à chicotada, 1242, 1280-1284
Distúrbios craniomandibulares, 1324
Distúrbios na coluna cervical, 1345
Distúrbios vasculares, 299-300
Distúrbios vestibulares centrais, 259, 263t
Divisão clavicular, 1203
Divisão esternal, 1203
Doença cerebrovascular, 283
Doença da célula falciforme, 319-320
Doença da úlcera péptica, 291
Doença de De Quervain, 772
Doença de Forestier. *Ver* Hiperostose esquelética idiopática difusa
Doença de Iselin, 1080
Doença de Kienbock, 312, 770
Doença de Lyme, 284, 288
Doença de Marie-Strümpell. *Ver* Espondilite anquilosante
Doença de Mèniére, 1206
Doença de Paget, 26, 277-277
Doença de Panner, 680-681
Doença de Parkinson, medicações para a, 1656-1657
Doença de Scheuermann, 1398
Doença de Sever (apofisite calcânea), 1080
Doença degenerativa do disco, 1139
Doença do arranhão de gato, 306
Doença óssea de Köhler, 323
Doença pélvica inflamatória, 301
Doença periodontal, 285
Doença vascular periférica, 320
Doenças, influências posturais sobre as, 458
Dor, 84-90, 209, 219, 354
 aguda, 263
 antebraço, punho e mão, 728-729
 avaliação do paciente para, 202t
 com o teste de extensão do punho, 739-741
 com o teste de flexão do punho, 739-740
 controle da marcha, 88, 89f
 controle da, 88-90
 disestética, 412
 esofágica, 292
 influências posturais na, 458-459
 intensidade da, 201
 lenta, 85
 na articulação metatarsofalângica, 274-275
 na virilha, 315-317
 no cotovelo, 637-638, 638f, 644f
 no joelho, 314
 no ombro, 307-308
 no punho e na mão, 311f
 percepção da, 201
 rápida, 85
 teste específico para, 97
 testes de provocação, 739-741
 transmissão da, 84-85
 tronco nervoso, 412
Dor articular, 213
Dor cervical
 causada por doença na tireoide, 286
 causada por hemorragia subaracnoide, 283
 causada por hipertireoidismo, 286-288
 causada por hipotireoidismo, 286
 causas de, 287f
Dor cervicogênica, 1244
Dor ciática, 1416
Dor coccígea, 1551

Dor de cabeça cervicogênica, 1207-1210
Dor de cabeça e dor facial, 279t
Dor de cabeça, 1173-1174
   algoritmo de diagnóstico clínico, 1209
   benigna por esforço, 280
   carotidinia idiopática, 281
   compressão externa, 281
   depois de chicotada, 1209
   diária crônica, 281
   dor de cabeça occipital, 280-281
   em salvas, 280
   enxaqueca, 279-280
   hipertensão, 281
   induzida por esforço, 280
   pacientes com disfunção da articulação craniovertebral, 1189-1190
   por tensão, 280
   pós-traumática, 281
Dor facial, 1190, 1244
Dor facial atípica, 1346
Dor lenta, 85-88
Dor lombar (DL), 265, 266t, 294-295, 1415
   associada com AS, 275
   em associação com tabagismo, obesidade, osteoartrite e comorbidez, 1416
   mecanossensibilidade neural, 421
Dor lombar em idades superiores a 40 ou 50 anos, 1415
Dor muscular mastigatória, 1336
Dor na articulação zigoapofisária cervical, 1241
Dor na parte anterior do joelho, 911f, 913-914, 973
Dor na parte central das costas, 1434
Dor na parte lateral do cotovelo, 638, 638f
Dor na parte lateral do joelho, 911f
Dor na parte medial do cotovelo, 638
Dor na parte medial do joelho, 912f
Dor na parte plantar do calcanhar, 1080-1084
Dor na parte posterior do cotovelo, 638, 638f
Dor na parte posterior do joelho, 911f
Dor na testa, 1190
Dor na virilha, 1434, 1548
Dor no braço e no cotovelo esquerdo, 639
Dor no pescoço, 1151
Dor no quadril
   achados físicos da, 821t
   causas da, 822t
   sintomas que resultam em doenças, 816, 823t
   testes da carga articular, 825
Dor occipital, 1190
Dor orofacial, 1319, 1323
Dor parietal, 1190
Dor pélvica posterior periparto, 1551
Dor referida do(a), 1240
   antebraços, punhos e mãos, 729
   articulação sacroilíaca, 1539
   coluna cervical, 1242-1244
   coluna lombar, 1439
   coluna torácica, 1369-1371. 1398
   cotovelo, 309, 639
   distúrbio temporomandibular, 1323-1324
   exame pós-cirúrgico, 1576
   joelho, 914
   masseter, 1345
   músculo temporal, 1345
   pé e tornozelo, 1030-1031
   pterigóideo lateral, 1345
   pterigóideo medial, 1345
   quadril, 818-823
   região cervical, 306
   região craniovertebral, 1191
   viscerogênica, 314
Dor torácica, 1369-1371
Dor torácica de Maigne de origem cervical inferior, 1396
Dor torácica, sintomas e causas possíveis da, 1370
Dor visceral, 1368
Dorsiflexão, 1039-1040, 1039f
   exercícios de resistência, 1059f-1060f
Dura espinal, 409-410
Dura-máter, 43

E

Eclâmpsia, 285
Edema, 341
Educação postural, 1336
Efeitos da imobilização da cartilagem, 130-131
Efeitos do estresse
   sobre a cartilagem articular, 125-126
   sobre o tecido conjuntivo, 124-125
   sobre o tecido muscular esquelético, 130
   sobre os ligamentos, 126
   sobre os ossos, 127-129
   sobre os vasos sanguíneos, 129
Efusão mínima, teste de, 915
Efusão moderada, testes para, 915
Efusão pleural, 292
Eixos do corpo, 108-109
Elastina, 18-20
Eletrodiagnóstico, 1154
Eletromiografia, 1154
Eletronistagmografia, 1283
Eletroterapia, 1268
Elevação, 341
Elevação da perna bilateral, 1500
Elevação da perna reta bilateral, 415
Elevação de um quarto (exercício para a articulação do joelho), 953, 953f
Elevação de um quarto para o lado (exercício para a articulação do joelho), 953, 953f
Elevação do calcanhar, 452, 1061
Elevação do calcanhar de uma perna (exercício para a articulação do joelho), 953, 953f
Elevação e abaixamento do calcanhar de uma perna, 1632f
Elevação frontal do braço, 1272
Elevação lateral do braço, 1272
Elevação unilateral da perna, 1500
Elevações da perna em prono, 1497
Elevações do calcanhar na posição sentada (exercício de sustentação de peso), 1611, 1611f
Elevadores escapulares (C2-4), 1252
Eliminação de medicamentos, 1650-1651
Êmbolo pulmonar, 1576
Eminência da parte posterior da lâmina, 458
Encefalina, 88
Encefalopatia de Wernicke, 91
Encolhimento do ombro com resistência, 1271
Encolhimento passivo do ombro, 1268
Encurtamento muscular, 148
Endometriose, 301

Energia elástica, 117
Energia muscular esquelética, 34
Envelhecimento, 125
   efeito no tecido conjuntivo, 125
   efeito nos músculos, 168
   efeito nos tendões, 127
   influências posturais no, 458
   relação com lesões nos tecidos moles, 340-341
Epicondilite, 669-673
Epicondilite medial (cotovelo de golfista), 673
Epífise de deslizamento da cabeça do fêmur, 852-853
Episódios de queda, 90-91, 1193
Eponíquias, 311
Equilíbrio, 83-84, 233-234
Equipamentos de Pilates, 356
Eretor da espinha, 1423
Eretor da espinha da coluna lombar, 1447, 1504, 1530
Eretores da espinha cervical, 1235
Ergonômetro para a parte superior do corpo, 364
Ergonomia, 232-233, 1274
ERP. Ver Exercício resistivo progressivo
Escada-barril, 356
Escafoide, 702, 703f
Escala das atividades esportivas, 928, 930t-931t
Escala de atividades da vida diária. 928, 929t-930t
   amplitude de movimento para, 925t
   ferramentas de medição, 184-188
   limitações funcionais, 182, 182t
Escala de avaliação da articulação patelar, 106, 931t
Escala de classificação da amplificação somatossensorial, 268, 269t
Escala de classificação dos parâmetros esportivos, 364
Escala de classificação dos quadris de Harris, 834t
Escala de gravidade da fadiga, 1608t
Escala de lassidão ligamentar de Beighton-Horan, 1470
Escala de Lysholm de pontuação do joelho, 928, 928t
Escala de mobilidade dos idosos, 1609t
Escala funcional das extremidades inferiores, 928-931
Escala funcional específica para pacientes, 186, 187
Escala modificada de classificação de anormalidades da marcha, 446t
Escaleno anterior, 1234
Escaleno médio, 1234
Escaleno mínimo (pleural), 1234
Escaleno posterior, 1234
Escalenos, 1234
Esclerodema, 313-314
Esclerose amiotrófica lateral, 307
Esclerose múltipla, 284, 307
Escolas posturais, 1480
Escoliose, 456-458, 1373-1374
Esforço, 119. Ver também Estresse
Esforço do ligamento iliolombar, 1481
Esforço – técnica de contra-esforço, 388-391
Esforços, da articulação do quadril, 856
Esforços, tornozelo, 1071-1074, 1073t
Espaços intercostais, 1360
Espasmos musculares dos músculos mastigatórios, 1344-1345
Espasticidade, 91, 98
   medicações para, 1659-1661

Especificidade, 246
Espinha ilíaca ântero-superior, 1540
Espinha ilíaca póstero-superior, 1540
Esplênio cervical, 1203, 1235
Esplênio da cabeça, 1203, 1234-1235
Espondilite anquilosante, 275, 289, 293-294, 847-848, 1376, 1548
Espondiloartropatia, 305, 607
Espondiloartropatias soronegativas, 1068
Espondilólise, 1482-1483
Espondilolistese, 277, 1439, 1483-1486
Espondilolistese congênita, 1483
Espondilolistese degenerativa, 1483
Espondilolistese ístmica, 1483
Espondilolistese patológica, 1483
Espondilolistese traumática, 1483
Espondilose cervical, 1278-1279
Estabilidade, 117
   do cotovelo, 627t
Estabilidade do centro, 1450-1451
Estabilidade postural, exercícios para, 1207-1208
Estabilização cervical por gravidade, 1273
Estabilização cervicotorácica, 1271
Estabilização final, 1139
Estabilização lombar, 1432
Estabilização pélvica, 1536-1537
Estabilização rítmica, 1335, 1500
Estabilizadores escapulares inferiores, 1257, 1274
Estabilizadores segmentares ou músculos "essenciais", 1490
Estação de trabalho e lista de verificação da técnica do teclado, 1275t
Estágio de migração e proliferação. Ver Fases da cicatrização
Estalido articular, tipo e sequência temporal do, 1326
Estalido recíproco, 1326
Estatísticas *Kappa* (κ), 241
Estenose central, 1487
Estenose espinal degenerativa (EED), 1487-1488
Estenose espinal lombar, 1488
Estenose lateral, 1487
Estereognose, teste para, 97
Esterno, 1358
Esternocleidomastóideo, 1203, 1232-1233
   para girar e flexionar o pescoço, 1293
Estilos de aprendizagem, 366
Estimulação elétrica, 349
Estimulação muscular elétrica, 1269
Estimuladores de alta tensão, 1337
Estocada, 1454
Estresse, 119. *Ver também* Esforço
Estrutura dos calçados, 1036f
Estruturas dos tecidos moles, 1282
Estruturas esqueléticas estáticas, 1432
Estruturas viscerais (secundárias a rupturas ou contusões), 1283
Estudos clínicos, tipos de, 244t
Estudos de caso
   braço bilateral e fraqueza do punho, 1297
   dor bilateral no calcanhar, 1093-1096
   dor interescapular, 1409-1412
   dor lateral no joelho com a corrida, 985-988
   dor lombar central com radiação leve ocasional, 1507-1508
   dor lombar central, 1509-1511
   dor lombar simétrica, 1513
   dor lombar unilateral, 1509
   dor lombar, 1159
   dor medial no joelho, 982-983
   dor na nádega direita, 1512-1513
   dor na nádega e lombar inferior no lado direito, 1565-1566
   dor na parte anterior direita do tórax, 1406-1407
   dor na parte anterior esquerda do joelho, 983-985
   dor na parte inferior do pescoço, 1296-1297, 1508-1509
   dor na parte posterior do pescoço e dor de cabeça occipital, 1219-1220
   dor na perna com a caminhada, 1511
   dor na perna, amplitude ativa de movimento lombar, 1158-1159
   dor na virilha em idosos, 325-326
   dor no calcanhar, 1096-1099
   dor no cóccix, 1566
   dor no lado direito do pescoço, 1298
   dor no pescoço e parestesia no braço, 1294-1296
   dor no pescoço/hérnia de disco na região cervical, 1157
   dor púbica, 1566-1567
   dor torácica superior bilateral e central, 1407-1410
   lesão no joelho com edema rápido, 988-989
   pescoço pulsante, 324-325
Estudos de geração de imagens, vista geral dos, 1672
Estudos sobre condução nervosa sensorial, 755
Estudos sobre condução nervosa, 1154
Eversão da parte posterior do pé (pronação), 1040
Eversão do tornozelo (L5-S1), 1450
Exame costal da coluna torácica inferior, 1387-1388
Exame da coluna, 1120
Exame de anormalidades tonais, 98-99
Exame de varredura de Cyriax, 256-258
Exame do(a)
   articulação sacroilíaca, 1538-1545
   coluna cervical, 1238-1268
   coluna torácica, 1367-1368
   distúrbio temporomandibular, 1319
   dor lombar, 1434-1473
   dor no antebraço, no punho e na mão, 728-757
   dor no cotovelo, 637-653, 643f
   dor no pé e no tornozelo, 1028-1055
   joelho, 909-914
   movimento do punho e da mão, 735f
   quadril, 815-818
Exame do nervo craniano, 99-101, 99t
Exame do paciente
   análise de sintomas, 203-206
   componentes, 196f
   condição atual do paciente, 206
   dados demográficos, 200
   dor referida, 207, 207t
   história, 197-201, 197t
   testes de medição, 207-237
   visão geral do, 200
Exame neuromusculoesquelético, 412
Exame pós-cirúrgico, 1576-1578
Exame radiográfico do punho, 1677, 1685f
Excursão protrusiva da mandíbula, 1327
Excursão tibial, teste de mobilidade, 1046, 1047f
Excursão/desvio lateral, 1319
Exercício abdominal (em supino), 1493
Exercício com o palito, 1347
Exercício de abdução do quadril, 843f, 844
Exercício de empurrar (*push-off*) a parede (exercício pliométrico), 163f
Exercício de extensão do quadril, 843
Exercício de queda pélvica, 842, 843f
Exercício do depressor da língua, 1347
Exercício para o músculo do assoalho pélvico, 1565
Exercício resistivo progressivo, 156, 168
Exercício reverso de contração abdominal, 1494
Exercício(s) terapêutico(s), 352-354
   para estabilização pélvica, 1562-1565
Exercícios aeróbios para a coluna lombar, 1479
Exercícios aquáticos, 166-168
Exercícios com a bola suíça, 659, 660f-661f
Exercícios com deslocamento de peso, 359
Exercícios com *medicine ball* (exercícios pliométricos), 163f
Exercícios com três dedos, 1294
Exercícios de alongamento para a coluna lombar, 1479
Exercícios de amplitude de movimento, 1202
Exercícios de cadeia aberta, 842, 843f
Exercícios de cadeia cinética aberta, 114, 357-359
   articulação do joelho, 956
Exercícios de cadeia cinética fechada (ECCF), 357-359
   articulação do joelho, 953-956, 953f-956f (bis)
Exercícios de condicionamento cardiovascular, 1157
Exercícios de *cross-training*, 364
Exercícios de deslizamento na prancha (exercícios para a articulação do joelho), 953, 955f
Exercícios de deslizamento na prancha, 359
Exercícios de estabilização espinal, 1479
Exercícios de facilitação neuromuscular proprioceptiva, 1479-1480
Exercícios de flexão de Williams, 1476
Exercícios de força, 365
Exercícios de fortalecimento, 364-365
Exercícios de McKenzie para a coluna lombar, 1476
Exercícios de ponte unilateral, 842, 843f
Exercícios de reeducação neuromuscular, 1274
Exercícios de resistência, 365
Exercícios, efeitos da medicação, 1660t
Exercícios neuromusculares, 363t
Exercícios para os músculos, progressão dos, 152-153
   prescrições de, 153-157
Exercícios pliométricos, 159-161
   para a articulação do joelho, 953, 954f
   para tênis, 161f
Exercícios pliométricos para a extremidade superior, 161-162
Exercícios pliométricos para as extremidades inferiores, 161
Exostose subungueal, 1075
Extensão alternativa do quadril, 1495-1496
Extensão
   complexo do cotovelo, 636, 645f, 645
   teste de resistência do, 646, 647f
   da coluna cervical, 1236
   da coluna lombar, 1430-1431
   da coluna torácica, 1364-1365
   das articulações zigoapofisárias, 1382
   dos segmentos motores lombares, 1444
   punho, 647, 648f

restrição da, 1504
restrição simétrica, 1503
Extensão AO, 1213
Extensão axial do pescoço, 1335
Extensão curta do pescoço, 1193
Extensão da perna e flexão alternativa do ombro, 1496
Extensão do cotovelo (C7), 1254
Extensão do hálux, 1450
Extensão do joelho (L3-4), 1450
Extensão do polegar (C8), 1254
Extensão do punho (C6), 1253
Extensão do quadril, (L5-S1), 1450
Extensão lombar com rotação, 1489
Extensão passiva do joelho em supino (exercício de alongamento), 183, 1623f
Extensão resistida do punho, 765f
Extensão terminal de baixa resistência do joelho (exercício para a articulação do joelho), 1000, 952f
Extensão terminal do joelho, (exercício de alongamento), 1628, 1628f
Extensão torácica, 1378
Extensão unilateral do quadril, 1498
Extensor curto do polegar, 716f , 718, 743
Extensor do indicador, 716t, 718
Extensor dos dedos/extensor do indicador, 743
Extensor longo do polegar, 716f , 718, 743
Extensor radial curto do carpo, 627, 715, 716f, 743
Extensor radial longo do carpo, 631, 715, 716f, 743
Extensor ulnar do carpo, 715-718, 716f, 743
Extensores do cotovelo, 631-632
Extensores do punho, 382
Extrato de semente de uva, 1670
Extremidades inferiores
 padrões proprioceptivos de facilitação nuclear, 399t, 402f
 testes de tensão, 413-415
Extremidades superiores e nucleares proprioceptivas escapulares
 Padrões de facilitação, 400t, 400f, 401f

F

F-36 (Formulário de 36 itens para pesquisar a saúde), 186-187
Fabela, joelho, 895
FABQ Fear Avoidance Beliefs Questionnaire, 1463, 1466t
FADE (flexão, adução e extensão)
 teste posicional, 1468
Fadiga, 364
Falanges, 707, 709f
Farmacocinética, 1645-1647
Farmacodinâmica, 1643-1644
Farmacologia do sistema pulmonar, 1663-1664
Farmacologia, 1641-1642, 1642t
Fáscia antebraquial, 705
Fáscia toracolombar, 1426f, 1427
Fáscia, 18
Fasciite necrosante, 319
Fase de remodelação. *Ver* Fase de cicatrização
Fase inflamatória. *Ver* Fases da cicatrização
Fases da cicatrização, 343-345
Fatores modificáveis de pacientes, 175-176

FDA – Food and Drug Administration, 1641-1642
Febre maculada das Montanhas Rochosas, 284
Fechamento da boca, 1319
 elevação do, 1326
Fechamento de força, 1536-1537
 testes de, 1542
Fechamento de forma, 1536
 testes de, 1542
Fechamento total da boca, técnica para aumentar o, 1347
Fêmur (osso da articulação do quadril), 803
Fenômeno da roda denteada, 98
Fenômeno de Raynaud, 313
Fenômeno do empréstimo de tecido de Breig, 412
"Fenômeno do relaxamento em flexão", 1433
Ferramenta de avaliação funcional da articulação do tornozelo, 1043, 1044t-1045t
Fibras anteriores, 1532
Fibrocartilagem, 1309
Fibrodisplasia arterial, 1172-1173
Fibular curto, 1042
Fisioterapeutas, 1641
Fisioterapia, 176
Fístula arteriovenosa, 1173
Fístula perilinfática, 1206
Fixação visual, 94-95
Flexão,
 da coluna cervical, 1236
 da coluna lombar, 1430
 da coluna torácica e da região cervicotorácica, 1363
 das articulações zigoapofisária, 1381-1382
 dos segmentos motores lombares, 1443-1453
 restrição simétrica, 1503
 testes de posição em, 1121
Flexão AO, 1213
Flexão curta do pescoço, 1192
Flexão do cotovelo (C6), 1253
Flexão do cotovelo, 645-646, 645f
 teste de provocação de pressão na síndrome do túnel cubital, 653
 teste de resistência da, 646, 647f
 teste para a síndrome do túnel cubital, 653f
Flexão do joelho (S1-2), 1450
Flexão do pescoço, técnicas de autoalongamento, 1293-1294
Flexão do punho (C7), 647, 647f, 1254
Flexão do quadril (L1-2), 1449
Flexão do tronco ou abdominais, 1476
Flexão do tronco ou bilateral dos joelhos ao tronco, 1476
Flexão lombar com rotação, 1488
Flexão na posição sentada, 1379
Flexão plantar, 1040
Flexão rítmica, 1212
Flexão sacral ou nutação, 1534-1535
Flexão torácica, 1377-1378
Flexão unilateral do ombro com extensão do quadril oposto, 1499
Flexão unilateral do ombro, 1498
Flexibilidade
 em ortopedia, 210-211
 exercícios de, 354, 364
 influências da marcha sobre a, 436
 influências posturais sobre a, 456

Flexibilidade muscular dinâmica, 164. *Ver também* Flexibilidade muscular estática
Flexibilidade muscular estática, 164. *Ver também* Flexibilidade muscular dinâmica
Flexor do dedo mínimo, 717f, 718, 743
Flexor falângico terminal (dedo de Jersey), ruptura do, 774
Flexor longo do polegar, 714f, 715
Flexor longo/breve do polegar, 743
Flexor profundo dos dedos, 743
 teste do, 758
Flexor radial do carpo, 631, 714, 714f, 742
Flexor superficial dos dedos (FSD), 714f, 715, 743
 teste do, 756
Flexor ulnar do carpo, 630f, 631, 714f, 715, 742
Flexores cervicais profundos, 1250
Flexores do cotovelo, 628-631
Flexores do punho, 382
Flexores profundos do pescoço, 1235-1236
Fluido sinovial, 30-31
Flutuação occipital, 1268
Fonoforese, 348-349
Forame intervertebral, 1148
Forame intervertebral cervical, 1230
Forame magno, 1180-1181
Forame transverso, 1168
Forames intervertebrais, 1230
Força, 121
Força muscular simulada, 1114
Forma da parede torácica, 1374
Formação de calosidade, 1035
Formulário para exame temporomandibular, 1320t-1322t
Fossa craniana posterior, 1167
Fossa cubital, 633, 635f, 639
Fossa poplítea, 70t
Fóvea côncava, 626
Fratura de Jefferson, 1211
Fratura sacral por estresse, 1552-1553
Fratura supracondilar do úmero, 683
Fratura,
 bimaleolar e trimaleolar, 1091
 cabeça do rádio, 679
 costela, 292
 curvatura, 780
 de Barton, 780
 de Clay Shoveler, 308
 de ossos e do crânio, 285
 diáfise fibular, 315
 domo talar, 1091
 Essex-Lopresti, 679
 estresse do segundo metatarsal proximal, pé, 1090
 estresse metatarsal
  pé, 1090
 estresse navicular no pé, 1090-1091
 estresse púbico, 302
 estresse sesamoide
  articulação metacarpofalângica, 1091
 joelho, 973
 metatarsal, 1091
 Monteggia, 679, 680t
 no escafoide, 780-782
 pilão, 1091
 por estresse
  colo/cabeça do fêmur, 865-866
 quadril, 302

rádio pós-distal, 781t
unimaleolar, 1091
vertebral, 292
Fraturas da vértebra CII (áxis), 1211
Fraturas de costela/costelas fraturadas, 1398
Fraturas escapulares, 1398
Fraturas esternais, 1398
Fraturas fisárias, classificação das, 25t
Fraturas odontoides, 1211
Fraturas vertebrais torácicas, 1397-1398
Função mandibular restrita, 1319
Função motora, 224-225
Funções do disco intervertebral cervical, 1148
Fusão circunferencial, 1156
Fuso muscular, 84

G

Gancho do extensor, 711-712
Gânglio da raiz posterior (dorsal), 1148
Gânglios, 312, 772
Gastrocnêmio, 387
Gato-camelo, 1498
Gelo, aplicações terapêuticas, 341
Geração de imagens por ressonância magnética, 1688-1691
Glândula parótida, aumento da, 1329
Goniômetro de fluido (bolha), 1443
Gorduras, 1666
Gota, 274, 289, 309, 310
    causada por AR, 319
    medicações para, 1654
Grafestesia, 98
Grau de cifose torácica, 1371-1373
Grau de irritabilidade, 205
Grau do artelho para fora, 1034
Graus de liberdade, 109-111
Gravidez
    influências da marcha sobre a, 437
    influências da postura sobre a, 458
Gravidez tubária, 301
Grupo flexor-pronador, 630f
Grupos de músculos da coluna cervical, 1147, 1237-1238
Guia da Prática Fisioterapêutica (Guide to Physical Terapist Practice), 176
Guias para o tratamento de saúde, 189, 190f

H

Hábitos e posição de dormir do paciente, relação com sintomas cervicais, 1240
Hábitos, influência postural sobre os, 458
Hálux rígido, articulação metacarpofalângica, 1069
Hálux valgo, articulação metacarpofalângica, 1070
Hamato, 703, 703f
Hematoma, 138, 140, 316
Hematoma epidural, 284
Hematoma no iliopsoas, 300
Hematoma subungueal, 1075
Hemianopia, 91
Hemorragia subíntima, 1171
Hérnia, 303
Hérnia contida (protrusão), 1140

Hérnia de disco aguda, 292
Hérnia de disco cervical, 1148
Hérnia de disco lombar, intervenção para, 1145-1146. *Ver também* Diagnóstico mecânico de McKenzie e abordagem de classificação
Hérnia de disco lombar, tipos de, 1140-1141
Hérnia de extrusão (prolapso), 1140
Hérnia de sequestração, 1140-1141
Hérnias de disco CII-CIII, 1149
Hérnias de disco torácico, 1153
Herpes genital, 299
Herpes-zóster, 308
Hidromassagem. *Ver* Hidroterapia
Hidroterapia, 349
Hierarquia da classificação de evidências, 241t
Hiperflexão torácica, 1277-1278
Hipermobilidade, 116-117
Hipermobilidade generalizada, 116
Hipermobilidade localizada. *Ver* Hipermobilidade
Hiperostose esquelética idiopática difusa, 294
Hiperplasia angiofibroblástica, 127
Hipertrofia, 157
Hipomobilidade, 116-117, 1488
Hipomobilidade discal adesiva, 1343
Hipomobilidades mediotorácicas, 1376-1377
Hiporreflexia, 227
Hipotensão do fluido cerebrospinal, 285
História de saúde da família, acidentes, outras queixas associadas/não associadas, medicações, alergias, cirurgias, hospitalizações e fatores relacionados ao estilo de vida, 1439
História médica
    articulação sacroilíaca, 1538-1539
    coluna lombar, 1434-1439
    coluna torácica, 1368-1369
    de distúrbio temporomandibular, 1319-1323
    de dor no joelho, 909-914
    de dor no pé e no tornozelo, 1029-1030
    de dor no quadril, 815-818
    distúrbios cervicais, 1239
    do paciente, 195-207
    exame pós-cirúrgico, 1576
    hérnia de disco lombar, 1143
    instabilidade segmentar lombar, 1489
    radiculopatia cervical, 1149-1150
Horizontalização da lâmina, 1484-1485
HRQOL. *Ver também* Qualidade de vida relacionada à saúde

I

Ilíaco, 1526
Ílio (osso da articulação do quadril), 802
Iliocostais do pescoço, 1235
Iliocostais do tórax, 1359
Imagens por ressonância magnética da coluna, 1691
Imobilização, 130-132, 158
    da articulação do joelho, 956-957
    da articulação do tornozelo, 1055-1060
    na coluna vertebral, 1565
Imobilização noturna, 1059-1060
Impacto miofascial, 383-384
Impacto na parte anterior do tornozelo, 1086
Impacto na parte posterior do cotovelo, 662
Impulsos no quadril, 1493-1494

Incapacidade, 174, 182-184
Incisura troclear, 625-626
Inclinação, 1138
Inclinação lateral
    da articulação sacroilíaca, 1535
    da coluna cervical, 1250
    da coluna lombar, 1431
    da coluna torácica, 1365, 1379
    do pescoço, 1194
    dos segmentos motores lombares, 1444
Inclinação lateral (flexão lateral), 1236-1237
Inclinação lateral (restrições do quadrante anterior), 1504
Inclinação lateral (restrições do quadrante posterior), 1504
Inclinação lateral e rotação de CII-CIII, 1212
Inclinação para a frente na cintura, 1535
Inclinação para a frente no teste na posição de pé, 1542
Inclinação para trás na cintura, 1535
Inclinação pélvica anormal, 1396
Inclinação pélvica anterior, 1396
Inclinação pélvica anterior, 1539
Inclinação pélvica lateral, 1540
Inclinação pélvica posterior, 1396, 1476, 1490, 1539
Inclinômetros, 1443
Incontinência urinária, 1547-1548
Indicações
    reabilitação, 346t-347t
    terapia manual (TM), 379
Indicador do quadril, 820t, 861
Índice de classificação funcional, 184, 185t-186t, 1461
Índice de complicação, 186. *Ver também* Índice de disfunção
Índice de danos físicos, 1463, 1465t
Índice de disfunção, 186. *Ver também* Índice de complicação
Índice de função do pé, 1043, 1045t
Índice de incapacidade da dor, 177, 181t,. *Ver também* Questionário da dor de McGill
Índice de Incapacitação da Mão, 745
Índice de incapacitação do pescoço, 268, 271t, 1264
Índices do questionário sobre o joelho, 926, 926t
Inércia, 120
Inervação, 1136
Infecção pós-cirúrgica, 1574
Infecções, 318-319
Infecções do espaço entre os dedos, 312
Inflamação, na cicatrização de tecidos moles, 137, 341
Influências da idade sobre a marcha, 437-438
Influências da marcha na base de apoio, 436
Influências da obesidade sobre a marcha, 437
Inibição excessiva, 1143
Inibição recíproca, 386-387
Inibidores da monoaminoxidase, 1655
Inibidores seletivos da absorção de serotonina, 1655
Inserção e orientação das costelas, 1357
Instabilidade, 116-117
Instabilidade AO, 1204
Instabilidade craniovertebral, 1204
Instabilidade dissociativa, 770
Instabilidade espinal, 1450
Instabilidade intermediária, 1139
Instabilidade não dissociativa, 770

Instabilidade póstero-lateral do joelho, 938
Instabilidade tibiofemoral, 962
Instabilidade translacional da articulação atlantoaxial anterior, 1204
Instabilidades intercarpais, 770
Instruções relacionadas a pacientes e clientes, 340, 365-366
Instrumentos de apoio articular, 237
Insuficiência ativa, 150. *Ver também* Insuficiência passiva
Insuficiência na artéria vertebrobasilar, 1177
Insuficiência passiva, 150. *Ver também* Insuficiência ativa
Insuficiência tendínea, 126-127. *Ver também* Tendinite
Insuficiência vertebrobasilar (IVB), 1171
 manifestações clínicas de, 1173-1174
Integração psicofísica de Trager, 355-356
Integridade articular, 117, 212-213
Integridade do dente, 1197
Integridade sensorial, 230
Intercostais internos, 1361
Intercostais transversos (íntimos), 1361
International Headache Society (IHS), 1207
International Knee Documentation Committee Questionnaire (IKDC), 928
Interósseos palmares, 717-718, 717f
Interósseos posteriores (dorsais), 717-719, 717f
Interósseos posteriores (dorsais)/abdutor do dedo mínimo, 743
Intervalo atlanto-odontoide, 1188
Intervalo da oscilação inicial, 428
Intervalo da oscilação terminal, 428
Intervalo da postura terminal, 428
Intervalo de confiança, 247
Intervalo pré-oscilação, 428
Intervenção(ões), 248-249, 259t, 261t
 articulação do joelho, 947-976
 articulação do quadril, 840-866
 articulação sacroilíaca, 1545-1553
 coluna cervical, 1268-1287
 coluna lombar, 1474-1502
 coluna torácica, 1395-1398
 componentes da(s), 340
 condições do quadril, 819t-820t
 coordenação, comunicação e documentação da(s), 367
 cotovelo de golfista, 673
 cotovelo de tenista, 670-673
 cotovelo, 653-684
 desarranjos, 15-21, 1478t-1479t
 desequilíbrio muscular, 354
 direta(s), 340
 disfunção espinal, orientações gerais para, 1130
 distúrbio temporomandibular, 1334-1346
 entorse no tornozelo, 1072-1073
 fisioterapêuticas, 261t, 366-367, 1268
 fisioterapia, 340, 366-367
 fratura do escafoide, 782t
 fraturas do rádio distal, 780t
 instabilidade espinal, 1490
 lesões na articulação interfalângica proximal da mão, 771t-772t
 lesões relacionadas aos esportes, 342
 mão e punho, 757-782
 metas e estratégias da(s) 340, 342t
 mobilidade neurodinâmica, 420-422
 movimento primário ou disfunção postural, 1130
 no tornozelo, na perna e no pé, 1055-1091
 pacientes com artrite reumatoide (AR) na mão, 768
 planejamento da(s), 340, 341t
 postural(is), 460
 princípio da(s), 340, 343t
 processual(is), 341t
 radiculopatia cervical, 1152
 radiculopatia, 1147
 região craniovertebral da coluna, 1201-1202
 rupturas labiais acetabulares, 850t
 síndrome do desfiladeiro torácico (SDT), 1287
 síndromes da dor miofascial, 1346
Intervenções cirúrgicas, 1574
Intervenções de reabilitação, 343, 351-352
 articulação tibiofemoral, 949-1000
 componentes das, 340, 343t
 fratura da cabeça radial, 680t
 lesão nos tecidos moles, 845t
 lesões isquiotibiais, 859, 860t
 lesões no ligamento cruzado anterior, 894t
 para a articulação sacroilíaca, 1546-1547
 para a coluna cervical, 1276
 para a coluna lombar, 1479-1483
 para a coluna torácica, 1395-1396
 para a região craniovertebral, 1201-1202
 para articulação patelofemoral, 1000-952
 para estabilização lombar, 1147
 para hérnia de disco cervical, 1156
 para osteíte púbica, 846t
 para pacientes com hérnia de disco, 1152
 para progressão de exercícios de estabilização lombar, 1490
 para reparo pós-cirúrgico do menisco lateral, 967t-968t
Intervenções em fases agudas. *Ver também* Intervenções em fases funcionais
 para a articulação do cotovelo, 653-659
 para a articulação do joelho, 949-952
 para a articulação do quadril, 840-842
 para a articulação sacroilíaca, 1546-1547
 para a coluna lombar, 1490-1502
 para a coluna torácica, 1395
 para a região craniovertebral, 1201-1202
 para articulações do tornozelo, da perna e do pé, 1055-1060
 para intervenção na coluna cervical, 1268-1271
 para lesão na articulação temporomandibular, 1335-1336
Intervenções na fase funcional, 842-844
 articulação sacroilíaca, 1547
 coluna cervical, 1271-1276
 coluna torácica, 1395-1396
 cotovelo, 659-684
 distúrbios temporomandibulares, 1336-1337
 região craniovertebral, 1202
 tornozelo, perna e pé, 1059-1091
Intervenções na reabilitação pós-cirúrgica
 acromioplastia, 1583-1585
 artroplastia total do ombro, 1589-1591
 reconstrução capsular anterior do ombro, 1580-1582
 reconstrução do ligamento ulnar colateral, 1591-1593

reparo do manguito do rotador, 1586-1588
reparo do tendão flexor, 1594-1597
Intervenções não manuais, 404-405
Intratransversários, 1360
Intrínsecos da mão, 1255
 achados físicos dos, 730t
 amplitude funcional de movimento, 745, 745t
 arcos, 719
 deformidades dos, 733t
 infecções, 310
 movimentos dos, 723-724
 posição funcional dos, 727
 síndrome da vibração do braço, 777
 suprimento vascular, 722f
 testes de estabilidade, 754
Inversão da parte posterior do pé (supinação), 1040, 1040f, 1041f
Ioga, 356-357
Iontoforese, 1337
Iontoforese transdérmica, 349-351
Isquemia de Volkmann, 309
Isquemia localizada causada por ponto-gatilho miofascial, 278
Ísquio (osso da articulação do quadril), 802
Isquiotibiais, 178-179, 387
 da articulação do joelho, 898-899, 900f
 testes de flexibilidade, 946
 da articulação do quadril, 807-808
 lesões por esforço, 857-859

J

Joelho, 890f
 exame radiográfico do, 1676f, 1677-1678
 geração de imagens por ressonância magnética, 1690f, 1691
 instabilidade ântero-medial, 939
 instabilidade rotativa ântero-lateral, 939
 procedimentos de reabilitação, 1614-1630
 restrições, 891t
 superfícies de articulação do, 887f
 testes de corrida, 932
 testes de flexibilidade da banda iliotibial, 946-947
 testes de lesões meniscais, 942-944
 testes funcionais avançados, 931
Joelho de Breaststroker, 973
Joelho de turfe, 973
Joelho recurvado ("Pernas de Sabre"), 964
Joelho varo, 915f
Joelho-estresse valgo em abdução, 932, 935f
Journal of the American Medical Association, 1672
Junção cervicotorácica, 1226
Junção craniovertebral, 1180
Junção lombossacral, 1427, 1430, 1484-1485, 1544
Junção miotendínea, 150
Junção toracolombar, 1417, 1440
Junções ontogenicamente agitadas, 1112, 1114

L

Lábio acetabular, 804
Labirintite aguda, 1205
Lâmina V, 86
Laminectomia com facetectomia parcial, 1155

Laminectomia, 1154-1155
Laminoplastia, 1154
Lateralização, 101
Latexão, 1188, 1365
Lei da parcimônia, 52
Lei de Wolff, 128
Leis do movimento fisiológico espinal de Fryette, 1116
Lesão crônica, 124
Lesão de queda com a mão estendida, 637
Lesão elétrica, 410
Lesão na parte anterior da cabeça do rádio, 662
Lesão neuronal motora inferior, 91-92
Lesão no neurônio motor superior, 88
Lesões específicas do disco lombar, 1141-1143
Lesões fibrocartilaginosas triangulares, 768
Lesões musculares por esforço excessivo, 1201, 1397
Lesões musculoesqueléticas, 134-135
Lesões no disco cervical, 1148-1149
Lesões no disco lombar superior, 1141-1142
Lesões no disco torácico, 1153
Lesões no ligamento cruzado anterior, 963-964
Lesões no ligamento transverso, 1202-1203
Lesões no nervo periférico, 56t
Lesões no plexo braquial obstétrico, 57-79
Lesões por hiperextensão, 1282
Lesões por hiperflexão, 1282
Levantador da escápula, 387, 1233, 1257
    para flexão do pescoço, 1293
Levantador do ânus, 1532
Levantar e agachar ou levantar e sentar, 1476
Levantar na ponta dos pés, 1448-1449
Liberação da flexão cervical, 1335
Liberação do adutor curto, 782
Liberação miofascial (LMF), 383, 404
    da ATM, 1346
    da coluna lombar, 1505
    dos pontos-gatilho do assoalho pélvico, 1561-1562
Ligamento(s), 21
    amarelo/atlantoaxial posterior, 1229-1230
    articulação do tornozelo, 1008-1012, 1012f
    cicatrização do(s), 139
    colateral medial, 893-894
    cruzado anterior, 891-893
    cruzado posterior, 893
    cruzado, 890-891, 893f
    da coluna lombar, 1420
    da patela, 895
    do complexo do cotovelo, 626, 626f, 628
    do quadrante inferior, 22t
    efeitos da imobilização sobre o(s), 131
    interósseo talocalcâneo lateral, 1012
    joelho, 890-895, 892f
    nucal, 1230
    poplíteo oblíquo, 895
    posterior, 1229-1230
    redondo, 803-804
    rupturas da coluna lombar, 1481
    talocalcâneo, 1013-1014, 1014f
    talocrural, 1008
    talofibular anterior, 1010
    talofibular posterior, 1010-1011
Ligamento acetabular transverso, 804
Ligamento alar, 1183
Ligamento apical do dente, 1183
Ligamento atlantoaxial anterior, 1183
Ligamento colateral lateral (radial) (teste varo), 652, 652f
Ligamento colateral lateral (radial), 627-628
Ligamento colateral medial (ulnar) (teste valgo), 651, 652f
Ligamento colateral medial (ulnar), 626, 632, 636f
    esforço do, 662, 663, 664t
    feixe anterior do, 626-627
    feixe posterior do, 627
    feixe transverso do, 627
Ligamento costotransversário superior/ligamento interósseo/ligamento do colo da costela, 1358
Ligamento costotransverso lateral, 1358
Ligamento cruciforme (em forma de cruz), 1183-1185
Ligamento de Pinto, 1312
Ligamento esfenomandibular, 1312
Ligamento estilomandibular, 1312
Ligamento iliofemoral, 804, 803f
Ligamento iliolombar, da coluna lombar, 1420
Ligamento longitudinal anterior, 1230 da coluna lombar, 1418
Ligamento longitudinal posterior, 1230
    da coluna lombar, 1418-1420
Ligamento mamiloacessório, da coluna lombar, 1420
Ligamento pubofemoral, 803f, 804
Ligamento quadrado, 628
Ligamento radial, 1357
Ligamento sacral anterior, 1527
Ligamento sacroespinal (extra-articular), 1529
Ligamento sacroilíaco interósseo, 1527-1528
Ligamento sacroilíaco posterior (dorsal) ou ligamento longo, 1528
Ligamento sacrotuberal (extra-articular), 1528-1529
Ligamento sacrotuberal, 1540
Ligamento supraespinal da coluna lombar, 1420
Ligamento temporomandibular (ou lateral), 1311-1312, 1332
Ligamento transverso, 1183
Ligamentos capsulares (ligamento AO ântero-lateral) das articulações AO, 1183
Ligamentos carpais, 703-705
Ligamentos craniovertebrais, 1183-1185
Ligamentos da articulação sacroilíaca, 1527-1529
Ligamentos das vértebras cervicais, 1226, 1229-1230
Ligamentos do punho, 704-705, 704t, 705t
Ligamentos e cápsulas articulares, 1282-1283
Ligamentos espinais, 1355
Ligamentos extra-articulares, articulações do quadril, 804-805
Ligamentos interespinais da coluna lombar, 1230, 1420
Ligamentos occipitoaxiais (OA), 1183
Ligamentos transforaminais da coluna lombar, 1420
Limitação funcional, 174
Limitação funcional do hálux, 1035
Língula, 1312
Linhas verticais, 1272
Lisura da curva torácica, 1371
Locais de tensão, 409
Longo da cabeça, 1235
Longo do pescoço, 1235
Longuíssimo do tórax, 1359
Lordose cervical, 1225-1226
Lordose excessiva, 1440
Lordose lombar, 1440
Lordose revertida, 1440
Lubrificação fluido-filme, 30-31, 31f
Lubrificação limítrofe em moléculas de hialuronato, 30
Lumbago, 1486
Lúpus erimatoso sistêmico, 319
Luxação perilunar, 770
Luxação, 301-305

M

Má rotação, 439
Macroinsuficiência, 125
Macronutrientes, 1666
Macrotrauma, 124
Magnificação de sintomas, 206
Malformação arteriovenosa, 282
Malformações de Chiari, 1210-1211
    Tipo I de Chiari, 1210
    Tipo II de Chiari, 1210
    Tipo III de Chiari, 1210
    Tipo IV de Chiari, 1210
Mandíbula, 1327-1328
Mandíbula ou maxila, 1310
Manguito rotador, impacto do, 1582
Manipulação cervical, relação com acidente vascular cerebral, 1172
Manipulação de Mill, 686
Manipulação espinal, 1172, 1475
Manobra de contração abdominal, 1490
Manobra de Hallstead, 1267
Manobra de hiperabdução (teste de Wright), 1267-1268
Mão
    exame radiográfico da, 1677, 1685f, 1686f
Marcha, 426-427, 429
    análises observacionais, 445-452
    características da, 428-435
    desvios articulares, 439, 449t-451t
    exames clínicos da, 444-452
    forças de cisalhamento, 438-439
    forças verticais de reação do solo, 438, 438f
    influência do sexo sobre a, 436-437
    posições e movimentos, 431t
Marcha antálgica, 440, 440t
Marcha atáxica cerebelar, 443
Marcha atáxica sensorial, 443
Marcha bipedal – adaptação da pelve, 429-430
Marcha bipedal, 426
Marcha calcânea (L4), 1449
Marcha de Trendelenburg, 441
Marcha dedo-calcanhar, 1618, 1619f
Marcha do flexor plantar, 441-442
Marcha do glúteo máximo, 440-441
Marcha do quadríceps, 441
Marcha equina, 440
Marcha escavante, 441
Marcha hemiplégica espástica (hemiparética), 442
Marcha histérica, 443-444
Marcha paraparética espástica, 442
Marcha parkinsoniana, 443
Mascarados, 279
Massa, 120

Massagem com fricção transversa, 380
  efeitos terapêuticos, 380
Massagem geral, 384-385
Massagem na posição em prono, 1291
Massagem suboccipital, 1211-1212
Masseter, 1203, 1312-1313
Matriz extracelular, 18
Maturação, 125
Maxila, 1309
MEC. *Ver* Matriz extracelular
Mecanorreceptores, 82
  características dos, 30t
Medicações, 342
Medicamentos,
  distribuição de, 1650
  farmacologia musculoesquelética dos, 1651-1655
  farmacoterapia dos, 1651-1666
  metabolismo dos, 1650-1651
Medicamentos anti-inflamatórios não esteroides, 1652-1653, 1653f
Medicamentos α-adrenérgicos para bloqueio, 1661
Medição da expansão do tórax, 1376
Medição goniométrica, 1442
Medicina com base em evidências, 1130
Medidor de preensão, 744-745, 744f
Medula espinal, 42-43
  artérias da, 1428f
  coluna, veias da, 1429f
Meia-vida dos medicamentos, 1651
Melhoria na rotação à direita da articulação atlantoaxial, 1218
Membrana AO anterior, 1183
Membrana AO posterior, 1183
Membrana sinovial, 889
Membrana tectória, 1183
Meningite, 283, 288
Meniscoides intra-articulares, 1417-1418
Meniscos, 27, 895
Mentástica, 355-356
Meralgia parestésica, 298, 864, 1141
Mesa de trabalho, 355
Metástases secundárias, 276
Metatarsalgia, 1085
Metilsulfonilmetano, 1670
Método de bandagem da figura de oito, 731t
Método de Feldenkrais, 355
Método de Pilates, 356
Mialgia
  epidêmica, 293
  generalizada, 274
Microdiscectomia, 1155
Microinsuficiência, 125
Micronutrientes, 1666-1668
Microtrauma, 124, 126
Mielograma, 1683
Mielopatia cervical espondilótica, 411
Mielopatia cervical, 1199
Minerais, 1668-1670, 1669t
Miniescola de postura, 1477
Minnesota Rate of Manipulation Test, 745
Miofilamentos, 32
Miose, 91
Miosite ossificante, 37
Mitocôndria, 157
Mobilidade articular, 212-219, 218t
  influências da marcha sobre a, 436

Mobilidade da articulação sacroilíaca, 430
Mobilidade do pé em pronação, 1063
Mobilização aumentada do tecido mole, 382-383
Mobilização da distração, 1347
Mobilização da região sacroilíaca, 1127-1128
Mobilização lombar, 1128
Mobilizações articulares, 404
Mobilizações com movimentos para melhorar a flexão, 1289
  técnicas de, 394
Mobilizações da articulação zigoapofisária, 1398-1401
Mobilizações dos tecidos moles, 384-386
Mobilizações neurodinâmicas, 412-413
Modalidades de reabilitação, 345-347
  tomada de decisão, 345t
Modalidades eletroterapêuticas, 349-351. *Ver também* Agentes físicos e modalidades mecânicas
Modelo anatômico e biomecânico de movimento sacral, 1533-1536
Modelo biomecânico canadense, 1128-1130
Modelo de questionário de história médica, 198t-200t
Modelo quiroprático de movimento sacral, 1533
Modelos de incapacitação, 174-184
Modelos de movimentos sacroilíacos, 1532-1536
Modelos osteopáticos de movimento sacral, 1533
Modificadores externos, 175
Monócitos, 136
Mononeurite *multiplex*, 299, 314
Mononeuropatia do nervo mediano, 411
Motores principais/agonistas, 146
Movimento
  acessório, 111, 112f
  arco do, 108
  artrocinemática, 111-113
  barreiras anormais ao, 218
  extremos de, 410
  leis de Newton do, 120
  osteocinemática, 111
  quadril, 816t
  unidade de, 109
Movimento artrocinemático súpero-anterior, 1236
Movimento das costelas na respiração, na inspiração e expiração, 1367
Movimento de cadeia aberta, 909
Movimento do hálux, 1040-1041
Movimento do ilíaco, 1533-1534
Movimento e sensações de final do movimento, do pé e do tornozelo, 1039t
Movimento em cadeia fechada, 909
Movimento espinal ativo, 1490
Movimento espinal, 1115-1116
Movimento inicial, 341
Movimento mandibular excessivo, 1337
Movimento osteocinemático anterior, 1236
Movimento sacral, 1533
Movimentos articulares, 109, 110f
Movimentos combinados das articulações zigoapofisárias, 1116-1117, 1382
Movimentos da língua, 1328
Movimentos de flexão-extensão, 1115
  articulação AO, 1187-1188
  articulação atlantoaxial, 1188
Movimentos do corpo, 108

Movimentos do polegar, 710f
Movimentos nas superfícies articulares, 112-113
MPQ. *Ver* Questionário da dor de McGill
Multicadeira, 356
Multífido lombar, 1421-1423, 1433
Multífido, 1359, 1530
Musculatura do assoalho pélvico, 1530
Músculo
  abdutor curto do dedo mínimo, 1020, 1022f
  abdutor do hálux, 1020, 1022f
  adutor do hálux, 1020, 1024f
  adutor longo, 808
  adutor magno, 808
  ângulo de inserção, 150
  aplicação de resistência, 151-152
  ativação do fuso, 160
  ativação do, 117
  cicatrização do, 138-139
  ciclo de alongamento-encurtamento, 150-151
  contusão do quadríceps, 860-861
  da articulação do quadril, 805-809, 806t
  da mão, 718-719
  divisão funcional do, 233t
  do antebraço, 628, 628t, 629t-630t
  do joelho, 898-901, 898t
  do punho e da mão, 629t-630t
  do punho e do antebraço, 712-718, 713f
  do sistema musculoesquelético
    componentes do, 32-33, 33f
    fibras do, 35, 35t
    tecidos do, 17
  efeitos da imobilização sobre o, 132
  esquelético
    fadiga, 151
    propriedades do, 146
  exercício para correção de inflexibilidade (exercício para a articulação do joelho), 951, 952f
  exercícios de alongamento do, 981t
  exercícios, 153-158
  fásico, 454, 455-461
  flexibilidade, 162-164
  flexor acessório dos dedos (quadrado plantar), 1020, 1024f
  flexor curto do dedo mínimo, 1020, 1024f
  flexor curto do hálux, 1020, 1024f
  flexor longo dos dedos, 1020, 1024f
  funções, 146
  gêmeos, 179, 806
  geração de tensão, 146
  glúteo máximo, 805, 809f, 1530
  glúteo médio, 806, 810f
  glúteo mínimo, 806, 811f
  grácil, 809, 813f
  iliopsoas, 805, 807f
  inserido no sacro, no ílio ou em ambos, 1529t
  intensificação da flexibilidade, 162-166
  intensificação da força, 157
  interósseo posterior (dorsal), 1020
  intrínseco posterior (dorsal), 1022
  lesões, 130t, 135, 136t
    perna e pé, 1018-1021
  lumbricais, 1020, 1024f
  lumbrical, 719
  medição da força, 152-153, 221t
  métodos de alongamento, 164-165
  obturador externo, 179, 806

obturador interno, 179, 806
pectíneo, 805, 807f
piriforme, 806, 812f
plantar interósseo, 1022, 1024
poplíteo, 899-900, 902f
postural, 454
potência do, 153, 159-162
potenciação, 160
quadrado do fêmur, 179, 807
quadril, 816f
  esforço, 856-859
relações entre força e comprimento, 148-150
relações entre força e velocidade, 148, 150f
resistência do, 153, 158-159
retináculos, 898
reto do fêmur, 805, 808f
sartório, 805, 808f
sensibilidade dolorosa, 157
técnicas de fortalecimento, 387
temperatura, 151
tensão, 146, 150
tensor da fáscia lata, 805, 808f
testes de contração, 222
testes de posição, 221-232
tratamento da energia no, 685-686
visão geral do, 146
Músculo bíceps braquial – cotovelo, 626, 630, 631f
Músculo da expressão facial, 1330-1332
Músculo digástrico (ventre anterior), 1329
Músculo digástrico, 1316
Músculo do diafragma, 1360
Músculo espinal do tórax (espinal dorsal), 1359
Músculo esternocleidomastóideo, 1257
Músculo estilo-hióideo, 1317
Músculo extensor curto do hálux, teste de força, 1043
Músculo extensor curto dos dedos, teste de força, 1043
Músculo extensor longo do hálux, teste de força, 1043
Músculo extensor longo dos dedos, teste de força, 1043
Músculo fibular longo, teste de força, 1042
Músculo fibular terceiro, 1042
Músculo flexor curto do hálux, teste de força, 1043
Músculo flexor curto dos dedos, teste de força, 1043
Músculo flexor longo, teste de força, 1043
Músculo genio-hióideo, 1316
Músculo ilíaco, 1530
Músculo iliococcígeo, 1532
Músculo masseter, 1329
Músculo milo-hióideo, 1316-1317
Músculo oblíquo inferior, 1186
Músculo oblíquo superior, 1186
Músculo platisma, 1234
Músculo pterigóideo medial, 1313
Músculo pubococcígeo, 1532
Músculo puborretal, 1532
Músculo temporal, 1203, 1312, 1329
Músculo tibial anterior, teste de força, 1042, 1042f
Músculo tibial posterior, teste de força, 1042, 1042f
Músculo transverso do abdome, 1425
Músculo trapézio, 1203, 1232, 1329
Músculos craniovertebrais, 1185-1187
Músculos do distúrbio temporomandibular, 1312-1317

Músculos do pescoço, 1229
Músculos gastrocnêmio e plantar, teste de força, 1041
Músculos globais do pescoço, 1238
Músculos infra-hióideos ou "tiras", 1314-1315
Músculos infra-hióideos, 1330
Músculos intercostais externos, 1360-1361
Músculos intercostais, lesões nos, 1397
Músculos intrínsecos do pé, teste de força, 1043
Músculos multissegmentares superficiais (globais), 1238
Músculos pré-vertebrais do pescoço, 1235-1236
Músculos principais, 219
Músculos profundos ou intrínsecos das costas, 1234-1235
Músculos respiratórios, 36, 1360
Músculos segmentar profundo e de apoio postural, teste de força e capacidade de sustentação dos, 1255-1257
Músculos suboccipitais anteriores, 1185-1187
Músculos suboccipitais posteriores, 1186
Músculos suboccipitais, 1204
Músculos supra-hióideos, 1316, 1330
Músculos torácicos, 1359

N

Náusea, 1173
Navicular acessório, 322-323
Necrose avascular
  da cabeça do fêmur, 303, 847-848
  dos ombros, 306, 561
Nervo(s)
  alongamento do(s), 409
  auricular grande, 52
  axilar, 58f, 59, 420
  calcâneo medial, 76
  causas de lesão no tronco, 410
  cervical cutâneo, 52
  cervical, 52-54
  clúneo superior, 73, 74f
  compressão, 411
  craniano, 44-45, 99t
  cutâneo lateral, 71, 73f
  cutâneo posterior (femoral), 73, 74f
  espinal, 46-48
  femoral, 69t, 71, 72f, 901
  fibular comum, 76-78, 77f, 901
  frênico, 54
  genitofemoral, 67t, 70
  glúteo inferior, 73, 74f
  glúteo superior, 73, 74f
  ilioinguinal, 65, 67t
  ilioipogástrico, 65, 66t
  isquiático, 73-75, 422, 901
  mediano, 61f, 62, 720-721, 720f
  misto, 52
  motor, 48-52
  musculocutâneo, 57-59, 58f, 419-420
  obturador, 71, 72f
  occipital pequeno, 52
  plantar lateral, 76
  plantar medial, 76
  radial, 59-62, 423, 721, 775
  ramo anterior, 64

  ramo posterior (dorsal), 64
  safeno, 70t
  supraescapular, 420
  sural, 76, 77f
  tibial, 75-77, 901
  torácico longo, 54
  ulnar, 62-64 (bis), 423, 721
  vago, 48f
Nervo acessório (NC XI), 1232
Nervo clúnio superior medial, compressão neuropatia do, 1482
Nervo cutâneo lateral (femoral), 67t
Nervo escapular dorsal, 54, 55f
Nervo fibular superficial, 1088
Nervos espinais torácicos, 1153
Neuralgia
  glossofaríngea, 282
  intercostal, 292
  occipital, 281-282
  trigeminal, 282, 1346
Neurite safena, 316
Neurite vestibular, 1204
Neuroestimulação elétrica transcutânea (TENS), 351
Neurolépticos (antipsicóticos), 1659
Neurologia
  da articulação do quadril, 810
  da articulação sacroilíaca, 1532
  da medula espinal torácica, 1362
  do complexo do tornozelo e do pé, 1022-1023
Neuroma de Morton, 322
Neuroma interdigital, 1087
Neurônios, 41, 86t
Neuropatia acústica, 1206
Neuropatia periférica da articulação do joelho, 1088-1089
Neuropatias compressivas, 673-679
Neutrófilos, 136
Niacina (B3), 1667
Nistagmo, 90, 260, 262, 273-275
Nitratos, 1663
Níveis de evidência, *Oxford Center of Evidence-based Medicine*, 242t-243t
Nível mediocervical, raízes nervosas no, 1228
Nociceptores, 82
  características dos, 30t, 30
Nodos linfáticos no pescoço, 1260
Nomenclatura dos medicamentos, 1643
Normal, termo, 177
Notalgia parestésica, 1398
90-90 Elevação da perna reta, 839, 839f
Núcleo pulposo, 1135-1136

O

Oblíquo externo, 1425-1427
Oblíquo inferior, 1212
Oblíquo interno, 1425
Oblíquo superior, 1212
Observação
  da articulação craniovertebral, 1192-1194
  da articulação sacroilíaca, 1539-1540
  da ATM, 1324-1328
  da coluna cervical, 1244-1250
  da coluna lombar, 1439-1440
  da coluna torácica, 1371-1374

da hérnia de disco, 1143-1144
da instabilidade do segmento lombar, 1489
da lesão no tronco nervoso, 412
da lordose cervical, 1157
das posições e movimentos da cabeça e do pescoço, 1150-1151
do antebraço, do punho e da mão, 729-730
do cotovelo, 639
do joelho, 914-925
do paciente, 195-197
do pé e do tornozelo, 1031-1036
do quadril, 823-840
Obturador interno, 1562
Oclusão da artéria braquial, 309
Oclusão da AV, 1170-1172 (bis)
Oclusão unilateral da AV, 1171
Oclusão vascular, 313
Oitava raiz nervosa cervical, radiculopatia da, 1150
Óleos ômega-3, 1668
Ombro
  exame radiográfico do, 1676, 1683f, 1684f
  geração de imagens por ressonância magnética, 1691
  procedimentos de reabilitação, 1580-1591
  reconstrução capsular anterior do, 1580-1582
Onicauxe, 1075
Onicocriptose, 1075
Onicomicose, 1075-1076, 1076f
Oníquia, 1075
Oponente do dedo mínimo (ODM), 717f, 718, 744
Oponente dos dedos (OD), 717f, 718, 743
Oportunidade, 188
Oppenheim, 92
Órgãos tendinosos de Golgi, 83
Orientação da parte posterior do pé em relação à perna, 1031f, 1032-1033
Origens neurológicas dos sintomas de vertigem cervical, 1208
Ortose, 1061
Oscilação em quatro apoios, 359f
Oscilação osteocinemática, 1236-1237
Ossículo acessório, 1017
Osso carpal, 782
Osso esfenoide, 1309
Osso hioide, 1310, 1329
Osso hipodenso, 1182
Osso temporal, 1310
Ossos, 21-26, 127
  cicatrização dos, 140-143, 140f, 141f
  condução dos, 101
  contusão dos, 314
  efeitos da imobilização nos, 131
  efeitos da imobilização, 131
Ossos da articulação do quadril, 802-803, 802f
Ossos da série carpal, 702-703
Ossos do pé, 1008f
Osteíte púbica, 1548-1549
  protocolo de intervenção para, 1550t
Osteoartrite (OA), 293, 768-769
  da coluna torácica, 293
  das articulações sinoviais, 28
  degenerativa, 289-290
  do quadril, 303, 844-848
Osteoartrose das articulações atlantoaxiais, 1204
Osteoblastoma, 276
Osteocinemática, 108

Osteocondrite dissecante, 314, 317
  cartilagem articular, 1069
  da cartilagem, 28
  do capítulo, 661
Osteocondrose, articulação do tornozelo, 1068-1069
Osteófitos, 1148
Osteoma osteoide, 276
Osteomalacia, 25, 277
Osteomielite, 25-26, 306, 319
  da patela, 314
  da tíbia, 316-317
  púbica, 303
Osteopenia, 129
Osteoporose, 276, 1197
  medicações para, 1654
  óssea, 24-25
Osteossarcoma, 276-277
Ostrígono, 317, 1070
Otosclerose, 1206
Oxigênio (usado como medicamento), 1664

P

Pacientes cervicais, riscos potenciais de lesão, 1242
Pacientes com hipofunção vestibular, exercícios de Cawthorne-Cooksey, 1275t
Pacientes, busca de litígios, 268
Padrões de desgaste dos calçados, 1036
Padrões de facilitação neuromuscular proprioceptiva, 765
  para a coluna cervical, 403f
Padrões de restrição, 211, 215t
Padrões de sustentação de peso dos calçados, 1036
Palmar longo, 715, 714f
Palpação, 237, 412
  articulação carpometacarpal do polegar, 735, 738f
  da articulação temporomandibular, 1328-1329
  da cabeça ulnar e do processo estiloide, 738
  da coluna lombar, 1440-1441
  da perna, do pé e do tornozelo, 1037-1038
  das articulações interfalângicas, 738
  das costelas, 1392
  das raízes nervosas cervicais, 1151
  das vértebras torácicas, 1374-1375
  do ancôneo, 642
  do bíceps, 641
  do capitato, 735-737
  do complexo fibrocartilaginoso triangular, 738
  do cotovelo, 639-642
  do escafoide, 734
  do hamato, 738
  do joelho, 923-925, 924f
  do piramidal, 738
  do pisiforme, 738, 738f
  do processo estiloide radial, 734
  do quadril, 826-827
  do retináculo do flexor, 738
  do semilunar, 735, 738f
  do trapézio, 735
  do tríceps, 642, 642f
  do túnel de Guyon, 738
  do túnel do carpo, 738
  dos braquiais, 641-642
  dos braquiorradiais, 642
  dos metacarpais, 737-738

dos pontos de referência para a articulação sacroilíaca, 1540-1542
dos tendões do extensor curto do polegar e do abdutor longo do polegar, 735
na região craniovertebral, 1194
tubérculo de Lister, 735, 738f
Palpação da articulação temporomandibular posterior, 1329-1330
Palpação da primeira costela, 1375
Palpação de camadas, 1120
Palpação do assoalho pélvico, 1542-1543
Palpação objetiva do pescoço, 1194
Palpação segmentar, 1260-1261
Panarício, 18-28
Papel de doente, 175
Par coccígeo, 46-47, 49f
Paradoxo de Codman, 109-111
Paralisia de Bell, 282
Paralisia de Erb. Ver Paralisia do plexo braquial superior
Paralisia de Klumpke. Ver Paralisia do plexo braquial inferior, 57
Paralisia do plexo braquial superior, 57
Paratenonite, 21
Parestesia, 96, 201, 202t, 206
  causas da, 202t
  história de pacientes, 206
  sintomas, 204-206
  terapêutica, 206-207
Paroníquia, 311
Parte anterior do pé, causas de dor, 321-323
Parte lombar do longuíssimo do tórax, 1423
Parte média do pé, causas de dor, 318f
Parte posterior do pé valgo, 1065, 1065f
Parte posterior do pé varo, 1064-1065, 1065f
Parte posterior do pé, causas de dor, 323-324
Parte posterior do pé, relação com a parte anterior do pé, 1031f, 1032-1033
Parte torácica do longuíssimo do tórax, 1424
Partes lombares do iliocostal do lombo, 1423-1424
Partes torácicas do iliocostal do lombo, 1424
Patela
  do joelho, 904
  do quadril, 888, 888f, 889t, 889f
Patela bipartida, 314
Patologia, 176
  abdominal, 265, 267t
  da articulação do quadril, 1434
  da bolsa, 31
  da cartilagem, 27-28
  da coluna torácica, 1397
  da unha, 732t
  do cotovelo pediátrico, 682-684
  do músculo, 36-37
  do osso, 24-26
  do quadril, 862t
  do quadril pediátrico, 852
  gastrintestinal, 266t
  lesões no tornozelo de adolescentes, 1072t
  para a articulação craniovertebral, 1191-1192
  para a articulação temporomandibular, 1239
  para a coluna lombar, 1436-1437
  para dor lombar, 1472
  para hérnia de disco cervical, 1157
Paul Williams, 1476
PBE. Ver Prática com base em evidências

PDI. *Ver* Índice de incapacidade da dor
Pé com sustentação de peso, 1033
Pé e tornozelo – procedimentos de reabilitação, 1630-1632
Pé equino, 1034-1035
Pé equinovaro, 1068
Pé rígido, pronação do, 1064
Pé valgo, 1067-1068, 1067t, 1067f
Pé valgo convexo, 1068
Pé varo, 1065-1067, 1066t
Peito de pomba, 1373
Peitoral maior, 1292-1293
Peitoral menor, 1292
Pelve, sintomas causadores de doenças, 825t
Perda auditiva, 101
Perda de dentes, 1325
Perda de deslizamento ântero-inferior da articulação atlantoaxial esquerda, 1217
Perda de integridade do segmento motor, 1116
Perda de uso, 177
Perda simétrica de extensão AO, técnica em supino para, 1215
Perfil do impacto das doenças, 184, 1462
Periferilização dos sintomas, 1121
Período de oscilação, 427, 428, 430
    ações musculares, 434-435
Período de postura, 427
    ações musculares, 431t, 434t, 434-435
Pia-máter, 43-44
Pielonefrite, 284
Pilar articular, 1227
Pinocitose, 1647
Piomiosite, 315
Piridoxina (B6), 1667-1668
Pisiforme(s), 703, 703f
    teste para o, 839
Pisiforme de tenista, 772
Placa ungueal, 1022
Placas terminais vertebrais, 1136
Placas volares, 710f
Plano cardinal, 196f
Plano coronal, 1192
Plano sagital, 1192
Plano transverso, 1192
Planos do corpo, 108-109
Plexo braquial, 49f, 54, 55f, 54-57 (bis), 58f
Plexo cervical, 53f
Plexo lombar, 64-72
Plexo sacral, 71-78
Plexopatia braquial, 308
Plexopatia sacral, 297-298
Plexos pudendo e coccígeo, 78-79
Pneumonia, 284
Pneumotórax, 292
Polegares
    esforços ligamentares ulnares colaterais, 772
    movimento com sobrepressão dos, 731
    movimentos dos, 726
Poliartrite, 309
Polias do flexor, 712, 712f
Polineuropatia periférica, 320
Pontes cruzadas de miosina, 32, 33f
Ponto-gatilho miofascial, 401, 1203
Pontos sensíveis, 388-391, 390f
Pontos-gatilho, classificação dos, 278t
Pontuação da função locomotora agregada, 931

Porção intracraniana da artéria vertebral, 1169-1170
Porção proximal da artéria vertebral, 1167
Porção suboccipital da artéria vertebral, 1168-1169
Porção transversa da artéria vertebral, 1167-1168
Posição aberta, 115-116
Posição anatômica de referência, 107, 108f
Posição articular, 214
    testes de força da, 221
Posição de atrito articular, 115
Posição de joelhos em quatro pontos, 1490
Posição de repouso da língua e respiração nasal, 1334
Posição em travamento fechado, 1339-1340
Posição escapular, 1244
Posição reversa de quatro apoios, 1493
Posicionamento descerebrado, 98
Posicionamento descorticado, 98
Posicionamento do paciente em supino, 1292
Posições oclusais, 1317-1318
Possibilidade de fratura craniovertebral, 1210-1211
Postura, 237, 454-463
    capacidade de manutenção, 456-459
    desalinhamento esquelético, 461t-463t
    influências da marcha sobre a, 436
Postura anteriorizada da cabeça, 1192, 1245-1246
    para intervenção na coluna espinal, 1276-1278
Postura com sustentação de peso, desvio do pé na, 1034, 1034f
Postura em uma perna, 95
Postura ereta unilateral, 825-826, 825f
Postura incorreta, 461t
Postura sem sustentação de peso, 1034
Postura terminal dupla, 428
Potência inadequada, 439
Pranayama. *Ver* Ioga
Prática com base em evidências (PDE), 208-209
Preensão de força, 727
Preensão de precisão, 728
Preensão, 727, 727f. *Ver* Preensão
    força da, 744-745, 744f
    uso da, 728t
Pregas sinoviais, joelho, 896-897
Pré-oscilação, 452
Pressão de carga, 427
Pressão infra-abdominal, 1432-1433
Pressão sustentada, 384
Pressão, 97
Pressões póstero-anteriores, 1469-1470
PRICEMEM (proteção, repouso, gelo, compressão, elevação, terapia manual, movimento precoce e medicações), 341, 774, 1334
Primeira, segunda e terceira raízes sacrais, 1142
Princípio da inibição pós-contração, 395
Princípio da inibição recíproca, 395
Princípios do exame de pacientes, 197
Procedimentos de reabilitação do antebraço, do punho e da mão, 1593-1599
Processo de capacitação, 184
Processo de reposição canalicular, 1205-1206
Processos de incapacitação, 188
Processos mastoides, 1194
Processos transversos e estrutura das vértebras cervicais, 1226-1227
Programa de estabilização lombar, 1147
Programa de exercícios domiciliares, 422
Programas de reabilitação, 358
Progressão, 153

Progressão em decúbito lateral, 1500-1501
Progressão em prono, 1495-1497
Progressão em quatro apoios, 1497-1500
Progressão em supino, 1492-1495
Progressão na posição de pé, 1501-1502
Progressão na posição sentada, 1501
Progressão para ajoelhar alto, 1500-1501
Prolapso vertical (nodo de Schmorl), 1143
Proloterapia, 349
Pronação, 1379
Pronação de pé hipermóvel, 1063
Pronação do pé fraco, 1063
Pronação do pé plano, 1064
Pronação e supinação
    articulações do tornozelo e do pé, 1026, 1027f
    da articulação radioumeral, 636
    do complexo do cotovelo, 628, 636, 646f
    do complexo do ombro, 584
    dos antebraços, 213t, 215t, 629t, 630, 723
        teste resistivo dos, 646-647
    dos braquiorradiais, 630
    dos punhos, 647, 658, 731, 732
    movimentos acoplados associados a, 636-637
Pronação resistida da mão e do punho, 764, 764f
Pronador quadrado, 632, 715, 714f
Pronador redondo, 630-631, 633f
Propriocepção, 82
Proteção, 341
Proteínas, 1666
Protocolo da Australian Physiotherapy Association para testes pré-manipulativos da coluna cervical, 1174
Protrusão do ombro, 1277
Protrusão mandibular, 1319
Protuberância da costela, 1374
Protuberância occipital externa, 1194
Protuberância talar, 1035
Proximidade das estruturas cranianas, 1191
Pseudoligamentos da coluna lombar, 1420
Pseudorradiculopatia, 1434
Pseudotumor, 1204
Psoas maior, 1427
Pterigóideo lateral, 1203, 1330
Pterigóideo medial, 1203, 1330
Ptose, 91
Pubalgia, 861, 861f
Púbis (osso da articulação do quadril), 802
Punção do serrátil, 1271-1272
Punho e mão
    articulação do, 726t
    articulações do, 701f
    compressão do nervo periférico, 775
    condições comuns do, 757t-760t
    movimento com pressão excessiva do, 731
    movimentos normais, 734t
    teste do estado neurovascular, 753-755
    teste funcional do, 746t
    vasculatura do, 721-723
Punhos, 700
    compressão do nervo mediano nos, 775-777
    desvio radial nos, 726-725f
    desvio ulnar nos, 725-726, 725f
    esforços, 769-770
    gânglio dos, 772
    movimento de flexão e extensão dos, 724-725, 724f, 732

movimentos frontais laterais dos, 725-726
posição dos, 726
posição funcional dos, 745
teste de mobilidade fisiológica passiva dos, 747-748
Push-off na caixa (exercício pliométrico), 163f

Q

Quadrado do lombo, 1420-1421, 1447, 1504
Quadríceps
    da articulação do joelho, 898, 899f
        contusões, 973
        exercícios, 979
        testes de flexibilidade, 947
Quadril
    avaliação funcional do, 832, 833t
    doença de Legg-Calvé-Perthes, 851
    exame radiográfico do, 1677, 1687f
    procedimentos artroscópicos, 1603, 1604t
    procedimentos de reabilitação, 1603-1614
    ruptura no lábio acetabular, 847-849
    sintomas que resultam em doenças, 825t
    testes ativos, passivos e resistivos, 827-832
    testes de movimento do quadril, 922
Quadril estalante (coxa saltitante), 855
Qualidade de vida, 188, 189f
Qualidade de vida relacionada à saúde, 186
Quarta raiz nervosa cervical, radiculopatia da, 1150
Questionário da dor de McGill, 177, 203, 204t. *Ver também* Índice de Incapacitação da Dor
Questionário revisado da dor de Oswestry, 1461, 1462t-1463t
Questionário de dor no pescoço de Northwick Park, 1264-1265t
Questionário de incapacidade de Roland-Morris, 1461, 1464t
Questionário de incapacidade lombar de Oswestry, 268, 270t, 273t, 1461
Questionário de triagem médica
    para a coxa, 823t
    para a pelve, 823t
    para a perna, 910t
    para a região lombar, 1436t
    para o joelho, 910t
    para o pé, 910f
    para o quadril, 823t
    para o tornozelo, 910f
Questionário do Status Funcional, 184
Questionário modificado da dor de McGill, 204f
Quinta raiz nervosa cervical, radiculopatia da, 1150

R

Radiculopatia, 1143
Radiculopatia cervical, 1148, 1150
Radiculopatia da sexta raiz nervosa cervical, 1150
Radiculopatia da terceira raiz nervosa cervical, 1149
Radiculopatia lombar, 1141
Radiculopatia lombar, 1141-1142
Radiografia(s), 1672-1685
    regras de Otawa para o joelho, 1687t
    regras de Pittsburgh para tomada de decisão, 1688t

Radiografia sob estresse, 1682
Rafe lateral, 1427
Raízes nervosas cervicais, testes neurológicos e palpação, 1151
Raízes nervosas de C5, 1148
Raízes nervosas de C8, 1148
Ramo motor, 721
Ramo posterior (dorsal) do nervo espinal, 1187
Ramo sensorial, 721
Ramos cervicais da artéria vertebral, 1170
Ramos colaterais da divisão anterior, 73-79
Ramos colaterais da divisão posterior, 73
Ramos cranianos da artéria vertebral, 1170
Ramos espinais da artéria vertebral, 1170
Ramos musculares da artéria vertebral, 1170
Ramos supraclaviculares, 53
Razão da altura do DIV com a altura do corpo, 1147
Razão de probabilidade, 247
Reabilitação funcional, 362-363
Reabilitação pós-cirúrgica
    artroplastia total do joelho, 1613-1618
    artroplastia total do quadril, 1606-1614
    liberação do túnel do carpo, 1597-1599
    reconstrução do ligamento cruzado anterior, 1619-1627, 1620t-1621t
    reparo do tendão do calcâneo, 1631-1632
    reparo meniscal, 1627-1630
Reabilitação vestibular, 1206
Reação autoimune, 1141
Reações de equilíbrio, 98
Reações protetoras, 98
Reatividade tecidual, 219
Receptores, 1644-1645
Receptores intracelulares, 1645
Receptores ligados com membranas, 1644, 1644f
Receptores muscarínicos de acetilcolina, 1644, 1645f
Receptores sensoriais, características dos, 83t
Rechaço patelar (efusão máxima), 914-915, 914f
Recomendações para intervenção cervical com base em evidências, 1268t
Redução de desarranjo, princípios de carga para, 1125
Reeducação dos músculos cervicotorácicos posturais, 1274-1276
Reeducação postural, 1274-1276
Reflexo abdominal cutâneo, 1393-1394
Reflexo cervicocólico (RCC), 94t, 95
Reflexo cérvico-ocular, 94-95
Reflexo do alongamento dinâmico, 92
Reflexo do alongamento estático, 92
Reflexo do isquiotibial (semimembranáceo: L5, S1; bíceps femoral: S1-S2), 1454
Reflexo do tendão do calcâneo (S1-2), 1454
Reflexo miotático, 92
Reflexo patelar (L3), 1454
Reflexo vestibulocólico, 95
Reflexo vestíbulo-ocular, 94
    teste do, 95
Reflexos, 91
    integridade dos, 226
    marcha, 438
    patológicos, 229
    superficiais, 234t
    tendão profundo comum, 259t
    tendão profundo, 226-229
Reflexos espinais, 91

Reflexos patológicos, 93t, 1259-1260
Reflexos superficiais, 1455-1456
Reflexos supraespinais, 92-93
Reflexos tendíneos profundos, 1151, 1259
Reformador, 356
Região craniovertebral
    estruturas vitais da, 1191
    testes de estabilidade ou de estresse da, 1197-1198
Relaxamento pós-isométrico de Lewit, 386
Relaxantes musculares esqueléticos, 1654
Reparo do tendão flexor, 1593-1597
Reparo meniscal, 1627-1630
Reparo no manguito rotador, 1585-1588
Reparo tecidual, 342
Repouso, 341
Resistência da capacidade aeróbia, 231
Resistência manual, 152
Respiração com a boca aberta, 1277
Respiração profunda e flexão, 1376
Restrição da flexão, 1504
Restrição unilateral da rotação posterior da primeira costela, 1397
Restrições simétricas, 1503
Resultados funcionais, medição dos, 184-189
Retardo eletromecânico, 148
Retinaculite medial, 973
Retináculo do extensor, 705
Retináculo do flexor, 705-707
Retináculos do tornozelo, 1017, 1018f
Reto anterior da cabeça, 1185-1186, 1235-1236
Reto do abdome, 1424-1425
Reto lateral da cabeça, 1186, 1236
Reto posterior maior da cabeça, 1186
Reto posterior maior e menor da cabeça, 1212
Reto posterior menor da cabeça, 1186
Retração cervical contra a gravidade, 1272-1273
Retração do ombro, 1335
Retração do queixo, 1212
Retração escapular, 1271
Retrusão mandibular, 1319
Revisão da dor, 818
Riboflavina (B2), 1667
Rigidez, 98
Rigidez do tipo cano de chumbo, 98
Rigidez passiva, 117
Romboides, 1233-1234
Rotação
    nas vértebras cervicais, 1237
    para a coluna torácica, 1366-1367
Rotação anterior do ilíaco direito, técnicas de recuperação da mobilização, 1554-1556
Rotação axial da coluna lombar, 1444
Rotação cervical – teste de inclinação lateral, 1376
Rotação do ilíaco, 1534
Rotação do pescoço e da cabeça, 1193
Rotação do tronco da articulação sacroilíaca, 1535
Rotação-extensão-tração, 1171
Rotação externa do ombro (C5), 1252
Rotação externa do quadril em decúbito lateral, 1617, 1617f
Rotação interna do ombro (C6), 1253
Rotação lombar, 1488
Rotação posterior do ilíaco direito, técnicas de mobilização da restauração, 1556-1558
Rotação torácica, 1378

Rotação transversa – espinal
  da coluna torácica inferior, 1387
  da coluna torácica superior, 1385
Rotações escapulares, 1292
Rotadores do tórax (longo e curto), 1359-1360
Rotexão, 1188
Rotoescoliose, 1373
"Roubo subclávio coronário", 1174
Ruídos articulares, 1319
Ruptura do ligamento cruzado anterior, 962-963
Ruptura do ligamento cruzado posterior, 965-968
Ruptura do tendão do calcâneo, 1080
Rupturas meniscais, 964-966

S

Sacro, 1526-1527
Sacro em nutação à direita, técnicas para tratar, 1559-1579
SAID. *Ver* Adaptação específica para demanda imposta
Salicilatos, 1652
Salto vertical, 931
Sangramento intracraniano, 283
Sapatos, 1061
Sarcolema, fibra muscular, 32
Sarcômero, fibra muscular, 32
Sedativos/hipnóticos, 1655
Semiespinais, 1235
Semiespinais do tórax, 1359
Semilunar, 702, 703f
Semimembranáceos, 178-179, 807
Semitendíneos, 178-179, 807-808
Sensação de final do movimento, 211-212, 216t, 217t
Sensibilidade, 246
Senso de movimento (cinestesia), 98
Sensorial (sistema aferente), 1258-1259
Sentar alongado e alcançar, 1476
Separadores, 365
Sequência do teste de deslizamento lateral, 1143
Séries isométricas glúteas, 1495
Séries radiográficas da coluna cervical em pacientes com trauma, 1201
Serrátil posterior inferior, 1362
Sesamoidite, 1086
Sétima raiz nervosa cervical, radiculopatia da, 1150
Simulação, definição de, 268
Sinais de Waddell, 267-268
Sinais e sintomas de síndrome cervical, 1242-1243
Sinais e sintomas do neurônio motor superior, 1199
Sinais vitais, 254-256
Sinal da gravidade (Godfrey), 937
Sinal da nádega, 300-301, 1545
Sinal da síndrome da nádega, do quadril, 864
Sinal de Bakody, 1266
Sinal de Beevor, 1393-1394
Sinal de Childress, 931
Sinal de elevação da perna reta cruzada, 415
Sinal de Froment, 759
Sinal de Hoffmann, 92, 93f
Sinal de Lhermite, 1192
Sinal de Murphy, 757-759
Sinal de Tinel (no cotovelo), 653
Sinal de Tinel, 1266

Sinal de Trendelenburg, 430
Sinal do teste da nádega, do quadril, 836
Sinapses, 41
Sinartrose, 28-29
Síndrome cervical local, 1241
Síndrome cervicobraquial, 1241
Síndrome cervicocefálica, 1241
Síndrome cervicomedular, 1241
Síndrome cruzada inferior, 1487
Síndrome cruzada superior (proximal), 1276
Síndrome da articulação facetária, 1488
Síndrome da disfunção, 1122
  para a coluna lombar, 1476
Síndrome da dor miofascial, 777, 1089-1090, 1203, 1241-1242
Síndrome da dor regional complexa, 777-778, 976, 1089
Síndrome da extensão, 1488
Síndrome da flexão, 1488
Síndrome da pessoa rígida, 295-296
Síndrome de Brown-Séquard, 1393-1395
Síndrome de Grysel, 1197
Síndrome de Guillain-Barré, 307
Síndrome de Hoffa (coxim adiposo), 973
Síndrome de Horner, 91
Síndrome de Klippel-Trenaunay, 1173
Síndrome de Moersch-Woltmann. *Ver* Síndrome da pessoa rígida
Síndrome de Pancoast, 307
Síndrome de Ramsay Hunt, 282, 1204-1205
Síndrome de Reiter, 302
Síndrome de Sindig-Larson-Johansson, 972-973
Síndrome de Tietze, 1397
Síndrome de TIV, 1398
Síndrome de Wallenberg, 90
Síndrome de Wartenberg, 775
Síndrome do aprisionamento pré-cordial, 1396
Síndrome do atrito do trato iliotibial, 971-972, 971f
Síndrome do AVC no salão de beleza, 1177
Síndrome do compartimento, 303
Síndrome do compartimento anterior, 314-315
Síndrome do compartimento lateral, 315
Síndrome do cone medular, 42-43, 298
Síndrome do cuboide, 1075
Síndrome do desarranjo, 1124
  para a coluna lombar, 1476-1479
Síndrome do desfiladeiro torácico, 1284-1287
Síndrome do esmagamento duplo (SED), 411
Síndrome do esmagamento múltiplo, 1286
Síndrome do estresse tibial medial, 1086-1087
Síndrome do extensor do indicador, 774
Síndrome do impacto do olécrano, 667
Síndrome do impacto subacromial, 1582
Síndrome do impacto ulnar, 772
Síndrome do pescoço cansado, 1276
Síndrome do piriforme, 68t-69t, 297, 1482
Síndrome do pronador, 677
Síndrome do roubo subclávio, 1174
Síndrome do roubo subclávio, 306-307
Síndrome do seio do tarso, 1074-1075
Síndrome do túnel do rádio, 678-679
Síndrome do túnel do tarso, 1088
Síndrome interóssea anterior, 677
Síndrome nervosa interóssea posterior, 678-679
Síndrome parkinsoniana, medicações para a, 1656-1657

Síndrome por uso excessivo, 128t
Síndrome postural, 1122
  da coluna lombar, 1476
  da região lombar, 1487
Síndromes da compressão do nervo periférico, 66t-70t
Síndromes da marcha, 439-440
Síndromes de compressão patelar, 969-970
Síndromes de danos no movimento, 855-856, 1488
Sinergistas, 146
Sinergistas, neutralizadores e estabilizadores, 146
Sínfise púbica, 1529
Sinovite, 304
  da articulação temporomandibular, 1345
Sinovite transitória, 302, 853
Sinovite vilonodular pigmentada, 1344
Sintoma ou "fenômeno" de Lhermite, 1266, 1393-1394
Sintomas da coxa causadores de doenças, 825t
Sintomas de
  articulação temporomandibular, 1319
  distúrbios cervicais, 1239-1241
  distúrbios craniomandibulares, 1324
  hérnia de disco lombar, 1143
  lesão de disco cervical, 1149
  radiculopatia cervical, 1149
  Síndrome do desfiladeiro torácico, 1286
  sinovite vilonodular pigmentada, 1344
Sinusite aguda, 285
Siringomielia, 307
Sistema biomecânico de plataforma para o tornozelo (exercício para a articulação do tornozelo), 1055, 1058f
Sistema da artéria vertebrobasilar (AVB), 1167
Sistema de classificação com base em tratamentos, 1126-1128
Sistema de classificação do joelho de Cincinnati, 928
Sistema de glicólise, 34-35
Sistema de pontuação de erros de equilíbrio, 237t
Sistema endócrino e metabólico, 1664
Sistema estomatognático, 1306-1308
Sistema fosfagênico, 34
Sistema muscular global, 1433
Sistema muscular local, 1433
Sistema musculoesquelético, visão geral do, 17
Sistema nervoso autônomo, 79, 80f, 81f, 82t
Sistema nervoso periférico, 44-79
  efeitos dos medicamentos no, 1665-1666
Sistema nervoso, 41-42, 281, 409
  lesões, 90-92
Sistema osteopático, 1120-1121
Sistema oxidativo, 35
Sistema sensorial, exame do, 96
Sistemas de energia muscular esquelética, 34-35
Sistemas neurológicos central ou periférico, 1283
Sistemas tradicionais de classificação, uso dos, 1120
Sóleo, 387, 1092-1093
  alongamento (exercício de alongamento), 1628, 1628f
  teste de força, 1042
Sonografia Doppler, 1174
Spray refrigerante, 1336
Steamboats com elástico cirúrgico, 1629f
Subluxação, 304-305
Subluxação entre o disco e a eminência articular, 1343

ÍNDICE **1717**

Sulfato de glicosamina, 1669-1670
Superfícies articulares em forma de sela, 625
Supinação e pronação do complexo do cotovelo, 636, 636t, 645f
Supinação em extensão, 1379
Supinação resistida da mão e do punho, 764, 764f
Supinador, 634f
Supino em bola suíça, 1495
Suplementos ergogênicos, 1664-1665
Suporte lateral ou teste da ponte lateral, 1452
Suprimento nervoso
    da articulação temporomandibular, 1317
    da coluna cervical, 1236
    do segmento lombar, 1426-1427
Suprimento vascular para
    articulação do quadril, 810-811
    coluna cervical, 1236
    coluna torácica, 1362
    complexo do tornozelo e pé, 1023-1024
    cotovelo, 636
    tálus, 1011f
Suspeita de hérnia de disco, exame físico convencional para, 1143
Suspensões do joelho em prono (exercício de alongamento), 1622

T

Tabaqueira anatômica, 719, 719f
Tai Chi Chuan, 356
Talipe equino, 1064
Tamanho da protrusão do disco, 1143
Taxa metabólica basal, 364
Taxas de cicatrização dos tecidos, 1614t
Tecido cartilaginoso, 26-28
Tecido conjuntivo, 364t
Tecido conjuntivo próprio, 18-19
Tecido contrátil, definição de, 219
Tecido epitelial, 17
Tecido inerte, definição de, 219
Tecido muscular esquelético, 31-37
Tecido nervoso, 17
Tecidos moles, 134-135
Técnica ativa de assistência à mobilização (energia muscular), 1401
Técnica australiana, 391-393
Técnica da contração repetida, 398
Técnica de Alexander, 354
Técnica de contrair e segurar o relaxamento, 398
Técnica de empuxo para a articulação AO, 1218
Técnica de estabilização rítmica, 399
Técnica de Grau V ou impulso de alta velocidade na coluna cervical, 1174
Técnica de iniciação rítmica, 398
Técnica de inversão lenta, 398-399
Técnica de liberação de Mettler, 422
Técnica de mobilização articular radioulnar inferior, 684
Técnica de mobilização da articulação radioulnar superior, 684
Técnica de mobilização em supino
    para melhorar a extensão, 1289-1290
    para melhorar a rotação à esquerda, 1290
    para recuperar a extensão e a inclinação lateral-rotação à esquerda, 1288
    para recuperar a flexão e a inclinação lateral-rotação à esquerda, 1289
Técnica de mobilização na posição sentada
    para recuperar a extensão e a inclinação lateral-rotação à esquerda, 1288
    para recuperar a flexão e a inclinação lateral-rotação à direita, 1288-1289
Técnica de segurar invertida lenta, 399
Técnica de *spray* e de alongamento, 401-404
Técnica do decúbito lateral, 1381
Técnica modificada de Schöber, 1442-1443
Técnica na posição sentada para
    junção cervicotorácica, 1400
    perda de extensão na articulação AO direita, 1215-1216
Técnica para a parte anterior da cabeça do rádio, 686
Técnica supina para perda assimétrica da extensão AO, 1216
Técnica supina para perda assimétrica da flexão AO, 1216-1217
Técnicas assimétricas (quadrante), 1503-1504
Técnicas ativas de proteção articular, 1202
Técnicas de alongamento, 398
Técnicas de angiografia por ressonância magnética, 1174
Técnicas de deslizamento apofisiário neutro para a coluna, 1401-1402
Técnicas de educação neuromuscular, 1336
Técnicas de empuxo, 1217-1218
Técnicas de energia muscular, 385-388
Técnicas de extensibilidade dos tecidos moles, 869-874, 981-982
    joelho, tornozelo e pé, 1092-1093
    para a coluna cervical, 1291-1294
    para a coluna craniovertebral, 1211-1213
    para a coluna lombar, 1504-1505
    para a coluna torácica, 1402-1406
Técnicas de facilitação neuromuscular proprioceptiva, 395-406, 396t-397t, 1274-1276
Técnicas de facilitação neuromuscular, 166
Técnicas de facilitação, 399
Técnicas de fortalecimento, 398
Técnicas de geração de imagens da articulação temporomandibular, 1334
Técnicas de impulso de alta velocidade, 394-395
    para os carpais, 785-787
Técnicas de Kaltenborn, 391
Técnicas de mobilização articular, 391
    joelho, tornozelo e pé, 1091-1092
    para a articulação temporomandibular, 1346
    para a coluna cervical, 1287
    para a região craniovertebral da coluna, 1213-1219
Técnicas de reforço da mobilidade articular, 783-786, 866-775
    cotovelo, 684-686
    joelho, 976-980
Técnicas funcionais, 391
Técnicas gerais de massagem, 1211
Técnicas miofasciais, 1092
Técnicas neurofisiológicas, 395, 397
Técnicas para a articulação da costela
    para deslizamento superior da articulação costotransversária, 1400
    para recuperação do deslizamento inferior, 1401
Técnicas para facilitação neuromuscular proprioceptiva, 1093
Técnicas para intensificar a extensibilidade dos tecidos moles, 787
Técnicas para tratamento da síndrome do túnel do carpo (STC), 782-783
Técnicas terapêuticas
    para a articulação sacroilíaca, 1553-1565
    para a articulação temporomandibular, 1346-1347
    para a coluna cervical, 1287-1294
    para a coluna lombar, 1503-1507
    para a coluna torácica, 1398-1406
    para a região craniovertebral da coluna, 1211-1218
    para o cotovelo, 684-686
    para o joelho, 976-982
    para o joelho, tornozelo e pé, 1091-1093
    para o quadril, 866-874
Temperatura, teste específico para, 97
Tempo da lesão, posição da cabeça e do pescoço, 1150
Tendinite, 20-21, 127-128, 772. *Ver também* Insuficiência tendínea
    quadril, 859-860
    tornozelo, 1076-1079
Tendinite do extensor radial curto do carpo, 381, 383f
Tendinite do flexor digital e dedos em gatilho, 774
Tendinite no extensor longo do polegar, 774
Tendinite no extensor ulnar do carpo, 774
Tendinite no flexor ulnar do carpo, 774
Tendinite no poplíteo, 973
Tendinite patelar, 970-971
Tendinopatia por inserção, 381
Tendinose, 21, 127-128
Tendões, 20, 126, 127f
    cicatrização dos, 139
Tendões deslizantes, 20
Tendonose bicipital, 667
Tenosinovite, 310, 772, 773t
TENS. *Ver* Neuroestimulação elétrica transcutânea
Tensão, 121, 409
Tensões vasculares, 20
Terapia com aparelhos oclusais, 1336
Terapia com massagem, 404
Terapia craniossacral, 391
Terapia do ponto-gatilho, 1336
Terapia do ponto-gatilho miofascial, 401-404, 1291
Terapia enzimática intradiscal (quimionucleólise), 1155
Terapia esclerosante, 349
Terapia manual, 341
Terapias extracorpóreas de ondas de choque, 351
Terminações de Ruffini, 82. *Ver* Mecanorreceptores.
Terminal axônico, 41, 42f
Termos direcionais, 107-108
Termoterapia, 347-348
Teste ativo da gaveta póstero-lateral, 938
Teste AV positivo, 1174
Teste calcanhar-tíbia, 98
Teste clínico da integração sensorial do equilíbrio, 96
Teste costoclavicular, 1267
Teste da artéria vertebral, fatores a considerar, 1175t

Teste da cabeça de boneca, 95
Teste da coluna cervical inferior, 1177
Teste da coluna cervical superior, 1176-1177
Teste da gaveta anterior, 937, 937f
Teste da gaveta posterior, 937, 938f
Teste da gaveta póstero-medial de Hughston, 938-939
Teste da prancha de nove pinos, 747
Teste da prancha vazada de Purdue, 747
Teste de abaixamento do joelho dobrado, 1453
Teste de abertura anterior, 1543
Teste de agachamento em uma perna, 932
Teste de alfinetada, 97
Teste de Allen, 753t
Teste de Allen no peitoral menor, 1266-1267
Teste de alongamento, 1266
Teste de alongamento do nervo femoral, 1145-1146
Teste de Apley, 942, 944f
Teste de apreensão do deslocamento do pivô lateral, 651-652, 652f
    músculo pterigóideo lateral, 1313-1315
Teste de Barre – insuficiência da artéria vertebral, avaliação para, 1175, 1200
Teste de Bechterew, 414
Teste de Braggard, 414
Teste de cisalhamento (rechaço) do escafossemilunar, 741
Teste de Clark, 944
Teste de compressão (teste de Farfan modificado), 1266, 1467
Teste de compressão de Noble, 947
Teste de compressão foraminal ou teste de Spurling, 1151
    para a coluna cervical, 1266
Teste de compressão sacral, 1544
Teste de compressão vertebral, 1386
Teste de comprimento da perna na posição de pé, 1544
Teste de Cozen, 652, 653f
Teste de Craig, 835-836
Teste de DeKleyn-Nieuwenhuyse, 1176
Teste de densidade de inervações, 754-755
Teste de desempenho físico, 184
Teste de desgaste do carpometacarpal do polegar, 741
Teste de desgaste médio lateral de Anderson, 943
Teste de deslocamento da sensibilidade de Steinmann, 942-943
Teste de deslocamento do pivô, 939, 939f
Teste de distração posterior, 1543
Teste de Dix-Hallpike, 1200
Teste de elevação da perna reta, 413-414, 838-839
Teste de elevação do tronco, 1453
Teste de Ely, 838
Teste de equilíbrio por excursão em estrela, 1046
Teste de estabilidade anterior, 1470-1471
Teste de estabilidade lateral, 1471
Teste de estabilidade passiva
    costal, 1390-1392
    da coluna torácica superior, 1384-1386
Teste de estabilidade posterior, 1263
Teste de estrangulamento patelar, 944
Teste de estresse da articulação sacroilíaca anterior, 1467-1468
Teste de estresse da articulação sacroilíaca posterior, 1468
Teste de estresse de torsão de Farfan, 1468-1469

Teste de estresse do ligamento sacrotuberal, 1543-1544
Teste de estresse rotacional, 1544
Teste de exercício sobre a cabeça, 1267
Teste de extensão dos dedos, 742, 742f
Teste de extensão lombar passiva, 1471
Teste de FABER ou de Patrick, 833, 835f
Teste de Fairbanks de apreensão para instabilidade patelar, 946
Teste de Finkelstein, 756, 756f
Teste de flexão do quadril ipsilateral na posição de pé, 1542
Teste de flexão lateral da rotação cervical, 1266
Teste de flexão na posição sentada (sinal de Piedallu), 1544-1545
Teste de flexão-adução, 836
Teste de Gaenslen, 1545
Teste de Hautard (de Hautant, Hautart ou Hautarth), 1175
Teste de impacto ulnar, 756, 756f
Teste de impulso na cabeça, 95
Teste de inclinação do joelho em prono, 97, 417-418, 418f
Teste de instabilidade em prono, 1471
Teste de inversão, eversão e mobilidade do calcâneo, 1047-1048, 1048f
Teste de Kemp, 414
Teste de Lachman, 936-937, 936f, 937f
Teste de Lichtman, 741
Teste de Linscheid, 741, 741f
Teste de MacIntosh (deslocamento autêntico do pivô), 939
Teste de McConnell, 944
Teste de Milgram, 1469
Teste de Mital-Hayden, 944
Teste de mobilidade do deslizamento ântero-posterior, 1046, 1047f
Teste de mobilidade fisiológica passiva, 1195-1197
Teste de mobilidade intervertebral acessória passiva, 1129-1130
Teste de mobilidade intervertebral fisiológica passiva, 1119, 1128-1129, 1261-1263
    da coluna lombar, 1457-1459
Teste de mobilidade, abdução-adução (subtalar), 1047, 1048f
Teste de movimentação do manúbrio, 1388-1389
Teste de movimento ativo, 1441-1447
Teste de movimento da articulação mediotarsal, 1049
Teste de movimento da primeira articulação metacarpofalângica, 1050-1051, 1050f
Teste de movimento do cuboide, 1049, 1050f
Teste de movimento do cuneiforme, 1049, 1050f
Teste de movimento do quinto metatarsal, 1051
Teste de O'Donahue, 943
Teste de Ober, 838, 838f
Teste de Patrick (FABER ou figura de quatro), 1545
Teste de percussão patelar púbica auscultatória, 837
Teste de Pheasant, 1467
Teste de postura em uma perna, 1043-1046
Teste de provocação da articulação sacroilíaca, 833-835, 836f
Teste de provocação de dor pélvica posterior, 1545
Teste de queda brusca, 416-417, 416f, 417f, 1393-1394
Teste de queda pélvica, 836, 1467
Teste de rechaço radioulnar, 739-740, 739f-740f

Teste de recuo das costelas, 1375
Teste de recuo póstero-anterior, 1263
Teste de recuo torácico, 1375
Teste de reflexo com martelo, 1375
Teste de Renne, 947
Teste de resistência abdominal, 1452
Teste de Romberg e teste aprimorado de Romberg, 95-96
Teste de Roos, 1267
Teste de ruptura do gancho do extensor, 758
Teste de seis posições, 1445-1447
Teste de sentar alongado, 1545
Teste de Sharp-Purser, 1200
Teste de Slocum, 939, 939f
Teste de Soto-Hall, 414
Teste de Stinchfield, 837
Teste de tensão do braquioplexo. *Ver* Teste de tensão do membro superior (TTMS)
Teste de tensão
    do membro superior, 412, 418-419, 1268
Teste de tensão isquiática, 416
Teste de Thomas, 837-838, 837f
Teste de Tinel para a síndrome do túnel do carpo, 754
Teste de tração vertical, 1386
Teste de Waldron, 921, 921f
Teste de Wartenberg, 757
Teste de Watson (deslocamento do escafoide) para instabilidade carpal, 741
Teste de Wilson para osteocondrite dissecante, 946
Teste de Yeoman, 1545
Teste de Zohler, 944
Teste do abalo carpal, 755, 756f
Teste do dedo para o nariz, 98
Teste do degrau de Fukuda, 96
Teste do movimento navicular, 1049, 1049f
Teste do nistagmo com vibração da cabeça, 95
Teste do ponto de apoio, 839
Teste do quadrante, 832-833
Teste do quadrante cervical, 1176
Teste do rangido, 947
Teste do senso de posição (propriocepção), 97
Teste do sinal de Bakody, 1152
Teste do sinal de Trendelenburg, 836
Teste dos rotadores da coluna e do multífido, 1452
Teste duplo de abaixamento da perna reta, 1452-1453
Teste em prono, 947, 1544
Teste em varo da instabilidade lateral de um plano, 935-936, 935f
Teste fibular comum, 416
Teste funcional da mão de Jebsen-Taylor, 747
Teste H, 1469
Teste I, 1469
Teste infrapatelar, 944
Teste inicial para desobstrução da artéria vertebral, 1175
Teste modificado de McMurray, 942, 943f
Teste muscular da articulação temporomandibular, 1330-1332
Teste muscular manual, 152
Teste para tendinite iliotibial, 947
    coluna cervical, 1174
Teste postural estático, 1379
Teste radicular na posição sentada, 414
Teste recurvado rotacional externo de Hughston, 938

Teste suprapatelar, 944
Teste vascular de Adson, 1266
Testes clínicos controlados (aleatórios), 1270
Testes de amplitude de movimento ativo
    da coluna cervical, 1246-1250
    da coluna lombar, 1441-1443
    das vértebras torácicas, 1376-1377
    exame neurológico de, 1258
    sinais de alerta em, 1242
    sintomas neurológicos, 1243
    tonturas ou convulsões, 1243
Testes de amplitude de movimento da perna, do pé e do tornozelo, 1038-1041
Testes de ataxia dos membros, 98
Testes de carga articular da articulação temporomandibular, 1332
Testes de controle motor, 1542
Testes de destreza de pequenas partes de Crawford, 747
Testes de destreza, 747f
Testes de discrepância no comprimento das pernas, 839
Testes de estabilidade patelar, joelho, 939-947, 940t-942t
Testes de estabilidade segmentar, 1130
Testes de estrangulamento, 415-416
Testes de estresse
    da cervical, 1263-1264
    do cotovelo, 651-652
    do joelho, 932-936, 933t-934t
    dos punhos, mãos e antebraços, 754
    dos segmentos lineares, 1193
Testes de estresse cervical, 1263-1264
Testes de estresse do ligamento craniovertebral, 1263-1264
Testes de estresse ligamentar da articulação temporomandibular, 1332
Testes de estresse na articulação sacroilíaca, 1543
Testes de estresse púbico, 1543
Testes de estresse segmentar linear, 1193-1194, 1197-1198
Testes de flexão craniocervical, problemas de desempenho e sugestões para correção, 1256t
Testes de força – articulações do joelho, 923
Testes de força – tornozelo, 1041-1043
Testes de inclinação lateral resistida, 1252
Testes de instabilidade anterior de um plano, joelho, 936-937
Testes de instabilidade posterior de um plano, joelho, 937-938
Testes de limiar, 754
Testes de mobilidade articular passiva, 1332-1333
    pé e tornozelo, 1046
Testes de mobilidade ativa, 1195
Testes de mobilidade da articulação carpometacarpal, 750
Testes de mobilidade da articulação intercarpal, 749-750
Testes de mobilidade da articulação intermetacarpal, 750, 751
Testes de mobilidade da articulação ulnomeniscotriangular, 748-749
Testes de mobilidade da primeira articulação metacarpofalângica/interfalângica, 752-753
Testes de mobilidade intervertebral acessória fisiológica passiva, 1459-1461

Testes de mobilidade intervertebral, 214-218
Testes de mobilidade nas articulações metacarpofalângicas/articulações interfalângicas, 751-752
Testes de mobilidade neurodinâmica, 237, 1145-1146, 1152
Testes de mobilidade neuromeníngea das articulações, 237
Testes de movimento do tornozelo, 922
Testes de movimentos combinados
    da coluna lombar, 1444-1445
    da coluna torácica, 1380
    da função cervical normal, 1251
    da região craniovertebral, 1197
Testes de posição, 219, 1120
    da coluna cervical, 1261
    da coluna lombar, 1455-1456
    da coluna torácica, 1379-1380
    posição neutra da coluna, 1121
Testes de rotação cervical resistida, 1252
Testes de sustentação de peso, 1043
Testes de tensão neural e de mobilidade neural, 755
Testes de triagem pediátrica para displasia congênita, 839-840
Testes do comprimento muscular, 1257
Testes do dermátomo, 97
Testes do desfiladeiro torácico, 1266
Testes do movimento falângeo, 1051
Testes do plexo braquial, 1266-1268
Testes do retináculo e da mobilidade patelar, joelho, 944-946
Testes e medidas
    da articulação sacroilíaca, 1536-1539
    da ATM, 1324-1334
    da coluna cervical, 1244-1268
    da coluna lombar, 1439-1474
    da coluna torácica, 1371-1395
    da região craniovertebral, 1191-1201
    do sistema musculoesquelético, 209
    exame pós-cirúrgico, 1577-1578
Testes e técnicas especiais
    para a articulação craniovertebral, 1200
    para a articulação sacroilíaca, 1543-1545
    para a articulação temporomandibular, 1333
    para a articulação tibiofemoral, 933t-934t
    para a coluna cervical, 1266-1268
    para a coluna lombar, 1463-1471
    para as articulações, 237
    para estabilidade patelar do joelho, 944-947, 945t
    para o cotovelo, 652-653
    para o quadril, 832-840
    para o tornozelo e o pé, 1051-1055
    para radiculopatia cervical, 1151-1152
Testes e técnicas específicas. *Ver também* Abordagens de terapia manual
    para a postura, 460
    para o ombro, bíceps, tendão e cotovelo, 380-381
    para o punho e a mão, 382
Testes funcionais de saltar em apenas um pé, 932
Testes musculares principais
    para a coluna cervical, 1252
    para a coluna lombar, 1448-1461
Testes neurológicos: nervo trigêmeo, 1333
Testes resistidos, 1379
Testes sensoriais, 96-99, 1455-1456
Testes vestíbuloespinais, 95

THA. *Ver* artroplastia total do quadril
Tiamina (B1), 1667
Tíbia valga, 1031
Tíbia vara, 1031
Tipos de calçado, 1036
Tireoidite, 285
Tomada de decisão clínica, 237-241
Tomografia, 1685-1688
Tomográfica computadorizada da seção fina, 1201
Tomografia por emissão de pósitrons, 1688
Tontura, 258, 260t, 264
Toque leve, 96
Tórax em forma de barril, 1373
Tórax em funil, 1373
Torção, 121
Torção sacral da esquerda sobre a esquerda (exercício domiciliar), 1561
Torção sacral tipo I, 1551-1552
Torção sacral tipo II, 1552
Torção tibial, 1031-1032
Torcicolo agudo (pescoço agudo), 1279-1280
Torcicolo, 288-289
Torções sacrais, 1551-1552
Tortuosidade da porção proximal, 1168
Tração, 1117, 1154
Tração cervical superior, 1218
Tração específica, 1213-1215 (bis)
Tração espinal, contraindicações para, 1154
Transferência de carga através da pelve, testes funcionais de, 1542-1543
Translação anterior
    costais posteriores, 1390
    espinal
        da coluna torácica inferior, 1387
        da coluna torácica superior, 1385
Translação ântero-posterior, esternocondral/costocondral, 1391-1392
Translação inferior, costais posteriores, 1390-1391
Translação posterior – espinal
    da coluna torácica inferior, 1387
    da coluna torácica superior, 1385
Translação segmentar, 1287-1288
Translação súpero-inferior – costal anterior, 1391
Transverso do abdome, 1433
Transverso do tórax, 1361-1362
Trapézio, 703, 703f
Trapézio superior, 387
Trapezoide, 703, 703f
Tratamento de lesões tendíneas e ligamentares, 380
Trato espinocerebelar, 84, 87f
Trauma
    direto, 410
    seguido de dor de cabeça, 279
Trauma na cabeça, 1206
Trauma no pé e no tornozelo, 1030t
Trauma no tórax, 1397
Travamento aberto ou subluxação articular, 1339-1340
Travamento craniovertebral, 1287
Travamento espinal, 1117-1120
Travamento mandibular, associação com sensação de final do movimento anormal, 1327
Treinamento da marcha com, 452-454
    escadas ascendentes, 453-454
    escadas descendentes, 454
    padrão de dois pontos, 452

padrão de quatro pontos, 453
padrão de três pontos, 452-453
transferências da posição de pé para a posição sentada, 453
transferências da posição sentada para a posição de pé, 453
Treinamento de coordenação, 361
Treinamento de força, 1274
Treinamento de progressão funcional, 362
Treinamento de resistência, comparação com treinamento aeróbio, 364t
Treinamento de velocidade e força, 168-169
Treinamento do equilíbrio, 360-361, 362t
Treinamento proprioceptivo, 358-360
Treinamentos pliométricos, 162t
Treinamentos pliométricos para as extremidades inferiores, 162t
Triagem da articulação temporomandibular, 1266
Triagem médica, 253-254
Triangular, osso, 702-703, 703f
Triângulo femoral, 810, 815f
Tríceps
    deslocamento do, 639
    ruptura do tendão, 668
    tendinite do, 667-668
Tríceps braquial, 631, 634f
Trocleíte, 285
Tromboembolia venosa, 1574
Tromboflebite iliofemoral, 299
Trombose, 1172
Trombose venosa profunda, 315-316
Tronco inferior do plexo braquial, 1284
Túber isquiático, 1540
Tuberosidade radial, 625f, 626
Tumor do ângulo cerebelopontino, 1206
Tumores malignos, 276
Tumores
    braço, 307
    cérebro, 283-284
    coluna cervical adulta, 288

    dedo, 312
    joelho, 314
    miocardíaco, 292
    ombros, 305-307
Túnel cubital, 632-636
    nervos, 634-636, 777
Túnel de Guyon, 707, 707f
Túnel do carpo, 707
Túnel do rádio, 636
Túnel do tarso, 70t

U

Ulna proximal, 625, 625f
Ultrassom, 348
Ultrassom pulsado, 1269
Unhas, 1035
Uso excessivo do ventre do músculo braquial, 381

V

Validade, 246
Validade concorrente relacionada a critérios, 246t
Valor previsto, 246-247
Valores de referência do coeficiente de correlação intraclasse, 246t
Variações congênitas do pé, 1068
Variações na altura do disco, 1136-1137
Variações na altura dos discos primários, 1137
Variáveis contextuais, 175
Varredura nos ombros, 1403
Varredura óssea radionucleotídea, 1692-1694
Varredura simples por tomografia computadorizada com emissão de fótons (SPECT), 1692
Vasodilatação local, 136
Vasos sanguíneos como fonte de dor, 129
Velocidade de marcha, 428

Ventre muscular, uso excessivo do, 381
Vértebra, 1112
Vértebra proeminente, 1260
Vértebras torácicas, 1354-1357
Vertigem cervical, 259, 1206-1208
Vertigem ou tontura, 1173, 1204
Vertigem posicional paroxística benigna (VPPB), 1205
Vestibulopatia aguda periférica, 1206
Vestibulopatias tóxicas, 1206
Vetores, 119, 120t
Vibração, teste específico para, 97
Videofluoroscopia, 1682-1683
Visão geral do complexo do tornozelo e do pé, 1006-1007
Vistas radiográficas, 1678t-1682t
Vitamina A, 1666
Vitamina C, 1668
Vitamina D, 1666-1667
Vitamina E, 1667
Vitamina K, 1667
Vitaminas, 1666-1668
Vitaminas lipossolúveis, 1666-1668
Vitaminas solúveis em água, 1667-1668
VOR. *Ver* Reflexo vestíbulo-ocular

W

Western Ontario and McMaster Universities Index (WOMAC), 926-928, 927t
World Cervicogenic Headache Society, 1207

Z

Zona final de jogo, 1129
Zona medial do sulco da raiz do nervo cervical, 1148
Zona neutra, 1114, 1432
Zonas do tendão flexor, 1593-1594, 1593f